U0276475

Miller's Anesthesia

米勒麻醉学

（第 8 版）

Miller's Anesthesia

米勒麻醉学 上卷

（第8版）

原著主编

Ronald D. Miller

原著副主编

Neal H. Cohen

Lars I. Eriksson

Lee A. Fleisher

Jeanine P. Wiener-Kronish

William L. Young

主 译

邓小明　曾因明　黄宇光

副主译

李文志　姚尚龙

古妙宁　王国林

北京大学医学出版社

MILE MAZUIXUE (DI 8 BAN)

图书在版编目（CIP）数据

米勒麻醉学：（第8版）/（美）罗纳德·米勒（Ronald Miller）原著；邓小明，曾因明，黄宇光主译. – 北京：北京大学医学出版社，2016.8（2017.8重印）
书名原文：Miller's Anesthesia
ISBN 978-7-5659-1405-8

Ⅰ. ①米… Ⅱ. ①罗… ②邓… ③曾… ④黄… Ⅲ. ①麻醉学 Ⅳ. ①R614

中国版本图书馆CIP数据核字 (2016) 第128754号

北京市版权局著作权合同登记号：图字：01-2016-2814

ELSEVIER

Elsevier (Singapore) Pte Ltd.
3 Killiney Road, #08-01 Winsland House I, Singapore 239519
Tel: (65) 6349-0200; Fax: (65) 6733-1817

Miller's Anesthesia, 8/E
Ronald D. Miller
Copyright © 2015 by Saunders, an imprint of Elsevier Inc. All rights reserved.
ISBN-13: 9780702052835

米勒麻醉学（第 8 版）

主　　译：邓小明　曾因明　黄宇光

出版发行：北京大学医学出版社

地　　址：（100191）北京市海淀区学院路 38 号 北京大学医学部院内

电　　话：发行部 010-82802230；图书邮购 010-82802495

网　　址：http://www.pumpress.com.cn

E - mail：booksale@bjmu.edu.cn

印　　刷：北京圣彩虹制版印刷技术有限公司

经　　销：新华书店

策划编辑：王智敏

责任编辑：王智敏　高瑾　张李娜　　责任校对：金彤文　　责任印制：李　啸

开　　本：889 mm ×1194 mm　1/16　印张：194.5　字数：6584 千字

版　　次：2016 年 8 月第 1 版　　2017 年 8 月第 2 次印刷

书　　号：ISBN 978-7-5659-1405-8

定　　价：1280.00 元（全套定价）

版权所有，违者必究

（凡属质量问题请与本社发行部联系退换）

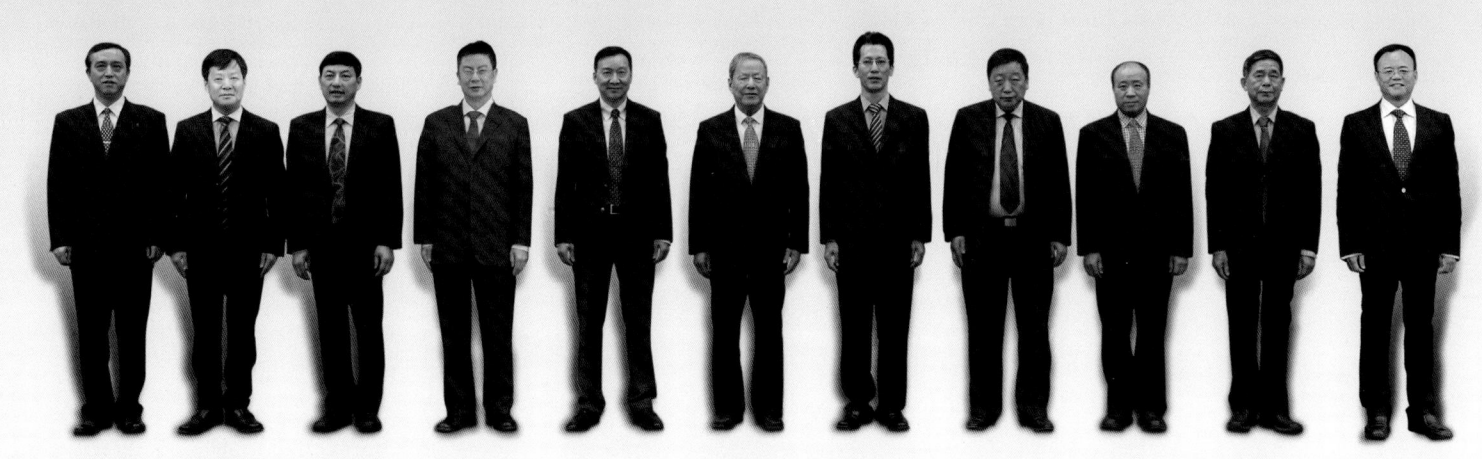

《米勒麻醉学》（第 8 版）中文版翻译专家委员会委员合影
从左至右：鲁开智　郭曲练　王国林　熊利泽　黄宇光　曾因明　邓小明　姚尚龙　李文志　古妙宁　马正良

主 译 简 介

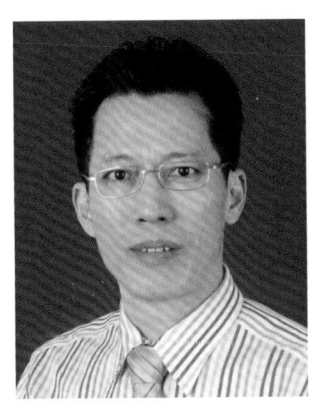

邓小明，1963 年 1 月出生，江西吉安人。1984 年于第二军医大学军医系本科毕业后留校在附属长海医院麻醉科工作，先后师从于王景阳教授、朱诚教授，获得麻醉学硕士与外科学博士学位。1998 年在德国杜塞尔多夫海涅 (Heinrich-Hein) 大学麻醉学研究所任访问教授。1995 年晋升副教授、副主任医师，2001 年晋升教授、主任医师。现为第二军医大学长海医院麻醉科、麻醉学教研室主任、教授、主任医师、博士生导师；任中华医学会麻醉学分会副主任委员兼麻醉科护理学组组长与麻醉学指南共同总负责人、中国高等教育学会医学教育专业委员会常委兼麻醉学教育学组组长、全国高等医药院校麻醉学专业第四届教材编审委员会主任委员、上海市医学会麻醉科专科分会主任委员、全军医学计量科学技术委员会手术与麻醉设备质量安全控制专业委员会主任委员、全军麻醉学与复苏专业委员会副主任委员、国家卫生专业技术资格考试麻醉学专家委员会副主任委员、《中华麻醉学杂志》与《国际麻醉学与复苏杂志》副总编辑等。在疑难复杂高危患者麻醉与围术期管理方面具有丰富的临床经验，在脓毒症的基础与临床方面展开了较深入的研究。获四项国家自然科学基金及多项上海市与军队医疗重点项目等，并获得军队医疗成果二等奖两项。主持我国麻醉学本科教材第四轮修订 / 编写工作、我国麻醉科住院医师规范化培训教材与专科医师培训教材以及麻醉学继续教育教材的编写工作。主编或主译著作或教材二十余部，包括《危重病医学》《麻醉学新进展》（2005、2007、2009、2011、2013、2015）系列、《现代麻醉学》（第 4 版）、《米勒麻醉学》（第 6、7、8 版）、《中国麻醉学指南与专家共识（2014 年版）》等。以第一作者或通讯作者发表论文约三百篇，其中 SCI 论文六十余篇。获得原总后勤部"育才奖"银奖、上海市"曙光学者"以及"上海市医学领军人才"与"上海市领军人才"称号。培养毕业博士生 45名、硕士生 56 名。

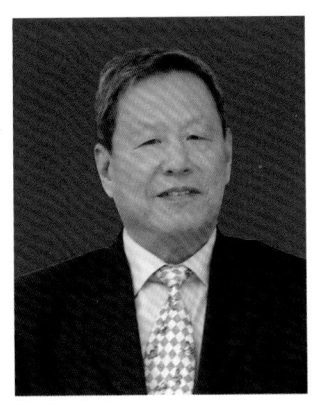

曾因明，1935 年 11 月出生于江苏省江阴市，1959 年毕业于北京医学院（现北京大学医学部）医疗系。现任徐州医科大学终身教授、麻醉学院名誉院长、江苏省麻醉医学研究所所长。兼任江苏省麻醉科医疗质量控制中心主任、中华医学会《国际麻醉学与复苏杂志》总编辑、中国医师协会及中国高等教育学会医学教育委员会特邀顾问等职务。

从事临床麻醉医学工作已 56 年。1983、1987 年分别破格晋升为副教授、教授；1989 年被评为江苏省优秀研究生导师；1990 年被国务院学位委员会评为博士生导师；1993 年获全国优秀教师称号；1993 年及 1998 年两次被江苏省教委授予"优秀学科带头人"称号；1997 年获国家级教学成果一等奖，参加人民大会堂颁奖仪式并受到党和国家领导人接见；2006 年被评为江苏省优秀医学重点学科带头人；2009 年荣获"第三届中国医师协会麻醉学医师终身成就奖"和中华医学会麻醉学分会突出贡献奖。

2006 年退出行政岗位后，继续从事麻醉学教育、学科建设事业和科研活动。2008 年担任《麻醉学》（第 2 版）（供临床医学专业用）主编，《麻醉学高级系列专著》（19 部）总编。2007、2009、2011、2013、2015 年分别担任《麻醉学新进展》主编。2011、2014 年"新世纪麻醉学人才培养模式的探索与实践"先后获得江苏省高校教学成果特等奖和国家级教学成果二等奖。2012 年"碳酸氢盐生理平衡液及其制备方法"（专利号：ZL 2009 1 0207561.8；专利号：ZL 2009 1 0204868.2）获国家发明专利 2 项。2013 年担任《麻醉学》（第 3 版）（供临床医学专业用）主审；2014 年担任《现代麻醉学》（第 4 版）主审。2015 年启动《现代麻醉学科管理学》编写工作并担任主编。

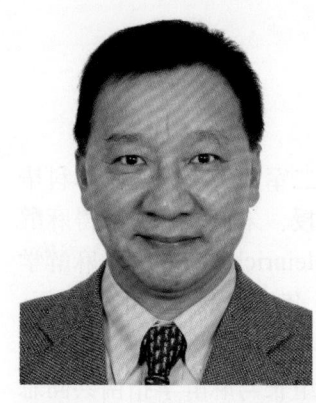

黄宇光，主任医师，博士生导师，教授，北京协和医院麻醉科主任，北京协和医学院麻醉学系主任。1988年北京协和医学院研究生毕业，1991年至1993年赴美国犹他大学做访问学者，1994年晋升副主任医师，1998年晋升主任医师。

现任中华医学会麻醉学分会候任主任委员，中国医师协会麻醉学医师分会前任主任委员（2008—2011），北京市麻醉学会前任主任委员（2012—2015），国际麻醉药理学会（ISAP）前任主席（2013—2014），世界麻醉医师协会联盟（WFSA）亚澳区（AARS）常委兼副秘书长，WFSA质控专家委员会委员，国家卫生计生委麻醉质量控制中心主任，第七届国家卫生标准委员会血液标准专业委员会副主任委员，中华医学会理事，北京医学会常务理事，中国麻醉药理学会副主任委员，《Anesthesia & Analgesia》杂志栏目编委（Section Editor），《Acta Anaesthesiologica Taiwanica》杂志副主编，《中华麻醉学杂志》副主编，《临床麻醉学杂志》副主编，《协和医学》副主编，北京市政协委员，中央保健会诊专家和先进个人，中国生命关怀协会常务理事。

1998年获"吴阶平－保罗·杨森医学药学奖"二等奖，1999年获卫生部科技进步二等奖，2006年获教育部科技进步奖二等奖，2007年获北京市科技进步奖三等奖，2008年获中国医师奖，2009年获国际麻醉药理学会（ISAP）年度最佳论文奖。2014年当选第六届"全国优秀科技工作者"。2015年被评为国家卫生计生委"突出贡献中青年专家"。

1994年率先在国内倡导和践行患者自控镇痛（PCA）技术。1999年率先在国内开展神经刺激器定位外周神经阻滞技术。2008年率先在北京协和医院麻醉科手术室倡导实施WHO"手术三方核查"制度、不良事件上报和PDCA(Plan, Do, Check, Act)质量环。2013年倡导建立临床合理用血预警系统（Heamovigilance）。2014年协助国家卫生计生委起草制定国家级《麻醉质控核心指标》和《临床输血技术规范》。2012年至今在北京麻醉界推行"传承行动"和"牵手行动"。2014年倡导现代团队医学和围术期患者之家（PSH）。

副 主 译 简 介

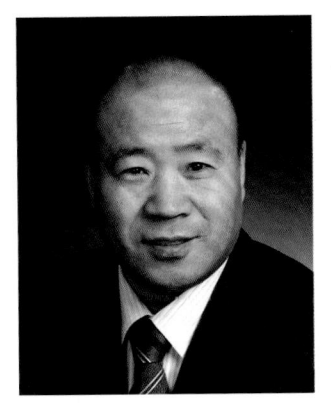

李文志，1960 年 11 月生于黑龙江省。1994 年获日本金泽大学医学博士学位。博士研究生导师，教授，主任医师。现任哈尔滨医科大学麻醉学系主任，哈尔滨医科大学附属第二医院副院长，麻醉学教研室主任，麻醉科、重症医学科主任，黑龙江省"龙江学者"特聘教授，卫生部"有突出贡献中青年专家"，享受国务院政府特殊津贴。任全国高等医学教育学会麻醉学教育学组副组长，黑龙江省医学会麻醉学分会主任委员，黑龙江省麻醉科医疗质量控制中心主任，《中华麻醉学杂志》《临床麻醉学杂志》常务编委，《国际麻醉学与复苏杂志》副总编辑，民盟黑龙江省委副主任委员，全国政协委员。

从事麻醉学临床、教学工作至今 31 年，获得黑龙江省"优秀教师""省优秀研究生指导教师""省教学名师"称号。主编《危重病医学》。主讲的"危重病医学"课程为国家级精品课程、国家资源共享课程等。培养博士研究生 34 名，硕士研究生 58 名。主要从事围术期多器官功能保护的研究。近年来发表论文 242 篇，其中 SCI 收录 48 篇。出版著作 22 部，主编 10 部，主持国家自然科学基金面上项目 4 项。以第一完成人身份获教育部科技进步二等奖 1 项、黑龙江省科技进步二等奖 3 项、三等奖 1 项。

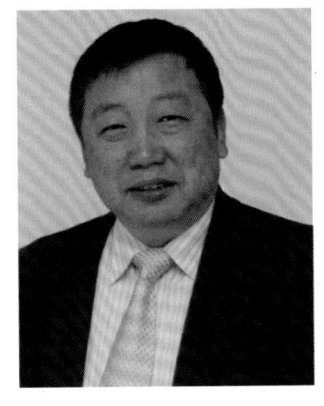

姚尚龙，1956 年 3 月出生于安徽桐城。1990 年获同济医科大学麻醉学博士学位。享受国务院政府特殊津贴，二级教授，主任医师，"华中学者"特聘教授，博士生导师。现任华中科技大学附属协和医院副院长，麻醉与危重病医学研究所所长兼麻醉科主任。中华医学会麻醉学分会副主任委员，中国医师协会麻醉医师分会前任会长，中国高等教育学会医学教育专业委员会麻醉学教育学组副组长，全国高等医学院校麻醉学专业教材编审委员会副主任委员，全国卫生专业技术资格考试麻醉学专家委员会主任委员，全国住院医师规范化培训考核麻醉专业专家委员会主任委员，湖北省麻醉质控中心主任。

从事教学工作近三十年，培养博士研究生生五十余名。主要从事麻醉机制、急性呼吸窘迫综合征（ARDS）重症治疗、疼痛治疗、心肺脑复苏和体外循环损伤机制研究工作。先后承担 10 项国家自然科学基金项目（其中 1 项国家自然科学基金重点项目）和十余项部省级课题，发表论文三百余篇，其中五十余篇被 SCI 收录。获发明专利 1 项，实用专利 4 项，其中便携式电子视频喉镜专利成功转让并得到广泛使用，此专利获湖北省技术发明一等奖。另获湖北省科技进步一等奖、中华医学会科技进步三等奖、卫生部优秀教材二等奖、教育部提名科技进步二等奖等众多奖项。2015 年获"中国消除贫困奖"及"最美医师"荣誉称号，被《健康报》授予"生命英雄——科技之星"称号。2014 年被聘为德国麻醉与危重病学会通讯会员。主编和参编专著三十余部，担任《现代麻醉学》（第 4 版）主编、卫生部住院医师规范化培训教材《麻醉学》主编、《临床麻醉学》（第 1、2、3 版）主编、《介入手术麻醉学》主编、《临床麻醉基本技术》主编等。担任《中华麻醉学杂志》《临床麻醉学杂志》《国际麻醉与复苏杂志》《中华生物医学工程杂志》《中国医刊》副总编辑。

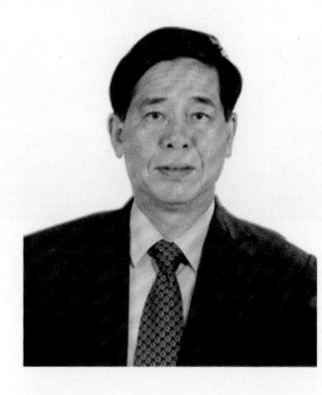

古妙宁，1950 年出生，广东五华人。第一军医大学硕士研究生毕业。1996 年起任南方医科大学南方医院麻醉科主任，现任主任医师、教授、博士生导师。曾任中华医学会麻醉学分会第九届委员会委员，两届广东省医学会麻醉学分会主任委员。现任广东省麻醉质量控制中心主任，《国际麻醉学与复苏杂志》副总编辑，《米勒麻醉学》中文版（第 7 版、第 8 版）副主译；《中华麻醉学杂志》《临床麻醉学杂志》《南方医科大学学报》《中山大学学报（医学科学版）》等国内核心期刊特邀审稿专家或编委。2015 年荣获中华医学会麻醉学分会"中国麻醉学贡献奖"。

从事麻醉学与危重病医、教、研三十多年。获军队科技进步二等奖一项，获广东省科学技术、军队科技进步三等奖多项。主持国家自然科学基金项目一项、广东省自然科学基金项目多项。以第一作者或通讯作者发表论文约两百篇，其中 SCI 收录十余篇。主编专著《器官移植的麻醉及围手术期处理》《中华临床急诊丛书：临床急诊麻醉与复苏学》《围麻醉期与处理》《妇产科麻醉学》，副主编（译）或参编专著、教材多部，包括《麻醉学新进展》（2009、2011、2013、2015）系列、《米勒麻醉学》（第 6、7、8 版）、《胃肠手术麻醉学》《微创手术麻醉学》《现代麻醉学》（第 3 版）等。培养毕业博士研究生 35 人，硕士研究生 40 人。

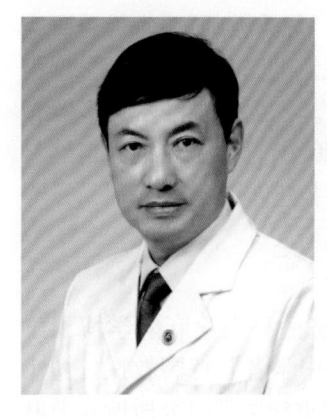

王国林，现任天津医科大学总医院副院长、麻醉科教授、主任医师、博士生导师，麻醉科、重症医学科学科带头人，天津市麻醉学研究所所长。教育部医学教育临床教学研究中心副主任、教育部高等学校教学指导委员会委员，临床实践教学分委会副主任，中华医学会麻醉学分会常委，中华麻醉学会神经外科学组组长，中国医师协会麻醉医师分会副会长，中国高等教育学会医学教育专业委员会麻醉学教育学组副组长，天津市医学会麻醉学分会主任委员，天津市临床麻醉质控中心主任。任《中华麻醉学杂志》和《国际麻醉与复苏杂志》副总编辑，《临床麻醉学杂志》和《天津医药》常务编委。主编专著 12 部，参编专著 15 部。发表核心期刊论文 260 余篇，其中 SCI 收录 40 篇。获国家自然科学基金项目 5 项，天津市科技支撑项目 1 项，面上项目 2 项，教育部博士点基金项目 1 项。获天津市科技进步奖二等奖 2 项。业务专长：临床麻醉、重症治疗。

译 者 名 单

主 译

邓小明 第二军医大学长海医院
曾因明 徐州医科大学附属医院
黄宇光 中国医学科学院北京协和医学院北京协和医院

副主译

李文志 哈尔滨医科大学附属第二医院
姚尚龙 华中科技大学同济医学院附属协和医院
古妙宁 南方医科大学南方医院
王国林 天津医科大学总医院

翻译专家委员会（按姓氏笔画排序）

马正良 南京大学医学院附属鼓楼医院
王国林 天津医科大学总医院
邓小明 第二军医大学长海医院
古妙宁 南方医科大学南方医院
李文志 哈尔滨医科大学附属第二医院
郭曲练 中南大学湘雅医院
姚尚龙 华中科技大学同济医学院附属协和医院
黄宇光 中国医学科学院北京协和医学院北京协和医院
鲁开智 第三军医大学西南医院
曾因明 徐州医科大学附属医院
熊利泽 第四军医大学西京医院

主译助理（按姓氏笔画排序）

卞金俊　第二军医大学长海医院
易　杰　中国医学科学院北京协和医学院北京协和医院
倪　文　第二军医大学长海医院
曹君利　徐州医科大学附属医院

翻译委员助理（按姓氏笔画排序）

王海云　天津市第三中心医院
张　伟　南京大学医学院附属鼓楼医院
张诗海　华中科技大学同济医学院附属协和医院
陈　妍　第三军医大学西南医院
侯丽宏　第四军医大学西京医院
姜　妤　南方医科大学南方医院
郭悦平　哈尔滨医科大学附属第二医院
黄长盛　中南大学湘雅医院

审校专家名单（按审校章节排序）

曾因明　徐州医科大学附属医院
曹君利　徐州医科大学附属医院
黄宇光　中国医学科学院北京协和医学院北京协和医院
左明章　北京医院
郭　政　山西医科大学第二医院
孙　莉　中国医学科学院北京协和医学院肿瘤医院
田　鸣　首都医科大学附属北京友谊医院
董海龙　第四军医大学西京医院
易　杰　中国医学科学院北京协和医学院北京协和医院
邓晓明　中国医学科学院整形医院
李天佐　首都医科大学附属北京世纪坛医院
王国林　天津医科大学总医院
于布为　上海交通大学医学院附属瑞金医院
罗　艳　上海交通大学医学院附属瑞金医院
邓小明　第二军医大学长海医院
李金宝　第二军医大学长海医院
徐国海　南昌大学第二附属医院
岳　云　首都医科大学附属北京朝阳医院
吴安石　首都医科大学附属北京朝阳医院
王天龙　首都医科大学宣武医院
王东信　北京大学第一医院

刘志强　上海市第一妇婴保健院
丁正年　江苏省人民医院
张　兵　哈尔滨医科大学附属第二医院
潘　鹏　哈尔滨医科大学附属第二医院
崔晓光　哈尔滨医科大学附属第二医院
席宏杰　哈尔滨医科大学附属第二医院
俞卫锋　上海交通大学医学院附属仁济医院
张延卓　哈尔滨医科大学附属第二医院
郭悦平　哈尔滨医科大学附属第二医院
赵国庆　吉林大学中日联谊医院
杜洪印　天津市第一中心医院
马正良　南京大学医学院附属鼓楼医院
顾小萍　南京大学医学院附属鼓楼医院
郭曲练　中南大学湘雅医院
徐军美　中南大学湘雅二医院
陈彦青　福建省立医院
欧阳文　中南大学湘雅三医院
古妙宁　南方医科大学南方医院
徐世元　南方医科大学珠江医院
刘克玄　南方医科大学南方医院
喻　田　遵义医学院
韩如泉　首都医科大学附属北京天坛医院
李成辉　中日友好医院

冯 艺	北京大学人民医院
米卫东	解放军总医院
高 鸿	贵阳医学院附属医院
徐铭军	首都医科大学附属北京妇产医院
董振明	河北医科大学第二医院
王秀丽	河北医科大学第三医院
郭向阳	北京大学第三医院
谭 刚	中国医学科学院北京协和医学院北京协和医院
李文献	复旦大学附属眼耳鼻喉科医院
王祥瑞	上海交通大学医学院附属仁济医院
朱文忠	第二军医大学长海医院
方向明	浙江大学医学院
朱科明	第二军医大学长海医院
袁红斌	第二军医大学长征医院
顾卫东	复旦大学附属华东医院
薛张纲	复旦大学附属中山医院
姜 虹	上海交通大学医学院附属第九人民医院
李士通	上海交通大学附属第一人民医院
严 敏	浙江大学医学院附属第二医院
黑子清	中山大学附属第三医院
马武华	广州中医药大学第一附属医院
刘敬臣	广西医科大学第一附属医院
谢玉波	广西医科大学第一附属医院
招伟贤	广州中医药大学第二附属医院
靳三庆	中山大学附属第六医院
余剑波	天津市中西医结合医院
黄文起	中山大学附属第一医院
屠伟峰	广州军区广州总医院
王英伟	复旦大学附属华山医院
曾维安	中山大学肿瘤防治中心
王 晟	广东省人民医院
嵇富海	苏州大学附属第一医院
杨建平	苏州大学附属第一医院
田国刚	三亚市人民医院
陈晔明	南方医科大学第三附属医院
熊利泽	第四军医大学西京医院
吕 岩	第四军医大学西京医院
缪长虹	上海复旦大学附属肿瘤医院
徐美英	上海交通大学附属胸科医院
吴东进	上海交通大学附属胸科医院
刘 进	四川大学华西医院
王 锷	中南大学湘雅医院
王焱林	武汉大学中南医院
贾 珍	青海大学附属医院
张诗海	华中科技大学同济医学院附属协和医院
尹 宁	东南大学附属中大医院
衡新华	昆明医科大学第一附属医院
罗爱林	华中科技大学同济医学院附属同济医院
陈向东	华中科技大学同济医学院附属协和医院
孟凡民	河南省人民医院
麻伟青	成都军区昆明总医院
毛卫克	华中科技大学同济医学院附属协和医院
闵 苏	重庆医科大学附属第一医院
刘 斌	四川大学华西医院
刘 宿	第三军医大学大坪医院
陈力勇	第三军医大学大坪医院
杨天德	第三军医大学新桥医院
鲁开智	第三军医大学西南医院
顾健腾	第三军医大学西南医院
甯交琳	第三军医大学西南医院
郑 宏	新疆医科大学第一附属医院
毕 敏	第三军医大学西南医院
刘保江	山西医科人学第一医院
陶国才	第三军医大学西南医院
易 斌	第三军医大学西南医院
姚立农	第四军医大学唐都医院
侯丽宏	第四军医大学西京医院
王 强	第四军医大学西京医院
戚思华	哈尔滨医科大学附属第四医院
杨承祥	中山大学附属佛山医院
彭书崚	中山大学孙逸仙纪念医院
王婷婷	华中科技大学同济医学院附属协和医院
夏中元	武汉大学人民医院
张马忠	上海交通大学医学院附属上海儿童医学中心
王国年	哈尔滨医科大学附属第三医院
侯立朝	第四军医大学西京医院
邵东华	江苏大学附属人民医院
李伟彦	南京军区南京总医院
孙焱芜	第四军医大学西京医院
张 野	安徽医科大学第二附属医院
顾尔伟	安徽医科大学第一附属医院
张铁铮	沈阳军区总医院
马 虹	中国医科大学附属第一医院
张 卫	郑州大学第一附属医院
王士雷	青岛大学附属医院
方 波	中国医科大学附属第一医院
熊君宇	大连医科大学附属第二医院
于建设	内蒙古医科大学附属医院

宋子贤　河北医科大学第四医院
贾慧群　河北医科大学第四医院

周华城　哈尔滨医科大学附属第四医院
连庆泉　温州医科大学附属第二医院

译者名单（按翻译章节排序）

朱珊珊　江苏省徐州市第三人民医院
龚亚红　中国医学科学院北京协和医学院北京协和医院
张瑞林　山西医科大学第二医院
丁　超　中国医学科学院北京协和医学院肿瘤医院
甄　宇　首都医科大学附属北京友谊医院
王　鹰　首都医科大学附属北京友谊医院
路志红　第四军医大学西京医院
马　爽　中国医学科学院北京协和医学院北京协和医院
朱　斌　北京大学国际医院
杨　冬　中国医学科学院整形医院
孙艳霞　首都医科大学附属北京同仁医院
陈　怡　天津医科大学总医院
王海云　天津市第三中心医院
张丽芸　上海交通大学医学院附属瑞金医院
包　睿　第二军医大学长海医院
杨　涛　第二军医大学长海医院
胡衍辉　南昌大学第二附属医院
梁应平　南昌大学第二附属医院
张　忱　首都医科大学附属北京朝阳医院
崔　凡　北京大学第一医院
李怀瑾　北京大学第一医院
肖　玮　首都医科大学宣武医院
王佳艳　首都医科大学宣武医院
徐振东　上海市第一妇婴保健院
孙　杰　江苏省人民医院
顾小萍　南京大学医学院附属鼓楼医院
徐咏梅　哈尔滨医科大学附属第二医院
刘金锋　哈尔滨医科大学附属第二医院
岳子勇　哈尔滨医科大学附属第二医院
赵延华　上海交通大学附属仁济医院
周姝婧　上海交通大学附属仁济医院
李　凯　吉林大学中日联谊医院
侯跃东　山东大学齐鲁医院
于金贵　山东大学齐鲁医院
喻文立　天津市第一中心医院
翁亦齐　天津市第一中心医院
赵洪伟　天津医科大学肿瘤医院

王　靖　天津医科大学肿瘤医院
李冰冰　南京大学医学院附属鼓楼医院
张　伟　南京大学医学院附属鼓楼医院
卢悦淳　天津医科大学第二医院
宦　烨　中南大学湘雅医院
黄长盛　中南大学湘雅医院
戴茹萍　中南大学湘雅二医院
俞增贵　福建省立医院
李　丹　中南大学湘雅三医院
赵振龙　南方医科大学南方医院
张鸿飞　南方医科大学珠江医院
姜　妤　南方医科大学南方医院
王海英　遵义医学院
曹　嵩　遵义医学院
陈唯韫　中国医学科学院北京协和医学院北京协和医院
范议方　首都医科大学附属北京天坛医院
尹毅青　中日友好医院
徐嘉莹　中国医学科学院北京协和医学院北京协和医院
曲　歌　中国医学科学院北京协和医学院北京协和医院
李　旭　中国医学科学院北京协和医学院北京协和医院
刘艳红　解放军总医院
宋锴澄　中国医学科学院北京协和医学院北京协和医院
曹　莹　贵阳医学院附属医院
刘　旸　贵阳医学院附属医院
董　鹏　首都医科大学附属北京友谊医院
张青林　首都医科大学附属北京妇产医院
黄立宁　河北医科大学第二医院
石　娜　河北医科大学第三医院
徐　懋　北京大学第三医院
韩　彬　北京大学第三医院
陈恺铮　复旦大学附属眼耳鼻喉科医院
肖　洁　上海交通大学医学院附属仁济医院
许　涛　第二军医大学长海医院
卞金俊　第二军医大学长海医院

刘　灿　浙江大学医学院

何星颖　第二军医大学长征医院

张细学　复旦大学附属华东医院

金　琳　复旦大学附属中山医院

丁　明　复旦大学附属中山医院

孙　宇　上海交通大学医学院附属第九人民医院

马皓琳　上海交通大学医学院附属第一人民医院

郁丽娜　浙江大学医学院附属第二医院

王　勇　广州中医药大学第一附属医院

林育南　广西医科大学第一附属医院

毛仲炫　广西医科大学第一附属医院

石永勇　广州中医药大学第二附属医院

郑志楠　中山大学附属第六医院

张　圆　天津市中西医结合医院

周秋雯　中山大学附属第一医院

孙　瑗　上海交通大学医学院附属新华医院

张颖君　中山大学肿瘤防治中心

殷　伟　苏州大学附属第一医院

王颖林　同济大学附属上海东方医院

雷　翀　第四军医大学西京医院

袁宏杰　第四军医大学西京医院

许平波　上海复旦大学附属肿瘤医院

蒋琦亮　上海交通大学附属胸科医院

刘光跃　四川大学华西医院

林　静　四川大学华西医院

翁莹琪　中南大学湘雅医院

陈　敏　华中科技大学同济医学院附属协和医院

王学军　青海红十字医院

徐尤年　华中科技大学同济医学院附属协和医院

夏江燕　东南大学附属中大医院

石琴芳　华中科技大学同济医学院附属协和医院

钱金桥　昆明医科大学第一附属医院

周　静　华中科技大学同济医学院附属同济医院

陈晔凌　华中科技大学同济医学院附属同济医院

毛卫克　华中科技大学同济医学院附属协和医院

张加强　河南省人民医院

黄章翔　成都军区昆明总医院

钟　琦　华中科技大学同济医学院附属协和医院

陈向东　华中科技大学同济医学院附属协和医院

郝学超　重庆医科大学附属第一医院

彭丽桦　重庆医科大学附属第一医院

周　棱　四川大学华西医院

迟冬梅　四川大学华西医院

王思洋　四川大学华西医院

毛庆祥　第三军医大学大坪医院

王　洁　华中科技大学同济医学院附属协和医院

谭　虎　第三军医大学新桥医院

杨纯勇　第三军医大学西南医院

张　秦　新疆医科大学第一附属医院

郭志佳　山西医科大学第一医院

郭　巧　第三军医大学西南医院

赵　品　第四军医大学唐都医院

阎文军　甘肃省人民医院

杨丽芳　第四军医大学西京医院

王　颖　哈尔滨医科大学附属第四医院

王汉兵　中山大学附属佛山医院

冯颖露　华中科技大学同济医学院附属协和医院

刘慧敏　武汉大学人民医院

杨　磊　华中科技大学同济医学院附属协和医院

黄梦玉　华中科技大学同济医学院附属协和医院

王　坤　哈尔滨医科大学附属第三医院

丁文刚　哈尔滨医科大学附属第二医院

朱萧玲　第四军医大学西京医院

王韶双　第四军医大学西京医院

吴　进　江苏大学附属人民医院

聂　煌　第四军医大学西京医院

蒋玲玲　安徽医科大学第二附属医院

李　锐　安徽医科大学第二附属医院

陈　曦　第四军医大学唐都医院

孙莹杰　沈阳军区总医院

刘功俭　徐州医科大学附属医院

荆　娜　中国医科大学附属第一医院

张　洁　郑州大学第一附属医院

陈凤收　中国医科大学附属第一医院

刘学胜　安徽医科大学第一附属医院

万小健　第二军医大学长海医院

刘　洁　大连医科大学附属第二医院

任晓燕　中国医科大学附属第一医院

鲁显福　安徽医科大学第一附属医院

都义日　内蒙古大学附属医院

石海霞　内蒙古医科大学附属医院

崔伟华　内蒙古医科大学附属医院

朱　倩　首都医科大学附属北京友谊医院

柴叶静　河北医科大学第四医院

雍芳芳　河北医科大学第四医院

刘金锋　哈尔滨医科大学附属第二医院

倪育飞　温州医科大学附属第二医院

马　宇　第二军医大学长海医院

王晓琳　第二军医大学长海医院

王嘉锋　第二军医大学长海医院

刘　征	第二军医大学长海医院	周　懿	第二军医大学长海医院
刘　毅	第二军医大学长海医院	倪　文	第二军医大学长海医院
李斌本	第二军医大学长海医院	侯　炯	第二军医大学长海医院
张伟时	第二军医大学长海医院	盛　颖	第二军医大学长海医院
孟　岩	第二军医大学长海医院	樊玉花	第二军医大学长海医院
陈　辉	第二军医大学长海医院	黎　娜	第二军医大学长海医院
余喜亚	第二军医大学长海医院	薄禄龙	第二军医大学长海医院
赵珍珍	第二军医大学长海医院	蒋政宇	第二军医大学长海医院
项明琼	第二军医大学长海医院		

原 著 者 名 单

ANTHONY R. ABSALOM, MBChB, FRCA, MD
Professor
Department of Anesthesiology
University of Groningen
University Medical Center Groningen
Groningen, Netherlands

OLGA N. AFONIN, MD
Former Assistant Clinical Professor
Department of Anesthesia and Perioperative Care
University of California, San Francisco, School of
  Medicine
San Francisco, California

PAUL H. ALFILLE, MD
Assistant Professor of Anaesthesia
Harvard Medical School
Director, Thoracic Anesthesia Section
Department of Anesthesia, Critical Care, and Pain
  Medicine
Massachusetts General Hospital
Boston, Massachusetts

PAUL D. ALLEN, MD, PhD
Adjunct Professor
Department of Molecular Biosciences
School of Veterinary Medicine
Adjunct Professor of Anesthesia
School of Medicine
University of California, Davis
Davis, California
Professor of Anaesthesia Research
Leeds Institute of Biomedical & Clinical Sciences
School of Medicine
University of Leeds
Leeds, United Kingdom

J. JEFFREY ANDREWS, MD
Professor and Chair
Department of Anesthesiology
University of Texas Health Science Center
  at San Antonio
San Antonio, Texas

CHRISTIAN C. APFEL, MD, PhD, MBA
Associate Adjunct Professor
Departments of Epidemiology and Biostatistics
University of California, San Francisco, School of
  Medicine
San Francisco, California

JEFFREY L. APFELBAUM, MD
Professor and Chair
Department of Anesthesia and Critical Care
University of Chicago
Chicago, Illinois

CARLOS A. ARTIME, MD
Assistant Professor
Associate Director, Operating Rooms
Department of Anesthesiology
University of Texas Medical School at Houston
Houston, Texas

ARANYA BAGCHI, MBBS
Clinical Fellow in Anesthesia
Department of Anesthesia, Critical Care, and Pain
  Medicine
Massachusetts General Hospital
Harvard Medical School
Boston, Massachusetts

DAVID J. BAKER, DM, FRCA
Emeritus Consultant Anesthesiologist
SAMU de Paris and Department of Anesthesia
Necker Hospital
University of Paris V
Paris, France

ANIS BARAKA, MB, BCh, DA, DM, MD, FRCA (Hon)
Emeritus Professor
Department of Anesthesiology
American University of Beirut Medical Center
Beirut, Lebanon

ATILIO BARBEITO, MD, MPH
Assistant Professor
Department of Anesthesiology
Duke University Medical Center
Anesthesia Service
Veterans Affairs Medical Center
Durham, North Carolina

STEVEN J. BARKER, PhD, MD
Professor Emeritus
Department of Anesthesiology
University of Arizona College of Medicine
Tucson, Arizona

SHAHAR BAR-YOSEF, MD
Assistant Consulting Professor
Department of Anesthesiology and Critical Care Medicine
Duke University Medical Center
Durham, North Carolina

BRIAN T. BATEMAN, MD, MSc
Assistant Professor of Anaesthesia
Harvard Medical School
Attending Physician
Department of Anesthesia, Critical Care, and Pain
  Medicine
Massachusetts General Hospital
Boston, Massachusetts

CHARLES B. BERDE, MD, PhD
Chief, Division of Pain Medicine
Department of Anesthesiology, Perioperative, and Pain
  Medicine
Boston Children's Hospital
Professor of Anaesthesia and Pediatrics
Harvard Medical School
Boston, Massachusetts

D.G. BOGOD, MB, BS, FRCA, LLM
Honorary Senior Lecturer
University of Nottingham
Consultant Anaesthetist
Nottingham University Hospitals
NHS Trust
Nottingham, United Kingdom

DIPTIMAN BOSE, MS, PhD
Assistant Professor
Department of Pharmaceutical and Administrative Sciences
College of Pharmacy
Western New England University
Springfield, Massachusetts

EMERY N. BROWN, MD, PhD
Warren M. Zapol Professor of Anaesthesia
Department of Anesthesia, Critical Care, and Pain Medicine
Massachusetts General Hospital
Harvard Medical School
Edward Hood Taplin Professor of Medical Engineering
Institute for Medical Engineering and Science
Professor of Computational Neuroscience
Department of Brain and Cognitive Sciences
Massachusetts Institute of Technology
Boston, Massachusetts

RICHARD BRULL, MD, FRCPC
Professor.
Department of Anesthesia
University of Toronto
Site Chief
Department of Anesthesia
Women's College Hospital
Staff Anesthesiologist
Toronto Western Hospital
University Health Network
Toronto, Ontario, Canada

DAVID W. BUCK, MD, MBA
Department of Anesthesiology
Cincinnati Children's Hospital Medical Center
Cincinnati, Ohio

MICHAEL K. CAHALAN, MD
Professor
Chair of Anesthesiology
Department of Anesthesiology
University of Utah
Salt Lake City, Utah

ENRICO M. CAMPORESI, MD
Professor Emeritus
Department of Surgery
University of South Florida
Tampa, Florida

JAVIER H. CAMPOS, MD
Executive Medical Director of Operating Rooms
Professor
Vice Chair of Clinical Affairs
Director of Cardiothoracic Anesthesia
Medical Director of the Preoperative Evaluation Clinic
Department of Anesthesia
University of Iowa Hospitals and Clinics
Iowa City, Iowa

XAVIER CAPDEVILA, MD, PhD
Professor of Anesthesiology
Department Head
Department of Anesthesia and Critical Care Unit
Lapeyronie University Hospital
Montpellier, France

ROBERT A. CAPLAN, MD
Medical Director of Quality
Seattle Staff Anesthesiologist
Virginia Mason Medical Center
Clinical Professor of Anesthesiology
University of Washington Medical Center
Seattle, Washington

MARIA J.C. CARMONA
Professor, Doctor
Division of Anesthesia of ICHC
University of São Paulo Medical School
São Paulo, Brazil

LYDIA CASSORLA, MD, MBA
Professor Emeritus
Department of Anesthesia and Perioperative Care
University of California, San Francisco, School of Medicine
San Francisco, California

NANCY L. CHAMBERLIN, PhD
Assistant Professor
Department of Neurology
Harvard Medical School
Assistant Professor
Beth Israel Deaconess Medical Center
Boston, Massachusetts

VINCENT W.S. CHAN, MD, FRCPC, FRCA
Professor
Department of Anesthesia
University of Toronto
Head, Regional Anesthesia and Acute Pain Program
Toronto Western Hospital
University Health Network
Toronto, Ontario, Canada

LUCY CHEN, MD
Associate Professor of Anaesthesia
Department of Anesthesia, Critical Care, and Pain Medicine
Massachusetts General Hospital
Harvard Medical School
Boston, Massachusetts

HOVIG V. CHITILIAN, MD
Assistant Professor of Anesthesia
Harvard Medical School
Staff Anesthesiologist
Department of Anesthesia, Critical Care, and Pain
  Medicine
Massachusetts General Hospital
Boston, Massachusetts

CHRISTOPHER G. CHOUKALAS, MD, MS
Assistant Clinical Professor
Department of Anesthesia and Perioperative Care
University of California, San Francisco, School of Medicine
Staff Physician
Department of Anesthesia and Critical Care
San Francisco Veterans Affairs Medical Center
San Francisco, California

CASPER CLAUDIUS, MD, PhD
Department of Intensive Care
Copenhagen University Hospital
Copenhagen, Denmark

NEAL H. COHEN, MD, MS, MPH
Professor
Department of Anesthesia and Perioperative Care
University of California, San Francisco, School of Medicine
San Francisco, California

RICHARD T. CONNIS, PhD
Chief Methodologist
Committee on Standards and Practice Parameters
American Society of Anesthesiologists
Woodinville, Washington

CHARLES J. COTÉ, MD
Professor of Anaesthesia
Harvard Medical School
Director of Clinical Research
Division of Pediatric Anesthesia
MassGeneral Hospital for Children
Department of Anesthesia Critical Care and Pain
  Management
Massachusetts General Hospital
Boston, Massachusetts

†CHAD C. CRIPE, MD
Instructor of Anesthesiology and Critical Care
Department of Anesthesiology and Critical Care
  Medicine
Perelman School of Medicine
University of Pennsylvania
The Children's Hospital of Philadelphia
Philadelphia, Pennsylvania

CHRISTOPHE DADURE, MD, PhD
Professor of Anesthesiology
Head of Pediatric Anesthesia Unit
Department of Anesthesia and Critical Care Unit
Lapeyronie University Hospital
Montpellier, France

BERNARD DALENS, MD, PhD
Associate Professor
Department of Anesthesiology in Laval University
Clinical Professor
Department of Anesthesiology
University Hospital of Quebec
Quebec City, Quebec, Canada

HANS D. DE BOER, MD, PhD
Anesthesiology and Pain Medicine
Martini General Hospital Groningen
Groningen, The Netherlands

GEORGES DESJARDINS, MD, FASE, FRCPC
Clinical Professor of Anesthesiology
Director of Perioperative Echocardiography
  and Cardiac Anesthesia
Department of Anesthesiology
University of Utah
Salt Lake City, Utah

CLIFFORD S. DEUTSCHMAN, MS, MD, FCCM
Department of Anesthesiology and Critical Care
Perelman School of Medicine
University of Pennsylvania
Philadelphia, Pennsylvania

PETER DIECKMANN, PhD, Dipl-Psych
Head of Research
Capital Region of Denmark
Center for Human Resources
Danish Institute for Medical Simulation
Herlev Hospital
Herlev, Denmark

RADHIKA DINAVAHI, MD
Anesthesiologist

---

†Deceased.

D. JOHN DOYLE, MD, PhD
Professor of Anesthesiology
Cleveland Clinic Lerner College of Medicine
Case Western Reserve University
Staff Anesthesiologist
Department of General Anesthesiology
Cleveland Clinic
Cleveland, Ohio

JOHN C. DRUMMOND, MD, FRCPC
Professor of Anesthesiology
University of California, San Diego
Staff Anesthesiologist
VA Medical Center San Diego
San Diego, California

RICHARD P. DUTTON, MD, MBA
Executive Director
Anesthesia Quality Institute
Chief Quality Officer
American Society of Anesthesiologists
Park Ridge, Illinois

RODERIC ECKENHOFF, MD
Vice Chair for Research
Austin Lamont Professor
Department of Anesthesiology and Critical Care
Perelman School of Medicine
University of Pennsylvania
Philadelphia, Pennsylvania

DAVID M. ECKMANN, PhD, MD
Horatio C. Wood Professor of Anesthesiology and
 Critical Care
Professor of Bioengineering
University of Pennsylvania
Philadelphia, Pennsylvania

MARK R. EDWARDS, BMedSci, BMBS, MRCP, FRCA, MD(Res)
Consultant in Anesthesia and Perioperative Research
University Hospital Southampton
Southampton, United Kingdom

CHRISTOPH BERNHARD EICH, PD DR MED
Department Head
Department of Anaesthesia, Paediatric Intensive Care,
 and Emergency Medicine
Auf der Bult Children's Hospital
Hannover, Germany

MATTHIAS EIKERMANN, MD, PhD
Associate Professor of Anaesthesia
Harvard Medical School
Director of Research
Department of Anesthesia, Critical Care, and Pain
 Medicine
Critical Care Division
Massachusetts General Hospital
Boston, Massachusetts

LARS I. ERIKSSON, MD, PhD, FRCA
Professor and Academic Chair
Department of Anesthesiology, Surgical Services, and
 Intensive Care Medicine
Karolinska Institute and Karolinska University Hospital,
 Solna
Stockholm, Sweden

NEIL E. FARBER, MD, PhD
Associate Professor of Anesthesiology,
 Pharmacology and Toxicology & Pediatrics
Departments of Anesthesiology and Pediatrics
Children's Hospital of Wisconsin
Department of Pharmacology and Toxicology
Medical College of Wisconsin
Milwaukee, Wisconsin

MARC ALLAN FELDMAN, MD, MHS
Staff Anesthesiologist
Department of General Anesthesiology
Director, Cole Eye Institute Operating Rooms
Cleveland Clinic
Cleveland, Ohio

LEE A. FLEISHER, MD
Robert Dunning Dripps Professor and Chair
Department of Anesthesiology and Critical Care
Professor of Medicine
Perelman School of Medicine
University of Pennsylvania
Philadelphia, Pennsylvania

PAMELA FLOOD, MD, MA
Professor
Department of Anesthesiology, Perioperative, and Pain
 Medicine
Stanford University
Palo Alto, California

STUART A. FORMAN, MD, PhD
Associate Professor of Anaesthesia
Harvard Medical School
Associate Anesthetist
Anesthesia Critical Care and Pain Medicine
Massachusetts General Hospital
Boston, Massachusetts

KAZUHIKO FUKUDA, MD
Professor
Department of Anesthesia
Kyoto University Faculty of Medicine
Kyoto, Japan

DAVID M. GABA, MD
Associate Dean for Immersive and Simulation-Based
 Learning
Stanford University School of Medicine
Stanford, California
Codirector
Simulation Center Anesthesiology and Perioperative
 Care Service
VA Palo Alto Health Care System
Palo Alto, California

SARAH GEBAUER, MD
Assistant Professor
Department of Anesthesiology and Palliative Care
University of New Mexico
Albuquerque, New Mexico

SIMON GELMAN, MD, PhD
Chairman Emeritus
Department of Anesthesiology, Perioperative, and Pain
  Medicine
Brigham and Women's Hospital
Boston, Massachusetts

DAVID B. GLICK, MD, MBA
Associate Professor
Department of Anesthesia and Critical Care
University of Chicago
Chicago, Illinois

LAWRENCE T. GOODNOUGH, MD
Professor of Pathology and Medicine
Stanford University
Director, Transfusion Service
Stanford University Medical Center
Stanford, California

SUMEET GOSWAMI, MD, MPH
Associate Professor of Anesthesiology
Cardiothoracic Anesthesiology and Critical Care
Columbia University Medical Center
New York, New York

SALVATORE GRASSO, MD
Section of Anesthesia and Intensive Care
Department of Emergency Organ Transplantation
University of Bari
Bari, Italy

ANDREW T. GRAY, MD, PhD
Professor of Clinical Anesthesia
Department of Anesthesia and Perioperative Care
University of California, San Francisco, School of
  Medicine
San Francisco General Hospital
San Francisco, California

WILLIAM J. GREELEY, MD, MBA
Chair and Anesthesiologist-in-Chief
Department of Anesthesiology and Critical Care
  Medicine
The Children's Hospital of Philadelphia
Professor of Anesthesia and Pediatrics
Perelman School of Medicine
University of Pennsylvania
Philadelphia, Pennsylvania

THOMAS E. GRISSOM, MD
Associate Professor
Department of Anesthesiology
R Adams Cowley Shock Trauma Center
University of Maryland School of Medicine
Baltimore, Maryland

MICHAEL P.W. GROCOTT, BSc, MBBS, MD, FRCA, FRCP, FFICM
Professor of Anesthesia and Critical Care Medicine
Integrative Physiology and Critical Illness Group
Division of Clinical and Experimental Science
Faculty of Medicine
University of Southampton
Anaesthesia and Critical Care Research Unit
University Hospital Southampton
Southampton, United Kingdom
The Royal College of Anaesthetists
London, United Kingdom

MICHAEL A. GROPPER, MD, PhD
Professor and Acting Chairman
Department of Anesthesia and Perioperative Care
Professor of Physiology
Investigator, Cardiovascular Research Institute
University of California, San Francisco, School of Medicine
San Francisco, California

WENDY L. GROSS, MD, MHCM
Vice Chair, Anesthesia for Interventional Medicine
Division of Cardiac Anesthesia
Department of Anesthesiology, Perioperative, and Pain
  Medicine
Brigham and Women's Hospital
Boston, Massachusetts

†FOUAD SALIM HADDAD, MD, FACA, DABA
Clinical Associate
Department of Anesthesiology
American University of Beirut Medical Center
Beirut, Lebanon

CARIN A. HAGBERG, MD
Joseph C. Gabel Professor and Chair
Department of Anesthesiology
University of Texas Medical School at Houston
Houston, Texas

C. WILLIAM HANSON, MD, FCCM
Professor of Anesthesiology and Critical Care
Professor of Surgery and Internal Medicine
Chief Medical Information Officer and Vice President
University of Pennsylvania Health System
Perelman Center for Advanced Medicine
Philadelphia, Pennsylvania

GÖRAN HEDENSTIERNA, MD, PhD
Professor in Clinical Physiology
Uppsala University
Uppsala, Sweden

EUGENIE S. HEITMILLER, MD, FAAP
Professor
Departments of Anesthesiology/Critical Care Medicine
  and Pediatrics
Division of Pediatric Anesthesiology/Critical Care Medicine
Johns Hopkins University School of Medicine
Baltimore, Maryland

---

†Deceased.

THOMAS M. HEMMERLING, MD, DEAA
Associate Professor
Department of Anesthesia
McGill University Health Center
Associate Director
Arnold and Blema Steinberg Medical Simulation Center
McGill University
Associate Director
Institute of Biomedical Engineering
Director, ITAG Laboratory
University of Montreal
Montreal, Quebec, Canada

HUGH C. HEMMINGS, Jr., MD, PhD, FRCA
Joseph F. Artusio, Jr., Professor and Chair of
 Anesthesiology
Professor of Pharmacology
Weill Cornell Medical College
Attending Anesthesiologist
New York Presbyterian Hospital
New York, New York

ZAK HILLEL, MD, PhD
Professor of Clinical Anesthesiology
Department of Anesthesiology
College of Physicians and Surgeons
Columbia University
Director of Cardiothoracic Anesthesiology
St. Luke's-Roosevelt Hospital Center
New York, New York

NAOYUKI HIRATA, MD, PhD
Instructor
Department of Anesthesiology
Sapporo Medical University School of Medicine
Sapporo, Japan

TERESE T. HORLOCKER, MD
Professor of Anesthesiology and Orthopaedics
Department of Anesthesiology
Mayo Clinic
Rochester, Minnesota

STEVEN K. HOWARD, MD
Staff Anesthesiologist
Anesthesiology and Perioperative Care Service
VA Palo Alto Health Care System
Associate Professor of Anesthesiology, Perioperative, and
 Pain Medicine
Stanford University School of Medicine
Stanford, California

YUGUANG HUANG, MD
Professor and Chairman
Department of Anesthesiology
Union Medical College Hospital
Beijing, China

MICHAEL HÜPFL, MD
Consultant
University Clinic for Anaesthesia, Intensive Care, and
 Pain Therapy
Head of Medical Simulation
Medical University Vienna
Emergency Physician
Chair of European Trauma Course Austria
Vienna, Austria

ROBERT W. HURLEY, MD, PhD
Professor of Anesthesiology
Vice Chairman of Pain Medicine
Department of Anesthesiology
Medical College of Wisconsin
Milwaukee, Wisconsin

FUMITO ICHINOSE, MD, PhD
Professor of Anaesthesia
Harvard Medical School
Attending Physician
Department of Anesthesia, Critical Care, and Pain
 Medicine
Massachusetts General Hospital
Boston, Massachusetts

SAMUEL A. IREFIN, MD, FCCM
Associate Professor
Anesthesiology and Intensive Care Medicine
Cleveland Clinic Lerner College of Medicine
Case Western Reserve University
Cleveland, Ohio

YUMI ISHIZAWA, MD, MPH, PhD
Instructor of Anaesthesia
Harvard Medical School
Assistant Anesthetist
Department of Anesthesia, Critical Care, and Pain Medicine
Massachusetts General Hospital
Boston, Massachusetts

VESNA JEVTOVIC-TODOROVIC, MD, PhD, MBA
Harold Carron Professor of Anesthesiology and
 Neuroscience
Department of Anesthesiology
School of Medicine
University of Virginia
Charlottesville, Virginia

KEN B. JOHNSON, MD
Professor
Department of Anesthesiology
University of Utah
Salt Lake City, Utah

OLUWASEUN JOHNSON-AKEJU, MD
Instructor in Anaesthesia
Harvard Medical School
Department of Anesthesia, Critical Care, and Pain
 Medicine
Massachusetts General Hospital
Boston, Massachusetts

DAVID W. KACZKA, MD, PhD
Associate Professor
The University of Iowa Hospital and Clinics
Department of Anesthesia
Iowa City, Iowa

BRIAN P. KAVANAGH, MB, FRCPC
Chief, Department of Anesthesia
Departments of Anesthesia and Critical Care Medicine
University of Toronto
Toronto, Ontario, Canada

JENS KESSLER, MD
Department of Anaesthesiology
University Hospital
Division Center for Pain Therapy and Palliative Medicine
Heidelberg, Germany

TODD J. KILBAUGH, MD
Assistant Professor of Anesthesiology, Critical Care
    Medicine, and Pediatrics
The Children's Hospital of Philadelphia
Department of Anesthesiology and Critical Care Medicine
Perelman School of Medicine
University of Pennsylvania
Philadelphia, Pennsylvania

TAE KYUN KIM, MD, PhD
Associate Professor
Department of Anesthesia and Pain Medicine
Pusan National University School of Medicine
Busan, South Korea

JAMES D. KINDSCHER, MD
Professor of Anesthesiology
Department of Anesthesiology
Kansas University
Director, Liver Transplant Anesthesiology
Kansas University Hospital
Director, Kansas Society of Anesthesiologists
Kansas City, Kansas

BENJAMIN A. KOHL, MD, FCCM
Chief, Division of Critical Care
Program Director, Adult Critical Care Medicine
    Fellowship
Medical Director, Penn eLert Telemedicine Program
Department of Anesthesiology and Critical Care
Perelman School of Medicine
University of Pennsylvania
Philadelphia, Pennsylvania

ANDREAS KOPF, MD
Department of Anesthesiology and Critical Care Medicine
The Free University of Berlin
Charité Campus Benjamin Franklin
Berlin, Germany

SANDRA L. KOPP, MD
Associate Professor of Anesthesiology
Department of Anesthesiology
Mayo Clinic
Rochester, Minnesota

PRIYA A. KUMAR, MD
Professor of Anesthesiology
University of North Carolina School of Medicine
Chapel Hill, North Carolina

ARTHUR M. LAM, MD, FRCPC
Medical Director
Neuroanesthesia and Neurocritical Care
Swedish Neuroscience Institute
Swedish Medical Center
Clinical Professor
Anesthesiology and Pain Medicine
University of Washington
Member, Physician Anesthesia Services
Seattle, Washington

GIORA LANDESBERG, MD, DSc, MBA
Associate Professor
Anesthesiology and Critical Care Medicine
Hadassah-Hebrew University Medical Center
Jerusalem, Isreal

JAE-WOO LEE, MD
Associate Professor
Department of Anesthesiology
University of California, San Francisco, School of
    Medicine
San Francisco, California

GUILLERMO LEMA, MD
Professor
Division of Anesthesiology
Pontifical Catholic University of Chile
Chief of Cardiovascular Anesthesia
Clinical Hospital
Santiago, Chile

BRIAN P. LEMKUIL, MD, FRCA, FCCM
Assistant Clinical Professor
Department of Anesthesia
University of California, San Diego
San Diego, California

CYNTHIA A. LIEN, MD
Professor of Anesthesiology
Department of Anesthesiology
Weill Cornell Medical College
New York, New York

LAWRENCE LITT, MD, PhD
Professor
Department of Anesthesia and Perioperative Care
Department of Radiology
University of California, San Francisco, School of Medicine
San Francisco, California

KATHLEEN LIU, MD, PhD, MAS
Associate Professor
Departments of Medicine and Anesthesia
University of California, San Francisco, School of
    Medicine
San Francisco, California

LINDA L. LIU, MD
Professor
Department of Anesthesia and Perioperative Care
University of California, San Francisco, School of Medicine
San Francisco, California

ALAN J.R. MACFARLANE, BSc (Hons), MBChB (Hons), MRCP, FRCA
Honorary Clinical Senior Lecturer
University of Glasgow
Consultant Anaesthetist
Glasgow Royal Infirmary and Stobhill Ambulatory Hospital
Glasgow, United Kingdom

MICHAEL E. MAHLA, MD
Professor of Anesthesiology and Neurosurgery
Department of Anesthesiology
University of Florida College of Medicine
Gainesville, Florida

ANUJ MALHOTRA, MD
Assistant Professor
Department of Anesthesiology
Pain Management Division
Icahn School of Medicine at Mount Sinai
New York, New York

VINOD MALHOTRA, MD
Professor and Vice-Chair for Clinical Affairs
Department of Anesthesiology
Professor of Anesthesiology in Clinical Urology
Weill Cornell Medical College
Clinical Director of the Operating Rooms
New York-Presbyterian Hospital
New York Weill Cornell Center
New York, New York

JIANREN MAO, MD, PhD
Richard J. Kitz Professor of Anaesthesia Research
Harvard Medical School
Vice Chair for Research
Department of Anesthesia, Critical Care, and Pain Medicine
Massachusetts General Hospital
Boston, Massachusetts

JONATHAN B. MARK, MD
Professor and Vice Chairman
Department of Anesthesiology and Critical Care Medicine
Duke University Medical Center
Chief, Anesthesiology Service
Veterans Affairs Medical Center
Durham, North Carolina

†ELIZABETH A. MARTINEZ, MD, MHS
Anesthesiologist
Department of Anesthesiology, Critical Care, and
    Pain Medicine
Massachusetts General Hospital
Harvard School of Medicine
Boston, Massachusetts

---

†Deceased.

J.A. JEEVENDRA MARTYN, MD, FRCA, FCCM
Professor of Anaesthesia
Harvard Medical School
Director
Clinical and Biochemical Pharmacology Laboratory
Massachusetts General Hospital
Anesthesiologist-in-Chief
Shriners Hospital for Children
Boston, Massachusetts

LUCIANA MASCIA, MD, PhD
Department of Anesthesia and Intensive Care
University of Torino
S. Giovanni Battista-Molinette Hospital
Torino, Italy

GEORGE A. MASHOUR, MD, PhD
Bert N. La Du Professor and Associate Chair
Department of Anesthesiology
Faculty, Neuroscience Graduate Program
Faculty, Center for Sleep Science
University of Michigan Medical School
Ann Arbor, Michigan

MAUREEN McCUNN, MD, MIPP, FCCM
Associate Professor
Anesthesiology and Critical Care
R Adams Cowley Shock Trauma Center
University of Maryland School of Medicine
Baltimore, Maryland

BRIAN P. McGLINCH, MD
Assistant Professor
Department of Anesthesiology
Mayo Clinic
Rochester, Minnesota

DAVID McILROY, MB, BS, MClinEpi, FANZCA
Staff Anaesthetist
Adjunct Senior Lecturer
Department of Anaesthesia and Perioperative Medicine
Alfred Hospital and Monash University
Melbourne, Australia
Adjunct Assistant Professor
Department of Anesthesiology
Columbia University
New York, New York

CLAUDE MEISTELMAN, MD
Professor and Chair
Department of Anesthesiology and Intensive Care Medicine
Hopital Brabois
University of Lorraine
Nancy, France

JANNICKE MELLIN-OLSEN, MD, DPH
Consultant Anaesthesiologist
Department of Anesthesia, Intensive Care, and
    Emergency Medicine
Baerum Hospital
Vestre Viken Health Trust
Oslo, Norway

BEREND METS, MB, PhD, FRCA, FFA(SA)
Professor and Chair of Anesthesiology
Milton S. Hershey Medical Center
Penn State Hershey Anesthesia
Hershey, Pennsylvania

RONALD D. MILLER, MD, MS
Professor Emeritus of Anesthesia and Perioperative Care
Department of Anesthesia and Perioperative Care
University of California, San Francisco, School of
 Medicine
San Francisco, California

VICKI E. MODEST, MD
Assistant Professor
Harvard Medical School
Anesthetist
Department of Anesthesia, Critical Care, and Pain
 Medicine
Massachusetts General Hospital
Boston, Massachusetts

TERRI G. MONK, MD, MS
Professor
Department of Anesthesiology and Perioperative
 Medicine
University of Missouri
Columbia, Missouri

RICHARD E. MOON, MD, FACP, FCCP, FRCPC
Professor
Departments of Anesthesiology and Medicine
Duke University Medical Center
Durham, North Carolina

JONATHAN MOSS, MD, PhD
Professor
Department of Anesthesia and Critical Care
University of Chicago
Chicago, Illinois

GLENN S. MURPHY, MD
Director, Cardiac Anesthesia and Clinical Research
Department of Anesthesiology
NorthShore University HealthSystem
Evanston, Illinois
Clinical Professor
Department of Anesthesiology
University of Chicago
Chicago, Illinois

JAMIE D. MURPHY, MD
Chief, Division of Obstetric Anesthesia
Assistant Professor
Department of Anesthesia and Critical Care Medicine
Department of Obstetrics and Gynecology
Johns Hopkins University Hospitals
Baltimore, Maryland

PHILLIP S. MUSHLIN, MD, PhD
Research Associate
Brigham and Women's Hospital
Boston, Massachusetts

**MICHAEL MYTHEN, MBBS, FRCA, MD, FFICM,
FCAI (Hon)**
Smiths Medical Professor of Anaesthesia and
 Critical Care
Institute of Sport Exercise and Health
University College
London, United Kingdom

PETER NAGELE, MD, MSc
Assistant Professor of Anesthesiology and Genetics
Department of Anesthesiology
Washington University
St. Louis, Missouri

MOHAMED NAGUIB, MB, BCh, MSc, FCARCSI, MD
Professor of Anesthesiology
Cleveland Clinic Lerner College of Medicine
Case Western Reserve University
Staff Anesthesiologist
Department of General Anesthesiology
Cleveland Clinic
Cleveland, Ohio

SHINICHI NAKAO, MD, PhD
Professor and Chair
Department of Anesthesiology
Kinki University Faculty of Medicine
Osakasayama, Osaka, Japan

ARUNA T. NATHAN, MBBS, FRCA
Assistant Professor of Anesthesiology and Critical Care
 Medicine
Department of Anesthesiology and Critical Care Medicine
The Children's Hospital of Philadelphia
Perelman School of Medicine
University of Pennsylvania
Philadelphia, Pennsylvania

PATRICK J. NELIGAN, MA MB, BCH, FCARCSI, FJFICM
Department of Anaesthesia and Intensive Care
Galway University Hospitals
National University of Ireland
Galway, Ireland

MARK D. NEUMAN, MD, MSc
Assistant Professor
Department of Anesthesiology and Critical Care
Perelman School of Medicine
University of Pennsylvania
Philadelphia, Pennsylvania

**STANTON P. NEWMAN, DPhil, DipPsych, FBPS,
MRCP(Hon), CPsyhol**
Professor
Health Services Research Center
City University London
London, United Kingdom

THEODORA KATHERINE NICHOLAU, MD, PhD
Clinical Professor of Anesthesia and Perioperative Care
Department of Anesthesia and Perioperative Care
University of California, San Francisco, School of Medicine
San Francisco, California

DAVID G. NICKINOVICH, PhD
Consulting Methodologist
Committee on Standards and Practice Parameters
American Society of Anesthesiologists
Bellevue, Washington

EDWARD J. NORRIS, MD, MBA, FAHA
Professor and Vice Chairman
Department of Anesthesiology
University of Maryland School of Medicine
Director and Chief
Department of Anesthesiology
Baltimore VA Medical Center
VA Maryland Health Care System
Adjunct Professor
Department of Anesthesiology and Critical Care Medicine
Johns Hopkins University School of Medicine
Baltimore, Maryland

ALA NOZARI, MD, PhD
Assistant Professor of Anaesthesia
Harvard Medical School
Chief, Division of Orthopedic Anesthesia
Department of Anesthesia, Critical Care, and Pain
  Medicine
Attending Physician
Neuroscience Intensive Care Unit
Massachusetts General Hospital
Boston, Massachusetts

FLORIAN R. NUEVO, MD
Department of Anesthesiology
University of Santo Tomas and Philippine Heart Center
  Hospital
Manila, Philippines

NANCY A. NUSSMEIER, MD, FAHA
Physician Editor, Anesthesiology
UpToDate, Wolters Kluwer Health
Waltham, Massachusetts
Department of Anesthesia, Critical Care, and Pain Medicine
Division of Cardiac Anesthesia
Massachusetts General Hospital
Harvard University
Boston, Massachusetts

SHINJU OBARA, MD
Assistant Professor
Department of Anesthesiology
Fukushima Medical University School of Medicine
Fukushima, Japan

CHRISTOPHER J. O'CONNOR, MD
Professor
Department of Anesthesiology
Rush University Medical Center
Chicago, Illinois

JEROME O'HARA, MD
Associate Professor of Anesthesiology
General Anesthesiology
Cleveland Clinic
Cleveland, Ohio

PAUL S. PAGEL, MD, PhD
Professor of Anesthesiology
Director of Cardiac Anesthesia
Clement J. Zablocki Veterans Affairs Medical Center
Milwaukee, Wisconsin

MANUEL PARDO, Jr., MD
Professor and Vice Chair for Education
Residency Program Director
University of California, San Francisco, School of Medicin
San Francisco, California

PIYUSH M. PATEL, MD, FRCPC
Professor of Anesthesiology
University of California, San Diego
Staff Anesthesiologist
VA Medical Center San Diego
San Diego, California

RONALD PAULDINE, MD
Clinical Professor
Department of Anesthesiology and Pain Medicine
University of Washington
Seattle, Washington

ROBERT A. PEARCE, MD, PhD
Ralph M. Waters, MD, Distinguished Chair
  of Anesthesiology
Professor of Anesthesiology
Department of Anesthesiology
School of Medicine and Public Health
University of Wisconsin, Madison
Attending Anesthesiologist
University of Wisconsin Hospital and Clinics
Madison, Wisconsin

MISHA PEROUANSKY, MD
Professor of Anesthesiology
Department of Anesthesiology
School of Medicine and Public Health
University of Wisconsin
Attending Anesthesiologist
University of Wisconsin Hospital and Clinics
Madison, Wisconsin

ISAAC N. PESSAH, PhD
Professor of Toxicology
Department of Molecular Biosciences
School of Veterinary Medicine
University of California, Davis
Davis, California

BEVERLY K. PHILIP, MD
Professor of Anaesthesia
Harvard Medical School
Founding Director, Day Surgery Unit
Brigham and Women's Hospital
Boston, Massachusetts

YURY S. POLUSHIN, JuS
Professor
Military Medical Academy
President of the Russian Federation of Anaesthesiologists
 and Reanimatologists
St. Petersburg, Russia

KANE O. PRYOR, MD
Director of Clinical Research
Director of Education
Associate Professor of Clinical Anesthesiology
Associate Professor of Clinical Anesthesiology in
 Psychiatry
Department of Anesthesiology
Weill Cornell Medical College
New York, New York

PATRICK L. PURDON, PhD
Assistant Professor of Anaesthesia
Harvard Medical School
Researcher
Department of Anesthesia, Critical Care, and Pain
 Medicine
Massachusetts General Hospital
Boston, Massachusetts

MARCUS RALL, DR MED
Founder, InPASS (Institute for Patient Safety and
 Simulation Team Training)
Department of Anesthesiology
District Hospital Reutlingen
Reutlingen, Germany

V. MARCO RANIERI, MD
Department of Anesthesia and Intensive Care
University of Torino
S. Giovanni Battista-Molinette Hospital
Torino, Italy

LARS S. RASMUSSEN, MD, PhD, DMSc
Professor
Department of Anaesthesia
Center of Head and Orthopaedics
Rigshospitalet
University of Copenhagen
Copenhagen, Denmark

MARIJE REEKERS, MD, PhD, MSc
Staff Anesthesiologist
Department of Anesthesia
Leiden University Medical Center
Leiden, The Netherlands

ZACCARIA RICCI, MD
Department of Cardiology and Cardiac Surgery
Pediatric Cardiac Intensive Care Unit
Bambino Gesù Children's Hospital, IRCCS
Rome, Italy

MARK D. ROLLINS, MD, PhD
Associate Professor
Sol M. Shnider Endowed Chair for Anesthesia Education
Director, Obstetric and Fetal Anesthesia
Department of Anesthesia and Perioperative Care
Department of Obstetrics, Gynecology, and
 Reproductive Sciences
Department of Surgery
University of California, San Francisco,
 School of Medicine
San Francisco, California

STEFANO ROMAGNOLI, MD
Department of Human Health Sciences
Section of Anaesthesiology and Intensive Care
University of Florence
Careggi University Hospital
Florence, Italy

CLAUDIO RONCO, MD
Department of Nephrology, Dialysis, and Transplantation
International Renal Research Institute
San Bortolo Hospital
Vicenza, Italy

STANLEY H. ROSENBAUM, MA, MD
Professor of Anesthesiology, Internal Medicine, and Surgery
Director, Division of Perioperative and Adult Anesthesia
Vice Chairman for Academic Affairs
Department of Anesthesiology
Yale University School of Medicine
New Haven, Connecticut

PATRICK ROSS, MD
Assistant Professor of Clinical Pediatrics and
 Anesthesiology
Children's Hospital Los Angeles
Department of Anesthesiology Critical Care Medicine
Keck School of Medicine
University of Southern California
Los Angeles, California

STEVEN ROTH, MD
Professor
Chief, Neuroanesthesia
Department of Anesthesia and Critical Care
University of Chicago
Chicago, Illinois

DAVID M. ROTHENBERG, MD, FCCM
The Max S. Sadove Professor and Residency Program
 Director
Department of Anesthesiology
Associate Dean, Academic Affiliations
Rush University Medical Center
Chicago, Illinois

MARC A. ROZNER, PhD, MD
Professor of Anesthesiology and Pain Medicine
Professor of Cardiology
University of Texas MD Anderson Cancer Center
Houston, Texas

ISOBEL RUSSELL, MD, PhD
Associate Professor
University of California, San Francisco, School of Medicine
San Francisco, California

MUHAMMAD F. SARWAR, MD, FASE
Associate Professor of Anesthesiology
Director, Division of Cardiac Anesthesia
Department of Anesthesiology
SUNY Upstate Medical University
Syracuse, New York

RICHA SAXENA, PhD
Assistant Professor
Harvard Medical School
Center for Human Genetic Research
Massachusetts General Hospital
Boston, Massachusetts

RANDALL M. SCHELL, MD, MACM
Professor of Anesthesiology, Surgery, and Pediatrics
Academic Vice Chairman
Residency Program Director
Department of Anesthesiology
University of Kentucky
Lexington, Kentucky

REBECCA SCHROEDER, MD, MMCi
Associate Professor
Department of Anesthesiology
Duke University Medical Center
Anesthesiology Service
Veterans Affairs Medical Center
Durham, North Carolina

JOHANNA SCHWARZENBERGER, MD
Clinical Professor of Anesthesiology
Department of Anesthesiology
Geffen School of Medicine at UCLA
University of California, Los Angeles
Los Angeles, California

BRUCE E. SEARLES, CCP
Associate Professor
SUNY Upstate Medical University
Syracuse, New York

DANIEL I. SESSLER, MD
Michael Cudahy Professor and Chair
Department of Outcomes Research
Cleveland Clinic
Cleveland, Ohio

CHRISTOPH N. SEUBERT, MD, PhD, DABNM
Associate Professor of Anesthesiology
Chief, Division of Neuroanesthesia
Department of Anesthesiology
University of Florida College of Medicine
Director, Intraoperative Neurophysiologic Monitoring
  Laboratory
Shands Hospital at University of Florida
Gainesville, Florida

STEVEN L. SHAFER, MD
Professor
Department of Anesthesia
Stanford University
Stanford, California

ANDREW SHAW, MB BS, FRCA, FCCM, FFICM
Professor
Chief, Division of Cardiothoracic Anesthesiology
Vanderbilt University
Nashville, Tennessee

KOH SHINGU, MD, PhD
Professor and Chair
Department of Anesthesiology
Kansai Medical University
Hirakata, Osaka, Japan

LINDA SHORE-LESSERSON, MD, FASE
President-Elect, Society of Cardiovascular
  Anesthesiologists
Professor of Anesthesiology
Hofstra Northshore-LIJ School of Medicine
Director, Cardiovascular Anesthesiology
New Hyde Park, New York

FREDERICK SIEBER, MD
Professor
School of Medicine
Director of Anesthesia
Johns Hopkins Bayview Medical Center
Department of Anesthesiology/Critical Care Medicine
Johns Hopkins Medical Institutions
Baltimore, Maryland

ELSKE SITSEN, MD
Staff Anesthesiologist
Department of Anesthesia
Leiden University Medical Center
Leiden, The Netherlands

MARK SKUES, BMEDSCI, BM BS, FRCA
Consultant Anaesthetist
Countess of Chester NHS Foundation Trust
Chester, United Kingdom

ROBERT N. SLADEN, MBChB, MRCP(UK), FRCP(C), FCCM
Professor and Executive Vice-Chair
Chief, Division of Critical Care
Program Director
Anesthesiology Critical Care Medicine Fellowship
Department of Anesthesiology
College of Physicians and Surgeons
Columbia University
New York, New York

THOMAS F. SLAUGHTER, MD, MHA
Professor of Anesthesiology
Head of Public Health Sciences
Fellowship Director
Cardiothoracic/Cardiovascular Anesthesia
Program Director
Adult CT Anesthesiology
Wake Forest School of Medicine
Winston-Salem, North Carolina

PETER D. SLINGER, MD, FRCPC
Professor
Department of Anesthesia
University of Toronto
Toronto, Ontario, Canada

IAN SMITH, BSC, MB BS, MD, FRCA
Senior Lecturer in Anaesthesia
University Hospital of North Staffordshire
Stoke-on-Trent, United Kingdom

CHRYSTELLE SOLA, MD
Associate Professor
Pediatric Anesthesia Unit
Department of Anesthesia and Critical Care Unit
Lapeyronie University Hospital
Montpellier, France

KEN SOLT, MD
Assistant Professor of Anaesthesia
Harvard Medical School
Assistant Anesthetist
Department of Anesthesia, Critical Care, and Pain Medicine
Massachusetts General Hospital
Boston, Massachusetts

MICHAEL J. SOUTER, MB, ChB, FRCA
Professor
Department of Anesthesiology and Pain Medicine
Adjunct Professor
Department of Neurological Surgery
University of Washington
Chief of Anesthesiology
Medical Director
Neurocritical Care Service
Harborview Medical Center
Seattle, Washington

MARK STAFFORD-SMITH, MD, CM, FRCPC, FASE
Professor
Director, Fellowship Education and Adult Cardiothoracic
   Anesthesia
Department of Anesthesiology
Duke University Medical Center
Durham, North Carolina

RANDOLPH H. STEADMAN, MD, MS
Professor and Vice Chair
Department of Anesthesiology
Chief, Anesthesia for Liver Transplant
David Geffen School of Medicine at UCLA
University of California, Los Angeles
Los Angeles, California

CHRISTOPH STEIN, MD
Professor and Chair
Department of Anesthesiology and Critical Care
   Medicine
The Free University of Berlin
Charité Campus Benjamin Franklin
Berlin, Germany

MARC E. STONE, MD
Associate Professor
Program Director
Fellowship in Cardiothoracic Anesthesiology
Department of Anesthesiology
Mount Sinai School of Medicine
New York, New York

MATTHIAS F. STOPFKUCHEN-EVANS, MD
Staff Anesthesiologist
Department of Anesthesiology, Perioperative, and Pain
   Medicine
Brigham and Women's Hospital
Boston, Massachusetts

GARY R. STRICHARTZ, PhD, MDiv
Professor of Anaesthesia and Pharmacology
Harvard Medical School
Co-Director, Pain Research Center
Department of Anesthesiology, Perioperative, and Pain
   Medicine
Brigham & Women's Hospital
Boston, Massachusetts

MICHEL M.R.F. STRUYS, MD, PhD
Professor and Chair
Department of Anesthesiology
University of Groningen
University Medical Center Groningen
Groningen, Netherlands
Professor of Anesthesia
Ghent University
Gent, Belgium

ASTRID G. STUCKE, MD
Assistant Professor of Anesthesiology
Department of Anesthesiology
Children's Hospital of Wisconsin
Milwaukee, Wisconsin

ECKEHARD A.E. STUTH, MD
Professor of Anesthesiology
Department of Anesthesiology
Children's Hospital of Wisconsin
Milwaukee, Wisconsin

JAN STYGALL, MSc
Health Psychologist
Hon Research Fellow
Health Services Research Center
City University London
London, United Kingdom

VIJAYENDRA SUDHEENDRA, MD
Assistant Professor
Department of Surgery and Anesthesia
Alpert Medical School of Brown University
Providence, Rhode Island
Chief, Department of Anesthesia
St. Anne's Hospital
Fall River, Massachusetts

LENA S. SUN, MD
Emanuel M. Papper Professor of Pediatric Anesthesiology
Professor of Anesthesiology and Pediatrics
Vice Chairman, Department of Anesthesiology
Chief, Division of Pediatric Anesthesia
College of Physicians and Surgeons
Columbia University
New York, New York

BOBBIE-JEAN SWEITZER, MD
Professor of Anesthesia and Critical Care
Professor of Medicine
Director, Anesthesia Perioperative Medicine Clinic
University of Chicago
Chicago, Illinois

JAMES SZOCIK, MD
Clinical Associate Professor
Department of Anesthesiology
University of Michigan
Ann Arbor, Michigan

DEEPAK K. TEMPE, MBBS, MD
Professor and Head
Department of Anaesthesiology and Intensive Care
G.B. Pant Hospital
University of Delhi
New Delhi, India

KEVIN K. TREMPER, MD, PhD
Professor and Chair
Department of Anesthesiology
University of Michigan Medical School
Ann Arbor, Michigan

KENNETH J. TUMAN, MD, FCCM
The Anthony D. Ivankovich Professor and Chairman
Department of Anesthesiology
Rush University Medical Center
Chicago, Illinois

MICHAEL K. URBAN, MD, PhD
Medical Director
Post-Anesthesia Care Unit and Step Down Unit
Department of Anesthesiology
Hospital for Special Surgery
Associate Professor of Clinical Anesthesia
Weill Cornell Medical College
New York, New York

GAIL A. VAN NORMAN, MD
Professor
Department of Anesthesiology and Pain Medicine
Adjunct Professor, Bioethics
University of Washington
Seattle, Washington

ANNA M. VARUGHESE, MD, FRCA, MPH
Cincinnati Children's Hospital Medical Center
Department of Anesthesiology
University of Cincinnati
Cincinnati, Ohio

STEVEN G. VENTICINQUE, MD
Professor of Clinical Anesthesiology and Surgery
Program Director
Anesthesiology Critical Care Fellowship
Director, TRISAT Critical Care Consortium
Director, Audie L. Murphy VA Hospital Surgical
    Intensive Care Unit
Department of Anesthesiology
University of Texas Health Science Center at San Antonio
San Antonio, Texas

DANIEL P. VEZINA, MD, MSc, FRCPC
Associate Clinical Professor of Anesthesiology
Department of Anesthesiology
University of Utah
Salt Lake City, Utah

JØRGEN VIBY-MOGENSEN, MD, DMSc
Emeritus Professor
Retired

MARCOS F. VIDAL MELO, MD, PhD
Associate Professor of Anesthesia
Massachusetts General Hospital
Department of Anesthesia, Critical Care, and Pain
    Medicine
Harvard Medical School
Boston, Massachusetts

JAAP VUYK, MD, PhD
Associate Professor
Vice Chair of Anesthesia
Department of Anesthesia
Leiden University Medical Center
Leiden, The Netherlands

DAVID B. WAISEL, MD
Department of Anesthesiology
Perioperative and Pain Medicine
Boston Children's Hospital
Associate Professor of Anaesthesia
Harvard Medical School
Boston, Massachusetts

CHONG-ZHI WANG, PhD
Research Associate Professor
Department of Anesthesia and Critical Care
University of Chicago
Chicago, Illinois

DENISE J. WEDEL, MD
Professor
Department of Anesthesiology
Mayo Clinic
Rochester, Minnesota

MARK S. WEISS, MD
Assistant Professor of Anesthesiology and Critical Care
Director of Inpatient Anesthesia Endoscopy Services
Perelman School of Medicine
Hospital of the University of Pennsylvania
Philadelphia, Pennsylvania

CHARLES WEISSMAN, MD
Professor and Chair
Department of Anesthesiology and Critical Care
    Medicine
Hadassah-Hebrew University Medical Center
Hadassah School of Medicine
Hebrew University
Jerusalem, Israel

ROGER WHITE, MD
Consultant
Department of Anesthesiology
Professor of Anesthesiology
Mayo Clinic College of Medicine
Consultant (Joint Appointment)
Division of Cardiovascular Diseases
Department of Internal Medicine
Consultant (Joint Appointment)
Division of Prehospital Care
Department of Emergency Medicine
Mayo Clinic
Rochester, Minnesota

JEANINE P. WIENER-KRONISH, MD
Anesthetist-in-Chief
Massachusetts General Hospital
Boston, Massachusetts

DUMINDA N. WIJEYSUNDERA, MD, PhD
Anesthesiologist
Department of Anesthesia and Pain Management
Toronto General Hospital
Assistant Professor of Anesthesia
Assistant Professor of Health Policy Management and
    Evaluation
University of Toronto
Scientist
Li Ka Shing Knowledge Institute of St. Michael's Hospital
Toronto, Ontario, Canada

CHRISTOPHER L. WRAY, MD
Associate Professor
Department of Anesthesiology
David Geffen School of Medicine at UCLA
University of California, Los Angeles
Los Angeles, California

CHRISTOPHER L. WU, MD
Professor
Division of Obstetric Anesthesiology
Division of Regional Anesthesia and Acute Pain Medicine
Department of Anesthesiology
Johns Hopkins Hospital
Baltimore, Maryland

VICTOR W. XIA, MD
Clinical Professor
Department of Anesthesiology
David Geffen School of Medicine at UCLA
University of California, Los Angeles
Los Angeles, California

MICHIAKI YAMAKAGE, MD, PhD
Professor and Chair
Department of Anesthesiology
Sapporo Medical University School of Medicine
Associate Editor-in-Chief, *Journal of Anesthesia*
Sapporo, Hokkaido, Japan

CHUN-SU YUAN, MD, PhD
Cyrus Tang Professor
Department of Anesthesia and Critical Care
University of Chicago
Chicago, Illinois

WARREN M. ZAPOL, MD
Reginald Jenney Professor of Anaesthesia
Harvard Medical School
Department of Anesthesia, Critical Care, and Pain
    Medicine
Massachusetts General Hospital
Boston, Massachusetts

SEBASTIAN ZAREMBA, MD
Research Fellow
Harvard Medical School
Research Fellow
Department of Anesthesia, Critical Care, and Pain
    Medicine
Massachusetts General Hospital
Boston, Massachusetts

JIE ZHOU, MD, MS, MBA
Department of Anesthesiology
Perioperative and Pain Medicine
Brigham and Women's Hospital
Harvard Medical School
Consulting Staff
Dana-Farber Cancer Institute
Boston, Massachusetts

MAURICE S. ZWASS, MD
Professor of Anesthesia and Pediatrics
University of California, San Francisco, School of
    Medicine
Chief, Pediatric Anesthesia
UCSF Benioff Children's Hospital
San Francisco, California

DENISE J. WEDEL, MD
Professor
Department of Anesthesiology
Mayo Clinic
Rochester, Minnesota

MARK S. WEISS, MD
Assistant Professor of Anesthesiology and Critical Care
Director of Inpatient Anesthesia Endoscopy Service
Perelman School of Medicine
Hospital of the University of Pennsylvania
Philadelphia, Pennsylvania

CHARLES WEISSMAN, MD
Professor and Chair
Department of Anesthesiology and Critical Care
Medicine
Hadassah-Hebrew University Medical Center
Hadassah School of Medicine
Hebrew University
Jerusalem, Israel

ROGER WHITE, MD
Consultant
Department of Anesthesiology
Professor of Anesthesiology
Mayo Clinic College of Medicine
Consultant (Joint Appointment)
Division of Cardiovascular Diseases
Department of Internal Medicine
Consultant (Joint Appointment)
Division of Prehospital Care
Department of Emergency Medicine
Mayo Clinic
Rochester, Minnesota

JEANINE P. WIENER-KRONISH, MD
Anesthetist-in-Chief
Massachusetts General Hospital
Boston, Massachusetts

DUMINDA N. WIJEYSUNDERA, MD, PhD
Anesthesiologist
Department of Anesthesia and Pain Management
Toronto General Hospital
Assistant Professor of Anesthesia
Assistant Professor of Health Policy, Management and
Evaluation
University of Toronto
Scientist
Li Ka Shing Knowledge Institute of St. Michael's Hospital
Toronto, Ontario, Canada

CHRISTOPHER L. WRAY, MD
Associate Professor
Department of Anesthesiology
David Geffen School of Medicine at UCLA
University of California, Los Angeles
Los Angeles, California

CHRISTOPHER L. WU, MD
Professor
Division of Obstetric Anesthesiology
Division of Regional Anesthesia and Acute Pain Medicine
Department of Anesthesiology
Johns Hopkins Hospital
Baltimore, Maryland

VICTOR W. XIA, MD
Clinical Professor
Department of Anesthesiology
David Geffen School of Medicine at UCLA
University of California, Los Angeles
Los Angeles, California

MICHIAKI YAMAKAGE, MD, PhD
Professor and Chair
Department of Anesthesiology
Sapporo Medical University School of Medicine
Associate Editor-in-Chief, Journal of Anesthesia
Sapporo, Hokkaido, Japan

CHUN SU YUAN, MD, PhD
Cyrus Tang Professor
Department of Anesthesia and Critical Care
University of Chicago
Chicago, Illinois

WARREN M. ZAPOL, MD
Reginald Jenney Professor of Anaesthesia
Harvard Medical School
Department of Anesthesia, Critical Care, and Pain
Medicine
Massachusetts General Hospital
Boston, Massachusetts

SEBASTIAN ZAREMBA, MD
Research Fellow
Harvard Medical School
Research Fellow
Department of Anesthesia, Critical Care, and Pain
Medicine
Massachusetts General Hospital
Boston, Massachusetts

JIE ZHOU, MD, MS, MBA
Department of Anesthesiology
Perioperative and Pain Medicine
Brigham and Women's Hospital
Harvard Medical School
Consulting Staff
Dana-Farber Cancer Institute
Boston, Massachusetts

MAURICE S. ZWASS, MD
Professor of Anesthesia and Pediatrics
University of California, San Francisco School of
Medicine
Chief, Pediatric Anesthesia
UCSF Benioff Children's Hospital
San Francisco, California

译 者 前 言

在国家第十三个五年计划的开局之年，我们与国内众多麻醉学专家学者，将《米勒麻醉学》（第 8 版）中文版呈现在全国读者面前。

随着医学科学技术的高速发展，现代医学已进入精准医疗的时代。在享受医学发展所带来的技术进步和知识更新的同时，日渐复杂的疾病类型和医学挑战接踵而来。麻醉学作为一门快速发展的学科，在基础医学、临床医学等诸多学科的推动下，近年来涌现了众多新知识、新理论、新技术和新方法。麻醉学所涉及的范畴不断拓展，内涵不断深入。麻醉医师及时更新自己的知识结构，不断在麻醉学亚专业领域深入探索，既体现自身价值，更有助于患者预后。

《米勒麻醉学》（第 1 版）于 1981 年问世。此前，美国并没有质量优良的麻醉学专著与教材。该书甫一出版，就获得了巨大成功。1986 年，《米勒麻醉学》（第 2 版）出炉，厚达 2400 页的三卷本获得了更佳的口碑。从这时起，《米勒麻醉学》即被视为当今麻醉学的百科全书式教材。《米勒麻醉学》（第 3 版）于 1990 年出版，两卷本的风格自此延续至今。2014 年 10 月，《米勒麻醉学》（第 8 版）问世。三十余年间，《米勒麻醉学》作为当代麻醉学领域最为完整和全面的学科专著，对麻醉学的发展产生了深远影响。

2006 年，我们首次组织翻译并出版《米勒麻醉学》（第 6 版）中文版。2010 年，《米勒麻醉学》（第 7 版）中文版问世。十年来，我们一直为能翻译和出版这样一本权威的麻醉学巨著而骄傲。我们也高兴地看到，广大的读者朋友在这十年间给予了我们持续的支持和鼓励。来自麻醉同道的批评和指正使这本学科译著日渐完善和成熟，也让我们对着手组织翻译出版《米勒麻醉学》（第 8 版）中文版充满信心。

《米勒麻醉学》（第 8 版）在继承上一版卓越传统的基础上，对每一章节都进行了细致的修订和更新，并补充了近年涌现的相关知识和内容。全书共新增 10 个章节，部分章节进行了分拆和整合。新增的章节包括："第 21 章　胃肠道生理学和病理生理学""第 32 章　非阿片类镇痛药""第 65 章　姑息医学""第 75 章　器官获取的麻醉""第 78 章　胎儿手术及其他胎儿治疗的麻醉""第 86 章　麻醉机器人的管理""第 90 章　非手术室内的麻醉""第 112 章　ASA 临床指南的证据分级和评价"。特别是在第 112 章中，《米勒麻醉学》首次涵盖了美国麻醉医师协会（ASA）的临床实践指南并对其中的内容进行了评估和分析，从而更好地服务全球麻醉从业人员。《米勒麻醉学》第 8 版反映了近 5 年来全球麻醉学学科的众多变化和信息更新，对我国麻醉学的发展和全国同道的临床、科研与教育工作具有重要意义。

《米勒麻醉学》（第 8 版）的翻译工作从 2015 年 3 月启动，历经译者翻译、专家审校、主译再审校、编辑部三审三校、译者主译清样审读等多个流程，共完成该专著全部 112 章的翻译、校订和出版工作。这些工作得到了全国诸多高等医学院校和各大医院的麻醉学专家与学者的帮助和支持。译者和审校专家们在繁忙的日常工作之余，不辞辛劳地完成了本书的翻译和校订工作，为该书的顺利出版奠定了坚实的基础。在此，我们对他们的工作表示感谢并致以敬意。同时，我们也要感谢翻译专家委员会所有成员的努力和奉献，感谢北京大学医学出版社的王智敏副编审等对全书编辑工作的付出，感谢主译助理卞金俊副教授、曹君利教授、倪文副教授、易杰教授在翻译、审校与协调工作中付出的巨大辛劳，感谢上海长海医院麻醉科团队严谨的审校与清样校对工作。《米勒麻醉学》（第8版）篇幅宏大，内容丰富，在较短的时间内对全书进行翻译校订，难免有不足和疏漏之处，我们恳请广大读者批评指正，以便再版时予以更正。

当前，现代医学正以前所未有的速度向前迈进，我们愿与全国同道一起，为推动我国麻醉学事业的发展和跃进而不懈奋斗！

邓小明　曾因明　黄宇光
2016 年 5 月

原 著 前 言

30多年来，《米勒麻醉学》一直是全球范围内现代麻醉学实践的最为完整和全面的参考资源，它已经被翻译成了好几种语言并畅销全球。自从第7版2010年问世以来，我和副主编们以及Elsevier的出版员工们就第8版中如何保证《米勒麻醉学》继续保持作为本学科在全世界最有影响力和最全面的著作等问题进行了许多讨论。我们一起通过各种途径搜集信息并向全世界的同行征求对第7版的评价和建议。我们仔细更新了每一个章节并引入了一些新的章节，这些章节都代表了在过去这个学科发展的5年中麻醉学的变化和最新的信息。审订后的结果都展现在了正文的内容中。

《米勒麻醉学》第8版中出现的一些新章节主要通过两种方式编撰：一是引入自过去的版本发布以来越来越重要的内容；二是把一些很大的章节拆分成两个较小的部分。新引入的内容主要展现在了十个章节中，比如"麻醉与围术期神经毒性"（第15章）、"胃肠道生理学和病理生理学"（第21章）和"姑息医学"（第65章）。

历史上，麻醉一直被视作术中护理。近几年来，围术期护理中的术前和术后阶段被放到了越来越突出的地位。这个进步可以从我们机构的名称中看出来，因为越来越多的麻醉科已经更名为更加体现麻醉和围术期管理两个方面的名称。同样的，"围术期管理"（第3章）和"麻醉管理模式"（第12章）章节被包含了进来。药理学上的发展使得一些新的章节成为了必要，如"非阿片类镇痛药"（第32章）。因为器官移植不断发展，"器官获取的麻醉"（第75章）被引入。我和副

主编们认为我们应该着眼于未来，从而加入了"胎儿手术及其他胎儿治疗的麻醉"（第78章）和"麻醉机器人的管理"（第86章）。最后，在非手术室环境下的麻醉管理多年来呈扩张趋势，所以"非手术室内的麻醉"（第90章）成为必需的章节。

对4个章节的拆分使得拆分后的8个章节吸引了极大关注。这也使得我们可以更加全面地来展现可以反映目前最新知识的资料。下表展示了这些新章节是如何拆分创建的。

第7版章节	第8版章节
11.睡眠、记忆和意识	13.意识、记忆和麻醉
	14.睡眠医学
29.肌肉松弛药及其拮抗剂的药理学	34.神经肌肉阻滞药药理学
	35.神经肌肉阻滞作用的拮抗
37.神经肌肉疾病和恶性高热	42.神经肌肉疾病和其他遗传性疾病
	43.恶性高热和肌肉相关疾病
75.眼耳鼻咽喉手术麻醉	84.眼科手术的麻醉
	85.耳、鼻、喉科手术的麻醉

将这些章节拆分成两个部分还有一个值得注意的优势，我们将一些被认为是各学科领域的权威们纳入到了我们的专家作者名单之中。同时，关于输血和凝血的章节以总分类为"患者血液管理"的三个章节

（第 61、62、63 章）所代替。

在编写此书之时，我们获得了一个特别的机会并且成就了第 112 章——"美国麻醉学会（ASA）临床指南的证据分级和评价"。很多年来，ASA 对大量临床和麻醉学专科活动制定了实践指南。这些指南的制定基于定义明确的并与其他多资源相整合的操作流程，包括对文献的全面检查和麻醉从业者的临床观点。我们认为 ASA 的指南对我们临床实践具有积极的影响，并且纪录和了解他们的历史和制定指南的流程也是十分重要的。我们感谢 Richard T. Connis、David G. Nickinovich、Robert A. Caplan 和 Jeffrey L. Apfelbaum 在本版中组织的这些指南。

对目录的修订和作者的挑选是一个十分繁重的过程。最初，我与副主编和出版社员工们在网上讨论了新的目录和可能的作者名单。我们接着以团队的身份仔细审核并挑选了论题专家。一般参与编写了第 7 版相关章节的作者被邀请继续编写第 8 版。为了保证上交的章节是更新后的并符合我们的质量标准，我们发起了非常全面的审核程序，由我和副主编以及编辑分析师 Tula Gourdin 一同参与。在我们完成审核后，每个章节的手稿接着被发给出版商进行进一步的审核并生成版面校样。然后所有章节被送往编辑和作者们进行最后的审核循环。我们始终坚持这种严格而全面的编辑流程，以确保我们可以呈现出本领域无可比拟的国际性著作。这个版本是对世界最有声望的麻醉医生的知识和经验的收集。它全面地囊括了麻醉学、麻醉学附属专业和相关主题，并且我们对这些内容的质量和准确性给予了高度关注，以便把最好的内容呈现给我们的读者。

我们尤其对第 2 章"国际麻醉概况、实践及法律问题"感到骄傲。这一章在之前的版本中已有介绍并在此版本中以新的和更新的内容继续呈现。在此版本中，我们在全球的麻醉学领军人物中引出了个人贡献。每位作者描述了他们国家或区域麻醉学的发展和现状。

下面的内容加入到了此版本中：

1. 对巴西麻醉学的讨论（Maria J.C. Carmona）。

2. 来自日本（Nayuki Hirata）、欧洲（Jannicke Mellin-Olsen）和俄罗斯（Yury S. Polushin）的新的共同作者们。

3. 关于世界多区域的安全和医疗法律主动权。

很多章节的作者并非来自美国。我们对这个版本的全部决定都伴随着我们要使这本著作变得真正国际化的巨大动力。幸运的是，信息科技的快速发展让临床观念的全球传播变得容易；同样也排除了很多例外，大部分国家不再在学术上被隔离。

除了我们的作者们，《米勒麻醉学》的副主编们对麻醉学的贡献在全球都得到了承认。其中的一名副主编，William L. Young, MD，在此版本开始审订时逝世。"追忆"部分总结了 Bill 对麻醉学的巨大贡献和对爵士乐的热情。在我们围绕着写作、编辑、撰写第 8 版的过程中，Dr. Young 的影响和对卓越的奉献都一直陪伴着我们。

我们希望表达我们对本书 112 章的每一位作者的感谢，也包括那些以往版本中的各位作者们，他们的努力为这个版本奠定了基础。《米勒麻醉学》如果没有他们的努力和奉献是不可能完成的。我们同样感谢副主编 Neal H.Cohen、Lars I. Eriksson、Lee A. Fleisher 和 Jeanine P. Wiener-Kronish 以及 William L. Young。我们也对编辑分析师 Tula Gourdin 持续的贡献表示感谢，他管理着与参编者和出版商的沟通联系，促进手稿和校样的流通并且核对了每个能够保证各个章节尽可能精确和连续的细节。我们同样希望感谢出版商——Elsevier 以及他们的员工——所提供的帮助和奉献，特别是执行内容策划师 William R. Schmitt，高级内容开发专员 Ann Ruzycka Anderson，以及高级项目管理师 Doug Turner。

Ronald D. Miller, MD, MS

（蒋政宇 译 卞金俊 审校）

追　忆

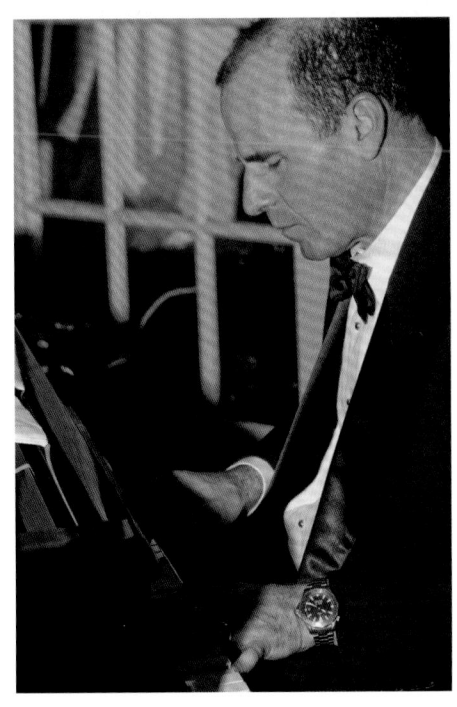

William L. Young, MD
1954.8.6—2013.8.1

（摄于 2008 年 11 月 15 日，加州大学旧金山分校
麻醉学部 50 周年庆典晚宴）

麻醉及围术期医学科教授，副主任
神经外科及神经内科学教授
加州大学旧金山分校医学院脑血管研究中心主任
《米勒麻醉学》第 6 版至第 8 版副主编
（Courtesy Christine Jegan.）

William L. Young 博士是 James P. Livingston 麻醉

科及加州大学旧金山分校（UCSF）围术期医学科主任。他是一位卓有成就的麻醉医生，也是一位多产的研究者。他的工作对神经麻醉的学术发展产生了巨大的影响，也对我们理解神经血管疾病的机制、病理生理学和患者的治疗产生了深远的影响。

在 2009 年，他被授予了美国麻醉学会卓越研究奖，这是 ASA 授予研究者的一个最高奖项，而他也是这个奖项的不二人选。他为 UCSF 建立多学科的脑血管研究中心提供了极大帮助，这拓展了我们学科在神经外科学、影像学、神经内科学和其他神经科学研究领域的影响及边界。在我们学科成立 50 周年庆典上接受采访时，Bill 说："从根本上来说，我们学科的现状应该成为我们所探寻的问题的结果，而不是原因，而我们所触及到的应该远比我们所掌握的更远。"正是这样的追求成就他如今的事业，并为麻醉学继续的繁荣指明了方向。

Bill 在印第安纳州的 Munster 长大，而我们很巧地同在印第安纳大学念医学院。1985 年，在完成了纽约大学医学中心的临床麻醉训练后，他成为了哥伦比亚大学医学院的一员，也正是在那里，他完成了他的临床和科研培训。之后，他迅速成长为在麻醉学领域内美国国立卫生院（NIH）基金资助下硕果累累的研究人员。2000 年，他重新回到了 UCSF 并成为了 James P. Livingston 的教授，麻醉及围术期医学科的副主任。他所做出的不能磨灭的对卓越的奉献对我们科的同事们及整个 UCSF 校园都产生了巨大的影响。他的科研产出和获得的 NIH 的基金相得益彰。从 1990

年开始他便持续受到 NIH 的基金资助，自 1994 年开始受到 NIH 并行资助，并且从 1999 年开始获得至少 3 次、最多 5 次的 NIH 并行资助。他是麻醉学历史上接受 NIH 基金资助最多的人员之一。

他是"脑血管畸形综合研究"项目的首席主任，并在 2009 年获得了另一个 5 年的连任。Bill 卓越的经历开始于他获得"麻醉教育与研究基石奖（FAER）"；他的成功正是 FAER 和 ASA 所追求的方向。Bill 的专注与追求卓越时平和的态度一直激励着我，他也是整个 UCSF 学院的典范。

他研究的内容甚至更加让人瞩目。从早期研究麻醉对颅脑的影响开始，他逐渐转移到了少有研究的麻醉状态下的病理生理学、神经重症医学和关于术中病理生理学的神经外科学。这也使得我们对再灌注性充血以及灌注压的理解获得突破，而这些研究与对动静脉畸形的治疗息息相关。这个工作同样使得流行病学、临床风险预测和影像学的研究得以发展。当他从哥伦比亚大学回到 UCSF 时，Bill 开始通过分子与基因技术研究血管重构和血管生成的脑血管生物学。研究巨大脑动脉瘤的患者时，他使用网络模型，与生物工程师和影像学科学家联合进行创新研究。

Bill 同样是 NIH 所期望的领导者。从 1997 年直到他逝世，他参与了许多 NIH 的审核委员会。2005 年，他成为了临床神经科学和疾病研究分会的一员。2008 年，他被选为第一届美国国立神经障碍与卒中研究院（NINDS）脑血管畸形研究所联合主席。其在 Madrid 的研究所集合了五十多位国际的临床和基础学专家。此外，Bill 在扩大进行高层次临床和基础研究的麻醉医生的数量上提供了巨大帮助，填补了 ASA 领导者们和一些 Rovenstine 讲师所提出的空缺。

他在帮助青年学者获得职业进步奖项上也取得了巨大成功，并作为早期导师获得了 7 次 NIH 资助的 K awards（K08、K23、K25）和三次美国心脏学会的发展奖。他也是第一位被 NIH 承认的致力于指导工作的老师，并获得了 1999 年的 K24 奖。他的几名学生如今已成为了哥伦比亚大学、康奈尔大学和 UCSF 的学者。

他在编辑、出版上所承担的责任同样十分广泛，在 *Journal of the American Heart Association-Stroke* 和 *Neurosurgical Anesthesia* 等杂志担任过编辑，他早年也是 *Anesthesiology* 的副编辑。他同样是 *Cerebrovascular Disease* 这部专著的联合主编，《米勒麻醉学》第 6 版、第 7 版和第 8 版的副主编。

也许最能完美彰显 Bill 对工作多层面的努力是他作为一个爵士乐迷和专业级别的爵士乐钢琴家。我自己作为一名钢琴手，同样也被他在爵士乐中所使用的多个和声进阶创新性和复杂性所折服。当他搬到旧金山时，他被爵士乐现场所吸引并用他的方式轻松地和我们城市的顶级专业爵士音乐家们打成一片。并且，在我们学科成立 50 周年，三百多名出席者的庆典派对上，他为我们演奏了餐后曲。所以当 Bill 能做别人做不到的事情时，为什么要去聘用其他人呢？

通过使用在麻醉训练中所收获的独特技能，Bill Young 为许多麻醉医生需要掌握的对脑血管障碍的生物学认识和管理做出了巨大贡献。他说："如果我们麻醉医生来照顾一个血管病患者，那么我们应该尽全力去理解这个疾病所有的进程，并且不接受我们所提出问题和所从事的研究的本质上的任何先验性限制"。他的求索始于床旁，并促成了使用最具创新性和富有成效的生理性方法来理解当前的这些疾病，而他则持续地以 NIH 项目领导者的身份进行这些研究，直到他逝世。在达到现今生理学技术的极限之际，Bill 认识到，只有在一个富有思考性的实验室并从在床边时就开始思考，才可能获得真正的进步。

正因为以上种种原因，我和我的同事们缅怀 Bill Young，缅怀他追求卓越全身心奉献的一生。

Ronald D. Miller, MD, MS
（蒋政宇 译 卞金俊 审校）

目　录

下　卷

第五部分
成人亚专业麻醉管理

第六部分
儿科麻醉

第七部分
术后治疗

绪　论

第1章 现代麻醉实践的范畴

Lars I. Eriksson • Jeanine P. Wiener-Kronish • Neal H. Cohen •
Lee A. Fleisher • Ronald D. Miller

朱珊珊 译 曹君利 曾因明 审校

致谢：编者及出版商感谢 Dr. William L. Young 在早前版本中对这一主题所作的贡献，他的工作为本章节奠定了基础。

要 点

- 麻醉医学的进步和麻醉实践范畴的拓展促进了日益增多的复杂患者的整体医疗。对于处在年龄谱两端的患者（即低龄和高龄），这一点尤其重要。从 1981 年第 1 版的 46 章到 2014 年第 8 版的 112 章，本书章节数目的变化即是反映麻醉学范畴拓展的例证。

- 麻醉学医疗服务范畴的拓展部分归功于微创或无创手术数量的增加。对于麻醉医师来说，这些变化意味着机遇与挑战共存。需要施行麻醉的场所不断拓展到手术室外、门诊和其他地方。这些实践上的改变需要具有不同背景和技术的新的人员加入。这些改变也为认识包括远程医学在内的以满足不同患者和医学人员需要的一些新医疗模式提供了机遇。虽然这些新方法创伤较小，但是需要在非手术室的地点施行麻醉，因此，对于麻醉来说，一个主要的挑战在于如何保障患者安全。

- 总体来说，全球范围内对质量、资格、过程标准化的规定将会改变麻醉施行的方式。更多标准化的流程将会被采用。这些规定将会允许和要求对临床实践和研究进行更多的评估，以确定最优的麻醉方法以及为每一位患者提供服务的从业人员的临床能力。

- 学科的亚专科化以及高级执业护士、麻醉助理和其他人员的参与使得麻醉行业的劳动力正在发生变化。拥有高级学位护士的增多将对麻醉专业的实践有更多的影响。团队管理将更普遍，因此，医师和护士之间的团队协作联系将成为影响患者预后的一个至关重要的决定因素。

- 在基础科学和努力改进质量的基础上，麻醉实践取得了令人瞩目的进展。虽然这些进展已经对患者的治疗质量和安全做出了巨大的贡献，但是麻醉学的发展现状显示，无论是麻醉学研究的广度还是范围都不足以确保其持续进步。必须鼓励麻醉医师参与研究，以保持甚至增强我们在医学整体中的学术立足点。多学科协作的研究机会增多，这些机会需要善加利用，以培养更多的受过科研训练的麻醉医师。寻求另外的基金来源支持学科也是必要的。

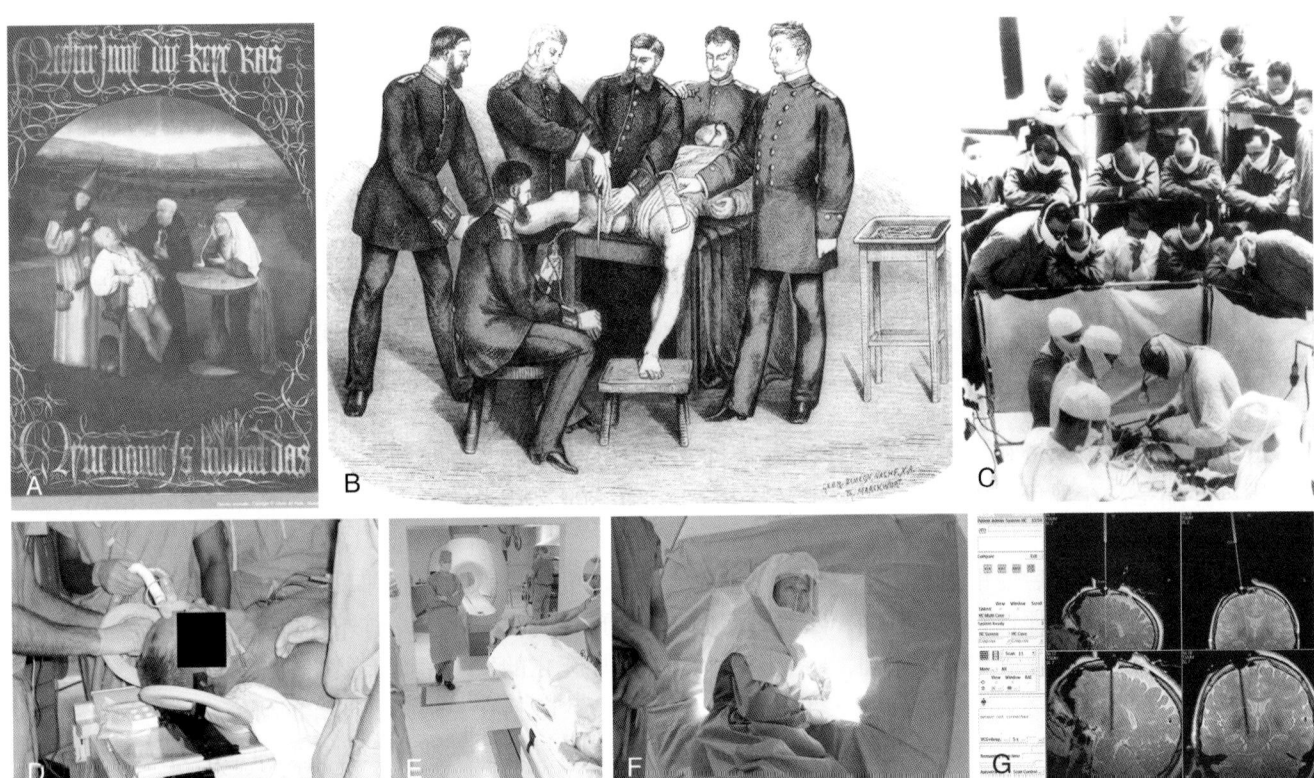

图 1-1　麻醉和围术期医学范畴及设置的变化。A. Hieronymus Bosch（c. 1450-1516）治疗精神错乱。此图描绘医师试图取出患者脑中的"石头"，以期治疗精神错乱。B. Friedrich Esmarch 使用麻醉和消毒术实施截肢手术。C. Harvey Cushing 正在实施手术，Harvey Cushing 学会成员在观摩（1932）。D. 在实时磁共振成像下定位深部大脑刺激器来治疗帕金森病，整个过程都在放射科磁共振仪下进行，患者被麻醉后（D）推入磁共振仪中（E）。为颅内放置电极设置无菌区域（F），在实时磁共振引导下植入电极（G）*(A, Museo Nacional del Prado, Madrid. B, Woodcut from Esmarch's Handbuch Der Kriegschirurgischen Technik [1877]; Jeremy Norman & Co. C, Photograph by Richard Upjohn Light (Boston Medical Library). D to G, Courtesy Paul Larson, University of California–San Francisco, San Francisco Veterans Administration Medical Center.)*

麻醉和围术期医疗的范畴及医疗实践改变的推动力量（图 1-1）

　　1940 年以来，麻醉学科对医疗行业做出了巨大的贡献。历史文献中已经详细记载了麻醉医师对于外科患者治疗中的贡献。随着全身麻醉和区域麻醉的新方法和有助于处理复杂生理和解剖（例如气道）情况的新技术的应用以及监测手段的改善，麻醉医师和外科医师能够为更多的复杂患者提供治疗且并发症较少。与此同时，麻醉医师在其他许多方面都有助于改善患者的治疗，包括但不局限于心肺复苏的新方法，动脉血气分析仪、监测气体交换的脉氧仪等的技术进步，重症医学亚专科的创立，以及疼痛医学和输血医学的进步。每一个进展都使患者受益匪浅，同时这些进展也使麻醉学的范畴得到显著的拓展。本书中的 112 个章节对这些进展给予详述。每一章也都对其所述主题的进展有所体现。麻醉医师在为个体患者提供优质的医疗服务之外，还致力于解决社会的医疗需求。通过手术室和整个现行的医疗保健体系，麻醉医师为工业

化国家相当大的一部分人口提供医疗服务。每年全世界 7%～8% 的人口在接受外科手术或诊断性治疗的过程中需要麻醉。因此麻醉和围术期管理对于全球性的公共健康有着重要的影响，在全世界的医疗卫生体系中有着重要的作用。另外，麻醉专业已经延伸到围术期医学之外，包括重症医学、疼痛管理、睡眠医学和姑息治疗。

　　诊断学、药理学以及医疗技术上的进步使那些处于年龄两极的患者（极低龄和极高龄）以及伴有复杂合并症的患者接受麻醉和手术成为可能。围术期医疗的全面进展同时促进了创伤更小的外科新技术和资源的迅速发展。由于麻醉学科参与管理更多具有复杂合并症的患者，外科预后已经得到显著的改善。同时，麻醉学被公认为现代医院的支柱学科，其范畴已扩展至手术室外。

　　大多数患者已经了解麻醉对他们的医疗是何等重要，同时，在 *To Err is Human*[1] 这本书中，美国国家科学院医学研究所（Institute of Medicine=，IOM）对麻醉医师在患者安全中的贡献以及为之所付出的积极

努力给予公开的赞扬[1]。这些围术期医疗质量和安全性的提高是整个专业努力的结果，包括临床实践团队和学术研究部门以及他们的培训项目。通过紧密协作取得对麻醉机制、生命器官功能调节、围术期器官衰竭和并发症机制的根本性理解是至关重要的。在围术期管理、疼痛治疗和危重医学领域，新的治疗方法和先进的监测设备已经提高患者安全和改善预后。

尽管麻醉学科在医疗卫生体系中的作用已经拓展并对医疗整体质量和安全起着显著的作用，但是医疗卫生行业持续经历巨大的改变，这些改变将会影响未来麻醉学科的角色、职责和范畴，在美国如此，在世界范围内亦如是。在现代围术期医疗过程中，麻醉从业者的参与度和作用逐渐增加。围术期医疗的一个延伸领域就是在术前和术后使用潜在生物学指标对不良预后进行更专业的术前评估和风险评测。随着对高危患者术后加强和延伸治疗的重要性增加，麻醉医师的任务将拓展，麻醉和围术期医疗将更多样化。另外，工业化国家的总人口中老龄人口比例增加，这部分人群中许多伴有合并症，在其围术期治疗过程中，麻醉医师的参与愈发关键。由于这些患者的临床治疗过程复杂，所以医疗带来的经济负担在世界范围内将会逐渐加重。通过对外科治疗的必要性进行更严格的审查、要求从业者确保医疗质量以及应用临床路径以保证标准化治疗，可以限制医疗费用支出的增加。在一个变化中的医疗卫生体系里，麻醉和围术期医疗需要有设计完善的质量控制以及预后评估体系来确保提供的医疗服务在质量和安全性上都是最高的。患者预后、费用以及成本 - 效益分析等相关评估信息将提供给纳税人、政府机构和公众。

技术因素对临床医疗也有着十分重要的影响。对于外科治疗来说，技术上的进步使得外科创伤更小的同时副作用（例如组织损伤、疼痛、并发症风险）更少。这些进步可缩短围术期时程，减少后续住院治疗的需求。新的设备使远程监控成为可能，这种措施不仅可用于手术或术后患者，同样适用于康复保健和在家的患者。麻醉也可以在手术室以外的非传统地点开展，如重症监护治疗病房（ICU）、医院其他地方或其他可能的临床治疗地点。麻醉从业人员的组成也正在发生变化，将会有更多的人加入，成为一个整合性的团队，为更多的患者提供服务。在这个团队中，麻醉医师可以通过远程监控对患者身边的人员进行医学指导。麻醉执业护士和其他医务人员的参与可以使麻醉医师在围术期管理、快速反应团队、伤员分类以及手术室外的复苏等领域发挥更大的作用。

目前，考虑到为上百万的患者改进个人医疗记录

并提供重要数据，电子病历正在世界范围内使用。最终，自动预警系统的数据采集和整合可以做到最低程度的（甚至无需）人工录入。外科设备、麻醉和输注泵、监护仪的完全整合将能够分析患者的所有数据，从而促进患者治疗的便捷化。通过分析海量的患者信息，可以评价麻醉质量，从而评估预后和促进循证医学的发展。一个例证是在对骨科手术患者的研究中，通过数据挖掘比较效果，这些研究结果证实采用神经丛阻滞技术的患者预后较优[2-3]。而且，可以从不同环境和国家的患者身上前瞻性地采集数据，以便比较围术期的预后，从而确定最优的方法[4]。在这个约有46 000名患者的调查研究中，其中4%在出院前死亡，在死亡的患者中多数（73%）在手术后未进入ICU。该研究结果表明，外科手术后有计划地转入ICU的患者预后要优于那些计划外转入ICU的患者。考虑到围术期死亡的发生率高于预期，未来还将会继续类似的研究，包括在美国开展同样的研究。这些研究将有助于了解导致围术期死亡的重要因素，为进一步开展可改善预后的治疗方法的研究提供新思路。

IOM对美国医疗系统的效益和支出进行了描述和评价（Report Brief，2013年1月）[5]。他们把美国的医疗卫生取得的成果与其他国家进行了比较。美国的人均医疗费用要高于其他国家，但是在平均预期寿命上排在世界第17位。IOM认为，美国人在包括婴儿死亡、创伤、青少年妊娠、人类免疫缺陷病毒（human immunodeficiency virus，HIV）、药物相关死亡、残疾，特别是肥胖和糖尿病等在内的这些方面的医疗支出更高。他们还指出，美国有很大一部分人口没有保险，没有医疗安全保障，并且药物滥用、暴力和使用枪支的比例更高。与其他国家相比，美国人从国民健康基本安全保障网制度中获益较少。在另一份报告（Report Brief，2013年7月）[6]中，IOM提出国民健康保险（Medicare）支付（即美国人就医主要的资金来源）需要"在医疗卫生体系中围绕服务的价值而不是服务的量进行再调整"。这些结论，特别是有关服务价值的需求的论调是目前医疗体系发生重大变化的基础。麻醉学科必须了解医疗体系上的所有变化，以判断如何参与并从中获益以及保持本学科在质量和安全上的领导者地位。

本文强调的对麻醉医疗支付的影响也是整个医疗支付体系中存在的共性问题，并非仅仅局限于美国。医疗服务的质量和花费在世界范围内都是一个挑战。这个行业内发生的改变对麻醉学科在临床实践和服务方式两方面的角色都有着显著的意义。由美国麻醉医师协会（American Society of Anesthesiologists，ASA）制定的部

分指南中明确指出，麻醉学科在满足患者需求过程中应承担领导者的角色（见第 112 章）。

正如前文提到的，大型临床数据库对于改善和提高临床医疗来说将是一个有价值的工具。在这些数据库中通过数据挖掘技术来评价治疗过程和方法，以确定最优方案。在这些改变中，麻醉学科以其在医疗卫生服务体系中不断拓展的作用，成为不可或缺的参与者。外科大手术的预后应引起更多的关注，这需要足够大量的临床研究将重点放在与生存率和生存质量相关的、以患者为中心的预后评价上。我们只能推测麻醉实践在未来会是什么样的，这些改变对麻醉学和围术期医疗的整体范畴会有重要的影响，因此麻醉学科应该迎接这些新机遇。分析当前国内外麻醉学的重点可以为展望麻醉学的未来打下基础[7]。

社会的老龄化

全球人口老龄化和麻醉与手术方式的改进导致高龄患者接受复杂外科手术的数量增加。这些患者通常全身器官功能减退，慢性病的发生率增高（见第 80 章）。在美国，国家社会保险系统 Medicare 负担 4700 万以上美国人的医疗费用，其中 3900 万人年龄在 65 岁以上，800 万人身患残疾（数据来自 IOM）。与年轻患者相比，老年患者接受外科手术的频率更高，这一点并不出人意料。例如，根据疾病控制与防治中心针对住院治疗患者的调查，2005 年约 4500 万人接受了住院手术治疗，这一数量与门诊手术量相当。1995—2004 年接受髋关节置换手术的患者中，65 岁及以上的老年患者人数增加了 38%，而膝关节置换术的比例则增加了 70%。

医疗地点的转变

由于住院治疗费用高昂，出资机构（政府和私人保险公司）正在迫使医务人员在非传统地点提供更多的医疗服务，这些地点包括院内门诊以及其他费用更低的地点[8]。微创手术技术以及麻醉上的进步正在促进这种转变。在过去的几十年中，在院内门诊和医院外地点施行的手术麻醉量显著增加。随着这一转变过程，决定何时由麻醉医师或其他麻醉人员施行麻醉、何时可以由其他替代人员在有或无监督的前提下施行麻醉以及麻醉医师在制定标准流程中的作用变得至关重要。很多时候麻醉医师也许不是必需的，例如给一位其他方面都健康的患者施行清醒镇静，但是许多情况下麻醉医师仍然是最合适的人员。这些情况不仅包括气道不畅风险大（如深度镇静），还包括许多麻醉医师的参与可以改善临床预后且往往降低医疗总费用的临床情况。麻醉医师需要在其各自的医疗单位或体系中积极参与制定医疗标准、实施最佳路径和证明临床价值。

很多情况下，由于医疗费用和功能转型的部分原因，术后护理从医疗场所转移到家中。对有些家庭来说，这种转变带来显著的医疗和社会问题。由于医疗过程从医院内转移到非医院场所，麻醉医师必须参与决定最恰当的医疗流程，了解如何驾驭这样的转变。技术上的进步（如远程监控）可以使这些改变更便捷，并且为麻醉医师在这些新背景下在管理患者方面发挥作用创造机会[9]。

医 疗 支 出

在美国，医疗支出接近国民生产总值的 18%[10]，因此人们很关心医疗费用增加的原因，并试图找到降低费用的方法以及如何使花掉的钱产生更多的价值。在美国，医疗技术的进步似乎是造成医疗费用增加的主要成本因素，因为在一定程度上，全世界的医疗费用支出都在增加，不管是什么样的支付体系[11-13]。老龄人口和慢性病患者的增加也造成医疗支出增多[14]。

费用的逐步增加迫使人们从所花的钱中得到更大的价值。目前已经有"按疗效支付方案"（pay-for-performance program），即为那些与文献证据一致的医疗服务支付费用，不为与文献证据不一致的医疗服务支付[15-17]。大多数情况下，至少在美国，效果评估在于考核过程而不是考核预后（例如，对于麻醉过程，考核是否皮肤切开前 1h 内给予抗生素而不考核感染率）。这种按疗效支付的理念已经推广到了其他国家，特别是英国[18]。

在非手术领域，"按疗效支付方案"的概念已经被研究了好几年[19-20]。在美国，除了执行"按疗效支付"外，还越来越多地强调不为"不该出现的事件"付费，如褥疮和尿路感染等，除非有证据表明患者在入院时即已罹患，否则不予支付相关医疗费用。这种方法的意义在于对出现的并发症不予以支付，尤其是可以预防的并发症（不该出现的事件）。由于麻醉医师的作用是在围术期进行全程管理，包括术后重症监护和术后疼痛治疗，因此麻醉医师有机会去干预可能导致预后不良和费用增加的医疗过程。但在传统观念中，这些过程不属于麻醉医师的管理范围。例如，及时恰当使用抗生素对防治手术部位感染有重要作用，但在"外科护理改进项目（the Surgical Care Improvement

Project，SCIP）"开展之前，许多麻醉医师认为抗生素的使用不属于他们的工作范畴[21]。麻醉医师和重症监护医师对重症患者的呼吸机相关性肺炎的发生率以及液体治疗策略所致的预后起很大作用[22]。但对于一些既往提出的评估指标，特别是是否将呼吸机相关性肺炎作为医疗质量评估指标，还存在相当大的争议[23]。疼痛已经被认为是人体第五大生命指征，而且术后疼痛管理是麻醉医师对医疗费用支出具有主要影响作用以及和医院内其他科室医师相互合作的一个领域。

程序评估和质量判定

麻醉学是最先致力于减少并发症风险的学科之一，这在一定程度上归功于循证指南和标准的建立。美国麻醉医师协会的标准和实践要求很好地体现这一重要的医学发展方向[24]。麻醉学科应该继续参与这些项目并且与其他学科（包括但不仅限于外科）开展合作。在美国，麻醉医师已经加入到美国胸外科医师协会的数据库和"国家外科质量改善项目（the Nationou Surgical Quality Improvement Project，NSQIP）"中[25-26]。近年来，美国心血管麻醉医师协会已经与美国胸外科医师协会展开对话。另一方面，麻醉医师早期即参与"医疗改进和外科护理改善项目"[27]的质量改进工作。而且，在许多国家，麻醉学在院前医疗、多学科重症医学和疼痛医学的质控体系的发展中起着关键作用。

另一个会对麻醉医师和所有的内科医师造成影响的质量评估措施是资格认证的新要求。这种评估不仅仅是在再注册认证的时候进行，而且会持续地进行。资格认证将要求麻醉医师遵循更多的流程。安全麻醉的概念包括临床整体管理的标准化，后者包括标准化流程的发展和应用。标准化并非僵化的医疗改革，它应被视为评估过程和预后的途径。在质量控制和资格评估方面，麻醉医师应成为领导者并可以为执业麻醉医师和受训的内科医师制定评估标准。这样的评估同样适用于注册的护理麻醉师和其他医疗行业从业人员。在某些情况下，资格认证需要用到模拟人或其他方式以模拟临床情况，特别是对那些较少执行的流程。

"流程变革"已经在医疗服务中蓬勃开展，其课程讲述如何改变医疗中的行为和流程。这些要求可能是强制性且令人沮丧的，但它们为开展更多的研究提供机会，这些研究能确定那些可实际改善患者预后的流程。这些要求也使麻醉医师在团队管理中承担领导者的角色成为可能。要达到这个目标，麻醉医师需要学习新的技能，包括领导力训练、沟通技巧的提高、

在追求卓越的临床医疗和教育的团队氛围中为人处事的方法等。

在医疗过程的系统化管理上，麻醉医师训练有素且有着悠久传承，这一点可追溯到50年前的麻醉机核查表。将这种技能从术中扩展到治疗的整个过程非常重要。对这些原则的理解使麻醉医师能在各种各样的手术场所（包括门诊外科中心和医学中心）担负领导责任。

从业人员变化

目前美国医师从业人数约为250 000人，他们中的1/3年龄已超过55岁，并很可能到2020年之前退休[28]。尽管20世纪60年代美国医学院校入学人数翻了一番，但在1980—2005年间入学人数却未达到如此增幅。如此一来，医学毕业生人数为零增长。而在这段时期，美国人口却增加了超过7000万，这就造成了医学院校毕业生和医疗需求之间的矛盾状况。其他地方也有同样的情况（关于欧洲劳动力的改变，详见第2章）。

整体来看，在美国的医学院校中女性入学率明显增加，目前在校女生约占50%[29-30]。即使将兼职时间考虑在内，女性工作时间也不如男性多[22]。并且，即使不考虑性别因素，在过去的40年间，医师的工作时间已经缩减[28, 31]。这样是为了减少职业疲劳的发生率和长时间值班的情况，工作时间的减少可能有助于在改善生活方式的同时提高医疗质量，但也带来相应的后果。为了应对值班时间的缩减，解决麻醉医师队伍年龄结构老化的问题，劳动力的需求必将增加。

美国已经实施了一系列的办法来拓展劳动力。对国际医学毕业生的招聘持续增长，约有60 000名住院医师是国际医学毕业生，占培训住院医师总数的25%[32]。在美国，正骨疗法学校的数目有所增加，能够培养高级护理人才，包括训练护士成为护理麻醉师的学校也在增多[28]。考虑到对医疗保健需求的增加主要是因为老年人口的增加，要解决这个问题可能需要一支医师和非医师人员整合在一起的从业人员队伍。

科　学　研　究

就创新性研究而言，与其他学科（特别是临床学科）相比，大多数数据显示麻醉学科获得的资助情况不佳。根据美国国家卫生研究院（National Institute of Health，NIH）公开的数据资料，Reves[33]比较了麻醉学科与其他一些医学学科，得到的数字令人忧心：麻

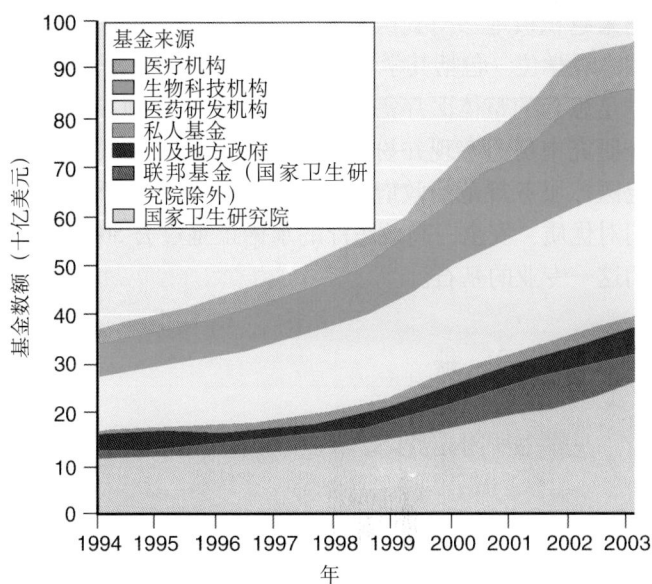

图 1-2　美国 1994—2003 年间的科研支出 *(From National Center for Health Statistics: Health, United States, 2007, with Chartbook on Trends in the Health of Americans. <http://www. ncbi.nlm.nih. gov/books/bv.fcgi?indexed=google&rid=healthus07.chapter.t rend-tables>; National Center for Health Statistics: Health, United States, 2007 With Chartbook on Trends in the Health of Americans Hyattsville, MD: 2007. <http://www.cdc.gov/nchs/previous. htm.>(Accessed 19.05.14.))*

醉学科在获得基金资助方面排在倒数第二位。同样令人担忧的是，在 Reves[33] 的报告于 2007 年发表以前，这个低排名已经持续了很多年，并且从那以后并没有得到改善。但是，美国麻醉学科在获得 NIH 资助方面垫底的这一事实会继续成为一个问题，主要是因为施加于医疗实践的外部压力普遍影响到所有专业。NIH 并不是影响这个学科基金的唯一来源，事实上，NIH 甚至不是美国研究基金的最大来源（图 1-2）[34]。虽然与生物基础学科相比，医学研究资助情况不佳，但是在过去 10 年中，所有的资助机构对医学和生物医学研究领域的研究经费支出已经翻番。事实上，许多临床和基础研究从 NIH 以外的来源或其他联邦项目中获得了资助。这些来源包括基金会（如麻醉教育和研究基金会）和企业以及当地学会机构。有些单位习惯上将来源于临床的部分收入用于支持研究，特别是对年轻人员的资助。

在美国，研究基金资助的短缺和对人员临床要求的提高从同行评审期刊的论文发表情况可见一斑。在麻醉学期刊上，非美国本土作者发表的原创性同行评审论文显著增加。造成这一改变的原因可能是多因素的，但值得分析。有人认为这是由于欧洲和亚洲的研究者得到比美国同行更多的资助。但是，按人均计算的话，尽管科研人员在人口总数中的比例是相似

的，但是欧洲的科研经费仅为美国的 10%[35]。美国食品与药品监督管理局（Food and Drug Administration, FDA）的政策可能要承担部分责任。在 20 世纪 80 年代和 90 年代，许多新型麻醉药物和镇痛药物的研究都是在美国启动的。目前，大多数新药首先是在美国以外的国家获得批准。因此，新药的临床研究常常不是在美国而是在最初获得批准的国家开展。过去，许多年轻麻醉医师的研究工作起步于由企业资助的新药研究，而目前这一情况已不像过去那样普遍。

推进临床发展，将基础科学转化为临床实践需要多学科研究者的共同参与。实际上，已有的学科分类仍沿袭着 19 世纪或 20 世纪初期的概念，而新兴学科的建立基本都横跨目前的学科和专业。查看任何一个大型研究院的学术部门名册时，你会发现各种"中心""项目"和"研究所"的数目在日益增加，这也反映了生物医学领域分支间的相互依存性越来越强[36-37]。在基础科学部门出现了许多结合在一起的名称，如"生理与细胞生物物理学""解剖与细胞生物学""生物化学与生物物理学""细胞与分了药理学"等，现在想仅仅通过研究题目和研究方法来和其他学科的研究课题加以区分已变得越来越难。在那些不牵涉到患者治疗的领域，虽然情况没有那么复杂，但是也明显存在这种趋势，也许血管内外科即可作为体现医学专科中技术进步和历史分类发生冲突的示例[38]。随着这种改变，要取得学科的进步，麻醉学必须积极地探索协作性的研究环境或者组织架构，从而可以使麻醉学科的发展与相关基础学科（如流行病学和公共卫生等）团体和部门密切合作。

医学科研是通过对医学现象的系统调查研究来直接或间接提高医疗水平的原始创造性工作。但麻醉学可以以新的创造性的方式来解读研究问题，在利用临床数据库具体管理相应患者时，起到评估临床实践、医疗预后以及评价个体化最佳用药的作用。麻醉质量研究所（由 ASA 赞助）已经建立一个强大的麻醉数据库，将有助于提高人们对目前临床实践和预后的理解认识，并为未来医疗的进步提供有价值的指导意见。

与既往相比，麻醉医师更多地参与到围术期预后的评估以及对药物和技术的效果评价，NIH 在麻醉方面的培训资金数目增加佐证了这一点。

麻醉医师必须持续参与到围术期医疗的所有方面，以对临床和政策研究施加影响力。基于此，麻醉学科研究的一个潜在重点就是与围术期预后相关的、涉及各学科的、各种新的或争议性的临床项目。完全有理由相信，未来医疗费用将与治疗过程的质量和效果挂钩进行经济补偿，这一过程已被证明行之有效，诸如

在随机对照试验中，麻醉医师和外科医师参与评估效果并确定适于接受手术的患者人群。大疱性肺气肿患者的肺减容术的随机对照试验即为一个例证[39]。对于症状轻微的脑血管病变，可以用同样的方法去评估高危患者争议性的或费用高昂的治疗过程[38, 40]。通过加入多学科组成的团队，麻醉医师可以对患者治疗过程中的麻醉以外的其他方面施加影响力，并且在优化手术流程方面保持关键的贡献者角色。

除优化临床实践和推动围术期医疗之外，麻醉学科作为一个医学专业应保持在基础科学和临床研究的前沿，这一点对麻醉学科的发展至关重要。其他学科

越来越积极地参与到医疗和卫生政策的研究中，并提供高级学位（包括其学科的博士学位）。他们的贡献对满足患者的整体医疗需求很重要，但是医师在医学调查研究中努力实现并扮演领导者的角色非常关键。制定医疗服务规范的政府机构和部门、患者的诉求和我们对优质、安全、高效医疗的承诺正是过去 50 年中我们这一专业的基石。

参 考 文 献

见本书所附光盘。

第2章 国际麻醉概况、实践及法律问题

Ronald D. Miller

龚亚红 译　左明章　黄宇光 审校

致谢：编者及出版商感谢 Akiyoshi Namiki（日本）、Olga N. Afonin（俄罗斯）和 Peter Simpson（欧洲）在前版本章中所作的贡献，以及 Andrew Schwartz（上版作者）为整个章节的编写做出的贡献，他们的工作为本章节奠定了基础。

本章提纲

手术室内现代电子化监护设备的价值在几年前的一次国际麻醉学会议中得到了认可和强调。因为合适的监护（见第 50 章）能够提高患者的安全性，一位讲者希望全世界的医院都能够使用这些监护设备。但在提问环节中，一位来自其他国家的医师（他们国家的设备资源比较紧缺）表达了他的沮丧和不同意见。他认为，在他们国家还有很多事情比监护更重要，而监护设备所需要的费用限制了其使用的范围。但另外一位医师同样来自于资源缺乏的国家，却不同意这位医师的观点，他认为通过对现有各种监护设备的比较，可以根据每个医院的资源现状选择最合适有效的设备。紧接着世界各地的参会人员针对这一问题展开了深入的讨论。当然，对于某家医院而言，采用何种方法使用他们有限的资源并没有一种标准方案。但来自不同国家拥有不同文化、资源和观点的医师相互交流观点，其意义是重大的。通过这种讨论，专家们才能够设立全球基本安全标准来提高患者的安全水平，改善患者的预后。

本章所讨论内容"国际麻醉概况与实践"的灵感正是来源于这种讨论。本书的主编 Ronald D. Miller 在其职业生涯中有幸能够与全世界顶级的麻醉学专家沟通交流。与国际麻醉学同行的合作交流使他萌发了了解北美洲以外地区麻醉实践和发展的想法。他希望通过描述不同地区的麻醉起源和发展情况来帮助我们更好地理解当代社会中不同地区是如何相互影响的。

这个章节是 Miller 教授实现该想法的第一步。他邀请这些年来他曾经碰到过的许多同行（来自世界各地的顶级麻醉学家）撰写他们国家或地区的麻醉学发展和实践。当这些专家的手稿收集完毕之后，我们发现这些内容意义十分重大，极其具有创造性、教育性和启发性。但由于各位专家所撰写的内容都十分丰富，我们的编辑工作也面临着巨大的挑战。不同地区之间的文化、政治、经济和发展水平存在巨大的差异，从而使得来自不同地区的作者所强调的观点、发明以及历史时期也各不相同。我们充分发挥不同作者的主观能动性，让他们自由地描述他们国家或地区的特点，因此不同作者所撰写的内容范围和重点也不尽相同。我们希望在不远的将来，这个话题能够涵盖更多有关麻醉实践的内容，且能够纳入目前尚未涵盖的国家和地区。

正是由于编写工作难度十分之大，我们邀请

Schwartz 教授将每位作者所撰写的内容整合成一个有机的章节，但又不损害各自的完整性。Miller 教授和 Schwartz 教授最后决定将这些内容按照时间顺序分成三个特定的时期。每个时期再按照不同的地区进行分述，每个地区的内容均由各位国际麻醉学专家们所撰写。我们的目标是尊重各位专家所做出的贡献，并尽可能地保留每一位专家的呼声，我们希望通过这种编辑方法能够达到我们的目标。

　　Miller 教授对所有参与本章撰写的专家教授们表示诚挚的谢意，感谢他们能够花时间和精力来撰写这些精彩的内容，同时由于时间和篇幅的限制，有很多精彩内容还没有纳入本章，Miller 教授对此深表遗憾。他深信您将阅读到的本章的内容只是其所做的第一步工作，它肯定不能够完整深入地描述整个世界麻醉学的发展史。而在以后的版本中，他会进一步广泛而深入地探讨世界麻醉学的焦点问题。

　　本章的第一部分描述了从远古时代到 20 世纪早期麻醉学的发展历史。2000 多年以来，每个地区的麻醉实践都在手术镇痛等需求的推动下不断地发展进步。

　　第二部分描述了 20 世纪 20 年代到 20 世纪 80 年代早期的麻醉学发展历史。在这个时期当中，现代通讯技术迅猛发展，国际交流日益频繁，因此麻醉学技术的交流也日益频繁。临床医师和研究者开始定期地出国交流，接受国外的教育和培训，并在各种学术会议上聆听别的学者演讲。随着国际期刊的发展，麻醉学新技术的普及变得更加迅速。

　　第三部分描述了从 20 世纪 80 年代早期直至现在的麻醉学发展史。这个时期是一个令人欢欣鼓舞的时期，因为现在的麻醉医师不论在哪个地方实施麻醉，都能够学习到有关保障麻醉安全的最基本的信息。尽管不同地区之间医疗资源的丰富程度仍存在较大的差异，且有些差异仍可能使麻醉安全受到影响，但至少全世界的麻醉医师都知道该如何避免最基本的可能威胁患者生命的麻醉并发症。无论多偏远的医师，只要拥有电脑，就能够获悉围术期管理的基本原则。知识将不再是一个限制因素。但遗憾的是，经济资源的匮乏会限制现代设备的购置。

　　为整合一位作者的内容，本章新增了第四部分内容介绍麻醉安全和医学法律方面的问题。

　　本章的结尾部分就不同国家和地区的临床麻醉发展方向提出了若干问题。不同国家的麻醉实践应该如何整合？我们应该如何提高全世界的临床麻醉水平？当然，编者也认识到许多国际组织在致力于提高全世界的医疗质量。虽然这些问题都不是三言两语就能回答清楚的，但是通过请求世界各地的顶级专家介绍各自国家的麻醉变革和发展现状，这种相互学习必能增强各国之间信息和知识的交流。

国际麻醉的早期历史

　　20 世纪初期以前，国际信息交流明显受限。但编者认为对不同国家的麻醉起源进行比较不但十分有趣，而且十分具有教育启发意义。针对患者的需求，不同地区的临床医师缓解疼痛和手术麻醉的方法各不相同但却类似。在很多地方，中草药、阿片类药物和酒精是缓解疼痛的主要药物。

　　但地区和地区之间也不是完全隔绝的。正如本书中所描述的，文化和信息也可以通过一些传统的方法进行传播交流，比如战争和贸易至少可以让部分麻醉技术得到交流和共享。尤其是 1846 年有关乙醚麻醉的文章首次发表，更成为麻醉学领域发展的分水岭。

巴西（Maria Carmona）

　　1847 年 5 月 25 日，Roberto Jorge Haddock Lobo 医师在 Rio de Janeiro 军队医院实施了巴西的首例乙醚麻醉。乙醚很快被氯仿替代，后者得到广泛使用，直至新的麻醉药物被发现并应用于临床实践。在 20 世纪以前，麻醉基本上都由护士和外科医师实施。

印度（Deepak K. Tempe）

　　印度的麻醉历史可以追溯到 Susruta（印度古代一位伟大的外科医师）时期。在 Susruta 时期，也就是大约公元前 600 年，外科手术中的镇痛主要采用阿片、酒精和印度大麻（一种草药）。外科学被称为 "salya-tantra"（salya，箭或其他锐利武器的断端；tantra，操作）[1]。

　　很多年后，大约在公元 980 年，Pandit Ballala 在 *Bhoj Prabandh* 一书中提到 Raja Bhoj 国王在一种名叫 sammohini 的麻醉药物的作用下完成了颅脑手术。这种草药也曾经被涂于手术伤口，以促进伤口的愈合。他们使用一种名叫 sanjivan 的药物帮助 Raja 复苏并恢复意识[2]。

　　大约 900 年以后，即 1846 年，美国首次将乙醚麻醉方法公诸于世。1847 年 3 月 22 日，印度 Calcutta 市一位名叫 O'Shaughnessy 的外科医师实施了乙醚麻醉[3]。之后，氯仿也曾被用作麻醉药物，但是因相关的并发症较多而口碑不佳。尽管氯仿麻醉在 1890 年之前就已经基本被淘汰，但在印度，氯仿麻醉却一直沿用到了 1928 年。

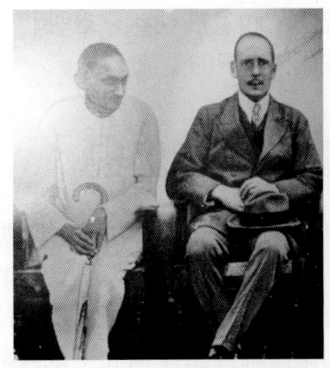

图 2-1　手术后 Mahatma Gandhi 和外科医师 Col. C. Maddock 的合影 *(Courtesy Professor Kalpana Kelkar, Head of Anesthesiology, Sasoon Hospital, Pune, India.)*

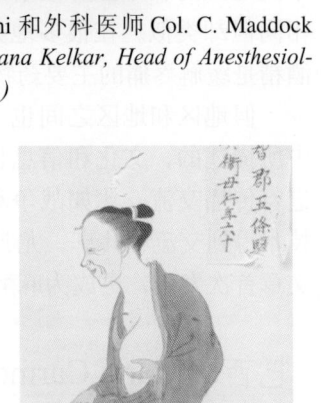

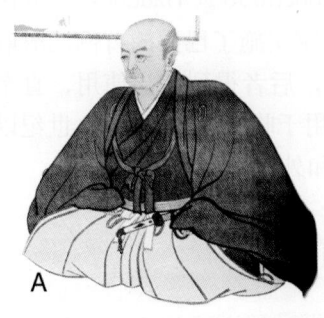
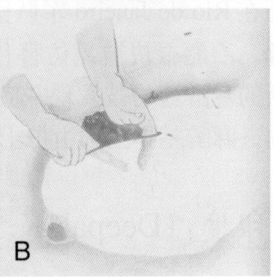

图 2-2　A. Seishu Hanaoka（1760—1835），日本麻醉和手术先驱；B. Seishu 的弟子记录了他在 Kan Aiya（上图）身上实施的第一例全麻手术（乳腺切除术，下图）*(With permission from Wakayama prefecture and Naito Museum of Pharmaceutical Science and Industry.)*

　　历史上有几个和临床麻醉相关的有趣病案报道。其中之一为 1925 年 1 月 12 日在印度 Pune 的 Sassoon 医院（图 2-1）为 Mahatma Gandhi 实施的急诊阑尾炎手术。手术期间发生了停电事件，Mahatma Gandhi 接受开放式氯仿点滴麻醉，手术在一盏煤油灯和一个手电筒的照射下顺利完成[4]。

日本（Naoyuki Hirata 和 Michiaki Yamakage）

　　在日本，Seishu Hanaoka（图 2-2A）于 1804 年 10 月 13 日首次在手术中实施全身麻醉，他可能是日本最早实施全身麻醉的医师，比 W. Morton 向世界介绍

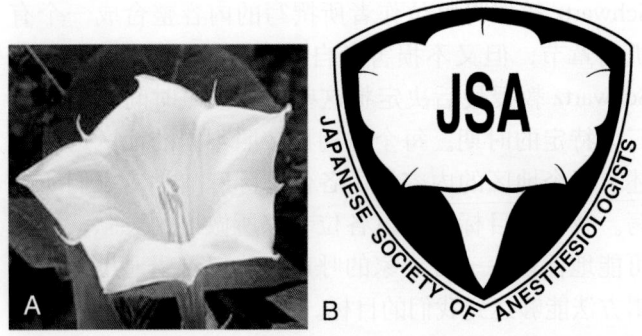

图 2-3　A. 曼陀罗是 Seishu 研制的第一种全麻药物 mafutsusan 的主要成分；B. 曼陀罗现在是日本麻醉协会（Janpanese Society of Anesthesiologists，JSA）会标

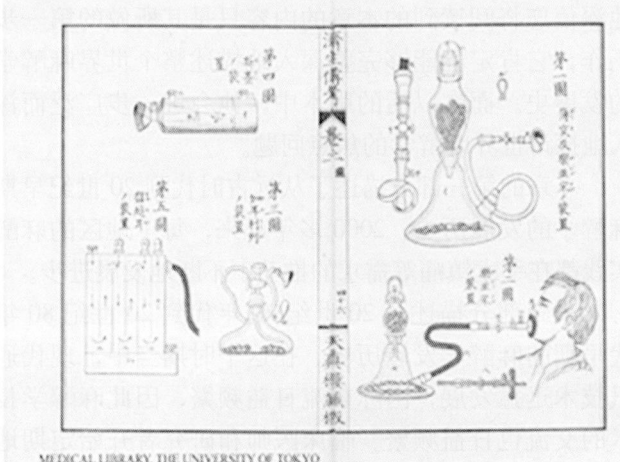

图 2-4　1850 年，Seikei Sugita 将描述乙醚麻醉材料和方法的荷兰文献翻译成日文，从而将该麻醉方式引入日本 *(With permission from Medical Library of Tokyo University.)*

乙醚麻醉早 42 年[5]。Hanaoka 采用一种叫 mafutsusan 的混合中草药（主要包含曼陀罗）给一位乳腺癌患者 Kan Aiya（图 2-2B）实施全身麻醉。Hanaoka 的同事记录了麻醉和手术经过。根据记录，患者口服 mafutsusan 后出现嗜睡和意识消失，然后 Hanaoka 实施了乳腺切除术，患者没有出现体动。几个小时后，患者从麻醉中恢复过来。但手术后四个半月患者死亡。自第一例全身麻醉下乳腺癌切除术后，Hanaoka 改进了他的手术和麻醉技术，做了 200 多例全麻手术。他招收了许多医学生至他的学校并私下培训他们。因此，Hanaoka 的方法对西方医学影响很小。但 Hanaoka 的手术和治疗方法在日本影响十分深远，同时也为现代西方手术方式在日本快速有效的传播奠定了基础。曼陀罗作为 mafutsusan 的主要成分，被当作日本麻醉医师协会的会标（JSA，图 2-3）。

　　1850 年，即 Hanaoka 实施首次全身麻醉后 46 年，Seikei Sugita 将乙醚麻醉引入日本。他将 J. Sarluis 描述乙醚麻醉材料和方法的荷兰文章翻译成日文（图 2-4）。

荷兰文的文本也不是原始文本，是 1847 年由 J. Sarluis 从德文翻译而来 [5a]。正如前文所提到的，当时日本和国外的交流十分有限。日本只和中国及荷兰有贸易往来。因此，在 19 世纪，日本主要从荷兰获得有关西方医学的知识和信息。

中东 （Anis Baraka 和 Fouad Salim Haddad）

在公元 5 世纪，随着希腊罗马帝国的沦落，中东见证了阿拉伯 / 伊斯兰文化的崛起。在一百多年时间 （公元 632—732） 内，古阿拉伯的疆土向外拓展了 3000 英里以上，从印度的西部边界开始横跨北非和西西里，直至西班牙大西洋海岸线上的安达卢西亚。他们的文化和古埃及、古希腊、古罗马帝国、叙利亚、波斯以及古印度的文化相互融合。许多阿拉伯 / 伊斯兰、基督教以及犹太学者对阿拉伯文化中所蕴含的知识进行了翻译、修正和推广。这种变革后的新文化一直延续了近 1000 年，成为中世纪的主导文化。这种文化经西班牙和西西里传播到欧洲大陆后，也为欧洲的文艺复兴做出了不可磨灭的贡献。

在这个时期，一些杰出的阿拉伯 / 伊斯兰、基督教以及犹太学者在医学、哲学、天文学、数学以及化学等科学领域做出了许多重要的贡献。因此大量知识被世代传承，其中对麻醉领域做出重要的贡献的学者包括：① Al-Rhazi （公元 865—925），出生于波斯的雷伊，描述了瞳孔对光反射和喉返神经的喉支 [6]；② Avicenna （公元 980—1037），出生于波斯的布哈拉附近，他介绍了多种能够缓解疼痛的药物：阿片、莨菪和曼陀罗等，在 Canon of Medicine 一书中，他介绍了气管插管："必要的时候，可将黄金、白银或其他合适金属制作的管子插进喉咙以支持呼吸" （图 2-5） [7-8]；③ Ibn Al Nafis （公元 1208—1288），出生于叙利亚大马士革附近的古莱什

部落，他在 Sharh Tashrih Al Qanou 一书中纠正了 Galen 有关血液流动的理论，Galen 认为右心室的血液经室间隔上一个肉眼看不见的小孔流到左心室 （图 2-6A）；Ibn Al Nafis 则宣称左右心腔之间没有直接相连的通道，厚

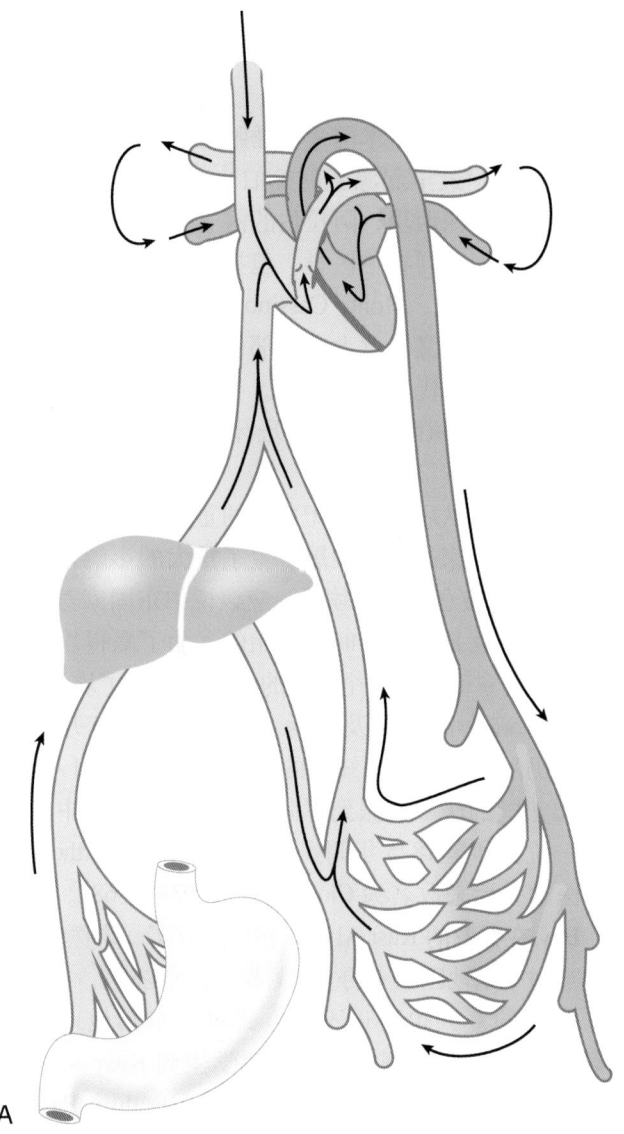

A

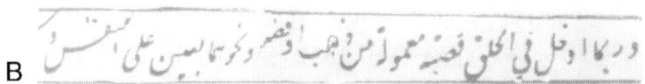

A

B

图 2-5　A. 拉丁文版的经口插管：*Et quandoque intromittiture in gutture canula facta de auro aut argento: aut silibus ambobus, adjuvando ad inspirandu*；B. 阿拉伯语版的经口插管，翻译为 "必要的时候，可将黄金、白银或其他合适金属制作的管子插进喉咙以支持呼吸" *(From Haddad FS: Ibn Sina [Avicenna] advocated orotracheal intubation 1000 years ago: documentation of Arabic and Latin originals. Middle East J Anesthesiol 17:155-162, 2000.)*

图 2-6　A. Galen 的血液流动理论。根据 Galen 的理论，血液通过静脉 （绝大多数从肝发出） 和动脉 （从心脏发出） 流到外周组织。少部分血液从心脏的右心室流到肺部。他认为绝大多数血液都通过室间隔上的小孔从右心室流向左心室；B. Ibn al-Nafis 手稿的照片，他否认室间隔上存在小孔，并介绍了目前为大家所熟知的肺循环

厚的室间隔上也没有穿通的空隙。他还介绍了现代我们所熟知的肺循环（图 2-6B）[9-10]；④ Al-Khawarizmi（公元 840 年去世），出生于波斯巴尔赫，是一位声名远播的数学家，他提出了"流程"的概念，流程实际上是一种数学工具，而现在被定义为"逐步解决问题的程序"[11]。

睡眠海绵的使用

中古时代，在手术前采用睡眠海绵进行吸入性麻醉诱导的观念最早起源于阿拉伯[12-13]。9 世纪，随着阿拉伯攻克了西西里，阿拉伯的医学书籍也被翻译成了拉丁文，因此阿拉伯医学，包括睡眠海绵，在意大利南部（萨勒诺，Monte Cassino）占据了主要地位。此后阿拉伯医学又从意大利南部传播到了欧洲的其他地区，在中古时代广为盛行[13]。当然还有一种可能是 Michael Scot 将睡眠海绵从西班牙的安达卢西亚带到了欧洲[14-15]。

中古时代以后，19 世纪发生的重大政治事件对中东地区各个国家的医学发展产生了重大的影响。首先是 1798 年拿破仑攻克了埃及，应该说中东国家对西方医学的了解就是从这个时期开始的。为了赢得埃及人民的合作，拿破仑将各个领域的专家都带到了埃及[16]。1805 年拿破仑离开埃及以后，Mohammad Ali 开始执政，他仍然致力于科学知识的传播。Mohammad Ali 将欧洲和法国的医师调派到军队来照顾伤员。其中最杰出的一位医师是 1825 年调到埃及的 Antoine Berthelemy Clot 医师（后来改名为 Clot Bey）（1793—1868）。1835 年，Bey 在开罗的 Kasr Al Aini 医院建立了一个医学院，这是当时中东地区唯一的一个阿拉伯医学院[16]。

埃及的复兴也通过不同方式对中东其他地区的医学产生了影响，例如通过促使学生到 Kasr Al Aini 医院学习医学，或者通过埃及军队（Ibrahim Pasha，Mohammad Ali 的儿子）对抗叙利亚的战役进行传播（1831—1840）。开罗医学院的毕业生能够在中东地区的贝鲁特、大马士革、Allepo、耶路撒冷、萨法德、Nablus、海法和拿撒勒等所有大城市中行医。所以从理论上说，中东地区各大城市所采用的镇痛方法应该和开罗的相同。在开罗的医院，术中镇痛药物包括草药和解痉药物[16]。据了解当时没有吸入性麻醉药物。

1831—1840 年，Ibrahim Pasha 入侵叙利亚以后，埃及在西方传教士的影响下建立了两个军队医院（分别位于 Allepo 和大马士革），并且开设了免费医疗诊所[16-17]。在战役期间，Clot Bey 首次派遣 5 位黎巴嫩学生到 Kasr Al Aini 医院学习医学[16]。

最后，1860 年大屠杀之后西方势力（美国、法国和英国）开始干涉黎巴嫩，大量的传教士涌入黎巴嫩，建立了更多的医学院和医院。1866 年美国建立了叙利亚新教徒大学，1920 年改名为美国贝鲁特大学。1883 年法国也建立了自己的医学院（Faculté Française de Médecine）[16]。

现代麻醉学传入中东

1846 年，继乙醚麻醉应用于外科手术的首篇文章发表之后，这种新的麻醉技术在世界范围内迅速得到了推广[18-19]。1846 年 12 月传至伦敦，1847 年 1 月传至巴黎，27 年以后，即 1873 年，这种新技术在美国外科医师 George Post 教授（图 2-7A）的帮助下传到了贝鲁特[16]。

1863 年，Post 教授来到黎巴嫩主持传教士工作。1867 年，他和其他传教士一起建立了一家医学院，即后来的叙利亚新教徒大学。1873 年，Post 教授用阿拉伯语撰写了一本外科专著，其中有一个章节专门介绍全身麻醉，开创了中东地区此类书籍的先河。该专著提到了贝鲁特叙利亚新教徒大学 Johanniter 医院在为关节脱位患者进行关节复位过程中采用氯仿镇痛的方法。为了介绍这种方法，Post 教授还创造了一个阿拉伯词汇 "kulfera" 来表示氯仿。Post 教授是黎巴嫩和中东地区当之无愧的现代麻醉学先驱（图 2-7B）[16]。

从 19 世纪后期到 20 世纪中叶，黎巴嫩叙利亚新教徒大学和中东地区其他医学院校的毕业生可能都采用乙醚或氯仿开放点滴麻醉复合局麻或腰麻。内科医师、学生、护士、修女以及技师很有可能也在实施此类麻醉。

俄罗斯（Yury S. Polushin）

俄罗斯的医学史可以追溯到中世纪欧洲的医学史。在 18 世纪和 19 世纪，俄罗斯帝国许多与麻醉技术有关的信息都来自欧洲医学界的领军人物，例如在手术前 15min 使用"雪"，使用镇痛药物维持呼吸循环的稳定，促进伤口的愈合，以及使用风箱进行机械通气等。此外，俄罗斯的麻醉医师和中东、印度的麻醉医师一样，也获悉了 1846 年 10 月 16 日所实施的乙醚麻醉，此后这一天被定为俄罗斯麻醉医师的法定节假日。短短 4 个月以后，莫斯科的 F. I. Inozemtzev 教授成为俄罗斯第一位在手术当中使用乙醚麻醉的医师。

大约在同一时期，一位名叫 Vassili von Anrep 的俄罗斯医师发表了一篇文章，这篇文章促进了局部麻

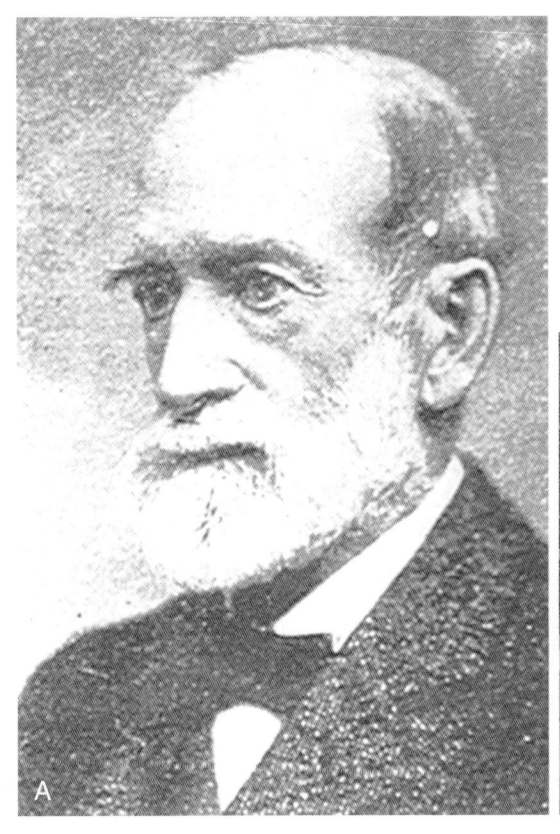
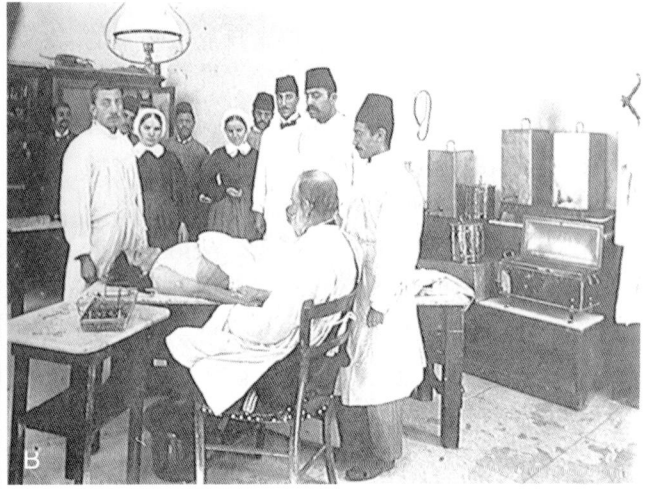

图 2-7 A. George Post 教授（1838-1909）；B. George Post 教授在手术间里，一位女性患者躺在手术台上

醉技术的飞速发展。1879 年，他介绍了可卡因在表面麻醉和皮下浸润麻醉中的作用。可卡因是由德国化学家 Friedrich Gaedcke 在 1855 年分离发现，Gottingen 大学的学生 Albert Niemann 在 1859 年提纯，1884 年第一次使用于患者。在 1904 年普鲁卡因合成之前，可卡因是临床应用中唯一的局部麻醉药物。

当时 von Anrep 的局部麻醉理念非常盛行。许多来自欧洲和俄罗斯的著名医师（Shleich、Luka-shevich、Vishnevskiy 和 Bier）都在局部麻醉的发展中做出了突出的贡献，从而为疼痛治疗提供了更多的方法，如局部术野麻醉、局部浸润麻醉、神经阻滞、神经丛阻滞、静脉麻醉和椎管内麻醉。

俄罗斯医师 Nikolay Pirogov（1810—1881）是一位杰出的内科和外科医师，他在欧洲的全身麻醉领域颇负盛名。他第一次介绍了全身麻醉的副作用及其可能的严重并发症。他指出麻醉医师要熟悉每一种麻醉药物的药理学特性和临床作用，且医学教育过程中要开设专门的麻醉学课程。同时，他还介绍了许多种现代麻醉技术，包括气管插管吸入全麻、静脉麻醉、经直肠使用麻醉药物以及腰麻。Nikolay Pirogov 医师在战场伤员的镇痛方面做出了巨大的贡献，从而增加了手术成功率和伤员生存率。（R.D. Miller：尽管战争给人类带来了巨大的危害，但它确实也推动了创伤及其

他外科大手术中的麻醉技术的发展，包括 19 世纪晚期的俄罗斯帝国。）

1904 年，俄罗斯医师 S. P. Feodorov 和 N. P. Kravkov 介绍并演示了采用静脉麻醉药 Gedonal 实施全凭静脉麻醉的方法。此外，他们还第一次实施了复合麻醉技术，麻醉诱导采用 Gedonal 而麻醉维持采用氯仿吸入。

俄罗斯医师在输血领域也做出了突出的贡献（见第 61 章）。1901 年，Karl Landsteiner 发表了他的重大发现，即人类可能存在不同的血型。1909 年，他在原来的研究基础之上进一步提出 A、B、AB 和 O 型四种血型分类。他指出同种血型的患者之间进行输血不会导致血细胞的破坏，而不同血型的患者之间进行输血则会出现灾难性的血细胞破坏现象。由于这一杰出的贡献，1930 年 Landsteiner 获得了诺贝尔奖。1907 年，俄罗斯医师 Yanskiy 也介绍了四种血型，并制定了输血的基本原则，但他的工作却鲜为人知。

几年之后，第一次世界大战爆发，随后 1917 年的十月革命推翻了俄罗斯帝国的君主制度。20 世纪 20 年代早期，由于内战、贫穷以及政权的变更，苏俄的政治、经济、科学技术的进程发生了巨大的变化，而这些变化无疑也使医学的发展受到了巨大的影响。20 世纪 20 年代，随着斯大林的掌权，苏俄和欧洲其他国家之间的信息交流被终止了，俄罗斯的医师不得不在

对外隔绝的情况下继续诊治患者，发展医学科学。而另一方面，世界其他国家的医师也无法了解俄罗斯的医学发展情况。

世界交融时期：1920—1980 年

20 世纪 70 年代晚期，本书主编 Miller 教授在荷兰度假期间曾在当地一家大学的附属医院做了一个讲座。当时在听讲座的人群当中有一位来自厄瓜多尔的年轻麻醉医师。这两位医师在讨论麻醉实践和未来发展的过程中成为朋友，而两人之间的学术交流也一直持续到了今天。这次偶然的际遇也正是本书主编对世界不同地区麻醉学发展的不同途径产生兴趣的起始。

但他们这种跨文化的交流并不罕见。从第一次世界大战末到 20 世纪 80 年代初大约 60 年的时间里，随着航空交通运输技术和现代通讯技术的发展，世界各地的麻醉医师开始在形形色色的讨论会上碰头交流。

医师们开始接受国外的医学培训和教育。不同国家的讲者开始频繁地到国外宣讲新的麻醉思想和技术。学术和科研期刊、国际会议和教科书的增长也为麻醉实践的普及奠定了良好的基础。

巴西（Maria Carmona）

第二次世界大战给巴西医师提供了学习和锻炼麻醉技术的良好机会（战争推动麻醉进步的又一个案例）。1948 年，巴西麻醉学会（Brazilian Society of Anesthesiology，SBA）成立，自此以后，SBA 和联邦医学委员会为巴西麻醉政策和指南的制定做出了突出的贡献。

智利/南美洲（Guillermo Lema）

一般概况

地理学差异和经济发展的不平衡造就了南美洲的麻醉发展现状。南美洲有安第斯山脉（全世界最长的洲际山脉）、五个沙漠地区和热带雨林，这些地理特征使得南美洲国家的发展具有鲜明的特征。地理多样性将许多国家分隔开，形成了巨大的自然分界线。

移民人口和本地居民的遗传特点也丰富了他们的特点。绝大多数国家都具有鲜明的特征，国家之间的差别十分迥异。这些差异渗透于人民生活的各个层面。

南美洲的经济发展还受到了其他国家、经济资源以及投资政策的影响。有人认为大多数国家的发展速度应该相同，但事实并非如此。

移民发挥的作用同样十分重要。欧洲移民具有更高的教育水平，同时具备勇于克服困难的坚强决心，这种优秀的品质融入南美洲社会，使某些国家的发展更加良好快速。医学也是如此。

在过去的 50 年中，南美洲国家必须克服当地结构和经济方面的各种困难，而这些困难明显影响民众的日常生活。

很显然，由于南美洲不同国家之间的经济自由发展，国家之间的发展差距显著扩大，而经济差异对医学，包括麻醉的发展所产生的影响显而易见。

一般而言，经济的发展能够促使医疗服务更加完善便利，但南美洲许多国家的情况却并非如此。尽管人均收入有所增加，但医疗服务却未能像预期的那样得到改善，其原因可能与医学复杂性和医疗成本的增加有关。实际上，许多患者认为他们接受了很好的医疗服务，但根据国家卫生服务政府权威部门证据显示，绝大多数国家并没有达到预期目标。

当我们要讨论这些地区的麻醉发展时，应该预先考虑到这些基本情况。

医学

影响南美洲整体医疗水平，尤其是麻醉手术发展的主要因素来自欧洲。长期以来，尤其是 20 世纪前 60 年，许多医师都在不同的欧洲国家接受医学培训，包括法国、德国和 Scandinavian 国家。

欧洲对南美洲医学的影响中有一个重要的例子就

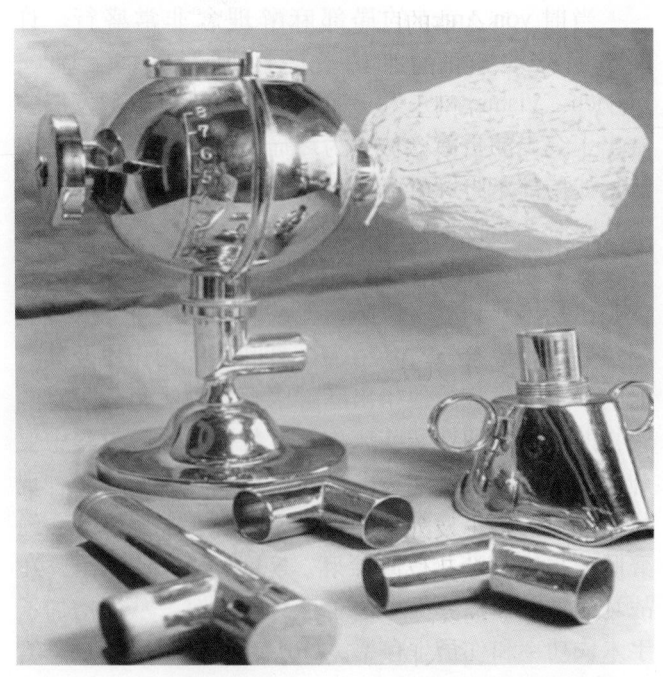

图 2-8　Ombrédanne 麻醉实施设备

是 Ombrédanne 在南美洲的广泛使用（图 2-8）。这个用于实施乙醚麻醉的设备是于 1908 年由法国外科医师 Louis Ombrédanne（1871—1956）发明的。南美洲可能是唯一一个在临床中广泛使用该设备的大洲。

当然，乙醚并不是当时使用的唯一一种麻醉药物。环丙烷也曾应用于临床麻醉。但智利在使用该麻醉气体的过程中曾发生过戏剧性的事件，最后导致该药物禁用。1963 年于圣地亚哥 Manuel Arriarán 医院，一个儿科手术室内环丙烷气罐发生爆炸事件，两个小男孩和四名医师（其中两名为麻醉医师）死亡。这个事件迄今为止仍是全世界最严重的麻醉相关的恶性事件。因此，许多新标准，包括禁用环丙烷等，应运而生，以避免类似事件的发生。

欧洲对南美洲的重大影响一直持续了很多年。直至 20 世纪 70 年代，北美洲对南美洲的影响逐渐增加，并持续至今。许多国家都明显受到了北美洲的影响，包括阿根廷、巴西、哥伦比亚、智利和乌拉圭，他们拥有先进的技术、监护设备和药物，并与北美洲的许多协会具有紧密的联系。其他南美洲国家经济和文化发展相对落后，与其他国家的交流也比较缺乏。

除了巴西以外，南美洲的主要语种是西班牙语，语言差异也是妨碍医师与外国协会沟通的重要障碍之一。只有个别国家将英语列为第二语言。因此，只有在某些特殊的场合，医师才能够使用流利的英语进行交流，如分享医学经验、参加会议及阅读医学和麻醉学杂志。

将英语设为第二种语言对于医师全面获取信息、了解医学发展的最新动态十分重要。如果某位医师不熟悉英语，那么他的医学知识很可能会落后。遗憾的是，很多国家目前的现状正是如此。

即使可以在网上获取医学信息，相应的外语（如英语）也还是需要掌握的，因此外语教育应该成为医学本科和研究生教学的组成部分。目前有很多西班牙文的医学杂志，但是麻醉医师必须明白英语仍然是医学领域中最常用的语言。

中国（黄宇光）

20 世纪早期，西方医学开始传入中国，与此同时现代麻醉学技术也开始逐渐被临床医师采用。当时，麻醉主要由护士及外科医师来实施。而专门实施麻醉的医师只有少数几位西方专职麻醉医师，如协和医科大学的马月琴教授。

1949 年中华人民共和国成立以后，一些医学先驱，如上海的吴珏和李杏芳教授，北京的谢荣、尚德延和谭惠英教授等相继从美国和欧洲回到中国，成为中国麻醉学发展的奠基人。

到 20 世纪 50 年代，中国国内仍然只有一些简单的麻醉方法，如乙醚开放式点滴麻醉、气管插管吸入麻醉，以及单纯普鲁卡因腰麻。随后，外周神经阻滞和连续硬膜外麻醉逐渐被引入中国。从 20 世纪 50 年代到 80 年代，中国最流行的麻醉方式是静脉普鲁卡因联合麻醉以及连续硬膜外麻醉。在 20 世纪 60 年代，由于麻醉药物和麻醉监护设备十分紧缺，中国的麻醉医师根据中国传统针灸技术能够缓解疼痛的原理发明了针灸麻醉。此外，在 20 世纪 70 年代，中国麻醉医师还研究了中草药在麻醉中的作用。在 20 世纪 70 年代晚期，随着中国改革开放的成功和政府的开放政策，国外许多新型麻醉药物和设备被引入中国。与此同时，针灸麻醉和中药麻醉由于麻醉效果不够确切且不良反应较多而逐渐被淘汰了。

麻醉学专业体系的建立

早在 20 世纪 50 年代，中国的麻醉医师就已经开始凭借心肺复苏技术参与危重患者的抢救，从而建立了自己的专业体系。如 1959 年，天津医科大学的王源昶教授曾在《中华外科杂志》中报道了一例采用胸外按压技术抢救剖宫产手术中病危患者的案例。从 20 世纪 70 年代开始，国内许多医院在麻醉医师的协助下逐步建立了重症监护治疗病房（ICU）和麻醉后恢复室（PACU）。

中国医师也参加了众多的国际会议和专业团体（图 2-9）。中国第一届麻醉学会议于 1964 年在南京召开，会议期间大家对中国麻醉学的发展及取得的成就做了系统的回顾。1979 年，中国第二届麻醉学会议在哈尔滨召开，会议期间成立了中华医学会麻醉学分会（CSA）。尚德延教授被选举为第一届 CSA 主任委员。此后，CSA 每 3 ~ 4 年召开一次会议。

与此同时，麻醉学专业刊物也取得了突破性的进展。其中最重要的代表人物是吴珏教授，他是当时中国麻醉界的领军人物，1954 年编写了《临床麻醉学》，1976 年编写了《实用麻醉学》。

从美国引入的西方医学对中国现代医学的发展起了很大的推动作用。其中 1917 年由洛克菲勒基金会建立的北京协和医院（PUMCH）就是一个很好的例子。时至今日，北京协和医院仍然是中国医学界的象牙塔。1949 年，北京协和医院的一部分教授移居台湾，其中有一些外科教授转行进入麻醉科，成为台湾麻醉学领域的先驱。他们为台湾现代麻醉学的建立和发展做出了不可磨灭的贡献。

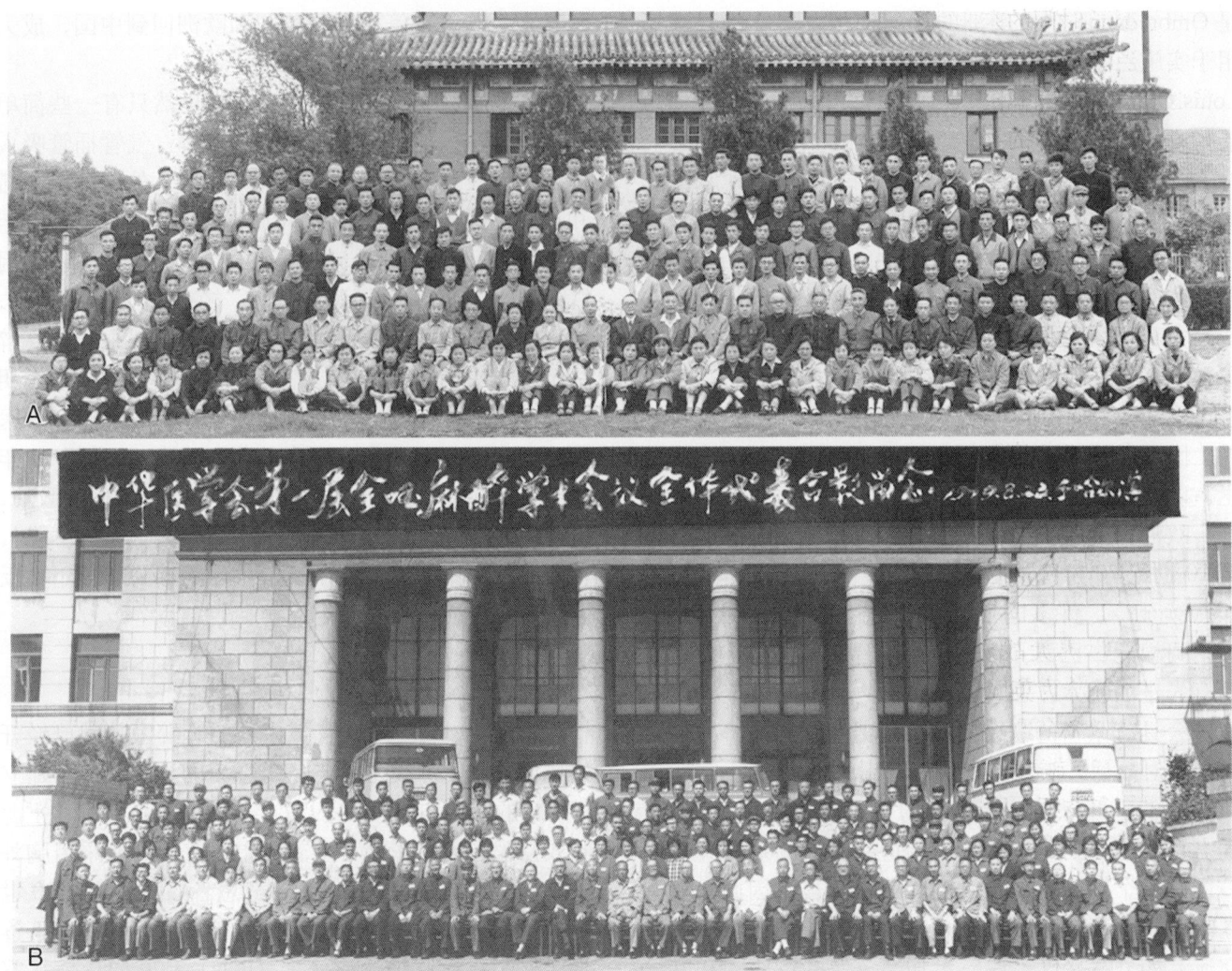

图 2-9　A. 1964 年，南京，中国第一届全国性麻醉学会议的参会者；B. 1979 年，哈尔滨，第二届全国性麻醉学会议的参会者，会议期间成立了中华医学会麻醉学分会

印度（Deepak K. Tempe）

大约 30 年前，印度手术室的麻醉设备仍然十分简陋，通常只包括一台简单的麻醉机，一套吸引器，或者再加一个心电监护仪。甚至连氧气供应都只能依赖瓶装的氧气罐，很少有医院能够配备中心医疗气体供应系统。1954 年，韦洛尔安装了第一个医疗管道系统。

时至今日，我们都十分清楚手术后管理对手术的成功与否至关重要，但在以前，许多患者手术后都会直接被送回病房，只有极少数患者会被送往恢复室。后来临床医师逐渐认识到手术后的患者通常需要在专门的病房中进行监护。1963 年印度德里的一个军队医院设立了第一间 ICU。值得注意的是，美国第一间由麻醉医师建立的 ICU 也是在同一年于旧金山的加利福尼亚大学创建。

经历了 20 世纪的发展，印度麻醉医师开始认识到专业协会的重要性。1946 年，他们开始酝酿组建印度麻醉医师协会（Indian Society of Anaesthesiologists，ISA），并于 1947 年正式成立。1949 年，第一届 ISA 会议在孟买一个外科医师会议上召开，而第一届独立的 ISA 会议于 1965 年在 Hyderabad 召开。Macintosh 教授和 Gray 教授是这次会议的重要嘉宾。1953 年 6 月，ISA 出版了第一本官方杂志。1956 年，ISA 加入了世界麻醉医师协会联合会（World Federation of Societies of Anesthesiologists，WFSA）。2012 年，这个协会从最初的 19 人发展壮大到了近 18 500 人。1946 年，孟买大学最早设立了麻醉学专业文凭（the Diploma in Anesthesia，DA），1955 年 Bihar 的 Darbhanga 医科大学开始设立硕士课程（麻醉学硕士）。

日本（Naoyuki Hirata 和 Michiaki Yamakage）

在 20 世纪早期，日本政府开始援用西方医学，而使用了很长时间的东方医学逐步被摈弃。日本政府从德国（当时的普鲁士）邀请了很多老师来日本教学，并派遣日本学生到德国学习。当时局部麻醉比全身麻醉更受到德国医师的推崇。因此，日本的外科医师十分关注局部麻醉，而全身麻醉在美国和英国发展十分迅速。

1950 年，Meyer Saklad 来到日本参加日美医学教育联合会。他向日本的外科医师介绍了许多麻醉学新知识，包括全身麻醉。他的讲座在日本外科教授中掀起了轩然大波。自那次讲座之后，日本的麻醉学进入了快速发展时期。1952 年，东京大学成立了麻醉科。1954 年，日本麻醉医师协会（Japanese Society of Anesthesiology，JSA）成立。

中东（Anis Baraka 和 Fouad Salim Haddad）

第一次世界大战末，中东被西方列强瓜分为几个小国家，并沦为英国和法国的殖民地。中东地区麻醉方法的选择完全取决于负责实施麻醉的国外外科医师，以及负责实施乙醚或氯仿麻醉的本地或外国护士、非麻醉医师和技师。同时在这个时期，中东的一些国家（如叙利亚、苏丹和伊拉克等）建立了医学院[17]。

到第二次世界大战末，石油产业的发展推动了中东地区经济的发展，这就意味着医院能够利用更多的资金来购买麻醉机、气管导管以及硫喷妥钠，因此中东地区的许多国家都拥有了这些麻醉用品。大批新毕业的外科医师涌入中东地区，使得麻醉医师变得十分紧缺，因此麻醉医师的培训也得到了加强。此外，为了改善中东地区许多国家麻醉医师紧缺的局面，麻醉护士和技师的培训也逐渐增多，但是随着经过严格培训和资格认证的国内外麻醉医师进入中东国家，护士和技师又逐渐淡出了历史舞台。

20 世纪后半期，中东地区所有的国家都十分注重麻醉学的发展。世界卫生组织（WHO）在鼓励和资助毕业后的临床医师到哥本哈根世界麻醉培训中心接受麻醉学培训中做出了巨大的贡献。

麻醉学专业体系的建立

和世界其他地方一样，中东地区的麻醉事业取得迅速发展的前提在于建立一个独立的麻醉科室。麻醉科应该有自己的科室结构、员工配备、住院医师培训体系、科学研究项目以及得到国际学术机构授权的资格认证系统。经过这个时期的发展，麻醉学实现了里程碑式的突破。

《中东麻醉学杂志》（*Middle East Journal of Anesthesiology*）自 1966 年创刊以来，不断发展并延续至今。该杂志的创刊目的在于推动中东麻醉学教育，为麻醉学术交流提供平台，促进医学和麻醉学的发展。该杂志目前已被美国医学索引和医学文献分析与检索系统收入。

此外，在 20 世纪 60 年代和 70 年代，许多中东国家都建立了本国的麻醉学会，从而进一步提高了麻醉专业的临床水平，提升了麻醉医师的专业形象。1990年，泛阿拉伯麻醉和危重病医学协会成立，并成为世界麻醉医师协会联合会的一员。泛阿拉伯协会每隔 2 年在其中一个成员国召开泛阿拉伯麻醉和危重症医学会议。

俄罗斯（Yury S. Polushin 和 Olga N. Afonin）

虽然苏联内战结束之后整个国家仍处于政治动荡、经济困难的局面，但医疗服务系统却经历了翻天覆地的改革，并取得了许多成就。举国上下打响了战胜疾病、提高卫生保健水平的战役。成千上万名没有收入来源的人参加了短期护士培训项目。培训结束之后，他们冒着生命危险深入到全国各地去教育民众，诊治各种致命的疾病。过了几年，他们的付出得到了回报。他们控制了许多传染病，并建立了许多疾病防治体系。这段历史告诉人们疾病的预防（包括疫苗）十分重要，所以苏联的医师开始对预防医学展开了研究工作。

与此同时，莫斯科的 Vadim Yurevich 医师首次采用枸橼酸来保存血液。1928 年，他的同事 Vladimir Shamov 医师首次采用尸体血进行人体输血，而也就是这一举措开启了一个崭新的医学领域——移植术。

1926 年，A. A. Bogdanov 教授在莫斯科成立了第一个以研究血液的使用和贮存为主要目的的输血研究所。该研究所的医师首次制定并发表了有关休克系统的治疗方法，其中包括创伤性休克、低血容量性休克以及烧伤相关性休克。俄罗斯医师所做出的另一项杰出的医学贡献是建立了电解质和酸碱平衡紊乱的诊断方法，并采用复合盐溶液、血液代用品以及完全胃肠外营养液来治疗电解质和酸碱平衡紊乱。

1924 年，俄罗斯的 S. S. Bryuchonenko 和 S. I. Chechulin 研制并试用了全世界首台人工心脏机器，这台机器是现代体外循环机器的前身。外科手术变得越来越复杂，因此需要采用更先进的方法来暴露腹腔和胸腔内的脏器。Henry Hickman 发明的风箱被改造成各种各样的人工机械通气的机器，其中包括很著名的哈佛"铁肺"，哈佛"铁肺"于1928年首次在波士顿投入使用。

1936年在莫斯科，苏维埃社会主义共和国联盟（USSR）医学科学院复苏实验室开始研究终末期重要脏器的血流动力学情况以及濒危脏器的复苏治疗方法[20]。V.A.Negovsky是实验室的领军人物，他在复苏治疗整合到临床医疗行为的过程中起到了十分重要的作用。

1939年，N. L. Gurvich和G. S. Yun'ev发现了间接心脏按压和电除颤的生理学机制及方法。这些方法成功挽救了俄罗斯许多行复杂心胸手术的患者。

1947年，M.Anichkov在列宁格勒军事医学科学院采用肌松药实施了首例气管插管全身麻醉。S.M.Grigoriev和M.N.Anichkov编写的《气管插管全身麻醉在胸科手术中的应用》一书中记录了这一事件。

随着这些新技术在复杂外科手术中的应用以及神经肌肉阻滞药物的推广，俄罗斯的医学急需发展一个新的亚专业——麻醉专业。该专业的医师需要掌握广博的知识，其中包括生理学、生物化学、外科学、药理学、神经病学、传统麻醉学以及危重症医学。

1958年，俄罗斯的第一个麻醉科在列宁格勒军事医学院成立。同年，第二个麻醉科在莫斯科的一个心胸外科中成立（现在的俄罗斯医师研究生教育医学院），与旧金山加利福尼亚大学麻醉科的成立同年。第一期麻醉医师研究生培训课程历时4个月。此后，麻醉医师培训项目增设了专门的麻醉学课程，需要更多的培训时间并包含了重症医学的基础知识。

麻醉学所覆盖知识的宽泛性以及患者潜在问题的复杂性，意味着一位新的麻醉专科医师需要花费更长的时间来为他们的职业生涯做好准备。而新成立的麻醉科和重症医学科需要很多这个专业的人才来参加教学和医疗工作

1966年，苏联卫生部颁布了"提高全国麻醉和危重病医学水平的法令"。政府这个行为使麻醉合法化，并为当时的麻醉学发展提供了必要的经济和行政支持。麻醉学科的合法化对其职能定义和组织构架也提出了相应的要求。绝大多数医院都设立了麻醉科，而大学也设立了麻醉学系。自1969年起，麻醉学和重症医学融合成为一个专业，名为麻醉-复苏学。

现代麻醉学时期：世界现代麻醉学概要

过去的30年对于麻醉学而言是一个令人振奋的时期，因为临床和基础研究在世界范围内的分享使得临床麻醉比以往任何时候都更加安全，更加完善。

今天，不论在哪个国家工作，所有的麻醉医师都能够获取安全实施麻醉所需要的相关信息。但是，世界上仍然还有一些地区无法购买保障麻醉安全所需要的仪器设备。这个部分主要介绍以下重要内容：各个国家麻醉实施人员的角色和职责、仪器和设备、教育和认证、学术团体、世界各地麻醉医师所开展的研究，以及安全性和医学法律相关事宜。

麻醉实施人员的角色和职责

巴西（Maria Carmona）

现在只有麻醉医师才能实施麻醉，同时实施两台以上的麻醉是不允许的。换而言之，麻醉医师一次只能为一名患者实施麻醉。联邦医学委员会提出的与麻醉相关的提案（CFM 1802/06）推荐术前常规麻醉评估，同时规定了安全实施麻醉和术后护理所需要的最低结构和设备标准。

心电图、无创动脉血压监测和脉搏血氧饱和度是实施所有麻醉都必须具备的监护。辅助呼吸或机械通气的患者需要监测呼气末二氧化碳（$ETCO_2$）。

智利/南美洲（Guillermo Lema）

在过去50年中，麻醉医师参与了PACU的工作，而近些年来麻醉医师成为PACU的主要管理者，是该领域医疗标准的制定者。儿科麻醉和心血管麻醉通常由相应亚专科麻醉医师实施。在疼痛治疗和重症医学领域，麻醉医师的影响同样十分重大。这些部门绝大多数都由受过麻醉培训的人员来管理。

这一地区另一有趣现象在于，很多医师（包括麻醉医师）需要在公立医院和私立医院中做出选择。以往，麻醉医师往往都在公立医院工作。但后来私立诊所及其他机构吸引了许多麻醉医师，他们逐渐减少了在公立医院上班的时间，最后只是上午在公立医院上班。但目前，麻醉医师受到严格的专业职责和工资分配等限制，必须完全在一家医院（公立或私立）工作。

绝大多数私家诊所都是由私人财团经营的，受到严格的经济管制。麻醉医师和其他医师的活动都受到限制，他们中只有一小部分人员参与医院管理事务。

尽管公立医院的资源在不断增加，但是这些资源投入的收益却低于预期，其原因可能与其管理者不是医师有关。因此，经济方面的限制和地位问题使得公立医院的诱惑力低于私立医院。

中国（黄宇光）

近10年来，随着医学教育环境的不断改善，麻

醉学科的持续发展以及麻醉医师自身素质的不断提高，中国麻醉医师的整体水平和地位有了显著的提升。学科的人才梯队也在不断完善，每年都有大批医学院校优秀毕业生进入麻醉住院医师培训计划。随着经济的持续发展，目前中国临床上使用的麻醉药物、麻醉方法及监测手段已与发达国家基本相同。麻醉学科的发展直接促进了手术科室的可持续发展。

在中国，麻醉学科的范畴涵盖了临床麻醉、疼痛治疗、急救复苏和体外循环等。临床麻醉方面的工作范畴和灵活性在不断地拓展，例如，中国麻醉医师可以在大医院通过继续教育项目接受经食管心脏彩超（transesophageal echocardiography，TEE）检查的培训，其中部分知名医师还获得了美国和香港的高级 TEE 资质认证。这些临床医师具有独立于超声专科医师以外的术中超声检查资格。因此，国家的任务在于培训麻醉医师，使其在不久的将来具备多学科才能。除了手术室内麻醉之外，越来越多的麻醉医师走出手术室，为各种内镜检查、减胎手术以及微创操作的患者提供安全舒适的手术室外麻醉，得到了患者及医师同行的认同与尊重。

麻醉学科已从多个层面逐步发展成为围术期医学。患者血液管理和围术期血液保护技术是全世界所面临的问题。多年以来，中国卫生部（Ministry of Health，MOH）[2013 年整合为卫生与计划生育委员会（National Health and Family Planning Commission）]投入上千万元美元资助临床合理用血问题的研究和改善工作，而麻醉医师在这个项目的研究和推进工作中起到了举足轻重的作用。卫生部是该项目的领导部门，而北京协和医院麻醉科作为该项目的牵头单位，联合武汉、上海、华西、浙江等地医院的麻醉科，在这个项目的实施上做出了巨大的努力。

目前，全国性指南和血液管理规范已被大部分省市接受，极大缓解了临床血荒问题并最大限度地避免了异体输血的并发症。此外，许多医院成立了疼痛科，为住院患者提供了理想的疼痛治疗服务。麻醉科已经成为医院中举足轻重的科室，科室的地位越来越高，而许多医院的麻醉科主任也逐渐走上院领导的岗位。

此外，麻醉科医师已成为许多多科合作项目中的中坚力量，这也充分体现了麻醉医师在医师同行、医院领导及卫生部领导心目中的地位在稳步提高。WHO 在全世界范围内推广的"初级创伤救治（primary trauma care，PTC）"项目旨在大力提高医务人员的创伤救治水平。中华人民共和国卫生部将这项意义十分重大的项目推广工作交给了中国医师协会麻醉学医师分会及急诊医师分会。经过两年半的努力，该项目一

共培训了来自 15 个省市 1927 个医院的 4847 名医师和护士，极大提高了中国初级创伤救治的整体水平。而该项目的顺利开展得到了受众医师和当地医院领导的认可和好评，充分体现了麻醉医师这个团体的执行力、凝聚力和感召力。

欧洲 (Lars I. Eriksson 和 Jannicke Mellin-Olsen)

欧洲麻醉科的主要工作范围包括手术室内麻醉、术后管理、重症医学、疼痛治疗和危重急诊医学。

"麻醉医师即围术期医师"这一理念的提出是麻醉学史上的一个里程碑，在欧洲各国得到了长足的发展。许多医疗领域的领导都是麻醉医师，他们对医院管理有一个很好的全局观。此外，近些年来麻醉医师在推动患者安全方面做出了很多贡献。

在某些国家，比如捷克共和国、德国、意大利、摩尔多瓦、挪威和英国，30% 以上的麻醉医师从事重症医学工作。即使是在危重症医学成为独立学科的国家，如西班牙和瑞典，麻醉医师依然参与着危重症的治疗工作。有一部分医师群体希望在欧洲层面建立更多的亚专科，如重症医学。迄今为止，麻醉医师认为这项提案是起反作用的，并断言重症医学的发展重点应该是医师能力和技能的规范与发展。急诊医学目前在欧洲是一个独立的专业，但麻醉医师将危重急诊医学纳入了自己的职业范畴。在某些国家，很多麻醉医师还参与了急性和慢性疼痛的治疗工作[19]。

和美国不同，绝大多数欧洲国家只有麻醉医师才能实施麻醉。在大多数欧洲国家也有护士参与，但护士的工作和职责不同。一般而言，护士有两种模式参与麻醉工作。一种模式是护士麻醉师，他能够在没有医师在场的情况下独立实施麻醉。护士麻醉师一般先有护士学位，然后再经过 1 ~ 4 年的培训，获得另一个学位，根据当地的规定和制度，护士麻醉师能够执行由麻醉医师制订的麻醉方案，包括给药、气管插管和监护。护士麻醉师和麻醉医师共同实施麻醉的国家有 Scandinavia、荷兰、法国、斯洛伐克共和国和保加利亚。另一种模式是巡回护士或麻醉护士，他们能够辅助麻醉医师的工作，但不能实施超过护士职责范围的直接与患者相关的操作，如麻醉给药和静脉输液。与芬兰、德国、意大利、罗马尼亚、英国以及其他国家不同，在爱尔兰和 Malta，甚至连后一种模式都是不允许的[21]。

印度 (Deepak K. Tempe)

目前印度政府在健康领域的投入占整个 GDP 的

1%。在下一个五年计划中（2012—2017），投入的百分比将上升至1.5%[22]。政府在健康领域的投入比例与美国和欧洲（6%~7%）比起来相差甚远。在印度，麻醉可以由合格的麻醉医师实施，也可以由麻醉受训者在合格的麻醉医师监督下实施。在有些州，如德里，政府明确指令麻醉必须由合格的麻醉医师来实施，也就是说只有拥有研究生认证资格且在临床执业的麻醉医师才能实施麻醉。

麻醉医师的职责也在发生变化，但ISA和卫生部官员并没有对麻醉医师的职责做出过明确的定义。但目前众所周知的是，麻醉医师的工作绝不仅局限于手术室内麻醉。印度麻醉医师的执业范围通常还包括：①术前评估和术前优化治疗；②患者的围术期管理；③围术期的疼痛治疗；④危重患者的管理；⑤急性疼痛、慢性疼痛以及癌痛的治疗；⑥复苏技术的实施和培训；⑦门诊手术患者的麻醉管理；⑧参与建立和管理卫生健康组织；⑨医院灾难性事件处理的协调人；⑩医疗和医疗相关员工的培训工作。

除了上述职责之外，自然灾难和人为灾难给麻醉医师的工作提出了额外的挑战。由于麻醉医师具备提供紧急生命支持和围术期管理的技能，在2001年Gujrat地震和海啸灾难性事件中，他们就冲在紧急营救的前线，参与了现场手术室搭建以及受难者的营救工作。同样，在2011年孟买和德里坟墓爆炸事件中，麻醉医师在急诊手术和围术期管理中也起到了主导作用。

术前评估 患者的术前评估和术前准备都是手术安全中不可分割的组成部分。但20世纪80年代以前，印度没有专门的麻醉门诊，而目前基本上所有的医院都成立了专门的麻醉门诊，对术前患者（包括门诊手术患者）进行筛查。在某些政府医院，麻醉门诊设立在门诊部，表明其为门诊的一部分。因为手术患者罹患心血管和其他系统疾病的概率越来越高，麻醉门诊也越来越重要。在麻醉门诊，麻醉医师会回顾和优化患者其他疾病的治疗情况，并检查有无新发的疾病和健康情况。麻醉门诊改善了患者的预后，改善医患之间的关系并使患者对麻醉更加了解。有些医院还设立了科普项目，每个月给患者及其家属开展讲座（带图解），使他们对麻醉技术和麻醉过程更加了解。

手术室 手术室仍然是麻醉实践的主战场，在这里，麻醉医师要为手术患者提供安全的麻醉服务。手术室也是医院能源消耗最大的地方，同时也是很多私立医院创收的主要来源，因此手术室的高效运转对于医院而言十分重要。但目前对于手术室如何才能高效

运转并没有既定的共识。麻醉医师积极参与手术室高效运转的管理体制，尤其是在急症手术的检伤分类中起到了十分重要的协调作用。此外，麻醉医师还负责手术室的设备和仪器配备[23]。安全是另外一个重要问题。麻醉医师以及手术室内其他工作人员的职业安全（尤其是针扎伤相关问题）已经受到了重视，如何预防这些职业损伤已经成为一个十分重要的问题。

恢复室和术后重症监护治疗病房 恰当的术后监护对手术的成功而言十分重要。现在在印度，医师会根据手术情况和患者的自身条件决定患者术后是返回恢复室还是ICU。印度目前有很多工作模式不同的恢复室或ICU。这个部门还没有统一的名称。术后病房、恢复室、高依赖病房、重症监护治疗病房和术后恢复室描述的都是同一个地方。在某些医院，尤其是大手术和复杂手术较多的医院里，ICU和恢复室通常没有严格的区分，只是划定了一个病房同时用作ICU和恢复室。

而在术后ICU和恢复室做了明确区分的医院，患者术后应该返回哪里主要取决于患者的合并症情况。如果患者病情危重，需要呼吸机辅助呼吸或进行细致的循环功能监测，就会被转到ICU。如果不需要呼吸机和循环监护，患者就会被转到恢复室。进行日间手术的患者出院前也会被转到恢复室进行观察。

绝大多数恢复室由麻醉医师管理，对于ICU而言，则有一部分由麻醉医师管理。各家医院的具体情况各不相同，他们会根据自己医院的情况而定，而没有明确统一的规范。

日间医疗和其他领域 尽管日间医疗可能拥有庞大的潜在患者群体，也受到大家的推崇，但实际上日间医疗开展的情况却并不乐观。我们没法提供准确的相关数据，但总体而言，私立医院提供日间医疗。政府医院由于后勤的原因，开展日间医疗的比例相对较低。但随着短效麻醉药物和现代手术技术（各种微创手术）的产生，这种状态必将发生变化。节省患者和医院的费用，加快患者的周转是推动开展日间医疗的主要因素。日间医院的安全问题也受到了普遍重视，但到目前为止ISA或其他有关管理部门还没有为日间医疗制定相关的指南或建议。

除手术室之外，还有一些地方也经常需要麻醉技术的支持。这些领域对多数麻醉医师而言通常比较陌生，而且这些场所通常也不具备手术室里常规配备的设备。但随着学科的发展，这些部门对麻醉方面的需求却越来越多。需要麻醉支持的部门包括放射科（CT、

MRI 以及介入放射学）、心脏导管室、电生理检查室、内镜检查中心、电惊厥治疗室等。做这些操作或检查时往往需要患者保持镇静，但由于 MRI、电生理检查和介入治疗等操作时间较长，患者容易变得焦虑，因此可能需要全身麻醉。此外，为了适应特殊部门的需求，麻醉过程中可能会需要一些特殊的设备，如长呼吸环路以及与 MRI 兼容的设备等。同时麻醉医师也应该熟悉不同学科的特殊要求，以确保患者的安全。

危重症医学　因为麻醉医师对循环呼吸系统的生理学基础及呼吸治疗方面十分精通，所以麻醉医师最初参加危重患者的抢救时主要关注的是呼吸治疗。此外，危重患者的管理被认为是麻醉医师在手术室内工作的延伸。麻醉医师利用呼吸机治疗需要控制通气的患者，最终使患者脱机拔管。

但后来人们逐渐明白，呼吸功能仅仅是危重患者治疗中的一个方面（虽然是很重要的一个方面）。所以麻醉医师开始学习其他方面的内容，包括心血管系统的支持、营养、感染以及其他疾病的诊治等。但麻醉医师对危重症医学的兴趣却是消长交替，而同时其他领域的专家也开始逐渐地介入该领域。目前，印度的重症监护治疗病房分为两类，一类由未受过麻醉学培训的内科医师管理，而另一类则由麻醉医师管理。

目前得到大家普遍认同的观点是：重症监护治疗病房应该由全职治疗危重患者的重症医学专家来管理。这一共识包括三个关键事项：①由专门的专家管理重症监护治疗病房，该专家的专业可以不受限制（如果没有危重症医学的执照）；②每个医院可以根据自己医院现有的人员条件对 ICU 进行管理，管理的首要目标就是尽可能地提供最好的医疗服务；③危重患者的诊治往往需要一个团队的合作，因此要鼓励 ICU 的医师在治疗特殊患者时聆听不同专家的意见，以便改善患者的预后。

在印度，重症医学培训一直都是麻醉科住院医师培训项目的一部分，但印度国家考试委员会在 2001 年启动了一项为期两年的重症医学培训项目，这个项目起初设立了 6 个培训点，现在已经增加到了 25 个。麻醉医师、胸科医师以及全科医师都能够报名参加这个培训项目。很明显，目前重症医学专家的人数远远无法满足全国各地所涌现的 ICU 病房的需求。为了增加重症医学专家的人数，印度重症医学协会启动了一项为期一年的学位培训课程（共 335 个席位）和为期一年的临床学术培训（共 66 个席位）[24]。这些培训增加了印度重症医学专家的人数。麻醉医师在培训中所占的席位约为 50%，其次是全科医师（30%）和胸科医师（20%）。这个项目的各个培训点学员人数都爆满提示大家对这个专业的兴趣十分浓厚。2010 年 8 月，印度医疗委员会修正通知，将重症医学定义为一个独立的专业。因此，在不久的将来，重症医学就会设立博士后课程。

总而言之，重症医学在印度已经成为一个新的专业。但因为该领域仍缺乏具备充分资质的医师，所以对该领域有兴趣的麻醉医师和内科医师仍继续在该领域工作。而这种情况仍然会持续一段时间，直到合格的重症医学专科医师人员充裕，足以承担该领域的工作。根据目前重症医学专家人数估算，这个转化期持续的时间可能会相当长。作者相信转型期过后，重症监护治疗病房将会由专职的重症医学医师来管理，而麻醉医师转化来的重症医学医师将不再实施麻醉，内科医师转化来的重症医学医师也不会再做内科工作。麻醉医师会更关注术后护理问题，包括疼痛治疗和短期呼吸支持。

印度目前新出现的一个问题是抗生素的滥用，导致很多耐药菌株的出现[25]。新德里金属 β- 内酰胺酶 -1 NDM-1 在印度的出现和流行受到了高度关注[26]。编码 NDM-1 基因的质粒可能会在世界范围内传播。全世界临床医师应该联合起来，合作预防耐药菌株的出现和流行[27]。

疼痛治疗　在过去的 30 年中，急性疼痛和慢性疼痛的治疗越来越受到大家的关注。但就印度而言，疼痛治疗仍处于启蒙阶段，疼痛门诊的数量十分有限，而且国内也没有正规的疼痛治疗相关的培训项目。据估计，印度只有 10% 的医疗院所具有疼痛门诊，因此疼痛医师几乎都必须到国外接受培训[28]。目前疼痛治疗的焦点仍然是慢性疼痛，其中也包括癌性疼痛。许多医院的麻醉科开展了神经阻滞疗法，有的医院甚至开展了针灸疗法。但是，很少有医院能够开展射频消融、椎管内镇痛泵植入或脊髓电刺激治疗等操作。现在的观点是将疼痛作为一种疾病来治疗，尤其是对于存在神经功能紊乱的患者以及缓解疼痛是唯一治疗措施的癌症终末期患者而言。

此外，大家对急性疼痛的治疗意识也在逐步提高，有人甚至提出了为患者提供完全无痛手术的想法。WHO 将疼痛定义为第五生命体征，且将缓解疼痛视为人类的基本权利。目前有许多种药物和仪器（患者自控镇痛泵，椎管内、硬膜外和胸膜内镇痛泵）能够使患者的手术过程变得相对无痛。而事实上，围术期急性疼痛的治疗是麻醉医师的首要任务，也是恢复室和 PACU 医师的主要任务。但总体来说，印度的疼痛治疗还有很多方面需要改善。

印度的疼痛研究协会在1984年成立，拥有来自25个不同专业的1300名会员[29]。该协会的宗旨是提高印度疼痛治疗的水平，但是由于大家对疼痛治疗的意识比较淡薄，协会的工作面临着巨大的挑战。绝大多数医师会让患者学会忍受疼痛，而患者也相信疼痛是他们罹患疾病的必然结果。此外，许多医师相信把患者转给疼痛治疗科就是承认他们的治疗存在缺陷，而患者的疼痛一旦缓解，他们就不会再来就诊了[28]。作者期待印度的疼痛治疗场所能够得到改进。

日本 (Naoyuki Hirata 和 Michiaki Yamakage)

日本的麻醉医师会在手术室、急诊科、ICU、疼痛门诊以及姑息治疗病房工作。JSA推荐围术期管理应该由有经验的麻醉医师或由住院医师在有资质的麻醉医师指导下实施。根据2005年JSA会员调查显示，在医学院附属医院中，超过90%的手术麻醉由麻醉医师或受指导的住院医师实施。另一方面，在非医学院附属医院中，有10%的手术麻醉仍然由手术医师实施。日本没有护士麻醉师的培训项目。JSA调查同时显示麻醉医师白天的工作时间中60%~70%是在手术室内，10%在ICU，13%在急诊室，30%进行教学和科研工作（医学院附属医院），而非医学院附属医院中教学和科研工作时间占12%。

中东 (Anis Baraka 和 Fouad Salim Haddad)

在中东，麻醉通常由合格的麻醉医师来实施。麻醉受训者和麻醉护士可以在合格的麻醉医师的监管下实施麻醉。此外，中东各国的麻醉学协会负责制定镇静和镇痛指南，供非麻醉医师人员在临床实践中参考。

麻醉医师的工作职责范围包括术前评估、术前用药、患者的优化以及术后PACU（术后24h）和ICU的麻醉管理。术前知情同意书必须由麻醉医师填写，然后由患者、患者监护人或其法律代理人签字。

麻醉的场所不只是局限在手术室内，还包括放射科、日间麻醉以及产房的产科麻醉。此外，疼痛治疗，无论是急性疼痛还是慢性疼痛都已成为麻醉医师的工作，且疼痛治疗逐渐成为了麻醉的一个亚专业。麻醉亚专业也在迅速发展，包括产科、心胸外科、儿科麻醉，以及危重症医学和疼痛治疗。

俄罗斯 (Yury S. Polushin 和 Olga Afonin)

直到20世纪80年代，俄罗斯才建立了标准化的麻醉培训系统，该培训体系包括麻醉护士培训课程和研究生教育课程（包括1年麻醉实习培训或2年住院

医师培训）。所有的培训课程都将危重症医学列为必修的内容。受培训的人员需在主治医师的指导下参与手术室和ICU的诊疗工作，并参加必修课的学习。同时医院也鼓励学员加强自我教育。培训结束后，学员必须通过资格考试（面试）才能获得麻醉-复苏学医师文凭。

不同培训点之间的培训质量和培训经验存在明显的差异，且目前也没有统一标准的考试制度。许多认真的麻醉医师会到临床医师继续教育学院继续参加"资格提高"课程。但也有些专科医师在培训课程结束后就不再继续接受其他有关危重病医学的培训。

到20世纪80年代末，大家逐渐意识到监督培训质量的重要性以及建立标准化考试制度的必要性。同时，苏联的对外封锁也开始松懈，大家开始慢慢地接受其他国家所普遍认同的标准化培训和治疗方法。此时医学的发展看到了新的希望，但是好景不长。20世纪80年代"经济大萧条"使苏联的经济发展出现了失衡，政治结构也开始逐渐地衰退。到20世纪80年代末，共产主义领导人进行了一场彻底的改革，以期挽救国家的经济，但遗憾的是这场革命最终导致了苏联的解体。

随后，政府对整个医疗机构的财政支出逐渐减少，直到最后完全取消。所有缺乏资金的项目，包括科研、教育、新技术和新教育方法的开发均被冻结。由政府投资的卫生医疗机构也全部倒闭了。许多医师为了养家糊口而不得不放弃医师这个职业。也正是在这个时期，私立医院应运而生。但在当时，绝大多数人都无法支付私立医院的医疗费用。因此，患者由于无法得到合适的药物或治疗而死亡的现象并不少见。这种情况一直持续到了20世纪90年代中叶才开始逐渐好转。但这些伤害所带来的阴影即使到了今天也没有完全消退。

东南亚 (Florian R. Nuevo)

东南亚国家联盟（Association of Southeast Asian Nations，ASEAN）包括文莱达鲁萨兰、柬埔寨、印度尼西亚、老挝、马来西亚、缅甸、菲律宾、新加坡、泰国和越南。在过去的5年中，这些地区的麻醉医师工作发生了显著的变化。麻醉医师赢得了同事和大众的尊重和认可，在手术室和日间手术中心拥有无可争议的地位。除了手术麻醉之外，麻醉医师的亚专业迅速发展，其在疼痛治疗和重症医学领域的地位同样受到了同事的认可。

ASEAN麻醉医师在疼痛治疗领域地位提高的一个实例是2004年东南亚疼痛治疗协会（ASEAPS）的

成立。该协会的主要目的是促进疼痛领域的研究和发展。其鼓励麻醉医师和其他专业的专家共同合作，为解决持续增加的急性术后疼痛、癌痛和慢性非癌性疼痛的治疗问题创建一个高性价比且切实可行的治疗模式。他们设立了统一的客观标准，为政府倡导充分的疼痛治疗，尤其是癌痛的治疗铺平了道路。现在在疗养所和姑息治疗中，麻醉医师也是领军人物。

麻醉学发展的另一个方向是越来越多刚获得麻醉医师培训认证的医师成为了重症医学专科医师，专注于儿科重症医学、心胸重症医学、神经外科重症医学和外科重症医学领域。这一发展使得麻醉医师的主导作用扩展到了 ICU，而以往 ICU 主要由心脏学专家、呼吸学专家和外科医师管理。

同时不得不提的还有，参加亚洲心胸麻醉协会（Asian Society of Cardiothoracic Anesthesia，ASCA）的人数在逐渐增加。ASCA 是亚洲心脏麻醉医师的联合体，重点强调麻醉医师在术中承担 TEE 监测职责的重要性。现在 ASEAN 的心脏麻醉医师面临着接受挑战的关键时期，目前他们在手术室内必须就这一问题与心脏学专家加强交流沟通。

ASCA 努力将 TEE 列入重要的麻醉监护手段，这一举措极大地推动了心脏学专家、外科医师和心脏麻醉医师之间的沟通合作。日本心脏麻醉医师协会在 TEE 使用方面起到了前锋作用，其所属的日本围术期经食管超声委员会受到了美国和欧洲认证委员会的认可。在过去的 5 年中，ASCA 在许多麻醉学会议中开展了 TEE 的基础培训班。现在，ASCA 计划开展更多 TEE 的中级培训，并向当地的心脏麻醉医师开展高级 TEE 培训。预计在未来的 5 年中，ASEAN 心脏麻醉

医师会和日本、中国、韩国以及台湾的心脏麻醉医师一样独立。

当超声引入麻醉学科后，骨科手术中外科医师对神经阻滞的需求越来越高，技术的提高使得骨科手术患者的镇痛越来越完善。

在 ASEAN 麻醉医师群体中，绝大多数医师都乐观向上。当麻醉医师超越了原来产房和手术室内麻醉工作范畴时，他们也要更加清醒地认识到自己的职责所在，才能真正成为名副其实的围术期专家。

麻醉护士在这些国家目前还没有自主权。他们是围术期麻醉管理团队的组成部分，但必须受到麻醉医师的监督管理（表 2-1）。麻醉护士作为麻醉实施者只有在泰国、印度和台湾这三个地方是合法的。在这些国家和地区，医师设计并开展麻醉护士培训项目。但在菲律宾、新加坡和马来西亚这些国家，麻醉依然只能由合格的麻醉医师实施。

带着职业自豪感，ASEAN 麻醉医师已成为他们所在国家医疗领域强有力的领导者。他们在社会热心人士的呼吁下帮助社会，并和政府部门合作不断改进围术期管理。在不久的将来，麻醉医师被任命为质控官员或医院领导者将不再是一件稀奇的事情。

设备和仪器

巴西（Maria Carmona）

巴西的地理面积和人口数位居世界第五，拥有 2 亿人口。尽管巴西宪法规定健康是每位居民的权利，为民众提供健康保障是政府的职责，但政府的实际投入和民众的需求之间仍存在巨大差距。巴西在健康领

表 2-1　东南亚国家麻醉团队的人员组成和工作职责范围

	印度尼西亚	马来西亚	菲律宾	新加坡	泰国
工作人员					
麻醉医师	是	是	是	是	是
麻醉护士	是	否	否	否	是
麻醉的职责范围					
麻醉	是	是	是	是	是
疼痛治疗	是	是	是	是	是
重症医疗	是	是	是	是	是
工作模式					
麻醉医师和麻醉护士	麻醉护士由麻醉医师培训和监督		群体培训逐渐得到支持		麻醉护士由麻醉医师培训和监督

域的总财政投入占 GDP 的 8.4%，其投入比例只有美国政府的一半。此外，巴西有近一半的医疗费用由私立医疗机构承担。因此，麻醉质量和整个医疗系统质量一样呈现出了巨大的地域差别，且与当地的经济发展水平密切相关。除了在个别城市中有一些政府或私立医院具备很好的麻醉管理外，在其他多数贫穷的城市或郊区，不论是政府医院还是私立医院，医疗质量都比较差。但政府医院和私立医院之间也存在一些动态的变化。由于公立医院存在一些官僚现象，而私立医院的医疗系统明显优于公立医院，所以有时也会出现公共资金流向私立医院，导致公立医院的资金和人员减少的现象。这种公立 - 私立医院之间的关系，以及越来越多的人开始进入私立医院使巴西的卫生体系进入了缓慢而被动的私立化过程。

巴西人口老龄化速度之快也到了前所未有的地步，是全世界第六大老龄化国家。尽管长寿是衡量一个国家健康状况的重要指标之一，但它也是公共卫生领域的一个巨大挑战，增加了麻醉管理的复杂程度。

关于产科管理，尽管 WHO 指南中明确指出剖宫产率应该控制在 5% ~ 15%，但巴西的剖宫产率接近 50%——几乎是全世界最高的国家。剖宫产率不论是在私立医院还是公立医院都很高，而椎管内麻醉是此类手术最常用的麻醉方式。

区域麻醉在巴西十分流行，因为这种麻醉方式具有很多优势，如有利于术后恢复、患者能够保持自主呼吸、胃食管反流误吸的风险更低、和全麻比起来护理更加简便。巴西的麻醉医师在不同区域麻醉技术方面具备丰富的经验。

麻醉所需的设备和药物绝大多数都是在巴西生产的。巴西有好几家设备生产商，他们的设备能够与世界上最好的设备相媲美。他们的产品不但在国内销售，还出口到其他拉丁美洲和非洲国家。此外，世界上最著名的设备生产商和医药公司也在巴西生产产品。但是为了改善民众的医疗条件，需要有更多的激励措施鼓励生产一般药物，以替代昂贵的品牌药物。

智利/南美洲 (Guillermo Lema)

南美洲不同国家之间的经济发展水平存在较大的差异，从而使得各国对医疗保健所投入的资源也存在着巨大的差异，因此各国之间的公共健康管理情况也有所不同。而且，在很多国家麻醉学的发展都被政府放在相对次要的位置上，因为政府部门通常会认为麻醉是一个成本很高（技术设备的花费），而对患者健康状况影响较小的学科。

有一些国家（阿根廷、巴西、哥伦比亚、智利和乌拉圭）的麻醉专业非常成熟，他们拥有现代化的麻醉设备、先进的监护技术、各种类型的麻醉药物以及辅助药物，而这些设备和药物完全可以与欧美相媲美。

不同医院之间麻醉技术有所不同，现有的麻醉方法种类较多。吸入麻醉历史悠久，且所有的医院都在使用这种麻醉方法。全凭静脉麻醉在现代麻醉中使用比较广泛，且受到年轻医师的推崇。而区域麻醉在所有的国家都得到广泛的应用，且每个国家都有自己的培训项目和学术会议。

尽管有些国家拥有先进的设备、监护仪器和药物，能够与欧美国家相媲美，但也有一些国家只能够提供麻醉所需要的最基本的条件。因此，价格因素是医疗领域的重要限制因素。实际上，这种现象在全世界十分普遍。但医疗资源的分布差异在逐渐缩小，因为从中国、印度、巴西和某些欧洲国家进购设备的价格比北美洲产家的价格低廉很多。

中国 (黄宇光)

随着中国经济的飞速发展，麻醉学科的仪器和设备也得到了质的飞跃。除个别不发达地区外，省级医院的麻醉机、多功能监护仪、呼气末气体监护仪与手术间的配比基本都达到了 1 ：1。发达地区的三级医院还配置了高级的密闭环路麻醉机、肌松监测设备、麻醉深度监测设备、凝血功能监测设备、超声定位仪、神经刺激仪、三维 TEE 以及 PiCCO 等高级血流动力学监测设备。部分医院还配置了 MRI 兼容的麻醉监护仪和呼吸机，为手术室外的麻醉安全提供了有力的保障。困难气道车的配置以及各种困难气道设备（视频喉镜、喉罩）的普及培训使气道管理的整体水平得到了很大的提高。

但中国幅员辽阔，各地区的经济发展水平很不平衡，这就导致了各地区麻醉仪器设备配置的不均衡。目前，基层医院的基础麻醉设备仍比较匮乏，局部调查显示：二级医院麻醉机和手术间比例为 0.7 ：1 ~ 0.8 ：1，而一级医院麻醉机和手术间的比例仅为 0.5 ：1。临床麻醉安全面临着挑战。为了解决这种现状，2012 年，中华人民共和国卫生部发布了《麻醉科质量控制》，该规范对各级医院麻醉科的人员配置、人员资质以及设备配置和设备管理制定了详细的要求，提出了临床麻醉安全的最低监测标准，该规范的出台和实施有望切实改变这种不良现状。

欧洲 (Lars I. Eriksson 和 Jannicke Mellin-Olsen)

为了反映欧洲国家之间的地区差异，WHO 列举了 53 个国家，从 Scandinavia 和德国到格鲁吉亚和乌兹别克斯坦。欧盟有 28 个成员国，还有 9 个国家正在申请加入，这几个国家多数位于东欧。

欧盟国家虽然在政治和经济上有合作关系，但他们的医疗系统、研究和教育以及语言文化都有很大的差异，反映出不同国家之间的差异仍然十分显著。

印度（Deepak K. Tempe）

印度的麻醉学发展十分迅速，昔日的开放式氯仿和乙醚麻醉已经转变为拥有高科技设备的现代化手术室，他们不但拥有麻醉工作站和先进的监护仪器，而且还设立了 ICU、PACU、疼痛门诊以及术前访视门诊。实际上，在过去的二三十年中，印度的手术室经历了翻天覆地的变化。现在手术室的结构配备基本上已经完全标准化，每个手术间都拥有先进的麻醉工作站、监护系统以及网络连接系统。手术室的更新很大程度上得益于私有资源的投资和医院的有效管理。这些企业医院所建立的国内最先进的手术室完全可以与国际上最好的手术室相媲美。

但和其他许多事情一样，印度的医疗卫生系统存在的一个明显的特征是各个地方之间的差异很大。尽管一些企业医院和私立医院拥有先进的手术室，但政府医院中除了德里和孟买等几个市级医院之外，其他政府医院的设备却十分缺乏。总体来说，政府医院面向的是普通人群，患者人数众多，医院往往十分拥挤。而乡村医院的情况则更加落后，因为这些医院通常只提供初级卫生保健，所以医院里只有基本的医疗设备，而手术室里的设备也只能满足小手术的需要。但在这些乡村医院中，有时候也能够实施非凡的手术。例如 2012 年 6 月 20 日，来自 Christian 医学院的六名 1982 年的毕业生和他们的教授一起在 Madhya Pradesh 的 Betul 地区成功完成了一例连体婴儿分离手术。这是印度第一例在农村医院完成的连体婴儿分离术。手术所需要的仪器设备是从私人厂家借来的。这个案例说明，如果政府和医师足够重视，这种复杂的手术也能够在偏远地区开展。现在在印度仍有不同类型的手术室存在，但我们希望在不久的将来，这种差异能够消除，手术室的格局能够逐渐统一化。

医疗质量服务的认证　2006 年，为了响应患者的需求，给卫生事业的发展设立标准，印度质控委员会成立了医院和卫生服务系统认证委员会（National Accreditation Board for Hospitals and Healthcare Providers，NABH）。通过 NABH 认证标准的医院能够提供高质量的医疗服务，从而能够保障患者的安全。越来越多

的医院正在努力，希望能够通过该认证标准，但要想通过 NABH 认证，他们必须达到其所设立的标准。因此，NABH 标准的设立对整个国家的医疗质量控制来说是一件好事。目前已经有 219 个医院通过了 NABH 认证。这些医院多数都是私立医院，但也有部分公立医院通过了 NABH 认证[30]。

从 Mahatma Gandhi 在开放式氯仿麻醉下接受手术治疗开始一直到今天，麻醉学的发展道路十分曲折且充满了挑战。但令人欣慰的是，印度的麻醉学最终还是紧跟时代的步伐，取得了长足的发展。即使是政府首脑，如州长、内阁总理和外交部长也不会再到其他国家去实施复杂的手术。麻醉医师拥有了最先进的机器和设备，能够为最高行政长官实施麻醉管理。平衡麻醉所需要的药物，如芬太尼、咪达唑仑、七氟烷和阿曲库铵，以及全方位监护设备，镇痛所需要的患者自控镇痛泵现在在大医院都已经随手可得。

印度麻醉学院　成立印度麻醉学院（ICA）的想法始于 2001 年。其目的是为 ISA 设立一个学术分支机构，其功能是监督和指导全国的麻醉培训，从而使麻醉培训能够统一化。因此，ICA 有望成为印度医疗委员会的重要顾问机构。同时，ICA 还承担了大量麻醉指南的编写工作。现有的西方指南往往很难应用到印度的临床实践中。ICA 同时还承担了麻醉学位的授予工作。2008 年 ICA 正式于官方注册，目前有 450 名会员[31]。

日本（Naoyuki Hirata 和 Michiaki Yamakage）

下面关于日本麻醉仪器和设备的总结摘录自《麻醉学杂志》，且已获得该杂志的同意[32]。

在 20 世纪 80 年代，全身麻醉主要采用氟烷或恩氟烷复合氧化亚氮。芬太尼和阿片类镇痛药物也有，但是很少应用，因为很多人认为它会导致苏醒延迟。硬膜外麻醉的使用频率比现在要高。例如，上肢手术或乳腺癌手术通常会使用颈段硬膜外麻醉。当时的静脉麻醉药物只有硫戊巴比妥和氯胺酮，哮喘患者也用这些药物，尽管这些药物会诱发组胺的释放。麻醉诱导期应用去极化肌松药物琥珀胆碱，而非去极化肌松药物泮库溴铵是术中维持肌松的唯一药物。在 20 世纪 80 年代，大家没有意识到急诊手术中急性肾衰竭会加重，所以有些患者在手术后因为泮库溴铵的残余作用而发生苏醒延迟。

从 20 世纪 80 年代开始，许多麻醉药物开始进入日本。麻醉药物种类的增加和麻醉监护设备的发展使得麻醉变得更加安全，更加舒适。但日本在麻醉药物

的使用方面，除了七氟醚之外，其余都远落后于欧美国家（可能与其独特的医疗体系有关）。瑞芬太尼、罗库溴铵和地氟烷最终也引入了日本。2010年，舒更葡糖在日本被批准应用于临床，比欧洲晚了2年。在撰写这部分内容的时候，舒更葡糖在临床拮抗剂使用量中已经占到了70%的比例，这个比例在全世界可能是最高的。

随着喉罩技术的不断改善和ProSeal喉罩（Jersey，英国）的推广，喉罩在全身麻醉中的应用越来越广泛，因为ProSeal喉罩密封性好，周围漏气较少发生。虽然一般在腹腔镜手术、胸科手术或长时间手术中不建议使用喉罩，但喉罩的适应证主要还是由麻醉医师自己把握。如果喉罩的密封性足够严密且能够维持有效的正压通气，麻醉过程中喉罩通常在肌松药物的作用下用于机械通气。将来喉罩的使用可能会越来越广泛。

在欧美国家，由于住院费用十分昂贵，因此日间手术越来越流行。但是，日间手术在日本却十分少见，因为绝大多数患者都有国家或私人医疗保险。但随着全面医疗体系的引入，大家还是希望住院时间能逐渐缩短，尽管很难预测这对麻醉方法的选择是否会产生影响。

在日本，不同地区和医院之间的术后镇痛方法差异很大。在欧美国家，患者自控镇痛十分流行，约有2/3的患者单纯使用静脉阿片类药物。而静脉阿片类药物复合硬膜外镇痛似乎只用于上腹部手术或胸科手术。但在日本，硬膜外镇痛复合或不复合静脉阿片类药物占所有术后镇痛方式的50%。

最后，日本的专科医院（包括大学附属医院）的手术量仍然在持续增长，其原因可能与人口老龄化及患者的合并症增多有关。采用神经阻滞或单纯采用全身麻醉的病例也在逐渐增多。

中东 （Anis Baraka 和 Foaud Salim Haddad）

中东地区所采用的麻醉机、监护仪以及麻醉药物都符合国际协会（如美国麻醉医师协会）制定的规范。每一位在全身麻醉或区域麻醉下手术的患者都要常规监护心电图、脉搏血氧饱和度、无创动脉血压和呼气末二氧化碳。危重患者或行心脏手术的患者监护项目还包括肺动脉导管、混合静脉血气、脑氧饱和度、有创动脉血压监测和血气分析。图2-10显示了贝鲁特美国大学医学中心的手术室布局以及冠状动脉旁路移植术患者的监护情况，该中心拥有先进的麻醉设备。

术前需要常规检查麻醉设备和气体以及注射器上的药物标签。此外，麻醉医师、手术医师和手术室护

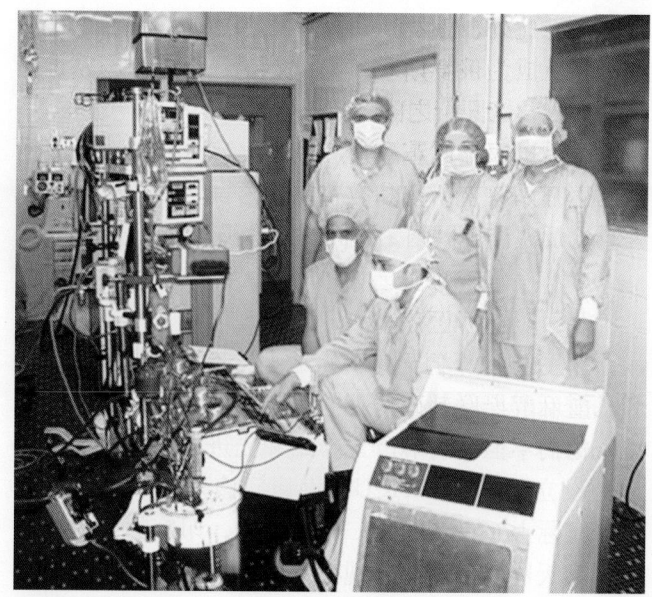

图2-10　贝鲁特美国大学医学中心的手术室，图中展示了冠状动脉旁路移植术中最新的麻醉设备和监护仪器

士一起在手术开始前执行三方核查政策以确认患者、手术类型和手术的部位。

俄罗斯 （Yury S. Polushin 和 Olga N. Afonin）

到20世纪末，前总统戈尔巴乔夫执行的政治、经济和社会改革项目使整个国家面临着巨大的政治危机。苏联政府分裂为几个不同的州，导致国家经济后退，不同地区之间已经建立起来的联系也遭到破坏。在医疗领域，医疗设备厂家基本全部停产，医药公司也停产或撤离苏联。这给苏联人民的生活带来了剧烈的影响。经济体系发生了变化，所以国民医保政策也需要发生相应的变化。苏联需要废除现有的医疗体制，建立新的医疗体制，整个医疗系统进入了一个十分艰难的历史时期。而对于十分依赖经济支持的麻醉和重症医学两个学科，在这个时期发展尤为艰难。在许多小医院，由于无法更新设备和药物，麻醉科几乎面临关闭。医师和护士的薪水十分之低，麻醉专业的声誉下降，麻醉相关人员也变得十分紧缺。USSR麻醉医师和重症医学联合科学协会也随之解散，被许多没有得到合法认证，也没有权利的地方组织所取代。

改革结束20年后俄罗斯经济开始复苏，政府重新对医学发展投入大量资源。新的医疗体制开始建立，好几个地区成立了多功能的医学中心，政府投入资金扶持医院的学科建设，包括麻醉科和重症医学科。2011年俄罗斯联邦政府卫生部颁布了一个新的法令，规定了扶持医院麻醉科和重症医学科的程序。随着这些改革措施的出现，麻醉科重新开始吸引有活力的年

轻医师。此外，俄罗斯麻醉医师联盟的地位也得到了加强，且成为俄罗斯联邦的附属组织。俄罗斯麻醉医师和其他国家同行之间的交流也得到了加强。

当然，医疗改革还远没有完成，有些单位还没有做出明显的改变。虽然现在已经有了装备精良且很有影响力的现代化医院，但医疗服务仍然处于短缺状态，尤其是在医疗资源匮乏的偏远地区。医务人员十分短缺，从而限制了医疗教育系统的深度改革，无法符合国际上的要求。但无论如何，进步仍是十分显著的，且随着俄罗斯联邦政府的支持，医疗系统将继续得到稳步的改善。

东南亚 (Florian R. Nuevo)

在过去两年中，这个地区最重大的变化就是必须对所有使用可导致意识水平改变的麻醉药物的患者进行脉搏血氧饱和度监测。脉搏血氧饱和度监测是 WHO 手术安全核查列表的内容之一，现在也已经成为绝大多数东南亚认证机构检查的项目之一。这个改变主要归功于与 WHO 紧密合作的 WFSA，使得脉搏血氧饱和度监测成为手术安全核查项目的一部分。在 2010 年 WFSA 安全麻醉实践国际标准中，WFSA 将脉搏血氧饱和度列为所有麻醉必备的监测项目。

尽管在过去 5 年中，没有确切的数据能够表明脉搏血氧饱和度监测的应用可降低术中死亡率，但没有哪位 ASEAN 麻醉医师会认为使用全麻药物时不需要监测脉搏血氧饱和度。而且，麻醉人员问卷调查也进一步证实这项措施是明智的。

手术室外麻醉仍然存在巨大的挑战。由于缺乏合适的设备和充足的人手，麻醉安全往往会受到影响。一个典型的案例就是缺少 MRI 兼容性的设备和仪器。很多情况下，因为缺少 MRI 兼容的氧饱和度监测仪，麻醉医师在给行 MRI 检查的患者实施镇静的时候只能通过呼吸运动模式的观察来判断镇静患者的呼吸情况。

呼气末二氧化碳监测在手术室内应用并不普遍，通常仅仅局限在腔镜手术中使用。这种情况在中低收入地区比较典型。想要将呼气末二氧化碳监测推广至手术室和 ICU 每一位机械通气患者，仍有很长的路要走。

目前该地区还存在的另一个持续无法解决的挑战是通过美国材料和试验协会验证的合格麻醉设备仍旧匮乏。因此，混合麻醉气体（如空气 - 氧气或空气-氧化亚氮）、闭合环路麻醉或低流量麻醉技术的使用和开展受到了很大限制。在没有现代麻醉机的地方，100% 纯氧吸入还是一种常态。在发展中国家，临床实践中还需要使用压缩氧，因为使用压缩氧能够降低成本，使手术室外的氧供更加便捷。

喉罩的应用使本地区困难气道的管理水平得到了极大的提高。纤维支气管镜对麻醉医师而言至今仍是稀罕之物。喉罩挽救了很多无法插管无法通气的患者。还有一项提高本地区气道管理水平的措施是东南亚所有麻醉会议上都会开展与厂商合作的困难气道管理培训班。

乌干达 / 撒哈拉以南的非洲国家 (Ronald D. Miller 和 D.G. Bogod)

最近一个社论指出，美国每年花费在每个人身上的医疗费用为 8233 美元 [33]。相反，在中低收入国家，医疗费用很少超过每人每年 30 美元 [34]。医疗质量方面，2007 年一项研究对乌干达 1/4 以上的麻醉医师进行了问卷调查，只有 23% 的医师认为他们目前所拥有的设备符合保障成人麻醉安全的最低要求。调查问卷所涉及的内容包括：能否了解最新的麻醉学信息、最基本的手术室设备以及最基本的麻醉药物。而对小儿麻醉的安全而言，只有 13% 的医师认为他们的麻醉设备符合保障儿童麻醉安全的最低要求 [35]。

有关脊椎麻醉方面的调查显示，一半以上的麻醉医师经常无法得到必需的局麻药物，而其他医师则无法随时得到脊椎麻醉穿刺针。只有 23% 的麻醉医师能够在两台手术之间找到刷子来清洗气管导管 [35]。

在有关剖宫产手术的调查中，几乎所有受调查的麻醉医师（94%）都认为他们没有充足的设施来保障这一手术的安全实施。超过 3/4 的医师无法随时拿到硫酸镁，而有一半医师则说他们根本就没有硫酸镁 [35]。*Anesthesia* 的主编 D. G. Bogod 在该期杂志的评论中写道：

这项问卷调查的数据显示，不管医务人员多么尽心尽力地工作，2700 万乌干达人每次在接受麻醉时都像在买彩票——这个彩票的奖项是良好的预后，但中奖的胜算却非常小。而作者无法告诉我们的事情是这种情况是否只局限于乌干达……把一个国家的现况推广到其他国家固然是不明智的，但乌干达的情况也不可能与撒哈拉以南其他非洲国家的情况大相径庭……如果乌干达的情况如此糟糕，那么埃塞俄比亚、索马里、坦桑尼亚以及其他许多邻近国家的情况很可能会更加糟糕 [35]。

《米勒麻醉学》第 7 版也发表了上面这段文字。那在过去的五六年中，情况有没有发生改变呢？目前已有文献介绍麻醉人员现状（在下文中介绍），但仪器和设备的状况相对不是很明朗。下面这段引文 [36] 提示情况不是很乐观：

> 最常用的技术是全身麻醉（保持自主呼吸或机械通气）。急诊手术的麻醉通常由没有医学经验的麻醉人员在没有经过系统培训和监督，又缺少常用的麻醉药物和设备的情况下实施……死亡率和并发症的发生率很高。

这段描述强烈提示仪器和设备相当紧缺。

教育、资格认证以及执业医师的人数

巴西（Maria Carmona）

目前，超过10 000名巴西麻醉医师隶属于SBA——世界第二大麻醉协会。此外，还有相对一部分医师既不隶属于SBA，也没有明确的专业隶属，他们也做着麻醉医师的工作，主要分布在小乡镇或贫穷国家。但在过去的10年中，麻醉医师短缺的情况在巴西的很多城市越来越突出，原因包括老年人口越来越多、外科和诊断性操作种类增多、麻醉专业培训时间从2年延长至3年。巴西麻醉医师主要在手术室做麻醉工作，很少参与重症医学、疼痛治疗和科研工作，可能与人手短缺有关。人手短缺的现状使得培训中心的招生人数不断扩大，住院医师培训项目中的麻醉专科培训也逐渐增多。

在巴西，麻醉住院医师同时受教育部和SBA管理，每年大约有650名医师参与为期3年的麻醉专科培训项目。最好的住院医师培训项目在大学附属医院，还有93个培训中心分布在中等医院中。住院医师会在不同的培训中心接受强化培训，以保证他们能够安全地为患者实施麻醉。所有的中心都通过了认证，他们能够给学员提供良好的培训，培训他们如何进行术前评估、主要的麻醉技术、重症监护和疼痛治疗。理论和实践培训后，住院医师每年都要参加SBA举办的考试，然后SBA根据特殊的评价标准颁布各个培训中心的排名情况。参与培训的住院医师多数都是巴西人，但也有一部分学员来自拉丁美洲和讲葡萄牙语的非洲国家。住院医师培训项目中的培训老师都经过SBA的认证，少数人拥有PhD学位。PhD学位是麻醉学中的最高学位，专业医师需要通过SBA举办的多项选择测验和口试才能获得该学位。

高质量的教学和临床培训与薄弱的科学研究形成鲜明的对比，而后者也是巴西麻醉最大的弱点。拥有结构完善的麻醉学科的大学很少，且在科研产出方面做出的努力也不多。尽管SBA也鼓励住院医师在接受培训期间参与科研培训，但很少有中心能够提供相应的机会。但这种现状正在逐渐改变，许多中心意识到了科研对教学的促进和辅助作用。每年，巴西都有大批的麻醉医师加入研究生培训项目，有些博士研究生会在巴西或国外参加博士后培训项目。《巴西麻醉学杂志》是SBA的官方杂志，国内大多数麻醉学研究都发表在该杂志或其他高影响力的国际麻醉学相关杂志上。

智利 / 南美洲（Guillermo Lema）

麻醉医师培训在南美洲是一项持续的项目。但是关于需要培训多少麻醉医师以及培训的时间和质量要求，政府部门和麻醉协会之间的观点相差甚远。南美洲不同国家之间的麻醉培训项目质量并不相同。政府部门开展了部分项目，但绝大多数项目是由医科大学开展的。

大家对于培训所需的最基本的长度周期达成了共识。不管是政府开展的还是医科大学开展的培训项目，一个完整的培训周期都是三年。有些国家额外增设了一年科研或亚专业培训。但是由于缺少政府的经济支持，额外增设一年培训的阻力很大。此外，有些国家麻醉教学场所需要获得由某些大学和科学协会组成的委员会的认证，但某些未获得认证的机构也在从事麻醉教育。这些未认证场所正逐渐地被禁止从事教学工作。

政府和科学协会在麻醉医师培训数量的问题上观点也不相同。政府希望培养更多的麻醉医师，而大学机构注重培训的质量。尽管困难重重，但麻醉医师和他们的科学协会在培训认证方面还是产生了巨大的影响。

虽然大学和麻醉协会的医学培训在逐渐完善和进步，但是临床麻醉医师仍然十分紧缺。公立医院没有足够的麻醉医师，而大学的培训项目已经满负荷运转。为了培训更多的麻醉医师，政府给大学施加压力，希望他们招收更多的培训生。大学一方面在尽量扩招，而另一方面在为维持良好的培训质量而不懈努力。大家都在为解决麻醉医师短缺的问题各尽其职。而在不久的将来，我们会看到努力的成果。

麻醉学会议的目的在于教育住院医师和其他年资更高的麻醉医师。麻醉学也有相关的杂志，虽然其影响力远不如美国科学信息研究所（Institute for Scientific Information，ISI），但大家正在努力使其成为国际医学数据库的一部分。

中国（黄宇光）

目前，中国麻醉医师的培养模式基本上都是：医学生首先在医学院校接受 5～8 年的基础医学本科教育（部分完成 5 年基础本科教育的毕业生会继续参加 3～5 年的麻醉学硕士或博士研究生教育）。应聘到麻醉科的住院医师将进入 5 年的住院医师培训计划。

由于中国的经济发展存在地区差异，不同医学院校和不同医院之间的教育水平也存在明显的地区差异。虽然麻醉医师的总体素质在日益提高，但我们依然看到，基层医院麻醉科住院医师的医学基础相对薄弱，且基层医院提供的麻醉知识和技能培训也跟不上大医院的水平。因此，大医院的麻醉医师技术能力明显优于基层医院的麻醉医师。

为了解决这种人力资源地区分布不平衡的情况，我国从 2000 年开始大力推广住院医师规范化培训制度。这项制度首先从四川、北京、上海以及其他某些大城市开始试点，目前已经在全国范围内推广。医学毕业生从医学院毕业后，必须在拥有麻醉住院医师培训资质的培训中心接受正规培训，并通过国家相应的考试才能到其他医院进行执业。而 2012 年发布的《麻醉科质量控制》对各级医院麻醉执业人员的培训资质也做出了明确的规定，以切实提高基层医院麻醉科年轻医师的执业水平和能力。同时中华医学会麻醉学分会和中国医师协会麻醉学医师分会面向基层医院大力开展各种继续教育培训工作。我们希望通过这些工作，努力提高中国麻醉医师的整体水平。

总体来说，中国麻醉学科的人才队伍在日渐壮大。随着麻醉医师整体地位的显著提升，毕业后投身麻醉专业的医学生也越来越多，麻醉专业已经成为成绩优异的医学生争相选择的专业之一。而许多大医院的麻醉人才梯队中，高学历人才所占的比例日益升高。在国内知名医院的麻醉科，硕士研究生以上学历甚至占全科人员的 75% 以上。但由于基础薄弱、医院编制等问题，目前中国麻醉专业人员总体的质和量与临床客观需求仍相距甚远。因此，中国的麻醉医师大部分处于高负荷的工作状态中，亟待更多的优秀人才加入这个队伍。

欧洲 （Lars I. Eriksson 和 Jannicke Mellin-Olsen）

1958 年欧洲共同经济体（European Economic Community，EEC）成立后不久，来自六个内部成员国（比利时，法国，西德，意大利，卢森堡和荷兰）的学术组织成立了欧洲医学专家联合会（European Union of Medical Specialists，UEMS）。很快，UEMS 和 EEC 建立联系，为欧洲医学专业培训项目制定了基本原则。目的是为欧洲将来高标准的医学专科培训项目制定基本原则，继而为欧洲建立统一合作的培训项目奠定基础。这也有利于医学专科医师在欧洲国家之间自由流动。为了达到此目的，1962 年 UEMS 特意在主要的亚专业中设立了专家板块。其中有一个板块名为欧洲麻醉医师委员会（EBA），这个板块包含了复苏和重症医学。EBA 的任务是政治性的，是 UEMS 和欧盟（European Union，EU）的麻醉学分支。EBA 也是麻醉学科和其他学科，包括重症医学、疼痛治疗、教育和患者安全等多科协作的沟通窗口。

移民和人力流动　EU 将麻醉专科培训的时间定为 3 年，但在绝大多数 EU 国家，需要成为合格的麻醉医师通常需要经过 4～7 年的培训。每个国家的培训项目内容差异很大。但不论在哪个欧洲国家获得专科执业认证，都可以得到其他 EU 国家的认同，因此，欧洲国家专科医师可以自由流动执业。尽管这与 EU 精神相吻合，但其中也存在一些问题。有时候，有些麻醉医师会因为培训不充分或语言沟通技巧欠缺而导致无法胜任在新受聘医院的工作。

和世界上其他地方一样，欧洲城市中医院的医疗质量和执业机会以及经济发展更好。同样地，不富裕的 EU 成员国对麻醉医师培训投入的结果却是受培训者去 EU 内的其他国家工作，通常是从东欧转到西欧。当然，导致这种移民现象的主要原因还是经济和职业发展机遇。近来，经济发展差异导致了新的一波从南欧到北欧的移民高峰。

不同欧洲国家之间麻醉医师的供需差异显著不同，其原因也十分复杂。所有国家都面临着老龄化问题，都需要更多的医疗服务，因此也需要更多的医务人员。另一个影响因素是欧洲劳动时间指令——一个规定每个人每周工作最长时间的强制性法令。此外，不论是年轻的男性还是女性麻醉医师，大家都倾向于在家庭上花更多的时间和精力，而在医院少花些时间。这些问题共同导致了目前绝大多数 EU 国家麻醉医师短缺的局面。

麻醉医师紧缺的局面愈演愈烈，因为政府没有一个长远规划，当出现可以避免的问题时只是寻求临时解决方案。这个现象在所有国家都存在，但由于各国的历史文化差异，其表现出来的形式各不相同。当经济紧缩时，这些矛盾更加突出，即使经济发达的国家也不得不降低培训要求，招收培训质量更差的麻醉医师。

但关于欧洲工作量现状和移民情况的统计数据比较含糊，且常常有很多错误。而且遗憾的是，这些数据无法显示每位麻醉医师是否全天满负荷工作或是否在多个国家注册执业。有些学生到国外学习，然后回国工作也会被算入移民人数。这些因素都造成了工作量计算的误差。撇开统计数据的缺陷不谈，欧洲麻醉医师的平均数量在过去的几十年中有所增长是毋庸置疑的[19,37]。EU 老成员国比新成员国增加更加明显，原因与需求、培训、移民以及其他因素都有关系。据不完全统计，西欧麻醉医师的平均数量为 14.5/100 000 人口，但东欧仅为 6.1/100 000 人口[19]。

在绝大多数欧洲国家，医疗服务都是由政府投资的，虽然在个别地区有个别现象。但在某些西欧国家（卢森堡和荷兰），超过 50% 的麻醉医师参与个体营业，Scandinavia 地区和英国则很少（少于 5%）有麻醉医师个体营业，尽管个体营业的人数也在增加。

欧洲麻醉学协会　欧洲麻醉学协会（ESA）相当于 ASA。但两者之间存在一定的差异。ASA 是一个国家的国家级协会，而 ESA 则是 30 多个国家（2013 年的数据）的联合体。欧洲 25 个（或更多）国家（小国家中 10% 以上的从业麻醉医师）参加了 ESA 理事会。理事会成员的任务是推动和协调欧洲国家麻醉医师协会的国内和国际活动。此外，各个国家在 ESA 下面分别设立了各自的子团体，被称为国家麻醉学协会委员会。

ESA 的目的是促进欧洲国家之间的信息交流，传播麻醉学信息，通过推动教育、科学和信息交流提高麻醉专业水平；提高和保障成员国的利益；通过创办全国或国际麻醉学活动提高欧洲各国麻醉医师的水平，从而提高麻醉患者的服务质量和安全性。

欧洲麻醉学年会是 ESA 最重要的学术会议，ESA 还会举办其他学术活动，如秋季会议。教育、研究和提供专业资源是 ESA 开展学术活动的主要目的。

欧洲麻醉学、疼痛和重症医学研究生培训项目　2011 年，EBA 在咨询各个国家的协会、ESA 和其他相关团体后，颁布了新版研究生专业培训项目[38]。新项目从以机构和培训过程为中心转变为以培训效果为中心。

几年前，EU 规定麻醉医师专业培训需要 3 年时间。但制定这个规定的时候，麻醉的复杂性相对较低。这个规定目前仍然有效，但是绝大多数 EU 国家目前的培训时间都在 4~7 年，这个培训模式是传统的以过程为中心的模式。有几个国家政府希望能够缩短培训时间，降低培训费用，但受到了 EBA 的强烈反对。

从 2001 年起，EBA 规定最短的培训时间为 5 年，其中重症医学至少培训 6 个月，急诊医学 3 个月，疼痛治疗 3 个月。推荐采用模拟培训和临床病例培训。这些指南在 2008 年得到进一步更新。2011 年，培训项目规定培训时间最短为 5 年，但重症医学培训至少 1 年。现在的指南规定，培训时间的长短主要取决于受培训的麻醉医师是否已经合格，而不只是接受了多少年培训。

培训项目以加拿大医学教育指导专家制定的 7 种临床专业为基础。换句话说，有 10 个一般核心标准（如疾病治疗、患者评估和准备、麻醉非技术性技能和质量安全控制健康经济学）和 7 个特殊标准（如产科麻醉、多模式疼痛管理）。针对每一个标准，都有理论知识、技术性技能、临床病例管理能力以及工作态度等几个考核方面。这种培训项目的教学大纲也是全新的。

培训课程的更新使得评估的方法也需要在既往总结式考核的基础上做出相应的更新[39]，例如开展自我评估、临床表现评估和患者管理问题等。一体化培训体系正在建立网上评估系统。摩尔多瓦和罗马尼亚已经引入了新的培训体系，其他欧洲国家也在逐渐改变培训体系。

欧洲麻醉学和重症医学文凭　1984 年设立的欧洲麻醉学和重症医学文凭（European Diploma in Anesthesiology and Intensive Care，EDAIC）包括两个部分的考试，主要考核麻醉学、重症医学以及疼痛治疗方面的知识。它为所有欧洲国家的麻醉学培训及知识考核设立了一个统一的欧洲标准，有些国家（瑞典、澳大利亚、匈牙利和波兰）已经将这项文凭考试列为国内考试的一部分。考试地点根据需要在指定的地方（欧洲范围内）举行。

第一部分是多选题，该部分有多种语言版本，包括英语、法语、德语、意大利语、西班牙语以及俄语。多选题部分又包括两部分内容，其中一个部分考核基础的生理学、药理学、物理学、临床测量方法及统计学知识，而另一部分则考核麻醉临床实践和麻醉亚专业知识。这部分考试主要针对已经完成 2 年麻醉学培训的医师。第二部分包括 4 场口试，每场考试都有 2 名考官，以便相互监督。口试的大纲由考试委员会制定，而每一场考试的内容又包括临床实践、危重症医学和全身麻醉。考生可以在考试中心所规定的范围内选择口试的语言种类。第二部分考试是整个培训的结业考试，顺利通过第二部分考试的考生可以获得 EDAIC 文凭。因为 EDAIC 只是一种麻醉学知识评估，所以它并不能替代每个国家所设立的专业技能、专业态度及专业品行的考核，这些考试是每个国家根据当地具体的情况所制定的，每个医学生在从事专科临床工作之前都必须通过这些考试。

欧洲麻醉教育委员会（Committee for European Education in Anesthesiology，CEEA）作为欧洲麻醉学教育基金会（Foundation for European Education in Anesthesiology，FEEA）的一个基地于 1986 年成立。该项目包括 6 门课程，涵盖麻醉学、重症医学、急诊医学和急性疼痛管理的全部内容，以每个国家各自的语言在 3 年内完成。最初的目标在于为欧洲共同体提供麻醉学的继续教育。随着欧盟的拓展，FEEA 被引入新成员国和其他欧洲国家。1995 年起，在与 WFSA 的合作中，更多新的 FEEA 中心在世界其他地方成立，如拉丁美洲、非洲和亚洲。2009 年，FEEA 的活动移交至 ESA，而 CEEA 则作为 ESA 和 WFSA 的联合委员会存在，目前已有 100 多个 CEEA 中心。

ESA/EBA 联合医院巡视及培训认证项目 ESA/EBA 联合医院巡视和培训认证项目（Hospital Visiting and Training Accreditation Program，HVTAP）是于 1996 年 1 月由 ESA 和 EBA 联合创办的常务委员会，其主要目的是鼓励欧洲开展麻醉培训项目，并提高麻醉培训的标准，确保培训机构能够满足 EBA 所设立的麻醉培训指南的要求。HVTAP 和 EDAIC 两套系统的共同目的都是为了提高欧洲麻醉专业的整体医疗水平，使临床麻醉变得更加和谐安全。医院巡视的内容包括员工情况的详细介绍，医院、科室（研究所）以及培训机构的组建等。巡视的目的是对医院的教学和培训项目进行全面的评估，并组织员工集体讨论如何进一步完善优势项目，发展和改进弱势环节。随后 HVTAP 委员会会给医院提供一份详细的访视报告以及改进的意见和（或）鉴定书。

印度（Deepak K. Tempe）

在印度，研究生麻醉医师资格认证方法主要有两种。第一种是由医学院麻醉科所设立的为期 3 年的麻醉学博士学位培训项目，该项目接受印度医学理事会（Medical Council of India，MCI）的管理，由理事会监督培训的课程以及其他教学和培训的标准。第二种是由国家考试委员会所颁发的全国专业医师资格证书（Diplomate of National Board，DNB）。此外，MCI 还负责管理医学院所设立的为期 2 年的"麻醉学文凭（diploma in anesthesiology，DA）"培训项目。

1992 年，国家明文规定没有经过 MCI 的批准，任何人都不得设立新的医学院或研究生培训课程，所有医学院都必须有 MCI 的推荐意见。在增加这部分

后（即 10a），印度医学领域的教育和培训项目得到了标准化，且最低培训标准也得到了强调和重视。1998 年，最高人民法院再一次强调 MCI 的管理权利，它指出印度所有的医学院都必须接受 MCI 的管理和调控。时至今日，所有已经获得 MCI 认证的本科生教育课程每隔 5 年都要接受一次 MCI 检查小组的审查。因此，印度的麻醉学教育和培训项目通过设立培训设备（地方、器材、人力资源和从属结构）和培训课程的最低标准而达到了全国标准化。

专业的发展 在过去 10 年当中，印度医学生对麻醉专业的兴趣越来越浓厚。以前研究生麻醉培训课程的候选人都是根据 MBBS 考试成绩进行选拔的。而现在，医学生则要参加统一的入学考试，其考试成绩将决定其能从事的专业领域。在有些邦，如德里，这种制度已经沿用了将近 25 年。

表 2-2 列举了 2002—2007 年马哈拉施特拉邦和德里邦麻醉科博士入学考试在所有博士中的最高排名和最低排名。表格中的数据显示医学生学习和从事麻醉学专业的兴趣正在逐渐增加。医学生对麻醉兴趣增加的原因可能与麻醉学专业领域的拓展以及良好的发展前景有关，并且，从事普通外科和普通内科等专业都要接受进一步的亚专业培训，这也促使学生转而投向麻醉学方向。在德里，麻醉科是最受医学生欢迎的 6 个科室之一，其他 5 个科室分别为放射科、皮肤科、儿科、整形外科以及妇产科。这与 15 ~ 20 年之前的情况截然相反，当时麻醉科是最不受欢迎的 5 个科室之一。

印度总共有 381 个医学院，50 078 个招生席位[40]。其中麻醉学博士生招生人数为 1386 名，麻醉医师文凭席位 644 名。此外，印度卫生和家庭保健部将 DNB 资

表 2-2 2002—2007 年马哈拉施特拉邦和德里邦麻醉学博士生在所有博士生中的成绩总排名

年份	马哈拉施特拉		德里	
	最高排名	最低排名	最高排名	最低排名
2002	228	854	65	98
2004	无考试		53	96
2005	405	642	32	96
2006	160	606	33	99
2007	106	504	61	85

注释：所有专业总的博士生招生人数德里邦为 140 人，马哈拉施特拉邦为 450 人。因为医学生通常会同时参加几个邦的入学考试，所以最低排名超过了马哈拉施特拉邦总的招生人数

格认证等同于其他大学所颁发的博士学位，麻醉学大约有 200 个 DNB 席位。

招生人数的确立也是一个巨大的挑战，因为目前我们对印度麻醉医师的需求人数并不清楚。根据一项评估显示，印度人口目前约为 12.7 亿，有麻醉医师 35 000 ~ 40 000 名（数据由 ISA 主席 Anjan Dutta 博士提供）。这些麻醉医师绝大多数都在城市医院里。这个数据与英国比起来相差甚远，英国只有 6400 万人口，但麻醉医师数量有 12 000 名[41]。卫生部门的官员也注意到了这个事实，因此在过去的 5 年中，麻醉学研究生培训席位增加了 1 倍。而限制席位进一步增加的原因是培训老师和医学院的缺乏。因此，虽然情况有所改善，但麻醉医师紧缺的局面仍持续存在。大家普遍认为，为了患者的安全，不适合开展麻醉短期培训项目来弥补麻醉医师数量的不足[42]。ISA 同时建议，在博士培训期间，最后一年的学生可以在合格的麻醉医师监督下工作 3 ~ 6 个月[43]。但政府部门正在积极筹备产科麻醉短期培训项目，以改善产科麻醉医师短缺的局面，提高产科患者的安全。某些邦（如 Andhra Pradesh）已经开展了类似项目。德里高级人民法院声明，麻醉抢救和急诊产科护理培训仍将持续进行，直至麻醉医师的人数充裕为止[32]。但这些医师只能在政府乡村医疗中心实施麻醉。

日本 （Naoyuki Hirata 和 Michiaki Yamakage）

在日本，麻醉医师专科资格分别受政府和 JSA 认证。要受到政府的认证，受训者必须在合格麻醉医师的指导下在 2 年时间中实施 300 例以上的全身麻醉。另一方面，JSA 认证要求麻醉医师接受为期 5 年的临床培训，实施各类麻醉，最后需要通过口试、笔试和技能考试。目前考试通过率约为 60%。为了更新 JSA 认证（政府认证不需要更新），麻醉人员必须每 5 年汇报一次他们的麻醉经验、教学情况和学术活动。第一次得到 JSA 重新认证后，麻醉医师就上升为上级麻醉医师。因此，在日本，执业 10 年以上的麻醉医师才能成为上级麻醉医师。

中东 （Anis Baraka 和 Fouad Salim Haddad）

中东地区各个国家的麻醉科工作人员都拥有阿拉伯委员会或其他外国学术机构（如美国麻醉学委员会和英国皇家麻醉学院）的资格认证。

MD 毕业后，麻醉住院医师培训需要 4 年时间。随后可能会有 1 ~ 2 年的亚专业培训，如疼痛治疗、重症医学、产科麻醉和心胸外科麻醉等。麻醉专科认证和培训医院的委员会认证必须得到国内麻醉学协会的认同。麻醉学协会同时还管理医学培训及医学继续教育。

除了地区性麻醉学年会，如埃及麻醉学年会（图 2-11A）和泛阿拉伯地区麻醉学年会（图 2-11B）以外，中东的麻醉医师还会积极参加其他麻醉学会议，如泛非洲会议、ESA 和 ASA。此外，他们还积极参与世界麻醉医师会议（WCA）和 WFSA 的相关活动。

俄罗斯 （Yury S. Polushin 和 Olga N. Afonin）

时至今日，俄罗斯的麻醉学教育仍需要进一步改进和完善。有必要按照世界通用标准建立规范的住院医师培训项目。研究生教育学院最近参照国际毕业考试标准建立了新的标准考试体系，用以考核新毕业的麻醉医师的知识能力水平。

东南亚 （Florian R. Nuevo）

ASEAN 成员国麻醉培训时间为 2 ~ 3 年（表 2-3）。有些国家使用欧洲模式，有些国家使用美国模式（见第 9 章），而其他国家则将世界各国的培训模式进行整合，创建了自己的新模式。当然，培训模式的选择很大程度上受到了国家现有教育系统的影响。目前，麻醉医师紧缺的局面仍持续存在，大多数国家都在审核他们的培训课程，以适应各自的需要。

到国外接受培训，如去美国或欧洲，对于年轻医师来说最大的障碍在于经济压力，尤其是对于中低收入国家的医师。因此，许多年轻麻醉医师选择去新加坡、马来西亚或泰国接受麻醉培训，因为这些国家更近且费用更低。而且，这些国家的培训也十分成熟。但印度尼西亚只有 10 个经过认证的培训机构，对大多数印度尼西亚人而言几乎不可能进入麻醉培训机构。因此，许多人来到菲律宾接受为期 3 年的麻醉住院医师培训。菲律宾接受来自许多国家的培训生，包括尼泊尔。

西太平洋麻醉中心 设在菲律宾马尼拉的西太平洋麻醉中心（ACWP）是由 WHO 西太平洋地区办公室、菲律宾大学、中国医学委员会以及 WFSA 于 1970 年 1 月联合创办。每期培训时间为 11 个月。

培训中心的创办目的是缓解当地麻醉医师紧缺的局面，提高麻醉医师对麻醉安全的防范意识。该培训中心的宗旨不是提供一套完整的麻醉培训系统，而只是侧重于麻醉学基础理论的培训。它的目的是帮助学生打好坚实的理论基础，以便于学生将来能够通过其他培训课程成为一个合格的麻醉学专家。

培训中心的生源十分广泛，包括太平洋爱尔兰岛、东南亚、南亚、香港、台湾、韩国、日本、伊拉克、俄罗斯和苏丹。这个项目在当地已经连续开展了 16 年，而该中心的许多学员也已经成为十分有威望的

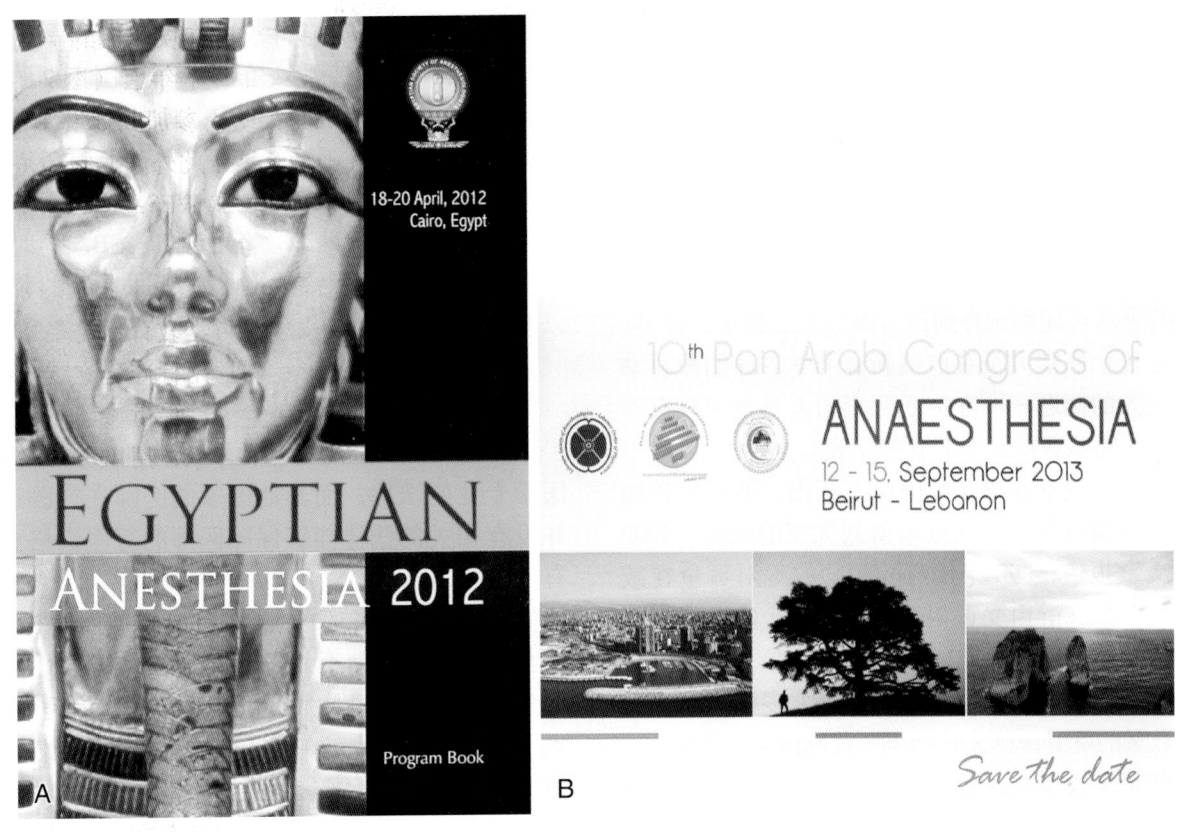

图 2-11　A. 2012 年埃及麻醉医师年会；B. 2013 年泛阿拉伯麻醉学大会

表 2-3　东南亚国家麻醉医师教育组织形式、资格认证需求和认证委员会

	印度尼西亚	马来西亚	菲律宾	新加坡	泰国
医学教育受到哪个国家影响	英国	英国	美国	英国和美国	英国
麻醉住院医师	3.5 年		3 年		3 年
亚专业培训	根据不同亚专业，培训时间各不相同				
疼痛			有	有	有
产科			有	有	
心血管 / 胸科	有	有	有	有	有
儿科			有	有	
重症医学		有		有	有
神经外科麻醉	有	有		有	有
资格认证 / 资格认证组织 / 医学继续教育	印度尼西亚麻醉医师执行管理委员会	马来西亚麻醉医师协会	菲律宾麻醉学委员会	新加坡麻醉医师协会	泰国皇家麻醉医师学院

麻醉医师，该项目为许多国家的麻醉学发展和麻醉学安全做出了突出的贡献。遗憾的是，1986 年，ACWP 停止了办学活动。

曼谷地区麻醉培训中心　ACWP 关闭之后，泰国及时成立了另一个培训中心，即曼谷地区麻醉培训 中 心（Bangkok Anesthesia Regional Training Center, BART），该中心获得了 WFSA 教育委员会的部分经济支持。BART 成立的原因也是为了满足邻近国家，包括老挝、柬埔寨、越南和蒙古等国家麻醉医师培训的要求。BART 项目至今仍在开展，且声誉很好，因为培训学生回到自己国家后，为本国麻醉事业的发展做出了巨大贡献。

乌干达/撒哈拉以南非洲国家 (Ronald D. Miller 和 D.G. Bogod)

根据 Hodges 及其同事的调查显示[44]，91 位接受调查的麻醉实施人员中只有一位是医学麻醉医师，这意味着乌干达许多接受过正规培训的麻醉医师为了寻找更好的生活可能都选择到西方国家去工作了。此外，该调查还显示麻醉人员获取最新麻醉学方面的教科书也存在很大的问题——在接受调查的人员当中只有不到一半的人能够获得最新的麻醉学教科书[35]。

下面这个段落在第 7 版中也有刊出，其指出该地区麻醉医师和设备的短缺逐渐得到大家的认同。2007年，有文章报道，"90 年代麻醉医师的绝对数量在减少。绝大多数麻醉由受过相关培训的护士麻醉师来实施"[34]。由于年龄问题，15 年后短缺现象会出现。有经验的麻醉医师数量过少，以至于绝大多数国家都没有足够数量的麻醉医师来培训下一代麻醉实施人员。

这些年来，该地区麻醉医师短缺的现象已经受到了国际麻醉组织和团体的关注，他们为改善该地区的麻醉做了很多工作（如脉搏氧饱和度仪使用的增加）。几年前，撒哈拉以南非洲的一家乡村医院开展了麻醉和外科平行培训项目。这个项目的初衷是为特定地区培养综合医疗人才。尽管这个培训项目的最终效果不得而知，但这也是为解决卫生设备和人员紧缺所做出的创新。

令人鼓舞的是，*The Lancet* 杂志上报道了有关撒哈拉以南非洲国家麻醉相关死亡率的讨论。随着信息技术的发展，要对不同国家和地区之间的预后结果进行比较变得越来越简单。Bainbridge 及其同事[45]比较了发达国家和发展中国家麻醉相关死亡率的差别。发展中国家的麻醉相关死亡率比发达国家至少高 2 ~ 3 倍。剖宫产是最常见的手术，死亡率接近 1%[46]。此外，在几个低收入国家，不管患者的基本情况多么复杂，麻醉几乎都由非医师人员实施，而且没有人监管。

对发展中国家和贫穷国家麻醉状况的关注最终有利于提高该国家的麻醉水平。信息技术的革新能够指导我们关注需要关注的对象，其重要性越来越凸显。现在我们只强调了死亡率，以后还需要更多更复杂更详细的数据来进一步指导临床变革方向。

亚 专 业

巴西 (Maria Carmona)

为了推动麻醉学科的发展，刺激教育和管理，SBA 成立了特定的委员会，如针对门诊麻醉、心血管和胸科麻醉、产科麻醉、静脉麻醉、围术期医学、区域麻醉、器官移植、姑息治疗、睡眠障碍、恶性高热、复苏、创伤治疗、困难气道等的委员会。最近又成立了职业健康、质量和安全委员会。复苏和困难气道委员会开设了特别的继续教育培训班。SBA 同时还设立了实体和虚拟的图书馆，给大家提供所需的科学文献以及既往学术会议的视频资料。

智利/南美洲 (Guillermo Lema)

在南美洲，只有哥伦比亚的法律体系中才有针对医学专业的法律。而其他国家的医师在行医过程中，并没有相关的法律能够保障医师的行医资格和能力。有一些医师虽然已经从事麻醉工作许多年，但实际上他们只接受过低水平的培训。在有些国家，外科医师甚至在技师的帮助下兼任麻醉和手术操作人员。目前绝大多数国家都已经摒弃了这种做法，但是在少数国家，这种局面仍然存在，并得到了政府的授权和认可，如玻利维亚、厄瓜多尔、巴拉圭和委内瑞拉。

现在，绝大多数国家的法律都规定，只有临床医师才能够实施麻醉。但问题在于受过正规培训的麻醉医师十分紧缺，因此有些国家的麻醉医师并没有接受过正规完整的培训。尽管如此，专业资格认证工作（包括麻醉医师资格认证）正在日趋完善。许多国家成立了医学组织和麻醉学协会，倡导合适的医师资格认证方法。在智利、哥伦比亚和其他国家，政府在所有医学专业基础认证方面达成了明确共识，其中包括只有特定的得到全面认证的大学才能开展医学专业培训项目。因此，到 2013 年末，只有在合格的机构完成培训的人员才是合格的麻醉医师，只有他们才能在公立医院或私人诊所工作。

印度 (Deepak K. Tempe)

早在 20 多年以前，麻醉医师就已经认识到心脏外科和神经外科手术的麻醉管理不同于其他手术的麻醉管理。所以现在有一些麻醉医师专门致力于这些手术的麻醉，但是心脏麻醉和神经外科麻醉还没有成立独立的科室。而全印度医学研究所（All Indian Institute Medical Sciences，AIIMS）在这方面开创了先河，1986年，AIIMS 成立了心脏麻醉和神经外科麻醉两个科室。同时针对这些亚专业的博士后课程也应运而生。从 2002 年起，AIIMS 针对这两个亚专业设立了专门的课程，从 2003 年起，Thiruvananthapuram 的 Sri Chitra Tirunal 医学科学研究所设立了心脏麻醉课程。但亚专业博士后席位的数量却十分有限，心脏麻醉的博士后席位只有 4 个，而神经外科麻醉只有 2 个。2002 年，国家考试委员会启动了一项心脏外科麻醉 DNB 资格项目（为期 2 年），项目最初设立了 4 个席位，现在已经增长到了 18 个席位。

日本（Naoyuki Hirata 和 Michiaki Yamakage）

尽管在日本，绝大多数麻醉医师都能够实施多种手术的麻醉管理，但心血管麻醉管理需要特殊的技术已经得到了普遍认同。近来，TEE 已经成为心血管麻醉中重要的诊断和治疗措施。日本心血管麻醉医师协会建立了心血管麻醉医师认证体系。要成为该亚专业的麻醉医师，必须有丰富的心血管麻醉的临床经验，且通过 2004 年由日本围术期 TEE 委员会设立的 TEE 考试。这个麻醉亚专业的成立可能有助于推动心血管麻醉的进步。

学术和研究活动

巴西（Maria Carmona）

SBA 是一个结构严谨的组织，同时负责监督以及与联邦政府合作，参与麻醉相关法律和法规的制定工作。SBA 网站（http://www.sba.com.br）也有一个特殊的版块供民众交流。SBA 每年都会举办麻醉学年会，各个州和地区学会也会举办各自的年会。除了一些科研和教学讲座外，大会也给教育和政治委员会提供了专题版块。每 4 年，巴西麻醉学会和葡萄牙麻醉医师协会联合举办一次会议。SBA 和其他南美洲麻醉医师协会的合作不是十分紧密，但是拉丁美洲区域麻醉协会主管南美洲地区的麻醉学发展，每年也会创办自己的年会以及其他学术活动。

总之，完善的培训项目和经济条件的不断改善是巴西麻醉质量得到长足发展的重要原因。

智利/南美洲（Guillermo Lema）

时间、经费和专业知识是开展科学研究的基础，也是保证出版物和国际交流的基础。而南美洲许多国家都不具备开展科研活动所需要的基本条件。只有少数医科大学的附属医院才有能力开展高质量的、研究结果能够发表在权威杂志（如美国 ISI 收录期刊）上的临床研究，而这些医院绝大多数都位于智利、巴西和阿根廷。政府和一些同行认为，与科研相比，南美洲还有其他更重要更紧迫的问题需要解决，但作者并不这样认为。

科研是一种学习的工具，所以至少应该鼓励大学附属医院的麻醉科住院医师开展科研工作。但遗憾的是，科研并不产生收入，所以很多临床工作者都不愿意将他们的时间和精力花在科研上。尽管有些国家设立了一些科研基金项目用来资助临床研究，但绝大多数国家并没有。麻醉学的基础研究在南美洲实际上并不存在。

医药公司对科研的资助力度也较弱，公司的资助力度主要取决于他们所生产的药物在临床当中的应用情况。由于经济上的限制，许多医院在多数情况下都会选择使用非专利药，所以大型的医药公司通常也不愿意资助科研活动。简而言之，南美洲目前基本上没有开展麻醉学方面的基础研究。

利益冲突问题也越来越突出，但是管理措施仍然很薄弱。许多公立医院和私立医院的麻醉科都受到了经济问题的困扰。根据作者的观点，从医疗公司获取经济支持是一个明显的趋势。尽管麻醉学科从医药产业获取资金相对较少，但其他专业（如心脏学和眼科学）从公司获取经济支持并不受限制。

中国（黄宇光）

目前中国国内有两大麻醉学术团体，中华医学会麻醉学分会（Chinese Society of Anesthesiology，CSA）和中国医师协会麻醉学医师分会（Chinese Association of Anesthesiologists，CAA）。其中，CSA 成立于 1979 年，其使命是努力提高麻醉学科的学术水平，为患者提供优质的临床服务。CAA 成立于 2005 年，其使命是不断改善麻醉学科人才梯队和整体素质，呵护麻醉医师的身心健康。CSA 和 CAA 分别于每年的 9 月份和 4 月份召开全国年会，每次参会的人数均达到数千人。随着麻醉学科的不断发展，麻醉亚专业也得以展开，CSA 成立了十多个亚专业。建立和发布了三十多个临床麻醉相关的指南和专家共识。

1986 年，北京国际麻醉学会议顺利召开。会议邀请了许多国际知名的专家，Ronald Miller 教授（本书的主编）作为主讲人受邀参与会议。在这次会议以后，中国麻醉医师的国际学术交流活动开始逐渐增多。1986 年第一届中日临床麻醉论坛召开以后，CSA 和日本临床麻醉协会达成协议每 2 年举办一次论坛。

随着学科的发展，中国麻醉医师与世界麻醉医师的交流日益增多，同时中国麻醉医师也逐渐得到国际组织的认同，许多著名的中国麻醉学教授也参与了国际著名麻醉学术团体的活动，谢荣教授、罗爱伦教授和吴新民教授先后被英国皇家学院授予名誉院士称号。黄宇光教授被推选为 2012 年国际麻醉药理学会（ISAP）候任主席和世界初级创伤救治委员会（PTC Foundation）理事。熊利泽教授当选为世界麻醉学会联盟常务委员。2012 年，左云霞教授被选为亚洲儿科麻醉医师协会主席。

中国现有的麻醉学术期刊主要包括《中华麻醉学杂志》《临床麻醉学杂志》《中国疼痛医学杂志》和《麻醉与镇痛》（中文版）。近年来，国家投入了大量科研基金，每年麻醉学科得到100多项国家自然科学基金项目的支持，中国大陆作者平均每年发表的SCI论文超过500篇。在国际麻醉学术会议上发表的论文数量也在逐年增加。

欧洲 (Lars I. Eriksson and Peter Simpson)

欧洲麻醉学院 在欧洲麻醉学院（European Academy of Anesthesiology，EAA）于1978年成立以前，欧洲仅有EBA一所麻醉学专业机构。EAA有五项目标：①提高学科的技术水平；②改善麻醉医师的培训系统，加强临床和理论教育，培训结束时对他们的能力进行考核；③举办各种类型的学术会议；④推动麻醉学及相关学科的科研工作；⑤促进麻醉医师之间的交流，讨论他们所关心的话题。

EAA的会员及专家人数有限，随着欧洲麻醉学的发展，其被认为是独一无二的优秀人才组织。1992年，ESA成立并且面向所有的麻醉医师。ESA的主要目标为召开每年一次的欧洲麻醉学会议，以取代4年一次的世界麻醉学大会，并支持教育和科研活动。ESA所关心的问题是改进临床麻醉实践和为协会会员提供帮助，而EAA则建立了EDAIC和期刊 *European Journal of Anaesthesiology* （EJA），并与EBA联合建立了医院巡视和培训认证系统。

当时的第四个麻醉学组织是欧洲国家麻醉医师协会联盟（Confederation of European National Societies of Anesthesiology，CENSA），这个组织是WFSA在欧洲的分会。

随后的一段时间，欧洲不同麻醉学术团队的重要性使得每位麻醉医师需要参加一个以上的麻醉学组织，从而从不同的组织当中获益。因此，1998年大家决定将前ESA、EAA和CENSA合并成一个组织。2001年，三个组织正式合并，成立了一个名为欧洲麻醉医师联盟的临时组织。2005年1月，代表欧洲所有麻醉医师利益的新的欧洲麻醉学协会临时组织成立，2006年1月新协会正式成立。此外，因为先前三个组织的责任完全不同，且基本上没有任何重复，所以新协会力求要把自己建立成一个强有力的、全面的麻醉学组织。在新的组织框架下，CENSA转变为ESA国家麻醉学协会委员会，根据各国麻醉学协会会员数量，每个国家都有该委员会一定数量的代表。CENSA成为了WFSA的欧洲分会。

现在ESA会开展各种各样的活动（如出版EJA期刊、建立欧洲麻醉学组织并召开各种麻醉学会议）以推动欧洲麻醉学的发展，ESA的首要目标是提高和保障临床麻醉的安全性和有效性。该学会支持会员的兴趣点，并促进麻醉学、危重病医学、疼痛医学以及急诊医学相关信息的交流和传播。ESA通过举办学术会议以及颁发助学金和奖学金等方式来鼓励各种科研学术活动。此外，ESA在提高和统一麻醉学标准方面也起到了重要的作用，通过开展培训项目、EDAIC项目、在职培训考试以及HVTAP等项目来推动医学生教育、继续教育以及麻醉医师资格认证等事宜。新ESA的构架目前也正在酝酿改造，包括条例的修改。

《欧洲麻醉学杂志》（EJA） EJA是ESA的官方杂志，所有ESA成员都可以获得EJA杂志。该杂志为月刊，所有权归ESA，同时也是EBA的官方杂志。有一组编辑负责该杂志的内容，发表高科学质量的原创文章，偏重于人类的实验室研究和临床观察及临床相关的实验室研究。该杂志也发表受当局委托的麻醉、疼痛和危重症医学方面工作的综述，以及社评、评注、书评、新闻和通知。另外除EJA外，ESA每年发表4次实时通讯，涉及ESA成员感兴趣的内容、通知及正式公告。

印度 (Deepak K. Tempe)

ISA自1947年成立以来，其会员人数已经从19人壮大至2014年的21 000人。1991年成立的南亚麻醉医师联合会成员国包括印度、孟加拉国、斯里兰卡、巴基斯坦、尼泊尔和马尔代夫。现在，印度还有一些独立的心胸麻醉协会和神经麻醉协会。印度心血管和胸科麻醉医师协会（Indian Association of Cardiovascular and Thoracic Anesthesiologists，IACTA）已成立16年，每年召开一次会议。IACTA为通过相应考试的心脏麻醉学者提供奖学金。另外，其与印度心脏超声协会合作启动了一项关于TEE的奖学金项目。从2007年开始，开展了一项有关围术期TEE的国家范围内的培训班，以便于心脏麻醉医师能够学习此项技术。现在在绝大多数心脏病治疗中心，这项技术都能够常规开展。IACTA还出版了 *Annals of Cardiac Anaesthesia* ，该期刊已经出版了15年，是第一本被美国国家医学图书馆和MEDLINE数据库收入的印度麻醉专业期刊，随后还有《印度麻醉学杂志》和《临床药理学》。此外，许多学会也相继成立，包括疼痛研究（1984年成立）、重症医学（2005年成立）和产科麻醉等领域（2005年成立）。亚洲心脏麻醉、神经麻醉和儿科麻醉也相继成立。

印度的学术和科研活动随着亚专业的成立而不断增加。其中，心脏麻醉的工作尤为突出。一篇发表在《心胸和血管麻醉杂志》上的文章指出，印度在过去十年中发表的文章数量仅次于美国，位居世界第二。尽管印度的论著相对较少，但其研究活动还是不容忽视的[47]。

日本 (Naoyuki Hirata 和 Michiaki Yamakage)

如前文所述，JSA 成立于 1954 年，之后每年举办一次年会。针对心血管、儿科、产科、老年、监护和设备、神经阻滞、科研以及教学的麻醉亚专业相继成立。截至 2012 年，JSA 共有 5450 名注册的麻醉医师，3341 名监督麻醉医师。绝大多数日本的麻醉医师和国际同行保持密切交流，而且为了保持自己的专业性，每年日本有 250 名麻醉医师参加 ASA 年会。

此外，JSA 从 1987 年开始出版 SCI 收录期刊《麻醉学杂志》，该杂志接收了许多来自世界各国的文章，每年刊出的文章增长至近 180 篇。

中东 (Anis Baraka 和 Salim Haddad)

中东地区的许多麻醉医师通过参加学术会议和讲座，阅读各种国际麻醉学出版物和期刊以及与世界各国麻醉医师建立友谊合作关系，来了解全世界麻醉学的最新发展动向。中东地区的一些麻醉医师，包括现在已经移居到国外的医师，已经成为本专业的领军人物，他们在肌松药[48-50]、半开放麻醉、产科麻醉[511]、儿科麻醉[52-53]以及开胸心脏手术病理生理学等[54]研究领域中做出了突出的贡献。此外，中东也有很多出版物。《中东麻醉学杂志》由黎巴嫩贝鲁特美国大学的麻醉科出版，杂志远销世界各地，受医学文献检索数据库收录（图 2-12）。

俄罗斯 (Yury S.Polushin 和 Olga N.Afonin)

除了少数医疗中心之外，绝大多数麻醉医师在实施极度有创的操作和有潜在危险的研究时缺乏有效的监督措施。脉搏血氧饱和度、气体分析和二氧化碳监测在许多中心仍然是奢侈的监护措施。医学研究也是政府投资的，但仍需依赖医师的自身追求，因为医师要在临床工作之余花费自己的业余时间来做科研。俄罗斯的麻醉医师和其他专业的医师一样，将他们的诉求转达至政府。卫生部批准了几个医疗服务的改进项目，但要想在俄罗斯建立一个与国际接轨的安全高效的卫生健康服务体系，还需要做出巨大的改革，投入庞大的资金支持。多个国家的经验显示，投入大量的原始资金可以改善民众的健康状况，从而降低医疗和

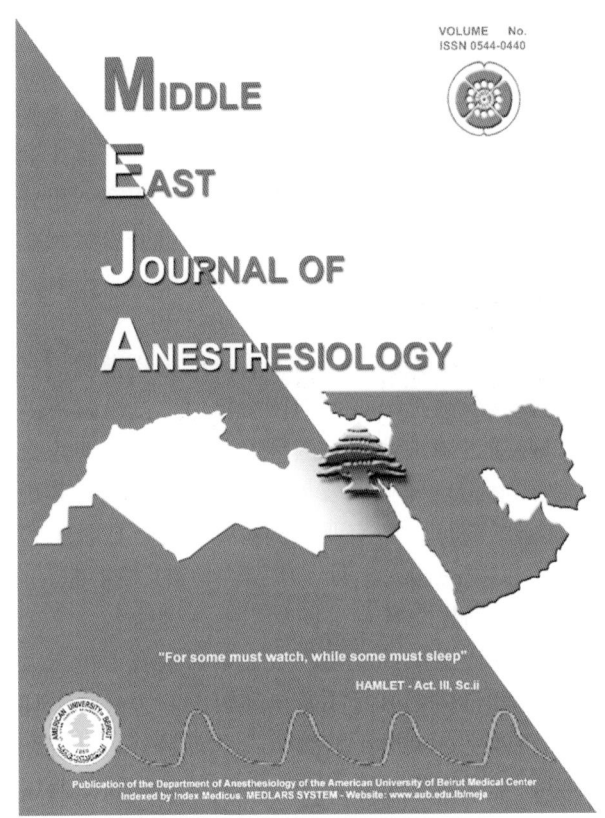

图 2-12 《中东麻醉学杂志》封面

疾病相关费用。俄罗斯作为一个曾经在医学和麻醉学发展中做出过突出贡献的国家，如果能够重新回到国际舞台上，成为推动健康发展的组成国家之一，那将是令人鼓舞的一件事情。

东南亚 (Florian R. Nuevo)

为了减少东南亚国家在医疗和麻醉实践当中所存在的差异（使东盟各国的麻醉医师加强合作，达成更多的共识），两位麻醉学领域的先驱（菲律宾的 Quintin J. Gomez 教授和马来西亚的 Saywan Lim 教授）在第四次亚洲大洋洲麻醉医师会议（WFSA 的一个区域代表大会）后于 1974 年 9 月在吉隆坡的一次会议上设想成立东南亚国家麻醉医师协会联盟（Confederation of ASEAN Societies of Anesthesiologists，CASA）。在时任 WFSA 主席 Gomez 教授（1976—1980）的领导下，第一届 ASENA 麻醉代表大会于 1979 年 12 月在菲律宾马尼拉举行。

CASA 的主要任务是通过每两年召开一次麻醉学会议（称为 ASEAN 麻醉医师会议）来促进当地麻醉专业的发展。在该会议上，ASEAN 的麻醉医师能够接触来自美国、欧洲以及其他国家的国际麻醉学专家，并向他们学习最新的麻醉学技术。同时他们也鼓励来自东南亚的学员和年轻麻醉医师在会议上汇报他们的

临床和科研结果，同时鼓励他们以演讲者或培训志愿者的身份参加各种科教活动。

目前，隶属CASA的学会也在开展麻醉相关的研究活动，但是仍有较大的改进空间。大部分临床药物试验由医药公司资助，研究成果很少发表在同行评审的麻醉学期刊上。另一不足在于难以将研究成果翻译为高质量的研究性论文。《ASEAN麻醉学杂志》是该地区研究成果发表的主要期刊。

随着时间的推移，CASA的目标也逐渐明确。他们努力促使各成员国之间加强交流，提升麻醉专业的形象，并通过增进地区与国际之间的信息交流来推动各个地区麻醉学专业的发展。CASA也支持与其他区域麻醉学的交流，如南亚区域合作联盟，成员国包括阿富汗、孟加拉国、不丹、印度、马尔代夫、尼泊尔、巴基斯坦和斯里兰卡等。

很多亚专业组织也逐渐成立，目前有亚洲与大洋洲产科麻醉学协会、亚洲儿科麻醉医师协会、ASCA、亚洲与大洋洲区域麻醉协会、亚洲神经外科麻醉和重症医学协会、ASEAPS等。CASA和这些亚专业组织提供了丰富的知识与信息，从而为该区域麻醉学的发展和麻醉医师自身的进步铺平了道路。

尽管面临着恐怖主义和流行性疾病（如禽流感、重症急性呼吸综合征等）的威胁，ASEAN两年一度的会议一直持续在举行，这与学会领导的坚持和CASA成员国的热情和友情是分不开的。参加会议的医师人数从400多人壮大到了上千人，参会的麻醉医师有些来自ASEAN国家，也有些来自其他国家和地区，如日本、韩国、中国、沙特阿拉伯、蒙古和中东等。会议的演讲者有些来自当地ASEAN国家，有些则是来自美国、欧洲、加拿大、澳大利亚和新西兰等国家的国际麻醉学专家，这些专家的费用由WFSA、医药公司、麻醉学协会或专家本人支付。

安全和医学法律提案

智利/南美洲（Guillermo Lema）

医学法律问题和患者关注的问题目前还没有纳入认证的范围。令人欣喜的是，麻醉医师都愿意接受认证，而医院和诊所也要求在他们机构工作的人员通过认证。

此外，医学团体意识到并已采纳了亚专业认证体系和国内国际公立和私立医院的认证体系，并强调了与患者及家属恰当的沟通、不同操作规范的设立，以及书面知情同意书的重要性。死亡率和并发症发生率的上报也有利于帮助患者更好地了解其所要接受的医疗服务。

中国（黄宇光）

麻醉毋庸置疑是一个高风险的行业。前文提到中国地区发展不均衡，不同级别的医院医疗水平存在显著差异，因此不同级别医院的麻醉安全系数也存在明显的差别。建立统一良好的麻醉安全质控体系，强调安全性是提高全国麻醉整体安全系数的重要保障。中国卫生部于2011年成立了全国麻醉质量控制中心，开展了多项安全质控工作，包括建立全国标准化麻醉单、推广手术三方核查制度和不良事件上报制度，并于2012年6月建立了全国麻醉质控标准和评价指标。至今，中国的每个省都成立了麻醉质量控制分中心，逐步形成了完善的全国麻醉质量控制网络系统。

欧洲（Lars I. Eriksson 和 Jannicke Mellin-Olsen）

针对麻醉患者安全的赫尔辛基宣言　麻醉医师在很多情况下是患者生命和健康的守护神，不论患者是在手术间、急诊室、重症监护治疗病房还是在承受剧烈疼痛时。据估计，欧洲每年约有200 000例患者死于外科手术导致的并发症。EBA和ESA及其他团体紧密合作，于2010年创立了关于患者麻醉安全的赫尔辛基宣言[55]。宣言强调了麻醉医师、患者、临床合作伙伴、医疗资助者以及医药和设备公司各自的职责。它强调了教育、培训和人为因素的重要性。宣言罗列了我们要达到目的所需的基本要求，参与医疗服务的人员都受邀签署了该宣言。EBA、ESA、卫生官员、患者组织、WHO、WFSA、UEMS代表和其他人员参与了宣言签署活动。绝大多数欧洲麻醉学协会也很快签署了该宣言。此后，该宣言被翻译成其他语言版本，并被绝大多数欧洲国家采纳。为了跟进和保障宣言的实施，EBA和ESA成立了患者安全工作小组。

出乎意料的是这个宣言获得了全世界的广泛关注。CASA的国家以及拉丁美洲的国家也签署了这个宣言。2011年，南亚学会签署了一个类似的班加罗尔宣言。澳大利亚、新西兰和加拿大的协会很快也支持该宣言。这些支持表明全球医师都在共同努力推动患者的安全。

另一个与患者安全相关的项目是生命盒项目（Lifebox），最初由WFSA、英国及爱尔兰麻醉医师协会以及哈佛公共卫生学院发起，提倡在全世界每一个手术室内使用脉搏氧饱和度仪，包括教育、培训和同行支持。其目的是为了减少地区之间氧饱和度监测的差异。ESA和其他欧洲麻醉学团体响应了该项目。

印度（Deepak K. Tempe）

印度麻醉实践的医学法律问题　和绝大多数其他国家一样，没有经过政府医疗委员会或印度医疗委员会的职业认证，在印度行医是非法的[56]。医学职业在印度十分神圣，医师的地位一度与上帝相当。这种情况一直持续到 20 世纪 80 年代，在此之前，人们无条件接受疾病的预后。但随着社会组织和新闻媒体的宣传逐渐增多，人们的意识形态和观念也发生了改变[57]。医疗行业的商业化和医疗改革的失败也是导致情况改变的原因。

1986 年消费者保护行动（CPA）称消费不公现象逐渐增多。CPA 的 2(1)(0) 对"服务"一词做了定义，2(1)(d) 对"消费者"进行了定义。一开始，医务人员是否应该被视为服务者还存有争议[58-59]。但 1995 年，高级人民法院法官在裁定印度医疗协会 Shantha 病例中称，医务人员为患者提供医疗服务时接受的咨询、进行的诊断和治疗（不论药物还是手术治疗）都适用于 2(1)(0) 部分规定的"服务"范畴。此外不论是公立医院还是私立医院，只要向患者收取费用就适用于CPA。在有些医院，即使患者接受免费医疗也可以去消费者法庭投诉服务不到位[60]。同样，麻醉医师虽然不直接受雇于患者（受外科医师、私立诊所或公立医院雇佣），但也要按照 CPA 支付赔偿[61]。

因此，绝大多数由于医师疏忽大意导致的病例纠纷，患者都会到消费者法庭投诉，因为这些法庭费用较低且结案迅速。根据服务的质量和赔偿要求，这些投诉分别会在地区、邦或全国委员会上结案。

CPA 使得以保护医疗行业为初衷的印度医学互助会和 IMA 意见很大，同时也在资深医师中引发了热议。最后他们不得不接受 CPA 可覆盖医疗行业[57]。

和其他国家一样，印度的保险公司也认为麻醉是一个高风险行业。此外，公众对麻醉风险的认识相对不够。因此，麻醉并发症通常不像外科并发症那样容易被患者接受。许多时候，投诉的对象一般是主治医师（通常是外科医师）或医院，而麻醉医师只是被投诉对象的一部分。从近年来井喷式诉讼案例来看，印度社会开始重视患者的权利，如医学责任认定，以及医疗过失、违反知情同意和隐私泄露等引起的索赔案例等[62]。但是慢慢地，患者也逐渐意识到除非有明显证据证实医师存在过失，否则也很难得到补偿[63]。

要证明医疗过失并成功举证需要满足四个标准：第一，必须投诉某一项医疗职责；第二，必须证实这项职责执行缺失或失败；第三，投诉者曾因为麻醉医师的过失而遭受损失；第四，麻醉医师的行为和相关

损失必须具有显著的相关性[64]。这些标准和西方国家的标准类似[65]。因此，遵守 Bolam 法则有助于麻醉医师自我防范。根据 Bolam 法则，如果医师按照适当做法合理行医，则其不为自己作出的诊断、治疗或者拒绝对患者提供信息负有责任[66]。这一原则在印度成为一个很大的难题，因为麻醉领域几乎没有相关的指南。除了最低监护标准之外，卫生部门或 ISA 针对不同的临床问题并没有设立相关的标准处理方法和指南。在这个问题上，ICA 被寄予厚望解决这个问题。针对临床麻醉中的不同问题，需要制定相关的指南。但这项任务极具挑战，因为不同地区之间设备和技术差异十分显著。

目前，印度大部分麻醉医师倾向于遵从英美指南。不幸的是，这些指南可能在很大范围内都不适合印度的医疗情况，一味用这些指南作为基准可能会带来问题。首先，需要确保临床医师遵照的这些理念和原则没有过时；其次，即使没有过时，临床实践也需要时时更新。另外，指南中给出的专业标准可能比较模糊或不易理解，在不同临床情境中可作不同解读。由于指南的缺乏和含糊不清，印度很多医疗官司的判定都是以民意为导向的，这里的"民意"主要来自于一些专家组成的地区医疗议会。这里不是说 ICA 不应该制定这些指南，相反，至少在一些常见医疗问题中是非常需要的，如剖宫产、腔镜手术或心脏病患者进行非心脏手术中，指南都是非常需要的。

政府的医疗理事会在这些事务中起了带头作用。他们有责任确保不合格的人员不能参与医疗实践，且在出现医疗纠纷时，要提供专家意见。例如，1997 年德里医疗理事会（Delhi Medical Council，DMC）就承担了处分医疗纠纷或提供补偿，以及反对随意投诉行为等任务[67]。目前，警察局和刑事法院会常规将所有医疗投诉发给 DMC，以获取专家评审意见。但消费者法庭对于投诉事件，可能会征求也可能不征求专家意见。但除外一些显而易见的案例（如血管钳落在腹腔内），一般案例还是会征求专家的意见。他们会向DMC 或者其他同行征求专家意见。此外，DMC 也会直接接到投诉案例。

DMC 有一个执行委员会（由 DMC 的执行会员和 1 ～ 2 名该领域的专家组成）作为筛查委员会，一旦筛查委员会找到了初步证据，就会将案例转给纪律委员会。纪律委员会包括一名立法机构成员（由发言者提名）、一名法律专家、一位由政府提名的知名人士、一名涉及纠纷领域的医学知名专家和一名由德里医学协会提名的工作年资 10 年以上的成员[67]。依据纪律委员会通过的决议能够对投诉案例进行判决。但是，执

行委员会和纪律委员会的所有决议都需要经过理事会的批准，理事会由 20 人组成。表 2-4 显示了德里州过去 5 年中患者对医师和麻醉医师的投诉案例数量[68]。可以发现投诉内容其实都是一些琐碎的事情，如过度收费、实施了不必要的检查、行医者没有合格的执照、实验室结果报告出错、出具假的医学证明，以及医疗疏忽导致非致命的患者损伤。有些案例直接投诉麻醉医师，但通常情况下麻醉医师是在患者投诉医院或主管医师（通常是外科医师）时被牵连在内。

有一种特殊的情况：外科医师在做某些小手术（如清创术或缝合术）时，可以自己实施局部麻醉。通常没有麻醉医师时，外科医师或别的医师都会自己实施局部麻醉。有时，局麻药反应可能会导致严重的后果，而这时麻醉医师往往被邀请参与复苏抢救工作，因此在患者投诉时就会被牵扯在内。因此，即便麻醉医师没有参与麻醉操作，也有可能会被牵扯到法律投诉中。同样，有些临床医师会在没有麻醉医师在场的情况下使用氯胺酮和丙泊酚。尽管有些人认可这么做[69]，但多数人还是认为麻醉医师必须在场[70]。但由于印度麻醉医师的紧缺，难以实现在所有应用麻醉药物的场合，麻醉医师都在场。而这些只是 ICA 所需要面对和解决的众多挑战中的一个而已。

在印度，大家相信解决问题的方法不只有一种。麻醉医师有权利选择治疗方案，在急诊手术中选择方案更多。国家委员会和高级法院规定，医师必须具备合理的知识和技能，并实施合理的医疗操作。但另外一个具备更高知识和技能的医师提出不同的治疗方案并不意味着前一个医师就一定是疏忽大意[71]。因此，单纯质控医师疏忽大意是不够的，投诉者需要援引专家证据或意见来证实医师工作中存在疏忽大意，而且必须排除其他合理的质疑[72-73]。

随意投诉医师的现象在印度日渐增多，尤其是 CPA 介入之后。法院也意识到了这一点[74-75]，法院对

表 2-4 2007—2011 年德里投诉医院和医师的案例数

年份	总投诉例数	投诉麻醉医师	投诉医院和主管医师，但麻醉医师被牵连在内
2007	105	0	7
2008	79	1	7
2009	98	0	8
2010	199	1	6
2011	107	0	10

疏忽大意的医师毫不仁慈，但也会避免对医师的恶意中伤。法院指示，无论投诉对象是医院还是医师，投诉到消费者法庭还是刑事法院，在通知当事医师或医院之前，法院首先要将案例发送给案例涉及的相关领域中有经验的医师或医师委员会进行鉴定。只有当鉴定医师或医师委员会报告案例中确实有初步证据显示医师或医院存在疏忽大意时，才能发传条给当事医师或医院。同时法院还规定，警察不能因为有患者控告就随便逮捕某一位医师。检察官在审查当事医师之前，必须获得独立的权威专家的审查意见。这样一项司法制度给医师带来了很大的安慰。

CPA 给印度的临床麻醉带来了明显的影响。麻醉医师必须获得患者的书面知情同意书，术中保持高度警惕，不断按照新指南更新自己的知识，并掌握相应的技能。完整准确的病例记录是他们在诉讼案件中自卫的有力工具。根据印度法律，一个案例在消费者法院审查，2 年内可以结案。因此，从案件发生到法庭听证，中间的时间延搁较短。因此，麻醉记录要尽可能准确、完善、整洁。此外，建立良好的医患关系是避免医疗纠纷的重要手段之一。

ISA 和 ICA 需要尽快针对不同的临床问题颁布相关指南、指导意见和流程方案，以便司法系统能够按照 Bolam 法则来处理具体的案例。

东南亚 (Florian R.Nuevo)

和美国一样，医疗过失相关的官司在 ASEAN 区域逐年增加。因为一些中低收入的国家负担不起必需的仪器、麻醉制剂和相关药物，而避免医疗过失需要强制性的高标准监控。

麻醉医师的不均衡分布、一些地区的贫困、必备药物的缺乏、基础设施或资源的匮乏都进一步加剧了患者的安全问题。

尽管在麻醉教育、抢救技能等方面已经有所进步，围术期麻醉相关并发症仍然存在。目前，大家已经逐步意识到非专业技术以及人为因素对于患者预后的重要影响。这些因素都应在麻醉培训项目和医学类研究生教育项目中作为专项进行讨论。同时，也应重视文化差异，并针对上述问题寻求有效的解决措施。

所幸的是，改革的浪潮不断推进，几乎所有国际性的麻醉组织都针对麻醉安全执业制定了一些指南或标准。马来西亚率先发布了国家医疗审计系统，这一点是非常值得赞扬的。新加坡和泰国目前也在使用这一系统模型。泰国发展了自己的国家麻醉事件上报系统，而通过 ASEAN 的麻醉领导作用，该系统在其他 ASEAN 地区也被积极鼓励使用。

WHO "安全手术挽救生命" 组织帮助唤起人们的患者安全意识。目前，麻醉患者安全问题已成为公众健康焦点，因其与手术及麻醉的并发症发生率及死亡率息息相关。

关于患者麻醉安全的赫尔辛基宣言号召使用更多的实践指南，这一号召得到了 CASA 成员的全力支持。很多安全措施正在制定中。

目前的挑战是认真履行这些安全举措并使其能够持续发展。为支撑这些患者安全项目，坚定的领导力是必需的。为所有利益相关者必须紧密合作，才能在患者安全问题上抹平一道道鸿沟。

结　论

正如本章所介绍的，全世界范围内的麻醉学科和麻醉学专业都取得了重大的发展。但各个国家之间的发展速度和麻醉医师的工作范畴还存在一定的差异，导致这种差异的原因是多方面的，其中最主要的原因是各国之间的资源差异以及社会经济和政治条件的差异。尽管如此，不管在哪个国家，患者都会觉得现在实施麻醉比 20 年或 30 年前安全得多（但也存在例外，本章中有描述）。提供安全的麻醉需要知识、资源和足够的合格麻醉医师。在过去的 10 年中，医疗资源，包括麻醉资源越来越充裕。但世界上仍有些地区缺乏足够的培训和资源，撒哈拉以南非洲地区就是一个例子。

值得庆幸的是，国际组织已经开始尝试解决这个问题。

本章曾经反复地提到，知识的传播、专业的完整性、麻醉医师的好奇心以及对高水平麻醉的不懈追求是最强有力的进步。随着信息技术的发展，麻醉医师能够从其他地方的同行那里学习先进的技术和知识，从而更好地了解并满足患者的需求。

那么现在我们的奋斗方向又是什么呢？有些专家建议，我们应该在现有成就的基础之上进一步加强各个国家之间的学科联系，如对不同国家之间麻醉技术的有效性开展深入的对比研究和多中心的联合研究。而其他人则认为这种对比研究的意义并不大，因为各个国家之间的医疗资源和临床实践存在很大的差异。编者则希望，有一天全世界的麻醉医师能够组成一个智慧团，共同解决麻醉领域中所存在的重大问题，从而促进麻醉学的发展并造福于社会。正如本章开篇所提到的，本章的目的并不是比较世界各国之间麻醉水平的差异，而是鼓励全世界的麻醉医师进行更多的交流。对于本章的编写，多国麻醉学领军专家为我们选送了十分有意义的内容，本书主编感到非常激动和荣幸。把这些内容放在一起，我们会发现全世界麻醉学的发展历程其实是一个十分神奇的故事。

参 考 文 献

见本书所附光盘。

第3章 围术期管理

Neal H. Cohen
张瑞林 译 郭 政 审校

要 点

- 麻醉的实践已经从传统的手术室环境扩展到整个医院和门诊工作的其他场所。同时，麻醉学已涵盖了急性和慢性疼痛的管理、危重症医学、姑息医学和睡眠医学。

- 麻醉学领域的扩大使麻醉医师有机会在围术期患者管理中发挥更加广泛的作用，为患者提供自围术期到转至门诊的治疗。

- 不幸的是，医院与围术期医疗费用持续攀升。为了应对日益增加的医疗费用，并强化医疗质量与患者安全，医疗费用支付机构正在修订费用支付方法，以更好地实现医疗目标。政府（如医疗保险）和私人支付机构（如保险公司）正在执行打包支付和其他支付方式，将管理并发症和可防范性伤害相关的风险转移给医疗服务提供方（如医院和医师）。

- 在这样的环境下要提供理想的围术期医疗服务需要多学科更密切的相互合作以及新型的医疗模式。已实施的许多支付模式对医疗结果产生了不同的影响。提供高性价比医疗服务的关键在于明确外科医师、麻醉医师以及其他医疗服务从业人员的角色与责任。尽管非麻醉医师（包括医院管理者）非常有助于解决手术患者的一些临床需求，但是麻醉医师在整个围术期管理方面起到更显著的作用，包括使患者获益、优化医疗质量与结果、提高术中及术后医疗效率。

- 达到这些目标需要重新评估整个围术期的管理策略，包括术前评估、术中管理及术后管理。这些目标的实现也有赖于完整、客观、实时的临床与财务数据以及分析这些信息的专业人员，以提供最佳医疗服务并提高效率。

- 目前已实现许多围术期管理模式，并取得不同程度的成功。围术期患者之家（perioperative surgical home，PSH）是新型管理模式的典范，它可使患者受益极大，使患者、医疗服务从业人员、医院及医疗费用支付方的目标达到一致，同时显著改善围术期疗效。

50 年前，麻醉主要局限于手术期间，大多数临床收入来自与手术患者麻醉、治疗相关的服务。渐渐地，麻醉职业范畴扩展至围术期，包含了术前评估、手术中患者管理及术后麻醉副作用的观测与评估。尽管这种治疗模式及其相应的支付方式在过去被认为是比较合适的模式，但今天，患者需求的变化、治疗的复杂性以及不同卫生保健从业人员角色的变化迫使我们改变围术期管理模式，以优化临床疗效。

本章回顾了麻醉学实践范畴的演变和扩展。麻醉管理贯穿于围术期，包括术前评估及制订疗效最佳的方案，手术中的治疗和术后治疗与康复策略。因此，麻醉医师执业范畴的拓展使麻醉医师参与患者围术期全方位的治疗，这样总体上可改善治疗效果，降低治疗费用。

扩展麻醉执业范畴的动力来自多个方面。首要原因是麻醉医师要承担为患者围术期提供优质安全的治疗并满足患者需求的义务。为了达到这一目标，需对患者围术期全程进行关注，而不是只局限于术中和术后的短期治疗。

第二，同等重要的是强调麻醉医师在增加循证医学实践、限制不必要或多余的治疗、为围术期患者提供更高效的治疗（尤其是手术期的即刻治疗）方面起着不可缺少的作用。毫无疑问，住院患者治疗的高成本，特别是术前有合并症的患者接受复杂外科手术治疗构成医疗费用逐步上升的主要原因[1]。尽管这些服务对于保证患者麻醉和手术的准备非常重要，但有一些治疗是基于传统或经验，并非来源于循证医学的依据。同时麻醉医师执业范畴的演变和拓展为麻醉医师提供了新的机会，使其参与患者的整个围术期治疗及其标准的制定。有一些麻醉医师已成为某些外科手术团队的核心成员，为提高整体疗效，他们和外科医师一起合作开拓临床路径，确定提高术前治疗的方法，同时确立术中和术后的治疗策略。例如，参与器官移植手术的麻醉医师（见第 74 章）常被邀请参与患者的选择、术前管理、术中和术后的治疗。通过这些努力，许多从前需要进入 ICU 治疗的器官移植患者现在不再需要进入 ICU 治疗，缩短了患者的住院时间[2]。另外，在心脏外科（见第 67 章）、小儿外科（见第 93 章）、神经外科（见第 70 章）和其他一些亚专业，麻醉医师的参与使围术期患者的治疗得到同样的改善。在这些范例中，麻醉医师、外科医师和团队其他医师在手术室与手术室外的精诚合作是提高疗效和减少治疗费用的关键。

麻醉医师在围术期的治疗还包括疼痛治疗和重症医学。疼痛治疗策略在急、慢性疼痛治疗中产生积极的影响（见第 64、96、98 章）。更为合理的围术期疼痛治疗（尤其对长期慢性疼痛的患者）在围术期疗效方面起到积极的影响，缩短了许多患者的住院时间，并提高了患者满意度[3-5]。同样，麻醉医师在重症患者围术期 ICU 治疗中发挥了重要作用。在提高 ICU 利用率、减少机械通气并发症、提供脓毒血症早期的诊断与治疗、改善肾衰竭患者的治疗策略方面，重症治疗医师的价值已得到了认可[6-9]（见第 96、101 ~ 103、105 章）。尽管麻醉医师不经常参与患者出院后的治疗，但是麻醉医师参与应对和解决患者出院后与围术期治疗相关的问题可能对改善疗效、降低治疗费用，提高患者满意度方面产生积极的影响。

第三方面在过去 10 年里越来越重要，即卫生保健费用（尤其是围术期治疗费用）的普遍增加、麻醉医师和外科医师在技能方面的提高，使过去由于潜在的慢性疾病、麻醉风险、手术复杂昂贵且可能导致术

后恢复期延长而无法手术的患者接受外科治疗成为可能。除外手术费用，治疗并发症、出院后治疗及再次入院治疗也会迫使患者支付大笔额外费用[10]。对这些常被低估的费用的认识影响着围术期治疗费用支付和管理的模式。例如，在美国，政府医保和商业保险公司已经开始关注与治疗并发症相关的费用，包括与麻醉治疗相关的一些费用。支付方一直缩减并发症治疗相关的费用，并拒绝支付再次入院的治疗费用[11-12]。麻醉治疗被认为与术后并发症的发生相关，其可能会延长 ICU 治疗时间，甚至影响临床疗效。例如，中心静脉导管感染、呼吸机相关肺炎、褥疮和肾衰竭都直接或间接地与麻醉治疗相关。实施积极的治疗策略对减少这些并发症非常有效。在患者围术期管理中，麻醉医师的参与可在提高临床疗效和降低治疗费用方面起到显著的积极作用。

另外，医疗费用支付方式的变化，即由按服务收费（FFS）转变为选择性捆绑支付，对外科医师、麻醉医师和其他一些相关医疗从业人员正在产生重大影响。例如，对住院治疗、医师服务和在某些情况下的康复治疗与意外或特殊外科手术提供一次性支付[10]。目前在美国，FFS 支付仍是最普遍的支付方式，每一位为患者进行针对性治疗服务的医务人员均会得到补偿。因此，支付单位并不鼓励多学科协作治疗。尽管 FFS 在护理质量和资源共享方面的影响被广泛争论，但它仍然被证明导致了过度治疗和削弱了学科合作[13]。通过对 FFS 的回顾性调查，我们认识到了它的不足，许多可选择的支付方式已经被采纳。这些支付方式对麻醉医师及其在围术期的角色产生重大影响。例如，麻醉医师可以帮助减少外科患者的治疗费用，他们可通过捆绑支付方式、政府提出的节俭计划以及责任保险组织（ACOs）获益。尽管和支付方式相关的争议每个国家情况不同，且超出了本章讨论的范畴，但这些新的支付方式的出现还是会对麻醉的实施产生重要的影响。同时多样的支付模式为麻醉医师或其他学科医师在围术期治疗中扩展执业范畴提供了潜在的机会。

最后，虽然麻醉医师执业范畴的扩大在围术期管理方面有积极的影响，在某些案例中体现了高性价比的有效治疗，但也导致麻醉专业细化，在某种程度上减弱围术期的整体治疗，出现片面治疗。在当前的治疗模式下，围术期治疗很少仅由麻醉医师单独完成，更常见的是多学科的协作，发挥各自独特的作用。现在，患者手术前准备常在专业的术前评估门诊进行，它独立于手术室与其他门诊。该评估在外科手术前进行，麻醉医师通常是通过电子资料而非和患者面对面交流来了解患者的一般情况，确定诊疗计划。手术室

治疗由一名麻醉医师或麻醉治疗团队完成。术后治疗[包括麻醉恢复室（PACU）、疼痛治疗及ICU治疗]是由另外的麻醉团队来完成。尽管对患者的全面治疗而言，每一步治疗都很重要，但麻醉医师之间的协作对优化治疗、了解和实现患者治疗目标、提高疗效非常关键。为实现上述治疗目标，需要推行新的围术期医疗模式以更好地发挥麻醉医师在围术期的作用。

围术期管理

本书对麻醉医师在围术期的多方面作用的讨论将贯穿始终。例如，第38章强调麻醉医师在术前评估和管理中的不同角色。一般情况下，对于健康状况良好的患者可能不需要复杂的术前评估和治疗[14-15]。但随着外科学和麻醉学的发展，我们已经可鉴别哪些患者需要更全面的评估，包括大量检查及合并疾病的治疗[16]，以增加患者顺利度过手术和术后康复的可能性。有些患者的术前评估和治疗需要某些专科医师参与，如心脏科医师、肾脏科医师和呼吸科医师。但在多数情况下，完善的术前准备方案最好由麻醉医师来确定，因为麻醉医师更了解慢性疾病对围术期的影响，同时也了解麻醉对生理的影响。麻醉医师可提供手术麻醉前的评估与最优化治疗，减少不必要的术前评估与治疗，保障围术期安全。同样，麻醉医师无论是独立或是参加治疗团队，都可主导手术期间患者的治疗（有些时候是麻醉护士实施）。麻醉医师不管是亲自实施还是间接指导都能够并且也应该在患者术前准备、术中治疗、术后治疗与康复中发挥重要的作用。重要的是，麻醉医师必须和外科医师、手术室护士及其他工作人员进行有效的沟通，进行患者术前核查，确保患者与手术匹配正确，确保所有物品和设备就位、正常，使手术室及其资源高效运转，优化协调患者从术前到术后的治疗。

全世界的医院都在尝试新的方案来改善患者术中管理，减少并发症发生，降低治疗费用。手术患者核查表的实施已被证明可提高患者在手术期间的安全性[17-19]（见第4章和第6章）。外科手术前的例行核对（如暂停手术）可减少手术部位错误的发生率，促进手术参与人员的交流，优化患者治疗[20]。有些医院和手术服务机构在每一台手术结束时实施核查说明，确定已完成的手术程序，确定患者术后的期许，确保所有与手术相关的物品数量正确，防止其滞留在手术区域[21]。这些措施不仅成功减少术中并发症，而且在某些案例中降低了治疗费用及手术室资源的浪费。例如，英国国民医疗保健体系创立高效手术室（The

productive Operating Theatre，TPOT），增加手术例数，提高患者疗效[22-23]。这个流程包含了手术开始前和手术结束时的例行核对，以确定术中和术后的重要事项正确无误。此流程的实施可减少差错事故的发生，帮助患者安全度过手术期，增加手术室使用率，缩短手术床周转时间，减少手术室损耗。这些努力也显示出了显著的经济效益。英国国民医疗保健体系在医院的其他科室正在推行同样的方案，例如在"高效手术室"的基础上推行"高效病房"[24]。这样的模式和机制应该实施于整个围术期的综合治疗中，确保患者顺利康复。

传统上，麻醉医师更专注于手术期间对患者的治疗。从手术室环境过渡到手术室外工作，代表麻醉医师获得另一个重要的机遇，即在完成手术期间对患者安全和高质量的治疗的基础上，进一步改善整个围术期疗效。临床安全性的进步得到美国国家科学院医学研究所和其他机构的公认[25]。这得益于更好麻醉药物的使用、新的麻醉技术以及监测技术（如脉搏氧饱和度监测、呼气末二氧化碳图和超声心动图的进步（见第44章）。麻醉治疗对患者术后即刻和长期恢复的影响已经被日益关注和重视，包括住院患者和出院后未重视和未被诊断的麻醉和手术并发症的患者。例如，手术后需要行气管插管，大多数患者会出现拔管后数日的哮喘和吞咽困难，这样会削弱对气道的保护，尤其患者在睡眠期间[26]。患者出现术后肺炎，至出院时仍无临床表现，吞咽困难是其原因吗？同样，最常见的院内感染是肺炎和手术部位感染，这也证明手术期间（术中）的管理是术后疗效的重要决定因素[27]。许多其他的术中治疗策略也影响患者术后的远期疗效。有三个例证支持此结论。第一，术中补液及血管升压药物的应用影响术后代谢状态和肾功能[28-29]。第二，术中血糖水平影响伤口愈合[30]。第三，最近认为，无论是小儿还是成人，术中麻醉剂的应用均对术后认知功能有影响[31-33]。因此，麻醉医师有责任和机会明确引起这些和另外一些并发症的原因。我们需要知道如何使用麻醉剂会更有效地减少不良后果，并有效治疗这些并发症。

围术期管理策略

基于上述原因，围术期治疗策略一定要比过去更为广泛。大多数患者只需要一般性的术前评估或术后随访。有些患者则需要强化的围术期支持，尤其是术前和术后的治疗。另外，许多手术和围术期管理方案对患者和付费者来说，既无效又昂贵。麻醉医师具有独特的背景，他们了解医疗环境，具备所有临床专业知识，能够处理这些问题和确保最佳围术期治疗。为达到这些目的，麻醉医师需重新评估现行的医疗模式。在大多数临床病例中，由一名麻醉医师单独参与所有围术期治疗已不再可能，也不适合现行医疗模式。在围术期，术中和术后治疗会由不同的麻醉医师参与。在某些病例中，甚至包括兼顾疼痛治疗和重症加强治疗的麻醉医师参与完成围术期治疗。在这样的治疗模式下，需要增强参与患者治疗的其他医师与麻醉医师之间的沟通和合作。电子病历是有价值的临床信息来源，但是它不能够替代医务人员之间的直接沟通，特别是在遇到复杂临床问题的治疗时（见第 4 章和第 6 章）。

这样的合作治疗模式对接受简单手术的健康患者来说似乎不必要。但麻醉医师在围术期治疗的重要作用对大多数患者来说毋庸置疑。例如，接受简单手术的患者常会在术后发生容易被忽略的并发症，需要及时的评估和治疗。麻醉医师、外科医师和护士对患者提供指导和宣教信息，有益于帮助他们度过术后治疗期，通常此时患者不具备完全理解或处理相关信息的能力。因此，即使在处置一些"简单"病例时，麻醉医师能够帮助患者处理术后的难题，并协助患者从术后顺利过渡到初级保健医师处。外科医师可以向初级保健医师转达手术治疗的经过，但他很少涉及麻醉相关并发症的处理、气道管理或潜在的气道阻塞，以及麻醉剂、镇痛剂、肌肉松弛剂的作用。出院后的术后评估有助于判断是否有麻醉并发症发生，有助于解决患者及其亲属关于术后事项的疑虑和担忧。在多数情况下，电话或远程咨询、指导足以解决患者的临床问题。有一些患者需要面对面术后随访。有些麻醉科在术前评估门诊完成这类患者的术后随访。开展术后评估与治疗有助于外科医师、初级保健医师和患者共同保障高质量的术后康复。通信技术和医学信息学的不断进步增进了整个围术期患者和医师的交流。

在围术期，除了对每一位患者需多学科协作治疗外，对那些存在基础疾病、接受复杂手术以及需延长住院时间的患者，必须制订一个正式、强化、完善的围术期治疗方案。另外，对那些需要专业护理和康复治疗的患者以及出院后需家庭护理的患者，其出院后治疗的维护、疗效的评估和治疗方案的按需修改仍存在很大挑战。究其本质而言，这些患者的围术期治疗需要多学科专家协作，包括但不仅仅限于麻醉亚专科医师、外科医师和专科医师。对患者而言，治疗医师观点多样和拥有专业知识是最必需的。尤其是对多种疾病并存又经历了复杂手术的患者，这种协作治疗的牵头者一定是由一位能够将多学科知识与患者需求和

目标整合成一个综合诊疗方案的医师来承担。在过去，这个角色是由患者的初级保健医师来承担的，并贯穿于整个围术期。随着围术期治疗的复杂性增加、人口结构的变化，以及为减少总体治疗成本而提供有效的协作治疗的需求，麻醉医师有更多机会承担这个角色。这样，需要麻醉医师将行医范畴调整到适应这种新的治疗模式的要求，而且在许多情况下，麻醉医师需获得新的临床和管理技能，才能为患者提供与他们期望值相一致的有效的最佳治疗。

通常，对一个在围术期治疗中寻求较多参与机会的团队来说，最具挑战的阻碍来自于他们自己的成员。团队的所有成员必须对治疗模式达成共识，且与他们的期望相一致。要得到全科的支持，关键是要明确患者的围术期治疗是需要多学科医师参与的综合治疗。治疗团队的每一位成员必须保证参与整个围术期中其所承担的治疗。这些治疗过程将由许多不同亚专业的麻醉医师参与，每一位医师承担不同的临床任务。围术期协作治疗的一个例证是对有慢性严重疼痛病史拟行复杂外科手术的患者的管理。患者在术前需接受全面、系统的评估，在此基础上拟定最优治疗方案。在手术中，患者由另外一位麻醉医师提供治疗和实施麻醉，这位医师会了解患者所有在术前评估中确诊的临床疾病和问题，并且和患者进行有效的沟通和交流。当这位患者术后需要转到 ICU 治疗（包括呼吸机支持、加强呼吸治疗、血流动力学监测和液体治疗）时，从手术期间麻醉医师的治疗过渡到 ICU 麻醉医师的治疗是无缝对接、连续的。患者的疼痛治疗是由疼痛医师和重症麻醉医师一起参与共同实施完成的（见第 64 章和第 68 章）。剩余的治疗由麻醉科一位医师管理，帮助患者过渡到下一个治疗科室或回家康复，确保与初级保健医师或家庭看护人员的有效沟通。尽管这个围术期治疗模式与许多现实不同，但它代表了优化围术期治疗的医疗模式，并且利用了麻醉医师在整个围术期患者治疗和管理方面的专业知识和特长。

虽然临床专业知识对于医师为个体患者提供最佳围术期治疗是必需的，但围术期管理的新方法要求每种医疗实践应有必要的临床和财务数据以及解读分析能力。大型区域性和全国性组织正在对由多专业组成的围术期医疗情况进行分析，决定哪些过程需要改进，以使患者受益，提高工作效率。但对于较小型的医疗实践，要想具有如此丰富的专业知识和获取信息颇具挑战。因此，在美国采纳了与预获得麻醉实践的大型区域性和全国性组织大量整合的麻醉实践医疗模式 [34]。在这个情况下，较大的治疗团队能够确保优化围术期治疗所需的医疗资源，实现麻醉医师参与围术

期治疗的临床和经济价值。一些医院已经开始招募人员，以补充麻醉医师临床技能的多样化，确保麻醉科具备多方位临床专家来优化围术期治疗。多学科协作的围术期治疗能够确保麻醉科医师执业范畴的拓展以及建立临床医疗和医疗管理数据库，证明麻醉医师参与围术期治疗对患者和医疗机构的价值。从管理学角度，这种医疗模式使得医院或者保健机构在与医疗费用支付机构谈判中处于更为有利的地位，尤其是在分担捆绑支付金额的谈判中。由于医疗运行管理和分析能力对优化围术期治疗是必需的，所以，每一位医师必须掌握这种知识和能力，收集相关资料，以成功应对麻醉实践面临的许多挑战。

围术期治疗模式

多数医疗体制和医疗机构在寻求有效的途径和措施，降低医疗费用，提高效率，维持或不断改善医疗质量。实现这些不同的目标并不容易。单一的医疗模式不能解决每个病种或不同医疗机构遇到的问题。目前，许多围术期治疗模式在运行，有些是成功的，有些模式是否成功仍待考量。尽管围术期治疗模式包括麻醉医师，但对于病情复杂的患者的术前与术后管理，其他相关学科的医师也有参与，并获得了较好的临床效果。基于以上经验，围术期医疗模式的关键在于：①纳入特殊类型患者的诊疗流程，要有详细的说明（如特殊外科手术的操作流程）。②要保存足够的临床和财务数据用来评估治疗模式。③阐明所有参与医师之间的协作和合作流程[35]。随着围术期管理模式的改进，人们已经开始从住院患者的全科住院医师模式和慢性疾病患者的医疗之家模式中吸取经验。

以患者为中心的医疗之家

医疗之家又称以患者为中心的医疗之家（PCMH），是由初级保健医师为改善患者健康状态提供综合治疗的医疗模式[36]。PCMH的关键作用是通过综合治疗减少患者去急诊科就诊和住院治疗的概率。在这类患者的治疗中，包括了许多用于减少治疗费用和提高临床疗效的治疗策略。此模式常常会利用不同人员的作用，包括高级护理人员、呼吸治疗师、物理治疗师、患者律师等来参与治疗慢性疾病，如哮喘、慢性阻塞性肺疾病（COPD）、心力衰竭和糖尿病。PCMH的费用包括治疗费和协作治疗的费用。这个医疗模式尽管在治疗费用方面的成功不那样显著，但在改善疗效方面的优点已经凸显，尤其是对慢性疾病患者的治疗[36-38]。在一些病例的管理中，PCMH模式反而导致了住院率的

增加[36]。尽管PCMH模式总体上来讲是成功的，但对于如何达到最高效的围术期治疗，有些教训值得我们借鉴。第一，术前评估必须综合考量，有助于术前和术后及时发现并且有效控制潜在的临床风险（见第38章）。在围术期，麻醉医师对合并慢性疾病的患者必须独立判断处理，而不能遵从其他医师的意见。第二，在术后医疗中，对慢性合并症和手术、麻醉并发症的治疗要同等重视。如糖尿病周围神经病变的患者可能不能仅仅依照传统的治疗方法康复，而需要制订个体化的治疗策略。第三，围术期的管理还需要依赖其他人员，如内科医师及高级护理人员。围术期治疗成功的关键是要确立每一位参与治疗的医师在合作团队中的角色，相互之间要不断地交流患者的治疗需求，利用有效的数据分析医学治疗和方案运行情况，即费用与治疗效果的分析。

外科的住院医师负责制（外科医师模式）

另一种模式在美国和世界其他国家的医院也在实施，这种治疗模式是外科（住院）医师负责制。它是针对住院患者实施的接诊医师负责制模式。许多研究已经证明其临床价值和其他的优势[39-40]；这个治疗模式多数时候是针对伴有潜在慢性疾病的急诊患者。但在许多医院，随着外科患者数量的增加，围术期患者治疗中外科医师角色变化，以及围术期患者治疗复杂程度的增加都在推动着外科住院医师负责制模式的拓展，以应对患者全面治疗的需求[41-42]。许多医疗机构已经雇佣一些外科住院医师（个别主治医师）与特定外科服务机构协作，进行住院患者的院前、院后治疗。外科住院医师负责制医疗模式呈多样化，有些与内科医师和儿科医师培训相结合，而在另一些模式中由一名对围术期治疗感兴趣的外科医师承担。每一种治疗模式发挥着类似的作用。

许多外科住院医师模式是成功的，尤其是在改善慢性合并症的治疗中。尽管文献证明此模式在患者住院时间和再次入院率方面的优势有限，但在提高疾病治疗的及时性和患者、医务人员满意度方面还是积极有效的[41]。同时，这种医疗模式并不完整，如外科医师可能因为集中精力处置慢性疾病（如糖尿病、高血压），而忽略了围术期的其他治疗。为了完善这种医疗模式，必须将外科医师训练成管理复杂手术患者围术期治疗的高手。只有在把患者合并症和其他围术期问题全面、综合地考虑和控制的情况下，才能体现外科住院医师模式的优势。例如，神经科医师必须理解如大脑自动调节和临床干预对脑血流动力学的影响的概念。在和其他手术部门合作时，主管医生需要关注类

似的问题。

外科住院医师负责模式已得到较大的扩展，使得外科医师的精力能够更多地集中于手术室内。但在这种医疗模式中，外科住院医师（不论是承担非手术任务的外科医师还是内科医师）与麻醉医师在患者围术期治疗中的关系仍不确定。在一些病例中，患者的围术期治疗在手术结束后马上由麻醉医师转交给外科医师；在另一些病例，则是由麻醉医师转交给重症医师（麻醉科重症医师或重症医学科医师），但是患者基础疾病的治疗仍然由外科医师承担。在后一种情况中，麻醉医师、重症医师和患者外科主管医师在围术期管理的角色和责任需进一步明晰，确保患者综合治疗以及过渡期的治疗。当每一位合作医师责任明确时，以上两种医疗模式在围术期的管理均可能是有效的。同样重要的是，患者出院后转为门诊治疗时，参与其住院期间治疗的所有医师必须进行协调，确保门诊医师了解手术过程和它的影响，包括麻醉剂应用的任何影响，方便患者在门诊进行治疗。

快速康复外科

快速康复外科（enhanced recovery after surgery，ERAS）是另一个关于接受大手术的患者围术期管理创新方法的例子[43-44]。ERAS 方案采用了循证医学概念和证据优化患者围术期治疗效果，其目的是围术期全方位优化治疗，促进患者术后全面恢复。ERAS 强调全面的围术期管理，尤其是术前宣教、疼痛治疗、早期康复，特别是对接受腹腔镜手术和结直肠外科手术的患者。文献显示，这个方案可成功使患者住院时间缩短 30%，术后并发症的发生率降低 50%[45-47]。

ERAS 方案的主要特征是它的多学科和协同性治疗，体现在术前、术中与术后治疗的无缝隙衔接过渡，以另一种路径改善围术期治疗。ERAS 强调了麻醉医师在提供最佳围术期治疗中的价值，可帮助患者早期下床活动，早期恢复胃肠功能，早期启动机体自身营养支持。虽然 ERAS 主要针对胃肠微创手术术中和术后的最佳化治疗，但对其他类型的外科手术的围术期治疗应该具有同样的效果。

围术期患者之家

尽管 ERAS 能为微创手术患者提供理想的连续的治疗策略但本章前面讨论过的多数治疗模式可为手术患者提供个体化的治疗。一些方案可能改进了患者的术前筛查和评估，另一些方案可减少术中并发症和手术费用，还有若干方案改善了术后治疗。大多数治疗模式对疗效、医疗质量和总体费用均有积极的影响，但还有许多病例治疗的总费用并没有减少。更重要的是术前、术后的综合治疗和过渡期的治疗还不是最理想的。

麻醉医师在手术室内和手术室外价值的扩大，为他们成为围术期治疗医师提供了机会[48-50]。随着与手术相关的围术期治疗的复杂性增加，从术前患者疾病的管理到术后出院患者病情的随访，需要一个贯穿围术期的协同（综合）治疗方案。最近，美国麻醉医师协会（ASA）提议发展 PCMH 基础之上的围术期患者之家（PHS）[51-53]。PSH 强调贯穿患者围术期的临床协同治疗，旨在优化术后疗效，促进患者从围术期到术后康复的过渡。在 PHS 模式中，围术期患者的临床治疗是由麻醉医师参与的治疗团队依据循证医学制订临床治疗路径，提高患者疗效，降低整体治疗费用（包括术后康复费用，如家庭护理和特殊护理设备）。和 PCMH 一样，PSH 的设计理念也是以患者为中心。这个方法需要对围术期治疗经验重新评估，以确保围术期治疗的每一步均以患者的需求为主。尽管 PSH 理念主要在某些类型的患者中实施，且其效果仍不明确，但目前的结果显示，PSH 作为一种更加全面、完善的围术期治疗模式，可提高疗效和患者（和医院）的满意度，同时可降低治疗费用[53-54]。

ASA 所设想的 PSH 有五个主要目标：

1. 确保患者接受正确的手术方案，促进外科医师、麻醉医师和治疗团队其他成员之间的充分沟通，形成围术期的协同治疗。
2. 提供理想的术前评估和治疗计划，包括潜在的慢性疾病的管理。
3. 为临床治疗制定和实施贯穿围术期的循证指南。
4. 患者的围术期临床治疗管理是连续且衔接紧密的。
5. 评估并且公开治疗结局和疗效。

PSH 模式对某些类型的手术患者的围术期治疗是很有效的。从中也可能总结出若干适用于所有外科手术患者的围术期治疗常规及策略。临床路径和对临床治疗新的评估方案使患者、医疗机构和支付机构三方受益。

结　论

住院患者统计学数据特征的变化对医院、医疗体系和医疗从业人员都构成严峻挑战。许多医院外科住院患者的数量在持续增长。许多手术患者患有潜在的合并症，不仅使手术和麻醉管理变得更加困难复杂，而且需要多科医师的协同治疗，包括初级保健医师、外科医师、麻醉医师和其他专科医师。本章阐明了围术期协同治疗和优化治疗面临的一些挑战和困难。尽管尚无单一模式可以满足解决所有临床问题和患者需求，但医疗模式的一个重要元素在于确保从患者术前评估到术后康复的围术期治疗的协同性和连贯性。目前，有众多围术期治疗模式可供选用，但是对于不同类型的患者、不同类型的手术和医疗服务水平参差不齐的医院（或医疗机构），应该根据具体情况选用针对性的医疗模式。在这些管理模式中，麻醉医师角色的拓展要求其具备收集和分析治疗结局和费用数据的能力，同时制订临床疗效最佳的治疗方案。PSH 是一个具有创造性的新型医疗模式，它已经使部分患者明显受益，通过汲取其他医疗模式（包括 ERAS、外科住院医师模式和 PCMH）的经验和优点，兼顾患者、医疗从业人员、医院和支付机构的目标，可显著提高围术期治疗效果。

参 考 文 献

见本书所附光盘。

第4章　手术室管理

Lames D. Kindscher

丁　超　甄　宇　王　鹰译　孙　莉　田　鸣审校

感谢：编者及出版商感谢 Dr. Melissa Rockford 在前版这一主题中所作的贡献，他的工作为本章节奠定了基础。

要　点

- 规划手术室管理体系，将控制权和决策权集中到一个职位（例如手术室医疗主任）对于维持手术室功能于最佳状态具有很多优势。
- 改进手术安排方法能够使手术室达到最高工作效率。专用手术日可使手术室工作人员有更好的可预见性和满意度。
- 准时开台、标准化外科手术进程及加快手术间的周转都是手术室高效运转的关键因素。
- 传统手术室的利用率评估不能真实反映出手术室的运行状况。最新的方法是关注手术室的生产力，它越来越多地被用来配置手术室资源。
- 管理日常手术安排需要认真计划，同时要时常重新评估手术安排，以便处理好手术时间、加台手术和取消手术的变化。
- 手术室主任必须在手术室内营造一种专业氛围，不允许违规行为的存在。
- 手术室管理通常还面临非手术室麻醉数量增多的问题（见第90章）。
- 详尽的手术室信息系统对于追踪手术室工作情况、制订评估报告和改进方案至关重要。手术室成本核算对于手术室主任做出资源配置的指导性决策也极为重要。

手术室（operating room，OR）是医院收入和支出的主要部门之一[1]。医院的主管人员如今必须关注手术室运营的可盈利性，这种重视使得手术室管理得到飞速的进步和发展。目前，手术室管理的目标是建立更加正规和有效的管理体系，取代之前被错误定义的手术室决策和管理体系。过去10年间，涌现了一大批关于手术室管理的研究文献和书籍（见参考文献列表）。

发展历史

手术室和医院内非手术室麻醉已经历过一场变革。与20~30年前相比，手术室的组织结构和日常管理发生了显著变化[2]。过去，手术室的利润很高。手术室首先要考虑的是最大限度地为外科手术提供方便，得到更大的市场份额，而成本控制没有那么受重视。大多数外科患者需要住院床位，因而手术的安排主要受限于各病房的床位数。医院管理者认为手术室内任何新的投资都会增加收入。在这一繁荣发展的期间，医院的收入相当可观。因此，只要有需求，医院就会引进新设备或扩建手术室。外科医师只要愿意，就可以安排手术，通常是遵循先来后到原则。管理手术室的权利分别掌握在几乎没有指导手术室经验的医院管理层和对手术室大小事务了如指掌的手术室护士长手中。医院管理层需要同时负责医院的很多部门，因此他们将手术室日常事务管理权交给手术室护士长，使之成为手术室的实际领导。很多后勤保障工作（手术室保洁、门卫、器械耗材管理以及被服清洗）已从手术室的行政结构中独立出来。后勤工作的简化降低了手术室工作的复杂性。而医师在管理手术室功能方面通常发挥有限的作用。

外科手术越来越复杂，因而对手术室手术时间的竞争也变得激烈起来。外科医师和麻醉医师开始对医院的手术室管理模式产生不满。手术室管理委员会的成立为医师们提供了一个向医院领导吐露心声的平台。医院和手术室管理委员会共同制订出管理手术室的相关规定和政策。为复杂手术提供专用手术间及增加手术安排的需求使得各个专科拥有了自己特定的手术时间，即"专用手术日"。专用手术日使外科医师进行手术安排时有了更好的可预见性，同时也使得医院能为患者提供必需的支持。但手术室日常管理权仍然主要掌握在护士长手中。

随着诊断相关组的赔偿和按人计价的护理费越来越普遍，手术室收入开始降低。医院管理者意识到手术室的供应维护及配备专业护理人员开销巨大。同时，医院的整体手术利润开始缩水，从 1997 年的 6.3% 减少到 1999 年的 2.7%[3]。至 1999 年，43% 的非营利性医院实际上都在赔钱。以上损失迫使医院领导重新审视该如何运行手术室。如果手术室消耗医院年度预算的 9%~10%，医院则需要经过分析并控制成本。随着全面医疗体制改革和被称为"守门员"的初级医保的出现，医院做出对专科医师和外科手术的需求量降低的预期，并相应减少了住院床位，限制手术室的扩张。这些改变直接使得手术室运行和管理陷入了困境。

但外科手术量并未如预期那样减少。手术需求的增长速度已经超出了手术室及其工作人员的承受能力。在控制成本以获得最大效益的同时，医院床位、重症监护治疗病房（ICU）床位以及手术室医务人员的短缺更增加了管理的压力。医院期望手术室在经历这些变革的同时，能够保证医师和患者有较高的满意度。医院管理层意识到，他们需要医师领导阶层更直接地管理手术室的复杂事务。一些医院会指定各医疗科室的主任参与管理，并给予这些处于手术室领导地位的医师更多的发言权和管理权。最开始，这种由外科医师组成的手术室管理结构仅存在于少数教学医院，现在扩大到全世界许多公立和私立的医院。

随着提高成本效益成为医疗服务关注的焦点，大量经费开始投入到门诊患者的医疗设施建设中。在美国，日间手术中心以及诊室开始取代传统医院，成为大部分外科手术实施的场所（见第 89 章）。目前即使在美国的大型社区医院和学术中心，也只有不到 1/3 的手术患者来自院内病房。门诊手术和大型三级诊疗机构的高效运行越来越具有挑战性，更需要手术室相关管理专家的出现和精准的手术室管理。关注领导层的结构和手术室管理技巧，以改善手术室功能，从而实现有条理的手术室管理。

手术室管理系统

手术室复杂而且设备投资巨大，因此需要一套能够快速适应并且整合不同部门的管理系统。随着医疗和管理需求的不断改变，手术室的管理系统需要快速应变并完成安排调度。传统的手术室遵循"自上而下"的管理风格，医院管理层完全不熟悉手术室的日常工作情况。手术室护士长常被委派管理手术室，但护士长可能对于手术医师和麻醉医师的具体需求知之甚少，从而导致手术室管理困难重重。这成为快速解决手术室不断变化的需求的障碍。针对这个难题，手术室主任的概念应运而生。最初这一职位被定义为"手术室独裁者"，即具备绝对权威和决策权的领导者。这种管理方式也存在缺点，其意味着"独裁统治"，剥夺了其他医师的权利。因此，这种管理方式在实际应用中鲜少成功。

合理的手术室管理需要手术室核心人员的参与，同时也要提供透明公开的管理措施，以不断改进手术室管理。手术医师、麻醉医师、护士以及医院领导者均需要通力合作，共同参与这一复杂部门的管理。手术室管理的工作内容包括手术排班、制定手术标准、制定相关条例规范及对未来决策方案的规划。

手术室主任的产生是为了解决手术室不同科室成员（外科医师、麻醉医师、护士和医院管理者）竞争优先权的问题。为了使手术室更有效地运行，手术室主任必需平衡各个部门成员协作时各自的优先权。外科医师想得到最大限度的方便和服务、便利的手术室通路和最新最先进的手术器械。护士希望能确切预计手术时间，使手术标准化。麻醉医师希望充分利用手术室的高峰工作时间，在手术开台和接台时得到充分的支持。医院管理者希望在人员和设备成本最低的情况下，取得较高的手术室利用率。上述部门的优先权相互竞争，可能导致冲突并降低生产力。手术室主任的任务就是使各科室能够更有效地合作。这一管理结构最大的优点在于，将管理与控制权集中于某位知识结构全面的权威人士，使得手术室能快速适应变化，不断改进。手术室主任管理体制的创立提高了手术室绩效，提高了医护人员和患者的满意度，使之快速适应市场生产力的改变，改善了系统的内部交流，并加强了对手术室规章制度的响应与执行。图 4-1 的组织结构描述了手术室主任如何参与手术室管理。

麻醉医师适合担任手术室主任这一职位的原因有很多。一般而言，麻醉医师对手术室有较全面的认识，

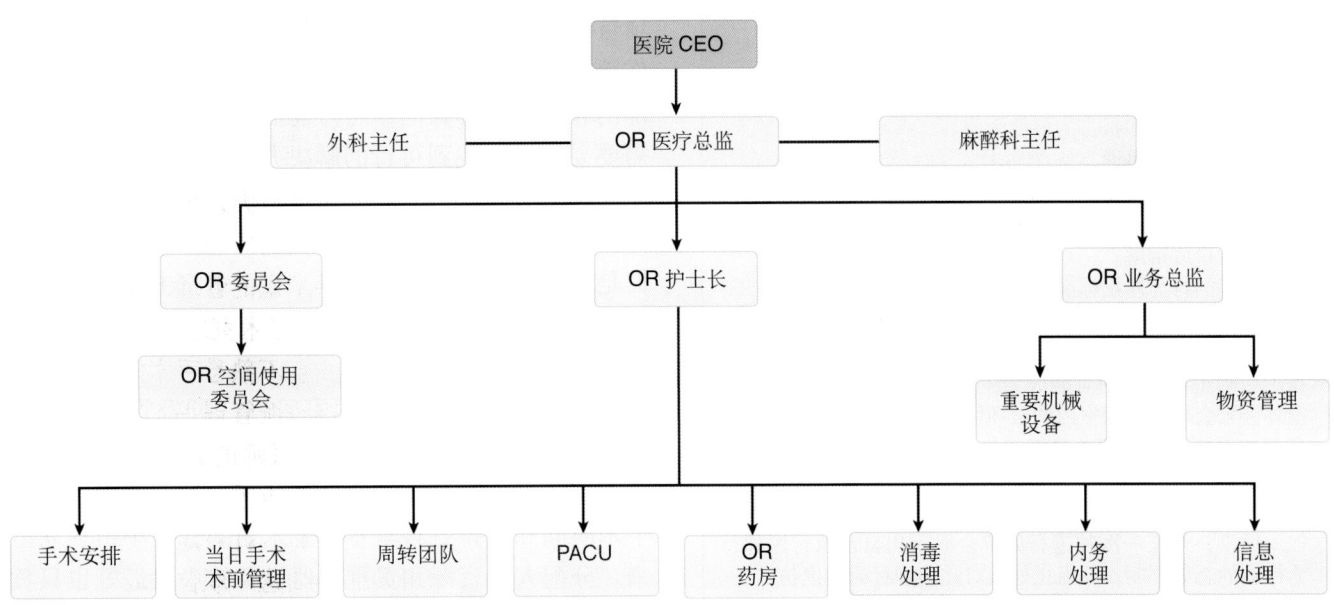

图 4-1　此图描述了手术室主任的手术室管理模式。CEO，执行总监；OR，手术室；PACU，麻醉后恢复室

框 4-1　手术室主任的必备特质
• 富有经验，通常处于职业生涯的稳定期
• 临床技能过硬
• 人际交往能力强
• 正直、受人信赖
• 客观公正，能平衡各方观点
• 领导风格被一致认可
• 分析问题和处理问题能力强
• 能够管理具体数据
• 能抽出大量时间与精力管理手术室
• 拥护医院方针
• 有较好的长期愿景计划
• 协调及监管能力强

了解手术室工作流程的每个部分。与医院管理层一致，麻醉医师的目标也是希望手术室平稳高效地运行。麻醉医师熟悉术前、术中以及术后恢复的过程，懂得如何使手术室一体化运转。同时，他们也了解各个外科专业，并能更好地平衡外科专业间不同的需要。麻醉医师的日常工作就在手术室，处理紧急事件更为迅速有效。框 4-1 列出了成为手术室主任的必备特质。

围术期服务保障主任是对手术室主任进行补充的另一职位，其职责是管理在麻醉术前门诊、手术室和麻醉恢复室内工作的医务人员（见第 96 章）。这一职位的工作和手术室主任息息相关，因为术前和术后的问题会直接影响手术室运转的流畅。术前或术后产生的任何问题均会像瓶颈一样降低手术室的效率。

手术室主任面临着许多挑战。其需要花费很多时间在临床工作以外的事务上，如参加会议、计划项目或协调手术室工作等。手术室主任需要从其团队内或科室内调配人员来满足其日程安排的需要，完成自己在手术室的临床任务。医院应视手术室主任的工作为一项投资，并提供适当的职务补贴。同样，外科和麻醉科主任需要将其部分手术室管理权交给手术室主任。为这一职位付出的时间和精力可能会限制手术室主任在本科室、组织或学术机构的发展。手术室主任必须做出一些艰难的抉择，并经受住批评和挑战。除此之外，手术室主任可能还需要额外的商业培训或数据处理的支持。

处理手术室的矛盾是对手术室主任的另一项考验，可能也是其最不愿意处理的一项工作。随着手术室"文化"的觉醒，营造所有工作人员互相尊重的专业氛围势在必行[4-5]。手术室应制定操作规程，包含日程规章、外科医师出勤率、记录要求以及行为准则等。手术室环境强度高、压力大，也是医师最容易出现违规行为的地方。手术室主任在制定明确的制度减少破坏性行为时应该起主导作用。框 4-2 列举了处理违规行为的步骤[6]。违规者或试图绕过规章制度者干扰系统运行的行为会引起手术室其他工作人员的不满[6]。因此，手术室主任应当设定手术室团队协作的基准。

2002 年，美国麻醉临床管理协会（Association of Anesthesia Clinical Directors，AACD）针对会员开展了一项调查（框 4-3）[7]。调查显示，原本起源于学术机构的手术室主任的概念，现在已经被许多大学附属医院和私立医院采纳使用。79% 的手术室主任就职于床位超过 200 张的医院。该调查显示，各医院的职务补贴差别较大，大多数手术室主任每年补助薪酬少于 1

框 4-2　处理违规行为的方法

- 对手术室人员进行医院规章制度以及违规行为概念的宣教。
- 设定此行为识别和报告的最低阈值。
- 对违规行为反应迅速。
- 对事不对人。
- 只针对当前发生的问题，既往不咎。
- 不接受借口或辩解。
- 制定明确的行为修正标准，直接追踪到个人。
- 避免公众场合下进行处罚，尽量在安静的私下场合处理，有 1～2 个证人在场。
- 找出医师工作过程中可能成为压力来源的事情。通常手术室外因素会导致手术室内的破坏性行为。
- 全面加强违规行为相关政策的执行。如果违规医师不改正而是继续违规，将其开除可能是最好的解决方法。
- 公正执行政策。不允许区别对待，高职称医师也应一视同仁。通常，对某一医师进行处置会显示出自己执行医师行为标准的态度严明，并阻止他人对此违规行为的模仿。

框 4-3　美国临床管理协会 2002 年关于手术室医疗主任的调查

医院类型	
教学医院	44%
社区医院	33%
大学附属医院	33%
医院床位数	
< 50	5%
50～100	4%
100～200	13%
200～500	54%
> 500	25%
医疗主任的医院补贴（/每年）	
0	40%
0～$10 000	25%
$10 000～$25 000	18%
$25 000～$50 000	13%
$ > 50 000	4%

万美元。附录 4-1 为 AACD 关于手术室主任职责的指南。相关信息可查询 AACD 网站（www.AACDhq.org）。

如果医院要设定手术室主任这一职位，应该先明确规定该职位的职责、发展潜力和薪酬。就像之前提到的，最初设立这一职位，往往都是因为手术室医务人员的矛盾和不满难以解决。新任命的手术室主任如先找到容易解决的问题并将之处理，则能够迅速获得支持和认可。与手术室护士长和手术室业务管理者共同协作可以整合资源，以满足变化的需要。定期与医院上级领导及手术室工作人员进行交流，有助于确定

项目实施方案以及未来的工作计划。手术室主任的工作涉及其他医师的工作目标和优先权。只有医院管理部门和各位医师共同参与才能成功变革，同时双方都需要妥协才能找到可行的解决办法。手术室委员会需要与医院管理部门一起，基于公平、公正的原则，修订合理的规则和标准。手术室虽然也鼓励个人贡献，但是团队协作才是重中之重。在手术室主任管理手术室的过程中，Alan Marco 的"博弈论"在许多情况下都可用以借鉴 [8]。

为了进一步改进手术室管理，可将管理团队细化分工，给不同职能小组制订更为详细的任务和权利范围。通常，有必要将负责确认手术室的使用及判断手术时间和安排各科室专用手术日的管理小组独立出来。分配人力资源和贵重仪器设备的小组最好也只负责这部分工作。此外，设备规划、纪律检查和质量控制均可成立专门的小组，以便于手术室管理。这些小组应服从手术室管理委员会和手术室主任的管理。

手术室职能目标

手术室环境较复杂，其绩效依赖于不同职能、不同分工的团队通力协作。有人将手术室比作三足之鼎，由外科各科室、麻醉科和手术室护理人员共同支撑。如果任何一方不能尽其职责，则整个"鼎"就将坍塌。手术室管理的目标之一是整合各科室各部门，使之成为和谐的团体。手术室的功能有几个重要部分。手术安排、麻醉前门诊评估、首台手术开台时间、接台手术预测、接台情况、加台手术和取消手术的管理，以及手术室员工的雇佣等对于手术室职能最大化都十分重要。

手 术 排 班

精确的手术排班是有效运作外科手术的关键组成。排班不当会引起手术当日的延误和混乱，也会导致患者、外科医师及麻醉医师的不满。手术排班包括对实施手术必需的人力、设备、空间及时间的评估、组织和安排。

大部分手术室都有电子化的排班系统，信息数据的整合极其重要。数据记录的错误和忽略 [包括患者姓名、年龄、患者的位置（住院或门诊）、手术名称或手术持续时间] 都会影响手术室功能的良好运转。因此，输入信息应谨慎认真，避免犯错。许多计算机系统可以显示已经发布的手术病例，以确定与之相匹配的可用设备的数量，从而防止高级设备预订超标，包

括 C 型臂 X 线机、显微镜或机器人设备。

准确预测手术时间对于手术排班同样重要[9]。错误评估手术时间会影响接台手术的预计开始时间[10-11]。不同医院和不同外科医师的手术时间差别较大，故收集各个外科医师的手术资料很重要[12]。Strum 等人曾研究了手术时间的不确定因素对手术安排的影响[13-14]。此后，Dexter 等人又将既往手术时间的资料和贝叶斯方法相关联，以优化手术时间的预测[15-16]。但由于不同外科医师差别很大，同一手术步骤亦有许多不同，一台手术真正的手术时间很难预测。如果医院有既往的电子记录，则可通过既往一系列类似的手术预测手术时间。排班系统会在手术上传后按照术式给出预计时间。手术医师将在此时间的基础上，依据其对患者情况的了解和手术难度的预测来相应增减时间[17]。在笔者的医院，基于此系统，50% 的手术在预定时间的前后 30min 以内完成，15% 的手术超过预定时间 30min 以上，35% 的手术比预定时间提前 30min 以上完成。

实际上，预测手术结束的时间点并不符合逻辑，正如 Dexter 和 Macario 所述[11, 16]，手术时间是一个概率性预估，其时间段有上限和下限。例如，外科医师要预测为某胰腺占位患者进行 Whipple 术的时间，而既往该医师完成此类手术的时间平均为 4h。既往同类手术中，60% 因为肿物无法切除，手术时间平均为 3h；另外 40%，Whipple 术完成的平均时间为 6h。尽管平均手术时间稍多于 4h，但实际上没有一台手术刚好用了 4h 完成。手术时间也不能用 Bell 曲线描述，而是常常右移。Dexter 建议使用贝叶斯分析方法来预测手术时间[9]。预测手术时间的另一个挑战是，由某一特定医师实施的特定手术中，多于 1/3 的手术因无足够的历史资料而无法进行准确预测。通过结合既往资料及患者特殊情况进行预测，并允许手术医师将手术时间上下各调 10%，可能对手术时间提供最好的预测。

历史上，手术室曾按照"开放手术日"安排手术。手术医师按先到先得的原则使用开放的手术间。这种手术安排方式在手术时间没有要求且所有术间适合各类手术的情况下是可行的。但开放术间的安排方式会产生很多无法预料的情况。在外科医师短时间内即决定实施手术的情况下，很难保证有空闲的手术间。为适应不同手术的需要，还需要将各种复杂仪器在各个手术间之间搬来搬去。同时，手术安排会时松时紧，差别显著，导致手术室整体效率低下，且难以预测手术需求或分配资源。

由于上述开放手术系统的局限性，手术室排班开始向"专用手术日"的管理方式发展。专用手术日的排班方式在一定程度上保证了特定群体或手术医师的手术室利用率。在这种排班方式下，医院给某位外科医师或特殊群体在特定的日期分配特定的手术间。然后，该外科医师或群体可以安排自己的手术间和时间。这种排班制度使专科手术间（即配有心肺机的心胸外科手术间、配有天花板固定悬挂式显微镜的眼科手术间，以及专用腹腔镜手术间等）得以发展。

专用手术日有几个最佳操作标准。例如，将手术日分配给某手术科室（如骨科或妇产科）而非某特定医师，会使工作效率更高。此外，全天的专用手术日（8h 均可用）较半天专用手术日效率更高，因为这样可以更好地预测患者周转和手术开始的时间。人员和设备的流动减少有利于改善手术室建设，并缩短周转时间。

为使专用手术日成功实施，医院应该建立管理制度。例如，手术室可衡量手术需求量（如过去每周手术时间），然后再根据这个数据分配给某个外科组一定的时间。这一制度制定的关键包括提前安排手术日程、周转时间[18-19]、占用时间或释放时间[19-20]。释放时间是指不再为特定外科组保留专用手术时间，这在不同的外科专业和医疗机构间存在较大差异[21]。相对于择期手术（如整形手术或关节置换手术等），某些相对紧急、准备时间较短的手术，例如心血管大手术，其释放时间应更短。限期手术（如癌症或创伤）也需要更短的释放时间并尽快安排手术（表 4-1）。一旦达到释放时间，剩余时间（未被专用手术日占用）就可以按照先到先得的原则安排给手术医师。

医院应该密切关注专用手术日的应用情况并依据院内手术的变化进行调整。例如，如果某外科组使用

表 4-1　手术释放时间建议

科室	释放时间
心胸外科	1 天
血管外科	2 天
骨科	3 天
神经外科	4 天
小儿外科	1 周
普通外科	1 周
妇科	1 周
眼科	1 周
耳鼻喉科	1 周
整形外科	2 周

了其专用手术时间的 90% 以上，这个外科组就很难再增加手术或变动手术安排。如果专用手术时间的利用率较低（60% ~ 70%），则对于其他需要提前几天计划安排手术的手术医师来说，难以获得可预订的手术时间。各部门需要设定手术时间利用的限度，以便决定如何设定或取消专用手术日 [22-23]。这些限度应由一个有代表性的群体设定，包括医院管理者、主刀医师、麻醉医师和护士。医疗机构在执行这些规定时，应公正、平等，以避免不端行为改变手术室的利用率 [8]。制定规则的群体应该监管并加强规则的执行力度。

如今，医院会安排大部分的手术间作为专用手术间，保留部分手术间留给手术量较少的医师或急诊加台手术。开放手术间的数量和可利用性取决于急诊和加台手术的数量。如果医院择期手术较多，则应该将 80% 的手术间用于专用手术间，剩下的 20% 用于开放手术。如果医院大量医生没有专用术间，则应开放25% ~ 30% 的手术间。已有一些学者提出了如何使专用手术日最大化和减少变化以改善手术室利用率的方法 [24-25]。

做出扩建手术室和提供更多专用手术日的决定是比较复杂的。由于手术室成本较高，建造一间手术室需花费 1 百万美元以上，因此医院必须谨慎规划外科手术设施的扩增。Wachtel 提出扩建手术室须考虑一些重要因素，包括将新增的专用手术室安排给单位时间利润最高，发展潜力最大，或者对额外医疗资源（如 ICU 床位等）需求不大的亚专科手术医生。

Sulecki 等人的回顾性文章研究了在某家大型医疗体系内，12 个独立的手术场所间流动进行手术的情况。研究结果显示，在不同场所流动进行手术无助于提高效率。即使将患者从繁忙的手术室转移到空闲手术室进行手术，手术医师的总手术时间、从一个场所到另一个场所花费的时间，以及到达诊所和其他办公场所花费的时间等均限制了流动手术室的利用率。

手术排班的另一个重点是如何管理非手术室麻醉患者（如进行内镜检查、放射学检查、CT 以及磁共振成像检查的患者等）的手术。尽管这些患者并不进入手术室，但常会占用围术期资源。他们通常需要专门的麻醉团队，在麻醉恢复室进行恢复，且需要进行术前准备。医疗机构应将这部分患者纳入手术排班，以协助围术期的医务人员和麻醉排班人员，合理分配资源，并追踪日间排班的进展。

术前门诊

当 75% ~ 80% 的外科患者是直接由个人住所进入

手术室时，优化患者的医疗状态变得极具挑战性。这促进了术前门诊的发展。术前门诊通过一系列评估和检测体系来保证最好的术前准备。这一部分内容将在第 38 章详述，而其对于手术室管理的价值不容忽视。在患者需要更多的时间进行评估或进行化验检查的情况下，手术安排会延迟。安排有序的术前门诊能够减少手术取消的情况以及避免手术延迟。同时，术前门诊还可降低术后并发症的发生，从而减少附加费用以及手术资源的占用。在作者所在的医院，与未进行术前门诊诊疗的患者相比，术前门诊的患者取消手术的情况更少，并且准时开台的比例更大。

准时开台和手术延迟

手术室委员会讨论最激烈的话题可能就是准时开台和接台。第一台手术延迟开台和两台手术之间等待时间过长会降低手术室效率，并影响到手术室工作人员的情绪。以士气作为出发点，准时开台非常重要。准时开台可带来有形（手术排班）和无形（情绪和节奏）的益处。如果从第一台手术就开始延迟，将会引起患者和手术医师的不满，甚至可能导致对医院管理层的投诉。准时开台率被广泛提及的原因之一是，其时间点易于查询，并且不会受到前一台手术延迟等因素的影响。通常，开台准时率高的医院其接台时间也较短。因此，开台准时率是衡量手术室管理的标准之一。对开台时间的概念达成共识是必要的。手术医师认为手术开始时间是切皮时间，麻醉医师认为手术开始基于麻醉诱导完成的时间，护士则认为手术开始时间是手术间准备就绪后。对手术开始时间的不同理解会导致对手术室开台时间的误解和不满。

1997 年，AACD 的一个小组发布了"手术时间"术语表，制定了手术室事件和时间期限的标准 [25]。此术语表已被美国麻醉医师协会（ASA）、手术室护士协会（Association of Operating Room Nurses，ARON）和美国外科医师学会（American College of Surgeons，ACS）采纳，并成为手术室内的标准说明性术语。该术语表的摘录见附录 4-2。术语表中规定手术开始时间是患者进入手术室的时间。而在明确延误接台手术的原因时，此时间并无用处。此外，外科医师指出，患者进入手术间的时间并不能代表具体的切皮时间。更新的概念如"麻醉完成"（anesthesia ready，AR）或"麻醉释放时间"（anesthesia release time，ART）[27] 可能在确定外科准备的完成和切皮时间方面更有帮助。AACD 术语表将"麻醉完成"定义为患者已经获得了充分的麻醉，可以开始进行手术准备，剩余的麻醉操作不会妨碍体位调整和患者的手术准备。作者所在的医院回顾了患者从进入手术室到完成准备的时间，其中非复杂手术（患者仰卧位，无有创监护）有 78% 可在 15min 内完成准备，复杂手术（非仰卧位，有创监测）从开始到完成准备平均需要 30min。这些资料有助于外科医师预测手术间开放（患者进入手术室）到完成准备所需的时间。

手术准时开始取决于很多因素。患者必须准时到达，完成术前准备，包括配合所有术前医嘱（禁食、药物治疗、实验室检查）的执行。术前的临床检查和评估有助于减少手术的延迟，同时降低费用[28-29]。术前/入院程序需要充足的工作人员、组织和空间安置患者，并让患者能与外科医师和麻醉医师见面沟通。手术室护士必须准备好手术间和手术器械。麻醉人员需要检查手术间内的麻醉设备、准备药品、完成病历书写、建立静脉通路以及针对特殊患者和手术需要完成相关准备。外科医师需要完成患者的知情同意、病史、体格检查的采集，并回答患者的问题、解决其需求。

常见的错误概念是，麻醉因素导致大多数手术间开台推迟。许多手术室医疗主任所做的无对照报告也不支持这一说法。最近，我们研究了能导致开台延迟的所有原因，并将其分类为患者相关因素、外科医师相关因素、麻醉医师相关因素和护士相关因素。结果（框 4-4）显示，绝大多数开台延迟是由外科医师造成的。开台延迟最常见的外科医师相关原因见框 4-5。

准时开台是复杂又有挑战性的工作。如将"准时开台"定义为患者在预定的开始时间进入手术间，则第一台手术的延迟率为 40% ~ 90%[30-31]。如将"准时开台"定义为患者进入手术室的 10min 内，则延迟发生率为 5% ~ 50%。明确延迟原因，努力清除延迟因素使手术流程顺畅，改善术前医疗人员、患者、外科医师、护士和麻醉医师之间的交流，营造以保障准时开台为己任的氛围（文化），都将有助于手术准时开始。框 4-6 列举了其他能使手术准时开始的关键因素。

降低开台手术延迟的直接经济收益取决于医院里手术的类型和数量[32-33]。在 Dexter 和 Apstein 的研究中，延迟时间每减少 1min，当天手术结束只早了 1.1min[34]。如果医院手术间数量较少，且手术按照预定时间完成，则减少延迟时间不会带来经济利益。例如，8 个手术间中如果平均 2 个手术间晚开台 10min，但所有的手术间均在护士轮班的 8h 内完成手术，则手术准时开台并不会节省开支。而对于一家拥有大量手术间的医院而言，如果部分手术间运行超过 8h，则减少这部分延迟的时间可能节省时间和开销。

"延迟"这一术语可用于描述手术安排中所有手术预计开始时间和实际开始时间之间的时间差。它既可用于开台手术，又可用于接台手术。Wachtel 和 Dexter 列举了与手术时间延迟有关的几项因素[35-36]。与预期一致，开台手术的延迟时间较接台手术少。由于手术持续时间不可预测，如果开台手术时间较长，则第二台手术必定较预定时间延迟。尽管手术医师认为最常见的延迟发生在下午护士换班期间，但实际上延迟高发的时间段是在上午 11 点到下午 1 点间，此时间段大多数手术正在进行，同时很多接台在周转。这一时段以后延迟变少，可能是由于部分手术结束早于预期，或者手术接到未被占用的其他术间，从而将延迟的时间中和。解决延迟的最佳策略是重新进行手术安排，估计可能晚开始的手术或者可能长于预期的手术时间，之后对此台手术进行术间调整，从而提高开

框 4-4　开台手术延迟原因

外科因素	60%
患者因素	20%
麻醉因素	6%
护士因素	14%

框 4-5　手术医师相关手术延迟的原因

- 病历缺少病史和体格检查
- 未获得知情同意
- 安排了新的实验室检查或实验检测结果未出
- 手术安排顺序或术式的改变
- 外科医师未及时到达手术间

框 4-6　增加手术准时开始率和降低周转时间的关键因素

增加手术准时开始率的关键

- 在患者进入手术室前无需外科医师到场。
- 使用专用手术时间来预先安排手术间的使用和外科医师的位置。
- 为复杂手术配备专用团队。
- 术前医嘱和术前检查标准化。
- 术前一天回顾患者病历，在患者准备好前确认可能存在的延误因素。
- 术前一日电话告知患者，明确手术相关事项并解答患者疑问。
- 手术开始前，在术前准备室要有专门的工作人员有效处理患者的需要。

降低周转时间的关键

- 组建周转小组进行清洁和准备术间。
- 一位手术医师在同一手术间完成其全部手术。
- 安排专科护士和麻醉医师。
- 手术安排尽量准确，减少变更（如手术顺序改变、取消手术、加台手术等）。
- 术前过程流水线化。
- 确保在手术周转过程中及时沟通所有工作人员。

台时间。

周转时间

手术室不同工作人员对"周转时间"的定义有所不同，因而常导致误解[37-38]。低年资外科医师可能会认为他们的"下台时间"（从前一患者切口缝合到下一患者切皮开始之间的时间）就是周转时间；高年资外科医师认为，周转时间是从他们离开手术台（由低年资住院医师或医学生关闭切口之前）到下一台手术回到手术室的时间。于是，外科医师常会抱怨接台时的低周转率严重影响了手术的安排。手术室护士将周转时间视为将上一台手术用过的器械拿走到下一台手术的器械准备好的时间。麻醉人员则认为周转时间是前一位患者被送入麻醉恢复室（PACU）到下一位患者进入手术间之间的时间。由于对周转时间有如此多的理解，针对手术室这部分功能的衡量及改进均十分困难[39]。在 AACD 术语表（见附录 4-2）中对周转时间的定义是从前一位患者离开手术室到下一位患者进入手术室的时间。周转时间仅适用于第二台手术的安排紧接第一台手术的情况。

送接患者时手术间空置的这段时间是非常忙碌的。护士需要将使用过的器械归还以便于清洗消毒。保洁人员需要清洁地面，并对所有台面，包括手术台进行擦拭消毒。护士还需要为下一台手术准备并摆好器械，此后还要核实下一位患者、确认病历完整以及手术名称正确。麻醉医师需要将上一位患者转入 PACU，评估生命体征，向 PACU 护士交班，并交接病历。之后需要交还未使用的药品，并为下一台手术准备药品。他们还需确认麻醉设备已更换并齐备。最后，麻醉医师还需要访视下一位患者，签署知情同意书，告知麻醉方案并回答患者的问题。

多系统相关的因素会影响周转时间，各个部门需要共同高效协作。需要注意的是术前准备过程（见第 38 章），即有效率地进行术前准备，迅速找出需要的病历和术前化验单，医院转运部门要在手术室通知时确保找到患者[40]。药物管理系统需要保证普通药物和特殊管制药物的领取。周转团队需要为下一台手术组织、清理并准备好手术间。PACU 需要运转良好以保证手术室的高效周转[41-42]。病房及 ICU 床位有限，可能会需要术后患者直接从 PACU 出院，从而限制了PACU 对手术室患者的容纳量。第 96 章会进一步讨论改善 PACU 功能的方法。以上每一个因素都会影响团队转运能力。

合理的周转时间并无统一标准。在大多数医疗中心，周转时间仅占全部手术时间的 10%~20%。简单

框 4-7 平均周转时间	
全髋关节置换术	44min
全膝关节置换术	46min
膝关节镜检	38min
冠状动脉旁路移植术	52min
腹腔镜胆囊切除术	30min
白内障摘出术	21min

手术（如白内障摘出术等）的周转时间基本上可保持在 10min 或更短。但如果是两台心脏搭桥手术或者两台骨科手术，周转时间则需 45min 甚至更长。手术间准备的复杂程度和患者的个体化准备均影响周转时间。框 4-7 列出了各种手术的平均周转时间[43]。某些特殊手术的周转时间也有参考资料[43-44]。在一项针对 4 家教学医院的回顾性研究中，周转时间在 34~66min[45]。如果医院正在寻求自己特有的周转时间以确定改善手术室利用率的实际目标时，可参考这份资料。

尽管缩短周转时间可能会使每台手术节省 5~10min，但这些节省下来的时间未必会使单个手术间的排班出现大块时间的缩短。减少周转时间可以提高效率和密集度，从而可能改进手术准备和手术完成时间。缩短周转时间带来的无形的好处可能才是最重要的。降低周转时间有助于团队建设，并利于医院获得最大手术室效能。但过度关注周转时间反而得不偿失。周转时间减少固然可能带来利益，但一旦出现问题，就需要花更多时间进行补救，也很冒险[44]。周转时间同样也是医院顾问们热衷讨论的话题之一，因为这也是外科医师和医院管理者所关心的问题。实际上，大多数致力于降低周转时间的措施仅能使手术结束时间稍有提前[45]。例如，一个手术间安排 4 台手术，并使周转时间减少 10min，这样节省的总时间就是 30min。如果常规手术时间超过 8h，即使节省出来的时间可以减少超时产生的费用并提高满意度，却并不能挤出足够的时间来安排其他手术。

手术室利用率

手术室利用率是个重要概念，它不但指引着手术室管理的方向[46]，也是手术室主任工作的重要部分。为了理解手术室利用率的概念，理解 AACD 术语表中的几个定义很重要（也见附录 4-2）：

- **手术时间**：从手术室开始使用到房间清理完的时间。这说明全部的时间是用来进行手术的，不能用作其他目的。
- **资源时间**：手术室配置工作人员以及用来进行手术

的时间的总和。许多手术室配备工作人员的的常规资源时间是 8h（例如，上午 7 点～下午 3 点）。资源时间不包括加班或听班人员在手术室的工作时间。资源时间可作为一个标准来计算专用或开放择期手术的时间利用率。

- **原始利用率**：患者在手术间里的时间与可利用的资源时间的比值。它不包括手术间的准备和周转时间，因此低估了手术间用于手术的实际时间。
- **校正百分利用率**：与原始利用率类似，但其包括手术准备时间和周转时间。该数值能更准确反映手术室用于手术而非其他用途的时间。

利用率是最常用的概念，可依据一个外科组或团队所拥有的专用时间来测定。例如，一骨科医师组从周一到周五有两个专用手术间，他们每周的资源时间是 80h（2 个手术间 ×5d/ 周 ×8h/d）。如果总手术时间（手术室内时间加周转时间）是每周 72h，则校正百分利用率是 90%（72h/ 周 ÷80h/ 周）。

定期调查手术室利用率是很重要的。为使各科室获得的手术时间有效平衡，医院应依据 3～6 个月的利用率情况对专用手术时间进行重新评估。为了使医院能把利用率用于追踪外科的手术情况和分配手术时间，最好将手术时间按外科组或科室分配。把手术时间分派给外科医师个人在应用时存在更大的可变性，导致较低的利用率。

理想利用率并无明确的定义。手术室各团队对理想利用率的理解各不相同（表 4-2）。当利用率升至 80% 以上时，外科医师就很难安排患者进行手术，等待时间延长会使患者产生不满情绪。研究表明，在美国，大部分择期手术患者为了手术愿意等待 1 周时间[24]。由于没有可用的手术时间，长于 1 周的等待必然导致患者和外

科医师的不满，可能部分患者会转院。而利用率过低则意味着失去创收的机会。麻醉医师通常更希望在常规资源时间内工作，同时顾及危重急症。

利用率的平衡点取决于对手术室固定成本与可变成本的比值以及偿还能力的综合评估。医学顾问经常提出，手术室应将 80%～85% 的利用率作为目标。由于医院需要为扩建手术室提供证据，此数据曾作为 20 世纪 70 年代医院的评价标准。而多数手术室设定 70%～85% 的利用率，以使利益最大化并减少体制压力。依照发展趋势，随着手术量的增长和可用手术间的减少，医院整体的原始利用率会稳步上升（图 4-2）。1999 年的数据显示，医院内手术室的利用率高于流动手术室（分别为 73% 和 55%）[47]。追踪所有手术室的利用率可为扩建手术室的必要性提供有力证据。

手术室成本与利用不足和利用过度均有关系。即使不考虑利用率，手术室也存在固定成本。利用率不足导致收入降低，难以抵消固定成本。利用过度（手术结束时间晚）则可能需要支付护士加班费或雇佣临时护士，这意味着单位时间内使用手术间的成本增加了。此外，如频繁加班，工作人员会因此不满甚至辞职，这就增加了招聘新员工的成本。最近许多研究试图找到某种方法，以最大限度地利用手术室或协助安排手术，以提高利用率[47-48]。但由于大多数手术间即便到了最后一分钟仍可能有变动，如手术取消、增加手术、急诊手术等，所以将这些设想应用于手术室实际工作仍存在局限性。

利用率不应该用来评价手术室的工作效率。利用率实际上只是一个资源消耗的尺度。例如，如果外科医师 A 做一台腹腔镜胆囊切除术需要 2.5h，他在自己的 8h 专用手术时间内可以做 3 台这样的手术，其原始利用率是 94%（2.5h×3 台 = 7.5h，7.5h/8h = 94%）；但外科医师 B 只用 1h 就能完成腹腔镜胆囊切除术，在

表 4-2　利用率的适宜范围

利用率	医院管理者	麻醉医师	手术室护士	外科医师
> 100%	++	--	---	----
85%～100%	+++++	++	-	--
70%～85%	+++	++++	+	±
55%～70%	+	+++	+++	++
< 55%	--	-	++	++++

Mazzei W: AACD Workshop on Operating Room Management, 2003
负的程度（-, --, ---, ----）和正的程度（±, +, ++, +++, ++++）。例如，+ 代表轻度适宜，而 +++++ 代表强烈适宜。同样，- 代表轻度不适宜，而 ---- 代表强烈不适宜

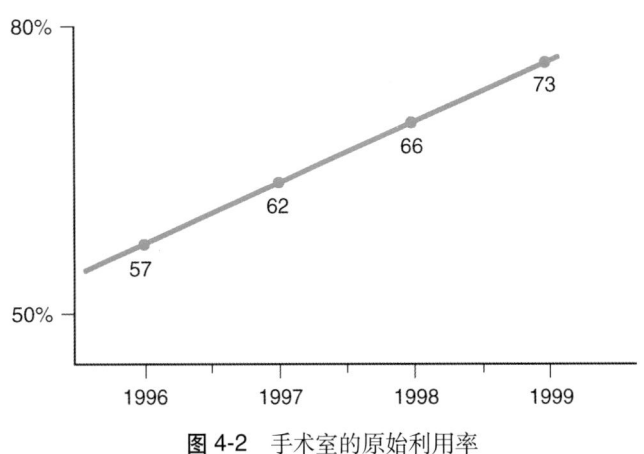

图 4-2　手术室的原始利用率

8h 内可以完成 6 台。他的原始利用率是 75%（1h×6 台 = 6h，6h/8h = 75%）。尽管医师 A 有着较高的利用率，但是医师 B 有更好的利润率。表 4-3 说明了这一计算过程。

医院正在更加精确地分析手术室的产出。通过观察每名外科医师产生的利润以及消耗的成本，可以得出每个人的利润率。尽管研究证明，几乎所有外科医师的手术都在创造利润，但是利润跨度很大[49]。表 4-4 举例说明了以此方法形成的相关报告。手术室管理者和医院正越来越多地使用此类信息，做出手术室资源的相关决策。框 4-8 列出了改善手术室利用率、产出和效率的关键因素。

另一个实现手术室功能的重要方法是考虑手术室工作量（需求）和安排好的护士固定换班时间（通常 8h）。部分关于手术间运行的术语包括：

手术室工作量：手术室当日手术时间和周转时间的总和。

分配时间：某日为手术医师或手术组预留的时间（即专用术日）。

低利用时间：分配时间与手术室工作量之差（如果差值小于 1 则归为 0）。

过度利用时间：手术室工作量与分配时间之差（如果差值小于 1 则归为 0）。

手术室劳动力成本：1.0× 分配时间 + 1.5× 过度利用时间。

手术室时间无效值：低利用时间 + 1.5× 过度利用时间。

按照术语的定义，即便手术室工作量仅 7h，当班护士仍按照 8h 制度给予薪酬。低利用时间可能不足以进行另一台手术，这样即便提早收工也无法降低成本，因此该手术间不会产生更多利润。如果某手术室的工作量为 10h，便产生了 2h 的过度利用时间，这样需要按照超时的费率支付薪酬（正常工资的 1.5 倍）。如果加班导致员工不满，为留住员工或招募新员工需要增加成本，这样过度利用时间的代价更大。因此，相比控制低利用时间，控制过度利用时间更为重要。在一项关于手术室管理的回顾性研究中，Wachtel 和 Dexter 表达了这一观点[50-51]。对于手术室主任来说，他的工作目标应该是：限制过度利用时间，将过度利用限制在少于 1/3 的手术间，而允许另 2/3 的手术间出现低利用，在护士换班之前结束手术。这样，就能在限制成本的同时获得更高的经济收益。

框 4-8　增加手术室周转的关键

- 安排全天的专用手术日而不是半天。
- 手术医师应在同一手术室完成自己的所有手术。
- 确认手术安排准确，减少延误。
- 术前过程流水线化，术前检查标准化。
- 有专业的护理和麻醉团队。
- 组织需求的物资及设备，以简化手术间准备流程。
- 关注手术的开始和周转，营造准时和高效的氛围。
- 如果加台手术较多，可计划另开手术间或安排合适的可用术间。
- 手术过程中应确保沟通顺畅，所有工作人员均能掌握手术进程。

表 4-3　原始利用率的计算

	手术时间（h）	手术量	总手术时间（h）
外科医师 A	2.5	3	7.5
外科医师 B	1.0	6	6.0
外科医师 A	7.5h 手术时间 /8.0h 可用手术时间 = 94% 原始利用率		
外科医师 B	6.0h 手术时间 /8.0 可用手术时间 = 75% 原始利用率		

表 4-4　手术室评估报告

外科医师	手术量	总收费	平均收费 / 台	手术时间（min）	每台平均手术时间（min）	收费 / 手术时间（min）
Green	53	$43 116	$813	1150	22	$37.49
Jones	17	$16 802	$988	989	58	$16.99
Smith	10	$17 179	$1718	588	59	$29.22
Rogers	19	$11 947	$629	800	42	$14.93
Wilson	12	$13 341	$1112	1052	88	$12.69
Lynch	13	$7398	$569	883	68	$8.38

日常手术安排

日常手术安排的"运作"是个复杂的工作[52]。一份准确而且切合实际的排班表是实现手术日的最重要因素。日常手术日程常由麻醉医师与手术室护士长共同制订。日程安排者必须做出合适的决定，并考虑到变更手术、解决增加手术或取消手术以及利用护理和麻醉的人员力量去有效地完成手术排班。手术室护士长愿意接受排班运行时产生的风险的话，就可能显著减少未利用的手术间，同时麻醉团队的产出也会显著提高[53]。有趣的是，最近 Masursky 等人发表的研究显示，当手术室护士长拥有优先决策权时，可能与增加生产力背道而驰[54]。护士长会优先考虑护理方面和预算的问题，这就导致了更多的低利用时间，从而降低了生产力。基于这些原因，医师和护士长共同建立有利于手术室系统发挥功能的管理体系是尤为重要的。

使手术顺利进行需要几个步骤（框 4-9）。首先，手术前一天晚上和手术当天早晨都要反复检查手术安排。查找影响手术顺利进行的可能问题，例如延迟开台、手术医师偏好或加手术、更换手术的可能性。手术当天，手术安排者应时常进手术间巡视，检查各手术间开台情况、手术进展以及周转情况。由于外科手术存在高度可变性，手术计划常有改动，及时调整很重要。手术室应该建立一套追踪系统，监测日常手术进程的同时，使手术室工作人员得以了解手术安排的调整，包括手术开始、完成、取消和增加等。

每个术间都会遇到加台手术或取消手术的情况。加台和取消手术的情况越多，手术安排就会越复杂[55-57]。目前尚无针对手术安排变更的国家标准，将标准设定为手术加台率低于 12%，手术取消率低于 4%，这样

才能有效地安排手术。手术取消率的变化取决于患者数量和外科操作，但大体在 6%～9%[28]。如果某一手术室的手术取消率高于此范围，需要对其原因进行评估。降低取消率的一个方法是组织正规高效的术前门诊对患者进行检查和评估。术前门诊可减少手术当天的延误或取消[28]。框 4-10 列出了取消手术的一些常见原因。

取消手术会显著影响手术室的生产力以及手术安排的选择性。最近 Dexter 等人和 Tung 等人分别针对取消手术产生的影响发表了相关回顾研究[58-59]。增加手术和取消手术的情况使手术的安排变化很大，因此手术前两天就积极地安排手术计划是徒劳无功的。从手术前两天开始，手术室主任就应该着手考虑安排手术并调整安排表，以使手术室利用率最大化并减少过度利用时间。手术日前两天内预测手术净增加时间的一种方法是判断可利用的开放时间和低利用时间。手术前一天，手术室主任应该仔细斟酌排班计划表，以平衡过度利用与低利用的手术间。如果护士可以接受灵活工作时间制度，则要考虑安排护士的数量，以限制过度利用时间。取消手术的可预测因素中与患者相关的因素包括门诊预约取消次数、医疗保险状态以及未进行术前麻醉评估等。其他可能增加手术取消率的因素包括手术科室（如普通外科手术＞妇产科手术）和医院规模（大型或教学医院＞中小医院）的不同。在德国的一项研究中，最常见的取消手术的原因包括组织/资源基础（如过度利用时间、危重手术缺少 ICU 床位），其次就是患者出现病情变化[60]。

为高效地解决加台手术问题，需要有一个明确的

框 4-9　顺利完成日常手术安排的 10 个步骤

1. 术前一天的下午核对手术安排，找出可能的困难并确定其出现的可能性。
2. 手术当日早晨检查手术安排，注明取消和加台手术。
3. 依次查看手术间，确保能准时开台。
4. 通过获得的标准手术时间，对手术进程进行预评估。
5. 上午 10 点左右到午后组织高峰时段术间的周转。
6. 为加台手术制定便于理解的制度。
7. 寻找可用的空置术间，供手术安排较晚的术间分台或加手术使用。
8. 尽早确定取消的手术，重新安排术间和人员完成其他手术。
9. 设定可行的人员分配模式，以满足手术量的需要。利用非标准化的接班制度，以使手术室不必在下午过早关闭。
10. 利用病历追踪系统，使其他人员可以了解何处需要资源来完成手术。

框 4-10　手术取消的常见原因

患者
自己取消或缺席
需要再次考虑
患者未禁食
建议转到其他医疗机构

外科医师
没有时间，忙于急诊或其他手术
认为不存在手术指征
患者需要进一步诊断检查

麻醉医师
患者需要进一步的诊断检查

医院
护理人员未到位
缺少必需设备或手术的植入物
手术安排错误，手术日期错误
缺少床位，ICU 床位已满

鉴别分类系统。一般来说，已经安排的择期手术优先权高于加台手术，但不是绝对的。一台危急手术就可能使事先安排好的择期手术被延迟或取消。因此，处理和安排危急重症手术也需要遵循一个合理的制度。表 4-5 列出了一个用于处理急诊病例的规则。

在手术日程安排的专用时间，外科医师通常有助于控制加台手术的安排。如果某个外科团队或科室很忙，那么他们会将手术只安排在手术日，而其他时间要出门诊，不能到手术室来。外科医师通常是自己把加台手术安排进他们的手术日。这种情况下，加台手术应被编入手术医师的专用手术间。如果医院加台手术较多，接在原定的择期手术之后会使加台手术开始的时间很晚，这样的情况下，手术室就应该安排合适的人力物力支持。护士的工作时间传统是 8h（上午 7 点 ~ 下午 3 点），为了照顾到工作较晚的手术间，可能需要修改为 12h 工作制（上午 7 点 ~ 下午 7 点）或错开的工作时间（上午 10 点 ~ 下午 6 点）。麻醉科也必须安排人员满足这段非峰值手术时间。如果医院有大量急诊加台手术（正如在创伤中心等医疗机构中常见的），那么，开放一间或几间手术室并为这类手术配备备用医疗人员可能是行之有效的解决方法。

即使计划周全，手术本身的不可预见性仍使日常手术安排充满挑战性。手术安排者与手术医师之间的和谐关系有助于化解手术安排可能产生的矛盾。Macario 关于博弈论的文章中将这些人际关系对手术室的影响做了一个有趣的类比[11]。这个方法有助于有效安排手术以及为团队的成功获取支持。例行回顾利用率报告和日常安排手术对于寻找改进的契机（包括缩短低利用手术时间）很重要（图 4-3 和图 4-4）。无论如何追求手术安排的高效率，患者的医疗服务质量都应始终放在首要地位。

表 4-5　加台手术管理

紧急手术	急诊	择期手术
30min 内进入手术间	2h 内进入手术室	无时间限制
例如腹部枪伤	例如阑尾切除术或异位妊娠	例如重置透析管
安排至任一开放手术间	安排于有工作人员的空闲的专用手术间或手术取消的房间	安排在当日择期手术完成的手术间
如果没有开放手术间，则使用任一已周转好并备好的手术间	如果没有开放术间，则使用主刀医师的择期手术间。 如果主刀医师无可用手术间，则使用同一科室的手术间。 如果同一科室没有手术，则使用安排最少的手术间	

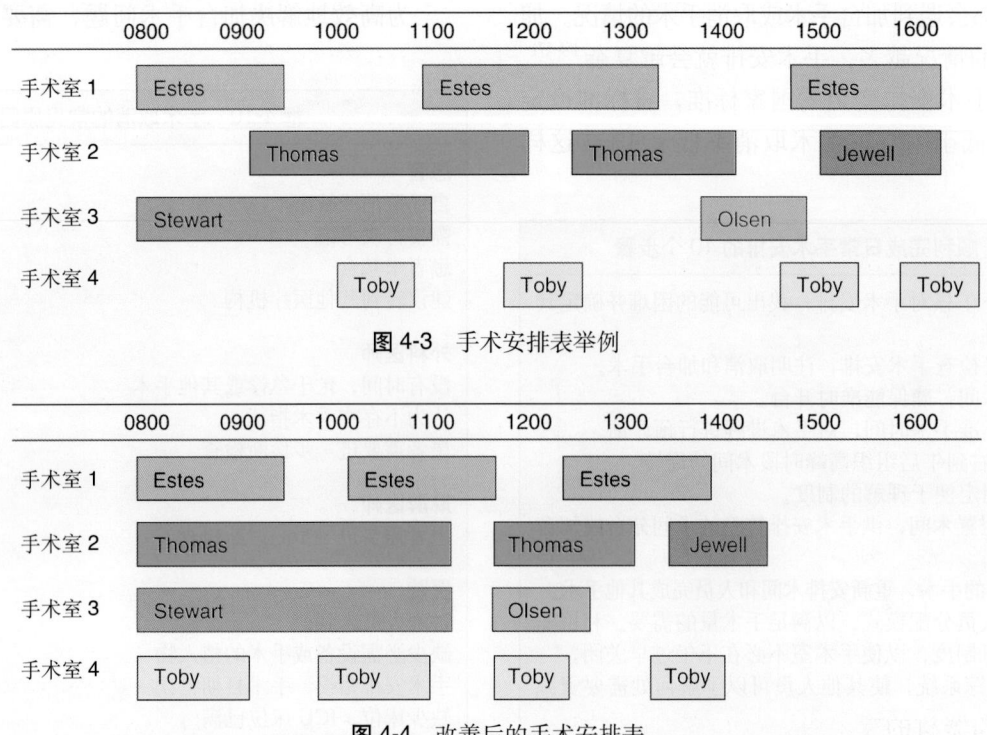

图 4-3　手术安排表举例

图 4-4　改善后的手术安排表

麻醉工作

对于手术室主任来说，将麻醉工作管理囊括在手术室管理范围之中很重要。通常，如果手术室的工作程序顺畅，并能达到最大效率，麻醉工作的生产力也将会增加。更好的手术安排、准时开台、高效周转以及合理安排加台手术和取消的手术，都将使麻醉工作的效率随之提高。麻醉工作管理的两个主要方面是人员安排和药品成本问题。在美国，麻醉相关支出占全部医疗支出的 3%～5%[61]。尽管其中大部分涉及的是人力成本[62]，但麻醉相关的药品仍占据医院费用最高的 20 种药品中的大部分。

优化麻醉人员配备以满足手术安排是越来越受到关注的热点[63]。麻醉人员分配取决于可提供的人员和当时的环境。单个麻醉医师或多个麻醉医师共同管理患者，两者的优劣尚无定论[64]。同时，手术室还需要考虑专科团队，如心脏、器官移植、产科、创伤和小儿外科等对麻醉亚专业组的需求，而这可能会限制最大程度利用现有人员的可能。麻醉上级医师监管手术间的比例可能会影响首台手术的开台时间和质量[65]。如今，越来越多的麻醉科室针对亚专业团队的加班情况向医院申请财务补贴。补贴的薪酬模式有多种，目标是使麻醉医师和医院都受益。在这些模式中，也有针对任务相关性补贴的薪酬模式，从而可提高生产力[66-67]。

随着麻醉工作计量的压力越来越大，手术室已经对其进行了改进[68-69]。麻醉工作量的测算已从简单的出勤率进化为更为复杂的手术量和加班情况的综合计算[70-71]。Abouleish 等人调查得出，教学医院和私立医院的工作计量差别明显[69]。同样薪酬待遇下，教学医院的麻醉医师要比私立医院麻醉医师工作时间长 30%（7.8h vs. 6.0h）。制订鼓励性的工作计划有利于提高生产力并留住医师[72-73]。麻醉药物价格较高，因而也是降低医院成本的持续关注点[74]。总体来说，药品成本占医院总手术成本的 5.6%，而麻醉药品占总药品成本的 22%[75]。新上市的麻醉药品通常价格更高（如肌松药、麻醉镇痛药、止吐药等）。这些新药会提高患者周转率（通过降低手术室或 PACU 停留时间等）或者增加患者满意度（如更快恢复、术后恶心呕吐发生率更低等），从而显示出较高的性价比，但也有一些研究对此提出了相反意见[76]。很多因素可导致仪器资源利用率和药品成本的变化，因而药品选择带来的变化很难真实评估，同样，评估这些变化的固定成本和可变成本之比也很难。如果麻醉相关的支出占患者总医疗支出的 6%，这些支出的一半很可能是固定成本。另外的 3%（药品和器材的支出等）手术室可以调控。但实践证明，加强调整麻醉药物的使用只能小幅减少总的药品成本。在许多手术中，节约用药难以实施，麻醉医师最终还是会恢复以前的用药习惯[75]。

手术室质量和患者安全（亦见第 6、7 章）

质量准则

美国住院治疗费用异常昂贵，但费用增加却没有带来所谓标准化或预后改善。因此，政府和私人团体提出了许多建议，包括通过标准化医疗和建立评估预后的反馈机制的方法提高医疗质量。外科医疗改进项目（SCIP）针对手术部位感染的减少制定了许多准则。遵循外科医疗改进项目的这些准则并达到其设定的指标已越来越多地与薪资相关联，并用来赢得市场份额。一些政府项目，如"按劳付薪"项目等也同样被用来推动标准化医疗，以实现低成本下改善收益的目标。彻底革新美国医疗健康的《平价医疗法案》中有许多条款用来处理最佳操作方案的反馈和遵守。其中的许多法规都涉及手术患者和手术室内的行为，因此手术室主任必须确保有执行力和策略能成功达到要求。医疗保险和医疗补助服务中心（CMS）以及联合委员会运用这些法规对医院进行评估鉴定。手术室主任必须熟悉相关法规并协助收集相关数据。由于手术室主任对手术室职能和政策的了解，这些外部机构来实地考察时，手术室主任占据主导地位。

在医疗系统，手术室工作既复杂又重要。所以，有大量的机构和规章制度来监督手术室的工作。手术室主任必须熟悉这些机构和规章，以保证手术室内部能够遵章办事。框 4-11 列举了这些相关部门。

手术室主任因为医院的委任，必须遵守医院制定的规章制度。患者和工作人员的安全（传染源、火灾隐患、激光辐射和用电安全），以及适当地使用和追踪药品及医疗设备也应是其关注的重点。州和地方（美国，译者注）规章与医院的政策一样，都对手术室有着特殊的要求。对手术室内的医师来说，给予一定的权利并监督工作质量是首要的。通过内部数据的采集和质量监控可反映个体医师和手术室的工作绩效。

手术安全核查表

随着对手术室质量改进的日益重视，手术安全核查表这一概念被引入。手术安全核查表保证了手术按照最佳的步骤进行[77]。Atul Gawande 在《安全核查表应用指南》这本书中推广了这一概念。安全核查表已

框 4-11　手术室机构和调控部门
• 联合委员会（The Joint Commission） • 流动卫生保健委任协会（Accreditation Association for Ambulatory Healthcare，AAAH） • 药品执行管理局（Drug Enforcement Administration，DEA） • 食品与药品监督管理局（Food and Drug Administration，FDA） • 疾病预防控制中心（Centers for Disease Control and Prevention，CDC） • 卫生和公共事业部（Department of Health and Human Services，DHHS） • 医疗保险和医疗补助服务中心（Centers for Medicare and Medicaid Services，CMS） • 职业安全与卫生管理局（Occupational Safety and Health Administration，OSHA） • 美国国家标准研究院（American National Standards Institute，ANSI） • 国家消防协会（National Fire Protection Association，NFPA） • 国家质量保证委员会（National Committee for Quality Assurance，NCQA） • 国家科学院 / 医学院（National Academy of Sciences/Institute of Medicine） • 安全医疗器械法（Safe Medical Devices Act） • 健康保险变更和责任法（Health Insurance Portability and Accountability Act，HIPAA）

在航空航天领域被证实了其对安全性的提升作用。世界卫生组织也计划增加手术安全核查表的使用，以降低错误的发生。由于手术室是护士、手术医师和麻醉医师共同工作的场所，在此复杂环境下的工作压力易导致错误频繁发生。使用手术安全核查表可避免手术部位错误之类的情况发生及确认药物过敏等。手术室主任应该权衡手术安全核查表的核查项目数量，以保证手术室运行的效率和质量。

电子病历系统

随着有关医疗信息的联邦新法规出台，电子记录保存医疗信息的方法得到了推广。医院付出了可观的经费来完善所有患者的信息，以符合新法规的规定。每天，手术室产生大量医疗信息。对于电子系统而言，收集整理这些数据是一项巨大的挑战[78]。麻醉信息管理系统（anesthesia information management systems，AIMS）是增加依从性、提高质量以及增加收益的有效途径[79-80]。这些系统可以提示一些重要的医疗行为，如给予抗生素等。AIMS能够准确获得数据并记录可能产生的错误，这引发了关于其如何使麻醉团队获益的思考。但随着AIMS越来越精细和自动化，它们为手术室主任提供了大量数据资源，用来追踪完成情况和收益。

手术室成本核算

从经济角度管理手术室是个高难度的任务。大多数医师并未接受过正规的商务培训，不熟悉手术室的财务管理。而卫生保健是个极其复杂的金融产业，消耗了美国国民生产总值的 17.6%。

目前，在非盈利组织进行管理控制变得越来越复杂[81]。手术室的财务管理类似于运行一个商业机构[82-83]。医院可将手术室归类为消费中心或盈利中心。如果将其归为消费中心，要提高手术室在医院里的经济地位，就要将重点放在减少手术室成本上。但是，如果认为手术室是一个盈利中心，手术室主任必需关注成本和收入间的利润，使利润最大化。医院会关注手术室的财务绩效，这是十分合理的。手术室可能会占医院总成本的 40%，但同时也要负责全院收入的 70%[1]。随着可移动的卫生保健活动逐渐脱离医院，许多医院已经成为了为三级医疗体系提供手术场所的机构。对手术室进行控制成本、提高收入，会增强医院的盈利能力和业务拓展能力。

手术室主任需要对成本核算有个基本的了解，这样才能保证做出有效的手术室决策。成本核算注重的是运行手术室的成本，并以此确定医疗服务的最佳价格。医院管理者应该利用这些信息，即成本核算可以帮助计划和控制工作、做出决策和改善手术室服务质量和效率。框 4-12 为相关财务术语表。

分清成本和费用的区别至关重要。成本包括一个特定医疗操作相关的所有固定和可变的开支。费用则是全部成本加上利润再减去医院付给保险公司的费用。美国在 20 世纪 70 ~ 80 年代，医院大多施行附加成本做账理论。在附加成本做账时，医院会在手术成本上加上一定的钱（即利润），然后把最终的收费价格提交给保险公司。但由于赔偿减少，保险公司开始签订单向物价服务的合同，而不将医院的服务成本计算在内。医院不同科室的成本价格比相差很大[1]。例如，斯坦福医院成本价格比分别为：麻醉科 0.29，化验室 0.50，外科病房 0.92[1]。

由于服务定价的任意性和赔偿的可变性，手术室经营相关政策的制定还是要根据成本而非费用。成本可划分为固定成本和可变成本。固定成本（系统开销）是与手术量无关的、短期内不变的成本。手术室的固定成本包括租金、外科器械和重要设备的折旧、雇佣正式员工和管理人员（手术室主任、医疗记录和保卫人员）的费用。如果医院改变手术室配套设备的数量或手术室工作人员的预算量，固定成本在较长的时期内可能发生变化。可变成本会随着手术量的变化直接

框 4-12　手术室财务术语	
费用	基于资源消耗的产品或操作的费用
成本	提供服务时的实际支出
固定成本	系统开销。不管工作量的多少，在某一个时期内不会增加或减少的成本
可变成本	随着工作量的变化直接增加或降低的成本
利润	收入-成本（包括固定和可变成本）
毛利	收入-可变成本
容量	在不提高固定成本的情况下，手术室能进行的最大工作量

增加或减少。手术室可变成本包括一次性物品、缝线、纱布、移植物以及合同工。手术间成本的56%～84%是固定成本[84]。减少短期和中期成本只适用于手术室的可变成本部分，这部分是手术室成本最少的一部分，而固定成本仍保持不变。

手术室成本核算有两种方法：自上而下法和自下而上法。自上而下记账法是使用成本价格比进行评分，并评价特定操作的成本。这一计算方法简单易行，但是存在严重不足，即不够精确，比值会因成本或价格任一因素的变化而变化。这样很难进行不同时期之间的比较，因为难以分清成本价格比的变化是因为成本、价格还是两者共同的变化。相比之下，自下而上记账法（微成本计算）更为精确，但需要一台手术所有的详细费用记录。此一方法也要求把成本分为固定成本和可变成本，这使得对手术室的规划更易进行。

手术室利润等于总收益减去总成本。手术室必须产生利润以补偿医院其他科室的亏损（例如急诊科）。但在评估手术量的变化时，"毛利"这个概念更加重要。毛利等于总收入减去可变成本。毛利越大意味着医院用来支付全部固定成本的资金越多。

1999年，Macario的一篇回顾性研究中[84]列举了一个关于手术室成本分析的具体例子。在此研究中，作者发现腹腔镜胆囊切除术患者的医疗费用大部分发生在手术室[84]。其中手术室（37%）、麻醉（7%）、PACU（6%），以及手术相关的化验检查和药费占所有住院医疗费用的50%以上。对于任何手术操作而言，大部分费用都发生在手术的第一个小时。这些费用包括房间准备、基本耗材、纱布、手术器械和手术植入物。第一个小时以后，手术成本减少，主要由劳动力成本组成。经过进一步分析，Macario[84]得出结论，一间手术室的基本成本为每分钟13.54美元，不包括手术特殊需要（如腹腔镜套管针和移植物等）。其中，基本成本的62%属于固定成本，剩余38%为可变成

本。一些节约成本的措施（如改变手术操作）仅会影响可变成本。各个医院的手术室成本不同，取决于劳动力和管理成本[85-86]。流动手术场所管理成本低，整体成本较传统医院手术室减少20%。

成本分析的潜在益处在于可以合理减少成本。例如，麻醉成本（包括机器的折旧、耗材和麻醉药品）平均占一台手术医院总成本的6%[1]。这其中，固定成本和可变成本约各占50%。为了减少手术室麻醉成本，医院只能改变麻醉成本中的可变成本部分。因此，当需要在麻醉工作中节约成本时，仅占医院总成本的3%的麻醉费用可以有所变动[1]。PACU也是个固定成本很高的地方——其固定成本高达PACU总成本的67%[1]。基于以上原因，很难通过改变临床习惯来大幅度减少PACU的成本。

卫生保健行业和手术室最大的可变成本是人力成本[87]。外科手术量的不可预测性以及持续较晚的手术都可能增加劳动成本。按照《公平劳动标准法》的规定，如果每周工作时间超过40h，加班工资应为正常工作时间工资的150%。如果手术室不能合理安排人员工作时间，人力成本就会显著增加。为了尽量减少加班时间，采用12h轮班，即交错的护士值班制，并建立更好的手术安排制度，都有助于减少劳动力成本。仔细分析护理要求，构建最佳人员结构，即可显著影响手术室的成本[88-89]。

有人对不同外科医师为医院创造的毛利进行了研究，这些研究表明，几乎所有的外科医师产生的毛利都是正数[49, 90]。但不同外科医师产生的毛利额度差别很大，在某些手术中甚至会相差10倍[91]。为了增加手术室的收益，尽量增加高利润外科医师的手术量会产生最大的影响。但在给这些手术医师分配更多专用手术时间之前，须明确几个问题。首先，如果手术量或手术时间增加，外科医师的利用率会不会降低？外科医师的手术是否需要占用有限的医疗资源（如ICU床位、专业护理）？手术室能否提供足够的资源（如手术房间、护士、麻醉医师等）来配合增加的工作量，同时还能保证固定成本不变？如果增加的手术量需要更多的设备及人力（如新手术室和手术护士），固定成本就会增加，从而抵消利润。显然，手术室主任需要准确的信息，追踪成本并做出合理决策，以提高手术室的绩效。

总　结

手术室作为一个复杂的环境，对医院的成功经营至关重要。医院已经重新评估了手术室的经营体系，

以强调手术室质量和成本，同时提高效率。为使手术室的运转更有效率，重新规划手术室的管理至关重要。这样的规划逐渐倾向于将全部责任集中到一个人，即手术室主任身上。

手术室主任必须了解手术室经济学并使用合理的策略进行成本控制并增加收益。一个全面的、可以获得并组织手术室资料的手术室信息系统对手术室主任来说是很重要的。医院设置了业绩目标，并配备了调控部门对手术室质量进行测评。手术室信息系统有助于监控手术室是否达到这些目标和标准。同时，制订能使手术室成功运营的商业计划，实现手术室功能改进，也需要手术室信息系统提供详细的资料。

手术室主任作为围术期的总管涉及很多职责。该职位必须集中精力保证患者能在围术期顺畅、高效地度过。精确的手术安排、准时开台、高效周转和规范的手术管理都是手术安排运转成功的关键。手术室主任必须制定出相关政策来处理手术安排的突发情况，如加台手术、急诊手术和手术取消等。此外，手术室主任还需要构建相关体系来控制手术和麻醉的成本。尽管手术室达到最佳状态存在很多挑战，但一个高效、成功运转的手术室能使医院、麻醉医师以及工作在此环境中的外科医师都受益匪浅。

参 考 文 献

见本书所附光盘。

附录 4-1　麻醉科临床主任和手术室主任工作指南

Ⅰ. 麻醉科职责
A. 人员管理
1. 长期人事安排
2. 日常专业医师/住院医师/注册麻醉护士的分配。保证住院医师接触各种病例并与术者良好协作
3. 员工的统计和筹备。向主任推荐
4. 建立代表所有临床科室的管理团队
B. 二级专业范围
1. 安排合适的专业人员进行日常工作和备班工作
2. 安排住院医师二级专业科室轮转
C. 日常手术
1. 每日早晨检查当日的手术安排
2. 早交班制度
3. 安排当日手术的临时变更
4. 解决临床遇到的问题和工作人员间的摩擦
D. 参与者的职责（不同医院差别很大）
1. 术前评估临床/入院前的检查
2. 检查麻醉设备/监护
3. 医疗质量保证/质量管理程序
4. 术中风险的预测
E. 临床主任的评价和任命
1. 临床定向管理工作需要制定特殊标准
2. 最好是临床渠道任命
3. 教学时间有限
4. 研究领域涉及管理、统计和临床科研
Ⅱ. 手术室/医院/医疗人员的职责
A. 日程安排和数据收集
1. 每天检查/最后裁定手术安排

2. 监管日程安排/资料处理人员
3. 执行日程安排规程
4. 管理手术室利用率的数据并向特定主管部门提交报告
B. 交流中心（手术室前台）
1. 建立迅速有效的服务平台
2. 监督前台人员
C. 临床主任对手术室护士、PACU护士及相关人员的管理（不同医院差别很大）
1. 领导和监督手术室工作人员
2. 加强与护理部和医院管理层的联系
3. 可作为手术室管理者，完成预算制订、耗材管理和医疗质量控制
D. 与主要相关部门联络
1. 医院行政管理部门（正式职位）
2. 护理部
3. 手术室委员会（可能担任委员会主席）。由外科、麻醉科和医院管理者委托权力
E. 医院行政管理部门的基本支持
1. 办公室、秘书、日程安排者和其他必需的工作人员
2. 合理的经济补偿
3. 行政管理权
Ⅲ. 要求具备的资格
A. 高资历、合适的学术职称——副教授或正教授有利于该职位
B. 精通或致力于临床——临床能力强，受敬重是一大优势
C. 教育资历——在谈判、人际交往和商务管理方面有过正规训练和经验

附录 4-2　AACD 制定的手术时间术语表摘录

手术间准备完毕：手术间已清理并备好下一台手术必需的器械和设备的时间。

开台时间：患者进入手术室的时间。

准备完成：各项准备工作已完成，患者也准备好进行手术或手术开始的时间。

手术时间：手术间开始准备到术后手术间清理完成的时间。包括一台手术所需要的在手术室内的所有时间。它考虑了手术间准备与手术间清理的差别，因为不同手术操作对备用物品和设备的需要也不同。

周转时间：从前一位患者出手术间到下一位患者进入手术间的时间。

资源时间：已排定的手术可用时间的总和（例如，专用手术时间和开放手术时间之和）。

专用手术时间：为某一手术或外科医师保留的手术时间。在一个确定的期限内（如手术前 72h），只安排特定手术。

开放手术时间：不为任何特定手术保留的手术时间，根据手术室的规定可以安排给任何手术或外科医师。

原始利用率：对于整个体制来说，它是指患者在手术室内的时间与资源时间的百分比。对于个别手术来说，它是患者在手术室内的时间占专用手术时间的百分比。

校正应用百分数：个人专用的手术时间 + 超出的手术时间 $\times 100$/ 专用手术时间。

工作利用率：它是指一台手术在资源时间利用它的专用手术时间的百分比。它在原始利用率的基础上进行了调整，除去了准备和清理手术间的时间，因为这段时间患者并不在手术间内。它可超过 100%，因为包含了资源时间内的专用手术时间之外的时间做的手术。

第5章 医学信息学

C. William Hanson

路志红 译 董海龙 审校

要 点

- 计算机硬件系统有很多功能都与人类的神经系统相似,处理器与脑作用相同,而总线相当于传导通路,也作为记忆和交流设备。临床信息系统和多数医疗设备的核心部分都是计算机。

- 计算机操作系统是计算机软件程序(如浏览器、文字处理系统和E-mail程序)和硬件间的界面或转换器。用于支持医疗信息的软件使得计算机能够管理临床所用信息,包括对数据进行操作以优化患者的医疗,并促进医务人员间的沟通。

- 医院信息系统是接口子系统的网络,硬件和软件集成后用于满足医院或医疗系统的多种计算需求,包括商业服务(预约、入院、出院和收费)和临床服务[电子病历(electronic health record, EHR)、医嘱录入系统、实验室和影像学检查以及其他医疗信息]。

- 电子病历是患者医疗的计算机化记录,全面记录患者所有临床异常、管理和医疗纠纷和解情况,其已取代了传统的纸质记录。

- 计算机化医嘱录入系统(computerized provider order entry, CPOE)的设计旨在将医嘱过程中的差错降至最低,提高患者医疗效率,并在录入时提供决策支持。CPOE系统确保为患者提供安全的医疗,并将患者原有基础疾病考虑在内,以降低重复下医嘱的可能性,分析用药间的不相容性,并减少冗余。

- 决策支持系统(decision support systems, DSSs)可为医务人员提供当前临床实践的描述、确定最佳实践方案、提供该类疾病和管理的最新信息。DSSs还可在必要时自动干预患者医疗和为患者提供管理其临床疾病的信息。

- 《健康保险便携性与可问责性法案》(health insurance portability and accountability act, HIPAA)为一项综合性法规,其中部分是为了加强患者数字化信息的隐私和安全。《经济与临床医疗健康信息技术法案》是2009年《美国复苏与再投资法案》的一部分,是为了推进健康信息科技的采纳和使用。它还提到了健康信息电子传递中隐私权和安全性的考虑。由于这一法案涉及临床信息管理中的若干重要议题,所有临床工作人员均应了解这一法案,以降低医务人员与患者间电子化交流中的风险。

- 医务人员逐渐能通过网络与患者进行交流并进行远程医疗。人们逐渐开始进行远程医疗来使服务较差地区的患者更易于获得专业医疗,并优化其所接受的临床医疗服务。要发挥远程医疗的优势,需要技术的进步、患者获取服务途径的改善以及新的付费模式。随着技术的进步、赔偿制度的建立以及立法的完善,远程医学也会得到持续的发展。

计算机硬件

中央处理器

中央处理器（central processing unit，CPU）是现代计算机的"大脑"，位于主板上。主板是计算机的"骨骼"和"神经系统"，通过一系列外部设备与计算机其他部分乃至周围世界联系。信息以"比特（bits）"的形式通过"总线"在计算机中传递，总线是计算机的信息高速公路或"神经"。比特聚集为有意义的信息，方式与点和虚线在摩斯码中的使用一样。比特是计算机工作的指令/程序与数据/文件的构成单元。

现在CPU是工程学的重要部分，完全可以与大桥、大楼的规模相媲美，但它又是如此无处不在，如此隐藏不露，以至于我们中大部分人不知道它的宏大。在创建新的CPU时，芯片设计师所创造的相当于一座城市，有交通系统、公用工程、住宅，还有政府。每次他们用新一代的芯片创造出一个新CPU的时候，这座"城市"就会大大扩展，尽管仍不到一个指甲盖大小。

出于本文所需，CPU可被看作是其中有两条高速公路的一个黑匣子：一条是数据，另一条是指令。在这个黑匣子里，CPU（图5-1）使用指令来确定如何处理数据——例如如何将作者现在敲在键盘上的动作转换为一个句子。CPU的内部时钟就像一个节拍器，控制着执行指令的速度。

计算机处理信息的速度至关重要，特别是将其用于临床时。临床医师希望每一次与计算机、键盘或设备互动时都能立即得到回应。多数人觉得CPU的时钟速度［按兆赫（MHz）或千兆赫（GHz）计］是其性能速度的决定因素。实际上，CPU的性能是由多种因素决定的，如果拿手术室来做类比的话，麻醉医师也是熟悉这些因素的。首先，将计算机的时钟速度与手术速度相比较，快速的时钟也就相当于快速的手术医师，反之亦然。其次，CPU还有高速缓存部分，它是数据和指令的存储区，相当于术前等候区。信息沿总线在CPU内运行，总线相当于手术室的数量。换句话说，CPU可能因高速缓存很小或很慢而受限，同样术前准备区床位的缺乏或手术间数太少也会限制手术周转。

处理器的速度是由内部总线宽度、时钟速度、内部缓存的大小和速度以及其预见的有效性决定的。最后一点似乎令人费解，如以手术室类比，可以根据同一外科医师以前做同一类型手术所用时间推测本次手术的时间。现代处理器使用的是"推测、预测和显示并行性"技术，可将CPU效能发挥至最大，此处不再赘述。

真正的通用计算机不同于其先辈之处在于，无论速度慢、体积小（如智能手机所用设备），还是高效快速（如超级计算机），在给予充足时间的情况下都可以完成同样的任务。该定义出自"计算机之父"之一——Alan Turing。

每种类型的CPU都有其自己的指令集，实质上是它的语言。CPU家族（如Intel处理器）都会使用一种通用语言，尽管根据其所用芯片不同可有一些差别。其他的CPU家族则会使用一种完全不同的语言。复杂指令集计算机（CISC）的词汇表要比精简指令集计算机（RISC）丰富得多，但后者会比前者更有效率。事实上两种计算机的构成方式都可运行同样的程序（即任何窗口式操作系统），因此都是通用计算机。

存　储　器

存储器是计算机储存信息，并让使用者提取数据

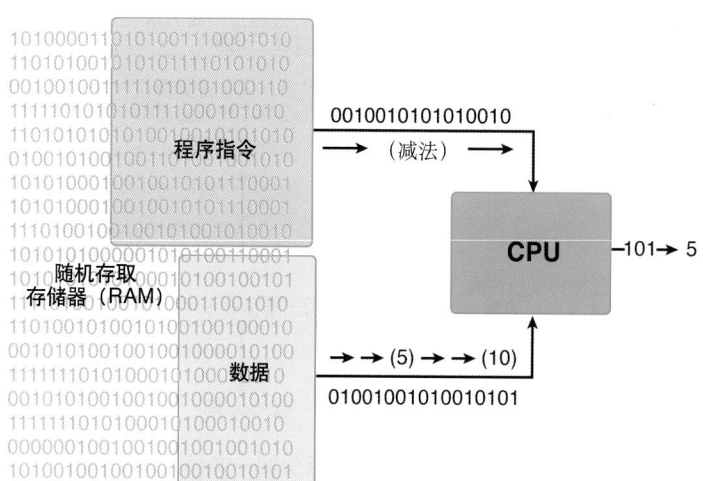

图5-1　程序和数据同时以单个数据位的方式储存在存储器中。程序指示中央处理器（CPU）对数据进行操作

以进行任务或完成互动的方法。计算机存储器的种类多种多样，CPU 中的内存很小，运行速度很快，而速度更慢、通常更大的存储介质则可以是固定的（硬盘），也可以是移动的（光盘、闪存）。

对临床应用来说，我们需要的理想存储器应当是容量无限而速度又很快，就像我们希望等候区可容纳所有当天手术的患者，让一例手术完成后下一例患者可以立即转入手术间。但这会非常昂贵，可能永远也无法达到这一目标。与十几年前相比，数据存储日益受到重视，因为中央处理器速度已经超过了存储速度，所以 CPU 在等待数据从存储器读取过程中会空闲一段时间。

计算机设计者们已经想出了一些方法让数据传输衔接更紧密。这就要求同时在多个位置存储同一数据的不同拷贝。例如，笔者现在正编辑的文章中的一句话可能被存储到 CPU 附近的高速存储器，同时包括这句话的较早拷贝的整个文件会被存储至速度较慢、容量较大的存储器（图 5-2）。在编辑结束时，两个版本会合二为一，新的句子会被插入文章中。

靠近 CPU 的高速存储器指的是缓存，它有着不同的大小和速度。高速缓存可比作手术室的术前和术后等候区，都代表了快速可达的缓冲区。现代计算机设有一级和二级缓存，可以被整合入 CPU 芯片或放置在主板上邻近 CPU 芯片的位置。高速缓存通常为静态随机存取存储器（SRAM），而较大较慢的"主要存储器"则由动态随机存取存储器（DRAM）单元组成。RAM 的特点包括可读写（与只读存储器相反），断电时消失，以及比磁盘驱动器上的存储器

要快得多。

要理解存储器存取时间和 CPU 速度不相匹配的后果，可以设想以下情况：现在最快的硬盘存取速度为 10ms（得到随机信息块所需的时间）。如果一个 200MHz 的 CPU 每次从硬盘读取新数据时都要等待 10ms，那么在实际工作的每个时钟循环之间都要闲置 200 万个时钟循环。何况计算机从光盘或数字磁盘获得数据所需的时间比从硬盘要长 10 倍。

通　信

计算机中有许多功能上独立的部分，它们需要进行无缝而及时的通信。键盘和鼠标需要发出信号，显示器需要持续刷新，存储器需要正确地被读写。CPU 通过若干系统作为通信和数据途径来协调这些工作。在新型计算机上，有的总线执行特定功能，如通过专用视频总线与图像处理器通信，而其他的则为通用总线。

总线就好比是计算机各部分间的高速公路（图 5-3）。在大多数计算机中，总线的宽度各异，主线通常是最宽的，其他的较窄，容量也较小。数据（比特）并行沿总线传输，就像一队士兵，其时间间隔固定，由计算机的时钟速度决定。较早的计算机主线为 4 或 8 比特宽，而新型 Pentium 级计算机的总线宽达 64 或 128 比特。当代计算机都有多核处理器，其中集成多个 CPU 可同时对多个复杂问题进行处理。

输入输出总线将外部设施（如鼠标、键盘、移动磁盘驱动器和游戏控制器）连接至计算机的其他部分。这些总线越来越快，越来越标准化。通用串行总线（universal serial bus，USB）是现在通用的标准，还有 Apple 特有的 FireWire 总线。这些总线允许通过标准接口进行外部设施的即插即用，用户将设施插入这类端口后，操作系统可识别该设施，无需特别设置就可以使用。这是历史性的进步，之前用户常常需打开计算机外壳来接入新配件，再用特定软件驱动来进行设置，以建立计算机和设备间的通信。

除本地计算功能外，现代个人计算机已经成为我们连接入网络的通道，是互联网的终端。就像房子和电话一样，每台计算机都必须有自己的标识符（地址，电话号码），以便接收针对自己的通信。这种地址的例子是互联网协议（Internet Protocol，IP）地址和 MAC（media access control）地址。IP 地址被临时或永久地分配至网络上的某一设备（通常为计算机），旨在与互联网上的其他设备相区别。MAC 地址用于识别分配

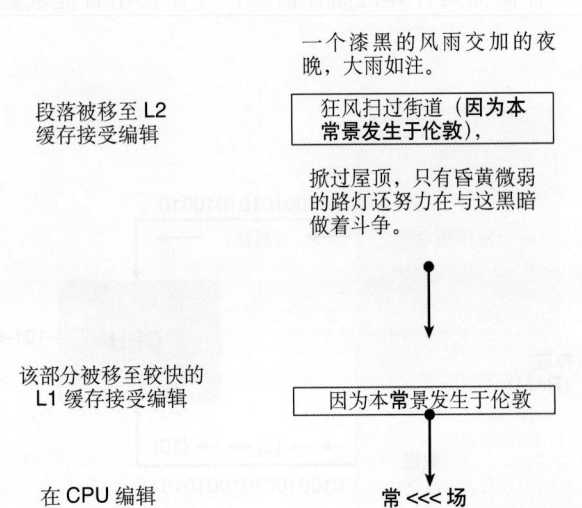

图 5-2　文章编辑中使用几个存储区备份同一文档，以便随时访问

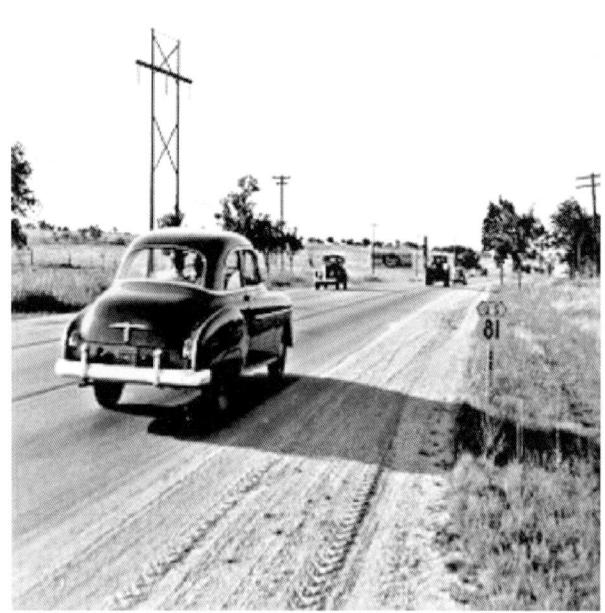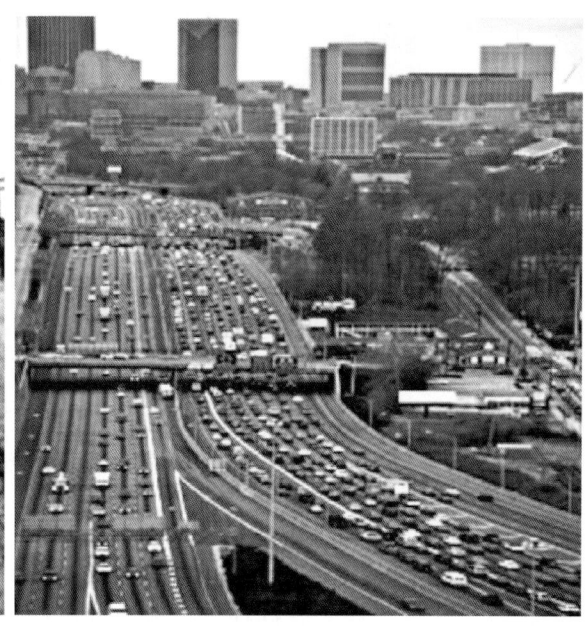

图 5-3 总线就像公路，可用通道数目可类比为总线容量

了 IP 地址的计算机的网卡。

计算机还应具备正确类型的硬件来接受和翻译基于互联网的通信。所有新式计算机均装有有线和无线网卡，基本取代了以往用作网络通信的调制解调器这一硬件设备。而通过已有电话线来通信的调制解调器还可用作音频通信，网卡通过计算机间通信专用频道来通信，基本都比调制解调器要快。

尽管我们常常把互联网看作一个大网络，但了解一点计算机网络的历史还是很有指导意义的。最初出现的是两种不同形态的网络：办公网络和互联网的雏形。最早的办公网络在 Palo Alto 研究中心设计，该中心就是做出了好几项主要的计算机创新的 Xerox 研究实验室。该办公网络被称为 Ethernet，是"未来办公室"的一部分，其中文字处理设备和打印机都连接在一起。ARPAnet 是国防部高级研究项目部创建的，连接着主要大学的计算机主机。这两种网络逐渐有机地融合，现在我们拥有的是连接全世界计算机的一个无缝隙网络。

网络技术和计算机技术的发展速度几乎一样快。如计算机中的总线一样，网络对于世界的作用就像高速公路。主干网络（图 5-4）遍布全世界，容量惊人，就像州际高速公路。容量较小的系统接入主干网络中，交通由路由器计算机来控制。为了更易于处理，在传递前信息会被切割成独立的数据包，分别自动传至目的地，在目的地再重新组合。互联网数据包可通过硬接线、光缆或无线网络来传至目的地。

计算机软件

操作系统和程序

操作系统（Operating System，OS）是计算机的"管理部门"。就像市政机构一样，OS 负责协调计算机各部分的工作，包括硬件和各种软件程序，以保证计算机顺利运行。特别是随时控制 CPU、内存、交互设备以及所运行的所有程序。OS 还提供一系列规则和规程，新程序都必须遵循这些规则才能参与 OS。

尽管对我们大多数人来说，提起操作系统就会想起 Apple 和 Windows，但还应该介绍一些别的操作系统。Linux 这一操作系统源代码开放，无专利性，供个人计算机使用，尽管公开售卖，但有很多热情的编程人员不断为其更新、编制新程序。此外，各个手机、平板电脑和智能设备也有其自己的操作系统，其功能和个人计算机 OS 是相同的。

操作系统可分为四大类（图 5-5）。实时 OS 常用于运行某特定机器，如科学仪器，而且也仅用于该用途。单用户、单任务 OS 就像手机上所有的系统一样，同一时间只有一名用户进行一项工作，例如拨号、浏览或 E-mail。现在大多数笔记本和台式机都装备的是单用户多任务 OR，一名用户可以同时进行若干项工作，例如文字处理、E-mail 和浏览。最后，多用户多任务 OR 常用于大型计算机，可同时为多名用户运行多项任务。

所有 OS 的核心工作都是相同的：CPU 管理、存

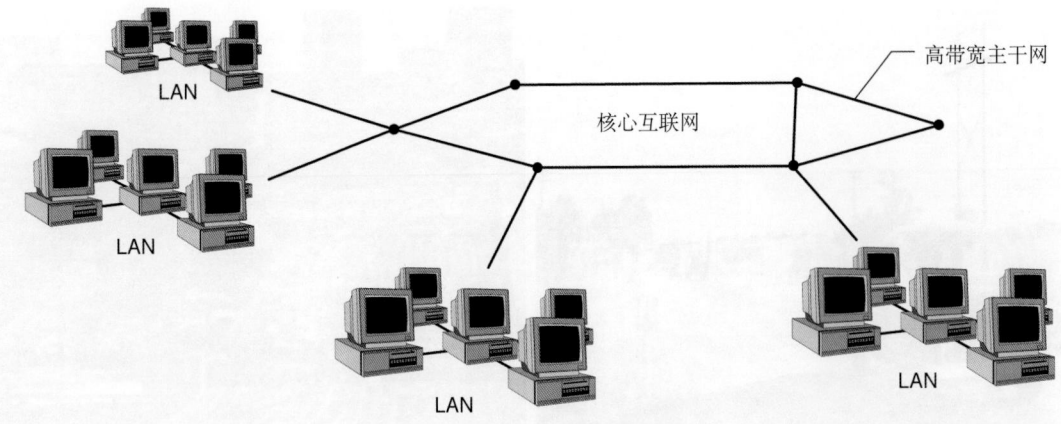

图 5-4 低速网络连接到覆盖全球的高速核心网络。LAN, 局域网

储器管理、存储管理、设备管理、应用交互界面和用户交互界面。OS 将所接受的软件任务分解为可运行的几大块，然后依次将其发送至 CPU 进行处理，此处不再赘述。OS 还与不同内存间的数据流合作，并确定在何处对这些数据进行长期存储，并记录其轨迹。OS 为应用程序提供一致的交互界面，因此我们在店里买到的第三方软件可以在 OS 上正确运行。

最后一点，也是最重要的一点，OS 管理着与用户的交互界面。现在通常为图像式用户交互界面。

电子邮件 （E-mail）

通过互联网进行 E-mail 联系比基于浏览器的万维网要早出现几十年。实际上，最早的 E-mail 是用于大型计算机的"分时段"多用户情况下各用户间的交流。E-mail 曾被用于大型高校用户团体间的非正式和学术交流。E-mail 通信条款要求每条信息包括发送者、地址和正文，此处不再赘述。这一条款被称为简单邮件传输协议（Simple Mail Transfer Protocol, SMIP），信息传送过程如下：发件人经软件信息程序（如 Outlook、Gmail）编写信息，随后输入收件人地址，发送信息。该信息经一系列邮箱周转，就像普通信件的投递过程一样，最后到达收件人的邮箱，等待"拾取"。

尽管 E-mail 对组织和人们间的联系起着巨大的正面作用，但它也带来了许多意想不到的问题，包括垃圾信息、隐私问题，以及需要建立新规范。

"垃圾信息"一词源自于 Monty Python 的喜剧。垃圾信息这一问题无处不在，以至于大多数经互联网传递的信件都是垃圾信息。垃圾信息实际上是大批的电子邮件，是 SMIP 的设计者们始料未及的。垃圾邮件是 E-mail 联系的普遍问题，但对医用 E-mail 而言，

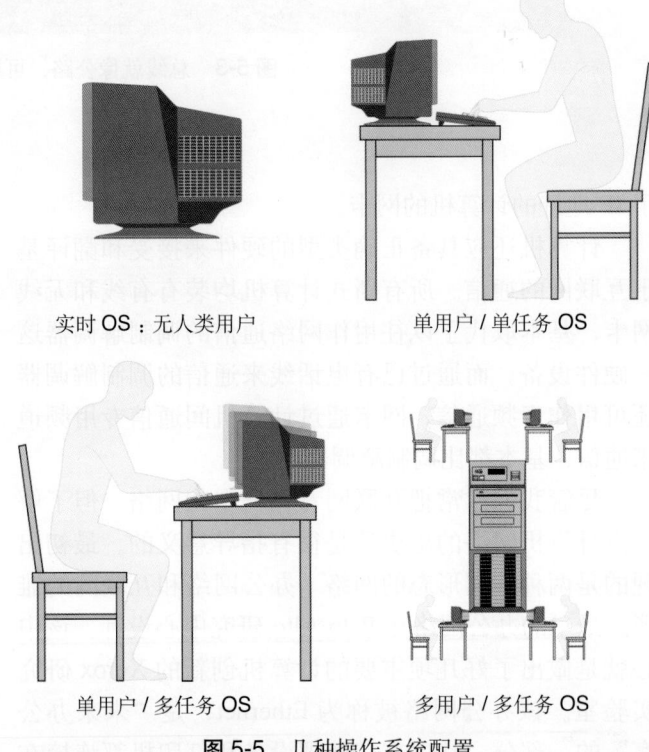

实时 OS：无人类用户　　单用户/单任务 OS

单用户/多任务 OS　　　　多用户/多任务 OS

图 5-5 几种操作系统配置

隐私和规范问题尤为重要。

美国医疗信息协会在定义医疗中 E-mail 相关问题上起着主导作用。该组织将患者-医务人员 E-mail 定义为"基于计算机的、存在合同关系的临床工作人员与患者间的联系。在该合同关系下，医疗提供者对患者的医疗负有明确的责任"[1]。医疗人员间的医疗性联系是与之并行的议题[2-5]。还有一类医疗性联系是医务人员在无"合同关系"下提供医疗。后者一个极端的例子是医师读过"患者"提交的基于网络的表格后开具勃起功能障碍治疗的处方并收费。

理论上来讲，E-mail 是与患者交流的良好途径[6-9]。

由于它的非同步性，两个无法在同一时间共同存在的不同群体可以有效地进行交流（图 5-6），它还代表了其他两种非同步交流方式的中合体：语音邮件和传统邮件。E-mail 还可以调整为简短交谈、更有条理的交流以及信息广播（如公告）。患者可以向医师间断发送更新（血压、血糖）。医师也可以选择通过提供有关新病情或计划进行的治疗的教育材料进行随访。

尽管 E-mail 对于医学有许多益处，但应用起来仍有许多风险[10]。有些问题是所有 E-mail 传递过程共有的。与普通信件相比，E-mail 这一交流方式并不正式，也未经滤过，像对话一样具有即时性但缺乏其视频和音频特征。字符图示（例如":)"可用来表示微笑）是补救这一问题的方法之一。

E-mail 还可以说是永久的，因为即使从本地文件删除了邮件，在邮箱备份中仍然存在其拷贝（图 5-7）。因此每封 E-mail 从责任和可复原性的角度考虑都是可被发现的。在发送 E-mail 前必须对其信息和内容进行详细审查，以免后悔。

可能患者和医务人员间交流最重要的就是缺乏患者医疗信息的安全性。E-mail 还易发生发件人和收件人间的"守护链"任一环节无意或恶意的隐私或数据泄露。黑客可以从无保护的 E-mail 中获得敏感的医疗信息，甚至可以改动医师发给患者的 E-mail 中的医嘱

和检验结果。

HIPAA 明文规定对有关患者医疗的电子通信应加以保护。通信安全的三个前提是鉴定（发件人和收件人是否确为其人）、加密（信息发送过程中未被阅读或被篡改）和加盖时间/日期戳（信息发送的时间和日期能够被证实）。尽管在医疗团体中这些技术还未得到广泛应用。

本文对 E-mail 鉴定、加密和加盖时间戳的具体方法不进行详细叙述。可能的方法是用算数上相连的成对数字（键），用户的公共键是公布的，可通过中心登记处查到（如同电话簿），而与之相关联的私人键则是保密的（图 5-8）。公共键加密结合传统加密用以将信息安全地传过公共网络，确保信息只能被某用户阅读，并对信息做数字签名。

尽管 E-mail 越来越多地被用于患者-医师和医师-医师间的医疗通信中，但它还没有被通用。原因包括医师不信任这种媒介、对软件不熟悉、缺乏标准、缺乏对 E-mail 通信所耗费时间的明确的补偿方法。但有些专业学会已经发表了对医疗实践中 E-mail 管理的专家共识。框 5-1 列举了一些通用的专家共识。但即使采用了这些安全措施，E-mail 也可能依然不是与患者交流的最佳途径。最重要的是在使用 E-mail 时，E-mail 系统应当加密以尽量降低被其他人非授权进入的风险。医务人员本人很难确认患者的 E-mail 是否加密。此外，尽管 E-mail 账户中的信息被"保存"了，但它仍然无法成为永久性医疗记录的一部分。因此，通过 E-mail 进行的交流造成了若干风险，包括交流的文件记录、信息是否被收到的确认以及是否进行了适当的随访的确认。大多数电子医疗记录（electronic health records，EHRs）现在都可以选择直接通过 EHR 进行交流——提供交流的文件记录，进行化验结果查询，促进医患间的随访交流。这一有保障的交流对于增进患者医疗和随访非常有效，尽管电子交流有时候无法满足高风险患者的需求[11]。

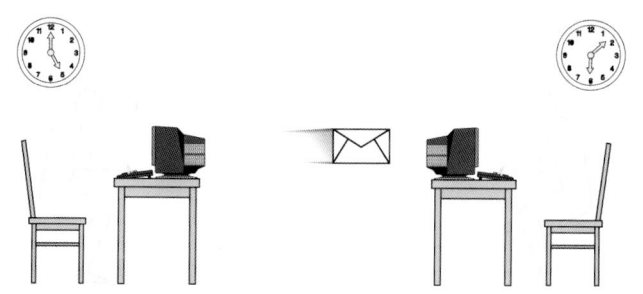

图 5-6　E-mail 是患者和医师之间有效的交流方式，因为这种交流不需要双方在同一时间出现

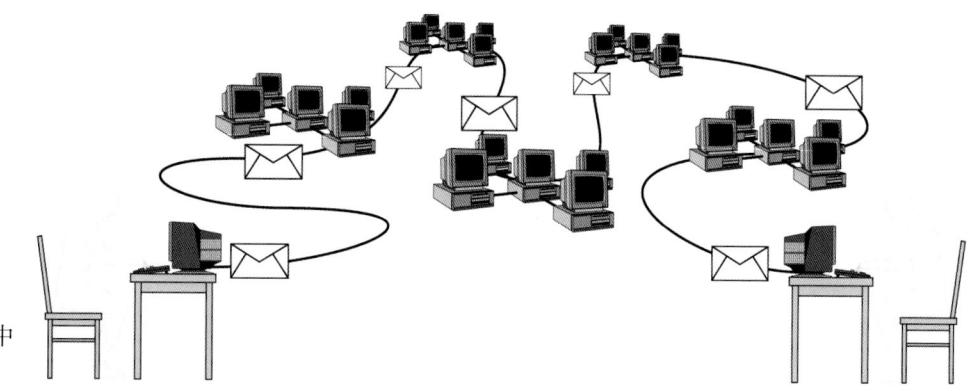

图 5-7　E-mail 在互联网传送过程中留下了自身的拷贝

浏 览 器

许多人都把互联网和万维网当做一回事。互联网是世界性网络，而万维网是互联网的一种应用，其特点是通过浏览器与用户交互。浏览器于 1990 年由欧洲核研究组织（即通常所说的 CERN）的 Tim Berners-Lee 发明。Marc Andreessen 编写了 Mosaic 浏览器，随后又编写了 Netscape 浏览器，后者像随后的众多浏览器一样有一个"图形用户界面（GUI）"，使用名为"超文本链接标示语言"（hypertext markup language，HTML）的一种特定"语言"。微软后来意识到万维网的必然性，建立了自己的浏览器版本——Internet Explorer。

浏览器像 word 处理程序和 E-mail 程序一样是计算机程序，具有 GUI。从某种程度上来讲，它可以被看作是收音机或是电视，也是与外界媒体交互的界面。网页的地址可比作电视或收音机的频道或频率，浏览器可"调至"该地址。实际上，我们计算机上的本地浏览器与互联网上某处的服务器相互通信（按地址栏上所列的地址），使用名为 HTML 的通信协议作为语言。本地计算机上所显示的网页首先是建立在服务器上，随后才发送至我们的计算机。

最初的 HTML 语言非常简单，局限性很大，例如只可用于创建很简单的网页。随后出现了一系列新的语言和协议，例如 Java、Javascript、ActiveX、Flash 等，这些语言都加强了 HTML 的功能。新的浏览器支持交互性、安全性、视频和音频内容的显示等功能。尽管浏览器通信的很多议题都不在本章讨论范围之内，但本处仍需提到一些内容。

Cookies 这一名词用以表示由互联网服务器（例如 Google 或 Yahoo）储存在硬盘上的小段文本，使网站得以存储与其交互的终端计算机的信息。Cookies 使服务器能了解信息，例如你在购物时放入虚拟购物车内的物品条目（图 5-9）。尽管 cookies 本身并无风险，但使用浏览器还有其他风险。

就像电视机一样，浏览器在互联网中的作用就像窗户，很久以来它都被认为是安全的，因为该窗户是单透的玻璃。不幸的是，许多让我们能与网站交互的新功能都有固有的漏洞，使得恶意程序可以侵入你的计算机或是追踪从网站到网站的活动。Google 和 Facebook 等公司现在可以从个人和用户群与网络的互动中获得他们高度详细的信息。保护计算机的最好办法包括及时安装软件生产商提供的所有更新和补丁，以及使用杀毒软件，并及时更新病毒库。保护隐私权的最佳方法是尽量不在网络上存储个人信息，在每个网站使用不同的不易被破解的密码。

医学中的计算机及其运作

医学信息系统

现代医院信息系统介于统一单独的综合系统（一

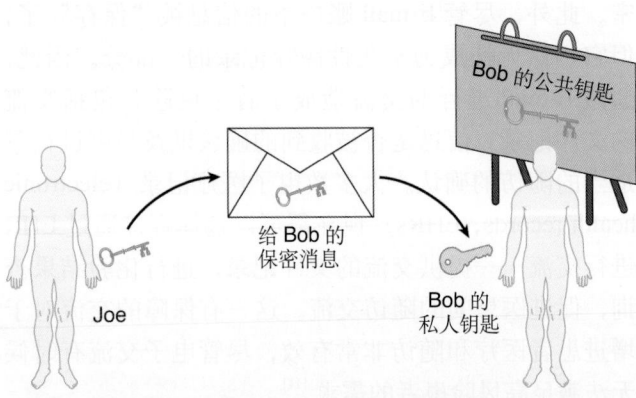

图 5-8 公共 / 私人钥匙加密，图中 Joe 通过 Bob 的公共钥匙发给 Bob 一条只有其本人通过私人钥匙才能看到的消息

框 5-1　医疗机构中 E-mail 通信的推荐法规

所有医务人员 - 患者间 E-mail 均应加密。
通信者必须经鉴定（确保你的身份真实）。
患者的私密性应受保护。
防止对 E-mail 的未经授权的访问（电子或纸质）。
患者应就电子通信的范围和类型提供知情同意书。
电子通信应当（理想状态下）发生在已有医师 - 患者联系的
　　背景下。
在线交流应被视为患者医疗记录的一部分并纳入记录。

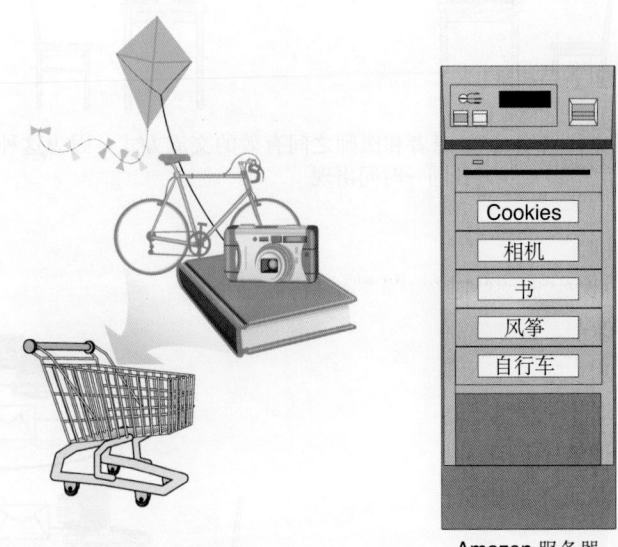

图 5-9 Cookies 由网站使用，例如记录用户在购物车中的物品条目

个服务方提供系统所有组件）和"最佳选择"模式（best-in-breed）组合的系统（多个服务方提供的组件通过交互界面或交换"机"相互连接）之间[12-15]。前者优点是协同性良好，而后者在一些组件方面要好得多。

医院信息系统的组成部分包括管理、临床、档案、收费和商业系统[16-18]。医疗信息技术越来越受政府调控、安全顾虑和标准的约束。标准对于系统间的协同作用至关重要，可确保各系统均使用统一的术语[19]。

医疗标准 7（Health Level 7，HL7）是医疗设备间通信的一套公认的规则和协议。临床环境管理说明（Clinical Context Management Specification，也称为 CCOW）使得终端用户能够准确无误地读取两个完全不同的"后端"临床系统的结果，就像二者是一体的一样。通用的医学术语或词汇表有医学系统化术语（Systematized Nomenclature of Medicine，SNOMED）和国际疾病分类（International Classification of Diseases，分类中的 ICD 语系）[20]。现代复杂的医疗信息系统通常将地理位置分散的一群系统编为一个大的"内联网"。例如，一家医院的本部可能与地理位置上很远的一处门诊共享同一内联网，或者同一医疗系统内的数家医院可能处在同一个内联网中。某些组件可能需要沿网络"主干"进行物理性的连接（图 5-10），而有的可能通过虚拟私人网络（virtual private network，VPN）相连，使得远程用户可以出现在同一网络内[17]。

电子医疗记录

电子记录（见第 4 章）还被称为计算机化医疗记录、计算机化患者记录、电子患者记录和电子医疗记录（EHR）[21-24]。很明显，不同情形下需要完全不同的 EHRs，而这些 EHRs 最终需要进行无缝交互[25-26]。

历史上，患者的记录是由医院或医生来控制或"拥有"的，这些记录以 EHR 的形式展现后带来了一系列隐私、安全以及相关团体经济利益方面的问题。例如，患者对记录中信息的隐私权和安全性比较关注，并声明他们对医疗记录中的信息具有所有权和控制权。相反，传统而言医生"拥有"其患者的记录，并在诊治的过程中将这些记录转给其他医师（尽管对患者进行了适当的告知）。更重要的是，医院和医疗系统一直以来都控制着医疗记录，对其行使权力。传统记录向电子记录的转换、医疗系统与医师实践的互操作性，以及与患者交流的增进，都引起了医疗记录拥有权概念的明显改变。医疗保险和医疗补助服务中心（Centers for Medicare and Medicaid Services，CMS）采用了一些规定，它们也关注了健康信息所有权问题，并进行了设计，以便患者更易于看到出院小结。患者有权质疑医疗记录中的信息，医务人员应对患者的需求做出回应，包括修改不完整或不准确的信息，或者是将患者的不一致意见记录在案。每次诊治后医生应当为患者提供获得出院小结的途径，包括评估、所行医疗措施和所有用药调整的信息。这一改进使患者有更多的责任来"管理"他们的医疗信息，确保其准确性，并限制他人获得这些信息。

目前基于软件的 EHR 的发展是 20 世纪 80 年代和 90 年代医院信息系统发展的一个缩影，当时单个系统与整合模块之间存在竞争。最佳选择的商品化系统或"内部制造"特定位置使用的系统已出现，如自动麻醉 EHRs[27-28]和重症监护治疗病房（ICU）EHRs

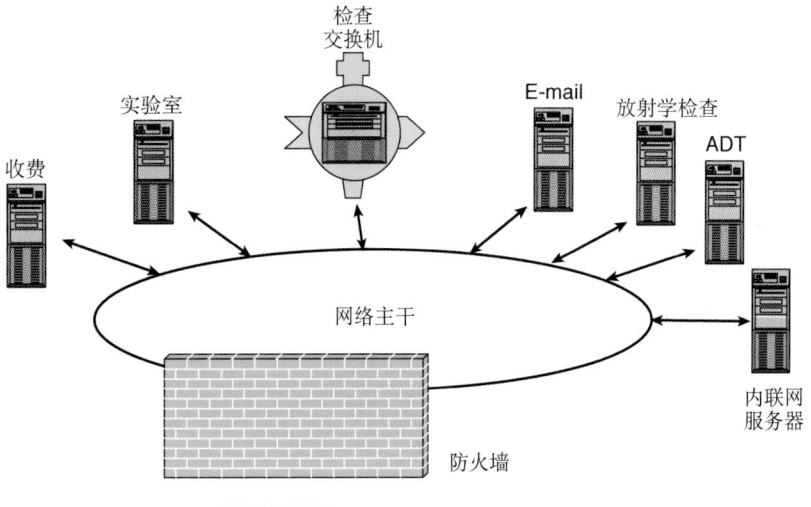

图 5-10　现代医疗信息系统的组件由网络主干相连。ADT，入院、出院和转院

（图 5-11）。同时，大型服务方也建立了住院和门诊通用的 EHRs。卫生系统不可避免地面临同样的选择，要在整体 EHR 和单项优势 EHR 软件间做出取舍。

医学协会最近发表了一篇报告，确立了 EHR 的几个关键方面，包括整体的、纵向患者资料，患者的病情，与赔偿有关的规章制度，医嘱和数据的录入，能提供有关疾病、处理、药物相互作用和风险概况的决策支持工具。

理想的电子记录可为医务人员间通信提供工具。EHR 还应当为管理和研究迅速提供人口学信息。

美国退伍军人健康管理局是 EHR 执行的一个成功范例，但在大多数医院内，医嘱、记录和报告仍为纸质。此外，很少有小型医疗机构能实现计算机化，因为它们所面临的障碍是难以克服的。

医疗记录计算机化在技术上的障碍固然明显，但来自体制的、财政的和政策上的障碍也不容忽视[28-31]。使用 EHR 意味着对临床医疗实践的方式从根本上进行重组[32-33]。例如，许多年长的医生很少有机会接触计算机，使用计算机反而会降低其工作效率，在对工作效率要求日益增高的今天这将成为医疗记录计算机化的障碍（图 5-12）。

尽管有这些障碍，政府和私人股东们还是在建立鼓励机制、奖励机制和降低成本来促进 EHR 的使用。EHR 系统可能最终会被强制作为参与某些美国保险计划（例如 Medicare）的条件。2009 年《美国恢复与再投资法案》为健康信息科技（health information technology，HIT）提供了 190 亿美元的资助，鼓励医院和医生们使用有资质的 EHR。要拿到 EHR 鼓励奖金，医院或医生需要通过达到 CMS 设定的一些目标来表明他们"有意义地使用"了 EHR。有效使用 EHR 奖励计划分若干阶段进行。第一阶段在 2012 年结束，当时 50% 的医生和 82% 的医院都用上了 EHR，比之前有了显著进步。第二和第三阶段计划分别于 2014 年和 2016 年结束。上述阶段越来越强调使用总体健康记录中的信息来促进患者质量与安全。

EHR 最初是用来将医疗记录中的信息加以数据化，并使其更易于被获取。此外，EHR 可通过减少管理中由于缺乏合作而造成的冗余和错误来改进患者医疗。尽管这些已意义非凡，但一份包括了门诊和住院信息的综合健康记录还将为单个患者和患者群体的医疗带来很多别的益处。电子记录带来了一系列契机，例如促进患者医疗实施、提高效率、减少辅助医疗服务（例如实验室检查、放射学检查、家政以及转运）中的冗余，以及许多管理功能的自动化（例如收费和赔偿）。EHR 还可增进医患间交流，并促进教育、医务人员规定、临床与转化研究、公共卫生和政策的制定（图 5-13）。

EHR 核心功能有 8 类：①管理患者健康信息和数据。②提供患者检查的结果。③计算机化医嘱录入（CPOE）。④决策支持，可自动产生提示来为医生提供指导和支持循证实践。⑤医生间或医患间的交流工具，可以自动生成患者支持工具（如描述疾病或出院指导的小册子）。⑥管理程序可以整合入 EHR 内，包括排班系统、收费管理和保险确认。第⑦和第⑧，将报告系统整合入 EHR 内可以大大简化内部和外部报告的过程。

尽管独立麻醉信息管理系统（anesthesia information management systems，AIMS）已经存在了 10 余年，但由于它们一直在功能上是独立的，也就意味着它们与电子门诊和住院记录没有整合在一起。而随着门诊与住院 EHR 的日益普及，同时受到联邦的奖励机制激励，麻醉界也需要配置能与临床和收费软件交互或者整合在其中的 AIMS（如 KLAS 报告）。

在 AIMS 的选择上要权衡是选最好的还是企业化的模型，权衡功能性和整合性，还要考虑麻醉科的需求和医院需求间的平衡。应当考虑到的因素包括获得术前信息的难易度（术前信息往往是电子化输入到另一系统或模块中）、术中使用的难易度以及与手术室设备和其他系统（如检验科、手术结束

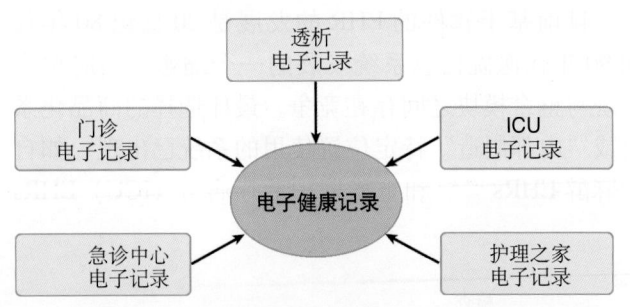

图 5-11 开发商提供了不同用途的电子健康记录

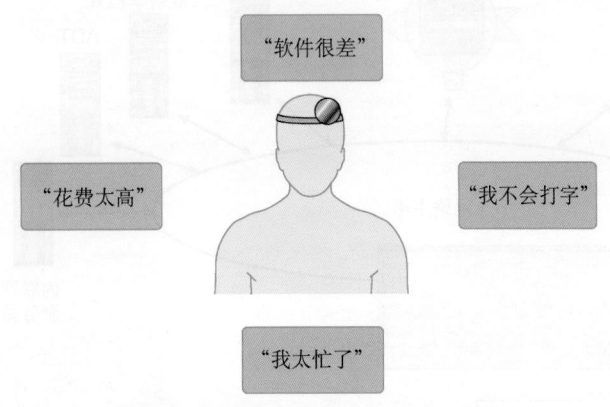

图 5-12 实施电子健康记录的障碍

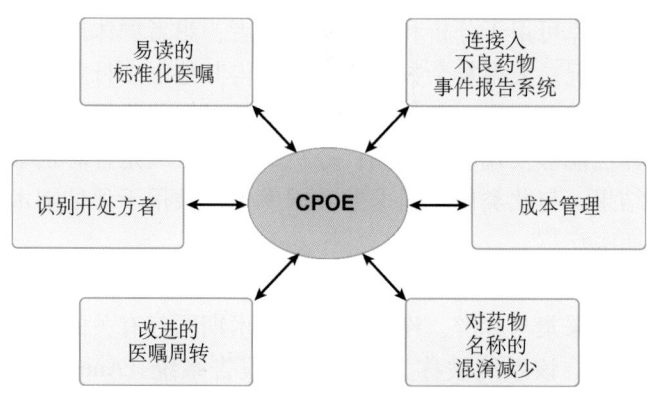

图 5-13　计算机化医嘱录入的优点

计算机化医嘱录入

后接收患者的医护人员获得患者信息的系统）的整合程度。因为电子系统已经比较成熟，就互操作性（KLAS）和医疗质量而言，医院和麻醉界的需求已经日趋统一[33a]。医院和医生们在财政方面的风险日益增加，公众也对他们越来越关注，因此他们必须能获得已发表的有关质控措施的数据，例如针对手术医疗改进项目（SCIP）的数据，这一项目是全国性的质控组织联盟行动。麻醉医师在遵从这些措施的实施方面起着重要作用，AIMS 是记录和溯源这些遵从行为的重要工具。

AIMS 越来越多地被嵌入到更整体的医院 EHR 中去，使得患者在接受手术的过程中保持信息的透明化。就像同样高科技而且数据量很大的 ICU 一样，手术室很需要采集监护仪和输注泵的自动化数据，这可以解放医生的双手，节省他们解读仪器的时间，但记录中采集的数据需要验证，以免有错误的数据被记录在案。不准确的数据记录可能发生在正常医疗的情况下，例如在冲洗传感器或是变换患者体位的过程中血压可能被人为地升高。大部分 ICU 系统强制对生命体征进行验证（例如在正式将数据录入前）；而多数 AIMS 允许医生对单个数据元素进行修改（尽管会有审计记录），但不需要验证。

对通用医疗记录的概念此处需特别加以说明。医务人员往往希望能获得来自另一地点的医疗记录的数据，尽管通用医疗记录的模式有很多（例如存储于闪存等硬件上由患者持有的记录），但它们存在许多问题。患者可能不能或不想持有这一记录，医生如何安全的将信息转至患者的存储介质内尚不清楚，而且 USB 之类的硬件设备很容易遗失。近年来 Microsoft 和 Google 都尝试提供一种由患者控制的个人健康记录，但还未能获得推广应用。大型服务商现在正在采用一种更实用的方式，即为患者提供在线医疗"库"，患者可对其进行读写和存取控制。

许多医院都已建立了 CPOE 系统，CMS 的奖励计划在其中功不可没，但美国仍有 50% 的医院还未配备该系统。处方错误是不良用药事件最常见的原因，而无论是否配备决策支持工具，CPOE 都被普遍认为是减少处方失误和对处方进行管理所必不可少的。CPOE 受关注始于医学协会 1999 年的报告《人人都会犯错：建立更安全的医疗系统》，该报告中指出，每年因医疗失误引起的死亡为 44 000 ~ 98 000 例。但是，尽管 CPOE 有极大潜力，如果设计不佳或开展不利的话，其将无法得到应用，甚至还可引起失误。

广义上，CPOE 指基于计算机的医嘱系统，用以使医嘱过程自动化，无论是用药医嘱或是病理学、放射学检查医嘱。使用 CPOE 可以给出符合医院处方规范的标准、完整和易读的医嘱，并将医嘱自动发送至药房（图 5-13）。CPOE 还经常配备决策支持系统（DSS），下一部分将对其做详细介绍。

CPOE 只有成为患者医疗过程中的基本部分，才能成功发挥作用。CPOE 应用的组织方面在最近美国医学信息学协会发布的专家共识中已有叙述，该共识重点阐述了一个成功的 CPOE 系统的 9 个要素。

1. 掌握所有执行 CPOE 所需的资源，包括政策的、地区的和内部的。
2. 在执行 CPOE 过程中一直受到本单位领导阶层的支持。
3. CPOE 系统在各方面都能得到资助，包括人员的培训。
4. 能预先知道 CPOE 对体系中各部分工作流程会产生何种影响（图 5-14）。
5. 确保每位使用该系统的医务人员都能通过节省时间的措施（医嘱系统等）达到性价比的升高。
6. 选择恰当的部署策略，是一步到位还是逐步进行。
7. 关注技术方面的问题，例如如何取代过时的旧系统。
8. 综合进行培训和支持。
9. 在开展 CPOE 系统后设计一个持续质量改进的计划。

用药安全对患者安全至关重要，因为用药错误是不良事件的一个关键原因。根据医学研究院的报告，每年有 150 万患者因用药失误而受害，经济损失达 35 亿美元。计算机化药物管理系统被设计用于覆盖从开处方到给药的整个用药过程，其中包括以下几个关键

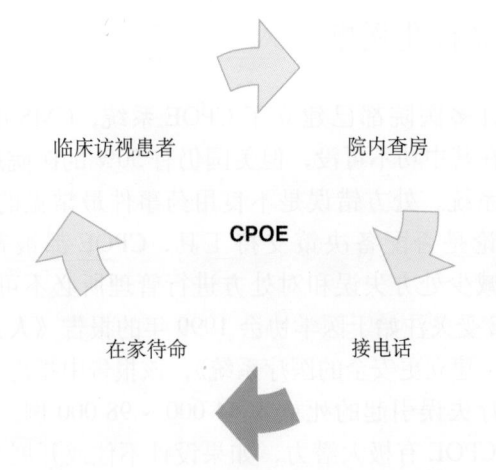

临床访视患者　　　　院内查房

CPOE

在家待命　　　　接电话

图 5-14　计算机化医嘱录入系统整合至整个医疗机构的工作流程

要素：

1. 计算机化医嘱录入（CPOE）。
2. 电子化用药记录。
3. 电子处方。
4. 整合药房管理系统（可包括药房机器人的药物分发与标识）。
5. 在患者转运至不同环境或交接给不同医师时进行电子化药物调节。
6. 条形码药物管理使用药名称、用药患者和用药时机都正确。

目前由于电子化可以产生许多医疗功能，许多供应商都在医学管理领域努力研发，医务人员也不可避免地遇到了与各系统、不同处方集、各药典间整合有关的问题。有的供应商瞄准了端对端整合，而有的则关注医疗过程中的某一环节。

数 据 登 记

电子记录、医嘱录入系统和自动化设备交互界面是采集麻醉数据并将其汇集成数据库的一些方法。这些数据存储于本地的供应商特定的数据库中（即 AIMS 特定的数据库），传送至医院或系统"储存库"，并与其他数据源组合，或是被提取至多机构的登记系统［如密歇根大学主办的多中心围术期转归小组（Multicenter Perioperative Outcomes Group，MPOG*）］。MPOG 是一个"集合了大量观察性住院电子病历数据、患者自诉的预后和长期管理性预后"的学术联盟。

---

* Multicenter Perioperative Outcomes Group: <http://mpog.med.
umich.edu/>

数据库可用于分析和追踪单个患者、患者群体或者病理状况。大型复杂数据集已经使得其他很多行业发生了转变，例如，在数据集基础上通过智能化模式识别算法能够发现伪劣产品、分析购买模式或是计算选举结果，与此类似，围术期数据库也已被用于评估围术期医疗[34]。

2011 年，麻醉质量研究院创立了一套全国性系统来采集与麻醉、疼痛管理、围术期医疗有关的不良事件。该系统被称为麻醉事件报告系统（Anesthesia Incident Reporting System，AIRS）。AIRS 是一个数据库，采集的是麻醉中与过敏反应、设备故障、药物不良反应、罕见血管或神经损伤及与 EHR 使用有关的并发症。数据为匿名提交或通过安全加密的网络链接提交，用于教育目的或者监控与新药物、新技术、数据记录或患者风险因素有关的麻醉患者安全的趋势。

决策支持系统 / 人工智能

整合入 EHR 和 CPOE 的决策支持工具可以提供现有的医学知识、最佳医疗实践、收费规范信息和管理功能的快捷入路，还有利于成本控制。尽管其结构多种多样，但 DSS 往往介于专家系统（由专业领域专家制定规范，将其用于决策支持）和自主系统（具有"学习"功能，对大型数据集合进行观察研究）之间。例如，一个能对某一医师的医嘱进行自动筛选从而建立一套处方模式的系统就属于后者。

DSS 可按以下三种方式之一"行动"：它可能是个被动系统，按要求对信息做出反应；也可能是半自主的，只有在某些情况下才发出警报或警告；它还可能是自主的，可自动生成一个医嘱套餐或管理一个医疗过程，例如按照预置的规范进行自动呼吸机脱机。

临床医师对 DSS 的功能会有若干要求，例如能够进入已有的全国专家共识指南、在下医嘱时能同时显示患者相关的信息、智能报警、提醒进行患者特殊处理（如免疫治疗）、能对自己的绩效与同行进行比较（这在某种程度上有助于持续改进绩效）。

《健康保险便携性与可问责性法案》和数据安全

《健康保险便携性与可问责性法案》（HIPAA）制定于 1996 年，最初用于保护工作人员免于在换工作的过程中失去医疗保险（便携性），并保护他们医疗信息的完整性、机密性和可利用性（可问责性）。HIPAA 涉及自动化医疗信息的三个关键方面：隐私、通用编码格式和安全[35-40]。

隐私方面的目标是那些需要保护的医疗信息，而账单确保了患者控制该信息使用的权力，因为这些信息与医疗、医疗产业和研究都有关。HIPAA 强制要求建立通用编码集，这些编码覆盖了疾病分类等内容，并提供了全国医务人员和患者的身份号。截至目前，对后者的很多顾虑阻碍了它的应用。法律安全方面主要涉及了患者医疗信息得到保护的物理和电子方法（图 5-15）。

《经济与临床医疗健康信息技术法案》（HITECH）是 2009 年《美国恢复与再投资法案》的一部分，它的最终规定代表了"HIPAA 隐私与安全法则自实施以来的颠覆性改变"[†]，并于 2013 年 9 月生效。该法则拓展了医师和其他医务人员在患者受保护的健康信息（PHI）方面的责任，拓展了与医务人员有业务往来从而可以获取 PHI 的团体的责任，并对违背这些责任的处罚做出了规定。

远 程 医 学

远程医疗和远程医学是医疗服务跨越空间、时间、社会和文化障碍的应用。远程医学在许多学科都得到了应用，包括外科、急诊医学、心脏学、皮肤病学、眼科学、神经病学、消化内科学、康复医学和危重症医学[27, 41-52]。但是，尽管远程医学对患者获得医学信息已经产生了巨大的影响，仍然有很多因素阻碍着远程临床医疗的广泛应用，包括执照、证书、渎职和赔偿等问题。尽管远程医学在飞速发展，技术的进步也不断开创出新的应用，但包括执业者跨州的资格认证以及如何对远程医疗的医师进行补偿等问题仍亟待解决。

远程医学有望让医疗水平低下地区得到医疗服务，向远程专家提供接触医疗信息的机会，让无需进行身体检查的患者在家中就医。此外，现在正在研发新技术，如远程介入和远程呈现。远程介入使地理上分散的人们能够在一个虚拟空间内协作，而远程呈现系统通过视频和机械装置与传感器远程进行"看、摸和移动"物体（图 5-16）。

现在已经有用腹腔镜和机器人装置来远程操作的远程手术示范项目。在许多医学领域还有一大批项目正在开展，赔偿部门也开始建立针对远程医疗的赔偿方法。此外，还有几项进行远程医学的商业化系统，

[†] 详见 HIPAA 总括最终法规 <http://www.ama-assn.org/resources/doc/washington/hipaa-omnibus-final-rule-summary.pdf>

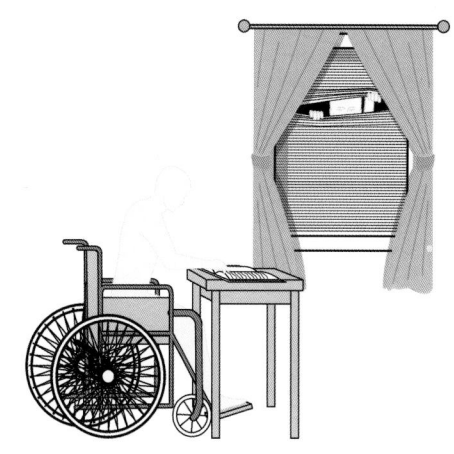

图 5-15　HIPAA 立法安全方面涉及了通过物理方法防止未授权用户访问受保护的医疗信息

包括远程放射线片解读（有些情况下是由世界范围内的具备适当执业资格的放射科医师来进行解读），以及由远程虚拟 ICU 进行重症监护。

远程医学在提供麻醉方面也有其特别的用处。麻醉医师可通过远程医疗链接来进行术前评估、麻醉监护和围术期会诊，也可以进行模拟和培训。例如，在人烟稀少的地区，麻醉医师可以优化偏远地区患者的术前准备，以免患者辛辛苦苦来到医院或手术中心后才发现有问题而需要取消其日间手术。目前有很多产品可以对患者进行远程生命体征监护，并且配有音频和视频链接，以便麻醉者可以对别处的医务人员进行远程支持（例如在战争或灾难环境下）。同样，这些设备和链接可以用于复杂操作的远程会诊。尽管远程术前评估很常见，但执照、认证、专业可靠性和收费障碍等问题都需要在远程医疗普及前得到解决。最后，智能化模拟套件使得我们可以对学生进行远程培训。

远程医学将最终在很多方面改变医学实践。同样可以确定的是，技术发展的速度必将超过管理体制、赔偿制度以及立法的改进速度[53]。

移 动 设 备

健康信息技术中另一个飞速发展的领域是移动设备（如手机和平板电脑）或小型的、可连 Wi-Fi 的设备（如笔记本电脑或上网本）上可用的软件。

尽管移动技术的应用极大地改进了医务人员的工作流程，但也带来了沿无线网络传递 HIPAA 保护信息和这一信息到达移动设备终端后安全性的风险。尽管此问题并不在本章讨论范围内，但毫无疑问，移动医疗信息技术利大于弊。降低风险的措施

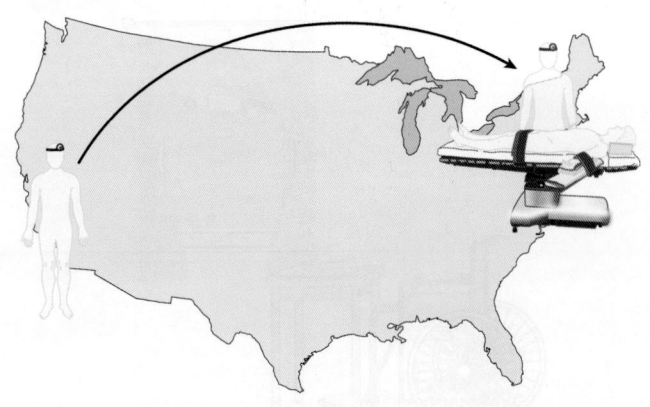

包括加密、密码保护，以及采用技术来让医务人员对受保护数据进行操作而无需将其存储于设备上。

目前已经有可对患者进行远程监护的新设备面世或进入评估。例如，现在已经可以通过远程传递脉搏氧饱和度、血压、血糖和其他数据来管理术后患者或协助指导慢性病患者的管理。还有一些设备可用于确定患者是否按处方用药或是否遵从临床指导。移动技术的进展对任何一位患者或是麻醉医师来说都是有其适应证的。围术期使用这些技术来管理患者还未得到大范围评估。智能手机应用软件（例如 Airstrip）可

图 5-16　远程呈现是指模拟在患者床旁进行检查的能力

以进行远程监护、事件回顾、趋势分析和报警传递。这些对于目前的大部分麻醉并不适用，但对于负责管理多个手术间或多个地点麻醉的医师来说就很有用，可以提供生命体征和事件报警。这些设备应用的发展对围术期医疗以及麻醉医师在术前术后管理患者中的职责都可产生显著影响，

参 考 文 献

见本书所附光盘。

第6章 质量改进与患者安全

† Elizabeth A. Martinez • Anna M. Varughese • David W. Buck • Eugenie S. Heitmiller

马 爽 朱 斌 译 易 杰 黄宇光 审校

致谢：编者及出版商感谢 Dr. Peter J. Pronovost 在前版本章中所作的贡献，他的工作为本章节奠定了基础。

要 点

- 质量是医疗服务体制的一种不可或缺的特性。在理想状态下，每个系统通过完美的设计来实现其欲达到的目标。医疗质量的改进可能需要我们重新调整工作的方法。对于麻醉从业人员的挑战之一是将围术期医疗（尤其是手术室）的效率与安全以及其尽可能最佳的质量相结合（见第3、4、7章）。

- 患者、医务工作者、保险公司、调控机构、认证机构以及医疗服务购买者对医疗卫生质量与安全改进的需求日益增长，这要求麻醉医师和其他麻醉从业人员能持续评价其所提供的医疗服务的质量。

- 医疗质量的改进要求对工作表现进行评定。临床医师获取其日常工作表现反馈的能力增强，部分得益于日益增多的信息系统应用。然而，对于如何评定医疗质量，目前尚未达成共识。

- 评定的目的在于学习和改进。评定系统必须整合于质量改进系统之中。医疗提供者必须要主动配合并改进。同时，还应有关于改善现行医疗体制的观点或假说。同样，临床团队也必须具有模型来测试改进并执行那些使结果得以改善的改进。

- 包括住院死亡率在内的结局指标已构成评估医疗行为和质量的基础。但单纯医院死亡率反映的医疗质量并不完全，未包含质量的所有范畴。为了从整体来评估医疗质量，需要对结构（医疗服务的架构）、过程（我们的服务内容）以及结果（我们达到的目标）三个方面指标进行平衡设置。

- 改进医疗质量需要建立有效、可靠以及具备可操作性的质量指标。评定那些真正达到优质的临床医疗将不仅仅有助于麻醉学界，同时也有助于整个医疗卫生行业。临床医疗领域的优秀范例将作为其他麻醉从业人员的模范。

- 开发一项质量评定的方法需要以下几个步骤：对待评估的临床领域行优先排序，选择测定的类型，书面完成定义和设计规范，开发数据收集工具，对数据收集工具进行预实验并评估指标的有效性、可靠性和可行性，

---

† Dr. Elizabeth Martinez 是一位优秀的朋友，一位令人喜欢、精力充沛的同事，一名心系患者的模范内科医生，一位热情、富有成效的质量改进研究者。她于2013年9月19日去世。她将被所有认识她的人缅怀。

改进质量和降低医疗费用的需求在科学文献及新闻中已反复强调。改善医疗、减少差异性以及降低费用已日益成为许多国家的当务之急。质量改进（quality improvement，QI）项目致力于解决这些问题，其不仅仅改进医疗的提供方式，也可对从业人员职业满意度以及机构认同感产生积极影响[1]。

本章目的在于提供一个可在麻醉学及危重症医学领域开发并实施 QI 项目的实用框架，同时确保其科学性及可行性。为了完成这个目标，我们将回顾 QI 的科学知识，展示评估 QI 项目能否促进改进的手段，并描述数个成功的 QI 案例。

什么是质量？

质量的定义

W. Edwards Deming 是一位学者、教授、作家、演讲家以及商业领袖、企业及政府的顾问，他将质量定义为"适用于客户的质量标准的一致性和可靠性的可预测程度"[2]。在 QI 领域中，这种早期的质量定义源于其在工业生产领域的应用。但是，当"质量"一词应用于医疗卫生领域，与参与生产消费品时的关注点不同，其重点是关注于治疗大类疾病的微妙之处和可能的结果。医疗卫生行业中使用术语"质量"有时会导致防御性态度、经济考量甚至道德争议。

在医疗卫生领域，质量对于不同的人可以有不同的含义。例如，一位女儿会通过她年迈的母亲被护士治疗时受到尊重的程度来评估质量，心脏外科医师可以将他 / 她刚刚完成手术的患者心脏功能改善的百分比视为质量，企业通过提供给其员工医疗服务的及时性和性价比以及其底线效应来评估质量。最终，社会可以通过医疗体系是否将医疗提供给那些需要它的人——无论其文化或社会经济背景——来评估质量。

尽管在商业及医学领域，质量有众多的定义。但在 QI 领域，医疗卫生行业应有一个统一的"质量"定义。质量的定义对其指标的测定和改进都有影响。为了帮助医疗卫生行业的"质量"定义标准化，美国医学研究所（Institute of Medicine，IOM）在 1990 年的一篇题为《医疗保险：一项旨在质量保证的策略》的文章中发表了自己的定义。IOM 将"质量"定义为"针对个人及人群的卫生服务使期望的健康结果实现的可能性所增加的程度，并与当前的专业知识相一致"[3]。该定义包含了测定方法、目标导向、过程与结局、个人与社会偏好以及专业知识的动态等多种元素。IOM 对质量的定义在医疗卫生行业获得了最为广泛的接受。

医疗卫生质量的六大目标

IOM 随后在其 2001 年的报告《跨越质量鸿沟》中列出了质量的六大目标[4]。这些目标包括并超出了曾在其早期报告《人非圣贤，孰能无过》中描述的患者安全问题[5]。这些目标作为质量评估和改进的基础，已经被包括美国医疗卫生质量改进委员会（Institute for Healthcare Improvement，IHI）在内的许多组织采用。

IOM 的六大目标包括：安全性、有效性、以患者为中心、及时性、高效性以及公平性。

1. 安全性　在任何时候，患者或医疗行业的员工都不应当受到医疗卫生系统的伤害，包括医疗交接班以及"下班时间"，例如夜间或周末。错误可以被归类为计划中的动作失败（例如将错误的药物应用于某患者），或者整个计划都是错误的（例如误诊以及后续对患者错误治疗[4]）。患者应当提前被告知详实的医疗行为风险与获益。如果出现并发症，医务人员应当充分告知，向患者及家属提供帮助，并且引起足够的注意以预防该错误的再次发生。

2. 有效性　当证据存在时，有效的医学需要对每个患者的治疗循证决策。现有的最佳证据应当与临床专业知识以及患者价值观相结合以形成治疗计划。在有效医疗中，医疗从业者通过向将会受益的人群提供治疗避免医疗不足，同时也限制为那些不太可能从中受益的人群提供治疗，以避免医疗过度。

3. 以患者为中心　以患者为中心的医疗是尊重患者的偏好、需求以及价值观，并且使用这些因素来指导临床决策[4]。根据 Gerteis 及其同事的观点[6]，以患者为中心的医疗包括尊重患者的价值观，医疗的协同与集成，知情、沟通与宣教，身体上的舒适，减轻恐惧和焦虑的情感支持以及家庭成员与朋友的参与。互联网上获得健康信息的急剧增长已经使得更多患者充分知情并主动参与他们的医疗。以患者为中心的医疗拥护这个趋势，并将为患者及家人提供更多的权力与控制。以患者为中心的医疗包括共享决策制订、患者及家属参与讨论、患者对医疗记录的所有权、优化时间安排以最大程度降低患者不适，以及不限制探视时间[7]。

4. 及时性　减少等候时间对患者及医疗从业人员而言都是重要的。长时间的等待意味着缺乏对患者时间的尊重。此外，延误可能不仅仅影响患者的满意度，也可能影响及时的诊断与治疗。对于医疗工作人员而言，设备或信息可用性的延误可降低职业满意度以及充分执行他们工作的能力。

5. 高效性　日益升高的费用促使对医疗卫生领域浪费的审查。这些浪费包括劳动力、资金、设备、物资、创意和精力[8]。提高效率可减少浪费，在给定的成本下增加产出。效率测定的示例包括平均住院时间、再住院率以及诊断的平均治疗费用。在许多情况下，效率能够通过消除浪费而改善，使患者医疗质量提升。

6. 公平性　公平医疗指医疗质量不因个人特征（如性别、种族、所在地理位置、社会经济地位等因素）发生变化。IOM 从两个层面定义了公平医疗。在人群水平，公平医疗意味着缩小或消除不同族群间的差异。在个人层面，它意味着在性别、种族、年龄、民族、教育程度、性取向、残疾或所在地理位置方面不存在歧视[4]。

质量评估方法

质量保证 vs. 持续质量改进

尽管持续质量改进（continuous quality improvement, CQI）与质量保证（quality assurance, QA）二词常常可以互换使用，但二者之间存在着实质性的差异。大多数医学 CQI 系统是建立于传统的 QA 基础之上，应用"标准"来定义质量[9]。标准可以被定义为"可接受的"操作水平。例如，心脏术后总死亡率的标准为低于 3%，但是，心脏术后死亡率为 3%（与 4% 或 2% 相比）是否可以接受？同样，头颅外伤评估的标准是入院后 4h 内行脑部 CT 检查，但是在某些情况下，头部外伤患者可能需保证更早的 CT 扫描。

大多数标准在本质上主观随意，且常常缺乏医疗专家的共识[9]。另外，QA 系统通常只有在标准未能达到时才响应。传统的基于标准的 QA 系统的范例包括同行评审系统以及发病率和死亡率的回顾。这些系统常常以标记某些案例或从业人员进行深入调查的形式存在。从业人员可能认为这种深入的调查是一种惩罚，因为只有"失败"或"害群之马"才被标记，而且过程的失败并非在每个案例中都与结局相关。因此，QA 系统本质上是评判性的，且如果不谨慎应用，可能会因一些不能掌控的随机因素来裁定从业者承担责任。而在另一方面，CQI 系统越来越受到欢迎，因为其认识到错误总会发生且需要不同的应对。通常优质的医疗不是通过 QA 系统分析确定的。有时，优质被定义为不犯错误。那么，好（可接受）的医疗与优质的医疗之间存在差异吗？

医疗卫生系统是一系列相互关联的过程，每个过程都会导致不同的结果。与 QA 系统不同，CQI 系统包括一个清楚的处理途径以及改进过程或结果的规范。规范是一个明确的、可衡量的关于过程或结果重要属性的描述[9]。规范确定了需要测定的变量，但通常未设定可接受的限值或标准。一旦 CQI 系统的规范已定义，所有的结果或病例（而非仅仅是失败案例）都通过这些规范进行评估。系统随后尝试通过修复过程而非人员来纠正错误。因此，CQI 目标在于改变过程，并将改进构建到过程之中，在质量故障发生之前预防它们。引用 Phillip Crosby 的话，"造就质量的系统是预防，而非评估"[10]。

改进的框架

改进的模型

改进的过程可以通过系统性方法提高效率并改善效果。改进的模型（由培训和管理咨询公司 Associates in Process Improvement 开发）就是这样一种在不同领域组织采用的方法，目前已被 IHI 使用。它是一种应用科学方法来测试和实现改变的结构化动态模型[11]。1939年，物理学家、工程师和统计学家 Walter A. Shewhart 引入了现代 IQ 科学理念[12]。他引入了包括规范、生产和检验在内的三步科学流程，并表示"这三个步骤必须以一个圆运行，而非一条直线"[13]。在 19 世纪 40 年代，他的门生 W. Edwards Deming 将这些内容应用于政府与工业界，同时发展出计划、试验、研究、实施（Plan, Do, Study, Act, PDSA）循环（表 6-1）[14]。PDSA 模型添加了三个基本问题的改进，形成了质量改进模型（图 6-1）[13]。

从改进的三个基本问题开始改进项目有助于为项目设定一个清晰的方向，定义什么是成功并假设成功的干预措施。改进的三个基本问题是：

1. 我们试图完成的是什么？（目的）改进的目的（或目标）应当是具体的（specific）、可衡量的（measurable）、可操作的（actionable）、有关联性的（relevant）以及有明确的时间性（time-specific）（又被称为 SMART 目标）。改进的想法可能来自于采访那些受过程影响的人，如员工或患者。想法亦可以来自检查之前的运营、临床或财务流程中的数据。

2. 我们如何知道改变是否是一种改进？（指标）理想情况下，指标应当直接与项目的目的或目标相关联，并应当保证过程的利益相关者获利[11]。当可能需要随时间的变化测定改变时，则使用定量指标。这些指标提供了反馈，从而使我们能够知道改变是否是一种改进。但是，并非所有项目都有一个易于量化的结果，而且这些结果更可能为定性的。在可能的情况下，值得花时间和精力来识别将目标转化为量化结果的机会。这些将更易于用来交流成功经验。

3. 我们能做出的何种改变将导致改进？（改变）最终导致改进的改变常常开始于观察、模仿他人的成功以及头脑风暴。对过程及其关键驱动因素的理解越深入，产生成功改变的可能性越高。

这三个基本问题之后进行一轮 PDSA 循环，后者是测试和实现之前产生的改变想法的框架。改进可能需要不同时间小型测试的多轮循环。实施前在小范围内测试改变，可以降低风险。针对改变的小型测试也可有助于克服改变导致的个人阻力。通过重复循环，可以获取更多的知识，并可持续地修正或改变行为。模型第一部分中定义的指标可有助于确定改变是否成功。这些指标通常随时间而绘制成运行图和对比图（图 6-2 及图 6-3）。通过成功和失败的测试均可获取知识。最终，PDSA 循环同时测试了改变，也在大规模或不同的临床领域实现了成功的改变。

精益方法与六西格玛 （l/6Σ）

作为改进模型的补充，CQI 举措的提倡者还有许多其他的框架。这些框架中的两类——精细生产以及六西格玛——将在此简要讨论。这些框架有时可以联合使用，例如精细六西格玛。无论应用何种框架，通

表 6-1 计划、试验、研究、实施（PDSA）循环的步骤

步骤	描述
计划	为测试改变做出计划。 包括结果的预测以及如何收集数据
试验	在小范围内测试改变。 记录包括数据、观测值以及发现的问题
研究	应用由上述步骤得到的数据，建立新的知识并做出预测。 知识通过成功和失败的测试均可获取
实施	采用改变，或将获取的知识用于计划，或改良行动的下一个测试计划

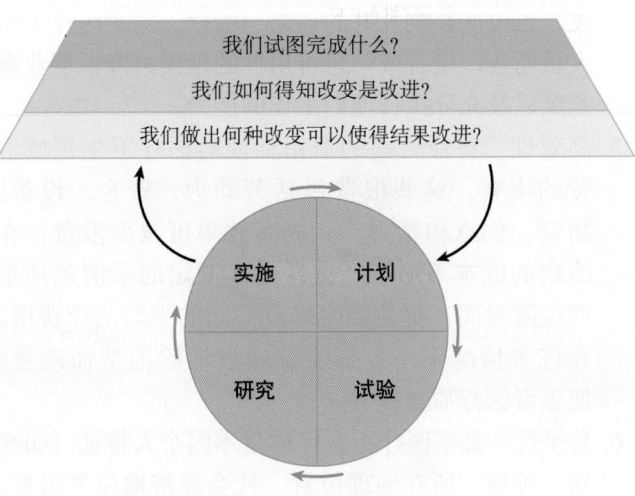

图 6-1 改进模型图 *(From Langley GJ, Moen RD, Nolan KM, et al. The improvement guide: a practical approach to enhancing organizational performance. San Francisco, 2009, Jossey-Bass. With permission from John Wiley & Sons.)*

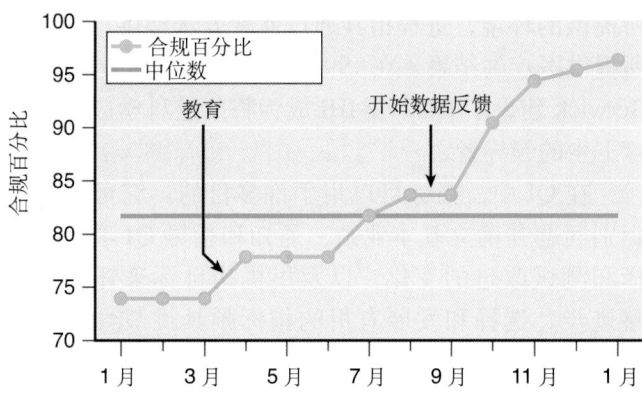

图 6-2 运行图示例。该图显示了随时间变化的业绩测定曲线。横轴（*x*）以月份显示时间，纵轴（*y*）表示业绩测定——术前抗生素应用合规百分比时间图

过保留结构化和一致的 CQI 方法可以获益。

精益方法起源于日本制造业，尤其是丰田生产系统[15]。近期，精益方法已在医疗行业获得成功。两项值得关注的范例分别是 Virginia Mason 医疗中心以及 ThedaCare 公司，二者已通过应用精益原则改组其机构。事实上，ThedaCare 报告其在 2004 年通过减少应收账款、重新安排工作人员、减少电话分诊时间、减少文字工作时间以及较少药物配送时间等，节约了 330 万美元[15]。

精益方法聚焦于以更少的资源为消费者（即患者）创造更多的价值。过程中的每一步骤都被评估，以区分哪些步骤增加价值而哪些不增加。终极目标是消除一切浪费，从而使得每一步骤都对过程增加价值。精益方法的其他关键要素包括减少工作流程的不均匀性——如我们可能在 ICU 收治或急诊病例中所发现的——以及消除人员与设备的过负荷工作。决定精益方法改进的五条原则如下[11]：

1. 确定患者寻求的价值。Virginia Mason 医疗中心对其所有过程均强调"患者第一"[15]。
2. 确定并绘制价值流。进行术前评估（见第 38 章），绘制从确定手术直至手术当天的患者流程（病史采集和体格检查、术前咨询、实验室检查、影像学检查、会诊等）。在这个过程中，所有的步骤都需要说明原因，包括患者到前台、实验室的流程等。过程中每一步所花费的时间都应被记录。
3. 使增值步骤间的流动更加流畅。消除不增加整体进程价值，但可能浪费医护人员或患者时间或精力的步骤。此过程的一个范例是在患者术前评估中消除不必要的检查或会诊，以及减少可纠正的效率低下所导致的额外等候时间。
4. 在步骤间创造牵引力。患者需求应触发后续进程的启动。例如基于手术需求开放手术间或增加人员配备，而不是为每个外科医师或科室安排固定的时间。
5. 继续这个过程以追求完美，直至达到最大价值而无浪费。

20 世纪 80 年代摩托罗拉从一个苦苦挣扎的公司向一个高品质、高利润机构的转型促进了六西格玛方法的发展。六西格玛的两个关键基本目标为：理论上几近完美的过程和对减少差异性的大量关注[16]。事实上，一个六西格玛进程或一个偏离平均值 6 个标准差的进程，对应于每百万发生 3.4 个失误。

医疗卫生行业常常远低于此标准。在 1998 年的报告中，Chassin 报道因过失受到伤害的住院患者为四西格玛水平（$10^4/10^6$），抑郁症治疗不佳的患者为二西格玛水平（580 000/10^6），而符合条件的心脏病发作幸存者未接受 β 肾上腺素能阻滞剂的为一西格玛水平

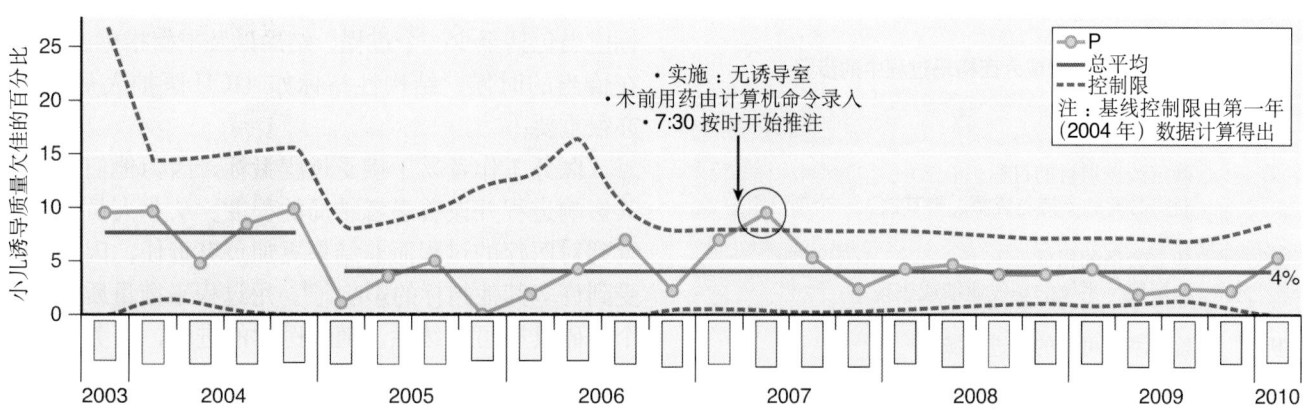

图 6-3 监测麻醉诱导过程质量的运行图示例，通过诱导合格核对表测量。灰色实线标记平均值，虚线表示控制上限（upper control limit ,UCL）和控制下限（lower control limit, LCL）（平均值 ±3 标准差）。圆圈表示一个单独的特殊缘由导致诱导质量变化。ICC，诱导合格核对表评分 *(From Varughese AM: Quality in pediatric anesthesia, Paediatr Anaesth 20:684-696, 2010.)*

(790 000/10^6) [17]。相比之下，Chassin 发现麻醉学是医疗卫生行业中接近六西格玛水平的一个专业，由麻醉导致的死亡水平低至 5.4/10^6 [17]。与医疗卫生行业相比，航空事故为五西格玛进程（230/10^6），而传统公司约在四西格玛左右运行，约等于每百万发生 6200 个失误 [17]。考虑到失误常常直接与成本紧密相关，失误率有着显著的经济影响。

六西格玛类似于改进模型，其使用了一个简单的框架以指导改进，在本例中应用了定义、测定、分析、改进和控制（Define, Measure, Analyze, Improve, Control, DMAIC）[16]。DMAIC 的步骤在表 6-2 中进行了描述。如前所述，许多组织已经通过在 CQI 工作中结合不同方法学的元素发现最大利益。这方面一个流行的例子是精细六西格玛，将流程和价值的改进与失误和差异的减少相结合。另外，来自这些策略的个人工具，例如 PDSA 循环或 DMAIC 进程，可以用于适当的地方。

质量改进的指标与工具

应用指标以指导改进的概念源自于医疗和工业。应用数据以改进患者健康起源于 19 世纪中叶的两位先锋——Florence Nightingale 以及 John Snow。Nightingale 应用英国士兵死亡率的数据以指导战地医院环境卫生的改进。同样，Snow 应用霍乱发病率和地理位置的数据，发现疾病发病率与来自 Broad 街道水泵的水有关。在 20 世纪初，麻省总医院的外科医师 Ernest Codman 第一个提倡随访患者结局，以使不良事件得以确定，同时使未来患者的医疗做出改进。在 19 世纪 70 年代，Avedis Donabedian 强调了指标的重要性，并描述了一个基于结构、进程以及结局的用于评估医疗卫生质量的模型。其中，结构指医疗卫生所提供的环境，进程指其通过何种方法提供，结局指所提供医疗的结果。在 1991 年，Paul Baltaden 与 Don Berwick 建设了 IHI，使 IHI 成为将改进科学应用于医疗卫生的领导者之一 [18]。

在 QI 中，指标可以用于许多目的。它可以用来识别问题并确立基本业绩、通知和指导 QI 项目、选择和测试改进的变化，以及用机构目标来评估与调整进步。选择和发展有用的指标颇具挑战性。理想的指标必须全面、经过仔细定义、面向目标群体并且测定负担最小。目标群体常常包括临床工作人员，所以指标应当满足并匹配这些工作人员所服务的特殊患者人群的临床目标。指标应当通过临床医疗从业人员的表面有效性测试。若可行，国家层面或机构层面的指标也应当使用，但是它们不可能总是与当地目标群体相关或可靠。在机构内，目标群体应当包括部门领导，这样指标方可与机构的重点工作及战略目标相匹配。

过程与结局指标

指标应当包括以下内容：

1. 过程指标　强调医疗提供过程的指标（例如围术期患者 β 肾上腺素能阻滞剂的应用、预防手术部位感染的抗生素管理）。
2. 结局指标　处理来自这些医疗服务的患者结局，例如临床和功能的结局或服务满意度（如发病率、死亡率、住院时间、生活质量以及对护理的看法）。
3. 平衡指标　处理进程变化的可能结果［例如，当做出进程改进以提高效率时，其他结局（如患者满意度）不应受到不利影响］。

这些指标各有其优点与局限性 [19]。一组全面的指标应当包括至少一个过程、结局以及平衡指标。另外，在恰当的时候，结构性指标如（ICU 医护人员比例）亦很重要 [20-21]。

医务工作者易于接受过程指标，因为他们可展示其影响进程并改善患者结局的程度。从业人员普遍感觉到对医疗的过程而非结果更加负有责任，因为结局受到许多其他指标的影响 [19]。用过程来衡量质量的一个障碍具有可持续性。随着医学的进步，医务人员需要不断地进行知识更新。

过程指标用于评估医疗服务的提供方式，其较结局指标可能更易于测定和实施，对医疗服务的洞察力也更深入 [22]。过程评定可提供业绩的即刻反馈，从

表 6-2　精细过程或六西格玛过程中的步骤

步骤	描述
定义	确定改进项目的目标。 获得必要的支持与资源，将其放入一个项目组中
测定	建立合适的指标。 测定现行系统的基线业绩或表现
分析	检测系统可能的改进区域
改进	通过实施想法改进系统。 统计验证改进
控制	新系统制度化并监控其时间稳定性

而实现医疗服务的快速改进。过程评定的优点还有：①医务工作者往往具有表观效度，即医务人员相信可使用这些数据来改进医疗；②风险调节重要性较小，因此可进行大范围的实施。此外，医务人员、专业学会和政府部门或支付机构的共同努力也使得过程评定更为可行[22]。

有效的过程评定应与重要的预后存在因果关系，过程的变化应能引起预后的相应变化。改善患者预后最有利的时机在于发现如何提供某种治疗（过程），这种治疗已知是有效的，可产生某种预期的结果[23]。例如，在置入中心静脉导管前洗手和使用氯己定（洗必泰）消毒局部皮肤已知可降低导管相关血液感染（catheter-related bloodstream infections，CRBSIs）[24]。这一类的过程评定可表明患者是否可靠地接受了可预防并发症的循证医疗措施。

过程评定时，患者因素、评定偏倚和已有干预措施都对预后有影响。应事先对过程和预后的关系进行科学的阐述，并得到同行的广泛接受（尽管被接受的东西也有可能是错的）。总之，过程和预后评定的平衡有助于了解改进的努力，并证明这些努力措施改善了患者的生活。

对风险调节和长期随访的需求较为复杂。如果某一预后结果不常发生，那么医务人员则会得到有意义的实时反馈。例如，CRBSIs 发生率的证据（结局评估）需要 3 个月的数据（因为很少有患者出现感染），而为减少感染所进行的循证实践（过程评估）在一周内就可观察到（因为对所有患者都可评估是否接受了干预措施）。尽管如此，消费者和管理者仍越来越多地要求预后评估来改进医疗并降低费用。重点是放在预后评估还是过程评估上取决于采集数据的科学性和可行性之间的平衡。

为了使测定有效，以下原则非常重要：首先，指标应当聚焦于改进团队有权改变的事物，而且一开始应该是简单、小规模地关注过程本身而非人群。第二，指标应当可实际操作，寻求可用性（而非完美），并且适应工作环境和成本限制。第三，指标的数据应当易于获取。寻求工作完成的同时即获取数据的方式使得测定被植入日常工作中。第四，定性数据（如患者不满意的原因）往往是高度信息化且易于获取的，同时应当补充定量数据（如患者对治疗满意的百分比）。最后，应用指标时，平衡是关键。一组指标的平衡性将有助于回答以下问题：我们是否以其他部分为代价改善了我们系统的一部分？

测定不应当压倒变化进程。改进团队应当尽可能减少测定的负担。测定能够对资源应用、医护人员业绩以及患者产生直接和间接的影响[25]。对医疗业绩和结局的测定可能是昂贵的，特别是数据采集过程为手动且涉及病历回顾时。测定的负担通过电子病历系统以及计算机命令的输入得以减轻，尽管这些信息技术系统的安装和维护也很昂贵。此外，这些资源可能无法在一个系统或机构内平等提供，导致在医疗服务提供上存在差异。

测定固定是医务人员行为中的一项意外后果，可能发生在应用过程指标时。例如，当一个过程指标（如"接收到运动计划的糖尿病患者的百分比"）被应用，而非结局指标（如"患者对糖尿病管理的改善"），临床医师就能明白应该定义那些重要的事情。因此，过程的测定变成了头等大事，而不是预期的结局[25]。或者，临床医师可能变得过于关注什么被测定了，以至于医疗的不同方面未被同等重视。此外，突出过程而非结局指标可能通过演示过程而扼杀创新，从而抑制了过程水平的创新。实践的变化确实有一定的效用，因为医疗实践是动态的，而且是通过创新产生的医疗新方法的临床试验。最后，QI 指标的表现可能不与患者对临床医疗的偏好相匹配。如不将患者偏好纳入考量，可导致患者对其医疗卫生执业者和系统的满意度、信任和信心下降[25]。因此，选择一组与前述属性相符的合适的指标是一个平衡举措。

分析与展示质量改进数据

数据解读和了解过程的变化是 QI 工作的基础。改进的核心数据元素是最为重要的，这些数据可被收集以作为行动的基础。其次，数据的解读需要置于过程之中。最后，分析技术应当滤除过程中的杂质因素。聚合数据或汇总统计通常不过滤系统杂质，且未能呈现出足够丰富的内容以指导执业人员正确的行动或过程改进的方向。

Shewhart 假设数据同时包含了信号与噪声。为了研究，必须将信号从噪声中分离[26]。CQI 科学定义了进程中两种类型的变量：随机变量与特异性变量。随机变量又被称为偶然因素变量，来自过程所接受的输入以及过程本身固有因素的不同。随机变量是系统内随机背景噪声，并且在整个过程中都发生。特异性变量亦被称为特殊因素变量或归因变量，并不像背景噪声那样发生于所有的时间，而是来自一个或多个特定的原因，不是系统的一部分。当特异性变量存在时，过程不稳定，应当努力了解产生这种变异的特殊原因。当特异性变量不再存在时，过程变得稳定，只剩下随机或常见变量[9]。CQI 旨在消除每个过程的特异性变量，只剩下随机变量。一个基于标准的 QA 系统无法成功从特异性变量中分辨随机变量，并试图纠正所有的变量。纠正随机变量的尝试必将失败，其将会被 CQI 定义为"篡改"。当一个过程仅表现出随机变量，该过程需要被评估，以确定其是否在一个可接受的水平运行。若非如此，该过程需要被修改，以使得平均值向期望的方向移动。过程的标准化常常是减少随机变量与改进过程的关键。

运行图与控制图

运行图和控制图是数据的图形显示，使得观察趋势和模式随时间的变化成为可能。它们是确定改进策略是否有效的最佳工具。运行图（见图 6-2）亦被称为时间序列图，将研究变量或指标以点在纵轴上表示，将时间以点在横轴上表示。平均线或中心线是中位数。至少需要 12 个数据点以建立基线，需要至少 20 ～ 25 个数据点以发现趋势或模式。运行图应当用改变测试加以注解，以提供可以解读数据的内容。以下四项规则可以用于运行图，来确定是否存在非随机模式或发现改变是否引起了改进：

1. 当 6 个或更多连续点高于或低于中位数时提示出现了偏移；
2. 当 5 个或更多的点增加或减少时提示存在某种趋势；
3. 运行被定义为一系列连续点位于中位线的同一侧；
4. 天文数据点是指一个明显异常的非正常点（异常值）[11]。

因为变化的是自然时间，数据随时间展示的运行图是在过程环境中解读数据的有力工具。

控制图（图 6-3）[27] 亦被称为 Shewhart 图 [11-12]，是运行图的扩展，用于分辨特异性变量与随机变量。类似于运行图，控制图变量在纵轴上以点表示，时间在横轴上表示。但是，控制图的中心线或平均线是平均数而非中位数，而且控制上限（upper control limit, UCL）和控制下限（lower control limit, LCL）通过计算得出。UCL 和 LCL 对应于平均值 $\pm 3\Sigma$。当数据点在这些控制限以内时，过程被认为是处于"控制之中"[11]。随机变量或过程常规节律引起的变量产生一个稳定的过程。但是，在含有特殊因素变量的不稳定过程中，数据点可超出 UCL 或 LCL[28]。

仪表盘与记分卡

指标仪表盘的功能就像是飞机或汽车的仪表面

板，提供正在发生事情的实时反馈。平衡记分卡或"全系统指标"类似于仪表盘，用于提供质量的完整图像。平衡记分卡由 Kaplan 和 Norton 开发，被定义为"通过将目标、行动和指标与机构的战略相关联，在企业的各级水平描述、实施和管理战略的多维度框架"[29]。一组指标应当反映一个机构的文化与使命。整体来看，该组指标提供了对当前表现的评定并能够指导机构未来改进的方向。指标的平衡性可确保一个领域的改进不会影响其他领域的结局而产生不良影响。

其他 QI 评估和沟通工具

在大多数情况下，改进模型或精细西格玛等 QI 框架足以帮助指导改进的开发、测试、实现和推广。但是，为了更好地理解系统或过程中的问题，QI 专家已经开发或配备了多种方法或工具。其中的一些方法与工具帮助查看系统和过程，且可组织和沟通信息。这些将在以下部分描述。

了解一个过程或系统如何工作是对其改进的基础。流程图是获得了解的一种方法。流程表或流程图是在流程绘图中应用的一种重要改进工具。其可提供被研究过程的可视化图像，定义过程的一系列活动以图像形式呈现出来。流程图确定和澄清过程中的所有步骤。它们还可帮助团队理解过程的复杂性并识别改进的机遇。

失效模式和效应分析是一项系统、主动的识别和解决过程相关问题的方法。它应用了标准化的分析方法，包括识别过程中的不同步骤并解决其失效模式、效果及可能的干预措施。

关键驱动因素示意图（Key Driver Diagram, KDD）（图 6-4）是将一个团队已开发的改进理论和想法组织起来的另一种方法 [30]。KDD 同时结合改进背后的理论（关键驱动）以及用于测试改变的想法，来呈现项目的目标或结局 [11]。最初，驱动因素图帮助规划隐藏于改进的结局背后的描述性理论。当这些理论被测试后，驱动因素图则被升级和增强，以开发预测性理论。KDD 极为有用，因为其在努力改进期间提供了一个团队心智共享模型。

干预工具的改进

在 QI 和患者安全的不断努力中，出现了许多重新组织实施医疗的工具。QI 干预工具用于改进沟通和团队工作。这些工具的范例包括每日目标表、简报/汇报以及核查清单。

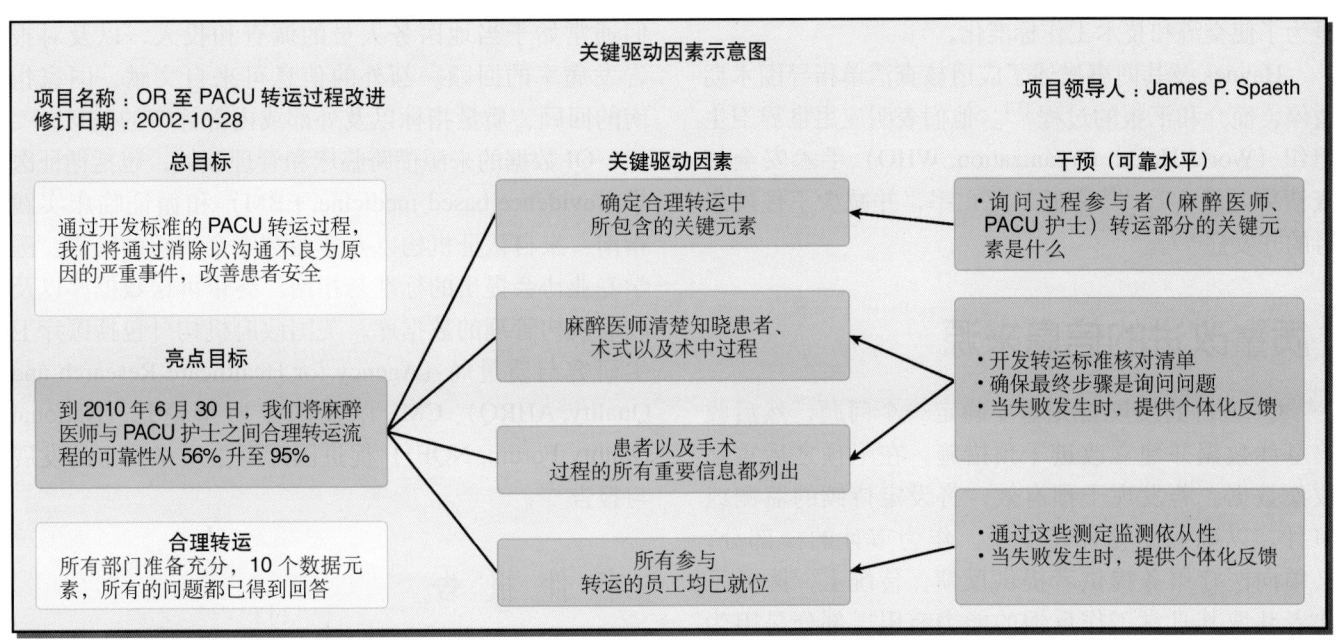

图 6-4 为改进由手术室（operating room, OR）到麻醉后恢复室（postanesthesia care unit, PACU）的转运过程而开发的关键驱动因素图（key driver diagram, KDD）示例。该表整合了项目的总目标与亮点目标、过程中固有的关键驱动因素以及针对各关键驱动因素的特殊干预 *(From Spaeth J, Varughese A: Improving the OR to postanesthesia care unit handoff process: a quality improvement initiative. Society for Pediatric Anesthesia Meeting Abstract, San Diego, CA, 2011.)*

每日目标表

自 2001 年 7 月开始，John Hopkins 医院 ICU 使用每日目标表以促进多学科查房时的交流[31]。每天早晨完成一页的核查清单，以建立医疗计划、确立目标，并对每位患者潜在的安全风险进行回顾（图 6-5）。目标表与患者放在一起，必要时给予更新，作为涉及该患者治疗的所有工作人员的信息表单。对其改进后，亦可在其他护理单元或在手术室（operating room, OR）签名转出、急诊查房时使用（见第 101 章和第 102 章）。

在实施每日目标表之前，一个初始调查发现医疗团队成员在查房时不能回答以下两个简单问题："你知道该患者当天要达到什么目标吗"和"对于该患者当天要完成哪些工作"。正是这一现象促使我们建立每日目标表。调查表明低于 10% 的住院医师和护士知道当天的医疗目标，这并不足为奇，因为传统的查房一般注重的是就该疾病对医疗人员进行教学，而非针对该患者的治疗所需做的工作。实施每日目标表后约 4 周，95% 的住院医师和护士知道每位患者的治疗目标。另外，John Hopkins 医院外科 ICU 的患者住院时间从平均 2.2 天缩短到了 1.1 天[31]。

简报和汇报

与每日目标表一样，简报和汇报是促进学科间交流和团队工作的有效工具。两者都用于手术室、ICU 护士和 ICU 医师，或手术室护士与麻醉护士交接时[32-34]。简报是指在开始手术前向所有团队成员有条理地回顾该病例。汇报在手术完成后进行，团队回顾成功与失败之处，以及下一步值得改进的地方（图 6-6）。

手术室简报的例子包括介绍每位团队成员的姓名和角色，确认患者、手术部位和手术方式是否正确，口头确认是否每位团队成员均知道手术程序和手术成功需要做的工作。检查所有需用到的设备（如电凝）、药品（如合理的抗生素）和血液供应。询问"哪方面有可能出故障"，讨论减轻和应对可能存在的危险的计划（见第 3 章）。

核查清单

医疗和其他行业都已经在使用核查清单来确保不会遗忘工作中的重要步骤。食品药品监督管理局推荐在交接患者和使用麻醉机前用核查清单来确保设备和监护仪运行正常[33, 35]。作为 Johns Hopkins 医院减少 CRBSI 的质量改进项目的一部分，核查清单可降低复杂性，引入冗余安全检查。核查清单通常由护士完成，放在 CVC 置管车内，以保障放置 CVC 的最佳操作的依从性。如果核查清单未得到遵守或是无菌技术不严格，护士有权终止操作。这一措施使 CRBSI 的总体发生率降低了 66%，之前的平均发生率为 2.7/1000，之后 3 个月和 18 个月均为 0[36]。总之，这些 QI 工具都是为了使交流和技术工作标准化。

Haynes 及其同事描述了应用核查清单指导围术期暂停、简介和汇报的过程[37]。他们表明应用世界卫生组织（World Health Organization, WHO）手术安全核查清单（图 6-7）[38] 降低了死亡率，并减少了住院患者的并发症[37]。

质量改进的信息来源

QI 项目的发展首先需要确定一个问题，然后收集基线数据并建立改进干预措施。在干预之后重新收集数据。若发现干预有效，将设定持续的监测或审计，以确保变化保持不变。作为审计的一部分，必须向医疗服务提供者提供反馈。传统上，医务工作者获取其日常工作反馈的能力有限，部分是因为缺乏信息系统以及缺乏针对如何测定医疗质量的一致意见[39]。

QI 项目的想法可以通过多种来源确定，但是他

们通常始于当地医务人员的调查和投入，以及对报告发病率的回顾。额外的信息可来自文献、国家指南的回顾、质量指标以及外部或内部评审的信息。

QI 数据的来源横跨临床和管理领域，包括循证医学（evidence-based medicine, EBM）和循证临床实践指南、来自认证机构以及非盈利安全组织的警告、医学专业协会提出的标准与指南、终审诉讼数据库以及政府机构管理的数据库。美国政府机构［包括医疗卫生研究与质量局（Agency for Healthcare Research and Quality, AHRQ）、CMS 以及国家质量论坛（National Quality Forum, NQF）］促进医疗卫生质量测定的发展与报告[40]。

事 件 报 告

捕捉有害系统的自愿事件报告已经成功用于改进患者医疗和促进 QI 项目[41]。因为自愿事件报告在医疗卫生行业的潜力已被认识到，这种报告已经变得不

图 6-5 ICU 每日目标单示例。CXR，胸片；DVT，深静脉血栓；ECG，心电图；GI，胃肠道；HOB，床头；ICUSRS，ICU 自行报告系统；ND，鼻 - 十二指肠；NPO，禁食水；OOB，离床活动；PEG，经皮内镜胃造瘘；PUD，消化道溃疡疾病；RR，呼吸频率；SIRS，全身炎症反应综合征；temp，体温；TPN，完全肠外营养；WBC，白细胞计数

	房间号 _____	换班： ☐ AM / ☐ PM
安全	要将患者自 ICU 转出需要做什么？	
	患者最大的风险因素？如何减轻风险？	
	应当报告哪些事件或变化？有无 ICUSRS 问题？	
患者治疗	镇痛镇静管理	疼痛目标 ____ /10
	心脏管理 回顾 ECG	HR 目标_____ ☐ 达标 ☐ ↑ ☐ ↓ β- 受体阻滞剂
	容量状态 午夜容量净目标	平 ☐ 正 ☐ 负 ___ 净___ (cc) ☐ 患者确定
	肺：呼吸机，呼吸机集束化治疗，HOB ↑，脱机	☐ OOB/ 肺灌洗 / 活动
	SIRS/ 感染 / 脓毒症评估 Temp>39℃度或 <36℃；HR>90 次 / 分 RR>20 次 / 分或 PaCO$_2$<32mmHg WBC>12×10^9/L、<4×10^9/L 或未成熟粒细胞 >10%	☐ 无现存 SIRS/ 脓毒症问题 ☐ 已知或怀疑有感染 ☐ 血培养两份 / 尿 / 痰 ☐ 更换抗生素 ☐ 停止脓毒症集束化治疗
	导管 / 引流管可以拔除吗？	是 / 否
	GI/ 营养 / 肠道营养配方： 需要放置 TPN 导管、ND 管、PEG 吗？	☐ TPN ☐ NPO/ 高级饮食
	患者接受 DVT/PUD 预防措施了吗？	是 / 否
	能停药、改为口服或调整药量吗？	
诊疗计划	今日所需化验检查 / 治疗？	
	已安排好的实验室检查	
	需要 AM 试验 /CXR 吗？	
	会诊	
描述	主要服务更新了吗？	
	告知家属最新情况了吗？ 关注社会议题了吗？ 长期 / 姑息治疗	

简报：每次手术前
团队介绍：姓名，角色，将名字写在字板上
确认：患者 ID 带，知情同意书（大声读出），标记手术部位，手术体位，告知患者手术（如为清醒患者），H&P 或临床记录
有无任何安全、设备、仪器、植入物等方面问题？
如需要，是否给予抗生素？
应再次给予抗生素的时间是什么？
是否需控制血糖或给予 β 受体阻滞剂？
患者体位是否能使伤害减至最小？
消毒液是否正确使用，无蓄积并自然晾干？
手术的目的和关键步骤是否经过讨论？
是否有所需数量的血可供使用？
是否需预防 DVT？如需，加以叙述。
是否给患者保温？
为该手术安排的时间是否合适？
主治医师是否回顾了最近的实验室检查和放射学检查结果？
汇报：每次手术后
有没有哪方面需改进以使该病例更安全或更有效？
是否完成手术部位感染数据采集表？
患者的姓名、病史号、手术标本名称和左右利手情况是否记载下来？（必须由手术医师单独确认）
仪器是否有故障？有无报告？
是否讨论过转送至术后恢复室的计划？ ☐ 液体管理？ ☐ 病历表中记录输血情况？ ☐ 抗生素剂量和应在术后恢复室再次给予的时间间隔？ ☐ 疼痛管理 /PCA 计划？ ☐ 术后恢复室需要立即给予的新药物？ ☐ 是否需 β 受体阻滞剂？ ☐ 是否需控制血糖？ ☐ 是否需预防 DVT？

图 6-6 手术室简报与汇报工具示例。DVT，深静脉血栓；H&P，病史与查体；ID，编码

那么具有惩罚性，同时更关注系统而非个人。当自愿事故报告被合理应用时，可帮助识别患者的危险，之后能变成 QI 努力的焦点，以减轻那些危险[42]。与其他评估已经受到伤害的患者的方法不同，自愿事件报告提供了从未遂事故（事件未导致伤害但有潜在风险）中学习的潜力。QI 项目的一项丰富资源是这些未遂事故以及潜在的风险，故而应强调事件的预防。

所有的麻醉科都应备有一个用于捕捉不良事件和未遂事故的程序。尽管绝大多数科室有报告的程序，但出于各种原因许多事件未被报告。科室应当鼓励无惩罚风险的自愿报告。电子捕获不良事件、未遂事故以及投诉可以提供数据，通过分析以确定趋势并评估风险对患者的伤害程度。

频繁发生的低伤害事件应当与偶发的高伤害事件同样重要。在地方一级，关注发生较为频繁的不良事件（如围术期皮肤擦伤、实验室标本标注错误）或可以被高频率测定的过程（如手消毒、合理应用抗生素）是更为有效的方法。对于极少发生的伤害性事件，QI 举措可能包含一个更为广泛的多中心参与的国家不良

事件数据库分析。

在单一机构中极少发生的事件可通过多机构事件报告系统大量收集。该系统允许分析常见原因，增加我们主动预防的知识基础。更大型的多机构数据采集系统包括大学健康系统联盟（www.uhc.edu），其可支持事件报告与数据库，可用于开发 QI 项目、标杆分析以及循证实践。特别关注罕有发生的麻醉相关事件的报告系统已经得到开发，包括由 AQI 创建的麻醉事件报告系统（www.aqihq.org/airs/airsIntro.aspx）和小儿麻醉协会的 QI 项目"安全苏醒"（www.wakeupsafe.org）。AIRS 项目每月在 ASA 通讯上发布一个学习病例，包括含有学习要点的报告病例的总结。

范围更广泛的匿名和自愿参与的国际事故报告系统也在文献中进行了分析并且提供了重要信息，例如英国严重事故报告与学习系统[43]（www.nrls.npsa.nhs.uk/ report-a-patientsafety-incident/ serious-incident-reporting-and-learningframework-sirl/）以及澳大利亚事故监视研究[44]。这些事件的登记系统不要求事件是值得报告的人为失误或可预防事件，同时也是 QI 项目

手术安全核查清单

麻醉诱导前	切皮前	患者离室前
（至少由护士与麻醉医师执行）	（由护士、麻醉医师以及外科医师共同执行）	（由护士、麻醉医师以及外科医师共同执行）

麻醉诱导前
（至少由护士与麻醉医师执行）

患者是否已确认他 / 她的身份、手术部位、术式及同意书？
☐ 是的

手术部位是否已标记
☐ 是的
☐ 不适用

麻醉机及药物是否已核对无误？
☐ 是的

患者是否已连接脉搏氧饱和度仪并正常工作？
☐ 是的

该患者是否有：

过敏史？
☐ 没有
☐ 是的

困难气道或误吸风险
☐ 没有
☐ 是的，且设备 / 辅助可用

失血量 > 500ml 风险（小儿 7ml/kg）？
☐ 没有
☐ 是的，且设备 / 辅助可用

切皮前
（由护士、麻醉医师以及外科医师共同执行）

☐ 确认所有团队成员已经介绍了他们自己的姓名与角色。

☐ 确认患者姓名、术式以及切口位置。

预防性抗生素是否已在过去 60min 内应用？
☐ 是的
☐ 不适用

严重事件的预期

手术医师陈述
☐ 重要或非常规步骤是什么？
☐ 该病例手术时间多长？
☐ 预期失血量是多少？

麻醉医师陈述
☐ 患者是否存在特殊情况？

护士团队陈述
☐ 消毒灭菌（包括指示结果）是否已完成？
☐ 仪器是否存在任何问题或状况？

是否已展示必要的影像学资料？
☐ 是的
☐ 不适用

患者离室前
（由护士、麻醉医师以及外科医师共同执行）

护士口头确认
☐ 手术名称
☐ 手术器械、纱布、针头清点完成
☐ 标本标记（大声朗读标本标签，包括患者姓名）
☐ 是否存在需要解决的任何仪器问题

外科医师、麻醉医师及护士共同陈述
☐ 对患者恢复和管理的关键内容是什么？

核查清单并非尽善尽美，鼓励添加或修改以适应当地实践规范。

图 6-7 WHO 手术安全核查清单 *(Reproduced with permission from World Health Organization. WHO Surgical Safety Checklist. www. safesu rg.org/uploads/1/0/9/0/1090835/surgical_safety_checklist_production.pdf.)*

想法的来源。

尽管自愿系统通常证明富有成效，但是仍有许多事件和未遂事故频繁漏报。捕捉这些事件的一种方法是调查当地医务工作者，以获取他们关于最近一名被伤害的患者或下一个可能被伤害的患者分别是怎样的想法。员工安全评估调查的过程将在本章后面进行描述（见"合作项目"以及"基于单位的全面安全计划"）。员工安全评估调查对于为 QI 项目鉴别问题尤其有帮助。另外，若员工发现了问题，他们抱有既定的兴趣参与 QI 努力的可能性将更大。

发表的文献

文献回顾为特殊领域的 QI 主题提供了想法和指导干预的信息。例如，若 QI 项目的计划是为了减少心脏麻醉的危害，文献回顾可以提供不同心脏麻醉风险的报道。一旦某一临床领域的主题被选定，应再次进行文献搜索，以确定类似的 QI 项目是否已经执行以及他们是否获得成功。类似的信息将协助设计未来的举措。文献也提供了确定指南和（或）循证实践的已发表报道，其可作为未来项目的基础[45-46]。

国家举措与质量指标

AHRQ 是国家质量测定清算所和国家指南清算所共同的数据来源。国家级的专业组织，如美国麻醉医师协会（American Society of Anesthesiologists, ASA）以及重症医学会（Society for Critical Care Medicine, SCCM）提供关于该特定领域的指南。ASA 已经支持了许多重要指南的回顾和发展，可以作为 QI 举措的丰富来源。这些指南覆盖了一系列的实践活动，包括深静脉穿刺指南、阻塞性睡眠通气功能障碍患者管理指南以及术前禁食管理指南[47-49]。对于那些同样也涉及到重症医学领域的指南和规程，其确实改进了特殊医疗过程（如 ICU 镇静与脱机规程）的表现。此类规程缩短了机械通气的时间和 ICU 停留时间[50-51]（见第 101 章和第 102 章）。

对国家质量指标的回顾是另一个 QI 主题想法的来源。来自 CMS 的国家举措，如医师质量报告系统（Physician Quality Reporting System, PQRS）以及外科医疗改进项目（Surgical Care Improvement Project, SCIP）提供了质量指标并且与业绩支付相关。联合委员会（The Joint Commission, TJC）的网站（www.jointcommission.org）列出了患者安全目标和国家质量核心指标，在网站浏览期间调查认证。在 2004 年，TJC 与 CMS 在一项名为医院质量评估的举措中调整为一致的指标。这些指标也被私人非营利性会员机构 NQF 认可，其创立目的在于医疗卫生质量指标和报告（www.qualityforum.org）国家战略的发展和执行。NQF 的功能之一是认可特定的质量和安全指标（共识的标准），然后再整合到其他的国家质量举措中。在美国经 NQF 认可的标准的目标是成为测定医疗卫生质量的主要标准。麻醉项目日益关注专业相关的标准，因为需要评估设备是否合乎规范，且要求根据这些主管部门的标准报告其运行情况。

SCIP 为国家级的公私合作实体，它提出了围术期 QI 的框架，在一项国策上正与 TJC 和 CMS 展开合作（www.qualitynet.org）。该举措同时使用了过程与结局指标（框 6-1），以关注重要临床领域，包括手术部位感染、围术期心肌梗死、静脉血栓形成、死亡率和再次入院。

发展举措的区域性和全国性组织数量的增长刺激了特定的循证实践和结局的报告。这些举措亦决定了 QI 的地方区域选择（表 6-3）。将这些指标报告给 CMS 可受到基于绩效而支付的激励。国家级专业组织（如 ASA）正在制订该特殊领域的指标。

结 局 研 究

比较不同的过程决策或不同医疗服务的结局的差异是结局研究的基础。结局研究[52]具有确定医疗中的差异并判断其是否能改善接受麻醉的患者结局的潜力。结局研究中的一个关键问题是风险调整，这项颇具挑战性的目标需要一个强有力的数据库。应用管理数据来识别患者的危险因素具有诸多限制。专为研究、标杆分析以及 QI 设计的注册中心是以此为目的的优秀资源。

美国胸外科医师协会（Society of Thoracic Surgeons, STS）以及国家手术质量改进项目（National Surgical Quality Improvement Programs, NSQIP）均是登记结局研究的范例。STS 数据库成立于 20 世纪 90 年代初，目前几乎纳入了美国所有心脏外科中心，并且已经开发出稳定的风险分层

框 6-1　外科医疗改进项目的过程与结局指标

手术部位感染
- 预防性使用抗生素：
  - 手术切皮前 1h 内使用
  - 抗生素选择合理
  - 手术后 24h 内终止（心脏手术患者为 48h）
- 心脏手术患者控制术后早晨 6 点血糖
- 住院期间确诊术后伤口感染（结局）
- 手术患者进行合理备皮
- 结直肠手术患者术后即刻体温正常

心脏手术
- 非心脏血管手术患者，有冠状动脉疾病证据，围术期接受 β 受体阻滞剂治疗
- 入院前已开始 β 受体阻滞剂治疗的手术患者，围术期继续用药
- 在住院期间和术后 30 天内诊断术中或术后急性心肌梗死（结局）

静脉血栓形成（VTE）
- 有 VTE 预防措施医嘱的手术患者

- 术前 24h 到术后 24h 内接受合理的 VTE 预防措施的手术患者
- 住院期间和术后 30 天内诊断术中或术后肺栓塞（结局）
- 住院期间和术后 30 天内诊断术中或术后深静脉血栓（结局）

呼吸
- 从术后当天（第 0 天）到术后 7 天之间所记录的机械通气患者需要头高位的天数
- 住院期间诊断术后呼吸机相关肺炎（VAP）的患者（结局）
- 从术后当天（第 0 天）到术后 7 天之间所记录的机械通气患者需要应激性溃疡预防措施的天数
- 病历中有脱机程序医嘱的手术患者（规程或临床路径）

总体
- 术后 30 天内的死亡率
- 术后 30 天内的再次入院率

静脉通路
- 永久性院内终末期肾病血管通路（包括自体动静脉瘘）的比例

表 6-3　麻醉相关的非营利性及政府质量改进组织

质量改进组织	网站	描述
医疗研究和质量部 (Agency for Healthcare Research and Quality, AHRQ)	www.ahrq.gov	首席联邦领导机构，负责改进医疗质量、安全、效率和效力
美国医疗质量协会 (American Health Quality Association, AHQA)	www.ahqa.org	代表改进医疗质量的质量改进组织和专家
麻醉中患者安全基金会 (Anesthesia Patient Safety Foundation, APSF)	www.apsf.org	推动更好地理解麻醉伤害的研究和计划
疾病控制与预防中心 (Centers for Disease Control and Prevention, CDC)	www.cdc.gov	健康与人类服务部最主要的执能部门之一
急诊医疗研究院 (Emergency Care Research Institute, ECRI)	www.ecri.org	应用科学研究去挖掘何种医疗技术、设备、药品和过程为最佳
医疗改进研究院 (Institute for Healthcare Improvement, IHI)	www.ihi.org	以剑桥和麻省总院为基地的医疗改进机构
安全医疗实践研究院 (Institute for Safe Medication Practices, ISMP)	www.ismp.org	美国唯一一所全力投入医疗差错的预防和安全用药的 501（c）（3）组织
医疗质量改进委员会 (Medicare Quality Improvement Community, MedQIC)	www.medquic.org	医疗和质量改进专家的全国性知识论坛
全国质量论坛（National Quality Forum）	www.qualityforum.org	目的为建立和实施全国性的医疗质量和报告策略
全国患者安全基金会 (National Patient Safety Foundation, NPSF)	www.npsf.org	一个独立的 501（c）（3）组织，其使命为改进患者安全

模型。针对该数据库的发现所采取的措施已使死亡率明显下降，例如围术期应用 β 肾上腺素能抑制剂和阿司匹林（见第 3 章）以及胸廓内动脉冠状动脉旁路移植术的应用。NSQIP 是一个更新的注册中心，由美国退伍军人事务部（the U.S. Department of Veterans Affairs, VA）开发。来自风险调整结局数据库的发现已用于识别医疗的差异性。基于这些发现所做出的改变已使全 VA 网络的结局得到改善。NSQIP 已经被美国外科医师联合会（American College of Surgeons, ACS）用于提供医院之间的比较。目前，有 350 余家普通外科中心参与[53]。参与的医院提交一系列普通外科常见术式的手术患者样本的详细数据。之后他们将收到比较他们的结局与整个队列结局的图形显示。手术中心接下来将应用这些数据来确定在哪些领域他们能够做出改进并且启动以其为关注点的 QI 项目。例如，Kaiser Permanente 集团应用该信息开发了降低围术期插管时间延长的患者比例的 QI 项目[53]。

ASA 以为改善麻醉结局为目标，通过从电子麻醉数据系统中直接抓取病例特异性的数据，创立了麻醉质量研究所（Anesthesia Quality Institute, AQI）以及国家麻醉临床结局注册系统（National Anesthesia Clinical Outcomes Registry, NACOR）。这些资源仍在继续发展并推进，从而改进麻醉结局。麻醉所做出的另一重要努力是多中心围术期结局集团（Multicenter Perioperative Outcomes Group, MPOG），其由密歇根大学的研究人员领导。MPOG 已经建立了提供数据到一个统一数据库的麻醉实践团队的全国网络。MPOG 的目标是开发一个多机构协作与数据共享的结构，用于开发信息技术的基础架构；收集具有广泛差异的围术期数据，以利于以患者为中心的研究；开发统计基础架构，以利于分析数据，以及提供各研究机构工作人员在结局研究方面合作的学术场所（http://mpog.med.umich.edu）[52]。

内部或外部机构评审

医疗服务过程的内部或外部机构评审可以为 QI 计划提供重要的见解与想法。除了外部监管审核，机构有望执行质量内部评审并确定改进的领域。这些评审常被用于机构水平的 QI 项目。

私人保险机构

许多私人保险现在都在收集某些安全方面的数据。Leapfrog 组织就是这样一家单位。Leapfrog 医院质量和安全调查对医院进行三项循证安全实践方面的评估：①使用电子医嘱系统；②循证医院转诊；③ ICU 医师人员安排。2010 年，NQF 安全实践加入了 Leapfrog 安全实践评分（第四个飞跃），其基于其他 NQF 支持的实践的绩效水平（www.leapfroggroup.org）。Leapfrog 报告其调查的结果和分级情况，允许雇主将结果用作选择雇员参保就医医院的依据。

随着医疗成本和预算的不断增高，公共与私人保险公司对责任意识的需求也日益增加。作为回应，在商业中已得到成功应用的绩效支付作为改进质量的手段被引入。绩效支付（pay for performance，P4P）是指奖励达到付费方一系列目标的从业人员的金融激励政策，这些目标包括高效性（更低价格的合格医疗）、向付款人提供数据和指标以及改进质量与患者安全（www.ahrq.gov/qual/ pay4per.htm#1）。纳入 P4P 的指标以及基于绩效的指标必须是循证的、与国家目标相一致或在缺乏证据时以共识为依据。此外，评定方法应当可靠、有效、可行，计划应为自愿实施。尽管 P4P 的策略是为了匹配医疗质量与收费，但是迄今为止，P4P 对医疗质量的影响还是比较小的。目前，一些医疗保险项目也因为某些医院获得性病情而拒付费用。

PQRS 是一个报告项目，联合应用激励支付和支付调整以促进合格的专业人士向 CMS 报告质量信息。医师（麻醉医师）和执业者（认证注册的麻醉护士和麻醉助理）可以通过向 CMS 报告指标的依从性赚取 2% 的奖金。大多数麻醉团体通过它们的计费软件报告以下指标：及时合理的预防性抗生素应用以预防手术部位感染，恢复室入室体温正常（或记录了主动保温措施），以及在中心静脉穿刺时注意到一系列消毒警示（应用中心静脉核查表）。额外 0.5% 是授予那些参与维护注册项目的特殊专业人员。该项目第一步是奖励大家的参与，最终，临床指标的成功依从将成为奖励支付的基础。目前的一个问题是支付是否降低了那些不受关注的结局或之前报告系统中未列出的指标。额外的指标正在被评估，把它们整合到国家举措和（或）P4P 的方法仍在开发中 [54-55]。

质量改进项目举例

QI 框架工作和工具的范例已经讨论过。该部分将介绍质量和安全改进的宽泛举措，这些举措应用了本章前面提到的一些方法与工具。

合 作 项 目

合作是改进医疗的一种方法。质量改进合作涉及为同一个目标工作的两个或更多医疗卫生团队的参与。在医疗卫生方面，应有多学科代表（来自所有与受关注领域相关的临床与管理领域）参与协作。协作可以在单个机构内发展，也可在多个医疗卫生机构间开展。合作项目通常由一个担负以下职责的领导团队：

1. 决定所应用的循证干预措施，同时将这些呈现给参与单位（若循证干预不可用，团队将制订基于当地和广泛专家共识的干预措施）。
2. 建立数据收集方法（定义、收集方法和反馈机制）。

成功合作的关键因素是建立成员培训过程以及干预与障碍分享过程。通过小组讨论［会议和（或）电话会议］，团队可以了解其他团队解决问题的最佳实践和创新方法。另外，合作带来了分享的动力与热情，增加了可持续性 [21, 56-57]。

IHI 应用合作来改进患者医疗已经超过了 10 年。在 2003 年，他们推出了"2003 突破系列合作" [58]，其具有以下关键标准步骤特征：选题、专家成员招聘、招募参与团队、学习期、执行期、改进模型、总结性会议与出版物以及指标与评估（图 6-8）。

Sawyer 及其合作者报告了"将证据向床旁转化的机制以及营造患者为中心的文化"的成功合作 [59]。合作包括将证据转化为实践（translating evidence into practice, TRIP）以及基于单位的整体安全计划（Comprehensive Unit-Based Safety Program, CUSP）。这种方法已经在几次大型合作中被重现和验证（图 6-9）[59-61]。

TRIP 模型融入了以下关键步骤并强调指标的改进以及将数据反馈至团队的重要性。

1. 通过同行评议发表文章的回顾，确定与结局改进相关的循证干预。
2. 选择最大程度影响结局的目标导向的干预措施，并将它们转化为行为。在选择行为时，应关注治疗效果最强的干预（需要治疗的数量最小）以及最小的应用障碍。
3. 制订与实施评估干预（过程）或结局的指标。
4. 测定基线表现并建立数据库，以便精确管理数据并

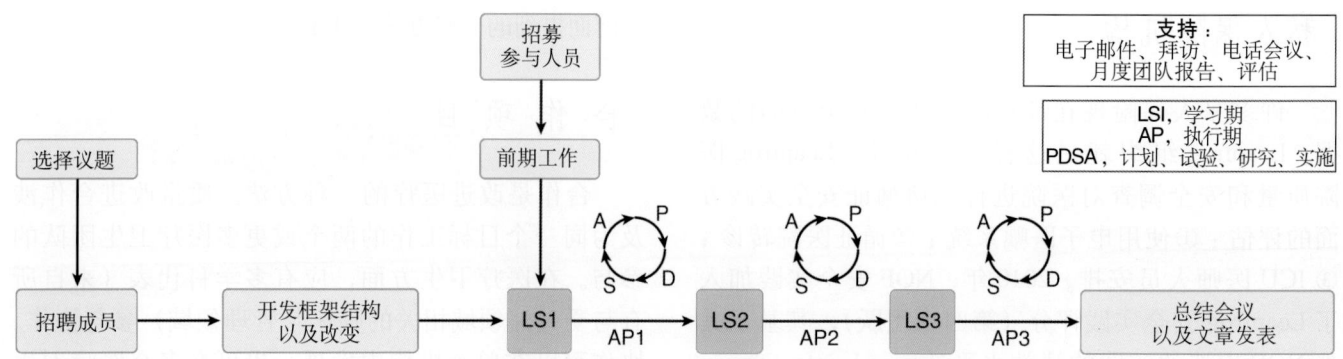

图 6-8 突破系列合作模型 *(Reproduced with permission from Institute for Healthcare Improvement: The Breakthrough Series: IHI's Collaborative Model for Achieving Breakthrough Improvement. IHI Innovation Series white paper, Boston, 2003. http://www.ihi.org/knowledge/Pages/IHIWhitePapers/TheBreakthroughSeriesIHIsCollaborativeModelforAchievingBreakthroughImprovement.aspx.)*

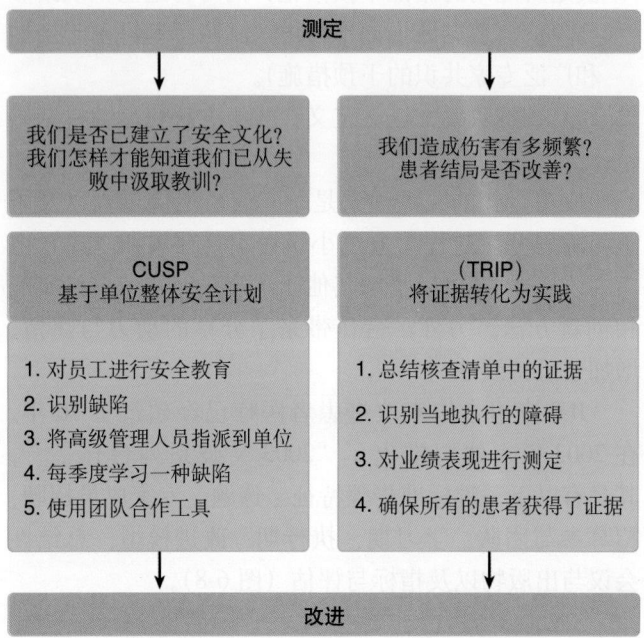

图 6-9 将证据转化为实践（TRIP）：确保患者接受循证医疗的四个基本步骤 *(Reproduced with permission from Sawyer M: Using evidence, rigorous measurement, and collaboration to eliminate central catheter-associated bloodstream infections, Crit Care Med 38:S292-298, 2010.)*

及时向团队反馈。

5. 确保患者通过四个步骤接受循证干预：参与、教育、执行和评估（表6-4）。

合作的形式还包括参与团队的面对面年会以及定期电话会议，这些形式强调实际执行过程的教育、支持这些过程的证据基础以及经验的分享。首先，每周电话交流可提供整个项目的最初概貌，描述每一个人的职责并介绍将要应用的工具。一旦合作开始，每月的内容沟通电话需贯穿整个计划期间，并且将所采取的干预措施的证据或其他即将实施的计划以幻灯片形式展示。每月的培训电话可使团队成员分享他们的干预执行情况以及克服障碍的想法。

合作中纳入的 CUSP 项目提供了一种结构化的方法，以改进安全文化并识别和减轻伤害（即从错误中学习）[31, 34]。CUSP 为一种五步骤项目，目前已经在 ICU 经受测试并成功用以改进质量和安全（表6-5）[62-63]。

安全文化在 CUPS 实施前和实施1年后分别被评估，以评价项目的影响。有多种文化评估工具可供使用[64-65]。AHRQ 提供免费在线调查（www.ahrq.gov）。最初的测定提供了员工在其临床领域对安全文化的认知以及他们对机构的患者安全举措的认知的基线评估。

教育是 CUSP 的一个重要方面，其为工作人员提供了一套新的"透镜"，通过它可以识别危险并建议系统更改以改进医疗。这些教育的目的在于确保员工：①知晓安全是一个系统属性；②学习可靠医疗卫生设计的概念；③知晓改变管理的基础。在安全科学的教育讲座后，项目成员被要求辨别他们所处临床领域的患者安全隐患，并提出改进干预的建议。在这个过程中，项目成员回顾来自其单位的事件报告、责任诉讼以及前哨事件。另外，还有两个问题："你觉得下一个患者将怎样受到伤害"以及"我们如何预防它的发生"。

在完成调查和教育部分后，机构的高级领导（如院长、副院长、主任）参与一个部门或一个临床领域。这位领导每月参与该单位的查房，以帮助项目成员将安全放在首位，确保他们有资源实施改进，并使他们负责评估安全的改进与否。项目成员被要求每月学习一个缺陷，每个季度实施一项改善医疗服务的工具[31, 34]。

CUSP 首先在 ICU 进行了预试验，之后在整个

表 6-4 通过合作确保患者接受循证干预措施的四个步骤
（以导管相关血流感染为例）

步骤	行为	示例
参与	揭示问题	将本单位 CRBSI 发生率与全国的情况进行比较
教育	为医护团队成员制订教育计划	在多学科团队会议和大讨论时提出循证医疗措施 提出改进医疗和评定预后的计划
执行	建立安全文化 降低过程的复杂性 在过程中引入后备力量 定期召开小组会议	建立对 CRBSI 零容忍的文化 确定所有置入 CVC 所需的消毒设备和耗材都到位且可方便获取 使用关键步骤核查清单来减少 CRBSI 每周集中精力完成 1 ~ 2 项任务，确定对该项任务负责的团队成员
评估	评定与提供反馈	建立数据采集计划和用以追踪过程的数据库 给予人员实时反馈，将过程公布于醒目处 识别引起缺陷的原因

CRBSI，导管相关血流感染；CVC，深静脉导管

表 6-5 基于单位的整体安全项目的五个步骤

步骤		描述
1.	提供培训材料	通过讲座和其他培训资料对工作人员进行安全理论教育
2	完成识别患者安全问题的表格	询问如下问题： • 下一位患者会如何受危害？ • 这一危害如何预防？ • 建立自愿事件报告
3.	安排一名高级管理人员负责某一区域	高级管理人员与该临床区域的所有成员会面，做到： • 协助区分出安全措施的优先次序 • 解决系统变更遇到的障碍 • 提供资源 • 做出医院方面对患者安全的承诺 • 培养高级领导者和工作人员间的关系
4.	从缺陷中学习	集中于 2 ~ 3 个安全议题上 • 降低过程中的复杂性 • 建立独立的备用力量，以确保关键步骤的完成
5.	执行团队合作工具	执行计划，例如核查清单、培训以及每日目标等，目的在于改进团队工作以及交流

Johns Hopkins 医院以及 Michigan Keystone 项目的医院中实施[60]。在预试验中，一个由临床领域医务人员组成的患者安全团队负责监督项目。为了实现最佳效果，该团队包括了作为 ICU 医师安全之首的 ICU 主任、护士长、另一名 ICU 医师及护士、一名风险经理或患者安全官员以及机构的一名高级执行人员。当医师及护士至少奉献他们时间的 20% 用于改进质量与患者安全进而领导项目时，项目运转最佳。第一个单元是测试点，接下来来自其他临床领域的团队将从其成功与失败中进行学习。终极目标是让医院内的所有领域均通过 CUSP 组织与管理安全。

CUSP 与安全文化的显著改进密切相关。阳性安全报告的比例从 CUSP 前的 35% 上升至 CUSP 后的 60%[63, 66]。另外，团队通过 CUSP 识别并消除数个特定的隐患。通过询问项目成员下一个患者可能如何受到伤害，ICU 创立了专门的 ICU 转运团队，设置床旁药剂师，执行每日目标表，清楚地标记硬膜外导管以防止意外静脉连通，以及实施经静脉起搏包的装备标准化[67]。另外，应用 CUSP 减少了住院时间和护士换班。

总之，CUSP 为改进安全文化提供了若干益处，同时是实施安全或 QI 干预或项目的医务人员依从

性的初级行动。它提供了足够的结构来将改进患者安全的模糊目标转变为集中策略；而它又足够灵活，允许各单位关注其最重要的工作。CUSP 提供了一个场所，引入严格的研究方法，像实验室研究一样去识别和消除隐患，并且具有改善患者结局的潜力。

质量改进项目的挑战与障碍

多中心和（或）单家医院的项目可能会由于以下原因而失败：资源匮乏、缺乏领导力的支持、团队成员期望和目标的模糊、缺乏沟通、过于复杂的研究计划、数据收集管理不力、将精力浪费于"重蹈覆辙"而非采用实践证明有效的手段等。成功的合作需要一种准备迎接改变的团队氛围（团队的价值观、态度和信仰等）以及有相同安全观并了解患者质量与安全科学（即医疗的组织及提供的技术成分）的参与者。

展望：研究、教育与伦理

很多 QI 研究与实践有待完成。患者医疗改进具有切实的机遇，同时改进围术期医疗质量的压力持续增加。医疗质量改进需要具备测定和改进行为的能力。

我们需要研究来开发临床医师认为有效的质量指标，并且学习如何确保所有的患者可靠地接受被推荐的干预；需要创新来开发可被多学科应用的信息系统。麻醉医师和专业学会可能需要与质量评估专家合作，以发展和实施质量指标。未来的努力应该平衡质量指标的可行性和有效性，开发综合方法以改进质量，包括开发集束化治疗、减少复杂程度以及创建独立的后备力量等策略。

临床医师现在需要改进质量的必要技能。只有当所有人都认为质量与安全是他们的主要工作而非额外活动，同时医疗机构织提供条件来监督和改进业绩表现时，医疗卫生才会最终跨越质量的鸿沟。一线医务工作者必须了解质量和安全科学，并且认识到安全风险出于系统隐患而非个人能力。这是我们实习生培训的组成部分。麻醉住院医师培训计划的 CQI 已获高度评价十年有余[68]。近年来，在培住院医师被提出要掌握六大核心竞争力（由医学研究生教育认证委员会强制要求[69]），同时 IOM 提出了改进的六大目标（表6-6）[4]。为连接这两组目标并将其临床应用于培训，Bingham 及其同事开发了一个被称为"医疗矩阵"的框架，在改进方面既可用作教育工具也可用作研究工具[70]。

随着越来越多的智能重点与医疗卫生资源指向 QI

表 6-6　医学研究生教育认证委员会（ACGME）要求的6 项核心能力和 IOM 的 6 项质量改进目标

ACGME 核心能力	IOM 质量改进目标
1.　患者医疗护理	安全
2.　医学知识	及时
3.　人际交流技巧	有效
4.　专业技巧	高效
5.　基于系统的实践	公正
6.　基于实践的学习和改进	以患者为中心

项目，QI 的伦理问题开始浮出水面。QI 项目一般都免除人体研究项目的严格审查。但是，一份关于应用QI 方法改进医疗质量与安全的伦理学的 Hastings 中心报告指出，一些 QI 项目可能包含对患者的风险，应当接受正式的审查[71]。该报告列举了可能需要审查的QI 举措，例如随机设计、使用新颖的治疗方法、涉及研究人员、监测反馈延迟或者由外部资源支持。应当鼓励 QI 活动的报告，例如，应当需要一个内部审查委员会的批准并用标准的格式报告结果。上述所有实践支持一个前提，那就是高质量医疗的分配既是科学又是艺术。

总　　结

医疗卫生机构需要一个系统化的方法来应对患者安全的三个方面：①将证据转化为实践；②识别并移除风险；③加强文化与交流。本章中讨论所有方法的基本原则是，医疗质量的改善要求从业人员必须能够评估其业绩表现。医疗卫生从业人员通常在获取日常工作表现的反馈方面能力有限，部分是由于缺乏信息系统以及在如何测定医疗质量这个问题上缺乏共识[39]。因此，许多医疗卫生从业人员都无法获取业绩表现数据，从而并不知道他们的实施结果如何（或是否有结果）。由于消费者、支付方、监管机构以及受益人越来越需要关于医疗质量的证据，故对质量指标的需求将会增长。为了满足这些需求，麻醉医师必须应用有效的措施来评估其所提供医疗的质量，并在患者的围术期医疗中应用最佳循证实践。

致谢

本章很大程度上得益于 Claire Levine 周到的编辑。

参 考 文 献

见本书所附光盘。

第7章 人员绩效与患者安全

Marcus Rall • David M. Gaba • Steven K. Howard • Peter Dieckmann
杨 冬 孙艳霞 译 李天佐 邓晓明 审校

要 点

- 优秀的临床表现不只是通过运用丰富的医学知识即可达到,人员因素、团队成员间的互动以及医疗体系的构成情况也起着重要作用。因此研究人员绩效及其相关的结构因素亦很重要。

- 整个医疗体系及其具体临床机构必须有适宜的结构特性,从而有助于培养患者安全的医疗实践(例如加强安全文化建设、完善有效的事故报告与分析系统)。

- 高可信度机构理论描述了一个能够执行复杂、高风险任务而保持极低失败率的系统的重要特征。在这样的系统中也会发生失误,但是这些系统可防止错误及其不良后果扩大化(快速恢复)。

- 在麻醉学这样的动态领域,在认知过程模式中所述的持续性的决策制定是获得患者安全医疗的关键。

- 关于人力因素的研究已经发现了一些导致错误发生的机制,理解这些心理"陷阱"(如"固着错误")可帮助麻醉医师避免或减少此类错误。

- 危机资源管理训练的引入和普及(包括现实模拟练习)正在初步提高麻醉以及其他急救领域的患者安全性。

- 像所有人一样,每一位麻醉医师的绩效都会受到噪声、疾病、老龄,特别是睡眠剥夺和疲劳等"业绩形成因子"的负面影响。

- "任务分析"是人力研究中的一项特别技术,其在理解麻醉医师工作方面一直发挥着作用。

- 观察麻醉医师在常规操作或处理不良事件(使用现实患者模拟)时的表现可改善我们对重要决策的制定、团队互动,提高认知辅助工具(如核查清单或急诊手册的影响力)。

- 患者安全性在麻醉学领域的未来发展将需要跨学科的研究和培训、系统安全性和机构学习的改善及医疗产业各个层面的参与。

人员绩效对患者安全的影响

每一例麻醉中最重要的部分就是麻醉医师的人员绩效及其与患者安全的关系。有超过 70% 的意外事件与人为因素有关。在一个医疗体系中,麻醉医师的表现对患者的安全起着至关重要的作用,因此针对这一领域的医疗专业人员的培训教育需要不断改进。本章旨在对麻醉中人员绩效以及系统安全的重要性予以概述,并对关键的安全因素及方法进行初步的介

绍。麻醉本质上就是一项具有风险的行业。但随着风险活动的进行,其历程实际上就是医疗行业其他领域患者安全的一个模板[1-2]。美国医学研究所(Institute of Medicine,IOM)称:"麻醉是一个在(患者)安全性上做出了重大改进的领域"[3-4]。然而,机构安全理论告诉我们,安全(管理)是一个永无止境的过程,哪怕只有一个患者由于麻醉而受到伤害都太多了[正如美国患者麻醉安全基金会(Anesthesia Patient Safety Foundation,APSF)所提出的"零容忍":"没有患者应

该因麻醉而受到伤害"]。对此 Cooper 和 Gada[1] 写道：

"麻醉医师仍应对其面临的风险保持警觉，为能在患者安全保障事业中保持领先地位而骄傲，并保持所需的热情，继续积极地追求'麻醉零伤害'"。

由于人员绩效（以及模拟评估）的大部分工作都开始于并且重点关注手术室（operating room，OR）内的麻醉，因此本章主要涉及手术室中的绩效和安全。但大多数原则和问题也同样适用于麻醉后恢复室（post-anesthesia care unit，PACU）、重症监护治疗病房（intensive care unit, ICU）和急救医学，在疼痛治疗和其他一些麻醉相关领域也有一定程度的适用性。对ICU 有特别兴趣的读者，我们选出了一些文献作为导读材料 [5-22]。

实施安全麻醉要依靠专业的麻醉医师对有关手术操作、患者麻醉中和麻醉后的生理、麻醉药和辅助用药的特性以及围术期监护患者的方法和生命支持设备相关知识的恰当应用。本章的麻醉医师指所有从事麻醉工作的人员，包括医师、有资质并注册的麻醉护士（CRNA）或助理麻醉师。

传统观点认为，经过充分培训的麻醉医师应能正确地实施麻醉，未取得最佳结果是由于麻醉技术和知识的不足，因此特别注重麻醉知识和技术的培训与运用。不良后果极少被归咎于麻醉医师的疏忽或个人能力不足。现在有一种更全面的观点认为，麻醉医师本身——既作为一种职业又作为一名个体——对应其不同的工作环境有相应的优势和弱点。人类的工作表现在某些方面非常灵活与强大，但在其他一些方面却又十分有限。人们容易分心、出现偏倚或失误。本章分析了决定麻醉医师绩效的一些人格特征。这些人格（也被称为人员因素）绝不是常量，例如，某位医师可能在一种情况下沟通行之有效，但在下一个充满挑战性的沟通环节中掉链子。

麻醉医师的职业领域极具挑战性，至少与类似航空业这种易激发公众想象力的领域一样困难。过去 25 年，对这一动态复杂领域中专业判断和决策制定的本质与局限性进行了新的研究。模拟技术在这一研究中发挥了重要作用，并为训练麻醉医师处理其工作中面对的挑战创造了新的机遇，第 8 章探讨了模拟人和模拟技术应用的进展。

有关人员绩效和患者安全的文献有很多，可采用标准的参考性内容 [23-34]（附录 7-1），本章仅列举部分与麻醉医师工作关系最密切的部分。此外，本章并未就人机互动及工作环境的实体设计的内容进行深入探讨。麻醉中人员因素的这些方面，或者说人类工效学本身也举足轻重，我们为读者列出了一些详细回顾这些问题的参考书籍和文献 [35-46]。

麻醉操作领域的特性

麻醉操作是复杂的动态领域，其认知特性是许多真实任务领域所共有的。自本世纪开始，对复杂动态世界的分析已经不再运用以往的决策制定理念 [47]。经典的决策制定方法都是数学技术（例如决策理论和多属性效用理论）。它是过去认识人员绩效所使用的主要框架，在决策制定与执行的简化型实验研究中发挥着良好的作用，但部分研究者发现把它用于真实环境下的决策制定和执行时则困难重重 [47]。Orasanu 与其同事 [47] 指出了这种自然产生的复杂动态世界的 8 个特性，具体在麻醉领域如下：

1. **非良构问题**。不同于传统的决策试验，真实环境中不只需要制定一个单一的决策，麻醉医师和外科医师要做出一系列相关的决策。患者的生理情况也并非独立的随机变量，而是与先前的决策和行为呈因果相关。

2. **动态环境的不确定性**。动态性是由常规与反常变化或事件的频繁发生、迅速发展以及患者生理和对干预措施应答的不可预知造成的。术中麻醉的患者处于不断变化的状态中，许多事件都超出了麻醉医师的掌控。尽管预防措施可降低一些事件发生的可能性，但仍有一些事件无法避免，因为它们是医疗操作中不可避免的不良反应（如术中失血）。一些不可预测和不断变化的事件与预先计划好的方案相互冲突，进而影响麻醉医师的行为。我们不是总能直接监测患者的真实状况，必须通过主观的临床观察和电子监测设备的数据来推断。然而这些数据并不完美，因为不像在工业系统中，传感器的设计和建立都在最关键的部位，以测量最重要的数据，在患者身上，设备一般都连接在容易监测的地方，尤其是使用无创的方法进行测量。大多数生理功能是通过体表测得的微弱信号间接观察的，因此易于受到各种电子和机械的干扰。无创测量方法还易受仪器制造和解读误差的影响。而且，即使麻醉医师知道患者的确切状态，患者对干预的反应也是不可预知的。

3. **时间压力**。由于手术室资源有限，高效利用手术室会造成持续的时间压力。在每个病例中病情瞬息万变，发展迅速且必须及时处理，由此会产生更强的瞬时时间压力。

4. **变化的、难以界定的或相互冲突的目标。** 病例管理的多个目标（如血流动力学的稳定性、为外科医生提供好的手术条件、麻醉的迅速苏醒）可能相互冲突。外科医师的目标有时会与麻醉医师的目标相冲突。所有这些目标在手术过程中都会随着患者情况的动态变化而变化。

5. **行动／反馈环路。** 行动的时间常数和其效应都很短暂，要以秒或分来计。决策制定和行动是环环相扣的，而不是在相互独立的环路里执行。大多数决策及行动的执行和评估都是增量性的，通过评估前一个行动／反馈环路的效应来决定下一步行动。

6. **高风险。** 风险高的原因是，即使是健康患者行择期手术，也会有无处不在的真实存在的损伤、脑损害甚至死亡的风险。许多开始看似无害的触发事件最终结果常是灾难性的。即使是适当的干预，也会有不良反应，有些不良反应可能还很严重。有些风险是无法避免的。不像民用航空，在问题发生时可以延迟或取消行动，在手术室内这是不可能的，而且可能有必要立即手术来处理威胁生命的情况。与军事航空相似，权衡行动（麻醉和手术）风险和不行动风险常常很难。

7. **多个参与者。** 麻醉领域涉及了多个不同专业背景的参与者，每个人都有自己的一套目标、能力和局限性。在有些情况下，人与人之间，包括麻醉人员间或麻醉人员与其他手术室团队成员间的相互关系，都会影响工作环境。

8. **组织目标和规范。** 麻醉医师的工作要全面遵循手术室、麻醉科、医院及本专业已明确或未成形的规范。有时决策只是为了符合这些规范，即便这些规范不完全是经过麻醉医师认可的。

　　尽管这些特征中有许多都适用于其他医学领域，但麻醉领域比较独特的地方在于这八个特征都很明显。麻醉学与门诊或住院医学间的差异尤其体现在动态性、时间压力和不确定性的强度，而危险就潜藏在下面。

手术室和重症监护治疗环境下的安全文化建设

麻醉医师专业的剖析：机构与执行间的关系

　　心理学家与研究真实工作环境的认知工程师把每

一个行业描述为一个领域，每个领域都具有区别于其他领域的特征，包括所执行任务的属性、任务间的关系，执行任务的时间表以及执行成功的标准。本章主要讨论的是麻醉执行的领域，主要是手术室、麻醉恢复室（postoperative care unit，PACU）以及重症监护治疗病房（intensive care unit，ICU）（又见第 4 章、第 109 章及第 110 章的内容）。然而就像 Reason[48-51] 及 Cook、Woods、McDonald[52] 所指出的，执行领域所发生的事件基本上是由其所处组织或管理环境所决定的，以至于执行者自己都认为他们是这个系统以往错误决策的"受害人"。

　　在平日的实践中，这些区别都隐藏着或很模糊，机构与管理元素的正面或负面作用通常都深植在日常规范里，很难被分离出来。这个系统中引起人们兴趣的信息常来源于相对异常的情况、意外或几乎发生的失误，而不是普通的事件。例如，哥伦比亚号航天飞机失事的调查揭示了美国国家航空和宇宙航行局（NASA）在执行流程和安全文化建设中的一系列潜藏的错误：事故很可能并不是反常、偶然的事件，而是根植于 NASA 的历史以及空间飞行计划的文化里[53]。

　　报告认为这些因素与导致事故的直接技术因素相等同。人们过去认为错误指的是决策和行动所导致的不良结果。目前人们逐渐认识到"错误"一词作为行为分类的手段（归因和指责的判定）是不恰当的，而仅仅是用来识别紧急情况下行为的一种方法。在本文中，读者必须理解"错误并非发生意外的原因"，相反，错误常常是一些潜在因素综合所致的结果。不仅如此，错误还必须结合其他一些状况，才会导致意外或不良事件的发生[54]。图 7-1 阐明了这一概念。在执行领域可不断涌现一些错误，而另一些则是由组织环境引起的。英国曼彻斯特大学的一位心理学家 James Reason 将后者描述为"潜在错误"：

　　这些错误的不良结果在系统中长时间处于隐秘状态，只有在结合其他因素并冲破系统屏障时才会显现。最容易产生此类错误的是这样一些人：（他们的）活动在时间和空间上均无法直接操控，如设计师、高层决策者、建筑工人、管理者和维护员[54]。

　　潜在错误可能存在于所有复杂系统中，Reason 用一个医学术语形容它们是"固有菌群"。就像体内的微环境一样，固有菌群一直处于控制之中，直到一系列局部环境"与这些固有菌群以微妙且常常不太可能的方式结合，对抗系统的防御，并带来灾难性的后果"（图 7-2）。这一"威胁与错误模式"也被德克萨斯州大学著名的航空心理学家 Robert Helmreich 所力证（图 7-3）[55]。

麻醉环境中可存在多种隐藏的失误。可能包含了如下问题：手术如何预订、如何分配到各个麻醉医师、非住院患者的术前评估应作何准备及在增加手术周转或避免取消手术与规避风险间该如何权衡利弊。潜在

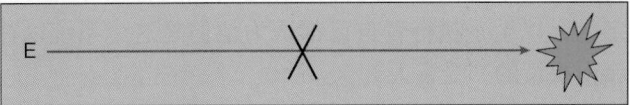

不成熟的观点：错误会导致事故

A

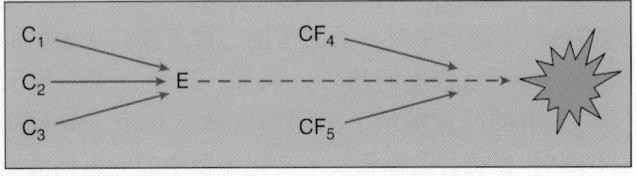

现代观点：更深层次的因素使得错误导致事故的发生

B

图 7-1 错误（E）与不良后果之间的关系。A. 错误不是导致事故的原因，但在极少数情况下，可以直接产生不良后果。多重根源（C_1、C_2、C_3）会导致这种错误的发生。B. 多数情况下，错误最终导致不良后果还需要一些辅助因素（CF_4、CF_5）的作用。事件报告系统应该在事故发生前试图查找所有可能导致事故发生的根源与辅助因素并加以干预，以防事故的发生 *(Modified from Rall M, Manser T, Guggenberger H, et al: Patient safety and errors in medicine: development, prevention and analyses of incidents [in German], Anasthesiol Intensivmed Notfallmed Schmerzther 36:321-330, 2001 with permission.)*

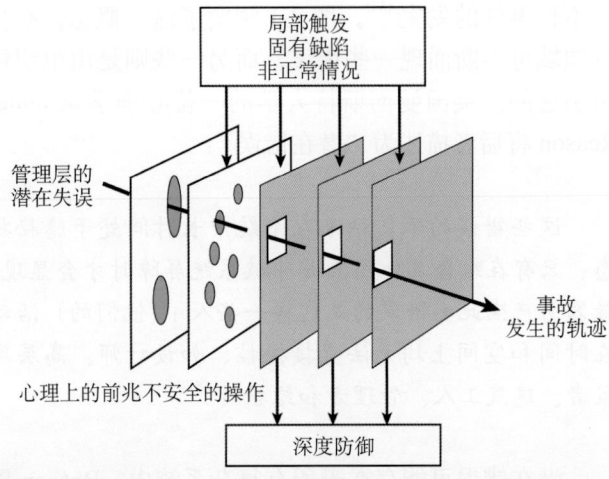

图 7-2 Jame Reason 的事故发生模型。管理层的潜在失误加上心理上的前驱症状及操作层面的触发事件会导致事故的发生。多数情况下，系统内部的一个或多重防御层会阻止事故的发生。但是潜在的错误或触发因素所致的无法预见的管理与操作的失误会冲破系统的层层防御，最终导致事故的发生 *(Redrawn from Reason JT: Human error, Cambridge, 1990, Cambridge University Press.)*

错误也可能由麻醉设备及其用户界面的设计导致，有些情况下这些设计会引导临床医生犯下错误，这种错误则是不可原谅的。制造缺陷和常规维护失误也属于潜在错误。

突发事件的调查必须明确其潜在失误和常见失误，无论发生在机构管理环境还是执行领域。若只关注常见失误，就有可能导致操作人员成为《第 22 条军规》（美国著名小说）情境中"系统的受害者"，被迫在"注意安全"的警示下将工作能力最大化。只强调他们的工作而忽略他们必须承受着的潜在压力会导致他们变得过分防御，合作能力下降。Cook、Woods 和 McDonald [52] 指出，如果沿着一起事故的线索链去寻找，总能在操作者的部分找到失误。如果分析止步于此，操作者（如麻醉医师）就会被错误地指责，而其真正原因应该要回溯到整个机构中的潜在错误。如果这些潜在的错误一直没有被找出来并改正，持续存在于系统中，很可能会在未来再次引发事故链。这一点在 Reason 的事故轨迹中有图示（图 7-2）。

安全与生产的不均衡

达到最佳的安全程度格外困难，原因在于安全与生产之间的信息和关注度固有的不均衡性（表 7-1）[54]。对于生产的投入可以很轻易地设计和测量，生产的反馈可以很容易获得和解释。但对安全的投入则难以计划，其投入也难以测量。最重要的是，安全管理的反馈向来既弱又模糊。那些本可能发生却又没发生的意外该怎么测量呢？只有当灾难降临后，安全失误的损失才得以显现。

组织安全

自 20 世纪 90 年代以来，在探讨患者安全和如何减少组织结构错误方面出现了一些里程碑式的著作和运动 [3, 30, 50, 56-62]。IOM 在 1999 年的报告《人非圣贤，孰能无过》[3]，是美国有关患者安全问题的高度觉醒之作。该报告对此领域的主要文献进行了总结，指出"每年有数以万计的人由于医疗失误而死亡，数十万计的人正在或侥幸没有遭受非致死性伤害，而这些伤害本该在真正高质量医疗体系中较大程度地避免发生。"这一报告最重要的建议如框 7-1 所示，它引发了全国性的提高患者安全的运动。

IOM 委员会随后的美国医疗质量报告名为《跨越质量的鸿沟——21 世纪的一个新型医疗体系》[56]，其采用系统化方法来改善整个医疗系统。它声明

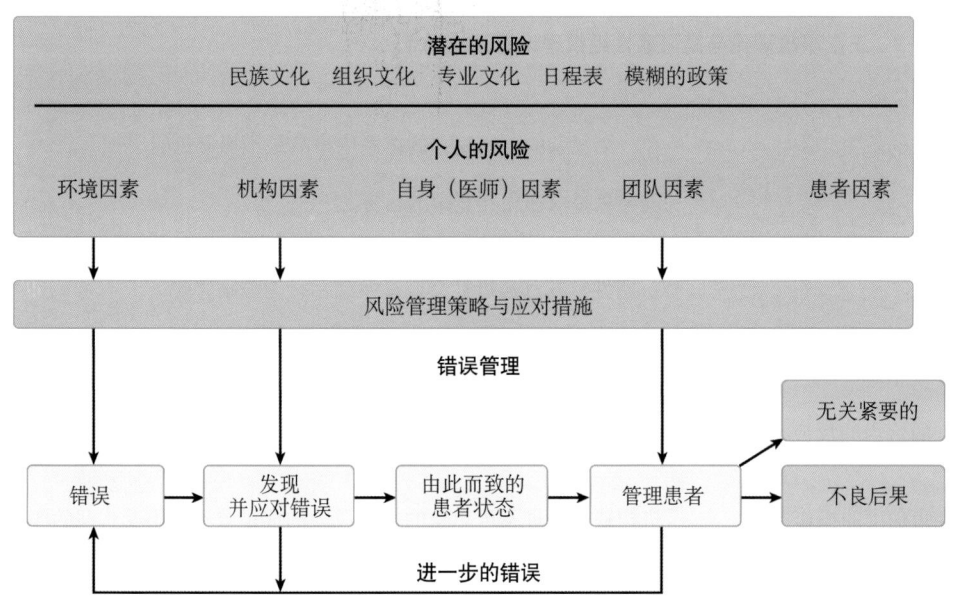

图 7-3　德克萨斯州大学风险与错误模型。该模型描述了错误的发展过程，常被用于事件与事故的分析

表 7-1　安全信号与生产信号的不均衡

生产	安全
生产的反馈容易获得相对连续的准确测量（"税收""收入""花费"）并以积极的方式表明成功之处	传统的"安全"的测量既不直接又不连续，显得杂乱无章，不利于分析解释，甚至有欺骗性
成功是以肯定的形式表明（收入增加）、被明显强化，并极力突显（基线就是一个公司的"底线"）	反馈形式是"负面"的（更少的事件或事故），本身缺乏强化价值，并且只有在避免事故或危急之事时才会突显
由于资源投入（金钱、精力、时间）与产出目标间关系相对确定，采用反馈更容易	即使被正确解读，但由于资源投入与安全目标之间的关系并不确定，采用反馈很困难

修订自 Modified from Reason JT: Human error, Cambridge, 1990, Cambridge University Press

From Kohn LT, Corrigan JM, Donaldson MS: To err is human: building a safer health system, Washington, DC, 1999, National Academy Press

"我们现有的医疗与我们应该达到的医疗之间隔着的不是一条缝隙，而是一道鸿沟"，因为现有医疗系统伤害不断，无法体现其潜在的益处。报告总结道："现有的医疗体系无法做到这项工作，更加努力尝试也不会有结果。但改变医疗体系将能够做到。"下面我们将探讨麻醉管理与患者安全的组织和系统方面的内容。

对于在高风险活动中的机构安全有若干思想派别。两个理论——正常事故理论（normal accident theory，NAT）和高可靠性组织理论（high reliability organization theory，HROT）——在许多领域主导着

对安全的讨论，自 20 世纪 80 年代以来，它们日渐频繁地应用在医疗领域中[51-60, 63]。NAT 最初由社会学家 Charles Perrow 在三里岛（宾夕法尼亚）核事故之后公布[64]，已被他和其他人应用在多个不同领域，如商业飞行、海运以及核武器管理。HROT 最初由加州大学伯克利分校的一组研究者公布，也应用于多个领域，包括航空母舰飞行甲板、近海石油平台、空中交通管制、核能生产以及金融交易产业（Karlene Roberts，个人通讯）。本文简要总结了这些研究者对机构安全的观点，见表 7-2。

正常事故理论

正常事故理论（normal accident theory，NAT）主要聚焦于系统的两个特征：①系统要素间相互作用的复杂性；②系统要素间存在紧密耦合。当系统某部分发生的变化迅速改变该系统的其他部分时，系统就是紧密耦合的。例如某些生理系统不会立即受到其他系统变化的影响，而某些核心成分（如氧供和血

表 7-2　正常事故理论与高可靠性组织理论的互补观点

HROT	NAT
通过良好的机构方案与管理可以防止事故的发生	在一个复杂的环环相扣的体系中事故是不可避免的
安全是首位的机构目标	安全只是众多相互竞争的目标之一
信息冗余会加强安全，重复与交叉使得可靠的体系摒弃不可靠的部分	信息冗余会经常导致事故，它会增加交互作用的复杂性及不透明性，并且通过社会逃避及暗示行为鼓励冒险
决策制定的分散有助于对突发事件采取快速可行的现场反应	机构的矛盾性：非集权化有助于管理复杂的各个部分，而集权化有助于管理紧密耦合的体系
"可靠性文化"鼓励现场人员做出统一的恰当的反应来提高安全性	纪律紧张的、社会化的、孤立的军事化模型与民主价值观不符
不断实践、培训及模拟能产生并维持高可信度的操作	机构缺乏处理不可想象的、高风险的或是政治上不受欢迎的实践的能力
从事件中（有效的事件报告）学习的行为是有效的并且可以通过模拟与预测获得有益的补充	推卸责任、错误报告及历史重建的偏倚会削弱学习的力度

流）是紧密耦合并强烈地相互作用的。患者的生理可能与外部系统（如呼吸机和血管活性药物输注等）紧密耦合。当复杂性与紧密耦合并存时，一系列异常事件有时可被隐藏，并出现复杂的或难以预料的后果。系统中明显的错误一般不会引起事故，因为它们终归会被系统的多层检查和防御体系所捕获（图 7-2）。在存在复杂相互作用和紧密耦合时，即使一个小的混乱也能引起正常系统行为失控。Perrow 称此为"正常事故"，因为这种小混乱很常见，会出现于正常的系统操作中[64]。他提出注意力应指向加强恢复途径，以便在小事件发展为严重事件前对其做出妥善处理。

复杂性与紧密耦合：麻醉领域中的潜在错误

很明显，麻醉领域中存在许多紧密耦合的复杂的相互作用[65]。在某种程度上，其复杂性源于所用设备的多样性及其互相连接，但实际上这比炼油厂、747 飞机或者航天飞机要简单得多。复杂性更重要的一个来源是患者的"不确定的复杂性"[65]。人体是由许多部分构成的极其复杂的系统，我们对各部分的联系仅有模糊的认识。因为身体许多系统相互影响，所以患者是紧密耦合的主要位点。此外，麻醉状态可能消除这种相互作用的系统间的缓冲，从而加强它们之间以及患者和外部机器之间的联系。Galletly 和 Mushet[66] 研究了麻醉的"系统错误"，观察了与"神经肌肉阻断

药物的使用、循环呼吸系统疾病、某些特定类型的手术操作以及全麻药物相关的紧密耦合[66]，并观察到高浓度氧与空气混合气体、预充氧和自主呼吸技术间存在较松散的联系"。

根据 NAT 的观点，我们蒙蔽了自己，相信我们能控制有风险的技术并阻止灾难；而实际上我们在管理和设计上所做的许多努力只会增加系统的不透明性和复杂性（在栅栏上捅更多的洞），从而增加事故发生的概率。这些因素的结合为事故的发生提供了肥沃的土壤——实际上，根据 NAT 理论，这使得一些"正常的"日常过错、小错误和事故不可避免地发展为悲剧性事故。NAT 常对医疗机构实施高风险操作而无失误的能力持"悲观的"观点。

研究者对风险的确切概念进行了构建和讨论。在 Dianne Vaughan 对挑战者号飞船爆炸的有力分析中的表述可能是最清楚的：

风险不是某个物体的固定属性，而是由个体根据既往经历和现处环境而构建，并施加于对象和环境上。个体评估风险和他们评估其他所有事一样——是以个体世界观为依据的。

Vaughan 的主要论点是挑战者号的爆炸不是因为"冒险的"管理者打破了"规则"，而是因为系统演变使得过度的风险成为了"遵循规范"的一部分。这是深植于产出压力的"生产文化"系统的必然反应，把异常发现理解为正常是常有的事（"将偏差正

常化"），并且"结构性保密"在各部门间、生产商与 NASA 间以及工程师与管理者间严格执行。可悲的是，许多同样的现象再一次发生，导致了哥伦比亚号的事故[53]。不幸的是，围术期环境中也存在着这些系统特征。

高可靠性组织理论

与 NAT 的悲观观点相反，HROT 观点认为，尽管很难做到，但正确组织人员、技术和流程可在可接受的绩效水平上处理复杂而有风险的活动[61, 67]。尽管事故永远无法完全消除，但高可靠性组织（HROs）（图 7-4）可以通过是否是冒绝对小的风险获得较高的工作效益来判定。这一观点尤其适用于麻醉学，因为对许多患者而言，放弃手术治疗并非可行的选择，而且医师必须经常面对患者安全的挑战。过去几年间 HROT 的概念几经变革，高可靠性组织的核心特征如框 7-2 和框 7-3 所示[68-70]。

HROT 的一个关键方面是安全文化。自从 IOM 的报告发表以来，医疗机构已开始注意"文化"的某些要素。然而，多数注意力却都投向了系统中的"责备文化"，更加强调对于该问题谁应受责备，而非如何能阻止问题的发生。而安全文化则跳出了这些范围，因为其研究的是个体和组织怎样完成他们的工作。文化由价值（什么是重要的）、信念（事件如何有效运转）以及规范（事情起作用的方式）组成。这些因素如框 7-2 所示。需注意的是，文化在组织中是高度统一的，并由执行者持续巩固，而非更多依赖于规则的强制执行。

在 HRO 的某些要素中，麻醉学向来突出，尤其在复杂的技术性安全测量方面。麻醉在更全面地执行 HRO 的原理和技术方面不断加强[63]。实际上，麻醉医师不仅是患者安全运动的总推进者，还是将 HROT 理论运用于医疗行业的领军人。在 2003 年，APSF 开始初步实施高可靠性围术期医疗（见 *APSF Newsletter* 特别篇，2003 年夏，www.apsf.org）。框 7-3 总结了 HRO 应用于医疗体系的要素。

团队和交流

与航空、军队、警察和消防团队不同，手术室团队的指挥结构模糊。医师（外科医师和麻醉医师）名义上比护理和技术人员级别更高，但在围术期即刻，每位医师对患者负有同等责任。传统上，外科医师被认为是"船长"，甚至有合法的守则让他们担负手术室内所有成员行动的责任。尽管这个合法的守则形式上已经被遗弃，但仍有部分遗留在手术室环境的组织结构与文化的许多方面。但是，当外科医师与麻醉医师同时看护一名患者时，他们同样负有责任，这使得指挥权、等级与操控权变得十分复杂。

每位医师、护士与技术员都有其相应的知识、技

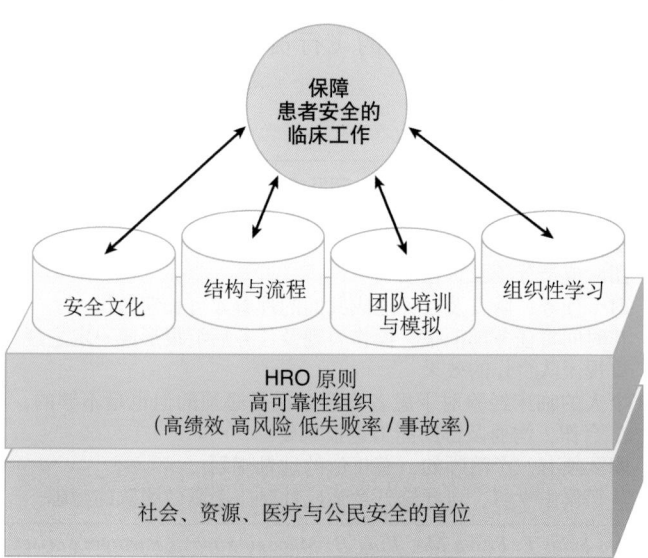

图 7-4 高可靠性组织

框 7-2 安全文化所含的要素*

价值
- 安全是最重要的目标，重于生产与效率
- 永远关注可能出现的失败而非过去的成功
- 必要的资源、鼓励与奖励机制并不单单为了优化生产还为了优化安全服务

信念
- 安全必须被积极管理
- 就安全而言，医疗常规与流程的重要性等同于（或重于）个人的奉献、技能与努力
- 安全与错误必须公开，需彻底地从正常或者不良事件中学习

标准
- 下级人员可忽视等级制度提出安全问题或质疑不明之处
- 鼓励寻求帮助，甚至（或特别是）有经验的人员寻求帮助也是常事
- 常进行明确的沟通
- 等级平等——上级听取下级的意见，下级知无不言；忽视等级制度寻求帮助是常态
- 对于在安全方面理性地犯错误的人员予以奖励，即使他们坚信的担忧是不正确的

Modified from Weick KE: Organizational culture as a source of high reliability, Calif Manage Rev 29:112-127, 1987.
* 部分高可靠性组织理论在框 7-3 中有描述

安全文化的建设（见框 7-2）

优化结构与流程

- 无论等级与专业，决策制定依赖于那些对于特定问题有丰富知识或经验的人员
- 多个学科的人员（如心脏外科、心脏麻醉、手术室护士、转机灌注人员、ICU）汇集成一个临床团队，需强调团队合作和弹性工作
- 正规的流程即是在一个病例开始前适时地将信息传达给每一个团队成员（病例汇报或术前核对）
- 日程安排应保证工作与值班时间在合理范围，避免过度疲劳。对于处于高度紧张状态的人员给予支持，必要时采取换班的方法
- 尽可能采用标准化的操作、器械与设备，以便同样的工作或是手术才能无论何人参与都能采用相似的操作方法。相反，必要的时候（急症或是不良反应时）团队又能保证弹性工作，应对当时的情形不拘泥于标准化常规。
- 积极鼓励使用预先设计的程式、核对表与认知辅助工具
- 随时随地均可获取最新信息

在常规流程与模拟中进行培训与实践

- 病例结束后进行工作汇报
- 定期进行非惩罚式的评估来给予当前反馈，并为特定的培训提供培训要点
- 行团队人员管理时启动或反复进行单学科或多学科的模拟训练（见第 8 章）
- 临床人员与团队应定期在 OR、PACU 与 ICU 进行应对危急情况的演习或模拟训练
- 住院医师的培训使用指导教材。培训目标及一名住院医生所负的相应责任与其目前在复杂任务中的熟练程度相吻合

组织性学习

- 组织性学习采用稳健机制，包括前瞻性学习（事前考虑如何优化方案与操作，如失败模型与效果分析）与回顾性学习（对不良事件、幸免事件及问题进行分析，如根源分析）
- 分析问题首要考虑的是如何避免而不是责怪何人。评估改良的流程并将其恰当应用，流程的改变反映出分析的恰当

能和责任范畴，但它们之间相互交叉重叠。

严格来说，团队的定义是"2 个或 2 个以上人员通过动态地、互相依赖和相互适应地互动，去完成着一个有价值的共同目标、目的或使命。他们各自行使特定的角色或功能，而他们的成员资格有一定时限性"。一个团队区别于小组的显著特征在于小组是一群缺乏特定任务和特定角色的个体集合。在手术室中，所有团队成员有着共同的目标，就是患者良好的预后。然而，对于如何实现这一目标，患者管理中的哪个因素应最优先，仍存在诸多分歧，这些分歧是由于手术室团队本身由多学科团队组成（即外科学、麻醉学、护理学、灌注和放射学），它们各自有自己的指挥等级，自己的整体特性（专业

位置、文化、传统和历史），自己的一套患者管理的局部目标和目的。各队之间的差异如此惊人，以至于一些研究者称他们为独立的部落（摘自 Conference on Human Error in Anesthesia，Asilomar，加利福尼亚，1991）。

每个队伍由多个有效合作的成员组成，而各队伍一起工作组成团队。这一过程成功的关键部分是建立和维持对工作环境的共享心理模型。完成了这一部分，不同的个体就能向着一个共同的目标贡献他们的力量。作为一个队伍或团队，一起工作的经历可有助于构建共享心理模型。

Cook 和 Salas[61-62]对团队和团队知识进行了有趣的陈述（框 7-4）[71-72]。在他们看来，"团队知识"不仅是各个团队成员知识的总和，他们认为需要采用新的方法来获得团队知识（例如采用整体的综合手段）。在团队知识中他们区别出"团队精神模式"和"团队处境模式"。为明确团队知识，还需要更广泛的"团队认知"信息，包括团队知识本身、团队决策制定、团队环境认知以及对团队的理解。图 7-5 所示为团队认知和团队知识的组成部分[71]。

身份和等级效应

身份和等级效应在团队绩效中很重要。特别是在紧急情况下，下级往往会听从其上级，即使此人的表现不尽人意。在航空业中，一些飞机坠毁就发生在专横的机长搭配不够果断的下属（第一副驾驶员和飞行工程师）的情况下。即使当下属知道出了问题时，团队依然无法有效应对。

就像麻醉实践一样，在航空业中需要不断地培训。尽管机长负责整个飞行，但在飞行的各段航程，机长和第一副驾驶员（实际上正在受训成为机长）一般轮流承担"飞行的飞行员"和"不飞行的飞行

重视团队领导

团队成员分工及责任明确

对于任务、队友及目标达成共同的理解才可长期合作

花时间将任务前汇报、操作表现及任务后汇报形成一定之规

重视团队合作的效果

个人的临床经验对于患者安全来说是必须的但也是不够的，合作、沟通及协助能力也很重要

团队须有一个清晰的、有价值的远景规划

从错误中学习、自我修订及适应性是一个高效团队的标志

From Salas E, Rosen MA, King H: Managing teams managing crises: principles of teamwork to improve patient safety in the emergency room and beyond, Theoret Issues Ergonomics Sci 8:381-394, 2007

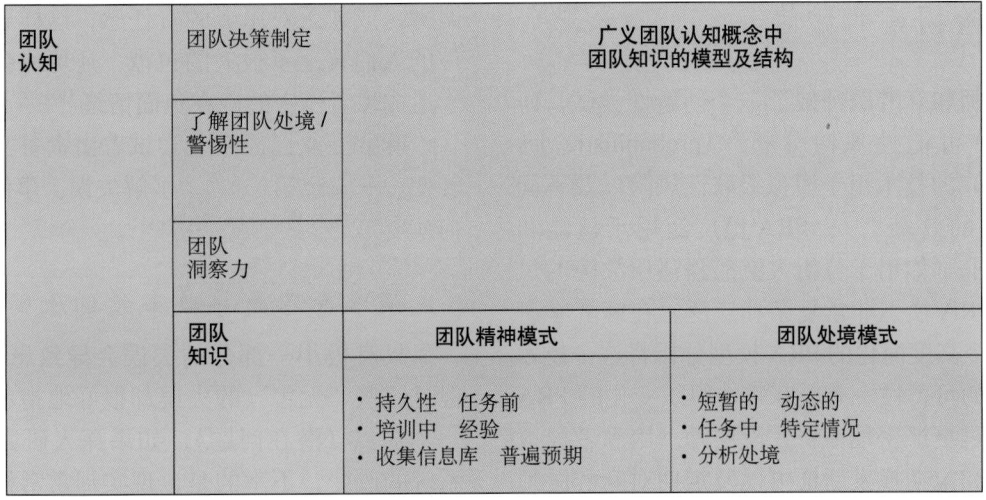

图 7-5　团队认知与团队知识的组成

员"角色。每个角色均仔细定义，各自任务不同但相互关联（飞行的飞行员处理飞行控制，不飞行的飞行员处理无线电通讯和其他任务）。在麻醉学中，受训者和主治医师在患者管理中的角色常不太明确。受训者需完成所有任务，偶尔会得到指导教师的协助 [即通常所说的认知支架培训方法的一部分]。危机中不同任务的确切责任并未预先定义。有趣的是，麻醉中的危急事件常被认为与两个因素有关，即"正在教学中"和"监督不足"[63]。

等级的一个主要问题被称作"暗示教学"和"暗示学习"，人们在活动中（常常不自知地）给予"暗示"，并被他人习得[74]，下属对于上级所给出的那些暗示非常敏感。这些暗示可以阻止下属的行动甚至是质疑。此现象的一个结果就是本应对患者给予"多重监护"的一队或一组医疗人员可能无法达到目标，因为其中一人的观点主导了整个小组。

效 益 压 力

社会和组织环境也是麻醉医师效益压力的一个来源（见第 3 章、第 4 章及第 6 章）。效益压力意味着施加在员工身上的经济和社会压力使得他们把效益而非安全放在首位[64]。在麻醉学中，这通常意味着保持手术室快速运转，极少取消手术，并尽力缩短手术间隔。原则上，安全与效率是可以齐头并进的。高可靠性的诸多方面，如标准化操作流程（standard operation procedure，SOP）、操作前简报、平等的组织架构等，可以使系统的运行更平和，也更安全。然而工作量的压力常常影响安全。

举例来说，当麻醉医师屈从于这些压力时，他们可能跳过适宜的术前评估和计划，或可能不进行充分的使用前设备检查。即使做了术前评估，来自手术医师（或其他人）的公开或隐蔽的压力也会让麻醉医师在患者存在严重或失控的健康问题的情况下，仍同意继续进行手术。效益压力可使麻醉医师选择那些在其他情况下他们认为是下策的技术。

Gaba 等 [75] 报道了一项对加利福尼亚麻醉医师效益压力的随机抽查。他们发现，49% 的答复者都遇到过因所受压力而损害患者安全的情况。30% 的麻醉医师报告他们承受想取消手术而外科医师要求继续手术的强大或极强的压力。应注意到，20% 的人同意"若我取消一个病例，会给我和这位外科医师以后共事造成不便。"

效益压力还导致麻醉医师的仓促行事，这是不安全行为的一个心理学先兆。在调查中，对"为了加快手术开始，我改动了自己正常的实践操作程序"这一项，20% 的答复者回答"有时"，而 5% 的人回答"经常"。20% 的答复者认为外科医师的压力会强烈或极强地催促麻醉准备或诱导，重复暴露于这些冲突可导致麻醉医师将压力内在化；38% 的答复者感到与外科医师相处有强烈或极强的内在压力；48% 的人报告有避免拖延病例的强大内在压力。麻醉医师可能会违背自己更好的判断而被迫继续工作，甚至在没有明显的压力时也是如此。

研究工作环境中这些方面的因素很困难，因为这种相互关系受到经济因素的推动，也受到不同医学文化背景的组织和人员间复杂网络的影响。改变环境同样挑战重重。

麻醉中风险因素的评估

一组工程师和麻醉医师做了一个创新性尝试，研究一项名为"可能性风险分析"（probabilistic risk analysis，PRA）的技术用于模拟级联性风险以及不同类型组织干预的效果[76-77]。PRA已广泛用于核能和其他高风险行业（如用于分析太空船隔热层故障的风险）。完整的PRA模型非常复杂和广泛。在麻醉学研究中，应用一个高度简化的PRA模型分析将这一技术用于医疗护理的可行性。有关麻醉中组织变化的PRA分析表明，通过更严密地监督住院医师、用患者模拟装置进行培训和定期换发新证书以及定期对麻醉医师能否胜任工作进行医学考试可最大限度降低患者的风险。但是由于决定与执行元素数量庞大，而对于作出决定和行动后成功或失败的可能性所知十分有限，一直没能发展出应用于麻醉学风险评估的全面PRA模型。PRA方法虽然可能是帮助临床医师做出关键决策和治疗选择的一个有用的尝试，但是如作为安全管理的量化技术它永远不可能做出任何有意义的贡献。

人们对于在医疗流程中使用程序定向系统分析越来越感兴趣。例如德国Tübingen的一个研究小组在一家医科大学附属医院进行了一项程序引导系统分析，评估麻醉系统对工作过程中出现的变化和干扰的调控能力[78]。这些研究表明，小组内部工作过程可得到良好调节，但由于麻醉工作系统与其他系统高度的相互依赖性，需进行大量的协调活动。

成功的事件报告系统的特征

从问题中学习的事件报告系统

提高患者安全（以及HROT的核心）的一个重要策略就是"组织性学习"。这种学习可以是前瞻性的（提前考虑进程的变化及它们如何影响安全），也可以是回顾性的（从已经发生的事故中学习）。大多数高风险和高可靠性的产业都尽力创造回顾性学习的体系，一般集中于报告、调查和分析明显事故或失误，以及未出现负面结果的虚惊事件[30, 54-55, 79-82]。有关成功的事件报告系统 [incident reporting systems (IRSs)] 在一些文章中有详述[5, 7, 22, 50, 60, 83-102]（见第6章）。

历史上，医疗系统中过失的调查一直被"责备文化"所妨碍[100-104]，在这种文化里，指名、归咎和羞辱是事件报告和回顾的主要特征，专家分析和集中力量发展系统防范措施则被搁置一旁。在责备文化中，将失误、事故或虚惊事件主要归因于知识缺乏、态度

恶劣，或缺乏对患者的责任感，这样导致涉及不良事件的人们背上了很大的包袱，还可能会加重当事者对于造成患者伤害的内在负面情绪[104-105]。

麻醉专业已经率先尝试着由责备文化向安全文化转变——安全第一[1-2]，了解失误、事件和不良事件如何演变等[5, 30, 50, 63, 82-83, 85, 106-115]。

失误本身不是导致事故的原因

只有极小一部分的失误会导致患者的不良预后。但是这些"无害"的失误却很好地指示出了系统中的一个弱点（潜在问题），如果深入研究，可能会推动系统的改变。不幸的是，现实却常常相反。不良事件没有发生，常被解读为系统是"成功"的，暗藏的弱点则被忽略了。大多数情况下，一个复杂系统中的错误并不是导致事故的唯一原因，也很少不可避免地导致不良事件（图7-1A）。事实上，首先有一些潜在的原因（图7-1B中的$C_1 \sim C_3$）有时会导致失误，而后"需要"其外的附加因素（CF_4、CF_5）才能引起事故的发生。现代IRS模型的一个主要目的是鉴别出那些更可能导致失误的因素，还有那些使得不良结果发生的附加因素。通过报告和分析图7-1中$C_1 \sim C_3$和CF_4及CF_5这些因素，就可能在事故发生很久之前就消除或减弱其可能性。

"如果汇报是安全的并且为专家分析提供了有用的信息，便可明显地改进安全措施"[90]。

IRSs若能很好地构建和执行，会在系统安全方面提供实质上的改进（图7-6）。我们所知的医疗系统现存的明显的弱点与优势最终已经被提炼并昭示于众了。IRS常被理解为"学习系统"，类似于英国国家医学部国家患者安全局的全国报告与学习系统。

有效的IRSs能够获得其他系统很难揭示的有关医疗系统的洞见。在这个意义上IRSs是打开了"系统之窗"[106]。

如果仅有报告表或信息数据库是不能建立有效的报告系统的。只有当它们被当作一个完整的系统构建、成立并维持下去（图7-7和图7-6），成功地植入组织或产业中时才是有效的。框7-5中的任何条件缺失或出错都会局限系统的成功[98]。

应该报告什么？

应该报告什么的不确定性是IRS中的一个障碍[117]。在航空业中，已经很有必要建立一个"事件"（没有负面结果的）报告系统，该系统区别于意外事故的

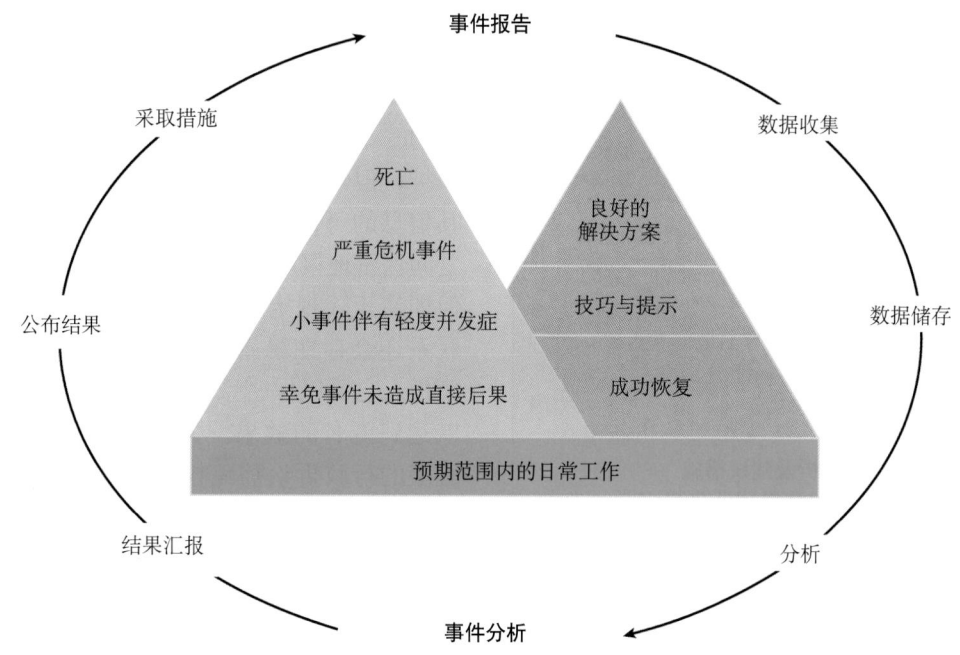

图 7-6　作为一个完整系统的事件报告系统流程模型。图示为其流程示意图：数据必须严密采集及储存，并独立分析，结果应以相关的可视化形式呈现，并且以合适的方式向利益相关者公布，促使上报的组织采取具体的措施。需要上报所有的事件、错误及独立的结果。一个创新的体系还应包含那些正面报告 *(Figure by P. Dieckmann.)*

报告与分析系统。当然，航空业中意外事故的发生常常立即就得到了知晓，并且从来都是"出乎预料"的；而在医疗体系中的每个人都会得病或是死亡。事实上许多人都是在其接受医疗诊治的过程中去世的。负面结果根植在疾病的发展过程中，因此在医疗环境中判断哪些结果是"失误"或"事故"所导致的非常困难。许多人认为在医疗行业的事故报告系统中，应尽可能报告所有重要的事件，无论是否发生负面事件。事实上，系统还可以征求"正面事件"的报告，即那些危险的临床环境下仍出现好结果的事件。总体来说，要求报告的事物应该非常广泛，即抛出一张"大网"来寻找所有相关的情况。

报告格式应该是什么样的？

那种主要依靠报告者在事件"原因"的一系列选择框中打钩的报告系统已被证实是没有用处的。事实上，以航空安全报告系统（ASRS）为例，报告系统已被认为"事件计算是在浪费时间"（引自 ASRS 的一位创始人 Charles Billings）。在一个自愿的报告系统中，你是无法估计特定问题出现的真实次数的。相似地，趋势分析由于时间频率和报告频率的混淆性，也是不适宜的。文本描述形式的事件报告更有帮助，它可识别在报告中学到的东西。世界卫生组织的事件报告指南[87]也支持这一观点：

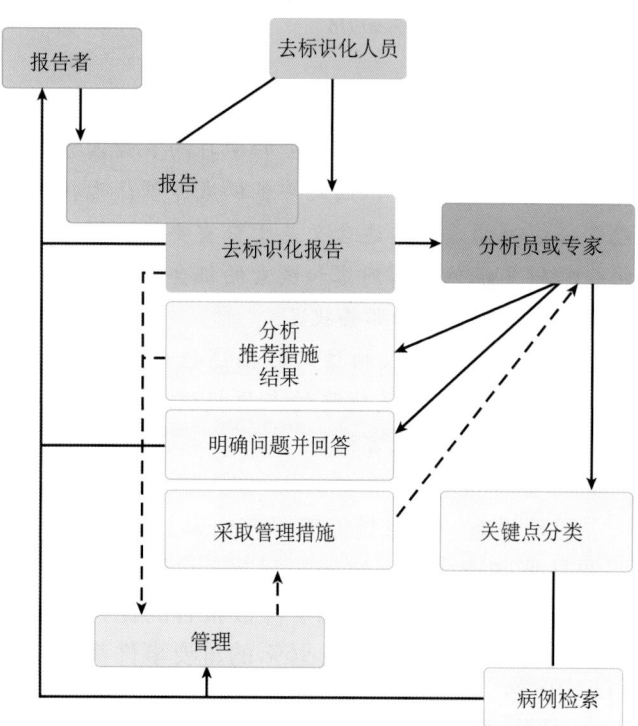

图 7-7　具有去标识化特点的现代的事件报告体系的数据处理。首先，报告要通过专业的去标识化人员进行完全的去标识化方可行数据分析，多学科人员组成的团队对报告进行分析并且及时反馈给汇报单位的管理部门是十分重要的。在所有利益相关人员中，分析与反馈的过程是透明的

框 7-5 有效的事件报告系统的重要特征

- 事件上报整合于组织体系中，并得到管理方面的全力支持
- 对于上报者及涉及人员不惩罚不制裁
- 可行保密或者匿名汇报，并积极采取去标识化（需要该领域专门技术）
- 法律保护及最先进的数据保密措施
- 独立的组织体系：报告发给组织体系外的或组织外的可靠亚单位（外部信托中心，如 AIRS 报至 NASA）
- 对如何使用系统进行培训，使得与患者安全相关的人员（如医生、护士及技术员）均可以很容易地填写报告
- 上报容易并且快捷
- 培训相关人员如何书写有价值的报告（如重点关注人为因素，同样重视医疗技术方面）
- 反馈及时，包括收到报告、分析及建议措施
- 每份报告均由专家分析（专家分析团队来自多学科专业，不但包括医学背景的专家，还包括人员绩效及分析方法学的专家）
- 对于挑选出来的病例行深度分析，采用失败模型或根源分析及以改善未来系统安全性为目的的效果分析
- 及时纳入改良措施，以保证系统的"反应性"并使其有所不同
- 评估改良措施与特殊医疗，避免"更不利的改良"（权宜之计，无助于潜伏危险的解决）
- 对支持病例的报告、分析给予组织性支持，并纳入改良措施
- 对持续改进部门积极主动的安全文化给予支持（系统角度）

数据来源于参考文献 30, 87, 90,116

然而，推动针对患者安全的学习的多数因素缺乏界定清楚的数据成分，因此许多权威专家认为报告中包含描述性语言以传达含义是十分重要的。描述性的报告提供了抓住丰富内容和线索的机会，从而得以探究和理解造成失误的那些状况。

实际上，有些人相信只有描述性的报告才能对导致事故的系统暗藏缺陷的本质提供有意义的认识（Richard Cook，个人言论）。

显然没有一个系统能够探查临床上的所有问题，即便是那些造成严重缺陷的问题。尽管事件报告中有一些新的举措旨在增加事件被报告的比例，但目前所知现行系统有 50%～96% 的重要事件都没有被报告[118-119]。

报告系统的法律问题

特别是在医疗责任诉讼常见的司法系统中，某些法律问题会影响报告系统。首先，在有些情况下，有些类别的事件需要依法报告给当局。在美国，有些药物不良反应事件和医疗设备故障是需要依法报告的。此外还有一些州对"永不事件"（即在排除系统故障的条件下永远不该发生的事件）启动了强制报告程序。

对于多数报告者来说，报告是否保密或匿名、报告本身是否对报告人实施一定程度的豁免权是非常重要的一个问题。匿名报告对报告者提供了最大程度的保护，但却限制了通过给定事件可以获取的信息量和其信息的可信度。保密报告可以允许分析员与报告者之间保密地接触，以获取事件相关的所有信息和内容。但即使正式规定了保密性，报告与报告人身份之间的联系还会存在暴露的风险。ASRS 是许多报告系统的模板，它是以保密系统运行的，随后将报告去标识化，以达到匿名的效果。另外，ASRS 能够为报告者提供有限的行政诉讼豁免权。在医疗行业中，医师都非常害怕渎职的诉讼，而对报告者提供诉讼豁免是不可能的，尽管在医院范围内免于行政处罚（如处分通告）可能成为报告的动机。

法律保护 在美国，现在联邦和州级都有立法（根据当地情况和其他多种因素）保护（庇护）任何自愿的事件报告不被揭露。美国国会 2005 年通过了《患者安全与质量改进法案》（公法 109-41），这赋予了卫生及公共服务部授权患者安全组织 [patient safety organizations (PSOs)] 采集事件相关的机密报告并分析信息的权利。与调查诉讼的过程一样，法案为信息收集提供了有力的法律保护，以避免被迫泄露。

医院的内部报告系统可能作为州内的质量改进项目而受到保护，该项目为这类报告的发现和商议提供了特权。在这一点上州际法律出入很大。此外，质量改进保护措施在诉讼中常被质疑，是否赋予特权取决于每一个单独的案例中法官的裁决。

其他国家的报告系统还采用了其他一些策略。比如在德国，国家的 IRS 建立了自己的"新闻办公室"（以刊物的形式在麻醉界公布），这样他们就进入了"自由新闻法案与权力"的保护，使得诉讼中不能运用其任何资料。

公布前去标识化

保密报告系统的一个常用策略是通过"去标识"快速地将资料转化为匿名状态。为此，必须对报告进行编辑，去除所有可能鉴别出人或机构的相关信息。对于在资料分析的哪一个阶段进行去标识以及在或许需要的信息和删除可能指认的资料中如何取舍平衡，不同的系统有不同的做法。但所有的报告系统，尤其在医疗行业中存在这样一个问题：许多事件的关键事实可能都是相对独特的，即使所有实物标识都被去除，由此导致"自标识"的风险也很高。

现在许多国家都有了 IRSs，其设计与执行程序也变化万千（附录 7-1）[5, 7, 50, 60, 83-100]。许多系统是局部设置的，但也建立了越来越多的全国性系统，或至少具有全国通用的资料库系统[120]。框 7-6 显示了不同的德国国家 IRS 的一些特征和经验教训。

美国麻醉事件报告系统　2011 年，美国麻醉医师协会（American Society of Anesthesiologists，ASA）附属麻醉质量学院启动了麻醉事件报告系统（AIRS），旨在收集麻醉中重要事件的报告（又见第 6 章）。事件以匿名或保密的形式通过安全网络数据上报。报告的保密性允许 AIRS 的分析人员与报告者联系，以阐明和随访事件。2005 年的联邦立法给予该系统法律保护，使报告、分析结果及认证的 PSOs 不用于法律诉讼调查。同时该法律就如何执行保密性制定严格的条款。在 ASA Newsletter 开辟专栏，以去标识化的形式每个月发表一个有趣的病例和 AIRS 的分析报告。截止到 2013 年 1 月，共收到 715 例报告（95% 为"保密级"），其中 16 例在 ASA Newsletter 中发表。

医疗体系中意外事件调查的独立机构（国家运输安全委员会）？

美国交通意外的调查通常是由一个独立联邦政府机构——国家运输安全委员会（National Transportation Safety Board，NTSB）（http://ntsb.gov/）进行的。许多国家都有类似的机构。过去几十年中不断有建议提出在医疗体系中的非 NTSB 类机构进行意外事件调查。近年来，有新的倡议提出建立一个这样的机构。该机构的复杂性与无法预知的困难（事实上医疗体系中的不良后果远远较商业航空业常见）是目前其建立进程中的障碍。然而，多个学科领域联合调查是非常有益的，就如何预防意外事件的发生，其结果具有针对性。关于建立一个高层次调查机构的可行性与合理性的争论将可能持续相当长的一段时间。

甄选人员，提高安全

每个职业对人员有特定的需求，以保证他们最佳地完成任务。选择适合的人员从事相应的工作是人为因素的几个核心问题之一。在许多国家，医疗行业的人员甄选多看重教育背景和知识测评成绩，而很少重视其内在的认知能力评估。与军事航空业不同，麻醉实践的入门缺乏正式的标准。相反，每个麻醉科的标准由其受训者甄选委员会决定。几乎每个选择麻醉专业的学生都可以得到培训的机会。此外，除非是出现一些违反规章制度的情况（如药物滥用、对待患者或同事极度无理及旷工等），受训者一般不会因为无法胜任麻醉工作的原因被终止培训。

有一些工作尝试着去定义成功的麻醉从业人员的

框 7-6　德国国家麻醉与重症医疗事件报告系统 PaSOS 的特征（www.pasos-ains.de）

- 该系统来自于德国的两个麻醉协会，并由一个跨学科的专业团队管理
- 德国的每个麻醉科及非住院中心均有权参加，其基本功能、软件、服务器储存及更新均免费（协会的一项服务）
- 基于网络的该系统采用匿名注册（SSL），数据并不储存在当地的医院中，但是使用者能以个人网页（php）技术直接在中央安全服务器上操作
- 报告首先由本系统独立的跨学科的团队（TuPASS）以去标识化的形式发到本机构外，增强员工对系统安全的信任度
- 所有报告都会由接受过事件报告培训的专业人员进行严格的双人负责的匿名及去标识化，并且使用核对表防止去标识化过程中的漏洞
- 去标识化后，对于大部分报告，所有系统人员均可阅读全文，其目的就是认识这些病例，针对部门患者安全问题展开讨论及报告自己的病例。同时给予报告者有力的反馈，所有报告者可以在网上查看其报告
- 每个部门都有一个特定的注册账号供员工（医生、护士及技术人员）使用
- 该注册账号可以从全国的报告中区分出"你们的"报告。因此在整个大的国家的报告系统中包含着各部门自己"局部的"事件报告系统。由于系统是匿名化的，所有不允许个人注册
- 大部分报告在 IRS 是可读的，并对所有的麻醉医师开放。这有助于重要的关键的安全信息在全国范围内扩散，当然在此层面上，没人知道报告源自何处（可以根据本部门的注册号选择本部门的报告，但是一旦在全国的系统中，就无法获知其出处）
- 所有报告人工冠以关键词便于检索，它们可由 U.K. NHS NPSA 的主要因素框架[52, 94-95]分类，也可由 CRM 的关键点来划分（见正文）[63, 122]
- 并不存在一个本地的去标识化人员，因而也不可被法律机构约谈
- "反馈与分析建议"是可选的模块，可按要求提供。其提供每份 IRS 上报团队报告的回溯至组织风险管理的专家反馈，包括系统安全分析及应对方案
- 部门参与需满足一些组织先决条件（组织加入而后上报），例如每个部门都应将其 PaSOS 的负责人送至最初的学习班培训，了解哪些 IRS 能做，哪些不能做的并且收到幻灯片及信息材料向本部门人员宣教（雪球效应）
- 对于那些不满足最低必备条件，特别是没有对员工做出"不责怪保证"的部门不允许参加，甚至是排除于该系统之外

数据来自文献 63, 116, 120, 299。CRM，危机资源管理；IRS，事件报告系统；NHS NPSA，国家卫生服务国家患者安全机构

潜在能力特征。Graves 与 Grant 罗列了 16 项"好的"麻醉工作的特征，即知识、技能、洞察力、信心、谨慎、警觉、流利、果断、预见性、条理性、灵活性、魄力、同情心、优秀的管理、良好的态度和顺畅的沟通[26]。这份清单可以成为讨论麻醉专业人员教育与培训的基础。清单的作者推荐将其用于学员的正式专业反馈中，同时意识到此清单的有效性和可靠性尚未证实。在德国，一个多学科的小组提出并发表了另一个针对麻醉专业人员所具备的关键能力的清单列表[121]。

人 为 因 素

本章此部分主要探讨最广义的人为因素。不同于上一章所涵盖的医疗系统与组织结构事物的那些方面，其人为因素部分是与个体与团队表现相关，同时与影响个人表现与晋升或是防止主动或被动失误的因素相关。由于医疗行业中超过 70% 的失误都归因于人为因素，而非知识或操作技能因素，故人为因素的影响是不可以忽略的。基于此，故人为因素应该占本书的 70%！藉于本章不能全面地讨论人为因素，许多主题只能一带而过，并为读者指出一些可用的文献。我们主要讲述人为因素中最重要的、与执业麻醉医师直接相关的方面。

麻醉中的非技术性技能

自 20 世纪 80 年代以来，医疗行业越来越注意安全、高质量的医疗实施中"非技术性"技能的重要性。这一认知增加了评价、估计和训练这些技能的需求。模拟患者可能让我们第一次有机会在真实压力环境下体现和培训这些技能[122-125]。模拟人的引入和相关的培训理念加速了医疗公众对这些人为因素的理解[2]。有一些需要的"危机管理技能"[25, 126]可以在没有模拟人的情况下进行训练，像其他领域所示（航空、钻井平台、军事）[81, 127-129]。危机资源管理（CRM）表现的基线值有些偏低[130]。Helmreich 认为，作为建立失误管制程序的第一步，必须提供团队合作、错误本质以及人员绩效的局限性方面的培训[55]。

对于处于 CRM 培训核心的非技术性技能的分类方法有很多，其中一个分出了 2 类：①认知与心智技能，包括制定决策、计划以及情景意识（表 7-3）；②社交与人际技能，包括团队合作、交流和领导能力。另一个方法是将非技术性技能按照图 7-8 所示分

表 7-3　麻醉中的非技术性技能：分类、标志及教学要点

麻醉中的非技术技能 (Fletcher 等[164])		绩效标志 (Gaba 等[142])		麻醉危机资源管理的教学要点 (Howard 等[165], Gaba 等[166])
概念	要素	分类	标志	提示
认知与心智技能	计划与准备 目标优选 制定与遵守标准 发现与利用资源 收集信息 认识与理解 预测 明确可选方案 平衡风险选择方案 再评估	任务管理 情形认知 决策制定	定位病例 领导才能（社会与人际技能） 计划 分配工作量 预测 警惕性 准备 再评估	预测与计划 了解环境 领导实践 动态地设定优先权 使用认知辅助工具 分配工作量 动员一切可用资源 利用所有信息 注意力分布 预防与管理固有错误 反复评估
社会与人际技能	团队协调活动 信息交流 权威性与果断力 能力评估 支持他人	团队合作	探究与主张 交流反馈 团队氛围 追随力	有效沟通 团队合作 有效沟通 领导力与追随力的实践 追随力的实践
整体评估	不适用 只在要点及分类水平方可评估		主要麻醉医师的整体非技术性的绩效表现 整体的非技能型的绩效表现，而非（评估）整个团队何人是正确的	团队合作！ 关注点在何事正确而非何人正确

成 5 大类。

危机资源管理

究竟什么是危机资源管理？

驾驶员座舱（稍后被称为"团队"）资源管理在 20 世纪 80 年代中期被应用于航空业，并取得了成功，其他产业和军工业也一样（虽然不得不承认，这种成功没有循证医学所称的"1 级证据"）[29-30, 49, 131-134]。如今美国所有的航空公司和世界上许多航空公司都对职员进行系统的团队资源管理教育[135]，麻醉学中一个类似的项目最早是由退伍军人事务（Veteran Affairs，VA）Palo Alto 医疗系统以及斯坦福大学医学院的 Gaba、Howard 和同事们作为麻醉危机资源管理（Anesthesia Care Resource Management，ACRM）开展的[4, 117, 122, 125, 136]。ACRM 和其类似课程被全世界的培训中心广泛接受，下面详细介绍一下 ACRM 的课程描述。

总体来说，CRM 是指协调、使用并应用所有可用的资源来尽可能最好地保护和帮助患者。而资源包括了所有相关人员及其技术、能力和态度——尽管也包含了他们的局限性。器械、设备、信息资源，包括认知协助，也是重要的资源。

尽管被称为"危机管理"，CRM 的原则实际上是应用于危机发生前的。CRM 组织和拦截威胁和失误并将其对患者造成的负面影响最小化。

CRM 应用于麻醉的关键因素随着时间稳步地更新和扩展（框 7-7）。模拟训练构成中，通常给每个参与者书写着 CRM 要点的小卡片，以保证他们在实际工作中依然牢记这些要素（图 7-9）。有些原则看起来明

显或不言而喻，但从我们模拟训练的经验看来，无论在日常工作中或是危急情况下实际应用这些原则并非微不足道。有关原则的更多理论背景可见 Gaba、Fish 和 Howard 所著的 ACRM 教科书[137]，其他相关文献也有叙述[30, 49, 51, 54-55, 80-82, 138-142]。

正如几乎所有合理的人为因素的原则一样，CRM 的关键要素应用于患者医疗必须由最高级领导支持，并在真实的工作环境中推进。通过学习这些原则（或甚至在模拟环境中实施），如果只是发现"真实手术室"中的压力和文化使得应用于真实患者是不可能之事，那么是完全没有意义的。全面地将这些要点整合入临床实践的结构和过程是一项很大的挑战。

了解环境！（CRM 要素 1） CRM 在危机出现前开始，CRM 的一个首要条件就是了解可用的资源和特定工作环境的细节。资源包括人力、设备（软件、硬件和认知辅助工具）以及供给品。知道可以向谁求助、每天的不同时间什么人可以找到、怎样快速找到这些人以及他们多久能到达非常重要。至于设备，不仅需要知道有什么能用、在哪里能找到，还要懂得如何使用。麻醉医师在手术中有责任熟练操作所有相关设备，并应该利用使用手册和其他的认知辅助工具等后备的信息来源，在诊疗过程中学会如何使用工具。

预测与计划（CRM 要素 2） 预测是目标定向行为的关键要素。麻醉医师须在病例开始前考虑所需并为关键的事件提前计划。他们必须想象可能发生什么

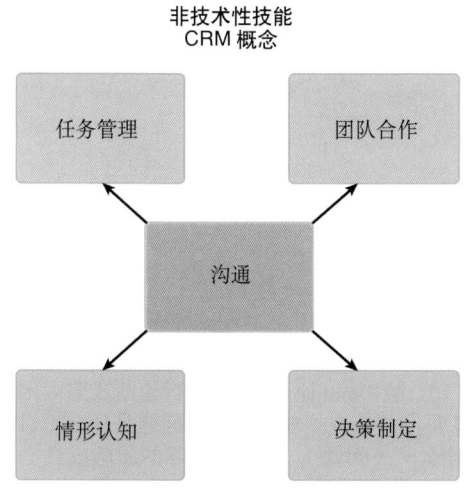

图 7-8 非技术性技能的五个主要方面。在此途径，有效沟通就像黏合剂一样将其他所有元素黏在一起。CRM，危机资源管理

框 7-7 危机资源管理——医疗中的要素

1. 了解环境
2. 预测与计划
3. 尽早寻求帮助
4. 做有决断力的领导与下属
5. 分配工作量（10s 为 10min 原则）
6. 动员可用资源
7. 有效沟通——说出来
8. 利用所有可获信息
9. 预防与控制固有错误
10. 交叉检查与双重检查（永远不要假设任何事）
11. 使用认知辅助工具
12. 反复的重新评估（引用"10s 为 10min 原则"）
13. 优秀团队合作的执行原则——协助并支持他人
14. 明智地分配注意力
15. 动态地设置优先事务

Modified from Rall M, Gaba DM: Human performance and patient safety. In Miller RD, editor: Miller's anesthesia, ed 6. Philadelphia, 2005, Churchill Livingstone

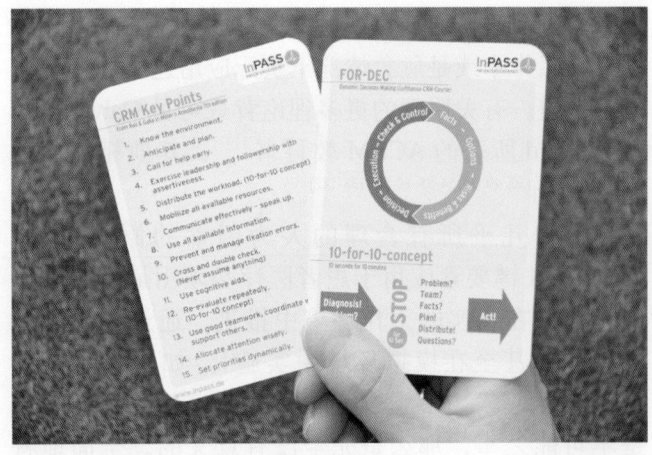

图 7-9　训练中使用的危机资源管理卡片。参与模拟培训的人员人手一份。卡片的一面显示的是 Gaba 和 Rall 的 CRM 15 要素，另一面为决策制定形象化的工具，以制定更佳的决策和避免固有错误；并且短图显示"10s 为 10min 原则"，提醒参与者在任何适当的时候必要的时间将其纳入团队合作

问题，并提前准备对抗可能的困难。聪明的麻醉医师会想到出乎意料的事件，而当事件发生时，他们就会开始预测接下来会发生什么并为最坏的情况做好准备。人们总是说"要领先"，或相反地"落后"或者"在 8 号球后面"（即陷入困难）。

尽早寻求帮助（CRM 要素 3）　坚强并且能干的人所具备的特征是了解到自己的不足并寻求帮助。想要一人解决所有问题或在危机情境下寻找出路是非常危险的，对患者也不公平。患者不应该为了保护麻醉医师的自尊或骄傲而受到伤害。在紧急或疑似紧急的情况下，应该及早寻求帮助。适用于各阶层麻醉医师的应该求助的典型触发事件包括：①任务过多时；②情况已经陷入危机时（例如心搏骤停、气道建立困难）；③当严重情况变得更糟或对常用方法没有反应时（或两者兼有）；④当你搞不清楚发生了什么情况时。提前知晓可以找谁、如何求助以及当援助到达时计划如何最好地利用其帮助是非常重要的。

做有决断力的领导和下属（CRM 要素 4）　团队需要领导，必须有人发号施令、分配任务、收集信息以及做出关键的决定。领导并不意味着一定比所有人知道的都多，什么事都自己做或者贬低他人。领导应该是通过清晰的沟通去计划、决策和分配任务。服从也是一项重要的技能，属下是一个团队的主要成员，他们听从领导的指挥并做分内的工作。但这并不意味着停止他们自己的思考。当下属认为领导决策有误时，应该有决断力。他们有责任让领导了解到他们的担忧。人们一起工作时，会产生冲突，所有队员都应该化解

冲突，将团队聚焦于患者医疗护理上。应将所有人引向什么是对的，而非谁是对的。

分散工作量——"10s 为 10min 原则"（CRM 要素 5）　团队领导的一个重要任务是分配工作。需要有人来决定哪些任务是必需的，并确保其恰当地完成，所有事情都各安其位。可能的话，团队领导应脱离操作，进行监管，收集信息并委派工作。队员也应主动承担需要完成的工作。如果领导需要把所有想法都表达出来，在未明确分配前什么任务也无法完成的话，那不是一个好的团队。

有一项叫作"10s 为 10min 原则"的推论，即如果一个团队将活动进程放慢一点儿，那么对于制定合理的决策和抵消延迟的规划是大有益处的。在诊断、治疗计划开始或当团队因常用治疗方法不起效而"陷入困境"等关键时刻，放慢速度是最好的（图 7-10）。

德国的急救中心经过 Rall 的培训，并有超过 2 年持续的模拟团队培训。其经常将"10s 为 10min 原则"纳入专业领域，发现在团队决策与团队建设上有很大的主观改进（Sascha Langewand, EMS Cooperation, Schleswig-Holstein Ltd, www.rkish.de, 个人通信）。

动员所有可利用的资源（CRM 要素 6）　动员所有有助于解决问题的人和物，包括根植于组织流程中的技术与人员。在人员方面，麻醉医师的知识和技能（会受到人员知识不足的影响而大打折扣）是最重要的资源，此外还有实施所需的人员辅助因素。设备与物

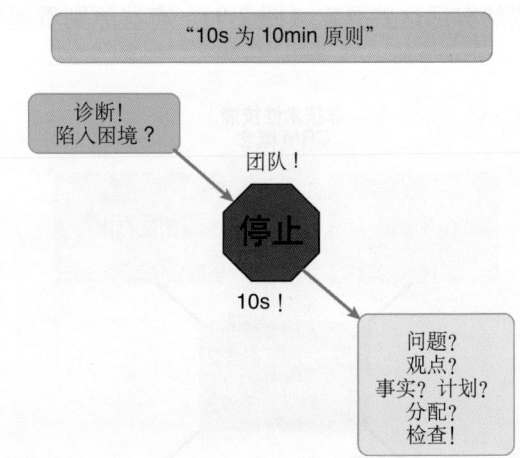

图 7-10　"10s 为 10min 原则"。当进行诊断或陷入困境时，采取 10s 团队暂停并核查"现在最大的问题是什么（目前最危险的部分是什么）"（问题），与所有在职的团队成员一起阐明此问题（观点），收集所有可用信息（事实），设计治疗方案（包括其所需要的治疗顺序），分配工作量（包括任务与责任），与团队成员核查进一步的问题与建议

资是知识转化为行动的媒介。有些设备是现成的，还有一些需要一定的时间才能调动使用。

有效沟通——说出来（CRM 要素 7）　危机情况下沟通是关键。好的团队合作有赖于大家进度相同，协调一致。沟通就像将所有不同成员粘到一起的黏合剂（图 7-8）。有效的沟通很难实现。有些方面有时会使沟通变得困难，只有当信息被接受并理解，才是有意义的沟通（图 7-11）。

利用所有可用的信息（CRM 要素 8）　由于需要整合多个不同渠道的信息，故麻醉学尤为复杂。任何一部分信息对于更好地理解患者的情况和获得正确诊断都有帮助。信息来源包括以下几方面：能够立即获取的信息（如患者、监护仪、麻醉记录）、二手资料（如病例等）及外部资料［如认知协助（见下文）］，甚至网络。

防止与控制固有错误（CRM 要素 9）　人的行动是基于当前环境下即时的精神和心理模式。如果该模式错了，行动也很可能有误。

"固有错误"一词是指，尽管有足够的证据可以纠正，但错误却一直持续。固有错误是在已有证据显示需要修改诊断或计划时仍未修改的持续错误。在动态变化的环境下这种错误十分常见，目前认识到的此类错误有三大类[144-145]。

一类固有错误被称为"只能是它"——有时也被称为"认知井视"。在这种错误中，人们的注意力只集中于一种可能，而其他（可能或实际上正确的）方法却未纳入考虑。另一类固有错误是"只是除了它"，也即一直致力于搜索不相关的信息而忽视了造成严重结果的一个极有可能的原因。

最危险的固有错误是坚持声称"没有问题"，所有信息都归因于假象，而预示灾难性后果的征兆却被忽略了。"没有问题"的另一种形式是当情况需要时，未能从"常规模式"转变为"危机模式"。

控制固有错误的一个原则是开发新的视角——一个不了解错误既往假设的人对于情况的不同认识。尽管给新来者简要说明情况是合适的，但最好还是避免将此人引向已下（错误）结论的偏见。即使独自工作，麻醉医师也可以主动改变视角（生理或心理的），寻找形势之外的信息，就像刚进手术室一样。

前面所述的"10s 为 10min 原则"（CRM 要素 5）在协助管理固有错误时可能也有作用，有关固有错误的更多信息在下面的"核心程序"部分有述。

交叉检查和双重检查——永远不要假设任何事（CRM 要素 10）　交叉检查是指将不同来源的信息联系起来。例如，患者的心率一般有三个独立的来源［心电图（ECG）、脉搏氧饱和度和血压监测仪］，心律则有两个（ECG 和脉搏氧饱和度）。

交叉检查的另一个方面是回顾已实施或正在实施的操作状态。人们对于所实施操作的记忆很容易受影响，尤其当出现干扰时。另外，尽管我们常常试图通过"一瞥"就完成检查，但那种快速的观察是很容易犯错的。通过实际触摸和仔细观察检查设备上数量和设置是值得的。总体来说，最好"永远不假设任何事"，对重要信息则要确保双重检查。

运用认知辅助工具（CRM 要素 11）　认知辅助工具——如检查表、手册、计算器和求助热线——虽形式不同，但有相同的功能。它们使知识"明确"并"公之于众"，而不是只在某人脑中暗示。记忆与认知功能（尤其在压力环境下）很容易犯错或全面失败。认知辅助工具可以为记忆减负并保护对关键事物的回顾。它们还协助确保使用当前最好的措施，因为在危急中，人们常常会回想起最早他们所学到的最好处理办法，而不是最新的推荐。使用认知辅助工具而不是只靠记忆也是有能力的标志。关于认知辅助工具本章接下来会详述。

反复进行重新评估（引用"10s 为 10min 原则"）（CRM 要素 12）　急救医学是动态变化的，现在认为

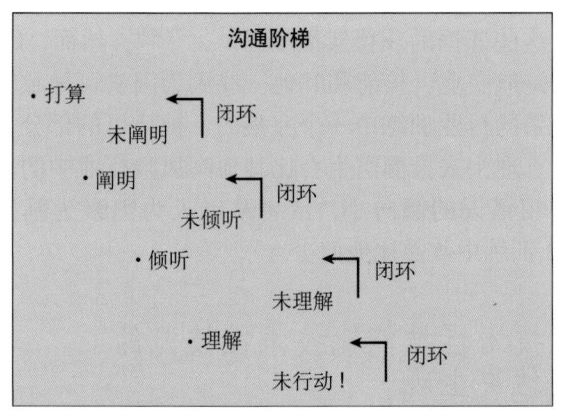

图 7-11　显示正确沟通重要性的模型。当在时间压力下处理复杂情形时，人们更倾向于想的多而说的少。让其他团队成员知道你在想什么十分重要（心理模型）。并不是所有说出的事情能被应该听到的人听到，这并不都是接收端的"失败"，耳朵听到与心里理解不是一回事。信息的发送者与接受者形成一个闭合沟通环路是很重要的。一些工作需要花时间完成并且有可能失败，应该让团队知道

正确的下一分钟就可能被推翻。有些因素会随时间逐渐改变，微小的改变是很难察觉的。趋势监测可能对于探测缓慢但隐秘的变化有用。

此外，危机事件的动态性本质要求重复地评估情况。框 7-8 显示了检查"治疗严重疾病是否仍然采用最有效的手段"时应该重复提出的问题。

优秀团队合作的执行原则——协助并支持他人（CRM 要素 13） 在多重纪律的团队中进行团队合作是大多数手术室与 ICU 患者管理的核心。动态环境中的团队协作原则已有叙述，尤其是佛罗里达中心大学 Eduardo Salas 等人的工作（图 7-5）。团队内协作观念在团队成立前就开始了。如果组员知道所要完成的任务内容和他们在任务中的角色，协调是比较简单的。在航空业中任务开始前都要进行简要的汇报，这些时间是值得的。在危机情况的急性期，花一小部分时间协调团队行动是有意义的（见前所述 CRM 要素 5——10s 为 10min 原则"），"理想团队"中每个人都一直支持他人并照顾他人。

明智地分配注意力（CRM 要素 14） 人的注意力十分有限，执行多重任务是相当困难的，注意力必须动态地分配到需要的地方去。可以提炼出歌谣或是速记模式达到此目的。"ABC 代表了气道、呼吸和循环"以助记忆就是遵循了这一原则。其他策略包括关注点在细节和整体之间切换，将某些责任、任务、或信息流交给其他能够胜任的团队成员，并将更新情况定期上报给团队领导。

动态地设置优先事务（CRM 要素 15） 动态情境需要措施果断，初步决定目的性强，并且行动应根据最新信息和明确的治疗结果不断评估和修正。一时不正确的行动在另一时可能就是正确的。此外对一个明显的问题提出一个解决方案不能保证就是该问题的最佳解决方案或者该方案只能解决这一个问题。然而，有一个事项总是优先的——对重要脏器保持足够的氧合与灌注。

框 7-8　重新评估的问题——保持对情形的认知

- 这是对情形的最初评估吗？诊断正确吗？
- 这些措施有任何效果吗？（如这个药物可用于该患者吗？）
- 问题好转还是恶化了？
- 最初的措施对患者有副作用吗？
- 有新发问题或是被最初忽略的问题吗？
- 未来（最近）可预测的进一步的发展有哪些？

CRM 技能如何学习或培训

CRM 的教学有许多形式，医疗系统中基于研讨会形式的人为因素或 CRM 原则训练较为普遍（如 STEPPS 小组计划、"医疗小组"计划、"医疗小组训练"、"生命之翼"等）[146-150]，虽然这样的活动对模拟环境基础上的 CRM 方法训练的作用还没有被详细描述。研讨会采用的是教学、小组练习以及对"激发视频"进行讨论和分析等形式。

这样的训练对于学习 CRM 原则及如何将其用于麻醉专业的情境很有帮助。新的研究显示这种训练方法还会改善患者的预后[154-156]。有了航空产业的经验，看来需要结合研讨会和模拟环境训练才能对学员和有经验的专家全面地普及 CRM 技能。我们相信要想真正将 CRM 技能实施，需要暴露在模拟真实危急临床情况的环境下，接着进行细致的小组任务报告（常用模拟环境的视频）以分析原因。如第 8 章所述，专门的模拟中心或是实际工作环境本身的模仿训练可能提供了 CRM 定向的模拟训练。许多模拟中心还提供"移动训练"，即他们可以将模拟器和其他所需的设备（如音频 / 视频设备）带到任何机构去，对没有模拟器的机构员工和能够引导这类训练的员工进行训练。

CRM 技能如何对患者安全做出贡献

尽管麻醉失误中的 70% 是由人为因素引起的，但改进此现状的干预措施也仅仅是部分被应用。以 CRM 为标准的训练是在麻醉安全中强调人为因素的综合方案中的一项，但目前还不是临床训练的一个标准部分。现在有明确的证据表明 CRM 训练可以改善患者的预后，这些证据的获得实属不易[154, 156-158]。然而，CRM 训练是航空业、核能和其他一些人为因素可导致灾难性后果的行业训练中一个完整的、被认可的部分。我们没有理由去推测医生会比其他高风险行业中的职业人员犯错误的倾向小，或者从以人为因素为基础的 CRM 训练中收益比他们少。

非技术性技能比技术性技能的评估更主观

Morgan 和 Cleave-Hogg 的一项研究表明"模拟环境在某种程度上是独特的，可以允许对多种不同行为进行评估"[159]。Glavin 和 Maran 认为，"任何试图清晰描述临床能力的评分系统都必须阐明技术性与非技术性技能两个方面"[160]。因此，实现量表绩效还有很长的一段路要走。

有两个研究机构（VA-斯坦福和瑞士巴塞尔大学）对 NASA/德克萨斯州大学航空宇宙团队绩效项目研究出的固定主观性评价量表的适用性进行了研究。VA-斯坦福研究组发表了对行为进行 5 级评分制的主观性评定后，总结了不同测评员之间的可信度（即重复性）的初步结果 [142, 161]。他们使用了一个比较令人信服的测试进行不同测评员间的可信度验证（关于统计的文字描述十分复杂），发现当 5 个不同的受过训练的测评员使用 5 级评分系统对 14 名在模拟人上各处理两项不同复杂事件（恶性高热和心搏骤停）的麻醉医师进行测评时，只能得到中等的可信度。除外每一种行为的操作规程较难达成一致以外，研究者称，达成一致的最大问题在于每一种行为在模拟操作的整个过程中有很高的变化性。例如，一名麻醉人员在某一瞬间可能表现出较好的沟通能力，但下一个瞬间就有可能对着空气喊出不明确的指令。将这样一些行为聚合到一个评分系统里是极为困难的，即使把过程按时间分段以后仍很困难。这些数据显示出了使用不止一个评分系统评估绩效的重要性，任何人无论经过多么好的训练，其在一个评分系统里的得分也会与另一个有明显区别。研究者建议结合至少两个评分系统，因为两个系统的平均得分与五个评分系统的平均得分的差别很少超过 1 分。

该评分系统的行为得分点见表 7-3，并与 Fletcher 的"麻醉非技术性技能（ANTS）"评分和 ACRM 教学要点进行了比较（框 7-7）。

麻醉非技术性技能系统（ANTS 系统）

来自阿伯丁工业心理学组（由 Rhona Flin 领导）的 Fletcher 与来自苏格兰临床模拟中心的临床医师（Glavin 和 Maran）一起，对麻醉界中非技术性技能的角色做了深入的分析回顾。Fletcher 说，尽管在临床工作中总是阐示和应用非技术性技能，但在传统的麻醉医师教育和培训中却一直没有明确强调。他们的小组分析了一些事故报告、真实病例观察、态度调查问卷和理论模型 [162]。像其他人一样，他们也发现模拟提供了在安全的学习环境中认识、发展、测量和培训非技术性技能的机会，所以他们的研究也囊括了真实模拟环境中的一些重要的观察 [163]。

事故报告被证实作用很有限，因为他们"不能提供理解是技术哪里出了问题所必需的更细致的信息" [164]。他们把非技术性技能定义为"与应用医学专业技术、药物或设备不直接相关的态度和行为"。虽然非技术性技能冠名在"人为因素"下面，但最好还是直接称为"非技术性技能"，针对性更强。

像 ACRM 教育守则一样 [122, 165-166]，Fletcher 和同事定义了两类非技术性技能：

- 认知与精神技能，包括决策制定、计划以及状况认知
- 社会及人际关系技能，包括团队合作、交流与领导方面

Fletcher 的 ANTS 方案见表 7-4，还有 Gaba 小组的行为标志以及 ACRM 的教学要点。关于 ANTS 的类别和元素的描述（其中包括优秀或不良实践的例子）均见表 7-4。

新 ANTS 方案的结构来源于欧洲"NOTECHS"项目中为航空发展出来的一个行为标志系统，该系统本身就是对德克萨斯州大学（Helmreich）UT 标志的一次评估。在一个国际人为因素专家小组的《高危环境下的小组互动》一书中可以找到对航空系统的一个总结性比较，以及将非技术性标志应用于训练和评估的相关解释 [166a]。一些针对 ANTS 方法的评论都是恰当的。

ANTS 试图仅对那些可通过观察来明确的技能进行评分。这样的限定会增加评分的可信度，但是排除了相关的人为因素，如自我表述、压力控制以及保持看法等。ANTS 假设"沟通"包含在（"甚至遍及于"）所有类别中，而不是把沟通作为一个单独的技能进行评分。这个方法与其他那些认为沟通是一个独立的技能，应该单独进行计分的人们使用的方法完全相反 [127, 167]。ANTS 中"任务管理"一项包括了"制定和维持标准"的元素，关于它是否如所定义的一样是一个可以观察到的"与医疗专业技能不直接相关"的行为可能是值得讨论的。此外，由于医疗行业中没有那么多被广泛接受的标准（与航空业等明显相反），故也可能出现问题。

Flin 的小组同时也在其他医疗领域（如外科、ICU 医疗等）实施了非技术性技能评分系统 [30, 82, 135, 140-142, 168-175]。但此评价体系尚不适用于多学科团队的评估。

不是在每一种情境或临床情况中都要观察所有的非技术性技能。重要的是区分给定情境下的"必要操作"和常规操作。如果行为中一个必要操作没有被观察到，评分系统则建议将此行为记为不良的非技术性技能，而既定的非技术性技能行为缺失的话就没有特定意义，应该被标为"未观察"。像所有主观性非技术性绩效系统一样，对测评者进行培训与评定是有必要的。

Fletcher 及其同事通过逼真模拟脚本视频对 ANTS

表 7-4 麻醉非技术性技能系统的示例说明

任务管理——具有组织资源及所需的措施以获得目标实现的能力，这可以是制定案例方案或是长期的日程安排。四个要素包括计划与准备、设定优先事务、制定与维持标准及发现并利用资源	
计划与准备——任务管理前制定首选及备选方案，回顾任务并且为确保实现目标必要时更新任务，同时做必要的安排以保证计划的实施	
良好实践的行为特征	*不良实践的行为特征*
就病例的计划与相关人员沟通	无法就出现的新信息更新计划
出现变化时行病例计划的回顾	直到需要时才寻找相关的药品与仪器
开始管理病例前，列出适合该患者的所需的药品与仪器	没有准备急救或备用药物
制订术后管理计划	缺乏术后管理计划
设定优先事务——根据其重要程度（也就是时间的紧迫性，事件的严重程度及计划）对任务、行动、所出现的问题、信息通路等进行安排；能发现关键问题并相应给与关注，同时避免被其他不重要或是不相关的事物干扰	
良好实践的行为特征	*不良实践的行为特征*
讨论病例中首要问题	因带教而分神
与手术医师探讨所有可能的后果	无法将注意力放在关键的地方
紧急情况下有序传达行动指令	无法就临床情境的改变而相应改变计划
制定与维持标准——严格秉承规定保证麻醉的安全与质量，如可能，按照良好行为准则、治疗原则或指南及心理核查单的要求工作	
良好实践的行为特征	*不良实践的行为特征*
遵守已发表的方案与指南	不遵守紧急方案或指南
交叉核对药品	没有核查患者的血液与病历记录（是否相符）
每次（病例）开始前检查仪器	不按照指南的要求工作，如最少监测标准
保持麻醉记录的准确性	没有确认患者的信息及知情同意详情

From Fletcher GCL, Flin R, Glavin RJ, Maran NJ: Framework for observing and rating anaesthetists' non-technical skills: anaesthetists' non-technical skills (ANTS) system V1.0, version 22, Aberdeen, Scotland, 2003, University of Aberdeen

进行测评，对 50 名顾问麻醉医师进行了 4 个小时的测评员培训，然后每人测评时长 4～21min 不等的 8 项情景。他们使用 4 级评分制对特定元素水平以及广泛的类别水平绩效进行了测评（表 7-3）（他们也可以记录"未观察"）。有三位麻醉医师测评员也对情境本身进行了评分，并同意将"参考评分"用作研究的标准值。在调查问卷中，测评员对 ANTS 系统的评估是相对完整的，可能还有附加因素的评估。测评者发现非技术性技能常常是可以观察到的，大多数人认为将观察到的行为与 ANTS 元素联系起来并不困难。评分系统的测评员间的可靠性、精确性以及内部一致性为"可接受"到"好"不等，见表 7-5。

虽然执行得很好，但仍会有对于这些数据的警告。由于使用脚本视频进行了评分标准建立，可能对行为的观察性与测评性的期望值会比实际模拟环境更高。脚本情境一般较短（4～21min），所以测评员可能较易记住其表现的特定方面并减少针对一段时间之内波动的行为评分的问题。将 4 分制的系统"精确"窗口界定为"±1 分"，范围可能有些广了。

总体来说，ANTS 系统对于进一步加强对麻醉和

其他医疗领域中非技术性技能的评估是一个有用的工具，由于是从目前的航空业中的非技术性技能评估（NOTECHS）衍生而来，甚至可以进行领域间的比较[21, 171]。

绩效影响因素

除了特例外，前述关于熟练的麻醉医师绩效的讨论认为这些医师在标准的工作环境中工作是游刃有余的。关于实验室和其他领域的人员绩效研究经验表明，内在与外部的绩效影响因素都会对人员（即使很熟练）的能力产生显著的影响。而绩效影响因素对麻醉医师总的绩效以及患者预后到底影响到什么程度却不得而知。极端情况（如极度疲劳）无疑会严重降低麻醉医师的绩效水平，甚至导致其完全无法工作。但这种极端的情况还是很少的，此外，一些典型的工作环境中易出现的绩效水平下降是否会造成重大的影响也不得而知。虽然麻醉实施需要注意力集中的有技能的操作人员，但对人员绩效的要求尚未达到顶峰。在每一例麻醉实施中都要求最高水平的人员绩效也是不

表 7-5　Feletcher 与同事关于麻醉中非技术性技能评估的研究结果

测量方法	评分	范围	最大值 / 最小值	因素 / 等级
测评员间的一致性	因素水平 等级水平	0.55 ~ 0.67 0.56 ~ 0.65	因素最高值 因素最低值 等级最高值 等级最低值	发现并利用资源 认识并理解任务安排 团队合作 情形认知
测评员参考评分的准确度	百分数（%）±1% 平均绝对偏差	88% ~ 97% 0.49 ~ 0.84，取决于具体因素	因素最高值 因素最低值 因素最高值 因素最低值	确定可行方案 明确其可行性 权威及果断性 制定标准

From Fletcher R, Flin P, McGeorge R, et al: Anaesthetists' non-technical skills (ANTS): evaluation of a behavioural marker system, Br J Anaesth 90:580-588, 2003

现实的，因为全美每日的手术量有 60 000 台，而全国却仅有 40 000 ~ 60 000 名麻醉医师。但即使不期望每例麻醉都有最好的表现，社会对麻醉医师的要求至少是要有备而来地工作——而不是在状况不好的条件下工作。美国麻醉医师协会（ASA）指南对麻醉学的医德要求指出，麻醉医师对自己负有伦理责任。进一步还明确指出：

"合格的麻醉医疗实践需要麻醉医师维持其身心健康并对自己的能力有具体的认识，如果认为健康状况有问题，应该寻求医疗评估和治疗，而在评估或治疗期间，麻醉医师应延缓或暂停执业。"

除了这些警告以外，还有一些绩效影响因素也是值得注意的。周围噪声、音乐、疲劳、睡眠剥夺、年龄、药物滥用以及态度在后面有讨论。照明水平和环境温度等其他因素本书没有探讨。这些因素在实验室中可能会影响绩效水平，但是在手术室中它们如何影响人员绩效并不清楚。目前，确定是否合适执业的责任仅落在临床医生自己身上。在 HROs，机构会实施一些措施来减轻绩效影响因素的影响。

手术室的环境噪声与音乐

手术室是一个比较吵闹的工作环境[176-180]（亦见第 6 章），平均声级较多数办公室和对照房间明显更高（开放的手术吸引器中气流通过的声音是持续性噪声的主要来源），且峰声级非常高。有些噪声的来源不可控，如外科钻、监护仪以及不小心掉落的器械盘；其他一些噪声是可控的，如对话与音乐（见下文）。文献中有证据显示噪声会对人员绩效产生负面影响[176]。此外 Murthy 和同事的研究[181-182]表明手术室内噪声的精确音量回放会明显干扰住院麻醉医师在实验室测评中对话语的辨别力。手术室噪声还使得住院医师的

精神效能与短期记忆的心理学测验表现明显降低[181]。手术室内噪声对人际交流与环境警觉性的潜在影响令那些想在这种复杂工作环境中达到最好的团队合作水平的人们感到担忧。

手术室中播放音乐现在比较普遍。许多医疗专家相信音乐可以使工作日更活跃，并且当所有组员都享受该音乐时可提高团队合作能力。两位社会心理学者 Allen 和 Blascovich 的一项具有争议性的研究[183]显示，与实验者选择的音乐或不播放音乐相比，外科医师自己选择的音乐可增强其在序列递减任务中的表现并降低其自主神经反应性（使其"放松"）。但有人对此项研究的方法学存在质疑[184]。

针对 Allen 和 Blascovich 关于外科医师对音乐种类和音量的选择可以也应该凌驾于小组其他成员的选择之上的说法，一些麻醉医师产生了质疑[184-185]。该说法在外科医师与麻醉医师之间引起了不小的争议。针对一些投向编辑部的对于他们研究的评论信，Allen 和 Blascovich[186]说：

"来信认为不是每一名手术团队中成员都喜欢其选择的音乐类型，尤其是麻醉医师，更希望手术是在安静的环境下进行的。当问及我们研究中的外科医师这个问题时，他们告诉我们手术环境并不是民主程序所涉及的内容，而音乐是环境中他们感觉最自在舒适的一部分。"

Murthy 及其同事[181]研究了噪声（80 ~ 85 dB）以及音乐对腹腔镜技术模拟器中受试者打结能力的影响，在测验中没有发现打结时间或质量的差异，并总结外科医生可以有效屏蔽噪声与音乐的影响。与论文一并发表的特邀述评提出一些很重要的问题：噪声对手术小组内其他成员有何影响，噪声又是如何影响组员之间的沟通，噪声是否影响判断力以及其他一些未

得到回答的问题。

关于音乐在手术室中的角色没有简单的答案。很明显最佳的患者医疗护理是我们的首要目标，有些外科医师和麻醉医师明确地抵制手术室中任何类型的音乐。更多手术团队所采用的方法是，如果任何成员认为影响到他们的工作，允许他们否决音乐的选择或降低音量。

手术室中的阅读

可以看到有的麻醉医师在患者管理过程中偶尔读书或杂志，这一发现引发了关于这一活动是否恰当的积极辩论[187]。尽管毋庸置疑阅读可分散管理患者的注意力，但在 2009 年，Slagle 与 Weinger 的研究[188]表明只在低工作量时进行阅读不会对麻醉医师的警觉性造成影响（详见后述）。他们认为简单地反对术中阅读无关材料是不可行并且是有害的，因为阅读可以有助于度过无聊时光。此外，许多麻醉医师指出，作为分散注意力的事情，阅读和其他许多与患者管理无关而被常规接受的活动并无重要差别，如人员间闲谈。许多有关这一议题的论点并非关于阅读引发了实际的警觉性降低，而是关于手术医师和患者（如果他们知道的话）对此举（或此人）感觉不好。Slagle 与 Weinger 也探讨了一个越来越多的现象——麻醉工作中上网的影响。Wax 和同事通过电子麻醉单系统共看了 171 名麻醉医师的超过 1000 份的电子麻醉记录单，该系统可允许并追踪访问网络的情况[189]。他们分析了术中或手术间隙上网与不良血流动力学事件及血流动力学变化之间的相关性，发现两者之间没有明显的联系。然而该研究在方法学上没有直接监测麻醉医师的警觉性。正如 Domino 与 Sessler 在配发的编者按中指出的那样，在驾驶汽车（或火车）时使用手机可以降低驾驶员的警觉性，增加事故风险[190]。

几乎所有关于该问题的研究者指出了最低标准，引用 Slagle 与 Weinger 的话如下："①患者首位；②在不稳定或危急的情况下进行无关紧要的或分神的工作是不恰当的。"在我们对麻醉队伍资源管理（anesthesia crew resource management, ACRM）的训练课程中，我们指出麻醉医师应对所有可控性分散注意力事件的调节负责，如允许常规工作中有音乐（若都同意的话），但在情况变得复杂或紧急时关闭它。同样地，尽管我们自己的机构没有禁止在手术室中阅读的规定（或反对闲谈），但我们希望麻醉医师能在必要时中止所有其他活动，并能轻易放弃分散注意力的活动。

Campbell 及其同事[191-192]研究了所有包含"导致注意力不集中的刺激"的潜在分散注意力的行为，研究者同样也观察了打扰之事，即短暂引起麻醉医师注意的刺激行为。由于定义广泛，该研究包含各种分神行为和干扰因素，从工作相关的或无关的交谈，手术室或手术间的行为，音乐、呼机、电话到噪声，甚至包括安抚患者的交谈。分神因素根据麻醉时间长短，大概每 2 ~ 7min 出现一次。大约超过 20% 的分神行为（特别是干扰）会造成可见的负面影响。如果打断或干扰了关于下一步操作的前瞻性记忆，此类干扰是尤其有问题的。干扰前瞻记忆是熟知的影响医疗安全和航空安全的一个问题[193-200]。本研究更关注影响麻醉安全的干扰因素的特定风险。

睡眠剥夺与疲劳 *

一般原则　科学家发现充足的睡眠对正常人员绩效非常重要。睡眠医学领域的权威们所做的共识报告[201]声明：

"（我们）评估了医学事件（如心脏病发作和脑卒中）以及绩效不良（如交通事故和影响公共安全的行业和技术操作中的人为错误）一天 24 小时内的分布状况的科学技术报告，发现这些事件在一天中的发生常与睡眠相关脑活动的时间模式一致。因此看起来一大批灾难性现象的出现受睡眠相关过程的影响，其方式迄今尚未完全明了。"

这一报告还提供了许多至少部分因睡眠剥夺和疲劳而发生灾难事件的例子。

其他复杂行业（航空、核能、海运、长途运输）的研究将疲劳作为许多事故的可能原因或影响因素。与医疗行业不同，交通行业有一个专门的部门——国家交通安全委员会（National Transportation Safety Board, NTSB）——来主动评估事故原因，包括绩效影响因素，如疲劳和睡眠剥夺。通过正规的分析发现，许多著名事故都与疲劳有关。例如，在 Exxon Valdez 搁浅、三里岛和 Chernobyl 的核灾难以及致使挑战者号飞船爆炸的决策过程中，疲劳都是相关因素。在医疗失误中我们没有衡量疲劳原因的机构，因此不去寻找的东西是找不到的。

基于这些发现，慢性睡眠剥夺、昼夜节律异常和疲劳可能是一些医源性患者不良结局的参与因素。如前所述，1999 年发表的 IOM 报告揭示，每年有数以

---

* 该部分由退伍军人事务 Palo Alto 医疗系统及斯坦福大学的 Steve Howard 编写。

千计的患者因可预防的错误而受伤害。这些错误有些可能以疲劳为原因，这应当是积极研究的一个领域。但确定这种情况的作用程度比较困难，因为没有疲劳导致的损害可以使用血液测试的方法反映出来。尽管这些因素长期以来已被医疗护理人员尽量减小或忽视，但对它们的了解对于患者安全最大化来说十分关键。这在最近发表的综述中有所反映[202-203]。

目前这个问题已不能忽视，2011 年 12 月联合委员会发布"哨兵事件警告"，将疲劳对患者安全的影响记录在案[204]，并建议组织部门采取行动减少疲劳相关的安全隐患（附录 7-2，www.jontcommission.org/assets/1/18/sea_48.pdf）。

正常睡眠　Carskadon 等人[205] 把睡眠看作是对环境的感知脱离和无反应的一种可逆行为状态，常伴以躺倒、静止、闭眼和其他常与睡眠相关的指征。睡眠可被看作是与饥饿和口渴相同的生理驱动状态，对保持警醒、人员绩效和整体健康很有必要（又见第 14 章）。这一驱动的强度可由个体入睡速度来推断。就像饮食满足了饥饿与口渴状态，睡眠也满足了对睡眠的渴望。

个体所需的睡眠量是遗传决定的，使个体在整个日间保持觉醒和警觉。年轻成人平均睡眠时间是每 24h 7 ~ 8h，伴有近 15% 的上下波动。这些睡眠需求不随年龄改变，且人类很少能训练其生理状态而在睡眠少于所需量的情况下仍保持最佳功能。

睡眠债　不管因什么原因未得到充足睡眠，都会令人整天瞌睡并继发绩效受损。睡眠缺失是可累积的，导致"睡眠债"。与在有睡眠债情况下进行操作的个体相比，获得最佳量睡眠的个体能更好地应付长时间的持续工作。

因为慢性睡眠缺失的累加影响，甚至轻微的晚间睡眠受限也可积累成显著的睡眠债[206]。偿还睡眠债的惟一方式就是睡眠，这很重要。

睡眠债在我们的文化中很常见。国家睡眠基金会的年度调查程序显示，美国人每天都要少睡 60 ~ 90min（http://www.sleepfoundation.org/site/c.huIXKjM0IxF/b.3933533/）。工作的变更、长期不规则的工作时间以及家庭和娱乐的需要导致不规则的睡眠模式，使人无法宁静地睡眠。对医师尤其如此，他们常轮班工作，值班时间长，而且必须经常加班。

昼夜节律　24h 范围内波动的节律被称为昼夜节律。负责这些节律的生物钟位于人脑的视交叉上核。最著名的昼夜节律是体温、激素分泌、代谢和睡眠 / 觉醒循环节律。昼夜节律系统通过"定时器"的外部刺激来与一天 24h 同步化，最有影响力的同步因素是昼夜的明 / 暗循环。

昼夜系统是双相的，在一天 24h 的两个阶段——2 a.m. ~ 6 a.m. 和 2 p.m. ~ 6 p.m.，产生睡眠趋势上升、工作能力下降的状态。上述阶段有时称为节律暂息。生物钟对变动非常抵抗，且它对飞行时差或轮班产生的变化无法迅速调节。正常昼夜节律的破坏或不完全昼夜适应可导致急性和慢性睡眠剥夺、警醒下降、主体疲劳增加以及生理和心理绩效下降[207]。

瞌睡和警醒　睡意与警醒处于一个连续统一体相反的两端。日间睡意是未获得充足睡眠的最明显反应。健康成人在上午中段时间最警醒。随后是下午早期的一个节律暂息（有的文化具体表现为"午睡"），傍晚时警觉上升，最后睡意增加，导致夜间入睡。

一个人在与其生物钟不合拍时（生物钟睡眠时醒着或在工作或者生物钟觉醒时试图睡眠），会表现出最浓烈的睡意。来自美国交通部的数据显示，单辆车事故最常发生于早晨，此时人们处于警醒的一个节律暂息期。这些事故被认为是由于极度瞌睡导致的驾驶者注意力的不自主下降引起的[208]。

瞌睡的决定因素　引起瞌睡的主要因素是睡眠量减少、睡眠质量差（由多次唤醒或睡眠状态和阶段异常发展导致的睡眠片段化）、昼夜节律破坏以及某些药物的使用。所获得的睡眠量与日间瞌睡直接相关。若健康成人睡眠受限，第二天就会出现日间瞌睡[206]。若允许某人延长睡眠超过日常睡眠时间，实验室中可观察到警醒时间增加[4]。睡眠质量受许多因素影响。睡眠片段化会影响有睡眠障碍（如睡眠呼吸暂停和阵发性肢体运动）的患者和老年人。睡眠片段化一般发生于医院中从睡梦中醒来去管理患者的医师。

上床前服用咖啡因[209] 和其他更强的刺激物可减少夜间睡眠，从而降低睡眠数量和质量。强刺激物（如苯丙胺类）可产生较强的警醒和绩效，但有明显的不良反应，医护人员不应使用 [如在药物的效应消失后，个体必须进行大量恢复性睡眠（"沮丧期"）]。目前，新型非苯丙胺类警醒增强药物（如莫达非尼）正在轮班工作者（包括医护工作者）中进行研究（见"疲劳的对策"）。

情绪 研究还发现长时间工作、疲劳和睡眠剥夺可带来情绪和情感的一致的巨大改变[210-211]。在慢性疲劳住院医师的测验中，抑郁、焦虑、不安、愤怒和人格解体均增加。这些情绪是麻醉医师及其合作者、患者、家人之间关系紧张的明显原因。情绪、绩效与患者安全的关系尚无定论。

警惕性 警惕性（ASA 标识的中心部分）被定义为"灵敏的警觉"。警惕性很关键，尽管对麻醉医师绩效的研究明确了警惕性并非细心麻醉医师的惟一关键特征。警惕性是使患者安全度过围术期的必要非充分条件。若警惕性和决策的其他方面被绩效形成因素（如睡眠剥夺和疲劳）损害，患者出现不良结局的可能性会更高。

监测缓慢改变的刺激是经典的警惕性任务，其为麻醉医师工作的一个重要部分。这种任务对睡眠和疲劳的负面影响最为敏感。在长时间的警惕性任务绩效中，最常见的绩效降低类型包括反应时间延长、发愣（短暂的无知觉状态）以及察觉警报的可能性下降。这种类型的绩效损害在一项任务开始 30min 后就可记录到，若个体在任务一开始就出现生理性瞌睡，损害甚至会更显著。

短暂昏睡事件 警惕性损害的最极端原因是实际睡眠发作（短暂昏睡）侵占了觉醒时间。短暂昏睡事件一般持续数秒至数分钟，它们的出现断断续续，而且个体难以预测它们的发生。当客观表现出极度瞌睡时，多数个体都会低估自己瞌睡的程度，使得这一问题更加严重。换句话说，一个人可以在自己不知晓的情况下睡着。这在工作场所和长时工作后驾车归家过程中都有显著意义。短暂昏睡是许多单辆机动车事故的可能原因。

短暂昏睡是极度瞌睡的迹象，是出现更长时睡眠的前兆。它们一般发生在低工作量或低刺激期间，以及个体极为瞌睡时。此外，短暂昏睡发作间期个体绩效受损。频发和较长的短暂昏睡会增加疏忽性错误的数量。

昏昏欲睡时驾驶可能比昏昏欲睡时行医更难以原谅。很容易想象，即使只有几秒短暂昏睡，一个以 60 英里 / 小时速度驾驶的司机发生事故的可能性也很高。尽管麻醉医师的工作环境通常并不像司机的环境变化得那样快，但麻醉管理时睡眠发作对安全的影响同样明显[212]。

NASA Ames 研究中心的科学家对越子午线飞行中飞行员出现短暂昏睡发作做了研究[213]。这些飞行涉及多个时区变化，工作日程安排长而不规则，24h 生理节律被破坏。这种情况导致疲劳、瞌睡和绩效下降，对飞行安全有影响。这一特殊方案比较了做同样飞行的两个机组：对照（无小睡）组和小睡组。对飞行员进行 EEG 监测以判定短暂昏睡发作的程度，并记录如给予机会飞行员是否实际能够入睡。简言之，该研究发现：①若给予机会，机组成员可坐在座椅上进入小睡；②与小睡组相比，在飞行的关键阶段中，无小睡组短暂昏睡发作明显更多；③与小睡组相比，无小睡组视觉反应时间的标准化测验成绩受到损害。这一研究表明，即使在一个严格禁止睡眠和工作时间受严密调节的工作环境中，也会发生短暂昏睡。小睡看来是减少短暂昏睡可能性、增进绩效的合理对策。其他对小睡的研究支持这些结论。

麻醉医师会出现短暂昏睡事件吗？答案很可能是肯定的。我们的一些非正规证据和未发布的报告提示，的确有时会发生这些事件。研究发现在模拟环境下麻醉医师在工作时确实出现了短暂昏睡[214]。哈佛的工作时间与安全研究团队发现，传统轮班下的 ICU 实习医生较短时间值班的医生更容易发生短暂昏睡（他们使用"注意力衰退"这个名词）。

轮班 从实际观点出发，轮班一直是保障医院 24h 患者医疗的常用方法[215-217]。工作者和管理者应知道昼夜节律因素、睡眠相关因素和社会因素是如何影响工作者及其家人生活的。医院组织应优先考虑确保工作者得到适宜的休息，就像他们努力确保在工作中未受药物或酒精损害一样。根据现有的关于轮班的知识和许多影响个体应对能力的因素，还没有一个"最好的"轮班时间安排表。有的工作者可耐受其他人觉得过于繁重的系统。若给予选择，许多工作者会选择亚理想轮班安排，如果这样做可让他们有更多收入或更多离岗时间的话。

评估瞌睡的方法 评估个体的瞌睡水平有多种方法，包括行为指示、主观测量和生理测量（又见第 14 章）。瞌睡的行为指示包括打哈欠、上睑下垂、与人的交流减少以及短暂昏睡事件。这些行为中许多都难以定量。

主观测量包括试图测量个体有关瞌睡程度感觉的多种数字或视觉模拟标准。由于这些方法极易执行，因此在瞌睡研究中很常用。然而，与生理瞌睡水平相比，疲劳和瞌睡的主观感觉常被个体低估。即便个体仍保持生理性瞌睡，其行为和主观瞌睡也都可被一个刺激性环境掩盖。一旦环境刺激减退，生理瞌睡就会表现为无法抵抗的想入睡。生理上警醒的人在环境刺激减少时也不会瞌睡。例如，没有生理瞌睡的话，个体可能会在听演讲时感到沉闷但不会入睡。

瞌睡的生理（客观）测量已广泛用于睡眠研究和睡眠医学。Carskadon 和 Dement 等 [218-219] 建立了多重睡眠潜伏期测试（multiple sleep latency test，MSLT），目前它已成为定量日间瞌睡的标准方法。MSLT 测试的是个体在日间处于一个诱使睡眠的环境中时入睡的倾向。短的睡眠潜伏期（即快速入睡）是瞌睡增加的标志，而长睡眠潜伏期是瞌睡减少的标志。正常MSLT 评分为超过 10min，而病理性日间瞌睡定义为少于或等于 5min。与日间瞌睡相应的病理性水平一般见于嗜睡发作、睡眠呼吸暂停患者或睡眠剥夺 24h 的健康个体。

住院麻醉医师生理性瞌睡的评估　Howard 等 [203, 220] 用 MSLT 评估了三种不同情况下住院麻醉医师的日间生理性瞌睡：①"基线"（白班，前 48h 内未值班）；②"值班后"（24 小时值班后即刻）；③"延时睡眠"。在延时睡眠情况下，住院医师被告知尽量多睡，并允许其在测试前连续 4 天可以在上午 10 点来上班（比正常晚 3 ~ 4h）。这段时间内他们不必待命。纳入延时睡眠情况是为了提供充分休息和警觉最强的真实对照状态。

在该研究中，麻醉住院医师在"基线"情况下 MSLT 分 数 为 6.7±5.3min，"值班后"情况为 4.9±4.7min，两个评分都接近嗜睡发作或睡眠呼吸暂停患者日间瞌睡的病理水平。"基线"组每晚平均睡 7.1±1.5h，而"值班后"组在值班夜里平均睡 6.3±1.9h。具有讽刺意味的是，尽管轮转时的值班时间通常夜里很忙，但实际上只有小部分受试者会基本整晚无法睡觉。在延时睡眠情况下，受试者睡眠延长至平均每晚超过 9h，MSLT 评分在正常范围（12.0±6.4min）。这些结果清楚地表明，与"疲劳的"值班后医师相比，未被呼叫的医疗人员也并不能被假设为"精力充沛的"。这些数据还提示，在"正常"工作情况下，接受研究的住院医师的生理瞌睡可到接近病理的程度。这一发现揭示了这一人群中存在未知的不同程度的既往慢性睡眠剥夺。值得注意的是，这些数据大大质疑了先前医疗人员绩效的研究，这些研究的前提是假设在"正常"情况下工作的个体真正得到了良好休息（亦见第 9 章）。

主观瞌睡的评估　在上文所讨论的研究中，Howard 等还调查了住院医师主观瞌睡（他们感觉有

多瞌睡）和生理瞌睡（他们有多易于入睡）间的差异程度。主观瞌睡用一种已被证实的数字标准（斯坦福睡眠量表）来测量，生理瞌睡用上文所讲的 MSLT 测量。总体而言，受试者在 MSLT 进行时每一次睡眠机会之前即刻自我报告的瞌睡程度与其 MSLT 分数不相关。正如先前的研究，当受试者极度警觉或极度瞌睡时，主观瞌睡与生理瞌睡相关性更好。

作者还发现受试者很少能判定在 MSLT 睡眠机会中，他们是否确实曾入睡。例如，在 51% 的脑电图 / 眼电图（EEG/EOG）测量表明受试者已入睡的试验中，受试者认为他们在整个试验过程中是清醒的。这些结果支持医疗人员对下降的警觉生理上敏感但却不能感知的论点。因此，麻醉医师实际上可能在病例管理过程中入睡，但醒来后完全意识不到警惕性的消失。

医务人员的睡眠剥夺与疲劳　人为失误对住院患者来说是一个显著风险 [3]，而且据估计超过 70% 的麻醉事故与之有关 [221]。这与在认知上相似的工作环境（如航空业）中见到的失误率相同 [222]。很明显，复杂工作环境中操作人员的生理功能及其局限性仍是安全和高绩效的关键因素。对医疗护理的 24h 需求相当于其他操作领域中的生理挑战。尽管如此，针对医务人员绩效与警觉的疲劳相关风险的定量数据只有很少的一部分。

提供高质量的医疗护理需要医师注意生命的关键性细节，如监测生命体征变化、给予正确种类和剂量的药物，最重要的是做出关键决策，以获得最佳患者管理。医师和其他工作者一样，受所有具有工作环境特征的生理、心理和行为需求的影响，这些工作环境需持续、昼夜不停地进行运作。然而，虽然许多医疗服务系统（如护理）靠多重换班来确保全天 24h 工作（这并非最佳系统），但医师更常见的是长时值班，并经常有睡眠缺失、昼夜节律破坏和疲劳。即使最低水平的睡眠缺失（例如比个体需要获得的睡眠少 2h）也可导致绩效下降、日间生理性瞌睡增加（包括短暂昏睡）以及情绪改变 [223]。这种程度的绩效和警觉下降几乎肯定会导致医疗失误和医疗事故的发生 [167]。

调整工作时间　2003 年 7 月，美国医学教育学位委员会的授权委员会（Accreditation Council for Gradute Medical Education，ACGME）对所有授权的住院医师培训项目设置了一般的工作时间要求。2011年，为了响应 IOM 的报告《住院医师的值班时间：增强睡眠、加强监督、保证安全》，ACGME 对其指南进行了更新。

最新的 ACGME 要求可以在 www.acgme.org 找到，如下所述：

- 4 周中每周平均工作 80h（包括所有院内值班）。
- 4 周中平均每 7 天有 1 天（整整 24h）是完全与工作无关的（包括临床和教学）。
- 第二年住院医师及以上，住院值班平均不超过每 3 晚一次（平均至每 4 周时）。
- 最长工作时间：
  - 第一年住院医师的值班时间不可超过 16h。
  - 第二年或以上的住院医师可以连续工作 24h，但鼓励他们在负有医疗责任的前提下使用警觉管理策略。尤其在连续工作 16h 或晚上 10 点到早上 8 点间工作时，强烈建议进行策略性小睡或打盹儿。
  - 住院医师连续工作 24h 后，不可再进行任何临床工作。
- 连续值班不可超过 24h，值班后住院医师可以参加教学活动、交班、门诊或继续临床工作 6h。
- 持续工作 24h 后不收新的患者。
- 住院医师不得连续值 6 个以上大夜班。
- 所有日间工作周期之间留有 10h 间歇，8h 不履职。24h 值班后必须有 14h 不履职。
- 其他工作的时间也要纳入 80h 工作限制范围，并且其他工作以不干扰住院医师达到培训的目的或目标为宜。
- 例外：住院医师评论委员会可以对个体的培训项目予以单独案例的授权，在 80h 工作限制上最高增加 10%（即最长不超过 88h）。

此修订版最重要的变化是影响实习医生，从而使具有不同职位（实习医生及麻醉受训人员）的麻醉培训体系必须遵守此时间限制方案。很少有建议指导培训计划如何执行工作时间限制，但是大多数麻醉培训计划都能够成功地实施。有趣的是，除住院医师以外，对执业者和医疗护理人员没有任何工作时间的限制。尽管学者们仍就这一问题争论不休[224-225]，但还没有证据显示这一变化对患者或工作人员的安全有正面或负面的效应。研究显示全院性质的药物不良反应事件数量在给予限制后仍没有改观[226]，研究项目中也没有观察到对术后预后的影响[227]。

Landrigan 及其同事跟踪了常规项目要求的依从率[228]，在对实习生的一项调查中，80% 的人报告在研究中的 1 个月或超过 1 个月中，出现过某种形式的工作时间受侵。相比工作时间限制实施前的相同时间

段，平均工作时间减少，睡眠时间增多。个体住院医师报告的依从性受许多因素的影响，所以真实的工作时间是不知道的。有些手术项目请求并被准许给予 10% 工作时间延长，但不知道多少请求被拒绝了。

欧洲与澳洲规定 欧盟与澳洲 / 新西兰的工作时间规定比美国受训人员的工作时间规定更严格。在 2009 年，英国国家卫生服务（National Health Service, NHS）也将初级职称医务人员的工作时间上限依照欧洲降低至 48 ~ 58h，这对卫生服务业来说是一个主要的挑战，需要采取新的工作方式。NHS 全国劳动力项目被指定为帮助 NHS 找到并实施关于工作环境变化的解决办法的主要机构（http://www.healthcareworkforce. nhs.uk/）。这些限制对患者和医务人员安全的影响还在评估中，研究结果可能会影响美国系统中可能出现的（对工作时间的）进一步的限制。尽管针对这一指令有一些支持或反对的争论[229-230]，但目前缺乏欧盟这些改变所产生的作用的实证研究。

哈佛工作时间、卫生及安全研究团队的研究 Brigham 及女子医院的一个研究团队近期发表了一系列有趣的研究结果[231-232]，调查者实施了一项随机研究，比较了 ICU 遵循常规轮班表（每 3 天值一次班，值班时间超过 24h）和调整后的轮转工作时间表 [即缩短值班时间（小于 17h）与每周工作的时间] 的实习生，发现常规工作时间的实习生犯严重医疗错误的数量多出 35.9%，走神事件（短暂昏睡）也是另一组的 2 倍。遵循常规工作时间表的人员每周工作时间更长（85h *vs.* 65h），睡眠时间更短（5.8h），使得研究者得出结论，消除过长的轮班时间可减少失误和明显的睡意。

这个研究团队还开展了一项前瞻性的全国性调查，考察了实习医生毕业后从业的第一年，评估了过长的轮班时间对机动车事故的风险的影响[233]，发现超长时间轮班后发生机动车事故或接近事故的倾向增加，轮班增加也使每月发生机动车事故的风险增加。

这个研究团队还调查了住院医师工作中发生刺伤的情况。月度调查了共计 17 003 名实习医生，其中报告了 498 例皮刺伤（0.029 次 / 工作月）。在所有导致刺伤的因素中，注意力下降与疲劳是最常见的原因（分别为 61% 与 31%）。加班时的发生率高于正常时间工作时，平均每 1000 次机会中分别发生 1.31 次与 0.76 次。并且夜班时发生率高于白班时，平均每 1000 次机会中分别发生 1.48 次与 0.70 次。

睡眠与绩效 先前的研究观察了睡眠剥夺和疲劳对医师绩效和健康的影响（又见第 14 章）。这一方面

的主要综述性文献很少达成共识 [235-236]。在现有文献中存在一些方法学的错误：

1. 很少定义受试者急性睡眠剥夺的程度，也未进行慢性疲劳的评估。一般仅靠前一夜的睡眠来确定"疲劳"水平，受试者可能在基线（对照）试验以前很早就已出现慢性疲劳了，这会掩盖值班引起的急性疲劳所致损害的程度。这一直是对于医疗工作者疲劳研究的最大弱点。
2. 测量实际临床绩效较难且尚未尝试。多数研究只能依赖探查短时记忆、立即回忆和简单反应时间的简单认知任务。用这么简单的测验来探查复杂绩效的有效性已受到质疑，因为这些简单测验并不能评估对熟练医疗护理最关键的更高水平的认知功能。
3. 多数绩效测验时程很短（3～5min）。研究表明，若充分激发，即使是疲劳受试者也可在短时程任务中表现良好。
4. 未充分解释练习效应。若受试者未曾充分学习某一特定绩效测验以获得最大绩效，那么随后的测验中几乎肯定会表现出绩效改进，因为他们对任务的理解加深了。

一些需要受试者实施长时程持续警惕性任务的研究实际上显示了疲劳医师的绩效受损。这类任务与麻醉医师任务高度相关，需要持续关注细节，并对睡眠缺失和疲劳的影响最为敏感。

麻醉医师觉得疲劳是个问题吗？ Gaba 等的调查 [237] 显示，超过 50% 的答复者相信他们曾有过与疲劳相关的临床管理上的错误。在另一项对麻醉医师和 CRNAs 的调查中，多数（61%）答复者回忆起在麻醉实施中有过疲劳导致的错误 [238]。来自这些调查和其他一些调查 [239] 的数据显示，麻醉执业医师认为睡眠和疲劳问题是降低麻醉相关患者安全的重要原因。

Howard 等 [214] 用逼真患者模拟装置对比了休息良好与睡眠剥夺的住院麻醉医师的表现。在 4h 的试验中收集了绩效的多重测量结果（如精神运动试验、对次级任务探查的反应、对临床事件的应答）。在休息良好的情况下，受试者有连续 4 天的延时睡眠（在上午 10 点来上班）；而睡眠剥夺情况下，在进行模拟麻醉前他们要保持觉醒 25h（在伪值班阶段）。休息良好的受试者能把他们的总睡眠时间较基线值延长 2h 以上。精神运动试验显示，与休息良好者相比，睡眠剥夺者的警觉、情绪和绩效在伪值班阶段和试验当日有渐进性损害。次级任务探查反应时间在睡眠剥夺后变

慢，尽管在 3 项探查反应测试中仅 1 项具有统计学意义。两种情况下在病例管理上无统计学差异——实际上，两种情况下受试者都犯有显著错误。与睡眠时间增加的受试者相比，睡眠剥夺情况下行为警觉评分存在不同。即便在休息良好时，这一试验中的受试者也没有完美表现，但也并未表现出任何瞌睡的行为指征（如点头、闭眼）。睡眠剥夺的受试者（常快速地）反复出现瞌睡现象，受损最严重的个体有超过 25% 的试验时间（60min）都出现瞌睡。

疲劳的对策 前文所述的研究正在描绘着医务人员中瞌睡和疲劳的实际景象。其他领域疲劳个体绩效的研究表明，当睡眠债累积时，专业人员开始越来越易出现瞌睡所致的不良反应。要确定麻醉医师疲劳和患者结局间的因果关系可能比较难。但很明显，如果麻醉医师不是醒着的，则其意识也不可能清晰。这一警惕性的下降是不允许的。此外，麻醉医师不能仅靠意志力就能避免睡着，因为它是基本的生理驱动行为。对临床服务的需求必须与警惕性下降的可能性及严重疲劳的执业医师、麻醉医师和手术医师所犯的错误求得平衡。

因为疲劳是如此广泛和严重的一个问题，找到与之对抗的方法很重要。机构或执业医师采用的将瞌睡和疲劳对绩效的消极影响减至最小的对策包括：

- 教育
- 改善睡眠习惯
- 工作中的休息间歇
- 策略性小睡
- 用药
- 光疗法

教育 处理医疗人员瞌睡和疲劳的第一步是对执业医师和医疗机构的管理者就睡眠对工作绩效、情绪、工作满意度和健康的影响进行教育（见第 9 章）。教育是能立即实施的相对简单而又低价的对策。涉及睡眠剥夺、昼夜节律破坏、疲劳和对策的教育方案已积极应用于航空业中越来越多的部门 [240-241]。在医疗机构中也应设立同样的教育方案。仅仅教育就足以令一些个体和机构改变他们的工作和睡眠习惯或组织和时间安排。但无论在个人或整个机构层面上，教育可能并不足以完全解决该问题。其他一些竞争因素（即对生产与安全的控制）非常强大并且执业者很难去管理。

改善睡眠习惯 良好的睡眠习惯包括如下：上床和起床时间规律，连续和充足的睡眠时间，上床前不

摄入酒精、咖啡因和尼古丁，利用锻炼、营养和环境因素来促进而非干扰睡眠。规律的睡眠时程是最佳睡眠健康的一个重要部分，但对医疗人员来说常常不可能，因为他们要 24h 满足临床需求。医疗人员应尽可能保持持续的睡眠时间安排，并尽量增加睡眠减少期之前或之后的睡眠机会。

社会上药物的使用对睡眠产生了深刻影响。医师常使用咖啡因以在值班期间保持清醒，但它的使用常更具策略性。策略性使用（即当需要其警醒作用时才使用）咖啡因需要有关其作用出现和持续时长的知识。除了它的警醒作用，咖啡因还可增加清醒时间，若在睡眠前服用，可减少整体夜间睡眠时间。服用大量咖啡因和有夜间睡眠紊乱的个体应限制或停止摄入咖啡因。慢性使用咖啡因在我们国家非常普遍，会使人们对药物的警醒作用产生耐受，所以在策略性使用时应避免慢性使用。尼古丁是可产生与咖啡因同样效应的刺激剂。酒精常成功用于诱发睡眠，但它对睡眠出现后的睡眠结构可以有破坏性的影响。服下酒精后，会出现与交感神经系统活动性增加有关的频繁觉醒，常表现为头痛、出汗和心动过速。很明显，上床睡觉之前应限制服用这些物质。

医师大多缺乏好的饮食习惯，特别是长时间值班时。吃饭可能被省略掉或一旦有足够时间就快速吞下。若在上床前感到饥饿，最好避免吃大量东西或喝水，因为这也会影响睡眠。

由于睡眠的需求在进入成年期以后不会改变，故年龄增长会使良好的睡眠习惯难以实现。每晚醒来的次数在 45 岁以后开始增加，睡眠效能（在床上的时间与总睡眠时间之比）也相应下降。一天 24h 中任何时间均能入睡的能力在 25 岁后降低，随着年龄增大，通过"睡懒觉"来弥补缺失的睡眠也更难。睡眠相关障碍，如呼吸障碍（阻塞性睡眠呼吸暂停）和肢体阵发性活动，也随年龄增长变得更为常见。

理想状态下，睡眠环境应是一个黑暗安静的房间，没有干扰源，如宠物、电话、寻呼机和孩子。寝具和环境温度应适宜。心理压力增加基础生理觉醒度，可损害睡眠的数量和质量。例如在试图入睡时回顾头一天的事件或试图计划第二天的活动，对睡眠是无益的。入睡前应努力有一小段放松时间，不考虑当天工作。

工作中的休息间歇 尽管其他行业已公开承认疲劳和瞌睡导致警惕性消耗，但医疗护理体系却尚未认可。休息间歇和轮班对飞行交通管理员是强制的，也是试图防止潜在警惕性下降的军舰指挥程序的一部分。现已证实，短时休息可提高生产效率和工作满意

度，还可能有助于减轻厌倦。在麻醉培训程序中，住院医师常在日间有休息间歇，但对私人执业医师常不是这样。私人医务所的麻醉医师一般并不提供休息间歇或轮班，部分是由于经济原因。要常规提供这些机会可能必须额外增加一名麻醉医师。

休息的最佳时间和时长尚未明了，但应尽可能在工作时定期放松。Cooper 等 [242-243] 研究了术中更换麻醉人员的影响。尽管有些情况下手术室人员换班的过程引发了问题，但它更多的是与发现预先已存在的问题有关。人员换班的积极作用取决于麻醉医师所做移交简报的质量。目前有研究正在探索患者术中护理简报的标准化移交。

若麻醉医师在长时工作中无法得到休息，还可采取其他措施以保持警觉。他们可以与其他手术室人员交谈（尽管这也会分散注意力），从而增加环境中的刺激水平。四处走动和站起来也是减少主观（而非生理）瞌睡的方法。若麻醉医师有其他人员而非麻醉医师自己注意到的短暂昏睡事件，那么疲劳已非常严重，即将完全入睡。在这种情况下，执业医师在对患者的管理中必须求得他人对患者的辅助监护，若有必要，还应换班睡觉。

策略性小睡 若夜间未得到充足睡眠，可用小睡来减少瞌睡和提高绩效。对大多数人来说最佳的小睡时间是 45min；这一段睡眠能明显增加警觉性，使绩效得以改进，并使清醒时进入睡眠的可能最小化。短至 10min 的小睡也能对警觉性产生增进作用，90～120min 的小睡包含了一个完整的睡眠循环，能够使警觉性和绩效较短期小睡相比进一步增高。NASA 对飞行员的研究结果指出，总体来说小睡是对抗疲劳与睡眠剥夺的有效策略 [213]。

Smith-Coggins 等研究了一所繁忙的城区大学急诊部门医务工作者在值夜班时小睡的作用 [241]，工作人员被随机分配到值夜班不休息（这个医疗机构的常见情况）或 3 a.m. 时给予 40min 小睡机会两组，他们发现这个时间小睡能够增进某些测量（不是所有）得出的绩效。本研究最终的结果可能是这样一个事实，休息人员能够：①在真实工作环境中成功运用这一策略；②增进警觉性与绩效。

加利福尼亚州 Palo Alto 退伍军人医院的研究者开发出了一项策略性小睡项目，并在退伍军人行政系统的两个下属单位成功地进行了试验。本项目是在 ICU 环境实行的，但是对其他高风险动态领域（如手术室）也同样适用。本研究的构成要素包括一个正式的教育项目、对个体执业者和医疗机构的项目指南以及其他的实行指南。

有一些事务会影响到医务专业人员适当利用小睡。医师在个人或传统上倾向于忽略或最小化疲劳与睡眠剥夺的作用，医学文化将工作间歇与小睡视为虚弱的象征。军队对"供能小睡"（power napping）的概念也采取了同样态度。强烈鼓励部队在情况允许的条件下小睡 10min 到 1h，以增进其力量和绩效。这一方法适宜地以正面形式展现了小睡的概念，小睡是智慧与力量而非懦弱和虚弱的象征。

睡眠惯性　睡眠惯性指觉醒后即刻行使最佳功能的能力下降的阶段 [226, 244]。这一现象经常出现在个体被从慢波睡眠中叫醒时，表现为昏昏沉沉和绩效受损，可持续至觉醒后 15 ~ 30min。睡眠惯性还可出现在从正常睡眠中被叫醒后，最常出现于清晨昼夜节律低潮期间（2 a.m. ~ 6 a.m.）。依据已存在的瞌睡水平，小睡长于 40min 的个体发生睡眠惯性的风险高。睡眠惯性对医疗护理工作者很重要，他们可能从深睡中被唤醒来给患者提供紧急处理（如紧急剖宫产术或紧急插管）。若紧急工作可预计，睡眠中的个体应在充足时间以前（至少 15min）被叫醒，以将昏沉和与睡眠惯性有关的绩效损耗降至最小。若睡眠惯性不可避免，受影响的人应明智地寻求帮助，直至不再昏昏沉沉。

用药　一些研究对非医务人员为促进不当值期间的睡眠使用镇静催眠类药物进行了评估（如下夜班后对日间睡眠的辅助）。关于使用催眠药后的睡眠质量、宿醉效应的严重程度以及滥用的可能风险，还有很多问题没有答案。褪黑素是由松果体分泌的一种激素，可能用做无成瘾性的日间睡眠诱导剂，但已有的研究结果尚不一致。

兴奋剂对极度瞌睡期间保持警觉可能发挥一定作用。莫达非尼是非苯丙胺明类警觉增强药物，已用于嗜睡发作的治疗 [245]。本药的不良反应较少，因此军事和轮班工作者将其作为警觉管理的非成瘾性辅助用药进行了广泛研究，它在医疗护理中的应用也正在研究，但目前仍未得到认可 [246]。使用镇静剂和强兴奋剂来调控睡眠并不适用于麻醉医师。咖啡因常用于临时增加警觉，但如前所述，它的使用存在限制。咖啡因应策略性使用，以在需要时发挥其最大效应。咖啡因的策略性使用包括：①关于其作用开始时间（15 ~ 30min）和作用时程（3 ~ 4h）的知识；②在需要警觉而不太可能获得睡眠机会时使用。

医疗工作中应研究和执行以上问题的对策。维持这个现状到何时常受制于财务问题 [202]。若麻醉医师知道自己的能力受到了损害（因疲劳或任何其他原因），应当寻求同事的帮助，以免对患者安全产生不良影响。

光疗法　亮光和黑暗的定时循环已用于某些环境中，以促进对轮班的适应。在昼夜循环中寻找适当的点暴露于亮光（>7000 ~ 12 000 lx）和黑暗，2 ~ 3 天后可按 12h 重设昼夜界限 [247]。这一重要发现表明，昼夜节律系统具有可以相对较快地适应明显变化的能力。然而，重设昼夜界限的关键在于暴露于亮光和"完全"黑暗的时间点、强度和时长，离开仅 1h 也会无法取得所希望的效果。考虑到许多工作和社会因素影响着麻醉医师的活动，为这一疗法而遵守如此严格的时间安排可能对他们不实用。对光疗法的研究还在继续，可能最终会产生更实用的处理方案。

衰老

每个人都明白自己无法在逐渐衰老时仍无限期地保持能力。总体来说，对离散的感觉（运动和认知技能）的试验测评绩效可随年龄增长而下降 [248]，但个体间存在巨大差异，而且除了极端的损害（如视觉或听觉的严重损害），心理或认知绩效单独改变的作用尚难以关联到实际工作环境中去 [249]。首先，工作环境中常有很多涉及多重感觉形式的暗示。再者，可能有技术性补偿，如借助助听器或眼镜。最后，随着年龄可能引起的生理改变，也一般会有更多的应对各种情况的经验。对许多个体而言，从经历中学到的东西足以弥补他们随衰老而面临的适度生理损害。这一补偿实际上已在熟练打字员、国际象棋手、桥牌手身上得以证实。与年轻个体相比，中年个体可更好地运用经验来解决日常问题；但对老年人（一般而言）来说，经验的补偿不足以弥补认知的减缓 [249]。年龄会削弱短期（或"工作中的"）记忆 [250]，而且有证据表明，老龄工作者对动态环境中常见的注意力干扰更为敏感。尽管如此，这些缺陷很少能在复杂工作环境中得以证明，很大程度上是由于测量这些领域中的绩效很困难。老年麻醉医师的问题在麻醉医师中已引起了较大争议。

其他行业是如何对待此问题的呢？从 1959 年到 2007 年，美国和航空管理部门强制飞行员 60 岁退休，无论他们的健康状况或能力如何。当"60 岁规则"开始实施，基本原理是"商务航线飞行速度与乘客数量的增加导致对飞行员生理适应性和飞行技术方面的要求增高"，有人可能会指出，麻醉实践日益增加的挑战性也对麻醉医师提出了较以往更高的要求。

经过激烈的辩论和过去 30 多年间的多项研究 [251-252]（部分研究结果相反且很少有证据指出 60 ~ 65 岁的飞行员危险更高），"60 岁规则"在 2007 年底依法（HR4343）进行了修改。新规定允许飞行员飞到 65 岁，但飞国际航线的机长 60 岁以后必须做副驾驶。

美国联邦航空管理局（Federal Aviation Administration，FAA）规章要求空中运输飞行员通过每6个月一次的"Ⅰ级"体检。但体检似乎主要是为了识别患有具有突然丧失能力风险的慢性疾病（如明显冠状动脉性心脏病）的个体。模拟器测试显示，飞行员在飞行的高工作量阶段中丧失能力可导致明显的坠毁率，即使有第二飞行员可接手控制飞机。这些体检会排除掉有严重认知或感觉运动缺陷的飞行员，但它们并未涉及年龄引起的绩效改变的细微方面。当然，对麻醉医师没有进行医学检查或证明的要求，对执业年龄也没有任何限制。

年龄本身不会引起明显的绩效消耗，但年龄与其他一些很可能影响绩效的因素相关。对年老工作者的顾虑更多是在当一个人离最初的训练越来越远时，知识和技能会丧失，而不是基本智能的丧失。因此，最初所受培训良好、及时了解新的监护标准和经常练习急诊技能的执业医师与培训结束后知识和技能立即冻结、在低复杂性环境下从事医疗实践的边缘执业医师相比，受年龄增加影响的可能较小。FAA规章通过要求FAA认证的飞行员对航空运输飞行员进行频繁（每6个月）评估来处理这一问题。这些评估既在实际飞行中，也在理想化模拟装置中得以实施，而它们实际上检查的是称职与否，而不受年龄影响。除了最初自愿的管理委员会认证，目前麻醉业中尚无评估各年龄执业医师资格的类似程序。现在，对2000年以后认证的证书，美国麻醉医师管理委员会要求定期审核，但实施麻醉并没有强制要求通过管理委员会认证，且重新认证考试可能并不像对空中运输飞行员要求的那样高难度、全面或频繁。因此在可见的未来时间内，年龄相关因素对麻醉医师绩效影响还会持续被反复提出。

疾病和药物滥用

每个麻醉医师都容易受到短暂疾病的影响，某些情况下可能会降低其绩效能力（见第110章）。所有人员都易受慢性疾病的影响，这会直接或间接影响他们的健康和绩效能力。医疗职业文化常使个体带病继续工作，而患有这些疾病的其他职业工作者会呆在家中或就诊。服用处方或非处方药可进一步增强疾病对绩效的影响。疾病和药物影响麻醉绩效的程度尚不可知。

麻醉医师的一个严重问题是药物滥用（见第110章）[253-258]，据估计，达8%的医师为酒精成瘾者。在一项对某机构麻醉人员的匿名调查中，75%的答复者报告定期饮酒。他们报告平均每天喝1.6次，每周2.7天。近10%的受试者报告曾在"宿醉"状态下实施麻醉，40%的人报告曾在饮酒后12h内实施麻醉，84%的人声明饮酒从未对他们的临床绩效有不良影响。

小剂量酒精或宿醉对复杂实际工作环境中绩效的影响程度仍不确定。一些对普通飞行员和海军飞行员的研究[251, 259-261]表明宿醉效应可损害绩效，甚至饮酒后已达8h以上、血液酒精水平已检测不到时仍是如此。然而，尽管统计学上有显著意义，但这些研究中观察到的绩效改变可能功能上并不重要。这些研究[251, 259-261]还表明了年龄、工作负荷和宿醉在导致绩效消耗上的相互作用。然而，"上了年纪的"人群被定义为31岁或以上，并与20岁出头的飞行员人群进行了比较。将这些结果推广到麻醉领域还有困难。

但是，麻醉医师严重滥用酒精、可卡因、镇静剂或麻醉药必然会使认知表现在某种程度上受到严重损害。但成瘾专家常报告工作绩效是生活中最后受损害的区域之一[262-263]。由于这一原因，成瘾的麻醉医师工作绩效明显受损的时间在药物滥用的整个时间段中，只占相对很小的一部分。尽管这不能为在药物影响下实施麻醉提供借口，但它可能说明下列事实：成瘾的麻醉医师的报告很常见，但由成瘾医师的错误导致明显的患者风险或伤害的报告却罕有。

麻醉学在处理受滥用药物损害的医疗人员中一直处于最前线。对受药物损害人员的管理已经达相当标准[256, 264]，但是否让这些人重返麻醉岗位的问题越来越受争议，即便有方案对其重回岗位进行严格的监控[256]。尽管有关患者安全的问题永远不能被消除，但主要风险看来是成瘾者自己的安全。

最后，在现有医疗体系中，麻醉医师的责任在于确保自身的绩效水平足以应付当前的工作。飞行员用一个记忆检查清单来回顾潜在的影响绩效水平的因素，若它们因任何原因受损害，就会被指出不适于飞行。麻醉学（在某种程度上航空业也是如此）的困难是，当人员出现暂时的能力受损时，现实的组织及许多临床实践的奖励措施并没有相应的机制给他们休息的借口。具有讽刺意味的是，相比应对更常见的受深度睡眠剥夺或受短暂或慢性疾病损害的麻醉医师的方法，现在可能有更好的方法来识别和帮助严重成瘾的执业医师。

人员绩效研究

人员绩效研究所涉及的研究方法不同于麻醉学科的常用方法。要获得确凿的、统计学上有效的人员绩效数据存在诸多障碍。没有可用于评价人员绩效的动物模型，没有"白鼠（Sprague-Dawley）麻醉医师"可供详细研究，也无法用心理学家常用的试验对象——在校大学生来进行专业绩效研究。招募专业麻醉医师作为研究对象比较困难，而使用志愿者的试验会出现选择性偏倚。特别是在实际的患者管理中，人员绩效的调查研究会受到诉讼、医师执照以及保密性等诸多顾虑的强烈影响，难以开展理想的研究。

此外，由于不同麻醉医师对同一情况的反应不同，医师之间的个体差异十分明显。且每位医师还可能在不同时期，或在一天中的不同时段表现不同，这种个体内的变化几乎与个体间的差异相同。

"绩效"本身是一个直觉意义上内涵丰富的概念，难以精确定义，缺少可用于指导临床决策和专业处理的通用标准，麻醉医师决策和处理主要取决于所处的特定情况。此外，判定麻醉医师的工作表现，无论成功与否，均意味着要深入研究麻醉医师的心理过程，测定极为困难。试验设计时需要纳入可以客观评定绩效的人为实验室任务，但这些任务却与现实麻醉管理相差甚远。而调查工作中训练有素的人员的实际绩效又主要依靠主观和间接资料。理解麻醉医师的绩效类似于拼图游戏，拼图的各个模块可能来源不同，没有一个模块能够单独构成完整的画面。这些模块包括实验设计的客观资料、常规患者管理的前瞻性观察报告、侥幸脱险或麻醉事故的回顾性分析报告，以及对模拟事件应答的前瞻性观察报告。为了更好地理解人员绩效，必须接受许多物理学家或生物学家认为过于主观的数据资料。由于麻醉专业人员可能不熟悉这些研究方法，本章将详细叙述麻醉专业绩效的一些开拓性研究。

为何要研究麻醉的人员绩效？

对麻醉医师人员绩效的深入了解如何在多样化的临床境况下帮助提高患者的安全管理？如何能更加有效地提高医患双方满意度？可能的途径如下：

1. 改进操作方案和加强麻醉专业人员培训。麻醉医师实施麻醉的方式在一定程度上受制于自身工作能力的局限，麻醉技术和手术室实践要扬长避短。麻醉医师工作能力在很大程度上受培训的影响，了解所需的绩效特征和人类固有的局限性可改善培训效果，尽可能充分发挥麻醉医师的长处，消除固有缺陷，让患者的管理更加安全、从容和高效。
2. 更加理性地认识专业工作和法定责任（见第10章和第11章）。现代医学受到法医学的强烈影响，尤

其在美国。由于每一件诉讼都涉及患者的不良后果，诉讼系统存在较大的选择性偏倚。麻醉医师的职责是在麻醉学领域内作为"合理而审慎"的专家提供医疗服务。什么是合理而审慎？训练有素的人员在复杂的、不断变化的环境中应当有何种表现？通过了解人员绩效，可以更加理性地认识哪些符合管理标准，哪些不符合。
3. 更高效的工作环境。现在麻醉医师通过应用一系列技术手段来实施麻醉，其中大多数技术并不能从设计上给麻醉医师的工作提供最好的支持。通过了解麻醉医师的工作和绩效需求，改善工作场所和使用工具可以为最困难的任务提供更好的支持，同时也能够增强安全性、提高工作效率和满意度。
4. 更有效的组织系统（见第4章）。麻醉同属于庞大的医疗组织管理系统，该系统涉及众多机构、组织和专业领域间的相互影响。了解麻醉医师的工作如何与该系统发生关联有助于建立更加合理有效的信息流通和组织调控。

尽管一段时间以来，针对麻醉医师的个体行为、决策、思维模式以及组织因素和安全文化的影响进行了人员绩效分析（见调查文献[1, 2, 265]），但对医疗行业的重要性仅在近期才引起重视[3, 56]。

麻醉医师的认知过程模式

通过麻醉医师绩效的认知显式模型可以有效解读经验性资料，研究人员描述了麻醉学中的认知元素[52, 65, 125, 162, 266-275]。该模型清晰、全面、专用于麻醉学科，是了解经验性资料的框架，也为麻醉医师讨论成功或不成功的绩效提供了一个词汇表。该模型参考了大量其他研究者在各种复杂的、动态环境中人员绩效的研究结果[138, 275-278]。

多层面心理活动的决策

如图7-12所示，整个模型描述了麻醉医师在五个相互作用的不同认知层面工作，实施和控制一个观察、决策、行动和再评估的核心流程（框7-9）。该流程必须进一步与其他团队成员的行为和工作环境的限制进行整合。

心理活动的分层研究来源于Rasmussen和Reason[277, 279-280]的工作。多层面的心理活动有助于并行处理（同时处理多项任务）和多重处理（单一时间做一项任务，但能迅速转为另一项任务）。麻醉学任务

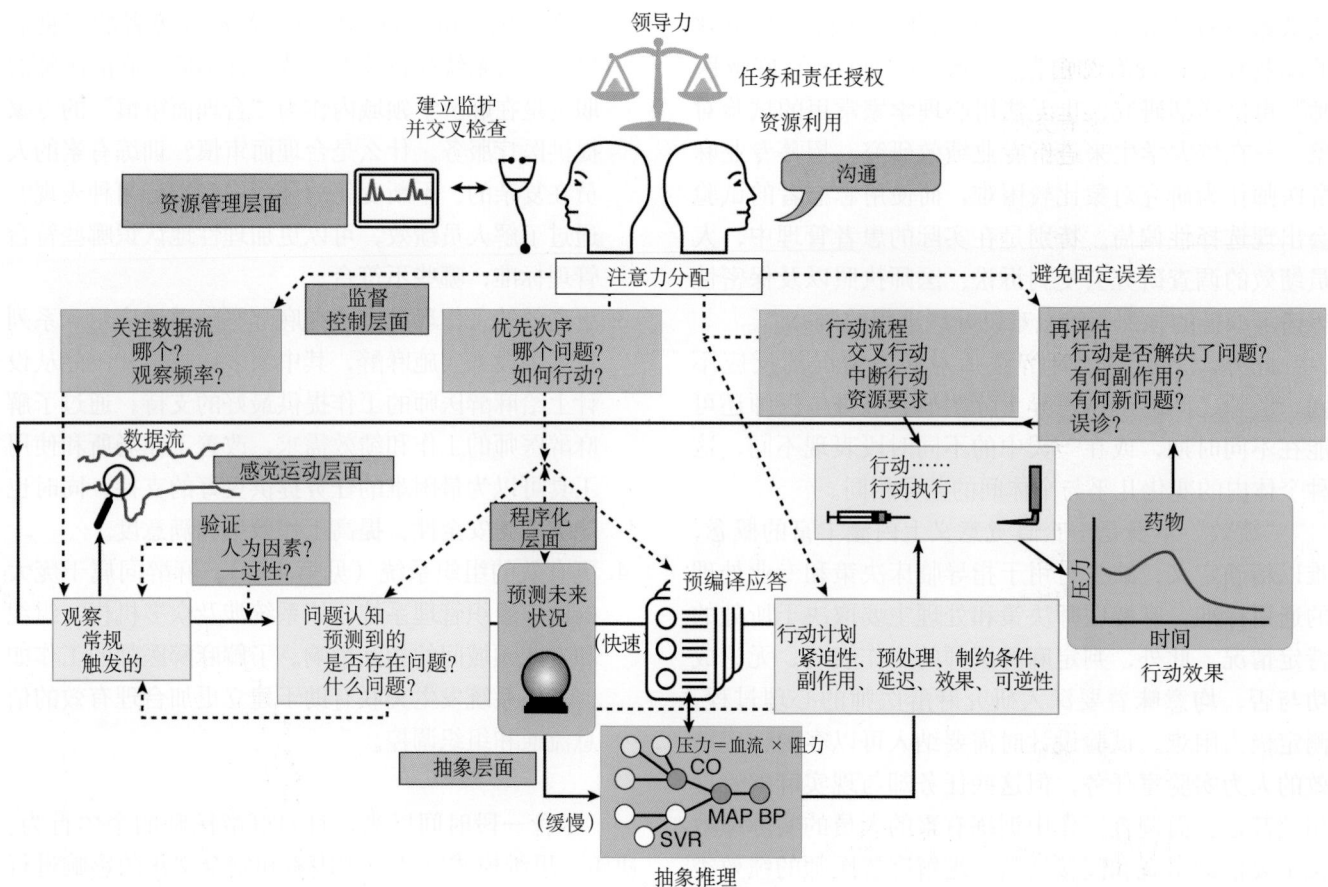

图 7-12 麻醉医师解决实时问题的行为认知过程模型（详见正文）。认知的五个层面平行发生。核心流程包括一个观察、决策、行动和再评估的主循环（箭头所示）。核心流程由元认知的两个层面管理，包括监督控制、注意力分配和资源管理（在核心流程之上）。模型中每个部分要求不同的认知技能，并且各部分容易受到不同绩效失败或错误的伤害。BP，血压；CO，心输出量；MAP，平均动脉压；SVR，外周血管阻力 *(From Gaba DM, Fish KJ, Howard SK: Crisis management in anesthesiology. New York, 1994, Churchill livingstone.)*

分析 [281-285] 以及多伦多 [266] 和 Tübingen [286-289] 麻醉医师的直接观察证实了并行处理任务和多重处理任务的存在。表 7-6 列出了心理活动层面的概况。

在感觉运动层面，涉及感觉感知或运动行为的活动很少受意识控制，表现为平稳、熟练和高度整合的行为模式。在程序化层面，麻醉医师在熟悉的工作环境中执行常规操作，这些定型的常规来自培训和先前的工作经历。抽象推理层面用于术前计划，以及术中缺少实践经验或无常规可循情况的处理。

麻醉医师思维过程的动态适应

通过增加的两个心理活动层面为麻醉医师提供自身思维过程的动态适应，扩展了 Rasmussen 模式 [277]。这种"对认知的认知"能力巧妙地控制着自我心理活动，心理学家称其为元认知（metacognition）。元认知是复杂、多变化领域中工作的重要组成部分。监督控制要考虑常规和非常规活动之间、多个问题或主题间，以及在五个认知层面动态分配的有限注意力。资源管理涉及包括团队合作和交流在内的可用资源的指挥和管理。

核 心 流 程

框 7-9 概述了核心流程及其要素。下面对其要素进行详述。

观察

应对快速变化的状况要求麻醉医师必须评估大量不同来源的信息，包括肉眼观察患者、术野、大量电子监测设备显示的数据、护理人员活动、吸引罐中的内容物和纱垫，倾听患者及仪器发出的正常或异常声音，阅读影像学和实验室检查结果。由于人脑在同一时间只能密切关注一项或两项主题，在监督控制层面的麻醉医师必须决定关注什么信息和观察的频率。

观察多重数据流的多重任务是通过次要任务绩效

表 7-6　心理活动的层面

控制层面	说明	注释
资源管理层面	所有资源的指挥和控制，包括团队合作和交流	事件分析表明缺乏资源管理和交流技巧对事件和事故发展的巨大影响；ACRM 原则和模拟培训课程反映了这些因素的重要性（见第 8 章）
监督控制层面	元认知：对认知的认知	动态调整思维过程、决策（例如避免固定误差）、进程安排和记忆行为（如前瞻性记忆任务）
抽象推理层面	运用医学知识的基本原理，探究高水平类推、演绎推理	常与其他层面并行；在紧急情况下常常过于缓慢，并且在高工作量情况下对分散注意力过于敏感
程序化层面	预编译应答，遵循演算法，启发法，"条件反射"	认知引导的决策——专家常处于此层面；由于没有适当检查"程序"，可能出现特定错误；经验不足的人员可能会误用这一层面，出现考虑不周、僵化的"照本宣科"
感觉运动层面	利用所有感觉和手动操作，"触感、活动、听觉"，有时是下意识的行为调控	专家执行平稳的操作顺序，通过感觉直接反馈来调控其行为（例如开放静脉通道或气管内插管的操作顺序；可能发生技术失误，如脱出和失效）

ACRM，麻醉危机资源管理

框 7-9　核心心理过程的要素

1. 观察
2. 验证
3. 问题认知
4. 预测未来状况
5. 决策
   a. 应用预编译应答（认知引导的决策）
   b. 用启发法和概率来决策
   c. 决策包含抽象推理
6. 采取行动
7. 再评估（避免固定误差）
8. 重新开始第 1 项（继续循环）

和警惕性测试来进行研究。仿真模拟研究表明，应对紧急事件需要应用大量的信息资源。核心流程的常规部分主要体现在感觉、运动和程序化层面，并在整个麻醉方案实施过程中反复强化。加州大学圣地亚哥分校（University of California, San Diego, UCSD）和 VA 以及斯坦福大学（UCSD/VA- 斯坦福研究组）比较了有经验的麻醉医师与初学者的警惕性。结果表明，初学者的核心流程尚未充分发展成高度自动功能，需要为常规活动投入更多精力。

验证

　　在手术室环境中，可用的信息并非总是可靠。多数监测是无创间接监测，容易受到人为因素干扰（错误数据）。即使直接的临床观察，如视诊和听诊，也可能模棱两可，出现短暂瞬间的自我纠正（短期真实数据）。为防止仓促行事而引发严重不良反应，临床医师

在处置前必须对重要的观察结果进行验证。可采用多种方法验证，如表 7-7 所示。

　　若有疑问，应假设患者处于危险状态，有疑问的参数真实可信（"排除最坏情况"）。最后才考虑技术上的人为因素。

　　知道何时和如何验证数据是策略性知识（元认知）的良好范例。例如，麻醉医师必须决定在什么情况下投入时间、注意力和精力建立新的信息来源（如肺动脉置管），而不是更多地依赖已有的间接信息来源。

问题认知

　　尽管麻醉医师熟知审视仪器和环境的重要性，但必须利用这些观察结果来判断患者的状态是否"在正常轨道上"或已经出现问题。一旦发现问题，必须马上明确其性质和重要性。这种问题识别的过程（亦称状况评估）是复杂动态环境中一些认知理论的主要特征[162,290-292]。

　　问题识别是将系列环境线索与能代表特定类型的问题模式相匹配。由于麻醉的高度不确定性，可用的信息资源并非总能显示问题的存在，即使能够揭示问题，也可能无法确定其特性或来源。Westenskow 等[293]应用智能警报系统试验，主要探讨了问题识别的这些方面。试验中，受试者听到存在问题的报警声能够立即将注意力集中在与通气有关的信息来源上。虽然有 11 例研究对象未能识别错误，但能够成功弥补错误，如下文所述。

　　在无法做出明确的匹配或"诊断"时，要在监督

表 7-7　验证重要观察结果的方法

方法	解释和范例
重复	重复观察或测量，以排除暂时的错误值（例如，无创血压监测中活动引起的人为误差）
检查趋势信息	为获知实际值的可信度而观察短期趋势，生理参数的趋势几乎总是遵循曲线形，而非阶梯形
观察不同信息通道	检查不同通道（例如，有创动脉压和袖带压力，或来自 ECG 和脉搏氧饱和度的心率）
相互关联	多个相关（但不是多余的）变量的相互关系可以确定有疑问参数的可信度（例如，如果 ECG 监测仪显示平直的线和"无心脏搏动"，但有创血压曲线却显示有波形）
启动新的监测设备	使用新的监测手段（例如，肺动脉置管），这为"相互关联"方法又添增了一个参数
重新校准仪器或测试其功能	检查某项测量的准确性和可靠性，并测试其功能（例如，如果 CO_2 探测器未显示数值，麻醉医师可通过直接吹气来判断设备是否正常工作），观察其他的通道亦有助于验证某一数值（同上）
更换仪器	如果对某一设备的功能有疑义，可安装一台全新的仪器或者更换备用设备
寻求帮助	如果仍然无法明确数值变化的意义，应该及早向其他训练有素人员寻求帮忙，以获得其他建议

ECG，心电图

控制层面调整决策。麻醉医师和其他机动决策者可以用近似策略来处理这些模糊状况，心理学上称之为启发法[294]。其中一种方法是将发生的问题归类到几个"一般性"问题的其中之一，每个"一般性"问题又包含许多不同的潜在状况。另一种方法是直接选择一种最常见的候选事件押注诊断（概率赌注[279]）。术前计划中，麻醉医师可以调整心理的"怀疑指数"，预先考虑到一些特殊患者或特殊手术有可能发生某些特定的问题。此外，麻醉医师必须判断所有数据能否被单一的优先诊断完全解释，还是由多种原因所致。此判断十分重要，因为用过多尝试来完善诊断会分散大量注意力。反之，一个不成熟的诊断又可能导致不恰当或者错误的治疗。

启发法是专业麻醉医师最常使用的方法，处理问题时常常可以节省大量时间。然而，此方法也是双刃剑。使用概率赌注，把注意力不恰当地分配给预定的单一问题，一旦"赌注"亏掉，核心流程中的再评估又未能纠正这种状况，将错失解决问题的良机。

预测未来状况

必须就出现的问题对患者未来状况的影响进行评估[162, 290]。那些已经很严重或者预计会发展成严重事故的问题要优先处理。未来状况的预测同样还可以影响必需在宝贵的关键时间窗内处理的行动计划。在 Cook 等[295]描述的"不良"事件中，即使已经明显出现问题的早期表现，仍未充分考虑患者的未来状况。心理学的研究也发现，当事件以非线性方式变化时，人脑并不擅长预测未来状况。在这种情况下，人体这样的自然系统几乎总是对变化速度估计不足，事情结果又常常始料未及[51]。小儿外科手术时，缓慢而持续的失血在发展成快速失代偿之前，在一段时间内几乎不出现血流动力学的变化或只是轻微改变，如果没有察觉到问题发展的细微征象，随之而来的灾难性事件就可能看似"突然"降临。

决策

发现问题后，专业麻醉医师会如何应答呢？决策的经典范例是将证据与各种能够解释的假设进行仔细的比对[47]，继而细致分析所有可能采取的行动和解决方案。尽管该方法可靠，但决策时间较长，在证据模糊或不足时效果欠佳。在复杂、多变的麻醉领域，许多问题需要"在不确定的情况下做出决策"[273, 296]，并快速处理，防止出现灾难性不良后果的快速连锁反应。这类问题遵循"基本原则"通过正规方式推理论证得出解决方案过于缓慢。

预编译应答和抽象推理

在复杂多变领域，专家对大多数事件的第一反应源自处理已知问题的预编译规则或应急预案[279]，即认知引导决策[276, 297]，因为一旦事件被识别，应对措施就会非常明确。在麻醉领域，人们逐渐意识到需要明确编撰严重事件的应急预案并系统传授，但实际应对通常还是需要个人经验的积累。有经验的麻醉医师能够根据患者状况、手术操作及可能发生的问题，在心里不断整理、重新编译和预演这些处理方案[298]。理想状态是可以方便获取常见问题的处理预案，并迅速实施。如果问题性质尚不清楚，可采用一些适用于整体情况的一般对策，例如，一旦发现通气问题，麻醉医师在考虑进一步诊断时，可以转换为较高吸入氧浓度（FiO_2）的手控通气。

然而，单纯应用显示器屏幕[298]和仿真模拟装置[161, 299-301]的研究证明，即使是有经验的麻醉医师，对紧急情况所采用的应对措施亦有巨大差异。因此，研究者将模拟培训定位在应对紧急事件的系统培训上 [122, 266, 302-304]。

在问题原因不明或常规处理无效时，即使使用标准的预编译应答也会失败，不能通过简单的预编译"食谱式"步骤实施麻醉。在预编译应答的同时用基本医学知识对问题进行抽象推理，即使是在必须快速采取行动时。这似乎包含运用深层的医学和技术知识以及全面分析所有可能解决方法的高水平类推 [279] 或真正的演绎推理。处理模拟危机的麻醉医师已将预编译行为与抽象的医学概念联系起来 [298]。目前尚不清楚这仅仅是自我辩解，还是真正的抽象推理，因为在某种程度上，面对特定模拟危机并不需要新奇的抽象解决方法。此时，也无法知道优化术中的风险管理需要何种程度的抽象推理 [125, 266, 296]。

采取行动

麻醉实践的特点是麻醉医师不仅在患者的病历上下医嘱，还直接参与执行行动。

尽管直接参与执行具有及时和灵活的优点，但也带来了风险。行动的实施大量侵占和分散了麻醉医师的注意力，在被其他任务中途打断或临时搁置时尤其突出，完成这些任务的"前瞻性记忆"可被消除（对前瞻性记忆更为详细的解释见下文）。此外，前期的一些心理负荷和警惕性研究已经证明，麻醉医师从事一项手工操作后会严重限制其他手工任务的执行。

为了区别决策过程中的失误 [即错误（mistake）]，执行任务中的失误称为差错（slip）[278]。差错是未按计划出现的行动，例如，开错开关或用错注射器。因此，危机事件 [221, 305] 和质量保证研究中所描述的设备使用中的"技术性失误"指的是差错，而"判断失误"则是错误。随着带微处理器的设备和仪器的广泛应用，一种特殊类型的操作失误——模式错误（mode error）[278] 在各个领域日益常见 [267]。在模式错误中，同一设备的一种操作模式不能用于另一种模式，麻醉学的实例是麻醉呼吸环路的"气囊/呼吸机"选择活瓣，其能在两种通气模式间进行选择，在"呼吸机模式"下不启动呼吸机将出现灾难性后果。如果同一显示器或开关可以通过选择不同的操作模式执行不同功能，监测仪或给药装置也可以发生模式错误。

使用能从结构上防止出现执行错误的工程化安全设备可防止出现特别危险的差错 [54]。例如，新型麻醉机的连锁装置可以从构造上防止同时吸入一种以上挥发性麻醉药。另外的连锁装置可防止输送氧浓度低于21%的混合气体。

在复杂的患者管理环境下，有关人机相互作用和技术影响行为方式的议题十分复杂，超出本章范围，可参看其他相关出版物 [35, 37, 39-43, 45-46, 267, 306]。

再评估和形势认知

为了应对麻醉中的快速变化和较大的诊疗不确定性，核心流程必须包括对形势的反复再评估。再评估步骤将麻醉医师带回核心流程的观察阶段，但心里增加了特殊评估（如框 7-7 所示，危机资源管理要素12，"反复进行重新评估"）。

不断更新形势评估并监测所采取行动有效性的过程被称为形势认知（situation awareness）[290-222, 307, 308]。形势认知是分析绩效和错误原因非常有意义的重要议题 [162, 309, 310]。目前已发表有关麻醉学中形势认知的综述 [162]。

核心流程的管理和协调

经验性研究清楚表明，需要在各认知层面、各任务以及常常在各问题间分配注意力，对注意力的过多需求很容易分散麻醉医师有限的精力。因而，麻醉医师必须在快速处理任何微小变化（需要大量注意力）和采取更为保守态度的"等等看"之间保持平衡，这种平衡在情况变化时经常在两极之间不断转换。然而，在模拟危机情景中，甚至发现严重问题时，一些医师也表现出很不情愿将"日常模式"转为"紧急模式"。在"等等看"的错误方向上走得太远会是一种极为可怕的错误。

除了麻醉医师的核心任务需要注意力，手术室环境也充满干扰。常规事件，如转动手术台或调整患者体位，都会分散麻醉实施主要过程的注意力。常见的噪声峰值可以超过高速公路。麻醉医师发现监测仪或其他设备的错误报警声很容易分散注意力 [311-313]。其他分心的事还包括教学 [314]、电话打入、背景音乐以及与手术室人员的交谈。专业麻醉医师会根据工作量调整注意力的分配，在工作量大时排除干扰，而在工作量小时允许适当分散（用以提升士气和加强团队建设）。

工作量的主动管理

策略性调控注意力的一个重要方面就是工作量的主动管理。麻醉医师要主动管理工作量，而不是被动地接受工作量的增减。Schneider 和 Detweiler [187]

及 Gopher（意见书，《"麻醉的人为失误"会议》，Asilomar，Calif.，1991 年）描述了各种工作量管理策略的理论基础。这些策略已经被一些研究者应用在麻醉学中[266, 268]。麻醉医师可通过以下方式主动管理工作量。

避免高工作量 专家可能会选择能减轻工作量的技术和计划（特别是在个人和团队资源有限时），哪怕从技术角度看计划的水平较低。例如，单个麻醉医师不选用高科技、高工作量的监测仪，如经食管超声心动图（TEE），因为正确使用 TEE 需要较大工作量。

分配工作量到不同时间 麻醉医师在工作量低时，可以为未来任务做准备（"预载"，preloading），工作量大时可以延迟或放弃优先性低的任务（"卸载"，offloading）。需要大量准备工作的任务（如静脉输液）常在术前准备妥当。多重任务管理也是一种把任务分配到不同时间的方法。每一项任务由若干亚任务组成，各有时限。由于并非每个亚任务的进程都需要密切关注，因而可以在有限的注意力下交错进行（多元，multiplexing）。必须在监督控制层面对多元任务进行实时计划和协调。

分配工作量到不同个人 若当工作量不能分配到不同时间，尚有其他可用资源时，可将任务分给其他资源。一些资源在麻醉医师个体内，而另一些资源则需要额外人员。例如，单独一名麻醉医师可同时手动给患者通气、分析心律，并与术者讨论患者管理。但单独一名麻醉医师却无法同时实施肺动脉插管和手控患者肺通气。如果需要同时实施这些任务，必须将任务分配给不同人员。

改变任务性质 任务性质并不是固定的，手术和麻醉有时可推迟或取消。任务可按不同绩效标准来执行，如果放宽标准，则会减轻完成任务所需的工作量。例如，在大量失血过程中，麻醉医师主要关注输血、输液以及监测血压。这种情况下，相对不重要的任务，例如，书写麻醉记录会被"卸载"以减少工作量，同时也会放宽血压可接受的界限。

行动选择和计划安排

麻醉中的任一时间都会有许多事情要做，虽然每项工作都应该完成，但却无法同时执行。模拟试验研究表明，麻醉医师有时会出现优化选择、计划和行动安排的困难。麻醉医师必须考虑如下因素：

1. 行动实施有预先条件（例如，如未放置肺动脉导管，则不可能用热稀释法测量心排血量）。
2. 计划的行动可能会受到限制（有些行动会与所处环境发生冲突。例如，不可能在头部完全处于术野的情况下测量瞳孔直径）。
3. 计划的行动的不良反应常常制约治疗药物的选择。
4. 计划的行动的执行速度和难易程度是关键因素，简单、迅捷的行动明显优于耗时长、需要更多注意力和技巧的行动。
5. 要权衡行动成功的把握与执行的快速和简易程度（某些情况下，高成功率的系列行动证明值得投入时间、注意力和资源）。
6. 要仔细考虑行动的可逆性和失误的代价，可快速逆转的行动优于不能逆转的行动，尤其是当潜在的不良反应严重时。
7. 要重视注意力、资源和资金方面的行动成本。

研究者对其他复杂的、动态变化领域中的专家（特别是坦克指挥官和消防主管）进行观察，他们通过对正在思考的行动进行心理模拟，来确定计划是否有隐藏的漏洞[315]。而麻醉医师会在心里提前对病例计划进行预演，但实际程度如何不得而知[268]。由于大多数行动是以循序渐进的方式实施的，如微量滴注药物，所以常常可以通过反复再评估发现不良后果。

资源管理

麻醉医师指挥和管理全部现有资源，按计划实施麻醉方案，并对出现的问题做出应答的能力称为资源管理（又一个先用于航空学，又同样适用于麻醉学的概念；参见前文危机资源管理要素）。考虑到复杂而结构不合理的手术室、PACU 或 ICU 区域的局限性，资源管理将如何执行的理论知识转化为有效的团队活动。资源管理明确需要团队协作和成员间的相互配合。麻醉医师仅仅知道做什么，甚至能够独立完成自己的任务是远远不够的。麻醉医师在规定时间内能够完成的任务有限，有些任务只能由其他技术人员执行（例如实验室检查和影像学检查）。当任务负担超出可用资源时，麻醉医师必须寻求帮助，并进行任务分配。有关最佳资源管理和人员合作的许多议题尚未充分了解，是许多认知科学家和复杂、动态变化领域内专家们积极研究的焦点[29, 127-129, 316-318]。航空学研究已经表明，许多飞机事故都与部分具备了有效管理驾驶舱技能的机组人员失误有关[222]。这些研究得出的资源管理特点已在前文危机资源管理要素部分详细论述。

任务的动态优先 麻醉危机的复杂多重人员模拟试验可以用来阐述资源管理议题。尽管源于这些模拟试验的数据只是初步资料，但却表明监督控制和资源管理的缺乏是模拟危机中无法实现最佳管理的实质原因[301]。换句话说，如同飞行员一样，麻醉医师尽管拥有管理患者的知识和技能，但却无法控制获得成功的理想环境（故称为 CRM 技能或非技术性技能）（在航空业，这种状况常导致所谓的"控制中的飞行撞地"）。

前瞻性记忆

前瞻性记忆是指未来执行某项操作的记忆能力[319]，其容易受到现有任务或干扰的破坏。日常生活中，注意力分散或中断正在执行的任务是常事，在飞行员和飞行交通管理员中也有相关描述[320-324]。例如，在麻醉中，如果麻醉医师暂停通气（以实施 X 线检查），重新启动呼吸机的意图依赖于前瞻性记忆，且容易遗忘。Chisholm 等在急诊科进行了一项寻找"干扰"和"任务中断"的研究，发现在 3h 内，急诊医师面临 30 多次的干扰以及 20 余次的任务中断，相似的观察结果亦见于 ICU[325]。

可以采用多种方法保存执行操作的前瞻性记忆。可使用视觉或听觉提醒（生理监测仪警报常会有意无意地提供此功能），但其有效性似乎达不到期望值。可采用特殊操作——例如，把手指放在呼吸机转换开关上——提示即将要执行的操作。

固着错误

再评估错误、计划调整不完善或缺乏形势认知导致的人为误差称为固着错误[144-145]。所有研究麻醉医师对异常情况应答的学者均描述了固着错误[300-301, 326]。避免麻醉学领域中的固着错误属 CRM 要素 9，见 CRM 要素部分。

危险的态度

态度是能力的重要组成部分，对绩效的强烈影响不亚于生理绩效的形成因素。研究飞行员判断能力的心理学家确定了五种特别危险的态度类型，并针对各种危险态度制定了矫正思路[231]，与麻醉相关的态度如表 7-8 所示。航空心理学家指导飞行员一旦发现自己正以危险的方式思考，便反复叨念这些矫正思路。

对麻醉医师而言，"不会出事"和"大男子气概"的态度尤为危险，可以与短时间内较少取消手术、需处理较多病例以及缺乏充分术前评估所产生的压力相叠

加。"灾难不会发生在我身上"以及"完美表现可以避免灾难发生"的想法可导致行为散漫和计划不周，出现发生问题的异常数据时，判断阈值发生改变，导致出现"万事大吉"的固定误差。1984 年，Cooper[314] 在麻醉危机事件研究中写下了如下这段话：

> "麻醉最为可怕的危险之处可能就是它的相对安全。一般来说，很少会是单个麻醉医师对一起严重的医源性并发症负责。在收集事故资料过程中我们感觉到，决大多数看似微小的失误都没有被认真处理，风险管理几乎只能依赖于每次问题出现时麻醉医师的本能和完美的应对能力。"

专业人员的绩效是麻醉医师保护患者安全最强有力的工具。但有计划地避免灾难发生应该比应对灾难更加有效。

麻醉医师的任务

复杂工作环境的研究通常始于任务分析（在 *Human Factors* 杂志上发表了有关此技术的综述[327]），可先对工作目标和制约因素进行抽象分析，得出达到目标所需的任务，或者可以观察技术熟练的医师在工作中的实际操作，并将这些行为归类到任务要素，这些方法常常联合使用。本部分概述了麻醉医师的任务，并回顾了经验性任务分析方法。麻醉管理有两个不同阶段：①术前评估、计划和准备；②麻醉方案实施和术后即刻管理。

表 7-8　危险态度及其矫正方法示例

危险态度	矫正方法
反权威："别告诉我该如何做。政策是为别人制定的。"	"遵循规则，它们通常是对的。"
冲动行为："快点做——任何事儿！"	"不急，三思而后行。"
侥幸心理："不会发生在我身上，这只是个常规病例。"	"可能发生在我身上，常规病例亦会发生严重问题。"
大男子气概："我会让你看到我能做。我能够完成任何气管插管。"	"冒险是愚蠢的，要先为失败做好计划。"
放弃："有什么用？与我无关，这是外科医师的事。"	"我并非帮不上忙，我能够做点什么。总有事情可以帮忙。"

术前评估和计划

关于麻醉医师怎样通过病史采集和体格检查来明确患者关键病情的可用资料较少（亦见第 38 章）。麻醉医师评估工作常见的困难是很难获得患者既往医疗记录。现已发现，麻醉医师在选择适当实验室检查方面的绩效相对较差。Roizen 等 [327] 写道：

"根据病史和体格检查，按照已达成共识的特定标准选择性开列检查单，即使医师们同意减少检查项目，但在开列检查单时仍然会犯大量错误。有 30%～40% 的患者漏掉了应该接受的一些检查，还有 20%～40% 的患者经历了不该接受的检查。"

Roizen 赞同将常规患者的问诊和实验室检查自动化操作，并参与了相关商业化设备的研发，但这些设备与患者结合后，能否改进术前评估的效能和精度还有待确定。麻醉医师解读心电图和胸片的能力也同样不及这些领域的专业人员，此因素对麻醉方案设计或患者预后的影响程度尚不明了。

麻 醉 计 划

制订计划时，麻醉医师根据患者术前评估将手术操作的技术需要和患者的生理特点与可用的心理、生理和技术资源进行匹配。典型的麻醉计划包括几个要素。例如，全麻计划包括选择麻醉诱导方式、气道安全和合适的通气保证、麻醉维持、麻醉后苏醒和控制性术后镇痛。安全管理中，详尽的计划与娴熟的操作同等重要。如果在计划制订时忽略了环境中一个特别重要的特征，则无论多么熟练地实施计划，患者都可能受到伤害。

大多数手术操作的技术需求都已广为人知。尽管 Gibby 等 [329] 发现，有 20% 的门诊患者（其中大多数 ASA 健康状况为 1 级或 2 级）在麻醉医师询问病史或体格检查后，需要改变"标准"的麻醉计划，但绝大多数患者不存在显著改变麻醉计划的健康问题。在实施一项新开展或具有挑战性的操作、患者伴有明显的基础疾病以及缺少有效资源时，需要富有创意的计划来确保麻醉方案中的一系列生理目标。修改或整合常规麻醉计划可以产生折中方案，可以更好地符合目标要求和情况制约。

关于麻醉计划制订过程的研究极少，绝大多数关于术前计划的现有文献都集中在与基础疾病相关的医学和生理学方面以及相关的麻醉学知识。迄今为止，仍然缺少系统的研究来指导如何权衡各种利弊，以及常规的麻醉计划怎样适应特殊情况的需求。

设备使用前的准备和检查

制订麻醉计划后，麻醉医师必须准备工作环境，包括获得必需设备及供给物品、安装输液装置、准备装有所需药物的注射器，以及对生命支持设备的使用前检查（见第 44 章）。麻醉医师在这些任务中的表现并非最佳。Buffington 等 [330] 证实，仅 3% 的麻醉医师能够检测出事先麻醉机预置的全部 5 个故障，绝大多数只发现了其中 2 个，近 30% 的医师疏忽了非常严重的故障。例如，麻醉呼吸回路中缺少单向调节活瓣片及 N_2O 和 O_2 流量计的互换（可能是接头标记系统故障所致）。

FDA 联合 ASA、APSF 以及学术界和企业界的专家们建立了一套麻醉设备检查的推荐方案 [331]，并得到了 ASA 和 APSF 的大力宣传。然而，却很少有人使用这些检查步骤，使用者在使用前对其检查的程度也不一。一项近期研究 [332] 比较了医师使用与不使用 FDA 检查步骤进行麻醉机检查，结果发现，无论是否采用标准检查步骤，均有半数或低于半数的参与者能够检测出多数设备故障。只有一项检查，即 O_2/N_2O 比例保护系统失灵，FDA 检查清单提供了有意义的帮助：使用 FDA 检查清单时，发现率可增至 65%。有趣的是，34% 未被医师发现的故障实际上都是这些人在笔试问卷中已经全部正确回答的问题。此结果表明，尽管某些绩效缺陷可能与知识缺乏有关，但也有相当部分源于未将抽象的知识实际应用到设备检查中。

由于过于复杂，最初的检查清单广受批评 [333]。1994 年 FDA 发表了原始检查清单的精简版本 [334]。然而研究表明，新检查清单在使用中并未体现出明显的优势，机器故障的检出率很低（约为 50%）[335]。在另一项研究中，麻醉医师使用高度人机互动的电子检查清单（由 Blike 和 Biddle 研发）提高了"简单故障"检出率，但仍然会有较高比例的困难故障被漏掉 [336]。最新在模拟设备上测量疲劳对绩效影响的研究表明，无论是休息良好还是疲劳状况下，均会有相当部分的机器检查项目被忽视 [214]。

APSF 于 2013 年初发布了一项要求，建议为麻醉医师研究广泛适用的诱导前检查清单，旨在麻醉开始前检测出各种可以预防的问题。APSF 的目标是将这种由麻醉学会采用的诱导前检查成为操作常规。

紧急清单或应急手册

应对有可能出现的紧急情况的准备工作是预先在心里演练处理过程（见第 33 章和第 102 章）。另一个方法是具备快速准备和使用紧急救援的能力，特别是紧急清单或应急手册（亦被称为"紧急应答预案""危机事件处理流程"等类似术语）。尽管这些认知援助的使用有了很大进展，但仍然没有成为许多场所医疗工作文化的常规部分。

在 2003 年，美国退伍军人事务（VA）部国家患者安全中心和 VA Palo Alto 斯坦福研究组联合推出了一套应急清单，并将这些应急清单汇编成册——《麻醉学危机管理》。VA 卫生管理部门将这套应急清单塑封后置于 105 家医院的手术间。此外，还制作了电子版应急手册[337-338]。使用 VA 认知援助的研究表明，对 VA 麻醉医师的帮助很大[319]。其他研究也证明：①使用认知援助可改善模拟恶性高热管理期间的医学和技术绩效[340]；②如果"读者"的工作就是让团队的成员读懂相关的援助措施，并记录他们能否完成相关的任务，将有助于麻醉医师领导整个团队处理危机事件[341]。来自波士顿的研究团队模拟试验了 12 种"危机清单"后发表的两篇文章证明，在患者管理中使用应急清单、遵循达成共识的关键操作步骤可以显著降低抢救的失败率[342-343]。

斯坦福麻醉认知援助组（SACAG）为了实现认知援助的术中实时应用，开展了多年的模拟研究[340-341]，并用图形设计显示出逐渐改善的优化效果。SACAG 已经推出《应急手册：围术期紧急事件认知援助》，其包含了 23 种优化的紧急事件处理流程（图 7-13）（应急手册中的主要内容改编自最初发表在《临床麻醉学手册》的"麻醉学危机管理流程附录"中的认知援助部分，由斯坦福大学麻醉医师 Larry Chu 和 Andrea Fuller 编写，并由 Lippincott Williams &Wilkins 于 2011 年出版）。在 2013 年，这些认知援助已被置于斯坦福大学全部教学医院的所有麻醉相关场所。应急手册现有免费的电子版，在知识共享署名、非盈利商业性使用、禁止演绎的前提下，全世界均可以下载便携式文档（PDF）文件。使用者可以打印应急手册，并有关于可使用的打印纸张（例如不易燃烧、能够消毒擦拭）、装订以及在围术期患者管理环境中的放置的说明。认知援助的使用和传播日益广泛，应急手册的相互合作促进了本领域的几个领导中心共同对这些资源的研发、测试、宣传、采纳和应用。

计划的实施和调整

麻醉计划不断变化，麻醉医师必须监测计划的执行，并根据不断变化的事件对麻醉计划进行调整。这一任务的主要特征是：①核实是否达到阶段目标；②调整应答性计划。图 7-14 列出了这些特征的要点。在操作的不同时间点必须达到主要的阶段目标，以保持初始计划不变。如果有一个目标未达到，麻醉医师必须决定是否延迟本应进行的下一步操作、是否调整计划或者是否暂停或中止操作。某些情况下可提前确认阶段目标，而另一些情况下，阶段目标隐藏不清。

麻醉医师还要同时应对其他大量突发事件，根据

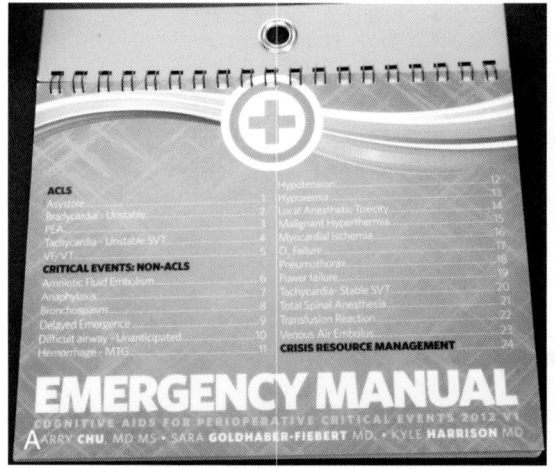
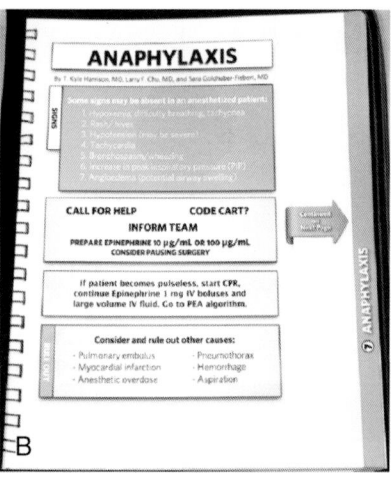
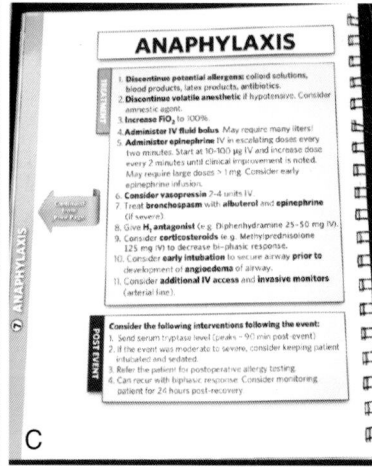

图 7-13　A. 斯坦福麻醉认知援助组 (SACAG) 应急手册的封面。为了降低成本，手册打印在密封的纸张上，只有首页和末页是层压纸，通过牢固的金属环可以悬挂起来。首页列出了紧急事件，这样便于迅速翻到正确的页数。经验表明，临床医师必须提前熟悉手册才能够最佳使用。B 和 C. 应急手册关于"过敏反应"的两页处理清单：为了在实际的手术室紧急事件中方便使用，通过图表式设计和简练的文字而使内容和布局效果最佳

患者病史和手术类型，有些突发事件可以预测，有些则无法预知，必须不断地仔细察看（图 7-14 中的"警车"）涌入的信息，以确定是否发生了预期或意料外的突发事件。一旦发现意外情况，必须更改现有计划。由于计划的改动，所采取的行动有可能导致先前计划的其他方面失去价值，因而需进一步调整计划。在某些情况下，甚至可能需要调整麻醉计划中的初始目标。

需要麻醉医师主动干预事件的频率

上文对图 7-14 的分析表明，麻醉医师必须准备好应对不断变化的事件，那么这种需要频率怎样？在全身麻醉的多中心研究中[344]，86% 的患者至少出现一项不良后果。尽管绝大多数不良后果轻微，对患者也没有伤害，但仍然有超过 5% 的患者出现一项

或多项严重不良事件，需要"重点治疗，还可能无法完全恢复"。由于该研究的纳入标准排除了危重疾病或急诊手术患者，而这些患者出现严重问题需要干预的可能性较高，因此这可能只是严重不良事件发生率的下限。

在 Cooper 等的另一项研究中[345]，手术室或 PACU 的影响事件（定义为不良的、未预料、至少可导致中度致病率的事件）发生率为 18%，其中 3% 为"严重"事件。由于技术原因，该研究排除了术后直接进入 ICU 的患者，这些数字也可能是事件发生率的下限。

Moller 等[346] 报道，在 10 312 例手术室或 PACU 患者中有 4439 例影响事件，其中手术室 2441 例，PACU1998 例。同前文所述，有些患者并存多个影响事件，另一些患者则没有出现影响事件。研究者并没有计算严重事件的发生频率，但总体而言，这些数据

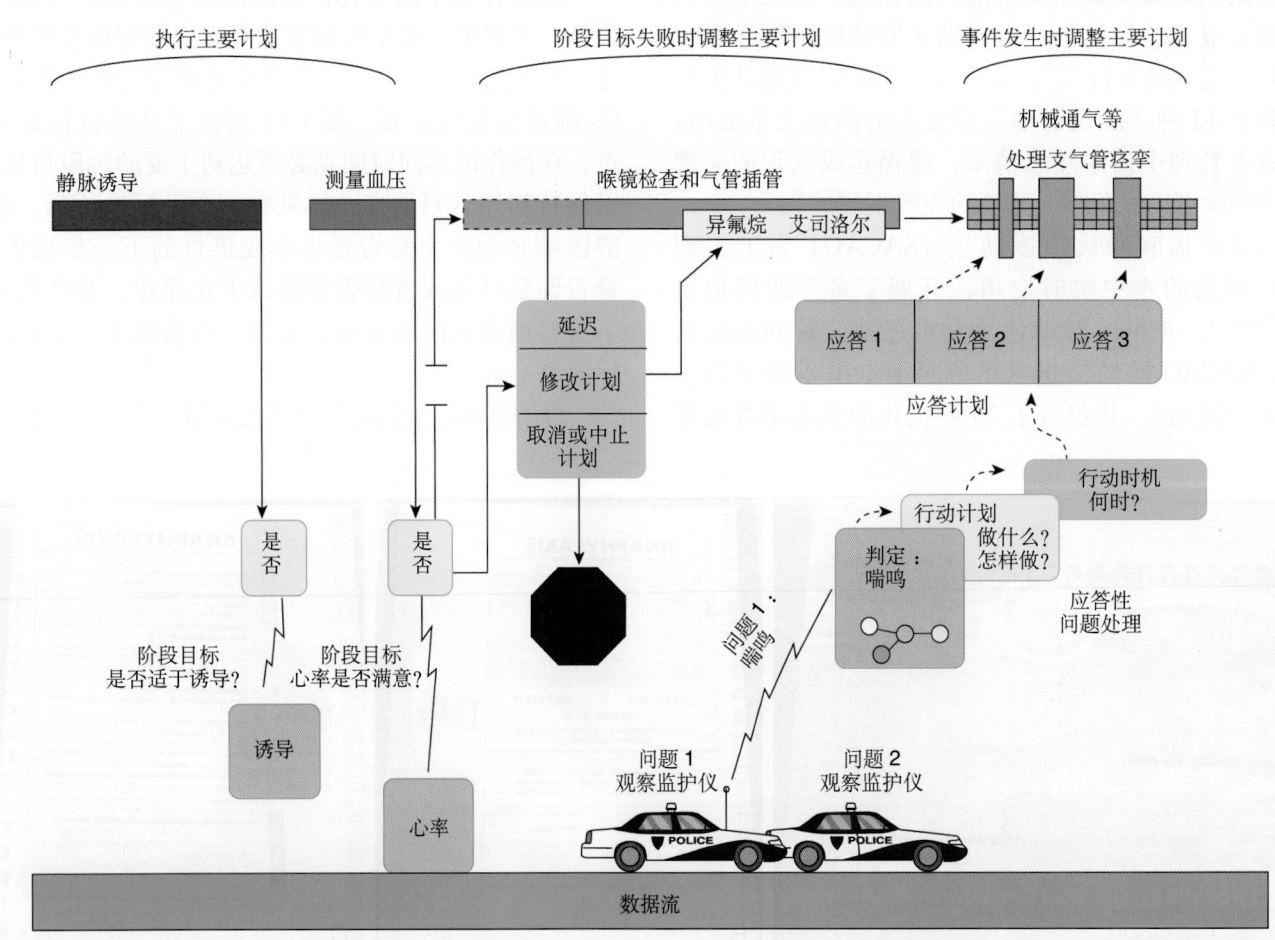

图 7-14 术前计划动态调整示意图。麻醉医师按计划以静脉（IV）诱导开始麻醉（左上部分）。成功获得麻醉诱导阶段目标后，在继续实施喉镜检查和气管插管（中间部分）之前测量血压（BP）。如果血压数值不令人满意，则可能会延迟下一步操作，并且修改计划以获得最佳血压。如有必要，甚至可在这一阶段中止操作。在整个病例处理过程中，麻醉医师对出现的新问题保持警觉性（"警车图标"）。一旦发现问题，马上启动应答性问题处理流程，从而可能导致计划的重新调整（本病例是支气管痉挛的治疗）*(From Gaba DM:Human Error in Dynamic Medical Environments. Hillsdale, NJ, Lawrence Erlbaum, 1994, pp 197-224.)*

与早期研究数据一致。

事件发展模式

上述讨论的结果连同 Reason 和 Perrow 提出的大型系统性议题可以总结为一个事件发展模式（图 7-15）[65, 125, 266]。

还有一些模式具有相同特征 [66, 347]。由于系统本身可以产生隐性失误，不管是随机变化还是隐性失误的相互作用，在组成手术室内操作系统的麻醉医师、手术医师、患者和设备四个部分中，任何一个部分均可触发事件发生。麻醉医师通常最关注由自身引发的事件（例如食管插管），但实际上绝大多数事件都是由患者的潜在疾病和其他触发因素共同引起。大多数问题如果没有进一步发展，不会对患者造成直接伤害。问题发展的可能方式如下：

1. 问题恶化并自行发展成不良结果。
2. 问题开始出现，在没有任何干预的情况下能保持自限性。

3. 多个小问题共同触发可导致不良结果的问题，单个原发小问题本身不会进一步发展。
4. 一个小问题诱发了导致不良结果的另一问题。
5. 逐渐发展的问题本可以被阻止，但纠正方法错误。
6. 触发了两个问题，但只关注其中一个（小）问题，并分散了对另一个（严重）问题的注意力。

系统中存在各种断点，这些断点可以阻止问题发生（患者术前评估和设备使用前检查）。尽管麻醉学比许多其他医学领域变化速度快，却慢于许多人类活动，例如运动、驾驶和战斗飞行。因此，事件常常进展缓慢至完全可以在患者实际出现不良后果前进行阻断。中断事件发展相当于 Reason "瑞士奶酪" 模型中的 "深度防御" [80]，和 Perrow 范例中从正常意外事件中恢复（见图 7-2 和图 7-3，以及表 7-2 中对正常意外事件理论的概述）。

在前文提及的术中事件前瞻性研究中，尽管不良状况的发生率高得惊人，但患者的实际伤害相对较小，患者安全常常只是由训练有素的麻醉医师进行干预保护，这与飞行事故发生率极低的商业飞行完全不

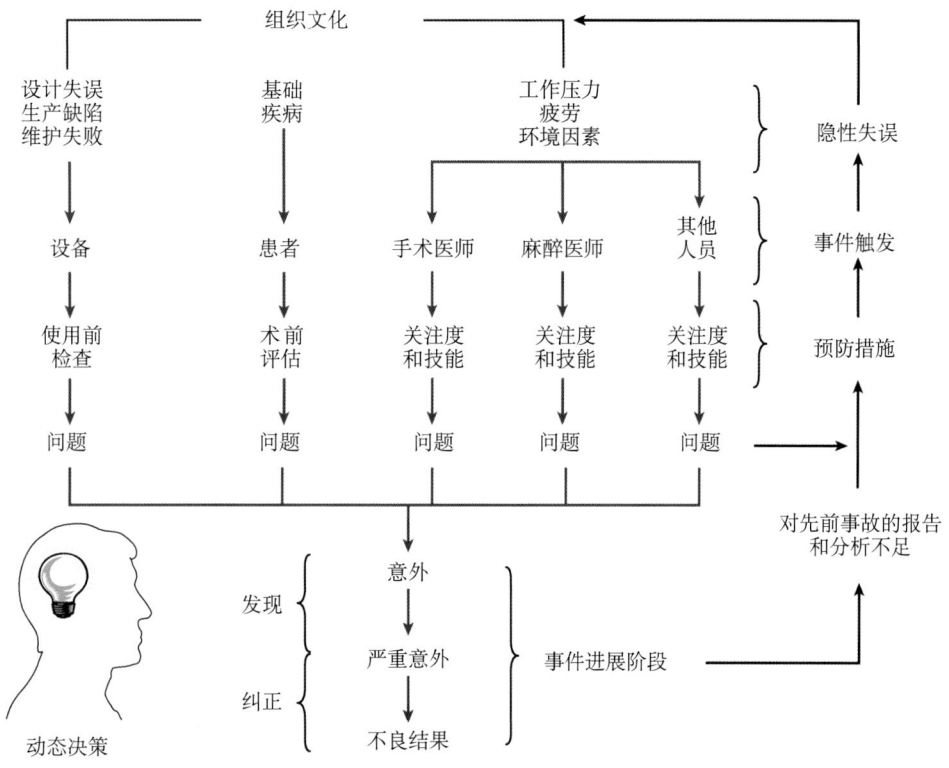

图 7-15 麻醉事故的发展链。如同 Reason 模型，隐性失误（和组织文化）依次可由设备、患者、手术医师、麻醉医师和其他人员的意外事故触发。可通过预防措施，如术前评估、处理患者疾病或生命支持设备的使用前检查来预防这一系列事故发生。一旦问题出现，有可能保持自限性，或者沿着事故链进一步发展。通过利用动态决策，麻醉医师必须发现和纠正发展链中可能最早出现的问题。在系统内联系紧密，或者有多个相互作用的问题，或者在问题破坏恢复过程时，中断事故链会更加困难。有效应用事件分析可能会使预防或中断问题发展在将来变得更简单 *(Redrawn with modification from Gaba DM, Fish KJ, Howard SK: Crisis management in anesthesiology. New York, 1994, Churchill Livingstone.)*

同。美国每天约有 30 000 次航班飞行，虽然不知道确切数字，但极少发生严重事件或事故。从 2002 年至 2011 年的正常航班飞行中，由各种原因引起的（不包括恐怖行为）总事故率为每 100 000 次起飞 0.29 次。致 1 人或多人死亡的航空运输事故发生率为每 100 000 次起飞 0.009 次。实际上，根据国家交通安全委员会（National Transportation Safety Board，NTSB）报道，在 2007 年至 2011 年期间，仅有一起伤亡航班事故（网址：http://www.ntsb.gov/data/table6_2012.html）。

符合先前所述影响事件特征的飞行意外真实数目尚不清楚，但很可能至少是事故发生数目的 100 倍。即便如此，飞行事故仍然远远低于麻醉中 3% ~ 5% 严重影响事件的发生率。这些数据清楚地表明，异常、动态变化事件的术中管理仍然是麻醉技术的关键。

麻醉医师任务的经验性研究

自 20 世纪 70 年代以来，人们开展了大量麻醉医师术中活动的研究[39, 43-46, 48, 214, 235, 275, 348-351]。此外，在仿真模拟环境中完成的研究也越来越多[2, 21, 24, 220, 352-368]。

最早的研究是将少量麻醉病例用延时摄影拍摄下来，然后逐个画面进行任务分析。Drui 等[369]于 1973 年完成了首次任务分析，其主要研究结果是"麻醉医师的注意力常常会从患者–手术区域移开"。随后的研究[281-283]发现，有 40% ~ 50% 的麻醉医师的目光脱离了患者或手术区域。McDonald 和 Dzwonczyk[282]从 1981 年开始研究病例，他们将"麻醉医师与患者接触和观察术野的活动"归类为直接患者活动。研究者明确指出，"观察皮肤颜色""触诊脉搏"及"听诊心脏和呼吸音"均为直接患者活动。而观察动脉血压或 ECG、观察或调节麻醉机或者静脉输液装置被归类为间接患者活动。此项研究中，麻醉医师用在直接患者活动以外的时间占 83%。1985 年同一研究者[283]的重复研究表明，直接患者监测率较 1981 年明显增高（44.8% vs. 16.8%）。研究组认为，差异的变化是由于 1981 年的手控通气转变为 1985 年的机械通气，前者占据了麻醉医师大量视觉注意力，而后者解放了麻醉医师，便于观察患者。

毫无疑问，观察患者和术野是优秀临床医师的标志。技术的反对者们谴责监测仪和治疗设备分散了麻醉医师观察患者的注意力。然而，必须区分麻醉医师的注意力和麻醉医师的目光之间的重要差别，前者必须把注意力集中于患者的需求，而后者实际上可以通过关注其他地方更好地服务患者。McDonald 和

Dzwonczyk 等[283]在研究中所设置的许多任务即使不包含直接观察或接触患者，也与患者管理密切相关。任务分析本身无法解答的关键问题是：在麻醉医师凝视术野时，他们有多久在收集信息，又有多久只是"观看场景"？也就是说，各种观察获取的信息内容是什么？行动任务和安全实施麻醉方案的目标又有着怎样的关系？

有趣的是，Drui 等[369]询问正在协助编码胶片的医师，"你从这种活动的直接表现中获得哪些信息？"尽管这些研究者似乎认为麻醉医师将目光离开患者和术野不好，但他们却从未描述每种活动能够得到什么有用信息。Boquet 等[281]不仅研究了麻醉医师的凝视（使用精密的眼球追踪系统），还同时要求上级麻醉医师对不同视觉目标和手动任务的重要性进行分级。分级中"患者"最重要，而占用麻醉医师 25% 时间的"术野"并没有被上级麻醉医师们列出，或许他们认为术野和患者是密不可分的一体。

Drui 等[369]研究的另一重要发现是，麻醉医师 40% 的时间属于"空闲时间"，即这些时段的胶片中看不到明显的任务。1988 年，McDonald 和 Dzwonczyk[282]指出，此研究和其他研究表明"麻醉医师把大多数时间用在次要或与患者管理无关的任务上"。而在原始文献中，Drui 等[369]正确认识到没有看到明显活动并不意味着麻醉医师就是真的闲着。事实上，研究者假设麻醉医师把这段时间用于决策，后者是可观察到的任务的基础。

最详细的任务分析是 UCSD/VA- 斯坦福研究组开展的一系列研究[215, 275, 284-285, 350, 370]。这些分析使用逐渐增多的任务分类法（11 → 28 → 32）分析日间手术中初学者和有经验的麻醉医师的活动，以及心脏手术中高年资住院医师的活动。研究表明，少量不断重复的任务占用了病例管理的大部分时间。在一项研究中，4 种任务 [观察监测仪、记录、与主治医师交谈（针对新手住院医师）和调节监测仪] 共占用病例总时间的 50.1%。像气道管理这样的特定活动（例如气囊通气、喉镜检查）仅在短时发生，但却密集成串（图 7-16）。鉴于任务种类繁多，很少看见麻醉医师闲着。

研究组试图明确初学者和有经验的麻醉医师之间是否存在任务模式方面的差异，结果证实了此前的预想，发现在麻醉方案的特定阶段，初学者完成的许多任务与有经验的麻醉医师相同，但初学者每项任务的平均耗时较长。这些研究还表明，有经验的麻醉医师完成任务更稳定，单位时间内的效率更高[371]。

值得注意的是（也并非出乎意料），与有经验

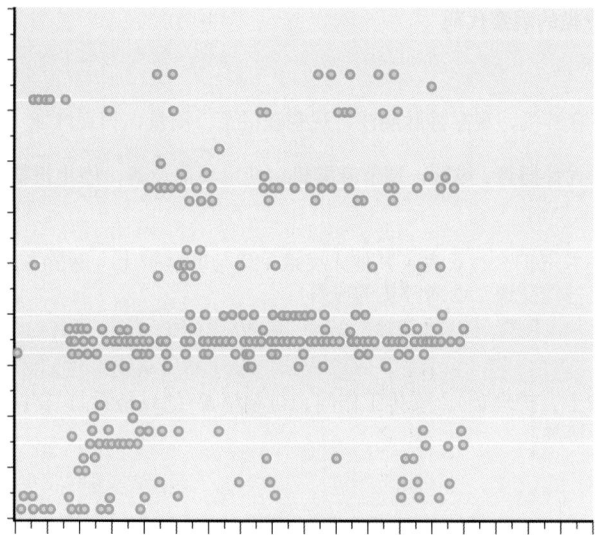

图 7-16　在真实的门诊手术过程中麻醉医师的任务分布。一名研究者直接观察麻醉医师，并记录其所执行的每项任务的代码（有 28 个任务代码）。某些任务（如气囊通气）在病例的特定阶段成串出现，而其他任务（如观察监测仪）则在病例全程中频繁重复

的住院医师或注册麻醉护士（Certified Registered Nurse Anesthetists，CRNAs）相比，低年资住院医师与主治医师交谈所用的时间更多（占用了 11% 的插管前时间），而有经验的人员观察术野的时间明显超过初学者，尚不清楚这一发现有何意义。初学者的确要花费更多时间完成麻醉前准备和麻醉诱导，但在主治医师监管时，可以将同时进行的其他任务有效转给上级医师，似乎抵消了初学者花费的一部分额外时间，由此初学者的插管前时间仅增加 6min [371]。此研究组还报道，随着单位时间内的任务密度增加，每项任务的关注时间也随之减少，反之亦然。这一发现对于麻醉医师如何分配其注意力有重要意义（参见前文核心流程的管理与协作）。

任务分析与行为密度

瑞士苏黎世联邦理工学院（ETH）工作与组织心理学系和 Tübingen 大学麻醉系的患者安全与模拟中心联合组建了一个学科间研究组，使用弹性界面技术（flexible interface technique，FIT）开展了几项任务分析研究 [372]（图 7-17），促进了多重平行和重叠行为的分析 [286]。研究组制定了 41 个观察代码，每一代码代表一种行为（表 7-9）。由于此方法可真实捕获重叠行为，因而在麻醉医师行为的顺序分析中，可用来描述有效任务密度。

图 7-18 和图 7-19 显示了 24 例真实手术室研究的观察结果。观察数据包括许多短期波动（点），并标出 5min 之前的行为密度移动均值（线）。图 7-18 展示了一个完整的麻醉过程，可见在麻醉诱导和麻醉苏醒期行为密度明显增加。图 7-19 显示两例心肺分流心脏手术末期的行为密度。Tübingen 研究组还成功地应用该任务分析技术在模拟人上研究行为顺序，并与真实手术室的研究结果进行比较，用以论证和评估模拟人的生态学有效性（参见第 8 章）。

自动化

早期任务分析将似乎无法提供大量信息内容或治疗优势的重复性任务确定为自动化作业的备选。Drui 等 [369] 将填写麻醉记录、测量血压和调节静脉输注确定为重复性任务。Kennedy 等 [373] 计算出具体数据并绘制了趋势图。实际上，自 20 世纪 90 年代以来，许多重复性任务都已实现自动化作业。来自加州大学的 Loeb 和来自都柏林国立大学（University College Dubli，UCD）的 Davis 证实 [374]，麻醉医师通常每 10～20s 观察监测仪 1～2s，且常常需要几个观察循环才能够发现监测仪上的细微提示。

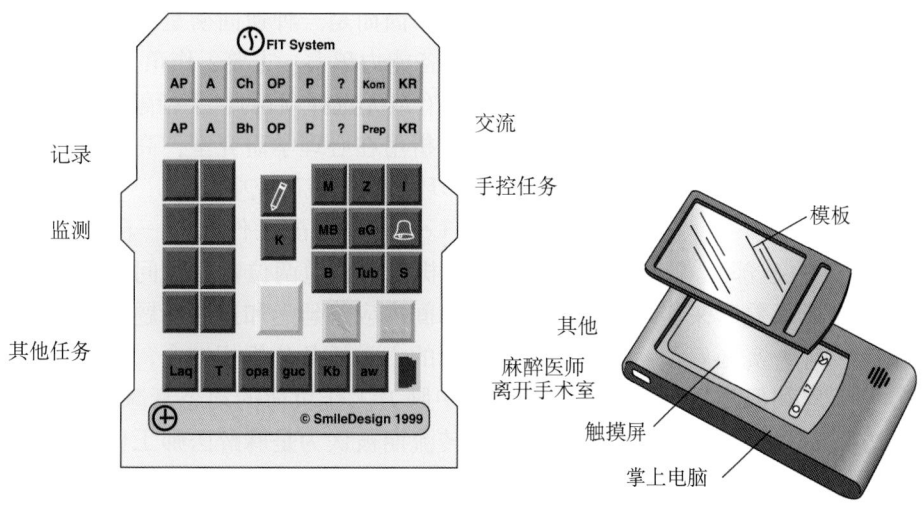

图 7-17　弹性界面技术系统。该系统可以更为容易地识别任务分析项目和分类，并可恰当解决重叠行为

表 7-9　用于任务和行为分类的观察代码

任务组	行为
监测	阅读患者记录，观察患者，观察患者监测仪，观察麻醉机，观察静脉滴注，观察注射泵，测量，扫视区域
实施操作	建立静脉通路，给药，调节静脉输注，面罩通气，气管插管 / 拔管，调节麻醉机，使用其他设备，停止报警，吸引
交流	①主动与麻醉护士、麻醉主治医师、外科医师、手术室护士、患者、其他人交谈；②与麻醉护士、麻醉主治医师、外科医师、手术室护士、患者、其他人应答性交谈；③对呼机的应答
记录	患者病历记录（药物、滴速、实验室检查结果）
其他操作	患者体位摆放，患者转送，其他人的任务（巡回护士、护理员），安排工作间，与参观者（"只是看"）交谈，其他杂务，离开手术室（可能与手术室仍有试听接触）

Gurushanthaiah 等 [375] 研究了比较复杂的显示形式对麻醉医师监测信号的影响，他们发现在实验室情境下与单纯使用原始数字相比，柱状图和多边形图缩短了应答潜伏期。然而，这些实验室研究结果是否适用于患者管理中必然出现的更加复杂的信号监测尚不确定。顺便一提，航空领域的经验表明，监测和治疗设备的自动化会产生人机互动方面的自身问题，这很可能会成为某些不良麻醉事件的成因或影响因素。在麻醉学中已经观察到某些航空领域内与自动化相关的相同类型不良事件 [267]。

自动化对任务分配的影响尚不确定。如前所述，转换为机械通气确实影响了 McDonald 和 Dzwonczyk 的分析 [282]。Allard 等 [376] 的研究表明，使用自动记录装置并没有减少用在麻醉记录上的时间。但 UCSD/VA- 斯坦福研究组发表的数据表明，在心脏麻醉中使用自动记录装置，记录时间可减少 20% [371]。研究人员注意到，在使用电子记录保存时，麻醉医师用在直接患者管理活动的时间略有增加，但并不显著。尽管自动记录保存可能还会产生其他益处，但尚无明确证据表明电子记录保存会明显提高麻醉医师执行其他患者管理任务的能力。UCD 和 UCSD/VA- 斯坦福研究组证实，电子自动记录保存并不会明显降低麻醉医师的警惕性 [377-378]。

实施麻醉的脑力负荷

看得见的任务并非麻醉医师所做的全部工作。正如 Drui 等 [369] 提出的，即使在麻醉医师看起来空闲时，其脑力活动仍在持续。那么，何为实施麻醉的脑力负荷？脑力负荷是另一个易于理解但难以精确定义的概念。评估脑力负荷的方法有多种，但均不理想。

主要任务绩效测评

主要任务绩效测评是评估受试者在标准工作任务上的表现，随着任务数量、密度和复杂性的增加，任务会越来越难。起初，受试者能够完成逐渐增加的任务负荷，但在某一时刻一旦工作负荷超出了其管理能力，标准任务绩效也随之下降。主要任务绩效测评的缺点是，在许多复杂的任务领域中，缺乏客观测量受试者主要工作任务绩效的可接受的方法，除非继续增加负荷，直至某一时刻出现易于检测的灾难性绩效失败。事实上，在高风险领域不允许主要任务绩效下降，当然更不能让灾难发生。尽管此类试验原则上可以使用麻醉模拟仪器，但尚未尝试。

次要任务探测

次要任务探测是一种更有价值的技术，是检测受试者附属于主要工作任务的最小次要任务。次要任务比较简单，可以客观衡量其绩效，且可指导受试者明确患者管理的主要任务绝对优先于次要任务。因此，假设次要任务需要与主要任务相同的的脑力资源，受试者的次要任务绩效可以间接反映可用于处理主要任务的储备能力，因而是一种逆向衡量主要任务工作负荷的方法（储备能力越大，主要工作负荷越小）。现已将应答时间（有或无选择项目）、手指敲击和心算等次要任务绩效分析用在心理学研究室、高仿真模拟人和某些实际工作环境的领域研究中。

Gaba 和 Lee[379] 在麻醉工作区的一台电脑屏幕上大约每 45s 随机出现一道两位数相加问题，记录麻醉医师在一段时间内应答延迟和遗漏问题的数目，并与一个同时进行的六类任务分析相结合，记录不断变化的复杂病例中脑力工作负荷的动态衰减和动态流动。例如，心肺转流期被认为是麻醉医师工作负荷非常少的一段时间，而麻醉诱导期则被认为是高工作负荷的

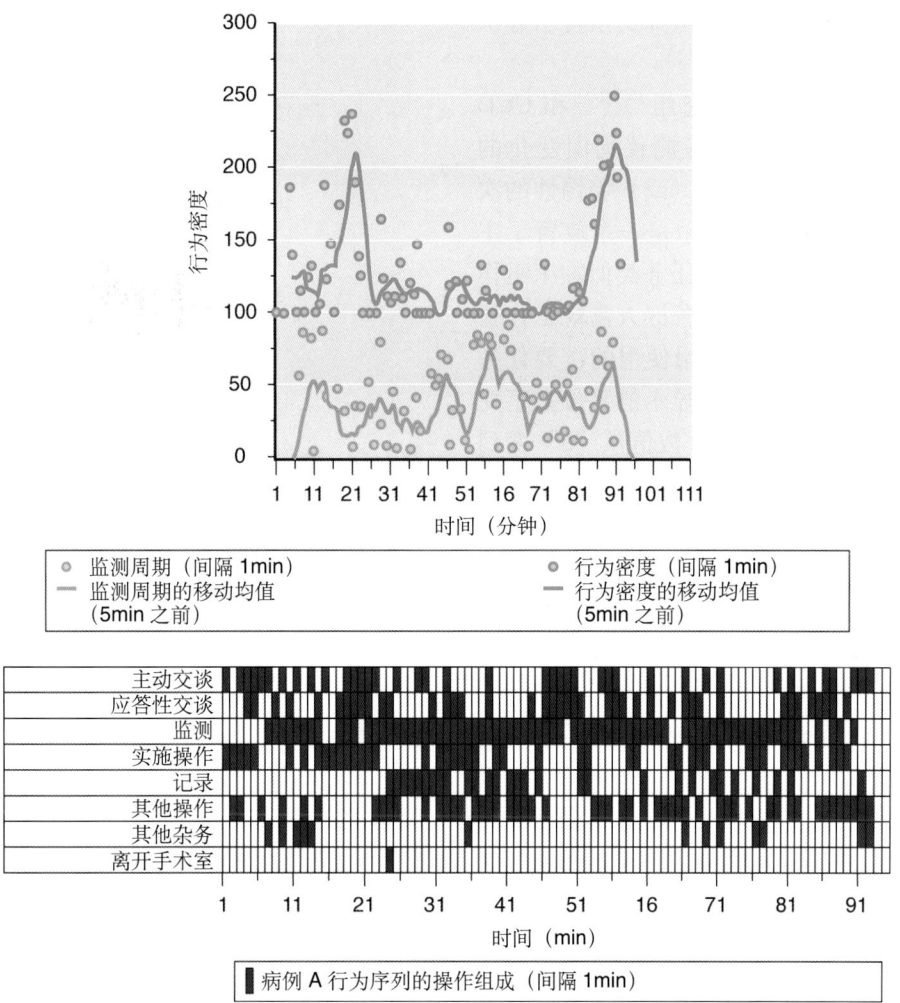

图 7-18　行为密度图列出了一个真实麻醉病例从麻醉诱导到麻醉苏醒的"行为密度"。图中浅灰色线表示全部的行为密度，各点表示密度的移动均值。深灰色线表示单个任务组（如"监测"）的分布。下面的图表显示了同一病例所有 8 个任务组的数据组成

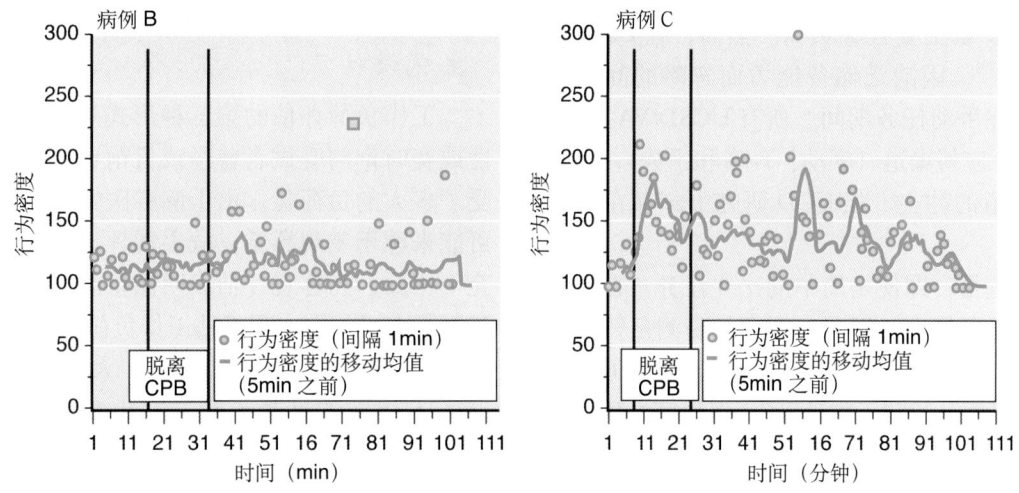

图 7-19　脱离体外循环（cardiopulmonary bypass, CPB）后没有或伴有并发症时的行为密度。左图是脱离 CPB 前后行为密度保持"平坦"曲线（在两条垂直线之间）的简单病例（病例 B）密度图。反之，右图的病例 C 在脱离 CPB 时情况复杂：脱离 CPB 后行为密度很高，随后密度进一步升高至峰值

一段时期。执行手动任务和同主治医师交谈可引起次要任务应答延迟或缺失。

随后，UCSD/VA- 斯坦福研究组[284-285] 和 UCD 组[374, 378, 380] 采用对临床监测仪或监测仪周围变化的应答时间作为分析脑力工作负荷和（或）警惕性的次要任务。UCSD/VA- 斯坦福组的显示是一个放置于主要生理监测仪旁的红灯。这种次要任务类似临床工作标准任务，又完全独立。当次要任务嵌入常规工作任务时，被称为"嵌入任务"。UCD 组使用的次要任务是识别临床监测仪未启用的通道上显示的字母数字变化（监测仪上标为"Vig"的参数，数值从"5"变到"10"）。该任务仅部分嵌入常规任务，因为尽管涉及实际的临床监测仪，但显示在其他未启用通道，并无临床意义。VA- 斯坦福组在模拟麻醉病例中对完全嵌入的次要任务进行研究，通过随意改变临床变量数值，可以评估受试者对超出预先设定的报警阈值的数值改变的应答时间。

有经验的受试者在诱导时或诱导后维持期对 UCSD/VA- 斯坦福组所用红灯的平均应答时间明显少于 60s，但新住院医师在诱导期的应答时间明显延长（图 7-20）。研究中未进行反复探测，因而不足以了解工作负荷的衰减和流动。对 UCD 任务的应答（56%）通常发生在 60s 内，但仍有 16% 的刺激（诱导期 27%）在 5min 内没有反应。结论是在麻醉管理的特定时期，储备能力有可能受到病例工作负荷的限制。

关于工作负荷的研究存在几个问题。一是"应答渠道"的冲突。如果应答需要手动操作鼠标或键盘（例如在 Gaba 和 Lee 以及 UCD 组的研究中）完成，那么受试者忙于手动任务时，将无法执行应答性操作，尤其是无菌操作期间。因而可能无法区分大量主要任务负荷（即没有储备能力从事次要任务）和需手动应答的少量主要任务负荷。然而，在 Gaba 和 Lee 的研究中[379]，因缺乏储备能力而忽略的问题有 37% 并未发生在手动任务期间。所有 UCSD/VA- 斯坦福研究都有多个应答渠道（手动、声音和手势），因此不存在应答渠道的冲突，但 UCD 研究中却存在干扰的潜在可能。

另一个问题是，即便是简单的次要任务，在反复重复时，亦具有干扰性。因而，需要权衡测量暂时的必要性和带来的干扰。尽管用相同的探测技术可以测量绩效的"警惕性"和"工作负荷"，但到底是哪一方面，仍然存在争议。如果探测的使用频率低、精细、有多个应答渠道，在低工作量时执行，探测更重于警惕性；如果探测频发、易于察觉、需要手动应答，并在高工作量期间执行，探测则更多提示储备能力和工

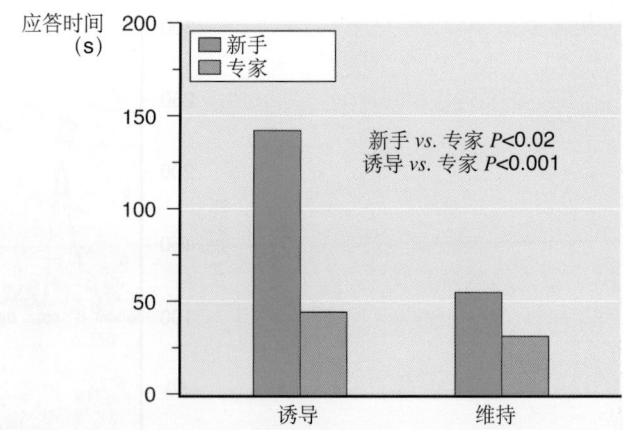

图 7-20 麻醉医师警惕性试验。该图显示的是真实门诊手术过程中新住院医师和有经验的麻醉医师对放在心电图监测仪显示器旁的红灯闪亮的平均反应时间。两组在维持期的反应均比诱导期快。与有经验的麻醉医师相比，初学者的反应明显缓慢。反应时间呈偏态分布，不是高斯分布，所以未在图中标出误差线，假设检验使用非参数统计法

作负荷。

Slagle 等[349] 对一项关于评分者信度以及评分者间信度的临床任务分析方法进行评估。研究者让一名接受过培训的观察者对 20 例常规麻醉进行评定，先在手术室内，然后根据录像对相同病例进行再次评定，同时另一名观察者对相同录像进行两次评定，使用有 38 种任务的计算机任务分析程序。结果表明，评分者自身可靠性良好，实时与视频分析的结果高度一致。由于很多情况下无法进行实时观察，因此该研究发现非常重要。但此研究在分析平行任务时存在问题，因为"根据每项任务的耗时比来固定任务种类"的技术，两位评定者在"任务时程"和"任务发生"上出现巨大差异。Tübingen 的 Manser 等解决了并行任务（两个或更多）问题[286-287, 381]。

主观评估

工作负荷评估的第三种形式是主观评估，即回顾性或实时询问受试者曾经或目前在实际工作环境中承受了多大的负荷量。由于麻醉医师的压力和焦虑最大可能来源于主观感觉，故主观评估对客观评估进行补充；相反，当客观评估表明储备能力显著下降时，麻醉医师有可能在主观低估工作负荷。

为评估脑力负荷的大小，人们提出了多种理论上各不相同的度量方法。其中 Gaba 和 Lee[379] 采用 NASA 使用的工作负荷分级方法，每个级别的工作负荷评定都高度相关。在 UCSD/VA- 斯坦福组的随后研究中，使用非对称数字分级法评估了一个维度的总负荷量，最大限度降低了团队应答在对称分级的中间和

两端出现的偏倚趋势。该研究组证实，一名中立的观察者可实时主观评估麻醉医师的工作负荷，并与受试者的自我评估高度吻合 [284]。再次如同预料，主观工作负荷在诱导期和麻醉苏醒期最高，初学者更是如此。

生理测量

生理测量是工作负荷评估的最后技术手段。视觉或听觉诱发电位已经成功用于脑力负荷的评估，但该技术只能在静态的实验室环境下使用。心率是相对易于测量的变量，并随脑力负荷而改变。Toung 等 [382] 表明，麻醉医师的心率在气管插管时增加，且增加量与接受医学培训的总量负相关。Azar 等 [383] 发现，麻醉人员的心率和血压在麻醉诱导期升高，其中一人还出现明显的 ST 段降低。Bitetti 等 [384] 证实，麻醉中出现的心率改变并非总与同期自我记录的"压力"相关。

由于影响心率的因素众多，心率的每搏变异性被认为是更好的脑力负荷评估指标。通过光谱分析可以分离心率变异性的频率成分，在 0.1 Hz 的成分与脑力负荷有关。尽管有些研究组现已获得了麻醉医师的心率数据，但尚无工作负荷与频率成分相关的分析报道。

任务分析和工作负荷方法学的应用

任务分析和工作负荷的评估结果已为麻醉实践中的一些直觉观念提供了主要的客观证据。这些研究真正的重要性是建立了统一的方法学，从而有助于研究各种有趣的问题 [287, 385]。其中电子自动记录保存系统在前文已经提及，另一问题与经食道超声心动图检查（transesophageal echocardiography, TEE）有关。TEE 监测手段现已广泛应用于心脏手术麻醉和接受复杂手术的心血管疾病患者的麻醉。众所周知，分析 TEE 图像和操作 TEE 探头需要大量视觉和精神注意力。

UCSD/VA- 斯坦福研究组发表的数据表明，与麻醉医师执行的其他患者管理任务相比，在麻醉医师操作、调节或检查 TEE 图像时，警惕性（通过对红灯亮时的应答潜伏期来评估）显著降低（图 7-21）[377]。此结果部分反映了工作空间的布局问题，TEE 仪器体积较大，常放置于靠近手术床头端的左侧，而麻醉机和监测仪习惯性地放置于手术床头端的右侧，受控于主要监测仪的远端显示器亦可能置于患者右侧。这种布局安排不便于从一侧到另一侧快速浏览数据，使用 TEE 所需的精神集中到底在多大程度上分散麻醉医师对其他信号的警惕性仍有待进一步确定。

区分 TEE 的各种用途非常重要，将 TEE 用于解答手术过程中由事件或重大事件所引起的特定临床问题时，尽管会降低总体警惕性，但其所提供的信息价值也值得一试。而应用 TEE 持续监测心肌缺血或进行详细的常规检查时，评估该技术的潜在好处时就必须考虑警惕性的下降。有些医师介绍了几种解决 TEE 所需注意力的特殊方法，包括降低警报阈值（以便在数

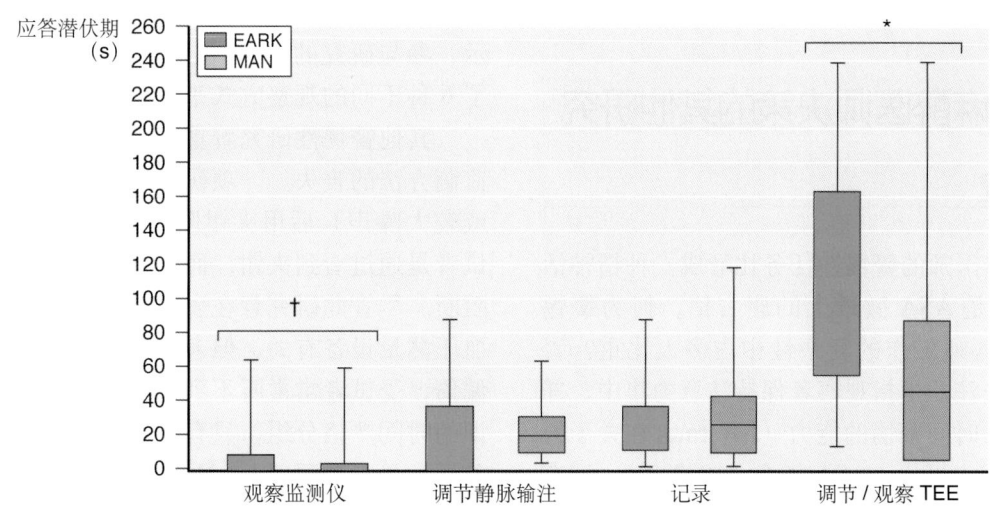

图 7-21　有或无自动记录保存的麻醉任务中的警惕性测试数据。在电子自动记录保存（electronic automated record-keeping, EARK）和手工记录保存（manual record-keeping, MAN）中标出了 4 类任务的数据范围。每个框包括该亚组 50% 的数据（框上限为第 75 个百分点，下限为第 25 个百分点），而上、下水平线分别表示最大值和最小值。记录保存的应答潜伏期在 EARK 和 MAN 之间无明显差异。在两个记录保存组，与记录、观察监测仪或调节静脉输注（intravenous lines, IVs）相比，受试者在观察或调节经食管超声心动图（TEE）时应答明显缓慢。两组受试者在观察包含一个红灯的监测仪时，与执行其他 3 项任务相比，应答潜伏期较短。*P < 0.05，†p < 0.05。(From Weinger MB, Herdon OW, Gaba DM: The effect of electronic record keeping and transesophageal echocardiography on task distribution, workload, and vigilance during cardiac anesthesia, Anesthesiology 87:144-145, 1997.)

值变化时发出报警声），以及在最开始放置 TEE 和实施检查时委托另一名医师专门负责患者监测。

还有许多有关麻醉医师绩效的有趣问题仍然无法回答，可用任务分析、工作负荷和警惕性评估技术解决，包括：

1. 任务负荷与任务密度在私人诊所与教学医院有何不同？

2. 在任务及任务密度分析中，是否存在专家和初学者的特有"模式"（或者说麻醉医师的"好"和"差"）？如果有的话：

   a. 初学者的工作模式如何转变为"专家"模式？对初学者的培训如何才能最好地促进这些转变？能否通过任务分配和脑力负荷分析查知初学者的表现未达到最佳？

   b. 能否将工作模式和安全的麻醉实践联系起来？或者说能否将某种模式和不安全行为联系起来？这可能通过评估高工作负荷模拟情境来实现。在积极的安全文化中，可以辨别出工作模式比较危险的同事，并给予他们个别培训。

3. 麻醉医师能够处理的平均任务负荷是多少？在患者管理的高工作负荷期间如何在人员间进行任务分配（例如，住院医师和主治医师之间、CRNA 和主管医师之间以及麻醉医师之间）？目前刚刚开始用前文所提及的对实际麻醉病例录像资料的任务分析技术来阐明这些问题，通过分析录像带，可观察到多位麻醉人员完成任务的顺序以及协调活动所用的交流方式。

警惕性和麻醉医师决策的其他研究

警惕性研究

现已把麻醉医师的警惕性任务比喻成一种精神活动。"警惕性"是 ASA 徽章上的座右铭。何为警惕性？其在麻醉医师工作的复杂性中占多大比重？警惕性又称持续关注，是指观察者保持注意力集中，并对刺激保持较长时间警惕的能力（J.Warm，在关于警惕性的小组讨论中提出，ASA 年会，1992 年）。现有大量有关警惕性的文献。许多实验室研究表明，在长时间的警惕性任务中会出现警惕性衰减，也可以被多种因素加重或缓解。这些研究引发了许多争议。一些心理学家认为，有关警惕性的实验室研究结果在复杂的实际工作领域中几乎没有应用价值[386-387]。毫无疑问，警惕性是麻醉医师工作的必然组成部分，因为

不能察觉出新的刺激信号就无法完成有意义的工作。然而，麻醉医师的工作比单纯保持对刺激的警惕性更复杂。因此，警惕性只是优良绩效的必要条件，绝非全部条件[65]。

一些研究尝试应用低仿真模拟试验来量化麻醉医师对临床重要变量发生改变的警惕性。Beatty 等[388]让麻醉医师观察录像显示仪上六种生命体征的改变，Denisco 等[389]则使用包含麻醉流量设定和生理监测仪显示的异常变化的录像带。他们并未报道原始应答时间，只有"警惕性评分"。这些研究旨在证实睡眠剥夺和疲惫的住院医师绩效降低，但这些研究存在方法学缺陷，例如，在 Denisco 等[389]的研究中，从未告诉受试者需要报告的变化阈值。

此外，麻醉医师的工作环境也远比这些低仿真模拟环境复杂。尽管有人认为复杂的工作环境会进一步降低警惕性，但并非一定如此。在警惕性试验中，另一种可能是工作环境复杂，能够消除无聊。此外，真实的工作环境常常会提供大量数据改变的线索，从而更可能发现问题。

使用仿真麻醉模拟装置对体力充沛的麻醉医师进行研究，测量他们在仿真病例情境中发生各种术中事件的察觉时间（对问题的首次知晓）[214]。能够立即引发声音报警的事件，如室性心动过速或者心室颤动，可在 10s 内发现（许多情况下，证实其准确性比给予处理耗时更长）。而类似于静脉通道阻塞的其他事件，只能通过肉眼观察麻醉机和监测仪以外的方向来察觉。通常需用花费几分钟（平均），但察觉后可以快速给予纠正。在任务领域中还会出现多余的线索提示，参与研究的 19 位住院医师中，至少有 1 位使用了 6 种不同的观察方式来验证初期的支气管插管。

其他警惕性研究着重于发现实际患者管理中已有监测方法的丧失。一项研究中，在分散注意力（交谈或较大噪声）后用夹钳阻断食管听诊[390]，大多数受试者是通过看到夹钳，而不是注意到声音消失来发现阻断。尽管此研究意在表明警惕性改变与应用自动化血压测量设备有关，但人为分散注意力也会产生结果偏倚，受试者常常听不到声音消失。如果按照接受培训的时间严格分组，只有一组住院医师的结果有显著差异。另一项研究[391]更为细致地评估了食管听诊消失的应答时间，表明 13% 的阻断在 1min 后发现。而此研究需要手动应答。研究者还注意到，在某些延迟应答的例子中，受试者参与了手动临床活动，如输血或给药。

警惕性的明显降低既有可能源于对刺激即刻应答的"储备能力"减少，也可能是麻醉医师的总体

警惕性降低。增加相关信息的显示和告知是改善前一种情况的有效策略；而在麻醉医师的总体警惕性受损（如睡眠不足或疾病）时，该策略则无效。疲劳的影响和作用以及可能的对策在此前的绩效形成因素部分有讨论。

麻醉医师复杂决策和行为的经验性研究

　　医学决策的传统概念主要是指相对静止、构思良好的决策。例如，血压升高的患者 A 是应该用药物 X 治疗高血压，还是暂不治疗？在内科学[392-394]和放射学中，研究者都只把"诊断"作为单独的任务（特别是"诊断性解释"）。这些决策方法没有抓住麻醉学中动态、有时间压力和不确定性的独特方面。自 20 世纪 80 年代以来，出现了一个有关复杂真实情境中决策与行动的范例[47, 276, 290]。动态决策的认知模式前文已述。一些来自麻醉学专业内部或来自人员绩效组织的研究团队正努力对麻醉医师的复杂绩效进行更全面的研究和认识，他们的工作基于少量的新型试验（常使用中度或高度仿真麻醉模拟装置）、对先前试验的重新解读、直接或间接观察麻醉的实施以及来自麻醉学其他相关行业的推断。每一试验都探查了决策和行为的若干方面，如下文所述。

对模拟危机事件的应答

　　人们已使用模拟设备开展了许多研究并发表了论文，由于后期的研究与初期的研究结果一致，我们将早期的研究作为例子描述，这些例子也代表了某些近期文献。

　　用仿真的手动麻醉模拟装置，Gaba 和 DeAnda[123, 300, 405]研究了麻醉实习生、有经验的麻醉医师和私人执业医师对如下 6 种预先设定的不同类型和严重程度的危机事件的应答：

1. 通气管道太短，无法按照手术医师要求将手术台旋转 180°。
2. 手术操作导致支气管内插管（endobronchial intubation, EI）。
3. 静脉通道阻塞。
4. 心房颤动（atrial fibrillation, AF）伴有快速心室率和低血压。
5. 气管导管和呼吸回路断开。
6. 室性心动过速／心室颤动。

　　研究者测量了察觉时间（如警惕性部分所述）和

纠正时间（从事件出现到任一预先设定的纠正行为被采用），评估了受试者发现事件、随后确认与诊断问题的信息资源。他们要求受试者"大声说出自己的想法"，并对自己的决策策略进行主观分析。总结的数据如图 7-22 所示，主要研究结果包括：

1. 每个事件都有各自不同的固有解决方案。一些事件（如呼吸回路断开）可迅速发现和纠正；有些问题（如静脉阻塞）则难以察觉，但察觉后能够得到快速的诊断和治疗。通过使用丰富的信息资源中的一个信息作为第一线索（对 EI 是 6 个，对 AF 是 4 个），有些问题（EI、AF）易于察觉，但确认异常、建立诊断并给予适当治疗则需要更多时间（对 EI 是 7 ~ 8min，对 AF 是 1.5 ~ 4.5min）。诊断、确定治疗方案和监测治疗效果要使用大量信息资源（对 EI 是 11 个，对 AF 是 9 个）。
2. 每一事件的发现和纠正问题的时间、所用信息资源以及所采取的行动都有显著的个体差异。每个经验组都包含一些需要较多时间解决问题或从未解决过问题的成员。此外，在每个经验组内至少有一名成员会犯下对患者临床结局产生严重不良影响的主要错误，例如，一位从未施行过电除颤的主治医师处理心室颤动；一位私人执业医师按支气管痉挛处理 EI，却从未评估双肺通气是否对称；一位住院医师未能发现呼吸回路断开。
3. 尽管会受到意外情况影响，但麻醉医师的平均绩效通常会随着经验积累逐渐提高。有经验组的绩效并非绝对优于第二年的住院医师（培训的最后一年），许多（并非全部）新手住院医师与更有经验受试者的绩效没有差别。
4. 绩效未达到最佳标准有技术性和认知两方面因素。技术性问题包括在使用外电极时选择了适用内电极的除颤能量、拿错安瓿以及气管导管套囊未充气导致漏气。认知问题包括没把注意力分配给最危机的问题和固定误差。

　　来自华盛顿大学的 Schwid 和 O'Donnell[298]使用麻醉模拟装置顾问（Anesthesia Simulator Consultant, ASC）视频模拟器（Anesoft 公司，Issaquah，华盛顿州）（表 7-10）完成了 Gaba 和 DeAnda 在仿真模拟器上的类似试验。虽然在"屏幕上"展现手术室存在局限性，但便于研究者更加细致地评估麻醉医师的某些行为因素。在完成几例没有危机事件的练习病例后，要求每位受试者管理 3 个或 4 个病例，这些病例中共有 4 个危机事件（食管内插管、心肌缺血、过敏反应

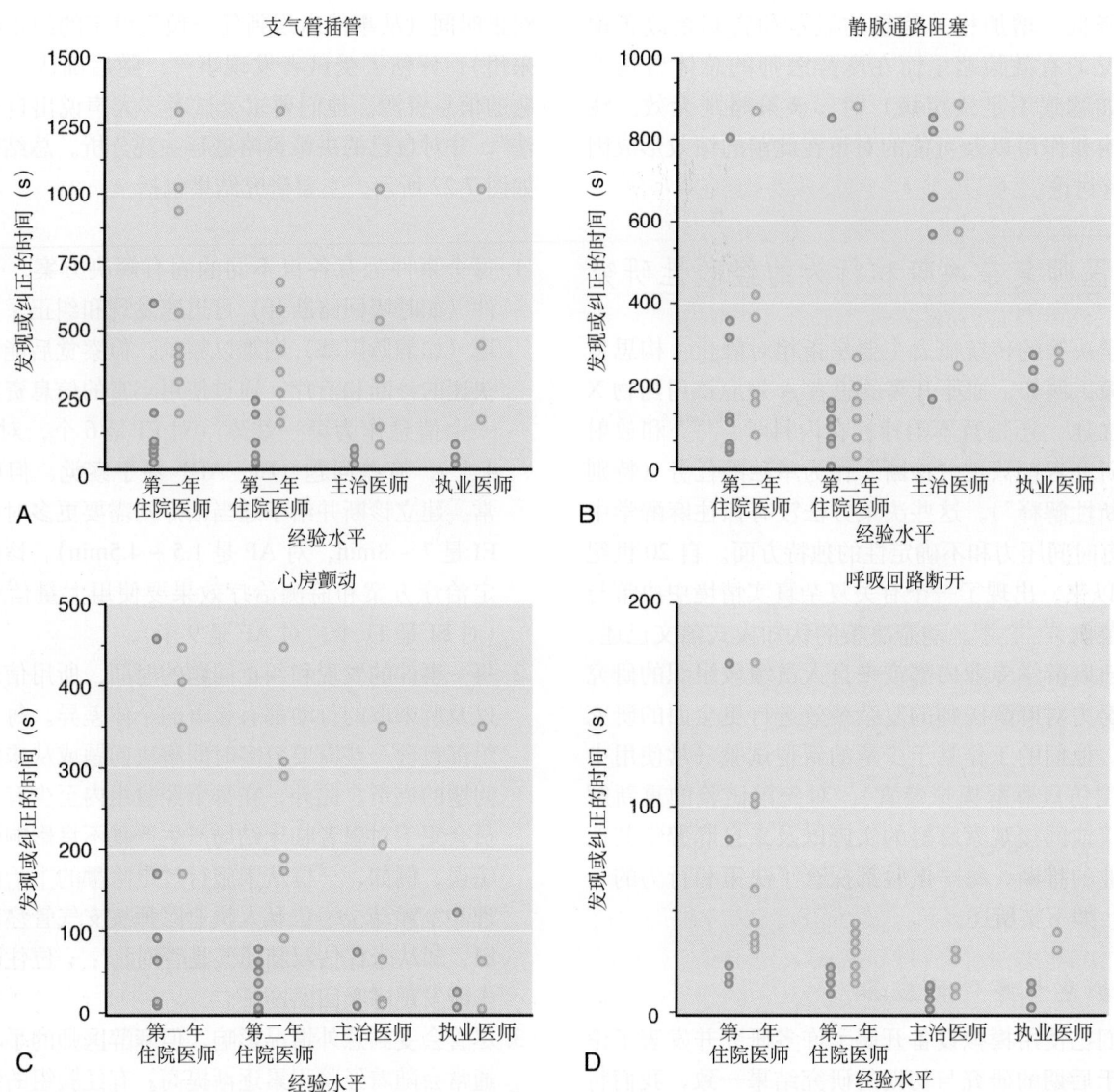

图 7-22 不同经验水平的麻醉医师对 4 种模拟危机事件的应答时间：A. 支气管插管；B. 静脉通路阻塞；C. 心房颤动；D. 呼吸回路断开。察觉时间以深蓝色圆圈代表，纠正时间以浅蓝色圆圈代表（见文中对这些时间的说明）。除非应答时间有重叠，每个圆圈代表一个单独的个体。每一事件应答时间的变化范围各不相同。事件间和个体间有很大变异性。尽管有趋势表明经验丰富的人绩效更好，但所有组中均有个体犯有严重错误 *(From DeAnda A, Gaba DM: Role of experience in the response to simulated critical incidents. Anesth Analg 72:308-315, 1991.)*

和心脏停搏）。每个事件的发展进程由生理学和药理学模型的相互作用及受试者采取的行动进行调节。接受研究的麻醉医师的经验水平各不相同。一组由 10 位至少接受过 1 年麻醉学培训的住院医师组成，而另外两组分别包括 10 位主治医师和 10 位私人执业医师。

主要研究发现包括：

1. 每个经验组都犯有明显的诊断或治疗错误。错误出现在问题的诊断和正确治疗的决策及实施上。例如，尽管有心率、血压、喘鸣、最大吸气压升高和可见皮疹这些可利用的信息，但仍有 60% 的受试

者未能诊断过敏反应。在心肌缺血管理中也出现多处管理失败（表 7-11）。

2. 有 30% 受试者在考虑诊断策略时没有纠正严重的异常情况。

3. 经常出现固定误差，即使最初的诊断和计划有明显错误，也未对其进行修改。

Westenskow 等 [293] 使用模拟肺和远程激活呼吸回路故障来测试麻醉医师在听到报警声后识别与通气和麻醉呼吸回路有关的问题的能力。一组受试者使用带二氧化碳分析仪的麻醉机的标准警报，设定为出厂默

表 7-10　采用麻醉模拟装置顾问诊断或处理模拟危机事件完全正确率

事件	麻醉住院医师（%）	麻醉主治医师（%）	执业麻醉医师（%）
食管内插管诊断	80	100	100
心肌缺血的治疗	20	40	20
过敏反应的诊断	20	60	40
心脏停搏的治疗	40	30	20

From Schwid HA, O'Donnell D: Anesthesiologists' management of simulated critical incidents, Anesthesiology 76:495-501, 1992

表 7-11　采用麻醉模拟装置顾问处理模拟心肌缺血事件的失败率

事件	麻醉住院医师（%）	麻醉主治医师（%）	执业麻醉医师（%）
未处理的心动过速	30	50	70
未处理的低血压	40	60	20
不恰当用药	20	10	0
不记得输注剂量	50	20	10
不能计算出输注速率	70	40	40

From Schwid HA, O'Donnell D: Anesthesiologists' management of simulated critical incidents, Anesthesiology 76:495-501, 1992

认值。另一组使用关掉报警的相同麻醉机，用基于神经网络的智能报警和故障识别系统。呼吸回路断开的平均"人员应答时间"（即首次报警到识别事件的时间）约为 15s，而气管导管套囊泄漏事件约为 90s。采用标准报警设置测试的 10 位麻醉医师在 2min 内有 11 项故障未能识别——5 项套囊泄漏、3 项气道阻塞以及 3 项呼气活瓣持续开放。但此时他们继续寻找原因，并采取了适宜的补偿措施（如升高新鲜气流量来补偿套囊泄漏）。

智能报警器接收 3 个传感器（环路内的二氧化碳分析仪、肺活量计和气道压力）的数据。神经网络确定是否出现了 7 项故障中的一个，如果出现，能显示出故障的文字信息以及肺、气道和麻醉呼吸回路的动画图像，并在故障部分用红色加强显示。尽管智能报警系统发现故障的平均时间比传统报警系统稍长（25s vs. 21s），但在 7 项故障中有 3 项人员应答时间显著缩短。在麻醉住院医师和主治医师之间没有观察到两种警报系统存在显著的统计学差异。

研究者认为，智能报警系统中明确的报警信息直接将麻醉医师的注意力吸引至发生的特定问题上，可以减少工作量，降低对不恰当信息的关注。他们指出，这一系统的优势在更真实的临床环境中越发明显，因为麻醉医师有多重复杂任务，并不只是察觉和识别与通气相关的事件。

Loeb 和 Fitch [406] 研发并测试了 6 种生理学变量的声音提示。受到脉搏氧饱和度仪脉搏音广受欢迎的激励 [407-409]，他们发现增加声音提示能够提高预定事件的察觉率和察觉速度。结果表明，虽然事件的正确识别率比"单纯视觉"提示略有提高（80% vs. 88%），但联合提示（视觉和听觉）可以更快察觉事件。使用更精细的显示模式似乎可以提高生理变量改变的察觉率，从而提高麻醉医师的"有效警惕性"。

麻醉危机的复杂、多重人员模拟

再次强调，目前的文献中包含了大量更加复杂的术中事件模拟试验，既有多位麻醉医师之间的互动，又有与扮演其他临床人员的"合作"演员（如手术医师、护士）的互动，或在某些病例中与真正的临床医师合作。同样，由于大多数近期研究重述了早期的研究结果，我们也介绍早期研究，但推荐读者关注更新的研究 [339, 343, 400-401, 410-413]。

在评估一项涉及危机管理的新型麻醉医师培训时，Howard 等 [122] 收集了由麻醉医师、手术医师和护士组成的团队对计划内（或计划外）危机事件应答的各种非正式数据。这些试验在很大程度上确认了上述研究的结果，并将它们扩展至更复杂的管理问题和团队互动。Howard 等发现，在同步管理多重问题、把注意力用在最危机的需求上、担任团队领导、与人员交流和尽可能利用手术室的一切资源等方面出现困难的概率显著较高。

Botney 等[414]分析了18份有关危机管理的不同模拟训练课程的相似录像带。在模拟事件中，将吸入麻醉药的挥发罐开到4%，并隐藏在无创血压监测仪打印输出端的下方，同时二氧化碳分析仪也出现机械故障，不能用二氧化碳测量值来确认气管内插管。本事件人为引导受试者将注意力集中在气管导管上，而忽略其他相关信息。尽管看见了血压和心率的恶化，也有证据清楚表明气管导管放置正确，但18位受试者中有5人未发现吸入麻醉药过量。在发现挥发罐问题的受试者中，平均察觉时间为4min，有些受试者超过12min。

在第二个模拟事件中，假设麻醉医师管理一名需100% FiO_2 才能获得满意血液氧合的危重病患者，管道氧供突然中断，机器上的氧气瓶空了（例如，因身体不适而离开的第一位麻醉医师未进行氧气瓶检查）。管道故障被迅速察觉（19s），但受试者随后的应答完全不同，暴露出许多问题。18位麻醉医师中，有5人关闭了麻醉回路（保持余氧留在环路内），随即全部改用简易呼吸器行空气通气或口对管吹气通气；另有5人因找不到接在机器上的氧气瓶扳手（应位于两个气体瓶之间）而无法打开备用氧气瓶。一些团队在给麻醉机安装新的氧气瓶时遇到了麻烦；垫圈片的问题很常见。受试者处理此类事件似乎没有约定成俗的计划，也不能与助手或其他手术室人员最佳地协调合作。

Byrne 和 Jones[356] 的研究观察了有经验和缺乏经验的麻醉医师绩效的不同。采用自制的患者模拟系统，研究者评估了对180例模拟患者管理的处理时间和不足之处。研究结果与其他研究一致[365]，只在第一年和第二年的住院医师间出现显著差异。各个经验水平的人员均可出现明显失误，且绝大多数麻醉医师偏离了已有的指南。这些研究强调了有经验的麻醉医师接受反复培训的重要性以及经验并不代表卓越这一真理。

读者可参看第8章所介绍的患者模拟装置和绩效评估应用的最新研究[17, 25, 160, 166, 358, 365, 415-419]。

对参与疑难病例的麻醉医师的间接观察

哥伦布俄亥俄州立大学的 Cook 等[295] 应用一种与众不同的研究方法对实际病例进行了间接观察。这些研究者记录了每周的质量控制讨论会上引起关注的病例讨论，而不是收集病例本身的数据。他们称这一方法使他们能采用"中立观察者标准"来评价麻醉医师

的行为。研究者承认，这一方法有事后偏差和选择性偏倚的风险，但他们认为该技术为人员绩效这一议题提供了独特的观察方法。

他们的最终报告分析了57例病例，其中21例有完整的认知分析。根据病例的表述和讨论，研究者把事件的演变分为五类：紧急事件、不断恶化事件、不可避免事件、困难气道事件和无意外事件。对于每个病例，认知分析是"在既定的资源和条件受限的情形下，应用任务领域中的认知需求相关知识和执业医师活动的数据来分析医师的信息处理策略和目标"。研究者将认知循环假定为数据驱动知识激活以及知识驱动观察与行为的一部分。

Cook 等[295] 呼吁人们关注在这些病例的认知分析中出现的一些议题，包括如下几项：

1. 多重主题。许多病例都包含需要同步关注、彼此相互影响（如紧密耦合）的几个问题。每个主题都可通过多种方式进行处理。保持"情境警惕"非常重要。多重主题有时会产生相互竞争或冲突的目标，有时需要调整计划（如抽象任务分析部分所述）。
2. 不常见情况。最好的专业技能体现在少见或不常见情况下，而不是典型情况。
3. 注意力分配。将注意力分配给相关刺激还是最重要的"主题"是个重要议题。已有的报警和显示技术并非总能提示切换注意力。
4. 认知工作负荷。只要有可能，麻醉医师总是试图减少其认知工作负荷。
5. 团队互动。协同工作、团队互动和交流在部分病例中存在问题。主要源于个体和组织在不同组织成分间（例如，ICU和手术室、手术医师和麻醉医师）缺少信息和工作协调。

对麻醉医师的直接观察

多伦多大学一个由认知学家和麻醉医师组成的团队[266] 对麻醉医师进行直接观察，得到了真实病例管理中的"有声思维"法。Tübingen 研究组也在其任务分析研究中实施了直接观察[287, 377]。Devitt 等[24] 评估了模拟情境中绩效分析的有效性。

真实创伤复苏和麻醉的视频分析

Mackenzie 等[420-424] 率先对录像带上录制的麻醉医师的真实临床管理进行分析，着重分析了位于巴尔的摩的马里兰休克创伤中心创伤患者的复苏和麻醉。他们的精密记录系统可捕获听觉、视觉和生命体征数据，只需临床医师插入录像带启动整个系统[425]。这些病

例分析揭示了监测设备可用性和布局上的不足，以及沟通的缺乏或无效。同时，其他国家的一些研究组也开始在研究和培训中使用视频进行任务分析和绩效评估，在此不详述[168, 214, 317, 349, 381, 426-432]。

所有研究者共同面临的问题是缺乏主观或客观评估麻醉医师绩效的可接受标准，缺乏分析和描述麻醉学人员绩效的公认方法学。前文提及的一些研究组正致力于评估绩效的技术和行为方面的方法学研究[25, 89, 91, 160-161, 235, 275, 286, 349, 360, 371, 377]。评估复杂的绩效仍然是个难题，建立好的绩效分析度量标准尚需时日。

参 考 文 献

见本书所附光盘。

第8章 患者模拟

Marcus Rall • David M.Gaba • Peter Dieckmann • Christoph Bernhard Eich

陈 怡 译　王国林 审校

要　点

- 模拟系统及其应用已成为医学教育、培训和研究的主要部分。其发展与应用进展迅速，结果令人鼓舞。
- 各种不同类型的模拟系统不外乎计算机视频模拟系统（微型模拟系统）和基于仿真人的模拟系统两类，后者再分为脚本控制（script-based）和模型驱动（model-based）模拟系统。
- 可移动而又低廉的模拟器模型的发展使得模拟培训向以前无法触及的领域有了实质性扩展。提供模拟训练最大的障碍不是模拟系统硬件，而在于：①适时获得学习人员的渠道；②提供训练有素且技术娴熟的指导者对模拟过程进行准备、实施与评价。
- 麻醉危机资源管理（anesthesia crisis resource management，ACRM）课程模式及其要点（见第7章）在国际麻醉学领域里基于人为因素的模拟培训中颇受欢迎。课程方案的制定应着重于既定的教学目标而不仅关注于极力地模拟"现实"。
- 模拟培训已经适用于麻醉专业以外的其他许多领域（如急救医学、新生儿管理、重症监护医疗、医学和护士学校）。
- 模拟系统对研究麻醉护理中的人为因素和失效模式、对形成新的治疗理念（如使用清单和远程医学）和支持生物工程系统发展（如设备的β检测，培训操作工人）都很有价值。
- 目前已有应用模拟系统进行绩效评价的研究。
- 非技术性技能的评估（或行为记分）已经得到相当的发展，其可靠性可与其他评价患者管理的主观方法相媲美。用于评估非技术性技能的系统已被引入并试用于麻醉学及其他领域。
- 高保真模拟培训最重要的成分就是临床场景后的自省式（通常是在视频辅助下）任务报告。该任务报告的质量主要取决于教师的技术和经验，多数任务报告的方法着重于开放型问题，以激发学习小组的深刻分析。
- 模拟系统只是一种完成学习目标的工具，这种学习目标在现实患者的身上难以实现。课程场景的设计和指导人员建立恰当学习情境的能力是决定模拟工具是否有效完成相关目标的关键因素。

临床医师如何既能体验管理患者的困难又不把患者置于不当的危险之中呢？由于患者的个体差异，我们如何评估临床医师个人和团队的工作能力呢？这是一个挑战医学几十年的难题。近年来，卫生部门已经开始在医学领域中应用一些新的手段来解决此类难题及其相关问题，主要借鉴其他工业领域解决类似难题的多年成功经验，利用军队、航空、太空飞行和核工业中众所周知的模拟技术。

　　模拟是指为达到某一目的而复制出真实世界某领域中的一些组成部分。其目的包括更好地认识该领域、培训该领域的人员或测试该领域工作人员的能力。模拟的仿真性是指复制品与实物的相似程度，由复制部分的多少和各部分之间与实物的差异所决定。模拟的目的决定所需仿真性的高低，有些模拟可能不需要太高的仿真性，而另一些模拟可能需要极高的仿真性。

　　模拟大概从史前时代起就已经成为人类行为的一部分了，早期的捕猎和战争的演习就是一种模拟训练。技术模拟的历史大概要追溯到技术诞生的时候。Good 和 Gravenstein 指出，中世纪的枪靶就是一种粗糙的模拟性工具，用以模拟击剑格斗中的敌人[1]。假如剑客在攻击后没有适时躲闪，就会被反击。现代战争有力地促进了模拟技术的发展，尤其是航空、海运和装甲车的使用，这些技术已应用于民用部门，而在商业化的航空领域内，模拟技术则得到了最广泛的应用。

飞 行 模 拟

　　尽管在 1910—1927 年间人们已经建造了一些模拟航空器，但因均不能动态地再现飞行而无法提供航空器的真实感觉。1930 年 Link 申请了一项空气驱动的模拟航空器专利。Link 训练器是二战前飞行培训的标准，战争促进了它的使用，也加速了飞行模拟系统的进一步发展。20 世纪 50 年代，电子控制器通过模型、数字和复合计算机取代了空气驱动模拟系统。20 世纪 60 年代末，飞行模拟系统已经达到了现代化程度，但仍在不断更新。现代航空模拟系统如此逼真，以至于飞行员利用航空模拟系统进行培训和考核后，即使没有真正驾驶过无人乘坐的飞机，也可以取得驾驶全新或各种不同类型飞机的资格。在其他工业领域中模拟系统的发展历程与之类似。

模拟系统的应用

　　虽然模拟系统最初被用于飞机控制操作的基本指导，但总体而言，模拟系统的多种应用已得到了极大的扩展。框 8-1 列出了可能应用模拟系统的各种复杂的工作环境。模拟系统是用于处理绩效问题（如培训、考核和研究，参见第 7 章）、探索人机相互作用、设计和验证设备的一个强大工具，如本章后面所述，每一种应用都可能与麻醉学相关。一些书籍完全致力于探

框 8-1　复杂工作环境下模拟系统的应用
团队训练，作为人为因素或危机资源管理训练
动态操作控制训练
诊断技术的训练
设计用于评价的动态模型
检查操作指令的测试台
进行任务分析的环境（如诊断策略）
新用途的测试台（远程医疗，如 Guardian Angel 系统）
与风险性及可靠性评价相关的人为错误的数据源
对操作者进行（强制性）考核 / 评估和认定的工具

Modified from Singleton WT: The mind at work. Cambridge, 1989, Cambridge University Press

讨麻醉领域内外的模拟系统及其应用[2-4]。

模拟系统的十二个维度

　　当前及未来模拟系统的应用可按十二个维度进行归类，每一维度代表模拟系统的一种属性（图 8-1）[5]。有些维度具有清晰的梯度和方向，而有些维度仅是类别不同。所有维度形成的独特组合的总数是很大的（在 4^{12} ～ 5^{12} 的数量级，即 400 万 ～ 4800 万）。某些组合之间重复性很强，另一些组合则不相关，所以有意义的组合的实际数量要小得多。尽管在健康管理中提出的模拟用途非常多样，但实际上一些用途（虽然比百万级小得多，但数量仍很大）还无法被充分验证。

第一维度：模拟活动的目的和目标

　　模拟的最主要用途是改善临床医生的教育和训练，但其他目的也很重要。如本章所述，教育着重于概念知识、基本技能和实践入门。训练着重于实际任务和工作的实施。模拟可用于低风险或形成性测试和高风险认证测试（应用较少）中对单个临床医生或医疗团队的工作表现和能力的评估[6-7]。模拟演练用于帮助探索临床实践，如外科医生或整个手术小组应用特定模拟患者演练一种非常复杂的先进术式[8-10]。模拟人是研究和评价组织实践（患者管理方案）及调查人为因素（如疲劳[11]、相互配合及在高风险环境下使用医疗设备[12]等行为因素）的强大工具。基于模拟条件下临床设备可用性的经验性测试而设计的仪器目前已进入市场，这些测试在新设备被批准之前是监管机构所需要的。

　　模拟颠覆性地改变了有关患者安全的医疗文化。首先，它使低年资和高年资临床医师能够通过实地训练来体验如何建立理想的安全文化[13]。同时，模拟也

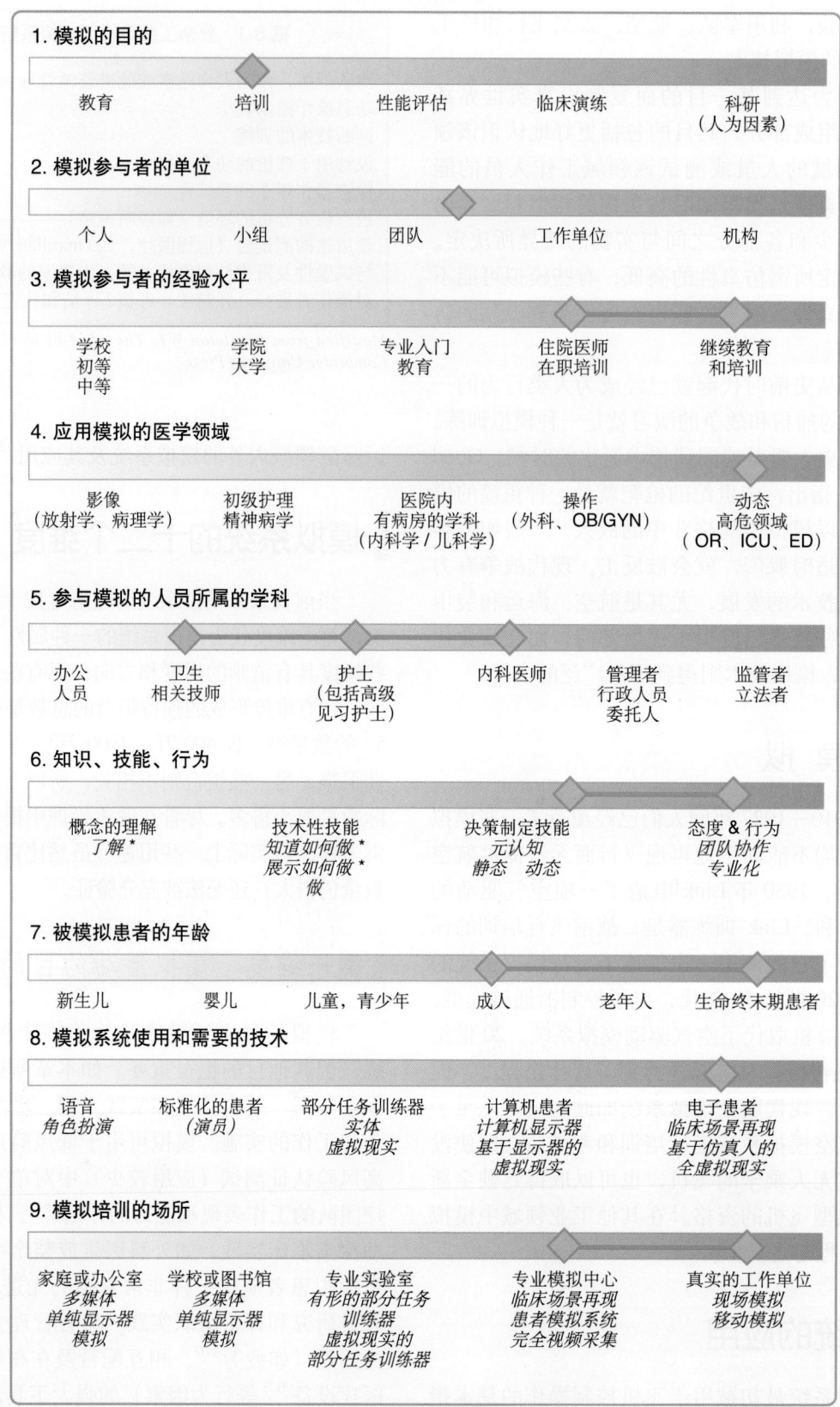

1. 模拟的目的

| 教育 | 培训 | 性能评估 | 临床演练 | 科研
（人为因素） |

2. 模拟参与者的单位

| 个人 | 小组 | 团队 | 工作单位 | 机构 |

3. 模拟参与者的经验水平

| 学校
初等
中等 | 学院
大学 | 专业入门
教育 | 住院医师
在职培训 | 继续教育
和培训 |

4. 应用模拟的医学领域

| 影像
（放射学、病理学） | 初级护理
精神病学 | 医院内
有病房的学科
（内科学/儿科学） | 操作
（外科、OB/GYN） | 动态
高危领域
（OR、ICU、ED） |

5. 参与模拟的人员所属的学科

| 办公
人员 | 卫生
相关技师 | 护士
（包括高级
见习护士） | 内科医师 | 管理者
行政人员
委托人 | 监管者
立法者 |

6. 知识、技能、行为

| 概念的理解
了解 * | 技术性技能
知道如何做 *
展示如何做 *
做 | 决策制定技能
元认知
静态　动态 | 态度 & 行为
团队协作
专业化 |

7. 被模拟患者的年龄

| 新生儿 | 婴儿 | 儿童，青少年 | 成人 | 老年人 | 生命终末期患者 |

8. 模拟系统使用和需要的技术

| 语音
角色扮演 | 标准化的患者
（演员） | 部分任务训练器
实体
虚拟现实 | 计算机患者
计算机显示器
基于显示器的
虚拟现实 | 电子患者
临床场景再现
基于仿真人的
全虚拟现实 |

9. 模拟培训的场所

| 家庭或办公室
多媒体
单纯显示器
模拟 | 学校或图书馆
多媒体
单纯显示器
模拟 | 专业实验室
有形的部分任务
训练器
虚拟现实的
部分任务训练器 | 专业模拟中心
临床场景再现
患者模拟系统
完全视频采集 | 真实的工作单位
现场模拟
移动模拟 |

A

图 8-1　模拟应用的十二个维度。A. 第 1～9 维度。* 这些术语源自米勒学习金字塔

待续

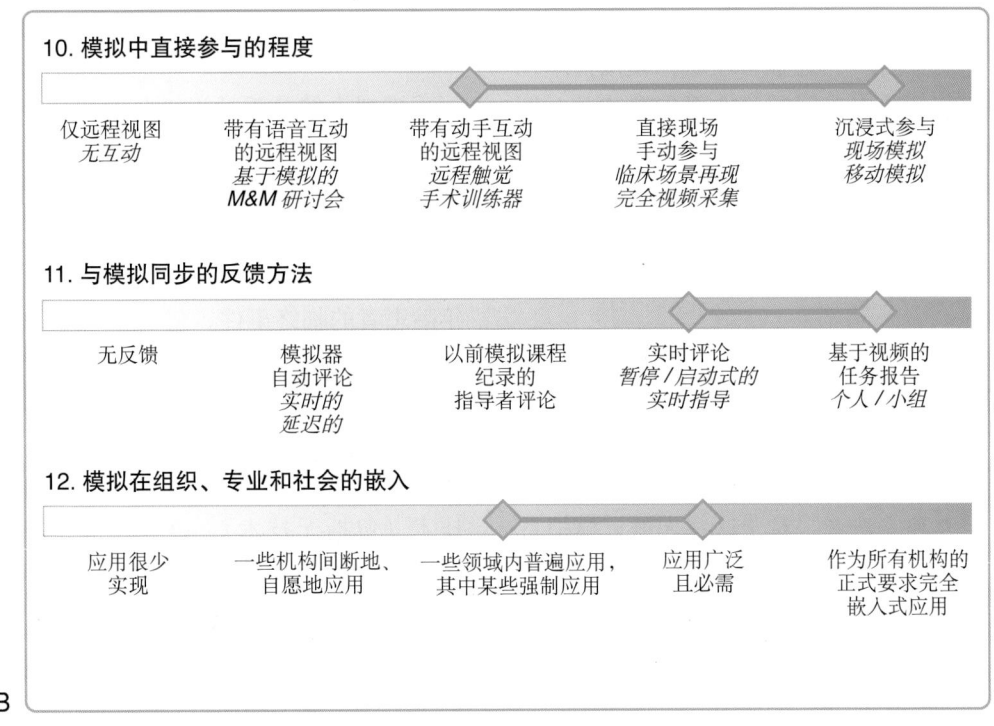

图 8-1. 序 B. 模拟应用的第 10 ~ 12 维度。任一种特殊应用都能以一个点或每条谱带上的一段来表示（显示为菱形）。此图显示了一种特殊应用 -［多学科危机资源管理（CRM）］导向的决策制定和成人重症监护治疗病房（ICU）人员的团队培训。ED，急症科；M&M，发病率和死亡率；OB/GYN，产科和妇科；OR，手术室

汇聚了文化改变和患者安全，将来自不同领域有经验的临床医师以及医疗管理者、风险管理者和研究人为因素、组织行为、体制变化的专家们（因为模拟极具临床挑战性，他们可能失败过）聚集在一起。

第二维度：参与模拟的人群

很多模拟训练都以个人为单位。这对于教授知识和基本技能或训练特定精神运动任务是很有益的。像其他高危产业一样，个人技能是最基本的组成元素，现在着重强调更高的组织层次，包括各种形式的团队协作和人际关系［经常总结概括于飞行舱资源管理的"危机资源管理（CRM）"标题下］（更多关于人为因素和 CRM 的概念见第 7 章）[14-15]。CRM 是基于经验所见，认为个人表现不足以达到最理想的安全性[16]。团队训练最初施行于包含多人的同学科小组，然后扩大到包含多学科成员的团队[17]。与多学科联合团队培训相比，在单学科施行团队培训有利也有弊[18]。为了获得最大收益，这些方法常互补应用。

团队存在于每个机构［如专门的重症监护治疗病房（ICU）］的实际工作单位中，它们有各自的培训目标。将模拟系统应用于卫生机关的非临床人员和工作单位（例如管理者或主管人员）[19]以及整个机构（整

个医院或网络）正日益引起关注和尝试。

第三维度：参与模拟人员的经验水平

模拟系统可用于医务人员及社会大众的整体连续性教育过程。它可被用于初学者，例如学生，或便于成人理解生物科学指令，激发人们对生物医学事业的兴趣，或者解释医疗问题和实践。模拟系统的主要任务一直并将继续是教育、培训及向医疗保健参与人员提供练习的机会。模拟系统应用于职业和专业教育的早期阶段（学生），贯穿整个见习期训练（实习医生和住院医师），并越来越多地应用于有经验人员的周期性复习训练。模拟系统可定期用于临床医生的实践训练（以个人、组、机构为单位），且不用考虑他们的资历[20-21]，这种整体的经验积累将会产生长期的协同效应。

第四维度：应用模拟系统的医疗领域

模拟系统几乎可用于所有医疗领域。虽然其主要侧重于外科[11, 18-19, 21]、产科[22-23]、心脏介入[24-25]及其他相关领域的操作技能，但同时也面向动态领域的所有患者，这些领域涉及高风险有创介入操作，如麻醉[26-27]、重症医学[28-29]和急诊医学[30-33]。沉浸式技术可用于强化

影像学领域（如放射学和病理学），互动模拟系统可用于这些领域的介入方面 [34]。在很多领域，模拟技术在培养非技术能力和解决专业问题等方面也有涉及，例如与患者和同事的交流，或者是处理伦理和临终关怀等问题。

第五维度：参与模拟训练人员所在的学科

模拟系统可应用于卫生保健系统的所有学科，而不仅是内科医师。在麻醉科，模拟系统被用于麻醉医师、注册麻醉护士和麻醉技师。模拟系统也不仅仅局限于临床人员，也可以针对管理者、执行主管、医院委托代表、监控人和立法者。对于这些人群，模拟系统可以向他们展示临床工作的复杂性，从而多层次地锻炼和探查医疗机构的组织实践。

第六维度：模拟系统中知识、技能、态度和行为的种类

模拟系统有助于学习者掌握新知识和更好地理解概念之间的联系和转化。生理模拟系统使学生们能够连续地观察心血管和呼吸功能，并对介入操作做出正确反应——其实就是将课本、表格和图片变活。此过程的下一步是在学习知识的同时获得技能。有些技能可以直接从概念知识获得（例如心脏听诊），而另一些却涉及复杂的精神性运动（例如导管置入或基本的外科技能）。单独的技能必须结合到一个新层面的临床实践中去。对于普通外科的理解不能简单地与分离、缝合等基本技能或与类似腹腔镜手术的设备操作联系起来。基本技能必须与实际临床技术相结合，模拟系统在这方面功能强大，尤其是因为它可以随时提供实践体验，哪怕是关于罕见的解剖或临床表现。在目前的医疗体系下，对于大多数有创性操作，初学者往往需要在一定程度的监督下首先在一名真实患者身上实施。这些初学者沿着学习曲线，在不同水平的指导下在患者身上实施操作。模拟系统使初学者有机会在开始对真实患者实施受监督的学徒式操作之前进行广泛的练习。

此外，模拟系统适用于临床医生的整个职业生涯，提供终生学习。它可以用来复习不常用的操作技能。个人训练而得的知识、技能和实践经验必须融入各种临床团队中的有效协作，在工作单位或较大机构中这种协作必须安全运转 [35-37]。我们需要长期应对挑战性事件的练习，因为团队或机构必须练习作为一个整体来处理这些应对事件。

第七维度：被模拟患者的年龄

模拟系统几乎适用于各类型和年龄的患者，可谓是从生到死。模拟系统可能对于儿科的患者和临床实践尤其重要，因为与大多数成人相比，新生儿和婴幼儿的生理储备较小 [38-39]。完全交互式的新生儿和儿科模拟患者已经问世。模拟系统也用于处理老年人和各年龄患者的临终事件。

第八维度：模拟系统适用和需要的技术

为了达到这些目标，需要多种与模拟系统相关的技术（包括无技术）。语音模拟（如"要是……又怎样"的讨论）、书面练习和与扮演标准患者 [39-41] 的演员的经验都不需要什么技术，却可有效地激发或再现有挑战性的临床情景。同样，较低的技术甚至是几块水果或简单的木偶都可以用于手动作业的培训。复杂任务和经验的某些部分可以不用高科技而成功再现。某些团队的教育和培训可以通过角色扮演、视频分析或是用简单人体模型的操练来实现 [42]。

最后，学习和练习复杂的手动技能（例如外科手术、心导管插入）或是练习对危及生命的临床情况的动态管理 [包括高风险的损伤性操作（如插管或除颤）] 只能通过用动物（由于费用和动物权利的问题而变得日益困难）或借助技术手段再现患者和临床情景来完全实现。与麻醉相关的各种模拟技术将在本章后面讨论。

第九维度：参加模拟培训的场所

有些种类的模拟系统，如使用视频、计算机软件或网络的模拟系统可以在学习者的家中或办公室用自己的设备来进行。更先进的带有显示器的模拟人可能需要医学图书馆或学习中心更强大的计算机设备。部分任务培训者和仿真模拟人经常安排在一个专门的技能实验室。基于模型的模拟系统也可在技能实验室应用，然而更复杂的实际临床任务的重建或者需要一个拥有与临床环境完全相同配置的专门患者模拟中心，或者能将模拟人带入实际工作场所（现场模拟）。在现场与在专门中心进行临床模拟相比各有利弊。利用实际场地可以最大程度使用整个单位的人力、程序和设备来进行培训。最好限制实际临床场所的应用，因为模拟活动很可能被现实的患者治疗工作干扰。专业模拟中心具有更高的可控性和实用性，它可以保证培训过程的全方位记录，而且不会被现实活动影响。对于大规模的模拟活动（如灾难演练），整个机构都变成了

模拟场所。

视频会议和先进的网络工作可以使高级别模拟训练进行远程传播（参见"第十维度"）。即使相隔数千里，实时仿真手术模拟人也可应用于协同作业（关于模拟的场所后面将会详述）。

第十维度：模拟中直接参与的程度

大多数模拟系统，甚至是基于屏幕的模拟人或部分任务培训者，最初均被预想成具有明显的直接现场手动参与的高度互动性行为。但不是所有的学习都需要直接参与。有些学习可仅通过观看别人的模拟演示来进行，因为我们随时可以设想自己就是参与者。进而将远端观看者与模拟系统本身或实况汇报关联起来。一些中心已经利用视频会议来进行模拟训练，包括病例讨论和死亡病例讨论[43]。因为模拟程序可以暂停、重启或者是可控的，远端的观众可随时获得比现场参与者更多的信息，讨论最适治疗方案，与模拟演示人员商议最佳处置方案。

第十一维度：模拟系统的反馈方法

任何人不需要额外反馈就可以从模拟体验中学到很多。对多数模拟系统来说，提供特定反馈可以达到最佳学习效果。对于视频模拟人或者仿真系统，模拟系统本身就可以提供有关参与者行为和决定的反馈[44]，尤其是衡量标准早已制定的手动操作任务[45-46]。更常见的反馈方式是由模拟系统指导者们提供，就像讲师们检查学习者独自完成工作的情况一样。对于很多目标人群和应用者，指导者可以在模拟培训的过程中提供实时的指导和反馈。模拟系统的开始、暂停和重启等功能是很重要的。关于模拟系统最复杂的应用，特别是在培训有经验的人员时，经典的反馈模式是一个详细的模拟培训后汇报过程，并且经常会使用训练过程的声频和视频记录。记录一直进行，直至完成，这样可以使有经验的人员不被打扰地发挥综合技能，并且可以使他们看到和讨论各自的行为、决策及工作的利与弊。

第十二维度：模拟系统在组织、专业和社会的嵌入

最后一个重要的维度就是模拟系统的应用嵌入到一个机构或企业的程度[47]。高度嵌入意味着模拟培训是一个机构的正式要求或是被政府监管部门强制使用。嵌入的另一个方面是对于初学者，学习曲线的开始部分（或曲线的陡部）是需要进行模拟训练的，之后才可以在监督下以真实患者为工作对象。另外，模拟系统的完全嵌入是指模拟培训是工作日程的有机组成部分，而不是医生们在业余时间的附加活动。

患者模拟的概念性问题

"关键是软件而非硬件"，这是来自早期飞行模拟系统的真知。根据目标应用模拟系统在概念性技能方面至少等同于模拟设备的工艺技术。对模拟系统应用技能概念和理论方面的理解有助于在设计和进行模拟训练时正确地应用相关技能和设备，以获得最佳结果。当模拟系统得到最有效的应用时，借用 U2 乐队的一句话："比真实更好"[21]。本部分所讨论的概念是关于模拟系统中现实主义（realism）和真实（reality）的本质，以及这些问题如何与模拟系统关联才能形成复杂的社会事业。这里介绍的概念出自 Peter Dieckmann 及其改编的医学领域模拟系统的广义心理学概念。

模拟系统的现实主义和真实

除非我们梦想自己是或根本就是不折不扣的唯我论者，模拟训练因为其确实是发生的而总是具有现实性，但其可能是也可能不是真实的复制，而这种复制是模拟训练的目的。现实主义处理问题时着重于如何更接近地复制场景来模仿对象。关键的区别在于模拟人（设备）和模拟训练（应用设备的训练）。模拟人可与真人难以辨别（如扮演标准患者的演员），并用于非可行且无效的操作。相反，模拟训练在应用很简单的模拟设备甚至没有设备的情况下（如在扮演角色的过程中参与者会感到自己变成了模拟人）激发出某种现实主义（见后述）。仅构造出栩栩如生的模拟训练并不能保证其意义或实用性（如学习）[18-19]。相关性和社会特点是模拟系统一个很重要的方面。

模拟现实主义的三个不同维度

关于模拟器现实主义和模拟系统现实主义的描述有许多术语和概念，其间有微妙的差别，且经常重叠。这些术语和概念包括生理仿真（复制人体生理方面的设备）、环境仿真（像手术室一样的模拟训练室）、设备仿真（仿真的或真实的临床设备）、心理仿真（激发出类似真实场景下的行为的模拟训练）[22]，以及各种效度，如表面效度（使参与者有逼真的所见所感）、内

容效度（训练与目标场景相关的内容）、结构效度（模拟训练按照在真实环境工作的预先构想而复制表现和行为）和预测效度（用模拟训练过程中的表现预测在相似真实环境的表现）[23-24]。

有些研究试图探索模拟现实主义的根源和作用，其结果并没有说服力，部分是因为这些研究各自专注于这个复杂整体的不同方面。对各种类型的模拟训练都不需要也不期望达到最大限度的仿真，最大限度的仿真是不可能的。对参加模拟训练的一些目标人群，降低真实性有利于增加学习经验[25]。

2007年，我们发表了一篇论文试图阐明关于模拟训练的现实主义、真实、相关性和目的的一些问题[18]。我们将德国心理学家 Laucken 对真实的思维模式运用到模拟训练的现实主义中[18]。Laucken 描述了三种思维模式——物理模式、语义模式和现象模式，波士顿的同行们将其重新命名为物理、概念、情感和经验模式[26]。

物理模式

物理模式涉及模拟训练能够通过基本的物理、化学术语和度量（如厘米、克、秒）来测量的方面。人体模型的重量、胸部按压产生的压力、一个场景的持续时间等都是模拟真实性的物理方面。现有的人体模型模拟器除了外形粗糙外还有许多不真实的物理因素：由塑料制成、没有肌肉和骨骼、胸部听诊时有异常的机械噪声、皮肤不能变色。一些物理特性不总是被检测到并且是可控的。在基于人体模型的模拟系统中使用的临床设备在功能和物理特性上与实物完全相同，但有时为方便或安全起见，功能受到物理性限制[23]。如带有标记的注射器内含有水而不是阿片类药物，或真的除颤器经过调试以避免电休克（一个生产商出售"好莱坞除颤器"）。通常对参与者来说那些被改动的物理和功能特性是不明显的，至少没有特殊的介绍和标识。

语义模式

思维的语义模式涉及概念及其相互关系。在语义模式中，出血的模拟可能被描述为以流速 x、开始于时间 y、发生在地点 z 的出血，并且与从基础值 a 下降后的血压 b 有关。在这一思维模式里，信息如何传递或表示是无关痛痒的。同一条信息可应用生命体征监护仪、语音描述或用触诊减弱的脉搏等方法来显示。物理对象的语义编码是模拟系统的基石，它使模拟训练能够展现逼真的场景，使充水的注射器像装有药物一样使用。

现象模式

现象模式涉及体验感受，包括环境引发的情感和

信念。在许多情势下，提供高保真的现象是主要目标，而物理现实和语义现实都是旁枝末节。

相关性 *vs.* 真实性

一个天真的观点认为，所有模式的模拟均是越接近现实就能越好地实现目标，这一观点已经受到多次批判[22, 27-28]。模拟是一种复杂的社会活动，不同的目标人群进行模拟的目的不同。模拟训练的相关性是指训练的特点与目的之间的匹配。为了最大程度地实现模拟训练的相关性，现实主义的某些方面可能被强调或舍弃。当进行有创操作训练时，通常是丢掉现象现实而强调躯体和语义现实，以使注意力集中于精神运动技能上。

对初学者，可以放弃语义现实主义。迅速致死的模拟训练（如诱发心脏停搏）能够放慢速度，从而让无经验的临床医师想出解决问题的方法。如果以正常速度进行，能使受训者转至心脏停搏的处理，然后治疗原发病。对初学者的另一种放弃现实的策略是认知脚手架，当学习者很难做出治疗选择时为他们提供各种援助或线索。重要的是选择与训练目的最相关的模拟方面，并专注于优化现实主义的不同模式。

模拟训练的设置

模拟训练有一个目标，该目标一般融入较大的训练情境（通常是一段或一系列练习）中，这会对模拟训练如何开展、学生如何理解以及引起的效应产生影响。这样的训练场景称为模拟的设置。下面要讨论模拟设置的典型要素（图8-2）。

- **绪论**（setting introduction，SI）：绪论概述模拟训练如何进行、逻辑信息以及课程中的难点。通过绪论和课程其他部分建立明确的群体规范。
- **模拟系统的简介**（simulator briefing，SB）**或熟悉**：通过解释说明、示范及操作，使学员熟悉模拟课程和模拟环境。他们要学会使用模拟设备，了解它们的功能和禁忌、什么是正常状态（如正常呼吸音）及如何与环境互动（在模拟环境中如何呼救、怎样间接获得患者的资料）。这部分也使学员学会进入一个新工作环境时如何收集必需的资料（如临时代理实践）。
- **理论**（theory，T）：大多数训练都有相关信息的说教性和理论性部分，有时通过阅读或上网学习可以获得这些资料，也可能在模拟过程之前或之后列出。有

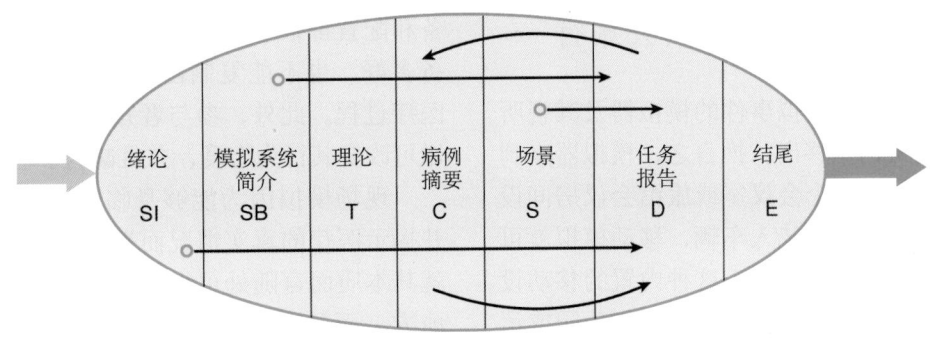

图 8-2 模拟装置的设置。一个模拟课程由不同的模块或阶段组成 [例如设置绪论（SI）、模拟装置的熟悉、场景（S）、任务报告（D）]。这幅图显示了场景里包含从任务报告到病例摘要的往返环的课程典型流程。不同的模块间相互关联，并且一个模块出了问题，会影响到其他模块（细箭头）。例如，如果场景的各部分间不相关或模拟装置的简介不充分，又或者指导者没能在课程伊始建立一个开放的氛围，制作一个开放的、有建设性的任务报告可能是很困难的 *(Courtesy P. Dieckmann.)*

时在不同章节的交接处有指导性或小组作业模块。

中断（break，B）：对于复杂的课程（如麻醉危机资源管理，ACRM），暂停课程对学员之间或学员与教师之间的交流非常重要，也为信息分享和故事讲述提供空间。

病例摘要（case briefing，C）：许多模拟场景中，学员会收到一个即将进行模拟的情况的摘要。这一步有时在模拟之前就已经明确地完成，有时插入到不同临床医生间交接病例时。

模拟场景（scenario，S）：大多数模拟训练包含一个场景，其中设置了特定的临床情况和要求参与者应对的各种考验。通常，指导者会提前描绘出场景的可能演变过程，但偶尔也会出现真正的挑战，需要学员本色出演。

任务报告（debriefing，D）：多数模拟后均有各种形式的任务报告或信息反馈。有的反馈极少，有的可能有专门的任务报告（同课程本身一样多或者更多）（关于任务报告详见后述）。

结尾（ending，E）：多重场景的模拟课程可能包含独立的结束部分，从而能够总结所涉及的问题、解决问题并思考如何将处理原则应用于真实患者的医治。

一个模拟课程的各组成部分必然有累积效应。因而，课程早期存在的问题（例如在绪论部分没能建立一个开放的学习氛围）会累及后面的项目。不充分的简介会使参与者在对模拟患者进行"临床操作"时感到困惑不解。

模拟培训场所

经过了几十年的模拟培训历程，模拟课程演生出多种类型。其中尤为变化多样的是模拟场所。表 8-1

描述了目前使用的模拟场景类型，并总结了每种类型的优缺点。许多类型之间不相互排斥，并且能够相互结合。各种类型间经常连接为一个模拟群体，在不同时间、面向不同目标人群、为了不同的应用目的操纵一个模拟中心，通常进行现场、流动或移动的模拟训练。

专业模拟中心

专业模拟机构可能使用一种或多种模拟设备，特别是能以相对普遍的方式部分或全部地复制各种临床环境（手术室、ICU、产房、急诊科）的地方（详细内容见后面关于模拟中心的特征的论述）。

现场模拟

现场模拟指在实际工作地点开展，以模拟器代替患者。现场模拟在没有专业模拟中心的情况下是必需的，可在任何临床环境下应用。现场模拟特别适合那些罕见的情况，因为在模拟中心（如导管室、CT 室、救护车、空中营救飞机等）这些情景很难完整再现（图 8-3 ～ 图 8-9）。多数现场模拟是流动性的临时安排，但越来越多地设置为驻地式模拟，即模拟设备常年放在临床工作的地方（如在 ICU 创建一个特定的模拟空间）。

模拟患者在不同医疗场所间的转移

便携式无线模拟器的出现支持需要转移模拟患者的训练（亦见于第 90 章）。患者可被救护车送到急诊科、CT 室、介入室或手术室，最终至 ICU。在什么情况下值得进行这种转移还有待确定。

移动模拟："拥有模拟器可以去旅行"

移动模拟意味着处理模拟事件的模拟器及其视听装置可以从最初的机构中移出。换言之，模拟器来到了参与者身边。通过在一个会议室或旅馆会议房间设置模拟系统，或把模拟装置装入车辆，移动模拟就可在一个远处的医疗机构原位进行。这种内置的移动设备为安装和拆卸节省了时间。通过户外（如公园或运动场）设置模拟器也使模拟场地训练得以进行。

不同方法的利与弊

表 8-1 概括了不同方法的利与弊。那些缺乏专用模拟中心的场所没有在现场模拟或移动模拟之间进行选择的实际条件。专用中心的模拟便于安排培训和使用复杂的视听装置。模拟器可预先设置、测试和准备运行。传达和汇报任务的设备可随时应用。在一个专用中心里，使用廉价被淘汰的、有瑕疵的或过时的装备和配置都很平常。专用中心的主要缺点是，无论装备多好，也不能复制出实际医疗场所的装备、布局、医疗过程。此外，参与者知道他们在模拟中心里，所以可改变其行为态度，并且减弱了培训的效果。

现场模拟因为能够身临其境地考察人员和系统，并揭示医疗的真实情况而被视为是理想的。现场模拟就其本质而言随处可得，即使是那些没有专用中心的地方；而且它有助于短期课程和突发模拟事件的训练。但现场模拟也有不利之处，它很难组织、安排和控制。计划模拟的医疗区域可能并非闲置或是需要临时调用。模拟可能被转入其所处环境的真实医疗中，投入其中的工作人员也容易被转为履行医疗职责，同时培训过程可能会持续中断。绝大多数的医疗设备必须从工作间提取出来，以避免与过时的模拟装备混合从而增加花费。此外，真实医疗环境中视听装置也受到明显的限制。永久性的现场模拟设备对现实和模拟两个世界均是最佳装备，这样的安排给予了独特的机会，例如，迅速用隔壁的模拟器复制疑难病例，用低

表 8-1 模拟的场所

模拟场所	定义	优点	缺点
专业模拟中心	有固定的设施而不是实际临床工作单位中的一部分	设备固定 促进复杂视听系统的使用 容易计划安排 不用设计临床工作 不干扰实际临床工作 多用途	不能准确再现各种目标人群的工作单位、仪器、辅助材料 参加培训的临床工作者可能要交费
临时现场模拟	暂时设立的能随时拆除的实际工作单位	实际工作场所 在实际工作地点考察或培训员工，使用真实的仪器或辅助材料 临床医师更容易接近他们的工作	很难进行计划——临床可能需要该场所 干扰实际临床工作，人员可能被抽调至临床 建立和拆除费力，视听系统较少
驻地现场模拟	实际工作单位，有固定的设备	与临时现场模拟相同	在临床工作单位建立永久性的模拟"平台"花费大 可能因临床工作需要而中止，人员可能被抽调走
患者移动模拟	模拟从一地点向另一个地点转移患者	转移本身就是对临床工作的挑战 复制患者及团队内成员之间的自然流动	需要多个模拟地点 便携式无线模拟器有一定的技术限制
移动模拟	模拟系统和全体指导者转到委托（或空闲）的场所	给那些不能或本人不愿意在此花费的人带去模拟知识 对于现场使用的，包含所有优点	运输费用可能比较高（司机、燃料费、交通工具） 对于现场使用的，除了以上所有缺点，建立和拆除的费用也更多

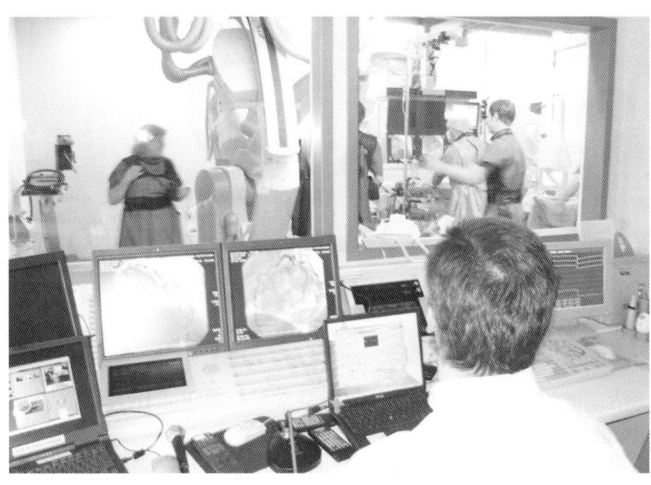

图 8-3　导管室内的现场移动模拟。模拟器放在桌子上，周围有 X 射线机，在有限的空间里进行治疗过程。生命体征监护仪与真实的监护仪相连，为导管室的医生团队提供相关数据。模拟器受导管控制室的控制，多部移动摄像机和一个扫描转换器将生命体征的视频实时传输到训练小组非放射部分的临时报告区，使他们能做出基于危机资源管理的任务报告 *(Photograph by M. Rall.)*

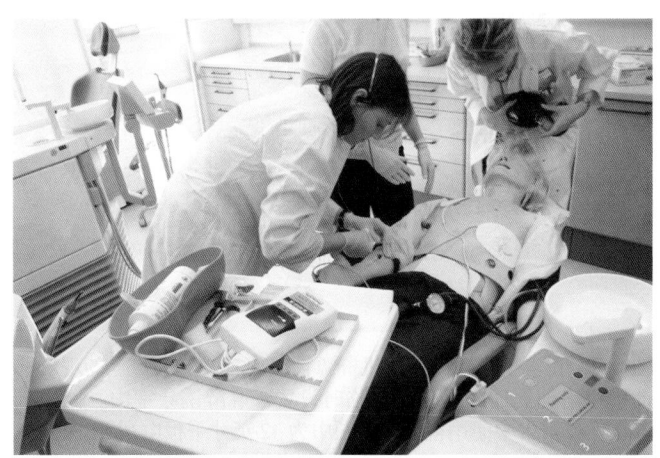

图 8-4　牙科椅上的现场移动模拟。该模拟器配备了人工牙胶和钻孔用的石灰牙，模拟牙医的操作过程（麻醉或钻孔），然后出现危急情况，主要训练对危机资源管理的关键点和重要医疗问题的团队反应能力，包括自动体外除颤器的使用 *(Photograph by M. Rall.)*

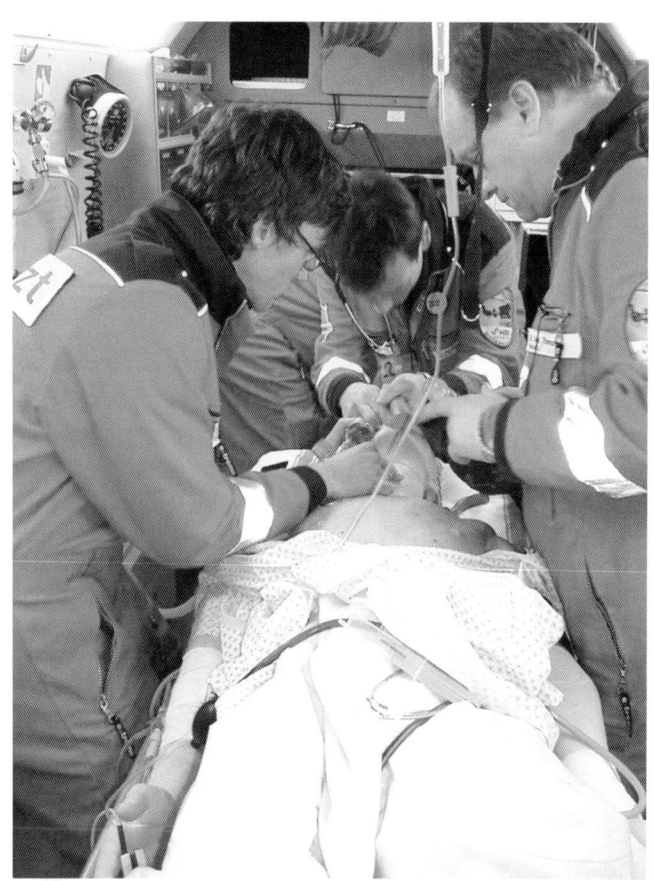

图 8-5　救护车上的移动团队模拟训练。需注意救护车内狭小的空间使工作人员很难移动。这里展示了经典的院前团队现场培训需要的模式（德国救护车上有三名医疗辅助人员和一名院前急诊内科医生）。而且交接场景（例如，直升机团队从地面团队接收患者）对危机资源管理专家而言是一个挑战（例如信息的传达和持续治疗）*(Photograph taken by M. Rall at an air rescue center in Germany.)*

负荷工作量进行即兴的模拟过程，进行长期模拟训练（团队成员负责模拟 ICU 患者若干天或若干周）。这一方法最主要的缺陷是每个领域都需要这样的场所，这样成本极高。

▌团队培训、单一学科与小组

　　医疗中的每一学科可被视为包含一人或多人的组。若干组可紧密协调工作而形成一个团队。手术室团队包含了麻醉组、外科组、护理组（还可能包含技

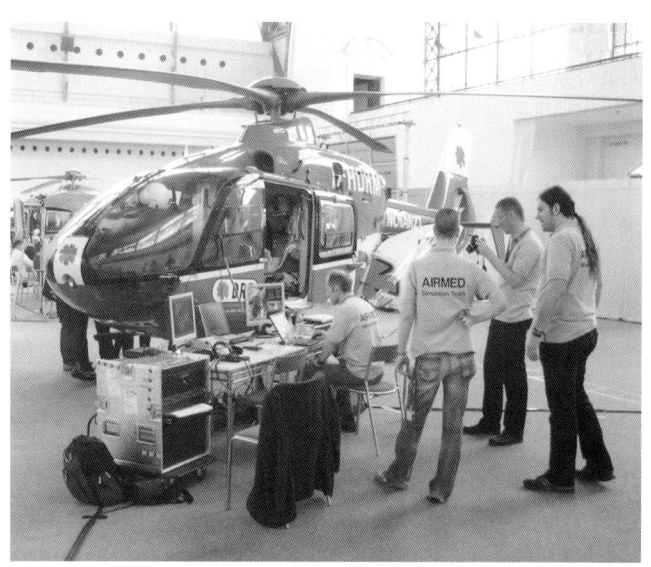

图 8-6　直升机上的移动团队模拟训练。直升机外安置具备几台摄像机和麦克风的移动模拟控制室，从多视角进行内部监测，并对活动做出反应 *(Photograph taken by M. Rall at Airmed 2008 with the German Air Rescue (DRF) team.)*

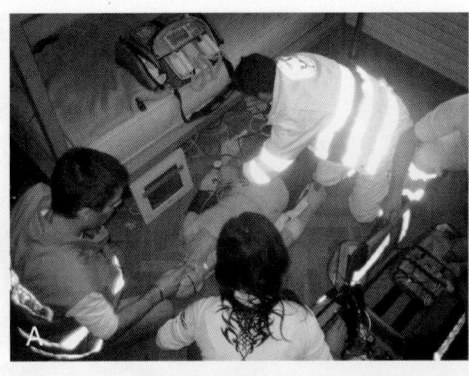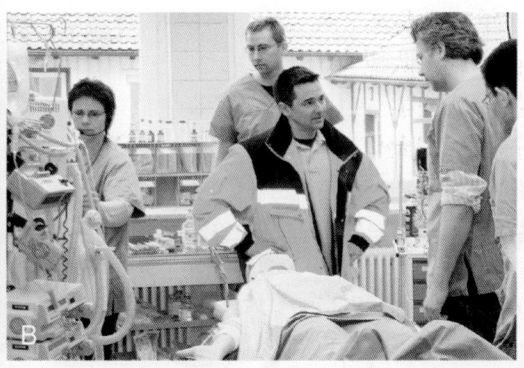

图 8-7 A. 院前团队在模拟房间进行现场移动模拟培训。这种房间（活动的空间）在院前急救中非常常见，要求工作人员适应其有限的空间和其他环境（例如旁观者、狗）。B. 在急诊科内对院前团队进行将患者转交至医院工作人员的培训，这是一个高要求、以目的为导向的互动阶段。从危机资源管理（CRM）培训角度看，这种场景有利于突出重点问题和不安全的操作，通过视频剪辑展现良好的团队表现 *(A, Photograph taken by M. Rall at a CRM training session with the South Tyrolean White Cross in Bolzano, Italy. B, Photograph taken by M. Rall during an instructor training course.)*

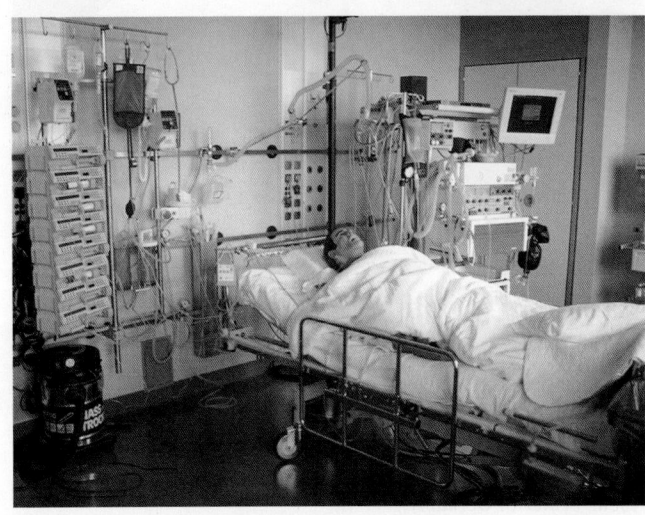

图 8-8 在 ICU 或中级医疗单位的现场模拟移动。在真实临床场所进行的训练对类似 ICU 这样的环境也非常有用。基于危机资源管理的训练对展现复杂问题和协调高效的 ICU 团队所需的互动性非常重要。这项训练也能检测设备的局部构造及工作人员对紧急事件做出反应的可能性。ICU 中已经有一些驻地现场模拟训练的范例（见下文）*(Photograph by M. Rall.)*

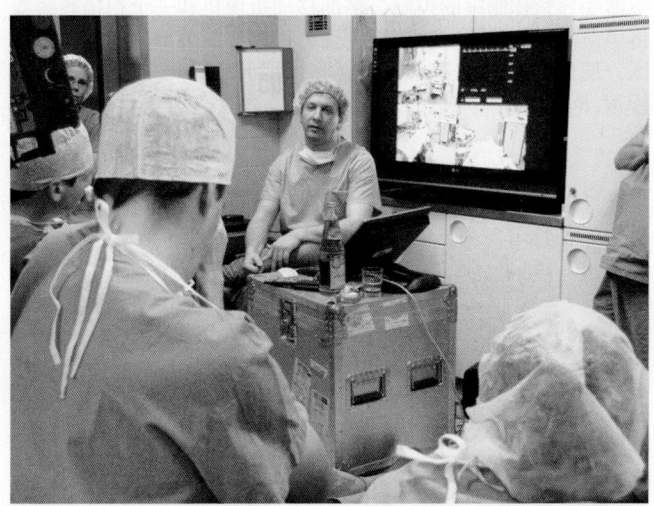

图 8-9 真实手术室内以危机资源管理（CRM）为重点的现场移动模拟培训。任务报告室被临时设置为麻醉诱导室内。极力推荐在任务报告中使用视频（本图中为 42 英寸平板电视）。医院内的训练对象包括实际的训练团队和大批同等水平的雇员。这种大量的训练能对所学的课程影响更大、更长久，包括 CRM 行为（参照有关阈下训练的内容）*(Photograph by team TuPASS [Center for Patient Safety and Simulation, University Hospital, Tübingen, Germany], who performed at a full team training of the anesthesia department at Steinenberg Medical Center, Reutlingen, Germany.)*

术人员或支持人员的组）。

考虑到模拟中目标人群的同质性，需要更进一步的互补性。当模拟超出个人的具体医护和技术能力的范围（例如面向 CRM 的模拟中）之外，并且可能包含非技术性技能和团队协作的时候，我们可以区分单一学科方法（训练组以团队的形式工作）和真实的联合团队（多学科）工作训练。

团队协作和团队培训的重要性已被广泛认同[29-34]，尽管团队培训仍未被广泛地执行。有效团队协作的先决条件（如团队领导、相互表现监督、帮助行为、适应性和团队取向[34]及团队认知感）在第 7 章讨论。

单一学科

单一学科组（如麻醉医师）的培训包括参与者来自单一学科，而且其他组员以指导者和同伴或其他模拟参与者的身份发挥作用的课程。这种方法能够把模拟课程设置为考验技能、知识及专门针对某一学科的情境中包括与其他学科组毫不相关的素材和多种临床情境中的素材（如心脏科、整形外科或普通外科、产科、ICU）。单一学科培训着重于动态决策制定、资源管理、领导才能和团队协作等普通技能，适用于考察临床状况。在单一学科培训方法里，场景可被设置为呈现其他学科组或团队成员的特定类型的性格和行为，而不是依赖于这些学科真实成员的专属行为。即使没有其他学科的真实人员，以团队协作方式进行小组培训也在一定程度上通过让学员讨论其他团队成员在相同情况下的表现来促进学科间的了解。

对于专门的模拟中心，单一学科课程在逻辑上较为简单，因为仅需要展现一个学科，而不是将每一个学科都列入安排。另外，模拟培训可应用于一些学科，即使这些学科所处的领域还不能达到每个团队成员都能获得可靠的模拟设备。单一学科培训方法尤其适用于在完成培训后所投入的工作需要到多种场所与多种人员打交道的受训者。这种方法对于不在固定的小组或团队工作并需要通用的团队协作技能从而能与所有同事合作的个人最有价值。

联合团队培训

联合团队培训是一种具有互补性的方法，来自不同学科的小组成员一起参加培训。联合团队培训使小组互动能够更加自然，并加强学科间的了解。在许多领域都有这种工作形式的成功范例，包括产科（将产科学、麻醉学、护理学、新生儿学 / 儿科学相结合）和 ICU（将多学科内科医生与护理、呼吸治疗和药学相结合）[31, 35-48]。

一些特定人员作为专门团队一起工作时，联合团队培训可能是最有效的。在专门的模拟中心，联合团队培训很难按日程安排，并且可能需要来自几个学科的指导者来做任务报告。以未经宣布的模拟事件来激活实际的临床团队（如病房或病区、快速反应团队或编码团队）时，联合团队培训是最容易组织的。此时，真正的联合团队就像在现实生活中工作一样。

模拟培训的任务报告

任务报告是指在特定时间以特定格式对过去一段时间行为的讨论，与行为或任务发生前的简介相对应。这个词源自军队，作为对真实任务和演习的行动后回顾。在医学领域里，任务报告的概念是由 Gaba 等人引入模拟培训，作为麻醉团队基于 CRM 的模拟培训整体概念的一部分 [17, 49]。本节主要讨论团队模拟培训中的任务报告。

任务报告——模拟培训的核心和精髓

在航空和医疗模拟培训中，团队模拟培训后的任务报告是模拟培训的关键元素，也可能是最重要的元素 [45]。任务报告为反映、公开讨论和了解其他组员的意向、思想和问题提供了无可比拟的机会。很多学习都是这样的自我反思的过程。最终，这种惯例被应用于临床医学（如外科小组工间休息）。

新的教学方法

任务报告作为航空学术语，被 Gaba 和其他人挪用到医学领域里 [46, 50]，指导者需要对其在学习中的促进作用有一个全面的理解（参见第 9 章）[51]。基于 CRM 的模拟课程任务报告中的教学哲学不同于传统的临床教学方式（表 8-2）。指导者的作用是引导学员对最有兴趣、最重要的领域进行思考，并激发他们发觉潜在问题以及寻找解决这些将来可能再次遇到的问题的方法。易化是一种新的教学方法，通常需要指导者重新学习，即便已有多年传统教学经验。视频在任务报告中的使用进一步促进了其自我反思的部分，但是需要额外的专门技能，以将其成功融入自我反思 [52-57]。通常，想成为初级任务报告采纳员的教师需要对这种教学方法进行专门的培训和实践（参见"指导者的资质"部分）[52, 56-64]。有几个模拟中心开展针对任务报告技能的指导者培训，并且任务报告在大型模拟学术讨论会上是频繁出现的讨论话题。

表 8-2　传统的教学与模拟培训课程中易化教学的比较

传统教学："教师"	任务报告易化："指导者 / 促进者"
强调理论知识	强调人为因素和 CRM 方面
强调"是什么"	强调"为什么"并深入分析为何有效 / 无效
教师是最好的（专家）	指导者只是强调参与者的知识
教师告诉参与者做什么	指导者帮助参与者发现他们能做什么和最佳的方法是什么
教师知道什么对参与者是重要的	指导者帮助参与者自我反省，并获得现实的自我知觉和自我意识 指导者将参与者导向有趣的方面
讲得最多	激发参与者间的讨论
领域专家	CRM 专家
无教学培训	广泛的指导者培训
没有视频	使用本场景及其他场景的视频
教师知道学生学到了什么（未学到什么）	指导者可能不了解参与者学得知识的所有方面

任务报告的技术

尽管任务报告的方式和哲理在不同的模拟中心各不相同，但大多数模拟中心具有一个共同点，即任务报告应促进自我反思，分析事情如何发生及这样做的潜在理念，而不是仅查出发生了什么。一般任务报告至少与场景长度相同。

关于不同技术的详细讨论见于文献[45-46, 51, 65-68]。为了准备好任务报告，指导者需在控制室内执行几项任务，如聆听受训者、与指导者小组交谈、控制模拟器和记录任务报告。图8-10列举了参与者的不同水平。

任务报告本质上有不同的阶段，如表8-3所显示。各阶段并不按时间顺序衔接。通常2个或2个以上的阶段涉及场景中的一个问题，尤其是在讨论"如何发生"和"何时发生"（分析）时会涉及临床问题。随后在其他阶段分析和讨论另一个问题。但是，一个好的任务报告到了结尾，所有的阶段按其重要性都应被涉及。没有证据表明任务报告的形式与学习效果的改善有关。因为课题本质是高级认知的反思性实践，所以也没有确切的技术数据。

视频在任务报告中的使用

尽管其价值尚未经证明，但视频录像作为一种学

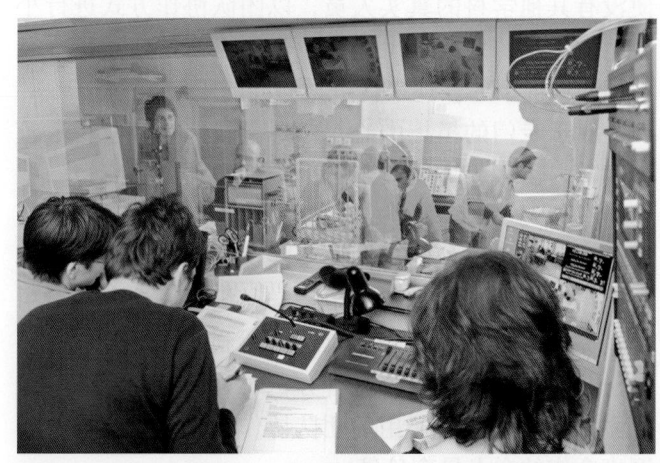

图8-10 控制室内基于危机资源管理（CRM）的指导者工作的多重水平。控制室的单向镜使行为的多重水平透明化。指导者团队必须这样控制模拟，并且团队成员要做记录用于基于CRM的任务报告。场景内部的音频流（电话）需被监视。并且，指导者必须管理控制室内的模拟团队的配角和指导者学员。这些复杂的任务需要培训及模拟中心一方有效的团队组织能力 *(Photograph by B. Schaedle, at a PaedSim training at University Hospital, Tübingen, Germany.)*

表8-3　任务报告阶段：基于CRM模拟报告的相关问题

报告阶段	解释
结束场景	在可能的情况下，场景不应过早被停止。应该让参与者感觉场景是自然终止的，在参与者的思维沉浸其中时不应将其终止
场景向报告过渡	大多数场景都要进行热烈的讨论，从模拟室直接进入报告室。这样能使指导者聆听和观察参与者的直接反应。另一种形式是在指导者设计任务报告时给参与者一些时间来讨论场景本身
吐露情感	所有的主动参与者都有机会说出他们在场景中的感受。这能宣泄出压抑感，并且能有机会处理场景中的异常（如模拟系统故障）
描述阶段	参与者描述发生了什么（或重放部分视频）。大家分享各种不同的观点（例如接受考验者或第一反应者或外科同事的观点）
问题的自我认同	在包括指导者在内的任何其他人对场景发表评论之前，让主动参与者本人先说出他们是否发现了错误或做出不同行为，这是很有意义的。对参与者自身察觉到的问题进行评论可能有些打击人和不礼貌
临床内容的讨论	任何临床治疗和CRM相关的主要问题都应被涉及。一个任务报告不能在尚未讨论或澄清任何重要临床错误的情况下被终止，并且应确保参与者理解了正确的处理方法
分析	任务报告应有详实的分析，从各参与方分析事件为什么会发生，他们可做出的其他选择以及各自的优缺点
系统改进的机会	在分析的基础上，会要求参与者提出为改善未来对相似状况的处理应对系统进行怎样的改进
转移到"真实世界"	参与者要讨论如何把从场景和任务报告中所获得的经验应用到临床实际中。他们应讨论改进中的障碍和克服障碍的方法
提供从场景和报告中获取的信息	由指导者或参与者对任务报告要点所做的总结可能很有用
终止任务报告	任务报告在内容上应该是丰富的，时间可延长。标记任务报告的终点对准备下一个场景或结束一天的活动可能是有意义的转折

习和自我意识体验频繁被应用，以支持和深化任务报告[57, 69]。在日常麻醉临床工作中不允许过多的自我反思和反馈。有经验的麻醉医师均独立工作，通常无法从其他同事或手术室成员获得反馈。但是，随着自动麻醉记录装置和信息技术的应用（参见第 1、4、5、6 章），这种状态现在正得以改善。

缺少反馈使个人的思路与现实实践之间形成巨大理论缺口。视频序列可弥补这一缺口，并提供对参与者实际操作的观察功能。而且，一个人的视频录像可与其他人（或参加同一课程的其他成员及引发讨论的触发视频）的录像相比较。将场景实时传输给没有主动参与该场景的参与者也是有用的。在应用这项技术时，观察者被赋予特殊使命（例如，在框 8-4 中寻找 CRM 要点 10 和 11）。德国 Tübingen 的一项研究评价了在观看他人操作这种被动阶段中合作脚本的使用。

视频的使用应服务于任务报告，而非其他。我们相信如果讨论气氛活跃且紧扣主题，就没必要仅为了演示视频而打断讨论。视频给初次参加模拟体验的参与者印象较深。有时他们对所见到的自己和他人的操作感到震惊。当参与者获得了更加丰富的模拟经验，并且任务报告采纳员经验丰富时，可以不必演示关于关键问题讨论的视频。

报告方法的临床应用

上述任务报告技术有望应用于真实临床危急事件的讨论。经证实，通过模拟器学得的报告技术在危急事件后相关临床团队短期报告中的应用是很有价值的[41, 50, 70-73]。

场 景 设 计

交互式团队模拟培训的场景设计要求严格，一般与传统训练课程（如加强生命支持里的小组综合式实地操作训练）的准备不同。整个模拟场景非常复杂，以致其设计通常是一个持续改善的反复过程。

本节仅概述了真实模拟团队训练场景设计的重要方面。读者可参考医疗模拟[74]中刊载的具体场景范例及更为具体的关于场景设计原则的文献[3, 75]。世界各地的大多数指导者培训课程也涵盖此课题。国际及地区模拟会议 [隶属于医护模拟协会（SSH）的国际卫生保健模拟会议 [IMSH]、欧洲医学模拟协会（SESAM）] 常提供场景设计的专题讨论会，大型模拟器制造商的用户群也开展了关于此课题的专题讨论会（见后面关于模拟协会的部分）。

目 标 导 向

场景通常为达到学习目标或其他目的而设计，例如对参加临床和技术性技能培训或非技术性 CRM 技能培训或兼有两种技能培训的相关目标人群的形式需求分析（见第 7 章）。或者，了解模拟的临床教员可凭直觉知道哪种场景对其学员是有意义的，又或他们从其指导训练的经历或文献中学到好的范例。给学员设置的潜在考验的性质比案例更为重要。训练的是原因而不是病例。

场景应与受训者相关。该相关性比真实性更重要，并依赖于许多因素，包括受训者的基础和经验、制作场景和模拟课程相关部分的方法（例如熟悉、案例报告、角色扮演）。

约束和限制

一个场景在书面上提出来容易，但要把它转化为可实际应用的有效场景则会困难许多。要考虑很多限制和约束，包括现成模拟器的特性和局限性、可用的人员、需提供给参与者的道具和外部系统及拟定场景的时间。以我们的经验，大多数场景最初都出自于一个想法，这个想法可能微不足道或者根本行不通。该想法以互动的方式通过讨论在书面上得以充实，通过对拟定情境的创造性再设计或用模拟系统软件及模拟环境进行少量技术性修饰来处理局限性问题。新的场景通常最初由指导者和模拟者（操纵模拟系统及准备模拟环境的技术人员）来测试。可利用目标人群参与者的志愿者小组来进行初步测试。开始的一两个学期常常揭示出很多场景安排上的问题和缺陷。一个场景在设计并测试后都会适当地加以评论和建议，以便在每一个培训阶段后得到持续改进。

场 景 模 板

很多中心开发了场景设计模板。图 8-11 是 M. Rall 和 P. Dieckmann 使用并在其指导者课程中教授的模板汇总表实例。它的完整版可在线获得（www.in pass.de/download/scenarioscript.html）。其他受欢迎的模板还有杜克大学模板（simcenter.duke. edu/SimTemplate1203. doc）。同行评议的期刊《医疗模拟》上发表的《模拟案例报告》中含有对场景的详细描述。一些专业社团为其成员建立了场景库，美国麻醉医师协会（ASA）模拟委员会有一个供 ASA 认可的模拟程序间共享的场景库。

场景脚本		
由 P. Dieckmann 和 M. Rall 设计，德国		
快速浏览：场景名称		
主要问题	药物	CRM
学习目标	药物	CRM
叙述性描述		
成员	模拟团队	参与者
病例摘要	所有参与者	仅"接受考验者"
模拟器设置 人体模型准备		
房间设置		
模拟器操作		
场景救生员		
所需的道具		

图 8-11　场景设计模板。本图显示了场景设计模板的汇总页，其完整版中有更加丰富详细的内容。模板中也包含了解释不同领域和其最佳使用方法的脚本。模板是指导者培训课程的常规部分。更为详细的版本可从网页上获得（www.inpass.de/download/scenarioscript.html）*(scenario script template by P. Dieckmann and M. Rall.)*

指导者的资质

　　模拟教学应用范围广泛。在某些情况下，类似于床旁教学，仅患者是模拟人，此时所需的技能与普通的临床管理和教学几乎是相同的。当教授的课程涉及复杂的现实场景（多人参加的小组和团队、小组内使用视频辅助的任务报告、强调人为因素及 CRM 原则和对策）时，模拟教学有特殊意义。在这些课程里，对指导者技能的要求远超过临床授课医师。对任何模拟课程来说，指导者的资格都是必要元素，正应了那句"关键在于软件，而不是硬件"[10]。确保指导者应用模拟技术的能力和促进任务报告的技能是非常重要的。

　　先进的模拟课程形式一般能很好地反映 Kolb 的成人体验式学习圈：①自我体验（参与到情景中）或间接体验（观察场景的实况转播）；②会议体验（任务报告）；③抽象概念化（任务报告，与理论材料相联系）；④主动试验（未来情景及在真实病例中运用技能）[76]（图 8-12）。

指导者的任务

　　模拟指导者的任务不同于一般医学教育者或部分任务及技能培训教练的任务。最突出的差异见下：

- 需要将一个陌生的环境介绍给课程参与者。
- 搭建贴切而又合乎情理的场景来达到预期学习目标。
- 展现复杂逼真场景的戏剧性方面。
- 需要通过内设的问题和考验及参与者行为不确定的发展途径对模拟器、模拟人员（指导者、演员、同伴）和多人复杂场景的学习目的进行同步控制。

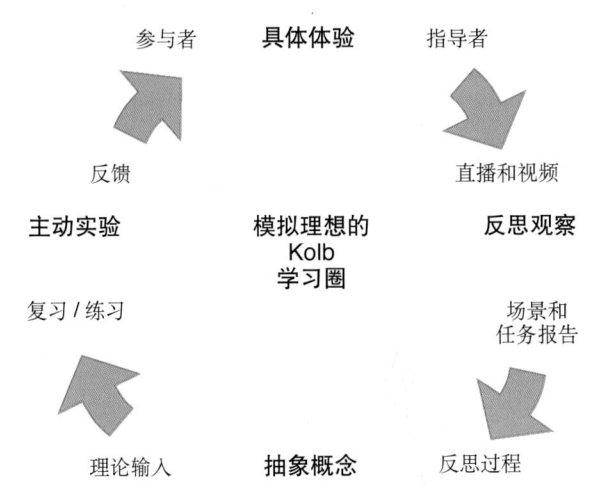

图 8-12　具有现场视频传输的团队模拟培训是 Kolb 学习圈的完美体现。在情境中，受训者获得亲手操作的体验，这必然会反映在任务报告中。将实况视频传输给没有亲自参与当前场景的小组有助于他们进行反思性的观察。在报告时，所有的受训者都有一个概念化的阶段，其间指导者归纳出导致训练过程中行为发生的因素和根本原因（深刻学习）。在任务报告反馈期间，以及参加下一个场景时，参与者有机会运用和尝试新学到的方法 *(Modified from Kolb DA: Experiential learning: experience as the source of learning and development. Englewood Cliffs, NJ, 1984, Prentice-Hall.)*

- 在模拟情景后需要提供任务报告和反馈，往往借助于视频录像的重放，主要使用小组内易化方式及处理群体动态学和个体敏感性问题。
- 关注于决策制定、团队管理、人际关系、交流和专业化等 CRM 非技术性技能。

指导者培训

对这样复杂的指导者技能，理应进行正式培训。David Gaba 在退伍军人（VA）- 斯坦福模拟中心（Palo Alto，CA）与波士顿医学模拟中心及多伦多大学 Sunnybrooke 模拟中心组成的联盟开创了 CRM 导向的模拟课程的指导者培训。这个联盟将 CRM 模拟指导者培训的理念和样式传播到世界各地。Marcus Rall 与 Peter Dieckmann 合作为世界各国的 1000 多名学员开设了指导者课程。许多机构提供各种不同的全国及国际性的指导者课程（按照课程内容及其规模有 2 ~ 6 天课时），读者可向模拟协会询问关于这种课程的信息 [医护模拟协会（SSH）、欧洲医学模拟协会（SESAM）]。对指导者培训的过程和影响的评估现在比模拟培训本身的评估还要多。一些早期证据显示这种课程是有价值的。此外，每年的国际医疗模拟大会 [例如，医护模拟协会的国际卫生保健模拟会议（IMSH）或欧洲医学模拟协会的年会] 上都开设较短

的关于指导者技能的介绍性课程，在大会上有很多涉及任务报告、指导者培训和 CRM 培训等题目的专题讨论会。

框 8-2 展示了一个指导者培训课程学习目标的实例。关于 Dieckmann 和 Rall 开设的指导者课程的经验和效果，从如下网址：www.inpass.de/downloads/Infactposter.html 可下载到在 2006 年国际卫生保健模拟会议上展示的一篇海报，其对 InFacT 课程及反应漂移偏倚导致的结果进行了简短描述。对传统医学教师来说，最困难的任务是学会停止命令式授课并开展促进式授课，将学员引向更深刻的学习体验中去。

指导者的认证

最初，模拟课程指导者的技能是自学的，他们建立的程序或模拟中心开创了这一领域的先河（见后面关于能力评估存在的问题和高风险评估模拟的使用部分）。现今，模拟已遍及全球。那么如何将完备程度、体验程度和性能质量处于不同水平的程序区分开来？已经有少数程序系统通过了批准，其中有专门致力于麻醉专业的系统。美国麻醉医师协会（ASA）2008 年启动了一个批准麻醉模拟程序的进程（ASA 选择不使用长期授权）（见第 1 章）。起初，被批准的是有能力为 ASA 成员提供高质量继续医学教育的模拟中心。2010 年，与美国麻醉学委员会（ABA）达成一致，ASA 模拟教育网络（SEN）很快转变为能够进行麻醉模拟课程资格认证半标准化维护的程序组，作为 ABA 麻醉认证维护（MOCA）进程第四部分的组成内容。2013 年 5 月，ASA 批准了 36 个程序，每个程序均在完成详细的申请、报告其指导者和主管人的能力和经验及设备和程序的性能和使用情况后，通过了 ASA 模

拟教育委员会（模拟教育编辑委员会）的评议和认可
（ASA 成员可参看 http://www.asahq.org/For-Members/
Education-and-Events/Simulation-Education.aspx）。美国
外科医师学会（ACS）有一个针对外科教育研究所的
认证程序，其重要内容包含各种形式的模拟。许多麻
醉模拟程序是与这些研究所 ACS 认证程序包相搭配
的。SSH 提供了一套更为全面的认证方案。大多数麻
醉模拟项目，即使是那些包含在 ASA 模拟教育网络中
的，均未选择获得 SSH 的认证，而是依赖于麻醉专业
的认可。

指导者能获得有证书的正式培训及资格认证吗？
SSH 提供了一个医疗模拟教育（CHSE）的认证方案，
主要面向相对新的模拟教师，书面说明其经验、技能
和知识（提交一份书面测试）。但是，大多数麻醉模拟
人员尚无计划获得 SSH CHSE 的认证资格。ASA 模拟
教育网络认证程序测试指导者的模拟经验，同时测试
其培训场所使用的程序，并对该项目新的指导者给予
认证。

一个指导者在讲授特定课程时所需要的技能及其
认证（如果真有的话）可能很不一样。施行基于视频
的 CRM 任务报告的能力对使用特殊任务训练器来教
授特定的动手操作（如气道管理或中心静脉导管放置）
并无用处，也无帮助。指导者的认证，无论是一个项
目内的资格还是具有其他项目的资格，将很可能局限
为一个人只能讲授一门专业课。一个等级式指导者认
证系统可能将提供从初级晋升为资深指导者的认证和
所需的专门培训。

模拟患者的分类

目前对麻醉中应用的模拟患者尚无公认的分类
方案，每一种分类都存在重复或不完整的缺点[47]。
Cumin 和 Merry 发表了一篇关于现有模拟人的综述[77]。
以下介绍本文中使用的分类和定义。除了模拟系统外，
还有一些计算机辅助指示程序和基于计算机的培训设
置。虽然培训设置可以复制临床领域的某些部分，但
无法复制复杂的工作环境。有些人把仅有视频的微型
模拟系统（即已知的视频模拟系统）认为是培训设置
而不是模拟系统。本章不讨论计算机辅助指示程序和
训练设备，只着重讲麻醉模拟患者，这些模拟患者代
表了麻醉医师、危重症监护医师或其他医师可能遇到
的各种患者。对于仅与急救医学和外科技术性工作或
有创操作（如支气管镜检查、建立静脉通道）有关的
设备以及模仿部分职能工作的视频模拟系统（如 Gas
Man，Med Man Simulations，Inc，Boston），在此亦不

予讨论。

本章所讲的模拟患者代表着患者和与麻醉医师
工作密切相关的临床工作环境 [如手术室（operating
room，OR）、麻醉后恢复室（postanesthesia care unit，
PACU）]，有以下几种表现形式：

1. 模拟系统实际上是基于人体模型而定义的物理实
体（以前和现在常用的名称包括真人大小模拟系
统、亲手操练模拟系统、现实模拟系统、高度仿
真模拟系统）。这些模拟系统还可以再细分，按照
监护生命体征的方式（真实的临床监护数据或利
用模拟器产生的生命体征）或者按照模拟系统最
初的控制逻辑（通过操作者控制或由生理和药理
模型控制）分类。
2. 仅借助于计算机显示器的模拟系统叫做单纯视频模
拟系统或者视频模拟系统（有些麻醉医师喜欢将其
命名为"微型模拟系统"）。
3. 用"虚拟现实"原理制作的模拟系统是虚拟仿真模
拟系统。这种装置利用三维图像向使用者展示部分
或全部场景，可采用或不采用触摸式界面，以产生
更逼真的体验。也可以把单纯视频模拟系统看成一
个很小的虚拟现实模拟系统。

模拟患者的组成

患者模拟系统包括患者、临床环境、诊断和治疗
设备几个部分（图 8-13）[47]。视频模拟系统中的这
些组成部分在计算机屏幕上以图形表示。人体模型模
拟人则是使用人体模型，配以真实的临床设备或虚拟
显示屏，这些设备的摆放应与实际工作场所相同。模
拟患者和临床设备可通过接口硬件激发或驱动。人体
模型常采用物理和电子驱动来激活临床设备。目前使
用的任何吸入气体混合物均可用以给模拟人通气，二
氧化碳和其他气体可被引入模拟人的肺内进行气体交
换，并可用真正的呼吸气体分析仪分析吸入和呼出的
气体。表 8-4 显示了现有的真人大小的人体模型模拟
系统的特点。

任何模拟系统都必须有控制逻辑，通过控制逻辑
来改变、控制和调整合适模拟患者的情况。起初，控
制逻辑作为一个固定的事件序列固化在软件中或由指
导者根据预案输入。有些现代的模拟系统使用升级的
人工控制逻辑类型，在病案设计时可采用组合的控制
输入方式；另一些模拟系统结合更为复杂的技术，应
用数学微分方程模拟人体的生理学功能和药理学功
能，以获得复杂的控制逻辑。这些模型可被调试成具

有不同病理生理异常表现的患者。

　　并非患者所有的状态和变化都可以通过微分方程来模拟。心室颤动是一种完全不同的心脏节律状态，它不是从正常节律连续传导而来。尚无模型可以准确

预测患者何时会出现心肌梗死或何时缺血心脏会开始颤动，模型仅可以预测使这些事件发生的可能性增加的因素。除了基本的生理和药理学数学方程，大多数模拟系统还需与其他模型技术整合，包括有限状态模

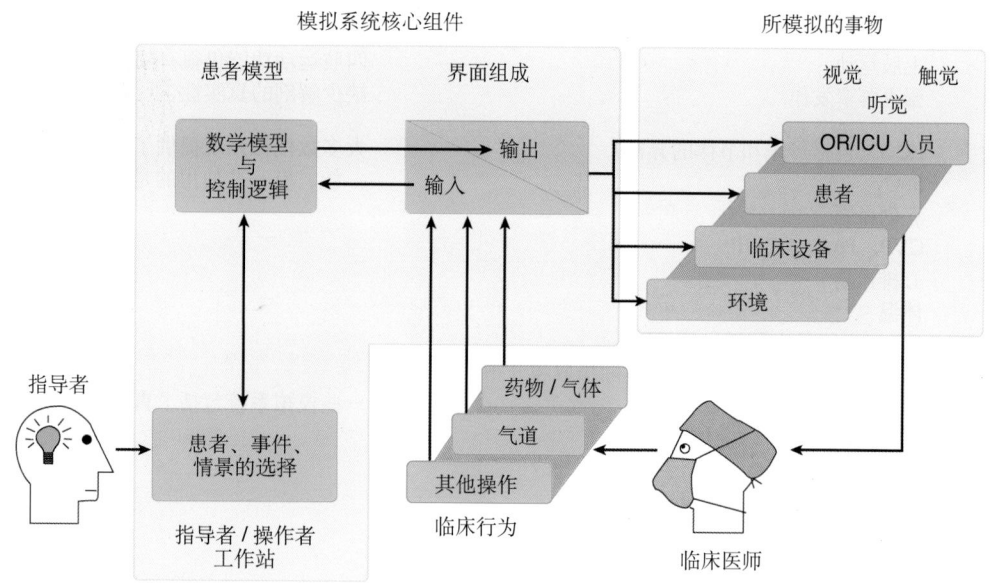

图 8-13　模拟患者结构示意图。模拟系统生成一个画面，其中有患者和带有适当接口硬件、显示技术或两者都有的工作环境。该画面可被麻醉医师接收，把他们的行为通过物理动作或输入设备输进模拟系统。模拟场景的运转状态由教师或操作者通过一个允许选择不同"患者"、异常事件和其他模拟特点的工作站控制。这种控制可用手动控制、脚本控制或具有手动适应的模型控制来达到理想的学习结果。ICU，重症监护治疗病房；OR，手术室 *(Diagram by D.M. Gaba.)*

表 8-4　目前以仿真人为基础的模拟系统的功能

临床领域	特点和功能	备注
气道	适当的咽和声门解剖 能放置面罩、ETT、LMA、LT、双腔通气管 喉痉挛、舌和气道水肿、颈部制动、下颚紧闭、易碎的牙齿 环甲膜切开术 经气管喷射通气 支气管解剖（至肺支气管水平）	气道能为 ETT 提供合格的封闭效果。喉上通气工具的封闭效果存在变异，但基本可允许正压通气 面罩封闭通常很难，就像 ETT 的置入很难一样 环甲膜切开在解剖上最不真实。组织并不像真实的皮肤，其缺少皮下脂肪层，且没有出血。然而，模型确实可以用来演练声门下手术建立气道的操作步骤
头部	眼睑运动、瞳孔散大、瞳孔对光反射或对药物的反应 患者的声音，如咳嗽和呕吐（通过内置的扬声器） 可触及的颈静脉搏动 用蓝光表现发绀 流泪、出汗	比起提前录制好的声音芯片，作者更喜欢现场的声音，因为在情境中有更高的灵活性 蓝光提示患者发绀，但不能模拟生理情况下的发绀
胸部	生理和病理生理状态下的心音和呼吸音 自发呼吸，带有胸壁运动 支气管痉挛 可调节的肺顺应性 可调节的气道阻力 气胸 胸腔穿刺术和胸腔引流管的放置 除颤、经胸起搏 ECG 胸外心脏按压	通过扬声器的呼吸音和心音，声音包括人工和机械声。通常音量与听诊器相对于扬声器的位置有关 就像环甲膜切开术一样，人体模型的解剖也很不真实，但是可用来练习操作

表 8-4　目前以仿真人为基础的模拟系统的功能（续表）

临床领域	特点和功能	备注
四肢	可触及的脉搏（随动脉血压变化） 通过听诊、触诊或示波法测定袖带血压 骨折和创伤模块 静脉置管 周围神经刺激引出的拇指颤搐 上肢运动 强直阵挛发作	四肢运动功能仍很有限 缺少解剖的真实性
监护（波形或数字显示装置）	ECG（包括形态和节律的异常） SpO_2 有创血压 CVP、PAP、PCWP 心排血量 体温 CO_2（可能是实际呼出的 CO_2） 麻醉气体（可能有所用药物实际摄取和分布） 心肺转流术	大多数模拟系统提供了模拟真实生命体征的显示系统，有一些使用的是临床监护仪 一些模拟系统包括了真实的心肺转流机
自动装置和传感器	胸外心脏按压 通气频率和容量 除颤和起搏（包括能量测量） 气体分析仪（吸入氧气、麻醉药） 药物识别（药物识别和剂量识别）	

注：目前的一些模拟系统具备表中提及的部分特点，但不一定每种模拟系统均具有全部特点。模拟系统所具备的功能取决于设备和模型。CVP，中心静脉压；ECG，心电图；ETT，气管内导管；LMA，喉罩通气道；LT，喉管；PAP，气道正压；PCWP，肺毛细血管楔压；SpO_2，氧饱和度

型、异常情况的指令启动以及模型参数的人工调控。有限状态模型对不同的潜在临床状态事先进行了定义，每一个临床状态都有适当的进入条件和向其他状态转换的条件。当进入条件或转换条件适合时，就激活了新的状态，并直接触发新的现象（如心室颤动）或改变数学模型的常数，从而使进程及时向前进行[78-80]。

大多数模拟系统的控制逻辑都通过指导者或操作台来控制，指导者在操作台可以创建特定的患者、选择和诱发异常事件或差错，同时监视模拟过程的进展。除了主操控台外，这个系统也可以通过一个手握式遥控器操控。指导者或操作台可以提供生理变化参数和麻醉医师的反应情况，还可以提供图解帮助进行模拟运行的分析。有些视频模拟系统提供与模拟事件处理有关的设备和教程。采用基于人体模型的模拟患者，尤其当应用于完整的工作环境中时，一般可获得模拟系统的详细记录，并根据视频和声频记录获取受训者在此环境下的工作情况。

框 8-3 所列举的许多理想特征，现代模拟系统尚不能提供。虽然已有多种不同的模拟系统，但尚无一种系统能满足所有的应用需求，所以模拟系统类型的选用决定于使用的目的和要求。根据我们的经验，模拟程序的成功与否不是取决于模拟系统的种类，而主要取决于指导者的工作热情、技能和创造力，以及用在准备和制作可靠的模拟场景方面所付出的时间和精力[27]。

虚拟现实模拟系统

虚拟现实是指人类与存在于计算机中的合成（虚拟）环境相互作用的一系列技术[81]。在典型的虚拟现实概念中，合成环境的展现可直接传输到眼睛（三维头盔显示器）、耳朵，甚至可能是手和肢体（特殊机械手套和感受器）。在这种环境下，使用者的行动不通过专门的点击设备而是直接通过躯体活动表现出来。只有通过对输出 - 输入模式进行持续的调整适应才能实

音频通知是非常强大的模拟工具

有的现象无法被有形地模拟出来，一般来说，通过扩音器从控制室向场景室宣讲漏掉的体征和症状以向受训者提供这些信息是一个好办法。受训者会把这种现实声音传递的信息整合到他们对模拟场景的理解中（尽管错误的理解或物理观察与宣讲信息间的错误匹配时有发生）。

框 8-3　未来基于人体模型的模拟系统的理想特点

皮肤体征变化，例如
　皮肤颜色改变为发绀或苍白
　出汗
　皮温变化（如休克或发热所致）
　皮疹、荨麻疹或全身水肿
反流、呕吐、气道出血或分泌物
生理性咳嗽（目前仅有声音模拟）
逼真的惊厥
四肢有目的的运动
支持脊椎麻醉、硬膜外麻醉或其他区域麻醉操作
EEG 信号（如 BIS、AEP、PSI）
颅内压
支持中心静脉和动脉置管
胎儿 / 母亲的胎心产力图

AEP，听觉诱发电位；BIS，脑电双频指数；EEG，脑电图；PSI，患者状态指数。
* 这些特征目前还没有被整合到模拟系统。一些特征可能正在研发，本书出版后可能实现。另外，一些特征（或功能）可能已经实现，通过第三方改造或自制的软件开发系统

现这种感受。在我们所谓的完全虚拟现实模拟系统中，参加者完全进入一个虚拟的世界，该系统完全复制了至少三种感觉的输入过程——全方位三维视觉、听觉和触觉（后者更技术性地称为触觉–动觉系统）[81]，操作者与虚拟世界可进行完全的物理交互作用。电视剧《星际旅行》中的"全象甲板"就是一个范例。

虚拟现实模拟系统的另一种是视频模拟系统，它通过屏幕显示有限的虚拟环境，操作者与虚拟世界的交互作用必须通过点击设备来实现。视频模拟系统为人类感觉系统提供界面，该界面同真实的身体体验差距甚远，而最先进的完全虚拟现实模拟系统可能与真实世界相差无几。部分虚拟现实模拟系统只能仿造较少的感觉（或不太完整的复制，例如在二维屏幕上展现三维虚拟画面），或者使操作者与虚拟世界间只能进行有限的互动，或二者兼有。最后，可以想象将实体模拟患者和虚拟现实模拟系统结合起来（也称为混合现实），使虚拟现实在实体环境中展现出来。

用于一些手术及腹腔镜、内镜或血管内操作的程序性部分任务训练器和模拟器被认为是虚拟现实，因为其实际操作可仅用视频显示器并可被模拟系统重建。综合性的虚拟现实模拟患者非常复杂，要求具备以下条件：

一整套计算机模型，包括患者、场景和在此场景中可能用到的所有部件（如监护设施、手推车）。
追踪使用者图像、声音和行为的设施，以确定现实内容，识别操作进程。

为每种感觉模式提供合适的显示器硬件，为每种行为通路提供合适的输入硬件（如触摸、讲话）。
计算各种模型的硬件、实施追踪的硬件、实时输出至显示器的硬件。

沉浸式虚拟现实是一种高速发展的技术，已在许多领域激起了强烈兴趣，尤其是太空飞行、军事和娱乐业。虽然虚拟现实的潜力很令人振奋，但仍在发展之中。前文简略提到了在麻醉及重症监护治疗中应用的虚拟现实模拟患者的雏形，但迄今为止尚无关于该系统的应用经验的报道。

一个相关类型的模拟系统是虚拟环境或虚拟世界。按照维基百科，虚拟世界是一个基于计算机的模拟环境，以便其用户通过"替身"（用户自己的三维透视图像）来居住和交流。一些系统允许多个参与者同时在共享的网络虚拟环境中控制自己的"替身"（包括语言），并进行口头和动作交流。这种技术目前以三维透视成像加上声响的方式在计算机显示器上描绘虚拟世界。虚拟世界通常用于网络游戏（最流行的魔兽世界每月有 9 百万用户），其他还有在线社区的虚拟世界（如 Second Life 里的主要活动就是社交，尽管也有商业和教育）。

在医学虚拟世界里，患者可以是由计算机控制的自动化"替身"，或者是被人类参与者占据的"替身"（扮演标准患者的演员的特例）。虚拟世界正开始用于医疗，首先涉及的是急救场所，如 ICU、急诊科或院外复苏。

尽管虚拟现实模拟器与视频和人体模型模拟器相比有很多理论上的优势（如在某些情况下整体上更加真实，可以立即重新设置环境），但目前这些优势由于该领域尚不成熟而被抵消。虽然虚拟现实被大肆宣传，但现在的系统或是性能非常有限，或是很昂贵，大多数既性能受限又昂贵。在医疗场所真正可与人体模型模拟器相媲美的虚拟现实沉浸式体验尚未问世。尽管如此，虚拟现实技术最终可能会令其他类型的模拟系统黯然失色。20 世纪 90 年代，Gaba 预计虚拟世界将在 2020 年以前问世，但沉浸式虚拟现实的发展要比预想的慢 [82-83]。

模拟患者的发展

在该部分我们对所有模拟系统的新特点和进展陆续加以简要介绍。关于当前各种系统的最新信息，建议读者直接与厂商或开发商联系。

关于模拟患者特别是广泛应用的人体模型模拟器

的发展历史，在几篇综述和书里有很好的介绍[5, 84-86]。因为麻醉医师在基于人体模型的模拟系统的发展过程中扮演主要的角色，所以模拟患者的发展史与麻醉学有些联系。今天，麻醉医师在这一领域里继续扮演主要角色，其数量比例远超过其他医学领域。

20世纪60年代后期，某航空公司与南加州大学麻醉医师一起制造了人体模型模拟器——SIM一代。在那个时代，这是一个领先了数年的技术奇迹[87]。但SIM一代计划逐渐被湮没，主要是因为医学专业尚未理解模拟在培训、研究和评估上的重要价值，尤其是对人为因素的重要性认识不足。

20世纪80年代中后期，人们发展和引进了数种模拟患者，它们都是独立研发的，均与SIM一代项目无直接联系。多个因素促进了这些发展，其中最突出的是性能强大（与10年前的先进小型机相比）且相对便宜的新型个人计算机（PCs）的应用。各种PCs模拟系统的流行（如飞行模拟系统、驾驶模拟系统）表明，复杂系统的模拟在PC上实现了，而且视频模拟系统可以让使用者在一定程度上感觉他们已经置身于这个环境中。在应用方面，公众和麻醉专业已经更多地注意到模拟训练在军事和商业航空、太空飞行、汽车驾驶、航运、军事指挥和控制以及核动力工厂的运行等方面的应用价值。太空计划的媒体报道和对1979年宾夕法尼亚州三里岛核泄漏事件的补救反应使模拟系统的作用更加突出。另一个关键因素是麻醉学开始日益关注麻醉医师的技能、人为因素和麻醉工作环境的工效学（参见第7章）[88-91]。

视频模拟系统（微型模拟系统）

开始于20世纪80年代中期的几个视频模拟系统是由麻醉医师研制的。其中包括模拟个别方面麻醉的部分任务训练者，如在不同生理和物理化学情况下麻醉气体的摄取和分布（著名的GasMan模拟系统是其中最出类拔萃的）。其他的完全视频模拟系统几乎体现了患者和临床环境的各个方面。最初的控制逻辑主要是基于生理学和药理学的数学模型，一些视频模拟系统已经转化为主要靠脚本和有限状态模型来控制。最初的患者是用图画或动画来展现，但现在越来越多地用照片或录像来展现。在虚拟显示器上呈现的生命体征可仿效真正的临床设备。执行动作通常在图示的用户界面上选择，点击菜单和按钮，使用滑块和数字键可控制临床医师经常用到的大多数种类的操作。

模拟患者在麻醉学专业的应用经验

现今，几家公司提供性能广泛的人体模型模拟患者［保真度（fidelity）这个术语用于评价模拟系统的真实程度，模拟系统设备具有一系列特点和性能］、用户界面和控制逻辑。大部分现今使用的模拟系统（出自几家公司）被认为是中等性能的设备。这些系统的功能约为高端模拟器的70%，而价格仅为高价模拟器的15%。这样的价值定位打动了大多数顾客，但某些应用者仍需要高档的模拟系统。

从20世纪90年代，新型模拟患者就在麻醉中使用，积累了极为丰富的经验。本部分和随后的部分将描述用于教学、培训、评估和研究（尤其是决策制定和人为因素）的模拟系统。将模拟人系统用于人类绩效和患者安全方面的研究结果主要在第7章讨论。

医疗人员的模拟教学与培训

现有的各种模拟患者为学生体验真实状态下的生理和病理生理反应提供了绝佳的机会。教学课程的目的可能是不同的。Morgan和Cleave-Hogg的研究得到的结论是："模拟环境用于评价各种行为无疑是独一无二的方法"[92]。教育的目的是提供概念的理解和技能的介绍，而训练的目的则是实现直接应用于真实环境中的特殊技能和行为。教育和训练目的一致非常重要，如果我们教一些概念性的理论，但却评价临床技能，我们可能得到错误的评价结果[93]。

Issenberg和其同事的一个对最佳循证医学教育（BEME，www.bemecollaboration.org）的回顾推论，高保真度医学模拟系统只有在遇到如下所述的合适条件下对教育才是有效的[24]：

- 可提供教育反馈
- 允许反复性练习
- 模拟被合理地整合到标准化课程里
- 任务的难度范围适合于学习者的水平

医学和其他卫生专业学生的模拟教学与培训

Issenberg和其同事关于模拟系统对基于模拟的医学教育有效性的结构性回顾显示：①教育研究的方法学质量通常较薄弱；②对一些高质量研究的评价结果显示，在模拟实践的时间与学习效果之间存在量-效关系[24]。Coates 等人[94] 和 Gordon 等人[95] 的研究显示，与基于问题的学习方法相比，用模拟教学培训医学生的呼吸困难患者管理技能更有效。

模拟课程设置有多种不同类型[68, 93, 96-106]：

- 基础心肺生理学或药理学的教学课件和演示，有些机构已用此代替了动物实验[107]。
- 引入危重症患者的整体管理（如诊断和治疗的结合），该培训为临床前期的应届医学生进入临床医学课程做了部分准备。
- 临床麻醉学生或 ICU 医学生的麻醉实习。
- 解决临床问题的技能培训。模拟已经成为教育和培训学生对特定临床危急事件产生适当反应的一种方式。为此，Morgan 和 Cleave-Hogg 比较了模拟教学与教师引导观看录像带的效果[92]，结果发现两者并无差别[108]。不过，人们对该结论尚有些质疑[93]。
- 最初设置的课程面向有经验的学员或执业医师与学生。希望让医学生、护理系学生、其他卫生相关专业的学生及各学科团队能早期尝试临床医学实践。目的是为了在医学教育的早期阶段灌输团队协作和沟通的理念，完成医疗系统内长远的文化变迁。

由 Hodges 撰写的一篇对普通医学教育富有启发性的批评性概述以带有煽动性的语句作为标题——"医学教育与无能（加了强调）的延续"[109]。文章指出，任何一种教育都冒有制造和维持无能的风险，尤其是那些被实际的教育程序忽略的方面。特别被批评的是客观结构式临床考试型的教育方法，因为学生可能从中学会如何通过考试，而对这种考试的评分标准没有涉及并对实际临床治疗很重要的方面仍有严重的不足。模拟训练为将各种技能更加彻底地融入到实际的临床医疗中的目标带来了希望，但我们建议所有的模拟教学指导者清楚地认识到 Hodges 明确提出的风险。

麻醉危机资源管理（anesthesia crisis resource management，ACRM）

1989 年，根据第 7 章所示的认知过程模型以及 Cooper 等[88, 110] 的研究结果，Howard 等[111] 和 VA- 斯坦福研究组的 Gaba[89-90] 证实了麻醉医师培训在决策制定和危机管理等关键方面尚有漏洞，而这些能力在标准的住院医师或研究生教育中也缺乏系统的教授。这些漏洞是：①没有充分熟悉预先制订的围术期事件处理方案；②元认知和分配注意力的技能不足；③不善

于资源管理，包括领导才能、交流能力、工作量管理和观察及反复核对可用信息。以往人们以为麻醉医师可以用渗透法，即通过体验以及对具有这些功能的角色模型进行观察来获得这些技能。如前所述，航空领域的经验表明，除非有专门的教学，否则这些技能不会自然获得。危机资源管理（CRM）培训本是为飞行工作人员创建的。在 CRM 之后，VA- 斯坦福研究组规范了 ACRM 培训[111]，这些方法现在已经很有影响力。ACRM 类似课程在世界不同的模拟中心教授，不仅在麻醉专业，也包含许多其他的医疗领域，包括 ICU、急症医学、分娩、创伤及野外应对[17, 34, 37, 39, 41-42, 68, 84, 112-129]。图 8-14 展示了典型的 ACRM 团队训练场景。

为了弥补麻醉培训中的不足，ACRM 把近 40% 的注意力放在高风险围术期医学技术管理上，而把至少 60% 的注意力放在危机管理的一般原则上，此原则几乎适用于每一例复杂患者的管理。框 8-4 列出了 ACRM 的教学要点。受训者在 ACRM 模拟课程中将强化这些要点，需要注意或易被忽略的部分将借助视频进行总结分析并加以强调（参见第 7 章）。

最初的 ACRM 中心的一个工作小组（VA- 斯坦福，波士顿 CMS，多伦多 Sunnybrooke）公布了一套"ACRM"或"ACRM 类似"课程所需达到的标准。框 8-5 为这套标准的摘录，全套标准可从 http://med.stanford.edu/VASimulator/acrm/ 上得到。

这些标准描述了在 ACRM 类似课程里指导者需要的特殊训练。以往经验提示 ACRM 指导最困难的部分是任务报告，新的指导教师需要一个明显的体验周期，

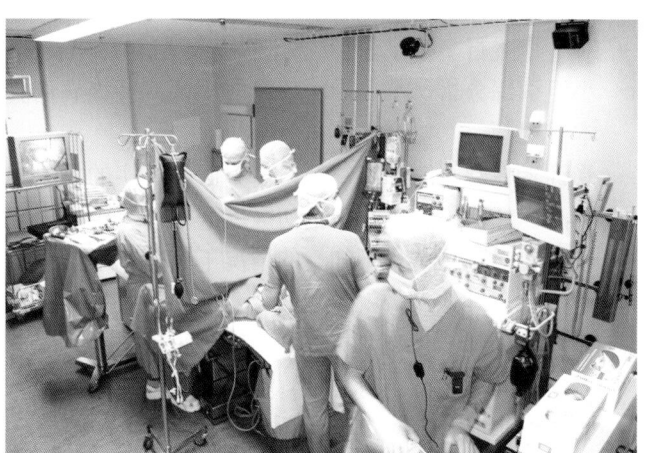

图 8-14 麻醉危机资源管理团队培训场景。一个完整的手术室团队（扮演的外科医师和护士）正在实施一台复杂的内镜手术（显示在屏幕上）。由受训者和护士组成的麻醉团队必须处理各种复杂的问题。视频摄像机（天花板）、麦克风和扬声器提供必需的连接和报告工具 *(Photogtaph taken by M. Rall at the Center for Patient Safety and Simulation, University Hospital, Tübingen, Germany.)*

框 8-4　麻醉危机资源管理的要点*

1. 了解环境
2. 预测和计划
3. 早期求助
4. 训练领导能力和合作能力
5. 分派任务
6. 动用所有可用资源
7. 有效沟通
8. 使用所有可用信息
9. 预防和处理固定错误
10. 交叉查对和双重查对
11. 使用各种感知功能
12. 反复多次评估
13. 良好的团队精神
14. 合理分配注意力
15. 随时确认优先处理的事情

* 第 7 章给出了对 CRM 要点的详细解释

框 8-5　麻醉危机资源管理类似模拟培训的特点

目标

学习解决复杂问题、制定决策、资源管理和团队行为的一般原则

提高受训者在认识和处理复杂医学情况时的医学技术、认知和交际能力

增强反思、自我审查、团队协作能力，改善交流过程中的态度、行为和技能

目的

预防、改善和解决危急事件

设置特点

复制一个相关工作场所（或一个用作现场模拟的真实的患者医疗场所）逼真的模拟环境

工作人员扮演典型工作环境中可能见到的人员，包括护士、外科医师和技师

一系列培训课程之后进行详细的分析报告

初学者可求助于其他参与者

在不同场景中参与者可轮流扮演角色，以获得不同的视角

额外辅助培训模式：指定读物、讲座、录像带分析、角色扮演或者小组讨论等

培训必须达到一定时间（超过 4h，通常多于 8h），分小组进行

内容特点

要求受训者参与适当的专业上的互动

至少 50% 的课程重点放在危机资源管理行为（非技术技能）上，而不是医学或技术项目上（非技术技能在第 7 章讨论）

单纯观摩不能等同于实际参与课程

教学人员特点

高强度培训，需要大量的教学人员且较低的参与者/教学人员比例

教学人员，特别是指导任务报告的教学人员应经过专门的培训或有从事危机资源管理导向的训练的经验

任务报告特点

所有参与者一起使用（适当时）模拟过程的音频/视频记录进行分析总结

任务报告强调建设性批评的重要性，从而使参与者最大限度地发言和批评，并互相学习（促进任务报告）

最好在资深指导者的监督下进行，而后才能完全独立地进行指导。几个小组各自或联合研发了模拟教学的综合性培训规划，其中包括任务报告和场景设计等重要模块。

ACRM 类似课程使用了几种教学形式来达到这些目标，包括以下几点：

- 麻醉危机管理的综合性教材：《麻醉学危机管理》。该书包括关于 ACRM 原则的讲座材料和麻醉中危急事件一览表，以统一的格式提供了 83 种麻醉相关危急症的围术期管理指南。该教材为麻醉医师提供了常见和罕见情况的预案，以增强应变能力，已经翻译成日语和德语。
- ACRM 的原则和患者安全简介。
- 对一个飞行事故录像带的分析。
- 小组训练分析一个实际医疗事故录像或疑难病例脚本或视频。
- 受训者在数小时内在复杂、多方面、真实的场景中轮流担任不同角色，包括初级麻醉医师、第一反应者（在对现场情景不知情的情况下传呼到场）和洗手护士。其他人员就像在一个真正的手术室一样扮演外科医师、护士和技师的角色。每一场演练结束后以录像为基础进行总结（参见前述关于任务报告的讨论）。

数本出版物都已详细描述了不同水平参与者对 ACRM 培训体验的反应[111, 125]。参与者对 ACRM 课程学习的体会给予了极度的肯定，而且大多数人相信这有助于麻醉的安全实施。表 8-5 显示了关于此问题的一个早期研究结果。在 VA- 斯坦福，ACRM 已经扩展

成不同级别的课程（如 ACRM 1、2、3 级），在几年内教授。随着课程水平的提高，案例变得更加复杂，涉及麻醉的亚专业。此外，附加的教学模块涵盖了安全组织抢救的其他重要方面，如病死率和病残率讨论会或同行评审会的系统思想、围术期严重不良事件的追踪以及在不良事件后如何告知患者及其家属不幸的消息。

ACRM 和 ACRM 类似课程已经面向全世界，并成为受训者的必修课程（有时甚至对有经验的人员）。在丹麦，除了其他一些模拟培训课程（如困难气道）外，法律还要求实施 ACRM 类似培训课程：麻醉护士 3 天课程、一年级住院医师 2 天课程，三年级住院医师 4

表 8-5　哈佛麻醉模拟培训的麻醉危机资源管理课程评估

分级	等级	主治医师（n=30）		住院医师和进修医师（n=34）	
		模拟系统环境的评估（%）	ACRM 课程的价值（%）	模拟系统环境的评估（%）	ACRM 课程的价值（%）
称赞较少	1	13	3	9	1
	2	10	3	6	2
	3	15	15	11	4
	4	10	25	28	28
称赞较多	5	33	54	46	75

Modified from Holzman RS, Cooper JB, Gaba DM, et al: Anesthesia crisis resource management: real-life simulation training in operating room crises, J Clin Anesth 7:675-687, 1995

天课程。目前正在进一步计划制订 ICU 和恢复室护士及住院医师的模拟培训要求 [130-132]。Salas 和其同事发表了一篇关于有效 CRM 培训的必备条件的精彩评述 [32]。

麻醉住院医师的模拟培训

现今，模拟培训技术在麻醉住院医师的培训里得到广泛应用（见第 9 章）。其应用方法多样：对特殊操作或治疗方案的技能训练（尤其是气道管理），对麻醉设备口头指导的补充，对于前述有关 ACRM 的决策制定和非技术性技能等内容的培训。在美国，几乎每个麻醉住院医师的教学计划都提供一些有说服力的模拟培训体验，尽管其规模、频率和目标内容不同。

其他的学科和国家在住院医师期间可能没有覆盖足够的模拟培训课程，正如 Hayes 和其同事 [133] 的研究所证实。该研究针对加拿大内科住院医师对其能否胜任心脏骤停小组工作的感受进行了调查：49% 的人感到训练不足，50% 的人感到所提供的生命支持课程不足以使其领导心脏骤停小组，而得到任务报告或反馈的人数几乎为 0 [133]。

儿科模拟培训的特殊考虑

现在，国际上已经有大量关于儿科医院开展模拟培训的经验（见第 93 章）[41, 59, 127, 134-140]。Overly 与其合作者评估儿科住院医师气道管理技能的一项研究鉴定了住院医师能力的许多方面 [141]。作者推断，高保真度的模拟培训能用于评价住院医师的气道管理，这种训练方案对教授这些技能是有效的。

许多中心将儿科模拟器主要应用于危急事件的管理和急诊医学。这些模拟系统面向麻醉和儿科危重症医学的受训者和专业人员。由于从事儿科麻醉、危重症医学、急诊医学的人员及多专科人员（各专科的内科医

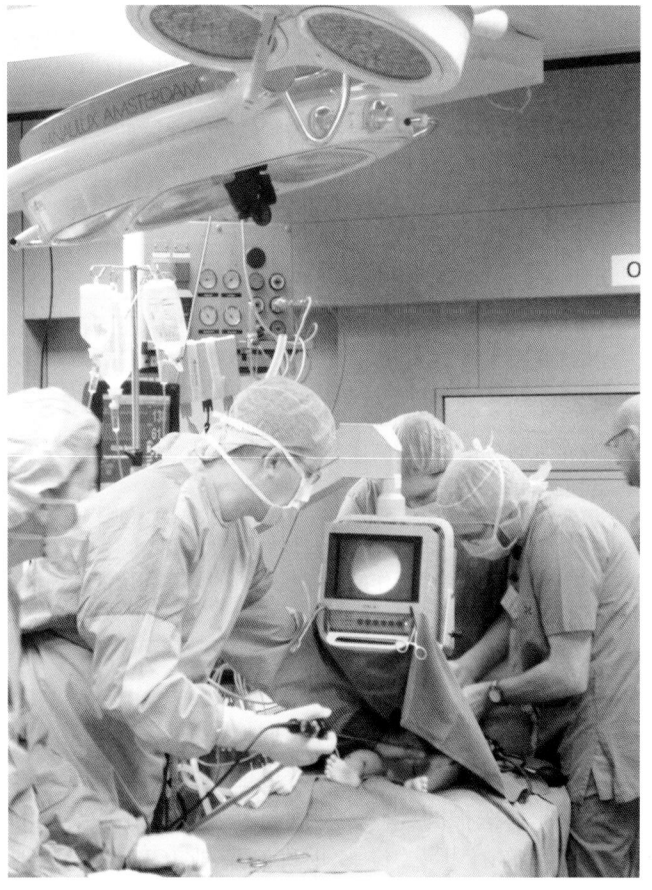

图 8-15　完整的儿科团队模拟培训。主要的受训者（麻醉）需要用婴儿模拟器处理问题，泌尿外科团队的人员实施手术 *(Photograph provided by C. Eich.)*

师）和多学科（各专业学科的人员）人员间存在频繁的组织交叉和临床交叉，团队训练对防止治疗时合作的失败是特别有益的（图 8-15 和图 8-16）。Eppich 和其同事在关于儿科急性治疗场所的团队训练的综述中强调了团队训练对儿科团队协作的影响和有效性 [34]。美国儿科学会现在向儿科急症场所的所有医疗专业特别推荐团队协作和交流训练，而美国心脏病学会还收入了一个团队理念的录像和训练计划里团队动力的 8 个要素 [142-144]。

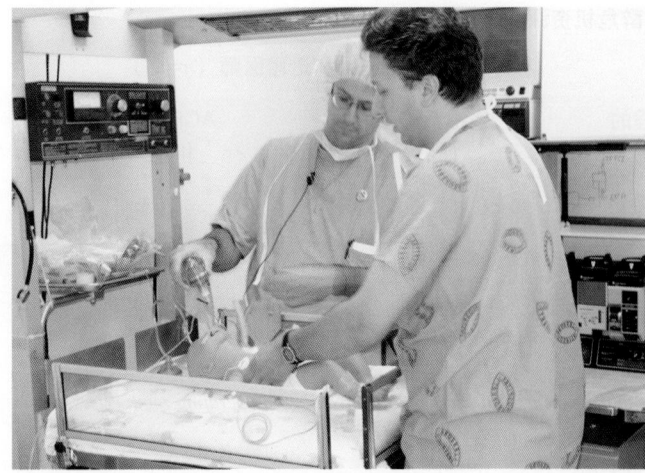

图 8-16 在新生儿急诊室进行的新生儿危机资源管理和复苏培训。所有的治疗步骤必须在模拟设备上实施，以显示协调和分工的重要。有经验的指导者（婴儿的右侧边）正在扮演团队成员，而另一名指导者团队在控制室内，管理模拟控制和任务报告视频 *(Photograph taken at Stanford Simulation Center, Stanford University, Palo Alto, Calif.)*

框 8-6 儿科麻醉模拟的独特方面

在临床所需的高度熟练性与有限的专门技能水平间存在很大的差距

迫切需要针对医学技能方面的培训——推荐在团队模拟培训课程之前参加儿科加强生命支持课程

需要在儿科麻醉护理期间通过模拟和角色扮演来习惯患者父母的存在

小患者对工作环境的组织和任务职责的要求更高（现场培训）

高强度的多学科团队培训，包括危机资源管理

对学员和在儿科麻醉工作的亚专业人员的评估和认证的高度关注

与成人医学相比，儿科模拟培训更需要处理医学知识和技术技能的特殊要点，可能是因为许多医务人员缺少儿科医护的经验，特别是涉及新生儿和婴儿的病例（框 8-6）[145]。许多儿科麻醉或 ICU 的模拟课程需要引进大量有经验的儿科临床医师。日常在儿科医院工作的资深临床人员可能对儿科临床技能更加自信，但他们也可能对儿科和成人医疗中都会应用的一般非技术性技能更感兴趣 [142]。

儿科场景的难度和参与者对学习效果的切身感受之间存在正相关 [145]。参与者在临床实践中极少遇见的场景（如婴儿继发于严重热损伤的循环休克）一方面是有危险的，而另一方面对训练效果来说却是特别有益的。儿科模拟培训固有的一个普遍而又有趣的方面是由家庭成员合作扮演角色。尽管家庭成员也存在于成人医疗中，但在儿科几乎是普遍存在的 [146]。现场的家庭成员能进一步增加医疗人员的紧张感和压力，因此增设家庭成员角色扮演对儿科场景模拟特别有用，经过培训的演员、指导老师，甚至受训者都可以扮演家庭成员 [134]。

医学继续教育

大多数模拟中心为有经验的执业医师提供医学继续教育（continuing medical education，CME），几乎所有用于住院医师的模拟培训项目都适用于医学继续教育（初学者培训项目除外）。多项研究表明，在处理患者危急情况时，有经验的麻醉医师也存在不足，也会同麻醉住院医师一样犯严重错误 [80, 132, 147-151]。Jacobsen 等在丹麦进行了一项涉及 42 位麻醉专科医师的研究 [152]，应用 Gaba 和 Howard 的评分方法，结果显示这些医师们在过敏性休克的诊疗以及 ACRM 原则的执行上都存在缺陷 [85, 153]。因为紧急情况是日常临床工作中少见的偶然事件，所以此结果并不意外。更重要的是，工作时间长短或年资高低与技术水平的高低并不一定成正比。在教育和培训的早期就应开始使用模拟系统进行危机管理培训，并在临床实践中反复应用。

美国 CME 培训的一大特点是各州独自管理，只是在学时数上基本统一。阅读短文或回答几个问题就能得到 1h 的学分，与耐心听完一个讲座得分相同。总体上模拟培训比其他学习方式的互动性和强度都高得多。在澳大利亚和德国，CME 将累加学分作为必要条件。模拟培训按其强度每小时可获得很多学分，这使得 CME 模拟培训能够较其他的简单培训方法更具有竞争力。

美国麻醉医师协会已建立模拟常务编委会，并对模拟培训方案提供认可（与鉴定类似但又不同），表明美国有能力为其民众提供优秀的 CME 课程。该委员会已于 2008 年开始对申请人的资格进行审查。

在哈佛大学医院，其自保公司——哈佛风险管理基金会针对富有经验的麻醉和产科临床医生，创新性地将他们参加 CME 模拟培训与降低医疗事故保险费联系起来。（J. Cooper，个人交流，2005 年）。这种具有超前意识的方案现已被其他负责医疗事故的单位所采纳。在某些辖区内，风险经理已经直接在其机构内投资模拟培训，而不是采取折扣保费的方法。

模拟患者在麻醉专业以外的医疗人员培训方面的应用

麻醉学始终推动着模拟培训在医疗领域里的应用，但模拟培训几乎已经发展到了每一个学科和领域。事

实证明，将麻醉认知分析-动态决策（几秒、几分钟或几小时内演练完成）应用于其他领域复杂团队、高致命医疗操作模拟培训中是行之有效的。进行 ACRM 类似训练的范围包括但不限于 ICU[129, 154]、急诊医学及紧急野外应对[155-160]、创伤医学及外科学、新生儿学（新生儿复苏和新生儿 ICU）、产科（图 8-16）[161-162]、心脏停搏及快速反应团队[163-165]和放射学。模拟技术如此多样化，以至不同形式的模拟适用于几乎所有的领域。Knudson 等发现如果外科住院医师接受过 ACRM 类似模拟训练，那么他们在管理严重损伤的模拟创伤患者时总分和团队的分数都会有所改进[35]。

　　军队和美国国土安全部也有医疗模拟的大量用户，模拟已用于新兴领域医师的初始培训和有经验的临床医师及临床团队的重复训练[166]。图 8-17 所示的房间中共有 10 个模拟患者，而在这个军医培训中心中总共有超过 100 个模拟仿真人。2013 年，北大西洋公约组织（北约）特种部队在布鲁塞尔的北约总部举办了第一次指导者课程，召集了来自美国特种部队和北约特种部队的医学专家和平民指导者专家（包括 M. Rall）。到现在已举办了几次这样的指导者课程。

　　现今模拟愈加频繁地应用于应对化学、生物或意外核威胁事件及大规模杀伤性武器或恐怖主义的培训。位于德国 Tübingen 一个小组穿着完全防化服，用他们的模拟系统测试治疗患者时是否受其服装限制（结果正准备发表），以此优化德国内务部应对恐怖袭击或者化工厂灾难的策略（图 8-18 和图 8-19）（参见第 83 章）。几名研究者完成了一项多学科联合模拟培训项目（基于脚本的模拟系统、基于模型的人体模型模拟系统及模拟扮演的患者），主要培训大规模杀伤性武器和恐怖主义袭击时管理受害者的技能[74-75]。这种训练对军事冲突频繁或正需要为战争或恐怖袭击做准备的国家非常重要（如美国和以色列）。

模拟患者在科学研究方面的应用

　　模拟培训中的研究分为 2 种类型：①关于模拟研究——测验或改进技能、技术及模拟教育；②以模拟为工具来研究其他事物，如操作能力、临床认知力、临床治疗过程的研究（参见第 7 章）。框 8-7 列出了第二种类型的实例。作为一种研究工具，模拟具有一些独特的特征，相对于其他方式，其被认为是通向临床世界的辅助窗口。我们可通过对真实病例的预先观察来研究临床工作。这有益于对未来情况的预先设想，但从根本上说，在大多数领域的更多情况是不值得注意的，人们通常观察到的都是日常平凡的事物。有时

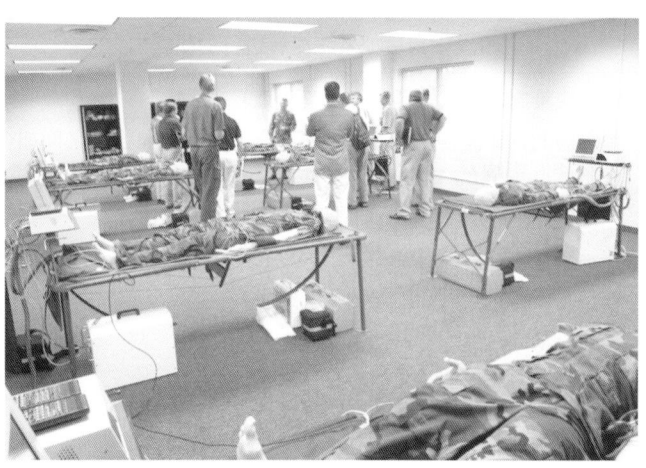

图 8-17　军队医学模拟培训中心。房间中有 10 个 SimMan 培训工作站。在训练期间，指导者团队坐在每个人体模型的足侧，实施现场教学

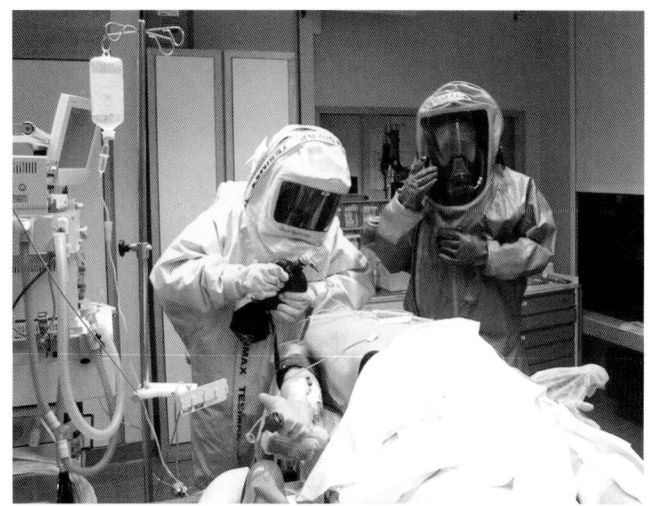

图 8-18　医疗急救队在完全防化服的保护下使用模拟患者进行能力评估。队员穿着普通制服或者防护服实施基本复苏技术（如建立静脉通路、抽药、插管）*(Photograph taken by M. Rall at the Center for Patient Safety and Simulation, Tübingen, Germany.)*

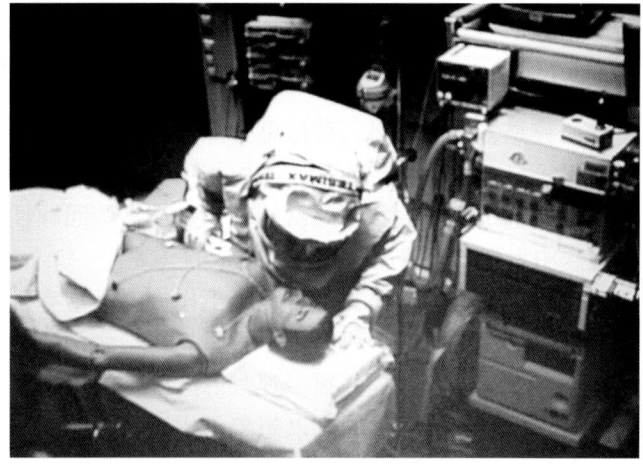

图 8-19　在复苏急救时，穿着完全防护服可能影响组内交流以及与患者的交流 *(Photograph taken by M. Rall from a video screen at the Center for Patient Safety and Simulation, Tübingen, Germany.)*

框 8-7 使用模拟系统能够进行的研究内容

动态决策制定的认知科学（见第 7 章）

预编制的操作流程知识与深奥的医学知识及抽象推理之间如何相互影响？

如何监控与警觉性、信息超载和视觉扫描模式相关的观测？

观察术野时收集什么信息内容？

如何实施最佳行动计划和安排？

如何重新评价失败和固定的错误结果？

人机互动

错误报警对分散注意力的不良后果是什么？

把监护仪和显示器整合到一起较其独立存在有优势吗？

在标准病例状况和危重症状况下，现有麻醉设备的控制和显示好用吗？

手术室内的麻醉教学（见第 4 章和第 9 章）

在不影响麻醉人员警惕性的前提下，手术室中可以完成多少教学？

教师如何判断麻醉学员的临床表现并加以分类？

何种教学方式能与手术室的病例处理达到最佳整合？

团队协作问题

在处理普通及危重症病例时，麻醉小组人员（主治医师与住院医师或认证的注册麻醉护士）如何相互配合？

如何分配每个人的工作量？

小组人员之间如何交流？他们如何与手术室团队的其他成员交流？

工作状态因素对麻醉医师工作表现的影响

睡眠剥夺、疲劳、年龄老化、非处方药遗留效应、咖啡或酒精如何影响麻醉医师的工作表现？

智能决策支持

在手术室或重症监护治疗病房，智能型报警系统或者人工智能系统能提供正确和有意义的临床决策支持吗？

新设备及其应用的发展：涉及模拟技术的科研

模拟系统如何模仿好手术室并激发出与在手术室所表现的相同的行为（模拟的生态有效性）？

模拟的任务报告对学习的增进作用有多大？报告的特殊技术（如使用视频、以参与者为中心的讨论）有显著的功效吗？

模拟情境的设置如何影响感知到的现实以及如何影响向真实世界的转换？

模拟培训能导向更好的临床实践并改善临床结果吗？

这种研究是多余的。另一种信息资源是富有挑战性的病案报告，无论这种挑战是预期中的还是意料之外的。这些案例都是真实的、不寻常的，但是从这些回顾性的报告中得到的数据通常是片面不全的。

模拟为人们能够预先观察临床工作或者是富有挑战性的病例提供了一个机会，尽管只是模拟病例。世界各地的模拟中心能提供很多观察麻醉医师处理恶性高热（模拟的）的体验。难以想象不用这种方法，一个人怎样能系统地收集临床医师处理这种罕见的危及生命情况的数据。

对于这两种基于模拟的研究，一个重要的里程碑

是由医疗模拟协会于 2007 年第一次出版的一本同行评议的刊物——《医疗模拟》（David Gaba 是该刊物的创办主编）。此外，对与专业临床领域紧密联系的科学研究，传统的医学专业刊物越发欢迎关于模拟或以模拟为实验技术的论文。

模拟中心主任和指导者与心理学家、人为因素工程师或教育家的合作有助于研究及培训的开展。这种合作有助于形成基于模拟的体验式学习的理论基础，因为它改善了对任务报告的理解和对劳动心理学及医疗水平的研究 [18-19, 25-26, 47, 167-168]。许多机构都将心理学家或教育家或二者同时吸收为其模拟中心的成员 [120]。关于促进这种合作的效果和收益的方法已有描述。

转化研究范式应用于模拟培训

将基础科学的研究成果通过临床实验，泛应用于医疗并产生潜在批量转化从而形成连续体的概念首先是由 Sung 和其同事于 2013 年提出的 [169]。从该著作中涌现出了根据转化递增水平而制定的各种不同水平研究连续体的命名法。之后美国西北大学的 William McGaghie 博士首先将转化研究的 T 水平应用到医学教育和医疗模拟的范畴当中，包括 T1、T2、T3 和 T3′（表 8-6）[170-172]。

继而，Gaba 又在其他资源改进了附加的水平 [173]，包括美国国家癌症研究所的网站（http://www.cancer.gov/researchandfunding/trwg/TRWG-definition-and-TR-continuum），并增加了 T0、T4、T5 和 T6 水平（表 8-6）。研究者们被鼓励使用这些术语来描述和比较他们的研究协议和结果。在这一点上，大多数基于模拟的学习研究处于 T0 或 T1 水平。一些研究在 T2 水平，而仅一小部分在 T3 或 T3′ 水平。T4 和 T5 水平被认为是执行科学，但很少施行这种执行科学研究。这一领域被鼓励尽可能地向高水平的转化研究发展。但这是非常困难的，尤其是向 T3 水平迈进。许多麻醉学模拟培训的申请尤其专注于麻醉专业人才，以便更有效地防止和管理不寻常但又很严重的不良事件。这种事件的罕见性及其许多混杂变量影响着患者的预后，使干预研究难以施行 [174]。这种研究必然是大规模、长期而又复杂的。目前，几乎所有的研究都存在周期过短、缺乏系统性、干预强度薄弱并且对混杂变量的控制不足等特点。临床研究由医药工业投资，一旦发现好药则可获得高昂的直接回报，因而即使是复杂的研究，药厂也愿意大力投资，而模拟干预没有对等的投资来源。要获取关于模拟对患者预后影响的 1A 水平的证据（多个随机对照研究），需要开展成百上千或成千上万的临床医师治疗几千甚至几十万患者的研究，并且模

表 8-6　基于模拟培训的转化研究水平

水平	研究方法学描述（通常是在有 / 无模拟培训干预的研究设计中）	内容和例子
0	对学习者的表现没有测定	对模拟或知识改变的反应问卷
1	仅在模拟期间测定表现	他们在模拟中能做得更好吗？
2	在实际临床医疗中测定表现	他们在临床实践中能做得更好吗？
3	对患者结果改善的测定	患者的实际生活质量更好吗？
3′（成本效益）	干预的成本、结果和货币收益的测定	干预是否产生净效益（有 / 无同时改善结果）
4	将干预传播到实验场地以外的测定	干预能否成功地传播到别处？
5	采用寻常干预措施的测定	干预被广泛地采用了吗？
6	人口健康结果的测定	对患者人口整体有影响吗？

拟干预还得是强效、综合、持续的，还应涉及单个临床医师的表现评估。到目前为止，还没有哪家代理或商家愿意给这类大型、长期、复杂的研究投资[174]。

模拟患者在生物医学工业方面的应用

各类模拟系统已经涉足制药业或医学设备企业。许多中心（Gainesville 的佛罗里达大学也许是最早的）为这些制造商的主管人员和销售代表提供培训。模拟系统可让这些人了解一些临床医师在患者管理方面的要求，以及生产的药物或设施在特定环境下的用途。波士顿医学模拟中心称该课程为"业余者的麻醉"。模拟也被应用于新药使用的人员培训。模拟系统可多层面演示瑞芬太尼等阿片类药物的作用，从而用于对厂家的医药代表和临床医生进行的安全使用药物的培训，并且，在瑞芬太尼被美国 FDA 批准之前，可应用模拟系统培训麻醉医师对瑞芬太尼的应用。除了教育收益以外，商业活动是模拟中心的另一个主要收入来源，利用它可以支付学生和住院医师培训的费用。

在开发新监护和治疗设备时，模拟系统可用于研究人为因素对这些仪器的影响。模拟系统提供了一个独一无二的测试平台，可用于检测不同制造商的医学设备的可用性。在作者的医院（加州 Palo Alto 斯坦福大学和德国 Tübingen），模拟系统能使我们评估那些尚未被批准用于临床所以无法通过临床研究加以评估的设备。

模拟器的其他应用

模拟系统的其他独特应用也已逐渐浮现。一些中心用模拟系统实施超越项目，培训指导对卫生管理感兴趣的高中生或大学生，也用于帮助制作各类患者安全问题的教育视频。有人甚至建议在模拟中心建立"立法者日"，以使立法者熟悉患者动态管理的需求。

模拟系统已用作法医学辅助工具[175]。目前的模拟患者还不能预测特定患者确切的生理行为，但能用于描绘典型的围术期情况、不同监护仪及治疗的作用以及解释与诉讼相关的患者处置问题。

模拟培训的效益

Flanagan 等关于模拟培训对学习和评估的效果作了一个全面的书面回顾[176]。调查者找出 3500 多篇文章，其中 458 篇为综述。结论是"模拟培训对学生、受训者和临床医师是有价值的，它使常规和非常规的操作及患者管理成为可能。"[176] 他们进一步的结论是，模拟培训广泛应用于教学，越来越多地应用于形成性和低风险的评估，很少（但有增加可能）应用于高风险的总结性评估。这些研究者也观察到在这些活动中模拟形式的范围相差很多[176]。与 Issenberg 及其同事的 BEME 回顾相似[24]，Flanagan 等发现许多研究缺乏稳健设计，在用 Kirkpatrick 评分标准进行检测时，其结果的效应水平很少超过 6 分中的 3 分，大多数在 2 分或以下。

成本－效益问题是麻醉模拟培训所考虑的最重要的问题。此复杂问题具有相对独立的两个方面。一方面是培训对受训者临床能力的作用和收益，另一方面是产生该作用所需的成本。从原理上讲，模拟系统作为培训工具有许多益处[177]：

- 对患者没有危险。
- 常规操作可以反复强化练习，也可以根据意愿模拟少见但严重的临床问题和事件。
- 受训者可以学习复杂设备的使用（动手操作模拟系统）。
- 同一个临床病案可以针对不同的受训者重复演示多次，可对个人或团体能力进行评估。
- 在一个临床场景中允许发生错误，监督者会立即介入。
- 可以中途暂时停止模拟，进行患者情况分析，讨论对策，而且可以重新开始或选择不同的处理方法。
- 可以记录、重演和评估受训者的表现，因为不涉及患者的安全或者隐私问题。

真实性对模拟系统很重要，而选择视频模拟还是模拟患者取决于培训目标和培训对象。有一系列的视频模拟软件可供选择。计算机辅导指导项目和简易培训模型可用于教授基本概念和基本技术，如吸入麻醉药的摄取和分布或静脉用药的药动学。这对学生、初学者、高级住院医师和有经验的执业医师均适用。视频模拟便宜而且易于操作，利用它可以演示和实践正常及异常情况处理的原则和程序，对大多数用户群均有用。仿真人模拟系统可以较全面地再现真实临床场景的复杂性，包括人机互动以及多名人员一起工作的复杂性，最适于住院医师和有经验的执业医师使用。不管使用何种模拟设备，模拟系统必须与良好的培训方案结合才能成为一个很好的教学工具[24]。

已实施的评估表明，模拟培训是强有力的技术，初学者和有经验的麻醉医师都相信其确实有益，受训者和指导者也都相信它可以提高临床能力。如 Simone 7 的发明者所指出的那样，模拟提供了其他方式无法提供的教学机会，如培训麻醉医师处理严重紧急事件（如心脏停搏、过敏反应或者恶性高热等）。在这方面，目前尚无任何方法能与模拟系统相提并论。评价模拟培训或任何其他培训模式是否影响患者处理的实际效果是非常困难和昂贵的。模拟培训的研究人员认为这类结果性研究在逻辑上并不可行[178]。研究一个特定模拟系统对绩效和能力这种中间参数的影响是可行的，但不太容易。Leiden 小组的研究证明了模拟培训改善了处理恶性高热的能力。但如用模拟培训中受训者的表现判断模拟培训的作用，则可能产生严重偏倚。Leiden 小组采用对照的方法减小了这种偏倚，但并不能消除它[179]。

可能更为重要的是目前尚无可接受的衡量麻醉医师在模拟系统或者实际操作中临床能力的方法[180]。

有讽刺意义的是，模拟系统本身可为多个麻醉医师呈现同样的标准案例，因此它可能成为能力评估的重要工具。世界上许多研究小组正试图改进绩效评估工具[123, 162, 181-200]，但尚无用来衡量模拟训练效果的金标准。（见后文有关绩效评估部分）[180]。

如何使模拟变得更有效

健康管理还没有深入评估模拟训练的作用。尽管越来越多的项目针对有经验的医师，但目前模拟培训大多面向学生和学员（如住院医师）。目前评估模拟作用的方法与药物的研发和检测相似。假设我们希望检测一种抗高血压药物能否降低患者血压，更应注意的是，它是否能减少心血管不良反应，如心肌梗死、休克。想象一下，每年注射几次该药物，尽管剂量小但血管顺应性也会发生变化。受试者被置于一种环境中，该环境存在应激或诱发心血管事件的其他因素，仅挑选几名患者对其进行短期随访。

使用这种方法评估时，药物有效但观察不到显著作用，是否还会有人感到惊讶？到目前为止，医疗模拟训练方法是少量的短期模拟课程，在充满压力和应激的实际临床工作中，这些课程的强度是不足的。事实上，一个人能否通过模拟训练成为一个更好的临床工作者不是问题所在。与其他行业（如商业航空和核能发展）的内在危险相似，卫生保健作为一种产业，采取了一种广泛整合策略，即以模拟为基础的强化训练并持续考核临床人员的能力，这样所产生的长期影响是什么？这才是问题的真正所在。这与航空业相似，无论是多么资深而经验丰富的飞行员，在其整个职业生涯中每年都要接受模拟培训和考核。

即便如此，航空等产业仍没有任何近似 1A 水平的证据表明模拟培训的益处，虽然这样的方法可能被融入到每年培训测试的现有结构中。航空业试图进行随机对照试验似乎不大可能。一方面，常言道，"飞行员是事故现场的第一人"，当飞行员处在生死边缘时进行模拟训练或评估，这似乎不大可能；另一方面，公众逐渐期望政府设立一个安全监督部门，以确保飞行员的资格。监督机构不会放弃对飞行进行训练和测试的要求。而想要这样的要求继续，可能有两种选择：一种是在真飞机上进行这些练习，加上其他人员的消费（如燃料）和危险；另一种是模拟培训。随着医疗保健正在趋向于第二种方向[36-37, 41, 44, 201-205]，我们将可能评估更为有效的模拟方案的作用，即使可能没有缺少模拟体验的对照组。

避免阈下训练效果

目前，模拟训练主要用于小量间隔训练，不能长期开展，而且忽略了治疗患者过程中的许多关键人员。照这样下去，模拟训练将不能达到临界质量，并产生阈下效果。这样看来，只有通过长期综合培训评估才能达到一个长期累积的效果。

大规模训练（＞75%的人员参加短期培训，而不是启动一个每月只培训几个人就想在数月或数年内获得高收益的项目）的内在逻辑错误和花费可能是值得的。当培训是关于团队协作及行为问题（主要是CRM）时，这就显得尤为重要，以便模拟系统中教授的课程通过实际的医疗体验得到持续强化。理想的情况是通过模拟培训建立一个遵循CRM原则的临界质量，即形成安全行为的自身持续强化，仅偶尔更新模拟课程就能持续这种强化过程。

这种效果类似于用原木点火：如果过早拿走火柴，就不能点着火而只会熏黑木头；但是一直点着火柴（类似于活化能），就能把火点着而不用再划火柴——这与我们看到的CRM团队行为一样。

模拟系统与手术室的生态有效性的比较

关于全规模的模拟系统是否是手术室生态学有效性的体现（即科研中的受试者对环境的体验与研究者所假定的特点的相近程度[206]），德国Tübingen和Zurich的一个跨学科研究小组进行了研究[167]（见第4章）。如果模拟系统的工作与真正手术室的工作状态相似（行为效度），那么在模拟器或模拟课程上进行的研

究结果可能会用于真实的医疗工作中。该研究小组开发了一种改进的任务分析方法，这种方法能记录重复的行为（包括5个类别41项内容——监测、操作、沟通、文案和其他），分析和描述麻醉实施[207]。

第7章已详细介绍了这种方法。在两个临床病例和三个模拟对照病例（一个常规病例和两个重症病例）中，对参与的六名麻醉医师逐一进行观察。研究分析显示，不同的工作种类间有良好的相似性（图8-20）。图示的手术室和模拟场景中的各组总体相似性良好，表明模拟系统在麻醉中有较高的生态效度。这些结果也显示了手术室和模拟条件下的任务结构存在少量而明显的差异，这些差异主要来自组织因素（例如，模拟系统所需要的附加任务较少）。这些研究为不同水平的麻醉医师对模拟场景的良好主观印象提供了客观证实[148-149, 187, 189, 208-210]。

模拟培训与真实医疗之间的不同是模拟系统本身固有的。受试者意识到其处于模拟系统中而可能提高警惕（例如，许多参与者在等待灾难发生时忽略了记录）。此外，模拟系统与真正手术室通常还有组织因素的不同（例如，在Manser和Rall的研究中，模拟系统相比于真正手术室附加任务较少）。谨慎而富有创造力的场景设计和介绍性的简报可减少过度警惕和组织的影响[45, 211]。

情景模拟中的临床绩效评估

模拟患者的引入为研究人们对紧急事件（见第7章）的反应能力提供了条件。要正确评估麻醉医师的绩效需要一定的技术[212]。首先，我们可将绩效分为两部分：医学或技术绩效，即对紧急事件进行适当和全面的

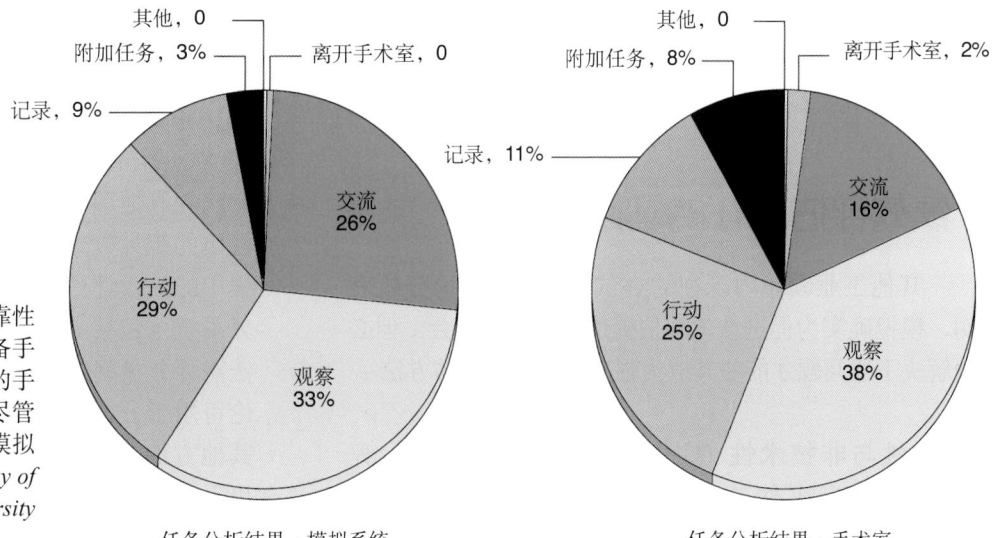

图 8-20　模拟系统与手术室的可靠性比较。同一名麻醉医师在完整配备手术室人员、外科团队和麻醉护士的手术室和模拟环境内分别被观察。尽管结果存在一些有趣的差异，但是模拟系统的总体生态效度很好 *(Courtesy of T. Manser, ETH Zurich, and University Hospital, Tübingen, Germany.)*

任务分析结果：模拟系统　　　　　　任务分析结果：手术室

医学技术应对的能力；行为和非技术绩效，即合理启动有效危机管理机制的能力（如领导才能、交流、分配工作）[214-215]。（参见第 7 章 CRM 部分）医学和技术反应能力的评估采用技术评分的方法[179-180, 188-189, 216-219]。

模拟为医学或技术绩效评估带来了一些益处。由于已知紧急事件的本质和原因，可以事先拟定一个恰当的技术活动的清单。根据处理行为的重要性给予相对权重，来反映如下事实：即使都合理，不同的行为重要性也不同。这种权重既可以在数据采集前来评估，也可事后来做（但应采用合理的盲法）。例如，当评估管理恶性高热的医学或技术绩效时，停止诱发因素并静脉给予丹曲林是最重要并且是必要的处理项目，而物理降温、过度通气和碳酸氢盐治疗则被列为正确的应对方法（但重要性稍低）。也可以事先预测到可能发生的特定技术性错误，例如，处理恶性高热时，丹曲林稀释液用错或稀释液用量不足。这些错误常发生在那些不熟悉恶性高热治疗的临床医师。

模拟系统数学生理模型产生的临床结果能预测真实患者接受该医生治疗时的情形吗？即使在应用数学模型时，也不能对所有真实患者接受复杂而微妙的诊疗后的结果进行充分地预测。这些模型的功能还不足以强健到可以执行这种工作，即使模拟中的相同患者同时接受相同干扰和治疗，也不能获得可重复的结果。

对绩效极差（或好）的情况，模型的预测结果可能显示工作的成败。例如，受试对象做出完全错误的决定（如没能用心室除颤器为模拟患者除颤）必然会使患者的情况迅速恶化，这是确定无疑的。但对真实患者进行复苏时，正确的决定并不能确保电击抗休克治疗就能恢复正常心率。我们建议，即使应用模型驱动的模拟系统，模拟患者的临床结果至多只是用来评估在模拟场景中麻醉专业表现的数据。但在可以预见的未来，任何可靠的绩效测量技术必须包含临床专家的主观及半客观的评价。已有许多经验性研究试图将模拟培训应用于各领域和学科不同形式的绩效评估[11, 31, 35, 38, 42, 75, 141, 149, 190, 201, 204, 220-246]。

绩效评估存在的问题

其他工业领域内既往的尝试、经验和理论分析表明，模拟确实为促进绩效评估提供了重要的机会；但必须解决下述问题才能使其成为强有力的绩效评估方法：

技术性与非技术性（CRM）技能。如前所述，评估对特定事件的技术反应和一般非技术行为（CRM），即使困难也还是可行的。仅评估技术性

绩效或仅评估非技术性绩效，或者同时评估两者，到底哪种评估方法更好？

场景数量。为了达到对患者医疗服务所有相关方面的个人绩效（技术和非技术）的充分评估，需要多少个不同的场景呢？文献建议，与增加评分员人数相比，增加场景数目对提高评分可靠性更有效。

个人评分、小组评分还是团队评分。麻醉医师的工作既是个人工作，也是在工作组和团队中与其他麻醉医师、外科医师、护士、技师及其他人的团队一起工作。应该对个人单独工作的绩效进行评估吗？遇到问题时麻醉医师可以求援或寻求帮助来解决问题吗？假如答案肯定，当这个人在团队中工作时，仍可对其个人操作进行评分吗？

绩效波动。绩效可能随时间变化，怎样通过单次评分反映这些变化呢？ Gaba 等注意到这个问题，并认为这是评分员之间评分不一致的主要原因之一[215]。ANTS 系统未阐述这个问题[190, 250]，当其应用于同临床一样复杂的场景时，采用何种评估方法能最好地解决这个问题呢？

标准阈值。对于不同目的的评估，临床能力标准阈值应设置在什么水平？临床能力标准由真正的临床专家设置吗（鉴于工作年限和职务并不代表专业知识或技能）？同样，评分系统如何评价在其他操作都正确但有一步是有害的或致命时受训者的表现？假如用于结论性评价，评分系统应该给出受试者成功或失败的结论。但假如使用分数累加的方法或高风险评价，那些给患者带来损害的应试者的总分则不能高于那些虽然整个操作过程不太好但至少未给患者造成危害的受训者。出现心搏骤停时未施行胸外按压则应定为淘汰标准。

对这些评估的正确性、评分员间可靠性和重复性进行恰当的统计学分析。目前已经使用了各种统计学检验方法对上述特点进行评估。评估结果显示了不同程度的评分员间变异及受训者个人之间（团队之间）的高度变异性[149, 179, 187-189, 208, 215, 251]。按照 Gaba 等[215] 的详细描述，对评分员间可靠性所用的统计方法较其他项目严格，尤其是关于"偶然"基准点性质的统计方式。何种统计分析方法最适于模拟过程中的绩效评估，目前尚未达成一致意见。一些评分系统（包括 ANTS）已采用了不太严格的统计方法对评分员间的可靠性进行分析。通用的统计学理论可用于分析案例、主题、评分员、案例的数目及其他方面对评估结果的影响[252-253]。这种技术还能用于比较受训者与标准能力水平的差别或无固定基准的主题之间的相对得分差异。

尽管采用模拟系统实施绩效评估是可行的，但即使采用模拟系统进行一套标准化的案例演示[255]，建立一套固定的衡量麻醉医师临床绩效的评估标准也不容易[254]。

Klemola 和 Norros 最近公布了一个用于评估麻醉医师"行为习惯"相关临床能力的新方法[256]。作者将"行为习惯"分为"被动反应型习惯"（即保守、独立、不愿意建立主观评估）和"主动思考型习惯"（即有创造力、相互作用、连续一体化推理）两类。这篇论文表明，在讨论最好的教育和评估方法时必须考虑很多问题，其中包括专业胜任力的确定和评估。Greaves 和 Grant 引入了以麻醉专家为基础的评估方法[257]，他们编辑了麻醉医师临床工作特点列表。Epstein 和 Hundert 对此问题进行了综述[258]。

模拟系统用于评估和考核麻醉专业医师

将模拟患者作为工具应用于绩效评估被认为是有优势的：情境是已知的，错误是允许发生和展示出来的，对表现可做集中记录和存档。所有这些特点为本不可能实施的操作提供了窗口[259]。但使用模拟系统评分或评判工作能力比其用作教学工具存在更多问题。麻醉医师已经对模拟系统用于住院医师毕业考试或美国麻醉委员会资格考试的可能性做过长期的讨论。在以色列，模拟考试已成为专科医学会认证考试过程的一部分[260]。

虽然存在这些困难，但是使用麻醉模拟系统来辅助评价绩效的情况在未来可能还会增加[36-37, 112, 203, 227, 261-264]。

即使当前模拟培训正用于一些高风险测试，挑战依然存在：

这需要对模拟场景的独立审查以及对专家给受试者评分时主观判断的预测能力进行评估。

目前的障碍是缺乏一个易于接受的用于绩效评估的标准。

另一个问题是，考试用的设备很少能与受试者在手术室使用的设备一样，而且模拟手术室人员的操作方案可能与受试者平时熟悉的也不一样。在培训环境里，这些不同可以忽略，但在考试时，这些不同可能影响考试结果。该问题的解决方法是允许受训者做考前准备，进行足够的实践，以完全熟悉考试时的标准化模拟环境。

基于模拟的绩效评估的另一种情况是用于正处于试用期或已离职的受训者或资深临床医师的考评，这已是势在必行。对这些临床医师来说，给予他们的考试任务是展示其技能。模拟系统为他们这样做提供了更加可控的环境。这些对离开临床一段时间后期望返回临床工作的执业医师也是一样的。

目前的绩效评估是主观判断临床工作能力与笔试和口试成绩相结合，但这种方式的有效性从未被证明过。许多专家认为笔试成绩与临床能力相关性不佳，口试成绩能否反映实际临床工作能力尚不清楚。模拟可以让受训者在一定的临床领域内展示其临床能力，合理的场景也能够探查语言技巧和向其他临床医师请教的能力[263-265]。

在美国，ABA 已开始监管用于培训和绩效评估的模拟的进程。现在，ABA 要求麻醉医师必须参加 ASA 支持的模拟项目中的 10 年 MOCA 模拟培训课程才能成为官方认证的专科医师[266]（框 8-8）。该课程时长至少 6h，必须为每个学员提供在一个场景中担任初级麻醉医师的机会，并且必须涵盖血流动力学不稳、低血氧及团队协作与交流、事后任务报告等内容。但除了任务报告所固有的形成性评估，MOCA 模拟课程不包括参与者的任何绩效评估，也决不是考试。ABA 于 2012 年下半年宣布，到 2017 年该课程将转变为一种新形式，作为考核的第 2 部分，即 APPLIED 测试，其包括一个客观标准化临床测试（OSCE）部分和传统的结构化口试部分。一个由 8 名成员组成 OSCE 发

框 8-8　模拟——美国麻醉学委员会 MOCA 项目第 IV 部分的必需元素

模拟课程必须在美国麻醉医师协会（ASA）支持的地点举办，由 ASA 设定课程会议的最小标准。尽管没有直接指定麻醉危机资源管理（ACRM），但 MOCA 模拟标准显然源自已遍及全球的 ACRM 模拟课程：

- 总的授课时间最少 6h
- 积极加入现实的模拟场景（基于人体模型）
- 指导者帮助下的场景后同行间任务报告
- 困难病情场景的处理，至少包涵以下场景：①血流动力学不稳定；②低氧，包括困难气道的管理
- 以团队协作和交流为重点
- 所有参与者至少有一次机会担任主管初级麻醉医师
- 师生比例不能高于 1:5（每 5 个参与者至少配备 1 名指导者）

MOCA 模拟课程前 2 年的经验表明，参与者不断发现这种经历是真实的、相关的并有可能引起实践改变[266, 274]。在课程中或结束后，参与者必须声明对其实践打算做怎样的改变。在课程结束后的 30～60 天，ASA 会通过电子问讯确定他们是否做了这些改变或是在尝试过程中遇到哪些障碍。这些数据由 ASA 模拟编辑委员会分析，来确定 MOCA 模拟课程对美国麻醉学委员会官方认证的专科医师医疗行为的可能影响。

展咨询委员会已被选举出来，其包含许多在模拟方面有丰富经验的人员。OCSE 可应用部分任务训练器、扮演标准患者或其他角色的演员和模拟培训广泛范畴内的其他元素。目前看来，OSCE 不会使用成熟的基于人体模型的模拟系统。

至此可以做出合理推论，即绩效评估领域已充分发展到可以考虑基于模拟的考核，包括完全基于人体模型的模拟系统，甚至是为了高风险的目的，尤其是考虑到目前笔试和口试系统的限制[263]。虽然如此，基于模拟的绩效评估仍然是模拟和临床麻醉群体中的一个受争论的话题。麻醉专业应注意如何引入基于模拟的绩效评估[267]。模拟的应用是为了通过个人和集体培训来改善临床工作，阻止和处理不良临床事件，这种争论不应将注意力从这个最基本的问题转移开。

模拟中心的特点

虽然人们可以在实验室或者会议室安装模拟系统，或进行现场模拟培训，但许多机构已经建立了完整的模拟中心。图 8-21 和 8-22 显示了中等大小的基于人体模型的模拟中心的建筑平面图（2～4 个模拟实验室）。一般而言，这些中心有独立的控制室，因而可在演示复杂病例时避免指导者干扰模拟的进行。中心也提供一个任务报告室，用以回顾模拟演示的录像。一些中心已经精心制作了计算机控制的音频录像系统，可多通道记录并加入旁白，能快速搜索标定部分。图 8-23 显示了位于德国 Tübingen 的 Rall 的患者安全和模拟中心（TuPASS）内拥有先进音频录像设备的模拟控制室。

大学、医院及医院网络系统正在大力建造大型多学科和多形式的模拟培训设施。在一个大单位里，这些设施通常与各种类型的模拟培训和沉浸式学习相结合，包括扮演标准患者的演员（通常在临床环境里）、基于人体模型的模拟培训、部分任务和手术操作训练器、湿法和干法作业（如石膏铸模或食品操作）以及不同形式的虚拟现实。有时这些设施也用于尸体解剖或用在麻醉动物上。将各种形式的模拟训练相结合就产生了复合技术，如扮演标准患者的演员与部分任务训练器相结合，或手术模拟器与基于人体模型的模拟患者相结合。大型多学科设施可将麻醉医师置于主导地位。图 8-24 显示

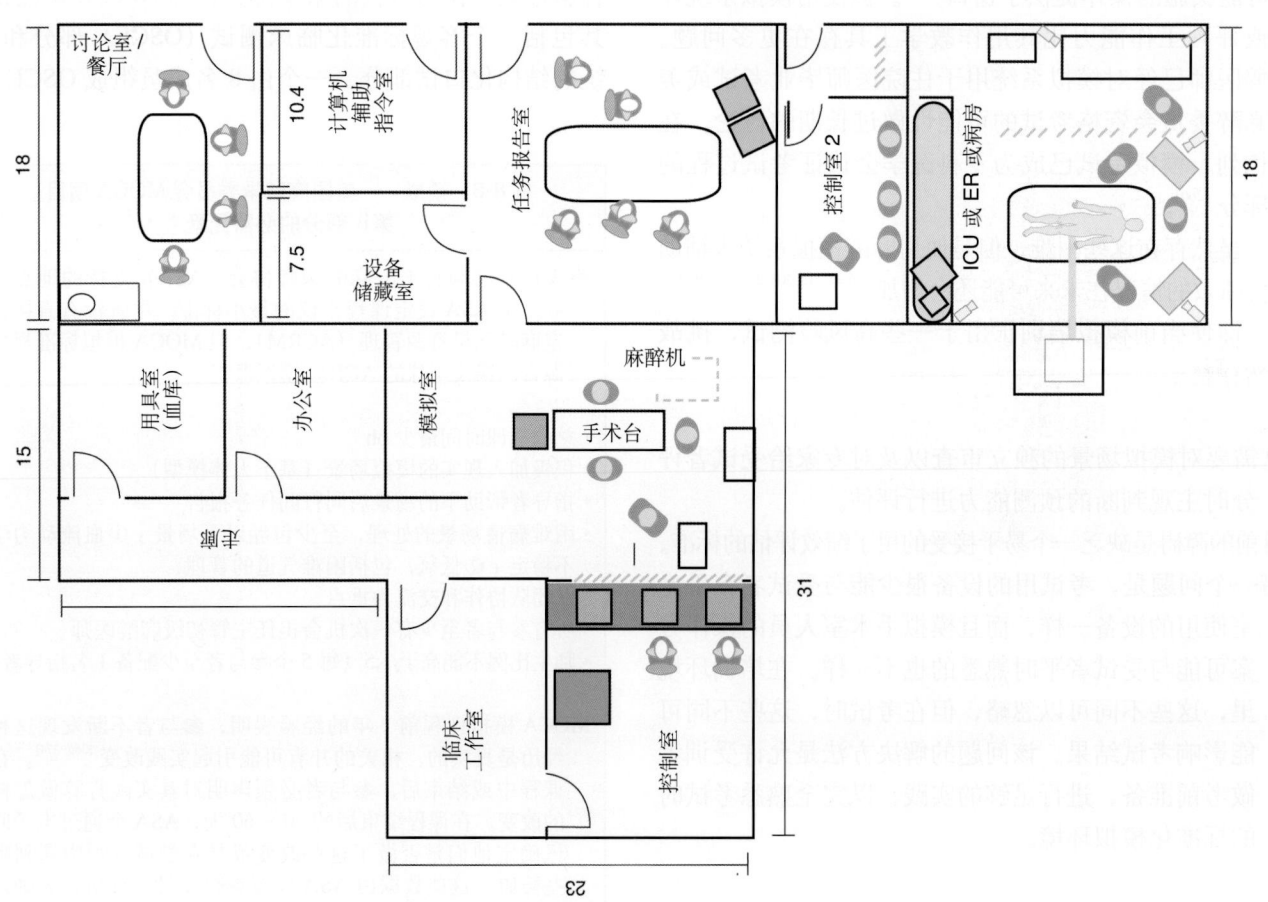

图 8-21　VA–Palo Alto 医疗系统和斯坦福大学的多室模拟中心（加州，Palo Alto）。2 个控制室和 2 个视听互联讨论室使得 3 个模拟患者能同时运行。ER，急诊室；ICU，重症监护治疗病房；OR，手术室

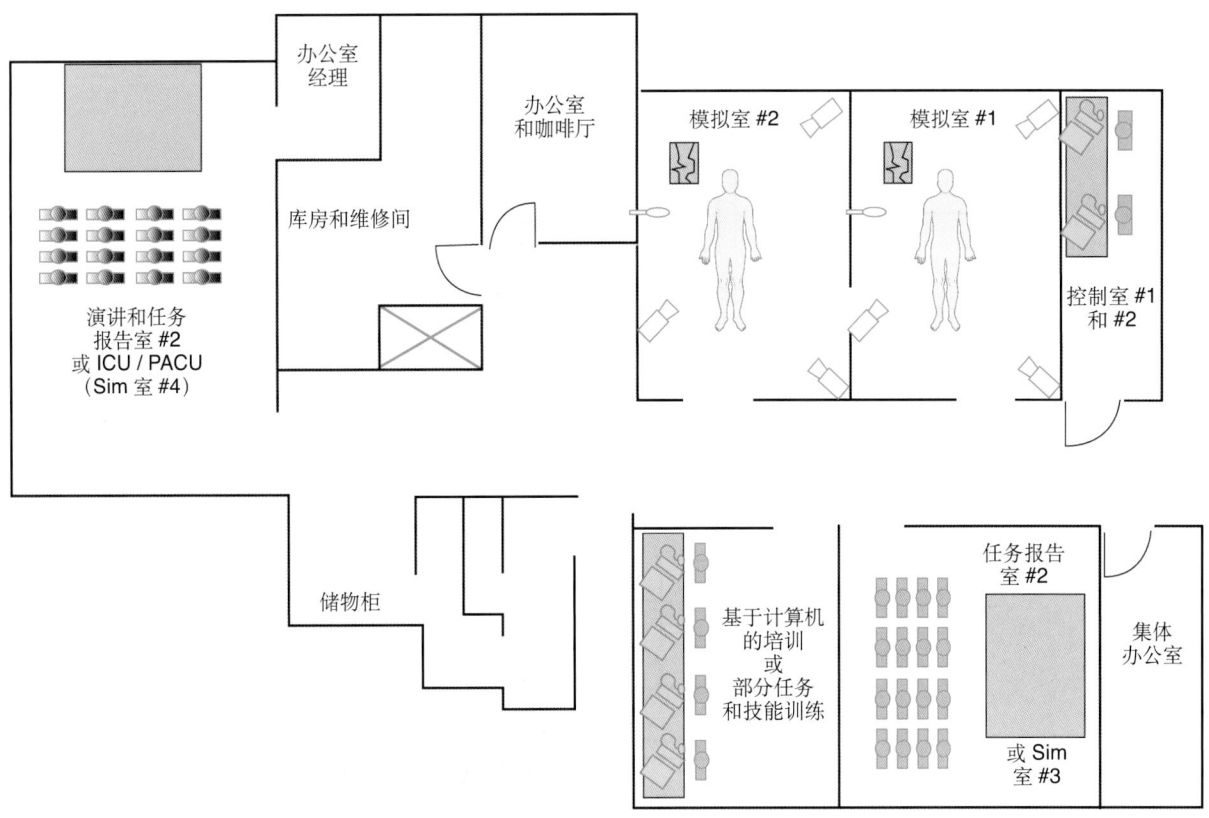

图 8-22　一个拥有 4 个模拟训练室（Sim 室）、1 个基于计算机的训练室和几个多用途实验室的中等大小的模拟中心，装备有视听接线盘，以使实验室灵活地适应各种训练活动的需要（例如，大的研讨室也能用作 ICU 或麻醉后恢复室）*(Photograph by E. Stricker from the Center for Patient Safety and Simulation [TuPASS], Tübingen, Germany.)*

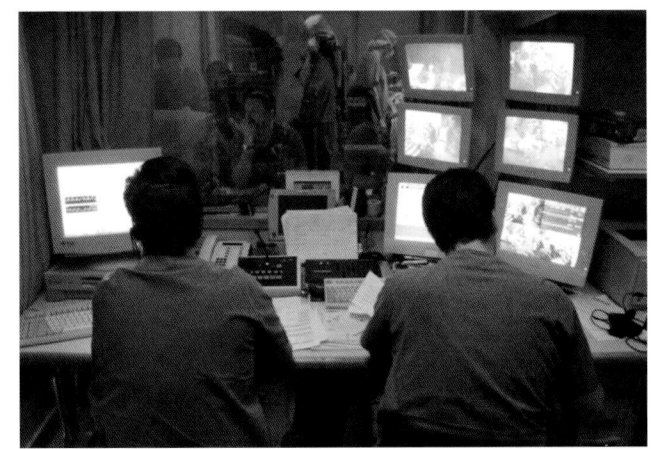

图 8-23　模拟控制室。左边是模拟系统工作站，用于控制模拟系统本身；中间是音频控制台，可控制模拟患者的声音，配有几个无线耳机通道和遥控混音器；右边是选择和控制多重显像视频摄像机的平面显示器。对麻醉危机资源管理课程而言，需要在屏幕上分出一个显示生命体征监护的区域，用数字记录在硬盘上以供回放。可对感兴趣的情景进行标注便于直接察看，而不需要快进或倒带 *(Photograph taken by M. Rall in the control room of the Center for Patient Safety and Simulation [TuPASS], Tübingen, Germany.)*

了斯坦福大学沉浸式学习中心的平面图。

模拟中心的费用结构是个复杂问题（见下述）。

依据设备及其程序的规模、目标人群的本质、不同管理人群的应用范围，成本变化很大。成本在一个机构或团体内的分配同样是复杂的，并高度依赖于局部条件，没有一个成功的定式。有一些模式是，模拟中心完全承担其费用，但也完全免税。另一个完全不同的模式是，主办机构承担所有核心设施的成本，但也收取所得全部收入，并向机构的各成员（如各部门）征税以抵偿成本。可能最普遍的是混合模式，中心的主管承担初始建设和配套设施（常由慈善事业资助）及部分后续基本建设（模拟运作人员、中心翻新、水电费）的成本，而每个使用者（如各部门）负责支付指导者及一些特殊课程或应用的边缘开支。至今，还没有哪家模拟中心真正盈利，如果有也很少，但许多中心成功地获得了额外的资金，以抵消培训其关键目标人群的一些成本。

成　本

模拟培训的成本如何？这些成本取决于许多与决定培训教程一样的因素：

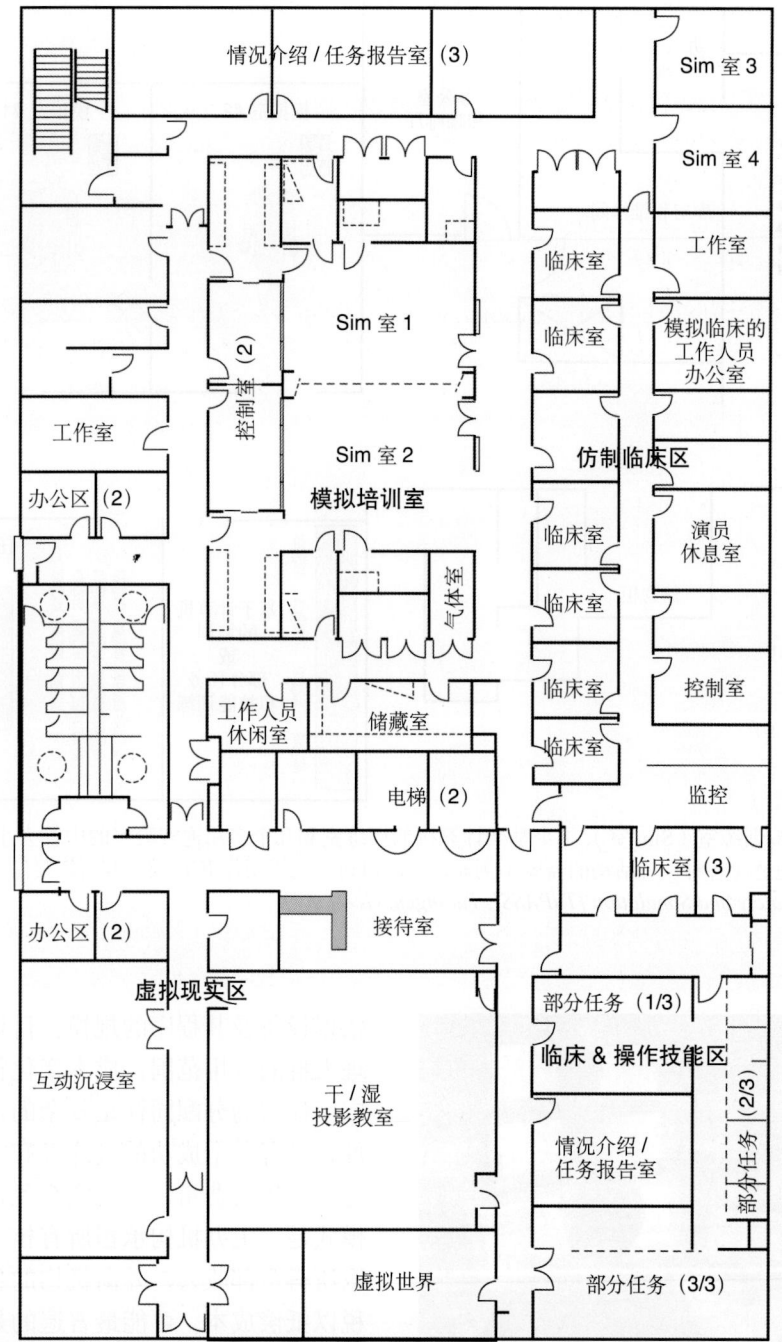

图 8-24 拥有几个多用途模拟室和技能实验室的适于多领域的大型学科间模拟中心平面图 *(Photograph taken by D. M. Gaba at the Center for Immersive and Simulation-based Learning at Stanford Medical School, Palo Alto, Calif.)*

1. 培训类型——在职人员新技术培训、麻醉基本技能培训、紧急事件管理或 CRM。
2. 培训对象——设备技师、医学生、新住院医师、有经验的住院医师、麻醉护士、教学人员或私人执业者。
3. 机构的组织和财政支持特点。

　　单纯视频模拟系统硬件和软件的成本非常低（几百美元），而同样的仿真模拟人成本相对较高，商业模拟系统的价格从中等性能的模拟系统的近 25 000 美元到 150 000 美元以上，依据特点而定。可与制造商联系获取详细信息。Cumin 和 Merry 报道了现有的模拟系统[77]。这些成本不包括必需的临床设备（售价可高达 150 000 美元）和空间[268]。但即使这些支出很大，在成本平衡中也未占主要地位，因为设备资本在相对长的使用阶段内可以分期偿还，而且公司会提供适当的服务和升级。

　　主要的支出是专家级指导者和培训生的工资。培训课程必须经专家审查，而培训类型和培训对象决定了所需专家数量。一名专家级指导者每年在每一名住院医师身上均需花数小时审查视频模拟系统操作的练习总结。非医师指导者适合一些任务训练或训练实践课程。单独一名指导者能使用模拟为一个医学生班级演示肺或心血管生理。对新住院医师，可由高年资住院医师或接受亚专科培训的医师来培训其基本麻醉技能，以降低成本。但为有经验的住院医师和执业医师开展复杂培训项目时，例如处理紧急事件，专家级别的指导者是不可替代的。专家指导的成本受各培训机构管理体制的影响。在内部人员必须花费时间用于教学或学术活动的教育机构，他们可以满足基于模拟的教学或学术活动的需求。而在需要额外人员的机构，则需支付离开临床所需的费用。

影响成本的另一个方面是让住院医师花费时间参加复杂的、令人疲倦的和长时间的培训。住院医师进行培训不产生任何效益，其成本高昂；但另一方面，假如模拟系统培训能使住院医师或其他麻醉医师的工作更为安全有效，这种成本支出是值得的。一些住院医师项目对培训时间提供保护（如每周有半天）。在这种情况下，参加培训活动的住院医师数量够多，但教师的时间可能会更加不足。许多麻醉项目用模拟培训吸引新住院医师，尽管有些专家认为具有模拟功能的培训项目比例过高（申请培训人员难以判断其规模和质量），模拟的竞争价值就消失了。缺少这种模拟设备和模拟功能的项目肯定不会被申请者看好。

迹象表明，模拟团队培训也能改善工作满意度和常规医疗的效果，同时有益于减少病假和工作变动[269]。

模拟培训的成本无疑要高于让学习者读书或听演讲。模拟培训使许多难以用其他方法处理的问题得以解决。20 世纪 90 年代出现的"用脚投票"的理念使我们相信，只要越来越多的人乐于接受模拟培训，管理层就会做出改革，以适应并推动模拟培训的发展。

模拟中心的壮大

目前，虽然缺乏最终的成本－效益资料，但全世界已有许多地方正在开展仿真模拟培训[270]，他们大都开展了高端的危机管理培训和危急事件处理培训。本章结尾（附录 8-1）列出了一些模拟中心和其他资源的网址。这些培训项目对成本效益问题表明了各自的立场。有如此多的中心在探索仿真模拟培训的现实性问题，我们可以期望，在接下来的几年中应会看到更多有关成本－效益的资料出现。原则上开展定性研究是可能的，但需大量受训者和评分员参加，因此可能过

于复杂和昂贵。

还有其他一些因素使模拟培训的效果评估更为复杂。当一门采用新技术和新方法培训的课程定期反复使用时，研究单门课程的影响也许会低估了课程的作用。例如，在商业航空上，很多人相信 CRM 培训必须从飞行员的最初培训开始，而且必须贯穿其职业生涯。两位 CRM 培训的主要设计者，社会心理学家 Helmreich 和 Foushee 曾经写道："资料显示，早期高强度的 CRM 培训仅能使受训者形成初步印象并了解基本概念，连续强化培训才能对人员的实际表现产生长期影响。"同样，联合航空公司在 CRM 手册中指出："指挥 / 领导才能 / 资源管理（这是联合航空对 CRM 的解释）不是通过一次培训就能实现的。它需要长期反复训练，因此必须将其贯穿到全部培训项目——新手培训、程序转换和升级及循环培训中"[271]。

最后，培训中的原则和程序必须在实际工作环境中强化。假如工作场所的生产压力或潜在因素使所有教授的安全措施不能有效实施，就可能完全抵消模拟安全培训的作用。

对麻醉中模拟培训的效益或成本明确定论为时尚早。在某种程度上，尚存在一定矛盾。只有当模拟技术被普遍应用，使得复杂昂贵的研究得以开展，并且有更多提供培训的组织积累了大量经验时，才能确定其成本－效益。如未证实成本－效益，许多机构可能不会贸然引入模拟患者。

模拟协会：卫生保健模拟协会和欧洲医学模拟协会

医疗领域中模拟技术进展的成熟情况可通过其专业社团的形成和发展来衡量。尽管麻醉学是最初使用完全交互性人体模型模拟系统的医学领域，并且引领着该领域的早期发展，但模拟是一个开放性的战略，现已被卫生保健中的许多不同学科和领域广泛采用。大部分模拟专业社团显然是作为多学科机构兴起的。麻醉医师和麻醉学相关的工程师在这些社团中担任重要的主导角色。

最大的模拟机构是医护模拟协会（SSH, www.ssih.org），该协会成立于 2004 年，因连续数年主办医学模拟国际会议而形成，该会议是麻醉技术协会年会的卫星会议。在 SSH 新的赞助下，该会议已转变为国际卫生保健模拟会议（IMSH），涵盖了所有的卫生保健学科和领域，而不仅是医学领域。自 20 世纪 90 年代中期开始召开关于模拟的科学例会（麻醉模拟的罗彻斯特大会）。最初只有近 100 人参会，而现今的欧洲

医学模拟协会（SESAM）已有近400名参与者。2014年IMSH会议的参与者有近3000人，这将使其列入中等规模的科学会议。作为麻醉学的会议，该会议被列为美国第三大科学会议，仅排在美国麻醉医师协会大会和纽约麻醉学研究生大会（PGA）之后，并排在国际麻醉研究协会（IARS）年会之前。

另一个反映模拟的主流性质的征象是SSH自2006年发行了同行评议的季刊《卫生保健模拟》。该期刊已于2008年被Pubmed编入索引。该期刊是许多国际卫生保健模拟专业协会［包括SESAM（www.sesam.ws）、澳大利亚卫生保健模拟协会及标准患者教育者协会］的官方出版物。这些组织已成为SSH的分支机构。

另一个成熟的标志是卫生保健领域中模拟的商业组织的出现，其致力于引导和影响政策制定者，首先涉及联邦法规和卫生政策。医学模拟高级机构（AIMS）是一个可与美国政府交涉的501c6机构。一个曾经看起来只有几名具备技术思维的麻醉医师的领域已经发展为实质性产业及融入了各种组织、会议、杂志甚至游说者的专业。

模拟患者在麻醉领域的应用前景

"把握现在，展望未来"[272]。

虽然历经近30年的持续发展，医疗模拟仍是一个较新的领域[5, 17, 273]。尽管目前有成千上万的模拟系统在世界各地使用，而且专门面向麻醉和危重症医学，但这些领域中的医师经历针对性模拟培训体验的仍不在多数。

模拟系统已经变得更加复杂，而且现在使用者可选择不同制造商的模拟系统。市场需求以及逼真性和成本的权衡将促使制造商对其产品进行改进。其他许多理想的改进相较于预期效果，成本可能过高。技术上的改进可能指向便携性和可靠性，而不再支持深奥的功能设置。一些用户选择简单且便宜的模拟系统，使用直接控制、适中的脚本及有限状态设备而不是复杂的数学模型来控制模拟患者的可变状态。这部分是由于强大的数学模型的制作和使用比预期的更加困难。

不像航空学工程师，生理学家不能设计和建造理想的模型系统。流体力学和空气动力学基本微分方程已经很完善，超级计算机模型系统可提供技术上的有效模拟来替代风洞测试。而且，风洞测试和真实飞机飞行测试仍然同时存在。复杂的传感器可融合在测试结构中，以更精确地监测飞机的性能。但生理学家却没有关于人体的此类知识结构。不同用途的各种控制逻辑的优劣性正被区分出来。

人们对完全虚拟现实模拟系统的兴趣正日益增长，这种系统类似于大型在线游戏或正在流行的Second Life系统，与其他人一起加入同一个虚拟世界，为了各自的目的，通过网络彼此相连。这种模拟培训仅仅像"发动机"一样驱动里面的潜在患者、所提供数据的质量和在这些场景里执行的干预及选择。虚拟现实的支持者们设想出一个如此逼真的虚拟世界，使其可与真实世界相媲美或难以区别。这类似于《星际旅行》里的全息甲板。尽管我们曾经预期这种系统将在2020年以前问世，但这种高仿真性虚拟现实的发展并没有想象中的那样快，并且在今后10年里能否制作出这样的完全虚拟现实还不能确定。

在美国、澳大利亚、英国和其他一些欧洲国家，模拟患者现已成为大部分麻醉医师和许多其他专业临床医师启蒙培训和循环培训的常规部分。使用模拟患者，基于人为错误的CRM理念以ACRM训练的形式被引入医学领域，彻底改革了教育和学习的传统方法和内容。麻醉界应该对其在模拟患者技术和基于模拟的训练课程的发展中起到推动作用感到自豪，并且麻醉医师和其他从事模拟技术的人以及在麻醉专业以外致力于该领域的人员还将继续在模拟技术的许多环节中发挥主导作用。

如果关注于人为因素和CRM的完全整合的模拟团队培训能够改善患者安全和急救质量，并且这种培训也能增加医生满意度和日常工作的效率，那么我们可以期待模拟培训作为临床工作的强制性特征得以大幅度增加，因为这是无可反对的。而能否得到关于模拟系统这种效果的确切数据尚待分晓。

参考文献

见本书所附光盘。

附录 8-1　链接和有用资源

- ASA 模拟教育网站
  - 许多模拟资源和 ASA 资助的模拟中心的链接
    http://www.asahq.org/For-Members/Education-and-Events/
    Simulation-Education/ Endorsed-Simulation-Centers.aspx
- 医护模拟协会（SSH，最大的模拟年会 IMSH，见 SSH 的网站）。
  - http://www.ssih.org
  - 期刊《卫生保健模拟》，Elsevier
  - SSH 的指导者认证项目网站
  - 标准和要素的详细清单
  - http://ssih.org/uploads/static_pages/PDFs/Certification/
    CHSE%20Standards.pdf
  - https://ssih.org/certification
  - SSH 对模拟中心的认证标准
    - http://ssih.org/uploads/static_pages/PDFs?Accred/2013_
      AccreditationStand ards.PDF
    - http://ssih.org/accreditation/how-to-apply
- 欧洲医学模拟协会
  - www.sesam-web.org
- 斯坦福模拟场所
  - http://cisl.stanford.edu
  - 斯坦福新生儿 Sim 中心
- 先进的儿科和围产期教育中心
  - http://cape.lpch.org/
- 宾州州立大学医学中心（已有模拟系统的列表和生产商的链接）
  - http://www.hmc.psu.edu/simulation/

第 9 章　麻醉学教育

Manuel Pardo, Jr. • Randall M. Schell

王海云 译　王国林 审校

要　点

- 临床教育工作者面临着严峻挑战，即在日益复杂的医疗环境下，在保证临床工作有效性和为患者提供高质量安全医疗服务的压力之下，还要为住院医师和医学生提供有意义的教育实践。
- 麻醉学教育面临的其他挑战包括：整合日益复杂的知识、提供足够的临床实践（但面临培训时间缩短问题）、确保获得广泛技能、公平综合地评估学习者、保证患者安全。
- 要具备全面的临床医疗服务能力，学习者必须拥有扎实的基础知识，并在掌握基本概念的基础上理解临床实践知识和理论，对已掌握知识进行检索和正确应用。
- 基于能力培养的医学教育是将培训成果融合到医学教育设计、实施、评估和评价整个过程中的教学方法。
- 以能力为基础的医学教育原则与技能获取模型相结合产生绩效评估体系。Dreyfus 模型描述了从新手到专家发展的 5 个阶段。
- 麻醉学教育工作者可能会遇到各种各样的学习人员，包括麻醉住院医师、医学生、注册为麻醉护士的学生、麻醉医师助理以及参加继续医学教育课程的麻醉医师。除了培训麻醉科人员外，麻醉学教育工作者也必须能够为其他专业（耳鼻喉科、头颈外科、整形修复科、骨科、颌面外科以及急诊医学）人员提供适宜培训。
- 美国的住院医师培训项目由毕业后医学教育认证委员会（Accreditation Council for Graduate Medical Education，ACGME）认定。此外，ACGME 还提供危重症医学、疼痛诊疗、小儿麻醉、成人心胸手术麻醉以及产科麻醉等麻醉亚专业培训认证。
- ACGME 制订了一个针对住院医师能力培养的"里程碑"式的大纲，并倡导应用通用评估方法对大纲要求的每一项技能进行评估，以记录每位住院医师能力发展水平。
- 数十年来有关毕业后医学教育中的住院医师值班时间一直是探讨和争论的焦点。ACGME 新增了对值班时间的额外限制。
- ACGME 对培训导师、团队协作、患者交接、值班适应性、警觉能力管理、疲劳缓解等诸多影响教育环境的因素也重新进行了规定。
- 优质的临床教学是多因素的，不仅强调认知因素（例如临床知识和理论），更加强调教学中的非认知因素（例如与学生建立积极的人际关系、创建一个支持性的学习环境、沟通技巧、热情）。
- 经验丰富的临床教师利用"教学大纲"来指导教学交互活动。教学大纲包括 3~5 个有支持材料的教学要点、学习者常见错误总结和构建理解框架的有效方法。

要　点（续）

- 住院医师自学时间与麻醉学住院医师培训考核（in-training examinations，ITEs）分数相关。ITE 分数可预测其在随后认证考试中的表现。
- 教育技术的发展为展示教学内容（在线学习、播客）、教学与评估（模拟教学）、建立协作式学习环境（维基）以及增加课堂互动（观众即时响应系统）提供了新方法。
- 虽然麻醉医师的首要职责是实施麻醉，但是教学、责任感以及领导力在整个围术期同样重要。另外麻醉医师还经常需要负责危重症医学以及住院和门诊患者疼痛诊疗。
- 麻醉学教育进步在全世界范围内有目共睹（见第 2 章）。本章侧重于美国的教育制度，但随着麻醉学复杂性增加和责任范围日益扩大，麻醉学教育方法和体系正逐步加以改善。

麻醉学教育的背景和历史（亦见第 1 章）

麻醉学专业教育始于一次手术中首次将乙醚作为镇痛方法的公开演示。基于那次挥发性麻醉药的介绍，1850 年麻省总医院的一位普外科医师 John Collins Warren 向美国医学会发表了一篇有关外科手术进展的演说，其中包括安全使用乙醚的实用建议[1]。他概括了 9 个步骤，其中许多至今仍是实施安全麻醉的关键因素。其步骤包括建议患者禁食、采取仰卧体位、监测脉搏和呼吸、评估肌松程度来判断麻醉深度以及实施乙醚麻醉时为避免火灾应严防烧灼。这些原则为开始培训医师的麻醉实践提供了基础。尽管意识到麻醉管理和安全培训的重要性，正规的麻醉学培训直到 20 世纪才成为常态。最初，麻醉管理的实施是由医学生、实习医师和病房护士负责，他们均没有任何正规的或非正规的麻醉学培训经历。虽然 Warren 阐述的一些步骤得到了认可，但是麻醉实践的"艺术和科学性"却被低估了。事实上，在一些医疗机构，如明尼苏达州罗切斯特的 Mayo 诊所，外科医师 William 和 Charles Mayo 认为护士更适合提供麻醉，因为"实习医师很自然地对外科医师正在做什么更感兴趣[2]。"

第一次正式的麻醉学培训项目由 Ralph Waters 在 20 世纪 20 年代末于 Wisconsin 大学开展[3]。该计划采用多种教育元素，例如案例研究、病例讨论以及文献回顾，大致仿效其他专业的模式。培训 3 年后的麻醉住院医师将负责患者管理、医学研究和医学生与实习医师教学。参与 Wisconsin 大学培训项目的许多毕业生后来成为其他学术机构的主席，在美国、加拿大和英国传播 Waters 的麻醉学教育模型[4]。虽然麻醉学被公认是手术患者管理的重要技能，但其仍被视作外科手术学的下属专业。美国的医学院很少有麻醉系设置，绝大多数麻醉培训项目仅作为外科学的分支实行学徒制管理。

麻醉学专业认证遵循正式教育项目的类似流程。美国麻醉学委员会（American Board of Anesthesiology，ABA）成立于 1938 年，最初作为美国外科委员会的下属机构。1939 年，在麻醉学转变为独立医学专业后不久 ABA 也成为独立委员会。ABA 规定麻醉医师必须完成至少 3 年的毕业后培训，有一定的临床实践经验，并通过一系列考试（笔试、面试和操作技能）取得学位证书后才能认证为完成实施临床麻醉所需的培训和具备临床经验[5]。尽管 ABA 规定通过系列课程及连贯性教育来获取委员会认证，但在早些年，绝大多数住院医师培训工作仍沿袭学徒制而非正规的教育培训。

从开展第一个培训项目和 ABA 成立以来，医学教育和卫生服务已经转变。本章阐述了正规的住院医师、从业人员培训计划及贯穿其职业生涯的麻醉学教育基本原理，同时强调了麻醉学理论和实践的教与学。虽然这些理论和实践几乎适用于与麻醉相关的任何实践，但本章使用特定例子旨在最大程度地反映美国的培训方法。麻醉学培训的国际观点请参见第 2 章。

医学教育的挑战

自第一例乙醚麻醉实施以来，麻醉学教育和培训与其他所有医学专业一样有了巨大的进步。由于患者人群的变化、外科手术和其他临床问题处理方法以及麻醉管理的重要进步，仅凭临床经验来培养麻醉医师是远远不够的。麻醉学的学徒制观念或者认为可以独自躲在"乙醚屏幕"后面而不顾外科医师或其他医师要求的想法是临床医疗或培训不能容忍的。麻醉学具有健全的科学基础，因此孕育出临床治疗新技术和新方法，使得具有潜在复杂合并症的患者在手术室内外均能安全接受以前是不可能实现的治疗。麻醉学的理论和实践随着呈指数增加的医学知识不断丰富和发展，这些卫生健康领域技术的进步和改变也为麻醉学培训创造了机遇和挑战。例如，虽然医学教育仍然集中在住院患者，尤其是需要手术治疗者，但越来越多的患者医疗已经转移到包括门诊在内的麻醉医师不甚熟悉的场所，麻醉实践不再局限于手术室内。同时，临床教学者处于从患者诊疗中获取额外收入和提高诊疗效率的压力之下。卫生保健系统在注重财务生存能力的同时，在应对外部压力时必须展示出优质的医疗服务。认证机构，如联合委员会和医疗保险与医疗补助服务中心对医疗服务的审查日益严格。在此背景下，卡内基教学促进基金会发布了一份报告，呼吁改革医学院和住院医师制度。这距离他们 1910 年发布有重大影响力的《Flexner 报告》恰好 100 年 [6]。他们提出了医学教育的四大目标：

1. 标准化和个体化　通过能力评估标准化学习成果，同时保证学习进程的个体化；
2. 一体化　理论联系临床实践，整合基础知识、临床知识和社会科学，将跨学科和团队协作教育纳入课程；
3. 坚持调查和改进　培养学习者的专科知识，鼓励学习者挑战涉及改进质量和患者安全的相关问题；
4. 形成职业认同　提供职业精神的反馈和评估，与致力于追求高品质的教职人员建立合作关系，创建致力于卓越和改进的合作性学习环境。

麻醉学教育面临的挑战反映了这些大问题（框 9-1）[7]。

学习原理和学习模式

迎接这些挑战时，对学习科学的初步了解可以为教师们提供背景信息。在过去 40 年，针对学习、认知心理学、社会心理学和人类学的研究已使我们对学习的科学基础有了变革性的理解。美国国家科学院发表了一本专著来综合这些研究 [8]。适用于各水平和所有学科的核心发现包括以下学习原理：

框 9-1　麻醉学教育面临的挑战

知识量
- 知识呈指数增长——不可能掌握所有麻醉文献知识

足够的患者管理经验
- 工作时间的限制影响患者管理的数量和连贯性
- 卫生系统强调效率，施加压力限制培训人员的参与
- 适当地使用教育技术（例如计算机、互联网、模拟训练）或其他方法以补充直接的患者管理经验

对学习者的评估
- 认证机构期许以能力为基础的教育
- 新的评估方法（如"里程碑"）要求教职员工进行培训，以获得有意义的测评结果

成本控制时代的患者安全
- 对受训者进行充分的监管
- 促进学习者自主学习并为独立执业做好准备

Adapted from Bould MD, Naik VN, Hamstra SJ: Review article: new directions in medical education related to anesthesiology and perioperative medicine, Can J Anaesth 59:136-150, 2012

1. 学习者具有先入的世界观。如果未能与最初的认识有效衔接，他们可能会不能理解所呈现的物质世界。
2. 为培养某一方面的能力，学习者必须具有深厚的基础知识，在概念框架内理解事实和观点，并合理组织他们的知识，以利于检索和应用。
3. 元认知是指学习者监控他们在某一特定领域知识状态的能力。元认知教学方法可以帮助学习者通过设定目标并监测目标的实现来掌控自己的学习。

学习环境的关键因素见图 9-1。将这些学习原理应用于麻醉学教学的示例见表 9-1。

学习方式是指个体易于接受的获取和处理信息的复杂方式。VARK 学习方式采用学习者偏爱的接受信息的感官模式 [9]。视觉学习者对于以视觉呈现的新信息能够做到最佳处理，例如表格、图形或图表。听觉学习者能通过倾听、给别人解释想法或参与小组讨论最佳地处理新信息。读 / 写学习者倾向于使用教科书、讲义和笔记来接受新信息。当可以被触摸或操作时，触觉学习者能够最佳地处理新信息，例如具体的、多重的感觉体验。这类学习者对实验室演示和实验反响良好，而且他们可能会更喜欢参与模拟活动。

没有证据表明在医学教育中将教学方式与个体的学习风格相匹配可以提高学习成果。教师了解学习方式的原因是应知道针对一组学习风格迥异的学习者采用何种教学方法。此外，了解某位学员的学习方式偏好可有助于教师解释具有挑战性的难题。

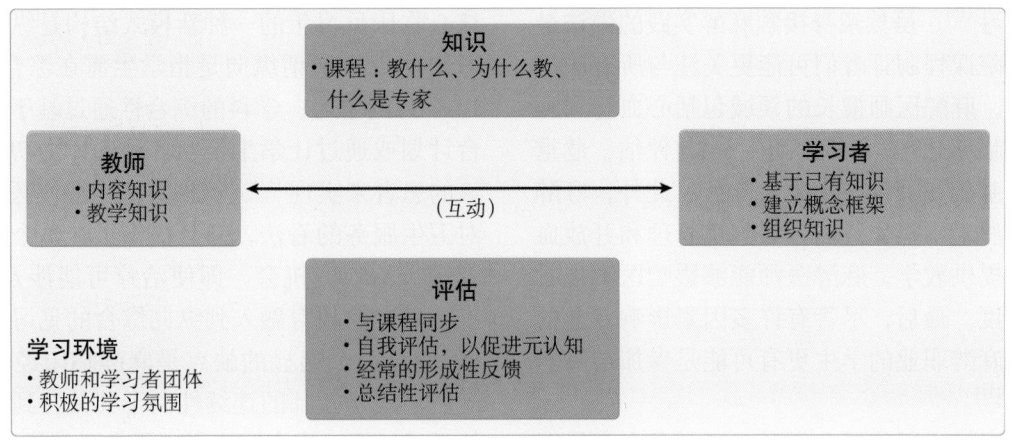

图 9-1 学习环境的关键因素

麻醉学学习者

虽然麻醉学教育通常指麻醉住院医师规范化培训，但是学习者可能处于任一经验和培训水平。有时学习者可能来自其他专业或职业，而麻醉学培训是这些专业或职业的关键组成部分。随着麻醉学科学和实践的日益进步，执业麻醉医师的继续教育以及再培训显得越来越重要。因此麻醉学教育者会遇到各种各样的学习者，包括麻醉住院医师、医学生、注册为麻醉护士的学生、麻醉医师助理（anesthesiologist assistants，AAs）；此外，某些专业的培训计划需要麻醉专业轮转经历，例如耳鼻喉科、头颈外科、整形修复科、骨科、颌面外科。执业麻醉医师也需要继续医学教育和临床能力的持续证明。因此，教育者必须了解每位学员的背景、经验和目标，并制订相应课程以满足他们的需求。

满足这样一个多样化学员群体的教育需求是一项挑战。一种方法是仔细考虑规范化培训后学习者的专业实践能力和可能涉及的麻醉学知识。教育者应该明确学习者当前的麻醉学知识状态，以便制订相应的学习计划。例如，一位耳鼻喉 - 头颈外科的住院医师可能会作为实习医师参与为期 1 个月的麻醉科轮转。培训目标包括掌握术前评估、气道评估并能预测困难面罩通气和困难气道。区域麻醉或硬膜外麻醉等内容对这组学员来说就显得不甚重要。

非麻醉医师继续教育培训也非常重要，但是本章的重点是美国医学生、麻醉学住院医师培训。对这些培训者而言，麻醉学课程包括正式和非正式教学、适当的临床工作以及其他学习活动。课程通常在限定的时间段进行，从医学生 1～2 周的轮转到 3～5 年的麻醉学住院医师和亚专业医师的培训不等。具体教学目标、临床实践和教学课程对处于不同培训阶段的学生

表 9-1 麻醉教学中学习原理的应用示例

学习原理	教学策略
教师必须确定学习者的现有理解水平	使用无标准答案的问题 将预测验或观众即时响应系统作为授课第一步 案例讨论时，介绍完案例梗概后，允许学习者分享先前的经验
教师必须了解常见的概念障碍（误解）和有效的教学策略	采用多样化的教学材料（例如教科书、网页、模拟、视频、播客） 采用多种教学方法（例如演示、讨论）而非单一教学（例如讲演）
学习环境以知识为中心	注重知识的实际应用（例如，如果学习基础科学问题，要发现其临床应用） 将正在学习的知识与学习者希望在实践中能胜任的具体实例结合起来
学习环境以评估为中心	复习一个知识点时，通过实际问题来复习而不是简单的再重复 对于要参加 ABA 执照考试的住院医师，向他们说明正在讨论的话题在以往的考试中是如何体现的（例如考试关键词）

来说相差很大。

医 学 生

麻醉医师的医学知识和临床技能基础是在医学院奠定的。因此，麻醉教育工作者必须了解医学生的课程设置以及如何传授临床技能。表 9-2 显示了美国医学生、全职教员和麻醉学教员的数量。麻醉医师仅代表医学院教员的一小部分，但是应该参与到医学院课程委员会，以便了解学校课程管理并施加潜在影响，将麻醉教育经验融入到课程中。必修（"核心"）的麻醉见习具有诸多优点，但目前许多医学院校并没有要

求学生麻醉见习[10]。虽然亲身接触麻醉实践的做法最直观，但医学院课程制订者们可能更关注与所有医学生相关的问题。麻醉医师擅长的领域包括心血管和肺应用生理学、临床药理、疼痛管理、术前评估、危重患者治疗以及基础和加强心脏生命支持。此外，麻醉医师可传授一些基本操作技能，如气道管理和开放血管通道。除了提供教学，麻醉医师能够影响医学生看待麻醉学的态度。最后，尽管有许多因素影响专业的选择，但选择麻醉职业的学生更有可能是参加过麻醉专业临床见习[11]。

传统的见习模式围绕单个学科，通常是在本科医学课程的后半年侧重于住院患者管理。传统的麻醉专业见习偏向于术中患者管理的麻醉实践以及预定主题的教学课程。为期2周的麻醉见习安排示例见表9-3。

核心临床见习年的一种新模式结构是纵向、综合的见习制度[12]。所谓纵向是指学生需在综合机构进行6~12个月的学习。学科的综合性通过基于学科经验的综合计划或通过让学生接触各种各样由初级保健医师接诊的患者来实现[12]。这种方法能够使医学生体会患者对卫生服务的看法，并且提供了在整个病程期间对患者进行治疗的机会，即使治疗可能涉及不同的专业。将麻醉专业教育融入到纵向综合的见习制度的示例见框9-2。一个明显的缺点是麻醉临床经验积累的时间滞后，但是教师的连续性利于其关注到学生尚未完成的学习目标。许多因素影响纵向见习模式的推广速度，包括资金原因以及教学时间和培训的需求。

学习者的年龄差异

对以学习者为中心的教育环境的关注同时影响着教育工作者和学习者。教育者们应该意识到新时代的学习者需要以不同的方法传授知识，并通过互动性更强的教学方法和技术来达到学习目标。毫无疑问，教育者们已经意识到当今的学习者存在年龄差异。在医学院校，绝大多数学生来自于两个年龄阶段：X一代（1965—1980年出生）和千禧一代（1981—1999年出生）。一家医学院对800多名1989—1994年和2001—2004年之间入学的毕业生做了调查[13]。调查工具为16项人格因素问卷，衡量了16项独立的人格因素。千禧一代的学生在规则意识、情绪稳定性、敏感性和完美主义等方面的得分明显高于X一代。X一代在独立自主方面的得分高于千禧一代。目前尚不清楚医学院、住院医师制度和专科计划如何（或者是否需要）去适应新一代的学习者。教育者们已经提出质疑，学习者人格特征的改变是否应该引起医学专业教学、建议和

表9-2 美国医学院医学生及全职教员（总数及麻醉学专业）人数

学年	医学生人数	全职教员总数	麻醉学全职教员人数（占总人数的比例）
1990	65 081	72 320	3393 (4.7%)
1995	67 030	90 016	4535 (5%)
2000	66 500	102 446	4979 (4.9%)
2005	68 280	119 025	5471 (4.6%)
2010	75 394	133 452	6469 (4.8%)

Data from Rowley B, et al: Graduate medical education in the United States, JAMA 264:822-832, 1990; Graduate medical education, JAMA 274: 755-762, 1995; Graduate medical education, JAMA 284:1159-1172, 2000; Graduate medical education, JAMA 294:1129-1143, 2005; Brotherton SE, Etzel SI: Graduate medical education 2006-2007, JAMA 298:1081-1096, 2007; Brotherton SE, Etzel SI: Graduate medical education 2010-2011, JAMA 306:1015-1030, 2011; and The Association of American Medical Colleges. Available at <http://www.aamc.org>. (Accessed 28.02.13.)

表9-3 医学生2周麻醉见习安排示例

	星期一	星期二	星期三	星期四	星期五
第一周	适应 气道专题培训组 镇静讲座	临床分配	术前评估讲座 临床分配	临床分配	临床分配
第二周	模拟/危机管理课程 临床分配	案例讨论 临床分配	大查房 临床分配 急性疼痛讲座 机械通气讲座	临床分配	临床分配 反馈会谈

学习活动：
• 临床分配——教员和住院医师临床教学。
• 互动专题培训组——气道管理、模拟/危机管理、反馈。
• 讲座——镇静、术前评估、急性疼痛、机械通气。
• 基于案例的会议——案例讨论、大查房

框 9-2　纵向的麻醉学见习经历示例

- 见习期：1 年
- 分配至麻醉学的时间：6 天
- 教学课程：6 次讲座，模拟练习
- 麻醉学导师的连续性：6 天均由一名导师负责
- 需要掌握的患者管理经验和学习目标
  - 骨科手术患者：区域麻醉、喉罩放置
  - 普外科手术患者：基本的麻醉药物药理学、气道管理、术后疼痛管理方法
  - 大型脊柱外科手术患者：监测、输血方法
  - 胃旁路手术患者：困难气道管理方法、术后疼痛和患者安全

Adapted from Sullivan KR, Rollins MD: Innovations in anaesthesia medical student clerkships, Best Pract Res Clin Anaesthesiol 26:23-32, 2012

框 9-3　住院医师学习者的优秀特征精选

1. 拥有极为丰富的知识，并能将这些知识运用于患者诊疗
2. 熟练执行日常工作中的基本任务
3. 拥有好奇心且热爱学习，试图去解释"如何"和"为什么"
4. 拥抱错误：最大限度地利用自己和他人的错误，并用以改善自己的实践
5. 责任心：有效和高效地使用时间，喜欢帮助患者和同事
6. 高度的个人主动性：完成要求事项并做得更多
7. 可靠性：当被要求做一些事情，可以坚信任务能够完成
8. 亲切友善：因为待人公平和尊敬，并且真正关心别人的幸福而受到大多数人的喜爱
9. 性格：诚实、无私、善解人意、值得信赖

Adapted from Gunderman R: Achieving excellence in medical education. ed 2, London, 2011, Springer

表 9-4　教学任务要求与说明

任务	说明
临床教学	传授恰当的知识、技能、态度
大小不同的班级教学	备课和授课，可采用适当的小组式教学
促进和管理学习	辅助培训者实现学习目标，为职业目标提供建议和指导
制订学习计划	管理从需求评估到实施的课程开发过程
创建和使用教学资源	创建教学材料，包括手册和多媒体资源；应用包括基于互联网的模拟和临床模拟训练在内的合理的教学技术
评估培训人员	依据学习环境和学习目标采用适当的评估工具
评估课程并承担教育研究工作	使用恰当的方法评价课程、教师和资源材料，鼓励医学教育研究

Adapted from Hesketh EA, Bagnall G, Buckley EG, et al: A framework for developing excellence as a clinical educator, Med Educ 35:555-564, 2001

指导计划以及教员发展等方面的改变[13]。

教育者应当意识到学习者年龄段的改变，但是学习者也应该清楚他们的教师对优秀的期盼。在住院医师水平，有几项特征被定义为优秀（框 9-3）[14]。另一个框架是探讨需要教育者完成的七个核心任务（表 9-4），从而确定学习者需要完成的相应任务（表 9-5）[15]。

住院医师和专科教育

ABA、ACGME、学校和科室的职责

麻醉学住院医师培训的教学课程和核心能力由 ACGME 和 ABA 设定。美国的住院医师计划由 ACGME 认证。此外，ACGME 还为以下麻醉学亚专业提供认证：危重症医学、疼痛诊疗、小儿麻醉、成人心胸手术麻醉以及产科麻醉。麻醉学专业核心住院医师和 ACGME 亚专业受训人的数量见表 9-6 和表 9-7。ACGME 针对所有毕业后医学教育培训项目涉及

的相关问题提出了统一的计划要求，包括机构职责、计划人员和资源、住院培训合约、教学计划、评估制度、住院医师在学习和工作环境中的工作时间以及培训计划的革新[16]。

ACGME 认证住院医师培训计划，ABA 则对个体麻醉医师提供资格认证。麻醉住院医师需要参加每年的培训考核。住院医师培训结束后，符合条件的住院医师参加 ABA 举办的第一部分（笔试）和第二部分（口试）考试。2012 年，ABA 将第一部分考试又分成两项。基础考核侧重于麻醉学基础知识和基础临床实践，在临床麻醉第二年（CA-2）初进行；高级资格考核侧重于麻醉学临床实践，尤其是亚专业和复杂临床问题的考核，在住院医师培训结束后进行[17]。应用考试（口试）计划于 2016 年开始，成功通过基础考核和高级资格考核后方可参加，而且它将包含客观结构化临床考试（objective structured clinical examination，OSCE）。ABA 针对认证过程中 ITE、基础和高级资格考核发布了一个内容纲要（附录 9-1）。培训计划通常在教育课程中体现和解决相关许多内容。ABA 同时负责麻醉学亚专业的资格认证，包括危重症医学、疼痛诊疗、姑息治疗及临终关怀医学、睡眠医学和小儿麻醉。颁发证书的数量由美国医学委员会（American Board of Medical Specialties，ABMS）公布，ABA 是其下属 24 个医学专业委员会之一[18]（表 9-8）。

表 9-5　教学任务与学习者角色

教学任务	学习者角色	学习者说明
临床教学	临床学习者	做一个"认知型学徒"观察并使用临床医师的思维过程。运用学到的技能，发现和思考新的概念
大小不同的班级教学	信息接收者	充分理解，联系已有知识（例如使用教科书或其他资源）。帮助同伴可能有助于巩固理解。提问"为什么这个主题被提出？"和"就这个主题我知道多少呢？"注重发现问题和提出问题
促进和管理学习	教学推动者、被指导者	不应该做一个"空箱子"被动地接收信息。应作为教师的推动者，倾听并准备做出反应。学习的意愿要明确。帮助指导教师抓住学习进程中的关键点。作为被指导者，学习者需要给予教师激励和动力，以使其继续充满兴趣和热情地工作。通过在场、好奇和互动来做到这些
制订学习计划	课程共同策划人、积极的参与者	学习者应该明白医学课程的艰巨性，要努力跟上教学步伐，如果进度过快或过慢应该提醒教师。学习者应积极地参与到课程中
创建和使用教学资源	资源消费者	利用（"消费"）学习资源，包括教师提供的资源及外部资源。鉴于互联网信息的泛滥，最大的挑战往往是不要消费什么
评估培训人员	教师的评审员	应争取以有效、可靠、公平和一致的方式去评价教师是否进行有效的授课或教学。也需要评估教师的专业互动
评估课程并承担教育研究工作	课程评估者	提供有关学习进程和课程内容的反馈，使教师来适应或修改课程，以满足学习者的需求

Adapted from Karakitsiou DE, Markou A, Kyriakou P, et al: The good student is more than a listener—The 12+1 roles of the medical student, Med Teach 34:e1-8, 2012

表 9-6　麻醉学及麻醉专科的 GME 项目、住院医生及专科医生数量
（美国 ACGME 认证的 GME 项目中的麻醉住院医师）

学年	麻醉学住院医师培训项目数	麻醉学住院医师总数	毕业于美国医学院校的麻醉学住院医师人数	住院医师人数 / 所有 ACGME 认可或联合的 GME 项目的住院医师人数
1990	157	4362	3871（88.7%）	4144/69 798
1995	149	5490	4395（81.1%）	4245/85 732
2000	134	3837	1627（42.4%）	4268/85 460
2005	132	4785	3450（72.1%）	4151/86 975
2010	132	5322	4212（79.1%）	4128/91 963

GME，毕业后医学教育

　　虽然 ABA 和 ACGME 规定了培训的内容和要求，但仅此并不能确保麻醉医师的培训能够满足当前和未来专业的需要。两个机构均已批准了培训住院医师的改革方法，包括整合核心住院医师培训项目和亚专业培训，并拟将核心住院医师培训制度与研究培训相结合来进行学术人才的培养。

　　科室和学校的职责包括为培训项目提供各种资源。科室的教职员工是住院医师的主要教育者和评价者。科室主管必须确保合理的非临床时间分配，以满足职员的行政和教学需求。住院医师（以及 ACGME 亚专业学员）的工资由联邦医疗保险（Medicare）支付，但是资助的总职位数量是有上限的。如果联邦医疗保险资助减少且医院不提供资金支持，那么科室就不得不提供资助或者减少住院医师数量。机构（科室、学校或教学医院）必须为教育项目提供足够的空间和设备，包括教室、学习区域、办公空间及工作设备。

住院医师教育

　　在过去的几年中，医学教育已经重新聚焦于将具

表 9-7　麻醉学及麻醉专科的 GME 项目、住院医生及专科医生数量
（美国 ACGME 认证的 GME 项目中专科麻醉医师）

学年	麻醉学亚专业培训项目数	麻醉专科医师总人数	毕业于美国医学院校的麻醉专科医师人数	麻醉学亚专业人员 / 所有 ACGME 认可或联合的 GME 项目的专科医师
1990	危重症医学，27	7	4 (57.1%)	2447/8006
1995	危重症医学，46	70	52 (74.3%)	3264/12 100
	疼痛诊疗，55	112	83 (74.1%)	
2000	危重症医学，53	59	29 (49.2%)	3678/12 529
	疼痛诊疗，98	215	100 (46.5%)	
	小儿麻醉，37	63	33 (52.4%)	
2005	危重症医学，47	43	20 (46.5%)	4095/14 316
	疼痛诊疗，95	190	88 (46.3%)	
	小儿麻醉，43	91	43 (47.3%)	
2010	成人心胸手术麻醉，47	69	42 (60.9%)	4747/17 877
	危重症医学，46	80	41 (51.3%)	
	疼痛诊疗，92	244	172 (70.5%)	
	小儿麻醉，46	143	104 (72.7%)	

United States, JAMA 264:822-832, 1990; Graduate medical education, JAMA 274:755-762, 1995; Graduate medical education, JAMA 284:1159-1172, 2000; Graduate medical education, JAMA 294:1129-1143, 2005; Brotherton SE, Etzel SI: Graduate medical education 2006-2007, JAMA 298:1081-1096, 2007; Brotherton SE, Etzel SI: Graduate medical education 2009-2010, JAMA 304:1255-1270, 2010

表 9-8　美国医学委员会证书颁发情况

学科	至 1997 年	1997—2006 年	2000—2006 年	2007—2011 年
麻醉学 *	28 515	12 012	7592	7832
危重症医学 †	—	480	267	301
疼痛医学 ‡	—	1941	1233	1032
姑息治疗及临终关怀医学 §	—	—	—	59
睡眠医学 ¶	—	—	—	4
小儿麻醉学 #	—	—	—	—
全部专业	602 578	242 684	167 656	127 009
全部亚专业	—	76 782	51 057	54 454

Data from 2012 Reference handbook and certificate statistics, Evanston, IL, 2012, American Board of Medical Specialties.
*ABMS 于 1938 年颁发第一本证书，于 2000 年颁发具有年限（10 年）的证书。
†ABMS 于 1986 年颁发第一本证书，于 2000 年颁发具有年限（10 年）的证书。
‡ABMS 于 1993 年颁发第一本证书，于 1993 年颁发具有年限（10 年）的证书。
§ABMS 于 2008 年颁发第一本证书，于 2008 年颁发具有年限（10 年）的证书。
¶ABMS 于 2011 年颁发第一本证书，于 2011 年颁发具有年限（10 年）的证书。
#ABMS 于 2013 年颁发第一本证书，于 2013 年颁发具有年限（10 年）的证书

体能力的认证作为衡量精通程度的标准，并将其作为培训水平进阶的指导。将专业能力分解为各部分能力的教育称为技能（compentency）培养，其在 60 年前被首次提出，并作为关注医学教育效果的一种方法。在医学教育中，以技能为基础的教育方法被美国、加拿大和苏格兰（现在在许多其他国家）采纳，由此形成的评估框架取得了显著效果。以技能为基础的医学教育是指"利用技能的构成框架，以结果为目的来进行医学教育项目的设计、实施、评估和评价"的一种教育方法 [19]。通常所说的技能是指医疗专业的可观测

的行为（例如知识、技术、态度），可以被衡量和评价。而"胜任（competent）"一词是指"在特定的医学教育或实践阶段、在特定背景下、在所有领域拥有的所需要的本领"[19]。作为记录能力的工具，一项技能必须能够被观察、测量和评估，而不是简单地被描述。

以技能为基础的医学教育（competency-based medical education，CBME）的主要原则如下[19]：

1. 注重结果 包括确保每位毕业生做好实践准备，并能够胜任他们将来打算从事的各个领域。
2. 注重能力 课程围绕技能培养设置，而不是仅列出目标知识长单。
3. 不强调以时间为基础的培训 CBME 将焦点转移到实际能力的获取上，而不是花费在培训上的时间。
4. 提倡更多地以学习者为中心 CBME 鼓励学习者通过规划一条清晰的、设定的一个个里程碑向能够胜任甚至更高水平前进的道路，对自己的培训进程负责。

当用于描述某特定从业者的表现时，词汇 competence 和 competency 可能会相互混淆[20]。为了简化术语，competency 可以视为一项技能，competence 则被视为众多表现的一个方面。例如，能置入鼻胃管是一项用于患者治疗的技能（competency）。一名实习医师可能会胜任（competent）（有能力）插入鼻胃管（competency），但是他可能并不是此项操作的专家。因此，虽然确保从业者能够胜任工作是 CBME 的目标，但是教育者（和学习者）也应该注重更高水平（即更娴熟）的发展。此外，一个人可能在某时间点能够胜任（competent），但是不能保持这种能力（competence）。或者说在某场合能够胜任某项工作，但在别的场合就不行。一个人也可能在没有压力或不紧张的理想情况下能够胜任（competent），但在紧急或突发情况时却不能保持同等水平的能力（competence）。

ACGME 核心能力

1999 年，ACGME 开始了"成果项目"，将住院医师培训认证的重点由培训的结构和过程向培训成果转移——即以技能为基础的医学教育[21]。在成果项目的第一阶段确立的目标是展示技能的学习。在第二阶段，项目将技能培养融入到课程和评估过程。在第三阶段，将住院医师绩效数据作为改进项目的一种手段。在第四阶段，ACGME 将重点放在确定标准化培训计划上。权衡 13 大类 84 种医师潜在技能后，医师的工

表 9-9 ACGME 核心技能与麻醉管理——示例

麻醉事项	相关的 ACGME 核心技能
术前门诊评估患者	患者管理，交流沟通能力
确定静脉麻醉药剂量	医学知识
放置颈内静脉导管	患者管理
与手术室和恢复室护士互动	职业素养，交流沟通能力
患者神经损伤——涉及质量改进/患者安全委员会	系统实践
患者中心静脉置管感染——参考医学文献，比较预防策略	以实践为基础的学习和提高

作被分解为六大核心技能（患者管理、医学知识、职业素养、交流沟通能力、系统实践和以实践为基础的学习和提高）[22]。从那时起，此六项核心技能也被医学院校、认证委员会（包括 ABA）、继续医学教育项目、美国骨科协会和联合委员会采纳。ACGME 核心技能是所有专业培训计划的共同要求。具体内容详见附录 9-2。其中两项技能（系统实践和以实践为基础的学习和提高）仅根据它们的名字可能很难理解，尤其是对于没有在其他环境中使用过那些术语的人来说。如何围绕技能来说明麻醉医师的工作见表 9-9。具体专业的住院医师检查委员会（Residency Review Committees，RRCs）决定住院医师和亚专业医师的培训项目要求。各专业的项目要求必须涵盖 ACGME 核心项目要求的所有方面。麻醉专业项目要求的关键组成部分见框 9-4。

广泛采用的技能培养模型带动了住院医师技能水平评估工具的发展。2000 年，ACGME 联合 ABMS 共同公布了评估工具箱，共包含 13 项测评工具：360 度评估、病例激发回忆口试、检核表评价、整体评分、客观结构化临床考试、病程/医疗程序记录、患者调查、学习历程档案、病历复查、模拟、标准化口试、标准化患者测验和多选题[16]。一项针对 4 种测评工具的回顾性调查试图确定 6 项核心能力是否能够可靠而又有效地被单独评估[23]。除了医学知识以外，该研究未能发现一种方法可对各项技能进行独立评估。现有的测评工具反映数种不同的技能。例如，一项大型研究检查了 92 个专业超过 1300 名住院医师的整体评分[24]。虽然整体评分要求教职员工根据 6 项技能对住院医师进行分级，但分级结果分析显示两项独立因素可以解释评价结果的绝大部分差异。这两项因素为"医学知识、患者管理和系统诊疗"和"人际沟通能

<table>
<tr><th colspan="2">框 9-4　麻醉学培训项目要求的关键组成部分</th></tr>
</table>

- 培训时间：临床基础 12 个月，临床麻醉 36 个月（CA-1 年、CA-2 年和 CA-3 年）
- 规定的轮转经历：
  - 产科麻醉 2 个月
  - 小儿麻醉 2 个月
  - 神经外科麻醉 2 个月
  - 心胸外科麻醉 2 个月
  - 危重症医学 4 个月
  - 疼痛医学 3 个月（可包括急性术后疼痛 1 个月，慢性疼痛 1 个月以及区域镇痛 1 个月）
  - 术前评估门诊 1 个月
  - 麻醉后监护室 2 周

From ACGME Program Requirements for Graduate Medical Education in Anesthesiology. <http://www.acgme.org/acgmeweb/Portals/0/PFAssets/ProgramRequirements/040_anesthesiology_f07012011.pdf>. (Accessed 14.03.13.)

表 9-10　医师技能发展的 Dreyfus 模型原理

技能水平	说明和属性
新手	需要规则和协议的指导 使用分析推理解决问题 筛选和优化信息的能力最低 无法应对复杂情况
高级初学者	能够根据以往的经验通过规则和信息确定相关性 同时使用分析推理和模式识别来解决问题 能够部分解决复杂的任务
胜任	拥有更广泛的经验，所以能够更频繁地使用模式识别来解决问题 可能需要通过分析推理来解决复杂的或少见的问题 把任务作为一个整体看待（即能通观全局） 寻求并听从专家的意见，且能有效地使用 依赖精心的规划和经验，较少依靠直觉
精通	经验之丰富使其大量使用模式识别，临床问题的解决似乎凭借直觉 一贯符合公认的临床标准 适应不断变化的情况，可从已知向未知情况进行推断 遇到某些问题可能还需要分析推理去解决
专家	行为基于经验和直觉 表现卓越 能注意到意外情况 能够区分出不符合模式识别的特征 复杂情况下，分析和直觉方案切换自如

Adapted from Carraccio CL, Benson BJ, Nixon LJ, Derstine PL: From the educational bench to the clinical bedside: translating the Dreyfus developmental model to the learning of clinical skills, Acad Med 83:761-767, 2008; and Khan K, Ramachandran S: Conceptual framework for performance assessment: competency, competence and performance in the context of assessments in healthcare—deciphering the terminology, Med Teach 34:920-928, 2012

力和职业素养。"尽管目前尚不清楚现有的测评工具能否对个人技能进行区分，但能做到就一项技能或一个子集的不同绩效水平进行区分[25]。

评估和里程碑

以技能为基础的教育原则可以与技能获取模型相结合，从而形成一个更丰富的绩效考核的框架。Dreyfus 模型即为此种框架，它源于美国空军资助的一项针对飞行员技能获取的研究[26]。该模型描述了从新手到专家的五个发展阶段。在医疗领域，该模型用以描述医师和护理技能的获取[20, 27]。Dreyfus 模型原理见表 9-10。对于意欲进步到专家阶段的个体，他们需要监管、培训以及缜密精细的专业实践机会[20, 28]。

临床技能考核的另一个框架被称为 Miller 金字塔。Miller 是一位德高望重的医学教育家，他认为"没有哪种单一评价方法可以针对成功医师实施的复杂专业服务提供所有评估需要的数据。[29]"他提议了一个评估框架（表 9-11），并指出"毫无疑问，考试推动教育系统的发展"。Miller 金字塔在考虑学习者的进展和判断需要的绩效考核类型方面是有价值的[20, 28]。但此模型也有诸多不足之处。首先，"知道如何做"（knows how）被贴上"能力"（competence）的标签，"展示如何做"（shows how）被认为是"能执行"（performance）。当这些词放于以技能为基础的医学教育和绩效考核的Dreyfus 模型背景下，很容易引起误解。其次，对学习者的评估受到工作环境的影响。例如评估受试者的直接观察能力时会受到他们评估知识的影响，从而不一定能反映他们的实际能力。再次，该模型意味着如果

表 9-11　临床评估的 Miller 金字塔结构

金字塔级别 （由高到低）	说明	可能的评估方法
去做	临床实践中学习者做了什么	直接观察，现场评估
展示如何做	学习者展示如何去做（即实施）	模拟，客观结构化临床考试，标准化患者
知道如何做	学习者必须知道如何使用积累的知识	案例演示，评论
知道	学习者知道需要什么来行使专业职能	认知测验

Adapted from van der Vleuten CP, Schuwirth LW, Scheele F, et al: The assessment of professional competence: building blocks for theory development, Best Pract Res Clin Obstet Gynaecol 24:703-719, 2010; and Miller GE: The assessment of clinical skills/competence/performance, Acad Med 65:S63-67, 1990

学习者不能"展示如何做"（例如气管内插管模型），那么面对真实患者时也就没有能力去"做"，但这可能是因为模型失真，而并不是学习者技能不足。最后，如果一个学习者可以成功而恰当地实施某项技能，那么就意味着他已获得相应的技能水平并且在所有场合都可以应用。然而，很明显表现有赖于环境[28]。例如，在择期手术前能够放置中心静脉导管并不意味着对急诊室的一个半昏迷伤员也能够成功放置。

为完善核心技能方法，ACGME 采用 Dreyfus 技能获取模型来构建技能培养的进度框架，并且倡导各学科实施共同的评估工具以记录住院医师进度完成情况[30]。项目将里程碑用于住院医师评估和反馈体系，ACGME 将使用里程碑作为住院医师方案评审的一部分。各级麻醉住院医师患者管理的进度要求示例见表 9-12。

课程发展

麻醉学住院医师培训课程由临床任务（临床轮转）组成，包括普通科室和亚专业轮转。每次轮转均应有具体的目标和明确的学习目的以及教学和评估方法、教育资源。关于轮转的目标和目的的一个范本见附录 9-3。随着住院医师培训的不断深入，轮转将逐渐变得更有挑战性。住院医师也将更多地承担起患者管理责任，并在整个培训期间接受适当的监管。

为确保麻醉住院医师临床经验的广度，项目要求提供了一项培训结束后必须完成的患者诊疗最小例数列表（框 9-5）。在整个培训期间，住院医师必须掌握进行复杂手术治疗、具有复杂合并症的患者的管理经验。在培训结束时，我们期望，住院医师能够在各种

临床环境下做出合理的临床判断，并且能够在一个治疗团队中担任领导角色。住院医师项目的理论教学和临床教学旨在解决 ABA 内容大纲中的相关问题。此外，ACGME 项目要求规定一些主题必须包含在课程内，包括识别疲劳和睡眠剥夺、警觉性管理和疲劳缓解处理、实践管理、老年医学和门诊手术患者管理。

美国麻醉住院医师需要参加由 ABA 举办的一年一度的培训考试。覆盖指定阅读内容的独立学习历来被当作准备考试的主要方法。一项研究评估了同一培训项目中独立阅读量与培训考试分数之间的关系[31]。每周平均自学时间为 $8 \pm 3.6h$（$1 \sim 20h$）。线性回归分析显示自学时间和考核分数呈现正相关（相关系数 0.64，$P < 0.0001$）。相关性似乎很明显，但这种关系并没有在麻醉培训中得到证实。另一个预期是 ITE 表现可用来预测 ABA 第一部分（笔试，多选题）的考试成绩。这个预期被 2010 年一项研究所证实。该研究发

框 9-5　麻醉住院医师临床实践数量的最低要求

1. 阴道分娩 40 例
2. 剖宫产 20 例
3. 心脏手术 20 例
4. 开放或介入大血管手术 20 例
5. 非心脏开胸手术 20 例
6. 颅内手术 20 例
7. 复杂的、危及生命的损伤救治 20 例
8. 硬膜外麻醉下手术 40 例
9. 脊椎麻醉下手术 40 例
10. 外周神经阻滞下手术 40 例

From ACGME Program Requirements for Graduate Medical Education in Anesthesiology. <http://www.acgme.org/acgmeweb/Portals/0/ PFAssets/ ProgramRequirements/040_anesthesiology_f07012011.pdf>. (Accessed 14-03-2013.)

表 9-12　麻醉住院医师里程碑示例：患者诊疗技能——麻醉的选择和实施

水平 1（CBY 末）	水平 2（亚专业轮转前）	水平 3（亚专业轮转结束）	水平 4（准备毕业）	水平 5（开始独立执业后）
制订患者的治疗计划，包括考虑到潜在的临床情况、既往史以及患者、医疗或手术的危险因素	制订接受常规手术的患者的麻醉计划，包括考虑到潜在的临床情况，既往史，患者、麻醉和手术的危险因素，患者的选择	制订接受常规亚专业手术的患者的麻醉计划，包括考虑医疗、麻醉和手术的风险因素，并参考患者的麻醉倾向	制订和修改麻醉计划，包括考虑医疗、麻醉和手术的危险因素，并在特定条件下考虑进行复杂手术的、身体状况复杂的患者的偏好	为复杂的患者和手术独立地制订麻醉计划，包括考虑医疗、麻醉和手术的风险因素，以及患者的偏好
适应患者管理的新环境	间接监管下进行常规麻醉，包括经常遇见的给予麻醉药后生理改变的管理 适应患者管理的新环境	间接监管下进行专科麻醉，但是可能需要在直接监管下管理更复杂的手术和患者	特定条件下独立进行复杂麻醉，可以监管其他人处理复杂的临床问题	独立实施复杂麻醉管理

From Anesthesiology Residency Review Committee: The Anesthesiology Milestone Project. December 2013. <http://www.acgme.org/acgmeweb/Portals/0/ PDFs/Milestones/AnesthesiologyMilestones.pdf>. (Accessed 19.04.14.).
CBY，临床基准年

现临床麻醉第一年（CA-1）ITE 分数能够很准确地预测第一部分和第二部分的考试成绩[32]。多种因素影响 ITE 分数，包括先前的全国统考成绩、教学计划以及培训者的学习习惯。

工作时间和对麻醉培训的影响

数十年来，住院医师的工作时间一直是毕业后医学教育争议的焦点之一。多年来，每隔一晚住院医师需要在夜间留在医院当值。在值班后的第二天，住院医师还可能继续留在医院管理患者直到夜晚。一周内住院医师的工作时间可能会超过 120h。这种为患者奉献的精神确实可嘉，但毫无疑问会伴有睡眠剥夺并限制其能力发挥。1971 年的一项研究表明，睡眠不足的实习医师（平均 1.8h 睡眠）识别心电图上心律失常的失败率是睡眠 7h 的实习医师的两倍[33]。1984 年大学生 Libby Zion 之死使住院医师值班制度成为全国瞩目的焦点[34]。Zion 因发热、震颤和定向力障碍被送往纽约医院。她被给予静脉输液和哌替啶，后者可能与她正服用的抗抑郁药苯乙肼发生了药物反应。她出现高热并最终死于心脏停搏。曼哈顿大陪审团的调查谴责了住院医师 36h 值班周期以及主治医师的监管不力[35]。纽约市卫生专员们成立了一个专门委员会（即 Bell 委员会），该委员会建议将住院医师的每周工作时间限制在 80h 以内，连续值班不得超过 24h，且无论何时医院必须有高年资医师当值。这些建议于 1989 年被纳入纽约州卫生法典。

ACGME 也成立了工作组并就工作时间发布立场声明。1992 年 ACGME 规定所有培训计划必须每周有 24h 不进行患者诊治，每三晚才能安排一次值班。然而，1992 年的规定并没有对住院医师的工作时间进行特别限制，许多单独专业的 RRCs 硬性规定了这些限制，如内科、皮肤科、眼科和急诊医学。绝大多数 RRCs 选择限制每周工作 80h，急诊部门限定为 72h。改变也源于其他的外部压力，2001 年一份请愿书要求职业安全与健康管理局（Occupational Safety and Health Administration，OSHA）规范住院医师工作时间，因为它是工作中危害健康的隐患。同样，2001年美国国会考虑立法来限制住院医师工作时间。2003年，ACGME 将所有专业住院医师的工作时间上限设定为每周 80h。他们还规定最长连续值班不得超过 24h，可延长 6h 保证治疗的连续性和交接。虽然规范工作时间旨在改善患者安全，但是尚不明确是否患者整体安全均得到了改进。考虑到诸多因素影响患者的转归以及现代医疗保健系统的复杂性，这并不令人意

外。美国国会要求美国科学院的卫生部门（即医学研究所）对住院医师工作时间和患者安全之间关系进行研究分析。2008 年，医学研究所发布了一份题为《住院医师工作时间：加强睡眠、监管和安全》的报告。该报告"认为修订住院医师的工作量和工作时间是非常有必要的，此举可更好地保护患者远离疲倦导致的医疗失误，并且可以改善培训医师学习环境。该报告建议住院医师项目应保证住院医师培训期间每天和每周均包含规律的睡眠时间。"[36] 2011 年，ACGME 对其培训项目共同要求进行了修订，增加了工作时间的限制规定。最引人注目的是将实习医师连续工作时间减少到最多 16h。目前的工作时间规定汇总见框 9-6。ACGME 还讨论了影响患者安全的其他方面，包括监管、团队协作、患者交接、职责评测、警觉性管理和疲劳缓解的新标准[37]。

2011 年 ACGME 规定了培训期间适用的三种不同监管水平：直接监管、间接监管和监督监管[16]。直接监管意味着监管医师与住院医师和患者在一起。间接监管有两种类型。在"间接监管且直接监管立即可用"的监管模式下，监管医师就在患者诊疗场所，可以立即提供直接监管。在"间接且直接监管可用"的模式下，监管医师不在患者诊疗场所，但可立即通过电话联系到，并且具备条件提供直接监管。在监督监管水平，监管医师在患者诊疗实施后给予评估和反馈。

自 2011 年 ACGME 工作时间规定出台以来，住

框 9-6　ACGME 工作时间规定

每周最长工作时间

- 工作时间必须限制在每周 80h，包括所有院内工作和夜班

工作周期

- 住院医师必须安排每周至少 1 天休息时间 *。
- PGY-1 住院医师连续工作不得超过 16h。
- PGY-2 住院医师及年资更高者在医院连续工作时间不得超过 24h。
- 治疗中有效的交接对于患者安全和住院医师教育至关重要。住院医师可继续留在现场来完成这些任务，但是这个时间不能超过 4h。
- 特殊情况下，在住院医师自愿的前提下，可以在超出工作时限后继续照顾一名患者。
- PGY-1 住院医师工作间隔应该有 10h，必须有 8h 的休息时间。PGY-1 住院医师不允许值夜班。
- 中级住院医师工作间隔应该有 10h，必须有 8h 的自由时间。24h 工作以后必须有至少 14h 的休息时间。
- PGY-2 及以上住院医师最多每 3 天值一次班 *。
- 住院医师不得安排超过 6 晚的连续夜班。

From ACGME Common Program Requirements. Effective July 1, 2011. <http://www.acgme.org/acgmeweb/Portals/0/dh_dutyhoursCommonPR07012007.pdf>. (Accessed 14-03-2013.).
* 4 周平均数。PGY= 毕业后年限

表 9-13 住院医师和项目指导者对 2011 年工作时间规定的看法

变量	住院医师的看法 *	项目指导者的看法 †
患者安全	变差：27% 不变：53% 改善：20%	变差：36% 不变：57% 改善：7%
住院医师教育	变差：41% 不变：43% 改善：16%	变差：65% 不变：27% 改善：8%
高年资住院医师角色准备	变差：52% 不变：38% 改善：11%	变差：73% 不变：25% 改善：2%
高年资住院医师（或实习医师）生活质量	变差：50%（18%） 不变：37%（20%） 改善：14%（62%）	变差：18% 不变：33% 改善：50%
监管	变差：8% 不变：74% 改善：18%	变差：5% 不变：62% 改善：33%
交接频率	减少：3% 不变：26% 增加：72%	减少：3% 不变：10% 增加：88%

Data abstracted from Drolet BC, Christopher DA, Fischer SA: Residents' response to duty-hour regulations–a follow-up national survey, N Engl J Med 366:e35, 2012; and Drolet BC, Khokhar MT, Fischer SA: The 2011 duty-hour requirements–a survey of residency program directors, N Engl J Med 368:694-697, 2013.
* 住院医师回复：6202（23% 回复率）
† 项目指导者回复：549（75% 回复率）

院医师和住院医师培训计划实施者均接受了调查，以确定他们对此改变的看法（表 9-13）[38-39]。值得注意的是，大多数被调查的住院医师和计划实施者认为患者安全和监管有效性没有改变。实习医师的生活质量得到了提高，而高年资住院医师的生活却是雪上加霜。此外能够晋级为更高级别的住院医师更加不容易。其他明显的调查结果包括治疗交接的频率增加，高年资住院医师更多地承担初级住院医师的工作，以及医师辅助人员（执业护士或医师助理）使用的显著增加[38-39]。虽然这些结果是对于新规定的初步经验，但很显然我们需要进行更多的工作来明确它们对里程碑的完成和准备好独立执业准备的影响，毕竟后二者才是住院医师培训计划的最终目标。

麻醉学专科医师培训

随着麻醉专业的进步，在过去的 25～30 年间一些亚专业也获得了长足发展。它们专注于特定患者人群的治疗和麻醉医学专业分支的科学基础研究。许多亚专业培训由 ACGME 认证，包括危重症医学、疼痛诊疗、小儿麻醉、成人心胸手术麻醉以及产科麻醉。认证过程需要正规的教育课程并遵循核心住院医师项目的诸多规则和规定（技能、里程碑、工作时间限制）。对于 ABA 已经通过正式考试来提供特殊资格认证的亚专业来说，它们具有教育内容要求大纲。对于经过认可但没有正式资格考试的亚专业来说，课程由每个亚专业自行设定，但是尚无对这些教育项目的正式监管。因此，教员们在界定教学内容时有很大的灵活性。更重要的是，许多亚专业未被 ACGME 认证，也缺少 ABA 对培训学员的监管。例如，神经外科麻醉培训项目未经 ACGME 认证，也没有规范的教程和临床课程来指导每个项目和教职员工。其结果是，教员们在确定临床经验和教学及其他教育活动方面具有很大的自主空间，但同时也承担着重大的责任，以保证培训是以循证为基础且全面的。

带教非 ACGME 认证项目（例如神经外科麻醉学）的麻醉亚专业学员意味着，每项单独的项目必须自己规定他们的课程、临床经验、导师制度和学术活动要求。公认标准和监管制度的缺失会导致同一培训项目内以及不同项目间学员经验的巨大差异。非认证的亚专业培训的另一个重要问题是服务与教育的平衡。一个亚专业学员可能会将大部分时间花费在初级主治医师的角色上而非其指定的专科领域，进而削弱他们的教育经验。

麻醉学教学方法

虽然临床医师被认为能够指导同事，教育培训人员和患者，但是很少有人经过教学方法的正规培训。与此同时，我们都有一个隐含的期望，即每一名医师都是一名教师。事实上，医师这个词源于拉丁语 docere，意思是"教"。对于正规的教育计划，医师在教学和评估方法方面教育的不足被认为是一项缺陷。尤其是大学的卫生机构，已越来越清楚地意识到麻醉学教育教职员工培养的必要性[40]。在过去的 10 年中，许多医学院校已经改革了他们的课程，采取一系列新的方法，例如以问题为中心的学习、计算机辅助教学、标准化患者以及模拟训练[41]。同样，住院医师和亚专业培训计划也适应了 ACGME 的新认证要求。为了说明成为一名优秀教师所需的技能，我们需要定义在现代医学教育中遇到的教学角色的类型。一框架描述了作为教师需要完成的七个核心任务（表 9-4）[42]。以下部分将探讨两大最常见的麻醉学教学情境：临床教学和不同班级大小的课堂教学。

临 床 教 学

从患者的临床管理中学习是医学教育本质所在。临床环境中的教学面临着众多挑战，包括教职时间和精力的额外需求、临床管理的潜在快节奏及相伴的成果压力，以及同时带教不同层次的学习者。临床教师必须对临床诊疗实行监管，同时将自己塑造为专业榜样，并且为学员创造学习机会[43]。"怎样算是一名优秀的临床医学教师？"这个问题是一篇系统文献回顾的标题[44]。良好的临床教学很显然是多方面的，但是对最常见报告主题的分析显示：教学的非认知方面（如建立与学生的积极关系、创建一个支持性的学习环境、沟通技巧和热情）远较认知方面（如医学或临床知识、临床或教学技能以及临床推理）更重要。

已经传播和验证的一种临床教学模型是斯坦福大学教师发展项目[45-46]。该模型将临床教学的重要方面列为七个大类。

1. 营造积极的学习风气　这涉及到教学场所的氛围，包括舒适的学习、教师的积极性和相互尊重。
2. 控制教学课程　这包括教师对交流小组进行关注和决定其教学进度的能力。
3. 沟通目标　指建立预期目标，包括对知识、技能和学习者的态度。
4. 增进理解和记忆　是指用于提高学习者的初步认识，增强其记忆的教学方法。
5. 建立评估技术以评价学习者目标的完成情况　也可被用于持续评估或者最终评价。
6. 提供反馈　是指教师为学习者提供有关他们表现的信息，以促使其进步。
7. 提倡自主学习　在此强调了掌握继续学习能力的重要性远超教学课程本身。

这些技能可以在工作地点培养或者通过与教师发展"同事互助指导"项目合作来获取。

临床教学的另一种模式是"一分钟督导老师"，这种模式最初起源于门诊部门[47]。该模式描述了五个连续的步骤，可用其在几分钟内组织起对临床意外事件的应对。

1. 分派任务　要求学习者表达他们对患者诊断或治疗的某方面的见解。此时，教师不能说出他们的意见。
2. 询问支持证据　鼓励学习者分享他们做出判断的理由。
3. 教导一般原则　教师帮助学生了解如何将从该患者处学到的知识应用于其他患者。
4. 肯定正确的地方　依据观察到的行为，正反馈应尽可能地具体。
5. 纠正错误　虽然一些教师避免给予纠正性反馈，但是这对优质患者管理是至关重要的。

该模式可适用于许多麻醉学临床场景。关于"一分钟督导老师"教学会话的两个例子见表 9-14。

经验丰富的临床教师利用"教学脚本"来指导他们多数的教学互动[43, 48]。教学脚本包括 3～5 个有辅助材料的教学要点，对特定主题学习者常见错误的鉴别，以及为学生创建一个基础构架的有效方法。使用"一分钟督导老师"模式可作为一种开发教学脚本的方法。教师的沟通技巧非常重要，包括积极倾听、对言语和非言语线索的敏感性、提出问题并给予解释。有

表 9-14　临床麻醉中"一分钟督导老师"教学模式示例

场景	步骤	行为	与学习者的对话
您正与一名在麻醉科轮转的医学生一起工作。一位健康的患者正在全身麻醉下接受腹疝修补术。切皮后，患者心率加快	1	分派任务	你认为为什么心率加快了？
	2	询问支持证据	为什么你认为心率加快是由于麻醉深度不足？
	3	教导一般原则	讨论全身麻醉期间突然心率加快的处理。
	4	肯定正确的地方	你很好地将其他生命体征结合到你的评价中，例如血压和呼吸
	5	纠正错误	未来，在未确保麻醉深度足够的情况下，不应给予 β 受体阻滞剂
您与一名新来的住院医师在 ICU 一起工作。一名低血压的患者需要动脉置管来进行血压监测	1	分派任务	你在何处和怎样为这名患者放置动脉导管？
	2	询问支持证据	为什么你认为导丝有助于这名患者的置管？
	3	教导一般原则	讨论动脉置管的临床经验。
	4	肯定正确的地方	进入皮肤的穿刺针角度最适合使用导丝。
	5	纠正错误	如果导丝变弯，应该更换一个新的导丝

框 9-7　教学中有效提问和解释的策略

提出问题

- 考虑采用封闭式、开放式或澄清式的问题。封闭式问题能唤起简单的回忆，有利于巩固基本知识。开放式问题更能够引发深入思考，除非问题过于宽泛。
- 给予学习者足够的时间来回答。避免诱导过快回答。
- 不要立刻回答学习者的提问，用一个反问来代替。
- 回答不够理想时继续提问另外一个问题。
- 使用陈述句来减少交锋，例如"这有时很难理解"。

给予解释

- 解释之前、期间和之后检查其理解情况。注意非语言线索。
- 以易于理解的单位来提供信息（"一口大小的块"）。
- 如合适，将解释放于更广阔的背景下。
- 定期汇总或要求学习者总结，以评估理解情况。
- 重申重点内容，或要求学习者这样做。

Adapted from Spencer J: Learning and teaching in the clinical environment, BMJ 326:591-594, 2003

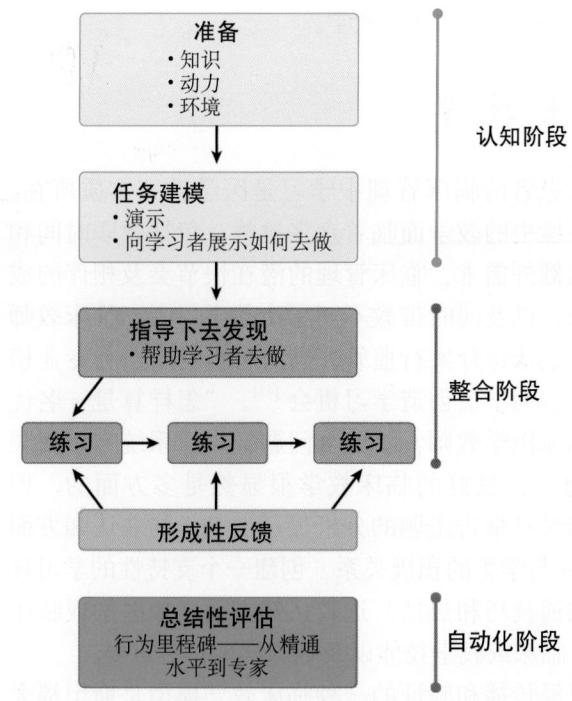

图 9-2　操作性技能教学方法

关如何提问并给予有效解释的实用技巧见框 9-7[49]。

临床教学的另一个方面是操作性技能教学。对于历届医师来说，主要的教学方法可被以下短语概括："看一个，做一个，教一个"。对于专注于患者安全最大化和提高效率的现代卫生服务系统来说，这种方法已不再适用。在动手技能和手术操作的研究文献中，动手技能获取的三阶段理论被广泛接受[50-51]。

在认知阶段，学习者必须从思维的角度来理解任务，然后计划不同的步骤来完成它。教师必须能够分解、解释和展示这些步骤。

在整合阶段，学习者的目标是理解和执行恰当的操作活动。在此阶段，学习者仍必须回顾每个步骤，但是执行起来更加流畅，中断次数也减少。在这一阶段，在形成性反馈的指导下练习至关重要。只有这样学习者才会知道有没有正确地执行步骤，如若没有，应该如何做出相应的调整。

在自动化阶段，学习者能够快速、高效和精确顺利地完成任务。在此阶段，任务的日常执行很少需要认知的投入，这样能使学习者将注意力集中于操作的其他方面。操作性技能学习方法描绘见图 9-2[52-53]。第一步是确保学习者具有足够执行该任务的动机和背景知识，并且环境有利于学习。例如，让一名新的麻醉住院医师来对一名合并凝血功能障碍且接受机械通气治疗的肥胖患者进行他的首例颈内静脉置管术就是非常不恰当的。第二步，教师"向学习者展示如何"适当地执行该任务。学习者需要观看由专家对真正患者进行的完整操作演示或视频。然后教师仔细地讲解每一步操作，此时可能会用到模拟或低精度模型。接下来的步骤可以被认为是"指导下的发现"。学习者执行任务的同时教师提供恰当的指导（"帮助学习者去做"）。然后学习者在监管下练习该技能，并获得及时和频繁的反馈。经过充分的实践后进行总结性评价。依据总结性评价的结果，对后续相同类型操作的监管水平可能会下调。作为专长发展过程的一部分，最终期望学习者继续将技能传授给别人。如果一项技能或任务过于复杂，应考虑将其划分为简单的组成部分，分别练习，然后逐步地将整个技能的各部分结合起来，直到学习者能够完成整个复杂的任务。例如，指导住院医师执行基本的经食管超声心动图（transesophageal echocardiography，TEE）检查时，可将任务划分如下：①利用模拟器或患者学习放置 TEE 探头；②利用 TEE 训练器学习操作探头；③学习 TEE 的基本视图，了解每个视图的预期解剖学特征；④在训练器上获得 TEE 视图；⑤在直接监管下对患者施行完整的基本 TEE 检查。

医学院校和住院医师培训项目（希望也包括每位教师）在临床教学方面追求卓越。同样的学习原则也适用于教师们提高他们的教学技能，包括评估的重要性[8]。一家大学医院麻醉科的一项大型研究分析了 5 年住院医师教学评估，并讨论了麻醉学住院医师学习者对麻醉学教师们的评价和反馈是否能够提高临床教学成绩。每一名临床教师都有来自麻醉学住院医师的数值评价分数（定量总结报告）和叙述性评论。整体教员的平均教学得分随着时间而增长，同时增长的教学分数也促进了教学的进步。这项研究表明，临床教师能够通过住院医师培训学员的反馈来提高他们的临床教学水平[54]。

课堂教学

不同班级大小的课堂教学是另一种重要的教学技能。斯坦福教师发展项目模式的许多临床教学原则也适用于课堂教学。然而，讲演模式并不利于对学习者学习目标实现情况的评估，且不太可能有太多向学习者提供反馈的机会。在此教学场景下，一些相关的教学原则如下：

1. 学习并尽快使用学到的知识。例如，有关脓毒症诊治的讲座应安排重症监护轮转期间而非在门诊手术室轮转期。
2. 激活已有知识。使用类比和举例与学生现有知识相联系。确保新知识能够有意义地融入到学习者现有知识中。
3. 使其相关。说明演示的信息如何与他们未来的表现相联系。依据学习者的类型（例如医学生、麻醉住院医师）改变讲授内容。案例演示是非常有效的方法。
4. 使用多种模式进行讲解。能够使用不同的方法来呈现信息，如文字、图像、图形、图片、病例或问题。
5. 少即是多。教学时间长短不一定与学习质量相关。例如，多媒体学习的分割原则表明当连续的或大课程被分解成更小的、以学习者节奏为准的部分时，学习效果会更好[55]。

传统大课堂教学的做法是教师授课然后基于讲课内容布置家庭作业。一种名为"反向或翻转课堂的模式"转变了这一状态。基础性学习由学生在课前完成。课前准备包括指定的阅读或在线视频学习，以及一个简短的测试加以强化。课堂时间用于互动练习，例如观众即时响应系统问题和反馈、小组讨论或者案例讨论。这种方法已经在一大型大学物理课堂中被采用。该研究表明，翻转课堂的学生有更高的出勤率，课堂互动更积极，知识考试得分更高[56]。在健康科学领域，两家药学院均报告了采用翻转课堂模式转变大课堂教学的积极成果，包括成绩的提高以及学生们对新教学方法的赞同[57-58]。

师资队伍建设

为提高教师的教学能力，许多机构均已出台师资

队伍建设计划。一篇综述采用 Kirkpatrick 模型回顾了超过 50 个不同的教师发展项目成果。该模型将影响分为四个水平：学习者反应、学习（态度、知识或技能的改变）、行为改变和结果（在学习者水平或机构本身）[59]。该计划类型包括系列研讨会、专题训练组和长期计划。所使用的教学方法包括讲座、小组讨论、角色扮演、模拟教学以及视频回顾。观察到的有益效果如下：教学行为的改善、教学知识和技能的增长以及对教学和教师发展项目态度的积极转变[60]。依据 Kirkpatrick 模型，促进个体行为改变需要具备四个条件：改变的欲望、知道去做什么、支持性的工作环境和针对改变的奖励[59]。虽然师资队伍建设的努力可以帮助解决前两个条件，但是后两个条件需要教师和学习者团体的支持。

教学新模式

临床实践的改变影响着住院医师的培养，并导致了对新教学模式的需求。科技在患者诊疗中的应用（例如超声引导下区域麻醉和血管穿刺、超声心动图）要求指导者们将这些工具纳入到其临床和课堂教学活动中。其他的教育需求更加难以解决。例如，住院医师管理许多接受介入血管外科手术的患者。然而，在很多培训项目中，住院医师对开放性主动脉血管手术这样复杂的手术操作经验十分有限。麻醉中患者安全的改善减少了住院医师应对危机的锻炼机会。为了保证麻醉医师熟练掌握罕见事件的处理和非常规操作技术，住院医师培训项目必须纳入其他方法来对其进行培训。模拟训练就是方法之一。教师应该了解教育技术的其他进步，它们为传授知识、教学和评估、提供协作性学习环境和提高课堂互动提供了新的方法。这些方法包括在线学习、维基、播客和观众即时响应系统，它们已经越来越多地应用于小学、中学、大学和医学生的教学中。今后，教师们将面临对这些方法使用经验丰富的学习者们。利用新的教育技术并不能保证学习过程会更加有效。但教师和学习者们应该去了解这些新的教学模式，因为它们的某些功能可用于辅助我们以上讨论的学习原理。

模拟教学（亦见第 8 章）

模拟是一种以互动方式重建现实以达到培训或其他目的的技术。医学教育中模拟教学的使用涉及多个层面，包括模拟的目的（例如培训、评估、研究）、技术范畴（例如口头角色扮演、标准化患者演员、局

部功能模型、虚拟现实培训系统、计算机训练模型、患者模拟人），模拟的场所（例如，家庭办公室、技术实验室、专用模拟中心、实际工作场所——又名"原位"），以及模拟过程中的反馈（例如无反馈、模拟器自动批判、实时导师点评、基于视频的事后汇报）[61]。对于医学生麻醉学员来说，模拟训练也用于操作技术的教学外周静脉置管、面罩通气、直接喉镜检查和气管内插管等人。一个患者模拟人可以用来指导麻醉科新住院医师学习术中危急事件的处理[62]。虚拟现实技术的椎管内麻醉模拟器可作为完整培训项目的一部分，提供知识测验、模拟测试和临床检验[63]。模拟训练也可用于麻醉学及其他卫生领域危机管理和团队协作培训的教学[64]。一些类型的评估也可利用模拟训练进行，包括操作技能[65]、急症救治技巧[66]，以及非技术技能，例如交流能力、团队合作能力和情境感知能力[67]。

2011年麻醉住院医师检查委员会增加了一项新的要求，即所有的美国住院医师必须每年至少参加1次模拟临床练习。一项2010—2011年对美国大学医院麻醉医师的调查显示，在他们部门的住院医师每年参加2～3次的模拟课程（R. Schell，M. Pardo，R. Gaiser，未发表数据）。2008年一项针对加拿大所有麻醉医师的调查显示他们每年平均（中位数）参加2次模拟训练课程[68]。很多住院医师（81%）在模拟练习中出现过焦虑，原因包括不知道他们将要处理的事件内容、不知如何在同伴和教员面前表现以及先前的模拟经验有限。尽管有些焦虑，但加拿大的住院医师们表示希望每年参加更多的模拟课程，并更多地参与到多学科场景模拟。

与没有干预相比，卫生专业教育领域的技术增强性模拟培训始终对知识、技能和行为结果产生着巨大影响[69]。然而尚无证据表明模拟训练可以改善患者治疗效果。需要解决的一个问题是：模拟训练用于临床操作和行为能力评估的有效性和可靠性有多大？换句话说，在一设定场景下的表现能够预测未来实际操作中的水平吗？

模拟训练可以为刻意的练习提供机会（换言之，通过较长时间的练习达到卓越），但是现在的大多数麻醉培训项目在结构上并不能提供广泛和频繁的模拟培训。尽管团队合作的重要性已得到普遍认同，但将模拟训练用于团队协作培训尚未充分开展。

在　线　学　习

在线学习（E-learning）又称网上学习、线上学习、分散学习、计算机辅助教学或基于互联网的学习。其优点包括获取途径广泛、自我设定学习进度以及保证课程的统一。但是，在线学习模块必须遵循适当的教学设计原则[70-71]。如若设计得当，在线学习将是一种灵活的、吸引人的、以学习者为中心的交互式教学方法。一项荟萃分析表明，在线学习具有与传统教学相当的时间和学习效率[72]。

维　　　基

维基（Wikis）是一系列由个人团体进行编辑的协同性网站（例如维基百科）。维基可作为教育资源的中央存储库，例如幻灯片演示、讲义、讲座播客和期刊文章。维基可以成为一个协作的工具，积极参与到学习者自身知识的构建，当学习者向别人提供教学内容的同时也让他们获得了当老师的机会。潜在的不足之处包括维基开放访问的性质，这可能会导致用户添加不准确的信息。由国际麻醉研究学会主办的一个维基网站 OpenAnesthesia.org 是一个专门指向麻醉学住院医师学员的在线工具包[73]。

播　　　客

播客（Podcasts）是可下载到便携式媒体播放器的音频或视频资料库，增加了移动学习的可能性。播客被广泛应用于医学院校，使学习者用于回顾课堂上的讲座。虽然讲座是被实时记录的，但是它们可以正常速度的两倍来回放，从而能够更加有效地利用材料。

观众即时响应系统

观众即时响应系统（audience-response system，ARS）是一项课堂技术，它能够使学习者通过小型、手持遥控键盘（"表决器"）来回答幻灯片讲义中的问题。ARS 在教育中的应用如下：①评估学生的准备工作；②向教师提供学习者理解状态的形成性反馈；③增强互动和学生的注意力；④进行测验或测试；⑤使授课者的讲解更加有趣[74]。在课堂上使用 ARS 时，学生们普遍反应很积极，其原因包括响应的匿名性、对学习的强化以及能够与他人比较自己的答案。最近的一项有关 ARS 在卫生专业应用对学习效果影响的系统综述为肯定 ARS 提高学习效果提供了一些支持，尤其是其将 ARS 互动学习课程与非交互式课程进行了比较[75]。

麻醉学教育中技术的使用和认可

2011 年，大学麻醉医师联盟（Association of University Anesthesiologists，AUA）的成员们接受了有关麻醉学住院医师教育中技术和技术应用情况的调查。（R. Schell，M. Pardo，R. Gaiser，未发表数据）当受访者被问及他们对技术使用的总体感受时，绝大多数人汇报说，他们喜欢使用和学习新的技术。他们的科室所使用技术的相关数据见图 9-3。大部分的受访者都使用过患者模拟和在线学习模块，而维基和虚拟现实是使用最少的。AUA 的受访者几乎一致认为科技在未来教育中的应用会增加。然而，认为技术会越来越多地使用的原因包括"新一代的学习者期待它"

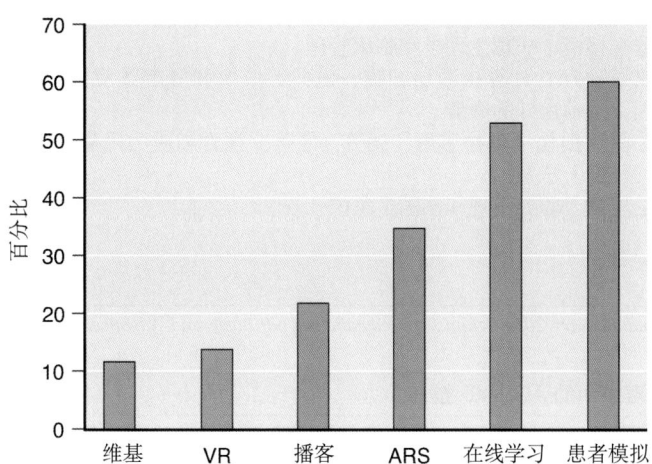

图 9-3 麻醉教育中技术的应用。大学麻醉医师联盟成员于 2011 年针对"以下哪种技术是你们部门目前使用的？"的回复（R. Schell, M. Pardo, R. Gaiser; 未发表数据）

和"申请者对项目的竞争。"很少有人认为技术应用的增加是因为它"可以取代临床培训"或"改善结果。"

麻醉学教育的未来

在过去的 10 年，麻醉科住院医师的数量有所增加，而且医学生中申请者群体的学术功底也更为扎实。然而，以下一些因素可能会影响医学生选择麻醉职业生涯的意愿，包括医疗环境的改变、不同的职业期望以及正在进行的关于医疗卫生行业中非医师角色的争论。培训计划必须使毕业生们为他们将在临床实践中扮演的角色做好准备。麻醉学教育应广泛地在临床经验的基础上，辅以模拟训练或其他教学方法。目前，已有较大比例的住院医师培训在手术室外进行。很可能对于未来的麻醉医师来说，这些手术室外的临床活动将会更重要。评估工具例如"里程碑"在培训中对住院医师的引导非常有益，或许在整个职业生涯中亦是如此。住院医师需要不断参与到质量改进过程中，包括使用析因分析和其他方法来批判性地评估患者诊疗质量和转归。随着医疗卫生工作复杂性的增加，住院医师应该了解循证实践的使用和应用会对患者治疗产生何种影响。面临着日益增加的公共责任——对患者安全、医疗质量、培训项目的监管和个体执业者，我们必须迎接挑战，以满足未来的医疗卫生需求。

参 考 文 献

见本书所附光盘。

附录 9-1　美国麻醉学委员会内容大纲学科列表（节略）

基础科学
- 解剖学
- 物理学、监测以及麻醉学相关设备
- 机械学
- 药理学

临床科学
- 患者评估和术前准备
- 区域麻醉
- 全身麻醉
- 麻醉期监测与镇静
- 麻醉期静脉输液管理：水、电解质、葡萄糖的需求与分配、晶体液 vs. 胶体液
- 并发症（病因学、预防、治疗）
- 术后随访
- 特殊技术

各系统相关的基础及临床理论
- 中枢和外周神经系统
- 呼吸系统
- 心血管系统
- 胃肠和肝
- 肾和泌尿系统
- 电解质平衡
- 血液系统
- 内分泌和代谢系统
- 神经肌肉疾病与紊乱

临床亚专业
- 疼痛诊疗
- 小儿麻醉
- 产科麻醉
- 耳鼻喉手术的麻醉：气道内镜、激光手术、风险、并发症（例如气道火灾）
- 整形手术和吸脂术麻醉
- 腹腔镜手术麻醉、胆囊切除术、妇科手术、胃吻合、食管裂孔疝修补术、麻醉管理、并发症
- 眼科麻醉、球后和球周阻滞、开放性眼外伤
- 矫形外科麻醉、止血带管理、并发症、区域麻醉 vs. 全身麻醉
- 创伤麻醉
- 门诊手术的麻醉
- 老年人麻醉 / 老化
- 重症监护

麻醉学科中的特殊领域
- 电痉挛治疗法
- 器官移植：病理生理学和临床管理
- 放射诊疗，计算机断层扫描，磁共振成像和麻醉适应证及管理，手术室外的麻醉
- 医源性损伤：药物滥用、疲劳、老化、视力和听力障碍、《美国残疾人法案》
- 伦理学、职业常规和法医学争议

From American Board of Anesthesiology: Content Outline, Basic/Advanced. Revised January 2014. <http://www.theaba.org/pdf/Basic-and-Advanced-Content Outline.pdf>. (Accessed 19.04.4.)

附录 9-2　住院医师培训项目要求中的 ACGME 技能

课程设置必须包括 ACGME 能力评估

患者管理
住院医师对患者应该富有同情心，在患者管理中能够采取恰当有效的治疗方案，促进患者康复。

医学知识
住院医师必须掌握生物医学、临床医学、流行病学和社会行为学等方面的知识，并能够将理论运用到实践工作中。

以实践为基础的学习和提高
住院医师必须具备评估和研究患者诊疗情况的能力，具备评价和比较科学依据的能力，能够通过持续的自身评价和终身学习来提高诊疗患者的能力。住院医生在技能训练和习惯培养中应达到以下目标：
- 认清自身在知识和专业中的优势、不足及制约
- 设定学习和发展的目标
- 开展和参与适合的学习活动
- 不断完善教学方法，系统分析学习实践，达成教学目标
- 从每日的实践中回馈心得
- 学会掌握、分析临床资料，解除、缓解患者的病痛，积累临床经验
- 利用信息技术，并保持良好的学习心态
- 参与涉及患者、患者家属、学生、住院医师和其他医疗专业人员的教育活动

系统实践
- 住院医师应该了解整个医疗和卫生体系，并将其加以利用，为患者提供最佳服务。这要求住院医师做到：
- 有效利用医疗设备及系统完成临床工作
- 协调合作完成患者管理
- 以患者为本，评估治疗风险及医疗费用，采取合理的治疗方案
- 提高患者管理质量，积极投身临床工作
- 学科间通力合作，提高医疗安全和质量
- 发现和指正医疗系统错误，解决临床问题

交流沟通能力
住院医师与患者、患者家属及其他医疗相关人员之间应该保持良好的交流和沟通，以便通力合作。住院医师应该达到：
- 结合不同的社会经济地位及文化背景，与患者、患者家属及公众人群做好适宜的沟通
- 与医师、其他医学专业人员或机构保持良好交流
- 作为医疗或专业团队中的一员，或身为团队领导者，积极完成工作任务
- 解答其他医师或医疗专业人员的相关疑问
- 必要时，及时、工整地书写逻辑清晰的医学资料

职业素养
住院医师必须做到承担职业责任、坚持伦理原则，应该做到：
- 持有同情心、公正清廉、尊重他人
- 患者利益高于自我利益
- 尊重患者的隐私及自由
- 对患者、社会和职业负责
- 对不同性别、年龄、文化背景、种族、宗教和性取向的患者和身体存在残疾的患者，都应该保持一样的同情心及责任心

From ACGME Common Program Requirements. Effective July 1, 2011. <http://www.acgme.org/acgmeweb/Portals/0/dh_dutyhoursCommonPR07012007.pdf>. (Accessed 14.03.13.)

附录 9-3　轮转目的和目标示例（节略）

轮转说明

第一个月的轮转是临床麻醉的入门。它提供了对手术麻醉的整体认识。通过提供综合的麻醉管理，住院医师会接触到病房和术前等候区的术前患者、手术室内正在手术的患者以及术后即刻在麻醉后恢复室（postanesthetic care unit，PACU）的患者。这种广泛的接触，加上每天的讲座和教学会议，让住院医师能够去实现以下基于技能的目的和目标。

患者管理
目的
住院医师对患者应该富有同情心，在患者管理中能够采取恰当有效的治疗方案，促进患者康复。

目标
对每一位术前患者：

- 进行综合气道评估测试。
- 确定美国麻醉医师协会（American Society of Anesthesiologists，ASA）风险分级。
- 制订麻醉方案（包括恰当的术前用药）。
- 准备、启动和保护一条静脉（IV）通路。

对每一位术中患者：

- 准备手术室以实施麻醉，包括检查麻醉机、吸引器、准备适当的药物及气道管理工具。
- 进行预充氧和面罩通气。
- 进行气管内插管，包括饱胃患者的插管。
- 依据监护仪数据，调整麻醉管理。
- 合理选择麻醉药物，维持镇静和镇痛。
- 制订和实施安全苏醒计划，包括神经肌肉阻滞的拮抗和拔管。

对每一位术后患者：

- 将患者转入 PACU 或 ICU

医学知识
目的
住院医师必须掌握生物医学、临床医学、流行病学和社会行为学等方面的知识，并能够将理论运用到实践工作中。临床麻醉第一年（CA-1）的第一个月，在入门水平需要达到以下目标，这些目标在整个住院医师期间后续的轮转中将更加细化。

目标
- 描述麻醉机（包括蒸发器）的基本结构。
- 描述麻醉术前评估。
- 复习基本的气道解剖和肺生理学。
- 复习基本的心血管生理学。
- 复习手术室监护的基本知识：脉搏氧饱和度、二氧化碳波形、回路压力、流量监测、混合气体监测、示波血压计、心电图、体温、动脉导管、中心静脉压。
- 制订静脉输液和维持电解质平衡的计划。
- 复习吸入麻醉药、诱导药、镇静药、局部麻醉药、麻黄碱、去氧肾上腺素、神经肌肉阻滞剂和拮抗药的基本药理学。
- 阐述如何使用刺激仪监测肌松程度。
- 复习 ASA 困难气道处理流程并学会使用其中的气道管理工具。

以实践为基础的学习和提高
目的
在患者管理中，住院医师应该具有掌握和分析临床资料、参与自检自评的能力，通过工作中的自我评估和不断的学习，提高患者管理的水平。在实践中锻炼技能，养成良好的临床习惯，并从每日的实践中回馈心得。

目标
通过随访选定的术后患者（与一对一主治级别监管者讨论后选出）直至出院，讨论麻醉管理选择的正面和负面结果。

基于系统的实践
目的
住院医师应该了解整个医疗和卫生体系，并将其加以利用，为患者提供最佳服务。住院医师应该做到学科间通力合作，提高医疗安全和质量。

目标
- 与其他来自于手术和围术期护理团队的医务人员和培训人员协同合作，完成患者管理。
- 每次操作前，参与"三方核查"（"time out"）。
- 保持污染的和清洁的设备及药物分开放置。

职业素养
目的
住院医师必须做到：承担职业责任、坚持伦理原则。要有同情心，公正廉洁，尊重他人。

目标
- 完成所有麻醉诊疗的记录，提供一切必要的信息。
- 进行管控药物的登记注销和计数。
- 准时提供诊疗。

交流沟通能力
目的
住院医师必须与患者、患者家属及其他医疗相关人员之间保持良好的交流和沟通，以实现有效的信息交换和合作。住院医师最好做到结合不同的社会经济地位及文化背景，与患者及患者家属做好适宜的沟通。

目标
- 综合分析每一位将要接受麻醉的患者的术前病史和体格检查结果。
- 协调手术室做好手术、护理和技术支持人员的准备。
- 在下班或休息时，与其他住院医生做好交接班。
- 合理地总结信息，能够在麻醉结束后向恢复室护士或 ICU 治疗团队交接患者情况。

教学方法
教学方法概括如下：

- 临床教学：整个轮转期间一对一的主治医师监管（直接监管）。
- 科室会议：每天的住院医师讲课，广泛地覆盖麻醉诊疗内容，包括药品、监护、液体治疗和生理学；每周并发症和死亡讨论；每周的患者诊疗会议；每周诊疗相关主题的教育研讨会。
- 患者模拟：真实的场景让住院医师通过单独或作为住院医师团体的一员去应对富有挑战性的事件来将他们的所学应用于实践。
- 解剖模型：住院医师练习气道设备的使用和血管置管。
- 角色塑造：每天一对一地与主治医师一起工作，培养住院医师的专业技能和行为。

评估方法
评估方法概括如下：

- 轮转末由指导教师进行全面评估。
- 病程记录回顾。
- 认知测验：麻醉知识测验（AKT-0，AKT-1）。

教育资源
在轮转阶段住院医师可利用的教育资源如下：

- *Basics of Anesthesia*, ed 6. Philadelphia，2011，Churchill Livingstone
- 月内的系列讲座提供的各种手册

第10章　麻醉管理中的伦理学问题

Gail A. Van Norman · Stanley H. Rosenbaum

张丽芸 译 罗艳 于布为 审校

要　点

伦理理论

- 在临床环境中，当患者个人的意愿与大多数人的利益矛盾时，道义论（"以法则为基础"）和实用主义理论（"以结果为基础"）会存在冲突。
- 在美国，主要的医学伦理原则是尊重患者的自主权。

知情同意

- 知情同意是法律授权，并基于以下原则：有能力和自主权的个人既可以选择他们的医疗，也可以拒绝包括救生在内的医学治疗。
- 医师有道德义务，以促进患者的自主权。
- 如果患者能够理解相关的决策信息，了解决策的后果，并能就给予的医疗建议表达其决定，则认为患者具备医疗决定的能力。
- 医师有义务公开医疗的可选方案及所建议治疗的常见和严重的风险。
- 通常，有能力的成年患者可以拒绝输血，但儿童和妊娠妇女拒绝治疗的权利不太明了。
- 未成年的患者有不同程度做出决策的能力，对于某些决定，他们可能有合法的权利。儿童患者应该不同程度地参与到医疗决策中，特别是选择性治疗的决策。

术前检测的伦理

- 医学检测应遵循有益无害的伦理原则，且只要可能，应基于合理的操作流程之上。
- 具有特殊社会意义的医学检测，如妊娠和人类免疫缺陷病毒的检测，应当在获得患者的知情同意后方能进行，而且如果没有可靠的证据显示其必要性和有益性，则不应进行这些检测。

妊娠妇女的麻醉伦理

- 一般说来，妊娠妇女的权利对胎儿权利的干涉在其发育逐步接近或超过可存活孕龄的过程中逐渐降低。
- 通常妇女并不因其妊娠而丧失其身体完整的权利及知情同意权，不论是胎儿的"权利"还是政府的利益都不能凌驾于妊娠妇女作为医疗决策者的权利之上。一名母亲拒绝治疗的决定很少能被推翻，通常仅在以下情况时可被推翻：①如不治疗，胎儿将受到无可挽回的伤害；②该治疗有明确的指征并可能有效；③对母亲的危险性小。
- 产妇有能力做出知情同意，同时，在分娩时，"Ulysses指示"的有效性在伦理上存在着争议。

要　点（续）

强制及约束

- 约束患者有悖患者自主权的伦理要求，麻醉医师负有道德上和法律上的双重义务来判断此种极端的措施是否得到授权。
- 强制或用物理、化学方法迫使有能力的患者接受其所拒绝的治疗，既不道德也不合法。
- 对于儿童患者的选择性医疗，使用约束是存在质疑的；当必须进行治疗时，道德关怀应优先于患者的安全和尊严。

真相告知

- 医疗过错指"被熟练和有见识的同行们认定为一种可能会对患者造成潜在不良后果的过错或者疏忽，而无论在事发当时是否有任何不良后果"。
- 对患者自主权的尊重要求我们公开对患者造成伤害的过错，因为这样做能避免患者对已行的医疗过程产生误解，同时提高他们共享医疗决策的能力。

预先指示和代理决策

- 预先指示是一份在患者丧失自主能力前签署的文件，在患者不能亲自表述自己的意愿时，用以指导医师进行重大的医疗决策。这些指示包括但不限于：代理人的长久权利、生前遗嘱、输血的决定、不尝试复苏（DNAR）指令及关于器官捐赠的决定。
- 代理决策人明确扮演着代替患者表达其意愿的"替代判断"角色，不应仅询问代理决策人自己的意愿。代理决策人的意愿最多也只能接近患者本人的意愿。
- 一些医疗决策在法律上可能不能由代理人决定。各地法律不同，但是这样的决策通常包括电休克治疗和绝育。

手术室内的不尝试复苏指令

- 在道德和法律意义上，患者有权利拒绝生命支持治疗，这些权利同样适用于手术室内。DNAR 指令不应在手术室内自动终止，但是需要对利弊进行讨论。有能力的患者的目标和决定通常应该受到尊重。
- DNAR 指令永远都不能作为不治疗患者的借口。患者不接受复苏的决定并不简单地表示他 / 她不愿意接受其他有益的治疗。

结束生命的决定

- 认为撤除或停止生命支持治疗并非违法谋杀患者的依据是：谋杀与任其死亡之间以及委托行为（如注射处死）与疏忽行为（如撤除或停止呼吸机治疗）之间存在伦理差别。
- 临终照料要求医师具备特殊的知识和经验。它要求医师具备医学心理治疗和对棘手问题的处理能力，并能了解临终患者的生理变化，为患者及其家属提供支持和咨询，理解并尊重患者的自主权及其宗教、文化行为和信仰，具有在复杂的医疗团队中协同工作的能力，具有良好的沟通和理解能力。
- 有些治疗涉及伦理，如液体治疗和营养支持、可能会加速死亡的镇静药和（或）麻醉剂的使用、神经肌肉阻滞剂的使用，以及起搏器的失活、心室辅助装置和植入式心脏除颤器。
- 医学、法律和宗教权威都接受了"双重效应"原则，即试图给患者带来益处的行为可能不仅产生预期的益处，也可能造成明显的伤害。

要　点（续）

- 神经肌肉阻滞剂无麻醉、镇痛或镇静作用，其不具备姑息治疗的作用。
- 满足有自主能力的患者的渴求，在其临终时使心脏装置失活是道德的，但必须是在慎重考虑后施行；同时，需管理其痛苦症状，并采取适当的舒适化措施。

医师协助自杀和安乐死

- 医师协助自杀（physician-assisted suicide，PAS）是指为患者终止生命的特殊要求而提供药品和（或）处方。
- 安乐死是指患者以外的其他人为使患者死亡而使用药物。
- PAS 和安乐死仅在全球的某些特定地方是合法的，但民意调查显示其得到普遍支持。
- 关于 PAS 和安乐死的担忧集中在其带来的风险上，即弱势群体可能首选，并不合时宜地直接选择 PAS 或安乐死作为其结束生命的策略。但是，在 PAS 或安乐死合法地区的数据显示并未发生上述情况。

器官移植

- 在法律上和医学上，脑死亡被定义为不可逆的心肺功能或全脑的所有功能停止的时刻。
- 关于心脏死亡后捐献（donation after cardiac death，DCD），心脏停搏后，撤除生命支持治疗的同时即刻进行器官捐献。
- 关于 DCD 的争议包括何时可宣告心肺功能死亡，以及是否可以使用保护脏器功能但可能加速捐献者死亡的药物。

研究中的伦理学——人体研究

- 人体研究中必须平衡多种利益的冲突，如研究对象的需求和权益、未来患者群体的可能利益，以及医师的经济、专业及个人目标等。
- 关于人体研究的伦理行为应遵循以下三个原则：①有责任尊重和保护受试者的自主权；②行善的原则，有责任将风险最小化，将利益最大化，确保研究设计的科学性；③公平的原则，有责任确保以道德的标准对待每个受试者，确保公平地分配利益和责任。
- 麻醉学研究常涉及不适症状的处理或预防，如疼痛和恶心，对此已具备了有效的处理方法。此类研究应限于和已知疗效的治疗方式进行相比，而不应进行空白对照研究，而且如果患者有要求，应给予"补救性"的镇痛药或止吐药。
- 如果较幼小的儿童有能力表达意见，则在获得其代理人的知情同意后，通常必须得到儿童本人的同意。美国的联邦法律要求在参与医学研究时，必须得到 7 岁以上儿童本人的同意。

研究中的伦理学——动物研究

- 对动物认知能力理解的进步使大多数生物学家现在相信，即便不是全部，很多动物也都具有对快乐和疼痛的感知能力、具有预感和恐惧感、能体验痛苦和欢乐。
- 让动物因疼痛、恐惧、疾病或恶劣的条件而蒙受苦难是不道德的，必须加以避免或减轻，并慎重地与其所能产生的利益相权衡。
- 研究者应牢记"3R"原则——代替（replacement）、减少（reduction）和精简（refinement），即只在必要时才进行动物实验，尽量减少动物在研究中的痛苦，寻找以非生命物代替实验动物的方法。

要　点（续）

医师参与执行死刑

- 美国医师职业组织始终宣称医师参与执行死刑是不道德的。
- 赞同医师参与的论点常常是以"善行"为名，为囚犯提供人道死亡；而反对的论点认为，当医师同意成为国家代理人时，这将对医师的专业产生危害，并导致对医师信任的瓦解。
- 美国麻醉资格评定委员会表明，参与执行死刑是非专业的行为，将导致麻醉医师受调查，并可能撤销其资质。

良心抗拒

- 对一些存在严重法律争议的事件（如流产或 PAS），提出良心抗拒是可以被接受的，但抗拒已经明确的标准（如知情同意）则是不可被接受的。
- 如果在良心抗拒中还牵涉了其他的概念，如他们把自己看成是伦理学专家而非伦理学非专业人士时，医师可能会承受更大的压力。

医学是一项受人尊敬的专业，具有确切的行为规范与准则。在现代社会，医学从业者具有强大的影响力和社会公认的重要性，并对几乎每个人的生活都会产生重大经济影响。在长期保持的、高度成熟的规范与实践背景下，我们将探讨医学实践的伦理学基础及其对麻醉医师的意义。

伦 理 理 论

德行论、实用主义和道义论

医疗实践的经典风格称为"家长式作风"，它源自"以德行为基础的伦理学"。在该观点中，医师是一位真诚善良的人，具有胜任、诚实、守密和利他的内在品格，天生就知道并会去做对患者有利的事。而患者没有医学知识，应该相信医师的决定是最正确的。自从"家长式作风"盛行以来，我们的社会和法律体系已经发生了实质性变化，但是一些患者和医师仍认为这种风格是医学的理想形式。

在实用主义伦理学中，行为的正确与否是通过其产生结果的好坏来判断的。一个"正确"的行为是指在平等地考虑所有相关当事人的利益后，能产生最好结果的行为。尽管实用主义理论看起来很有说服力（谁不想做利益最大而伤害最小的事呢？），但它的缺点在于不能评判哪种利益是最重要的。所谓"好"的结果究竟是指所有通情达理的人都认同的结果，还是仅仅患者个人所定义的"好"？如果将"利益"最大化的唯一途径是去做一件完全不道德的行为，该怎么办？例如，当赢得战争的唯一方法是要有组织地拷问儿童，该怎么办？根据行为结果来判断决定的对错也存在质疑。行为结果通常随着时间的推移持续累积——那么在累积过程中判断该行为的对或错是否合适呢？拯救一个个体生命，在今天看来是善举，但或许 20 年后，通过另一个镜头，我们会看到该个体成为一个大众杀手。

实用主义理论用于分析宏观政策、确定资源的有效配给以及试图解决伦理责任的冲突可能是最佳的方法。

康德学派伦理学（也称"道义论"）的前提是以行为本身而非其结果来评判其好坏。行为的动机比其结果更重要。另外，没有任何人可以为了达到自身目的而独占另一个人，因为每一个人都是我们的行为目标。每个人都具有独特的价值，不能在未获得其自主同意的情况下，为了其他人的利益而被利用。例如，康德哲学中不允许为救一个无辜的人去牺牲另一个无辜的人。

道义论和实用主义理论都被不同程度地应用于现代医学伦理学中。个人主义和自主权在西方社会中具有极高的价值，当人们需要平衡医师权威与患者个体价值和目标之间的伦理冲突时，往往倾向于采用康德理论。当出现宏观的社会问题（如稀缺医疗资源的分配）时，则实用主义的观点常常占上风。在医疗实践中，当患者的权利和意愿与社会政策发生冲突时，常出现最棘手的伦理问题。道义论和实用主义理论的冲突常见于重症监护治疗病房（ICU）（参见第 101 章和第 102 章）、有控制的医疗保健的设置以及由政府资助的贫穷和老年患者的医疗服务中。在上述情况下，患者个人的意愿可能会与更普遍的原则相冲突，后者主张缩减开支、公平分配稀缺的资源以及将医疗费用的每一分钱都用在最有价值的地方。

美国的政治传统为个人自由打下了坚实的基础，并已将 Jeffersonian 的"生存、自由和追求幸福"的信念转化到了医师行善及患者自主的当代理念中。在这样的政治传统背景下，当代生物伦理学才脱离了家长式风格。在 20 世纪初，出现了患者自主权的概念。

临床伦理学

知情同意和知情拒绝

知情同意的法律和道德要求是建立在尊重患者自主权的伦理原则基础之上的。"自主权"是指个体能在不存在其他强制性干扰和个人选择权受限（如信息或理解的不充分）的情况下，做出自己的选择[1]。个体有权利在自身能力允许范围内决定将要发生于自身的事。在美国，这项权利受到了宪法的隐私权和不干涉原则的保护。1914 年，在 Schloendorff 诉纽约医院社团的案例中确立的原则是："每一个成年且智力健全的人都有权决定将要加诸于自身的任何事[2]。"1957 年，在 Salgo 诉 Leland Stanford 医院委托人的案例中首次使用了"知情同意"的概念，其所确立的原则是：医师不仅仅要遵守协议，而且除了有义务告知患者治疗的过程及其可能的结果之外，还应告知其所接受治疗的风险及备选方案[3]。

尊重患者的自主权要求医师尊重有行为能力的患者做出的决定，并且通过排除妨碍其做出决定的障碍，提高其行使自主权的能力。妨碍患者行使自主权的障碍包括未能彻底地、确切地让患者了解可逆的医疗状况，进而影响了其对所知信息的理解和认知。

能力或资格

医疗决定的自主权不能在能力不具备的情况下行使。由于"能力"是一个法学术语，很多医学专家更倾向于使用"资格"这个术语来形容参与医疗决策所需的技能。

资格不足可以是暂时的，也可以是永久的，例如一些有精神疾病、痴呆、发育不全、焦虑、疼痛以及受药物影响的患者等。有精神障碍的老年患者和儿童参与医疗决策的机会尤其容易被忽视，甚至完全被剥夺，因为他们的决策能力往往被低估。失聪和表达性失语的患者也容易给人决策能力不足的错误印象。许多儿童能像成年人一样做出医疗决定，但仅仅因为他们的年龄而被错误地剥夺了独自参与决策的权力。语言障碍会给交流带来严峻的挑战。

资格既是相对的，也是因事而异的。患者可能有能力理解并做出医疗决定，但同时在其他方面并不能照顾自己。

在知情同意的过程中，医师也存在偏见和家长式作风。除非患者和医师之间的价值观或理念有差异，不然很少会质疑患者的能力。当患者拒绝接受医疗建议时，常被要求进行能力评估，即使拒绝接受治疗的决定本身并不能作为能力不足的证据[4]。对有障碍或缺陷的患者，医师常不认可患者的决定，因为医师往往过低地臆测了这些患者的生活质量。在绝大多数病例中，医师往往会低估患者要求延续生命治疗的意愿，高达 30% 的老年患者对接受延续生命的治疗的意愿被低估[5]。另外，调查显示，对有缺陷或障碍的患者，医师及其他医务工作者常会按个人的偏见行事[6]。

患者进行决断的主观能力必须与其所做决定的感知质量分开进行评估。患者有权利做出"坏"的决定，只要他们有行为能力并且也被充分告知。否则，医师就可以简单地用他们自己的判断来取代患者的意愿，患者医疗决定中的自主权也将不复存在了。

我们应怎样评估能力呢？麻醉评估时，麻醉医师应该关注以下几点：①患者是否已得到并理解了与决策有关的所有信息？②患者能否认识到所做决定的可能后果，包括可能存在的风险和收益？哪怕是用很简单的方式表达也行。③患者能否参考所得到的医疗建议，正确表达其决定和价值取向？

麻醉医师有伦理职责处理那些可能影响医疗决策的可逆情况。择期手术可以被推迟，直到专家给出患者精神能力的鉴定，或对可逆的情况已进行了治疗。当急诊手术或患者的损伤不可逆时，麻醉医师可以依靠代理人的决定或从患者的利益角度出发做出最佳决定。

公开

知情同意过程中要求对患者诚实地公开医疗信息。美国法院目前接受两种信息公开的标准："理性人"标准和主观标准。第三种标准，即"专业标准"，是指医师有责任公开同专业的其他医师所需要公开的信息。这一标准由于存在被滥用或被人为操控的倾向，因而基本上不再被广泛认同。在"理性人"标准中，医师必须公开理论上的"理性人"想知道的所有信息。此标准并非要求医师复述所有繁复的事实和相关知识，因为在做出是否接受某项治疗的决定的过程中，所有与该治疗相关的信息并非都是不可或缺的。

"主观标准"认为，有些患者可能需要某些特殊的信息，当医师意识到或被问到此方面的特殊问题时，必须公开相关的信息。如，小提琴手可能特别需要了解有关臂丛阻滞损伤神经的可能。一般而言，知情同意的法律和伦理要求医师：①能正确地说明相关的治疗方法及其可能的替代疗法——包括不治疗；②披露常见的风险（由于它们更易发生）及其可能的严重后果（因其后果严重）。

医师有时会引用所谓"医疗特权"的概念来避免与患者讨论相关的风险，其理由是，讨论风险带来的压力可能会对患者造成心理上和生理上的伤害。但有关知情同意过程中患者压力的研究结果并不支持这一观点[7]。由于医师本身对公开信息感到不适或者想压缩讨论的内容，在许多病例中都可能涉及医疗特权的问题。虽然应患者的要求压缩甚至停止讨论相关风险是符合伦理的，但医师单方面决定这样做通常都是不道德的。

医师具备专业知识并具有权威性，而患者对其在治疗上存在依赖，因而医患关系本质上就是一种不平等的关系。医师有伦理上的义务避免利用其自身的影响力而达到自己的目的。虽然为患者提供一个医疗决策的理性基础是可以接受的，但通过明显的或暗示性的威胁或者通过省略或歪曲关键信息强迫或操纵患者的决策通常是不道德的。

知情同意的法律意义

知情同意程序并不能规避不良事件发生后的法律责任。有缺陷的知情同意程序反而可以用于证明医师医疗质量的不足。美国麻醉医师协会（ASA）终审索赔数据库的数据显示，无知情同意约占索赔案例的 1%，而知情同意文件有缺陷的案例的赔偿数额更大[8]。研究反复证明，因治疗不当而索赔的风险与患者所感受到的医患关系的优劣直接相关[9]。知情同意的过程虽然短暂，但它是麻醉医师与患者建立良好医患关系的几个为数不多的机会之一，在医学法律上的重要性不容忽视。

知情拒绝

如果患者不能拒绝接受治疗，那么知情同意就毫无意义，仅仅成为患者默许医师意愿的流程。麻醉学中知情拒绝的例子包括：ICU 患者要求撤除或停止生命支持治疗；手术室内的不尝试复苏（do-not-attempt-resuscitation，DNAR）的要求；有些患者拒绝一定形式的治疗，如耶和华见证会的成员拒绝输血；有些患者拒绝某些术前检查，如人类免疫缺陷病毒（HIV）检测或妊娠测试。

知情拒绝的注意事项和要求与知情同意相类似。当患者拒绝治疗或坚持进行医师认为不是最理想的治疗时，告知其利弊显得尤为重要，因为这些决定可能与已被广泛接受的、危险性最低的观念相悖。对一个已被充分告知情况的患者，要劝其更正一个非常规的要求要比未充分告知情况的患者容易得多。

尽管已充分告知，患者有时仍可能会要求一些不合理的治疗，这些要求要么会对手术产生不良影响，要么就是存在一些不必要的高风险。当患者所要求的治疗不适当或超出了合理治疗的范畴时，麻醉医师没有伦理义务去执行。没有医师可以因为患者的强迫而任意妄行。

知情同意和知情拒绝的特殊事宜

耶和华见证会患者　拒绝麻醉操作的典型例证是耶和华见证会的患者，他们中许多人相信，接受输血违背了圣经的旨意。耶和华见证会的教义也随时间发生了改变，在"是否所有的血液制品都是可以接受的"这一问题上，信徒们的宗教行为也不尽相同。每个人都可能根据自己的精神感悟来领会教义，而且并非所有的信徒都能用同等的热情恪守同一信条。教会的教义像医学实践一样，会随时间而发展，彼时可以接受的行为在数年后可能就不被接受了。麻醉医师和手术医师会以个人与教义都存在差异为由，为自己"忽视了耶和华见证会患者的意愿"而进行辩护，但这样做并不比假设"每个高血压患者都会对同一种治疗有良好的反应"，或"理想的治疗方法不会随时间而发展"看起来更具有逻辑性[10]。而且，不论此意愿是否基于宗教信仰，任何患者都有权利拒绝输血治疗。这类拒绝治疗的病例在非耶和华见证会的患者中也越来越常见，因为在 20 世纪 80 年代，有患者因为输血感染了获得性免疫缺陷综合征（AIDS），鉴于此危险性，患者开始质疑输血治疗的必要性及其价值（参见第 61 章）。

由于在有关血液替代治疗是否可接受的信仰上存在差异，麻醉医师必须在术前与耶和华见证会的患者完整、详尽地讨论有关可能的治疗方法，并将讨论结果记录于患者病案中。如果麻醉医师觉得他不能遵从于某个成年患者的意愿而放弃输血，那么他任何时候都有道义责任去寻找另一个可以替代自己的医师[11]。

法庭强烈支持成年患者拒绝接受血制品的权利，但对妊娠患者则存在争议，甚至在某些病例中要加以干涉。当前法院常发出给耶和华见证会儿童输血的强制令。但随着可维持氧气输送能力的非血液治疗逐渐出现，耶和华见证会针对儿童进一步修订教义及对儿童同意或拒绝治疗的能力有了更好的理解，为耶和华见证会患者输血在伦理及法律上越来越不被人们所接受。

儿童及其他能力受限的患者　医学伦理学非常倾向于尊重有能力的患者行使医疗决策的自主权（见第93章），或者在患者有能力时预先制定的有效指令。对于不具备自主决定能力的个体，医学救治应遵从的原则是尊重患者的人格尊严、行善、避免伤害并遵守公平的原则。

儿童可能有自主能力，也可能没有自主能力（参见第92章）。每个州都定义了儿童能进行医学决策的法定年龄（通常是18岁），但很多更年轻的患儿已经具有进行医学决策的心智能力。强迫这些患儿接受他们不愿意的治疗是不道德，甚至是不合法的。

儿童进行医学决策的能力各有差异。大多数2岁的儿童显然不具备决策能力。但7或8岁儿童的能力差异很大，而研究显示14岁青少年的医学决策能力已接近成人。在一项研究中，受邀参与流感疫苗研究的6～9岁的儿童所关心的问题非常中肯，如个人的利害关系，以及他们这个群体或其他的儿童能否受益等[12]。

大多数州政府都认可"无监管的未成年人"的状态，据此也有法院判定未成年人可以合法地为自己进行医学决策。当治疗对未成年人有利，或者要求父母参与知情同意会影响儿童接受治疗时，绝大多数州都认同知情同意年龄的法定例外情况。法律也不得不承认，有时未成年人是由于父母的虐待而寻求医疗帮助的，此时要求父母参与知情同意治疗反而会进一步危害未成年人的利益。因此，很多州允许未成年人自己同意进行如下的治疗：药物滥用、性病、精神疾病以及妊娠相关的医疗救助，包括流产。某些情况下，当未成年人有决策能力但不处于"无监管"的状态时，法官会宣布此儿童为"成熟的未成年人"，具有自主决定权。

理想情况下，任何年龄的个体都应该在他们能力所允许的范围内参与医疗决策。一个有决策能力的未成年人在绝大多数情况下不应被强迫或受限制[13]。确定未成年人是否具有这样的能力可能需要进行专业的咨询和评估。对未被法律授予成年人权利的儿童，常采用"赞同"一词代替"同意"来表示其同意治疗。美国儿科学会声明，每个治疗儿童的医师"都应严肃考虑每个患儿参与决策能力的发展状况，包括其合理性和自主权"[14]。

当患儿不同意进行治疗时，其固执的拒绝可能具有伦理上的约束力，尤其是涉及医学研究时。医务人员应尊重患者不赞同的意愿，试着更好地理解他们的处境，或帮助他们克服恐惧。"当推荐的治疗对其并不是必不可少的，和（或）推迟治疗并无实质性危险时，对于患者的勉强或拒绝也应慎重加以考虑[14]"。

术前检测的伦理挑战

医学检测（如基因检测）的伦理问题在文献中得到了广泛的讨论，但更多的常规检测的伦理问题在很大程度上被专业协会所忽视（参见第38章）。然而，诊断测试的确涉及伦理层面。我们通常进行这些测试，因为我们意图帮助患者（有益），或使用这些信息以使其他风险最小化（无害）。但医学检测也可能对患者的自主权、隐私，甚至社会公正带来影响。

术前常规检测协议　术前检测可以帮助发现未识别或隐藏的情况，而这些可能对麻醉带来不利的影响。但每项医学检测都有风险。假阳性的结果会使不存在某种疾病的患者被误认为有该种疾病，假阴性的结果会使确实存在某种疾病的患者被不适当地保证未患该病。错误的结果可能导致进一步的检测或者不适当、不必要的治疗，并引起并发症。这些错误也会导致患者被剥夺接受重要治疗的权利。检测有时会造成身体不适，当然同时会产生经济代价。系统的过度检查会增加整个人群的医疗成本，从而导致已经昂贵的系统负担过重，并将急需资金转移至不必要的企业。如果决定检测必要与否的医师与实行检测的实体机构有经济关系，那么医学检查可能涉及利益冲突问题。另外，并非所有医学检测在伦理意义上都是相同的。一些检测，诸如妊娠检测和HIV检测，本身可能产生复杂的社会后果，导致特别的、本可避免的伤害。

现代医学是一门融合了被期待具有一致性和可普及的理论的科学。虽然所有的数据都有很深的理论基础，但循证医学（EBM）的做法是建立在如下概念之上的：在做出个体患者医疗决定时，认真、审慎并确切地使用最好的医学证据，应与系统性的研究所给出的临床经验相结合。通常，在临床决策问题上，非系统性的临床经验、轶事和未经考证的理论是不充分的。

EBM的实践通过知情告知和认可患者的价值及目标，也注重患者的自主权。EBM和医学伦理拥有共同的原则和目标：都致力于使利益最大化和风险最小化，同时，都致力于决策制定时患者的参与[15]。

运用循证医学指导临床试验和治疗受到支持。对传统治疗的分析显示，其从未遵从严格的检测，但经检验，被证明不仅无益于患者还可能有害。例如，一项Cochrane回顾认为，人血白蛋白作为治疗休克的关键性药物，其运用可能与死亡率增加有关[16]。另一项

Cochrane 回顾表明，虽然筛检式乳房 X 线照相术能使 1/2000 的女性寿命延长超过 10 年，但是同期内，它会导致 10 名女性癌症的错误诊断和治疗。这些发现对常规乳房 X 线照相术的利弊提出了严峻的问题[17]。就羟乙基淀粉的应用而言，因该领域的领导者（Boldt）提供了"虚假"的数据，使该胶体的使用与否变得复杂（见第 61 章）。使用医疗诊断测试的系统性评估来制定术前检查的原则不仅符合有益和无害的道德原则，也使我们能够为患者提供有关检测潜在利益的准确和最新的信息，帮助他们理解并参与到医疗保健中，从而履行尊重患者自主权的原则。

相反，EBM 提出了潜在的显著伦理问题。EBM 依赖于传统的医学实验，可能不会充分考虑到对健康可能有重大影响的社会和文化因素（如贫穷、种族、信仰、性别），EBM 可能过分依赖于狭隘的患者健康与疾病的经验生物医学模式。Rogers 认为："那些有重大疾病的贫穷人群的公民权被剥夺，因其很少获得正当的治疗，关于他们的研究项目很少，研究者的注意力也被其他项目所转移，而这些都可能对他们的健康产生巨大的影响。"[18]

尽管 EBM 存在潜在的局限性，但仍有理由相信，在使利益最大化、伤害最小化的尝试中，EBM 至少为寻求一种合理的、有效的医学检测方法带来了进步，而并非简单地采用"传统"治疗或者没有证据的协议，这些都将有助于实现以上的目标。不适当地应用医学检查可能会对患者造成非常现实的伤害。简单地说，如果医疗保健是无效的，那么它就是不合乎道德的。

很少有证据表明，常规检测或传统形式的术前检查能增强围术期的结果。与此相反，大样本研究表明，许多常规的诸如凝血筛选[19]、胸片[20]和心电图[21]之类的术前检测增加了成本，而对结果不一定有积极影响，甚至可能导致不利的结果（参见第 38 章）。ASA 术前麻醉评估特别课题组承认，大部分常规检测并非必要[22]。当有可用的以证据为基础的术前检测方案时，它们应该被用于指导临床决策。

术前常规妊娠和 HIV 检测 对医师而言，术前检查的社会危害不如医疗风险明显，但其可能造成重大伤害（参见第 77 章）。能产生社会危害而对手术帮助有限的术前试验包括 HIV 和妊娠检测。HIV 和妊娠检测涉及重要的伦理问题，其对手术的影响即使存在也不是很大，但对患者却可能造成严重的社会和经济后果，所以可能需要患者的知情同意。

进行 HIV 检测通常是为了挑选出需要"超常规关注"的患者，以降低手术室传播的风险。绝大多数手术医师和麻醉医师相信，强制性的 HIV 检测能降低自己被暴露的风险，而且很多人认为这是医师的特权，可以不经患者同意[23]。

然而，HIV 检测并不是提高麻醉管理安全性所必需的，而且它比严格实施常规的防范措施的代价更高[24]。在低发病率的人群中，检测结果常为假阴性，从而可能误导手术室工作人员，认为患者没有受到感染。如果其导致的结果是放松了对 HIV 的警惕，反而会增加交叉感染的危险。

HIV 检测阳性可能导致受试者失业或丧失医疗保险，甚至两者皆失去。血清反应阳性的妇女，如果检验结果被公开，常会导致婚姻破裂、被抛弃、被辱骂和暴力伤害等[25-26]。强制性 HIV 检测几乎可以肯定会导致某些患者放弃寻求手术治疗[23]。

术前常规的妊娠检测会产生和 HIV 检测类似的伦理学争议。与普遍的认知相反，大样本研究显示，麻醉并未被证明会导致早期流产或胎儿的畸形率增加[27-30]。研究也显示，即便对青春期少女，如果私下询问，她们也通常能正确地回答有关妊娠可能的问题[31]。事实上，不需要术前常规进行妊娠检测这一点并不存在法律分歧，全美仅有不到 1/3 的患者会被要求检测[32]。在一个妊娠不能被接受的社会环境中，妊娠试验阳性可能会对处于弱势的患者产生极度负面的影响。被抛弃、对家庭的负面影响以及对患者和（或）胎儿的家庭暴力等都有可能发生。少女妊娠有时可能是受虐待或被强暴的结果，应考虑将妊娠的少女转诊给儿童保护组织[32]。在很多州，不论妊娠少女的年龄多大，向其父母告知甚至是暗示其妊娠状况都是违法的。因此，对发现少女妊娠的麻醉医师而言，并没有什么能让他感到舒服或合法的选择。

许多患者在知道自己妊娠后都不会选择进行择期手术。但如果强迫女性患者接受妊娠检测可能会违背患者的意愿并使其感到受到了侮辱，这明显是违背患者的自主权的。医师的自身利益并不足以成为其可以忽视患者的自主权或触犯患者隐私的理由。ASA 术前检查特别课题组和 ASA 伦理委员会共同建议，麻醉医师应对所有可能要求进行检测的女性患者提供术前妊娠检测的选择，向患者解释其潜在的利害关系，并获取接受检测的知情同意[22]。

妊娠妇女的麻醉伦理

母婴之间的冲突 通常妊娠妇女有权拒绝接受治疗，哪怕其决定可能会对胎儿造成伤害，此权利受到美国宪法中隐私权条款的保护（参见第 77 章）。在权衡可能会对胎儿造成的伤害时，这项权益的权重在胎儿发育逐渐接近或超过可存活孕龄的过程中呈渐进性降低的趋势。在胎儿还未达到可存活孕龄时，以母亲的权益为重。法院的判决一贯支持妊娠母亲流产、不接受药物检测以及妊娠早期不输血的权利。对那些可能危及胎儿的孕妇行为，如果试图以虐待、伤害儿童、贩毒、谋杀或试图谋杀为由提出指控，几乎毫无例外地都会败诉[33]。通常妇女并不因其妊娠而丧失身体完整的权利及知情同意权，不论是胎儿的"权利"还是政府的利益都不能凌驾于妊娠妇女作为医疗决策者的权利之上。

美国儿科学会伦理委员会列出了他们认为有必要推翻母亲拒绝治疗的决定的情况：①如不治疗，胎儿将受到无可挽回的伤害；②该治疗有明确的指征并可能有效；③对母亲的危险性小[34]。而美国妇产科学会谴责他们强迫妊娠妇女，并提倡除了建议患者接受伦理委员会的咨询外，还应与患者认真地商讨相关的风险[35]。

产妇的知情同意　在产妇，硬膜外麻醉知情同意的有效性为麻醉医师关注的话题，他们会定期地提出这样的问题：当产妇处在痛苦中时，她们是否能够充分考虑和权衡分娩镇痛的风险。虽然在分娩过程中经常缺乏实现理想的知情同意的条件，但重要的是要认识到，即使是手术患者亦很少能有理想化条件。因此，至关重要的是，对不理想的条件和不充分的条件加以区分。

有了汲取信息、辩论风险和收益以及传达决策的能力，方能胜任给予同意的权利。尽管麻醉医师频繁地表达了他们对于分娩过程中知情同意的关注，但大多数研究表明，产妇同一般手术人群一样，有能力做出知情同意[36-37]，她们能在分娩结束后回忆出知情同意程序的细节。这表明，分娩并没有改变她们的决策能力[38]。一些研究者甚至认为，只有当患者在没有镇痛的情况下评估了疼痛的严重程度和后果之后，她才能完全知情[37]。

在 Ulysses 指令的病例中可能会出现伦理冲突。临产前，一名妇女预设了拒绝硬膜外镇痛的指令，并告知医生分娩时忽视其对于硬膜外麻醉的要求，那么在分娩过程中，她可否改变主意？虽然有些专家认为，忽视 Ulysses 指令是不尊重产妇的长期偏好，但其他专家则认为，"信息和有效的经验才是自主决策至关重要的先决条件"，而只有当前的心愿（接受硬膜外麻醉）在伦理上才是相关的[36]。这些情况下，似乎没有明确的、可以毫不含糊地执行并指导医师的道德底线。但如果存在漠视 Ulysses 指令的麻醉操作，显然应尽

可能在分娩前告知患者。

不合作患者——强制及约束

在 1947—1949 年"对医师的审判"后的《纽伦堡法案》中，首次直接涉及了对医学研究对象采用物理方法实施身体约束的问题，该问题一直都受到了严格的审查[39]。对麻醉医师而言，常常使用化学方法取代物理强制方法，但其涉及的伦理问题是相同的。麻醉医师常被同事要求用化学方法约束不合作的患者。约束患者是有悖患者发挥自主权的伦理要求的，麻醉医师负有道德上和法律上的双重义务来判断此种极端的措施是否得到授权。强制或用物理、化学方法迫使有能力的患者接受其所拒绝的治疗，既不道德也不合法。拒绝医学治疗及愤怒的行为都不能作为患者无能力、中毒或不能进行医疗决策的证据[40]。

当面对不合作的成年患者时，应考虑的问题包括：①患者究竟确实是无行为能力，还是仅仅是愤怒和不合作？是否有证据显示患者存在神经系统损害、急性中毒或严重精神障碍？②患者是否处于即刻的危险中？③患者是否对医务人员或其他患者造成了直接威胁？④是否迫切需要处理威胁生命的损伤？如果没有上述情况，那么用物理或化学方法制约患者是既不道德也不合法的。某些情况下，没有对患者能力进行评估或寻找一个代理决策人的时间，医师必须在有限的时间内做出反应。这种情况下，对于不能自己用言语说明或者看起来也没有能力拒绝治疗的不合作患者，如果必须做出决定，医师应依靠自己的专业判断进行处理。此时的原则是，做一个"理性的"人所希望做的事。在此情况下，强制或约束（或两者兼用）可能并不是理想的方法，但可能是必要的且被伦理学所允许的。

不合作患儿涉及的是特殊的伦理问题。当患儿没有进行医疗决定的能力但又拒绝治疗时，伦理上要求麻醉医师尽可能对其采取最有利的措施，在避免造成伤害的同时，维护患儿的尊严和安全。尽管对没有自主权的患者不存在伤害其自主权的问题，但仍存在违背行善、无伤害和尊重患者尊严的原则问题。滥用物理或化学方法制约患者并非不存在造成物理性伤害的风险，其所引起的恐惧和愤怒将使患者今后厌恶治疗及对医务工作者产生不信任感。美国儿科学会虐待和忽视儿童委员会声明：儿科医疗中不应使用制约方式，"除非为患儿进行必要的诊断及治疗，如高热、潜在的耳部感染或急诊情况下[41]"。

控制不合作儿童或无能力的成年人时，应着重考虑采用非物理性制约身体的方式，如让患者选择入睡

的方法，并提出建议采用幻想或催眠药。虽然可能产生社会、经济和时间安排上的诸多问题，但推迟或重新安排歇斯底里患者的手术比强制患者要好。推迟择期手术可能会减轻应激，方便使用适当的术前用药，并提供更安全的诱导条件。如果手术紧急或延期手术看起来并不会使患者的条件变得更好，麻醉医师应以能维护患者尊严和安全的方式进行操作。

真相告知——公开错误并道歉

自希波克拉底时代起，不伤害已成为医学界的一项基本原则，同时，这项原则表明故意和非故意伤害之间没有区别（亦见第 11 章）。医疗充满了不确定性、风险和错误。无论何时，由意想不到的并发症、意外事故、系统问题和医疗过错造成的伤害应尽可能用同样的勤勉将其避免。

Wu 及其同事们将医疗过错定义为"被熟练和懂行的同行们认定为一种可能会对患者造成潜在不良后果的过错或疏忽，而无论在事发当时是否有任何不良后果 [42]"。在所有住院诊疗中，医疗过错的发生率为 3%～5%[43]。其中，超过 40% 是可以避免的，超过 15% 导致了患者死亡 [44]。1999 年，医学研究所的报告《人都会犯错》将美国公众和政治关注度聚焦于医疗过错的影响 [45]。

研究表明，76% 的医师承认他们没有向患者公开过医疗过错 [46]，22% 的医师表明他们不会公开导致患者死亡的过错 [47]。医师不愿公开错误的原因包括个人羞愧、在医师队伍中失去声望的恐惧、对直接报复行为的害怕、缺乏公开不良信息的经验、对患者及其家庭造成进一步（情感上的或心理上的）伤害的担心和对诉讼的恐惧 [48]。在许多情况下，对医师的法学建议并不鼓励公开错误和道歉，因其认为这些策略会降低医学的法律责任。

当医疗过错造成患者并发症时，混淆其根本原因并不困难，因为在医患关系中，医师是唯一具有专业知识的人，也是唯一受到信任的人。而且，信息公开的最低标准根本不存在。美国医师协会（AMA）的道德准则规定，患者不应对其所处的医疗环境产生误解，同时，医师有"告知患者所有必要的事实，以确保其理解所发生的一切"的道德义务 [49]。但 AMA 的道德准则仅仅涉及"危害"，而并不涉及"错误"，从而暗示医师没有责任去公开并未造成伤害的医疗过错。尽管一些专家指出，医师有公开无害的过错和（或）"有惊无险的纰漏"的部分义务，但是否应该考虑这样做，仍有待商榷。公开过错对于医师而言没什么损失，而

这样的公开或许能提高与患者之间的医疗讨论的质量，同时，可加强医患间的关系。法律意义上，一些专家认为，对医疗过错的充分公开是对知情同意这一法律原则的延伸："显然，如果患者在给予同意前，有了解手术风险和可能发生的失误的权利，那么他们也应有权知晓已成事实的过错，而无论这一过错是否是预料之外的。"[50]

尊重患者的自主权要求我们公开对患者造成伤害的过错，因为这样做能使患者免于对已行的医疗过程产生误解，同时，提高他们共享医疗决策的能力。

道义论和结果（功利）论均支持有益无害的道德义务，同时，要求医师向患者告知过错。如此，患者能够针对过错的不良影响寻求并得到及时的治疗。公开过错可避免患者将不良后果错误地归因于医师的无为。对于错误导致的并发症治疗的知情同意，公开过错通常是必不可少的。公开过错可能加强患者对医师的信任。而且，公开过错有利于患者就伤害造成的经济后果获得公正、公平的补偿，例如失业和失去薪酬。

令人担忧的是，向患者公开过错是否会增加诉讼，或者减少患者对涉事医师或医师群体的信赖，还没有得到证实。研究表明，充分公开医疗过错能降低患者改换医师的可能性，提高患者的满意度，增加对医师的信任度，并且产生更加积极的情感回应 [51]。研究也表明，患者之所以会采取法律行为，是因为他们想得到更多来自于医师的诚信，想得到医师已从过错中汲取教训、且今后的患者因此可能会少受痛苦的保证 [52]。

在大多数情况下公开过错后会取得患者的宽恕，医师可能受益于此举产生的如释重负感。公开过错帮助医师学习并提高他们的实践能力。未能告知过错和从错误中学习、未能在卫生保健系统内交流错误和可能的解决方案是造成医疗过错本身的主要原因。有人认为，未公开那些可避免、可重复的过错的医师们不仅对自身的患者所产生的伤害负有责任，而且对今后所有因此而受伤害的患者均负有责任。

公开过错导致的危害通常会牵涉到医师：公开错误招致的压力、引发诉讼、医疗事故保费上升以及对今后就业可能产生的不良影响。然而，在医患关系中，从伦理角度出发，与患者相关的利弊应重于与医师相关的利弊。

我们是否有公开他人所犯过错的道德义务呢？从法律上讲，一些北美法院认为，我们没有这样的道德义务 [50]，同时，对于"泄露"他人秘密的社会规范对这样的行为具有强有力的威慑。揭密的医师之所以会犹豫，是因为缺乏明确的信息和受到干扰他人医患

关系的潜在指责，而且，揭密的医师担心会干扰其专业互动（如患者转诊），影响其绩效评估，产生诽谤诉讼。当一个医师注意到另一个医师所犯医疗过错的时候，他的选择包括保密、向涉事医师建议、对诸如风险管理机构的第三方或者向患者公开过错。虽然没有严格的适当的法律指导方针，但是道德原则更倾向于如下行为，即令患者充分理解其医疗过程中所发生的事。

就医疗过错的交流而言，至少在过去，道歉（而不是公开过错）仍是存在争议的，主要是因为有充分的理由担心，这在以后的诉讼中可能被用于对其疏忽的认证。但在许多情况下，道歉似乎能减少后续的诉讼风险，而且缺乏道歉是一个经常在医疗事故中被原告引用的法律行为[53]。在减少诉讼愿望的推动下，很多国家制定了"道歉法"，禁止医疗事故案件中的被告医师在法院上使用各种类型的道歉。虽然众多起诉医师的患者表明，一声道歉本可以阻止他们这样做，但是这些法律和道歉对于医疗事故诉讼的发生率和结果的影响力仍不清楚。

预先指示和代理决策人

当患者的病情严重到无法起草或表达自己的医疗决定时，常常会面临一些重大的医疗决策问题（参见第11章）。在一些相关的司法裁定生效后，产生了"预先指示"的概念，它明确了：患者有权力拒绝包括挽救生命的治疗措施在内的治疗，而且需要有明确而令人信服的证据表明患者同意由代理决策人提出撤除生命支持治疗的要求[54]。预先指示是一份在其丧失自主能力前签署的文件，在患者不能亲自表述自己的意愿时，用以指导医师进行重大的医疗决策。这样的指示包括：生前遗嘱，其中详细说明了患者在生命终末期丧失自主能力时希望接受或拒绝何种救治措施；DNAR指令；其他有关医疗决策的任何信息。

代理决策人可以是患者指定的代替其进行医疗决策的人[永久授权书（POA）]或因与患者之间的血缘关系而具有其他法律认可的权威性个体。

永久性的POA可以由患者授予某个特定的人，以指定其在患者本人丧失自主能力时代替进行医疗决策。POA所赋予的授权委托人的权威性要高于其他大多数的决策人，包括患者的家属，但不包括法院指定的监护人。

如果患者没有指定永久性的POA，则医师将听从患者家属的决定。在很多州还没有关于决策者等级分类的法律条文。通常患者的配偶或法律认可的伴侣是首要代理人，其次是其子女。如果所有人的意见一致，再次是患者的父母，然后是兄弟姐妹。如果既无预先指示，又无代理决策人或其家属的意见不一致，法院可以指定一名法定监护人替患者进行医疗决策。

代理决策人明确扮演着代替患者表达其意愿的"替代裁定"角色，理论上不应仅询问代理决策人自己的意愿。但代理决策人的意愿最多也只能接近患者本人的意愿，因为他们对被代理人的理解会受到自身的偏见、价值观和心理历程的影响。有时无自主能力的患者可能是感情上和经济上的累赘，与代理决策人可能存在利益冲突，从而他们可能曲解患者本人的信念和证言。

有研究显示，患者很少与其代理人讨论有关生命维持治疗及其价值的相关事项。在评估患者自身的精神健康状况和满意度方面，患者本人与代理人之间常常存在明显的差异。无论是医师还是代理人都并非总能正确预计患者对生命支持治疗的态度[55-57]。但尽管有上述缺陷，如果患者没有留下特殊指令，代理决策可能是唯一的选择。

代理决策人不能进行的医疗决策

有些医疗措施带有浓厚的文化内涵，可能涉及限制私人自由（如生殖），也可能被传统观念认为是一种虐待。这些措施的决策不能由代理人决定（哪怕是有代理人），还需要通过法院审查。例如在许多州，绝育和电休克治疗就是这样的例子。

麻醉医师在患者进入手术室前应检查患者的病史记录，并明确：①患者是否有预先指令；②谁是患者的代理决策人；③代理决策人的知情同意是否符合法律程序；④在特殊病例中，是否获得了适当的法院指令。

有关预先指示的特殊事宜——手术室内的不尝试复苏（DNAR）指令

高达60%的麻醉医师错误地认为DNAR指令在麻醉和手术过程中将自动终止。ASA[111]、美国外科医师学会[58]、手术室护士协会[59]和保健组织鉴定联合委员会[60]都发表了操作指南，要求在围术期要复议而不是废止患者的DNAR指令。

本质上，DNAR指令是表达患者避免进行任何与复苏相关的医疗干预措施的意愿的书面文件。由于手术室内心搏骤停的原因和预后与在其他地方发生的有显著不同，而且预后要好很多，所以在术前必须再次确认患者的意愿。

ASA发表了关于签署了DNAR指令及其他限制

医疗的指令的患者的处理指南[11]。尽管负责患者基层医疗的医师可能已经与患者及其代理人讨论过 DNAR 指令的意义，但麻醉医师有责任在术前进一步向其解释麻醉和手术条件下行心肺复苏的利弊。麻醉医师在讨论中应涉及以下几个步骤：①明确患者手术和复苏的目标；②与常规的麻醉不同，要让患者明确了解"复苏"的确切含义；③向患者宣教有关手术室内复苏的利弊；④书面记录下与患者达成的协议，明确哪些常用的复苏措施患者可以接受。这些措施可能包括但不限于气管插管、使用血管活性药物、直流电（DC）除颤及实施胸外按压等。许多患者之所以表示不愿意接受术中心肺复苏是害怕造成拖累人的后果，如永久性的神经功能障碍。通过宣教和讨论可以让他们了解手术室内复苏的预后良好并可建立一个基本法则，即如果复苏措施不能产生有意义的效果，可以在术后终止复苏治疗。

手术是依靠不同专业的医务工作者共同完成的，其中每个人都对患者负有独立的伦理义务。因此有必要与手术团队中的其他成员讨论所达成的复苏协议。这项措施可以防止在紧急情况下需要快速决定医疗措施时出现重要的分歧。也可以让"良心抗拒者"提前退出医疗团队。

预先指示具有法律和伦理上的约束力。尽管有明确、一致而有力的法律支持，但很多医师在对需要尊重患者的有关复苏和生命支持治疗的决定上仍存在抵触情绪。麻醉医师常错误地认为预先指示及生前遗嘱的法律效力不能延伸到手术室内，或者认为医师具有决定何时需要遵从或忽视患者相关指令的自由裁定权，因而忽视患者的 DNAR 指令。对此，法院已经对因忽视 DNAR 指令而给患者带来的持续治疗费用、损伤疼痛和精神损害等做出了高额赔偿的裁定[61]。

最后，DNAR 指令永远都不能作为不"治疗"患者的借口。患者不接受复苏的决定并不简单地表示他不愿意接受其他有益的治疗。例如，放置肺动脉导管可能使麻醉医师避免患者出现需要执行 DNAR 指令的状况，因而可以帮助确保有 DNAR 指令的危重患者得到更理想的治疗。

终止生命的决定

AMA1996 年的一份综述显示，患者面对终止生命的议题时最关心的问题是：如何控制死亡的时间和地点；如何处理疼痛、呼吸困难、焦虑和抑郁等症状；医疗费用的问题；以及对维持治疗的选择，包括医师协助自杀（PAS）[62]。

撤除 / 停止医疗救治——治疗还是关怀

在美国，80% 以上的死亡发生在医疗机构内，而绝大多数 ICU 内的死亡都发生在患者明确要求撤除或停止治疗后[63]。对进展性疾病，患者和医师都认为过度积极的治疗是不必要的，甚至是不合适的。即使患者并未处于终末期，但当生活质量极差时，也可能不应当或不希望接受维持治疗。

在 20 世纪中叶以前，所谓行善的概念在医师看来仍是要极力避免死亡的发生。疏忽行为（"任其死亡"）和委托行为（"谋杀"）之间的伦理差异仍让人困惑。更糟糕的是，如果患者因为撤除治疗而死亡，医师将面临刑事处罚的风险。1976 年，Karen Ann Quinlan 案明确了患者有权利终止有创治疗，哪怕它能挽救生命，而代理决策人如果能证明是患者本人的意愿，也可以要求撤除挽救生命的治疗[64]。其后在 Claire Convoy 和 Nancy Cruzan 的案件中，停止抢救生命的治疗的权利被扩展到患者有权放弃任何治疗，或者有明确可信的证据显示患者一旦失去表达能力，就会拒绝的治疗[54]。这样的情况在 2005 年的 Theresa Schiavo 的不幸案件中又再次遇到，并被再次重申[65]。

认为撤除或停止生命支持治疗并非违法谋杀患者的依据是：谋杀与任其死亡之间以及委托行为（如注射处死）与疏忽行为（如撤除或停止呼吸机治疗）之间存在伦理差别[66]。由于对上述差别医师和患者都很困惑，因而常在停止或撤除治疗时采用"均衡原则"[67]。按照此原则，进行治疗的指征是，基于患者在医学、社会和心理等方面对治疗的益处和所造成的负担的理解，治疗所带来的益处要大于所造成的负担。当然，有自主能力的患者始终有权拒绝治疗，不论治疗是否是挽救生命的措施。

麻醉医师可能涉及的有关撤除或停止生命支持治疗的两种情形出现在 ICU 或手术室内患者心脏性死亡后器官捐献前（DCD）。这两种情况下，停止或撤除治疗所涉及的问题和采用的原则是一样的。

撤除生命支持治疗预示着临终关怀最后阶段的来临，这是患者及其家属生活中具有社会意义的关键阶段。临终关怀要求医师具备特殊的知识和经验。它要求医师具备医学心理治疗和对棘手问题的处理能力，并能了解临终患者的生理变化，为患者及其家属提供支持和咨询，理解并尊重患者的自主权及其宗教 / 文化行为和信仰，具有在复杂的医疗团队中协同工作的能力，具有良好的沟通和理解能力[68]。任何涉及临终关怀的人还应熟悉相关的伦理和法律标准。

撤除生命支持治疗的第一步是评估患者的生理状

况、对治疗的依赖程度、意识水平、镇静和镇痛的选择以及对隐私性和亲人参与程度的偏好。应重新回顾患者所有的治疗指令，以使治疗目标与其相符。能提高患者舒适度的治疗通常应继续维持，而仅为了维持生理功能的措施可以考虑予以撤除。在患者临终时，在场的家人及其他相关人员应接受培训，了解在撤除治疗后他们可能会看到的患者身体及精神的变化，包括死亡可能并不会在撤除支持治疗的即刻就发生[69]。

有些治疗因涉及伦理，应慎重考虑——如液体治疗和营养支持，可能会加速死亡的镇静药及麻醉剂的使用，神经肌肉阻滞剂的使用；以及起搏器的失活、心室辅助装置和植入式心脏除颤器。

对液体和营养支持的争议仍存在。持续输液和营养支持所造成的负担包括延长死亡过程并使患者遭受静脉或肠道置管及维持治疗的痛苦和并发症的折磨。但给患者进食和补水对家属及医疗工作者来说可能具有重要的暗示意义，他们可能觉得这样是在拖延患者的死亡而"违背"了患者的意愿[70]。

疼痛、呼吸困难和抑郁是造成濒死患者痛苦的常见症状。采取镇痛和缓解呼吸困难的措施存在加速死亡的危险。医学、法律和宗教权威都接受了"双重效应"的原则，即试图给患者带来益处的行为可能不仅产生预期的益处，也可能造成明显的伤害。为了缓解患者的痛苦而使用大剂量的镇痛药是完全合法并符合伦理要求的，即使这样可能出现加速死亡的副作用。但有明确加速死亡意图的任何用药都属于安乐死的范畴，而不是治疗[70]。

神经肌肉阻滞剂没有麻醉、镇痛或镇静的作用，不属于姑息治疗。如果预期要撤除呼吸机支持，就不应给予此类药物。要撤除呼吸机支持治疗的患者如果已经使用了此类药物，除了极端特殊的情况下，应全部停止用药。为了安慰患者的家属，使他们不必看到患者临终时出现令人不安的躁动及呼吸而主动使患者麻痹是不正当的行为。更糟糕的是，它可能掩盖患者痛苦的症状和体征，导致无法在患者死亡过程中为其减轻痛苦[69]（亦见第 101 章）。

起搏器、植入式心脏除颤器和心室辅助装置在长期药物治疗和 ICU 正越来越多地使用（亦见第 48 章和第 101 章）。当一名装有心脏装置的患者要求撤除生命支持治疗时，有时会出现诸如停用这些设备是否合乎道德的问题。

一些专家说，这些装置和其他医疗干预措施相比，必须区别对待，因为就植入物的功效而言，它们已成为一种"生物固定装置"，或者就字面意义来说，它们已成为患者的一部分[71]。但当我们考虑到，许多

人接受医疗装置的植入而随后当这些装置失效或无法满足患者的目的时便被取出，这样的论点就难以为继。常见的例子包括人工关节、人工晶状体、药物输送装置和矫形器具。而且，这些装置从未有如 DNA 或先天器官一样的意义，是患者特有的一部分。事实上，停用起搏器依赖患者的起搏器和关闭呼吸机依赖患者的呼吸机间的伦理区别很小，如果该请求来自于有自主能力的患者或其代理决策人。这两种行为均涉及中止患者不再渴求的人工治疗，均会引起死亡加速。

和其他结束生命的方法一样，中止这些装置应考量，这些决定是否由有自主能力的患者在充分知情同意的情况下做出。中止设备治疗的操作应包括治疗痛苦症状和实施适当的、舒适的措施。

医师协助自杀和安乐死

医师协助自杀（PAS）是指应患者终止生命的特殊要求而提供药品或处方。实施 PAS 时，需要患者既有自主能力也能交流并自己提出要求。安乐死是指在相信死亡最符合患者的利益（但不一定需要患者自己要求）时，由患者以外的其他人明确为了导致其死亡而使用药物。两者与撤除或停止生命支持治疗的伦理意义都不同。前者的主要意图是导致死亡，其次才是终止痛苦。后者的主旨是终止产生痛苦的治疗，同时意识到这样可能或很可能导致患者死亡。

目前，安乐死只在荷兰、比利时和卢森堡合法。在美国，无论在何种条件下，安乐死都是违法的，但是，PAS 在俄勒冈州、华盛顿州、蒙大拿州和佛蒙特州合法，并正在考虑在其他州使用。国际上，PAS 在荷兰、比利时、卢森堡、德国和瑞士是合法的[72]。

支持 PAS 的论点是隐私权和自主权赋予了患者决定自己死亡的时间、地点和环境的权利。大众一贯认为，自主权和自控权的丧失、不能追求以前认为有价值的活动和尊严的丧失是临终时主要关心的问题[73]。在临终时适当地控制疼痛、焦虑、呼吸困难及其他症状等仍是医务工作者的一个挑战，由此也使他们在无法控制患者的痛苦时更倾向于终止其生命。反对者认为，PAS 是一种"医学方法"的死亡，它将医患关系过度理想化了，而且忽视了个体与专业人员之间可能存在的利益冲突，并导致临终患者和医生之间信任的丧失。尽管很多伦理学家已经认识到，在个别的情况下，协助自杀可能是伦理许可的行为，但多数人都表示了对滥用可能的担忧。社会弱势群体，如穷人、老人和残疾人在倾向于接受姑息治疗的情况下，可能因迫于社会及经济因素的压力而选择自杀。

反对 PAS 和安乐死合法化的另一个理由是它们可

能为老人和穷人中常见的医疗、社会和经济问题提供了一种更简单而廉价的解决方式，而不再去寻求和使用更困难但更确切的救助方法。

超过 2/3 接受调查的美国民众赞成 PAS 合法化，同时，近 58% 的人赞成安乐死合法化[74]。在临终时，赞成 PAS 或安乐死的美国肿瘤患者的比例上升至近 65%[75]，而经常参与患者临终护理的医师，如重症监护专家、肿瘤学家和姑息治疗专家却是主要的反对主体[76]。这一发现代表了医师及其患者之间的显著不一致。

在美国 PAS 合法化最长时间的俄勒冈州，数据显示，请求 PAS 的患者通常拥有较高的经济地位和教育水平，超过 96.7% 的患者为被保险人，超过 92.5% 的患者被纳入休养所。大部分患者超过 65 岁（65%），82% 的患者患有癌症。约 20% 接受 PAS 的患者从未使用过该处方，并最终死于他们的基础疾病——生存率显著高于预期。在俄勒冈州的项目中，超过 93% 参与的患者表示，自主权的丧失是他们做出该选择的首要原因[77-78]。一些学者认为，拥有结束生命的方法，在法律和人道上阻止了可能发生较早的"先发制人式"的自杀，因此，或许延长了生命[79]。

关于滥用 PAS 和安乐死的担忧无疑将继续，但是迄今为止，在 PAS 合法化和规范化的地方，系统化滥用的证据仍不足。在美国，随着人口老龄化和患者渴望更多地控制其临终护理和境遇，对 PAS 和安乐死的讨论有望随之增长。

器官移植中的伦理学问题

麻醉医师要面对的有关活体器官移植的两个重要问题是脑死亡的概念以及撤除生命支持治疗与心脏性死亡后器官摘取与移植的衔接问题 [（心脏死亡后捐献 DCD）]（亦见第 74 章至第 76 章）。

脑死亡

20 世纪 60 年代以前，死亡是指心脏停搏和呼吸停止的时刻。心肺复苏和机械通气的发展使推迟死亡成为了可能，而且看起来似乎可以是无限期地推迟。1968 年，哈佛医学院特别委员会提议将死亡重新定义为心肺功能或全脑的所有功能均不可逆地停止（脑死亡）的时刻[80]。委员会给出了重新定义死亡的两个明确理由。第一是允许宣布患者死亡而不必靠机器维持——由此节约了费用，可以将医疗资源重新分配给可救治的患者，并且可以使死亡的社会仪式得以举行。第二是允许在循环停止前进行活体器官捐献。

公众对脑死亡的接受较慢，部分原因是它要求完全信任医师，而忽略人们自己已理解的死亡表象。对非医务人员而言，脑死亡的人从表面上很难与活人相区分，他们必须完全信赖医师，相信医师提供的有关自己亲人的死亡信息是真实而准确的。

脑死亡的诊断相对较简单明了。在美国，要求能证明在没有药物、麻痹剂、低体温及其他可逆的可能造成脑死亡假象的情况下，患者丧失了皮层和脑干功能。通过临床证明患者没有皮层活动或脑干反射，或者通过放射影像学证明完全没有脑血流都可以确立诊断。

脑死亡定义的社会意义大于其生物学意义，医学、伦理学、神学和法学专家都同意，在脑死亡所定义的情况下，按照伦理、法律和道德的标准，患者都丧失了存在及当作活人进行治疗的必要性。如果患者或其代理人同意，这时撤除昂贵的治疗措施不存在法律分歧，可以进行活体器官捐献。

在处理脑死亡器官捐献者之前，麻醉医师有责任审核病例中的脑死亡声明文件及其所依据的标准。如果对诊断有任何疑问，在麻醉医师的疑虑得到满意解答前，应推迟进行器官捐献。

心脏性死亡后捐献

当患者希望撤除生命支持治疗而又愿意死后捐献器官时，就出现了 DCD 的情况。控制死亡的时间和地点，从而能理想地安排器官捐献的时间，这在医学和伦理上都具有明显的优势。患者去世前即做出器官捐献的决定，这样就可能与其讨论并签署知情同意书。从而可以将器官缺血时间缩至最短。但患者做出撤除生命支持治疗和死后活体捐献器官的双重决定可能会引起伦理冲突。当一个垂死的患者变成一个即将出现的器官捐献者时，可能存在因关注器官受体的利益而忽略患者利益的风险。

医学会审查了 1997 年[81]和 2000 年[82]的 DCD，发现其中存在严重的伦理问题，如决定在心脏停搏后多快可以开始器官捐献，以及在捐献者死前，伦理上是否允许仅仅为保护脏器的目的而使用药物等。

伦理学、神学和法学原则上都禁止我们为了一个人的利益而谋杀另一个人，但 DCD 患者的确切死亡时间是不清楚的。虽然便于器官捐献是 DCD 的特别目的，但医师决不允许在此过程中牺牲任何还活着的患者，哪怕有这样的风险也不允许。由此可能造成的公众不信任会减少潜在的捐献者，最终伤害以后的器官受体群的利益，从而将整个 DCD 的理念置于危险境地[82-85]。心脏停搏后意识很快消失，但脑功能尚能持续一段时间，甚至很长时间内都不会出现不可逆的脑损伤。但很多操作规范都建议器官摘取在循环停止的 2min 内进行，而且最起码在一个机构，器官移植允许在心脏停搏后数秒内进行[86]。在科学上和哲学上都不能确定完全死亡的确切时间，这可能导致对医师的控告（故意谋杀患者以获取移植器官）。尽管有明确的临床标准，脑死亡的器官捐献者中也发生过失误；DCD 发生错误的潜在风险就更大了，因为到目前为止尚没有被普遍接受的临床指南[87]。

脑死亡后的活体器官捐献及 DCD 既合理也合法，但必须绝对保护临终患者的利益，直至其死亡。麻醉医师在帮助医院制定合理的脑死亡和 DCD 患者器官捐献的管理方案中可以发挥重要的作用。每个麻醉医师都必须完全熟悉脑死亡的标准，并在接受照料脑死亡捐献者之前重新审核脑死亡的操作流程。涉及 DCD 的麻醉医师应有相关伦理学、法学、医学和临终关怀的专业知识。

研究中的伦理学

人体研究

当研究对象中掺入了医患关系时，"医师总是将患者的利益放在第一位"的基本前提将受到威胁。为了将来某个潜在患病人群的利益，研究对象自身的利益被要求放在了一边。在某些极端的例子中，患者变成了被研究的"物体"，其自身不会从研究中得到任何好处。这里有两个例子：对健康人群进行的试验以及对终末期患者进行的 I 期肿瘤试验，这些研究的目的仅仅是为了判断治疗的毒性，而不是缓解或治疗作用。

人体研究中必须平衡多种利益冲突，如研究对象的需求和权益、未来患病群体假定的利益以及医师的经济、专业及个人目标等。对于正不懈地坚持保护患者的权益或通过设计研究方案和分析并报告研究发现来实现研究目标的研究者来说，学术或企业的发展要求、个人的威望和经济奖励等都可能成为阻碍因素。由此，对以人体为研究对象的监管历来都比对其他医学研究要严格得多。

对研究进行管理始于第二次世界大战以后，《纽伦堡法案》和《赫尔辛基宣言》概括了参与人体研究的医师的伦理义务。美国则较晚才意识到在类似的研究中，他们有时也将他们自己的研究对象置于了同样可怕的境地，其行为与集中营内进行的研究是类似的[88]。在纽伦堡医师审判以后，Fox[89] 和 Beecher[90] 发现，研究者都知道纽伦堡制定的标准体系，但通常自己都不

会遵循它。1974 年，《国家研究法案》设立了保护生物医学和行为学研究中的人体研究对象的国家委员会，由此才诞生了现代的审查委员会制度[54]。

关于人体研究的伦理行为应遵循以下三个原则：①有责任尊重和保护受试者的自主权；②行善的原则，有责任将风险最小化，将利益最大化，确保研究设计的科学性；③公平的原则，有责任确保以道德的标准对待每个受试者，确保公平地分配利益和责任。

除了要详细地告知受试者将要接受的操作或药物的利弊之外，还须公开将研究结果商业化的可能、研究者的经济利益及其他已经存在或可能存在于研究者、研究单位及赞助商之间的利益冲突。受试者在任何时候都必须能自由地拒绝或终止参与研究而不必受罚。应尽量避免"环境强迫"，即受试者认为他们没有真正自由拒绝的权力。环境强迫包括因犯担心自己接受或拒绝参加研究可能会影响自己在监狱中的地位和待遇，或者住院患者可能会觉得如果他们不与研究者合作的话，会影响他们的治疗[88]。

在合理的环境下，如果不影响受试者拒绝的自由，采用金钱或其他方式吸引研究对象参与研究是被允许的。巨额的金钱奖励可能会对受试者的自主权产生负面影响，进而影响研究的科学性。例如，如果报酬很高，受试者可能隐瞒其不具备受试资格的情况，从而可能影响研究结果的科学性，并将他们自己置于更危险的境地。

研究者有责任将有关研究的利益最大化，而将可能的伤害最小化，包括生理、精神、社会、法律和经济伤害。必须明确研究的价值应超越其可能的风险，而且必须严格遵循核准的方案进行研究。研究结果必须迅速正确地予以报导。一旦怀疑会对受试者造成伤害，应立即停止研究。

麻醉学研究常涉及不适症状的处理及预防，如疼痛和恶心，对此已具备了有效的处理方法。此类研究应限于和已知疗效的治疗方式进行对比，而不应进行空白对照研究，而且如果患者有要求，应给予"补救性"的镇痛药或止吐药[70]。

没有人能够在得不到相应利益的情况下，在研究中被不公正地对待。最后，受试者个体的利益永远高于社会利益。

儿童受试对象

作为受试者，儿童是特殊的弱势群体，因为他们可能没有能力做出成熟的决定，易受他人权威的支配，可能掩盖自己潜在的异议而遵从父母或他人的意愿，并可能出现与知情同意不相符的需要紧急决断的情况

（亦见第 92 章和第 93 章）[91]。儿童的权利常被低估，而家长的权利可能被过度重视。研究显示，即使是有决策能力的儿童，也常被其父母和医师排除在参与知情同意的程序之外[92]。

如果较幼小的儿童有"能力"表达意见，则在获得其代理人的知情同意后，通常必须得到儿童本人的同意。美国的联邦法律要求在参与医学研究时，必须得到 7 岁以上儿童本人的同意。尤其当研究对受试者没有实质性利益时，许多伦理学家相信，儿童的异议必须始终受到尊重[92-93]。

动物研究的伦理学

随着美国民权运动的觉醒以及人类对环境及其他物种的影响的关注日益提高，自 20 世纪 80 年代以来，美国维护动物权益运动获得了巨大进展。1959 年，William Russell 和 Rex Burch 出版了一本关于动物研究伦理学的前沿书籍——《人性化的实验技术原理》，该书引入了"人性化对待动物不仅仅是一种道德义务，更是高质量研究必不可少的[94]"这一概念。1966 年联邦制定《实验动物福利法》，从此开始保护动物权益。1985 年，《健康研究延长法案》和《动物福利法修正案》要求成立动物管理和使用委员会（IACUC）来监督实验动物的条件、审查及批准动物研究方案、教育及培训研究者有关动物处理的伦理学事宜（如麻醉、镇痛和安乐死），并担当社区联络人[95]。

有的研究者认为动物实验不应受到任何道德的约束，并断言医学的发展从过去到将来都将完全依赖于动物研究。许多动物福利运动人士则坚持认为，动物研究和人体研究具有同等的道德要求，并控诉那些无视甚至漠视实验动物苦痛的研究人员。这些偏激的观点无助于解决相关的复杂问题。

对动物认知能力理解的进步使大多数生物学家相信，即便不是全部，很多动物也都具有对快乐和疼痛的感知能力、具有预感和恐惧感、能体验痛苦和欢乐。许多生物伦理学家承认，高级动物有足够的感知能力并拥有道德品格，但这种道德品格究竟有多高，仍处于激烈争论中[96-97]。让动物因疼痛、恐惧、疾病或恶劣的条件而蒙受苦难是不道德的，必须加以避免、减轻，并慎重地与其所能产生的利益相权衡。伦理学家坚称，残忍地对待动物是不道德的，而且保护动物不仅仅是因为它们具有的道德水平，也因为对动物残忍的人更可能会对其他人残忍[98]。

研究者有责任为实验动物提供整洁、人道的环境和适宜的兽医护理。研究者应牢记"3R"原则——代替（replacement）、减少（reduction）和精简（refinement），即只在必要时才进行动物实验，尽量减少动物在研究中的痛苦，寻找以非生命物代替实验动物的方法[99]。不允许进行无意义的或重复性的动物研究。医学界和科学界的责任是继续积极地寻找并促进代替实验动物的研究方法的使用[98]。

医师参与死刑执行

美国医师职业组织始终宣称医师参与死刑执行是不道德的，但很多医师也承认他们会同意参加。医师参与执行安乐死和死刑是麻醉医师需要考虑的特殊问题，由于他们具备特殊的专业技能，从而成为有责任参与执行的理想候选人。支持医师参与死刑执行的人常引用允许人体死亡中的"行善原则"。

但历史上行善的论点曾导致医师释罪的"滑坡效应"，医师参与处死了一批从来没有受到过指控或进行过公正听证的人——其中包括有身体或精神障碍的人，以及从个人和社会的整体"利益"出发被认为是"社会瑕疵"的人。一旦医师利用行善的论点参与执行死刑，将很难为其在一些政府发起的令人质疑的行动中划定道德的底线，如行刑逼供、强制和"医疗监禁"等，因为这些行动也常常是以"为了社会的利益"为名[100]。

当医师同意参与死刑执行时，他们的行为虽然看起来是为了"患者"的利益，但实际上已充当了政府的代理人角色。这将导致公众信任和尊重的瓦解。毫无疑问的是，终有一天，医师将参与处死一些无辜的人[101]。

研究清楚地显示，为避免出现难以忍受的自责，事实上所有的死刑执行者都经历了"道德分离"的过程，他们否定罪犯的人性并贬低其生命价值，同时通过谴责陪审团、法官、政府及"法律"而转移自己对死刑的道德责任，从而拒绝承认自己在结束他人生命过程中应承担的责任[102]。医务工作者既要尊重生命价值和他人的生命，又要因具有参与死刑执行的责任而否定这一价值观，两者之间的矛盾很难协调。

1980 年，AMA 发表了"医师参与执行死刑是不道德的"观点，并将"参与"广义地定义为，不仅仅包括导致受责难人死亡的行为本身，而且指任何辅助、指导或促成另一个体执行死刑的行为[103]。但任何参与的医师都未得到过直接制裁。2010 年，美国麻醉学委员会（ABA）成为第一个谴责医师参与死刑不道德的组织，而且声明，经其认证的医师若参与注射死刑，将受到纪律处分，包括可能撤销其文凭[104]。

操守——医师能成为医学中的良心抗拒者吗?

患者的麻醉可涉及伦理争论、法律争议和道德歧义。当医师个人的价值观与可被接受的伦理标准背道而驰时,将如何化解冲突?医疗专业团体承认医师在医疗实践中有良心抗拒的权益。ASA、英国医学会及 Hastings 中心都发表声明,明确当医师个人的价值观与救治患者过程中的伦理标准出现严重冲突时,医师有权退出[105]。ASA 特别明确,当有 DNAR 指令或其他指令限制了治疗时,医师有权退出对患者的治疗[11]。但这些权利是有限制的。对一些存在严重法律争议的事件,如流产或 PAS,提出良心抗拒是可以被接受的,但抗拒已经明确的标准,如知情同意,则不被接受。如果在良心抗拒中还牵涉了其他的概念,如他们把自己看成是伦理学专家而非伦理学非专业人士时,医师可能会承受更大的压力,因为伦理学专家是以专业水准行事的,而不仅仅依赖个人信念[105]。

总　结

麻醉医师面临很多伦理学挑战,包括提升患者的自主权、解决医疗决策中的医患冲突、对人体受试者和实验动物的伦理责任以及在 ICU 和器官捐献过程中患者临终照料期间的伦理冲突等。了解医学实践和研究中的伦理学及专业标准是麻醉学专业的基本要求,而不能仅仅按需提供技术服务。麻醉医师有时会发现已被接受的伦理观念与个人的价值观和目标之间存在冲突。这对所有的医师来说都是一个共同的挑战,但不能按照医师个人的价值观做出伦理决策,而应服从医疗职业的伦理原则。

参 考 文 献

见本书所附光盘。

第 11 章　美国麻醉中的法律问题

David B. Waisel

包 睿　杨 涛 译　李金宝　邓小明 审校

要 点

- 医疗过失侵权行为系统旨在改善患者的救治。
- 未按照标准进行操作的医师可能出现医疗疏忽，导致患者损伤。
- 一个完全知情的律师是医师最好的支持者。
- 公开质疑医师的专业能力可能会造成医务人员感到内疚、失败、气愤、惭愧、孤独、压抑、疲劳、拒绝承认以及躯体不适感。
- 一套详尽、清晰的麻醉记录在医疗过失诉讼中具有重要的防御作用。
- 有半数以上的州地方法律规定，禁止将道歉和同情表述作为医疗差错的"证据"。
- 知情同意的目的在于最大程度上保证患者在自主、知情的前提下做出决定。
- 具备决策能力（在特殊情况下做出特殊决定的能力）的证据包括能理解医疗问题、治疗建议、供选方案、拒绝治疗的选择、接受或拒绝治疗方案后可能产生的后果以及在合理、一致的论证基础上表达自己偏好的能力。
- 理性人公开标准要求应基于一名理性人在考虑是否接受所建议的干预时所需材料来确定公开的程度。
- 当麻醉医师从伦理上或道德标准上不认同某项操作，或当他们认为患者的选择非常不当或很可能造成损伤时，可以拒绝提供服务。
- 具备决策能力的患者对维持生命的医疗措施具有切实不受限制的拒绝权。
- 麻醉医师应对受训人员和有资质的注册护理麻醉师（CRNAs）在规定的职责范围内所犯的过失行为负责。
- 医师对疼痛控制效果不佳负有责任。
- 最后，案例法不能提供确切的指导意见。如果信息可能与决策制定有关，那么慎重的方法是进行公开，即使这并非法律的明确要求。

成文法、案例法和规章制度可影响麻醉医师（表11-1）[1-7]。成文法是约定俗成的法律的主体，是立法机关以特定的目的而制定的。例如《国家器官移植法》主要针对器官获得和移植网络，并且授权其支持器官匹配的国家注册行为。州立法机关随后会根据国家法规制定针对器官获取的州法律条文（见第 74 章和第 75 章）。

当成文法需要进行解释、出现质疑或者还没有出台确定的成文法时，司法系统的判决就可能出现争议。已报告案例的汇总（又称为案例法或者习惯法）可用作未来法庭决策的参考基础。这些案件的结果很少是约定俗成的，可能会引发令人困惑、模棱两可的结果，甚至可能由于不同管辖区域法规细节的不同出现完全不同的结果。例如，一个妇女将已故丈夫的肾捐赠给一个挚友，进行移植手术的医师在对供体肾进行例行检查时因发现肾动脉瘤而无法进行移植。当手术医师随后向死者家属提出捐赠第二个肾的要求时，供体的第二个肾已经移植入另外一名患者体内。原告提出索赔，认为器官获取机构侵占了供体的第二个肾，侵犯了原告对个人财产的支配权利（本例为肾）（见第 74 章和第 75 章）。法院判决支持被告（即器官获取机构一方），认为原告作为个人没有权力支配死者身体，没

表 11-1 影响医疗实践的法规

法规	内容
《患者保护与平价医疗法案》(Patient Protection and Affordable Care Act, PPACA；又称 ACA 或奥巴马医改)[1]	PPACA 是一个广泛的法案，将在几年内分阶段实施。其规定个人购买健康险，设立健康险的标准和要求，启动市场保单的健康险交易，增加门诊预防服务，重构医疗报销。其设立国家预防、健康促进和公共卫生委员会以发展国家预防健康战略，并设立循患效果研究所以进行比较性效果研究。PPACA 专门批准资助推进疼痛管理的研究和治疗
《健康保险流通与责任法案》(Health Insurance Portability and Accountability Act, HIPAA)[3]	HIPAA 规定在保存个人健康信息或以各种形式（包括数字、传统报纸或文档以及口头形式）进行传递时需保护患者的隐私。这些健康信息包括患者的既往史、现病史或者未来健康状况，保健的提供、费用，还有个体识别信息或据信能通过通用标识符识别出个体身份的信息。将隐私规则运用到健康计划、保健以及任何可以传递健康信息的健康提供者中。HIPAA 是一项包含很多规定的复杂法规，包括将健康保险措施从一个雇主转移到另一个雇主处。PPACA 添加了要求及对不服从者的惩罚措施
《卫生信息技术促进经济和临床健康法案》(Health Information Technology for Economic and Clinical Health Act, HITECH)[2]	HITECH 是 2009 年以发展全国卫生信息技术基础设施而设立的，以改善保健质量和医疗协调。HITECH 设立了与电子健康记录"有价值的应用"相关联的经济奖励[104]。HITECH 还设立了在破坏保健信息隐私时应有联邦通知的要求，其效果已见于过去几年某些著名案例中。法案还为患者提供可获取的审查，使患者对其电子记录进行完全的披露和使用，并且其禁止出售患者健康信息。自 2010 年以来，已发生 500 余例违反案例。超过 60% 涉及盗窃或信息丢失，典型的是发生在电子设备上，例如笔记本电脑[2]
《紧急医疗与劳动法案》(Emergency in Medical Treatment and Active Labor Act, EMTALA)[4-5]	EMTALA 用于管理可能出现的患者因拒绝治疗或病情不稳定时在不同医疗机构间转运的情况。更简单地说，EMTALA 禁止将急症患者"推卸"到其他医疗机构。医院必须对患者进行必要的筛查，确定是否存在紧急情况。如果存在紧急病症，必须提供必要的措施稳定病情，只有在特定的情况下才能够转运患者，例如患者要求转院；患者病情稳定，转运过程不会使病情恶化；目前所在医院无法提供有效的治疗措施，而在所转运的医院能够获得。所转运的医院必须无条件接收患者，而且医务人员必须保证患者在转运过程中的安全。EMTALA 也要求由指定的医务人员来对危急医疗状况进行负责
《就业退休收入保障法案》(Employment Retirement Income Security Act, ERISA；ERISA 的几项修正案与健康福利相关，包含 HIPAA)[7]	ERISA 建立了统一的联邦标准以保证员工个人福利计划。美国工会对 ERISA 进行管理和增强，联邦法院对其进行解释。其医疗相关性在于调整健康福利金计划。对 ERISA 的个案法规的解释会影响到特定人群如何、在哪里以及为什么对健康维护机构进行指控
《管制物资法案》(Controlled Substance, Act CSA)[6]	这项法规允许联邦政府对特定药物的生产、进口、加工以及分布进行规范，以控制管制物资的流通情况。其允许联邦政府对特定药物是否属于管制药物具有决定权及分类管理权。但此法规并不包括药物使用的控制权

有相关法规支持原告[8]。

　　本章主要描述法律案例。读者藉此可知晓这些案例的医疗事实是不完善或者错误的法律性文书提供的信息所导致的。

　　规章制度来自实施法律的职权机构。例如，美国卫生和人类服务部即根据《患者保护与平价医疗法案》(PPACA) 而要求实施医疗保险制度[1]。

职 业 责 任

医疗过失侵权行为系统

　　医疗过失系统旨在改善患者的安全并对因医疗过失造成损伤的患者进行补偿。为此，过失案例不可避免地会影响到医师个人及组织的工作表现，但不鼓励"防御性医疗"。该系统鼓励必要的沟通，以改善医患关系。

　　医疗过失系统并未达到这些目标。医疗过失案例的陪审团审判结果也不一定能够让医务人员知道明确的标准，部分是因为案例法存在不一致处，且陪审团倾向于使损伤的责任和严重性相关，而非突出医务人员的过失。案例上诉的决定往往不是基于医疗而是基于法律角度考虑的。事实上，医疗过失案例增加了对责任的担忧并且导致了更昂贵且可能更具风险的干预措施。几乎所有的医师制定临床决策时都考虑避免责任，而这些"防御性"的决策可能导致高达 25% 的医疗花费[9-10]。防御性医疗相关数据基本上通过是自我报告得出的，存在记忆和反应偏倚。

医师畏惧反复变更的医疗过失系统[11]。这种畏惧会干扰对临床事件的真实讨论。超过 60% 的医师感到在日常医疗行为中受到医疗过失诉讼的威胁，且超过 60% 的医师担心在今后 10 年间自己会受医疗过失案例牵连[10]。然而这些担忧远远超过实际风险的比例，对医疗过失敏感性的提高可归因于对罕见事件可能性的高估，以及对不熟悉的、毁灭性的或主观性事件风险的放大[10]。

陪审团可能并不是像医师们猜想的那样支持原告。对于医疗过失证据较弱的案例，医学专家及陪审团更容易在归责问题上达成一致[12]。而对于有强烈证据支持的医疗过失案例，专家比陪审团更可能将责任归于被告[13]。

改革的重心是减少医疗责任系统的风险（框 11-1）[14]。非经济伤害赔偿上限的设定已使索赔支出减少了 20% ~ 30%[14-15]。大多数情况下，其他改革对花费的影响有限。在其他卫生保健系统，行政医疗伤害补偿系统似乎会降低花费，但可能增加索赔[11]。国会预算草案办公室建议了可降低 10% 的执业过失保险花费的 5 种改革方法（框 11-2）[16]。

以经济为中心的改革能否减小医疗过失系统的伤害依赖于防御性医疗是否起因于经济担忧或更多复杂的动机[17-18]。某些专家主张成功的改革需要从根本上进行改变，比如临床指南的依从性受安全港的法律保护[15, 17]。另一种可能的根本性改变是对司法部门的改革，即法官由中立的医疗专家支持，接受判决医疗过失的培训，并且会自始至终"承担"这个案例。这种改革有望通过更快、更频繁且非公开的会议来加速达成[15]。2010 PPACA 授权同意寻求新的方法以解决医疗伤害纠纷[1]。

公开、道歉和赔偿

公开、道歉和赔偿会促进对医疗过失的坦诚讨论，为患者提供公正的补偿、减少花费并且减少对当前系统的压力与伤害（表 11-2）[19]。这种方式反对传统的医师及医院的"否认和防御"反应，那样易产生敌对关系。主张自由公开，对有质疑的案例予以补偿，并大力维护合理的医疗。密歇根大学健康系统较早接受了该方式，并报道其在索赔、结算金额和防御性花费数量上有所减少[20]。

公开、道歉和赔偿方式具有法律性、文化性及逻辑性的障碍，很可能因非对称性风险系统而失败。例如在某些州，慈善团体（如医院）就限制了侵权行为

框 11-1　传统医疗过失改革

医疗过失改革的制定是为了鼓励各方解决合法的索赔以及制止有质疑的案例。

非经济伤害的上限：限制了对非经济损失（"痛苦和伤害"）理赔的金额数量。

审判前筛查控制：为索赔是否具有充分的、值得继续审判的价值提供意见。该意见具参考性或约束性，可能是证据的来源。

价值证明：需要原告提供宣誓口供，以证明有医学专家相信该案例有合理并且有价值的原因。

律师公费：限制了医疗过失案例中原告律师可能收取的成功酬金。

连带责任改革：此改革限制了陪审团分派给每位被告财务责任的百分比。如果陪审团决定某一方对后果负有 20% 的责任，那么这一方即负有 20% 的赔偿责任，即使其他方无法赔付亦如此。

担保来源的赔偿：要求与伤害有关的其他补偿必须从被告人务必赔偿的金额中扣除。

定期付款：赔偿可分期进行，不必一次性付款。

非经济性伤害列表：此改革根据对"痛苦与伤害"严重和损伤程度的分类指导财务赔偿。这种赔偿列表可以是参考性的或是约束性的。

行政赔偿系统或"健康法庭"：这些过失索赔的非传统解决方法通常会涉及专业法官、决策与伤害的指南以及中立的专家。

From Mello MM, Kachalia A, Goodell S: Medical malpractice: April 2011 update, Synth Proj Res Synth Rep 21(Suppl 1), 2011

框 11-2　国会预算办公室推荐的可降低 10% 的执业过失保险花费的方法

1. 设立非经济性伤害的赔偿上限为 250 000 美元。
2. 设立惩罚性的伤害赔偿上限为 500 000 美元或者为经济性伤害赔偿金额的 2 倍，按二者中金额高者实施。
3. 修订了"担保来源"制度，以允许来源于健康与生命保险、劳动补偿、汽车保险等方面的收入被介入审判，从而从陪审团决定的赔偿金额中扣除相关金额。
4. 时效法：自发生伤害起 1 年（成人）或 3 年（儿童）。
5. 公平 - 分担制度取代连带责任：即在诉讼中被告人仅对其承担的伤害责任的百分比所对应比例的终审赔偿金额部分负责。

From Elmendorf DW: Letter to Hon. Bruce L. Braley, Dec 29, 2009. <http://www.cbo.gov/ftpdocs/108xx/doc10872/12-29-Tort_Reform-Braley.pdf/> (Accessed 27.09.13.)

的赔偿责任，这意味着从短期来看，提供赔偿的行为会增加其花费[19]。公开、道歉和赔偿方式须在所有保健系统内的医院及医师中开展，以便成功实施。否则，不一致的价值观及策略会带来混乱，随后敲响丧钟。

当前系统支持向各种州及国家机构提供基于姓名的报告。大多数系统要求报告解决方式，因此即使伤害与其行为无关，医师也可能会被牵连。无可否认，这种担心部分反映了一种极度不成比例的观点，即对

表 11-2　公开、道歉和赔偿

目标	医院或承保人的行为
增加透明度，减少对立关系	1. 公开医疗结果 2. 建立支持公开的系统 3. 道歉 4. 解释调查结果及整改措施
提高患者的安全	1. 实施一些制度来鼓励临床医师在面对患者安全时足够坦诚 2. 及时实施一些制度避免事件再发
避免诉讼案件，减少责任赔偿金额，改善方式补偿家属及患者	1. 区别医疗过失和疾病或高风险医疗导致的伤害 2. 当医疗处置不合理且患者没有诉讼要求时，应提供财务补偿 3. 当医疗处置合理时应坚决捍卫

Data from Bell SK, Smulowitz PB, Woodward AC, et al: Disclosure, apology, and offer programs: stakeholders' views of barriers to and strategies for broad implementation. Milbank Q 90:682-705, 2012; and Boothman RC, Imhoff SJ, Campbell DA Jr: Nurturing a culture of patient safety and achieving lower malpractice risk through disclosure: lessons learned and future directions. Front Health Serv Manage 28:13-28, 2012

表 11-3　与麻醉医师最为相关的医疗行为

类型	描述
医疗事故	医疗行为未按标准操作，因过失造成的损伤
过失致死	非正常死亡，即死亡发生早于预计。如果因过失导致患者死亡，则可以对此类损伤提起诉讼
缺少知情同意	对理性人进行相关医疗告知和解释的义务
委托	一旦开始对患者负责，则医务人员有义务对其提供持续的医疗帮助
替代性责任	对医务人员从事的工作进行合理监督的义务
丧失恢复和存活的机会	需证明要不是因为医务人员的行为，患者原本存在恢复的可能性
骚扰	未获得明确或含蓄的认可情况下触碰他人，这类案例原告无需提供受害证据
攻击	试图触碰他人，这类案例中原告无需提供受害证据

From White C, Rosoff AJ, LeBlang TR: Informed consent to medical and surgical treatment. In Sanbar AA, Firestone MH, Fiscina S, et al, editors: Legal medicine, ed 7. Philadelphia, 2007, Mosby, pp 337-343

医疗过失的报道是如何影响了医师的认证或许可。处理这种担心需要对报告的需求以及机构接受系统性事件责任的意愿进行改变。

代理律师可能会阻碍公开、道歉和赔偿的接受度。原告代理律师可能相信侵权行为系统最好地保护了患者的利益。辩护律师可能担心这种方法不是出于客户的个人利益。

医疗过失

医疗疏忽是导致医疗过失的最常见原因（表 11-3）。过失是对责任的违背，是导致损伤最直接的原因[21]。医疗过失是医务人员没有按照（违背）医疗标准（职责）而直接（直接原因）的对患者造成损伤（危害）。应当对导致损伤的原因进行严密配对审查，而且需要"事实上的"和可预见性的证据。"事实上的"通常可用"要不是"方法解释，意思是如果没有先前出现的疏忽，损伤本可以避免。经典的定义是：该行为对伤害的造成是必不可少的。某些审判扩大了"要不是"的规则，纳入了一些导致损伤的重要因素。可预见性的含义是对于一个恰当的医务人员而言，发生的损伤是可被预见的。例如，"要不是"麻醉医师没有进行呼气末二氧化碳监测，未发现的食管内插管应该可以被预防，因为合理处置的麻醉医师应当预见这种违背常规医疗的做法可能会导致未发现的食管内插管。出现这类损伤的患者一定需要得到赔偿。赔偿金不仅需包括

非经济损失、因弥补损伤所产生的经济损失，还应将因意外损伤导致误工而损失的费用考虑在内。关于时效性的法律定义了原告可以起诉的时限，由州法律控制，通常自所述的医疗过失或者损伤出现或者被发现时开始。

无论主体处于不知情状态（刑事过失）还是知情状态（刑事轻率），偏离医疗标准甚远的行为可能会被定性为违法的医疗过失行为[22]。违法的医疗过失行为很少被起诉，除非曾发生过类似案件但仍未被纠正、试图隐匿已发生事故或者在医疗行为中将经济效益和个人收入看得比医治患者更为重要等。例如，一名麻醉医师因过失致人死亡被起诉（但最终被判无罪），原因是在麻醉进行过程中超过 5 次入睡，最终导致正在进行手术的患儿在他一次入睡后死亡。这名麻醉医师被定为医疗过失罪，尽管最后因起诉人未在法定时间内进行医疗过失罪的指控而使当事人的罪行最终被推翻[23]。

被起诉的过程

许多指控是从接收到原告代理人的书面指控书开始，内容包括案件回顾与讨论。首先应当就事件情况询问律师，确定后续应采取的合适程序。正式的诉讼自发送书面的传票和控告信开始，后者是根据原告的

主张和申诉发出的通告。

诉讼开始后，取证过程是从交换材料和作证词开始的。作证的目的是为了让法律行为中的对方获得其所未能掌握的信息或澄清相关问题，尤其是关于诉讼行为背后的推论[24]。证词中的口头证据在宣誓后采集和记录，可作为审判时的证据。案件的相关专家、顾问、临床医师、证人以及被告都可能提供证据。一些谈话内容，包括与律师、危机处理人员、保险公司代表、配偶、私人医师（包括精神治疗医师）、牧师的讨论内容具有一定特权，允许不告知原告。而与密友的对话内容不在特权保护范围内。

宣誓作证前，医务人员应将与原告的关系和可能的问题告知律师。医务人员还应将与案件相关的医学知识和可能出现的不利因素提前传授和告知律师。完全知情的律师才是最佳的辩护人。

除被告、被告辩护律师、原告律师以及法庭书记员外，原告也可能在宣誓作证中出现。当法庭书记员引导相关人员宣誓后，原告律师将开始例行问答，问答内容包括被告教育水平、执照和行医资质认证情况。被告律师进行适当的调解。同样的问题可能会反复出现。原告律师的目的是希望通过相关问答提前营造出一种气氛，降低被告保护意识。而被告最好不要对可能存在于医疗记录文书中的内容进行推测性的回答，应该只针对提问进行准确回答或者对没有完全理解的问题提出疑问。

医疗过失的辩护

当医务人员面对公众质疑时会出现一些不良感受，例如内疚、失败、生气、羞愧、孤独、压抑、脆弱、否认以及其他躯体不适症状[25]。如果诉讼是基于医师认为的医疗差错进行的，那么这类感受会加剧。经过医疗差错或者"近似失误"的体验，许多医师描述其症状类似于创伤后应激障碍[26]。也许对将来行医最具伤害的是强烈的自我怀疑[27]。诉讼再次挑起沉寂已久的与该事件有关的不安全感。直面这些感受非常重要，并要力求克服，因为没有其他因素能够比以一种准备充分和积极的心态应对法律诉讼更为重要。

针对没有按照医疗标准以及所谓的没有达到医疗标准是导致损伤的直接原因这一问题，被告常会进行抗辩。为了支持这些论据，常常会请到医学专家作为证人，并使用医疗文书、医学杂志论文、医疗操作指南以及麻醉记录。

作为证人的医学专家会对医疗标准和其中的因果关系从相关专业知识和观点上进行解释[28]。尽管法庭

框 11-3　关于专家证人资格和证据的指南

专家证人资格
1. 医师（专家证人）行医应当具有通行的、有效的且非限制性的执照
2. 专家证人需通过麻醉专业委员会的资格认证或者持有等同效力的专家资质认证书
3. 在事件发生时期专家证人正积极参与相关临床麻醉工作并且在诉讼主题的临床实践领域具有相关临床经验与知识

专家证人伦理指南
1. 专家证人对于该医疗事件的评论应当真实、全面、公正，专家证人不能遗漏相关信息而制造对原告或被告偏颇的看法
2. 专家证人的证词应当能够反映出事件发生时期广为接受的科学证据和操作标准
3. 专家证人应当清楚地区分医疗过失和与疏忽行为并非密切相关的不良后果
4. 专家证人应当努力评估是否所谓的不达标行为与不良后果有因果关系
5. 专家证人的酬劳应根据其花费的时间来裁定，与索赔结果无关
6. 专家证人应当愿意提呈证词以供评议

From American Society of Anesthesiologists: Guidelines for expert witness qualifications and testimony. <https://www.asahq.org/For-Members/Standards-Guidelines-and-Statements.aspx>. Amended 16.10.13

通常都会接受大多数专家证人的意见，但法庭和陪审团会根据专家的权威程度对其所提供的证词做出相应采信。专家证人可以支持这样的观点，即采用另外一种解释或方法，尤其是得到了其他医师支持的解释或方法，则案情就可能足以满足诊疗标准的要求了。专家证人的义务包括："……麻醉专家的证据需容易获得、客观并且不含偏见。为限制未告知的或者容易产生误解的证据，专家应该具备相应资质，而且应当以清晰的伦理指南作为依据"（框 11-3）[29]。美国麻醉医师协会（ASA）有一个专家证人证言的审查程序[30-31]，由此 ASA 成员可呈交对另一成员的专家证言的诉状。ASA 有权谴责、暂停或开除违反这些道德准则的成员，并向国家执业医师数据库报告。

实践指南作为医护标准的一种证据正被越来越广泛地应用[32]。尽管实践指南的作者习惯性地说明并非想通过这个指南建立一个医护标准，但此指南对陪审团所造成的巨大影响可想而知。某些作者提议实践指南应该取代专家意见的地位[32]。

一份详细的麻醉记录在医疗诉讼案件中常常是一个强有力的证据。通过这些记录，未在现场的麻醉医师可以了解麻醉过程中的医疗干预措施、干预的原因和结果。精确的记录以及以思绪进程为基础的书面说明可以获得更好的理解，这一点非常重要，因为医疗过失索赔通常基于对病情诊断的失败或滞后。例如，

当使用神经刺激仪实施区域麻醉时，麻醉医师会记录麻醉穿刺针的类型和长度、神经刺激仪的类型与设置、尝试的次数、肌肉收缩的位置和力量，是否在麻醉区域出现感知情况以及出现后的处理方法[33]。另外，考虑一下在常规记录中尿量减少的重要性。假设患者在一段时间内没有尿量，而先前导尿管状况正常，麻醉医师通过静脉输注晶体液来进行处理。记录单上"尿量"栏被理所当然地记为"0"，而将快速输注的液量记录在"输入液体"栏中。假设晶体液输入后 30min 仍旧没有尿量，这时麻醉医师便应在麻醉单上记录尿量减少的可能原因、最初的分析和处理措施、处理结果以及目前的解释（包括鉴别诊断）和将要采取的进一步处理措施。麻醉记录应当包含特定的信息（框11-4）[30-31]。

诸如滥用程序、恶意起诉以及诽谤的反诉行为已经被法庭彻底拒绝[34]。从一个政府政策上看，法院可能更关心反诉的滥用可能限制原告寻求赔偿的能力。

个人的道歉和公开

道歉是遗憾和悲伤的一种表达方式，与揭示所发生事件的公开不同，虽然两者经常被混为一谈。道歉和公开可能同时发生。

美国超过一半的州法律中明确禁止将道歉或同情作为处置错误的证据[25, 35]。大多数道歉法律允许同情性描述（如"很抱歉发生这样的情况。"），但是不能保护包括解释的同情性描述（"抱歉我犯了一个错误。"）。少数几个州有关于公开的法律，典型特点是需要对不良事件进行告知。那些要求公开并且保护同情性描述但不保护解释性描述的法律可能导致奇怪的讨论，这会被患者视为不真诚[35]。

一些意见认为，某些情况下道歉在没有发生错误行为时才有意义，例如给患者使用一种先前无不良反应的抗生素后引发皮疹。然而，某些情况下如果不对所做的不当行为负责则会有掩饰之嫌，例如麻醉医

框 11-4 麻醉记录指南

I. 麻醉前评估
  a. 访视患者
    i. 患者及手术方式的确认
    ii. 病史采集（药物治疗史、过敏反应史、与麻醉相关的家族史、系统疾病回顾）
    iii. 麻醉药物使用史
    iv. 禁食状态
  b. 适宜的查体（包括重要生命体征、气道状态的记录、相关的阴性检查结果）
  c. 客观诊断资料的回顾（例如实验室检查、心电检查、放射检查）及医疗记录
  d. ASA 体格状况评估
  e. 会诊记录
  f. 针对患者的麻醉计划的形成，以及关于风险、受益和适应证的讨论
  g. 如果合适，需解释哪些是针对麻醉医师或者患者的非典型性选择
  h. 适宜的知情同意文书
  i. 适宜的术前用药与预防性应用抗生素
II. 术中或操作过程中的麻醉（依据时间发展的记录）
  a. 麻醉操作开始前的回顾
    i. 患者再评估
    ii. 检查设备、药物和气体供应情况
  b. 监测患者的生命体征、氧合、通气参数和非常规监测设备的使用
  c. 药物及麻醉气体的用量、给药的时间和途径，以及任何不良反应
  d. 静脉内使用液体的类型和量，包括血液和血液制品，以及使用的次数

  e. 出血量和尿量的评估和记录
  f. 使用的技术与患者体位
  g. 静脉/血管内置管和置入气道设备的置入方法与部位
  h. 麻醉用药期间的非正常或意外事件，包括事件的识别和解释、事件的处理以及事件最终结果
  i. 麻醉结束后患者的状况
III. 麻醉后评估
  a. 符合医院政策及国家许可的有资质的麻醉实施者实施评估与记录
  b. 患者在进入和离开麻醉后恢复室时的评估
  c. 依据时间的生命体征和意识水平记录
  d. 依据时间的药物使用情况、药量以及给药途径记录
  e. 静脉内使用液体的类型和量，包括血液和血液制品
  f. 麻醉后或者操作后的非正常事件，包括并发症
  g. 医学干预措施
  h. 麻醉后随访
    i. 必须在患者离开指定的复苏区域 48h 内完成
    ii. 包括全身麻醉、区域麻醉或监测下的麻醉管理在内的手术必须实施
    iii. 术后评估要点
      (1) 呼吸功能
      (2) 心血管功能
      (3) 意识状态
      (4) 体温
      (5) 疼痛
      (6) 恶心、呕吐
      (7) 术后补液

Data from American Society of Anesthesiologists: Documentation of anesthesia care. Amended 16.10.13 and Merchant R, Chartrand D, Dain S, et al: Guidelines to the practice of anesthesia, revised edition 2013. Can J Anaesth 60:60-84, 2013.
ASA, American Society of Anesthesiologists

师给患者错误使用了病历中明确记载有过敏史的抗生素。本着保持良好医患关系的前提，不能因为可能被起诉就将道歉这个环节省略。例如，对 6 岁小儿进行面罩麻醉诱导前患儿可能会出现难以控制的尖叫和哭闹，与患儿父亲交流后，决定还是将患儿强行制动并通过面罩吸入麻醉药物进行诱导。术后随访时，或许应对患儿家属进行道歉，不仅因为诱导本身（"很抱歉在麻醉诱导时让 Becky 和你们很不适。"），还应承认发生这样的情况也并非我们所期望的（"诱导时发生的情况并非我们的意愿，我们也非常希望诱导得很平稳。"以及"结果显示没有提前进行镇静是个错误。"），同时还可以提出对未来的建议（"我建议将来可以在进手术室前口服一些镇静药。"）。尽管从专业角度上看处理措施有一定错误，但道歉过程明确了所发生的事件，并为今后的治疗向患儿家属提供了建议。

尽管编者个人认为道歉是有必要的，但人们对于道歉仍有不同的看法。尤其是当道歉没有被立即接受时，医务人员可能会感到非常苦恼。当事件定性尚不确定时，道歉会给原告带来信心 [36]，也可能会在法庭上被解读为承认错误。

是否应该把更可能是医疗疏忽的事件承认为错误行为，这是一件非常复杂的事。例如对有背部手术史的已接受全身麻醉的患者反复尝试硬膜外穿刺，反复尝试失败后仍未借助其他方法（例如 X 线透视等）。患者苏醒后表现出神经损伤症状，这与硬膜外穿刺不当可能出现的损伤症状一致。一些专家建议，虽然对患者造成的痛苦和不适表达同情可以被接受（"对于你所发生的不适症状我感到很抱歉。"），但承认错误并且报以获得预期良好结果的愿望可能会让损伤合法化（"对于你所发生的损伤我感到非常遗憾。回顾整个过程，尽管我不是很确定到底发生了什么，我怀疑可能是因为穿刺针位置不当的原因。我应该通过对背部的直接影像学检查加以确定，例如 X 线检查。"）。另有情况显示，在公开问题的真相后再次进行道歉更具有意义，因为此时阐述了事件真相、发生原因和以后如何避免。公开真相和道歉的结合显示出了对过失的承认态度，但这仅仅是提前揭示出了最终会被发现的真相。我更觉得通过诚挚的道歉带来的潜在益处胜过承认过失带来的潜在害处。

完全的公开会赢得支持。总体上看，患者会想知道这些未被公开的信息，并且最终会发现被隐含的内容，甚至可能对此心存敌意——为何这样的信息不被公开。对于潜在的疏忽事件的道歉和公开应当周全计划与支持，最好在道歉和公开的预演讨论会上请专家参与。信息公开可能包含三点内容。基于对问题的认

识，目的是尽可能多地传达已知信息，但不对未知的信息进行推测，尤其是与失误有关的信息。医务人员应当对医疗事件的医学含义进行解释，包括与之相关的所有治疗和随访，以及事件责任联系对象。院方的道歉与公开专家通常会协调沟通并随访。后续应通过彻底调查避免类似问题的发生。最后，需告知患者调查进展情况，包括事件的发生原因，以及预防类似事件再次发生的方法。

知情同意的法律问题

直到 20 世纪 50 年代，医师才常规获得患者的同意书（即总协议），使之进入程序。Leland Stanford 医院 1957 年的 *Salgo v Trustees* 法律案例使知情同意的现代概念编入法典 [37]。法官指出了知情同意和申明许可的区别："临床医师如果对具有辨别能力的患者隐瞒即将要进行的医疗行为，则违背了作为一名医师的职责和义务" [37]。

知情同意的目的在于最大程度地发挥患者的能动性，在知情的前提下做出基本上自主的决定。应用"基本上"这一修饰词是由于没有理由期望患者能完全知情。"基本上知情同意"的更恰当目标是使患者可充分地自主决定同意与否，即使患者并不完全知情。目前知情同意书主要包括以下七个部分。

知情同意书的组成部分

做出决定的能力

做出决定的能力是指在特殊时间做出特定决定的能力。做出决定能力的大小包括对医学问题、计划治疗方案、替代方案、拒绝治疗的后果、接受或拒绝计划治疗所带来的可预见结果的理解能力，以及能否合理地、具有逻辑地表达意见。做出决定的能力有别于法律上"能力"的概念。法庭能够对能力进行判定并得出一个通用的判定结果，这主要是根据一个人对所有事物的处理能力大小来决定的。成年人除非被法庭判定不具备相关能力，否则都被认为是具备能力的人。另一方面，麻醉医师对决策能力的评估需承担责任，而且只有在特定环境下才能做出决定。

麻醉医师应该允许患者在其能力允许的范围内做出决定。毫无疑问，大多数患者具备做出决定的能力，但麻醉医师必须积极评估患者做出决定的能力，哪些患者做出决定的能力发生了暂时性变化，哪些患者不具备法律上做出决定的权利，或哪些患者在做出决定能力方面已经存在局限性。需要考虑那些在签署知情

同意书之前已接受镇痛药物的患者。决定能力受损的程度取决于药物的治疗情况、患者对于药物治疗的耐受性以及需要做出什么样的决定。一些患者在疼痛得到缓解之后的决定能力会有所提高。为了判断患者在特殊情况下是否具备做出决定的能力，麻醉医师必须权衡药物治疗方案、其预期疗效以及患者所表现出的推理和理解能力。当患者暂时性丧失做出决定的能力时，例如患者处于麻醉状态，麻醉医师应该避免进行非紧急的医疗处理，直到患者恢复做出决定的能力并签署知情同意书后方可进行。但在紧急情况下，麻醉医师应根据紧急状况下的合理性判断进行处理，而无须获得知情同意，例如必须实施更多的监测项目时。然而，在紧急情况下，基于对患者渴望继续生存的推测，麻醉医师即便尚未获得知情同意也必须实施必要的医疗救治，除非患者已经事先声明放弃救治 [38]。

自愿性

麻醉医师应让具有行为能力的患者知情并自愿完成这些治疗程序，而不能通过某些手段或者强迫患者签署知情同意书。所谓的手段是指扭曲或忽略某些信息以劝说患者接受治疗，例如淡化或忽略某些信息以影响患者做出某种特殊决定。强迫则是通过危言耸听迫使患者接受处理。

当具备足够决定能力的患者处于躯体受限或者镇静的情况下，麻醉医师也会妨碍到患者的自愿性。即使是在性命攸关的情况下，具有决定能力的患者在法律和伦理上仍具有拒绝治疗的权利。医师常难以接受患者做出的"愚蠢"决定。Shine v Vega 案例中就包括这些复杂的情况 [39]。1990 年，具备行为能力的 Shine 因为哮喘发作在医院接受了氧疗以及其他一些常规药物治疗。当时的急诊科主治医师认为她病情严重，建议其进行气管插管，而 Shine 始终予以拒绝（同时也得到其姐姐和父亲的认同），并继续通过面罩吸氧进行治疗。随后，Shine 的姐姐发现她的情况逐渐转好，但正和医务人员发生争执，在 Shine 和姐姐提出出院要求后，受到了 1 名医师和 1 名保安的阻止，他们把 Shine 四肢固定在床上，不顾患者及其家属的反对，对 Shine 予以气管插管。事后，患者提出上诉，马萨诸塞州最高法院裁定：无论决定对错与否，具有行为能力的患者都有权拒绝可能延续生命的治疗。

自愿性的另一个问题常在孕妇与胎儿出现利害冲突时发生。当孕妇拒绝接受医师建议的诊断或治疗措施（例如根据胎儿的情况需要进行的剖宫产手术）时，医师可尊重患者的自主性选择而不进行手术，建议她到其他医疗机构寻求健康保障，或者寻求司法介入。

在寻找司法介入之前，医师应当考虑到违背患者自主意愿可能会带来的社会、躯体以及心理的危害，以及医学知识可能存在的不准确和局限性。只有当不干预将会危害胎儿、推荐施行的医疗手段确实能够减少对胎儿的危害、对母亲的危险相对较小并且尚无疗效相当而侵入性更小的治疗选择存在时，麻醉医师才应寻求司法介入 [40]。美国妇产科学院在强制性剖宫产手术上所持的态度与麻醉医师尤为相关：即使某一方法有最强烈的证据支持有利于胎儿，也不足以在伦理上优先于孕妇放弃胎儿治疗的决定 [40]。

公开

公开的目的在于向做出决定者提供所做决定相关的信息。恰当的公开可建立信任，可帮助患者做出正确的决定，是尊重患者自主性的基础。

1972 年建立的理性人标准要求公开的程度需基于理性人面临是否选择建议进行的医疗干预措施时可能会考虑的问题 [41-42]。针对知情同意的讨论应常规包含选择合理麻醉和监测技术后可能出现的特殊风险和益处，同时还应包括弥补措施 [38]。麻醉医师更应当告知患者一些常见但非高危的因素，例如术后恶心、呕吐，以及一些少见但有长远意义的事件，例如脑损伤和死亡。在合适的情况下，应该告知患者相关数据及其价值，例如资料是否存在可疑之处。如果是一个团队，麻醉医师还要告诉患者医务人员的姓名和分工。为与患者保持良好的关系，可告知患者一些实际问题，如进入手术室之后将要进行操作的可能顺序、在不同的阶段会接触哪些人、术后镇痛可能达到的效果以及估计所需要的实际时间。

总之，除非涉及患者的决策，法庭并不积极地要求对职业经验、个人健康问题以及受训历史等事宜进行公开 [43]。

缺少对经验的公开并不被列入证据，其部分原因为医师的经验并不是操作的必然风险因素 [44]。在案例法中，这些问题是根据具体案例特点决定的。因此，可能需要审慎地告知患者是否医师个人或"系统"在特定情形下缺乏经验。一名牙医因没有公开其使用了对自己来说较新的设备而被判承担责任 [45]。法庭认为理性人会希望得知这样的信息并且希望对方主动告知。在另外一个案例中，法庭认为医院的环境（周末员工数量减少）及其他可能机会（附近的医院做某种复杂手术有更好的经验）属于法律定义的公开及知情同意范畴的内容 [46]。

法庭有时扩大告知义务，包括个人问题，例如酒精滥用、既往吊销执照以及直接相关的医疗问题等 [47]。

而另外一些法庭则认为这类数据是医院资格审查范畴而不是公开内容的一部分[48]。法庭规定医师不需要公开发生疏忽的概率[49]。而是否要公开医师的操作成功经历需依赖特定环境[50]。

公开信息的责任在以下情况例外：患者选择不知情[51]、不能获得有效知情同意的紧急情况以及医疗特权情况。如果医师认为公开事实后会使患者"因公开事实而致病情加重或情绪恶化，以致不能做出合理决定；或使患者的治疗复杂化或受妨碍，甚至给患者带来心理伤害"，则可使用医疗特权，隐瞒信息[52]。医疗特权范围有限，需要谨慎使用。尽管某些信息对患者不利或可能使患者不安，但并不意味着应对患者隐瞒某些信息。例如，与正在发作急性心肌梗死的患者谈论死亡风险可认为是医疗特权，但与婴儿的家长谈论死亡风险时这么做就不合适。

推荐

麻醉医师应该提供意见：哪种选择更可取以及每种选择的优缺点。麻醉医师通过解释各个指标以及数据来支持他们的观点，要让患者能够从他们专业的意见中获益，并且理解这些建议的根据。此时患者便能做出适于他们自己的最恰当的决定。

理解

患者需要理解将要进行的操作所存在的风险和益处、相关的建议以及提出这些建议的理由。很难确定患者是否完全理解知情同意的讨论内容，许多患者可能并不理解。疼痛和应激似乎并不会减弱患者对危险的记忆，而且并不妨碍其获得合法和充分的知情同意。

决定

考虑相关信息和麻醉医师的建议后，患者就要选择麻醉技术。患者在参与做出决定时的表现有所差异，麻醉医师应当对这些选择保持敏感。对参与决策制定过程的渴望可能受个体、疾病程度、性别、年龄以及教育水平的影响。麻醉医师应该根据患者以及临床实际情况来制订合适的方案[51]。

当患者拒绝麻醉医师的建议或要求进行麻醉医师认为不合适的操作时，谈话的核心就从知情同意转为知情拒绝。知情拒绝的要求和知情同意相似，同样要求患者在做出决定前要充分认识风险、益处并权衡利弊。尽管理论上允许患者接受医师推荐的或可接受的方案而不去了解更广泛的信息（特别是意外发生的可能性很小时），但支持患者在获得信息有限情况下所做出的并非最佳的决定将会十分困难[53]。麻醉医师可

能乐意提供一些有关选择的额外信息，以保证让患者获得所有可能的信息。如果患者在未获得足够信息的情况下做出了选择，那么麻醉医师就没能履行其知情拒绝的责任。当然，有的患者可能拒绝听取信息不论哪种情况，当患者选择了麻醉医师认为不合适的技术时，从伦理学角度上讲，麻醉医师在非紧急情况下没有提供医疗服务的责任。

自主授权

知情同意书的签署过程以患者了解并授权麻醉医师执行特定操作为终点。这一授权过程表达了患者的自我决定，是知情同意的基础。

知情同意的文档记录

麻醉知情同意内容可能会附在手术知情同意书中，常为手写内容或单独的麻醉知情同意书（亦见第38章）。将麻醉知情同意附在手术知情同意书中的做法非常不当，因为手术医师无法针对麻醉的风险向患者和家属做出恰当的解释，也无法完备地记录相关的内容。麻醉知情同意书可以包含手写内容和常规记录。手写内容是针对患者进行特别的、个性化的病情记录。针对每个患者添加相关手写内容可能会不太实际、浪费时间，也可能会忽略了知情同意书中更为重要的条目。麻醉知情同意书也许能够促进麻醉医师与患者在需要告知的相关内容上进行交流。知情同意书中应当包含进行手写记录的空栏。获得经患者签署的知情同意书表明医务人员与患者之间的沟通已经建立。然而，患者签署的同意书并没有满足知情同意的法律要求，因此必须要进行知情同意讨论。

知情同意的诉讼理论

如果麻醉医师所公开的信息不足以让患者做出知情决定，随后发生损伤，则可能发生与知情同意程序相关的过失。即使这种损伤是可以预见的，并且并不存在治疗上的过失[38]。为了判断提供的信息是否充分，法庭需要取证推理。取证是评价所给予的知情信息是否符合医疗标准。如果公开的信息未达到医疗标准，则可以考虑为玩忽职守。推理则是判断所忽略遗漏的信息是否会导致患者做出不同的决定[38]。大多数的裁定运用客观标准，即将推理建立在假定的理性是否会运用附加信息做出不同决定的基础之上。某些裁定运用主观标准，即根据特殊当事人是否会产生不同的决定来确定。一些裁定结合这两个标准，注重客观标准的同时又顾及当事人和

当时情况的特殊因素。法庭也会考虑信息是如何被告知的。知情同意的讨论应该有益于患者做出决定，给患者提出问题的机会并给出答案。

如果发生了不良事件，公开过程并不能用于掩盖医疗过程不当的事实。告知患者有关风险并不意味着可以推卸发生不良事件的责任。责任是建立在失职理论的基础上，主要取决于医疗过程是否符合有关医疗标准以及不符合标准是否就是造成损伤的直接原因。

拒绝提供医疗服务

麻醉医师可能会拒绝那些自认为是不符合伦理和道德要求的操作，例如选择性终止妊娠。尽管临床医师具有无私地提供医疗服务的责任，但是临床医师也总要考虑道德上的约束。而且，社会和医学界在提升医师个人的道德修养方面比较关注。麻醉医师只有在一些紧急或者决定生死的情况下才可以违背良心和道德进行医疗救治。事实上，当麻醉医师在伦理或道德上不同意患者的选择时，将难以提供患者所需的医疗服务。在非紧急的情况下，麻醉医师应该停止或拒绝医疗服务。此时麻醉医师可能有责任通过合理努力来寻找一个乐意服务的接替人选。

在认定患者的选择非常不合适或者可能带来伤害时，依照伦理要求临床医师也可以拒绝提供医护措施。难以认定麻醉选择不合适时不应草率处理。患者的选择及结果的风险必须是显而易见的，并至少取得其他数位麻醉医师的认同。当麻醉医师觉得自身不具备提供所需医护措施的能力时也可以拒绝提供。

临终关怀的法律问题

随着公民自由、个人权利和对自决的重要性的尊重不断提升，人们于 20 世纪中叶开始承认患者具有拒绝临终治疗的权利（见第 75 章和第 101 章）。1974 年，AMA 指出，"心肺复苏的目的在于防止意外死亡，当死亡已经不可避免时，不建议进行心肺复苏"[54]。几年以后，关于允许终末期患者不进行心肺复苏的政策不断出现。

关于拒绝生命延续救治权利的发展在案例法中可见一斑。1976 年，Karen Ann Quinlan 案首次确立了拒绝接受生命延续救治的相关权利。在 Quinlan 案中[55]，法院认定，当患者完全依赖呼吸机维持并且永久性处于植物人状态时，停止使用呼吸机具有合法性[55]。法院是以对公民隐私权的保护为基础制定这一法令的。同时，在监护人断定患者本身也不希望继续医治的情况下，法院认同患者的监护人具有取消生命延续措施

的权力。在对 Quinlan 进行了长达 10 年的鼻饲后，她的父亲帮她断开了呼吸机。

具有自主能力的患者有拒绝进行可能延续生命治疗的权利确立于 1984 年高级法院的 Bartling 案例[56]。Bartling 患有不治之症，作为一个具有法律自主权的成年人，他在违背意愿的情况下接受了 6 个月的医治。在一次穿刺活检出现气胸后，他开始依靠呼吸机生活。后来为了脱离呼吸机，又对他进行了气管切开。在经历了这些煎熬后，Bartling 明确表达了不愿接受进一步治疗的愿望。有一次，Bartling 说到："我不愿意死，但那些强加在我身上的生存条件让我无法忍受……"[56]。虽然在法庭判决之前就去世了，但受理此案的法院最终认定，具备自主能力的患者具有拒绝接受医疗措施的权利，这也是基于宪法对公民隐私权的保护。

1990 年的 Cruzan v Director 案件中，密苏里医疗科接手了一个车祸中受伤的妇女，她已不具备自行表达意愿的能力[57]。但在车祸发生的几年前，Cruzan 在一次跟朋友的谈话中曾透露不愿意在丧失自主生存能力的情况下继续存活。为了停止延续生命的治疗，Cruzan 家庭使用这段对话作为证据证明 Cruzan 有意愿停止治疗。密苏里最高法院认为，Cruzan 的声明不够正式和明确，不具有说服力，因而裁定对其继续进行治疗。此案后来被上诉到联邦最高法院[58]，与 Quinlan 和 Bartling 的最终判决不同，联邦法院根据宪法第 14 次修订结果，承认具有自主能力的患者有拒绝接受治疗的权利。其称，任何州均不得制定或执行缩减美国公民权利或豁免权的任何法律，任何州政府也不能剥夺任何公民享有生命、自由和财产的权利。该声明同时还支持州政府有权对一些需进一步明确的标准进行决定，允许密苏里州继续使用"明确和具有说服力"的证据标准。

原则上讲，具有自主能力的患者拒绝接受生命延续治疗的权利不应受到限制[59]，但对于无自主能力的患者，应按照三个层级的判断来指导临终医疗制度的制定过程。曾具备自主决定能力的患者若表达过接受临终关怀的意愿，则应尽可能地满足患者。在患者意愿不明确时，可通过法律或者患者的代理人对患者既往的态度和信仰进行分析，代替患者决定所要接受的措施。虽然是两种不同的范畴，但两种情况都要求代理人对患者有充分的了解或者能对患者的情况做出合理的分析。这些标准对于决定者来讲也是一种沉重的负担，他们可能会对自己决定的合理性产生质疑。当代理人不得不为一个从未具备过自主能力的患者（例如小孩和智力障碍的成人）决策时，替代判断是不可行的，代理人必须基于最佳利益标准，即要求代理人

应基于其所认为的如何对患者最有利的原则进行决策。

高级医疗计划

高级医疗计划允许发生残障的患者具有选择治疗的权力。预先指示是以尽可能减少不期望的过度治疗和不当治疗手段为基础。作为 Cruzan 案的部分结果，1991 年出台了《患者自主决定法规》(Patient Self-Determination Act，PSDA)，以增加预先指示的运用[60]。PSDA 要求保健机构（例如医院、老人院以及临终关怀机构）强调预先指示上的个体权力。预先指示分为三种：生存意愿预嘱托、健康决策代理（又称健康决定长期委托）以及医师关于生命延续治疗的医嘱 (physician orders for life-sustaining treatment，POLST)。生存意愿预嘱托使患者能够在面临不同疾病时自愿选择治疗方法，但它不一定能够反映具体就诊情况中的细微差别。将生存意愿应用到临床的困难使得某些患者更倾向于选择灵活性较大的医疗保健代理人的决定，从而在做出决策时更能考虑特定细节。如果他们自身丧失了决策能力，代理人允许患者指定其他的决策代言者（包括其他非家庭成员）为其做决定。如果患者不指定代理人，大多数司法机构会有专门的部门代为指定代理人，但这种方法经常排除家庭成员及其他患者可能优先会考虑的个体决策者[61]。

代理人并非总能起到作用，尤其是对于那些在丧失决定能力前无法清楚表达自身意愿的患者[62]。考虑到每种方法各具优缺点，最佳选择可能是在选定代理人的同时立下书面意愿，然后可以适时选择 POLST。

POLST（有时称为 MOLST 或 COLST，即将"医学""临床"取代为"医师"，或有时以州名作为第一个字母）通过关注对重症的预先治疗来补充预先指示。与其他预先指示相似，POLST 对心肺复苏术、医疗干预和人工营养形成了目前的选择。传统的预先指示要求频繁地重新解释并在每一个处理点重新建立。相比之下，POLST 是由医师下的医嘱，患者在家中、医院或某长期护理机构时医嘱依然有效。POLST 是为了增加患者在延续生命治疗意愿上的依从性。这可能在某些要求特殊声明以拒绝人工营养的地方尤为重要[63]。

高级医疗计划是不断发展的过程。有自主能力的患者显然可以修改之前的选择声明。而精神异常的患者——其之前的选择限制了某种治疗——可能会表示愿意接受该治疗[64]。如果患者有证据表明其具有决策能力（例如可以进行有条理的推断），那么其接受治疗的意愿应当被认可。但是，对于没有决策能力的患者以及几乎没有可能恢复决策能力的患者，解决这一问

题的过程就会变得更加复杂。这种情况下，最好基于多元性的治疗方法，包括重要的其他信息、文书类型以及最佳利益标准等加以判断。

拒绝心肺复苏

目前，患者已具有在手术室里拒绝不愿意接受的治疗的权利（参见第 108 章）。医务人员需在术前根据手术、麻醉程序和患者的总体要求，重新审核患者关于围术期不复苏 (do-not-resuscitate，DNR) 的要求。麻醉医师此时可以按照目标主导方法的要求来明确并记录手术中所期望达到的复苏状态[65]。获取和记录医嘱的过程应当与医院的 DNR 政策和法律条文保持一致。应当将对患者的诊断和预计情况、围术期复苏特殊性、可能的结局以及患者的理由记录在案。如果由代理人做出决定，记录内容中还应注明代理人与患者的关系以及代理人做出决定的依据。最后需附带负责医师签字。

在没有时间获取患者意愿的紧急情况下，对"拒绝心肺复苏"的态度会有所不同。对于麻醉医师而言，在未获知患者意愿的紧急情况下，一般倾向于先进行治疗。在事后获知患者的意愿后，可根据其要求决定是否停止救治。总体上讲，尽管机械通气时间有限，但为以后获取患者正确治疗意愿赢得了机会。

生命维持治疗的需求

患者或者家属可能会需要维持生命的治疗，但从患者本身的负担、费用或者疗效不确定等因素上考虑，医务人员会认为没有意义。此类案例可能会导致双方诉诸法庭，最终判决结果不会确定具体治疗方法，而是确定谁来为没有决定能力的患者做出决策。例如，86 岁的老年患者 Helga Wanglie 处于持续性植物人状态，依靠呼吸机维持。尽管 Wanglie 的丈夫希望她能够继续接受治疗，但医学中心认为对 Wanglie 太太继续治疗是不明智的，打算中断机械通气。而 Wanglie 先生拒绝了医学中心的终止呼吸机的请求，医学中心希望能够将 Wanglie 先生更换为另一无关代理人。法官最后裁定，Wanglie 先生是其太太的最佳代理人[66-67]。

1995 年的 Gilgunn 案例中[68]，陪审团支持 1 项单方面拒绝生命维持治疗的声明。Catherine Gilgunn 的病情比较复杂，包括严重的脑损伤，处于昏迷状态。她的女儿 Joan 作为家庭的代表，要求尽一切可能对她进行救治。但医院优化治疗委员会则支持医师的观点，认为心肺复苏术并不是真正需要的治疗手段。法律部

门相信医师是根据患者的最大利益为原则进行工作的，因此认可了该选择。Gilgunn 在停止使用呼吸机后的数天内就死亡了。陪审团支持医师和医院单方采用 DNR 程序，此案例没有上诉。

医师及医院成功地对单方面拒绝生命维持治疗的诉讼进行了辩护[69-70]。尽管如此，医师单方面的决定忽略了对于患者自主权的尊重。有证据表明，通过医患间的协商往往可以解决这些问题，而没有必要由单方面做出决定。然而，对于成功可能性较低的治疗方案，能够消除选择上的分歧最为重要。针对冲突的程序性解决策略更为实用。好的策略是公开的，能够反应社会道德价值，而且包括鉴别担保人、启用和实施策略、着手上诉机制和决定相关信息的过程[71]。

与上述情况不同，《德州预先指示法案》允许医务人员单方面拒绝或终止他们认为是"没有意义"的治疗，但决定是以医疗指南为基础，并获得医院伦理委员会同意[72]。其他州也在考虑这种方法[73]。而另一个极端是，一些管辖区域通过了法律，要求进行违背医师意愿的治疗，直到患者可被转运至愿意为其延续生命治疗的医师或医院处或者直至司法审查时为止[74-75]。在加拿大安大略省的行为能力委员会上可见另一种方法。这是一个独立的、政府支持的审理委员会，以解决知情与能力问题。虽然大多数案件涉及精神机构的非自愿承诺，但该委员会一直参与临终关怀案件。其他地区正在探索这种方法。

医师辅助自杀

医师辅助自杀是医师开具致死性剂量的药物给患者自行用药（参见第 10 章）。在美国，州法院认为没有宪法权利支持医师辅助自杀[76-77]。法庭运用伦理观点指出，要求实施某种行为的积极权力（比如医师辅助下的自杀）和更为重要的消极权利（免受身体侵犯）之间存在差别。尽管法律规定不可以实施辅助自杀，但通过个人申明也许可以使之合法化或杜绝其发生[78]。1997 年，俄勒冈州制定了通过正当行为死亡的法律，允许为终末期患者开具致死剂量的处方药物达到自身给药之目的。但其他形式的医师辅助自杀，例如其他人给患者用药，是不允许的。1998—2011 年，共开具 935 份处方，596 例患者使用了处方。其中最常见的疾病是恶性肿瘤（81%），肌萎缩侧索硬化（7%）以及慢性下呼吸道疾病（4%）[79]。自 1998 年，每年开具及使用的处方数量在缓慢而稳步地增长[79]。在选择医师辅助自杀时很少有患者考虑费用问题。

与麻醉相关的其他法律

耶和华见证人的医疗

耶和华见证人对圣经中禁止输血的内容解释为血液是维持生命的力量，输血者在死后无法获得永生[80]。耶和华见证人对禁止输血有不同的解释。临床医师必须积极了解患者考虑接受的程度（参见第 63 章）。将患者接受处理的意愿以书面形式记录下来，也为麻醉医师提供了法律上的文书。麻醉医师必须明确自身具备满足患者治疗要求的能力，否则就不应该提供麻醉。只有所有相关人员在血液处理方法上达成共识，麻醉医师和手术医师才可给患者提供非紧急性医疗服务。

一项案例说明了在治疗耶和华见证人患者时的不同考虑。Mary Stinemetz 是一名耶和华见证人，其拒绝在堪萨斯州接受肝移植术，因为她想去内布拉斯加州接受"无血"移植术。上诉法院裁定该州对于州外移植术超越了医疗补助覆盖范围的决定违反了她的宪法权利[81]。

儿童患者相关法律

大多数时候，父母或其他代理人会代替未成年人（通常指年龄小于 18 岁）做出决定（见第 92 章和第 93 章）。然而，随儿童的长大并综合考虑其成熟程度和决定可能带来的后果，应适当增加他们在决定过程中的参与度。尽管大部分儿童患者在法律上并无权力对知情同意内容做出决定，但要根据其成长和成熟程度允许他们参与做出决定的过程。

一些年龄小于 18 周岁的患者具有同意治疗的法律权利[82]。"有自主权的未成年人"一词指具有健康医疗总体决断权的未成年人。美国的不同州对于该权利的定义也不尽相同。但一般指已婚、身为父母、在服役期间或者经济上独立的未成年人，同时也包括孕妇。《成熟的未成年人条例》认为，在一些特殊的情况下，具有自我决策能力的未成年人在法律和道德上享有知情同意权。但也有例外，该制度要求患者至少年满 14 周岁，并倾向于针对低风险的医疗措施。法院会综合衡量患儿决策能力的成熟程度以及按照患儿意愿处理可能带来的风险这两个方面。患儿年龄越接近成年，法庭支持其决定治疗方案的可能性也就越大。例如，2007 年的一个案件似乎是个边缘性例子。法官判定一个 14 岁的耶和华见证人儿童在治疗一种 5 年生存率有 70% 的癌症过程中可以拒绝输血，而这个患者很快就死亡了[83]。

虽然妊娠的患儿具有自主权，但在进行人工流产时，在美国的许多州依然需要其父母的同意或授权（参见第77章）。如果州政府要求父母的参与，那么必须保障患儿具有通过法律援助规避该条例的能力，这称为司法回避。相关法律要求和具体实施因为州政府的不同规定而异。未成年人流产过程中，父母参与后所产生的作用有时并不明确，医院最好能就此咨询相关的法律人士[84-85]。

父母和医务人员可能会在儿童最大利益这一概念上产生意见分歧。根据国家监护权的相关规定或者政府对于不具备决策能力的患者利益的保护义务，不允许父母做出明显过度治疗或者治疗不足的不当决定[86-87]。可以通过了解在可行对策之外还有哪些选择来明确儿童的最大利益。医务人员和儿童监护人之间存在的分歧大小主要取决于所做出的决定可能对患儿带来伤害的大小。做出决定的标准为进行干预或不予干预对患儿造成的伤害的大小、成功率以及总体风险收效比例[87]。只注重父母的意见而忽略孩子的最大利益往往会带来巨大的社会、费用和家庭负担。如果麻醉医师经多方考证后仍断定患儿父母的意愿是不恰当的，则应当向儿童权益部门汇报，通过采取适当的法律手段来保护孩子的合法利益。

当麻醉医师面对的患儿及其家属是耶和华见证人时，应当告知他们手术过程中会照顾到他们的信仰，尽可能地减少输血的可能性，但当发生了危及生命的情况时，麻醉医师会通过法庭来申请获得挽救生命所需的输血许可。如果需要输血的可能性较大或者地方法庭对于耶和华见证人相关的案例法不熟悉，麻醉医师则可以选择向法院申请输血许可。在没有获得法院认可但需紧急输血的危急情况下，麻醉医师应当在法院许可前进行急救输血。当儿童长大后，法庭通常不会过多干预患者的决定，常给患病的青年更多自主决定的准许度。如果是非限期手术，则患者和家属可以考虑延期进行手术，直到患儿长到足够自主决定是否接受输血的年龄（参见第61章）。

监督与专业协会

主治医师可能会因住院医师的失误而遭到控告。问题在于何为可接受的住院医师监督制度是受地方政策和国家指南所影响的，但就任何一个个案而言，诊疗的标准却常是由陪审团决定的。针对受训期医务人员制定的准许和禁止的医疗活动指南能够在受训人员违背指南时对主治医师产生一定的保护作用（参见第9章）。另外，在法律诉讼案件中住院医师名字的出现频率也越来越多了。因为按照常规来说，住院医师应当提供与主治医师同样的医疗服务标准[88]。

根据"上级负责制"和"替代责任"的理论，麻醉医师要对有资质的注册护理麻醉师（CRNAs）在规定的职责范围内的疏忽行为负责[89]。替代责任的核心在于麻醉医师是否在监控护理麻醉师的行为。尽管在替代责任的问题上可能主要依据的是谁为CRNAs付薪酬，但通常这都是一个无效的辩护理由，因为在这些情况下，麻醉医师一般拥有绝对的权威来指导CRNAs的医疗行为。麻醉医师的责权范围和监督力度所受影响因素较多，包括社会期望值、医疗习惯、既往情况、医疗操作方式、知情同意、专家分析以及书面记录情况等，但最终还是由个案中的陪审团决定。例如，在一案例中，一名护理麻醉师没有及时的请麻醉医师协助处理一例儿童术后喉痉挛及支气管痉挛[90]。麻醉医师需承担一定的过失责任，因为从一定角度上讲，关于麻醉医师何时应到场处理问题，专业团队和护理麻醉师之间缺乏一个清晰的界定。

许多监控机制（例如国家法规和医院条例）要求麻醉医师在监督护理麻醉师进行医疗行为过程中的特定医疗操作时必须在场参与。专业机构也有责任制定出符合法律法规要求的具体标准。以一种未达到医学界公开医疗标准（例如ASA）的标准从事医疗活动必须承担风险责任。

关于医院和门诊手术设备认证的联邦法规要求护理麻醉师必须在医师的监管下或者在麻醉医师能随时到场的情况下从事医疗活动[91-92]。在能够保障公民最大权益的前提下，州政府官员可能会撤销这种硬性的监管要求。因此，州法律中也不能有需要监管的相关条文。基于呼声，17个州已经撤销联邦的医师监管要求。而已退出联邦要求的各州内的卫生保健机构可能仍需监管。

麻醉医师专业机构对于麻醉医师的资质和政策的合理性负有责任[93]。麻醉专业机构和医院之间所达成许多的共识，其中要求医疗服务、政府规定以及专业标准需保持一致[93]。医疗专业机构的义务甚至延伸到了一些参考材料中。例如一个麻醉医师因为滥用哌替啶而遭解职[94]。当这个麻醉医师到一个代理开业医师公司谋职，这位麻醉医师前面供职的医疗机构所提供的参考材料中如果没有记录他被解聘的原因，而他又因为医疗过失造成一名患者严重的脑损伤，法院在审理案件的过程中，先前医疗机构就会因没有尽到相关义务而承担一定的经济赔偿责任。

医疗专业机构有责任掌握所辖医务人员自身的损伤事件。受损伤的医务人员是指无法履行医疗及专业责任的医务人员。医务人员因酒精或者其他成瘾性原因所造成的损伤被认定为慢性疾病。于1998年成文而于 2008 年进行大幅修订的《美国残疾人法》规定禁止歧视恢复过程中的残疾人[95]。医务人员自身的治疗记录是严格保密的。

疼痛管理的法律问题

疼痛管理不充分是一个健康问题（见第 64 章和第 98 章）。这个问题可部分归咎于在国家医疗监督和药品执行机构所制定的混淆不清的规则、调节性的细察、犯罪调查和指控的环境下，医务人员产生了不良的紧张情绪[96-97]。例如，药品管理局的职能是通过电子处方监控手段掌握医务人员既往所开具的处方情况。医务人员担心监管机构对于处方的掌握情况会游离于患者病情之外，可能产生误解性和不确定的调查结果。医务人员对于被调查的担忧会影响针对慢性疼痛患者治疗时所开药物的剂量、数量甚至所选药物的类型[97]。药品执法机构针对这个问题指出，医务人员无需过于担心这个问题，并强调只有 0.06% 的医务人员被调查，对 0.05% 的医务人员采取了相关行动，0.01% 的医务人员被逮捕[98-99]。然而，这个 0.06% 的比例低得有些不合理，因为这个比例是来自于所有从业的医师。相关度更准确的比例应当基于那些开具麻醉药品处方进行疼痛控制治疗的医务人员，在这些风险较高的医务人员中，采取相关行动的比例较高。

Gonzales v Oregon 决议会使医务人员感到一些宽慰，因为它限制了药品管理局对于医务人员的监管作用[100]。*Gonzales v Oregon* 决议禁止了美国律师总会禁止俄勒冈州医务人员向临终患者开具 2 种药物从而可能促成患者自杀的提案。从案例我们可以发现，美国议会可以根据《药物控制条例》（Controlled Substances Act, CSA）拟定国家处方标准，但议会无法影响各州制定具体医疗实践标准。尽管存在一些原因，但最根本的原因在于 CSA 并没有对药物的实际使用产生规范作用，起作用的是州政府对药品的规定。

医务人员对疼痛治疗效果不佳负有责任。例如，1998 年，一名 85 岁的老年男性患者在医疗中心治疗了 5 天，而在几天后患者死亡[101]。在住院期间，该患者的疼痛情况没有得到良好的控制。尽管相关医务人员免于医疗事故的诉讼，并且州医疗机构也没有追究其相关责任，但患者家属赢得了民事案件的诉讼，依据的是加利福尼亚州关于老人和成人虐待的保护法规。

电子媒介

医师可能在"博客"或其他各类社交媒介中讨论临床病例而违背隐私保密性。电子媒介的使用可以被精确定义其时间和程度，在进行医疗过程中使用电子媒介会分散注意力并且增加责任性事故。即使当时没有事故发生，也会增加索赔成功的可能性。据报道，有案例中一名外科医师在手术过程中打了多个私人电话，导致患者永久性损伤[102]。

电子媒介使用时间不当（例如开车时）的社会意识正在增加，也随即增加了患者对医师在医疗过程中使用的担忧。2010 年对于体外循环灌注师的一项问卷发现，50% 的人员在体外循环期间发过短信或使用过手机，20% 以上的人员获取电子邮件[103]。其中一个问题是我们使用电子媒介时例行的非思考性的状态。许多机构的执行政策正在规定电子媒介的合理使用、增加对问题的认知、澄清期望，并提供法律保护。

电子记录

2009《经济和临床健康法案》健康信息技术（HITECH）[2] 授权全国范围内技术基础结构建设，以改善卫生保健质量和保健协调。为电子健康记录"有意义的使用"建立了经济上的动机[104]。HITECH 也要求联邦关注对卫生保健信息隐私的破坏。自 2010 年，发生了超过 500 起破坏案例。超过 60% 的案例涉及盗窃或信息丢失，尤其是在笔记本电脑等电子设备上[2]。为了增加透明度，患者可能会获取使用其电子记录的审计。

数 据 库

联邦数据库的设计目的是通过对医疗从业人员和医疗事件进行跟踪调查和记录，增进医疗保障质量（表 11-4）[105-107]。通过整理文献，2001—2011 年间，国家医疗从业人员数据库记录了 134 862 件因医疗过失造成的赔付事件，58 285 件不良行为。因医疗过失造成的赔付事件从 2001 年的近 16 000 起降低至 2011 年的约 8500 起。同期不良行为则基本维持稳定。不良行为包括临床特权行为和社会成员行为[99]。对不良行为的担忧促成了提议"禁止医疗单位在适当的通知和听证程序之前对违背卫生保健专业行为的特定专业审查行为进行报道……"[108]。

参 考 文 献

见本书所附光盘。

表 11-4　数据库

数据库	目的	信息	能提出质询的机构
全国从业医生数据库 (national practitioner data bank, NDPB)[105]	"在没有明示和公开医师既往的损伤性或者不恰当性医疗行为前，应限制其在不同的州之间行医"[105]	医疗渎职行为的赔偿 不端行为：许可，临床特权，专业协会，医疗保险和医疗补助受拒以及美国药品执法管理行动	医院 具有回顾性审视职能的保健机构 专职学会 州执照审理委员会 原告代理人或原告自我质询
医疗保健整体化和保护制度数据库 (healthcare integrity and protection data bank, HIPDB)[106]	阻止健康保险和提供医疗卫生服务过程中的欺诈和滥用职权行为，以提升服务质量	执照和认证 民事裁决 刑事裁决 从联邦和州健康计划中排除	政府机构 健康规划 自我质询 研究人员
州医学委员会联盟 (federation of state medical boards, FSMB)[107]	"代表州医学委员会对公众的保护，作为全国性资源，促进医学实践、许可证颁发和调节工作的完善"	州医疗委员会针对医务人员记录从业情况	医疗委员会 公众

第12章 麻醉管理模式

Neal H. Cohen • Lars I. Eriksson

胡衍辉 梁应平 译 徐国海 审校

要 点

- 在过去的 10 年中，麻醉实践得到了逐步发展。一方面是由于麻醉医师在住院患者和门诊患者的管理中所扮演角色的变化，另一方面是因为麻醉与其他专业及医疗保健系统之间的关系发生了日新月异的变化。

- 与此同时，麻醉医师的医疗保健模式和临床工作范围已经急剧扩展。因此，麻醉必须适应医疗环境的变化，通过开展新技术和调整业务范畴来确保可持续的发展。

- 为了维持其在围术期治疗、疼痛管理和危重症医学中所起的有意义的作用，麻醉工作必须扩大临床应用前景，并且通过这种做法来证明其对患者、医疗机构、纳税人的临床和经济价值。

- 为确保麻醉的长远发展，麻醉医师必须提供安全、高质量、高效的医疗服务并制定证实治疗效果的标准。尤其是在美国，目前大家都期待全面的医疗结局公开报告。

- 麻醉管理同样要根据患者、其他从业人员和医疗系统不断变化的需要调整定位，以维持其在医疗行业中举足轻重的地位。

- 麻醉工作采用了形式多样的管理模式来应对当地医疗环境的需要，处理麻醉医师和社区之间的关系，解决麻醉医师在围术期管理中的角色问题。

- 同时，特别是在美国，通过收购和其他业务关系方式麻醉工作得到了强化，并建立了大型的国家和地区工作平台，其与医疗机构签约提供临床医疗和管理服务。有时候，这些大型团队包括了其他专科医生，例如院派医生、急诊科医生和跨学科的重症治疗人员。多学科合作的模式允许团队协调治疗和为医院及医疗系统提供广泛的医疗服务。

- 尚无任何单一的管理模式适合于每一项麻醉工作，任何模式的关键组分必须是确保协作的业务关系和医疗机构的财政支持。

- 对于学术项目而言，依赖于临床收益来支持包括教育和研究等其他任务的传统管理模式已不再可行。为了优化完善患者治疗，和临床企业合作时，需要替代性的收益来源以确保专业的科学性。

本章概述了城市、农村、社区和学术项目等不同背景下麻醉工作的基本业务、管理和人事模式。尚无单一的模式可以适合每一所医院，但无论使用什么方法，不仅要解决工作中的财务问题，而且应认可麻醉医师的价值，确保其协同其他专业人员和卫生系统提供安全、优质及高效的医疗服务。与此同时，本部分内容列举了目前管理实践的方法，但是需注意我们不得不承认国际上和美国的医疗环境动态变化。麻醉医师已成为患者的医疗安全和医疗质控的引领者，而且其任务逐渐扩展到术前管理、术后治疗、重症医学、疼痛医学，甚至在某些国家涵盖睡眠医学和姑息治疗。此外，缘于医疗系统及其他专业在围术期治疗的变化，麻醉医师出现了一些新的工作机会。开展围术期外科之家和其他围术期管理新工作时，将需要相当大的创造力和灵活性。传统的业务模式已不再适用，必须实行临床治疗、人事和薪酬新制度，以达到患者和卫生系统双赢的目的。由于第3章已有详述，本章扼要讨论其中的一些新机遇。我们将讨论在不断变化的医疗环境下麻醉科的关键业务实践和优化其财务绩效的方法。尽管教学和研究的财政资助不在本章探讨范围之内，这里仍将确定业务模式中既能适合解决学术部门需求又能确保未来专业发展的科学基础的方法。

每个专业需建立一个经济上可行且支持医疗系统临床需求的管理模式，这一点至关重要。与此同时，必须优化设计业务工作和人事模式，为就诊患者提供优质、安全的医疗服务。每所医院必须确定最有效和高效的模式以保证训练有素的麻醉医师为患者服务。此外，要求各亚专科麻醉医师、危重症麻醉医师、疼痛科医师支持医疗系统或医院工作的需求。麻醉医师的工作范畴正扩展到术前管理、疼痛治疗、危重症治疗和门诊治疗，这为其提供新机遇的同时要求用不同的方法来实施管理（见第1章）。

本章中描述的一些业务工作适用于每个实践机构，其他则仅适用于特定的情况，如大城市医院或教学医院，或两者兼可。此外，虽然本章详述了一些现有的管理模式，但动态医疗环境要求我们灵活和创造性地利用远程医疗等新技术来满足日益复杂的患者人群不断变化的需求。与围术期外科之家和其他措施有关的新契机突破了麻醉医师传统的围术期管理理念，这也将对麻醉工作的管理模式产生影响。这些契机本章仅作简要探讨，第3章有更全面的叙述。

实 践 模 式

麻醉管理的通用模式

从美国到世界各国，麻醉工作模式相差很大。这种差异在私立医院、军队医院和公立医院（如退伍军人医院、城乡医院）等所有医院亦是如此。以公立医疗保健系统为主的国家，医生往往直接受雇于政府或政府支持的医疗机构，并在包括军队医院在内的公立医院提供医疗服务。在一些国家，并行存在私立保健系统，医生通常大部分临床时间在公立医院工作，也可能以多点执业的方式在私立医院提供医疗服务以增加收入。在这些并轨体制中，麻醉医师和其他医师在公立医院领取薪水，同时在私立医院根据为患者提供的医疗服务进行个人结算。相较其中许多管理模式，这种模式相对简单。政府或卫生当局根据年度预算或合同或工作量为麻醉实施者付薪酬。患者在私立医院接受治疗通常是按服务收费进行自费支付，因为大多数情况下患者在私立医院接受治疗的医疗保险项目是受限的。最近，在许多国家，个人保险变得更加普遍，尽管根据保险的项目、金额和其他事项的不同，服务的支付差异很大。

世界各地的医疗保健环境正快速变革，麻醉也正为手术、其他住院和门诊患者开展和寻找治疗的新方法。虽然许多变革目前在美国正得到了应用，但是美国也在评估其他国家的医疗运作模式和财务管理模式。医疗保健财务管理与麻醉服务薪酬模式的变革、手术室之外的麻醉工作的不断扩大要求新的运作模式和技术，以确保工作经济可行的同时优化患者的治疗。

欧洲的管理模式

欧洲的麻醉管理模式展示了医疗体系差异的有趣范例及其对全世界麻醉医师的影响。整个欧洲大陆有不同的运作模式。这些模式很大程度上因每个国家的公立医院或私立医院分布情况而异。例如，在法国，60%以上的麻醉服务是由私立医院提供的，而在斯堪的纳维亚和英国，超过90%由公立医院提供。

在德国和瑞典，围术期治疗的支付通常是基于疾病相关分类，即一次性付清住院期间与特定疾病、手术或诊断有关的所有费用，其中就包括了麻醉和术后治疗的费用。某疾病相关费用支付给首诊科室（如胃外科行减重手术），随后是采用多种方式进行内部费用分配。结果是，这种管理模式下的麻醉科费用的分配在不同国家和同一国家的不同地方均有差异。

在德国，1/3的麻醉科采用每种特定疾病的全国平均费用进行内部费用重分配的方案。剩余2/3的麻醉科采用一种包含病例工作强度与时间的联合支付方式，即涉及麻醉前与麻醉后访视、人工费用、麻醉维持等统一标准费用和复杂病例术中与术后额外时间的综合费用计算公式。虽然所应用的这些费用分配模式在德国是独特的，但其提供了一些重要的经验，特别是在美国，其很可能增加临床路径统一收费的比例。

在英国，90%以上的麻醉科主要是通过国家卫生署拨款。各部门为人员和科室设备维护提供年度预算，而外科部门可获得涵盖药品、手术室设备使用和术后护理等手术服务的额外资金。某种程度上，麻醉医师为优化围术期管理而扩展其临床服务，这些扩展服务可能（也可能不）得到额外的报酬。其他国家的卫生项目应用了类似的收费模式，尽管一些国家并行存在不同的私人体系，但通常是按服务收费的支付模式。

在法国，公立医院的麻醉服务是由卫生部和医师协会共同制定费用预算加以补偿。这些预算是以基本麻醉服务费用为基础，外加更复杂的手术和具有并发症危险因素（如高龄）的患者的额外费用。

美国的管理模式

在美国快速变化的医疗环境下，麻醉业务正在不断发展，并寻求手术、住院和门诊患者治疗的新方法。许多变化正付诸于实践，这其中的许多模式吸取了其他国家业务和临床模式的经验教训。与此同时，特别是美国医疗保健融资、麻醉服务支付模式、传统手术室环境之外的麻醉工作不断扩大的变化要求开发新实践模式和新的技能，以确保实践工作在经济上可行，且可使患者的治疗得到优化。

美国的社区医院和教学医院有很多的麻醉管理模式，每个模式的发展很大程度上立足于资金来源和分配，且满足要求才能获得这些资金。教学医院通过教学计划（多数情况下是一个独立的团体）或雇佣模式，总体上与医疗体系结合更紧密。这种模式下，通常最大的资金来源于患者医疗所得收益（尽管许多部门也从研究经费和合同中获得资金），在极少数情况下来自教育项目的财政支持（住院医师培训项目资金、授课等）。虽然这些其他的收入来源对学术部门至关重要，但支持学术任务的大部分资金传统上来自患者医疗。随着临床需求增加，教学医院医师没有时间进行研究和教育活动，限制了其他资金来源的产生。同时，学术部门的临床收入没有跟上增加的财政压力，这要求教学医院提出新的业务模式及与医疗体系的新关系来实现其学术潜力。

同样，社区医院的业务模式也在经历着巨大变化。麻醉科过去的工作模式通常是自由的麻醉医师团体共享患者在医院接受麻醉的临床收入。在这种"非正式"模式中，麻醉工作的基本任务包括麻醉医师排班。在其他方面，每个麻醉医师是相对自由的，虽然在某些情况下，所有麻醉医师的计费被集中到组织结构内或外包给熟悉麻醉计费要求的记账公司。在这种模式的一些工作中，麻醉医师与外科医师各自为政，而不是协作团体。虽然这种方法对麻醉医师和外科医师个人而言运作良好，但日常安排与协调变得更加复杂，特别是当他们为多个医院提供医疗服务时。

在过去的 20 ~ 30 年，医院与医疗体系及变化的医疗环境之间的关系迫使麻醉工作变得更趋向团体

性。在一些地方的内科诊室及日间手术中心仍存在个人或小团体提供医疗服务，为了在竞争中取胜并保证实践工作的经济可行，麻醉团体得到了逐步的发展且在业务方面变得更加精细。许多团体实践模式已经建立，随着当前医疗保健融资的挑战、记录和公开报道临床预后的要求，麻醉必须发展和获得新的技术以保持临床和经济上的成功。虽然在某些情况下，麻醉医师"单打独斗"模式仍然是可行的，但对于大部分麻醉团体来说，分担临床责任和业务工作在专业里占据主流。该模式已发展到包括正式的合作关系和公司来协调麻醉服务、业务管理工作和优化与支付人员的合同关系。

许多其他因素有助于改变和协调麻醉团体业务工作。首先，随着临床能力和技术大大提高，要求每个团体确保该团体的成员能够应对不同人群的临床需求。因此，招聘和留用麻醉医师意义重大。其次，大多数医疗体系倾向于雇佣单个医师或与麻醉团体（不是个人）签订合同，以提供所需的医疗服务。为了在这种模式下更具竞争力，麻醉团体必须具备良好的业务能力和谈判技巧。大多数团体也拓展了排班、结算和募捐以外的服务范畴来支持团体的成员，包括福利管理（如退休计划）和医疗事故保险及其他服务。同时，医疗体系医院的兼并和对精细的临床和管理系统的需求支持麻醉实践引领地区或国家麻醉团体获得多数"基于医院"的麻醉工作或融入社区内或地区多学科实践中。过去 3 ~ 5 年加快了麻醉团体进入这些系统的步伐。据估计，2013 年美国多达 31 项麻醉和疼痛业务由国家或区域麻醉服务团体承担[1]。

在美国和国际上，医院的合并正改变着麻醉工作的局面，还有一些其他方面的压力正在对麻醉学科的未来产生重大影响。最显著的是麻醉学临床工作和服务范畴的巨大变化（见第 1 章），主要体现在循证医学临床实践、临床指南、流程和实践参数[2-3]（见第 6 章）、新药开发、监测水平提升、更完善的术前评估与管理等。正是由于这些改变，更多样和复杂的病例得以接受麻醉服务。麻醉工作已经扩展到包括慢性疾病患者的术前评估与准备、急慢性疼痛管理、危重症医学、围术期治疗和管理服务及其他临床和行政管理（见第 1 章）。这些变化已经对麻醉工作的业务模式和麻醉医师的服务范围产生重大影响。每个工作的业务模式和活动范围在很大程度上取决于工作和工作活动环境之间的关系。然而，在大多数情况下，为了保持治疗的标准统一、持续提供临床能力的证明材料、监测治疗预后，一个团体必须有一个强力的管理结构和分析技术来证明其在卫生系统中的价值。

人员模式

单纯医师模式

在全世界大部分地区，麻醉是由通过麻醉科专业培训，甚至是通过亚专科麻醉培训的医师实施。在美国，特别是在西海岸，麻醉医师占主导地位。麻醉医师通常在手术室工作，现在，在日间手术中心和手术室外工作也变得普遍。在这个模式中，麻醉医师亲自实施麻醉，术前和术后治疗可能是由同一个人或同一麻醉团体的其他成员完成。

由于麻醉医师临床工作范围和作用的扩大，麻醉科招聘了不同亚专科的麻醉医师，不仅提高了手术室内麻醉质量，也可应付手术室外工作。现在很多科室的医师都接受过危重症医学、疼痛管理的亚专科培训以及麻醉学亚专科（产科、儿科、心胸科麻醉）培训。医师工作范围的扩大对于科室和卫生系统来说是成功的，最重要的是患者得到很好的治疗，但安排和协调需要持续治疗的患者也变得复杂，例如安排所有亚专科手术对于手术室的管理也是个挑战（见第 4 章）。

一些麻醉科室也吸纳其他专业医师，以扩展其临床能力和提高协调治疗水平。例如，一些麻醉团体包含对围术期治疗特别感兴趣的住院医师、完善复杂患者术前管理的内科医师以及初始专业训练并非麻醉学的危重症医学科医师及疼痛科医师。

麻醉治疗团队模式

在大多数国家和美国的某些地区，麻醉是由麻醉医师单独实施的；而麻醉治疗团队模式在美国的一些地区占主导地位，其聘用麻醉医师、注册麻醉护士，部分州聘用麻醉助理[3-4]。

对于实行麻醉治疗团队模式的团体，大多数情况下注册麻醉护士和麻醉助理是由麻醉团体聘用，但他们与麻醉医师还是有区别的。所有的业务工作和人员都是由团体进行管理和聘用。有时，麻醉护士和麻醉助理由卫生系统聘用，但无论谁聘用他们，麻醉科负有监管其所有麻醉工作的责任。在需要对非麻醉医师进行监管的州，当聘用注册麻醉护士和麻醉助理时，麻醉医师负责整个围术期的医疗服务，包括术前评估，在每个病例的关键部分在场，以及术后管理。根据美国医疗保险和医疗补助服务中心的要求，麻醉医师最多可同时监管 4 个麻醉护士的工作。

麻醉护士

麻醉护士是拥有专业麻醉管理知识的护士。麻醉护士通常完成 4 年本科学历，有 2 年以上临床工作经验（通常在 ICU），随后接受过 2 年硕士水平麻醉培训。麻醉护士需经认证考试，成功通过考试后成为注册麻醉护士（CRNAs）。最近，一些麻醉护士培训项目已经开始授予护士专业博士学位（DNP）或麻醉护士专业博士学位（DNAP）。在美国的许多地方，麻醉护士是在麻醉医师的指导或监督下进行工作。如上所述，麻醉治疗团队的麻醉护士可在麻醉医师的监督下进行术前评估和麻醉实施。在一些州，依照州护士执业法令，麻醉护士可不受医师监督独立工作[6]。

麻醉助理

麻醉助理（AA）是在麻醉医师的指导下工作，是麻醉治疗团队模式里医师的延伸。麻醉助理需完成 4 年大学本科学历，2 年硕士，随后通过认证考试。麻醉助理在麻醉医师的授权下可获取麻醉前的病史、实施术前体检、建立无创和有创监测、管理药物、评估和处理危机情况、实施全身麻醉和局部麻醉技术。目前在任何州，麻醉助理获得执照也不能独立实施麻醉。

医疗系统——医师聘用模式

随着医疗系统的日益兼并，医院现在普遍直接聘用医师。在这种模式下，医疗实践是由医疗系统而不是一个独立的团体或工作计划来管理。一些州不允许实施这种聘用模式[7]，所以发展了许多替代模式，使医生直接或通过基金会或由卫生系统控制的其他途径成为雇员。医院直接聘用模式在美国的一些地区正变得普遍，最初通常与医院医师建立雇佣关系，如麻醉医师。这种聘用或基金会模式的麻醉医师采用薪金制。全部的业务工作都是由卫生系统或基金会管理，包括但不限于合同、结算、编码和募捐。

为了更有效地协调临床管理、成本控制和激励机制，在各营利性和非营利性医院实施医师聘用模式逐渐增多。目前，大多数医院和医疗系统会对教学医院和社区医院的医师给予一定程度的资金支持。约 1/3 的医院与其部分医务人员正寻求某种形式的合资经营，其他一些医院也在考虑这种模式的可行性。合作方向包括心脏疾病服务、磁共振成像、正电子发射断层扫描、乳房 X 线照相术、睡眠实验室、创伤治疗、妇女保健、肿瘤学服务及医疗办公楼建设。出人意料的是，其中只有 1/3 的合资经营者对于医院 - 医师合作形式给予较高的评价。医院院长也承认谈判和管理这些举措是困难和费时的。

尽管这些医院 - 医生之间关系的变化带来了挑战，但趋势是明朗的。随着更多的医生成为医疗系统或基金会模式的雇员，独立医师从业的竞争力也会降低。由于需紧密依附于医疗系统，很多麻醉实践开始承担着来自于医疗系统、支付者与其他机构的压力，且部分压力显得难以应对。作为应答，麻醉医师开始联合形成具有广度与深度的区域或全国性组织来管理临床实践并提供数据，以便与医疗体系和支付者谈判并制订记录临床结局的标准。如果这种联合继续发展，个别医院或独立的麻醉团体工作将难以生存。

公司模式

大多数聘用模式下，麻醉实施者的报酬机制要么基于临床工作效率（如工作相对应的价值单位），要么基于麻醉团体收取的麻醉费用减去管理成本的费用，在该环境下，一种麻醉就业模式引起了相当大的关注。"公司模式"已经获得了其他专业医生的支持，如胃肠科医师和其他手术医师[8]。在这种公司模式下，拥有手术场所的顾问医师形成一个独立的麻醉公司来分享麻醉回报。中介公司聘用麻醉医师，收取他们的专业服务费用，赚取总收入与各股东薪酬的差价。麻醉费用一般不是按照麻醉成本与管理费用计费，而是公司依据管理费用进行收费。这种工作模式存在许多问题，因为拥有手术场所的医生和麻醉医师之间的协议可能违反了联邦反回扣法规。

2012 年 6 月，美国卫生和人类服务部监察长办公室（OIG）发表 12-06 号咨询意见，指出"公司模式"和"管理费用"构成欺诈和滥用罪风险[9]。麻醉医师接触这样的提议时，应与其律师审查文件，以避免违反反回扣法而导致民事和刑事处罚。

教学医院

在大多数教学医院，麻醉医师作为医学院校或教学活动的职员在学术机构工作。医疗中心（即医院）可能提供资金用于教学计划。在大多数教学医院中，麻醉团体是教师中的一员，与教学活动的其他部门共享业务实践。尽管在大多数情况下，承担教学的麻醉医师受雇于大学、卫生系统或教师团体，但具体的业务模式相差很大。在某些情况下，麻醉科以一个独立的公司或伙伴的形式独立于其他医师团体或卫生系统自主运行。因为需加大卫生系统支持以确保获得跨临床服务范围的麻醉服务，这种自主模式正迅速被综合实践计划取代。在大多数学院模式中，由实践计划提供合同的签订和其他业务服务。因为教师在学院科室的不同角色和责任，科室的财务和员工的报酬是复杂的，因此根据临床工作以及其他的角色和职责（教学、科研、管理），有各种方法来确定总薪酬。在过去的几年中，大多数学院部门已过渡到提供基本工资与比例越来越大的奖励报酬。

教学医院有多重任务，其业务模式复杂，临床和学术需求产生了潜在与现实的冲突。"三重角色"的教学医院医生是优秀的临床医生、教育工作者和研究人员，常常被认为（特别是医院领导）对患者治疗而言投入少，产出低。对此，许多学术部门招募初级单纯从事临床工作的医师。这种变化产生了双层架构，并在某些情况下忽视了教学和科研任务。与此同时，科研经费有所减少，许多部门发现难以维持奖学金的同时也难以解决医疗体系不断增加的临床需求[10]。

教学医院面临的另一个挑战是住院医师作用的变化（见第 9 章）。教学医院除了提供优质、高效、安全的医疗服务，还负责培养下一代麻醉医师，并提供广泛的临床经验和理论教学。麻醉住院医师由医学研究生教育认证委员会认证。监督和认证过程变得更加严格，对教学医院更具挑战性。住院医师被限制了工作时间，以减少疲劳工作。监管力度也已加大，住院医师在临床工作环境中需要更多的一对一的带教。此外，模拟及其他教育模式的实施已经取代了一些临床经验。因为这些变化，在主治医师监督下的住院医师不再是临床治疗的主要提供者，医院医师直接面对患者或监管非医师工作人员从事治疗开始变得更为常见。这些变化对财政和业务的影响显而易见。麻醉部门在美国现在得到教学医院卫生系统的大力支持，以保持财政上可行[11-12]。虽然在过去，临床收入一直提供资源支持学院项目，但是近来临床收入的重要性进一步提高，因为院外研究经费在逐渐减少。支持学术实践所需的业务实践现在高度类似需要支持其他团体实践。由于对学术部门的这些重大挑战，学术项目对卫生系统的"价值"受到了质疑。在某些情况下，整个学术部门被大型的全国性麻醉团体取代来管理该部门和提供治疗[13]，提出的问题是我们如何能确保正在进行的麻醉医师培训。

业务管理工作要素

为了专注于提供麻醉服务，每项麻醉工作要确保所提供的业务功能是适当和合理的。虽然每个实践工作模式可能有不同的管理架构支持其工作，但麻醉实施者有责任确保业务工作是否合乎伦理，符合法律法规要求，而且需不断评估和完善医疗质量以保证循证基础和符合社区的标准。这些职责可以委托，但不能废除。因此，麻醉实施者不论直接雇佣或是专业公司的成员，他们必须理解业务实践是受监督，且确保实践工作是受良好管理的。为履行这些重要的职责，麻醉工作的基本业务功能应该关注以最有效方法促进在任何临床工作地点提供优质、安全的治疗，优化临床环境，瞄准新的机遇以扩大或加强实践工作，同时确保实践工作的经济基础。实现上述目标要求业务工作建立在与其他专业、医院、卫生系统、支付人协作和合作的基础上。业务功能应该支持以下每项工作的要求。

促进临床治疗

业务模式应该设计成让麻醉从业人员专注于患者治疗。尽管有些麻醉医师对管理工作有兴趣和能力，但大多数麻醉医师对此并无兴趣。工作应该根据每个人的能力做到人尽其才，让那些对业务管理有兴趣的人员参与管理，而团体的大多数人员专注于提供优质的治疗、预后的评估和改进工作，以提高医疗质量和安全。

每个实践面临的主要挑战之一是临床工作的报酬从按服务收费模式到绩效模式的转变。在某些情况下，不是支付具体操作过程或措施，如果有证据证明发生相关并发症（如中心静脉导管感染、呼吸机相关肺炎），支付人将不给予支付[14]。与此同时，当并发症发生时不但第三方支付者减少支付，而且医院补贴也受具体的质量指标影响。业务工作是根据临床服务来支付报酬，所以要确保最佳的临床治疗，有关临床实践的各个方面可靠信息必须是有用的。好的工作数据能得到团队的认同并最好地促进工作的开展，同时也可改善医疗服务的质量和效率。数据也帮助医师之间信息共享，从而更好地提高医疗质量。为了提供预后结果和医疗费用的数据，需要协调和整合麻醉记录、手术和整个医院信息系统的信息。现在，实现这些目标正越来越依赖于启用综合电子医疗记录系统（见第5章）。大多数单独的麻醉工作不能自行实现电子麻醉记录，更重要的是，在没有相当大的支持下不能轻易将他们的数据与医院系统整合。结果是，只有与卫生系统合作的大团体才能够获取、分析和传送数据来证实他们所提供医疗服务的质量和效率。

实 践 管 理

虽然麻醉存在的首要目的是患者的治疗，但只有业务模式支持麻醉工作及患者的需求，麻醉实施者才会成功地提供优质、安全的治疗。为确保医师在每个工作环境能促进临床治疗，管理机构必须提供基本的条件。日常业务包括计费、编码和收费的完成，需通过富有经验的内部专业人员或专业合约公司以降低成本。

提供计费和编码服务的团体必须明白，他们处理的是患者的敏感信息，且受1996年颁布的《健康保险流通和责任法案》（HIPAA）的隐私、安全和违反告知条例监督，对保护患者健康数据的安全性和机密性负有责任。如果是外部公司提供计费和编码服务，麻醉团体必须与其有一个业务相关协议记录每一方的责任，特别是要符合HIPAA有关的要求。

索赔编码是一项具有挑战性的任务。提供给患者所有关于治疗方面的病历资料是至关重要的，该病历资料是编码索赔的依据。如果病历资料不全，薪酬就不能反映医师的工作量。在任何情况下，索赔应易于从临床病历资料中确定。索赔应当标准化和"简洁"。关于服务的理由（ICD-9/ ICD-10 诊断代码）和提供了什么样的服务 [常规手术术语（CPT）代码] 应该是没有歧义的。对于大多数服务，需要临床面对面地按要求提交，所以实际花费给患者的时间必须清楚地记录在临床病历资料和索赔上。

无论谁提供了编码和计费服务，必须清楚法规要求和计费相关的伦理指南。外包公司可以为临床提供编码或计费服务，但最终负责校对编码和计费的仍然是提供临床治疗的麻醉医师。医师必须确保病历资料支持所有的临床治疗，且费用能够反映实际为患者提供的服务。在美国对于手术麻醉服务的计费，通常运用美国麻醉医师协会的相对价值导向来决定麻醉的单位价值，支付人通过换算系数来确定麻醉服务的薪酬。对于非手术麻醉计费，比如重症监护和一些疼痛医学服务，大多数费用是基于评估和管理服务代码计费，即使用基于资源的相对价值体系（RBRVS）计费。对于评估和管理服务，为患者提供保健服务的水平应记录在病历中。如果病历资料不全，费用和收费可能不能反映实际为患者提供的服务水平。每次实践工作应常规检查病历以确保编码正确。

账单结算服务的真正价值不是及时登记（计费）服务费用，而是后续的工作。支付人似乎不愿支付费用，甚至以措辞拒绝，后续的持续催缴才能获得支付。这对于患者的捐献或共同付费也是一样。患者共同付费通常最难收取，是计费公司之间的区别。

正确的编码、结算和收费对于工作中财务的运行至关重要，业务部门也会与支付人和卫生系统签订合同和谈判，以确保实际工作所提供的服务与薪酬水平相一致。这需要较强的金融专业知识和对当前快速变化的医疗环境的了解，需要收集预后关键指标及实践工作运作表现（例如患者满意度）和合同谈判的能力。没有客观的数据来支持实践工作的质量、安全性和患者满意度，这将导致其未来与卫生系统的合作关系因竞争而受到影响。

合 约

麻醉工作的关键任务之一是单独或联合其他医师及卫生系统与支付人签订合同，从而为特定的患者群体提供医疗保健服务。传统上，按服务收费的合同模式最普遍。但现在已发展了其他的薪酬模式以降低整体医疗成本，更重要的是联合激励机制优化治疗、提高质量、减少成本和不必要的服务。在美国，每个州都有法律关于谁能与医师签订合同提供医疗保健服务。合同单位通常直接与医师签订合同，可向其他医疗保健单位推荐或分配医师或医师委员会。合同单位只能与医师签订医疗合同。合同单位与医师签订的合同一般要么是风险分担协议要么是非风险分担协议。非风险合同是指合同单位承担所有的金融风险且支付医师指定服务的薪酬。风险分担合同指支付医师指定服务的薪酬，但根据服务的使用情况扣留部分薪酬。

目前卫生保健存在许多不同的合同机制，包括管理式医疗合同 [如健康维护组织（HMOs）]，医师健康组织（PHOs）、优先提供者组织（PPOs）和其他模式。虽然方法各异，但对麻醉工作有着重要的影响，一些总则可将其区分。管理式医疗模式在 20 年前很常见，给家庭医师赋以管理一些患者群体保健工作的责任。由家庭医师推荐决定专科医师，大多数情况下其薪酬是根据管理患者的数量来支付。家庭医师每月根据管理每个患者的保健获得薪酬，专科医师以按服务计酬（或降低服务收费）的方式获得薪酬。健康维护组织模式既没有明显降低医疗费用，也没有提高医疗质量。结果，许多替代模式被用来更好地平衡医师、患者、支付人和卫生系统之间的利益关系。更新的保健模式的薪酬支付方法包含了风险和奖励措施，可能提高患者在住院期间和治疗全程医师与医院的协作能力，以改善患者预后、降低医疗成本、优化患者治疗。

收入分成是指医院能使双方获利，通常是医院给医师分成，其部分来自于在医师的努力下医院所减少成本支出的份额。收入分成项目旨在使医院的经济激励措施与医生提供具有成本效益的医疗保健服务、维持或提高医疗保健质量和提高患者满意度的服务之间

相匹配。此外，收入分成项目允许医师通过一定的比例获得所节约的成本，让医师在实现节约的规划过程中发挥重要作用。从医院的角度来看，收入分成项目通过标准化和经济效率标准降低成本。从医生的角度来看，收入分成项目是一种经济激励措施，促使医师与医院合作，在发展和规划项目过程中旨在降低医院运营成本而不影响患者医疗保健质量。收入分成项目获得了医师的认可，改变了实践工作方式，以控制医院成本和增加医院利润。

监察长办公室（OIG）和医疗保险支付顾问委员会（MedPAC）最近的行动极可能增加医院 - 医师收入分成协议项目的实施。在 2005 年 3 月，监察长办公室发布了 6 条涉及医院 - 医师收入分成项目的良好咨询意见 [15]。医疗保险支付顾问委员会建议美国国会向卫生与公众服务部部长授权允许和规范医院和医师之间收入分成协议的权限。

审 计

实践工作应该有结算政策和规程的文件及明确的方案，以支持所有的临床和业务功能。作为日常管理的一部分，实践工作中应定期审查索赔管理流程、资金流动和遵守适用法规。当索赔坚持支付人付款政策时，或者索赔符合常规手术术语代码编码要求，并有足够的材料文件来支持这一要求时，才能确认账单审核。索赔需要定期审核，以免缴付不足、多付款项和计费错误的情况。一旦违规行为被确定，需要立即处理，包括通知付款人和适当退款。虽然所有复核和审核应在律师的指导下进行管理，但审计结果必须是透明的。通常，审计结果特许在律师和医院之间沟通，尽管每所医院都应该了解计费、合规审查和审计相关的法律法规问题。

为了政府的纳税人，OIG 依从指南概括了对个体和小团体医生实践工作的规范 [16]。适用于各专业医生的规范将帮助他们避免错误提交索赔或从事非法行为。医生指南中描述了 7 种基本方案要点：

1. 进行内部监督和定期审计，编写标准和手册并贯彻和实施。
2. 指定一个监察主任或联络人监督规范工作和执行实践标准。
3. 对工作标准和程序进行适当的培训和教育。
4. 适当地进行违规行为的调查。
5. 制定纠正措施并在必要时向相关政府机构披露。
6. 发展开放的交流渠道，包括员工会议和公告。

7. 通过公开的指南强制执行纪律标准。

麻醉工作中必须执行一些具体的指南和要求。

法 律 服 务

麻醉团体应利用律师关于临床工作各个方面的专业知识，以及医师团体和其他卫生保健单位之间关系的专业知识（见第 11 章）。法律顾问应当熟悉具体的麻醉学问题，并应熟悉具体的工作模式和关系。一些常见的问题可得益于法律援助，包括就业协议、监管及规范问题、医师执照问题（包括向国家执业数据银行的报告）、反垄断问题、限制竞争协议条款和行业交流 [特别是医师财政透明度报告（阳光法案）][17]。

保 险

不论是临床治疗还是其他方面实践工作，麻醉医师必须保护自身免受法律诉讼。麻醉团体应该确保麻醉工作和每个麻醉实施者都有适当的保险，包括但不限于专业和一般责任保险。对于实践工作中的人员，该团体应给董事及职员提供保险以足够支付与其不当行为有关的索赔。团体应适当提供其他保险，如残疾、工伤赔偿、财产和汽车保险，且应该寻求保险专业顾问，以确定业务的具体需求。

每个麻醉医师必须具有职业责任保险以支付相关的医疗事故诉讼法律辩护的全部费用。在大多数情况下，职业责任保险是由单位提供，尽管在某些情况下个别医师必须自己购买保险。在美国有两种类型的职业责任（即医疗事故）保险保单：事故型保单和索赔型保单。事故型保单对保险期间发生的事故提供支付，无论何时提出索赔；索赔型保单对在保险期间发生的事故的索赔提供支付。

当终止索赔型保单，可以购买"尾巴保险"为已经生效了的索赔型保单事故提供支付。尾巴保险通常是一个单一的支付，保费是索赔型保单年保费的 1.5 ~ 2.5 倍。有时，医生会变换医疗事故保险机构。变换了保险机构时，可以购买"鼻子保险"（即适用于之前的事故），其功能类似于"尾巴保险"。

职业责任保险的赔偿包括对疼痛、痛苦和其他损失的赔偿。一些州已经采用了民事侵权改革，限制对疼痛和痛苦的赔偿。在美国，采用了民事侵权改革的职业责任保险的赔偿远远低于没有任何限制的医疗事故赔偿。

人 员 招 聘

医院的关键角色之一是招聘新成员和保持一个适当多元化的医师团体以满足患者的临床需求。医院必须有一个正式的招募新成员流程。每次，医院应该确定招聘新成员的目标，确定新成员与团体将来会有什么样的关系。团体应阐明与每一个新员工的业务关系，除此之外应说明新成员是否会成为一名雇员，是否会成为合作伙伴关系和成为合作伙伴的条款和条件。应该为新成员签订合同明确关系、薪酬待遇，以及其他所有的条款及条件。美国医学会提供了非常有用的医生就业协议基础知识[18]。

科室招聘新成员的另一重要因素与科室的临床需求、新成员的临床技能和临床专业知识有关。因为医师通常在一个或更多医疗系统中工作，招聘新的外科医师或其他医师可能迫使医院聘用具有相关专业技术的麻醉医师，如儿科麻醉医师、心胸麻醉医师、神经外科麻醉医师。每个麻醉医师受过专业培训，获得了美国麻醉医师委员会的认证，可为广大患者提供所需要的麻醉服务，但是有特定的患者群体可能需要经过亚专业培训和认证的麻醉医师为其服务。例如，根据儿科患者的需求，目前正评估以确定儿童患者能够获得儿科麻醉认证的麻醉医师，同时他们也可以从未经过儿科麻醉亚专业训练的认证麻醉医师处得到服务（见第 93 章）。近日，美国外科医师学院发表了基于支持创伤治疗模式的小儿外科治疗建议（见第 81 章）[19]。该建议为需要手术的儿童患者考虑最合适的治疗方式构建了一个框架，尽管他们对所有小儿外科手术患者麻醉治疗的关注已有所提高。麻醉科领导和医师必须清楚临床需求的多样化，以便招聘新成员，并保持麻醉医师的适当平衡。

在多数情况下，麻醉团体应该与卫生系统、医院和诊所合作，以寻求扩大服务范围的机会。许多麻醉团体提供重症监护、疼痛管理和其他专科保健服务，以满足麻醉团体所在卫生系统中患者的需求。拓展手术室外麻醉服务也为麻醉医师参与更广泛的患者治疗创造了新的机会（见第 90 章）。例如，当麻醉医师为正接受诊疗手术的患者进行监护和治疗时，患者所接受的诊疗手术也可得到完善。一些支付人建议像这样的手术不需要麻醉服务，麻醉只是简单地增加了不必要的治疗成本。因此，麻醉团体应该用文件来证明其改善了预后和减少了成本。这样就要求麻醉团体了解为患者服务的总成本结构，并且与医院或其他部门合作，以记录治疗成本和临床预后。

麻醉团体的领导人应该支持发展其他新治疗模式

的机会［如合并慢性疾病患者的术前管理（如糖尿病、慢性阻塞性肺疾病）］、围术期外科之家（PSH），及应用相关技术为出院患者提供术后监护，促进与家庭医生的沟通和协调治疗。为了利用这些机会，麻醉团体必须确定人员需求，在某些情况下应试图寻求新的治疗模式，包括麻醉医师与非麻醉医师（如外科住院医师）合作达到临床和经济成功的双赢模式。

参与医疗体系管理

麻醉医师应积极参与其所在医疗体系的管理。在许多州，医务人员根据法律法规对医院医疗服务进行专业监管。对医务人员最重要的部分是医疗同行评审，其可以促进患者的安全和提供最高质量的医疗服务。其次是确定在一个职业化的社会，一个执业医师的临床权限和资质是否会受医生的能力和职业操守的不利影响。

大多数情况下，麻醉科主任将成为医务人员执行委员会的成员，除非麻醉科不是一个独立的临床科室。每个麻醉团体应寻求机会参与医务人员构建和医疗体系的管理和运营。麻醉医生可以有更多机会以领导的角色负责围术期服务的监督、危重症医学、药学和治疗委员会、患者安全的措施、急救委员会、快速反应小组和其他患者安全项目。麻醉在医疗体系中可胜任的角色越多，其在组织的地位就可能越高，同时也将保持其人员安排和麻醉治疗监管的作用。

新的财政模式

一段时间内，传统的按服务收费是最常见的医师服务薪酬支付方法。按服务收费的薪酬与为患者提供的服务水平有关。遗憾的是，这种收费模式因促进了医疗保健成本增加、鼓励临床服务的过度使用以及促进应用昂贵而不一定改善预后的技术而被批评。因此，目前已发展了许多其他收费方法以减少保健费用和过度医疗，达到患者、卫生系统和医师共赢的目的。每个麻醉团体应该了解各种收费方法，确保其了解每种模式的风险、收益和金融影响。

目前已提出许多替代模式，包括共享节约的支付模式、集中保健支付模式、单独为医生或联合医生和卫生系统的捆绑支付模式。在某些情况下，这些模式是为所有的服务水平而提出，在另一些情况下则为特定的患者群体协调临床治疗而提出，如实体器官移植、择期手术。对于共享节约模式，医师收到与减少医疗成本支出有关的分红。这种模式本质上是一个绩效工资系统。遗憾的是，共享节约模式奖励了高消费的人

而不是高绩效的人，是不可持续的。

综合保健支付是为了减少不必要的治疗，是减少管理慢性疾病相关成本的方法。这种模式鼓励预防保健，目的是减少手术的数量，这可能对麻醉服务有影响。

最近，已经实施了一些治疗的新模式以优化综合治疗和健康状况。以患者为中心的家庭医疗模式旨在通过家庭医师与其他专业人员（例如高级执业护士、理疗师、社会工作者）共同持续的管理来提高管理和协调患者的治疗。与家庭医疗相关的治疗结果仍是个未知数，但早期的数据提供了关于这个模式哪里可能是最成功的，和实施相关模式时产生的挑战的有趣信息[20-21]。

最近提出的责任医疗组织（ACO）模式正蓄势待发。它最早是 Elliot Fischer 提出，包含三个核心原则：①以初级保健医师为基础的组织；②支付与高品质、低成本有关；③有可靠的工作指标支持质量改进[22]。在这种情况下，患者和支付人对确保提供适当的、高质量、高效的保健服务都负有责任。2010 年美国国会签署的《平价医疗法案》将责任医疗组织模式推广为改善保健和预后的一种方式[23-24]。所提出的目标是通过协调医院、医生和专业人员，提供财政激励来限制不必要的开支，以促进临床卓越和控制成本。对于麻醉医师，通过责任医疗组织模式在整个围术期（包括住院和出院后）可以创造出一些延续保健的机会。作为围术期医师，麻醉医师（或麻醉提供者团体）可以直接在整个手术过程中评估和优化患者的术前状态和手术中管理，提供适当的术后保健（包括重症监护和疼痛管理），并促进保健过渡到初级保健医生。在目前的医疗体制中，许多服务要么不是麻醉医师提供要么是非正式的提供，往往没有被记录、测定或直接补偿。如果麻醉工作承担这一新的角色，必须记录所提供的服务及它们的价值，并与卫生系统进行谈判，对所提供的服务进行适当的补偿。

责任医疗组织模式能否成功仍是未知数。许多卫生保健系统正参与责任医疗组织模式，但其结果是变数。医疗保健系统和医疗保健提供者对参与这个模式的沉默可能与担心责任医疗组织是否准备接受这些风险有关。

比参加责任医疗组织模式更重要的是麻醉工作对发展 PSH 保健模式饶有兴趣，这为麻醉实践在特定患者人群的保健中扩大其作用和在整个手术患者的管理中承担更大的作用提供了机会。在许多方面，它建立在家庭医疗保健模式之上。在这个模式中，麻醉医师应能改善预后，降低成本。并根据目标实现的情况对麻醉团体进行补偿。这种保健和支付模式也可以作为

其他捆绑临床服务分配支付的典范。PSH 的概念及其对麻醉实践的影响在第 3 章有更详细的描述。

麻醉业务工作的持续发展顺应了医疗保健环境的变化，临床工作的进步源于技术的提高。财政和临床保健实施的巨大变化对麻醉工作而言是挑战，但也创造了新的机遇，拓展了麻醉学的范畴。例如，PSH 等新举措将使麻醉医师在医疗保健中承担更广泛和令人耳目一新的新角色。我们面临的挑战是要确保麻醉业务工作与这些临床新举措同步提高，使人们所期望的提高质量、维护安全和降低成本的目标得以实现。

参 考 文 献

见本书所附光盘。

第二部分

麻醉生理学

第13章 意识、记忆和麻醉

George A. Mashour • Kane O. Pryor

张 忱 译 岳 云 吴安石 审校

感谢：编者和出版商感谢上一版中此章节的编者 Max Kelz、Ted Abel 和 Mervyn Maze 博士。他们在第 7 版中编写的内容是该章节的基础。

要 点

- 意识和记忆形成的机制、全麻药物对意识和记忆的干扰，这些都是与麻醉临床实践相关的重要科学问题。
- 意识的特征是觉醒（即维持清醒的状态）和认知（即主观感受）。
- 麻醉药物作用于脑干、下丘脑以及前脑基底等参与调控睡眠 - 觉醒状态的结构，这可能是导致觉醒丧失的原因。
- 麻醉药物破坏了皮层和丘脑皮层网络结构的连接和沟通，这可能是导致意识消失的原因。
- 记忆可再被分为外显（有意识）和内隐（无意识）记忆，术中外显记忆的例子就是能够回忆起手术中发生的事件。
- 对外显记忆的抑制是多数全麻药最有效的作用之一。
- 作用于海马、杏仁核和前额皮质以及这些结构之间的相互联系可能是麻醉药诱导遗忘作用的机制，这种作用甚至发生在意识消失之前。

科学和临床的重要意义

意识和记忆是所有科学主题中最有吸引力、最复杂的内容。人类具有丰富的意识和记忆内容，并具备通过语言来表达的能力，这是人类的特征性标志之一。然而众所周知，这些认知过程很难进行研究。正如 Thomas Huxley 所说："神经组织兴奋而产生意识状态这一非凡现象到底是怎么回事，就像阿拉丁摩擦神灯引出灯神一样不可理解"[1]。麻醉学就是这样一门特殊的医学专业，集中探讨意识和记忆间的联系。因为一般的麻醉药物起效后意识消失，作用消退后意识恢复，以往的记忆不差分毫。此外，全麻药物在远低于使意识消失的剂量时就可以有遗忘作用。因此，麻醉药被越来越多地当作一种工具来研究意识和认知[2-3]，这一趋势符合了 20 世纪 40 年代麻醉医师 Henry K.Beecher 的设想[4]。

对于麻醉医师来说，意识和记忆的机制也具有临床意义。感知术中情况并对相关事件有外显记忆即为"术中知晓"。这一并发症的发生率约为每 1000 例患者出现 1 ~ 2 例[5-7]，并与较高的创伤后应激障碍发生率有关[8]。因此，很有必要预防术中出现意识和外显记忆，但目前的监测技术与传统的评估麻醉深度的方法（例如最低肺泡有效浓度）相比并没有显著性的进展[9-10]（见第 50 章）。要想在围术期脑功能监测方面有所突破，就必须详细了解意识、记忆和麻醉的神经生物学基础[11]。

意 识

历史和术语

在 20 世纪的绝大部分时间内，对于意识的研究并未受到足够重视。但过去的 20 多年里，人们对于这一领域进行了大量深入的研究。部分是因为在 20 世纪 90 年代，一些著名科学家，如 Nobel Laureates、Francis Crick 和 Gerald Edelman 以及知名物理学家

Roger Penrose 吸引了公众的注意，促进了对意识的研究。几乎同时，1994 年在亚利桑那大学召开了第一届意识研究的多学科大会，数种以此为研究方向的杂志创刊（《意识研究杂志》《意识与认知》）。尽管 10 多年前就已经发表了一些意识与麻醉方面的开创性文章[12]，但直到现在，麻醉学家才开始注重对意识的研究。事实上，《米勒麻醉学》第 7 版首次出现"睡眠、记忆和意识"这一章，正式引入意识相关的内容[13]。自此，意识和麻醉的神经生物学研究数据呈现令人欣喜的爆发性增长。

意识领域的研究伴随着"意识"这一专业术语的滥用。当涉及意识的概念时，主观感受必不可少。有人提出，意识是指人进入无梦睡眠时消失、早晨醒来后又恢复的主观体验[3]。下面是一些重要的相关概念和区别。

1. 知晓：认知神经学家和哲学家使用"知晓"这一术语表示单纯主观体验。临床麻醉中，"知晓"是指（不准确）同时出现意识和外显记忆（记忆的分类法会在本章下一部分讨论）[11]。
2. 觉醒与知晓："觉醒"是指被唤醒的状态，如睡眠 - 清醒周期；也可以在病理的无意识状态（如植物状态）中出现。因此，觉醒不同于知晓[14]。
3. 现象意识与提取（access）意识：现象意识是指主观感受本身，而提取意识可用于其他认知过程，例如工作记忆和口头报告[15]。
4. 外部意识与内部意识：外部意识是指环境刺激（如交响乐团的声音）引起的感受，而内部意识是指内源性的感受（如做梦状态）[16]。
5. 意识与反应：个体可以完全感受到某种刺激（如"睁开眼睛"的指令）但不能做出回应（例如术中恢复意识但仍处于肌肉松弛的状态）[17-18]。
6. 意识水平与意识内容：意识水平包括警觉、困倦和麻醉状态；而意识内容是指意识特异的感知范畴，如"红色的玫瑰"和"蓝色的球"。

基于系统的研究方法

目前已有多种理论来解释意识形成和全麻的机制，而神经科学的进展使我们超越推测性的理论框架，应用基于系统的方法来研究这两个问题[19]。本章关于意识的剩余部分将会采用这一方法来探讨：①调控睡眠 - 清醒周期（以及因此产生的觉醒状态）的脑干和下丘脑核团；②丘脑在意识和麻醉中的作用；③皮层 - 皮层下的联系，重点是丘脑皮层系统；④皮层之间的信号沟通；⑤网络水平的组织结构。

调控觉醒的皮层下神经核团

在 20 世纪 90 年代中期，人们提出麻醉药物是通过作用于皮层下控制睡眠 - 觉醒周期的神经核团而使意识消失的假说[20]。过去十几年的研究支持了麻醉药与大量睡眠 - 觉醒中枢的核团有相互作用这一假说[21]，尽管精确的相互作用和对全麻状态的贡献仍有待阐明。下面将选择性地叙述一些位于皮层下脑干和下丘脑中介导睡眠 - 觉醒周期、可能与麻醉相关的神经核团。睡眠 - 觉醒环路的基础神经化学如图 13-1 所示。

脑干

蓝斑 去甲肾上腺素在蓝斑（locus ceruleus，LC）合成，蓝斑位于桥脑并发出神经纤维，广泛投射到整个大脑皮层[22]。就像其他单胺类神经元一样，蓝斑神经元的兴奋性在清醒状态下达到高点，在非快速眼动（non-rapid eye movement，NREM）睡眠时降低，在快速眼动（rapid eye movement，REM）睡眠时达最低点[23-24]。因此，蓝斑只在清醒时与皮层觉醒有关，而不是与快速眼动睡眠时的皮层兴奋有关。蓝斑神经元在氟烷作用下发生超极化[25]。去甲肾上腺素（蓝斑合成）在麻醉中可能起重要作用，因为拮抗去甲肾上腺素作用会使巴比妥类药物的麻醉时间延长而激活其作用会减少麻醉时间[26-27]。去甲肾上腺素在基底前脑的转运可能与麻醉深度特异性相关[28]。α_2 受体激动剂右美托咪定的临床应用使得蓝斑和去甲肾上腺素在催眠中的作用受到广泛关注。在蓝斑显微注射右美托咪定导致意识水平降低，同时注射 α_2 受体拮抗剂阿替美唑可以起到预防作用[29]。c-fos 蛋白是一种细胞代谢前驱标志物，在蓝斑和结节乳头体核（tuberomammillary nucleus，TMN）注射右美托咪定模拟 NREM 睡眠时可以抑制其表达，而在腹外侧视前核（ventrolateral preoptic nucleus，VLPO）用药可诱发其表达[30]。然而，最近在多巴胺 -β- 羟化酶基因敲除鼠中（缺乏合成去甲肾上腺素的能力）的研究数据显示其对右美托咪定具有超敏反应，表明存在其他的作用机制[31]。此外，应用氯胺酮可导致蓝斑 c-fos 蛋白表达增加[32]，这似乎与其麻醉作用有关[33]。

桥脑的侧背部被盖和桥脑角被盖 桥脑的侧背部被盖（laterodorsal tegmentum，LDT）和桥脑角被盖（pedunculopontine tegmentum，PPT）与基底前脑一起构成大脑乙酰胆碱的来源并广泛投射至整个大脑皮层[34]。

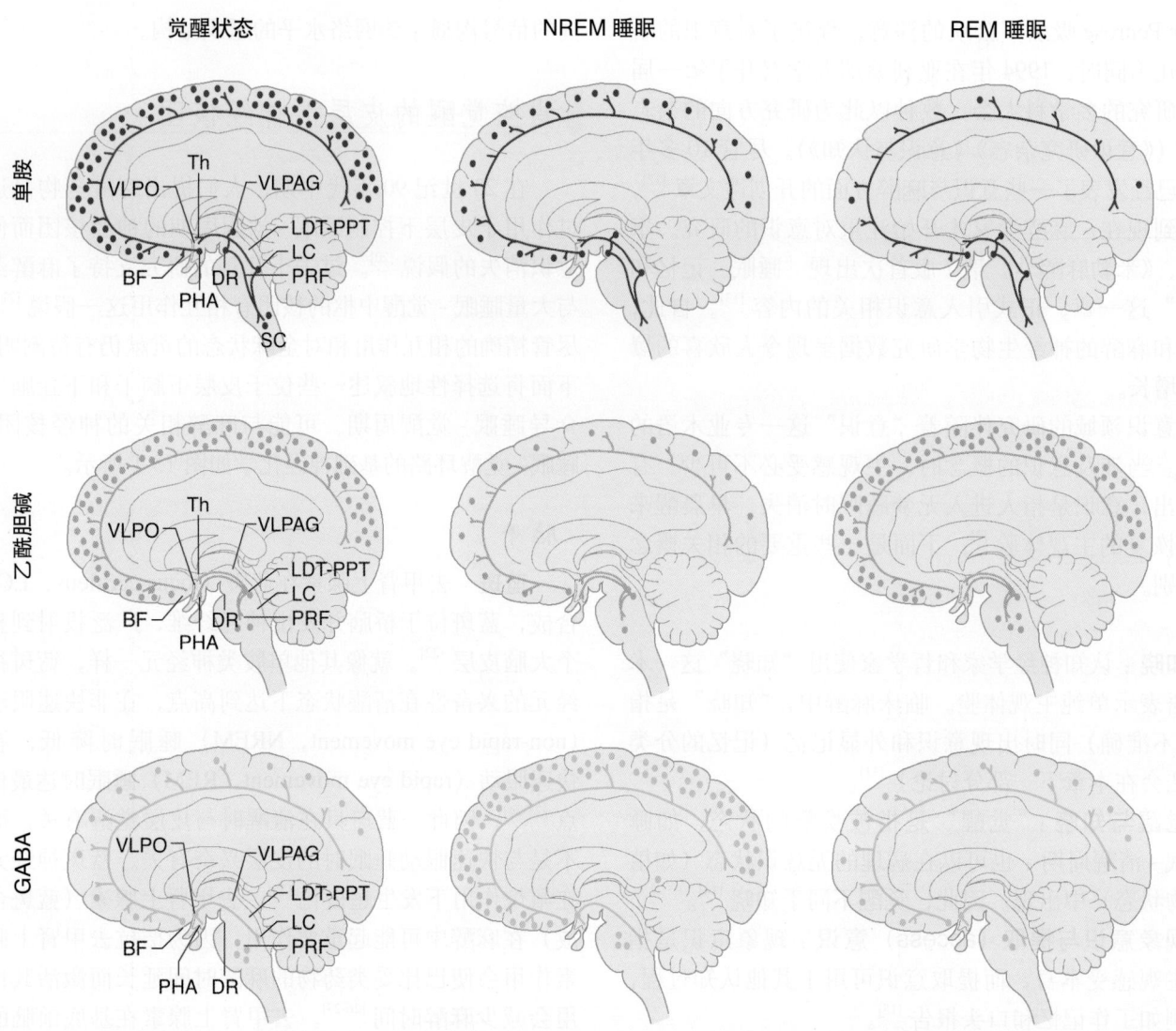

图 13-1 睡眠和觉醒的神经化学。睡眠 - 觉醒系统中状态依赖性单胺能、胆碱能和 γ- 氨基丁酸能神经递质系统的变化。神经末端点的密度反映了状态依赖性的神经递质释放的增加和减少。单胺（例如去甲肾上腺素）在清醒时释放最多，NREM 睡眠时降低，REM 睡眠时达到最低点。胆碱能神经递质在清醒或 REM 睡眠时与皮质活动有关。乙酰胆碱和 GABA 在睡眠 - 清醒周期中的作用相反。睡眠和麻醉的"共享通路"提示全身麻醉可能通过或部分通过图中列出的睡眠和唤醒中枢起作用。BF，基底前脑；DR，中缝背核；LC，蓝斑；LDT-PPT，桥脑侧背部被盖 - 桥脑角被盖；PHA，下丘脑后区；PRF，脑桥网状结构；SC，脊髓；Th，丘脑；VLPAG，中脑导水管周围灰质腹侧；VLPO，腹外侧视前核 *(Reproduced from Baghdoyan H, Lydic R: The neurochemistry of sleep and wakefulness. In Brady S, et al, editors: Basic neurochemistry, Oxford, UK, 2012, Elsevier.)*

此外也有直接到丘脑的投射，其已知的作用是产生慢波振荡和睡眠梭状波[35]，这两种波形代表的神经生理学意义可能是传递到皮层的信息受阻[36]。与去甲肾上腺素能的蓝斑神经元一样，在清醒有意识时 LDT/PPT 神经元的兴奋性增高而在 NREM 睡眠时降低[22]。然而，与蓝斑和其他单胺能神经元不同的是，胆碱能的 LDT/PPT 在 REM 睡眠的皮层兴奋时也处于兴奋状态。睡眠 - 觉醒周期的全部两种皮层兴奋状态都与胆碱能神经系统高张力有关。全身麻醉调控从 LDT/PPT 发出的胆碱能神经投射。氟烷麻醉时出现的睡眠梭状波就与传至桥脑网状结构（pontine reticular formation，PRF）

内部的胆碱能递质减少有关[37-38]。此外，突触和突触外的 γ- 氨基丁酸（γ-aminobutyric acid，GABA）受体也对调控 LDT 神经元起一定作用[39]，LDT 神经元与众多全麻药作用的分子机制有直接关系。

桥脑网状结构 PRF 是网状激活系统的一部分，后者在维持皮层觉醒方面起重要作用。尽管 GABA 是大脑主要的抑制性神经递质，但在桥脑网状结构中 GABA 的作用却与维持皮层觉醒有关[40]。例如，显微注射 GABA_A 受体激动剂蝇蕈醇到 PRF 可延长觉醒状态[41]；而注射 GABA_A 受体拮抗剂荷包牡丹碱会抑制清醒状态，诱发 REM 睡眠（另一种皮层觉醒状态）[42]。Vanini 及同事[42] 发现 REF 的 GABA 水平下降与异氟烷诱导的意识消失 / 肌张力下降及呼吸频率减慢有关。由于通常情况下全麻药的作用与增强 GABA 能活性有关，这些发现凸显出特殊的神经解剖和神经化学环境可能对麻醉与意识有独特和意想不到的作用。另外，麻醉作用的中脑桥脑被盖区位于 PRF 内，于此区域微注射戊巴比妥可以诱发一种可逆的麻醉状态[43]。

腹侧被盖区 中脑腹侧被盖区（ventral tegmental area，VTA）的多巴胺能神经元一直以来未被认为是睡眠 - 觉醒周期的关键介质，因为与其他脑干神经核团相比，这些多巴胺能神经元相对缺乏睡眠 - 觉醒状态依赖性的变化。但是，这一观点在睡眠神经生物学中受到质疑[44]，同时多巴胺能神经系统的兴奋在全麻苏醒方面的作用也重新得到重视。研究证实多巴胺能激动剂哌甲酯能够逆转异氟烷和丙泊酚的麻醉作用[45-46]，初步证据显示 VTA 是调控全麻后苏醒的多巴胺能递质的来源，电刺激 VTA 可以逆转全麻状态[47]。值得注意的是，目前已经在果蝇的研究中肯定了调控睡眠 - 觉醒的多巴胺能通路的存在[48]。

下丘脑

腹外侧视前核 下丘脑前部对睡眠 - 觉醒调节起重要作用[49]。VLPO 是位于此区域的传递 GABA 和甘丙肽的神经结构[50]。VLPO 的神经元在 NREM 和 REM 睡眠时呈最大程度的兴奋状态[51-52]，正中视前核也在睡眠时处于兴奋状态。值得注意的是，VLPO 的 GABA 能神经元的兴奋情况与睡眠总量相关，而正中视前核 GABA 能神经元的兴奋情况与稳态睡眠压力和习惯有关[53]。重要的是，睡眠时 VLPO 的兴奋与脑干和下丘脑的其他觉醒中枢的抑制有关[51, 54]。鉴于 VLPO 的中枢作用可能是介导睡眠，其已成为研究麻醉诱导意识消失的靶点。Nelson 及同事证实[55]，静脉给予丙泊酚或硫喷妥钠后 VLPO 的 c-fos 蛋白（神经兴奋标志物）表达增加。Eikermann 及其助手[56] 对大鼠 VLPO 慢性损伤模型进行研究，发现切除 VLPO 可以导致睡眠剥夺（如预期），但会增加对异氟烷的敏感[56]。这一发现可能会不支持 VLPO 在全麻机制中起重要作用的观点，但急性损伤 VLPO 表现出对异氟烷的耐受，这可能主要通过 VLPO 中睡眠 - 兴奋神经元起作用[57]。总之，以上数据说明 VLPO 对麻醉诱导的意识消失有重要作用（急性损伤研究的证据），但慢性 VLPO 损伤相关的睡眠剥夺可以对抗这一作用。实际上，无论静脉麻醉药还是吸入麻醉药的作用都会被睡眠剥夺所增强[58-59]，其中的机制可

能与 VLPO 无关（如基底前脑的腺苷信号系统）。

食欲肽能神经元 食欲肽能神经元位于下丘脑外侧的穹窿周围区域，对皮层起重要的觉醒刺激作用。共有两种食欲肽（A 和 B），也被称为下视丘分泌素。这些神经元支配脑干和基底前脑的其他觉醒中枢。食欲肽能神经元在清醒时最大程度放电，在 NREM 睡眠时受抑制，在阶段性 REM 睡眠时出现偶然爆发性放电[60-61]。食欲肽能神经系统功能障碍可在人和动物模型上出现发作性睡病[62-63]。有发作性睡病的患者常出现严重的麻醉苏醒延迟[64]，这一现象促使人们对食欲肽在麻醉机制中所起的作用进行研究。食欲肽能够通过多种机制减弱异氟烷[65]、丙泊酚[66]、氯胺酮[67] 和巴比妥盐[68] 的作用。基底前脑局部输注食欲肽可导致脑电图的觉醒表现以及使七氟烷[69] 和异氟烷[70] 麻醉的动物苏醒时间缩短。显微注射丙泊酚于下丘脑外侧的穹窿周围区域（食欲肽能神经元所在地）可导致皮层一种重要的催醒介质——乙酰胆碱的含量减少[71]。重要的是，遗传和药理学研究都已证实食欲肽并不影响麻醉诱导，而是对七氟烷和异氟烷的[72] 麻醉苏醒有重要作用。这一开创性的研究说明麻醉诱导和苏醒是不同的神经生理过程，并建立了意识状态转换之间的"神经惯性"理论基础[73]。但氟烷不影响食欲肽能神经元，其苏醒时间在食欲肽敲除鼠并不发生改变[74]。最近源于七氟烷和异氟烷的数据也同样被丙泊酚证实，丙泊酚可以减少大鼠食欲肽能神经元的 c-fos 表达。于基底前脑输注食欲肽可以影响麻醉苏醒时间而非诱导时间[75]。

结节乳头体核 结节乳头体核（TMN）位于下丘脑尾侧，是组胺（一种大脑催醒递质）的脑内来源。TMN 的兴奋性和组胺水平在清醒时最高，在睡眠时最低[76]。TMN 被认为与 VLPO 促进睡眠的 GABA 能神经元有相互抑制的关系[51, 54, 77]。下丘脑前部的组胺释放在睡眠[78] 和氟烷麻醉[79] 时受到抑制。静脉给予丙泊酚、硫喷妥钠和 GABA 能激动剂蝇蕈醇都会引起 TMN 的 c-fos 表达下降，说明其兴奋性受抑制[55]。在基底前脑的基底核大细胞部分显微注射组胺可以反转异氟烷对脑电图（EEG）的抑制作用，此作用可能由组胺 H_1 受体介导[80]。最近一项经遗传手段去除 $GABA_A$ 受体的研究显示，组胺能神经元可以耐受丙泊酚的作用[81]。然而，在行为学实验中，这种基因的改变未显示出抑制翻正反射的作用，此反射消失可以代表麻醉诱导的意识消失。这样，TMN 和组胺的传递在麻醉的机制方面所起的作用仍不清楚。

丘脑的作用

丘脑约由 50 个神经和亚神经核团构成，是外周感觉（"特异"神经核团）传入的中转传递部位，也是接受大脑皮层（"非特异"神经核团）神经传入的多模式一体化区域。对于研究全麻机制的人来说，丘脑一直是强烈的兴趣所在。在全身麻醉中意识抑制方面，丘脑至少有三种可能的作用机制。

丘脑的开关机制

有人提出丘脑是麻醉状态转换的"开关"[12]。这一理论的产生是基于应用多种吸入或静脉麻醉药[82-84]（氯胺酮除外[85]）后，丘脑出现一致性的代谢抑制。丘脑的超极化可使紧张性放电转化为爆发性放电（如同睡眠），会防止传入的感觉刺激唤醒大脑皮层。丘脑作为"开"的证据已主要由动物实验证实，用烟碱或抗体阻断电压门控钾通道来刺激丘脑正中会逆转吸入麻醉药的作用[86-87]。尽管显微注射大剂量烟碱到丘脑能促进麻醉苏醒，在同一区域拮抗烟碱性乙酰胆碱受体并不能有助于麻醉诱导的意识消失。丘脑中部的兴奋有利于创伤性颅脑损伤的患者出现行为学改善[88]。此外，兴奋（与其他皮层下结构一起）人类丘脑与麻醉苏醒有关，说明丘脑的作用涉及苏醒时的初始或"核心"意识[89]。

丘脑的皮层读取器机制

判定丘脑受抑制的研究是通过神经影像学进行的，如正电子发射断层扫描（positron emission tomography，PET）或磁共振成像，两者都有较低的时间分辨率。这些研究并不能明确地区分丘脑受抑制是麻醉诱发意识消失的原因还是大脑皮层受抑制的结果。有人提出丘脑非特异核团是大脑皮层的运算平台[90]。因此，如果麻醉诱导的意识消失主要是由于皮层活动的抑制，那么丘脑受抑制是结果。为解答这个问题，Velly 及同事[91]应用头皮脑电图（反应皮层信号）和丘脑底核电极（反应丘脑兴奋性，但尚存争议）进行了一项神经生理学研究。用丙泊酚或七氟烷麻醉诱导时，出现皮层而非皮层下的改变，说明神经影像研究发现的丘脑抑制是麻醉诱导意识消失的结果而非原因。

丘脑作为参与者的机制

在前两种可能中丘脑在全麻中作为被动的参与者，而最近的理论则认为丘脑可能在其中起到主动作用。一项使用人类脑电图数据和计算机模型的研究显示，丙泊酚作用于网状核的 GABA 受体，产生与额皮

质超同步的 α 节律波（8 ~ 13Hz）并可能阻断感觉传入[92]。超同步的 α 节律波可以阻断维持意识所需的频繁的皮层 - 皮层间信息传递[93]。丘脑皮层相互关系在麻醉诱导意识消失时的潜在作用促使人们更多地考虑丘脑及其与皮层联系所起的作用。

皮层 - 皮层下的联系

皮层与丘脑之间紧密的整合功能（也被称为皮层的第七层）说明两者可被看作一个单独的丘脑皮层系统。丘脑皮层系统参与睡眠 - 觉醒周期中的意识状态依赖性变化，被认为对意识起重要作用。这一作用可归结于其能够整合功能上多样的认知模式的神经活动，也是意识信息整合理论的核心本质[94]。此理论认为意识是信息化的（因为可以对多种可能的形态进行辨别以减少不确定性）和统一的（因为可以将大量不同模式的信息整合为一种体验）。人们通过神经影像学的手段，研究了全麻状态下丘脑 - 皮层系统的联系。对早期 PET 研究的重新分析显示氟烷和异氟烷导致丘脑代谢抑制，该分析揭示出全麻时丘脑 - 皮层联系的破坏[95]。近期的功能性磁共振成像（functional MRI，fMRI）研究进一步明确了丘脑皮层联系在全麻中的作用。其中一项研究肯定了丙泊酚可以诱导丘脑和侧额顶叶网络之间联系的中断，这种联系与外在意识有重要关系[96]。同样，对特异神经核团（与特异的感觉模式有关）和非特异神经核团（与整合功能有关）的研究发现，非特异神经核团与皮层的联系中断与丙泊酚导致的意识水平下降有关[97]。丙泊酚麻醉的动物研究中也同样发现了丘脑皮层联系的中断，1% 七氟烷用于人类麻醉导致丘脑和顶叶皮层后部功能联系的受损[99]。然而，丘脑皮层联系受损与麻醉诱导的意识消失之间的相关性并不普遍。fMRI 研究丙泊酚麻醉显示了皮层与壳核（基底神经节的一个皮层下结构）之间更复杂的功能联系中断[100]，相反，丘脑皮层的联系相对保持完好。纹状体（由壳核和尾状核组成）在全麻诱导的意识消失中的潜在作用已经在接受异氟烷麻醉的大鼠中得到研究证实[101]。此研究通过 fMRI 发现，全麻时额皮质与基底神经节的功能联系受到破坏。在一项人类丙泊酚麻醉诱导意识消失的研究中，fMRI 数据显示了大脑皮质联合区与皮层下结构的功能性失联[102]。

皮层 - 皮层的联系和信息传递

从脑干开始到中脑和丘脑皮层系统，最后三部分结构的组成按照自下到上的方式形成意识和麻醉作

用。已经明确睡眠即是由此自下而上的机制形成[103]，但目前仍不清楚麻醉诱导的意识消失是否也是由自下而上或自上而下的机制所产生。如果是后者，那么麻醉药对于皮层的作用则是最重要的。早期研究通过 PET 证明了皮层的区域性抑制的存在，包括外侧和内侧的额叶顶叶网络结构[104]。这些网络结构能调控对环境的外部意识（外侧系统）和内部意识，例如睡梦状态（内侧系统）。多项应用 fMRI 的影像研究证实全麻时皮层间的功能联系受到破坏[96, 99, 105-107]。而皮层联系不仅能通过 fMRI 进行评估，也应能通过评价皮层联系的神经生理学技术进行评估，后者可使麻醉诱导意识消失时的数据有更好的时间分辨率。EEG 可以用来测量功能性联系（脑区之间电活动的统计学相关变异）和有效联系（某一脑区影响其他脑区的假设）[108]。数个关键研究考虑了在麻醉诱导意识消失后对皮层 - 皮层之间联系（如信息交换）的评估。

与 fMRI 一样，神经生理学证据也支持多种麻醉药损害大脑的功能性联系。176 例吸入麻醉、丙泊酚麻醉和氧化亚氮麻醉下的手术患者的定量 EEG 显示，

两大脑半球之间以及前后脑区间的功能失偶联[109]。麻醉药导致的大脑前后区域的位相同步性受抑制也可见于啮齿类动物模型[110]。然而，麻醉药并不能完全破坏前后脑区间的信息传输。Imas 和同事[111] 测量了大鼠在受到视觉闪光刺激下脑电图 γ 带宽的传输熵，发现当处于异氟烷诱导的意识消失时，大脑从前向后的信息传递（"反馈"联系）受阻，而从后向前的信息传递（"前馈"联系）仍保持。只有在外科手术的麻醉深度下，双方向的联系才都受抑制。Lee 和同事[112] 对志愿者进行了对这种定向联系的研究，发现从额叶到顶叶区域的反馈联系在丙泊酚单次注射麻醉时受到选择性抑制。在使用丙泊酚或七氟烷麻醉诱导的手术患者，Ku 和同事[113] 应用信号传输熵证实了与麻醉药诱导意识消失有关的对额叶顶叶反馈联系的优先抑制（图 13-2）。在外科麻醉水平，双向联系受抑制；在麻醉苏醒时，这种额叶顶叶联系恢复到基础水平。一项使用 PET 扫描的研究验证了从丙泊酚或右美托咪定诱导的意识消失作用恢复时，额叶顶叶联系的特殊重要性[89]。人类志愿者的高密度 EEG 资料证实额叶到顶叶反馈联

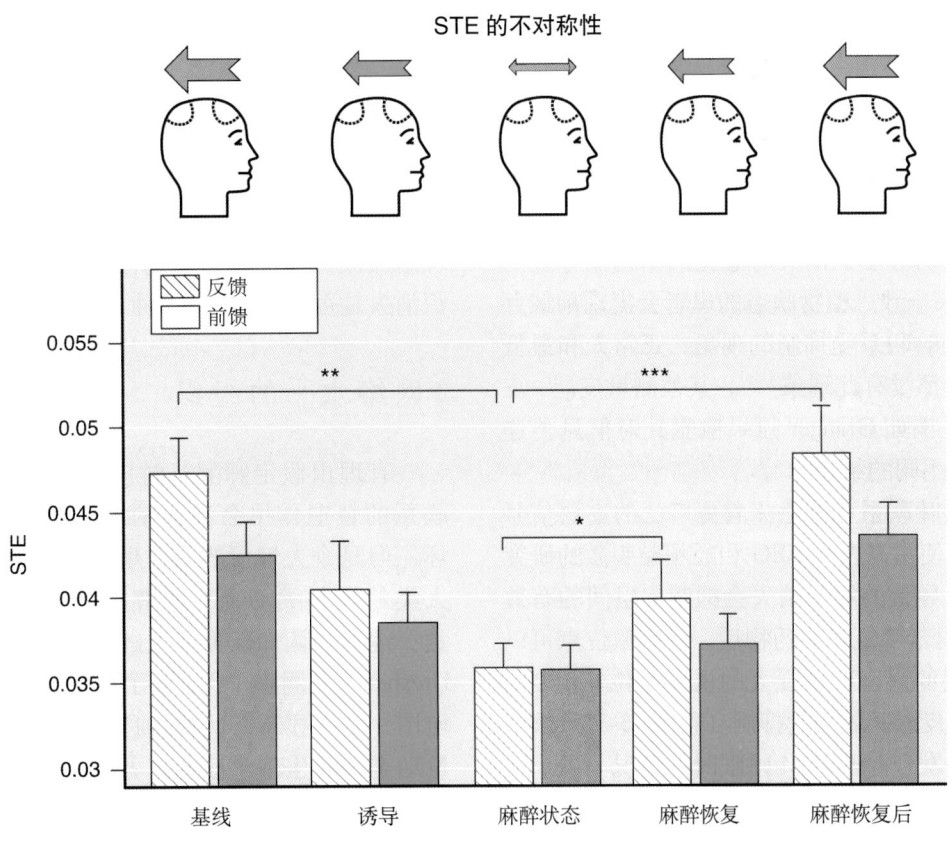

图 13-2　清醒、麻醉和恢复时额顶叶间的联系。侧额顶叶系统对于清醒状态非常重要，在全身麻醉、睡眠和植物状态时受到抑制。这项研究包含了 18 例手术患者，结果表明丙泊酚或七氟烷诱导后顶叶和额叶的联系为状态依赖性的改变，该研究应用的方法是脑电图和测量定向功能联系的方法——信号传输熵（symbolic transfer entropy，STE）。反馈连接对于清醒过程尤为重要，对于全麻的作用也最为敏感。应注意到反馈连接在植物状态中表现为选择性抑制（与前馈连接相比）*(Reproduced from Ku, et al: Preferential inhibition of frontal-to-parietal feedback connectivity is a neurophysiologic correlate of general anesthesia in surgical patients, PLoS One 6:e25155, 2011.)*

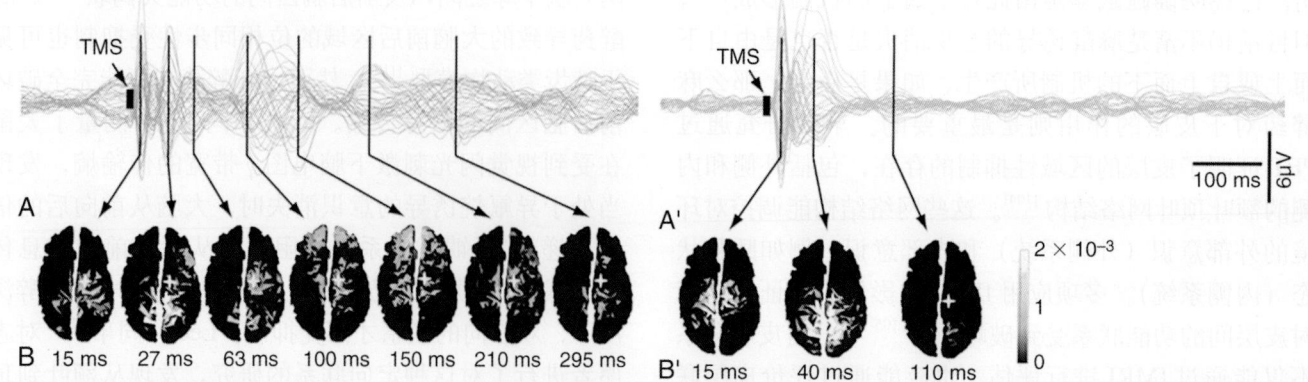

彩图 13-3 有效连接及麻醉相关的意识消失。有效连接检测不同脑区之间的相互影响。在本例研究中，检测了 6 名志愿者清醒时和咪达唑仑致意识消失时的高密度脑电图和经颅电刺激（transcranial magnetic stimulation，TMS）。A 和 A'表示清醒（A）和意识消失（A'）时由 TMS 诱发的脑电位。B 和 B'表示清醒（B）和意识消失（B'）时响应 TMS 的皮层电流（暗红色，最弱；白色，最强）。观察到咪达唑仑引起皮层电位抑制和电流减少，并且维持时间少于 120ms。在人类非快速眼动睡眠状态也有类似发现。重要的是，在麻醉（或者睡眠）时会发生皮层电活动，但是皮层间的连接和相互影响（即有效连接）受到抑制 *(Figure reproduced from Ferrarelli, et al: Breakdown in cortical effective connectivity during midazolam-induced loss of consciousness, Proc Natl Acad Sci U S A 107:2681-2686, 2010.)*

系的消失，并且动态因果模型支持皮层 - 皮层（与丘脑 - 皮层联系不同）联系确实存在的假说[114]。超同步的丘脑皮层 α 节律波[92]可能是破坏皮层 - 皮层联系的神经生理学机制[93]。由于前馈信号传递调节阈下（即无意识）感觉加工，而反馈联系（相同形式或跨形式地）调节有意识的感知，因此在意识的研究中，反馈联系的选择性丢失更加受到关注[115]。麻醉中抑制反馈联系而保留前馈联系（被认为能引起感觉），这与之前讨论的麻醉药诱导意识消失时感觉网络仍旧存在的 fMRI 研究的结果一致。植物状态的患者会出现前馈存在但额叶到颞叶的联系受抑制的现象。正常人和最低意识状态的患者都没有此现象[116]。其他测量皮层 - 皮层联系的手段（例如 Granger 因果检验）对信息传递的方向性得出了不同的结论[117]。

抑制额叶顶叶联系可能意味着更广泛的皮层信号联系中断。一项使用高密度 EEG 和经颅磁刺激的研究显示，咪达唑仑导致的意识消失会抑制皮层间的有效联系[118]。在使用苯二氮䓬类药物后，磁刺激位点可以观察到局部皮层的兴奋，但强大的诱发电位在 100ms 以内停止，并且皮层间联系受抑制（彩图 13-3）。值得注意的是，这些发现与 NREM 睡眠时的情况一致[119]。这种一致性能反映出通过慢波振荡破坏皮层联系这一普遍的神经生理学机制。NREM 睡眠和全麻中的慢波振荡有很多共同点[120]。一项对 3 例癫痫患者植入皮层栅格电极（临床治疗目的）以及 96 通道的芯片（研究目的）的研究阐明了这种潜在机制的存在[121-122]。在丙泊酚诱导意识消失后的 5s 内，慢波振荡显著增加。尽

管单一结构的神经兴奋性在最开始受抑制，但当它恢复到基础值（或超过基础值）时，会分成高兴奋性期和静息期。神经放电会与慢波振荡偶联。但慢波振荡本身随皮层传递距离的延长表现出相位偶联的衰减。因此神经元的峰电活动可被分为"开"和"关"期，这会导致皮层间电活动的暂时不协调。这种神经生理学情况显著减少有意义的皮层间信号传递的可能性。慢波振荡是否是皮层或丘脑皮层的现象仍不得而知。理解慢波振荡的起源或调控有助于了解麻醉导致的意识消失是否是基于自下而上或自上而下的机制。

网络水平的组织

有理由假定麻醉药对皮层 - 皮层和皮层 - 皮层下联系的普遍作用会导致脑内功能神经网络组织的破坏。但是令人惊讶的是，事实并非如此。实际上，非人类的灵长类动物在麻醉状态下仍存在着与人类感觉、运动和认知任务有关的功能性神经网络结构[123]。Breshears 及同事[124]监测了丙泊酚麻醉时人的皮层脑电图，结果显示，此时这种保留的功能结构也发生大量动态神经生理学改变。大脑能重新配置网络结构以适应麻醉状态而维持总的神经网络组织不变。Lee 等人[125]使用 EEG 证实，人类在接受丙泊酚麻醉诱导时，尽管在神经联系方面发生显著变化，但其动态网络却保持无尺度（scale-free）特征。麻醉中的"适应性重新配置"假说已被一项应用 fMRI 的人类研究所证实，该研究中，在丙泊酚诱导意识消失时，人类大

脑核心的神经网络组成的组织（如"小世界"——类似拥有巨大停机枢纽的机场系统）仍保持不变[102]。大鼠异氟烷麻醉时也同样发现神经网络出现组织变化，其相互作用脑区的"群落结构"发生重新配置，而"小世界"和其他网络特征不变[101]。这样，尽管信息处理枢纽（如顶叶皮层后部）[126]对麻醉药的作用敏感，但重要的神经网络组织特征不受影响。

这方面的研究有重要意义，原因如下：首先，由于神经网络的组织及功能在全麻时仍存在，这些研究结果表明其重要作用不是维持意识状态。第二，为维持总神经网络组织特征不变而发生的适应性重新配置可能与全麻状态的可逆性有关，这种情况与持续时间长的慢性大脑功能障碍（如老年痴呆、精神分裂症）不同。最后，此类研究证实了全麻药对研究意识的机制和人类大脑功能性组织的作用。本章下一部分将探讨记忆，它将意识体验联系起来，以形成"自己"的故事。

记　忆

历史与术语

现代对于记忆的生物学结构和组织的理解主要源于对遗忘的研究。早在 19 世纪晚期，Théodule Ribot[127]和 Hermann Ebbinghaus[128]开创性的著作就对记忆障碍有详细描述并对正常记忆功能所依赖的生物基础和机制提供了有价值的见解。1957 年这种研究达到顶峰，蒙特利尔神经研究院的 Brenda Milner 报道了 Henry Gustav Molaison（1926—2008）[129]的著名病例，这个以"H.M."的名字著称的健忘症患者被认为是神经科学研究历史上最有影响力的单个病例研究。神经外科医生 William Beecher Scoville 在实验性手术治疗 H.M. 的难治性癫痫时，切除了其大部分双侧内侧颞叶（medial temporal lobe，MTL）结构——包括海马、杏仁核和邻近的海马旁回。术后，患者出现了严重和持续的顺行性遗忘，他对任何感觉模式都不能形成新的记忆。此患者还有一段时期的逆行性遗忘，不能回忆手术前 3 年内的事情。然而，引人注意的是，他绝大多数的神经功能——感知的处理、语言、注意力、语义知识、掌握小部分不断重复的信息的能力——保持大部分或完全正常。在 H.M. 病例出现之前，最广为接受的理论是由著名神经心理学家 Donald Hebb[130]提出的没有专门的脑区负责记忆功能，记忆的处理被认为分散于整个大脑并汇集整合为区域特异性的感知和认知功能。基于此理论，举例来说，视觉记忆就应该在负责视觉感知的纹状皮层和纹状外皮层形成。但

H.M. 的病例立刻推翻了这一理论。人们认识到，MTL 是记忆形成和早期保存各类型意识记忆的特异且必需的结构。记忆的研究发生了重要变革。最初进行了大量着重于 MTL 结构 - 功能（彩图 13-4）的独立分支

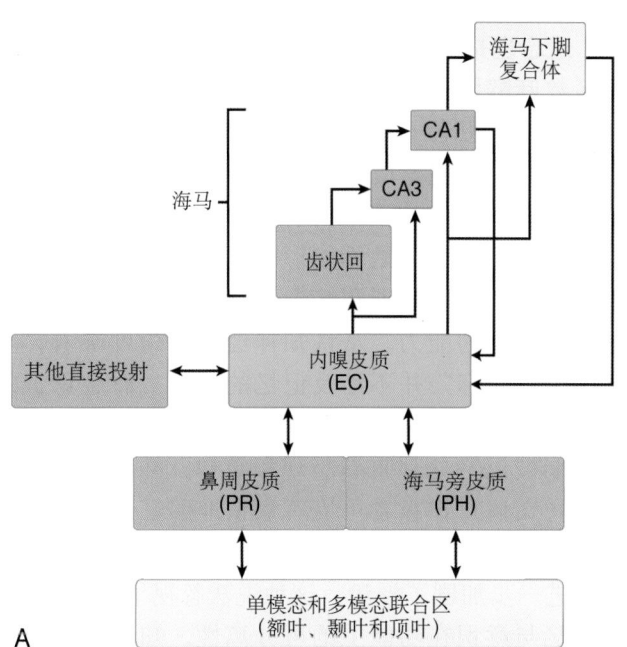

A

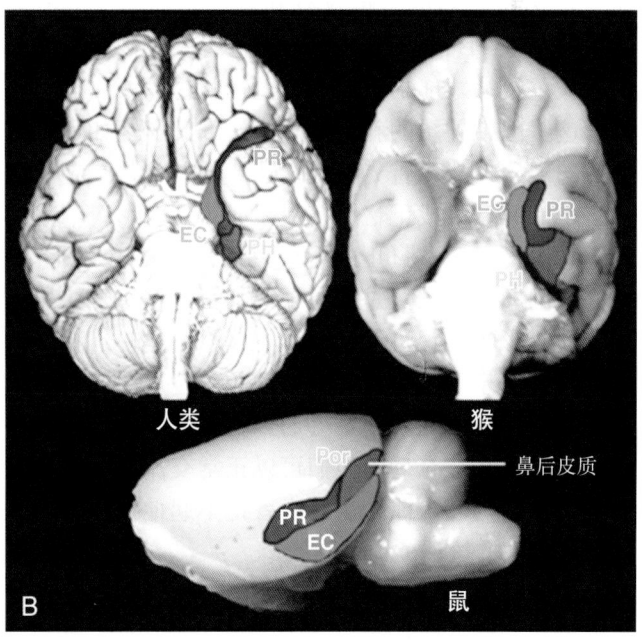

彩图 13-4 内侧颞叶记忆系统。A. 负责陈述记忆的内侧颞叶记忆系统示意图，包括下丘脑、鼻周皮质、内嗅皮质和海马旁皮质。除了此处所述的连接外，还有从鼻周和海马旁皮质到 CA1- 下托边缘的较弱投射。B. 人类大脑（左上）和猴大脑（右上）的前面观图及鼠大脑（下面中间）的侧面观图。内侧颞叶的主要皮质区域已经被加亮并标注。海马在大脑表面无法看到，人类海马位于内侧颞叶下，前端位于内嗅后（红色）和鼻周皮质（紫色）下，海马主体位于海马旁回皮质下面。鼠的海马旁回皮质叫作鼻后皮质。EC，内嗅皮质；PH，海马旁皮质（深黄色）；Por，鼻后皮质；PR，鼻周皮质 *(From Squire LR, Wixted JT: The cognitive neuroscience of human memory since H.M., Annu Rev Neurosci 34:259-288, 2011.)*

研究以及神经可塑性加工的细胞水平机制研究，后者的重要标志就是由 Terje Lømo 和 Timothy Bliss 于 1973 年发现的长时程增强（LTP）[131]。随后系统层次结构的建立强调了振荡相位同步对神经细胞和网络在促进记忆方面起关键作用[132]。

遗忘也是用来描述全麻一项主要特征的术语。根据多数麻醉医生和外行的理解，遗忘是全麻的一种现象，是指患者不能回忆起麻醉中发生的事件。然而，这种说法混淆了与健忘症机制上和语义上的重要区别。H.M. 对自身和外界环境的感知能力和意识体验完好无损，但是不能形成记忆。麻醉状态与其不同，患者没有处理和综合知觉元素从而形成整合的意识体验的能力。从认知神经科学角度来看，全麻中的"遗忘"并不涉及记忆的问题，而是意识的问题。它反映了一种意识体验如不能在最初形成也就不能被记忆处理重新呈现和重构。知晓（意识感知的同义词）指患者可以有意识地回忆起麻醉期间发生的事件（常常不希望发生），这一术语的频繁使用也进一步加剧了混淆。这种说法忽视了 H.M. 病例中记忆与意识在功能上的可分离性。知觉是麻醉中建立记忆所必需的，但仅有知觉是不够的。只有当知觉伴随 MTL 的处理从而建立和储存记忆使其可在之后被重组，才能形成有意识的回忆。

这些因果关系的叙述组成了研究麻醉药如何影响记忆的思路框架。首先，我们达成的共识是：在麻醉状态下的患者生成记忆，前提是必须拥有一个清楚的意识状态，而并非真正的无意识状态。第二，研究提出一个问题：麻醉药是否对记忆加工过程有直接影响而非通过影响意识进而影响记忆？也就是说，麻醉药是真正的遗忘药吗？对第二个问题的肯定回答是非常明确的，在日常麻醉中都会遇到，当给予患者小剂量丙泊酚或咪达唑仑后，他们可以正常交流但之后不能回忆起谈话内容，或术后的患者记不起他们与外科医生在恢复室的谈话。

隐藏在日常麻醉经验中的现象对认知神经科学有重大意义：与 H.M. 遭受到的情况惊人地相似，麻醉药具有强大的顺行性遗忘作用。尽管对麻醉药影响记忆的研究仍处于初级阶段，其科学基础却是 H.M. 病例的深远影响——多学科对 MTL 和其他记忆处理系统超过半个世纪的研究。这项研究的前景不仅仅是了解临床上麻醉药产生遗忘作用的机制。麻醉药的选择性记忆作用提供了可诱导、可恢复、可复制的伪基因敲除行为学模型，此模型可在动物或人类研究中安全使用并被药理学知识所补充。因此，还可以通过研究遗忘探讨理解性记忆的模式，对神经科学做出重大贡献。

正常记忆的组织和功能

多种记忆系统

任何语言中都有"记忆"一词，它通常是指陈述性记忆。陈述性记忆是对之前的事实和可进入意识层面并由注意力和执行力操控的知识的表述。它是 H.M. 不能形成的记忆模式，也是麻醉遗忘时所指的记忆模式。

陈述性记忆可进一步分成其他重要的组成部分。首先是情景性记忆和语义性记忆的区分。情景性记忆是指对有明确时空关系（以独特个人体验、事件和地点来回忆自传性的事件）的事实的回忆。而语义性记忆是指不需时空关系回忆事实和外界知识的能力（如回忆珠穆朗玛峰是世界第一高峰而不需记起获得知识的时间和地点）。情景性记忆和语义性记忆的形成依赖 MTL 和内侧间脑[133]，但情景性记忆还额外依赖额叶和顶叶结构[134-135]。其次是回忆和熟悉的双重处理区分。回忆是指记起之前事件的特殊关联细节，而熟悉是指没有特殊关联细节的情况下识别出（如认出一张脸，但记不起此人是谁，何时何地见过）。这种区别是否反映了 MTL 的功能组织仍不清楚。有观点提出海马选择性主管回忆，而邻近的嗅周皮层主管熟悉功能[136]。另一观点认为记忆的功能组织不依赖于这些心理学结构，而是依赖于刺激属性的加工[137-138]。嗅周皮层神经元只有属性特异性的反应，足以支持熟悉判断，但海马神经元综合了刺激的多重属性，是关联某一事物及其情景所必需的。

早期从 H.M. 病例得出的发现认为其他类型的记忆与陈述性记忆是可分割的。H.M. 有在数日内学会手眼配合的能力，即使他没有以前训练过的记忆[139]。类似的发现支持陈述性记忆和程序性记忆有本质不同，后者的形成有赖于尾状核。后来，人们发现记忆障碍的患者启动效应完好无损[140]，启动是指无意识记忆或内隐记忆过程中，以前受到的刺激影响对后续刺激的反应。举例来说，遗忘症患者如果之前看过一些图片，即使没有相应的陈述性记忆也可以在 100ms 内说出看过的这些图片[141]。启动效应的神经解剖学基础目前仍不清楚，但肯定不是 MTL。最近 20 多年来，大量在啮齿类动物上的研究阐明了情绪学习系统，即使用经典的（巴甫洛夫）和各种条件化恐惧方案（一种中性情绪条件刺激与厌恶情绪非条件刺激的配对组合，导致实验对象出现对条件刺激的反应）进行的实验性研究。这一系统依赖信息汇聚至杏仁核外侧核团[142]，而且可以在没有有意识的感知的情况下出现[143]。随着不断发展，陈述性记忆和程序性记忆的相互独立最终转化为大脑内容纳多模式记忆系统的构架[144]。尽管这些记忆系统是不同的，但人们常用非陈述性记忆作为它们的统称，以区别基于 MTL 的陈述性记忆。

工作记忆的概念常被单独提出，工作记忆是指在大脑中保有某些限定的信息量的能力，这些信息可以被用来进行复杂的认知任务，例如推理、理解和学习[145]。工作记忆的概念是从早期短期记忆概念发展而来的，但是其大部分内容已经被替代，这两个概念不可混用。工作记忆意味着既是短期记忆储存形式又具有可操作的能力。1974 年由 Baddeley 和 Hitch[146]首次提出了目前最有影响力的模型，将工作记忆分为不同能力的子成分系统，包括语音回路（通过口头或默读复述的方式保存信息，例如记一个电话号码）、视空间模板（能保存和处理空间、视觉和动态的信息）和中央执行系统（负责调控选择性注意和抑制）。最近，这一模型增加了第 4 个子系统[147]——情节缓存，主要负责暂时储存多维度的工作记忆并与陈述性记忆相整合。

H.M. 拥有完好的工作记忆，随后的研究进一步证实工作记忆不依赖 MTL。工作记忆看起来更像是由分散的皮层网络以及位于背外侧前额皮质并与顶叶皮层、丘脑、尾状核和苍白球相联系的重要的执行枢纽来完成[149]。工作记忆和 MTL 存在的功能和结构的差异并不意味着工作记忆和陈述性记忆系统之间没有相互作用。工作记忆需要陈述性记忆提供语义和情境。在工作记忆任务中，与陈述性记忆内容有关的皮层感知区变得活跃并与前额脑区的同步性增强[150]。相应地，陈述性记忆的形成也受到工作记忆加工处理性质的重要影响，处理程度越高则学习效果越好[151]。

人们可能会从直观上推测工作记忆和陈述性记忆的关系是连续的，也就是说，信息形成陈述性（长期）记忆是由工作（短期）记忆纵向转化而来的。然而，一些罕见的病例中患者具有选择性短期记忆障碍而其陈述性记忆功能正常，说明这一结论可能是错误的[152]。工作记忆中所含的信息在随后转化成陈述性记忆"似乎会发生"。理解记忆并不一定超越以上两种记忆，更多见的是平行处理（相互作用），而非顺序加工。

长时程增强 (long-term potentiation，LTP)、突触标记和记忆的巩固模型

记忆的巩固假说在 1900 年由 Müller 和 Pilzecker 首次提出[153]。他们注意到初次训练完新形成的记忆可能受到随后短时间内学习的其他信息的干扰。这一效应被称为倒摄干扰，根据刚学习的记忆最易受影响而随时间延长影响逐渐减小的方式被按等级划分。Müller 和 Pilzecker 提出，记忆的痕迹最初一定处于一种脆弱的状态，但随后通过巩固过程变得稳定。巩固假说是理解记忆加工和行为过程的基础[154]。巩固是 H.M. 不能进行的过程，随后会探讨巩固是有遗忘作用的麻醉药的作用靶点。

记忆要想被巩固，就一定先形成记忆痕迹。描述这一过程的术语是编码。编码是指代表某一事件记忆的神经网络不立刻恢复到以前状态，而是被以某种方式强化再激活这个记忆。在突触可塑性和记忆假说的框架内，神经活动诱发的突触可塑性是充分必要条件[155]，供信息存入潜在记忆，因此编码意味着开始形成某种形式的突触可塑性。然而，编码作为不同于巩固的单独加工过程，本身不能确保记忆痕迹的延伸。编码使长期记忆的形成成为可能。

构成与记忆有关的突触强化的最小事件，即编码的神经改变，仍未被完全了解。细胞模型中见到的突触强度的即刻功能改变可以在树突棘还未出现任何结构改变时出现[156]。因此，最初的强化形式可以仅是单纯功能的变化：突触前谷氨酸递质的释放增加、突触后与 α- 氨基 -3- 羟基 -5- 甲基 - 异噁唑 - 丙酸（α-amino-3-hydroxyl-5-methylisoxazole-propionate receptors，AMPARs）受体的作用增强。

通过突触结构和功能重塑使初始突触强度变化长期存在下来，这个过程即为记忆巩固的神经改变。最典型的相关细胞模型是 LTP，它描述的是经某种刺激后突触传递效能的双向增强。最初的观察发现高频刺激穿通纤维（连接内嗅皮质和海马）能导致齿状回突触传递的持续增强[131]，现在人们认识到整个海马（尽管最常被研究的突触是位于 Schaffer 侧枝和连合轴突以及 CA1 区锥体细胞的尖端树突之间）和其他传入通路内都会发生大量的 LTP[157]。此外，除了非生理性的高频刺激以外，LTP 也可被模拟生理活动的刺激模式诱发，其中最重要的是海马 θ 节律范围波（4 ~ 8Hz）的爆发[158]。同步的海马 θ 振荡波貌似对成功的记忆行为至关重要[132]，因此和记忆有特别的关系。

关于 LTP 机制的文献范围太广且数量太大，难以在此进行总结。但是，某些很基本且与麻醉研究相关的概念会在此简要阐述。诱导多种形式的 LTP 需要激活突触后 N- 甲基 -D- 天冬氨酸（N-emthyl-D-aspartate，NMDA）受体，特异的 NMDA 受体拮抗剂可以阻止 LTP 的形成。去极化时，镁离子从其受体结合位点上解离下来，允许钙离子内流。细胞内钙离子浓度的升高是 LTP 形成的重要触发机制。之后，需要激活下游钙离子 - 钙调蛋白依赖性激酶 II（calcium-calmodulin-dependent kinase II，CaMK II）[160]，此激酶会发生自身磷酸化[161]。CaMK II 和整联蛋白驱

动的肌动蛋白聚合是最初细胞支架重新配置所必需的[156, 162]。激活其他细胞信号级联反应也有助于形成LTP：3'，5'-环腺苷酸（cyclic adenosine 3'，5'-monophosphate，cAMP）依赖的蛋白激酶、蛋白激酶C、酪氨酸激酶、磷脂酰肌醇3-激酶（phosphatidylinositol 3-kinase，PI3-K以及丝裂原激活的蛋白激酶（mitogen-activated protein kinase，MAPK/ERK）。MAPK/ERK激活的下游效应多种多样，包括作为底物的核蛋白 *c-Myc*、*c-fos*、*c-jun*，细胞骨架蛋白 Tau 和 MAP-2，Elk-1 以及 cAMP 反应元件结合蛋白[163]。LTP 最终表现为发生在细胞体和局部树突的蛋白质合成，导致突触结构的长期改变[164-165]。大量实验证明蛋白质合成抑制剂可以在体外抑制 LTP 的持续，体内实验可以使动物出现学习障碍[166]。

LTP 的形成也分成两个阶段，与多种动物中观察到的记忆分期一致。早期LTP（early LTP，E-LTP）是不依赖蛋白质合成的时期，可以持续几分钟到数小时。晚期LTP（late LTP，L-LTP）依赖细胞内信号和蛋白质合成，可以持续很多天。MAPK/ERK级联反应可能代表了两期之间的重要转变[157, 164]。然而，单一系统内的 LTP 难以完全解释人类记忆的时效，这种时效可以持续数年到数十年。

一个解释 LTP 种种特点并从概念上将编码和长期记忆联系起来的理论是突触标记和捕获假说[167]。在这一理论中，编码设置一个突触标记（突触结构的暂时改变），该标记依赖于 CaMK II。此标记是建立长期结构改变的基础，级联反应要想继续进行就需要这些标记捕获细胞体和树突内合成的可塑性相关蛋白（plasticity-related proteins，PRPs）。标记仅在有限的时间窗内存在，如果没有到达和捕获 PRPs，标记会消失，转化为长期结构改变的能力也会失效。相反，如果捕获 PRPs，则可触发突触前和突触后改变的级联反应[168]并导致 L-LTP 的形成。突触标记模型对基于系统的记忆模式有很大吸引力是由于标记和捕获 PRP 不需要作为单一的事件发生，从而允许单一神经元的成千上万的树突在不同演化时期参与记忆巩固的过程。换言之，之前和之后的 PRP 释放会调控标记的命运，在多种情境下，标记受到编码前后的事件影响。

再巩固

数十年来，人们认为记忆巩固是单一的过程，也就是说，一旦发生蛋白质转录就建立了记忆痕迹，这种痕迹不再发生改变，但是会逐渐消失。2000年，Nader 及同事报道了一个已有的听觉恐惧条件反射，其通常不会对蛋白抑制剂敏感，除非条件反射再次形成。

这说明记忆的摄取使其暂时具有可塑性，之后再次变得稳定。这一过程被称为再巩固，此后在多种情况和物种（包括人类行为学研究）中得到了证实[170-171]。再巩固可以被看作是调节已经存在的记忆强度的过程，显然它也提供了对已经存在的记忆进行重塑和应用额外的新信息更新的窗口期[172-173]。无论外显回忆还是内隐的内部再激活（很可能在睡眠时出现），都会引起记忆再巩固。再巩固与和初始巩固相关的 LTP 有很多相似的细胞机制。但二者时间动态不一致，巩固需要的某些区域是再巩固无需的区域[174]。再巩固可能代表着一段延长的巩固加工过程的调控期。当然，多数抑制记忆巩固过程的药物（包括麻醉药）也会抑制再巩固。

相位同步

网络和集合内的神经元并不单独起作用而是呈振荡性的兴奋和抑制状态。这些振荡的相位同步，协调相关神经元的兴奋性一致，是基本的神经机制。通过建立不同脑区间的短暂和动态的联系，相位同步可以达成神经信号沟通。例如，大量证据支持 γ- 相位（~40Hz）同步可以连接各种有意识的感知依赖的脑区的假说[175]。

相位同步是神经可塑性和记忆的基础[132, 176]，研究表明编码时同步性增强可以预测学习和记忆的提高[177-179]。人们认为 γ- 相位同步可以导致海马的 Hebbian 可塑性，即可塑性涉及突触前和突触后神经元的协调放电。最佳 γ 振荡频率通常可以协调突触前和突触后传入信号在 10～30ms 时间窗内，这也是形成脉冲时间依赖性并诱导 LTP 的关键[180]。然而，γ 同步不能完全解释陈述性记忆，部分是因为相位对刺激来说不是时间锁定的，也就是说，γ 同步能支持与记忆有关的神经网络的可塑性形成，但无法识别特定内容。本文更感兴趣的是 θ- 相位（4～8Hz）同步。与 γ 同步不同，θ 同步受刺激后出现相位重设。很多研究把 θ 重设和相位同步与 LTP 以及有效的陈述性学习联系起来[181-184]。而且，杏仁核-海马的 θ 同步已被认定对恐惧相关的记忆至关重要[185-187]。θ 依赖的可塑性是非 Hebbian 性的，因为 θ 依赖的可塑性仅由传入条件（突触前）决定。LTP 仅在 θ 振荡的高峰时产生[182]，因此 θ 相位重设和同步是为了协调广泛分布的脑区的传入信号。θ 同步与 γ 同步存在着合作关系，这样 γ 振荡的相位就可以与较慢的 θ 振荡的振幅发生偶联（相位-振幅偶联）或与其相位发生偶联（相位-相位偶联）。

麻醉药对人类陈述性记忆的影响

理论上麻醉药导致遗忘的机制通路的数量十分庞大，其中多数难以在人体直接评价。但通过鉴别限定在特定时域或特定的神经解剖区域的记忆相关加工过程可以很大程度地缩小假定机制的范围。因此目前人类研究的一个重点是希望能明确麻醉遗忘的时间和神经解剖学特征，因为这些特征能体现和除外假说的有关机制。

逆行性遗忘和逆行性易化的行为学研究

尽管在系统研究中存在一些偶尔造成混淆的个别实例或独立的病例，但是目前没有证据显示麻醉药在人类产生逆行性遗忘的作用。20 世纪 70 年代早期的研究发现使用硫喷妥钠（6mg/kg）和美索比妥（4mg/kg）不产生逆行性遗忘[188]。成年患者对给予咪达唑仑（2mg、5mg 或 10mg）前 4min 接受的视觉刺激有正常的记忆[189]。同样，对于在术前等候区或手术间麻醉诱导前即刻学习的单词表[190]和丙泊酚麻醉诱导前看的图片[191]，记忆都保持正常。在儿科患者的研究表明，对给予咪达唑仑[192]或丙泊酚[193]镇静前看的图片的记忆同样正常（见第 93 章）。在对照实验条件下，志愿者对靶控输注镇静药丙泊酚［脑浓度（brain concentration，Ces）为 0.3 ~ 2.5μg/ml］、咪达唑仑（25 ~ 30ng/ml）、硫喷妥钠（2 ~ 7μg/ml）或右美托咪定（0.25 ~ 0.8ng/ml）之前学习的图片[194]或词语[195-196]的记忆完好。

最近一项研究[197]中进行的实验是志愿者学习单词表后立刻稳态输注丙泊酚（0.9μg/ml）或安慰剂 90min。在编码后 20min 到 24h 的一段时间内按照一定时间间隔测试对这些单词的记忆。与出现逆行性遗忘相反，给予丙泊酚的受试者比安慰剂受试者意外地保留有更多的单词记忆。在一篇使用咪达唑仑的心理学文献中得到了同样的结果[198]。这一现象被称为逆行性易化。可以通过考虑与之相反的作用——逆行性干扰来推断逆行性易化的机制。逆行性干扰是精神的兴奋（尤其是发生在进行记忆加工时）能抑制近期形成的记忆的巩固，越新的记忆越易受影响[199]。在类似理论中，即使是不相干的任务，诱导形成新的 LTP 也会干扰已经形成的 LTP 和记忆[200-201]。当使用选择性 NMDA 受体拮抗剂（例如 AP5 或 CPP）阻断新 LTP 的形成，就不会对最近形成的 LTP 产生干扰作用，记忆得到改善[202-204]，也就是说，出现类似逆行性易化的作用。对丙泊酚和咪达唑仑逆行性易化作用最简化的解释是其阻断了新 LTP 的形成（虽然可能是通过 GABA

能通路）和释放能巩固近期形成的 LTP 的物质。

麻醉药有逆行性易化而不是逆行性遗忘的作用的发现强烈说明麻醉的遗忘机制局限于巩固级联反应的诱导过程。诱导障碍会影响下游过程，但很难解释为何下游有独立的效应靶点。举例来说，如果某种药物对编码后发生于 t_c 分钟的记忆处理有直接作用，这种作用可以阻断过去已发生在 t_c 分钟时的事件的巩固，产生明确的逆行性遗忘窗。尽管目前的研究还不具备时间分辨率来除外药物作用发生在 E-LTP 形成仅数秒后的过程的可能性，但 E-LTP 时间域后期和涵盖 E-LTP 到 L-LTP 转化的时间域已得到检测。对诱导假说最有力的反驳认为麻醉药对下游蛋白质转录过程有直接作用[205]，但这种作用发生的时间窗口仍不明。

临床上没有任何使用麻醉药作为逆行性遗忘药物来预防术中知晓的基础。急性应激和焦虑对记忆具有复杂的由去甲肾上腺素介导的作用，可以导致与情绪事件相关的顺行性和逆行性遗忘[206-207]，这种遗忘可以解释小部分患者不能回忆起麻醉前即刻事件的原因。

麻醉药遗忘作用的数学模型

试图对记忆随时间发生的变化进行数学模型化的尝试可以追溯到 19 世纪，Ebbinghaus[128]证实记忆消退的特征是最初快速下降，随后逐渐下降。约 100 年后，Wickelgren[208]建立了一个复杂的预测模型。其组成要素（系数）被假定为特定的记忆过程，因此这个模型引起了神经科学的兴趣。Wickelgren 幂次定律最完整的版本如下：

$$m_t = \phi (1 + \beta t)^{-\psi} e^{-\pi t}$$

此处 m_t 指在时间 t 的记忆力，ϕ 指最初学习的程度（衡量编码强度），β 是源于描述记忆痕迹脆性的微分方程的一个度量常数，ψ 表示核心衰减特征（从而反映巩固过程），指数项 $e^{-\pi t}$ 表示因插入相似的学习内容而造成的干扰。

简化版的 Wickelgren 幂次定律被用于描述数种静脉麻醉药的遗忘作用特征的大样本志愿者研究[195]。根据合理的假设，最后完整的公式减少为一个两参数的衰减函数：

$$m_t = \lambda t^{-\psi}$$

此处 λ 代表最初的记忆强度（编码指数），ψ 表示衰减率（巩固指数）。某一记忆状态 m_t 是理论上可以分别调控的两个变量的函数。记忆的数学模型技术可以同时就编码障碍（λ下降）和巩固障碍（ψ增加）进行特征性描述。与此相反，测定某一时间点的记忆 m_t，即简单地取样测定 t 分钟后忘记多少，不需要这些信息。

两参数幂次衰减函数准确地描述了给予患者丙泊酚（0.45/0.90μg/ml）、咪达唑仑（20/35ng/ml）、右美托咪定（0.20/0.40ng/ml）和硫喷妥钠（1.5/3.0μg/ml）后遗忘作用的时间过程，此函数还能通过显示药物调节公式组成参数的显著区别来描述药物特征。丙泊酚——中等程度选择性 $GABA_A$ 受体激动剂——是一种典型的遗忘药。它不干扰记忆编码，但由于巩固障碍使记忆信息衰减明显加速。与之相比，右美托咪定——高选择性 α_{2A} 肾上腺素受体激动剂，能广泛降低皮层和皮层下结构的去甲肾上腺素能张力（典型地保存巩固过程），但是却通过干扰信号编码导致记忆障碍。硫喷妥钠的选择性弱于丙泊酚，尽管如此，其主要作用靶点仍是 $GABA_A$ 受体。但有趣的是，其行为学表现类似于右美托咪定，即有很强的抑制编码作用但对巩固作用很小。苯二氮䓬类药物咪达唑仑为另一种因其遗忘作用而长期用于临床的 $GABA_A$ 受体激动剂，低剂量使用时的作用类似于丙泊酚（选择性抑制巩固而非编码过程），但随剂量加大出现明显的干扰编码的作用。这三种 $GABA_A$ 受体激动药物具有不同的干扰记忆模式，说明非特异性 $GABA_A$ 受体激动药本身不足以解释药物导致巩固障碍的作用。

皮层编码过程的神经影像学研究

少数功能性神经影像学研究评价了麻醉药对记忆编码时皮层区域兴奋性的作用。一项早期 PET 研究应用词汇记忆任务对丙泊酚（0.52/0.83μg/ml）的作用进行了评价[209]。在此研究中，感兴趣的脑区是与成功编码有关的左侧下前额皮质（left inferior prefrontal cortex，LIPC）[210] 以及主要与执行功能有关的背外侧前额皮质（dorsolateral prefrontal cortex，DLPFC）。LIPC 的兴奋仍存在，说明丙泊酚不抑制编码过程，DLPFC 的兴奋性下降。后续的研究使用听觉深度处理任务，再次发现丙泊酚（0.9μg/ml）不影响 LIPC 的功能，但硫喷妥钠（3.0μg/ml）降低 LIPC 的功能[211]。尽管硫喷妥钠受试者的 LIPC 在编码时兴奋性较低，但丙泊酚受试者却在 200min 时有明显更差的记忆。药物作用的功能神经影像学特征与源于数学模型的数据一致，即硫喷妥钠抑制信息编码而影响记忆，丙泊酚明确的遗忘作用则与其对编码过程的影响无关。

一项较早应用 oddball 实验范式的 PET 研究给予

受试者咪达唑仑（74/129ng/ml）后，发现 Brodmann 9、10 和 46 区（与 DLPFC 和 LIPC 都有重叠）的兴奋性呈剂量依赖性下降。由于实验任务与记忆无关，因而难以解释这一现象与记忆功能的关系。一项近期的 fMRI 研究发现，给予右美托咪定（0.15ng/ml）后，在情绪图片记忆任务时 Brodmann 9 和 10 区出现广泛的前额皮质抑制，但该研究未进行详细的皮层编码兴奋性分析。

编码和注意力或觉醒关系的研究

多项证据一致提示麻醉药对编码过程的作用与其对注意力的调控有关。注意力是成功建立陈述性记忆所必需的[213]，注意力需要不同的神经网络来维持觉醒状态、专注于目标并发挥控制思维的作用[214]。注意力是对综合的意识认知及其加工程度集合的主要调节方式，尽管注意力和意识可分离的程度仍是目前争论的主题。多数麻醉药对注意力的主要作用是减低觉醒程度，当剂量增加时发展为深度镇静和意识消失。NMDA 受体拮抗剂氯胺酮是个例外，其主要作用于定向力和选择[215]。我们还不能完全了解麻醉药的遗忘作用，除非能将其调节觉醒和注意力的作用与记忆-特异性作用分开，Veselis 和同事[216] 提出了这一原则并在随后的系列研究中遵从此原则。

在 PET 神经影像中，硫喷妥钠对 LIPC 的作用与安慰剂受试者接受额外记忆任务对 LIPC 的影响相似[211]。一项研究中给予丙泊酚（0.3～2.5μg/ml）、硫喷妥钠（2～7μg/ml）和右美托咪定（0.25～0.8ng/ml）后，显示在 33s 时（此时间间隔足够短，因此主要反映记忆的编码而非巩固作用）记忆保存情况与觉醒水平有关[196]。觉醒水平同样能预测给予硫喷妥钠和右美托咪定后 225min 时的记忆，应用丙泊酚后的记忆力比单纯的觉醒水平调节预测的情况有下降更为显著。因此，觉醒仅可以用来预测通过抑制编码过程产生记忆损害的药物使用后的记忆情况。

关于觉醒、注意力和编码关系的进一步证据来源于之前说过的数学模型研究[195]。在研究中，觉醒精确预测了使用右美托咪定、硫喷妥钠、咪达唑仑和丙泊酚 0.45μg/ml 后编码强度的系数（λ）。唯一的例外是受试者输注丙泊酚 0.9μg/ml 后，编码强度比应用镇静水平所预测的值更好。值得注意的是，这种反常作用也可以在引起神经网络模型兴奋现象的相同药物浓度下观察到，在这种情况下，$GABA_A$ 电流和细胞膜固有慢钾通道电流（M 电流）相互作用，导致神经元之间的兴奋不同步[217]。病理情况下，最低清醒状态的患者给予低浓度 GABA 能药物后也可出现反常认知功能改善，可能是释放抑制性控制信号的原因。

海马功能的研究

尽管海马有重要的记忆作用，但很少有采用神经影像学或电生理学手段来评估人类麻醉性遗忘情况下海马功能的研究。海马位置深，难于被表层 EEG 检测到。在标准 fMRI 成像条件下海马易出现信号伪迹，该伪迹来源于咽部气 - 组织交界面（尽管现代技术已经降低了这一限制）。PET 研究需要获取大块区域的兴奋信号，不能根据之后的记忆来分开或分析。只有事件相关 fMRI（有一定技术难度）能单独获取海马兴奋性信号并根据记忆的最终情况（获取影像时不可能得知）进行分析。

近期两项研究应用事件相关 fMRI 评价输注具有遗忘作用的丙泊酚（0.9μg/ml）[219] 和右美托咪定（0.15ng/ml）[212] 时海马的兴奋性。尽管早期研究发现丙泊酚并不显著减低静息状态下海马和海马旁组织的兴奋性 [84, 220]，但事件相关 fMRI 结果显示，丙泊酚普遍降低海马对所有刺激的兴奋性，而且这种降低程度与遗忘程度相关。明确的行为学研究证据肯定了编码过程的存在，因此，海马兴奋性降低可能与巩固过程障碍有关。右美托咪定减弱其后续的记忆作用，海马总兴奋性不变，但是海马兴奋性的动态变化使后续记忆难以预测。与丙泊酚不同，其可能的机制是右美托咪定减弱编码过程的上游皮层作用，以及减弱海马动力学的下游作用。编码时海马功能减弱也与苯二氮䓬类药物劳拉西泮和胆碱能拮抗剂东莨菪碱在脸 - 名配对任务时的遗忘作用有关 [221]。DLFPC 和梭状皮质的兴奋性也降低，更加表明是药物对分散的编码过程起作用，而不是对局限的巩固过程起作用 [222]。在一项大型探索性调研中，发现 0.25% 的七氟烷能减弱听觉和视觉刺激时海马的兴奋性，但该研究没有评价记忆能力。

一项电生理学研究给癫痫患者置入颅内深度电极，评价静息状态下丙泊酚对海马频谱相干性和功率特点的作用 [224]。在丙泊酚遗忘作用的血清浓度（0.5～1.0μg/ml），从 δ（1～4Hz）到 γ（32～48Hz）的频带范围内，频谱功率增加很少，而且很可能没有显著差异。海马 - 嗅皮层在 δ 频带的自发相干性显著增加，但其他频带变化很小：θ（4～8Hz）、α（8～12 Hz）、$β_1$（12～20Hz）和 $β_2$（20～32Hz）频带的自发相干性轻度减低，γ 频带的自发相干性轻度增高。皮层 - 海马相干性未被评价。海马相干性动力学（尤其在 θ 和 γ 频带）对记忆有重要作用，但是其他数据的解读必须受到限制。尤其是与 θ 的相干性，其在记忆中的作用涉及对刺激的相位重设。尽管对人类海马电生理学的研究是兴趣所在，但目前仅限于癫痫患者，而且所得数据可能来源于异常脑区。

皮层事件相关电位的研究

事件相关电位（event-related potential，ERP）是 EEG 上与刺激有明确时间相关的典型信号波动。非刺激相关 EEG 电信号会覆盖单一事件的 ERP 信号。但是通过重复刺激任务，叠加（通常至少 50 次）取平均，非刺激相关 EEG 信号（随机噪声）减为 0，就可以得到 ERP 信号。ERP 本身是一系列正向和负向波。数十年来，这些波形一直被认为是来源于刺激兴奋静息态的神经集群。直到最近，人们才更倾向于认为 ERP 的出现不是由于新的振荡被诱发，而是已有振荡刺激诱发下的相位重置 [225]。ERP 的调控与大量认知过程有关，包括很多与记忆相关的过程。

Curran 和同事 [226] 使用 ERP 评估药物对觉醒和记忆的作用，二者在电生理数据上难以区分。此研究将 GABA 能苯二氮䓬类药物劳拉西泮（2mg 口服）以及胆碱能拮抗剂东莨菪碱（0.6mg 皮下注射）与提供相等镇静程度而无遗忘作用的苯海拉明（25/50mg 口服）相比较。这三种药物都会引起与觉醒相关的 P1N1 和 N1P2 早期复合波的变化。然而，只有具有遗忘作用的药物可以引起与记忆相关的后期复合波的变化，尤其是 P3 和 N2P3 的变化。劳拉西泮和东莨菪碱之间 ERP 无差异，尽管二者起作用的受体机制不同。这一研究能说明的问题有限，因为引出 ERP 的刺激方案不能直接评价记忆行为。

Veselis [216, 227] 对静脉全麻药物进行研究，将 Curran 和同事 [226] 的工作进行了扩展。早期研究显示丙泊酚的遗忘作用与 P3 振幅降低有关 [227]。在一项更复杂的听觉记忆任务中，给予相同镇静程度的药物剂量，丙泊酚和咪达唑仑比硫喷妥钠产生更强的遗忘作用 [216]。实际上，硫喷妥钠的遗忘作用并不比芬太尼更强。这些发现提供了关键证据，说明 GABA 能激动剂本身并不能解释药物的遗忘作用。丙泊酚和咪达唑仑对记忆有明显选择性作用，而东莨菪碱没有。在随后的分析中，发现中央前额顶叶 N2P3 的振幅可以最好地预测记忆。N2 的潜伏期与反应时间有关，后者是反映觉醒的指标，但也有一些例外说明这种相关性并不适用于所有药物。

有研究描述了早先获得的源于中线顶叶楔形前区的早潜伏期和中潜伏期 ERP 的数学模型 [195]。反映巩固调控过程的衰变系数 ψ 与编码时观察到的 P2 振幅和 N2 潜伏期紧密相关。不同种类不同剂量的药物 P2N2 的变化和 ψ 之间的关系有很好的一致性，说明尽管麻醉药物对记忆巩固障碍的作用有重大差异，但可能涉及共同的机制通路。此外，上述现象还支持以下说法：诱导事件的潜在机制与巩固级联反应有关，历时数小时的巩固过程失败可以由受刺激后数百毫秒内出现的电生理学指标来预测。研究的另一个分析对象是"旧/新效应"[228]，是在顶叶 ERP 观察到的可以将刺激后的初始信息和后续信息的反应明确区别开来的现象。使用丙泊酚和咪达唑仑后，在 27s 的信息呈现间期内未见明显的记忆衰减，但是可以导致旧/新效应显著减弱。相反，硫喷妥钠和右美托咪定无此作用。此现象可以区别出以遗忘为主的药物与以镇静为主的药物，并认定机制与巩固级联早期的反应有关。

P2N2 调控与巩固障碍之间的关系说明巩固障碍可能起源于这个复合波。已知 P2N2 主要来自同步的 θ 波，前面已经讨论过 θ 波，认为其对非 Hebbian 可塑性至关重要，并与记忆行为有很大关系。因此，麻醉药物对记忆诱导和巩固选择性作用的共同机制可能涉及广泛的皮层 - 海马网络的 θ 波改变。遗憾的是，目前没有在适当记忆方案下直接测定 θ 波同步的研究，而且海马的位置也导致很多方法学的障碍。

本研究的另一项有趣的发现是反应时间、P2N2 与不同药物、不同剂量下保持不变的巩固系数 ψ 之间存在着原始关系。在非药理学研究中，反应时间早已被看作反映镇静的指标，但在麻醉药的研究中，尚未发现其与镇静的关系，这说明在未来的药物研究中将其解释为镇静的行为学标志时应慎重。反应时间与脑区间同步有关[230]。因此，遗忘药物对 ERP 的 θ 波依赖性事件的作用和反应时间的功能上的联系是它们可能都代表分散的神经网络之间的同步兴奋性丢失。

麻醉药对海马记忆加工和行为的影响的非人类研究

麻醉对海马记忆加工的影响的在体研究

GABA 能中间神经元的投射分布到海马的亚区内和亚区之间[231]，为麻醉药提供了足够密度的作用靶点。在一项研究中，异氟烷（0.2～0.3mol/L）可以抑制强直刺激 Schaffer 侧支联合通路时产生的 LTP[232]。在低频刺激时异氟烷同样抑制 LTD 的产生。异氟烷对 LTP 和 LTD 的作用可以被 GABA$_A$ 受体拮抗剂印防己毒素（50μmol/L）阻断，足以说明异氟烷对 LTP 的作用是由 GABA 能通路介导的。遗忘浓度的七氟烷（0.04μmol/L）在同样的实验方案下，有强直后增强但无 LTP 形成，这一现象可被 GABA$_A$ 受体拮抗剂荷包牡丹碱（10μmol/L）阻断[233]。

在一项早期的研究中，给予大脑 CA1 区植入电极的活体大鼠丙泊酚麻醉，产生了意想不到的结果，提示丙泊酚对诱导生成 LTP 作用很小，但对维持 LTP 有明显作用，并有增强 LTD 的作用[234]。后续的研究结果并不支持这些研究结果，反而证明丙泊酚抑制 LTP 的诱导而非维持。而且加用印防己毒素后阻断这一作用，说明了 GABA$_A$ 受体介导的机制[235-237]。值得注意的是，一项研究发现丙泊酚仅在麻醉浓度（50μmol/L）才有抑制 LTP 的作用，而遗忘浓度（5～20μmol/L）没有这个作用[236]。这一系列研究的另一引人瞩目的现象是，丙泊酚也抑制 NMDA 受体非依赖的 LTP 以及与 LTP 相关的 K$^+$/Cl$^-$ 共同转运体 2 的下调。丙泊酚（1～10μmol/L）也已被证实能抑制 NMDA 受体依赖的细胞外信号调节激酶 1/2 的激活[238-239]，此激酶是 MAPKs 的重要亚类，而 MAPKs 是之前讨论过的 LTP 级联反应的重要组成部分。最后，丙泊酚降低抑制性躲避训练时海马内活性相关的细胞骨架相关蛋白（Arc）的表达，但并不减少 Arc 的 mRNA[240]。这一发现提示是转录后机制。此作用可通过输注 GABA 能拮抗剂荷包牡丹碱到基底外侧杏仁核（BLA）而被阻断，提示杏仁核 - 海马网络的机制。

海马 GABA 能中间神经元群体含有高密度的 α$_5$ 亚单位亚型，而这一亚型在其他脑区十分少见[241]。因为这一发现，Orser[242-246] 进行了一系列使用 α$_5$ GABA$_A$ 基因敲除小鼠的研究。α$_5$-/- 突变体可抵抗依托咪酯的遗忘作用，但不抵抗其全麻作用。此外，依托咪酯可以阻断在野生型小鼠的 CA1 区神经元测得的 LTP，但在 α$_5$-/- 突变体鼠无此作用[242]。依托咪酯对野生型小鼠的 LTP 和记忆表现的作用在加用了选择性 α$_5$ GABA$_A$ 受体抑制剂 L-655、708 后被逆转[243]。之后的一项研究通过测定麻醉后 24h 的记忆情况，评估了 1.0MAC 的异氟烷和七氟烷麻醉对记忆的持续作用。野型鼠表现出记忆障碍，但对 α$_5$-/- 突变体鼠或接受 L-655、708 的野生型鼠[244-245] 没有影响。依托咪酯和吸入麻醉药的遗忘作用可能涉及 α$_5$ GABA$_A$ 受体机制。值得注意的是，近期证明 α$_5$ GABA$_A$ 受体可调控 LTP 阈值，但是仅针对在 θ 频率范围的刺激[246]，结合其他证据，提示 θ 是关键的作用机制靶点。

遗忘与 α$_5$ GABA$_A$ 受体的关系并不是唯一的。α$_4$ GABA$_A$ 受体集中分布于齿状回和背侧丘脑，而且 α$_4$ 基因敲除鼠可抵抗异氟烷的遗忘作用而冲全麻作用[247]。同样，β$_3$ GABA$_A$ 受体敲除鼠也可耐受异氟烷的遗忘作用[248]，但是一项使用 β$_3$ GABA$_A$ 受体敲入鼠的早期研究表明，β$_3$ 亚型可能不是异氟烷遗忘作用的重要介质[249]。其他研究已经证实 α$_2$ 亚单位不是异氟烷遗忘作用的靶点。一项使用 α_1 GABA$_A$ 受体敲入鼠的研究提示 α_1 亚单位也未涉及异氟烷的遗忘作用[250]。这与之前使用 α_1 GABA$_A$ 受体敲除鼠在条件化恐惧刺激研究中所得的结果相反，后者认为 α_1 亚单位介导异氟烷的遗忘作用[251]。

麻醉药对海马 θ 振荡作用的在体研究已经开展。Perouansky 和同事[252]使用条件化恐惧刺激来研究 0.32% 的异氟烷、60% 的氧化亚氮和 0.24% 氟烷的作用，发现以上药物对依赖海马的条件反应的抑制与 θ 振荡峰值频率的减慢成正比。一项较早的研究也证实异氟烷能降低 CA1 区神经元海马 θ 振荡频率而不降低绝对功率。相反，可以产生遗忘作用而不伴镇静和运动障碍的非制动剂 F6 降低 θ 振荡功率而没有降低其频率[253]。这些现象提示遗忘作用所需的海马 θ 振荡受到破坏可能是非特异性的。事实上，尽管异氟烷和 F6 的遗忘作用都与 θ 振荡变化有关，但是异氟烷能够拮抗 F6 的遗忘作用，说明它们不是通过共同的机制起效[254]。东莨菪碱在能够加速 θ 振荡的剂量上产生遗忘作用，因此可能有改善学习的效果[255]，但是 θ 振荡绝对功率也出现明显下降。

麻醉药对依赖杏仁核的记忆加工的影响

杏仁核位于海马前方，是由一组相互联系、有广泛分布至皮层和皮层下结构的传入传出投射的神经核团组成。杏仁核被认为对恐惧学习和记忆起重要作用，对依赖杏仁核的经典（巴甫洛夫）条件化恐惧的系统研究已经得到了大量联想性学习的机制信息[142, 256-257]。杏仁核的基底外侧核团（即 BLA）也有调控海马记忆编码和巩固的作用，并受到情绪、觉醒和应激的影响[258-259]。这种调控作用可以很大程度上解释强烈的情绪体验易于被记住的原因。其机制有赖于终止于 BLA 内的 α 和 β 受体的去甲肾上腺素能神经投射[260]，但也可被体内的肾上腺素与迷走神经内的 β 肾上腺素受体结合以及至孤束核的神经投射所触发[261]，直接或通过蓝斑间接调控下游 BLA 内去甲肾上腺素的释放。杏仁核-海马的联系是通过直接或间接的纤维投射，并依赖 θ 振荡的同步性[185-187, 262]。位于 BLA 和传入神经束内局部含高密度 $\alpha1$ 和 $\alpha2$ 亚单位的 GABA 能环路调控着去甲肾上腺素能神经系统，为麻醉药的作用提供了合理的靶点[263]。

BLA 的损伤可以阻断咪达唑仑[264]、丙泊酚[265]和七氟烷[266]对大鼠抑制逃避任务的顺行遗忘作用。相反，当向 BLA 注射选择性 GABA 拮抗剂荷包牡丹碱时，可消除丙泊酚引起的对抑制逃避任务的遗忘作用[240]。而且这种杏仁核内注射可以逆转丙泊酚抑制 GABA$_A$ 受体介导的海马 Arc 蛋白的表达。因此，杏仁核在特定实验条件下是麻醉药遗忘效应的关键作用位点。然而，与许多动物模型上使用的学习实验方案一样，抑制性逃避选择性依赖杏仁核。在依赖杏仁核功能的实验中发现的杏仁核对麻醉药遗忘的重要作用并不能肯定地外推于多种情况，例如非恐惧依赖的记忆，这种记忆是人类体验的重要部分，但难以在动物模型上复制。

关于麻醉药对人类依赖杏仁核的记忆调控的影响已经开展研究（彩图 13-5）。实验方案都涉及向受试者展示引起负面情绪和正面情绪的图片。这些图片是为了兴奋杏仁核-海马调控轴[267-268]并且比中性情绪图片更容易被记忆。早期的行为学实验证明引起负面情绪的图片比中性情绪图片更易于耐受硫喷妥钠产生的遗忘作用，说明依赖杏仁核的调控过程未受麻醉药影响[194]。在总体记忆表现的同一水平（保留 50% 记忆），使用丙泊酚或右美托咪定的受试者未表现出更易于记住引起负面情绪的记忆任务，提示与硫喷妥钠不同，这些麻醉药能减弱依赖杏仁核调控的记忆加工。右美托咪定研究的受试者数量偏少，减弱了研究结果的说服力。

最近两项的事件相关 fMRI 研究为发展以上观点提供了机制上的证据。Pryor 和同事[219]报道当丙泊酚浓度为（0.90μg/ml）时，负面情绪诱发的杏仁核兴奋性仍很强，但海马的兴奋性明显减低并伴随相应的遗忘和记忆优势的丢失。这些发现表明遗忘浓度的丙泊酚不影响杏仁核对高阶解释功能的传入加工及其兴奋性，而是影响杏仁核-海马轴调控的传出加工。Hayama 及同事[212]对右美托咪定（0.15ng/ml）的作用进行了研究，同样也发现保留了杏仁核面对引起负面情绪的事件时的兴奋性。然而，与丙泊酚不同，右美托咪定在负面情绪刺激下有记忆优势，后续的记忆与杏仁核及左侧海马的兴奋有关。总之，这些研究表明丙泊酚减弱杏仁核-海马调控轴的作用更强。一种解释是丙泊酚通过破坏 θ 振荡同步性导致杏仁核-海马联系严重受损，而蓝斑 α_{2A} 的拮抗作用仅有限地减弱下游 BLA 的去甲肾上腺素能神经信号。

Alkire 和同事[269]进行的一项早期的 PET 研究显示，在 0.1% 和 0.2% 的七氟烷麻醉下引起负面情绪的记忆仍保留，但在 0.25% 七氟烷麻醉下消失。PET 数据的结构方程模型表明其与抑制杏仁核-海马的有效联系有关。

杏仁核的高敏性与很多基于恐惧的精神病理学状态有关，包括焦虑、恐怖症、惊恐障碍和创伤后应激

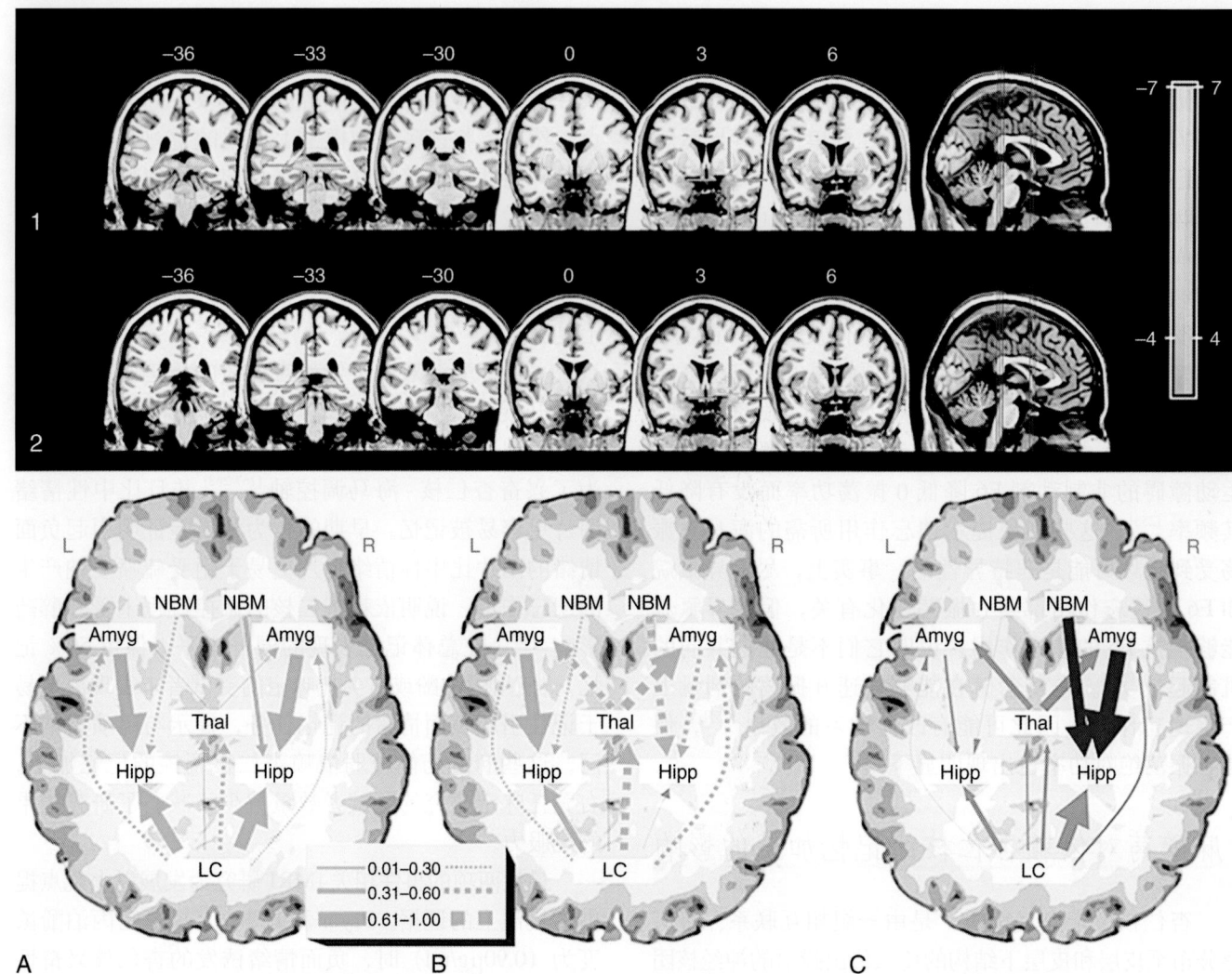

彩图 13-5 人类中 GABA 能麻醉药物对杏仁体 - 海马轴的作用。顶部图片表示的是人类暴露于抑制觉醒的药物和中性药物时的对比，分别接受安慰剂（第 1 行）或者丙泊酚 0.90μg/ml（第 2 行）。选择 6 个海马（最左边的 3 个，y 轴坐标以 -36、-33 和 -30 标注）和杏仁体（以 0、3 和 6 标注）的冠状切面，右边的是矢状面。在安慰剂组，左右两侧的杏仁体和左右两侧的海马均存在明显的电活动（负面影响 > 中性）。在丙泊酚组，左右两侧杏仁体存在相似的电活动，而海马没有观察到明显的电活动。标尺显示由统计参数绘图得到的 groupwise t 值着色区。着色阈值为 |t| ≥ 3.37。底部图片是人类在静息、没有应用麻醉药物（A）或接受 0.25% 的七氟烷（B）时应用正电子发射断层扫描进行结构方程建模分析（连通性）。一个区域对于其他区域的正向影响应用实线，负向影响应用虚线，线的宽度代表影响的强度。根据比例尺可以看出，宽带越大，影响越大。C. 不同情况下各种路径加权值的差异。对安慰剂组的网络模式贡献大于麻醉药物组的路径被标亮，其他路径标为灰色。可以观察到应用七氟烷时，因为对杏仁核和海马 Meynert 基底核的影响，路径加权值产生很大变化。Amyg，杏仁核；Hipp，海马；LC，蓝斑；NBM，Meynert 的基底核；Thal，丘脑 *(Top from Pryor KO, Root JC, Mehta M, et al. Propofol amnesia is predicted by a loss of hippocampal and amygdala activation: fMRI evidence. Anesthesiology 2010; 113:A369; Bottom from Alkire MT et al: Neuroimaging analysis of an anesthetic gas that blocks human emotional memory, Proc Natl Acad Sci U S A 105:1722-1727, 2008.)*

障碍 [270-271]。对手术的神经体液应激反应为兴奋杏仁核提供了大量潜在底物，这也为杏仁核的兴奋进而可能诱发可塑性改变并导致神经心理学功能的长期改变提供了基础。因此，麻醉药可能不是杏仁核兴奋性的强烈抑制剂，尽管它们能有效预防杏仁核对海马和记忆的下游调控作用。这与术中知晓后 [272] 以及 ICU 治疗后 [273-274] 频繁发生的创伤后应激障碍有重要关系，但在提出任何临床策略前仍需要进一步研究。

麻醉对内隐记忆的作用

与陈述性记忆相比，内隐记忆的加工处理既不需要意识存在也不需要海马的可塑性。因此，没有理由认为麻醉药对内隐记忆的作用与其对陈述性记忆的作用一致。已有大量研究在意识消失的实验对象中寻找内隐记忆加工的证据。更严密的实验使用词根完成任务的变体来评估这一作用：受试者在麻醉中接触某一词汇，如果之后在呈现前几个字母时想起整个词汇的可能性增加，则说明存在内隐记忆。更严格的变体（被称为加工分离程序）能使外显记忆从内隐记忆加工中分离出来。

早期针对行冠状动脉[275]和妇科手术[276]的患者进行的两项研究中，应用词汇填空实验显示出内隐记忆存在的证据。另一项早期研究证实心脏手术患者的内隐记忆，与中潜伏期听觉诱发电位相关，尤其是早期的皮层 Pa 与 Na 复合波电位。后来 Lubke 和同事[278]使用加工分离程序证实创伤患者（见第 81 章）和行急诊剖宫产的患者[279]（见第 77 章）都存在内隐记忆，并进一步证实内隐记忆的加工程度与双频谱指数（见第 50 章）反映的催眠深度有关。然而，其他使用相同方案的实验没能显示显著的内隐记忆启动效应或得到了模棱两可的结果[280-283]。要想综合这些结果有一定困难，不仅因为这些实验的患者群体及麻醉方案不同，更多的是因为实验技术的有效性。加工分离程序假设

的误差可能能够解释假阳性的结果[283]。最近的研究评价了麻醉下儿童的内隐记忆，也得出了矛盾的结果。Phelan 和同事[284]报道患儿从白噪声中区别出已听过的动物声音的能力加强，但其他研究未发现启动效益的证据[285-286]。

结 论

意识和记忆是大脑最神奇和复杂的功能。21 世纪的科学研究可能会进一步加深麻醉领域和神经科学的联系。我们希望能够更精确地了解麻醉对意识和认知的作用，由此同时丰富两个领域的知识，最终改善患者的治疗。

参 考 文 献

见本书所附光盘。

第14章 睡眠医学

Sebastian Zaremba • Nancy L. Chamberlin • Matthias Eikermann

崔 凡 李怀瑾 肖 玮 王佳艳 译 王东信 王天龙 审校

要 点

- 睡眠是一种动态的神经元及行为学状态，其具有特定的脑电图、电生理和行为学特征。
- 研究睡眠有时采用问卷式调查、腕动计和呼吸多导生理记录。但是，包含脑电图、眼电图、颏下肌电图及呼吸分析的多导睡眠描记术是用于鉴定和描述睡眠以及睡眠紊乱的标准方法。
- 下丘脑睡眠促进通路包括腹外侧视交叉前核和正中视前核，其激活产生觉醒到睡眠的转换。
- 在一定程度上睡眠和麻醉是看上去类似的过程。虽然小剂量麻醉药物可以通过激活睡眠通路来诱导睡眠，但是这些通路并不能引起患者制动。
- 睡眠和麻醉过程中呼吸控制会发生改变，通常会导致上呼吸道开放能力的下降和呼吸驱动肌力的减弱。
- 麻醉药和神经肌肉阻滞药的持续呼吸抑制作用会增加术后呼吸系统并发症的风险，尤其是对于患有阻塞性睡眠呼吸暂停的患者。
- 麻醉、手术以及在重症监护治疗病房所接受的治疗会改变患者的睡眠时间和睡眠结构，这会对预后产生不良影响。

可能最早的与麻醉相关的"超自然睡眠"的描述见于《创世纪》2:21："永恒的上帝使他沉睡，他就睡了，于是取下他的一条肋骨，又把肉合起来。"虽然这种"超自然睡眠"被认为是在神的干预下发生的，而不是麻醉所定义的由药物引起的意识丧失和制动，但是古代历史中所记述的例子启示了一个概念，即深度睡眠可能是使得外科手术成功完成的一个可行的条件[1]。

在21世纪，越来越多的研究表明睡眠和麻醉之间有共同点，但它们在临床表现和机制上也存在着根本差异。

睡眠是生存所必需的。被剥夺睡眠的大鼠会在2到3周内死亡，与饥饿致死的时间相当[2]。在人类，睡意可以是致命的。每年大约有100 000起机动车交通事故源于司机"开车时睡着了"。在纽约州一项有关司机的调查中，约25%的司机曾在驾驶中睡着过[3]。围术期睡眠剥夺很常见，尤其是危重患者，并且可以造成有害的病理生理变化和并发症发生。原发性睡眠障碍可导致慢性睡眠缺乏，即各种原因导致的睡眠缺失或睡眠紊乱，这是一种目前还认识不足的致病因素。在所有睡眠障碍中，睡眠呼吸暂停可能对围术期治疗的影响最大[4]。

因此，在评估如何将研究所见有效转化为高质量围术期医学的过程中，高质量的生理性睡眠是一个需要考虑的重要方面。

睡眠的定义

睡眠是意识暂停的一个自然周期，在此期间身体的机能得到恢复。睡眠的行为学定义包括：保持一个种族特定性的姿势、动作静止以及唤醒阈值升高。然而，睡眠不仅仅是缺少活动那么简单。在睡眠期间大脑是非常活跃的，尤其是在快速眼动（rapid eye movement，REM）睡眠期间，此期间有张力缺失的周期性肌肉运动（由大脑不同区域的不同激活水平驱动）产生以及生动的梦境出现。睡眠不是一个单一的现象。

在睡眠的不同阶段，大脑的活动截然不同，就如同睡眠与觉醒状态的差异[5]。人类和其他脊椎动物（详见"进化"部分）的睡眠主要分为两个阶段：REM 睡眠和非快速眼动（non-REM，NREM）睡眠，它们还可以进一步被细分为亚阶段。大部分时间的睡眠属于非快速眼动睡眠，其特点是与清醒期相比脑电图（EEG）频率降低、振幅增大（图 14-1）。从清醒期到 NREM 睡眠，快速的脑电活动逐渐消失（从 α 波到 θ 波的过渡）；至非快速眼动睡眠的更深阶段，慢波（Δ 波）出现。因此，深度的非快速眼动睡眠也被称为慢波睡眠。非快速眼动睡眠时期，肌张力节律性变化，体温下降，心率减慢。与之相比，快速眼动睡眠时期肌张力缺失，脑电图显示慢波消失（图 14-1），出现快速眼动，并以此命名这个睡眠分期[6]。快速眼动睡眠的其他显著特点包括不规则的呼吸和心率，以及阴茎和阴蒂的勃起。快速眼动睡眠与生动梦境的相关性很高。快速眼动睡眠的一个显著特点是具有一套抑制运动活动的控制系统，可使基线肌张力缺失并抑制梦境产生的运动指令，否则机体将对梦境进行演绎（这种现象被称为快速眼动睡眠行为障碍）。这种快速眼动睡眠的肌张力缺失并不是绝对的，它会周期性地允许肌肉有突发性活动，包括快速动眼及四肢的抽动。因此，快速眼动睡眠并不是一致的，它可以进一步被分为静态快速眼动睡眠（即一段肌张力缺失并且无眼动的时期）和相位性快速眼动睡眠，即发生短暂的眼动及其他运动[7]。整个夜间非快速眼动睡眠、快速眼动睡眠及觉醒的类型和数量被称为睡眠结构，有许多生理和病理生理过程可以影响睡眠结构。例如许多抗抑郁药物选择性抑制快速眼动睡眠。发作性睡病的睡眠结构是从清醒期直接进入到快速眼动睡眠；而正常的睡眠周期中，快速眼动睡眠通常是要经过非快速眼动睡眠期进行过渡的。为了研究人类的生理性及病理性睡眠，已出现多种用于临床和研究的评估方法。

如何评估睡眠

睡眠症状和体征的复杂性要求应用多种仪器来捕捉所有睡眠相关的重要元素。

问 卷 调 查

有几种问卷被用于评估睡眠持续时间、睡眠质量，以及相关的生理和病理生理影响。睡眠质量常作为一般健康调查的内容来评定患者自报的结局，如世界卫生组织的生活质量调查问卷、Beck 抑郁量表和患者健康 9 项调查问卷。其他一些调查问卷量化了睡眠剥夺的结果或睡眠障碍的特点，或两者兼有（表 14-1）。Epworth 嗜睡量表可能是睡眠医学中最常用的评估工具，这是一个简短的用于评估日间嗜睡症状的量表，结果表示为对单调状况的不耐受性。问卷要求受调查者对在 8 种不同情景（如看电视、阅读、下午躺着等）下入睡的可能性给予评估，从 0 到 3 表示入睡的可能性逐渐增加[10]。尽管多个睡眠中心的研究显示 Epworth 嗜睡量表在评估日间嗜睡方面是可靠的[8-9, 13]，但这个工具无法确定日间嗜睡的机制[14-15]。

其他临床实用的调查问卷将注意力集中在对睡眠障碍的症状和体征的检测方面（例如匹兹堡睡眠质量指数[8-9, 13]、STOP-Bang 问卷）。也有一些针对特定人群（例如胃食管反流患者、帕金森病患者[16]）的调查问卷，这很重要，因为睡眠疾病在不同人群中的发病

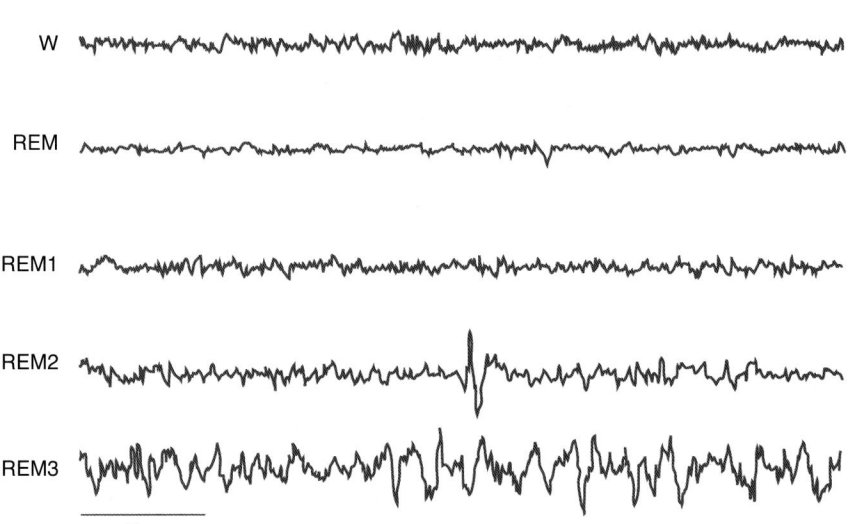

图 14-1　不同行为状态下的代表性脑电活动。一名患者在清醒期（闭眼，W）、REM 睡眠及 NREM 睡眠 1 ~ 3 期的脑电图记录

表 14-1　睡眠调查问卷：临床和研究中常用的睡眠调查问卷及其关注点

调查问卷	关注点	参考文献
匹兹堡睡眠质量指数 (Pittsburgh Sleep Quality Index，PSQI) *	睡眠及睡眠障碍	8-9, 10
睡眠质量量表 (Sleep Quality Scale，SQS)	睡眠质量	11
睡眠功能结局问卷 (Functional Outcome of Sleep Questionnaire，FOSQ)	日间嗜睡对日常生活的影响	12
小儿睡眠调查问卷	儿童的睡眠及睡眠呼吸障碍	13
儿童睡眠习惯调查问卷 (Child Sleep Habits Questionnaire，CSHQ)	睡眠	14
Epworth 嗜睡量表	日间嗜睡	8-9, 15
睡眠日记／睡眠日志	睡眠时间、睡眠时长	16
晨 - 昏调查问卷	睡眠时间、睡眠时长、昼夜节律	17
拉夫堡睡眠对职业影响评估量表 (Loughborough Occupational Impact of Sleep Scale，LOISS)	睡眠质量	18
失眠调查问卷 (Insomnia Sleep Questionnaire，ISQ)	失眠	19
柏林调查问卷	手术患者的睡眠呼吸障碍	20
STOP/STOP-Bang 调查问卷	阻塞性睡眠呼吸暂停	21-22
短暂失眠调查问卷 (Brief Insomnia Questionnaire，BIQ)	失眠	23
国际下肢不宁综合征研究组评定量表 (International Restless Legs Syndrome Study，IRLS)	下肢不宁综合征	24-25
临床综合印象 (Clinical Global Imprssion，CGI) 量表	下肢不宁综合征	25

* 推荐的调查问卷为斜体字；
STOP，鼾症、疲劳、可见的呼吸暂停及高血压

率变化很大。

临床评估睡眠疾病的有效方法是逐步评估，首先应用筛查工具（例如 Epworth 嗜睡量表），随后采用更具特异性的调查问卷针对个体确定睡眠障碍的机制及后果。

睡眠调查问卷的一种特殊形式是睡眠日记或睡眠日志和晨 - 昏调查问卷。在这类调查问卷中，患者在晚上睡觉之前及早晨醒来之后进行睡眠习惯记录。记录内容包括睡眠时间、睡眠时长、夜间觉醒次数和主观睡眠质量。这种方法的优点是尽可能地减少回忆偏倚 [17]。

虽然调查问卷能快速简单地筛选日间睡眠障碍的症状，但不能用于量化睡眠结构。此外，在睡眠时间的测量方面，客观的测量（如腕动计）不能很好地与主观测量保持一致 [18]，此时患者成为测量变异的主要来源。主观方法用于睡眠评估时会受到受试人群疾病

谱、临床情况随时间的变化、测试条件及回忆偏倚的影响 [17]。虽然调查问卷不能代替病史及对睡眠障碍的客观评估，但它仍然是在人群中评估健康状况改善或恶化、预测医疗费用、评估治疗效果或比较疾病负担的一个重要工具。

腕 动 计

腕动计被用于研究睡眠 - 觉醒模式已经有 20 多年的历史。这种方法是通过线性加速度计检测手腕在单轴或多轴上的运动，得到运动相关的数据，然后结合校准数据，预测睡眠时间和清醒时间，甚至可以对睡眠分期进行估测。腕动计可以方便地用于患者的家中监测，可持续几晚、几周，甚至更长时间。腕动计对于探测从清醒到睡眠的过渡具有很好的信度和效度 [19]。但是有研究显示，相比于金标准多导睡眠监测仪，腕

动计对于清醒判断的特异性较低[20-22]，尤其是对于睡眠断断续续的患者[19, 23]。在临床上，腕动计评估失眠患者的睡眠、诊断昼夜节律紊乱（包括夜班），以及对不能耐受多导睡眠监测仪的人群（如婴儿和老年痴呆患者）进行睡眠评估是可靠的。此外，腕动计对于睡眠改善治疗之后效果的后续随访十分方便[24]。

呼吸多导监测

用于诊断睡眠呼吸暂停 - 低通气综合征时，家用呼吸多导监测性价比较高，是多导睡眠监测（polysomnography，PSG）的替代品。呼吸多导监测通过鼻导管检测鼻腔压力的变化，计算气流速度，通过压电感受带检测胸腹部运动、体位和脉搏氧饱和度。利用这些参数可以识别一些呼吸事件（如呼吸暂停和低通气），并判断其机制为阻塞性还是中枢性。此外，与腕动计相似，呼吸多导监测通过体位传感器可提供睡眠时长和清醒时长。但是，后者的更准确评估还需要结合睡眠日记、腕动计，最终需要利用脑电图来判断清醒和睡眠（表 14-2）。

多导睡眠监测

多导睡眠监测是可以精确判断睡眠分期的唯一方法，也是诊断各种睡眠障碍的参照工具（即金标准）[25]。多导睡眠监测的内容包括脑电图、用于检测眼球运动的眼电图，以及至少检测颏肌活动的肌电图[26]。除上述三项经典测量内容外，还可有其他方法对睡眠障碍性呼吸进行监测，如鼻腔传感器可监测呼吸暂停和低通气、氧饱和度监测、电感体积描记术可测定胸式呼吸和腹式呼吸、体位传感器和腿部肌电图[27]可识别间歇性肢体运动综合征或 REM 期睡眠行为障碍[28]。

表 14-2　不同睡眠评估方法的优点和缺点

方法	优点	缺点	建议
睡眠问卷	花费少 依从性好 使用方便	回忆偏倚 用于某些人群时可靠性有限 有效性有限	应与当面评估相结合
睡眠日记	回忆偏倚少 便于管理 花费少 记录每日的变化	与其他问卷形式相比依从性差 可因每日情绪及睡眠期望而产生偏倚	应结合其他测量睡眠时长的方法（如腕动计）
腕动计	提供每日变异和睡眠时长的客观信息 提供在家睡眠习惯的信息 不受患者主观期望、回忆偏倚或记忆损害的影响 与实验室多导睡眠监测相比花费较少	对睡眠分期和睡眠潜伏期的评估有限 与调查问卷相比花费较高	应与其他测量睡眠时长的方法相结合（如睡眠日记）
呼吸多导监测	与实验室多导睡眠监测相比花费较少 对呼吸事件的发生做出客观评估 提供在家睡眠习惯的信息	对睡眠的评估有限 与调查问卷相比花费较高 除睡眠障碍性呼吸外，对其他睡眠障碍的评估有限	应与问卷调查和临床当面评估相结合
实验室多导睡眠监测	客观评估睡眠、睡眠分期和睡眠障碍	花费高 首晚效应 容量有限 不能提供在家睡眠习惯的信息	应作为睡眠评估的最后一步，在此之前应完成问卷调查及院外筛查（如呼吸多导监测）
院外的多导睡眠监测	客观评估睡眠、睡眠分期和睡眠障碍 首晚效应更少 与实验室多导睡眠监测相比花费较少 可以提供在家睡眠习惯信息	不能观察患者，可能导致记录质量下降	要求患者受过良好教育 条件允许情况下最好有监控记录

Adapted in part from Martin JL, Hakim AD: Wrist actigraphy, Chest 139:1514-1527, 2011

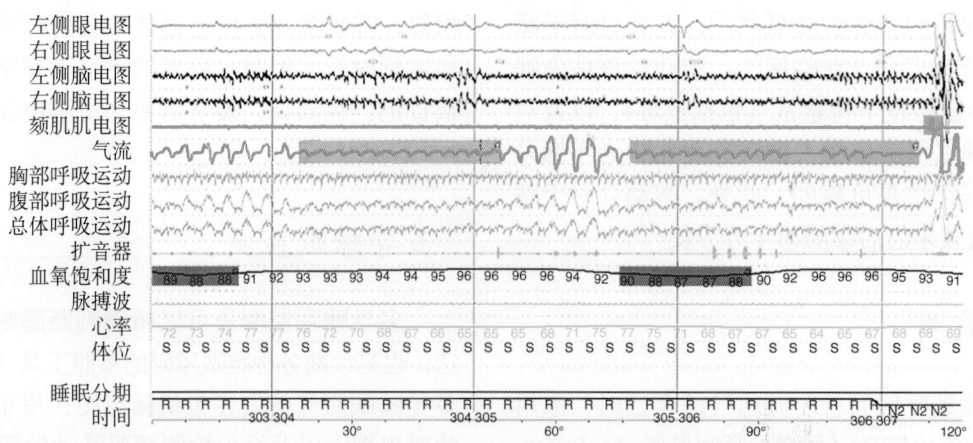

左侧眼电图
右侧眼电图
左侧脑电图
右侧脑电图
颏肌肌电图
气流
胸部呼吸运动
腹部呼吸运动
总体呼吸运动
扩音器
血氧饱和度
脉搏波
心率
体位
睡眠分期
时间

图 14-2 多导睡眠监测记录。左右眼电图、双通道脑电图和颏肌肌电图用于分析睡眠分期〔REM 睡眠（R）时在眼电图通道可见典型眼动信号〕。其他的通道（如呼吸气流、胸部或腹部呼吸运动、扩音器和血氧饱和度）用于诊断睡眠呼吸障碍。对于该患者，呼吸暂停（浅灰色方框）导致血氧饱和度下降（深灰色方框），最终导致了觉醒（最右侧，蓝色方框）

图 14-2 是一个典型的多导睡眠监护记录。40 多年前，Rechtschaffen 和 Kales[26] 制定了多导睡眠监测的标准化测量方法，称为 R&K 标准。此后，大量技术创新改变了睡眠医学的临床和科研。美国睡眠医学学会（American Academy of Sleep Medicine，AASM）的新标准 [27] 充分发挥了计算机化带来的资料分析创新，包括自动化睡眠评分、识别发生于睡眠期间的睡眠障碍，并可与其他治疗相结合（如气道正压的调节）。即便如此，R&K 标准仍足以满足临床和科研的要求，因此仍被广泛用于世界各地的睡眠中心。

睡眠实验室监测

几十年来，多导睡眠监测曾经只能在睡眠实验室中进行。但是如今越来越多的设备使几乎在所有环境下进行多导睡眠监测成为可能，如在患者家中、医院或疗养院病房，甚至在恢复室。目前标准的睡眠测量是由经过培训的技术员使用睡眠实验室的多导睡眠监测仪来进行 [27, 29-32]。结果由经过训练的睡眠医生根据 R&K 指南 [33] 或 AASM 新发布的指南进行分析 [27]。但很明显，来到睡眠中心就诊的患者数要远远少于可能患有阻塞性睡眠呼吸暂停（obstructive sleep apnea，OSA）的人数。原因之一是需要等待，在美国，患者预约实验室内的多导睡眠监测需要几周时间 [34]，这提示需要其他诊断方法，只要这些方法的敏感性和特异性与实验室内多导睡眠监测相当。其他限制因素，如费用昂贵和需要过夜，也限制了本方法的可接受性。另外，实验室内的多导睡眠监测只能提供一段时间的睡眠监测，而睡眠监测本身也会损害患者的睡眠（即首晚效应）。因此，在睡眠中心进行的多导睡眠监测并不能提供患者在家时的睡眠信息。而从逻辑和医学经济学角度看，在一段时间内进行多次重复监测以调整治疗确实有难度，甚至是不可能的。

实验室外睡眠监测

鉴于实验室多导睡眠监测的缺点，在实验室外使用便携式多导睡眠监测设备为阻塞性睡眠呼吸暂停 [35] 的诊断提供了一个可行、可靠且有效的方法，且效果不亚于实验室内的多导睡眠监测 [36-39]。2007 年 Collop 等 [35] 代表 AASM 便携式监测仪工作组，发布的指南以及最近的一项文献回顾为门诊患者使用便携式设备进行多导睡眠监测进行了分类评分 [40]，结果表明这些便携设备用于临床及研究目的是可靠的，能提供质量相当的多导睡眠监测数据。

睡眠评分和睡眠呼吸障碍评分

目前有两种不同的指南用于睡眠和睡眠相关事件的分期。

Rechtschaffen 和 Kales 标准 该标准是最早的睡眠分期描述和评分指南之一，于 1968 年由 Rechtschaffen 和 Kales 发表 [26]，至今仍应用于睡眠医学的临床和研究领域（图 14-3）。NREM 睡眠 1 期（S1）的特点是混合频率（2 ～ 7Hz）的低电压脑电图，且无 REM 睡眠（C）（图 14-1）。人类的 S1 期睡眠通常在睡眠时间中占 1 ～ 7min，主要发生在从清醒到睡眠的过渡期或发生在活动之后。偶尔出现的尖顶波（振幅高达 200μV）大多在 S1 睡眠晚期。在高振幅慢波的基础上有额外的睡眠梭状波（以 12 ～ 14Hz

表 14-3　不同行为状态下多导睡眠监测的特征

	EEG 和 EOG 特点	R & K	AASM
觉醒状态	一个时期内 α 节律（8 ~ 13Hz）出现的时间超过 50%	W	W
NREM 睡眠 1 期	振幅降低，频率减慢至 4 ~ 7Hz（尖顶波*，缓慢眼动*）	S1	N1
NREM 睡眠 2 期	睡眠 1 期的 EEG 表现，并有睡眠梭状波和 K 复合波；慢波未达到睡眠 3 期标准	S2	N2
NREM 慢波睡眠	20% ~ 50% 为慢波（0.5 ~ 2Hz）	S3	N3
	>50% 为慢波	S4	
REM 睡眠	EEG 为低振幅混合频率，低颏肌电活动，快速眼动	R	R
运动时间	肌电图通道为高振幅活动	MT	NS

AASM，美国睡眠医学学会；EEG，脑电图；EOG，眼电图；MT，运动；N1，AASM 标准 1 期；N2，AASM 标准 2 期；N3，AASM 标准 3 期；NS，无评分；R&K，Rechtschaffen 和 Kales 标准；REM，快速眼动；S1，R&K 标准 1 期；S2，R&K 标准 2 期；S3，R&K 标准 3 期；S4，R&K 标准 4 期；W，觉醒。
* 非必要但可能存在。
根据 R&K 指南[26] 和 AASM 指南[27] 应用于睡眠分期评分的电生理标准

的频率出现）或 K 复合波是 NREM 睡眠 2 期（S2）的特点。对于健康人，S2 期睡眠占夜间生理睡眠的绝大部分。K 复合波的定义是一个持续时间超过 0.5s 的特征性电活动，由一个负尖波紧接着一个正波组成。K 复合波可以自发出现，也可以是外部刺激的结果。这个特征性脑电波之后可出现缓慢旋转的眼球运动。NREM 睡眠 3 期和 4 期的特点是高振幅（>75μV）的慢波（≤ 2Hz）。在 NREM 睡眠 3 期（S3），慢波占据 20% ~ 50% 的时间。NREM 睡眠 4 期则有超过 50% 的时间可见慢波[41]。

AASM 标准　来自 AASM 的关于睡眠分期评分的新指南发表于 2007 年[27]。与 R&K 标准相比，AASM 指南采用三通道脑电监测而不是双通道脑电监测[42]，以期在脑电图特征方面找到更多的差异[42-44]。

R&K 标准和 AASM 标准最主要的差别列在表 14-3 中。最重要的是将 NREM 睡眠 3 期和 4 期合并定义为慢波睡眠 N3 期。此外，新的 AASM 指南包含了对睡眠中呼吸事件新的标准化评分规则[27]，如下：

1. 呼吸暂停指呼吸流量从基线水平下降至少 90%，

持续时间至少 10s，整个事件中 90% 的时间满足通气量降低的标准；
2. 低通气——指呼吸流量下降至少 30%，氧饱和度与基线相比下降至少 4%，持续时间至少为整个时期（最少 10s）的 90%。

或者，缺氧也可被定义为呼吸流量下降至少 40%，伴随脉搏氧饱和度下降 3%。

3. 呼吸事件相关觉醒的定义是不符合呼吸暂停或低通气标准的一连串呼吸，持续至少 10s。特点是呼吸用力增加或鼻腔压力曲线变平，最终导致从睡眠中觉醒[27]。
4. 通气不足被定义为 $PaCO_2$ 上升至少 10%。

虽然 2007 年发表的指南被广泛用于全世界各地的临床及研究领域[27]，但关于儿童能否采用新标准[45]以及某些呼吸事件的评分问题仍然悬而未决。

生 理 学

进　化

在一个有规律的世界中，机体必须适应环境规律的交替变化，包括光照强度、环境温度和湿度每天的和季节性的改变。睡眠的真实作用是什么仍然未知，但人们推测进化对机体施加了选择性压力，使适应自然规律的生理机制更具有选择优势[46-48]。

不同物种的时间行为都会在行为、解剖以及生理上适应环境的变化。昼夜节律几乎从各个方面对人体产生影响，包括活动和休息模式、认知功能（如学习和记忆）、生理功能（如心率、新陈代谢和激素分泌）和基因表达，15% 的人体基因都具有昼夜节律。

昼 夜 节 律

几乎所有的物种都具有昼夜节律，它大约以 24h 为一周期对物种行为和生理参数进行调节[49]。这种生物节律的主要特点是促使大多数生物的活动与环境的亮暗周期同步。细菌、植物、动物和人类都具有这种行为模式，以帮助其与环境的亮暗周期相协调[50]。生物钟基因在机体的大多数细胞（如果不是所有细胞）中产生内源性的节律冲动，这些冲动通过一些调节通路使整个机体与主导的节律发生器（一个"主时钟"）同步。这些节律的失调似乎与代谢紊乱、精神疾病以

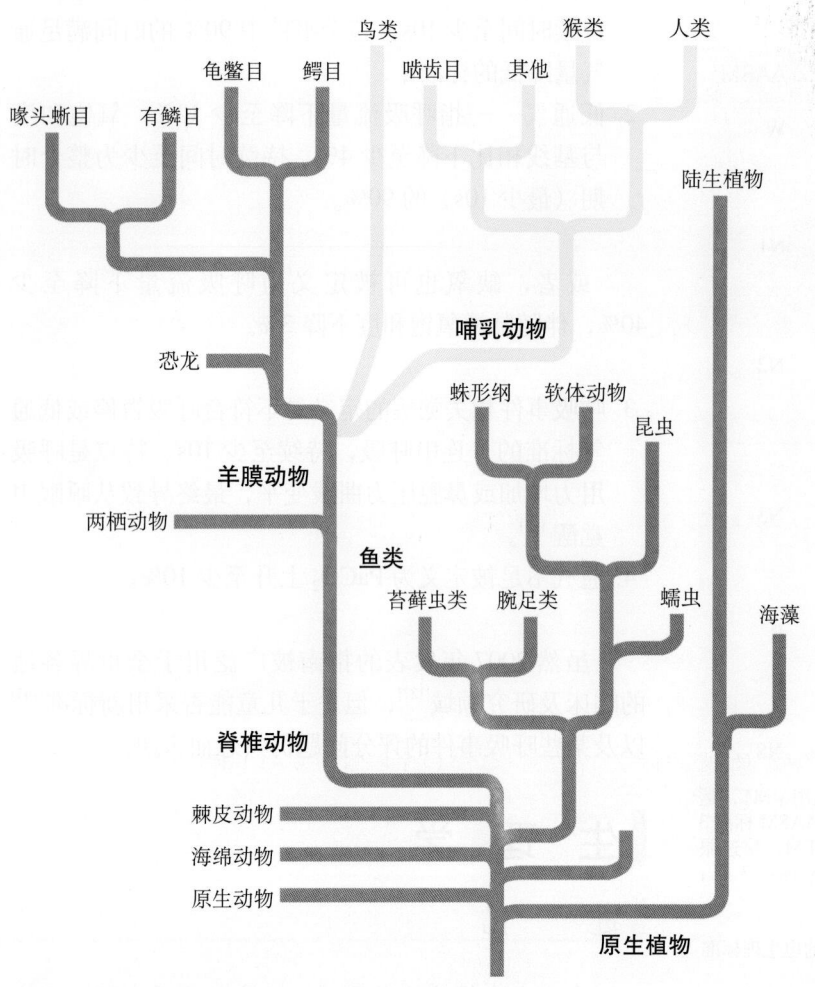

图 14-3 进化树。昼夜节律几乎在所有生物中均存在。然而仅哺乳动物和鸟类（蓝线部分）具有完整的睡眠，即有不同的睡眠时期。而鱼类、爬行动物、昆虫和植物（灰线部分）的昼夜节律主要以活动和休息为主要表现

及其他疾病的发病机制相关[50]。人类的主时钟位于视交叉上核，它接收从视网膜细胞传入的光暗信号，使褪黑素的输出水平同步。主时钟在一个太阳日内调节人的行为和生物节律，使人体可以适应环境变化的要求。与此同时，睡眠本身也产生昼夜节律[50-52]，而这种昼夜节律时间的分配和夜间睡眠都必须以使人体获得充分的休息而精力充沛为前提，这种对于睡眠的需求来自于第二大调节机制——睡眠稳态调节。在清醒的状态下，"睡眠驱力"持续增大，导致阻止从清醒向睡眠转换的阈值持续下降[53]。在昼夜节律中的觉醒阶段，增加的自身睡眠驱力可部分被充足的觉醒刺激所抵消，但一旦睡眠驱力增加到一定程度，这种昼夜唤醒刺激就消退了[54-55]。在这种情况下，人体就需要充足并且有质量的睡眠来使机体恢复到可以正常运转的状态。

虽然昼夜节律和内环境稳态对于睡眠的调节在大多数生物中均存在[56]，但是睡眠分化成非快速眼动（NREM）睡眠和快速眼动（REM）睡眠（"完整的"睡眠）在最近的 3 亿 ~ 3.5 亿年内才出现，因为这两种睡眠阶段仅出现在鸟类和大多数陆生哺乳动物中（图 14-3）[57-58]。

睡眠分期和睡眠周期

睡眠结构，即不同睡眠时期的时间顺序，是睡眠质量的重要决定因素。如果一个疲倦的个体以其觉得舒适的睡眠姿势进行休息，那么随着嗜睡程度的增加，其连续脑电图（EEG）也会平行地发生一些变化，即从注意力集中和大脑皮层活跃时的"β 节律波"（16 ~ 30Hz）逐渐减慢至较慢频率、以 7.5 ~ 11Hz 为主的"α 节律波"，这种典型变化在注意力下降和闭眼的个体中均能观察到。在这个警觉的时期，人们并没有真正进入睡眠，即使给予一个较弱的感觉刺激也会使其认知功能很快恢复到完整水平。从 α 状态到睡眠的过渡阶段，α 和 β 节律波逐渐减少，而在 θ 区域（4.5 ~ 7.5Hz）的脑电活动却在逐渐增加（图 14-4）。

目前人们普遍认为脑电活动从 α 节律波过渡到 θ 节律波是睡眠开始的脑电图表现[59]。从觉醒到 NREM 睡眠 1 期的过渡时期，心率下降、产热减少，从而导致体温轻度下降。此外，呼吸变深且有规律。随着睡眠加深，EEG 活动振幅逐渐降低，以 θ 节律波为主，

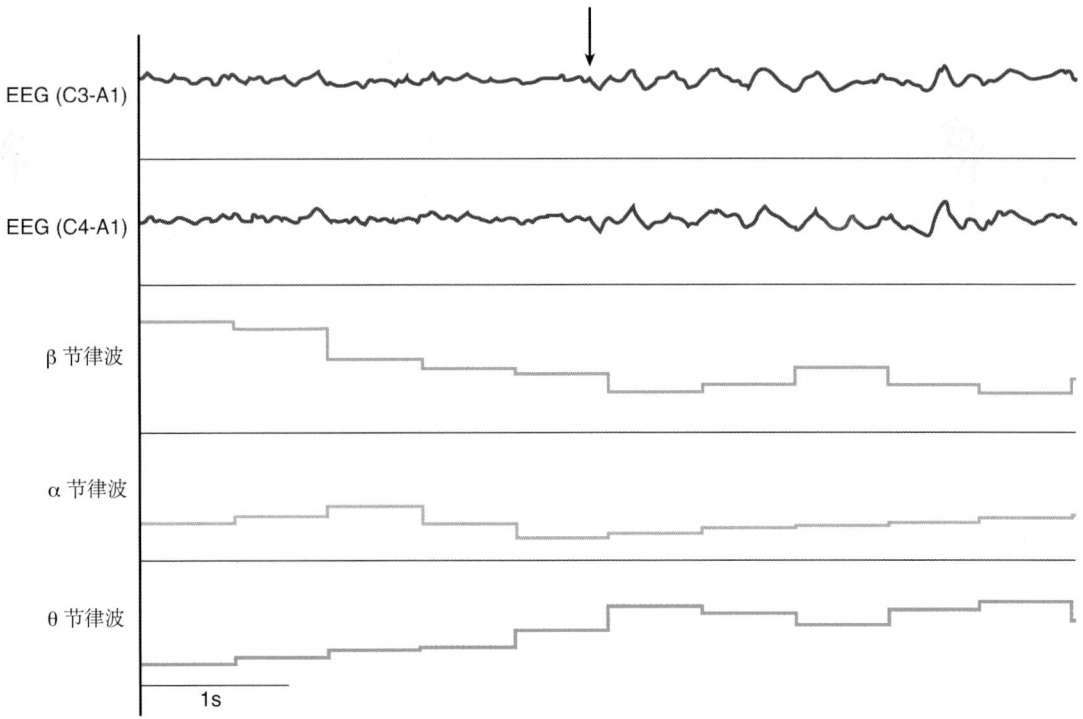

图 14-4　睡眠开始时（箭头所示）的脑电图记录。前两行双极脑电信号来自左侧（C3-A1）和右侧（C4-A1）前额导联。第 3 到 5 行为经过快速傅立叶转换计算的 β 节律波、α 节律波、θ 节律波相对功率

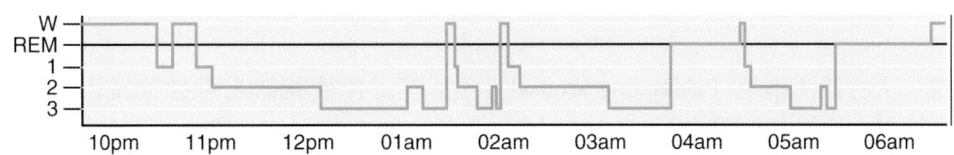

图 14-5　正常夜间睡眠的睡眠图。在一次夜间睡眠中（x 轴表示时间），人们在不同睡眠时期间反复转换，伴短暂的偶尔觉醒（y 轴所示）。REM，快速眼动睡眠；W，清醒；1，NREM 睡眠 1 期；2，NREM 睡眠 2 期；3，NREM 睡眠 3 期（慢波睡眠）

间断出现睡眠梭状波和 K 复合波。后者在睡眠时期亦可代表脑干和大脑皮层下区域的脑电活动[60-61]，可能表现为机体对一些意外感觉传入（比如声音）的选择性处理，这些感觉的刺激可使人体完全觉醒、恢复意识来处理潜在的威胁[62]。以下研究结果与这种假说相一致：在脑损伤昏迷的患者中，昏迷中对听觉刺激出现 K 复合波的患者比没有出现 K 复合波的患者似乎预后更好[63]。

随着睡眠深度加深，在 NREM 睡眠期间，EEG 上的皮层电活动主要为高振幅、低频波 R&K 标准的 3 期和 4 期[26]，AASM 标准的 NERM 睡眠 3 期[40]，该时期也被称为慢波睡眠。

REM 睡眠（或异相睡眠）与内环境稳态调节的变化相关，如心率变异性增加、呼吸不规则和体温调控能力减弱。此期脑代谢增加，同时 EEG 可以记录到与觉醒时相似的低电压和各种频率的功率谱，与觉醒时的脑电活动相似。在 REM 睡眠中还会出现由海马产生的明显的 θ 波，在人类经头皮记录的 EEG 中 θ 波并不明显，而在啮齿类动物 θ 波在 EEG 中占主要部分，这可能与其海马相对较大且离大脑表面更近有关。在睡眠的这一时期，骨骼肌张力会降低（除了控制眼球活动的眼外肌）。做梦是 REM 睡眠期间的一种典型经历[77]，当然在 NREM 睡眠期间也可出现[65]。在生理性睡眠中，不同睡眠时期会来回转化，偶尔会从睡眠中觉醒（图 14-5）。

睡眠的神经解剖学

睡眠促进和觉醒通路

有几个神经元通路的作用是在清醒时维持大脑皮层激活和行为觉醒，而另外几个神经元通路的作用则是促进和维持睡眠（图 14-6）。这两个系统之间的平衡决定了机体是处于清醒状态还是进入睡眠。

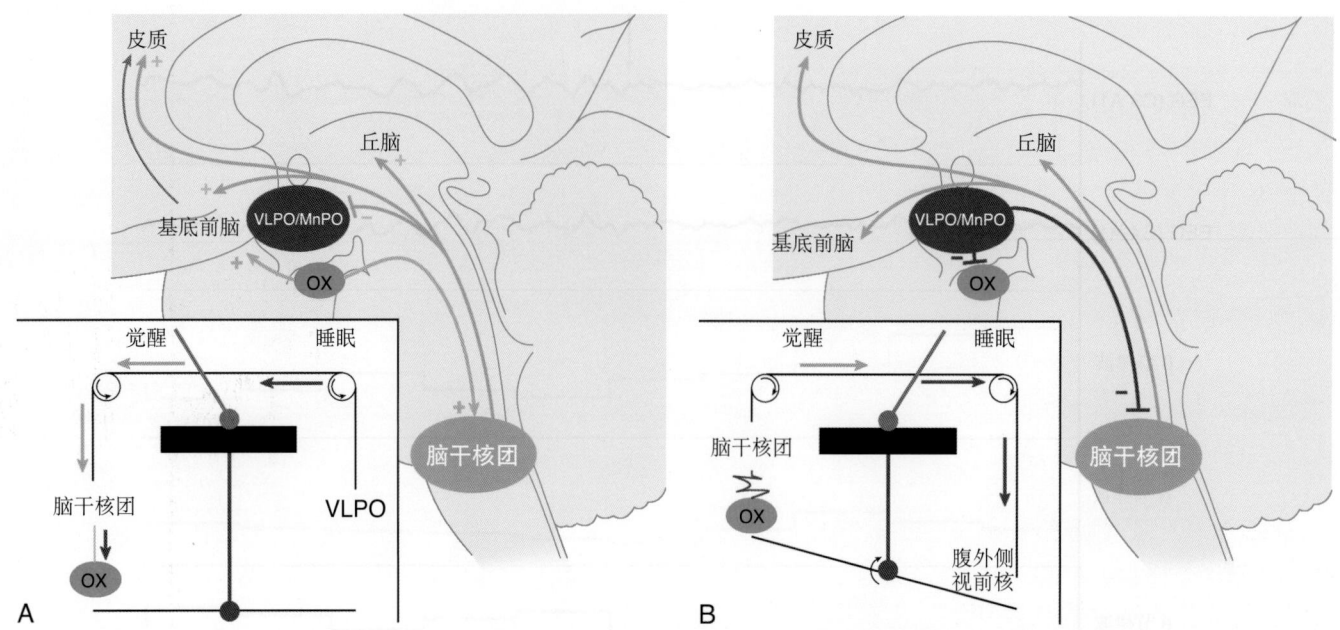

图 14-6　触发开关确保了觉醒和睡眠之间的快速转换。觉醒状态下（A），上行激活系统（AAS）中的脑干核直接或间接将兴奋性刺激传入丘脑、基底前脑（BF）和大脑皮层，同时抑制腹外侧视前核（VLPO）和正中视前核（MnPO）（开关转向觉醒）。兴奋性的促进觉醒的刺激可以被附加的兴奋性传入所加强，这些兴奋性传入由食欲肽能神经元（OX）投射至 BF 和 AAS。睡眠时（B），腹外侧视前核（VLPO）和正中视前核（MnPO）的神经元抑制脑干和上行激活系统（AAS）的食欲肽能神经元（开关转向睡眠）*(Modified from Saper CB et al: Hypothalamic regulation of sleep and circadian rhythms, Nature 437:1257–1263, 2005; and Saper CB et al: Sleep state switching, Neuron 68:1023–1042, 2010.)*

上行激活系统　上行激活系统（ascending arousal system，AAS）是脑部主要的觉醒调节网络。该网络的主要通路接受胆碱能、单胺能、多巴胺能和谷氨酸能的神经传入。胆碱能传入起源于脑桥脚核和背外侧大脑被盖核，它们主要支配下丘脑外侧部、前额皮质、基底前脑和丘脑中继核（如内侧和外侧膝状体核、内侧背核、丘脑枕和丘脑前侧、腹侧和外侧的细胞群）[66-67]。传入上行激活系统的谷氨酸能神经元主要位于蓝斑（locus coeruleus，LC）腹侧、蓝斑前区（precoeruleus area，PC）以及放射至基底前脑和外侧下丘脑的臂旁核[68-73]。单胺能传入主要来自于蓝斑的去甲肾上腺素能神经元、结节乳头体核（tuberomammillary nuclei，TMN）的组胺能神经元、中缝核中部和背部的 5- 羟色胺能神经元[74-76] 以及中缝核背部附近的多巴胺能神经元[76-77]。除了投射到基底前脑外，多数神经冲动传入至丘脑，主要是层间核和网状核，还有杏仁核和大脑皮层。除此之外，位于蓝斑的去甲肾上腺素能神经元主要投射至外侧下丘脑后部。反过来，外侧下丘脑后部会投射至蓝斑和结节乳头体核。

后下丘脑的一些神经元会产生食欲肽 A 和 B。这些神经元投射至基底前脑、杏仁核、大脑皮层和其他重要的唤醒区域，这对于维持稳定的清醒状态至关重要[78]。食欲肽缺乏可导致发作性睡病（严重日间嗜睡）伴有猝倒症（肌张力突然缺失）[79]，这是一种具有一些 REM 睡眠特征的功能紊乱 [即在觉醒状态下出现 REM 睡眠样肌张力缺失（讨论见后）]。

NREM 睡眠促进通路　大约 100 年前昏睡性脑炎流行期间，人们发现位于第三脑室前开口附近视前区的损害与严重失眠相关[80]，这也在大鼠和猫的神经解剖学实验（损伤研究）中得到证实[81-82]。最近的研究发现睡眠期间位于视前区的神经元处于激活状态[83-87]。在这个区域有两个重要的核团，分别是腹外侧视前核（ventrolateral preoptic nucleus，VLPO）和正中视前核（median preoptic nucleus，MnPO）。与觉醒状态时相比，VLPO 神经元在睡眠时发放冲动频率更高[85, 88]。在解剖上，VLPO 由密集的睡眠激活性甘丙肽阳性的神经元组成，这些神经元支配结节乳头体核（属于上行激活系统的一部分），它们的背侧和中间被更散在的睡眠激活性甘丙肽阳性神经元包围，这些神经元投射至中缝背核和 LC[89-90]。在生理上，VLPO 神经元组成一个睡眠促进通路，该通路在睡眠时抑制觉醒系统中的许多要素。同样，觉醒系统中的一些结构也能够抑制 VLPO 的作用，这些结构包括背外侧大脑被盖核和脚桥被盖核，以及蓝斑核、臂旁核、背缝神经核、前蓝斑区、导水管腹侧灰质和结节乳头体核。觉醒和睡眠促进两条通路相互抑制，形成一种转换开关机制，可以在觉醒和睡眠状态间进行快速而完全的转换[91-92]（图 14-3）。这也意味着不可能同时激活觉醒和睡眠通路。

动物实验显示，即使 VLPO 存在大范围的病变，睡眠也只是减少并没有完全缺失，因此除 VLPO 外其他大脑区域可能也参与了促进睡眠[93]。若干基底前脑区域[84,87,94]和大脑皮层的一些 γ- 氨基丁酸能中间神经元[95]可能具有睡眠激活神经元的作用。然而，这些区域在促进和调节睡眠中的作用仍然未知。

REM 睡眠促进通路和 NREM-REM 转换　在正常的睡眠过程中，当脑电活动开始出现明显的 α-θ 的过渡时，可以同时观察到从 NREM 睡眠向 REM 睡眠的清晰转换。位于脑桥的两组相互拮抗的神经元参与介导了 NREM 睡眠和 REM 睡眠之间的转换[71]。第一组神经元由背外侧核下部（sublaterdorsal nucleus，SLD）和蓝斑前区的 REM 主动抑制神经元组成[73,92,96]。这些神经元可以抑制第二组神经元，也会被第二组神经元所抑制，后者位于导水管周围腹外侧灰质和桥脑被盖外侧区附近。这种相互抑制的关系形成一个 REM-NREM 睡眠转换开关，促进不同睡眠状态之间快速而完全的转换[92]。

在背侧下核和 PC，谷氨酸能神经元中混有能启动 REM 睡眠的 GABA 能神经元。背侧下核的谷氨酸能神经元投射至脊髓，对 REM 睡眠时的肌张力缺失非常重要；PC 的谷氨酸能神经元激活前脑通路，促使 EEG 去同步化和出现海马 θ 节律波，这些都是 REM 睡眠的脑电特征[97]。

睡眠和睡眠剥夺的生物效应

睡眠保存能量，同时抑制消耗能量的行为，这与冬眠的作用相似[57,98]。最近的研究发现，睡眠可以通过减少氧化应激效应而延缓年龄相关的神经退行性变。更具体地说，睡眠剥夺会导致海马区和大脑皮层下区域的氧化应激反应增加，海马齿状回的新神经元再生受阻[99]。综上所述，已有资料显示 NREM 睡眠可以促进神经发育、预防神经退行性变和减少神经元能量消耗[57]。

除此之外，更多的证据显示睡眠与代谢、内分泌、免疫以及炎症系统相联系[100-104]。例如，睡眠剥夺可延缓流行性感冒疫苗接种后抗体滴度的升高[105]。此外，在健康的年轻人中，即使短时间睡眠剥夺也会损害糖耐量、葡萄糖有效性以及早期胰岛素反应，与早期糖尿病患者的表现相似。下丘脑 - 垂体 - 肾上腺轴的活动和血浆中皮质醇和促甲状腺激素水平也有类似的改变[106]。这些变化可能会影响重症患者的预后[107]（参见"重症监护治疗病房中的睡眠"）。

睡眠与呼吸

睡眠期间的呼吸调节

睡眠将呼吸置于危险之中。与觉醒状态相比，睡眠期间上呼吸道扩张肌活动性下降，尤其是在睡眠开始和 REM 睡眠时期。此外，睡眠期间机体对缺氧的通气反应减弱，可出现严重的缺氧状态，这种状态只有在从睡眠觉醒时才能纠正。

在觉醒和睡眠状态下决定每分通气量最关键的因素是 $PaCO_2$。觉醒状态下 $PaCO_2$ 维持在接近 40mmHg 水平，睡眠期间机体对 CO_2 和氧的化学敏感性下降。其结果是在睡眠稳定期，$PaCO_2$ 一般维持在 45mmHg 左右，同时通气需求下降，不同睡眠分期的觉醒阈值也在不断变化。

相应地，在从觉醒到睡眠以及在睡眠的不同时期，呼吸肌活力、通气需求和觉醒阈值的改变会对通气控制造成一定的影响并导致呼吸不稳定。评估呼吸不稳定性可采用一种结构化方法，即环路增益。这个工程学名词描述的是反馈控制系统的稳定性（在这里指的是化学反馈回路控制个体通气）。在通气控制的模式下，环路增益反映了个体产生周期性（不稳定）呼吸的倾向。高环路增益患者具有更敏感的呼吸控制器（也就是高控制器增益）、更有效的 CO_2 排泄（也就是高系统增益），或者因 CO_2 从外周组织到中枢化学感受器的扩散速度慢（比如因血液循环减少）而导致延迟增加（也就是混合增益），这些对反馈系统的功能紊乱更敏感，比如从觉醒到睡眠过渡期间由于上呼吸道扩张肌活力下降所导致的轻微通气量降低（图 14-7）。

如果气道梗阻导致觉醒，CO_2 的设定点会突然降低。高环路增益所带来的过度通气则会导致相对的低碳酸血症，这是系统过度代偿的结果。一般认为再次入睡时低水平 CO_2 会抑制上呼吸道扩张肌的活动性，使个体更容易发生气道梗阻。因此，高环路增益可能会使阻塞性睡眠呼吸暂停的程度加重。而且，研究显示高环路增益个体更可能发生呼吸的不稳定，比如发展为潮式呼吸（Cheyne-Stokes respiration，CSR。见"中枢性睡眠呼吸暂停"）。

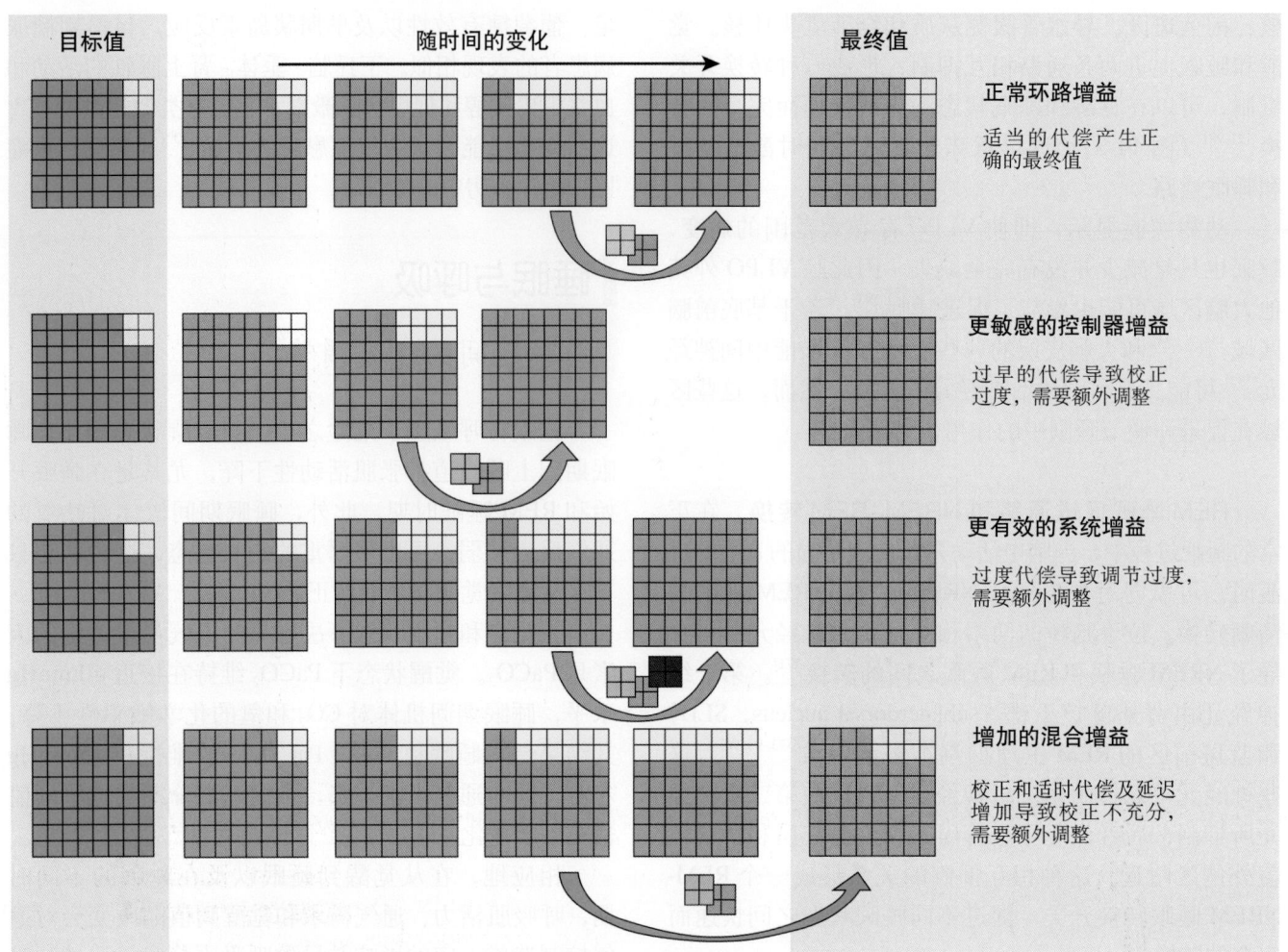

图 14-7 环路增益的变化模型和其在反馈调节系统稳定中的效应。较低或正常的环路增益可以对外界的干扰性刺激进行适当的代偿（第一行），而增加的控制器增益（第二行）、增加的系统增益（第三行）或者混合增益（最后一行）会导致代偿机制中存在不适当时程，从而导致反馈调节系统的不稳定

睡眠呼吸障碍

　　睡眠呼吸障碍（sleep-disordered breathing，SDB）是指睡眠相关的呼吸功能障碍的体征和症状，其定义为在睡眠状态下呼吸节律停止（呼吸暂停）或者短暂性或持续性的呼吸幅度下降（低通气），并导致动脉低氧血症[108]。通常的原因包括上气道管腔直径减小（梗阻事件）而导致的上气道阻力增加，脑干呼吸驱动输出减少或停止（中枢性事件），或者两者兼而有之。SDB 究竟主要是阻塞性的还是中枢性的睡眠呼吸暂停要根据呼吸事件的类型来判断。

阻塞性睡眠呼吸暂停

　　定义　最常见的睡眠呼吸障碍类型是阻塞性睡眠呼吸暂停（OSA），通常用每小时睡眠中发生的呼吸事件次数来量化。对夜间睡眠时呼吸事件进行量化是必要的，因为健康个体中只有少数人每小时睡眠期间发生呼吸暂停和低通气的次数达到 5 次。两个指标可用于此目的：呼吸暂停低通气指数（apnea hypopnea index，AHI）和呼吸紊乱指数（respiratoty disturbance index，RDI）。通常，AHI（每小时睡眠中发生低通气和呼吸暂停的总次数，见图 14-8 第一行）和 RDI（每小时睡眠中发生低通气、呼吸暂停和因呼吸事件而觉醒的总次数，见图 14-8）被用来量化反映睡眠呼吸障碍的严重程度。

　　RDI 值大于等于 5，即每小时睡眠中发生 5 次或以上的阻塞性为主的呼吸事件提示为 OSA。根据目前 AASM 的指南[27-28]，这个临界值同样被临床医生用作是否进行干预治疗的标准。根据其数值大小可进一步判断睡眠呼吸暂停的严重程度，每小时睡眠中 5 ~ 15 次以下事件为轻度，15 ~ 30 次以下事件为中度，30 次及以上事件为重度（表 14-4）[27, 31, 109]。

　　流行病学　有日间症状的 OSA 在整个人群中的

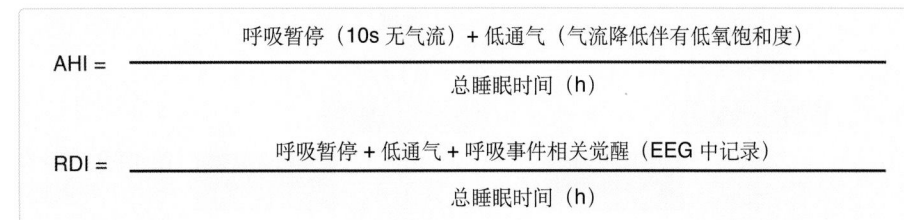

图 14-8　呼吸暂停低通气指数（AHI）和呼吸紊乱指数（RDI）的定义

$$AHI = \frac{呼吸暂停（10s 无气流）+ 低通气（气流降低伴有低氧饱和度）}{总睡眠时间（h）}$$

$$RDI = \frac{呼吸暂停 + 低通气 + 呼吸事件相关觉醒（EEG 中记录）}{总睡眠时间（h）}$$

表 14-4　睡眠呼吸暂停的严重程度分级（根据 RDI 或 AHI）

	RDI（每小时）	AHI（每小时）
无睡眠呼吸暂停	<5 次	<5 次
轻度睡眠呼吸暂停	≥ 5 次至 <15 次	≥ 5 次至 <15 次
中度睡眠呼吸暂停	≥ 15 次至 <30 次	≥ 15 次至 <30 次
重度睡眠呼吸暂停	≥ 30 次	≥ 30 次

RDI 小于 5 次是生理性的，在正常人中可以出现。轻度睡眠呼吸暂停 RDI 为 5 ~ 15 次 / 小时，中度 RDI 为 15 ~ 30 次 / 小时，重度 RDI 为大于等于 30 次 / 小时。根据呼吸暂停低通气指数（AHI）划分的严重程度分级临界值与 RDI 相似

框 14-1　阻塞性睡眠呼吸暂停的症状

夜间症状
- 夜间睡眠时频繁觉醒（如假性夜尿）
- 打鼾过程中因窒息感而觉醒
- 心动过速
- 不能恢复精神的睡眠

日间症状
- 睡醒时口干
- 早晨时头部胀痛
- 白天嗜睡
- 在单调的情况下睡着（如看电视）
- 认知功能受损的主观感觉

同睡者报告的症状
- 打鼾，特别是鼾声较大且不规律
- 睡眠过程中可以观察到呼吸停止

患病率为 0.3% ~ 5%。由于肥胖是 OSA 的一个主要危险因素，因此随着肥胖者在整个人群中所占比例的提高，OSA 的患病率可能会继续增加[113-115]。而无日间症状的 SDB 患病率更高，在年龄 30 ~ 60 岁的人群中，女性患病率高达 9%，男性高达 24%，而且多数未被诊断[116-117]。

此外，OSA 的患病率在不同人群中变化较大。肥胖（见第 71 章）、高龄（见第 80 章）、有特殊合并症（如脑卒中、心肌梗死）者以及外科患者更容易出现 OSA。由于研究方法不同，外科患者中 OSA 的患病率差异较大，介于 45%[118] ~ 75%[119] 之间。近期一项对接受外科减重手术的患者的研究显示，该人群中 OSA 的患病率高达 77.5%（797 名患者中有 618 名发生 OSA）[120]。

临床症状　约 1/3 的 OSA 患者在清醒时有典型的症状和体征。常被提及的有觉醒时口干、早晨头痛、白天嗜睡、在单调的情况下睡着（如看电视），以及认知功能的主观损害。当 OSA 伴有日间症状时通常称为睡眠呼吸暂停综合征（OSA syndrome，OSAS）[121-122]。

OSAS 患者与睡眠相关的症状和体征包括有目击者发现的呼吸暂停或打鼾和夜间觉醒次数多，患者最常见的主诉是假性夜尿增多，偶有主诉觉醒时心动过速或者呼吸窘迫（窒息感）或其他症状（框 14-1）。

在临床检查中，若患者存在影响气道的头面部畸形或其他限制上气道直径的面部解剖结构，则提示患者有 OSA 风险。一些研究表明男性颈部周长 43.2cm（17 英寸）、女性颈部周长 40.6cm（16 英寸）罹患 OSA 的风险增加。虽然 OSA 在肥胖的患者中更为常见，但是在正常体重指数甚至低体重指数的患者中也会出现。鉴于 OSA 的病理生理机制多种多样，苗条的患者患有 OSA 或者 OSAS 也不足为奇。

后果和并发症　阻塞性睡眠呼吸暂停可以导致一系列有意义的临床后果，如高血压、心肌梗死、脑卒中[121, 123-129]、糖耐量受损、糖尿病神经病变和认知功能障碍，后者可导致患者无法正常工作、驾车时发生车祸[130-134]。

OSA 患者认知功能损害的发生[135] 与脑部认知和记忆相关结构（海马区）的萎缩程度相平行[135]，而这种认知功能受损在给予充分治疗后至少可部分逆转[137]。至于 OSA 对人体的不良影响是由于破坏了睡眠结构还是由于间断的缺氧所致目前尚不清楚[138]，因为缺乏对仅有间断缺氧而无其他症状的 OSA 患者的研究结果。不过，近期研究发现即使患者无临床症状，OSA 也会对心血管造成一定的影响，比如日间自我调节能力改变（即心率变异性）[139]。

OSA 相关的并发症发生率较高，这无疑会增加社

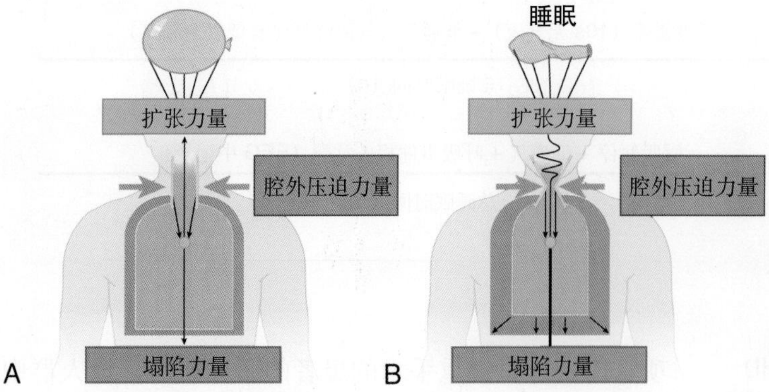

图 14-9 上呼吸道开放和呼吸泵活性的关系。清醒状态下，上呼吸道扩张肌（浅灰色气球，扩张力量）对抗施加在上呼吸道的塌陷力量，即腔外压力和由呼吸泵肌肉［深灰色箭头（塌陷力量）］产生的吸气负压。在阻塞性睡眠呼吸暂停中，睡眠开始（蓝针）后扩张力量减少导致上呼吸道开放减弱 *(Modified from Sasaki N et al: Postoperative respiratory muscle dysfunction: pathophysiology and preventive strategies, Anesthiology 118:961-978, 2013.)*

表 14-5　保持上呼吸道稳定的相关肌肉

肌肉	活动（紧张型 * 和时相型 +）		
		吸气	呼气
腭帆张肌[153]	+	+	-
腭帆提肌[153]	+	+	-
颏舌肌[154]	+	+	-
颏舌骨肌[155]	+	-	+
甲状舌骨肌	X	X	X

+，有；-，无；X，证据不足。
上呼吸道主要肌肉及其在呼吸过程中的活动。紧张型活动、吸气和呼气肌肉活动。
* 紧张型活动出现在第 2～4 列。
† 时相型活动出现在第 3 列和第 4 列

会的经济负担，因为患者需要更多的医疗服务、用药，甚至可能带来较高的失业率[140]。

危险因素　阻塞性睡眠呼吸暂停的易感因素包括肥胖[141]、年龄[141-142]、男性[141]、可能导致上气道表面结构水肿的因素（抽烟）[143]、过敏性鼻炎[144]以及镇静药造成的上气道扩张肌张力下降（通过中枢神经系统）[145-147]。

病理生理学　OSA 期间发生的呼吸事件的特点是上呼吸道腔内直径减少甚至咽部完全塌陷导致在持续性呼吸做功下仍然发生呼吸气流下降（图 14-2）。呼吸相关的肌肉在形态和功能上均为骨骼肌，根据解剖功能可分为两组：上呼吸道扩张肌和呼吸泵肌肉。

上呼吸道扩张肌对抗由呼吸泵肌肉产生的呼吸负压，以保证吸气时能有气流通过。呼吸泵肌肉是在呼吸周期中产生吸气和呼气力量的一系列肌群（图 14-9）。上呼吸道持续开放通过平衡扩张力量（由上呼吸道扩张肌产生）和塌陷力量（即呼吸泵肌肉在吸气时产生的腔内负压和来自外周组织的腔外压迫力量）维持[148]。

上呼吸道扩张肌　研究最多的上呼吸道扩张肌是颏舌肌和腭帆张肌（表 14-5）。颏舌肌接受广泛的神经传入，包括时相型（吸气）和紧张型（非吸气）驱动，分别位于舌下运动神经元池的不同位置[149]。在人和动物中，吸气时，呼吸泵产生咽部负压，颏舌肌反射保持上呼吸道开放[150-151]。这种反射可能是吸气调节运动单元的信号通路产物。颏舌肌的张力是对时相型神经传入（非吸气）的反应，而腭帆张肌则是紧张型肌肉，在整个呼吸周期中持续保持紧张状态[152]。

塌陷力量的解剖易感性　咽部软组织靠骨性结构支撑，如下颚骨、脊柱，遇外部压力（如血肿、水肿或咽周肿物等）时容易完全塌陷。肥胖患者的咽部特征也容易导致气道受压[153]。对于肥胖患者，颅面部畸形会进一步加重肥厚的咽腔外软组织的塌陷效应，导致咽部塌陷和 OSA[154]。除骨性支撑结构的体积和形状外，腔外软组织也是决定腔外压力的重要因素，在吸气过程中，需要上呼吸道扩张肌对抗，才能避免上呼吸道梗阻和呼吸暂停[154]。此外，相比侧卧或坐位，上呼吸道更容易在仰卧位时塌陷[155-157]。侧卧或坐位时气道开放比仰卧位更具优势的原因在于重力效应。

静脉输液过多可影响上呼吸道开放。清醒健康志愿者穿着抗休克裤并给予加压，会驱使液体从下肢大量转移至人体上部，导致颈围增加，咽部狭窄[158]，上呼吸道塌陷的阈值降低[159]。这一理论在下肢静脉功能不全[160]和充血性心力衰竭患者[161]中亦得到证实。这些研究提示，夜间液体从下肢再分布到颈部，增加了上呼吸道塌陷的可能性，加重中枢性呼吸暂停和 OSA[161]。

影响呼吸道开放的另一个重要因素是肺活量和上呼吸道塌陷倾向的相互作用。在清醒成人中，较高的呼气末肺容量与上呼吸道气流阻力降低有关，也与上呼吸道管腔直径增加有关（无论是否存在 OSA）[163]。上呼吸道开放与肺容量相互作用的机制被认为与气管纵向收缩力量有关[164-165]。吸气时，气流进入肺，隆嵴被推向尾侧，对固定的气管产生拉伸力量[164]。这种拉伸力通过软组织传导到上呼吸道壁，最终导致上呼吸道扩张[165]。气管牵引使得呼吸泵肌肉维持上呼吸道开放。

　　管腔内塌陷压力　呼吸泵是吸气和呼气的动力源。呼吸泵使胸腔扩张产生胸内负压，驱动吸气，随后胸腔内压力转为正压，迅速呼气。吸气动力肌肉是一组解剖结构不同的肌群，研究最为深入的是胸壁肌肉和膈，正常呼吸过程 60% ~ 70% 的肺容量改变与其有关[166]。吸气时，膈和肋间外肌收缩，胸腔容量增加，胸腔内形成负压，肺随之扩张。胸腔内负压转化为上呼吸道管腔内负压，一旦压力降到关键值时，就发生气道塌陷[167-168]。

　　健康对照者在肌松状态下，这一关键气道压力值为负压（约-5cmH$_2$O），而 OSA 患者在肌松状态下，上呼吸道塌陷后，需要气道内正压才能重新打开气道[169]。因此，这两个压力因素——管腔内负压和管腔外正压需要通过上呼吸道扩张肌的运动来代偿协调，以保证气道开放[180]。

　　清醒刺激和睡眠　上呼吸道运动神经元的兴奋传入（例如舌下神经元）来自 5- 羟色胺能神经元和去甲肾上腺素能神经元，其在清醒时占主导地位[170-173]，产生"清醒刺激"，增加清醒时上呼吸道扩张肌活性。

睡眠开始时，这种清醒依赖的神经元传入（觉醒时活跃，入睡时活力下降或消失）消失，导致健康对照人群的上呼吸道肌肉活动降低、气道阻力增加，OSA 患者气道塌陷[174-177]。

　　呼吸觉醒　呼吸觉醒指因为积累的和持续增加的与呼吸相关的刺激（低氧、高二氧化碳血症和呼吸做功）而从睡眠状态中觉醒[178]。

　　睡眠暂停后与觉醒相关的呼吸恢复有三种主要传入因素（图 14-10）：

1. 对氧分压和二氧化碳分压敏感的外周和中枢化学感受器[179]。
2. 对呼吸泵产生的负压有反应的上呼吸道的感受器[150-151]。
3. 与意识和觉醒状态直接相关的大脑皮层的传入刺激[177]。

　　任何传入刺激如果足够强大，都可以恢复呼吸肌张力。皮层觉醒（可以通过 EEG 的特征表现判断出来）可以对通气产生足够刺激。阻塞性通气障碍（例如 OSA 中的上呼吸道塌陷）可以通过增加呼吸肌的驱动来解除，而不涉及皮层觉醒[180]。例如，持续通气不足导致的高碳酸血症[179] 及增加的上呼吸道负压[150-151] 可以独立恢复呼吸肌张力。呼吸肌得到的驱动力取决于中枢呼吸模式发生器产生的刺激的总和，包括外周和中枢化学反应、对气道负压的反射反应和觉醒驱动的强度等。

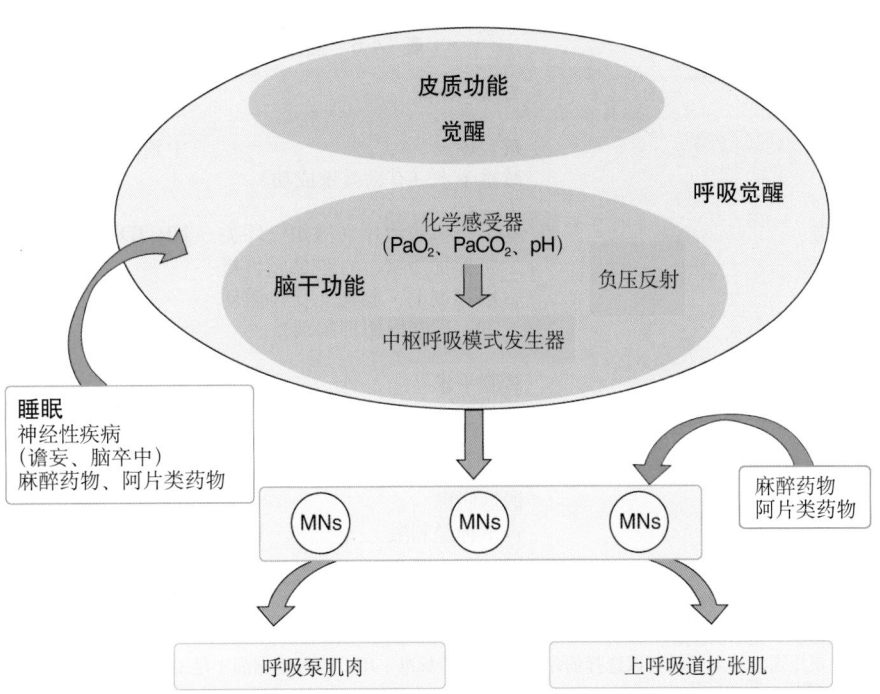

图 14-10　呼吸觉醒对上呼吸道扩张肌和呼吸泵肌肉的作用。呼吸觉醒由三个基本传入刺激组成：处理外周和中枢化学感受器传入信号的中枢呼吸模式发生器、针对呼吸泵肌肉产生的气道负压的反射反应、觉醒刺激的强度。一些因素可以影响呼吸觉醒，例如睡眠和神经性疾病、麻醉药物、阿片类药物等。浅蓝色箭头代表兴奋作用，深蓝色箭头代表抑制作用。*MN*，运动神经元 *(Modified from Sasaki N et al: Postoperative respiratory muscle dysfunction: pathophysiology and preventive strategies, Anesthiology 118:961-978, 2013.)*

治疗　充足有效的 OSA 治疗可以改善夜间氧饱和度，提高睡眠时间和质量，从而减轻日间嗜睡症状及其他相关功能障碍，提高生活质量。成功的 OSA 治疗还可以降低心血管疾病风险，提高胰岛素敏感度，并改善神经行为表现[181-184]。因此，患者一旦确定诊断 OSA 并且通过客观测试（例如 PSG）评定严重程度，就需要得到足够的治疗[28, 31]。尽管经过几十年的发展，OSA 的治疗有不同种选择（表 14-6），但是无创正压（positive airway pressure，PAP）通气仍为治疗各种不同程度 OSA 患者的最有效方法[189-190]。

正压通气治疗　无创正压通气治疗睡眠呼吸障碍通常需要持续给予 [例如持续气道正压（continuous positive airway pressure，CPAP）]，如图 14-11 所示，CPAP 可剂量依赖性逆转睡眠相关的上呼吸道梗阻。治疗 OSA 的 CPAP 压力水平为 5 ~ 20cmH_2O，不同患者压力不同。对于每名患者都应该进行整夜监测，以判定合适的解除梗阻的气道压力。一旦确定了精确的气道压力，则需整夜给予正压通气。尽管这项治疗可有效消除潜在的病理改变并提高日间活动质量，远期疗效良好，但是 CPAP 的疗效还是与患者依从性有很大关系[42, 129]，主要因为面罩可能导致患者感到鼻或面部不适[186]。当压力较高时，气流过大可能导致患者入睡困难。一些呼吸机有缓慢加压功能，在 5 ~ 45min 内从较低压力开始逐渐增加至设定压力，让患者入睡更为舒适。有些患者反馈进行 CPAP 治疗时呼气困难。为了避免这个问题，可采用双压力呼吸机，即减小呼气气道正压（expiratory positive airway pressure，EPAP），

而吸气时给予足够的吸气气道正压（inspiratory positive airway pressure，IPAP）。

某些病例中，单一 CPAP 压力不足以治疗睡眠呼吸暂停。带有动态压力水平的 PAP 机器可以提高治疗的成功率，尤其对于不同睡眠阶段通气障碍程度不同的患者尤为有效。这种自动调节正压通气装置可以监测低通气的各种指标，如口咽壁震动、打鼾和吸入气流受限，并自动提高气道压，直至这些低通气的症状消失。

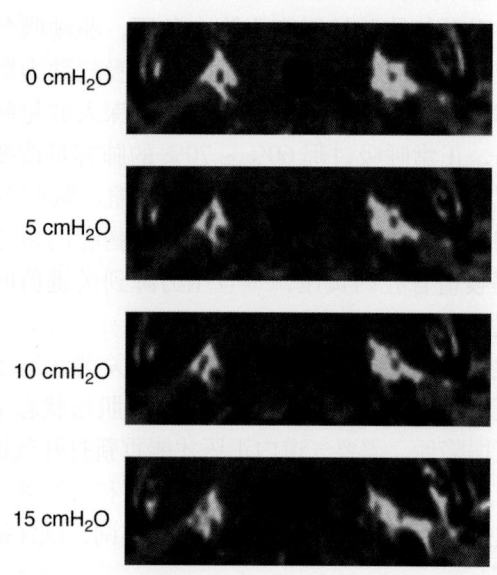

0 cmH_2O

5 cmH_2O

10 cmH_2O

15 cmH_2O

图 14-11　不同持续气道正压水平下，人体上呼吸道的 MRI 图像。图像显示，上呼吸道在持续正压为 0、5、10 和 15cmH_2O 时，随着压力增高，上呼吸道直径增加 *(Obtained from Schwab RJ et al: Upper airway and soft tissue structural changes induced by CPAP in normal subjects, Am J Respir Crit Care Med 154:1106-1116, 1996.)*

表 14-6　阻塞性睡眠呼吸暂停的治疗选择

治疗	方法 / 设备	推荐程度	参考文献
减重	减轻体重 减重手术（有助减重成功）	中到高度, SU	181, 198
药物	基于药物的治疗（例如三环类抗抑郁药物、5- 羟色胺再摄取抑制剂、胆碱能受体激动剂、碳酸酐酶抑制剂）	NR, ID	199-200
手术	鼻腔手术 腭部手术和植入 舌基底部手术	低, SU 低, MC 低, MC	8, 26, 199, 201-202
增强肌肉力量	锻炼肌肉 舌下神经刺激	ID ID	8, 203-204
非手术治疗	口腔矫正器 气道正压通气	高度, AT 高度, GS	41, 205 41

AT，正压通气不耐受时可以选择的疗法；GS，金标准；ID，推荐证据尚不足；MC，保守治疗失败的患者在经过认真挑选后可以谨慎使用；NR，不推荐；SU，支持疗法

通常推荐中到重度 OSA 患者采用 PAP 治疗，其也是轻度 OSA 的良好选择。相比较其他 OSA 治疗方法，PAP 更为理想，是北美和欧洲各个呼吸和睡眠医学协会［包括 AASM[27]、美国胸科协会（American Thoracic Society，ATS）[29]、美国胸科医师学院、欧洲呼吸协会[29, 186]、加拿大胸科协会[31]、美国心脏协会和美国心脏病学院[32]］推荐的 OSA 首选治疗。

尽管 CPAP 可以为 OSA 患者提供满意治疗，但是不同患者可能仍需要不同的治疗方法。例如，混合性呼吸暂停（阻塞性和中枢性）患者或者主要以中枢性呼吸暂停为主的患者需要控制更为精确的、预先设定最小呼吸频率或呼吸时间的无创通气，在患者呼吸暂停时可以自动启动吸气（通气）。

其他可选择的治疗方法 口腔矫正器（oral appliances，OAs）适用于不耐受 CPAP 治疗的轻中度 OSA 患者。目前临床上主要有两种设计：①下颌复位器，使下颌处于前突状态（最少向前突出 50% 才能达到有效治疗效果）[186]；②舌固定器，使舌处于前位，而下颌不前突。采用此种疗法时，推荐包括睡眠医生和有口腔矫正器相关经验的口腔科医生的多学科联合协作，上述两个学科都是提高患者依从性和 OA 治疗效果的关键因素[121]。OA 推荐用于对 PAP 治疗不适宜、不耐受或治疗失败的轻中度患者 OSA[28]。

手术曾经是治疗 OSA 的唯一方法，但是鼻咽部手术治疗重度 OSA 患者的有效性证据不多。但是，合并扁桃体肥大的 OSA 成年患者可以受益于扁桃体切除术，同样，合并腺样体肥大的 OSA 儿童可以受益于腺样体切除术（见第 93 章）[41]。推荐术后反复进行睡眠监测以评价长期治疗效果[28, 186, 191]。

上呼吸道肌肉电刺激最近被认为是治疗 OSA 的新方法。舌下神经刺激使气流呈剂量依赖性增加，以消除阻塞性睡眠呼吸暂停中的气道塌陷导致的气流受阻[188]。但是这项新治疗方法尚不能被推荐为 OSA 的一线治疗[172]。

咽部脂肪堆积导致咽腔狭窄，成为梗阻的潜在因素[192-193]。减重可以降低临界闭合压力和 OSA 的严重程度[168, 185, 194]，推荐用于所有超重的 OSA 患者[195]。因为减肥手术使长期体重减轻更为有效，所以对于极度肥胖患者［体重指数（BMI）≥ 40kg/m²］、有合并症和控制饮食失败的 BMI 大于 35kg/m² 的患者，可以考虑进行手术治疗。

目前不推荐吸氧治疗 OSA，但是对于某些患者可以进行吸氧辅助治疗[28, 187]。

尽管 OSA 在老年人中更常见，但是在 2 ~ 5 岁儿童中发病率也呈现高峰（见第 93 章）。在儿童中，肥胖预示着打鼾和其他呼吸梗阻症状[121]。扁桃体和腺样体肥大是导致儿童 OSA 的另一重要原因，可以手术治疗[196]。

中枢性睡眠呼吸暂停

定义 中枢性睡眠呼吸暂停（central sleep apnea，CSA）的定义为没有呼吸运动的气流终止[197]，与 OSA 的区别是，OSA 中仍然有呼吸运动。在临床睡眠呼吸暂停中，OSA 和 CSA 通常有重叠现象，需要仔细鉴别并给予相应治疗[198]。

流行病学特点 中枢性睡眠呼吸暂停见于老年患者和伴有严重合并症［如脑卒中和充血性心力衰竭（congestive heart failure，CHF）］的患者。关于人群中 CSA 的发病率有两项临床研究。在宾夕法尼亚州南部，5% 的年龄 ≥ 65 岁的男性患有 CSA（AHI ≥ 20/h），但是在年龄 < 65 岁的男性或任何年龄的女性均未发现 CSA。把 CSA 标准降至 AHI ≥ 2.5/h，在年龄 < 45 岁的男性中发病率仍为 0，在 45 ~ 64 岁的男性中 CSA 发病率为 1.7%[199-200]，年龄 > 65 岁的男性中发病率为 12%，40 ~ 97 岁男性发病率为 9%[201]。

CSA 的机制可以分为高环路增益和低环路增益。最常见的 CSA 亚型是周期性 CSR，通常见于合并 CHF 和左心室收缩功能障碍的患者。CSR 为渐强 - 渐弱通气模式，高通气 20 ~ 30s，其后紧随 10 ~ 40s 低通气或呼吸暂停（图 14-12），且经常发生于 NREM 睡眠 1 期和 2 期[202]。CSR 还可见于运动或清醒状态。几乎 1/2 的合并 CHF 的患者会出现 CSR[203]。CSR 在男性中更为常见，仰卧位加重[204]。

预后和并存疾病 中枢性睡眠呼吸暂停使生活质量受到影响[205]，与 CHF 患者预后较差有关[206-207]，但是 CSR 可能预示着患者病情更重，其本身也是一个独立危险因素[197, 208]。

治疗 CSR 的基本呼吸治疗包括吸氧、呼吸刺激剂（如 CO_2、茶碱和乙酰唑胺）以及 CPAP。很难确定 CPAP 治疗成功是主要源于血流动力学还是呼吸方面。Sin 等进行的关于 66 名患者的前瞻性研究发现，CPAP 治疗对合并 CHF 及 CSR 的患者的不移植生存率有益[209]。在这些患者中，CPAP 治疗可以改善心功能。但是这项研究有一定局限性，如研究对象数量少、大多数患者没有接受 β 受体阻滞剂治疗和没有使用意向治疗分析。加拿大进行的中枢性睡眠呼吸暂停合并心力衰竭患者接受持续气道正压通气治疗的临床

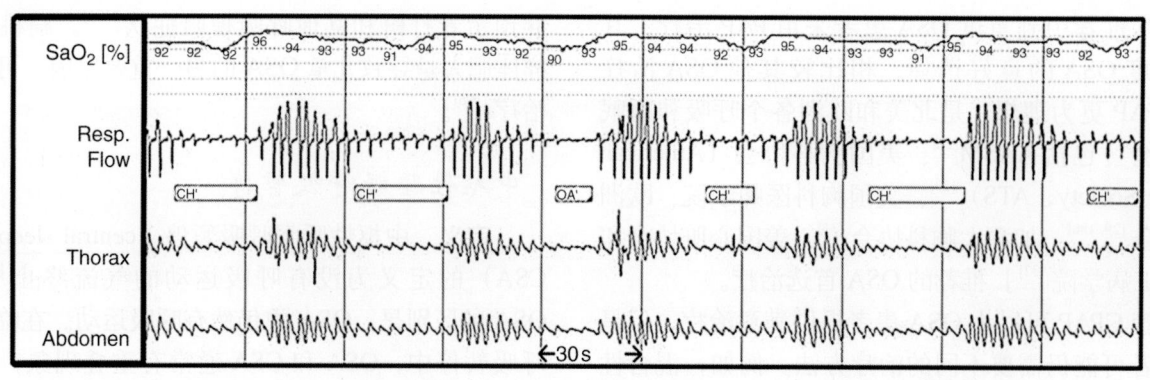

图 14-12　潮式呼吸的多相睡眠图。CH，中枢性呼吸不足；OA，阻塞性呼吸暂停

研究（the Canadian Continuous Positive Airway Pressure for Patients with Central Sleep Apnea and Heart Failure Trial，CANPAP）没能证实以上发现[210]，该研究没有发现患者预后有改善。研究数据表明，与对照组相比，CPAP 治疗的短期预后甚至更差，而长期总体生存率可有所改善，与对照组相当。并发症等的改善还包括左心室射血分数。短期预后欠佳的机制不明，可能与接受 CPAP 治疗的患者容量不足有关。CPAP 理论上可导致心排血量下降（低血容量患者依赖前负荷）。而高血容量患者接受 CPAP 治疗可以增加心排血量（高血容量患者更依赖于后负荷）。CANPAP 后续研究将CANPAP 中的人群分为不同亚组进一步分析（并非该试验事先预定的研究），发现接受 CPAP 治疗的患者预后有所改善[211]。还有许多关于新型无创通气装置在 CHF 患者中应用的临床研究正在进行中[212-213]。由于缺乏 CPAP 治疗的远期病死率和并发症发病率数据，尚不清楚应该如何通过无创通气治疗 CSR。最佳治疗方法是各种方法的优化组合，因为通过有效治疗 CHF（心脏再同步化治疗和外科手术治疗，如心脏移植），CSR 通常可以解除[202, 214]。

其他类型的中枢性呼吸紊乱　周期性呼吸指海拔导致的呼吸不稳定，通常见于患者转移到高海拔地区时。由于低气压导致周围空气氧含量降低，出现控制器增益增加[108, 215]或特发性中枢性睡眠呼吸暂停，而这些异常通常在海平面不易出现。这种类型的 CSA 出现在高二氧化碳血症性通气反应增加（高控制器增益）的个体中，导致睡眠中低碳酸血症和呼吸控制不稳定。特发性 CSA 患者 PaCO$_2$ 水平偏低，即便在觉醒状态下[216-217]。

肥胖低通气综合征

肺泡低通气定义为导致高碳酸血症（PaCO$_2$ 增加）

的通气不足。肺泡低通气的机制包括：中枢性低通气、胸壁畸形、神经肌肉疾病、慢性阻塞性肺疾病和严重肥胖［肥胖低通气综合征（obesity hypoventilation syndrome，OHS）］。OHS 是指在排除了其他原因的低通气情况下，肥胖患者（BMI ≥ 30kg/m^2）出现的夜间和日间联合的通气不足，通常导致高碳酸血症。

OHS 在有 OSA 的肥胖患者中的发病率估计为50%（见第 71 章）。OHS 在 BMI ≥ 50kg/m^2 的患者中的发病率估计为 50%[218]，而在正常成年人群中的发病率为 0.15% ~ 0.3%。90% 的 OHS 患者同时患有OSA[219-220]。OHS 通常被忽略诊断，因此真正的发病率并不清楚。

严重肥胖与呼吸驱动增加有关，以帮助机体适应由于肥胖导致的胸壁活动异常和呼吸做功增加[221-223]。OHS 患者的代偿机制消失[223-224]，可能与瘦素抵抗有关[225-228]。通常，OHS 表现为肺总量下降、潮气量和功能残气量减小、补呼气量下降、呼吸系统顺应性降低和吸气肌力的减小，但对 CO$_2$ 的反应可能减少或正常。此外，血清中 HCO$_3^-$ 和肺泡 PaCO$_2$ 升高，同时呼吸做功增加，瘦素水平增高[228-229]。

OHS 患者的呼吸肌泵功能受到影响可能因为向心性肥胖导致肺总量降低，仰卧位时膈肌上抬[229-234]。此外，膈肌肌病也是 OHS 的致病因素之一[228]。治疗方法有减肥和无创通气[234-235]。

睡眠和麻醉：影响围术期医疗的两个截然不同的"双生儿"

睡眠和麻醉的临床表现

虽然生理睡眠和麻醉有许多共同的临床特点（意识消失和脑干自主功能调节），但是仔细观察可以发现二者的行为状态有很多差别。与麻醉不同的是，睡

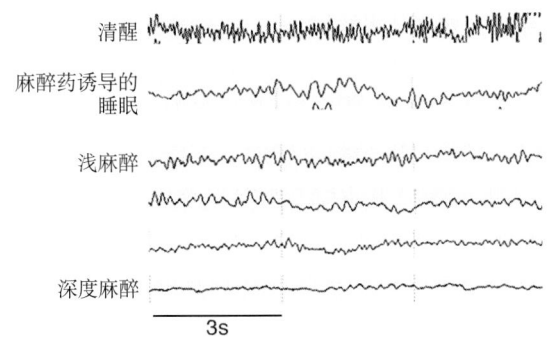

清醒

麻醉药诱导的
睡眠

浅麻醉

深度麻醉

3s

图 14-13 麻醉药（例如丙泊酚）诱导镇静和意识消失的脑电图。与生理睡眠（图 14-1）相比，镇静的 EEG 类似于慢波睡眠，提示麻醉药有诱导睡眠作用。麻醉药诱导的意识消失（下面 4 条脑电图）显示出不同的 EEG 活动：振幅降低和爆发抑制（爆发抑制没有在本图显示出来）

眠可自然发生和终止，可以自我平衡，恶性刺激可以致使睡眠中止。麻醉并没有生理睡眠过程中明显的分期。尽管曾经将乙醚麻醉程度进行分期（现已不再使用），但是也与睡眠分期完全不同（见睡眠分期和睡眠周期）。此外，功能影像学提示，进入麻醉状态和清醒 - 睡眠转化有根本区别。

虽然慢波睡眠和麻醉诱导的意识消失在 EEG 上有一些相似[235]，但是二者不同。生理睡眠和麻醉诱导的意识消失的 EEG 频率和类型不同（图 14-13）[41, 237]。

在麻醉诱导过程中，意识水平从完全清醒逐渐下降，从对外界刺激反应降低到完全失去反应[238]。而人从清醒状态进入睡眠时 EEG 出现明显的 α-θ 波转变。进入生理睡眠的稳定阶段后，足够的刺激可以使人觉醒，而麻醉药诱导的意识消失需要药物消除后才可以清醒[239]。

麻醉期间睡眠启动通路的激活

内源性睡眠启动系统在全身麻醉作用机制中的作用越来越引起人们的注意。这个假说很有吸引力，因为睡眠和麻醉有许多相似之处，也有证据表明麻醉诱导的睡眠符合生理睡眠的一些自我平衡要求[240a]（Tung 2004）。虽然关于麻醉药物的分子作用机制已有大量数据，但是还不能解释药物是如何导致意识消失的。一项重要发现是，VLPO 的一些神经元在生理睡眠时被激活，也可以被某些麻醉药激活[240-242]。另一项重要发现是觉醒神经核团（如 TMN）的抑制与麻醉有关[241]。VLPO 是 TMN 抑制的主要来源。因此有人提出麻醉药物诱导的意识消失是通过药物作用于触发 VLPO 的开关，控制从清醒到睡眠再到清醒的快速转变（见睡眠启动和觉醒通路）[239, 243-244]。但是这一理论

存在一些问题，如 VLPO 完全毁损的大鼠和小鼠仍可以被麻醉[242, 245]。

虽然 VLPO 病变可以导致一过性的对吸入麻醉药的抵抗[242]，但是 VLPO 病变后过一段时间，实验动物显示出对异氟烷敏感性增加，睡眠驱动的自我平衡增强[242, 245-247]。另一个关于 VLPO-TMN 回路假说的问题是，直接抑制 TMN 可以导致镇静但是不能导致麻醉[241]。

VLPO 神经元缺失的实验动物有显著的失眠症，但仍可入睡，这提示存在其他睡眠启动通路[93]。因此，麻醉可能是同时启动了所有睡眠通路的结果。但是基于麻醉和睡眠唤醒能力的关键区别，这一假说不能成立。睡眠是可以轻易被环境刺激中止的，而麻醉则不能。这就是 AAS 被自然神经通路关闭和被药物关闭的区别。睡眠启动神经元通过抑制觉醒通路发挥作用，但是这种抑制不能阻止外界刺激导致的觉醒。麻醉能做到这点应该是通过其他机制。而且，GABA 能麻醉药与睡眠通路有关仍然是十分重要和有意义的发现，这无疑是这种麻醉药物导致睡眠的重要机制。

意识消失的可能机制

很难定义麻醉药物诱导的意识消失机制，因为意识的神经递质尚不明确。麻醉的临床特点和基础研究结果提示，麻醉药物通过改变大脑皮质和丘脑的神经递质诱导意识消失[248-249]，但还不清楚是通过直接作用还是通过抑制脑干上传觉醒通路作用，或是二者共同作用[236, 250]。在神经轴中，GABA 和 NMDA 受体是催眠药物的主要作用靶点[251-252]。

麻醉状态下大鼠的皮质神经元活动降低[253]。这与人体 PET 研究的结果一致，即在全麻状态下，人体大脑皮质代谢活动降低[248, 254]。

催眠药也被证明能够抑制脑干觉醒通路[236]。向大鼠脑桥被盖区直接注射巴比妥可以导致意识消失[250]。这些发现与大脑损伤研究结果一致，即脑干意识消失通常与中脑旁正中区域和桥脑的背外侧被盖区域有关[255]。

围术期麻醉和睡眠的相互作用

麻醉和产生疼痛的手术操作影响睡眠和昼夜节律[256-259]，根据手术操作的复杂程度[260]，其影响可长达 6 个月。麻醉手术后第一晚可见 REM 睡眠减少，随后，在术后第 2 ~ 4 晚出现明显的 REM 反弹现象，即 REM 睡眠的强度和长度都增加[256, 258-259]。尽管多数麻醉药可以导致睡眠结构受损，如术后 REM 抑制

和睡眠质量下降，但是损伤程度主要依赖于麻醉药物的药动学和药效学特点以及药物使用时间。阿片类药物用于麻醉或疼痛治疗时，可以影响睡眠质量[261-262]和REM睡眠持续时间。阿片类药物的这种效应部分是通过减少位于桥脑网状核的GABA能神经递质介导的[267]。GABA能麻醉药物（如七氟烷）在麻醉苏醒后也可以抑制REM睡眠[268-269]。

丙泊酚对睡眠结构和REM睡眠的影响比较复杂，呈剂量依赖性。在长期机械通气的重症患者中，丙泊酚镇静可以完全剥夺REM睡眠并降低睡眠质量[270]，但是丙泊酚的残存效应对REM睡眠的影响减小[247]。氯胺酮对睡眠结构和REM睡眠的影响尚未细致研究过，可能对REM持续时间有轻微影响[271]。

麻醉药物可以影响昼夜节律。最近一项对蜜蜂的研究显示，麻醉诱导昼夜节律改变。在实验室内没有户外影响的情况下，日间给予麻醉使得此后几天内蜂巢的常规活动模式改变。此外，时钟基因的周期活动也出现延迟[272-273]。这些效应的机制还不明确。药物代谢致使昼夜节律改变可能和麻醉药物的功效有关，但是麻醉药物本身是否能影响昼夜节律调节尚不明确。麻醉药物在亚麻醉剂量时的精神作用不能简单地同麻醉作用分开[274]。值得注意的是，精神类非麻醉药物，如阿片类药物，可以间接影响褪黑素分泌，与行为状态麻醉无关[275]。既往研究表明3h麻醉暴露并不影响体温调节节律[276]。

总之，还需要非常严密的实验研究来区分这些效应是直接作用于昼夜节律发生点还是作用于发生点下游的其他生理控制系统。

手术操作本身也会影响睡眠。即便没有全身麻醉，手术也会减少REM睡眠时间[261-262]。疼痛、炎症、应激、制动和焦虑可能也是影响因素[277]。术后，患者睡眠时间和质量显著下降。最终我们会明确哪种特殊的麻醉药物更能避免睡眠剥夺这个不良反应。

重症监护治疗病房内的睡眠和镇静

重症监护治疗病房（intensive care unit，ICU）中为了满足某些特殊治疗要求或抑制过多激惹，常常需要对患者进行镇静。但是镇静过度可能延长ICU停留时间和增加住院时间[278]。根据ICU镇静方面的专家共识，强烈推荐进行积极的疼痛管理方案[280]。

ICU患者的睡眠普遍受到影响，其机制直观上为：患者暴露于疼痛、焦虑、炎症、噪声、灯光、液体和没有考虑昼夜节律的营养支持，造成一种与实验中"固定作息法"相似的情况，即机体习惯和环境刺激的节律完全被人为剥夺。

ICU内的睡眠因环境条件和患者病情严重程度而表现出个体差异性[282]。大多数ICU患者都会出现睡眠断裂，尤其是镇静和机械通气的患者[283-284]。ICU患者的深度NREM和REM睡眠显著减少[285-290]，反映睡眠节律的一些特征表现可能消失[291]。ICU常用的镇静和镇痛药物可以加重病理性睡眠的症状和体征[270]。无创通气和气管插管机械通气都会影响睡眠结构和质量[283, 292]。现在还不清楚如何预防和治疗ICU相关的睡眠节律紊乱。研究显示，某些通气设置可以减小对睡眠的影响。日间撤机联合夜间刺激较小的机械通气模式对长期通气治疗的患者来说可以改善睡眠，表现为减少觉醒次数[288-289]。

有关褪黑素治疗ICU患者睡眠紊乱和谵妄的研究结论不一，暂不推荐该种治疗[293]。非药物治疗，如耳塞和眼罩可以改善ICU患者的睡眠质量，还可能降低谵妄的风险[294-296]。还需要进一步研究ICU相关睡眠节律改变所致的生理改变，并制订出预防重症患者睡眠紊乱的方案。

睡眠呼吸紊乱和麻醉期间气道开放

OSA患者相比健康对照者更容易在围术期发生并发症[296-297]，但是原因尚不清楚。很难把OSA的作用从典型的OSA合并症（如高血压、糖尿病、冠心病和肥胖）的作用中独立出来。幸运的是，严重的术后并发症很少出现。因此，需要设计大样本临床试验（30 000～50 000名患者）来确定睡眠呼吸紊乱和围术期并发症（严重呼吸衰竭、栓塞并发症、住院日延长和死亡率）的因果关系。

OSA（独立于肥胖）与困难气管插管或面罩通气无关[298-302]。但是最近一项meta分析提示和对照组相比，OSA患者的术后心脏并发症、急性术后呼吸衰竭的风险增高[303-304]。这些发现还需未来样本量更大、人群分布更均匀的临床研究来证实。术后谵妄是意义重大的围术期并发症，与花费、死亡率和病死率增加有关，而OSA与术后谵妄有关[297, 305]，但是尚不明确是由于反复低氧还是睡眠断裂引起。近期一项临床研究利用全国住院患者样本（Nationwide Inpatient Sample，NIS）数据库，研究了1 058 710名行择期手术的患者。作者发现既往诊断有SDB的患者需要进行紧急机械通气治疗的概率增加，包括无创通气和CPAP，发生呼吸衰竭的概率也增加。而且，这项研究还指出和非SDB患者相比，SDB患者在接受紧急气管插管后预后更好，住院费用较低[306]。同一组研究人员从 91 028 例行减重手术的患者的数据中得出了相似的结论[307]，在这项研究中，既往诊断 SDB 的患者与非 SDB 患者相比，住院时间短，总的医疗费用低，具体原因尚不清楚。既往有睡眠呼吸暂停的患者围术期可能会接受更加严密的监护，出现呼吸问题时处理可能更加积极，这可能也可以解释 SDB 患者术后再次气管插管发生率高的情况[306]。另一种可能的解释与慢性夜间缺氧有关，其对围术期急性缺氧有一定预防性作用。最重要的是，这些发现表明，SDB 和围术期结局的关系远超过单一因素。更倾向于 SDB 有双重作用，一方面，SDB 患者围术期呼吸并发症概率增加，另一方面 SDB 又有保护性作用，保护患者避免死于呼吸并发症。OSA 与术后呼吸衰竭和术后谵妄的潜在关系可能是多因素的。OSA 中频繁出现的气道塌陷导致缺氧、睡眠干扰、睡眠惯性、日间嗜睡和睡眠觉醒阈值升高，这些都是促使和加重术后并发症的潜在因素。OSA 患者在术后第 2 夜或第 3 夜对低氧的反应最为脆弱，这也是术后谵妄最常发生的时间段。

OHS 患者在围术期管理中需要给予额外关注，因为和肥胖患者相比，他们更易被收入院治疗且需要更多医疗资源[306, 308]。与恶性肥胖但没有 OHS 的患者相比，合并 OHS 的患者的 ICU 住院率更高，出院后需要长期护理的时间更久，需要机械通气的概率更高[307-310]。

总之，SDB 患者更容易发生围术期并发症，而且，目前尚不明确这些并发症是否会导致这些患者术后总体预后更差。

睡眠呼吸障碍患者的围术期管理

SDB 患者的围术期管理标准取决于疾病的严重程度、合并症和手术风险。对所有行择期手术的有呼吸暂停风险的肥胖患者进行睡眠监测并不可行也没有必要。但是，应该识别出高风险患者并在围术期给予治疗。图 14-4 列出了麻省总医院（Massachusetts General Hospital，MGH）的处理流程。该流程的基本思路是术前已经进行 CPAP 的患者在围术期也应该接受 CPAP 治疗。此外，该流程还指出双重高风险（即手术风险高、出现睡眠呼吸暂停风险高）患者需要在围术期进行 CPAP 治疗。

术前筛查

为了能够充分诊断 SDB 患者，需要考虑几个方案[39, 309-310]。尽管临床体格检查和明显体征是最简便、最经济的评估方法，但是诊断 OSA 的敏感度和特异性只有 50% ~ 60%[311-312]。而问卷的临床价值在于术前筛查高风险人群，而非仅仅是否患有 OSA。例如，STOP-BANG 问卷主要筛查与 OSA 相关的可能增加围术期并发症风险的疾病（高血压、肥胖、男性、年

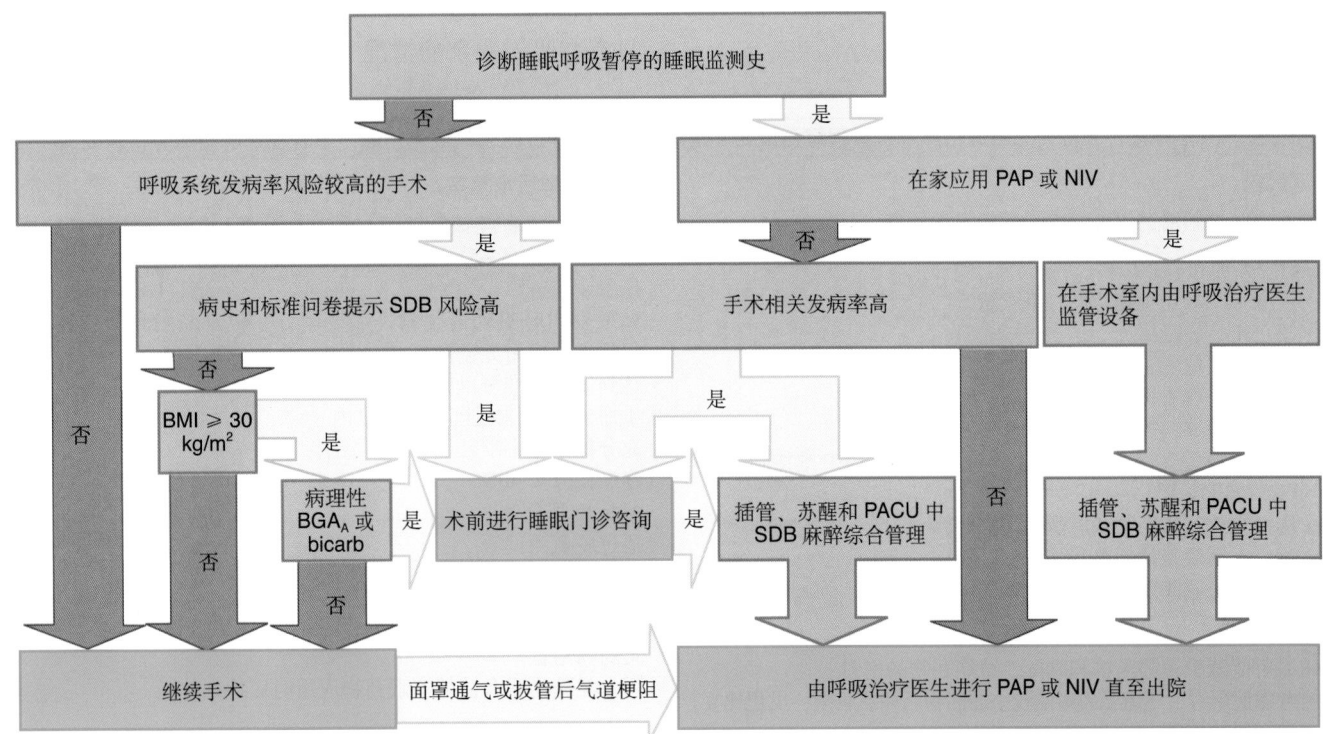

图 14-14　睡眠呼吸障碍患者的围术期管理临床路径。BGA$_A$，动脉血气分析；bicarb，静脉碳酸氢根水平；BMI，体重指数；NIV，无创通气；PACU，麻醉后恢复室；PAP，气道正压

龄），而不是直接的呼吸紊乱相关特征。

PSG 对于诊断 SDB 是必需的，但是并不用于术前常规筛查。PSG 价格昂贵，可能延迟手术时间，对患者来说也不方便。术前筛查需要多步骤方案。术前评估应该包括 SDB 筛查和目前应用无创通气（noninvasive ventilation，NIV）的情况。从麻醉手术角度看，对进行低风险择期手术的患者（如内固定物取出、踝关节阻滞），OSA 可能并不意味着严重风险。编者认为，既往未诊断 SDB 的患者进行低风险手术应该接受常规围术期监测和治疗。

进行高风险手术的患者需要进行进一步临床检查及标准调查问卷（如 Berlin）评估[310, 313]。可能这些检查足以诊断 OSA，但是不足以诊断 OHS[307, 309]。血气分析是诊断 OHS 的一种方法，因为碳酸血症是 OHS 的主要症状之一 [标准：日间清醒状态下高碳酸血症（PaCO$_2 \geq$ 45mmHg）]。静脉碳酸氢根水平高于 27mmol/L 也是 PaCO$_2$ 升高的敏感指标（92%），同时合并低氧血症 [外周氧含量（SpO$_2$）低于 94%] 应高度怀疑患者有 OHS[307, 309, 312, 314]。值得注意的是，诊断 OHS 需要逐一排除严重气道阻塞疾病、严重肺间质疾病、严重胸壁异常（脊柱后凸）、严重甲状腺功能低下、神经肌肉疾病和先天性中枢性低通气综合征。在麻醉实施前，还需要进行由专科医生指导的睡眠监测。睡眠监测医生应该与围术期团队合作商讨，选择最佳诊断方法，给予自动调整模式的 PAP 呼吸机，并与呼吸治疗专家合作，以改善围术期 PAP 治疗的患者依从性。

睡眠呼吸障碍患者的围术期管理

有关术中和围术期最佳管理方案的临床证据有限，框 14-2 总结了 SDB 患者围术期治疗的一些方法和技术。既往诊断 SDB 的患者进行高风险麻醉手术时应该接受"OSA 麻醉综合管理（框 14-2），包括插管、拔管、疼痛管理、围术期 PAP 和 NIV 治疗期间的一系列特殊治疗和准备。

气管内插管 OSA 患者通常合并肥胖，而肥胖是困难气管插管的高危因素[301, 313-317]。在给予麻醉药物前，应该充分预给氧。嗅花位和头高脚低位有助于维持 OSA 患者被动（即麻痹）咽部气道的开放[316, 318]并增加功能残气量。为了缩短肌松作用时程，给予非去极化肌松药时应谨慎，并且需要进行肌松监测。插管成功后，可以考虑肺复张和呼气末正压维持肺容量[317, 319]。

术中治疗 镇静药、麻醉性镇痛药和 GABA 能催眠镇静药会影响上呼吸道开放[320-330]。近期研究提示一些 GABA 能麻醉药（包括巴比妥[328-331]和异氟烷[330, 332]）可能比其他药物（如丙泊酚[329-332]）损害较小。氯胺酮在意识消失和睡眠过程中对上呼吸道开放没有影响[331, 333]。对 OSA 患者倾向使用短效麻醉药，以降低麻醉结束后残留上呼吸道开放受损的风险。

应用肌松监测滴定非去极化肌松药的用量，以避免肌松残余效应，降低术后呼吸并发症风险[332-337]。只有在肌松残余的情况下才应用拮抗，因为使用胆碱

框 14-2 睡眠呼吸障碍患者的特殊麻醉管理综合策略：睡眠呼吸障碍和正压通气或无创通气患者在麻醉期间的特殊处理	
麻醉前 •考虑区域阻滞，以减少术后镇静发生概率 **诱导期间** •监测：二氧化碳描记图、潮气量 •嗅花位 •头高脚低位 •考虑不用非去极化肌松药插管，考虑琥珀胆碱 •双手扣面罩、抬下颌、头后仰 •插管成功后立刻采取肺复张策略，术中加 PEEP 维持肺容量 •PCV 加 PEEP •选择短效麻醉药物和麻醉性镇痛药物 •避免大剂量甾体肌松药 •使用肌松监测仪 **术中管理** •尽可能减少镇静药物和麻醉性镇痛药物的用量 •考虑使用对上呼吸道张力影响较小的药物（如氯胺酮、戊巴比妥） •进行肌松监测 •拮抗残余肌松效应	**拔管和麻醉后恢复室** •拔管前，患者应该能够清醒配合。麻醉后恢复室中患者的体位：上身抬高 45°，倾向于侧卧位，以减少重力对上气道的作用 •如果发生呼吸功能受损，需要制订并记录监测和治疗计划，包括考虑应用无创通气 •达到以下标准可以转出： •生命体征在基线上下 20% 以内 •充分控制恶心呕吐 •疼痛评分 ≤ 40% •Aldrete 评分 ≥ 8 •通过脱氧测试 **疼痛治疗** •如果没有禁忌证，则尽可能考虑非甾体消炎药，以减少阿片类药物用量 •阿片类药物联合镇静安眠药物应用时应特别注意

PCV，患者控制通气；PEEP，呼气末正压通气

酯酶抑制剂（如新斯的明）不当可能影响动物和人的上呼吸道功能[336-339]（见第 34 章和第 35 章）。

术后治疗 阻塞性睡眠呼吸暂停发生在睡眠和镇静过程中[338, 340]。因此麻醉苏醒后，应该待患者意识恢复，能够完成指令动作后再拔管。

患者体位为上身抬高 45°，这样能改善气道开放[317-318]和功能残气量。如果不能耐受上身抬高位，也可以考虑侧卧位。无创通气治疗可以用于术后呼吸衰竭，有助于预防低氧合和术后负压性肺水肿；还可以预防阿片类药物导致的呼吸抑制[339, 341]。

在出麻醉后恢复室之前，生命体征应该恢复到麻醉前基线水平 ±20% 以内，并且检测患者脱氧吸室内空气时的生命体征。根据恶心呕吐和疼痛程度给予相应处理（疼痛评分 ≤ 40% 最高评分，Aldrete 评分 ≥ 8 分）。

疼痛治疗 疼痛治疗在术后是需要特殊考虑的。阿片类药物会影响呼吸功能，在与镇静催眠药物联合应用时，应该特别注意。如果没有禁忌证的话，推荐使用区域阻滞和非阿片类药物，以减少阿片类药物用量。最重要的目标是维持充分的呼吸驱动，在应用阿片类药物治疗时，需要掌握疼痛刺激和阿片类药物对呼吸的作用之间的平衡。术后，疼痛程度会越来越弱。通常需要逐渐减少阿片类药物，以维持呼吸驱动力增减之间的平衡。

在家中使用 PAP 或 NIV 的 SDB 患者在整个围术期间都应该继续 PAP 或 NIV 治疗。术前由呼吸治疗师或其他熟悉 PAP 和 NIV 设备及 SDB 治疗的医生确认设备可以正常运转。这些患者接受的治疗和护理应该和不使用 PAP 或 NIV 治疗的 SDB 患者一致（框 14-2）。

其他类型睡眠障碍的围术期管理

发作性睡病

发作性睡病是一种神经性睡眠障碍，发病率为 0.05% ~ 0.8%[340-343]，临床特点为日间睡眠时间过长、日间不自主睡眠和夜间睡眠受干扰。通常伴有睡眠相关肌肉低张力。发作性睡病可以分为两种类型：伴有猝倒（突然间失去肌肉张力但不伴有意识消失）和不伴有猝倒[342, 344]。

发作性睡病的病理机制与食欲肽（hcrt）神经元的自身免疫性病理改变有关[343, 345]。实验证明，hcrt 受体 2 基因突变或 hcrt 神经元缺失可以导致狗和小鼠出现发作性睡病样状态[344-347]。在人群中，hcrt 不足也被证明与发作性睡病有关[346-350]。hcrt 与一些生理功能的

控制有关，例如进食、心血管调节、上气道稳定性、疼痛、运动、应激和成瘾[92, 172, 349, 351]。环境因素对发作性睡病的病理机制有关键作用，因为同卵双生子中同时发病的概率只有 20% ~ 35%[350-353]。

发作性睡病的治疗包括针对日间嗜睡和猝倒的行为学治疗和药物治疗。推荐周期性规律睡眠时间和安排日间小睡。治疗日间嗜睡的药物包括苯丙胺类、哌甲酯、莫达非尼或司来吉兰（对猝倒也有效）。治疗猝倒可以用三环类抗抑郁药、选择性 5- 羟色胺再摄取抑制剂或 γ 羟丁酸钠。药物治疗需要联合行为治疗。

麻醉苏醒延迟、术后过度嗜睡和呼吸暂停与患者对麻醉药物敏感性增加有一定关系[352-354]。发作性睡病的治疗在围术期应该继续[354-357]。治疗日间嗜睡最常用的是莫达非尼，作用于多巴胺通路，促进患者从麻醉中苏醒[356-359]。一些学者推荐术前不使用镇静药物[354-357]，并考虑局部麻醉[358-361]。值得注意的是，在局部麻醉下也可能发作猝倒或发作性睡病[360-363]。

下肢不宁综合征和周期性肢体运动障碍

下肢不宁综合征也称 Ekbom 综合征，是一种神经性障碍，发病率为 2% ~ 5%，有四个基本特点：①迫切想运动四肢，通常与感觉异常或感觉迟钝有关；②休息后加重；③活动后改善；④日间症状加重，晚上或夜间达到高峰。下肢不宁综合征患者通常主诉腿部感觉方面的症状。

睡眠期间独立的周期性肢体运动是一种罕见的症状，通常被称为周期性肢体运动障碍。睡眠期间发作的特征性周期性肢体反复运动最常见于下肢，包括脚趾、踝关节、膝关节和髋部，偶尔上肢发作。这些肢体运动与导致睡眠干扰的频繁觉醒有关，致使患者日间过度嗜睡，这通常是患者的唯一主诉[12]。

症状性下肢不宁综合征可以见于铁缺乏和尿毒症患者及妊娠或使用神经性药物（多巴胺拮抗剂、抗精神病药、选择性 5- 羟色胺再摄取抑制剂、三环类抗抑郁药、抗组胺药物、咖啡因、酒精、尼古丁）期间。尽管下肢不宁综合征的日间症状足以支持临床诊断（临床检查联合标准化问卷），但还需要进行 PSG，以排除 SDB，尤其对于主诉日间嗜睡或睡眠破裂的患者。

根据 AASM 最新指南，下肢不宁综合征的一线治疗应该包括晚上使用多巴胺激动剂（罗匹尼罗和普拉克索）（某些患者每日 2 ~ 3 次，在发作前至少 30min 服用）。还可以应用加巴喷丁酯、合用左旋多巴和多巴脱羧酶抑制剂，阿片类药物也可以使用。尽可能避免使用影响多巴胺能系统的药物（多巴胺拮抗剂、抗精

神病药、选择性 5- 羟色胺再摄取抑制剂、三环类抗抑郁药、咖啡因、酒精、尼古丁）。

全身麻醉后下肢不宁综合征可能加重[363, 365]，不自主的四肢运动可能会被误认为易激惹或谵妄[364, 366]。下肢不宁综合征的第一次临床表现可能发生于脊椎麻醉[365, 367]或全身麻醉[366, 368]后，术后下肢不宁综合征的发病率似乎比预想的高[362, 365]。

考虑到下肢不宁综合征的昼夜节律特点，为了防止围术期症状加重，患者应该在日间较早时候进行择期手术。药物治疗应该持续到手术当日。应该避免使用阻断中枢多巴胺递质的药物，如抗精神病药。氯胺酮可能是此类患者的最佳选择[367, 369]。此外，术中或

术后于静脉或皮下使用阿片类和苯二氮䓬类药物可能对下肢不宁综合征患者有益。防止症状发作的最佳方法是促使患者术后尽早活动。对于不能活动的患者，有证据显示加压治疗[368, 370]或者静脉应用镁剂和毒扁豆碱[370, 372]可以缓解下肢不宁综合征症状。术前、术中和术后需要监测铁和铁蛋白水平，尤其对于铁缺乏的患者（如失血），以防出现下肢不宁综合征症状。

参 考 文 献

见本书所附光盘。

第15章 麻醉与围术期神经毒性

Roderic Eckenhoff • Vesna Jevtovic-Todorovic
徐振东 译 刘志强 审校

要　点

- 全身麻醉能够影响幼年和老年患者的神经元功能，进而可能影响后期的认知和行为状态。
- 迄今为止，对生命的两个极端年龄（即幼年与老年）的临床研究大多为回顾性研究，结论尚未统一，但均提示手术与长期认知功能结局之间存在相关性。
- 麻醉药神经毒性有多种可能的机制，包括钙失调、线粒体功能紊乱、自由基损伤、淀粉样变和 Tau 蛋白病。发育过程中脑的神经毒性机制可能与老年脑有所不同。
- 手术的炎症反应尤为重要，特别是对于已经存在易感因素（如高龄或神经变性）者。该结论提示手术和手术反应对老年患者的影响大于幼年患者。
- 认知和行为异常是潜在的神经毒性和神经变性的后期表现，生物化学和影像标记技术的进步提高了对脑病理以及脑功能的干预能力。

围术期管理决策所产生的影响可能远远超出了围术期阶段。心脑血管功能的异常会增加手术麻醉风险，但并不复杂的手术可能对认知过程产生更为微妙和延迟的影响。50 多年前首次发现老年和幼年两类患者在麻醉后会出现认知和行为障碍[1]，此后该现象受到广泛关注（见第 80 章和第 90 章）。本章主要关注麻醉后持续认知障碍的可能机制，以及该机制与老年人的阿尔茨海默病（AD）和幼童的学习障碍、注意力缺失之间的关系。本文并未假设该类疾病与可逆的术后认知功能障碍（POCD）之间存在关系，我们会在第 99 章进一步讨论这些内容，并着重介绍 POCD。幼儿与老年人的持续性认知功能下降的潜在机制可能有着本质的不同，例如，两者也许均不适合用"麻醉毒性"一词描述，基于围术期的复杂性，观察到的功能异常可能是由围术期管理所产生的一系列影响造成的。对此临床上尚无法提供有据可循的改善措施，仍有待更多的调查研究。

发育期神经毒性

随着小儿麻醉技术的进步（见第 93 章），非幼小的儿童，包括妊娠 20 周娩出的早产儿等，也常常会接受全身麻醉。据统计，每年有 300 多万儿童接受麻醉[2]。手术和麻醉的数量呈指数级增长的同时，小儿在重症监护治疗病房（ICUs）的停留时间也在显著增长。在个体发展极端复杂和脆弱的时期，为了更好地救治早产儿和危重患儿，患儿必须接受深度镇静，或长时间的、反复的麻醉。我们有必要质疑这些操作的安全性。

小儿有许多独特的生理特征，中枢神经系统在出生时尚未发育完全，出生后数年的时间内将继续生长和发育[3-4]。在子宫内，胎儿的中枢神经系统经历广泛的神经发生，这一过程大约在妊娠中期末结束（见第 77 章）。在妊娠晚期，以及出生后的 2 年多时间里，中枢神经系统的发育以神经元大量生长为特征[4]。在出生后

6 个月，大脑的体积大约增长了 1 倍，在 12 个月时增长了 2 倍，此期以广泛的树突分支、髓鞘形成和胶质增生为主。这段时间也是突触的发生期，此时需要几个关键事件以高度同步的方式发生，包括神经元的迁移、分化和树突分支的形成等。之后，突触形成促成神经元的成熟和由胶质细胞包绕的神经回路的形成。神经胶质除积极地与神经元沟通信息外，同时为神经元 - 神经元之间的相互作用提供营养丰富的环境[5]。

发育期凋亡

　　谷氨酸是能够促进神经发育的神经递质[6]。由 γ-氨基丁酸（GABA）介导和由谷氨酸介导的神经信号传导之间的精细平衡对于突触以及神经元回路正确而及时的形成至关重要，而未能成功进行有意义连接的神经元则逐渐减少并经历程序性死亡，即凋亡。这在中枢神经系统的发育过程中很正常。尽管是正常现象，但是发育过程中的凋亡仍被紧密控制，只占神经元消亡中的一小部分[7]。但在神经发育的关键时期，谷氨酸受体和 GABA 受体平衡的紊乱会将自我毁灭的信号过度传递至发育中的神经元。问题则变成，全身麻醉是否可能会打破谷氨酸受体和 GABA 受体的平衡，促使神经细胞的过度凋亡和大量发育中的神经元死亡。

　　全身麻醉确实导致了不同种属的哺乳动物发育神经元明显且广泛的凋亡变性，包括小鼠[8-9]、大鼠[7]、豚鼠[10]、小猪[11] 和非人类的哺乳动物[12-14]（图 15-1）。在各种属中，麻醉诱导的发育神经凋亡的高峰期往往与突触发生的高峰期一致，在突触发生的晚期则很少观察到损伤[10, 15]。麻醉诱导的发育神经凋亡的机制仍在深入的研究中。

线粒体依赖的凋亡通路

　　线粒体依赖的凋亡激活途径也称作内源性途径，包括来自 bcl-2 家族（如 Bcl-xL）的抗凋亡蛋白的下调、线粒体膜通透性的增加、释放到细胞质的细胞色素 C 的增加。该过程进而激活 caspase-9 和 caspase-3，最终导致凋亡。因此，在突触发生的高峰期行全身麻醉，在 2h 内即可激活线粒体凋亡通路，Bcl-xL 减少，细胞色素 C 增加，caspase-9 被激活[15]。褪黑素是已知能上调 Bcl-xL 的睡眠激素，可通过部分抑制麻醉诱导的细胞色素 C 的泄漏和 caspase-9 的激活而起到保护性作用[16]。

死亡受体介导的凋亡通路

　　凋亡可通过外源性途径，由死亡受体触发。该过程包括死亡诱导信号复合体（death-inducing signaling complex, DISC）的形成，DISC 活化 caspase-8 和 caspase-3，导致细胞死亡。全身麻醉促使 DISC 的形成[15]，引起细胞凋亡。研究显示麻醉诱导的内源性途径的激活先于外源性途径[15]。

神经营养因子介导的凋亡通路

　　神经营养因子（神经生长因子家族）支持神经元的存活、分化以及突触可塑性。因此，它们对于哺乳动物脑的突触发生非常重要。神经营养因子由神经元合成和释放，其生物合成和分泌均依赖于神经元活性。神经元活动的广泛抑制会损伤受神经营养因子调节的促进生存的信号，从而促使细胞凋亡。在突触发生的高峰期给予临床常用的全身麻醉药后所观察到的神经凋亡损伤至少有部分是由脑源性神经营养因子（brain-derived new-otropluc foutor, BDNF）介导的[17-18] 凋亡级联反应。以 BDNF 介导的麻醉药导致的神经元存活途径紊乱是快速发生的，其机制具有区域特异性。性激素，如 β 雌二醇通过部分抑制麻醉诱导的 caspase-3 活化，对麻醉药物引起的神经元凋亡起到了一定的保护作用[17]。

麻醉药物诱导的神经元凋亡导致神经元耗竭

　　所观察到的麻醉药诱导的发育神经元凋亡是否会导致永久性的神经元缺失是目前一个潜在的重要问题。仔细定量最脆弱的皮质和皮质下区域的神经元密度，结果显示经全身麻醉处理过的动物同未处理过的对照组相比，上述大脑区域中的神经元密度要减少 50%[10, 19]。虽然生理性"修剪"多余的神经元在正处于发育阶段的哺乳动物大脑中很常见，但只有 1% ~ 2% 的神经元不能在正常的突触发生中存活下来。临床剂量的麻醉药可能危害大量的发育神经元的存活[10]。

神经元凋亡：麻醉 vs. 心血管与呼吸稳态的变化

　　临床麻醉最重要的是保证充分的氧供和通气、维持组织灌注以及生命体征的平稳。由于啮齿类动物幼崽体型太小带来的技术限制，在许多的临床前研究中不能连续监测和控制这些重要的参数。因此，一些临床前的研究结果也许是生理性稳态维持不足的结果。为了解决这个问题，研究人员使用豚鼠[10] 和灵长类动物[12-14]，其在技术上可以严密地控制和监测通气、氧供和组织灌注情况。这些研究证实了之前使用较小体型动物进行研究的结果，表明所观察到的组织形态的

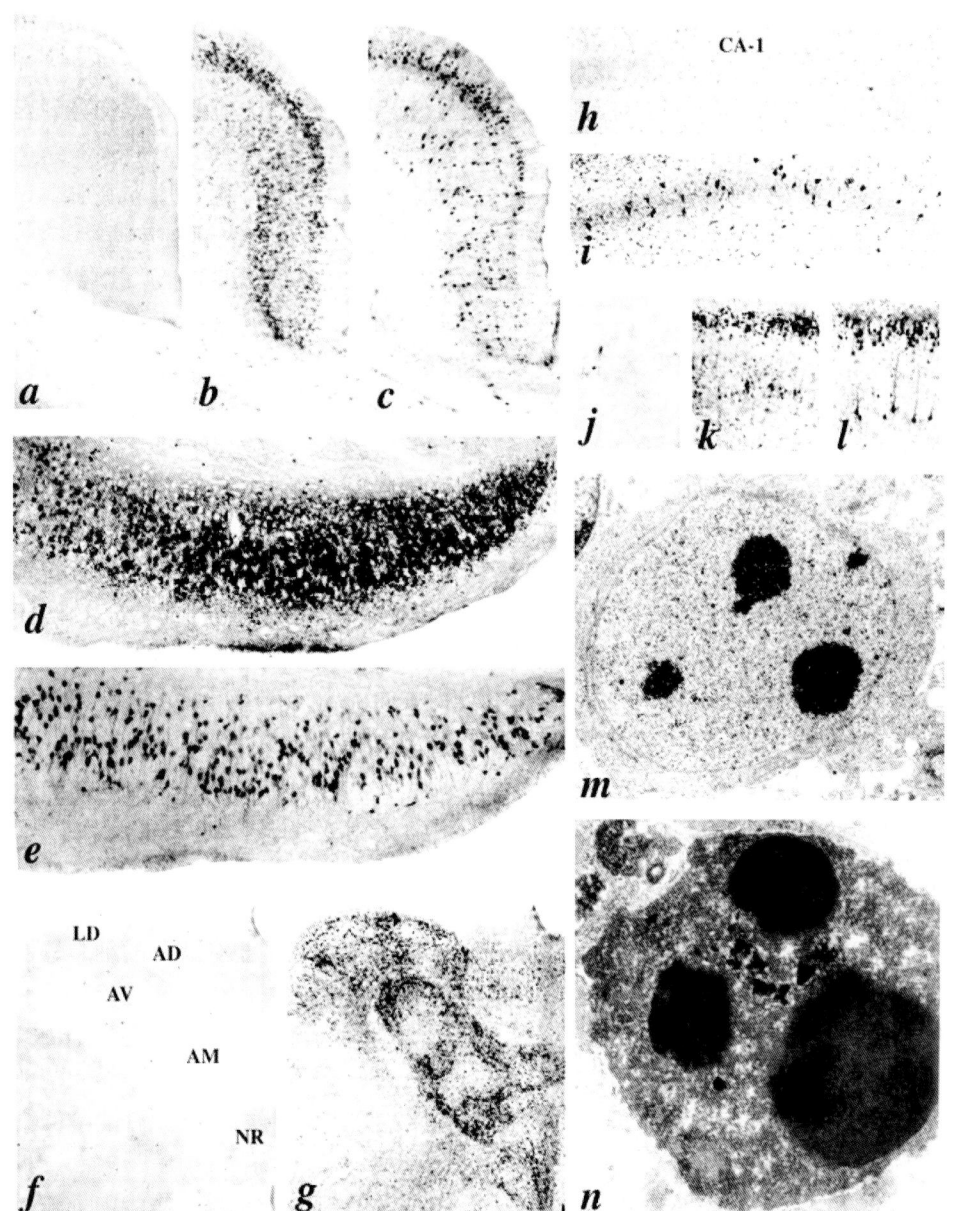

图 15-1　麻醉诱导凋亡性神经变性。图 a 到 l 为对照组大鼠不同大脑区域（a、f、h、j）和分别暴露于异氟醚（0.75%）、咪达唑仑 9mg/kg 皮下注射和 75% 氧化亚氮 6h 的大鼠不同脑区域（b 至 e、g、i、k、l）的显微光镜照片。其中一些片段用 de Olmos 染色法（a、b、d、f、g、k），其余用免疫细胞化学染色法来显示 caspase-3 的活化（c、e、h 至 j、l）。染色区域包括扣带回和后扣带回皮质区（a 至 c）、大脑下脚（d、e）、上丘脑（f、g）、喙海马 CA1 区（h、i）及顶叶皮质（j 至 l）。上丘脑（f、g）显示的神经核团分别为背侧（LD）、前背侧（AD）、前腹侧（AV）、前内侧（AM）和连结核（NR）。图 m 和 n 是正在凋亡的神经元的显微电镜照片。图 m 显示了细胞凋亡的早期阶段，表现为稠密的核染色质球在细胞核中形成，而核膜保持完整。图 n 显示的是细胞凋亡的晚期阶段，表现为整个细胞浓缩，核膜已不存在，可见细胞核和细胞质的成分相互混合 *(From Jevtovic-Todorovic V, Hartman RE, Izumi Y, et al: Early exposure to common anesthetic agents causes widespread neurodegeneration in the developing rat brain and persistent learning deficits, J Neurosci 23:876-882, 2003.)*

改变是由全身麻醉本身引起，而非缺氧、高碳酸血症或代谢失衡所致。无论是低血糖[9]还是高碳酸血症[20]均不会显著恶化麻醉诱导的发育神经元凋亡。

麻醉相关的发育期神经毒性的线粒体机制

除了影响线粒体包膜的完整性以及激活内在凋亡级联反应，全麻药会对线粒体形态的改变产生显著且长时间的干扰。早期的全麻药暴露会引起线粒体水肿，并破坏线粒体嵴和线粒体内膜[21]。神经元线粒体的再生取决于线粒体分裂和融合之间良好的动态平衡[22]。过度融合会导致线粒体破碎，反之过度分裂则会引起线粒体水肿。全麻药会破坏这种良好的平衡，使线粒体倾向于融合。这种功能障碍可能是全麻药介导的神经变性的原因[21]，尤其是这种倾向于线粒体融合的不平衡，会引起部分成年人的神经变性疾病[23-24]。

全麻药引起的线粒体肿胀会导致其迁移放缓，延迟它们向高度分叉的树突分支的迁移，而线粒体的存在是正常突触形成和发展所必需的[25-26]。全麻药会减少分叉末端线粒体的数目[21]，损害树突的可塑性并影响发育中突触的形成[27-28]、稳定[18]及功能[29]。

线粒体形态的改变及分布区域数量的减少往往同时伴随着过量活性氧类（ROS）的产生以及脂质、蛋白质的过氧化。ROS会显著促进部分神经系统疾病的发展，这些疾病通常伴有认知功能的下降，例如帕金森病[30]、阿尔茨海默病[31-32]、亨廷顿病[33]。ROS作为神经元高代谢活动的副产物，相对缺乏氧防御。一旦不饱和脂肪酸含量过多，ROS就会受到脂质过氧化、细胞损伤的影响[34]。因此麻醉药物介导的线粒体功能障碍、ROS水平上调以及认知功能障碍下降之间可能存在因果关系。对在出生后7天（这段时间为突触发生的高峰）接触麻醉药物的儿童，无论使用自由基清除剂还是线粒体通透性转换孔阻滞剂，都可以预防青少年学习记忆障碍的发展。除此之外，褪黑素[16]、保护线粒体完整性的营养补剂肉碱[35]都可以显著地保护神经元，避免其凋亡。综上所述，预防过度的脂质过氧化和保护线粒体是在脑发育早期安全使用全麻药的关键。

麻醉相关的发育期神经毒性的内质网机制

上游触发线粒体以及前面提到的细胞凋亡可以使内质网的钙离子释放增加，从而导致胞质和线粒体钙超载。上述过程反过来造成细胞色素C的泄漏[36]，从而进一步影响线粒体功能。可见内质网是麻醉药物对发育神经毒性的一个重要的初始靶细胞器。异氟烷可以直接激活肌醇1, 4, 5-三磷酸受体（InsP$_3$R），从而持续释放大量的钙离子，增加胞质内钙离子水平[37]，进而使线粒体通透性转换孔活性增加[38]，调节线粒体Bcl-xL蛋白，促进未成熟大鼠脑神经元凋亡。地氟烷、七氟烷也会激活InsP$_3$R并造成类似的结果，而丙泊酚则较少。

钙离子失调并非是一种全或无的现象。内质网钙离子适当的释放增加可以起到保护神经元的作用[39]，而过度释放则会引起毒性作用。作为第二信使，细胞内钙离子调控着神经发育的许多重要方面，如突触的形成和功能、细胞膜的兴奋性、蛋白质的合成、神经元凋亡以及细胞自噬[36, 40-41]。钙离子水平的失调可能是引起学习、记忆障碍的基础原因[42-43]，并且是麻醉相关的神经发育障碍的一个重要原因。

麻醉相关的发育期神经毒性的溶酶体和自噬机制

麻醉药物会造成大量有缺陷的细胞器产生，俗称"生物垃圾"，这些有缺陷的细胞器必须立即处理以确保神经元存活。在清除这些碎片的同时又不损伤神经元的多级过程即为自噬。自噬是由自噬体发起的，后者具有双层膜包裹结构以便进入溶酶体，其酸性囊泡内含有各种溶解酶[44-46]。有缺陷的细胞器自噬的速度非常缓慢，这就造成了脂褐素（一种不可降解的可自发荧光的聚合体）在溶酶体内堆积。全麻药可促进自噬体的形成[21]，提高了麻醉药部分通过诱导自噬而杀伤神经发育细胞的可能性。相应地，这种自噬和细胞凋亡之间的关系也可能出现在其他类型的细胞损伤中。但目前我们仍不清楚自噬是否是凋亡启动的重要因素[47]，以及自噬与凋亡是否是两个独立的过程[48]。无论如何，全麻药相关的发育期神经毒性作用涉及神经元细胞的生长与死亡（图15-2）。

麻醉相关的突触发生受损

研究发现，在突触发生高峰时期的啮齿类动物受到全麻药暴露后，会造成发育期海马神经元严重的、长时间的功能以及超微结构的损伤[29]（图15-3）。同样也有其他研究观察到了类似的情况，无论在体还是离体研究，突触发生时期受到全麻药暴露的小鼠树突棘和突触形成都明显减少[18]。

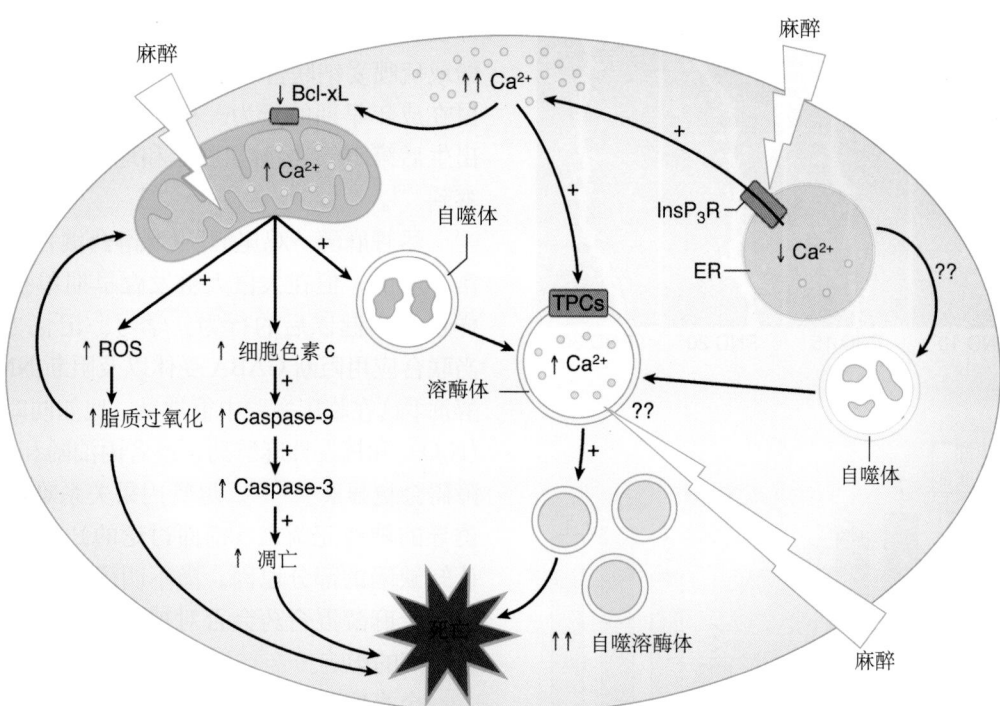

图 15-2　麻醉介导的发育期神经变性通路。一共有三条可能的通路：①内质网依赖通路：麻醉药介导激活肌醇 1, 4, 5- 三磷酸受体（InsP₃R），使钙离子过度释放，胞质内钙离子水平急剧升高，从而导致线粒体抗凋亡蛋白 Bcl-xL 下调，造成细胞色素 C 泄漏至胞质内，随后依次激活 caspase-9 及 capase-3，启动细胞凋亡。②线粒体依赖通路：麻醉药介导 ROS 水平上调，从而导致线粒体及内质网（ER）脂质过氧化。损伤的线粒体和内质网是 ROS、细胞色素 C 和钙离子的来源，所以这些细胞必须通过凋亡或自噬清除掉。③溶酶体依赖通路：烟酸腺嘌呤二核苷酸磷酸门控双孔通道（TPCs）是调控溶酶体摄取钙离子的一种通道，溶酶体可通过此通道被激活。溶酶体内钙离子浓度升高可使蛋白水解的活性增加，从而进一步促进自噬溶酶体的形成和自噬。但麻醉药究竟是通过增加内质网释放至胞质中的钙离子水平间接激活溶酶体还是直接激活溶酶体，目前尚无定论 *(From Jevtovic-Todorovic V, Boscolo A, Sanchez V, Lundari N: Anesthesia-induced developmental neurodegeneration: the role of neuronal organelles, Front Neurol 3:141, 2012.)*

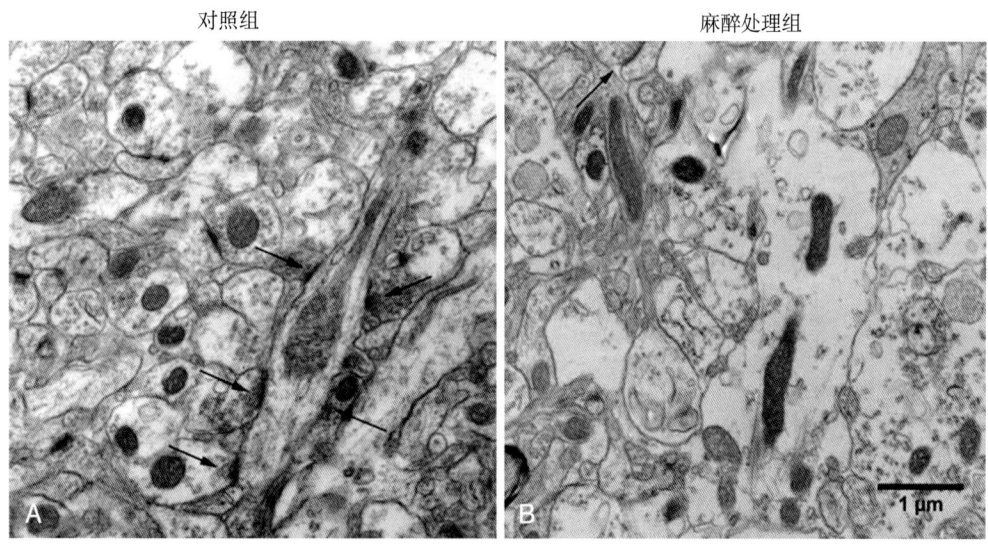

图 15-3　麻醉处理后的动物多种突触结（MSBs）变少。图 A 为对照组神经剖面图，可见丰富的 MSBs（箭头所指处）。而图 B 可见麻醉药物会减少突触连接（放大倍数 12 000 倍）*(From Lunardi N, Ori C, Erisir A, et al: General anesthesia causes long-lasting disturbances in the ultrastructural properties of developing synapses in young rats, Neurotox Res 17:179-188, 2010.)*

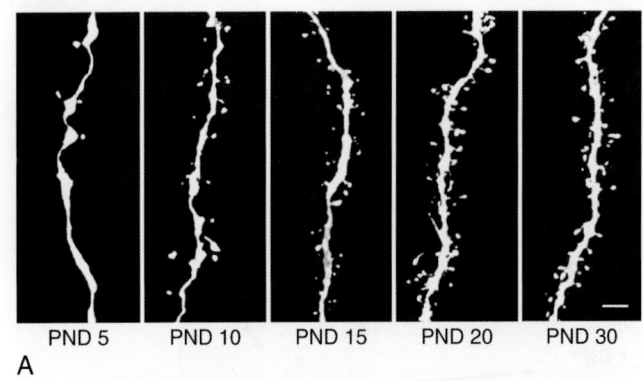

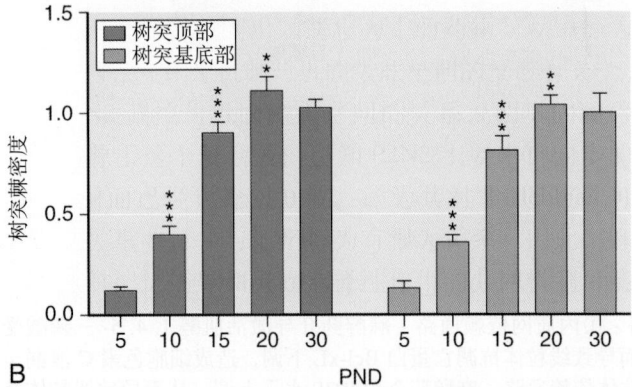

图 15-4　出生后 1 个月内椎体神经元树突棘的发育情况。图 A 共焦显微镜图像显示的是，出生后 5 天至出生后 30 天，每隔 5 天树突顶部树突棘密度随时间的演变情况。图 B 定量分析这段时间内（出生后 5 天至出生后 30 天）随时间演变的树突顶部（深蓝色柱状图）及树突基底部（浅蓝色柱状图）树突棘的数量变化。PND，出生后天数。**=$P<0.01$，***=$P<0.001$。比例尺 =6μm *(Briner A, Nikonenko I, De Roo M, et al: Developmental stage-dependent persistent impact of propofol anesthesia on dendritic spines in the rat medial prefrontal cortex, Anesthesiology 115:282-293, 2011.)*

全麻药对突触发生的影响巨大，其会减少神经元突触及神经元，突触形成的后期如受到全麻药物的暴露，还会使突触间的联系过分上调[27-28]（图 15-4）。当然，形态学方面的功能变化尚未明确，仍需进一步研究。

动物早期麻醉暴露后的长期认知功能结局

前述的病理形态学发现明确了麻醉暴露会导致神经元缺失[10, 19]和易损脑区中突触的持续性损伤[18, 29]。但这些观察到的结果是否可以演变为对行为的持续影响，目前仍存争议。

至少在动物中这个问题的答案是肯定的。在突触发生高峰期暴露于全麻药的动物，其认知能力的发展落后于对照组，且该差距将持续至成年（图 15-5）。

即使在出生后第 10 天给小鼠静脉注射全麻药［如丙泊酚或硫喷妥钠联合氯胺酮（非单独应用）］也会改变小鼠在成年早期的行为。相似的成年期行为缺陷也可在出生后第 10 天接触氯胺酮和地西泮混合剂的小鼠上观察到[50]。

尽管麻醉"鸡尾酒"（麻醉药混合使用）似乎是非常不利的，但在大鼠大脑发育早期单独给予氯胺酮同样也能引起以后的行为、学习、记忆方面的缺陷[50]。当联合应用阻断 GABA 受体以及阻断 NMDA 受体的麻醉剂［这在临床实践中很常见，比如同时应用氧化亚氮（N_2O）和挥发性麻醉药，或者丙泊酚和氯胺酮］，认知障碍会更显著[7, 49-50]。尽管因果关系难以证实，但麻醉诱导的神经元凋亡（前面讨论的）至少是所观察到的认知缺陷的部分原因。尚不明确在易损期长期多次地暴露于麻醉混合药会否对神经认知功能发育产生比预期更大的影响。

全身麻醉很少在没有外科手术及其相关疼痛和组织损伤的情况下应用。因此，已知的全身麻醉对发育脑的潜在神经毒性需要排除手术刺激的影响。在使用临床治疗浓度的氧化亚氮和异氟醚时，Shu 等[51]发现，与麻醉本身相比，伤害性刺激增加了神经元凋亡并加剧远期认知的损害（图 15-6）。另一方面，Liu 等[52]发现伤害性刺激减弱了氯胺酮麻醉引起的细胞凋亡作用。这些有关外科手术和麻醉对新生儿复合效应的研究结果相互矛盾，还需进一步论证。

通常啮齿类动物的研究结果很难推及人类，但新兴的灵长类动物行为学研究结果却可以借鉴。Paule 等[53]验证了灵长类新生儿（5～6 天）持续注射（24h）氯胺酮对行为发育的影响，该剂量为足够维持一个小型外科手术的麻醉剂量。结果观察到氯胺酮处理过的灵长类动物在认知发育的各个重要方面，如学习、心理运动反应速度、概念形成以及行为动机等，都表现出长期障碍。这些效应的发生并不伴有生理或者代谢方面的损害。虽然持续 24h 的麻醉暴露非同寻常，但其确实存在，尤其是在各年龄段的危重患者中。

人类在儿童期接受手术后的长期认知和行为缺陷

围术期事件对儿童心理和情感发育的影响近数十年来已广为人知。1945 年，Levy 的回顾性研究[54]首次发现，健康儿童接受扁桃体切除术、腺样体切除术或阑尾切除术等相对短小的外科手术，与术后 6 个月内新出现的惊吓、依赖、破坏和叛逆等行为学问题的发生和发展存在一定关联。大多数敏感儿童都处于最

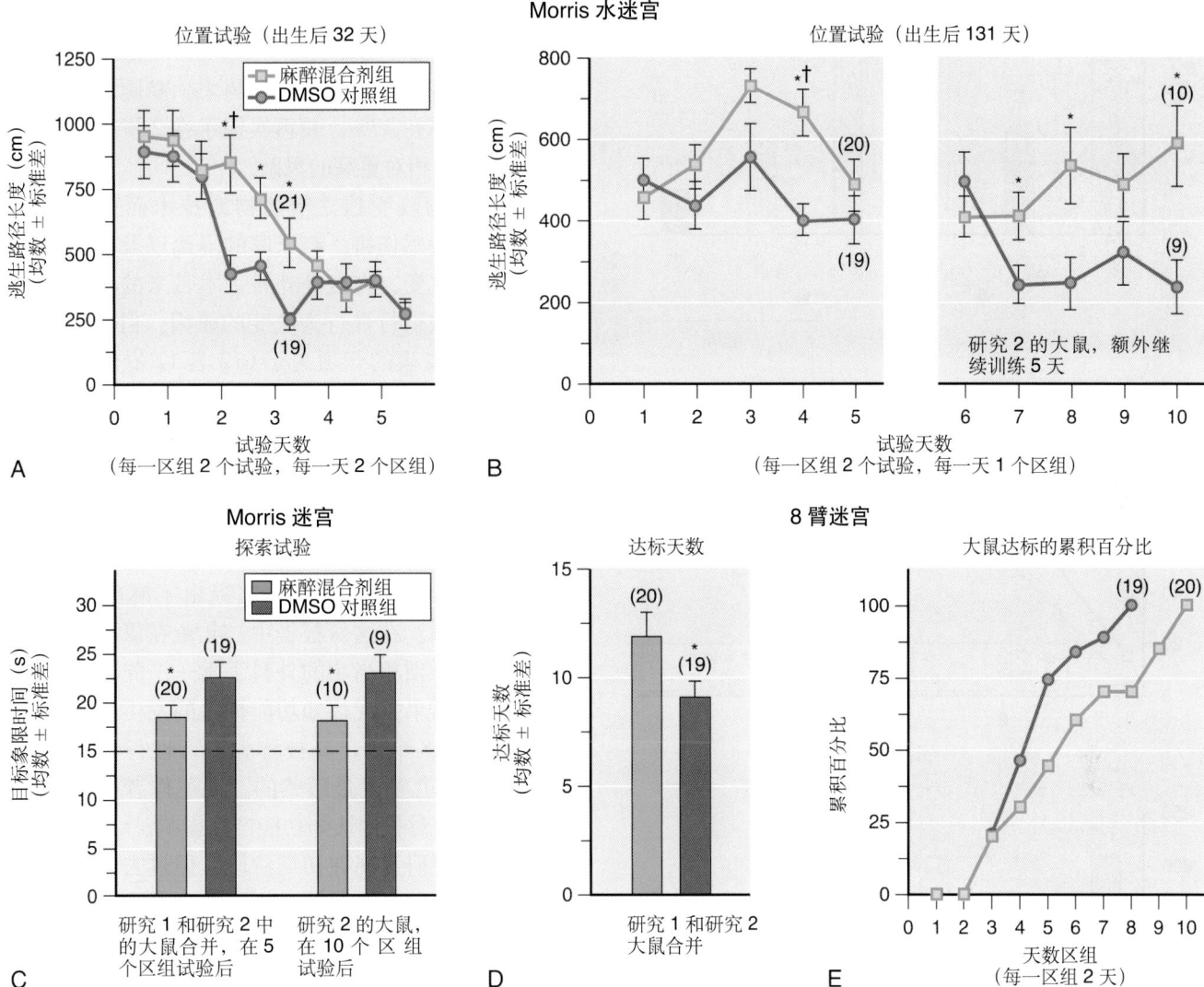

图 15-5 新生儿麻醉"鸡尾酒"治疗对空间学习的影响。典型的认知研究显示较为持久的麻醉可导致认知缺陷。A. 在大鼠出生后 32 天时测试其水下（不可见）平台定位的能力。对逃生路径长度的数据进行方差分析，结果显示麻醉处理的效应明显（P=0.032）且试验区组间相互影响的作用显著（P=0.024）。这个结果表明给予麻醉混合剂（0.75vol% 异氟烷和皮下注射 9mg/kg 咪达唑仑，以及 75vol% 氧化亚氮 6h）大鼠的位置训练的表现要明显差于对照大鼠。随后配对比较表明在 4、5、6 区组别最大（分别是 P=0.003、0.012、0.019）。而在最后 4 组试验中给予麻醉混合剂的大鼠相对同样的对照组表现有所改善。B. 大鼠在成年后（出生后 131 天）重新接受不同的水下平台定位能力试验。左边的曲线图显示了所有大鼠均参与试验的最初 5 次位置试验的路径长度数据。对这些数据进行方差分析，结果显示麻醉处理的效应明显（P=0.013），说明对照大鼠通常比用麻醉混合剂治疗过的大鼠游向平台的路径更短。随后配对比较显示在第 4 区组差别最大（P=0.001）。右边的曲线图显示在大鼠成年后给予 5 天额外训练的数据。在这些试验中，对照大鼠的表现得以改善并且达到基线水平，但给予麻醉混合剂的大鼠并无改进。这些数据的方差分析显示麻醉处理的效应明显（P=0.045），同样试验区组间相互影响的作用显著（P=0.001）。附加的配对比较显示在第 7、8 和 10 区组里差别最大（分别是 P=0.032、0.013、0.017）。C. 给予麻醉混合剂的成年大鼠和对照组探索试验表现。在区组 5 和 10 最后的位置试验后，大鼠的探索行为可通过从水池中移除水下平台来量化。左边的直方图显示了大鼠完成 5 组位置试验后，研究 1 和 2 的综合数据；而右边的直方图则显示研究 2 中大鼠完成 10 组位置试验后的数据。虚线代表仅给予动物一次尝试机会到达目标象限时所预计花费的时间。探索试验无论是在 2 个研究完成 5 组试验后还是在研究 2 完成 10 组试验后进行，两组直方图均显示对照大鼠比麻醉暴露后大鼠在目标象限花费明显更多的时间。D 和 E. 通过生后 53 天完成 8 臂迷宫测试的数据来评价空间工作记忆能力。D 的直方图显示，与对照组相比，给予麻醉混合剂的大鼠需要明显更多的时间来达到标准示范学习（连续 4 天最初的 9 个应答中有 8 个正确的应答）。E 的线形图显示以训练天数区组的函数为组别的大鼠达标天数的累积百分比。给予麻醉混合剂的大鼠的采集速率在第 4 区组试验开始减慢并在其余的实验部分依旧减慢。每个图括号里的数据表示样本大小。＊P< 0.05；Bonferroni 校正水平：a 中 P<0.005，b 中 P<0.01 (From Jevtovic-Todorovic V, Hartman RE, Izumi Y, et al: Early exposure to common anesthetic agents causes widespread neurodegeneration in the developing rat brain and persistent learning deficits, J Neurosci 23:876-882, 2003.)

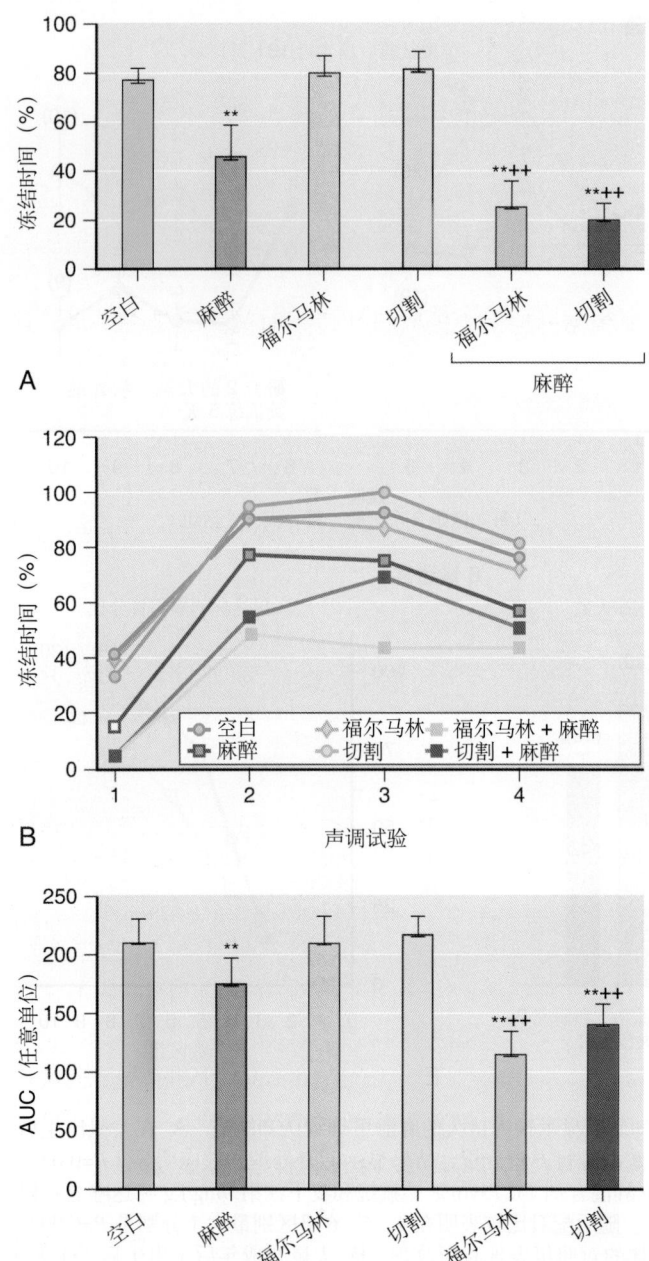

A

B 声调试验

C 麻醉

图 15-6 恐惧情境记忆实验评估认知功能。为了评价伤害性刺激和麻醉的联合效应，出生后 7 天的大鼠接受 70% 氧化亚氮合并 0.75% 异氟烷，伴随或不伴随伤害性刺激（甲醛足底注射或皮肤切开）。在 40 天时，大鼠接受恐惧情境记忆实验，较长的冻结时间反映出更好的记忆。A ~ C 显示在出生后 7 天除麻醉外的伤害性刺激实际上进一步降低了早期成年时期的认知功能表现 *(From Shu Y, Zhou Z, Wan Y, et al: Nociceptive stimuli enhance anesthetic-induced neuroapoptosis in the rat developing brain, Neurobiol Dis 45:743-750, 2012.)*

中行为障碍会持续数月甚至数年。在一项包含 551 名儿童的前瞻性多中心研究中，Campbell 及其同事[59] 发现新出现的行为学问题，包括焦虑、梦魇和寻求注意等的总发生率在 47%，并再次提示在 2 岁前有过外科手术的儿童有相对更高的风险。

由于行为改变独立于药物或技术而存在，住院治疗带来的情感伤害、与家庭的隔离以及疼痛、体液失衡、营养改变、失血等外科手术带来的物理创伤曾被视作是导致退行性行为改变的原因。但在 1953 年，Eckenhoff[56] 发表的一项关于 612 名 12 岁以下的儿童采用不同种类麻醉药（环丙烷、氧化亚氮、吗啡和戊巴比妥）行扁桃体切除术或阑尾切除术的回顾性研究提出了麻醉和急性人格改变之间的关系。行为改变和新发的遗尿平均发生在术后 2 个月，发病率在 3 岁以下最高（57%），8 岁以上最低（8%）。

Backman 和 Kopf[58] 第一次提出了麻醉和长期认知迟滞的关系。在这份报告中，儿童在氯胺酮和氟烷麻醉下接受一项相当小的外科手术——先天性痣细胞痣切除术。结果发现认知功能损害的发生率增加，且持续到术后 18 个月，其被称为退行性行为改变。同样，3 岁前的儿童是最敏感的。上述作者明确表示全身麻醉可能会对长期认知功能产生影响。

尽管临床研究尚在初期阶段，但过去几年出现的证据一致指出，麻醉暴露对年幼儿童行为和认知发育有不利影响。

一项基于 5357 名儿童的回顾性出生队列研究中，Wilder 及其同事[60] 发现在 4 岁前接受过两种或更多全身麻醉药的儿童在青少年期存在学习障碍的风险更

年幼的年龄组中，其中 33% ~ 58% 在 0 ~ 2 岁之间。目前我们知道外科相关的心理障碍发生率在 9% ~ 20% 之间，且小于 2 岁的儿童风险最大。此外，该风险是独立于麻醉药物的使用而存在的[55-58]，并且在某些病例

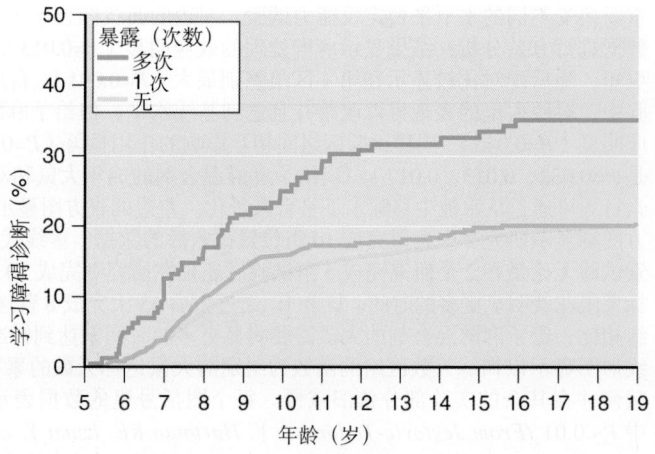

图 15-7 4 岁前接受外科手术的儿童的学习障碍。只有 4 岁前多次外科手术史对学习障碍的累积发病率有显著的影响 *(From Wilder RT, Flick RP, Sprung J, et al: Early exposure to anesthesia and learning disabilities in a population-based birth cohort, Anesthesiology 2009;110:796-804.)*

大（图 15-7）。此外，更长的累积暴露时间（>2h）风险更大。特别值得关注的是，他们发现在 4 岁前接受麻醉的队列组认知评分较预测降低。这暗示早期暴露于全身麻醉可能会妨碍完整的认知潜能的形成。在一项更大规模人群的研究中，Sun 及其合作伙伴[61] 评估了 228 961 名个体的学习障碍情况。在 3 岁以前接受过麻醉手术的儿童比没有接受过麻醉手术的儿童因学习障碍而需要更多的医疗干预。在荷兰，Kalkman 及其同事[62] 进行的纳入人数较少的研究中也发现，有过全麻暴露的儿童有更严重的学习能力缺失。此外，早产儿的一些操作也与其以后严重的行为障碍相关。例如，对存在动脉导管未闭[63] 或坏死性小肠结肠炎[64] 早产儿的手术治疗比药物治疗在神经系统方面的预后更差。

最近一项临床回顾性研究证实在 2 岁以前接受全身麻醉与注意力缺陷 / 多动障碍（ADHD）有关[65]，且这种注意力缺陷 / 多动障碍可持续至 19 岁。这同 Wilder[60] 的研究结果类似，其进一步指出只有在 2 岁前有过 2 次以上全麻暴露的队列和 ADHD 相关，单次暴露则缺乏相关性（图 15-8）。

尽管回顾性临床研究有其局限性，如缺乏随机化、难以配对和众多不可控（且未知）的变量，但该项研究仍然提示我们行为缺陷可能和早期的麻醉暴露相关。但相关并不意味着存在因果关系。应理智地权衡利弊，因为从回顾性临床研究中，很难将外科手术或手术治疗的疾病因素与麻醉的影响分离开来。无论如何，在临床研究中应意识到对年幼患者开展双盲前瞻性临床研究设计的复杂性。这些复杂性包括：伦理道德方面的考量，安全生物学标记的缺乏，临床结局（尤其是神经认知方面）的复杂性和个体差异，以及难

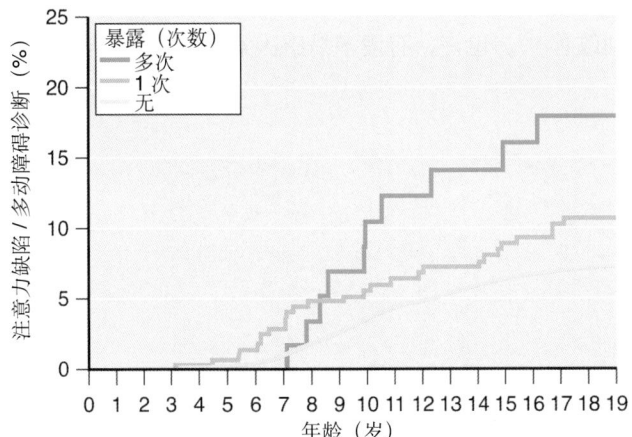

图 15-8 2 岁前接受外科手术的儿童的注意力缺陷 / 多动障碍（ADHD）。与学习障碍的数据（图 15-7）相似，在先前接受过手术的队列中 2 岁前有过多次外科手术对 ADHA 发病率的影响最大 *(From Sprung J, Flick RP, Katusic SK, et al: Attention-deficit/ hyperactivity disorder after early exposure to procedures requiring general anesthesia, Mayo Clin Proc 87:120-129, 2012.)*

以设定合适的对照组。

实践指南和推荐

尽管人们对麻醉与发育期神经毒性的认识飞速发展，但得出麻醉对人类发育中大脑具有风险的结论仍为时尚早。在神经发育的易损期（如突触发生期），需要根据麻醉暴露的时机和持续时间决定是否手术。最易受损的是 4 岁以下的年龄组，但发育期神经毒性是否和特殊麻醉技术、外科手术操作、合并症或基因型有关，目前仍是未知的，需进一步深入研究。合理的建议是在大部分突触发生完成前尽量避免麻醉，或者尽可能控制麻醉暴露时间在 2h 内，但除外危及生命需要多次手术及必须在 ICU 长期治疗的患儿。

对老年人的神经毒性（参考第 80 章）

麻醉药物

全麻药物通过作用于中枢神经系统（CNS）影响认知功能。认知功能在术后的较长时间会受到影响，但一般不会超过 1 ~ 2 天。这取决于所用麻醉药物的种类、暴露的时长、使用剂量的大小。关于术后认知功能障碍（POCD）的临床研究，除一篇较早的国际性研究发现麻醉药的持续暴露时间是 POCD 的显著危险因素外，其他研究均未发现麻醉药或麻醉方法对 POCD 的影响。在临床研究中麻醉和手术是密不可分的，只有在动物模型和细胞培养中可以将麻醉与手术分开，从而可研究单纯麻醉药是否会导致认知功能障碍。Culley 等首次建立了一个麻醉后 POCD 的大鼠模型，单纯暴露于异氟烷和氧化亚氮后，老年大鼠出现了长达 3 周的记忆和学习功能障碍[66]，但使用幼年大鼠却没有成功建模[67]。之后的研究发现相对于氧化亚氮，异氟烷可能是主要原因[68]。这一结果在 Bianchi 等[69] 的研究中得到了证实，未经手术处理的野生型大鼠暴露于异氟烷后出现了认知功能障碍。虽然仅有较少的研究比较了不同麻醉药对认知功能的影响，但地氟烷相比于异氟烷对认知功能的影响较小，而一些静脉麻醉药（比如丙泊酚）对认知功能的影响可能更小。总之，所有的基础研究都表明，单纯麻醉药物引起的认知功能障碍轻微而且短暂。众多的临床试验（见后述）也揭示了麻醉药不是 POCD 的危险因素。但对于少部分敏感人群，其本身有进行性发展的神经系统疾病，麻醉药物对这些人可能会产生严重的影响。

β-淀粉样物质和麻醉

β-淀粉样物质在 AD 的发病机制中起了关键性作用。β-淀粉样物质是突触起源的淀粉样前体蛋白（APP）的小蛋白水解片段，具体作用尚不明确。现已知家族性 AD 都涉及 APP 基因的直接变异或与其相关，并且发现的唯一对 AD 有保护作用的基因突变也涉及 APP 基因序列[70]。大量的 β-淀粉样物质在细胞外聚集形成寡聚体并最终形成斑块（彩图 15-9），其机制不明。最近，淀粉样斑块被认为是一种惰性的被隔离的物质，而小的寡聚体会直接导致神经毒性反应

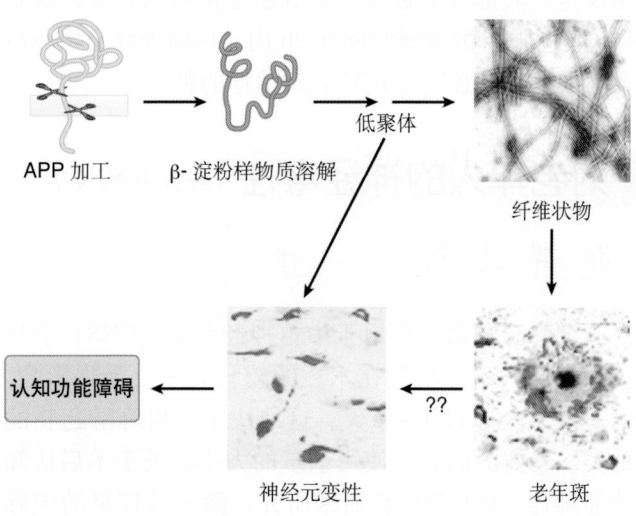

彩图 15-9 β-淀粉样物质的瀑布学说。淀粉样前体蛋白 APP 被分泌酶及其他酶水解成大量片段，β-淀粉样物质是其中的水解产物。这些单体一旦达到一定的浓度阈值，就会聚集成低聚体，一个低聚体由 2～20 个单体构成。这些低聚体通过尚不明确的机制引起细胞毒性和炎症反应，最终导致细胞死亡和认知障碍。除此之外，低聚体还能重组成纤维状物，后者结合一些细胞外成分形成老年斑——阿尔茨海默病的病理标志物。老年斑是否对于神经变性有影响，或者说它仅仅是其一个次要的标志物，目前还不明了了

和由神经系统最重要的免疫监视细胞——小胶质细胞产生的炎症应答。神经毒性和炎症反应的恶化导致神经元和突触消耗殆尽，最终引起认知功能障碍。多数 AD 小鼠模型都涉及 APP 基因的改变。比如，Tg2576 模型结合了人类 APP 基因以及瑞典家族的遗传病理突变，从而引起大量蛋白酶解和 β-淀粉样物质释放。小鼠随之出现年龄相关的认知功能减退，并且在脑的相关区域出现淀粉样斑块，人类中也存在类似改变（脑下角、海马和皮质）（彩图 15-10）。有趣的是，将这些老龄且伴有认知障碍的 Tg2576 小鼠暴露在麻醉药后，并不会引起认知功能的进一步恶化[69]。研究者们把这种反常识现象称为"封顶效应"。换言之，这些小鼠原本已经受损，以至于麻醉药对它们的叠加作用反而难以察觉。在人类中也有类似现象，即一旦出现认知功能的减退，就会进行性恶化而且可能对干预措施没有反应[71]（图 15-11）。这也可能是大量治疗 AD 的试验失败的主要原因，因为人们把症状改善作为判断治疗有效的终点指标。因此，单纯认知功能检测可能对增量效应相对不敏感，而病理过程中的生物标记物检测更有发展前景。

氟烷预处理后的 Tg2576 小鼠中淀粉样斑块显著增加，淀粉样斑块是 AD 病理学的生物标记物[69]。这是首个将麻醉暴露和 AD 病理学改变联系起来的体内研究，如今也涌现了大量类似的研究。比如，体外细胞培养发现，吸入麻醉药物可以促使 β-淀粉样物质生成[72]和聚集[73]（彩图 15-9），从而加速 AD 发展[74]。但这些体外促生作用是否在人体中存在及其存在机制尚不明确，但可以确定的是，除此之外还有其他诸多影响因素。比如，经等效麻醉药物处理后的年轻转基因小鼠并未出现淀粉样物质变化，而其学习和记忆能力却得到改善[75]。也许，有诸多易感因素会转换麻醉药对病理

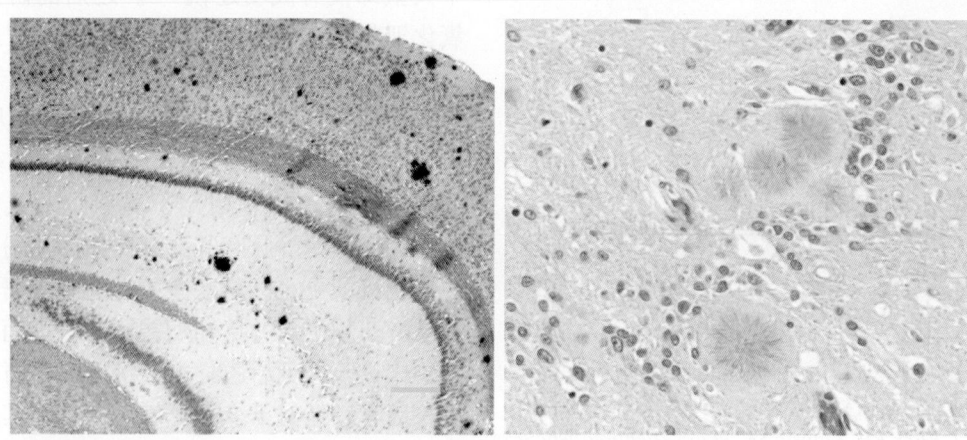

彩图 15-10 脑淀粉样变性。两张图片上都可见细胞外的淀粉样斑块。左图（放大 30 倍）是取自于抗淀粉样物质抗体染色的阿尔茨海默病老鼠模型，右图（放大 150 倍）取自于苏木精-伊红染色的人类脑细胞

因素和认知功能的影响。

Tau 蛋白和麻醉的关系

　　AD 的另一个标志病变是神经纤维缠结（NFT），由大量异常磷酸化的 τ 蛋白缠绕聚结而成。τ 蛋白参与微管系统的构成，并维持其稳定性和活性。τ 蛋白磷酸化后就会从微管上脱离，当脱离的 τ 蛋白达到一定的数量，即会自身聚结成纤维状物并产生细胞毒性（彩图15-12）。微管对维持细胞功能起着重要作用，解聚之后会丧失稳定性并导致功能异常。在动物实验中已经证实那些对稳定微管结构有重要作用的小分子物质可以改善发病机制和行为，最近的临床试验也证实了该现象。麻醉药对 τ 蛋白聚集的影响和其对 β- 淀粉样物质的作用不同，麻醉药并不是直接影响 τ 蛋白聚集，而是通过促发 τ 蛋白的磷酸化和解离发挥作用。例如，介导 τ 蛋白去磷酸化的酶（磷酸酶）对温度非常敏感，即使温度仅仅降低 2 ~ 3℃（这在麻醉状态下很常见），就会导致磷酸化 τ 蛋白数量一过性增高。这种增高的临床意义尚不明确，但却提示麻醉药重复暴露可以导致磷酸化 τ 蛋白数量持续增高。Le Freche 和同事[76] 研究发现七氟烷反复暴露会增加 τ 蛋白磷酸化，而单次暴露则不会。同样，Tang 等[75] 也发现了类似现象，反复暴露于异氟烷或者氟烷后，磷酸化 τ 蛋白数量会持续增高。除吸入麻醉药，丙泊酚也会影响磷酸化 τ 蛋白数量[77]。麻醉药物对磷酸化 τ 蛋白的作用机制可能是改变下游激酶的活性而非磷酸激酶的活性[78]。由此可见，AD 的第二个标志性病变——Tau 蛋白病也受到全麻药及全麻状态下机体生理状态的影响，这为术后认知障碍提供了另外一个理论依据，即麻醉和 AD 发病机制的相互作用可能导致术后认知功能减退。

钙与麻醉

　　AD 发病的第三个主要机制是钙调节异常，这同时也可能是儿童神经毒性相关机制之一（见之前的讨论）。众所周知，麻醉药可引起钙调节改变，这种现象可能通过几种通道的相互作用发生[79]（图 15-13）。与 AD 相关的是一组控制钙离子从内质网释放的受体通道，特别是RyR（ryanodine 受体）和 IP3 受体。神经元内质网是正常细胞存储钙离子的场所，这些受体通道严格控制着钙离子的释放。目前认为通道中任何一个发生突变或暴露于可对其产生影响的药物都可导致钙离子过度释放，触发凋亡[80]。已知挥发性麻醉药（如氟烷和异氟烷）可在易感个体上通过激活肌肉型 RyR 触发恶性高热（见第

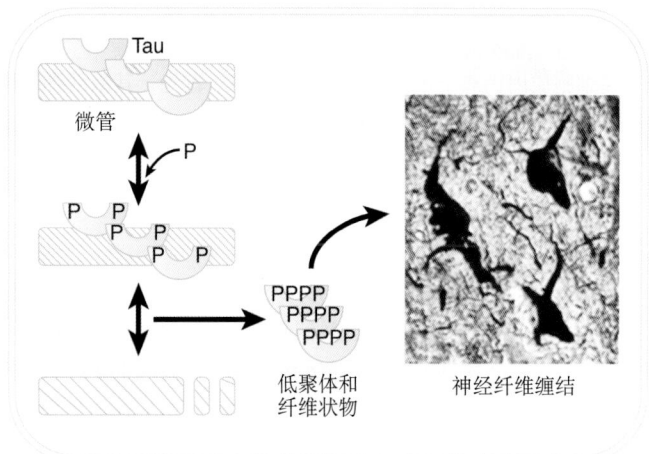

彩图 15-12 Tau 蛋白病通路。τ 蛋白与微管可逆性结合并且增加了微管的稳定性。τ 蛋白上有多个磷酸化位点可以调节与微管的亲和力。高度磷酸化会使 τ 蛋白从微管上解离并聚结成低聚体、纤维状物，最终形成有细胞毒性的神经纤维缠结（NFTs）。功能性的 τ 蛋白耗竭，微管失去了稳定性。目前还不明确微管失活和 NFTs 的细胞毒性是否与 Tau 蛋白相关的细胞功能异常有关。P，磷酸化位点

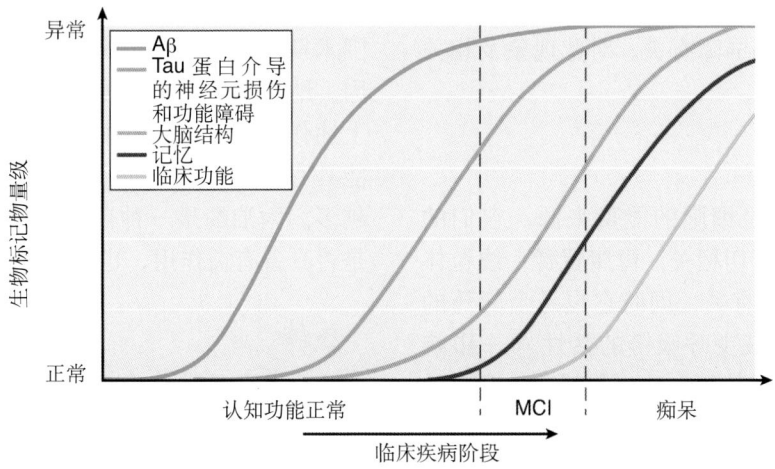

图 15-11 病理过程与疾病阶段的联系。这张图强调了在出现严重认知功能障碍之前就已经发生了高度的淀粉样变、Tau 蛋白病和结构异常，但在发生认知功能减退后疾病进程是否会进行性恶化目前还不清楚。这项研究确立了神经变性的认知功能相关标志物用来反映各种干预措施的激活和抑制效果。MCI，中度认知功能减退

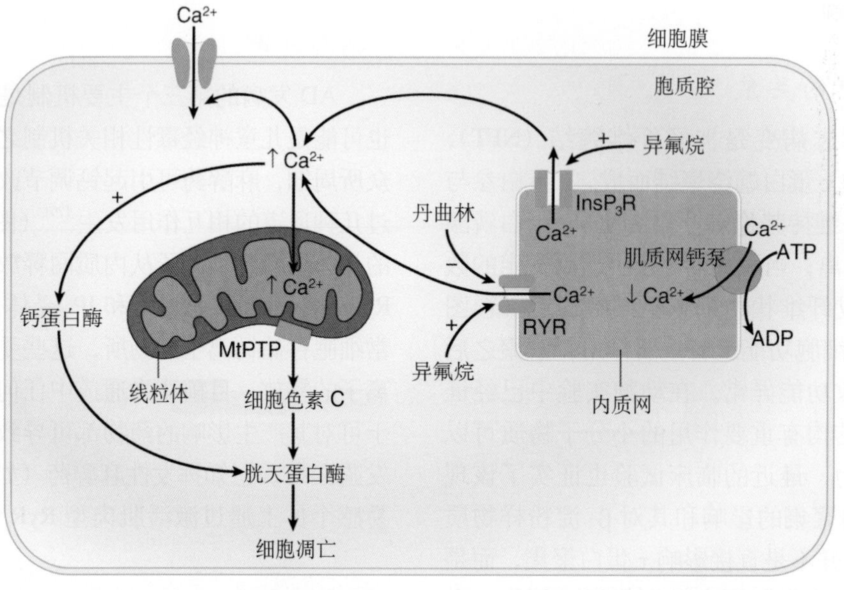

图 15-13 细胞内钙离子动力学。在这个简化的图解中，麻醉药（图中示异氟烷）激活内质网中钙离子释放通道 IP$_3$ 受体和 RyR，提高细胞质内钙离子水平，启动多条通路。首先，其激活细胞膜上的钙离子通道，允许更多的钙离子进入细胞。其次，激活蛋白酶（如钙蛋白酶）以激活胱天蛋白酶（caspase），触发细胞凋亡。第三，过量的细胞质内钙离子由线粒体摄取缓冲，尽管钙离子摄取过多会激活线粒体通透性转换孔（MtPTP）。随后，MtPTP 释放细胞色素 C，进一步激活胱天蛋白酶活性并放大凋亡。丹曲林作用于内质网 RyR 以达到缓解作用

43 章），因此，神经型也可能发生类似但程度略轻的效应。最近的离体实验和细胞研究显示，IP$_3$ 受体是挥发性麻醉药的直接靶点，该受体可导致钙离子过度释放入细胞质 [81]。在体实验中，麻醉药诱导的钙离子调节异常可能需要其他可诱发 InsP$_3$R 过度释放钙离子的敏感因子（如磷酸化的 τ、β- 淀粉样物质）协同作用。丙泊酚对这些通道的兴奋作用小得多。

如果内质网钙离子释放参与了 AD 的发病机制或麻醉药诱导的凋亡，那么钙通道的抑制剂可能不仅在手术期间有用，同时也可延缓 AD 的发病。基于上述前提的个体化研究已在动物模型中开展，在动物模型中使用 RyR 抑制剂丹曲林，得到的结果并不一致，可能与该药物难以通过血脑屏障有关。对此现象及相关药物还需要进一步的研究。

线粒体与麻醉

这些小小的细胞器是细胞的能量来源，它们的功能与大部分细胞功能密切相关。毋庸置疑，线粒体功能障碍与衰老、AD[82] 有关，同时它也是全麻药的靶点。例如，麻醉药可减少呼吸链的活性 [83]，影响 K$^+_{ATP}$ 通道，并与各种线粒体蛋白质（包括启动凋亡的蛋白）直接相关 [84-85]。线粒体启动凋亡的机制在之前关于神经发育毒性的讨论中已提及，这里不再重复讨论，因为其机制似乎是相似的。

神经炎症反应与麻醉

炎症反应通过释放外周促炎性细胞因子 [如白介素 -6（IL-6）和肿瘤坏死因子 -α（TNF-α）] 或影响迷走神经传入参与认知功能减退。长期使用非甾体消炎药（NSAIDs）可对关节炎患者的认知功能提供强大保护，首次证实了炎性通路参与痴呆性疾病（如 AD）的发生 [86]。随后，关于炎症反应在痴呆（尤其是 AD）中的作用的文献越来越多。显然，炎症级联反应至少起着调节作用。β- 淀粉样物质激活小胶质细胞，促炎性细胞因子上调，外周单核细胞聚集 [87]。尽管神经炎症反应所起的作用已明确，但或许由于用药时机的关系，NSAIDs 药物的前瞻性研究并未得出重复性结果。围术期常使用可调节炎症级联反应的药物（如利多卡因、地塞米松、酮咯酸），但尚不明确麻醉药是否产生上述作用。吸入性麻醉药，如异氟烷和七氟烷不太可能具有抗炎作用，而支持丙泊酚抗炎作用的文献越来越多。丙泊酚是一种自由基清除剂，目前还不明确其是否具备有益作用，也未明确其与 POCD 的关系。

总结

全麻药的持续作用对认知功能以及已知病因的认知功能障碍（如 AD）会产生不良影响，其影响的程度并不明确。总之，单纯使用麻醉药的研究表明，麻醉药很少甚至不影响认知功能，其引起的病理改变微小，且通常是可逆的。

手 术

动物研究

麻醉旨在为手术、内镜检查和经皮导管操作提供镇静和镇痛，但罕有为麻醉而麻醉的。已知许多操作会引起炎症反应，可能导致认知功能障碍，尤其对于易感人群。手术本身可引起短期的认知功能下降，此现象首次在暴露于单纯给予麻醉药或给药同时进行整形手术的小鼠中发现[88-89]，该研究中仅手术组检测到大幅度的认知功能下降。进一步研究发现，此现象归因于外周炎症反应激发的神经炎症反应，其中最显著的因子是 TNF-α[90]。与先前提到的麻醉药的影响类似，手术对认知功能的影响可在一周内完全逆转。此外，这些实验动物年轻健康，是发生认知功能障碍的低风险群体，难以代表大多数患者群体。最近，为研究手术是否对敏感人群认知功能的影响更明显，研究者对不同的 AD 转基因模型进行了实验，但仍缺乏 10～12 月龄的 AD 表型和病理学结果。在该实验中，单纯使用地氟烷仅短暂地影响认知功能，如同时进行手术，会引起更大程度的认知功能减退，该影响持续至少 3 个月，且难以逆转[91]。进一步的证据支持手术诱导的外周炎症反应所激发的神经免疫反应会与 AD 致病因子相互作用，加速不可逆的损伤（图 15-14）。这种机制或许能解释为什么不是所有人都会发生术后认知功能减退。首先，接受手术的患者有着截然不同的易感性，且绝大多数是未知的。其次，对于手术的炎症反应个体差异很大。基于以上两点认识，未来或许能预测并防止认知功能下降。

临床研究

如前所述，临床研究总是与手术麻醉相关联，但最终目的是为了检验所提出的观点是否可用于指导围术期管理。关于长期的认知问题，有几项小型的回顾性研究阐述了手术麻醉是否会影响 AD 的发生率、发病年龄或者发病轨迹。其中一项约包括 250 例样本的研究中，作者发现手术麻醉可明显降低 AD 的确诊年龄，而最终确诊 AD 的总比值比（odds ratio, OR）为 1.5，无统计学差异[92]。另外两项研究也有类似发现，但阴性结果可能与统计功效不足有关[93-94]。在心脏手术患者的调查中，有两项研究的结果相互矛盾。一项研究比较了全麻下行冠状动脉旁路移植术（CABG）与镇静下行经皮冠状动脉腔内成形术的患者，结果发现 CABG 组的 AD 发病率明显更高[94]。Knopman 及其同事[95]对此的看法略有不同，他们发现已经诊断 AD 的患者接受过 CABG 的比例并没有比年龄相匹

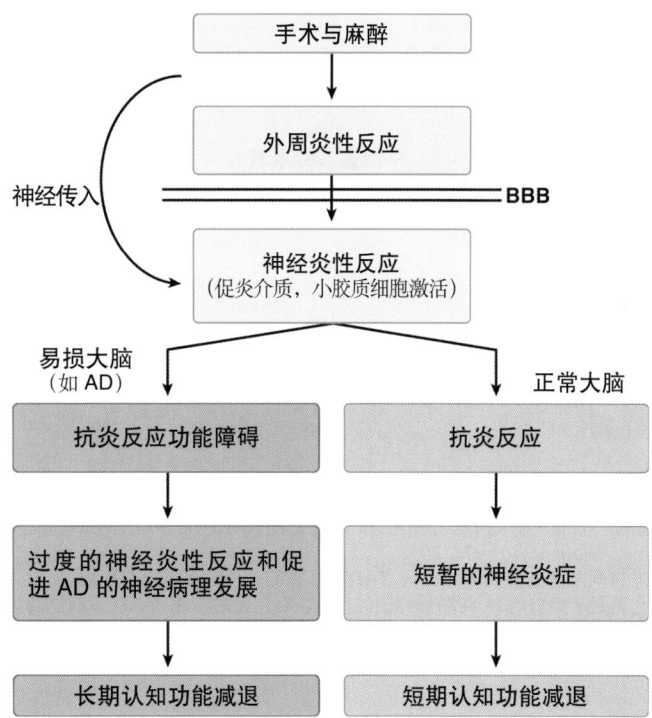

图 15-14 易损大脑。由于并非每个人都会发生认知功能障碍，我们设计这样一个模型：手术诱导的神经炎症和由已存在的持续神经病理性疾病[如老年或阿尔茨海默病（AD）]导致的免疫应答障碍共同导致的过度神经炎性反应（类似自身免疫反应）和持续的认知功能障碍。BBB，血脑屏障

配的对照组多。最近一篇包含 15 份病例对照研究的 meta 分析指出，并未发现麻醉手术史与 AD 患病风险之间存在联系[96]。这些作者也都坦言"这一领域鲜有高品质的研究""需要长期随访或者随机对照的前瞻性队列研究来进一步阐明全身麻醉与 AD 之间的关系"。

研究者已开始与世界各地的 AD 中心开展合作，着手研究手术与麻醉的影响，但这些中心还未系统地收集有关手术麻醉的数据。在这些中心，老年患者无论有无认知症状均被纳入研究，研究中采用多种测试手段，包括认知、影像学、生物标记物试验。入选的患者随后会被纵向跟踪随访多年，力图寻找出认知功能减退与各种生物标记物之间的联系。在最近发表的一项研究中，作者回顾性分析了来自各中心患者的认知轨迹与手术或重大疾病（需住院治疗）之间的关系。虽然这些患者中只有少数接受手术治疗，限制了统计功效，但作者也从中得出结论：认知轨迹与手术或者重大疾病之间缺乏任何关联[97]。而另一个类似的大型研究中，却发现因重大疾病住院治疗与之后的认知轨迹密切相关[98]。在随后的研究中，再次调用了 AD 中心的患者数据，发现相对于对照组来说，手术麻醉与患者在 6 个月后的认知功能减退不无关系。最为有趣的是，检测到手术组海马及皮层灰质容量大量丢失，

表 15-1　神经变性的脑脊液生物标记物

ADNI	Aβ₄₂ 平均值（标准差）	T-τ 平均值（标准差）	P-τ 平均值（标准差）	T-τ Aβ₄₂ 平均值（标准差）	P-τ Aβ₄₂ 平均值（标准差）
AD	143	122	42	0.9	0.3
N = 102	(41)	(58)	(20)	(0.5)	(0.2)
MCI	164	103	35	0.8	0.3
N = 200	(55)	(61)	(18)	(0.6)	(0.2)
正常	206	70	25	0.4	0.1
N = 114	(55)	(30)	(15)	(0.3)	(0.1)

From Shaw LM, Vanderstichele H, Knapik-Czajka M, et al: Cerebrospinal fluid biomarker signature in Alzheimer's disease neuroimaging initiative subjects. Ann Neurol 65:403-413, 2009.
通过阿尔茨海默病神经成像（ADNI）研究，已发现淀粉样物质 -β₄₂、总 τ 和磷酸化 τ 水平都与 AD 特有的渐进性认知减退有关。这些生物标志物，尤其是 τ 蛋白与 β- 淀粉样物质的比值，目前已用于建立 AD 诊断以及为介入治疗筛选患者。
AD，阿尔茨海默病；MCI，轻度认知功能障碍

表明大脑结构与认知缺失相互关联。该项研究也是首次利用生物标记物来调查手术麻醉对大脑影响的研究之一。

生物标记物

　　生物标记物对于理解干预措施与预后之间的关系非常重要，尤其是对于那些前驱期很长的疾病。神经变性早在初次出现记忆力衰退之前数十年就已开始，而这个前驱期可能是治疗的敏感期，但对于需要手术等干预的患者来说，也是加速疾病进展的易损期。因此，生物标记物可能具有双重益处。首先，在术前明确易损期有助于完善围术期管理（前提是当我们知道如何处理的时候）；其次，其能够帮助我们理解围术期管理对病理轨迹的影响。除了之前提到的回顾性影像学研究，有几个围术期脑脊液（CSF）生物标记物研究业已开展。特殊的 CSF 生物标记物，包括淀粉样物质 -β₄₂、总 τ 和磷酸化 τ，是当前 AD 诊断的基础（表 15-1）。在 AD 患者中，脑脊液淀粉样物质 -β₄₂ 较低，总 τ 和磷酸化 τ 较高。总 τ 和淀粉样物质 -β₄₂ 之比是 AD 的一个非常敏感而特异的预测因子。在接受 CABG 的患者的调查研究中，Palotas 及其同事[99] 发现术后早期 CSF 仅有轻微的 AD 样变化，而术后 6 个月可出现明显的 AD 样变化趋势。在另一项研究中，作者分别于 CABG 术前及术后 24h 检测 CSF，结果发现促炎性细胞因子显著升高，而淀粉样物质 -β₄₂ (99) 却变化甚微。鼻内镜术后 24 ~ 48h 内，CSF 中的促炎性细胞因子、总 τ 和磷酸化 τ 都显著升高，而淀粉样物质 -β₄₂ 没有变化[100]。虽然有研究显示，全凭静脉麻

醉诱发的 CSF IL-6 反应较七氟烷小[100]，但严格来说，尚无通过 CSF 生物标志物对围术期管理进行前瞻性比较的报道。麻醉医生拥有椎管内穿刺的技术及机会，可以大大促进这些必要数据的收集。

　　其他可以反映围术期神经毒性的生物标志物形式还包括血浆（例如 S100β）和影像学。神经元损伤的血浆生物标记物存在于婴幼儿期，虽然还未被严格验证过[101]，但影像学已出现明显进展。通过 PET 检测葡萄糖利用或淀粉样斑块（AD 的一个特征性病变）能大幅提升诊断 AD 的能力，为治疗试验筛选患者，并为干预后的病程随访提供便利[102-103]（彩图 15-15）。目前尚没有运用 PET 的围术期研究，这对于围术期从业者来说是一个契机。同样，磁共振成像（MRI），无论功能性成像还是结构性成像，正越来越多地用来证明神经变性[104-105]。功能性 MRI [（例如血 - 氧水平依赖（BOLD）或者动脉自旋标记（ASL）]能反映神经变性疾病的早期事件，结构性成像能反映较晚期事件（如神经元和神经胶质损耗）。仅有一项研究回顾性调查了患者术后结构性 MRI[106]。该研究发现，手术组相对于配对的非手术对照组来说，术后平均 6 个月，海马及皮层灰质体积会有显著但程度较小的减少（图 15-16）。

　　最终用来明确易损期的"生物标志物"是基因检测。那些可导致高外显性的家族性神经变性的特殊基因突变（例如，APPswe，PS1，21- 三体）很少见，且只与一小部分疾病有关，尚无法提供针对这些患者的最佳围术期管理措施。已明确 AD 的两个迟发性或散发性的易感基因：TOMM40 和 apoEε4[107]。同样，对于这些患者（一些患者正从私人公司获取他们自己

PET 扫描

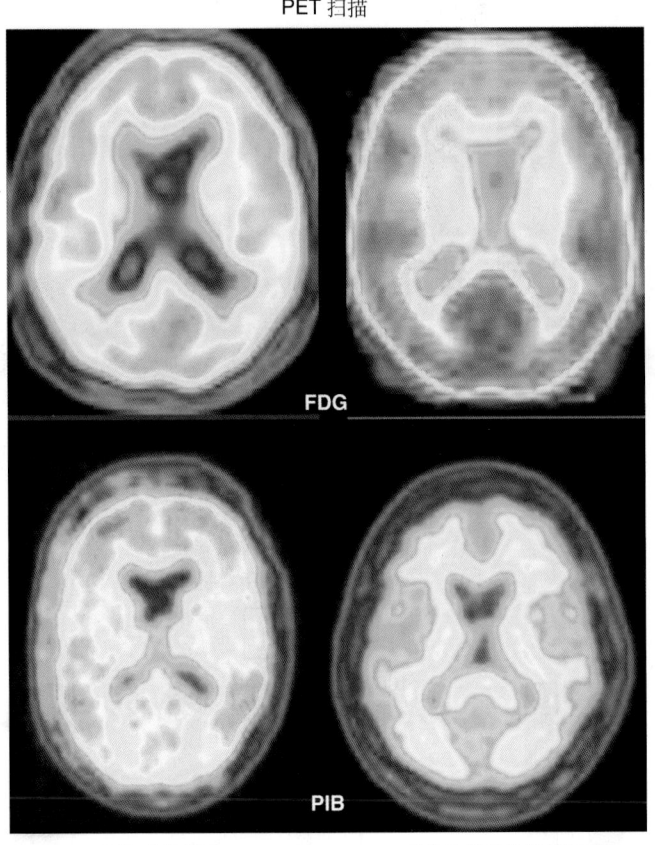

FDG

PIB

阿尔茨海默病　　　　　　正常的淀粉样物质阴性

彩图 15-15　PET 图像。这种形式的"生物标志物"已证明能有效评估大脑的易损点。氟脱氧葡萄糖（FDG）成像可显示葡萄糖摄取及利用活跃的脑区。因此，阿尔茨海默病患者的大脑（左侧）所显示的全脑信号要远低于正常大脑（右侧），可能是由神经元丧失和神经元功能紊乱共同导致的。B 型匹兹堡复合物（PIB）是一种很小的含碳 13 的放射性配体，与淀粉样物质纤维沉淀物（主要为斑块）高度亲和。因此，阿尔茨海默病患者大脑的信号要比正常大脑高得多。这些影像学生物标记物有望用于明确易损点及追踪患者对治疗（或手术）的反应

的基因信息），围术期管理是否需要做出调整还不得而知。在上述信息获得明确结论前，除非这些患者被纳入研究，否则无法认为常规进行基因检测的花费是合理的。

成人神经毒性总结

与婴儿的情况相反，全身麻醉药在传统临床剂量下可能会对成年或老年大脑产生神经毒性。另一方面，临床前及临床的数据已证实，通过炎性通路介导的手术本身的潜在影响其实更引人注目。除了围术期管理决策外，患者的易感因素可能会显著影响老年患者手术后的神经病理学及行为学结果。

实践指南和推荐规范

正如开篇所述，除非不做手术（这当然是最显而易见的），目前实践中还没有循证的推荐处理。当然这需要很小心地平衡认知功能减退与取消手术两者之间的风险。多数情况下，后者带来的风险更高。因此，需要明确围术期管理可能会引起认知减退的因素并及时处理。目前相关的证据涉及炎性通路和麻醉药选择。但在关注此类问题的前瞻性临床研究中并无有价值的发现。最后，还是需要可靠的生物学标记物来筛选患者、追踪干预措施的效果。

本 章 小 结

由于患者及其疾病的复杂性，加上围术期的复杂性与混乱，令我们很难去证实究竟是围术期的哪项特征（如果有的话）导致了幼儿或老年人的长期认知功能减退。有意义的实验研究发现，手术和麻醉很可能是导致幼儿和老年持久性认知障碍的原因。这些临床前试验为临床研究指明了方向，许多研究已在进行当中。尽管目前对围术期管理提出详细的推荐规范还为时尚早，但已迫切需要更多的研究来调查围术期神经毒性的成因及防范措施。

参 考 文 献

见本书所附光盘。

手术患者的 MRI

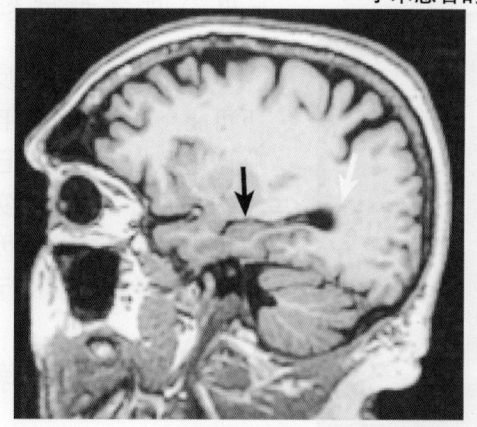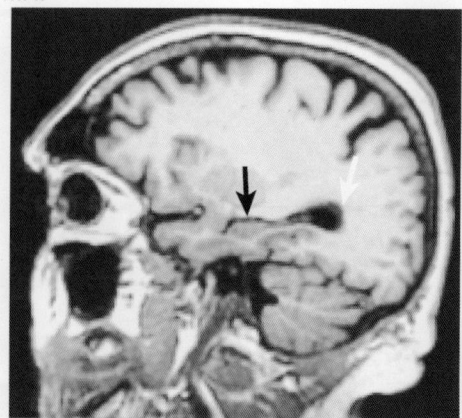

基础（术前）　　　　　　　　　　　初次随访（术后）

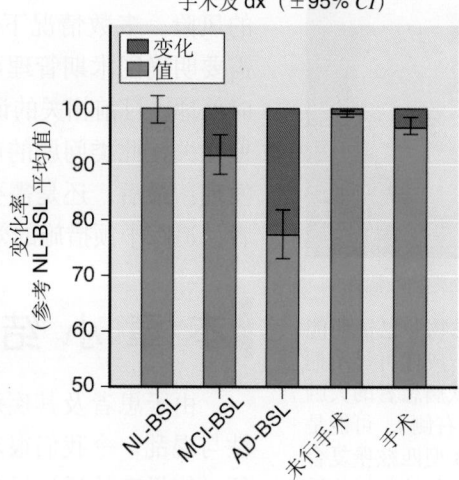

海马体积：
手术及 dx（±95% CI）

灰质体积：
手术及 dx（±95% CI）

图 15-16　MRI 图像与 PET 类似，这种影像学生物标记物有助于建立手术与大脑结构性缺陷之间的联系。这些来自参考文献 106 的资料显示，相对于年龄匹配的对照组来说，做过手术的患者的海马及皮层灰质都有缺失。柱状图比较了轻度认知功能障碍患者和阿尔茨海默病患者的灰质变化。黑色箭头，海马；白色箭头，侧脑室；AD-BSL，阿尔茨海默病 - 基线；MCI-BSL，轻度认知功能障碍 - 基线；NL-BSL，正常 - 基线；CI，置信区间

第16章　自主神经系统

David B. Glick

孙 杰　顾小萍 译　曾因明　丁正年 审校

要　点

- 自主神经系统（autonomic nervous system，ANS）与肾素、皮质醇和其他激素一起共同对外源性和内源性应激做出反应。
- 交感神经系统的特点是具有放大效应，副交感神经系统的特点是靶组织的反应较局限。
- 吸入和静脉麻醉药通过对自主神经系统功能的影响而引起血流动力学的改变。
- β-肾上腺素能受体阻滞剂已经成为重要的预防心肌缺血以及治疗高血压、心肌梗死和充血性心力衰竭（congestive heart failure，CHF）的药物。
- 交感神经系统能通过突触前和突触后机制（如生物合成和受体调节）对急性和慢性应激产生适应。
- 突触前 α 受体对调节交感系统神经递质的释放发挥重要作用。
- 许多治疗高血压的措施都是基于对交感神经功能产生直接或间接的影响。
- 迷走神经是副交感功能的超级高速公路，它容纳了副交感神经信息传递量的 75%。
- 衰老和许多疾病状态下（如糖尿病、脊髓损伤）都伴有自主神经系统功能的重要改变。

自主神经系统调控属于无意识调控的范畴，它是最原始也是最基本的即刻调节系统。之所以最原始，是因为它存在于所有的哺乳动物体内；之所以最基本，是因为它对威胁生命的应激做出反应，从而维持机体生命所需的重要功能（例如心血管功能、胃肠道功能和体温调节等）。ANS 分为两个亚系统：交感神经系统和副交感神经系统。第三个亚系统，肠道神经系统，已被认为具有 ANS 的基本特征。激活交感神经系统引发传统上所指的"格斗或逃避"反应，表现为血流从内脏到骨骼肌的重新分配、心功能增强、出汗和瞳孔扩大。副交感神经系统支配着维持生存所需的机体活动，如消化和泌尿生殖功能。应用麻醉药物的一个主要目的是维持患者的最佳稳态，避免其受到强大应激反应的冲击。对患者进行麻醉管理需要了解自主神经系统药理学的知识，以使麻醉药物与自主控制系统间出现预期的相互作用，并避免产生有害的反应或相互作用。疾病状态可能显著损害 ANS 功能，从而改变

ANS 系统对手术和麻醉的预期反应。此外，因为人体的应激反应可能是有害的，因此消除或减少应激反应可能会改善围术期预后。

历史和定义

最初认为，神经连接在一个巨大的合胞体上。Magendie 的学生 Claude Bernard 提出了通过释放化学性介质而进行突触传递的假说。随后，Sherrington 开始系统地研究神经反射，并描述了反射功能的某些特性。化学家 J.J.Abel 在 1899 年最先合成了肾上腺素，他的学生 Langley 证实，合成的肾上腺素能够产生与刺激交感神经节后纤维相同的效应。Langley 同时发现，当切断神经并注射肾上腺素时效应更明显，证明去神经支配具有增敏效应。通过这些观察，ANS 系统中化学性传递的概念被提出。Henry Dale 爵士分离出了胆碱，并使用乙酰胆碱进行动物实验。他发现乙酰

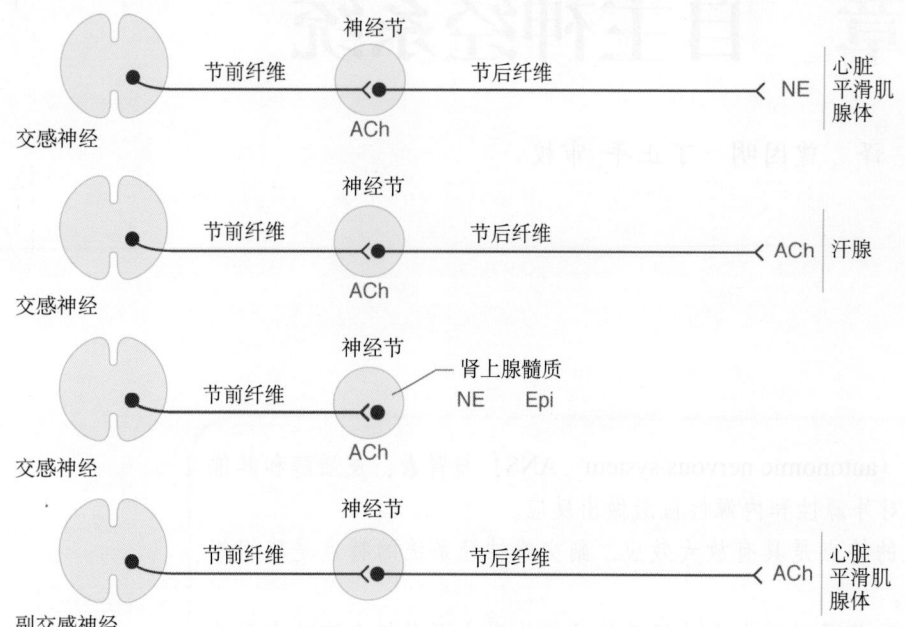

图 16-1 自主神经系统神经传递模式。ACh，乙酰胆碱；Epi，肾上腺素；NE，去甲肾上腺素

胆碱能导致显著的血压下降和血管扩张。

传统上神经按照它们所含有的神经递质进行分类。含有乙酰胆碱的神经元称为胆碱能，含有去甲肾上腺素的神经元称为肾上腺素能。除此之外，在结构或功能上与乙酰胆碱有关者也被称为"胆碱能"。例如，胆碱能受体是指分布在细胞膜上能与乙酰胆碱结合的蛋白质，其与乙酰胆碱结合后使细胞产生一系列特征性反应（如肌肉收缩、腺体分泌）。胆碱能受体激动剂是指作用于胆碱能受体，使细胞产生与乙酰胆碱相同的特征性作用的药物。这些药物也成为拟胆碱药。胆碱能受体拮抗药是指作用于胆碱受体，从而阻止乙酰胆碱与其受体结合，使乙酰胆碱不能发挥作用的药物。这些药物有时也称解胆碱药、抗胆碱药或胆碱能受体阻断药。

从真菌中分离出来的化合物毒蕈碱所产生的作用与刺激副交感神经系统相似，因此曾被认为是内源性副交感神经的神经递质。因此，作用于副交感神经支配的组织（如心脏、平滑肌及腺体）并模拟毒蕈碱作用的药物被称为拟毒蕈碱药。

在 20 世纪早期，人们发现烟碱可以作用于神经节、骨骼肌运动终板及神经膜和感觉末梢。相应地，与这些部位的胆碱能神经起作用的药物被称为拟烟碱药物。拟烟碱药物有作用部位的特异性，并以此对这些药物进行命名，如神经节药物、神经肌药物以及影响中枢神经系统（CNS）烟碱传递的药物。胆碱能神经包括以下几部分（图 16-1）：

1. 所有支配骨骼肌的运动神经。

2. 所有副交感神经的节后纤维。

3. 所有交感神经和副交感神经的节前纤维。

4. 少数交感神经节后纤维，如支配汗腺和某些血管的神经纤维。

5. 从内脏大神经发出的支配肾上腺髓质的节前纤维。

6. 中枢胆碱能神经元。

作用与去甲肾上腺素相似的药物称为拟交感神经药物，而抑制去甲肾上腺素作用的药物称为抗交感神经药。肾上腺素能神经在神经 - 效应器接头部位释放去甲肾上腺素，而肾上腺髓质可分泌肾上腺素和去甲肾上腺素。

肾上腺素受体被分为 α 受体和 β 受体两种亚型，两种亚型可被进一步细分为 $α_1$、$α_2$、$β_1$、$β_2$ 和其他亚型。$α_2$ 肾上腺素能受体主要分布于突触前膜，调节去甲肾上腺素的释放。突触后 $α_1$ 肾上腺素能受体主要介导血管平滑肌的收缩（图 16-2）。$β_1$ 肾上腺素能受体主要分布于心脏组织，而 $β_2$ 肾上腺素能受体介导某些器官的平滑肌舒张。肾上腺素能神经主要包括（图 16-1）：

1. 交感神经节后纤维。

2. 某些中间神经元。

3. 特定的中枢神经元。

功 能 解 剖

自主神经的每个分支均有解剖学上的差异，这些差异表现在细胞和分子水平上。交感神经系统的特点是作用广泛，而副交感神经的特点是作用局限且靶器

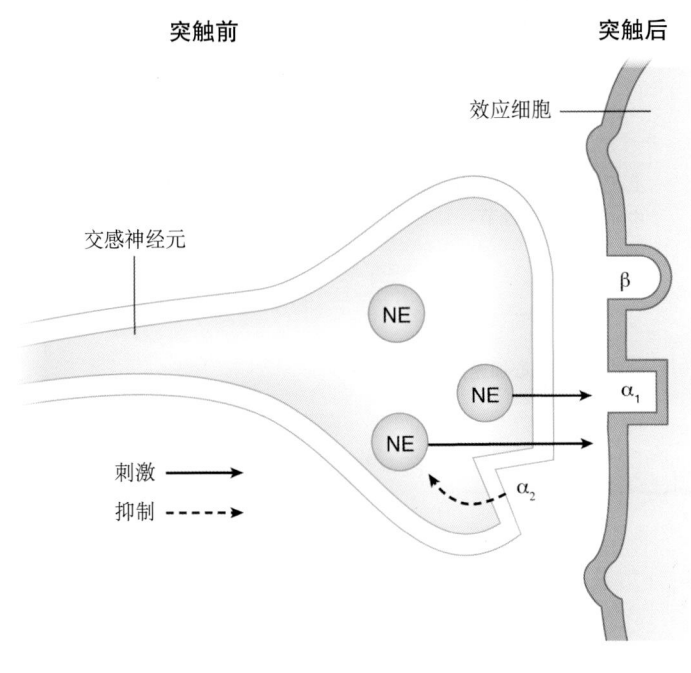

图 16-2 交感神经系统神经节前和节后的 α 受体。α₁ 受体位于突触后效应细胞膜上，而 α₂ 受体位于突触前交感神经细胞膜上。NE，去甲肾上腺素

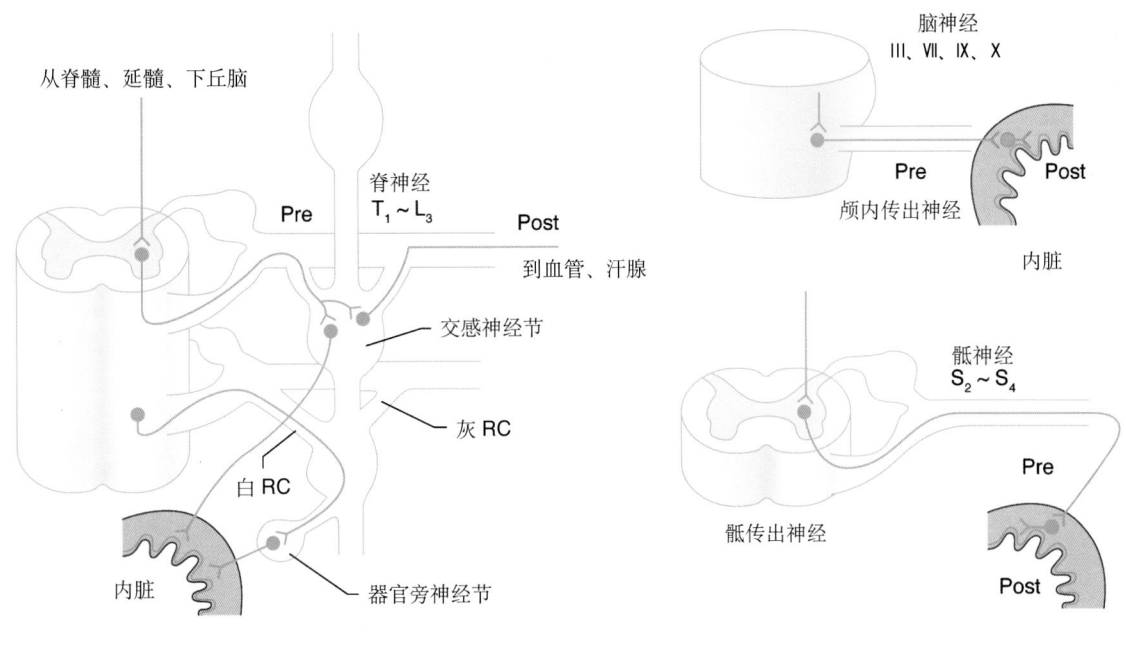

图 16-3 自主神经系统。Pre，节前神经元；Post，节后神经元；RC，交通支 *(From Ganong W: The autonomic nervous system. In Ganong W, editor: Review of medical physiology, ed 15. Norwalk, Conn, 1991, Appleton & Lange, p 210.)*

官反应精细。肠道神经系统的分布并不局限于肠道，可能支配内脏，可根据化学编码的机制来区分具有不同功能的神经。

交感神经系统

交感神经发自脊髓胸腰段，始于胸 1 节段止于腰 2 或腰 3 节段。交感神经节前神经元的胞体位于脊髓灰质的侧角内（即中间外侧柱）。神经纤维从胞体发出后分布到三种类型的神经节：成对的交感神经链、不成对的远端神经丛和靶器官附近的神经末梢或器官旁神经节。

22 对神经节位于脊柱的两侧。神经干将这些神经节联系到一起，神经节借助灰交通支与脊神经相连接。节前纤维经脊神经前根离开脊髓，加入脊神经干，通过白交通支（有髓鞘的）进入相应节段的交感神经节。节后纤维离开交感神经节后，通过灰交通支（无髓鞘的）重新加入脊神经，支配毛发运动、汗腺分泌的效应器及骨骼肌和皮肤的血管（图 16-3）。支配躯干和

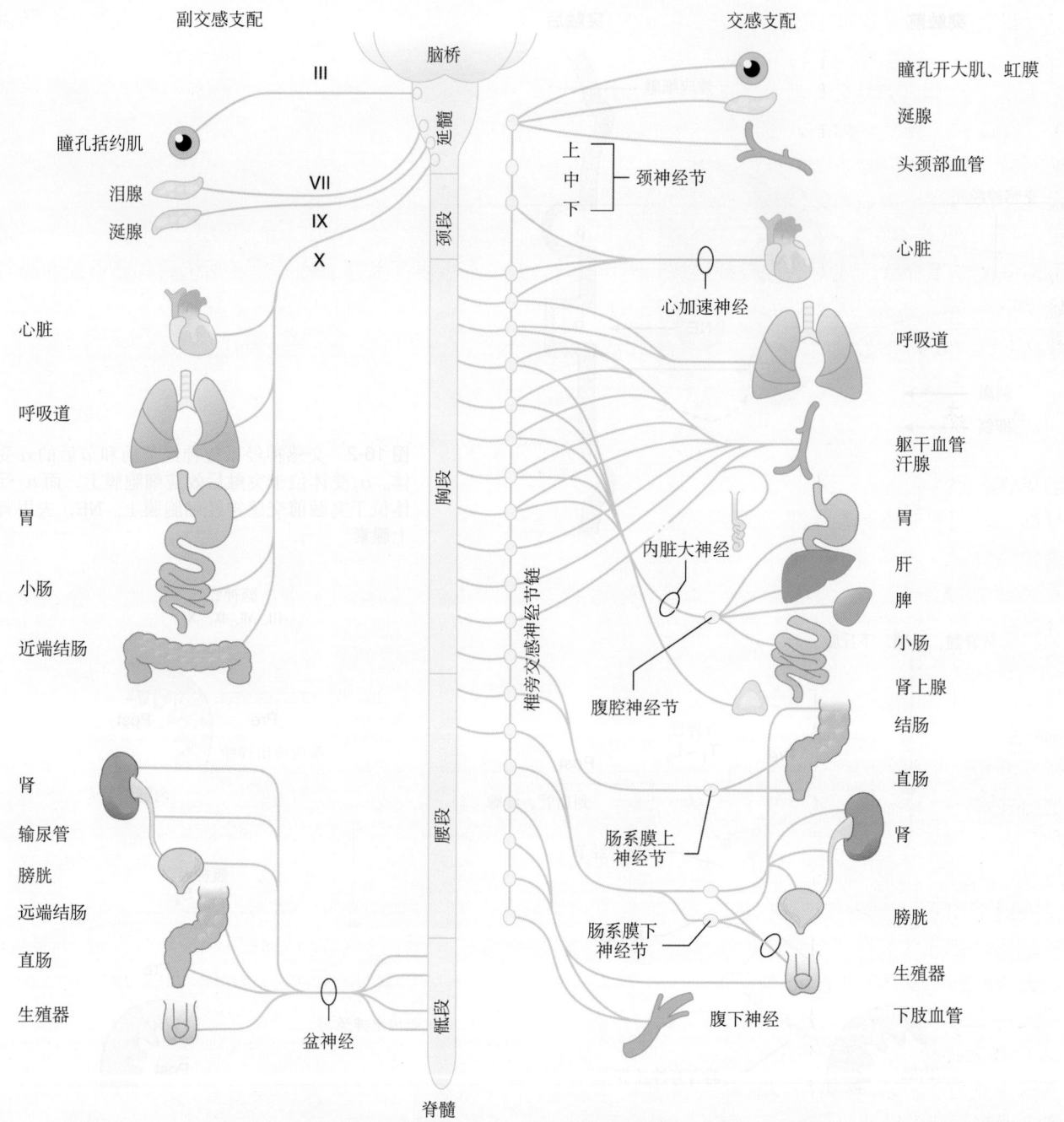

副交感支配

III
VII
IX
X

瞳孔括约肌
泪腺
涎腺

心脏
呼吸道
胃
小肠
近端结肠

肾
输尿管
膀胱
远端结肠
直肠
生殖器

盆神经

脑桥
延髓
颈段
胸段
腰段
骶段
脊髓

椎旁交感神经节链

交感支配

上
中　颈神经节
下

心加速神经

内脏大神经
腹腔神经节

肠系膜上
神经节

肠系膜下
神经节

腹下神经

瞳孔开大肌、虹膜
涎腺
头颈部血管
心脏
呼吸道
躯干血管
汗腺
胃
肝
脾
小肠
肾上腺
结肠
直肠
肾
膀胱
生殖器
下肢血管

图 16-4　自主神经系统支配的外周效应器官和脊髓发出的外周自主神经的解剖学起源。脊髓双侧都存在椎旁交感链，为便于说明，在图的右侧显示交感神经支配的外周效应器官，而在图的左侧显示副交感神经支配的外周效应器官。脑干发出神经旁的罗马数字代表脑神经，其副交感传出神经部分支配头、颈和躯干 *(From Bylund, DB: Introduction to the autonomic nervous system. In Wecker L, Crespo L, Dunaway G, et al, editors: Brody's human pharmacology: molecular to clinical, ed 5. Philadelphia, 2010, Mosby, p 95.)*

四肢的交感后神经纤维随脊神经分布。

头颈部交感神经链的三个神经节发出分支调节血管张力、瞳孔开大肌、腺体的分泌和毛发运动。这些颈部神经节的节前纤维起自脊髓上胸段。人群中约80%同侧颈下神经节与第 1 胸神经节融合，称为星状神经节。

不成对的椎前交感神经节位于腹腔和盆腔椎体的前方，包括腹腔、主动脉、肾和肠系膜上、下交感神

经节。从上胸段椎前交感神经节发出的交感神经节后纤维分别形成心脏、食管和肺终末神经丛。从腹腔、肠系膜上下交感神经丛发出的节后纤维形成腹腔和盆腔的内脏支（图 16-4）。

第三类神经节，即终末支或副神经节，体积小，数量少，且靠近各自的靶器官（如肾上腺髓质）。肾上腺髓质和其他嗜铬性组织与交感神经节同源，源自外胚层的神经嵴。不同于交感神经的节后纤维，肾上腺

髓质释放肾上腺素和去甲肾上腺素。交感神经节前纤维相对较短，因为交感神经节通常距离中枢神经系统（CNS）较近，但距离效应器较远。因此，节后纤维在到达所支配的效应器前延伸的路径很长。交感神经节前纤维在换元前可以经过多个神经节，纤维末端可能与大量的节后神经元相联系。因此，交感神经节前纤维不仅与位于脊髓内的起始处神经节形成突触联系，而且可向上或向下穿行于成对的椎旁神经节。因而交感神经反应并不完全限制在刺激区域的脊髓节段，而是一种放大的和弥散的放电。

副交感神经系统

副交感神经系统起自第 Ⅲ、Ⅶ、Ⅸ 和 Ⅹ 对脑神经以及脊髓骶段。与交感神经系统不同，副交感神经系统的神经节位于效应器附近或效应器内。这种神经节的位置决定了副交感神经系统的作用较交感神经系统精确且较弱。

副交感神经系统的节前纤维起自中枢神经系统的三个区域：中脑、延髓和脊髓骶区。随动眼神经走行的节前纤维起自中脑的动眼神经副核，到达睫状神经节交换神经元。这个通路支配虹膜的平滑肌和睫状肌。起自延髓的副交感神经包括面神经（上泌涎核）、舌咽神经和迷走神经（迷走神经背核）。面神经发出副交感神经纤维进入鼓索和岩大神经，分别抵达颌下神经节或舌下神经节和翼腭神经节。舌咽神经在耳神经节内交换神经元。这些节后神经纤维支配黏液腺、涎腺和泪腺，也包括血管舒张纤维。

迷走神经的神经传递占副交感神经系统总量的 3/4，因此迷走神经是最重要的副交感神经。它控制心脏、气管支气管、肝、脾、肾和除远端结肠外的全部胃肠道。迷走神经的节前纤维很长，而节后纤维很短。大多数迷走神经纤维在抵达胸腔和腹腔脏器附近或壁内的小神经节后才交换神经元。虽然副交感神经纤维和与其发生突触联系的效应细胞的比例为 1∶1，但受迷走神经支配的肠肌神经丛（又称 Auerbach 丛）可通过一个神经纤维支配 8000 个细胞。

脊髓骶 2 ~ 4 节段发出的纤维形成阴部神经或盆腔神经。它们在直肠和生殖器官内的末梢神经节内交换神经元。

肠道神经系统

肠道神经系统与许多重要的临床现象有关，如恶心、呕吐及麻醉引起的肠道功能的改变，但是人们对自主神经系统的第三大支系的认识是如此之少。肠道神经系统是由大量埋在胃肠道壁内的神经元及相关支撑细胞（也包括胰腺和膀胱壁内的神经元）组成的神经网。肠道神经系统由神经嵴的成神经细胞分化而来，随迷走神经移行至胃肠道。肠道神经系统所含的神经细胞的数量与脊髓相同。

肠道神经系统与交感神经系统和副交感神经系统的一个重要区别是：肠道神经系统具有非常强的局部自主调节能力。当脊髓横断或脊椎麻醉时，尽管括约肌功能可能受损，但消化功能和胃肠蠕动仍可进行。

尽管功能上是独立的，胃肠道仍受交感神经和副交感神经活动的影响。从 T_8 到 L_3 发出的交感神经节前纤维通过腹腔、肠系膜上下神经节抑制胃肠道功能，而脊椎麻醉和中胸段的硬膜外麻醉能够消除这种抑制，肠道收缩加上脊椎麻醉产生的肌松作用能够为上腹部手术提供良好的手术条件。此时括约肌松弛，而蠕动仍维持正常。

肠道内的去甲肾上腺素是分布至肠道的交感神经节后神经元的神经递质。例如，如果小肠上段的内容物处于极度的酸性或高张状态，肾上腺素能神经介导的胃肠反射就会降低胃排空率。静息状态下，由胸和腰脊髓节段发出的到达胃肠道肠肌神经节的肾上腺素能神经元通常处于失活状态。消化道内部和外部刺激都会反射性地引起这些神经元去极化。在腹部手术触摸腹腔脏器时，肾上腺素能神经的抑制作用能够在很长时间内抑制小肠的活动。这种肾上腺素能神经的抑制作用被认为是术后肠麻痹发生的生理基础。缺少副交感神经支配的肠道通常表现为肠道张力降低和蠕动减慢，但随着时间推移，肠神经丛的活性增强可起代偿作用。脊髓横断后，骶区副交感神经传入信号消失，但迷走神经在终末靶器官神经节的分支仍有脑副交感神经信号传入，导致结肠扩张和粪便嵌塞的发生率（可能通过异常反射导致高血压）较小肠功能紊乱的发生率更高。

肠道神经元可以是感觉神经元，感知肠道内的张力或肠内容的化学特性；也可作为中间神经元起联系作用；也可以是运动性神经元，引起小肠肌肉收缩、舒张管腔或转运水和电解质。肠道神经系统内的运动神经元又可分为兴奋性和抑制性运动神经元。

在肠道神经系统中，某些神经丛有重要的作用。肠肌神经丛也称 Auerbach 丛，位于肠外层纵形肌和环形肌之间，是由神经纤维和小神经节组成的网络。黏膜下神经丛（Meissner 丛）由神经元细胞体、神经胶质细胞及胶质细胞突起和神经元突起组成，但不含结缔组织和血管。在神经节内，许多神经元突起内含有贮存神经递质的囊泡。

交感神经系统和副交感神经系统神经元的解剖位置与其功能相关，而肠道神经元则不然。选择性的化学编码模式可能非常重要，胺类、肽类递质及其相对浓度共同决定肠神经元的功能。

乙酰胆碱是肠道神经系统的重要兴奋性物质，可引起肌肉收缩（非括约肌）。肠道神经系统的胆碱能神经元有多种功能，包括兴奋外层肌肉、激活运动神经元、增加水及电解质分泌和刺激胃体细胞。在胃肠道活动的神经调控方面，有两种类型的运动神经元参与：兴奋性神经元和抑制性神经元。这些神经元支配整个消化道括约肌和非括约肌部分的环形肌，以及胆道系统的肌肉和肌性黏膜。支配小肠和结肠环形肌的运动神经元可被肠壁内的局部反射通路激活。膨胀引起去极化反射，包括近端收缩、远端舒张，形成同步的蠕动。烟碱拮抗剂可消除肠反射，表明通路中的感觉神经元或中间神经元是胆碱能神经元。一旦乙酰胆碱过量，如农药中毒或肌松的过度逆转（参见第 35 章），肠道将趋于过度兴奋（其内的胆碱酯酶被抑制）。

除乙酰胆碱和去甲肾上腺素以外，还有许多其他的化合物参与肠道功能的自动调节。在这些非肾上腺素能非胆碱能（NANC）神经递质中最重要的是一氧化氮（NO）—— 一种重要的内源性抑制剂，其他的NANC 神经递质还包括 P 物质、多种阿片肽、血管活性肠肽（VIP）和数目不断增长的肽类激素（表 16-1）（参见第 104 章）。

功　能

组成和整合

交感神经系统对各种内源性和外源性刺激产生应答，使心率增快、血压升高、心排血量增加、支气管舒张，并将血液从小肠和其他内脏器官分流至骨骼肌群。副交感神经系统的主要作用是储存能量、维持器官功能和协调机体状态。

身体的大多数器官由双重神经支配，从交感神经和副交感神经传入的冲动通常产生相反的效果（表16-2）[1]。刺激一个系统可能对效应器官发挥兴奋性作用，而刺激另一个系统则可能产生抑制效应。例如，交感神经兴奋作用于心脏引起心率增加、收缩力增强和房室结传导速度加快，而副交感神经兴奋时心率减慢、心房收缩力降低和房室结传导速度减慢。正常情况下，两种系统中仅有一种对器官功能发挥优势调节

表 16-1　神经肽及其对胃肠道的作用

肽	作用
铃蟾肽	多重刺激作用（包括释放促胃液素）
降钙素基因相关肽	胃酸分泌，胃部肌肉收缩
胆囊收缩素	不明
强啡肽	阿片类作用
内皮肽 -1	血管收缩
甘丙肽	肌肉收缩
亮氨酸 - 脑啡肽	阿片类作用
甲硫氨酸 - 脑啡肽	阿片类作用
神经调节肽 U	肌肉收缩，血管收缩
神经肽 Y	血管收缩
垂体腺苷酸环化酶激活肽	激活腺苷酸环化酶
组氨酸 - 甲硫氨酸多肽	肌肉放松，分泌
生长抑素	多重抑制作用（包括抑制促胃液素）
P 物质	血管舒张，肌肉收缩
血管活性肠肽	血管舒张，肌肉松弛，分泌

Modified from Bishop A, Polak J: The gut and the autonomic nervous system In Mathias C, Bannister R, editors: Autonomic failure: a textbook of clinical disorders of the autonomic nervous system, ed 4. Oxford, 1999, Oxford University Press, p 120

作用，维持其"静息张力"。少数器官由交感神经单独支配，如大多数血管、脾、立毛肌。

要预测药物的效应，必须要理解交感神经系统和副交感神经系统在不同器官的相互作用。阻断交感神经功能后，副交感神经活性必然要显露出来，反之也是如此。例如，使用阿托品阻断副交感神经支配的心脏的毒蕈碱受体，交感张力失去拮抗，导致心动过速。临床上，心脏移植后出现心脏去神经支配，同样椎管内麻醉、糖尿病或心肌梗死（MI）时也会出现该情况。通常用一定时间内连续心跳之间的时间间隔变化（心率变异性），来评估交感 - 副交感神经系统的平衡 [2]。

肾上腺素能神经的功能

交感神经介质效应概述

肾上腺素能神经元影响和调节机体的许多功能，尤以对循环和呼吸系统的影响最为重要（表 16-3）。

表 16-2　刺激交感神经和副交感神经引发效应器官的反应

效应器官	肾上腺素能效应	相关受体	胆碱能效应	相关受体	主导效应（A 或 C）
心脏					
收缩频率	增加	β_1	降低	M2	C
收缩力	增加	β_1	降低	M2	C
血管					
动脉（大多数）	血管收缩	α_1			A
骨骼肌	血管舒张	β_2			A
静脉	血管收缩	α_2			A
支气管	支气管舒张	β_2	支气管收缩	M3	C
脾被膜	收缩	α_1			A
子宫	收缩	α_1	不定		A
输精管	收缩	α_1			A
胃肠道	舒张	α_2	收缩	M3	C
眼					
虹膜辐射状肌	收缩（瞳孔开大）	α_1			A
虹膜环肌			收缩（瞳孔缩小）	M3	C
睫状肌	舒张	β_2	收缩（调节）	M3	C
肾	分泌肾素	β_1			A
尿道膀胱					
逼尿肌	舒张	β_2	收缩	M3	C
三角肌与括约肌	收缩	α_1	舒张	M3	A、C
输尿管	收缩	α_1	舒张		A
胰腺分泌胰岛素	减少	α_2			A
脂肪细胞	脂肪分解	$\beta_1(\beta_3)$			A
肝糖原分解	增加	$\alpha_1(\beta_3)$			A
立毛肌、平滑肌	收缩（立毛）	α_1			A
鼻腔腺体分泌	减少	α_1	增加		C
唾液腺	增加分泌	α_1	增加分泌		C
汗腺	增加分泌	α_1	增加分泌		C

From Bylund, DB: Introduction to the autonomic nervous system. In Wecker L, Crespo L, Dunaway G, et al, editors: Brody's human pharmacology: molecular to clinical, ed 5. Philadelphia, 2010, Mosby, p 102.
A，肾上腺素能；C，胆碱能；M，毒蕈碱

　　内源性儿茶酚胺，包括去甲肾上腺素和肾上腺素，具有 α 受体和 β 受体激动剂的作用。去甲肾上腺素对 β_2 受体几乎不发挥作用，而肾上腺素对 β_1 和 β_2 受体都有激动作用（表 16-4）。全身平滑肌，包括眼部睫状肌和血管、支气管及尿道平滑肌在交感神经兴奋时所产生的收缩效应主要由 α 受体介导。α 受体

表 16-3　交感神经系统活动的效应

作用部位	兴奋	抑制
心脏	心率、传导、收缩性	
血管	血管收缩（皮肤、肠道、肝、心脏、肾）	血管舒张（骨骼肌、心脏、脑）
呼吸	呼吸中枢（增加呼吸驱动） 支气管舒张	
胃肠道	括约肌	平滑肌
泌尿生殖道	括约肌	输尿管和子宫的肌肉
代谢和内分泌效应	糖原分解（肌肉、肝） 糖异生 胰岛素释放 释放肾素 释放 ADH	释放胰岛素（α 兴奋或 β_1 拮抗） 脂肪分解

ADH，血管升压素或抗利尿激素

表 16-4　肾上腺素能受体效应的差异

受体	兴奋	抑制
α 受体		
血管	血管收缩（皮肤、肠道、肝、心脏、肾）	
胃肠道	括约肌	
泌尿生殖道	括约肌	
代谢和内分泌效应		释放胰岛素
β 受体		
心脏	（1）心率、传导性、收缩性	
血管		（2）血管舒张（骨骼肌、心脏、脑）
呼吸	（?）呼吸中枢 （2）支气管舒张	
胃肠道		（2）平滑肌
泌尿生殖道		（2）子宫和输卵管肌肉
代谢和内分泌	（2）糖原分解（肌肉、肝） （1）脂肪分解作用 （2）糖异生 （1）释放胰岛素 （?）释放肾素 （?）释放 ADH	

(1)，由 β_1 受体介导；(2)，由 β_2 受体介导；(?)，存在争议

兴奋后也可收缩消化道和生殖系统括约肌。α 受体激动剂也可调节由交感神经系统控制的胰腺的胰岛素分泌，α_2 受体兴奋后会抑制胰岛 β 细胞释放胰岛素。在外周血管床，α_1 受体和 α_2 受体介导激素性神经递质和药物引起的血管张力的调节。

β 受体激动后主要表现为心脏交感兴奋性增加，血管和支气管舒张，刺激肾分泌肾素，并引起一些代谢变化，包括脂肪分解和糖原分解。β_1 受体主要与心脏效应[3]、脂肪酸和肾素的释放有关，而 β_2 受体兴奋后主要引起平滑肌舒张和血糖升高。在某些特殊环境下，β_2 受体也可介导心脏功能变化。虽然去甲肾上腺素和肾上腺素可导致急性血压和心率的变化，但慢性高血压与这些激素在循环中的水平无关[4]。据估计，静息血压水平85% 由肾素控制（图 16-5）。肾上腺素的另一个重要的效应是增加骨骼的缝隙连接数量，使循环中血液的有形成分增加[5]。

心理性和生理性刺激会引起不同程度的交感代偿反应。在公众面前演讲可兴奋肾上腺，使肾上腺素水平异常升高，而体育锻炼主要引起去甲肾上腺素水平的升高[6]。应激反应不是一成不变的反应，在机制、强度和表现形式上变异性很大。

血糖

交感神经系统通过兴奋 β 受体增加肝和骨骼肌中糖原的分解，并增加脂肪组织释放游离脂肪酸，最终引起血糖水平升高。在新生儿，肾上腺素还有一个重

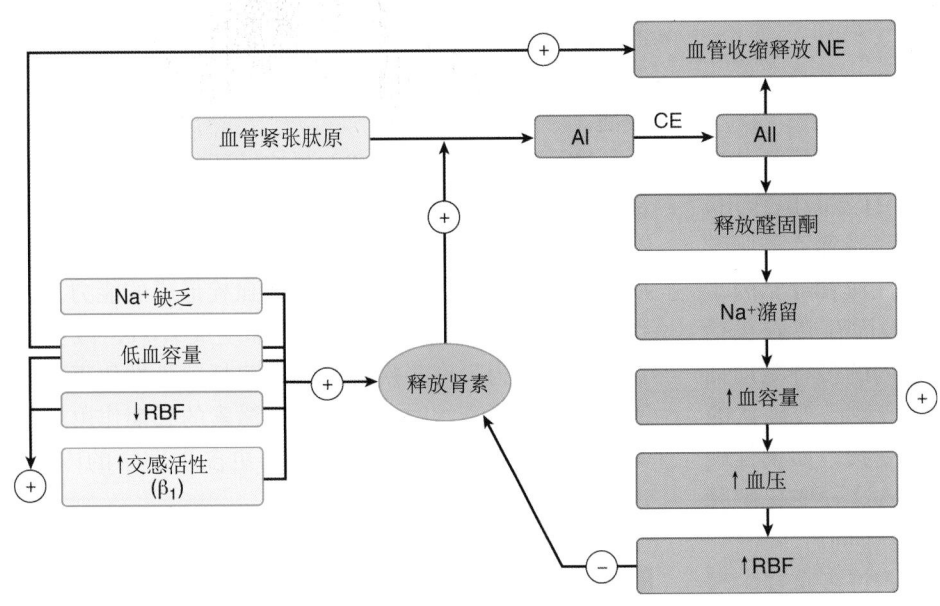

图 16-5　肾素 - 血管紧张素 - 醛固酮系统与交感神经系统在维持血压和容量方面的相互作用。A Ⅰ，血管紧张素 Ⅰ；A Ⅱ，血管紧张素 Ⅱ；CE，转化酶；NE，去甲肾上腺素；RBF，肾血流；+，刺激效应；−，抑制效应

要的功能，即调控褐色脂肪的分解以产热来维持体温（即非战栗产热）。

胰腺有 α_2 和 β_2 受体。激动 α_2 受体能减少胰岛分泌胰岛素，阻滞该受体可能增加胰岛素的分泌，并可导致血糖显著降低。激动 β_2 受体可增加高血糖素和胰岛素的分泌，降低胰岛素的外周敏感性[7]。

钾的转运

血浆肾上腺素对血清钾浓度也发挥调节作用。β 肾上腺素能神经兴奋可引发一过性高钾血症，主要是由于随着 β_2 受体激动引起的葡萄糖外流，钾离子从肝细胞中转运出来。β_2 受体激动后促使钾离子进入红细胞和骨骼肌细胞，随后会出现长时间的低钾血症。外源性应用或内源性释放的肾上腺素会激动红细胞上的 β_2 受体，激活腺苷酸环化酶和钠钾 ATP 酶，促使钾离子进入细胞。这可导致血清钾浓度下降，并可能是伴随心肌梗死和其他应激反应的心脏节律失常的原因。理论上 β_2 受体阻滞具有抑制这种钾离子转移的优点，但是，选择性和非选择性 β 受体阻滞剂防止心肌梗死后心律失常的效果基本相同[8-12]。

胆碱能神经功能

乙酰胆碱作用概述

与交感神经系统作用广泛并引起 "格斗或逃避" 反应不同，副交感神经系统的效应在功能和解剖上都较为局限。副交感神经系统的主要活动是保存能量和维持器官功能。剧烈的副交感神经反应能导致机体筋疲力尽，导致流涎、流泪、喘息、呕吐、排尿、排便

和僵直。虽然在应激情况下需要交感神经系统兴奋产生紧急反应，但它对生存并不是必需的，而副交感神经系统对维持生命是至关重要的。

乙酰胆碱释放是副交感神经兴奋的标志。乙酰胆碱的作用几乎与去甲肾上腺素、肾上腺素完全相反。一般来说，乙酰胆碱的毒蕈碱样作用与迷走神经兴奋产生的效应基本相同。

乙酰胆碱能降低心率、窦房结和房室结的传导速率以及心肌收缩力（虽然这一降低并不如交感兴奋引起心肌收缩力增加那么显著）。在窦房结，乙酰胆碱导致膜超极化反应，延长动作电位达阈值的时间，延缓下一个动作电位的产生，导致心率减慢。在房室结，乙酰胆碱降低结内传导速率，延长有效不应期，这是应用大剂量胆碱受体激动剂可引起完全性房室传导阻滞的原因。在心室，乙酰胆碱能降低浦肯野纤维系统的自律性，提高心室颤动的阈值（见第 20 章和第 47 章）。乙酰胆碱对交感神经效应的抑制与心脏突触前和突触后的毒蕈碱受体有关。乙酰胆碱一方面是通过作用于突触前受体抑制去甲肾上腺素的释放，另一方面通过作用于突触后受体对心肌产生与儿茶酚胺相反的效应。

副交感神经系统兴奋后可产生很多心血管系统以外的效应。乙酰胆碱能的兴奋可引起平滑肌收缩，包括支气管平滑肌；胃肠道和泌尿生殖系统的平滑肌收缩，但括约肌松弛，结果导致失禁。局部应用乙酰胆碱后，可引起虹膜平滑肌收缩，瞳孔缩小。

胆碱能中毒的症状和体征包括恶心、呕吐、小肠痉挛、嗳气、排尿和紧急排便。受副交感神经支配的所有腺体被刺激后都出现分泌增加，包括泪腺、支气

管腺体、唾液腺、消化腺和外分泌腺。

血管张力的局部调节

除了副交感神经系统释放的乙酰胆碱介导的药理学作用外，血液中的乙酰胆碱对血管有显著的作用，几乎能舒张体内所有的血管。内皮细胞受到乙酰胆碱刺激后会产生一种或多种内皮细胞源性血管舒张因子（EDRFs）[13]。现已表明，内皮细胞表面存在着包括5-羟色胺、腺苷、组胺和儿茶酚胺在内的多种激动剂的受体（图16-6）。外周的 NO 是第一种已被确认的EDRF（参见第104章）。当内皮细胞受损，如粥样硬化时，EDRF 的生成减少，血管收缩。这一变化解释了为何当患者血管受损或患病时其反应不同。

对 NO 的生物学作用的理解是认识许多重要生理功能的基础（参见第104章）[14]。内皮细胞还通过NO 以外的途径来调节循环。内皮细胞可代谢多种血管活性胺，将血管紧张素 I 转化为血管紧张素 II，分泌前列环素和内皮缩血管肽 1（ET-1）。NO、ET-1 和前列环素是血管内皮释放的局部激素，影响其周围

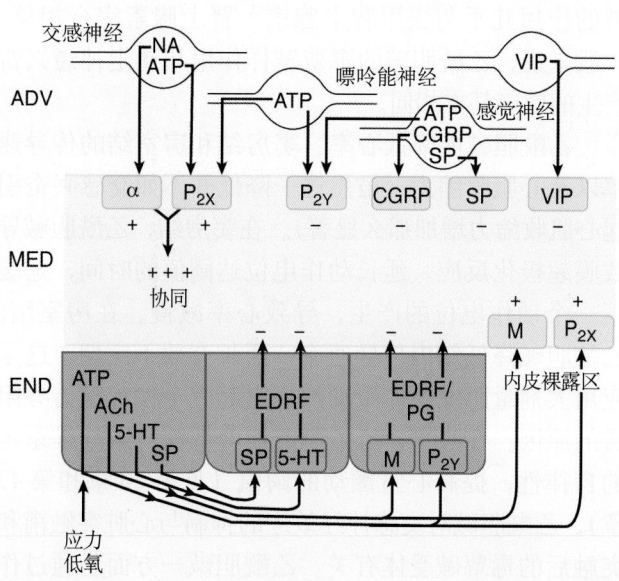

图 16-6 内皮相关性血管张力调节机制可能的模式。外膜（ADV）的神经释放去甲肾上腺素（NA）、腺苷三磷酸（ATP）、降钙素基因相关肽（CGRP）、P 物质（SP）和血管活性肠肽（VIP），作用于中间层（MED）各自相应的受体，引起血管收缩或舒张。剪应力或低氧刺激内皮细胞（END）释放 ATP、乙酰胆碱（ACh）、5-羟色胺（5-HT）和 SP，这些物质作用于位于内皮细胞上的相应受体，引起内皮细胞源性血管舒张因子（EDRF）或前列腺素（PG）的释放，这两种物质作用于血管平滑肌导致血管舒张。缺乏内皮细胞的区域，平滑肌上的受体可能引起相反的效应。α，去甲肾上腺素受体；M，毒蕈碱受体；P_{2X}，P_{2X} 嘌呤受体，P_{2Y}，P_{2Y} 嘌呤受体 *(From Lincoln J, Burnstock G: Neural-endothelial interactions in control of local blood flow. In Warren J, editor: The endothelium: an introduction to current research. New York, 1990, Wiley-Liss, p 21.)*

的内环境。前列环素和 NO 舒张血管平滑肌，而在管腔，通过单独或协同作用防止血小板聚集于内皮细胞表面。

NO、前列环素和 ET-1 调控循环的主要方式为局部释放。前列环素系统可能是内皮细胞损伤时的一种补充系统，可加强 NO 系统的作用。两种血管舒张物质共同作用具有很强的抗血管内血栓形成的能力。创伤反应（如血管外伤）可使局部生成 ET-1，减少出血。目前认为，许多疾病状态，包括感染性休克、肺动脉高压和肾衰竭时，这些局部激素的长期作用可能具有重要意义[15-16]。关于 NO 的更多生理学的内容，请查阅第104章。

药 理 学

肾上腺素能神经药理学

去甲肾上腺素的合成

去甲肾上腺素合成的基本原料是酪氨酸，酪氨酸被主动转运至交感神经节后纤维的末端囊泡内（图16-7）。酪氨酸由苯丙氨酸合成。休克时大量摄入去甲肾上腺素前体物质可能有助于通过交感神经系统的活动来维持灌注压。

酪氨酸转化为去甲肾上腺素和肾上腺素（在肾上腺髓质）需要一系列的反应。第一步与去甲肾上腺素生物合成的限速酶——酪氨酸羟化酶（TH）有关。去甲肾上腺素水平升高抑制 TH 的活性，水平降低可增强该酶的活性。在交感神经系统兴奋期间，增加酪氨酸的摄入可增加去甲肾上腺素的合成。通过磷酸化会改变 TH 的活性。在蝶啶辅因子和氧分子存在的条件下 TH 才能发挥其活性。当氧分子显著减少时，可明显降低去甲肾上腺素的合成，导致意识状态的改变。对 TH 的急性调控主要是改变酶的活性，而慢性刺激可通过合成新酶来提高 TH 的含量。酪氨酸在 TH 的作用下转化为多巴，多巴在芳香氨基酸脱羧酶（多巴脱羧酶）的催化下生成多巴胺，多巴脱羧酶对底物的选择性不高。

多巴胺在某些细胞中可作为神经递质，但大多数多巴胺在囊泡内的多巴胺 β-羟化酶（DβH）的催化下发生 β-羟化，转化为去甲肾上腺素。在肾上腺髓质和脑内某些区域，苯基乙醇胺-N-甲基转移酶（PNMT）可将85% 的去甲肾上腺素甲基化为肾上腺素。肾上腺皮质生成的糖皮质激素经过髓质时可激活此酶，因此应激反应引起的类固醇的释放可使肾上腺素的生成增加。这种局部循环可放大糖皮质激素的释放效应[17]。

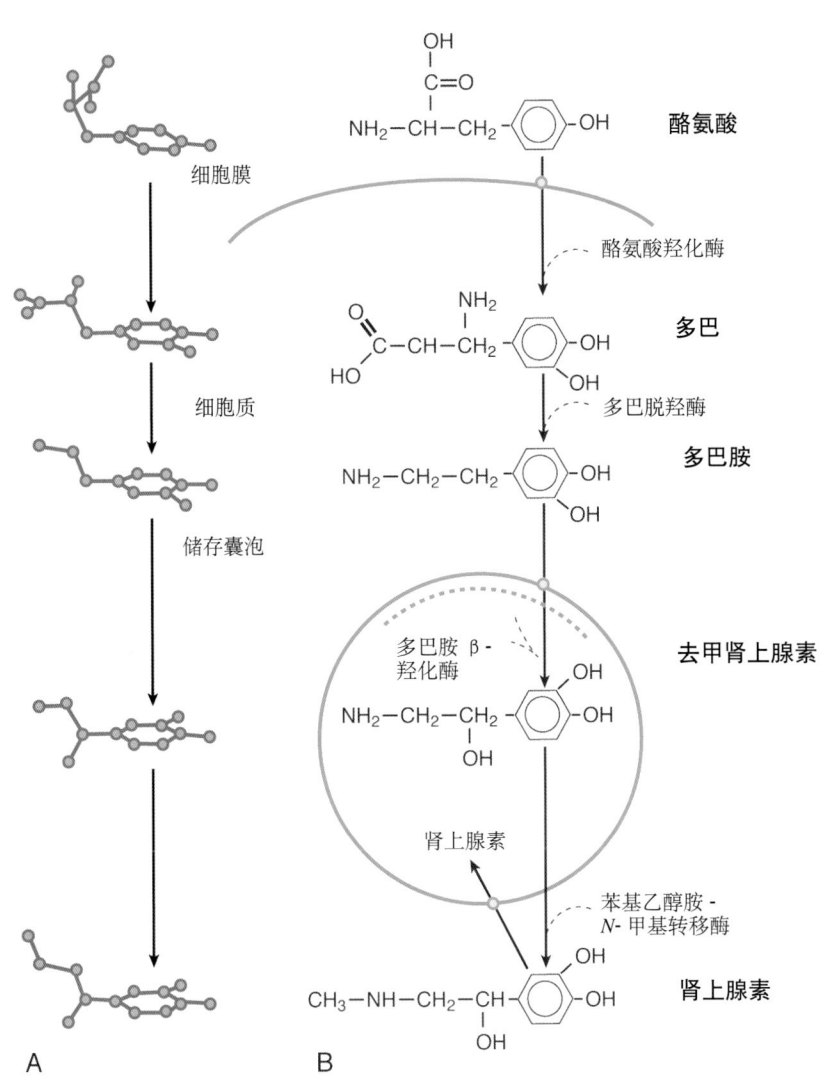

酪氨酸

酪氨酸羟化酶

多巴

多巴脱羟酶

多巴胺

多巴胺 β-羟化酶

去甲肾上腺素

肾上腺素

苯基乙醇胺-N-甲基转移酶

肾上腺素

细胞膜

细胞质

储存囊泡

A

B

图 16-7　去甲肾上腺素和肾上腺素在交感神经末梢（和肾上腺髓质）的生物合成。A. 分子透视图；B. 酶催化过程 (From Tollenaeré JP: Atlas of the three-dimensional structure of drugs. Amsterdam, 1979, Elsevier North-Holland, as modified by Vanhoutte PM: Adrenergic neuroeffector interaction in the blood vessel wall, Fed Proc 37:181, 1978.)

去甲肾上腺素的储存

去甲肾上腺素储存在具有致密核的大囊泡中。电子显微镜证实，这些囊泡的致密核不只有去甲肾上腺素，还包含其他结合蛋白。囊泡内也包含有 Ca^{2+}、多种肽和 ATP。根据生理刺激的性质和频率的不同，选择性释放的 ATP 可通过嘌呤受体产生即刻的突触后效应，但去甲肾上腺素是交感神经末梢的主要神经递质。

突触囊泡为异质性，且存在于特定的功能区域。现已证明囊泡群存在活跃的循环使用，同时证明，在强烈刺激时储备的囊泡群才运动并释放神经递质。从功能上而言，储存在囊泡中的去甲肾上腺素约有 10% 可以被释放。一般而言，每次去极化反应导致 1% 的去甲肾上腺素释放，提示其具有很强的功能储备能力。

去甲肾上腺素的释放

囊泡的内容物进入突触间隙有几种不同的过程。

胞吐作用是递质释放的主要方式。钙离子内流介导囊泡锚定、融合、内容物的释放及胞吞（在胞吞过程中，囊泡膜和蛋白被循环利用）（图 16-8）。在神经刺激作用下，囊泡将其内容物全部排空。囊泡释放在生物学上并不是随机的，而是高度分化的过程。胞吐作用在种属之间具有高度保守性，表明其具有重要的生物学意义。血管紧张素 II、前列环素和组胺可促进囊泡释放，而乙酰胆碱和前列腺素 E 抑制其释放。关于神经递质释放方面的进一步讨论详见第 28 章。

虽然肾上腺髓质的嗜铬细胞能合成肾上腺素和去甲肾上腺素，但两种物质由不同的嗜铬细胞亚群储存和分泌。含有肾上腺素和去甲肾上腺素的细胞药理学特性不同，且根据刺激性质的不同引起不同的嗜铬细胞亚群释放。烟碱受体激动剂或去极化剂引起去甲肾上腺素的优先释放，而组胺主要引起肾上腺素的释放[18-20]。蛋白激酶 C 在调节含去甲肾上腺素的嗜铬细胞分泌儿茶酚胺方面有重要的作用[21]。

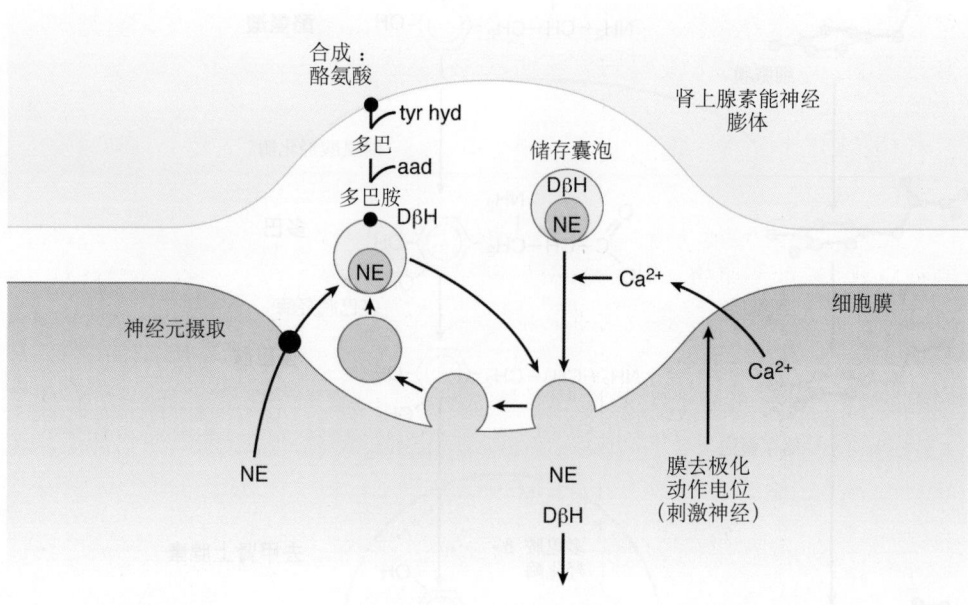

图 16-8 去甲肾上腺素在交感神经末梢部位的释放和再摄取。aad，芳香 L- 氨基脱羧酶；DβH，多巴胺 β- 羟化酶；NE，去甲肾上腺素；tyr hyd，酪氨酸羟化酶 *(From Vanhoutte PM: Adrenergic neuroeffector interaction in the blood vessel wall, Fed Proc 37:181, 1978, as modified by Shepherd J, Vanhoutte P: Neurohumoral regulation. In Shepherd S, Vanhoutte P, editors: The human cardiovascular system: facts and concepts. New York, 1979, Raven, p 107.)*

灭活

　　大部分释放出的去甲肾上腺素在突触间隙通过胺机制（即摄取 1 机制）或非神经组织（即摄取 2 机制）被快速移出。摄取 1 机制在灭活释放出的去甲肾上腺素的过程中最先被启动并占主导地位。大部分释放出的去甲肾上腺素被转运至储存囊泡中以循环利用。突触囊泡对神经递质的摄取受跨突触囊泡膜的电化学质子梯度的驱动。空泡的质子泵是一个大的异质低聚体复合物，含有 8 ~ 9 个不同的亚单位。未被摄取的少量去甲肾上腺素被单胺氧化酶（MAO）代谢，此酶具有几种器官特异性的亚型。

　　自 1991 年被分离并克隆后，有关人类去甲肾上腺素转运体的研究有了很大进展[22-23]。这种结合蛋白根据其药理学特性被认为是可卡因结合位点，尽管三环类抗抑郁药（如地昔帕明和去甲替林）也是潜在的拮抗剂。

　　摄取的去甲肾上腺素进入神经膨体，再转运至储存囊泡，此过程虽然高效但并不只限于对神经递质的摄取。一些化学结构与去甲肾上腺素相近的化合物也可通过此机制进入神经元，从而可能导致神经递质被耗竭。这些伪神经递质具有重要的临床意义。此外，一些能阻断囊泡或突触末端摄取的药物可加强儿茶酚胺的作用（即更多的去甲肾上腺素与受体结合）。这些药物包括可卡因和三环类抗抑郁药（表 16-5）。

　　在不同的组织中摄取 1 系统的活性差别很大。由于解剖学的原因，外周血管几乎不能摄取去甲肾上腺

素，因此，外周血管需要很快的去甲肾上腺素合成速率来调整血管张力。心脏的再摄取速率最高。改变生物合成或储存的药物或疾病状态（如甲基多巴能降低储存）对血压的影响显著，而影响再摄取的药物更易于诱发心率和心律的改变。

　　一般来说，一次肺循环中肺可清除 25% 的去甲肾上腺素，但不摄取肾上腺素和多巴胺。肺摄取去甲

表 16-5　直接和间接拟交感神经药对比

	药物引起的效应器官反应	
预处理	直接拟交感神经药（如肾上腺素）：作用于受体	间接拟交感神经药（如酪胺）：经摄取 1 机制摄取后引起 NE 释放
去神经支配 　失去摄取 1 机制的位点 　受体上调	增加	减弱
利血平 　阻断囊泡摄取 　耗竭 NE 　可能导致上调	轻度增加	减弱
可卡因 　阻断摄取 1 机制 　耗竭 NE	增加	减弱

Adapted from Minneman KP: Drugs affecting the sympathetic nervous system. In Minneman K, Wecker L, editors: Brody's human pharmacology: molecular to clinical, ed 4. Philadelphia, 2005, Mosby, p 125.
NE，去甲肾上腺素

肾上腺素是钠依赖性的易化转运过程，主要发生在前毛细血管、后毛细血管及肺静脉的内皮细胞。神经末梢有显著的摄取作用。原发性和继发性肺动脉高压使肺摄取减弱，目前推测是肺血管壁增厚的结果。虽然肺血管内皮细胞摄取的功能意义尚不清楚，但对血管活性较强物质的摄取表明肺内皮细胞具有保护左心的功能。

充血性心力衰竭（CHF）患者常存在 ANS 紊乱。急性应激导致的心肌病（Tako-Tsubo 心肌病，又称应激性心肌病）与异常的交感活动有关[24]。慢性心力衰竭时，心脏儿茶酚胺耗竭，对去甲肾上腺素的再摄取减少[25]。持续的交感兴奋导致神经元释放去甲肾上腺素增加[26]。即使在心力衰竭终末期等候心脏移植的患者中，心脏的去甲肾上腺素外流速率的变化也很大，但某些研究提示，与传统心血管指数相比，血浆儿茶酚胺水平升高能更好地预示不良预后[27-28]。由于 CHF 患者儿茶酚胺释放受损，作为体循环阻力降低的代偿反应，肾素 - 血管紧张素系统被激活。这些因素的综合作用使肾上腺素能神经活性增加，β 受体敏感性降低，去甲肾上腺素储备耗竭，导致心脏收缩力降低[29-30]。

代谢

在储存和再摄取的过程中，少量未被神经末梢摄取而进入循环系统的去甲肾上腺素被血液、肝或肾中的 MAO 和儿茶酚胺 -O- 甲基转移酶（COMT）共同或单独灭活（图 16-9）。

由肾上腺髓质释放的肾上腺素也由上述酶灭活。灭活后最终的代谢产物是香草扁桃酸（VMA）。由于清除迅速，去甲肾上腺素（和大多数生物胺）在血浆中的半衰期非常短，小于 1min。由于其半衰期短，使用这些药物时应持续输注。基于同样的原因，儿茶酚胺产生量的测量应测量其代谢产物而不是其本身。例如，当筛查产生去甲肾上腺素的嗜铬细胞瘤时，通常测量其血浆中游离甲氧基肾上腺素[31]。

抑制 MAO 对患者交感神经功能产生很大影响。患者对 MAO 抑制剂（MAOIs）通常耐受性较好，但患者稳定的状态掩盖了其胺类代谢严重改变的事实。其在临床上重要的、危及生命的药物相互作用将在"药物与自主神经系统"部分中讨论。

另一些化合物可被分解酶代谢，产生伪神经递质。酪胺虽然无治疗意义，但被作为工具药物用于研究。酪胺存在于多种食物中（特别是在长时间存放的乳酪和葡萄酒中），也可由酪氨酸合成。酪胺通过摄取 1 机制进入交感神经末梢，将去甲肾上腺素从囊泡内置换入细胞质。去甲肾上腺素从细胞质内渗漏出来，是酪胺引起交感兴奋效应的原因，但会出现继发效应。在囊泡内，酪胺被 DβH 转化为章胺，最后作为伪神经递质代替去甲肾上腺素释放，因其活性只有去甲肾上腺素的 10%，所以不能产生同等的效应。

肾上腺素能受体

最初，α 肾上腺素受体从 β 肾上腺素受体中被区

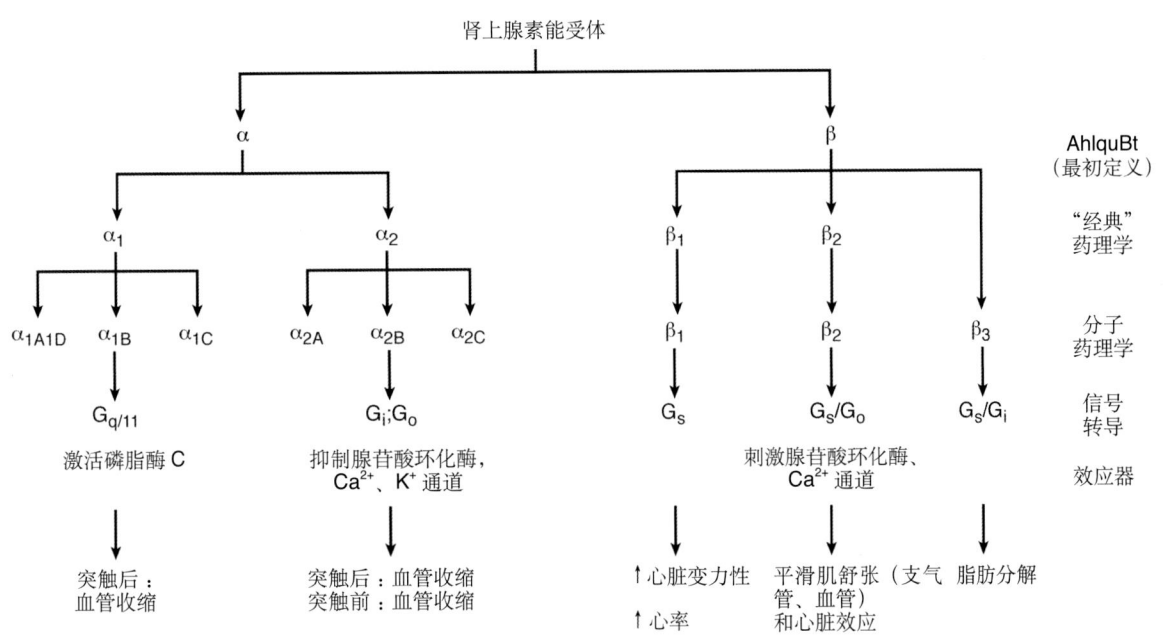

图 16-9　肾上腺素能受体的分类

表 16-6　α 受体和 β 受体的分布

受体	分布	反应	激动剂	拮抗剂
α_1	平滑肌	收缩	去氧肾上腺素	哌唑嗪
α_2	突触前	抑制去甲肾上腺素释放	可乐定	育亨宾
			右美托咪定	
β_1	心脏	变力	多巴酚丁胺	美托洛尔
		变时		
β_2	平滑肌	舒张	特布他林	
		松弛		

分出来主要是由于前者对去甲肾上腺素和肾上腺素产生的效应远远超过对异丙肾上腺素的反应。α 和 β 受体拮抗剂研究的进展进一步证明了独立的 α 受体的存在。传统上，肾上腺素能受体被分为 α 和 β 肾上腺素能受体；近年来根据对特定药物的反应的不同，又将其分为 α_1、α_2、β_1 和 β_2 肾上腺素能受体。随着分子生物学技术的进步，肾上腺素能受体的分类演变为 3 种主要亚型和 9 种次亚型（图 16-9）[32]。表 16-6 描述了 α_1、α_2、β_1 和 β_2 肾上腺素能受体的分布、效应、代表性的激动剂和 α_1、α_2、β_1、β_2 受体拮抗剂。

α 肾上腺素能受体　功能及亲和力的测定和分子生物学方法均证实，α 肾上腺素能受体有不同的亚型[33]。α_1 受体又分为 $\alpha_{1a/d}$、α_{1b} 和 α_{1c} 受体。几种 α_2 同工受体（α_{2a}、α_{2b} 和 α_{2c}）也被分离出来。α_2 受体可在突触前膜甚至在非神经组织中表达。α_2 受体存在于外周神经系统、中枢神经系统及多种组织器官，包括血小板、肝、胰腺、肾和眼，并已证实其具有特殊的生理功能[34]。在人类脊髓中主要存在的 α_2 受体为 α_{2a} 亚型[32, 35]。这表明哺乳动物的基因组中包含有两套至少三种基因编码的 α 受体。α_2 受体的基因编码定位于 2、4 和 10 染色体上。对受体亚型的分类不仅仅是理论上的需要[36]，引起 α_{2c} 突触前功能降低和 β_1 受体亲和力增强的点突变可引起肾上腺素能的反应过度，并易引发 CHF[37]。

氨基酸序列对比显示，α 受体属于具有 7 个跨膜片段的基因超家族的成员，由 G 蛋白介导这一基因超家族的信号转导功能。175 个氨基酸组成的核心形成了不同家族成员共同的高度保守的 7 个跨膜片段。虽然不同的信号转导机制表明受体亚型具有精确的调控作用和重要的生理意义，但还不能完全解释其受体亚型的多样性。在不同的物种，α 受体亚型具有相当大的变异性，这一点具有重要意义[38]。

突触前膜和突触后膜都有受体存在。突触前受体可以是异源受体或自身受体。自身受体是指能对自身神经末梢释放的神经递质发生反应并发挥反馈调节作用的突触前膜受体。异源受体是指能对特殊神经末梢释放的除神经递质以外的物质发生反应的突触前受体。这种调节在整个神经系统都存在，但对交感神经系统尤为重要[39]。

α_2 受体在已经确认的几种突触前受体中可能最具有临床意义。突触前 α_2 受体通过负反馈机制调节去甲肾上腺素和 ATP 的释放[40]。去甲肾上腺素激活 α_2 受体后，可抑制神经刺激所诱发的去甲肾上腺素的释放。同样的抑制机制也见于在 ANS 中乙酰胆碱与其突触前膜受体的结合。配体研究揭示，在人类大脑，特别是在大脑皮质和髓质具有高密度的 α_2 受体[41]，这种分布解释了 α_2 受体激动剂引起心动过缓和低血压的原因。

β 肾上腺素能受体　与 α 受体相似，β 受体是具有 7 个跨膜单环结构的蛋白超家族。这些跨膜区被标记为 $M_1 \sim M_7$。拮抗剂有特定的结合区域，而激动剂广泛地与跨膜疏水区结合（图 16-10）。受体的细胞外部分以氨基结尾，细胞内的羧基末端是磷酸化的部位。在这些细胞质区域，有与 G 蛋白和包括 β 肾上腺素能受体激酶在内的激酶相互作用的位点。β 受体与毒蕈碱受体而非烟碱受体在机械及结构上具有相似性，尤其是在跨膜部分。

β 受体可进一步分为 β_1、β_2 和 β_3 亚型，所有这些亚型都可调节 G 蛋白并通过腺苷酸环化酶增加环腺苷酸（cAMP）[42]。传统认为，β_1 受体只分布于心脏，而 β_2 受体只分布于血管和支气管平滑肌。但目前认为，β_2 受体在人类心脏有广泛的分布，在心室约占 β 受体总数的 15%，而在心房可达 30% ～ 40%[43]。β_2 受体的存在有助于出现疾病时机体的代偿。当慢性儿茶酚胺刺激和 CHF 导致 β₁ 受体下调时，可通过 β₂ 受体保持对儿茶酚胺的反应[44]。即使在充血性心肌病的终末期，β₂ 受体的数目也不会产生很大变化[45]。除了正性变力作用外，人类心房的 β₂ 受体还参与心率的调节。人类心脏生成 cAMP 主要是由 β₂ 受体介导，而非人们所认为的 β₂ 受体[45]。仅在脂肪细胞上表达的 β₃ 受体提示了对肥胖的新的治疗方案[46]。β₃ 受体的多态性与肥胖相关，而且与糖尿病的发展有潜在的联系[47-49]。β₂ 受体的点突变与 β 受体的下调受抑和哮

喘的夜间发作有关[50-51]。

多巴胺受体

多巴胺作为去甲肾上腺素合成的中间产物存在，内源性多巴胺可表现出 α 和 β 肾上腺素能效应（依据使用剂量而定）。Goldberg 和 Rajfer[52] 证明，在已被克隆出来的 5 种多巴胺受体中，最重要的是 1 型多巴胺受体（DA₁）和 2 型多巴胺受体（DA₂），二者的生理特性明显不同（图 16-11）。DA₁ 受体为突触后受体，

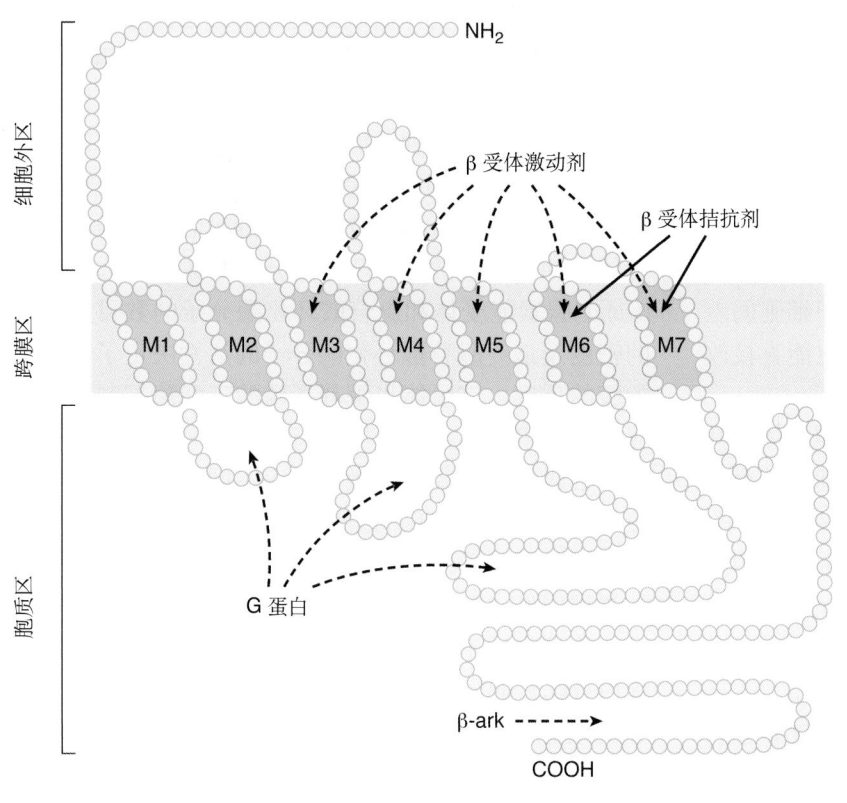

图 16-10 经典 G 蛋白偶联的 β 肾上腺素能受体的分子结构。注意三个区域。跨膜区作用类似配体结合袋，胞质区与 G 蛋白和激酶［如 β 肾上腺素能受体激酶（β-ark）］相互作用，后者能使受体磷酸化并脱敏。COOH，羧基，NH2，氨基 *(From Opie L: Receptors and signal transduction. In Opie LH, editor: Heart physiology: from cell to circulation, ed 4. Philadelphia, 2004, Lippincott Williams & Wilkins, 2004, p 194.)*

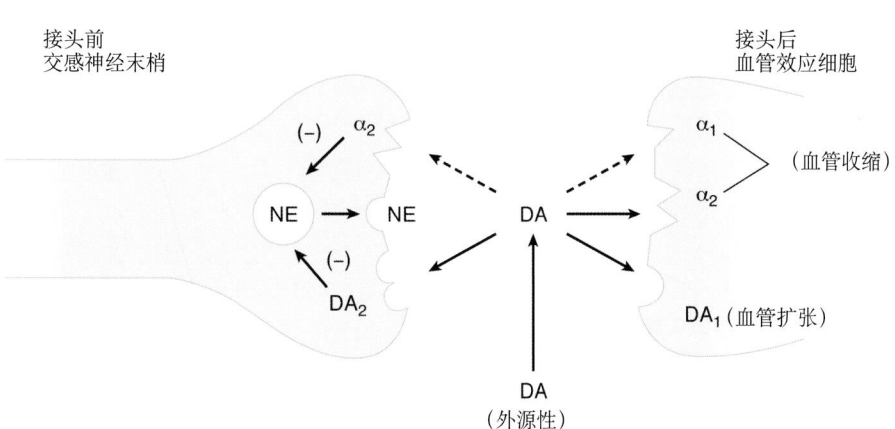

图 16-11 神经节后血管效应细胞上多巴胺 1 型（DA₁）受体、α₁ 和 α₂ 肾上腺素能受体以及交感神经节前末梢上 DA₂ 受体和 α₂ 肾上腺素能受体的定位。当给予多巴胺时，激动 DA₁ 受体导致血管扩张，而激动 DA₂ 受体能抑制（－）储存颗粒释放去甲肾上腺素（NE）。较大剂量的多巴胺激动节后效应细胞上的 α₁、α₂ 肾上腺素能受体，引起血管收缩；激动交感神经节前末梢上的 α₂ 肾上腺素能受体，抑制 NE 释放。交感神经节前末梢释放的 NE 也作用于 α₁ 和 α₂ 肾上腺素能受体 *(From Goldberg LI, Rajfer SI: Dopamine receptors: applications in clinical cardiology, Circulation 72:245, 1985.)*

分布于肾、肠系膜、脾和冠状血管平滑肌，通过刺激腺苷酸环化酶增加 cAMP 的产生而引起血管舒张，其对肾动脉的血管舒张作用最强。由于有以上作用，尤其是对肾血流的再分布效应，多巴胺广泛应用于临床。另外，肾小管的 DA_1 受体通过 Na^+-K^+-ATP 酶和 Na^+-H^+ 交换调节尿钠排泄[52-55]。DA_2 受体为突触前受体，可能具有抑制去甲肾上腺素和乙酰胆碱释放的作用。中枢也存在 DA_2 受体，可介导恶心和呕吐反应。氟哌利多的止吐作用可能与其对 DA_2 活性的影响有关。

GTP 偶联的调节蛋白（G 蛋白）

肾上腺素能受体激动后，细胞外信号传入细胞内的过程称为信号传导。在此过程中，α_1 和 β 受体与 G 蛋白偶联。G 蛋白被激活后介导细胞内第二信使的合成和激活（图 16-12）。激活的第二信使在细胞质内扩散，并激发酶级联反应。第一信使→受体→G 蛋白→效应器→第二信使→酶级联反应这一过程在很多细胞中存在。这种可发挥不同作用的物质在不同细胞间差异很大[56]。G 蛋白分布于细胞膜内表面，也能直接改变跨膜离子通道的活性。

G 蛋白是由 α、β、γ 三个亚基构成的异构体。其中 β 和 γ 亚基构成稳定的复合物，而 α 亚基与复合物处于可逆的结合状态。β 和 γ 亚基在结构上变异很小，而目前已知 α 亚基有 20 个亚型。结合的 α 亚基的结构决定了 G 蛋白的功能。α 亚基目前被分为 α_s、α_i、α_q 和 α_{12} 四类，相应地，G 蛋白复合物根据与 $\beta\gamma$ 复合物结合的 α 亚基被命名为 G_s、G_i、G_q 和 G_o[57]。

每一类肾上腺素能受体与相应的 G 蛋白亚家族相偶联，并与不同的效应器相联系。α_1、α_2、和 β 受体分别与 G_q、G_i 和 G_s 相耦联，并相应激活磷脂酶 C（α_1）、抑制腺苷酸环化酶（α_2）和兴奋腺苷酸环化酶

（β）（图 16-9）。在静息状态下，G 蛋白与鸟苷二磷酸（GDP）相结合，并不与受体接触。当受体被第一信使激活后，刺激 G 蛋白释放 GDP，且其 α 亚单位与 GTP 结合，G 蛋白被激活。与 GTP 结合的 G 蛋白被分为 α-GTP 结构和 $\beta\gamma$ 亚单位两个部分。分离的 α 亚单位结合效应器并使其激活，随后与其结合的 GTP 转化为 GDP，恢复静息态。$\beta\gamma$ 亚单位再次与 α 亚单位结合，重新组成处于静息态的、位于细胞膜内表面的 G 蛋白。

β 受体激活，兴奋 G 蛋白后，增加腺苷酸环化酶的活性和 cAMP 的生成。肾上腺素或去甲肾上腺素与 β 肾上腺素能受体极短时间的结合也会导致细胞内 cAMP 水平急剧升高（数分钟内可较基础值升高 400 倍）。cAMP 生成增多可激活蛋白激酶，使靶蛋白磷酸化，引发细胞内各种功能的变化，实现了受体对效应器功能的调节。刺激 α_2 受体可导致 G_i 抑制腺苷酸环化酶。G 蛋白数量相对较多，使得在信号转导阶段的受体激动作用被放大。G 蛋白分子的数目远远超过了 β 肾上腺素能受体和腺苷酸环化酶分子的数目。受体的密度及最终腺苷酸环化酶分子的活性决定了对儿茶酚胺的反应，这可能也解释了磷酸二酯酶抑制剂的效应机制[58-59]。

心肌细胞对受体刺激的反应不同，依赖于第一信使的种类。两种相反的效应——收缩性降低和收缩性增加都是通过受体→G 蛋白→效应器→酶级联反应这一过程引发，只是在发挥不同效应时，这一过程所涉及的化学物质不同[60]。去甲肾上腺素作用于兴奋性 G 蛋白（G_s）的 α 亚单位，使腺苷酸环化酶激活，导致心肌细胞收缩性增强，并且 G 蛋白的 α 亚单位可介导钾离子通道开放，使钾离子外流。当乙酰胆碱作为第一信使时，可作用于相应受体，激活抑制性蛋白 G_i 或 G_o，使收缩性减弱。临床上重要的心率变异性可通

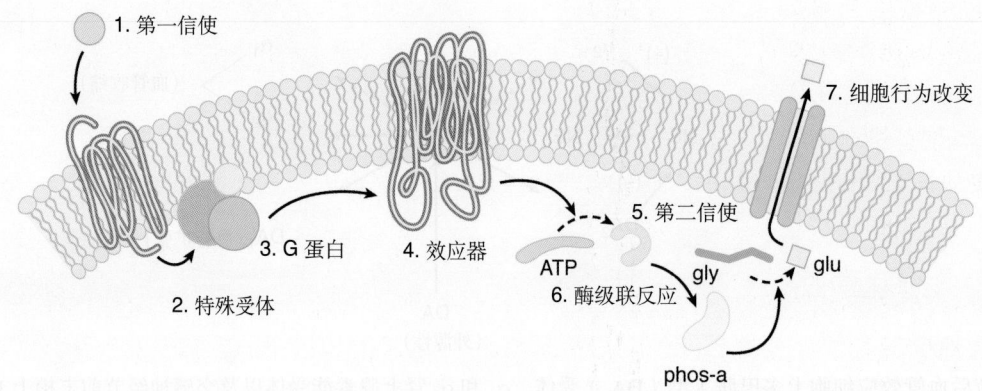

1. 第一信使
2. 特殊受体
3. G 蛋白
4. 效应器
5. 第二信使
6. 酶级联反应
7. 细胞行为改变

图 16-12　在肝细胞内，由肾上腺素刺激引起的糖原分解可以显示出 G 蛋白在细胞功能方面的作用。第一信使（肾上腺素）通过与其特殊受体结合，刺激 G 蛋白（这个例子中是 G_s）以活化腺苷酸环化酶。腺苷酸环化酶使腺苷三磷酸（ATP）转化为环腺苷酸，即第二信使，后者又可引发一个瀑布式级联反应，从而刺激磷酸化酶（phos-a），使糖原（gly）转化为葡萄糖（glu），生成的葡萄糖由细胞排出 *(From Linder ME, Gilman AG: G Proteins, Sci Am 267:56, 1992.)*

过 G_s 和 G_o 的激活来解释。G_o 引起的膜电流强度大于 G_s，这可解释一种临床现象，即当存在交感刺激时，迷走神经抑制心率的作用仍占主导，这种现象可见于未接受术前用药的患者[60]。

上调和下调

β 肾上腺素能受体并不是固定的，突触间隙和胞质内与去甲肾上腺素产生反应的 β 肾上腺素能受体的数量变化很大。β 受体的这种变化出现非常迅速，去神经或肾上腺素能阻滞的 30min 内，其受体数目即增加。这种上调可以解释突然停止使用 β 受体阻滞剂后会出现反跳性心动过速，并增加心肌梗死和心肌缺血的发生率的现象。许多慢性改变，如静脉曲张[61]或衰老，可减少肾上腺素能受体的数目或降低其全身反应性。

在临床及细胞水平，即使持续应用肾上腺素能激动剂，各种激素和神经递质所引发的反应还是会迅速减弱[62]，这种现象被称为脱敏，已通过细胞膜 β 肾上腺素能受体刺激 cAMP 升高的方法对这种现象进行了较深入的研究。目前推测，脱敏的机制包括：解偶联（如磷酸化）、隔离和下调。导致 β 肾上腺素能受体快速钝化的分子机制不是受体的内化，而是 β 受体与兴奋性 G_s 蛋白解偶联，结果导致 β 受体自身功能改变。激动剂诱发的脱敏效应与两类丝氨酸 - 苏氨酸激酶介导的 G 蛋白偶联受体的磷酸化有关。一类引起受体特异性或同源性脱敏；而另一类通过第二信使依赖性激酶，引起细胞的反应整体性降低，即异源性脱敏。最终，抑制性的拘留蛋白与磷酸化的受体相结合，阻断了信号转导而引起脱敏。因为酶的磷酸化只发生在激活状态，因此在受体脱敏时，如在 CHF 或心肺转流等情况下，短时间给予 β 受体阻滞剂可使受体"休息休息"[63]。隔离的功能性 β 肾上腺素能受体因去磷酸化或再利用偶尔会恢复。有证据表明，拘留蛋白通过信号转导的解偶联和参与受体的内化过程导致受体脱敏[64-65]。由于受体隔离后不需要蛋白质合成，受体的数目可发生迅速变化。

下调可能与这种快速机制不同，因为下调发生在持续暴露在激动剂数小时后（如慢性应激或 CHF），并且受体会被破坏。在恢复到基础水平前，必须有新的受体合成。

慢性 CHF 是研究受体耐受和下调最重要的也是最佳的一种病理生理状态（见第 20 章）。最初观察到，为应对血浆中儿茶酚胺水平的升高，心力衰竭终末期患者的心脏 β 受体的密度显著下降。这个发现揭示了有此症状的患者使用外源性 β 受体激动剂效果不佳的原因。由于人类心室同时存在 $β_1$ 和 $β_2$ 受体[66]，

Bristow 及其同事利用放射配体技术证明，CHF 仅降低人类心室 $β_1$ 受体的密度，而对 $β_2$ 受体的密度无影响。在衰竭的心脏，异丙肾上腺素的正性变力作用 60% 是通过激动 $β_2$ 受体实现的，而在未衰竭的心脏，$β_2$ 受体的作用仅占 40%[67]。

甲状腺功能引起肾上腺素能受体密度的改变。甲状腺功能亢进增加受体密度，甲状腺功能减退降低受体密度。因此，临床使用 β 受体阻滞剂是控制甲状腺功能亢进的重要急性治疗手段。有证据表明，糖皮质激素会降低受体密度。因此，机体对交感神经激动剂可发生不同的反应，这取决于病理状态和环境。甲状腺素和酪氨酸的结构相似，提示假性神经递质可能起重要作用（参见第 84 章和第 85 章）[68]。

胆碱能神经药理学

乙酰胆碱的合成

根据已知的神经肌肉接头处胆碱能传递的详细的电生理信息，可得出许多有关胆碱能的药理学假设。有关胆碱合成和代谢的化学作用详见第 18 章。

胆碱能受体

传统上，胆碱能受体主要分为烟碱受体和毒蕈碱受体两类。毒蕈碱类受体属于 G 蛋白偶联受体超家族，主要存在于外周内脏器官，烟碱受体多与离子通道相关，存在于交感和副交感神经节（神经亚型）以及骨骼肌神经肌肉接头处（神经和肌肉亚型）。

这两种结构和功能截然不同的受体对乙酰胆碱的反应明显不同，但刺激物本身没有特异性。特异性拮抗剂可以区分烟碱受体和毒蕈碱受体的差异。所以出现了结构 - 活性关系的问题。所有胆碱能激动剂都需要季铵基团和可通过孤电子对形成氢键的原子，两者间的距离决定激动剂是激动烟碱还是激动毒蕈碱受体。毒蕈碱受体激动剂的距离为 4.4Å，而烟碱受体激动剂的距离为 5.9Å。

神经亚型和肌肉亚型的烟碱受体分别位于神经节和运动终板。非去极化型肌松剂阻滞神经节、颈动脉体[69]和神经肌肉接头处的神经型烟碱受体（参见第 18 章）[70]，而六烃季铵则作用于神经节的受体。

有证据表明，神经节处的烟碱受体比神经肌接头处的受体对麻醉的敏感性强得多[71]。

关于神经节和运动终板的烟碱受体详见 18 章。简言之，受体是由五聚体膜蛋白构成的非选择性的阳离子通道，包括两个 α 单位（每个 40kDa）及 β、ε、δ 单位各一个。这五个亚单位围绕每一个离子通道，该

通道允许钠离子或钙离子流入或钾离子流出细胞。每类离子拥有其独特的通道。为开放通道，乙酰胆碱必须占据两个 α 亚单位上的受体位点。

与离子通道型受体烟碱受体相比，毒蕈碱受体与 α、β 肾上腺素能受体的同源性高于烟碱受体。与受体家族其他成员相似，毒蕈碱受体具有七个螺旋结构（即 α_2、β_1、β_2、5-羟色胺、视紫红质及视蛋白），并通过 G 蛋白进行信号转导。五种毒蕈碱受体（即从 M_1 到 M_5）的第五和第六跨膜区之间的巨大的胞质侧环中存在着结构变异性。尽管分子研究揭示有五种亚型，且其中四种药理学特性明确（即 M_1、M_2、M_3 和 M_4），但仍无选择性的拟毒蕈碱药物。M_2 型胆碱能受体为接头后受体，主要存在于内脏器官。已在许多生物物种的支气管平滑肌中测定出 M_2、M_3 受体。离体实验表明，M_3 受体介导收缩和分泌反应。使用 β 肾上腺素能受体激动剂逆转胆碱能物质引起的支气管痉挛效果不佳，可能是因为有大量的 M_2 受体存在的缘故[72]。

毒蕈碱受体具有不同的信号转导机制。奇数序列的受体亚型（如 M_1、M_3、M_5）主要通过聚磷酸肌醇的水解作用，而偶数序列的受体主要通过调节腺苷酸环化酶[73]。

当 M_3 受体激活后，G_q 蛋白可激活磷酯酶 C，进而催化磷脂酰肌醇双磷酸水解生成二酰甘油和肌醇三磷酸。毒蕈碱受体与第二信使系统（如环核苷酸或磷酸肌醇）偶联，后者再与离子通道偶联。在其他情况下，阳离子内流启动细胞反应。例如，钙离子作为信使内流，然后与其他离子结合或使其他离子通道开放。除影响离子通道外，钙离子作为信使可激活各种细胞内蛋白，改变细胞活性。心房毒蕈碱受体活化可使钾离子外流，产生细胞膜超极化，可减慢传导，使起搏速度减慢或停止。在腺体中，钙离子和（或）钠离子流入引发细胞内的各种活动，促使细胞分泌。在平滑肌细胞中这些离子内流引起收缩。

毒蕈碱受体存在于中枢和外周神经中。一个神经元可以同时拥有兴奋性和抑制性作用的两种毒蕈碱受体。对于副交感神经系统接头前自身受体的研究可能没有交感神经系统详细。突触前毒蕈碱受体可抑制节后副交感神经元释放乙酰胆碱，接头前烟碱受体则可增加其释放。

由于偶联复杂，毒蕈碱系统反应较为缓慢，在应用乙酰胆碱后反应可延迟至数秒到数分钟才出现。同样，其作用持续时间要比激动剂存在的时间长。尽管递质迅速被灭活，其激活产生的一系列细胞反应仍可持续数分钟。毒蕈碱受体可通过与 β 受体相似的机制产生激动剂依赖性磷酸化而导致受体脱敏。

自主神经系统的非肾上腺素能非胆碱能神经递质的转运

非肾上腺素能非胆碱能（NANC）的成分，如单胺、嘌呤、氨基酸和多肽是 ANS 的组成部分。通过对血管周围神经进行组织化学和免疫组织化学分析，已证明存在其他神经递质，包括 ATP、腺苷、VIP、P 物质、5-羟色胺（5-HT）、神经肽 Y（NPY）及降钙素基因相关肽（CGRP）。免疫细胞化学研究揭示，一种以上神经递质或待确认的神经递质共同存在于同一神经。最常共存于血管周围神经的神经递质如下：去甲肾上腺素、ATP、NPY 共存于交感神经元（图 16-13），乙酰胆碱、VIP 共存于副交感神经元（图 16-14），P 物质、CGRP 和 ATP 共存于感觉-运动神经元。一个神经元能够合成、储存并释放一种以上神经递质称为共同传递，许多待确认的神经递质都是通过此途径发挥作用。最初，神经递质以不同组合方式释放的多样性显得毫无规律而且令人困惑，但是有一种方式可以使这种情况清晰起来。自主神经系统表现为化学编码，即每个神经元通过释放特定组合的神经递质来执行特定的生理功能[74]。

在自主神经控制机制方面，递质共存和神经调节的概念已被接受。为证明共存于同一神经元的神经递质起协调作用，必须要证明释放后每种物质能够作用于突触后各自特定的受体并发挥效应。

有证据表明，去甲肾上腺素和 ATP 是许多血管周围交感神经的共存递质，它们从同一神经中释放出来，但分别作用于相应的 α_1 肾上腺素受体和 P_2 嘌呤受体，引起血管收缩[75-76]（图 16-13）。ATP 与 P_2 嘌呤受体结合引起电压依赖钙通道的变化来介导血管收缩[77]。血管收缩的快速启动是由嘌呤受体介导的，而去甲肾上腺素通过与 α_1 肾上腺素受体结合开放受体门控钙通道，引起血管平滑肌的持续收缩。ATP 贮存于神经膨体的囊泡中，通过胞吐作用被释放至突触间隙，并与突触后嘌呤受体结合。ATP 通过与膜结合的 ATP 酶和 5'-核苷酸酶被降解为腺苷。腺苷被突触前神经元再吸收，而 ATP 在突触前神经元再合成，并可进入囊泡，以备再次释放[78]。

嘌呤受体被分为 P_1 和 P_2 受体。P_1 受体与腺苷结合，P_2 受体与 ATP 结合。P_1 受体分为四种亚型（A_1、A_{2A}、A_{2B} 和 A_3），所有的 P_1 受体都与膜结合的 G 蛋白结合。P_2 受体分为两种亚型——P2X 和 P2Y。P2X 受体与 ATP 结合，开放配体门控离子通道；相反，P2Y 受体与 G 蛋白结合，并与相应的第二信使系统结合。P2X 受体分为 7 种亚型（$P2X_{1\sim7}$），P2Y 受体分为 8

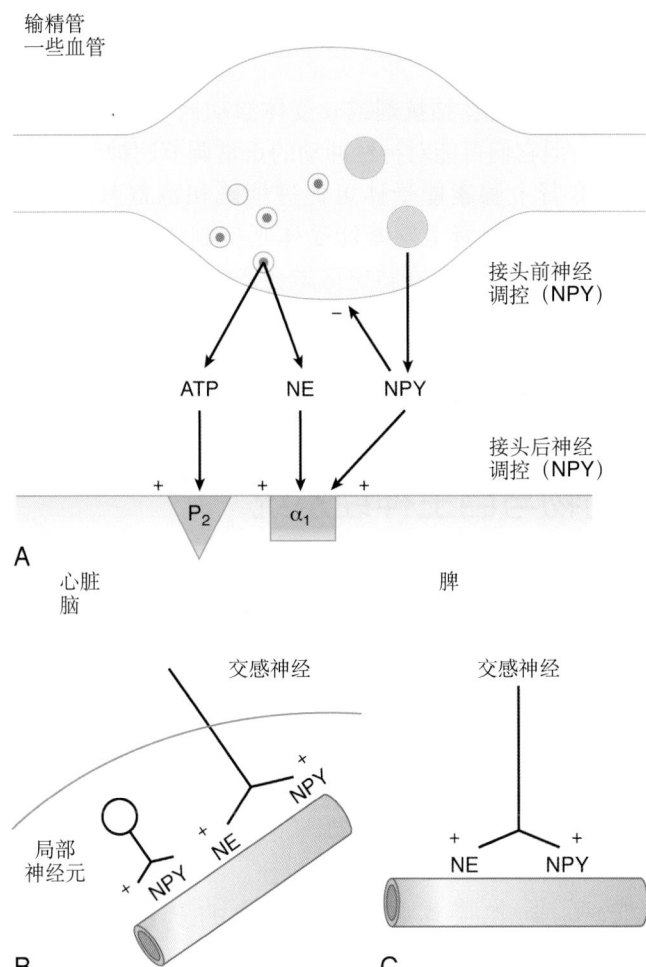

图 16-13　由交感神经膨体释放的神经肽 Y（NPY）、腺苷三磷酸（ATP）、去甲肾上腺素（NE）间不同的相互作用。A. 该示意图显示了在输精管和一些血管内，NE 和 ATP 通过 α_1 肾上腺素能受体和 P_2 嘌呤受体，协同并独立地使平滑肌收缩（+），这两种物质很可能都由小颗粒囊泡释放。B 和 C. 心和脑（B）以及脾（C）内的交感神经传递 (From Lincoln J, Burnstock G: Neural-endothelial interactions in control of local blood flow. In Warren J, editor: The endothelium: an introduction to current research. New York, 1990, Wiley-Liss, p 21.)

种亚型（$P2Y_{1, 2, 4, 6, 11, 12, 13, 14}$）。有些 P2Y 受体可优先被腺苷二磷酸而不是 ATP 活化，有些可以被嘧啶核苷（尿苷三磷酸）以及嘌呤激动剂激活。

在高血压的情况下，ATP 在神经末梢的释放会使动脉血压显著下降。ATP 和 $MgCl_2$ 的联合使用对于继发于先天性心脏病的肺动脉高压是强烈的肺动脉舒张剂。此外，ATP 还可以用于治疗缺血后肾损伤。嘌呤的共传递也可见于胃肠道，ATP（和 NO）受体的激活会抑制胃肠蠕动。

神经调质能够调节神经元之间信息传递的过程。它们可以是循环中的神经激素、局部物质和由同一神经元或附近的神经元释放的神经递质。神经调质可通过增加或减少神经传递过程中神经递质的释放量来发挥接头前调制作用，也可通过改变神经递质的效应强度或作用时程来发挥接头后调制作用。在所有已知的接头前和接头后的神经调制过程中，这些物质的作用是减弱或增强神经递质的效能。这种效应反映了自主神经 - 效应器接头空间结构的多样性 [79-80]。与神经肌肉接头不同，自主神经效应器接头处于动态的变化之中，且接头后特异性不强。胺类递质通常需跨越较长的距离才能到达效应器。由于这些化学物质半衰期很短，神经调制为加强和延长它们的生物效应存在一种生物学机制 [81]。

NPY 也可与去甲肾上腺素和 ATP 共存。虽然在一些血管中，NPY 很少或不能发挥直接的作用，但其却可作为接头前的神经调质抑制神经末梢释放去甲肾上腺素，或在接头后增强去甲肾上腺素的作用 [82-83]（图 16-13A）。在某些血管中，尤其是脾、骨骼肌、脑和冠状血管，NPY 具有直接的缩血管效应。在心脏和脑组织中，局部（非交感）神经元以 NPY 作为主要的神经递质（图 16-13B）。在脾，NPY 似乎与去甲肾上腺素一起作为递质，共存于血管周围的交感神经中（图 16-13C）[84]。刺激的频率决定哪些囊泡被动员并释放出所含的递质。

经典的神经递质如（乙酰胆碱）在许多器官的副交感神经元中与 VIP 共存，但实际上两种神经递质分别贮存于不同的囊泡内。不同的刺激频率可引起不同的递质释放，这取决于神经递质储存的位置 [85-86]。例如，在涎腺，它们可分别作用于腺泡细胞和腺体的血管（图 16-14）[76]。低频刺激可选择性引起乙酰胆碱的释放，而高频刺激可引起 VIP 释放，从而使两者发挥协同作用。接头前和接头后调节的因素已经被描述过。在许多生物学状态下，包括妊娠（见第 77 章）[87]、高血压和衰老（见第 80 章），共存递质之间的关系可能是代偿反应的重要决定性因素，可以对生理功能进行更精确的调控。此外，还有大量的不同受体可能会提供潜在的药理性干预靶点。

神经节药理学

神经节不仅仅起着细胞与附近细胞胞体之间的连接作用，还肩负着机体更复杂的功能。整合和加工作用可能有助于 ANS 做出精确的反应。神经节刺激的电生理较复杂，根据兴奋性突触后电位（EPSP）和抑制性突触后电位（IPSP），至少有四种不同的电刺激反应 [88]。

当乙酰胆碱与烟碱受体相互作用，使突触后膜快速去极化时，神经节兴奋的主要表现形式为兴奋性突触后电位（EPSP）。去极化主要由钠离子通过烟碱受

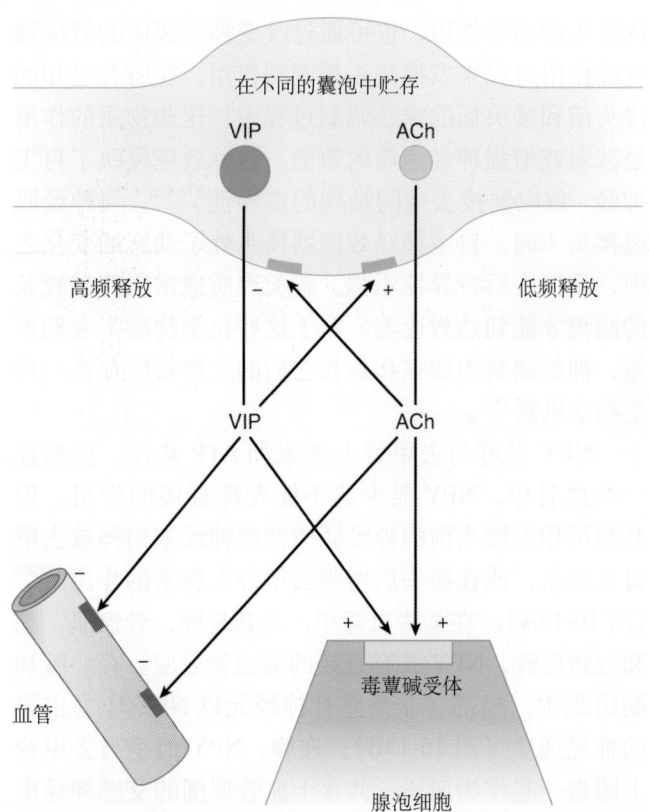

图 16-14　在支配猫唾液腺的副交感神经内，经典的神经递质乙酰胆碱（ACh）与血管活性肠肽（VIP）共存。ACh 和 VIP 分别储存于不同的小囊泡内，在受到不同频率的刺激时，它们就被分别释放，作用于腺细胞及有腺体功能的血管。通过选择性的低频冲动释放 Ach 和高频冲动释放 VIP 达到协同作用的目的。图中显示了接头前和接头后调控 *(From Burnstock G: Local mechanisms of blood flow control by perivascular nerves and endothelium, J Hypertens Suppl 8:S95, 1990.)*

体通道内流引起，可被非去极化烟碱受体阻滞剂六烃季铵所阻滞。其他通路或辅助通路被增强或抑制能引起其他的电位改变，而这些通路对经典的烟碱受体拮抗剂不敏感。

电刺激神经节引起的电位变化还存在其他通路：①慢速 EPSP；②迟慢 EPSP；③ IPSP。

自主神经节传导可被两类药物所激动：烟碱类激动剂和毒蕈碱类激动剂。烟碱类激动剂先产生快速的兴奋效应，类似起始的 EPSP，可被经典的非去极化神经节阻断药物所阻断。而毒蕈碱类激动剂延迟兴奋效应的发生，其作用可被阿托品所阻断。

烟碱受体被阻断或其传导被抑制是神经节的传导被阻断的主要形式。有两类药物可阻断神经节的传导。第一类代表药物是烟碱，先激动受体，然后发挥神经节传导阻滞作用，表现为持续性去极化；第二类药物不引起神经节兴奋或神经节电位改变，包括六烃季铵、曲美芬和美卡拉明。曲美芬在神经节与乙酰胆碱竞争胆碱能受体，六烃季铵可阻断开放的通道。无论

哪种机制，都能抑制 EPSP 的出现，并阻断神经节的传导。

毒蕈碱受体拮抗剂或 α 受体激动剂不能完全阻断传导，但它们可能对神经冲动的正常调节起抑制作用。刺激 β 肾上腺素能受体可促进烟碱和毒蕈碱受体传导，而刺激 α 肾上腺素能受体则抑制传导。5-HT 的促进作用最强，但在特定区域会产生抑制作用。多巴胺可通过产生 IPSP 而发挥抑制作用。肾上腺髓质是一类特殊的神经节突触，因此也受到与其他自主神经节类似的影响。

药物与自主神经系统

交感神经系统和副交感神经系统的结构和功能在前文已有叙述。药物对自主神经系统的影响是许多急性和慢性疾病治疗的基础。从药理学的角度来看，这些药物从很多方面影响自主神经系统，包括对递质的合成、储存和受体介导活性的增强或抑制。在下面的内容里，我们将一起探讨麻醉医师感兴趣的自主神经系统活性药物及其作用机制。

影响肾上腺素能神经传导的药物

内源性儿茶酚胺

儿茶酚胺是拟交感神经药物的重要亚类，内源性交感神经递质，如去甲肾上腺素、肾上腺素和多巴胺都属于儿茶酚胺类（图 16-15）。拟交感神经药物的因体化合物是 β- 苯乙胺，它包括一个苯环和一个乙胺侧链。苯环 3，4 位上的羟基将其转化为儿茶酚，所有这些复合物统称为儿茶酚胺。尽管异丙肾上腺素和多巴酚丁胺为人工合成，但也属于拟儿茶酚胺类。非儿茶酚胺类药物也可产生拟交感神经作用并且具有相似的结构。

儿茶酚胺类药物大部分由 COMT 代谢。如果失去了两个羟基中的任意一个，都会因为不再由 COMT 代谢而使药物口服后效应增强、作用时间延长。非儿茶酚胺类药物基本上都由 MAO 代谢。因为 COMT 和 MAO 都不能代谢被 α 碳基取代的非儿茶酚胺类药物，所以这些药物的作用时间延长。

肾上腺素　肾上腺素常用作心搏骤停、循环衰竭和过敏反应等危及时刻的抢救用药，同时还可局部使用，以限制局麻药的扩散或减少出血。肾上腺素的全身效应变异性很大且与血容量有关。根据应用目的和紧急程度的不同，可以选择不同的剂量和给药方式。

多巴胺

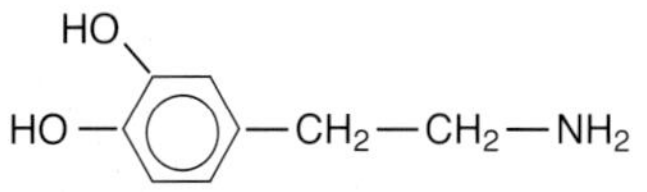

去甲肾上腺素

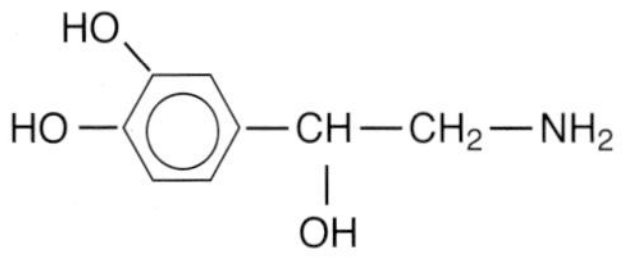

肾上腺素

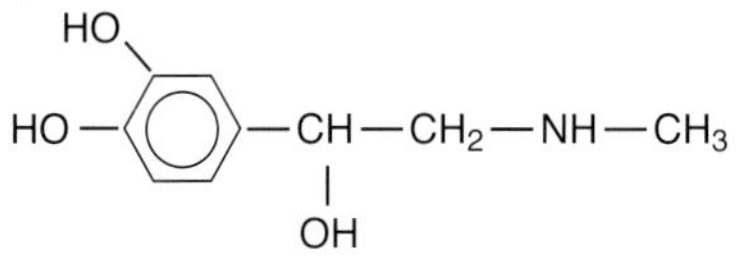

异丙肾上腺素

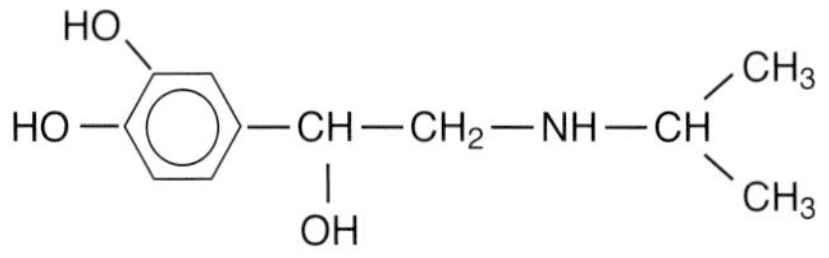

多巴酚丁胺

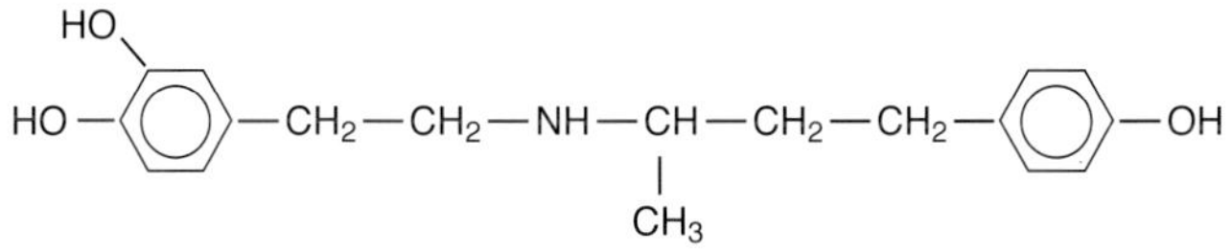

图 16-15　儿茶酚胺的化学结构。一个苯环和两个相邻的羟基形成儿茶酚原子团

表 16-7　变力和变时药物的剂量依赖性作用

药物*	受体	常用输注剂量
肾上腺素	β_2	$1 \sim 2\mu g/min$
	$\beta_1 + \beta_2$	$2 \sim 10\mu g/min$
	α_1	$\geqslant 10\mu g/min^†$（单次：$2 \sim 10\mu g$，$0.5 \sim 1.0mg^‡$）
去甲肾上腺素	α_1，$\beta_1 \gg \beta_2$	$4 \sim 12\mu g/min^‡$
多巴胺	多巴胺能	$0 \sim 3\mu g/(kg \cdot min)$
	β	$3 \sim 10\mu g/(kg \cdot min)$
	α	$> 10\mu g/(kg \cdot min)^†$
多巴酚丁胺	$\beta_1 \gg \beta_2$，α	$2.5 \sim 10\mu g/(kg \cdot min)^†$
异丙肾上腺素	$\beta_1 > \beta_2$	$0.5 \sim 10\mu g/min$

Data from Hoffman BB, Lefkowitz RJ: Catecholamines and sympathetic drugs. In Goodman A, Rall T, Nies A, et al, editors: Goodman and Gilman's the pharmacological basis of therapeutics, ed 8. New York, 1990, Pergamon Press, p 187.
* 表中所有药物的清除半衰期为数分钟。
† 临床已使用的剂量远高于此常用输注剂量。
‡ 用于过敏反应伴有心室颤动或心搏骤停时

　　肾上腺素可激活所有肾上腺素能受体：α_1、α_2、β_1、β_2 和 β_3。其治疗作用包括对心脏的正性变力作用、变时作用和变传导作用（β_1），血管和支气管平滑肌松弛（β_2），血管收缩（α_1）。当血管收缩时，主动脉的舒张压升高，进而增加心脏停搏时冠状动脉的血流量，而这可能就是决定存活与否的最重要的单一因素[89]。肾上腺素的内分泌和代谢方面的作用包括升高血糖、乳酸和游离脂肪酸。

　　肾上腺素可以单次或者持续静脉输注。通常状况下，用来支持血压的初始单次剂量为 $2 \sim 8\mu g$ 静脉注射，用于治疗心血管衰竭、心脏停搏、心室颤动、电机械分离和过敏性休克的剂量为 $0.02mg/kg$ 或 $1mg$[90]（参见第 108 章）。有时候则需要更高的剂量以收缩周围血管来维持心肌和脑血流灌注。在对心搏骤停的患者进行复苏时，曾经应用过大剂量肾上腺素（$0.1 \sim 0.2mg/kg$），但是似乎并没增加成人复苏的成功率。儿科患者心脏停搏的后果不可预料，所以目前推荐在给予初始剂量肾上腺素（$0.01mg/kg$）后，在整个复苏过程中每 $3 \sim 5min$ 重复输注一次[42, 91]（参见第 95 章）。在某些紧急状况下，给予 $0.2mg/kg$ 的大剂量也可能有

效[92]。患者对药物的反应差别很大，相同的输注速度并不一定能在所有患者身上得到预期的血药浓度。因此在给予"加压药"时应小心地调节剂量，这时候对肾、大脑和心肌灌注的监测要比遵循严格的用药方案更为重要（表 16-7）。$1 \sim 2\mu g/min$ 的剂量虽然临床很少用到，但应当可以主要激活 β_2 受体，产生松弛血管和支气管平滑肌的效果。$2 \sim 10\mu g/min[25 \sim 120ng/(kg \cdot min)]$ 的剂量可以通过房室结增加心率、增强心肌收缩力和加快传导，并缩短不应期。当剂量超过 $10\mu g/min[100ng/(kg \cdot min)]$ 时，会产生显著的 α 受体的激活，引起全身性血管收缩。肾上腺素可以通过直接激活 α 受体和间接促进肾素释放而引起肾血管的强烈收缩。尽管低剂量的肾上腺素可通过激活 β_1 受体来增快心率，但是大剂量应用时，由于周围血管收缩引起的显著血压升高会使心率反射性降低。

　　消旋肾上腺素（即左旋和右旋肾上腺素混合物）可以使水肿的黏膜收缩，从而治疗严重哮吼[93]、拔管后或外伤性的气道水肿。将 2.25% 溶液用水或盐水按 $1：8$ 的比例稀释后进行雾化吸入，可以每 $2h$ 应用 1 次，效果持续 $30 \sim 60min$。首次用药后应密切观察患者至少 $2h$，因为用药 $2h$ 后患者有可能在症状改善后出现反跳性水肿。尽管临床上经常使用消旋肾上腺素，但是有证据表明左旋肾上腺素比混合体的作用效能强 $15 \sim 30$ 倍[94]，并且在治疗这些临床合并症方面性价

比更高[95]。

支气管痉挛也可以采用每 20min 皮下注射肾上腺素 300μg，最多 3 次的方法来治疗。除了可以直接舒张支气管，肾上腺素还可以降低抗原诱发的来自肥大细胞的内源性支气管致痉物质的释放，对于过敏反应特别有效[96]。相对禁忌证包括高龄、严重的心动过速、高血压和冠状动脉阻塞性疾病。皮下注射肾上腺素的吸收很缓慢，因为它能引起强烈的局部血管收缩，所以皮下注射较大剂量（如 0.5～1.5mg）的肾上腺素，其效果只相当于静脉注射 10～30μg/min。如果静脉输入与皮下注射等量的肾上腺素，将引起致命的室性心律失常、高血压和脑出血。肾上腺素常局部应用于黏膜表面来控制术野出血，还可与局麻药混合后用于局部浸润和鞘内注射。这一用法通过 α 受体介导的血管收缩而减少局部出血，还可以减缓血管对局麻药的吸收，延长其作用时间，降低血浆峰浓度。尽管有人认为可能引起全身性不良反应，但是很多研究表明，除非静脉注射，否则通过血管吸收所引起的血浆肾上腺素水平的升高很有限，甚至其影响不如人心理紧张时的应激反应[97]。这一结论提示，应避免误入静脉。

其他药物与肾上腺素的相互作用通常是可以预见的。可卡因和其他抑制肾上腺素摄取的药物可以增加外源性肾上腺素的效果和作用时间。事先应用 α_1 受体阻滞剂可引起反常的"肾上腺素作用翻转"现象（低血压和心动过速反应），类似于 β_2 受体激动剂所引起的血管舒张效应。应用非选择性 β 受体阻滞剂的患者可以表现出明显的 α 效应。心脏选择性（β_1）阻滞剂则没有这种效应[98]。

氟烷（某些国家还在使用）可以增加心脏对儿茶酚胺的敏感性，浅吸入麻醉下可能会引起的棘手的心律失常。肾上腺素通过缩短心肌不应期，使心脏更容易发生心律失常。在吸入麻醉药 1.25MAC 的浓度下，50% 的成人（ED_{50}）出现三个室性期前收缩的肾上腺素的剂量分别为：氟烷 2.1μg/kg、异氟烷 6.7μg/kg、恩氟烷 10.9μg/kg[99]。小儿较成人能耐受更大剂量的肾上腺素（参见第 93 章）。建议采用氟烷麻醉的儿童，每 10min 接受肾上腺素皮下注射的最大剂量为 10～15μg/kg[92]。低碳酸血症可以易化这种作用。

去甲肾上腺素　去甲肾上腺素与肾上腺素在结构上的区别仅在于前者缺少一个甲基。与肾上腺素一样，去甲肾上腺素作用于 α 和 β 受体，但以强大的 α 激动作用为主。通常去甲肾上腺素是维持体循环血管阻力的最后选择。由于其半衰期较短，为 2.5min，所以一般建议持续输注。当输注速度小于 2μg/min[30ng/(kg·min)]

时，表现出 β_1 受体激动效果，所以通常应用大于 3μg/min[50ng/(kg·min)] 的速度输注以达到激动 α 受体、收缩外周血管的目的。

外周血管的收缩可以升高血压，并反射性引起心动过缓。由于静脉强有力的收缩，使静脉回心血量增加。心排血量通常不变或减少，耗氧量明显增加。肺血管阻力可能增加，所以去甲肾上腺素慎用于肺动脉高压患者[100]。

和肾上腺素一样，去甲肾上腺素也可以强力收缩肾和肠系膜血管，从而引起肾衰竭、肠系膜坏死和外周低灌注。临床上比较重要的是因肝血流减少，通过肝代谢的药物（如利多卡因）的血浆浓度明显升高。为了减轻对肾的损害，通常将小剂量的多巴胺与去甲肾上腺素合用[101]。血管外注射去甲肾上腺素会引起组织坏死，可以局部应用酚妥拉明来治疗。长时间应用去甲肾上腺素会造成肢端坏疽。由于去甲肾上腺素广泛的血管收缩作用，要求对患者进行严格选择和严密监护。

多巴胺　多巴胺作用于 α 受体、β 受体和多巴胺受体，还能促进去甲肾上腺素的释放，因此具有直接和间接的双重效应。尽管多巴胺是去甲肾上腺素的前体物质，但其最主要的作用是使周围血管舒张。在休克时，多巴胺通过激动突触后膜多巴胺受体增加肾和肠系膜血流。它被 MAO 和 COMT 快速代谢，半衰期大约为 1min。与其他内源性儿茶酚胺一样，多巴胺适用于静脉内持续输注，没有负荷量。应用较低剂量时 [0.5～2.0μg/(kg·min)]，DA_1 受体被激活，肾和肠系膜血管舒张[102]。除了改善肾血流，它还能增加肾小球滤过率和钠排泄。在 2～10μg/(kg·min) 的剂量，多巴胺激活 β_1 受体，增加心脏收缩力和心排血量。当剂量大于 5μg/(kg·min) 时，多巴胺就可以促进内源性去甲肾上腺素的释放，并作用于心脏。在较大剂量 [10～20mg/(kg·min)] 时，α 和 β_1 受体同时被激活，以 α 受体介导的血管收缩效应为主。此时多巴胺对肾的保护作用消失[103]。

过去，多巴胺通常是休克治疗的首选用药（尤其是处于血管扩张状态，如败血症时），并且认为其可以通过增加肾血流产生肾保护和利尿作用[104]。但是最近的研究提示，多巴胺在休克状态下并不具有肾保护作用，因此它在休克时的应用价值受到质疑（参见第 102 章和第 107 章）[105-106]。

盐酸多培沙明是一种变力性血管舒张剂，属合成类注射用多巴胺类似物，可以用于 CHF 治疗。相比多巴胺，多培沙明的 β_2 受体激动作用强 60 倍，DA_1 受体的作用只有前者的 1/3，而 DA₂ 受体的作用只有其 1/7[107-108]。与多巴胺不同，多培沙明没有 α 受体活性，对 β₁ 受体的作用甚弱，因而没有血管收缩作用[107, 109]。据文献报道，多培沙明的半衰期在健康的患者为 3 ~ 7min，在低心排血量的患者约为 11min[110]。β₂ 受体激动作用使全身血管舒张，并引起间接变力作用（通过抑制神经元对去甲肾上腺素的摄取）[107-109, 111-112]。对多巴胺受体的激动作用导致其选择性地舒张肾和脾血管，提高肾小球滤过率、增加尿量和尿钠[108, 113-116]。

多培沙明最适用于高血管阻力时。在 1 ~ 6μg/(kg·min) 的剂量范围内，其表现出的强心、扩血管利尿、利钠效应有益于 CHF 的治疗[117-120]，但其对感染性休克疗效不明显[119, 121-125]。当剂量高于 4μg/(kg·min) 时可表现出心动过速，故其应用受到一定的限制[126-127]。多培沙明对小肠黏膜和肝灌注的影响尚存在争议[128-133]。总体来看，多培沙明有确切的舒张全身血管的作用，而多巴胺[134] 和多巴酚丁胺[135] 的强心作用更为确切。

非诺多泮是一种选择性 DA₁ 受体激动剂和血管舒张剂（是多巴胺效能的 6 ~ 9 倍），可以增强利钠、利尿作用并增加肾血流[136-140]。由于其生物利用度较低且临床试验得出的结果变异性较大，非诺多泮现在已经不再作为治疗慢性高血压和 CHF 的可选药物。而静脉注射非诺多泮从 0.1μg/(kg·min) 开始增加，最高可达 0.8μg/(kg·min)，已证实这一剂量范围可治疗严重高血压。它可以作为硝普钠的替代品，相对不良反应（硫氰化物毒性、反跳作用或冠状动脉窃血）较少，还能改善肾功能。在 15min 内非诺多泮达到峰值效应[141-142]。

非儿茶酚胺拟交感神经胺类

β 受体激动剂异丙肾上腺素及 α 受体激动剂去氧肾上腺素和甲氧明主要作用于一种受体，但大部分非儿茶酚胺拟交感神经胺类药物能通过两种机制作用于 α 和 β 两种受体：直接作用于受体，以及通过释放内源性去甲肾上腺素间接作用于受体。

美芬丁胺、麻黄碱和间羟胺都是有混合作用的药物。麻黄碱能升高血压并有正性肌力作用。由于对子宫血流没有不良效应，麻黄碱被广泛用于低血压产妇血压的提升（见第 77 章），尽管最近有研究认为去氧肾上腺素可能更安全[143]。麻黄碱对 β₁ 受体的激动作用使其可以用于处理中度低血压，特别是伴有心动过缓时。它还有直接激动 β₂ 受体的作用，所以可作为支气管扩张药口服使用。其常用剂量为静脉注射 2.5 ~ 25mg，肌内注射 25 ~ 50mg。美芬丁胺药效与麻黄碱相似，而间羟胺则有相对较强的 α₁ 受体激动作用，并可能引起反射性心动过缓。

对间接效应的快速耐受可能与去甲肾上腺素储备的耗竭有关。尽管所有拟交感神经胺类药物都能产生耐受，但是对间羟胺的研究最多。间羟胺被摄入交感神经末端，取代去甲肾上腺素，产生拟交感神经作用。但应用一段时间后，药物作为一种伪神经递质，削弱了交感神经作用。因此，如果有其他更有效的药物可供选择，最好不要选用间羟胺。长效利血平或可卡因削弱其间接作用，但是大剂量应用时仍可发挥出其药效。尽管这些发挥间接作用的药物在术中低血压时常作为首选用药，但是针对麻醉下不良反应的流行病学研究表明，依靠这些药物而拖延肾上腺素的使用来抢救患者可能导致死亡率升高[144]。

α 受体激动剂

去氧肾上腺素和甲氧明是选择性 α₁ 受体激动剂。它们常用于心排血量充足、需要收缩外周血管提升血压时，如脊椎麻醉可能出现的低血压，合并有冠状动脉疾病或主动脉狭窄、需要在不影响心率的情况下增加冠状动脉灌注的患者。去氧肾上腺素静脉给药起效迅速，相对作用时间较短（5 ~ 10min）。可以单次给予 40 ~ 100μg，或以初始速率 10 ~ 20μg/min 持续输注。更高的 1mg 剂量用于通过反射作用降低室上性心动过速。去氧肾上腺素还可以用作散瞳剂和鼻部黏膜血管收缩药。在麻醉操作中，可局部单独或与局麻药凝胶合用来准备经鼻腔插管，也可以加入局麻药中以延长蛛网膜下腔阻滞时间。相对来说，甲氧明的作用时间更长（30 ~ 60min）[145]。大剂量的甲氧明具有一定的膜稳定作用和 β 受体阻滞作用。

α₂ 受体激动剂更多被认为是麻醉辅助用药和镇痛药。它们的主要作用是交感神经阻滞。其通过抑制突触前 α₂ 受体来减少外周去甲肾上腺素的释放，还可通过突触前和突触后机制以及直接激动脊髓神经节前交感神经元来抑制尾侧核的中枢神经递质传递。α₂ 受体激动剂以往曾被用于治疗高血压，但是现在又发现其具有镇静、抗焦虑及镇痛作用。

这一类药物的代表是可乐定，一种部分选择性 α₂ 受体激动剂，大约为 200 ∶ 1（α₂ ∶ α₁）。其抗高血压作用是通过抑制中枢及外周交感神经的活性和激活中枢非肾上腺素能咪唑啉受体来实现的[146-148]。中枢交感神经活性的降低抑制了外周交感神经元的活性而并不影响压力感受器反射[149]。因此，与其他降压药作用不同的是，可乐定可使动脉血压下降而不伴随直立性低血压[150]。由于可乐定是脂溶性的，其可以穿过血脑屏障到达下丘脑和髓质。可乐定也不同于甲基多巴，不用转化为其他物质[151]。可乐定停药后可能引起高血压危象，所以在围术期应持续应用或者进行替代治疗时应该密切监测血压，并且做好处理高血压的准备。在可乐定停药时，应用非选择性 β 受体阻滞剂将加重高血压的症状，因为 α_1 受体激动引起的血管收缩将失去对抗。拉贝洛尔可用于治疗这种停药综合征。

尽管 α_2 受体激动剂作为单独的麻醉药应用于人体很少[152]，但是这类药物能够减少麻醉药的用量，稳定心血管系统，这可能与其具有抗交感神经活性从而降低心血管系统麻醉的需求量有关[153-154]。有证据表明，无论口服、静脉、硬膜外还是鞘内应用可乐定，都能够增强吸入或静脉麻醉药的效能，减少全麻或局部麻醉药的用量，同时减少不良反应[153, 155-162]。meta 分析表明，围术期使用可乐定和其他 α_2 受体激动剂，如右美托咪定和米伐泽醇可以显著降低血管手术中心肌梗死和围术期死亡的发生率（参见第 69 章）[163]。

右美托咪定是一种高选择性的 α_2 受体激动剂，其 $\alpha_2 : \alpha_1$ 的选择性为 1600 : 1[164]，现已作为区域、局部和全身麻醉的辅助用药应用于临床[165]。右美托咪定的半衰期是 2.3h，临床作用非常短暂[166]。

在健康志愿者身上发现，右美托咪定还可以加强催眠、镇痛和遗忘效应，降低心率、心排血量和循环中儿茶酚胺的含量，这些作用具有剂量依赖性[164]。在前期临床试验和志愿者试验中发现的可降低 MAC 的催眠和镇痛效应已经在临床实践中被大量证实。虽然右美托咪定可以使麻醉诱导、维持和苏醒时的血流动力学的不稳定性降低，但是其他麻醉药物的剂量应适当降低[167-168]，因为其他麻醉药的需求量可能减少。此药物的另一个用处是为机械通气患者撤机时提供镇静（见第 103 章）[169]。

除了应用于手术中，α_2 受体激动剂还可以为急性和慢性疼痛提供有效的镇痛，尤其是作为局麻药和阿片类药物的辅助用药。合用可乐定可以延长镇痛药的作用时间，并降低用量[159, 170-184]。硬膜外应用可乐定用于治疗顽固性疼痛[181]。口服或硬膜外阿片类药物用量达极限而疼痛难以缓解的难治性疼痛患者，口服、贴剂、肌内注射或神经轴索应用可乐定可能有效[185-188]，可乐定同样对伴有反射性交感神经营养不良[189]和神经源性疼痛[190]的患者有效。由于其内在的 α_2 受体激动作用，可以单独鞘内（450μg）或硬膜外 [1 ~ 2ug/(kg·h)] 应用大剂量的可乐定控制术中和术后疼痛。可乐定可以降低术后氧耗量及肾上腺素能激反应[191-192]。尽管其不良反应有剂量依赖性的低血压、催眠和特异性反应（如心动过缓），但是可乐定并不产生呼吸抑制，而对于阿片类诱导的呼吸抑制也只有轻微的促进作用[193-194]。由于右美托咪定作用短效，在产生镇静作用的同时对呼吸抑制轻微，故

有报道可用于清醒纤维支气管镜插管[195-196]。上述报道的作者强调，在困难或危险气道处理时，需要充分镇静而保持自主呼吸时应考虑短效 α_2 受体激动剂。在阻塞性睡眠呼吸暂停的肥胖患者，围术期使用右美托咪定可以减少阿片类药物的使用，并提供充分的镇痛作用[197]。

除了应用于辅助麻醉和治疗高血压以外，可乐定还可以治疗恐慌症[198]，阿片类、苯二氮䓬类和酒精的戒断症状[199]，戒烟后对香烟的渴求感[200]，肿瘤化疗阶段出现的呕吐，糖尿病腹泻。实验数据还提示针对麻醉药物的神经毒性，α_2 受体激动剂可对发育中的大脑具有保护作用[201]。

可乐定可以通过抑制胰岛素的释放来升高血糖浓度[202]。与椎管内应用阿片类药物不同的是，可乐定并不引起尿潴留，因而可以缩短脊椎麻醉后的首次排尿时间[203-204]。右美托咪定的临床应用经验远不如可乐定丰富。不过，短效静脉 α_2 受体激动剂的持续输注可以应用于 ICU 拔管[205]后及神经外科手术中（促进术中苏醒和改善神经监护中的信号质量）[206]的镇静（见第 49 章和第 70 章），并且可以作为术后疼痛管理的一种方案[207]。对于那些接受右美托咪定镇静的 ICU 患者，谵妄和（或）昏迷的发生率似乎更低[208-209]。右美托咪定所产生的"易被唤醒的"镇静的特征使其成为上述领域的重要选择（见第 102 章）。特别是可通过语言或轻触觉刺激使患者从深镇静状态中苏醒。

β 受体激动剂

非选择性 β 受体激动剂

多巴酚丁胺 尽管在临床剂量下，多巴酚丁胺可以作用于 β_2 和 α_1 受体，但是这种合成的多巴胺类似物更主要作用于 β_1 受体。有报道认为，与异丙肾上腺素相比，多巴酚丁胺的变力效应要大于变时效应，但是多巴酚丁胺同样可以通过窦房结组织增加传导速率。多巴酚丁胺引发的 β_2 肾上腺素能效应比异丙肾上腺素小，α_1 肾上腺素能效应比去甲肾上腺素小。与多巴胺不同的是，多巴酚丁胺并不能直接使内源性去甲肾上腺素释放，也不作用于多巴胺受体。

尽管由于其缺乏显著的 α_1 受体升压效应，在严重低血压时其升压效果并不显著，但是多巴酚丁胺用于伴有低心排血量的 CHF 和 MI 患者时疗效显著。多巴酚丁胺可以提高衰竭心肌的收缩力而不增加心肌梗死面积和心律失常的发生率。在小于 20μg/(kg·min) 的剂量时，多巴酚丁胺并不引起心动过速，但是在严重 CHF 患者，显著的心动过速是其主要不良反应。因为多巴酚丁胺直接激动 β_1 受体而并不依赖于去甲肾上腺素储备，所以在儿茶酚胺耗竭状态下（如慢性 CHF 患

者）仍有效。但在严重慢性 CHF 患者，由于 β 受体的下调，其效果将受到影响。

多巴酚丁胺作用于 β$_2$ 受体后引起的血管舒张几乎完全被其 α$_1$ 激动作用所抵消，这种对 α$_1$ 受体的激动作用在应用非选择性 β 受体阻滞剂后才能显现出来。多巴酚丁胺引起的外周血管床的舒张与其说是 β$_2$ 受体介导的血管舒张作用，倒不如说是由于其缓解失代偿 CHF 患者的高肾上腺素能状态而引起的[210]。如果临床需要降低后负荷，最好应用硝普钠一类的药物。

长期应用多巴酚丁胺可导致 β 受体下调。应用 3 天后，其血流动力学效应会出现明显的耐受，可以通过暂时增加输注速率来缓解[211]。间断输注多巴酚丁胺可以改善心力衰竭患者的运动耐量[212]，但并不能增加存活率[213]。

异丙肾上腺素　异丙肾上腺素相对而言是纯的非选择性 β 受体激动剂，没有明显的 α 受体激动作用。其对 β$_1$ 受体的激动作用要明显强于对 β$_2$ 受体的激动作用，其对 β$_2$ 受体的激动作用要强于多巴酚丁胺。随着其他变力性药物的开发，由于其心动过速和心律失常的不良反应，异丙肾上腺素已经不再被普遍应用。以往异丙肾上腺素被用于治疗心动过缓或对阿托品耐受的传导阻滞（见第 108 章），现在异丙肾上腺素主要作为一种心脏移植后的变时性药物应用。这些患者的自身交感神经纤维随着心脏离断而被切断，不能对刺激产生内源性的交感神经反应。异丙肾上腺素的各种临床适应证都有很多更好的药物选择，因此在许多医院中异丙肾上腺素已经远离一线用药行列。对于成人，其输注剂量始于 0.5 ~ 5μg/min。由于异丙肾上腺素并不能被肾上腺素能神经末梢摄取，所以其作用时间要略长于内源性儿茶酚胺。

选择性 β$_2$ 受体激动剂　过去利用异丙肾上腺素的 β$_2$ 受体激动作用来治疗支气管痉挛，但是其引起的 β$_1$ 受体激动所产生的不良反应限制了其应用。选择性 β$_2$ 受体激动剂的发展为治疗支气管痉挛提供了方便。但这种 β$_2$ 受体的选择性是相对的，大剂量使用时这种选择性消失。此外，窦房结上的 β$_2$ 受体兴奋可引起心动过速。这类药物的结构经过修饰后其代谢减慢，作用时间延长，并可以口服。特别是，当儿茶酚胺的氨基加上庞大的结构后，其对 β$_2$ 受体的选择性增高，对 α 受体的亲和力降低，并能防止 COMT 对其的代谢。这些药物雾化吸入后，加快了起效时间，降低了全身药物浓度和不良反应。

有文献报道，每年哮喘导致的死亡率有所增加，这种增加被认为与 β$_2$ 受体激动剂的应用有关[214-216]。其可能原因为这类药物对心脏的直接刺激或通过 β$_2$ 受体诱导的低钾血症引起的心律失常。还有人推测，长期应用此种药物会增加气道的反应性。但依然有成百上千的患者受益于这类药物。

常用药物包括奥西那林、特布他林及沙丁胺醇。奥西那林对 β$_2$ 受体的选择性要小于特布他林和沙丁胺醇。特布他林是唯一可以皮下注射的 β$_2$ 受体激动剂，因此在哮喘持续状态时尤为重要。常用的皮下注射量为 0.25mg，15 ~ 30min 后可再次给药。

β$_2$ 受体激动剂还可以用于防止早产（见第 77 章）。这类药物激动 β$_1$ 受体所产生的不良反应很常见，尤其通过静脉注射给药时。因此其在保胎中的应用价值受到了质疑[217]。

α 受体拮抗剂

α$_1$ 受体拮抗剂曾被广泛用于高血压的治疗，但是近年来已经不再常用。对 α$_1$ 受体的阻断可以阻止内源性儿茶酚胺释放引起的动静脉收缩，从而产生血管舒张效应，这在站立或低血容量时更容易出现。随后可能出现反射性心动过速和液体潴留。

酚苄明是经典的 α$_1$ 受体拮抗剂，尽管其不可逆地与 α$_1$ 受体和 α$_2$ 受体结合。在其作用完全消失之前，必须有新的受体合成。在其口服给药的半衰期并不清楚，静脉给药的半衰期大约是 24h。酚苄明降低外周阻力，增加心排血量，增加皮肤和脏器血流。其主要不良反应是直立性低血压，有时还有鼻塞。除了能阻断受体，酚苄明还能抑制神经元和神经元外组织对儿茶酚胺的摄取。酚苄明常用于嗜铬细胞瘤的治疗，长期用药会在术前达到"化学性交感神经切除术"的效果，从而有利于控制血压、纠正血浆容量、预防儿茶酚胺引起的心脏损伤。酚苄明的应用使患者围术期相对平稳地从嗜铬细胞瘤手术中恢复。在应用 α$_1$ 受体拮抗剂后，如果给予外源性拟交感神经药物，其收缩血管的作用将被抑制。去氧肾上腺素的作用完全被抑制，而去甲肾上腺素的作用将被局限为作用于 β$_1$ 受体引起的心脏效应。在应用肾上腺素时，由于 β$_2$ 受体激动效应没有被拮抗，将会引起肾上腺素作用的逆转，表现为严重的低血压和心动过速。尽管酚苄明与受体的结合是不可逆的，但是当其过量时仍推荐使用去甲肾上腺素输注治疗，因为仍有一部分受体没有和药物结合[218]。

酚妥拉明是一种短效的 α$_1$ 和 α$_2$ 受体拮抗剂。以往曾用被用于肺动脉高压的治疗，现在已经被依前列醇（PGI$_2$）取代。酚妥拉明还用于治疗可乐定停药后或 MAOI 治疗中酪胺摄入所引起的高血压，但是少有文献表明酚妥拉明对上述指征具有有效性和安全性。酚妥拉明还用于组织内注射，治疗药物（如去甲肾上腺素）外渗造成的组织损伤，主要是通过舒张被收缩的血管而发挥作用，使用时需将 5～10mg 的药物用 10ml 的盐水稀释。酚妥拉明的不良反应是低血压和胃肠功能紊乱，当作用于 α_2 受体时，可引起反射性心动过速和心律失常。冠状动脉疾病和胃溃疡是相对禁忌证。当酚妥拉明过量引起低血压时，最好用去甲肾上腺素而不是肾上腺素来治疗。

哌唑嗪是强效的选择性 α_1 受体拮抗剂，经常作为药理试验中的首选拮抗剂。哌唑嗪能够拮抗去甲肾上腺素和肾上腺素引起的血管收缩，使外周血管阻力下降，回心静脉血量减少。心率增快现象较少出现，但是直立性低血压是其主要不良反应。与其他抗高血压药物不同，哌唑嗪可以降低低密度脂蛋白而提高高密度脂蛋白的水平。哌唑嗪主要用于治疗高血压，还用于治疗 CHF，但与血管紧张素转化酶抑制剂（ACEIs）类药物不同，它并不能延长寿命。哌唑嗪在肝代谢。市售有 1mg、2mg 和 5mg 片剂，一般初始用量为 0.5～1mg，为防止直立性低血压，建议在睡前服用。哌唑嗪可以每日服用 2 次。

α_2 受体拮抗剂（如育亨宾）可以通过增加去甲肾上腺素的释放来提高交感神经活性。除了在泌尿科应用以外，这些药物很少在临床麻醉中应用。

β 受体拮抗剂

药理学 β 肾上腺素能受体拮抗剂（β 阻滞剂）是最常用的处方药物，患者在术前常规应用。现在使用 β 受体阻滞剂的适应证包括缺血性心脏病、心肌梗死后治疗、心律失常、肥厚型心肌病、高血压、心力衰竭和预防偏头痛。在麻醉状态下使用 β 受体阻滞剂容易引起患者血流动力学不稳定的观点已被否定。这类药物是围术期麻醉医师控制应激反应、保护心血管系统的得力助手。一项综合分析表明，围术期应用 β 受体阻滞剂可降低高危患者非心脏手术中的发病率和死亡率[219]。许多众所周知的临床试验[220-224]和 β 受体阻滞剂在心力衰竭患者身上广泛应用[225]及其安全性的经验，使其成为标准化的干预手段（参见第 38 章）。

临床上有多种 β 受体阻滞剂可供选择。在选择长期应用 β 受体阻滞剂时，其心脏选择性、内在拟交感神经活性（ISA）和脂溶性成为关键的考虑因素。在临床麻醉中，β 受体阻滞剂的心脏选择性、作用时间和是否适合静脉注射成为决定性因素（表 16-8）。β 受体阻滞剂在结构上与异丙肾上腺素相似，与 β 受体激动剂竞争 β 受体（图 16-16），增加 β 受体激动剂用量可以对抗 β 受体阻滞剂对 β 受体的阻滞。通常以一种 β 受体阻滞剂抑制异丙肾上腺素诱发心动过速的能力来决定其效能的大小。普萘洛尔的效能设为 1，其他 β 受体阻滞剂以它为标准进行衡量。

非选择性 β 受体阻滞剂作用于 β_1 和 β_2 受体。这类药物包括普萘洛尔、纳多洛尔、吲哚洛尔、索他洛尔、氧烯洛尔、喷布洛尔和噻吗洛尔。具有心脏选择

表 16-8　选择性 β 受体阻滞剂的药动学和药理学特性

特性	阿替洛尔	美托洛尔	盐酸普萘洛尔	拉贝洛尔	艾司洛尔	卡维地洛
相对 β 敏感性	+	+	0	0	+	0
内源性交感活性	0	0	0	+	0	0
膜稳定活性	0	0	++	0	0	*
亲脂性[†]	低	中	高	低	低	高
主要消除途径	RE（大部分为原形）	HM	HM	HM	红细胞酯酶水解	HM
在肾病时的药物蓄积	是	否	否	否	否	否
消除半衰期（h）	6～9	3～4	3～4	≈6	9min	2～8
常用的口服维持剂量	50～100mg qd	50～100mg qid	60 mg qid	100～600mg bid	N/A	25mg bid
一般静脉注射剂量（谨慎）		5 mg q5min×3	0.1mg/kg（最大）	1～2mg/kg	50～300μg/kg/min 静脉输注	15mg

* 无数据可用。

[†] 由辛醇和水分配比例决定。

HM，肝代谢；N/A，无可用剂型；RE，肾排出；0，无作用；+，轻度作用；++，中度作用

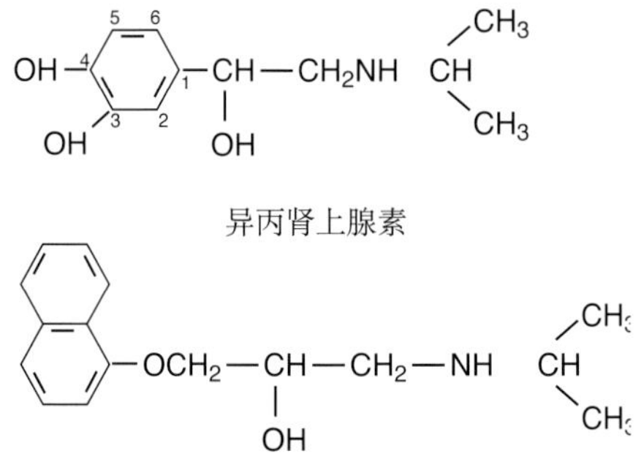

（儿茶酚）（乙醇胺）

异丙肾上腺素

普萘洛尔

图 16-16 异丙肾上腺素与普萘洛尔的化学结构 *(From Tollenaeré JP: Atlas of the three-dimensional structure of drugs. Amsterdam, 1979, Elsevier North-Holland.)*

性的 β 受体阻滞剂对 $β_1$ 受体的亲和力要明显高于对 $β_2$ 受体的亲和力，所以其主要作用部位是心脏。选择性阻滞 $β_1$ 受体时，房室结传导速率、心率和心脏收缩力降低，同时肾小球旁器分泌肾素和脂肪细胞的脂肪分解均减少。当剂量增大时，其对 $β_1$ 受体的相对选择性消失，将同时阻滞 $β_2$ 受体，表现为支气管收缩、外周血管收缩和糖原分解减少。

心脏选择性 β 受体阻滞剂包括阿替洛尔、倍他洛尔、贝凡洛尔、艾司洛尔和美托洛尔。这些药物更适用于合并有慢性阻塞性肺疾病、外周血管疾病、雷诺现象和糖尿病的患者。尽管曾有争议，但 meta 分析得出的结论是，心脏选择性 β 受体阻滞剂在合并有慢性阻塞性肺疾病的患者可以安全使用[226]。但由于其选择性为相对的，且在临床剂量下可能丧失其选择性，所以肺部疾病患者应用这类药物时要特别注意监护。有些 β 受体阻滞剂还有舒张血管的效果，因此可应用于高血压和 CHF[227-228] 的治疗。拉贝洛尔通过阻滞 $α_1$ 受体和直接激动 $β_2$ 受体来舒张血管。

有一些 β 受体阻滞剂在阻滞 β 受体激动剂时也有部分激动 β 受体的效应，即内在拟交感神经活性（ISA）。具有 ISA 的 β 受体阻滞剂包括醋丁洛尔、卡替洛尔、塞利洛尔、地来洛尔、氧烯洛尔、喷布洛尔和吲哚洛尔。这些药物在降低血压的同时，只轻微降低心率和左心室功能。当交感神经活性增高（如锻炼）时，这些药物和常用的 β 受体阻滞剂相同。吲哚洛尔对 $β_2$ 受体的部分激动使其能舒张支气管。当患者合并有心动过缓、外周血管疾病或非常轻微的气道高反应性疾病时，ISA 就非常有用。这类药物在控制严重心绞痛的症状和降低 MI 后死亡率方面不是特别有效[229]，但可以预防 β 受体阻滞剂的停药后综合征[230]。

普萘洛尔和醋丁洛尔还具有膜稳定活性（MSA），也被称为奎尼丁样或局麻药作用。这种作用降低心脏动作电位上升的速率。普萘洛尔的 MSA 可以解释其用药后引发的血红蛋白氧亲和力降低的现象。但只有在浓度达到阻滞 β 受体浓度的 10 倍以上时才能观察到 MSA，可能没有临床意义。当具有 MSA 的药物剂量过大时，会增加死亡率[231]。

适应证

围术期 β 受体阻滞 在 20 世纪 90 年代末期，两项重要的研究明确了围术期使用 β 受体阻滞剂在非心脏手术中降低冠状动脉缺血发生风险的意义（见第 38 章和第 39 章）。具有以下一种或两种特征的患者被认为存在围术期发生冠状动脉缺血的风险：无已知冠状动脉缺血的证据而需进行高风险血管手术的患者，或存在典型的冠状动脉疾病的危险因素（如高龄、高脂血症、高血压、有吸烟史、有冠状动脉疾病史、糖尿病）的患者施行非血管手术[232]。一项围术期心肌缺血的多中心研究将存在冠状动脉疾病风险的 200 例患者随机分组，术前和术后给予安慰剂或阿替洛尔。研究结果表明，尽管阿替洛尔治疗组没有改善住院期间心血管事件的发生率（心源性死亡和心肌梗死），但却减少了术后 6 ~ 8 个月心血管事件的发生率，明显降低术后两年各种原因所致的死亡率（术后两年存活率：安慰剂组，68%；治疗组，83%）[221]。第二项研究在术前超声心动图提示缺血性疾病的患者中进行[222]，治疗组给予比索洛尔，并逐步增加剂量至心率降至心肌缺血阈值以下。本项研究纳入的患者比前一项研究的患者出现心肌缺血事件的风险更大。结果显示，比索洛尔可使该类患者围术期心源性死亡和心肌梗死的发生率降低 10 倍（3.4% *vs.* 34%）。这些研究有力地证明，β 受体阻滞剂可以降低围术期心源性风险、提高术后两年的生存率，因而强力推荐围术期使用 β 受体阻滞剂[233]。但是近期有研究对围术期常规使用 β 受体阻滞剂提出质疑。

围术期 β 阻滞（Perioperative Beta-Blockade，POBBLE）研究[234] 表明，其并不能降低血管手术 30 天内的心血管死亡率（一组高危人群来自前项研究），同样糖尿病术后发病率和死亡率（Diabetic Postoperative Mortality and Morbidity，DIPOM）研究[229] 也表明，在进行非心脏手术的糖尿病患者（另一组高危人群）中使用 β 受体阻滞剂没有任何改善的价值。而一项针对 780 000 余例患者的住院期间死亡率的回顾性研究发现，对没有明确冠状动脉疾病的患者，围术期 β 受体阻滞剂使用价值的评价是中性的，甚至是负面的。β 受体阻滞剂只能对 3% 的伴有三项甚至更多的冠状动脉疾病危险因素（根据改良的心脏危险评分）的患者表现为降低死亡率[236]。因此，在更大样本的临床研究出现之前，只推荐术前检查提示存在缺血所致的心脏高危因素的血管手术患者术前接受β受体阻滞剂干预[233]。根据目标心率而使用β受体阻滞剂的严格标准大大减少了围术期β受体阻滞剂的应用[237]。

一旦围术期应用β受体阻滞剂，必需逐渐调整剂量，使心率降至不引起缺血的水平（每分钟60～70次），而且对于所有的患者不应采取固定的标准剂量。对于已经使用β受体阻滞剂治疗心绞痛、症状性心律失常或高血压的患者，则必须维持其使用。

目前关于围术期持续应用β受体阻滞剂的安全性已经明确，但对于全麻与β受体阻滞剂之间的相互作用则尚不明确。停止应用β受体阻滞剂可导致冠状动脉疾病患者反跳性心动过速（伴或不伴心房颤动）和心肌缺血的风险。这类药物应该一直用到手术开始，当胃肠道给药不适合时，需改用适当剂量的静脉给入。如果术前忘记了应用β受体阻滞剂，应该立即应用艾司洛尔或拉贝洛尔来防止心动过速和高血压。无论是心脏选择性还是非选择性β受体阻滞剂，都可以有效地阻止气管插管和手术应激反应造成的心脏变时性反应[238]。

心肌缺血　早在20世纪60年代，普萘洛尔就被用于心肌缺血的治疗，而现在β受体阻滞剂仍是心肌缺血药物治疗的重要组成部分（见第39章）。这类药物通过降低心率和心肌收缩力来降低氧耗量。尽管早些时候有人认为，对β_2受体的阻滞会增强α受体介导的血管收缩反应，从而加重缺血，但是即使在变异性心绞痛的患者身上这一现象也很少出现。β受体阻滞剂可用于治疗急性心绞痛并减少心肌梗死后患者再梗的发生率和死亡率[239-242]。接受溶栓治疗的患者，早期静脉给予β受体阻滞剂可以降低缺血、再梗[243]和严重室性心律失常的发生[244]。已明确证实，长期应用β受体阻滞剂（例如噻吗洛尔、普萘洛尔、美托洛尔、阿替洛尔）可以降低MI后患者的死亡率。在临床应用中，剂量应逐渐调整至休息时心率为每分钟60～80次，运动时不发生心动过速。

充血性心力衰竭　在20世纪90年代，β受体阻滞剂已经成为治疗缺血性或非缺血性CHF的一线用药。临床医师曾经不愿意用β受体阻滞剂来治疗心力衰竭，因为这些药物有负性变力效应。这些效应在临床应用中并没有产生很明显的影响。早期研究表明，心力衰竭患者应用美托洛尔或比索洛尔可以显著降低死亡率。由于其降低中重度心力衰竭患者死亡率的作用较为显著，因而一些大型试验提前终止[245-246]。β受体阻滞剂治疗心力衰竭的优势归结为以下几个方面：

用药1个月后心室出现正常化和重构[247]；β_1受体阻滞后降低去甲肾上腺素引起的心肌细胞凋亡[248]；抗心律失常特性，降低了心脏病猝死的发生率；最近研究提示，其还可以改变心肌的基因表达，从而影响心肌的收缩力及病理性的肥厚增生[249]。为防止患者心力衰竭症状加重并降低负性变力作用，β受体阻滞剂从很小的剂量开始用药，逐渐调整至靶剂量[250]。如果应用β受体阻滞剂时发生失代偿，可将磷酸二酯酶抑制剂作为强心剂使用，因其作用可不被β受体阻滞剂拮抗[251]。

高血压　β受体阻滞剂治疗高血压的机制尚不完全清楚。其具有针对高血压患者的特异性降压作用，长期应用对血压正常的个体没有影响。现在认为降低心排血量和肾素释放是其可能的作用机制。对高血压患者而言，没有ISA的β受体阻滞剂可以降低心排血量15%～20%，降低肾素释放60%。吲哚洛尔具有ISA作用而且对肾素影响很小，但仍有显著的抗高血压作用[252]。血压明显改变之前肾素即被最大限度地降低[253]。起初β受体阻滞剂可增加外周血管阻力，一段时间后则开始降低外周血管阻力[254]。最后，这类药物的降压作用通过心排血量和外周血管阻力的降低而实现。但这也并不能完全解释这类药物的降压机制，因为拉贝洛尔降压效果很好且不影响心排血量。中枢神经系统似乎在其中并不起什么作用，因为无论是亲脂性还是亲水性的药物都有相似的抗高血压效果。总体来说，单独应用β受体阻滞剂对于患有高血压且大于60岁的非裔美国人无效。

心律失常　β受体阻滞剂属于Ⅱ类抗心律失常药（见第38、67、68章）。可能的两个作用机制是阻滞儿茶酚胺的作用和MSA，而后者可能在临床上没有意义，因为治疗心律失常的β受体阻滞剂都没有MSA[255]。β受体阻滞剂降低窦房结和任何异位起搏点的去极化速率，降低心房组织和房室结的传导速率，延长了房室结不应期。这类药物可以将房性心律失常转化为窦性节律[256]，但其主要用于减慢心室反应。这些药物还能治疗折返性快速型心律失常、（沃-帕-怀综合征）、二尖瓣脱垂和Q-T间期延长。尽管这类药物可以治疗洋地黄类中毒引起的快速心律失常，但是在应用中一定要严密监视，以免发生类似洋地黄中毒的房室结阻滞。索他洛尔是拥有第Ⅲ类药物特征的β受体阻滞剂，可以治疗室性心律失常，但是，在比较消旋索他洛尔和D-索他洛尔预防MI后心室颤动发生的试验中，使用后者的患者死亡率增加[257]。当发生MI后心律失常风险最低的患者在使用这种药物后死亡率增加时，该试验提前终止[258]。

心动过速　β 受体阻滞剂常作为辅助用药用于处理血管舒张剂应用后出现的反射性心动过速（见第 68 章）。除了使血压降低以外，β 受体阻滞剂还能通过降低左心室射血速率（dp/dt）来减弱心室剪切力，在没有使用 β 受体阻滞剂而应用硝普钠时就会由于心室收缩速率增快而增加心室剪切力[259]。这一点在处理主动脉夹层过程中特别重要，因为 dp/dt 增加可能加重夹层的进展。这种情况下，拉贝洛尔特别有效[260]。

甲状腺危象　心脏并发症是甲状腺危象死亡的主要原因（见第 85 章）。β 受体阻滞剂可以抑制心动过速和节律紊乱，但是需要很大的剂量。β 受体阻滞剂还可以和洋地黄类药物协同作用而改善房室结传导性。普萘洛尔可以抑制外周组织中的甲状腺素向活性形式三碘甲腺原氨酸的转化[261]。

其他情况　噻吗洛尔和倍他洛尔是眼部应用治疗青光眼的 β 受体阻滞剂，可减少房水形成。即使局部应用，也可能产生显著的全身 β 受体阻滞效应。β 受体阻滞剂还用于特发性肥厚性主动脉瓣下狭窄，以降低左室流出道阻力。这类药物还能预防偏头痛，但不能治疗偏头痛，可以控制急性恐慌症状和特发性震颤。

不良反应　β 受体阻滞剂最主要的不良反应是对心肺功能的影响。严重的非心肺系统不良反应，如皮肤反应或过敏反应很少发生。有时候可能出现致命的心动过缓甚至心脏停搏，而心脏收缩力降低会使虚弱的 CHF 患者陷入危机。对于伴有支气管痉挛性肺部疾病的患者而言，阻滞 β₂ 受体可以致死。在通常的麻醉辅助用药范围内，除非长期应用，中枢神经系统并不会受到太多影响。糖尿病是 β 受体阻滞剂长期应用的相对禁忌证，因为当交感神经系统活性被抑制时，糖原分解受到抑制而导致低血糖，但低血糖的征象，如心动过速和震颤却被掩盖。但除了极少病例出现胰岛素抵抗以外，大部分非胰岛素依赖型糖尿病患者都可以耐受 β 受体阻滞剂。对于外周血管疾病患者，由于 β 受体阻滞剂阻滞 β₂ 受体，导致外周血管灌注不良而加重病情，而对于敏感患者还能够诱发雷诺病。突然停药会引起心肌缺血和心肌梗死，但对于具有 ISA 的 β 受体阻滞剂（如吲哚洛尔）来说，则风险较小[262]。虽然 β 受体阻滞剂可降低肾血流和肾小球滤过率，但这类药物仍可用于肾衰竭患者。对于上述患者，应该减少非脂溶性药物的剂量。除非预先使用 α 受体阻滞剂，否则为了防止加重高血压，不应给嗜铬细胞瘤患者应用 β 受体阻滞剂。在交感神经高度兴奋的患者应用非选择性 β 受体阻滞剂可引发高血压反应[263]。

β 受体阻滞剂也有禁忌的药物配伍。维拉帕米对心率和心脏收缩力的作用与 β 受体阻滞剂可以叠加[264-265]，所以在二者联合应用时，尤其是在静脉注射治疗急性室上性心动过速时，需严密监护。地高辛和 β 受体阻滞剂联合应用会显著影响心率和心脏传导性。药动学方面的相互影响可以通过药物脂溶性高低来预测。西咪替丁和肼屈嗪可降低肝灌注，从而增加脂溶性 β 受体阻滞剂的血浆浓度并延长其半衰期。巴比妥类、苯妥英、利福平和吸烟能诱导肝酶系统，加速代谢。普萘洛尔可减少肝对利多卡因的清除，增加中毒风险。

β 受体阻滞剂过量可以用阿托品治疗，但是有时候可能需要在心脏起搏后注射异丙肾上腺素、多巴酚丁胺或胰高血糖素（或联合用药）来维持足够的心脏收缩速率。

特殊药物　普萘洛尔、美托洛尔、拉贝洛尔和艾司洛尔对于临床麻醉尤为重要，因为这些药物有很多方便的静脉注射剂型，并且药效也很有特点。如果患者长期服用普萘洛尔、美托洛尔或者拉贝洛尔，在临床状态稳定的情况下可通过静脉注射的形式继续应用。在决定该用哪种 β 受体阻滞剂来替代患者长期服用的药物时，优先考虑的是药物的心脏选择性。美托洛尔和艾司洛尔具有心脏选择性。如果长期服用的药物有 ISA，可选用氧烯洛尔和醋丁洛尔，这些药物有静脉剂型，但是不容易买到。很多时候，可以用艾司洛尔来替代，但需要逐步调整用量以确定其疗效，以免当患者不能耐受时药效不能很快消退。

普萘洛尔　普萘洛尔（Inderal，Ipran）是典型的 β 受体阻滞剂，是一种具有 MSA 但没有 ISA 的非选择性 β 受体阻滞剂，很容易穿过血脑屏障。由于其脂溶性很高，所以主要在肝代谢，但代谢的个体差异很大。其有效剂量范围很广，口服剂量从每天 10mg 至 320mg。药物清除受肝病或肝血流变化的影响，若不调整剂量方案，其可能会导致连续静脉注射时血浆药物浓度显著增加。肾损害时不需要改变剂量。虽然半衰期只有 4h，但是其抗高血压的作用时间长，每日只需服药 1～2 次。普萘洛尔有静脉输注剂型，可单次输注和持续输注给药，但是现在持续输注已经被艾司洛尔所取代。单次注射剂量可以为 0.1mg/kg，尽管有很多人更愿意选择较小的初始剂量（通常为 0.25～0.5mg），然后再逐步调整到显效为止。普萘洛尔可以使氧合血红蛋白解离曲线右移，这也许是其治疗血管痉挛性疾病有效的原因[266]。

美托洛尔　美托洛尔是美国 FDA 批准用于治疗心绞痛和急性 MI 的 β 受体阻滞剂。美托洛尔没有 ISA 和 MSA，但对心脏有选择性。由于美托洛尔由肝单加氧酶系统代谢，所以即使应用于肝衰竭的患者也不需调整剂量。常用口服剂量为每天 100 ~ 200mg，治疗高血压每天为 1 ~ 2 次，治疗心绞痛每天为 2 次。还可以静脉注射该药，每 2 ~ 5min 给予 2.5 ~ 5mg，最多 15mg，主要观察心率和血压的变化。

拉贝洛尔 拉贝洛尔是 α_1 受体和 β 受体的竞争性拮抗药的代表药物。拉贝洛尔具有四种异构体来阻滞 α_1、β_1 和 β_2 受体，抑制神经元对去甲肾上腺素的摄取（摄取 1），对 β_2 受体有部分激动作用，可能还有直接的舒张血管的作用。拉贝洛尔对 β 受体的阻滞作用约为其对 α 受体阻滞作用的 5 ~ 10 倍。临床常用口服剂量为每日 2 次，每次 200 ~ 400mg，有时也用更大的剂量。拉贝洛尔在肝代谢，其清除受肝血流影响。肾功能障碍的患者不需要调整拉贝洛尔的用量。拉贝洛尔还可以每 5min 静脉注射 5 ~ 10mg，或者以高达 2mg/min 的剂量持续注射。该药能够明显改善气管插管引起的心血管反应[267]。拉贝洛尔能有效控制主动脉夹层[259]、高血压急症[268-269]和心脏外科术后患者的病情[270]，主要是因为该药在舒张血管的同时不伴有心动过速。拉贝洛尔可以长期给药治疗妊娠期高血压[271]，更多的时候是用于紧急情况，即使血压显著降低也不影响子宫血流（见第 77 章）[272]。

卡维地洛 卡维地洛也是一种混合性 α、β 受体阻滞剂，用于治疗轻、中度高血压[273-281]、稳定或不稳定性心绞痛和急性 MI 后[282-286]。有临床试验证明它可以显著降低已控制的 CHF（纽约心脏协会分级 Ⅱ ~ Ⅳ级）患者的死亡率[244-245, 287-288]，尤其是那些合并糖尿病的患者[289]。

艾司洛尔 由于艾司洛尔被酯酶水解，其半衰期很短，只有 9 ~ 10min，所以特别适合于临床麻醉中应用。艾司洛尔可以在需要短期 β 受体阻滞的时候使用，也可以用在某些危重患者，因为如果出现心动过缓、心力衰竭或低血压等不良反应时，可以通过快速停药来解除。其峰效应在首次负荷量后 5 ~ 10min 内出现，在 20 ~ 30min 内消失。该药对心脏有选择性，可以单次给药 0.5mg/kg 来抑制插管所致的心血管反应。如果需要持续注射治疗室上性心动过速，可以在 1min 内给予 500μg/kg，随后以 50μg/(kg·min) 的速度输注 4min。如果心率没有下降，在重复负荷量后给予 100μg/(kg·min) 注射 4min，依此类推，每次增加 50μg/(kg·min) 输注剂量，直到 200 或 300μg/(kg·min)。在停止持续注射后，药效维持 20 ~ 30min。与维拉帕米相比，艾司洛尔更容易将心房颤动转化为窦性心律[255]。该药可以安全有效地治疗术中及术后高血压和心动过速[290-292]。如果需要持续输注，可以用较长效的心脏选择性 β 受体阻滞剂（如静脉注射用美托洛尔）将其替换。即使左心功能障碍的患者使用艾司洛尔也很安全[293-294]。

抑制去甲肾上腺素合成、储存或释放的药物

有些早期抗高血压药物是通过用低效能的伪神经递质取代神经末梢的去甲肾上腺素而发挥作用。甲基多巴就属于这类药物，在 β 受体阻滞剂应用以前，甲基多巴是最常用的非利尿型抗高血压药物[219]。与多巴一样，甲基多巴也参与去甲肾上腺素的生物合成过程（图 16-7）。在脱羧基后，其转化为 α 甲基去甲肾上腺素。起初认为这种化学物质可发挥伪神经递质的作用，但后来发现该药与去甲肾上腺素的效能几乎完全相同。在中枢神经系统，甲基多巴进一步转化为 α 甲基肾上腺素，作用于 α_2 受体而抑制交感神经活性，降低血压。由于存在不良反应，包括催眠、液体潴留、直立性低血压和偶发肝坏死，现在已经很少使用。

甲基酪氨酸是酪氨酸羟化酶（可以催化酪氨酸生成多巴）的强抑制剂（图 16-7）。由于这是生物合成去甲肾上腺素的限速环节，所以该药可以显著降低内源性儿茶酚胺的水平，能有效治疗不能手术的或恶性的嗜铬细胞瘤。

利血平影响囊泡膜而不是神经元膜摄取去甲肾上腺素，因此可以抑制去甲肾上腺素和多巴胺的运输和储存。在现代医药中已经很少使用该药。

胍乙啶首先表现为抑制去甲肾上腺素的释放，随后被肾上腺素能神经末梢通过摄取 1 机制摄入并耗竭去甲肾上腺素的储备。通常在其他药物无效时才考虑应用胍乙啶治疗高血压。胍乙啶不能通过血脑屏障，所以没有催眠作用。胍那屈尔与胍乙啶相似，但起效更快，作用时间更短。

溴苄铵是一种胃肠道外应用的第 Ⅲ 类抗心律失常药，用于治疗致命的室性心动过速，现在已经引起人们广泛关注。与胍乙啶一样，溴苄铵被肾上腺素能神经末梢摄入，但其作用机制完全不同。溴苄铵首先引起去甲肾上腺素释放，随后通过降低交感神经的兴奋性又抑制去甲肾上腺素的释放。与胍乙啶不同的是，溴苄铵并不耗竭去甲肾上腺素的储备。给药刚开始的时候，去甲肾上腺素的释放可能引起显著的高血压并加重某些心律失常（如伴有洋地黄中毒和心肌缺血时）[241]，因此现在已不列入考虑（以前将溴苄铵作为加强心脏生命支持方案中的一部分用于治疗室性心律失常）。

MAO 和 COMT 是降解儿茶酚胺的重要酶。MAO 抑制剂与这些酶不可逆地结合，并增加突触前末梢内胺的浓度。长期应用 MAO 抑制剂具有抗高血压、抗

抑郁和治疗发作性睡病功效。一般认为，MAO 抑制剂是通过伪神经递质的机制来达到抗高血压的目的。酪胺通常在胃肠道内由 MAO 氧化脱氨。当使用 MAO 抑制剂时，酪胺浓度升高。酪胺被交感神经末梢通过摄取 1 机制摄入后，进入囊泡，由 DβH 将其转化为章胺。随后章胺取代交感神经受体上的去甲肾上腺素，而章胺对交感神经受体的作用较弱，因此导致血压下降。由于有许多性价比更高的新药被开发出来，MAO 抑制剂已经不再用于降血压。

MAO 抑制剂最初用于精神病的治疗。其抗抑郁的机制是基于以下理论：抑郁症的产生是由于 CNS 突触中胺类物质降低。抑制 MAO 可以促进胺类的释放。MAO 抑制剂类治疗抑郁的药物包括异卡波肼、硫酸苯乙肼和硫酸反苯环丙胺。

根据底物的特异性，目前至少存在两种形式的 MAO。MAO-A 作用于 5-HT、肾上腺素、去甲肾上腺素、酪胺和多巴胺，而 MAO-B 仅特异性作用于酪胺和多巴胺。一种特异性的 MAO-B 抑制剂——盐酸司来吉兰通过抑制中枢多巴胺的降解而有望应用于治疗帕金森病，抑制中枢多巴胺的降解可使更多的多巴胺保存在受损的部位[295]。

一些药物和食物会对使用 MAO 抑制剂的患者产生很大的影响。使用这类药物的患者应避免食用红酒和长时间贮存的干酪等含有酪胺的食物。这类食物会导致酪胺大量传递至肾上腺素能神经末端，引起后续去甲肾上腺素大量释放，后者可导致临床高血压危象，如心肌梗死、颅内出血和死亡。就像在服用 MAO 抑制剂的同时服用左旋多巴一样，任何生物源性胺的前体都会大幅度提高儿茶酚胺的水平。拟交感神经胺类的作用可增加，特别是无直接作用的药物。麻醉药品，尤其是哌替啶，与使用 MAO 抑制剂药物的患者的高热昏迷和死亡有关。镇静剂、酒精和全身麻醉药的抑制作用在这些患者身上会加强。司来吉兰与麻醉药之间的相互作用尚没有文献报道，但使用该药的经验有限。长期接受 MAO 抑制剂治疗的患者在施行麻醉时可增加危及生命的药物不良事件发生的风险，使用 MAO 抑制剂的患者在急诊手术时会表现出明显的血流动力学波动。对麻醉药和间接起效的拟交感神经药物的严重反应，以及内源性和外源性儿茶酚胺代谢的变化都为这种患者的麻醉管理带来困难。由于很多药物都可能与 MAO 抑制剂发生危险的相互作用，所以人们还在探讨这类患者的最佳麻醉方案[296-297]。也有人认为这可能有些小题大做。尽管谨慎的意见是，择期手术患者最好在停用 MAO 抑制剂至少 2 周后再进行手术，但是即使手术不能推迟，仍有合理的麻醉方案可

供选择，可以既满足药理学的需要，又对患者有利。

影响肾素 - 血管紧张素系统的药物

肾素 - 血管紧张素系统主要是维持血压和体液平衡。系统的主要终产物血管紧张素 II 是强力血管收缩剂，同时刺激肾上腺皮质释放醛固酮。醛固酮作用于肾引起钠水潴留。肾皮质的球旁细胞分泌蛋白酶肾素，后者将肝合成的蛋白质——血管紧张肽原水解，生成血管紧张素 I。血管紧张素 I 在血管紧张素转化酶（ACE）的作用下迅速水解为血管紧张素 II。ACE 主要存在于肺内皮细胞。除了直接的血管收缩活性，血管紧张素 II 还可作用于接头前，增加交感神经末梢释放去甲肾上腺素，并可增强交感神经传出神经的活性。血管紧张素 II 也可直接降低肾小管对钠的重吸收，增加抗利尿激素和促肾上腺皮质激素的分泌，并刺激醛固酮的分泌，从而影响钠、水平衡。ACE 也是降解具有舒张血管作用的缓激肽的激酶。ACE 抑制剂能阻断血管紧张素 II 的合成，减少缓激肽的降解，并作用于相关的前列腺素[298]。

只有少数高血压患者的循环中血浆肾素的水平增高，但很多患者（占 70%）在应用 ACE 抑制剂后产生抗高血压效应。对于那些血浆肾素水平升高的患者（如心力衰竭和盐潴留状态），治疗必须从低剂量开始，因为这些患者对于 ACE 抑制剂非常敏感，常规剂量就有可能导致严重的低血压[219]。

已证明 ACE 抑制剂在高血压和 CHF 的治疗中有效，能够降低心肌梗死后的死亡率[299]。卡托普利是第一种可口服的药物，然后依次是依那普利和赖诺普利。ACE 抑制剂通过抑制 ACE 的活性影响肾素 - 血管紧张素 - 醛固酮系统[300-301]。依那普利是目前唯一可胃肠道外给药的 ACE 抑制类药物，赖诺普利有每天用药一次的剂型，但是这种长效药物如果在手术当日没有停用，容易导致顽固性低血压，特别是在发生显著的术中出血时更加明显。

虽然所有的 ACE 抑制剂均可用于治疗高血压，但只有卡托普利、依那普利、雷米普利和群多普利可以降低心力衰竭患者的发病率和死亡率。卡托普利较其他药物的不良反应发生率高，药物间的相互作用也相对更多，且每天需用药 2 ~ 3 次，而其他药物每天只需 1 ~ 2 次。

一些不良反应是 ACE 抑制剂类共有的，如咳嗽、血管性水肿、急性肾衰竭和高钾血症。血管性水肿尤其好发于第一次用药后，主要影响面部、四肢、口唇、黏膜、舌体、声门或咽部[302-303]，偶尔可致命[298, 304]。

卡托普利与其他 ACE 抑制类药物相比，皮疹和味觉异常的发生率高。因为 ACE 抑制剂引起的肾功损害在停药后通常可恢复，因此必须监测肾功能。由于高钾血症通常是醛固酮分泌被抑制所引起，因此应监测血清钾水平。人类使用 ACE 抑制剂类药物可增加胎儿的发病率和死亡率，在妊娠的中、晚期应禁用此类药物[300]。由于 ACE 抑制剂存在各种不良反应，人们开发了血管紧张素 Ⅱ 受体拮抗剂（ARBs）。氯沙坦是这类新型抗高血压药物中的第一个，目前这类药物有六种。最初的研究并没有能够证明 ARBs 较 ACE 抑制剂优越。但是，在慢性 ACE 抑制剂治疗期间增加这类药物的使用可减少心力衰竭患者的死亡率和住院天数[305]。

胆碱能药物

作用机制概述

胆碱能药物通过模拟、增强和抑制乙酰胆碱的效应而发挥作用。其作用与乙酰胆碱并不完全相同，这些药物的作用更为特异，效应部位较乙酰胆碱少，作用时间一般较乙酰胆碱长。

与有多种肾上腺素能药物可供临床选择不同，影响副交感神经功能的药物相对较少。一般来说，药物通过以下四种途径中的一种影响副交感神经功能：

1. 作为激动剂，兴奋乙酰胆碱能受体。
2. 作为拮抗剂，阻断或抑制乙酰胆碱能受体介导的作用。
3. 阻断或兴奋自主神经节的受体。
4. 抑制乙酰胆碱分解，提高或延长其效应。

目前尚没有通过影响乙酰胆碱合成（抑制胆碱乙酰转移酶）或引起乙酰胆碱间接释放而起作用的临床药物。密胆碱可影响乙酰胆碱的摄取，耗竭乙酰胆碱的储备，但尚未应用于临床。腺苷可能通过降低钙离子与其结合部位的亲和力而抑制乙酰胆碱的释放。氨基糖苷类抗生素与镁离子一样，与钙离子竞争细胞膜上的钙通道。肉毒杆菌毒素可抑制胞吐作用释放的乙酰胆碱，有时可局部注射此毒素以治疗斜视和眼睑痉挛。临床上也可使用肉毒杆菌毒素在疼痛发作时进行触发点注射和除皱。过多使用此毒素会增加肉毒中毒的危险。重度肉毒中毒综合征会因肌无力和呼吸衰竭而导致死亡。

胆碱能激动剂

胆碱能激动剂由于其不良反应而被限制应用。乙酰胆碱产生广泛和非选择性的作用，且迅速被胆碱酯酶和假性胆碱酯酶水解，因此几乎没有治疗作用，只在眼科手术时用来短时间缩瞳。

胆碱能激动剂的临床应用由乙酰胆碱衍生而来，但不易被胆碱酯酶水解，作用时间较长。胆碱能激动剂对各系统的不同作用更多是定量而不是定性的，尽管其有限的器官特异性在治疗上有一定用处，如人工合成的氯贝胆碱和卡巴胆碱。醋甲胆碱和氯贝胆碱主要激动毒蕈碱受体，卡巴胆碱兼有烟碱样和毒蕈碱样作用。醋甲胆碱由乙酰胆碱中胆碱基团 β 位添加甲基获得，是纯毒蕈碱受体激动剂，且不被胆碱酯酶水解。静脉注射醋甲胆碱会导致低血压和心动过缓，皮下小剂量应用引起低血压和反射性心率增快。当前醋甲胆碱应用的主要用途是利用其有害的毒蕈碱受体激动作用作为支气管痉挛的激发药，以诊断气道高反应性。醋甲胆碱仅吸入给药，当口服或经胃肠道外给药时可出现严重的不良反应，包括胃肠道症状、胸痛、低血压、意识消失和完全性心脏阻滞。过度的支气管痉挛反应可吸入 β 受体激动剂治疗。当应用 β 受体阻滞剂时，禁忌使用醋甲胆碱。

醋甲胆碱的氨基甲酸酯衍生物氯贝胆碱偶尔用于术后促进肠蠕动的恢复或促使弛缓的膀胱排尿。由于氯贝胆碱对于肠道和泌尿道受体的敏感性优于心脏，因此可以很好地促进胃肠道蠕动和尿道排尿而很少出现心血管不良反应。氯贝胆碱通常口服给药，但如果由于胃肠道功能影响其吸收，也可以皮下给药。

表面或眼内应用卡巴胆碱的缩瞳作用可使其用于开角型青光眼的长期治疗。当表面应用时，其耐受性好于眼内应用抗胆碱酯酶药，对毛果芸香碱和毒扁豆碱耐药的患者也可能有效。其快速缩瞳作用是神经节阻滞和毒蕈碱受体共同作用的结果。另一种生物碱——毛果芸香碱曾用于治疗青光眼，但已被更新的药物所取代。

毒蕈碱受体（M 受体）拮抗剂

在古代，用于治疗或可引起中毒的某些植物的活性成分就是 M 受体拮抗剂。尽管这些药物年代久远，但在麻醉和重症治疗中 M 受体拮抗剂仍有重要作用。

M 受体拮抗剂与神经释放的乙酰胆碱竞争性地与 M 胆碱受体结合从而抑制乙酰胆碱的作用。这些药物同时拮抗 M 受体激动剂在非神经支配区的作用。肾上腺素能神经末端的突触前 M 受体抑制去甲肾上腺素的释放，而 M 受体拮抗剂则会加强交感活性。除季铵化合物无法通过血脑屏障而几乎没有中枢作用外，这些药物的作用没有太大的区别，几乎等效地抑制毒蕈

表 16-9　毒蕈碱受体拮抗剂

药物	作用时间	中枢神经系统 *	止涎	心率
阿托品	短	兴奋	+	++
格隆溴铵	长	0	++	+
东莨菪碱	短	镇静	++	0/+

* 临床剂量的阿托品作用有限，但对老年患者作用明显。
0，无效应；+，轻度效应；++，中度效应

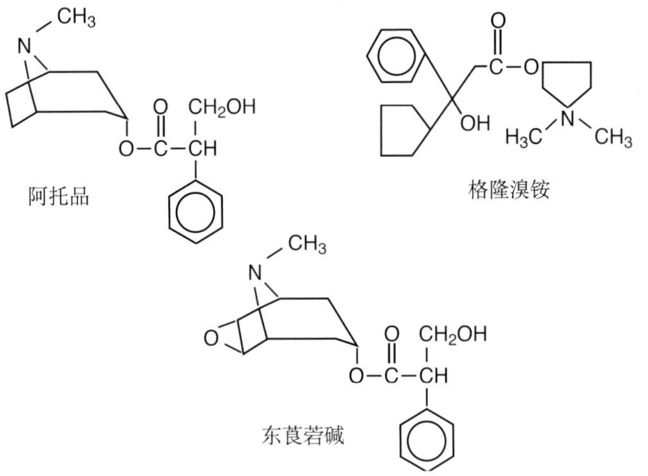

图 16-17　临床常用抗毒蕈碱药的化学结构

碱的作用，当然在作用上有些定量的差异（表 16-9）。研究提示存在几种毒蕈碱受体的亚型，已经研制出针对特定亚型的激动剂和拮抗剂。哌仑西平优先抑制 M_1 受体，tripitramine 与 M_2 受体的结合力更强，达非那新则与 M_3 受体的结合力强。对各种抗毒蕈碱受体的药理学区分有利于发展治疗激惹性膀胱疾病的新药物。奥昔布宁、托特罗定、达非那新、索利那新和曲司氯铵都可优化膀胱综合征的缓解而将毒蕈碱受体在膀胱外的作用最小化。

这些药物曾用于治疗消化性溃疡、各种形式的肠痉挛综合征、上呼吸道疾病和哮喘。但是随着特异性组胺受体（H_2）阻断药（如西咪替丁）在消化性溃疡中的应用，M 受体拮抗剂的这类用途明显减少。阿托品曾用来治疗支气管痉挛，目前已被不会引起气道干燥和抑制纤毛摆动的 $β_2$ 受体激动剂所取代。眼科仍经常局部应用阿托品进行散瞳。

在乙醚麻醉时代，术前常规应用毒蕈碱受体拮抗剂以减少分泌物和阻滞不良的迷走神经反射，但随着现代吸入麻醉药的应用，这些药物已不再作为必需的术前用药。对一些小儿和耳鼻咽喉科患者，或准备使用纤维支气管镜插管的患者，仍常规术前使用这些药物以抑制分泌。

阿托品的叔铵结构使其容易通过血脑屏障（图 16-17）。当应用较大剂量（1 ~ 2mg）以阻断抗胆碱酯酶药逆转神经肌阻滞（见第 35 章）所导致的毒蕈碱样不良反应时，可出现 CNS 症状。相反，人工合成的抗毒蕈碱药格隆溴铵具有季铵结构，不能通过血脑屏障，因而被广泛应用于阻断抗胆碱酯酶药的不良反应。格隆溴铵的作用时间较阿托品长。

东莨菪碱的外周作用与其他药物相似，但 CNS 作用明显。东莨菪碱是非处方催眠药的活性成分，对晕动病有效。东莨菪碱的片剂用于预防晕动病及术后恶心呕吐，但无论口服或胃肠道外给药，都可引起眼、膀胱、皮肤以及认知和心理方面的不良反应[306-307]。

异丙托溴铵的出现使抗毒蕈碱药重新用于治疗哮喘

和支气管痉挛性疾病[308]。虽然异丙托溴铵与阿托品的结构相似，当肠道外给药时效应基本相同，但一个重要的不同是，异丙托溴铵为季铵化合物，当吸入给药时极少被吸收，即使大剂量吸入时也几乎没有肺外效应。吸入药物的 90% 被吞咽，但只有 1% 被机体吸收。

健康志愿者试验表明，异丙托溴铵几乎能完全缓解多种诱发因素引起的支气管痉挛。但是，在哮喘患者中，试验结果的差异很大。某些药物，如醋甲胆碱或二氧化硫引起的支气管痉挛可被完全阻断，但对白三烯诱发的支气管痉挛无效。其支气管舒张作用起效慢，最大舒张作用弱于 β 受体激动剂。与阿托品不同，异丙托溴铵不影响纤毛清除率。一般来说，抗毒蕈碱药（包括异丙托溴铵）对慢性阻塞性肺疾病患者的治疗作用要好于哮喘患者[305]。目前只提供异丙托溴铵定量吸入气雾剂型，每喷 18μg，每次 2 喷，每日 4 次。30 ~ 90min 出现最大程度的支气管舒张，可持续 4h。

M 受体拮抗剂对外周和 CNS 毒蕈碱受体的阻滞可引起毒性反应。在健康成年人，其外周效应（如口干）可能令其厌烦，但不致命。与成人相比，儿童调节体温更依赖于出汗，因此容易出现危险的高热。此外，老年人可能不能耐受阻断心脏、眼睛及尿道的 M 受体所产生的效应。

阿托品或东莨菪碱剂量的增加使其导致的神志异常越发严重，从思维混乱进一步发展为幻觉、妄想、谵妄和严重精神异常。这些效应是可逆的，但精神异常可持续数周。小剂量（0.05mg）的阿托品能引起心动过缓，这一发现使一些临床医师增加儿童的用药剂量。这种现象曾归因于阿托品的中枢效应，但发生时间以及在切断迷走神经的动物模型也可出现心动过缓的事实质疑了这种解释。无论这种反常的心动过缓是中枢性的还是外周性的或是二者的共同效应，毒蕈碱

受体亚型的作用仍需要进一步讨论[309]。

天然生物碱毒扁豆碱是抗胆碱酯酶药，可通过血脑屏障，几十年前就已用于治疗阿托品和东莨菪碱中毒（中枢抗胆碱能综合征）。静脉注射 1 ~ 2mg 可成功治疗静脉应用阿托品或东莨菪碱所引起的术后 CNS 症状。毒扁豆碱也可逆转其他有抗胆碱活性的药物所引起的 CNS 症状，包括三环抗抑郁药、几种主要的镇静药和抗组胺药。毒扁豆碱也可拮抗苯二氮䓬类药物的镇静效应，但特异性苯二氮䓬受体拮抗剂——氟吗西尼替代了毒扁豆碱的这个用途[310]。由于毒扁豆碱有致命的烟碱样效应，而此效应不能被 M 受体拮抗剂所预防，且其半衰期与该中毒药物的半衰期不匹配，故应谨慎使用。

胆碱酯酶抑制剂

抗胆碱酯酶药是指可产生持久的、全身性的胆碱能激动症状的药物。这些药物用来逆转神经肌肉阻滞、治疗重症肌无力和特定的快速型心律失常。

抗胆碱酯酶药有三种类型的化合物：氨基甲酸酯类、有机磷酸酯类和季铵乙醇类。毒扁豆碱、新斯的明和溴吡斯的明属于氨基甲酸酯类，而依酚氯铵属季铵乙醇类。当胆碱酯酶的酯解部位与乙酸盐、氨基甲酸酯或磷酸盐结合时，酶的活性被抑制。氨基甲酸酯键和磷酸键与乙酸键相比不易被羟基攻击。乙酰化合物形式只能持续数秒，而氨基甲酸酯化合物形式可持续存在 15 ~ 20min。有机磷酸酯类，包括异氟磷、对硫磷、马拉硫磷、索曼、沙林、VX 和其他多种化合物用作农业杀虫剂。虽然有机磷酸酯类杀虫剂的毒性主要与其抗胆碱酯酶的活性有关，但其效应机制与临床应用的胆碱酯酶抑制药不同（见第 83 章）。有机磷酸酯类对酶产生不可逆性抑制，并有 CNS 反应。因此，须通过化合物来置换与酶结合的杀虫剂，恢复胆碱酯酶的活性，从而治疗有机磷酸酯类中毒。这类化合物的代表是碘解磷定（2-PAM）。毒扁豆碱和大多数有机磷酸酯类不是季胺类化合物，具有 CNS 胆碱能效应（见第 83 章）。

由于这类药物能增强和延长神经元释放乙酰胆碱的效应，因此可用于乙酰胆碱释放缺乏，如重症肌无力。抗胆碱酯酶药偶尔用于增强肠道功能或作为缩瞳药眼部局部使用。临床上可使用不可逆性有机磷酸盐抗胆碱酯酶药碘依可酯局部滴眼治疗青光眼。这种药较其他局部用药的优势在于其作用时间长。由于此药也能抑制血浆胆碱酯酶的活性，因此可能延长琥珀胆碱的作用时间。虽然为了患者安全，术前应停用碘依可酯 1 周，但也有许多在急诊条件下未停药而成功完

成麻醉的病例。

影响神经节的药物

神经节激动药

神经节激动药基本上是作为研究神经节功能机制的工具药，并没有临床应用价值。烟碱是典型的神经节激动药，其效应已经被详细描述过。

副交感神经药物可刺激神经节，但此作用往往被其产生的其他拟副交感神经效应所掩盖。在试验条件下，使用阿托品阻断毒蕈碱受体后，静脉注射相对大剂量的乙酰胆碱可导致神经节兴奋和刺激肾上腺髓质释放肾上腺素。

神经节阻断药

神经节阻断药是第一种有效治疗高血压的药物，在 20 世纪 50 ~ 60 年代被广泛应用。但由于其干扰交感神经和副交感神经神经节的传递，在抗高血压同时伴有大量的不良反应。六烃季铵是这类药物的原型药，其神经肌肉效应和毒蕈碱样作用最弱。神经节阻断的全身反应取决于用药前机体的神经节的静息状态（表 16-2）。随着临床上曲美芬的停止使用，人们对这类药物的兴趣已成为历史。

自主功能紊乱

自主神经系统功能的评估

老年人或糖尿病患者可能伴有自主神经功能紊乱，从而增加手术风险[311]，因而对自主神经病变的诊断尤其重要。糖尿病患者的自主功能用 5 种心血管功能的检查来评估（见第 39 章）[312]。检查包括做 Valsalva 动作、起立和深呼吸对心率的影响，及起立和持续握拳对血压的影响。有关心率变化的检查反映了副交感神经系统损伤的情况，涉及血压改变的检查反映了交感神经系统损伤的情况。心率的变化早于血压的变化。当涉及心率改变的检查有一项异常或两项在正常范围的边缘时，称为早期自主神经功能紊乱。当心率评估有两项异常时即可诊断。当血压的评估出现异常时，称为严重自主神经功能紊乱。这些标准的应用需要观察者了解完成这 5 种检查所需要的技术和无自主神经病变时出现的结果（表 16-10）。这种临床评价非常简单有效，也可用于非糖尿病引起的自主神经功能紊乱的评估。不仅如此，这些评价标准在非标准化的术前评估中也具有一定的有效性，可发现有自

表 16-10　评估自主神经系统的非创伤性检查

临床检查	技术	正常值
副交感神经		
心率对 Valsalva 动作的反应	检查对象坐位，对一管口吹气（维持压力在 40mmHg）15s。Valsalva 比是指最长 R-R 间期（在呼气后很快出现）与最短 R-R 间期（在做动作期间发生）的比值	比值 > 1.21
心率对起立的反应	测量检查对象从平静仰卧位起立时心率的变化。正常的心脏加速反应在起立后的第 15 次心跳达到最大。接着出现相对的心动过缓，在起立后第 30 次心跳最为显著。心率对起立的反应表示为 30∶15 的比值，即大约在第 30 次心跳左右的最长 R-R 间期与大约在第 15 次心跳左右的最短 R-R 间期的比值	比值 > 1.04
心率对深呼吸的反应	检查对象在 1min 内深呼吸 6 次。测量每次周期中的最大和最小心率，在 3 次连续呼吸周期中心率差值（最大心率-最小心率）的平均值作为最大心率-最小心率值	平均差值 > 15 次 /min
交感神经		
血压对起立的反应	检查对象从平静仰卧位起立，用立位收缩压减去仰卧位收缩压	差值 < 10mmHg
血压对持续握拳的反应	受试者用最大握力的 30% 持续握拳 5min，测量每分钟血压，并用放开前的舒张压减去最初的舒张压	差值 > 16mmHg

主神经功能不全风险的外科患者[313]。

血浆儿茶酚胺

20 世纪 70 年代已有测量血浆中儿茶酚胺的准确而灵敏的方法，但对数据的解释仍有争议。正常血浆中肾上腺素和去甲肾上腺素水平波动于 100 ~ 400pg/ml 之间，当发生应激反应时可增加 6 倍或更多。

血浆肾上腺素的浓度（如果不代表整个交感神经系统的活性则主要反映肾上腺髓质的活性）较不稳定。

特定的应激情况（如当众演讲）[5] 可引起肾上腺髓质的单独分泌。另外，静脉采样可能反映的是采样器官而不是全身的肾上腺素水平，动脉血可能更可靠。

有关血浆中去甲肾上腺素浓度的意义争议更多。虽然肾上腺髓质分泌少量的去甲肾上腺素，但大多数神经末梢释放的去甲肾上腺素被神经末梢再摄取，因此血浆中的水平一般反映的是交感刺激后的溢出。再摄取可能有组织特异性且受生理或疾病状态的显著影响。人类去甲肾上腺素溢出的基线水平约为合成去甲肾上腺素速度的 10% ~ 20%，而在交感兴奋时可能显著增加[314]。根据动物实验提出的最令人瞩目的观点是：血浆去甲肾上腺素水平可作为交感活性的标志，在此实验中去甲肾上腺素水平直接反映出神经兴奋的情况。许多重要研究揭示，血浆儿茶酚胺的升高与急性和慢性应激之间具有相关性，并因此提出"无应激麻醉"的概念。CHF 患者的死亡率与血浆中去甲肾上腺素水平升高密切相关，因此出现了应用 β 受体阻断剂治疗心室功能不全的方法[315-316]。

利用放射性示踪技术估测在体儿茶酚胺动力学，特别是局部浓度的变化，提供了很多具有重要临床意义的信息。例如，如果仅分析动脉和静脉血中儿茶酚胺的水平，只能说明肝和肠系膜对整个机体儿茶酚胺的清除起重要作用，而对溢出的意义很低（< 8%）。而局部去甲肾上腺素动力学的研究证明，肠道释放的去甲肾上腺素（≤整个机体的 25%）在很大程度上被肝的有效降解（> 80%）所掩盖了。与此类似，心脏选择性释放去甲肾上腺素的增加与心肌缺血有关，是 CHF 和快速型心律失常的早期表现，但动脉和静脉血中去甲肾上腺素的水平不能反映这种情况[317]。对局部溢出的观察使人们认识到，虽然应激可能引起全身性的交感反应，但也可能刺激不同时应激的表现形式也不同。临床出现明显的交感活动而没有相应的血浆去甲肾上腺素水平的升高，这可能是由于测量技术的限制或应激源的特殊性。

我们认为，综合考虑年龄、体位和容量因素，当血浆中儿茶酚胺的变化很小时，与血流动力学变化的相关性差，解释其意义应慎重；当其水平显著增加（>1000pg/ml）时，则可作为交感神经系统活化的良好标志。

临床综合征

外科应激反应

外科应激，特别是大手术的应激，导致严重的代谢和内分泌反应。伴随手术出现的自主神经、激素和分解代谢方面的联合变化称为外科应激反应[318]。尽管临床直观认为，抑制应激反应有益，但这种抑制措施是否能影响预后一直存在争论。三个独立的证据表明，抑制应激反应有助于改善预后。在一系列研究中，中断交感神经对手术的反应能明显降低术中和术后外科应激反应。持续胸段硬膜外输注局麻药能抑制血浆中儿茶酚胺、皮质醇和胰高血糖素的升高，并改善预后。预后的改善与患者的疼痛水平无关，因为当患者接受非甾体消炎药和阿片类药等其他方法进行镇痛治疗时，代谢和内分泌对手术的反应并未出现类似的下降[319]。持续硬膜外给药直至术后阶段被认为是改善预后的基本因素。控制炎症和伤口愈合所必需的炎症反应和免疫反应似乎不受影响。在行结肠切除术的老年患者，使用相似的技术和其他降低应激的方法，患者可更快、更全面地恢复[320]。

另一个支持长期抑制应激反应可改善预后的证据来自儿童。当复杂先天性心脏病患儿接受心脏手术时，与对照组相比，术中和术后24h接受大剂量舒芬太尼以减轻应激反应的患儿，血中β-内啡肽、去甲肾上腺素、肾上腺素、胰高血糖素、醛固酮和皮质醇水平降低[318]。阿片类药物组患儿的死亡率明显低于对照组和历史对照，因此说明麻醉技术可明显影响手术引起的代谢和内分泌反应，有效地处理这些反射可影响预后。

第三个证据来自围术期缺血研究组的多中心观察（见"围术期β受体阻滞"）[221]。围术期使用β受体阻滞剂可提高2年存活率[222-223, 225]，这有力地证明了减轻应激反应对患者有益，并据此改变了心血管疾病高风险患者的临床处理方案。围术期给予心血管疾病高风险的患者α₂受体激动剂也得出了类似结果[321]。推测应用β受体阻断剂或α₂受体激动剂通过减轻交感张力抑制应激反应和改善预后。

糖尿病

糖尿病自主神经病变是自主神经病变最常见的形式，得到了最为广泛的研究（见第39章）。其在所有胰岛素依赖型糖尿病患者中发生率为20%~40%。与糖尿病自主神经病变有关的症状通过直接或继发的机制增加患者麻醉和外科治疗期间的风险。其常见的表现包括：阳痿、直立性低血压、胃轻瘫、腹泻和出汗异常。迷走神经控制的正常心率变异性的缺失或破坏、外周交感神经张力下降所引起的血流增加以及无汗等症状提示存在早期的小神经纤维的损伤。足部患有糖尿病神经病变时，痛觉和温觉的消失出现于触觉和振动觉消失之前。在出现去交感支配后，交感神经将无法正常支配细小动脉，或交感神经与效应器异常隔离。当阳痿或腹泻是唯

一的症状时，对生存率的影响很小。但当出现直立性低血压或胃轻瘫时，5年死亡率超过50%。

大多数临床医师认为，糖尿病自主神经病变可增加全身麻醉的风险[322]。胃轻瘫可能是去迷走神经的表现，可能因此而需要进行清醒插管或快速诱导插管。直立性低血压患者的全身营养血管损伤可增加围术期血流动力学不稳定和循环衰竭的风险。维持站立时血压的机制被改变，站立时足部正常的毛细血管前的血管收缩消失。糖尿病自主神经病变损害颈动脉窦和主动脉弓的压力感受器。直立性低血压的糖尿病患者通常去甲肾上腺素水平较低。

即使是很小的外科手术，糖尿病自主神经病变也可导致严重并发症。

有自主神经病变的糖尿病患者比无病变的糖尿病患者在诱导后出现更明显的血压下降，对血管活性药的需求量更大[322]。Page和Watkins[323]报道了5例年轻的糖尿病患者出现循环呼吸骤停，所有这些患者均有自主神经病变的症状。一项对糖尿病自主神经病变患者进行上述5种临床诱发试验检查的大样本前瞻性研究表明，96%的患者出现交感衰竭前有早期的副交感神经功能紊乱[324]。这一组自主功能检查用于诊断患者是否存在自主神经病变，对死亡率和围术期风险有较高的预见性[311]。

衰老与自主功能改变

与衰老相关的血管反应性的改变导致临床上血压的剧烈变化——高血压和直立性低血压（见第80章）。老年人直立性低血压相当普遍（约20%），可能主要是由于压力感受器反应性降低所致。血压、Valsalva动作和呼吸周期引起的心率变化也随着衰老而钝化[325]。

健康成人随年龄的增加而出现静息时和运动时去甲肾上腺素水平的增加（约每10年增加13%），部分原因是由于去甲肾上腺素的清除率降低[326]。以前存在争议，目前认为除了已被证明的与衰老相关的迷走功能降低外[327]，衰老引起的自主功能紊乱主要是去甲肾上腺素再摄取减少所致，这可能是神经密度下降的结果。虽然在骨骼肌，交感神经传出纤维的神经传递速度没有明显的年龄相关性的下降[328]，但动力学研究揭示，心脏去甲肾上腺素的溢出出现选择性和显著的增加，可能的原因是，在心理和运动应激反应时，老年患者去甲肾上腺素的再摄取减少[314]。这可以促发心脏疾病患者的临床并发症（恶性心律失常和心脏性猝死）。但是由于β₁肾上腺素能受体的代偿性下调（即受体密度和亲和力降低）和由于Gs活性降低导致

的 β_2 肾上腺素能受体解偶联[329]，末梢 - 器官的反应性被钝化。尽管心脏去甲肾上腺素的溢出增加，但心肌氧耗不改变[330]。

随着年龄的增加，突触前 α_2 受体抑制神经元释放去甲肾上腺素的作用减弱也会引起去甲肾上腺素水平的增高[331-333]。突触后 α 受体的活性降低减弱了收缩反应，进而降低了血管的收缩性。近似恶性循环，血中去甲肾上腺素水平的增高导致血小板 α_2 受体密度和反应性下调。随着年龄的增加，α_2 和 β 受体介导的反应的下降所引发的肾上腺素能控制缺乏导致交感神经系统控制心血管反应性的效能下降，这可能与老年人心血管系统紊乱（如 CHF）的发生率增加有关。

脊髓横断对自主神经系统的影响

麻醉医师可能遇到的最强烈的自主神经系统改变是完全性脊髓横断（见第 52、70、81 章）。脊髓横断不仅影响运动和感觉功能，也导致自主神经功能发生剧烈变化，从而对麻醉用药产生影响。从交感和副交感传出的解剖可以看出，脊髓损伤或横断引起自主功能紊乱的程度取决于损伤的位置、范围和损伤的时间。脊髓横断后脊髓以上高位中枢对自主反射的反馈抑制作用消失。小的刺激就能引起截瘫患者交感神经的过度兴奋。

颈椎横断的患者交感和副交感传出失去了高位中枢的控制。除了运动和感觉改变外，心血管、体温调节、胃肠道和泌尿系统都发生明显的异常。横断后自主功能的改变并不总是非常明显，由于远端脊髓可能会保持一些功能，可能会出现一些难以预料的自主功能异常现象。脊髓横断后的急性期和慢性期之间存在着本质的不同。最初阶段出现短暂的兴奋性下降。这种现象称为脊髓休克，通常在横断后立即出现，并持续数天到数周。此期患者的外周普遍松弛，外周血管扩张。高胸段脊髓损伤早期的患者仰卧位基础血压低，血浆儿茶酚胺水平大约只有正常时的 35%[334]。低位脊髓损伤早期的患者可能出现心动过速，这是 ANS 完整部分表现出的代偿现象。

高位脊髓损伤的晚期患者，低血容量时心率增加的反应消失，并可能表现为心动过缓。迷走神经是四肢瘫痪患者的压力反射通路中唯一保存完整的部分。当体位改变和做 Valsalva 动作或胸腔内压力增加时可出现心动过缓[335]。

临床常被忽视的一个问题是高位截瘫患者的吸痰操作。许多这样的患者呼吸肌麻痹而依赖机械通气，因而未受抑制的迷走反射可导致严重的心动过缓，尤其是存在低氧血症时。

由于这类患者可能会出现交感神经系统功能异常，肾素 - 血管紧张素 - 醛固酮系统发挥代偿作用以维持血压。脊髓横断的患者可能对 ACE 抑制剂极其敏感，即使血容量或体位发生轻微改变也可产生显著的影响。肾素的释放可与交感兴奋性无关，可由伴随的肾灌注压下降刺激肾压力感受器引起。

虽然损伤平面以上的压力刺激通常不引起血压变化，但损伤平面以下的刺激可导致自主反射异常。肠道或膀胱膨胀可引起"团块反射"。该自主反射包括血压急剧升高、外周血流显著下降、损伤以上区域潮红及出汗。此外还伴随肠道或膀胱的收缩、骨骼肌痉挛、阴茎勃起。

患者的心率可反射性降低。令人惊奇的是，使用显微神经检查法的研究表明，在团块反射过程中，交感活性[336]和血浆去甲肾上腺素的水平仅轻度增加。推测认为，血压的过度增高可能由肾上腺素能受体超敏所引起。如预想的一样，四肢瘫痪的患者对外源性血管加压药的敏感性增加[334]。四肢瘫痪的患者使用外源性血管紧张素和儿茶酚胺时，血压升高的反应显著增加。血压升高激活的下行抑制性反射通路受损可能是这种超敏反应的原因。当损伤低于 T_5 时很少出现超敏反应，这一发现支持了上述假说。即使是那些长期四肢瘫痪的患者，其肾上腺素能受体的水平也几乎正常。

对自主反射异常的处理具有重要的临床意义。虽然对感觉或运动功能丧失的患者，麻醉医师可能会尝试给予最浅的麻醉，但也可诱发明显的内脏反射。即使患者不能感知疼痛，麻醉医师可能还是会使用脊椎麻醉、全身麻醉或血管舒张药物（如硝普钠或硝酸甘油）来消除这种反射。预防性使用可乐定可消除这种反应。

脊髓横断引起的去自主神经支配的另一个问题是产热。这些患者由于皮肤血管扩张和不能通过战栗产热而可能出现低体温。同时正常排汗机制被破坏可引发高热。因此在麻醉过程中需严密监测体温。

自主神经活性的新概念

基因在自主神经功能和药物反应中的作用

越来越多的研究关注了 β 肾上腺能受体基因中的单核苷酸多态性（SNPs）及其与自主神经病理生理学的关系[337]。总体来说，这些研究都是从统计学角度观察 SNPs 与疾病（如高血压、哮喘、CHF 和心律失常）发生的关系。但是，在某些情况下，其潜在的生物学联系正在被广泛研究，新的治疗措施正在涌现。美国 FDA 关于基因组学的会议制定了一项关于药物治疗前的遗传学测试的建议，这项建议只限于化学治疗药物，并与作用于纯信息作用的 ANS 的药物共同发挥作用。

尽管哮喘易感性与人群中 β 肾上腺素能受体多态性的关系还没有被确定，但是哮喘的表型（包括哮喘严重性和支气管高反应性）与 β 肾上腺素能受体多态性是有关的。更值得注意的是，编码区域的变化可改变对短效和长效激动剂的反应，该发现可能暗示了一种新的遗传学调控机制。还有研究探讨了肾上腺素能受体变异的程度与高血压、心力衰竭[338]、猝死和 β 肾上腺能受体拮抗剂的关系。更深的研究探讨了 β 肾上腺能受体多态性与临床综合征的关系如体位性心动过速综合征[339]、猝死等，但治疗总是明显落后于机制的发现。特别是对于心力衰竭，虽然受体功能的研

究已经进行了几十年[340]，但是这些遗传药理学的研究成果并未能产生有效的治疗手段[341]。

然而，最近开始有资料提示，除了受体作用外，潜在的信号转导和恢复机制的差异也可能在自主神经系统的病理生理中发挥作用。

因此，虽然 ANS 是一原始的系统（存在于所有哺乳动物内），但是它的复杂性至今都无法被人类充分认识。随着对自主神经活性遗传决定因素及对 ANS 功能性和细胞学相互作用的理解的不断深入，我们将能更精确地理解和强化不同的自主神经作用。这不仅将改善人类的长期健康，还有助于提高我们的患者围术期的安全性。

参 考 文 献

见本书所附光盘。

第17章 脑生理学和麻醉药物的影响

Piyush M. Patel • John C. Drummond • Brian P. Lemkuil

徐咏梅 译 张 兵 审校

要 点

- 脑代谢率高，脑血流量（cerebral blood flow, CBF）约占心排血量的 15%。正常情况下，CBF 约为 50ml/(100g·min)，其中灰质血流占 80%，白质占 20%。

- 大脑约 60% 的能量消耗用于支持电生理功能。剩余的能量则用于维持细胞稳态活动。

- CBF 与局部脑代谢紧密相关。当某一特定区域活动增强时，相应地引起该区域血流量的增加；脑代谢的抑制则引起血流量的减少。

- 静脉压正常的情况下，平均动脉压（mean arterial pressure, MAP）在 65 ~ 150mmHg 范围内，CBF 有自身调节功能，并保持不变。这一作用存在显著的个体差异。当平均动脉压超出自身调节的限度或范围时，CBF 随平均动脉压的变化而被动变化。

- CBF 也受化学调节。$PaCO_2$ 在 25 ~ 70mmHg 范围内，CBF 随 $PaCO_2$ 的改变而改变。当 PaO_2 低于 60mmHg 时，CBF 显著增加。体温降低通过抑制脑代谢而影响 CBF。全身血管扩张药（例如硝酸甘油、硝普钠、肼屈嗪、钙通道阻滞剂）可扩张脑血管，并依赖平均动脉压来增加 CBF。血管收缩药（如去氧肾上腺素、去甲肾上腺素、肾上腺素和多巴胺）对脑循环无直接作用，它们通过对动脉血压的作用影响 CBF。当平均动脉压低于自身调节低限时，血管收缩药升高 MAP，从而增加 CBF。如果体循环血压在自身调节范围内，血管收缩药引起的血压升高对 CBF 几乎无影响。

- 除氟烷外，所有挥发性麻醉药均抑制脑代谢率（cerebral metabolic rate, CMR），并引发脑电图（electroencephalogram, EEG）的爆发性抑制。此时 CMR 可减少 60%。挥发性麻醉药对 CBF 的作用呈剂量依赖性。低于 1MAC 时，CBF 轻度降低。超过 1MAC 时，直接扩张脑血管，引起 CBF 和脑血容量增加。

- 巴比妥类药、依托咪酯和丙泊酚降低 CMR，可引起 EEG 爆发性抑制，CMR 可减少约 60%。由于血流 - 代谢偶联仍得以保留，所以 CBF 降低。阿片类药和苯二氮䓬类药使 CBF 和 CMR 轻度下降，而氯胺酮可明显增加 CMR，血流量相应增加。

- 脑储备氧和底物的能力有限，并对 CBF 的减少极为敏感。CBF 严重降低[低于 6 ~ 10ml/(100g·min)] 时可致神经元迅速死亡。缺血性损害的特征为早期兴奋性毒性和延迟性的凋亡。

- 在实验模型中，巴比妥类药、丙泊酚、氯胺酮、挥发性麻醉药和氙有神经保护作用，可减轻缺血性脑损害。麻醉药物仅对轻度脑缺血性损害有持久的保护作用，对中重度的脑损害没有长期保护作用。麻醉药物的神经保护作用在人类是有限的。依托咪酯引起局部 CBF 降低，可加重缺血性脑损害。

本章将回顾麻醉药物和技术对脑生理的影响，尤其是对脑血流量（CBF）和代谢的影响。最后一部分简要讨论病理生理状态，包括脑缺血和脑保护。本章将重点阐述颅内病变患者如何应用麻醉药及重症监护直接相关的理论。第70章将详细阐述这些患者的临床管理。神经学监测，包括麻醉药物对脑电图（EEG）的影响和诱发反应将在第49章阐述。

大脑血液循环的解剖

大脑动脉血液供应包括供应大脑前部的左右颈总动脉和供应大脑后部的左右椎动脉。两侧椎动脉相连形成基底动脉。颈内动脉和基底动脉相连形成血管环（即 Willis 环），这样左右前后的动脉之间形成了侧支循环。从 Willis 环发出 3 对动脉：大脑前动脉、大脑中动脉和大脑后动脉。后交通动脉和前交通动脉使 Willis 环闭合。前部循环和后部循环对 Willis 环的贡献相同。

正常情况下，前部循环和后部循环的血液不混合在一起，因为这两部分的压力是相等的。同样，左右两侧血液的混合也非常有限。由 Willis 环发出的血管为大脑相应区域提供血流。但是在某一动脉分支发生阻塞的病理情况下，Willis 环通过前后血管和左右血管之间的分流，增加低灌注区域的侧支血流。

完整的 Willis 环见图 17-1A。但 Willis 环的解剖存在很多变异，很大一部分个体 Willis 环不完整[1]。Willis 环的变异种类和所占比例见图 17-1B。

大脑有三套静脉回流系统。皮质浅静脉在大脑表面的软脑膜内，皮质深静脉回流至较深脑组织。上述静脉回流至硬脑膜窦。上、下矢状窦和直窦、横窦与乙状窦是主要的硬脑膜窦。其最终回流至左右颈内静脉。脑静脉循环见图 17-1C。

脑血流量的调节

麻醉药物对脑生理的很多方面产生剂量相关的、可逆的改变，包括 CBF、脑代谢率（CMR）和电生理功能（EEG、诱发反应）。麻醉方法和麻醉药物的作用对处于疾病状态的大脑可能产生不利影响，因此对神经外科患者具有重要的临床意义。但是可以通过改变全麻对 CBF 和 CMR 的影响，提高手术安全性和改善患者的预后。

成人大脑约重 1350g，仅占体重的 2%，而脑血流量占心排血量的 12%～15%。由此可见脑代谢率很高。静息时，脑的平均氧耗量为 3.5ml/(100g·min)，全脑氧耗量（50ml/min）占全身氧耗的 20%。CBF、CMR 和其他生理指标见框 17-1。

脑的能量消耗中约 60% 用于支持电生理功能。大脑需要消耗能量来维持细胞内外离子梯度，合成、运输和再摄取神经递质，从而发生反映在 EEG 上的去极化和复极化电活动。其余能量则用于维持细胞的稳态活动。大脑各部位 CBF 和 CMR 是不同的，灰质的 CBF 和 CMR 约是白质的 4 倍。不同种类的大脑细胞对能量的需求也是不一致的。神经胶质细胞约占脑容积的一半，但耗能比神经元少。神经胶质细胞除了作为大脑的支持网络以外，对于神经递质的再摄取、代谢底物和废物的传递清除及维持血脑屏障（BBB）功能也起到重要作用。

脑依赖血流来提供充分的氧和葡萄糖，以满足脑对代谢底物的需求。但由于颅骨和脑膜的顺应性差，故限制了颅内空间的变化，使脑血流不能过多。大脑具有精细调节 CBF 的机制，包括化学性、肌源性和神经源性机制，见表 17-1。

脑血流量的化学调节

某些因素可引起脑生化环境的变化，例如 CMR、$PaCO_2$ 和 PaO_2 的改变会引起 CBF 发生变化。

脑代谢率

神经元活动增加导致相应部位脑代谢增加，并伴有与之相匹配的局部脑血流量的改变，即血流 - 代谢偶联。传统观点认为这种偶联是一种正反馈机制，神经元活动增加导致能量需求增加，脑血流增加满足这种需求。最近的研究数据表明这是一种前馈机制，神经元活动直接增加 CBF，从而增加能量供给[2]。尽管血流 - 代谢偶联的机制仍不完全清楚，但认为与局部代谢产物 [K^+、H^+、乳酸盐和腺苷三磷酸（ATP）] 有关。神经突触活动增加伴随谷氨酸释放，引起多种影响血管张力的介质生成（图 17-2）。神经元活动增加所释放的谷氨酸可以促进一氧化氮（NO）的合成和释放。NO 是一种强效的脑血管扩张剂，在脑血流 - 代谢偶联机制中起重要作用。神经胶质在血流 - 代谢偶联中也起重要作用，与神经元紧密联系。上述过程在血流 - 代谢偶联中起传导作用。谷氨酸激活星形胶质细胞上的代谢型谷氨酸受体（mGluR），从而引起花生四烯酸（AA）代谢，继而生成前列腺素和环氧二十碳三烯酸（EETs）。局部代谢产物（K^+、H^+、乳酸盐和 ATP）也能直接调节血管张力。氧调节这些通路所起作用的相对大小。在组织氧张力下降的情况下，腺苷

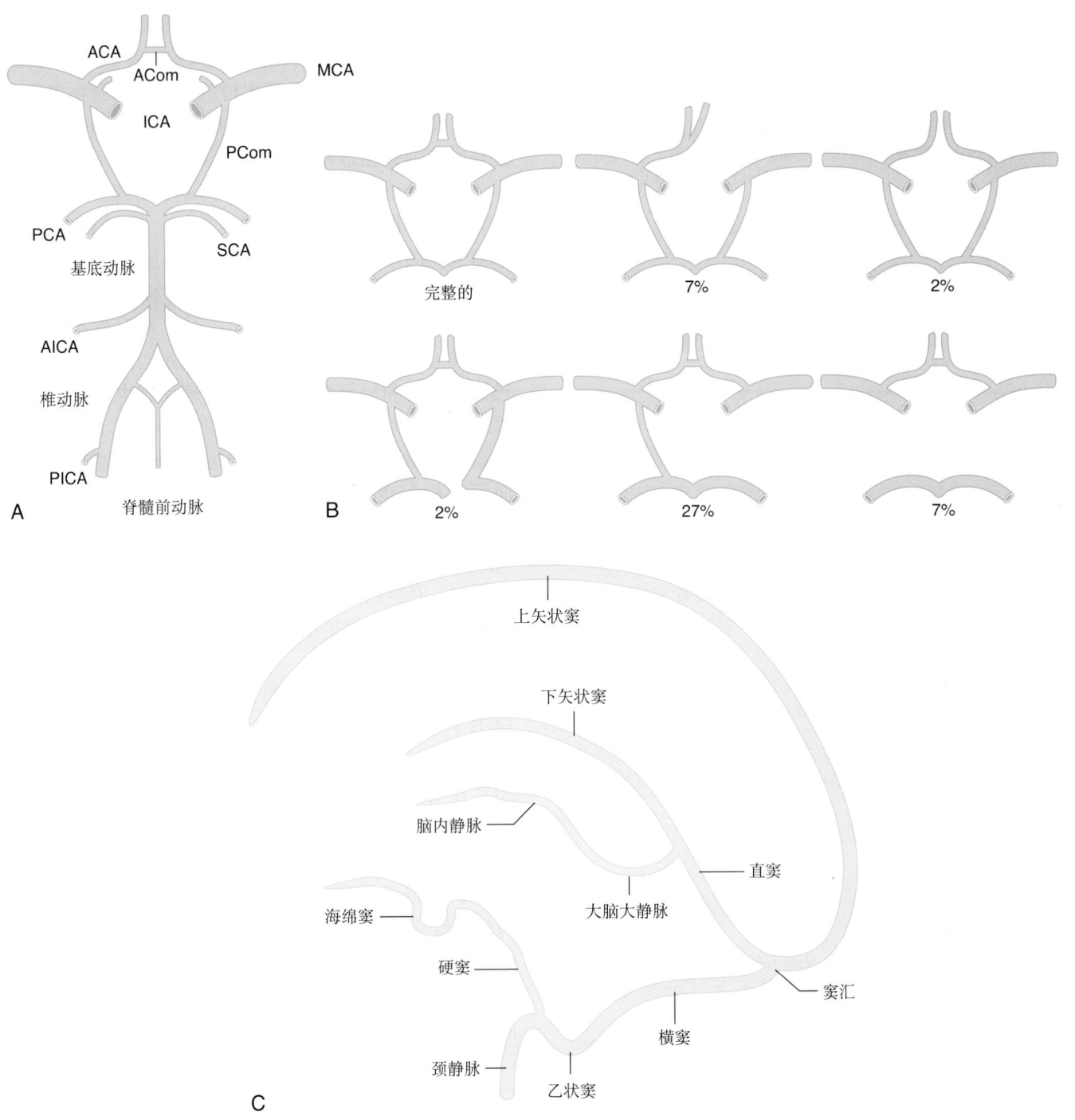

图 17-1　大脑的血液供应及回流解剖。A. 完整的 Willis 动脉环。ACA，大脑前动脉；ACom，前交通动脉；AICA，小脑前下动脉；ICA，颈内动脉；MCA，大脑中动脉；PCA，大脑后动脉；PCom，后交通动脉；PICA，小脑后下动脉；SCA，小脑上动脉。B. Willis 环的解剖变异。每种变异的发生率如图所示。C. 大脑的静脉回流

释放引起血管扩张。因此血管张力的最终结果取决于多个信号传导通路的相对贡献。此外，支配脑血管的神经释放肽类神经递质，例如血管活性肠肽（VIP）、P 物质、缩胆囊素、生长抑素和降钙素基因相关肽。这些神经递质可能参与神经血管偶联。大脑的血流 - 代谢偶联是一个复杂的生理过程，不是由单一机制调节，而是受代谢、神经胶质、神经和血管等多种因素调节。

在神经外科手术中，脑 CMR 受多种因素影响，包括神经系统的功能状态、麻醉药物和温度。

功能状态　睡眠时 CMR 下降，任何原因引起感官刺激、脑力活动和觉醒都使 CMR 增加。癫痫发作时，CMR 极度增加；局部脑损害或昏迷时，CMR 显著降低。

括巴比妥类、异氟烷、七氟烷、地氟烷、丙泊酚和依托咪酯）随血浆浓度的增加，对 EEG 和 CMR 的抑制逐渐增强。但达到 EEG 等电位线时，麻醉药物血浆浓度进一步增加不会进一步抑制 CMR。静脉麻醉药不改变与维持细胞稳态有关的 CMR（图 17-3）。

不同麻醉药使 EEG 完全抑制时的脑氧代谢率（$CMRO_2$）非常相似，但应该指出，麻醉药引起的 EEG 抑制不是同一种生理状态，并且受抑制药物的影响。给予巴比妥类药物达到 EEG 抑制时，全脑的 CBF 和 CMR 的抑制程度相同。而异氟烷和七氟烷对 CBF 和 CMR 的抑制在新皮质区比其他部位强。应用巴比妥类药和异氟烷时大脑电生理反应也不同，硫喷妥钠在远远大于引起 EEG 完全抑制的剂量下即很容易记录到刺激正中神经引起的皮层躯体感觉诱发电位，而应用引起爆发性抑制剂量的异氟烷（～1.5MAC）也很难记录到此诱发电位（图 17-4[3-4]）。此外，不同麻醉药在 EEG 完全抑制前出现的爆发性抑制状态也是不同的。麻醉药引起的爆发性 EEG 抑制状态不同可能与其具有的神经保护潜能不同有关。

温度 低温对大脑的影响有详细论述[5]（见第 54 章）。温度每下降 1℃，CMR 下降 6%～7%。除麻醉药外，低温也能引起 EEG 的完全抑制（在 18～20℃）。但与麻醉药物不同的是，当达到 EEG 等电位线时，温度进一步下降 CMR 仍会继续下降（图 17-5），这是因为麻醉药物仅降低与电生理功能相关的 CMR，而低温既抑制与电生理功能有关的 CMR，又抑制与维持细胞稳态有关的 CMR。轻度低温主要抑制 CMR 的基本成分。18℃时的 $CMRO_2$ 低于常温时正常值的 10%，所以大脑在这样的低温下可以耐受较长时间的循环停止。

高温对脑生理有相反的影响。在 37～42℃之间时，CBF 和 CMR 增加。但高于 42℃时，脑的氧耗量急剧下降，提示高热引起的毒性反应导致蛋白（酶）变性。

$PaCO_2$ CBF 直接随着 $PaCO_2$ 变化而改变（图 17-6）。$PaCO_2$ 在生理范围内变化时对 CBF 的影响最显著。在正常生理范围，$PaCO_2$ 改变 1mmHg，CBF 相应改变 1～2ml/(100g·min)。$PaCO_2$ 低于 25mmHg 时这种反应减轻。正常情况下，CBF 对 $PaCO_2$ 的敏感性（$\Delta CBF/\Delta PaCO_2$）与 CBF 的静息水平呈正相关。麻醉药改变静息 CBF，因而改变了脑循环对 CO_2 的反应。静息 CBF 高时（使用挥发性麻醉药麻醉时），低碳酸血症引起 CBF 大幅度下降；相反，静息 CBF 低时，低碳酸血症引起 CBF 小幅度下降。但值得一提的

框 17-1	脑生理指标正常值
CBF	
全脑	45～55ml/(100g·min)
皮质（主要为灰质）	75～80ml/(100g·min)
皮质下（主要为白质）	≈20ml/(100g·min)
$CMRO_2$	3～3.5ml/(100g·min)
CVR	1.5～2.1mmHg/(100g·min)
脑静脉氧分压	32～44mmHg
脑静脉氧饱和度	55%～70%
$SjVO_2$	≈65%
ICP（仰卧）	8～12mmHg

注：CBF，脑血流量；$CMRO_2$，脑氧代谢率；CVR，脑血管阻力；ICP，颅内压；$SjVO_2$，颈静脉氧饱和度

表 17-1 影响脑血流量的因素 *

因素	注解
化学性/代谢性/体液性	
CMR 　麻醉药 　温度 　觉醒/癫痫发作	CMR 的影响假定存在完整的血流-代谢偶联，机制仍不完全清楚
$PaCO_2$	
PaO_2	
血管活性药物 　麻醉药 　血管扩张药 　血管收缩药	
肌源性	
自动调节/平均动脉压	自身调节机制易受破坏，在许多病理状态下，CBF 依赖局部压力
流变性	
血液黏度	
神经源性	
颅外交感和副交感通路 轴内通路	作用和临床意义仍不清楚

* 讨论见正文。
CBF，脑血流量；CMR，脑代谢率；MAP，平均动脉压；$PaCO_2$，动脉血二氧化碳分压；PaO_2，动脉血氧分压

麻醉药物 不同麻醉药物对 CMR 的影响将在本章的第二部分进行详细论述。总之，除氯胺酮和氧化亚氮（N_2O）外，绝大多数麻醉药物均抑制 CMR。麻醉药抑制与电生理功能有关的 CMR。一些麻醉药（包

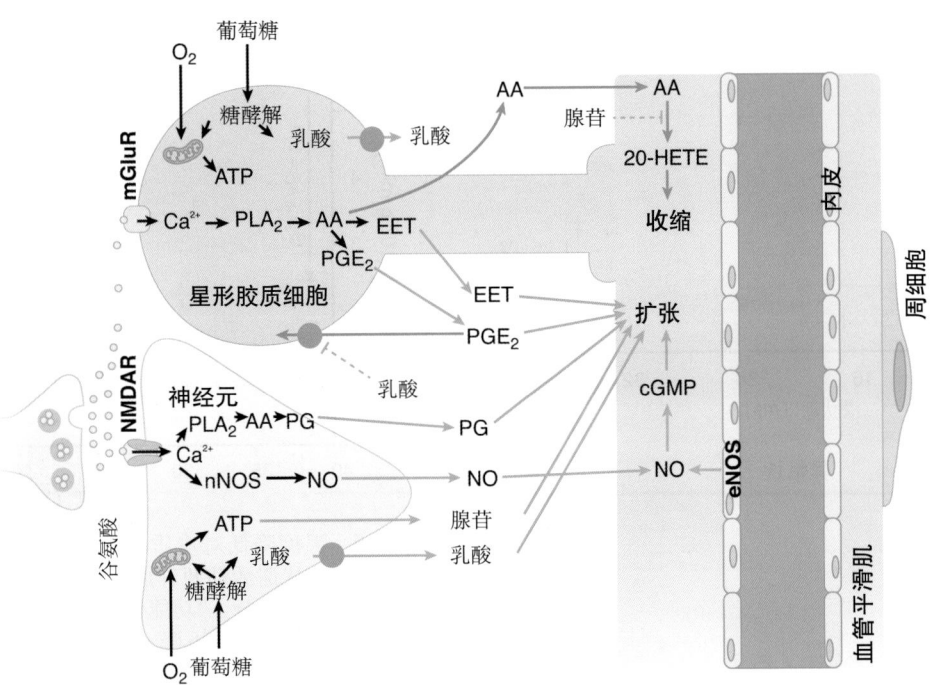

图 17-2　大脑血流 - 代谢偶联。突触活动引起谷氨酸释放，激活谷氨酸能受体，钙流入神经元，引起花生四烯酸（AA）、前列腺素（PGs）和一氧化氮（NO）释放，代谢活动生成腺苷和乳酸。这些因素都导致血管扩张。谷氨酸也激活星形胶质细胞上的代谢型谷氨酸受体（mGluR），引起钙进入细胞内、磷脂酶 A_2（PLA_2）的激活及 AA、环氧二十碳三烯酸（EET）和前列腺素 E_2（PGE_2）的释放。后两种 AA 代谢产物引起血管扩张。相比之下，AA 也能在血管平滑肌中代谢为 20- 二十碳四烯酸（20-HETE）。20-HETE 是强有力的血管收缩剂。cGMP，环鸟苷酸；eNOS，内皮型一氧化氮合酶；NMDAR，N- 甲基 -D- 天冬氨酸谷氨酸受体；nNOS，神经元型一氧化氮合酶 *(Modified from Attwell D, Buchan AM, Charpak S, et al: Glial and neuronal control of brain blood flow, Nature 468(7321):232-243, 2010.)*

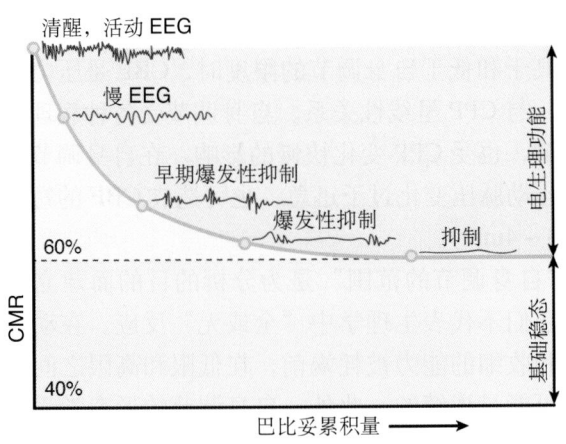

图 17-3　脑电生理功能和脑代谢率（CMR）的相关性。各种麻醉药（包括巴比妥类药）引起剂量相关的脑氧代谢率（$CMRO_2$）和脑血流量（CBF）下降，直至电生理活动消失。此时，电生理活动的能量利用为 0，但维持细胞稳态的能量利用不变。巴比妥类药的增加不引起 CBF 或 $CMRO_2$ 的进一步下降

腺素也部分介导了对高碳酸血症的血管舒张反应。因为 CO_2 可以自由通过脑血管内皮细胞，所以 $PaCO_2$ 改变时细胞外液 pH 和 CBF 可迅速发生改变。与呼吸性酸中毒不同，在急性全身代谢性酸中毒时不会引起CBF 的即时变化，因为 BBB 自血管周围间隙排出 H^+。虽然 CBF 随 $PaCO_2$ 的改变而迅速发生变化，但这种变化并不持久。即使动脉血 pH 值仍是增高的，随着碳酸盐的排出，脑脊液（CSF）的 pH 值可逐渐恢复正常（经过 6 ~ 8h）（图 70-6）。因此，应特别注意长时间过度通气或通气不足的患者。当快速使 $PaCO_2$ 恢复正常时，原有低碳酸血症的患者会导致明显的 CSF 酸中毒，CBF 增加，同时与颅内顺应性关系密切的颅内压（ICP）也升高；原有高碳酸血症的患者会出现碱中毒，理论上有脑缺血的危险。

PaO_2 　PaO_2 从 60mmHg 到 300mmHg 以上的范围内变化对 CBF 影响不大。PaO_2 低于 60mmHg 时，CBF 迅速增加（图 17-6）。低氧时脑血管扩张的机制可能与外周或轴索化学感受器启动的神经源性作用和局部体液因素有关。神经源性 NO 也部分参与脑对低氧的充血反应。低氧时 ATP 依赖的 K^+ 通道开放，引起血管平滑肌超极化，导致血管扩张。延髓头端腹外

是，正常大脑在所有被研究的麻醉药的作用下都存在对 CO_2 的反应。

$PaCO_2$ 引起的 CBF 变化依赖于脑细胞外液 pH 值的变化。NO 虽并非唯一，但也是引起 CO_2 血管扩张反应的重要介质[6]，特别是神经元产生的 NO。前列

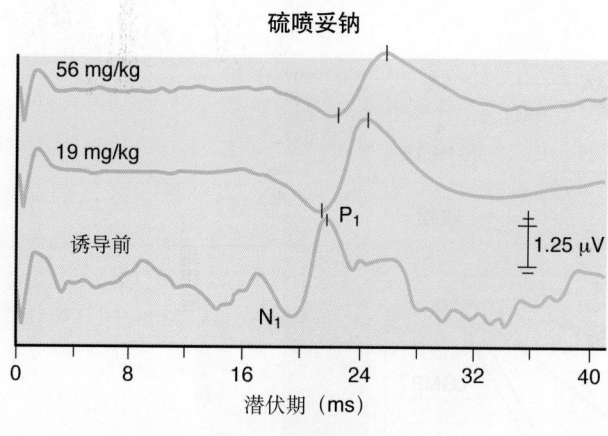

硫喷妥钠

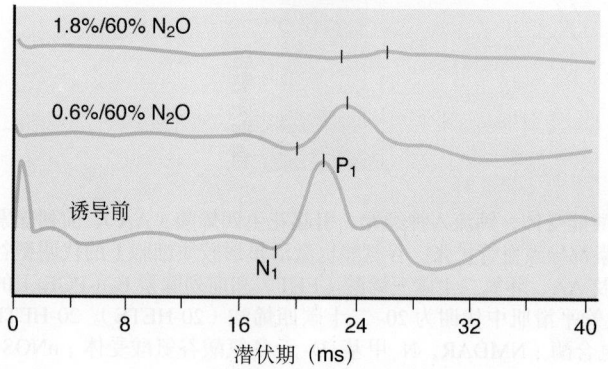

异氟烷

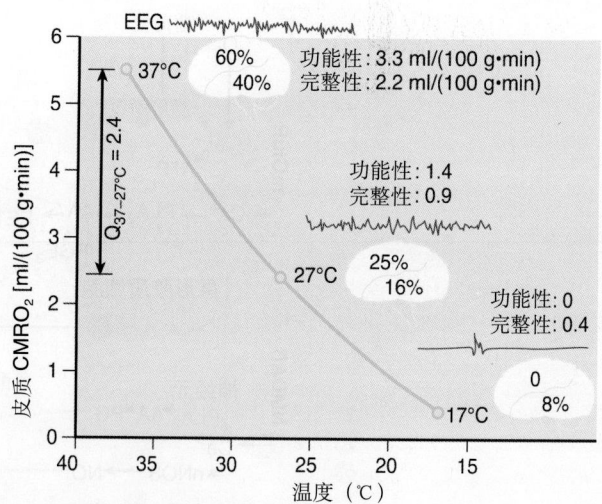

图 17-5 温度降低对皮质的脑氧代谢率（CMRO$_2$）的影响。低温引起脑代谢活动两种成分（图 17-3）——与神经元电生理活动有关的成分（"功能性"）和与维持细胞内稳态有关的成分（"完整性"）的下降。这与麻醉药不同，麻醉药只改变功能性成分。37℃与27℃的 CMR 比值 Q10 如图所示。由于白质代谢更低，所以皮质 CMRO$_2$（灰质）大于全脑 CMRO$_2$ (Modified from Michenfelder JD: Anesthesia and the brain: clinical, functional, metabolic, and vascular correlates. New York, 1988, Churchill Livingstone.)

图 17-4 人类在诱导前和麻醉中使用硫喷妥钠 /N$_2$O 和异氟烷 /N$_2$O 时皮层躯体感觉诱发电位（刺激正中神经）。和异氟烷相比 [4]，尽管硫喷妥钠引起相同或更大程度的 CMR 下降，但皮层诱发电位反应能更好地保留 [3]，这表明不同麻醉引起的 EEG 抑制并不是相同的电生理状态。图中显示累积的硫喷妥钠剂量以及异氟烷和 N$_2$O 呼出浓度

侧（RVM）是大脑内的氧感受器。低氧刺激 RVM，引起 CBF 增加（但 CMR 不增加）；RVM 损害则抑制低氧时的 CBF 反应。低氧引起的血管扩张反应与高碳酸血症及酸中毒引起的反应具有协同作用。高 PaO$_2$ 时 CBF 轻度下降。在 1 个大气压下吸纯氧时 CBF 下降约 12%。

脑血流量的肌源性调节（自身调节）

自身调节是指平均动脉压（MAP）在一定范围内波动时，脑循环有调节其血管阻力而维持 CBF 不变的能力。正常人自身调节的限度是 MAP 为 70 ~ 150mmHg（图 17-6）。以往认为自身调节的低限（LLA）是 MAP 50mmHg。这一数值来自动物实验，人类的 LLA 可能更高 [7]。自身调节曲线 x 轴的单位影响曲线的正确拐点，当 x 轴是平均动脉压时，正常的 LLA 均值不低于 70 mmHg（存在个体差异）。因为通常不测量正常人的 ICP，故难以得到脑灌注压（cerebral perfusion

pressure，CPP）（MAP − ICP）值。假定仰卧位时正常人的 ICP 是 5 ~ 10mmHg，LLA 用 MAP 表示时是 65mmHg，用 CPP 表示时为 55 ~ 60mmHg。

高于和低于自身调节的限度时，CBF 是压力依赖性的，与 CPP 呈线性关系。自身调节受各种病理过程的影响，也受 CPP 变化快慢的影响。在自身调节范围内，当动脉压变化过于迅急，也可造成 CBF 的短暂变化（3 ~ 4min）。

"自身调节的范围"是为分析的目的而建立的概念。它们不代表生理学中"全或无"反应。在动脉床舒张和收缩的能力被耗竭前，在低限和高限之间血管反应可能是连续的。此外，自身调节的形态学受血管舒张和血管收缩背景水平的强烈影响（例如 PaCO$_2$ 或麻醉条件）。

自身调节的确切机制及其与血流 - 代谢偶联的重叠关系仍不清楚。根据肌源性假说，CPP 的变化直接引起血管平滑肌张力的改变，这一过程是被动的。NO 可能参与低血压时的血管扩张（见第 104 章）。脑血管的自主神经支配也与自身调节有关（下一部分讨论）。

脑血流量的神经源性调节

脑血管有广泛的神经支配 [8]，神经分布的密度随血管管径的减小而减少。神经源性调节主要体现在较

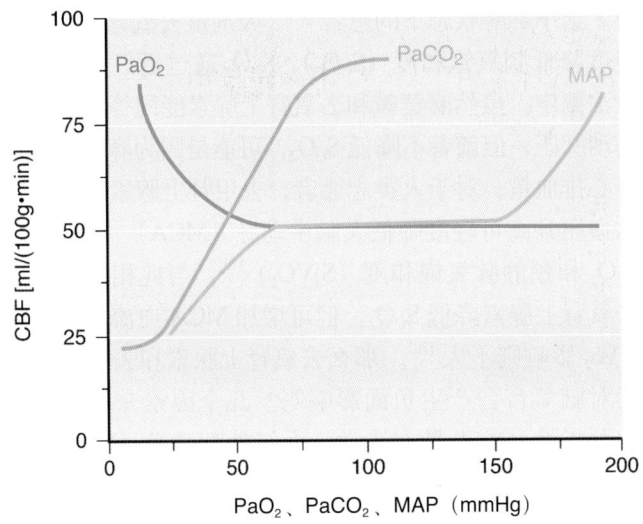

图 17-6　动脉血二氧化碳分压（$PaCO_2$）、动脉血氧分压（PaO_2）和平均动脉压（MAP）分别引起的脑血流量（CBF）变化

大的脑动脉上。神经支配包括颅内外的胆碱能（副交感和非副交感）、肾上腺素能（交感和非交感）、5-羟色胺能和 VIP 能系统。动物颅外交感神经的影响来自颈上交感神经节，副交感神经支配来自蝶腭神经节。动物轴内途径的神经支配可能来自蓝斑、顶核、中缝背核和 Meynert 大细胞基底核。对 CBF 自身调节和缺血损害的研究表明了神经源性调节在功能上的重要性。失血性休克时交感神经张力增高、CBF 下降，其降低的幅度不如使用交感神经节阻断药时明显。休克时，交感神经张力增强，引起脑血管收缩，使脑血流量自身调节曲线平台下限右移。在这一现象中体液机制和神经机制所发挥的相对贡献大小仍不清楚。但是，神经源性作用肯定存在，因为失血性休克时，去除交感神经仍可使 CBF 增加。此外，人类星状神经节阻滞引起的去交感神经支配能增加 CBF[9]。脑内交感神经被激活时，自身调节曲线平台的上限右移，此作用可在血压增高时对 BBB 提供某种程度的保护。在实验研究中，改变这些神经源性控制通路会影响标准化缺血损害的预后，这可能是通过影响血管张力而改变了CBF 所致。在人类，这些途径的本质和对脑血流的影响还不清楚，如何调控这些途径以达到临床治疗目的仍需系统研究。

血液黏度对脑血流量的影响

血液黏度能够影响 CBF。血细胞比容是血液黏度最重要的决定因素[10]。健康人的血细胞比容在正常范围内（33%～45%）变化时，对 CBF 的影响是很小的。超过这一范围，CBF 的变化非常显著。贫血时，

脑血管阻力下降，CBF 增加。这不仅是因为血液黏度下降，还与血液携氧能力下降时引起的代偿性反应有关[11]。局部脑缺血时，血液黏度下降对 CBF 的影响更加显著，这时携氧能力下降引起的血管扩张反应可能已经达到最大。这种情况下，血液稀释降低血液黏度，可以使缺血区域 CBF 增加。对于局部脑缺血的患者，血细胞比容保持在 30%～34% 可获得最理想的供氧效果。但是，改变急性缺血性卒中患者的血液黏度对降低脑损害的程度无益[12]。因此，对于有脑缺血危险的患者，除非血细胞比容超过 55%，否则不应降低其血液黏度。

血管活性药

现代麻醉实践中所使用的许多药物都具有内在的血管活性，包括麻醉药物，也包括调整血流动力学时所使用的多种血管活性药，这一部分主要讨论后者。麻醉药的作用将在"麻醉药对脑血流量和脑代谢率的影响"中进行讨论。

全身性血管扩张药

有降压作用的大多数药物（包括硝普钠、硝酸甘油、肼屈嗪、腺苷和钙通道阻滞剂）也引起脑血管扩张，因此脑血流量可增加或维持在低血压前水平。此外，脑血管扩张剂引起低血压时，CBF 仍可保持正常；而出血或非脑血管扩张剂则不能维持正常的 CBF。与直接的血管扩张剂不同，血管紧张素转化酶抑制剂依那普利对 CBF 无明显影响[13]。麻醉药扩张脑血管，同时增加脑血容量（cerebral blood volume, CBV），可能增加 ICP。当这些药物使血压缓慢下降时，对 ICP 的影响不显著，可能是因为此时代偿机制的相互影响更有效（即 CSF 和静脉血之间的转移）。

儿茶酚胺受体激动剂 / 拮抗剂

对儿茶酚胺受体（α_1、α_2、β_1、β_2 和多巴胺受体）具有激动或拮抗作用的许多药物都是临床常用药物。这些药物对脑生理的影响依赖于基础血压、药物引起的血压变化程度、自身调节机制的状态和 BBB 的状态。药物可能对脑血管平滑肌有直接作用，或是通过体循环血压改变引起脑血管自身调节反应的间接作用（或两种作用都有）。自身调节机制正常时，如果基础血压超出自身调节的范围，体循环压力升高时 CBF 增加；如果基础血压在自身调节范围内，血压升高不会对 CBF 有明显影响，因为可通过自身调节反应使脑血管收缩（脑血管阻力增加），以维持恒定的 CBF。当

自身调节机制受损时，CBF 随体循环血压的变化而改变。以下部分内容和表 17-2 着重描述的是从血管加压药完整制剂的研究中获得的数据，人和高级灵长类动物研究数据优先。

α₁ 受体激动剂 给予 α₁ 受体激动剂（去氧肾上腺素和去甲肾上腺素）会引起 CBF 降低吗？

在人类和灵长类动物的研究并没有证实这一观点。颈动脉内注射去甲肾上腺素使 MAP 明显上升，CBF 无变化。体外循环中给予去氧肾上腺素并不降低 CBF[14]。但 α 受体激动剂对 CBF 的影响有一些种属差异。α₁ 受体激动剂不引起大鼠脑血管收缩，但引起犬和山羊的 CBF 轻度下降，这一作用可被 α₁ 受体拮抗剂阻断（见第 16 章）。

如果自身调节机制受损或超出其调节范围，去甲肾上腺素可引起 CBF 增加。在一些情况下，CBF 增加与 BBB 异常有关。拟 β 受体药物（去甲肾上腺素有 β₁ 受体作用）增加脑代谢[15]的同时增加 CBF，特别是在 BBB 受损、药物容易进入脑实质时（表 17-2）。

传统观点认为使用 α₁ 受体激动剂可以维持脑血流而对脑氧合没有任何不良反应，但这种观点受到了挑

表 17-2 纯儿茶酚胺受体激动剂和特殊升压物质对脑血流量和脑代谢率影响的最佳评估 *

激动剂	脑血流量	脑代谢率
纯的		
α₁	0/-	0
α₂	-	-
β	+	+
β（BBB 开放）	+++	+++
多巴胺	++	0
多巴胺（大剂量）		?0
非诺多泮	-	?0
混合的		
去甲肾上腺素	0/-	0/+
去甲肾上腺素（BBB 开放）	+	+
肾上腺素	+	+
肾上腺素（BBB 开放）	+++	+++

BBB，血脑屏障；+，增加；-，减少；0，无影响。
* 因种属不同，数据会有所改变，优先选择来自灵长类的数据。完整讨论见正文。
"+" 的个数代表作用的幅度

战。给予麻醉状态下的患者[16-18]大剂量去氧肾上腺素可轻度降低脑氧饱和度（S_cO_2），S_cO_2 通过近红外血氧定量法测定。虽然麻黄碱和去氧肾上腺素能同等程度地升高动脉压，但前者不降低 S_cO_2，可能是因为麻黄碱能维持心排血量。对于人类志愿者，去甲肾上腺素引起的动脉血压升高可轻度降低大脑中动脉（MCA）血流速度、S_cO_2 和颈静脉氧饱和度（$SjVO_2$）[19]。与此相比，虽然去氧肾上腺素降低 S_cO_2，但可增加 MCA 血流速度，对 $SjVo_2$ 影响则不大[20]。那么去氧肾上腺素和去甲肾上腺素对脑氧合会产生负面影响吗？几个因素并不支持这种可能性。首先是方法学。近红外光谱学（NIRS）测定的是大脑特定区域的氧合和去氧合的血液，包括动脉、毛细血管和静脉血。血管升压药影响动脉和静脉的张力。大脑局部动脉和静脉容量的一个哪怕微小的变化都能影响 S_cO_2 测量。此外，对于最近可用的 NIRS 监测仪所测得的数值，颅外血掺杂是 S_cO_2 值的一个重要成分[21]。在这些研究中这种掺杂比出现 S_cO_2 的轻微下降更具有意义。在没有直接测量脑组织氧合的方法的情况下，动脉血压升高而 S_cO_2 适度下降不能作为脑氧合被破坏的证据。此外，$SjVO_2$ 是脑氧合更全面的测量方式，而去氧肾上腺素不降低 $SjVO_2$。虽然去甲肾上腺素使 $SjVO_2$ 降低大约 3%（最多是轻度下降），但以往的研究显示其增加 $CMRO_2$。最后，在同时出现 $CMRO_2$ 增加的时候，去氧肾上腺素引起的 S_cO_2 轻度下降并不明显。显然，去氧肾上腺素不能防止脑代谢加强引起的 CBF 增加。

这些研究是在中枢神经系统（CNS）正常的患者中进行的。尽管可能性不大，但值得注意的是 α₁ 受体激动剂可能降低受损大脑的灌注。例如，对于脑损伤患者，给予去氧肾上腺素可增加 CPP，不降低局部 CBF[22]。给予负荷剂量的去氧肾上腺素，CBF 和 S_cO_2 会发生一过性变化（2~5min）。但是，持续输注 α₁ 受体激动剂对人类 CBF 和脑氧合几乎没有直接影响[23]。因此使用血管升压药维持 CPP 对大脑没有不利影响。

α₂ 受体激动剂 α₂ 受体激动剂既有镇痛作用又有镇静作用。这类药包括右美托咪定和可乐定，后者是特异性不高、效能不强的 α₂ 受体激动剂。人类志愿者的两项研究证实了右美托咪定能够降低 CBF。它剂量依赖性地使 MCA 血流速度降低，最大可达 25%[24]。右美托咪定在健康的志愿者 [1μg/kg 负荷剂量，并以 0.2μg/(k·h) 或 0.6μg/(k·h) 持续输注] 可使 CBF 减少约 30%[25]。这两个研究都没测量 CMR，CBF 减少是由于右美托咪定的直接缩血管作用还是由于抑制 CMR 导致还不清楚。在最近一个关于右美托咪定的实验中，

MCA 流速和 CMR 在健康人中都进行了检测，发现右美托咪定降低 MCA 流速与 CMR 的降低有一致性[26]。这些数据说明右美托咪定对 CBF 的作用主要是通过抑制 CMR 所致。众所周知，右美托咪定降低动脉血压，因此在主要依赖侧支灌注压的患者中需慎用，尤其在麻醉恢复阶段。

β 受体激动剂 小剂量 β 受体激动剂对脑血管无直接作用，大剂量和伴有生理应激时，可以导致 CMR 增加，同时 CBF 增加[27]，这是由于 $β_1$ 受体发挥作用所致。当使用不引起 MAP 明显变化的小剂量时，颈动脉内肾上腺素不改变未麻醉人体的 CBF。但当使用导致 MAP 增加的大剂量时，CBF 和 $CMRO_2$ 可增加 20%。

有证据表明 BBB 受损可以增强 β 受体激动剂的作用[28]。颈动脉内去甲肾上腺素在正常情况下不影响 CBF 和 CMR，但在应用高张药物使 BBB 渗透性增强时，颈动脉内去甲肾上腺素增加 CBF 和 CMR。只有在 BBB 通透性增加时，肾上腺素才引起 $CMRO_2$ 升高[28]。这些发现表明，只有在 BBB 受损时 β 受体激动剂才引起 CBF 和 CMR 增加。但当给予肾上腺素的剂量并未引起 MAP 显著升高时，CBF/CMR 仍会增加[29]。人类 BBB 受损并不是 β 受体激动剂介导的 CBF 和 CMR 增加的必要条件，但可促进 CBF 和 CMR 的增加。

β 受体阻滞剂 β 受体阻滞剂可以降低 CBF 和 CMR 或对两者无影响。对人体的两项研究中，静注 5mg 普萘洛尔[30] 或静注 0.75mg/kg 拉贝洛尔[31] 对 CBF 和脑血流速度（CBFV）无影响。在纠正开颅术患者麻醉苏醒期高血压时给予拉贝洛尔可使 CBF 轻度降低。艾司洛尔能缩短电惊厥疗法（ECT）引起的癫痫发作时间，说明它可以透过正常的 BBB。给予 β 肾上腺素能阻断剂时，体内的儿茶酚胺水平或（和）BBB 的状态会影响这些药物的作用。除了继发于灌注压变化而产生不良作用外，β 受体阻滞剂对有颅内病变的患者可能不产生不利影响。

多巴胺 多巴胺广泛用于治疗血流动力学异常。治疗局部脑缺血时，特别是在血管痉挛时，常用多巴胺增强正常心血管系统的功能，以提升 MAP。但多巴胺对 CBF 和 CMR 的作用还未确定。研究表明，小剂量多巴胺对正常脑血管的主要作用是轻度的血管扩张和 CMR 的轻度改变[32]。多巴胺使大脑个别区域（如脉络丛和基底神经节）CMR 增加，但不影响整个皮质血流[33]。即使多巴胺的剂量达到 $100μg/(kg \cdot min)$，也不引起脑血管收缩。在同一研究中，相同剂量的多巴酚丁胺使 CBF 和 CMR 分别增加 20% 和 30%[32]。非诺多巴是一种作用于 DA_1 受体和 $α_2$ 受体的多巴胺受体激动剂。给予非诺多巴可以引起全身血管舒张和全身动脉血压下降。人类研究显示，非诺多巴可使全身动脉压降至高于 LLA 水平，此时即使维持体循环血压，轻度下降（约 15%）的 CBF 也不能升至正常水平[34]。CBF 下降是由于非诺多巴激活了 $α_2$ 受体，在已发生损害的大脑，这种作用的影响尚不清楚。

血管紧张素转化酶抑制剂和血管紧张素受体拮抗剂 血管紧张素转化酶抑制剂和血管紧张素受体拮抗剂通常用于治疗高血压。在外科病房和神经科 ICU，这些药物用于紧急控制血压。血管紧张素转化酶抑制剂和血管紧张素受体拮抗剂在高血压时降低动脉压，但是不影响静息时的 CBF，此时自身调节机制仍保留[35]。急性脑卒中的患者，血管紧张素转化酶抑制剂和血管紧张素受体拮抗剂降低动脉血压但不剧烈地影响 CBF[36-38]。很明显，在动脉压轻度下降的情况下这些药物不降低 CBF（见第 16 章）。

年　　龄

从青年到老年，大脑正常老化，神经元逐渐丧失。较早的研究表明神经元密度减少可达 60%[39]。最近的研究表明神经元丧失约 10%[40]。有髓纤维的丢失导致白质容量下降[41]。相比之下，老化大脑突触的丢失更明显。脑内大部分兴奋性突触在树突棘。树突分支和容量逐渐减少，树突棘的数量减少 25% ~ 35%[41]。随着神经纤维网的丧失，在 80 岁时 CBF 和 $CMRO_2$ 下降 15% ~ 20%[42]（见第 80 章和第 93 章）。

麻醉药物对脑血流量和脑代谢率的影响

这部分主要讨论麻醉药物对 CBF 和 CMR 的影响。并简单提及其对自身调节、CO_2 反应性和 CBV 的影响。对 CSF 动力学、BBB 的影响和致癫痫性的内容将在之后的"癫痫的形成"中讨论。

在神经外科麻醉中，麻醉方法和药物对 CBF 的影响机制受到重视。原因是双重性的。首先脑的能量供应依赖于 CBF。脑缺血时，CBF 的轻微改变就可能会极大影响神经功能。再者，调整 CBF 是控制 ICP 的主要措施，因为 CBF 受血管收缩剂 - 血管扩张剂的影响

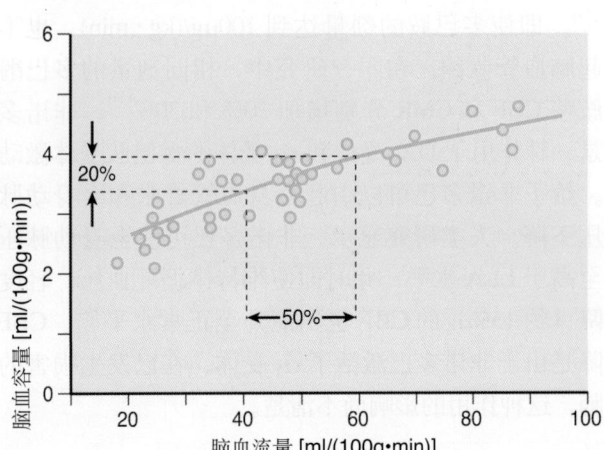

图 17-7 脑血流量（CBF）和脑血容量（CBV）之间的关系。虽然 CBF 和 CBV 呈线性关系，但当 CBF 的变化一定时，CBV 变化的幅度明显小。CBF 增加 50% 只引起 CBV 增加 20%

发生变化时，CBV 随之改变[43]。与 ICP 相比，CBV 是更关键的指标。在正常大脑，CBV 约为 5ml/100g 脑组织[44]。$PaCO_2$ 在 25 ~ 70mmHg 的范围内时，$PaCO_2$ 每升降 1mmHg，CBV 相应增减约 0.049ml/100g 脑组织。成人脑约重 1400g，$PaCO_2$ 从 25mmHg 升至 55mmHg 时，总 CBV 增加 20ml。实际上，CBV 比 CBF 难测量得多，所以数据相对较少，尤其是关于人类的数据。

虽然 CBV 和 CBF 呈平行变化，但 CBV 的变化幅度比 CBF 变化的幅度小（图 17-7）。另外，在某些情况下，CBV 和 CBF 独立变化。比如脑缺血时，CBV 增加而 CBF 明显下降[45]。自身调节机制可防止 MAP 升高引起的 CBV 增加。事实上，当 MAP 升高时，脑循环减少，以维持 CBF 不变，此时 CBV 实际上是下降的[46]。当自身调节受损或超出上限（≈150mmHg）时，随动脉压的上升，CBF 和 CBV 平行上升（图 17-6）。MAP 下降时，脑血管扩张以维持血流量不变，CBV 渐进性增加；MAP 低于 LLA 时，CBV 进一步增加[46]。对于正常人，最初的 CBV 增加并不使 ICP 升高，因为可以由颅内其他成分代偿调节（例如静脉血转移至脑外血管，CSF 转移至脊髓的蛛网膜下腔）。颅内顺应性* 下降时，CBV 增加引起脑疝或 CPP 下降而导致脑缺血。

---

*一个被误用的根深蒂固的术语[206]。"顺应性"曲线通常用来描述颅内压力 - 容积关系（图 70-3），实际上描述的是 $\Delta P/\Delta V$（弹性）而不是 $\Delta V/\Delta P$（顺应性）。这里指的"降低的顺应性"，正确的说法应该是"增加的弹性"。但是由于现在的文献大多数通常使用"顺应性"这一术语，我们在此就保留了这种不正确的说法

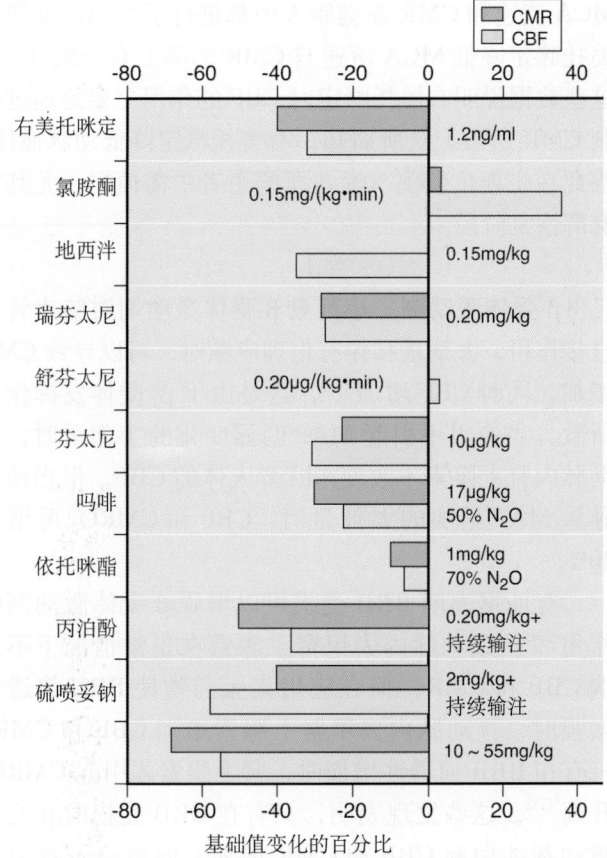

图 17-8 静脉麻醉药对脑血流量（CBF）和脑氧代谢率（$CMRO_2$）的影响。数据来自对人类的研究，以未麻醉对照值变化的百分比表示，右美托咪定的 CMR 值是在 0.5% 异氟烷麻醉背景下测定的（详见正文）。没有咪达唑仑对人类 $CMRO_2$ 影响的数据（数据引自参考文献 25 和 47-59）

静脉麻醉药

绝大多数静脉麻醉药引起 CMR 和 CBF 平行下降。氯胺酮是个例外，可以引起 CMR 和 CBF 的增加。图 17-8 对静脉麻醉药对人类 CBF 的影响进行了比较[25, 47-59]（见第 30 章）。

静脉麻醉药降低 CBF 主要是由于降低 CMR 引起的平行性改变，如果这是全部的解释，那么所有麻醉药的 CBF/CMR 比值应该是一样的，但事实并非如此。此外，静脉麻醉药对血管平滑肌的直接作用（例如血管收缩、血管扩张、自身调节功能改变）也影响最终效应。例如，巴比妥类药物使脑血管收缩，但一些巴比妥类药物可引起离体脑血管平滑肌的松弛[60]。而在体实验表明，巴比妥类药物使 CMR 明显下降，EEG 抑制时表现为脑血管收缩和 CBF 明显下降[61]。总体来说，静脉麻醉药对自身调节和 CO_2 反应无明显影响。

巴比妥类药物

巴比妥类药物降低 CMR 和 CBF 的作用与剂量相关。麻醉开始后，CBF 和 $CMRO_2$ 分别降低约 30%[62]，大剂量硫喷妥钠使脑电图完全抑制时，CBF 和 $CMRO_2$ 分别降低约 50%[61, 63]，进一步增加剂量不再增加药物对 CBF 和 CMR 的影响[61]。表明在非毒性剂量下，镇静性麻醉药主要影响与脑电生理功能（如神经生理学活动）相关的脑代谢，而对维持细胞稳态的脑代谢率影响极小（图 17-3）。

巴比妥类药对 CBF/CMR 的影响很快出现耐受[64]。在一个严重脑外伤维持"巴比妥昏迷"72h 的病例中，用来维持 EEG 爆发性抑制的硫戊巴比妥的血浆浓度在第一个 24h 末增加，并在随后的 48h 里持续增加[65]。在戊巴比妥深麻醉时，当动脉压低至 60mmHg，仍有脑血流的自身调节，CO_2 反应仍存在。

丙泊酚

丙泊酚（2, 6- 双异丙酚）对 CBF 和 CMR 的作用与巴比妥类药相似。对人类的研究表明，丙泊酚使 CBF 和 CMR 降低[66]。对于健康的志愿者，与清醒状态时相比，手术所需水平的丙泊酚能使 CBF 减少 53% ~ 79%[67-68]。Alkire 等[69] 给志愿者输注丙泊酚到意识消失时，用正电子发射断层扫描术（PET）测定大脑糖代谢，发现全脑代谢率下降 48% ~ 58%，部分区域下降不一致。与异氟烷 - 芬太尼、七氟烷 - 芬太尼麻醉比较，丙泊酚 - 芬太尼麻醉降低脑肿瘤患者的硬膜下压力，并降低动静脉氧差（$AVDO_2$）[70]。总结这些人体研究发现，丙泊酚降低 CMR，继而引起 CBF、CBV 和 ICP 的下降。

在人体，使用丙泊酚不影响 CO_2 的反应性和自身调节[71-72]，即使丙泊酚的剂量导致 EEG 爆发性抑制[73]，CO_2 的反应性和自身调节作用仍保持。丙泊酚麻醉下，低碳酸血症导致的 CBF 下降幅度将减小，可能是因为 CMR 下降引起的脑血管收缩限制了低碳酸血症介导的脑血管收缩。

依托咪酯

依托咪酯对 CBF 和 CMR 的作用与巴比妥类药相似。在人类，CBF 和 CMR 几乎平行降低[47, 74]，同时伴有 EEG 进行性抑制。硫喷妥钠或依托咪酯麻醉诱导时，均引起 MCA 血流速度下降约 27%[75]。CBF/CMR 的变化幅度较大。Renou 等[47] 研究发现，成人给予约 0.2mg/kg 的依托咪酯，CBF 和 CMR 分别下降 34% 和 45%。和巴比妥类药一样，当增加剂量使 EEG 完全抑制后，给予更大剂量时 CMR 也不再下降。在人类，这种现象还未被证实。但 Bingham 等[76] 发现，严重脑外伤患者如果仍保持有 EEG 活动，依托咪酯可降低 ICP，但如果 EEG 受抑制则对 ICP 无影响。依托咪酯对全脑 CMR 的抑制比异氟烷和巴比妥类药轻。与巴比妥类药物抑制全脑 CMR 不同，依托咪酯在脑的不同区域对 CMR 的抑制不完全一致，主要为对前脑的抑制。

依托咪酯可降低颅内肿瘤[77]和脑外伤患者[78]的 ICP，但不引起 CPP 下降。外科手术中 MCA 暂时阻断时，依托咪酯可加重脑组织的低氧和酸中毒[79]。此外，需注意依托咪酯的助溶剂丙二醇具有抑制肾上腺皮质功能和肾损害作用[80]，应避免持续使用。

在人类使用依托咪酯麻醉时，CO_2 反应性仍存在[47, 74]，其对自身调节机制的影响未见报道。肌阵挛和致癫痫性在"癫痫的形成"部分讨论。

麻醉性镇痛药

虽然现有研究结果不一致，但麻醉性镇痛药可能对正常神经系统的 CBF 和 CMR 影响很小。如果有影响，也只是轻度下降。文献报道的不一致在很大程度上是因为许多研究中，"对照"状态设定为肌肉松弛和镇静状态，经常仅使用 N_2O。在这些可观察到 CBF 和 CMR 明显下降的研究中，麻醉药的功效可能是药物固有作用与觉醒程度降低的共同结果。而觉醒程度降低时，很容易发生 CBF 和 CMR 的下降，这对临床有重要意义。但是，它们可以看作是镇静或（和）镇痛的非特异作用，而不是麻醉性镇痛药的特异作用。接下来将重点讨论一些研究，在这些研究中对照测量结果不受觉醒现象的明显影响。

吗啡　Moyer 等[81] 发现单独注射吗啡（≈ 1mg/kg）对人全脑 CBF 无影响，$CMRO_2$ 下降 41%。令人惊讶的是后者明显下降，CBF 却没有同时改变。没有其他关于人类单独使用吗啡的临床研究。Jobes 等[48] 给予患者 1mg/kg 或 3mg/kg 的吗啡以及 70% N_2O，CBF 和 CMR 无明显变化。N_2O 可以轻度增加 CBF 和 CMR。而在清醒对照组，CBF 和 CMR 没有改变，提示大剂量吗啡对 CBF 和 CMR 有轻度至中度抑制作用。但是应注意的是，吗啡具有组胺释放作用。组胺使脑血管扩张引起 CBV 增加，CBF 的变化依赖于血压的变化。

给予健康志愿者吗啡 2mg/kg 和 70%N_2O 吸入，MAP 在 60 ~ 120mmHg 之间时脑血流的自身调节机制未受影响[82]。

芬太尼 在人类，此方面临床研究有限。Vernhiet 等[49]测定了芬太尼12～30μg/kg（平均16μg/kg）和50% N_2O 用于脑血管造影患者时麻醉前和麻醉中的 CBF 和 $CMRO_2$，同时使用的其他药物只有阿托品和泮库溴铵。与清醒对照值相比，其中6例患者 CBF 和 $CMRO_2$ 未发生明显改变。但有1例患者（CT 扫描结果正常的癫痫患者）CBF 和 $CMRO_2$ 明显增加，其原因无法解释。其余5例 CBF 和 $CMRO_2$ 分别下降21%和26%（$P<0.05$）。图 17-8 中芬太尼 -N_2O 的数据来自上述患者（平均17μg/kg 芬太尼）。Murkin 等[83]测定了大剂量芬太尼（100μg/kg）和地西泮 0.4mg/kg 诱导前后的 CBF，CBF 下降25%，其中苯二氮䓬类药物的作用可能大于芬太尼（见"苯二氮䓬类药"部分）。Firestone 等[84]给予健康志愿者芬太尼 1.5μg/kg，PET 显示 CBF 的变化不一致。额叶、颞叶和小脑 CBF 增加，而与疼痛有关的区域 CBF 下降。CO_2 反应性和自身调节机制亦不受影响，对低氧的充血反应仍存在。

综上所述，对于正常安静状态的大脑，芬太尼引起全脑 CBF 和 CMR 中度降低。与吗啡相似，觉醒状态下芬太尼引起 CBF 和 CMR 更大幅度的下降。

阿芬太尼 McPherson 等[85]给予戊巴比妥钠麻醉的犬 320μg/kg 的阿芬太尼。他们发现 CBF、CMR、CO_2 反应性、自身调节及 CBF 对低氧的反应均不变。目前仍缺乏有关阿芬太尼对人 CMR 影响的报道。Schregel 等[86]予患者以硫喷妥钠诱导后，给予25～50μg/kg 的阿芬太尼和60% 的 N_2O，发现 CBFV 呈一过性下降。多普勒测定 MCA 的直径不变，表明 CBFV 的下降是 CBF 下降导致的。Mayberg 等[87]发现采用异氟烷 -N_2O 吸入维持麻醉的患者给予25～50μg/kg 阿芬太尼，CBFV 无变化。

虽然此方面的研究很少，但总体模式相似，结论与舒芬太尼相同（见下一段落）[88-92]。在阿芬太尼与芬太尼、舒芬太尼共同参与的两项与舒芬太尼有关的外科领域研究中[93-94]，也未发现有不良反应。

舒芬太尼 动物[95-96]和人类研究表明，舒芬太尼对 CBF 和 CMR 无影响或降低 CBF 和 CMR 取决于不同的剂量。Stephan 等[50]测定了用 10μg/kg 舒芬太尼诱导前后的 CBF 和 $CMRO_2$，结果 CBF 下降29%，$CMRO_2$ 下降22%。Murkin 等[97]采用同样的方法和药物剂量也得出了同样的结果。Mayer 等[98]给予志愿者 0.5μg/kg 舒芬太尼，发现 CBF 无变化。Weinstabl 等[99]研究发现，在 ICU 给予高 ICP 的患者 1.0μg/kg 和 2.0μg/kg 舒芬太尼后 CBFV 降低。Weinstabl 等[99]

和 Mayer 等[98]研究发现，给予健康志愿者 0.5μg/kg 舒芬太尼，CBFV 不变。

可以得出如下结论：舒芬太尼或阿芬太尼对 ICP 无影响，不引起 ICP 降低[99-104]。但在对人类的一些研究中发现，舒芬太尼可轻度增加 ICP。舒芬太尼引起 ICP 增加可能部分是舒芬太尼使 MAP 突然下降引起的自身调节的结果[105]，因此给予舒芬太尼和芬太尼[102]时应注意防止 MAP 突然下降。MAP 下降使 CPP 下降、ICP 升高。CPP 过度下降、ICP 过度升高都是有害的。但舒芬太尼引起 ICP 增加的程度很小。此外，对外科领域中的状况进行对比的四项研究[93-94, 106-107]（包括颅牵引器下的压力）[93]认为舒芬太尼对 ICP 没有产生不良影响。因此舒芬太尼不应视为禁忌，但是使用时应密切注意其对 MAP 的影响。

瑞芬太尼 中等剂量的瑞芬太尼与其他合成的麻醉性镇痛药作用相似（除作用时间明显缩短外）。幕上占位病变的患者手术时给予 1μg/kg 瑞芬太尼对 ICP 无影响[108]。另一项研究表明，开颅手术患者给予 0.35μg/(kg·min) 瑞芬太尼时，CBF 值与中等深度的异氟烷 -N_2O 或芬太尼 -N_2O 麻醉时所测得的值相似[109]，CO_2 反应性仍保存。大剂量的瑞芬太尼对 CBF 的影响更显著。心肺转流术中，使用瑞芬太尼麻醉，5μg/kg 静注继之以 3μg/(kg·min) 输注，在 MAP 不变的情况下，MCA 的 CBFV 下降30%[51]。但较低剂量（2μg/kg）静注继之以 3μg/(kg·min) 输注时并不影响 CBFV。大剂量舒芬太尼在心脏外科麻醉时所得结果与此相似（如前部分"舒芬太尼"所述）[50]。

瑞芬太尼与其他药物合用可能会影响脑的血流动力学。最近对健康志愿者的研究证明，输入低剂量（镇静）瑞芬太尼可以增加 CBF。一项 PET 研究中，给予 0.05μg/(kg·min) 和 0.15μg/(kg·min) 瑞芬太尼后，发现额叶前部、低位顶叶前极和辅助运动皮层 CBF 增加，小脑、颞叶上部和中脑灰质 CBF 下降[108]。随着瑞芬太尼剂量的增加，CBF 也显著增加。Lorenz 等[110]用 MRI 测定 CBF 也得出同样的结果。Kofke 等[111]从人类志愿者的 PET 检查中发现，瑞芬太尼引起边缘系统之内局部 CBF 增加。使 CBF 增加的机制仍不清楚，有可能与小剂量瑞芬太尼的注入引起的去抑制或副作用的感觉（温暖、舒适、瘙痒）[110]有关。在瑞芬太尼或芬太尼与 N_2O 联用时，CBF 和 CO_2 反应性是相似的[109]。总之，单独使用小剂量（镇静）的瑞芬太尼使 CBF 轻度升高。剂量增加或与其他麻醉辅助药合用时，CBF 不变或轻度下降。

苯二氮䓬类药物

苯二氮䓬类药物使人的 CBF 和 CMR 平行下降。脑外伤患者给予地西泮 15mg 可使 CBF 和 $CMRO_2$ 下降 25%[52]。咪达唑仑对人 CBF（而非 CMR）的影响也有相关研究。Forster 等[53, 112] 发现清醒的健康志愿者在给予 0.15mg/kg 咪达唑仑后，CBF 下降 30% ~ 34%。Veselis 等[113] 利用 PET 发现相似剂量的咪达唑仑使全脑 CBF 下降 12%，主要出现在与觉醒、注意力和记忆有关的部位。CO_2 反应性仍存在[114]。

总之，苯二氮䓬类药物引起人 CBF 中等程度的下降，可能与代谢偶联。苯二氮䓬类药物引起 CBF 和 CMR 下降的最大程度介于麻醉性镇痛药（轻度）和巴比妥类药物（明显）之间。考虑到不引起呼吸抑制和 $PaCO_2$ 升高，苯二氮䓬类药物用于颅内高压的患者应该是安全的。

氟马西尼

氟马西尼是高度特异的苯二氮䓬类受体拮抗剂。对未麻醉的志愿者的 CBF 没有影响[112, 115]。但氟马西尼可逆转咪达唑仑引起的 CBF、CMR 和 ICP 的降低。虽然 Knudsen 等[116] 发现脑肿瘤切除手术结束时用氟马西尼拮抗咪达唑仑后，CBF 和 CMR 无变化，但 Chiolero 等[117] 发现用咪达唑仑镇静的脑外伤患者，如果 ICP 未能控制，给予氟马西尼后 ICP 明显升高。这些后来的研究与动物研究结果一致，氟马西尼不仅逆转咪达唑仑降低 CBF 和 CMR 的作用，还引起两者明显的短时间升高，CBF 较给予咪达唑仑前高出 44% ~ 56%，ICP 高出 180% ~ 217%。CMR 没有高出对照水平，说明 CBF 增高并不与代谢偶联。引起 CBF 升高的原因不清，可能与神经源性催醒作用有关。颅内顺应性降低者慎用此药。

氟哌利多

没有单独使用氟哌利多对人 CBF 和 CMR 的影响的研究。综合动物实验和对人联合用药时的实验资料[118-119]，发现氟哌利多无脑血管扩张作用，可能对人 CBF 和 CMR 影响很小。偶见 ICP 升高[118]，可能是 MAP 突然下降时通过自身调节引起脑血管扩张所致。

氯胺酮

在所有静脉麻醉药中，氯胺酮是唯一引起 CBF 和 CMR 升高的药物[120]。动物实验发现，给予氯胺酮后不同脑区 CMR 的变化不同。在大鼠中，边缘系统 CMR 明显增加，而皮层部分中度或轻度降低[121]。人的 PET 研究证明亚麻醉剂量的氯胺酮（0.2 ~ 0.3mg/kg）增加全脑 CMR 约 25%[122]。额叶和前扣带回皮层的 CMR 增加最显著。小脑 CMR 相对降低。市售氯胺酮包含左旋和右旋两种异构体。左旋氯胺酮增加 CMR，而右旋氯胺酮降低 CMR，特别是颞中皮层和小脑[123]。CMR 的变化同时伴有 CBF 的变化[124]。给予左旋氯胺酮增加人类全脑和局部的 CBF 时不伴有 $CMRO_2$ 同等程度的增加。亚麻醉剂量和麻醉剂量的氯胺酮分别增加全脑 CBF 约 14% 和 36%，不改变全脑 $CMRO_2$。正如预期的一样，鉴于 CMR 不变而 CBF 增加，氧摄取率下降。CBV 增加约 50%[59]。绝大多数研究表明氯胺酮麻醉时自身调节[125] 和 CO_2 反应性仍存在。

已经证明人类 ICP 升高与 CBF 和 CBV 的增加有关。但麻醉药（地西泮、咪达唑仑、异氟烷 -N_2O、丙泊酚）可以减弱或消除氯胺酮引起的 ICP 或 CBF 的增加[120, 126-127]。应用丙泊酚镇静的脑外伤患者给予相对大剂量的氯胺酮（1.5 ~ 5mg/kg）后，ICP 下降[128]。所以氯胺酮不应单独用于颅内顺应性差的患者，但可谨慎地和前面提及的其他麻醉药（如丙泊酚、阿片类药物）联合应用。

利多卡因

在动物实验中，利多卡因引起剂量相关的 $CMRO_2$ 下降[129]。在犬实验中，给予 3mg/kg 的利多卡因使 $CMRO_2$ 下降 10%，给予 15mg/kg 时下降 27%。体外循环时给予犬大剂量利多卡因（160mg/kg）引起 $CMRO_2$ 下降的程度比给予大剂量巴比妥类药时大得多[130]。此外利多卡因的膜稳定作用可能降低了细胞维持稳态所需要的那部分能量需求。Lam 等[131] 在未麻醉的志愿者的试验中，30min 内给予 5mg/kg 利多卡因，然后以 45μg/(kg·min) 持续输注，CBF 和 CMR 分别下降 24% 和 20%。

对于开颅手术中控制由使用针式头部固定器或切皮等操作刺激引起的急性 ICP 升高，Bedford 等[132] 发现给予 1.5mg/kg 利多卡因和给予 3mg/kg 硫喷妥钠同样有效，但硫喷妥钠使 MAP 下降更显著。因此，单次剂量的利多卡因可用于预防和治疗急性 ICP 升高，并且能够预防气管内吸痰导致的颅内压升高。虽然人和动物实验表明，大剂量利多卡因可引起惊厥发作，但是对于麻醉状态下的人类未见有利多卡因引起惊厥发作的报道。但在清醒状态下，应限制利多卡因的用量不超过导致惊厥发作的血浆浓度阈值（>5 ~ 10μg/ml）。单次给予 2mg/kg 利多卡因的血浆浓度峰值达 6.6 ~ 8.5μg/ml，低于引起惊厥发作的阈值。因此单次给予利多卡因 1.5 ~ 2.0mg/kg 是恰当的。

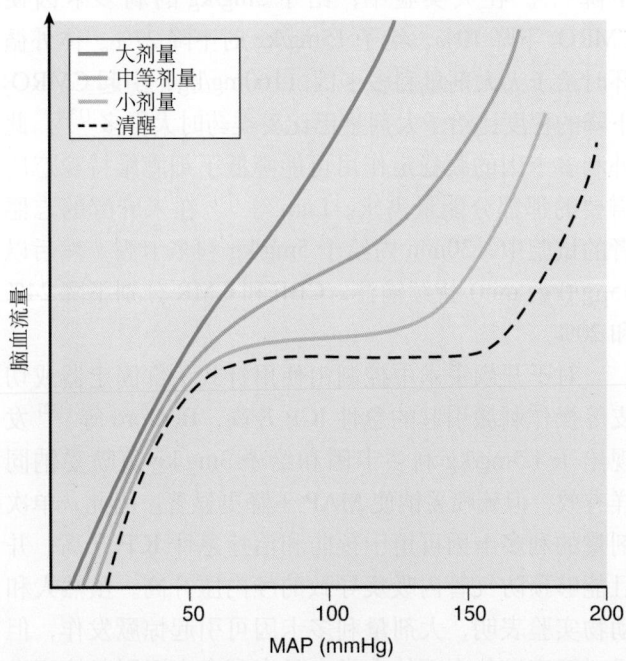

图 17-9 异氟烷麻醉时大鼠运动感觉皮层葡萄糖代谢率（CMRg）和 CBF 变化的相互关系。异氟烷引起的大部分 CMR 抑制发生在 1MAC，在这个浓度范围内脑血流量（CBF）不增加。之后异氟烷浓度增加不会引起 CMR 进一步下降，脑血管开始扩张。这些来自 Maekawa 等[137] 的数据［± 标准差 (SD)］表明了在测定异氟烷对 CBF 的影响时代谢偶联的重要性。MAP，平均动脉压

图 17-10 一种典型的挥发性麻醉药浓度逐渐增加对脑血流量（CBF）自身调节功能的影响。剂量依赖性脑血管扩张导致自身调节能力减弱。上限和下限都左移。MAP，平均动脉压

吸入麻醉药

挥发性麻醉药

挥发性麻醉药对脑生理的影响与静脉麻醉药所引起的 CMR 和 CBF 平行下降不同。所有挥发性麻醉药和静脉镇静 - 催眠药一样，引起剂量相关的 CMR 下降[133-136]，但挥发性麻醉药对血管平滑肌的直接作用是引起脑血管扩张。因此，挥发性麻醉药对 CBF 的最终作用取决于 CMR 抑制引起的 CBF 的下降与直接脑血管舒张引起的 CBF 增加之间的平衡。0.5MAC 时 CMR 抑制引起的 CBF 下降占优势，与清醒状态相比 CBF 下降；1.0 MAC 时 CBF 不变，此时 CMR 抑制和血管扩张之间达到平衡；超过 1.0MAC，血管扩张占优势，即使 CMR 明显下降，CBF 也会明显增加（图 17-9[137]）。挥发性麻醉药剂量增加引起的血管扩张导致脑自身调节能力减弱。大剂量的挥发性麻醉药会损害自身调节功能，脑灌注变成压力依赖性（图 17-10）。

挥发性麻醉药在大于 1.0 MAC 时引起的 CBF 增加反映血流 - 代谢解偶联。但是，挥发性麻醉药麻醉时偶联（CBF 的调整与 CMR 的变化呈平行状态）仍持续存在[138-141]。所以结论是挥发性麻醉药使 CBF/CMR 值改变（增加）。这种改变是剂量相关的，在稳态条件下，增加挥发性麻醉药的剂量导致 CBF/CMRO$_2$ 比值的升高[134-142]。MAC 水平越高，血液灌注越"奢侈"。

挥发性麻醉药导致的重要临床后果是 CBF 和 CBV 的增加及随后的 ICP 的增加。常用的挥发性麻醉药中，扩张脑血管效能依次为氟烷 >> 恩氟烷 > 地氟烷≈异氟烷 > 七氟烷。

对脑血流量的作用 挥发性麻醉药具有内在的扩张脑血管的性能，不仅改变脑自身调节能力，还使动脉血压呈剂量相关性下降。因此，评价其对 CBF 和 CMR 的作用时应使动脉压维持在同一水平。此外，挥发性麻醉药对脑血管的作用还受其他中枢神经系统活性药物的影响。因此，理解不同对照状态下（清醒、镇静或麻醉）挥发性麻醉药对 CBF 和 CMR 的影响是十分重要的。有关挥发性麻醉药对脑血管作用的准确资料都来自于以非麻醉、清醒状态为对照的研究中。

有关氟烷和恩氟烷对脑血管作用的研究很有限。对人的最初研究证明，1MAC 氟烷时即使血压明显下降，CBF 也显著增高[143]。后有研究发现，在人类当 MAP 维持在 80mmHg 时，1.1MAC 氟烷使 CBF 增加 191%，CMR 降低约 10%（图 17-11）[143-144, 146, 148]。与清醒状态相比，1.2MAC 恩氟烷使 CBF 增加 45%，

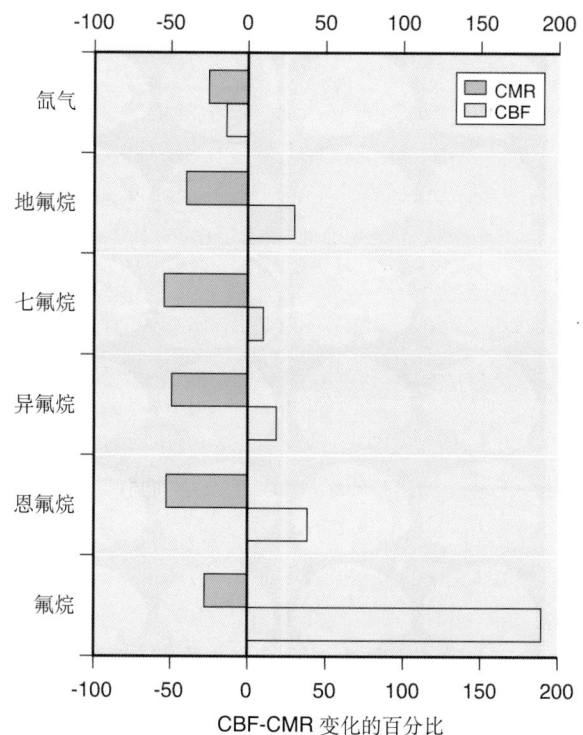

图 17-11　挥发性麻醉药引起的脑血流量（CBF）和脑氧代谢率（CMRO₂）的估算变化。氟烷、恩氟烷和异氟烷的 CBF 是 1.1MAC 时（维持血压）在人类获得的数据，以清醒对照值的百分比表示[144]。氟烷、恩氟烷和异氟烷的 CMRO₂ 是从猫的实验中获得的[134, 146]。以 N₂O 镇静对照值的百分比表示。七氟烷的 CMRO₂ 是在 1.1MAC 麻醉下获得的（兔），以吗啡 -N₂O 麻醉对照值的百分比表示[136]。七氟烷的 CBF 是从 1MAC 麻醉下的患者获得的[147]。地氟烷的数据是从 1MAC 麻醉下的患者获得的[148]

CMR 降低 15%[145]。CBF 的显著增加和 CMR 轻度下降证明氟烷和恩氟烷具有脑血管扩张作用。异氟烷对 CBF 的影响不及氟烷和恩氟烷显著。人类研究表明，血压在正常范围时，1.1MAC 异氟烷使 CBF 增加约 19%，CMR 降低约 45%[141]。

七氟烷和地氟烷明显降低患者 CBF（与清醒，非麻醉患者 CBF 对照）。1.0MAC 七氟烷[147] 和地氟烷[145] 分别使 CBF 降低 38% 和 22%，分别使 CMR 降低 39% 和 35%。这些结果表明，异氟烷扩张脑血管的作用强于七氟烷和地氟烷。CBF 由惰性气体技术测定。由于该技术主要测定皮质的 CBF，因而可能明显低估全脑的 CBF 值。对健康人的 PET 研究表明，七氟烷剂量依赖性地抑制 CMRO₂ 和 CBF。在 1MAC 水平，CMRO₂ 和 CBF 分别降低接近 50% 和 50% ~ 60%[67-68]。虽然 CBF 明显下降，但七氟烷不引起 CBV 下降。其他一些人类研究采用经颅多普勒超声测定 MCA 血流速度，发现异氟烷、地氟烷与七氟烷之间有较小的差异（图 17-12A）[149-151]。因为各实验组的血压不同，所以不可能精确地定量比较挥发性麻醉药之间的差异。文献报道也存在差异，原因是选择测量 CBF 的区域不同和挥发性麻醉药对脑的不同部位影响不均一（见后面"脑血流量 / 脑代谢率变化的分布"部分）。

氙气的麻醉特性在几十年前就被发现了，但是直到现在氙气才被认定可以用于患者。氙气的 MAC 为 63% ~ 71%，女性患者的 MAC 值显著降低（51%）[152]。有人认为氙气主要通过非竞争性拮抗 NMDA 受体来发挥麻醉作

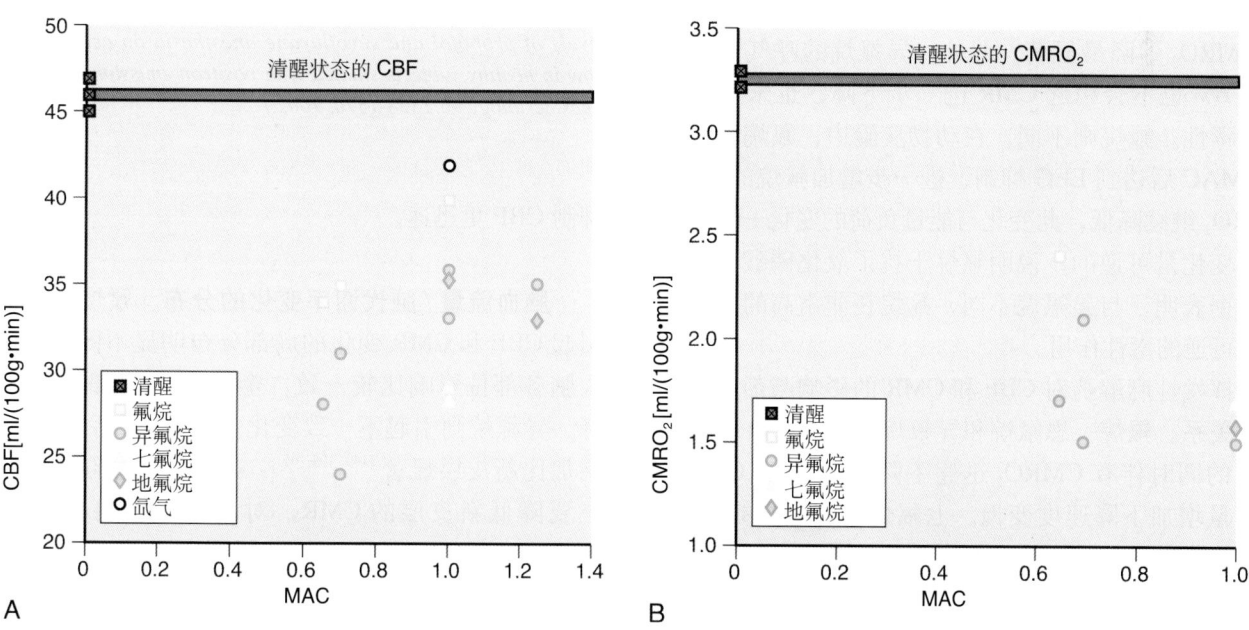

图 17-12　挥发性麻醉药对清醒人类脑血流量（CBF）（A）和脑代谢率（CMRO₂）（B）的影响。此图由许多独立研究结果组合而成[54, 96, 134-135, 139-151]。在这些研究中，PaCO₂ 维持在正常范围（35 ~ 40mmHg）并维持一定平均动脉压。多数研究中利用惰性气体技术测定 CBF，采用这种技术可能低估了皮层和全脑的 CBF

用[153]，但是 TREK 两孔 K⁺ 通道的激活可能也起到一些作用[154]。对于健康成人，1MAC 引起皮层和小脑的 CBF 分别下降近 15% 和 35%。有趣的是，CBF 在白质增加 22%[155]。CBF 下降伴随脑糖代谢率（CMRg）相应地减少 26%[156]。对于动物，氙气麻醉期间脑自身调节和 CO_2 反应被保留[157]。在 ICP 增加的实验模型中，在苯巴比妥麻醉的背景下，使用氙气不增加 ICP，对低碳酸血症和高碳酸血症的反应都保留[158]。氙气扩散入含气的腔隙（如肠内）的情况确实存在，但气体扩散的程度明显小于 N_2O[159]。因此对有气脑的患者，氙气的使用要慎重。上述数据显示其非常适合神经外科麻醉。

对脑代谢率的影响 所有挥发性麻醉药都降低 CMR。在特定的 MAC 水平，氟烷对 $CMRO_2$ 的影响比其他四种小。七氟烷对 $CMRO_2$ 的影响与异氟烷相似。从现有的不同研究中得到的数据表明，地氟烷对 $CMRO_2$ 的影响比异氟烷对 $CMRO_2$ 的影响轻，尤其是超过 1MAC 时[135]。虽然目前没有一个关于所有挥发性麻醉药对人类 $CMRO_2$ 影响的直接比较研究，但可以收集到的数据表明 1MAC 的异氟烷、七氟烷和地氟烷分别使 $CMRO_2$（动脉和颈静脉球部血样的 $AVDO_2$）下降 25%[160]、38%[148] 和 22%[161]。给人类吸入氟烷（0.9 MAC）和异氟烷（0.5MAC），PET 测定的脑葡萄糖代谢率（CMRg）分别降低了 40% 和 46%[69, 162]，并且 $CMRO_2$ 的下降与剂量相关。在人类研究中，异氟烷（地氟烷和七氟烷几乎肯定也是）达到临床相关浓度（例如 1.5～2MAC）时出现 EEG 完全抑制，此时 $CMRO_2$ 下降最显著。此外，异氟烷的呼气末浓度达到 6% 也不会引起 CMR 进一步下降，也未表现出代谢毒性。氟烷则不同，在动物实验中，氟烷浓度超过 4MAC 后达到 EEG 抑制，进一步增加氟烷的浓度，$CMRO_2$ 继续降低，此变化与能量负荷的变化一致。后者的变化是可逆的，说明氟烷干扰了氧化磷酸化。这些数据表明，与异氟烷不同，氟烷在非常高的浓度下产生可逆的毒性作用。

挥发性麻醉药对 CBF 和 CMR 的影响与剂量呈非线性关系。氟烷、恩氟烷和异氟烷麻醉时，出现 EEG 变化的同时伴有 $CMRO_2$ 迅速下降[135]，之后 $CMRO_2$ 随剂量增加下降速度变慢。七氟烷也有这样的作用。在对人类的研究中，逐渐增加七氟烷浓度，1MAC 的七氟烷麻醉使熵（一种麻醉深度的测量方法）最大程度地下降。随着浓度的增加，下降的程度变小[163]。另有一些研究表明，氟烷麻醉诱导时 CMR 发生变化前 CBF 明显升高，说明挥发性麻醉药对平滑肌的作用比

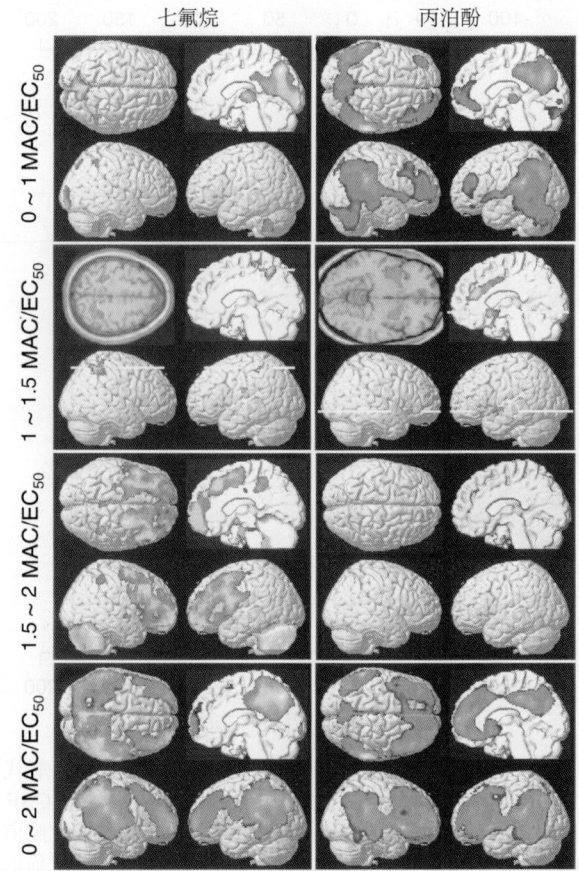

彩图 17-13　在人类中与剂量相关的脑血流量（CBF）再分布。PET 扫描证实七氟烷（左）和丙泊酚（右）麻醉引起剂量相关的 CBF 下降。七氟烷麻醉时从 1.5 增加到 2.0MAC 导致皮层下（特别是小脑）的 CBF 增加。随七氟烷麻醉浓度的增加，平均动脉压（MAP）逐渐下降，对 MAP 没有处理。如果使 MAP 维持在正常范围内，CBF 增加更明显。因此本图显示的 CBF 比七氟烷麻醉时真正的 CBF 低。丙泊酚麻醉时 CBF 在大脑各部位均一下降，没有观察到 CBF 的再分布。EC_{50}：半最大效应浓度 *(From Kaisti K, Metsähonkala L, Teräs M, et al: Effects of surgical levels of propofol and sevoflurane anesthesia on cerebral blood flow in healthy subjects studied with positron emission tomography, Anesthesiology 96:1358-1370, 2002.)*

抑制 CBF 更迅速。

脑血流量/脑代谢率变化的分布 氟烷和异氟烷引起 CBF 和 CMR 变化的局部分布明显不同。氟烷对大脑各部位影响比较一致，全脑 CBF 增加，CMR 下降。异氟烷则引起不一致变化。皮层下和后脑的 CBF 增加比新皮层显著[140, 164-165]；对 CMR 的影响正相反，主要降低新皮层的 CMR，对皮层下影响小[137]。在人类，1MAC 七氟烷（彩图 17-13）引起皮层和小脑 CBF 下降。随着七氟烷剂量增加，皮层 CBF 进一步下降。与此相比，剂量大于 1.5 MAC 时小脑 CBF 增加[67]。这些效应与异氟烷相似[67, 165]。还没有关于地氟烷局部 CBF 的研究。但由于其对 EEG 作用相似

（说明对皮层 CMR 和 CBF 的作用相似），故 CBF 分布存在不均一性的假设也是合理的。由此可以解释关于异氟烷对 CBF 的影响，为什么不同的文献报道之间有差异。采用测定全脑血流动力学效应的方法比只测定皮质层的方法变化更大。例如 Eintrei 等 [166] 报道开颅手术患者用异氟烷麻醉时，用氙洗出方法测定的 CBF 不增加，而其他报道 [167-169] 称，对具有颅内病变、血碳酸正常的患者给予异氟烷后 CSF 压力增高。

CBF 作用的时间依从性 动物研究表明，挥发性麻醉药对 CBF 的影响随时间的变化而变化。其先升高，随后明显下降，2.5 ～ 5h 之后恢复至比较稳定的水平（接近麻醉前水平）[164, 170-171]，其机制仍不清楚。在人类的研究中，氟烷、异氟烷、地氟烷和七氟烷麻醉下 3h 或 6h，这一现象不明显 [151, 172]。

脑血容量 之所以广泛研究挥发性麻醉药对 CBF 的影响，主要是因为挥发性麻醉药导致的脑血管扩张可能增加 ICP。但是，不是 CBF 而是 CBV 本身影响 ICP。颅内血液多数贮于静脉系统。血管扩张引起的 CBF 和 CBV 变化相关联，但 CBF 的变化比 CBV 显著（图 17-7）。因此，CBF 的变化不能推测 CBV 和 ICP 的变化。不过，研究表明，与丙泊酚、戊巴比妥麻醉相比，异氟烷麻醉确实引起 CBV 明显增加 [43]。对于人类志愿者，1MAC 的七氟烷减少局部 CBF 但不减少局部 CBV；与此相反，丙泊酚既降低局部 CBF 也降低局部 CBV（图 17-14）[68]。此外，CBV 受 $PaCO_2$ 影响，低碳酸血症时 CBV 下降，高碳酸血症

CBV 升高。但 CBV 的变化程度小于 CBF。总之，这些数据明确表明，虽然麻醉药物和其他干预对 CBF 的影响与对 CBV 的影响一致，但在数量和质量上存在本质上的区别。

CO_2 反应性和自身调节 应用所有挥发性麻醉药时 CO_2 反应性均可良好维持 [173-175]。与所有的血管舒张剂相似，应用挥发性麻醉药物期间，较低的 MAP 仍可维持 CBF，各种麻醉药物没有区别。没有直接比较低血压期间使用异氟烷、地氟烷和七氟烷麻醉时对 CBF 影响的研究。相对之下，动脉血压升高时的 CBF 自身调节受损，使脑血管扩张最显著的麻醉药对自身调节影响最大，并且与剂量相关。与其他挥发性麻醉药相比，七氟烷对自身调节的损害最小。最近的研究发现 1.2 ～ 1.5MAC 的七氟烷麻醉时，用去氧肾上腺素使 MAP 增加时 CBFV 不变 [176-177]，失血引起低血压时 CBF 也不变 [178]。在高血压的急性发作期间，例如使用喉镜或麻醉深度没达到手术刺激的需要时，对高血压的自身调节反应可能是恰当的。这可能与颈动脉内膜切除术或动静脉畸形切除术后的充血状态有关（见第 70 章）。

挥发性麻醉药扩张脑血管作用的临床意义 1MAC 或更低的异氟烷、地氟烷和七氟烷对人脑皮质血管有轻度扩张作用。事实上，挥发性麻醉药对 CBF 的净作用是导致 CBF 下降（图 17-12A）。需谨慎地解读这些结果，因为临床上真正感兴趣的关键指标是 CBV。虽然众所周知 CBF 和 CBV 有直接关系，但不是严格的 1:1。CBV 的变化没有 CBF 显著。CBF 的轻中度下降不

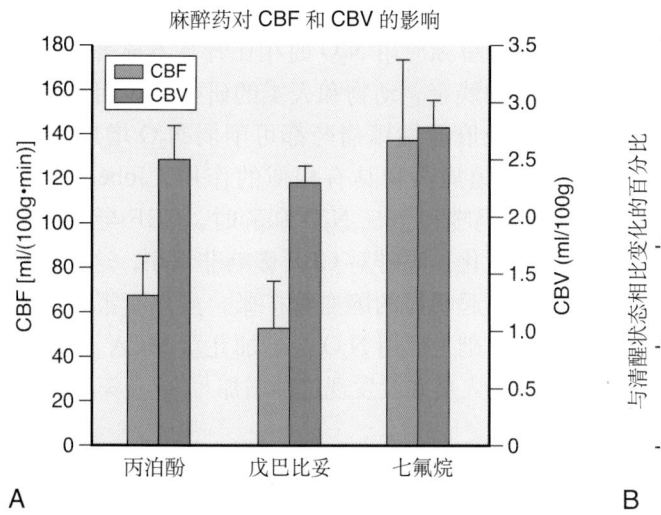

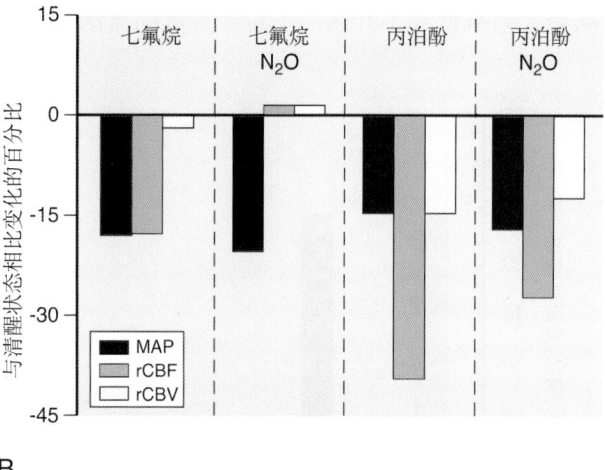

图 17-14 麻醉药对脑血流量（CBF）和脑血容量（CBV）的影响。A. 与异氟烷相比，丙泊酚和戊巴比妥使 CBF 明显下降，但 CBV 的下降轻微 [156]。B. 虽然七氟烷引起区域 CBF（rCBF）明显下降，区域 CBV（rCBV）未发生变化。如果血压维持在正常水平，rCBV 应比清醒状态时更大。而丙泊酚使 rCBF 和 rCBV 都减少。这些数据表明麻醉药对 rCBF 的影响程度明显大于对 rCBV 的影响。因此，rCBF 下降不一定导致相同程度的 rCBV 下降。MAP，平均动脉压；N_2O，氧化亚氮

一定伴有 CBV 的下降。临床研究进一步证实了这一发现。研究观察到，使用可引起 CBF 下降的浓度的异氟烷患者 ICP 显著升高（进而 CBV 增加）[167, 169]。尽管低碳酸血症减轻了 ICP 的升高，但研究表明过度通气并不能降低异氟烷引起的颅内肿瘤患者的 ICP 升高[168]。在实验性脑损害研究中，挥发性麻醉药明显增加 ICP，低碳酸血症不能缓解 ICP 的升高[179]。总之，对于颅内顺应性正常的患者，挥发性麻醉药对脑的血流动力学影响轻微。但对于颅内顺应性异常的患者，挥发性麻醉药可能增加 CBV 和 ICP。因此，当患者出现大面积或迅速扩散的脑损害或其他显著的脑生理功能紊乱时，大脑对 CO_2 的反应度异常，血流-代谢偶联受损，此时应谨慎使用挥发性麻醉药。如果出现上述情况（例如一名嗜睡、呕吐的患者伴有视盘水肿、颅内占位体积大和大脑基底池受压），在打开颅骨和硬膜并能够直接评估麻醉方法的影响之前应主要选用静脉麻醉药。这种情况在择期神经外科手术时相对少见。

药物治疗或疾病本身已经使 CMR 下降的患者，应用挥发性麻醉药亦应谨慎。尽管 CMR 下降引起的脑血管收缩可以抵消挥发性麻醉药的脑血管扩张作用，但对于 CMR 已经明显下降的患者，挥发性麻醉药主要使脑血管扩张[73, 139]。这些数据说明，在其他药物[73, 139] 或疾病（如外伤性脑损害）已经使维持电生理功能的 CMR 成分受到抑制时，异氟烷引起脑血管明显扩张。

在人体相同 MAC 的异氟烷、地氟烷和七氟烷的净血管扩张作用比氟烷弱，因此在颅内顺应性受损的情况下选择挥发性麻醉药时，前者更为合适。颅内顺应性差、血碳酸正常的患者使用氟烷会发生 ICP 升高，但如果氟烷诱导前患者已存在低碳酸血症，ICP 的升高会大幅减低或不升高。不过，多数临床医师更

愿意使用异氟烷、地氟烷和七氟烷，因为与氟烷相比，其安全范围更广些。

氧化亚氮

N_2O 引起 CBF、CMR 和 ICP 增加。部分原因是 N_2O 兴奋交感神经。其作用的程度与是否合用其他麻醉药有关（图 17-15[180-182]）。当单独使用 N_2O 时，发生明显的 CBF 和 ICP 的增加。与静脉麻醉药（巴比妥类药物、苯二氮䓬类药物、麻醉性镇痛药和丙泊酚）合用时，脑血管扩张作用减弱甚至完全被抑制。N_2O 与挥发性麻醉药合用时，CBF 轻度升高。

单独应用 N_2O 单独应用 N_2O 或在使用最小剂量 N_2O 的背景麻醉下，人类[183] 和动物研究[184] 均表明 N_2O 明显增加 ICP 或 CBF。例如，Henriksen 和 Jorgensen[183] 发现脑肿瘤患者自主呼吸 66% N_2O 后，平均 ICP 从 13mmHg 上升至 40mmHg。在人类研究中 CBF 明显增加，但不如在动物研究中显著[180]。这些作用是 N_2O 本身的作用还是非特异的"二期"觉醒现象，目前仍不清楚。

N_2O 与静脉麻醉药合用时 与静脉麻醉药合用时，N_2O 增加 CBF 的作用显著下降。Phirman 和 Shapiro[185] 发现，预先给予一昏迷患者硫喷妥钠和地西泮可以预防吸入 70% N_2O 引起的 ICP 增加。研究表明脑肿瘤患者和颅内顺应性差（诱导前平均 ICP 为 27mmHg）的患者[186] 在巴比妥麻醉下吸入 50% N_2O 并过度通气后，ICP 几乎没有变化。Jung 等[187] 比较了巴比妥麻醉诱导后吸入 0.7% 异氟烷或 70% N_2O 时脑肿瘤患者的腰部 CSF 压力，发现 N_2O 组 CSF 压力明显高于异氟烷组，但与单独应用 N_2O 时相比升高不显著，说明存在巴比妥的残余。动物和人类的研究都表明苯二氮䓬类药物以及麻醉性镇痛药都可削弱 N_2O 增加 CBF 的作用[110]。镇痛药物具有相似的作用。Jobes 等[48] 发现 1mg/kg 吗啡和 70% N_2O 麻醉时，CBF 与清醒对照值相比无变化。吗啡对 CBF 影响非常小，这些数据说明 N_2O 不引起明显的脑血管扩张。虽然有报导在丙泊酚麻醉的基础上应用 N_2O 会增加儿童 MCA 流速[188]，但其他研究人员并没发现这种增加[182]（见第 93 章）。

N_2O 与挥发性麻醉药合用时 在大多数研究（包括几项对人类的研究）中，挥发性麻醉药达到或超过 1MAC 时吸入 N_2O，CBF 显著增高[181, 189-192]。Algotsson 等[193] 用相同 MAC 的 N_2O 代替异氟烷，比较 1.5MAC 异氟烷和 0.75MAC 异氟烷复合 65% N_2O 麻醉时的

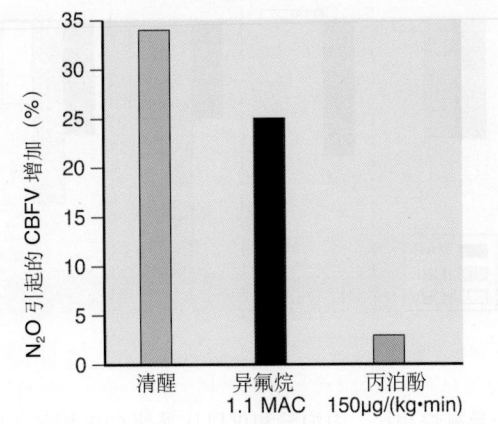

图 17-15 吸入 60% N_2O 时（血碳酸正常），三种状态下［清醒状态[180]、吸入 1.1MAC 的异氟烷[181]、持续输注丙泊酚 150μg/(kg·min)[182]］大脑中动脉的 CBFV 增加的平均百分数

CBF，发现后者的 CBF 增加了 43%，说明合并使用挥发性麻醉药时，N_2O 有明显的脑血管扩张作用。Lam 等[181] 和 Strebel 等[192] 也得出相似的结论。一些研究证实，1MAC 异氟烷麻醉时 CBF 低于 N_2O（50% ~ 65%）复合异氟烷达到 1MAC 时的 CBF[181, 193-194]。

N_2O 的血管扩张作用与吸入麻醉药的浓度呈正相关[192]，这表明高浓度氟烷和异氟烷可提高 N_2O 增加 CBF 的作用。但是重要的是，Reinstrup 等[195] 发现对健康的志愿者使用 50% N_2O 不明显改变 CBV。Kaisti 等[68] 在 1MAC 七氟烷麻醉的基础上复合 N_2O，没发现任何对 CBV 的影响，这支持 Reinstrup 等人的发现。这些数据表明，虽然 N_2O 能增加 CBF，但它对 CBV 的影响最多也是轻微的。

N_2O 对脑代谢率的影响　关于 N_2O 对 CMR 的作用没有一致结论。CBF 与 CMR 平行变化[184]、CBF 增加而 CMR 无变化[196]、CMR 变化时 CBF 无变化[143] 等研究结果均有报道。这种分歧是由于种属、方法、背景麻醉的深度，以及与其他药物的相互作用等影响因素的不同造成的。最近的一项人类研究表明，在七氟烷或丙泊酚麻醉的基础上应用 70% N_2O 引起 $CMRO_2$ 一定程度的升高，因此说明 N_2O 确实增加脑代谢[68]。

N_2O 麻醉时，CBF 对 CO_2 的反应仍保留[197]。

临床意义　尽管研究结果不一致，但 N_2O 的血管扩张作用对于颅内顺应性差的神经外科患者具有临床意义。N_2O 的脑血管扩张作用可以被同时使用的静脉麻醉药减弱。相反，在挥发性麻醉药物的基础上应用 N_2O 能轻度增加脑代谢和脑血流。N_2O 曾经广泛用于神经外科，根据经验，放弃使用并不合理。但 ICP 持续升高或者术野张力过大可能与 N_2O 有关。因为 N_2O 能迅速进入密闭的气体间隙，当颅内存在密闭气体间隙或发现血管内存在气体时，应避免使用 N_2O。

肌肉松弛剂

非去极化肌肉松弛剂

目前已知的非去极化肌肉松弛剂对脑血管的唯一作用是通过组胺释放实现的（见第 34 章和第 53 章）。组胺在增加 ICP（脑血管扩张引起）的同时降低 MAP，从而使 CPP 下降[198]。BBB 完整时，这种作用是组胺直接引起脑血管扩张的结果还是继发于 MAP 下降的自身调节反应，目前仍不完全清楚。右旋筒箭毒碱是组胺释放作用最强的肌肉松弛剂。甲筒箭毒、

阿曲库铵和米库氯铵引起组胺轻度释放，除非大剂量应用以迅速达到插管条件，否则这种作用可能无临床意义。在这些药物中，顺阿曲库铵的组胺释放作用最弱。神经外科 ICU 患者在给予 0.15mg/kg [抽动抑制的 95% 有效剂量（ED_{95}）的 3 倍] 顺阿曲库铵后没有发现组胺释放[199]。但顺阿曲库铵起效慢，对快速麻醉诱导不适用。

大剂量维库溴铵（0.1 ~ 0.14mg/kg）对脑肿瘤患者的脑生理没有明显影响[200]。其他氨基甾体类肌松药哌库溴铵和罗库溴铵应该也没有直接作用且无不良事件的报道。

肌肉松弛剂的间接作用可能对脑生理产生影响。大剂量泮库溴铵可引起血压突然升高。当存在颅内顺应性差和自身调节功能受损时，可以升高 ICP，但没有相关临床报道。因为可防止咳嗽和屏气（降低中心静脉压，同时降低脑静脉回流的阻力），所以肌肉松弛剂可减低 ICP。

阿曲库铵的代谢产物 N- 甲基罂粟碱可能诱发癫痫。大剂量的阿曲库铵虽可引发觉醒模式 EEG，但是 CBF、CMR 和 ICP 无改变（犬实验）[201]。N- 甲基罂粟碱不增加头孢菌素直接用于皮层表面引起的癫痫样脑电活动的严重程度（兔实验）[202]。阿曲库铵对人类的致癫痫性非常小[203]。

总之，维库溴铵、哌库溴铵、罗库溴铵、阿曲库铵、米库氯铵、顺阿曲库铵、甲筒箭毒和泮库溴铵（如果能防止泮库溴铵引起的急性血压升高）都可以应用于高颅压的患者。甲筒箭毒、阿曲库铵和米库氯铵的剂量应加以限制，以防止低血压。

罗库溴铵在麻醉诱导和术中肌肉松弛中的应用日渐增多。在非去极化肌肉松弛剂中起效最快。使用舒更葡糖时，即使很深程度的神经肌肉阻滞也可以被迅速逆转（见第 34 章和第 35 章）。

琥珀胆碱

浅麻醉下使用琥珀胆碱使人 ICP 轻度增加（~5mmHg）。这个效应可能是肌肉纺锤体发出的传入电位引起脑电活动（以 EEG 改变和 CBF 增加为证据）的结果[204]。但是人们注意到可看到的肌束震颤和 ICP 的增加之间的相关性很弱。正如所估计的那样，这可能是一种觉醒现象，因为犬实验研究显示深麻醉能够防止琥珀胆碱引起的 ICP 增加[200]。维库溴铵的肌肉松弛作用和 0.03mg/kg 甲筒箭毒的"轴突解聚（defasciculation）"作用可防止人 ICP 的增加。其他具有轴突解聚效应的麻醉药物的有效性尚无人体研究。

尽管琥珀胆碱能增加 ICP，但是仍然可被用于

表 17-3 麻醉药对 CSF 分泌和吸收速率的影响

	氟烷	恩氟烷	异氟烷	地氟烷	芬太尼	依托咪酯
分泌	↓	↑	---	↑	---	↓
吸收	↓	↓	↑	---	↑	↑

向上的箭头表示脑脊液（CSF）分泌或吸收速率增加，向下的箭头表示减少。表中的结果是非定量的，对 CSF 的影响可能随药物剂量的不同而不同

快速顺序诱导麻醉。Kovarik 等[205] 发现，在 10 例无肌肉松弛但行机械通气的神经外科 ICU 患者中，给予琥珀胆碱 1mg/kg 并未引起 ICP 变化，其中有 6 例具有脑外伤。他们的观察资料非常重要，因为正是这样的患者能否使用琥珀胆碱更易引起争论。假定琥珀胆碱对 ICP 的作用是肌梭传入冲动引起的觉醒现象[204]，那么疾病本身导致的意识障碍就可以抑制这一反应。同许多麻醉药物一样，我们应关心的不是可否使用它，而是如何使用它。如果给药时注意控制 CO_2 张力、血压和麻醉深度，或者在给药前去肌颤，可降低其危害性。

麻醉药物对脑生理的其他影响

脑脊液动力学

成人约有 CSF 150ml，一半在颅内，一半在脊髓脑脊液间隙。CSF 由脉络丛产生，从脑间质组织经室管膜扩散入脑室系统，CSF 每天更新 3~4 次。CSF 对 CNS 起缓冲和排泄作用。麻醉药对 CSF 的生成速率和吸收速率均有影响。表 17-3 是常见麻醉药对 CSF 的非定量影响。由于未做人类研究，这些结果均来自动物实验[207-213]。在挥发性麻醉药中，氟烷减少 CSF 的分泌，异氟烷不影响 CSF 的分泌，而恩氟烷和地氟烷增加 CSF 的分泌。氟烷和恩氟烷减少 CSF 的吸收，地氟烷不影响 CSF 的吸收，异氟烷增加 CSF 的吸收。虽然可能与临床实践的相关性很小，但是对颅内顺应性差的患者，理论上应该注意长时间的闭合性颅内操作。在颅内顺应性较差的情况下，增加 CSF 的产生同时减少其重吸收的危害性更大。在犬实验中，恩氟烷增加 CSF 的产生，同时减少其重吸收。除了其对脑损害和低碳酸血症患者的潜在致癫痫性，这是限制恩氟烷临床应用的另一原因。

血脑屏障（BBB）

在全身大部分毛细血管床中，内皮细胞之间的通道直径约为 65Å。在脑中除了脉络丛、垂体区和极后区等部位，内皮细胞之间的紧密连接使这个孔的面积减少至 8Å，因而大分子和大多数离子不能进入脑间质组织（BBB）。关于麻醉药对 BBB 的影响的研究很有限。动物实验中，1% 异氟烷使白蛋白漏出到丘脑，表明 BBB 完整性受损。更高剂量的异氟烷（3%）明显增加蛋白漏出，不仅在丘脑，还在皮质[214]。这种 BBB 的破坏与甘露醇的作用相当。在脑损伤模型中，有研究表明异氟烷可以促进损伤大脑的水肿形成[215]，也有研究表明其减轻损伤大脑的水肿形成[216]。这些作用是异氟烷本身对 BBB 作用的结果还是麻醉对血流动力学的影响，目前还不清楚。麻醉药对 BBB 的潜在调控作用的临床意义还不清楚。就作者所知，目前尚无血压正常时麻醉药对人 BBB 功能影响的对比研究。

癫 痫 发 生

关于麻醉药及其辅助药的致惊厥和抗惊厥作用有比较全面的综述[217-218]。几种常用的麻醉药有引发癫痫的可能，特别是对有此倾向的个体。值得注意的是，在麻醉和肌松下癫痫很难发现，而如果长时间内氧和葡萄糖的需求（CMR）超过供给，癫痫将导致神经元损害[219]。另一个值得注意的问题是，致癫痫作用将持续到麻醉后阶段，往往癫痫在出手术室后发作，而且不如在手术中容易控制。实际上，在麻醉中或麻醉后出现的自发癫痫极为少见。尽管如此，对患者进行可能诱发癫痫的操作时，如果有合适的替代药物，应避免使用可能有致癫痫作用的药物。

挥发性麻醉剂

临床上恩氟烷可能导致癫痫发生。恩氟烷麻醉时低碳酸血症促发癫痫样放电[220]。志愿者在 3% 恩氟烷麻醉下，$CMRO_2$ 下降 50%，发生癫痫时 $CMRO_2$ 恢复正常水平[221]，说明血流-代谢偶联仍存在。如果维持氧供充足，并无证据说明这种类型的 EEG 活动是有害的。但癫痫发作使脑代谢增加 400%。有癫痫倾向或阻塞性脑血管疾病的患者应避免使用恩氟烷，特别是使用高浓度和伴有低碳酸血症时。

癫痫病灶切除术中，可利用恩氟烷激活 EEG 的特性进行癫痫病灶定位，此时 EEG 出现棘波并可持续到术后[222]。此外，有两例在恩氟烷麻醉下手术后即刻发生癫痫的病例报道，一例术前有癫痫倾向[223]，另一例没有[224]。这两例均没有发生明显的永久性后遗症。事实上，恩氟烷与癫痫发作的关系还未完全确定。此种情况非常少见。

异氟烷引起 EEG 棘波和肌阵挛，但在实验中没有出现癫痫。临床应用异氟烷的经验非常多，但目前只报道两例患者发生无法解释的癫痫，一例发生在术中[225]，另一例发生在术后即刻[226]。因此异氟烷的致癫痫性没有临床意义。事实上，异氟烷已成功地用于控制顽固性癫痫持续状态[227]。

儿童在高浓度七氟烷诱导时可发生癫痫，包括没有癫痫因素的儿童[228]。两例健康成人在吸入 2MAC 七氟烷时出现 EEG 爆发性抑制并伴有癫痫样放电[229]。癫痫样放电同时伴有 CBF 显著增加，证明血流 - 代谢偶联仍存在。颞叶癫痫的患者在吸入 1.5 MAC 七氟烷时出现广泛的阵发性 EEG 活动，阵发性 EEG 活动并不局限于颞叶癫痫病灶，因此七氟烷无助于大脑癫痫病灶的定位[230]。另有报道无癫痫病史的患者在七氟烷麻醉苏醒期发生了强直阵挛性的癫痫活动[231-232]。所有关于七氟烷与癫痫有关的报道中患者均未发生严重后遗症。虽然七氟烷引发癫痫的可能性小，但癫痫患者应慎用。

美索比妥

使用美索比妥有时会出现肌肉痉挛，常用它来激活癫痫灶进行皮层定位[229, 223]。大剂量使用美索比妥以引起 EEG 爆发性抑制的神经外科患者会发生顽固性的癫痫[234]。因此，对于起源于颞叶的癫痫患者（通常表现为精神运动异常），或使用大剂量时，美索比妥有引发癫痫的风险。但是应该指出，行 ECT 检查的患者使用单次剂量的美索比妥后并未发现能引起长时间癫痫。

氯胺酮

氯胺酮能诱发有癫痫倾向的患者的癫痫发作[235]。氯胺酮麻醉时用深度电极对癫痫患者进行监测，可以显示孤立的皮层下癫痫样活动，由于它起源于边缘系统和丘脑，所以表面 EEG 可能记录不到这种皮层下的激活[236]。神经功能正常的患者在氯胺酮麻醉后发生癫痫的报道只有两例[237-238]，其中一例癫痫的阈值可能已被氨茶碱降低。

依托咪酯

依托咪酯常引起肌阵挛，但不合并 EEG 的癫痫样活动[239]。目前有一例依托咪酯麻醉后立即出现严重、持久的肌阵挛的报道[240]。依托咪酯还使癫痫患者出现广泛癫痫样 EEG 活动[241]，这类患者应避免使用依托咪酯。但术中可选择性使用小剂量依托咪酯激活癫痫灶，以利于术中定位癫痫灶[242]。在作者的研究中（未发表），使用 0.1mg/kg 依托咪酯可以选择性激活静止病灶，大剂量则可能会导致广泛激活。

与美索比妥和丙泊酚相比，给予依托咪酯后 ECT 引起的癫痫更持久。使用 0.15 ~ 0.3mg/kg 的依托咪酯不会引起剂量相关的 ECT 癫痫抑制。美索比妥和丙泊酚也引起 ECT 癫痫抑制。

上述研究并不充分，目前没有令人信服的研究表明依托咪酯对正常人具有致癫性因此，依托咪酯的使用不应受到限制。实际上，依托咪酯一直用于控制顽固性癫痫持续状态。

丙泊酚

丙泊酚麻醉后可出现癫痫和角弓反张。但是对人类[243]和动物[244]的全身研究虽然发现了偶然的不协调和舞蹈样动作的发生，却没确认丙泊酚是促进惊厥的。事实上，在大鼠中丙泊酚似乎是一种抗惊厥药[244]。此外，丙泊酚诱导后的 ECT 癫痫比美索比妥诱导后的短[245] 这与抗惊厥效应更一致。另外，丙泊酚镇静被广泛用于癫痫灶以及其他颅内病灶的"清醒"切除。虽然 EEG 中发现了明显的高振幅 β 波活动[246]，但并没发生预想不到的癫痫。

麻醉性镇痛药

在某些动物种属，麻醉性镇痛药易引起癫痫或（和）边缘系统代谢亢进。对健康志愿者的研究发现，与疼痛处理有关的脑深部结构 CBF 增加[84]，但在人类未见动物中出现的代谢亢进作用。几项无对照和无 EEG 记录的报道表明，接受大剂量和小剂量芬太尼的患者都发生了癫痫大发作。但在相对大剂量芬太尼、舒芬太尼和阿芬太尼对人 EEG 影响的系统研究中，未发现神经兴奋活动[247-249]，"癫痫"可能是过强的肌强直现象。也有一些例外。Tempelhoff 等人[250] 报道，行前颞叶切除的患者用芬太尼诱导后出现了复杂部分发作。9 名患者中的 8 名在临床相关芬太尼剂量范围（平均 26μg/kg）内出现电癫痫活动[250]。另一项研究发现，50μg/kg 阿芬太尼能增强颞叶癫痫患者的颞叶棘波活动[251]。未经治疗的强直本身也会导致严重的

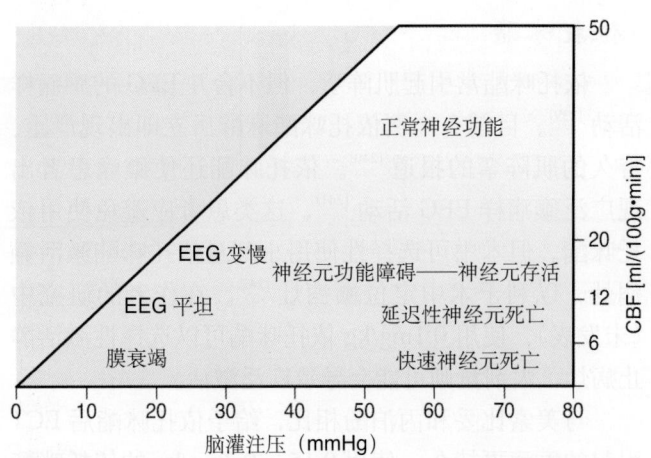

图 17-16 脑灌注、脑血流量（CBF）、脑电图（EEG）和神经元功能状态/生存能力之间的关系。注意CBF在6～12ml/(100g·min)范围内，能量供给是不足以支持电生理活动的（即EEG平坦），但它能避免进展期的完全膜衰竭和神经元死亡。这些区域被称为"缺血半暗带"[252]。数据来源于对用巴比妥类药麻醉的狒狒[252, 256]和未麻醉的猴[257]的大脑皮层的研究。CBF和平均动脉压阈值可能因麻醉剂和种属不同而不同[254]

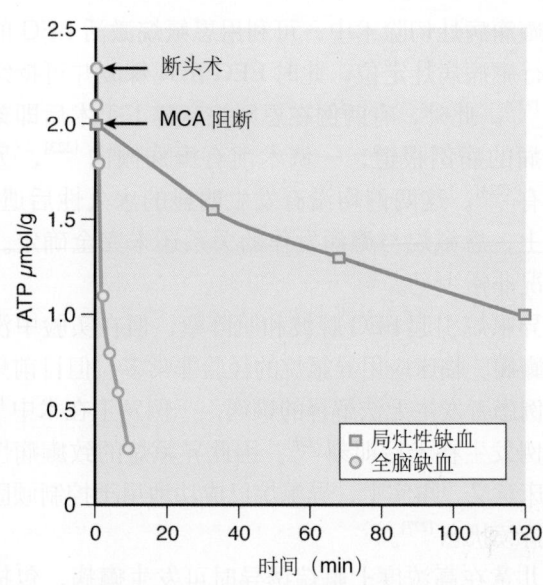

图 17-17 全脑缺血（通过犬头离断而产生[259]）和不完全性局灶性缺血[阻断猴的大脑中动脉（MCA）[258]]时能量供给[腺苷三磷酸（ATP）]衰竭的比较。在有残余CBF存在的情况下，能量供给衰竭会明显延迟

CNS后果。麻醉性镇痛药引起强直也可使ICP增加，可能是脑血管充血的结果。

新生儿的麻醉药物神经毒性

此部分内容将在第93章详细讨论。

病理状态下的脑生理

脑缺血的病理生理学

临界CBF阈值

大脑对能量的利用率高，但能量储备有限。因此，当氧、葡萄糖供给中断时，脑极易受损。在正常情况下，全脑CBF维持在约50ml/(100g·min)，在CBF降低以至脑供氧随之减少的情况下，神经元功能呈现渐进式的损害，而并非"全或无"的方式（图17-16[256-257]）。CBF低于正常水平时，大脑有一个基础储备，而且在CBF降至约20ml/(100g·min)之前，EEG不出现缺血迹象。CBF在约15ml/(100g·min)水平时，皮质EEG呈等电位。只有当CBF降至6～10ml/(100g·min)时，才会迅速出现不可逆的膜衰竭指征（如细胞外的钾离子浓度升高[252]和直接皮质反应丧失）。在10～15ml/(100g·min)范围内，随着CBF降低，能量供给逐渐减少，经过一段时间（可能会延续数小时而非几分钟）后导致膜衰竭和神经元死亡。

CBF降至6～15ml/(100g·min)的脑区，神经元功能障碍是暂时、可逆的，若血流不恢复，就会发生神经元死亡。这些缺血区域称为"缺血半暗带"区[252-253]。关于"半暗带"区内脑梗死进程的研究主要是在灵长类动物的大脑皮质进行的。因麻醉药[254]和种属的不同，发生各种功能减退的实际CBF水平也不同。但是在人类，氟烷和N_2O麻醉使EEG开始发生变化[255]的CBF阈值与动物实验的结果是相似的。

脑缺血模型

全脑缺血（如心脏停搏）和不完全性脑缺血（如发生于脑部大血管的阻塞或严重低血压）有什么不同？从有利于临床医师的角度而言，最重要的区别是：不完全性缺血时，残余血流量可能会提供足够的氧以生成ATP，从而防止发生严重的不可逆的膜衰竭，而在常温下全脑缺血时，几分钟便可发生膜衰竭。能量供应障碍程度的差异[258-259]（图17-17）使脑对不完全性缺血的耐受力要比对全脑缺血（如心脏停搏）的耐受力强。

能量衰竭和兴奋性中毒

能量衰竭是发生于脑缺血的主要事件[260]。正常膜离子梯度的维持需要ATP，能量衰竭迅速导致神经元细胞膜的去极化，以及Na^+、Ca^{2+}内流。电压依赖性钙通道随后被激活，Ca^{2+}流入细胞质。突触前膜去极化导致大量兴奋性神经递质释放入突触间

Ca²⁺ 是细胞内普遍存在的第二信使，是许多酶系统激活必需的辅助因子。快速、不可控的细胞质内钙的增多激活许多细胞过程而引起损害。激活的蛋白酶裂解细胞骨架内的蛋白质（如肌动蛋白）。这些酶还能将大量组成神经元的蛋白质降解。脂酶作用于细胞脂质，损害细胞膜。磷脂酶 A_2 是一个重要的脂酶，可以导致细胞膜释放脂肪酸（如花生四烯酸）。在环加氧酶和脂加氧酶的作用下，花生四烯酸（AA）代谢为前列腺素和白三烯，并伴随有过氧化物自由基的产生。后者和线粒体损害后生成的其他自由基一起引起脂质过氧化反应和膜损害。前列腺素和 AA 能引起炎症反应，而且是强有力的趋化剂。脑内微血管中血小板的激活及流入损害区的白细胞阻塞血管并加重缺血性损害。

在缺血性神经元损害中，DNA 的损害也很重要。AA 代谢、线粒体损害、NO 生成的过（氧化）亚硝酸盐所产生的自由基导致 DNA 的氧化性损害。激活的内切核酸酶也使 DNA 链断裂。在正常情况下，DNA 损害使参与 DNA 修复的多聚腺苷二磷酸核糖聚合酶（PARP）被激活。过多的 DNA 遭到损害后，PARP 的活性急剧增高，并导致 PARP 的底物烟酰胺腺嘌呤二核苷酸（NAD⁺）减少。NAD⁺ 在能量代谢中是很重要的辅酶，它的减少会加重能量的衰竭。

乳酸形成是脑缺血病理生理过程的另一要素。氧供不足时无氧糖酵解过程会产生乳酸，与之伴随的 pH 值下降导致细胞内环境恶化。缺血前血糖水平的升高会通过提供额外的无氧酵解底物来加速这一过程。

在多数生理状态下，NO 可能是 CBF 改变的一种介质（见前述"脑代谢率"），也与缺血的病理生理相关。事实上，NO 是一种弱的自由基，它会引起更具活性的物质 [如过（氧化）亚硝酸盐] 的生成。而且它还是巨噬细胞使用的一种"杀伤性物质"。在脑缺血过程中，NO 的作用有利有弊。在局灶性缺血期，NO 的扩血管作用（可能是内皮源型 NO）会增加侧支循环的 CBF。但是，在缺血后期，NO（可能来源于神经元或巨噬细胞）会导致神经损害。

总之，许多细胞通路同时激活且未被调控，阻碍了神经元内休整恢复过程，并最终导致神经元死亡。

神经元死亡的本质

在脑缺血过程中发生的神经元死亡根据性质可分为坏死和凋亡两种。由兴奋性中毒损害引起的神经元坏死的特征为细胞迅速肿胀、细胞核凝集和固缩以及线粒体和 ER 水肿，这些坏死神经元的一个特征性改变是嗜酸性细胞质的出现 [261]。神经元坏死导致脑局部炎性细胞浸润，造成脑组织的大量副损害。

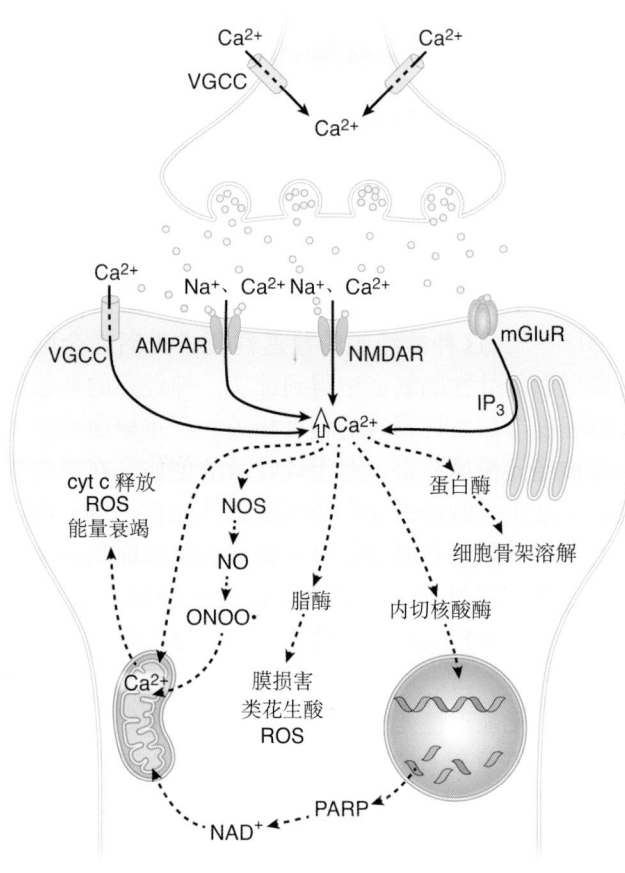

图 17-18　缺血时，腺苷三磷酸（ATP）减少导致神经元去极化和超大量神经递质（特别是谷氨酸）的释放。配体门控通道的过度兴奋和电压依赖性钙离子通道的开放使 Ca²⁺ 迅速流入神经元，代谢型谷氨酸受体（mGluR）的激活产生肌醇三磷酸（IP₃），后者引起 Ca²⁺ 从内质网（ER）和线粒体中释放。谷氨酸受体的 α- 氨基 -3- 羟基 -5- 甲基 -4- 异噁唑丙酸（AMPA）门控通道的激活允许过量的钠离子内流。过多的游离 Ca²⁺ 导致多种酶的激活：活化的蛋白酶裂解神经元的细胞骨架；脂酶损坏细胞膜上的脂质并释放花生四烯酸（AA），后者在环加氧酶和脂加氧酶的作用下产生自由基和其他细胞损害的物质；一氧化氮合酶（NOS）的激活使 NO 释放，产生一种强反应性自由基过（氧化）亚硝酸盐（ONOO·）；激活的内切核酸酶损害 DNA，使细胞易凋亡。线粒体的损害导致能量衰竭、自由基产生、线粒体释放色素 c（cyt c），细胞色素 c 是启动神经元凋亡的通路之一。mGluR，代谢型谷氨酸受体；NAD⁺，烟酰胺腺嘌呤二核苷酸的氧化形式；NMDAR，N- 甲基 -D- 天冬氨酸受体；PARP，多聚腺苷二磷酸核糖聚合酶；ROS，活性氧；VGCC，电压依赖性钙通道

隙，特别是谷氨酸。谷氨酸受体 [NMDA 受体和 α- 氨基 -3- 羟基 -5- 甲基 -4- 异噁唑丙酸受体（AMPA）] 的激活增加了 Na⁺、Ca²⁺ 内流（图 17-18）。mGluR 激活后所产生的细胞信号使贮存在内质网的钙通过肌醇三磷酸（IP₃）受体释放出来。离子内流伴随水的内流，因此在膜去极化后，神经元水肿迅速发生。过量谷氨酸受体被激活所造成的损害称为兴奋性中毒。

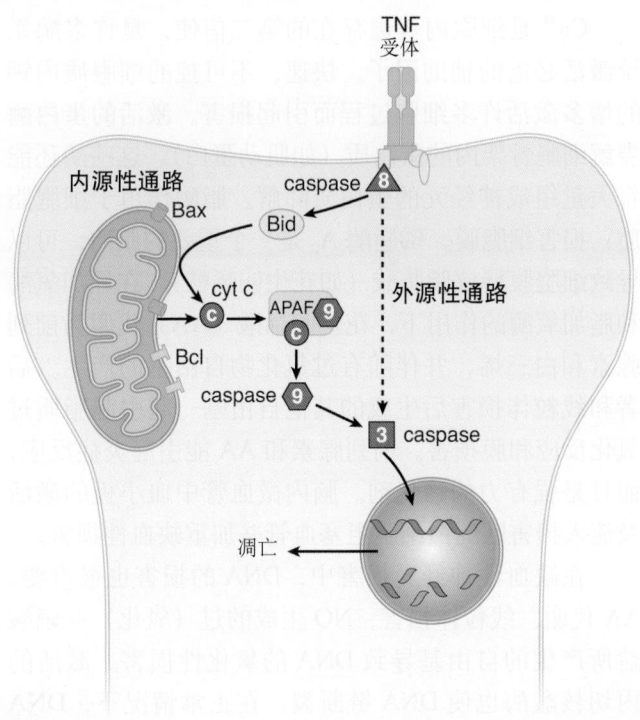

图 17-19 导致神经元凋亡的细胞内过程。受限于线粒体内外膜间的细胞色素 c(cyt c) 会在线粒体受损害时释放出来。细胞色素 c 与凋亡激活因子（APAF）一起，通过溶蛋白性裂解激活 caspase-9。激活的 caspase-9 又激活了 caspase-3，后者能裂解许多底物，包括 DNA 修复的必需物质。在线粒体中 Bax 促进细胞色素 c 的释放，Bcl 可阻止细胞色素 c 释放。Bid 也可促进细胞色素 c 释放，而 caspase-8 通过肿瘤坏死因子（TNF）激活 Bid。另外，caspase-8 可直接激活 caspase-3。PARP（参与 DNA 修复的酶）的过度激活使细胞内氧化烟酰胺腺嘌呤二核苷酸（NAD⁺）减少。由于 NAD⁺ 在能量代谢中发挥重要作用，因而它的减少加重了能量衰竭

神经元凋亡是细胞自杀的一种形式，并已在各种脑缺血模型中得到证实。其特征为：染色质凝集、细胞膜退化、线粒体水肿和细胞固缩。在凋亡晚期阶段，神经元破碎成数个凋亡小体，随后从脑中被清除[261]。凋亡不引起炎症反应，从而限制了在最初缺血损害中存活的周边神经元的损害。

有多种导致凋亡的生化途径。关于损害的线粒体释放细胞色素 c 启动凋亡的途径研究最多（图 17-19）。细胞色素 c 受线粒体外膜的限制而不能进入细胞质[262]。当线粒体受损，其外膜上的微孔就会将细胞色素 c 释放到细胞质中，并与 procaspase-9 及凋亡激活因子（APAF）共同形成凋亡体。procaspase-9 经过溶蛋白性裂解激活，激活的 caspase-9 又激活 caspase-3，后者能将在 DNA 修复中起重要作用的蛋白质底物（如 PARP）清除。炎症信号通路通过肿瘤坏死因子 α（TNF-α）和和活化的 caspase-8 也能激活 caspase-3[263]。值得注意的是，对于脑缺血所发生的神经元死亡，很

难区分为坏死或凋亡。神经元死亡的本质可能是单纯的神经元坏死或凋亡，或兼而有之。

神经元死亡的时机

关于缺血性损害的传统观念认为，神经元死亡仅限于缺血期和再灌注早期阶段。但是最近的研究表明，缺血后神经元损害是一个动态过程，缺血性损害开始发生后，神经元的死亡将经历一个较长的阶段（图 17-20）[264]。这种神经元的延迟性死亡先后在全脑缺血模型和局灶性脑缺血中得到证实。神经元的延迟性死亡程度与缺血性损害的程度相关。严重缺血时，大多数神经元快速死亡。对于较轻微的创伤，在最初损害中存活下来的神经元会经历延迟性死亡。这一渐进性的死亡导致了在局灶性脑缺血中脑梗死面积的逐渐扩大。在实验性研究中证实，即使在脑缺血后 6～8 个月仍存在炎症反应，炎症反应从理论上讲会进一步造成损害。

神经元延迟性死亡的发生对于评价神经元保护策略的研究有重要意义。在对缺血后 3～4 天内损害程度评估的研究中，许多方法显示了神经元保护作用，但这种作用并不持久。近期资料显示，在较长的缺血后恢复阶段之后对损伤进行评估，发现脑梗死面积会逐渐扩大，可以减轻损害的特异疗法的作用也不再明显[264]。因此，对于一种特定疗法的长期（>1 个月）效果的评价是很重要的。

关于脑缺血的病理生理过程的大多数文献都聚焦在神经元损伤。但是，最近的研究突出了星形胶质细胞、小胶质细胞、血管细胞（例如内皮、平滑肌细胞和周细胞）、基底膜和细胞外基质对脑卒中的作用的重要性。这些独立的成分聚集形成神经血管单位。对神经血管单位的每一种成分所起作用的深入了解不仅是保护大脑免受缺血和创伤性损伤的先决条件，而且是寻找 CNS 再生的治疗方法的前提。

脑 保 护

关于脑缺血和脑保护的文献很多，关于这一主题的详细论述远远超过目前讨论的范围。最近发表了许多关于此方面的较好的综述[265-273]。

全脑缺血（心搏骤停）的处理

心搏骤停时维持足够的灌注压是重点。心搏骤停复苏后，低血压可能会加重微循环和血管痉挛程度，加重脑损害。晚期可能会发生颅内高压，其原因为广泛脑水肿的形成。从病因学上讲，这种水肿可能既是

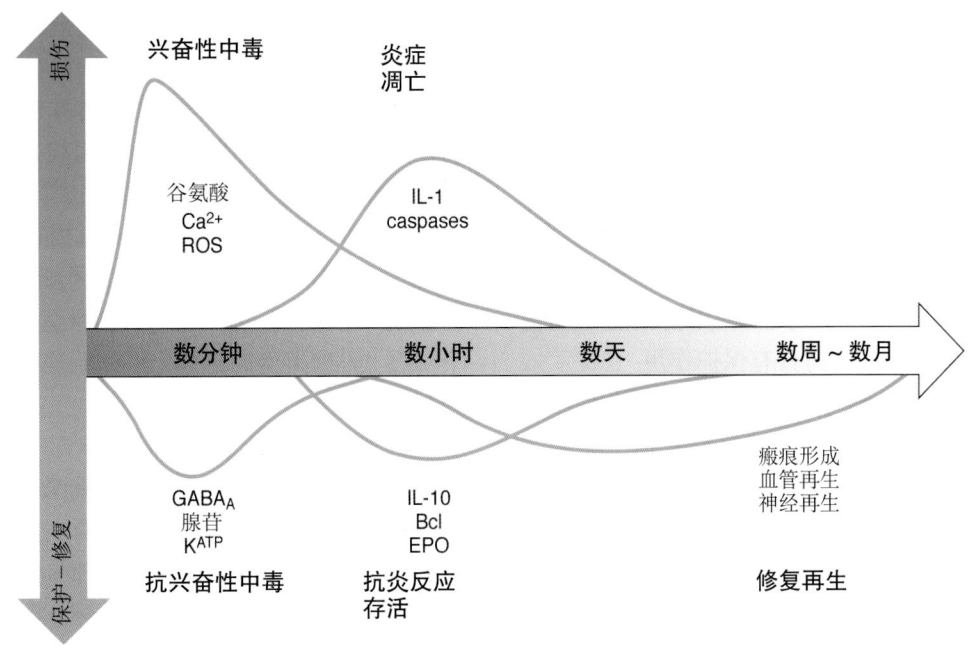

图 17-20　神经元死亡的时间历程。在脑缺血发生后最初几小时，兴奋性中毒（由谷氨酸介导）损害导致了缺血后几小时内神经元的死亡。脑组织的损害激活炎症反应（是损害组织清除和恢复的重要过程），导致脑组织的副损害。由炎症反应导致的神经元死亡可持续数天，在最初发生脑缺血时存活下来的受损神经元可发生凋亡。已证实，神经元的凋亡在脑缺血发生后，可持续数天。很明显，缺血后神经元的死亡是一个动态过程，在这一过程中，神经元在一个较长的阶段内继续死亡。Ca^{2+}，钙离子；EPO，促红细胞生成素；$GABA_A$，γ-氨基丁酸 A；K^{ATP}，受 ATP 调控的钾离子；IL-1，白介素 1；IL-10，白介素 10；ROS，活性氧类 *(Adapted from Dirnagl U, Iadecola C, Moskowitz M: Pathobiology of ischaemic stroke: an integrated view, Trends Neurosci 22:391-397, 1999.)*

血管源性的，又是细胞毒性的，与脑梗死有关。对于这种颅内高压应用渗透疗法常以失败告终。通常不使用 ICP 监测，因为这些 ICP 延迟增高的患者有持久的大面积脑组织损害。

巴比妥类药和钙通道阻滞剂已用于心搏骤停的患者。前者是无效的[274]。在一组发生心跳搏停的患者中（51 人），尼莫地平可改善 CBF 而并不改善神经学预后[275]。另一试验（大约包含 150 名心搏骤停的患者）也未获得尼莫地平有利于神经学预后的结论[276]，但在加强生命支持的开始延迟 10min 以上的患者中，尼莫地平可改善存活率。但这一单一研究并不能成为尼莫地平用于心搏骤停患者的依据，特别是当利多氟嗪用于心搏骤停的多中心研究得出确切的阴性结果时[277]。再次强调，治疗的目标是维持正常血碳酸值、正常血压、正常的系统 pH 值，避免体温过高，预防和治疗癫痫发作。

对于经历心搏骤停后精神状态改变、Glasgow 昏迷评分为 7 或更少的患者，诱发浅低温可有效降低死亡率和发病率[278]。与正常体温组相比，32～34℃的浅低温持续约 24h 可改善心搏骤停后的神经功能和 6 个月的存活率。诱发浅低温并不难。被动复温过程应缓慢，超过 8h。浅低温组的并发症与正常体温组相似。这是低温用于预防全脑缺血损害的可行性和有效性的最早

的研究之一。对于经历缺血缺氧性脑病的新生儿，全身低温（33.5℃）72h 使死亡率下降[279]。长期随访此研究中的患者证实了轻度低温的潜在益处[280]。在许多单位，诱导低温被加入治疗心搏骤停或新生儿全脑缺血缺氧性脑病的脑并发症的医疗设备中[72]。

局灶性（不完全性）脑缺血的治疗

在讨论个别药物之前，需要注意的是，麻醉药本身具有脑保护作用。其对标准化实验损害相关的全身应激水平的降低改善了预后，具体原因不明[281-282]。在回顾关于麻醉药脑保护作用的文献时，读者应意识到这样一种可能性：麻醉药之所以显示脑保护性作用，可能是由于在高应激对照状态下（例如 N_2O 镇静）损害加重。

巴比妥类药　大量动物研究报道，在局灶性脑缺血中，巴比妥类药具有保护作用[283-285]，人类有效的报道只有一项[286]。这一作用主要与降低 CMR 有关，但也可能与 CBF 的重新分布和自由基清除[287]有关。有证据显示降低 CMR 不是其唯一的作用机制[288]。理论上讲，CMR 的降低对一些脑的区域有好处，在这些脑的区域中，氧供不充足，不能满足正常生理需要，但可满足一些正在进行的电生理活动的能量消耗（即

EEG 异常但不是平坦的）。这些区域面积一般都相对局限，表现为局灶性缺血，但有动物研究提示它可产生非常显著的保护性作用[283-284]。回顾这些研究可以看出，以前应用的监测和维持体温的方法低于现有的对有意[289-290]和无意低温作用进行分析后得出的标准。在引用的一些研究中，未被认识到的脑低温可能是保护作用的一个因素，因此有可能高估了巴比妥类药的保护作用。虽然最近的研究中使用恰当的温度控制方法，确实显示巴比妥类药具有保护作用[288, 291, 292]，但是与早期研究相比，这一作用是较弱的。当巴比妥类药用于短暂性局灶性缺血（如动脉瘤手术中血管的短暂阻断）之前或早期时，对于已麻醉的患者，由巴比妥类药诱发的 EEG 抑制可能仍是一种合理的疗法。但是，必须在考虑了血管闭塞的危险性、患者的心血管状况、医师是否愿意接受可能的苏醒延迟以及客观评价可能的保护作用的大小之后，才能做出采用上述方法的决定。

大量动物和人类研究都不能证实巴比妥类药在全脑缺血（心搏骤停）时具有保护作用[274]。

由于抑制 CMR 被认为是巴比妥类药物保护作用的机制，因此传统上使用巴比妥类药物最大程度地降低 CMR（当达到 EEG 的爆发性抑制，CMR 的减少几近完全）。但是，由 Warner 等[288]得到的数据证明使用爆发性抑制剂量的 1/3 就能产生相同的保护作用（梗死容积减少），这一发现具有重要的临床意义。各种巴比妥类药（硫喷妥钠、硫戊巴比妥、美索比妥和戊巴比妥）对 CMR 有相同的作用，并被推测具有相同的脑保护作用。但是，如果该保护机制是药理学作用而非 CMR 的减少，那么推测各种巴比妥类药有相同脑保护作用合理吗？近来一些资料显示，巴比妥类药的脑保护作用并不相同。对比临床上常用的三种巴比妥类药物，发现美索比妥和硫喷妥钠（而不是戊巴比妥）能在局灶性缺血动物模型中减少损害[293]。这些资料表明，非代谢抑制机制或代谢抑制机制以外的某些机制可能参与巴比妥类药的保护作用。

挥发性麻醉药 异氟烷也是大脑皮质 CMR 强有力的抑制剂，并且有报道以 EEG 为证据表明异氟烷在人类中有保护作用[254]。与清醒状态或 N₂O- 芬太尼麻醉状态相比，在脑半球缺血[294]、局灶性缺血[295]和全脑缺血[296-297]模型中一致证实异氟烷有脑保护作用。近期的观察结果表明异氟烷的脑保护作用不持久[298]。对缺血后 2 天的损害进行评估，异氟烷麻醉者损害明显减轻。但是，14 天后，损害减轻不明显。这些数据表明，在缺血后的恢复期仍可出现神经元的损害，缺

血后不久出现的脑保护作用不能延续较长时间。更新的数据显示，在缺血的严重程度已被控制和缺血后血流完全恢复的情况下，异氟烷仍具有改善神经元存活的作用[299]。异氟烷的脑保护作用与其他挥发性麻醉药没有显著差异。已证实在局灶性[300]和半球缺血[301]的动物模型中，七氟烷可减轻缺血损害，其效果等同于氟烷。地氟烷减轻神经元损害与异氟烷相似[302]。因此，与清醒状态相比，适当的麻醉本身有脑保护作用[281-282]。不同挥发性麻醉药的保护作用并无差别。

氙气 这种惰性气体通过非竞争性作用于 NMDA 受体发挥麻醉作用，所以认为它能为兴奋性毒损害提供神经保护作用是符合逻辑的。在体外氧糖剥夺实验[303]、活体小鼠局部缺血实验[304]和心肺转流引起的鼠认知功能障碍[305]实验中发现，氙气具有神经保护作用。有趣的发现是，联合应用亚麻醉剂量的氙气和低温或异氟烷[306]能明显降低新生啮齿类动物低氧 - 缺血模型的神经损害，并改善脑功能。这种保护作用在损伤后 30 天仍明显。此外，使用氙气对大脑有预处理作用[307]，预处理降低大脑对缺血性损害的敏感性。作用于 NMDA 受体（氯胺酮）和 γ- 氨基丁酸 A 型（GABA_A）受体的麻醉药物（挥发性麻醉药、巴比妥类、苯二氮䓬类、丙泊酚）在突触发生的关键时期能引起啮齿类新生幼仔神经损害[308]。虽然氙气有激活 NMDA 受体的作用，但现有证据显示，它对发育的大脑不能引起凋亡[309]。但是应该注意到，在以成人为对象的实验中，未发现氙气有长期的神经保护作用。以神经保护为目的的氙气特殊应用还有待人类试验的结果。

丙泊酚 临床剂量的丙泊酚可使 EEG 受到抑制。无对照性资料表明，在动脉瘤[310]和颈动脉内膜剥脱术中应用丙泊酚可以提供"保护作用"。在实验性脑缺血模型中，动物在丙泊酚麻醉下神经损害范围与氟烷麻醉相同[311]。前已提到，氟烷可减轻损害，这些资料间接证明丙泊酚也有脑保护作用。在最近的一项研究中，丙泊酚麻醉的动物与清醒动物相比，大脑梗死容积明显减少[312]。将丙泊酚与戊巴比妥直接进行比较发现，在两种药物分别麻醉的动物中，局灶性脑缺血造成的脑损害是相似的[313]。与挥发性麻醉药相似，初期的研究认为，丙泊酚的保护作用不持久[314]。如果缺血的程度很轻，丙泊酚具有持续保护作用[302]。总之，这些资料的观点是一致的，即丙泊酚可减轻缺血性脑损害。

依托咪酯 依托咪酯已作为一种具有潜在保护

作用的药物用于动脉瘤的手术[315]。依托咪酯也能使 CMR 减少,程度与巴比妥类药相同。与巴比妥类药相似,依托咪酯也是 GABA$_A$ 受体的激动剂。在局部缺血的实验中与 1.2MAC 氟烷麻醉对照组相比,使用依托咪酯并未减少损害的程度。事实上,依托咪酯组比对照组的损害大得多。与相当麻醉剂量地氟烷组相比,行暂时性颅内血管阻断的患者使用依托咪酯会导致更严重的组织低氧和酸中毒。依托咪酯(咪唑基)造成的损害加重可能与 NO 直接结合有关,后者是依托咪酯引起的溶血反应的结果[316],依托咪酯还可直接抑制 NO 合酶。因此,尚无科学的依据支持目前使用的依托咪酯具有脑保护作用。

钙通道阻滞剂 蛛网膜下腔出血(SAH)后尽快口服尼莫地平(北美尚未允许静脉制剂用于临床),持续 21 天,这是已经确定的临床治疗方案[317]。其他钙通道阻滞剂在 SAH 后减轻血管痉挛但没有改善患者预后,说明尼莫地平的益处是细胞水平的而不是对血管的作用。但是在手术室或其他环境中,出现神经性卒中后,尼莫地平或其他钙通道阻滞剂并未成为常规用药。尽管在一些小规模试验中有阳性结果,但并不是在所有卒中患者的研究中都证实了尼莫地平的益处[318]。

其他麻醉药物 在动物研究中,大量麻醉药物都被证实有脑保护作用。但迄今为止,各种药物的大范围随机试验中,尚未证实某药物对卒中患者有脑保护作用。除外使用组织型纤溶酶原激活物(tPA)进行溶栓、钙通道阻滞剂尼莫地平和尼卡地平用于 SAH,药理学上有脑保护作用的药物在脑缺血患者治疗中均无作用。已经进行了临床试验和那些目前正在用于人类治疗研究的药物的相关具体问题可以在 St. Louis 的华盛顿大学(St. Louis,MO)脑卒中试验登记处(Stroke Trials Registry)(www.strokecenter.org/trials/TrialDetail.aspx?tid=338)中找到。

脑缺血:生理参数的影响

脑灌注压 增加 CBF(能量供给的重要因子)的方法也很重要。在"缺血半暗带"(在"临界 CBF 阈值"部分描述),较小程度的 CBF 改善可能明显延长神经元存活时间。正常高值水平的 CPP 的维持可增加侧支灌注压和维持 CBF[319],并且还可改善各种神经生理性参数,包括神经功能[320-321]。相反,低血压可减少 CBF 并加重损害。在对急性脑卒中患者进行的尼莫地平试验中,血压下降 10% ~ 20% 会使愈后不良(死亡或功能丧失)的可能性增加 4 倍[322],故应强调血

压降低对损害大脑的不良影响非常明显。因此,有脑缺血的患者应迅速纠正低血压,恢复至正常压力。尽管 MAP 应以患者发病前血压为依据,可现存的数据不足以为人类的治疗提供一个具体的指南。在大多数患者中,MAP 维持在 70 ~ 80mmHg 已足够。现有的数据支持已使用过 tPA 治疗的脑卒中患者血压降至低于 180/105mmHg,目的是减少缺血脑组织发生出血的概率[323-324]。另外,SAH 导致血管痉挛的患者收缩压升高至 180 ~ 220mmHg 以及外伤性脑损害患者的血压升至 CPP 大于 60mmHg 是合理的[323]。需注意,如果不是在缺血短期内(特别是在缺血发生数小时后),增加 CPP 至正常高值可能会有水肿和出血性梗死的危险。

二氧化碳分压 高碳酸血症可能引起颅内"盗血"现象,并可恶化细胞内 pH 值。尽管一些研究支持低碳酸血症可以产生所谓的罗氏(Robin Hood)现象和逆转"盗血"现象[325],但在实验室和临床中尚未得到证实[326-328]。在获得进一步的研究资料和找到证实对 PaCO$_2$ 调控的灌注反应的方法之前,维持正常二氧化碳分压仍是实践中的标准。

温度 低温已成为循环骤停时一项主要的脑保护措施(见第 54 章)。它能确切地增强脑组织对缺血的耐受力。在深低温下,这一作用的机制可能是使 CMR 减少。巴比妥类药只能减少与电生理活动相关的 CMR(减少清醒状态下 60% 的 CMRO$_2$),但是低温既可减少电生理能量消耗,又能减少用于维持细胞完整性的能量消耗,并且轻度低温可优先抑制后者[329-330]。最近,大量实验室研究证实,在缺血期浅低温(2 ~ 4℃)能发挥重要的脑保护作用,并在组织学上得以证实[289-290]。此外,动物实验所得的数据表明,缺血后即刻应用低温技术可提供脑保护作用[331-332]。

由于轻度低温显著的保护作用,有人提出在手术室中应用轻度低温。支持其应用的人认为,低温较易达到,并且不伴随明显的心肌抑制和心律失常。另外,在有缺血的危险后,患者在手术室中很易复温。早期的研究结果清晰地表明,在行颅内动脉瘤夹闭的患者,低温有改善神经愈后的趋势[333]。不幸的是,后续试验并没有显示出任何低温引起的愈后改善[334]。但是应该指出,这个试验中大部分患者都是蛛网膜下腔出血分级 Ⅰ、Ⅱ、Ⅲ级的患者。另外,暂时夹闭超过 20min 的患者非常少(5 ~ 6 人)。因此产生了以下争论:轻度低温对分级较高的动脉瘤患者有益处还是对动脉瘤夹闭复杂程度高以至于需要延长暂时夹闭时间的患者

更有益处。降温需要一些时间，因此需提前做出降温的决定。在高危患者中应考虑低温的治疗性应用。

早期的一些试验表明，在脑损害后应用轻度低温能降低 ICP[335]，并改善神经功能愈后[336]。未发现低温引起的并发症。但是，一个后续多中心、有关脑损害患者低温的试验并未证实先前那些研究的发现[337]。应用轻度低温不能改善长期神经功能转归。值得注意的是，进一步统计分析发现，如果小于 45 岁的患者开始应用了低温，对他们进行复温后，其愈后更差。这些数据说明，对于此类患者，复温过程应持续较长一段时间。

对卒中患者（样本量有限）已进行了许多低温技术的临床试验。到目前为止，这些试验已证实在 33～35℃ 范围内的低温技术是可行的，即使是对于没有气管内插管和机械通气的患者也是可行的[338]。低温可改善 ICP 和 CPP。但低温常引起一些并发症，特别是血小板减少、心动过缓、心室异位性搏动、低血压和感染。另外，在复温时，即使温度回升缓慢并历时数小时，仍可发生难控制的 ICP 增高。这些副作用说明仍需进行恰当的随机试验来正确评价浅低温对卒中患者的保护作用。这些试验正在进行中。

对心脏停搏存活者应用轻度低温的相关数据得出的结论更加肯定，最近的两项试验表明，在成功进行心脏停搏复苏后应用低温（32～34℃），6 个月后神经功能得到显著改善[278, 339]。这些研究证明，低温减少缺血性脑损害是临床有效的，并支持对高危患者在术中使用低温。

相反，在缺血发生时或缺血后，脑温升高会加重损害[340]。即使温度值升高 1℃ 也能加重损害。缺血通常会导致零散的神经元坏死，但在体温升高时会引起脑梗死。因此，对已发生缺血和有脑缺血风险的患者应该谨慎避免高温。在手术中高温一般不是问题（事实上是努力防止低体温）。在一种情况下体温允许升高，即低温心肺转流后的复温。在这种情况下高温（中心体温高于 38℃）是正常的。考虑到最近关于高温有害的资料，体温高于 37～38℃ 是有害的这种说法有一些价值。

葡萄糖　在可能发生脑缺血的情况下，限制含糖液体的输入是目前已经确定的临床治疗方案。这一实践是基于脑和脊髓缺血的动物模型所提供的大量资料。无论发生完全性还是不完全性缺血前，血糖的升高均可导致神经损害加重。但是，需注意到大部分研究结果来自成年动物，在未成熟动物（如新生儿）[341]中高血糖确切的不良作用研究较少。此外，还应注意

的是，只有部分[342-343]而不是所有[344]的人类研究证实了血糖对神经学预后的独立作用。但是对长期愈后的研究显示，高血糖（糖尿病和非糖尿病）是愈后不良的独立危险因素[343]。在国家卫生研究所资助的重组 tPA 脑卒中试验中，高血糖与满意临床愈后的概率显著较低相关，并和颅内出血的高发生率相关[345]。这些数据促成了一个随机临床试验，这个试验针对的是急性卒中患者使用胰岛素的有效性。虽然这个试验无统计效能，但结果显示对急性卒中的患者应用胰岛素来控制血糖并未改善卒中 3 个月后的预后[346]。这些研究共同的观点是血糖水平升高可能是严重损害（如缺血、外伤）的应激结果，而非原因。另外，一个不可避免的问题是是否应用胰岛素和在多长时间内将高血糖降至正常水平以减少危险。该问题尚未得到确切的答案。作者的观点是，在手术室中轻度血糖升高（～150mg/dl）患者快速输注胰岛素（应注意有产生低血糖的危险）尚未得到证实。

低血糖也与脑损害有关。血糖逐渐下降至约 40mg/dl 时，EEG 的频率由 α 和 β 向 δ 和 θ 波转变[347]。当血糖水平低于 20mg/dl 时可以观察到 EEG（平坦）的抑制。这种持续的低血糖水平会导致癫痫和神经损害，尤其是在海马部位。

癫痫　虽缺乏药理学的有力证据，但维持全身正常 pH 值、预防和治疗癫痫发作（可明显增加 CMR）、控制 ICP 和 CPP 是脑保护和复苏中的重要元素。

血容量 / 血细胞比容的调控　虽然在人类卒中的研究中并未证实血液稀释是有效的，但实验室和临床资料均支持血液稀释应用于临床，并已用于有血管痉挛性的脑缺血的治疗。但是，对于在手术室可能发生局灶性缺血的患者，并未证明常规血液稀释的有效性（理论上认为血细胞比容在 30%～35% 最佳）[348]。另一方面，血液浓缩的有害作用也有助于否定已过时的观念——神经外科患者应该"干"一些。血细胞比容增加（由于黏度的作用）可减少 CBF[10]。在有可能发生不完全性缺血的操作中[如颈动脉内膜剥脱术（CEA）]，术前血细胞比容超过 55% 时应放血使其降低。

麻醉性药物和神经保护的总结

与清醒和轻度镇静状态相比，在麻醉状态下脑组织对缺血损害的易感性降低。挥发性麻醉药、巴比妥类、丙泊酚、氙气和氯胺酮在实验模型中都显示可以减轻损害，与单纯应用 N_2O- 麻醉性镇痛药的麻醉相比，上述药物都能减轻损伤。但是还没有直接的对比

研究证实哪一种药物（或联合用药）优于另一种药物。因此基于现有的数据，在临床中并没有倡导为了脑保护而应该使用某一特定麻醉药或麻醉方案。

考虑到围术期脑卒中和缺血损伤发生率低，麻醉药对人类神经保护作用的资料和临床试验的缺乏是可以理解的。但可从几个临床研究推断麻醉药具有神经保护作用。在动脉瘤手术术中低温的临床试验（Intraoperative Hypothermia for Aneurysm Surgery Trial，IHAST）中，出于神经保护的目的，一部分患者接受了追加剂量的硫喷妥钠、依托咪酯或丙泊酚，这些患者的神经预后和没有接受这些麻醉药的患者没有区别[349]。在全麻对比局麻的临床试验中[350]，行 CEA 的患者随机接受全麻或局麻（见第 70 章）。局麻组患者手术中被轻度镇静但保持清醒。两组预后无差异，表明全麻状态没有提供保护作用[350]。最后，在最近的一个关于急性脑卒中溶栓的回顾性试验中，麻醉患者比轻度镇静患者预后更差。虽然全麻预后差归因于 CPP 更低[351]，但结果没有证实麻醉药的神经保护作用。总之，这些数据表明麻醉状态下的患者使用辅助药物引起 EEG 爆发性抑制不起保护作用，全麻状态没有改善神经学预后。

只有在密切注意维持生理稳态的情况下，麻醉药物在实验研究中的神经保护作用才得以显现出来。事实上创伤或缺血引起的脑损害的恶化和生理紊乱比药物的轻度保护作用要严重得多。因此，考虑到脑保护的问题，应把重点放在维持生理学指标（灌注压、氧饱和度、正常二氧化碳值、体温管理、控制血糖、预防癫痫发作）在正常范围，而不是放在能减少脑损害的药物或麻醉性药物上。

卒中后推迟择期手术

麻醉和术后脑梗死范围扩大的危险性并未得到系统研究。卒中患者的 CBF 发生明显改变。既有高 CBF 区域，又有低 CBF 区域，局部 CBF 和 CMR 的稳定性在 2 周后明显[352]。在损害后的早期阶段，正常血管舒缩反应的丧失（如 CO_2 反应性、自身调节）是很普遍的[353-355]。在一小部分卒中患者中，这种改变可持续超过 2 周[354-355]。CT 和脑同位素扫描发现，在损害后 4 周仍可存在 BBB 异常[356]，而且在数月内，组织学上大面积梗死也没有完全结束。对于脑卒中面积大并且有神经功能障碍的脑卒中患者，进行早期颈动脉内膜切除术会增加颅内出血的风险[357]。根据早期颈动脉内膜切除术的经验，建议在脑卒中后推迟 4 ～ 6 周行颈动脉内膜切除术[357]。推迟 6 周对于自身调节、CO_2 反应性、BBB 完整性的恢复可能有一定的保证。

但是脑卒中后延迟进行颈动脉内膜切除术也是有风险的。发生脑卒中的患者再次卒中的可能性是 12%[358]。延迟手术存在颈动脉完全堵塞的风险。此外，早期颈动脉内膜切除术能恢复"缺血半暗带"区的脑灌注，有可能改善长期的功能转归[359]。但是梗死的面积和位置需要加以考虑。与导致轻瘫并仍在消退的大面积梗死相比，在沉默皮质区的小面积梗死有着更宽的范围。一项小规模的前瞻性研究证实，对于非致残的脑卒中患者，脑卒中后 2 周内进行早期颈动脉内膜切除术是安全的[360]。脑卒中后适合行早期颈动脉内膜切除术的患者包括脑梗死面积相对较小、神经功能症状消退（完全消退或近乎完全消退）、同侧颈动脉狭窄的患者[361]。对于大面积脑卒中并存严重神经功能障碍、意识水平降低、CT 扫描显示中线移位的患者，行延迟颈动脉内膜切除术是较合适的。

关于对脑卒中患者进行其他手术的时机，相关数据缺乏。在获得其他资料之前，从颈动脉内膜切除术的研究内容推断，脑血管意外后至少 4 周再进行择期手术是合理的，最好在 6 周后进行手术，此时受损害的神经系统状态趋于稳定。

慢性高血压

对于慢性高血压患者，将血压降低到什么水平是人们关注的问题。至今尚未形成一个公认的标准。但是，从有利于大脑的角度出发，高血压和正常血压的患者将血压降低静息下 MAP 均值的 30%～35% 是合适的。这两种人群使用相同的标准是合理的，因为慢性高血压的患者自身调节曲线的高限和低限均向右移并轻微扭曲[362]。

降低 30%～35% 的理由如下：在未麻醉的正常血压和高血压患者中，MAP 降低 50% 通常会引起可逆的脑低灌注症状[362-364]。虽然人体在短时间的低血压、血细胞比容适当、脑血管开放情况下可耐受较大幅度的血压下降，但作者反对血压过度降低。这种幅度的 MAP 降低会显著增加 CCP 接近或低于 LLA 的可能性，从而会降低脑血管储备。已证实 MAP 降低 25% 会使血压正常和高血压患者的血压降至 LLA[362]。当 MAP 降低超过基础值的 25%，即使是没有闭塞性血管疾病者，CBF 值也会低于正常，但会在引发神经生理功能障碍或损害的阈值之上（图 17-6）。但是，生理储备的下降已经不允许由于错误或其他原因（低血细胞比容、未发现的脑血管疾病）而导致的脑氧供降低的出现。

在动物中已证实，治疗慢性高血压可使 LLA 恢复正常[365-366]。Strandgaard 在人类中也发现相似的现象，但有些个体治疗 12 个月也未得到恢复或恢复不完全[362]。在抗高血压治疗中，LLA 恢复的程度可能与药物有关，但未得到证实。一些药物比其他药物在 LLA 的恢复上更为有效。特别是血管紧张素转化酶抑制剂可迅速降低血压正常者和高血压患者的 LLA[367-368]。

颅内高压

颅内高压的控制将在第 70 章中详细介绍。

脑 肿 瘤

关于颅内肿瘤生理学的资料很少。Arbit 等[369]用激光多普勒技术测量了颅内肿瘤的 CBF。大体上讲，和正常脑组织相比，肿瘤组织 CBF 较低。自身调节一般存在。血管对 PaO_2[370] 和 $PaCO_2$[371] 变化的反应在神经胶质瘤患者中一般被保留。但在一些情况下，过度通气与肿瘤同侧 MCA 流速的异常增加相关[372]。肿瘤区域的 CBF 和 CBV 较高，对过度通气的反应（CBF、CBV 减少）仍存在。在肿瘤区域内，局部 CBF 的测量对判定颅内神经胶质瘤的分级可能是一种有用的预测因素。高级别的神经胶质瘤有更高的局部 CBF 和 CBV[373]。颅内肿瘤一般都伴有明显水肿，放射学观察的水肿程度（代表异常血管渗漏的程度）与 ICP 增高的严重程度相关，而 ICP 的增高与插管相关性高血压有关[374]。肿瘤周围区域水肿形成可能是由于血浆蛋白从血管间隙中渗漏，CSF 流动受阻导致脑积水，或是肿瘤引起的静脉受阻导致的淤滞[375]。虽然水肿形成发生的确切机制还不清楚，但是构成 BBB 的紧密连接蛋白的完整性的丢失、肿瘤表达的血管内皮生长因子使血管通透性增强、肿瘤周围液体中白三烯 C4 表达增加都可能起作用[376]。用甘露醇渗透治疗能使水肿减轻，但对于渗透性增强的 BBB，甘露醇可能扩散到肿瘤周围间隙并导致水肿反弹[375]。在手术室内快速降低 ICP 时，这种顾虑不用考虑。地塞米松仍是治疗肿瘤性水肿的主要方法，它能减少水肿形成，但对水肿的重吸收没有作用。用药后最早 1h 就可以观察到 BBB 渗透性下降[377]，肿瘤的大小也会轻度减小。第 70 章有更详尽的讨论。

昏迷和癫痫

任何原因引起的昏迷都降低脑代谢。在网状激活系统发生损害的情况下，CMR 的减少可能代表对减弱的功能活动的生理性调整。在癫痫全身发作时，CMR 和 CMF 急剧增高[202]。与全身性癫痫发作相关的运动和脑活动的增强可导致全身性和脑酸中毒，经常伴有动脉氧合下降、$PaCO_2$ 增加、外周乳酸性酸中毒。若全身性癫痫发作持续未减轻，将会发生低血压。若肌肉松弛，并有充分的氧合和通气，就可避免全身酸中毒和低血压，脑酸中毒的严重程度就可减轻。在相对短的持续性癫痫发作过程中，脑组织可满足高代谢的需要[219]。但若癫痫持续更长时间，即使维持有效的通气和有效的灌注压，仍会导致不可逆的神经损害[378]。治疗的目的在于控制癫痫发作、恢复脑代谢需要和脑血流之间的平衡。巴比妥类药、苯二氮䓬类药和其他强效抗惊厥药是合适的。充分通气、维持氧合和血压都是重要的辅助手段。肌肉松弛应视为单纯的对症治疗，因为它不能改变异常的脑电活动。

癫痫的危害很大，因此重在预防。临床情况各不相同，但是，严重脑外伤或蛛网膜下腔出血的患者以及准备进行皮质切开的患者都有癫痫发作的风险，应考虑预防性使用抗惊厥药。

参 考 文 献

见本书所附光盘。

第18章　神经肌肉生理学与药理学

J. A. Jeevendra Martyn

刘金锋 译　潘 鹏 审校

要　点

- 神经肌肉接头由神经末梢远端、突触间隙及肌肉终板组成，并有一系列受体和底物可供药物作用。神经肌肉传递主要依赖于天然神经递质乙酰胆碱。乙酰胆碱从突触前神经末梢释放后，与位于神经肌肉接头前膜或者后膜的经典乙酰胆碱受体结合。乙酰胆碱受体根据结构组成，分为 M 型和包含多个亚型的 N 型。

- 肌松剂作用位点众多。虽然去极化或非去极化肌松剂的主要作用机制与部位为突触后受体上发生的竞争或拮抗作用，但这不过是描述神经肌肉类药物作用的一种最简单的说法。非去极化肌松剂通过阻断乙酰胆碱与突触后膜烟碱样乙酰胆碱受体的识别部位的相互结合，起到阻断神经肌肉传递的作用。

- 增加非去极化肌松剂浓度则会出现另一种非竞争性作用的叠加，即离子通道的阻断。肌松剂通过作用于突触前膜的乙酰胆碱受体，调节乙酰胆碱的释放，从而增强肌松剂在突触后膜上的肌松效应。这一点在实验记录中可表现为，随着刺激频率的增加而出现"衰减"。当突触后膜上的乙酰胆碱受体功能受抑制（如被银环蛇毒素抑制），或乙酰胆碱受体数量减少（如重症肌无力）时，也会出现"衰减"。因此，神经肌肉接头是一个复杂的动态系统，药物作用是一系列因素的综合，药物种类、剂量、神经末梢和肌肉部位的活性、给药后的时间、联合应用麻醉药或其他药物以及患者的年龄和身体状态等多种因素均能改变肌松剂的作用。

- 抗胆碱酯酶药（如新斯的明）可以抑制肌肉胆碱酯酶的活性，升高局部乙酰胆碱浓度，从而竞争性置换非去极化肌松剂，逆转其肌松作用。这些抗胆碱酯酶药（如新斯的明）还有其他作用，包括通过别构效应影响神经末梢和受体。单次或者长期使用抗胆碱酯酶药可能损害亚健康状态患者的神经肌肉功能。改良的环糊精（如舒更葡糖）作为一类新型化合物，能通过包裹甾体类肌松剂而逆转其肌松作用。

- 与神经递质类似，去极化肌松剂（如琥珀胆碱）首先与乙酰胆碱识别部位发生反应，在使终板膜去极化的过程中开放乙酰胆碱离子通道。而与递质不同的是，去极化肌松剂不被乙酰胆碱酯酶水解，而是一直保留在接头处。琥珀胆碱用药后不久，一些受体就出现脱敏，此时，即使受体再与激动剂结合，离子通道也无法开放，不能让电流通过而引起肌肉膜的去极化。

- 当使用超过常规浓度的去极化肌松剂或去极化肌松剂在接头部位长时间

留存时，则会出现其他的神经肌肉作用。去极化肌松剂也可影响接头前结构。去极化肌松剂的接头前和接头后作用加上其对肌肉神经稳态的某些继发作用，导致了所谓"Ⅱ相阻滞"这一复杂现象。

- 对神经肌肉传递领域的深入研究一直在快速进行。有关肌肉和神经乙酰胆碱受体类型、离子通道、膜和接头前功能的最新研究表明，神经肌肉接头的激动剂和拮抗剂作用部位更为广泛，作用机制更复杂。

- 某些临床用药（如肉毒杆菌毒素）也能对神经产生作用，从而间接影响肌肉。某些产梭菌毒素的全身性感染（如肉毒杆菌感染、气性坏疽）可通过减少神经末梢乙酰胆碱的释放，引起全身麻痹。即使在用药12h或更长时间后，非去极化肌松剂也能够影响突触后受体，出现类似去神经支配的表现（化学性去神经支配）。先兆子痫的孕妇给予镁剂后，乙酰胆碱释放减少，故孕妇或新生儿存在肌无力的风险。在认识到这些作用部位和机制的前提下，我们开始将这些理论知识用于进一步解释这些药物临床应用后的表现。

- 目前研究工作的重点在于调控正常或疾病条件下接头后膜上乙酰胆碱受体的表达。乙酰胆碱受体成熟与未成熟的异构体的出现与否，使其效应更加复杂化。特定病理状态下（如去神经支配、脑卒中、脓毒症、烧伤、身体制动和肌松剂长期应用），乙酰胆碱受体表达上调，同时乙酰胆碱受体的未成熟异构体的表达也增加。最新研究在肌肉中又发现了一种烟碱样乙酰胆碱受体的异构体——α7神经元乙酰胆碱受体，此前该受体被认为仅位于神经组织中。与传统的肌肉突触后受体相比，这些受体的功能和药理学性质都不同。这些未成熟受体（γ亚型）和神经元受体（α7亚型）功能和药理学特性的改变导致肌肉对琥珀胆碱的敏感性增加，并伴有高钾血症及非去极化肌松剂抵抗。

- 另一个日益受关注的领域是对成熟受体及其另外两种受体异构体（未成熟的γ-亚型和α7-亚型）表达的调控。未成熟的γ和α7亚型受体的再表达可能与生长因子信号异常有关。将乙酰胆碱受体基因进行突变后，离子通道开放时间延长或出现快速开放，即使受体数量正常，也可能出现类肌无力状态。通常，这种肌无力与无效的去极化或通道开放时间的改变有关，抑或两者都有关。

尽管神经肌肉接头处的胆碱能神经传递是神经系统中研究最广泛的突触，但其作用机制还未完全研究清楚。在全球范围内，这也是诸多研究者一直感兴趣的领域。

通过典型的乙酰胆碱受体（acetylcholine receptor, AChR）介导的神经肌肉信号传递模型，可以在一个最简单的层面上分析并理解神经肌肉传递的生理学变化。哺乳动物的神经肌肉接头非常典型，且被广泛应用于对突触的研究。经典神经肌肉接头通路的传导过程中，神经传导以及受体对药物的反应都是可以干预的，相关研究对其过程已经提供了很多详细的信息。例如，研究发现乙酰胆碱受体的质变和量变均可调节神经传导和受体对药物的反应[1-3]。在重症肌无力患者中，乙酰胆碱受体的减少将会导致神经传递效率的下降（因而肌肉无力）[4]，以及受体对神经肌肉松弛剂敏感性的改变[3]。另一个例子就是相关神经（接头前）的变化在神经传递和麻醉药物反应上的重要性[5-7]。然而，肌松剂发挥作用的途径并非经典图解所示的单一作用位点。研究显示，肌松剂可以产生接头前效应[5]，并且一些非去极化肌松剂（nondepolarizing muscle relaxants,

NDMRs）对受体也有类似于激动剂的作用[8]，而另一些肌松剂所产生的效应则不能用单纯的突触后反应来解释[9-11]，这些所见为先前无法解释的现象提供了新的突破口。尽管已知肌松剂作用于神经肌肉接头处的突触前膜及突触后膜受体，但是新近研究表明肌松剂可以与烟碱样与毒蕈碱样 AChR 发生作用的部位除了肌肉处，还包括颈动脉窦、心脏迷走神经以及支气管平滑肌等[9-13]。虽然这种多元化的动作-反应现象使神经传导的生理学和药理学更加复杂，但是这些崭新的观点使实验研究所得结论与临床研究更为密切。

在神经递质乙酰胆碱及其受体系统研究相关的基本概念的进展中，现代新技术，如分子生物学、免疫学、电生理学、遗传基因学，以及更先进的观察活体神经肌肉接头技术的应用[14]至关重要。这些技术丰富了药理学、蛋白质化学、形态学及细胞学等传统的研究方法[15-17]。研究表明，神经末梢是通过调节神经递质的合成、释放以及营养因子的释放来调节肌肉的功能状态。同时研究也阐明了这些过程受外源性及内源性物质影响的机制[15-17]。今后研究将继续针对受体合成、受体镶嵌于终板、神经末梢在成熟过程中的作用，以及乙酰胆碱酯酶（即降解乙酰胆碱的酶）的合成与调控等方面进行研究。一些文章对这些领域做了详细的综述[16-19]。

神经肌肉传导

神经肌肉的传导机制比较简单直观。神经组织合成乙酰胆碱，并将其储存在一种小而均一的囊泡中。当神经受到刺激时，这些囊泡移动到神经表面，破裂后向神经与肌肉间裂隙释放乙酰胆碱。位于肌肉终板上的 AChR 反应性开放钠离子通道，使肌肉组织去极化。肌肉组织产生的终板电位沿着肌膜传导，使整个肌膜上的钠离子通道开放，引发一次肌肉收缩[16-17]。然后乙酰胆碱立即与受体分离并被突触间隙的胆碱酯酶降解。药物，尤其是去极化肌松剂、烟碱或卡巴胆碱（一种合成的乙酰胆碱类似物，不能被胆碱酯酶降解），也可以作用于这些受体，模拟乙酰胆碱的作用，使终板去极化。这些药物不同程度地激动乙酰胆碱受体或者至少触发受体的兴奋，因而称作受体激动剂。NDMRs 也作用于受体，但其作用机制是阻滞乙酰胆碱与受体结合，从而阻止激动剂的去极化作用。由于 NDMRs 可以阻止激动剂（如乙酰胆碱、卡巴胆碱、琥珀胆碱）的作用，因而也被称作乙酰胆碱受体拮抗剂。其他通常称作逆转因子或神经肌肉松弛拮抗剂（如新斯的明、普洛斯的明）的复合物，通过抑制

乙酰胆碱酯酶来抑制乙酰胆碱的水解。累积的未降解的乙酰胆碱可以有效地与 NDMRs 竞争，从受体上取代后者（即质量作用定律），并拮抗其作用。

形　态　学

神经肌肉接头是神经端和肌肉端传递和接受化学信号的特异结构[15-19]。每一个运动神经元从脊髓前角或髓质直接发出一个大且有髓鞘包被的轴突到神经肌肉接头处（图 18-1A）。运动神经元靠近肌肉时，不断发出分支与众多的肌细胞接触，并与其组成功能性群体，称为"运动单位"（图 18-1B）。这类神经末梢在结构上与其他神经轴突差别很大，当神经末梢到达肌纤维后，即脱髓鞘形成一束终末神经束分布于肌表面，并被施万细胞覆盖。这种排列与肌细胞膜中的突触结构相匹配（图 18-1C）。神经与肌细胞表面之间存在一宽约为 20nm 的裂隙间隔，称为接头间隙或突触间隙。神经和肌肉之间以蛋白丝紧密联合，该蛋白丝称为基底膜，并由其分隔神经和终板间的突触间隙。肌肉表面有很多褶皱，在肌膜的褶皱中又有许多凹陷，即初级和次级裂隙，因此终板处的肌纤维膜总表面积很大。不同物种和不同类型的肌组织之间，这些皱褶的深度也不相同。人类神经肌肉接头相对于自身肌肉大小来说，要比小鼠小许多，虽然人类位于肌肉纤维上的接头实际大小比小鼠大很多。人类的神经肌肉接头分布有更多的褶皱，而且褶皱相对较深[14, 17]。传递去极化电流的钠离子通道分布于这些褶皱的底部（图 18-1D）。AChR 密集分布于这些褶皱"肩部"，每个接头处约有 500 万个。而在皱褶底部，这些 AChR 则稀少许多。

神经的营养功能对于神经肌肉正常功能的发育及维持非常重要。出生前，每个肌细胞通常和几个神经接触，并形成突触[14, 19]。出生时，只保留一个终板，其他神经都回缩了（见本章后面"特殊年龄阶段的神经肌肉接头"部分）。突触结构一旦形成，尤其是终板，则成为永久结构，即使原来的神经死亡，也会有其他神经在原来的区域代替其支配同一区域的肌肉。快肌纤维表面的神经末梢比慢肌纤维表面的神经末梢体积更大、更复杂，其原因尚不明。神经末梢在肌纤维表面的这些差异可能与快/慢收缩肌纤维对肌松剂的反应不同有关。

由于单个运动单位中的所有肌细胞都被同一个神经元激动，神经发出的电刺激或从前角发出的动作电位，或者任何一种激动剂［包括去极化肌松剂（如琥珀胆碱）］均可以导致一个运动单位中的肌细胞同步收缩。这种一个运动单位中所有细胞同步收缩的现象称为

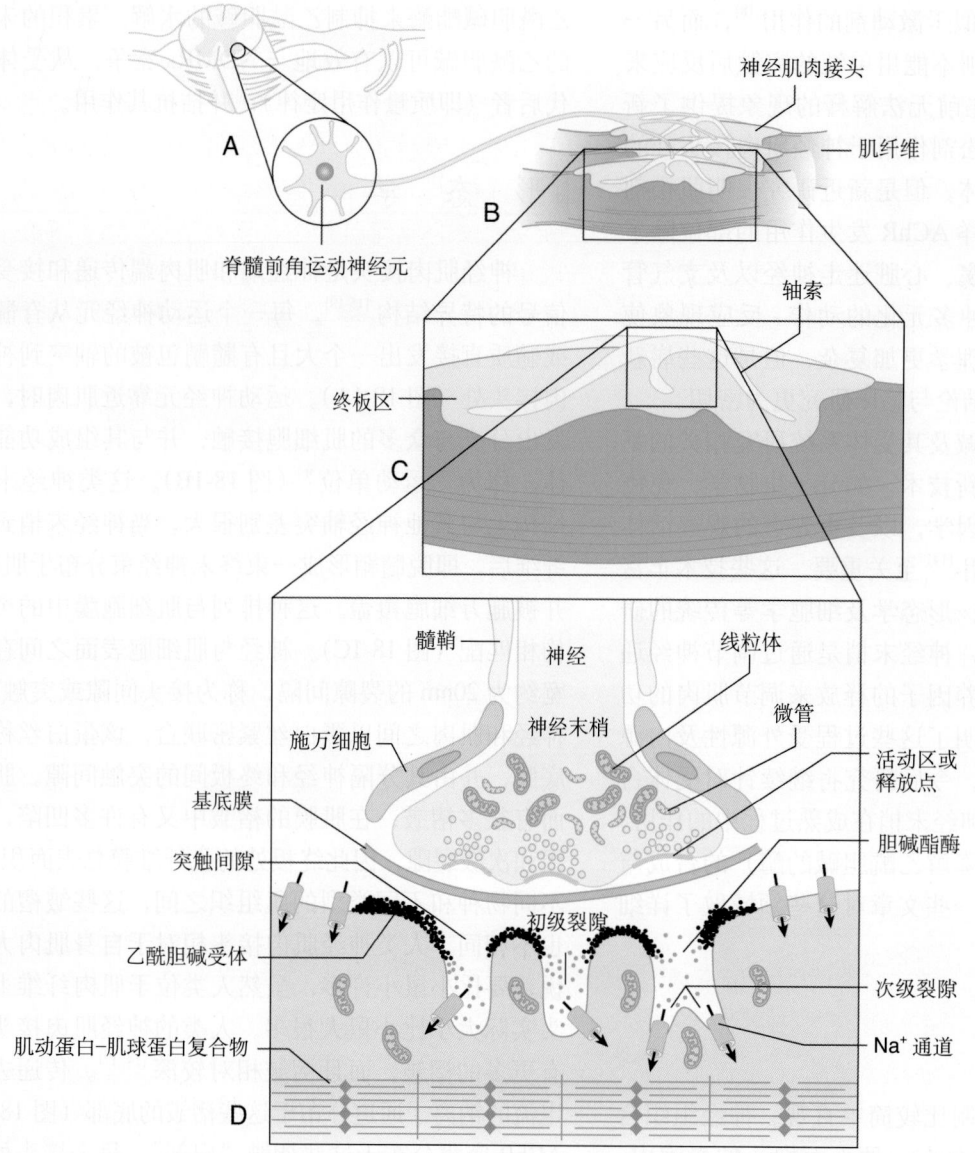

图 18-1　成人神经肌肉接头的结构显示。突触由三种细胞构成：运动神经元（如神经末梢）、肌纤维、施万细胞。A. 运动神经由脊髓的前角或脑干发出。B. 当神经靠近其肌纤维时，在与肌纤维表面接触之前，神经会不断发出分支，支配肌纤维。C. 每块肌肉只接受一个突触。运动神经元脱髓鞘并进一步发出许多分支进入到突触前终端，终止在肌纤维表面。D. 被施万细胞覆盖的神经末梢在膜周围有成簇分布的囊泡使膜增厚，这是活动区，它的一端朝向突触，而另一端朝向线粒体和微管。突触的槽（突出间隙）由初级的和很多次级的裂隙构成，将神经和肌肉分隔开来。肌肉的表面形成褶皱，褶皱"肩部"的密斑含有乙酰胆碱受体，钠通道存在于裂隙的底部并遍及肌膜。起着稳定神经肌肉接头作用的乙酰胆碱酯酶、蛋白和蛋白聚糖也分布于突触间隙

肌束震颤，通常这种收缩很明显，可以肉眼在皮肤上观察到。虽然大多数成人每个肌细胞只有一个神经肌肉接头，但也有例外，其中眼外肌尤为重要。与哺乳动物的横纹肌不同，眼外肌是"强直性"肌肉，受多个神经支配，即多个神经肌肉接头汇聚到同一条肌纤维[20-23]。与其他肌肉明显不同的是，即使是成人的眼外肌，也存在成熟和未成熟胎儿受体（见本章后面"接头前和接头后烟碱样乙酰胆碱受体的生物学"部分），这些受体将不同纤维上的不同突触分隔开。眼外肌不像其他横纹肌一样快速收缩和松弛，其收缩和松弛均很缓慢，可保持比较稳定的收缩或挛缩，其收缩力与所受到的刺激大小

成比例。从生理学上说，眼外肌的这种特性可以有效维持眼球位置的稳定。对麻醉医师来说，应十分重视眼外肌的这种特性，因为去极化肌松剂（如琥珀胆碱）对眼外肌的作用相对于大多数骨骼肌不同，不是使眼外肌先收缩后麻痹，而是长时间处于收缩状态，处于收缩状态的眼外肌将眼球压在眶壁上，使得眼内压[22-23]升高。然而，临床上对琥珀胆碱诱导眼内压升高的临床意义已产生质疑。即使许多教科书提及应用琥珀胆碱后导致眼内容物脱出的报道，但这一效应的基础似乎缺乏对照验证[24]。临床研究表明，琥珀胆碱诱导可使眼外肌收缩时间长达 1~2min，并且每条眼外肌均会

产生 12g 以上的张力[23]。因而琥珀胆碱似乎不应该用于开放性眼外伤患者（见第 34 章和第 84 章）。

接头旁的肌肉区域称为旁接头地带，其对神经肌肉接头的功能很重要。旁接头地带中存在各种受体，包括低密度的乙酰胆碱受体以及高密度的钠通道（图 18-1D）。受体的混合存在增强了旁接头地带对乙酰胆碱受体产生的去极化作用（也就是终板电位）的反应，并将其转化为去极化波，沿肌组织传导，最终引发肌肉收缩。旁接头地带的钠离子通道密度高于距离接头更远的肌纤维膜组织[25-26]。旁接头地带离神经末梢较近，能受到其释放的神经递质的影响。而且，在生命的不同时期，此区域的受体和通道会发生某些特殊变异（即亚型），以回应神经活性的异常下降（见本章后面"接头前和接头后烟碱样乙酰胆碱受体的生物学"部分）。也有一些乙酰胆碱受体、钠离子或钙离子通道存在先天异常（即突变）[25-27]。这种变异性有可能导致患者在不同年龄和病理条件下对肌松剂产生不同的反应[17, 27]。

量 子 理 论

神经末梢的内容物并非均一一致。如图 18-1 和图 18-2 所示，囊泡聚集在朝向接头表面的部位，而微管、线粒体以及其他支撑结构分布在对侧。这些包含神经递质的囊泡沿着电子致密度很高的小而厚的膜，以集簇的形式有序分布，这一区域被称作"活动区"或"释放点"。该增厚区是一些横跨神经末梢突触表面的条带的交叉部分，被认为是囊泡破裂进入突触间隙（见本章后述"胞吐过程"）之前所附着的结构（活动区）。高分辨率电子显微镜显示，一些小的蛋白颗粒沿着囊泡间的活动区域分布。这些颗粒被认为是一些特殊通道，即电压门控钙通道，该通道可以允许钙离子进入神经细胞，并引起囊泡释放[28-29]。神经递质释放十分迅速（200μs），这提示这种电压门控钙通道离释放点很近。蛋白质组学研究表明，至少有 26 种基因编码突触前蛋白，其中的 12 个基因出现突变能导致突触前结构缺陷，进而导致乙酰胆碱释放减少和肌肉无力[30]。

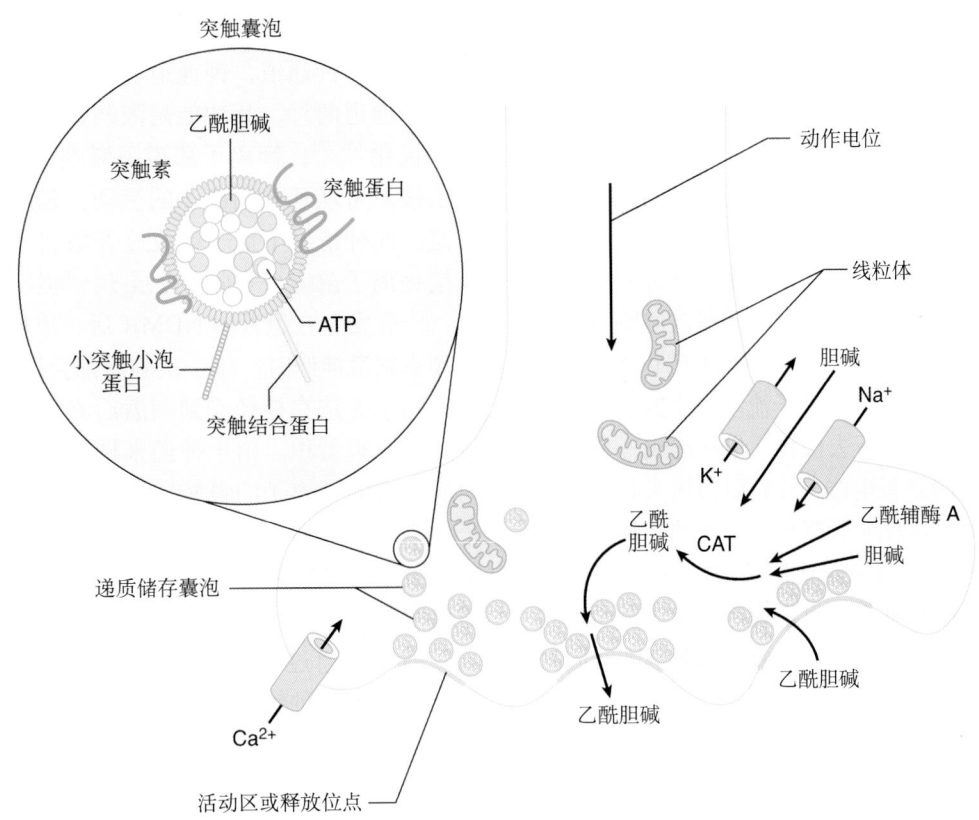

图 18-2　化学突触、运动神经末梢，包括递质合成装置的作用过程。线粒体是细胞内比较大的结构。在乙酰辅酶 A 的作用下，胆碱和乙酸合成乙酰胆碱，然后运输并贮存在有被囊泡中，转移到释放部位。突触前动作电位通过特殊的蛋白质（钙离子通道）触发钙离子内流，引起囊泡与膜融合并释放递质，囊泡膜从神经膜上脱离并被摄取再利用。每一个囊泡都能够不同程度地释放内容物——从不完全到完全。递质通过扩散、分解和再摄取而被灭活。插图为突触囊泡的放大图。乙酰胆碱以量子的形式与 ATP 共同贮存囊泡中并被覆囊泡膜蛋白，突触小泡蛋白是构成囊泡膜的一种糖蛋白，突触结合蛋白是囊泡的钙感受器。作为另一种膜蛋白，突触蛋白磷酸化后促使囊泡运输到释放部位。小突触小泡蛋白［囊泡相关膜蛋白（VAMP）］是一种 SNARE 蛋白，它将囊泡与释放部位相连（见图 18-3）。CAT，胆碱乙酰转移酶

这些缺陷可能影响胞吐作用、胞吞作用、活动区及活动旁区的形成、囊泡的运输作用和神经肽的调节[30]。

在观察骨骼肌的电生理活动时，神经肌肉接头处可以看到小的、自发的去极化电位。与运动神经受到刺激时所产生的终板电位幅度相比，这些神经肌肉接头处的电位幅度只有终板电位的1/100。除幅度外，这些电位在时程及受药物影响的方式方面与终板电位相似。这些小幅度电位被称作"小终板电位"（miniature end-plate potentials, MEPPs）。统计分析得出结论，它们是单位反应，也就是说，MEPPs有最小值，而且所有的MEPPs都等于最小值或者是最小值的倍数。因为单个乙酰胆碱分子不足以产生如此大的MEPPs，故推想MEPPs是由大小一致的一组（即量子）神经递质从神经释放（无刺激时）所产生。刺激所引发的终板电位是几百个囊泡同步释放所产生的去极化的总和。传播到神经末梢的动作电位通过开放电压门控钙通道促使钙离子进入神经细胞，而钙离子内流导致囊泡移行到活动区，并与神经膜融合，将乙酰胆碱释放进入突触间隙[28-29]。释放点于受体所在突触后表面的正对侧，因此所有的神经递质都被充分利用，这样，肌肉反应直接与神经传导信号相偶联[17, 28]。

突触前受体位点的有序排列有赖于突触两侧分布的黏附分子或特殊细胞表面蛋白跨过突触间隙相互紧密连接，使得接头前、后的突触结构成为一个整体[14, 19, 31]。神经连接蛋白就是其中一种与突触黏附相关的蛋白，它与突触后膜的神经配蛋白相结合。每个神经冲动所释放的乙酰胆碱数量庞大，至少有200个量子（每个量子约含5000个分子）。同时，一次神经冲动释放递质所激活的乙酰胆碱受体也数量庞大，大约为50万个分子。通过激活的乙酰胆碱受体通道，离子流动（主要是Na^+和一些Ca^{2+}）引起最大的终板去极化，最终形成一个远高于肌肉兴奋阈电位的终板电位。神经肌肉接头是一个强有力的系统，其冲动由比实际需要多得多的神经递质分子产生，而且其引发的反应也比所需要的强烈。同时，每个冲动信号的传送只动用了可用囊泡、受体及通道的一小部分。因此，信号传递具有重要的安全范围，同时也具有强大的储备能力[16-18, 32]。

神经肌肉接头

神经递质在运动神经末梢中的形成

运动神经轴突将电信号从脊髓传递到肌肉，其具有将电信号转化为化学信号所需的所有生物化学结构。神经末梢中所有用来合成、储存和释放乙酰胆碱以及其他营养因子的离子通道、酶、蛋白质、大分子和膜成分都是在细胞体生成并由轴突转运到神经末梢（图18-2）[15, 28-29]。简单的分子，如胆碱、乙酸可从神经末梢的外环境中获得。胆碱通过一个特殊的系统从细胞外液转运到胞质中，乙酸则以线粒体中的乙酰辅酶A的形式摄取。胆碱乙酰转移酶将乙酸和胆碱合成为乙酰胆碱，合成的乙酰胆碱先储存在胞质中，然后被运输到囊泡。当动作电位到达神经末梢时，囊泡这一位置有利于乙酰胆碱释放。

神经动作电位

神经产生动作电位的过程中，钠离子通过细胞膜流入细胞，生成去极化电压，开放钙离子通道，钙离子内流，引起乙酰胆碱释放。神经动作电位是神经递质乙酰胆碱释放的激活因素。神经受刺激后释放的量子数量与细胞外钙离子浓度有很大关系。如果钙离子不存在，即使电刺激使神经去极化也不会引发神经递质的释放。当细胞外钙离子浓度增加一倍时，终板电位的量子含量将增加16倍[33]。细胞内的钾外流使膜电位回到正常时，钙离子就停止流动。神经末梢同时有钙通道和钾通道，钾通道有电压门控钾通道和钙激活性钾通道两种，其功能是限制钙离子内流，从而抑制去极化[26, 32]。钾离子通道阻滞剂（如4-氨基吡啶、四乙铵）可以延长钙离子的流动、延缓或阻止钾离子外流。此种情况下量子释放显著增加[17, 34]。提高神经末梢钙离子浓度可在临床上出现"强直后增强"的现象，一般发生在患者用NDMR后，用持续的高而强直的频率刺激神经时。每一次刺激都会引起钙离子内流，且钙离子无法在神经受到刺激后立即排出，因而在强直阶段出现蓄积。由于神经末梢在强直后的一段时间内所含有的钙离子的量较正常多，这段时间给神经一个刺激会引起超出正常量的乙酰胆碱释放。这些超出正常量的乙酰胆碱可以拮抗肌松剂并导致特征性的收缩幅度增加。

钙离子通过钙通道这一特殊蛋白质进入神经细胞[15, 35]。在多种钙通道中，有两种在神经递质释放过程中比较重要，即P通道和L慢通道。P通道只分布在神经末梢，可能负责神经递质的正常释放[13, 35]。在运动神经末梢，钙离子通道位于活化区的毗邻区域（图18-2）。这些钙通道是电压依赖性的，通过神经动作电位引起膜电位的改变来控制其开放和关闭。除了钙离子通道，钾离子通道也存在于神经末梢，包括电压门控钾通道和钙激活性钾通道。钾通道限制神经末梢去极化的时间，因而也抑制了钙内流和递质释放^[26]。钙内流的改变也可以影响神经递质的释放。Eaton-Lambert 综合征（不应与重症肌无力混淆）是一种获得性自身免疫病，其病因就是体内存在针对神经末梢电压门控钙通道的自身抗体^[36]。这种疾病是因为钙通道功能受损使神经递质释放减少，去极化不充分，从而导致肌肉无力。Eaton-Lambert 综合征患者主要表现为对去极化以及非去极化肌松剂的敏感性增加^[37]。

高于正常浓度的二价无机阳离子（如镁、镉、锰）也能通过 P 通道阻断钙内流而明显地损害神经肌肉的传导功能。这就是硫酸镁治疗先兆子痫时孕妇及胎儿出现肌无力的作用机制。阻断钙内流的药物，例如维拉帕米、地尔硫䓬、硝苯地平等不会影响 P 通道。这些药物主要影响分布于心血管系统的 L 慢通道。因此，治疗剂量的 L 慢通道阻断剂不会明显影响乙酰胆碱的正常释放或神经肌肉正常的传导强度。也有一些报道认为，钙离子通道阻断剂会增加非去极化肌松剂对神经肌肉传导的阻断程度，但作用很小，且并不是每个研究人员都能观察到。可能的解释是神经末梢也含有 L 型钙通道。

突触囊泡及再循环

可释放乙酰胆碱的有两个囊泡池，即释放池和储备池，有时也分别称之为 VP2 和 VP1^[38-39]。前者的囊泡相对小一些，而且分布局限于离神经膜很近的活动区的地带。这些囊泡通常只释放递质。电子显微镜研究已经证明，大多数突触囊泡 VP1 储存在储备池里并拴在微丝网状的细胞骨架上，其组成成分主要为肌动蛋白、突触蛋白（一种肌动蛋白结合蛋白）、突触结合蛋白和血影蛋白^[38-39]。

可溶性 N - 乙基马来酰亚胺敏感性附着蛋白受体（soluble N-ethylmaleimide-sensitive attachment protein receptor, SNARE）蛋白使得 P 通道在活性区线性排列。钙离子通过 P 通道进入神经导致囊泡释放^[38-39]。SNARE 蛋白参与乙酰胆碱在活动区的融合、停靠与释放。钙离子仅需移动极短的距离（如几个原子半径）就可以与囊泡接触，并激活参与"停靠"过程的位于囊泡壁上的蛋白质（见本章后述"胞吐过程"）^[39]。激活的蛋白质可以和神经膜相互作用形成裂孔，囊泡经由这个裂孔将乙酰胆碱释放入突触间隙。采用荧光蛋白技术研究可观察到突触囊泡如何与释放点融合，释放其内容物，然后进行自我修补。某些囊泡在自我修补前处于短暂的开放状态，并未完全塌陷入表膜（"亲吻和逃跑"）。其他囊泡则开放更久并可能不会完全塌陷（"补偿"）。还有一些囊泡在下一个刺激传导过来前

一直完全关闭，处于未恢复状态（"搁浅"）^[38-39]。

神经末梢的囊泡大多数是比较大的储备囊泡（VP1）。这些囊泡被许多蛋白质牢固地固定于细胞骨架结构上。这些蛋白质包括肌动蛋白、突触蛋白（肌动蛋白结合蛋白）、突触结合蛋白以及血影蛋白^[37-38]。储备囊泡可以在神经高强度工作（例如高频率长时间刺激神经）时，从细胞骨架结构移动到释放池去顶替那些已破碎的囊泡或参与传递。在这种紧张的情况下，钙离子可以较一般状态下更深地渗透到神经内部，或通过 L 通道内流并激活钙依赖性酶，破坏连接囊泡与细胞骨架结构的突触蛋白，使囊泡移动到释放点。重复刺激需要神经末梢不断补充充满神经递质的囊泡，该过程称之为动员。这个词通常指维持神经末梢释放神经递质能力的所有步骤的综合，包括胆碱的获取、乙酸的合成，以及囊泡向释放点的移动。其限速环节可能是胆碱的摄取过程和胆碱乙酰转移酶（合成乙酰胆碱的酶）的活性^[15, 29]。

胞 吐 过 程

突触囊泡池中组装的囊泡可直接释放。在动作电位产生和钙内流的过程中，神经递质被释放出来。有关囊泡释放内容物的潜在工作机制的研究取得了一些进展。这一整个过程被称为"胞吐作用"。SNARE 包括小突触小泡蛋白、质膜相关蛋白（突触融合蛋白）以及 25kd 的突触小体相关蛋白（synaptosome-associated protein of 25-kd, SNAP-25）^[38-39]。目前蛋白介导的胞吐过程中的膜融合模型如下：当产生动作电位出现钙离子内流时，突触蛋白发生磷酸化，使突触囊泡从其所连接的细胞骨架中游离出来。突触融合蛋白和 SNAP-25 是固定在细胞膜上的复合体。囊泡膜上的小突触小泡蛋白与复合体初次接触后组成一个三联体。作为钙离子感受器，突触结合蛋白位于囊泡膜上，能将突触囊泡固定于富含钙离子通道的突触区域，使其处于稳定的停靠状态^[38]。这个三联体促使囊泡靠近下方的神经末梢细胞膜（即活动区）并处于释放就绪状态（图 18-3）。神经末梢产生的动作电位允许钙离子进入，这种释放位点、钙通道和突触囊泡的紧密接近，以及钙离子感受器的参与导致在刺激的同时，新递质暴发性释放^[37-40]。囊泡释放其部分或全部内容物，有些内容物可以再回收形成新的囊泡，如前所述（"亲吻和逃跑""补偿""搁浅"）^[37-40]。

肉毒杆菌神经毒素可选择性地降解一种或全部 SNARE 蛋白，进而阻断囊泡的胞吐作用^[41-42]，最终导致肌无力或麻痹。该毒素能够产生部分或完全的化学

性去神经效应。肉毒杆菌毒素已被用于治疗许多神经性疾病或外科疾病的强直或痉挛症状，并用于多汗症、去皱美容[43-44]。肉毒杆菌毒素由重链、轻链蛋白两部分组成。重链作用于一种位于胞膜上、被称为多聚唾液酸神经节苷的脂质分子，并与囊泡上的突触结合蛋白相互作用，从而进入囊泡。一旦进入囊泡内，轻链蛋白就会通过抑制 SNARE 蛋白功能，使神经肌肉传递失活（图 18-4）。有报道称，加拿大和美国梭菌感染的发病率增加，其中肉毒梭状芽孢杆菌感染在外伤、药物滥用者和肌肉骨骼移植后的患者中尤为常见[6-7]。因此，梭菌感染后可能发生全身肌肉麻痹。而用于治疗的局部注射通常会导致局部麻痹[7, 45]，尽管全身效应亦有报道。

乙酰胆碱酯酶

乙酰胆碱从神经释放后在突触间隙中扩散，与终板上的特异性受体结合的乙酰胆碱引发肌肉收缩。那些没有立即与受体反应，或与受体结合后又释放的乙酰胆碱递质分子几乎立即被突触间隙中的乙酰胆碱酯酶降解。接头处的乙酰胆碱酯酶是肌肉终板中合成的一种非对称性或 A12 构象蛋白。乙酰胆碱酯酶（酶的分类为 3.1.1.7）是一种 B 型羧酸酯酶。接头外区域也存在低浓度的乙酰胆碱酯酶。这种酶由肌组织分泌出来后通过胶原的细柄附着于肌细胞的基底膜上[15, 37]。大多数神经释放的乙酰胆碱分子在接触接头后受体前都要从这些酶中间经过，而当乙酰胆碱从受体上解离出来后，都不可避免地会遭遇乙酰胆碱酯酶并被其降解。正常情况下，一个乙酰胆碱分子在被降解前只和一个受体作用。乙酰胆碱是一个作用强大的信号分子，但其作用时间却非常短暂，释放后不到 1ms 就会被降解。

某些先天性和获得性疾病与乙酰胆碱酯酶活性的改变有关。先天乙酰胆碱酯酶缺如（基因敲除鼠）可导致运动神经系统的功能紊乱以及神经终末支的缺陷[46]。有研究报道，因先天性乙酰胆碱酯酶功能异常所致的许多综合征可以导致神经肌肉的功能紊乱，其症状和体征类似于重症肌无力或肌无力综合征[27, 47]。去神经化能降低接头及接头外的乙酰胆碱酯酶浓度[37]。其他胆碱酯酶相关的获得性疾病则与乙酰胆碱酯酶的慢性抑制有关。有机磷杀虫剂、神经毒气（如沙林）以

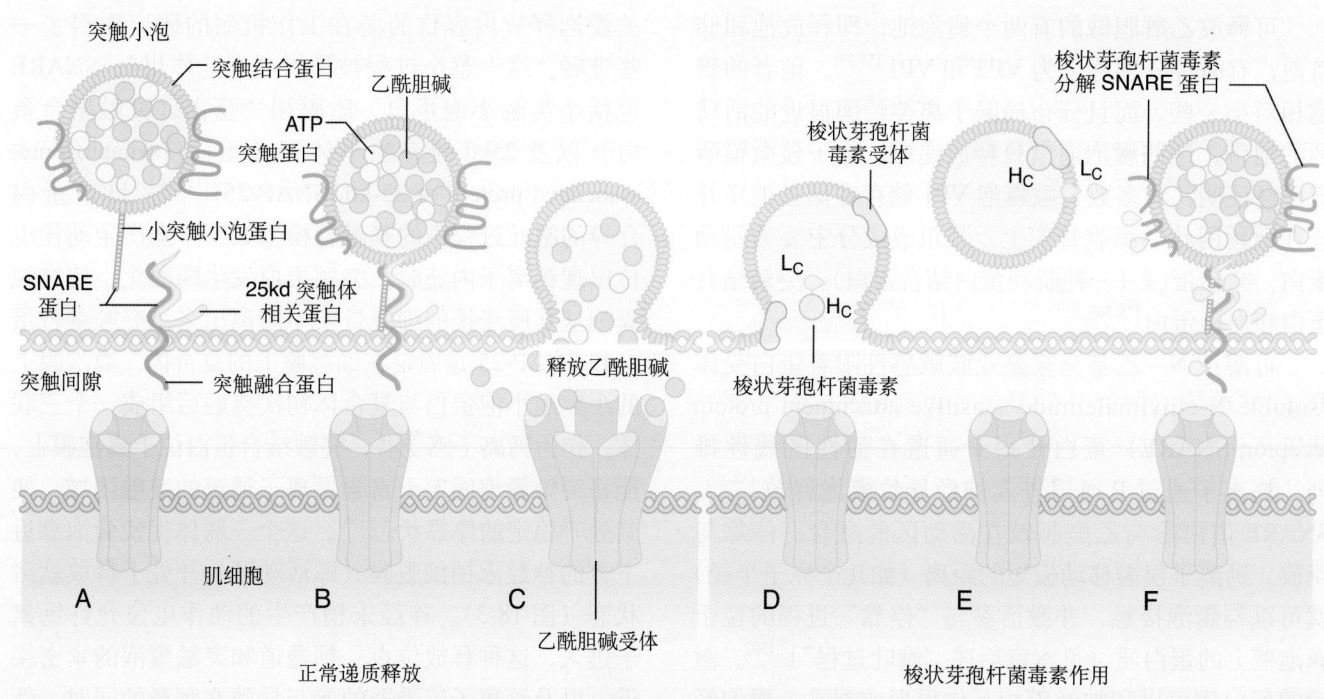

图 18-3 蛋白介导的膜融合和胞吐过程示意图。A. 乙酰胆碱从囊泡中释放是由 SNARE 蛋白介导。突触结合蛋白是神经钙离子受体，可感受到钙离子内流；小突触小泡蛋白 [即囊泡相关性膜蛋白（VAMP）] 是囊泡上的丝状蛋白。B. 在去极化和钙离子内流时，突触蛋白也出现在囊泡膜上。囊泡上的小突触小泡蛋白解折叠，并与神经末梢膜上的突触融合蛋白及 25kd 大小的突触体相关蛋白形成三联体复合物。C. 上述三联体复合物的形成促使囊泡在活化区内紧贴神经膜并释放其内容物乙酰胆碱。融合过程完结，囊泡再循环。D. 梭状芽孢杆菌毒素——肉毒杆菌毒素通过抑制乙酰胆碱的释放导致肌肉麻痹。梭状芽孢杆菌毒素由轻链（L_c）和重链（H_c）组成。中毒的第一阶段是毒素和一种迄今尚未明确的受体的相互作用。E. 随后是囊泡内毒素的细胞内摄取和囊泡释放轻链。F. 依据毒素的类型，释放的 L_c 可分解不同的 SNARE 蛋白，藉此阻止融合复合物的形成，最终阻断乙酰胆碱的释放

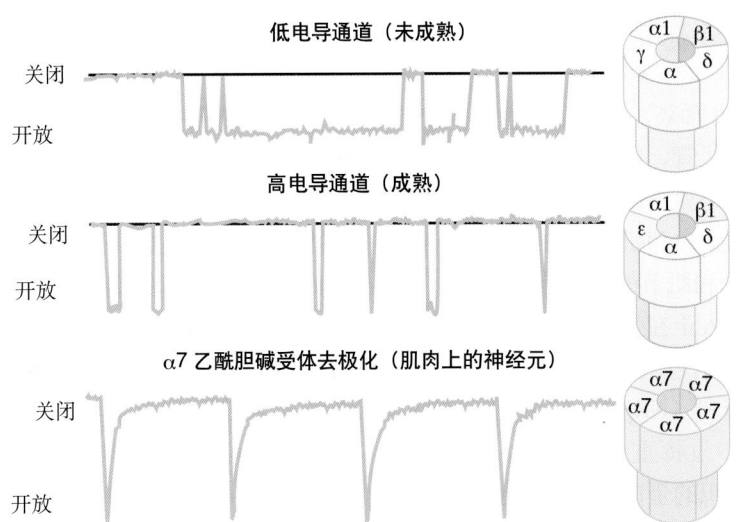

图 18-4　乙酰胆碱受体通道（右）及受体通道开放时的细胞膜片钳电流示意图（左）。成熟受体又称接头受体，由两个 α1 亚基及一个 β1 亚基、一个 δ 亚基和一个 ε 亚基组成。非成熟受体（又称接头外受体）或胎儿型受体则由两个 α1 亚基及一个 β 亚基、一个 δ 亚基和一个 γ 亚基组成。因此后者又称为 γ 亚基受体。最近，在肌肉中还发现了一种由五个 α7 亚基组成的神经元受体。这些亚基围绕在阳离子通道周围。包含 γ 亚基的非成熟受体通道开放时间较长且通道电流幅度低。而含有 ε 亚基的成熟受体去极化状态下通道开放时间短且电流幅度大。ε 亚基取代 γ 亚基可使门控通道转变为开放快、高电导的通道类型。正如所料，乙酰胆碱作用于 α7 乙酰胆碱受体可产生快速的迅速衰减的内向电流。这些去极化事件对阿托品治疗不敏感，但是对能够阻断电流的 α- 银环蛇毒素和肌松剂敏感。肌松剂对这三个亚型的亲和力可能不同，α7 乙酰胆碱受体是最不容易被阻断的

及为预防神经气体中毒而进行的慢性溴吡斯的明治疗都可以引起慢性乙酰胆碱酯酶抑制[48-49]。胆碱酯酶长期受抑制的症状从乏力到肌无力，这表明乙酰胆碱酯酶对正常和非正常神经肌肉功能的重要性。最近采用啮齿类动物的研究证实，慢性溴吡斯的明治疗相关的肌无力与乙酰胆碱受体的下调和受体非依赖性因素有关[50]。

接头后乙酰胆碱受体

乙酰胆碱受体在许多种属中有相似性，其在 Torpedo 电鱼上的大量分布极大地方便了这一领域的研究工作。通过获取人类及其他种属乙酰胆碱受体的 mRNA 和 DNA，研究者可以在人工系统（例如蛙卵细胞和不表达该受体的哺乳类细胞，如 COS 或成纤维细胞）中研究该受体。研究者也可用分子生物技术使乙酰胆碱受体发生变异来模拟病理状态，从而研究在这种人工环境中该受体的功能。通过这些技术以及相关的科技手段，对乙酰胆碱受体的合成、组成和生物学功能以及乙酰胆碱受体的生理学及药理学作用机制已经有了深入的了解[51-53]。接头后烟碱样受体有三种类型，一种是接头或成熟型受体，一种是接头外或未成熟型（胎儿型）受体，还有最近发现的神经元 α7 受体[2, 16, 18]（见"接头前和接头后烟碱样乙酰胆碱受体的生物学"）。在关于神经肌肉传导中受体作用的一般性讨论中，受体亚型间的差异可忽略。

乙酰胆碱受体在肌细胞内合成，并通过一种特殊的 43kd 的缔合蛋白镶嵌在终板膜上。这种胞质蛋白与乙酰胆碱受体的比例是 1:1[16-19]。该受体由 5 个亚基构成，这 5 个亚基排列成一桶形的圆柱结构，中间围成的孔作为离子通道（主要结构如图 14-4 所示）。受体蛋白的分子量约为 250kd。每个受体有 5 个亚基：成熟型受体由 2 个 α1 亚基、1 个 β1 亚基、1 个 δ 亚基和 1 个 ε 亚基组成。未成熟的接头外受体或胎儿受体则由 2 个 α1 亚基、1 个 β1 亚基、1 个 δ 亚基和 1 个 γ 亚基组成。神经元 α7 乙酰胆碱受体包括 5 个 α7 亚基[16, 18]。每个亚基由 400 ~ 500 个氨基酸组成。受体蛋白复合物贯穿细胞膜，向外突出于细胞膜外表面，向内深入到细胞质。每个受体的 α1 亚基上都有乙酰胆碱的结合位点，位于细胞外基质和 α1 亚基上，而且这些位点是受体激动剂及拮抗剂的竞争目标，激动剂和拮抗剂被吸引至此，其中的一个会占据这个位点，该位点距离半胱氨酸残基（α 链特有）很近，在 α 亚基的 192 ~ 193 位氨基酸处[16-18]。对眼镜蛇中提取的 α- 银环蛇毒素进行放射标记，用于受体的定量分析和荧光染色，发现标记物连接于 α 亚基 185 ~ 199 位的七肽位点处[54]。最初被描述为乙酰胆碱受体诱发活动（AChR-inducing activity, ARIA）的运动神经元生成的神经调节蛋白 -1β（NR-1β）通过激活 ErbB 受体诱导亚突触肌细胞核中的 AChR 基因转录[16-19]。

突触后受体的合成与稳定

肌组织是从中胚层分化而来，最初表现为肌原细胞。肌原细胞相互融合形成肌管，所以每个肌管都有很多核。当肌管成熟后，肌小节就形成了，后者是肌肉收缩的主要元素，主要由肌动蛋白和肌球蛋白组成[55]。β-整联蛋白对肌原细胞的融合和肌节的形成十分重要[55]。运动神经元轴突会很快地长入正在生长的肌肉组织，而且这些轴突带来的神经源性信号（即生长因子），包括突触蛋白聚糖和神经调节蛋白（NRβ-1、NRβ-2），在肌管成熟变为肌组织的过程中发挥重要作用[19]。突触蛋白聚糖是一种来源于神经组织的蛋白质，可以通过激活肌肉特异性酪氨酸激酶（muscel-specific tyrosine kinase, MuSK）来刺激突触后分化，MuSK 是一种选择性表达于肌组织的酪氨酸激酶。当发来信号时，原本在肌膜上散在分布的乙酰胆碱受体就会立即在神经下方聚集成簇。突触蛋白聚糖以及其他生长因子（神经调节蛋白等）也会引发其他重要的肌源性蛋白成簇分布，包括MuSK、缔合蛋白以及 ErbB 蛋白。上述蛋白是接头部位乙酰胆碱受体成熟及保持稳定不可缺少的物质。除了对突触后分化有影响外，突触蛋白聚糖和 MuSK 对突触前分化也有影响。突触蛋白聚糖和 MuSK 诱导逆行性信号，这些信号指导神经元轴突的向外生长和终末分化[19]。目前对神经肌肉接头的突触前的理解远没有对突触后深刻。在出生前和出生后不久，未成熟的含有 γ 亚基的乙酰胆碱受体即被成熟的包含 ε 亚基的受体取代。虽然上述机制还未清楚，但是一种与 ErbB 受体相连接的神经调节蛋白 NRβ-1（也叫作 ARIA）似乎起着一定作用[19, 56]。

神经传导的电生理基础

在突触前和突触后受体这一研究领域中，电生理技术的发展丝毫不落后于分子生物学技术。膜片钳作为一种新技术，将一个玻璃微移液管作为电极放置于细胞膜表面，直到一个单独的功能性受体进入其范围之内。移液管的尖端伸入膜的脂质层，其电子部件可以保证膜电位恒定，以测量通过受体通道的电流。移液管中的液体可以含有乙酰胆碱、肌肉松弛药、其他药物或者药品的混合物。这些药物通过移液管作用于受体，就可以监测其电位变化。

图 18-5 显示了在终板受体上乙酰胆碱作用所引起的经典去极化活动。正常情况下，通道的裂孔被一些类似圆柱状的物质（即亚基）封住。当一种激动剂占据两个 α 亚基的位点，蛋白分子就会发生构象变化，其中心形成一个通道，离子顺着浓度梯度流动。中心通道开放时，胞外钠离子和钙离子发生内流，钾离子外流。这一通道的大小足以通过许多无机阳离子以及一些电中性分子，但其排斥阴离子（如氯离子）。而电流由邻近细胞膜的去极化来传播。电流诱发去极化，产生终板电位，使肌肉收缩。同时，向下（即去极化）的电流可被先前描述过的电生理技术记录下来（图 18-4）。

一个或者两个激动剂分子从受体上解离下来后，启动离子通道的机械性反向别构（如前所述），离子通道关闭，冲动停止。激活、开放状态下，通过每个开放通道的电流很小，仅数毫安（大约每毫秒 10^4 个离子）。然而，神经释放一次乙酰胆碱通常会同时开放 500 000 个通道，其电流总和足以使终板去极化并引起

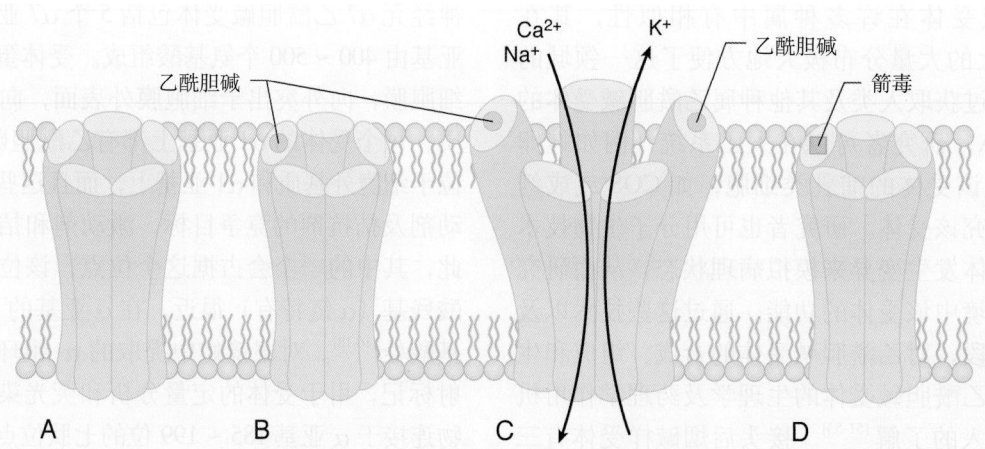

图 18-5 乙酰胆碱或箭毒对终板受体的作用。A. 离子通道处于失活状态，乙酰胆碱缺失，通道不开放。B. 即使一个乙酰胆碱分子（实心圆）结合了受体上 2 个结合位点中的一个，通道也无法开放。C. 乙酰胆碱同时与 2 个识别位点的 α 亚基结合后（实心圆），通道构象改变，引发通道开放，允许离子跨膜通过。D. 拮抗剂（如箭毒）的作用（实心方形）。筒箭毒碱与乙酰胆碱竞争其受体识别位点的同时，也影响胆碱酯酶。作为一种典型的非去极化肌松药，筒箭毒碱可通过抑制乙酰胆碱酯酶的活性来延长乙酰胆碱的寿命及其与受体作用的概率。当两个受体识别位点的其中一个被箭毒占据时，即使另一个识别位点与乙酰胆碱结合，受体也不会开放

肌肉收缩。一个通道开放可将神经传来的化学信号转变为电流，形成终板电位，最终引起肌肉收缩。习惯上认为终板电位是分级的，并且可受药物的影响，导致波幅降低、时间延长，但实际上终板电位是无数离子通道同时开放时发生的很多"全或无"事件的总和，药物正是影响这些很小的事件。

如果没有与两个激动剂分子（如乙酰胆碱）结合，受体则处于关闭状态。受体的两个 α 亚基必须同时被激动剂占领，如果只有一个被占领，通道仍是关闭的（图18-5），这是拮抗剂阻止去极化的基础。NDMRs，如筒箭毒碱就是通过结合一个或两个 α 亚基阻止乙酰胆碱与其结合，从而阻止通道的开放。激动剂与拮抗剂相互竞争的结果是传导还是阻断，主要依赖于药物的相对浓度和结合特点（见"药物对突触后受体的作用"）。

单个通道也可出现多种构象变化[17, 57]。其可呈现开放或关闭状态，从而影响总体的跨膜电流。与正常相比，单个通道单次开放或关闭的时间可长可短，可快可慢，还可出现短暂开放或重复开放，或单次允许通过的离子较平常多或者少。其功能受药物、膜流动性的变化、温度、环境中电解质平衡的改变以及其他物理和化学因素的影响[38-39]。受体通道是一动态结构，与药物相互作用后变化很大，电流通过可发生不同改变。所有这些对通道活性的影响最终都反映在神经肌肉传导及肌肉收缩的强弱上。

药物对突触后受体的作用

非去极化肌松剂的经典作用

神经动作电位释放的乙酰胆碱与烟碱样受体结合产生神经传导作用。所有的 NDMR 通过竞争性损害或阻止乙酰胆碱与其受体的结合来减弱或阻断神经传导，其最终结果（阻断或传导）取决于肌松剂的相对浓度及对乙酰胆碱受体的相对亲和力。图 18-5 所示为受体系统暴露于乙酰胆碱和非去极化神经肌肉阻滞剂筒箭毒碱的情形。其他的肌松剂（如泮库溴铵、维库溴铵）（见第 34 章）和筒箭毒碱有相似的作用。一个受体与两分子乙酰胆碱结合，离子通道开放，此处的离子流引起该节段膜去极化；另一个受体与一分子筒箭毒碱结合，即使另一位点被一分子乙酰胆碱占据，离子通道还是处于关闭状态，无离子流产生。第三个受体上的一个 α 亚基与乙酰胆碱结合而另一个不与任何分子结合。可能出现的效应取决于受体上结合的分子，如果是乙酰胆碱，通道将开放，膜去极化；如果是筒箭毒碱，通道则处于关闭状态，膜也不会去极化。

如一个或两个筒箭毒碱分子与受体结合，这时受体对激动剂无反应，亦无电流产生。在中等浓度筒箭毒碱作用下，任何通过整个终板的电流都会衰减，产生较小的终板电位，如持续时间较长，将会产生神经传导阻滞或神经肌肉麻痹。

正常情况下，乙酰胆碱酯酶会分解乙酰胆碱，并使乙酰胆碱从受体的竞争位置上移除，这样筒箭毒碱就更易于抑制传导功能。但给予胆碱酯酶抑制剂（如新斯的明）后，胆碱酯酶无法分解乙酰胆碱。突触间隙的激动剂会保持较高浓度，此种高浓度可使筒箭毒碱与乙酰胆碱之间的竞争更倾向于乙酰胆碱，即使周围环境中存在筒箭毒碱，受体与两个乙酰胆碱分子结合的概率还是大大增加。胆碱酯酶抑制剂正是通过这种机制来逆转 NDMR 的肌松作用。离子通道只有在乙酰胆碱与两个识别位点都结合后才开放，但一个分子的受体拮抗剂即足以阻止受体的去极化作用，这使受体激动剂与拮抗剂之间的竞争更有利于受体拮抗剂。精确地讲，如果筒箭毒碱的浓度加倍，乙酰胆碱的浓度必须是原来的 4 倍才能够与筒箭毒碱相竞争。高浓度的肌松剂（受体拮抗剂）产生的肌松作用比低浓度的肌松剂产生的肌松作用更难于用胆碱酯酶抑制剂逆转。大剂量使用非去极化肌松剂后，只有当接头周围肌松剂通过再分布或清除等作用降到较低浓度后，胆碱酯酶抑制剂才能起作用。与用胆碱酯酶抑制剂逆转肌松的情况相反，对任何浓度的甾体化合物（如维库溴铵和罗库溴铵），环糊精类都会起作用。这一机制下，环糊精（如舒更葡糖）只要用量足够大，可以逆转任何水平的神经肌肉阻断（详见第 35 章）。

去极化肌松剂的经典作用

去极化肌松剂（如琥珀胆碱、十烃季铵）最初模拟了乙酰胆碱的作用并因此被视为激动剂，事实上其在刺激开始后表现为神经传导的阻断作用。琥珀胆碱在结构上与天然配体乙酰胆碱相似，由两个乙酰胆碱分子结合而成，因此其可以模拟乙酰胆碱的作用毫不奇怪。

琥珀胆碱或十烃季铵可与受体结合，开放离子通道，产生电流，使终板去极化。与乙酰胆碱相似，这些激动剂结合通道的时间短暂，单次离子通道开放时间较短，只有 1ms 或更短。然而由于胆碱酯酶对乙酰胆碱的快速降解作用，突触后膜对乙酰胆碱的反应在数毫秒内结束，终板在其他神经刺激到来之前已恢复至静息状态。与此相反，去极化肌松剂对肌肉呈特征性的双相作用，即开始时收缩，随后是持续数分钟其至数小时的松弛作用。去极化肌松剂对胆碱酯酶的水解作用不敏感，因此只有当该药物在血浆中被清除后，才会开始从接头间隙清除。药物作用的时间主要取决于该药从体内清除的时间。去极化肌松剂的整体清除也非常缓慢，尤其是对于胆碱酯酶缺乏的患者。由于突触间隙的肌松剂分子不能被很快清除，故与乙酰胆碱相比，即使血浆胆碱酯酶正常，其也与受体反复作用，几乎是从一受体解离后立即作用于另一受体，使终板反复去极化，通道重复开放。胆碱酯酶缺乏患者的琥珀胆碱效应详见第 34 章。

由于终板被去极化肌松剂持续去极化，肌肉迅速由收缩状态转化为松弛状态。肌膜终板边缘的平行位置存在不同的离子通道，即一种对化学物质无反应，但在跨膜电压变化时开放的钠通道。该钠通道也是一种钠离子可通过的圆柱形跨膜蛋白。其由两部分组成[58]，如同两个闸门控制钠离子通过。钠离子必须在两个闸门同时开放时才能通过，任何一个关闭将切断电流。两个闸门相继开放，因此该种钠通道有三种功能状态，并可逐渐从一种状态转变为另一种状态（图 18-6）。

当钠通道处于静息状态时，下位闸门（即时间依赖性或非激活闸门）开放而上位闸门（即电压依赖性闸门）关闭，钠离子不能通过。当分子突然感受到邻近部位膜去极化产生的电压变化时，上位闸门开放，此时因下位闸门（时间依赖性）仍处于开放状态，钠离子通过通道。只要分子仍然受到周围膜的去极化作用影响，此电压依赖性通道将保持开放状态，在去极化作用消失前不会关闭。然而，在电压依赖性闸门开放不久，下位闸门即关闭，离子流再次被切断，直至电压依赖性闸门关闭，下位闸门才会再开放。当终板去极化作用停止时，电压依赖性闸门关闭，时间依赖性闸门开放，钠通道再次回到静息状态，此整个过程如果是由乙酰胆碱引起，则时间很短[58]。去极化肌松剂导致的最初反应类似于乙酰胆碱，但由于肌松剂不能被迅速水解，终板的去极化作用时间较长。

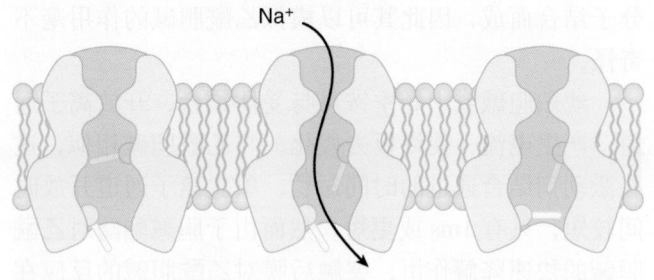

图 18-6 钠离子通道。短棒代表充当闸门作用的分子部分，上面的短棒是电压依赖性的，下面的是时间依赖性的。图左侧代表静息状态。一旦电压变化激活通道，分子及闸门即产生如图所示（从左到右）的变化。详见正文

去极化肌松剂引起的终板去极化开始时，引起邻近钠通道的电压闸门开放，产生沿肌肉传导的去极化波，并引起一次肌肉收缩。在电压依赖性闸门开放不久，时间依赖性非激活闸门关闭。肌松剂在突触间隙不能被清除，故终板持续去极化。与终板紧密相接的钠通道受终板去极化的影响，其电压依赖性闸门保持开放状态，时间依赖性闸门则处于关闭状态。因钠离子不能通过一个关闭的失活的闸门，故突触周围的肌膜不能去极化。突触旁区通过钠通道的离子流因非激活闸门关闭而停止时，下游通道（突触旁区外）就不受去极化影响。实际上，接头旁区域成为一个缓冲带，可以保护其余肌肉不受终板影响。因此，肌膜被分为三个区：①终板，可被琥珀胆碱去极化；②接头旁肌膜，此处钠通道被定格于失活状态；③其余肌膜，钠通道处于静息状态。因为神经脉冲式分泌的乙酰胆碱不能激活接头周边的钠通道，神经肌肉传导被阻断，此现象也称为"适应"。在"适应"过程中，当突触处于对神经（递质）无反应的状态时，直接电刺激肌肉也可产生肌肉收缩，原因是肌肉接头周围区域钠通道处于静息可兴奋状态。

眼外肌为张力性肌肉，受多种神经支配，且其大多数肌膜表面具有化学兴奋性[20-23]。尽管眼外肌由多种神经支配，其同时表达成熟受体和非成熟受体[20, 22]。应用琥珀胆碱时，其不会出现"适应"现象，肌肉处于一种持续收缩状态。此张力将眼球向眼眶压迫，这也部分解释了去极化肌松剂导致眼压升高的原因（见第 34 章）。还有证据表明，眼外肌中含有某种特殊类型的受体，在乙酰胆碱或其他激动剂持续存在时不发生脱敏变化（下文讨论）[21, 23]。单次剂量的琥珀胆碱可引起眼外肌收缩数分钟[23]。是乙酰胆碱受体的未成熟的 γ 亚基还是 α7 亚基在抵抗眼外肌脱敏中起作用，目前还不得而知。

神经肌肉药物的非经典及非竞争性作用

某些药物可与受体相互作用，通过直接作用或通过脂质环境改变神经肌肉传递功能。这些药物与神经肌肉受体作用，改变或削弱其传导功能，但并不作用于乙酰胆碱的识别位点。这些药物可使受体的动力学特性发生药物诱导性变化，被修饰的通道变得不活泼而不再快速开闭。通道开放变得更加缓慢、开放时间更长，或关闭缓慢且经历多个步骤，或两者并存。离子通道的此种效应可引起离子流相应的变化及终板电位的变形。临床效果依赖于这些分子事件。例如普鲁卡因、氯胺酮、吸入麻醉药，或其他溶解于膜脂的药

物可改变离子通道的开闭特性[57, 59]。如果通道开放被阻止，传导功能就被削弱。但如果通道关闭受阻或减慢，传导功能可能会加强。这些药物不符合经典模型。其削弱的神经传导功能不能通过胆碱酯酶抑制剂增加接头周围乙酰胆碱的浓度来拮抗。这些药物与两种重要的临床反应——受体脱敏和通道阻断有关。前者发生于受体分子，而后者发生于离子通道。

脱敏感阻断

乙酰胆碱受体因其周围脂质的灵活性和流动性，可以存在多种构象[57-61]。因为静息受体未与激动剂结合，所以通道处于关闭状态。第二种状态是当两分子激动剂同时结合于受体α亚基，受体发生构象变化，通道开放，允许离子通过。这些反应是神经肌肉正常传递的基础。然而，也有一些受体与激动剂结合后不发生通道开放的构象变化。此状态称为脱敏（即对激动剂的通道开放作用不敏感）。这些受体与激动剂结合得异常紧密，但此种结合不会导致通道开放。目前，这种脱敏作用发生的机制不明。受体大分子是大多数药物和气体重量的 1000 倍，其可为小分子提供许多作用位点。受体蛋白和脂质界面提供了其他潜在的反应点。已知受体蛋白有几种不同构象，乙酰胆碱不能使它们中任意一种的离子通道开放，因此均属于脱敏构象。一些证据表明，脱敏作用伴随受体蛋白的酪氨酸磷酸化[61-62]。

尽管激动剂（如琥珀胆碱）可诱导脱敏，但无论激动剂存在与否，受体一直处于静息和脱敏之间的转换状态。激动剂可加速受体向脱敏状态转换，或由于其与脱敏受体紧密结合，使受体处于脱敏状态。拮抗剂也能与脱敏受体紧密结合，使受体处于脱敏状态。但拮抗剂并不是通过与乙酰胆碱竞争受体来发挥这种作用。如果乙酰胆碱促进受体向脱敏状态转变，乙酰胆碱可能会增强拮抗剂的作用。脱敏作用会造成对所得数据的误解。表面上看标本似乎正常，但受体对激动剂或拮抗剂的反应已经改变。在应用激动剂后，受体会在数毫秒内发生变化。这可解释为什么应用琥珀胆碱后受体对非去极化肌松剂的敏感性会增加。长期使用去极化肌松剂可引起Ⅱ相阻滞现象（见"Ⅱ相阻滞"）。通常这被认为是一种脱敏阻断现象，然而实际并非如此，因为受体脱敏只是导致Ⅱ相阻滞的许多现象中的一个。

麻醉医师使用的许多其他药物也能使受体由正常状态转为脱敏状态[58-60]。其中一些药物（框 18-1）可通过降低神经肌肉接头处的安全范围，或者增加非去

框 18-1　能够引起或促进烟碱样胆碱受体脱敏的药物

挥发性麻醉药
　氟烷
　七氟烷
　异氟烷
抗生素
　多黏菌素 B
可卡因
醇类
　乙醇
　丁醇
　丙醇
　辛醇
巴比妥盐类
　硫喷妥钠
　戊巴比妥
激动剂
　乙酰胆碱
　十烃季铵
　卡巴胆碱
　琥珀胆碱
乙酰胆碱酯酶抑制剂
　新斯的明
　溴吡斯的明
　二氟磷酸酯（DFP）
　依酚氯胺
局麻药
　辛可卡因
　利多卡因
　丙胺卡因
　依替卡因
酚噻嗪类
　氯丙嗪
　三氟拉嗪
　丙氯拉嗪
苯环利定
钙离子通道阻滞剂
　维拉帕米

极化肌松剂阻断传导的能力来削弱神经传导功能。此作用与经典的竞争性乙酰胆碱抑制机制不同。脱敏受体的存在表明可用于传导跨膜电流的受体通道较正常少。脱敏受体的产生削弱了神经肌肉的传递效能。如果有较多受体脱敏，剩余的正常受体将不足以使运动终板去极化，神经肌肉的传递将不会发生。即使只有一部分受体脱敏，神经肌肉的传递功能也会受损，机体对传统拮抗剂（如筒箭毒碱或泮库溴铵）会更敏感。

通 道 阻 断

局麻药或钙通道阻滞剂通过阻断钠离子和钙离子各自的通道来阻断钠离子或钙离子的流动，因此被称

为通道阻断药。同样，临床上应用多种不同浓度的药物都可阻断乙酰胆碱受体的离子流，这是导致受体产生一些特殊现象和药物相互作用的原因。通道阻断有两种类型：开放性通道阻断和闭合性通道阻断[60, 63-64]。在闭合性通道阻断中，某些特定药物占据通道的入口，阻止能够使终板去极化的离子流通过。此过程甚至可以在通道关闭的情况下发生。在开放性通道阻断，药物分子进入被乙酰胆碱激活后开放的通道中，但并不一定贯穿整个通道。开放性通道阻断是一种功能依赖性阻断，这意味着只有在通道开放时药物分子才可以进入通道中。在开放性和闭合性通道阻断中，正常通过受体的离子流减少，从而导致终板去极化受阻，神经肌肉传递功能被阻断或削弱。然而，由于此作用并非发生于乙酰胆碱识别位点，故不是乙酰胆碱的竞争性拮抗作用，也不能够通过可增加乙酰胆碱浓度的胆碱酯酶抑制剂缓解症状。增加乙酰胆碱浓度可使通道开放频率增加，因此对功能依赖性阻断剂更加敏感。有证据表明，新斯的明和相关的胆碱酯酶抑制剂可用作通道阻断药物[17, 63]。

通道阻断在某些药物［如一些抗生素、可卡因、奎尼丁、罗哌卡因、三环类抗抑郁药、纳曲酮、纳洛酮和精神毒性药物等］所致的神经肌肉功能改变方面起重要作用。相比之下，肌松剂可与乙酰胆碱识别位点相结合并占据该通道。泮库溴铵优先与此识别位点结合。戈拉碘铵在两位点（通道阻断位点和乙酰胆碱阻断位点）的作用相似。筒箭毒碱居中，临床上低剂量（可产生最轻微的传导阻断作用的剂量）时，该药物实质上是识别位点的纯粹拮抗剂；大剂量时，其可进入并阻断通道。十烃季铵和琥珀胆碱作为激动剂可使通道开放，作为小分子，其可进入通道并将其阻断。十烃季铵和其他一些细长型分子可以贯穿整个开放的通道，并进入肌细胞的细胞质。在对重症患者治疗的过程中，长期使用NDMRs是否会导致其占据离子通道甚至进入胞质，目前仍不清楚。

Ⅱ 相 阻 滞

Ⅱ相阻滞是一复杂现象，在接头长时间暴露于去极化肌松剂时发生，与膜电位的典型消退有关。这种衰减现象可能是由于琥珀胆碱与特殊的神经元（接头前）乙酰胆碱受体相互作用并产生去极化效果引起的。此时，这些接头前受体被高于通常浓度的琥珀胆碱所阻断。这种由琥珀胆碱引起的衰减至少部分依赖于与胆碱能传递相关的突触前相互作用，这对神经递质动员和释放具有重要意义。然而，重复性神经刺激在肌肉中产生的衰减也可以归咎于接头后乙酸胆碱受体的阻断[65]。

导致Ⅱ相阻滞的原因很多。通道的反复开放导致持续性钾离子外流，钠离子内流，致使膜内外电解质失衡，接头处膜功能遭到破坏。钙离子通过开放性通道进入肌组织，使受体及亚终板结构破裂。随着胞内钠离子增多，膜上钠钾ATP酶泵活动增强，将细胞内的钠泵出，细胞外的钾泵入，使膜内外离子恢复平衡，膜电位趋于正常。只要去极化药物存在，受体通道就保持开放状态，从而保证频繁的离子流[66]。

多种因素可以影响Ⅱ相阻滞进程，包括药物暴露时间、使用药物的种类和浓度及肌肉的类型（即快纤维或慢纤维）。麻醉药物之间以及麻醉药和其他药物之间的相互作用也影响此过程。所有这些药物可能都具有接头前膜效应，即影响神经递质的释放和运动。诸多因素影响神经肌肉传递，因此Ⅱ相阻滞是一个复杂且不断变化的现象。很难预测胆碱酯酶抑制剂逆转去极化肌松剂导致的Ⅱ相阻滞的效果。因此，尽管可用四个成串刺激或肌强直反应来预测非去极化肌松剂的阻断程度，仍建议最好不用胆碱酯酶抑制剂逆转Ⅱ相阻断。

接头前和接头后烟碱样乙酰胆碱受体的生物学

肌接头后传统的乙酰胆碱受体和神经乙酰胆碱受体的比较

目前已知的接头后乙酰胆碱受体有三种类型。存在于受神经支配的成人神经肌肉接头的乙酰胆碱受体异构体被称为成人型、成熟型或接头受体；另一种异构体发现于40年前，肌力减弱时才表达，通常见于胎儿未形成神经支配前，或见于化学或物理因素引起制动后，或出现于上下运动神经元损伤、烧伤、脓毒症后，或导致肌蛋白分解的其他原因（包括脓毒症或全身感染）后[1-3]。与成熟型或接头型受体相反，该异构体称为未成熟型、接头外或胎儿型乙酰胆碱受体。有证据表明，在营养不良状态下肌蛋白分解和消耗时未见到未成熟型受体[67]。基因突变可导致成熟型异构体数量的变化，从而引起蛋白质结构亚基的改变。乙酰胆碱受体的这些改变，还能引起神经传递的异常（如慢通道及快通道综合征）[27, 47]，由此引起对肌松剂反应的异常。

在分子水平，成熟型或未成熟型受体均由五个亚基组成（图18-4）[1-3]。成熟型接头受体是由两个α1亚基、一个β1亚基、一个δ7亚基，一个ε亚基组成。

未成熟型接头受体由两个 α 亚基、一个 β7 亚基、一个 δ7 亚基和一个 γ 亚基组成。也就是说，未成熟型接头受体中 γ 亚基取代了 ε 亚基。γ 亚基与 ε 亚基在氨基酸的同源性上差异极小，但这些差异足以造成受体及其离子通道的生理和药理作用的差异。接头受体通常局限于肌膜的终板区域。未成熟型或接头外受体可在肌膜的任何位置表达，但接头处表达最少[16]。在某些病理状态或其发展过程中，接头和接头外受体可共存于肌膜的接头周围区域（图 18-7）。

传统肌肉乙酰胆碱受体由 α1、β1、δ 及 ε/γ 亚基组成，如前所述。与传统的受体组成不同，新近在制动、脓毒症和去神经病变患者的骨骼肌里发现了乙酰胆碱受体的 α7 亚基[68-69]。最近两项研究表明，在败血症、烧伤和制动后，用蛋白质免疫印迹法、配体结合和基因技术测定，发现肌肉中乙酰胆碱受体 α7 亚基蛋白的表达增加，在这期间没有发生明显的去神经支配[16, 70]。这些 α7 亚基乙酰胆碱受体是同价同效基因（即由同样的亚基组成），排列成五聚体（图 18-4）。配体（药物）结合口袋被认为形成于 α7 亚基装配界面的阴面和阳面。正像预期的那样，内源性激动剂乙酰胆碱结合到 α7 乙酰胆碱受体上，五个亚基都有结合乙酰胆碱或琥珀胆碱分子的能力[18, 69]。其他激动剂（包括烟碱和胆碱）和拮抗剂（包括肌松剂、眼镜蛇毒素和 α- 银环蛇毒素）也与 α7 乙酰胆碱受体结合[18, 69-72]。

与传统的乙酰胆碱受体（α1、β1、δ、ε/γ）或脑中神经元 α7 乙酰胆碱受体相比，肌肉的 α7 乙酰胆碱受体功能和药理学特性不同。作为乙酰胆碱（和琥珀胆碱）的前体和代谢产物，胆碱对传统的肌肉乙酰胆碱受体是弱激动剂，但对 α7 乙酰胆碱受体而言是强效激动剂。也就是说，不能使传统乙酰胆碱受体通道开放的胆碱浓度能够开放 α7 乙酰胆碱受体通道[69]。此外，即使胆碱持续存在，α7 乙酰胆碱受体也不发生脱敏[69]。因此，钾离子随着浓度梯度有更大的概率外流，从细胞内（浓度约为 145mEq/L）流向细胞外间隙，包括血浆（浓度约为 4.5mEq/L）。源自蜗牛的化学性 α- 芋螺毒素 GI 特异性抑制肌肉中的传统乙酰胆碱受体（成熟型和未成熟型），而不抑制 α7 乙酰胆碱受体。有证据表明 α7 乙酰胆碱受体在非去极化肌松剂抵抗中起着重要作用[73]。在该实验中，野生型小鼠被制动时可形成非去极化肌松剂抵抗，而 α7 乙酰胆碱受体基因敲除的小鼠在同样被制动的情况下不出现抵抗。神经组织中的 α7 乙酰胆碱受体很容易对胆碱脱敏[69]，这一点不同于肌肉的 α7 乙酰胆碱受体，后者对胆碱不脱敏。肌肉 α7 乙酰胆碱受体对其激动剂的亲和力很低，包括泮库溴铵、罗库溴铵、阿曲库铵及 α- 银环蛇毒

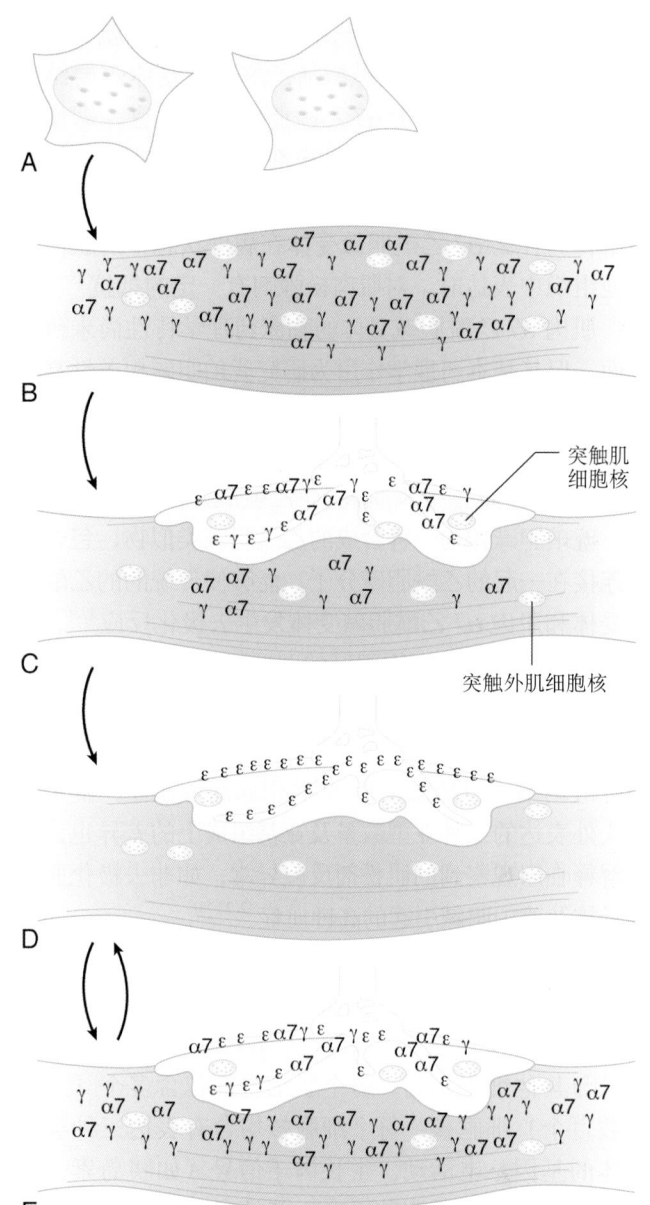

突触肌细胞核

突触外肌细胞核

图 18-7 发育中的成人、成熟、去神经支配的肌肉或制动或者炎症引起的消耗性肌肉中乙酰胆碱受体的分布。A 和 B. 在胎儿早期，来自中胚层的单核肌细胞彼此融合形成多核肌管。在被神经支配前，含 γ 亚基的未成熟乙酰胆碱受体和含 α7 亚基的神经元乙酰胆碱受体分布于整个肌膜。C. 当神经与肌肉接触后，受体在突触处聚集，部分突触外受体消失。D. 神经肌肉接头处含有 ε 亚基的受体取代含有 γ 亚基和 α7 亚基的受体意味着神经肌肉接头的成熟。虽然成熟的肌细胞是多核的，但却缺乏突触外乙酰胆碱受体。E. 即使不是解剖上的去神经支配（如烧伤、制动、慢性肌松剂治疗、脑卒中、脓毒症），去神经或其他病理状态也可导致 γ 亚基乙酰胆碱受体的再表达，而且主要表达在接头外区。α7 乙酰胆碱受体在接头处表达，更可能在接头外表达。如果肌肉制动、消耗状态或炎症能恢复正常，这种受体的改变是可逆的

素。上述药物需要较高浓度才可抑制激动剂诱发的离体 α7 乙酰胆碱受体去极化，或在 α7 乙酰胆碱受体上调时引起离体或在体的神经肌肉麻痹[69-72]。在传统的

乙酰胆碱受体中，拮抗剂只结合一个 α1 亚基就可以使受体钝化，因为乙酰胆碱激活乙酰胆碱受体需要结合两个 α1 亚基。而对于 α7 乙酰胆碱受体而言，即使三个亚基都与拮抗剂（例如肌松剂）结合，其剩余的两个亚基仍能够结合激动剂而产生去极化。这种特性也可解释为什么 α7 乙酰胆碱受体在病理状态中的肌肉和其他组织中表达时，对肌肉松弛剂有一定的抵抗[69-73]。

肌肉 α7 乙酰胆碱受体的临床药理学特性尚未研究全面，但其基本药理学作用为研究琥珀胆碱相关性高钾血症提供了一些线索。肌肉的化学或物理性去神经支配不仅能导致乙酰胆碱受体数量上调及性质改变（ε 亚基→γ 亚基），而且上调肌肉 α7 乙酰胆碱受体表达的数量。琥珀胆碱作为一种合成的乙酰胆碱类似物，包含两个连接在一起的乙酰胆碱分子，能够使传统的的乙酰胆碱受体和肌肉 α7 乙酰胆碱受体发生去极化反应[72]。而且，琥珀胆碱的代谢物胆碱的弱脱敏作用可使 α7 乙酰胆碱受体去极化。琥珀胆碱和胆碱的去极化作用于上调的 α7 乙酰胆碱受体，能导致细胞内的钾持续流出和细胞外液剧增（包括血浆），从而引起高钾血症。接头和接头外表达的三种亚型数量及亚基组成上的差异也许可以解释临床观察到的肌松剂反应异常，如非去极化肌松剂抵抗及琥珀胆碱引起的高钾血症[2, 72-73]。

成熟神经肌接头的保持

与其他细胞不同，每个肌细胞都包含多个（通常是数百个）细胞核。每个细胞核均含有表达三种类型受体的基因。电活动、生长因子信号（如胰岛素、突触蛋白聚糖及神经调节蛋白）及神经支配与否等众多因素都控制着三种受体亚型的表达[19, 37]。在发育的胚胎中，随着神经肌肉接头的形成，可清楚地看到这些因素对受体表达的调控。在受到神经支配前，胎儿肌细胞只合成未成熟型和 α7 型乙酰胆碱受体，这也是前者被称为胎儿型受体的原因。此合成过程几乎由细胞内所有的胞核调控，且受体在肌细胞胞膜各处均有表达（图 18-8）。随着胎儿的发育，肌肉开始由神经支配，肌细胞开始合成成熟型受体。这些受体被特异性地植入发育中的（未来的）终板区域[14-19]。神经释放的许多生长因子可影响核附近的受体合成装置。首先，神经营养因子诱导亚突触核增加乙酰胆碱受体的合成。其次，神经产生的电活动使接头外区域的受体受到抑制。神经源性生长因子（包括突触蛋白聚糖及 ARIA/神经调节蛋白）使受体聚集于亚突触区域，并促使成熟型受体迅速表达[19, 37]（图 18-8）。众多研究证实，成熟型受体的聚合、表达和稳定至少需要两种生长因子

诱导，即突触蛋白聚糖和神经调节蛋白/ARIA，可能还有降钙素基因相关肽[56, 74-75]。神经调节蛋白和突触蛋白聚糖也可以从肌肉中释放，但是肌源性突触蛋白聚糖在受体的聚集和成熟过程中不是那么重要。ARIA 在神经中合成，其在成熟囊泡排列和触发 γ 亚基转变为 ε 亚基时发挥作用[75]。所有这些生长因子与特定的胞膜和胞质受体蛋白相互作用后磷酸化，从而引起核（基因）转录系统的激活。突触蛋白聚糖通过 MuSK 发挥作用，而神经调节蛋白是通过 ErbB 受体起作用的（图 18-8）。这些受体调控着接头部位受体亚型转录的数量和质量。一旦转录开始，整个过程就非常稳定，接头处的细胞核会持续表达成熟型受体。在某些病理状态诱导的胰岛素抵抗下，乙酰胆碱受体似乎可在接头区域外增殖。制动、烧伤及去神经支配状态下可以观察这类胰岛素抵抗（如生长因子信号减少）[75-78]。在这种情况下，不仅所有的乙酰胆碱受体出现上调，未成熟型受体和 α7 乙酰胆碱受体亚型也出现从头合成及上调[1-3]。这种上调可能与突触蛋白聚糖和神经调节蛋白信号通过一些与胰岛素相同的下游信号蛋白 [如酸酰肌醇 3 激酶（PI3K）] 有关[56, 76-79]。因此突触蛋白聚

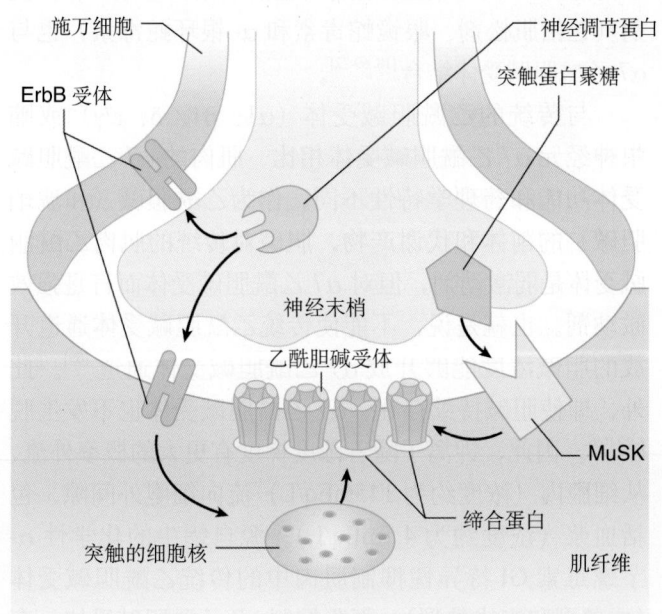

图 18-8　神经肌肉接头成熟过程中，突触蛋白聚糖和乙酰胆碱受体诱发的 ARIA/神经调节蛋白依赖性事件。肌肉中的神经建立后，突触蛋白聚糖和神经调节蛋白等生长因子被释放，神经调节蛋白信号对施万细胞的存活很重要，而施万细胞对轴突的支持又是非常重要的。突触蛋白聚糖与其受体 MuSK 相互作用可增加突触蛋白（包括乙酰胆碱受体、缔合蛋白和 ErbB 受体的聚集。ARIA/神经调节蛋白在含有 γ 亚基的未成熟受体转换为含有 ε 亚基的成熟受体的过程中具有重要作用。含有 ε- 亚基的成熟受体具有突触特异性，因此不会插入到接头外区域

糖和神经调节蛋白信号可对正常神经肌肉接头处的未成熟乙酰胆碱受体及 α7 乙酰胆碱受体的抑制起着十分重要的作用。

胎儿期，在神经支配前，肌细胞膜各处都有乙酰胆碱受体存在。神经支配后，乙酰胆碱受体越来越多地向突触后膜集中。胎儿出生时受体几乎在突触以外的区域消失。神经支配的过程在胎儿期进展相对较缓慢，在婴儿期和童年早期才成熟 [14-19]。随着年龄增长，未成熟型受体密度逐渐下降，且在肌肉外周部位消失。在活跃的、具有正常神经支配的成人肌肉，只有在终板下方和靠近终板的细胞核才指导受体合成，而且只有表达成熟型受体的基因处于活跃状态。接头区域以外的细胞核不活跃，因此肌细胞内除了接头周围，其他区域受体不表达。接头周围的乙酰胆碱受体中，所有 γ 亚基到 ε 亚基的转变在出生后继续进行。在啮齿动物中，该转变过程需要约 2 周的时间 [14-19]，人类还会更长。α7 乙酰胆碱受体在胎儿或新生儿体内消失的时间范围现在还未知。涉及成熟型受体和细胞骨架连接的蛋白很多，包括整联蛋白、互养蛋白、肌营养相关蛋白、α 和 β 肌养蛋白聚糖以及缔合蛋白 [14-19]。

未成熟型（胎儿型）γ 亚基及 α7 亚基乙酰胆碱受体在成人的再表达

在上、下运动神经元去神经支配后及特定的病理状态下（如烧伤、脓毒症、制动、慢性肌肉松弛治疗及肉毒杆菌中毒、肌肉电活性丧失），接头外未成熟型受体迅速再次出现。用外源性电流刺激去神经支配的肌肉可阻止未成熟型受体的出现。已有研究表明，在肌肉活动时进入到肌肉中的钙离子对抑制上述过程具有重要作用 [16-17]。在之前列举的那些病理状态下，如果病情危重且持续时间长，接头外受体就会被插入到肌肉整个表面，包括接头周围的部位（图 18-7）。接头处的细胞核也会持续产生成熟型受体，肌肉停止活动后，数小时内即开始合成未成熟型受体，但肌细胞膜表面完全被受体覆盖则需要数天。此种受体上调提示，使用去极化和非去极化肌松剂后可引起受体上调。α7 乙酰胆碱受体的改变似乎与未成熟型受体的表达成平行性相关，尽管这一点尚未深入研究。

受体亚基的组成成分（γ 亚基与 ε 亚基）改变也影响了受体的电生理功能、药理学及代谢特点 [16-18]。成熟型受体代谢较稳定，半衰期为 2 周左右；未成熟型受体半衰期不到 24h。未成熟型受体单通道电导较小，平均通道开放时间比成熟型长 2 ~ 10 倍（图 18-4）。亚基成分的变化也可改变特定配体的受体的敏感性和

（或）亲和性。去极化肌松剂或拮抗剂（如琥珀胆碱和乙酰胆碱）更易使未成熟型受体产生去极化，出现阳离子流，其所需剂量为成熟型受体的 1/10 ~ 1/100 [2]。对于烧伤、去神经和制动的患者，非去极化肌松剂表现为药物抵抗，药效也被减弱 [1, 3]。但是根据最近的研究，非去极化肌松剂药物抵抗很可能与接头处的 α7 乙酰胆碱受体表达有关，这些受体与非去极化肌松剂的亲和力下降 [16, 69-73]。有数据显示，一些非去极化肌松剂可以使未成熟型受体产生部分激动作用，因而药效减弱 [8]。接头和接头外区域的成熟型乙酰胆碱受体上调可延缓肌松剂的扩散，引起对去极化肌松剂的抵抗 [80]。

对肌松剂的敏感性发生改变可只见于身体的某些部位，或某些神经活动少的肌肉（如脑卒中后）。肌松剂的敏感性开始发生改变可在损伤或住院治疗后的 48 ~ 72h 之间。一个或多个肌肉内的乙酰胆碱受体上调时，琥珀胆碱最严重的不良反应就是高钾血症 [1-3]。在这些情况下，受体大范围地分布于肌细胞膜表面。在激动剂（琥珀胆碱）的作用下，乙酰胆碱通道开放，钾离子从肌肉中释放入血（图 18-9）[2-3]。如肌细胞表面大范围地存在着上调的受体（未成熟型）通道，且其开放的时间较长，那么从肌肉释放入血的钾离子则显著增加。由此引发的高钾血症可造成包括心室颤动在内的各种高危心脏节律紊乱。此外，提前给予非去极化肌松剂也难以阻止高钾血症的发生，因为阻断这些乙酰胆碱受体需要大剂量的非去极化肌松剂，而后者也会引起肌肉麻痹，也就不必再使用琥珀胆碱了 [3]。较常规剂量大的非去极化肌松剂能削弱血钾的增高但不能完全阻止它。然而，即使不是在去神经支配的状态下，给予琥珀胆碱也可引起高钾血症和心搏骤停。这见于某些先天性肌营养不良患者，给予琥珀胆碱后其肌膜更容易受损，导致钾离子通过受损的肌膜释放入循环 [81]。

接头前乙酰胆碱受体

烟碱样乙酰胆碱受体以多种形式存在，而不是仅存在于肌肉中 [16, 18]。经典肌肉型烟碱样乙酰胆碱受体存在于突触后，而神经型乙酰胆碱受体可能存在突触前及突触后。接头前表达的神经型烟碱样乙酰胆碱受体为杂聚肽，仅由 α 亚基和 β 亚基构成。在周围和中枢神经系统、自主神经和颈动脉体内氧感受性细胞上的神经节中，这种烟碱样乙酰胆碱受体家族广泛表达。α7 乙酰胆碱受体也存在于免疫细胞中，如巨噬细胞、淋巴细胞、中性粒细胞、成纤维细胞和软骨细胞等 [16, 18]。不同的基因编码不同的乙酰胆碱受体，离子通道由复杂的亚基

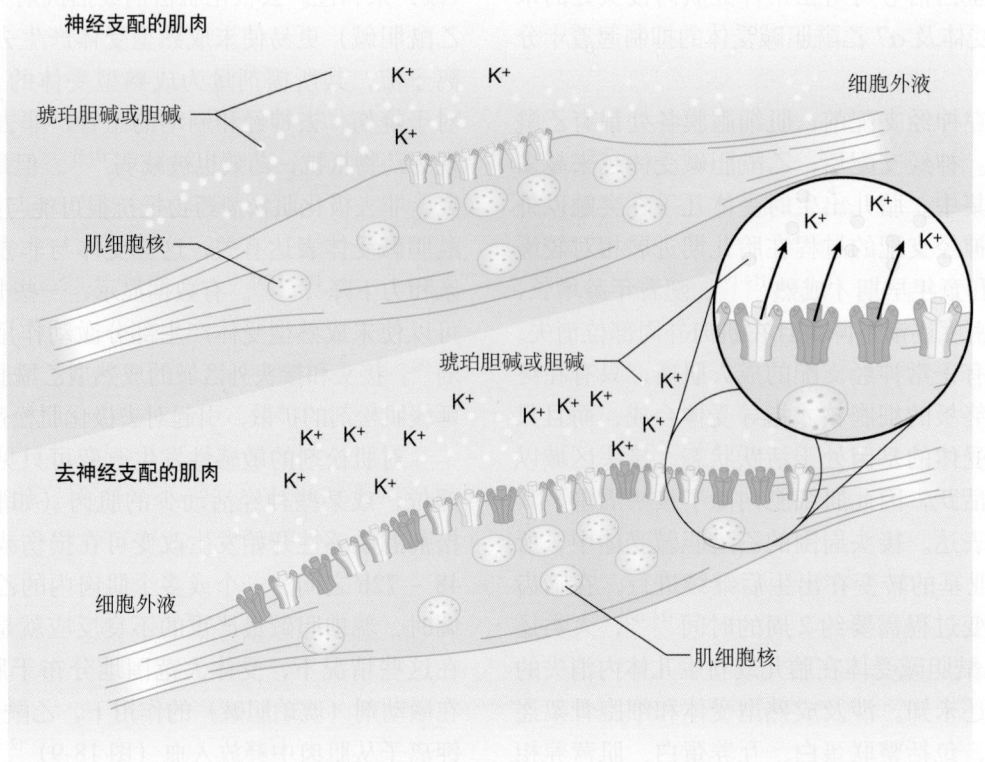

图 18-9 在神经支配（图上半部分）及去神经支配（图下半部分）的肌肉中，琥珀胆碱（SCh）诱发的钾离子（K⁺）释放。在受神经支配的肌肉中，全身给予的琥珀胆碱能够接触到所有肌细胞膜，但是去极化只发生在接头处（α1、β1、δ/ε）的受体，因为乙酰胆碱受体（AChRs）只存在于这个区域。在去神经支配的肌肉中，肌细胞核不仅表达接头外（α1、β1、δ/ε）的乙酰胆碱受体，还在整个肌细胞膜上表达 α7 烟碱样乙酰胆碱受体。与局部释放的乙酰胆碱相比，琥珀胆碱全身用药能使所有上调的乙酰胆碱受体出现去极化，引起大量细胞内钾离子外流进入循环，导致高钾血症。琥珀胆碱的代谢物胆碱（可能还有琥珀酰单胆碱）也能通过 α7 烟碱样乙酰胆碱受体维持这种去极化，促进钾离子的释放并维持高钾血症 *(From Martyn JAJ, Richtsfeld M: Succinylcholine-induced hyperkalemia in acquired pathologic states: etiologic factors and molecular mechanisms, Anesthesiology 104: 158-169, 2006.)*

（多聚体）构成。已从脊椎动物中克隆出 17 种乙酰胆碱受体基因，其中包括 α 亚基（α1～α10）、β 亚基（β1～β4）以及 1 个 γ 亚基、1 个 δ 亚基和 1 个 ε 亚基的不同组合。γ 亚基、δ 亚基和 ε 亚基只见于肌肉组织[16-18]。

药理形态学及分子生物学技术已证明了接头前或神经末梢胆碱能受体的药理学作用，但与突触后膜受体相比，其组成及作用还未完全明确。许多含有多种潜在靶点的药物均可影响神经末梢功能。维持神经肌肉联系的营养功能包括乙酰胆碱和营养因子的释放和再补充，其所需信号需要多种受体介导，接头前的烟碱样乙酰胆碱受体就是其中之一。非去极化肌松剂可以抑制琥珀胆碱引起的肌束震颤。由于肌束震颤是运动单位中的大量肌细胞同时收缩引起的，而只有神经可使所有的肌肉在一个运动单位中活动同步化，很显然琥珀胆碱的作用部位也一定在神经的终末端。由于非去极化肌松剂可以抑制肌束震颤，因此推测非去极化肌松剂也同样在接头前受体中发挥作用，极微量的胆碱能受体激动剂（如琥珀胆碱）及拮抗剂（如非去

极化肌松剂）可在神经末梢影响烟碱受体。前者通过神经末梢去极化，有时通过诱发神经冲动重复发放发挥作用；后者通过抑制激动剂发挥作用[5]。

特定单克隆抗体的使用证明了在神经末梢存在烟碱 α3 亚基[82]。接头前和接头后乙酰胆碱受体的另一个不同就是一些药物（如 β-银环蛇毒素）只能结合接头前受体，而其他药物（如 α-银环蛇毒素）只能结合接头后受体[65]。此外，众多实验证实胆碱能激动剂和拮抗剂与接头前、后的烟碱受体的作用也存在很多差异[65, 82-84]。例如，筒箭毒碱很少与神经节后的烟碱样胆碱受体结合，且在该部位也不存在与乙酰胆碱的竞争性激动作用。十烃季铵（一种临床上不再使用的去极化肌松剂）是肌肉型受体的选择性抑制剂，而六烃季铵则是自主神经节中烟碱受体的选择性抑制剂[80-85]。此外，D-筒箭毒碱和六烃季铵可以阻断已开放的受体通道，并具有阻断神经节传递的特性。接头前受体通道的功能特点可能也不相同。例如，河豚毒素作为钠离子流动的特异阻断剂，可阻断乙酰胆碱在运动神经

末梢的去极化作用，但对终板却不起作用。

对运动神经末梢中神经元型烟碱受体分子组成的相关信息，目前仍所知较少。虽然某些亚基组成相似，但接头后受体的其他亚基组成却不同。目前已发现16种不同的烟碱型胆碱受体基因产物，其中只有12种（α2～α10、β2～β4）在神经元的烟碱受体表达中发挥作用。最令人侧目的是，神经组织中不包含γ亚基、δ亚基和ε亚基，只包含α亚基及β亚基。而神经中的α亚基及β亚基基因与肌肉中又不完全相同。为了强调神经和肌肉中烟碱受体的不同，前者往往用 Nn 而后者用 Nm 表示。由于存在许多不同的亚基，这些亚基可以有多种可能的组合，但在运动神经中还未发现究竟有哪些亚基组合，其生理作用也未完全明确。在体外，神经中烟碱型乙酰胆碱受体的表达已经明确，肌松剂及其代谢产物可与这类受体中的一部分结合[53,83-85]。

神经（神经末梢）接头表面的烟碱受体可以感受突触间隙中的神经递质，并通过正反馈系统引起更多的递质释放。在神经系统的其他部位，负反馈系统可以补充正反馈系统，当突触间隙中的递质浓度适当增加时，释放系统将被关闭。现在认为在神经肌肉组织中，非去极化肌松剂抑制强直收缩和四个成串刺激是由运动神经末梢突触前的胆碱能自身受体介导的[5,52]。

引起神经末梢抑制和随后膜电位消退现象（在强直刺激中或四个成串刺激中观测到的）的神经元乙酰胆碱受体亚型被证明是α3β2烟碱样乙酰胆碱受体亚型[10,84]。当接头前受体被类似筒箭毒碱的非去极化肌松剂特异性阻断时，神经递质减少并伴有重复刺激，随后发生膜电位消退现象。然而，值得注意的是，单

纯阻断接头前乙酰胆碱受体并不是引起消退现象的必要或充分条件，必需注意其伴随的接头前和接头后神经传递安全性的降低[65]。虽然，临床应用的非去极化神经肌肉阻断药物抑制了接头前乙酰胆碱受体和其他的一些神经烟碱乙酰胆碱受体，但临床浓度的琥珀胆碱既不能激活也不能抑制突触前α3β2自受体[53,85]。这一观点可能解释了琥珀胆碱诱导的神经肌肉阻滞过程中典型的衰减缺失。在自主神经节中，琥珀胆碱不与α3β4乙酰胆碱受体相互影响[53]。非去极化肌松剂可以减少部分瘫痪患者的低氧性通气反应[86]，其机制有可能是其抑制颈动脉体上的烟碱受体[11]。最近，在人类颈动脉体发现了烟碱样α3、α7和β2乙酰胆碱受体[87]。这些受体的抑制是否在缺氧驱动反应的减弱中起着重要作用还有待进一步研究。运动神经末梢还存在其他类型的受体，如阿片受体、肾上腺素受体、多巴胺受体、嘌呤受体以及腺苷受体和内源性激素、神经肽类和许多蛋白质的受体[88-89]。上述受体的生理作用以及麻醉对其的影响还不明确。

特殊年龄阶段的神经肌肉接头

新 生 儿

出生前，乙酰胆碱受体大都围绕在接头处的神经上，在接头外只有少量的乙酰胆碱受体存在。新生儿的突触后膜自身并没有特异化，几乎没有突触褶皱，有宽大的突触间隙和少量的乙酰胆碱受体[14,19]。出生后早期的乙酰胆碱受体簇为椭圆形斑块（图18-10）。几天后出

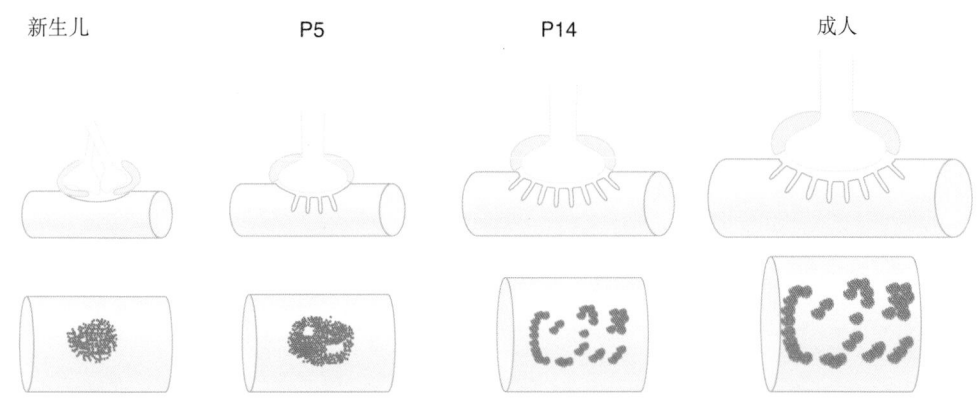

图 18-10　突触后结构的成熟过程。出生当天（P0）：出生时，乙酰胆碱受体聚集成边界不规则的椭圆形斑块。在这时每个接头可能有多个神经末梢支配。出生后第 5 天（P5）：出生后大约 5 天，突触后膜陷入鞘内，形成一个凹陷，并在斑块处形成小的裂孔。出生后第 14 天（P14）：出生后大约 14 天，未成熟 γ 亚基乙酰胆碱受体完全被成熟 α 亚型乙酰胆碱受体取代。凹陷和裂缝的数量增加，从而在卷桶形状的接头处形成很多裂隙。这些裂隙相当于突触间隙或褶皱。出生后第 30 天（P30）：在出生后第 30 天，神经肌肉接头完全形成。乙酰胆碱受体的密度最大化。突触下区域选择性地转录一系列突触下蛋白质和信号分子，保障了神经肌肉接头的完整性和神经传递的高效性 *(Modified from Shi L, Fu AK, Ip NY: Molecular mechanisms underlying maturation and maintenance of the vertebrate neuromuscular junction, Trends Neurosci 35:441-453, 2012; and Sanes JR, Lichtman JW: Induction, assembly, maturation and maintenance of a postsynaptic apparatus, Nat Rev Neurosci 2:791-805, 2001.)*

现简化的褶皱。随着不断成熟，斑块转化成多孔的卷样结构。因为其他的神经末端萎缩，多神经支配的终板转化成单一神经支配的接头。在成人，神经末梢与乙酰胆碱受体簇完美结合。新生儿与重症肌无力患者的突触后膜在形态学上没有太大差别，乙酰胆碱受体数量减少，并且突触后褶皱也减少。因此，重症肌无力患者神经传递效率没有新生儿高并不奇怪。鉴于这个原因，当给予新生儿和婴儿非去极化肌松剂后，他们的表现与重症肌无力患者相似[90]。在人类，大约在2岁会出现成熟的神经肌肉接头[90]（见第93章）。

老 年 期

目前已明确证实存在老龄相关的功能性去神经支配、肌肉萎缩和肌无力现象[91-92]。单个神经肌肉接头的形态学改变包括末梢前和轴突分支的增加，伴或不伴接头体积的增大。接头前膜和接头后膜接触点减少，导致神经和肌肉之间的营养关系减少和刺激物传播减少。与年龄相关的肌无力并不全都是外周性的[93]。从大脑到骨骼肌的神经传递能力是随着年龄逐渐减弱的。除了与年龄相关的结构和功能上的改变，总体说来，老年人比婴儿的安全性要高[94]（见第80章）。

参 考 文 献

见本书所附光盘。

第 19 章　呼吸生理学与病理生理学

Brian P. Kavanagh • Göran Hedenstierna
岳子勇 译　崔晓光 审校

要　点

- 体内 CO_2 的排出取决于肺泡通气量，而不是总（分钟）通气量。
- 慢性阻塞性肺疾病和肺栓塞患者无效腔通气量显著增加，可达每分通气量的 80%。
- 低肺容量呼吸可增加气道阻力并促使气道闭合。
- 肺泡通气不足、弥散障碍、通气 / 血流比失调和右向左分流都可引起低氧血症。
- 几乎所有的麻醉药物都能降低骨骼肌张力，导致功能残气量（FRC）降至接近于清醒时的残气量（RV）水平。
- 功能残气量（FRC）降低和吸入气氧浓度（FiO_2）增加（包括麻醉诱导前预吸氧）都会引起麻醉期间肺不张。
- 全麻能引起通气 / 血流比失调（气道闭合）和分流（肺不张）。
- 静脉血掺杂是由于通气 / 血流比失调（$\dot{V}_A/\dot{Q}$）（对 FiO_2 增加有反应）和分流（对 FiO_2 增加无反应）引起的。
- 大部分麻醉药物能减弱低氧性肺血管收缩，从而加重通气 / 血流比失调。
- 麻醉期间呼吸功增加是呼吸顺应性降低和气道阻力增加的结果。

呼吸生理学是麻醉实施的关键

呼吸功能与麻醉的实施密不可分。麻醉中会发生呼吸系统不良事件[1]，其中最严重的并发症包括低氧血症。这些并发症包括从气道闭合引起的顽固性低氧血症到阿片类药物或者区域麻醉引起的术后呼吸抑制（见第 96 章）[2-3]。在手术室内的观察发现，在未出现不良后果的情况下，全麻也会对呼吸功能和肺生理产生明显的影响。由于对麻醉引起的生理改变（例如支气管痉挛的机制[4]，机械通气的影响）认识的提高[5]，加上监测技术（例如脉搏氧测定法和二氧化碳描记法，见第 44 章）的开拓性发展[6]，麻醉学科成为保证患者安全的领导者（见第 6 章）[7]。最后，呼吸功能的综合检测（从运动耐量[8]、肺活量测定到组织氧合[9]或总氧耗量[8]）似乎可以作为麻醉和手术预后判断的预测指标。

健康人的呼吸生理学

通过健康人的正常呼吸功能和机制，可以判断麻醉相关呼吸功能障碍的机制。下面我们简单回顾一下，细胞呼吸消耗 O_2 并产生 CO_2、O_2 和 CO_2 在血液中的转运以及肺氧合血液并排出 CO_2 的生理机制。

细胞内呼吸作用

正常的动脉血氧分压（PaO_2）接近 100mmHg，在线粒体中代谢后，氧分压降至 4 ~ 22mmHg。在细胞质中，葡萄糖（$C_6H_{12}O_6$）经糖酵解途径代谢成丙酮酸（CH_3COCOO^-）和 H^+，丙酮酸进入线粒体，作为三羧酸循环的起始底物，最终代谢为烟酰胺腺嘌呤二核苷酸（NADH）、腺苷三磷酸（ATP）、CO_2 和 H_2O。NADH 和 H^+ 是氧化磷酸化过程中关键的供电子体，消耗腺苷二磷酸（ADP）和 O_2，代谢生成 ATP

和 H_2O。因此，葡萄糖的氧化作用最终结果是提供能量（ATP）、H_2O 和 CO_2[10]。

血液中 O_2 的运输

动脉血运输 O_2 到达细胞，运输 O_2 的总量（$\dot{D}O_2$）等于动脉氧气容量（CaO_2）和血流量（心排血量，$\dot{Q}$）的乘积，即：

$$\dot{D}O_2 = CaO_2 \times \dot{Q}$$

血氧的运输有两种形式：与血红蛋白相结合的 O_2（容量巨大）和溶解在血浆中的 O_2，血液中 O_2 的含量为两部分的总和，即：

$$CaO_2 = \left[\begin{array}{l} (SaO_2 \times Hb \times Hb\ 的\ O_2\ 结合能力) \\ + (O_2\ 的溶解度 \times PaO_2) \end{array} \right]$$

其中 CaO_2（O_2 含量）为每 100ml 血液中 O_2 的容积（ml），SaO_2 为血红蛋白氧饱和度，血红蛋白的 O_2 结合力为每克血红蛋白结合 1.34ml O_2，Hb 为每 100ml 血液中血红蛋白的质量（g），PaO_2 为 O_2 压力（溶解的 O_2），血浆中 O_2 的溶解度为 0.003ml/（dl·mmHg）。

O_2 与血红蛋白的结合是一个复杂的别构机制。理解了典型的异常情况（如一氧化碳中毒、高铁血红蛋白血症）对血液 O_2 张力、容量和运输的影响，也就对这一过程有了深刻理解。

三价铁离子 Fe^{3+} 代替二价铁离子与 O_2 结合，形成高铁血红蛋白（MetHb），高铁血红蛋白与 O_2 的结合能力减弱，导致 O_2 含量降低，O_2 运输减少。此时（无肺疾病时）PaO_2 正常，如果通过 PaO_2 估算 O_2 含量，O_2 含量将是正常的；但如果测定 O_2 含量，则是降低的。相比之下，MetHb 水平升高。在一些病例中，因 O_2 运输力下降而发展为乳酸性酸中毒。同时，由于 MetHb 是蓝褐色的，尽管 MetHb 的比例很少，患者仍会呈现蓝紫色，特殊的氧测量法能测定 MetHb 水平[11-12]。明显的发绀对于氧疗效果并不佳，治疗涉及将 MetHb 转化（即还原）成 Hb（通过亚甲蓝）。医学上形成 MetHb 的重要原因包括苯佐卡因、氨苯砜及易感人群吸入一氧化氮（NO）。

CO 中毒时，CO 与血红蛋白结合，CO 与血红蛋白的亲和力比 O_2 高很多（超过 200 倍）。牢固结合的 CO-Hb 主要造成两方面影响：第一，CO-Hb 形成后使可结合 O_2 的位点变少，血液中 O_2 含量因此减少；第

二，CO-Hb 形成引起 Hb 的分子构象改变使与血红蛋白结合的 O_2 释放减少，这个作用相当于使 Hb-O_2 解离曲线左移。尽管 CO 与 Hb 的结合并没有减少 O_2 含量和"总体的" O_2 运输，但却降低了 O_2 的释放和向细胞的运输。由于 CO-Hb 与 O_2-Hb 的颜色非常相似，患者血液的颜色（包括患者）呈鲜红色。和 MetHb 的情况相似，PaO_2（无呼吸系统疾病时）将是正常的，计算出来的 CaO_2 也是正常的，但 CaO_2 的测定值则会下降，严重时，还会出现乳酸性酸中毒。现在的技术能区分 Hb-O_2 和 CO-Hb[13]。

最后，波尔效应是指由于 CO_2 或者 pH 改变引起的 Hb-O_2 解离曲线移位[14]。与动脉血相比，在体循环的毛细血管中，局部 CO_2 生成，PCO_2 增高（pH 相应降低），使 Hb-O_2 解离曲线向右移位，增加 O_2 向组织中释放。在肺毛细血管中则完全相反，因为 CO_2 排出，$PaCO_2$ 降低（pH 相应增高），解离曲线向左移位，利于 O_2 与血红蛋白相结合。

血液中 CO_2 的运输

CO_2 是由线粒体代谢生成，线粒体中的 CO_2 水平最高。运输途径（压力梯度逐渐降低）是从线粒体经过细胞质至小静脉，最后通过混合静脉血经肺泡排出。在血液中，CO_2 的运输主要有三种形式：溶解的 CO_2（产生 $PaCO_2$，约占 CO_2 运输总量的 5%）、碳酸氢根离子（HCO_3^-，约占 90%）和氨基甲酸化的 CO_2（CO_2 与血红蛋白分子末端的氨基相结合，约占 5%）[10]。动脉血和混合静脉血中，CO_2 的正常含量分别约为 21.5mmol/L 和 23.3mmol/L。

吸入 O_2 有时会引起高碳酸血症，主要发生在吸入过多 O_2 的慢性肺疾病患者身上。传统知识认为增加的 PaO_2 降低了呼吸驱动力，现在已经知道这不是关键原因[15]。主要原因是 Haldane 效应及低氧性肺血管收缩（HPV）的损伤。充分氧合的血液和缺氧的血液中 CO_2 含量存在的差异即为 Haldane 效应[16]，其机制有两种：第一，升高的 PaO_2 使形成氨基甲酸复合物的能力降低（减少 CO_2 与血红蛋白结合），从而增加 CO_2 溶解（PCO_2 升高）。第二，组氨酸的咪唑基在生理 pH 下是有效的 H^+ 缓冲剂，组氨酸是血红素和血红蛋白链之间的重要连接分子。增加氧分压（PO_2）能增加与血红蛋白结合的 O_2 的量，导致血红蛋白分子结构发生改变，从而改变了与血红素连接的组氨酸，降低其对 H^+ 的缓冲能力，因此，更多的自由 H^+（未被缓冲）与 HCO_3^- 结合，释放储存的 CO_2。O_2 升高减弱了 HPV 作用，使通气不足区域的灌注增加，进而减

少通气充足区域的灌注，导致 CO_2 排出效能降低。增加肺泡通气（$\dot{V}_A$）能力受损的患者对 CO_2 升高不能代偿，吸入过多的 O_2，会导致 $PaCO_2$ 升高。

肺内氧合

体循环静脉血（中心静脉血）通过右心房进入右心室。不同大静脉中 O_2 饱和度（SO_2）是不同的：静脉血 SO_2 高说明血流充足、组织氧摄取低，或者两者兼有[17]。与上腔静脉（SVC）相比，下腔静脉（IVC）的 SO_2 相对较高，原因可能是相对于氧耗而言，肾和肝的血流较多。在右心室，来自上腔静脉和下腔静脉的中心静脉血（$S_{cv}O_2$）与来自冠状循环的静脉血混合（通过冠状窦），另外还有少量引流自心肌的静脉血通过心最小静脉流入，所有的这些静脉血充分混合后流入肺动脉，称为"混合静脉血"（$S_{\bar{v}}O_2$），因此 $S_{\bar{v}}O_2 < S_{cv}O_2$，尽管两者通常呈平行趋势[18]。

通　气

通气是指肺吸入和呼出气体的运动。

肺泡通气

新鲜气体以代谢需要所决定的频率和幅度（潮气量，V_T）周期性地呼吸进入肺，V_T 一般为 7～8L/min[19]。大部分吸入气体进入肺泡，每次潮气量的一部分留在气道内（100～150ml），不能参与气体交换。这部分无效腔量（V_D）接近于潮气量的 $1/3$[20]。解剖无效腔是指"传导性"气道中的那部分潮气量，生理无效腔是指未参与气体交换的那部分潮气量。（图 19-1）。

潮气量（V_T，ml）可以表示为：

$$V_T = \dot{V}_A + V_D$$

潮气量与呼吸频率（每分钟）的乘积即为每分通气量（$\dot{V}_E$）。每分通气量表示为：

$$\dot{V}_E = \dot{V}_A + f \times V_D$$

每分钟到达肺泡和呼吸细支气管，并参与气体交换的这部分 $\dot{V}_E$ 被称为肺泡通气（$\dot{V}_A$），约为 5L/min。因其与肺血流量（即心排血量，5L/min）接近，所以肺泡总的通气 / 血流比约为 1。

无效腔通气

$PaCO_2$ 的维持是通过 CO_2 生成（$\dot{V}CO_2$，反映代谢活动）和肺泡通气（$\dot{V}_A$）之间的平衡达到的。如果 $\dot{V}_E$ 不变，V_D 增加，$\dot{V}_A$ 则自然下降，$PaCO_2$ 升高。因此，如果 V_D 增加，$\dot{V}_E$ 必须相应增加才能预防 $PaCO_2$ 升高。当使用口罩或者面罩时 V_D 增加，这部分增加的 V_D 被称为"设备无效腔"（可高达 300ml，气道解剖无效腔为 100～150ml）[21]。

传导性气道容积增加（例如支气管扩张）仅轻度增加总的 V_D。当相当大数目的肺泡的灌注血流中断时（例如肺栓塞时），V_D 显著增加（图 19-1）。实际上，肺栓子较大时，V_D/V_T 能达到 0.8（正常值的 2.7 倍）。

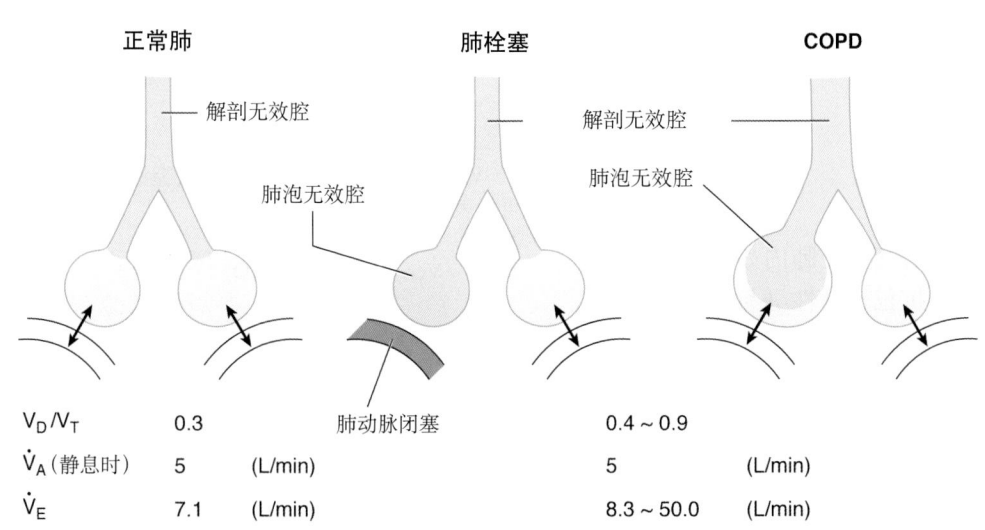

图 19-1　正常肺和患病肺的无效腔量和肺泡通气量。无论是血流中断，还是相对于灌注而言肺泡通气增加，都会导致无效腔增加。如果 V_D 增加，为了维持 $\dot{V}_A$，必须大幅度增加每分通气量。V_D/V_T，无效腔量与潮气量比值；$\dot{V}_A$，肺泡通气量；$\dot{V}_E$，每分通气量。$\dot{V}_E = \dot{V}_A + f \times V_D$。双向箭头表示正常 CO_2 交换。COPD，慢性阻塞性肺疾病 *(From Hedenstierna G: Respiratory measurement. London, 1998, BMJ Books, 1998, p. 184; see also book review of Respiratory Measurement in Thorax 53:1096, 1998.)*

	正常肺	肺栓塞	COPD
V_D/V_T	0.3		0.4～0.9
$\dot{V}_A$（静息时）	5 (L/min)	5 (L/min)	
$\dot{V}_E$	7.1 (L/min)		8.3～50.0 (L/min)

□ 无效腔通气
□ 肺泡通气

解剖无效腔　　肺泡无效腔　　解剖无效腔　　肺泡无效腔　　肺动脉闭塞

此时，为了维持正常的 $\dot{V}_A$（5L/min），$\dot{V}_E$ 需要增加至接近 20L/min（也是 2.7 倍）。除了低 PaO_2 引起的呼吸困难外，增加 $\dot{V}_E$ 也会引起明显的呼吸困难。

阻塞性肺疾病能导致吸入气体流向通气充足（无阻塞）但灌注不良的肺组织，使这部分肺组织的通气/血流比升高[22]，相当于增加了 V_D/V_T（图 19-1）。严重的 COPD 患者 V_D/V_T 甚至达到 0.9，这类患者需要非常大的通气量（30 ~ 50L/min）以维持正常的 $PaCO_2$，当通气储备减弱时则难以达到。上述患者表现为 $\dot{V}_A$ 降低，而 $\dot{V}_E$ 常常增加。一个重要的代偿机制是，$PaCO_2$ 增加时，较低水平的 $\dot{V}_A$ 可维持 CO_2 排出稳定（框 19-1）。

静态肺容积——功能残气量

正常呼气末肺内的气体总量称为功能残气量（图 19-2），正常值为 3 ~ 4L，是由向内的力量（肺）和向外的力量（胸壁）平衡产生的。向内的力量是肺组织的弹性回缩力，源自有弹性的肺纤维组织、会收缩的气道平滑肌和肺泡表面张力。向外的力量由肋骨、关节和胸壁肌肉的被动回缩力产生。FRC 随身高和年龄（肺弹性组织减少）的增加而增大，女性和肥胖人群则减小（见第 71 章）[19, 23]。

呼气末肺内仍保留一部分气体很重要，原因有两个。第一，膨胀一个打开的（已充气的）的肺要比膨胀一个完全萎陷的肺容易得多。这是因为完全肺萎陷导致肺泡表面只有液体（高表面张力），而部分膨胀的肺泡内是气 - 液面（低表面张力）。第二，尽管肺的灌注是时相性的，但是频率很快，流量波动也很小，形成几乎持续的血流；通气则不同：频率明显慢，波动幅度也大很多。在呼吸过程中，如果肺完全（或者大部分）萎陷，血液流经闭合的肺泡（不含 O_2）后 SO_2 会非常低（等同于混合静脉血），这部分血液与肺的全部血液混合后可导致每次呼气后血液中 O_2 严重低饱和。

呼 吸 力 学

学习呼吸力学让我们知道吸入的气体在肺内如何分布和肺疾病的严重程度。呼吸阻抗包括弹性（与顺应性相反）、阻力和惯性。

呼吸系统顺应性

肺像一个弹性气球，正压（内部）或者负压（外

部）可以使肺膨胀。在正常情况下，肺维持膨胀状态，因为尽管内部的压力（肺内压）是 0，但外部的压力（胸膜腔压力）为足够的负压。使肺膨胀的净压，即气道压（正数）（P_{AW}）与胸膜腔压力（负数）（P_{PL}）的差值被定义为跨肺压（P_{TP}）。即：

$$P_{TP} = P_{AW} - P_{PL}$$

很明显，增加 P_{AW} 则增加 P_{TP}。降低 P_{PL}（经常是负值，使其变得更小）同样增加 P_{TP}。

顺应性（与弹性相反）表示在一定水平的 P_{TP}（压力，cmH_2O）下所能达到的膨胀程度（容积，L），为 $0.2 \sim 0.3 L/cmH_2O$[24]。尽管高 P_{TP} 能使肺张开更大，但施加的压力和其导致的容积增加之间的关系像大多数弹性结构一样是曲线型的（图 19-3）[24]。肺顺应性依赖于肺容积，当 FRC 极度高或者低时，顺应性最差（图 19-3）。在以肺顺应性降低为特征的肺疾病（例如 ARDS、肺纤维化、肺水肿）中，压力 - 容积曲线变得平坦且右移（图 19-4）[24]。相反，虽然肺气肿患者的

框 19-1　肺泡气方程

肺泡氧分压（PAO_2）

$$PAO_2 = PiO_2 - \frac{PAO_2}{R} + \left[PACO_2 \times FiO_2 \times \frac{1-R}{R} \right]$$

PiO_2 是吸入氧分压，$PACO_2$ 是肺泡 CO_2 分压（假定等于动脉 PCO_2）。R 是呼吸交换率（正常范围是 0.8 ~ 1.0），FiO_2 是吸入氧分数。

方括号内是通过肺泡毛细血管内膜的 O_2 吸收大于 CO_2 排出的补偿。

没有补偿项的简化方程式如下：

$$PAO_2 = PiO_2 - \frac{PACO_2}{R}$$

肺泡通气

肺泡通气（$\dot{V}_A$）表示为：

$$\dot{V}_A = f \times (V_T - V_{DS})$$

f 为呼吸频率，Vt 为潮气量，Vds 为生理无效腔量。

肺泡通气也可以表示为：

$$\dot{V}CO_2 = c \times \dot{V}_A \times FACO_2$$

$\dot{V}CO_2$ 为 CO_2 排出量，c 为转换常数，$FACO_2$ 为肺泡 CO_2 浓度。如果 $\dot{V}_A$ 用 L/min 表示，$\dot{V}CO_2$ 用 ml/min 表示，$FACO_2$ 用 $PaCO_2$ 替代以 mmHg 表示，$c = 0.863$，重新整理如下：

$$\dot{V}_A = \frac{\dot{V}CO_2 \times 0.863}{PACO_2}$$

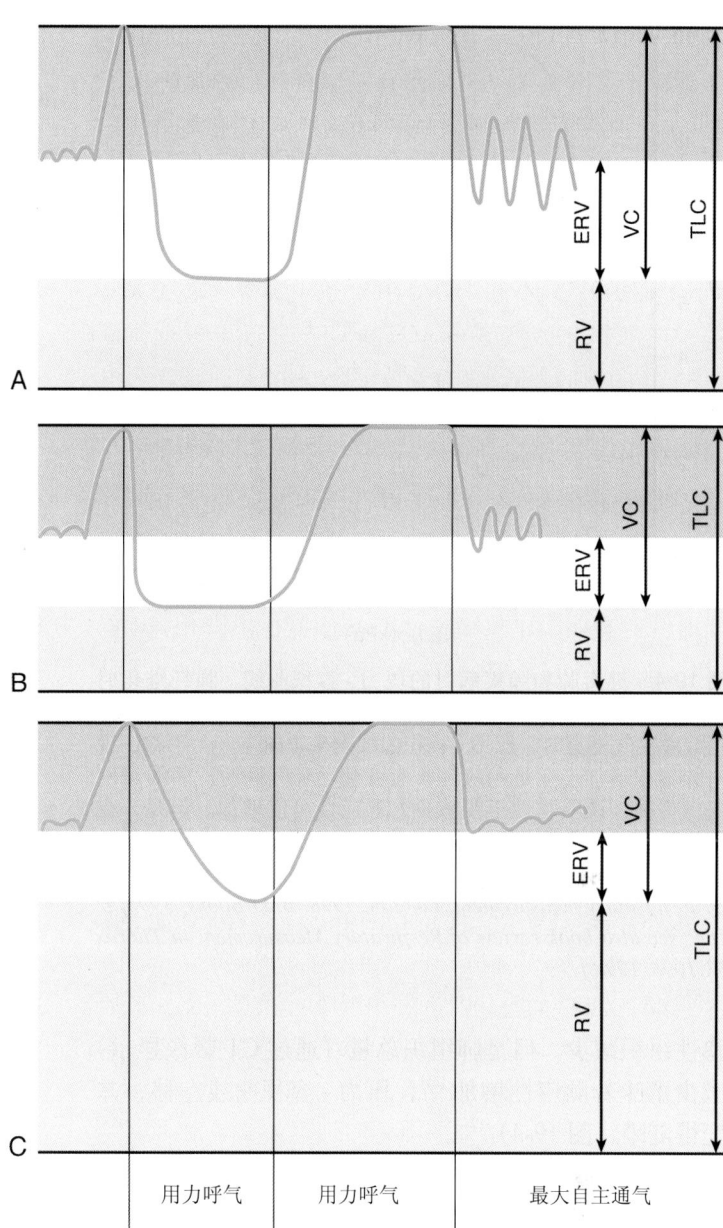

图 19-2 A. 健康人正常肺的通气和肺容积。B. 限制性肺疾病患者。C. 慢性阻塞性肺疾病（COPD）患者。限制性肺疾病时，肺活量（VC）降低，呼气流速增加（即用力呼气曲线比正常曲线坡度陡）。COPD 时，残气量（RV）增加，VC 下降，用力呼气流速减慢。ERV，补呼气量；TCL，肺总量 *(From Hedenstierna G: Respiratory measurement. London, 1998, BMJ Books, 1998, p. 184; see also book review of Respiratory Measurement in Thorax 53:1096, 1998.)*

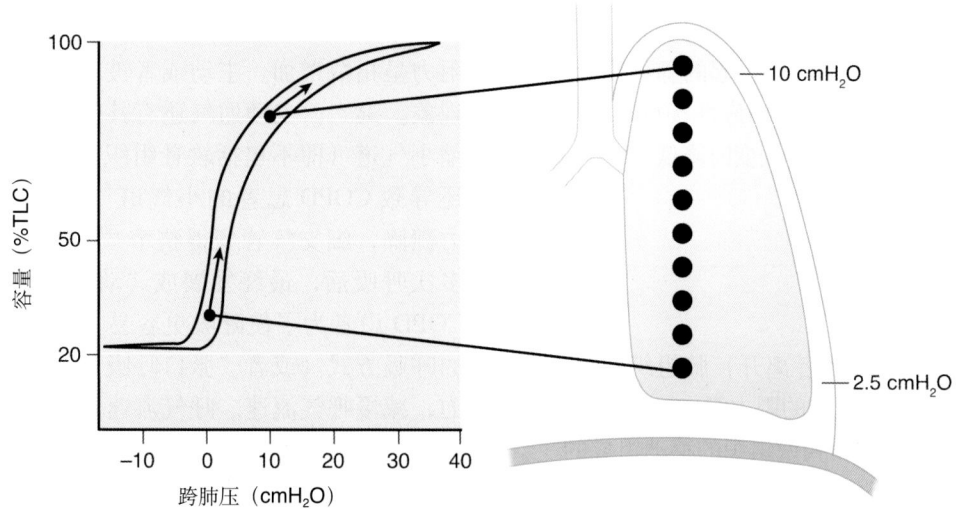

图 19-3 肺的压力 - 容积关系。压力和容积呈曲线关系（弹性结构的典型关系）。在肺顶端，胸膜腔的压力较低（比大气压低很多）。站立时，肺顶端的跨肺压（$P_{TP} = P_{AW}-P_{PL}$）要比基底部高。这导致肺的上部（曲线平坦，顺应性差）和肺的下部（曲线陡，顺应性好）对应压力 - 容积曲线上的不同位置。因此，跨肺压增加量固定时，相对于上部分的肺而言，下部分的肺膨胀得更好（即通气更好）。TLC，肺总量

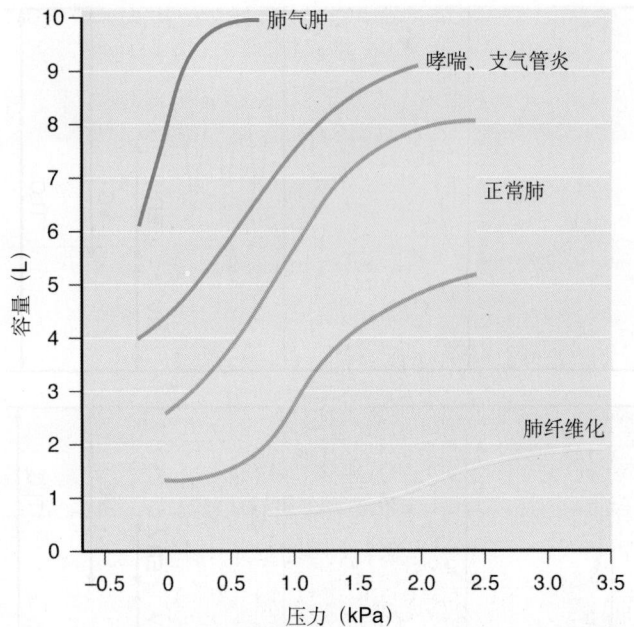

图19-4 健康肺和肺疾病时的压力-容积曲线。肺纤维化时曲线变得平坦，说明压力变化和呼吸做功增加的幅度很大。哮喘或者支气管炎时，压力-容积曲线发生（向上方）平移，说明肺容积增加，但是顺应性没有变化。肺气肿时，曲线坡度变得更陡，说明弹性组织减少，顺应性可能增加。但是，在肺气肿、哮喘或者支气管炎时，气道阻力是增加的，呼吸做功也增加，顺应性增加产生的益处因此抵消 *(From Hedenstierna G: Respiratory measurement. London, 1998, BMJ Books, 1998, p. 184; see also book review of Respiratory Measurement in Thorax 53:1096, 1998.)*

弹性组织减少，但是肺组织总量（通过 CT 影像显示）减少意味着顺应性增加 [25]，压力-容积曲线左移，并变得陡峭（图 19-4）[24]。

胸壁的阻抗在自主呼吸时并不会被注意到，因为呼吸"泵"本身就包括了胸壁。只有在呼吸肌完全松弛时才能测量胸壁力学 [26]，而在机械通气时，呼吸肌完全松弛。随着 P_{AW} 使肺充盈，胸壁的特性决定了 P_{PL} 的变化。在这种情况下，P_{PL} 每升高 1 单位引起的肺容量变化即为胸壁顺应性。胸壁顺应性和肺顺应性接近，在肥胖、胸壁水肿、胸腔积液、肋椎关节病变时降低 [26]。

呼吸系统阻力

气道

阻力阻碍气流进入（或者离开）肺组织。阻力主要由气道（大气道和小气道）的阻力组成，小部分是由吸气（和呼气）过程中肺和胸壁组织的移动组成的 [27]。（驱动）压力能够克服阻力。在自主呼吸时，驱动压力是 P_{PL}。正压机械通气时，施加在气管导管（P_{AW}，来源）和肺泡（P_{ALV}，目标）的压力是不同的。阻力等于驱动力（ΔP）除以形成的气流（F）：

$$R = \Delta P/F$$

气道阻力约为 $1 cmH_2O/(L \cdot s)$，患阻塞性肺疾病时增加（如 COPD、哮喘），严重哮喘时甚至升高 10 倍 [28]。使用内径是 8（或者 7）mm 的气管导管时，将会使阻力增加为 5（或者 8）$cmH_2O/(L \cdot min)$ [29]。无论应用何种导管，当气流为层流（平滑的，流线型的）时，阻力的增加与导管的长度成正比，与导管直径成反比（4 次方）。

以下两个原因能解释为什么气流产生的大部分阻力（接近 80%）发生在大气道里 [27]：第一，随着细支气管逐渐分支，阻力被平行分散，终末细支气管的总横截面积增大，甚至达到气管水平横截面积的 10 倍。第二，大气道较粗，不规则或者分叉，气流常常是湍流，不是层流。当气流为层流时：

$$F_{(lam)} = \Delta P/R$$

相反，当气流为湍流时：

$$F_{(turb)} = \Delta P/R^2$$

因此当半径固定时，如果发生湍流，为达到相似的流速，需要更大的压力。这样就需要做更多的功，如果严重或者持续时间长，很容易发生呼吸衰竭。

很多因素能改变气流阻力。第一，随着肺容积增加，阻力下降。这是肺容积增加（正压或自发呼吸）使气道直径增大的直接结果。由于气道直径是阻力的关键性决定因素，所以阻力降低至很小的水平。呼气时恰好相反（图 19-5）。但是，当肺容量达到 RV 时（正如麻醉时发生的），在压缩的肺组织内气道变狭窄，阻力呈指数增加。主动或者被动通气时均会出现这一现象。第二，主动通气还有其他影响。用力呼气会压缩小气道（即不包括软骨组织）[27]。另外，用力呼气还导致 COPD 患者的小气道气流发生湍流，腔内压力骤降，细支气管变得狭窄 [30]，导致呼出气流受限，多次呼吸后，最终发展成"动态性肺过度充气"[31]。COPD 患者为了使呼吸更容易，有时会采取对抗阻力的呼吸方式（或者"张口呼吸"）。原理是增加呼气阻力，减慢呼气流速。呼气流速减慢会降低驱动呼气的压力梯度（也就是说，肺泡内压力最高，接近口腔压力逐渐降低）。沿着气道树存在一个点，在这个点的位置，气道内的压力刚好降低到小于气道外的压力（等于胸膜腔压力），这个点从可塌陷的小气道移向口腔方向不可塌陷的软骨性气道（图 19-6）。这一过程能预防小气道塌陷，而小气道对维持正常的气体交换至关重要[32]。

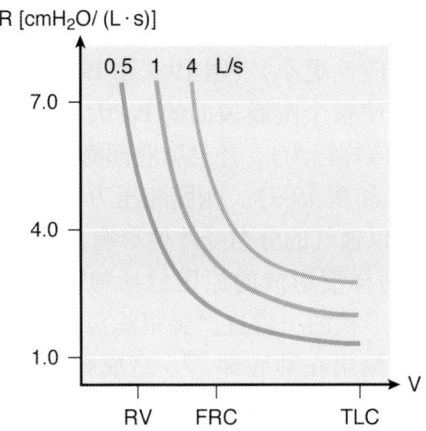

图 19-5 不同流速时气流阻力和肺容量的关系。肺容量下降时，气流阻力增加。当肺容量低于功能残气量时，阻力增加的幅度更大。而且，气体流速越高，阻力越大。当肺容量极度降低时，阻力接近于中到重度哮喘时的数值 [6 ~ 8cmH₂O/(L·s)]。RV，残气量；TLC，肺总量

大气道（即咽、喉和气管）位于胸廓外。吸气时，胸腔内的气道受到的管腔外压力（即 P_{LP}）低于管腔内压力；相反，胸廓外的气道受到的管腔内压力低于管腔外压力（即大气压）[27]。这一特征与吸气导致的向下牵张一起作用，使胸廓外大气道变得狭窄。如果之前已经存在气道狭窄（例如甲状腺增大或者肿瘤、声带麻痹、会厌炎），则会严重降低气道横截面积。

组织

尽管并不直观，但肺组织的阻力等于施加于肺组织的压力除以肺组织的运动速率。在人体，有很多方法能测定肺组织阻力，包括分别用体积描记法（PV 曲线面积相当于克服全肺阻力所做的功）和食管压法（PV 曲线面积相当于克服"组织"阻力所做的功）来考虑压力 - 容积曲线的特性[33]。也可以用数学方法模拟肺对不同呼吸频率的反应[34]。肺组织的阻力约占全部呼吸阻力的 20%，在慢性肺疾病时，可以增加 3

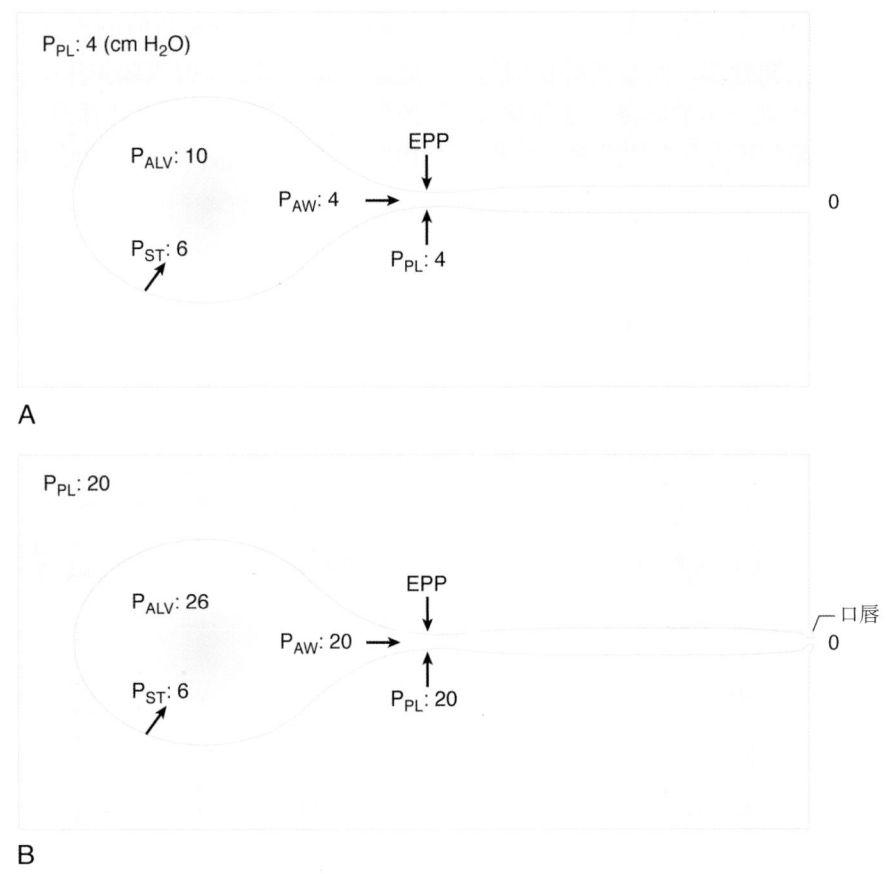

图 19-6 "等压点"（EPP）概念和气道动态压缩。A. 在正常条件下轻度用力呼吸。在一些呼气肌的作用下，胸膜腔压力（Ppl）为正值——4cmH₂O (0.4kPa)。肺泡弹性回缩力（Pst）（6cmH₂O）和胸膜腔压力共同形成肺泡内压力（Palv）（10cmH₂O），从而产生呼气气流。在朝向气道开放的下游某个位置，气道压（Paw）降低了 6cmH₂O，管腔内压力和胸膜腔、管腔外压力相等，这就是 EPP。从这个点到口腔，气道管腔内压力低于管腔外压力，气道可能被压缩。B. 试图通过"吹笛样呼吸"稳定气道。呼气气流阻力的增加需要增加呼气做功来保持呼气气流。因此，胸膜腔压力和正常状态时相比有所增加（Ppl = 20cmH₂O）。肺泡弹性回缩力（Pst）和早期相等，因为肺容积相同。如果呼气流速与正常呼吸时是相同的，则压力沿呼吸道降低的幅度也与正常呼吸时一致。此时 EPP 的位置也和正常呼吸时一样，没有达到稳定气道的作用。通过增加肺容积增加肺泡弹性回缩力（Pst），或者通过降低呼气流速都能使 EPP 向口腔方向移动，减少气道塌陷，压力沿气道树的降低也会减慢

倍或者 4 倍 [35]，在浅快呼吸时降低 [36]。最后，ARDS 患者的胸壁阻力增加（见第 103 章）[37]。

气体和组织的惯性或加速度

呼吸总阻力的最后一个组成部分是惯性，或者说是在吸气或呼气时加速气体和组织的压力。但这部分占比很小，无论是否有肺部疾病，在正常呼吸时几乎测不到。但在快速机械通气时，组织的惯性很大 [38]，在脱机失败或者高频振荡通气的快呼吸特征中，惯性就显得很重要。

吸入气体分布

吸入的气体在肺内并非均匀分布，在自然吸气时，更多的气体进入那些扩张最多的肺单元中。在静息状态下，与肺尖部（非重力依赖区）相比，肺底部（重力依赖区）的充气要少一些。因此，肺底部有更大的扩张能力。在吸气过程中，大部分气体进入肺底部（仰卧位时更多的气体进入肺背部，而右侧卧位时进入处于低位的右肺）[39]。如此分布的原因包括肺顺应性及体位对使肺扩张的胸膜腔压力分布的影响（即 P_{PL}

压力梯度）。这些改变与吸入气体的性质无关。

在直立位时，与肺尖部相比，肺底部的 P_{PL} 负值较小。因为全肺的 P_A 是相等的，故肺尖部的 P_{TP} 更大。因此，在吸气开始前，与肺底部相比，肺尖部膨胀更大（顺应性更小）（图 19-3 和 19-7）。在吸气时，膈肌的收缩使整个胸膜表面的 P_{PL} 大幅度降低（因为正常肺的流体样行为），并且肺底部膨胀程度大于肺尖部（图 19-3 和图 19-7）。胸膜腔压力梯度与重力的方向一致，所以通气的分布受体位影响。

P_{PL} 压力梯度形成的原因包括肺密度、重力和肺组织与胸腔形状的一致性。肺组织与胸腔形状的一致导致肺组织聚集在肺底部 [40]，造成肺底部的局部 P_{PL} 负值略小。因为正常肺组织的密度约为 0.3，所以高度每下降 1cm，P_{PL} 增加 $0.3cmH_2O$，肺损伤和肺水肿时，P_{PL} 增加得更多。在实验室失重状态下，通气分布的不均一性减低 [41]，但并没有消失，因此，非重力因素（如组织、气道）也发挥作用 [42]。

尽管在仰卧位和俯卧位时，肺的垂直高度是一致的，但 P_{PL} 在俯卧位时的垂直压力梯度较小 [43]，可能是因为在仰卧位时纵隔挤压肺底部区域肺组织，而俯卧位时纵隔在胸骨上"休息"，不压迫肺组织 [44]。1974 年 Bryan 预测 [44]，在俯卧位时吸入气的分布更加

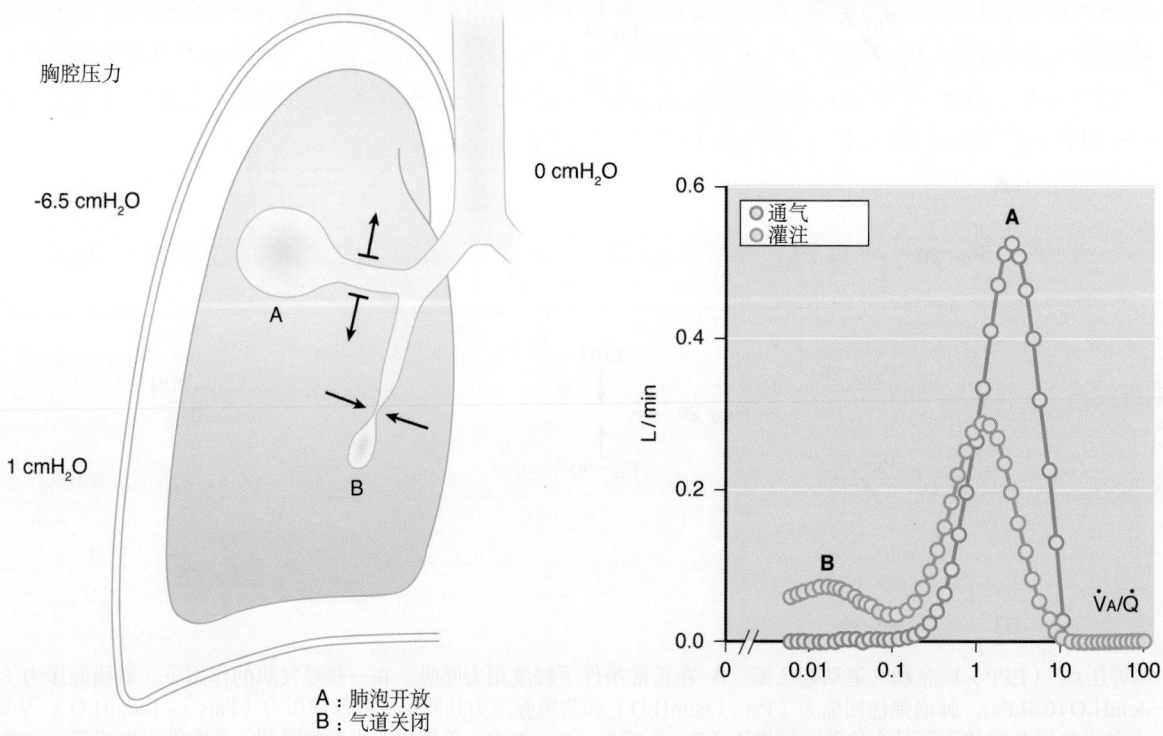

A：肺泡开放
B：气道关闭

图 19-7 左图是肺上部分（A）和下部分（B）局部肺泡和气道容积示意图。肺最顶端和最底端存在胸膜腔垂直压力梯度 $[-6.5-1 = -7.5(cmH_2O)]$。气道压（P_{AW}）为大气压，或者自始至终都为 $0cmH_2O$。因此，在肺的上部分 $P_{AW}>P_{PL}$，气道持续开放。相反，在肺较低部分 $P_{PL}>P_{AW}$，导致气道闭合，闭合气道远端肺泡内气体随后被吸收，这可能进一步加重气道闭合。右图是从大量惰性气体清除试验得到的通气/血流比值分布图，可以看到，肺上部组织的肺泡开放和通气对应于"正常"的通气和血流模式（A）。另外还有一系列血流大于通气的低 $\dot{V}_A/\dot{Q}$，（B），这与呼吸时气道间歇性关闭一致

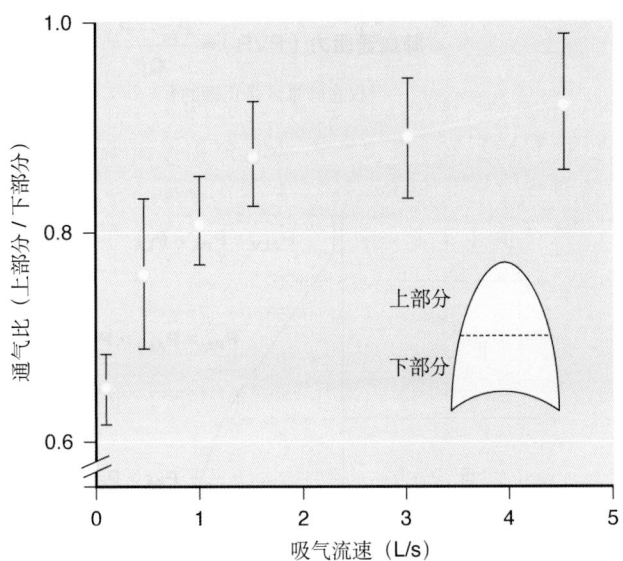

图 19-8　吸气流速改变时肺上部与肺下部组织的通气分布。低流速时大量的气流进入肺下部，但流速较高（例如在运动）时气体分布更加均匀，保证了在气体交换时能够更有效地利用全部肺泡毛细血管膜（假设肺血流分布相似）

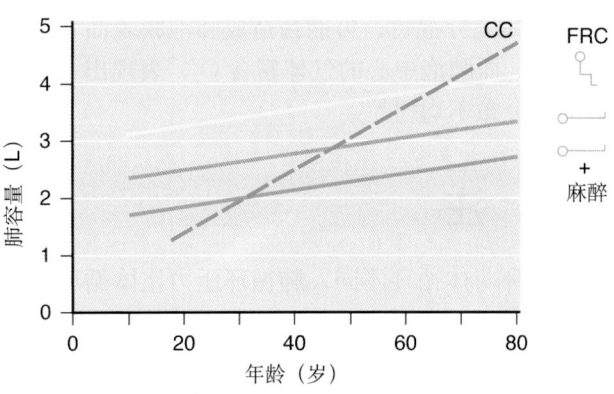

图 19-9　静息状态下的功能残气量（FRC）和闭合气量（CC）。FRC 随着年龄增长而增加（由于肺弹性组织减少），而仰卧位时，FRC 在此基础上减少（由于腹腔内容物导致的膈肌抬高），仰卧位麻醉时会进一步减少。CC 也随年龄增加而增加，而且急速增加，导致在直立位（大于 65 岁）和仰卧位（大于 45 岁）大于 FRC 时就发生气道闭合。CC 和 FRC 之间的关系解释了血液氧合作用会随着年龄的增长而下降

均匀，氧合作用更佳，现已经被试验证实[45-46]。

在低流量状态（如休息）时，气体分布主要受顺应性差异而非气道阻力差异的影响。因为在肺膨胀开始时，（已经充气的）肺尖部的顺应性略差，所以气体优先进入肺底部；相反，在高流量时，阻力（而非顺应性）是决定气体分布的关键因素。因为肺尖部扩张程度较大、阻力较小，所以增加气体流速使得通气在肺内上下分布相等，正如 ^{133}Xe 在人体肺内分布所示（图 19-8）[47-48]。这在运动和紧张时显得尤为重要，因为大量的肺泡毛细血管表面积将被利用。

气 道 闭 合

呼气使气道变得狭窄，深呼气时甚至导致气道闭合。呼气时小气道开始闭合所能继续呼出的气量称为闭合气量（CV），CV 和 RV 的总量称为闭合容量（CC，即气道发生闭合时肺的总容积）[49]。在呼气时发生气道闭合很正常，P_{PL} 升高会增加气道闭合，尤其用力呼气时。当 P_{PL} 超过 P_{AW} 时，气道（如果能塌陷）将会闭合，而且经常在肺底部最先开始，因为底部的 P_{PL} 最大（图 19-7）。

对麻醉医师而言，这一重要原理主要涉及三个方面：第一，气道闭合与年龄相关。年轻人呼气达到或者接近 RV 才会发生气道闭合，而年老者在呼气时较早发生气道闭合（即肺容量较高时）。因为随着年龄增加，P_{PL} 的平均值变得更加趋于"正数"（即大气压，

等于 P_{AW}）。到 65～70 岁时，达到甚至高于 FRC 时也会发生气道闭合[50]，导致在正常呼气时，肺下垂部分的肺组织也会发生气道闭合。这可能是氧合作用随着年龄增加而降低（见第 80 章）的最主要原因。第二，仰卧位时 FRC 比直立位时低，但是 CC 不变。因此 45 岁时，仰卧位时呼出正常的潮气量可达到闭合气量，导致气道闭合；但在 70 岁时，仰卧位就可能发生持续的气道闭合（图 19-9）。最后，COPD 患者气道闭合时的肺容积增加，而气道水肿和支气管张力增加时可能会加重这一现象[49]。

气 体 弥 散

在大气道和中等大小的气道中，气体呈成团流动（即对流），即在驱动压力梯度作用下，气体分子按照一定的平均速度整体流动。气流流经很多级别的细支气管，净阻力逐级减小。第 14 级支气管后，气道与肺泡合并，参与气体交换（呼吸性细支气管）。横截面积大量增加（气管 2.5 cm^2，23 级支气管 0.8 m^2，肺泡表面积 140 m^2）[51]，总阻力骤降。因为气体分子的总数是不变的，所以气流速度迅速下降，气体进入肺泡时流速极小（0.001mm/s），到达肺泡膜时为 0。气流进入肺泡的速度比 O_2 和 CO_2 扩散速度慢一些，因此，扩散（而不是对流）对末端气道和肺泡的气体运输是必要的。甚至屏气数秒后，在口腔仍能检测到 CO_2，这是快速扩散和心脏振动（即搅拌）共同作用的结果。

正常呼吸时正常肺的肺泡内气体能完全混合。但是如果肺泡扩张（如肺气肿），弥散的距离太远以至于

难以使气体充分混合，可能会造成肺泡膜表面气体层富含 CO_2，而肺泡中心的气体富含 O_2，表现出"微小的"通气分布不均匀[52]。

灌 注

肺循环与体循环不同，肺循环压力比体循环压力低 5～10 倍，且肺循环血管更短更宽。特别低的血管阻力有两方面的重要影响：第一，与全身毛细血管的稳定血流相比，肺毛细血管中的血流是波动性的[53]。第二，由于不受高的静水压力影响，毛细血管壁和肺泡壁可以足够薄，使气体最佳扩散（即交换）的同时又限制了血浆或者血液渗漏到肺泡中。但肺动脉（或者静脉）压突然增加会导致毛细血管断裂[54]，缓慢增加（持续数月甚至数年）则导致血管重构[55]，血管重构或许能预防肺水肿[56]（预防肺损伤[57]），但气体扩散可能受损。

肺血流分布

肺血流取决于驱动压力和血管阻力，在整个肺组织中，这些因素（和血流）是不均一的。传统的肺灌注观念强调重力因素的重要性[58]，但非重力因素也很重要。

肺血流分布：重力的影响

血液是有重量的，所以血压受重力影响。成年人的肺（从肺尖到肺底）约高 25cm，所以站立时，肺底部的静水压力比肺尖部高 25cmH_2O（即大约 18mmHg）。在心脏水平，平均肺动脉压约为 12mmHg，因此肺尖部的肺动脉压接近于 0。所以，肺尖部的血流就比较少（相比于肺底部）。正压通气时，肺尖部的肺泡压迫其周围的毛细血管，阻止任何局部血流。

在肺动脉压的重力性分布和肺泡膨胀影响的基础上，West 等[59]将肺组织分成Ⅰ～Ⅲ区（图 19-10）。肺泡灌注依赖肺动脉压（P_{PA}）、肺静脉压（P_{PV}）和肺泡压（P_{ALV}），肺组织的分区就是建立在这个原理基础上的。在肺尖部（Ⅰ区），关键问题是肺动脉压比肺泡压力低，因此没有血流。在机械通气时Ⅰ区这种情况就会出现，当 P_{PA} 降低时Ⅰ区无灌注的情况会进一步加重。当Ⅰ区无灌注时，无灌注的肺泡增加无效腔量（V_D）。肺尖下部的区域为Ⅱ区，P_{PV} 低于肺泡压，除了有血流时，此区域的静脉塌陷，就好像"血管瀑

$$肺血管阻力（PVR）=\frac{\bar{P}_{PA}-P_{LA}}{\dot{Q}_T}$$
（仅在肺Ⅲ区是正确的）

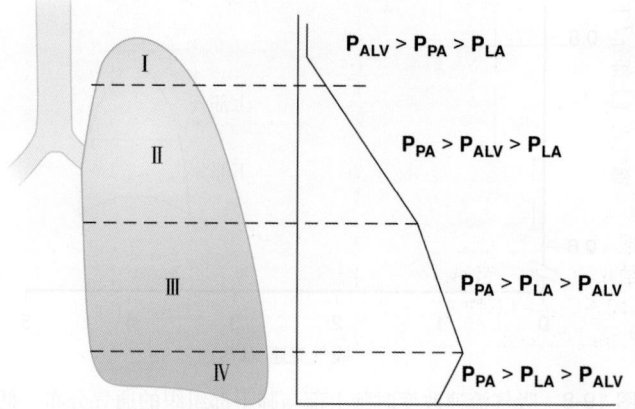

图 19-10　肺血流垂直分布图。Ⅰ、Ⅱ、Ⅲ、Ⅳ区的位置已标出。Ⅰ区只有通气没有灌注。Ⅱ区肺动脉压大于肺泡内压力，肺静脉压最小，驱动压等于 $P_{PA}-P_A$。Ⅲ区肺动脉和静脉压都超过了肺泡内压力，因此驱动压为 $P_{PA}-P_{LA}$。在肺基底部，肺血流下降，可能是因为肺间质压力升高，压迫肺泡外血管。P_A，肺泡压；P_{ALV}，肺泡内压力，P_{LA}，左心房压力，P_{PA}，肺动脉压；Q_T，心排血量

布"。尽管大多数时候 P_{ALV} 是大于 P_{PV} 的，但是当 P_{PA} 大于 P_{ALV} 时（间歇性，心脏收缩期）就会有灌注。此区域下方是Ⅲ区，这个区域有两个主要的不同：P_{PA} 和 P_{PV} 一直都大于 P_{ALV}。结果是在心脏收缩期和舒张期（吸气和呼气时）此区域都有灌注。重力因素作用的结果是随着向肺底部的移动，P_{PA} 和 P_{PV} 同等程度增加。因此，在Ⅲ区，重力因素通过单纯增加 P_{PA} 与 P_{PV} 的压力梯度是无法影响血流的。但接近肺底部的血液重量较大，有可能会使血管扩张，从而降低血管阻力，增加血流[58]。后来有试验证实，在肺底部，或者说是Ⅳ区，灌注也降低，可能是因为重力因素压缩肺底部的肺组织（血管也在其中），从而增加血管阻力[60]。

最后，通过志愿者试验，即通过改变喷气式飞机的飞行模式而增加或者消除重力影响[61]，进一步证实了重力因素的作用。在这些试验中，零重力能减低屏气时心脏搏动对 O_2 和 CO_2 的影响，表明零重力使灌注更加均匀。相反，最新的呼出气分析试验（和平号空间站上）证实，在微重力时，肺灌注的不均匀性降低，但并未消失，提示重力促使血流分布不均匀，但又不能完全解释这个问题[62]。尽管关于重力的确切影响仍有争议，但是与直立位相比，仰卧位时重力影响较小。

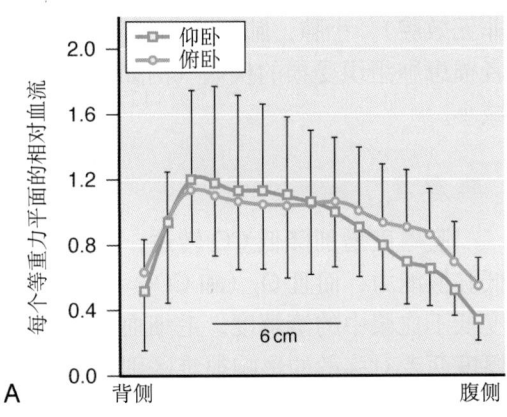 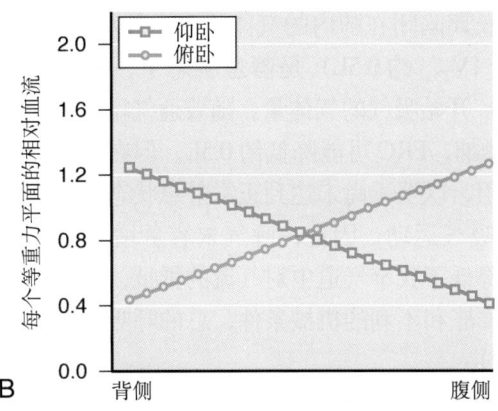

图 19-11 仰卧位或俯卧位时的（腹部和背部）血流分布图。不管体位如何，从腹部到背部血流分布相似，说明血流分布是由解剖结构决定的，而不是由重力因素决定的。俯卧位（或是仰卧位）时血流分布的变化（即非重力性的不均匀）远大于俯卧位与仰卧位（即重力性的不均匀）之间血流分布的差异 *(From Glenny RW et al: Gravity is a minor determinant of pulmonary blood flow distribution, J Appl Physiol 71:620-629, 1991.)*

肺血流分布：非重力因素

一些重要的试验重新考虑了重力的影响。在同一重力平面上，每单位肺组织里，肺尖部的血流量比肺底部少[63]。而且，微球分析方法证实，在相同重力平面上肺血流量存在显著差异，无论患者处于俯卧位或仰卧位，肺的高度只能解释肺血流分布的10%[64]。而且，水平方向的不均匀性要比垂直方向的不均匀性明显（图 19-11）[65]。其他试验表明，中央区域（与外周相比）的肺组织灌注更占优势[66]，呼气末气道正压（PEEP）可逆转这种分布[67]。尽管放射状的血管长度较长可以解释这种中心 - 周围差异，但也有专家认为这种因素并不显著[64]。最后，有报道认为肺不同区域中局部血管阻力不同[68]。

血流的不均匀分布可能比重力的影响更重要[69]。灌注不均匀模式意味着在任何给定的区域内，相邻组织之间都可能存在血流的"空间相关性"（相似性）。

尽管测定肺灌注的方法是复杂的，观点也很多[71-72]，但综合数据表明，重力以外的其他因素造成了灌注分布的不均匀性。

低氧性肺血管收缩

低氧性肺血管收缩（hypoxic pulmonary vasoconstriction，HPV）是使血流从低氧的肺区域向氧合更好区域转移的一种代偿机制[73]。无论是通气不足还是吸入气体 PO_2 低导致的肺泡氧分压（PAO_2）降低，都是HPV的最大刺激因素，在越小的肺区域表现越明显。含氧量较低的混合静脉血的刺激作用要弱一些[74-75]。但对于人类而言，传统的挥发性麻醉药比静脉麻醉药抑制HPV的作用强，新的挥发性麻醉药（包括七氟烷[76]和地氟烷[77]）对HPV的抑制作用则很小。在静脉麻醉时，一侧肺使用 FiO_2 为 1.0 的气体，对侧肺则使用低氧的混合气体（FiO_2 为 0.12 到 0.05），低氧侧肺的灌注量降低至心排血量的30%[78]。持续HPV导致血管重构，形成肺动脉高压。高海拔地区的居民[79]或者有慢性缺氧性肺疾病的患者可发展成肺动脉高压。

肺功能的临床评估

肺活量测定——肺总量及其组成

最大吸气后肺内的气体量即为肺总量（TLC，通常为 6 ~ 8L）。COPD时可因为肺泡过度膨胀，或者是因为肺泡壁破裂、弹性组织丧失（如肺气肿）导致TLC增大（图 19-4）[80]。在极端的病情下，TLC可增加至 10 ~ 12L。限制性肺疾病时，TLC降低（反映了肺纤维化的程度），甚至低至 3 ~ 4L（图 19-4）[80]。

最大呼气后，肺内仍有部分气体，即 RV（约2L）。因为在肺泡塌陷前末梢气道（< 2mm）已经闭合，使一部分气体陷闭并防止肺泡进一步排空，所以大多数情况下没有肺泡塌陷[81]。而且，这也限制了胸壁、胸腔和膈肌被进一步压缩。预防肺组织塌陷的重要性前文已有阐述（图 19-6）。

吸气后呼出的最大气体量为肺活量（VC，4 ~ 6L），其为 TLV 和 RV 的差值。在限制性和阻塞性肺疾病时，VC 均降低。在限制性肺疾病时，VC 下降反映了肺容量的减少，例如肺纤维化的压缩（萎缩）造成的肺容量减少。在阻塞性肺疾病时，无论是通过损害（和降低）VC，还是通过增加（成比例地降低幅度）FVC，长期陷闭在肺内的气体使 RV 增大[80]。

潮气量（V_T，约 0.5L）是静息状态下，从呼气末（FRC，2.0L）开始吸气的气体量。随着通气增加（如运动时），V_T 增加，FRC 可能降低约 0.5L。但在气道梗阻时，呼气受阻，以至于尚未达到正常静息状态的肺容量时就开始了吸气运动，因此，呼气末容量增加[80]，这种气体陷闭降低了狭窄气道中对气流的抵抗，但是由于肺组织过度膨胀和不利的机械条件，总的呼吸做功增加（见第 103 章）。

随着年龄增加，肺弹性组织减少，FRC 增加，与向外的胸壁力量对抗的肺弹性回缩力降低，肺容量增加（见第 80 章）。COPD 时，慢性气体陷闭、弹性组织显著减少，FRC 随着年龄发展的速度可能加快[19]。肺纤维化疾病时 FRC 下降[80]，有时降至 1.5L（图 19-4）。肺切除时 FRC 也降低，但是剩余的肺组织会扩张，填充部分空间，称为代偿性肺气肿（见第 66 章）。

弥散量（DL_{CO}）——肺泡 - 毛细血管膜间弥散

弥散量测定融合了很多呼吸生理学的重要现象。此处将对试验方法和影响其解读的因素进行阐述。在肺内，O_2 和 CO_2 是被动弥散的：O_2 从肺泡气体进入血浆和红细胞，在此处与血红蛋白结合；CO_2 则相反，从血浆进入肺泡。在一定时间内，通过肺泡毛细血管膜弥散的气体总量即为弥散量，可以用下面的公式表示：

$$弥散量 = \frac{(SA \times \Delta P \times Sol)}{h \times \sqrt{MW}}$$

其中 SA 表示暴露于气体的肺泡膜表面积，ΔP 表示吸入气体和血液之间的分压梯度，Sol 表示气体在细胞膜的溶解度，h 表示膜的厚度，MW 表示气体分子量。

弥散量（有时叫弥散系数）的评估中用 CO 作为检验气体。在最大呼气后，以低浓度（0.3%）吸入，达到 TLC，使低浓度的 CO 尽可能地充满肺内。屏住呼吸，然后深呼气至 RV。呼出气体和吸入气体中 CO 数量上的差值被灌注的血液（即 Hb）所摄取，或是保留在肺内（RV）。若 CO 与不可溶气体（如 He）一起吸入，则后者可测量出来。

表面积

肺泡和毛细血管间能完成气体交换的面积即为表面积，因此，其假定了一个有通气和有灌注的肺（即

非无效腔）。小肺、肺纤维化（限制性）、肺切除后或者罹患肺组织受损的疾病（例如肺气肿）时，表面积减小。

膜厚度

膜厚度增加降低 CO 转运，因为弥散距离增加降低弥散能力，而且 O_2（和 CO_2）在纤维组织中的溶解度低于血浆中的溶解度。毛细血管中血液的容量和膜厚度两者对弥散的影响很难区别，但是因为 O_2 和 CO 互相竞争与血红蛋白的结合，因此，改变 FiO_2，然后测定 CO 的弥散量，就有可能区分开两者（见 Hughes 等的综述[82-83]）。

压力梯度

气相（肺泡）和液相（毛细血管）中 O_2 或者 CO_2 的分压差（ΔP）越大，弥散的速度越快。肺毛细血管中混合静脉血的 PO_2 为 40mmHg（5.3kPa），肺泡中 PO_2 约为 100mmHg（13.3kPa），所以，驱动压力（ΔP）是 60mmHg（8kPa）。

当血液流经毛细血管时，摄取 O_2，释放 CO_2。由于毛细血管中氧分压逐渐升高，氧气弥散速度缓慢下降，当肺泡 - 毛细血管壁两侧压力相等时，弥散速度降至 0。静息时，到达毛细血管长度的 25%～30% 时，经常出现压力平衡状态，在剩下的毛细血管中几乎无气体交换（图 19-12）。但在运动或者应激（即高心排血量）时，流经毛细血管的血流速度加快，达到平衡状态所需要的毛细血管距离延长。肺泡 - 毛细血管膜增厚也能延迟弥散平衡，如果增厚严重，则可阻碍弥散达到平衡状态，从而增加低氧血症的可能。如果混

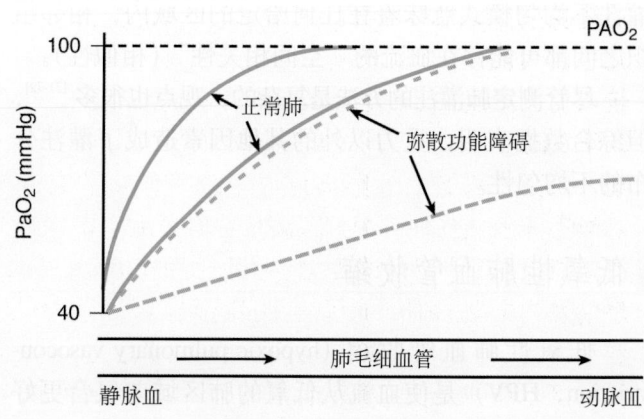

图 19-12 肺毛细血管血液氧合。在健康人，氧分压在肺泡和毛细血管血液中达到平衡的时间很快（只需要小于 30% 的肺毛细血管长度）；但在运动时，血流速度加快（即转运时间缩短），经过大部分毛细血管距离才能达到平衡，可以通过增粗和增加毛细血管抵消这种影响。如果弥散受损，达到平衡所需的距离就更长，在运动时到毛细血管末端仍不能达到平衡

合静脉血中 PO_2（$P_{mv}O_2$）低于正常，则驱动压增加，通过与肺泡内氧气获得平衡而得到部分补偿。驱动压力表示为：

$$\Delta P = (PaO_2 - P_{mv}O_2)\ mmHg$$

大部分溶解在血浆中的氧气都弥散到红细胞中，与血红蛋白相结合。1L 饱和度为 98% 的血液（Hb150g/L）（正常动脉血）携带 200ml 氧化血红蛋白。相比之下，溶解的氧气只有 3ml（$PaO_2$100mmHg）。血浆中与血红蛋白结合的氧气不会产生压力，这一点非常重要。在达到压力平衡前，这会允许更多的氧气通过肺泡细胞膜弥散。贫血（或之前接触 CO）降低弥散量，红细胞增多症增加弥散量。

分子量和溶解度

气体的弥散速度与其分子量（MW）的平方根成反比，分子越大，弥散越慢。O_2 是较轻的气体（MW32），CO_2 是稍重的气体（MW44）。但弥散也与其在组织中的溶解度成正比，CO_2 的溶解度几乎是 O_2 的 30 倍。总的结果是 CO_2 的弥散速度是 O_2 的 20 余倍[84]。所以，生活中肺部疾病不会影响到 CO_2 的弥散。

术中呼吸运动

麻醉期间的呼吸功能

无论患者是自主呼吸还是接受机械通气，麻醉都损害肺功能。大多数麻醉后的受试者都发生血液氧合功能受损[85]，所以额外补充 O_2（FiO_2 常为 0.3 ~ 0.5）几乎成了惯例。轻度低氧血症（SaO_2 为 85% ~ 90%）较常见，持续几秒钟甚至数分钟。有时很严重，大约 20% 的患者 SaO_2 低于 81% 的时间可长达 5min[86]。甚至，麻醉相关死亡索赔案件中，大于 50% 的案件与麻醉期间低氧血症有关[2]。离开手术室后，在麻醉恢复期能检测到肺功能的变化：小手术后有 1% ~ 2% 的患者发生典型的临床肺部并发症，而上腹部手术和胸科手术后[87]可高达 20%。麻醉造成的这些影响使得弄清围术期呼吸功能障碍的原因和临床治疗措施尤为重要。

该部分将描述麻醉和机械通气对肺功能的影响。这部分的叙述顺序与血液氧合和 CO_2 排出的事件次序相平行。因此，麻醉时最先观察到的现象可能是肌肉张力消失，接着是向内力量（即肺弹性组织）和向外力量（即呼吸肌）之间的平衡发生变化，导致 FRC 降低。这可同时伴随着肺弹性行为增强（顺应性下降），并且呼吸系统阻力增加。FRC 下降影响肺组织开放，导致肺不张（吸入高浓度氧气时肺不张加剧）和气道闭合，通气分布和通气血流比值改变，血液氧合作用和二氧化碳排出受阻。

麻醉期间的肺容量和呼吸力学

肺容量

从直立位变为仰卧位时，静息肺容量（即 FRC）减少接近 1L，麻醉诱导后 FRC 进一步降低约 0.5L[88]。FRC 大约由 3.5L 降至 2L，接近 RV。无论是控制呼吸还是自主呼吸[89-90]，无论是吸入麻醉还是静脉麻醉[91]，全麻导致 FRC 下降（接近 20%）。这是氧合作用下降的主要原因（后面讨论）。全麻期间肌肉松弛不会进一步降低 FRC。

FRC 降低的解剖学基础尚不明确。一项通过二维断层扫描对三个志愿者进行观察的具有重大意义的试验发现，麻醉和肌肉松弛诱发的膈肌向头侧移位与 FRC 降低有关[92]。最近用 CT 扫描进行的试验也证实，膈肌向头侧移位，同时胸部横截面积降低[91, 93]。但其他数据则表明膈肌几乎不造成影响，因为膈肌的前部可能向尾侧（不是头侧）移位[94]。简单的 CT 检查证实，除非有严重的阻塞性肺疾病，否则膈肌均向头侧移位。尽管关于 FRC 降低在解剖学方面仍有争议，但 FRC 降低的机制似乎与呼吸肌张力消失有关。内向作用力（肺回缩力）和外向作用力（胸壁回缩力、胸壁肌肉、膈肌）维持平衡，产生 FRC。例如，氯胺酮麻醉时保留肌张力，FRC 不降低[91]。因为患者常常是仰卧位，所以 FRC 已经降低，年龄大的患者更是如此（图 19-9）。如图所示，假设体重不变，则 FRC 随着年龄增加而降低。

呼吸系统顺应性和阻力

在麻醉期间，呼吸系统（包括肺和胸廓）的静态顺应性平均水平由 95ml/cmH₂O 降至 60ml/cmH₂O[95]。大部分研究表明，与清醒时相比，麻醉期间肺顺应性降低，大量试验的综合数据也证实，麻醉与静态顺应性平均值下降有关，从接近 190ml/cmH₂O 降至约 150ml/cmH₂O[95]。呼吸阻力变化的数据仍不清楚。尽管大部分研究表明麻醉增加呼吸阻力，尤其是机械通气时[95]，但仍没有研究对肺容量和气流速度（都明显影响阻力）进行校正，可能阻力改变仅仅是因为容量（即 FRC）减少（图 19-13）。

清醒

麻醉

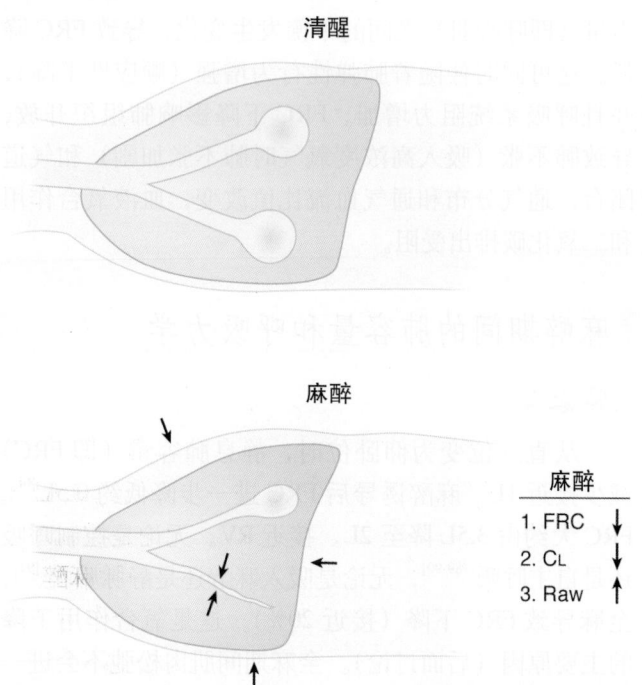

麻醉
1. FRC ↓
2. CL ↓
3. Raw ↑

图 19-13　麻醉导致膈肌向头侧移位及胸廓横截面减小。这种影响造成 FRC 降低。通气量下降（肺不张和气道闭合）引起顺应性（CL）下降。FRC 降低导致的气道直径减小可能会升高气道阻力（Raw）

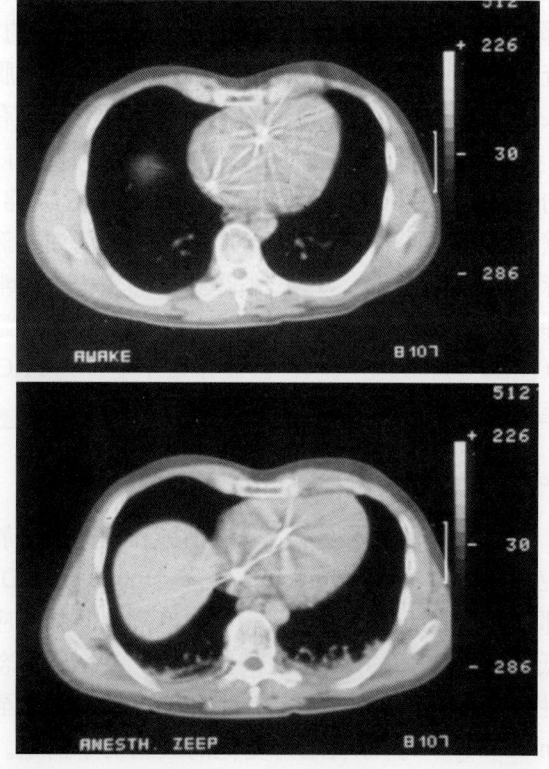

图 19-14　受试者在清醒（上图）和麻醉下（下图）胸廓横截面的 CT 影像。清醒状态时，肺充气良好（心脏内可见肺动脉导管影）。麻醉时，肺重力依赖区会发生肺不张（图中灰色 / 白色不规则区域所示）。右肺中间大面积的灰白区域是由肝及膈肌上移导致的

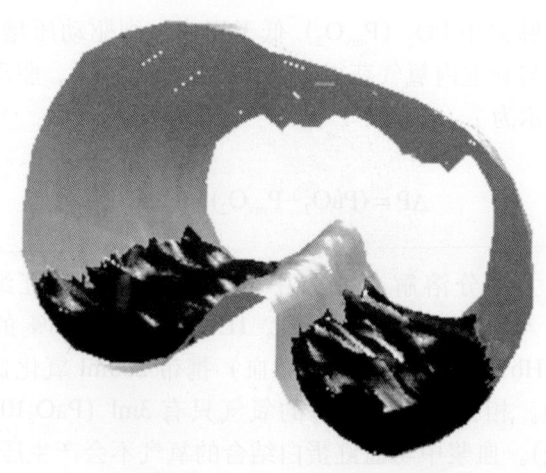

图 19-15　一位麻醉患者的胸腔三维重建图像。图像显示双肺底部肺组织发生肺不张。朝向肺尖方向（在此图的远端），肺不张的程度轻微下降 *(Data from Reber A, Nylund U, Hedenstierna G: Position and shape of the diaphragm: implications for atelectasis formation. Anaesthesia 53:1054-1061, 1998.)*

麻醉期间肺不张和气道闭合

　　Bendixen 等 [96] 在一篇经典文章中提出了"肺不张的概念"。肺不张是导致麻醉期间氧合作用受损和呼吸顺应性降低的原因 [96]。这个研究中描述，在麻醉患者和实验动物身上都观察到，肺顺应性逐渐降低，伴随着氧合逐渐降低，这被解释为渐进性的肺不张。但有其他研究发现在麻醉诱导时突然发生顺应性和 PaO2 突然下降，而常规胸部 X 线扫描无法显示肺不张。

　　从那以后，CT 扫描提高了我们对于麻醉导致的肺不张的本质的认识，这项技术还提示麻醉期间双肺底部密度迅速增加（数据截止到 1990 年，Moller 等的综述 [86, 97]）。对不同种类动物肺密度的形态学研究支持肺不张的诊断。图 19-14 是一例肺不张的 CT 影像。

　　约有 90% 的麻醉患者发生肺不张，而且与麻醉选择无关 [98]。无论是应用静脉麻醉还是吸入麻醉后，在自主呼吸和肌松状态都会发生肺不张 [91]。靠近膈肌的肺不张区域占全肺的 5% ~ 6%，并且很容易超过 20%。塌陷的肺组织总量更大，因为肺不张的区域主要由肺组织构成，而这部分肺组织有 20% ~ 40% 是由正常膨胀的肺泡构成（其余为气体）。因此在手术开始前，正常麻醉时有 15% ~ 20% 的肺膨胀不完全。从肺底到肺尖，肺不张逐渐减少，肺尖部常常保持膨胀状态（图 19-15）。胸科手术和心肺转流术后，肺不张的程度更加严重（超过肺容量的 50%），能持续数小时 [99]。腹部手术对肺不张几乎无影响，但腹部手术后肺不张会持续数天 [100]。

　　肺不张是低氧血症的一个重要原因。肺不张

同一肺段通气和灌注的 CT 扫描
和垂直分布

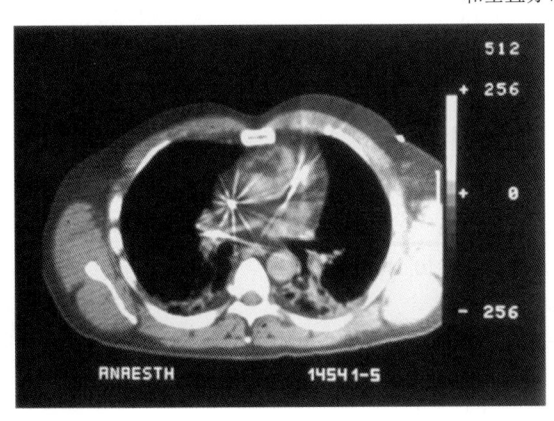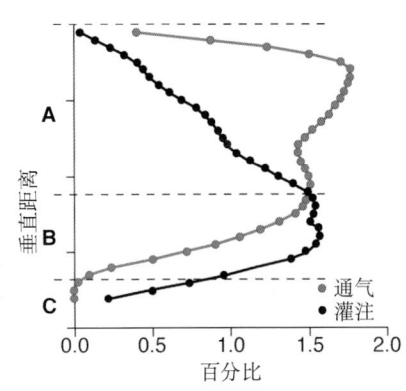

图 19-16　肺不张和通气血流分布。左图是一名麻醉患者的胸廓横截面的 CT 影像，显示肺基底部（背部）肺不张。右图显示了整个区域的通气和血流分布。大部分通气都在上方肺组织（A 区）（与没有肺不张的清醒患者完全相反），其通气远远超过了局部的灌注水平，导致上方肺组织通气浪费（即无效腔）。下部分肺（B 区）通气减少（可能是因为气道间断性闭合），局部灌注增加，导致此区域低 $\dot{V}_A/\dot{Q}$，引起低氧血症。在更低的区域（C 区），由于肺不张，完全没有通气，但仍有一些灌注，产生分流。距离肺顶端越远，灌注越好，但在最低的区域灌注下降（见正文）*(Data from Hedenstierna G: Alveolar collapse and closure of airways: regular effects of anaesthesia, Clin Physiol Funct Imaging 23:123-129, 2003.)*

的程度和肺内分流的大小具有显著而密切的相关性（$R=0.81$），肺不张以 CT 扫描中膈肌平面稍上的肺组织的百分比表示，分流以通过多种惰性气体清除技术（MIGET）测定的心排血量百分比表示[98]。结合 CT 扫描和单光子发射计算机断层成像（SPECT，图 19-16），分流增加的位置即为肺不张区域[101]。除分流外，肺不张可能是感染集中的区域，很容易发展成肺部并发症[102]。

除麻醉（和手术类型）外，很难预测肺不张的发展。尽管肥胖与重度肺不张有关，但是体重的大小 [或者体重指数（BMI）] 与肺不张程度的相关性较差[89,91]。另外，无论年龄[98]还是 COPD[103]都无法预测肺不张的程度和范围。COPD 时，气道闭合早于肺泡闭合（所以能预防肺泡闭合）。或者，与胸壁组织相比，肺组织（弹性回缩力）丢失较多，故有利于预防肺不张。

麻醉期间肺不张的预防

很多干预措施能帮助预防肺不张[97]，甚至复张塌陷的肺组织，如下所述。

呼气末正压（PEEP）

研究多次证实，应用 PEEP（10cmH$_2$O）能使肺不张区域部分复张（图 19-17）。仍有一些肺不张较顽固，可能需要更高的 PEEP 和吸入气体压力[91]。应用更高的 PEEP 会产生很复杂的影响。应用 PEEP 的大小与低氧血症改善程度之间并无成比例的相关性，在

很多时候存在一个临界值。另外，增加 PEEP 后 SaO$_2$ 可能下降，原因有两个：第一，PEEP 导致 P$_{PL}$ 增加，静脉回流减少，混合静脉血氧含量（C$_{\bar{v}}$O$_2$）降低，尤其是低血容量、心排血量和 DO$_2$ 降低时。存在肺内分流（如肺不张）时，混合静脉血直接汇入肺静脉血，造成动脉血低饱和度。第二，增加 PEEP 会导致肺血流从肺泡充气膨胀的区域（PEEP 使其膨胀）向肺不张（PEEP 未能使肺泡膨胀）区域重新分布（图 19-18）[104]。在这种情况下，与无 PEEP 相比，占全肺血流总量更大比例的血液分布在肺下垂部位持续肺不张的区域[59]。最终，停用 PEEP 后，麻醉导致的肺不张迅速再次出现[91]。因此，Hewlett 等[105]在 1974 年谨慎地反对"常规麻醉中滥用 PEEP"。

肺复张手法

逆转肺不张建议采用叹息呼吸或者大潮气量[10]。但肺不张的改善程度与潮气量的增加或者 P$_{AW}$ 高达 20cmH$_2$O 的叹息呼吸并不一致[106]。肺不张初步开放时要求 P$_{AW}$ 达 30cmH$_2$O，更完全的逆转则要求 P$_{AW}$ 达 40cmH$_2$O（图 19-19）。在正常肺，这样的膨胀相当于肺活量，因此被称为肺活量法（尽管通过正压 P$_{AW}$ 达到）。如果持续应用肺活量法，会造成明显的血流动力学影响。事实上，应用 40cmH$_2$O 的 P$_{AW}$ 膨胀肺泡，持续 7~8s，能成功复张绝大部分麻醉导致的肺不张[107]。

减少气体吸收

无论 PEEP 还是肺活量法都完全可能复张麻醉导致

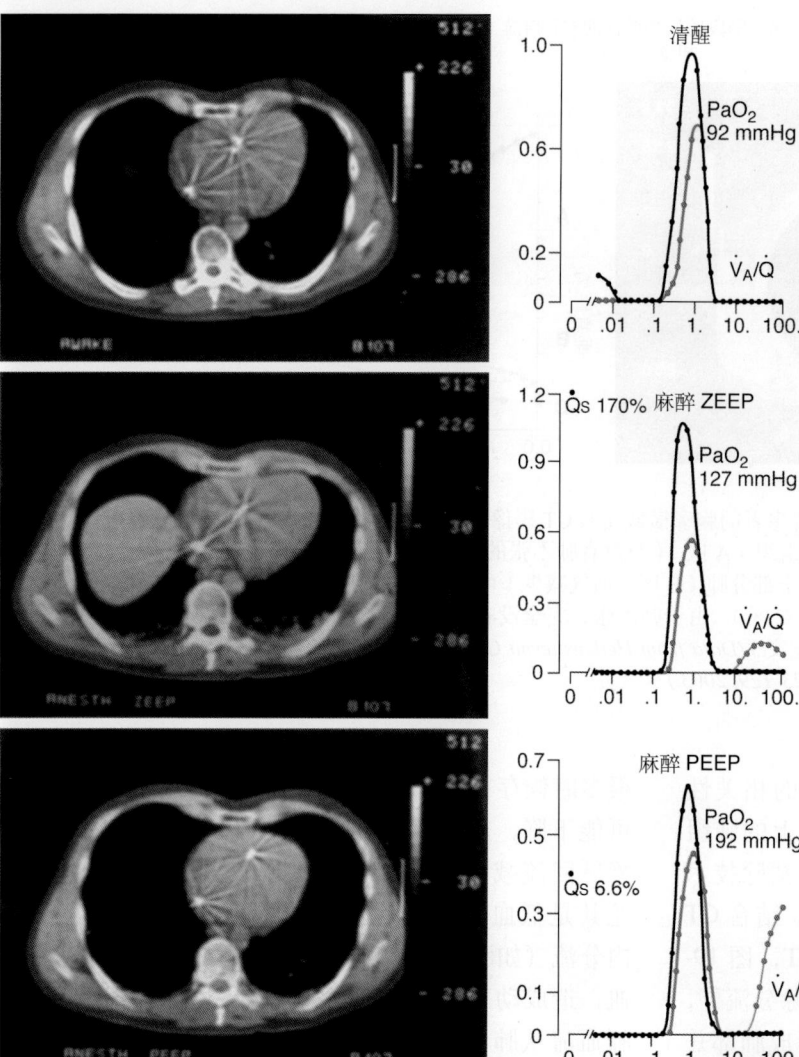

图 19-17　健康人在清醒状态、无 PEEP 的麻醉状态（ZEEP）、PEEP 为 10cmH$_2$O 时的麻醉状态（PEEP）下的 CT 影像和 $\dot{V}_A/\dot{Q}$ 再分布。清醒时无肺不张，$\dot{V}_A/\dot{Q}$ 比值较小，反映了间歇性的气道闭合。应用 ZEEP 的麻醉中，肺不张可以在肺底部见到（膈肌被推向头侧）。$\dot{V}_A/\dot{Q}$ 低被肺不张和大量分流代替，另外，轻度"增高"的 $\dot{V}_A/\dot{Q}$ 比值模式反映了肺上部无效腔。麻醉中应用 PEEP 时，塌陷的肺组织复张，分流减少。而且，高 $\dot{V}_A/\dot{Q}$ 比值模式显著增加，可能反映了在肺上部无灌注区肺泡的进一步膨胀

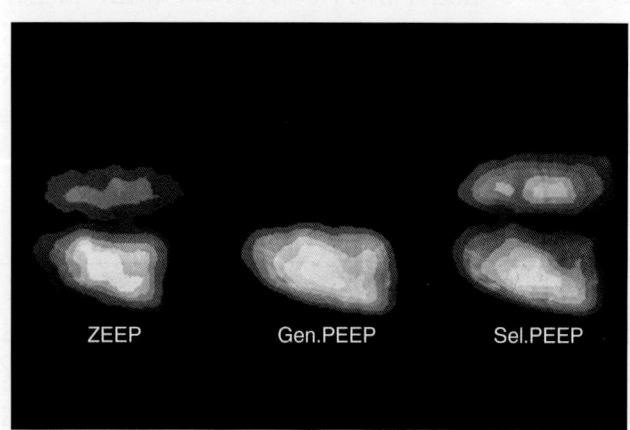

图 19-18　麻醉患者侧卧位时的肺血流分布 γ 摄像图。使用零呼气末正压（ZEEP）机械通气时，灌注（占心排血量的 60%～70%）主要分布在下侧肺组织。双肺都使用 PEEP（10cmH$_2$O）后，下侧肺的灌注更好，上侧肺几乎没有灌注（即无效腔显著增大）。相反，如果选择性地对下侧肺应用 PEEP，将使灌注向上侧肺再分布。当然，图像显示的是灌注的肺组织（不是全部的解剖学上的肺组织，右侧卧时上侧肺将会增大）*(From Hedenstierna G et al: Ventilation and perfusion of each lung during differential ventilation with selective PEEP, Anesthesiology 61:369-376, 1984.)*

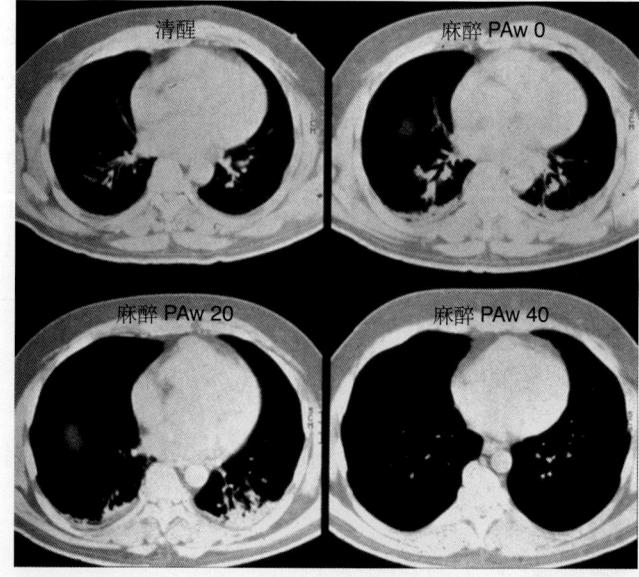

图 19-19　患者清醒时和不同气道压力麻醉时的 CT 影像。影像显示清醒患者脉管系统正常，没有肺不张（左上图）。麻醉时（P_{AW} = 0cmH$_2$O，右上图）可见双侧基底部肺不张，P_{AW} = 20cmH$_2$O 时，肺不张仍存在，P_{AW} = 40cmH$_2$O 时肺不张被逆转（右下图）。因此，复张肺时需要用肺活量法 *(From Rothen HU et al: Re-expansion of atelectasis during general anaesthesia: a computed tomography study, Br J Anaesth 71:788-795, 1993.)*

的肺不张，但为了预防肺不张快速再次发生，需要持续应用某个水平的 PEEP[108]。如果肺泡已经完全开放，N_2（一种不溶解的气体，不会被吸收入血）能"撑开"肺泡。麻醉后的患者接受肺活量法后用 60%N_2+40%O_2 的混合气体机械通气，再次肺不张的倾向降低，复张肺泡 40min 后，只有 20% 发生肺不张[108]。

相同的原理适用于麻醉诱导期预充氧过程。"预充氧"的目的是，通过麻醉医生较好地管理机械通气和氧合，在确保气道安全之前的诱导过程中预防氧饱和度下降（即达到一个 O_2 的安全界限）。习惯上，常常应用 FiO$_2$1.0，尽管应用此方法常能维持很好的 SaO$_2$，但肺不张也不可避免。临床研究证实，与诱导期应用 100% 的 O_2 相比，应用 30% 的 O_2 能避免肺不张的形成[109]。随后的研究比较了诱导期吸入 100%、80% 和 60% 的 O_2，证实吸入 100% O_2 时普遍存在肺不张，吸入 80% O_2 时减少，吸入 60% O_2 时更少（图 19-20）。但较少的肺不张换来的是氧饱和度下降的安全时限缩短[110]。

另外一种替代方法是持续气道正压（CPAP）。应用 10cmH$_2$O CPAP，吸入氧浓度达到 100% 时也不会发生明显的肺不张[111]。这可能是将氧饱和度降低和肺不张风险降到最小的一种完美方法，但并未经过重复验证。

维持肌张力

因为膈肌和胸壁失去肌张力增加了肺不张的风险，所以维持肌张力的方法可能具有一定益处。静注氯胺酮不影响肌张力，是唯一不引起肺不张的特殊麻醉药物。如果复合肌肉松弛剂，则和其他麻醉药一样引起肺不张[91]。氯胺酮在特殊情况下是非常有用的药

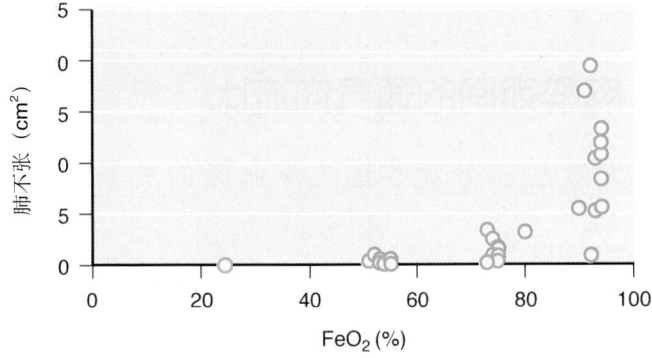

图 19-20 使用不同浓度氧气预充氧后患者肺不张的情况。尽管变异性很大，但在预充氧时增加 FiO$_2$ 会增加随后肺不张的可能性。图中 25% 呼出氧浓度（F$_e$O$_2$）附近的圆圈代表使用 30% O_2 进行麻醉诱导时所得的数据 *(From Rothen HU et al: Prevention of atelectasis during general anaesthesia, Lancet 345:1387-1391, 1995.)*

物，但是在日常工作中的使用具有很大的挑战性。

有一种试验方法通过膈肌起搏恢复呼吸肌张力。这种方法通过刺激膈神经实现，能轻度降低肺不张程度，但其方法复杂，效果有限[112]。

术后肺不张

麻醉和手术后低氧血症很常见。麻醉诱导前吸入氧气和气管导管拔出前吸引气道（负压）都会加重术后低氧血症。绷带固定以及疼痛导致的咳嗽受限都会引起手术后肺不张。已有一些方法用来尝试处理术后肺不张导致的低氧血症。吸入 100% 的 O_2 联合肺活量法并无效果，可能是因为虽然肺活量法使肺复张，肺泡却没有持续开放（事实上是不含有 N_2 的 O_2 促使了肺泡塌陷）[113]。但低浓度 O_2（40% O_2 与 N_2 混合气）联合肺活量法可保持肺泡持续开放，直到麻醉结束[107]。心肺转流术后，与吸入 100% O_2 相比，吸入含 50% O_2 的空气（即 N_2），机械通气后能维持更长时间的氧合[114]。最后，处理术后肺不张引起的低氧血症时，应用 CPAP 替代吸入 100% O_2 预后更好[115]。

气 道 闭 合

间断的气道闭合减少了受累肺泡的通气。如果灌注持续存在或者没有降低至与通气同一水平，这部分肺将会成为低通气血流比区域。随着年龄增长，气道闭合的倾向增加[49]（图 19-9），低通气血流比区域的灌注也增加[116]。麻醉降低 FRC 约 0.5L[88]，因此以潮气量通气时，气道闭合可增加[117-118]。事实上，因为气道闭合，未发生肺不张的区域通气减少（图 19-21），而且，这些区域通气比灌注少（即低通气血流比区域），使得麻醉期间氧合受损。综上，肺不张和气道闭合可以解释 75% 的氧合作用受损[89]。另外，（CV-ERV）反映了大于 FRC 时发生气道闭合的数量（ERV 表示补呼气量），这个值在麻醉诱导后增加，并且低通气血流比和气道闭合程度之间具有良好相关性[89]。总之，简单的肺三室模型（正常通气血流比区域、气道闭合区域和肺不张区域）即可很好地解释导致麻醉期间氧合作用受损的因素（图 19-21）。

麻醉期间通气和血流的分布

通气分布

应用同位素技术，通过对麻醉状态下仰卧位患者的观察，发现吸入气体可以从肺的底部向肺顶部再分布。应用放射性物质标记的气溶胶和 SPECT 技术，显示通

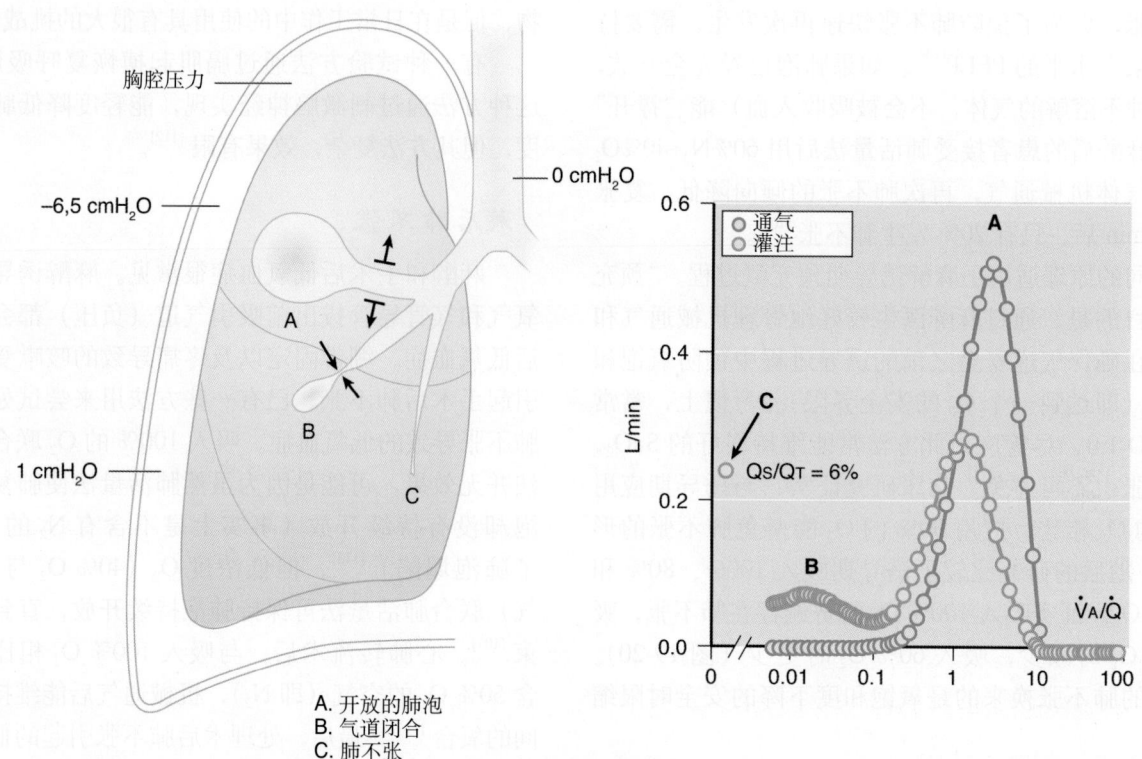

图 19-21　麻醉期间通气和灌注的三室模型。上部分肺的肺泡和气道都是开放的（A 区），中间部分肺的气道间断性关闭（B 区），最底部肺组织出现肺不张（C 区）。右图是相应的通气 - 灌注分布情况（多种惰性气体清除法），模式 A 反映通气和灌注较好，模式 B 反映间断性气道关闭。另外，肺不张区域存在肺内分流（模式 C）

气主要向肺的上部分形成再分布，同时肺下半部分的通气逐渐减少，在更低部分的肺组织则完全没有通气，这与 CT 所观察到肺不张相符合（图 19-16）[101]。

麻醉患者侧卧位 [119] 和仰卧位时 [120]，肺复张操作可增加下垂部分肺的通气，使通气分布恢复至清醒状态。因此，总 FRC 恢复至接近清醒水平，气体分布也恢复至接近清醒水平。原因是：肺不张区域的复张、闭合气道的再开放、已经膨胀的肺区域进一步膨胀降低了局部肺顺应性，减少了通气量。

肺血流的分布

通过注射同位素标记的大颗粒白蛋白和 SPECT 技术，人们研究了肺血流的分布 [101]。在麻醉期间，从较高处到较低处，肺灌注逐渐增加。在肺最低的位置，灌注轻微减少，通过同步 CT 观察发现这部分有肺不张（图 19-16）。PEEP 将阻碍静脉血回流至右心，降低心排血量。PEEP 也会影响肺血管阻力，尽管这对心排血量的影响很小。另外，PEEP 促使血流向肺下垂部位再分布 [59, 120]，减少肺上部的血流（增加无效腔）。下垂部分的血流增加可能会加重肺不张区域的分流 [104]。

低氧性肺血管收缩

在离体的肺组织上，一些吸入（而非静脉）麻醉药物能抑制 HPV[121]。由于多个参数同时变化，HPV 的人体研究很复杂。因此，HPV 对心排血量、心肌收缩力、血管收缩力、血容量分布、pH、PCO_2 和肺呼吸力学变化的反应就很容易被混淆。尽管如此，研究发现在心排血量无明显变化时，吸入 2MAC 的异氟烷和氟烷可抑制 50% 的 HPV 反应 [122]（图 19-22）。

麻醉期间的通气血流比

无效腔、分流和通气 - 血流的关系

CO_2 清除

麻醉损害 CO_2 清除和血液氧合能力。CO_2 清除降低是因为呼吸受到抑制，导致每分通气量（$\dot{V}_E$）降低，或者每分通气量不变但 V_D/V_T 增加。单肺灌洗记录已证实"解剖"无效腔无变化，经 MIGET 扫描确认增加的 V_D/V_T 是肺泡（图 19-23）[10]。这样的高 $\dot{V}_A/\dot{Q}$ 是肺上部分的肺泡间隔中的小血管低灌注造成的，在这部分肺组织中，肺泡压力超过肺血管压力（Ⅰ 区）[85]。这种

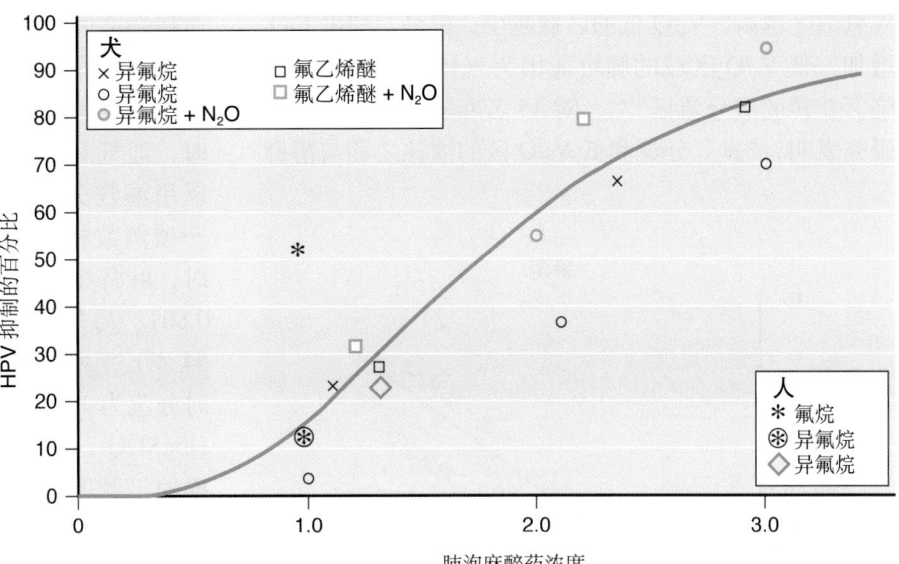

图 19-22　吸入麻醉药对低氧性肺血管收缩 (HPV) 的影响。吸入麻醉药为 1MAC 时，可抑制 20% ~ 30% 的 HPV；吸入更高浓度的麻醉药时，HPV 将急剧下降。其结果是在吸入麻醉期间，本应减少的分流（即无通气区域的灌注）却得不到减少 *(From Marshall BE: Hypoxic pulmonary vasoconstriction, Acta Anaesthesiol Scand Suppl 94:37-41, 1990.)*

CO_2 清除能力受损多数可通过增加通气量轻易纠正，在常规的机械通气的麻醉过程中，极少产生这种问题。

氧合作用

高龄、肥胖和吸烟的患者，麻醉期间动脉氧合能力受损更加严重（见第 80 章）[123-124]。按照标准的氧分流公式估算，静脉混合血量在麻醉期间也增加，大约达心排血量的 10%。但这只是认为低氧血症仅由分流引起时的一个平均值，事实上低氧血症的原因包括"真"分流（即无通气肺有灌注）、某些区域的通气差、某些区域通气但灌注多于通气（低通气血流比区域）。这些影响统称为静脉血掺杂。分流方程（框 19-2）假设所有流经肺的血流去向以下两者中的任意一个：其一（无分流部分），所有血液都氧合；另一个（分流部分），所有血液都分流。

分流方程式（或静脉血掺杂）可以表示为[125]：

$$\frac{\dot{Q}_S}{\dot{Q}_T} = \frac{(C_cO_2 - C_aO_2)}{(C_cO_2 - C_{\bar{v}}O_2)}$$

假设肺毛细血管末端血流氧饱和达到最大程度（因此，$S_cO_2 = 1$），此时溶解的氧气总量可以忽略，并且可以假设 C_vO_2 很小（$C_VO_2 = C_{\dot{v}}O_2$）：

$$\frac{\dot{Q}_S}{\dot{Q}_T} = \frac{(1 - S_aO_2)}{(1 - S_vO_2)}$$

因此，通过 S_aO_2 和 S_VO_2 的变化可以很容易计算出干预措施对分流的影响。

静脉血掺杂的程度依赖于吸入氧浓度（FiO_2）。吸

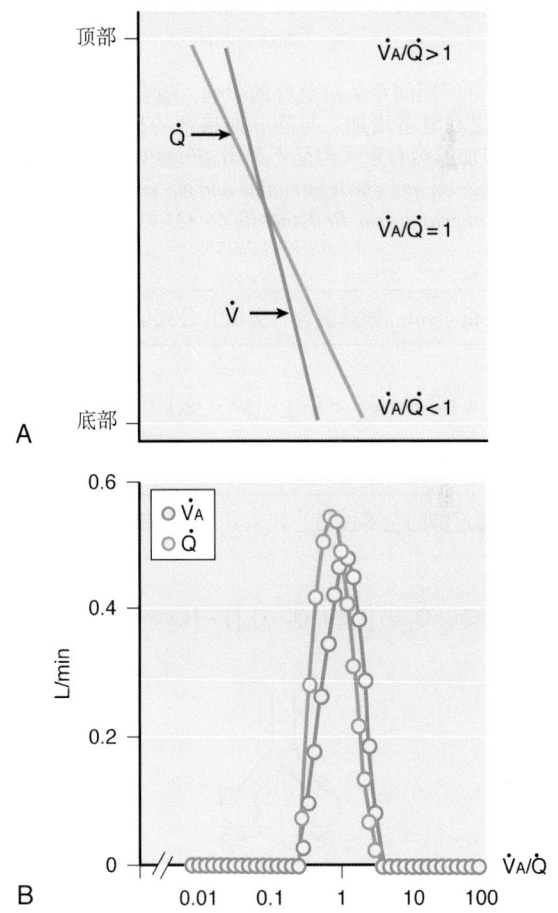

图 19-23　全肺的通气_A（$\dot{V}_A$）和血流（$\dot{Q}$）的垂直分布（A）及通气 - 血流（$\dot{V}_A/\dot{Q}$）分布（B）的示意图。$\dot{V}_A/\dot{Q}$ 分布以比值为 1 处为中心，它相当于通气和灌注曲线交叉的部位。在肺上部，通气比灌注稍大，导致 $\dot{V}_A/\dot{Q}$ 大于 1。相反，在肺下部，灌注比通气大，这就是 $\dot{V}_A/\dot{Q}$ 较低的原因（小于 1）。肺下部通气适度增加，而灌注的增加更大

入氧浓度越高，$\dot{V}_A/\dot{Q}$ 低的区域越少。但是，随着 FiO_2 增加，低 $\dot{V}_A/\dot{Q}$ 区域的肺可能因为气体吸收而发生塌陷，并转变成分流区[126]。对 45 名麻醉受试者的一项研究表明，"真"分流和低 $\dot{V}_A/\dot{Q}$ 区的灌注之和与静脉

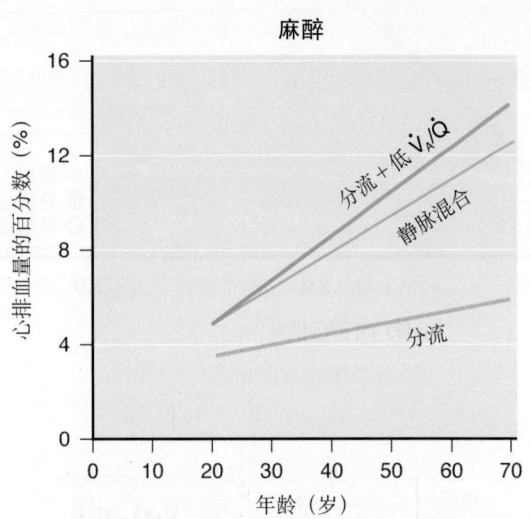

麻醉

图 19-24　麻醉期间年龄对氧合的影响。随着年龄增加，分流和低 $\dot{V}_A/\dot{Q}$ 之和显著增加（与静脉血掺杂的程度一致）。分流随年龄的增加虽然有意义但是不显著 *(From Gunnarsson L et al: Influence of age on atelectasis formation and gas exchange impairment during general anaesthesia, Br J Anaesth 66:423-432, 1991.)*

框 19-2　静脉混合（分流）公式的派生	
$Ca \times \dot{Q}_T = \left(Cc' \times \dot{Q}c\right) + \left(C\bar{v} \times \dot{Q}_S\right)$	(1)
$\dot{Q}_C = \dot{Q}_T - \dot{Q}_S$	(2)

将式 2（通过肺的全部血流）代入式 1（全肺的氧运输），得出：

$$Ca \times \dot{Q}_T = \left(Cc \times \left[\dot{Q}_T - \dot{Q}_S\right]\right) + \left(C\bar{v} \times \dot{Q}_S\right)$$

重新排布，即：

$$\frac{\dot{Q}_S}{\dot{Q}_T} = \frac{Cc' - Ca}{Cc' - C\bar{v}}$$

Cc、Ca 和 C$\bar{v}$ 分别是肺末端毛细血管、动脉血、混合静脉血的氧含量。$\dot{Q}_T$ 代表心排血量，$\dot{Q}_C$ 代表毛细血管血流，$\dot{Q}_S$ 代表分流。

血掺杂之间具有良好的相关性（图 19-24）[98]。"氧分流"或者静脉血掺杂的推导见框 19-2。

年轻健康志愿者应用硫喷妥钠和甲氧氟烷麻醉时，通气和血流的分布使 $\dot{V}_A/\dot{Q}$ 值范围增大，后者可以用灌注分布标准差的对数（logSD$\dot{Q}$）来表示。另一项例数相近的研究发现，使用氟烷和肌松药麻醉时，麻醉中 logSD$\dot{Q}$ 几乎翻倍（清醒时 0.43，麻醉时 0.80）。另外，真分流增加至平均 8%。对中年（37 ～ 64 岁）手术患者的一项研究得出相似的结果，即清醒时分流为 1%，而麻醉时平均为 9%，分布范围也增大（logSD$\dot{Q}$：清醒时 0.47，麻醉时 1.01）。肺功能严重受损的年老患者，无论是否应用氧化亚氮，应用氟烷和肌松药麻醉时，都将导致 $\dot{V}_A/\dot{Q}$ 显著增大（logSD$\dot{Q}$：清醒时 0.87，麻醉时 1.73）。另外，分流增加至平均 15%，且患者间的变异也很大（0 ～ 30%）。因此，麻醉中经常可以看到 $\dot{V}_A/\dot{Q}$ 失调加重（可以用 logSD$\dot{Q}$ 增加来表示）和分流增加。详见 Hedenstierna 的文章[85]。

麻醉期间自主通气常常减少，因此吸入性麻醉药[127]或者巴比妥类药物[128]能降低机体对 CO_2 的敏感性。这种反应呈剂量相关性，麻醉加深时通气进一步降低。麻醉同样降低对缺氧的反应，可能是颈动脉体化学感受器受影响所致[129]。

麻醉对呼吸肌功能的影响已得到更为深入的理解[130]。其影响并不一致。麻醉加深时胸廓运动减小[131]。对 CO_2 正常的通气反应由肋间肌完成[132-133]，但在氟烷麻醉时，CO_2 重复吸入未明显增加胸廓运动。因此，麻醉期间 CO_2 引起的通气反应降低主要归因于肋间肌的功能受到抑制。

影响麻醉期间呼吸功能的因素

自主呼吸

大多数关于肺功能的研究是在行麻醉和机械通气的患者或者动物身上完成的。关于自主呼吸的研究很少。无论是否应用肌松药物[90-91]，麻醉时 FRC 降低的程度都一样。保留自主呼吸的麻醉患者和应用肌松药的患者发生肺不张的程度几乎一样[134]。而且，正如 Froese 和 Bryan[92] 的文章中所报道的，无论是保留自主呼吸的全身麻醉状态还是应用肌松药，膈肌向头侧移位的程度相同，尽管膈肌与静息位的运动方式不同。自主呼吸时，膈肌底部运动幅度最大；而应用肌松药时，膈肌顶部运动幅度最大。

所有这些发现都提出了如下问题：自主呼吸和机械通气时，局部通气是否不同？机械通气是否导致灌注

良好的肺底部通气降低，从而恶化了该区域的 $\dot{V}_A/\dot{Q}$？但是，文献里没有太多证据支持肌松药会恶化气体交换。已经完成的少数几项关于 $\dot{V}_A/\dot{Q}$ 分布的研究也没有得到支持结果。Dueck 等[135] 发现，无论是自主呼吸还是机械通气，麻醉过程中绵羊的 $\dot{V}_A/\dot{Q}$ 失调均恶化。表示 $\dot{V}_A/\dot{Q}$ 失调程度的 logSD$\dot{Q}$（清醒时为 0.83，吸入麻醉但有自主呼吸时 0.83，机械通气时 0.89）增加。麻醉期间分流从 1%（清醒时）增加至 11%（麻醉时，保留自主呼吸）或者 14%（麻醉时，机械通气）。通过对麻醉患者的研究发现，分流和 logSD$\dot{Q}$ 从清醒时的 1% 和 0.47 增加至麻醉状态保留自主呼吸时的 6% 和 1.03，以及机械通气时的 8% 和 1.01[85]。因此，麻醉对气体交换的影响绝大部分发生在自主呼吸时，肌松药和机械通气很少或者不会进一步加重对气体交换的影响。

氧浓度的增加

迄今为止的研究所用吸入氧浓度（FiO_2）大约为 0.4。Anjou-Lindskog 等[136] 对静脉麻醉下行择期肺手术的中年至老年患者从术前至麻醉诱导期行吸入空气（FiO_2，0.21），尽管 logSD$\dot{Q}$ 从 0.77 增加至 1.13，但分流增加很少（1% 增加到 2%）。当 FiO_2 增加至 0.5 时，分流增加（3% ~ 4%）。另一项关于老年人氟烷麻醉的研究中[85]，FiO_2 从 0.53 增加至 0.85，导致分流量增加，从心排血量的 7% 增加至 10%。因此，FiO_2 增加可引起分流增加，可能是因为 FiO_2 增加会减弱 HPV，或者低 $\dot{V}_A/\dot{Q}$ 区的肺组织进一步发展成肺不张和分流[126]。

体　位

仰卧位和麻醉的共同作用会导致功能残气量显著降低（见第 41 章）。Anjou-Lindskog 等测试了直立位时麻醉诱导对 FRC 的影响[136]，发现半卧位和仰卧位相比，氧合没有差异。降低心排血量和增强血流灌注分布的不均匀可超过任何体位的影响。半卧位时，肺底部灌注和通气较差，导致无通气区域增加。侧卧位时，肺底部和肺尖部之间的呼吸力学、静息肺容量和肺不张的差异都已被证实[138]，这种差异可导致通气/血流比更加紊乱，氧合严重受损。个体间还存在极大的不可预测的差异[139]。人们采用同位素技术，证实麻醉时应用肌松药的患者侧卧位时 $\dot{V}_A/\dot{Q}$ 失调增加[140]，在俯卧位时得到改善[141]。另外，俯卧位时，灌注在垂直方向的分布差异也变得不明显[69]，这可能反映出

了血管结构的局部差异，这种差异促进背部肺组织灌注良好，无论其是否处于低垂部位。最后，俯卧位时麻醉患者的通气分布可能更加均匀[142]。

年　龄

老年患者的氧合作用降低（见第 80 章）[10]。但成人肺不张的形成并不随年龄增加而加重，少数几项针对麻醉期间婴儿的 CT 研究显示，肺不张的程度非常严重[98]。另外，在 23 ~ 69 岁之间，分流不随年龄增加而增加。但是，$\dot{V}_A/\dot{Q}$ 失调随年龄增加而加重，因为在清醒和麻醉时，低 $\dot{V}_A/\dot{Q}$ 区域的灌注增加。麻醉时气体交换受损的最主要原因在 50 岁以下时是分流，大于 50 岁时，$\dot{V}_A/\dot{Q}$ 失调（即 logSD$\dot{Q}$ 增加）则变得越来越重要（图 19-24）。因为 logSD$\dot{Q}$ 和年龄的相关性在麻醉时和清醒状态下是平行的。故可以说，麻醉使 $\dot{V}_A/\dot{Q}$ 失调，相当于患者衰老了 20 岁。

肥　胖

肥胖损害氧合作用（见第 71 章）的主要原因是降低 FRC[143-144]，其导致气道闭合的倾向大大增加[145]。另外，吸入高浓度氧时，闭合气道远端的肺泡将会快速发生肺不张[89, 110]，BMI 和肺不张之间存在良好的相关性（在麻醉过程中和麻醉之后都如此）[101, 146]，BMI 和肺分流也同样存在良好的相关性（图 19-25）[145]。

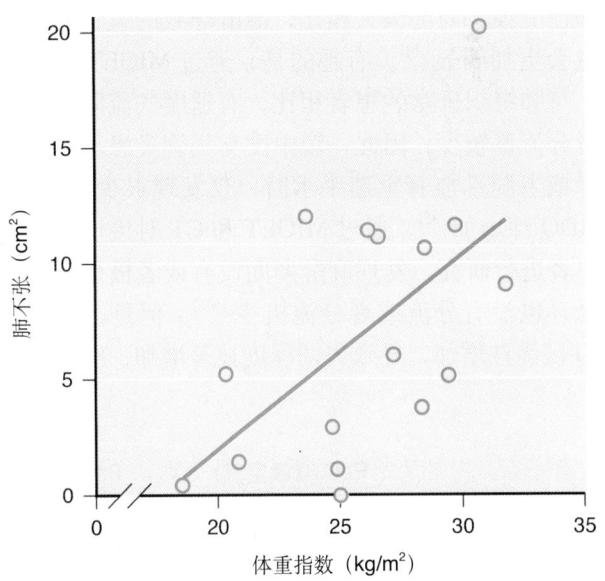

图 19-25　全麻期间体重指数（BMI）与肺不张程度之间的关系。随着 BMI 增加，肺不张程度增加（尽管变异率很大）*(From Rothen HU et al: Re-expansion of atelectasis during general anaesthesia: a computed tomography study, Br J Anaesth 71:788-795, 1993.)*

麻醉诱导时应用 CPAP 能预防 FRC 减低，减少肺不张形成，维持氧合作用[124, 147-148]。事实上，肥胖患者"安全窗口期"（麻醉诱导前吸入氧气后，氧饱和度下降的起始时间）明显降低，PEEP 和 CPAP 通过增加肺容量以及可向毛细血管弥散的 O_2 储备，可能会延长"安全窗口期"。

应用高浓度氧气（几乎为 100%）以在麻醉和手术时维持氧饱和度在一个可接受的水平可能是最简单的方法，但并不一定最好。这可能会进一步促使肺不张形成[109]，如果分流大于 30%（在这样的患者中就会出现这种情况），增加氧气时动脉氧合增加并不明显[150]。曾有人提倡应用 PEEP，因为 PEEP 能减少肺不张[123, 145, 147]。但其也会产生不良反应，例如降低心排血量和使血流向剩余的萎陷肺组织形成再分布。以接近肺活量的通气量行机械通气，使塌陷的肺组织复张，随后机械通气时增加 PEEP 可作为另一个选择。患者 BMI 为 40kg/m² 或者更高时，膨胀肺到 55cmH₂O 就能复张所有原本塌陷的肺组织[151]。但是，若仅凭单纯的复张方法，肺开放仅仅能维持几分钟。若想维持肺开放，需要在复张后添加 10cmH₂O 的 PEEP。单独的 10cmH₂O 的 PEEP 也不足以使肺开放[151]。体位对肺容积有明显的影响，在手术允许的情况下，应给予一定程度的考虑[152]。

并存肺疾病

吸烟和原有肺疾病的患者在清醒状态时气体交换即已受损，与健康人相比，麻醉导致的氧合功能降低也会更加明显[10]。有趣的是，通过 MIGET 计算发现，与肺组织正常的患者相比，有适度气流限制的吸烟者分流量较少。因此，轻中度支气管炎患者在行肺手术或者腿部血管重建手术时，仅发现很少的分流，logSD$\dot{Q}$ 却增加[85]。通过 MIGET 和 CT 对慢性支气管炎患者进行研究，发现麻醉期间没有或者极少发生肺不张，也没有分流或者分流极少[103]；但是，其在低 $\dot{V}_A/\dot{Q}$ 区灌注增加，导致失调程度显著增加。因此，与肺健康患者相比，其动脉氧合功能明显受损，但原因与健康患者不同。这些患者没有发生肺不张和分流可能是由于肺慢性过度充气，后者改变了肺的力学特征，也改变了肺和胸廓之间的相互作用，降低了肺泡塌陷的趋势。但应该牢记，阻塞性肺疾病患者的低 $\dot{V}_A/\dot{Q}$ 区域可能很大，后者可能随着时间转变成吸收性肺不张。因此，麻醉期间阻塞性肺疾病对阻止肺不张形成的保护作用可能并不能维持很长时间。术中或术后，继发于气道阻塞的气体吸收可让许多低 $\dot{V}_A/\dot{Q}$ 区会最终发展为肺不张。

区 域 麻 醉

区域麻醉对通气的影响取决于区域麻醉的类型和运动阻滞的范围（见第 56 章和第 57 章）。在进行包括所有胸段和腰段的广泛阻滞时，吸气容积将降低 20%，补呼气量接近 0[153-154]。但是，即使在蛛网膜下腔或者硬膜外腔阻滞意外扩散到颈段时，膈肌功能常仍可保留[153]。熟练局部麻醉对肺部气体交换的影响很小。在蛛网膜下腔和硬膜外腔麻醉时，动脉氧合及二氧化碳清除都能很好地维持。一致的研究结果还有，在硬膜外麻醉时，闭合容积和功能残气量的关系不变[155]，由 MIGET 评估的通气 - 血流比值也不变[85]。

低氧血症和高碳酸血症的原因

在前面我们讨论了通气、气体分布和支配气体分布、弥散和肺灌注的呼吸力学。所有肺功能的组成部分都会影响血液氧合作用，除弥散外的其他肺功能还会明显影响 CO_2 清除。关于低氧血症和 CO_2 潴留（或称高碳酸血症）的不同机制在前文都有所涉及，在这里将进一步详细讨论。

低氧血症的原因包括通气不足、$\dot{V}_A/\dot{Q}$ 失调、弥散障碍和右向左分流（表 19-1）。尽管 $\dot{V}_A/\dot{Q}$ 失调和分流会导致高碳酸血症，但常见的原因仍是通气不足（表 19-2）。高代谢状态（例如发热、恶性高热、甲状腺危

表 19-1 低氧血症的原因

干扰	PaO₂（吸空气）静息时	PaO₂（吸氧气）静息时	PaO₂（吸空气）运动时（相对于静息时）	PaCO₂
通气不足	降低	正常	无变化或进一步降低	升高
通气 / 血流失调	降低	正常	无变化或轻度升高或降低	正常
分流	降低	降低	无变化或进一步降低	正常
弥散障碍	降低	正常	轻度降低到明显降低	正常

象）或者应用能生成 CO_2 的药物（例如使用 $NaHCO_3$）时，$\dot{V}CO_2$ 增加。

通 气 不 足

如果与代谢需求相比通气比例不足，CO_2 清除就会不彻底，肺泡、血液和组织内的 CO_2 就会蓄积。通气不足常被定义为通气导致 $PaCO_2$ 大于 45mmHg(6kPa)。因此，假如代谢需求或者无效腔通气大幅度增加时，即使每分通气量已经很高，仍会发生通气不足。

肺泡 PCO_2 升高减小了肺泡内氧气的空间。肺泡 PO_2（PAO_2）可以通过肺泡气体方程式计算（框 19-1）。简化的方程式可以表示为：

$$PaO_2 = P_iO_2 - \left(PaCO_2/R\right)$$

假设呼吸交换率（R）是 0.8（静息时基本合理），PAO_2 则可估算。在理想的肺中，PaO_2 和 PAO_2 相等。例如，如果 PiO_2 为 149mmHg(19.9kPa)，$PaCO_2$ 为 40mmHg(5.3kPa)，则 PaO_2 为 99mmHg(13.2kPa)。如果发生通气不足，$PaCO_2$ 增加至 60mmHg(8kPa)，且

无气体交换障碍，则 PaO_2 将降至 74mmHg(9.9kPa)。很明显，通过增加 PiO_2（例如增加 FiO_2）可以很容易克服通气不足导致的 PaO_2 下降。如果 PAO_2（用方程式估计的值）和测得（真实）的 PaO_2 存在差异，说明除了通气不足还有其他导致低氧血症的原因存在。这些原因将在后面讨论。

通气血流失调

在理想的气体交换中，通气和血流应在肺的所有区域相匹配。静息时，从肺尖至肺底，通气和血流都逐渐增加。但血流增加幅度大于通气增加幅度，在肺最顶端和最低端 5cm 范围内，通气增加了 3 倍，血流增加了 10 倍。结果是在肺中部通气血流比值为 1，在肺基底部为 0.5，在肺顶端为 5（图 19-23 上图，血流分布简图见图 19-11）。

另一种表现通气和血流匹配关系的方法是建立与 $\dot{V}_A/\dot{Q}$ 比值对应的通气血流分布多室分析。其可以通过 MIGET 实现[156]。简单来说，MIGET 是基于恒量吸入一定种类（常为 6 类）的惰性气体，这些气体在血中的溶解度不同。当血液通过肺毛细血管时，不同的气体通过肺泡排出，呼出气与它们在血液中的溶解度成比例。溶解度低的气体会快速离开循环血流，差不多被完全清除和呼出（例如硫六氟化物）；溶解度高的气体几乎全部留在血液中，不会被呼出（例如丙酮）；中等溶解度的气体将会中等程度地留在血液内（例如氟烷）。

因此，动脉血中不同气体的浓度也会不同。溶解度越高，气体浓度越高。溶解量可以通过动脉血和混合静脉血中气体浓度的比值计算。同样，浓度的比值（即呼出气：混合静脉血）也能计算，并可测定每种气体的排出量。知道了每种气体的溶解量、排出量和溶解度，就可以绘制通气血流比对应的血流连续分布图。图 19-23 中的下图即为健康人的例子，其通气和血流非常匹配，$\dot{V}_A/\dot{Q}$ 局限在 1 周围。MIGET 对于检测不同的 $\dot{V}_A/\dot{Q}$ 失调具有较高的分辨能力，但不能确定具体分布位置。一些反映失调程度的变量是可以计算的，在表 19-3 中已经给出。下文将讨论 $\dot{V}_A/\dot{Q}$ 失调的一些例子。

表 19-2　不同肺疾病导致低氧血症的机制

疾病	通气不足	弥散障碍	通气 / 血流 失调	分流
慢性支气管炎	(+)	−	++	−
肺气肿	+	++	+++	−
哮喘	−	−	++	−
纤维化	−	++	++	+
肺炎	−	−	+	++
肺不张	−	−	−	++
肺水肿	−	+	+	++
肺栓塞	−	−	++	+
急性呼吸窘迫综合征	−	−	+	+++

表 19-3　在没有心肺疾病、清醒或在全麻肌肉松弛的情况下通气 - 血流关系的平均值

	$\dot{Q}$ mean	log SD $\dot{Q}$	$\dot{V}$ mean	logSD$\dot{V}$	分流（% Q_T）	无效腔（% V_T）	PaO_2/FiO_2* (kPa)
清醒	0.76 (0～33)	0.68 (0.28)	1.11 (0.52)	0.52 (0.15)	0.5 (1.0)	34.8 (14.2)	59.5 (8.1)
麻醉	0.65 (0.34)	1.04 (0.36)	1.38 (0.76)	0.76 (0.31)	4.8 (4.1)	35.0 (9.9)	50.9 (15.2)

logSD$\dot{Q}$，血流分布标准差的对数；logSD$\dot{V}$，通气分布标准差的对数；$\dot{Q}$ mean，$\dot{V}_A/\dot{Q}$ 的血流分布平均值；$\dot{V}$ mean，$\dot{V}_A/\dot{Q}$ 的通气分布平均值

如果通气和血流不匹配，气体交换将受影响。影响氧合作用最常见的原因是 $\dot{V}_A/\dot{Q}$ 失调。低 $\dot{V}_A/\dot{Q}$ 会降低氧合作用，因为通气太少，以至于无法使血液充分氧合。氧合受损的程度取决于 $\dot{V}_A/\dot{Q}$ 失调的程度。事实上，即使肺组织局部的 $\dot{V}_A/\dot{Q}$ 正常（0.5 ~ 1），血液也不会完全达到氧饱和。因此，PaO_2 和肺泡 PO_2 不会完全相等，（$PAO_2 – PaO_2$）差值为 3 ~ 5mmHg（0.4 ~ 0.7 kPa）是正常的。$\dot{V}_A/\dot{Q}$ 失调越严重，PAO_2 与 PaO_2 的差值就越大。$\dot{V}_A/\dot{Q}$ 失调可以解释所有严重阻塞性肺疾病患者低氧血症的原因[116]。

COPD 的患者常常被认为存在分流（有灌注，但无通气），用更加精细的技术（如 MIGET）检测时，大多

数情况下又不存在分流。事实上，阻塞性肺疾病患者的分流很可能是疾病中的一个复杂因素（图 19-26）。

严重哮喘患者应用 MIGET 检查时，低 $\dot{V}_A/\dot{Q}$ 呈独特的双峰图形[157]（图 19-26）。原因可能是水肿（或黏液栓，或痉挛）导致气道闭合，其远端的肺泡仍可以通过旁路通气（例如肺泡孔、支气管间交通）；否则这些区域就存在分流（无通气但有灌注），其结果是导致 $\dot{V}_A/\dot{Q}$ 出现又一个高峰，这就解释了双峰分布的原因。这些旁路通气可能就是 COPD 时不常存在真性分流的部分原因。当然，如果用标准分流方程式解释低氧血症，很难区分导致低氧血症的原因究竟是低 $\dot{V}_A/\dot{Q}$ 还是分流（被称为"静脉血掺杂"更加确切）。

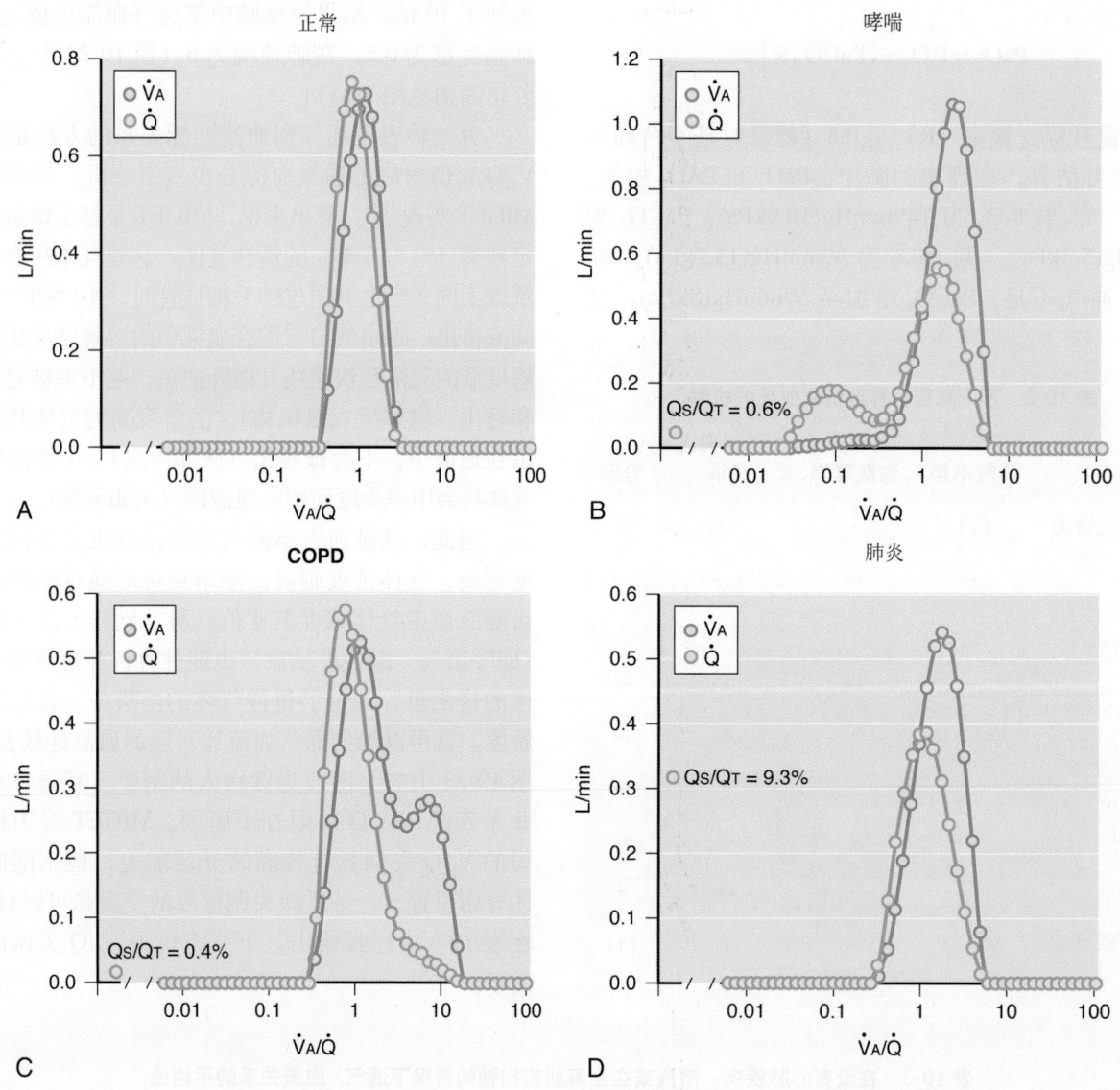

图 19-26 正常肺、哮喘、慢性阻塞性肺疾病（COPD）和肺炎时的通气血流分布。A. 健康受试者通气和血流匹配较好，$\dot{V}_A/\dot{Q}$ 集中在 1。这使 CO_2 排出和血液氧合作用都达到最佳。B. 哮喘患者 $\dot{V}_A/\dot{Q}$ 分布范围较广，有些区域的通气相对血流是过剩的（$\dot{V}_A/\dot{Q}$ 比值达 10 甚至更高），并且还存在一个 $\dot{V}_A/\dot{Q}$ 比值集中在 0.1 的特殊"低 $\dot{V}_A/\dot{Q}$"比值区域。旁路通气可以合理解释这一现象，旁路通气使其他闭合的气道仍保持一定程度的气体交换。哮喘患者不存在分流。C. 慢性支气管炎患者的通气类型和哮喘患者几乎没什么差别，但有一个更加明显的"高 $\dot{V}_A/\dot{Q}$"，从而增加了无效腔通气。无分流，图中所示的 $\dot{V}_A/\dot{Q}$ 模型不会导致显著的低氧血症。D. 大叶性肺炎的主要发现就是完全分流（实变、有灌注、极少通气的肺叶），$\dot{V}_A/\dot{Q}$ 分布范围非常窄

气道梗阻的分布是不均匀的，$\dot{V}_A/\dot{Q}$ 的变异很大。实际上，通气会从气道阻力高的区域向其他区域再分布。于是，与灌注相比，这些区域就形成了过度通气，导致高 $\dot{V}_A/\dot{Q}$。在肺顶端，有很多正常的区域 $\dot{V}_A/\dot{Q}$ 达到了 5，但在阻塞性肺疾病患者中，这个数值可能达到 100 甚至更高，使它很难与真正的无效腔相区分，这就是阻塞性肺疾病患者生理无效腔增加的原因。高 $\dot{V}_A/\dot{Q}$ 和气道无效腔的影响是相似的，也就是说，通气似乎不参与气体交换（无效通气）。因此，患有 COPD 的患者，既有低 $\dot{V}_A/\dot{Q}$（影响氧合作用），又有高 $\dot{V}_A/\dot{Q}$（模拟无效腔，影响 CO_2 清除）。但 MIGET 是一个复杂的、更适合用于研究的方法，临床上计算无效腔依赖于 CO_2 呼出量。用 CO_2 推导无效腔量见框 19-3。

所有 COPD 患者都存在不同程度的 $\dot{V}_A/\dot{Q}$ 失调，其对大多数患者的低氧血症都能做出解释。通气不足也是低氧血症的一个因素，但是弥散障碍和分流很少引起低氧血症。在严重 COPD（尤其是肺气肿）时，弥散容量（或转运试验）明显降低。在这些病例中，弥散容量下降并不是因为肺泡 - 毛细血管膜增厚，而是由于毛细血管血容量下降和弥散面积减少。

肺疾病会影响肺血管，通过阻碍局部血流导致 $\dot{V}_A/\dot{Q}$ 失调。$\dot{V}_A/\dot{Q}$ 失调、弥散障碍和分流，涉及血管

的系统性疾病会导致严重的肺功能障碍。肺纤维化时出现低氧血症大部分原因是由于 $\dot{V}_A/\dot{Q}$ 失调[158]。另外，弥散障碍（尤其运动时，作用更明显）和不同程度的分流（见下文）也会导致低氧血症。

肺栓塞通过三种途径导致 $\dot{V}_A/\dot{Q}$ 失调。第一，血管床闭塞，导致局部极高的 $\dot{V}_A/\dot{Q}$，表现为无效腔增加。第二，闭塞的血管床迫使血液向其他已经通气的区域流动，导致这些区域形成低 $\dot{V}_A/\dot{Q}$。最后，如果 P_{PA}（肺动脉压）显著增加，任何分流的倾向都会增加[159]。急性肺动脉栓塞患者[160]的低氧血症主要是由 $\dot{V}_A/\dot{Q}$ 变异性增加引起的，这已经被试验证实[161]。

当肺炎涉及大面积实变、水肿和肺不张，出现明显分流和肺部分通气时，都会导致 $\dot{V}_A/\dot{Q}$ 失调（图 19-26）[150]。细菌性肺炎时，HPV 受到抑制，这是低氧血症恶化的重要机制[162-163]。

$\dot{V}_A/\dot{Q}$ 对 CO_2 清除的影响

通常认为即使 $\dot{V}_A/\dot{Q}$ 影响氧合作用，其对 CO_2 清除的影响也很微小。事实上，相比于血液的氧合作用，CO_2 清除更加受限于 $\dot{V}_A/\dot{Q}$[84]。但很少因此导致高碳酸血症，因为 $\dot{V}_A$ 极小的增加也会快速纠正 $PaCO_2$。如果肺泡通气完全受损并无法增加，则恶化的 $\dot{V}_A/\dot{Q}$ 失调会增加 $PaCO_2$。

弥 散 障 碍

肺血管疾病和肺纤维化时，肺泡毛细血管膜严重增厚，从而发生弥散障碍，导致低氧血症。即使在静息状态下，弥散也会减慢，达到毛细血管血液完全氧饱和可能需要整个毛细血管长度。另一方面，这就意味着假如 O_2 达到平衡所需的灌注时间和距离允许，这个增厚的弥散屏障就不会导致低氧血症（图 19-12）。但当储备量耗尽时，PaO_2 开始下降。这在肺纤维化患者中很容易观察到，这类患者的 PaO_2 在静息时正常，运动时则显著降低[84, 116]。心内右向左分流出现或者加重（例如房间隔缺损）也会导致这种运动诱发的低氧血症，因为由于肺动脉压增加，静息时的左向右分流变成了右向左分流（或轻微的右向左分流增加）。

右向左分流

如果血液流经肺而未与通气肺泡相接触，则血液不会发生氧合，也不会释放 CO_2。这种情况就叫作分流，它降低 PaO_2，升高 $PaCO_2$。健康人有很小的分流

框 19-3　生理性无效腔方程的派生

一次呼气潮气量中 CO_2 的
呼出量 = $F_E CO_2 \times V_T$

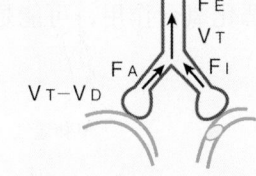

它即来自有灌注的肺也来自
无灌注的肺

来自有灌注肺的 CO_2 呼出量 =
$F_A CO_2 \times V_A = F_A CO_2 \times (V_T - V_D)$

来自无灌注（无效腔）肺的 CO_2 源于
吸入气体 = $F_I CO_2 \times V_D$

公式变式为：$F_E CO_2 \times V_T = F_A CO_2 (V_T - V_D) + (F_I CO_2 \times V_D)$

重组后：

$$\frac{V_{DS}}{V_T} = \frac{F_A - F_E}{F_A - F_I}$$

如果 $F_I = 0$，P 替换 F，Pa 替换 P_A，以 CO_2 为例，

$$\frac{V_{DS}}{V_T} = \frac{PaCO_2 - P_E CO_2}{PaCO_2}$$

F_E、F_A、F_I 分别表示混合呼出气、肺泡气和吸入气浓度；V_T、V_{DS} 和 V_A 分别表示潮气量、无效腔量和有灌流的肺泡的潮气量。

（占心排血量的 2% ~ 3%），这是由于心肌中的静脉血通过心脏最小静脉注入左心房引起的。在病理状态下，分流范围可从心排血量的 2% 达到 50%。

分流常与 $\dot{V}_A/\dot{Q}$ 失调相混淆。尽管 $\dot{V}_A/\dot{Q}$ 为 0 时（有一些灌注，但无通气）就构成分流，但低 $\dot{V}_A/\dot{Q}$ 和分流间有两个明显和重要的区别。第一，分流的解剖与低 $\dot{V}_A/\dot{Q}$ 有区别。低 $\dot{V}_A/\dot{Q}$ 区以气道和血管收缩为特征，导致一些区域通气和血流减少，而另一些区域相应增加，例如阻塞性肺疾病和血管疾病。分流是由局部通气完全终止引起，常是塌陷（肺不张）或者实变（例如肺炎）的结果。哮喘和 COPD 不会导致分流[116]，即使有分流，也是并发症。第二，增加吸入氧浓度可改善低 $\dot{V}_A/\dot{Q}$ 导致的低氧血症，但是对分流导致的低氧血症则作用很小。尽管低 $\dot{V}_A/\dot{Q}$ 区域的肺泡充气很少，但确实存在肺泡充气，提高这部分肺泡内氧气浓度可以通过增加 FiO_2 来实现。相反，增加的氧气却无法进入真分流（解剖分流）区。

解剖分流和低 $\dot{V}_A/\dot{Q}$ 常常同时存在，其净效应常常被称为分流比（按照标准分流方程式）。这种情况下，低 $\dot{V}_A/\dot{Q}$ 的部分会对 FiO_2 增加有反应，解剖分流（真分流）的区域则无反应。因此，（无论 FiO_2 是多少）分流都会降低 PaO_2。当计算的分流分数增加到 25% 时，对 FiO_2 增加的反应就变小；当增加到 30% 甚至更高时，反应就变得微乎其微[150]。分流血液和混合静脉血具有相同 PO_2，其与肺终末毛细血管 PO_2 正常的血液混合，净效应就是造成了这种对 FiO_2 增加的不同反应。如果分流占全肺血流量的比例足够大，则增加 FiO_2 可以增加物理溶解的氧气量，但是这部分氧

气太少，以至于难以测量。这种分流即为顽固分流。

单肺通气期间的呼吸功能

单肺手术期间维持氧合是一个挑战。一侧肺无通气但是仍有灌注，在术后一段时间内，肺的完整性和通气血流比值仍需要一段时间来恢复（见第 66 章）[164]。

单肺麻醉和通气技术意味着只有一侧肺通气、提供血液氧合并从血液中清除二氧化碳。无通气肺的持续灌注导致分流和 PaO_2 降低（图 19-27）。可采取措施降低这种血流[165-166]。

单肺麻醉期间，有两个主要因素导致氧合作用受损：一，无通气肺持续存在的血流。二，通气侧肺发生肺不张，导致局部分流和低 $\dot{V}_A/\dot{Q}$[139]。肺复张手法有助于区分肺不张的原因[167]。连续增加的气道峰压和 PEEP 施加于通气侧肺可使 PaO_2 明显增加，表明通气侧肺不张是导致低氧血症的重要原因。这种情况下，若把血液灌注从通气肺转移到无通气肺，不但不会改善氧合，还会恶化氧合。

复张还会影响 V_D。单肺麻醉期间复张策略能改善氧合，同时也会降低 V_D[168]。CO_2 曲线在呼气期（3期）的斜率变得平坦，表明吸入气在肺内分布更加均匀，肺泡排空更加同步。因此，使塌陷肺泡再复张就产生了继发效应，即通气分布更加均匀，无效腔也减少。这个效应说明应用小潮气量通气更加有利。与单独一次复张策略相比，持续增加 P_{Aw}（给通气侧肺设定最佳 PEEP）的方法能使顺应性增加 10%，但会稍微恶化氧合作用，可能是因为血液从通气的肺组织向

双肺通气　　　　　　　　　　　　　单肺通气

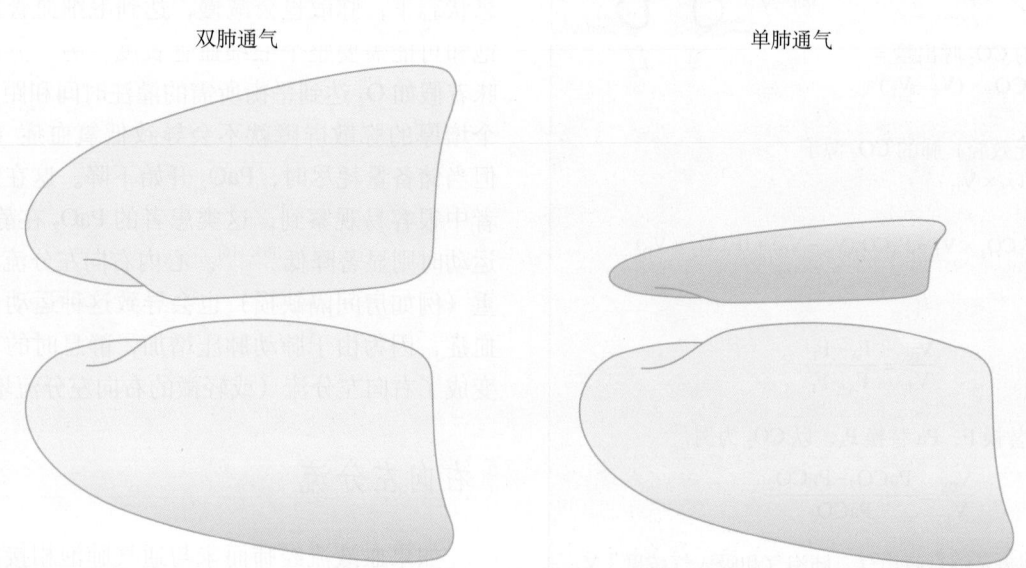

图 19-27　麻醉中行双肺通气和单肺通气时分流的分布。暗区代表分流区，双肺通气时分流位于下面的肺，而单肺通气时下面的肺以及上面的整个肺都有分流

无通气（未受压迫）的肺组织再分布引起[169]。有综述介绍了单次复张和应用最佳 PEEP 的基本原理[170]。

复张也可用于无通气肺。挤压无通气肺对氧合作用的影响可以通过动脉内 O_2 传感器检测，后者提供即时的和连续的 PaO_2[171]。挤压造成 PaO_2 升高，说明血液从上肺（无通气侧肺）向下肺（通气侧肺）移动。上肺发生完全吸收性肺不张可能也有相似的效应[172]。

目前已有关于吸入一氧化氮（NO，肺血管舒张药）和静脉注射阿米三嗪（肺血管收缩药）分别单独应用或两者联合应用的研究（见第 104 章）。单独应用 NO 对氧合作用的影响不大[173]，但是联合应用阿米三嗪时，氧合作用到改善[174-175]。在剂量不影响 P_{PA} 或心排血量时，单独应用阿米三嗪也能改善氧合[176]。尽管吸入 NO 能增加肺充分通气区域的灌注（提高 $\dot{V}_A/\dot{Q}$），但是阿米三嗪能增加 HPV，减少无通气（即分流）区域的灌注，还可能促使血液流向肺通气区域。选择性肺血管扩张曾被评估[177-178]。

肺血管拧曲和 HPV 会造成机械性阻塞，详细分析后显示，血流从非通气肺转移（尽管未完全转移）的重要决定因素是 HPV[179]。另外，患者体位会影响分流的程度[180]。

气　腹

腹腔镜手术是通过向腹腔内注入 CO_2 气体实现的。气腹的影响是双方面的。第一，高碳酸血症性酸中毒[181-182]的影响包括心肌收缩力下降、心肌对儿茶酚胺致心律失常作用敏感和全身血管扩张[183]。术后对呼吸的影响也会持续较长时间[184]。第二，气腹造成的物理影响也很重要。包括 FRC 和 VC 下降[185]、肺不张[186]、呼吸顺应性下降[187]和气道峰压升高[188]。尽管如此，CO_2 气腹时，分流下降，动脉氧合明显改善[189]。肺不张增多和分流下降是两个相反的结论，说明高碳酸血症性酸中毒引起血流从塌陷的肺区域向其他区域的有效转移。事实上，近期的实验研究表明，如果向腹腔内注入空气，相比于向腹腔内注入二氧化碳，会发生更严重的分流[190]。

心脏术后的肺功能

心脏手术会产生最严重的术后肺不张（见第 67 章）[191]，可能是因为双肺通常均发生萎陷。肺不张的自然恢复过程缓慢，到术后 1~2 天，残余的分流仍可高达 30%[99, 192]，但是，术毕采取复张策略是可行的。在一些病例中，$30cmH_2O$ 的气道压力持续 20s 即已足够[99]，有利于肺重新开放。复张策略（PEEP 为 0 时）能使 PaO_2 和 EELV 短暂升高；单独应用 PEEP 时，EELV 增加，PaO_2 没有变化。但复张策略后再使用 PEEP 能大幅度持续提高 PaO_2 和 EELV[193]。单独应用 PEEP 时，EELV 增加的幅度明显大于动脉氧合增加的幅度，这说明相比于使膨胀不全的肺再开放，PEEP 更有利于使已经开放的肺保持开放。

一项关于间断 CPAP 和持续无创压力支持通气的研究得到了有趣的发现。压力支持后，肺不张的影像学证据减少，床旁肺功能测试得到的氧合结果也没有差异[194]。尽管作者的结论是无创压力支持通气没有临床效果，但不同的 FiO_2 可导致不同的肺不张倾向。达到中等程度气道压（$46cmH_2O$）的复张手法似乎不会影响肺血管阻力或者右心室后负荷[195]，这在心脏手术后是一个非常重要的问题。尽管如此，在这种情况下应慎重考虑 RV 负荷和射血，尤其是存在 RV 储备下降或者三尖瓣返流时。最后，现在很多心外手术都是在"非体外"下进行的，对术后肺的影响降低，术后肺内分流减少，住院时间缩短[196]。

术　后　理　疗

手术（包括心脏手术，见第 103 章）后物理治疗虽然存在诸多争议[197]，但当认真完善其详细流程后，其对肺复张（脑部 CT 可见）的作用显著，例如运动后必须使用氧流量瓶吸氧[198]。事实上，在术后尽早做较大的吸气运动可能是预防术后肺部并发症的关键。是否需要特殊的用力呼吸装置来辅助深呼吸仍不确定。

睡眠对呼吸的影响

睡眠对呼吸的很多方面都有重要影响，可能最重要的就是通气[199]。睡眠降低潮气量和吸气动力，V_E 大约下降 10%，这取决于睡眠阶段，在快速眼动睡眠（REM）阶段降低最为显著。肺容量（即 FRC）也会降低[200]，这一现象在刚进入睡眠后立刻发生，在 REM 期，FRC 降至最低值（静息时的 10%）[201]。健康志愿者进行 CT 检查，发现睡眠期间 FRC 下降伴随着肺底部通气减少。已经证实麻醉患者 FiO_2 从 0.3 升至 1.0 时，出现同样的通气减少，肺不张快速发生。在正常睡眠时，吸入高浓度氧气可能也会导致肺不张。

参　考　文　献

见本书所附光盘。

第 20 章　心脏生理学

Lena S. Sun • Johanna Schwarzenberger • Radhika Dinavahi
岳子勇 译　席宏杰 审校

要　点

- 心动周期是指一次心搏过程中心脏一系列的电和机械活动。
- 心排血量取决于心率、心肌收缩力、前负荷和后负荷。
- 大部分心肌细胞由杆状束样的心肌纤维组成，是心肌细胞收缩的基础。
- 收缩的基本单位是肌节。
- 缝隙连接是细胞间小分子电偶联的基础。
- 心脏动作电位分为四期。
- 普遍存在的第二信使 Ca^{2+} 是心脏兴奋收缩耦联的关键。
- 钙诱导的钙火花是局限性的钙离子释放在时间上和空间上模式化的活动表现，其对于兴奋收缩耦联以及自律性、收缩性的调节至关重要。
- β 肾上腺素能受体兴奋可产生变律、变力、舒张和变传导作用。
- 影响心脏活动的激素可由心肌细胞合成和分泌，或由其他组织合成转运到心脏。
- 心脏反射是心脏与中枢神经系统之间的快反射环路，可以调节心脏功能并维持生理学稳态。

1628 年，英国医生 William Harvey 首先提出了现代循环的概念，认为心脏是循环的动力源。现代心脏生理学不仅包括心脏泵功能生理学，还包括细胞及心肌细胞的分子生物学、心脏功能的神经和体液调节。心脏生理学只是完整的心脏血管和循环生理学的一个组成部分。本章我们只讨论心脏生理学，先讨论整体心脏生理学，然后集中讨论心脏细胞生理学，最后我们简要讨论调控心脏功能的各种因素。

心脏的基本解剖结构由两个心室和两个心房构成，它们提供两个相互分隔但又连续的循环。肺循环是低阻力和高容量的血管床，它接受右心排出的血液，主要功能是双向气体交换。左心排出的血液提供给体循环，它的功能是输送氧气和营养，并带走各个组织中的 CO_2 和代谢产物。

正常心脏生理学

为了掌握正常心脏的机械力学性能，首先要了解

心动周期的每个阶段和影响心室功能的决定性因素。

心 动 周 期

心动周期是一次心脏跳动过程中一系列的电和机械活动。图 20-1 说明了：①一次心动周期的电活动由心电图表示；②一次心动周期的机械活动由左心房和左心室压力波动及与此相关的主动脉血流和心室容积的改变表示[1]。

心动周期开始于心脏跳动。特殊的心脏起搏组织本身具有自律性和节律性。窦房结是通常的起搏点，它能以最大频率产生搏动，是正常的起搏点。

电活动和心电图

体表心电图表示起搏点和特殊传导系统的电活动（参见第 45 章和第 47 章）。它是由心脏产生、在体表位置记录到的电势差。动作电位起始于窦房结，由特殊传导组织传导至双心房，引起心房收缩并产生心电

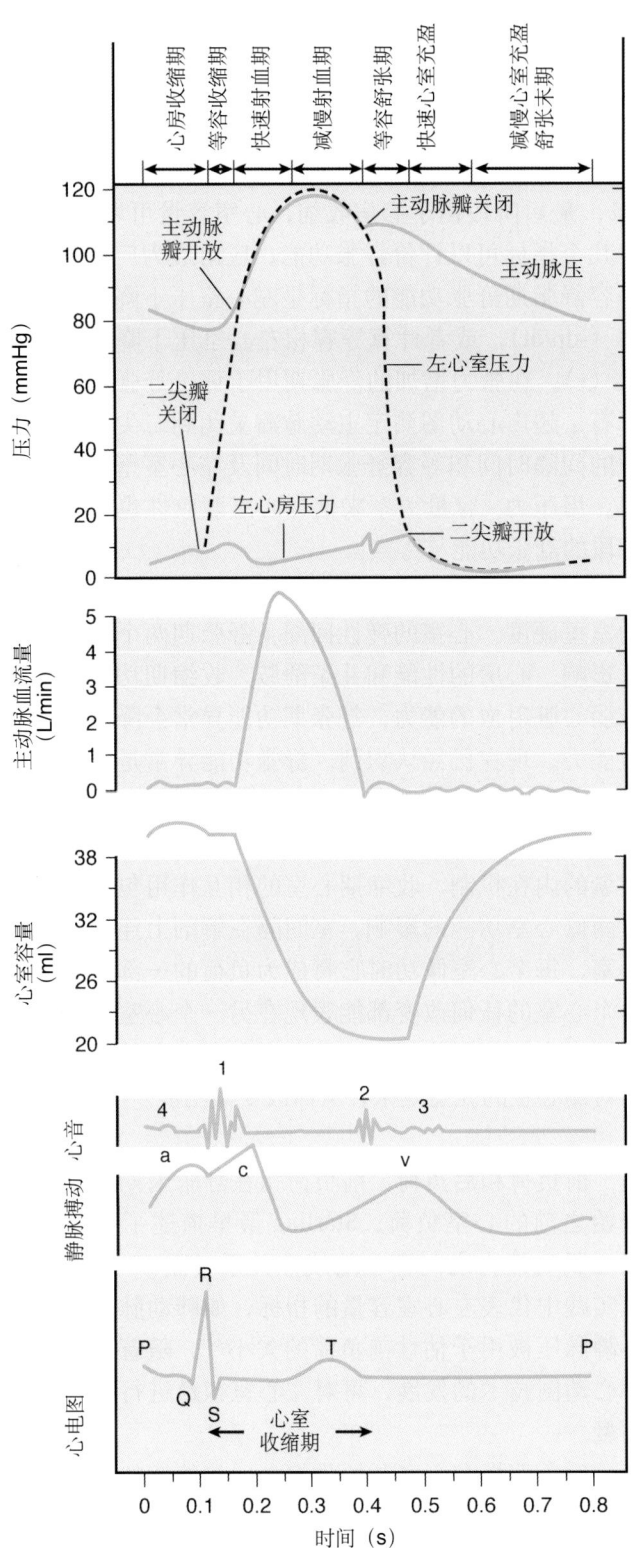

图 20-1 一个心动周期中的电和机械活动。图中显示主动脉血流量曲线、心室容量曲线、静脉搏动曲线和心电图 *(From Berne RM, Levy MN: The cardiac pump. In Cardiovascular physiology, ed 8. St. Louis, 2001, Mosby, pp 55-82.)*

图上的 P 波。在房间隔和室间隔的接合处，心房的特殊传导组织会聚在房室结，连接于希氏束。房室结传导相对较慢，它使正常进行的心房和心室收缩延迟。PR 间期表示在房室结水平房室收缩之间的延迟。电脉冲通过大的左右束支从远端希氏束传导至浦肯野纤维，后者是特殊传导系统最小的分支。最终电信号从浦肯野纤维传导至每一个心肌细胞，心肌去极化在心电图上显示的就是 QRS 波群。去极化后就是心室复极化，在心电图上表现为 T 波[2]。

机械活动

心动周期的机械活动从血液由体循环和肺循环返回到左、右心房开始。血液在心房内充盈，心房压力增加超过心室内压力，房室瓣开放。血液被动地流入心室，流入量大约占心室总充盈量的 75%[3]。心房主动收缩将剩余的血量注入心室。心房收缩开始与窦房结的去极化和 P 波同时发生。心室充盈，房室瓣向上移位，心室收缩伴随着三尖瓣和二尖瓣的关闭，对应于心电图上 R 波的终止。心室收缩的第一期被称为等容收缩期。冲动通过房室区并由左右束支传到浦肯野纤维，引起心室肌的收缩和心室内压力递增。当心室内压力超过肺动脉和主动脉压时，肺动脉瓣和主动脉瓣开放，心室射血，其为心室收缩的第二期。

心室射血期分为快速射血期和减慢射血期两部分。在快速射血期，射血速度最快，肺动脉压和主动脉压上升也最快。在减慢射血期，随着收缩期的进展，血流和大动脉压的变化越来越小。血液射出后，室内压下降，心室舒张，肺动脉瓣和主动脉瓣关闭。心室舒张的最初阶段是等容舒张期，这一期伴随着心室肌复极化，心电图上 T 波结束。心室舒张的最后时期，室内压力快速下降，直到低于左、右心房的压力，这时房室瓣重新开放，心室重新充盈，又重复下一周期。

心室结构和功能

心室结构

心肌的特殊结构是心脏发挥泵功能的基础。心肌螺旋状的薄层结构使左心室形成椭圆形（图 20-2）。心肌肌束的走向在外层是纵向的，中间为环状，内层又变为纵向。由于左心室是椭圆形的，室壁的厚度也不同，导致左心室横断层面的半径也不同。这些局部的差别用于适应左心室不同的负荷状况[4]。此外，这样的解剖使左心室射血呈螺旋状由基底部开始至心尖结束。左心室这种复杂结构允许心肌进行最大程度的收缩，使心室壁增厚，产生收缩力。而且，左心室扭

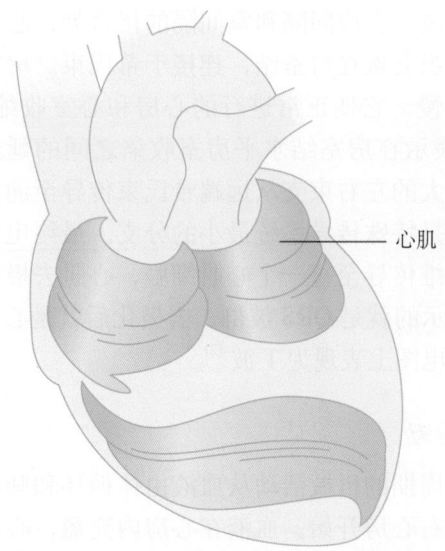

——心肌

图 20-2　肌束 (From Marieb EN: Human anatomy & physiology, ed 5. San Francisco, 2001, Pearson Benjamin Cummings, p 684.)

曲的舒缓可为左室舒张期充盈提供抽吸机制。由于左心室游离壁和室间隔有相同的肌束组织，在正常心脏收缩时室间隔向内移动。局部室壁厚度通常用于临床评估心肌做功指数，如通过围术期超声心动图或磁共振成像来评估。

左心室需要将血泵入压力较高的体循环，而右心室对应的是压力较低的肺循环，所以右心室壁很薄。与椭圆形的左心室相反，右心室为月牙形，因此右心室的收缩力学更为复杂。流入和流出收缩并非同步发生，大部分收缩力似乎是依靠以左心室为基础的室间隔收缩力。

胶原纤维复杂的组合形成支持心脏和周围血管的支架，这种组合具有足够强度抵抗伸展拉力。胶原纤维主要是由厚的 I 型胶原纤维构成，它与薄的 III 型胶原纤维横向连接，III 型胶原纤维是其他胶原的主要类型[5]。含有弹性蛋白的弹性纤维与胶原纤维接近，它们使心肌富有弹性[6]。

心室功能

收缩功能　心脏提供动力向整个心血管系统输送血液，提供营养并带走代谢废物。由于右心室解剖学的复杂性，传统收缩功能的描述通常限于左心室。心脏的收缩特性取决于负荷条件和收缩性。前负荷和后负荷是相互依赖的外在因素，它们支配着心脏的做功。

舒张功能　舒张期是指心室的舒张，它有四个不同阶段：①等容舒张期；②快速充盈期，即左心室充盈同时左心室压发生变化；③减慢充盈期；④心房

收缩最后充盈期。等容舒张期是能量依赖性的。在张力增加的舒张期（第 2 期到第 4 期），充盈时心室内存在压力，这一过程心肌不产生收缩力，心室不断充盈。等容舒张期不发生心室充盈，最大的充盈量出现在第二阶段，而第三阶段只增加总的舒张末期容量的 5%，最后阶段由于心房收缩，心室容量可增加 15%。有几个指标可以评价舒张功能，应用最为广泛的检验等容舒张期舒张功能的指标是左心室压下降的最大速率（-dp/dt），或者计算等容相左心室压下降的时间常数（τ）。在张力增加的舒张期用于评价舒张功能的指标有：超声心动图测定主动脉瓣关闭到二尖瓣开放之间的间隔时间和等容舒张期时间及左心室壁变薄的峰率。用压力 - 容量关系来估计心室顺应性也可确定这阶段的舒张功能[7-8]。

很多因素影响舒张功能：收缩期容量负荷、被动的室壁硬度、心室的弹性回缩、舒张期两个心室的相互影响、心房的性能和儿茶酚胺。收缩期功能异常会减弱心脏射血的能力，舒张期功能异常会降低心脏充盈能力。现在已经认识到，舒张功能异常是充血性心力衰竭病理生理变化的主要原因[9]。

心室间收缩期和舒张期的相互作用是反馈调整每搏量的内在机制。收缩期心室的相互作用包括室间隔对两侧心室功能的影响。室间隔在解剖上连接着两侧心室，每个心室做功时它将成为负荷的一部分，因此一个心室的任何改变都能表现在另一个心室上。在舒张期心室的相互作用中，左心室和右心室的扩张将影响对侧心室的充盈效果，从而改变其功能。

前负荷和后负荷　前负荷指在舒张末期心脏收缩开始之前的心室负荷。Starling 最早描述了肌节长度和心肌收缩力之间存在的线性关系（图 20-3）。在临床实践中代表左心室容量的指标，如肺动脉楔压或中心静脉压被用于估计前负荷的大小[3]。随着经食管超声心动图技术的发展，可对左心室容量进行更直观的测量。

后负荷指左心室开始收缩之后收缩期的负荷。主动脉顺应性是决定后负荷大小的另一个重要因素[1]。主动脉顺应性是主动脉适应心室收缩力的能力。主动脉壁的变化（膨胀和僵硬）可改变主动脉的顺应性，从而改变了后负荷。病理条件下改变后负荷的实例是主动脉狭窄和慢性高血压，两者都阻碍心室射血，因此使后负荷增加。瞬间的主动脉阻抗或主动脉血压是精确测量后负荷的方法。但是，在临床上测定主动脉阻抗是一种有创操作。超声心动图可以通过测量增长最快时的主动脉血流来估计主动脉阻抗，这种方法是

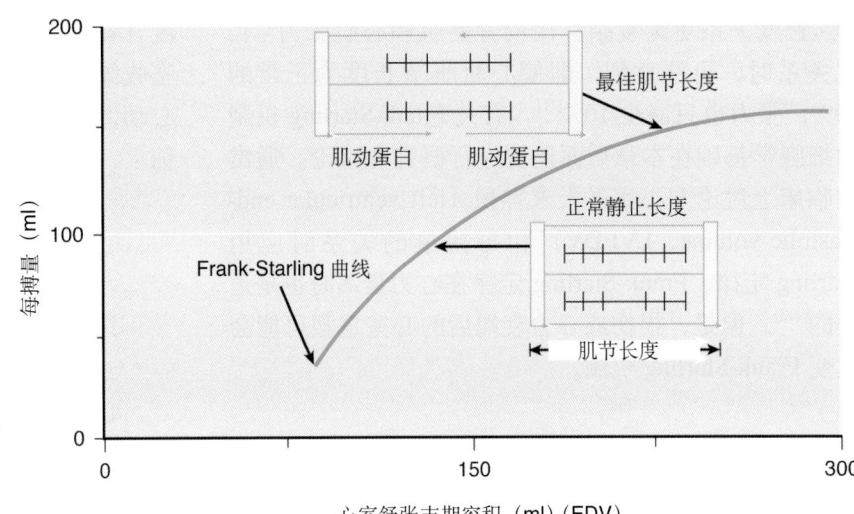

图 20-3 Frank-Starling 曲线。图中显示了肌节长度和心肌张力变化的关系。心脏舒张末期容积的增加相当于心肌伸展长度的增加，因此，根据 Starling 定律，每搏量也增加

无创的。在临床实践中，如果不存在主动脉瓣狭窄，收缩压基本上就代表了后负荷的数值。

前负荷和后负荷分别被认为是心室舒张末期和左心室射血期心室壁的张力。室壁张力是一个有用的概念，因为它包含着前负荷、后负荷和收缩所需的能量。室壁张力和心率很可能是说明心室氧需求的两个最相关的参数。Laplace 定律说明，室壁张力（σ）等于心室内压力（P）乘以心室半径（R）再除以室壁的厚度（h）[3]：

$$\sigma = P \times R / 2h$$

左心室的椭圆形使其可保持最小张力，而心室由椭圆形变为球形时，室壁张力增加。椭圆的长轴和短轴比值减小表示心室从椭圆形转变到球形。

左心室肌的厚度是室壁张力重要的调节因素。例如，主动脉瓣狭窄时后负荷增加，收缩期射血时心室必须产生更高的压力来克服增加的后负荷。为了提高做功，心室厚度增加（左心室肥厚）。尽管为克服主动脉瓣狭窄必须增加左心室压力，但是根据 Laplace 定律，左心室壁厚度的增加将使室壁张力减小（图 20-4）[10]。在衰竭的心脏，左心室半径增加，这样也增大了室壁张力。

Frank-Starling 机制 Frank-Starling 机制是心肌内在的特性，伸展心肌的肌节可以提高心肌的收缩能力（图 20-3）。Otto Frank 于 1895 年首先在骨骼肌记录到这种情况，即张力的改变直接影响肌肉长度的变化。在心脏，压力的改变引起容量的改变[11]。1914年，E. H. Starling 以离体心肺为模型观察到，"肌纤维由静止到收缩状态转变时，其长度的改变可释放机械

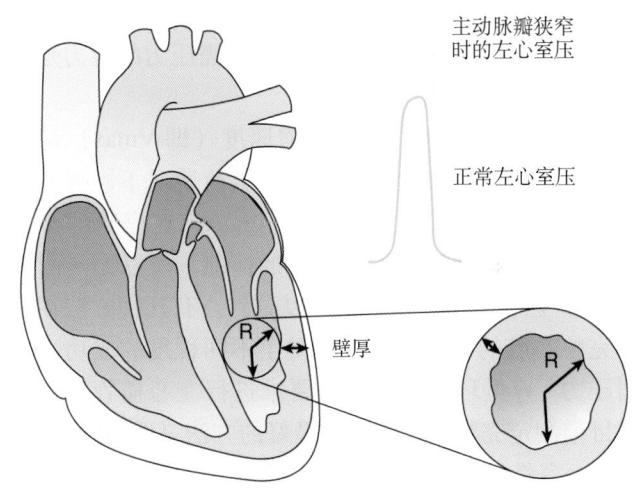

图 20-4 在主动脉瓣狭窄时，左心室压力增加，而为保持室壁张力在可控范围，左心室代偿性肥大。根据 Laplace 定律，室壁张力＝心室内压力 × 半径 ÷（2 × 室壁厚度），因此，室壁厚度的增加抵消了心室内压力的增长，使室壁张力保持在可控水平 *(From Opie LH: Ventricular function. In The heart. Physiology from cell to circulation, ed 4. Philadelphia, 2004, Lippincott-Raven, pp 355-401.)*

能。"[12] 如果将一条心肌在等长状态下装在肌肉槽内，以固定频率刺激，肌节长度的增加引起抽搐张力也增加。Starling 的结论是：抽搐张力的增加是肌束相互作用增强的结果。

电子显微镜技术证实，肌节的长度（2.0 ~ 2.2μm）与肌动蛋白及肌球蛋白横桥的数量呈正相关。肌节有一个最适长度，在这个长度上相互作用是最大的。这个观念基于以下假设：横桥数量的增加等同于肌肉性能的增加。虽然这个理论适用于骨骼肌，但心肌的张

力-长度关系更为复杂。比较骨骼肌和心肌张力-长度关系时,可注意到,即使心肌肌节长度为正常的80%,张力也只减少10%[11]。有关 Frank-Starling 机制的细胞学基础在本章后面还要进行研究和讨论。通常在临床上讨论左心室舒张末容积(left ventricular end-diastolic volume,LVEDV)和每搏量的关系时应用 Starling 定律。Frank-Starling 定律在心力衰竭时也是适用的[13]。但是,损伤或心力衰竭后的心室重塑可能会改变 Frank-Starling 机制。

收缩性 每一条 Frank-Starling 曲线都代表了心脏的一种收缩性或变力状态,即在任一舒张末期状态时的心肌做功。改变影响心肌收缩性的因素可得到一组 Frank-Starling 曲线(图 20-5)[10]。这些因素包括运动、肾上腺素能神经刺激、pH 变化、温度、药物(如洋地黄)。左心室产生并维持射血所需压力的能力是心脏固有的变力状态。

在离体的肌肉,最大收缩速度(即 Vmax)是在零负荷的情况下确定的。在不同负荷情况下,将乳头肌缩短速度绘制成图就可得到 Vmax。在完整的心脏上,由于不存在完全没有负荷的情况,所以无法测量 Vmax,但在单个心肌细胞可以做到。有几种方法在测量完整心脏的收缩活性上取得了不同程度的成功。绘制压力-容量环的方法虽然要求进行左心插管,但这是目前测定完整心脏收缩性最好的方法(图 20-6)[10]。压力-容量环相当于间接测量肌肉的力(压力)和长

度(容量)的 Starling 关系,临床上最常用的能代表心室收缩功能的非创伤性指标是射血分数,可通过超声心动图、血管造影术、放射性核素心室造影术进行评估:

$$射血分数 = (LVEDV-LVESV)/LVEDV$$

其中 LVESV 是左心室收缩末容积。

心脏做功 心脏做功分为外部做功和内部做功。外部做功用于克服压力射血,内部做功用于改变心脏的形状,为心脏射血做准备。内部做功表现不出心脏的效能,室壁张力直接和内部做功成正比[14]。

外部做功或每搏作功等于每搏量(SV)与心脏射血时产生的压力(P)的乘积。

$$每搏作功 = SV \times P \ 或 \ (LVEDV-LVESV) \times P$$

心室外部做功和内部做功都要耗氧。在心肺转流期间左心室引流不畅的情况可以说明内部做功的临床意义。心肺转流术中,虽然外部做功是由滚轮泵提供的,但如果左心室引流不畅会导致室壁张力及内部做功增加,心肌缺血仍可能发生。

心脏收缩性可由下面的公式评价[8]:

$$心脏效率 = 外部做功 / 等量的氧耗量$$

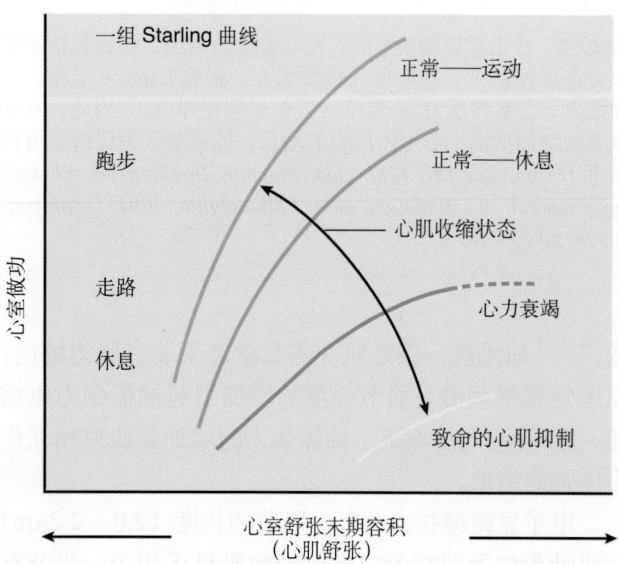

图 20-5 一组 Starling 曲线。向左侧移位的曲线表示收缩状态的增强,向右侧移位的曲线表示收缩力的减弱 *(From Opie LH: Ventricular function. In The heart. Physiology from cell to circulation, ed 4. Philadelphia, 2004, Lippincott-Raven, pp 355-401.)*

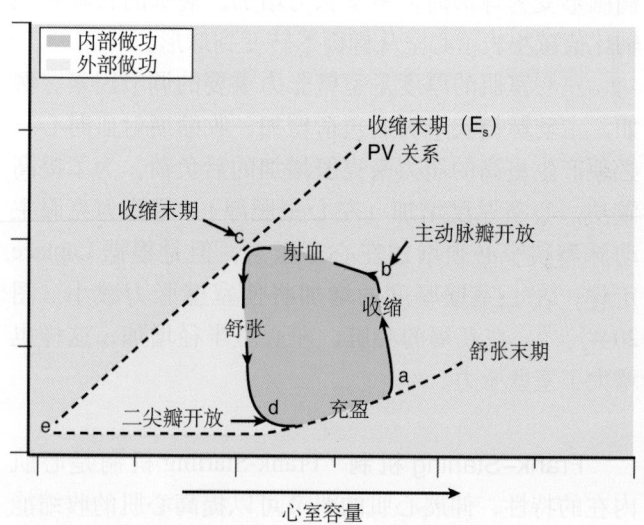

图 20-6 压力-容量环。a 点描述等容收缩的开始,主动脉瓣在 b 点开放,随后是射血(b→c),二尖瓣在 d 点开放,接着就是心室充盈。a、b、c、d 四点确定为外部做功,在 e、d 和 c 进行内部做功,压力-容量环面积是内部和外部做功的总和 *(From Opie LH: Ventricular function. In The heart. Physiology from cell to circulation, ed 4. Philadelphia, 2004, Lippincott-Raven, pp 355-401.)*

正常的左心室结构是纵向排列的外层包绕着环状排列的中间层，在此基础上，心脏射血时呈螺旋状运动做功效率最高。心力衰竭时，由于室壁张力增大，增加了氧耗，心室扩张使心脏的效率降低[11]。

心率及收缩力 – 频率的关系　在离体心肌，增加刺激的频率可导致收缩力增大，这个关系称为"阶梯现象"或收缩力 - 频率关系[8, 15]。在固定长度的离体心肌上，每分钟刺激在 150 ~ 180 次时可达到最大收缩力。因此，增加频率可增加收缩力，减少刺激频率可减小收缩力。但当刺激频率变得极高时，收缩力也减小。根据收缩力 - 频率关系，只有在某心率范围内使用起搏器才能产生正性肌力作用。在衰竭的心脏，应用收缩力 - 频率关系增加心肌收缩力的效果不佳[8]。

心 排 血 量

心排血量是单位时间内心脏泵出的血量，它由四个因素所决定：两个内在因素——心率和心肌收缩力；两个外在因素——前负荷和后负荷。

心率是指每分钟心跳的次数，主要由自主神经系统调节。只要在舒张时心室有足够的充盈，心率增加，心排血量也会增加。收缩性是指内在的收缩性能，它不依赖于负荷状态。收缩性在整体的心脏很难定义，因为不可能把心脏从有负荷的条件下隔离开来[8, 15]。例如，Frank-Starling 关系定义为根据前负荷的改变而使内在收缩性能发生改变。活体的心排血量可以用 Fick 原理来测定。Fick 原理以图示的方式进行概述（图20-7）[1]。

Fick 原理的依据是质量守恒定律，肺静脉输送的氧含量（q_3）等于通过肺动脉（q_1）和肺泡（q_2）输送到肺毛细血管的氧含量。

经肺动脉输送到肺毛细血管的总氧含量（q_1）等于总的肺动脉血流量（$\dot{Q}$）乘以肺动脉血氧浓度（$CpaO_2$）：

$$q_1 = \dot{Q} \times CpaO_2$$

从肺静脉运送出的氧含量（q_3）等于肺静脉总血流量（$\dot{Q}$）乘以肺静脉血氧浓度（$CpvO_2$）：

$$q_3 = \dot{Q} \times CpvO_2$$

肺动脉 O_2 浓度等于混合静脉血 O_2 浓度，肺静

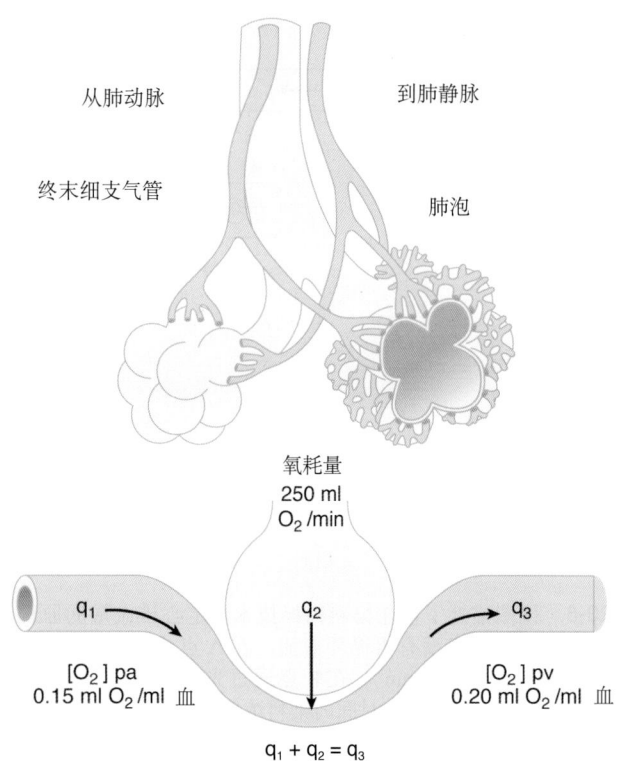

图 20-7　图中显示了根据 Fick 方程测定心排血量的原理。如果肺动脉中的氧浓度（$CpaO_2$）、肺静脉中的氧浓度（$CpvO_2$）和氧耗量都是已知的，心排血量就可以计算出来。pa 表示肺动脉，pv 表示肺静脉 *(From Berne RM, Levy MN: The cardiac pump. In Cardiovascular physiology, ed 8. St. Louis, 2001, Mosby, pp 55-82.)*

脉 O_2 浓度等于外周动脉血 O_2 浓度。氧耗量是指从肺泡输送到肺毛细血管的 O_2 量（q_2），因为 $q_1 + q_2 = q_3$，所以：

$$\dot{Q}(CpaO_2) + q_2 = \dot{Q}(CpvO_2)$$

$$q_2 = \dot{Q}(CpvO_2) - \dot{Q}(CpaO_2)$$

$$q_2 = \dot{Q}(CpvO_2) - CpaO_2$$

$$\dot{Q} = q_2 / (CpvO_2 - CpaO_2)$$

因此，如果肺动脉氧浓度（$CpaO_2$）、肺静脉氧浓度（$CpvO_2$）和 O_2 耗量（q_2）是已知的，就可得出心排血量。

指示剂稀释技术是测量心排血量的另一种方法，它也是根据质量守恒定律。两种最常用的指示剂稀释技术是染料稀释法和热稀释法。图 20-8 说明了染料稀释法的原理[1]。

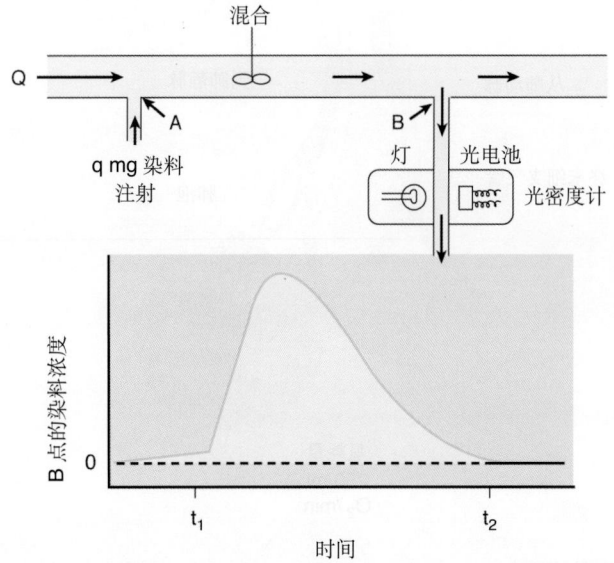

图 20-8 该图描述了使用染料稀释技术测定心排血量的原理。在这一模型中假定没有再循环血流。在 A 点将已知量的染料（q）注入血流 $\dot{Q}$（ml/min）。在 B 点通过光密度计以一恒定速率抽出混合的样本。一定时间内染料浓度的变化用一曲线描述出来。流量可以通过从上游注入的染料的总量除以下游浓度曲线下面积来测得 (From Berne RM, Levy MN: The cardiac pump. In Cardiovascular physiology, ed 8. St. Louis, 2001, Mosby, pp 55-82.)

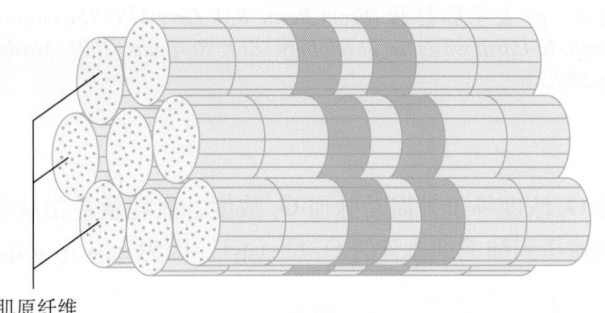

肌原纤维

图 20-9 心肌细胞的组成。肌原纤维占心肌细胞的 50%，其他成分包括线粒体、细胞核、肌质网和细胞液

心脏细胞生理

细 胞 结 构

从细胞水平看，心脏由三种重要成分组成：心肌组织（收缩性心肌细胞）、传导组织（传导性细胞）和细胞外结缔组织。一群心肌细胞及其结缔组织支撑网或细胞外基质组成一个心肌纤维（图 20-9）。相邻的心肌纤维通过胶原相连，细胞外基质是由成纤维细胞合成，其成分是胶原和其他主要基质蛋白。胶原是心肌坚硬程度的主要决定因素。基质蛋白之一弹性蛋白是弹性纤维的主要成分。弹性纤维使心肌具有弹性[6]。其他的基质蛋白包括糖蛋白或蛋白聚糖和基质金属蛋

白酶。蛋白聚糖带有短的糖链，它们包括硫酸乙酰肝素、软骨素、纤维连接蛋白、层粘连蛋白。基质金属蛋白是可降解胶原和其他细胞外蛋白的酶。合成所引起的细胞外基质蛋白的蓄积与基质金属蛋白对其进行降解之间的平衡决定了心脏的机械特性和功能[6]。

心肌细胞结构和功能

单个的收缩性心肌细胞是长度介于 20μm（心房肌细胞）至 140μm（心室肌细胞）之间的大细胞。肌原纤维占收缩性心肌细胞成分的 50%，其他成分是线粒体、细胞核、肌质网（SR）和细胞溶胶（细胞液）。肌原纤维杆状束组成心肌的收缩成分，每个收缩成分之间都有收缩蛋白、调节蛋白和结构蛋白。收缩蛋白占心肌蛋白的 80% 左右，余下的是调节蛋白和结构蛋白[16-17]。心肌收缩的基本单位是肌节，本章后面"收缩成分"中将会详述。

肌膜或外部质膜将细胞内外间隔开。它通过广泛的横向或 T 型管状网络围绕着心肌细胞并进入肌原纤维内部，也形成了特殊的细胞间连接[18-19]。

横管或 T 型管与膜内系统和在钙代谢中起重要作用的肌质网相接。钙离子代谢是心肌细胞兴奋收缩耦联（excitation-contraction coupling，ECC）的关键。肌质网进一步分为纵型（纵管系统）和连接型的肌质网。纵管系统参与钙的摄取，触发肌肉舒张。连接型的肌质网内有大量的钙离子释放通道 [兰尼碱受体（RyRs）]，受到去极化刺激后，钙离子释放通道将肌质网中储备的钙离子释放出来，通过肌膜上的钙通道形成钙离子流。钙离子释放通道不仅可释放钙离子，也形成支架蛋白，它固定着许多关键的调节蛋白[20]。

肌膜下面就是线粒体，它楔在细胞内肌原纤维之间。线粒体内包含有促进腺苷三磷酸（ATP）合成的酶类，它们是心肌细胞的能量加工厂。另外，线粒体也有积聚钙离子的功能，因此可调节胞浆钙离子浓度。在细胞核内几乎可以发现所有的遗传信息。在肌膜内除细胞器、收缩性结构和蛋白质以外，就是细胞液，形成充满液体的微环境。

心肌细胞间有三种不同的细胞间连接：缝隙连接、点状桥粒、片状桥粒（或者是筋膜连接）（图 20-10）[18, 21]。缝隙连接主要用于电偶联和细胞间小分子物质的转送，而桥粒样连接属于机械性连接。点状桥粒形成的黏附点用于固定细胞的细丝骨架，而筋膜黏附形成的黏附点用于固定收缩结构。缝隙连接由与相邻细胞的细胞质间隔直接相连的质膜丛构成。由保守蛋白的多基因家族编码的间隙连接蛋白构成缝隙连

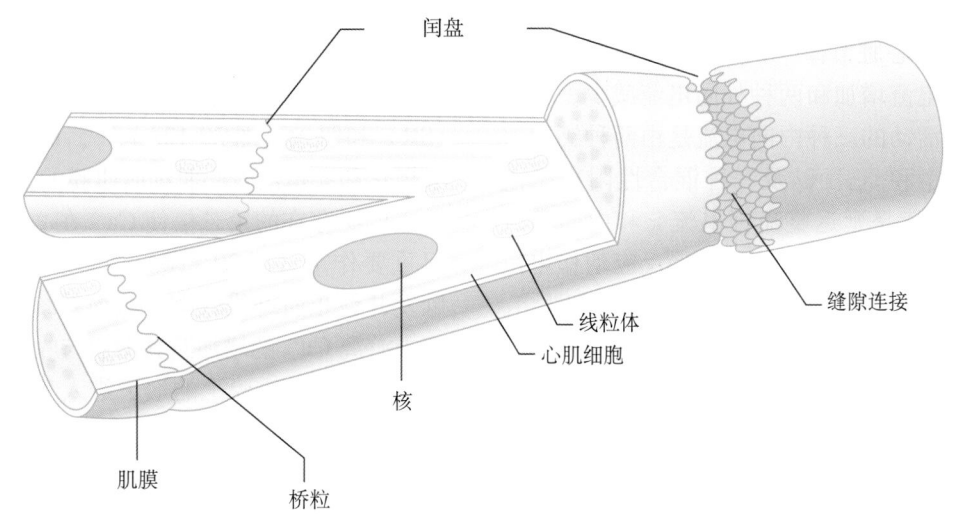

图 20-10　包绕心肌细胞的肌膜高度分化形成闰盘，和相邻细胞的终末细胞相接触。闰盘包括缝隙连接、点状和片状桥粒

接。哺乳动物心脏的主要间隙连接蛋白异形体是间隙连接蛋白 43；其他间隙连接蛋白，特别是间隙连接蛋白 40、45 和 37 也有表达，但表达量较少[20-21]。

　　传导性心肌细胞或浦肯野细胞是可传导动作电位的特殊细胞。这些细胞含有少量的肌原纤维和明显的细胞核，并有大量的缝隙连接。心肌细胞从功能上可分为：①兴奋系统；② ECC 系统；③收缩系统。

兴奋系统

　　始发于特殊传导组织的细胞动作电位传递到每个细胞引起细胞内的活动，并通过肌膜兴奋系统引发细胞的收缩。

　　动作电位　离子流通过质膜引发了去极化（膜电位负值减少）和复极化（膜电位负值增加）。带有离子选择小孔（电压门控通道）的膜蛋白对其进行调节。依据膜电位变化，离子通道开启和关闭小孔，所以这些通道属于电压门控通道。在心脏上，已发现钠、钾、钙、氯通道与动作电位有关。

　　心脏的动作电位可分为两种类型：①快反应动作电位，由浦肯野细胞系统和心房肌、心室肌细胞形成；②慢反应动作电位，由窦房结和房室结中的起搏细胞形成。图 20-11 描述了浦肯野系统典型的动作电位[8]。钾离子跨膜电化学梯度决定了静息膜电位。膜电位发生去极化主要是由于 Na+ 内流，引发了一次极快的膜电位上升（0 期）。在去极化过程中，当膜电位达到了临界水平或阈值，动作电位被广泛传导。快速超射后，紧接着就是瞬时的复极化（1 期），1 期主要是瞬时外向钾电流 i_{to} 的激活引起的短暂有限的复极

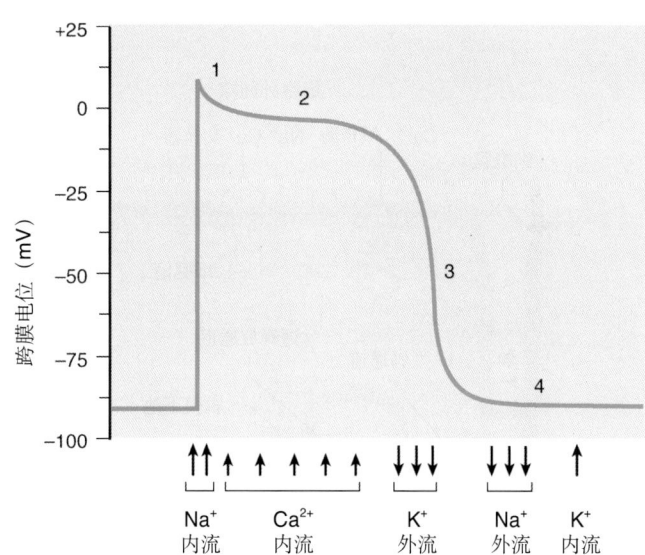

图 20-11　心室肌的动作电位分期和主要的伴随电流。初始期（0）峰值和超射（1）是由快速内向的 Na+ 电流引起的。平台期（2）是由 L 型 Ca2+ 通道介导的慢 Ca2+ 电流引起。复极化（3）是由外向型 K+ 电流引起的。4 期，静息电位（Na+ 外流，K+ 内流）是通过 Na+- K+-ATP 酶维持。主要通过 Na+-Ca2+ 交换将 Ca2+ 排出。在特殊的传导系统中，4 期会发生自发性的去极反应，直到达到可引发 Na+ 通道开放的电位水平 *(From LeWinter MM, Osol G: Normal physiology of the cardiovascular system. In Fuster V, Alexander RW, O'Rourke RA, editors: Hurst's the heart, ed 10. New York, 2001, McGraw-Hill, pp 63-94.)*

化；平台期（2 期）有通过 L 型钙通道进行的 Ca2+ 内流和通过一些钾通道进行的 K+ 外流——内向整流 i_k、延迟整流 i_{k1} 和 i_{to}。当三种外向钾离子流中的 K+ 外流超过了 Ca2+ 内流，就发生复极化（3 期），恢复膜的静息电位。在快反应动作电位中，心脏舒张期（4 期）有极少量的离子流。

　　对比之下，在心脏舒张期（4 期），表现出慢反

应动作电位的起搏细胞可发生自发的心脏舒张期去极化，并产生自主性心脏节律。4 期起搏细胞内的离子流包括三种内向电流增加和两种外向电流减少。引起自发性起搏细胞活动的三种内向电流是由两种钙通道介导的钙内流 i_{CaL} 和 i_{CaT}，以及一种混合性阳离子流 I_f[22]。两种外向电流是延迟整流钾电流 i_k 和内向整流钾电流 i_{kl}。与快反应动作电位相比，慢反应动作电位 0 期较缓和，没有 1 期，2 期与 3 期没有明显区别[23]。在窦房结细胞中，起搏点的 I_f 电流是决定舒张期去极化持续时间的主要因素，它是由超极化激活环核苷酸门控通道的四个亚型（HCN1-4）编码[24]。

在心肌动作电位中，Ca^{2+} 进入细胞内和 Na^+ 从细胞内移出引发了离子的不均衡分布。通过耗能的逆浓度梯度的 Ca^{2+} 向细胞外主动转运，Na^+ 向细胞内转运，这种 Na^+-Ca^{2+} 交换恢复了细胞内外离子的均衡分布。

兴奋收缩耦联

参与 ECC 的结构包括肌膜、横管系统、肌质网（SR）和肌丝（图 20-12A）[25]。ECC 过程始于质膜的去极化和兴奋沿着心肌细胞肌膜的传导。

广泛存在的第二信使 Ca^{2+} 在心脏兴奋收缩耦联中起重要作用（图 20-12B）[23]。参与 ECC 的 Ca^{2+} 循环触发并终止肌纤维收缩。收缩系统的活动依赖于细胞液中游离 Ca^{2+} 的增加及其随后与收缩蛋白的结合。

Ca^{2+} 通过质膜上的通道进入 T 型管聚积，通过电压门控 L 型钙通道（二氢吡啶受体）内流的钙触发了肌质网内 Ca^{2+} 的释放[26]，随即引发钙火花。钙火花被认为是心肌 ECC 的基本 Ca^{2+} 信号事件。钙火花的发生伴随着一串肌质网 RyRs 的开放，以一种局部再生的方式释放 Ca^{2+}。钙火花反过来又激活了钙离子释放通道，

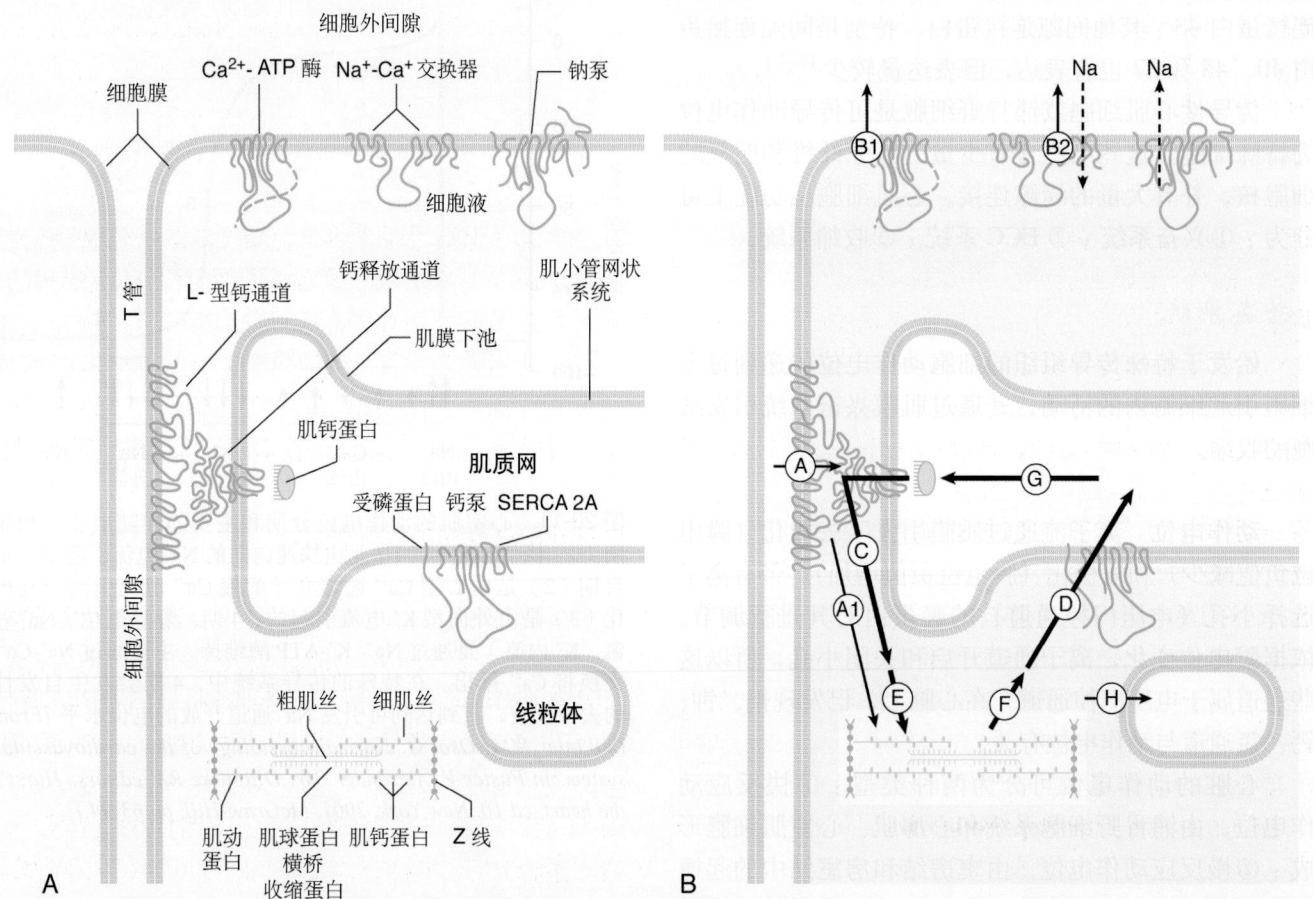

图 20-12　A. 该图描述了心脏兴奋收缩耦联的构成。钙池用黑体字注释。B. 该图显示的是细胞外（箭头 A、B1、B2）和细胞内钙离子流（箭头 C、D、F、G）。箭头的粗细代表钙离子流的量。垂直的箭头描述了钙离子转运的能量学：向下的箭头代表钙离子被动转运，向上的箭头代表钙离子主动运输。钙离子通过 L 型钙通道从细胞外液进入细胞内触发了肌质网中钙离子的释放。只有一小部分直接激活了收缩蛋白（A1）。箭头 B1 描述了钙离子通过细胞膜上钙泵和 Na^+-Ca^{2+} 交换主动转运到细胞外。钠泵把通过 Na^+-Ca^{2+} 交换进入细胞内的 Na^+ 泵（虚线）出细胞液。SR 调节钙离子从终末池（箭头 C）外流和肌小管网状系统的钙摄入（箭头 D）。箭头 G 代表钙离子在 SR 内的播散。钙离子通过与肌钙蛋白 C 高亲和力的结合位点结合（箭头 E）和分离（箭头 F）来激活和抑制收缩蛋白的相互作用。箭头 H 描述了钙离子进出线粒体来缓冲胞液内的钙离子浓度 *(From Katz AM: Calcium fluxes. In Physiology of the heart, ed 3. Philadelphia, 2001, Lippincott-Raven, pp 232-233.)*

诱发肌质网内终末池中钙离子的进一步释放，使得细胞内钙离子大量增加。这些时间和空间上模式化的局部钙释放的激活又触发了肌纤维的收缩。细胞内钙离子的增加是暂时的，因为钙离子将会通过以下方式移出：①肌质网内的钙泵腺苷三磷酸酶主动摄取；②通过 Na^+-Ca^{2+} 交换将 Ca^{2+} 从细胞液中移出；③ Ca^{2+} 与蛋白相结合[27]。钙火花还与高血压、心律失常、心力衰竭、肌营养不良等病理生理性疾病有关[28-30]。

肌质网提供了解剖基础，它是 Ca^{2+} 循环的主要细胞器，是细胞内 Ca^{2+} 的贮存库。肌质网对 Ca^{2+} 的循环释放及再摄取调节了细胞液中的 Ca^{2+} 浓度并且将兴奋与收缩耦联。肌质网膜上 L 型钙通道和 RyRs 的相邻近使得 Ca^{2+} 诱导的 Ca^{2+} 释放发生得更容易。RyRs 的起始位置是从 SR 膜到 T 管膨大的部分，此处有 L 型钙通道[17, 27, 31]。

SR 也与 Ca^{2+} 再摄取有关，Ca^{2+} 的再摄取可触发肌肉松弛或终止收缩。肌质网 / 内质网 Ca^{2+}-ATP 酶（SERCA）是依赖 ATP 的泵，它将释放的 Ca^{2+} 主动泵回 SR。90% 的 SR 蛋白由 SERCA 组成，静息时被受磷蛋白所抑制。受磷蛋白是一种 SR 膜蛋白，脱去磷酸后具有活性。β 肾上腺素刺激或其他刺激通过各种酶发生磷酸化作用抑制受磷蛋白的活性，并释放出它的抑制作用。受磷蛋白磷酸化抑制作用消失及 SERCA 活性增强之间形成正反馈。SERCA 对 Ca^{2+} 的主动再摄取引发了舒张[17, 27, 31]。

一旦 Ca^{2+} 被 SR 再摄取，它将被储存直到下一次循环。集钙蛋白和钙网蛋白是 SR 中的两个贮存蛋白。集钙蛋白是一高电荷蛋白，位于邻近 T 管的 SR 中的终末池中。因为它与 Ca^{2+} 释放通道相邻，一旦 Ca^{2+} 释放通道受到刺激，贮存的 Ca^{2+} 能够很快释放出来。细胞液中的 Ca^{2+} 也通过肌浆膜上钙泵和 Na^+-Ca^{2+} 交换被移出。钙调蛋白是一个重要的感受器并且调节细胞内 Ca^{2+}[19]。

收缩系统

收缩成分　最基本的收缩单位是肌节。一个肌节是 Z 线（Z 是德语 Zuckung 的简写）之间的区域，Z 线将一系列的肌节连接起来。每个肌节包含一个中心 A 带，A 带被来自于两侧的 Z 线的一半 I 带分隔开。Z 线将 I 带分成两部分（图 20-13）[8]。每个肌节内有两种主要的收缩蛋白（见下文"收缩蛋白"部分）和一种非收缩蛋白——肌巨蛋白[27]。两种收缩蛋白分别是构成细肌丝的肌动蛋白和构成粗肌丝的肌球蛋白。肌动蛋白肌丝和肌巨蛋白都连接在 Z 线上，但实际上肌球蛋白没有达到 Z 线，第三种肌丝蛋白肌巨蛋白将肌

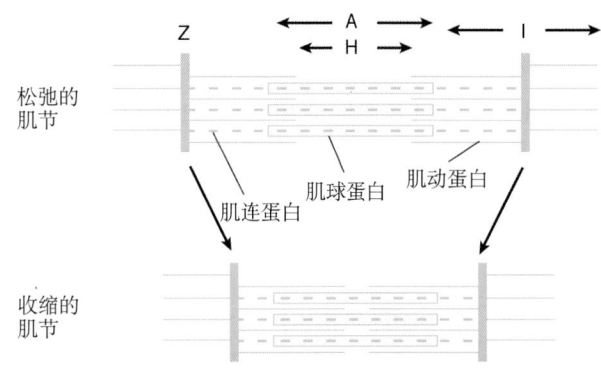

图 20-13　收缩的基本单位是肌节。该图分别描述了一个收缩和松弛的肌节。Z 线位于肌节的两端。A 带是肌球蛋白和肌丝蛋白肌丝重叠的部分。I 带位于 A 带的每一边且只含肌动蛋白。H 区位于 A 带的中央且只含肌球蛋白

球蛋白粗肌丝连接到 Z 线。收缩过程中肌球蛋白粗肌丝头和肌动蛋白细肌丝相互作用并且彼此发生了滑行，肌节两端的 Z 线会更加靠近[32-33]。

家族性肥厚型心肌病是一种遗传性的常染色体肌节疾病[34]，是健康人发生猝死的最常见原因。这种疾病的临床特征是左心室肥大和肌细胞 / 肌纤维排列紊乱，已证实至少 8 种编码肌节蛋白质的基因发生突变是这种紊乱发生的分子学基础。这些基因分别编码 β-心肌球蛋白重链、心肌钙蛋白 T（TnT）、α- 原肌球蛋白、心肌球蛋白结合蛋白 C、调节肌球蛋白轻链、心肌钙蛋白 I（TnI）、α- 心肌动蛋白和肌巨蛋白[34]。

收缩蛋白　心肌细胞内的收缩结构是由收缩蛋白和调节蛋白构成[19, 35-36]。细肌丝肌动蛋白和粗肌丝肌球蛋白是两种主要的收缩蛋白。肌动蛋白含有两条螺旋链。原肌球蛋白是一种双链 α 螺旋调节蛋白，它缠绕在肌动蛋白周围并且构成了肌动蛋白细肌丝的核心。肌球蛋白粗肌丝由 300 个肌球蛋白分子组成，每个肌球蛋白分子有两个功能结构域：体部 / 细丝和有两个裂片的肌球蛋白头部。肌球蛋白头部由一条重链和两条轻链组成。头部重链有两个结构域，其中较大的部分在肌动蛋白裂口处与肌动蛋白相互作用，并且有一个肌球蛋白 ATP 酶定位的 ATP 结合袋；较小的弹性较好的部分和两个轻链相连接。沿着原肌球蛋白有规律的间隔可发现调节肌钙蛋白异三聚复合体。这种异三聚肌钙蛋白由三种蛋白组成：肌钙蛋白 C（TnC），即 Ca^{2+} 受体；TnI，一种肌动蛋白和肌球蛋白相互作用的抑制物；TnT，它将肌钙蛋白复合体和原肌球蛋白联系在一起。原调控蛋白是另一种调节蛋白，它位于肌动蛋白细肌丝末端并在末端加帽，以防止任何细肌丝的过度拉长[32-33]。

肌细胞收缩和舒张 静止时，没有发生横桥循环，也没有产生收缩力，这是因为肌球蛋白头部和细肌丝的联系被阻断或者只是微弱地和肌动蛋白连在一起（图 20-14）[16]。横桥循环是由钙离子和 TnC 结合引起的，它们的结合加快了 TnC-TnI 的相互作用并降低了对 TnI-肌动蛋白相互作用的抑制。这些过程是由 Ca^{2+} 和 TnC 结合导致原肌球蛋白变构、允许肌球蛋白头部和肌动蛋白结合引起。横桥循环包括肌球蛋白头部和肌动蛋白的分离以及肌球蛋白和另一个肌动蛋白利用 ATP 酶水解 ATP 获得能量再次结合的过程。ATP 结合到肌球蛋白头部的核苷酸袋导致了 ATP 酶的激活[31-33]，ATP 水解和肌球蛋白头部构造的改变易化了肌球蛋白头部和肌动蛋白的结合及肌球蛋白头部动力的形成。在此模型基础上，可以明显看出横桥循环的速率依赖于肌球蛋白 ATP 酶的活性[36]。横桥循环的关闭主要是由细胞液钙离子降低引起的。

肌细胞舒张是一个耗能的过程，因为细胞液内 Ca^{2+} 浓度恢复到静息水平需要消耗 ATP。细胞液内 Ca^{2+} 水平降低是通过 SERCA 将 Ca^{2+} 主动重吸收回 SR 和 Na^+-Ca^{2+} 交换排出 Ca^{2+} 实现的。这些变化导致了结合在 TnC 上的 Ca^{2+} 释放和肌球蛋白肌动蛋白横桥的分离。肌细胞舒张依赖于横桥循环动力学、Ca^{2+} 对 TnC 的亲和力及 Ca^{2+} 再摄取机制的活性。增强横桥循环动力学、降低 Ca^{2+} 对 TnC 的亲和力及 Ca^{2+} 再摄取机制

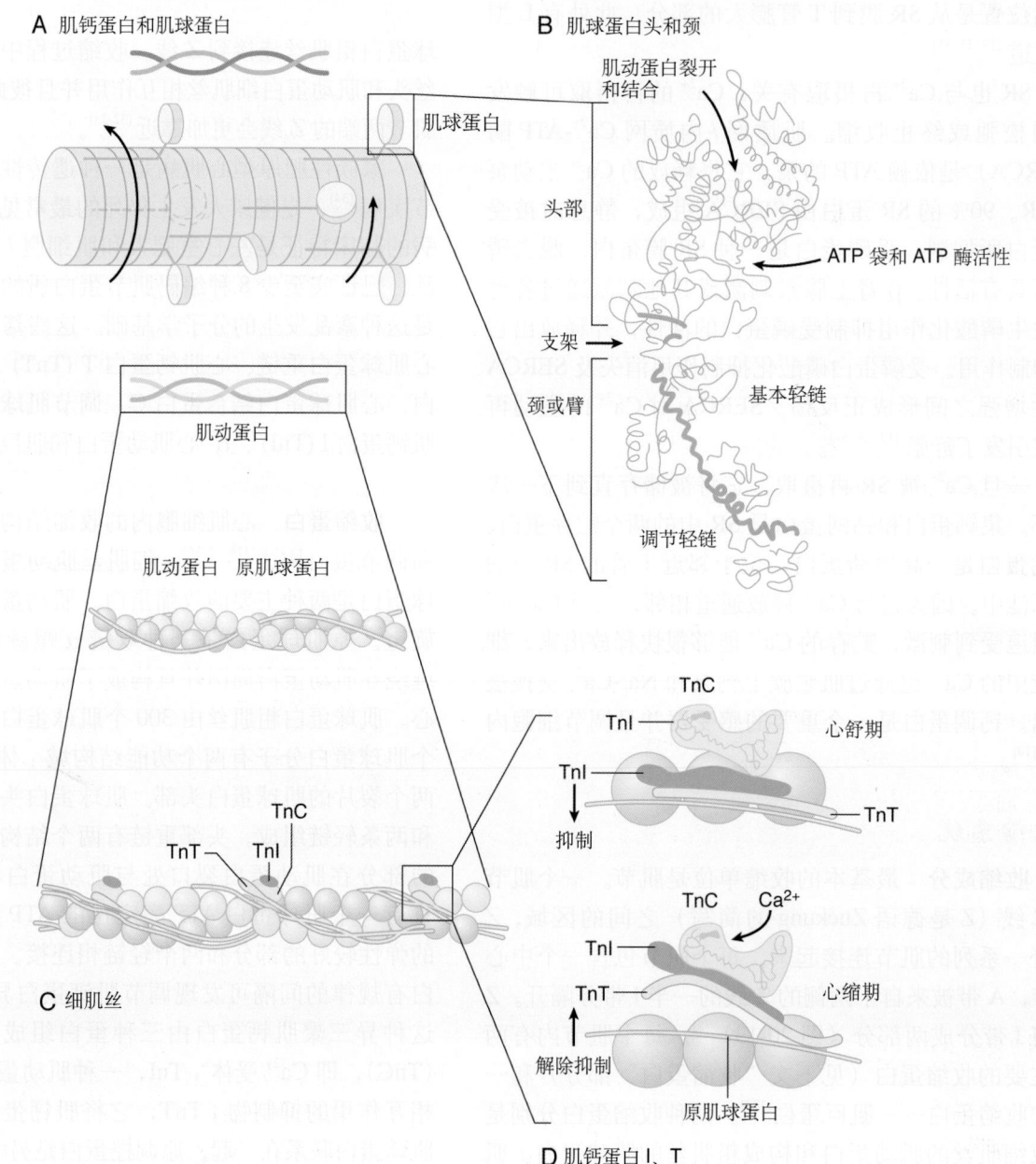

图 20-14 收缩系统分子结构。肌钙蛋白 C、I、T（TnC、TnI、TnT）*(From Opie LH: Ventricular function. In The heart. Physiology from cell to circulation, ed 4. Philadelphia, 2004, Lippincott-Raven, pp 209-231.)*

活性增强均可促进肌细胞舒张[27]。

肌巨蛋白是一种大分子的环状蛋白质，是在肌节内的第三种肌丝。一个肌巨蛋白分子跨越半个肌节。结构上，肌巨蛋白由一个不可伸展的固定片段和一个可伸展有弹性的片段构成。它的两个主要功能涉及肌肉的集合和弹性。肌巨蛋白是心肌在心室低容量下被动特性的主要决定因素[37]。

Frank-Starling 机制说明心室舒张末期容量的增加会增强心肌的收缩能力[38-39]。在细胞水平，Frank-Starling 机制的主要基础是 Ca^{2+} 敏感性的长度依赖性变化[40-42]。这种 Ca^{2+} 敏感性上的变化涉及如下几种可能的机制：①作为肌丝间距改变的一种功能；②涉及横桥与肌动蛋白结合的正性协同作用；③依赖于弹性蛋白——肌巨蛋白的张力[36, 40]。

细胞骨架蛋白 细胞骨架就是细胞质中的蛋白质框架，它用来连接、固定或限制细胞内的结构成分[16, 19]。微丝（肌动蛋白细丝）、微管和中间细丝是在细胞质中发现的三类细胞骨架蛋白。微丝蛋白就是肌动蛋白细丝，根据它们的位置分为肌节肌动蛋白细丝或皮质肌动蛋白细丝，肌节肌动蛋白细丝是已述的收缩系统中的细肌丝。皮质肌动蛋白细丝位于细胞表面质膜下并且与抗肌萎缩蛋白、黏着斑蛋白、锚蛋白等几种微丝蛋白相连。微管蛋白 α、β 二聚体聚合形成微管，它们在细胞内转运和细胞分区方面起了主要作用[43]。微管末端与细胞结构相附着，使微管扩张和收缩，从而推动细胞周围的这些结构。中间丝相对不易溶解，它们已经被证明在维持正常线粒体的功能和活动中起重要作用。心肌细胞中的结蛋白中间丝可将细胞核与质膜连接并且对细胞间收缩力产生的压力和张力的传导起重要作用[44]。在细胞内，细胞骨架为酶 / 蛋白质的活动和相互作用提供了微环境组织结构。

家族性肥厚型心肌病是一种遗传性的肌节疾病，而家族性扩张型心肌病（FDCM）实际上是一种细胞骨架蛋白疾病。FDCM 的遗传学基础包括 X 染色体连锁的两种基因（dystrophin，G4.5）和四种常染色体连锁的显性基因（actin，desmin，lamin A/C，δ-sarcoglycan）[16]。

心脏功能的调控

心脏功能的神经调节

自主神经系统有两部分，它们在心脏功能调节方面发挥的作用相反[45]。交感神经系统的神经递质是去

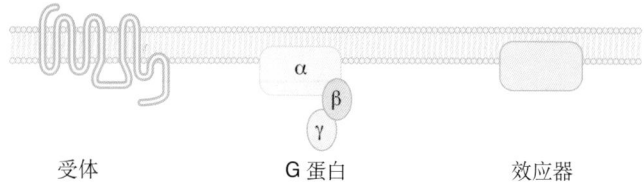

图 20-15 G 蛋白偶联受体，包括受体、异源三聚体、G 蛋白和效应器 *(Reprinted with permission from Bers DM: Cardiac excitationcontraction coupling, Nature 415:198-205, 2002. Copyright MacMillan Magazines Ltd.)*

甲肾上腺素，它发挥正性变时（心率）、变力（收缩力）和松弛（舒张）效应。副交感神经系统对心房发挥直接抑制效应，对心室发挥负性调节作用。副交感神经系统的神经递质是乙酰胆碱。去甲肾上腺素和乙酰胆碱都与反复穿膜 7 次形成的 G 蛋白偶联受体相结合，进行细胞内信号转导，发挥它们的效应（图 20-15）[46]。静息状态下，心脏有较强的副交感活动和较弱的交感活动。因此，在静息状态下心脏主要受到副交感神经调节。但在运动或紧张状态下，交感神经的影响变得更为突出。

副交感神经通过迷走神经对心脏发挥支配作用。室上组织比心室接受更多的迷走神经支配。副交感神经作用的主要靶效应器是心脏的毒蕈碱受体[47-48]。毒蕈碱受体的激活抑制了起搏细胞的活动，减慢房室传导，直接削弱心房的收缩力，对心室收缩力发挥抑制效应。现已克隆出 5 种毒蕈碱受体[49]，在哺乳动物心脏中发现的主要是 M_2 受体。M_3 受体被证实存在于冠状动脉循环中。此外，有心脏中存在非 M_2 受体的报道。总之，M_1、M_3、M_5 受体与 $G_{q/11}$ 蛋白偶联并激活磷脂酶 C- 二酰甘油 - 磷酸肌醇系统，以发送细胞内信号。另一方面 M_2 和 M_4 受体与百日咳毒素 - 敏感 G 蛋白 $G_{i/o}$ 相偶联，抑制腺苷酸环化酶。M_2 受体与特定 K^+ 通道相结合可影响钙通道活性、I_f 电流、磷脂酶 A_2、磷脂酶 D 和酪氨酸激酶。

与迷走神经支配相反，心脏的交感神经支配对心室的影响多于心房。去甲肾上腺素从交感神经末梢释放出来，作用于心脏上的肾上腺素受体（AR_S）。两类主要的肾上腺素受体 α、β 受体都是 G 蛋白偶联受体，它们通过特定的信号级联，进行细胞内信号转导（图 20-16）。

$β-AR_S$ 可被进一步分为 $β_1$、$β_2$ 和 $β_3$ 亚型[50]。尽管在大多数哺乳动物心脏内都有 $β_1$ -AR_S 和 $β_2$- AR_S 受体，但是在许多哺乳动物心室内也存在 $β_3$- AR_S 受体。每一 β-AR 亚型对心脏功能的调节因种属不同而异。在人类，$β_1$-ARs 是心房和心室的主要受体亚型。相当一部分 $β_2$-ARs 存在于心房，并在左心室发现了近 20%

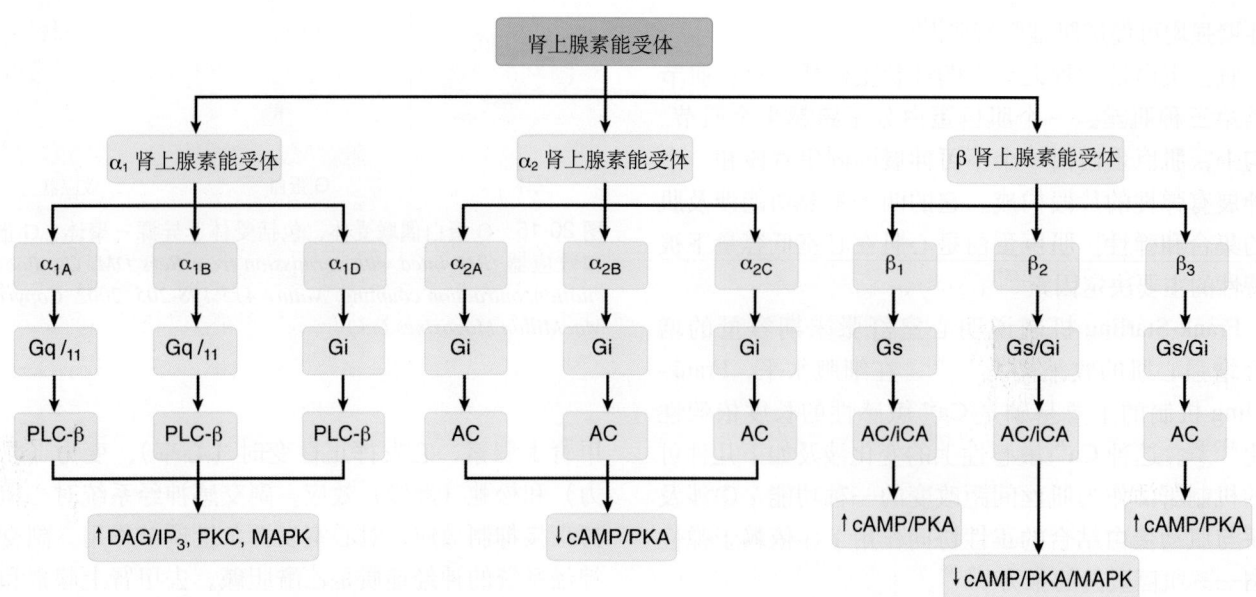

图 20-16 涉及 G 蛋白及效应器的心脏内肾上腺素能受体信号级联包括腺苷酸环化酶（AC）、L 型钙电流（iCA）、磷脂酶 β（PLC-β）。细胞内信号是二酰甘油（DAG）、肌醇三磷酸（IP₃）、蛋白激酶 C（PKC）、环腺苷酸（cAMP）、蛋白激酶 A（PKA）和丝裂原活化蛋白激酶（MAPK）。Gq/₁₁，异源三聚体 G 蛋白；Gi，抑制性 G 蛋白；Gs，刺激性 G 蛋白

的 β₂-ARs。目前对 β₃-ARs 了解较少，但已有文献报道它们存在于人类的心室中。尽管事实上 β₁-ARs 所占比例大于 β₂-ARs，但两种亚型的相对密度与其对心脏的影响不成比例，主要是由于与 β₁-ARs 相比，β₂-ARs 与环腺苷酸（cAMP）信号转导系统的结合更紧密。被 β₁-ARs 和 β₂-ARs 激活的信号通路包括兴奋型 G 蛋白（Gₛ）、腺苷酸环化酶的激活、cAMP 的积聚、cAMP 依赖性蛋白激酶 A 的激活以及关键性靶蛋白的磷酸化，这些蛋白包括 L 型钙通道、受磷蛋白和 TnI。

尽管一贯认为 β₁-ARs 和 β₂-ARs 都与 Gₛ-cAMP 信息传递系统相偶联，但现在有更多实验证明 β₂-ARs 也与抑制型 Gᵢ 相偶联，激活非 cAMP 依赖性信息传递系统。此外，β₂-ARs 也可与非 G 蛋白依赖性信息传递系统相偶联，调节心脏功能。如图 20-17 所示，β-AR 的激活既可增强收缩功能，也可增强舒张功能。

α-ARs 的两个主要受体亚型是 α₁ 和 α₂。α₁-AR、α₂-AR 还可被进一步分成不同的亚型。α₁-AR 是 G 蛋白偶联受体，包括 α₁A、α₁B 和 α₁D 亚型。α₁-AR 亚型是基因分离的结果，在结构、G 蛋白偶联、组织分布、信号传送、调节和功能方面存在差别。α₁A-ARs 和 α₁B-ARs 都可发挥正性肌力作用，由 α₁-AR 介导的正性肌力作用对心脏影响不重要。α₁-AR 与磷脂酶 C、磷脂酶 D 和磷脂酶 A₂ 相偶联，它们提高细胞内 Ca²⁺ 浓度并增加心肌纤维对 Ca²⁺ 的敏感性。

心肌肥厚主要由 α₁A-ARs 介导[51-52]。对 α₁-ARs 激动剂的心肌肥厚反应涉及 Gq 信号传送机制介导的蛋白酶 C 和丝裂原活化的蛋白激酶的激活。已知有三种

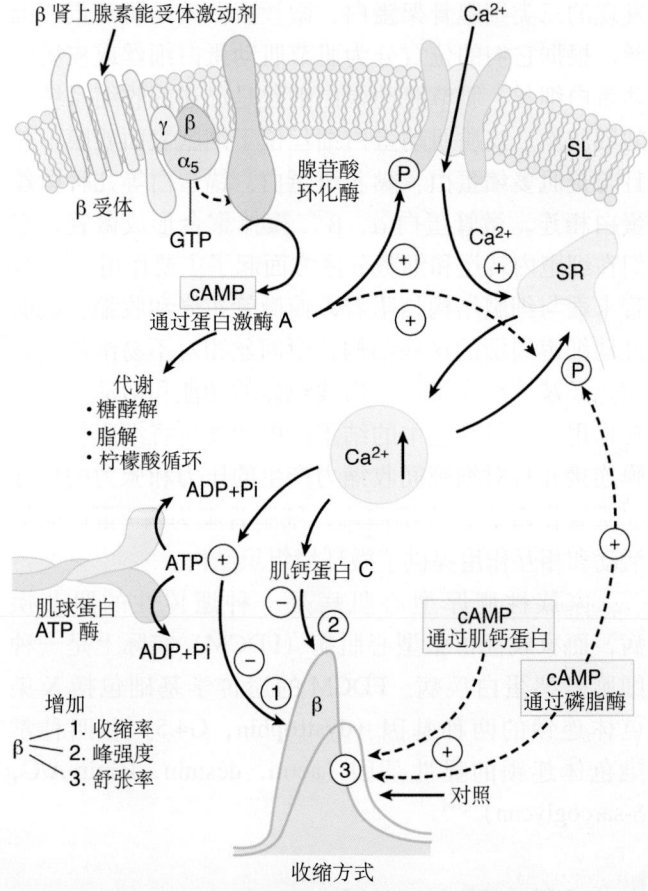

图 20-17 β 肾上腺素能受体信号系统引起心率增加、心肌收缩和舒张功能增强。ADP，腺苷二磷酸；ATP，腺苷三磷酸；cAMP，环腺苷酸；GTP，鸟苷三磷酸；PI，磷脂酰肌醇；PL，磷脂酶；SL，肌膜；SR，肌质网；TnI，肌钙蛋白 I *(From Opie LH: Receptors and signal transduction. In The heart. Physiology from cell to circulation, ed 3. Philadelphia, 1998, Lippincott-Raven, p 195.)*

α_2-ARs：α_{2A}、α_{2B} 和 α_{2C}。在哺乳动物的心脏，心房内的 α_2-ARs 在去甲肾上腺素释放的突触前抑制中发挥作用。这些突触前的 α_2-ARs 属于 α_{2C} 亚型。

心脏功能的神经性调节与肾上腺素能受体的不同种类及亚型和它们的信号通路之间的复杂相互作用相关。心血管内科疾病目标疗法与我们对肾上腺素能受体药理学知识的掌握和临床应用相关。

心脏功能的体液调节

许多激素对心脏发挥直接和间接的作用（表20-1）。对心脏活动有影响的激素可由心肌细胞合成和分泌，或由其他组织产生运送到心脏，它们作用于心肌细胞上的特殊受体。这些激素受体绝大部分是细胞膜G 蛋白偶联受体（GPCRs）。非 GPCRs 包括：利尿钠肽受体，它是鸟苷酸环化酶偶联受体；糖／盐皮质激素受体，它与雄激素、醛固酮相结合，是核锌指转录因子。激素可以在正常心脏生理条件下发挥作用，也

可只在病理条件下发挥作用，或两种条件下都起作用。大部分关于激素在心脏上作用的信息都来源于慢性心力衰竭相关的内分泌改变[53]。

在正常心脏，心脏激素是由心肌组织分泌到循环的多肽。利尿钠肽[54-55]、醛固酮[56]和肾上腺髓质激素[57]都可由心肌细胞分泌。肾素 - 血管紧张素系统中的效应激素血管紧张素 Ⅱ 也由心肌细胞分泌[58-59]。肾素 - 血管紧张素系统是心血管生理中最重要的调节机制之一。它是心肌的发育和功能的关键调节者。血管紧张素 Ⅱ 作用于两个单独的受体亚型——AT$_1$ 和 AT$_2$，二者都存在于心脏中。正常成人心脏中主要表达 AT$_1$ 受体亚型。刺激 AT$_1$ 受体将产生正性变时、变力效应。作用于 AT$_1$ 受体，血管紧张素 Ⅱ 也会调节心肌和成纤维细胞的发育和增殖并引发生长因子、醛固酮和儿茶酚胺的释放。AT$_1$ 受体与心肌肥大和心力衰竭的发展直接相关，对心肌重塑也产生负面影响。相比之下，AT$_2$ 受体发生相反的调节作用，一般起抑制增殖的作用。因为 AT$_2$ 受体在胎儿心脏中大量表达并随发育减少，故而在成人心脏表达较

表 20-1　激素对心脏功能的影响

激素	受体	心脏活性	伴随 CEF 增加（＋）或降低（－）
肾上腺髓质激素	GPCR	＋变力作用／＋变时作用	＋
醛固酮	胞质或核 MR	？	＋
血管紧张素	GPCR	＋变力作用／＋变时作用	＋
内皮素	GPCR	？	＋
利尿钠肽	GCCR		
ANP（ANF）			＋
BNP			＋
神经肽 Y＊	GPCR	－变力作用	＋
抗利尿激素	GPCR	＋变力作用／＋变时作用	＋
血管活性肠肽†	GPCR	＋变力作用	无
雌激素	ERα/ERβ	间接作用	无
睾酮	AR	间接作用	无
黄体酮	PR	间接作用	无
甲状腺激素	NR	＋变力作用／＋变时作用	－
生长激素	IGF-1	＋变力作用／＋变时作用	

ANF，心房利钠因子；ANP，心房钠尿肽；AR，雄激素；BNP，B 型利尿钠肽；CHF，充血性心力衰竭；ER，雌激素受体；GCCR，鸟苷酸环化酶偶联受体；GPCR，G 蛋白偶联受体；IGF-1，胰岛素生长因子 1；MR，盐皮质激素受体；NR，核受体；PR，黄体酮受体。

＊Data from Grundemar L, Hakanson R: Multiple neuropeptide Y receptors are involved in cardiovascular regulation. Peripheral and central mechanisms, Gen Pharmacol 24:785-796, 1993; and Maisel AS, Scott NA, Motulsky HJ, et al: Elevation of plasma neuropeptide Y levels in congestive heart failure, Am J Med 86:43-48, 1989.

†Data from Henning RJ, Sawmiller DR: Vasoactive intestinal peptide: cardiovascular effects, Cardiovasc Res 49:27-37, 2001

少。心肌损伤或缺血时 AT_2 受体表达上调，但心脏 AT_2 受体的确切作用有待于进一步证实。

治疗心力衰竭时应用血管紧张素转换酶抑制剂来阻断肾素 - 血管紧张素系统的益处源于 AT_1 受体活性被抑制。除肾素 - 血管紧张素系统外，其他激素，如醛固酮[56]、肾上腺髓质激素[60-62]、利尿钠肽[54-55]、血管紧张素[63-65]、内皮缩血管肽[66] 和血管升压素[67-68] 在心肌发育、心肌纤维化、心肌肥大、充血性心力衰竭的发展过程中发挥致病性作用。

心肌受到牵拉刺激，心房和心室分别引起心房钠尿肽（ANP）和 B 型利尿钠肽（BNP）的释放。ANP 和 BNP 都与利尿钠肽受体相结合产生第二信使 cGMP，ANP 和 BNP 是由压力或容量超负荷引起的血流动力学变化所引发的心脏内分泌反应的一部分。它们也参与了胚胎期心血管系统的发育[54-55]。在慢性心力衰竭患者中，血清 ANP 和 BNP 水平的升高可作为死亡率的预测指标[69]。

肾上腺髓质激素是最近发现的血管活性物质，最初由嗜铬细胞瘤组织分离而来。肾上腺髓质激素使 cAMP 积聚，直接引发正性变时变力效应[57, 60-61]。随种属和位置的不同，肾上腺素髓质激素可增加一氧化氮产量，表现出强力扩血管作用。

醛固酮是心脏产生的类固醇之一，它的生理学作用仍不确定。它与盐皮质激素受体相结合并增加心肌蛋白的表达或（和）增强心肌蛋白的活性，维持离子动态平衡或 pH 值的调节，如 Na^+/K^+-ATP 酶、Na^+-K^+ 协同转运蛋白、Cl^--HCO_3^{2+} 和 Na^+-H^+ 反向运转体[56]。醛固酮通过诱发两心室纤维化改变心肌结构，因此引起心肌收缩功能的损害。

其他激素，如生长激素[70]、甲状腺激素[71] 和类固醇性激素（见下文）通过直接或间接影响核受体也起到强心的作用。

类固醇性激素与心脏的关系

绝经前女性的心脏收缩力要强于同龄男性，绝经后女性停止激素替代疗法会导致心脏收缩功能降低。心脏功能的性别差异（性别两态性）及对损伤和疾病状态的适应性是通过类固醇性激素介导的。

研究最多的类固醇性激素是雌二醇 -17β(E_2) 和有生物学活性的代谢产物。它们结合并激活了心脏上的两个雌激素受体亚型：ERα 和 ERβ。对黄体酮、睾酮（另外两种类固醇性激素）和芳香酶的研究不多，芳香酶可将睾酮转化为雌激素。黄体酮和睾酮分别结合并激活心脏上的黄体酮受体和雄激素受体。类固醇性激素作用于其受体，对突触后靶细胞产生作用，并影响突触前的交感肾上腺素功能。心肌细胞不仅是类固醇性激素作用靶点，而且是这些激素合成和代谢的地方[72]。

E_2 源于睾酮，主要经肝代谢为羟雌二醇、儿茶酚雌二醇和甲氧雌二醇。雌二醇也可以在血管平滑肌细胞、心脏成纤维细胞、内皮细胞和心肌细胞代谢。心肌细胞含有调节基因表达的细胞核类固醇性激素受

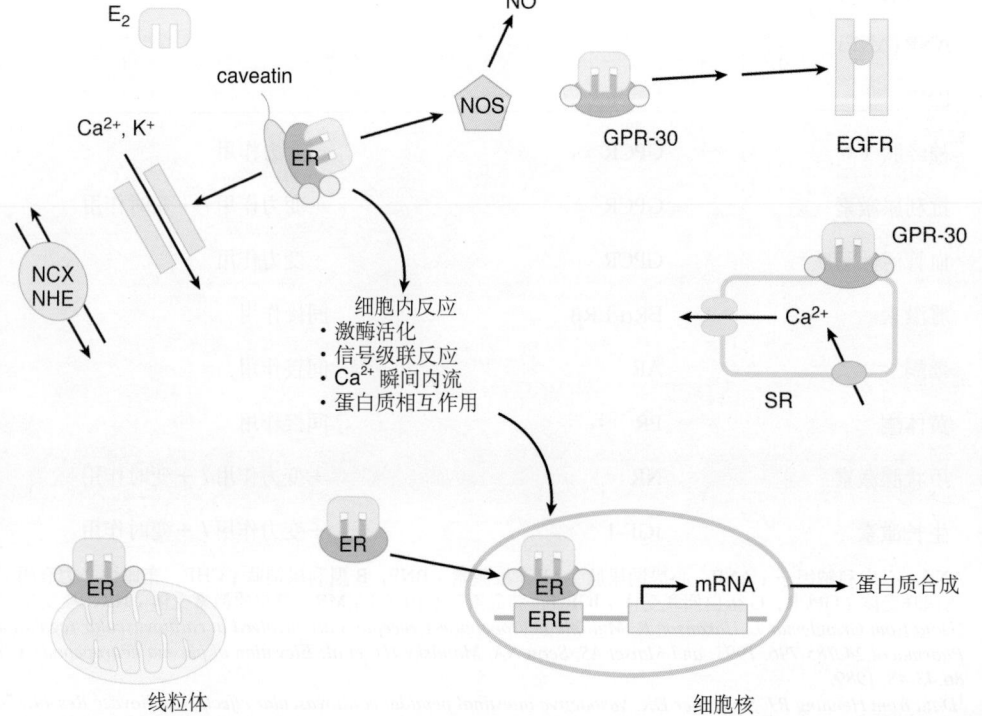

图 20-18 位于雌激素受体（ER）和雌激素结合受体 GPR-30 上的细胞核和非细胞核信号途径。细胞核 ER 通过与靶基因启动中的 ER 反应元件（ERE）相结合影响了靶基因的转录。E_2，雌激素；EGFR，表皮生长因子受体；NCX，Na^{2+}-Ca^{2+} 交换体；NHE，Na^+-H^+ 交换体；NO，一氧化氮；NOS，一氧化氮合酶；SR，肌质网 *(From Du XJ, Fang L, Kiriazis H: Sex dimorphism in cardiac pathophysiology: experimental findings, hormonal mechanisms, and molecular mechanisms, Pharmacol Ther 111:434-475, 2006.)*

体,并表达非细胞核受体调节类固醇性激素的非基因效应。在转录活动中,它们与许多不同的共调节因子相互作用传递信息到组织,并表达暂时的特异性。这些细胞特异性的辅激活物和辅阻遏物被认为是激素相关受体[73]。类固醇性激素可不改变基因表达而快速激活信号通路(图 20-18)。例如,激活血管内皮一氧化氮合酶可以介导血管舒张。绝经前女性比同龄男性舒张压低的可能原因是雌激素的血管扩张效应。在男性,芳香酶介导下睾酮转化为雌激素,以维持正常的血管张力。另外,类固醇性激素作用于核受体和非核受体,在没有配体的情况下,类固醇性激素受体也能够激活生长因子途径发送快速信号。

心脏电生理功能具有性别差异。雌激素对钙通道的调节作用可能是心脏复极化有性别差异的原因,例如,女性静息心率更快,同样女性也更易患有 Q-T 间期延长综合征[74]。雌激素通过激活 ERβ 受体,对大鼠心肌梗死后缺血再灌注损伤提供保护作用。相比之下,在同一模型中睾酮作用相反。芳香酶也具有保护作用,可能是通过它的作用来增加雌激素、减少睾酮。

心脏生理学性别差异应该涉及男性和女性类固醇性激素的细胞生理学,男性和女性的心肌细胞、血管平滑肌细胞和内皮细胞本质上的差异,以及心脏生理学的自主调节方面的性别差异。

心 脏 反 射

心脏反射是心脏和中枢神经系统(CNS)之间的快反射环路,它的作用是调节心脏功能和维持生理学稳态。特定的心脏感受器通过不同路径引发生理学效应。心脏感受器通过走行于迷走神经中的有髓或无髓传入神经纤维与 CNS 相连。在心房、心室、心包和冠状动脉内均存在心脏感受器。在大血管和颈动脉有心外感受器存在。交感和副交感神经将信号传入 CNS,经中枢处理后,与心脏或全身循环相连的传出纤维引发出特殊的效应。心血管系统对传出刺激发生的反应随年龄和引起反射的条件的持续时间而异。

压力感受器反射(颈动脉窦反射)

压力感受器反射的作用是维持动脉血压。这一反射可通过负反馈环路围绕一预先设定的值来调节动脉压(图 20-19)[75-76]。慢性高血压引起基础值改变后,压力感受器反射可重新确定预调整的动脉血压值。颈动脉窦和主动脉弓的环状和纵向的牵张感受器监测动脉血压变化。从这些牵张感受器传来的冲动通过舌咽神经和迷走神经将信号发送到延髓心血管中枢的孤束核。延髓心血管中枢包括两个功能不同的区域:侧面区和边缘区负责升压,中心和尾部区域负责降压。中

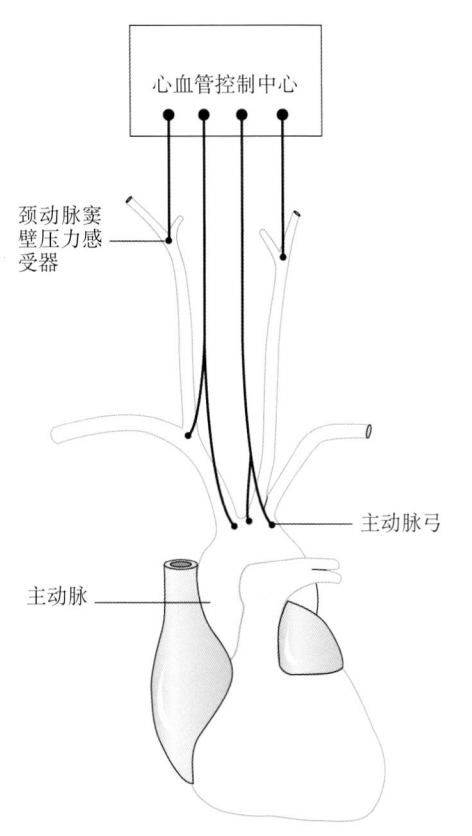

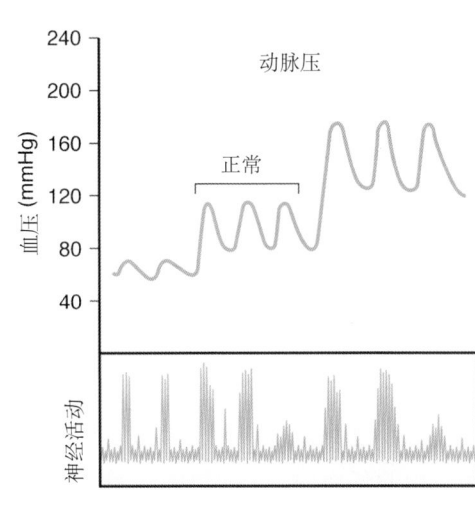

图 20-19 压力感受性反射的解剖学结构。位于颈动脉窦和主动脉壁的压力感受器感受到了循环中动脉压的变化。通过迷走神经将这些信号传入延髓的传入感觉区。髓质效应器部分发出信号调节外周血管紧张度和心率。血压升高引起反射活动增强(右图),最终使血压降低 *(From Campagna JA, Carter C: Clinical relevance of the Bezold-Jarisch reflex, Anesthesiology 98:1250-1260, 2003.)*

心区和尾部区也可整合来自下丘脑和边缘系统的冲动。通常，系统血压高于 170mmHg 就会兴奋牵张感受器。抑制系统的反应包括交感神经活性降低引起心肌收缩力下降、心率减慢和血管张力下降。此外，副交感神经兴奋可进一步减慢心率和降低心肌收缩力。低血压将引发相反的结果。

在急性失血和休克时，压力感受器反射起到重要的有益作用。当血压低于 50mmHg 时，压力反射弧将丧失功能。性激素水平不同（即性别不同）可改变压力感受器反射[77]。吸入麻醉药（特别是氟烷）可抑制这种反射对心率的影响[78]。同时使用钙通道阻滞剂、血管紧张素转化酶抑制剂和磷酸二酯酶抑制剂将削弱压力感受器反射引发血压升高的效应。削弱这一效应的原因是它们对周围循环系统具有直接影响，更主要的是它们对 CNS 信号传导通路（Ca^{2+}、血管紧张素）产生干扰[79]。由于压力感受器反射的减弱，慢性高血压患者围术期经常出现循环不稳定的情况。

化学感受器反射

化学敏感细胞位于颈动脉和主动脉上。这些细胞对 pH 值和血氧分压的变化做出反应。当动脉氧分压低于 50mmHg 或处于酸中毒情况下，化学感受器发出神经冲动沿颈动脉窦神经（舌咽神经的一条分支）和第 10 对脑神经（迷走神经）传入到延髓的化学感受区，这个区域刺激呼吸中枢加强呼吸驱动力。另外，继发的副交感神经系统激活可引起心率减慢和心脏收缩减弱。持续缺氧将直接刺激中枢神经系统，并因此引起交感神经活动增强。

Bainbridge 反射

Bainbridge 反射[80-82]由位于右心房壁和腔静脉心房交界处的牵张感受器引发。右侧充盈压升高通过迷走神经将信号传入到位于延髓的心血管中枢，这些传入信号抑制副交感神经活动，从而加快心率。心房的伸展对窦房结的直接影响也可引起心率加快。心率的变化取决于受刺激前的基础心率。

Bezold-Jarisch 反射

Bezold-Jarisch 反射是左心室壁内的化学和机械感受器感受到作用于心室的有害刺激，引起低血压、心动过缓和冠状动脉扩张的三联反应[75]。被激活的感受器通过无髓鞘的迷走神经 C 型传入纤维传递信号。这些纤维反射性增加了副交感神经节律，由于能引起心动过缓，Bezold-Jarisch 反射被认为是一种保护心脏的反射。这种反射与一系列心血管系统的生理学反应有关，如心肌缺血或心肌梗死、溶栓、血管重构或晕厥。由内生的 ANP 或 BNP 激活的利尿钠肽受体可以调节 Bezold-Jarisch 反射，因此，Bezold-Jarisch 反射在心肌肥大或心房颤动患者中不是很明显[83]。

Valsalva 操作

闭住声门用力呼气，胸内压和中心静脉压升高，静脉回流减少。在这种操作（Valsalva 操作）之后，心排血量和血压将会降低，压力感受器感受到这一变化并通过兴奋交感神经反射性引起心率加快和心肌收缩增强。当声门打开时，静脉血回流增加并引起心收缩力增强和血压升高。动脉血压升高又被压力感受器感受到，从而激活副交感神经到心脏的传出通路。

Cushing 反射

Cushing 反射由颅内压升高导致脑缺血所引起。延髓舒血管中枢缺血会引发交感神经系统的活动，这将会引起心率加快、动脉血压升高、心肌收缩力增强等改善脑灌注的反应。血压增高时，压力感受器随即引起反射性心动过缓。

眼心反射

眼心反射通过对眼球加压或牵拉眼周围组织引起的。牵张感受器位于眼外肌，一旦受到刺激，牵张感受器将通过睫状长神经和睫状短神经发出传入信号，睫状神经在睫神经节并入三叉神经眼支。三叉神经会将这些冲动传入到半月神经节，从而导致副交感神经张力增加和心率减慢。这种反射在眼外科手术中的发生率为 30% ~ 90%。抗毒蕈碱药物（如格隆溴铵或阿托品）的应用可减少眼科手术时心动过缓的发生（参见第 84 章）。

参 考 文 献

见本书所附光盘。

第21章 胃肠道生理学和病理生理学

Matthias F. Stopfkuchen-Evans • Simon Gelman

赵延华　周姝婧 译　俞卫锋 审校

要 点

- 胃肠道（gastrointestinal, GI）的功能是消化和吸收营养物质。胃肠腔内容物（食物、消化酶、分泌物）沿着胃肠道内自口腔至肛门的完整运动使这些过程得以顺利进行。

- GI 管壁由数层结构组成，其中主要为浆膜层、肌层（纵肌层和环肌层）、黏膜下层和黏膜层。黏膜层由三种成分组成：单层上皮细胞（上皮）、固有层和黏膜肌层。

- 消化和吸收功能主要受深入到肠黏膜之间的神经网络，即肠神经系统和自主神经系统的调节。肠神经系统包含两个主要的神经丛：黏膜下神经丛和肠肌神经丛，前者主要控制吸收、分泌和黏膜血流；后者则调节肠壁的张力和紧张性收缩。

- GI 运动通过调节肠内容物的运输时间及营养物质暴露于肠黏膜刷状缘的时间，对营养物质吸收的速度和强度起着关键的作用。

- 胃酸缺乏，如长期服用质子泵抑制剂或组胺受体拮抗剂或胃的泌酸区域被大部分切除（胃切除术、减肥手术），会严重打破消化性和保护性分泌之间的平衡并且随时间进展会导致营养物质和维生素严重缺乏。

- 对肠道的操作可导致神经和炎症的级联反应，最终影响到整个肠道。术后肠梗阻的主要病理生理改变是神经免疫的相互作用，这是一种 GI 内以及整个机体内的免疫系统和包括肠神经系统在内的自主神经系统的双向调节作用。

- GI 血流的主要作用是将营养物质和激素输送至肠道、清除肠道代谢产物和维持肠黏膜屏障系统的完整性，以防止抗原、毒性化学物质和病原微生物的跨细胞迁移。

- 全部血容量中约 70% 位于静脉系统。内脏系统接受心排血量的 25%，约包含全部血容量的 1/3。当需要时，内脏血管床可动员近 1L 血液进入体循环系统。

- 气腹时所观察到的血流动力学改变是麻醉、手术创伤、患者体位、二氧化碳和腹内压增加（术毕时腹内压下降）以及氧化应激之间复杂的相互作用的结果。氧化应激在机体这一综合反应过程中起着重要的作用。因此，一些作者更为精确地应用"微小入路手术"一词来代替"微创手术"。

胃肠道约占人体总重量的 5%，但接受心排血量的 25%。胃肠道的主要功能包括运动、消化、吸收、分泌和血液循环（血流和血容量的调节）。其他重要功能是在近几年才开始广泛研究。这些功能包括胃肠道局部和全身性的免疫功能及其在炎症反应中总的作用，包括炎症的消退。这些多重作用需要精细的整合和调节。来自机体和环境中的信息必须被感知，并被加工处理后进入合适的指令中心，继而触发必需的活动。胃肠道系统的结构和调节机制符合上述需求。

胃肠道管壁由多层组成（图 21-1）。由外层至内层主要是浆膜层、肌层（纵肌层和环肌层）、黏膜下层和黏膜层。黏膜层分为三部分（由内至外）：单层上皮细胞（上皮）、固有层和黏膜肌层。胃肠道的每一个器官都有大体相似的结构，但又有显著不同的独特之处（这主要发生在黏膜层）。胃肠道上皮细胞每三天更新一次，经历分裂和分化，然后发生程序性细胞死亡（凋亡）。肠神经丛起源于黏膜上皮，可感知胃肠道内容物。黏膜上皮还可分泌消化酶、吸收营养物质和排出代谢产物。

黏膜上皮下方的结构称为固有层，含有血管和神经末梢以及免疫细胞和炎症细胞，该层为宿主防御机制的一部分。固有层下方是一层被称为黏膜肌层的薄层肌细胞，负责绒毛的运动。黏膜层下方是神经细胞构成的复杂的网状结构，称为黏膜下神经丛，它将来自上皮细胞的信息输送至肠神经系统和中枢神经系统。在黏膜层下方，有两层平滑肌为肠道提供动力。靠近黏膜层的一层环状肌可通过收缩减小肠腔的管径。外侧的一层平滑肌是纵行的，它的收缩可缩短肠道节段的长度。肠肌神经丛位于这两层平滑肌之间，它由调节肠平滑肌功能的神经组成。

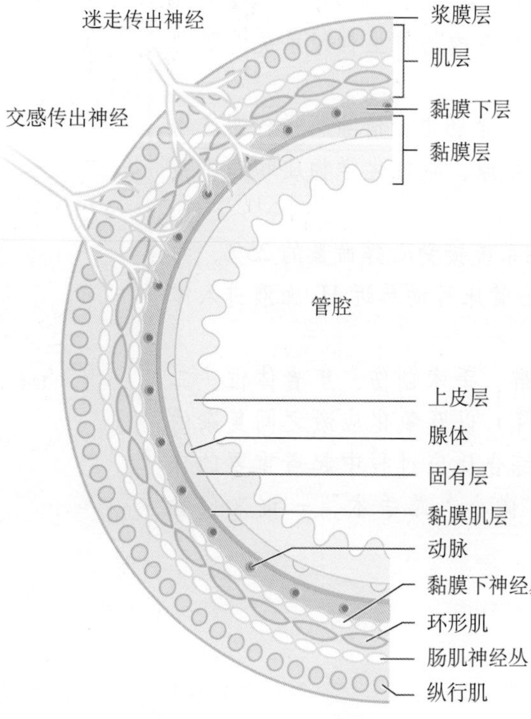

胃肠道功能的调节

胃肠道系统受到四种调节方式的控制：内分泌、神经分泌、旁分泌和近分泌（免疫）。内分泌调节在整合各个胃肠道器官对食物的反应中起着重要的作用。Barrett 将内分泌调节比作无线电广播[1]。当一种激素被释放时，它可影响整个消化系统内及其之外的许多受体。另一方面，神经分泌调节可远距离传递信息，但是这种交流有限而精确，从神经纤维末梢释放神经递质，激活有关受体，然后影响效应器。由于其特殊性，神经内分泌调节被比作电话机而不是无线电[1]。旁分泌和近分泌（免疫）调节通常在介质释放的邻近处即发挥效应作用。将 Barrett 比喻的含义进一步延伸和扩展，我们可以将这些调节模式看作是在几个个体之间进行的实时对话[1]，如电话会议。在旁分泌调节中，特定的物质是由细胞而不是神经所释放的。这些物质可对胃肠道系统产生一些其他的调节作用（有时是不需要的作用），包括对其动力的调节。近分泌（或免疫分泌）调节作用是通过黏膜免疫系统释放介质来实现的。这些免疫细胞在病原体或抗原物质侵袭黏膜时被病原微生物所激活，并释放包括组胺、前列腺素和细胞因子在内的化学介质。在这些过程中，肥大细胞的作用尤为重要，而且它们在固有层中的密度非常高。旁分泌调节和免疫分泌调节包括不同介质的释放。

肠黏膜免疫

胃肠道系统的内表面实际上是机体外表面的延续，并且为微生物和有毒物质提供了进入机体的入口。为了保护机体，肠道内形成了一个高效的免疫防御系统，从而使胃肠道成了人体内最大的淋巴器官[1]。肠道免疫系统能够鉴别食物内的有害和有益抗原物质。黏膜免疫系统由黏膜相关淋巴组织组成，它是抵抗病原体侵袭的最有力的屏障之一。这个系统包含非免疫性屏障，如胃内的胃酸和其他消化性分泌物和酶类。免疫性宿主防御屏障包括先天性免疫和适应性或获得性免疫系统。先天性黏膜免疫系统表达模式识别受体，能够检测到病原微生物中的分子结构，进而可以对病原体做出快速反应。例如，许多病原微生物内存在脂多

图 21-1　胃肠道管壁

迷走传出神经 —— 浆膜层
—— 肌层
交感传出神经 —— 黏膜下层
—— 黏膜层

管腔

—— 上皮层
—— 腺体
—— 固有层
—— 黏膜肌层
—— 动脉
—— 黏膜下神经丛
—— 环形肌
—— 肠肌神经丛
—— 纵行肌

第 21 章 胃肠道生理学和病理生理学

糖和肽聚糖。先天性免疫系统感知到这些化学物质，激活并释放趋化颗粒，刺激其他炎症细胞（如巨噬细胞和中性粒细胞）的聚集。这些活化的细胞通过释放氧自由基之类的有毒产物而使微生物易于被杀灭。这些免疫介质在对抗微生物的宿主防御机制中有着重要的作用，但是它们同时也会损伤未被感染的邻近组织。先天性免疫系统可产生细胞因子，以促进适应性免疫系统的应答和激活，从而识别微生物成分、微生物内的抗原以及异常的宿主细胞。这种识别是通过表达淋巴细胞、T 细胞和 B 细胞表面的特异性受体来介导的。B 细胞分泌针对外来抗原的特异性抗体，T 细胞通过释放细胞因子（转化生长因子 β）和白介素（IL-4、IL-5 和 IL-6）来加速这一过程。由 B 细胞产生的抗体可激活其他种类的细胞，如自然杀伤（NK）细胞，后者将肠免疫系统中适应性免疫和先天性免疫分支关联在一起。NK 细胞可以破坏接受过调理作用或被 NK 细胞表面成分特异性识别抗体包裹的颗粒和微生物。

NK 细胞也释放与适应性应答无关的细胞毒性复合物。上皮 M 细胞将抗原和微生物从上皮细胞运送至淋巴细胞，再由免疫系统将其破坏。上皮 M 细胞通过囊泡输送使其通过上皮屏障[2]。

多糖蛋白质复合物是位于上皮细胞顶部的糖蛋白、黏多糖和其他复合物的总称，其作用包括保护细胞膜免受化学性损伤。多糖蛋白质复合物也可使免疫系统识别并有选择性地攻击外来生物。它覆被于血管内皮细胞表面，并可防止白细胞滚动。当多糖蛋白质复合物在炎症反应中受损时，其渗透性增加，从而导致水、电解质和蛋白质的丢失，这可发生于包括围术期在内的许多炎症情况中。这种情况下循环内所丢失的液体量可达 1L[3]。

肠动力的神经分泌调节

肠动力是指使摄入的物质从口腔移动至肛门过程中胃肠道肌肉的收缩。在这一长距离运动过程中，摄入的物质体积减小，并与胃肠道的分泌物相混合。胃肠道由自主神经系统所支配，包括外来神经系统和肠神经系统，其中外来神经系统包含交感和副交感分支。

外来交感神经支配

支配胃肠道的交感神经节前纤维起源于脊髓的 $T_5 \sim L_2$ 节段。神经节的突触前纤维离开脊髓，进入神经节交感神经链（腹腔神经节和少数肠系膜神经节），与神经节的节后神经元形成突触联系，然后走行至肠道，并终止于肠神经系统的神经元。胃肠道的交感神经纤维最主要的神经递质是去甲肾上腺素。血管活性肠肽（VIP）也在交感性信号传递中起着重要的作用。交感神经系统的生理作用主要为抑制性，强烈的交感刺激可使食物在胃肠道内的运动停止。

外来副交感神经支配

副交感神经节前纤维来自于髓质和脊髓骶段的细胞体。它们主要与肠神经系统的细胞发生突触联系。在迷走神经和盆神经内走行的多支传入神经为大脑和脊髓的整合作用提供信息。迷走神经纤维支配食管、胃、胰腺、小肠和大肠的前半部分。骶部的副交感神经起源于脊髓骶段并走行在盆神经内，支配大肠的下段、乙状结肠、直肠和肛门部分。副交感神经的主要生理作用是激活胃肠道的功能。副交感神经的主要神经递质是乙酰胆碱（acetylcholine, ACh）。

内在神经支配（肠神经系统）

胃肠道拥有自己独立的神经系统——肠神经系统，通常也被称为"小大脑"，因为它不依赖于中枢神经系统就可以控制胃肠道的各种功能，包括胃肠道的动力、分泌和血流[1]。胃肠道的动力系统由肠神经元、Cajal 间质细胞（ICCs）和平滑肌细胞组成[4]。肠神经系统接收到肠道生理状态相关的信息后，立即对其进行整合，并且有效地使平滑肌细胞和胃肠道内的其他细胞做出必要的反应。该信息同时也被传递至中枢神经系统，中枢通过大多数迷走性脑干回路的可塑性的变化对信号进行调制，然后再将信号传送回肠神经系统以调节其功能。这一过程确保外源性因素（如应激状态或时间点）也被包括其中。

肠神经系统包含两个主要的神经丛（图 21-1）。外侧的神经丛位于纵形肌和环形肌之间，称为肠肌神经丛或 Auerbach 丛。内侧的神经丛位于黏膜下层，称为黏膜下神经丛或 Meissner 丛。胃肠道运动主要由肠肌神经丛控制。ICCs 是自律细胞，能够产生内在电活动，它位于肠肌神经丛内，并在功能上通过缝隙连接与平滑肌细胞相连接。ICCs 与肠神经末梢密切相关，并且位于肠神经末梢和平滑肌合胞体之间。黏膜下神经丛主要控制胃肠道的吸收、分泌和黏膜血流[5]。交感和副交感纤维与肠肌神经丛和黏膜下神经丛互相交联。刺激肠肌神经丛主要增加肠壁的张力或紧张性收缩，而这一过程是由肠神经系统的神经递质所介导的。ACh 和诸如 P 物质之类的速激肽有兴奋性作用，而

VIP 和一氧化氮（nitric oxide, NO）则有抑制性作用。

肠神经系统内也存在着反射。许多反射是双向的，将脊髓或脑干与胃肠道连接在一起。激活交感神经元和去甲肾上腺素并不会直接影响胃肠道的基础肌张力，但是可减少内源性胆碱能神经元的 ACh 释放量 [6]。交感神经元也可收缩括约肌。这两种机制（减少 ACh 的释放和收缩括约肌）均可延缓肠内容物沿着胃肠道的运送。胃肠道内有许多肠交感反射。远端回肠或结肠的扩张可抑制近端回肠的运动，减缓胃排空，以保护十二指肠，避免其过多暴露于高酸性胃内容物 [6]。兴奋性神经的主要神经递质是 ACh，它可激活毒蕈碱受体。抑制性神经主要释放 NO，也有其他抑制性神经递质，包括 VIP 和腺苷三磷酸（adenosine triphosphate, ATP）。肠神经系统内的交感性抑制效应是通过去甲肾上腺素实现的。

肠动力减退部分是由肠胆碱能神经元 ACh 释放受抑所致，仅次于 α_2 肾上腺素受体的激动 [6]。β 肾上腺素受体激动可直接松弛肠平滑肌，从而进一步减弱肠动力。括约肌（不同于非括约肌）同时含有兴奋性 α 肾上腺素能受体和抑制性 β 肾上腺素能受体。在糖尿病性交感神经病变中已经观察到支配胃肠道的交感传出纤维发生营养不良和退行性改变 [6]，这导致食物在远端小肠内的运送速度加快。

胃肠道动力的神经控制非常复杂，包括从中枢神经系统到外周神经系统的信号传递，同时也包括从胃肠道到中枢神经系统的信号传递。胃肠道内肠神经系统的作用也不可忽视。

食物在胃肠道内的运送和混合

食物在胃肠道内的运动主要有两种方式：混合性运动（使肠内容物始终保持良好的混合状态）和推进性运动（使胃肠道内容物沿着胃肠道运动，允许有充足的时间进行消化和吸收）。推进性运动是由胃肠道某些节段的周期性收缩（肠蠕动）所形成的。肠道扩张是肠蠕动最重要的刺激因素。

吞咽和食管的运动

食管被分为三个部分：鼻咽部、口咽部和下咽部。鼻咽部的肌肉可防止食物在吞咽时进入鼻腔内。口咽部将食物向后并向下推送进入食管内。下咽部位于舌根和环状软骨之间，它包含食管上段括约肌。吞咽时肌肉间的功能协调是由大脑的吞咽中枢调节的。

吞咽运动有两个时相，首先是最初的自主吞咽

期。准备吞咽食物时，自主地挤压并通过舌头向上向后对抗上腭所产生的压力使其滚入咽部。随后则变为自动过程且无法停止。在吞咽的第二个时相内，食物通过咽部进入食管。开始时，软腭向上方运动以闭合后鼻孔，防止食物逆流进入鼻腔内。其次，咽部和颈部的肌肉共同作用以防止会厌向上移动，从而防止喉和气道的开放。吞咽的这一时期需 1 ~ 2s，在此期间，吞咽中枢可特异性地抑制延髓的呼吸中枢。

食管的功能并不依赖于重力，即使人体在倒立状态下，食物也可以从口腔进入胃内 [1]。食物通过两种蠕动波的推动进入食管并到达胃内。第一个蠕动波推送食物的主要部分，第二个蠕动波将食物的残余部分送入胃内。食管上段括约肌也被称为咽食管括约肌，食物进入食管后，该括约肌收缩可防止食物返回进入咽部。食管上段括约肌可产生将近 60 mmHg 的压力。在食管的远端末端，即食管 - 胃交界处上方 2 ~ 5 cm 处，食管环形肌增厚形成胃食管括约肌或食管下段括约肌。该括约肌可产生 20 ~ 40 mmHg 的压力。

食管内的许多肠神经元可感知食物的存在并调整局部的反射活动，作为中枢对吞咽活动和食管蠕动控制的补充。感觉神经将信号传入到背侧迷走神经复合体，从而激活终止于食管上 1/3 段横纹肌或肠神经系统的躯体神经和迷走神经传出支。肠神经系统释放 ACh（可使肌肉收缩）、NO 或 VIP（可使肌肉松弛）。

食管扩张时，食管下段括约肌可发生反应性收缩，该反应主要是肌源性的。但是，食物摄入的同时，神经体液物质（ACh 和促胃液素）也被释放。该括约肌松弛可使食物进入胃内，此过程主要由 VIP 介导。食管下段括约肌受到肌源性机制、神经体液因素和来自于中枢神经系统和肠丛的双重神经调节的控制。

吞咽困难是常见问题，尤其是在老年人中，可增加误吸、窒息和营养不良的风险。约 13% 的住院患者和 60% 的疗养院患者有不同程度的吞咽困难 [1]。吞咽困难的解剖学原因包括憩室、裂孔疝、纤维化形成和由反流疾病所致的食管瘢痕。功能性吞咽困难的病因包括脑卒中和其他神经源性疾病。

下段食管最常见的功能障碍之一是胃灼烧感，它是由胃酸反流所引起的，可导致食管黏膜损伤。食管内的胃酸可部分被吞咽下的唾液中的碳酸氢盐所中和，但随着反流的进展，胃内容物（包括胃酸）在食管内存留的时间长于正常情况，由此便发生了胃食管反流疾病。在危重患者，胃食管括约肌的活动和食管括约肌的压力均减少 [7-8]。当按压清醒患者的环状软骨时，其胃食管括约肌的张力反射性下降 [9]。输注瑞芬太尼，同时伴或不伴异丙酚的输注，可减少由按压环

状软骨所致的胃食管屏障压力的下降[10]。

胃 的 运 动

胃的功能好比是一台匀浆器，机械性地将摄入的食物分解成小颗粒的乳状液。近端胃（即贲门、胃底和胃体）主要起到容纳食物的作用。远端胃由胃体的远端、胃窦和幽门组成，后者控制进入十二指肠的食物的量和体积。胃的形状是囊状而不是管状的，肌层较厚且向不同的方向收缩。胃的运动功能主要有三种：首先是储存大量的食物。胃能轻易容纳 1500ml内容物而不会明显增加胃内压。这个过程被称为容受性舒张，是由迷走反射所介导的，迷走神经切断术可使该反射消失。胃的第二个功能是将食物和胃液相混合，直至形成一种半流质状的混合物，称为食糜。第三个功能是缓慢将胃内容物向小肠排空。固体食物倾向于滞留在近端胃，而液体食物则分布于整个胃内。液体的排空较固体快。胃内固体食物的排空过程分为两步：在初始的滞留期，固体食物被分解为直径约 2mm 大小，随后是一般线性排空期[5]。固体食物从胃排空至十二指肠需 3～4h。胃内食物的性质影响其在胃内排空的速度，例如，等张生理盐水排空最快，而脂肪排空则较缓慢。

迷走神经传入支将来自于机械敏感性受体和化学敏感性受体的信息传入至大脑运动背核内的孤束核。胃动力受到内在（肠肌神经丛）和外来的神经调控。胃动力的外来神经调控是通过迷走神经的副交感神经来实现的。刺激迷走神经可增加收缩的次数和收缩力，而交感神经通常抑制收缩。促胃液素和促胃动素可增加收缩的频率和收缩力，而肠抑胃肽则发挥抑制作用。

交感神经通过内脏神经来支配胃。主要的神经递质是去甲肾上腺素，在肠神经节的节后水平发挥抑制作用。肠肌神经元对胃的动力发挥协同作用。

这种复杂的神经支配和内在关联的结果就是当十二指肠扩张时，胃底的张力下降。这种反射及其产生的作用依赖于十二指肠内容物的特性。例如，当十二指肠肠腔内脂肪或者蛋白质含量升高时，可使胃排空减慢，直到十二指肠能够继续处理更多的营养成分。结肠扩张也可使胃松弛。缩胆囊素（cholecystokinin, CCK）被认为是介导肠道到胃内的逆向信号传递的最主要的神经递质之一。回肠黏膜在肠道内容物中脂肪成分的刺激下反应性释放 CCK，CCK可使胆囊收缩，使胆汁排入小肠，并抑制胃的动力。这两种功能联合作用的结果是使食物的运动减慢，并延长其在肠腔内与消化酶接触的时间。

胃的收缩使其能够有序地将其内容物排入十二指肠。当胃内充满食物时，幽门关闭的时间延长，开放的时间非常短，仅使少量的食物进入十二指肠。食物特定的化学成分也可延长幽门收缩的时间，以防止其过早地进入十二指肠。这一特征常被用于药物的研发，研究者在药丸的外部包裹一种物质，该物质可被胃的化学性受体感知且其信号经肠反射传入，从而较长时间地防止幽门松弛（即缓释药丸）。

胃的排空由神经机制（对胃扩张做出反应的反射）和体液机制（胃黏膜释放促胃液素）来调节。幽门张力是由抑制性和兴奋性迷走通路以及肠肌神经丛的上行和下行反射来调节的。介导幽门松弛的主要递质是 NO，它可通过外源性和内源性途径合成。

胃动力受抑以及胃排空减慢增加了胃食管反流的风险。该情况多发生于危重患者。给予阿片类药物后和手术后可观察到胃内容物运送缓慢[7, 11]。胃内容物反流也经常发生[11-12]。胃肠道内在和外来支配神经的异常可导致胃轻瘫。在糖尿病患者中，迷走神经病变是发生胃轻瘫的重要原因[13]。胃排空速度可由正常个体的 2～3 kcal/min 减慢至 1 kcal/min[7]。

接受机械通气的危重患者中约半数有胃排空减慢[14]。高血糖和颅内压增高时也会减缓胃排空。多巴胺和其他儿茶酚胺类药物可刺激 β 肾上腺素受体，减少肠道的运动并且减缓胃的排空。红霉素和甲氧氯普胺可加快危重患者的胃排空，可作为促进胃动力的有效药物用于该人群[15]。

小肠的运动

小肠的近端部分称为空肠，远端部分称为回肠，其总长约 6m。肠壁有两层平滑肌细胞（参见图21-1）。小肠的缓慢运动有以下几个目的：使其内容物与消化酶相混合；进一步减小颗粒物的大小，以增加其可溶性；内容物在肠腔内不断循环，与小肠的细胞膜充分接触；最后是将内容物从小肠推送进入结肠。大量反射与这些运动有关，它们发生于内在或外来神经元，或两者均有。例如，蠕动反射依赖于肠神经系统。小肠反射取决于外来的神经连接，当肠道内部分区域扩张时，肠道其余部分的收缩活动受到抑制。切断外来神经后，该反射消失。

小肠内有两种类型的收缩具有特定的目的：混合性收缩和推进性收缩。相同节段肠道的周期性收缩有助于食糜与肠道分泌物充分混合。发生在肠道节段内的有序的蠕动性收缩将食糜沿着胃肠道向前推送。回盲瓣的收缩使食糜留存在回肠内，以便于更好地吸收，同时也可防止大肠内容物进入小肠内。结肠扩张时回盲瓣收缩，该反射是由内脏神经的交感性传入所介导的。

肠道平滑肌的工作规律为"向前两步，退后一步"，使内容物在小肠内留存的时间足够长，以确保有用物质的摄取[1]。与其相关的机制之一是分节运动。当两端邻近的肠段收缩时，中间肠段被隔离。然后，该肠段的中间部分收缩，肠段被进一步分割隔离。这两个更小的肠段再被其他的收缩分割隔离。环形肌和纵形肌同时缩短和松弛以达到这个效果。分节运动是由肠神经系统控制的。具体来说，肠肌神经丛接受的传入信号分别来自于神经丛内其他神经元、肠黏膜层和肌层的受体以及中枢神经系统，其中后者是通过副交感神经和交感神经途径实现的。神经丛的神经元反过来输出整合信号至平滑肌细胞和上皮细胞，有时信号还可传至内分泌细胞和免疫细胞。

小肠的外来神经支配来自迷走神经和肠系膜上神经节的神经纤维。这一系统的主要收缩性神经递质是ACh和P物质，VIP和NO是抑制性递质。但小肠的运动主要是由内在的神经支配来调节的，外来神经支配的主要作用是调节由肠神经系统的"小脑"所建立的运动方式。此外，循环中的许多化合物也参与肠运动的调节，包括抑制收缩的肾上腺素（由肾上腺释放）、促胰液素和胰高血糖素，以及刺激收缩的5-羟色胺（存在于小肠肠壁内）、促胃液素、促胃动素和胰岛素。

呕吐是将小肠和胃的内容物经口腔用力排出体外。呕吐前和呕吐过程中通常会有自主神经系统张力增加。症状可表现为恶心、流涎、出汗、呼吸增快，有时候也可发生心律失常。呕吐时，小肠和胃的不同区域的压力梯度可达200mmHg，而且胃的一部分经常会经膈裂孔疝入胸腔内。呕吐通常是一种能够排除毒性物质的保护性机制，但是，长时间呕吐可导致水和电解质失衡。在危重患者中肠内容物经过小肠的速度快于健康人[16]。小肠内运送速度的加快会使吸收减少，导致营养不良[7]。

大肠的运动

结肠（大肠）是废物和不可消化的物质通过排便排出体外之前的储存场所。结肠（回盲连接处远端的胃肠道）在解剖学上分为盲肠、升结肠、横结肠、降结肠、乙状结肠、直肠和肛管。与小肠不同的是，大肠的功能是从小肠的内容物中提取剩余的水和电解质、将内容物运送至直肠，然后促进排便的冲动。结

肠膨胀可使回盲括约肌收缩，而回肠膨胀则使之松弛，这两个活动都是由肠神经所介导。回盲括约肌松弛以及回肠的收缩活动增加通常发生于进食后不久。这种胃回肠反射是由胃肠道激素（主要是促胃液素和CCK）所介导的，这两种激素都可增加回肠的收缩并松弛回盲括约肌。

结肠内大部分运动都是节段性的，其作用是使其内容物来回运动以暴露于具有吸收作用的肠道表面。收缩运动可产生10～50mmHg的肠内压，收缩时间也长短不一。短时间的收缩主要发生在环形肌，形成的收缩波持续时间约8s，产生局部的混合作用；长时间的收缩持续20～60s，可将内容物向前推进一小段距离。

大肠的运动几乎完全由肠神经系统控制，其主要的调节效应是抑制性的。肠肌神经丛的细胞接受来自肠道内受体传入的信号，同时也接受来自于外来神经的信号。自主神经系统的交感和副交感分支都参与结肠运动的调节。盆神经在直肠-乙状结肠交界处进入结肠，然后沿着结肠向其近端和远端走行。远端直肠和肛管由来自腹下丛的交感纤维支配。肛门外括约肌由躯体神经中的阴部神经支配。与大肠神经支配相关的主要神经递质包括ACh、P物质、NO、VIP和ATP。阴部神经和肛门外括约肌之间的信息传递由ACh介导。

结肠内容物向直肠运动导致排便的开始。直肠的充盈和膨胀可引起肛门内括约肌松弛，这是由VIP和NO介导的，而这些神经递质是由内在神经释放的。该效应可由同时出现的肛门外括约肌张力增加所抵消。这一活动不仅可使排便时间延迟到合适的时机，也可防止排泄物渗漏。

排便由内在和外来神经共同控制。对肠道膨胀的感知以及对肛门外括约肌的自主控制是由脊髓以及大脑皮层的神经介导的。

胃肠道和情绪

利用磁共振成像（magnetic resonance imaging, MRI）和其他方法进行的试验显示了进食、食物总量和情绪之间的关系。其中一项试验的设计包括患者的饥饿度、心情和饱胀感，然后将试验者暴露于试图诱发其悲伤情绪的音乐和画面，同时将营养物质输入其胃内。结果发现，输入的脂肪酸可减轻之前诱发的悲伤情绪，同时还可观察到颅内处理情绪的区域神经元活动增强[17]。

肠脑交流也受到肠内微生物群的影响。服用益生

菌可通过调节神经递质 γ- 氨基丁酸受体亚型而影响患者的情绪状态。益生菌对应激相关性障碍（如焦虑和抑郁）以及常见的并发症和一些肠道疾病都是有益的[18]。胃肠道功能和情绪状态之间的关系已经被讨论了几个世纪，诸如"胃内的蝴蝶"（神经质地发抖）或"我对此没有胃口"表达方式的产生可能并不是偶然的。

术后肠梗阻

以下所描述的术后肠梗阻（postoperative ileus, POI）及其病理生理学仅包含对胃肠道器官进行剖腹术或手术操作或同时进行两种操作后胃肠道动力改变的简单过程，不包括任何预期之外的术后并发症（如穿孔、腹膜炎、出血）。这些并发症会具有其他的病理生理学特征，需要其他不同处理。

POI 的主要病理生理活动是神经免疫之间的相互作用，其基础是胃肠道内外的免疫系统（包括肥大细胞、巨噬细胞和其他白细胞）和自主神经系统（包括传入神经、传出神经和肠神经系统）之间的双向联系[19]。简单的 POI 病程一般持续 3 ~ 4 天，并且包括两个时期：早期神经源性期和其后的炎症期[19]。对肠道的操作是引发 POI 的最主要因素，但是，许多其他因素也对它的发展产生一定的作用，包括麻醉、术后疼痛和阿片类药物。

POI 的早期神经源性期起始于术中对肠道的操作，这使得胃肠道的运动几乎完全停止。该效应是由支配胃肠道的肾上腺素能神经介导的。内脏传入神经将接受操作的肠道的信息传送至脊髓，在脊髓内建立突触后，传出纤维将信息回传至胃肠道器官。这些信号同时也沿着传出纤维传至下丘脑，尤其是孤束核和下丘脑室旁核和视上核。这一通路可刺激促肾上腺皮质激素释放因子（corticotropin-releasing factor, CRF）的分泌。CRF 可激活下丘脑室上核内的神经元，信息由此进一步向远处传递至脊髓突触性的节前神经元。节后神经元被激活后可抑制胃肠道的运动。POI 的这一时期通常在术后持续 3 ~ 4h。POI 的炎症期也起始于术中对肠道的操作，这可导致白细胞聚集至受损的肠段内。总的交感张力由此而增加，其中包括交感传出纤维被激活。肠肌神经丛内的交感纤维被激活后可导致白细胞聚集至接受操作的肠段内（图 21-2）。

浆膜受损以及肠肌神经丛内的交感神经元的激活导致吞噬作用被激活[20]，以及细胞因子和化学因子释放增加，这可进一步使白细胞首先向接受操作的肠段聚集，然后向整个胃肠道聚集。

受损肠段内肥大细胞脱颗粒并释放介质可增加肠道的渗透性，并有利于肠腔内细菌易位，由此加重炎症过程。在腹腔内，肥大细胞可有效募集中性粒细胞并消灭细菌。一些数据显示，激活的传入神经释放的 P 物质和降钙素基因相关肽（calcitonin generelated peptide, CGRP）参与了肥大细胞脱颗粒的触发。在此过程中，研究者在肠道手术后的腹腔液中发现了组胺和蛋白酶[21-22]。因此可见，肥大细胞和巨噬细胞在导致 POI 的炎症反应中发挥着至关重要的作用。

手术过程中对肠段的操作所引发的神经反应对启动 POI 非常重要，而在炎症期则没那么重要。小肠移植后尽管已处于完全去神经支配状态，但是该肠段仍可发生 POI[23]。

在正常情况下，巨噬细胞位于肠肌神经丛水平（在纵形肌和环形肌之间）和肠道浆膜内[20]。肠道操作时受损细胞所释放的物质（包括 ATP 及其他物质），特别是肥大细胞脱颗粒所释放的产物，可激活肌层内的吞噬细胞[24]。此后释放的细胞因子和化学因子可激活常驻巨噬细胞[25]。

用药理学或基因学方法去除肠道内的常驻巨噬细胞后，炎性介质的释放可减少，且白细胞向浆膜层内的募集也有所减少。由此可见，对肠道的直接操作可激活常驻巨噬细胞，从而激活肌层内的吞噬细胞。释放的细胞因子可加剧炎症反应。术前应用抗生素可减轻肠道内总的炎症过程。

白细胞聚集在黏膜肌层大约开始于肠道操作后 3h，在接下来的 24h 内，接受操作的肠道节段和整个胃肠道内白细胞的聚集均增加，进而诱发常驻巨噬细胞内 iNOS 和环加氧酶 -2（COX-2）的形成。因此，包括白细胞聚集于肠壁肌层的炎症反应过程是 POI 后期炎症期的主要机制之一。常驻巨噬细胞内 iNOS 和 COX-2 的上调可抑制发生炎症的肠段的运动[26-27]；所以，POI 的预防和治疗措施可以包括抑制 iNOS 和 COX-2。术前应用抗生素可减轻整个炎症过程，并可以减少 POI 的发生。

用药物或电刺激迷走神经可减少巨噬细胞的激活和减轻 POI[28]。稳定肥大细胞、应用针对 IL-12 的抗体或抑制 Th1 细胞的迁移也可有效减轻 POI 的症状[29]。神经节抑制剂（如六烃季胺）可明显改善 POI 病程中肠道运动的抑制程度[30]。胸段硬膜外麻醉置管部位低于 T_{12} 并不影响 POI 的病程，但是，若置管位置高于 T_{12}，可观察到 POI 有所减轻[31]。胸段硬膜外麻醉改善肠动力的机制是其阻滞了传入神经、阻滞了胸腰段交感传出而副交感神经传出神经未受影响、减少了术后阿片类药物的需求、增加了胃肠道血流，以及局麻药的全身性吸收[31]。这些观察结果清楚地表明，神经机制和炎症机制（及其之间的相互作用）都在POI的发病机制中起着重要的作用。

对肠道的操作可导致一系列神经和炎症反应。接受操作的肠段白细胞聚集与细胞因子和化学因子的释放有关，后者可引发和增强白细胞向肠段继而向整个胃肠道的募集。由于NO和COX-2的生成增加，发生炎症的肠道的动力下降。这些事件以及抑制性肾上腺素神经信号的激活与POI的病程有关（参见图21-2）。

分　泌

概　述

首先，胃肠道的分泌功能有助于消化吞入的食物团块，以促进对食物内营养物质、电解质和维生素的

吸收。它也可保护胃肠道免受细菌的侵袭。其次，所分泌的激素、肽类和介质不仅通过与中枢神经系统密切的交互作用对食物的摄取进行调节，而且它也通过调节消化性分泌及其在肠道内的输送速度来保证对腔内容物进行最佳的消化和吸收。它调整黏膜的增殖、成熟和再生，并调节免疫功能。胃肠道完整的分泌活动控制着食物的摄入、消化、吸收及其在肠道内向前推进，在保证胃肠道内复杂的内环境稳态的同时优化对重要营养物质、维生素和电解质的摄取，并通过适应夜间和饥饿时休眠的需求及消化食物时动力需求的不断变化而保证其自身结构的完整性。

消化性分泌

盐酸的分泌

盐酸由胃内泌酸区域的壁细胞所分泌（图21-3），

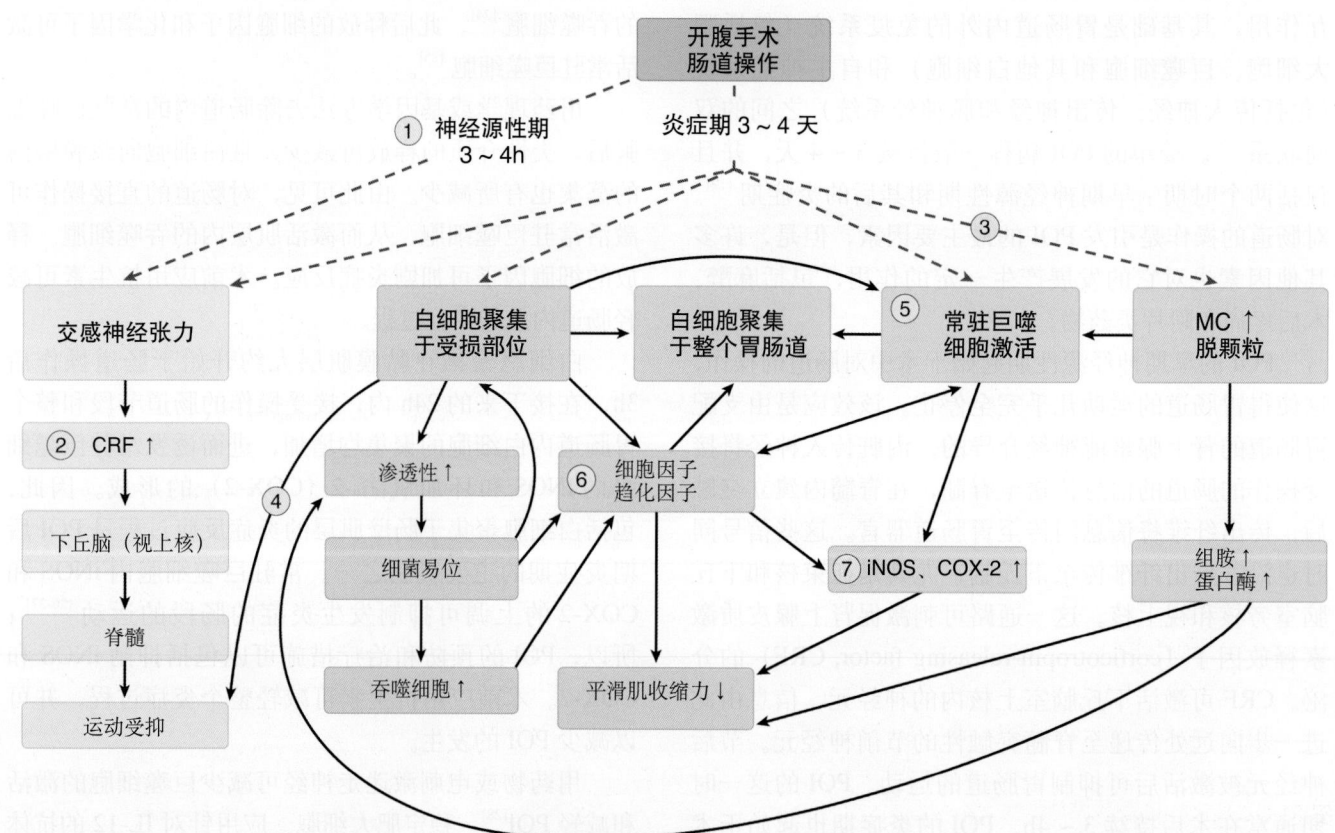

图21-2　术后肠梗阻（POI）的病理生理学。POI进展过程中的关键特征是免疫系统（肥大细胞、巨噬细胞和其他白细胞）和自主神经系统（传入、传出神经和肠肌神经丛）之间的交互作用。该图描述了主要事件。大多数重要的传入神经与传出神经都没有画出来，见正文解释。①对肠道的手术操作引起交感神经系统激活。神经通路涉及内脏传入纤维、脊髓突触、直接或通过肠神经系统回到内脏的传出纤维。②和③释放的CRF与P物质一起引发MC脱颗粒，图中画出了接下来的效应。④对肠道的操作诱使白细胞立即聚集于受累肠段，损害平滑肌的功能。⑤常驻巨噬细胞位于浆膜内和环肌层、纵肌层之间靠近肠肌神经丛处，受到肠段手术操作的直接刺激，引起iNOS和COX-2增加，通过NO和前列腺素（特别是PGE-2）的合成直接抑制平滑肌功能。⑥内皮释放的肿瘤坏死因子α、IL-1β和IL-6、趋化因子和巨噬细胞炎性蛋白-1α（MIP-1α）上调内皮细胞的黏附分子（ICAM-1），进一步增加白细胞的聚集。在这个过程中交感神经阻滞（包括胸段硬膜外麻醉）会减轻炎症和POI症状，证明神经因素参与了该过程。⑦白细胞聚集触发神经通路并抑制运动，说明了在POI的发展过程中神经和免疫或炎症系统之间交互作用的重要性。CRF，促肾上腺皮质激素释放因子；MC，肥大细胞

它可促进对蛋白质、铁、电解质以及某些药物（如甲状腺素）的消化和吸收[32]。盐酸同时也可控制摄入的细菌并对食物进行灭菌处理。盐酸的合成和分泌必须受到严格的调节，因为过多的胃酸对胃本身或相邻的食管和十二指肠都是有害的，它可破坏机体的自我调节机制而引起严重的病理学改变［胃溃疡、十二指肠溃疡、食管炎、肠化生（Barrett 食管）］，并最终导致胃癌或食管癌。胃酸过少可导致重要维生素和电解质吸收障碍，或细菌过度增殖，从而增加肠道内感染的风险，导致肠道内环境的改变。长期使用抑酸药物，如 H_2 受体抑制剂或质子泵抑制剂（proton pump inhibitors, PPIs）也可增加社区获得性肺炎的风险[33]，造成电解质异常（如低血镁）和维生素 B_{12} 水平降低。长期应用 PPIs 而导致胃酸减少时也会造成骨折的风险增高[34]。最后，患者置入支架后应用 GP2b/3a 受体抑

制剂氯吡格雷作为抗血小板药物时，PPIs 会不同程度地减轻其药效，这种效应具有显著的临床意义[35]。

　　胃酸的分泌是一种复杂且高度一体化的过程，涉及激素、旁分泌和肠神经系统以及中枢神经通路，这些是由局部和中枢性反馈回路所调节的（图 21-4）。胃酸分泌的头期由对食物的想象、视觉、嗅觉、味觉或听觉等感官输入所引发。头期分泌的胃酸约占一餐中所分泌胃酸总量的 50%[5]。胃肠道分泌的多肽（如食欲刺激素或瘦蛋白）直接作用于大脑或者间接作用于大量的传入神经元，后者终止于脊髓或脑干。多达16 000 个传入性迷走神经元持续地对机械性和化学性

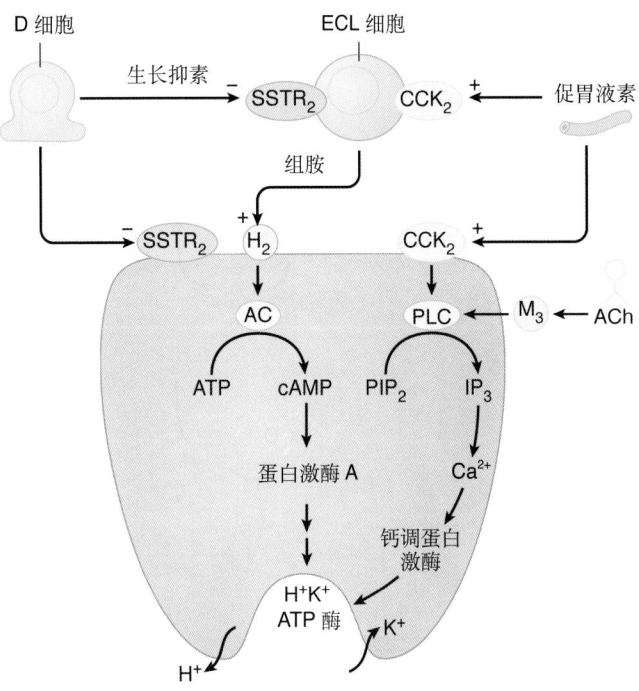

图 21-4　壁细胞受体和信号通路的模型。在壁细胞水平刺激胃酸分泌的主要物质是组胺（旁分泌）、促胃液素（激素）和乙酰胆碱（ACh，神经分泌）。组胺是由胃嗜铬细胞样（ECL）细胞释放的，与 H_2 受体结合，一起激活腺苷酸环化酶，将细胞内的腺苷三磷酸（ATP）转变为环腺苷酸（cAMP）。cAMP 的增加激活 cAMP 依赖性蛋白激酶（蛋白激酶 A），使细胞内各种蛋白质磷酸化，最终触发胃酸分泌。促胃液素由 G 细胞释放，与 ECL 和壁细胞上的 CCK_2 受体结合，一起激活磷脂酶 C，使磷脂酰肌醇磷酸（PIP_2）转变为肌醇三磷酸（IP_3）。IP_3 反过来引起细胞内钙（Ca^{2+}）释放，激活多种钙依赖性酶（如钙调蛋白激酶），最终导致胃酸分泌。促胃液素的酸刺激作用主要通过 ECL 细胞释放的组胺介导。ACh 由胃内神经元释放，与 M3 受体结合，通过如前所述的促胃液素类似的信号途径引起细胞内钙增加。细胞内 cAMP 和钙依赖性信号系统激活下游的蛋白激酶，最终导致 H^+K^+ - ATP 酶、质子泵的融合和激活。生长抑素由泌酸性 D 细胞释放，是主要的胃酸分泌抑制剂。生长抑素通过 $SSTR_2$ 发挥作用，直接抑制壁细胞和通过抑制ECL 细胞的组胺释放间接发挥作用。＋，刺激性；—，抑制性 *(Redrawn from Schubert ML: Regulation of gastric acid secretion. In Johnson LR, Ghishan FK, Kavnitz JD, et al, editor: Physiology of the gastrointestinal tract, vol 2, ed 5. Boston, 2012, Academic Press.)*

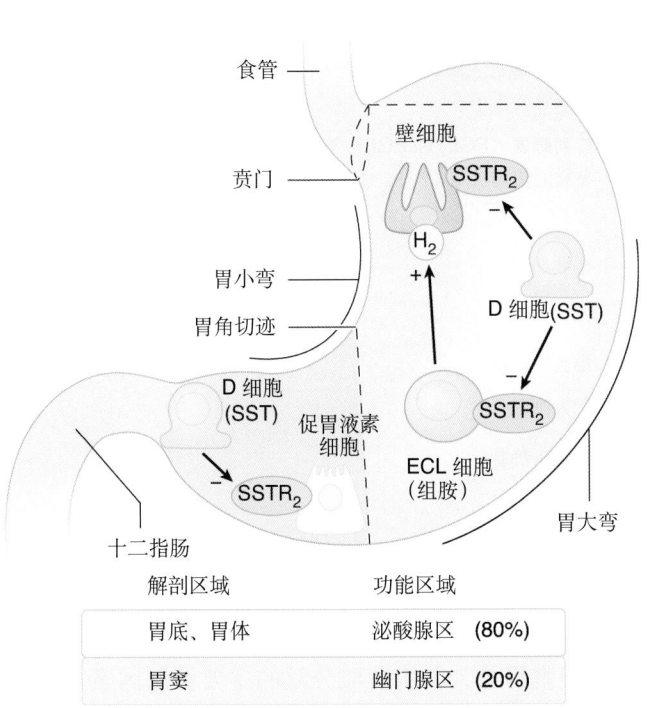

图 21-3　功能性胃解剖。胃包括三个解剖区域（胃底、胃体和胃窦）和两个功能区域（泌酸腺区和幽门腺区）。泌酸腺区的标志是壁细胞，幽门腺区的标志是 G 细胞。含生长抑素（SST）的 D 细胞在结构和功能上与其目标细胞［壁细胞、肠嗜铬细胞样（enterochromaffin-like, ECL）细胞和促胃液素细胞］相匹配。SST 通过 $SSTR_2$ 受体发挥作用，强直性抑制胃酸分泌。这种抑制作用是通过直接作用于壁细胞和通过抑制 ECL 细胞的组胺分泌、G 细胞的促胃液素分泌间接实现的。H_2，组胺 H_2 受体 *(Redrawn from Functional Gastric Anatomy from Schubert ML: Regulation of gastric acid secretion. In Johnson LR, Ghishan FK, Kavnitz JD, et al, editors: Physiology of the gastrointestinal tract, vol 2, ed 5. Boston, 2012, Academic Press.)*

解剖区域	功能区域	
胃底、胃体	泌酸腺区	(80%)
胃窦	幽门腺区	(20%)

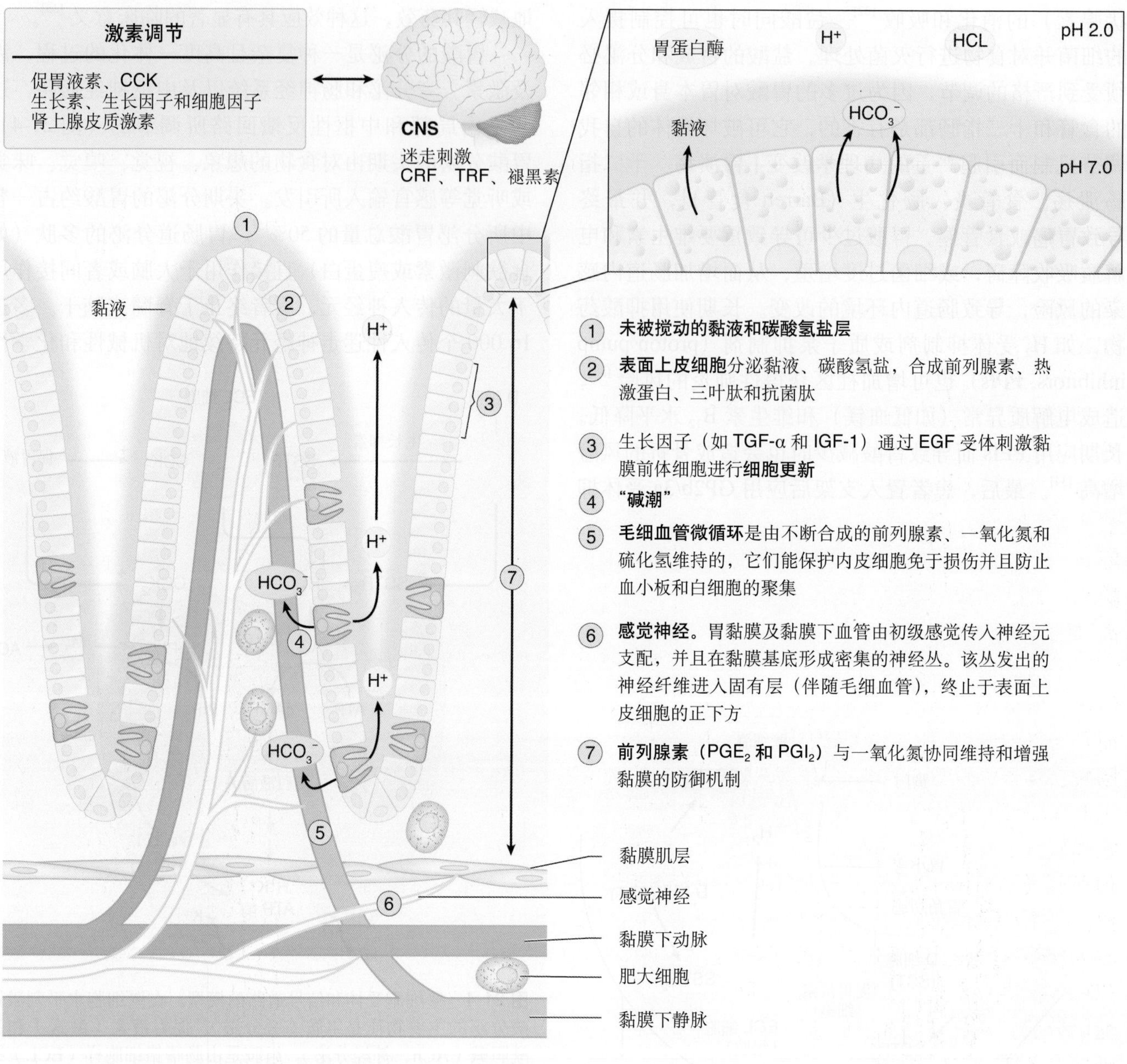

图 21-5 胃黏膜的防御机制。泌酸胃黏膜的黏液 - 碳酸氢盐屏障示意图 *(Redrawn from Laine L, Takeuchi K, Tarnawski A: Gastric mucosal defense and cytoprotection: bench to bedside, Gastroenterology 135:41, 2008.)*

环境进行监测，并将信息传递至延髓孤束核和下丘脑室旁核。只有 6 000 个起源于疑核和迷走神经背核的传出性节前神经元转换至胃壁和十二指肠壁内的节后神经元，而其在中、远端肠道内的密度则更低[36]。这些神经元直接或通过抑制生长抑素的分泌以及刺激组胺和促胃液素的分泌而间接刺激胃酸的分泌。总体来说，旁分泌的组胺、促胃液素和 ACh 可刺激胃酸的分泌，这三种激素分别是由泌酸性肠嗜铬细胞样（ECL）细胞、幽门 G 细胞和节后壁内神经元所释放的。组胺与 ACh 或促胃液素可协同作用于壁细胞并增加胃酸的释放。生长抑素以旁分泌的方式从泌酸性 D 细胞和幽门 D 细胞释放，其为胃酸分泌的主要抑制因素。人工合成的生长抑素（奥曲肽）与其他治疗方式联合应用于急性出血性消化性溃疡的治疗。

碳酸氢盐的分泌和黏液屏障

黏液和碳酸氢盐的分泌（尤其是在胃和十二指肠内）是对抗不利环境和酸性环境的第一道防线。黏蛋白由上皮细胞分泌，并聚合成多体，以形成凝胶。它与具有表面活性的磷脂和碳酸氢盐一起覆盖在上皮细胞表面，并在正常的黏膜层中形成显著的 pH 梯度。该糖蛋白基质在胃肠道腔内的疏水表面可能是形成这种梯度的最主要原因。储存于胃（胃小凹和表面黏液细胞）和十二指肠（小肠和大肠杯状细胞）黏膜细胞中的三叶肽家族（trefoil family peptide, TFFs）被分泌进入黏液凝胶中，可增加黏性和弹性。此外，TFFs 被认为在黏膜细胞的分化和再生中起着关键性的作用，而且是胃酸合成的调节信号。促胃液素、促胰液素、前列腺素 E_2 和拟胆碱药可刺激黏液分泌。可导致溃疡产生的物质，如非甾体消炎药（nonsteroidal anti-inflammatory drugs, NSAIDs）、阿司匹林和胆盐可溶解黏液凝胶和磷脂层，从而导致黏膜损伤（图 21-5）。胃的泌酸区内的壁细胞合成等量的氢离子和碳酸氢盐。通过这种令人惊讶、简单却又精密的法则实现了自我调节[37]。盐酸产生得越多，就有越多碳酸氢盐被分泌进入间质和胃腺体内的有孔毛细血管，碳酸氢盐在此弥散进入黏液层，中和从胃腔弥散至此的氢离子。碳酸氢根弥散的驱动力是它在黏液层中被氢离子中和的速度；但是，大多数来自壁细胞的碳酸氢盐都在尿液中分泌。进食后血和尿液 pH 值的升高称为"碱潮"[38]。

十二指肠内 HCO_3^- 的分泌受到许多激动剂（如 CCK、食欲刺激素、5- 羟色胺、尿鸟苷素）的刺激，而且与胃内分泌相比更为持久且分泌量更大。十二指肠黏膜暴露于酸性环境可导致肠黏膜上皮细胞和黏膜下 Brunner 腺的碳酸氢盐分泌节段式显著增加。十二指肠碳酸氢盐分泌的增加被同时出现的 PGE_2 分泌增加所增强，而 PGE_2 的分泌也能刺激碳酸氢盐的分泌。自主神经系统在这种酸诱导的分泌反应中起着重要的作用。辣椒碱敏感的瞬时受体电位香草酸受体 1（TRPV-1）存在于固有层，感知胃酸，并刺激碳酸氢盐的分泌。局部体液因素，如褪黑素、VIP 和 NO 被证实与暴露于腔内酸性物质后碳酸氢盐的分泌上调有关。囊性纤维化穿膜传导调节蛋白（cystic fibrosis transmembrane conductance regulator, CFTR）是一种 ATP 结合盒转运体离子通道，负责氯化物和硫氰酸盐通过上皮细胞膜的转运。当细胞低渗或细胞内 Cl^- 偏低时，CFTR 的通透选择性从氯化物转变为 HCO_3^- [39]。在十二指肠内至少表达有三种顶端溶质载体（Slc-26）阴离子转运家族，它们都与 HCO_3^- 的分泌有关[40]。

前列腺素（PGE_2、PGI_2）通过抑制胃酸分泌和刺激黏液、碳酸氢盐和磷脂的分泌而刺激和促进黏膜的防御机制。它们可增加黏膜血流并加强黏膜再生和愈合。前列腺素（prostaglandins, PGs）可抑制肥大细胞的激活、白细胞的黏附和血小板黏附于血管内皮细胞。NASIDs 抑制环加氧酶（cyclooxygenase, COX）介导的前列腺素合成，可导致胃十二指肠溃疡，这主要是

一种全身性效应，与 NSAID 的给药途径无关。胃黏膜的基础完整性是由 COX-1 介导的 PG 合成所维持的。COX-1 表达于许多组织，而 COX-2 则可被生长因子或细胞因子快速诱导。只有同时抑制了 COX-1 和 COX-2 才可引起黏膜损伤，选择性抑制 COX-1 和 COX-1/2 后黏膜血流减少，选择性抑制 COX-2 后黏膜血流不会减少。PG 缺乏使得体液、旁分泌或神经分泌通路（TRPV-1、传入纤维、NO、CGRP）失去对黏液凝胶分泌的刺激作用，这强调了 PG 的重要性，尤其是在黏液凝胶合成和分泌的上调方面。有趣的是，PG 耗竭可导致迷走神经依赖的胃动力亢进，继而发生黏膜血流减少以及氧自由基合成导致的中性粒细胞在内皮的聚集[38]。

调节性分泌

激素、旁分泌和神经内分泌混合物

五种肽类物质被认为是胃肠道激素[32]。它们在受到诸如进食之类的刺激后释放，作用于胃肠道的不同区域并调节胃肠道的功能。即使激素释放区域和其作用区域之间没有神经连接，这种效应仍然存在。这些激素的化学性质已经得到确认，当将其注入血流时，可产生相同的功能改变。促胰液素、促胃液素、CCK、促胃液素抑制肽和促胃动素是现今已经确认的胃肠道激素[32]。

组胺和生长抑素在其效应部位附近释放，并通过弥散的方式到达各自的目标，因此它们是旁分泌制剂。

神经递质包括 ACh、促胃液素释放肽（gastrin-releasing peptide, GRP）、血管活性肠肽和垂体腺苷酸环化酶激活肽（pituitary adenylate cyclase-activating polypeptide, PACAP）。它们在神经末梢释放，穿越突触间隙后到达靶受体。表 21-1 总结了肠化合物及其各自的主要作用。

促胃液素是胃内胃酸分泌最主要的调节物。它促进黏膜增殖和成熟，并可调节黏膜固有免疫功能。胃窦和十二指肠内的 G 细胞以前体的形式分泌促胃液素。G 细胞是胃窦幽门腺黏膜的标志。小肠、结肠和胰腺也产生少量促胃液素。ACh、GRP、PACAP、促胰液素、5- 羟色胺、β_2/β_3- 肾上腺素受体激动剂、钙、腔内蛋白质、辣椒碱、经发酵的酒精饮料和细菌脂多糖均可刺激促胃液素的分泌。甘丙肽、腺苷和生长抑素可抑制由 G 细胞释放的促胃液素。促胃液素可通过 CCK-2 受体直接刺激 ECL 细胞和壁细胞，其机制是通过磷脂酶 C 路径增加细胞内 Ca^{2+} 的水平。促胃液素通过肾、肠道和肝代谢，在肾功能受损的患者，可观

表 21-1 肠肽的重要特征

肽	部位	激素（H）神经肽（N）	促分泌因素	主要作用
促胃液素	"S" 细胞——小肠	H	肠腔内酸性环境、脂肪	胆胰管上皮、Brunner 腺分泌碳酸氢盐
生长抑素（SRIF）	"D" 细胞——整个胃肠道、神经和神经丛	H、N	肠腔内酸性环境、饮食中的营养物质	胃肠激素分泌、营养物质吸收和外分泌的主要抑制因子
血管活性肠肽（VIP）	肠系膜上和肠系膜下神经节、Meissener 和 Auerbach 神经丛	N	对食物没有反应	松弛平滑肌
垂体腺苷酸环化酶激活肽（PACAP）	神经纤维，肠肌层和黏膜下神经节	N	对食物没有反应	生理功能没有被证实，松弛结肠平滑肌、刺激胰腺外分泌
神经降压肽	"N" 细胞——回肠和结肠细胞，肠肌神经丛	H、N	饮食中的脂肪	生理功能没有被证实，影响胰腺、胃和肠道的分泌
神经肽 Y（NPY）	黏膜下和肠肌神经丛，整个胃肠道的神经纤维，食管下括约肌的最高水平	N	对食物没有反应	调节胃肠道血流、运动和分泌
促胃动素	十二指肠的 "M" 或 "Mo" 细胞	H	禁食期间血浆促胃动素周期性升高；在人类，饮食中的脂肪增加血浆促胃动素	刺激Ⅲ期 MMC 收缩
肽 YY（PYY）	终末回肠和结肠的 "L" 细胞，胃内神经细胞体和神经纤维，肠内肠肌神经丛和黏膜下神经丛	H、N	人类的混合饮食，肠腔内的脂肪	肠抑胃素，肠梗阻，减少胃和小肠的运动及胃酸和胰液分泌

GI，胃肠道；MMC，移行性运动复合波。

Reproduced from Greeley G: Postpyloric gastrointestinal peptides. In Johnson LR, Ghishan FK, Kavnitz JD, et al, editors: Physiology of the gastrointestinal tract, vol 1, ed 5. Boston, 2012, Academic Press

察到其血浆促胃液素浓度升高。至少有两个负反馈回路调节促胃液素的释放。一条回路由胃内的酸度所激活，并通过感觉性 CGRP 神经元释放生长抑素，另一条回路则受到促胃液素的直接刺激而释放生长抑素。长期应用提升胃内 pH 值的药物可导致高促胃液素血症 [41]。

CCK-2 受体也存在于泌酸前体细胞，这提示促胃液素同时还参与壁细胞的分化、生长和迁移。促胃液素刺激黏膜增殖并增加壁细胞和 ECL 细胞团，可能是通过生长因子的释放。

促胃液素通过 CCK-2 受体调节先天性免疫功能，肠固有层的巨噬细胞、外周血单核细胞以及结直肠癌基质内的多形核单核细胞内均发现有该受体。炎症活跃部位的趋化、黏附和吞噬作用使促炎反应占据主导地位。在肠系膜静脉系统，促胃液素可促进白细胞的黏附和外渗。受到促胃液素的刺激后，表达 CCK-2 受体的肠上皮细胞可上调血管细胞黏附分子 1（vascular cell adhesion molecule, VCAM-1）和 P 选择素糖蛋白配体 -1（P-selectin glycoprotein ligand-1, P- 选择素）在上皮细胞内的合成。因此，促胃液素似乎作为一种趋化物质募集炎症细胞至胃肠道内的炎症部位 [41]。

进食富含脂肪和蛋白质的食物后，十二指肠内的肠内分泌 I 型细胞分泌 CCK 入血。这种分泌可刺激胆囊收缩和胰腺外分泌，并抑制进一步的进食，延迟胃排空，以及通过作用于迷走神经传入纤维的 CCK 受体 1 增加食物沿胃肠道的运送时间。总体来说，

CCK 促进小肠对脂肪和蛋白质的最优消化，并且目前来说它代表着对进食和长期能量守恒进行复杂控制的最重要的减退食欲的信号[42]。此外，有研究发现 CCK 可作为一种内源性抗阿片类物质，促进急性阿片类耐受的形成[43]。

促胰液素由线性排列于小肠黏膜的 S 细胞所分泌，且从十二指肠到回肠，该细胞的密度逐渐减少。它在十二指肠内 pH 值降低至 4.5 以下时释放，最主要的作用是刺激胰腺和胆管细胞分泌碳酸氢盐[1]。此外，促胰液素可减少由进食所引起的促胃液素分泌，减慢胃排空，并减少结肠运动。其被用于辅助诊断 Zollinger-Ellison 综合征，这是一种通常为恶性的可合成促胃液素的神经内分泌肿瘤。受到促胰液素的激发后，血清促胃液素水平可进一步升高 100%[32]。促胃液素抑制肽或糖依赖性胰岛素释放肽是分泌素家族的一员；它由 K 细胞分泌，可刺激胰腺胰岛素的释放，并减少胃酸的释放。肠腔内的碳酸氢盐、蛋白质和脂肪都可触发肠抑胃肽的释放。它还可减慢胃排空并减少胃动力[32]。空腹状态时，促胃动素周期性地释放于小肠，它可促进"移行性运动复合波"，这是一种发生于所有肠道的阶段性蠕动波，其功能是为下一次进食做准备[1]。

胃内的组胺主要是由位于泌酸腺基底部的 ECL 细胞释放。一些组胺也由肥大细胞释放。ECL 细胞含有 L- 组氨酸脱羧酶，可催化 L- 组氨酸形成组胺，这是 ECL 细胞内组胺的主要来源，而肥大细胞内不存在 L- 组氨酸脱羧酶。组胺受体有四种亚型，并且都是 G 蛋白偶联受体。壁细胞表达组胺 2 受体。促胃液素、PACAP、VIP、食欲刺激素、肾上腺素、去甲肾上腺素和转化生长因子 -α 可刺激组胺的释放。生长抑素、CGRP、PGE_1 和 PGE_2、YY 肽、甘丙肽和白细胞介素 -1β 则可抑制其释放[36]。

ACh 由胃体和胃底部节后壁内神经元所释放，它的功能是直接作用于壁细胞的 M_3-ACh 受体以及间接地通过 D 细胞上的 M_2-ACh 和 M_4-ACh 受体而抑制生长抑素的释放，从而刺激胃酸的分泌[36]。

GRP 受体位于 G 细胞，它可与其他肽类一起刺激促胃液素的分泌。

PACAP 是一种在胃黏膜内发现的调节肽，由肠神经系统的神经元释放。它的受体位于 ECL 细胞和 D 细胞。它对胃酸分泌产生的是促进作用还是抑制作用取决于混合因素，如钙内流以及 ECL 细胞来源的组胺和 D 细胞来源的生长抑素的相对权重。

NO 的作用是一种神经递质、细胞内信使以及信号分子，它以剂量依赖性的方式对胃酸分泌量发挥效应。

食欲刺激素

食欲刺激素主要位于泌酸区黏膜内，也有少量位于幽门黏膜的 A 样细胞或 Gr 细胞内。这些细胞占胃内神经内分泌细胞的 20% ~ 30%，合成体内约 80% 的食欲刺激素。空腹时胃内不含有热量，食欲刺激素释放进入循环系统，从而刺激食欲。ACh、胰高血糖素、促胰液素、内皮肽和肠抑胃肽也可刺激食欲刺激素的分泌。食欲刺激素可促进进食和食欲。它可增加胃动力、胃酸的分泌、胰岛素的分泌，并促进脂肪形成。胃内含有热量、静脉内输注脂肪制剂和葡萄糖、胰岛素、CCK、生长抑素、GRP 和 IL-1β 可减少食欲刺激素的释放。食欲刺激素可刺激垂体内食欲刺激素的释放[41]。减肥手术或胃全切除术后持续性体重减轻是丧失了分泌食欲刺激素的细胞所致，65% 的此种细胞位于胃内。此外，食欲刺激素抑制剂可通过降低食欲达到减轻体重的目的。切除一部分胃并且明显减少了分泌食欲刺激素的细胞打破了食欲调节的体液平衡（食欲刺激素、瘦蛋白、GLP-1），这可使术后的患者面临成瘾的风险，因为这些介质可影响脑内成瘾性相关回路中多巴胺的释放[44]。

免疫调节性分泌

帕内特细胞

帕内特细胞位于小肠 Lieberkühn 隐窝的基底部，因其含有丰富的内质网和高尔基体而表现出独特的组织形态学特征[45]。帕内特细胞分泌宿主防御蛋白和肽类（例如调节小肠肠道菌群的防御素 α、分泌型磷脂酶 A2、溶菌酶、脂多糖结合蛋白、REG3-γ、黄嘌呤氧化酶、基质金属蛋白酶 7、CD95 配基、免疫球蛋白 A、CD1d、CRIP、CD15 和一些促炎介质，如 IL-17A、肿瘤坏死因子 α、IL-1β 和脂肪因子），因此，这些细胞在黏膜固有免疫和下胃肠道稳态维持中发挥多种作用。帕内特细胞对内质网的应激和未折叠蛋白反应尤为敏感，而这二者若没有及时处理，将导致细胞凋亡和内环境稳态被打破，从而使患者对肠炎和结肠炎的敏感性增加[45]。

消化和吸收

概　述

摄入食物后从口腔即开始了消化过程。唾液起到

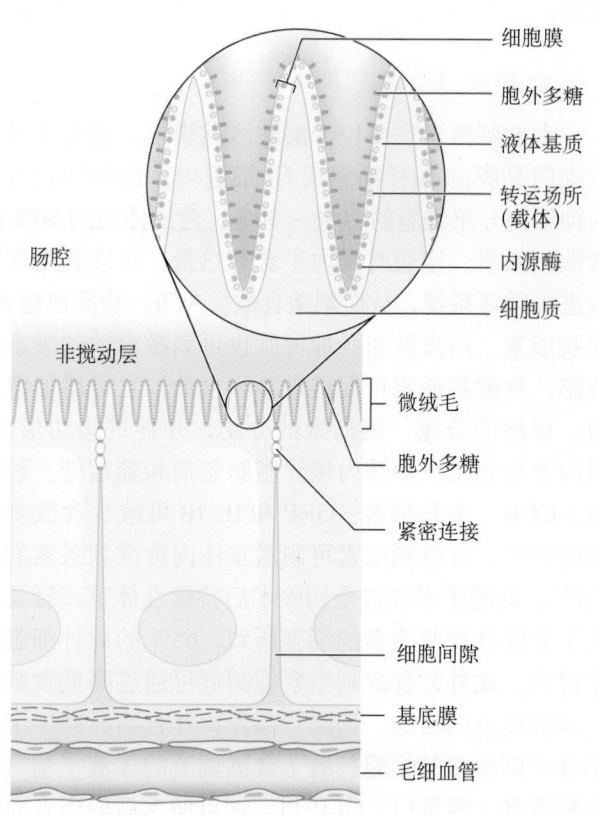

肠腔

非搅动层

细胞膜
胞外多糖
液体基质
转运场所（载体）
内源酶
细胞质

微绒毛
胞外多糖
紧密连接

细胞间隙

基底膜

毛细血管

图 21-6　黏膜屏障。肠腔内的溶质经过肠上皮细胞进入血液，必须横穿非流动的液体层、胞外多糖、顶膜、细胞质、基底外侧膜、基底膜，最后是淋巴管的毛细管壁。组成刷状缘的细胞膜形态改变成为微绒毛。放大的微绒毛（插图）描绘的是其对于营养物质消化和吸收的重要性，说明酶与载体分子的空间排列 *(Redrawn from Johnson LR: Gastrointestinal physiology: Mosby physiology monograph series, ed 7. Philadelphia, 2006, Mosby.)*

润滑食团的作用并且在咀嚼过程中与食物混合。它的作用是湿润食物，便于吞咽。唾液中的酶开始分解糖类（α 淀粉酶）和脂质（脂肪酶）。此外，唾液通过缓冲和稀释有毒物质、热或冷的液体或食物来保护口腔。唾液中含有抗菌成分（乳铁蛋白、分泌型免疫球蛋白 A），具有额外的保护功能。唾液腺能非常有效地分泌唾液，受自主神经系统的控制。唾液腺的毒蕈碱受体和 β 肾上腺素能受体主要受到副交感神经和交感神经系统的刺激。抗利尿激素（antidiuretic hormone, ADH）和醛固酮能够降低钠的浓度和升高钾的浓度，但是不会影响唾液分泌的速度。

胃中的消化过程开始于简单的水解。胃分泌盐酸，酸化胃内环境，使蛋白质变性并为食物进行消毒。在胃内开始蛋白酶的消化。胃蛋白酶以没有活性的前体形式（胃蛋白酶原）分泌，在低 pH 环境下自我裂解而激活。胃蛋白酶活性在低 pH 情况下最好。这被称为腔消化[32]。当食团进入小肠后开始膜消化。食物

接触到小肠刷状缘，被位于上皮表面顶膜的酶进一步水解。

小肠刷状缘是所有重要膳食成分消化和吸收的主要场所，而结肠主要吸收经过回盲瓣的电解质和大部分剩余的水分。

肠道为单层上皮细胞，主要包括四种不同类型的细胞：吸收细胞、分泌黏液的杯状细胞、肠内分泌细胞和帕内特细胞。所有的细胞都是由位于 Lieberkühn 腺内的多能干细胞不断更新。图 21-6 是绒毛和肠腺上皮排列以及黏膜屏障的示意图。

营养和水分是通过几种机制被摄入的，这些机制包括胞饮作用、被动扩散、易化扩散和主动运输[32]。肠上皮细胞之间的紧密连接机械地密封了内皮细胞层，但在肠道内某些区域内离子和水能相对渗漏。消化和吸收的过程能适应肠道内功能的变化。残留肠道具有代偿能力，因此能很好地耐受小肠切除术或旁路手术。回肠末端例外，因为胆盐和维生素 B_{12} 只有在这里才能被吸收。

糖

糖类（碳水化合物）约占我们日常摄入热量的 50%。这些热量的一半是以淀粉的形式存在，后者是由直链淀粉和支链淀粉构成的大分子化合物。唾液腺和胰腺分泌的 α 淀粉酶在口腔和小肠内消化淀粉。酸性物质会使淀粉酶失活，因此胃内淀粉的消化是有限的。刷状缘水解酶进一步降解淀粉和其他碳水化合物为单糖。它们在整个小肠内被动吸收，通过刷状缘紧密连接的可塑性促进的细胞旁路扩散或葡萄糖载体（SLC2 基因家族的 GLUTs）介导的被动易化扩散。更重要的是，通过钠 - 葡萄糖同向转运体或协同转运蛋白（SLC5 基因家族的 SGLTs），单糖被吸收进入肠上皮细胞。葡萄糖和半乳糖堆积在肠上皮细胞内，并最终在基底外侧膜通过易化运输（GLUT2）或胞吐作用进入血液[46]。小肠吸收糖的能力非常高。通常，到达回肠中段时所有单糖都被吸收。近端小肠刷状缘内的化学感受器和渗透压感受器感知碳水化合物的含量，并且通过改变运动和胃排空来调节其与摄入糖的接触时间[32]。胃内含碳水化合物溶质的排空速度与碳水化合物的含量呈负相关。碳水化合物负荷越高，排入十二指肠的速度越慢，约为 200kcal/h[5]。

蛋白质

蛋白质在胃内被盐酸变性，被胃蛋白酶消化。胃蛋白酶由胃主细胞以前体形式释放。摄入含蛋白质的食物和胃内低 pH 值（因为食物中的蛋白质会使盐酸

分泌增加）会触发胃蛋白酶释放。随着食糜进入十二指肠，其多肽和脂肪触发十二指肠内分泌细胞（I 细胞）释放 CCK，这会刺激胰腺以无活性的前体形式分泌蛋白酶（胰蛋白酶原、糜蛋白酶原、弹性蛋白酶原、羧肽酶原），它们被十二指肠上皮细胞刷状缘的肠激酶所激活。此外，在刷状缘，多肽经过膜结合型消化成为游离氨基酸和更为重要的小片段二肽和三肽，然后通过顺着跨膜离子梯度的继发性主动转运过程进行吸收。近端的小肠对二肽和三肽的吸收能力最强，而更远端的回肠对游离氨基酸的吸收更有效。该过程与回肠内刷状缘结合蛋白酶的显著增加相符。大多数蛋白质在小肠吸收。结肠虽然能吸收蛋白质，但是在摄取食物氨基酸方面只发挥很少的作用。它可以参与来自细菌蛋白的二肽和三肽的吸收[47]。肠上皮细胞的内肽酶活性高，进一步水解小分子肽，因此最终所有被吸收的肽类中约 90% 以氨基酸的形式通过基底膜离开肠上皮细胞。

脂类

脂类是成分非常混杂的大分子，是人类饮食中最主要的热量来源。脂类主要为三酰甘油（triacylglycerols, TAGs）、磷脂和固醇类。它们本质上不溶于水，并倾向于形成酯键。脂肪的消化是一个精确而有效的过程，与脂溶性维生素的吸收密切相关。它包括三个步骤：乳化、酶水解和脂肪分解形成水溶性脂类，使其能被吸收[32]。胃将脂质与盐酸混合并搅拌在一起，胃体和胃底释放脂肪酶，并调节食糜进入十二指肠的进程。当小肠内已有大量脂质时，CCK 分泌，以减缓胃蠕动和排空。CCK 也能促进胆盐释放进入十二指肠。除了短链脂肪酸，胃不吸收脂类[32]。在小肠内，胆盐、卵磷脂、脂肪酸（fatty acids, FA）和其他化合物将脂类乳化成直径约 1μm 的小脂肪滴，以进行酶水解。因为脂肪分解产物难溶于水，它们与脂溶性维生素（维生素 A、D、E、K）一起形成微团，中间疏水但表面具有亲水性。

CD36 是细胞表面蛋白 B 类清道夫受体家族的一员，在近端小肠绒毛上皮细胞的顶膜含量丰富，大部分 FA 的吸收即位于此处。CD36 基因敲除动物的 FA 吸收转移至更远端的小肠，且不依赖 CD36。但是如果没有 CD36，乳糜微粒的产生将明显减少。CD36 基因的多态性比较常见，会导致血内 FA 升高并加速心血管疾病的发生[48]。TAG 水解为两个脂肪酸和单酰甘油，随后在上皮细胞的内质网重新组装为 TAG，然后以乳糜微粒前体转运囊泡进入高尔基体。乳糜微粒在这里成熟，随后释放进入淋巴和血液。这个多步骤

的过程通常很快完成，每天可以处理 500g 脂肪。脂溶性维生素（维生素 A、D、E 和食物来源的维生素 K）溶解为微团，然后通过被动扩散吸收进入肠上皮细胞。细菌来源的维生素 K 通过主动过程吸收。维生素（大部分以原型）通过嵌入乳糜微粒最终分布到全身，这表明脂溶性维生素的吸收事实上取决于脂肪的吸收[32]。

肠道脂类代谢可能对机体总的代谢平衡有明显影响。高脂肪摄入和肠道脂质代谢紊乱会导致高脂血症和加速心血管疾病的发生[48]。

水　分　运　输

胃肠道 24h 内处理 8～9L 水，除此之外，只有肾过滤和处理更多的水。其中约 2L 来自每天摄入的食物和液体，其余 6～7L 来自于：唾液腺分泌物（1.5L）、胃液（2.5L）、胰酶和含碳酸氢盐的液体（1.5L）、胆汁盐（0.5L）。大部分水在小肠重吸收（7.5～9L）[1, 49]，这说明特别是在胃和小肠内，同时存在水的分泌和吸收，二者的差值取决于机体的生理状态。与小肠相比，结肠黏膜的细胞旁通透性较低而上皮细胞间较紧密、电阻较高，因此相对不透水。它吸收剩余部分，还有约 100ml 的高渗水每天随粪便排泄。因此，结肠的水多数是可吸收的，吸收的过程必须要对抗肠腔内容物产生的渗透性和水压性阻力[49]。结肠隐窝被认为是吸收水分的部位，因为它们周围是溶质（主要是钠）吸收后形成的高渗环境。当水分被"吸入"隐窝周围后，肌成纤维细胞形成的网状鞘维持隐窝的渗漏梯度和通畅度[49]。

水分运输的机制

长期以来人们都认为，在主动的盐类运输产生的渗透力或在静水压差驱动下水分进行跨膜移动。有人观察到没有这两种力量的作用下水分仍能被分泌或吸收，时至今日科学家们都感到迷惑，这支持存在使水分穿过胃肠道上皮细胞膜的专用主动运输机制的理论。水通道蛋白或水泵（如钠/葡萄糖协同转运蛋白 1）正被研究，但其机制仍模糊。目前，最广泛接受的模型（即"固定梯度模型"）假定钠主动转运进入高渗的细胞间隙（lateral intercellular space, LIS），导致水分跨过细胞进入 LIS 和转运进入毛细血管循环。但是，顶膜和基底外侧膜可以渗透水分，LIS 的渗透梯度很小，基本上测不出来。有观察发现大部分水分的转运是通过细胞而不是通过细胞间的紧密连接，由此引申出"改良的固定梯度模型"，并出现了其他几

个理论[49]。

钠和钾的转运

钠吸收有四种机制。在电解梯度和 Starling 力量的作用下钠进行跨细胞或细胞旁被动扩散。还有与 H^+ 的主动逆向转运、与有机溶质（如糖和氨基酸）的协同转运、与 Cl^- 的协同转运。十二指肠肠腔内的钠含量通过水分的净分泌或吸收与血浆保持平衡。因为基底外侧膜上 Na^+, K^+- 活化腺苷三磷酸酶（ATPase）持续使 Na^+ 外移和 K^+ 内移，肠上皮细胞的钠含量维持在低水平。随着在肠道内继续下行，空肠内 Na^+ 和 Cl^- 浓度降低，回肠内浓度更低，在结肠内达到各自的最低值，肠腔内 Na^+ 浓度可低至 $35\sim40$mEq/L。Cl^- 保存在结肠内，与 HCO_3^- 交换，后者来自碳酸酐酶对 CO_2 的水合作用[32]。钾在整个小肠内被动吸收，在结肠内主动分泌。

水分和电解质在肠道的吸收调节机制很少，有什么吸收什么。但是，肾上腺素能（α受体）或抗胆碱能刺激会增加其吸收，而胆碱能或抗肾上腺素能刺激会减少其吸收。5-羟色胺、多巴胺、内啡肽和脑啡肽会改变经过上皮细胞的净转运，并且使分泌量超过吸收量。外源性阿片类药物（如吗啡或可待因）会增加小肠和大肠内的吸收并增加转运时间[32]。

与小肠相反，在血钠耗竭或盐皮质激素分泌的情况下，大肠能够增加钠的吸收，使粪便钠浓度降低至 2mEq/L。同时钾的分泌受到刺激。醛固酮通过激活更多的钠通道和增加肠上皮细胞基底外侧膜上的钠泵分子数来改善刷状缘对钠的通透性。液体因渗透压在肠道的滞留和粪便内水分的增加都是通过多价离子［如硫酸镁（$MgSO_4$）］实现的，$MgSO_4$ 是唯一未被完全吸收的电解质[32]。内镜检查或结直肠手术前的肠道准备就是利用这个原理。对于结直肠手术已经不再用该方法，因为没有益处，而且可能还会有明显的电解质和水平衡紊乱[50]。

钙、镁和磷

钙、镁和磷来自日常饮食，是完成多种功能和组成结构的必需元素。其血浆水平有严格的调节，肠道、肾和骨骼在这些元素的平衡中发挥重要作用。在膜转运蛋白、相关蛋白和可溶性调节因子组成的复杂网络中，甲状旁腺激素和维生素 D 是主要的调节信号[51]。吸收或消化钙的比例随年龄、Ca^{2+} 摄入水平、生理状态（如妊娠）和胃肠道因素（如食糜在肠道内的通过时间、可溶性钙的比例和肠上皮细胞的转运速度）而改变[51]。含钙的固态食品必须首先消化成为可

溶性钙。总体来说，在非妊娠状态下所有摄入的钙中约 25% 是在肠道通过被动的细胞旁途径和主动的离子通道依赖性跨细胞途径来吸收的。当肠腔内钙浓度高时，大部分通过紧密连接调节的细胞旁途径被动吸收。负责跨细胞钙吸收的主要离子通道蛋白是 TRPV6。现在已有几种模式解释钙如何在不影响严密调控的细胞内钙离子浓度的情况下扩散进入肠上皮细胞的细胞质、横穿过细胞，并通过基底外侧膜离开。"易化扩散模型"认为游离钙与细胞内缓冲蛋白结合并且通过与 Ca^{2+} 高亲和性的 P 型 ATP 酶从基底外侧膜排出。"ER 通道模型"和"囊泡转运模型"认为钙分别通过内质网和囊泡胞吐转运，或 Na^+/Ca^{2+} 交换体和 Ca^{2+} ATP 酶[51]。

磷在骨骼的结构中发挥重要作用，在细胞生理中以无机磷酸盐和磷酸酯形式存在。磷在肠道内被有效地从食物中摄取，从而将磷酸盐水平保持在狭窄的范围内。磷主要是在十二指肠和空肠中通过被动细胞旁扩散和主动跨细胞转运来吸收，摄入量减少时吸收可上调。

镁主要是在小肠通过被动的梯度驱动的细胞旁扩散来吸收，由肠腔内镁离子的浓度以曲线的方式来调节，这可能是紧密连接具有可塑性的结果[51]。与钙和磷相似，镁也可以通过涉及 TRP 离子通道家族的主动跨细胞转运来吸收。维生素 D_3 增强这两种途径的吸收能力，因此是肠道钙吸收和总钙稳态的主要调节信号。

铁

铁的吸收主要在近端小肠，其他不重要的部位包括胃、回肠和结肠。在经过顶部表面由肠道离子转运蛋白 -1 转运前铁必须要被还原，当体内铁的储备已饱和时，铁以铁蛋白的形式储存在成熟的肠上皮细胞内。如果铁的储备低，铁通过细胞膜铁转运蛋白 -1 从肠上皮细胞的存储中转运出来，与组织间液和血浆中的转铁蛋白结合。这个过程受肝来源的铁调素的调节，铁调素可被血色素沉着病蛋白上调。

水溶性维生素

饮食中的维生素 B_1（硫胺素）主要是磷酸化的，因此吸收前需要在刷状缘水解，其在小肠内的吸收是通过 pH 值依赖和电中性载体介导的机制[52]。硫胺素的另一个来源是大肠内的菌群，合成自由硫胺素供肠上皮细胞自身代谢，另外还补充机体的供给。长期呕吐和酗酒是维生素 B_1 缺乏的常见原因。

饮食和大肠内细菌来源的维生素 B_2（核黄素）的吸收与维生素 B_1 相似，是通过不依赖 Na^+ 的载体

介导机制，而维生素 B$_3$ 只能从饮食中吸收。维生素 B$_5$（泛酸）和维生素 B$_6$（吡哆醇）水解后在小肠内被吸收。

共轭维生素 B$_9$（叶酸）多聚谷氨酸盐带有多个负电荷，分子大并且具有疏水性，这些都是妨碍吸收的因素。因此，刷状缘的叶酸水解酶在吸收前将其水解为单谷氨酸盐。此外，大肠菌群局部供应叶酸到结肠黏膜并维持其结构的完整性。细菌来源的叶酸缺乏与结肠黏膜的恶性疾病有关[52]。

维生素 B$_{12}$（钴胺素）的吸收需要胃的酸性环境将其从食物中分离出来，使其能与内因子结合。内因子是一种由胃的壁细胞分泌的糖蛋白，因此胃的细胞和功能完整性对于钴胺素 - 内因子复合物的形成至关重要。该复合物在小肠内被 cubam 受体识别，与之结合并内化进入肠上皮细胞。内因子缺乏（如萎缩性胃炎、幽门螺杆菌感染）或胃酸分泌减少（如长期服用抗酸剂）会使患者缺乏维生素 B$_{12}$。在这些患者中，应限制使用强效和非可逆的甲硫氨酸合成酶抑制剂 NO，因为它可以引起急性维生素 B$_{12}$ 缺乏性神经病变与高同型半胱氨酸血症。

维生素 C 完全来自饮食，没有大肠内细菌来源。肠腔内的摄取和通过基底外侧膜的排出都涉及浓度、载体介导、Na$^+$ 依赖机制[52]。

胃肠道的血流量

该部分讨论的是胃肠道内局部血流量的控制和内脏血管内血液量的调节问题。

解　剖

腹腔干、肠系膜上动脉和肠系膜下动脉起源于主动脉，为胃肠道器官供应动脉血（图 21-7）。腹腔干供应胃、十二指肠的近端部分、部分胰腺，并通过肝动脉供应肝。肠系膜上动脉将动脉血供给胰和十二指肠的其余部分、空肠、回肠和结肠。肠系膜下动脉供应血液到结肠的其余部分和直肠，直肠较远端部分是由来自髂内动脉的直肠下动脉供应。

胃肠道有丰富的血供。胃中每 100g 组织的血流量约为 11ml/min，小肠中每 100g 组织的血流量为 30 ~ 70ml/min[1]，结肠中每 100g 组织的血流量为 8 ~ 35ml/min。作为对比，静息状态下每 100g 骨骼肌的血流量为 2 ~ 5ml/min，而每 100g 大脑的血流量约为 55ml/min。

胃肠道的基础氧耗量比较低，每 100g 组织为 1.5 ~ 2ml/min[53]。作为对比，肝的基础氧耗量每

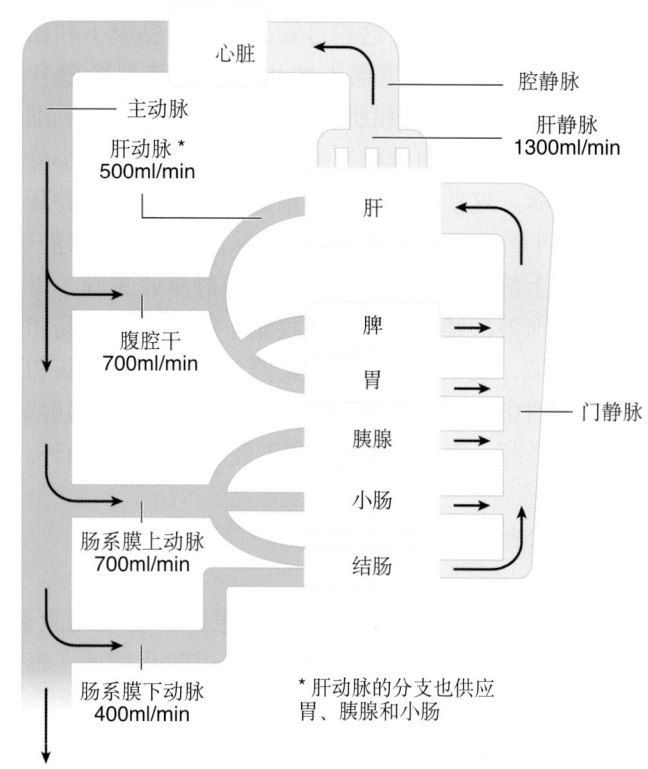

图 21-7　内脏循环的示意图。该图显示的是每个胃肠道器官的血流量 *(Redrawn with permission from Barrett KE: Gastrointestinal physiology: Lange physiology series. New York, 2005, McGraw-Hill.)*

100g 组织高达 6ml/min；每 100g 大脑组织为 3.5ml/min；在心脏，基础氧耗量取决于心率和机体活动，每 100g 组织可达 7 ~ 9ml/min。

胃的血流量

腹腔干发出较小的动脉，然后分出细动脉进入肌层和黏膜下层。黏膜下小动脉发出分支进入胃腺基底的毛细血管，然后去往黏膜的腔面，形成毛细血管网。黏膜毛细血管流入静脉，在黏膜下层形成静脉丛。肌肉和黏膜的血流量分别根据组织代谢来调节。胃总血流量的 75% 分布于黏膜层，25% 分布于肌层，但在某一特定的时刻，肌层和黏膜层之间的血流分布则完全取决于它们各自的功能。

小肠的血流量

前文提到的三支大的动脉（参见图 21-7）分支为

较小的动脉，形成动脉弓，彼此吻合形成侧支循环。这就是阻塞动脉弓中的一根动脉通常不会引起胃肠道内组织坏死的原因。这些弓发出分支到黏膜下和黏膜层。血液通过黏膜下层内的小动脉丛流到肠壁各层（黏膜层、黏膜下层和肌层）。血液流入动脉和毛细血管并且通过毛细血管壁交换代谢产物后，流经小静脉和大静脉。这些静脉进入肠系膜，与动脉弓内的肠系膜动脉平行，最终形成三支门静脉前的静脉：脾静脉、肠系膜上静脉和肠系膜下静脉。脾静脉收集脾、胃和胰腺的血液，肠系膜上静脉收集小肠、部分结肠和胰腺的血液，肠系膜下静脉收集降结肠、乙状结肠和直肠上段的血液。这三支门静脉前静脉汇合形成门静脉，然后流经肝，再通过肝静脉和下腔静脉进入体循环。

胃肠道血流量的调节

胃肠道血供的主要目的是输送营养物质和激素，清除代谢废物，并维持黏膜屏障，以防止抗原、毒性化学物质和病原微生物跨过上皮迁移进入体内[54]。胃肠道的血流量根据需求有很大的变化范围。消化器官周期性地需要大量的氧气和血流量，如食物消化期间胃肠器官内的血流量增加。另一方面，胃肠器官的血流量会大幅减少以满足体育锻炼时肌肉活动所需，或在失血状态下维持重要脏器（如脑和心脏）活动所需。这样的需求需要大量的血流量和复杂的调控。胃肠道的血流量是由包括肠道神经系统在内的外源性和内源性机制所调节。

内脏循环的外来控制是通过激活交感神经系统而实现的。交感节前神经元主要位于脊髓胸腰段 $T_1 \sim L_2$ 水平。交感神经节前突触的轴突位于腹腔神经节、肠系膜上神经节和肠系膜下神经节[53]。消化器官的血管上分布有丰富的交感神经和副交感神经纤维，释放神经递质，影响血管张力和血流。交感神经放电增加通常引起血管收缩和血流量减少。虽然副交感神经系统没有直接参与胃肠道血流量的调节，但是扩血管神经递质会通过 ACh 直接和间接激活相应的受体。副交感神经纤维会释放化合物，如 ACh、VIP 和神经肽 P 物质，并通过 NO 介导血管舒张。副交感神经纤维通过刺激胃肠器官的功能间接扩张血管。许多血管舒张和收缩物质影响胃肠道的血流量。主要的血管舒张因子包括前列腺素、腺苷、NO、缓激肽、VIP 和 P 物质。血管收缩因子主要包括激活 α 肾上腺素能受体的儿茶酚胺、肾素 - 血管紧张素系统和血管升压素。

胃肠道血流的内在调节包括压力引起的血流自动调节、对急性静脉内压力增加的反应、反应性充血、功能性充血、低氧性血管扩张和其他内在因素。总体来说，血流的内在调节负责通过肌源性、代谢性或激素机制随时按需调整血流。

血流量的自动调节是器官在血压变化的情况下维持相对恒定血流量的能力。心脏和大脑的这种调节能力很强，但胃肠器官则弱很多。例如，血压下降 50% 时脑血流变化很小，但肠道的血流下降约 25%。

静脉压升高常用于实验模型，以确定血流量的调节在本质上为肌源性还是代谢性。如果静脉压升高引起动脉张力、血管阻力和毛细血管前括约肌张力增加而毛细血管密度降低，则认为调节是肌源性的；否则就认为调节是代谢性的[55]。

反应性充血是指短时间阻断动脉再开放，血流量增加超过基线水平。它可能是为了偿还短暂缺氧后的氧债，至少部分是由先前缺氧产生的扩血管代谢产物（如腺苷）蓄积引起的。

交感神经刺激或动脉内输注去甲肾上腺素可导致严重的血管收缩和肠血流量减少。但是，不管输注或刺激是否继续，数分钟后血流会部分恢复至基线水平。这个所谓的"自动调节逃避"仅见于动脉而非静脉平滑肌，不受 β 肾上腺素能受体拮抗剂或毒蕈碱能拮抗剂的影响。引起这种现象最有可能的机制是低灌注期间各种扩血管因子的蓄积。腺苷和 VIP 比其他扩血管物质与该现象的关系更为密切。

血流量调节的代谢性机制认为氧需求的增加或氧输送的减少或两者一起可降低组织中的氧张力并释放血管舒张物质。动脉血氧含量的减少与胃肠道血流量及毛细血管募集的增加有关，即使在失神经支配的肠道也是这样。血细胞比容降低也会增加组织血流量。缺氧导致细胞内 ATP 分解和腺苷释放，引起血管扩张。腺苷已被证明是小肠内的强效血管扩张剂[53]。

功能增强与耗氧量增加和随后的血流量增加有关。例如，五肽促胃液素诱导的胃酸分泌增加与门静脉血流量和氧摄取的增加有关。类似的反应也见于胃肠道的其他器官[53]。摄食后功能性（餐后）充血可以使小肠内的血流量增加 230%，可以根据食物的性质和数量持续 4 ~ 7h[53]。肠壁内的血流会重新分布到黏膜层和黏膜下层。调节血液流向肠黏膜的许多因素是代谢性的，包括氧气、pH、二氧化碳和腺苷。其他介质包括血管升压素、儿茶酚胺、NO、VIP、P 物质、组胺、前列腺素和缓激肽[53]。

肠蠕动的增加（耗氧量相应增加）显著降低因静脉压升高而增加的血管阻力。这意味着代谢因素在调节胃肠道血流方面发挥着比肌源性机制更为重要的作用[55]。

肠道神经系统（作为内在调节的一部分）对胃肠道血流量，特别是肠壁内血液分布的调节也起着很重要的作用。静息状态下胃肠道黏膜的血供约占肠道全部血供的 80%[54]，它需要如此高的血流量以满足肠道运动、分泌和吸收的需求。黏膜下神经丛是肠道血流量的主要控制因素，血管收缩主要来自交感传出神经的激活。肾上腺素主要通过激活 β_2 肾上腺素能受体来增加胃肠道的血流量。

黏膜内血管扩张由三不同类型的神经细胞来控制：

1．外来的初级传入神经元
2．副交感神经系统的传出神经元
3．黏膜下神经丛内的肠神经元[56]

主要的传入神经递质是 CGRP、P 物质和 NO。它们在传入途径中的释放与黏膜下层小动脉扩张有关。这些血管舒张信号通过神经节内交感神经系统进行传导，其中 ACh 是主要的神经递质。

副交感舒血管途径（位于迷走神经内）包括胆碱能机制，其作用相对来说可能比较小：刺激迷走神经后引起的胃血管扩张在给予阿托品后保持不变[56]。副交感神经介导的血管舒张是通过肠肌神经丛（其中 ACh 也是主要的神经递质）实现的，经过突触后，信号传递到小动脉，此处主要的神经递质是 VIP 和 ACh[56]。乙酰胆碱通过激活毒蕈碱受体引起血管舒张，刺激它们会引起小动脉内皮细胞中 NO 的释放[56]。

最后，在肠道神经元信号的作用下黏膜下层和黏膜层内动脉和小动脉扩张，这些神经元起源于黏膜下层但不是肠肌神经丛。失去外来神经支配和去除肠肌神经丛都不会改变这些血管舒张效应，这些效应是由血清素（5- 羟色胺，5-HT）介导的。在黏膜下神经丛，传入信号传递到传出反射支，后者由胆碱能血管舒张神经元组成。这种反射介导的黏膜下小动脉的舒张可被阿托品阻断。

肠道神经元和血管运动性交感神经元之间有很多相互作用[6, 56]。锻炼时，门静脉血流可能减少 80%，只有基础值的 20%。这种下降能被摄食所抵消。锻炼时，肠系膜上动脉血流减少 43%，摄食时则增加 60%。锻炼和进食同时进行时，血流量实际增加 40%，表明代谢和体液的需求通常超过其他影响因素[57]。

胃肠道微循环

肠系膜微循环由单独的小的微循环单位组成。这些单位来自边缘动脉，后者本身是肠系膜动脉弓的分支。来自小动脉微血管内的血液进入毛细血管，然后回流到低血流量的静脉，随后流入直径较粗、血流量较高的静脉。有些高流量静脉与其他高流量或低流量静脉之间有直接吻合支[58]。功能性毛细血管的密度取决于两个互相协同的因素：血流量的增加和细胞代谢终产物的积累。

内脏血容量

内脏血管好比是一位忠诚的员工：充满热情并全身心地为老板（机体）工作，有时会牺牲自身的需要。某一系统中血流量的变化通常是为了适应某一特定器官的需要。但是，内脏血管中血流量的变化是为了适应整体血流动力学而不是胃肠道器官本身。胃肠道器官和肝的血流调节在此处单独描述，并且在第 22 和 23 章也分别进行描述。胃肠器官和肝血容量的调节有一个共同的目的：维持全身血流动力学的稳定。因此，本章将内脏血容量的调节作为一个整体来全面描述。

全身血容量的 70% 位于静脉内[59]。内脏系统接受 25% 的心排血量，约包含全身血容量的 1/3[59-60]。如有需要，内脏血管内约有 1L 的血液可以进入体循环（表 21-2）。因为静脉的顺应性是动脉的 30 倍，内脏静脉内血容量急剧变化时静脉压变化相对较小。此外，内脏静脉可以蓄积或丢失大量血液，而不会引起全身血流动力学参数（如血压和心排血量）的明显变化。

为了理解具有顺应性的（内脏）静脉在血容量调节中的作用，需要定义至少两个生理学变量：非应力性容量是指跨壁压等于 0 时的血容量。应力性容量是

表 21-2　器官内的血容量分布和能够募集到体循环的血容量

	总血容量（ml）	能被动员的血容量（ml）
肝	600	300
脾	700	600
肠道	350	150
总量	1650	1050
肺	500	50
皮肤	100	50
肌肉	850	250
总量	3100	1400

Adapted from Greenway CV, Lister GE: Capacitance effects and blood reservoir function in the splanchnic vascular bed during non-hypotensive haemorrhage and blood volume expansion in anaesthetized cats, J Physiol 237:279-294, 1974

461

指跨壁压超过 0 时的静脉内血容量。这两个容量无法直接测定，而是通过外推法将压力 - 容量直线延伸到压力为零得出来的 [60]（图 21-8）。总容量和非应力性容量之间的差值等于应力性容量。静息时总血容量中约 1/3 为应力性，约 70% 为非应力性，主要位于内脏静脉系统。用一个水桶进行比喻有助于理解应力性和非应力性容量之间的关系（图 21-9）。

应力性和非应力性容量之间的关系解释了为什么患者的失血量达 10% ~ 12% 时仍能维持全身血流动力学稳定，心率、血压或中心静脉压（central venous pressure, CVP）没有显著变化。但是，如失血量进一步增加，相对少量的出血也会导致血流动力学恶化。第一个 10% 的血容量丢失时，主要通过将非应力性容量转变为应力性容量来代偿。如果非应力性容量转变为应力性容量的机制已被耗竭（非应力性容量已被用光），进一步的血液流失将会导致失代偿。

让我们设想心脏停搏，血液停止流动。届时全部循环系统的压力都相同，称为循环系统平均充盈压（mean circulatory filling pressure, MCFP）[61]。当心脏又开始泵血，主动脉、动脉、毛细血管和毛细血管远端的小静脉（最后）内的压力增加，推动血液回到心脏。因为动脉阻力高（与脉管系统的其他部分相比），这些小静脉内的压力成为静脉回流的驱动力，被称为"关键的压力"。已证明该压力等于 MCFP[59-60]。

在需要的情况下，非应力性容量中的血液被动员进入循环（应力性容量）。在生理条件下，应力性容量是决定 MCFP（关键的静脉压）和（间接）静脉回流的主要因素。反过来说，应力性容量是由总血容量和内脏血管系统内动静脉的张力所决定的。静脉系统的两室模型有助于解释应力性容量、非应力性容量、MCFP 和静脉回流之间的关系 [60]（彩图 21-10）。

交感神经受刺激时，血管平滑肌收缩引起血管收缩，从而减少动脉血流。当动脉收缩时，经过毛细血管流入静脉的血流减少，降低了这些静脉内（腔内）的压力。静脉内压力的降低导致静脉壁被动回缩，产生短时间的静脉流出增加和静脉回流增加。从内脏血管转移出来的血容量留在主要的基本循环回路内（图

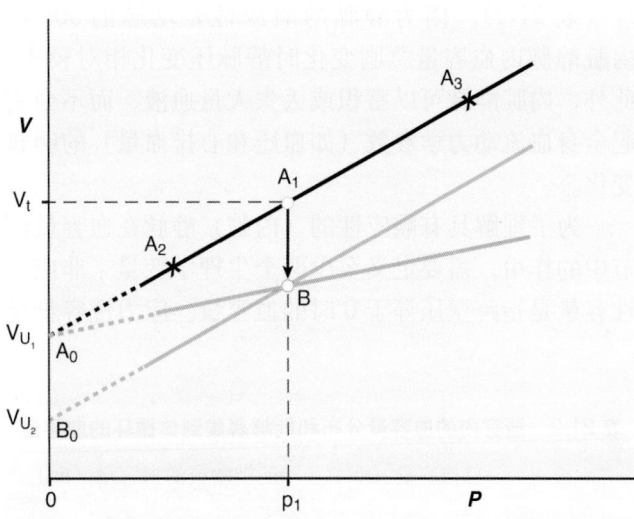

图 21-8　静脉容量和顺应性、应力性和非应力性容量。点 A₁ 代表壁内压 P₁ 对应的静脉内血容量。点 A₂ 和 A₃ 代表静脉内压力变化引起的容量变化。黑色实线代表基础顺应性。点 A₀ 通过将黑色实线延长至与 y 轴相交得到，该点代表跨壁压等于 0 时的血容量，这是非应力性容量（Vu₁）。总容量（Vt）和 Vu₁ 之间的差值等于应力性容量（Vs）。当一定量的血液被动员出来时，点 A₁ 移动到点 B，在壁内压 P₁ 相同的情况下静脉内血容量减少。移走点 A₁ 和点 B 之间的血容量可能不会改变压力 - 容积关系（蓝线）的斜率，这意味着静脉顺应性没有改变，但容量确实变了。点 B₀（将蓝线延长直到与 y 轴相交）代表非应力性容量减少（从 Vu₁ 到 Vu₂）。但是，静脉内压力 - 容积之间的关系可能看上去是灰色的线。动员相同容量的血液（从点 A₁ 到 B），但是 Vu 没有变化。灰线与 y 轴的相交点同样是 A₀；血液的动员是通过顺应性的降低而不是 Vu 的降低 *(Redrawn with permission from Gelman S: Venous function and central venous pressure. A physiologic story. Anesthesiology 108:735, 2008.)*

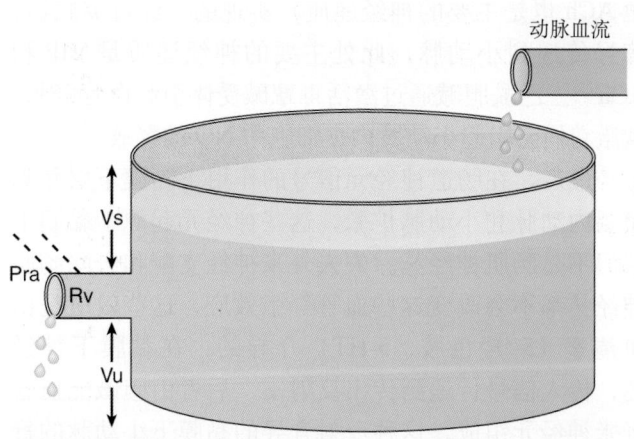

图 21-9　应力性和非应力性容量——水桶模型。桶内的水代表总血容量。位于水表面和水桶底部之间的桶壁上的孔将总容量分为应力性容量（Vs）和非应力性容量（Vu），分别是位于孔以上和以下的容量。桶内的水以一定的流速经孔流出，其流速取决于孔的直径［这反映的是静脉阻力（VenR）］和孔水平以上水面的高度，流出的水代表 Vs。Vs 越大，经过孔的流速越快。在孔水平和水桶底部之间的水代表 Vu，对流速没有影响。这部分是被隔绝的容量，不会直接流出水桶（静脉回流）。水桶内的水（静脉系统中的总血容量）不变，孔的位置向上或向下移动会改变 Vs 和 Vu 之间的关系。孔位置向下移动代表静脉收缩，增加 Vs（和静脉回流）。与孔连接的导管远端代表中心静脉压（CVP）。远端越高，CVP 越高、静脉回流的压力梯度越小，反之亦然。进水的龙头代表动脉血流。水龙头和水桶之间水压的中断代表两者（动脉血流和静脉系统）之间由于动脉高阻力造成的功能性压力中断 *(Redrawn with permission from Gelman S: Venous function and central venous pressure. A physiologic story, Anesthesiology 108:735, 2008.)*

21-11，参见彩图 21-10），直到内脏动脉张力恢复至基础水平。很多情况下也会有主动的静脉收缩，将血液从静脉内挤出来（加强的动脉回缩）并且增加静脉回流和心排血量。

在犬模型中，诱导失血使血压降到 50 mmHg 以下，机体通过三个机制进行代偿：①不同组织内液体跨过毛细血管转移进入循环（占失血量的 1/3）；②静脉且主要是内脏静脉被动弹性回缩使血液进入循环（占失血量的 1/3）；③通过增加交感放电，主动收缩容量血管[59]。这意味着严重失血时约 2/3 的代偿机制来自静脉，主要是内脏静脉，无论是被动的静脉回缩或是交感介导的主动收缩。内脏静脉内血容量的被动变化更多见于肠道，而主动的静脉回缩更多见于肝[62]。

α 肾上腺素能和 β 肾上腺素能受体在血容量调节中的作用

内脏静脉上分布有大量的 $α_1$ 和 $α_2$ 肾上腺素能受体，与相应的动脉相比神经支配密集得多。这是静脉对交感刺激的反应比动脉积极得多的原因[60, 63]。内脏静脉系统由于顺应性高并且分布有丰富的 α 肾上腺素能受体，是体内最有效的储血库，能够动员（和容纳）大量血液。交感神经的低频刺激和 α 肾上腺素能激动剂的小剂量输注能引起静脉（特别是内脏静脉）收缩，使血液从内脏血管转移进入体循环。在失血、腹内压或胸内压增加、全身麻醉和正压通气等情况下，这种"自我输血"有助于维持血流动力学稳定。小剂量 α 肾上腺素能激动剂可能不会引起动脉收缩或损害组织

灌注。在很多情况下，这种治疗方法优于额外输注血容量[64]。

肝静脉在内脏血容量调节中的作用

内脏静脉系统远端阻力增加可能导致血液淤积在肝内和内脏静脉血管更近端部分。因此，肝或肝静脉内血液回流阻力的降低会加速内脏血管内血容量进入下腔静脉和右心房，从而增加静脉回流。α 肾上腺素能受体的激活会增加血液回流的阻力[65]，而 $β_2$ 肾上腺素能受体的激活会降低阻力，促进血液回流。较小剂量的 α 肾上腺素能受体激动剂引起的静脉容量（血液从内脏静脉转移出来）的降低比肝静脉内阻力的增加影响更明显（图 21-12）。但是，大剂量 α 肾上腺素能受体激动剂可使血液淤积在肝内，减少静脉回流[66]。联合应用 α 和 β 肾上腺素能受体激动剂有助于治疗正常血容量患者的低血压，因为它比单独应用 α 肾上腺素能受体激动剂能更有效地促进血容量从内脏静脉进入全身血液循环。这种联合用药会降低静脉容量、降低内脏静脉系统远端的阻力，并更有效地使非应力性容量补充到应力性容量中。在低血容量的情况下，非应力性容量的动员能力减弱（甚至消失，因为非应力性容量已经被耗竭），这时只能通过大剂量 α 肾上腺素受体激动剂来升高血压，这会使得动脉收缩，从而减少组织血供，导致组织缺血。因此，低血容量必须尽快解决。

反射在内脏血容量调节中的作用

颈动脉窦压力从 50 mmHg 升高到 200 mmHg 会使内脏血管内容量增加约 50%[60]。因此，当颈动脉窦

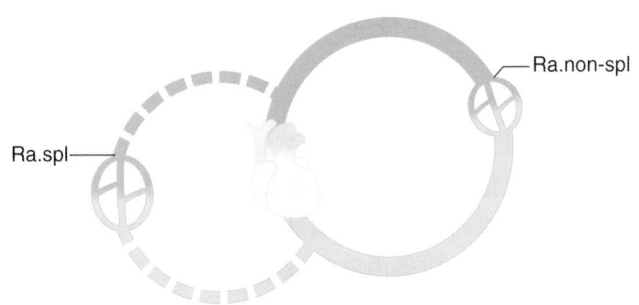

彩图 21-10　静脉系统的两室模型。两个圆环代表两个室，红色和蓝色实线代表动脉和没有顺应性的静脉（这是主要的基本循环回路）；红色和蓝色虚线代表动脉和具有顺应性的（内脏）静脉，这个室位于主要的循环回路之外。因此，这个室内动脉或静脉阻力的改变不会直接影响主要循环回路内动脉或静脉阻力。在正常情况下，线的粗细反映血管内的血流量。动脉和静脉结合处的大小反映两个回路内的血容量 *(Adapted with permission from Gelman S: Venous function and central venous pressure. A physiologic story, Anesthesiology 108:735, 2008.)*

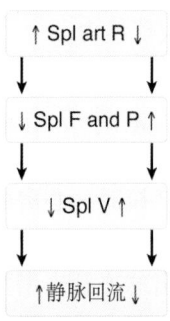

图 21-11　内脏动脉在内脏血容量（Spl V）调节中的作用。内脏动脉阻力增加导致内脏静脉血流减少和压力降低，从而使得内脏血容量减少，随后静脉回流增加。内脏动脉阻力降低导致相反的变化。Spl art R，内脏动脉阻力；Spl F and P，内脏血流和内脏静脉内压力

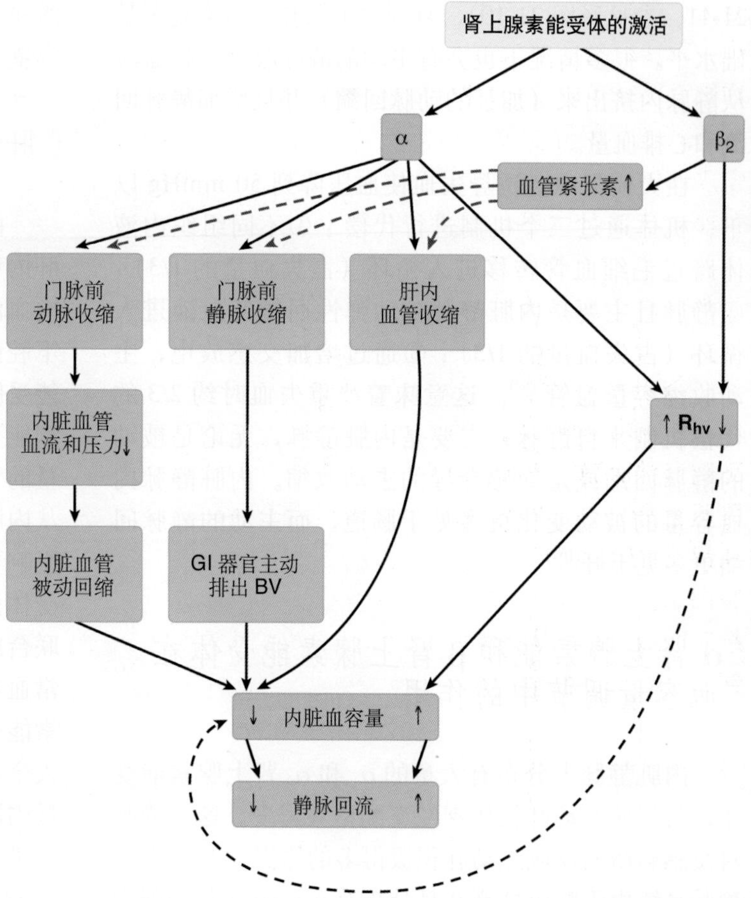

图 21-12 肾上腺素能受体的激活对内脏血流量调节的影响。↑，增加；↓，减少；α，α₁（包括外周 α₂）肾上腺素能受体。B₂，β₂ 肾上腺素能受体；BV，血容量；GI，胃肠道；R_{hv}，肝静脉阻力；Spl vasc，内脏血管系统

和其他动脉压力感受器"感知"到血压下降时，交感神经张力立即增加，导致整个身体的动脉阻力增加，包括内脏动脉。后者可被伴随出现的内脏静脉收缩增强。两者导致血液从内脏静脉系统被动和主动排出。这种血液的排出会使非应力性容量减少而应力性容量、MCFP（或关键的静脉压力）以及静脉回流和心排血量均增加，血压恢复到正常值。血压升高时发生相反的变化。这种反射在血压调节中发挥重要的作用。全身麻醉会损害这种反射，显著改变这种反应，降低机体对血压变化的代偿能力。

脾在内脏血容量调节中的作用

当心房壁受到牵拉时，心房的心肌细胞释放心房钠尿肽（atrial natriuretic peptide, ANP）。ANP 通过扩张入球血管和收缩出球血管来增加肾小球滤过率。通过这种方法来减少血浆容量和增加血细胞比容。这种效应几乎可以完全被脾切除术所消除，因此 ANP 的主要作用是通过脾实现的[67]。在 ANP 作用下，脾静脉血流低于动脉血流而且静脉血细胞比容高于动脉，提示脾血管床内发生了液体丢失。因此，ANP 直接作用

于脾微血管和脾内血流动力学，促进液体过滤。NO 与 ANP 一起影响内脏血流动力学，NO 降低脾微血管内小动脉的阻力，增加毛细血管内压力和液体滤过。总之，不同介质调节脾内血流和液体滤过，通常导致脾静脉内液体滤过增加和血细胞比容增加。

内脏循环病理生理学简介

主动脉阻断期间的内脏血容量

在膈肌水平钳夹主动脉会大大降低内脏器官的血流量。血流量的降低会使得内脏静脉被动回缩，内脏系统的血容量转移进入体循环。相关的手术应激和交感放电的增加会使得内脏静脉主动收缩。这可以解释实验条件下在膈肌水平钳夹主动脉时常会引起静脉回流和心排血量的增加[60, 68]。在临床上很少会引起这种增加，因为与试验时的情况不同，外科手术干预的过程中会出现其他影响容量转移的情况。常见的一些例子包括不同深度的麻醉、失血和同时使用血管活性药物、硬膜外麻醉。

另一方面，在腹腔干和肠系膜动脉远端钳夹主动脉，通常不会引起静脉回流和心排血量的增加。首先

是因为腿部静脉没有顺应性，因此其中的血容量相对少。其次，这部分血容量通常会转移进入顺应性好的内脏静脉（增加非应力性容量），而不是进入心脏，从而不能增加静脉回流。因此，即使没有严重的失血，钳夹内脏器官供血动脉远端的主动脉也通常会减少心排血量（图 21-13）。

腹腔内压力升高对胃肠道血流和内脏血容量的影响

自主吸气会引起膈肌下移，压迫内脏血管，使得内脏系统内的血容量转移进入体循环[69]。同时，通过下腔静脉回流的下肢静脉血流减少。在呼气时会引起膈肌上移，内脏静脉回流减少，下肢静脉回流增加。在其他生理活动（如排便、咳嗽和体育锻炼）过程中，腹内压会出现更剧烈的增加。这些变化发生剧烈、持续时间短。在异常情况下，如失血、腹腔内空腔脏器穿孔、人工气腹等，腹内压会出现急性的非生理性改

变。某些情况下，如妊娠、腹水增多，腹内压会相对缓慢增加。腹内压的急剧增加可能会引起腹腔间隔综合征，表现为循环不稳危及生命，常见于腹内压超过 25 mmHg 的情况下。腹腔镜手术引起的气腹会减少腹内器官的血流[70]。这种腹内压的增加会压迫胃肠道器官，挤压胃肠道血管内的血液使其进入体循环，增加应力性容量，直到腹腔内压力恢复正常。

内脏血管内的应力性容量维持肝静脉的血流。换句话说，内脏系统血管内压力必须要高于腹腔内压力（即血管周围的压力）。当腹腔内压力开始增加时，血管内压力随之增加，使得内脏系统内的应力性容量经过肝静脉流出循环，以 5 ml/cm 的透水性增加腹腔内压。肝静脉水平的下腔静脉内压力同时增加，会暂时阻断来自股静脉的血流。但是，腹腔内压力升高也会增加肝静脉的回流并且延缓下腔静脉受压。下腔静脉和右心房之间压力梯度的增加会增加下腔静脉的血流和静脉回流，有助于对抗下腔静脉的受压效应和可能

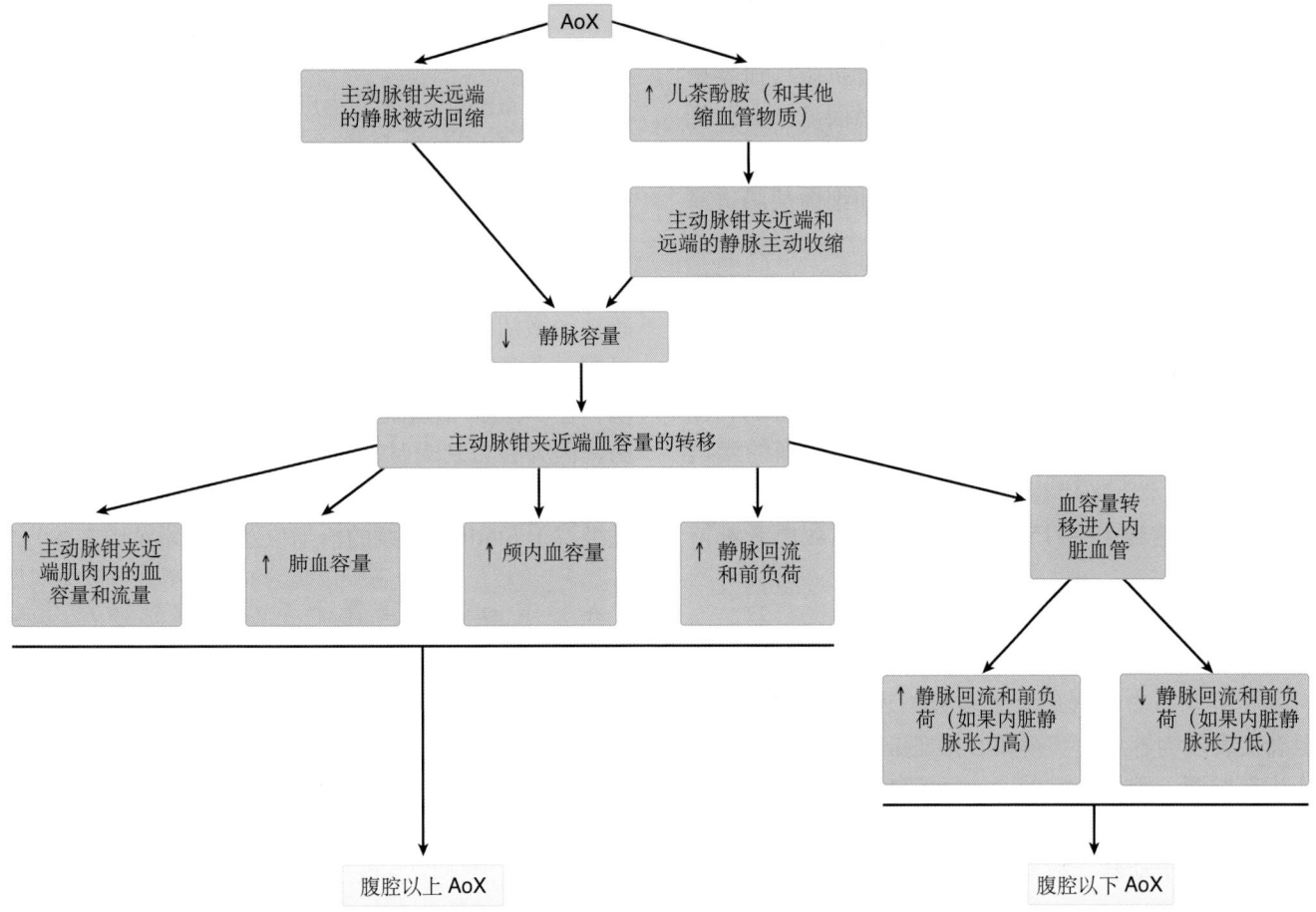

图 21-13 主动脉阻断期间血容量的重新分布。该图描述了静脉容量下降的原因，其导致了血液从主动脉阻断远端的血管转移进入阻断近端的血管。如果在内脏系统以上阻断主动脉，血容量回流进入心脏，前负荷增加而且阻断近端的所有器官和组织的血容量增加。而如果在内脏系统以下阻断主动脉，血容量会转移进入内脏系统或阻断近端的其他组织。血容量在内脏和非内脏血管系统的分布决定了前负荷的变化。↑，增加；↓，降低；AoX，钳夹主动脉 *(Redrawn with permission from Gelman S: The pathophysiology of aortic cross-clamping and unclamping, Anesthesiology 82:1026, 1995.)*

的前负荷降低[69]。

这些改变的最终效果取决于：①腹内压增加的程度（腹内压越高，静脉回流降低的可能性越大）；②基础血容量；③交感神经介导的血管反应能力。如果内脏静脉内没有足够的血容量，或腹内压太高以至于不能通过已有的应力性容量加以代偿，通过肝静脉的血流和静脉回流将会开始下降（图21-14）。因此，应力性容量的增加需要克服静脉回流阻力的增加[69]。这种反应需要激活交感神经系统。也可观察到其他血管收缩物质（如血管升压素和内皮肽）浓度的增加以及肾素 - 血管紧张素系统的激活和醛固酮、促肾上腺皮质激素（adrenocorticotropic hormone, ACTH）、皮质醇的释放[70]。这些反应都体现在CVP、肺动脉楔压、平均肺动脉压、体循环和肺循环血管阻力的增加。平均动脉压通常轻微升高或降低，心排血量可能下降或维持不变[71]。一项对ASA Ⅰ和Ⅱ级的患者进行的研究表明，腹内压增加到15 mmHg使左心室和右心室舒张末期面积分别增加65%和45%。两个心室的射血分数下降约18%[72]。头高脚低的体位可以改善血流动力学[72]。

释放气腹同时腹内压急剧降低导致血容量向相反的方向转移、血流动力学不稳定（血管扩张、血容量转移进入内脏静脉、应力性容量和静脉回流减少、低血压）和缺血再灌注损伤。后者可能会导致内脏内自由基产生增加、毛细血管通透性增强和细菌从肠道易位到血液中[70]。

CO_2气腹过程中观察到的血流动力学变化是麻醉、手术损伤、患者的体位（头低脚高位或头高脚低位）、CO_2、腹内压增加（手术结束时腹内压降低）以及在总体反应中发挥重要作用的氧化应激之间复杂的相互作用的结果[73]。因此，有些作者使用更准确的术语"微小入路手术"来代替"微创手术"。幸运的是，腹内压增加未达到12 ~ 15 mmHg时，大多数患者都能很好地耐受。

充血性心力衰竭患者的内脏血容量

充血性心力衰竭患者大多数不表现出体重增加，但确实表现为容量超负荷和心排血量相应减少[74]。一些作者推测，因为静脉的肾上腺素能神经末梢密度超过动脉的5倍[63]，而且交感刺激引起的血管运动反应在静脉远大于动脉，故充血性心力衰竭的发病机制与交感神经放电增加、内脏血管收缩和血容量转移进入体循环有关[74]。上述研究者认为，这是引起充血性心力衰竭的主要机制。当心脏（心肌）能够应对前负荷的增加时，这种转移进入体循环的血容量不会引起心力衰竭。但是，当心肌无法应对多余的血容量，就会

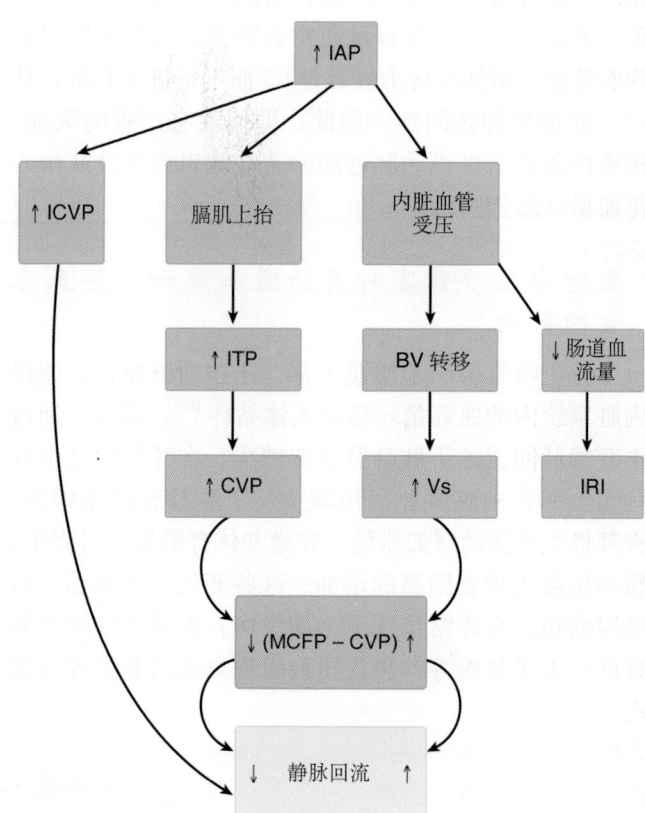

图 21-14 血流动力学对腹内压（IAP）增加的反应。↑，增加；↓，减少；BV，血容量；CVP，中心静脉压；ICVP，下腔静脉压；IRI，缺血再灌注损伤；ITP，胸腔内的压力；MCFP，循环系统平均充盈压；Vs，应力性容量

引起充血性心力衰竭。而且，这种前负荷的增加（交感神经激活的结果）可能是维持心排血量的一种代偿机制。不同类型的血管扩张剂可以用于治疗心力衰竭[75]。血管扩张剂（降低前负荷和后负荷）应小心用药，因为心力衰竭时应维持前负荷，以保证足够的心排血量。即可能需要增加一定量的应力性容量，使心脏维持于Starling曲线的恰当位置（正常范围右移）。

胃肠道血流量在胃十二指肠黏膜溃疡中的角色

胃内分泌的许多化合物会引起溃疡，其中最重要的是盐酸和胃蛋白酶。物理损伤或热创伤、休克、脓毒症和其他因素（包括情绪紧张）均可导致急性溃疡，这些被称为应激性溃疡。上述溃疡通常发生在分泌胃酸的胃近端部分[76]。该过程开始是微循环障碍和局灶性缺血。局灶性缺血时可观察到苍白和充血，然后是瘀点和浅溃疡，后者可发展成为黏膜应激性溃疡。应激性溃疡是表浅的，仅限于黏膜，通常能够治愈且没有严重后遗症。

药物相关性溃疡的病因和发病过程与应激性溃

疡相似。阿司匹林和其他非甾体消炎药可以启动该过程。这些药物引起舒血管和缩血管前列腺素之间的不平衡，扰乱黏膜内的微循环，导致发生溃疡。

在应激性溃疡和药物相关性溃疡中，主要致病因素是胃黏膜血流量暂时下降，引发并发症，如出血、内毒素血症和脓毒症。在应激性溃疡中血流的作用和总的发病机制已被很好地描述[76]。

脓毒血症患者的内脏循环

在脓毒血症和脓毒性休克的病理生理过程中，肠道血流总体减少（尤其是肠道黏膜血流减少）是最为关键的事件。对脓毒血症活体的微循环进行观察，可发现血管壁水肿、局部出血、动静脉分流、毛细血管和静脉内血液倒流、微单位内血液重新分布、白细胞-内皮细胞相互作用和通过毛细血管壁的转移[58]。小静脉内血流速度的降低与黏附于血管上皮的白细胞数量密切相关[58]。这种微循环障碍称为白细胞黏附性狭窄，因为它的特点是毛细血管内血流减缓和静脉内血流"走走停停"和没有血流。随着疾病的进展，小动脉管腔内白细胞黏附于内皮[58]。因此，微循环出现严重障碍和非均质性血流。某些区域高灌注而其他区域低灌注，血液的动静脉分流增加。这通常会使得总血流量相对正常或甚至增加，但是肠道壁特别是黏膜的营养性血流量严重降低。在脓毒血症的过程中，肠道的代谢性氧需增加，而营养性血流量减少，尽管有明显的血管扩张。

脓毒血症与严重的炎症反应有关，导致肠道通透性增加和免疫屏障功能受损。缺血、通透性增加和肠道屏障受损在随后扩大的远端器官功能障碍中发挥重要作用[77]。应用多巴胺和一些其他儿茶酚胺类药物可能会增加血压和心排血量，但是也会增加动静脉分流，对于胃肠道营养性血流和微循环没有任何改善。这样的治疗往往是无效的，实际上会加重脓毒血症[78]。尽管氧输送增加，但是作为组织氧合标志的胃黏膜内 pH 值却有所降低。"氧输送（oxygen delivery）"一词可能

并不能准确反映动脉血和血流（心排血量）中的氧含量。"氧输出（oxygen output）"可能更准确，因为实际上这些氧气没有进入细胞，而是通过动静脉分流绕过了这些细胞。氧摄取不足可能不仅是动静脉分流的结果，还部分源于细胞内代谢受损导致的氧消耗无法进行。在这种情况下，"输送"的氧气无法被吸收。

脊椎麻醉和硬膜外麻醉对胃肠道的血流和血容量的影响

脊椎麻醉或硬膜外麻醉引起低血压的程度与阻滞的范围、局麻药的用量和基础血流动力学直接相关[79]。腰段硬膜外麻醉引起阻滞区域的动脉和静脉扩张。近端内脏血管系统的收缩使得内脏系统的血容量转移进入体循环，通常使应力性容量和血压得以维持。胸段硬膜外麻醉引起明显的肠系膜血管扩张和低血压，而肠道的血流量和氧消耗维持不变。应用标记红细胞进行的研究表明，硬膜外麻醉的感觉阻滞平面在 $T_4 \sim T_5$ 时会增加胸腔内和内脏血管的血容量[80]。使用缩血管药物会降低内脏血管的血容量，但是会增加胸腔内的血容量。作者估计，胸段硬膜外麻醉过程中使用缩血管药物会导致约 1L 的血液从内脏血管转移进入胸腔内血管和体循环[80]。

输液或使用肾上腺素能受体激动剂会明显增加应力性容量。输液会增加总的（应力性和非应力性）血容量，而肾上腺素能激动剂可使已有的非应力性容量转移进入应力性容量。在许多情况下，使用 α 肾上腺素能受体激动剂可能比输液更有益[64]。因为与动脉相比，静脉对肾上腺素能受体激动剂的刺激更敏感，小剂量的 α 肾上腺素能受体激动剂用于血容量正常的患者可收缩静脉（增加应力性容量）而不会影响动脉或损害组织灌注。

▌参 考 文 献

见本书所附光盘。

第 22 章 肝生理学与病理生理学

Phillip S. Mushlin • Simon Gelman

刘金锋 译 张延卓 审校

要 点

- 大约 30% 的心脏射血会流经具有双重血液供应的肝。门静脉提供 75% 的肝血流，其余由肝动脉提供，但二者为肝供氧各占 50%。

- 肝窦是肝的毛细血管。肝血管阻力主要源于窦后血管。肝有一套高顺应性的、可膨胀的脉管系统，这是它能发挥重要而快速的储血功能的主要原因。如果缺少了这种储血功能，则血管内容量的轻度丢失即可能导致严重的低血压。

- 肝是单核巨噬细胞系统的组成部分之一。库普弗细胞就存在于肝血窦中。它们可以对胃肠道回流的静脉血起滤过作用，有效去除其中含有的细菌及有害物质，避免其进入体循环。

- 腺泡是一个用于描述肝功能性微血管单位的概念。每个腺泡都有 3 个循环区域。1 区的血液灌注，富含氧和营养物质；而第 3 区肝细胞的供血来自第 1 区和第 2 区流出的血液，其氧含量相对较少。

- 肝动脉缓冲反应 (hepatic arterial buffer response, HABR) 能引起肝动脉血流代偿性的增加，即使在肝总血流下降的情况下，也能维持肝的氧供。HABR 的病理性紊乱增加了肝对低氧损害的敏感性。

- 肝可以将胆固醇代谢为胆汁酸，这是体内清除胆固醇的唯一途径。肝细胞分泌的胆汁酸流经一系列肝胆管后经胆总管排入十二指肠。

- 胆汁酸盐是有双亲合力的分子，具有去污剂样的特性。它可以乳化亲脂性物质，促进其肠道吸收。回肠末端的肠上皮细胞能够有效地吸收胆汁酸盐，并通过门静脉循环运输回肝细胞。肝细胞可以多次重复摄取和分泌胆汁酸分子，这种肠道与肝之间的联系称之为肠肝循环。

- 肝是进行中间代谢以及维持能量平衡的中心环节。例如，长期禁食期间出现的肝糖原耗竭可以促进肝的糖异生，使肝滋养依赖糖的组织。饥饿可以促进脂肪酸的氧化和酮酸的生成。它们从肝内释放后，可以被大多数肝外组织作为能量底物加以利用。

- 肝细胞通过细胞色素 P450 介导的反应氧化大量物质，也可以将内源性极性底物与疏水性的分子结合。与未结合状态的前体相比，这些产物的亲水性更高，更容易通过尿液或粪便排出体外。

- 肝细胞在氮的代谢中起到关键作用。氨对中枢神经系统具有强毒性，只能被肝清除。肝细胞具有将氨代谢为尿素所需的独特的尿素循环酶。尿素可以随时被排泄掉，且毒性比氨小。

- 肝可以产生除 γ 球蛋白之外的所有血浆蛋白，白蛋白是含量最丰富的血浆蛋白，是维持血浆渗透压的决定性因素，同时也是外源性物质和内源性化合物（如非结合胆红素和游离脂肪酸）的一种重要的血浆运载体。

要　点

- 肝细胞生成许多参与凝血途径的化学分子，它们也通过修饰维生素 K 依赖性蛋白（凝血因子 II、VII、IX、X 和 C 蛋白、S 蛋白）参与到凝血途径当中。
- 常规的肝功能化学检查对于发现和监测肝胆的异常是有用的，但对于肝胆疾病的诊断缺乏特异性和敏感性。肝胆疾病的确诊需要结合临床症状及影像学、内镜检查等信息。
- 肝硬化导致的门静脉高压引起循环高动力状态：体循环血压轻度降低，心排血量增加，总外周阻力降低。门体分流形成，损害肝的过滤机制，从而允许药物、含氮废物和毒素进入体循环。
- 肝硬化导致的门静脉高压是非常严重的问题，它表明肝正常生理储备衰竭，此阶段额外的肝损伤将导致致命的病理生理学紊乱。如静脉曲张出血、肝性脑病、肝肾综合征、肝肺综合征。终末期肝病的治疗只能寄希望于肝移植。

概　述

肝是人体功能最多、体积最大的内脏器官和腺体。其占健康成人体重的 2%，新生儿体重的 5%。肝是胃肠道重要的滤过部分，它能够滤过、分泌或修饰在胃肠内衍生的物质，同时也是单核巨噬细胞系统的重要组成部分之一，存在于肝血窦中的库普弗细胞能够有效地清除门静脉血液中的细菌及其他有害物质，避免其进入体循环。肝是人体内血液循环最为丰富的器官，具有双重血供（是唯一一个具有双重血供的器官），接受心排血量的 30%。由于肝血管良好的顺应性，肝具有储存血液和代偿循环血量波动的功能。除此之外，肝在中间代谢和维持机体供能中起核心作用。肝的独特功能使机体能够在饱食或饥饿时维持血液营养物质水平的稳定。肝在排泄内源性废物（尤其是氨和胆红素）以及外源性废物（药物及进入人体的毒素）方面起到了不可替代的作用。因而对肝生理基础知识的了解对于每一位医务人员都是非常必要的。肝病，尤其是晚期肝病一般都伴有广泛的临床并发症，在治疗的难度和复杂性上也极具挑战性。

肝　解　剖

传　统　解　剖

肝呈红褐色，外观呈不规则楔形，位于整个右肋下、上腹部大部和左肋下部。肝有高度的可塑性，临近脏器可以决定它的解剖位置。例如，在肝的背侧面有下腔静脉及横隔膜附件的压迹，例如在肝裸露区域的冠状韧带、三角韧带及间质基质。肝的上表面与横隔的底部相吻合。

依据传统解剖的核心——局部解剖标志，将肝分为四叶，分别是左叶、右叶、尾状叶、方叶。从肝的前面和上表面观察，只能看到右叶和左叶，这两叶被镰状韧带分开。在肝的背侧面的下部能更好地观察这四个叶的相对位置。在背侧面的表面，左矢状面窝（静脉韧带和肝圆韧带）将左叶和右叶分开。目前尚不能很好地描述方叶和尾状叶，但可以做以下设想：第一，中间线——肝门（横裂）形成了方叶的背侧边界和尾状叶的前缘边界；第二，右侧边界——对于方叶来说是胆囊窝，对于尾状叶来说是下腔静脉；第三，左侧边界——对于方叶来说是圆韧带（脐静脉窝），对于尾状叶来说是静脉韧带裂（静脉导管凹）[1]。

对于那些涉及肝的手术，表面解剖知识是必不可少的。最近肝手术的显著进步（特别是在肝移植方面）促进了肝解剖学的新分类系统的发展。这一章对局部解剖学的概念做了简单的概述，着重于血管和肝内胆管之间的空间关系。更具体地说，生理解剖学旨在辨认肝的单一部分（段），这些肝段在不影响邻近肝段活力的前提下可被切除[2-3]。

生　理　解　剖　学

生理解剖学（也叫功能解剖学或局部解剖学）将肝分为单一独立的节段。每一独立的节段有其自己的血流供应和静脉及胆汁流出通路（图 22-1）[4]。由于门静脉、肝动脉和胆管解剖变异较大，尚无被全面接受的生理解剖学系统。Couinaud 分类是目前临床上应用最为广泛的肝局部解剖分类体系，体现了肝段解剖的最基本原则。它和大多数肝分段方法相似，都是依据门静脉的三级分支将肝分为八个生理区段（图22-1）[2, 4]。

先进的影像技术（例如增强螺旋 CT 断层扫描）可以用来了解每个患者肝的实际解剖结构（图 22-2）[5]。这些影像学扫描可以用来准确地了解患者局部解剖学和独特的肝生理解剖学构造 [4]。因此，外科医生可以据此了解到患者肝生理解剖结构，进行外科手术（如肝肿瘤切除、肝外伤修补），从而达到降低围术期发病率和死亡率的目的。

肝　结　构

肝门血流及胆汁循环

肝门是血管进入肝和胆管离开肝的部位。门静脉和肝固有动脉上行到肝门后分出一级分支——左右门

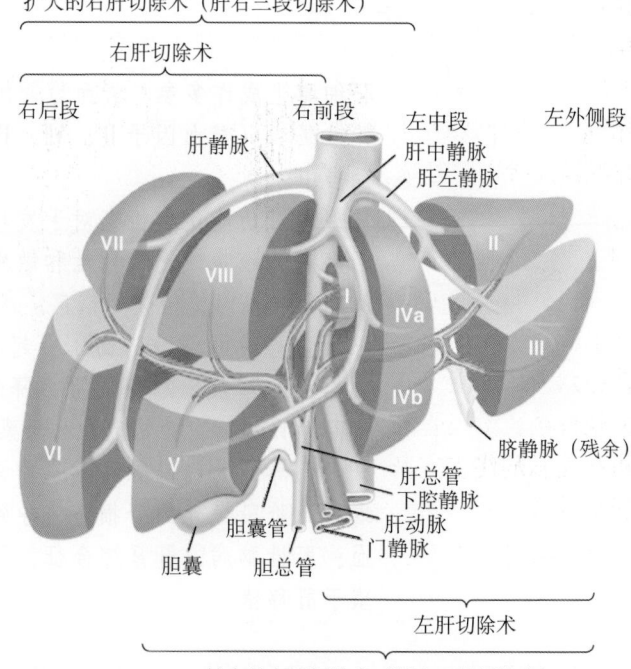

图 22-1　肝局部解剖的 Couinaud 分类法和门静脉结构模式图。括号中的文字表示肝部分切除术时被切除的

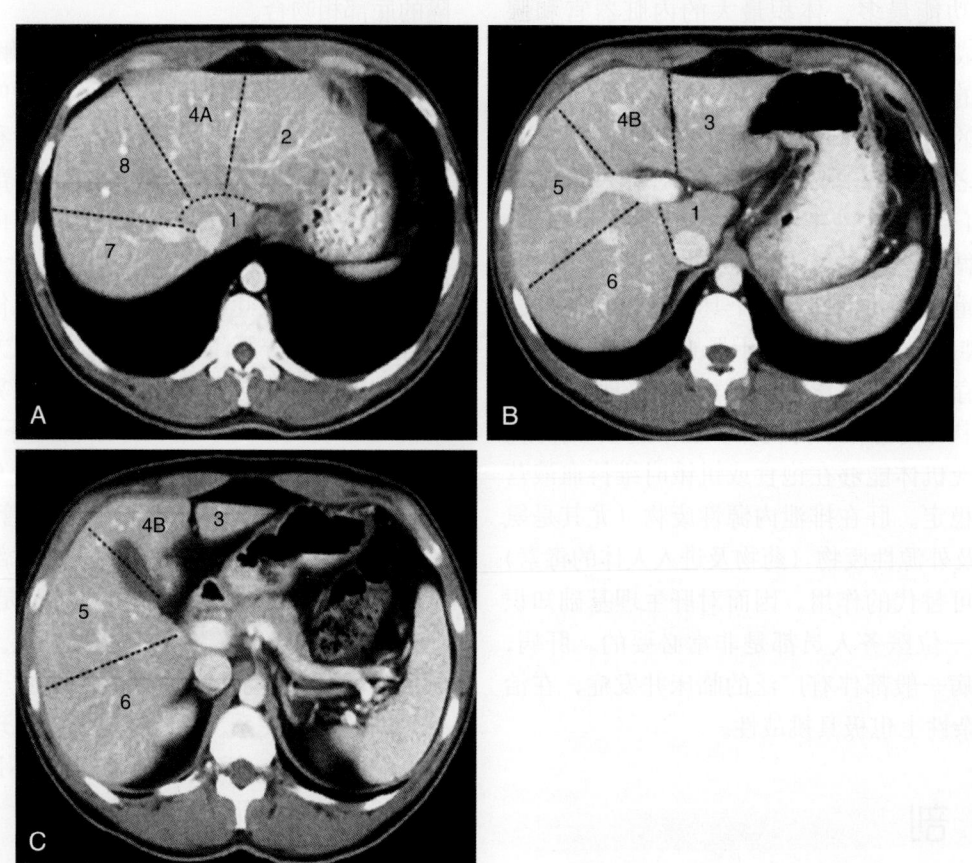

图 22-2　增强 CT 显示三个层面的节段性肝解剖。A. 在肝门静脉层面，尾状叶（段 1）从后面包绕腔静脉，段 2 和段 4A 被肝左静脉分开，段 4A 和段 8 被肝中静脉分开，段 7 和段 8 被肝右静脉分开。B. 在门静脉分叉层面，段 3 很明显地悬垂在下面并与段 4B 被脐隙分开。注意段 2 在这个层面看不到。肝中静脉的终末分支把段 4B 和段 5 分开，肝右静脉终末分支将段 5 和段 6 分开。注意段 4A、段 7 和段 8 在这个层面看不到。段 1 在肝静脉后面并包绕腔静脉。C. 分叉以下可看见段 3 和段 4B 的下面。肝中静脉终末分支和胆囊是段 4B 和段 5 的分隔标志。段 5 和 6 被肝右静脉的远端分支分开。注意右肝始终位于左肝的下方 *(From Townsend CM Jr, Beauchamp D, Evers BM, et al: Sabiston textbook of surgery, ed 19. Philadelphia, 2012, Saunders, Chap 54, Fig 54-6.)*

静脉和左右肝动脉。这些血管分支伴行进入肝内部。其终末支回流入肝窦（即肝毛细血管）。血液从肝窦流出进入叶内（中央）静脉，经一系列大的血管（即小叶下、小叶间和小叶静脉）流到右、中或左肝静脉。肝静脉连接下腔静脉。

肝小叶

肝的基本单位是肝小叶（图 22-3）。理想的典型肝小叶是一个包含位于中心的中央静脉和 6 个垂直门管的六棱体（图 22-3）。每个门管包括结缔组织基质、神经纤维、淋巴管和肝门三管系统，后者包括门静脉和肝动脉的终末支及一个胆小管。肝小叶很小，每个肝小叶周长在 3mm 左右，长度在几毫米左右。成人肝一般由 50 000 ~ 100 000 个肝小叶组成。

肝腺泡：肝的微血管单位

腺泡是肝的功能微血管单位。此结构于 1950 年被 Rappaport 定义。它是围绕着供应肝细胞的门静脉管和肝动脉的实质。腺泡有 3 个不同的循环区域[1]（图 22-4）：1 区是门静脉周围区，2 区为中间带，3 区为中心周围区。1 区靠近肝窦，其血液供应富含氧和营养物质。3 区在腺泡外周，其供血已经流过 1 区和 2 区的肝细胞，血液内氧含量低。

腺泡的微血管结构提高了底物利用和代谢废物清除的效率[6-7]。尿素循环酶存在于 1 区和 2 区。这些区域的肝细胞将氨基酸转化为酮酸和氨。乌氨酸循环（尿素循环）（高容量、低亲和力）提取氨并合成尿素。未进入尿素循环的氨会遇到只在 3 区表达的谷氨酰胺

合成酶，这种酶有利于从谷氨酰胺底物中捕获氨。如果谷氨酰胺底物出现在 1 区或 2 区，它将与尿素循环酶争夺氨，从而降低肝清除氨的能力。而 3 区拥有谷氨酰胺合成酶，可提高临近中心区域的肝细胞的血氨清除效率，否则氨将进入中心循环系统。

门静脉周围的肝细胞含有最高密度的线粒体，是氧化代谢和糖原合成的主要场所。而中心周围肝细胞含有丰富的滑面内质网、还原型烟酰胺腺嘌呤二核苷酸磷酸（NADPH）和细胞色素 P450（CYP），是无氧代谢和外源性物质生物转化的主要场所。显然，中央周围的肝细胞更易受到外源性物质代谢和低氧的损害。临床资料显示中心小叶区域的缺血损伤或坏死降低了肝清除多种药物和其他外源性物质的能力。

腺泡的另一种概念

依据肝的血管构造[8]衍生出的腺泡的另一种概念现在也得到普遍的认可[9]。这一概念将门静脉和肝静脉系统分为传导区（负责肝实质血液的供应及回流）和实质区（构成肝小叶的基本结构）。最近关于肝酶及肝病理学的研究指出，一个连续的门静脉周围网围绕

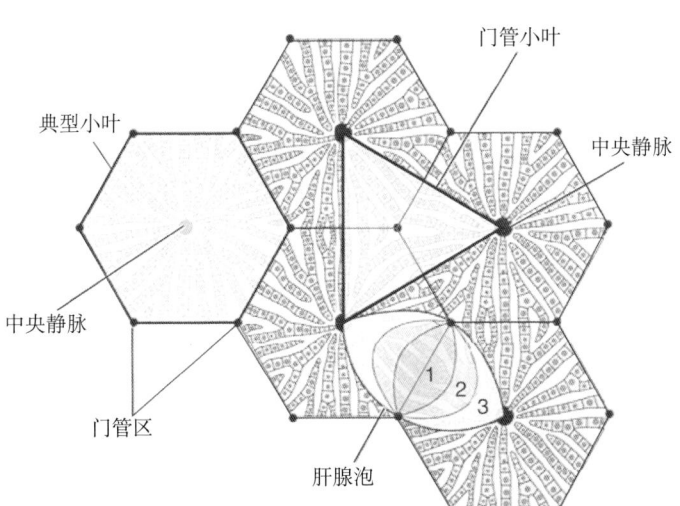

图 22-3　肝单位的图示分类：肝小叶、门管小叶和肝窦。小叶单位明显区别于中央结构（中央静脉或门管），而肝窦（1、2、3 区，见图 22-4）包含相邻两个典型小叶形成的中心柱

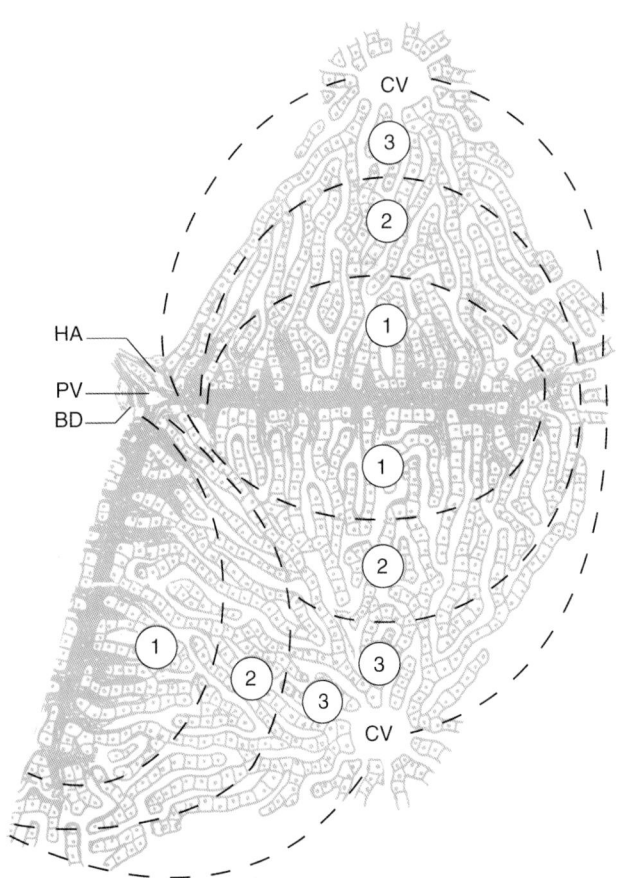

图 22-4　肝腺泡的血液供应。随着血液从 1 区流到 3 区，其氧分压和营养水平逐渐降低。图的下部显示 1、2 和 3 区相邻的肝窦。BD，胆小管；CV，中央静脉；HA，肝动脉；PV，门静脉

在门管区和末端传入血管，并在中心脉周围有一个明显的向心性区域。诸如此类的结果都支持肝的结构更类似于肝小叶而不是腺泡[9]。

肝细胞的类型

肝窦内皮细胞　肝窦内皮细胞不同于人体其他部位的内皮细胞，细胞之间有直径为 100～200 nm 的肝窦内皮窗孔。这些窗孔能够允许相对较大的颗粒物质滤出血液，这些物质包括含结合配体的白蛋白，如脂质和脂蛋白。窗孔可阻止白细胞及红细胞透过肝窦内皮细胞。肝窦内皮的另一特点是肝窦内皮细胞不存在基底膜，这一特性增加了血液中溶质在内皮的通透性。因此肝内皮细胞对于白蛋白和其他大小的分子没有屏障作用[10]。

库普弗细胞　库普弗细胞的结构以及功能类似于巨噬细胞。库普弗细胞排列于肝窦内皮细胞的血流侧，作为宿主防御机制的第一道防线，库普弗细胞有着很高的吞噬活性。

肝上皮细胞　所谓的肝细胞即肝实质细胞，它们是高度极化的上皮细胞，主要起到肝"代谢工厂"的作用[11]。它们按照三个高度功能极化的区域分别具有异质性的质膜。例如，面向肝窦的细胞质膜（称为基底外侧膜或窦状隙膜）与窦周隙直接接触；相反，尖端区域的肝细胞质膜组成微小通道的管腔（胆小管），

汇入肝叶小胆管和胆管。

小叶或腺泡带是一个重要的概念，它解释了接近门区域和中央静脉的肝细胞之间的形态和代谢的差异。接近门区域的肝细胞称为 1 区肝细胞。它们接受氧含量相对较高的血液。这些细胞的主要功能为解毒和分泌功能。在肝功能受损时，2 区和 3 区的肝细胞会代偿，它们代表"解剖性储备"。不同区域决定了肝细胞对损伤的易感性。3 区的肝细胞对缺氧更敏感，而 1 区对缺血再灌注损伤的反应更剧烈。对肝样本的组织学分析有助于诊断肝损伤的来源。

肝细胞具有再生功能，当手术切除一部分肝组织后，残余的肝细胞通过有丝分裂迅速增殖，在动物实验中，肝总体积的 70% 都可以再生[11]。

肝　功　能

肝的血容量储备和血液滤过功能

肝的脉管系统

肝是人体内血液循环最为丰富的器官。肝通过特有的双重血供系统接收约 1/3 的心排血量（每克肝组织 1ml 血液）。约占肝总血流量 75% 的血液由门静脉提供，其余 25% 的血液由肝动脉供应。它们各为肝提供一半的氧供[10]。肝动脉起自腹主动脉的腹腔干（图

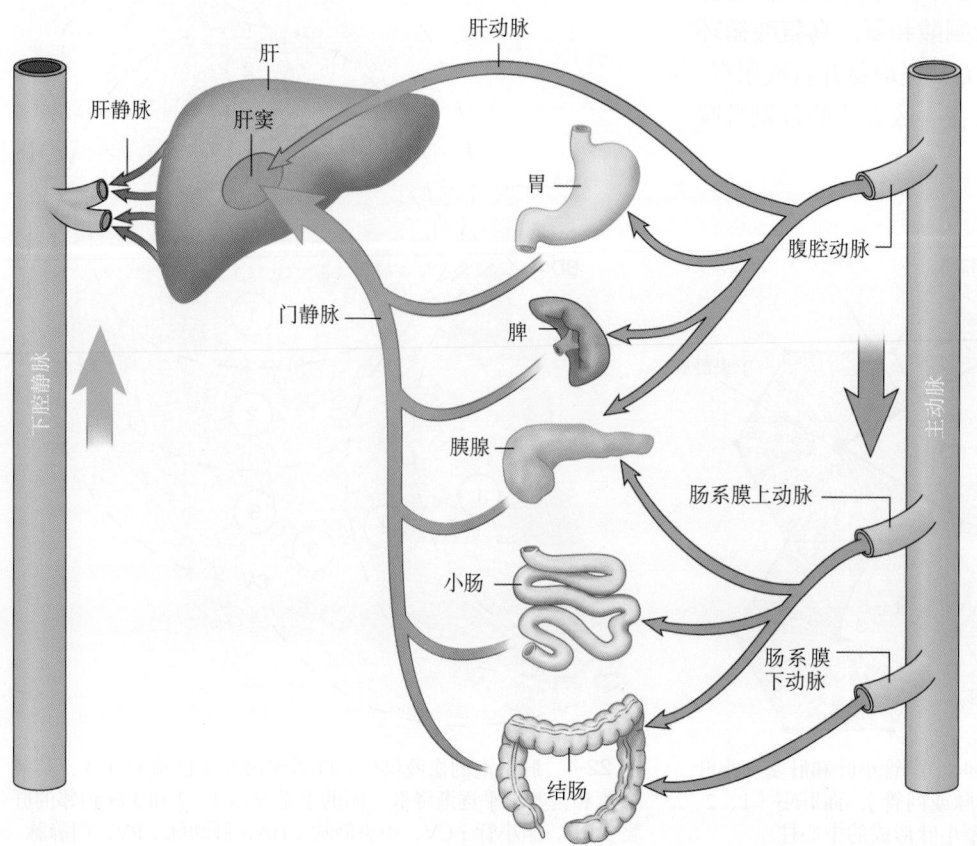

图 22-5　内脏循环 (Redrawn from Gelman S, Mushlin PS: Catecholamine induced changes in the splanchnic circulation affecting systemic hemodynamics. Anesthesiology 100:434-439, 2004.)

22-5）[1, 12]。

由肠系膜上静脉及脾静脉汇合而成的门静脉负责胃、肠道、胰腺、脾等内脏器官静脉血液的回流。换言之，门静脉接受入肝前的内脏血管床的全部静脉血[4, 13]。

肝血流

肝血流调节　内源性和外源性机制都对肝血流量的调节发挥重要作用。内源性机制［如肝动脉缓冲反应（HABR）、代谢调节和压力 - 流量自动调节］独立于神经体液因素之外发挥作用。

内源性调节

肝动脉缓冲反应　HABR 是最重要的内源性机制[14]。HABR 功能正常时，门静脉的血流量变化与肝动脉血流量改变成反比[13]，即当门静脉血流量下降，HABR 通过增加肝动脉血流量进行代偿，反之亦然。HABR 机制包括合成与清除门静脉周围区域的腺苷（一种血管扩张剂）[14-15]。当门静脉血流下降，门静脉周围区域的腺苷蓄积，小动脉阻力降低，从而使肝动脉血流量增加。相反，当门静脉血流量增加，门静脉周围区域的腺苷被清除，小动脉阻力增加，肝动脉血流量下降。HABR 最大可使肝动脉血流量增加 1 倍。因此，当门静脉血流量下降低于 50% 时，HABR 不能使肝血流量完全恢复正常。但由于肝动脉血携带的氧含量高于门静脉，与保护肝血流量相比，HABR 能够更有效地保证肝的氧供。多种紊乱（例如内毒素血症、

内脏低灌注）可以使 HABR 功能减弱甚至消失，导致肝更容易发生低氧损害[16-18]。

代谢调节　许多血液组分影响肝动脉和门静脉的血流量。氧分压或门静脉血 pH 下降可以显著增加肝动脉血流量。餐后血浆渗透压增高使肝动脉和门静脉血流增加。机体代谢或呼吸状态（如高碳酸血症、碱中毒或低氧血症）都可影响肝血流量的分布。

压力 - 流量自身调节　尽管体循环动脉压波动，但压力 - 流量自身调节可通过组织特异性调节器调节器官内的血流量。这种机制包括血管平滑肌对牵拉的肌源性反应。例如，血压增高使跨壁压增加，从而牵拉动脉平滑肌，使肌张力增加（即血管收缩），阻止可能发生的器官血流量增加。相反，暂时性的低血压降低跨壁压和肌张力（即血管扩张），从而有助于维持体循环低血压时的器官灌注。在常见的麻醉中体循环血压下降可明显引起门静脉血流成比例减少。麻醉中挥发性麻醉药物的应用会对这种反射产生抑制作用，两者之间存在剂量相关性。

外源性调节

神经调节　迷走神经、膈神经和内脏神经纤维（$T_5 \sim T_{11}$ 的交感神经节后纤维）由肝门进入肝，随肝血管和胆管分布。当交感张力下降时，内脏储血量增加。相反，交感张力增加时，血液从内脏储血库进入体循环。在犬实验中，内脏神经刺激可以在数秒内将多达 80% 的肝血量（400～500ml）排到体循环中。肝动脉血管壁含有 α_1、α_2 和 β_2 肾上腺素能受体，而门

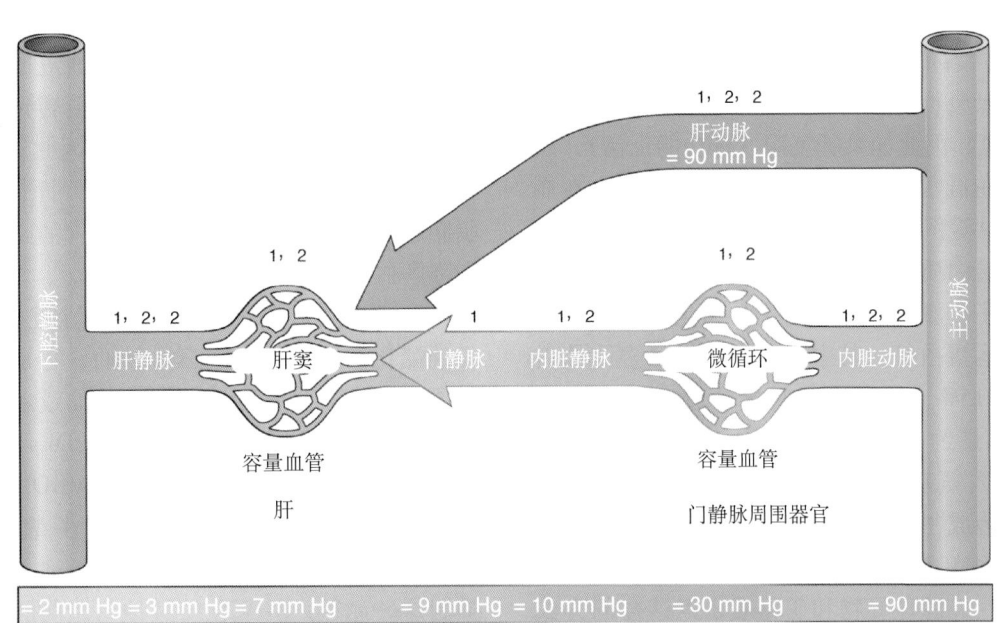

图 22-6　肾上腺素受体亚型（α_1、α_2、β_2）和内脏血液循环的血管内压力。内脏动脉代表全部门静脉周围器官的动脉血液供应，内脏静脉代表来自所有这些器官的混合静脉血

静脉只有 α 受体（图 22-6）[12, 19]。

体液调节　胰高血糖素可剂量依赖性松弛肝动脉平滑肌，并能够阻断各种生理性缩血管剂对肝动脉的影响。相反，血管紧张素 Ⅱ 可以收缩肝动脉、门静脉。药理剂量的血管紧张素 Ⅱ 可同时显著减少肠系膜动脉和门静脉血流量，从而导致肝血流量减少。另一方面，血管升压素在升高内脏动脉阻力时可以降低门静脉阻力，因此血管升压素可以有效治疗门脉高压[4]。

肝的生化和生理功能

肝从门静脉血液中清除一些颗粒，包括在正常情况下穿过肠壁的很多结肠细菌。这种"血液净化"由库普弗细胞完成[10]。

肝也有很丰富的专用途径，可利用 CYP450 途径和其他酶来清除来源于内脏的毒性物质。使外源性物质、毒素和其他物质转化为无害的化合物。口服用药时很多药物的效应会减弱，因为他们被胃肠道（GI）吸收后，在血液中通过门静脉系统到达肝，在那里分解代谢。这种效价下降称为首关代谢。

肝代谢外源性物质经过两个阶段。第一阶段为代谢阶段，包括氧化和 CYP450 介导的一些反应。第二阶段包括酯化反应，将代谢产物与一些分子连接，包括硫酸盐、葡萄糖醛酸、氨基酸等。肝代谢并合成蛋白质、糖类、脂肪和一些其他化合物。

蛋白质代谢

肝在氨基酸、肽和蛋白质的合成与降解中起关键作用。肝细胞通过转氨基反应和氧化脱氨反应将氨基酸转换为酮酸、谷氨酰胺和氨。Krebs-Henseleit 循环是氨和其他含氮废物排出体外的主要途径。此途径以尿素形式排出氮。因此如果肝衰竭（肾功能正常），血中尿素氮保持在低水平，而含氮废物（如氨）会在血液和其他组织中蓄积。

肝合成的蛋白质影响机体各器官功能。这些蛋白质包括凝血因子、激素、细胞因子、趋化因子、急性期反应物和转运蛋白等。其中白蛋白含量最多，约占肝合成蛋白的 15%。健康成人每天合成白蛋白 12 ~ 15g，白蛋白总量约 500g[27]。白蛋白合成速率受血浆渗透压[28]、摄入氨基酸[29]和激素等因素的影响。血管内白蛋白的合成主要受血浆胶体渗透压的调节。白蛋白结合并运输许多种物质，如游离脂肪酸、非结合胆红素、激素、外源性异物和矿物质，以这样的方式影响多种物质的生物活性和排出[4]。

糖类（碳水化合物）代谢

肝是碳水化合物代谢的中心。肝生成还是消耗葡萄糖受许多因素影响，包括神经内分泌因素（胰岛素、儿茶酚胺类、胰高血糖素）和肝窦内血糖浓度。肝生成葡萄糖和合成糖原的过程相反。进食后肝将葡萄糖转化为糖原并以此形式储存，饥饿时肝分解糖原为葡萄糖并释放入血。肝糖原代谢过程受两个限速酶的控制：①糖原合成酶促进尿苷二磷酸（UDP）葡萄糖单体合成为多聚体，②糖原磷酸化酶使肝糖原降解为葡糖 1- 磷酸单体。

当肝糖原储备耗竭后，机体主要依赖肝糖异生补充血糖。糖异生的底物包括：①乳酸盐；②三酰甘油降解产生的甘油；③源于骨骼肌蛋白分解代谢产生的生糖氨基酸，如丙氨酸和谷氨酰胺[9, 45]。糖异生的内分泌调节因素包括胰高血糖素、儿茶酚胺类和胰岛素。胰高血糖素和儿茶酚胺类刺激糖异生。胰高血糖素通过依赖 cAMP 的蛋白激酶刺激糖异生，儿茶酚胺可通过 cAMP 依赖机制和 cAMP 非依赖机制刺激糖异生[46-47]。胰岛素通过阻断儿茶酚胺和胰高血糖素的刺激作用来抑制肝糖异生。

肝在碳水化合物代谢中的四个主要功能为：糖原贮积、半乳糖和果糖转化为葡萄糖、糖异生和从碳水化合物代谢的中间产物生成许多化合物。肝清除血液中多余的葡萄糖，并在需要时释放葡萄糖。这种功能叫作肝的葡萄糖缓冲功能[11]。

脂类代谢

肝生成、摄取、储存、释放和氧化脂肪酸受机体营养状态和激素含量的影响。食物中的脂肪酸经小肠吸收后主要以乳糜颗粒的形式通过血液和淋巴到达肝。当肝糖原饱和后，肝将葡萄糖转化为脂肪酸——也可能转化为三酰甘油（脂肪）。因此，肝内脂肪酸的主要来源包括：①血液内的游离脂肪酸；②新合成的脂肪酸；③细胞质中水解的三酰甘油；④肝细胞摄取和降解血液内脂蛋白。

肝主要通过酯化和 β- 氧化两个途径处理脂肪酸。甘油酯化和脂肪酸生成三酰甘油，它是游离脂肪酸的主要存储形式。肝可储存三酰甘油或者将其合成脂蛋白，主要是极低密度脂蛋白（VLDLs），并将其输送到其他组织。游离脂肪酸调节肝 VLDL 生成，而营养状态和激素调节 VLDL 的分泌。β- 氧化是脂肪酸分解代谢途径。胰高血糖素激活这一途径，而胰岛素则抑制这一途径。β- 氧化持续地将脂肪酸降解为乙酰辅酶 A 单体（乙酰 CoA），它是脂类（三酰甘油、磷脂、胆固醇）合成的基本单元，同时也是脂肪酸氧化和碳水化合物代谢的产物。线粒体将乙酰基氧化为二氧化碳、水和腺苷三磷酸（ATP）。如果乙酰辅酶 A 生成超过了三羧酸循环的调控范围，过多的乙酰辅酶 A 被代谢为酮体，即乙酰乙酸、β- 羟丁酸和丙酮[7]。但由于缺少酮脂酰辅酶 A 转移酶（乙酰乙酸辅酶 A 转移酶），肝不能将酮体转化产生能量。肝以外的器官都有酮脂酰辅酶 A 转移酶。因此在分解代谢状态，尤其是饥饿状态下，酮体是重要的肝外能量来源。胰岛素通过抑制脂肪细胞的脂解作用调节酮体的生成。由于酮体可以刺激胰岛素释放，从而限制肝利用底物（脂肪酸）进行生酮作用，因此应激诱发的酮症具有明显的自限性[20]。如果缺乏胰岛素，这个反馈环就不存在，糖尿病性酮症酸中毒也会随之发生[77]。

综上，肝在脂类代谢中发挥重要作用，比如在脂肪酸的高速生物转化中充当主要角色，为整个机体发挥功能提供能量。另一方面，肝将氨基酸和糖代谢的中间产物转化为脂质并运送到脂肪组织。

肠道与肝的联系：肠肝循环

胆汁：胆汁的成分和在肠道吸收中的作用

胆汁由多种不同成分构成。主要成分为结合胆盐、胆固醇、磷脂、结合胆红素以及电解质溶液[21]。当胆汁经胆总管排入十二指肠后，胆汁碱化肠内容物，利用其类似洗涤剂的化学特性促进食物中疏水性脂类食物，包括饱和的长链脂肪酸和脂溶性维生素的乳化、消化和吸收。此外，胆汁在排泄内生的有毒物质和外来的有害物质方面起到不可替代的作用[22]。

胆汁是含有胆汁酸的胶体溶液，肝代谢胆固醇产生胆汁酸，其与磷脂酰胆碱结合形成胶体微粒[21]。这些胶体微粒能用来溶解亲水性差的物质，例如胆固醇以及各种外源性物质。胆汁除了能够起到代谢脂溶性物质的作用之外，对于饮食中脂类物质的消化和吸收也发挥重要作用。胆汁酸与脂质代谢的产物结合形成胶体微粒，提高了其在肠道水溶性环境中的扩散速率。尽管胆汁对于大多数水溶性脂肪酸的摄取并非必需，但是它可以显著提高此过程的效率。另一方面，胆汁淤积症患者往往会出现脂溶性维生素的缺乏[23]。

肝将胆固醇转化为胆盐并由肝分泌，其在脂肪的消化和吸收中起到运载工具的作用。胆盐对于外源性和代谢脂溶性废物均起到促进排泄的作用。胆汁酸每天会在回肠和肝之间进行数次的肠肝循环，结合型胆汁酸会在回肠末端主动重吸收，从而形成胆汁酸的回收池[23]。

胆汁的形成与肝内胆汁循环

胆汁由肝实质细胞产生并流经与肝窦平行的微小管道。肝窦周围的肝细胞分泌胆汁酸进入胆小管，此处胆汁流动方向与肝血流的方向相反。胆汁从胆小管流入小叶内胆管，再汇集形成较大的胆管。肝段的胆管汇集并最终流向左右肝总管。左右肝总管汇合到肝门，与胆囊管一起构成胆总管。

胆汁代谢和肠肝循环：胃肠道同肝的相互作用

肝每天以胆固醇作为底物产生 200 ~ 500mg 初级胆汁酸。鹅脱氧胆酸和牛磺酸是最重要的初级胆汁酸。这些胆汁酸在肝和肠道间循环。它们经过肠道中细菌酶的作用后代谢为次级胆汁酸，在回肠末端和结肠处被重新吸收。两种类型的胆汁酸进入肠系膜静脉经门静脉，回流入肝窦，通过肝细胞膜上特有的转运蛋白将胆汁酸转运入肝细胞内，与亲水性氨基酸（甘氨酸或牛磺酸）结合，这样可促进 ATP 依赖的分泌，使其进入胆小管。通过这样一系列过程，约有 95% 的胆汁酸能够通过肠肝循环得以再利用。

胆汁酸激活胆汁酸依赖性脂酶，促进脂肪微粒的形成。脂肪微粒有助于肠道吸收脂溶性维生素、胆固醇和其他脂类物质。胆盐也促进许多亲脂性物质的分泌，包括药物等外源性化合物和胆红素、胆固醇、类固醇激素衍生物等内源性分子。

胆盐是胆固醇合成的最终产物和脂类代谢的调节物。胆盐通过结合并活化 farnesoidX 受体（FXR）发挥其调节作用。激活后，激素核受体（如 FXR）从细胞质转运至细胞核，与 DNA 的激素效应元件结合，诱导特殊基因产物的表达或抑制。FXR 激活的重要作用是减少胆固醇 7α 羟化酶 (CYP7A1) 的转录，这是胆固醇转化为胆盐的限速阶段。胆盐通过调控脂蛋白受体的表达影响肝细胞清除血液脂蛋白胆固醇，从而调节血浆脂质水平。

胆固醇疏水性极强，在未先增强其水溶性的条件下不能被分泌。显然，肝细胞通过新陈代谢把胆固醇转化为非极性分子解决了两个问题：第一，非极性代谢产物更加容易在胆汁中排泄。第二，这种非极性代谢产物在保持胆固醇分子疏水基团的同时又拥有新的亲水基团。因此，胆固醇代谢产生的乳化剂可使肠道内脂类物质乳化，促进长链脂肪酸和脂溶性维生素等脂类物质的消化和吸收[11]。

凝血因子、抗凝物质和纤溶蛋白因子

除凝血因子Ⅲ（组织因子）、Ⅳ（钙）和Ⅷ（Willebrand 因子）外，肝合成大多数的凝血因子前体。此外肝还生成调节纤溶和凝血的蛋白质，包括 C 蛋白、S 蛋白、Z 蛋白、纤溶酶原激活物抑制剂（PAI）和抗凝血酶Ⅲ。Z 蛋白促进凝血因子 Xa 降解，S 蛋白是激活 C 蛋白的辅助因子，活化的 C 蛋白可灭活Ⅷa 和 Va 复合物，S 蛋白缺乏增加静脉血栓形成的风险。PAI-1 是间接的纤维蛋白溶解抑制剂。丝氨酸蛋白酶抑制剂阻断纤维蛋白原激活物，（如尿激酶型或组织型纤溶酶原激活物）的作用，抑制纤溶酶原转化为纤溶酶。PAI 缺乏可增加失控性纤维蛋白溶解的风险。总之，肝细胞合成绝大多数的凝血因子前体，以及调节凝血因子消耗的多种蛋白[24]。

维生素 K 辅助因子和 γ- 羧化

维生素 K 依赖性蛋白包括凝血因子Ⅱ、Ⅶ、Ⅸ、X 及 C 蛋白和 S 蛋白。这些蛋白均经过维生素 K 依赖性翻译后修饰过程。此过程包括谷氨酸氨基端 γ 位置羧化，从而生成氨基酸谷氨酸羧化物[20, 25]。这种修饰（称为 γ- 羧化）使凝血酶原与钙离子或其他二价阳离子形成复合物。因此 γ- 羧化的凝血酶原参与激活丝氨酸蛋白酶（例如通过肝外磷酸化），并参与凝血级联反应[20, 26]。

γ- 羧化途径包括两个阶段，其解释了华法林发挥抗凝作用的原因[26]。羧化的第一步为前体蛋白的维生素 K 依赖性 γ- 羧化，在该过程中，维生素 K 辅因子（萘酚对苯二酚）被氧化为 2,3- 环氧化维生素 K。第二步是在 2,3- 环氧化维生素 K 还原酶催化下再生成维生素 K 辅因子。华法林作用于第二步反应，抑制维生素 K 环氧化物还原酶，从而使维生素 K 处于环氧化物状态。最终耗竭维生素 K 辅因子，阻断 γ- 羧化途径。

华法林从肠道吸收后几乎立即抑制 γ- 羧化反应，但其抗凝作用需要 1 天以上才能出现。这种差异说明血清凝血酶原复合物清除率低（其半衰期约为 14h），利用凝血酶原时间（PT）检测血浆中凝血原因前体水平下降程度的敏感性差。通常血中凝血酶原复合物水平降至正常下限 70% 时，PT 仍可保持在正常范围。

治疗性应用维生素 K 有助于揭示无法解释的 PT 延长的原因。例如，营养不良或使用了华法林所致的 PT 异常可通过口服或肠道外应用维生素 K 纠正。当 PT 异常源于肠道吸收不良综合征，肠道外用药效

果优于口服。但如果 PT 异常源于肝细胞功能异常（急性肝炎、肝硬化）时，肝内凝血因子合成不足，而非体内维生素 K 不足，此时使用维生素 K 治疗效果不佳。

亚铁血红素的合成和降解：细胞色素、卟啉和胆红素

亚铁血红素合成起始于甘氨酸和琥珀酰辅酶 A 的缩合，合成 δ- 氨基 -γ- 酮戊酸（ALA）。这一反应受 ALA 合酶催化，是亚铁血红素合成的限速步骤。亚铁血红素抑制 ALA 的合成，因此可调节自身合成。血红素合成于线粒体。ALA 从线粒体弥散到细胞质接触到 ALA 脱氢酶，该酶结合两个 ALA 分子合成胆色素原（PBG）。PBG 分子通过 PBG 脱氨酶线性排列生成羟甲基胆色素（HMB）。HMB 转换为粪卟啉原Ⅲ的前体——尿卟啉原Ⅲ。线粒体摄取粪卟啉原Ⅲ，并通过粪卟啉原氧化酶和原卟啉氧化酶将其转化为原卟啉Ⅸ。在合成的最后一步，亚铁螯合酶催化二价铁离子和原卟啉Ⅸ复合物生成血红素[27-28]。

胆红素的产生和排泄

血清胆红素主要来源于血红素代谢。健康成人每天大约生成 300 mg 胆红素，80% 是源于脾、肝和骨髓巨噬细胞对衰老红细胞的吞噬作用。这些网状内皮细胞将血红蛋白的蛋白部分去除并将血红素转化为胆红素[29-30]。第一步有限速作用。首先血红素加氧酶以 O_2 作为底物通过氧化作用分开血红素的卟啉环，产生胆绿素 IXα、一氧化碳（CO）和等摩尔游离二价铁离子。

绝大多数内源性 CO 来源于血红素加氧酶反应。因此血红素加氧酶的生物重要性可能不仅仅是分解血红素。CO 具有很多生理作用，包括血管张力调节（血管舒张剂）、血小板的聚集、血管平滑肌细胞的增生和神经递质的释放。另外，在机体器官中 CO 具有细胞保护、抗凋亡和抗氧化的作用。胆绿素也可对抗氧化应激作用[31]，其可通过细胞质的还原酶迅速转化为胆红素[32]。

从网状内皮细胞释放后，胆红素与血浆白蛋白紧密结合。肝细胞快速摄取与白蛋白结合的胆红素，生成结合胆红素（通过葡糖醛酸和胆红素 UDP- 葡糖醛酸基转移酶的作用），分泌到胆小管。大多数结合胆红素通过肠道排出，小部分经过肠肝循环再回到肝。因此，正常情况下，血液中含有少量的结合胆红素，可直接从肠肝循环或间接从胆道和淋巴途径进入血液。

卟啉病 暴露于 O_2 中的卟啉原易被氧化为相应的卟啉。卟啉在组织中蓄积导致卟啉病。卟啉病是比较罕见的遗传性血色素合成障碍性疾病。这种患者通常无明显症状，仅在一些外源性或内源性刺激下才表现为卟啉危象[33]。

卟啉病的临床症状包括反复发作、引人注目的、偶为致命性的神经病理性反应，有些还伴有腹痛（90%）和黑尿（80%）。最常见的卟啉病是急性间歇性卟啉病（AIP），普通人群患病率为 1/10 000，精神异常人群可达到 1/500。女性 AIP 的发病率比男性高 5 倍。卟啉危象的诱发物质包括性激素、糖皮质激素、吸烟和多种药物，最常见的是巴比妥类药物和细胞色素 P450（CYP）诱导剂[29, 34]。

血液中内分泌激素的调节

肝是人体最大的腺体，在激素和激素结合蛋白的代谢中起着重要作用[35]。肝合成许多内分泌物质，包括血管紧张素原、血小板生成素、胰岛素样生长因子 1(IGF-I)[36]。肝细胞摄取甲状腺分泌的主要产物甲状腺素（T4），并将其激活为三碘甲腺原氨酸（T3）或灭活。肝灭活许多其他激素，包括醛固酮、抗利尿激素、雌激素、雄激素和胰岛素。胰腺生成的胰岛素几乎一半被肝降解而不能到达体循环。

免疫和炎症反应的调节

肝是人体最大的网状内皮器官。肝巨噬细胞（库普弗细胞）约占肝的 10%。库普弗细胞保护机体免受外来物质的入侵。这些细胞对进入体循环前的内脏静脉血进行过滤，降解毒素、处理抗原和吞噬细菌[10, 37]。另外库普弗细胞对炎症反应发挥重要的调节作用[38]，可以通过清除血液中的刺激物质而减轻炎症反应。但库普弗细胞也可以通过生成和释放促炎症反应因子，增加肝白细胞聚集而诱发和强化炎症反应[38]。这些调节因子包括各种细胞因子、趋化因子、白三烯、蛋白酶、硝基自由基和还原氧自由基。如果控制不当，这些因子可以诱发或加重肝实质细胞和其他肝细胞的损伤[38-39]。例如，肝窦或肝静脉终末的内皮细胞谷胱甘肽含量低，易受氧化应激和药物诱导的血管损伤。肝星状细胞主要存在于窦状隙周围，是肝基质沉淀的主要细胞类型。由氧化应激或毒性化学物质激活的星状细胞可被转化为合成胶原的肌成纤维细胞，从而可引起肝的广泛纤维化（如甲氨蝶呤诱发的肝纤维化）。

内源性和外源性化学物质的代谢和排泄

肝清除药物的各种化学反应可分为三大类相。第一相代谢是通过 CYP 和混合功能氧化酶增加药物的极性，第二相代谢是通过与内源性亲水物质结合增加药物（或代谢产物）的极性，第三相是通过能量依赖性运载体将药物排到胆小管。肝清除药物至少包括上述类别中的一类[40-42]。

第一相代谢

第一相反应（如氧化、还原和水解反应）通过插入极性基团（如羟基、氨基、巯基）或移除非极性基团改变药物的极性。通常第一相代谢产物较其前体更易排入胆汁或尿中。这些代谢产物也可能是第二相结合反应的底物。

微粒体氧化酶和细胞色素 P450 90% 以上药物的生物转化涉及微粒体氧化酶和细胞色素 P450（CYP）基因家族的血红蛋白。人类肝有超过 20 种不同的 CYP 同工酶，这些同工酶通过不同的途径介导氧化还原反应，包括类固醇、脂质和胆盐等的代谢。肝腺泡 3 区（小叶中心）的肝细胞 CYP 含量最多。实际上，这些部位 CYP 的特殊同工酶可说明这些药物代谢与肝损害的关系。例如中毒剂量对乙酰氨基酚可引起典型的小叶中心坏死，可能的原因是对乙酰氨基酚由 3 区肝细胞中 CYP2E（CYP 的同工酶）进行代谢。

CYP 代谢产物有较高的活性和潜在的毒性。简要地说，CYP 反应循环起始于氧与血红素铁的结合。氧分子从黄素蛋白还原酶—NADPH：血红素蛋白氧化还原酶（CYP）处接受一个电子后被活化。活化氧与亲脂性分子（如外源性化学物质）结合生成混合功能氧化酶底物。这些氧化酶从 O_2 中提取一个氧原子，将其转运到靶分子；另外的底物（如 NADPH）同时传递给剩余的氧原子一个电子，使其还原生成水。总之，氧化酶氧化反应过程中生成高活性化学物质，包括各种还原氧和可诱发或加重肝细胞损害的自由基中间产物[4]。

第二相代谢 第二相反应将外源性化学物质（或其代谢产物）与内源性亲水底物（如葡糖醛酸、醋酸盐、硫酸盐、氨基酸类和谷胱甘肽等）结合[40, 43]。许多结合反应都涉及葡糖醛酸和 UDP- 葡糖醛酸基转移酶。其他的结合反应被硫酸酯酶、谷胱甘肽 S- 转移酶、乙酰 N- 转移酶和氨基酸 N- 转移酶等催化。与其前体相比，这些结合的外源性化学物质效能更低、毒性更小、亲水性更强，也更容易通过胆汁或尿液排出。

第三相消除　第三相反应包括特殊的分子运输体——ATP 结合盒（ABC）转运蛋白，加快外源性化学物质和内源性复合物的排泄。这些蛋白通过 ATP 水解作用驱动分子运输。主要的 ABC 转运蛋白包括囊性纤维化跨膜通道调节因子、小管铜转运体和多重耐药蛋白（MDR）。MDR-1（以前称为 P 糖蛋白）存在于肝小管表面，使阳离子复合物（包括抗癌药物）通过胆汁排除 [44, 45]。

ABC 蛋白的另一家族——多药耐药相关蛋白（MRP）分泌共轭分子。MRP-1 存在于肝细胞膜的侧面，将药物螯合物运送到肝窦。MRP-2［以前称为小管多特异性有机阴离子运载体（cMOAT）］存在于肝细胞膜上，将药物结合物和内源性废物（如胆红素二葡糖醛酸酯、白三烯 - 谷胱甘肽结合物）运输到胆小管。因此，ABC 运输蛋白功能失调会阻碍胆汁流通，损害外源性化学物质和内源性复合物的排泄，导致胆汁淤积性肝损害 [46-47]。

影响代谢率及副产物的人口统计学因素

药物的剂量相关反应在个体和群体中常存在很大差异。这种差异主要是由于药物分布与代谢的异质性，这种异质性主要受遗传和环境因素影响。遗传控制 CYP 同工酶的表达。环境因素（例如药物或其他化学物质）影响基因表达，从而改变药物的生物转化 [40-42]。许多条件和疾病能够改变 CYP 蛋白的产生。例如肥胖、禁食和糖尿病可导致 CYP2E1 上调 [40-42]。另一方面，有些情况可导致 CYP 下调，包括全身炎症、发热、无氮或富氮溶液以及肝硬化。甲状腺功能减退和垂体功能低下也可以分别选择性地下调 CYP1A 和 CYP3A4 [41-42]。

药动学

药物消除灌注模型通常关注三个主要参数，即肝固有清除率、肝血流和蛋白结合程度。摄取率（ER）等于药物的肝固有清除率与肝血流量之比，是肝摄取或清除某一药物相对有效性的一个指标 [48]。框 22-1 列出摄取率较高和较低的一些药物 [4, 49]。这些信息可以用来建立药理学分类和固有清除率的通用原则。例如肝细胞可以高效摄取钙通道阻滞剂、β 肾上腺素受体拮抗剂（阿替洛尔除外）、麻醉性镇痛药、三环类抗抑郁药和有机硝酸盐。另一方面，肝对华法林、阿司匹林、酒精和许多抗惊厥药物摄取率低。ER 低的药物，肝清除率具有容量限制性，可随肝固有清除率或蛋白结合程度的改变而改变，但对肝血流量的变化不敏感。ER 高的药物，肝清除率具有血流量依赖性。其肝清除率对肝血流量有高度依赖性和直接相关性，而不受蛋白结合率和药物代谢酶活性的影响（表 22-1）[4]。

肝　评　估

临　床　评　估

肝病的唯一线索可为轻微的非特异性症状，如食欲下降、易疲劳、身体不适，睡眠习惯改变或轻微的性格改变。通过既往史可以了解肝病的主要危险因素：①酗酒；②服用违禁药物；③性滥交；④输血；⑤职业性暴露于肝毒性环境；⑥暴发性黄疸，特别是麻醉后；⑦遗传疾病，如血色素沉积症、α₁- 抗胰蛋白酶缺乏（α₁-AT）和肝豆状核变性。与肝疾病相关的临床表现包括一些非特异性症状（如前所述）、瘙痒、腹痛、消化不良、大便和尿的颜色改变等。体格检查主要注意晚期肝病的体征，如黄疸、腹水、门静脉侧支循环、蜘蛛痣、肝性脑病、肝掌、黄斑瘤和肝病性口臭。

标准实验室检查

用于评估肝胆状态的标准检查模板常被称为"肝功能试验"（表 22-2）[4, 50-51]。确切地说，这种命名法是错误的，因为这些试验都不能测量出任何特异性肝功能。但它们表明了肝胆病理改变的大致分类：肝炎、

框 22-1　血液中肝摄取率高和摄取率低的药物	
摄取率高的药物	**摄取率低的药物**
阿米替林	对乙酰氨基酚
地昔帕明	异戊巴比妥
丙米嗪	安替比林
拉贝洛尔	阿司匹林
利多卡因	克林霉素
哌替啶	地西泮
美托洛尔	洋地黄毒苷
吗啡	乙醇
去甲替林	海索比妥
喷他佐辛	苯巴比妥
丙氧芬	苯妥英
普萘洛尔	甲苯磺丁脲
雷尼替丁	丙戊酸
维拉帕米	华法林
齐多夫定	

肝胆功能异常或蛋白合成不足。这些分类涵盖了疾病的许多亚型，如肝炎的各种病因。

肝细胞性损害的检测

转氨酶　肝细胞性损害是引起丙氨酸转氨酶（ALT）和天门冬氨酸转氨酶（AST）血清水平升高的最常见原因，这两种酶以前分别称为血清谷丙转氨酶（SGPT）和血清谷草转氨酶（SGOT）。两种酶都参与糖原异生过程，催化氨基转移到 α 酮戊二酸，生成谷氨酸和丙酮酸盐（通过 ALT）或草酰乙酸盐（通过 AST）。ALT 主要存在于肝细胞质内，而 AST 同工酶广泛存在于肝外组织的细胞质和线粒体内，这些肝外组织包括心脏、骨骼肌、大脑、肾、胰腺、脂肪组织和血液。当肝功能正常时很少出现 AST 和 ALT 同时升高。偶见的 AST 和 ALT 同时升高很可能源于肌肉损伤[51]。

ALT 和 AST 的升高水平有时可进行定性描述：轻度（100 ~ 249IU/L）、中度（250 ~ 999 IU/L）、重度（1000 ~ 1999 IU/L）和极重度（>2000 IU/L）。任何引起肝细胞损害的病变都可引起 AST 和 ALT 轻度升高。常见原因包括脂肪肝、药物、嗜酒、血色素沉积症、胆汁淤积、慢性病毒性肝炎、肿瘤和肝硬化。AST 和 ALT 中度升高是急性病毒性肝炎、药物性肝损伤和慢性肝病（如病毒性肝炎和酒精性肝炎）恶化的特征。AST 和 ALT 重度升高，意味慢性活动性肝病基础上发生急性肝炎。AST 和 ALT 极重度升高提示大面积肝坏死。典型的原因是暴发性病毒性肝炎、严重的药物诱发性肝损害（如对乙酰氨基酚）、休克肝或低氧性肝炎和罕见的自身免疫性肝炎或急性胆道堵塞[51]。

转氨酶的比值在肝病的鉴别诊断中有一定的价值。当 AST 和 ALT 都增加且比值大于 4，表明是肝豆

表 22-1 流量依赖性与容量限制性肝药物清除

肝药物清除类型	摄取率（ER）	肝药物代谢率
流量依赖性清除	高 ER：在临床应用浓度，入肝血流中的药物通过肝的首关消除效应，大部分被清除。	快速：高 ER 的药物代谢非常快，因此其肝清除率约等于其到达肝的速率（即肝血流量）
容量限制性清除（即剂量依赖、非线性、可饱和或零级清除）	低 ER：药物在肝的清除依赖于药物的血浆浓度	缓慢：当肝清除药物的能力低于药物输入体内的速率，无法达到稳定状态。血浆药物浓度会持续升高，直到输入速率下降，这种情况下药物清除率没有实际意义

表 22-2 肝功能的血液学检查和肝胆疾病的鉴别诊断

血液化验	胆红素增加（溶血）	肝细胞损害	胆汁淤积
		主要改变	
转氨酶	正常	增加，在晚期可能正常或降低	正常，在晚期可能增加
血清白蛋白	正常	降低，急性暴发性肝衰竭时可正常	正常，在晚期可能降低
凝血酶原时间*	正常	延长	正常，在晚期可能延长
胆红素（主要存在形式）	未结合胆红素增加（结合胆红素也轻微增加）	结合胆红素增加	结合胆红素增加
碱性磷酸酶	正常	正常，可因肝浸润性疾病而增加	增加
γ- 谷氨酰转肽酶 5'- 核苷酸酶	正常	正常	增加
血液尿素氮	正常，肾功能障碍时可能升高	正常，可因严重肝病和肾功能正常而降低	正常
BSP/ICG（染料）	正常	染料留滞	正常或染料留滞

BSP/ICG，磺溴酞钠 / 吲哚菁绿
* 可与国际标准化比率互换

状核变性；比值介于 2 和 4 之间提示为酒精性肝炎；比值小于 1 提示为肝非酒精性脂肪变（无肝硬化）。当 AST 和 ALT 轻度升高，同时比值超过 2，可能的诊断为酒精性肝病或任何原因引起的肝硬化[51]。当比值增加，而 ALT 正常，AST 的增加很可能是肝外原因造成。尽管 ALT 和 AST 的共同升高有助于明确肝细胞损害，但转氨酶水平很难揭示肝细胞损害的程度。例如严重肝衰竭的患者转氨酶水平可能正常，说明肝细胞损害范围广泛，以至于有活性的肝细胞残留很少，无法增加血中的 ALT 或 AST 水平。另外慢性无痛性肝病（如丙型肝炎）可以缓慢地、悄悄地破坏肝细胞，而 ALT 或 AST 没有明显增加。

乳酸脱氢酶　血清乳酸脱氢酶（LDH）水平升高提示可能有肝细胞损害和（或）肝外病变。LDH 极度升高提示肝细胞大面积损害，可见于暴发性病毒性肝炎、药物性肝衰竭或低氧性肝炎。LDH 和 AP 长时间同时升高提示肝恶性浸润性疾病。LDH 中度增加也可能发生在非肝性疾病，包括溶血、横纹肌溶解、肿瘤坏死、肾梗死、急性脑血管意外和心肌梗死。这些疾病在急性肝损害（如严重先兆子痫）患者会引起 LDH 显著升高。单纯由肝细胞损害引起的 LDH 升高常同时伴有 AST 和 ALT 的升高，因此 LDH 难以提供超过转氨酶所提示的信息[51]。

谷胱甘肽 S- 转移酶　谷胱甘肽 S- 转移酶（GST）是测定药物性肝损害较为敏感和特异的指标。该酶的血浆半衰期较短（90min），肝细胞损害后被快速释放到循环中。连续测定血浆 GST 可以显示肝细胞损害从开始到消除的时程。AST 和 ALT 存留在 1 区；与之不同，GST 存在于 3 区（小叶中心区）[52]，该区的肝细胞群对缺氧和反应性药物代谢物的损害最敏感。因此在初期，作为小叶中心坏死的标记物，GST 可能比 AST 或 ALT 更敏感。

肝蛋白合成的评估

血清白蛋白　血清白蛋白能够提供关于肝细胞功能状态（即蛋白质合成）的信息，可用来评估慢性肝病，但有许多注意事项。首先低白蛋白血症除白蛋白合成率降低外，还有许多原因，包括白蛋白经肾丢失、白蛋白降解增加、血浆总量增加和白蛋白分布不均匀。实际上在肝硬化、腹水和低白蛋白血症时，机体在交换池的总的白蛋白量通常正常[53]。其次，由于血浆白蛋白半衰期大约为 3 周，血浆白蛋白和即时白蛋白合成率没有明确相关性。因此肝蛋白质合成突然且持久

地停止时，血清白蛋白降低的水平在最初几天内不能反映出这种病变。

凝血酶原时间　与血清白蛋白不同，肝生成的凝血因子半衰期比较短，从凝血因子Ⅶ的 4h 至纤维蛋白素原的 4 天不等。肝衰竭后这些凝血因子的血浆水平随即下降。因此 PT［或国际标准化比值（INR）］被广泛应用于评估和监测患者的急性肝功能异常。继发于肝衰竭的 PT 延长通常反映血液中凝血因子Ⅶa 水平降低，凝血因子Ⅶa 是肝凝血因子中血浆半衰期最短的[51]。除诊断作用外，PT 还是预后的指标，是用来及时准确地决定是否需要肝移植的模型或算法的通用参数。在这一点上，PT 对于药物性肝衰竭、活动性肝病以及需要及时外科干预的患者具有价值。

胆汁淤积性疾病的检测

碱性磷酸酶　血清碱性磷酸酶（AP）用来筛选肝或胆道系统的疾病，包括肝炎、恶性肿瘤和胆汁淤积疾病。由于 AP 同工酶存在于全身的质膜上，因此血清 AP 对判定肝和胆道疾病缺乏特异性[51]。在常规实验室检查中，1/3 的人有轻微短暂的 AP 升高。血清 AP 主要来源于骨、肠道、肾、粒细胞、妊娠晚期的胎盘和肿瘤新生物。一个或多个组织的代谢活性增强可引起血清 AP 升高。血清 AP 的升高通常说明 AP 生成或释放增加，而非 AP 清除率下降。

在胆汁淤积时，AP 的升高可提示胆汁酸盐对肝细胞质膜的作用。另一方面，胆道堵塞后数天后，AP 仍可以保持正常，直到肝细胞合成（和释放）更多的 AP。由于其半衰期约为 1 周，在胆汁流动恢复后，血清 AP 可保持升高数天[51]。AP 极度增高提示：①胆汁流通严重堵塞，如原发性胆汁性肝硬化和胆总管结石；②有压迫肝内小胆管的肝恶性肿瘤（原发或转移瘤）。

血清胆红素　血清胆红素是评价肝分泌功能应用最广泛的指标。肝胆正常时，总胆红素通常低于 1mg/dl，但有 10% 的健康人可出现胆红素水平升高，主要是非结合胆红素。这些人通常患有良性病变（Gilbert 综合征），表现为遗传性胆红素 UDP- 葡糖苷酸转移酶水平低。血清胆红素高于 4mg/dl 时体检易于检出黄疸（机体组织变为淡黄色）。当胆红素为 3mg/dl 甚至低于 3mg/dl 时，自然光下可发觉巩膜黄疸[51]。

胆红素通常由肝吸收，在肝与葡糖苷酸结合，并经胆小管运输。结合性胆红素被运送到胆汁中。结合性胆红素和非结合性胆红素都能够通过肝细胞进入血浆。结合性胆红素的水溶性增强，非结合性胆红素通

过结肠内的细菌作用后转化为尿胆原，也能够通过尿液排泄。

结合性高胆红素血症通常是由 1 个或 2 个基本问题引起：①肝胆管内胆汁淤积；②肝细胞生成过多的结合性胆红素，它们不能被有效地运输到胆管。大量的溶血引发非结合性和结合性高胆红素血症。非结合性胆红素增多是由于肝细胞产生的胆红素超过了其结合能力。当细胞生成结合性胆红素的速率超过其转运及分泌到胆小管的速率时，血浆结合性胆红素升高。尿中胆红素升高通常提示结合性高胆红素血症。肾易于分泌结合性胆红素，而与血浆白蛋白紧密结合的非结合性胆红素则不经正常肾滤过和排出[51, 54]。

临床上对于鉴别结合性或非结合性胆红素升高非常重要。尿液中存在的任何胆红素一定为结合性胆红素，因为只有结合性胆红素才能通过肾以尿液的形式排泄（通过观察尿液颜色易于诊断）。出现黄疸但没有胆红素尿，可能是由于胆红素产生过多，肝对胆红素摄取障碍，或者是生成结合性胆红素障碍。胆红素尿常提示肝胆疾病（即肝内或肝外胆汁淤积）或遗传性胆红素分泌障碍（图 22-7）。

因此，如果一个患者出现严重黄疸，但没有胆红素尿，提示血液循环中非结合性胆红素升高。这经常出现在胆红素产量增加超过了结合能力，或者结合过程受损时。对于这样的情况，溶血反应是最常见的原因之一。出现结合性高胆红素血症（黄疸和胆红素尿）是因为一些胆红素从白蛋白中游离，结合性胆红素相关的水溶解度增加导致它能通过肾而从尿液排出。这就意味着胆红素在肝细胞内形成，但不能被运输到胆汁，胆汁淤积即是一个典型的例子。

特殊疾病的检查

诊断特定的肝或胆道疾病需要特定实验，实验包括①检测病毒、细菌和自身免疫病的血清学试验[55-56]；②诊断遗传性代谢性疾病的遗传学试验；③确定肝恶性肿瘤的肿瘤标记物的检测。

识别病毒标记物——抗体、抗原和遗传物质，是诊断嗜肝病毒（A、B、C、E）和疱疹病毒（如巨细胞病毒和 EB 病毒）所致肝炎的关键。感染乙型肝炎和丙型肝炎病毒的患者通常有免疫病理学标记，包括抗平滑肌抗体、抗核抗体和混合性冷球蛋白[57]。自身免疫性肝炎和甲型肝炎病毒（HAV）感染通常与抗无唾液酸糖蛋白受体抗体有关。自身免疫性胆管炎具有有鉴别意义的血清学特征[58]。例如，抗线粒体抗体通常存在于原发性胆汁性肝硬化患者[56, 59-61]，而原发性硬化性胆管炎患者则不出现此抗体，原发性硬化性胆管炎特征性抗体有抗平滑肌抗体和抗核抗体[56, 62-63]。

肝恶性肿瘤的标记物包括甲胎蛋白（AFP）和脱 -γ- 羧基凝血酶原[64-67]。检测肝细胞癌 (HCC) 时，依据人类群体不同，AFP 具有 90% 的特异性和 50% ~ 90% 的敏感性[66]。检测 HCC 的另一指标是血浆 γ- 羧基凝血酶原水平。HCC 细胞产生凝血因子，但不能对它们进行 γ- 羧基[64, 67]。因此 91% 的肝癌患者，胆 -γ- 羧基维生素 K 依赖性凝血因子水平增高。其中至少 2/3 的患者高于 300 ng/ml，远远高于肝硬化和急性肝炎时的改变程度。切除肝癌后，血中胆 -γ- 羧基维生素 K 依赖性凝血因子开始降低，如再次增加提示肿瘤复发[68]。

肝定量试验

总的肝细胞数量可以通过测定可被肝摄取的物质的清除率进行评估，如磺溴酞钠和吲哚菁绿（ICG）。但由于有许多可知与未知的因素影响，这些试验只是粗略的评估。例如，摄取率高的物质的肝

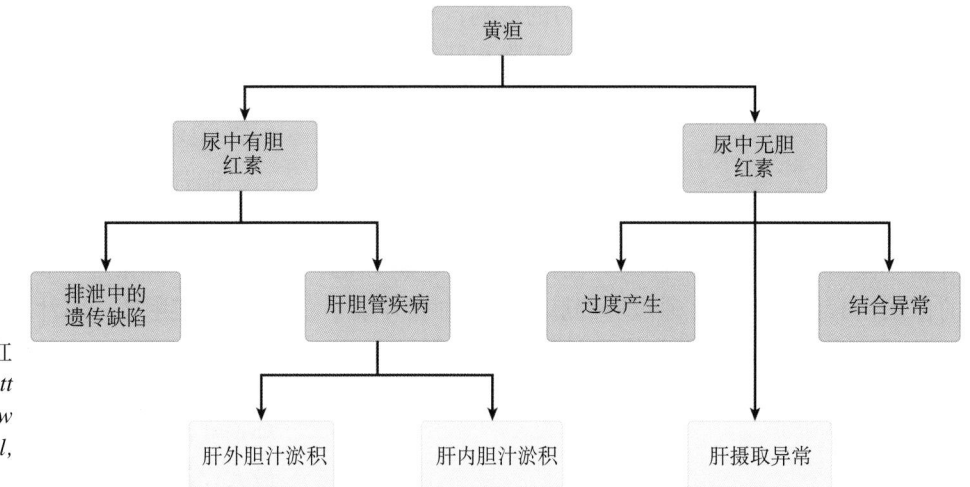

图 22-7　根据尿液中是否存在胆红素对黄疸进行鉴别诊断 *(From Barrett KE: Gastrointestinal physiology. New York, 2005, McGraw Hill Medical, chap 13, p 222.)*

清除率：①与肝血流量成正比改变；②可因这些物质的肝外潴留或清除而改变；③可能受肝胆功能异常影响。

多种试验都可测定肝的药物代谢能力，如咖啡因清除率、半乳糖清除能力、氨基比林呼吸试验（ABT）、安替比林清除率和一乙基甘油二甲基苯胺（MEGX）试验[51, 69-72]。也可用无创的方法来测定咖啡因，如受试者口服咖啡因（150～300mg）后24h，可测定唾液中咖啡因的代谢产物。MEGX 是一种普遍用来测定重症患者肝血流量的有创检查，在静脉注射利多卡因（1mg/kg）15min 后，即可在血中检测出利多卡因的主要代谢产物 MEXG。目前定量测定基本限于试验研究。通常与常规生化试验相比，定量测定价格昂贵又耗时，在诊断和预后方面缺乏明显令人信服的优势。

肝血流量测定

肝血流量测定方法分为三类：清除率测定法、指示剂稀释测定法和直接测量法。

清除率测定法

使用间接 Fick 定律的提取法可以粗略计算肝血流量，其适用于肝固有清除率和全身清除率都高的物质。这些物质包括 ICG 染料、普萘洛尔、利多卡因和胶体颗粒。持续输入 ICG 可能是利用摄取率测定肝血流量最可靠的方法之一。ICG 几乎完全被肝细胞摄取，并以原形排放到胆汁中。清除率测定方法是以库普弗细胞大量吞噬有放射标记的胶体颗粒（如金 198）的能力为基础的。

当网状内皮系统功能正常时，注入这些颗粒后测定曲线下面积（放射活性－时间曲线下面积），可以有效测定肝血流量[73]。但在严重肝病时，因不确定的疾病相关因素对肝血流和肝清除能力的影响，清除率测定方法不准确。肝细胞清除能力的下降和肝细胞损害程度成正比[74]。

指示剂稀释测定法

与清除率测定法不同，指示剂稀释法测定肝血流量不受肝病的影响。将放射性标记物（如碘标记的白蛋白）注入脾后，通过肝静脉持续采血或外置 γ 计数器确定指示剂稀释曲线来计算肝血流量。使用这种方法注射时指示剂应混合均匀，肝不能代谢清除指示剂[4]。

直接测定方法

电磁血流探头可以通过肝动脉和门静脉直接测定血流量。但是用来放置探头的外科操作也会改变肝血流量。探头常常在植入操作后固定在该处，然后可通过遥感技术测定肝血流量。

放射学和内镜检查技术

放射学和内镜检查技术可以替代外科治疗手段。内镜逆行胰胆管造影术（ERCP）和经皮肝胆管造影术（PTHC）可以评估肝胆疾病。ERCP 提供了进入胆管和胰管的途径，主要用来诊断和治疗肝外胆管疾病，如胆道结石、肿瘤、炎性狭窄或术后吻合口瘘。成功的内镜下乳头括约肌切开术可代替外科手术治疗胆总管结石[75]。ERCP 相对于外科手术来说，创伤性更小，但可引发严重并发症，最常见的是胰腺炎。放射性核素和超声扫描可检测肝胆占位性病变[75-76]。PTHC 可评估不明原因的肝内胆汁淤积或黄疸患者的肝内胆管情况。PTHC 中显示的扩张的肝内胆管可提示肝内胆管的机械性阻塞。如不存在阻塞，肝内胆汁淤积最常见于肝器质性疾病。

食管胃镜检查是评估和治疗肝硬化和门静脉高压患者黏膜下血管曲张的重要方法。脾门静脉造影术可提供脾静脉和门静脉的信息。通过脾门静脉造影术可显示脾和门静脉异常。门静脉造影技术使用有多排探测器的计算机断层扫描三维重建技术显示血管分布图，其质量优于传统的血管造影术[77]。这种技术显示门体循环侧支交通的程度和位置，包括胃、脐旁和腹壁静脉等的异常，食管静脉曲张，脾肾静脉和胃肾静脉分流。

肝病理生理学

肝病理学类型

胆汁淤积性疾病

胆汁淤积指胆汁流动障碍，其发病机制复杂[78]。遗传或后天获得性肝内胆汁淤积的常见原因是胆汁转运体功能异常[79-80]。而肝外胆汁淤积的主要原因是机械性胆道阻塞。胆汁淤积后胆汁组分的血中浓度增加，包括肝细胞的酶（AP、γ-谷氨酰转移酶、5'-核苷酸酶、白细胞碱性磷酸酶）、免疫球蛋白 A、胆固醇、各种形式的胆盐和胆红素。胆汁中非结合性胆红素毒性最大，浓度较高时可造成细胞膜功能障碍，破坏主要的代谢途径，例如三羧酸循环和氧化磷酸化。胆汁淤积综合征的患者血清胆盐显著增加，而血清胆红素正常或轻度升高。胆汁淤积综合征的临床表现依赖于胆汁淤积的严重程度和发病机制。瘙痒主要由胆盐潴留造成的[81]，是胆汁淤积的标志性特点。胆汁淤积加重时出现黄疸。由于胆色素从胃肠道排泄转向经肾排泄，粪便颜色变淡，尿液颜色变深。一些其他的发病机制及症状往往类似于肝硬化。

肝内或胆道的远端可发生损伤[82]。原发性胆汁性肝硬化（PBC）和原发性硬化性胆管炎（PSC）是胆汁淤积的典型例子。PBC 使管胆管上皮细胞发生进行性地炎症破坏，这种疾病女性比男性更常见。PSC 与炎症有关，并且肝内纤维化和肝外胆管纤维化在男性中更常见。它代表了一个严重的炎症过程，常合并炎性肠病。PBC 和 PSC 都与遗传和免疫缺陷有关。不论 PBC 和 PSC 之间的差异如何，最终的结果是相同的——胆管受损，阻碍胆汁从肝流出。

梗阻性黄疸

梗阻性黄疸的常见原因是胆结石。如果胆结石阻塞了一个肝管，其他的肝管将代偿性地产生所需的胆汁。如果肝管的梗阻不能及时去除，相应的肝细胞会由于滞留的胆汁的毒性作用而萎缩，如果胆结石阻塞的是胆总管，胆汁不能排除，则会出现黄疸。

细胞死亡机制

坏死

低氧或缺氧是肝细胞死亡的最常见原因。缺氧可引起细胞内 ATP 下降，刺激糖原分解和无氧酵解，导致乳酸堆积和细胞内 pH 值降低。ATP 突然迅速降低诱发一系列反应，最终引起肝细胞坏死。这些变化包括调节细胞内液体和电解质平衡的能量依赖性的离子泵突发功能衰竭。质膜功能失调，肝细胞迅速肿胀破裂。肝细胞坏死后释放各种物质进入周围组织，这些细胞残骸，包括肝细胞酶和反应性化学物质，如醛、脂质过氧化物和类花生酸类物质，可诱发炎症反应。释放的细胞因子和趋化因子对循环中的中性粒细胞具有趋化作用，可增强肝的炎性反应[83]。

细胞凋亡

与坏死不同，细胞凋亡需要能量[84]。多种肝致病因素（毒素、病毒、氧化剂）能通过细胞内凋亡信息通路或细胞表面凋亡受体触发细胞凋亡，这些受体包括 Fas、肿瘤坏死因子受体（TNFR）和肿瘤坏死因子

受体超家族的其他成员。细胞凋亡过程伴有以下特有的超微结构特点：①细胞和细胞核萎缩；②细胞核染色体浓缩和边聚；③细胞膜空泡形成；④凋亡小体，由膜包裹的细胞碎片和完整的细胞器组成。上皮细胞和间质细胞吞噬这些凋亡小体，溶酶体帮助消化和重吸收凋亡小体内容物，如完整的线粒体和核酸。细胞凋亡和坏死可能是相互重叠又相互对立的形态性和机械性细胞死亡过程的终点[84-86]。

氧化应激和谷胱甘肽系统

肝细胞持续产生活性氧。有氧代谢中，线粒体持续将还原反应物的电子传送给氧分子（O_2）。这一过程包括氧分子经四价还原反应生成水。少量的氧经一价和二价还原反应生成过氧化物和过氧化氢。除肝实质细胞外，其他细胞——库普弗细胞、内皮细胞、多形核白细胞和巨噬细胞也能产生大量的还原氧和硝基[87]。

健康人肝细胞有多种机制保持细胞内氧化物的浓度在安全范围。这些防御氧化损伤的措施包括：①微量营养物质，如维生素 C 和维生素 E；②金属分离蛋白，如铁蛋白；③去除活性氧的酶类，如过氧化氢酶、超氧化物歧化酶；④解除脂质过氧化物毒性的酶类，如谷胱甘肽过氧化物酶；⑤富含巯基的肽类，尤其是谷胱甘肽（γ-谷氨酰半胱氨酸合成酶）。谷胱甘肽是细胞内唯一最重要的抗氧化剂。

肝是谷胱甘肽合成的主要部位。因此，肝细胞胞质内含有大量的谷胱甘肽，为 5 ～ 10mmol/L[40]。谷胱甘肽是清除氧化剂的主要酶类的辅助因子，特别是谷胱甘肽过氧化物酶和巯基化合物 / 二硫化物交换反应的辅助因子。谷胱甘肽过氧化物酶在解除有机过氧化物和自由基中毒中起着关键作用。另一种酶，谷胱甘肽 S- 转移酶通过将毒性亲电子物质和还原型谷胱甘肽（GSH）的巯基相结合而清除有毒物质。GSH 也参加非酶性解毒反应，生成氧化谷胱甘肽（GSSG）、谷胱甘肽二硫化物和蛋白的混合物。

缺血 - 再灌注损伤

缺血 - 再灌注 (I/R) 损伤源于缺血期缺氧和再灌注期细胞毒性产物的生成[88-89]。再灌注刺激高活性化学物质生成，如过氧化物、过氧化氢和羟自由基，它们能够诱发细胞凋亡或坏死。相对短暂的缺血后，再灌注是细胞损害的主要原因。缺血时间越长，缺氧诱发的损伤占缺血 - 再灌注损伤的比例越大。

黄嘌呤脱氢酶/黄嘌呤氧化酶的作用

肝和肠道含有人体中大量的黄嘌呤脱氢酶/黄嘌呤氧化酶（XDH/XO）[90]。XDH催化核苷酸降解的限速反应，XDH用烟酰胺腺嘌呤二核苷酸（NAD）而不是O_2作为电子受体，因此健康组织不产生氧自由基。在缺血状态下，XDH转化为XO，因为XO反应时需要氧的参与，两者反应生成大量的自由基。再灌注时XO生成的氧化剂刺激白三烯B_4和血小板活性因子的生成与释放，从而促进中性粒细胞的黏附与迁移。中性粒细胞通过释放蛋白酶和破坏内皮屏障而损害微循环。无论肝损害的原因如何，由于损害的肝细胞释放XO和其他炎性介质，可造成肝外组织损害。XO进入血液并与许多器官的血管内皮结合，使内皮细胞生成过氧化物，并与一氧化氮（NO）反应生成过氧化亚硝酸盐（$OONO^-$）[91]。过氧化亚硝酸盐是高活性分子，可加重肝和肝外组织损伤[91]。

能够对I/R引发的损伤起到保护作用的治疗性药物包括：①抗氧化剂；②氧自由基清除剂，如超氧化物歧化酶和二甲基亚砜；③白细胞黏附迁移抑制剂；④XO抑制剂。例如，实验研究显示，在I/R诱发前给予别嘌醇（抑制XO）治疗可避免通常与I/R相关的微血管渗透性和上皮细胞坏死的增加[4]。

肝移植所致肝损伤

保存损伤 UW溶液可保护供体肝1天，但如果用此溶液保存超过24h，可引起肝移植后微循环紊乱（如白细胞和血小板黏附）。这是因为：①肝细胞内的抗氧化剂耗竭；②生化改变可导致移植肝再灌注后产生大量的活性氧化剂。低温保存液可以诱发内皮细胞凋亡样改变，可触发移植后损害。

缺血和再灌注损伤的发病机制很复杂[91-94]，特征性事件包括：①库普弗细胞激活；②XO生成[95]；③氧化剂增多，如过氧化物、一氧化氮、过氧化亚硝酸盐和羟自由基；④促炎细胞因子释放入血；⑤内皮细胞破坏[96]。

细菌、病毒和免疫损伤

内毒素是组成革兰氏阴性菌外膜的脂多糖复合物。内毒素由共有的脂质部分（脂质A）、核心R抗原和两个可变性多糖部分——细菌株特有的O抗原组成。脂质A与血液及其他组织中的高密度脂蛋白结合，介导通常针对内毒素的生物反应。内毒素与库普弗细胞结合力大于与肝实质的结合力。内毒素可以通过激活库普弗细胞和释放促炎因子（如细胞因子、类花生酸类物质），直接或间接引起肝细胞或胆汁淤积性损害。像内毒素一样，病毒也可直接或间接损害肝细胞。嗜肝病毒和疱疹病毒刺激细胞因子的生成，造成淋巴细胞或巨噬细胞依赖性细胞毒性。肝细胞膜抗原可能是细胞介导性损害的主要靶点。自身免疫性肝炎和原发性胆汁性肝硬化患者体内与这些抗原相对应的抗体常选择性增加。其他可能引起细胞介导的细胞毒性反应的可能的抗原聚集部位包括肝特异性脂蛋白和肝外凝集素。这些部位可能是乙型肝炎和其他肝病的靶部位[4]。

药物诱发的肝损伤

药物诱发的不良反应分为两大类：剂量相关性毒性和药物诱发的特异性损害。前者随着药物剂量的增加可以发生在所有人身上，具有可预测性；后者罕见，亚临床剂量的药物即可诱发，很可能是免疫介导性损害，只有很少一部分用药者出现这种情况。尽管药物反应的两种分类存在明显的差异，但也有惊人的相似性。例如，两类反应都涉及药物（或其代谢产物）与内源性大分子的共价结合。这种结合可使重要的酶类失活，使细胞内抗氧化剂耗竭和脂膜的过氧化。机体对这些分子干扰的反应决定了药物诱发损害的类型是药物依赖性还是特异性。当药物诱发的亚细胞损害引起免疫应答敏化，即使小剂量再次应用这些药物也会引起严重的肝损害（如氟烷性肝炎）[4]。

药物和环境物质的肝毒性与CYP介导生成的氧化剂有关，如还原氧、含碳自由基和硝基自由基。例子包括：①通过CYP，四氯化碳生成可引起小叶中央细胞坏死的高毒性中间产物三氯甲基；②呋喃妥因和其他芳香族化合物代谢过程中生成的自由基等中间介质也引起肝损害。与滑面内质网的CYP相似，线粒体电子转移酶类可以将外源性化学物质转化成有活性的代谢产物。例如在可卡因或呋喃妥因代谢过程中生成的硝基自由基能够通过黄素蛋白还原酶还原O_2，生成过氧化物和其他活性氧。使用蒽环类抗生素化疗或咪唑抗微生物剂治疗时发生的氧化还原反应是毒性氧化剂的另一来源。

药物代谢中生成的氧化剂通过减弱肝细胞内抗氧化防御机制造成肝损害。例如，对乙酰氨基酚和溴苯引发的剂量相关性肝细胞内GSH减少可引起广泛的肝坏死。这一反应通过激活蛋白激酶、磷脂酶和内切核酸酶，增加氧化剂对蛋白质和酶类、膜磷脂和核酸等的损伤。氧化反应也可通过增加肝细胞对Ca^{2+}的摄取，滑面内质网或线粒体对钙离子的释放使细胞溶质内 Ca^{2+} 病理性增加，从而导致细胞凋亡和（或）坏死[4, 84]。

药物诱导的细胞凋亡

凋亡通路可被药物诱导的线粒体损伤激活[84, 97]。细胞凋亡包括下列过程：①药物代谢产生氧化剂并耗竭 GSH；②氧化剂通过释放细胞色素 C、改变线粒体膜通透性诱发线粒体损伤；③激活胱天蛋白酶并触发细胞凋亡。

酒精诱发的肝病

酗酒（每天饮酒 5g 以上）可引起多种类型的肝损害——显著的脂肪变性（脂肪肝）、酒精性肝炎和肝硬化。尽管几乎所有长期酗酒者都发展成脂肪肝，但只有 10%～20% 发展成肝硬化。与一般人群相比，酒精性肝病的患者更易出现与健康相关的疾病——营养不良、免疫功能低下、水和电解质失衡。这些患者术后继发出血、败血症或心肺功能失代偿（源于酒精性或肝硬化性心肌病）的风险增加。

酒精性肝炎的特征性病理变化包括：①乙醛引起的亚细胞损伤；②代谢紊乱；③微血管缺氧；④氧和氮自由基生成增加；⑤抗氧化剂耗竭。酒精的代谢是酒精性肝病的全部病理机制[98-100]。乙醇脱氢酶（ADH）[101] 是乙醇代谢的限速酶，它是一种含锌的金属酶，有二十多种同工酶[102]。尽管此酶存在于许多组织，但其中 95% 以上都在肝代谢。ADH 的遗传多态性可以解释乙醇消耗量（剂量）和肝病（反应）之间关系的变异性。例如酒精性肝硬化的危险度与 ADH2 基因位点的多态性直接相关（如 B 等位基因高频率出现）。酒精的氧化代谢形成还原型烟酰胺腺嘌呤二核苷酸（NADH），这种物质能够抑制脂肪酸的氧化和三羧酸循环，促进脂肪的生成。由库普弗细胞产生的肿瘤坏死因子 -α 在酒精性肝病的发生中起重要作用[103]。

类似于酒精性肝损害的缺氧性肝损害

缺氧发作引起的肝损害和酒精引起的肝损害在诸多方面存在相似性。缺氧性肝损害促进促炎性细胞因子、肿瘤坏死因子 -α 及白细胞介素 -1 和白细胞介素 -6 的释放。这些信号分子增加黏附分子的表达，降低白细胞的流速，增加了白细胞的边聚和血小板的黏附，并减少肝血流量。肝肠缺血释放细胞因子和 XO，导致补体的激活。这增强了局部炎症反应，可引发全身性炎症反应，继而引起心肺损伤。

酒精相关性肝损伤促进促炎症反应介质的释放。

酒精摄入可显著增加肝的氧耗，易于诱发肝低氧性损伤。酒精诱导的肝损害的早期表现主要发生在 3 区（小叶中央区域），此区域 ADH 含量最高，氧供最少。

肝硬化和门静脉高压

肝硬化是正常肝组织被纤维瘢痕组织或再生结节取代的慢性疾病。尽管有许多原因可以引起肝硬化，但常见的病因包括酒精中毒、病毒性肝炎和家族遗传病，肝硬化可以以一种隐匿无痛苦的方式形成和发展。肝细胞的纤维化和血管的畸变导致持续不断的、累积的肝功能的丧失。可能在肝破坏 70% 时，患者才出现临床症状。此时肝固有的强大的生理储备能力被耗竭，此时机体已无法代偿更多的肝细胞的损失。

肝硬化和门静脉高压的早期临床表现包括厌食、腹部不适、乏力、虚弱、恶心、呕吐以及黄疸。这些症状会随着肝硬化的逐步加重而更加明显地显现出来。一个共同的严重的并发症就是门静脉高压，它会导致机体各组织出现普遍的功能异常。严重的并发症包括腹水、门体静脉分流，肾、肺功能异常，肝性脑病和食管静脉曲张。这些并发症能够引起大出血、脓毒症、肾衰竭、昏迷，甚至死亡。

门静脉高压产生的病理机制

肝硬化诱发的门静脉高压的特征包括肝内血流阻力增加，汇入门静脉的血流增加，门腔静脉侧支循环血流增加[104]。

关于肝硬化诱发的门静脉高压的发病机制，目前存在"逆流理论"（backward theory）和"前流理论"（forward theory）这两种并不相互排斥的假说。"逆流理论"认为肝窦周围纤维组织增生导致门静脉血流阻力的增高，根据血流动力学（压力 = 流量 × 受力面积）的研究，持续稳步增加的门静脉血流使得门静脉压力增高。

另一方面，当门静脉高压是由肝前因素引起的门静脉血流阻力增高引起（类似门静脉缩窄试验时的情况），出现的变化包括：①肠系膜血管阻力增加；②肠系膜血流减少；③内脏器官的静脉血氧饱和度下降；④肠系膜动静脉氧分压差增加。但这与肝硬化诱发的门静脉高压的变化截然相反，肝硬化患者表现为血液中内源性血管扩张剂的增加、广泛的动静脉分流形成、低的总外周血管阻力和高的心排血量。因此，以上理论可以解释一部分门静脉高压是由肝硬化导致的系统性和内脏性的动脉循环改变引起的。

肝硬化性门静脉高压是由于肝内血管阻力增高

（由于肝进展性的纤维化）以及门静脉和肝动脉血液回流增加所导致。肝中胶原蛋白的沉积是肝硬化导致肝内血管阻力增高的主要原因。换言之，肝窦的总横截面积的减少成为肝内血流阻力增高的直接原因[105]。纤维化和组织损伤导致肝内皮细胞功能失调和肝内血管收缩，从而引起肝内动静脉分流形成[106-107]。

门静脉压力的升高是使内脏器官和循环系统的内皮细胞功能活跃的重要原因。肠道的微循环系统能够最先感受到门静脉压力的升高。这种对门静脉压力升高的反应内脏动脉开始，逐步影响到体循环。内脏血流的增加是因内脏动脉（肠系膜动脉和脾动脉）阻力的减小导致[105]。局部或是系统性的神经或化学机制都会导致循环高动力综合征，这种综合征为血管阻力减少、心排血量增加和循环容量增加的总体表现。

NO 在肝硬化血流动力学紊乱的发生机制中有着公认的作用。长期应用一氧化氮合酶能够使高动力循环状态的检测指标回归正常水平，但是只能够部分减轻肠系膜血管舒张的程度[108-109]。这意味着其他血管舒张剂也参与降低肠系膜血管阻力。

前列腺素（PGI$_2$）是由内皮细胞及上皮细胞产生的一种有效的血管舒张剂。这种产物对肝硬化患者的作用已经被证实[105]。一氧化碳、内源性大麻素、神经肽 Y 和缓激肽都是内源性的血管舒张剂，这些血管舒张剂在肝硬化门静脉高压的患者中表现出极为重要的血管舒张功能。其他的内源性血管舒张物质还包括胰高血糖素、组氨、血管活性肠肽、P 物质、缩胆囊素、雄激素、氨、内毒素、腺苷以及胆汁酸，这些神经活性物质在肝硬化早期使血管持续舒张。内源性血管收缩物质的释放减少也会在血管舒张的发展中起作用，例如，已经证实在早期肝硬化患者中发现抗利尿激素减少[110]。

门静脉与体循环通过原本存在的及后来生成的交通血管构成侧支循环[111]，这些侧支循环使原本增加的门静脉血流进一步增加，加重了门静脉高压的症状[111]。

内皮一氧化氮合酶产生的一氧化氮的增多不仅有血管舒张作用，也能够使体循环的动脉管壁变薄。动脉管壁变薄是肝硬化发病机制当中的一个重要因素。应用一氧化氮合酶抑制剂能够增加动脉管壁厚度，减轻循环高动力综合征[112-113]。

总体来说，肝硬化患者的血流动力学紊乱不仅是由于血管舒张介质水平的升高，也因为血管收缩介质的增加。例如，低动脉压使交感神经压力感受器的反应性增高，激活肾素-血管紧张素-醛固酮系统，促进抗利尿激素的释放。除此之外，环加氧酶-1 的产生使 PGH$_2$ 和血栓烷 A$_2$ 的产生增多，作用于 α 受体起到

血管收缩作用[114]。激活的库普弗细胞释放的血栓烷 A$_2$ 及内皮肽-1（由肝窦内皮细胞产生的有力的血管收缩物质）是引起门静脉压力升高的重要物质[115]。有趣的是，我们还发现内皮肽能作用于内分泌通路，起到抑制肝纤维化的作用。因此内皮肽拮抗剂作为治疗肝硬化的潜在药物可能弊大于利[105]。

硬化的肝的血管结构变化最早出现在肝窦（坏死后的结缔组织）以及病变的血管[116]。血管的再生沿着两个途径进行。第一个是典型的肝纤维化修复过程。它的特点是超表达细胞因子和生长因子，如血小板源性生长因子、转化生长因子-β$_1$（TGF-β$_1$）和成纤维细胞等。第二个是肝组织进行性缺氧刺激下的血管生成。这个机制是由于肝动脉对肝窦的供血增多导致的肝窦小动脉化而形成的，肝细胞对缺氧的耐受导致肝窦结构的变化，进而导致肝窦与肝细胞间的氧气弥散障碍，促进血管再生[117]。持续的肝细胞损伤最终导致了恶性循环——缺氧促进血管生成，然后肝纤维化和肝硬化反过来加重组织缺氧[118]。

肝静脉压力梯度是肝静脉楔压与肝静脉游离压之间的差距，其被认为是肝硬化与门静脉高压的最重要的决定性因素[118]。正常的肝静脉压力梯度是 3～5mmHg，高于 10～12mmHg 时慢性肝病发展成严重的系统性障碍，并有着潜在的威胁生命的并发症。在这种情况下，全身性和肝外侧支循环的形成足以让肠道来源的抗原物质进入体循环。从而导致固有免疫系统激活，增加血管活性物质，尤其是一氧化氮的释放[119]。这一过程恶化下去将加重内脏血管系统的扩张，导致内脏血管床内的血液淤滞，致使内脏血容量过多而中央循环血量缺乏[118]。

上述改变与肝的一个最重要的功能——有害化合物的解毒功能障碍有关，这些有害物包括来自内脏和循环系统的细菌的最终分解产物[120]。

因此，内脏血管舒张由以下机制引起：①内脏动脉 NO 产生的增加；②其他血管扩张介质的释放（如内源性大麻素、CO、前列腺素、胰高血糖素及其他）；③内脏脉管系统收缩能力的降低；④血管上皮生长因子介导的肠系膜血管的生成；⑤原有血管的扩张导致的门体侧支循环增加、血管重塑和血管再生[111, 121]。这些侧支循环导致已经升高的门静脉血流量进一步增加，加重门静脉高压[111]。

心血管功能紊乱

内脏血管的病理生理学改变成为系统性血流动力学变化的基础。高动力循环（低血管阻力、高心排血量和高血容量）是肝硬化和门静脉高压的标志[122]。

一般表现为，体循环动脉压轻度下降，心率轻度升高，中心静脉充盈压正常。混合静脉血氧饱和度升高，动静脉氧分压差下降。总之，血流动力学特征类似于外周动静脉瘘。实际上，晚期肝病导致内脏器官、肺、肌肉和皮肤内动静脉交通支的广泛分布（侧支血管）。正如前面所讨论的，肝硬化引起的高循环状态使得内源性血管扩张物质增加[123-127]。这也解释了为什么严重肝病患者的心血管系统对血管收缩剂的生理性和药理性反应减弱。麻醉医生所需要掌握的主要的病理生理学特征是，这些患者处于持续的血管舒张状态，其血管收缩功能受损，且对血管收缩剂的反应性降低。患者同时表现为中央型低血容量（在大血管和腔室内）和内脏低血容量（次要的流速低的循环内），同时由非应力性容量至应力性容量的血液动员也会受损（见第21 章，图 21-9 至图 21-11）。

对循环血容量和肾功异常的控制

肾功能不全通常发生于肝硬化和门静脉高压的患者中。在无明显的肾小球或肾小管损害的情况下，肾小球滤过率（GFR）稳定下降，肾小管钠潴留明显。尿检显示除尿钠浓度低外，其他无明显异常。

肝硬化和门静脉高压的病理生理都存在肾钠潴留。当容量受体感应到有效血容量下降时，可刺激交感神经系统，使肾释放肾素[128-130]，促进血管紧张素 II 和醛固酮的生成，进而增加肾小管对钠的重吸收。血中去甲肾上腺素水平与肾血流量成反比。去甲肾上腺素和血管紧张素 II 通过肾钠潴留作用来重新分配肾血流，增加钠潴留的其他因素还包括血管舒缓素 - 激肽系统，以及其他强效的肾血管收缩剂，如 $F_{2\alpha}$-isprostanes[131] 和内皮肽 -1。伴随肝硬化和腹水时，肾血管收缩剂很可能诱发肾功能异常[132]。这种情况下内源性血管扩张剂（如前列腺素）在对抗强烈的血管收缩、有效地保护肾血流量方面起着越来越重要的作用。因此，前列腺素合成抑制剂可减少肾血流量和 GFR，从而增加了急性肾损伤的风险。

肾前性肾衰竭和急性肾小管坏死（ATN）是急性肾衰竭（ARF）的主要原因。肾前性肾衰竭通常源于血容量不足、脓毒血症或 1 型肝肾综合征（HRS）[133-139]。肝病终末期出现全身血容量不足的原因包括：①大量腹水的生成[132]；②积极的利尿治疗；③胃肠道出血；④内脏血管内血容量增多。治疗肾前性 ARF 的关键是恢复肾血流量。ATN 最常见的原因是肾前性 ARF，当它持续存在且达到一定严重程度时，可引起缺血性肾小管损害。其他原因包括血管内造影剂和非甾体消炎药等肾毒性物质。与肾前性 ARF 不同，ATN 没有特

殊治疗方法，主要是支持治疗[135, 140-141]。

继发于 I 型 HRS 的肾前性肾衰竭预后不良。在许多病例中，肝移植是唯一有效的治疗手段。可暂时性改善这类患者肾功能的措施包括：①静脉输入血管收缩剂，如特利加压素、去甲肾上腺素、米多君，并联合奥曲肽应用；② 支持肝的方法或操作，如分子吸附循环系统（MARS）或经颈静脉肝内门体分流术（TIPS）[135, 140-143]。

因此，全身血管舒张导致有效循环血容量减少，心排血量的减少导致了抗利尿激素分泌增多、交感神经系统兴奋以及肾素 - 血管紧张素 - 醛固酮系统激活。所有这些因素都导致钠水潴留，形成腹水。更严重者会导致严重的肾动脉收缩，引起肾循环血量减少，导致肝肾综合征[144]。

肺功能不全

肝肺综合征表现为动脉氧合功能受损，是由肝硬化时肺血管床的扩张所引起[145]。

肺血管与体循环系统的血管发生了相似的变化。肺血管严重扩张、肺内动静脉分流、门静脉分流和缺氧性肺血管收缩反应的减少可以引起严重的肺通气 - 血流比例失调。肺血管扩张、肺内分流的肺血流量增加导致了由肺动脉到肺静脉的混合静脉血的通路增加。小静脉血管壁（尤其是毛细血管壁）增厚限制了肺泡 - 毛细血管扩散。由腹水和胸腔积液诱发的肺不张或限制性肺疾病会进一步使肺功能恶化。红细胞 2,3- 双磷酸甘油酸水平常会增加，氧离曲线出现右移。腹水和胸腔积液诱发的肺不张或限制性肺疾病导致肺通气 - 血流比例失调。

直立性低氧血症（站立时动脉血氧分压降低）是肝肺综合征的一种典型症状。分流难以快速通过交感神经系统适应压力感受器的激活，从而导致肺血流急剧降低并发生气促[145]。

血液系统异常

终末期肝病患者常有凝血功能障碍和其他血液学异常。许多原因可引发贫血，包括胃肠道出血、溶血、脾功能亢进、营养不良、维生素缺乏、骨髓抑制或血浆增多。随着肝衰竭，维生素 K 依赖性凝血因子合成不足。当凝血因子 Ⅶ 降低到正常水平的 70% 时，PT 延长。血小板减少和血小板功能紊乱的原因包括：①脾隔离综合征；②酒精或干扰素等药物引起的骨髓抑制；③和免疫介导的血小板相关的 IgG 引发血小板破坏。可能会出现异常纤维蛋白原血症（纤维蛋白溶解的激活）。典型的实验室检查包括 D- 二聚体水平升

高，纤维蛋白降解产物增加，但血纤蛋白原可以正常或接近正常。在判定肝衰竭的原因为纤维蛋白溶解异常之前，应彻底检查弥散性血管内凝血的所有可逆性的原因。

胃肠道并发症

胃肠道出血一直是令人担忧的并发症；几乎 1/3 的与肝硬化相关的死亡是由胃和食管曲张静脉破裂引起[146]。肝硬化和门静脉高压的患者很容易出现食管或胃的静脉曲张和门静脉高压性胃病[147]。食管曲张静脉出血多于胃部曲张静脉，但后者出血的严重程度通常超过前者。静脉曲张程度是预测其出血的重要指标。曲张静脉的扩张程度与肝病的严重程度相一致。诊断为肝硬化和门静脉高压的患者，在 2 年内曲张静脉出血的发生率为 20% ~ 30%[147]。约 7% 的患者首次为急性致命性出血，6 周内死亡率接近 30%。静脉曲张出血后未进行治疗的存活者，在 2 年内再出血的概率约为 60%，如果再次出血，死亡率可达 40% ~ 50%。

自发性细菌性腹膜炎

自发性细菌性腹膜炎是肝硬化的另一种并发症。肠道输送功能的损害导致肠道细菌过度繁殖，是引起自发性细菌性腹膜炎的重要原因[144, 148]。促进肠蠕动药物能减少肠道内细菌的繁殖可支持这一观点[149]。门静脉高压、血流淤滞、肠黏膜充血导致的肠黏膜低氧，以及免疫防御系统的改变导致细菌性腹膜炎的发生[144]。

内分泌疾病

由于肝能生成、处理和代谢许多内分泌物质，晚期肝病可造成一些内分泌异常。例如，在肝病患者血浆中胰高血糖素和生长激素增加，可导致胰岛素抵抗。肝病患儿的胰岛素样生长因子 I 降低，会影响其生长和发育。男性和女性都可因性激素代谢异常而导致性腺功能失调。男性女性化，出现乳房女性化发育、睾丸萎缩、不育和性无能。女性常见月经过少、闭经和不孕。

肝性脑病

肝性脑病是一种复杂的神经精神综合征，50% ~ 70% 的肝硬化患者会出现肝性脑病。引发此症状的病理生理学现象包括：①肝胆功能异常；②肝血流量减少；③门静脉血液经肝外侧支循环分流（如门 - 腔静脉分流）。多种肠道衍生的化学物质（包括硫醇、酚、血氨、短链脂肪酸和锰等）在肝性脑病的发病机制中起重要作用。中枢神经系统抑制可能源于假性神经递质（如章胺）或增加中枢抑制性递质的内源性配体（如 GABA 受体和苯二氮䓬受体激活剂）其他形成肝性脑病的可能因素有血脑屏障的破坏和脑的能量代谢机制缺陷。肝性脑病的发病机制与治疗原则将在其他部分做进一步详细叙述。

腹水的发病机制

肝硬化诱发的门静脉高压可引起全身含水量大量增加、水肿和腹水[150]。可能的原因是肾过度钠潴留（图 22-8）[1, 151]。但钠潴留的驱动机制尚不清楚。第一种看法是泛溢学说（overflow theory），它认为肝硬化释放刺激肾钠潴留的化学物质。第二种看法是充盈不足学说（underfill theory），认为肾钠潴留是有效循环血容量不足时的正常生理反应。

泛溢学说的实质是肾过度钠潴留引起血容量扩张，引发两个主要的直接结果：①肝不能产生足够的白蛋白以纠正低蛋白血症，降低了血浆胶体渗透压；②门静脉液体静水压增加（即门静脉高压）。门静脉高压和低胶体渗透压共同作用加速了水肿和腹水的形成。这一假说的核心是，尽管血管内容量已经过度充盈，但肝硬化产生的介质仍在增加正常肾的钠水潴留。目前还没明确发现有这样的介质（或过程）。

充盈不足学说认为稳态反射与肾协同密切调节血管内容量。按照充盈不足学说，肝硬化使有效循环血容量下降，刺激内环境稳态机制而保留水和钠离子。也就是说，无论是由于动脉扩张还是心排血量下降引起的动脉容量降低都可导致肾钠水潴留。肝硬化时，有效血容量减少或者有效动脉容量减少是由于动脉扩张或者由于血管内容量耗竭，或者两者都有。尽管后者的发生有许多原因，但 Starling 张力失衡引发的水肿和腹水可使血管内容量显著下降。泛溢学说和充盈不足学说并不互相排斥。肝硬化早期钠离子排泄不足是引起水肿和腹水的主要原因，而在肝病晚期，有效循环血容量不足则是更重要的因素。

参考文献

见本书所附光盘。

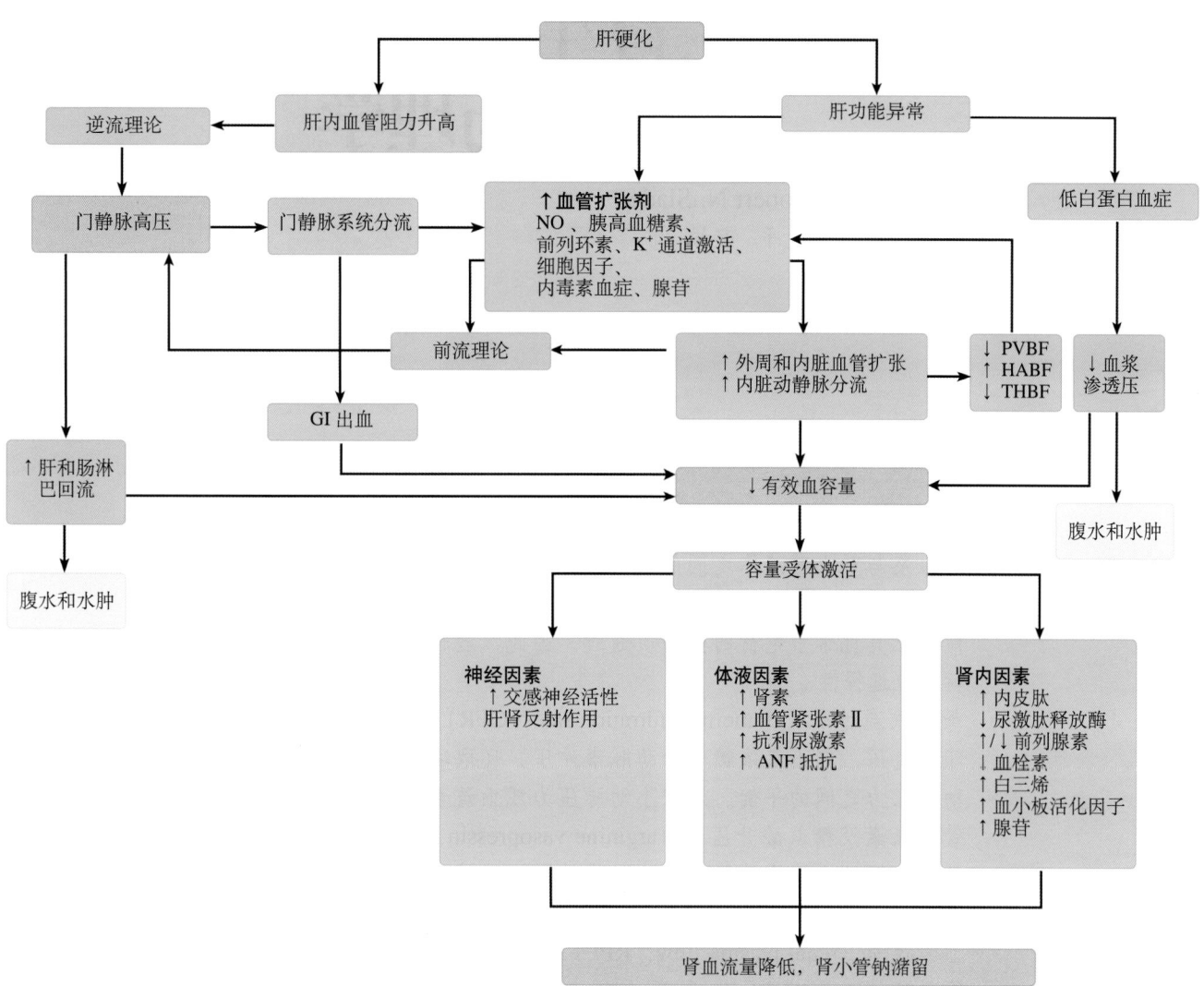

图 22-8　肝硬化诱发门静脉高压的路径示意图：前向血流学说和后向血流学说。肝硬化和门静脉高压引起循环改变，降低了有效循环血量。这种变化激活容量感受器，刺激神经反射的和肾内反射，从而减少了肾血流量，增加肾钠潴留。ADH，抗利尿激素；ANF，心房钠尿肽；HABF，肝动脉血流量；PVBF，门静脉血流量；THBF，肝总血流量

第23章 肾生理学、病理生理学和药理学

David Matroy • Robert N. Sladen

徐咏梅 译 郭悦平 审校

要 点

- 分子必须连续通过内皮细胞窗孔、肾小球基膜和内皮细胞裂孔，才能通过血浆与肾小管液体之间的滤过屏障。毛细血管内皮细胞能够限制细胞的通过，但基膜可以滤过血浆蛋白。这三层都含有带负电荷的糖蛋白，能阻止其他带负电荷的蛋白质通过。因此，滤过屏障具有分子大小和电荷双重选择性。

- 肾小球滤过率（glomerular filtration rate，GFR）的首要决定因素是肾小球滤过压，它不仅依赖于肾动脉灌注压，还取决于入球小动脉和出球小动脉张力之间的平衡。入球小动脉压力或血流量下降，或儿茶酚胺、血管紧张素及精氨酸升压素（arginine vasopressin，AVP）浓度下降时，会导致选择性出球小动脉收缩，以维持肾小球滤过压。计算出的滤过分数（filtration fraction，FF）增加可以体现这种适应性反应。FF 是 GFR 与肾血浆流量（renal plasma flow，RPF）的比值。高浓度的儿茶酚胺和血管紧张素（不是 AVP）能增加入球小动脉的张力，降低肾小球滤过压（和GFR），与 RPF 的变化不成比例，结果导致 FF 降低。

- 球管反馈可能是肾自身调节作用的主要机制。当 GFR 增加时，远端肾小管 NaCl 转运增强。致密斑感受到氯化物浓度增加，引起邻近的入球小动脉的颗粒细胞释放肾素，促进血管紧张素合成，继而小动脉收缩，降低 GFR。当髓袢升支粗段缺血时，NaCl 重吸收停止，肾小管浓缩尿液的能力丧失，理论上会发生难以控制的多尿。而流经致密斑的 NaCl 增加可以引起血管紧张素介导的小动脉收缩，从而使 GFR 下降，出现少尿，以保持血管内容量，防止机体脱水——即肾前性少尿。自身调节功能使肾在动脉血压大幅波动的情况下仍能调节水和溶质的平衡。值得注意的是，尿流率并不受肾自身调节功能的影响。与肾小管周围毛细血管静水压密切相关的肾小管对水的重吸收决定了尿流率。任何原因引起的低血压都可以导致尿流率下降，只有当动脉血压恢复接近正常水平时，尿流率才能被纠正。

- 肾小管有强大的重吸收水和 NaCl 的能力。肾每天能产生 180 L 不含蛋白质的肾小球超滤液，其中 99% 的水分和 99% 的 NaCl 被肾小管重吸收。很多其他滤过物可以被完全重吸收，但有些物质，例如葡萄糖，具有肾小管最大重吸收率（肾小管吸收极限量）。一旦超过此吸收率会导致糖尿，并相应地增加滤过负荷。肾浓缩尿液的能力至少取决于以下三个步骤的相互作用：①由逆流机制和尿素再循环产生高渗性的髓质

要　点（续）

间质；②小管液在髓袢中先浓缩再稀释；③抗利尿激素（现已知为 AVP）在远端小管后半部分和集合管中增加水分通透性的作用。球旁器由三个特殊组织构成：在入球小动脉处有改良的有窗内皮细胞，能产生肾素；并列的远端小管处的致密斑细胞是一种化学感受器；肾小球处的系膜细胞有收缩特性。它们共同为血压、盐和水的稳态提供重要的调控系统。

- 两个相互关联但作用相反的神经内分泌系统维持着血压、血管内容量和盐与水的稳态。交感 - 肾上腺轴、肾素 - 血管紧张素 - 醛固酮系统以及 AVP 通过增强血管收缩和水盐潴留，防止低血压和低血容量的发生。前列腺素类和利尿钠肽通过增强血管扩张和水盐排出防止高血压和高血容量。

- 下丘脑的渗透压感受器对血浆渗透压的增加极为敏感，血浆渗透压高于正常值的 1% 即可感知。AVP 分泌（和渴觉）的阈值是 280 ~ 290 mOsm/kg。即使轻度的脱水也会导致快速的抗利尿反应，且尿渗透压会由 300 mOsm/kg 增至 1200 mOsm/kg，血浆 AVP 水平会由 0 增至 5 pg/ml。血管内容量的降低刺激位于左心房和肺静脉的牵张感受器，通过迷走传入神经引起 AVP 的分泌。

- 血清肌酐反应肌肉产生肌酐和肾清除肌酐之间的平衡，这种平衡依赖于 GFR。肌酐产生率随着肌肉量、体力活动、蛋白质摄入和分解代谢而变化。当这些过程都均衡并且肾功能稳定时，血清肌酐是一个评估 GFR 有价值的指标。血清肌酐与 GFR 之间呈倒指数关系。血清肌酐增长一倍，GFR 减少一半。然而血清肌酐反映肾损伤的敏感性和特异性均有限，以及急性 GFR 减少后肌酐升高延迟，可能限制了其在临床上的应用。

- 由于肾损伤的传统标志物存在广为人知的局限性，近来人们主要感兴趣的是寻找能早期检测肾损伤的新型生物标志物。多个候选标志物目前都在研究阶段，以评估它们的有效性和实际临床应用。由于候选标记物仍处于试验阶段，血清肌酐仍然是诊断临床相关急性肾损伤不完美的金标准。

- 心脏手术后的围术期急性肾损伤 (acute kidney injury, AKI) 的发生率为 20% ~ 25%，术后 AKI 与包括院内死亡率在内的不良预后发生率增高有关。其发生机制复杂且因素较多，可能包括缺血 - 再灌注损伤、炎症级联反应的上调、内皮功能障碍、多源栓塞性损伤以及多种肾毒性物质，例如近期接触的放射性造影剂和心肺转流相关性溶血及合并的血红蛋白尿。

- 所有的麻醉方法和麻醉药物都有降低 GFR、减少术中尿量的倾向，一些药物还能降低肾血流 (renal blood flow, RBF)，但 FF 通常是增加的，这提示由血管紧张素引起的出球小动脉收缩可以限制 GFR 的降低。然而，这些作用与手术应激或夹闭主动脉相比显得微不足道，并且在麻醉苏醒后这些影响常很快消失。尽管肾自身调节能力依然存在（如通常麻醉中的病例），但任何导致低血压的麻醉方法都会由于改变管周毛细血管的静水压梯度，引起尿量减少。

- 在临床上，即使是先前存在中度肾功能不全的患者使用低流量七氟烷进行麻醉也未见有明显肾损害的报道。复合物 A 的产生、生物化学损伤与临床上肾功能障碍之间的关系仍不明确，也未被证实，但是仍应遵守美国食品药品监督管理局 (FDA) 的指南，指南建议应用 MAC 浓度的七氟烷超过 2h 的情况下，新鲜气流量至少要达到 2 L/min，以抑制复合物

要　点（续）

A 生成。无论主动脉夹闭部位在何处，当处理主动脉时 RBF 都会明显下降，可能是由于对肾动脉的直接压迫或肾动脉的反射性痉挛。开放肾上主动脉后，RBF 高出正常（反射性充血），但 GRF 仍为正常的 1/3，并持续 2h。24h 后 GRF 仍为对照值的 2/3。肾小管功能（浓缩能力、保水保钠）显著降低，但尿流量不变。然而，夹闭超过 50min 可引起 GRF 持续抑制和一过性氮质血症（见第 69 章）。

* 仍无有效的干预措施可以预防和治疗围术期 AKI。虽然一些选择性研究和 meta 分析显示多种治疗方法都是有益的（例如非诺多泮、靶向疗法），但是只有阐明这些干预措施作用的较大型试验才能得出有意义的结论。

肾约由 2×10^6 个肾单位组成，每个肾单位由肾小球和肾小管组成，它们排入集合小管。这些肾单位共同作用，使得肾即使在摄入液体和溶质大幅度波动的情况下，仍能维持非常稳定的内环境。它们一起调节血管内容量、渗透压、酸碱及电解质平衡，并排泄代谢和药物的终产物。尿液是经肾小球超滤、肾小管重吸收和分泌后形成的。肾单位还能分泌激素，这些激素与维持体液内环境稳定（肾素、前列腺素、激肽）、骨代谢（1，25-二羟胆钙化醇）及红细胞生成（促红细胞生成素）有关。肾单位的功能与肾的血液供应密切相关（图 23-1）。

肾小球（肾小体）

肾小球由五种不同成分组成：毛细血管内皮细胞、肾小球基底膜、脏层上皮细胞（三者共同组成滤过屏障）、壁层上皮细胞（Bowman 囊）和血管系膜（间质细胞）[1-2]。肾小球是一系列毛细血管袢高度卷曲的血管丛，两端分别与入球小动脉和出球小动脉相连（图 23-2）。

毛细血管内皮细胞能合成一氧化氮和内皮缩血管肽 -1，这两种物质分别通过控制血管舒张和血管收缩来调控肾血流量。基底膜总的横断面约为 350 nm，位于其上层的毛细血管内皮细胞上有许多直径为 70 ~ 100 nm 的窗孔。位于其下层的脏层上皮细胞由具有丝状交错足突的足细胞构成，足突内含有有收缩活性的肌动蛋白丝，足突之间形成 25 ~ 60nm 不等的滤过裂孔。裂孔间覆有裂孔膜，裂孔的大小和通透性随足突的收缩而改变。

肾小管壁层上皮细胞囊围绕毛细血管丛内陷形成肾小囊，在肾小球血管极与脏层上皮细胞相连。肾小囊腔位于脏层细胞与壁层细胞之间，在肾小球尿极形成近端小管，壁层内皮细胞与近端小管的立方细胞相延续。

中心系膜细胞（或称间质系膜细胞）中含有肌动蛋白和肌球蛋白样肌丝，是一类具有众多功能的特殊外膜细胞，其功能包括结构支持、基质合成和吞噬作用。血管活性物质可以导致系膜收缩，例如，血管紧张素 II 限制毛细血管袢的血流，因此系膜细胞能够调节肾小球的有效滤过面积，进而调节肾小球的通透性[3]。

肾小球超滤液的形成

分子必须连续通过内皮细胞窗孔、肾小球基膜和内皮细胞裂孔膜，才能通过血浆与肾小管液体之间的滤过屏障。毛细血管内皮细胞能够限制细胞通过，但基膜可以滤过血浆蛋白。这三层膜都含有带负电荷的糖蛋白，阻止其他带负电荷的蛋白质通过。因此，滤过屏障具有分子大小和电荷选择性[1]。有效半径小于 1.8 nm 的分子（如水、钠、尿素、葡萄糖和菊粉）可以自由滤过，大于 3.6 nm 的分子（如血红蛋白和白蛋白）不能滤过。介于 1.8 ~ 3.6nm 之间的分子是否能够滤过取决于其所带的电荷，阳离子可以自由滤过，而阴离子则不能。患肾小球肾炎时，滤过膜上带负电荷的糖蛋白被破坏，滤过大量带负电荷的蛋白，从而出现蛋白尿。

肾小球超滤作用受 Starling 力平衡机制的支配，调节通过滤过屏障的液体量[4]。肾小球滤过率（GFR）取决于滤过屏障的通透性和推动液体流向肾小囊腔的静水压与将液体保留于血浆中的渗透压之间的净差异：

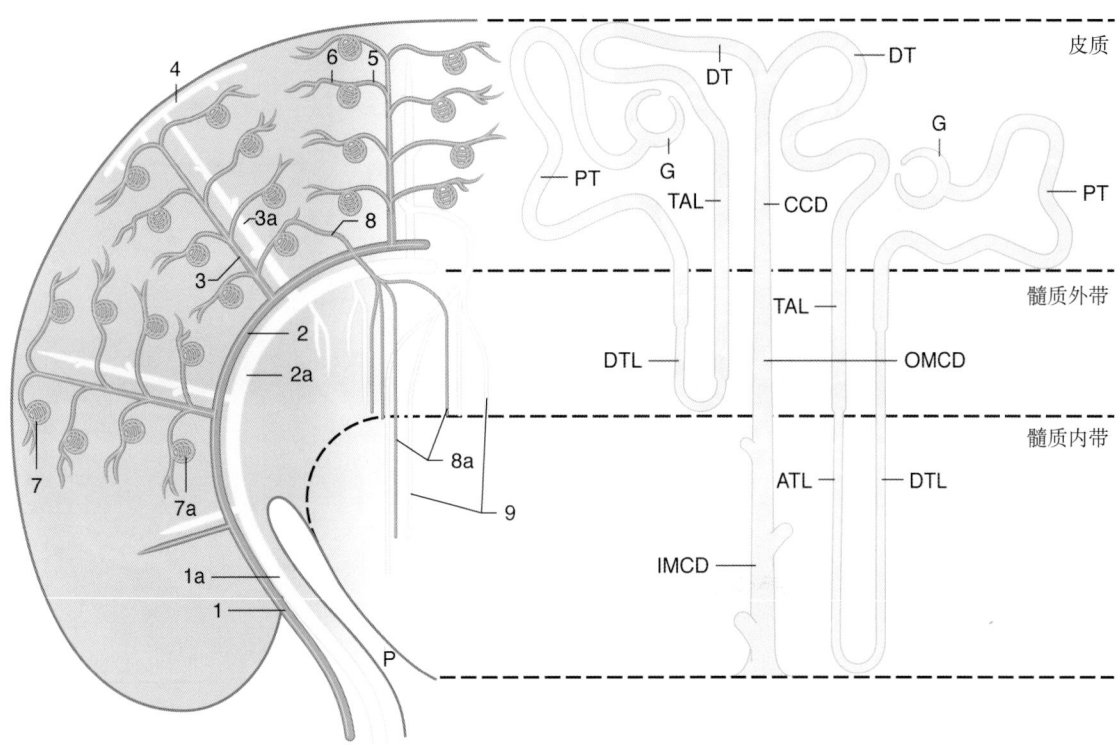

图 23-1 肾的血管系统和肾单位的解剖关系。图的左侧表示肾血管系统分布于内层髓质、外层髓质和皮质。动脉以实线表示，静脉以中空线表示。肾动脉分为叶间动脉 (1)、弓形动脉 (2)、小叶间动脉 (3)。入球小动脉 (5) 在外层皮质 (7a) 发出侧支形成肾小球毛细血管丛，出球小动脉 (6) 形成皮层毛细血管网（未表示）。在近髓区 (7b)，出球小动脉形成直小血管，与长的髓袢 (8、8a、9) 紧密伴行。静脉回流系统包括星状静脉 (4)、小叶间静脉 (3a)、弓状静脉 (2a) 和叶间静脉 (1a)。图的右边代表两个肾单位。左边的肾单位数量众多，位于皮质表层，有短的髓袢。右边的是近髓肾单位，髓袢长，深入内层髓质，形成尿液浓缩所需要的高渗间隙。ATL，髓袢升支细段；CCD，皮质集合管；DT，远端小管；DTL，髓袢降支细段；G，肾小球；IMCD，内层髓质集合管；OMCD，外层髓质集合管；PT，近端小管；TAL，髓袢升支粗段 *(From Kriz W: A standard nomenclature for structures of the kidney, Kidney Int 33:1-7, 1988.)*

$$GFR = K_{uf}\left[\left(P_{gc} - P_{bs}\right) - \left(\pi_{gc} - \pi_{bs}\right)\right] \qquad [1]$$

其中 uf= 超滤，gc= 肾小球毛细血管，bs= 肾小囊腔。

超滤系数 K_{uf} 反映毛细血管通透性和肾小球表面积。肾动脉压决定了肾小球毛细血管的静水压 (P_{gc})，入球小动脉血液流速决定了血浆胶体渗透压 (π_{gc})。快速血流能冲走有效的渗透性分子并降低 π_{gc}，反之亦然。

血管球旁器

血管球旁器为肾小管和肾小球的结构和功能提供了显著的整合作用（图 23-3）。髓袢升支粗段的改良段——致密斑位于肾小球血管极入球小动脉与出球小动脉之间[1]。致密斑细胞是一种化学感受器，能够感受小管液中氯化钠（NaCl）的浓度。入球小动脉紧靠出球小动脉的部分包含一组能够产生肾素的改良平滑肌细胞（颗粒细胞）。小动脉由交感神经纤维支配，内含压力感受器，能够对血管内血压的变化产生反应。肾素促进血管紧张素的合成，而血管紧张素能调节出球小动脉和入球小动脉的张力和GFR（见后述）。血管球旁器与交感肾上腺系统的关系将在后面肾功能的神经内分泌调控部分阐述。

入球小动脉与出球小动脉的调控机制

GFR 的首要决定因素是肾小球滤过压，它不仅依赖肾动脉灌注压，还取决于入球小动脉和出球小动脉张力之间的平衡。入球小动脉压力或血流量下降，或儿茶酚胺、血管紧张素及精氨酸升压素（AVP）浓度下降会导致选择性出球小动脉收缩，从而维持肾小球滤过压（图 23-4A）。计算出的滤过分数（FF）增加可以反映出这一点。FF 是 GFR 与肾血浆流量（RPF）的比值，即 FF=GFR/RPF。高浓度的儿茶酚胺和血管紧张素（不是 AVP）能增加入球小动脉的张力，降低肾小球滤过压（和 GFR），与 RPF 的变化不成比例，从而导致 FF 降低（图 23-4B）。这些机制将在接下来的部分详细阐述。

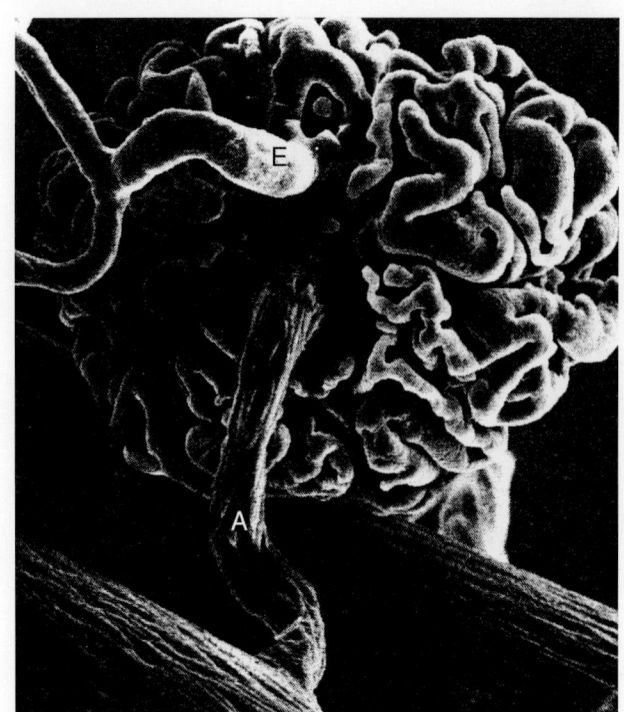

图 23-2 没有肾小囊的肾小球模型显微照片。在左下侧，入球小动脉 (A) 起源于小叶间动脉，进入肾小球形成许多毛细血管祥。在左上侧，出球小动脉 (E) 离开肾小球，发出分支形成小管周毛细血管丛 (放大倍数 ×300) *(From Tisher CC, Madsen KM: Anatomy of the kidney. In Brenner BM, editor: Brenner & Rector's The Kidney, ed 6, Philadelphia, 2000, WB Saunders, pp 3-67.)*

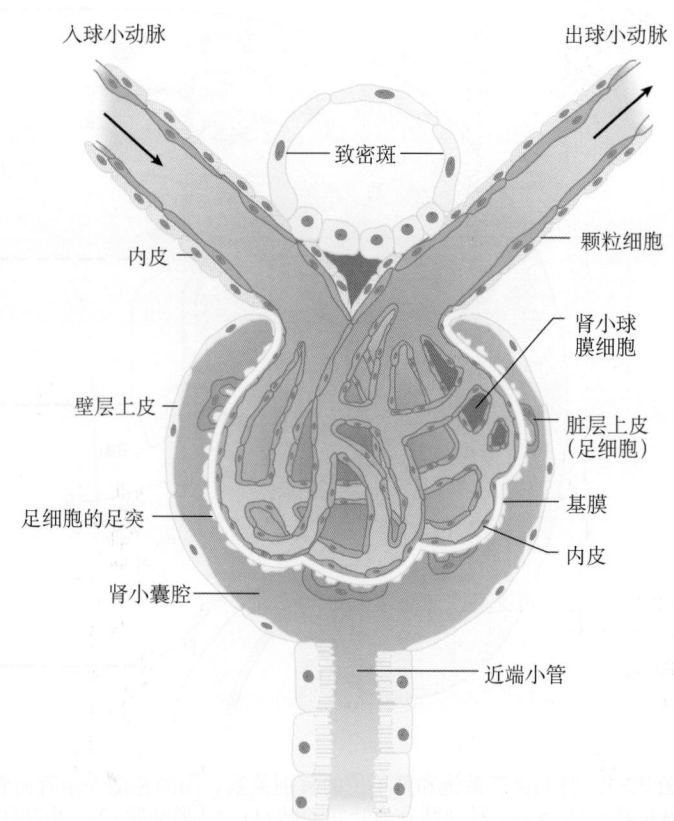

图 23-3 血管球旁器 *(From Stanton BA, Koeppen BM: Elements of renal function. In Berne RM, Levy MN, editors: Physiology, ed 4, St Louis, 1998, Mosby, pp 677-698.)*

球 管 反 馈

球管反馈是肾自身调节功能的重要组成部分[3]。GFR 增加时，远端小管 NaCl 增加，致密斑感受到氯化物浓度增加，引起邻近入球小动脉的颗粒细胞释放肾素，促进血管紧张素合成，继而小动脉收缩，降低 GFR。

球管反馈可以防止急性肾功能不全时的多尿。髓祥升支粗段缺血时，NaCl 重吸收停止，肾小管浓缩尿液的能力丧失，理论上会发生难以控制的多尿。Thurau 和 Boylan[5] 认为流经致密斑的 NaCl 增加可以引起血管紧张素介导的小动脉收缩，从而使 GFR 下降，出现少尿，保持血管内容量，防止机体脱水——即肾前性少尿。

肾自身调节

自身调节功能让肾在动脉血压大幅波动的情况下仍能调节水和溶质平衡。1951 年，Shipley 和 Study[6] 的经典的犬实验证明，动脉血压在 80～180 mmHg 之间变化时肾能维持恒定的肾血流和 GFR (图 23-5)。

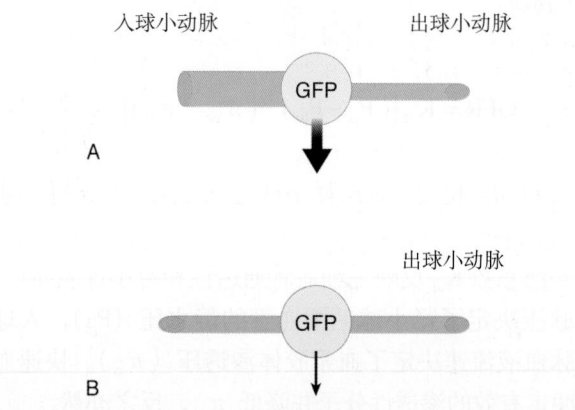

图 23-4 入球小动脉与出球小动脉的控制机制。GFP，肾小球滤过压力 *(From Sladen RN, Landry D: Renal blood flow regulation, autoregulation, and vasomotor nephropathy, Anesthesiol Clin North America 18:791-807, ix, 2000.)*

值得注意的是尿流率并不受肾自身调节功能的影响。与肾小管周围毛细血管静水压密切相关的肾小管对水的重吸收决定了尿流率。无论是控制性降压或不慎引起的低血压都可以导致尿流率下降，只有动脉血压恢复到正常范围，尿流率才能被纠正。

有相当多的证据支持肾自身调节的两种主要机制[3]。

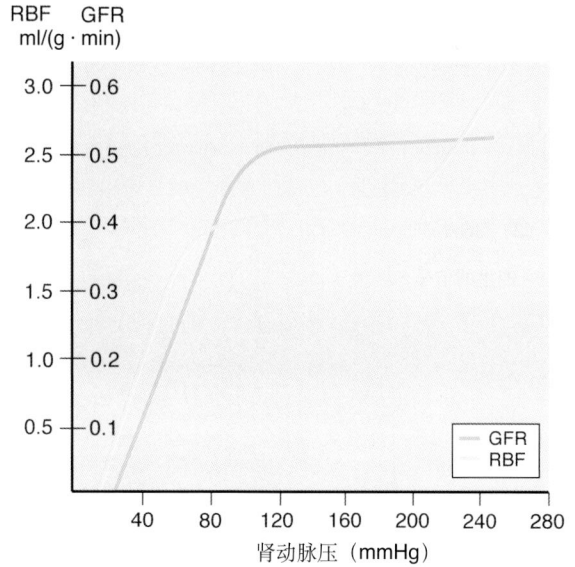

图 23-5 GFR 和 RBF 的自身调节，其基于 Shipley 和 Study 的原始结果 [5]。肾动脉血压在 80 ~ 180mmHg 之间变化时 GFR 和 RBF 保持不变 *(From Pitts RF: Physiology of the kidney and body fluids, Chicago, 1974, Year Book Medical Publishers.)*

肾血管的阻力可能由肾小球入球小动脉的阻力变化进行调节。平均动脉压降低时，肾血管阻力也下降，从而维持 RBF。最合理的解释是肌源性反应（即动脉压升高时小动脉收缩，反之亦然）。由血管球旁器引发的球管反馈也起作用 [3-4, 7]。当动脉压增加超过自身调节范围时，流经致密斑上化学感受器的氯化钠增加，这会引起腺苷三磷酸（ATP）和腺苷刺激腺苷 A_1 受体，从而引发入球小动脉收缩（图 23-6），使 RBF 和 GFR 降至先前水平。动脉压降低时与之相反。局部释放一氧化氮会减弱球管反射，释放血管紧张素 II 时会增强球管反射 [4]。

钙通道阻滞剂可以削弱自身调节，这说明钙依赖机制与自身调节有关，而大多数麻醉药物不会损害自身调节。在慢性高血压时，自身调节会重新设定，而糖尿病患者的肾可能会丧失自身调节。实验证据表明，急性肾衰竭时自身调节会丧失 [8]，这在某种程度上可能是由于过多的一氧化氮释放导致内皮细胞功能不全，因为缺血 - 再灌注损伤激活了诱导型一氧化氮合酶 [9]。在心肺转流（CPB）期间 [10] 和重症脓毒症 [11] 时能观察到 RBF 的压力依赖性，这可能只是由于血压低于自身调节的范围，而不是由于非正常的自身调节。在这些情况下，肾灌注压恢复正常可以改善 RBF，即使是通过血管收缩剂恢复肾灌注压，RBF 也可恢复正常。

肾 小 管

肾小管分为四个不同的部分：近端小管、髓袢、远端小管和连接段。髓袢自身又可以分为直部（近端小管的垂直部分）、降支细段、升支细段和升支粗段。每一个远端小管最终流入集合管，集合管贯穿肾皮质层、外层髓质和内层髓质，在肾乳头处注入肾盂（图 23-1）。

肾单位由两部分组成。皮质肾单位位于外层皮质和中层皮质，数量众多，接受 85% 的 RBF，髓袢较短。它们的出球小动脉流入肾小管旁毛细血管丛。近髓肾单位位于内层皮质，接受 10% 的 RBF，肾小球体积较大，髓袢较长，可直接到达内层髓质 [2]。出球小动脉形成伸长的血管，直小血管与髓袢紧密伴行。尽管直小血管只接受不到 1% 的 RBF，但它们在产生髓质的高渗透性和肾浓缩功能的逆流机制中起重要作用（见后述）。

肾小管重吸收与分泌

肾小管有强大的重吸收水和 NaCl 的能力。肾每天能产生 180 L 不含蛋白质的肾小球超滤液，其中 99% 的水分和 99% 的 NaCl 被肾小管重吸收。

很多其他滤过物可以完全被重吸收，但有些物质，例如葡萄糖，具有肾小管最大重吸收率（肾小管吸收极限量）。肾小管对葡萄糖的重吸收增加的速率等于滤过负荷的速率。如果 GFR 恒定，肾小管葡萄糖重吸收率直接与血糖浓度成正比，一旦血糖浓度超过肾小管吸收极限量（375 mg/dl），葡萄糖不会进一步被重吸收，而产生糖尿，此后，尿糖排出量随滤过负荷的增加而增加。

很多重要的内源性和外源性溶质从毛细血管分泌入肾小管管腔。其中一些物质也有肾小管分泌极限量，例如用于计算 RPF 的对氨基马尿酸盐（PAH）。这会在后面肾功能检测部分讨论。

肾小管不同部位的结构和功能之间存在明显的相关性（图 23-7）。肾小管代谢最为活跃的部分是近端小管、髓袢升支粗段和远端小管第一部分。

图 23-8 描述了一个髓袢升支粗段的肾小管细胞，其包括了重吸收和分泌的所有主要机制。肾小管管腔邻接顶端细胞膜，后者通过紧密连接与邻近细胞相连。从每个顶端细胞膜上突出一配有流量敏感性机械感受器和化学感受器的主纤毛，两种感受器都与控制肾细胞功能和凋亡的钙离子依赖性信号途径相连 [1]。细胞的剩余部分覆以基底外侧细胞膜，后者的两侧都接触细胞外侧间隙，肾小管旁毛细血管位于其基底部。

基底外侧膜上存在大量以蛋白质为基础的主动转

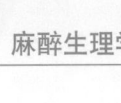
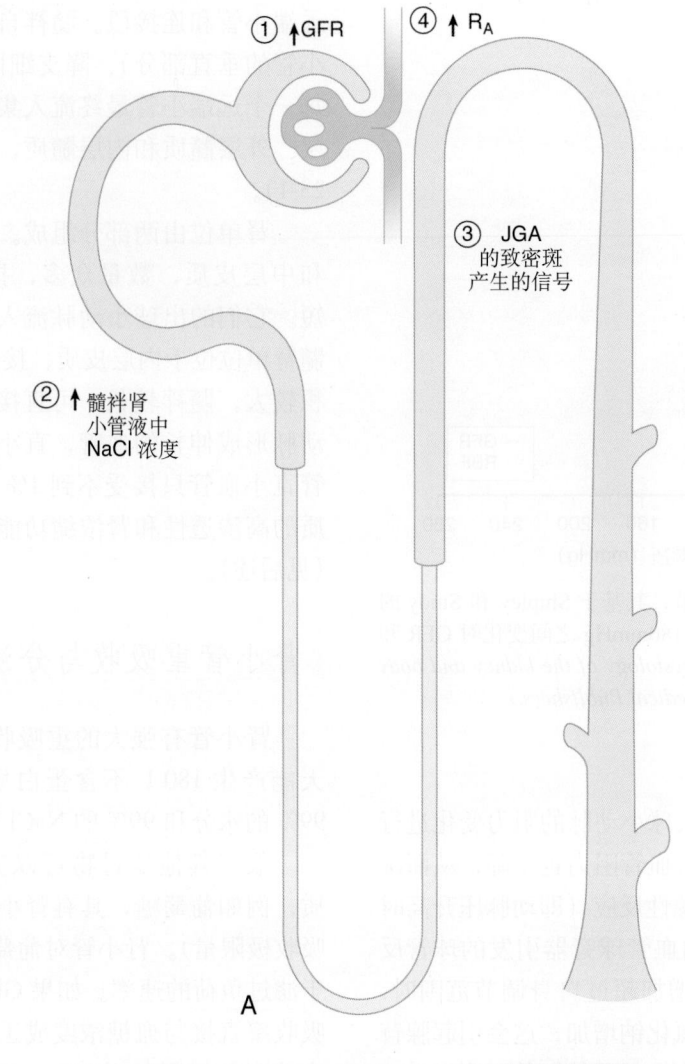

① ↑GFR

④ ↑R_A

③ JGA
的致密斑
产生的信号

② ↑ 髓袢肾
小管液中
NaCl 浓度

A

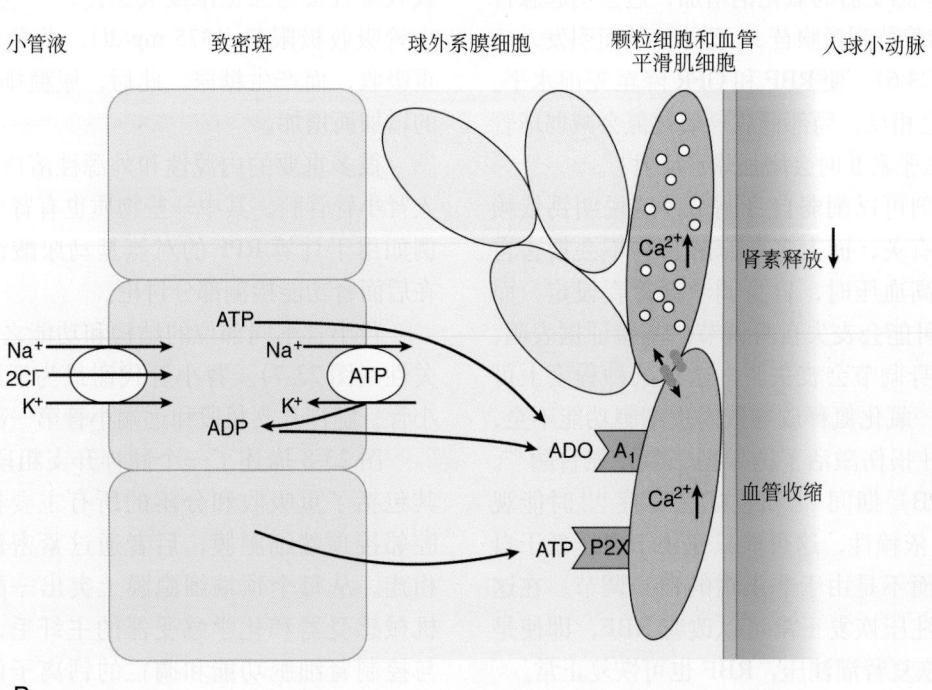

图 23-6　A 和 B. 球管反馈。肾小球滤过率（GFR）的增加：①增加髓袢肾小管液中盐（NaCl）的浓度，位于球旁器（JGA）致密斑改良远端小管细胞上的化学感受器能感受这一变化；②致密斑细胞产生腺苷三磷酸（ATP）和腺苷（ADO），后两者引起入球小动脉收缩，并增加其阻力（R_A）；③这使 GFR 回到之前的水平。GFR 下降则相反 *(From Koeppen BM, Stanton BA: Glomerular filtration and renal blood flow. In Koeppen BM, Stanton BA, editors: Renal physiology, ed 4, Philadelphia, 2007, Mosby, pp 31-46.)*

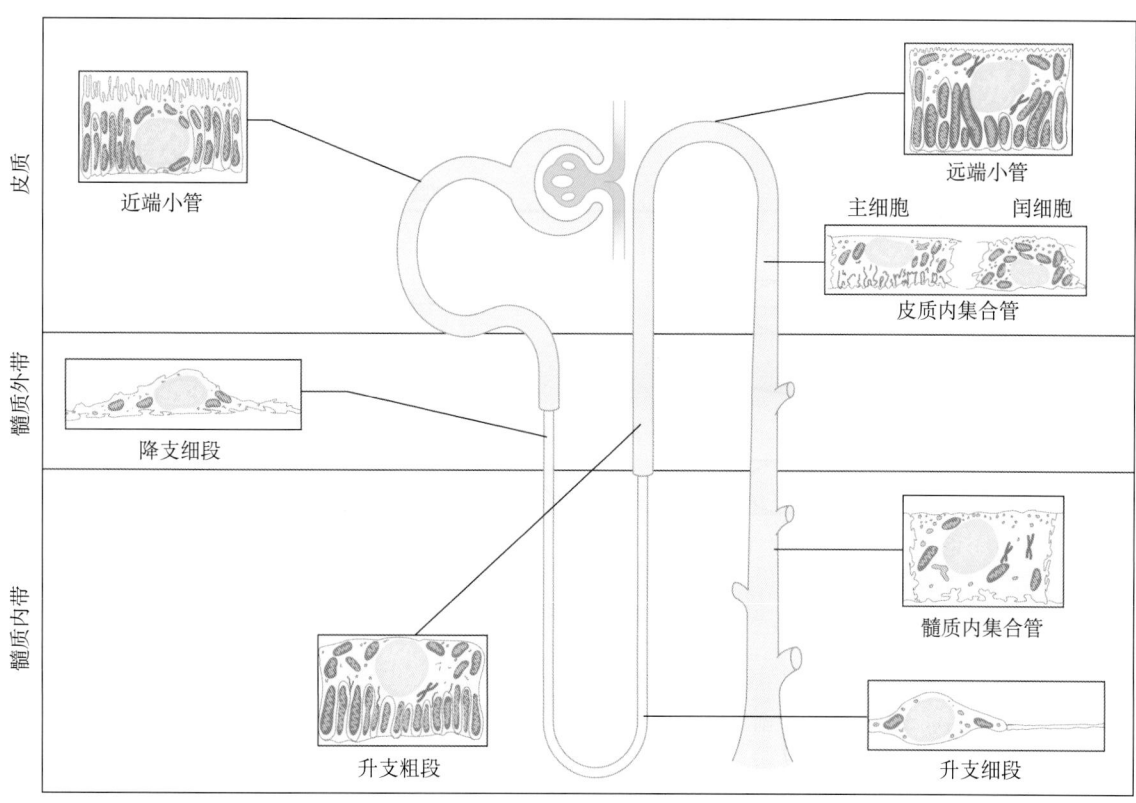

图 23-7 肾小管结构与功能的关系。肾小管代谢最活跃的部分是近端小管、髓袢升支粗段和远端小管第一部分。这些部分的细胞体积较大，其毛细血管表面（基底外侧膜）有很多富含线粒体的陷凹。近端小管细胞的管腔面有刷状缘（顶端细胞膜），而髓袢升支和降支细胞扁平，几乎没有线粒体。远端小管第二部分和集合管本质上介于二者之间，远端小管闰细胞内含有大量线粒体，而主细胞中几乎没有 *(From Stanton BA, Koeppen BM: Elements of renal function. In Koeppen BM, Stanton BA, editors: Renal physiology, ed 4, Philadelphia, 2007, Mosby, pp 677-698.)*

运系统，其中最重要的是位于基底外侧细胞膜的钠 - 钾 - 腺苷三磷酸（钠钾 ATP 酶）系统。它能够逆浓度梯度和电梯度把钠从肾小管细胞泵入组织间液中（及毛细血管中），作为交换把钾泵入小管细胞。细胞内钠浓度的降低有利于从肾小管腔内被动重吸收钠进入细胞。实际上，所有溶质的转运都与钠配对。

沿同一方向将溶质移入或转出细胞的主动转运系统称为同向转运系统，沿相反方向转运溶质的主动转运系统称为逆向转运系统。溶质通过主动或被动机制转运，而水分总是沿渗透梯度被动扩散。

近 端 小 管

通过钠同向转运系统，近端小管第一部分能 100% 重吸收被滤过的葡萄糖、乳酸盐、氨基酸，以及一些磷酸盐[12]。氢离子（H^+）通过 Na^+/H^+ 逆向转运系统与碳酸氢根交换，移入肾小管内，近端小管第一部分对有机阴离子和碳酸氢根的吸收使下游产生相对较高的氯离子浓度，从而促进氯离子被动重吸收。这使得小管液相对于血液而言带正电荷，这能进一步

促进钠从小管液中进入细胞内。

大部分 NaCl 通过顶端细胞膜上的 Na^+/H^+ 和氯化物逆向转运系统被肾小管细胞重吸收。Na^+-K^+-ATP 酶系统将 Na^+ 泵入组织间隙，K^+/Cl^- 同向转运系统将 Cl^- 泵入组织间隙。渗透浓度的升高也使水重吸收。总之，大约 2/3 被滤过的水、Cl^- 和 K^+ 受 Na^+ 重吸收的影响或直接与 Na^+ 重吸收相关而被近端小管重吸收[12]。

近端小管也是很多内源性阴离子（胆盐、尿酸盐）、阳离子（肌酐、多巴胺）和药物（利尿剂、青霉素、丙磺舒、西咪替丁）的重要分泌部位。有机离子之间互相竞争蛋白转运系统，因此，摄入丙磺舒能降低肾小管分泌青霉素并延长其作用时间。慢性肾功不全时有机酸堆积，与呋塞米之类的药物竞争分泌蛋白，因此对袢利尿剂产生明显的"耐药性"。

髓袢升支粗段

髓袢的代谢活性部位是升支粗段，能重吸收约 20% 滤过的 Na^+、Cl^-、K^+ 和 HCO_3^-。只有髓袢降支对水分具有通透性。不透水的髓袢升支粗段主动

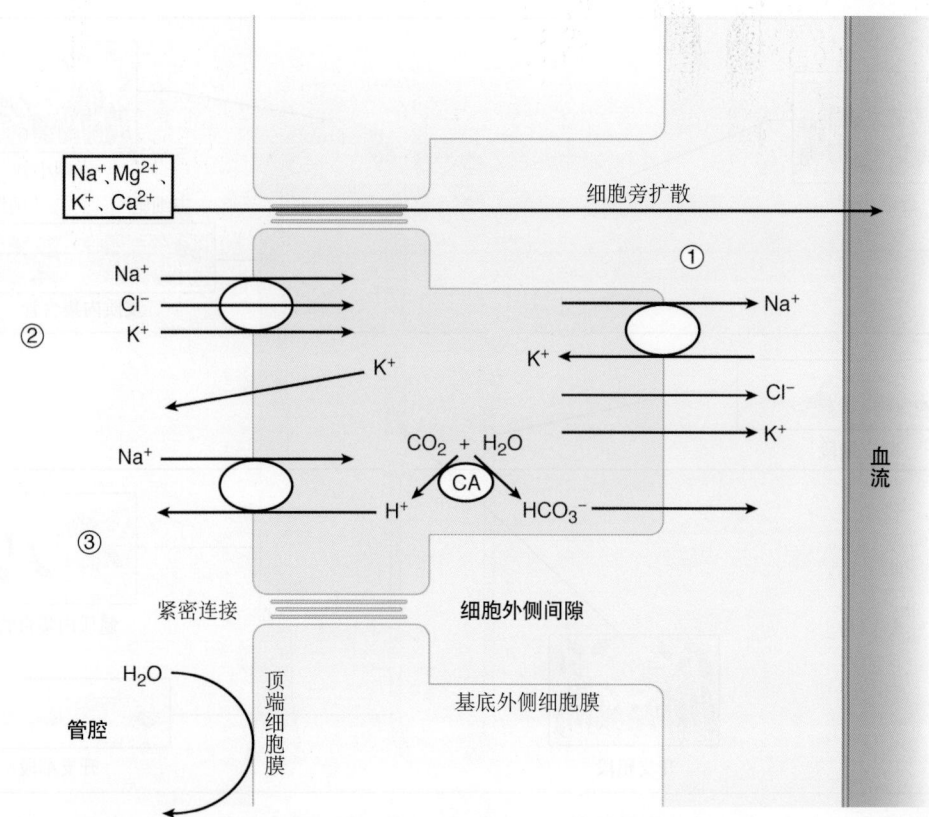

图 23-8　肾小管分泌和重吸收机制。髓袢升支粗段的肾小管细胞具有吸收和重分泌的主要机制。肾小管各部分都具有其中一种或多种机制。最普遍也是最重要的转运机制是位于基底外侧膜上的耗能 Na^+-K^+-ATP 酶泵 (1)，它能逆浓度梯度把 Na^+ 泵入组织间液中，保持细胞内较低的 Na^+ 浓度，利于小管腔内的 Na^+ 通过顶端细胞膜上的 NaCl 同向转运系统移入细胞 (2)，这一过程能产生足够的势能将 K^+ 逆浓度梯度移入细胞。这也是袢利尿剂发挥作用最重要的抑制点。顶端细胞膜上的 Na^+-H^+ 逆向转运系统 (3) 能够重吸收钠，排出 H^+，因此促进 H_2O 与 CO_2 在碳酸酐酶（CA）的作用下发生反应，生成 H^+ 和 HCO_3^-。HCO_3^- 扩散进入毛细血管，因此 Na^+ 的重吸收与 H^+ 的丢失和 HCO_3^- 的重吸收密切相关。转运蛋白在小管腔内产生正电荷环境，可以促进阳离子（如 Na^+、Ca^{2+}、K^+ 和 Mg^{2+}，）利用细胞旁扩散被动通过紧密联接。髓袢升支粗段不具有水通透性，因此小管腔内渗透压浓度进行性下降至小于 150 mOsm/kg（"稀释段"）*(From Stanton BA, Koeppen BM: Elements of renal function. In Koeppen BM, Stanton BA, editors: Renal physiology, ed 4, Philadelphia, 2007, Mosby, pp 677-698.)*

重吸收 Na^+，而水分仍保留在小管腔内。在肾的"稀释段"，小管内液体的渗透浓度可以下降至小于 150 mOsm/kg H_2O。

像近端小管一样，基底外侧膜上的 Na^+-K^+-ATP 酶泵是升支粗段重吸收的动力[12]。Na^+ 通过被动扩散沿浓度梯度从管腔移走。顶端细胞膜上的 Na^+/H^+ 逆向转运系统分泌 H^+ 并重吸收 HCO_3^-。

与 Na^+、Cl^-、K^+（后者逆浓度梯度）重吸收相关的重要的同向转运蛋白系统横贯顶端细胞膜。袢利尿剂的主要作用位点即阻断该系统，抑制 NaCl 在髓袢升支粗段的重吸收。

髓袢升支粗段的氧平衡

肾接受 20% 的心排血量但只摄取相对较少的氧。肾动静脉氧差（avO_2）只有 1.5 ml/dl，然而肾皮质和髓质在血流量、氧供和氧耗方面有明显的不同（图 23-9 和表 23-1）。髓质仅接受 6% 的 RBF，平均氧分压（PO_2）为 8 mmHg。因此，尽管有相对充足的总 RBF，髓质内仍有可能发生严重低氧。髓袢中具有代谢活性的升支粗段（mTAL）尤其敏感[13]。

髓袢升支粗段也可能是肾毒性损伤的部位，肾内血流量受内源性血管活性成分调节。在外层皮质，腺苷作用于腺苷 A_1 受体使血管收缩（而不同于在其他组织内的血管扩张作用）。在深部近髓区，内源性前列腺素和一氧化氮促使血管扩张，最终结果是尽可能直接为髓质区供应更多的血液。抑制前列腺素合成的药物，如非甾体消炎药（NSAIDs）能扰乱这种代偿机制，导致髓质缺血。

应激反应（疼痛、创伤、失血、低灌注、脓毒症、充血性心力衰竭）激活交感肾上腺系统，使肾皮质血管收缩并可能导致肾小管缺血。由于肾相对缺乏

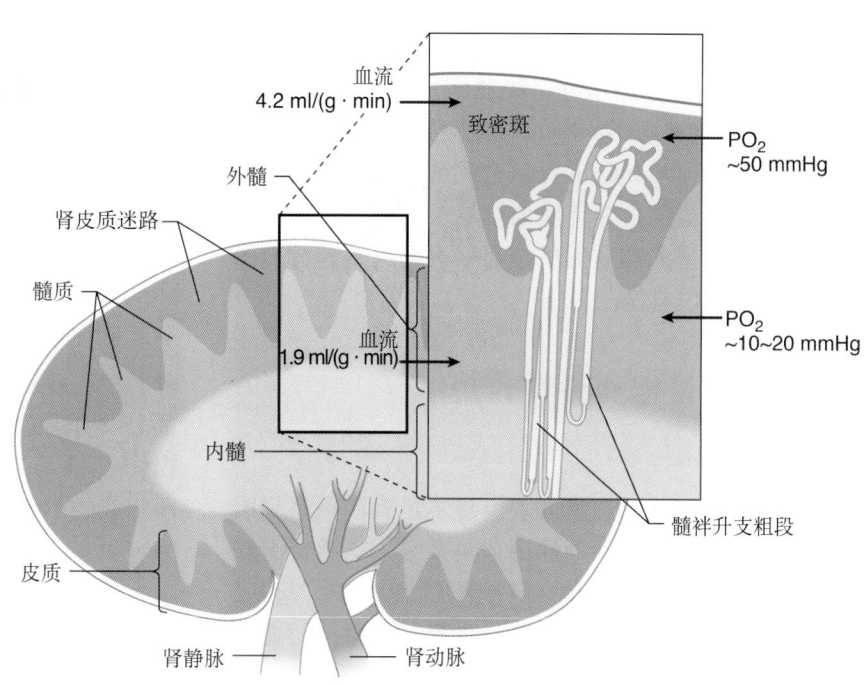

血流 4.2 ml/(g·min)

致密斑

PO_2 ~50 mmHg

PO_2 ~10~20 mmHg

外髓

肾皮质迷路

髓质

血流 1.9 ml/(g·min)

内髓

髓袢升支粗段

皮质

肾静脉   肾动脉

图 23-9 髓质血量不足。为了产生和维持逆流交换以发挥尿的浓缩作用，髓质血流必须缓慢，近髓和髓质区域是低血流区域且组织相对低氧。氧耗高的肾单位部分［如髓袢升支粗段（mTAL）］是发生氧供需不平衡和缺血性损伤的高风险区域 *(From Brezis M, Rosen S: Hypoxia of the renal medulla—its implications for disease, N Engl J Med 332:647-655, 1995.)*

表 23-1 肾血流量在皮质和髓质的分布

	皮质	髓质 *
肾血流量	94%	6%
血流量 ml/(g·min)	5.0	0.03
PO_2 (mmHg)	50	8
O_2 摄取率 (VO_2/DO_2)	0.18	0.79

Data from Brezis M, Rosen S, Epstein F: The pathophysiological implications of medullary hypoxia, Am J Kidney Dis 13:253-258, 1989. PO_2，氧分压；VO_2，氧耗；DO_2，氧供。

* 肾髓质只接受总肾血流量中的一小部分，流速极慢。因此组织氧分压非常低，髓质几乎汲取氧供的 80%，即使总肾血流量或皮质肾血流量有轻度下降也可能导致髓质缺血和低氧

β_2 受体，所以肾上腺素的释放导致血管收缩主要是通过激活 α 受体或血管紧张素。

血流动力学引起肾损伤时，肾低灌注的最初反应是在髓袢升支粗段增加 NaCl 的主动重吸收，这种吸收过程会在低氧供的情况下增加氧耗。随后作为代偿机制，交感肾上腺做出反应，肾皮质血管收缩，使血液重新分布于肾髓质。最终，ATP 储备耗竭，NaCl 主动重吸收停止，这一过程能增加远端小管流经致密斑的液体中 NaCl 的浓度，从而导致血管紧张素的释放和入球小动脉收缩（即球管反馈）。其结果是 GFR 下降，降低了髓质髓袢升支粗段溶质的重吸收和氧消耗，从而有利于肾的氧平衡[13]。

这种假设提示，应用袢利尿剂或多巴胺能药物可以减轻肾小管缺血或中毒。这些药物能抑制髓袢升支粗段对钠的重吸收，因而降低氧耗，改善肾小管的氧平衡。但临床试验未能证实这些药物有明显的肾保护

作用[14-17]。

远端小管和集合管

远端小管的近段在结构和功能上与升支粗段相似。顶端细胞膜上的 NaCl 同向转运系统介导 Na^+ 的重吸收，这里也是噻嗪类利尿剂的作用部位[12]。

远端小管的末段由两种细胞组成，主细胞通过 Na^+-K^+-ATP 酶泵重吸收 Na^+ 和 H_2O 并分泌 K^+，闰细胞通过顶端细胞膜上的 H^+-ATP 酶泵分泌 H^+，重吸收 HCO_3^-。

盐和水重吸收的调节机制

渗透平衡

肾浓缩尿液的能力至少取决于以下三个步骤的相互作用：①由逆流机制和尿素再循环产生高渗的髓质间质；②小管液在髓袢中先浓缩再稀释；③抗利尿激素（现已知为精氨酸升压素，即 AVP）在远端小管后半部分和集合管中增加水分通透性。

由于髓袢的逆流倍增作用，髓质间隙呈现高渗透性，主要机制在于髓袢升支对 NaCl 重吸收而对水分无通透性，使得溶质与水分分离开来（单一效应），从而使髓质间质内 NaCl 的浓度和渗透压升高。水分在髓袢降支可自由透过，沿渗透梯度扩散进入间质，肾小管液体的渗透压在髓袢转折处不断升高。

与近髓肾单位的长髓袢紧密伴行的直小血管通过髓质间质时不断移出水分，吸收溶质，维持渗透压，从而在皮质（300 mOsm/kg）、近髓区（600 mOsm/kg）和深部髓质（1200 mOsm/kg）之间建立了稳定的渗透梯度。尿素的被动再循环能增强这一过程，尿素从内髓集合管扩散进入髓质间质，而后进入远端髓袢，图23-10总结了这一过程。

肾小管的浓缩和稀释作用

低血容量

低血容量引起的细胞外液容量不足激活一系列引起血管收缩和钠潴留的神经内分泌系统：交感肾上腺系统、肾素-血管紧张素-醛固酮轴和AVP。起初，GFR和钠滤过负荷下降，在交感神经系统激活、血管紧张素Ⅱ以及肾血管收缩导致的肾小管周围毛细血管

压下降的共同作用下，近端小管钠的重吸收由66%增加到80%。流入髓袢升支粗段、远端小管和集合管的钠也相应减少，但醛固酮能促进这些部位对钠的重吸收。在AVP的作用下，集合管大量重吸收水分，使尿液高度浓缩（渗透压为600 mOsm/kg），但几乎不含钠（10 mEq/L）。

利尿剂通过冲洗高渗的髓质阻断肾尿液浓缩能力。利尿剂利用渗透效应阻止水分的重吸收（如甘露醇），或在髓袢升支粗段（如呋塞米）和远端小管前半部分（如氢氯噻嗪）抑制NaCl的主动转运。急性肾损伤（AKI）早期的重要临床表现是由于髓袢升支粗段需能的 Na^+-K^+-ATP 酶泵的破坏而导致的尿液浓缩能力丧失。

血容量过多

血容量过多引起的细胞外液容量增加受一系列血

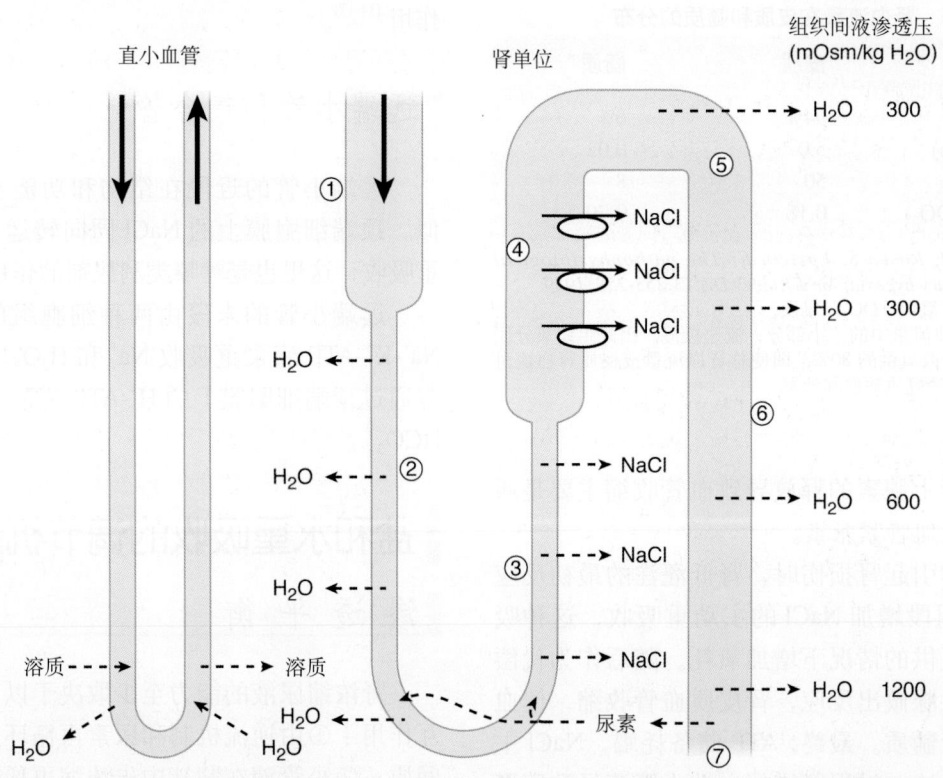

图23-10 肾小管尿液浓缩。近髓肾单位的长髓袢与直小血管紧密伴行。虚箭头代表液体或溶质沿浓度或渗透梯度被动移动，实箭头代表主动转运。(1) 进入近端小管后半部分的肾小管液体与血浆等渗透压（300 mOsm/kg）。在髓袢降支 (2)，水分能迅速扩散进入渗透压不断增高的髓质，并通过直小血管转移，导致肾小管液体渗透压增高。主要是由于NaCl的浓缩，尿素从高渗透性的间质中扩散进入肾小管，进一步增加小管液的渗透压（1200 mOsm/kg）。在髓袢升支细段 (3)，NaCl沿浓度梯度被动扩散进入间质，水分仍保留于不透水的肾小管中，逐渐降低小管液的渗透压。尿素被动扩散进入小管液（尿素的再循环）。在髓袢升支粗段（稀释段）和远端小管的前半部分 (4)，NaCl主动的重吸收加速小管液的稀释，进入远端小管的液体渗透压很低（100 mOsm/kg）。集合管 (5) 中液体的渗透压恢复到与血浆相同（300 mOsm/kg），但其成分与近端小管内液体不同，溶质由大量的尿素、肌酐和其他分泌成分组成。血浆抗利尿激素（ADH）增加能提高皮质和髓质集合管 (6) 对水的通透性，使水分被动扩散进入高渗透压的髓质间质。尽管一部分尿素可以扩散进入髓质，浓缩尿液 (7) 的最大渗透压仍然可以与高渗透压的髓质间质相当，约为1200 mOsm/kg。缺乏ADH时，集合管对水不通透，尿液被稀释 *(From Stanton BA, Koeppen BM: Control of body fluid osmolality and volume. In Koeppen BM, Stanton BA, editors: Renal physiology, ed 4, Philadelphia, 2007, Mosby, pp 715-743.)*

管扩张物质、盐分泌神经肽控制，其中最重要的是心房钠尿肽（artrial natriuretic peptide，ANP）。交感神经系统和血管紧张素 Ⅱ 活性降低以及 ANP 释放的共同作用可以导致 GFR 和钠滤过负荷增加。随着肾小管周围毛细血管静水压不断增加，这些反应引起近端小管对钠的重吸收从 67% 降至 50%。血浆醛固酮浓度的下降使髓袢升支粗段到集合管部分对钠的重吸收能力下降。ANP 分泌或 AVP 缺乏可以降低集合管对水分的吸收，产生富含大量钠（80 mEq/L）的稀释尿液（渗量浓度为 300 mOsm/kg）。

值得注意的是，即使在低血容量的情况下，袢利尿剂（抑制肾小管的重吸收能力）和急性肾损伤（完全损害肾小管的重吸收能力）也可以产生完全相同的尿液分析结果（低渗透压，高尿钠）。

肾功能评估

肾功能的临床指标

尿量

临床上对肾功能的评估仍然主要依赖尿量，少尿（"无尿"）是相对于预期尿量的一种状态，与 GFR 无关。

围术期少尿的定义是尿流量少于 0.5ml/(kg·h)，经常被认为是肾功能不全的标志。但在围术期，少尿几乎不可避免。它可由低血压引起，作为血管内容量不足的（适当的）肾前性反应发生，或是对手术应激的生理反应[18]（见"肾功能的神经激素调节"）。当动脉血压和血管内容量恢复正常水平、术后应激减轻后，肾小管的刺激减弱，尿量恢复正常。

完全性、突发性的尿流中断提示是肾后性梗阻，这种梗阻可以发生在肾盂、输尿管、膀胱、尿道或尿管。如果不是完全性梗阻，即使发生了 AKI，仍会有一定的尿流。

过去，急性肾衰竭的定义是基于尿流率——无尿（0 流量）、少尿（<15ml/h）非少尿（15～80ml/h）或多尿（>80ml/h）。近来，将尿流率与血清肌酐结合起来共同定义 AKI，众所周知的有 RIFLE（风险、损伤、衰竭、丧失、肾病终末阶段）标准[19] 和 AKIN（急性肾损伤网络）标准[20]（表 23-2）。这两种标准都是根据少尿 [<0.5ml/(kg·h) 或 <0.3ml/(kg·h)] 持续时间划分 AKI 的前三级（RIFLE 的风险、损伤、衰竭，AKIN 的第 1、2、3 级）。

现今，关于肾前性少尿是一个独立的可逆的疾病还是 AKI 的早期阶段仍有争议。在一项将少尿作为

AKI 预测指标的研究中，低尿量几乎完全不能（94%的情况下）预测 AKI，而且大部分 AKI 发生之前也没有出现少尿[21]。只有血流动力学不稳定的情况下，少尿才能预测 AKI，而这种情况不包含在 RIFLE 和 AKIN 标准之内。相反，在一项包含 341 例重症患者的前瞻性观察性研究中，根据 AKIN 标准将少尿与血清肌酐升高结合起来诊断，AKI 的发生率从 24% 增至 50%，并且可以更早地诊断 AKI[22]。ICU 中未发生 AKI 的患者死亡率为 1.3%，存在少尿但无血清肌酐升高的患者死亡率为 8.8%，存在少尿并且血清肌酐也升高的患者死亡率为 10.4%，其死亡率随着少尿严重程度的增加和持续时间的延长而增加。

总之，围术期少尿常会发生，但通常为肾前性的。另一方面，没出现少尿并不能排除 AKI，但出现少尿则意味着肾损伤加重。

血尿素氮

尿素是在肝内由氨代谢产物持续合成的。肝脱氨基作用就是将酰胺基（-NH₂）从氨基酸上脱去，转变成氨并进入精氨酸循环，转变成尿素。尿素是一种不带电的小分子，它不与蛋白质结合，很快就会通过肾小球滤过从血液中清除，接着通过肾小管重吸收，所以血尿素氮（BUN）与 GFR 没有直接相关性。

BUN 的正常范围是 5～10 mg/dl。在血清肌酐正常（0.5～1.0 mg/dl）的情况下，BUN 与血清肌酐的正常比约是 10:1。这个比例若升高到大于 20:1，提示肾前性综合征（肾前性氮质血症）。然而当蛋白质分解代谢或尿素氮合成增加时，BUN 会增加，与 GFR 的减少不成比例。血液从胃肠道吸收、皮质类固醇治疗、严重创伤和脓毒症时，这种情况就会发生。相反，当严重营养不良（蛋白质缺乏）影响产物合成或严重肝病（不能将氨合成尿素）时，BUN 可能会很低，容易误解。

表 23-2　急性肾损伤网络（AKIN）定义

AKI 分级	SCr 的变化	尿量
1	>0.3 mg/dl 升到 (15~2) × 基础值	<0.5 ml/(kg·h) ×6h
2	(2～3) × 基础值	<0.5 ml (kg·h) ×12h
3	>3× 基础值 SCr 绝对值 >4.0 mg/dl	<0.3 ml (kg·h) ×12h

Data from Mehta RL, Kellum A, Shah SV, et al: Acute Kidney Injury Network: report of an initiative to improve outcomes in acute kidney injury, Crit Care 11:R31, 2007.
AKI，急性肾损伤；SCr，血清肌酐

血清肌酐

血清肌酐反应出肌肉产生肌酐和肾清除肌酐之间的平衡，这种平衡依赖于 GFR。肌酐产生率随着肌肉量、体力活动、蛋白质摄入和分解代谢而变化。当这些过程处于平衡状态并且肾功能稳定时，血清肌酐是一个评估 GFR 有价值的指标。

血清肌酐与 GFR 之间呈倒指数关系。血清肌酐增长一倍，GFR 减少一半。血清肌酐从 0.8mg/dl 升至 1.6 mg/dl 时，可能不会引起过多的关注，但它却说明 GFR 减少了 50%。当血清肌酐从 4mg/dl 升至 8 mg/dl 时，也代表 GFR 减少了 50%，此时已形成了肾功能不全（图 23-11）。

血清肌酐较基础水平的增加值可用来判定 RIFLE 和 AKIN 标准定义的 AKI 前三个阶段（分别为基础值 ×1.5、2 ~ 3 和 > 3）[19-20]。AKIN 标准非常重视血清肌酐的轻度增加，血清肌酐升高只要 >0.3mg/dl 即为 AKI 的第 1 阶段。事实上有证据表明，该指标可以单独预测 AKI 的预后（住院时间、透析率、死亡率），它和全部的 AKIN 标准一样准确[23]。

血清肌酐作为 GFR 指标的局限性　血清肌酐通常用 Jaffé 反应来测定，这是一个基于肌酐和碱性苦味酸结合会变成红色的呈色反应。它也可以结合其他正常产生的色原物，比如葡萄糖、蛋白质、酮类和抗坏血酸，当肾功正常时，这些占总反应的 14%，血清肌酐水平升高时会明显减少。酮症酸中毒、巴比妥类和头孢类抗生素可能使血清肌酐水平假性升高近 100%，西咪替丁和甲氧苄啶会阻碍其从肾小管分泌。N- 乙酰半胱氨酸是一种抗氧化剂，作为有肾保护作用的药物被提倡用于肾病[24]，能降低血清肌酐水平，这可能是它对肾功能有明显益处的部分原因[25]。

由于血清肌酐与 GFR 之间为非线性关系，当 GFR 大于 50 ml/min，血清肌酐的浓度不会超过正常范围，GFR 在此水平之上可能发生大幅度下降，但血清肌酐值不会相应增加。肌酐生成率对于特定个体来讲是相对恒定的，但是会随着肌肉量、分解速率、体力活动和蛋白质摄入发生变化[26]。恶病质患者肌肉量少，肌酐的产生很弱，以至于即使 GFR 小于 25 ml/min，血清肌酐水平仍然保持"正常"（<0.9 mg/dl）。

GFR 随着年龄的增长逐渐下降，健康 20 岁个体 GFR 是 125 ml/min，80 岁（或者有动脉硬化的 60 岁个体[25]）时下降到 60 ml/min（见第 80 章）。由于此时 GFR 仍大于 50 ml/min，因此血清肌酐浓度不能反映年龄的影响。这说明 20 岁和 80 岁的个体有着相同的血浆肌酐水平，都在正常范围内，但年老患者与年轻

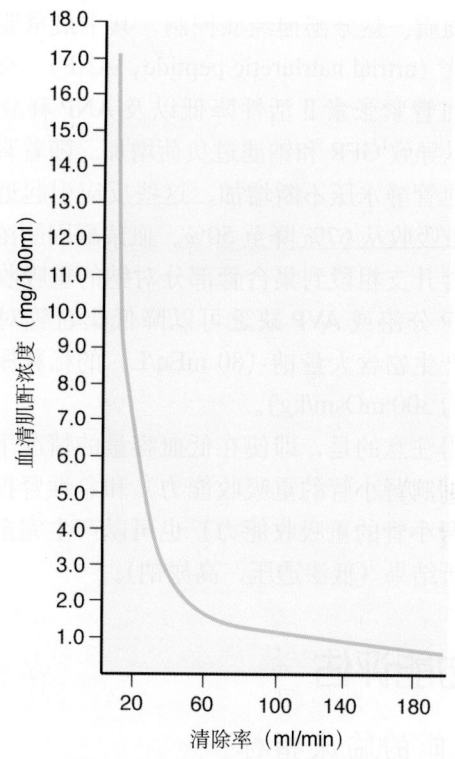

图 23-11　血清肌酐和肾小球滤过率间的关系。血清肌酐和肌酐清除率所测得的 GFR 呈倒指数关系。血清肌酐增长一倍，GFR 减少一半。在 GFR 低于 60 ml/min 以前，血清肌酐轻度增加，GFR 相对大幅度降低；当 GFR 继续降低，血清肌酐则大幅度增加 *(From Alfrey AC, Chan L: Chronic renal failure: manifestations and pathogenesis. In Schrier RW, editor: Renal and electrolyte disorders, ed 4, Boston, 1992, Little, Brown, p 541.)*

患者相比，GFR 和肾储备下降一半。

肌酐可溶于水，自由分布于全身体液中，输液或大手术后的液体潴留使全身总体液量增加 10% ~ 15%，肌酐被稀释。术后第一天的血清肌酐浓度常常低于基础值（例如，从 1.2mg/dl 降到 0.9 mg/dl）。之后，液体流通和利尿引起全身水总量减少时，肌酐值会增加（例如，从 0.9mg/dl 升到 1.2 mg/dl）。这不一定提示急性肾损伤和 GFR 下降，而只是代表血液浓缩和再次回至基础值。

稳态时，血清肌酐浓度代表肌酐生成率和肌酐清除率之间的平衡，肌酐生成率取决于肌肉量和代谢活动，而清除率取决于（并反映出）GFR。但当 GFR 快速变化时，血清肌酐就不是反映 GFR 的可靠指标了[26]。

一些干预措施能清楚地说明这一点，如肾上腹主动脉阻断会引起肾血流量、GFR 和尿肌酐排泄的突然中断，但测量出的血清肌酐值可能还在基础水平，数小时内不会检测出升高。之后只要肌酐生成率超过清除率，血清肌酐就会持续升高。由于动脉开放后 GFR 恢复至基础值需要 48h，所以术后即使 GFR 正在恢复，血清肌酐值仍有可能升高[28]。已经出现少尿型急

性肾衰竭时，血清肌酐与肌酐生成率直接成正比，后者在 GFR 持续较低时仍能大幅度变化。

半胱氨酸蛋白酶抑制剂 C

人们对于确定更可信的、能更早反映出 GFR 变化的内源性血浆标志物很感兴趣，尤其急性肾损伤时[29]。其中一个引人注意的指标就是半胱氨酸蛋白酶抑制剂 C（一种半胱氨酸蛋白酶抑制剂），它由所有的有核细胞恒速释放入循环。它被肾小球完全滤过，肾小管上皮细胞既不分泌也不产生半胱氨酸蛋白酶抑制剂 C，因此它的血浆水平与血清肌酐和 GFR 有密切关系[30]。但血清半胱氨酸蛋白酶抑制剂 C 与肌酐不同的是，它不受肌肉质量、年龄或者性别这些非肾性因素的影响。在一定的临床条件下，半胱氨酸蛋白酶抑制剂 C 似乎是对低 GFR 更精确的指标[31-32]。由于半胱氨酸蛋白酶抑制剂 C 的半衰期短（约 2h），可以推测 GFR 发生急性变化后，半胱氨酸蛋白酶抑制剂 C 的升高比血清肌酐更快。事实上有证据表明，评估 GFR 时血清半胱氨酸蛋白酶抑制剂 C 优于肌酐[33-34]。

但更新的研究显示，多种人体测量指标与吸烟、炎症反应（C 反应蛋白升高）、类固醇药物和免疫抑制治疗一样，都会影响半胱氨酸蛋白酶抑制剂 C 和 GFR 之间的关系[35-36]。因此半胱氨酸蛋白酶抑制剂 C 仍是一种研究性的标志物，还没被作为血清肌酐的补充而应用于临床实践中。

肾小球滤过率的评估

估算 GFR 值

临床研究中，从种群研究中得到的基于血清肌酐的数据图常被用于估算肾小球滤过率估计值（estimated GFR，eGFR），因此避免了定时收集尿液的必要。

Cockroft –Gault 公式

Cockroft–Gault 公式是利用年龄、体重、血清肌酐浓度和性别得出的公式。

$$eGFR（ml/min）=（140-年龄）× 体重（kg）/（血清肌酐 ×72）\quad [2]$$

对女性，结果要乘以 0.85 以便得到衍生 GFR。

在这个算式中，体重可能会改变得出的 GFR 值。在肥胖或水肿患者中，其总体重远大于用于推测肌酐清除率的瘦体重，这样就会过高估计 GFR。在恶病质患者中，其瘦体重很低，肌酐生成少，血清肌酐常低于 1.0 mg/dl，也会高估真正的 GFR。Robert 等[38]结合理想体重，调整了 Cockroft-Gault 方程式，使用理想体重并且将血清肌酐纠正至 1.0 mg/dl（如果低于 1.0 mg/dl）。经过这一调整，他们发现，在血流动力学平稳的患者中，与 30min 或 24h 肌酐清除率相比，单次测得结果与菊粉清除率更相关。

肾病饮食改良（MDRD）公式

此公式基于一项名为肾病饮食改良的研究，其优点是无需考虑患者体重[39]。

$$eGFR（ml/min）=175× 血清肌酐^{-1.154}× 年龄^{-0.203}\quad [3]$$

女性得出的 eGFR 要乘以 0.742，黑人患者要乘以 1.212。

MDRD 算出的 eGFR 是美国肾病基金会对慢性肾病（chronic kidney disease，CKD）[40]（表 23-3）进行分期的依据。在一项重大研究中，120 万名未经透析或肾移植的成年 CKD 患者中，年龄标准化后的全因死亡率、心血管事件和 CKD 进展期的入院率呈指数增加[41]（表 23-4）。在心脏手术中，术前为 3、4 或 5 期 CKD 的患者，其围术期死亡率的 OR 分别为 1.18、2.23 及 4.39[42]。

需特别说明的是，当肾功能迅速变化时，基于血清肌酐得出的 eGFR 与血清肌酐本身一样存在局限性（见上文）。

肾清除率的测定技术

清除率是测定 GFR 最常用的技术，它利用主要由肾小球滤过，并且不经肾小管分泌和重吸收的化合物[43]。以 Fick 原理为依据，肾排出 x 物质的数量等于动脉供应的量减去静脉回流中的量：

$$排出量_x = 供应量_x - 回流量_x \quad [4]$$

因此

$$供应量_x = 回流量_x + 排出量_x \quad [5]$$

流经肾的 x 物质的量等于动脉血浆浓度（Pa_x）和 RBF 的乘积。从肾回流的量等于静脉血浆浓度（Pv_x）和 RBF 的乘积。x 物质的尿排泄率等于尿浓度（U_x）与尿流率（ml/min）（V）的乘积，因此：

$$(Pa_x \times RBF) = (Pv_x \times RBF) + (U_x \times V) \qquad [6]$$

然而，实际中 RBF 和静脉回流率无法测量。肾从血浆中清除 x 物质用清除率的概念来表示。清除率（clearance，C）是指单位时间内肾完全清除 x 物质的血浆量（ml/min）。这一术语定义 x 物质的尿排泄率与其肾动脉血浆浓度相等：

$$Pa_x \times C = U_x \times V \qquad [7]$$

如果假设 x 物质的肾动静脉血浆浓度相同，x 物质的清除率可以通过尿样、上肢静脉血样和尿流率计算得出：

$$C_x = U_x \times Pa_x\ /\ V \qquad [8]$$

表 23-3　慢性肾病的阶段

CKD 分级	eGFR [ml/（kg·1.73m²）]	描述
1	>90	正常 GFR 的肾损伤
2	60～89	GFR 轻度下降
3	30～59	GFR 中度下降
4	15～29	GFR 严重下降
5	<15	肾衰竭

Data from Levey AS, Coresh J, Balk E, et al: National Kidney Foundation practice guidelines for chronic kidney disease: evaluation, classification, and stratification, Ann Intern Med 139:137-147, 2003.
CKD，慢性肾病；eGFR，肾小球滤过率估计值；GFR，肾小球滤过率

菊粉清除率

菊粉是一种无活性多聚果糖，它能够完全被肾小球滤过，而肾小管不能对其进行分泌和重吸收。可以用每分钟被清除的菊粉的血浆毫升数来表示 GFR（ml/min）。静脉给予负荷剂量的菊粉 30～50 mg/kg，然后持续输注，以维持稳定的血浆浓度（15～20 mg/dl）。通常用空气冲洗清除膀胱中的尿液。进行精确定时的尿液收集（可以短至 30 min 内）后，测量血浆和尿中菊粉的浓度（U_{IN}，P_{IN}），并计算菊粉清除率（C_{IN}）：

$$GFR = C_{IN} = U_{IN} \times V/P_{IN} \qquad [9]$$

菊粉清除率的正常值男性为 110～140 ml/（min·1.73m²），女性为 95～125 ml/（min·1.37m²）。

尽管菊粉清除率是测定 GFR 的"金标准"，但由于其精密的测定十分费力且对细节的要求过分严格，此方法很少用于临床。测定期间血糖的较大变化可干扰其测定。菊粉化验非常耗费时间，而且由于需求很少，其供应也缺乏。因此，虽然菊粉达到了一个理想滤过标志物的所有标准，但其反映 GFR 时的精确性无法直接评价，只能靠推断。同一个体在两个不同时间测得的菊粉清除率不同，估计变异性为 20%；而测定两个不同个体时变异性可能为 40% [43]。

碘酞钠是一种放射性造影剂，曾用来代替菊粉，在急性肾损伤时它便于更准确地评估 GFR 的迅速变化 [44]。

肌酐清除率

肌酐是磷酸肌酸代谢的内源性终产物，通常以恒定的速度由肌肉组织生成，再由肾以与菊粉相似的方式进行处理（图 23-12）。因此，肌酐清除率（C_{Cr}）是

表 23-4　CKD 的阶段对死亡率和发病率的影响*

EGFR ml/（kg·1.73 m²）	所有原因引起的死亡（每 100 人年）	心血管事件（每 100 人年）	住院（每 100 人年）
>60	0.76	2.11	13.54
45～59	1.08	3.65	17.22
30～44	4.76	11.29	45.26
15～29	11.36	21.80	86.75
<15	14.14	36.60	144.61

Data from Go AS, Chertow GM, Fan D, et al: Chronic kidney disease and the risks of death, cardiovascular events, and hospitalization, New Engl J Med 351:1296-1305, 2004.
eGFR，肾小球滤过率估计值。
* 对 112 万名患有 CKD 但没经过透析或肾移植的患者进行风险分析。所有数据都经年龄标准化

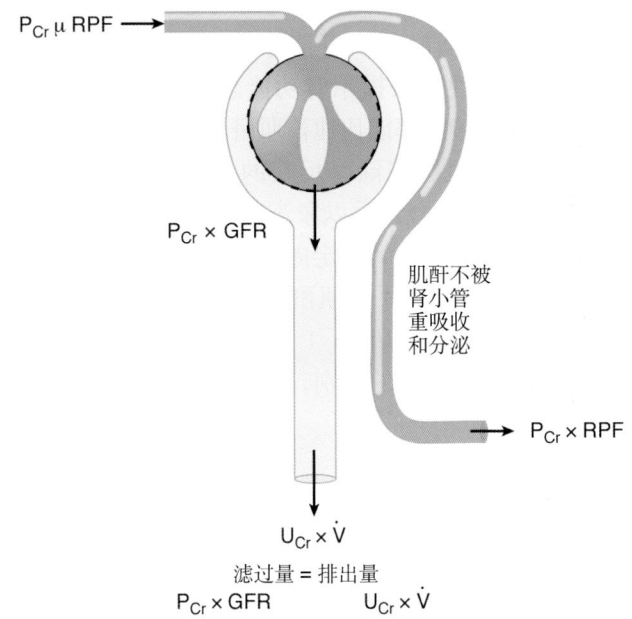

图 23-12 肾对肌酐的处理。肌酐被肾小球自由滤过，通常其被肾小管分泌或重吸收的量可以不计。因此滤过的肌酐量等于尿中排泄的肌酐量。更详细的说明见正文。P_{Cr}，血浆肌酐浓度；RPF，肾血浆流量；U_{Cr}，尿中肌酐浓度；$\dot{V}$，尿流率 *(From Koeppen BM, Stanton BA: Glomerular filtration and renal blood flow. In Koeppen BM, Stanton BA, editors: Renal physiology, ed 4, Philadelphia, 2007, Mosby, pp 31-46.)*

简单廉价的床边评估 GFR 的方法。单次血样的采集是在严格计时尿收集过程的中点进行的，尿和血浆肌酐（U_{Cr}、P_{Cr}）及以 ml/min（V）为单位的尿流率用来计算 GFR：

$$GFR = C_{Cr} = U_{Cr} \times V / P_{Cr} \qquad [10]$$

肌酐清除率在追踪 GFR 的迅速变化方面的精确程度要远高于单独应用血清肌酐，因为 GFR 的变化会立即改变肌酐的排泄率，即方程式的分子 $U_{Cr} \times V$。

以往认为需要持续收集尿液（12 ~ 24h）才能消除自主排尿后残留于膀胱颈处的尿液引起的误差，这一观念限制了肌酐清除率的应用。这项操作冗长麻烦，并且当肾功能快速变化时它就不准确了。例如，从开始到 24h 尿液收集结束，血清肌酐从 1mg/dl 增加到 2mg/dl，在尿液收集过程的中点计算出的血清肌酐清除率可能会掩盖真实 GFR 的快速降低。

对尿收集的精确计时是关键点，而不是尿收集的持续时间[45]。如果通过利尿而使尿流顺畅并且注意排空膀胱，那么 1h 的尿收集和 24h 尿收集的肌酐清除率差别不大。在插尿管的患者中，当尿流量多于 15ml/h 时，2h 尿收集和 22h 尿收集所测得的肌酐清除率具有

相同的价值[46]。在前面的例子中，24h 的开始 2h 和最后 2h 测得的 2h 肌酐清除率可以真实的反应 GFR 减半［血清肌酐加倍（从 1mg/dl 增加到 2mg/dl）代表 GFR 减半］。对于重症患者，精确的短时尿收集的系列测定可以密切追踪 GFR 的变化（图 23-13 至图 23-15）。对于创伤患者，在术后 6h，即使没有少尿症状，1h 肌酐清除率低于 25ml/min 仍可预示术后急性肾衰竭的发生[47]。

肌酐清除率在正常范围内有较大波动。Tobias 等[45]报道健康人在 5 年中的肌酐清除率可在 88 ~ 148 ml/min 范围内变动，血清肌酐在 0.9 ~ 1.5 mg/dl 范围内变动。而且也有昼间变异，下午值较高，其改变最高可超过平均值的 25%[48]。应注意在每天同一时间获取短时尿收集的肌酐清除率，以减少这种昼间变异对结果的影响。"正常"肌酐清除率与体表面积和体重相关，因此在恶病质或水肿患者中测得的结果会有较大波动。

即使已认真避免收集尿时可能发生的错误，肌酐清除率的使用仍有诸多限制。首先有许多肌酐测量本身引起的局限性（见前文）。与菊粉不同，大约 20% 的肌酐由近端小管分泌，因此肌酐清除率会过高估计 GFR，肌酐清除率和菊粉清除率之比为 1.2:1。当 GFR 减少时，肾小管分泌肌酐增加。当 GFR 低于 40 ml/(min·1.73m²) 时，肌酐 - 菊粉清除率之比可能会达到 1.81:1 ~ 2.51:1[49]。在肾功能正常的患者中，由 Jaffé 反应引起的对 GFR 的过低估测可与肾小管肌酐分泌造成的对 GFR 的过高估测相抵消，肌酐清除率可以合理反

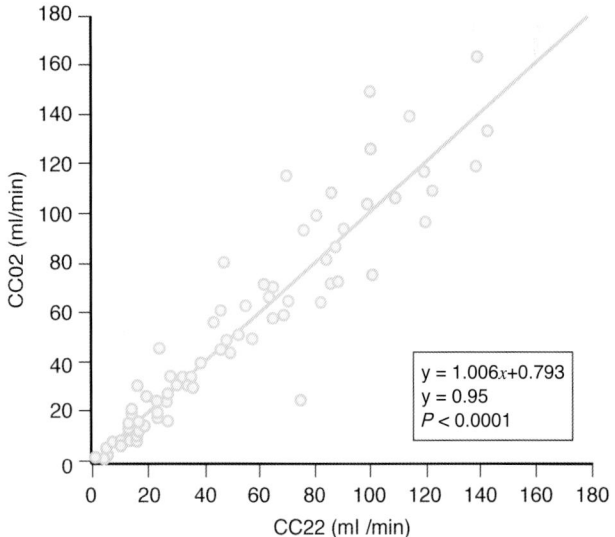

图 23-13 肌酐清除率：2h 和 22h 的值。由 2h 和 22h 尿收集所估测的肌酐清除率密切相关。CC02，2h 尿收集；CC22，22h 尿收集 *(From Sladen RN, Endo E, Harrison T: Two-hour versus 22-hour creatinine clearance in critically ill patients, Anesthesiology 67:1013-1016, 1987.)*

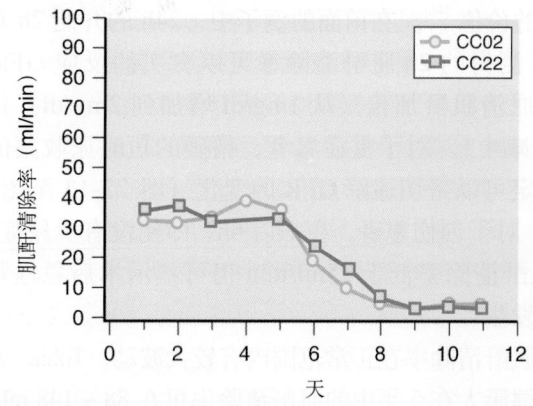

图 23-14　新发病的急性肾衰竭。在 ICU 逐渐发展为急性肾衰竭的患者，2h (CC02) 和 22h (CC22) 尿收集所测得的肌酐清除率均呈指数下降。但是，2h 尿收集要比 22h 尿收集的数据更容易获得

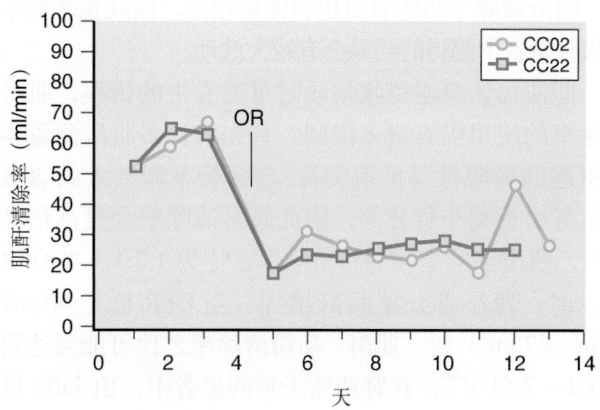

图 23-15　肾血运重建。肾血管性高血压和肾功能不全的患者入 ICU 进行术前监测和稳定病情。患者完成双侧血管成形术并由手术室返回后，发生明显的肾功能下降。这些改变通过 2h(CC02) 和 22h(CC22) 肌酐清除率均很好地反映出来

映 GFR。但是，广泛使用的药物，如甲氧苄啶、H₂ 受体拮抗剂和水杨酸盐等会抑制肾小管分泌肌酐，可能增高血清肌酐，降低肌酐清除率。当血清肌酐水平非常高时，肌酐会排泄至肠道，并通过肠道进行肾外代谢。

　　由于这些限制，单独应用肌酐清除率测定不能揭示早期肾功能不全。但是，对肌酐清除率的连续测定可以为肾功能的改变及其预后提供有益的临床指导。术前肌酐清除率可做为基础值与手术后的变化进行比较，并对有效肾储备做出准确判定。在术后，每日测定肌酐清除率对指导经肾排泄的存在潜在肾毒性的氨基糖苷类抗生素（庆大霉素、妥布霉素、阿米卡星）和钙调磷酸酶拮抗剂（环孢素和他克莫司）的剂量是很有帮助的。因为在血清肌酐升高到超过正常范围之前，GFR 可能下降至不到正常的 50%，观察到的肌酐清除下降可能会允许我们在药物的肾毒性发挥作用和

药物进一步蓄积之前对这些药物的剂量进行下调。

　　当 GFR 降低时，肌酐清除率的变异性亦减小。事实上，变异性丧失提示肾功能恶化。如果 GFR 快速下降，肌酐清除率能比血清肌酐更早、更迫切地提示医生，因为肌酐清除率反映的是肌酐排泄的速度[即尿液中的肌酐含量乘以尿流率（U_{Cr} × V）]。肌酐清除率和菊粉清除率间的定向改变显示出很好的一致性[49]。在低 GFR 水平，肌酐 - 菊粉清除率之比可高达 2 : 1（例如 12 ml/min : 6 ml/min），这在临床处理上不会引起实际上的差别。

血浆清除率

　　测定一种完全由肾小球滤过的物质的消失率（血浆清除率）是测量 GFR 的另一种方法，这种方法没有必要收集即时尿液。它涉及静脉输注负荷量和（或）输注标志物，接着要测量多次血浆水平以计算它的消失率。这种方法依赖于标志物的稳态血浆浓度，而这在 GFR 迅速变化时很难达到[44]。

　　有很多标志物被采用，包括非放射性菊粉和碘肽酸盐，还有放射性同位素，如 Cr^{51}- 乙二胺四乙酸（EDTA）、Tc^{99m} - 二乙烯三胺五乙酸（DTPA）和 I^{125}-碘酞酸盐。放射性同位素利用辐射衰减测量，在快速评估 GFR 上显示出很好的前景。

肾小管功能试验

　　肾小管功能试验主要测定尿浓缩能力和对钠离子以及尿素的处理能力。这些检测方法可区分少尿是由脱水（肾前综合征）所致，还是肾小管损伤（如急性肾小管坏死）所致。

　　肾前性少尿时，肾小管功能不仅得到保存，而且被激活以保留盐和水，生成低钠性浓缩尿。除了难治性肾前状态异常，例如重症脓毒症和晚期肝衰竭外（见后述），血流动力学状态恢复正常能逆转少尿和肾小管活动。强利尿剂的使用可能会超过肾小管的保钠作用，导致高盐的稀释尿（利钠作用），这不容易与急性肾小管坏死区分（见后述）。在这种情况下，尿素处理的分析是肾前状态的可靠指标。但是当血管内血容量不足足够严重时，即使使用低剂量多巴胺这样的利尿药物，肾小管保钠和尿中低盐可能还会持续[50]。

　　在发生急性肾小管坏死后，其浓缩和保钠能力丧失，导致尿液稀释和尿液高盐，且肾血流正常后也无法恢复。但是，在非少尿型肾衰竭（在临床中约 75% 的急性肾小管坏死病例属于此型[51]），肾小管功

能的改变与肾前综合征区分不明显。

尿浓缩能力

尿浓缩能力是肾小管功能的一项敏感性指标。在肾前状态，尿渗透浓度明显增加。在急性肾小管坏死血清肌酐和血液尿素氮（BUN）增加前，尿浓缩功能可能已经丧失了 24~48h。

尿 - 血浆渗透浓度比

肾小管对脱水和低血容量的正常反应是浓缩尿液并增加尿渗透压至大于 450 mOs/kg，正常血浆或血清的渗透压是 280~300 mOs/kg。因此尿 - 血浆渗透浓度比（$U:P_{osm}$）大于 1.5 提示肾前综合征。存在少尿症状时，浓缩能力丧失或等渗尿（$U:P_{osm}=1.0$）预示肾小管损伤和急性肾衰竭的发生。但是，当使用利尿剂时，等渗尿可发生于肾前状态（见前述）。

自由水清除率

自由水清除率（C_{H_2O}）是通过肾小管稀释或浓缩尿液对肾水调节的一种测量。实质上肾小管在血容量过多时清除自由水（正性自由水），在血容量过低时保留自由水（负性自由水）。肾调节水的能力很强大，每日的 C_{H_2O} 可以在 18 L 正性自由水到 8 L 负性自由水之间变化[52]。

C_{H_2O} 的计算法是从自由水清除率中除去溶质的肾清除率。溶质或渗透清除率（C_{osm}）通过标准方法计算，使用尿渗透浓度 mOsm/kg（U_{osm}）、血浆渗透浓度 mOsm/kg（P_{osm}）和尿流量 ml/min（V）：

$$C_{osm} = (U_{osm} \cdot V) / P_{osm} \quad (ml/min) \qquad [11]$$

然后尿流量减去渗透清除率得出自由水清除率：

$$C_{H_2O} = V - C_{osm} \quad (ml/min) \qquad [12]$$

上述公式表示当尿液被稀释，尿流大于渗透清除率时 C_{H_2O} 为正；当尿液被浓缩，尿流小于渗透清除率时 C_{H_2O} 为负。负性自由水清除率（即自由水潴留）也被称为肾小管保水（TC_{H_2O}），TC_{H_2O} 表示要使尿渗透浓度与血浆渗透浓度相等而应加入尿中的液体容量[52]。

急性肾小管坏死的发生和浓缩功能的丧失使尿成为等渗液，C_{H_2O} 接近 0（±0.25 ml/min）。但是，在区别肾前性和肾性少尿时，C_{H_2O} 并不能提供比 $U:P_{osm}$ 更

多的有关浓缩能力的信息，此外前者还要求进行计时尿收集。

保 水 作 用

尿 - 血浆肌酐比

尿 - 血浆肌酐比（$U:P_{Cr}$）表示由肾小球滤过、远端小管重吸收的水的百分比。正常情况下，98% 的水被重吸收，尿肌酐远远多于血浆肌酐。在严重的肾前状态下，这一比率可增加百倍。当肾小管功能丧失时，这一比率可低于 20:1。

例如，假设两个少尿患者的血清肌酐值都上升至 2.0 mg/dl。患者 A 尿肌酐为 100 mg/dl，患者 B 尿肌酐为 20 mg/dl。那么患者 A 正处于肾前状态，因为肾小管水的重吸收高（$U:P_{Cr}=50:1$）。患者 B 存在急性肾小管坏死，因为肾小管水重吸收被破坏（$U:P_{Cr}=10:1$）。

保钠和保尿素作用

尿钠

脱水和低血容量能显著刺激肾小管在髓袢升支粗段和集合管处重吸收钠。肾前综合征时，少尿的特点是尿钠值（U_{Na}）非常低，小于 20 mEq/L。通常血管内容量的补充会逆转这一反应。但是在重症脓毒症和肝衰竭并发肝肾综合征这两种情况下，即使进行积极的液体复苏，低尿钠顽固性少尿还是会持续。发病机制是多因素的，但这两种综合征的共同之处都是内毒素血症，后者会引起肾血管收缩并增强肾小管对钠的重吸收。

已经发生急性肾衰竭时，肾小管保钠和维持血管内容量的能力丧失，尿钠超过 60~80 mEq/L。值得注意的是，最近使用过利尿剂治疗后，尿钠值高不能用肾小管损伤来解释，但持续的尿钠值低说明存在严重肾前状态（见前述）[50]。

排钠分数

排钠分数（FENa）是评估肾小管对低血容量和高血容量反应的另一种方法。FENa 将钠清除率表示为肌酐清除的百分比。它的含义是在低血容量时，钠清除率以及 FENa 降低以反映肾小管的保钠作用，反之亦然。

FENa 计算如下：

$$FENa = (钠清除率 / 肌酐清除率) \times 100\% \qquad [13]$$

以前文中公式 7 所描述的关系为依据：

$$FENa = (U_{Na} \cdot V/P_{Na}) / (U_{Cr} \cdot V/P_{Cr}) \times 100\% \quad [14]$$

尿流率（V）在分子和分母中相同，因此可抵消：

$$FENa = (U_{Na} / P_{Na}) / (U_{Cr} / P_{Cr}) \times 100\% \quad [15]$$

因此，FENa 可用血和尿的即时样本计算出来，而无需进行计时尿收集。

在脱水和低血容量时，钠清除率和 FENa 低于肌酐清除率的 1%。在急性肾衰竭时，当肾小管保钠作用丧失，FENa 增加可超过 3%。但在利尿治疗后和术后钠动员期间，肾小管功能正常，FENa 也会增加。较之 FENa 的单独增高，FENa 的连续增加和肌酐清除率的降低是肾功能恶化的更确切指标。

尿素氮排出分数

与钠不同，髓袢升支和远端小管对尿素氮的处理受被动力量支配，几乎不受袢利尿剂影响。尿素氮排出分数（FE_{UN}）与水在近端小管的重吸收有关，其增加在肾前状态可代偿肾灌注的损害。尿素氮也被重吸收，导致 BUN : SCr 增加并降低 FE_{UN}。可能 FE_{UN} 对急性肾小管坏死引起的少尿和肾前综合征的区分比 FENa 更敏感、特异性更高，尤其在有袢利尿剂治疗的情况下[53]。FE_{UN} 的计算与 FENa 一样：

$$FE_{UN} = (U_{UN} / BUN) / (U_{Cr} / P_{Cr}) \times 100\% \quad [16]$$

其中 U_{UN} 表示尿尿素氮，U_{Cr} 代表尿肌酐，P_{Cr} 代表血清肌酐。

对于少尿的患者，FE_{UN} 小于 35% 提示肾前综合征，而 50% ~ 65% 说明已经发生急性肾衰竭，即使在有袢利尿剂治疗时也是如此[53]。

FE_{UN} 主要的局限为近端小管利尿剂（如乙酰唑胺）和渗透性利尿剂（如甘露醇）的联合用药。这些药物影响水在近端小管的重吸收，并改善了 FE_{UN} 在肾前状态时的降低。高代谢状态下产生过多的尿素本身会引起渗透性利尿，并使得 FE_{UN} 不准确。

总之，肾前状态的明确诊断不能只依靠一项检查，FE_{UN} 反映近端小管的活动性，FENa 反映远端小管的活动性，U : P_{Cr} 反映通过肾小管的水分吸收。病情复杂时，多项检查联合使用要比单项检查更不容易出错。[53]

肾损伤的标志物

生物标志物与血清肌酐不同，血清肌酐是肾功能或肾功能不全的间接指标（如 GFR），而生物标志物是直接表示肾小管损伤的分子或复合物。传统的生物标志物包括 β_2- 微球蛋白和 N- 乙酰 -β- 葡萄糖苷酶。它们在早期准确检测肾损伤方面存在广为人知的局限性，这使得人们对新一代的生物标志物越来越感兴趣。功能基因组学和蛋白质组学为识别新的损伤标志物提供了可能，其精确性和特异性都是以前不可能做到的，多种候选标志物目前处于临床实验的各个阶段。但是要想在临床操作上取代血浆肌酐，新的肾损伤标志物必须能从临床人群的范围内可靠地识别出存在不良预后风险的患者，这个目标到现在仍然达不到。

β_2- 微球蛋白

β_2- 微球蛋白是几乎存在于所有细胞表面的主要组织相容性复合物的小分子蛋白成分，它一般被肾小球滤过之后部分被肾小管重吸收。血浆中与尿中 β_2- 微球蛋白的比值可能有助于区分肾小球和肾小管损伤，尽管尿中 β_2- 微球蛋白增加和随后的急性肾小管坏死的关系还不明确。

肾小球损伤时血清 β_2- 微球蛋白升高而在尿中降低。这项评估被作为肾移植排斥反应的早期征象[54]。初期肾小管损伤时，β_2- 微球蛋白的重吸收受损，因此其在尿中水平升高而在血清中的水平下降。在一项研究中，心肺转流术（CPB）使用搏动血流，血浆肾素活性明显降低，但无论 CPB 使用搏动或非搏动血流，尿中 β_2- 微球蛋白都增加[55]。这说明虽然搏动血流能维持更好的肾灌注，但不能防止亚临床的肾小管损伤。

尿 N- 乙酰 -β- 葡萄糖苷酶

N- 乙酰 -β- 葡萄糖苷酶（NAG）是一种溶酶体酶，大量存在于近端小管上皮细胞内。NAG 在尿中浓度增加是识别亚临床肾小管损伤的一种确定的方法。尿 NAG 水平或其同工酶比例已用于移植患者排斥反应的早期检测或慢性肾病（如狼疮性肾炎）病程的跟踪[56]。从 20 世纪 90 年代开始，NAG 作为麻醉中与七氟烷和复合物 A 相关的肾小管损伤的亚临床标志物被广泛应用。但尿中 NAG 增加与组织病理学变化、血清肌酐增高以及临床不良预后之间的关系仍不明确。关于 NAG 的围术期意义和临床使用价值仍然不确定[35]。

中性粒细胞明胶酶相关脂质运载蛋白

中性粒细胞明胶酶相关脂质运载蛋白（NGAL）是一种小型 25kDa 多肽，它表达于近端小管细胞和集合管，在缺血性肾小管损伤时它的 mRNA 会发生显著上调[57]。在缺血 - 再灌注损伤发生后几分钟之内就可以检测到其上调，2~3h 内增加 3~4 倍，到 24h 时可增加 10 000 倍。NGAL 是一种蛋白酶抗体，在几乎刚发生肾损伤时就可以在微量（微升）的尿液中检测出来，比 NAG 和 β_2- 微球蛋白的出现更早。

已经证实尿 NGAL 在小儿或成年人行 CPB 的 2h 之内会显著升高，这类患者术后血清肌酐会继续升高 50%，峰值延迟至术后的 1~3 天[58-59]。在不同临床研究中，由于某些因素的影响，NGAL 对 AKI 的诊断性作用差异很大。正是由于血清肌酐的局限性迫使人们寻找更好的肾损伤诊断性测量方法，但矛盾的是，与新型标志物做对比的又是肌酐这一不可靠的金标准[60]。相反，新型标志物不仅要证明其正确性，还要证明其在临床上可以有效地识别出与肾损伤相关的临床预后不良的患者[61]。大量试验确定了 NGAL 与死亡率、肾替代治疗及住院时间延长等不良预后之间的关系。这些发现支持尿 NGAL 作为早期、敏感、无创的诊断缺血性和肾毒性肾损伤的生物指标的实际作用[62-63]。

白细胞介素 -18 （IL-18）

IL-18 是一种促炎症细胞因子，作为 23kDa 的无活性前体，由多种类型的细胞合成，包括近端小管上皮细胞、巨噬细胞以及单核细胞[35, 64]。许多研究证实，尿 IL-18 水平增高与急性肾损伤相关[65-67]。但由于数据有限，有关 IL-18 和不良预后之间关系的结论各不相同，IL-18 在临床上作为潜在诊断标志物的作用也不明确。

其他候选生物标志物

还存在多种其他的急性肾损伤的可能标志物。肝脂肪酸结合蛋白（L-FABP）是近端小管细胞质的一种成分。它与脂肪酸结合，将其转运到线粒体。肾小管损伤后，它早期就被释放到尿液中，一些证据表明它的特异性可能比 NGAL 更高[68]。在一项针对 85 名行心脏手术的患者的研究中，AKI 被认定为 AKIN 标准的第一阶段，尿 L-FABP 的升高明显早于尿 NGAL，并且升高的幅度大[68]。

铁调素是肝产生的一种调节铁稳态的肽类激素。CPB 时铁调素合成上调，肾功能正常的患者尿液中的铁调素也增加。发生 AKI 时 24h 尿中铁调素和铁调素肌酐比下降，这使其诊断 AKI 的敏感性和特异

性更高[70-71]。

与其他标志物（如视黄醇结合蛋白质和谷胱甘肽 S- 转移酶的多种形式）一样，前面提到的生物标志物的真正作用有待更大规模的多中心研究来阐明它们的有效性和可能的临床实用性。考虑用一组生物标志物共同来诊断 AKI 进程中的阶段也许更可行（图 23-16）。

目前为止，尽管前面提到血清肌酐有种种局限性，但肌酐浓度增高仍然是定义 AKI 的金标准，它与临床不良预后一致并且可靠[72-75]。有一种新方法将血清肌酐（肾功能指标）和生物标志物（肾小管损伤指标）结合起来。据此，患者可以分为无损伤征象且功能未受损（正常）、有损伤征象但功能未受损（AKI 前期）、无损伤征象但功能已丧失（CKD）以及存在损伤征象并且功能丧失（AKI）。

肾血流动力学

肾血浆流量和肾血流量

将测定肾血流量的探头置入患者体内是不可行的。因此，肾血浆流量（RPF）和肾血流量（RBF）通常通过清除技术间接测量得出。

对氨基马尿酸清除率

对氨基马尿酸（PAH）是一种有机阴离子，流经肾循环一周后通过肾小球滤过和肾小管的排泄几乎可以完全从血浆中清除，因此 PAH 的清除率（C_{PAH}）可代表 RPF。

和菊粉清除率相似，这个试验比较费力，需要静脉注射和导尿管，设定 PAH 输注以维持 PAH 的浓度在大约 2 mg/dl，同时还要准确地按时间收集尿管中的尿液[43]。由于有 10% 的 RPF 通过肾小管旁毛细血管，C_{PAH} 会低估真实的 RPF 水平，因此也被称为有效 RPF。

$$有效\ RBF = C_{PAH} = U_{PAH} \times V/P_{PAH} \qquad [17]$$

年轻健康成人的有效 RPF 是 660ml/(min · 1.73m^2)。

如果血细胞比容（Hct）已知，并以小数表示（即 35%=0.35），有效肾血流量（RBF）可以通过计算得出：

$$有效\ RBF = 有效\ RPF\ /\ (1-Hct) \qquad [18]$$

例如，若有效 RPF 是 600 ml/min，Hct 是 30%

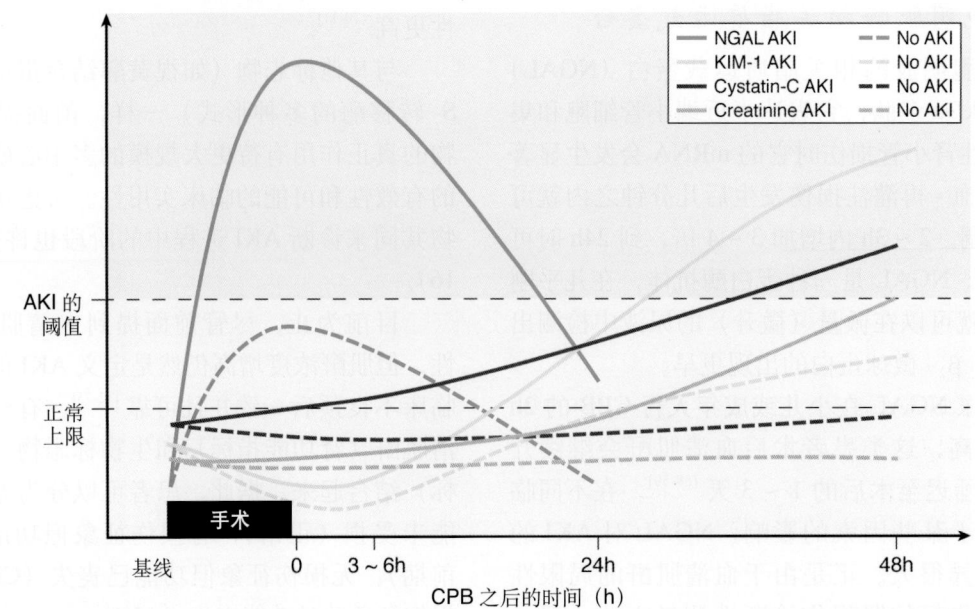

图 23-16 肾的生物标志物。该图显示的是检测成人心脏手术后急性肾损伤 (AKI) 的生物标志物水平变化的可能的时间进程。此变化模式代表的是理想状态下的情况，在临床研究中一直未得到证实。AKI，急性肾损伤；CPB，心肺转流术；creatinine，血清肌酐；cystatin-C，半胱氨酸蛋白酶抑制剂 C；KIM-1，尿液肾损伤分子 -1；NGAL，中性粒细胞明胶酶相关脂质运载蛋白 *(Modified from McIlroy D, Wagener G, Lee, HT: Biomarkers of acute kidney injury: an evolving domain, Anesthesiology 112:998-1004, 2010.)*

(0.3)，则有效 RBF 就是 600/0.7，即 860 ml/min。

遗憾的是，在外科应激期间 C_{PAH} 是 RPF 的一个不可信的指标，因为低血容量和少尿会引起 PAH 滞留于肾。令人感到讽刺的是，C_{PAH} 最主要的局限性就是急性肾损伤，因为 80% 的 PAH 由肾小管分泌。在近端小管损伤的情况下，PAH 分泌减少，C_{PAH} 就会低估 RPF[76]。

如果能采集肾静脉的血液（如腹部大血管手术期间），这种错误可以被纠正。通过动脉血和肾静脉血间 PAH 之差的测量，可以计算出 PAH 的肾提取率 (E_{PAH})，后者是近端小管功能的一个指标。

$$E_{PAH}= 动脉 PAH- 肾静脉 PAH/ 动脉 PAH \quad [19]$$

肾功能正常时，肾静脉 PAH 浓度接近于 0，E_{PAH} 的提取率近似于 100% (1.0)。如果近端小管功能下降，肾静脉中 PAH 浓度逐渐增加，E_{PAH} 逐渐下降。

真正的 RPF 等于 PAH 的清除率除以提取率：

$$RPF = C_{PAH} / E_{PAH} \quad [20]$$

低血容量和少尿时，PAH 被滞留在肾中。即使采用提取技术，PAH 清除率反映的肾血浆流量仍有可能是错误的。尽管 PAH 清除率是一种相对方便的试验方法，但在麻醉和手术应激导致 RBF 波动时，它可能不是一项可靠的指标。

滤过分数

被肾小球滤过的 RPF 的部分被称为滤过分数 (FF)，可以间接通过 C_{PAH} 和 C_{IN} 计算出来：

$$FF = GFR / RPF = C_{IN} / C_{PAH} \quad [21]$$

通常，GFR 约为 125 ml/min，RPF 约为 660 ml/min，故 FF 约为 125/660 或 0.2。FF 发生变化时，常表明近球小动脉张力发生了改变（见前述"入球小动脉和出球小动脉的调控机制"部分）。FF 增加说明 GFR 相对于 RPF 增加。这一增加可通过收缩出球小动脉或舒张入球小动脉来实现，在 RPF 下降时维持肾小球滤过压。相反，FF 减少时表明 GFR 相对于 RPF 减少，这可通过收缩入球小动脉或舒张出球小动脉来实现。

肾血流总量

除非术中有连接到肾动脉的直接通路，否则实时测量 RBF 是一项技术上的挑战，通常限于实验室中使用。

流量探测器 电磁流量探测器在血管周围建立一个磁场。这一磁场被血流干扰，并产生与血流速度成比例的电压输出。

超声流量探测器用高频率的声波穿过血管腔。血液移动引起音频的改变（多普勒效应），且与血流速度成比例。

$$流量（ml/min）= 血流速度（cm/min）\\ × 血管截面积\left(cm^2\right) \quad [22]$$

流量探测器的放置方法是有创的，它要求直接将肾动脉暴露出来。在测量前后都需要在体外对探测器进行校准，但是这些探测器通常非常精确。

RBF 测量的研究方法　多种研究方法已经或正试图应用于测量 RBF。一些方法仅限于动物实验，比如通过直接肾静脉置管的热稀释法[77-78]。用超声处理的白蛋白微球体显影超声成像已在动物实验中用于测量 RBF[79]。最近这项技术应用微泡已经成功测量了健康志愿者的 RPF，这使其可用于患者的研究[80]。

经食管超声心动描记术（TEE）已用来测量儿童的 RBF，并且与腹部超声成像呈现出很高的一致性[81]。对于成人来说，TEE 在技术上更困难，但左肾动脉通过 TEE 可见且能被测量[82]。

正电子发射断层扫描（PET）可利用氧气 15 放射性标记水来测量慢性肾衰竭患者 RBF 的急性变化[83]。

磁共振成像（MRI）在 RBF 的实时、无创测量上有一定前景。封闭螺旋相位对比 MRI 可以在 6s 内测量出 RBF[84]。在依赖肾透析治疗 AKI 的脓毒症患者中，电影相位对比磁共振（CPC-MRI）已成功测量出作为心排血量的一部分的 RBF[85]。人体进入 MRI 设备前应除去所有金属物品，这种无创的方法在阐明生理或病理状态下患者的 RBF 变化方面显示出一定前景。

肾功能的神经激素调节

肾对内环境的调节作用由一套复杂的、相互作用的系统来调控。两个相互依赖但作用相反的神经激素系统维持着血压、血管内容量、盐、水及内环境的稳定（图 23-17）。交感肾上腺素轴、肾素 - 血管紧张素 - 醛固酮系统以及 AVP 通过促进血管收缩和保盐保水作用，防止低血压和低血容量的发生。前列腺素类物质、缓激肽和 ANPs 通过促进血管扩张和水盐的排泄，防止高血压和高血容量的发生（图 23-18）。

麻醉不会明显影响这些系统。对于完整的生物体，麻醉药物通过肾外循环的改变而非对肾的直接作用来影响肾功能[86]。另一方面，外科手术或创伤可引起明显的血管收缩和水盐潴留，这一过程会持续数天。临床后遗症包括术后少尿和水肿。肾血管的收缩使肾更易于发生进一步的围术期缺血和肾毒性损伤。心房

和心室牵张可诱导释放内源性利尿钠肽，这一现象强化了一个概念：维持正常或较高的血管内容量可以防止或减轻肾血管收缩。

促血管收缩和保盐系统

交感肾上腺轴

交感神经系统对肾的作用是通过循环内的肾上腺素和神经元释放的去甲肾上腺素进行调节的。肾皮质内含有密集的自主神经纤维丛，这些纤维丛从 T_{12} 至 L_4 节段发出，并经过腹腔丛。交感神经系统反射的主要刺激是位于主动脉弓、颈动脉窦和入球小动脉的压力感受器感知到的动脉压的降低。传入纤维通过迷走神经上行，降低了到达下丘脑调节中枢的冲动传递速度，从而导致了肾上腺素能神经活性的增高。肾没有副交感神经支配。

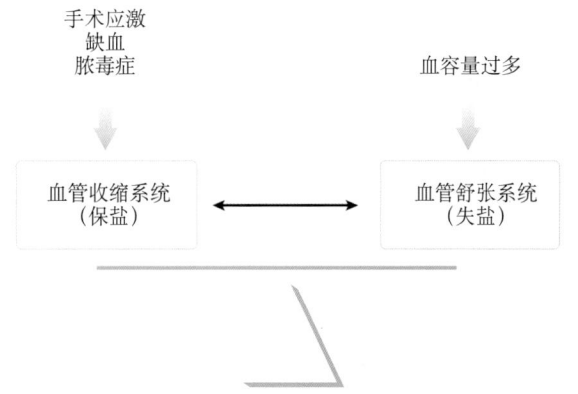

图 23-17　肾功能的神经激素调控。正常情况下，促肾血管收缩和保钠系统与促肾血管扩张和排钠系统间保持平衡。手术应激反应、缺血和脓毒症会使血管收缩和保钠。另一方面，血容量过多（或引起心房牵张）会使血管扩张和排钠

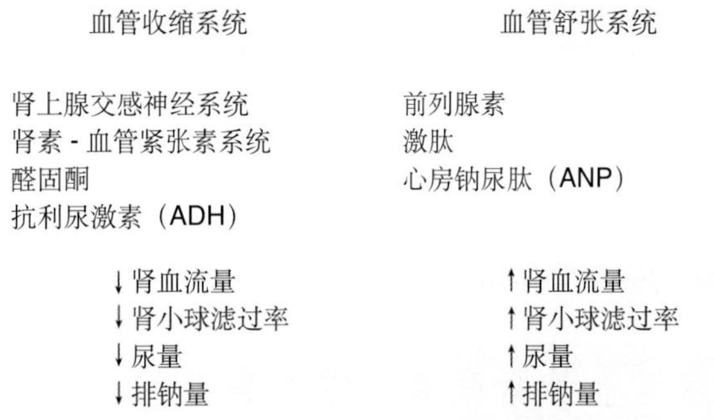

血管收缩系统	血管舒张系统
肾上腺交感神经系统	前列腺素
肾素 - 血管紧张素系统	激肽
醛固酮	心房钠尿肽（ANP）
抗利尿激素（ADH）	
↓肾血流量	↑肾血流量
↓肾小球滤过率	↑肾小球滤过率
↓尿量	↑尿量
↓排钠量	↑排钠量

图 23-18　肾神经激素调控系统。GFR，肾小球滤过率；RBF，肾血流量。↓，降低；↑，增加 *(Modified from Sladen RN: Effect of anesthesia and surgery on renal function, Crit Care Clin 3:380, 1987.)*

与 G 蛋白偶联的磷脂酶 C 受体位于血管平滑肌和肾小球系膜上，并对肾上腺素和去甲肾上腺素激活 α 受体的作用产生反应。它还可对其他激素和肽（如血管紧张素 II，升压素、内皮缩血管肽、血小板激活因子、白细胞三烯）引起的血管收缩进行调节[3]。位于细胞膜上的受体亚单位通过 Gq 蛋白与磷脂酶 C 结合，将磷脂酰肌醇 4,5- 双磷酸（PIP_2）水解为肌醇三磷酸（IP_3）和二酰甘油（DAG）。反过来，DAG 又激活蛋白激酶，开放位于细胞膜上的钙通道，而 IP_3 使钙离子从肌质网和内质网释放。二者均使细胞内钙离子迅速增多，并与肌钙蛋白结合增多，激活肌球蛋白轻链激酶，使平滑肌收缩。钙 - 肌钙蛋白复合物同时激活磷脂酶 A_2，促进扩血管物质前列腺素的生成（见后述）。

轻度 α 肾上腺素能神经兴奋可引起出球小动脉先收缩，从而维持 FF 值。强烈的 α 肾上腺素能兴奋主要引起入球小动脉收缩，导致 FF 的降低[87]。因此，肾灌注中度减少（例如全身麻醉）时肾上腺素能神经反应可维持 GFR。相反，休克时发生的肾上腺素能神经反应加剧了由肾低灌注而导致的 GFR 的降低（图 23-4）。

肾上腺素能神经也支配近端小管、髓袢升支粗段、集合管，并增强这些位置对 NaCl 的重吸收。气体追踪研究指出，交感神经系统激活可通过肾内 RBF 由外层皮质向含盐较高的近髓肾单位的重分布，产生保钠作用，但这一作用尚未得到微球研究的证实[88-89]。

现已发现，交感神经系统的激动和肾素 - 血管紧张素系统的激活间存在着紧密联系。肾上腺素能兴奋可促使球旁器释放肾素，由其引起的血管收缩可被血管紧张素转化酶（ACE）抑制剂（如卡托普利）阻滞。

外源性肾上腺素能受体激动剂的效果主要取决于这种激动剂的活性。主要激动 α 受体的药物，如去甲肾上腺素、肾上腺素、去氧肾上腺素和高剂量多巴胺 [>10 mg/（kg.min）]，增强了内源性交感神经系统对低血压的反应。主要激动 β_1 和 β_2 受体的药物，如多巴酚丁胺、异丙肾上腺素，可引起明显的心排血量和 RBF 的增加，但很难确定它们的肾内作用。多巴胺受体激动剂（表 23-5）选择性增加 RBF，还可对抗 α 受体激动的缩血管作用[78]。

肾素 - 血管紧张素 - 醛固酮系统

肾素和血管紧张素

球旁器由三组特殊的组织构成。在入球小动脉处，改良的有孔内皮细胞可产生肾素；并行的远端肾小管

表 23-5　多巴胺及其同型物

受体	DA$_1$	DA$_2$	β_1	β_2	α_1
多巴胺	+++	++	++	±	+++
多巴酚丁胺*	0	0	+++	++	±
多培沙明*	++	+	±	+++	0
非诺多泮*	++++	0	0	0	0

DA$_1$，多巴胺 1 受体；DA$_2$，多巴胺 2 受体；β_1，β_1 受体；β_2，β_2 受体；α_1，α_1 受体。
多巴酚丁胺、多培沙明和非诺多泮是多巴胺的所有药理学同型物。但是，多巴酚丁胺缺乏多巴胺能活性，多培沙明只有多巴胺的多巴胺能活性的 1/3，非诺多泮是纯的选择性 DA$_1$ 受体激动药

处，致密斑细胞可作为化学受体；在肾小球内，肾小球膜细胞有收缩的特性（图 23-3）。总之，这些细胞是血压、水、盐、内环境稳定的重要调节系统[90]。

实际血容量低（出血、利尿、钠丢失或摄入受限）或有效循环血容量低（正压通气、充血性心力衰竭、脓毒症、有腹水的肝硬化）可引起肾素的分泌。肾素的分泌受数个机制调控。肾动脉灌注压的降低触发位于入球小动脉的压力感受器。交感神经系统激活，循环内儿茶酚胺类物质作用于入球小动脉上的 β 受体。远端小管内氯离子浓度的增加激动致密斑细胞，从而引起入球小动脉释放肾素。在肾功能正常和异常情况下，通过连续的反馈环，球管反馈机制对 GFR 发挥调节作用[4-5]。

肾素作用于血管紧张肽原（肝释放入循环的一种大分子糖蛋白），使其分解为一种十肽——血管紧张素 I。在肾和肺内，血管紧张素 I 由位于内皮基底的 ACE 分解成一种八肽——血管紧张素 II，它是强有力的血管收缩剂（图 23-19）。肾素是生成血管紧张素 II 的限速酶[91]。

少量血管紧张素 II 的激活可引起肾皮质血管的收缩，主要在出球小动脉水平（图 23-4）。当 RBF 或灌注压轻至中度降低时，这一缩血管作用可维持肾小球的 FF。在低血压、肾功能不全、单侧肾动脉狭窄的患者中使用 ACE 抑制剂时，若发生 GFR 的恶化，则更要强调这一保护性机制的重要性[92-93]。严重的应激反应可引起血管紧张素 II 的高水平释放，这会使肾小球系膜细胞收缩并降低肾小球的 FF。血管紧张素 II 可使全身血管收缩，其效果为对肾效果的 1/10。但 ACE 抑制剂（如卡托普利、依那普利或赖诺普利）或血管紧张素受体拮抗剂（如洛沙坦）可明显降低全身动脉压和血管阻力。血管紧张素 II 的保水保盐作用可通过促使肾皮质释放醛固酮、垂体后叶释放 AVP、近端小

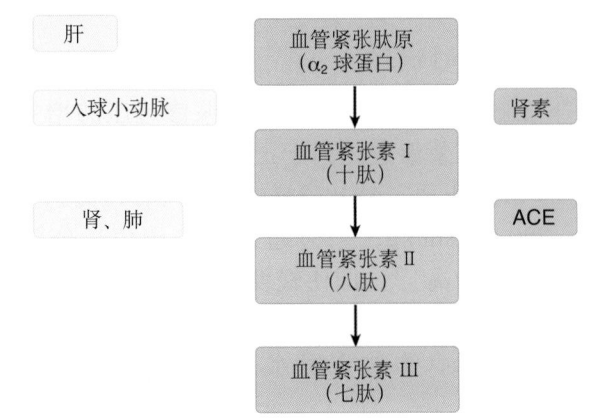

图 23-19　肾素 - 血管紧张素系统。解释见正文。ACE，血管紧张素转化酶

管重吸收 NaCl 而加强[90]。

血管紧张素 II 可激动与其作用一致或相反的许多反应。它还可通过负反馈机制抑制肾素的分泌。使用 ACE 抑制剂阻止血管紧张素的形成可使血管扩张，但会增加血浆肾素的水平。血管紧张素 II 激活磷脂酶 A₂，引起肾内前列腺素类物质的合成。扩血管性前列腺素物质可调节血管紧张素 II 的活动，使其在低血容量下时优先作用于出球小动脉[91]。血管紧张素引起的血管收缩可增加心房压并释放 ANP，ANP 与肾素 - 血管紧张素 - 醛固酮系统的作用恰好相反。

ACE 抑制剂对肾功能的作用与患者的容量状况、全身血流动力学、肾灌注基线有关。在对高血压和充血性心力衰竭、特别是糖尿病的长期治疗中，使用 ACE 抑制剂可降低肾血管阻力并对肾功能有益。应用卡托普利进行短期预治疗可防止 CPB 期间 RBF 和 GFR 的降低以及维持钠排泄[94]。但是，已有报道显示在有低血压、肾功能不全、单侧肾动脉狭窄的患者中使用 ACE 抑制剂会发生肾功能的恶化和高钾血症，这很可能与代偿性血管紧张素介导的出球小动脉收缩受到抑制有关[93]。应注意的是，对于围术期血流动力学不稳定的患者，应避免使用 ACE 抑制剂。

醛固酮

醛固酮是皮质类固醇，在高钾血症或低钠血症时，由肾上腺皮质的球状带分泌。血管紧张素 II 和促肾上腺皮质激素（ACTH）也可促使其释放。醛固酮作用于髓袢升支粗段、远端小管的主细胞和集合管，增加钠的主动重吸收和水的被动重吸收，直至血容量扩张。管壁的钠潴留可增强它们对血管收缩物质的反应。

与交感神经性血管紧张素 II 对低血容量的迅速反应不同，醛固酮从分泌到发挥钠重吸收的作用会延迟

1 ~ 2h。如图 23-20 所示，醛固酮与位于远端小管主细胞膜上的受体形成复合物。醛固酮 - 受体复合物进入细胞核，引发胞质内 mRNA 转录。这一转录过程合成了构成顶端细胞膜上钠离子通道的蛋白，增强了基底外侧细胞膜上 Na⁺-K⁺-ATP 酶泵[95]。钠离子与钾离子交换，由小管液转运至管周的毛细血管。慢性腹水导致血管内容量减少，造成长期的醛固酮分泌，最终引起钾缺乏和低钾性碱中毒。

精氨酸升压素（AVP）

精氨酸升压素（AVP）曾被称为抗利尿激素（ADH），能调控尿量和渗透压，并控制利尿和抗利尿。它是一种九氨基酸肽——8- 精氨酸升压素，由下丘脑前部的视上核和室旁核合成[95]。这些神经核是神经元的细胞体，神经元的轴突下行延伸至垂体后叶的神经末梢，共同组成垂体神经部（图 23-21）。当 AVP 合成后，经过神经轴突转运到达垂体后叶，并贮存在

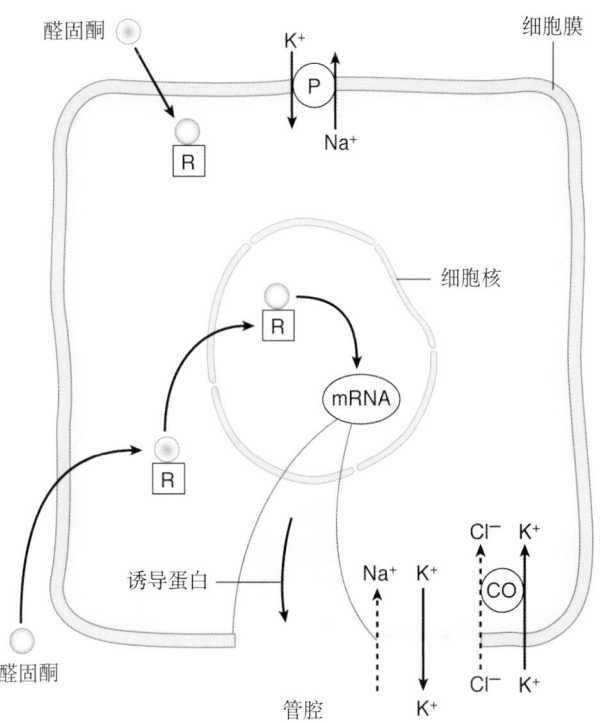

图 23-20　醛固酮的作用。醛固酮进入远端小管的胞质，与受体结合，转移至细胞核，在这里引发 mRNA 的转录。mRNA 又合成能增强顶端细胞膜对钠钾离子的渗透性的蛋白。钠的重吸收激活位于基底外侧膜上的 Na⁺-K⁺-ATP 酶泵，细胞内钾离子浓度增高，然后，钾离子顺浓度梯度进入管腔。醛固酮作用的纯效果是钠离子的重吸收和钾离子的丢失。Cl⁻，氯离子；K⁺，钾离子；mRNA，信使核糖核酸；Na⁺，钠离子；CO，协同转运蛋白；P，Na⁺-K⁺-ATP 酶泵；R，受体 (From Wingard LB, Brody TM, Larner J, Schwartz A: Diuretics: drugs that increase excretion of water and electrolytes. In Wingard LB, Brody TM, Larner J, Schwartz A, editors: Human pharmacology: molecular-to-clinical, London, 1991, Wolfe Publishing Ltd, p 249, Fig 19-4.)

该处的小颗粒内。细胞体的神经激活使 AVP 经胞吐作用由末梢的囊泡进入循环。

AVP 作用于集合管上特异的 V_2 受体，引起水的重吸收和浓缩尿流量的降低。还可增加 NaCl 从髓袢升支粗段重吸收回髓质间质，从而维持髓质的高渗性，并使水顺浓度梯度移出集合管。重吸收使水和自由水均保留下来（即负自由水清除率）。最终结果为 AVP 增加了尿的渗透压，降低了血浆渗透压，而溶质的排出无明显改变。

位于集合管基底外侧细胞膜上的 V_2 受体通过与 β- 肾上腺素能受体相似的受体机制，与 AVP 发生作用 [95]。通过激活与 G 蛋白偶联的腺苷酸环化酶，ATP 转化成环腺苷酸（cAMP）。cAMP 反过来又可激活一种蛋白激酶，后者可使含有水通道蛋白 -2 型水通道的囊泡移至顶端细胞并与其细胞膜融合。这使细胞膜对水的通透性急剧增加，水重吸收回细胞，再进入肾小管周的毛细血管。AVP 的血浆半衰期很短，为 5 ~ 15min，当血浆 AVP 水平下降时这一过程会迅速发生逆转。

AVP 分泌的调控

下丘脑的渗透压感受器对血浆渗透压的增加很敏感，即使血浆渗透压高于正常值的 1% 也能感知。如图 23-22A 所示，AVP 分泌的阈值（有口渴感）是 280 ~ 290 mOsm/kg。一旦超过这一阈值，分泌的速度会迅速增高 [96]。即使轻度的脱水也会导致快速的抗利尿反应，且尿渗透压会由 300 mOsm/kg 增至 1200 mOsm/kg，血浆 AVP 水平会由 0 增至 5 pg/ml（图 23-22B）。

血管内容量的降低通过位于左心房和肺静脉的牵张感受器及迷走传入神经引起 AVP 的分泌。低血容量引起的 AVP 分泌超过了渗透性反应，并引起手术期间抗利尿激素分泌失调综合征（SIADH）：液体潴留，低渗透压，低钠血症 [97]。输注大量低渗溶液会加重这一情况，因为它们会降低血清的渗透压。精神性应激反应经皮质传入，超过了渗透压和容量感受器的作用，引起 AVP 的释放。

到目前为止，AVP 释放的最强刺激因素是由主动脉弓和颈动脉窦压力感受器介导的全身低血压状态。它超过其他的激动因素，可使血浆 AVP 水平超过正常值的 10 ~ 1000 倍（图 23-22C）。在此高浓度

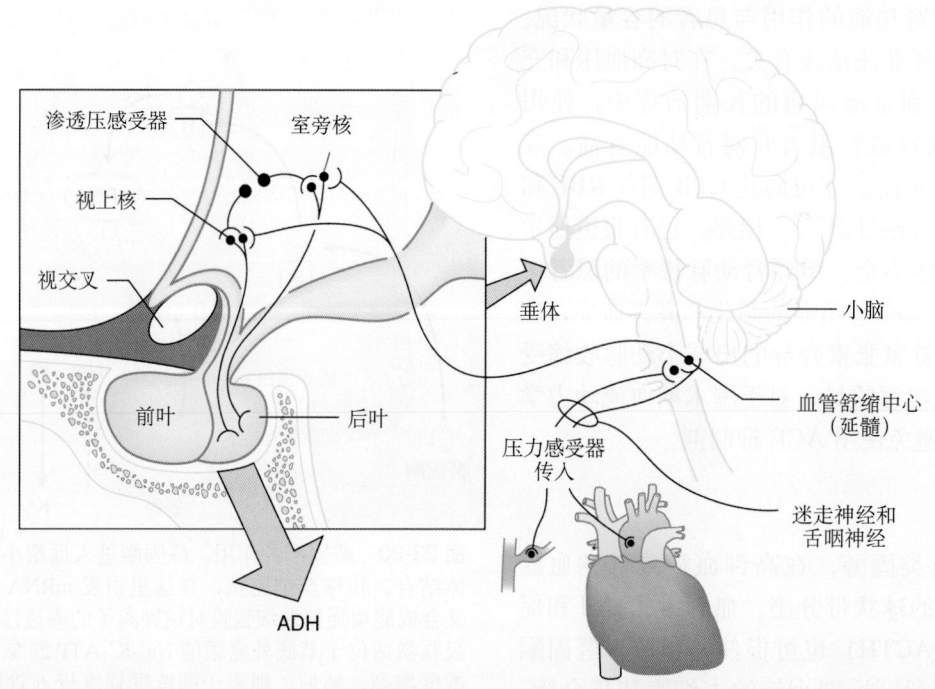

图 23-21　精氨酸升压素（AVP）的加工和调控。渗透性调控：下丘脑视上核和室旁核神经元上的渗透性感受器能感受血清渗透压的升高。AVP 颗粒被加工并运送到垂体后叶。从那里它们被释放入循环中，到达远端小管的 V_2 受体，在此其发挥保水和维持血清渗透压的作用。血流动力学调控：位于动脉和大静脉的牵张感受器能感受静脉内血容量的减少。位于主动脉弓和颈动脉窦的压力感受器能感受动脉压力的降低。传入弧通过迷走和舌咽神经传入到延髓的孤束核（血管舒缩中心）。传出弧由血管舒缩中心至下丘脑核，引起 AVP 释放。低浓度（<5 pg/ml）AVP 激活 V_2 受体能引起不适宜的水潴留。高浓度（> 20 pg/ml）AVP 激活 V_{1a} 受体引起血管收缩并参与压力感受器反射 *(From Koeppen BM, Stanton BA: Regulation of body fluid osmolality: regulation of water balance. In Koeppen BM, Stanton BA, editors: Renal physiology, ed 4, Philadelphia, 2007, Mosby, pp 71-90.)*

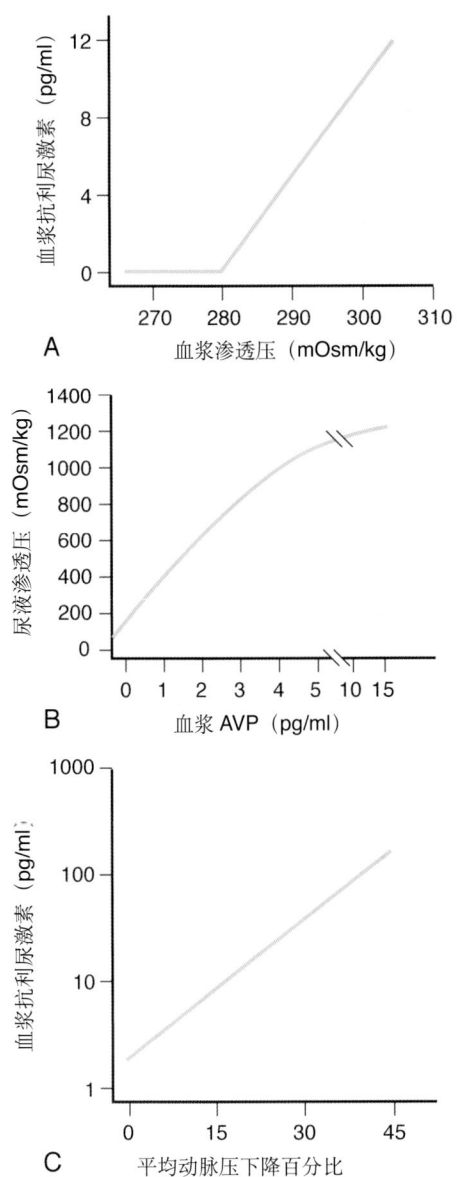

图 23-22　A、B 和 C. AVP 的生理调控。解释见正文 *(From Landry DW: Vasopressin deficiency and hypersensitivity in vasodilatory shock: discovery of a new clinical syndrome, P & S Med Rev 3:3-7, 1996.)*

下，AVP 成为血管收缩剂，特别是对肾外层皮质作用最强。AVP 可激动位于血管平滑肌细胞、肾小球系膜细胞和直小血管细胞上的 V_{1a} 受体，并通过磷脂酰肌醇途径促使血管收缩[96]。AVP 是出球小动脉的极强效收缩剂，因而它可有效维持肾小球滤过压，与儿茶酚胺和血管紧张素不同，AVP 的血浆浓度即使处于高水平，也几乎对入球小动脉无作用[98]。

麻醉药物除了通过引起动脉血压、静脉容量、血清渗透压的改变影响 AVP 分泌外，对 AVP 的分泌无直接作用。外科创伤是 AVP 分泌的主要激动因素。这一应激性反应无论是由疼痛引起还是由血管内容量的改变引起，都具有很大影响，会在外科手术后持续

2~3 天。

促血管扩张和排盐系统
前列腺素和激肽

前列腺素

肾内前列腺素类物质通过扩张近髓血管和维持内层皮质的血流量在内源性肾保护作用中有重要地位[99]。前列腺素又称为自体有效物质 (autocoids)，因为不同于真正的激素，它们的生成量很小，只在局部起作用且作用时间较短。前列腺素属于类花生酸类物质，其结构基础是二十碳脂肪酸。前列腺素也被称为 eicosanoids，eicosa 在希腊语中表示数字二十。肾内前列腺素类物质的合成概要见图 23-23。

磷脂酶 A_2 位于细胞膜内脂质层，它可通过前列腺素的前体花生四烯酸的形成控制前列腺素的生成。缺血和低血压、去甲肾上腺素、血管紧张素 Ⅱ 和 AVP 都可激活磷脂酶 A_2。因此，引发和介导应激反应的因素可同时激活前列腺素，后者可对抗上述因素对肾的作用。环加氧酶 -1 作用于花生四烯酸生成前列腺素 G_2，前列腺素 G_2 是扩血管前列腺素类物质家族的前体，包括前列腺素 D_2、前列腺素 E_2 和前列腺素 I_2（前列环素）。它们激活 CAMP，引起血管扩张，从而抑制了远端小管对钠的重吸收，拮抗了去甲肾上腺素、血管紧张素和 AVP 的作用。血管紧张素 Ⅱ 可作用于入球小动脉和肾小球系膜细胞，引起血管的收缩，而前列腺素类物质在降低其血管收缩活性中非常重要[91]。前列腺素促进肾血管扩张，维持肾内血流动力学，增强钠水的排泄。低灌注时甘露醇引起的肾血管扩张是由前列腺素的激活所介导[100]。同时，前列腺素还可促使肾素分泌，因此两系统间存在着不断的"阴阳"平衡[101]。

环加氧酶 -2 可形成引起炎症反应和肾血管收缩的花生四烯酸的衍生物，这些衍生物在病理状态下非常重要。血栓素（TXA_2）通过血栓素合成酶的作用，由环内过氧化物生成。它可引起血管收缩和血小板聚集，在肾还可引起肾小球系膜细胞收缩。这使有效肾小球表面积和滤过系数（K_f）降低，从而使 GFR 下降。在急性肾衰竭和脓毒症的实验中，肾内血栓素的水平增高。在动物实验中，应用一种特殊的血栓素合成酶抑制剂可防止注射内毒素引起的肾功能恶化[102]。另一种缩血管前列腺素类物质 PGF_2 可作用于血栓素受体，是在急性炎症反应时因白细胞淤滞释放的自由基氧化花生四烯酸后生成的。在脂加氧酶作用下生成的白细胞三烯、花生四烯酸的衍生物也可由内毒素激活的白

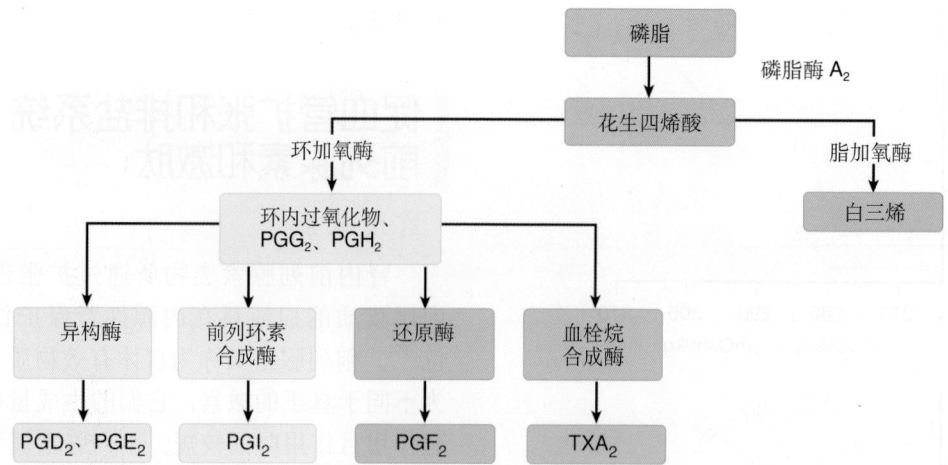

图 23-23　肾前列腺素类的合成。缺血、去甲肾上腺素、血管紧张素 II 可激活磷脂酶 A_2，后者可使花生四烯酸从其与细胞膜上磷脂的结合体上脱离。环加氧酶作用于花生四烯酸，生成环内过氧化物（PGG_2 和 PGH_2）。异构酶和前列环素合成酶的作用是生成扩血管前列腺素类物质，如 PGD_2、PGE_2 和 PGI_2（前列环素），这些物质可拮抗肾素 - 血管紧张素系统对肾的作用并防止缺血性应激反应。非甾体消炎药对环加氧酶的抑制使肾易于遭受损伤。在低氧或缺血情况下，环内过氧化物会减少作用于血栓素受体的缩血管物质 PGF_2。内毒素可增加白细胞脂加氧酶和血栓素合成酶的活性。白细胞三烯（特别是 C_4 和 D_4）和血栓素（TXA_2）可使肾血管收缩，并与脓毒症时的血管运动性肾病相关。

细胞释放。与血栓素一样，白细胞三烯 C_4 和 D_4 也可使肾小球系膜细胞收缩和 GFR 降低。

激肽

　　激肽是一种血管扩张剂，它与前列腺素相互作用并加强其作用，调节肾素 - 血管紧张素系统[103-104]。例如，激肽激活磷脂酶 A_2，刺激前列环素及内皮一氧化氮的生成。激肽酶调节肾内激肽的浓度。而 ACE 抑制剂可抑制激肽酶的作用，引起缓激肽浓度上升，这对糖尿病、高血压等疾病来说可能是有益的。肾内两种重要的激肽——缓激肽和胰激肽可减轻由肾上腺素能激素和血管紧张素 II 引起的血管收缩。另一方面，这也解释了服用 ACE 抑制剂的患者为什么会偶发血管性水肿。

利尿钠肽

　　在发现 ANP 以前的很多年，人们就已经开始假设内源性利尿激素可能的作用。1972 年，Gorfinkel 等[105]证实犬肾对休克的反应差异依赖于伴发于休克的心房压变化。低血容量性休克导致 RBF 迅速降至对照值的 10%，而心源性休克时，RBF 可维持在对照值的 75%。最主要的区别是，心源性休克时心房压升高，提示心房扩张可引起一种肾保护激素的分泌。1981 年，de Bold 等[106]从鼠心房组织提取出引起钠排泄的物质，证实了 ANP 的存在，并描述了 ANP 对肾血流动力学和钠排泄的重要作用[107-108]。

　　后来，具有相似前体、拥有同样的 25～32 个氨基酸核心的肽的完整系列得到证实。它们包括：ANP（心房钠尿肽或 A 型利尿钠肽），它在局部牵拉心房壁和心房容量增加时由位于心房肌的密电子颗粒细胞释放；BNP（脑钠肽或 B 型利尿钠肽），心室扩张时释放；CNP，由大血管内皮释放（C 型利尿钠肽）；尿舒张肽，下尿路生成的一种利尿钠肽[109]。人类重组类似物已经生产，供外源性补充，包括阿那立肽（源于 ANP）和奈西立肽（源于 BNP）。所有这些复合物可引起动静脉的扩张，增加 RBF 和 GFR，抑制去甲肾上腺素、血管紧张素和内皮缩血管肽的作用[110]。

　　利尿钠肽可激活鸟苷酸环化酶，生成环鸟苷酸（cGMP），从而舒张血管平滑肌。在磷脂酶 C 结合的受体处，利尿钠肽可竞争性抑制去甲肾上腺素，非竞争性抑制血管紧张素 II，从而使血管平滑肌收缩过程逆转。即使在 RBF 未升高或动脉压降低时，利尿钠肽仍可引起 GFR 和肾小球滤过分数的迅速持续增高。这一作用说明，利尿钠肽可引起入球小动脉的扩张，伴或不伴出球小动脉的收缩。GFR 的增加也使钠盐的滤过负荷增多，但利钠作用可能是由于髓质血流量增多消除了浓度梯度的结果。

　　利尿钠肽与内皮缩血管肽有相互拮抗作用，内皮缩血管肽是一种内源性血管收缩肽，由血管内皮生成[91]。利尿钠肽可通过几个方面来对抗肾素 - 血管紧张素 - 醛固酮系统（图 23-24）。其抑制肾素分泌，并减少由血管紧张素引起的醛固酮释放。利尿钠肽还可直接抑制肾上腺皮质球状带释放醛固酮，并抑制醛固酮在远端小管和集合管处的保钠作用。通过 cGMP 的激活，利尿钠肽还可抑制集合管髓质部对 NaCl 的重吸收[12]。其还可通过抑制垂体后叶释放 AVP，并对抗 AVP 对集合管抗利尿 V_2 受体的作用来促进利尿作用。

　　Shannon 等[111] 已深入阐明了内源性 ANP 的肾保护作用。他们注意到，已进行二尖瓣置换手术的患者尿排出量少于进行主动脉瓣置换或冠状动脉血运重建的患者。他们还发现，术后平均左心房压较术前值降低超过 7 mmHg（常见于二尖瓣疾病术后）的患者，术后尿钠排泄和流速均有显著的降低。此外，左心房压的降低和术后循环内 ANP 水平的降低有着直接的相关性（图 23-25）。换句话说，有二尖瓣疾病和左心房高压的患者，ANP 可连续释放。瓣膜置换或修补使左心房压降低，ANP 减少，因而减少了钠盐的排泄，降低了尿流率。

　　接受全人工心脏（TAH）手术的患者心室被切除，由假体泵代替，此时 BNP 对于生成正常尿液的作用更加重要。对于全人工心脏的患者，虽然血流动力学稳定并且对外源性输注的奈西立肽有反应，但其尿流量仍然降低[112]。约 8 周后可以停用奈西立肽，说明机体上调了心室外生成的 BNP。

多巴胺能系统

　　多巴胺能（DA）受体至少有两个亚型[113]。在终末器官，DA_1 受体既可见于肾和内脏的脉管系统，还

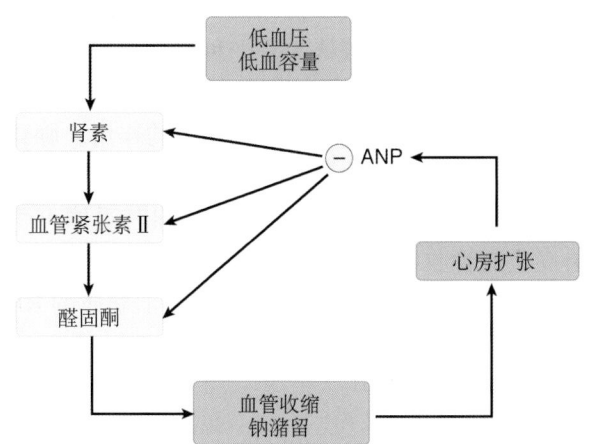

图 23-24　ANP 和肾素-血管紧张素-醛固酮系统的相互作用。低血压或低血容量可使入球小动脉释放肾素，促使血管紧张素 II 的形成，后者又促使肾上腺皮质释放醛固酮。血管紧张素 II 和醛固酮引起血管的收缩和钠潴留，最终导致血容量的再扩充，从而引起心房扩张，引发 ANP 释放。ANP 抑制肾素的释放、肾素促进血管紧张肽原转化成血管紧张素的作用、血管紧张素引起的血管收缩、血管紧张素 II 刺激醛固酮分泌的作用以及醛固酮对集合管的作用。因此，ANP 的作用是促进血管的扩张和钠排泄。治疗性输入液体使心房扩张和 ANP 释放是减轻肾血管收缩和钠潴留的重要干预措施

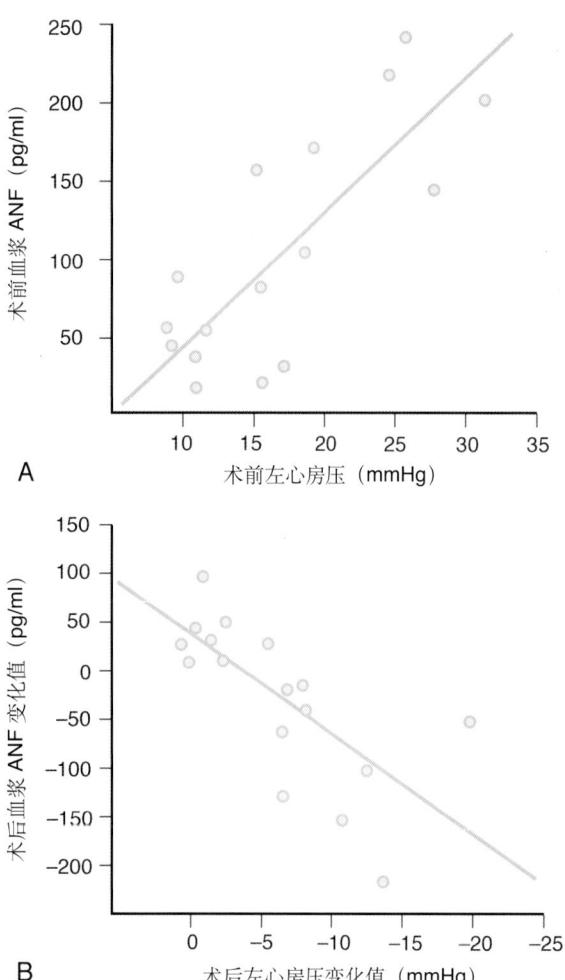

A

B

图 23-25　在一组心脏手术患者中，左心房压和血浆 ANP 的相关性。A. 术前左心房压和血浆 ANP 水平显著相关（$r = 0.8$，$P < 0.001$）。B. 术后左心房压降低和血浆 ANP 水平降低显著关联（$r = 0.72$，$P < 0.002$）。ANF，心房利钠因子（与 ANP 同义）；Δ，变化

可见于近端小管[114]。激动 DA_1 受体可激活 cAMP，引起肾血管舒张、RBF 和 GFR 增加、利钠以及利尿。但是，利钠作用可不依赖 RBF 和 GFR 的增加，并可被特异 D_1 受体拮抗剂抑制[115]。在近端小管，多巴胺抑制刷状缘膜上的 Na^+/H^+ 反向转运体系。在髓质的髓袢升支粗段，多巴胺还可抑制基底外侧膜上的 Na^+-K^+-ATP 酶泵[115]。

　　神经元 DA_2 受体位于节后交感神经的突触前末梢。它的激活抑制突触前小泡内去甲肾上腺素的释放，这一机制与突触前 α_2 肾上腺素能受体的激活类似。通过对去甲肾上腺素释放的抑制，DA_2 受体的激动使血管扩张。

　　多巴胺能系统起到整合内源性血管扩张-尿钠增多系统的作用，还维持正常血压。内源性多巴胺主要激活 DA_2 受体，协同增强 DA_1 受体的活性[116]。多巴胺可通过抑制肾小管的 Na^+-K^+-ATP 酶活性（特别是

钠摄取增多时），发挥自分泌和旁分泌利钠因子的作用[117]。多巴胺还可对抗去甲肾上腺素、血管紧张素Ⅱ和醛固酮的抗利钠作用。有证据显示，内源性ANP还可通过肾多巴胺系统从细胞内向质膜补充"静息的"DA_1受体发挥作用[117]，并增强多巴胺的积聚[118]。

盐负荷时尿中多巴胺的排泄增加；多巴胺能活性降低是特发性水肿的发病机制，表现为直立位水盐潴留[119]。有证据显示内源性多巴胺系统在代偿性肝硬化时被激活，并帮助维持肾的钠排泄[120]。

一氧化氮

内源性一氧化氮的生成是由一氧化氮合酶（NOS）控制的。NOS催化非必需氨基酸L-精氨酸羟基化为L-瓜氨酸[121]。一氧化氮的大部分作用由水溶性鸟苷酸环化酶的激活介导，鸟苷酸环化酶催化鸟苷三磷酸（GTP）转化为cGMP（图23-26）。cGMP有两个主要的作用：使血管平滑肌舒张，抑制炎症反应。它还能抑制白细胞的黏附、血小板的激活和聚集以及细胞增殖。磷酸二酯酶Ⅰ和Ⅴ使cGMP转化成GMP。因此，可使用选择性磷酸二酯酶Ⅴ抑制剂（如西地那非）来增强一氧化氮的局部作用。一氧化氮与细胞内血红素和血红素蛋白（氧合血红蛋白、氧合肌红蛋白、鸟苷酸环化酶、环加氧酶、细胞色素P450）结合后迅速失去活性。

一氧化氮合酶（NOS）

NOS有数个不同的亚基，可决定一氧化氮合成的位置及其功能（见第104章）。结构型NOS依赖钙离子和钙调蛋白，并短时释放小剂量一氧化氮（"紧张性"释放）。结构型NOS有两个亚型：神经元型NOS，可作为外周神经递质并引起脑血管的扩张；内皮型NOS，位于血管内皮，介导以前认为的内皮细胞源性血管舒张因子（EDRF）的活性。内皮细胞源性NO是全身和肺血管阻力的重要调节物。

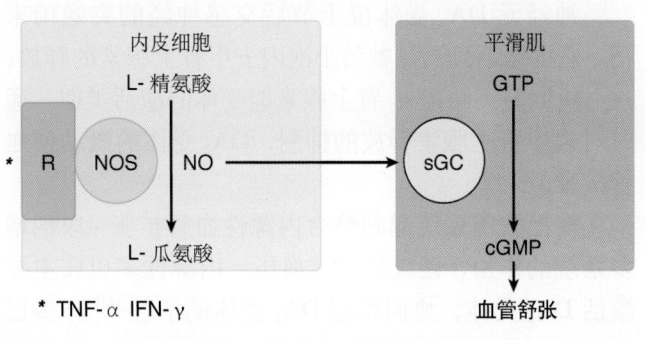

图23-26 内源性一氧化氮的合成

在肾，内源性一氧化氮可维持血量少的近髓皮质和髓质的血流量，并对缺血和肾毒性髓质损伤起内源性保护作用[122-124]。

诱导型NOS不依赖钙离子和钙调蛋白，且由炎细胞（巨噬细胞、粒细胞）和血管平滑肌细胞的细胞因子诱导。在低活性水平，诱导型NOS可增强对感染的应答，促进炎症反应和伤口愈合。在严重的脓毒症时，诱导型NOS可长时间生成大量一氧化氮（阶段性释放），导致特征性严重的全身血管扩张，去甲肾上腺素难以纠正[125]。高水平的一氧化氮及其反应性产物二氧化氮和过氧亚硝酸盐可引起脂质过氧化反应和蛋白质变性，从而导致全身炎症反应综合征（SIRS）并伴有急性肾损伤。

一氧化氮在肾功能和肾损害中的双重性

Goligorsky等[126]提出假设，结构型和诱导型NOS的表达和活性的不平衡性在急性肾衰竭的病理生理学中起重要作用。在脓毒症的实验模型中，结构型和诱导型NOS的非选择性抑制剂均可改善血压，但会引起全身灌注的恶化，包括肾灌注。诱导型NOS的选择性抑制剂可以抑制严重的炎症反应和血管扩张，维持重要脏器（包括肾）的充分灌注[127]。

肾的腺苷系统

腺苷受体

腺苷是内源性的ATP降解产物，每一种哺乳动物细胞均可产生，通常被认为是一种强有力的血管扩张剂。然而在肾，腺苷却可通过收缩外层皮质血管保持近髓的灌注，从而起到调节肾内血流的作用。腺苷受体至少存在4种亚型：A_1、A_{2a}、A_{2b}和A_3腺苷受体（表23-6），因此功能不同。激活A_1腺苷受体可引起外层皮质血管收缩，还可减少肾素的释放，抑制利尿和利钠作用。相反，A_{2a}腺苷受体可增加髓质的RBF，增强肾素释放，促进利尿和利钠作用。

缺血预处理和腺苷

在一系列活体鼠缺血性急性肾衰竭模型中，LEE和Emala[128]阐明了腺苷及其受体亚型在缺血预处理中的作用。缺血前给予腺苷和选择性A_1腺苷激动剂可以保护肾免受全肾性缺血-再灌注损伤。A_3受体可能具有多种效应，在鼠类缺血损伤模型中预先选择性激活A_3受体可加重肾损伤；但在鼠类脓毒症腹膜炎模型中，激活A_3受体似乎通过减轻超急性炎症反应来保护肾[129]。即使延迟至肾缺血恢复后再灌注的早期才给

表 23-6　腺苷受体的亚型及其功能

受　体	激动剂功能	缺血损伤
A_1	外层皮质血管收缩 减少肾素释放 抑制利尿和利钠作用	高度保护作用
A_{2a}	近髓血管扩张 增加肾素释放 促进利尿和利钠作用	高度保护作用
A_{2b}	不清楚	
A_3	不清楚	可能的损伤作用

From Fozard JR, Hannon JP: Adenosine receptor ligands: potential as therapeutic agents in asthma and COPD, Pulm Pharmacol Ther 12:111-114, 1999

药，选择性 A_{2a} 腺苷受体激动剂仍具有很强的肾保护作用[130]。

可以想象 A_1 腺苷受体的激活通过减少皮质血流量、降低 GFR 和交感神经活性，使肾耗氧量降低，这一过程由细胞保护性鞘氨醇激酶和鞘氨醇 -1- 磷脂酶的合成介导[131]。腺苷具有细胞保护特性并能促进保护性热激蛋白的合成[132]。腺苷是心脏和脑的缺血预处理时最为重要的介质，其可提高这些器官中细胞的抗缺血能力。安全的、特异性的 A_{2a} 腺苷受体激动剂的药理学发展也许能为肾免受缺血性损伤提供特异性保护。

围术期缺血和肾毒性损伤

这一部分将回顾围术期可能影响正常肾生理的药物和事件。如果干扰足够严重或发生在易感个体，也许会引起缺血或肾毒性急性肾小管坏死（ATN），这是围术期急性肾损伤最严重的形式。但许多研究表明，即使是轻度的 AKI（AKIN 标准的第 1 阶段或 RIFLE 标准的 R 阶段）也会增加院内死亡率、住院时间、资源利用以及随后的慢性肾病发病率和远期死亡率[72-73, 75, 133-137]。

发 病 机 制

缺血 - 再灌注损伤

在许多临床情况下（如低血容量性休克、肾上主动脉阻断），肾可遭受包含数个不同阶段的经典缺血 - 再灌注损伤[138]。肾小管上皮和血管内皮的急性损伤会引起 GFR 的迅速下降。上皮和内皮细胞的凋亡和坏死会使损伤扩大。在持续阶段，损伤会变得稳定并伴随细胞重组的开始，细胞重组在恢复阶段达到顶峰。起始阶段通常短暂，所以扩大阶段是最重要的"时机之

窗"，治疗性干预可能逆转急性肾损伤。但肾缺血 - 再灌注的时程可能比上述例子更精细。这就强调了对迅速下降的 GFR 早期敏感检测的重要性[44]。

肾毒性损伤

肾毒性肾小管损伤的可能机制之前已经讨论过（见"髓袢升支粗段的氧平衡"）。肾毒性急性肾损伤的风险与肾毒性处置的数量呈指数相关[13]。肾灌注良好时，单独一种肾毒性物质（如放射性造影剂）不太可能引起急性肾损伤。在动物肾毒性肾小管坏死模型中，只有当肾事先已经由脱水、LMMA（一氧化氮合酶抑制剂）和吲哚美辛（一种前列腺素合酶抑制剂）三种损伤连续"致敏"时，注射放射性造影剂才会如预想的那样损伤超过 50% 的肾髓袢升支粗段[139]。

麻　醉　药

为了保护术中及术后肾功能，所选择的麻醉方法应能满足以下要求：保持肾血流量和灌注压，抑制血管收缩及手术刺激和术后疼痛引起的钠潴留，避免或减少肾毒性损害。但目前还没有一种麻醉药物能满足上述标准（见第 69 章和第 74 章）。

区 域 麻 醉

蛛网膜下腔麻醉或硬膜外麻醉可以阻断 $T_4 \sim T_{10}$ 节段的交感神经，能有效地抑制交感肾上腺素反应，阻断儿茶酚胺、肾素及 AVP 的释放（见第 56 章）。在大手术中，只要维持足够的肾灌注压，就能维持 RBF 和 GFR[140-142]。这就必须仔细调节阻滞平面，尤其是对于有心血管疾病的老年人，同时在手术过程中有必要将静脉输液量增加 25% ~ 50%[143]。但是，Gamulin 等[144]发现，硬膜外麻醉虽可引起肾交感神经阻滞，但它并不能抑制因肾下主动脉夹闭所引起的肾血管阻力的增加，也不能防止术后肌酐清除率的下降。与全身麻醉相比腰硬联合麻醉用于活体供肾切取术似乎能增加移植肾的血流量，但是两者对受体的肾功能和预后没有差别[145]（见第 75 章）。一项较大的随机对照试验通过观察行腹部大手术的患者，比较了全身麻醉复合围术期硬膜外镇痛和全身麻醉复合围术期阿片类药物镇痛。此研究也未发现肾预后存在差别[146]。

全 身 麻 醉

所有全身麻醉药物都会降低心排血量和动脉血

压，其结果是导致 GFR 降低和术中尿量减少[86]。一些药物还能降低 RBF，但滤过分数通常是增加的，这提示由血管紧张素引起的出球小动脉收缩可以限制 GFR 的降低。然而，这些作用与手术应激或夹闭主动脉相比显得微不足道，并且在麻醉结束后这些影响常很快消失。尽管肾自身调节能力依然保持（在麻醉中和正常时一样），但任何导致低血压的麻醉方法都会改变管周毛细血管的静水压梯度，从而引起尿量减少。除非术前就存在肾功能异常，或长时间血容量不足、肾毒性损伤加重，否则永久性肾损伤很少发生。

挥发性麻醉药物复合氧化亚氮引起 RBF 和 GFR 轻至中度减少，主要是由于它们对中心循环（心肌抑制）的影响[147]。预先扩容可以削弱这些作用。

使用大剂量阿片类药物（如芬太尼或舒芬太尼）不会抑制心肌的收缩性，对 RBF 和 GFR 影响很小。与挥发性麻醉药相比，术中使用阿片类药物能更明显地抑制儿茶酚胺、血管紧张素Ⅱ、醛固酮及 AVP 的释放。然而在 CPB 时，即使用大剂量阿片类药物麻醉[148]，AVP 和儿茶酚胺水平也会显著增加（见 67 章）。静脉麻醉药，如硫喷妥钠和地西泮可引起肾功能轻微改变，与对照组相比改变 10% ~ 15%。氯胺酮可增加 RBF 但尿流率减少，可能是交感神经兴奋的结果；在失血性低血容量时，它可以维持 RBF[149]。

挥发性麻醉药的肾毒性

吸入麻醉药的潜在肾毒性（见第 26 章）主要是由于其对游离氟离子的代谢性降解。游离的氟离子可以引起肾小管损伤，从而降低肾的浓缩能力，产生多尿性急性肾衰竭[150]。肾毒性可因氨基糖苷类药物或先前存在的肾功能障碍而加重。氟化物的峰值低于 $50\mu m/L$ 时很少引起损伤，但当 $>150\mu m/L$，则与多尿性急性肾衰竭的高发病率相关[151]。甲氧氟烷的吸入浓度超过 1MAC（最低肺泡有效浓度）并维持 2h 以上时，氟化物的峰值将超过 $100\mu m/L$，故现在已不再使用甲氧氟烷进行麻醉。恩氟烷代谢很快，大部分研究表明其氟化物的峰值很少超过 $25\mu m/L$。抗结核药物异烟肼能增强氟化物的产生，但关于恩氟烷引起的肾毒性的报道只有一篇。异氟烷产生的氟化物峰值低于 $4\mu m/L$，而氟烷则根本不代谢产生氟化物[152]。

七氟烷是否有潜在的肾毒性还存在争议。虽然其代谢产生的氟化物比恩氟烷多，但临床上并未发现其有明显的氟化物引起的肾毒性。在大鼠模型中，低流量七氟烷通过二氧化碳吸收剂降解为一种乙烯醚，即复合物 A，后者可以产生肾损害。虽然人类使用七氟

烷未见有急性肾衰竭的报道，但 Eger 等报道，志愿者吸入 2 L/min、1.25 MAC 七氟烷，持续 8h，可出现一过性肾损伤（蛋白尿、肾小管酶尿）[153]，但尿浓缩能力、血肌酐和血尿素氮（BUN）没有变化。此后，Eger 等[154]描述了肾小球及肾小管损伤的生化标志物（尿白蛋白、α- 谷胱甘肽 -S- 转移酶）与复合物 A 之间的剂量反应关系，以每小时百万分率（ppm/h）表示。Eger 等对吸入 2 L/min、1.25 MAC 七氟烷 4h 生化标志物的变化进行了观察。基于此，他们认为七氟烷引起肾损伤的复合物 A 阈值为 80 ~ 168 ppm/h，而在吸入 2h 七氟烷或吸入地氟烷时未见上述改变。

其他一些实验结果与 Eger 等的结论不同。Bito 等给患者吸入 6h 低流量和高流量七氟烷，与吸入低流量异氟烷相比，术后 3 天的 BUN、肌酐及肾小管中的酶未见差异[155]。Kharasch 等[156]给 73 例患者吸入流量为 1 L/min 的七氟烷或异氟烷，持续 2h 以上，也得出相似结论，即与低流量异氟烷相比，进行低流量七氟烷麻醉时只要时间得当，即使形成复合物 A，也一样安全。Ebert 等[157]在两个地方采取双盲的实验分析方法，对志愿者重复进行了 Eger 的最初实验模型（吸入 8h 七氟烷）。实验表明生化指标有轻微异常，而且是一过性的，同时 BUN、肌酐或肌酐清除率也未见明显改变。与 Eger 的实验相比，虽然实验设计类似，但复合物 A 的平均水平降低约 25%，平均动脉压升高约 10%，这可能是结果不同的原因。

总之，在临床上，即使是先前存在中度肾功能不全的患者使用低流量七氟烷进行麻醉，也未见有明显肾损害的报道。复合物 A 的产生、生物化学损伤与临床上肾功能障碍之间的关系仍不明确，也未被证实。虽然如此，仍须谨慎遵循目前的 FDA 标准，它建议新鲜气流量至少要达到 2 L/min，这样才能抑制复合物 A 的形成和重复吸入，并增强其洗出。

挥发性麻醉药和缺血 - 再灌注损伤

与前述争论完全不同的是，有实验证据证明，挥发性麻醉药能缓解肾缺血 - 再灌注损伤。在一个鼠类模型中，Lee 和 Emala 发现用地氟烷、七氟烷、异氟烷和氟烷麻醉与苯巴比妥和氯胺酮相比，能显著减少血清肌酐的增加[158]。其机制与 K^+-ATP 通道无关，而是诱导了细胞保护因子，并抑制了缺血 - 再灌注损伤导致的促炎性细胞因子和趋化因子的活化。对于人工培养的肾小管细胞，七氟烷引起细胞保护性激肽磷酸化，上调热激蛋白，并能减少促炎性转录因子 NF-κB，其部分原因在于转化生长因子 -β_1（TGF-β_1）的释放[159]。

异氟烷具有相似的保护作用，在鼠类模型中，它能保护肝和肠免受缺血 - 再灌注 AKI 引起的损伤[160]。与前述的腺苷受体激动剂一样，异氟烷最主要的保护机制可能是激活鞘氨醇激酶 -1 并生成鞘氨醇 -1- 磷酸酯。

这些观察与如下观点一致：只有在缺血和再灌注期间给予挥发性麻醉药物才能提供保护作用，而预处理没有作用[161]。

机 械 通 气

机械通气和呼气末正压通气（PEEP）可能引起 RBF、GFR、钠分泌和尿流率减少，甚至急性肾损伤[162]。这些效应的机制有多种（见第 103 章）。

最常见的是血流动力学介导的变化。增加的气道压和胸膜内压力传递至血管管腔，导致静脉回流减少，跨壁（即有效）心脏充盈压和心排血量降低。急性肺损伤时由于肺顺应性较差，这种压力传递实际上被削弱。平均气道压力过高可压缩肺动脉循环，增加右心室后负荷，使室间隔左移，减少左心室充盈和心排血量[163]。正压通气可增加下腔静脉压力和肾静脉压力，并通过增加管周毛细血管压力促进肾小管对钠的重吸收。

心排血量和体循环动脉压力的降低可通过颈动脉和主动脉压力感受器使肾交感神经张力增强，引起肾血管收缩、抗利尿、抗利钠作用。心房容量受体通过减少 ANP 分泌，对心房充盈压的下降做出反应，引起交感神经张力增加，激活肾素和 AVP。

通气治疗时的水钠潴留最初被认为是 AVP 的作用[164]，但现在认为是交感神经反应起主要作用，钠潴留则主要是由于传送到肾小管中的钠量减少所致。毫无疑问，肾素 - 血管紧张素 - 醛固酮系统增强了肾对正压通气的反应。Annat 等[165]发现，PEEP 为 15 cmH$_2$O 时，可使心排血量、RBF、GFR 及尿量减少 20% ~ 30%，并伴有肾素、醛固酮的增加，而 AVP 不增加。通过扩容[166]或使用多巴胺[167]保持正常的循环状态，都可以避免或逆转通气治疗时引起的肾功能损害。

虽然从理论上讲，肾功能抑制的程度取决于平均气道压，但无论容量控制通气还是压力控制通气，肌酐清除率和 FENa 似乎都没有差别[168]。允许性高碳酸血症或允许性低氧血症等用于重症急性肺损伤的治疗手段可能会增强肾血管收缩[162]。

最后，在肺损伤实验中，有证据显示损伤性通气模式可引起与肾上皮细胞凋亡和功能不全有关的急性炎症反应[169]。这些发现似乎与有急性呼吸窘迫综合征的多器官功能不全患者的临床观察一致，与应用机械通气的肺保护策略时急性呼吸窘迫综合征的改善也一致[162]。

控制性降压

麻醉中使用控制性降压时，GFR 和尿流率明显下降是很常见的。然而，即使是老年患者，只要低血压不超过 2h，就不会产生永久性肾损害[170]。控制性降压时使用的血管扩张剂对 RFB 的影响不同。给予硝普钠可降低肾血管阻力，但会起肾血液分流。此外，给予硝普钠可引起肾素 - 血管紧张素激活、儿茶酚胺释放，此时如果突然停药，将引起反跳性高血压。硝酸甘油降低 RBF 的作用比硝普钠弱[171]。选择性 DA$_1$ 受体激动剂非诺多泮在降低血压的同时不会引起 RBF 显著下降[172]。

主动脉阻断

有人研究了进行大血管手术时阻断肾上主动脉和肾下主动脉（见第 69 章）对患者肾功能的相对影响[28]。无论主动脉夹闭部位在何处，当处理主动脉时，RBF 都会降至正常的 50%，可能是由于对肾动脉的直接压迫或肾动脉的反射性痉挛缘故。开放肾上主动脉后，RBF 高出正常（反射性充血），但 GRF 仍为正常的 1/3，并持续 2h。24h 后 GRF 仍为正常的 2/3。肾小管功能（浓缩能力、保水保钠）显著降低，但尿流量不变。Myers 和 Moran[173]观察发现，这些改变与轻微急性肾小管坏死相似。在这项研究中，所有患者事先都接受了甘露醇治疗，这可能限制了肾小管损伤，因为罕有少尿且恢复相对较快。夹闭超过 50min 可引起 GRF 持续抑制和一过性氮质血症[28, 174]。

在动物模型中，肾上主动脉阻断引起肾内皮细胞一氧化氮的减少，通过应用其底物精氨酸，一氧化氮合酶和皮质血流量增加[175]。这种手段能否减轻阻断后肾损害有待进一步研究。

夹闭肾下主动脉可使体循环血管阻力增加，从而引起心排血量降低，因此可以降低 RBF 和 GFR[176]。在主动脉斑块密集的部位夹闭或进行操作可引起肾动脉粥样栓塞。还可发生部分或完全性皮层坏死，通常是不可逆的。

主动脉阻断期间的肾保护

在主动脉阻断时使用甘露醇来保护肾已有 40 多年的历史[177]（见第 69 章），其保护作用在缺血性急性肾小管坏死（ATN）的动物模型中已得到明确的证实[178]，但几乎没有对人类的前瞻对照研究。在大血管手术中，通常使用小剂量多巴胺。在一项犬胸主动脉夹闭模型中，动脉开放后很长一段时间内，RBF、GFR 和尿流量都下降。预防性给予多巴胺并不能防止这种延迟性损害[179]。在一项人肾下主动脉夹闭研究中，Paul 等[112] 比较了甘露醇复合多巴胺的利尿治疗和液体负荷实验［输注盐水使肺动脉楔压（PAOP）维持在 12～15 mmHg］治疗。尽管夹闭时甘露醇和多巴胺可显著增加尿流量和钠排泄，但在开放后并不能减轻仍存在的 GFR 抑制，与盐水相比无差异。

非诺多泮是一种人工合成的含碳酸的多巴胺同型物，它选择性激动 DA_1 受体，剂量依赖性地增加肾血流量[181]。已证实注射非诺多泮在实验性肾上主动脉阻断时有肾保护作用[182]。在一个有 28 例行肾下主动脉阻断的患者的随机对照单盲试验中，在手术切皮前静脉给予非诺多泮 0.1 μg/（kg·min）或安慰剂，持续输注，直到主动脉阻断松开[183]。非诺多泮显著削弱了肌酐清除率的降低，接受安慰剂输注的患者血浆肌酐上升。

但在另一种肾缺血模型中，一项随机双盲研究显示，77 名孤立肾患者行部分肾切除术时，24h 内输注非诺多泮 0.1μg/（kg·min）不能减轻术后血清肌酐的增加[184]。有必要进行关于这种药物更大的研究。

心脏手术和心肺转流

术前肾功能正常的患者在行非复杂心外科手术后急性肾衰竭并需肾替代治疗的发生率很低（<2%）。但根据公认标准诊断的 AKI 发生率为 20%～30%[186-187]。已经确定有多种高危因素，包括术前肾功能不全、高血压、糖尿病、心脏功能受损、术前贫血、围术期输注红细胞、联合手术操作、心肺转流术时间延长以及高龄（见第 67 章）[188-189]。无论发病机制如何，心脏术后需要进行肾替代治疗的 AKI 对死亡率有很大影响，即使为轻度 AKI，也与死亡率、住院时间以及住院花费的增加都有密切关系[73, 75, 134, 186]。心脏手术相关肾损伤潜在机制很复杂并且是多因素的。

术前高血压是心脏术后 AKI 最主要的危险因素。先前存在的收缩期（宽脉压）高血压会增加此风险。脉压差超过 40mmHg 后，每升高 20mmHg，AKI 的风险约增加 50%[190]。术中血压变异性增大似乎也是一个危险因素[191]。

大多数行心脏手术的患者术前准备时都会接受血管造影，这种已知的肾毒性操作和手术之间的时间间隔也被视为围术期 AKI 的一项风险[192]。

心肺转流术期间出现急性贫血（血红蛋白 < 9g/

dl）与 AKI 的风险增加有关，当血红蛋白 >8g/dl[193] 时应输注红细胞（见第 61 章）。除非合并贫血，否则患者可以较好地耐受平均动脉压的降低。另一方面，患者因素和手术因素共同导致累积性微粒、气栓、微小或肉眼可见的栓子，这也能引起 AKI。

CPB 期间，非搏动血流时发生低血压能促使肾血管收缩并降低 RBF。转流期间去甲肾上腺素的浓度逐渐升高，肾素 - 血管紧张素系统激活。急性肾衰竭与血浆肾素水平的持续升高有关[173]。体外循环期间激活的血小板释放的血栓素和血管内皮缩血管肽会促进肾血管收缩。

心肺转流术期间能持续观察到管形酶尿和微蛋白尿，它们是肾损伤的亚临床指标[194]。CPB 能进一步放大手术引发的炎症级联反应，同时 CPB 系统的损伤引起溶血，伴随具有肾毒性的游离血红蛋白释放入血[195]。溶血的另一个后续反应是释放不稳定的自由铁，这些铁可激活活性氧自由基，引起炎症反应和 AKI[196]。AKI 时释放的很多肾小管生物标志物都与铁代谢有关：NGAL 参与铁的转运，L-FABP 是一种高亲和力的血红素结合蛋白，铁调素（似乎是保护性的）隔离自由铁[197]。一项胸腹主动脉瘤修补手术的研究特别关注了 CPB 期间的溶血情况，结果发现游离血红蛋白、NAG 的血浆峰值与围术期 AKI 直接相关[198]。

遗憾的是，尽管前面阐述了所有假设的机制，但目前仍不明确 CPB 本身对心脏手术期间的 AKI 有多大影响。个体对 CPB 的反应差异很大，这可能是基因多态性的结果，这种多态性能调节对炎症的反应和血管舒缩过程[199]。

心肺转流术期间的肾保护

CPB 期间的搏动灌注

在动物和人的研究中，CPB 期间搏动血流增加肾皮质血流并且降低循环中儿茶酚胺、内皮缩血管肽和细胞因子的浓度（见第 67 章）[200-201]。虽然搏动灌注抑制了血浆肾素活性，但肾小球损伤的证据（此时为微量蛋白尿）仍然存在[55]。在一项随机前瞻性、实验对象为 215 例行先天性心脏病修补术的儿科患者的试验中，在 CPB 期间应用搏动血流降低了变力性药的需要，缩短了重症监护治疗病房的停留时间和住院时间，并增加了尿量。但是血清肌酐值没有变化[202]。在一项对象为 100 例行心外科手术的成年患者的随机前瞻性试验中，使用主动脉球囊反搏，以便在 CPB 期间提供搏动血流[203]。搏动血流减轻 GFR 的下降，但是对尿流量和肾的预后没有差别。在一个大的非随机观察性研究中，对 1820 例患者中的 915 例在 CPB 期间提供搏动血流，但是似乎没有为围术期肾损伤提供更多的保护[204]。总之，CPB 非搏动灌注的临床研究结果并不一致，对于搏动血流的组成缺乏一个明确的、广为接受的定义。这使得上述研究结果进一步复杂化。目前CPB 常规使用搏动灌注以降低肾损伤的风险，近期的证据尚不足以建议我们应该支持或反对这一观点[205]。

避免使用 CPB

非体外循环下冠状动脉旁路移植术（OPCAB，又称不停跳心脏手术）对肾功能的益处尚不明了。低风险的患者无论使用 CPB 与否，急性肾损伤的发生率几乎没有差别[206]。目前大多数已发表的研究样本都很小（<60 例患者）。虽然 OPCAB 与急性肾损伤（表现为血清肌酐、半胱氨酸蛋白酶抑制剂 C、微量蛋白尿和 NAG 水平降低）有关的证据很少，但也未明确证明其对肾预后、发病率和死亡率有益[207-208]。近期一项对随机试验的 meta 分析发现有证据支持非体外循环能降低 AKI，但是并未降低透析或死亡率[209]。然而纳入的研究质量差异较大，对于 AKI 的定义，各个实验之间存在较大不同，结果可能被一项研究曲解了。需要高质量的证据来界定临床相关的终点，以证实非体外循环下的心脏手术对肾有潜在的益处。

心肺转流术期间的灌注压

动物心肺转流术实验中发现 RBF 依赖于肾的灌注压，并且在低压的情况下输注多巴胺不增加 RBF[10]。这表明在 CPB 期间自身调节可能受损。而 Hilberman 等[210]发现低血流量 [<50ml/（kg·min）] 和低平均动脉压（<50 mmHg）与术后急性肾衰竭无关，但术后肾功能不全的程度以及预后与 CPB 后心功能不全的严重程度有关[211]。

更新的研究也支持上述观点，除非低血压合并严重贫血，否则心肺转流术期间平均动脉压和 AKI 无关[193]。也许轻度贫血引起的血流稀释能在较低的灌注压水平维持 RBF，但严重贫血时，氧供缺乏超过了这一效应的作用（见第 61 章中贫血和输血指南相关内容）。

多巴胺和利尿药

一项研究在心脏手术后使用同等变力剂量的多巴胺和多巴酚丁胺，发现它们对 GFR、RBF、肾血管阻力和肾滤过分数具有相同的作用，但是多巴胺引起尿流率增加，尿钠增多，FENa 和钾的分泌增多，这些

都表明多巴胺的利尿作用不依赖于 RBF 和 GFR 的改变[212]。但没有证据表明在那些肾功能正常[213-214]或者肾功能受损的患者行 CPB 过程中预防性使用低剂量的多巴胺有保护作用[206, 215]。

这种保护作用缺失的部分原因是多巴胺药动学的不稳定。在一个健康志愿者研究中，McGregor 等发现血浆中的多巴胺水平个体间差异可达 30 倍[216]。一些受试者输注小剂量多巴胺，血浆中多巴胺的水平和那些使用达到 α- 肾上腺素能效应的大剂量多巴胺的受试者的血浆水平是一致的。甚至低剂量的多巴胺就能引起我们不希望的心动过速，术后输注可能使室上性和室性心律失常发生率增加[217]。

和多巴胺相比，在心脏手术期间输注小剂量非诺多泮有肾保护作用 [（0.1 ~ 0.3μg/（kg·min）] [218]（见第 67 章）。一项应用多普勒技术进行超声心动成像的研究表明，使用此剂量范围的非诺多泮时肾血流会呈剂量依赖性的增加，尤其是肾皮质部分的血流[219]。对 13 项随机配对研究的 meta 分析（包括 1059 例患者）显示，输注非诺多泮可以显著降低透析需求以及在重症监护治疗病房停留的时间和住院死亡率[16]。大多数有关非诺多泮的研究样本相对较小，证明可以改善血清肌酐和肌酐清除率，而不是肾的预后[220-221]。迄今最可信的证据是 Cogliati 等的 193 例高风险患者的随机双盲研究[222]。危险因素包括术前血浆肌酐升高（> 1.5 mg/dl）、年龄大于 70 岁、糖尿病和既往心脏手术史。应用非诺多泮的患者发生急性肾损伤（12.6% vs.27.6%，P = 0.02）和需要透析的概率降低（0 vs.8.2%，P =0.004）。

在 CPB 期间预防性应用利尿剂实际上是有害的。在一项 126 例行择期手术的患者的研究中，围术期使用呋塞米 [0.5μg/（kg·min）] 与使用低剂量的多巴胺和安慰剂相比，血浆中的肌酐值偏高[213]。

利尿钠肽

外源性阿那立肽（人重组 ANP）通过扩张动脉和静脉会降低全身的血压。人们对输注阿那立肽逆转已经形成的急性肾衰竭（"肾复苏"）的能力产生了相当大的兴趣。缺血和肾毒性急性肾小管坏死动物实验[223-224]以及前期的临床研究[225]都为我们提供了希望。一项大型前瞻性研究证明对于少尿性急性肾衰竭使用阿那立肽会显著增加无需透析患者的存活率，然而在非少尿性急性肾衰竭患者，死亡率会增加[51]。紧接着在一个随机双盲的安慰剂对照试验中，222 例少尿的急性肾衰竭患者中使用阿那立肽和安慰剂，结果显示，在透析的需求、无需透析

的存活率以及 60 天的死亡率方面没有区别[226]。但接受阿那立肽的患者用药期间低血压发生率增加。

关于在 CPB 期间使用阿那立肽的研究已经开展[227]，与对照组相比，接受阿那立肽的患者血浆中肾素、血管紧张素 II 以及醛固酮明显降低，同时具有高的 GFR 和尿量。最近一篇关于 ANP 疗法的 Cochrane 综述得出结论：尽管有证据支持低剂量的 ANP 作为保护性策略可降低 AKI 后需要透析的风险，但这些证据尚不足以得出任何建设性意见[228]。

奈西立肽（人重组 BNP）已经被 FDA 批准作为胃肠外用药治疗进展期失代偿性充血性心力衰竭。奈西立肽能降低已经升高的心脏前负荷和后负荷、增强心功能、利尿、缓解肺充血和水肿的症状[229]。最主要的不良反应是剂量依赖性低血压，如果过量将会损害肾功能[230]。一项 meta 分析表明，进展期失代偿性心力衰竭患者使用奈西立肽会导致血清肌酐的增高[231]。但是一项大型前瞻性安慰剂对照研究指出，奈西立肽不会使进展期失代偿性心力衰竭患者的肾功能恶化[232]。与硝酸甘油[223]或硝普钠[234]相比，也发现了相似的结果。

但有证据表明，行心脏手术的高危患者围术期输注低剂量的奈西立肽 [0.01μg/（kg·min）] 具有肾功能保护作用[235]。在一项前瞻随机单盲研究中，279 例左心功能不全行冠状动脉旁路移植术或者二尖瓣手术的患者（EF< 40%）使用奈西立肽后尿量增加，术后的血清肌酐值升高程度降低，术后 6 个月的生存率增加。

一项 meta 分析纳入了 15 项心血管手术时输注 ANP 或 BNP 的实验，结果发现多方面可受益，包括尿量和 GFR 增加、利尿剂的使用减少、术后血清肌酐的峰值和透析的需要降低以及进入 ICU 和住院的时间减少[236]。这些发现还有待大型多中心前瞻性随机对照研究来证实。

N- 乙酰半胱氨酸

N- 乙酰半胱氨酸是一种抗氧化剂，能直接清除活性氧，并广泛地用于预防造影剂性肾病（见后文）。另一方面，没有证据表明在心脏手术的围术期给予 N- 乙酰半胱氨酸有预防 AKI 的作用。在两项前瞻性单盲试验中，无论是间断注射[237]还是持续给予[238]N- 乙酰半胱氨酸，对心脏手术后肾功能或者预后都没有影响。一项关于 254 例慢性肾功能不全（GFR < 60 ml/min）患者间断注射 N- 乙酰半胱氨酸的研究同样不能证明任何保护作用[239]。最近，一项随机对照研究观察了超过 2300 例行冠状动脉或外周血管造影的患者，

结果发现给予 N- 乙酰半胱氨酸不能带来任何益处[240]。

碱化尿液

如前所述，CPB 期间经常发生溶血，释放出的不稳定的自由铁激活了活性氧自由基，在此情况下 AKI 可以被视为色素性肾病的一种形式[195]。在这样的环境下，碱化尿液可以防止高铁血红蛋白和小管管型的形成、减少胞吞血红蛋白的摄取，减轻近端肾小管的坏死。碳酸氢盐可以清除自由铁激活的活化氧自由基，如羟基离子和亚硝酸盐[196]。事实上，一项小型随机双盲实验中，100 名行心脏手术、围术期 AKI 风险较高的患者输注碳酸氢钠 24h 以碱化尿液，术后 SCr 增高 25% 的概率从 52% 降至 32%，并伴有尿 NGAL 的下降[241]。这些初步观察结果及其对预后的影响仍需大型前瞻性研究来确认。

肾毒性损伤

药物引起的肾毒性

除非有危险因素共同存在，否则药物或造影剂很少能引起肾毒性损伤[13]。这些危险因素可以是急性的（如休克、低血容量、充血性心力衰竭）或慢性的（高龄、糖尿病、慢性肾功能不全）。随着危险因素增多，肾毒性损伤的发生概率呈指数增加。

肾毒性急性肾衰竭通常是非少尿性的，伴有尿浓缩能力减弱和进行性氮质血症。由于 GFR 降低，除非仔细监测药物水平同时反复调节药量，否则肾排泄药物的蓄积会加重肾毒性。但是如果能及时停药并且无其他脏器衰竭存在，则肾功能恢复的预后较好[242]。

氨基糖苷类

氨基糖苷类（庆大霉素、妥布霉素、阿米卡星）是多聚阳离子复合物，可被滤过进入近端小管，并在此处与阴离子的刷状缘膜磷脂结合。其肾毒性与其多聚阳离子的状态直接相关，因此新霉素（6 个阳离子位点）比庆大霉素（5 个位点）或链霉素（3 个位点）更具危害性[243]。通过胞吞作用，它们被吸收到细胞内的溶酶体中，然后被释放到细胞质。在细胞中其引起活性氧代谢物生成，后者可损伤溶酶体、质膜及线粒体，尤其是抑制高能量磷酸复合物（如 ATP）的氧化磷酸化及合成。在动物实验中，给予褪黑素等抗氧化剂能减轻肾毒性[244]。

氨基糖苷类引起的肾毒性与其持久的高血浆水平直接相关，尤其是在老年人、先前存在肾病、肾血管

处于收缩状态（脓毒症、低血容量、肝病、充血性心力衰竭）、辅助药物治疗（祥利尿剂、万古霉素、头孢菌素、NSAIDs、环孢素、两性霉素 B）及电解质紊乱（低钾血症、低镁血症、高钙血症及代谢性酸中毒）时，更易出现肾毒性[245]。

预防氨基糖苷类的肾毒性应维持充分的容量，尽早避免或清除上述危险因素并仔细监测血浆中氨基糖苷的水平。每天 2h 肌酐清除率的测定对于及早发现氨基糖苷类引起的肾毒性是有帮助的，另外还可据此适当调节药物剂量，以维持 GFR。氨基糖苷类按每天一次给药即可以达到较高的治疗浓度，又能有充分的药物浓度消退期，使肾功能恢复，从而限制肾毒性的发生[246]。小剂量多巴胺能增强肾对氨基糖苷类药物的清除，但尚不清楚能否防止肾小管损伤。

非甾体消炎药

非甾体消炎药（NSAIDs），如吲哚美辛、甲氯灭酸钠和酮咯酸可以抑制环加氧酶 -1，并能维持 8 ~ 24h（见第 32 章）。单次剂量的阿司匹林可引起不可逆性的坏加氧酶 -1 乙酰化。在血小板中，这种影响可持续整个细胞生命周期（7 ~ 10 天），但肾可在 24 ~ 48h 内再合成环加氧酶。损伤"启动"前列腺素的肾功能保护作用，NSAIDs 对缺血肾而不是正常肾产生肾毒性可以证明这一事实。应激状态时，前列腺素活性减弱，导致 RBF 和 GFR 降低、肾血管阻力增加、利尿反应削弱和高钾血症。

动物模型证实，NSAIDs 和阿司匹林可引发出血、内毒素血症、静脉压力升高和低心排血量等不良反应；而在人类则可引起轻度、潜在的肾功能不全，还可伴有充血性心力衰竭、腹水或系统性红斑狼疮[247]。但对于个体患者而言，NSAIDs 引起的肾毒性的风险主要取决于所处的环境。对于较年轻、健康、补液充分的患者，给予单一药物（如酮咯酸）进行短期术后镇痛不会产生肾毒性损伤。对于存在急性或慢性心血管不稳定的患者，如果同时应用了肾毒性物质（如造影剂、氨基糖苷类），肾毒性损伤的危险性将呈指数增加。

对环加氧酶 -2 具有选择性抑制作用的 NSAIDs（塞来昔布、罗非昔布、伐地考昔）很少引起胃部刺激和糜烂。然而迄今为止没有研究表明，与非选择性环加氧酶抑制剂相比，它们可以降低肾毒性损害的危险[248]。在临床试验中，心血管不良反应事件增加的报告严重限制了这些药物的应用。

钙调磷酸酶拮抗剂（环孢素、他克莫司）

环孢素是一种强效免疫抑制剂，与类固醇和硫唑嘌呤一起常规用于预防器官移植后的排斥反应。实际上，自从 1981 年允许使用环孢素后，心脏、肺和肝移植手术呈指数增多。它能引起交感神经的高反应性、高血压和肾血管收缩，这是其导致肾损伤的部分原因。先前存在的肾功能不全、低血容量及其他肾毒性损害都可加重其肾毒性作用。许多移植患者为获得充分的免疫抑制剂必须耐受中度血浆肌酐增加（1.5 ~ 2 mg/dl）。

在某种程度上钙调磷酸酶免疫抑制剂他克莫司（FK560）被认为肾毒性比环孢素要小，并已经广泛替代环孢素。但胰腺移植患者肾活检研究表明，他克莫司和环孢素的肾毒性风险性没有差别[249]。他克莫司经肝 CYP450 酶系统的代谢和免疫抑制的药效学作用存在明显的基因多态性，因此肾毒性的风险性也明显不同[250]。例如表达 CYP3A5*1 等位基因的患者需要更大剂量的他克莫司才能达到治疗水平，肾毒性的风险也增加[251]。

同时给予钙通道阻滞剂会竞争 CYP450 代谢，并导致环孢素和他克莫司的水平升高。大多数移植免疫学专家都会避免这样的药物相互作用，但事实上这又有可能是有益处的。对于进行尸体肾移植手术的患者，将钙通道阻滞剂地尔硫草加入移植物保存液中，灌注供体 48h，然后再口服地尔硫草[252]。移植后肾小管坏死的发生率可从 41% 降至 10%，当发生 AKI 时，很少需要进行血液透析。地尔硫草可削弱环孢素的代谢，因此血浆中环孢素的水平较高，这使得早期急性排异反应很少出现，钙通道阻滞剂能防止环孢素的肾毒性[253]。环孢素的用量可以减少 30% 而达到相同的药物水平，对患者来说也可以节省费用。

另一种引人注意的方法是用非钙调磷酸酶药物西罗莫司代替环孢素或他克莫司，西罗莫司有相同的免疫抑制作用，但引起肾损伤的可能性显著减少[254]。

造影剂引发的肾毒性

造影剂的肾毒性可能是由于强烈的肾血管收缩导致髓质缺氧联合氧化应激造成的（见第 90 章）。因为造影剂是水溶性的，能轻易进入肾小球和肾小管的尿液里，所以几乎可以确定直接细胞毒性也起了作用[255]。经动脉给药或使用大剂量造影剂可能增加肾毒性。在糖尿病性肾功不全、低血容量、充血性心力衰竭和骨髓瘤患者中，造影剂引起的肾毒性（contrast-induced nephrotoxicity，CIN）的风险会增高[256]。

放射性造影剂是高渗的，可引起渗透性利尿，这给人以安全的错觉，但实际上会加重低血容量和肾损害。放射性造影剂的潜在毒性与它的渗透压直接相关。然而 meta 分析并未发现与一组低渗造影剂相比，等渗造影剂对肾保护有益[257]。进一步的分析发现不同的低渗造影剂引发的肾毒性不尽相同，这说明造影剂导致的肾毒性不是单纯由渗透压造成，还与其他因素有关。

发生 CIN 时，氮质血症将在接触造影剂后 24～48h 发生，3～5 天达高峰。这强烈提示医师应推迟择期手术，以降低围术期急性肾衰竭的风险。另一方面，若手术紧随放射线检查之后，或术中进行放射性检查，CIN 则可能会被忽视。

预防 CIN 最重要的是充分的补液，例如在应用放射性造影剂至少 4h 前开始输注生理盐水 1ml/kg，并在造影后持续 12h[258]。

许多种药物都曾被认为具有保护和减轻 CIN 的希望，但最终均宣告希望破灭。目前仍没有其他措施能够代替水化成为一线保护措施。静脉输注甘露醇已应用多年，但它通过大量渗透性利尿引起的脱水可能会加重损伤。近十年来，人们的兴趣主要集中在抗氧化剂和多巴胺能激动剂上。

N-乙酰半胱氨酸

Tepel 等报道，对 83 例慢性肾功能不全（平均血清肌酐为 2.4 mg/dl）进行 X 线造影照相术的患者预防性给予抗氧化剂 N-乙酰半胱氨酸（600 mg 口服，一天 2 次）可以减轻 CIN[259]。仅有 2% 接受 N-乙酰半胱氨酸治疗的患者血清肌酐增加 >0.5 mg/dl，平均血清肌酐浓度实际上是降低的，而用盐水安慰剂治疗的患者中有 21% 血清肌酐增加超过 0.5 mg/dl。

接下来的研究要么没有证实这些结果[260]，要么发现 N-乙酰半胱氨酸只有在应用低剂量显影剂时才比盐水能提供更好的保护[261]。N-乙酰半胱氨酸本身就能降低血清肌酐水平，与 GFR 的改变无关[25]。一项随机对照研究表明，N-乙酰半胱氨酸具有保护作用，此实验研究纳入的 2300 例患者至少具有一项造影剂引发 AKI 的危险因素（年龄 > 70 岁、CKD、糖尿病、心力衰竭或低血压）[240]。给予放射性造影剂之前和之后，都给予标准的 N-乙酰半胱氨酸疗法或是安慰剂，CIN 的发生率相同（约 13%）。

非诺多泮

注射非诺多泮能防止放射性造影介质引起的 RPF 下降[262]。但是一个更大的多中心随机对照研究中，针对 315 例原有肾功能不全（肌酐清除率 <60 ml/min）

患者的试验显示，与安慰剂相比，它对肾功能并没有益处[263]。更新的一个回顾性研究发现，行冠状动脉造影和经皮血管重建的高危患者直接将非诺多泮输注到肾动脉，结果 CIN 的发生率从 31% 下降到 12%[264]。与其他措施一样，此方法尚需正式的前瞻性随机双盲试验来测试。

色素性肾病

色素性肾病是一种由血红素肌红蛋白、血红蛋白和胆红素的肾毒性导致的 AKI。

横纹肌溶解和肌红蛋白尿

在直接性创伤（包括大面积挤压伤和烧伤）中，肌肉坏死（横纹肌溶解）是很常见的，但也可发生在血管疾病、损伤或长时间制动引起的急性肌肉缺血。间隔综合征可加重横纹肌溶解。间隔综合征特别好发于肢体大出血或血管功能障碍和组织水肿并存时（例如取静脉后，经股动脉放置主动脉内气囊）。代谢率显著增加（剧烈运动、持续发热、癫持续状态或肌阵挛）、严重低磷酸盐血症或直接蛋白酶解作用（急性胰腺炎）都可能引起横纹肌溶解[265]。

肌红蛋白是肌肉中携氧的血红素色素，它释放到血液中（肌红蛋白尿），血浆阈值达 0.03 mg/dl 时迅速经肾排出。在肌肉完好、GFR 正常的人中，到达近端小管的肌红蛋白比低 GFR 的恶病质患者多。在尿 pH 值低于 5.6 时，肌红蛋白转化成高铁血红素，后者在近端肾小管沉淀[266]。血容量不足（即低小管流量）和酸性尿加重肾损伤。由于高分解代谢状态，少尿且伴有急性高钾血症、低钙血症、阴离子间隙代谢性酸中毒、急进性氮质血症。血清肌酐和 BUN 增加很快 [分别为 1.0～1.5 mg/（dl·d）和 20～30 mg/（dl·d）]。

横纹肌溶解最重要的辅助诊断就是具有高度可疑指征。受累肌肉明显缺血或肿胀、疼痛及水肿。尿肌红蛋白试验阳性，但尿液可不为红色。由于肌红蛋白排泄的肾阈值较低，血清是澄清的，而血红蛋白血症时较大的血红蛋白不滤过并在血清中积聚，使血清呈粉红色。连续的总肌酐激酶测定（creatinine phosphokinase，CPK）有助于确定横纹肌溶解的严重程度（即 CPK-MM 释放）[267]。当总 CPK 超过 10 000 U/L，很容易发生肾损害。

防止肌红蛋白诱导的 AKI 的关键在于维持 RBF 和小管流量在较高水平。通过静脉输注甘露醇（每 6h 输注 6.25～12.5g）进行渗透性利尿，根据需要，静脉给予或不给予 10 ~ 20mg 的呋塞米，从而使尿量维持在 100 ~ 150ml/h [268]。可根据需要经静脉给予碳酸氢钠 50 mEq，和（或）每 6h 给予 250 mg 的乙酰唑胺，以使尿液的 pH 值维持在 5.6 以上。然而，因为没有前瞻性数据证明尿液碱化可产生有益作用，不应该以引起严重的酸碱失衡为代价来提高尿液的 pH 值。只有在治疗高钾血症才给予钙制剂。

溶血和血红蛋白血症

CPB 能引起溶血，导致游离血红蛋白释放入血，并与触珠蛋白形成复合物。该复合物太大以至于不能被肾滤过，并在肝代谢。当游离血红蛋白生成过多，会超过触珠蛋白系统的负荷并在血浆中积聚。血红素分子很小，足以被肾小球滤过进入肾小管，在肾小管中与内皮源性一氧化氮结合，随后释放铁并导致肾小管被血红蛋白管型物质堵塞。释放的游离铁通过活性氧自由基的作用产生肾毒性 [195]。

初步证据显示，尿液碱化能减轻 CPB 期间的 AKI（见前述）[241]。由错误输血（ABO 血型不相容）引起的急性血管内溶血可产生直接强烈的肾损伤。但是引起肾损伤的物质主要是红细胞基质而不是游离的血红蛋白。肾保护性措施本质上与横纹肌溶解相同（例如积极的持续补液、使用或不使用渗透性利尿剂以及尿液碱化）。

黄疸和胆红素血症

已发现术前梗阻性黄疸程度与术后肾功能不全直接相关 [269]，胆汁淤积使直接胆红素升高到 8 mg/dl 以上，胆盐分泌停止，肝门败血症和肾损害相继发生。这种状况与肝肾综合征和脓毒症相似，循环中产生的内毒素引起肾血管收缩和损伤（血管运动性肾病）。

严重梗阻性黄疸患者在术前口服胆盐（如牛磺胆酸钠）或静脉给予甘露醇可以保护围术期肾功能。在一项前瞻性随机研究中，Plusa 和 Clark [270] 发现对于梗阻性黄疸并进行手术的患者，以上两种方法对肾的预后没有差别。但甘露醇组可以产生强渗透性利尿作用，适当补液以补充尿量丢失很重要。利尿引起的血容量不足会减弱甘露醇的保护性作用 [271]。

脓 毒 症

脓毒症是术后新发急性肾衰竭的最常见原因（见第 101 章）。脓毒症通过低血压、血管收缩及内毒素的直接和间接作用导致肾损害，并且没有明确的低血压发生，肾功能也会逐渐恶化。此外，脓毒症使肾容易

发生进一步缺血性和肾毒性损伤（例如同时应用氨基糖苷类药物）[272]。急性肾衰竭本身及血液透析都可通过激活白细胞而使脓毒症持续存在。

肾的自身调节在脓毒症时可受损害，RBF 和 GFR 与全身血管阻力和平均动脉压按同一比例下降。低血压引发神经激素级联反应（交感肾上腺激活，肾素 - 血管紧张素、抗利尿激素和血栓素活化），导致 RBF、GFR、钠排泄和尿流量减少。肾功能不全的严重程度与脓毒症的严重程度及血浆肾素的活化有直接关系 [273]。

脓毒症时肾功能不全的特点是血管运动性肾病，这提示全心指数增加时肾血管收缩。脓毒症时内毒素和激活的复合物可使肾血管收缩、肾小球系膜细胞收缩、超滤系数降低和 GFR 下降 [274]，这些复合物包括内皮缩血管肽、类花生酸类物质（如血栓素、PGF_2、白三烯 C_4 和 D_4）。PGF_2 与血栓素作用相似，在白细胞淤滞、花生四烯酸被氧自由基氧化时形成。

内毒素促使白细胞花生四烯酸进行脂质氧化形成白三烯，同时减少其胆汁清除。此外，实验性输注脂多糖（内毒素）能直接降低 RBF、GFR 和肾小管的浓缩能力，并使肾小管酶经尿液的丢失增加。内毒素使白细胞聚集在肾小管旁毛细血管中，通过释放中性粒细胞源性弹性蛋白酶引起内皮细胞损伤（再灌注损伤会加剧此反应）并加重肾缺血，以致短暂的血流动力学不稳定即可导致肾功能快速丧失。它能加重肾毒性。内毒素引起的变化与肿瘤坏死因子 α 相似。

接受氨基糖苷类抗生素治疗的脓毒症患者中，有 10% ~ 26% 发生中毒性肾功能不全 [245]。当氨基糖苷类药物与发热、肾血管收缩、低血容量和内毒素并存时，肾毒性加重。当存在以上或其他危险因素（见前述）时，应考虑使用没有肾毒性的抗生素，以控制革兰氏阴性菌感染，包括青霉素类（替卡西林）、头孢菌素类（头孢他啶）、碳青霉烯（亚胺培南）或单酰胺菌素（氨曲南）。

感染性休克的肾保护

抗炎药

Cumming 等 [275] 对患有腹膜炎并进行容量负荷的绵羊进行开腹手术，发现选择性血栓素合成酶抑制剂（U63557A）可明显保护肾功能。在术前或术后 30min 给予选择性抑制剂可以阻止肌酐清除率、排钠及尿量的减少。应用抑肽酶也有有益作用，可能是由于它的抗炎作用 [122]。相反，NSAIDs 对 COX 的非选择性抑制通过降低肾血管扩张剂前列环素的合成，会加重脓

毒症患者的肾功能损害[276]。

两项大规模多中心研究发现，感染性休克时使用药理剂量的甲泼尼龙对预后并没有益处[277-278]。此外，接受类固醇药物的患者 BUN 增加而血清肌酐不增加，这提示是一种蛋白质分解增加的肾前状态[279]。大剂量类固醇的其他不良反应还包括损伤线粒体功能、破坏白细胞功能和抑制磷脂酶 A_2 的作用，导致肾内血管扩张剂前列腺素的合成降低。

超常的氧供

在过去的 10 年中，关于组织超常供氧以克服感染组织用氧障碍这一说法存在很大争议[280]，这一方法包括变力性支持和输血，使全部氧供（DO_2）达到三个终点之一：①在幸存者中发现 DO_2 水平维持在 600 ml/（min·m²）；②达到全身氧耗（VO_2）不再随着 DO_2 增加而增加时的水平；③血中乳酸水平开始下降时。超常氧供对预后的益处仍存在争议，大剂量变力性支持和升压素本身就存在副作用。而且，肾的 VO_2 和 DO_2 显著不同于全身指标。肾的 VO_2 由肾小管代谢功能决定，受体液和电解质变化的调节。在容量负荷的脓毒症猪模型中，多巴酚丁胺的变力性支持可以增加全身的 VO_2 和 DO_2，但却不能增加肾的 VO_2 和 DO_2[77]。此外，全肾 DO_2 降低并不能引起肾小管损害，可能是因为 GFR 下降时肾小管做功和 VO_2 也下降[281]。

多巴胺能药

小剂量的多巴胺[1～3μg/（kg·min）]经常用于脓毒症患者，因为其可使肾血管舒张或可抑制 Na^+-K^+-ATP 酶泵功能，使肾小管的 VO_2 降低，从而对肾具有保护作用。

脓毒症时，小剂量多巴胺与更强的缩血管药物（多巴酚丁胺、肾上腺素以及去甲肾上腺素）联合应用，希望增加肝、肾和肠系膜的灌注。支持这种做法的动物实验数据有限。在一项非脓毒症犬的实验中用热稀释法测量 RBF 发现，在输注去甲肾上腺素 0.2～1.6μg/（kg·min）的基础上加用小剂量的多巴胺可使 RFP 增加 40%～50%。但之后的一项研究发现，输注肾上腺素再加上小剂量的多巴胺可以使健康绵羊的 RPF 增加，但在腹膜内感染脓毒症模型中并未发现有益处[282]。小剂量多巴胺能增加肝的 DO_2，但可能牺牲了内脏的氧合。

对于感染综合征的患者（有感染的体征，但无低血压），小剂量的多巴胺可以使尿量加倍，肌酐清除率提高 60% 却不改变全身血流动力学[283]。但在给予多

巴胺 48h 后，肾对多巴胺的反应显著下降，可能是由于肾内多巴胺受体下调，也可能是利尿后引起血管内容量减少。而需给予儿茶酚胺维持血压的感染性休克患者，给予小剂量多巴胺并不能改变其全身血流动力学或肾功能。

澳大利亚和新西兰重症监护协会（ANZICS）发起的大规模前瞻对照研究认为应停止预防性给予脓毒症患者小剂量多巴胺。他们随机选取了 328 例有全身炎症反应综合征（SIRS）体征和早期肾功不全（少尿或血清肌酐增加）的患者，给予 2 μg/（kg·min）的多巴胺或安慰剂，发现血浆肌酐、透析需求、ICU 停留或住院时间及总死亡率并没有差别[284]。

多培沙明在感染性休克中的治疗作用还不明确。大多数研究是探讨它对内脏和肝灌注的作用，而不是对肾的保护作用。在脓毒症动物模型中，多培沙明可以提高内脏和肝的 DO_2，但它的 $β_2$ 肾上腺素能作用可引起心动过速和低血压，因此限制了它在脓毒症中的临床应用。Smithies 等[285]给予脓毒综合征、急性呼吸衰竭以及至少有另一个器官系统衰竭的患者多培沙明，发现心脏指数增加，胃黏膜 pH 值（内脏灌注指标）显著提高。

相反，至少有初步证据显示，脓毒症时输注小剂量非诺多泮可能有肾保护作用。一项随机双盲安慰剂对照研究发现，300 位脓毒症患者输注非诺多泮 0.09μg/（kg·min）可明显减少 AKI（定义为 SCr > 150mmol/L）和 ICU 停留时间，但不能降低死亡率[286]。这些令人鼓舞的结果有待大型的多中心研究来证实。

去甲肾上腺素

在严重的血管扩张型休克时，并未证实输注去甲肾上腺素会由于 α- 肾上腺素能引起的血管收缩而影响肾动脉血流。感染性休克患者有显著低血压和少尿，给予去甲肾上腺素可以通过提高肾灌注压而改善肾功能。Desjars 等[11]评价了一组脓毒症患者，虽然经过液体复苏并使用了剂量为 15 μg/（kg·min）的多巴胺，但患者仍少尿，给予去甲肾上腺素并降低多巴胺用量能使平均动脉压从 50 mmHg 增加到 70 mmHg，尿量增加 3 倍，肌酐清除率增加 2 倍。去甲肾上腺素可以增加体循环阻力（SVR）而心指数或 DO_2 改变甚微。随后的研究证实，使用去甲肾上腺素维持平均动脉压大于 60 mmHg 可改善心功能（每搏量增加和心率减慢）和 GFR，而对心指数、氧摄取或 VO_2 无不良作用[287]。

因为在感染性休克中外周血管抵抗去甲肾上腺素

的血管收缩作用，所以需使用大剂量去甲肾上腺素才能达到上述目标。其原因是大量诱导型一氧化氮释放和升压素不足（见后述）。然而，这些发现强有力地证明了如下观点：在脓毒症中肾的自身调节受到损害，维持足够的肾灌注压对肾保护至关重要。

精氨酸升压素

血管扩张型休克患者血浆中精氨酸升压素（AVP）水平不适当地降低，且对低剂量外源性该物质非常敏感[288]。血管扩张型休克是指低血压、心指数增加和全身血管阻力降低，对血管收缩剂（如去甲肾上腺素）无反应。感染性休克是其最常见的表现，但它也是由 CPB 或心室辅助装置引起的表面激活综合征的特征[289]。

Landry 等[290]发现，尽管感染性休克和显著低血压患者输注儿茶酚胺效果不明显，但对 AVP 的血管收缩作用仍有特殊的敏感性。输注 AVP [剂量为 2.4 U/h（低于治疗食管静脉曲张出血剂量的 1/10）]引起收缩压急剧升高，从 92 ± 4 mmHg 升至 146 ± 4 mmHg（均数 ± 标准差，$P < .001$），此时可以停止儿茶酚胺输注（图 23-27）。在相关研究中[291]，作者发现有 3/5 的患者平均尿量从 30 ml/h 增加至 100 ml/h。

血浆中 AVP 水平显著降低（3.1 ± 1.0 pg/ml），并且明显低于接受儿茶酚胺治疗的心源性休克患者（22.7 ± 2.2 pg/ml，$P < 0.001$）[290]。推测"AVP 缺乏"可能是由于长时间低血压导致的大量压力感受器介导的 AVP 释放。一个犬实验证实，失血性休克发生 1h 后在其神经垂体放射标记的 AVP 几乎完全耗竭，这一动物实验有力证实了上述推测[288]。在一项人类试验中发现，血管扩张型休克患者的内源性血浆 AVP 水平很低（< 2pg/ml），按 1 ~ 4U/h 输注 AVP 后其浓度可上升至 20 ~ 30 pg/ml（表 23-7）。

脓毒症患者对 AVP 敏感的第二个机制是其对 ATP 敏感性钾（K^+_{ATP}）通道的影响[288]。细胞内酸中毒、乳酸堆积、ATP 耗竭都可使血管平滑肌肌膜中的 K^+_{ATP} 通道关闭。促使钾离子移出细胞，从而使细胞膜超极化，后者又使钙通道关闭，而钙通道是去甲肾上腺素引起血管收缩的关键。AVP 与 K^+_{ATP} 通道结合使其开放，逆转细胞膜的超极化状态，恢复对去甲肾上腺素的敏感性。

应用 AVP 改善脓毒症患者肾功能的部分原因在于它能使肾的低灌注压升至自动调节范围内。另一个重要的因素是 AVP 和去甲肾上腺素不同，即使 AVP 局部浓度较高，也优先收缩出球小动脉，因而改善滤过分数和 GFR[292]。但是一个包含 778 例患者的大样本前瞻性随机单盲试验表明，与输注去甲肾上腺素（5 ~ 15μg/min）相比，低剂量的 AVP（0.01 ~ 0.03 U/min）不会降低死亡率，也不会降低透析的需求[293]。但是对数据的事后分析发现，根据 RIFLE 定义的 AKI 标准选入试验的 R（风险）级患者中，随机分到 AVP 治疗组的患者与分配到去甲肾上腺素治疗组的患者相比，进展为 F（衰竭）级、L（丧失）级的比例（21% vs.40%）或需要透析的比例（17% vs.38%）均明显下降[294]。

肾 串 扰

AKI 通过器官的"串扰"现象可能会导致其他的多器官系统急性损伤，包括肺、脑、肝和心脏，这种观念受到越来越多的关注[295]。AKI 引发的器官串扰由急性炎症、氧化应激和活化氧自由基介导，导致白细胞和细胞因子激活，并引起远端器官的凋亡和坏死。ICU 中出现 AKI 的患者常发生多系统器官功能障碍，这也解释了为什么其发病率和死亡率高于单独存在 AKI 的患者的预计值。

串扰作用是双向的。例如，不只是 AKI 能导致急性肺损伤，急性肺损伤引起的炎症过程本身也可能引起或加重 AKI。肾 - 心之间的相互作用涉及的内容不仅是单一的炎症反应途径，还包含多种神经激素相互作用，引发一系列疾病，即心肾综合征（cardiorenal syndromes，CRS）[296]。肾 - 脑之间最明显的相互作用是尿毒症脑病，但也似乎是毒素引起的结构性神经损伤，尤其是 NMDA 受体处的兴奋前体 NOS 调控的胍类复合物[297]。重症 AKI 时可发现急性肝损伤和转氨酶炎[298]。反之，严重的肝衰竭和血管活性复合物失调也可导致肾功能损害（如肝肾综合征）。

参 考 文 献

见本书所附光盘。

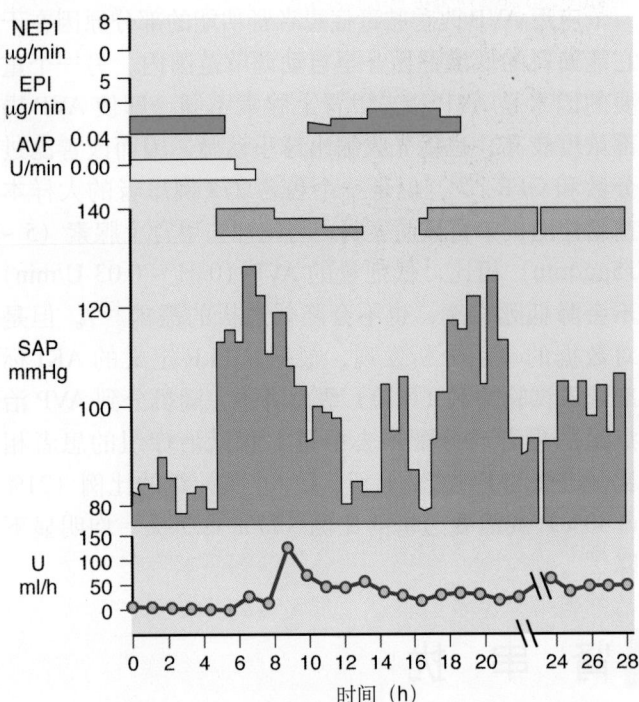

图 23-27　血管扩张型休克时输注 AVP 的作用

表 23-7　血管扩张型感染性休克患者中血浆升压素浓度

升压素浓度（pg/ml）		
	T0 *	T1
AVP（n=12）	1.84±0.59	32.3±7.69
安慰剂（n=11）	1.72±0.72	1.5±0.5

From Kinster C, Germann P, Ullrich R, Landry D, Sladen RN: Infusion of arginine vasopressin (AVP) enhances blood pressure and renal function while preserving cerebral and splanchnic perfusion in patients in septic shock. Presented at Annual Meeting of American Society of Anesthesiologists (ASA), Orlando, FL, 2002.
AVP，精氨酸升压素。

* T0 代表 23 例血管扩张型感染性休克患者（需输注去甲肾上腺素才能维持平均动脉压＞65mmHg，心指数增加，全身血管阻力下降，存在三个或三个以上全身炎症反应的诊断标准）升压素基础值的平均数。血浆平均升压素浓度均低于 2 pg/ml。
将患者按随机双盲法分入升压素组（1～6U/h）和安慰剂组。达到下列条件时将停止输注：不必输注去甲肾上腺素即可维持平均动脉压＞65mmHg，已达到最大输注剂量 6U/h，输注时间达 2h。
升压素组可以降低去甲肾上腺素用量的 65%，安慰剂组无此作用。正如此项研究的观察终点 T1 所提示的：输注升压素达到治疗作用时的平均血浆 AVP 浓度为 32 pg/ml，这个浓度在人类对低血压能产生有效生理反应的升压素浓度范围之内。
此类研究支持如下概念：血管扩张型感染性休克患者由于缺乏下丘脑升压素，机体对低血压的正常反应受损。输注外源性升压素可使患者对低血压的正常反应得到恢复

第三部分

麻醉药理学

第24章 药理学的基本原则

Tae Kyun Kim · Shinju Obara · Ken B. Johnson

李　凯　侯跃东　于金贵 译　赵国庆 审校

致谢：编者和出版商感谢 Steven L.Shafer, Pamela Flood, Debra A.Schwinn 在前版本章中所做的贡献，他们的工作为本章节奠定了基础。

要　点

- 药代动力学描述的是药物剂量与血浆或效应部位药物浓度随时间变化之间的关系。对于麻醉药物而言，药物的分布与清除（代谢与排泄）的过程在这一关系上占主导地位。

- 药物通过静脉使用后的时程变化呈现一个与分布容积和清除率相关的函数关系。药代动力学参数可用来估计分布容积及清除率。已知剂量的药物给药后测得的全血或血浆药物浓度随时间变化情况与相应数学公式对应，而上述参数可由这类公式推导而出。

- 心排血量的改变能够显著影响麻醉药物的起效时间和持续时间等药代动力学特征。

- 生物相是指血浆药物浓度变化与药效之间的时间延迟。生物相反映的是药物从血浆扩散到作用部位，以及药物到达作用部位后起效所需的时间。

- 药效学描述的是药物对机体所起到的作用。简而言之，药效学是药物浓度与药物作用之间的关系。

- 效应部位浓度是一个用数学方法推导出的麻醉药物发挥作用的虚拟部位。这一方法并不能反映药物作用（如药物 - 受体间的相互作用）的机制。

- 单一麻醉药物具有多种作用（如镇痛、呼吸抑制、降低喉镜操作刺激及影响脑电图），不同效应部位浓度往往表现出不同的药物作用。

- 若药物浓度变化时伴有药物作用的变化，则这一浓度变化区间被称为动态区间。药物浓度超出动态区间范围后不会引起药物作用的大幅改变。药物浓度低于动态区间范围是无效的，超出动态区间的浓度也不再产生额外的作用。

- 麻醉是利用药物间相互作用所进行的实践过程。麻醉很少仅使用单一的药物，往往需要联合使用多种药物以达到所期望的催眠、镇痛和肌肉松弛作用。催眠药、镇痛药和肌松药之间会产生单一用药时很少出现的相互作用，当与其他药物同时使用时，不能简单地用单一药物效果来理解。

- 药代动力学及药效动力学的基本原则阐述了药效的强度与持续时间，但由于其中涉及了复杂的数学知识，因而限制了其在临床中的应用。计算机模拟技术的进步实现了通过药物表现形式的不同对患者进行实时的监测。

- 特殊人群：药物剂量的合理选择一定要考虑到患者的人口统计学特征及用药史。这些因素包括：年龄、体型、性别、长期使用阿片类、苯二氮䓬类药物或酒精；存在心、肺、肝或肾脏疾病；失血或脱水的程度。

- 患者的某些特征（如肥胖和高龄）会影响麻醉药物的作用效果，然而，其他特征（如长期阿片类用药史、肝肾功能衰竭）对麻醉药物的影响鲜有报道。

药理学的基础也是麻醉医师知识体系的基础。本章旨在对描述麻醉学相关药物特性的临床药理学要点进行综述。本章主要包括三个内容：药代动力学原理，药效动力学原理及患者特征的重要性。药代动力学反映了药物应用与效应室药物浓度的关系。核心概念包括分布容积、药物清除率、药物在血浆与组织间的转运及药物与血浆蛋白的结合。该部分介绍了决定药代动力学的生理过程及与剂量 - 浓度相关的数学模型。

药效动力学反映了药物浓度与药物效应的关系。实施麻醉很少单独使用一种药物，而往往复合应用多种药物，从而达到镇静、镇痛和肌肉松弛的目的。本章节对常见药效动力学的相互作用及其对麻醉效果的影响进行了综述。

本章最后简要阐述了患者的人口学特异性及其对麻醉的影响。实施麻醉时，为了确定合理的药物剂量往往需要考虑以下因素：年龄、体质、性别，阿片类药物、苯二氮䓬类药物以及饮酒量，心、肺、肝、肾疾病以及失血量和脱水程度。由于体质和年龄不仅影响大多数麻醉药物的药理学特性，而且是导致药代动力学及药效动力学改变的重要因素，故予重点阐述。

药代动力学总则

药代动力学描述了药物剂量与血浆或效应部位药物浓度之间的实时关系。这一关系受药物吸收、分布以及清除（代谢与排泄）过程的影响。除静脉用药外，药物的吸收与给药途径相关。静脉用药后，浓度变化的时间与分布容积和清除率呈函数关系。药代动力学参数可以描述和评估分布容积及清除率。已知剂量药物使用后全血或血浆药物浓度随时间变化呈特定关系，药代动力学参数则源自与之匹配的数学公式。

药代动力学基本概念

分布容积

可将药物在容器中的稀释过程认为是药物在血浆及组织中分布的简化模型。分布容积（volume of distribution, Vd）是药物经过充分混合后达到某一可测浓度时的表观容器尺寸（图 24-1）。分布容积可以用剂量（如 mg）与测得的浓度（如 mg/L）的简单关系来表示，见公式 1。

$$分布容积 = 药物总量 / 浓度 \qquad [1]$$

已知容器大概容积，则可计算出任意药物剂量下

的药物浓度。正如容器容积不因有无药物而改变一样，分布容积是个体的内在特性，与是否给药无关。

机体毕竟不是盛水的容器。在药物注射即刻机体就已经开始清除药物。为对图 24-1 进行相应的解释，图 24-2 为容器增加了一个出口通道表示药物在体内清除。由于未考虑药物清除，通过公式 1 计算所得的药物分布容积比原始容积稍大。为了更好地定义分布容积，可用某个特定时间点的药物剂量除以对应的药物浓度。

$$分布容积 = 剂量（t）/ 浓度（t） \qquad [2]$$

如果药物的清除符合一级反应过程（例如清除与对应时刻的浓度呈正相关），则通过公式 2 计算的分布容积是一个常数（图 24-3，或图 24-2）。

静脉给药后，少量药物滞留在血管内，绝大部分会分布至外周组织。可以用与中央室（全血或血浆）相连的额外分布室来模拟这种再分布。周围性分布增加了总分布容积（图 24-4）。

图 24-4 是血浆容积与组织容积的示意图。周围室代表了药物在外周组织中的分布。为更好体现药物在体内的分布情况，可能存在不止一个周围室。周围室的容积大小体现了与在全血或血浆内相比，药物在组织内溶解度的高低。在全血或血浆内相比，药物在周围组织中的溶解度越高，分布容积中的周围室越大。

图 24-4 给出一个非常重要的信息，即药物不仅会通过在周围室中的分布而增加分布容积，还会与周围室中的组织相结合。这一结合过程会进一步降低中央室中所测得的药物浓度。因此，总分布容积大于两个容器的分布容积的总和。事实上，一些麻醉药物的分布容积（例如芬太尼的表观分布容积为 4 L/kg）要显著大于机体血管容积（0.07 L/kg）或细胞

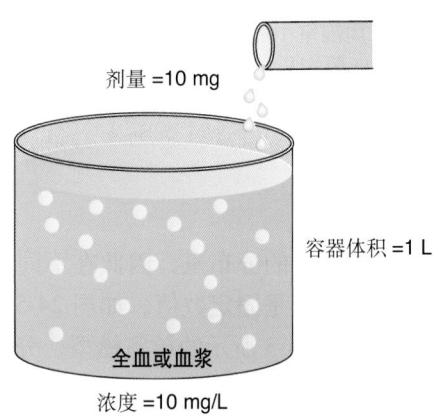

剂量 =10 mg

容器体积 =1 L

全血或血浆

浓度 =10 mg/L

分布容积 = 10mg/(10 mg/L)=1 L

图 24-1　分布容积的单容器模型示意图。液面中的点表示单次给予药物剂量，当其进入容器后，均匀分布在容器中

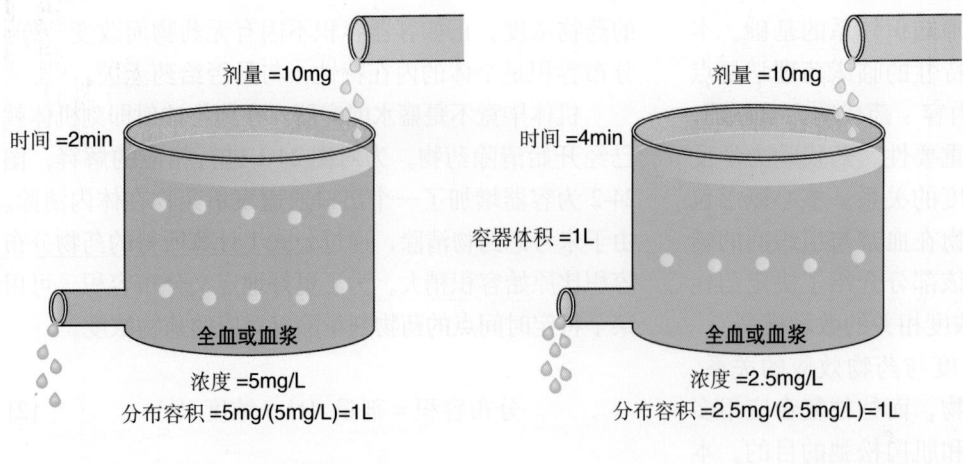

图 24-2　药物清除的单容器模型符合一级反应过程。在给予 10mg 药物后的 2min（左图）和 4min（右图），容器内的药物浓度从 5mg/ml 下降到 2.5mg/ml。为了方便理解药物清除过程，两个时点的药物分布容积均为 1L

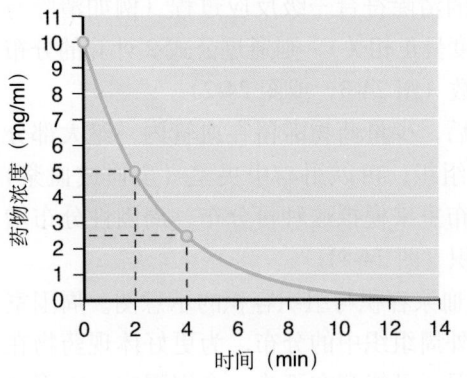

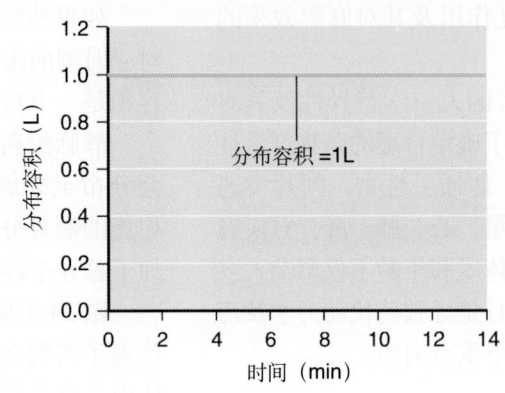

图 24-3　在单容器（单室）模型中单次注射给药后，浓度（左图）及分布容积（右图）随时间变化情况的模拟图。任意时点，分布容积均为常数

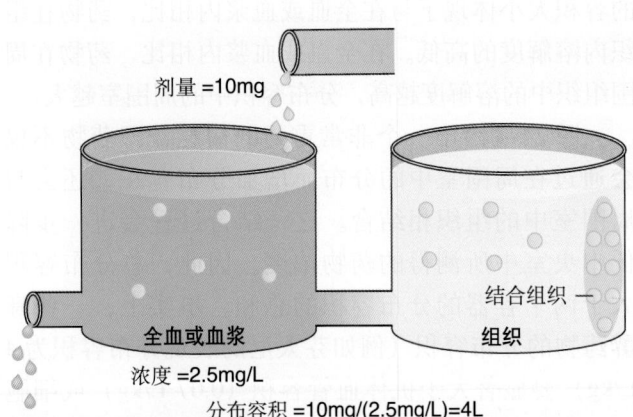

图 24-4　双室模型示意图。总分布容积由两个容器的分布积共同组成。周围室中的椭圆形区域表示与组织结合的药物。单次注射 10mg 药物后，测得的全血或血浆内的药物浓度为 2.5mg/ml（译者注：原文如此，应为 2.5mg/L），根据图 24-1，得出分布容积为 4 L

外容积（0.2 L/kg）。

由于存在额外的分布室，因此在不同时间点，药物的分布容积不再是固定数值。如图 24-5 所示，在 0 时刻，类似于图 24-3 所示的单室模型，分布容积大约是 4.3L。而 10min 后，分布容积增加到 48L。分布容积增加的原因正是药物进入体内后在周围室内的分布和清除。在药物注射后的最初几分钟，药物在周围组织中的分布量远远超过清除量。例如，图 24-6 展示了单次

推注丙泊酚后，不同时间点上药物在周围组织中的积聚以及清除的详细情况。最初 4min 时，周围组织中的分布量大于清除量。4min 后，分布量小于清除量。

前端动力学（Front-End Kinetics）

前端动力学描述了静脉给药后即刻的药物行为。药物从血浆中进入周围组织的速度会影响药物的血浆浓度峰值。在运用房室模型时，一个重要的假设是在单次静脉药物注射后，药物即刻迅速在中央室中混匀且达到浓度峰值，而且未在周围组织中分布或清除。以模拟为目的，可在假设循环速度无限快的前提下推算出注射即刻的初始浓度及分布容积。当然这并不符合实际情况。假设药物从上臂静脉注射，从桡动脉测量最早的药物浓度，药物在动脉中出现的时间是注射后 30 ~ 40 s。这一延迟过程是药物通过上臂静脉、心脏、大血管、外周动脉循环所需的时间。更为复杂的模型（如再循环模型）[1]能够解释延迟现象，并可表示单次注射药物后即刻的药效，例如对诱导药物的起效及持续时间感兴趣的情况下使用（图 24-7）。

清除率

药物清除率反映了药物从血浆/全血中的清除比

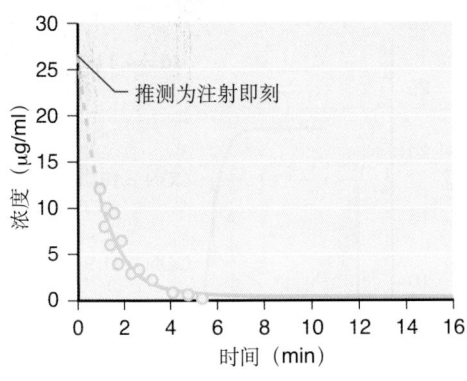

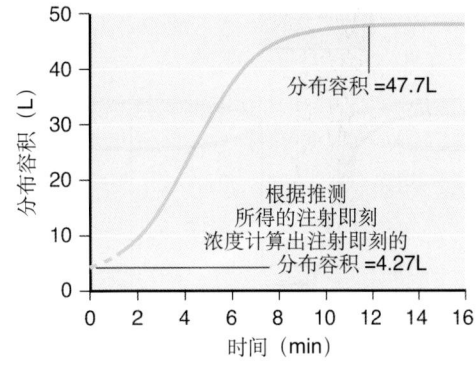

图 24-5 根据两个容器（两室）模型模拟出单次给药后不同时刻的浓度及表观分布容积的变化。左图：点代表所测得的药物浓度。实线代表满足所测药物浓度的数学公式。虚线代表根据数学公式（药代动力学模型）推测得出的注射即刻的数据。右图：表观分布容积与初始分布容积呈现时间依赖性变化，往往小于稳态分布容积。所标出的注射即刻分布容积并非实际的分布容积

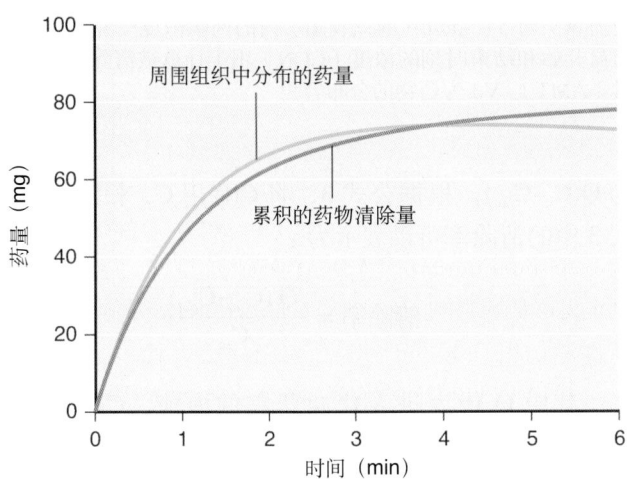

图 24-6 男性患者，53 岁，身高 177cm（5 英尺 10 英寸），体重 77kg（170-Ib），单次静脉注射丙泊酚 2mg/kg 后，按照药代动力学模型参数[1]，周围组织中丙泊酚的累积量（蓝线）及清除量（灰线）。药物为丙泊酚

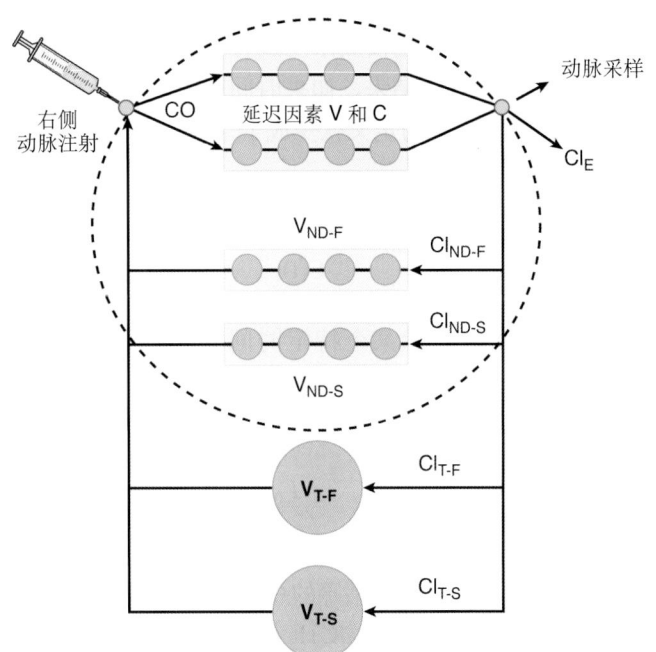

图 24-7 再循环模型可计算心排血量（CO）、输送延迟及肺摄取情况（延迟因素 V 和 C）及非分布性混合路径（V_{ND} 和 Cl_{ND}）。要准确模拟中央分布容积，虚线圈内的所有内容都是必需的。多数情况下并不需要如此复杂的模型，简单认定药物注入即刻已完成在中央室的混合过程，这已足够接近实际情况。Cl_{ND-F}，快速非分布性清除；Cl_{ND-S}，慢速非分布性清除；Cl_{T-F}，快速组织清除；Cl_{T-S}，慢速组织清除；V_{ND-F}，快速非分布性容积；V_{ND-S}，慢速非分布性容积；V_{T-F}，快速组织容积；V_{T-S}，慢速组织容积[2]

率。清除率包含两个过程：全身清除（离开容器）及室间清除（容器之间）（图 24-8）。全身清除是指药物从体内永远清除，既可以是原型药物的清除，也可以是将原型药物转化为代谢产物。室间清除是指药物在血浆及周围组织间的转移。为方便叙述，本章中室与容器这两个词可相互替换。

清除率是指单位时间内完全清除药物的容积，故采用流量单位（如 L/min）。清除率不应该与清除速率（如 mg/min）相混淆。图 24-9 阐述了清除速率不能准确表示清除率的原因。用分布容积，可根据任意时刻测得的药物浓度计算出药物总量。虽然时间间隔均为 1min，时间窗 A 的浓度变化要高于时间窗 B。二者的清除速率分别为 27 mg/min 与 12 mg/min。当同时复合应用其他药物时，两者会发生改变，并且不能再作为预测药物浓度的参数。正是因为清除速率的局限性，

才发展出了清除率的概念，由图 24-9 可见，清除率通过一个简单的数字表示出了药物浓度的下降。

为了方便讨论，假设浓度是药物从容器内清除所需的动力。则浓度越高，清除的药物越多。为了标准化清除速率，药物的清除量需要根据浓度进行等比例缩小。举个例子，时间窗 A（27mg/min）的药物清除速率与该时段的平均药物浓度（15μg/ml）的比值，也就是 0.001807mg/min/mg/L，简化为 0.002L/min。将时

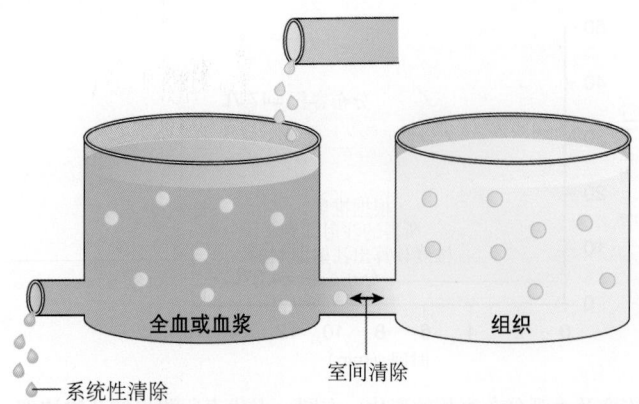

图 24-8 药物在两室模型从中央室（全血或血浆）内清除的两种形式：系统性清除和室间清除

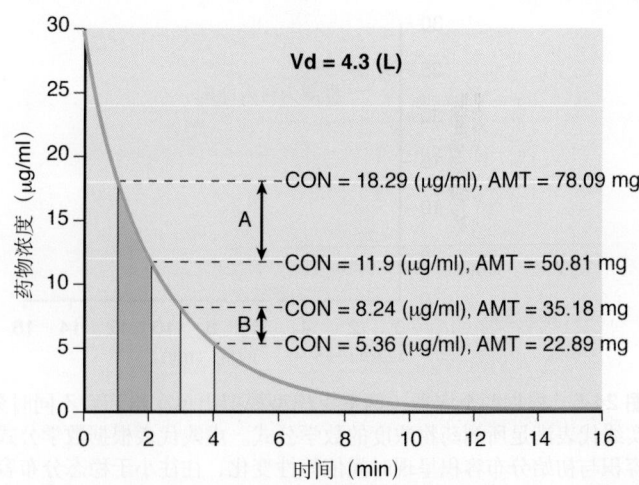

图 24-9 对于符合线性消除的单室模型（见图 24-2），单次注射给药后的药物浓度的变化。对角线分别标出了 1~2min（时间窗 A）与 3~4min（时间窗 B）内的药物浓度变化。每个时间窗开始和结束时刻的浓度（CON）用于计算被清除的药物总量（AMT）。Vd 为药物的分布容积

间窗 B 的清除速率也按照浓度进行标准化，可以得出与时间窗 A 同样的结果。如果时间间隔无限缩小，近似为零，则清除率的定义就变成了：

$$清除率 = \frac{\frac{dA}{dt}}{C(t)} \qquad [3]$$

其中 dA/dt 表示某个特定时间的药物清除速率，C(t) 就是对应时间的药物浓度。将公式 3 中分子与分母都进行微积分可以得到：

$$清除率 = \frac{\int_0^\infty dA}{\int_0^\infty C(t)dt} \qquad [4]$$

因为 $\int_0^\infty dA$ 等于药物清除的总量，而 $\int_0^\infty C(t)dt$ 为曲线下面积（area under curve，AUC），得出的方程式如下：

$$清除率 = \frac{剂量}{AUC} \qquad [5]$$

长时间输注后，药物的浓度会达到一个稳态，此时，药物的清除速率（dA/dt）也与给药速度保持平衡。清除率达到一个稳态，可通过公式 3 获得以下结果：

$$清除率 = \frac{输注速率}{C_{ss}} \qquad [6]$$

其中 C_{ss} 表示达到稳定状态时的血浆药物浓度。

清除率的生理学模型

药物在代谢器官内的清除可用图 24-10 表示。这个模型包含了全身负责清除药物的代谢器官。根据质量守恒定律，药物流出代谢器官的速率等于药物流入器官速率减去代谢速率。清除速率（dA/dt）可以表示

为 $Q(C_{in}-C_{out})$，根据公式 3，将 C(t) 用 C_{in} 来表示，公式 3 中的清除率可以表示为：

$$清除率 = \frac{Q(C_{in}-C_{out})}{C_{in}} \qquad [7]$$

其中 Q 代表进入代谢器官的血流，C_{in} 是血液流入代谢器官时的药物浓度，C_{out} 是血液流出代谢器官后的药物浓度。器官内所清除的药物比例可以用 $\frac{(C_{in}-C_{out})}{C_{in}}$ 的比值来表示，也就是所谓的摄取率（extraction ratio，ER）。清除率可以看作器官血流与 ER 的乘积，故公式 7 可以简化为：

$$清除率 = \frac{Q(C_{in}-C_{out})}{C_{in}} = Q \times \frac{(C_{in}-C_{out})}{C_{in}} = Q \times ER \qquad [8]$$

总清除率等于所有代谢器官（例如肝、肾和其他组织）的清除率总和。

肝的药物清除非常有特点。例如图 24-11 表示了清除率、肝血流及摄取率三者间的关系[3]。对于摄取率近似为 1 的药物（如丙泊酚），肝血流的变化会引起清除率等比例的变化。对于摄取率低的药物（如阿芬太尼），清除率几乎与肝血流完全无关。几乎所有的药物都会被肝摄取，也就是说，肝具有强大的药物代谢能力。如果肝血流是药物代谢的限速因素，则此类药物可归为 "流量限制型" 药物。因此，由于麻醉药物对循环系统的影响，或术中出血以及体液显著缺失引起的循环血量改变，都会减少肝血流，进而影响肝依

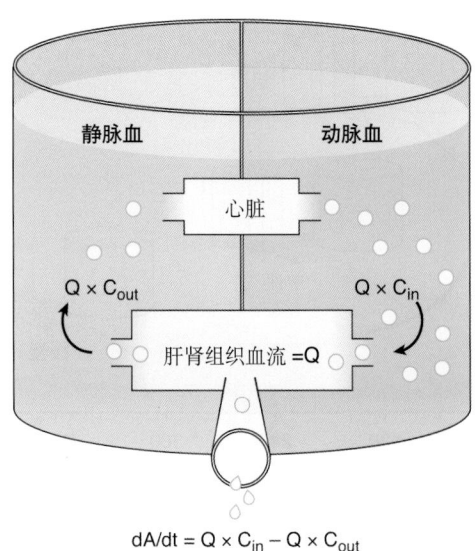

$$dA/dt = Q \times C_{in} - Q \times C_{out}$$

图 24-10 药物摄取示意图。其中，Q 代表血流，C_{in} 和 C_{out} 分别代表血液流入和流出代谢器官时的药物浓度。A 代表药物总量，dA/dt 是药物清除速率

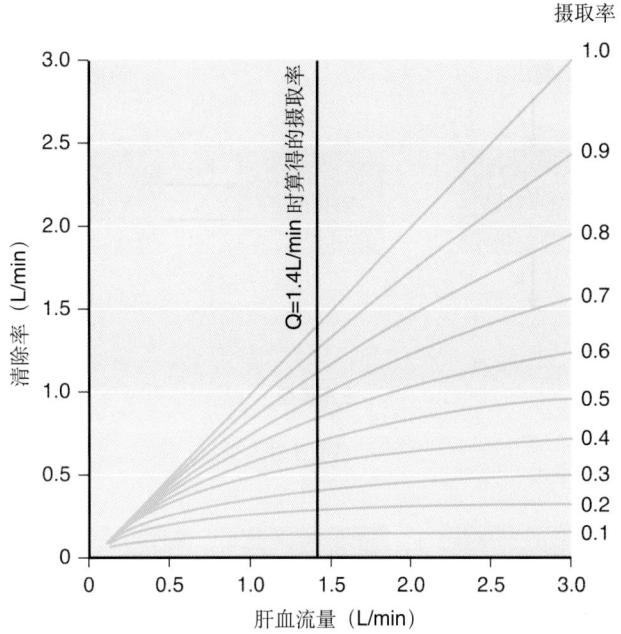

图 24-11 肝血流（Q）、清除率与摄取率的关系：高摄取率药物的清除率接近肝血流；低摄取率药物的清除率几乎不受肝血流变化的影响[3]

赖性药物的清除率。然而，由于肝的代谢能力严重过剩，肝代谢功能的中度改变几乎不会影响清除率。

对于很多药物（如阿芬太尼）而言，摄取率显著低于 1。这些药物的清除率，受到肝摄取及代谢能力的限制，因此被称作"能力限制"型药物。清除率会随着肝对药物的代谢能力而改变，改变的原因可能是肝疾病或者是酶的诱导。然而，麻醉方法或是内脏循环对肝血流的影响并不会影响清除率，因为肝仅能处理这类药物中的一小部分。

肝的生物转化

大多数麻醉药物都是经过肝的生物转化而被清除的。同时，众多生物化学教材中对肝的生物转化合成通路均有详细阐述。简而言之，肝通过氧化、还原、水解及结合作用代谢药物。氧化与还原主要在细胞色素 P450 系统中进行。这些酶能够被某些药物（例如 St John 的草药方剂）所诱导，从而增加肝的固有代谢能力，而某些药物（例如某些钙通道阻滞剂或某些抗生素）或者肝疾病能够抑制这些酶。氧化代谢的过程包括羟基化、脱烷、脱氨基、脱硫、环氧化及脱卤作用。虽然葡萄糖醛酸化过程需要 P450，但水解及结合等步骤往往在 P450 系统以外进行。结合作用是通过加入极性基团使疏水分子转变为水溶性分子，从而方便代谢产物经肾排泄。药物经肝代谢后的产物一般无活性，但某些药物（如吗啡、咪达唑仑）的代谢产物具有与原形药物相同的效应。上述代谢途径均有遗传多态性，因此药物清除率在不同人群中具有差异。

肝外代谢

尽管大部分麻醉药经肝代谢，但瑞芬太尼、琥珀酰胆碱和艾司洛尔则在血浆和组织中经酯酶水解而被清除，泮库溴铵则经肾清除。药物代谢与清除之间的关系错综复杂。我们以肝代谢为例对随后代谢与清除的关系进行讨论，当然这些规律适用于药物在任何组织中的代谢。大多数麻醉药的代谢速率与经过循环后在肝中分布的药物浓度正相关。如前所述，这意味着代谢性清除是恒定的，而与药物剂量无关。

生理学药代动力学模型

对各个器官的容积和清除率进行分析，无论是通过在体方式进行还是使用整合生理学或解剖学动物模型来建立的药代动力学模型，都是可行的[4]。在计算血浆药物浓度时，将机体作为一个由各个组织构成的整体需要复杂的数学计算，结果并不比将这些组织看作"房室"模型更准确。如研究目的是获得治疗所需的血浆药物浓度的给药方式，那只需获得剂量与血浆药物浓度的数学关系。传统的"房室模型"足以达到目的。

房室药代动力学模型

房室模型与生理学模型都基于同样的基本概念，但前者更加简化。如图 24-12 所示的"一室模型"是将人体看成一个容器，仅包含单个容积和一个清除

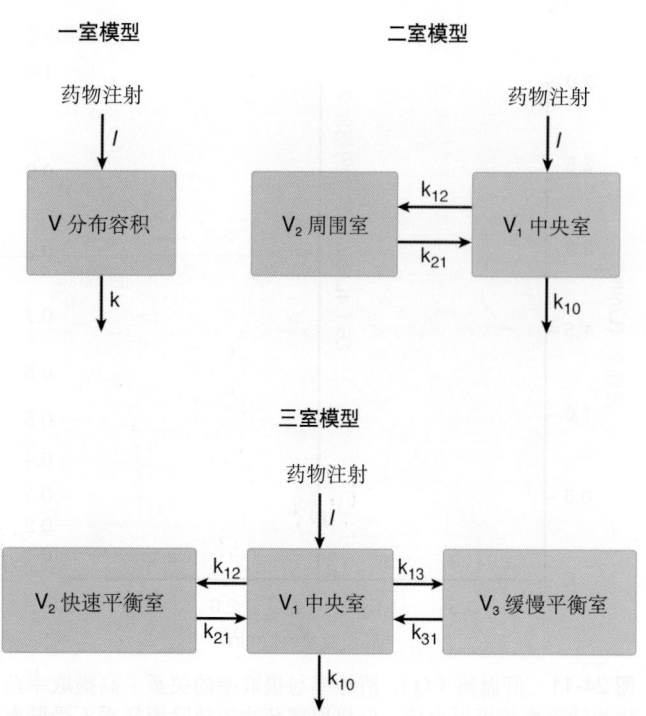

一室模型　　　二室模型

三室模型

图 24-12　一室、二室、三室模型

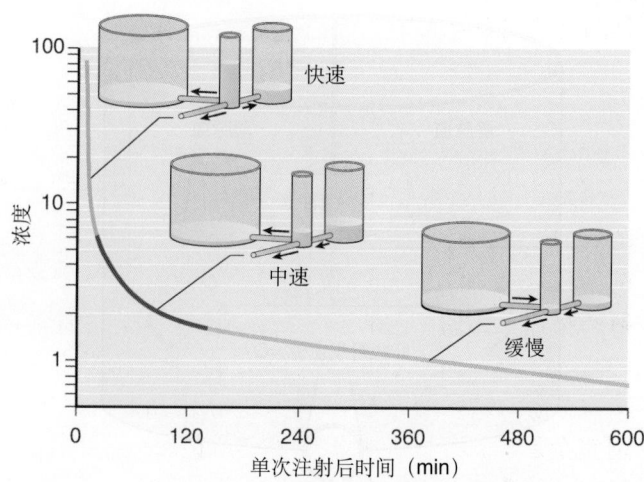

图 24-13　芬太尼药代动力学的水力模型。药物注射入中央室后，可分布入两个周围室或进行清除。容器的容积与分布容积成正比关系。管道的横截面积与清除率成正比关系 [5]

率。对于麻醉药物而言，人体就如用管道连接起来的多个容器，可以用图 24-12 中所示的二室或三室模型来表示。二室模型中的右室容积、三室模型中的中间室容积，均为中央容积；其他容积均为外周容积。所有容积的总和即为稳态分布容积（volume of distribution at steady state, Vd$_{ss}$）。由中央室向外的清除称为中央清除或代谢清除。中央室与外周室之间的清除则为室间清除。

多室模型

单次注射药物后，血浆药物浓度随时间的变化趋势类似于图 24-13 中的曲线，这一曲线符合绝大多数药物单次注射后的共同特点。首先，药物浓度会随时间进展逐渐降低。其次，下降速度最初很快，后期逐渐缓和，直至符合线性对数关系。

对于多数药物而言，此过程可以明确分为 3 个阶段，见图 24-13。快速分布期（蓝线）在单次药物注射后即刻开始，此期特点是药物从血浆到平衡组织的快速移动。通常，接下来进入第二阶段——缓慢分布期（红线），此时药物从快速平衡组织进入缓慢平衡组织或返回血浆。最后的阶段（绿线）经半对数处理后呈直线。这个最后的阶段通常被称为清除期，此时药物浓度降低是因为药物由体内清除。终末清除期的特征是血浆药物浓度低于组织浓度，药物在血浆及周围组织中的相对分布比例维持不变。在这一终末期，药

物从快速或慢速分布容积返回血浆，并最终从血浆中通过代谢或排泄途径永久清除。

大多数哺乳动物单次给药后的药物分布都符合三室模型 [5]。此模型包含三个容器，从左到右依次表示缓慢平衡周围室、中央室（血浆，注入药物的容器）和快速平衡周围室。水平管道代表室间清除率或代谢清除率（用引流朝向纸面的排出管道代表）。每个容器的容积代表芬太尼在每个腔室的分布容积。管道间交叉区域代表芬太尼的系统性清除与室间清除之间的关系。容器中的液面高度对应药物的浓度。通过这种水力模型，我们可以研究单次注射后的药物浓度随时间进展的下降过程。最初阶段，药物通过室间清除从中央室进入周围室，或者通过代谢性清除彻底由模型排出。因为药物可以有三个不同的去向，中央室的浓度会迅速下降。在蓝线与红线间的过渡区域，最快平衡室的作用发生了转变。由此，中央室浓度下降至低于快速平衡室，二者之间的液体流向发生了逆转。过渡区域（红线）后，血浆内的药物只有两个去向：进入缓慢平衡室或者由管道排出。从快速平衡室内返回血浆的过程能够部分补偿这一过程。关联效应在于快速平衡室一旦达到平衡，就会显著减慢中央室浓度下降的速度。

中央室的浓度一旦低于快速平衡室和慢速平衡室（绿线），降低血浆药物浓度的唯一途径就是代谢清除，即由管道排出。从两个周围室返回中央室的药物大大缓解了血浆药物浓度的降低。

由图 24-13 可见，曲线随时间呈持续下降趋势，而曲线的斜率持续增加，可以用一组负幂数的总和来表示。根据药代动力学，反映血浆药物浓度随时间变

化的指数关系公式为：

$$C(t) = Ae^{-\alpha t} + Be^{-\beta t} + Ce^{-\gamma t} \qquad [9]$$

其中，t 为给药后的时间，C(t) 是单次注射药物后的药物浓度，A、α、B、β、C 及 γ 为药代动力学模型的参数。A、B、C 为系数，α、β、γ 为指数。单次注射药物后，公式 9 内的六个参数均大于 0。除注射后的最初几分钟外，利用这个多幂次方程可以准确反映单次注射药物后的血浆药物浓度。房室药代动力学模型完全是经验模型，并没有解剖学依据，仅仅是根据已知的给药剂量推测血浆药物浓度的匹配公式。代谢动力学公式代表的是根据容积和清除率来描述浓度与时间关系的模型，虽然更为直观，但没有生理学意义。

最小的指数往往具有特别含义。这个指数决定了最终对数 - 线性曲线的斜率。除非特别说明，医学文献中所提到的药物半衰期均为终末半衰期。然而，药物的终末半衰期很难用一两个指数术语来理解。终末半衰期是单次注射药物后，药物浓度降低 50% 的最高时限。通常情况下，浓度下降 50% 的时间要比这个最高时限更短。

药代动力学房室模型受到普遍认可的原因在于能够将非直观的指数模型转换为直观的房室模型，如图 24-12 所示。微观速率常数 -k_{ij}，是药物从 i 室转移入 j 室的速度。0 室位于模型外，所以 k_{10} 是药物通过代谢或清除从中央室内不可逆清除的微观速率常数（类似于单室模型中的 k）。房室间的微观速率常数（k_{12}、k_{21} 等）代表了药物在中央室与周围室间的移动。每个周围室都至少有两个微观速率常数，分别表示药物的进入和离开。二室或三室模型的微观速率常数见图 24-12。

终末动力学

通过对分布容积和清除率的分析，在描述持续给药后静脉药效上终末动力学是非常有用的工具。终末动力学描述了持续给药结束后血浆药物浓度的下降情况。例如，衰减时间是指持续给药停止后，预计达到某个血浆药物浓度所需的时间。衰减时间是输注持续时间的函数。持续靶控输注后的衰减时间就是一个例子（见图 24-14）。具体模拟情况是，以 4μg/ml 的维持浓度分别靶控输注丙泊酚 30min、60min 和 120min，一旦停止输注药物后，可估测药物浓度达到 0.5μg/ml 所需的时间。如图所示，输注时间越长，药物浓度达到 0.5μg/ml 所需的时间也越长。由此可见，药物持续输注后在周围组织中产生蓄积，而这种蓄积作用会延

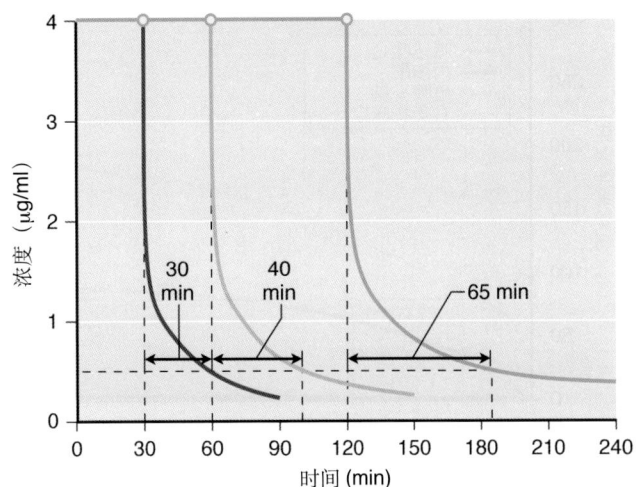

图 24-14　以 4μg/ml 的维持浓度靶控输注丙泊酚 30、60 和 120min 后模拟出的衰减时间。一旦停止输注，达到 0.5μg/ml 的血浆药物浓度分别需要 30、40 和 65min。衰减时间参照文献报道的药代动力学模型 [1]

长其衰减时间。

衰减时间的另一个作用是作为同类药物间（如阿片类）的对比工具。作为对比工具，衰减时间是持续输注的时间函数。据此衰减时间可被定义为在停止持续输注前，达到一定程度目标浓度所需的时间。彩图 24-15 描绘了某些阿片类药物或镇静药物 50% 和 80% 的衰减时间。值得注意的是，如输注时间较短，则两种麻醉药物的衰减时间会非常接近。如输注持续时间超过 2h，则衰减时间会有显著差异。常用的衰减时间是指 50% 衰减时间，也被称为时 - 量相关半衰期 [6]。"时 - 量"是指持续输注时间，而"半衰期"是指 50% 衰减时间。

生物相

生物相是指血浆药物浓度变化与药效变化间的时间差。生物相是药物从血浆弥散到活性位点（及到达活性位点后）引起药物作用所需的时间。图 24-16 模拟了单次注射不同剂量的丙泊酚及其对脑电双频指数可能的作用。值得注意的是，不同剂量药物注射后达到最大药物效应的时间都是一致的（浓度峰值后约 1.5min）。药物剂量不同仅有效应强度与持续时间的差异。其中最重要的规律在于，无论药物浓度如何变化（诱导期与苏醒期之间），药物作用的改变总是在药物浓度改变后发生。这种血浆药物浓度与药物作用之间存在时间差的现象被称作滞后效应。因此产生了两个药物浓度对应一个药效或者一个浓度对应两个药效的情况。由图 24-16 可见，不同的药物浓度 C 和 c 对应了相同的脑电双频指数值（bispectral image scale,

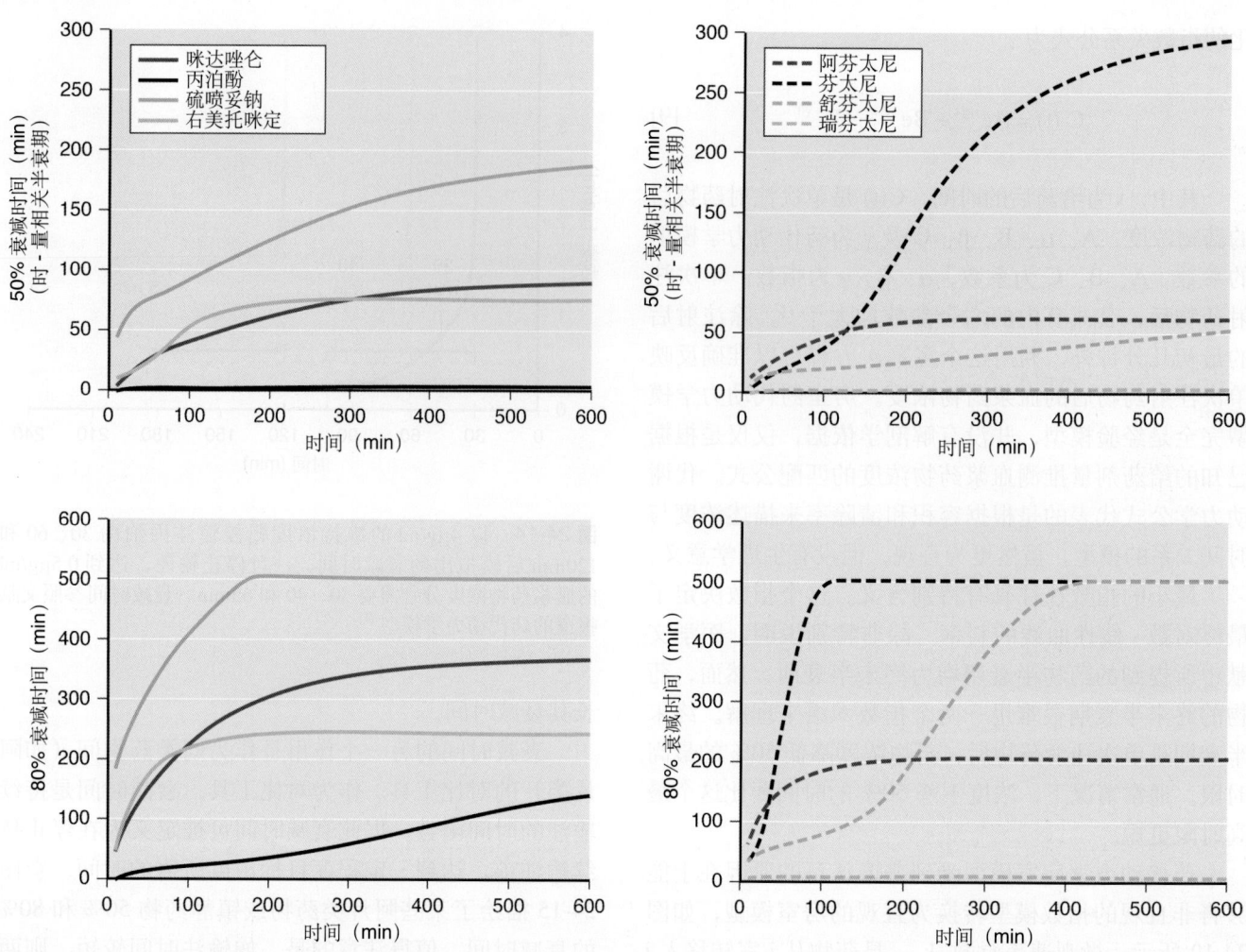

彩图 24-15　特定镇静剂（左）与阿片类药物（右）的 50% 与 80% 衰减时间。纵轴代表达到目标衰减时间所需的时间。横轴代表持续输注的时间。所有衰减时间的模拟是根据文献报道中 [1,6-10] 每种镇静或镇痛剂的药代动力学模型完成的

BIS）。

　　为了消除血浆药物浓度与效应间的延迟效应，将血浆药物浓度与药效一一对应起来，这种时间差需要用效应室加中央室的模型来表示。描述生物相的微观速率常数包括 K_{1e} 和 K_{e0}。K_{1e} 表示药物从中央室进入效应室，K_{e0} 表示药物从效应室清除。关于效应室，必须理解以下两个假设：① 从中央室进入效应室的药物总量可以忽略不计，反之亦然；② 效应室没有容积估量。

　　血浆与效应位点间的典型性关系可以用效应位点模型来表示，见图 24-17。药物效应位点与血浆通过一级反应过程相连接。效应室浓度与血浆药物浓度关系的公式为：

$$\frac{dCe}{dt} = k_{e0} \times (Cp - Ce) \qquad [10]$$

　　其中 Ce 为效应室浓度，Cp 为血浆药物浓度。k_{e0} 为药物清除的速率常数。k_{e0} 代表药物作用上升和下降

的速率（图 24-18）。

　　总而言之，"半衰期"是一个被临床医师所关注的传统药代动力学名词，但其不能很好地描述麻醉药物的临床作用，对麻醉实践的意义十分有限。本章所讨论的药代动力学原理（如分布容积、清除率、清除、前端动力学、终末动力学、时 - 量相关半衰期和生物相）都是描述药物如何发挥麻醉作用的。

药物效应动力学原则

　　简而言之，药物代谢动力学讲述了机体对药物的影响，而药物效应动力学则阐述药物对机体的作用。也可以简单理解为，药效动力学用来阐述药物浓度与药理学效应的关系。

　　用于描述药物浓度 - 效应关系的模型与药代动力学模型非常类似。它们都是基于观察结果而建立的数学模型。为了建立药效学模型，需要同时监测血浆药物水平及特定的药物效应。例如，对个体单

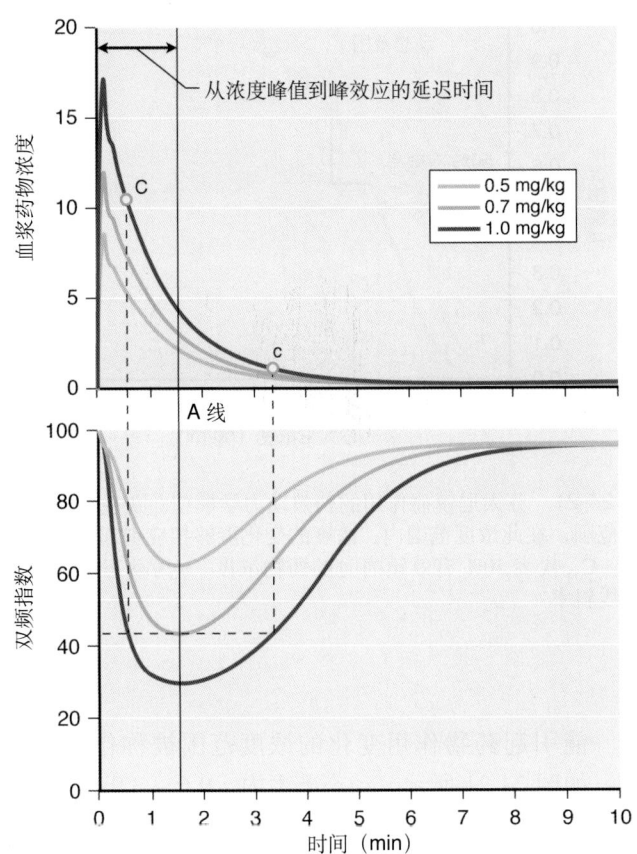

图 24-16 生物相示意图。上图代表 3 种丙泊酚剂量所对应的血浆药物浓度。下图代表了对脑电双频指数预测效果的模拟。这些示意图中，假设无论药物剂量大小其药代动力学均符合线性代谢动力学，并在同一时刻达到药效高峰（A 线）及血药浓度高峰。达到药效高峰的时间为 1.5min。虽然血浆药物浓度分别为 C 和 c，但 BIS 值一致。此示意图使用了文献 [1,11] 报道的药代动力学及药效动力学模型

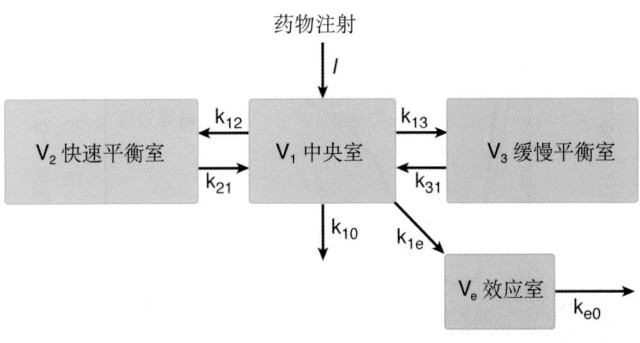

图 24-17 加入了效应室后的三室模型，以解释动脉药物浓度的升高或降低与药效的开始和结束间及平衡延迟的原因。假设效应室的容积可以忽略不计

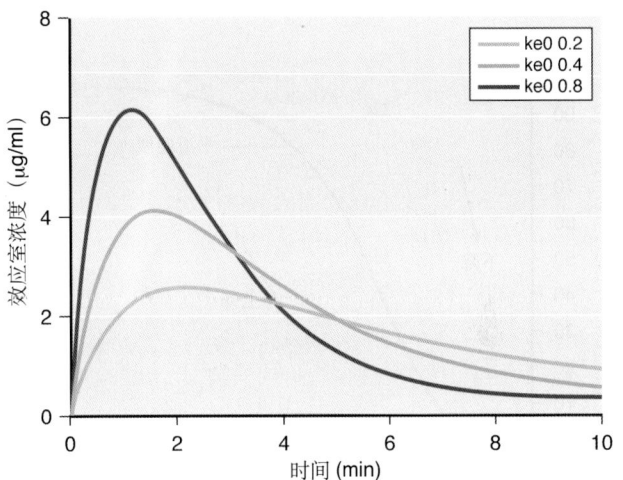

图 24-18 k_{e0} 改变产生的效应。k_{e0} 下降时，达到最大效应的时间会延长 [1,11-12]

次给药后所测得的血浆药物浓度与边缘频率的相关改变由图 24-19 可见。边缘频率是定量评估脑电图（electroencephalogram, EEG）的指标。血浆药物浓度达到峰值后不久，边缘频率下降至最低值，随后当血浆药物浓度下降至 0 时，边缘频率也逐渐返回基础值。

结合来自多个样本的数据并用点标记所测得的药物浓度与观察到的药物效应相比（标准化为人群最大效应的百分比），可以整合为一个反映滞后现象的曲线图（图 24-20）。曲线中的上升支代表药物浓度的升高（箭头所示）。在上升曲线中，药物效应的增加滞后于药物浓度的升高。在下降曲线中，药物效应的减退滞后于药物浓度的降低。

为建立药效动力学模型，使之能够反映血浆药物浓度与药物效应的滞后时间 [13]，可利用建模技术处理滞后现象。利用模型技术，用 $t_{1/2}k_{e0}$ 评估滞后时间，50% 药物有效率（C_{50}）评估效应室药物浓度（Ce）。大多数麻醉药物的浓度 - 效应曲线都是 S 型曲线。反

映 S 型 E_{max} 关系的标准方程被称为"Hill 方程"：

$$效应 = E_0 + (E_{max} - E_0) * (C^\gamma / (C50^\gamma + C^\gamma)) \quad [11]$$

其中 E_0 为基础值，E_{max} 是最大效应，C 为药物浓度，γ 代表浓度 - 效应关系的斜率。伽马（γ）也被称为"Hill 系数"。当 $\gamma<1$ 时，曲线为双曲线型；当 $\gamma>1$ 时，曲线为 S 型。芬太尼在效应室镇痛作用的浓度 - 效应曲线，就是这一关系的实例，见图 24-21。

效能与功效

效能与功效是反映这一关系的两个重要概念。效能是指产生某一效应所需的药品剂量。C_{50} 是反映效能的常用变量。如果浓度 - 效应曲线左移（C_{50} 较小），药物的效能就较大；如果曲线右移，则相反。以彩图 24-22 为例，作为芬太尼的衍生物，镇痛作用 C_{50} 最小的是舒芬太尼（0.04ng/ml），最大的是阿芬太尼

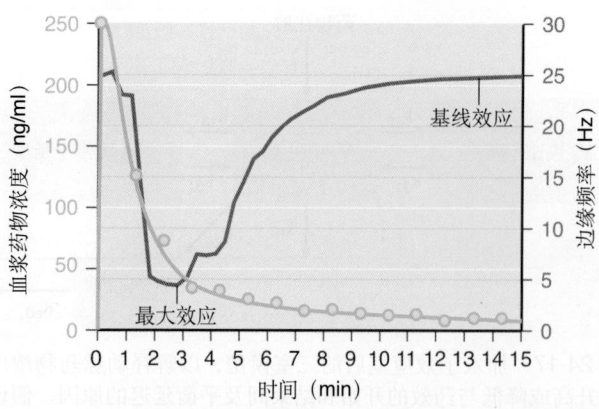

图 24-19　对个体进行单次给药后血浆药物浓度（蓝色曲线）及其对应的边缘频率值（黑色曲线）的变化。注意边缘频率的变化滞后于血浆药物浓度的变化

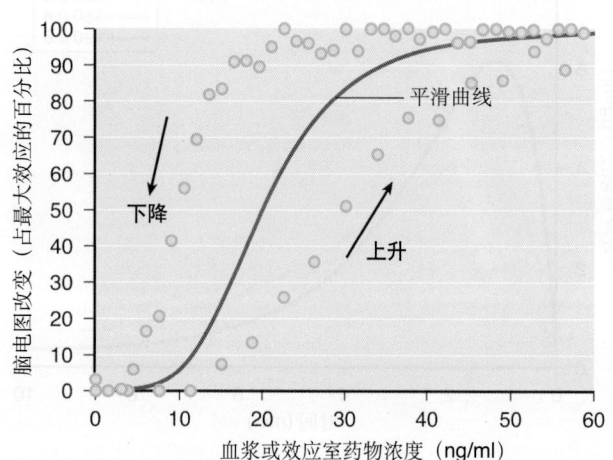

图 24-20　多个样本（蓝圈）的血浆药物浓度与标准化的边缘频率测量值（用最大效应的百分比表示），黑色箭头所示为与药物浓度升高与下降相对应的滞后曲线的上升支与下降支。黑色线代表基于平滑处理后滞后现象的药效动力模型

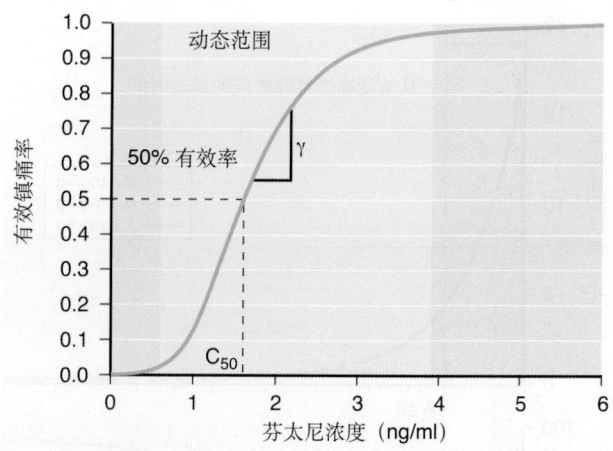

图 24-21　芬太尼镇痛作用的药效动力学模型。灰色区域为动态范围，在此浓度范围内，浓度的变化能够相应引起效应的变化。C_{50} 代表 50% 有效镇痛时的药物浓度。γ 为动态范围内的曲线斜率

（75ng/ml），因此，舒芬太尼比阿芬太尼的效能更大。

功效代表了药物占据受体后产生某种作用的效率。即使相似的药物在占据同一受体时的能力也相似，但其产生功效的程度可能不同。例如，同样是与 G 蛋白偶联受体发生结合，某些药物就能够在占据受体后激活更多的第二信使，从而产生更大的功效。能够达到最大功效的药物称为完全激动剂，不能达到最大功效的药物为部分激动剂。

有效剂量与致死剂量

单一药物可产生多种作用。C_{50} 往往被用作对比某种药物的不同药物作用。以彩图 24-23 为例，芬太尼在产生镇痛（2ng/ml）、呼吸抑制（4ng/ml）、喉镜刺激反应消失（15ng/ml）及引起脑电图改变（20ng/ml）等作用时有不同的 C_{50}[14]。

能引起药物作用变化的浓度范围被称作动态范围。如图 24-21 所示，动态范围内，0.6 ~ 3.9 ng/ml 之间的有效镇痛率为 2% ~ 97%。在动态范围外的浓度变化，不会引起药效的变化。药物浓度水平低于动态范围时是无效的，而高于动态范围也不会产生额外的效应。

与其他效应相似，S 型的 E_{max} 曲线可以反映药物浓度与死亡的关系。不同的是，如果图形中横轴用剂量取代浓度，则这种药物与其作用的关系会产生变化。与 C_{50} 类似，ED_{50} 表示有效率达 50% 时的药物剂量，而 LD_{50} 是致死率达 50% 时的药物剂量。药物治疗系数的定义是 LD_{50} 与 ED_{50} 的比值（图 24-24）。比值越大，临床应用药物时的安全性越高。

麻醉药物的相互作用

麻醉时很少单独应用一种药物，而是综合使用多种药物以达到所期望的催眠、镇痛和肌肉松弛水平。催眠、镇痛和肌肉松弛药物之间一定会发生单一用药不具备的相互作用。联合用药一定会产生与单独用药不同的作用。例如在应用催眠药同时加用镇痛药物时，会产生超过单一使用镇痛药物所产生的镇痛效果；同时催眠药物也会产生比单独使用时更强的催眠效果。因此，麻醉过程也是一个运用药物间相互作用的过程。这一现象可能的解释是每种药物都是通过不同的受体发挥作用的。

McEwan 等所进行的早期研究通过图 24-25 对两种药物间的相互作用进行了阐述[15]。该图显示了异氟烷（GABA 激动剂）与芬太尼（阿片受体激动剂）的

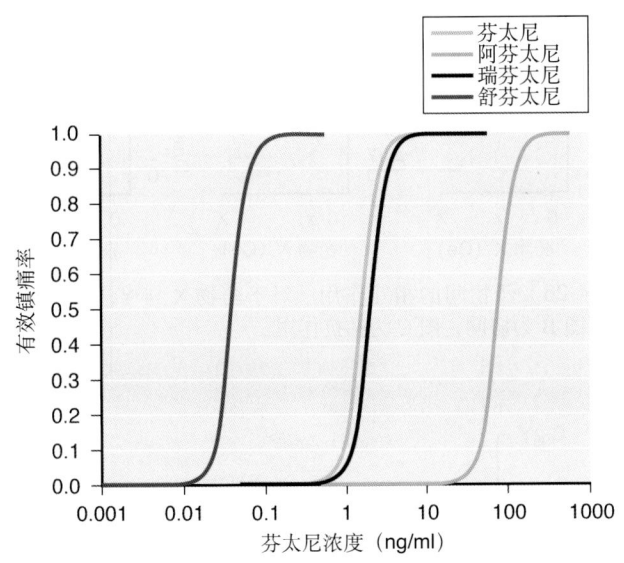

彩图 24-22　芬太尼衍生物的药效动力学模型。每种药物的 C_{50} 都不同，但具有相似的曲线斜率及最大效应[14]

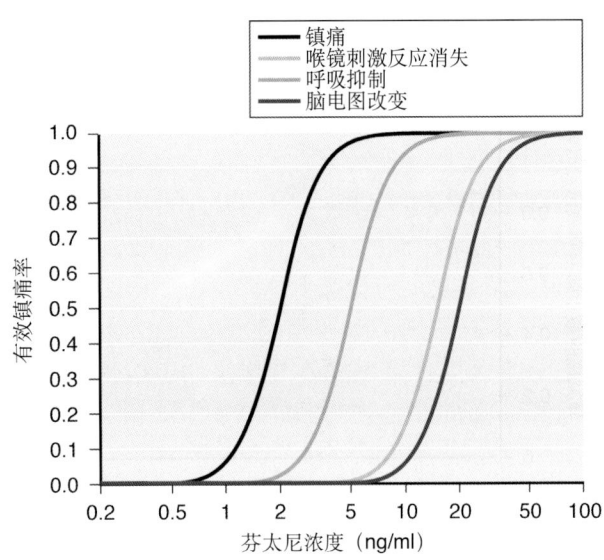

彩图 24-23　芬太尼不同效应的药效动力学模型[14]

相互作用。图中表达出两个要点：第一，相对低剂量的芬太尼（< 2ng/ml）能够显著（达 50%）降低呼气末异氟烷的最低肺泡有效浓度（minimum alveolar concentration, MAC），即避免切皮刺激引起体动反应；第二，当芬太尼浓度高于 3 ng/ml 时，虽然将呼气末异氟烷浓度维持在 MAC 值较低水平，但并没有对患者带来显著改变。因此说明存在天花板效应，无论芬太尼的浓度为多少，维持异氟烷麻醉深度在 1 个 MAC 值水平都是手术所必需的。

　　一些研究也在探讨麻醉药物间的相互作用。图 24-26 所示，药物间相互作用可分为拮抗、协同与叠加。当两种药物同时应用具有叠加作用时，最终效应为二者药效之和。当相互作用为拮抗时，最终效应低于二者药效之和。当相互作用为协同时，最终效应大于二者药效之和。

　　等效图是多种药物配对使用时（例如 X 与 Y 伍用），描述某种药物浓度连续性的术语。等效图是达到某一特定效应的等效曲线。常用的等效图是 50% 等效曲线，代表使 50% 的患者达到某种特定效应的两种药物效应室浓度组合。还有其他的等效图具有更大的临床意义。例如，95% 意识消失等效图是指使意识消失率达到 95% 的药物浓度组合。同样，5% 意识消失等效图则提示意识消失率较低（大多数患者有反应）时的药物浓度组合。麻醉用药方案的制定都期望能够获得较高的有效率，但也无需过高，如 95% 等效图所示效果比较理想（图 24-27）。

　　人群和动物模型研究证实，阿片类药物、镇静催眠药和吸入性麻醉药的组合具有两种麻醉效果：①意

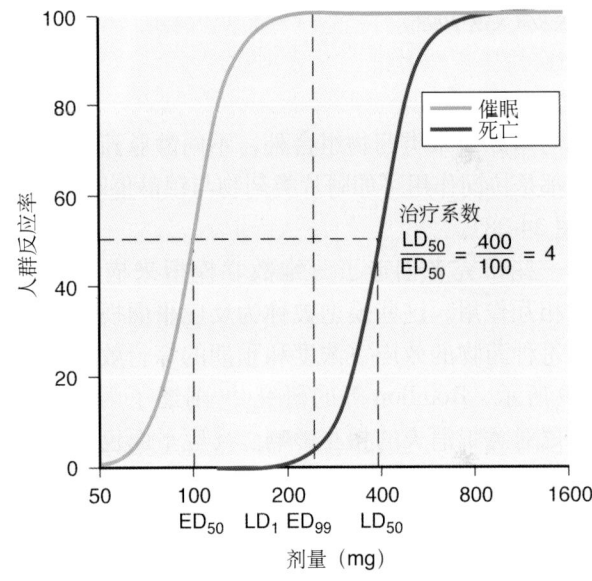

图 24-24　半数有效量（ED_{50}），半数致死量（LD_{50}），治疗系数。蓝色曲线为镇静催眠药达到丧失反应能力的剂量 - 效应关系。黑线为同一种镇静催眠要达到死亡效应的剂量 - 反应关系。治疗系数是 LD_{50}/ED_{50} 的比值，在此例中为 4。ED_{99} 与 LD_{1} 同样很有意义，ED_{99} 为无反应率达到 99% 时的药物剂量，LD_{1} 为死亡率达 1% 时的药物剂量。在此例中，LD_{1} 低于 ED_{99}，这在临床上是不可接受的

识消失（人类）或翻正反射消失（动物）；②无体动，即伤害性刺激不能引起非麻痹个体的体动反应[16]。首先，基于这些研究，除 N_2O 外（其与其他吸入麻醉药具有不完全累加效应），联合使用不同吸入麻醉药后产生严格累加效应——提示吸入麻醉药的共性机制。其次，除了 N_2O 与 GABA 镇静催眠药的组合外，静脉药与吸入麻醉药之间会产生协同作用。第三，除了氯

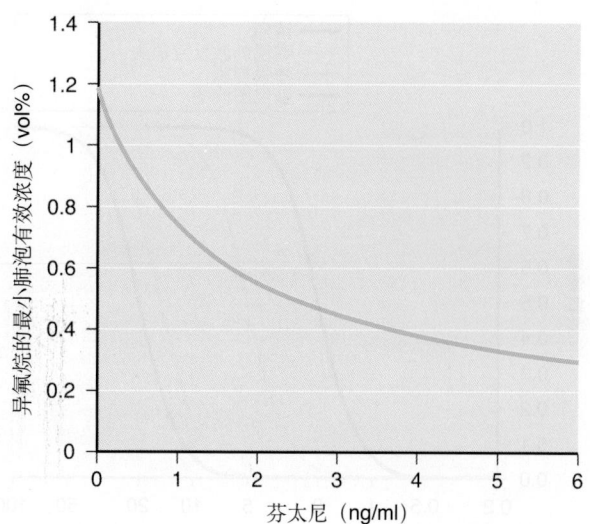

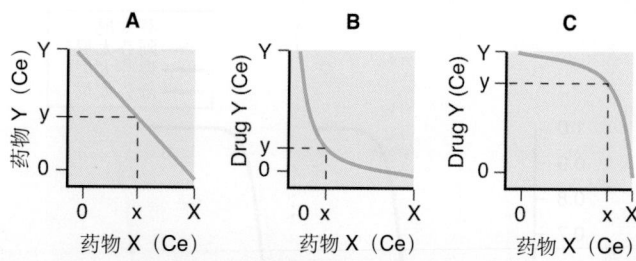

图 24-26 药物间的相互作用。对于药物 X 与 Y，图 A 为叠加，图 B 为协同，图 C 为拮抗作用

图 24-25 芬太尼对异氟烷最小肺泡有效浓度（minimum alveolar concentration, MAC）的影响，最小肺泡有效浓度为使 50% 的对象对切皮丧失逃避性运动反应时的吸入麻醉药浓度 *(Modified from McEwan AI, Smith C, Dyar O, et al: Isoflurane minimum alveolar concentration reduction by fentanyl, Anesthesiology 78:864-869, 1993.)*

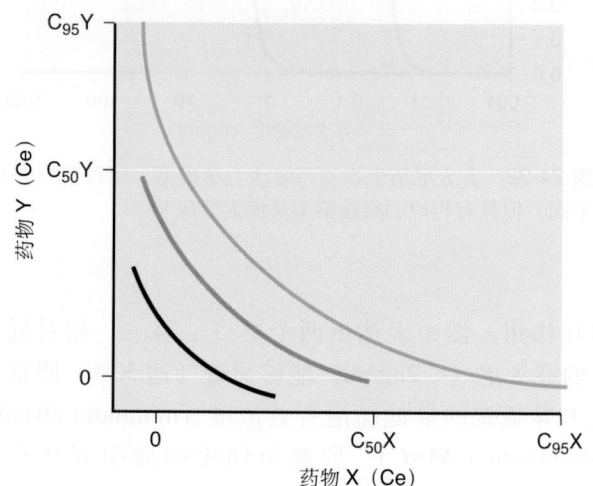

图 24-27 等效示意图。黑、灰、蓝线分别代表药物 X 与 Y 协同作用为 5%（译者注：原文无，应该有）、50%、95% 有效性的等效图。等效是产生同等效应的浓度组合。5%、50%、95% 的等效曲线代表获得某个特定效果的药物 X 与 Y 浓度组合的效应范围。与单个药物的量效曲线一样，理想的浓度配伍应该在 95% 等效线的附近

胺酮与苯二氮䓬类药物组合外，不同静脉药物之间基本上都是协同作用（如阿片类药物与镇静催眠类药物）（彩图 24-28）。

一些研究者创造了三维数学模型来描述麻醉药物的相互作用。这些模型被称为反应平面模型，能够体现每种药物的效应室浓度和预期的综合效应。如图 24-29 所示，Bouillon 等的研究[17] 阐述了丙泊酚 - 瑞芬太尼对意识消失的相互影响。反应平面包涵了能够引起反射消失的所有（从 0% 至 100%）瑞芬太尼 - 丙泊酚等效图。常用的两个反应平面模型是三维模型和拓扑模型。拓扑模型是以反应平面为横坐标，以药物浓度为纵坐标的俯视图。药物效应以特定的等效线（如 5%、50%、95%）表示。

反应平面模型可以表示多种麻醉效应，包括言语反应、触觉反应、痛觉反应、血流动力学、呼吸作用及脑电兴奋性。以对气道设备的研究为例，将反应平面模型设定为对放置喉罩[18]、喉镜[19-20]、气管导管[21]和食管装置[22] 等刺激反应消失，进而研究特定的麻醉药物组合。虽然已经有很多反应平面的模型，且能涵盖麻醉药物的所有常见组合及围术期的各种刺激形式，但现有的模型仍有不足。

现已将七氟烷与瑞芬太尼的相互作用用于研究很多不同的药物效果，包括反应消失，对电击抽搐（50mA）或压痛（50PSI 作用于胫骨前区域）等严重术中疼痛的反应消失，以及对喉镜与温度[20] 刺激反应消失。非稳定状态下（如变换挥发罐设置），七氟烷的呼气末浓度并不准确。呼气末浓度也不能解释呼气末与效应室浓度间的滞后性（时间差）。使用估测的效应室浓度能够改善模型的预测价值。总体而言，七氟烷与阿片类药物配伍使用时，能够发挥显著的协同镇痛作用，轻度的协同镇静作用。

既往文献利用 MAC 和阿片类药物的等效特性[23]，将七氟烷 - 瑞芬太尼相互作用的研究扩展到其他的吸入麻醉药与阿片类药物的组合。对于择期手术患者，七氟烷 - 瑞芬太尼的研究结论同样适用于异氟烷 - 芬太尼。另有一些药物间相互作用的模型涉及三种或更多种药物[24]，例如 N_2O- 七氟烷 - 瑞芬太尼[25]。由于多数麻醉方式均使用两种及以上的药物，上述研究具有很大临床意义。同样，还有文献报道了在产生不同药效时，阿芬太尼[26] 或瑞芬太尼[17, 19, 22, 27-28] 等阿片类药物与镇静药之间的相互作用。与吸入麻醉药与阿片类药物相互作用的研究结论一致，镇静催眠药与阿片类

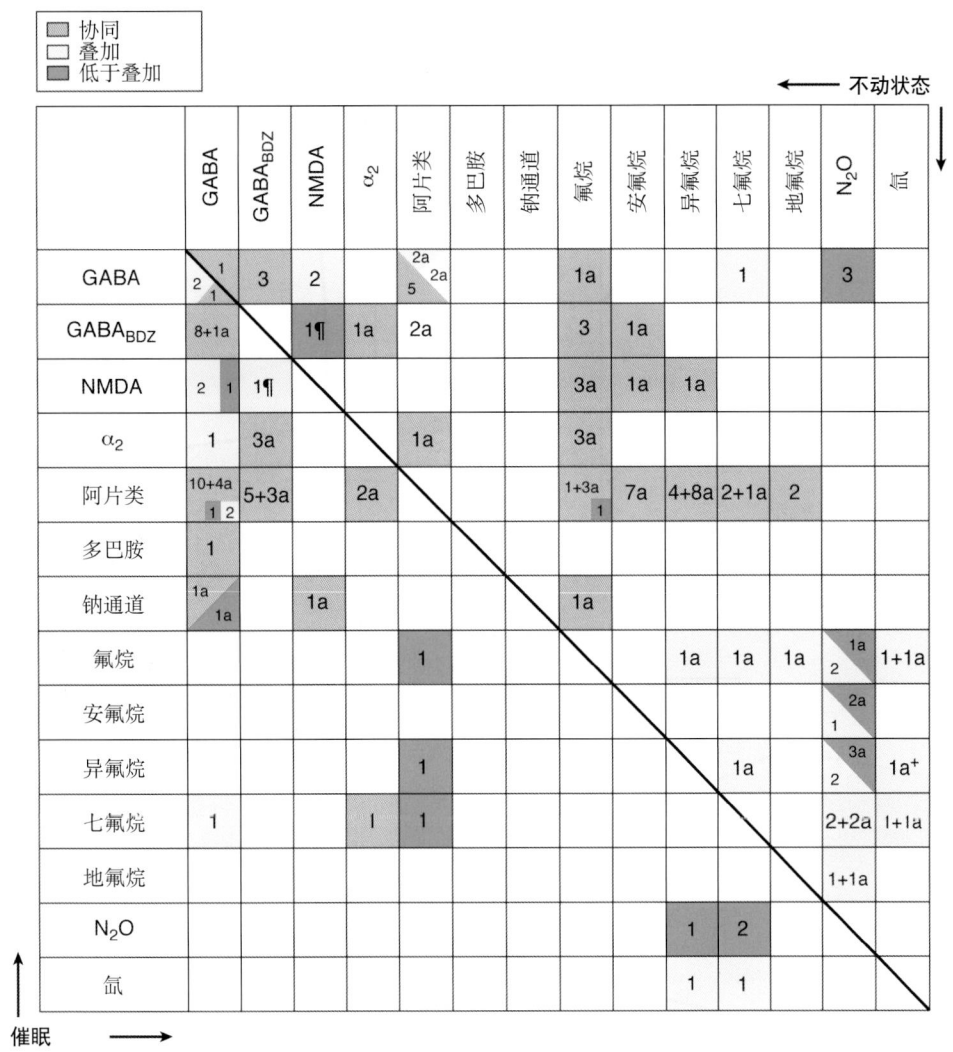

彩图 24-28 人类和动物在睡眠状态（人为意识消失，动物为翻正反射消失）及静止不动（对伤害性刺激的体动反应消失）时的药物相互作用：每一格内的数字是指支持该结论的论文数量。α_2 受体激动剂包括右旋美托咪定及可乐定；阿片受体激动剂包括吗啡、瑞芬太尼、芬太尼、舒芬太尼及阿芬太尼；多巴胺受体激动剂包括氟哌利多及甲氧氯普胺；Na^+ 通道受体拮抗剂包括利多卡因及布比卡因。字母 a 提示相互作用研究是基于动物模型；粗对角线用于区分两种不同药物相互作用研究，下半部分为催眠作用研究，上半部分为不动状态研究。γ- 氨基丁酸 (GABA) 激动剂包括丙泊酚、硫喷妥钠、美索比妥及依托咪酯；$GABA_{BDZ}$ 为通过结合苯二氮䓬类药物受体起效的激动剂，包括咪达唑仑及地西泮；N- 甲基 -d- 天冬氨酸盐 (NMDA) 受体拮抗剂包括氯胺酮 *(From Hendrickx JFA, Eger EI, Sonner JM, et al: Is synergy the rule? A review of anesthetic interactions producing hypnosis and immobility, Anesth Analg 107:494-506, 2008.)*

药物配伍使用时，能够发挥显著的协同镇痛作用，轻度的协同镇静作用。

有关咪达唑仑 - 丙泊酚[29-30]，丙泊酚 - 挥发性麻醉药[31-33] 的文献显示，不同镇静催眠药之间的相互作用主要是叠加效应。

药物展示

反应平面模型的最大缺点是过于复杂，不适用于临床应用。所以，这些模型都转换为以显示药物为主的方式，便于临床医师实时应用于患者。

这种显示方式不仅能够预测（血浆或效应室）药物浓度，还能预测实时药效，如意识消失、镇痛、降低"四个成串刺激"的反应性（监测肌肉松弛剂的效果）等等。只需手工输入患者的基本信息（年龄、性别、身高、体重），根据麻醉设备的数据（如呼气末吸入麻醉药的浓度和输液泵的即刻信息）就能够自动控制注射器，给予单次注射或持续输注静脉药物，并且显示药物浓度和效应的预测情况。许多麻醉设备制造商都可提供药物展示（如 GE Healthcare, Wauwatosa,Wis 的 Navigator Suite，Dräger, LÜbeck, Germany 的 SmartPilot View）。图 24-30 是药物展示的实例。所有药物展示都是根据相互作用反应平面的模

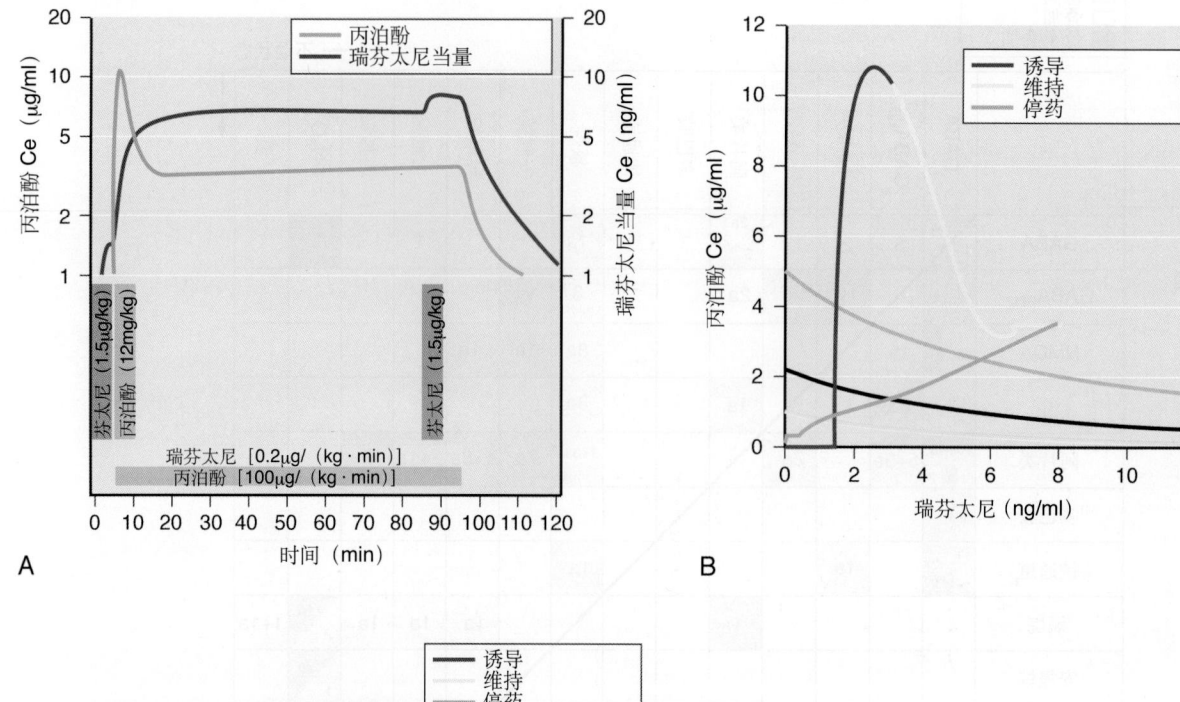

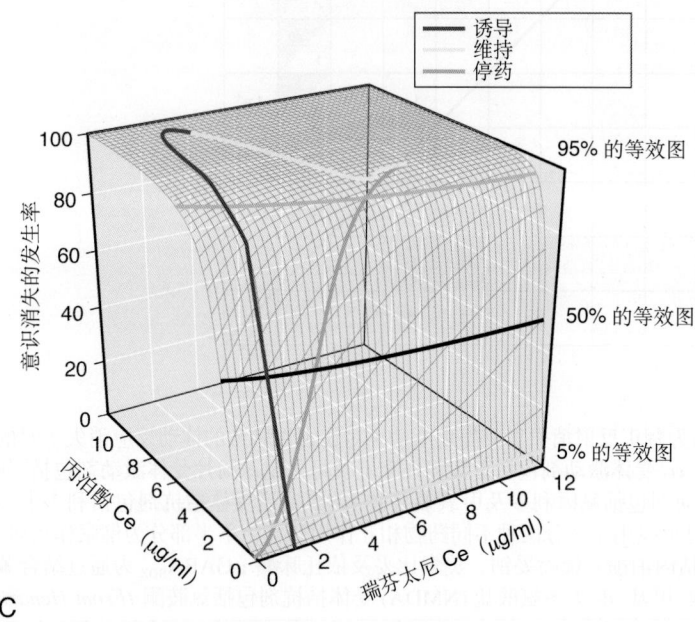

彩图 24-29 90min 全凭静脉麻醉包括：丙泊酚——单次注射剂量（2mg/kg），维持量［100μg/(kg·min)］；瑞芬太尼——维持量［0.2μg/(kg·min)］，间断追加芬太尼（1.5μg/kg）。图 A，最终的效应室浓度 Ce。图 B，运用地形图（俯视图）对反应消失的预测进行表述。图 C，三维的反应平面图。浅蓝、紫和绿色线条分别代表 5%、50%、95% 的等效图。每个等效点都是能够产生相同效应的丙泊酚 - 瑞芬太尼的组合方式。所有等效图都呈现内收形态，说明药物间的相互作用为协同。所有等效图都比较类似，提示从反应良好到反应消失的快速转变

型所得出的。

对于复杂病例，尤其是多种药物联合应用时，药物展示的一个优势在于给药前预测某种给药方式的效果，并确定合理的给药剂量。基于人群模型的药物展示具有普遍适用性，但不一定完全适用于所有个体。某些药物展示系统可以根据研究对象的反应进行药物作用的校正（彩图 24-30）。例如，高龄患者或体质较弱的患者，达到某一目标效应的药物剂量往往更小

（详见第 80 章）。药物展示允许临床医师确定达到特定效应的药物浓度，而且可以用于使用滴定法测定额外的麻醉药。

相比之下，药物展示具有很多独特的优点。当对麻醉药进行滴定操作时，通常很难确定药物效应室浓度达到稳态的时间；在以下情况，临床医师可能会额外用药：药物浓度已经达到高峰（间断静脉推注）或已经接近稳定状态（继续持续给予强效吸入麻醉药）。

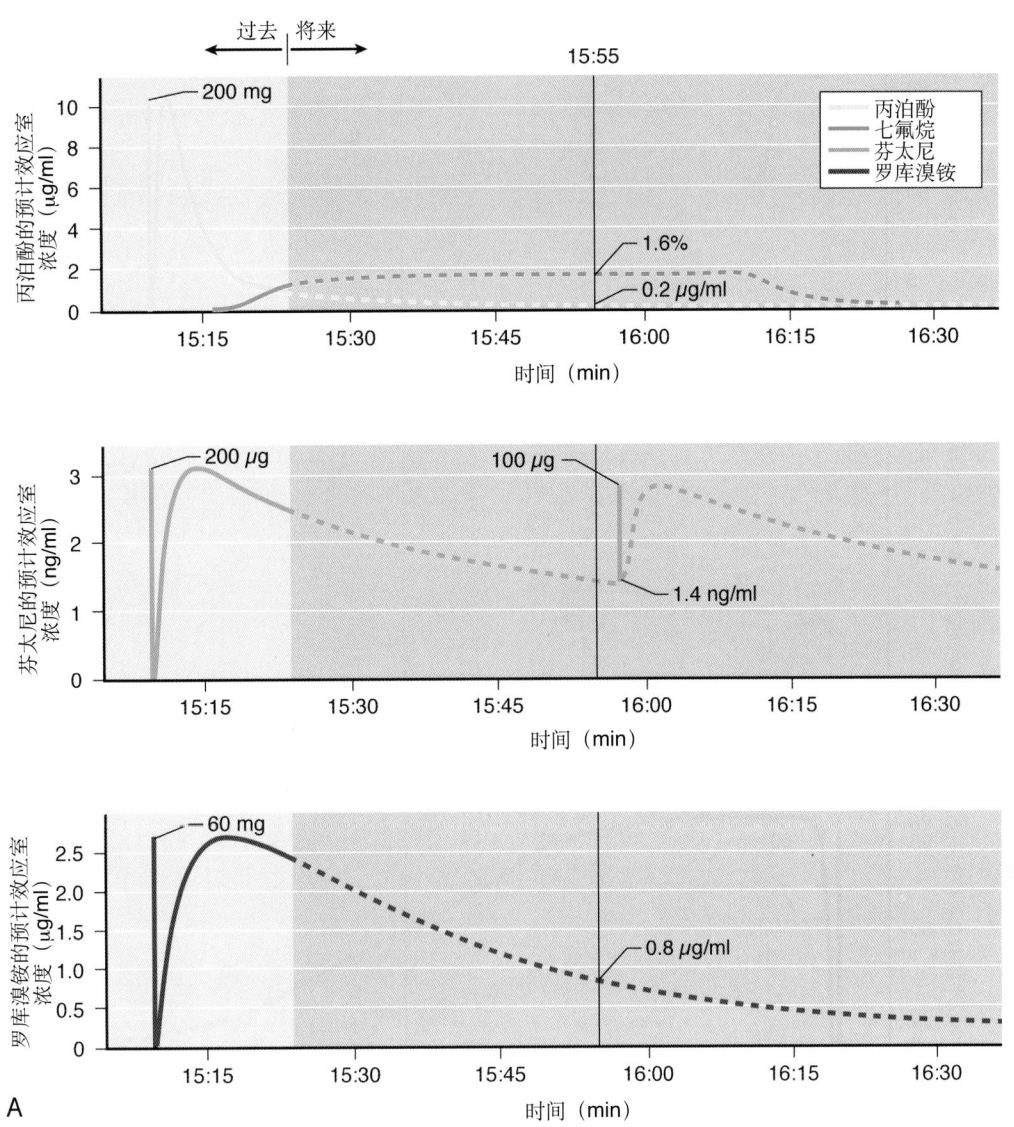

彩图 24-30　药物展示示例。本例显示了复合应用芬太尼（2μg/kg）、丙泊酚（2mg/kg）、罗库溴铵（0.6mg/kg）单次注射后，以七氟烷（2%）和芬太尼（1μg/kg）维持的预计效应室浓度（A）及药效（B）。假设为男性患者，30 岁，100kg，183cm，心肺功能正常。预测的效应室浓度分别为：丙泊酚（浅黄线），七氟烷（深黄线），芬太尼（蓝线），罗库溴铵（红线）。垂线代表单次注射剂量，药物剂量标记在线旁。过去的预测值用实线表示，将来值用虚线表示。黑色的垂线代表 15:55 时预计效应室浓度 *(From Applied Medical Visualizations, Salt Lake City, Utah.)*

如果认为药物浓度已接近 0 而实际上仍处于上升状态，甚至是在给药的终末期（例如吸入麻醉药呼气末浓度已经为 0mmHg，但患者依然没有反应时），临床医师也可能会丧失耐心。

药物展示的另一个优势是能够通过被动目标靶控输注（target-controlled infusions，TCI）的方式给药。除在美国受到传统观念的排斥外[34]，TCI 已经在世界范围内广泛应用。TCI 利用人群药代动力学模型控制静脉输液泵。设置好血浆或效应室目标浓度后，电脑自动确定最佳的输注速度以达到该浓度。利用人群药代动力学模型，与传统 TCI 显示输液泵的运行数据不同，被动 TCI 可以实时显示预测的效应室浓度及药效。利用这一方法，麻醉医师可以在给药前测试给药

方案（包括追加量和输注速度），从而确定其能否达到所期望的效果。利用这些特性能够提供更加统一的给药方法。

药物展示的第三个优势在于提供了计算麻醉药物剂量更好的方法。作为衡量麻醉效果的指标，使用 MAC 时仍有 50% 的患者对外科刺激有反应，而药物展示的方法能够更精确展示麻醉效果的状态。临床医师不再使用 50% 的有效率来计算麻醉药物剂量，而是用 95% 或 99% 药物有效率作为标准。反应平面能够形象地提供达到某一效果所需的麻醉给药方案。其次，MAC 的概念不足以涵盖麻醉的三个主要指标：镇痛、镇静催眠和肌肉松弛。而药物展示能够在 0% ~ 100% 的有效率范围内对上述 3 个要素

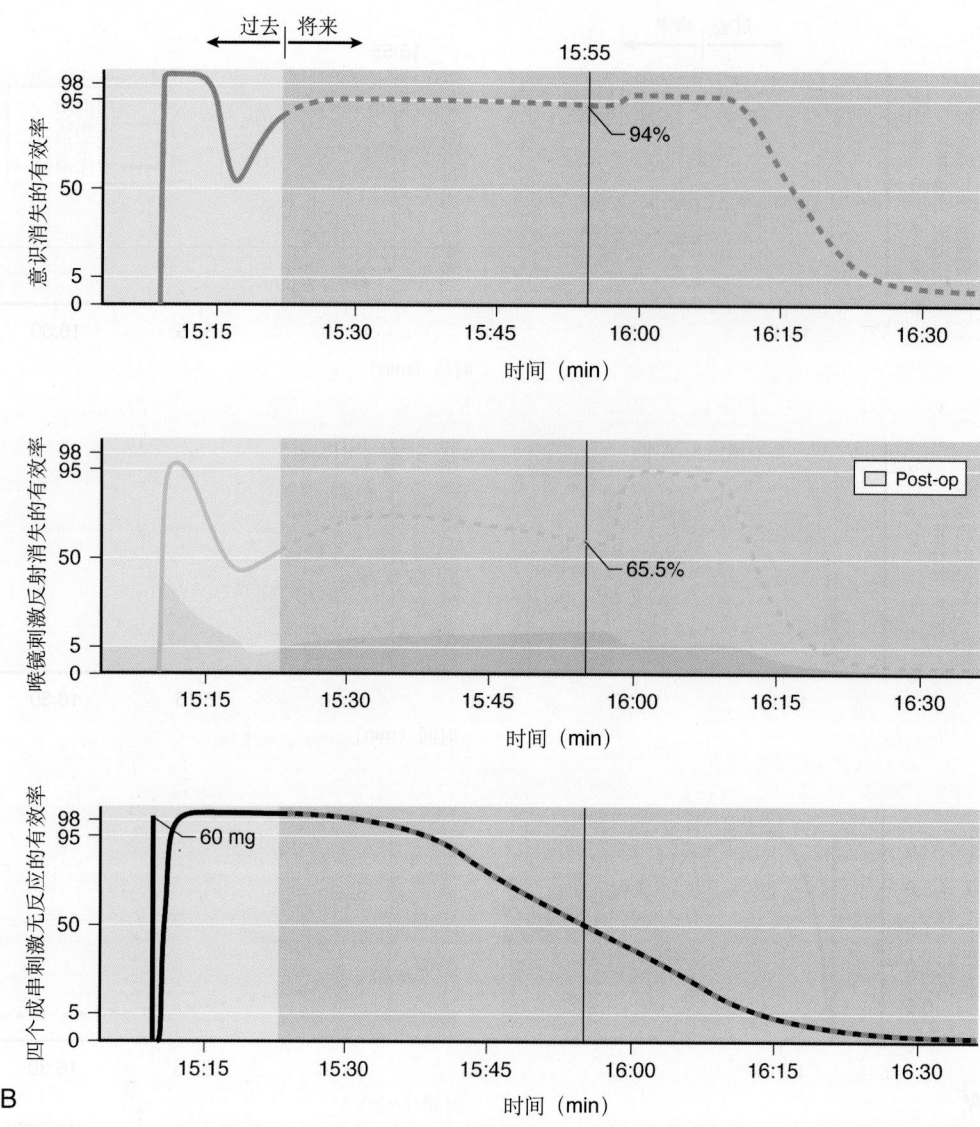

图 24-30B 药物预计效果：意识消失的有效率（灰线），喉镜刺激反射消失的有效率（蓝线），四个成串刺激无反应的有效率（黑线）。水平的白线分别代表有效率达到 5%、50%、95% 和 98%。垂直的黑线代表 15:55 时药物预测效果

进行可视化描述。

特 殊 人 群

实施麻醉时，综合考虑患者的一般情况及用药史才能准确计算药物剂量。这些因素包括：年龄，体型，性别，阿片类、苯二氮草类药物及酒精的慢性接触史，心肺肝肾疾病状况，失血量与失液量等。上述任何因素都可以显著影响药物代谢与药物效果。遗憾的是，多数关于麻醉药物效果的研究都是基于健康志愿者，并不能代表外科手术人群。大量研究对患者群体的某些特性（如肥胖）对麻醉药物效果的影响进行了探讨。但某些患者特性（如阿片类药物长期接触史）却很难被评估。另外还有一些麻醉药物至今没有被研

究过。多数研究关注的是新型麻醉药，例如丙泊酚 - 瑞芬太尼，却很少关注传统的常用药，例如吗啡。以下章节简要概括了针对某些特殊人群的药代动力学与药效动力学的文献报道内容。

肥胖对麻醉药物的影响

肥胖在世界范围内发病率极高，超重患者常需面对麻醉及外科手术（见第 71 章）。同时，麻醉药物在肥胖人群中会出现药理学上的改变。药物制造商推荐的药物剂量多数是每单位体重（以 kg 为单位）的剂量，然后根据实际的总体重（total body weight, TBW）计算。由于担心药物过量，麻醉医师很少按照 mg/kg 的方式计算肥胖患者的麻醉药物剂量（例如

相同身高的 136kg 患者并不需要两倍于 68kg 患者的剂量）。为了解决这个问题避免引起此类人群的药物过量或不足，医疗界提出了很多体重标准，如瘦体重 (lean body mass, LBM)、理想体重 (ideal body weight, IBW)、去脂体重 (fat-free mass, FFM)，其计算公式见表 24-1，表 24-2 则显示了清瘦或肥胖患者根据不同标准转换后的体重。这些体重转换标准目的在于将肥胖患者与正常体型患者的给药方案相匹配。肥胖人群的体重标准化后均小于总体重，从而避免了药物过量（彩图 24-31）。标准化后的体重可以用于计算单次注射药物量 (mg/kg)、持续输注量 [mg/(kg·h)] 及 TCI。

本章将讨论特定的静脉麻醉药物（丙泊酚、瑞芬太尼及芬太尼）在肥胖人群中的药理学（主要是药代动力学）改变，回顾应用不同的体重标准计算单次注射剂量及持续输注剂量的例子及缺点，并结合已有数据简要讨论 TCI 常用的药理学模型。

丙泊酚

肥胖患者丙泊酚剂量的计算比较具有挑战性（见第 71 章）。因为无论是单次注射剂量还是持续输注量，体重标准的选择与所采用的定量技术相关（例如某一体重标准适合计算单次注射剂量，而并不适合计算持续输注剂量）。此外，在现有的众多丙泊酚药代动力学模型中，基于肥胖患者研究发现所得的模型可能最适合 TCI。

肥胖对丙泊酚的药代动力学的影响尚未完全清楚。总体而言，肥胖患者非脂肪组织的血液分布要多于脂肪组织。这就导致在肥胖患者中，以 mg/kg 计算的血浆药物浓度高于脂肪量更低的正常患者浓度值。此外，肥胖会引起肝体积和（或）肝血流的增加（及心排出量的增加），内泊酚的清除率会升高。药物分布会影响单次注射药物后的血浆药物浓度的峰值，而清除率会影响持续输注期间及之后的药物浓度。

丙泊酚的定量标准　彩图 24-32 为运用不同体重标准进行丙泊酚输注的模式图。假设 176cm（6 英尺）的肥胖（185kg）和清瘦（68kg）男性患者按照 167μg/(kg·min) 的剂量静脉用药持续 60min。若根据总体重（TBW）计算剂量，则清瘦与肥胖患者的血浆

表 24-1　常用体重标准

名称	公式
理想体重 (IBW)	男性：50kg+2.3kg ×（身高 cm − 152cm)/2.54
	女性：45.5kg+2.3kg ×（身高 cm − 152cm)/2.54
瘦体重 (LBM)	男性：1.1× 总体重 − 128×（总体重 / 身高)²
	女性：1.07× 总体重 − 148×（总体重 / 身高)²
去脂体重 (FFM)[35]	男性：(9.27 × 10³ × 总体重）÷ (6.68 × 10³+216×BMI)
	女性：(9.27 × 10³ × 总体重）÷ (8.78 × 10³+244×BMI)
药代动力学体重[36, 37]	仅适用于芬太尼：52÷[1+(196.4 × e^{-0.025 总体重} − 53.66) ÷100]
校正体重[38,39]	理想体重 +0.4*×（理想体重 − 去脂体重）

体重指数 BMI，
* 肥胖患者用 IBW、TBW、FFM 所得剂量 / 千克之比总是小于非肥胖患者以 TBW 所得的剂量 / 千克之比

表 24-2　根据不同的体重标准计算出的给药体重

	176cm（6 英尺）男性	
	68kg (BMI =22)	185kg (BMI =66)
给药标准	给药体重（kg）	给药体重（kg）
总体重 (TBW)	68	185
理想体重 (IBW)	71	71
瘦体重 (LBM)	55	62
去脂体重 (FFM)	55	87
校正体重 (CBW)	68	115

体重指数（kg/m²）BMI

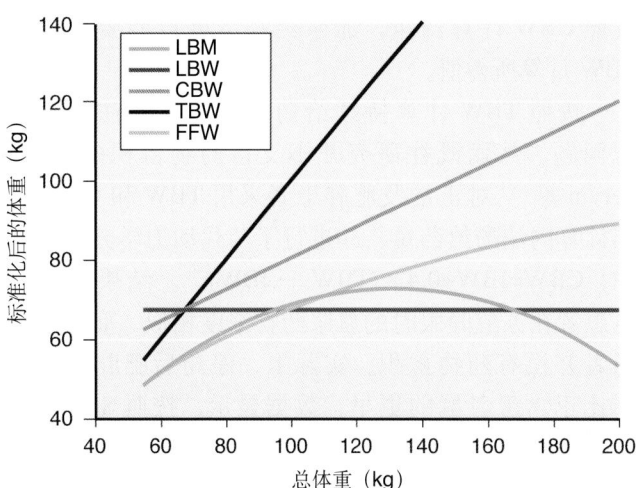

彩图 24-31　标准化后的体重与总体重（total body weight, TBW）的关系。图中的主要信息为：IBW 与 TBW 无关；体重超过 127kg 后 LBM 开始下降。IBW，理想体重；LBM，瘦体重；FFM，去脂体重；CBW，校正体重（40 岁，身高 176cm，男性）

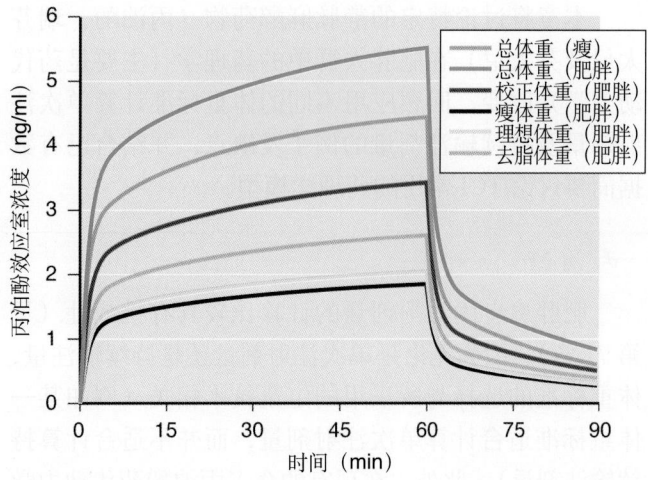

彩图 24-32 176cm 40 岁男性患者持续给药 60min〔10mg/(kg·h)——167μg/(kg·min)〕后，丙泊酚的效应室浓度。图中包括以下给药体重：总体重（total body weight, TBW）分别为 68kg（体重指数 22）和 185kg（体重指数 60）。将 185kg 患者分别进行 Servin 校正体重（corrrected body weight, CBW）、瘦体重（lean body mass, LBM）、理想体重（ideal body weight, IBW）和去脂体重（fat-free mass, FFM）的标准化计算。要点：患者 185kg，若按照 TBW 给药，则丙泊酚浓度过高；若按照 IBW 或 LBM 给药，则浓度过低；按照 CBW 给药所得浓度最接近 TBW 为瘦患者的给药浓度。丙泊酚效应室浓度采用 Cortinez 模型预测

浓度峰值不同，丙泊酚的浓度峰值分别约为 4.4μg/ml 和 5.4μg/ml；若用 CBW 计算肥胖患者的给药剂量，则血浆浓度峰值大约为 3.4μg/ml。若按照其他的体重标准计算，给药浓度会更低。

在已有的计算药量的体重标准中，作者建议用 LBM 计算单次注射剂量（例如诱导期），TBW 或校正体重（CBW）计算输注剂量[38-39]。对于持续输注，其他的体重标准可能会导致剂量不足（尤其是 LBM）。按照 CBW 计算药量，血浆药物浓度可能要低于按照 TBW 计算所得值。

按照 TBW 计算持续给药量，需要关注药物蓄积问题。然而既往研究并不支持药物蓄积的猜测。Servin 等[38]对正常及肥胖患者采用 TBW 和 CBW 标准计算丙泊酚给药量，并进行了药代动力学分析。其中，CBW=IBW+0.4×（TBW － IBW）[40]。结果显示两组患者在苏醒睁眼时的血浆药物浓度相似，而肥胖组患者并没有药物蓄积。实际上，停药后肥胖患者还会比正常患者醒的更早。数据显示，按照 Servin 的 CBW 标准计算给药剂量，可能会导致肥胖患者用药不足[41]。

丙泊酚靶控输注的代谢模型　在众多现有模型中，最常用的两个丙泊酚 TCI 代谢模型是由 Marsh[42]

和 Schnider[1] 等提出的。除选择模型计算单次注射剂量和持续输注剂量外，确定理想的体重标准非常重要。

虽然 Marsh 模型应用广泛，但其数据来源于儿童人群。研究者们利用不同的给药体重标准在复合使用瑞芬太尼时计算病理性肥胖患者的用药剂量，得到了不同的结果。Albertin 等[40]利用 CBW 和 Marsh 模型进行丙泊酚 TCI，发现预测浓度明显高于实测浓度，并担忧其可能导致术中知晓。同一研究小组[43]对比了根据 CBW 和 TBW 计算所得的 TCI 预计值，发现根据 CBW 的计算结果的情况比运用 TBW 更糟。他们得出的结论是：在对病理性肥胖患者的丙泊酚 TCI 设置进行计算时应当使用 TBW 而非 CBW，并可通过仔细的用药调整以获得目标脑电值。

Schnider 模型的数据来源于不同体重、身高、年龄的成年患者，但没有特别包含肥胖患者。此模型中使用的体重标准是 LBM，因此用于病理性肥胖患者时具有局限性[1]。有研究对比了肥胖患者分别应用上述两种模型的研究结果。Echevarria 等[44]研究发现，在病理性肥胖患者诱导过程中维持 BIS 值 <60 时，两个模型的效应室浓度有明显差异。为获得 95% 的有效率，Marsh 和 Schnider 模型的靶浓度分别为 4.2μg/ml 和 5.5μg/ml。出现上述差异的原因在于每个模型都有潜在的预测失误（每个患者的实际药物浓度未知）。

Cortinez 等利用名叫"Open TCI"（www.opentci.org）的国际数据储存库，建立了一个基于各种体重范围的丙泊酚浓度模型[39]。他们利用经验衍生公式建立了丙泊酚代谢模型，用标准体型衡量肥胖患者。在公式中，TBW 是肥胖患者分布与清除率不同的原因。TBW/ 标准患者体重（70kg）后乘以 1 计算药物分布容积，乘以 0.75 计算清除率。Van Kralingen 等[45]修改了该方法，提出一个更好的模型，将清除率的指数变为 0.72。

图 24-33 为分别使用 Marsh、Schnider 和 Cortinez 模型模拟了丙泊酚 TCI（目标浓度设置为 3μg/ml）时的丙泊酚输注速度和相关的血浆药物浓度。此图要点在于，基于 Marsh 模型的丙泊酚输注与 TBW 保持线性关系，从而使输注速度和血浆药物浓度能够与体重相关。丙泊酚 TCI 的总量随体重增加的变化幅度在 Cortinez 模型小于 Marsh 和 Schnider 模型。

Cortinez 模型可能是最适合肥胖和病态肥胖患者的丙泊酚输注模型。遗憾的是，这一模型目前还没有被任何商业化的输注泵所使用。另外值得注意的是，患者个体差异要远远超过模型的差异。总而言之，如果根据 EEG 监测的结果进行给药调整，这 3 个模型中的任何一个都可能产生类似的临床效果。未来可能有

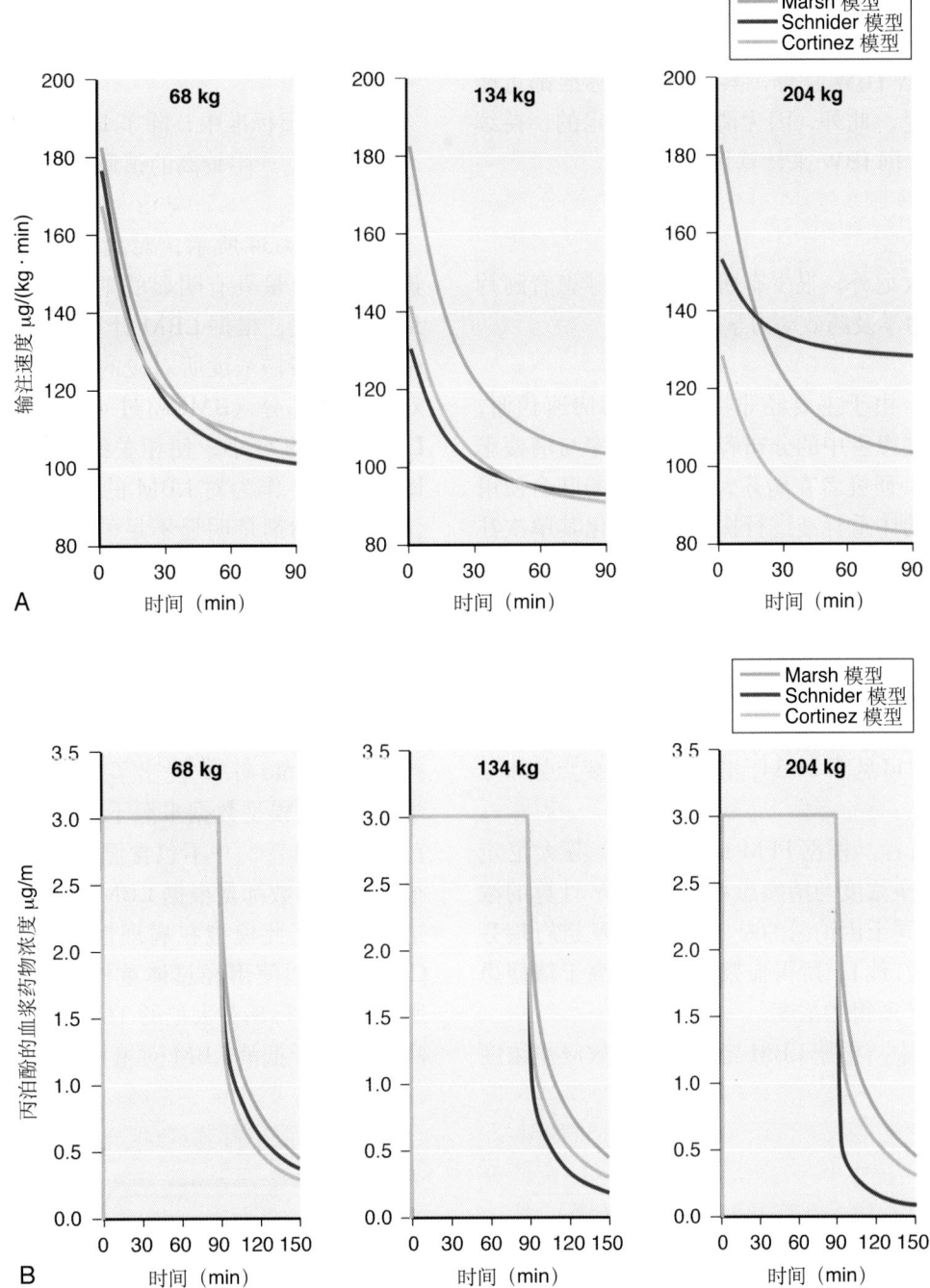

图 24-33　根据现有的 3 种丙泊酚药代动力学模型：Marsh 模型[42]、Schnider 模型[1] 及 Cortinez 模型[39]，以 3μg/ml 血浆药物浓度（Cp）为目标，进行 90min 丙泊酚靶控输注后所得结果。图示分别模拟了身高 176cm、体重分别为 68kg、136 kg 和 204kg 的 40 岁男性患者的相关结果。图 A 为各个体重患者的丙泊酚输注速度。图 B 为预测的丙泊酚血浆药物浓度

更多被授权的潜在性验证研究，探讨这些新模型是如何在 TCI 中发挥作用的。

其他镇静 - 催眠药

在肥胖人群中，关于其他镇静剂（例如咪达唑仑、氯胺酮、依托咪酯和巴比妥）的药理学特性相关的文献报道非常有限[46]。Greenblatt 等研究指出，肥胖患者根据体重进行标准化（例如 L/kg）后的分布容积会更大，提示非脂肪组织比脂肪组织结合的咪达唑仑要少。因此，咪达唑仑的分布容积会因 TBW 而变化。当患者体型增大时，分布容积也会增大。此外，在所有研究对象（清瘦或肥胖）中，咪达唑仑的消除都是一样的。这表明不考虑药物剂量，咪达唑仑的肝代谢情况是不变的，而肥胖患者可能需要更多时间进行清除。另外一个有趣的现象是，无论体态如何，根据体重进行标准化给药后，药物到达峰值的时间和浓

度峰值都是一致的（见第30章）。

虽然尚未在肥胖患者中得到临床验证，但单次注射剂量应该根据TBW计算，其他的体重标准都可能会导致用药不足。此外，因为清除率是固定的，持续输注速度应该根据IBW来计算[46]。

阿片类药物

除了瑞芬太尼外，很少有研究探讨肥胖患者阿片类药物药代动力学及药效动力学的特殊性。

瑞芬太尼 由于主要经非特异性酯酶快速代谢，瑞芬太尼在肥胖患者中的分布容积及清除率与清瘦患者是相似的[47]。研究者在瑞芬太尼与丙泊酚联合使用时，运用不同的体重标准进行探讨，以优化其单次注射剂量、持续输注及TCI方案。

定量标准 与上述的丙泊酚类似，身高176cm、肥胖（185kg，BMI 60）或清瘦（68kg，BMI 22）患者，根据不同的标准化体重，瑞芬太尼的预计效应室浓度及镇痛作用可见图24-34。图示包含的要点如下：

1. 对于肥胖患者，根据FFM或IBW对瑞芬太尼定量，其效应室浓度与清瘦患者根据TBW计算的浓度相似。不同于丙泊酚的是，根据CBW进行瑞芬太尼定量（红线），所得血浆药物浓度高于清瘦患者根据TBW所得的浓度。
2. 在肥胖患者中，根据LBM定量所得的效应室浓度

低于清瘦患者根据TBW所得的浓度。
3. 对于肥胖患者，根据TBW定量瑞芬太尼会导致药物过量。
4. 各项体重标准中，除了LBM外，计算所得的效应室浓度均产生较高的镇痛有效率。

如图24-34所示，对病理性肥胖患者使用LBM进行药物定量具有明显的缺陷[43]。首先，与其他定量标准相比，根据LBM计算瑞芬太尼使用剂量所产生的血浆药物浓度所对应的有效镇痛率较低。其次，对于超重部分（BMI超过40），TBW不断升高，而LBM却逐渐变小，使相关结果明显与实际不符（见图24-31）。作为对LBM的改良[40]，FFM避免了单位体重药物剂量明显不足的问题[48]。同时，IBW能够提供合适的效应室浓度，但因为其像FFM一样仅仅关注患者身高而没有关注其身体状态，因此并不能适应所有的情况。

靶控输注瑞芬太尼的动力学模型 对瑞芬太尼进行TCI，Minto等[50]提出了一个目前可行的药代动力学模型。该模型数据来源于体重、身高、年龄在特定范围内的患者，并不包含肥胖及病理性肥胖的患者。很多模型参数都是根据LBM进行定量的。如前所述，这就限制了此模型在病理性肥胖患者中的应用。La Colla等希望使用经过体重校正的身高值来对病理性肥胖患者进行瑞芬太尼的TCI[48]。用FFM校正后的身高[51]，用于抵消LBM对输液泵的错误影响。这个虚

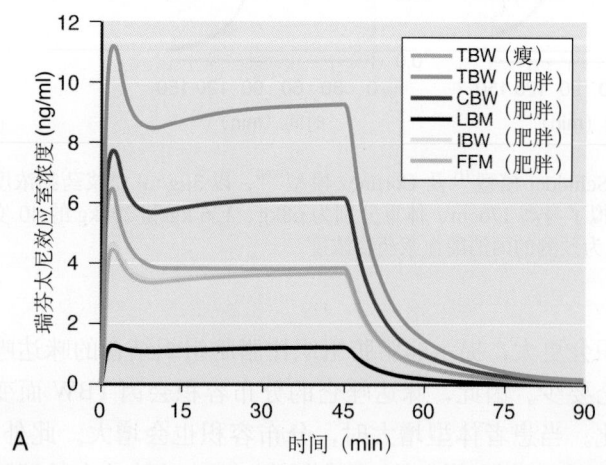
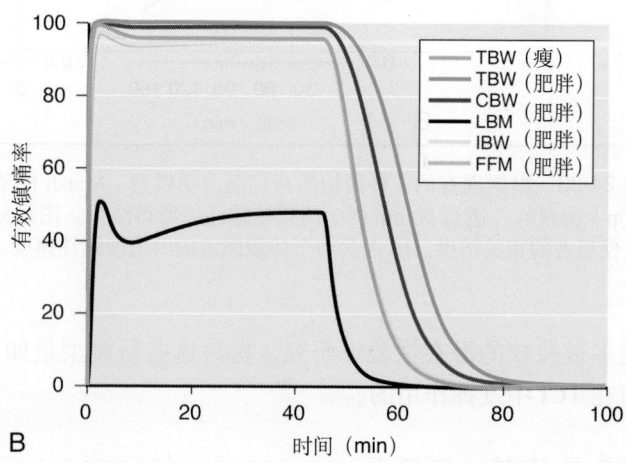

彩图24-34 瑞芬太尼效应室浓度（A）和有效镇痛率模拟图。图示对于身高176cm、年龄40岁的男性，不同的标准化体重，给予瑞芬太尼首剂量1μg/kg单次注射后以0.15μg/(kg·min)持续泵注60min的结果模拟图。模拟体重分类如下：总体重（TBW）68kg和185kg（体重指数22和60），和185kg体重以servin校准的体重（CBW），瘦体重（CBM），理想体重（IBW）和去脂体重（FFM）。瑞芬太尼的效应室浓度和有效镇痛率的评估使用了已发表的药代动力学模型[27, 48]。镇痛定义为胫前加压30PSI时患者失去反应应答

拟的体重校正身高值是根据实际的身高和体重所得出的，比实际身高更高，进而对 Minto 模型进行修正，以便通过 TCI 为超重患者提供更多的瑞芬太尼。以 176cm、185kg 的 40 ~ 51 岁男性患者为例，其校正后的虚拟身高为 254cm。

为了阐明 La Colla 修正公式的作用，图 24-35 展示了分别基于 Minto 和经 La Colla 修正后的 Minto 模型所预测的瑞芬太尼血浆药物浓度。随着体重的增加，Minto 模型会过高估计瑞芬太尼的浓度，这也可能是在评估药代动力学参数时使用 LBM 的原因。

更加合理的做法是建立一个基于肥胖患者实际测量结果的药代动力学模型，而不是对建立时未包含肥胖患者数据的现有模型进行修正。采用类似丙泊酚的阶梯式体重标准的方法来建立新模型可能具有建设性意义 [44, 46]。

总而言之，现有的模型（Minto 和经 La Colla 修正后的 Minto 模型）都适用于对特定人群进行 TCI，但会引起瑞芬太尼给药剂量的差异，只有仔细对模型进行调整才能在避免临床不良反应的同时获得预期效果。

芬太尼

虽然芬太尼被广泛应用于临床，但很少有文献研究肥胖对芬太尼药代动力学的影响（见第 31 章）。目前的药代动力学模型 [52] 会随着 TBW 的升高而对芬太尼的浓度产生过高的估计。目前还没有基于肥胖患者的芬太尼药代动力学模型。正如 La Colla 等对瑞芬太

尼药代动力学模型进行的修正一样，Shibutani 等 [36-37] 通过现有公式及校正后的人口学数据（例如身高或体重）来改善预测效果。基于芬太尼清除率与 TBW 的非线性关系，Shibutani 等建议使用校正后的体重（即药代动力学体重）改善目前由 Shafer 等建立的芬太尼动力学模型。在一项针对术后肥胖患者的定量研究中，Shibutani 等将药代动力学体重用于芬太尼定量，发现基于 TBW 的定量会导致药物过量 [39]。

其他阿片类药物

与瑞芬太尼和芬太尼相比，肥胖对其他阿片类药物的药理学影响的相关资料更少。在肥胖患者中的应用研究显示，舒芬太尼分布容积的增加与 TBW 呈线性关系 [53]，而清除率与清瘦患者类似。推荐的方案是根据 TBW 计算单次注射剂量，并谨慎地减少持续输注量。进行 TCI 时，Slepchenko 等 [54] 发现利用 Gepts 等 [55] 报道的舒芬太尼模型能够准确预测出病理性肥胖患者的实际药物浓度。可能是因为此药物代谢模型是根据 47 ~ 94kg 患者的实际测得浓度而建立的。

吸入麻醉药

关于挥发性麻醉药的一些观点认为，药物在肥胖患者的蓄积量高于清瘦患者，因此必然导致苏醒延迟。但针对肥胖患者进行吸入麻醉的文献却并不支持这一猜测 [56]。如下两个现象是导致这一论点的依据：首先，随着肥胖程度的增加，脂肪组织的血流逐渐减少 [57]；第二，挥发性麻醉药在脂肪组织中达到饱和状态所需的时间非常漫长。地氟烷和异氟烷在脂肪组织的饱和程度达到 63% 的时间分别超过 22h 和 35h [58-59]。

年龄对药理学的影响

高龄患者的麻醉在临床非常常见，临床上很早就发现，在高龄患者中较少的药物剂量就能获得所需麻醉效果而降低了不良反应的发生。因此在制订麻醉方案时，年龄是一个非常重要的协变量（见第 80 章）。目前已经有很多关于年龄对药物的药代动力学和药效动力学影响的报道。正如肥胖一样，瑞芬太尼和丙泊酚是用于研究年龄对麻醉药物影响的最佳模型。这些研究阐述了年龄对瑞芬太尼和丙泊酚的影响，并用量化的形式加以描述 [1, 11, 49-50]。

高龄患者只需要较少的瑞芬太尼即可获得阿片样效果。剂量的下降是由药代动力学和药效动力学改变所引起的 [50]。引起 EEG 改变所需的药物浓度也相应

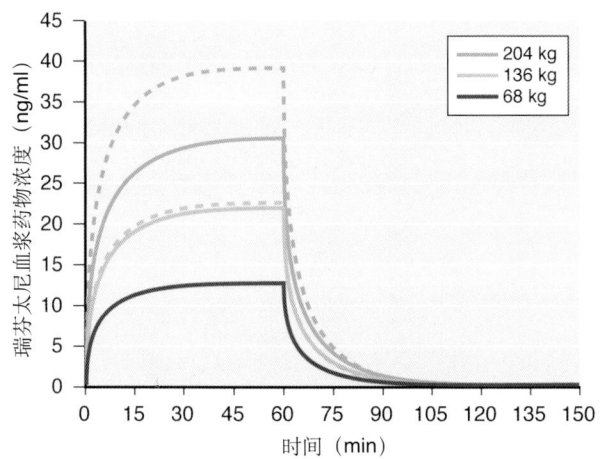

图 24-35　对身高 176cm 的 40 岁男性患者输注瑞芬太尼 [0.5µg/(kg·min)] 60min 后的血浆药物浓度。体重分别为 68 kg、136 kg 和 204kg，体重指数分别为 22 kg/m²、44 kg/m² 和 66kg/m²。药代动力学参数分别采用 Minto 模型 [39]（虚线）和经 La Colla 修正后的 Minto 模型 [38]（实线）进行估算。对于一个极度肥胖患者（204kg），应用 Minto 模型预测的瑞芬太尼血浆药物浓度会很高

减少。根据不同年龄段患者实际测量数据建立的药代动力学与药效动力学模型[1, 11, 49-50]，目前能够模拟出年龄对药物剂量的影响。例如，如需使 20 岁和 80 岁的患者达到相同的药物效果，80 岁患者所需的药物剂量会下降 55%。同样，80 岁患者所需的丙泊酚剂量比 20 岁患者降低 65%。

上述改变尤其是药效动力学改变的机制尚不清楚。心排血量下降可能是药代动力学改变的一个原因。高龄患者心排血量降低会引起循环减慢[60]，进而影响药物的分布与再分布。这会导致血浆浓度峰值较高[60-61]，并减少药物向代谢器官的转运而降低清除率。这与很多关于静脉麻醉药（丙泊酚、硫喷妥钠、依托咪酯）的文献报道一致，即药物清除率越小，则药物分布容积越小[1, 62-64]。除了年龄相关性心排血量改变外，其他很多合并疾病也会降低心血管功能[65]。综合考虑，麻醉医师需经常关注患者的"生理学年龄"而非实际年龄[60, 67]。因为对于某些没有明显合并疾病、身体状态正常、运动耐力良好的高龄患者，盲目降低给药剂量也是不可取的。

小　结

本章主要对麻醉药物的临床药理学原则进行了综述，阐述了药代动力学、药效动力学及麻醉药物的相互作用。上述原则为合理选择及应用麻醉药物提供了依据。虽然从实践角度描述了药物强度及持续时间的特点，但由于需要复杂的数学运算，限制了其在日常临床实践中的应用。计算机模拟技术的进步使得对患者进行实时监控成为可能。临床药理学的最主要突破是能够建立药物间相互作用的模型来描述不同麻醉药物间的相互影响。考虑到麻醉医师很少使用一种药物进行麻醉，因此这些模型与麻醉医师关系最为密切。

参考文献均可以通过 expertconsult.com 在线获得。

参 考 文 献

见本书所附光盘。

第25章 吸入麻醉药：作用机制

Misha Perouansky • Robert A. Pearce 和 Hugh C. Hemmings Jr
喻文立 翁亦齐 译 杜洪印 审校

要 点

- 麻醉由相互独立的不同组分或生理学亚态组成，每一部分涉及中枢神经系统的不同部位，其机制可能截然不同，也可能重叠。
- 全身麻醉药的效能与其在油中的溶解度相关，表明其与疏水靶位相互作用的重要性。
- 全身麻醉药通过与蛋白质中的两性分子腔隙直接结合而发挥作用。这些麻醉药结合位点可通过位点导向诱发突变法联合应用高分辨率结构分析法进行鉴别。基因突变可以使公认的效应蛋白对吸入麻醉药不敏感，这种基因突变已经在小鼠体内建立并表达，但这一策略并未产生与静脉麻醉药相似的突破性进展。
- 吸入麻醉药的作用无法用单一的分子机制来解释。更确切地说，每种麻醉药物的效应都是多靶点作用的结果。然而，这些影响只集中于有限数量的行为学效果上。
- 吸入麻醉药的制动效应与脊髓的作用有关，而镇静/催眠和遗忘效应则涉及脊髓以上的作用机制。它与内在记忆、睡眠和意识通路网络相互作用。
- 挥发性吸入麻醉药在突触后通过增强γ-氨基丁酸（GABA）和甘氨酸激活的配体门控离子通道，在突触外通过增强GABA受体和漏出电流，在突触前通过增加GABA的基础释放量，从而起到增强抑制性突触传递的作用。
- 吸入麻醉药通过减少突触前谷氨酸释放（挥发性药物）和抑制突触后谷氨酸激活的亲离子受体（气态的，挥发性麻醉药）起到抑制兴奋性突触传递的作用。
- 目前尚无完整的麻醉学理论描述从麻醉药分子与靶点相互作用到行为学效应的一系列事件。

　　尽管全身麻醉药已经广泛应用于临床，但是目前尚不完全了解全身麻醉药作用的分子与网络机制。全身麻醉药的关键药理机制尚不明确，作为医学中最重要的药物种类之一，这不仅妨碍了现有麻醉药物的合理使用，而且阻碍了新型麻醉药的开发，这些新型麻醉药可以选择性达到麻醉理想作用终点，减少心血管、呼吸与神经病理不良反应的产生。虽然人们通过分子遗传学方法对静脉麻醉药药理学的了解有了很大进步（参见第30章），但是吸入麻醉药在分子与细胞水平的作用仍不明确。现在还无法准确地描述从生物复杂性的上升水平所致吸入麻醉药与靶点的相互作用到人类临床麻醉状态等一系列事件。然而，各项研究在不断揭示麻醉药产生作用的基本原理，已经初步了解麻醉药在不同水平上的作用。吸入麻醉药是化学结构与药理作用各异的一类药物，包括强效卤代醚类（异氟烷、七氟烷、地氟烷、恩氟烷）与烷类（氟烷）挥发性麻醉药以及气体麻醉药（氧化亚氮和氙气），本章重点介绍这类药物的主要治疗作用（麻醉）和副作用（彩图 25-1）。本文对现有知识的总结以历史性概述以及综述麻醉的行为学终点作为开始。然后，按组织层次升序水平即从分子、细胞、回路、网络、器官水平直至哺乳动物行为学表现来尽可能描述吸入麻醉药的作用，概述见表 25-1。我们还简要介绍关于生物机体模型中麻醉效应及其在哺乳动物未知的麻醉终点相关的研究[1]。

历史回顾

麻醉理论的一元论

就在 Morton 进行圆屋乙醚示范后的 6 个月，第一部报道麻醉药机制相关实验性工作的专著出版，文章提出了后来被证实是虚假的麻醉药物作用的脂质 - 洗脱理论。此后的 20 年里，麻醉现象让那些努力去了解它的人迷惑、鼓舞和敬畏。19 世纪 70 年代，Claude Bernard 提出了最具影响力的麻醉药作用机制理论，即麻醉是"统一的"现象：统一机制适用于生命的所有形式。尽管麻醉状态可以由多种介质诱导，但是它的本质和所有生物相同。事实上，Bernard 认为，麻醉药的易感性取决于生命本身。Bernard 也提出了关于麻醉的特殊理论——细胞质凝固，它与科学界现存的众多理论相互竞争。在 1919 年发表的主要著作中，Hans Winterstein 通过列举 600 多篇文献总结了麻醉药理论的复杂多样性，文献大多数来源于实验室工作——为科学界对这一现象感兴趣的方面提供了让人信服的证据。值得注意的是，一直到 20 世纪 60 年代前，Meyer 和 Overton 在 19 世纪末进行的工作被认为对研究轨迹产生的影响很有限[1]。Meyer-Overton 相关曲线（彩图 25-2，A）呈现的是麻醉药作用强度与其在橄榄油中溶解度的相关性，这一令人惊奇的简单关系让大多数研究人员认为脂质一定是麻醉药的作用靶点。这种相关性将人们研究的重点集中到了细胞膜的容积物理特性上，而那时已知细胞膜主要包含脂质分子。这种非特异性的以脂质为基础的麻醉药作用机制理论在接下来的几十年中统治了该领域。

最低肺泡有效浓度：联系过去和现在的桥梁

在 20 世纪 90 年代 Eger 等[2-3]的经典研究中确立了吸入麻醉药制动时的强度，在他们的研究中将吸入麻醉药的最低肺泡有效浓度（MAC）定义为：一个大气压下，50% 受试者对伤害性刺激不产生体动反应时的浓度。MAC 的概念涉及麻醉药作用的一元论并反映临床实践的优先级。因此，避免体动（制动）成为麻醉效应存在于大脑的通用标准。更进一步说，MAC 和脂溶性简单的相关性（见彩图 25-2，A）生动地阐明了 Meyer 和 Overton 的结论，即"所有可溶于脂类的化学惰性物质均为麻醉药，它们作为麻醉药的相对效应依赖于它们与脂类及水的亲和力，即脂类/水分分配系数[1]。"这被认为是支持脂类为麻醉药的主要靶点的观点及麻醉的单一非特异性理论。麻醉的单一而

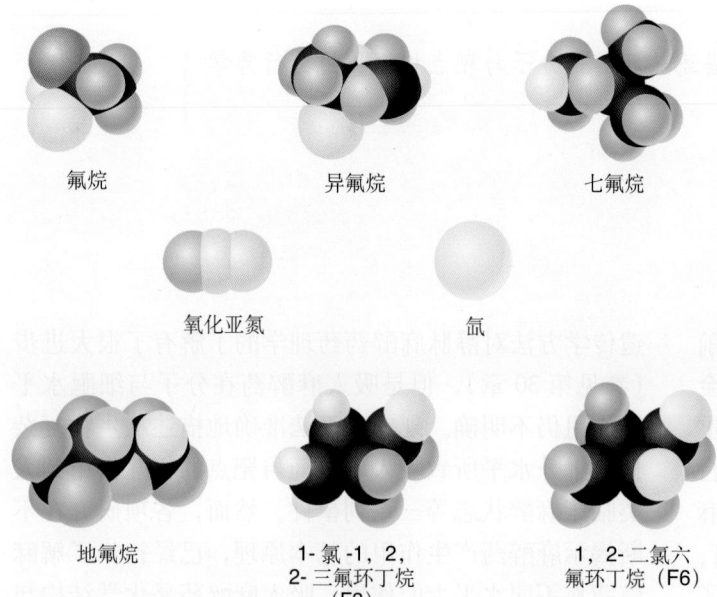

氟烷　　　　异氟烷　　　　七氟烷

氧化亚氮　　　氙

地氟烷　　　1- 氯 -1，2，
　　　　　　2- 三氟环丁烷
　　　　　　（F3）　　　　　1，2- 二氯六
　　　　　　　　　　　　　氟环丁烷（F6）

彩图 25-1　代表性全身麻醉药和非制动剂空间结构模型

表 25-1　麻醉作用可能位点概述

	位点	效果	靶点
蛋白质类	两性结合位点	构象灵活性，配体结合	离子通道，受体，信号蛋白
动作电位	神经系统	振幅轻度下降	Na^+ 通道
	心血管系统	振幅与持续时间减少，	Ca^{2+} 通道，K^+ 通道
突触传递			
抑制性	突触前末梢	增加递质释放	?
	突触后受体	增强递质效应	甘氨酸，$GABA_A$ 受体
兴奋性	突触前末梢	减少递质释放	Na^+ 通道，K_{2P} 通道
	突触后受体	减弱递质效应	NMDA 受体，烟碱型乙酰胆碱受体
神经元网络	神经元回路	改变长时间增强效应（LTP）/ 长时程抑制效应（LTD）	突触可塑性
	神经元整合	节律性、结合性改变	HCN 通道，K_{2P} 通道，突触外 γ- 氨基丁酸 A 受体，等
中枢神经系统	新皮质，海马，杏仁核	镇静，遗忘	慢 1- 慢 4，δ- 节律，α- 节律，θ- 节律，γ- 节律，交叉 - 频率偶联
	间脑（丘脑），脑干（网状结构）	意识丧失	γ- 带转移熵？交叉 - 频率偶联？皮质整合功能
	脊髓	制动	丘脑传入神经阻滞？炎性痛诱导
心血管系统	心肌	负性收缩力	兴奋 - 收缩偶联
	传导系统	节律异常	动作电位
	血管系统	血管舒张	直接和间接血管调节

HCN，超极化激活环核苷酸；NMDA，天门冬氨酸

统一的机制颇具吸引力。这使得大量研究集中在阐明麻醉药如何通过和脂类相互作用这一非特异性脂类理论来达到麻醉后的行为学改变。

吸入麻醉药在脑和心脏等灌注良好的器官中能很快达到平衡，因此吸入麻醉药的肺泡浓度也反映了在其他器官中的浓度，MAC 在这方面类似于静脉麻醉药的血浆半数有效浓度（EC_{50}）。在临床应用中，MAC 通常用容量百分数表示（vol%），由于吸入麻醉药在水中的溶解度与温度相关，而相当的液相摩尔浓度却与温度无关，所以 MAC 会随温度改变而有相当大的变化[4]。MAC 概念为研究者和临床医师提供了衡量确切麻醉终点（制动）的通用标准，使实验结果的比较更有意义，促进了麻醉机制的实验室和临床研究的开展。现在，对 MAC 更深入的理解已经考虑到麻醉药不同组分对生物底物作用的结构和功能上的多样性。

从脂类中心机制到蛋白中心机制的转变

在 MAC 概念确定后的 20 年里，麻醉的脂类中心机制开始流行。新的靶点被反复提出，但是绝大多数都被科学主流所否定。脂类靶点的不连贯[5-6]及蛋白作为效应主要位点[7-8]的证据很大程度上仍然不被注意。从脂类向蛋白中心机制的转变开始于 20 世纪 80 年代，这主要来源于 Franks 和 Lieb 的重大发现[9-10]，他们在大量刊物上提出，蛋白质靶点同样遵循 Meyer-Overton 法则（见彩图 25-2，B）——这也是近几年大量转向蛋白质研究的证据。作为重新定向的结果，反对以脂类为基础的理论逐渐被人们所认同。例如，麻醉性能在同源系列的长链醇类有所削减，以及对不遵循 Meyer-Overton 法则的亲水性药物的确认[1, 11]。由于常规选择法很难将脂类靶点筛选出来[12]，一些麻醉药的镜像异构选择性进一步巩固了蛋白特异性结合位点的论点。现在，尽管麻醉药物的亚分子调控机制尚存在争议，关于决定性信号通路蛋白（例如：离子通道或配体－门控受体）是麻醉药作用的相关分子靶点这一观点已被广泛（但不是全面）接受。与特异性麻醉终点相关蛋白的准确鉴定在持续进行，相关研究旨在寻找麻醉药作用机制的"位置"（靶点）及"方式"（过程）。

麻醉作用靶点的多样性

在体外高浓度的条件下，大多数吸入麻醉药能够影响多种蛋白质，许多蛋白质可能与麻醉状态的形成

或麻醉药副作用有关。然而，考虑到特异性的麻醉药作用终点，麻醉药在体内需要在一个相当窄的浓度范围内发挥效应。这使得在观察麻醉药的某项效应时，浓度成为关键性的考虑因素。在体外一定浓度产生微小效应的相关机制还不明确，也即，这些效应太细微以至于不能认为与麻醉相关[13-15]。麻醉是众多作用部位的微小变化通过多重整合后级联放大产生的宏观效应，还是少数靶点强有力的效应产生的结果，可以解释为分子还原理论整合到更复杂的分子和细胞网络中以及遗传学说扩展包含了吸入麻醉药的内容。所展示的图包含位于不同大脑区域的多种细胞和分子靶点，它们与全身麻醉药的预期效果及副作用密切相关。

麻醉：一种复杂的神经药理学状态

随着麻醉分子机制鉴别水平的进步，我们对麻醉状态本质的理解也有了进展。然而全身麻醉下类似昏迷的状态可以由适当浓度的吸入麻醉药诱导（大约1.3倍MAC，相当于挥发性麻醉药的EC_{95}），这可能导致短期或长期的不良反应。现在已经清楚，麻醉是由可划分的或至少部分独立的组分或亚类组成，每个组分包含了作用于中枢神经系统（CNS）不同部位的独特的、也可能是重叠的机制，而且不同药物之间的相对功效存在差异[16]。制动作为衡量MAC的核心标准，主要是由吸入麻醉药[17-18]而不是巴比妥类[19]在脊髓水平介导的。另一方面，脊髓似乎不是麻醉药作用的主要部位，因为这些遗忘、镇静、意识丧失现象主要与大脑皮质功能相关麻醉药效应有关（图25-3）。遗忘与镇静之间的功能分离在静脉麻醉药已经得到证明[20]，在吸入麻醉药也有可能。结合无应答及意识丧失等不同状态有关证据[21]，这种通常所说的"意识丧失"状态本身存在多样性。这些相似的发现导致了这样的观念，即全身麻醉是由实验和临床上可辨别的多种独立组分构成的。

理论上，每个麻醉组分可以通过个体细胞/分子途径以集中和药物特异性的方式在CNS不同区域优先被诱导。例如，在中脑桥脑盖的散在部位注射戊巴妥诱导出麻醉状态[22]，然而丙泊酚全身用药诱导镇静可以被结节乳头体核（一组位于下丘脑的睡眠调节核团）微量注射γ-氨基丁酸（GABA_A）受体拮抗剂所逆转[23]。因此，全身麻醉药可以通过激动不同分子靶点在CNS的散在解剖部位导致药物特异性作用，产生独立的、可辨别的麻醉亚类。这种复杂性导致的一个重要结果就是，完全基于运动反应的MAC，可能并不能恰如其分地反映麻醉的其他构成。虽然麻醉作用的

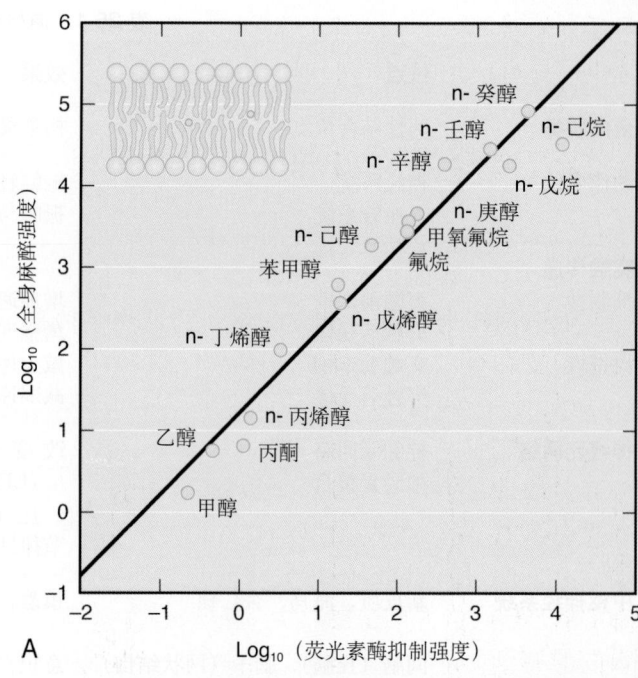

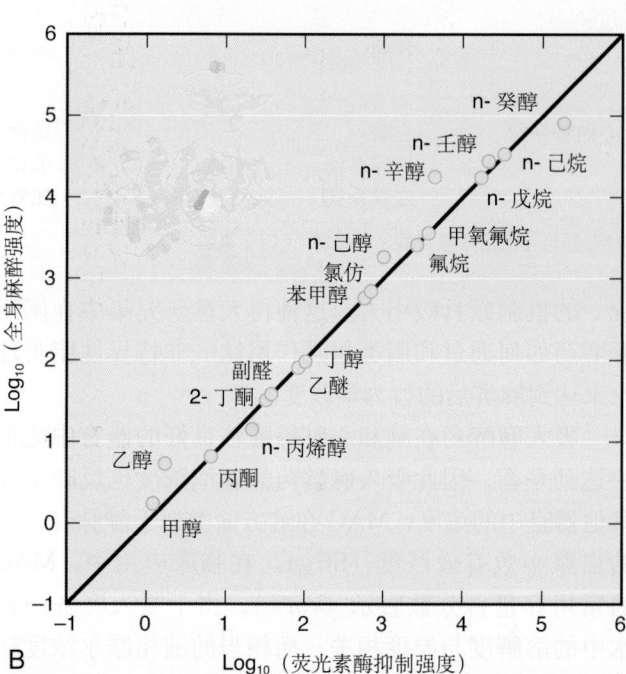

彩图 25-2 全身麻醉药通过与蛋白直接结合产生作用。A，研究麻醉药强度与脂/水分配系数的相关性的 Meyer-Overton 相关曲线（ca.1900）最初被描绘成神经外膜脂类是麻醉药主要作用位点的证据。B，20世纪的研究进展证明全身麻醉药的强度同样与其抑制可溶性荧光素酶的活性相关，它本身不是生理相关性麻醉靶点，但可作为结合麻醉药的脂质游离模型蛋白。插图中，荧光素酶的晶体结构与麻醉药绑定（红色）*(Reprinted with permission from Franks NP, Lieb WR: Molecular and cellular mechanisms of general anesthesia, Nature 367:607-614, 1994.)*

异质性使对其机制的理解变得错综复杂，但它使麻醉亚类药物的发展变为可能。

中枢神经系统功能的整合效应

制 动

脑电图作为一种检测大脑活动的监测手段已经被应用于麻醉药机制的研究及麻醉状态的监测（见44章）。无法发现伤害性刺激条件下脑电图活动定量测量与制动之间的相关关系，导致产生一个有几分激进的（在当时）假说，即制动不是一种"大脑"现象[24]。实验证明挥发性麻醉药作用于脊髓抑制运动[17-18]，这些证据支持这个假说，同时也是导致当时麻醉亚态学说分开的主要因素，该学说指出制动需要最高的麻醉药浓度（图25-3）。Antognini及其同事通过对山羊的大脑和脊髓分开进行独立血液灌注发现，达到制动需要将麻醉药输送到脊髓，因为仅向大脑选择性输送异氟烷和氟烷需要 2.5 ~ 4 倍的浓度[17, 25]。Rampil及其同事通过将大鼠前脑与中脑从脊髓中分离证实，制动主要涉及对脊髓水平疼痛撤回反应弧的抑制（图25-4）[18]。

在明确脊髓作为麻醉药产生制动效应位点的20年里，研究主要集中在药理、基因及复杂的网络通路

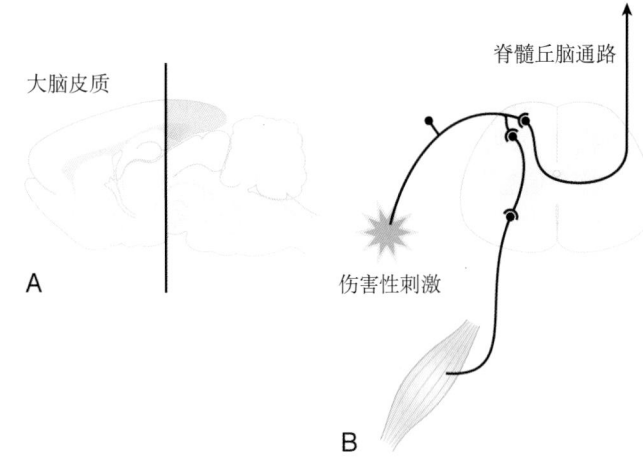

图 25-4 吸入麻醉药在脊髓水平产生制动效应。A，从图中黑粗线位置切除前脑结构的大脑切除方式不能改变异氟烷在大鼠的 MAC，提示挥发性麻醉药导致的制动并不依赖于大脑皮质。B，麻醉药在脊髓水平抑制伤害性刺激通过感觉神经传导到背侧角产生的疼痛撤回反射。目前的努力主要集中于鉴别这种效应在分子、细胞，以及解剖学上的底物

上。通过药理学方法在受体水平研究异氟烷诱导制动的机制（异氟烷已成为用于实验的标准且有效的醚类）产生了令人惊奇的发现：GABA$_A$ 受体的作用显得并不重要[26]。也许让人不太惊奇的是，抑制中枢性烟碱型乙酰胆碱受体对制动没有任何作用[27]。鞘内注射 Na$^+$ 通道抑制剂可增强麻醉药的制动效应（减少MAC），而 Na$^+$ 通道激动剂的作用刚好相反[28]，这一发现提示电压门控钠离子（Na$^+$）通道的作用。麻醉药抵抗型转基因小鼠实验证实，含有 α1 或 α3 亚基的 GABA$_A$ 受体不会促成异氟烷的制动效应[29-30]。相反，缺乏 TASK-1、TASK-3、TREK-1 K$_{2P}$ 通道的突变型小鼠对挥发性麻醉药而不是静脉麻醉药具有较高的 MAC 值[31-33]，提示这些通道可能通过突触前机制起到一定作用[34]。

通过对保留部分复杂脊髓环路的标本进行研究，提示麻醉药对脊髓腹侧角传出信号（运动）的抑制强于对脊髓背角传入信号（伤害性刺激）的抑制，然而对于特殊的药物这种情况可能有所不同。这种运动性传出冲动和由控制胆碱能运动神经元的中央型发生器组成的神经元网络相互协调[35]。与认识麻醉药对更高级认知功能的效应相似，认识麻醉药对整体脊髓网络活动的作用将是理解制动的关键。

意 识 丧 失

意识作为大脑功能的特征很容易识别，但却难以准确定义（见第13和14章）。意识被描述成"消失于

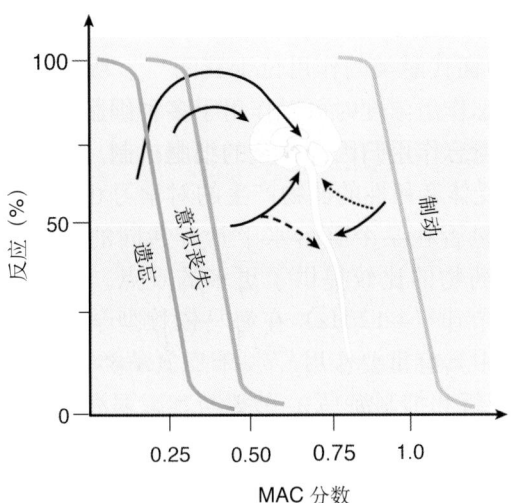

图 25-3 多种行为终点和作用位点是吸入麻醉药作用的基础。遗忘是最敏感的麻醉终点，可能涉及海马、杏仁核、颞叶以及其他皮质结构。意识丧失可能涉及大脑皮质、丘脑以及网状结构。镇静和催眠（意识丧失）是意识有无之间的连续部分，这里并未说明。制动是由于脊髓麻醉作用产生的，虽然脊髓上效应（点状箭头）对于某些麻醉药可能很重要。脊髓麻醉作用阻滞了伤害刺激的上行传导，可能间接引起麻醉导致的意识丧失和遗忘（虚线箭头）。心血管反应发生于更大的 MAC 水平（此图未显示）*(Courtesy Joseph Antognini, University of California, Davis.)*

无梦之夜，重现于清醒之晨"。直观的描述全身麻醉等同于睡眠；然而，它不提供一个有助于科学研究的具体定义。意识包括内在性的主观感觉或认识 [36]。最近试图找到一种意识定量测量的方法，来将意识定义为机体整合信息的能力 [37]。意识丧失（或催眠）是麻醉开始的标志，麻醉药物可作为了解"意识相关神经基础"的工具 [38]。然而，通常麻醉状态下被认为的无意识，或许应更确切的描述为无反应，这种状态可掩盖无明显记忆痕迹的自我意识以及对环境的认知 [21]。

尽管这是一个相对较新的领域，尤其是在麻醉学领域，"意识的科学"引起了广泛关注，并且引出大量可行的具体实验假设。关于麻醉"丘脑理论"的提出，意识丧失的机制之一是由于麻醉作用引起丘脑自体感觉传入神经阻滞 [39]。支持这个假说的证据包括，异氟烷使丘脑神经元超极化或分流 [40]，这种作用与在活体内观察到的受损的丘脑信息传送一致 [41]。人类大脑功能成像显示，部分而不是全部麻醉药表现为优先抑制丘脑活动，这导致了"丘脑开关"假说的产生 [39]。然而，意识消失发生在一个很窄的麻醉药浓度范围内 [42]，一般相当于 0.5 MAC [43-44]，而在这个浓度范围以上丘脑可度量的效应表现为典型的逐步增加（如调光器一样），不是突然改变（如开关一样）。对于麻醉药引起意识丧失的综合性理论不仅应该包括针对现有证据的通过丘脑的信息传递 [45-46]，而且应该解释在没有外在刺激的条件下产生的内生性皮质活动的抑制。

Cartesian 的观点将解剖学上分散的大脑结构作为意识的中心，当代神经科学将其替换，代之以另一个理论，即通过整合多种脑区域间大量大脑网络系统的信息形成意识 [45, 47]。丰富的大脑皮质的连通性及其层次组织特别适合在人类的大脑中进行高水平的信息集成。一些大脑区域呈现出"rich-club"组织（即，高度连接节点优先连接到其他高度连接节点），被认为是最佳的信息集成 [48-49]。这些中心可能是麻醉药物产生催眠作用的靶点。

麻醉药干扰了这些网络运行的同步性和连贯性，结果是皮质功能连接性的破坏，就像在自然慢波睡眠状态 [50] 及咪达唑仑诱导的反应丧失中 [51] 观察到的一样。比起外界药物对传入神经的阻滞，这种皮质连接的分解可能造成意识丧失 [45]。意识丧失可以特征性地表现为皮质加工处理的缺失或分裂。虽然"结合"的机制尚不明确（例如：创建知觉的统一体），在 40 ~ 90 Hz 范围内功能性连接的皮质层中（一般指 40Hz 或 γ 节律），神经元的同步性是一个可能实现的情况。动物和人体数据提示，遍布皮质的 γ- 带是全身

麻醉药在网状系统水平的靶点 [42, 52-53]。对皮质信息处理的麻醉作用可能不仅仅包括反应抑制，而且包括减少诱发反应的复杂性和变异性，非直觉的反应增强其可靠性和准确性 [54-55]。

学习和记忆

顺行性遗忘作为令人满意的核心麻醉效果之一，可在较低的麻醉药浓度下（约 0.25 MAC）获得，低于达到意识丧失的药物浓度（0.5 MAC）。在啮齿类动物中，与人类外显记忆最接近的颞叶内侧依赖型时间和空间顺序学习被认为是海马依赖性空间学习功能。许多种实验范例可以验证这个结论，包括背景相关的恐惧条件反射（图 25-5）。其他的学习范例，例如声调相关的恐惧条件反射，相比之下却不依赖于海马。异氟烷和惰性气体 F6 抑制海马依赖性认知功能的浓度是抑制海马非依赖性学习功能的一半 [56]。因为麻醉药抑制人类外显记忆（是指与运动学习，经典条件作用等截然相反的记忆）的浓度同样低于其减少内在记忆（不受制于有意识的记忆）的浓度 [46]。综上所述，这些研究结果牵连影响内侧颞叶的功能，包括海马、麻醉剂对外显记忆的抑制。对于其他结构的效应，例如杏仁核，可能在麻醉药抑制内在或其他类型记忆中起到决定性作用 [57]。

对 5 种吸入麻醉药遗忘作用的比较显示，氧化亚氮的作用最强，氟烷的作用最弱（以 MAC 分数表示），而卤代醚类的作用位于其间 [58]。吸入麻醉药在产生遗忘作用浓度时可以作用于多种细胞靶点，因此很难将遗忘作用归因于特定的细胞机制。尚不清楚具有不同受体亲和性的药物产生的对学习和记忆的抑制作用，是否在某个整合水平具有共同的机制。与更多特定药物的比较提供了更多的观点。大量证据表明，θ- 节律（4-12/Hz）在海马依赖型学习和记忆产生机制中具有重要作用 [59]。苯二氮䓬类 [60] 和大麻酚类 [61] 减缓和抑制海马 θ- 节律与其减弱海马依赖型学习的能力成正比（见于第 13 或 30 章）。异氟烷和惰性气体 F6 在遗忘浓度水平对 θ- 节律产生同等的作用，但是它们对镇静具有不同的受体水平作用甚至相反效应 [62]。因此，神经元同步的变化为记忆缺失提供了一个共同的网状系统水平的底物。当恐惧记忆恢复时发生的杏仁核与海马之间 θ- 节律的同步化提示，这个原理可能也适用于其他记忆类型以及麻醉药产生的记忆缺失 [63]。如同麻醉状态的其他构成元素一样，麻醉药所致记忆缺失的准确机制，以及记忆本身，都有待更全面的阐释。

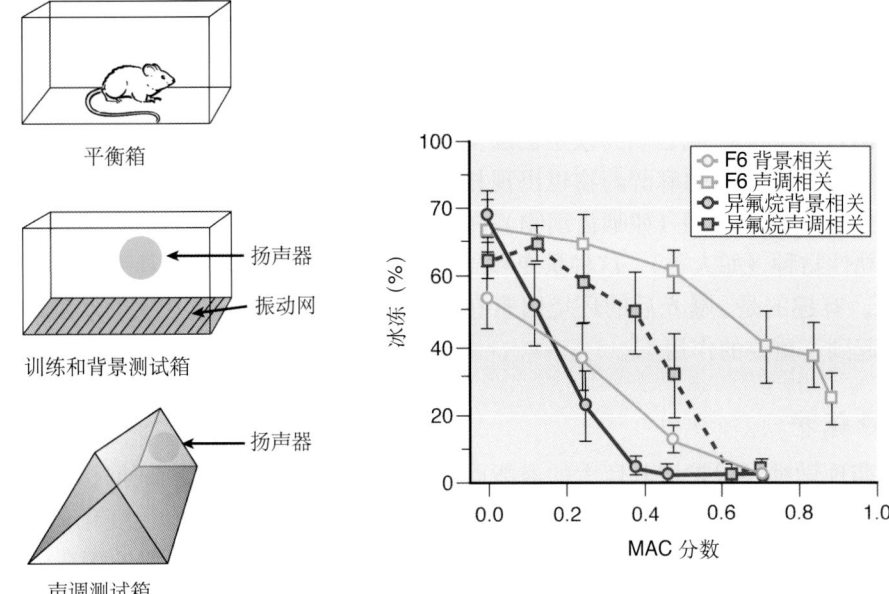

图 25-5 不同类型学习对麻醉药和非制动剂的敏感度差异性。对伤害性刺激有预期的僵硬是测量大鼠学习的一种方法；较少的僵硬表明了较少的学习。左图，学习过程包括在将大鼠置入训练箱之前，先将其放入平衡箱对适当浓度的异氟烷或非制动剂 F6 产生预平衡。为了测试对背景产生的记忆，训练箱和测试箱完全相同。为了测试对声调产生的记忆，训练和测试发生在不同箱中。右图，异氟烷抑制海马依赖型学习（背景相关的恐惧条件反射，闭合信号）的浓度（灰色圆圈）低于抑制非海马依赖型认知（声调相关的恐惧条件反射）的浓度（灰色方块）。这种差别感受性在非制动剂 F6 也同样得到反映（蓝色圆圈和蓝色方块分别代表背景和声调相关的恐惧条件反射）*(Left panel adapted with permission from Eger EI 2nd, et al. Isoflurane antagonizes the capacity of flurothyl or 1,2-dichlorohexafluorocyclobutane to impair fear conditioning to context and tone, Anesth Analg 96: 1010-1018, 2003; right panel data points reconstructed from Dutton RC, et al: Short-term memory resists the depressant effect of the nonimmobilizer 1-2-dichlorohexafluorocyclobutane (2N) more than long-term memory, Anesth Analg 94:631-639, 2002, and Dutton RC, et al: The concentration of isoflurane required to suppress learning depends on the type of learning, Anesthesiology 94:514-519, 2001.)*

镇　　静

　　镇静［定义为活动、清醒、觉醒和（或）警觉的减退］和催眠在较低的麻醉药浓度（<0.5 MAC）时即可达到，与产生遗忘作用时的浓度相近。镇静与催眠在产生机制和临床表现方面没有明确的区分。相比之下，即使镇静可以困难地与遗忘区分，静脉麻醉药的相关证据提示这两种作用有着分离但重叠的底物[20, 64]。这些行为效应的机制可能类似于那些较少混淆的药物，因为应用遗传学方法是有益的。一种氨基酸敲入突变小鼠（H101R）提供对苯二氮䓬类调节作用不敏感的 α_1 GABA$_A$ 受体亚基，产生对苯二氮䓬类镇静和遗忘效应的抵抗，在它们的镇静作用中保留其他的行为效果[65]。α_1 亚基在 CNS 大量表达，主要在皮质区和丘脑。低浓度挥发性麻醉药对含有 α_1 亚基的 GABA$_A$ 受体（但也可含有其他亚基）具有性质相似的效果。缺乏镇静性能[62]的惰性气体 F6 具有遗忘作用[66]，但并不调节对苯二氮䓬类敏感的含有 α_1 亚基的 GABA$_A$ 受体[67-68]，这点与含有 α_1 亚基的受体在挥发性麻醉药所致镇静中所扮演的角色一致，因为在

纯粹的镇静浓度很少有其他靶点受到影响。气体麻醉药氧化亚氮和氙气不影响 GABA$_A$ 受体，它们镇静效应的可能靶点包括 NMDA 受体拮抗作用[69]以及 K$_{2P}$ 通道激活作用[70]。与这个清晰的药理学描述一致，氧化亚氮在针对评估小鼠镇静的试验中表现出与苯二氮䓬类明显不同的效应[71]。

　　认识到自然睡眠与麻醉药诱导的镇静和遗忘之间不仅仅存在表面的相似，一些麻醉药通过直接激动下丘脑中散在的睡眠促进核，明显"劫持"了自然睡眠机制[23]。自然慢波睡眠和麻醉在脑电模式观察中显示出某些相似性[72]，睡眠剥夺的恢复可以发生于丙泊酚麻醉[73]和吸入麻醉药[74]，这些证据支持这个观点（见第 14 章）。对其他皮质和皮质下结构的麻醉作用也造成麻醉药导致的镇静和催眠[21, 75]。

麻醉药的神经毒性和神经保护

出生后早期神经毒性

　　全身麻醉药在产生典型的可逆性麻醉作用之外，还可以引起持久的神经系统效应。但是这些变化的临

床意义大部分还未知[76-78]。出生后即暴露于高浓度普通麻醉药的发育中的啮齿类动物大脑，不论离体还是在体，经过若干小时后，可以引起具有潜在长期功能性后果的细胞凋亡[78]，新生啮齿动物模型已经得到广泛的研究和讨论。所有常用的麻醉药物也出现相似的影响。从生命短暂的晚成物种（如啮齿动物）转化为生命更长的早熟性物种（如人类），这种量变和质变的转化有待定义。有趣的是，曝光后的环境因素在神经毒性的表达上起到了重要的作用[79]。

缺血性神经保护

脑缺血的药理学神经保护因其巨大的潜能而成为一个飞速发展的领域，但是看似颇有希望的动物研究无法转化为临床效益比较令人失望。尽管进行了大量的研究，吸入麻醉药脑缺血保护作用的临床证据仍存在争议[80]。兴奋性氨基酸递质如谷氨酸盐的过度释放诱导的早期兴奋毒性细胞死亡以及凋亡造成的延迟性细胞死亡是缺血性神经元损伤的原因[81-82]。挥发性麻醉药（例如异氟烷）和氙气在动物模型显示了早期神经保护作用，但仅能承受轻微损伤。这是由于它们对兴奋毒性能够产生有益作用，但对凋亡所致的延迟性细胞死亡作用甚少。异氟烷与防止凋亡的天冬氨酸特异性半胱氨酸蛋白酶抑制剂结合能产生更持久的神经保护作用，这个发现促成了一个能够延长早期神经保护的治疗策略[83]。相反，氙气因其特殊的分子机制而具备一种本身具有的抗凋亡作用，形成了它的神经保护特性[84]。有趣的是，氯胺酮"预处理"对氯胺酮诱导的神经毒性有保护作用[85]。另外，吸入麻醉药可能通过抑制大脑能量需求而起到保护作用，原因在于抑制兴奋性传导以及增强抑制性受体和离子通道[81]。麻醉药诱导的心脏预处理的可能有益作用在最近已经得到了相当多的关注。这类似于心脏缺血前麻醉药物的保护作用（麻醉药物预处理；后处理），保护作用也已在局灶脑缺血的动物模型中观察到（见第67、39、70章）[86]。

术后认知的影响

自19世纪起，从药代动力学因素角度上，对术后认知功能不良反应持续较长时间的解释归因于麻醉药物影响。三个临床概念必须区分：术后谵妄、痴呆和术后认知功能障碍（POCD）。与谵妄和痴呆相反，POCD不是一个临床诊断，而是对接受手术治疗的患者群体（对照组为与之匹配的非手术群体）术前和术后的神经心理学成绩测试评分比较的结果。这是一个高度复杂的实验范式，它更倾向于说明实验本身。例

如，根据这些分析的结果，术后认知功能的改善与POCD同时存在[87]，然而，不管它们两者或是其中之一是作为一种病理改变而存在，抑或二者只是临床表现上有相互关联，目前仍然是一个悬而未决的问题。就与谵妄和神经退行性变比较而言，这种情形与前两者有本质的区别，因为前两者可以通过已经制定的标准和规范化的工具手段来确诊。

尽管持续数天的幼龄成年小鼠记忆障碍与吸入麻醉药的直接效应相关，明确是通过 $GABA_A$ 受体的 $\alpha 5$ 亚基相互作用引起[88]，但是麻醉后的探索性行为的变化依赖于与中枢胆碱能信号通路的相互作用[89]。然而，越来越多的证据指向手术创伤和麻醉引起的免疫和（或）炎症介质变化作为类似谵妄、短期或中期的术后认知功能障碍的潜在机制（99章也可见）[90-91]。

实验证据显示，通过由类似阿尔茨海默病神经退行性变遗传易感的小鼠进行实验，不支持麻醉药物在促进神经退行性疾病本身的作用[92]。它为人类术后认知功能减退的观察研究提供了实验支持，认知功能减退并非加速神经退行性变和麻醉剂所引起的[93]。

造成大多数患者远期认知过程影响的最有决定性的因素并非麻醉药物介导的效应，而更可能是原疾病轨迹（与手术/麻醉干预相反）所致[94]。对认知功能的短期影响似乎与侵入性治疗造成的生理扰动有关，在实施这些侵入性治疗时使用了具有加重和（或）减轻（引发生理性扰动）作用的麻醉药物。

心血管和呼吸系统的整合作用

心血管影响的机制

挥发性麻醉药的心血管作用被习惯地认为是有害的和非需要的不良反应，这限制了它们在危重病的使用，但是最近的研究显示，吸入麻醉药具有直接的心血管保护作用[95]。所有挥发性麻醉药均可药物和剂量依赖性地降低心肌收缩力、全身血管阻力、心脏前负荷及随后的平均动脉压，但是药物之间这些作用的相对效应存在着明显的差别[96]（见第28章）。挥发性麻醉药通过减少收缩器官的 Ca^{2+} 利用率和（或）Ca^{2+} 敏感性来抑制收缩[97]。挥发性麻醉药负性肌力作用的主要目标包括心脏 Ca^{2+} 通道、肌浆 Ca^{2+} 处理以及收缩性器官。去极化诱导的肌浆 Ca^{2+} 浓度增加的抑制主要发生于心脏 L 型电压门控 Ca^{2+} 流的抑制和动作电位持续时间的缩短[98]。挥发性麻醉药也抑制肌浆钙离子 ATP 酶（SERCA），氟烷而不是异氟烷或七氟烷，可以打开肌浆（SR）Ca^{2+} 释放通道（ryanodine 受体），减少 SR Ca^{2+} 容量，以及减少兴奋

诱发的 SR Ca^{2+} 释放[97]。这种 Ca^{2+} 利用率降低导致的负性肌力作用被肌原纤维中 Ca^{2+} 敏感性的减低而增强。相反，与其没有明显的心血管效应相一致，氙对心室收缩性、传导性或主要阳离子流没有作用[98-99]。氧化亚氮对 Ca^{2+} 利用度的作用不明确，可引起心室功能的轻度减低[99]。这种效应通常伴有交感神经刺激，从而增加血管阻力和抵抗心肌抑制[100-101]。

挥发性麻醉药在临床剂量水平能够导致血管舒张[102]（见第 28 章）。挥发性麻醉药的血管效应是多因素的和组织特异性的，确切的细胞机制还未被充分了解[103-104]。周围血管扩张一方面由作用于血管平滑肌细胞的内皮依赖性直接扩张作用介导，另一方面由交感神经系统和血管内皮的间接作用介导。这些效应的机制包括突触前去甲肾上腺素释放的药物特异性作用、平滑肌通过 L 型 Ca^{2+} 通道的 Ca^{2+} 内流的抑制、K_{ATP} 和 K_{Ca} 通道超极化的激活以及包括一氧化氮在内的内皮依赖性因子[105]。与 CNS 一样，心血管功能依靠多种离子通道的整合作用，许多离子通道在可兴奋组织中表达。挥发性麻醉药由于对心脏离子通道的作用而对心率和心律具有药物特异性的作用。由于多种心脏离子通道对临床浓度的挥发性麻醉药敏感，而且大多数对心脏离子通道功能的处理具有潜在的致心律失常作用，因此很难将麻醉药的致心律失常作用与其对特异通道的作用联系起来[106]。电生理学研究显示，对心脏动作电位平台相和电机械耦联具有重要作用的心脏 L 型 Ca^{2+} 通道能够被挥发性麻醉药抑制，导致不应期的缩短。许多电压门控 Ca^{2+} 通道也被抑制，而且可能通过延迟复极化诱发心律失常。另一方面，吸入麻醉药可以防止心脏缺血再灌注损伤，可能包括抗氧化、抗炎和（或）预处理机制[107-108]。挥发性麻醉药和氙气可以模拟出缺血预处理产生的强大的心脏保护作用（通过类推称为麻醉药预处理）[109-110]，作用机制是多种 G 蛋白偶联受体和蛋白激酶的激活，包括蛋白激酶 C（PKC）、丝裂原活化蛋白激酶（MAPK）、细胞外信号调节激酶类（ERK）、Akt（蛋白激酶 B）和酪氨酸激酶[95, 111]。虽然尚未完全澄清，肌浆和假定的线粒体三磷酸腺苷敏感 K^+ 通道（K_{ATP}）的激活，包括 PKC 的激活和自由基、一氧化氮形成的增加，可能是心脏内麻醉药预处理的终端效应器。

呼吸影响的机制

吸入麻醉药对呼吸系统也具有重要的作用。所有吸入麻醉药在外科麻醉所需浓度产生明显的呼吸抑制。外周化学反射器和上呼吸道开放对亚麻醉浓度的挥发性麻醉药特别敏感[112]。参与这些潜在严重影响的

机制包括，由抑制性传导兴奋和易化的抑制所介导的中枢呼吸网络的抑制。这些网络对低浓度挥发性麻醉药具有敏锐的感受性，具体的分子靶点尚待进一步阐释（见第 19 和 27 章）。

麻醉作用分子靶位的识别

麻醉相关靶位的鉴别标准

现在已经有特殊的标准来评估麻醉药诸多可能分子靶点之间的关联性[113]。这些标准包括：

1. **临床相关浓度下靶点功能的可逆性变化。** 这个标准要求在体内和体外有同等的敏感度，而且取决于研究中的麻醉终点。例如，与制动作用相关的靶点对 MAC 浓度的麻醉药敏感，而介导记忆缺失的靶点在浓度为部分 MAC 时就产生作用。新近证据表明，在没有持续接触的情况下，吸入麻醉药表现出持久的作用，这是对该作用可逆性概念的一种挑战。

2. **靶点在适当的解剖位置表达从而介导特异的麻醉终点。** 例如，吸入麻醉药产生的制动效应主要与脊髓的活动有关，不依赖于大脑的活动。

3. **体内麻醉作用与体外靶点效应一致的立体选择性。** 在没有特异性麻醉药拮抗剂的情况下，全身麻醉药在体内和体外立体选择作用的相互关系可有效测定假定的分子靶点药理学关联性。关联体内效力与体外受体作用的立体选择性资料显示，$GABA_A$ 受体是依托咪酯、戊巴比妥、神经甾体类药物产生麻醉作用的靶点，也可能是异氟烷的作用靶点。

4. **对麻醉性和非麻醉性复合物的敏感性。** 麻醉药卤代环丁烷类及其同型物可以用于在体外区分相关吸入麻醉药的靶点，因为在根据 Meyer-Overton 法则推测应该产生麻醉效应的浓度时，它们并不起作用。例如，麻醉药 F3（1-氯-1,2,2-三氟环丁烷），而非结构上相似的 F6（1,2-二氯六氟环丁烷），作用于 $GABA_A$、甘氨酸、AMPA、红藻氨酸盐、$5-HT_3$ 受体以及 Na^+ 通道产生制动作用，与它们在制动效应中的可能角色一致，然而，F3 和 F6 作用于神经元烟碱、M1 毒蕈碱、$5-HT_{2C}$ 和 mGluR5 受体，显示这些靶点与制动作用无关。有趣的是，F6 缺乏镇静和制动作用，但却具有遗忘作用，今后更精确的名词 "非制动性麻醉药"，将成为区分这些作用靶点的有效工具。

5. **对假定分子靶位进行基因操纵的预测性效应。** 删除麻醉药物靶点上相关特定分子（敲除突变）和应用

基因工程导入修饰麻醉药物敏感性的特定突变（敲入突变），二者在模型生物中的应用为检测麻醉药物效应的假定分子靶位的功能提供了有力的途径。在 GABA 能静脉麻醉药丙泊酚和依托咪酯作用中涉及的特定 GABA$_A$ 受体亚型研究中，这种方法已成功应用，其中在特定受体亚型的单氨基酸替代消除在体外和体内均消除了麻醉作用[114]。假定的麻醉作用靶位的靶向突变为体外观察和整体动物实验之间提供了一座桥梁，这对证明麻醉终点是至关重要的。多靶点的存在和离子通道亚型的丰富性使其成为研究吸入麻醉药更具挑战性（相对静脉麻醉药而言，稍后讨论）的实验方法。

麻醉药结合部位的理化性质

整合 X 射线衍射晶体分析、分子模型和结构－功能数据，表明吸入麻醉药结合在蛋白内形成的疏水性腔隙中[14, 115]。这些结合部位亲脂性（或疏水性）的性质能够解释它们为什么符合 Meyer-Overton 法则。在与这些腔隙的有效相互作用中，同样需要一些双亲性的成分（同时拥有极性和非极性两种特性），正如 Meyer-Overton 法则在更多亲水脂性溶剂（拥有疏水和亲水属性）中的改进所提示的一样。

从模型蛋白到受体

识别吸入麻醉药在合理的靶蛋白上的结合部位是很困难的，因为它们之间亲和力低，药理学上相关靶蛋白的原子分辨率结构资料缺乏，而且缺乏特异的拮抗剂。结果，麻醉药大多数结合部位可以在特征明显的模型蛋白中辨别，因为它们的三维原子分辨率结构是可得到的，但它们与麻醉无关，例如荧光素酶和白蛋白[14, 115]。这些研究显示，麻醉药在腔隙内以非极性和极性非共价化学作用相结合。结合包括：极性氨基酸残基和水分子之间弱的氢键联系、非极性范德华力作用以及相对疏水的麻醉药分子上两亲性结合腔的极化作用。内腔在受体蛋白离子通道门控和配体诱导信号传导所需的构象灵活性中具有重要作用。麻醉药在这些腔内达到临界体积，为受体变化和离子通道通过选择性稳定作用产生功能提供了合理的机制（例如，离子通道开放或失活的状态）。从相对混乱的结合部位置换结合水产生熵，麻醉药也通过这种熵来获取结合能量。甘氨酸、GABA$_A$ 和 NMDA 受体的研究为重要神经信号蛋白上存在麻醉药结合部位提供了可信的证据[14]。氨基酸残基对挥发性麻醉药的作用非常关键，可以推论，结合部位已确认存在于 GABA$_A$ 受体 α- 亚基上[14]。

真核生物离子通道的原核同源物更易获得，使用它们进行结构研究，为生物学上合理的蛋白上麻醉位点的研究提供了一个有力的工具。例如，丙泊酚和地氟烷均可与 GLIC 共结晶，GLIC 是真核生物抑制性配体门控离子通道（甘氨酸和 GABAA 受体）的细菌同源物。在其一个亚基上跨膜节段之间的跨膜结构域的上部，二者均与其上已存在的位点相结合[116]（彩图 25-6）。在脊椎动物 GABA$_A$ 和甘氨酸受体的跨膜结构域，以结构上同源的蛋白为基础的分子模型也被用来鉴定假定的麻醉结合部位（彩图 25-7）。这些模型提示，不同药物可能在单个的两亲性腔内朝不同方向结合，也可能占据了蛋白内的不同腔穴，结果却导致

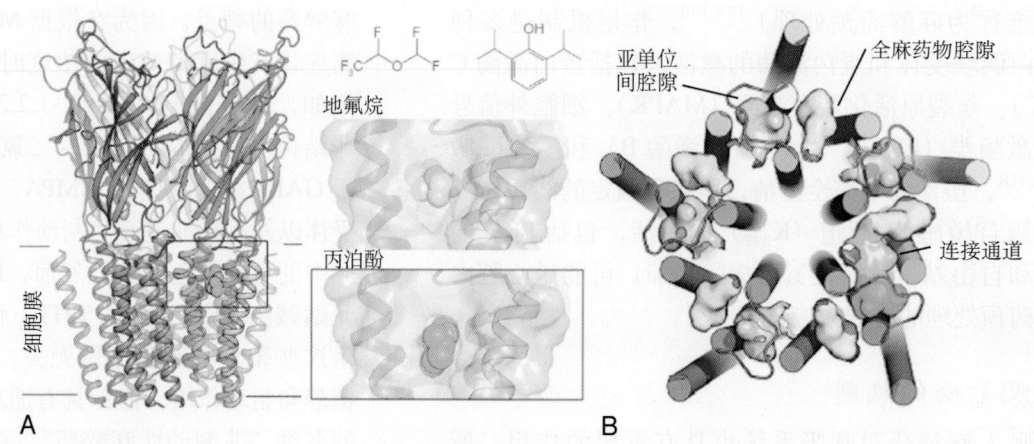

彩图 25-6 丙泊酚和地氟烷结合的五聚体配体门控离子通道的 X 射线结构。A，结合全麻药分子的哺乳类五聚体配体门控离子通道细菌同源物 [无类囊体蓝藻（GLIC）] 的膜平面卡通视图。B，五聚体通道上全麻药分子表面，亚单位内腔（黄色）及邻近的亚单位间腔隙（粉色）*(Modified from Nury H, et al: X-ray structure of general anaesthetics bound to a pentameric ligand-gated ion channel, Nature 469:428-433, 2011.)*

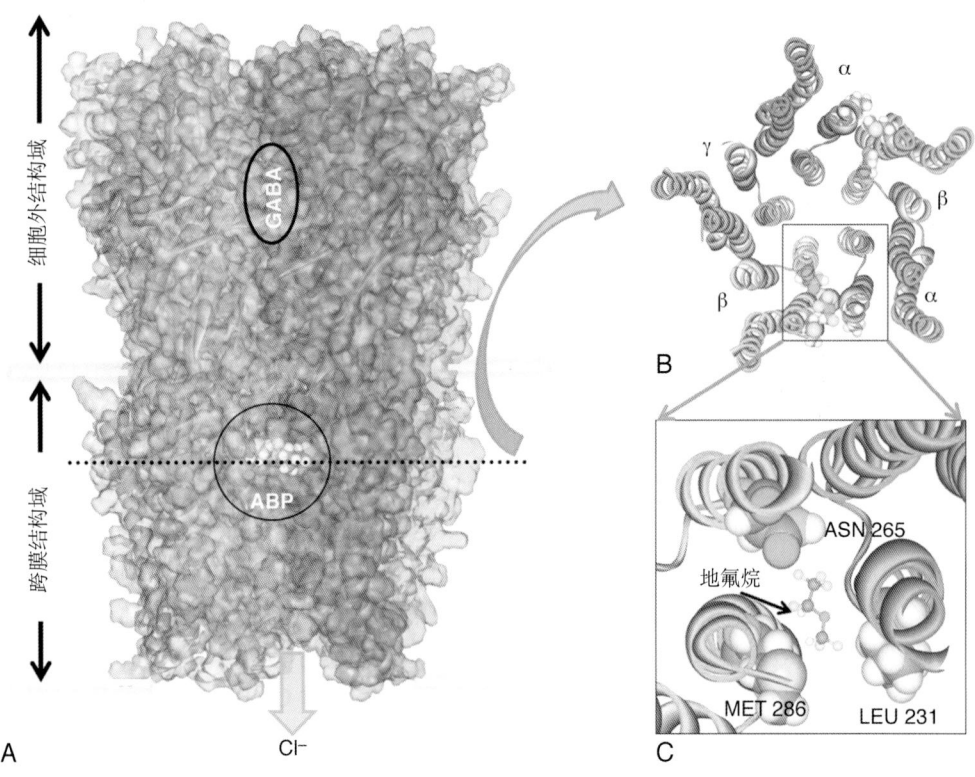

彩图 25-7　GABA$_A$ 受体上假定的麻醉药结合位点的分子模型。**A**，应用计算化学优化和分子对接的同源建模技术建立的鼠 GABA$_A$ 受体分子模型。氨基酸骨架通过条带框架及透明可溶的分子表面展示出来。五个亚基分别用不同的颜色标明。GABA 结合位点位于胞外结构域，具有增强作用的假定的麻醉药结合槽（ABP），在 α 和 β 亚基间的跨膜结构域外三分之一处。图中显示两个结合位点，但仅一处结合了地氟烷。**B**，A 图中虚线处横断面水平显示，五聚体亚基方向关于中心离子核对称。**C**，从 B 图截取的亚基间麻醉药结合靶点的放大图，显示了同地氟烷相互作用（同一标尺的球棒框架）的相关氨基酸位点（在空间填充的框架中）*(Courtesy the Bertaccini laboratory, Stanford University.)*

相似的功能效果。对这些分子模型的进一步改进，将为全身麻醉作用的分子基础提供可以实验证明的新见解。例如，氙气和异氟烷与 NMDA 受体可能的作用部位也已用此方法进行了确认，一个可包含三个氙原子或一个异氟烷分子的部位，与 NR1 亚基上协同激动剂甘氨酸的已知结合部位相重叠[117]。这说明两种化学结构不同的吸入麻醉药，通过对协同激动剂结合的直接竞争性抑制，起到抑制 NMDA 受体的作用。

吸入麻醉药的分子靶位

离子通道已经成为吸入麻醉药最有前景的分子靶位。由于其在中枢神经系统的适当分布、在抑制和兴奋性突触传递中的重要生理作用以及对临床相关浓度的麻醉药的敏感性，神经递质门控离子通道，特别是 GABA$_A$、甘氨酸及 NMDA 型谷氨酸受体，已成为主要的备选研究靶位[16, 118]。对吸入麻醉药敏感的其他离子通道包括：引起起搏电流和调节轴突兴奋性的 HCN 门控通道家族[118]，在许多细胞中维持静息膜电位的双孔结构域（K$_{2P}$）"漏出" K$^+$ 通道[119] 以及电压门控的 Na$^+$ 和 Ca^{2+} 通道[118]。

根据不同的药理学特性，吸入麻醉药可分为两类。第一类是强效吸入（挥发性）麻醉药，它表现出对 GABA$_A$ 受体的正性调节作用，也对其他一些受体 / 通道产生显著的麻醉兼容作用，包括对抑制性甘氨酸受体的增强作用，对兴奋性 NMDA 和神经元烟碱乙酰胆碱受体的抑制作用，对 K$_{2P}$ 通道的激活作用和对突触前钠离子通道的抑制作用。静脉麻醉药，如丙泊酚和依托咪酯等，代表了 GABA$_A$ 受体更具效力的特异性正性调节剂。第二类是气态吸入麻醉药，其中包括环丙烷、氧化亚氮和氙。这些麻醉药在临床浓度时对 GABA$_A$ 受体不活跃，但能阻断 NMDA 受体和激活某些 K$_{2P}$ 通道。

配体门控离子通道

抑制性 GABA$_A$ 和甘氨酸受体的增强作用

醚类麻醉药（包括异氟烷、七氟烷和地氟烷）、烷烃类麻醉药氟烷、大部分静脉麻醉药（包括丙泊酚、依托咪酯、巴比妥类）以及神经甾体类麻醉药，均可增强 GABA$_A$ 和甘氨酸（GlyR）受体的功能。GABA$_A$

和 GlyRs 是半胱氨酸环配体门控离子通道超家族的成员,该家族还包括阳离子可透的烟碱型乙酰胆碱受体及 5- 羟色胺受体。GABA$_A$ 受体是大脑皮质内主要的递质门控 Cl$^-$ 通道,然而 GlyRs 在脊髓完成这种功能,二者在间脑和脑干具有一些重叠。激活的受体传导 Cl$^-$ 使膜电位达到 Cl$^-$ 平衡电位。这两种受体均是抑制性的,因为 Cl$^-$ 平衡电位通常比正常静息电位值更低。通道开放也降低膜阻抗和"分流"兴奋性反应。大多数有功能的 GABA$_A$ 和 GlyRs 是异五聚体,典型的包括 3 种不同的 GABA$_A$ 亚单位(例如 2 个 α、2 个 β 和 1 个 γ 或 δ YM)或两种不同的 GlyR 亚单位(3 个 α 和 2 个 β)[120]。GABA$_A$ 受体亚单位的组成决定了它们的生理学和药理学特性,而且在大脑区域之间和内部,以及单个神经元不同室腔之间都有差别。在海马 CA1 区(记忆形成的一个重要区域)轴突中的 α$_5$- 亚基、丘脑中的 α$_4$- 亚基及小脑中的 α$_6$- 亚基的优先表达就是例证。苯二氮䓬类对 GABA$_A$ 受体的调节需要 γ- 亚基的存在,同时 γ- 亚基也能影响吸入麻醉药的调节作用。虽然吸入麻醉药调节受体的分子机制尚不明确,但这些受体对于我们理解麻醉药受体的相互作用至关重要。GABA$_A$ 对麻醉药敏感,GlyRs 亚基对麻醉药不敏感,通过在二者之间使用嵌合受体,吸入麻醉药作用中至关重要的跨膜结构域 2 和 3 上的特异氨基酸残基已被确定[121]。这为抗麻醉药的 GABA$_A$ 受体的构建和麻醉药敏感性发生改变的转基因小鼠的出现奠定了基础(稍后讨论)。

挥发性麻醉药同样使阳离子可透性 5- 羟色胺(血清素)-3(5HT$_3$)受体作用增强[122]。5HT$_3$ 受体与自主反射相关,这也可能是挥发性麻醉药致吐特性的原因(见第 97 章)。

兴奋性乙酰胆碱和谷氨酸受体的抑制作用

神经元烟碱型乙酰胆碱受体(nnAChR),像半胱氨酸环超家族的其他成员一样,是异五聚体配体门控离子通道,但具有阳离子选择性。它们是由 α 和 β 亚基组成的,但功能同源受体可以通过某些 α- 亚基组成。在中枢神经系统,nnAChR 主要分布在突触前膜[123]。同源 α$_7$- 受体对钙离子的通透性高于 NMDA 受体[123]。相比较于 GABA$_A$ 和 GlyRs,nnAChR 被激活时允许阳离子通过,因此使膜电位去极化。含有 α$_4$β$_2$ 亚基的受体对异氟烷和丙泊酚的阻滞非常敏感[124-125]。尽管它们可以产生遗忘作用,吸入麻醉药阻滞 nnAChR 不能产生制动作用、镇静状态和意识丧失,因为 nnAChR 也能被非制动剂阻滞。

NMDA 受体是谷氨酸亲离子受体主要的突触后受体亚型,谷氨酸是哺乳动物中枢神经系统主要的兴奋性神经递质[126]。典型的 NMDA 受体,药理学上通过外源性激动剂 NMDA 的选择性激活来界定,是由一个必需亚基 GluN1 和调节亚基 GluN2 组成的多聚体。通道开放要求谷氨酸(或其他激动剂如 NMDA)与 GluN2 亚基结合,同时协同激动剂甘氨酸与 GluN1 亚基结合。NMDA 受体也需要通过细胞膜去极化来解除 Mg^{2+} 引起的电压依赖性阻滞。典型的去极化通过谷氨酸与非 NMDA 谷氨酸受体结合产生(稍后讨论)。由于同时要求突触前递质释放和突触后去极化),突触 NMDA 受体起到重合探测器的作用,这一特点对它们在认知和记忆功能中的作用极为重要。NMDA 受体也参与慢性疼痛的发展,可能由于类似于这些潜在突触可塑性的机制,同时 NMDA 受体也与缺血导致的兴奋性毒性有关,因为它们具有允许细胞内信号分子 Ca^{2+} 进入的能力。非卤化吸入麻醉药氙、氧化亚氮和环丙烷,对 GABA$_A$ 受体的影响很小,但通过阻滞 NMDA 谷氨酸受体,抑制突触后兴奋性谷氨酸能突触传递[70, 127](图 25-8)。较高浓度的挥发性麻醉药也能抑制孤立的 NMDA 受体[128]。这连同谷氨酸释放导致的突触前抑制一起,可能抑制 NMDA 受体介导的兴奋性传导。

离子型谷氨酸受体的第二类包括非 NMDA 受体,基于对选择性外源性激动剂的敏感性它们可被细分为 AMPA 和红藻氨酸盐受体[126]。吸入麻醉药对 AMPA 受体仅有很弱的抑制作用,因此这种作用可能并不重要[129]。有趣的是,吸入麻醉药增强红藻氨酸盐受体,但可能不牵涉制动效应,因为 GluR6 受体亚基缺失小鼠的 MAC 并没有变化[130]。多数证据表明,挥发性麻醉药抑制谷氨酸能突触传递的主要机制是突触前的,突触后受体阻滞所起作用很小[131-133](见"细胞机制")。

电压门控及其他离子通道

兴奋性 Na$^+$ 通道的抑制作用

电压门控钠通道对于轴突传导、突触整合以及神经元兴奋性至关重要。与在无脊椎动物巨轴突上的发现相反[134],在哺乳动物突触上,挥发性麻醉药能够抑制无髓鞘海马小轴突(0.1 ~ 0.2μm)的传导[135-136],而且终端前动作电位的振幅小幅降低就能明显减少递质释放,因此抑制突触后反应[137]。异源性表达的哺乳动物电压门控 Na$^+$ 通道对临床相关浓度的挥发性麻醉药是敏感的。Na$^+$ 通道家族包括 9 种同源的孔形 α- 亚基,这些亚基在细胞和亚细胞水平的分布不

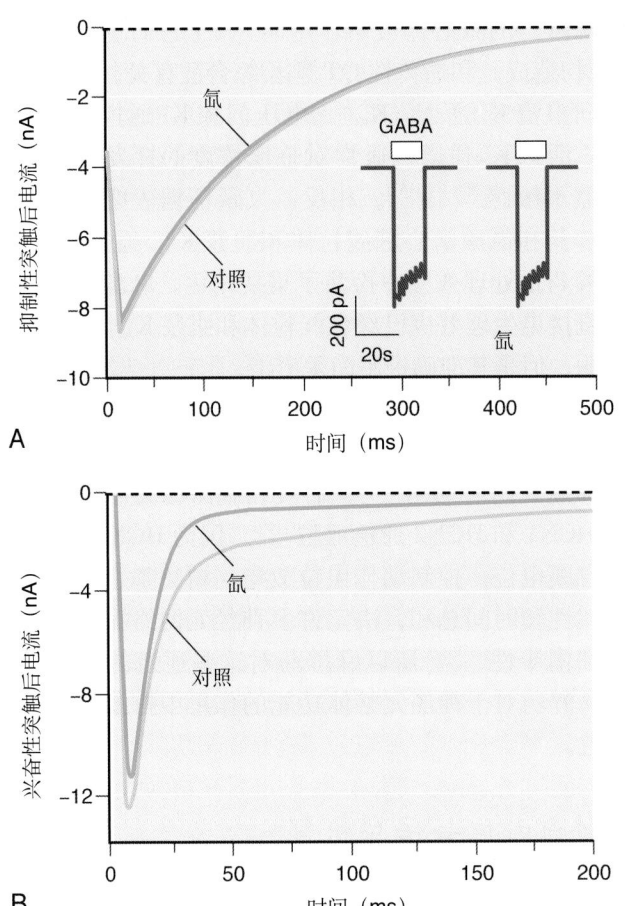

图 25-8 培养的大鼠海马神经元抑制性 GABA 能与兴奋性谷氨酸能突触中氙的作用。氙（3.4 mmol/L，约 1MAC）并没有对抑制性突触后电流产生显著影响（A），但抑制了兴奋性谷氨酸突触的电流，几乎完全抑制了 NMDA 受体介导的慢电流组分（B）。与此相反，1 MAC 异氟烷的主要影响是延长抑制电流的衰减和降低兴奋性电流的峰值，而时程几乎没有改变（见图 25-10）*(Reprinted in modified form by permission from de Sousa SLM, et al: Contrasting synaptic activity of the inhalational general anesthetics isoflurane and xenon, Anesthesiology 92:1055-1066, 2000.)*

同 [138]。异氟烷和其他的挥发性麻醉药能够抑制哺乳动物钠离子通道的亚型，包括神经元亚型（Na$_v$1.2）、骨骼肌亚型（Na$_v$1.4）、心肌亚型（Na$_v$1.5）和外周亚型（Na$_v$1.8）[139]。挥发性麻醉药，但不包括非制动性麻醉药，也抑制神经元和神经末梢 Na$^+$ 通道 [140-143]，这支持阻滞 Na$^+$ 通道能够抑制突触神经递质释放的观点 [143]。相反，在离体心肌细胞中氙对 Na$^+$、Ca^{2+} 或 K$^+$ 通道并没有可检测到的影响 [92]。电压门控 Na$^+$ 通道的原核生物同源物 NaChBac，也被挥发性麻醉药所抑制，为这些通道的结构－功能研究开创了一条途径 [141]。

Ca^{2+} 通道的抑制作用

多种细胞功能依赖于细胞内严格控制的游离 Ca^{2+}（[Ca^{2+}]$_i$）浓度，它决定于电压门控 Ca^{2+} 通道、容量

Ca^{2+} 通道、质膜和肌浆网 / 内质网 Ca^{2+}-ATP 酶（泵）、Na$^+$/Ca^{2+} 交换以及线粒体 Ca^{2+} 存留的整体活性。麻醉药对任何这些机制的改变都可能影响受 Ca^{2+} 第二信使作用调节的许多细胞进程，包括突触传递、基因表达、细胞毒性和肌肉兴奋收缩偶联。可兴奋细胞通过主要由质膜中电压门控 Ca^{2+} 通道介导的 Ca^{2+} 流，将它们的电活动性转化为动作。表达于各种细胞和组织上的不同 Ca^{2+} 通道亚型，根据控制通道的去极化程度，例如低电压活化型（LVA；T- 型）和高电压活化型（HVA；L-，N-，R-，P/Q- 型）通道，有着药理学和功能上的分类。最近，它们的微孔成形 α- 亚基的分子识别已被用来进行分类 [144]。有力的证据说明，挥发性麻醉药抑制特定的 Ca^{2+} 通道亚型，而不是其他亚型 [145]。

对递质释放耦合的突触前电压门控 Ca^{2+} 通道的抑制，结合麻醉药减少兴奋性传递作为一种机制被提出 [146]。实际上，介导与神经递质耦合的 Ca^{2+} 内流的 N- 型（Ca$_v$2.2）和 P- 型（Ca$_v$2.1）通道，对挥发性麻醉药有着适当的敏感性 [147-148]，但不是存在于所有的神经元类型 [149]，表明辅助性亚基、翻译后修饰或其他可能的麻醉敏感性调节剂的重要性。R 型 Ca^{2+} 通道（Ca$_v$2.3）对挥发性麻醉药的敏感性以及该基因敲除的小鼠 MAC 的小幅增加，说明它对麻醉起着一定的作用 [150]。T 型 Ca^{2+} 通道对挥发性麻醉药和氧化亚氮尤其敏感 [151-152]。然而，虽然麻醉起始延迟，缺乏一种主要神经元 T 型 Ca^{2+} 通道的基因突变的小鼠对挥发性麻醉药却有着正常的敏感性 [153]。因此看来，在吸入麻醉药的 CNS 作用中，这些或其他 Ca^{2+} 通道抑制所扮演的角色还不清楚。

相比之下，Ca^{2+} 通道抑制在挥发性麻醉药的负性肌力效应中所起的作用（高剂量时尤其显著），已经得到确定。心肌收缩力决定于电兴奋后胞质中 Ca^{2+} 增加的程度、收缩蛋白对 Ca^{2+} 的反应性，以及肌原纤维的长度。Ca^{2+} 的可用性、收缩蛋白对 Ca^{2+} 的敏感性和胞质 Ca^{2+} 清除率介导了挥发性麻醉药的负性肌力作用。挥发性麻醉药在心肌细胞内主要通过抑制 L 型（Ca$_v$1.2）Ca^{2+} 流来减少 Ca^{2+} 瞬变幅度和缩短动作电位持续时间，导致负性肌力作用和心律失常 [97, 106, 154]。相反，在离体心肌细胞，氙并不降低心肌功能或抑制 L 型 Ca^{2+}、Na$^+$ 或 K$^+$ 离子流 [98-99]。通过对心肌 L 型 Ca^{2+} 通道穿越肌浆的 Ca^{2+} 内流的抑制，在挥发性麻醉药所致负性肌力作用中扮演了主要角色，以氟烷作用为最强，挥发性麻醉药对肌丝 Ca^{2+} 敏感性和肌浆 Ca^{2+} 释放的影响也在其中发挥了一定作用 [106, 155]。

不同于调节细胞外 Ca^{2+} 内流的电压门控 Ca^{2+} 通

道，细胞内 Ca^{2+} 通道是从细胞内贮存处调节 Ca^{2+} 的释放，特别是内质网（ER）和肌浆网（SR）。这些通道包括受第二信使 IP_3 调节的 1,4,5- 三磷酸肌醇受体（IP_3Rs），以及介导在肌肉兴奋 - 收缩偶联中关键的细胞内 Ca^{2+} 快速释放的 ryanodine 受体（RyRs）。挥发性麻醉药诱导的 Ca^{2+} 释放通过 IP_3Rs 和 RyRs 通道产生，结果导致 SR 和 ER 的细胞内 Ca^{2+} 贮存减少。这个机制减缓了外界刺激导致的细胞内 Ca^{2+} 浓度变化，同时造成了挥发性麻醉药的平滑肌松弛性质，后者是支气管扩张和血管舒张的基础[156]。恶性高热易感性是一种遗传药理学紊乱，表现为挥发性麻醉药（尤其是氟烷）触发的具有潜在致命性的代谢亢进危象。这个现象通常与 RyR1 和充当电压传感器的 L 型 Ca^{2+} 通道（$Ca_v1.1$）的基因突变有关[157]。挥发性麻醉药激活异常 RyRs，引起不受控制的细胞内 Ca^{2+} 释放、肌肉收缩和代谢活化[158]（见第 43 章）。

K^+ 通道和 HCN 通道

K^+ 通道是一类变化非常多的离子通道家族，因为它们有着各式各样的激活模式。它们调节电兴奋性、肌肉收缩性和神经递质释放。它们在决定输入阻抗、促进复极化以及决定兴奋性和动作电位持续时间方面具有重要作用。考虑到 K^+ 通道在结构、功能和麻醉药敏感性等方面巨大的差异性，它们对吸入麻醉药的敏感性和反应性相当不同也就不足为奇了[159]：从相对不敏感（电压门控 K^+ 通道 $K_v1.1$，K_v3）[160] 到敏感（双孔结构域 K^+ 通道 [K_{2P}] 家族的一些成员），产生对 K^+ 流的抑制、激活或无作用。

挥发性麻醉药对某种"泄漏" K^+ 通道的激活，最初是在椎实螺属蜗牛体内发现的[161]，虽然受影响离子通道的分子类型尚不清楚。挥发性和气体麻醉药（包括氙、氧化亚氮和环丙烷）对 K_{2P} 通道的激活作用，随后在哺乳动物体内发现[162]。增强的 K^+ 传导可以使神经元超极化，减少对兴奋性突触传入的反应性并且可能会改变网状系统的同步性。小鼠 TASK-1、TASK-3 和 TREK-1 K_{2P} 通道的定向缺失以一定的特殊方式可减少其对挥发性麻醉药制动作用的敏感性，提示这些通道可能是麻醉药在体内的作用靶点[32-34]。这个 K^+ 通道大家族中的其他成员也对挥发性麻醉药敏感[163]。

遗传性的通道病变可以导致心律失常，而且是心脏性猝死的重要原因之一[164]，特别是在小儿[165]，这个认识强调了分析麻醉药对心脏离子通道调节作用的重要性。重组 HERG（人体乙醚 a-Go-Go- 相关）通道被氟烷适度抑制，这些通道的抑制可能导致了挥发性麻醉药的致心律失常作用[106, 166]；它们也与获得性（药物造成）和遗传性 QT 延长综合征有关。心肌细胞内向整流 K^+ 通道（K_{IR}）、电压门控 K^+ 通道（K_v）和 Ca^{2+} 活化 K^+ 通道，通常对临床浓度的挥发性麻醉药和氙不敏感[98, 106, 167]。相反，大量证据表明，挥发性麻醉药和氙激活心脏线粒体和肌浆 K_{ATP} 通道[107]，在麻醉药预处理效应中扮演了重要角色。麻醉药预处理的直接电生理效应已经在线粒体和肌浆 K_{ATP} 通道得到证明，但是其准确机制尚须澄清。

挥发性麻醉药同样抑制 HCN 起搏点通道，减少起搏点电位上升率和神经元自律性暴发频率。它们减少神经元内 I_h 传导[168]，而且在临床相关浓度调整重组 HCN1 和 HCN2 通道亚型[169]。因为 HCN 通道产生静息膜电位，控制动作电位放电、树突整合、神经元自律性和时间总和，决定许多神经元网络振动的周期性和同步性[170]，所以麻醉药对这些通道的调节可能在麻醉药对于神经元整体功能的作用中扮演了重要的角色。

细胞内信号传导机制

细胞信号传导机制对于各个阶段的器官功能至关重要，同时也是全身麻醉药的广泛作用当中引人注目的研究目标。麻醉药对细胞信号传导途径的作用还被了解甚少，包括从细胞表面受体和离子通道之后的下游进程，例如第二信使作用、蛋白质磷酸化途径以及其他调节机制[171]。

G 蛋白偶联受体

多种信号包括激素、神经递质、细胞因子、信息素、芳香族和光子，通过与代谢型受体相互作用激活三磷酸鸟苷结合蛋白（G 蛋白），产生细胞内作用。与离子型受体直接连结离子选择性通道的作用相反，G 蛋白充当了分子开关的角色，将信息从激活的质膜受体传导到相应的细胞内靶点。异源三聚体 G 蛋白由一个大的 α- 亚基和一个 β/γ- 亚基二聚体组成，由于不同的特性和下游靶点从而表达为多种亚型。G 蛋白调节众多的下游效应器以控制细胞溶质中第二信使水平，例如 Ca^{2+}、环磷腺苷和三磷酸肌醇。G 蛋白通过直接作用或通过第二信使调节的蛋白质磷酸化途径，依次调节离子通道和酶等效应器蛋白。麻醉药通过 G 蛋白偶联受体（GPCR）起作用，例如 μ 阿片样物质和 $α_2$ 肾上腺素能受体，可以影响麻醉药敏感度（MAC 减小）。吸入麻醉药也可以通过 GPCR 直接影响信号传导[172]。例如，挥发性麻醉药以一种受体和药物选择性的方式，在体内激活多种大鼠嗅觉器官的 GPCR [173]。与关键的麻醉终点相关的 GPCR 发生类似效应是可能存在的，但仍需进一步证明。观察发现，挥发性麻醉药和非制动性麻醉药都抑制 mGluR5 谷氨酸受体、5-HT$_{2A}$ 血清素受体和蕈毒碱乙酰胆碱受体，说明这些 GPCR 不会引起麻醉性制动 [174-176]。

蛋白质磷酸化

特异性丝氨酸、苏氨酸或酪氨酸羟基上的蛋白质磷酸化，涉及许多麻醉药敏感性受体和离子通道的翻译后修饰，对于突触可塑性非常关键（例如 LTP）。磷酸化受控于蛋白激酶和磷酸酶之间的活性平衡，这些酶类貌似也是麻醉作用的靶点。多功能蛋白中的蛋白激酶 C（PKC）家族受到脂类信号分子二酰甘油激活，涉及多种离子通道和受体的调节。氟烷和七氟烷增强某些 PKC 亚型的活性，激发特异性 PKC 底物的磷酸化 [177-178]。结构研究识别出位于 PKCδ 二酰甘油结合区域上的可能结合位点，符合这些麻醉药具有通过连结活化位点来模仿这种天然调节剂的能力 [179]。鞘内注射 PKC 特异业型抑制剂并不影响体内对氟烷的敏感性 [180]。敲除小鼠缺乏的 PKCγ 亚型同样对氟烷和地氟烷显示出正常敏感性，而对异氟烷 MAC 增加，说明 PKC 不是挥发性麻醉药制动作用的关键因素 [181]。

挥发性麻醉药和氙在细胞信号传导机制方面的重要性已经被发现，即心脏（见第 28 章）和脑的麻醉药预处理可以对抗缺血性损害 [81, 83, 85, 87, 109]。心脏的麻醉药预处理和缺血预处理共享了关键的信号传导机制，包括多种 GPCR（例如腺苷、阿片样物质、肾上腺素能药）和蛋白激酶（例如 src 激酶、PKCδ、PKCε、Akt、MAPK）及其下游靶位的激活，特别是肌浆和（或）线粒体 K$_{ATP}$ 通道，可能从作为重要第二信使的活性氧的变化开始 [95]。挥发性麻醉药和氙由于这些信号传导途径而都具有心脏保护和神经保护作用 [109]。

利用磷酸化状态特异性抗体能够检测激酶底物的磷酸化形式，这种方法可以用来研究麻醉药对特异性底物上个别残基磷酸化的作用。三种机制不同的麻醉药（异氟烷、丙泊酚和氯胺酮）的作用比较显示，在已知整合了众多第二信使系统的关键性细胞内蛋白磷酸化信号传导途径方面，三者在体内既有共同的又有特异性的作用 [182]。三种麻醉药都减少 NMDA 和 AMPA 谷氨酸受体上的激活位点以及下游细胞外信号调节激酶 ERK2 的磷酸化作用，与突触可塑性相关，麻醉状态的小鼠大脑皮质的正常谷氨酸能突触传导的抑制与此一致。这种作用多少有些选择性，因为检测

的许多其他 PKA 底物未被影响，提示 PKA 活性具有底物特异性而不是全面抑制 [183]。哪些麻醉药对激酶途径的影响代表了直接作用，就像与 PKC 发生的一样，哪些由于调节蛋白激酶和磷酸酶活性的 Ca^{2+} 和其他第二信使等信号传导分子发生麻醉药诱导的变化，表现出间接作用，这些作用尚待进一步的研究。

基因表达

由于立早基因 c-fos 和 c-jun 的高度活性，全身麻醉药改变脑基因表达的能力被首次观察到 [184]。从此，对多种麻醉药和器官开始了麻醉作用影响基因表达的观察 [185]。在老龄大鼠的海马，基因表达的变化一直持续到吸入异氟烷和氧化亚氮后 2 天 [186]，而蛋白表达的变化在吸入地氟烷后 3 天仍可观察到 [187]。在从经典的麻醉体征恢复过来后，持续的基因和蛋白表达变化的显著性仍然有待确定（见综述 [77]）。

细 胞 机 制

神经元兴奋性

神经元兴奋性是由静息膜电位、动作电位起始阈值和输入阻抗（全部通道活性的指标）决定的，由于亚细胞结构的特异性（例如细胞体和轴突比较），它在同一细胞的不同部分可能会有差别。神经元细胞具有非常大的多样性，因此不同人群之间表现的麻醉效果也不同，同一细胞以及它的网络兴奋性状态，不论是超极化或是去极化，都是通过突触输入信号或者是静息状态决定的。应该认为从传统的紧急制备的切片得出的结果仅仅不完全反映了细胞内的麻醉效果。

氟烷对体内脊髓运动神经元的内在兴奋性不会有显著影响 [188]。麻醉药对海马锥体神经元放电性质的影响十分复杂：已有升高或降低阈值，区域差异以及剂量依赖性效应对放电模式影响的报道 [189-190]。相比之下，丘脑腹后核神经元（可能是丘脑中间神经元）在异氟烷作用下会发生超极化，但是由于 K$^+$ 传导增加导致的输入阻抗的下降（分流增加），不太可能激发动作电位 [191]。在舌下神经运动神经元和蓝斑神经元也观察到相似效应，这些部位涉及 TASK 型 K$_{2P}$ 通道 [192]。

最近研究认为，位于突触外部位的 GABA$_A$ 受体在挥发性麻醉药效应中起到一定作用（图 25-9）。突触外的 GABA$_A$ 受体与突触受体在其亚基成分上不同，它介导紧张性抑制（相对于突触 GABA$_A$ 受体介导的相位性抑制），并且对许多麻醉药物十分敏感。突触外

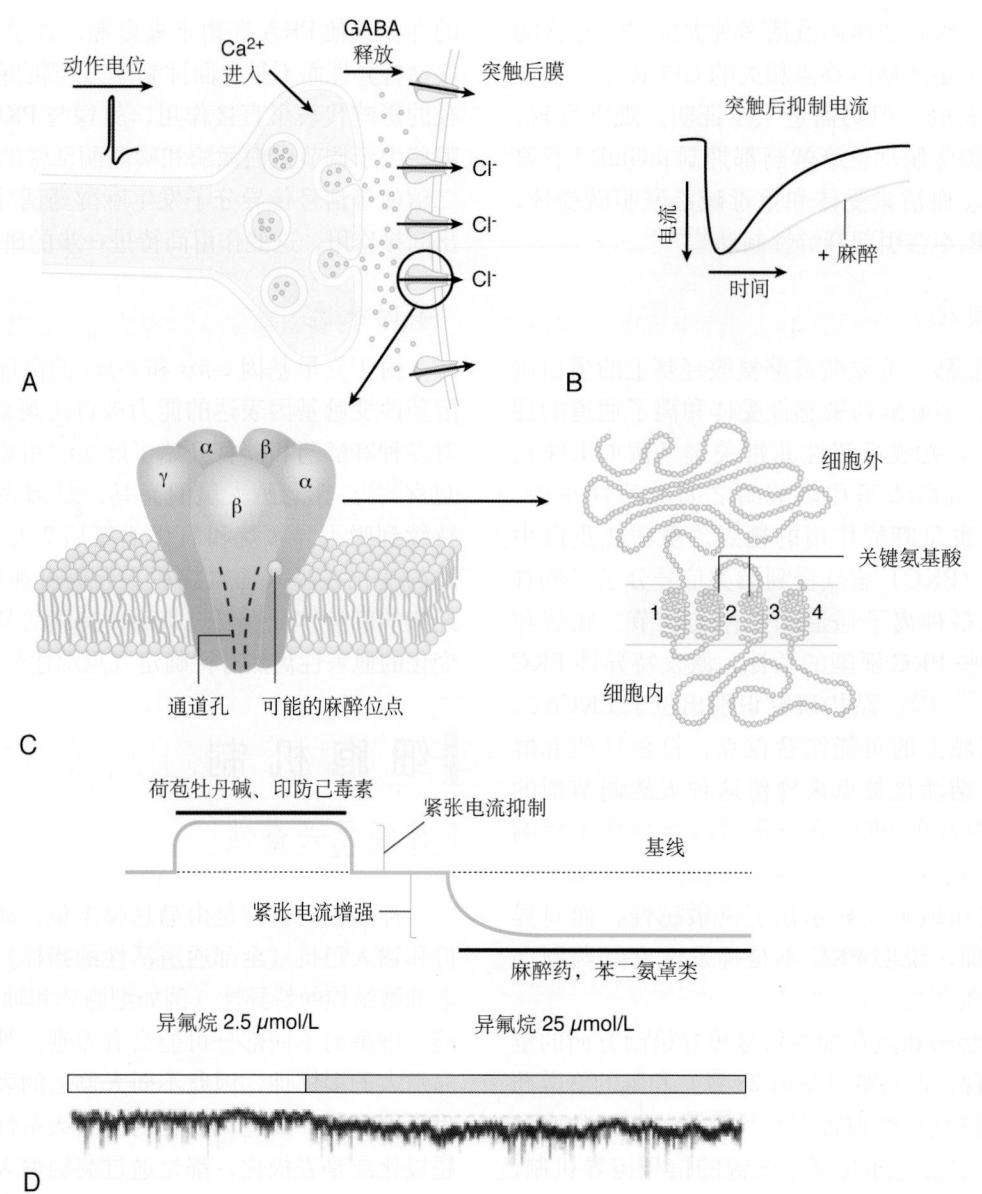

图 25-9 突触内和突触外 GABAA 受体是吸入麻醉药的作用靶点。A，GABA（γ- 氨基丁酸）和 GABAA 受体结合，其氯通道打开，从而导致超极化。挥发性麻醉药在突触 GABAA 受体是相对低效力高效能的，在突触外的 GABAA 受体是相对高效力低效能的。B，全麻药延长通道开放时间并且增强了突触后抑制。图片表明了由于电流衰减的减慢而导致的突触后微小抑制电流的延长。C，一个 GABAA 受体五聚体复合物嵌入在脂质双分子层中（左图），对其中一个单独亚基放大后显示，残基的位置对在第二和第三跨膜结构域的麻醉效能特别重要（右图）。D，应用 GABAA 受体阻滞剂（荷苞牡丹碱或印防己毒素）可显示一个紧张性抑制传导，正像如图所示的基线趋势的向上偏移。麻醉药和苯二氮䓬类增强紧张性传导，图示为曲线的内向移动 *(Modified from Hemmings HC Jr, Akabas MH, Goldstein PA, et al: Emerging molecular mechanisms of general anesthetic action, Trends Pharmacol Sci 26:503-510, 2005.)*

GABAA 受体对 GABA 有很高的亲和性，失敏缓慢，且暴露于周围低浓度 GABA 中时作用增强，这种环境下麻醉药的增强作用更为显著[193]。麻醉药物对紧张性抑制的作用，在与认知和记忆紧密相关的海马中具有特征性。海马神经元通过激动含有 α5 亚基的 GABAA 受体而产生强大的紧张性电流，这种受体对依托咪酯、丙泊酚、咪达唑仑和七氟烷具有高度敏感性[194-197]。含有 α5 亚基的 GABAA 受体对低浓度的丙泊酚和异氟烷高度敏感，它可产生遗忘效应，但不是

意识丧失而且可能涉及它们的长期认知效应（早期讨论）（见 26、30 和 99 章）。含有 α5 亚基的受体也帮助产生了在许多脑部区域发现的慢相位突触电流[198]，在海马区，这些被认为是 GABAA 受体的慢相电流在遗忘期实际上受到依托咪酯和异氟烷的调节。慢电流进程以及 GABAA 受体的慢相电流与突触 NMDA 受体调节海马锥体神经元相一致，因此可作为调节突触可塑性的观点。也就是说，这些受体为麻醉药的遗忘特性提供了一种潜在底物。

突触传递中的突触前对比突出后的作用

全麻药在突触传递中起十分有效的和特殊的作用，包括突触前作用（通过改变递质释放）和突触后作用（通过改变突触后神经元对特异性递质的反应）。麻醉药物的突触前和突触后效应在突触传递中的相关作用是比较难解答的，这可能是由于这些作用是递质和突触特异性引起的。麻醉药物在突触传递中的净效应取决于突触前和突触后效应的相对强度和方向。

挥发性麻醉药使突触的兴奋性减低（图 25-10）。多种切片制备实验显示，兴奋性的降低主要是由于突触前抑制[131, 188, 199-202]。突触后抑制同样发挥作用，因为直接应用谷氨酸盐的活性反应也有一定程度的减低[202-204]。挥发性麻醉药对克隆 AMPA 或 NMDA 谷氨酸受体起不相一致的作用，但是可增强红藻氨酸盐的作用[117, 205-207]，这种作用与抑制谷氨酸能突触的突触前机制是一致的。然而，非卤化吸入麻醉药（氙气、一氧化二氮、环丙烷）的作用主要是由抑制突触后的 NMDA 受体介导的。大多数全麻药引起的 GABA 能抑制增强则是由突触前和突出后抑制共同介导的。突触后和突触外 GABA_A 受体的增强作用，是被广泛认识到的[118]。值得注意的是，挥发性麻醉药也会增加自发 GABA 的释放和抑制性突触后电流频率[208-212]，也就是说，在 GABA 能接头处的作用与谷氨酸能突触的作用是有差别的。

吸入麻醉药突触前效应的机制，与其突触后效应一样是十分复杂且包含多靶位的。尽管突触前 Ca²⁺ 通道的突触特异性作用是有可能的，但突触前 Na⁺ 通道的敏感性要高于与谷氨酸盐释放相偶联的 Ca²⁺ 通道。这与一些观察相一致，在海马谷氨酸能突触中，与神经递质释放相偶联的主要 Ca²⁺ 通道对异氟烷是不敏感的[149]。现在又提出一些其他的突触前抑制，包括在生物体模型——新杆状线虫中显示的囊泡融合过程中的作用[213-214]。然而，异氟烷对大鼠海马神经元出胞作用的影响主要发生在囊泡融合的上游[137, 215]（参见综述[117]）。

吸入麻醉药的一般作用就是增加抑制性突触传递和抑制兴奋性突触传递（图 25-11）。麻醉药对于兴奋性 *vs.* 抑制性突触传递作用的重要性以及各自的作用机制，在不同麻醉药、不同的突触和网状结构是不一样的[105, 216]。这个概念延伸到其他有争议的靶点和机制，可以被并入麻醉"药物特异性多重位点"的假说[216-217]。

简单回路和复杂网络

简单回路现象

解剖（体内）或生理（体外）上简化制备，结合计算机模拟技术，已极大地促进了对涉及复杂回路的现象机制层面的理解。这些方法对于将还原论者关于麻醉多分子作用的研究与行为终点方面的功能模型相整合十分关键。麻醉药物对中枢神经系统不同区域（海马、杏仁核、皮质、丘脑、脑干、脊髓 - 主要是鼠的标本）的影响，已经通过制备大脑快速切片进行了

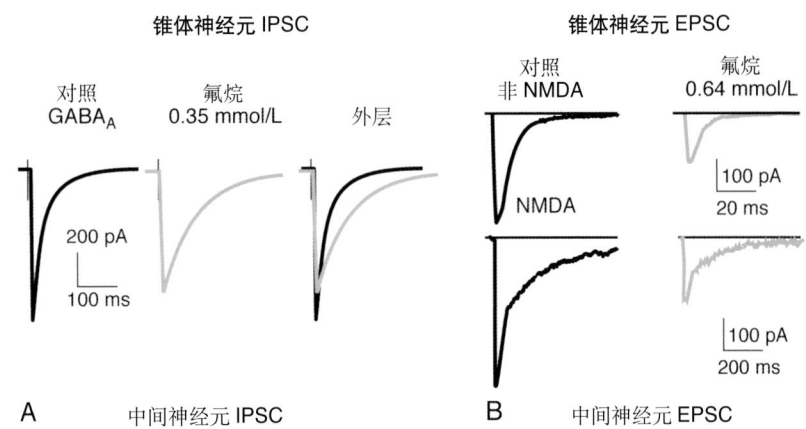

图 25-10　卤化麻醉药增强抑制性突触传递，抑制兴奋性突触传递。氟烷减慢 GABA_A 受体介导的突触后抑制性电流 (IPSCs)（A）的衰减，减低谷氨酸能兴奋性突触后电流的幅度，但并不影响海马中间神经元（B）的兴奋性突触后电流（EPSCs）的衰减 *(A, Redrawn with permission from Nishikawa K, MacIver MB: Membrane and synaptic actions of halothane on rat hippocampal pyramidal neurons and inhibitory interneurons, J Neurosci 20:5915-5923, 2000. B, Redrawn from Perouansky M, et al: Effects of halothane on glutamate receptor-mediated excitatory postsynaptic currents: a patch-clamp study in adult mouse hippocampal slices, Anesthesiology 83:109-119, 1995.)*

研究。快速切片保留了本身的连接，但是通常缺乏天然的输入和输出信号。发育中哺乳动物的大脑切片可以在体外培养。这些"器官型培养切片"保留了高度的突触连接性并显示出自发的网状结构活性，这是快速切片不具备的。体内简化制备技术可使相对容易理解的回路与现象（典型的诱发反应）牵涉在一起。计算机模型和模拟有助于对实验验证提出假设，并依据实验数据验证假设。

突触可塑性

双脉冲抑制（PPD）和双脉冲易化（PPF）是外界刺激下短期可塑性的例子。在体内[218]和体外[219]，突触抑制被挥发性麻醉药所延长，这与麻醉药物增强中枢神经系统的功能性抑制的观点大体一致。双脉冲易化的增强已经被归因于挥发性药剂的突触前抑制作用[131, 201]（图 25-11）。

LTP（认知与记忆的细胞模型）包括谷氨酸能兴奋性突触连接的功能依赖性增强（见 13 章）。关于挥发性麻醉药在长时程增强效应中的作用，不同实验结果之间不甚一致：除氯胺酮外，氟烷、恩氟烷、异氟烷在体内并不阻止 LTP 的诱导[218]。相比之下，异氟烷会通过增强 GABA_A 受体介导的抑制作用去阻滞海马切片的 LTP[220]（图 25-12）。长时程抑制（LTD）同样可被异氟烷阻滞，它是兴奋性连接的一种功能依赖性减弱，作用与 LTP 相对[220]。这些体内、外研究结果间的差异尚无明确解释。

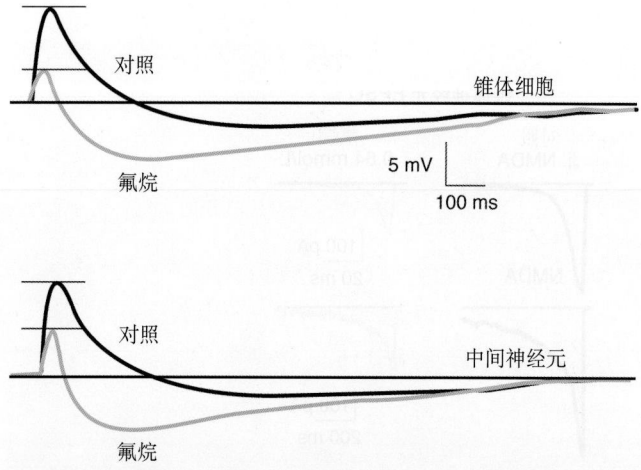

图 25-11 麻醉药物同时以不同的方向影响兴奋和抑制。氟烷抑制海马锥体细胞和中间神经元细胞的兴奋去极化以及增加抑制超极化。最终结果依赖于神经元细胞潜在的状态、神经网状结构和功能 *(Redrawn form Nishikawa K, MacIver MB: Membrane and synaptic actions of halothane on rat hippocampal pyramidal neurons and inhibitory interneurons, J Neurosci 20:5915-5923, 2000.)*

自发兴奋回路

在体内和大脑皮质切片中，神经元自发兴奋性可被挥发性麻醉药降低。这种作用主要是 GABA_A 受体依赖性的，即使在较低的镇静浓度时，这种作用也很明显[76]。因为培养的切片缺乏皮质下的输入信号，所以这些结果表明，挥发性麻醉药可以直接通过皮质作用引起一些效应（例如镇静作用）。但是，神经元代谢率的改变可能并不能作为高级认知功能的精确定量评估方法，这在放电模式同皮质节律的关系中得到更好体现（见下一章节）。麻醉药物的作用也已在基本运动回路中得到验证，后者是一种中枢模式发生者。异氟烷对八目鳗和大鼠脊髓体外模型的影响说明脊髓是挥发性麻醉药物诱导制动效应的主要靶位[221-222]。

节律和模拟

大脑始终在产生频率从几分之一到数百赫兹的复杂电节律（在细胞外场电位振荡），如同头皮表面记录的脑电图（EEG，此类高频振荡不被表面记录仪所记录）一样。所有的振荡均为行为状态依赖性，而且多个振荡共存贯穿整个睡眠 - 觉醒周期。低频节律明显占据较长时间和大部分的大脑区域。与此相反，在局部范围内高频节律可引发更高的时间。交叉频率的调节能够整合信息处理的各个方面。尽管其生理学作用还不甚清楚，但是大脑节律反射反映或组成了基本的更高级指令的处理过程。那么，麻醉药物对它们的调节作用是值得仔细研究的。目前大脑节律并不按照潜在的机制命名，而是按惯例命名。

δ- 节律和其他慢节律

δ- 节律的 EEG 振荡频率通常为 1.5-4Hz。更慢的节律被分为慢 -1 到慢 -4，数字越大节律越慢[223]。慢节律在非快速动眼相睡眠时期占优势（如：慢波睡眠），在丙泊酚诱导意识丧失时可出现[224]。δ- 节律通常可在全身麻醉时观察到。在自然慢波睡眠（SWS）中，δ- 节律和睡眠纺锤波与更慢的振荡幅度相关，表明其功能具有相关性[225]。在麻醉状态下可出现表现为阵发性纺锤样蜡样改变和振荡衰退的优势性慢节律，但其潜在的生理及功能上的意义尚不明确。

θ- 节律

θ- 节律出现于深层皮质结构中，但主要见于海马，θ- 节律可以给它的"在线状态"传送信号。它们分别与觉醒时的感觉运动和记忆功能相关[226]。θ- 节律的一部分（I 型或阿托品抵抗型）可以被遗

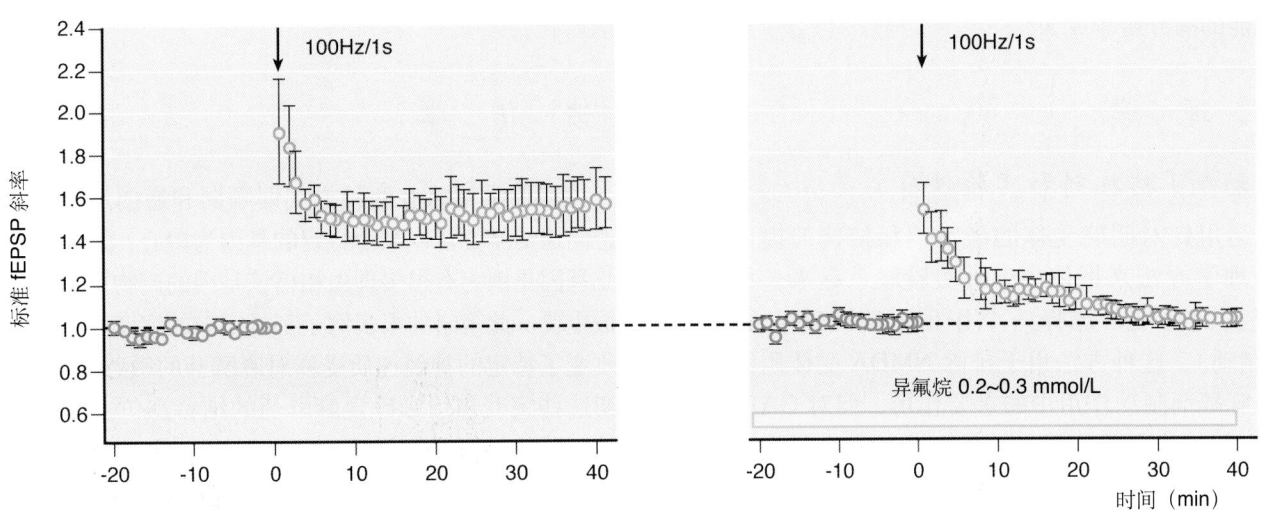

图 25-12　异氟烷在体外阻滞突触可塑性的诱导（学习和记忆模型）。强直刺激海马切片的兴奋性突触，正常兴奋性突触后电位（EPSP）斜率的增加则表示长时程增强（一种突触强度的增加），这也可被 0.2-0.3mmol/L 的异氟烷所阻滞 *(Redrawn from Simon W, et al: Isoflurane blocks synaptic plasticity in the mouse hippocampus, Anesthesiology 94:1058-1065, 2001.)*

忘浓度的异氟烷以及非制动性麻醉药 F6 所影响，表明对麻醉药物诱导的遗忘作用其网状结构水平的标记作用[63]。Ⅱ型 θ- 节律可以被麻醉药所启动，也可被氟烷减慢和增强[227]。

γ- 节律

此定义包含了宽泛的范围和功能以及机制不同的不同谱系的节律。其通常细分为：慢 γ 节律（30～50Hz 如：在 β- 节律上的波谱）、γ- 节律（50～90Hz）、超 γ 节律或者 ε 节律（> 90H$_2$ 以及上百赫兹）[224]。快 GABA$_A$ 能的突触抑制和神经元内在共振特性在 γ 节律生理上具有重要作用，使其成为麻醉调整的重要依据。在人类，异氟烷可以减慢 γ- 振动的频率（30～90Hz，即已知的 40Hz 节律）[228-229]。一项关于 γ- 振动的体外研究显示在抑制性网状结构中，其频率主要决定于 GABA$_A$ 受体介导的突触电流衰减的时间常数[230]。异氟烷可以在一定程度上减慢人类海马[231]和大脑皮质切片[232]的 γ- 节律，显示出受体和回路水平影响之间可能存在的关联[229]。然而，麻醉药物和行为相关的网状结构作用之间的相互作用是复杂的，因为基本视觉皮质中的瞬间激发 γ- 振动并不受吸入性药物的影响[54]，可是在视觉和额皮质之间的 γ- 频率传递的反馈信号却被打断[53,54]。此外，大脑节律是相互关联的（如：θ 节律调节）γ- 振荡（θ－γ 网状结构）。麻醉剂调节机制以及相互关联尚未明确。

模型和模拟

在原子水平，模拟麻醉药分子和靶点类似蛋白的相互作用被定义为"结合基序"，它成为麻醉药分子两性结合空腔的特征（见前，麻醉作用分子位点鉴别）[115]。模拟麻醉药物和萤火虫荧光素酶的相互作用说明，麻醉药通过影响蛋白功能重要的运动模式来产生作用[233]。

在宏观水平，计算机模拟可以提供动态的神经元和网状结构兴奋性调节的综合图像。一种"由下至上"、神经元到神经元的方法依据的是单一神经元的计算机模型、已知的麻醉药物对固有膜和突触膜传导的影响，以及简单网状结构模型。麻醉药对整合输出信号的作用可以通过计算机模拟产生（例如起搏神经元的放电作用）[234]。这些模型明显依赖于真实神经元和网状结构的衍生特性的精确性，模拟的范围由于其各组分间的复杂性而被限制[235]。另一种称为"自上至下"的方法，例如平均场模型，为了总体动力而牺牲了个体的精确性。整体皮质现象，例如麻醉诱导相关癫痫[236]，可以模拟成基于平均神经元基团之间平均相互作用的阶段性转变（类似于 EEG 信号反映了神经元基团的平均信号）。这种途径可以被延伸到诸如意识等大脑皮质现象[237]。神经元和计算机模型可能会在未来麻醉学研究中作为理论和实验的桥梁获得重视。

将来的研究策略

基础学科的发展驱动了对麻醉机制的探索。一些能够促进理解麻醉机制的策略包括：在体内使用激动剂 / 拮抗剂、非麻醉药 / 非制动剂、转基因动物以及脑功能的高分辨率成像。

药 理 学

激动剂 / 拮抗剂和实验性麻醉药

运用针对明确受体的激动剂和拮抗剂提供了一种药理学方法来把体内、外实验联系起来。根据前面提到的标准，选择一个作用于明确终点的受体（如制动）。这种方法用于排除 NMDA 受体阻滞在吸入性麻醉剂制动作用中的重要作用，但对 GABA$_A$ 及 GlyR 在制动中的作用，这种方法并不会得出令人信服的结论[238-239]，这也许是因为药物 NMDA 受体在类似于脊髓的复杂网络中的不同水平整合的相互作用的复杂性。同样的药理学策略排除了阻滞 NMDA 受体在挥发性麻醉药的制动效应中发挥的重要作用[240]。这种策略的提升涉及运用结构上不同的多种药物来作用于功能已知的细胞核。例如，结节乳头体核（睡眠通路的一部分）已被认为介导了某些静脉麻醉药麻醉中的镇静成分（如丙泊酚）[23]。基于此策略，位于中脑脑桥连接处背侧的 GABA 能药物的散在全麻作用位点已经被提出[22, 241]。

非制动剂

非制动剂是一类理化特性类似于常用吸入麻醉药的化合物，不过，预计麻醉浓度的该类药物（基于其脂溶性和 Meyer-Overton 相关性：MACpred）并不能产生制动作用[11]。起初它们被称为非麻醉药，但当发现它们在与经典挥发性麻醉药相似的 MACpred 时也产生了遗忘作用后此专业术语就被修改了[67]。如果一种麻醉药和一种非制动剂以相同的方式影响分子或细胞过程的话，那么此过程就与麻醉状态无关，遗忘作用是个明显例外。尽管这逻辑很严密，但是只会排除一定量的受体，因为与挥发性麻醉药相比，非制动剂相对来说是目标选择性的。这类化合物有可能提供深刻的见解，此见解超过了早先设想的受体水平的研究，这些研究通过把镇静与遗忘分离开来以研究体内基本的网络活动[63]。

光反应麻醉

最近，光活化 - 异氟烷（光反应性的异氟烷异构体）已经合成。这种介质与异氟烷有着类似（并不完全相同）的生化特性。当用 300nm 波长的光照射时，光活化 - 异氟烷与围绕在假定的异氟烷结合位点发生反应。光活化 - 异氟烷和类似介质的应用有助于鉴别吸入性麻醉剂与麻醉相关的分子靶点的

结合位点[242]。

遗 传 学

遗传学策略有两种方式即顺向和逆向遗传学[243]。逆向遗传学方法以某个特定的基因为中心，之所以选择此基因是因为有很多理由相信该基因的产物可能对麻醉很重要。此策略的很多例子都是定向的突变，这些突变改变了特定的神经递质受体对麻醉药的敏感性[121]。最初这些突变被用来确定麻醉药的结合点位。随后，转基因药物被用来测试改变了的基因产物对麻醉药表型的行为相关性时，这些转基因药物对麻醉药产生了耐受性，这是通过从基因组中删除一个认定的目标蛋白或者通过表达出一个对麻醉药不敏感的基因结构被改变的目标受体而实现的。相反，顺向遗传学涉及影响群体中目标表型（如：麻醉终止位点）相关突变的研究（试验诱发或自然发生的多态性）。

敲除和敲入方法

在敲除方法中，可通过某个特定删除或者插入来干扰编码某个目标蛋白的基因表达。几乎所有此类研究均在小鼠上进行。整体的敲除方法存在的众所周知的问题是有时可能会在动物的蛋白质组中产生大量的代偿性变化，这些变化可表现为子宫内的致命性畸变到潜在的实验里容易相混淆的野外型差异。一个补偿性策略就是有条件地敲除，在此策略中基因的删除是以受限制的方式发生的：结构上的（局限于某些脑区域）或者暂时性的（即基因在某个已知的点位被及时删除）。这些策略能把发展的畸变降低至最小以及减少代偿性变化的可能性。在敲入方法中，通常是以某个单一的氨基酸残基的突变为目标来制造某种蛋白质，此蛋白质对某种目标药物的敏感性已发生改变。理想情况是，在没有该药物的情况下，此变异仍然是完全悄无声息的，也就是说，此变异并不会干扰目标蛋白质的正常表达与其功能或者改变其他基因的表达。

GABA$_A$ 受体　关于吸入麻醉药，来自转基因动物的结果既表明了遗传学方法的有效性又表明了它的困难性。限于前脑 GABA$_A$ 受体 α_1 亚单位被有条件地敲掉的老鼠比野生型老鼠对异氟烷产生遗忘更不敏感，产生了对这些受体的作用促进了异氟烷的遗忘作用这一论断[244]。相反，GABA$_A$ 受体 α_1 亚单位的变异使得该受体在体外对异氟烷不敏感，而携带此受体 α_1 亚单位变异的小鼠并没有表现出对异氟烷的遗忘或制动作用的敏感性降低，由此可下结论，此亚单位并没有

介导异氟烷对学习和记忆产生的损害[31]。类似的实验表明作用于 GABA$_A$ 受体 α$_1$ 亚单位并不介导异氟烷的制动或遗忘作用[30]。这种"自下至上"的遗传学方法是个劳动量大但又强有力的工具，用于针对特性受体的静脉麻醉药，此方法已经产生了明确的结果[16]，不过，把这种方法运用于更加错综复杂的吸入麻醉药已被证明更富有挑战性。

α1 甘氨酸受体　药理学研究表明，在脊髓中的甘氨酸能神经传递可能为吸入麻醉剂制动作用的效应器，在这里，甘氨酸替代 GABA 作为最重要的抑制性递质。然而，小鼠的隐匿性突变使得 α$_1$ 亚单位甘氨酸受体对酒精极为敏感，但 MAC 值的吸入性乙醚麻醉剂并不能被证实有着相同的改变，因为 α$_1$ 是成年动物中最广泛表达的亚基，这不同于甘氨酸受体在吸入麻醉剂制动作用中的重要意义[245]。

双孔结构域 K$^+$ 通道　运用携带被敲除几个双孔结构域 K$^+$ 通道（K$_{2P}$）家族成员（TASK-1、TASK-3、TREK-1）变异的老鼠已经表明这些 K$^+$ 通道在挥发性麻醉药中的作用[32-34]。例如，TREK-1 敲除的老鼠用于测试正向反射丧失（评估意识）和制动时对所有的挥发性麻醉药呈现部分耐受，尽管在更高浓度时它们依然能够对此类老鼠产生麻醉作用。有趣的是，这些老鼠对戊巴比妥的反应未受影响，这表明此变异并没有导致对麻醉药的广泛耐受。

顺向和种群遗传学

线虫类的新杆状线虫和果蝇类黑腹果蝇分别有302 和 100000 个神经元，在麻醉研究中也已被用作有机物模型。一些线虫基因的突变影响了其对吸入麻醉药的敏感性，比如 unc[64, 214]、溴化丙胺太林[246]和 gas1。后者基因的突变使其对安氟烷异常敏感。克隆此蠕虫的一个编码 NADH 氢化酶相同亚单位的基因，使其能在神经元中得到表达[247]。酵母被用作有机物模型来确定适当的麻醉药作用终端时，其局限性更明显。

对麻醉药的敏感性具有定量特征（在一个种群中是不断变化的），定量遗传学就是对连续性特征的遗传性的研究。这些特征受基因操纵，表现为数量性状遗传位点（QTL）。在高级和低级有机物中，采用自上而下的以种群为基础的方法来对掌控着个体对麻醉药的易感性的 QTL 进行定位。从观察到近亲繁殖的老鼠对异氟烷的敏感性各不相同开始，一方面进行以微卫星

DNA 为基础的连续分析以及另一方面进行以单核苷酸多态性为基础的遗传学变异分析，把异氟烷产生制动作用的 QTLs 定位于老鼠染色体 7.248 的最近端部分。这种分析方法有望协助确定主要麻醉药作用终端及其产生不良反应易感变异性的遗传学基础。

高密度 EEG 和功能性成像

随着成像技术的提高，确定麻醉药对意识、记忆以及制动产生影响的解剖学及功能性底物现在正成为现实。成像是基于描绘血流动力学或者代谢变化来替代性地衡量神经元的活动，如 PET 和功能性 MRI，或者基于描绘高密度 EEG 的电活动、脑磁图扫描以及低分辨率的脑电磁 X 线断层摄影术（详见 15、17 和 49 章）。受体的特性也能用放射性的配体进行探测（PET）。这些技术能够确定药物作用的神经解剖底物，当然具体方法有一定的局限性。来自功能性 PET 成像的结果表明丙泊酚是通过作用于前额和颅顶后部的脑皮质而不是作用于脑中间叶来抑制记忆片段的[249]，抑制意识是由于其作用于丘脑，部分中后脑皮质，和（或）脑后带以及中脑皮质[250]。尽管观察麻醉药对代谢活动的独立区域和整体性的抑制作用不可能提供一个最终机制性解释，但是这种信息能够促进各种设想和实验上可验证的各种预言的产生。

更加先进的分析方法依赖于更多地应用数学和统计学科来增加现有技术的力量。MRI 和大脑高密度 EEG 记录揭示了交叉区域之间存在较强联系，但此联合能更好了解大脑对麻醉反应相关信息的巨大潜能才刚开始被发现。逐渐增加的侵袭性记录技术（如：大脑表面电极网格和功能神经外科深部植入大脑的微电极）通常成为神经外科前沿，特别是在了解麻醉药理机制方面。

小　结

当对麻醉药的研究模式从脂类进展到蛋白质两性分子腔时，吸入麻醉药作用机制已被证明比上一代所想象的要困难得多。尽管积累了大量的事实知识，但全身麻醉作用的综合性理论目前尚未明确。朝着这个目标发展如此困难有着许多原因。吸入麻醉药的重要药理学特性包括低效能（毫摩尔），对多种靶点错综复杂的活性，缺乏特定的拮抗剂以及神经科学中记忆和意识的局限性，这些特性已经阻碍与其相关的分子作用靶点的确立。对静脉麻醉药而言情况则有所不同，它们展现了更常规的受体药理学。而且，越来越多的

证据表明，不存在一个共同的作用靶位来解释每一个全麻药的作用，或者甚至单个全麻药的作用。现在清楚的是，麻醉的混合状态和它的核心成分（即遗忘、镇静/无意识、制动）在体内是可分离的行为状态，这限制了在体外对它们进行复制。在分子和细胞水平解决这些现象代表了当代神经科学的前沿。在大量已确定的麻醉药的分子和细胞作用中，尚不清楚哪些对想要得到的行为作用终点至关重要，哪些是无害的或有益的不良反应（如预处理），以及如果有的话，哪些作用可能带来长期的或者迟发的不良后果（如细胞死

亡、认知障碍）。确定全麻药的分子靶位的不断进展为确立与全身麻醉药的行为和外周终点相关的网络和系统水平的作用提供了一个基础。随着行为的生物学基础被阐明（它们曾经被认为是心理学领域所独有的），麻醉药为其提供了一个有价值的研究工具，一个综合的麻醉学理论也终将形成。

参 考 文 献

见本书所附光盘。

第26章 吸入麻醉药的药动学：摄取、分布、代谢和毒性

Stuart A.Forman • Yumi Ishizawa
赵洪伟 王 靖 译 王国林 审校

致谢：编者及出版商感谢 Edmond I. Eger II 在前版本章中所做的贡献，他的工作为本章节奠定了基础。

要 点

- 肺泡吸入麻醉药浓度（F_A）或肺泡吸入麻醉药分压（P_{alv}）是重要的概念，因为它是决定吸入麻醉药分布进入血液和中枢神经系统靶器官的驱动因素，并且其读数可用于监测麻醉药剂量。麻醉气体的输送及摄取都会影响 P_{alv}。

- 通过增加新鲜气流量、提高挥发罐输出设定和加大每分通气量可增加输送给患者的吸入麻醉药。

- 初始摄取进入血液的麻醉药量随肺血流量（心排血量）、麻醉气体的血液溶解度的增加而增加。麻醉药摄取增加（比如高血溶性药物或心排血量增加）可减慢麻醉诱导时 P_{alv} 的上升速度，减慢麻醉诱导速度；相反，低血液溶解度可加快麻醉药的起效和清除。

- 当血液和组织中麻醉药分压增加时，摄取进入血液的麻醉药将减少，导致混合静脉血中有更高的麻醉药分压。

- 吸入的麻醉药浓度越高，随后因摄取导致的浓度下降就越小（浓度效应）。当吸入浓度为 100% 时，摄取过程将不会引起 P_{alv} 的变化。肺泡内容量的变化导致 N_2O 被快速初始摄取，从而保持或增加其他肺泡内气体的浓度（第二气体效应）。

- 影响麻醉药摄取的因素同样影响麻醉药在肺内的清除。清除速率与周围环境相关，即在同样的麻醉深度下要使肺泡和脑的麻醉药浓度降低相同程度，吸入麻醉药时间较长的患者要比时间短的患者慢。

- 吸入麻醉药的毒性主要和它们的生物转化（代谢）有关。明显的毒性作用通常在代谢组织中产生，如肝和肾。现代吸入麻醉药比早先药物代谢过程少，毒性小。

- 氟烷性肝炎是一种由暴发性肝损害导致的潜在的致命性综合征，它是因为暴露于挥发性麻醉药氧化产生的活性代谢产物所致。这些代谢产物改变肝内蛋白质，产生新的半抗原从而引起对抗肝细胞的免疫反应。这种综合征的发生率随麻醉药的不同而不同，和药物代谢程度有关：氟烷＞恩氟烷＞异氟烷＞地氟烷。

- 吸入麻醉药的脱氟反应可发生在肝和肾。血液中的自由氟化物能够损伤肾，导致高输出性肾衰竭。肾毒性几乎仅仅和延长暴露于甲氧氟烷中有

要 点（续）

关。七氟烷代谢过程也能导致血中氟水平升高，但不引起肾损伤。可增加甲氧氟烷毒性的因素包括其组织溶解度高、清除率低、肾代谢程度高，从而导致肾周高氟水平时间延长。

- 麻醉药同强碱反应，特别是二氧化碳（CO_2）吸收剂中的氢氧化钾（KOH），产生很多潜在的毒性物质。七氟烷降解形成复合物 A，复合物 A 和啮齿类动物肾损伤有关，但和人类肾损伤无关，这种毒性差异与药物在啮齿类动物和人类肾代谢中的差异有关。麻醉机中干燥的 CO_2 吸收剂（见第 29 章）与吸入麻醉药反应，释放一氧化碳和热量。新型 CO_2 吸收剂中不含强碱性化学制品，从而防止了此类反应和对患者的潜在伤害。

- 氧化亚氮在吸入麻醉药中非常独特，它通过氧化辅因子维生素 B_{12} 抑制蛋氨酸合酶。在某些易感患者和接受过如 N_2O 等很多麻醉药的患者，蛋氨酸合酶受到抑制可导致血液和神经功能障碍。延长 N_2O 暴露之后，蛋氨酸合酶受到抑制，同样能增加血液中同型半胱氨酸水平，引起血管炎症，增加血栓风险。尚缺乏明确的临床试验评估 N_2O 对血管疾病患者发病率的影响。

- 吸入性麻醉药，当作为废气排出或直接排入大气会引起全球变暖和臭氧破坏。通过常规使用低新鲜气流或应用新技术收集排出的麻醉废气可减少麻醉药对环境的影响。对收集的麻醉废气进行再加工和再利用也可减少药物对环境的影响。

- 在以正在发育的大脑，也包括非人类灵长类动物的大脑为模型的实验中发现，全身麻醉药可产生和后续神经认知缺陷有关的神经毒性信号。在美国和欧洲儿童中进行的临床研究中，结果表明，早期暴露于麻醉药与长大后学习或行为障碍之间的关系仍然不能确定（见第 93 章），关于麻醉和手术对成人大脑的长期作用见第 99 章。

引 言

现代吸入麻醉药是可逆性改变患者中枢神经系统功能的重要药物。由于吸入麻醉药的摄取和消除均通过肺泡血－气交换，所以药物浓度可在呼出肺泡气中检测，药物清除也不依赖于组织代谢。通过吸入进行全身给药，选择最佳的输送方式，需要对以下概念进行深入理解：气相混合物如何出入身体各个组织，它们是如何代谢的（药代动力学），以及这些药物和它们的代谢产物在哪个部位如何影响组织功能，上述过程的影响因素是什么。在神经系统、呼吸系统和心血管系统的可逆性麻醉效应（药效动力学）的相关内容参见本书其他章节（见第 25、27、28 章）。

吸入麻醉药的摄取和分布

在本章的第一部分，回顾了化学平衡的基本概念，并且阐明了吸入麻醉药在体内摄取和分布的影响因素。本章中讲述所采用的生理模型高度模拟临床所观察到的结果，该模型在 1973 年由 Mapleson[1] 进行了定性和定量（用数学表达）的详细分析、阐述，为不同学习程度的读者解释了重要的概念。

吸入麻醉药的生物物理学特性：分压、疏水性和分配系数

吸入麻醉药是给予患者的混合气体中的组成成分，其生物物理学特征见表 26-1。分压是指混合气体中的一个气体成分所产生的压力与混合气体所产生的总压力的比值，该气体成分所产生的压力和它的摩尔数成正比。比如，空气（21% O_2 和 79% N_2）中混有 1.5% 异氟烷，在 1 个大气压下（760mmHg），O_2 分压为 157.2mmHg，N_2 分压为 591.4mmHg，异氟烷分压为 11.4mmHg。麻醉气体分压是反映气体热力学活性

表 26-1 吸入麻醉药的化学结构和特性*

麻醉药	氧化亚氮	氟烷	甲氧氟烷	恩氟烷	异氟烷	地氟烷	七氟烷
进入临床年份	1840s	1956	1960	1966	1969	1990	1981
化学结构	(结构式)	(结构式)	(结构式)	(结构式)	(结构式)	(结构式)	(结构式)
分子量	44.0	197.4	165.0	184.5	184.5	168	200.1
沸点 (℃)	-88.5	50.2	104.8	56.5	48.5	22.8	58.6
密度 (g/ml)	1.84×10^{-3}	1.86	1.42	1.52	1.5	1.45	1.50
蒸汽压 (mmHg)	43,880	243	22.5	175	238	664	157
油/气分配系数 (37℃)	1.3	197	950	98.5	90.8	19	47~54
血/气分配系数 (37℃)	0.47	2.5	12	1.9	1.4	0.45	0.65
MAC-无体动 (% atm/mmHg)†	104/800	0.75/5.7	0.2/1.52	1.58/12.0	1.28/9.7	6.0/45.6	2.05/15.6
MAC-苏醒†	71/540	0.41/3.21	0.081/0.62	0.51/3.88	0.43/3.27	2.4/19	0.63/4.79

分配系数摘自参考文献 2-6。
MAC-无体动和 MAC-苏醒摘自参考 2.8-11, 38。
* 气体特征如无特别说明均于标准温度(20℃)和标准压力(1 atm)下测得。
† 约 40 岁患者的最低肺泡浓度

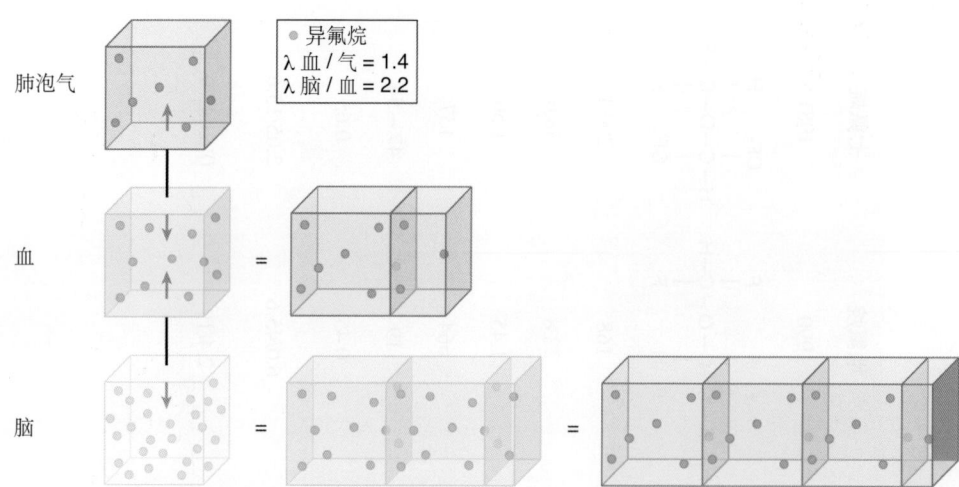

彩图 26-1 不同生物相间麻醉气体的分配。左：描述了异氟烷在气相（蓝）、血液（红）和脑（黄）之间的分配，异氟烷的血 / 气分配系数（$\lambda_{b/g}$）是 1.4，脑 / 血分配系数（$\lambda_{CNS/blood}$）是 2.2（见表 26-2）。所有房室中异氟烷分压相等时即为达到平衡，此时血液中所含异氟烷为相同容积肺泡气中所含异氟烷的 1.4 倍；脑组织中所含异氟烷为血液的 2.2 倍。右：我们也用两相间有效（平衡）体积来描述分配系数。比如 1 倍体积的血液所含异氟烷与 1.4 倍体积的肺泡气所含异氟烷相等，而 1 倍体积的脑组织所含异氟烷与 2.2 倍体积血液或 3.1 倍体积的气体所含异氟烷相等

的指标，决定麻醉气体的药理作用。在接近 1 个大气压（760mmHg）下，一种麻醉药的分压，通常以占混合气体分压的百分数（或分数）表示。当局部大气压和标准大气压明显不同，如高纬度、水下或高压舱内，将百分数分压修正为绝对值分压就非常重要。相同的吸入浓度同种麻醉气体在高纬度地区药理作用减弱，因为此时麻醉药分压降低。因为分压是气体在体内扩散的热力学动力，麻醉药从高分压房室扩散到低分压房室，不受混合气中其他气体成分的影响，当不同区域麻醉药分压相等时即达到平衡状态。

挥发性混合气体的总分压是蒸汽压，是挥发性麻醉药在挥发罐中的分压。每种麻醉药都有独特的蒸汽压，并且随着温度的升高而增加。挥发性麻醉药的定义为 20℃时蒸汽压小于 1 个大气压并且沸点高于 20℃（见表 26-1）。气体麻醉药的定义是 20℃时蒸汽压大于 1 个大气压并且沸点低于 20℃（见表 26-1）。挥发性麻醉药一般占输送给患者的混合气体中的一小部分。相反，气体麻醉药比如氧化亚氮（N_2O）和氙气，由于它们效能相对较低，一般在吸入混合气体中占有相对大的比例，因此会产生额外效应 [如浓度效应、第二气体效应和气腔膨胀效应（airspace expansion）]，而挥发性麻醉药无这些效应。

疏水性是某些化学物质的分子特性，包括大多数全麻药都不能轻易地形成氢键，因此表现出较低的水溶性。疏水复合物通常也是亲脂性的，在低极性溶液例如油中表现出高溶解度。疏水性的一般指标是水和橄榄油（主要是油酸，一种 18 碳脂肪酸）之间或者水

和正辛醇之间的分配系数。分配系数通常用希腊字母 λ 表示，是指某一溶质在两个独立相邻的溶剂或两个独立相邻的容器（液体可在两容器间自由出入）中达到平衡（即分压相等）时，两相溶质浓度的比值（彩图 26-1）。另一个常用的对分配系数概念的描述是指两个房室包含相同浓度的溶质，在平衡状态下两个房室中该溶质的相对容积（彩图 26-1）。

吸入麻醉药从肺泡扩散至肺血，然后经血液进入不同组织，因此麻醉药血 / 气分配系数（$\lambda_{b/g}$）和组织 / 血分配系数（$\lambda_{t/b}$）是吸入麻醉药摄取和分布的重要影响因素（表 26-2）。麻醉气体（和其他气体如 O_2、N_2 和 CO_2）的血溶性随温度降低而升高 [16-17]。因为大部分麻醉药是疏水性的，它们在含脂丰富（如脂肪）的器官溶解度高，而且它们结合多种蛋白质形成疏水或两性分子腔 [12]。消化脂肪性食物后，麻醉药分配入血（血溶性）增加 [18]；在贫血或营养不良的患者中，可能降低。甲氧氟烷（临床已不再使用）和氟烷都是高血溶性的。N_2O、七氟烷和地氟烷是低血溶性的。

麻醉药输送、摄取和分布：多房室模型

向患者输送吸入性麻醉药和输注静脉药物相似，主要有两个不同点①药物是以经肺泡交换入血的途径进入体内的。②药物清除是通过相同的途径。因此，吸入麻醉药的输送依赖于肺通气，摄取和清除则依赖于肺血流灌注。

表 26-2　吸入麻醉药摄取和分布模型参数 *

组织	血液	心脏			肾			肝			CNS			肌肉			脂肪			VRG		
血流(L/min)	5	0.2			1.07			1.2			0.62			0.75			13			7		
容量(L)	5	0.28			0.32			3.9			1.43			30			0.5			0.35		
麻醉药	V_{eff}(L)	$\lambda_{组织/血}$	V_{eff}(L)	τ(min)	$\lambda_{组织/血}$	V_{eff}(L)	τ(min)	$\lambda_{组织/血}$	V_{eff}(L)	τ(min)	$\lambda_{组织/血}$	V_{eff}(L)	τ(min)	$\lambda_{组织/血}$	V_{eff}(L)	τ(min)	$\lambda_{组织/血}$	V_{eff}(L)	τ(min)	$\lambda_{组织/血}$	V_{eff}(L)	τ(min)
氧化亚氮	2.35	0.87	0.24	1.2	0.93	0.3	0.3	1.1	4.1	3.4	1.1	1.6	2.6	1.2	36	48	2.3	30	60	1.4	9.9	29
氟烷	12.5	2.9	0.8	4.0	1.5	0.5	0.4	2.5	9.8	8.0	2.7	3.9	3.3	2.5	75	100	65	840	1700	2.3	16	47
甲氧氟烷	60	1.2	0.34	1.7	2.3	0.74	0.69	2.5	9.8	8	2	2.9	4.7	1.6	48	64	76	980	1960	1.2	8.5	25
恩氟烷	9	1.3	0.36	1.8	2.0	0.64	0.6	2.1	8.2	6.7	1.4	2.0	3.3	1.7	51	68	36	464	930	2	14	41
异氟烷	7	1.3	0.36	1.8	2.3	0.74	0.69	2.4	9.4	7.6	1.5	2.1	3.5	2.9	87	116	45	580	1160	2	14	41
地氟烷	2.35	1.3	0.36	1.8	1.0	0.32	0.3	1.4	5.5	4.5	1.3	1.9	3.0	2.0	60	80	27	350	670	2	14	41
七氟烷	3.25	1.3	0.36	1.8	2.3	0.74	0.69	2.4	9.4	7.7	1.7	2.4	4.0	3.1	93	120	48	620	1240	2	14	41

* 假设患者为 70kg，处于静息状态。血 / 组织分配系统摘自参考文献 6,12-14。组织容量和血流值为近似值（Levitt,[12] Kennedy and colleagues[15]）。有效容量的计算（V_{eff}）=组织容量 ×$\lambda_{组织/血液}$，每个房室的交换时间常数（τ）=V_{eff}/血流。
CNS，中枢神经系统；VGR，血管丰富组织

上游房室、下游房室和麻醉药转运：总体流动和压力梯度

吸入麻醉药的摄取和分布可被简要理解为上游高分压房室到下游低分压房室的一系列转运步骤，如图26-2描述。首先，药物从麻醉输送装置［主要是配备可输送特定浓度（百分大气压）挥发性麻醉药挥发罐的麻醉机］进入呼吸回路中的新鲜混合气体流。第二步，机械通气使呼吸回路中的气体进入肺泡。第三步，麻醉药经毛细血管扩散进入肺静脉血。第四步，动脉血将麻醉药分配给包括主要靶组织中枢神经系统在内的各个组织。第五步，从组织中流出的静脉血汇入肺动脉。第六步，混合静脉血经过肺泡毛细血管重新和肺泡气达到新的麻醉药平衡。

从麻醉机到呼吸回路的气体流动是单向的。血液循环大部分也是单向的。从麻醉机（新鲜气流出端）到呼吸回路再到肺泡，麻醉药的流向可被简单地理解为是从上游房室到下游气相房室的交换。在后面的步骤中，比如肺泡气和肺毛细血管血液间的交换，麻醉药分子通过在由可渗透膜相隔的相邻房室间弥散而实现药物流动。简单来说，在这里用到的模型中，作者没有将血液作为一个单独的房室。麻醉药与不同组织间的分布方式，既包括通过血流的总体转移（bulk transfer），也包括跨毛细血管膜的扩散平衡。值得注意的是，当麻醉药的转移发生在气相和血液之间或血液和组织之间，下游房室的有效容量需要用适当的分配系数进行修正（见表26-2）。

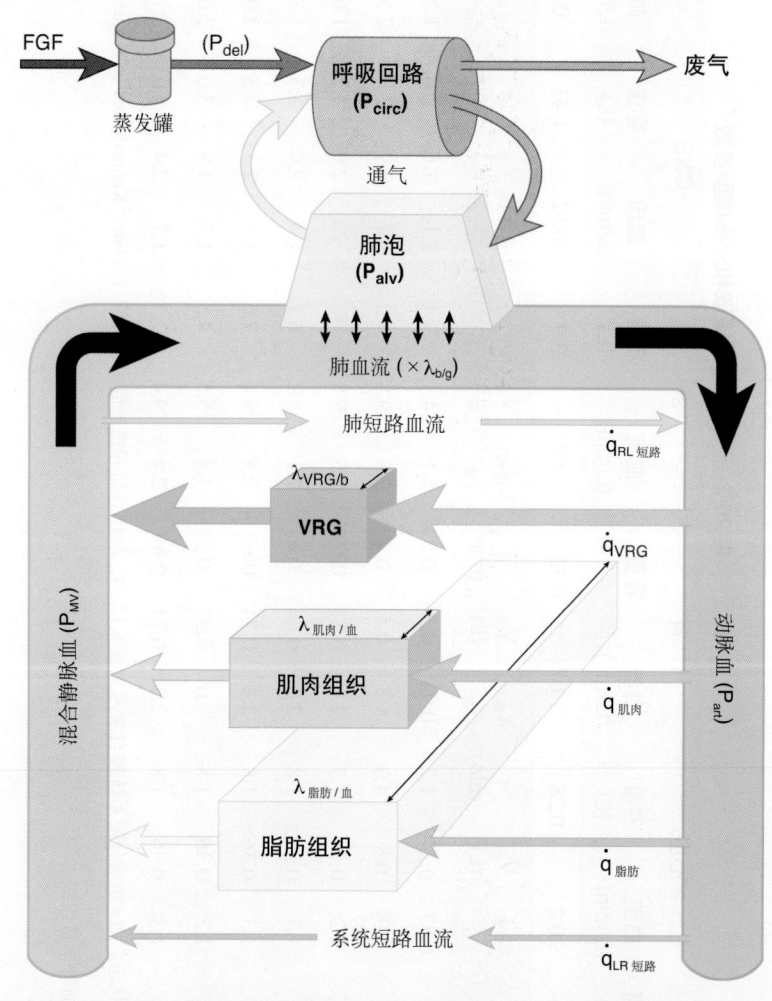

图 26-2 吸入麻醉药摄取和分布的流程图。描述了麻醉药流经的主要房室，包括呼吸回路、肺泡气和三个主要的组织房室：血管丰富组织（VRG）、肌肉和脂肪。组织房室的生理容量约和图中标出的房室正面大小成比例，血／组织分配系数用房室的深度表示。因此，VRG 的有效容量比肌肉组织的有效容量小得多，肌肉组织的有效容量比脂肪组织小得多。药物流向和模型不同部分间的药物交换用箭头表示。新鲜气流（FGF）携带麻醉药从蒸发罐到呼吸回路；通气过程实现了麻醉药在呼吸回路和肺泡气之间的交换；肺血流将麻醉药从肺泡转移入循环，然后随进入各个组织的血流将药物分配给不同房室。相对血流以及分流血流的大小与图中进出组织房室的箭头宽度成比例。该图描述的是麻醉药摄取的最初阶段，此时包括脑在内的 VRG 中的麻醉药分压与肺泡及动脉血中的麻醉药分压接近平衡，而肌肉组织和脂肪组织中的麻醉药分压仍相对偏低。本系统中麻醉气体转运的量化模型采用的是数值积分方程来描述麻醉药进出每个房室的过程（方程式 5, 8, 9, 10 和 11）。图 26-4、26-5、26-6、26-7、26-9、26-10 和 26-12 也是以这些模型绘制的。模型中用到的标准化参数见表 26-2。P_{circ}，回路中的分压；P_{del}，输送的麻醉药分压

呼吸回路的洗入速率：挥发罐和回路之间的平衡

可控性输送吸入麻醉药的装置将在第 29 章介绍。呼吸机呼吸回路中的气体洗入是典型的总体转移交换（bulk transfer exchange），麻醉机出气端输出的新鲜气流替代呼吸回路房室中的气体。

来自挥发罐的麻醉药输送　简单地说，从挥发罐中输送的挥发性麻醉药是麻醉药气体设定的输送浓度（分数 $=F_{del}$ 或分压 $=P_{del}$）和新鲜气流（fresh gas flow，FGF）的乘积。

$$dV_{del}/dt = P_{del} \times FGF \quad (1)$$

因此，我们可以将其与时间整合从而大致计算出输送的气相麻醉药的容量。在最简单的情况下，P_{del} 和 FGF 保持常数：

$$V_{del}(t) = P_{del} \times FGF \times t \quad (2)$$

新鲜气体洗入呼吸回路　自麻醉机输送的混合气体替代呼吸回路中的气体（洗入），这一过程的影响因素是 FGF 和呼吸回路中的容量（V_{circ}）。在一般情况下，输送麻醉药的最初 FGF 是 6L/min，呼吸回路各组件内的气体容量是 6L。如果 FGF 加倍至 12L/min，则洗入过程以两倍的速度进行（时间减半）。相反，如果 V_{circ} 加倍到 12L，则洗入过程以一半的速度进行（时间加倍）。

因为气体交换仅仅通过总体流动和气体混合进行，所以其交换过程不依赖回路中的麻醉气体浓度。然而，输送气体浓度和回路中气体浓度之间的差异决定了麻醉气体的净流向和净流量。当输送的麻醉气体分压（P_{del}）比回路中的麻醉气体分压（P_{circ}）大时，麻醉气体的净流向是进入呼吸回路（随后进入患者体内）。从呼吸回路中清除麻醉气体，P_{del} 必须小于 P_{circ}。当不存在浓度梯度时（即分压相等），总体流动交换可能会用新的气体替换所有旧有气体分子，但是呼吸回路中没有气体净流动，麻醉气体浓度也没有任何变化。

从数学上，我们可以将呼吸回路交换过程描述为综合所有上述因素的微分方程：

$$\frac{dP_{circ}}{dt} = \frac{FGF}{V_{circ}} \times (P_{del} - P_{circ}) \quad (3)$$

如果 P_{del} 是常数，对上述方程进行积分得到单指

数函数，使得 P_{circ} 在任何给定时间中都随 $t=0$ 时刻的 P_{del} 变化：

$$P_{circ}(t) = P_{circ}(0) + \left(P_{del} - P_{circ}(0)\right) \times \left(1 - e^{-t/[V_{circ}/FGF]}\right) \quad (4)$$

经过持续洗入时间 $\tau = V_{circ}/FGF$ 后，P_{circ} 达到 P_{del}。因此，如果 $V_{circ} = 6L$ 和 $FGF = 6L/min$，则指数时间常数为 1min（图 26-3）。每分钟呼吸回路中原有气体降低 63.1%，4min 后还剩不到 2% 的原有气体。整个过程的半衰期（挥发罐 - 呼吸回路浓度差降低一半的时间）是 $0.693 \times \tau$。

呼吸回路中的其他组件，如 CO_2 吸收剂和呼吸回路中塑料或橡胶的管路及接头，影响挥发罐和呼吸回路之间的平衡速率，因为这些材料会吸收挥发性麻醉药，增加呼吸回路的有效容量[19]。挥发性麻醉药疏水性越大，呼吸回路组件中吸收的麻醉药越多，然而，这种吸收作用对低溶解度麻醉药的洗入和洗出影响不大。

洗入过程的临床相关性非常容易理解。能够说明 FGF 重要性的例子就是，采用单次呼吸诱导时需要"预充"呼吸回路。FGF 的设定和回路容量影响着所需的预充时间。更常见的情况是，当改变挥发罐浓度后，新浓度影响回路洗入或洗出的速度取决于 FGF。开放式（无复吸）麻醉药呼吸回路设计为需应用高新鲜气流、低气体交换容量，这些特点使得输送的麻醉药浓度可以很快变化，最大限度地减少吸入呼出气体。

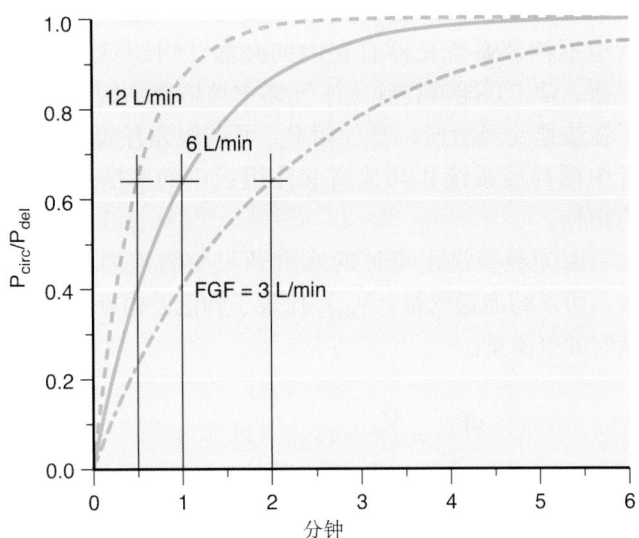

图 26-3　呼吸回路的洗入依赖于新鲜气流（FGF）。图中呼吸回路容量为 6L 时，曲线代表麻醉药浓度（分压）升高的速率取决于 FGF。FGF 增大，导致新鲜气体和回路中气体交换的更快。洗入过程的指数时间常数是每分钟回路中有多少升气体被新鲜气流所代替（见方程 4）。曲线上的十字处表示在不同气体流速下的时间常数。每个时间常数均表示 63.1% 的气体已经被交换

选择开放式系统还是复吸式系统影响很多其他因素的作用，而这些因素影响着呼吸回路下游吸入麻醉药的摄取和分配。下面的数字为上述两种情况提供模型。

呼吸回路和肺泡腔间的平衡

麻醉气体从呼吸回路转移到肺泡腔是与从挥发罐到呼吸回路相似的另一个大量交换的过程。此时，通气气流呈周期性和双向性，决定麻醉药交换的因素是每分通气量（MV）和总的肺泡容积（V_{pulm}）[20]。因为从呼吸回路转移到肺代表着麻醉药流出回路，我们调整方程式 3 将呼吸回路的流入和流出都考虑进来：

$$\frac{dP_{circ}}{dt} = \frac{FGF}{V_{circ}} \times (P_{del} - P_{circ}) - \frac{MV}{V_{pulm}} \times (P_{circ} - P_{pulm}) \quad (5)$$

其中，P_{pulm} 是死腔和肺泡腔内麻醉药分压的加权平均值。

方程式 5 描述的是复吸入如何影响吸入（呼吸回路）麻醉药浓度。大多数吸入麻醉药是通过复吸回路输送的，这样的回路包含有单向流量阀和去除 CO_2 的化学性吸收剂。复吸入主要依赖新鲜气流和每分通气量间的平衡。呼吸回路中的麻醉气体是新鲜气体和呼出气体的混合气体。增加 FGF 减少复吸入，而增加 MV 增加复吸入。

肺泡麻醉药浓度

肺泡麻醉气体浓度（P_{alv} 或 F_A）是影响麻醉药摄取和分布的重要因素。因为①它能与血液循环和包括中枢神经系统靶器官在内的高灌注组织迅速达到平衡。② P_{alv} 能够在呼气末气体中被检测。因此，除了在快速交换阶段，呼气相 P_{alv} 可以作为有效估计患者中枢神经系统和其他高灌注组织中的麻醉药浓度的指标。

因为经肺进出机体的麻醉药只与肺泡内气体有关，所以肺泡通气量（$\dot{V}_{alv}$）代表了肺泡腔内麻醉药交换时的气流量。

$$\frac{dP_{alv}}{dt} = \frac{\dot{V}_{alv}}{V_{alv}} \times (P_{circ} - P_{alv}) \quad (6)$$

此处的 $\dot{V}_{alv}$ 是经死腔通气量校正后的 MV。

麻醉药经肺泡摄取入肺循环

在吸入麻醉药诱导期间，麻醉药气体由肺泡气经肺泡－毛细血管壁进入肺循环，肺泡内分压（P_{alv}）和混合静脉血内分压（P_{MV}）之间的压力梯度驱动其进入肺动脉。在麻醉药洗出阶段，P_{alv} 低于 P_{MV} 时麻醉药

的净流向出现逆转。麻醉药摄取进入血液依赖于肺血流（通常与心排血量非常接近，$\dot{Q}$）和血液溶解气态麻醉药的能力（血／气分配系数，$\lambda_{b/g}$）

$$摄取 = \dot{Q} \times \lambda_{b/g} \times (P_{alv} - P_{MV}) \quad (7)$$

因此我们对方程式 6 进行调整，来说明麻醉气体进入肺泡腔和吸收入血的过程：

$$\frac{dP_{alv}}{dt} = \frac{\dot{V}_{alv}}{V_{alv}} \times (P_{circ} - P_{alv}) - \frac{\dot{Q} \times \lambda_{b/g}}{V_{alv}} \times (P_{alv} - P_{MV}) \quad (8)$$

因此，在吸入麻醉药诱导期间，P_{alv} 升高至 P_{circ} 的速度取决于以下因素：①肺泡通气量；②心排血量；③血中麻醉药的溶解度。增加通气量能够从呼吸回路输送更多的麻醉药进入肺泡，进而增加 P_{alv}/P_{circ}（图 26-4）。增加肺血流能够从肺泡中转移更多的麻醉药，因而降低了肺泡内麻醉药浓度的升高速度（P_{alv}/P_{circ}，图 26-5）。事实上，当呼气末 CO_2（$ETCO_2$）降低和呼气末挥发性麻醉药浓度升高，很有可能是由于心排血量降低[21]。血液中溶解的麻醉药越多（即麻醉药的 $\lambda_{b/g}$ 越高），单位体积血液自肺泡气中摄取的麻醉药越多（即有效血流越大）。因此，随着 $\lambda_{b/g}$ 增高，P_{alv}/P_{circ} 升高得更慢（彩图 26-6）。

影响 P_{alv} 升高的其他因素

影响肺泡摄取麻醉药的其他因素包括通气 - 血流比和麻醉药在肺泡中的绝对浓度。

死腔 死腔（即有通气但无灌注的肺区域）减少有效肺通气（见方程式 7 和 8），因此减慢了麻醉药摄取。使用开放呼吸回路中（高 FGF）和低血液溶解度的吸入麻醉药时这种效应最明显。相反，在麻醉药输送受限和摄取量高的情况下，如使用低 FGF 和高血液溶解度的麻醉药时，肺泡通气量降低，因此摄取量降低。吸入麻醉药浓度（P_{circ}）和进行肺泡交换的浓度梯度变化缓慢，这也少量补偿了死腔对肺泡通气的作用，减少死腔对 P_{alv} 的整体作用。

肺（右向左）分流 肺（右向左）分流（RLshunt）可能是生理性的、病理性的或者医源性的，如在单肺通气期间。右向左分流导致 P_{alv} 和 P_{art}（动脉血中麻醉药分压）之间存在区别。这是因为此时的动脉血混合了静脉血和经过肺泡气交换的血液（方程式 9）。因为这种分流降低了肺内跨毛细血管气体交换，减慢了麻醉药的摄取（方程式 7 和 8，修正了肺内的分流血液），右向

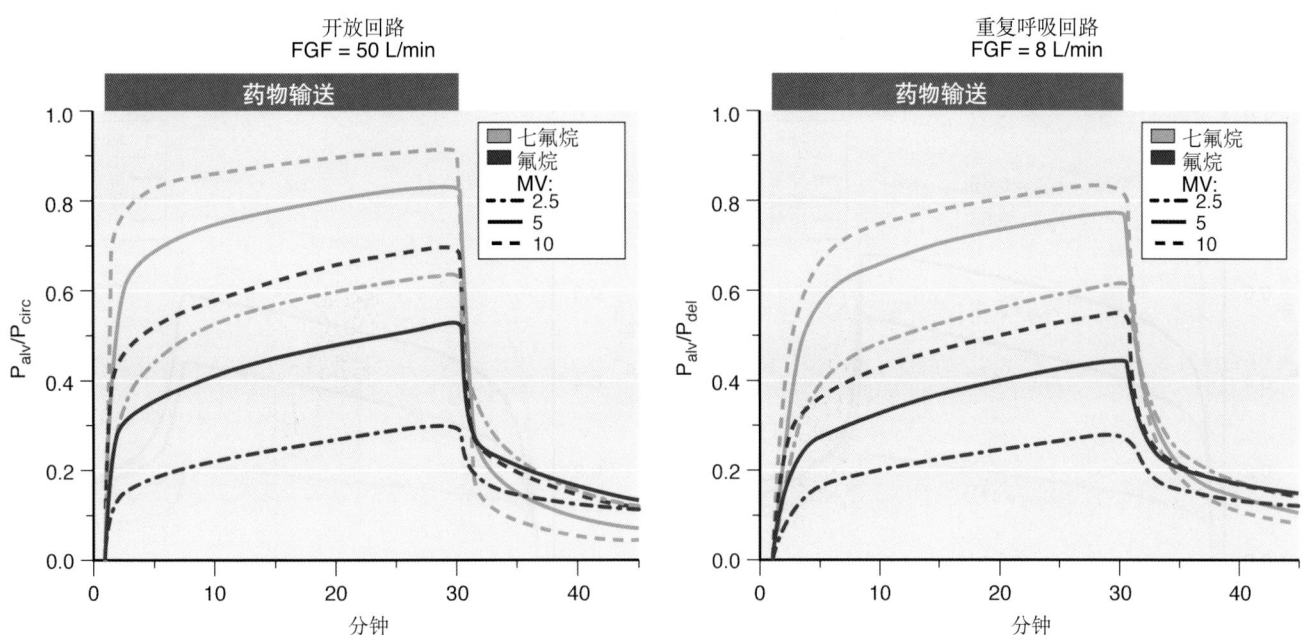

图 26-4　通气量在肺泡麻醉药分压（P_{alv}）升高中的作用。左图为传统高新鲜气流量（FGF）的开放回路模型，因此 $P_{del} = P_{circ}$。右图为临床常见情况，蒸发罐输出量（P_{del}）是常数，在新鲜气流量为 6L/min 时，出现部分重复呼吸。增加每分通气量，通过增加麻醉药进入到肺从而加速 P_{alv} 的升高。无论麻醉药是高血溶性（如氟烷）还是相对不溶于血液（如七氟烷）均存在这一效应。然后，通气效应在溶解度大的药物中更加明显。在药物输送中止后，增加通气量同样能够加速麻醉药的清除。P_{circ}：呼吸回路中的分压；P_{del}：输送的麻醉药分压

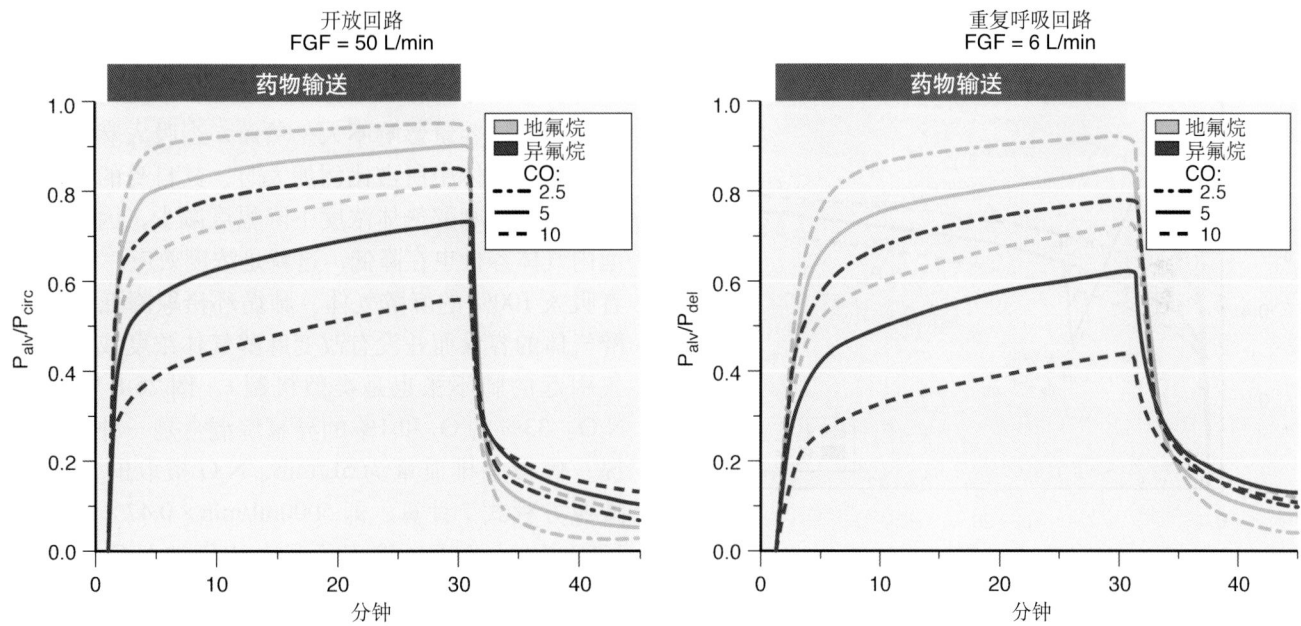

图 26-5　心排血量在肺泡麻醉药分压（P_{alv}）升高中的作用。左图为传统高新鲜气流量（FGF）开放回路模型，因此 $P_{del} = P_{circ}$。右图为临床常见情况，蒸发罐输出量（P_{del}）是常数，在新鲜气流量为 6L/min 时，出现部分重复呼吸。增加心排血量通过增加麻醉药经血液摄取减慢 P_{alv} 的升高（从肺泡气体中移除麻醉药）。这一效应在高溶解度和相对低溶解度（如异氟烷）的麻醉药中均起作用，但对溶解度高的药物效应更明显。心排血量同样通过影响摄取来影响麻醉药从肺的清除（即增加心排血量减慢麻醉药清除速率）。P_{circ}，呼吸回路中的分压；P_{del}，输送的麻醉药分压

左分流，维持了 P_{circ}，这种效应对高溶解度麻醉药比低溶解度麻醉药更加明显。因此，对于 N_2O 这类麻醉药，分流降低 $P_{art} : P_{alv}$ 比值的影响更明显[22-23]（图 26-7）。

$$P_{art} = P_{MV} \times \dot{q}_{RLshunt} + P_{alv} \times \left(\dot{Q} - \dot{q}_{RLshunt} \right) \quad (9)$$

浓度效应和第二气体效应　一种吸入麻醉药的

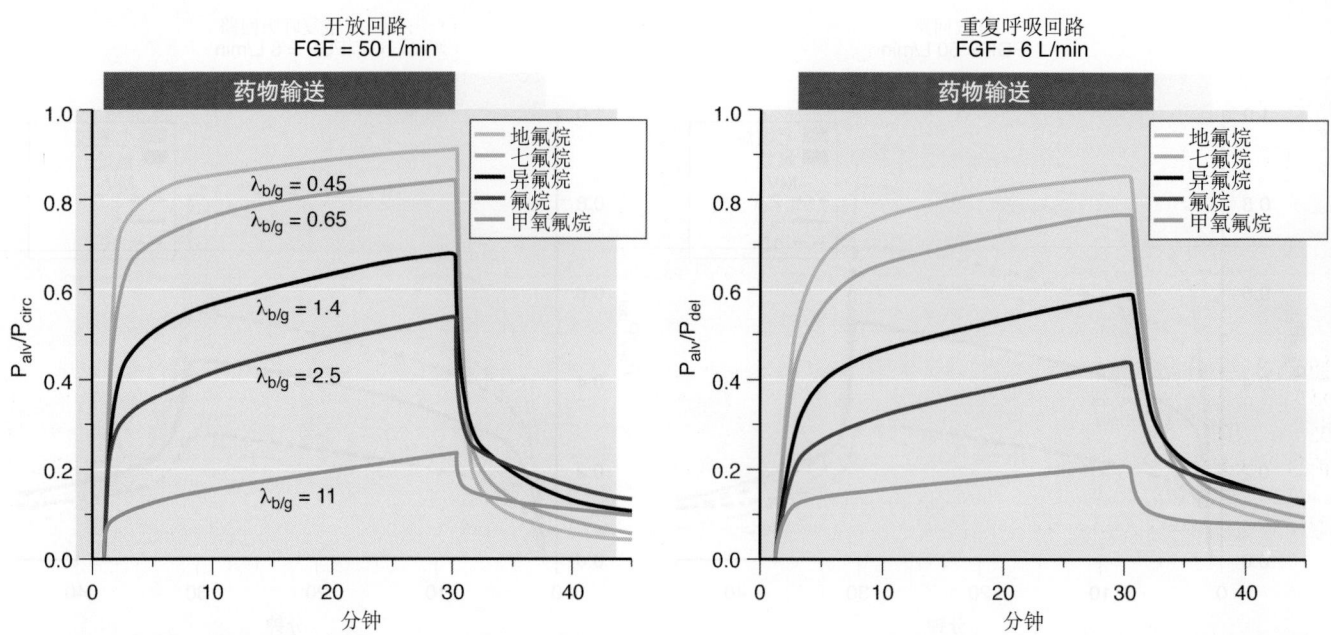

彩图 26-6 血液溶解度在肺泡麻醉药分压（P_{alv}）升高中的作用。左图为传统高新鲜气流量（FGF）开放回路模型，因此 $P_{del} = P_{circ}$。右图为临床常见情况，蒸发罐输出量（P_{del}）是常数，在新鲜气流量为 6L/min 时，出现部分重复呼吸。当血液溶解度（$\lambda_{b/g}$）增加时 P_{alv} 升高速率减慢，因为高溶解度的药物经血液摄取增多。血液溶解度的主要效应是 P_{alv} 初始快速升高的幅度，这个幅度代表麻醉药输送和肺血摄取间的平衡，麻醉药输送中止后，血液溶解度同样影响肺泡药物清除（即增加血液溶解度导致肺泡气体清除减慢）。P_{circ}，呼吸回路中的分压；P_{del}，输送的麻醉药分压

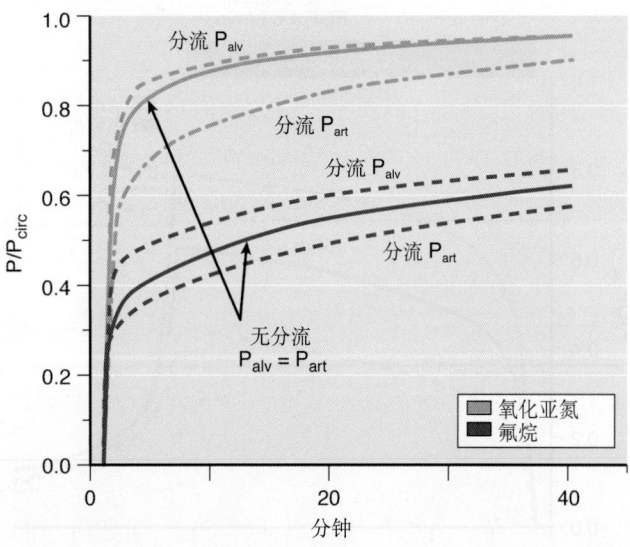

图 26-7 右向左分流对肺泡和动脉血中麻醉药分压的影响。曲线代表在 40% 右向左分流和无分流（实线）的情况下，肺泡中麻醉药分压（虚线）和动脉血中麻醉药分压（虚点线）。肺右向左分流不经过肺泡摄取，因此，较少的麻醉药从肺气体中清除，这就增快了 P_{alv} 的升高。另外，动脉血中麻醉药分压（P_{art}）是 P_{alv} 下的肺静脉血和 P_{mv} 下分流的混合静脉血的综合分压。因此，当存在右向左分流时，决定麻醉药摄取入组织的速率 P_{art} 比 P_{alv} 升高得慢。与可溶性麻醉药（如氟烷）相比，使用不溶性麻醉药（如 N_2O）时分流对 P_{art} 的作用更为显著。其他模型中的参数适用于开放输送回路（P_{circ} 不变），MV = 6L/min；CO = 5L/min。*Palv*，肺泡麻醉药分压；*CO*，心排血量；*MV*，每分通气量；*Pmv*，混合静脉血中的麻醉药分压

绝对浓度影响着它自身的摄取。在先前的讨论和图表中，都是假设一种吸入性麻醉药存在于吸入混合气体中的一小部分，麻醉药的跨肺泡摄取导致 P_{alv} 的降低，对肺泡气体容量影响不大。然而，当吸入麻醉药在吸入的混合气体中所占比例加大时，其自身的快速吸收导致肺泡内麻醉气体浓度下降幅度减少，因为此时肺泡内气体容量也在降低，这就是浓度效应[24]。假设患者吸入 100% 的麻醉气体，肺循环摄取降低了肺内麻醉气体的容量而并没有改变麻醉气体浓度或分压（氧气引起的肺不张也是类似机制）。图 26-8 中 66% 的 N_2O、33% 的 O_2 和 1% 的异氟烷混合是一种典型的情况。假设心排血量为 5L/min，N_2O 摄取的初始速率按照方程式 7 计算，即 5000ml/min×0.47×0.66atm = 1550mL/min N_2O，这表示很大比例的 N_2O 在最初几次呼吸中即被初始摄取了。假设一半的 N_2O 和一半的异氟烷在最初吸入混合气体后即被快速摄取，则肺泡容量降低 33.5%，剩余的肺泡气体含有 33 份 N_2O、33 份 O_2 和 0.5 份异氟烷（49.6%N_2O、49.6%O_2 和 0.8% 异氟烷）。尽管 N_2O 有 50% 的摄取量，肺泡气体容量的明显降低导致肺泡内剩余的 N_2O 浓度仅比初始浓度降低 24%。

第二气体效应在这个例子中也有体现：N_2O 的快速吸收和肺泡内气体容量的降低使 $P_{异氟烷}$ 维持在初始吸入浓度并且增加了肺泡 PO_2，这些都促进了麻醉气

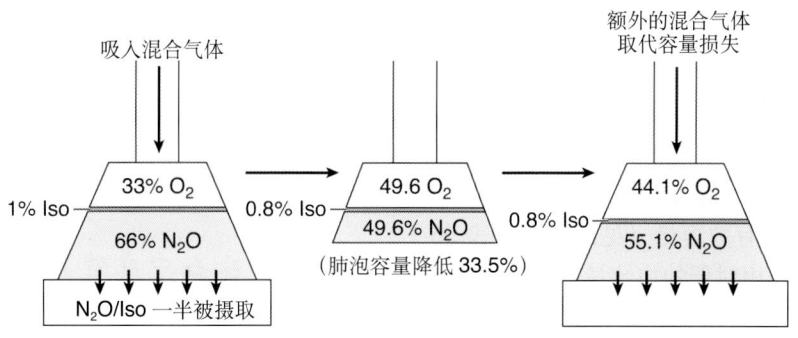

图 26-8　浓度效应和第二气体效应。上图描述的是给予麻醉药初期肺泡气体。经初始吸气呼吸后，正常吸气末容量的肺泡中充满了回路中的混合气体（66%N_2O，33%O_2，1% 异氟烷）（左框）。N_2O 和异氟烷的一半被吸收入肺血流。肺泡内气体容量减少33.5%。此时，N_2O 的气体容量和 O_2 的气体容量相等。混合气体为 49.6%N_2O、49.6%O_2 和 0.8% 异氟烷。再次吸入混合气体，气流进入肺泡达到最初容量值，从而使得混合气体中有 55.1%N_2O、44.1%O_2 和 0.8% 异氟烷。肺泡中 N_2O 分压下降程度比被摄取的少得多（浓度效应）。另外，O_2 分压的增加和吸入 O_2 量有关。异氟烷分压能够维持与吸入的浓度密切相关，其增加了异氟烷的摄取速率（第二气体效应）。Iso，异氟烷

体的摄取[25]。值得注意的是，因为呼吸回路中更多的气体在肺泡气被快速吸收的同时被动进入肺泡，N_2O快速摄取进入血液导致每分通气量增加。这些效应在人类[26]和动物中[25]均存在，并且理论上认为这些过程非常短暂，只发生在 N_2O 从肺泡转移到血液的最初快速转移阶段。第二气体效应在最初 N_2O 快速摄取阶段之后可能仍存在[27]。

麻醉药在组织内的分布

　　肺毛细血管中的血液进入肺静脉和左心，吸入麻醉药也随之经过动脉分布到全身各个组织。各脏器内麻醉药分压增加的速率由组织特异性动脉血流（$\dot{q}$）、有效容量（解剖学容量和组织/血分配系数 $\lambda_{t/b}$ 的乘积）和动脉血与组织间的麻醉药分压梯度决定的：

$$\frac{dP_i}{dt} = \frac{\dot{q}_i}{V_i \times \lambda_{i/b}} \times (P_{art} - P_i) \qquad (10)$$

　　这里 i 代表某一脏器或某一类组织，在模型计算中用到的数值总结在表 26-2 中。如果组织血流丰富，则动脉血中麻醉气体分压（$P_{art} = P_{alv}$）和特定组织中麻醉气体分压达到平衡所需要的时间缩短；如果组织有效容量较大，则平衡所需时间较长（图 26-2，26-9）。

　　通常在描述麻醉药分布时将组织分为四种类型。血供丰富组织（vessel-rich group，VRG）包括心脏、脑、脊髓、肝和肾。这些器官共占成人身体质量的近10%；然而，在正常静息状态下，它们接受约 70% 的心排血量。因此，在血液和这些器官之间麻醉药达到平衡仅需几分钟（见表 26-2）。中枢神经系统介导了吸入麻醉药的效应，其达到平衡的时间尤其受到关注。在灌注丰富的 VRG 组织之后，骨骼肌是平衡吸入麻醉

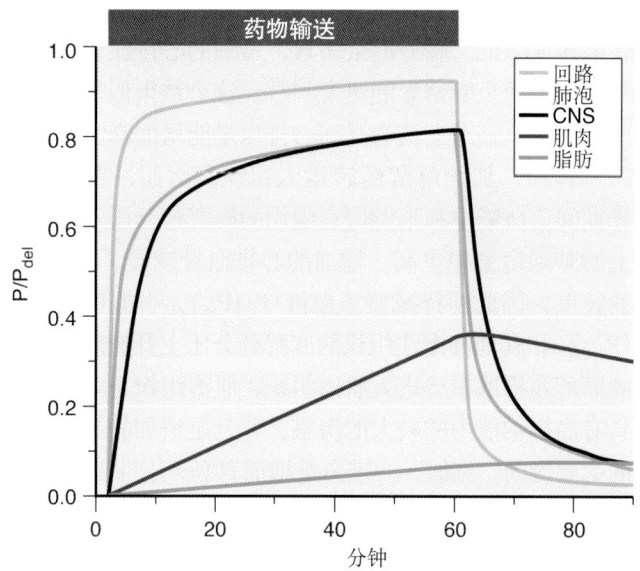

彩图 26-9　不同组织房室中麻醉药分压升高的速率。曲线代表以 6L/min 新鲜气流输送七氟烷，通气量 5L/min，心排血量为 5L/min 时的模型。虽然当 P_{alv} 快速升高或降低时会出现几分钟的滞后，中枢神经系统（CNS，紫色线）、一部分血管丰富组织的麻醉药分压还是能和 P_{alv} 快速达到平衡（蓝色线）。麻醉药分压在肌肉（红线）和脂肪（橘红色线）中的升高或降低要慢得多，因为肌肉和脂肪房室的有效容量要大得多（见图 26-2），而且血流量明显低于血管丰富组织。值得注意的是只要肺泡（和动脉血）中麻醉药分压比脂肪房室中的麻醉药分压高，停药后脂肪中的麻醉药分压仍会继续升高

药的下一个房室。在健康成人，肌肉占全身重量的近40%，这使得肌肉成为按质量算最大的房室。另外，大多数吸入麻醉药更多是进入肌肉而不是脑，导致该房室对麻醉药摄取的有效容量增加。静息状态下，肌肉组织接受 10%～15% 的心排血量 [20ml/（kg·min）]，但在运动、应激、发热或其他增加心排血量的状态下，

肌肉接受的心排血量也会显著增加[28]。总体来说，这些因素整体上导致麻醉药在血液和肌肉间平衡减慢，平衡常数以小时计算（见表26-2）。第三类是脂肪组织，占正常成人质量的25%，接受心排血量的10%[29]。强效挥发性麻醉药更易进入脂肪组织；因此，脂肪代表摄取这些药物的最大的有效容量（见图26-2，表26-2）。非常大的有效容量和相对低的血流量导致麻醉药在血液和脂肪间平衡得非常缓慢，时间常数可以达到几天。第四类包括皮肤、皮质骨和结缔组织，也被称为血管匮乏组织。这些组织平均占成人身体质量的15%，静息时接受少于5%的心排血量。全麻诱导损伤正常的交感神经功能，导致平时温度较低的肢端皮肤也接受到更多的血流[30]。该组血容量约占身体质量的7%，可被认为是麻醉药摄取的另一个房室，同样将药物转移到其他房室。

如前所述，心排血量增加引起麻醉药摄取增加，P_{alv}升高速度降低。除外混杂因素，增加的心排血量减慢了吸入麻醉药全麻诱导的速度[21, 31]。这个结果似乎与临床印象不符，临床上认为提高心排血量能增加麻醉药进入患者体内，加速麻醉药转运入组织。然而，在麻醉诱导期间，血液中和下游房室组织的麻醉药分压不可能比上游肺泡房室中更高。增加的心排血量减慢了P_{alv}升高的速度，因此同样减慢了血液中（P_{art}）、中枢神经系统（P_{CNS}）和其他高灌注组织的麻醉药分压上升速度。另外的麻醉药摄取主要进入肌肉组织，肌肉组织是对麻醉药具有高容纳能力的较大的房室，并且是增加的心排血量的主要流向。例如，心排血量增加50%可使肌肉血流增加两倍以上，将大部分麻醉药转移入肌肉，导致P_{alv}降低进而减慢中枢神经系统内靶组织麻醉药的摄取。如果能够通过挥发罐输出端和FGF自动反馈维持输入的吸入麻醉药保持P_{alv}不变[32]，则增加心排血量可能会有一个不同的效应。模拟P_{alv}保持恒定的模型表明当心排血量增加时，包括脑组织在内的VRG组织摄取增加更快[33]。

在儿科患者中（见第93章），心排血量和不同组织血管床之间的平衡与成人不同。因此，虽然儿童的每千克体重的心排血量比成人大，但对儿童进行麻醉诱导比对成人要快，因为不成比例的灌注进入了如脑组织等血管丰富的器官[34]。

大多数吸入麻醉药达到平衡时的分布容积是非常大的，其中最大的房室是脂肪。然而，脂肪和吸入麻醉药之间达到平衡是非常缓慢的，以至于脂肪在吸入麻醉药的药代动力学方面起着相对较小的作用。在一个持续30分钟至几个小时的一般全麻过程中，血液、VRG器官和肌肉是吸入麻醉药主要分布的房室。虽然图26-2中的模型说明了麻醉药分布只是通过动脉血流，但当邻近器官有很大的接触面积时也会发生组织间弥散。特别是麻醉药分压高的器官可直接弥散到邻近的麻醉药分压低的器官，因此摄入麻醉药多的高容量组织也会影响药物的分布，例如麻醉药自心脏、肝和肾弥散到周围心包和腹腔的脂肪[35-36]。

混合静脉血中麻醉药分压

进入肺循环的混合静脉血中麻醉药分压是汇集到右心室的所有组织和器官流出的静脉血中麻醉药分压的加权平均值。

$$P_{MV} = \sum_{i=1}^{n} \frac{\dot{q_i}}{Q} \times P_i \qquad (11)$$

当P_{MV}升高时，压力梯度驱动麻醉药自肺泡的摄取减弱。输送（吸入）麻醉药和肺泡（呼气末）麻醉药之间的浓度差异也缩小，引起跨肺摄取减慢（方程式7）。体循环分流（左向右）可使P_{MV}升高的速度加快。当血流进入其他组织仍保持正常，左向右分流引起的麻醉药摄取增加（方程式7）被随之升高的P_{MV}所抵消，导致麻醉药在脑、肌肉和其他组织中的输送或摄取速率仅轻度增加。当左向右分流量大时，导致进入其他组织的血流减少，这些组织与麻醉药达到平衡也相对较慢。

模型与吸入麻醉药诱导的结合：PK/PD

吸入麻醉药在不同房室间达到平衡（药代动力学）涉及的包括药物输送、蒸发灌、呼吸回路、肺、血液和不同组织已经在前文进行了讨论。然而，在临床工作中，麻醉实施者的目标是在一个合理的时间段内使患者可逆性产生某些需要的效果（遗忘、意识消失和无体动）。为了达到这些目标，药代动力学必须和关于靶组织内不同麻醉药分压产生不同效果的知识（即剂量依赖性或药效动力学）相结合。与药动学最相关的药效学指标是最低肺泡浓度（minimum alveolar concentration，MAC）-无体动[37]和MAC-觉醒[7]，前者指使50%患者对外科刺激无体动反应的肺泡麻醉药浓度，后者指抑制50%患者感知意识的肺泡麻醉药浓度，这两个指标都是在中枢神经系统内的麻醉药分压（P_{CNS}）与P_{alv}达到平衡的情况下测量的。在强效挥发性麻醉药中的MAC-觉醒通常是$0.34 \times$MAC-无体动[38]，而N_2O的MAC-觉醒大约是$0.7 \times$MAC-无体动（见表26-1）。麻醉诱导期的目标是，在15min内达到尽可能抑制外科切皮后发生体动（$P_{CNS} \approx 1.2 \times$MAC-

无体动)，同时避免麻醉过深带来的副作用。在麻醉结束时，当 P_{CNS} 降低到小于 MAC- 觉醒，患者可能会恢复意识。该模型中采用的目标值只是估算的。在临床工作中，麻醉深度目标值变化范围很大，受到患者因素、伤害性刺激和其他药物等多方面的影响。

有多种方式输送吸入麻醉药达到上述目标值。但首要考虑的都是挥发罐的 P_{del} 必须高于目标 P_{alv} 或 P_{CNS}（即超压 overpress）。超压越高，麻醉药输送得越快。高新鲜气流，每分通气量大和低溶解度药物同样能够增加

麻醉药输送和 P_{alv} 和 P_{CNS} 升高的速率。这些因素，尤其是超压力，同样能够增加输送过量麻醉药的风险。一个常用的策略是初始用中到高的新鲜气流量（≥ 6 L/min）输送吸入麻醉药和中度超压（P_{del} = 2 × MAC- 无体动），然后在 P_{alv} 达到或稍微超过目标水平（图 26-10，左）后降低 P_{del}。保持超压和稍微超过 P_{alv} 是因为在初始快速摄取阶段之后，药物仍大量分布到肌肉中。如果 P_{del} 降低得过快，则 P_{alv} 可能降低到靶浓度以下。当吸入和呼出的麻醉药分压差（$P_{del} - P_{alv}$）减小后，可以将 P_{del} 或

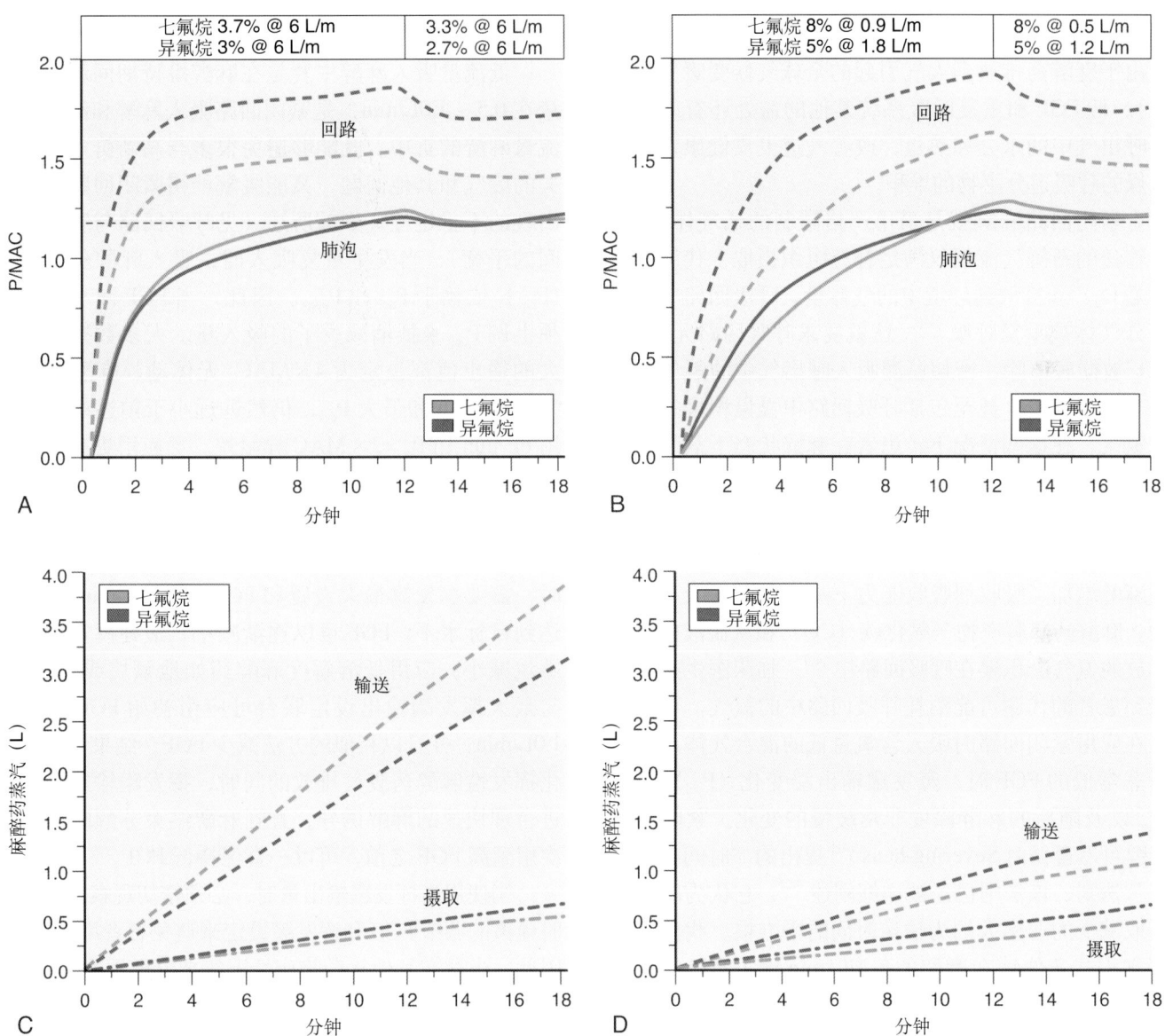

图 26-10　不同诱导方法对吸入麻醉药摄取和输送的影响。A，用中等新鲜气流量（6L/min）和适度超压（2~3 倍）的七氟烷（蓝色）和异氟烷（灰色）进行吸入麻醉诱导时，回路和肺泡内的麻醉药分压 P_{alv} 达到 1.2MAC 约需 12min，将蒸发灌设定下调 10% 也可保持 P_{alv} 在目标水平附近。为了保持住 P_{alv} 水平，可能需要下调蒸发罐设定或新鲜气流量，或者两者都下调。B，吸入麻醉诱导期间应用低新鲜气流量（小于 2L/min）以及七氟烷（蓝色）和异氟烷（灰色）超压的最大值（4 倍）时的麻醉药分压。C，A 框患者模型中接受的麻醉药蒸汽和麻醉药摄取的总和。值得注意的是，麻醉药输送远远大于麻醉药摄取，在低溶解度麻醉药（七氟烷）中更是如此。D，B 框患者模型中接受的麻醉药蒸汽和麻醉药摄取的总和。值得注意的是，摄取过程相似，相比于应用高 FGF 技术，输送的麻醉药更低。在低溶解度麻醉药（如七氟烷）中应用低 FGF 技术比在高溶解度麻醉药（如异氟烷）更加能够减少废气排放。P_{alv}，肺泡麻醉药分压；MAC，最低肺泡浓度

FGF 缓慢下调。

紧闭回路或低流量吸入麻醉

为了达到较小的超压，采用中高新鲜气流量的方法会导致输送的麻醉药远多于被组织摄取的麻醉药。如图 26-10 左侧所示，异氟烷输送量是摄取量的 4.5 倍，七氟烷输送量是摄取量的 7.2 倍。因此，在这个图例中，应用中高新鲜气流量的方法会使 80% 输送的挥发性麻醉药被浪费掉。重复呼吸回路允许新鲜气流量低于每分通气量，这减少了麻醉药进入废气回收系统。减少废气排放意味着减少了麻醉费用，也能减少由于麻醉药排放到大气引起的全球气候变暖（见后文）。低 FGF 和重复呼吸系统其他的益处还有能够保留呼出气中的水分和热量，改善气道上皮健康，减少干燥的呼吸道分泌物的堆积。

紧闭回路麻醉就是采用严格限制的低气体流量，即输送的新鲜气流仅仅满足补充组织摄取、代谢（特别是 O_2）和排放到环境中的气体量，呼吸回路中的大部分气体被重复呼吸[39]。这就要求呼吸回路无泄漏、CO_2 被彻底清除，密切监测吸入呼出气中的氧气和麻醉气体的含量，甚至包括呼吸回路中慢慢积聚的呼出性氮气。在这些情况下，患者在麻醉状态下氧气消耗可能低于 3ml/(kg·min)，体重 70kg 的患者氧气补充量大约为 200ml/min。应用这个技术有很多明显的限制。因为所有呼出的 CO_2 必须由吸收剂清除，紧闭回路麻醉增加了吸收剂吸收能力下降时 CO_2 复吸入的风险。麻醉药降解产物一氧化碳（CO）和从血液中缓慢释放的氮气会积聚在呼吸回路中[40]。临床医生必须意识到患者的代谢可能消耗呼吸回路中的氧气，可能导致在应用紧闭回路时吸入含氧量低的混合气体。当应用非常低的 FGF 时，蒸发罐输出端变化（P_{del}）引起 P_{circ} 以及随后的麻醉深度非常缓慢的变化。紧闭回路麻醉可以遵循由 Severing-haus[41] 提出的"时间的平方根"法则，该法则已经被详细阐述[42]，它认为麻醉药摄取减少的速率大约为输送时间的平方根。我们可以用方程式 7 估计在麻醉的最初 1min 内 1.2MAC 异氟烷的摄取速率。因此，心排血量 × $\lambda_{b/g}$ × 1.2MAC = 异氟烷蒸汽最初的摄取量（5000mL/min × 1.4 × 0.0128atm = 90mL/min）。根据"时间的平方根"法则，在麻醉第 4 分钟的摄取速率应该是最初的一半（45mL/min），在麻醉第 9 分钟的摄取速率应该是最初的三分之一（30ml/min）。输送 90ml/min 的异氟烷蒸汽（20℃时 0.54mL 的液体异氟烷）需要设定挥发罐最大输出量 5%，需新鲜气流量 1800mL/min，这比紧闭回路麻醉的

目标流量要大得多。麻醉医生可以通过直接经呼吸回路的呼气端口注射小量液体麻醉药来克服这个限制[43]，然而，这个方法需要高度注意注药时间和其他因素。在经验不足的麻醉医生，可能会因为误算麻醉药的剂量或误计注药时间而增加注药过量的风险。

因为应用紧闭回路存在的问题，临床上更常用的是采用中到高新鲜气流量来达到在麻醉诱导期间快速改变麻醉药量的目的，当 P_{circ} 和 P_{alv} 之间差别很小时，维持紧闭回路麻醉。即使这样，由于体温变化、肌松程度或手术刺激引起患者代谢状态不同，导致要频繁调节氧流量和麻醉深度，使得紧闭回路麻醉变得不稳定和难以实施。

低流量吸入麻醉主要是在麻醉维持期间新鲜气流量在 0.5 ~ 1.0L/min，是紧闭回路吸入麻醉和高新鲜气流量麻醉的折中。既能够避免很多与高新鲜气流量有关的废气和其他问题，又能缓解严格紧闭回路麻醉时出现的不稳定性。如前所述（见呼吸回路与肺泡气之间的平衡），当发生重复吸入时，吸入麻醉药的浓度（P_{circ}）依赖于 P_{del} 和 P_{pulm}。因此，当 FGF 减小时，必须上调 P_{del} 来抵消减少了的吸入量。大多数挥发罐最大的输出值都设定为 4 × MAC- 无体动，麻醉药输送采用 1L/min 和最大 P_{del}，仍然远远小于前述举例中采用 6L/min 和 P_{del} = 2 × MAC 异氟烷。当应用更高的 FGF 和（或）较低溶解度的麻醉药时，达到目标 P_{CNS} 不到 15min，随着摄取的减少可逐步降低 FGF（见图 26-10，右）。当应用溶解度高的麻醉药如异氟烷进行快速诱导时，需要挥发罐最大设置和 FGF 接近 2L/min。当 P_{alv} 达到目标水平，FGF 可以逐渐减小，最终挥发罐输出端也减小。应用低溶解度麻醉药如地氟烷或七氟烷，与最大挥发罐输出设定联合可应用初始 FGF 值接近 1.0L/min，并且以相似的方法减少 FGF。结果，在最小化挥发性麻醉药废气排放的同时，挥发罐输出能够促进合理快速的麻醉诱导。直到麻醉结束苏醒时需要再次用到高 FGF 之前，可以一直保持低 FGF。

当使用高挥发罐输出量时，必须密切观察，通过实时谨慎的调节 FGF 和挥发罐设定来避免患者用药过量。因此，当存在其他复杂临床情况需要麻醉医生关注时，应避免使用低 FGF 技术和大幅度超压相结合的方法。

麻醉药摄取分布的药效学

大多数吸入麻醉药的药效学效应还包括通气和心脏功能的变化，因此引起药物代谢动力学方面的动态变化。当吸入强效挥发性麻醉药时，自主通气表现为剂量相关性的抑制[44]。结果，当麻醉深度加深时，自

主呼吸的患者通过自主调节一定程度地减少自身麻醉药的摄取。这一自我调节机制一定程度上提供了安全保护，但在手动通气和机控通气的患者中不存在，如果挥发罐不小心被设定为超压输送，患者有可能接受过量的麻醉药[45]。吸入麻醉药也能减少心排血量，这一药效学效应引起 P_{alv}/P_{circ} 更快速的升高，从而使心脏、脑和其他高灌注器官中麻醉药分压快速升高[46]。氟烷是引起心排血量降低最多的麻醉药。如果心排血量降低时麻醉药持续输送，会发生心脏抑制加重，血流动力学快速下降至崩溃的正反馈。关于吸入麻醉药对呼吸和循环系统效应的具体内容见第 27 和 28 章。

氧化亚氮对含气空腔的作用

因为 N_2O 经常在高分压下应用，它弥散、蓄积于含空气或其他不流动气体的空间内，可能引起潜在的对生理有害的影响。临床相关的例子包括血管内的气体栓塞[47]、气胸[48]、内耳中的空气[49]、玻璃体内气泡（见第 84 章）[50]、鞘内空气、气肿[51]和胃肠道内空气[48]。空气填充的空间最常包含的是氮气，它占空气的 78%，但是在血液中的溶解度较 N_2O 小三十倍（N_2 的 $\lambda_{b/g}$ 是 0.015）。因此，N_2O 从血液和周围组织中顺压力梯度进入空气填充的空间，而即使吸入气中 $P_{N_2} = 0$，N_2 从这些空间中转移也非常缓慢。随着 N_2O 的进入，空腔内气体分子数增加，根据顺应性不同表现为体积膨胀、压力上升或者两者皆有。

在顺应性高的空气填充空间，像血管内气泡或小的气胸，N_2O 蓄积产生很小的压力变化，但增加气体的总体积（彩图 26-11，A）。当 N_2O 进入，空气空间开始膨胀，直到气腔中 P_{N2O} 和周围血液达到平衡。在高顺应性空间中，气体最大潜在膨胀体积是：

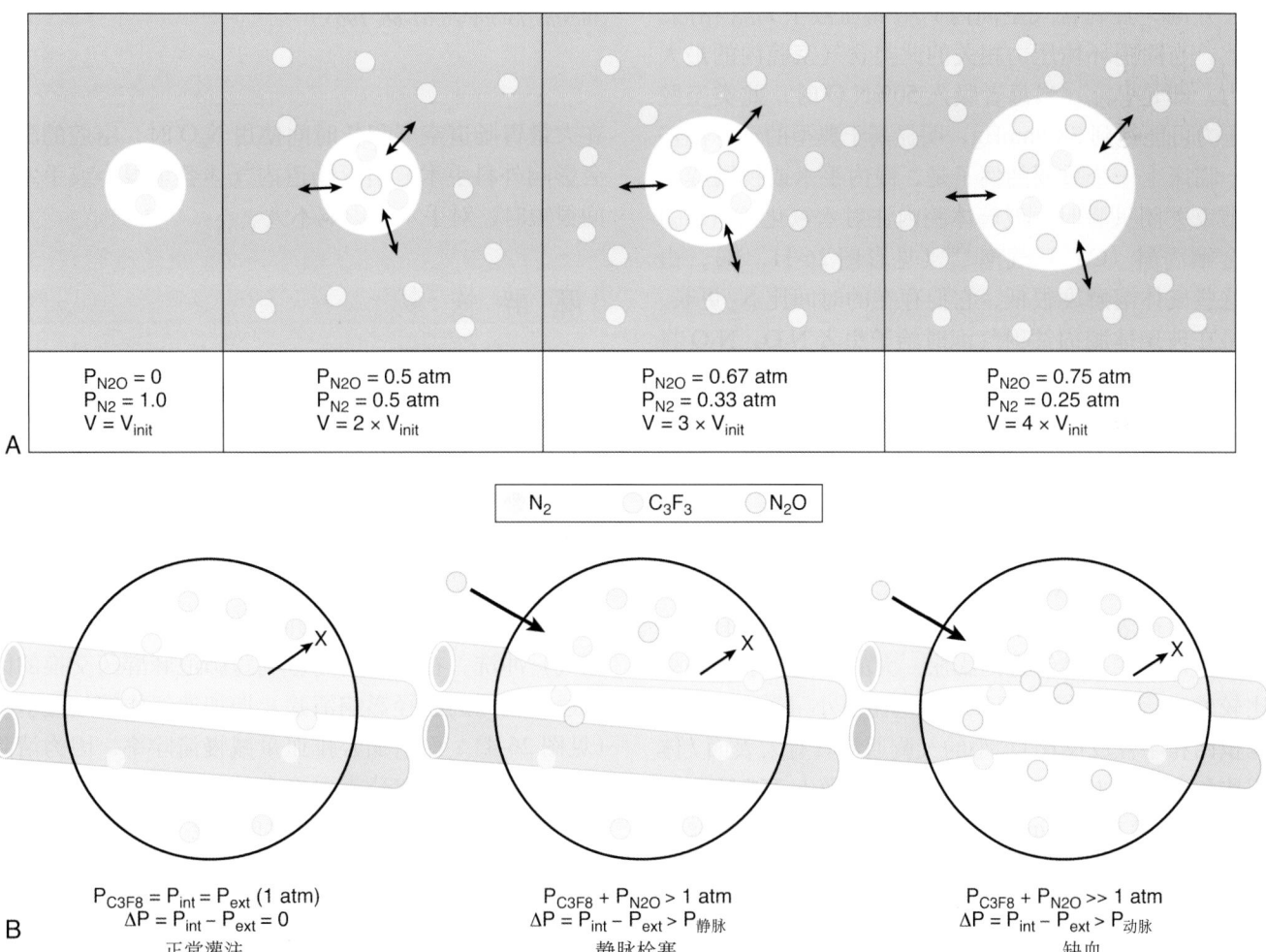

彩图 26-11　氧化亚氮在充气空间中蓄积。A，当周围血液中氧化亚氮（N_2O）的分压增加，具有顺应性的充气空间（小血管内的空气栓子）将膨胀。每个框中描述的是气泡内 P_{N2O} 与血液中 P_{N2O} 相等达到平衡时的情况。每个框下的标签总结了 N_2O 的分压和气泡中 N_2，以及和它本身初始值（V_{init}）相关的气泡容积。B，有血管经过的非顺应性充气房室内压力升高［如注射完八氟丙烷（C_3F_8）的眼睛］。当 N_2O 蓄积，房室内压力升高，能够使该房室（如视网膜）内依靠血管提供血流灌注的组织出现静脉血栓（中间框）或缺血（右边框）

$$\frac{V}{V_{init}} = \frac{1}{1 - P_{N2O}} \quad (12)$$

因此，给予50%N_2O能够使空气填充空间体积加倍，而67%N_2O可能使体积膨胀三倍。N_2O明显加重血管内气栓导致的心血管和组织损伤，可能使原本非致命性的静脉空气栓子产生致命性的后果[47]。N_2O引起的颅内或胃肠道内气腔膨胀可能导致危及生命的颅内气体膨胀、妨碍外科术野暴露或妨碍伤口闭合。当容积扩张时，空腔顺应性最终下降，导致压力升高。比如N_2O能够将一个小的气胸扩大引起胸内压增加、肺挤压、纵隔移位和静脉回流减少（张力性气胸）。气管内插管的套囊填充的是空气，同样也有被N_2O膨胀的危险。气管插管套囊压力增加可能损伤周围黏膜[52]。空气填充的喉罩通气道气囊[53]和空气填充的Swan-Ganz导管的气球[54]同样可能在给予N_2O期间膨胀。

在非顺应性含气空腔内，当N_2O进入时气腔内压力会升高，直到含气空间内P_{N2O}和血液中P_{N2O}相同。因此，与周围环境压力相关的此类含气空腔内的最大压力，即是P_{N2O}。当患者吸入50%N_2O时，此类空腔内压力可能达到380mmHg，明显高于典型的动脉灌注压。临床上一个重要的例子是，眼内手术或视网膜手术结束关闭巩膜时，玻璃体腔内注射六氟化硫（SF_6）或全氟丙醚（C_3F_8）气泡[50]（见彩图26-11，B）。由于这些气体溶解度很低，它们存在的时间比N_2更长。如果在玻璃体腔内注射气泡时给予患者N_2O，N_2O将弥散进入气泡，快速升高眼内压并高于视网膜静脉压力，引起视网膜栓塞。如果眼内压继续升高，高于动脉收缩压，会引起视网膜缺血，导致视力丧失（见第84章）。

N_2O弥散入体内充气空间的速率取决于局部血流和该空间的表面积/体积比。因此，小的空气栓子由于它们有高表面积/体积比值和相对充足的溶有N_2O血供，可能在几秒钟之内膨胀。大的空气栓子膨胀得比较慢，因为它们表面积/体积比值小（球体表面/体积比和半径成反比）。小的气胸通常具有大表面/体积比和高局部血流。动物实验表明，吸入75%N_2O可使气胸容量在10min内增加一倍，在30min内增加两倍（图26-12）。和气胸的气腔相比，胃肠道气腔有比较低的表面/体积比值和低血流量。因此，在胃肠道内气体膨胀比气胸要慢。在动物研究中（见图26-12），吸入70%～80%N_2O大约2h后使胃肠道内气体容量加倍[48]。

N_2O在气胸、颅内积气和关闭硬脑膜等诸如此类存在血管内气栓高风险的患者中是禁忌使用的。当存

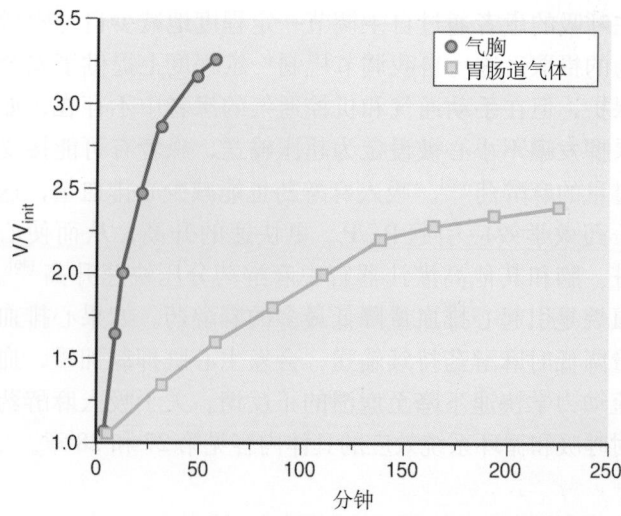

图26-12　应用氧化亚氮期间，空间膨胀的速率。图示为实验动物狗吸入25% O_2/75% N_2O混合气体时胸膜腔（灰圈）或胃肠道（蓝方格）内注入的气囊膨胀程度和膨胀速度。气囊在胃、小肠、结肠内的膨胀比在胸腔内膨胀慢得多 *(Data are approximations from Eger EI II, Saidman LJ: Hazards of nitrous oxide anesthesia in bowel obstruction and pneumothorax, Anesthesiology 26:61-66, 1965.)*

在大量胃肠道空气和长时间使用N_2O时，空腔的膨胀会影响外科手术。当胃肠道内气体容量很小或手术时间很短时，对手术的影响不大。

麻醉恢复

与麻醉诱导的异同点

吸入麻醉药从靶组织（脑和脊髓）中清除主要是通过与麻醉诱导相同的途径：麻醉气流从组织进入静脉血然后进入到肺。如果P_{alv}小于P_{MV}则麻醉药的净流量是从血液流出进入肺泡，最终被呼出。为了尽快清除麻醉药，必须尽量降低P_{circ}，这可以通过停止麻醉药吸入，应用不含麻醉药的高流量气体（氧气和空气）冲洗。在诱导期间影响跨肺泡麻醉药交换的因素通过相同的途径影响清除。增加通气能够加速清除（见图26-4）；而增加心排血量减慢清除率，因为清除高血流量中的麻醉药需要更多的气体交换容积（见图26-5）。增加有效血流时清除血液溶解度高的麻醉药比清除血液溶解度低的麻醉药要慢得多（见彩图26-6）。通常在P_{CNS}低至MAC-觉醒以下时患者意识恢复，地氟烷或七氟烷麻醉达到意识恢复比异氟烷麻醉快得多。N_2O和地氟烷的血液溶解度相似，可以更快达到意识恢复，其原因是以下两点，第一，在清除N_2O的过程中，浓度效应逆向起效，增加肺泡有效通气量和保持肺血液和肺泡间的流向梯度。第二，在全身麻醉

期间，N_2O 的 MAC- 唤醒（40 岁时是 0.71atm）与吸入浓度非常接近；因此，清除少量的药物即可有助于恢复意识。这也是 N_2O 成为唯一具有术中知晓高风险安眠药的原因，这可以通过吸入 N_2O 和呼气末浓度约为 1×MAC- 唤醒的第二种强效吸入麻醉药的混合平衡气体来预防。

随着暴露于麻醉药时间延长，身体成分所起的作用越来越大，特别是对溶解度高的麻醉药。和标准模型相比，患者肌肉或脂肪成分越多，麻醉药随时间分布的容积越大，导致清除速率减慢[55]。麻醉药摄取和清除之间最重要的区别是超压可以加速摄取和麻醉诱导，但挥发罐设置不能降至零以下。因此，影响麻醉药清除速率的最容易改变的因素是新鲜气流量和每分通气量。

麻醉恢复的时量相关性（Context Sensitive Recovery from Anesthesia）

虽然时量相关半衰期的概念通常用于分布于多个药代动力学房室的连续静脉输注药物，这个概念也同样可以应用于吸入麻醉药[56]。短时间吸入和摄取吸入麻醉药后，麻醉药物通过呼出和分布入肌肉和其他组织快速从血液中清除。结果，停止输送麻醉药后，P_{alv} 快速降低。延长吸入和摄取时间，麻醉药在肌肉和其他房室中的分压增加至与血液相近，分布在清除中的作用降低。相反，从高容量组织逆向流出的麻醉药能够减慢中央血液房室的清除。因此，和短期吸入相比，延长吸入麻醉药可使 P_{alv} 小幅度降低和明显减慢清除过程，导致麻醉恢复减慢（图 26-13）。和其他因素一样，时量相关性在高溶解度麻醉药中非常明显，在血液和组织溶解度低的麻醉药物中作用不明显[57]。血液溶解度低的麻醉药的相关优势随着麻醉时长的增加而愈加明显。短时间应用异氟烷和地氟烷，两者预计的唤醒时间只有很小的差距（2.5min），但是长时间应用后，低溶解度麻醉药的唤醒时间会明显加快。

吸入麻醉药经皮和内脏损失

除了肺交换，一定比例的吸入麻醉药通过身体和周围空气的大面积弥散而损失。成人皮肤表面积平均约为 $2m^2$，全身麻醉期间由于抑制了正常情况下的体温调节性血管收缩，使得经皮血流可能非常大[30]。尽管如此，全身麻醉药的经皮损失对清除的作用可能可以忽略[58-59]。在开腹或者开胸手术中，内脏表面也直

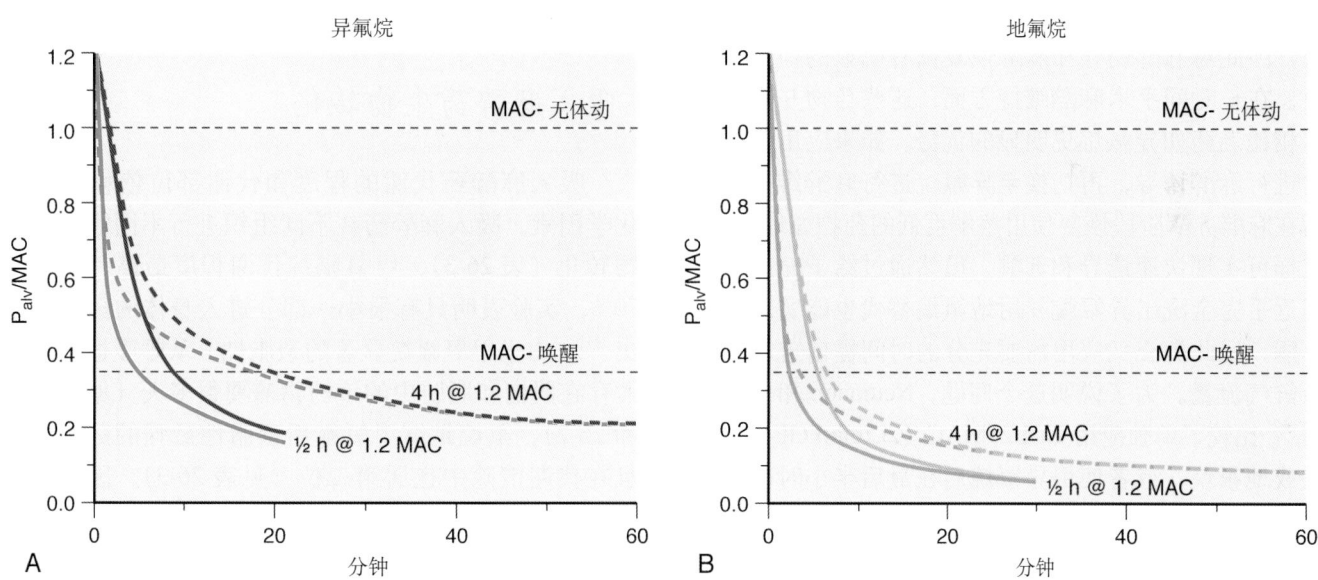

图 26-13　吸入麻醉药洗出及唤醒时间取决于麻醉时长。图框描述当麻醉以 1.2×MAC- 无体动进行 30min（实线）或 4h（点线）后，以 10L/minFGF 洗出，P_{alv} 和 P_{CNS} 恢复至 MAC 时模型的计算数值。MAC- 唤醒（约为 0.34×MAC- 无体动）为通常患者会从全麻中恢复知觉意识的阈值。虽然 P_{alv} 下降较 P_{CNS} 早，当 P_{CNS} 下降至低于 MAC- 唤醒时才能预测与临床相关的结束点（恢复意识）。A. 异氟烷洗出的药代动力学模型（灰色为 P_{alv}，黑色为 P_{CNS}）。异氟烷 30min 的摄取量为 990ml 蒸汽，异氟烷 4h 的摄取量为 3420ml 蒸汽。延长异氟烷麻醉时间可明显增加达到唤醒而需要的药物洗脱时间。用药 30min，P_{CNS} 在 9min 内降至 MAC- 唤醒；而当用药 4h，要达到相同的 P_{CNS}，需要花费多于 20min 来洗脱药物。B. 地氟烷模型的洗出（蓝色为 P_{alv}，灰色为 P_{CNS}）。地氟烷 30min 的摄取量为 1530ml 蒸汽，4h 的摄取量为 4600ml 蒸汽。不同地氟烷麻醉时长下，唤醒时间（5.2～6.3min）差别不大，因为地氟烷的血液溶解度低。临床研究显示当异氟烷的暴露时间在 20～75min 范围内变化时，唤醒和恢复（拔管时间）可能相差两倍；而地氟烷的暴露时间在 20～100min 变化时，拔管时间均小于 10min 范围内。*CO*，心排血量；*FGF*，新鲜气流；*MAC*，最低肺泡浓度；*MV*，每分通气量；P_{alv}，肺泡麻醉药分压；P_{CNS}，中枢神经系统内分压；P_{MV}，混合静脉血中麻醉药分压

接暴露于空气，在这种环境下，麻醉药通过直接转移和空气流通的损失量比通过皮肤要大得多，但是对整体清除来说，仍然是很小的一部分[60]。

麻醉回路的作用

如前所述，回路的组成包括管路、连接器、人工通气气囊和 CO_2 吸收剂，形成了一个充满吸入麻醉药的房室，在洗出麻醉药时也要被清空[19]。从这些回路组分释放的低水平麻醉气体能维持相当一段时间。

麻醉药的代谢清除

吸入麻醉药在组织中的代谢，特别是在肝的代谢，对药物的清除起着一定的作用。吸入麻醉药代谢的具体内容在本章中的第二部分介绍（见代谢与毒性）。甲氧氟烷（临床不再使用）和氟烷（在美国几乎不用的老药）都是代谢程度很高的吸入麻醉药。甲氧氟烷在人体被充分代谢，只有 19% 的吸入剂量自呼出气体排除[61]。大约 20%～25% 的吸入氟烷通过肝的生物转化进行代谢。高代谢率能够减少组织内的麻醉药分压，导致 P_{MV} 降低和增加麻醉药全部清除的速率。组织依赖性降解对新型麻醉药的清除作用不大。

其他的考虑和可能性

现在吸入麻醉药如七氟烷和地氟烷的血液溶解度低，因此对麻醉诱导和麻醉恢复都有明显的益处。然而，在长时间手术麻醉维持方面，这些药物并未显示出相比老药如异氟烷更明显的优势。如果应用一种药物进行麻醉诱导，再切换至异氟烷进行麻醉维持，然后在麻醉苏醒阶段恢复使用溶解度低的药物如地氟烷，这样可实现快速诱导和苏醒。虽然通过给予充分的时间近乎完全洗出异氟烷并用地氟烷替代也能实现快速苏醒，但此类交叉应用需要充分的时间提前进行和高新鲜气流量。为了说明这个问题，Neumann 和他的同事[62]比较了单独应用 2h 1.25MAC（2L/minFGF）异氟烷或地氟烷，或者使用异氟烷后在最后半小时改用地氟烷。虽然，受试者在单独接受地氟烷的情况下更快苏醒，但交叉应用策略与单独应用异氟烷相比在加快苏醒方面并不具有优势。

弥散性缺氧

弥散性缺氧是接受 N_2O 麻醉的患者，快速洗出组织内麻醉气体产生的后遗症。在停止麻醉的最初 5～10min，N_2O 可以每分几升的速度从血液进入到肺泡，导致肺泡中氧气被稀释[63]。快速洗出麻醉气体的另一个效应是肺泡 P_{CO_2} 的稀释，这也会降低呼吸驱动力[64]。

如果患者在这个时期没有接受氧气补充，则麻醉后的呼吸抑制、肺泡 P_{CO_2} 降低和肺泡 P_{O_2} 降低联合作用可能导致低通气和血氧饱和度降低。这些现象可以通过在麻醉恢复的最初 1～10min 提供氧气补充来避免，并且密切观察患者的呼吸。

吸入麻醉药的代谢和毒性

本章关注的是吸入麻醉药的副作用，包括吸入麻醉药对各生理系统的急性可逆性的药效学效应（见第 27、28 和 29 章）。

吸入麻醉药是唯一的一类能够以原型经肺进出身体的药物。因此，吸入麻醉药的化学转化和它们的治疗作用如遗忘、催眠和无体动等关系不大。然而，碳-卤键和其他不稳定的烷基-醚键在某些情况下可能断裂，例如不同组织内酶的生物转化、与 CO_2 吸收剂中强碱反应、暴露在环境中的紫外线辐射。麻醉药在组织中或呼吸回路中的降解能够产生有毒性的活性中间产物，蓄积至一定量可直接或间接损伤患者。N_2O 气体不能被生物转化但是可以选择性地与维生素 B_{12} 反应，灭活维生素 B_{12}，影响 B_{12} 依赖的生化途径。麻醉废气在大气中的分解同样对环境和健康有很大的影响。暴露于吸入麻醉药有潜在的长期神经毒性作用，这和化学降解无关。

吸入麻醉药生物转化

吸入麻醉药代谢的程度和代谢部位依赖于不同化学因素。吸入麻醉药在不同组织进行不同程度的生物转化（表 26-3）。甲氧氟烷代谢程度最高，估计为 70%，实验表明只有很小一部分进入身体的药物被呼出[61]。由于甲氧氟烷显著的亲脂性，从呼吸途径清除贮存在肌肉和脂肪中的该药物需要很多天（见表 26-1 和 26-2）。氟烷是继甲氧氟后亲脂性最强的药物，并且在代谢清除中也居第二位（见表 26-3）。因此，在身体组织内停留时间延长是吸入麻醉药生物转化的重要因素。化学稳定性是另一个重要因素。异氟烷是恩氟烷的异构体，这两种药表现出类似的呼吸系统摄取、分布和清除。然而，异氟烷的代谢只相当于恩氟烷的十分之一。七氟烷和地氟烷代表另一组麻醉药，这两种药均以快速摄取、分布和呼吸清除为特征，但是只有 5% 七氟烷进行生物转化，地氟烷只有 0.02%。

作为麻醉药生物转化的主要器官，肝和肾暴露在高浓度的代谢物中，也最易被毒性代谢物损伤。临床显著的肝毒性主要和使用氟烷有关，肾毒性和使用甲

表 26-3 卤化挥发性麻醉药的代谢

麻醉药	氟烷	甲氧氟烷	恩氟烷	异氟烷	地氟烷	七氟烷
组织代谢程度 (%)	25	70	2.5	0.2	0.02	5
氧化酶	CYP2E1, CYP2A6	CYP2E1, CYP1A2, 2C9/10, 2D6	CYP2E1	CYP2E1	CYP2E1	CYP2E1
氧化代谢产物	F_3C-COOH, HBr, HCl	H_3C-O-CF_2-COOH, HCl_2C-COOH, HOOC-COOH, HF, HCl	HF_2C-O-CF_2-COOH, HCl,HF	HF_2C-O-CO-CF_3, F_3C-COOH, CF_2HOH, HCl	HF_2C-O-CO-CF_3, F_3C-COOH, CF_2HOH, HF	HO-$CH(CF_3)_2$, HF
三氟乙酰化的肝细胞蛋白	+++++	n/a	++	+	+	无
还原酶	CYP2A6, CYP3A4	n/a	n/a	n/a	n/a	
还原代谢物	F-, Br- $F_2C = CHCl$ F_3C-CH_2Cl	—	—	—	—	—
组织毒性	肝	肾、肝	肾、肝	肝	肝	肝
暴发性肝炎发生率	1:20,000	有报道，发病率未知	1:300,000	罕见	罕见	偶有报道
参考文献	65-69	70-73	74-78	75,79-81	82-85	71,86-89

From Kharasch ED: Adverse drug reactions with halogenated anesthetics, Clin Pharmacol Ther 84:158-162, 2008.
加号表示蛋白修饰的相关程度。
n/a：还未明确的酶

氧氟烷有关[90]。对于这些毒性机制的研究影响着药物的发展，为人类毒理学提供了重要的视角[91]。

肝内生物转化

肝是大多数药物代谢的主要部位，特别是亲脂类药物，主要代谢为易于排出的亲水性代谢物。肝很大并且包含很多种高浓度的药物代谢酶。其他器官包括胃肠道、肾和肺也参与药物代谢和清除[92-93]。药物生物转化反应包括氧化、水解和结合。同一药物可能转化为几种代谢物，这取决于不同酶促反应的相对速率、不同组织中的不同药物浓度所需相应的酶、与其他药物或内源性物质竞争酶的结合部位，以及其他因素。氧化和水解被称为 1 相反应，它们导致药物引入或暴露一个极性基团。肝内代谢吸入麻醉药的 1 相反应的酶类是存在于肝细胞内质网中不同的细胞色素 P450 (CYP) 异构体。这些酶类催化氧化反应如包括脱卤作用、N- 和 O- 脱醚作用、N- 和 S- 氧化反应，以及脱氨基作用。这些反应需要氧和 NADPH 依赖性细胞色素 P450 还原酶参与。在缺氧条件下，一些 P450 酶能催化还原反应。50% 以上的 CYP 异构体在人体内具

有活性，其中 CYP3A4 和 CYP3A5 最为丰富。结合反应也被称为 2 相反应，这类反应通常给 1 相反应的代谢产物添加高极性基团如葡萄糖醛酸、硫酸或甘氨酸。最终亲水性产物容易经肾随尿排出或经胃肠道随胆汁排出。N- 乙酰化反应是个例外，它使得代谢物比母体药物水溶性低。

很多因素影响肝药物代谢，包括合用的药物、疾病、年龄和遗传[57]。酶的诱导或抑制反应通常和暴露于某些药物或其他外源性物质有关。特异性 CYP 异构酶的诱导是由于慢性暴露于酶底物基因介导的反应，加速酶产生或减慢酶降解。比如，巴比妥类药物能够引起 CYP3A4 和 NADPH- 细胞色素 P450 还原酶生成量增多，引起所有 CYP3A4 的底物代谢反应明显增强。代谢反应增强能够降低药物的效能（也是耐药性的机制之一）或者，如果前体药物转化成活性代谢产物，则增强药效。如果代谢产物具有毒性，如挥发性麻醉药，则增强代谢会增加药物毒性。相反，抑制 CYP 可以增强母体药物的活性减少代谢产物的效应。CYP 酶抑制与肝疾病和暴露于某些物质有关，葡萄柚汁可抑制 CYP3A4 就是一个重要的例子[94]。对于挥发

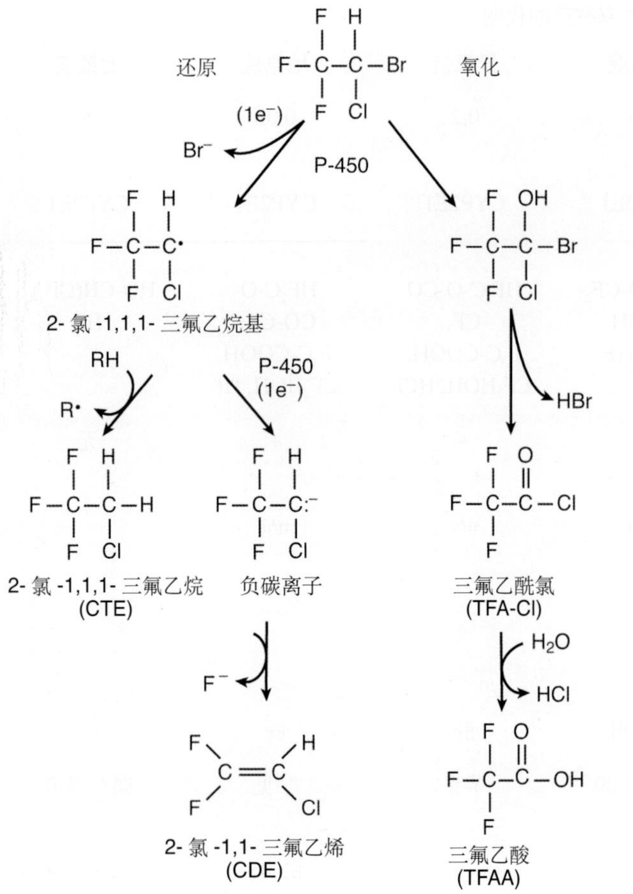

图 26-14 氟烷的氧化和还原代谢反应。图示为由肝 CYP2E1 催化氟烷代谢反应的主要产物。正常情况下，24% 氟烷进行氧化代谢反应，1% 氟烷进行还原代谢反应

常情况下，大约 1% 的氟烷经还原代谢。氟烷的氧化代谢引起氯离子和溴离子释放，形成三氟乙酰氯，再与水反应形成三氟乙酸（图 26-14）。氟烷的还原代谢最初损失溴离子，而后中间产物与氢供体反应形成 2- 氟 -1，1，1- 三氟乙醚或捕获一个电子进一步降低 C-C 键形成 2- 氯 -1，1- 二氟乙烯（见图 26-14）。氟烷会降低局部肝血流引起肝细胞性缺氧，还可能增强还原代谢[90]。所有的烷类麻醉药经 CYP2E1 催化相似的氧化代谢（见表 26-3，图 26-15）。这些药物的氧化代谢导致氟离子（F⁻）和氯离子（Cl⁻）释放，形成活性中间产物与水反应形成羧酸。异氟烷和地氟烷都能生成三氟乙酸，而恩氟烷形成 2- 氟甲基 -2，2- 二氟乙酸。甲氧氟烷氧化代谢有很多途径，在后面的代谢步骤中释放 Cl⁻ 或 F⁻ 产生甲基二氟乙酸、二氯乙酸和乙酸（表 26-3）。

氟烷的肝毒性

作为第一个现代卤代挥发性麻醉药，氟烷在 1955 年用于临床。氟烷的临床暴露可导致两种类型的肝损伤[69, 100-101]。使用氟烷的成人中约有 20% 发生亚临床肝毒性，它的特点是术后丙氨酸氨基转移酶和天冬氨酸氨基转移酶轻度升高，但为可逆的、无害的。氟烷经 CYP2A6 无氧降解为 2- 氯 -1，1，1- 三氟乙基自由基（见图 26-14），被认为可以介导这种轻度肝损伤[65]。暴发性肝毒性即俗称的氟烷肝炎，表现为给予氟烷后患者丙氨酸转氨酶、谷草转氨酶、胆红素和碱性磷酸酶水平升高并且伴有大量肝细胞坏死。氟烷肝炎很少见 [成人 1/(5000 ~ 35 000)]，但死亡率在 50% ~ 75%。因为可能发展为致死性肝炎，在很多国家氟烷已经不再应用于成人。

氟烷肝炎是由与氟烷氧化代谢有关的高敏反应引起的。氟烷氧化后的高反应性代谢产物三氟乙酰氯可以和周围肝蛋白发生反应（表 26-3）。在大多数接受氟烷麻醉后出现肝细胞坏死的患者，可检测到 TFA 修饰蛋白的抗体，提示肝损伤可能和以修饰蛋白为抗原的免疫反应有关（见图 26-16）。因此，发生氟烷肝炎的患者通常有先前暴露于氟烷或其他挥发性麻醉药的病史，而且有提示免疫反应的症状，如发热、皮疹、关节痛和嗜酸性粒细胞增多[66]。现阶段的解释是在敏感个体，TFA- 蛋白加合物诱导细胞毒性 T 细胞反应导致肝损伤[69]。然而，氟烷肝炎中观察到的免疫反应可能没有介导肝损害。

在儿科接受氟烷麻醉后可能有肝毒性和大面积肝坏死发生（见第 93 章）。然而，两项大型回顾性研究表明氟烷肝炎的临床症状在儿科患者中比在成人患者

性麻醉药，主要的氧化酶 CYP2E1 可被乙醇和异烟肼诱导，被双硫仑（disulfiram）抑制[95]。肝炎、不同程度肝硬化和肝癌等疾病能够降低酶活性，心力衰竭会引起肝灌注降低。

新生儿主要的 CYP 异构体与成人有所不同（见第 93 章和 94 章）。在早产儿和足月婴儿中常见肝代谢受损，特别是胆红素葡萄糖醛酸化，从而导致新生儿高胆红素血症[96-97]。药物基因组学是药理学新兴研究领域，主要关注多种药物代谢和基因变异性的关系。麻醉学中已经阐述的实例是，遗传性非典型性丁酰胆碱酯酶的纯合子患者对琥珀酰胆碱水解减慢[98]。CYP2D6 遗传变异性是可待因（codeine）、美托洛尔（metoprolol）、去甲替林（nortriptyline）、右美沙芬（dextromethorphan）及其他底物药物产生广泛功效和毒性的基础[99]。

在卤代吸入麻醉药的氧化代谢中肝 CYP2E1 是非常重要的（见表 26-3）。在缺氧、血流量降低或肝局部低 PO₂ 时，CYP2A6 和 CYP3A4 通过还原途径催化挥发性麻醉药的降解。氟烷代谢主要是氧化，在正

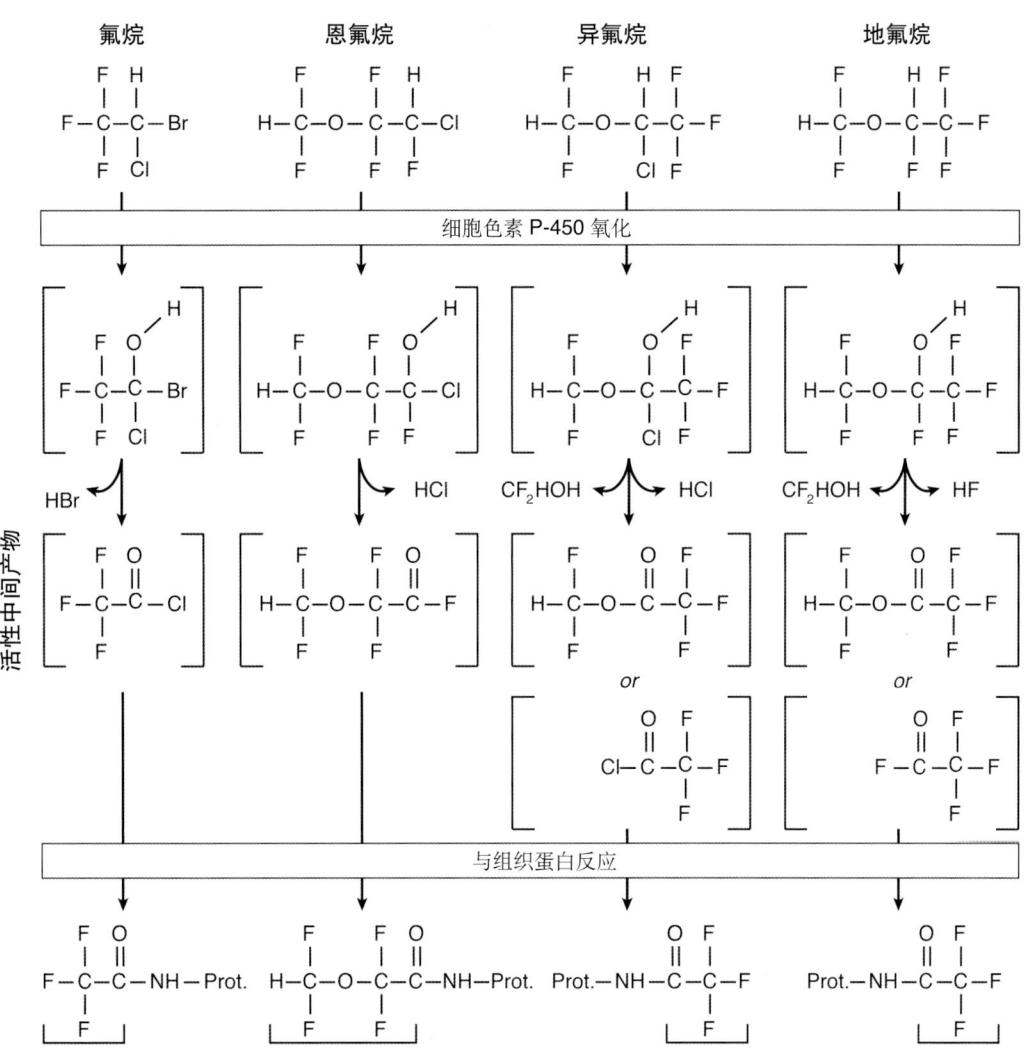

图 26-15　吸入麻醉药代谢为活性中间产物的可能途径。CYP2E1 催化氟烷、恩氟烷、异氟烷和地氟烷氧化代谢为不同的活性中间产物。活性中间产物可参与组成肝细胞蛋白的加合物。氟烷、异氟烷和地氟烷的三氟乙酰蛋白加合物具有相同的结构，而恩氟烷的蛋白加合物只在免疫学上相似

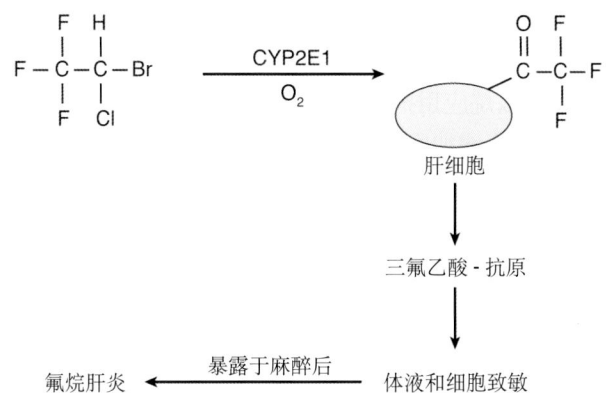

图 26-16　暴露于吸入麻醉药后出现免疫反应的途径。氟烷代谢为活性三氟乙酰化中间代谢物，并与肝细胞蛋白形成酰胺键。暴露于麻醉药后变化的蛋白质触发了免疫反应，引起肝细胞损伤和坏死。当暴露于其他卤代药物，该药物代谢为相似的氟化乙酰中间代谢物，从而可能发生相似的过程 *(Modified from Njoku D, Laster MJ, Gong DH, et al: Biotransformation of halothane, endflurane, isoflurane and desflurane to trifluoroacetylated liver proteins: association between protein acylation and liver injury, Anesth Analg 84:173-178, 1997.)*

中更为少见 [1/（80 000～200 000）] [102-104]。氟烷在成人和儿童中代谢程度相似。儿童自出生起就具有免疫能力。儿科患者的氟烷肝炎同样和多次麻醉暴露史有关，提示其可能与成人氟烷肝炎相似的机制。为什么氟烷肝炎的发生在成人更为常见还尚未明确。

其他挥发性麻醉药如恩氟烷、异氟烷和地氟烷同样和暴发性肝坏死有关 [82, 105-109]，但是和氟烷相比，给予这些新型吸入麻醉药后潜在致命毒性的发生相对少见。应用恩氟烷、异氟烷和地氟烷后发生严重肝炎的机制可能和氟烷一样，因为所有这些药物都是氧化代谢为高活性的中间代谢产物，可共价修饰肝蛋白（图 26-16）。与氟烷一样，个案研究通常揭示患者之前有过挥发性麻醉药暴露史并且能够检测到肝修饰蛋白抗体。应用现代挥发性麻醉药后极少发生严重肝炎，这可能与其氧化代谢程度和免疫致敏程度较低有关。事实上，甲氧氟烷是另一高代谢药物，可产生高活性的

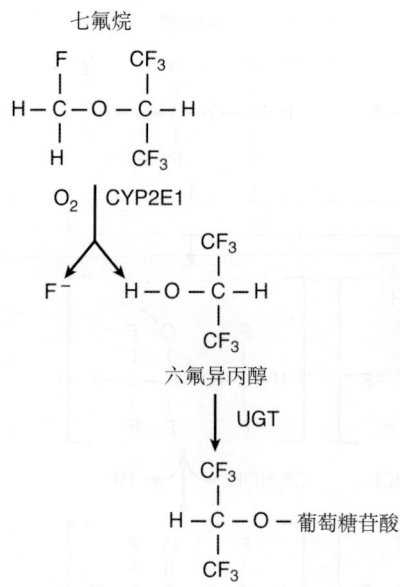

图 26-17 七氟烷的代谢氧化。CYP2E1 催化 1 相反应，七氟烷脱氟作用形成六氟异丙醇。尿苷 5'- 二磷酸葡萄糖醛酸转移酶催化 2 相反应葡萄糖苷酸化

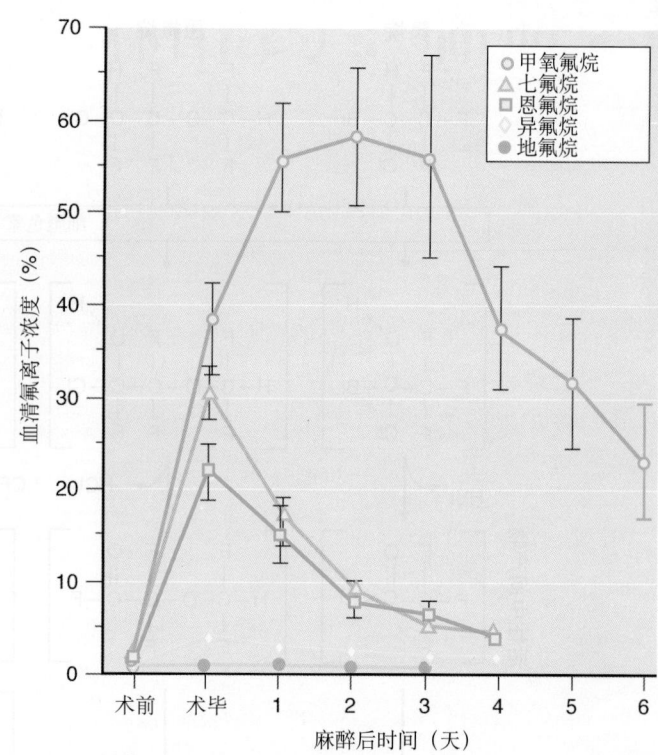

图 26-18 甲氧氟烷麻醉前后血清无机氟化物（F⁻）的暴露远远大于应用其他麻醉药物。点标记代表来自很多受试者的血清 F⁻ 测量值（均数 ± 标准差）。甲氧氟烷麻醉 2～3 个 MAC- 小时后，在停止给药时和停止给药之后 F⁻ 均上升，麻醉后第二天和第三天峰值水平超过 60μmol/L，然后缓慢下降，在一周的时间内仍然保持升高。七氟烷麻醉（3.7 个 MAC-小时）产生早期 F⁻ 峰值浓度平均为 31μmol/L，3～4 天后下降。恩氟烷麻醉（2.7 个 MAC-小时）引起早期平均峰值浓度为 22μmol/L，3～4 天后下降。异氟烷和地氟烷引起微弱的血清 F⁻ 浓度上升，可以忽略不计。只有甲氧氟烷与氟化物相关肾毒性有关。MAC, 最低肺泡浓度

酸性中间产物，随着甲氧氟烷的应用也有了相关肝炎的报道 [70, 110]。和其他挥发性麻醉药不同，七氟烷是在氟甲氧基 C-H 键进行氧化反应，形成六氟异丙醇和无机 F⁻（见表 26-3，图 26-17）[111-112]。六氟异丙醇相对稳定，并且七氟烷麻醉后不形成肝修饰蛋白。七氟烷麻醉后出现肝炎和猝死的个案也有报道，但是没有证据表明这和免疫介导机制有关 [86]。

肾内生物转化

肾是接受高血流量的器官。肾生理活动包括水溶性代谢物的肾小球滤过，水和必要代谢物的重吸收，代谢废物分泌如尿液和包括血管张力（肾素）和水平衡（醛固酮）在内的激素调节作用。肾可以清除大多数自吸入麻醉药生物转化而来的水溶性代谢物。肾同样含有能够催化 1 相反应和 2 相反应的 CYP 酶，包括 CYP2E1，因此肾也是吸入麻醉药代谢的场所。与在肝相似，肾实质内不同的 CYP 也能被外源性物质诱导或抑制 [113-116]。

氟相关的肾毒性

第一个现代卤代醚麻醉药，甲氧氟烷在 1959 年用于临床。甲氧氟烷可引起多尿性肾功能不全，临床已经不再使用 [117]。甲氧氟烷的肾毒性被归因于在其代谢期间的无机氟离子（F⁻）释放。大量研究为氟化挥发性麻醉药潜在肾毒性的机制提供了多个视角，影响着后续卤代麻醉药的发展。

吸收的甲氧氟烷进行了广泛的生物转化 [61]，包括细胞色素催化氧化，释放出无机氟离子（F⁻）进入血液。动物实验为甲氧氟烷的肾毒性提供了直接证据，包括甲氧氟烷应用剂量和肾损伤之间有着密切关系 [118]，诱导 CYP 酶增加肾毒性 [119-120]，抑制甲氧氟烷代谢降低肾毒性 [75, 121]。临床数据进一步表明，肾毒性的严重程度和死亡率与甲氧氟烷麻醉后血浆中升高的氟浓度有关 [122-123]。当患者血清中无机氟水平低于 50μmol/L 则没有证据表明存在肾损伤，而患者应用甲氧氟烷后血清 F⁻ 大于 50μmol/L 有很大比例存在肾功能不全和死亡率增加 [72, 124]。另外，与其他不会产生肾毒性的卤代挥发性麻醉药相比，使用甲氧氟烷后血清 F⁻ 浓度明显升高（图 26-18）。在甲氧氟烷代谢期间释放的无机氟离子可能会引起肾损伤，血浆 F⁻ 的肾毒性阈值大约为 50μmol/L。同时也观察到甲氧氟烷暴露后肾损伤存在患者个体化差异。遗传异质性、药物相互作用和先前存在肾脏疾病可能导致这些差异。

自从引入甲氧氟烷，所有具有前景的卤代麻醉

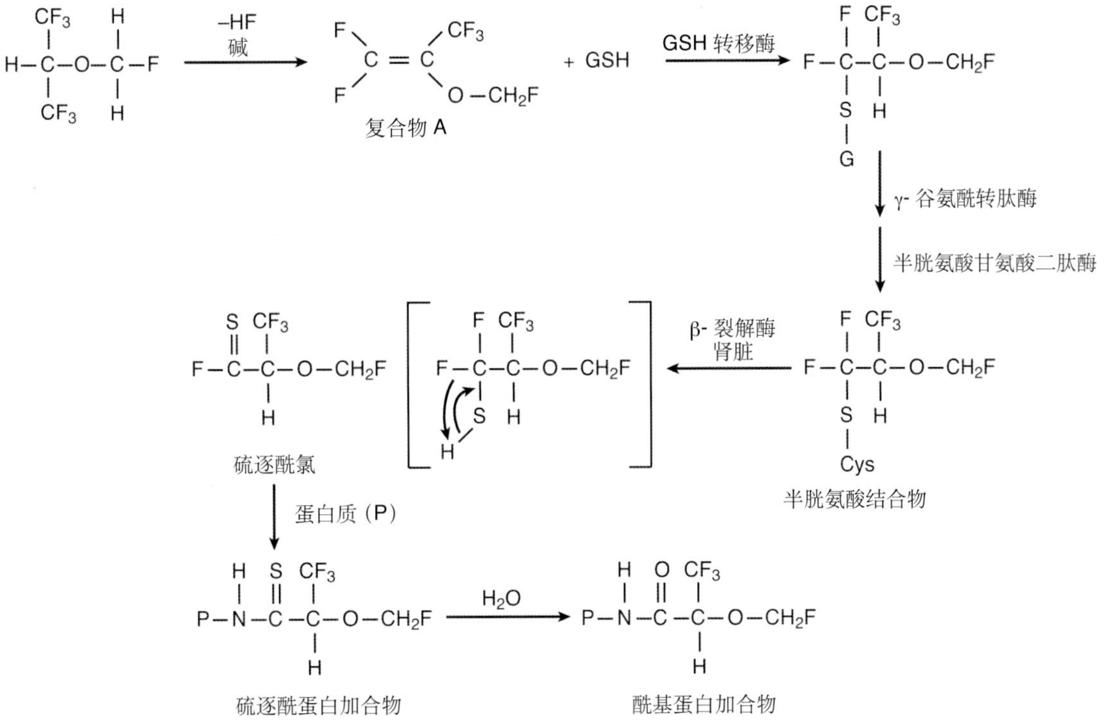

图 26-19　复合物 A 介导啮齿类动物肾损伤的可能途径。当一些 CO_2 吸收剂中存在强碱时，七氟烷降解为复合物 A。复合物 A 本身没有肾毒性，但经过在肝内形成谷胱甘肽 S- 结合物，在肾经过其他步骤生成 S- 半胱氨酸复合物 A- 结合物，并在 β- 裂解酶的作用下形成有活性的硫逐酰氯，硫逐酰氯被认为能够损伤对保持肾功能起必要作用的蛋白质。人类肾 β 裂解酶活性很低，这也是人类患者出现肾毒性报道少的原因假说的基础。*GSH*，谷胱甘肽；*HF*，氢氟酸 *(Adapted from Martin JL, Kandel L, Laster MJ, et al: Studies of the mechanism of nephrotoxicity of comound A in rats, J Anesth 11:32-37, 1997.)*

药物都要进行广泛的实验室和临床试验，以检测其脱氟程度和随之产生的血清 F^- 浓度。然而，新药物的应用经验，特别是七氟烷引起了学者重新审视传统氟诱导肾毒性的假说。七氟烷最初在 20 世纪 70 年代合成，但由于其相对较大的脱氟率（2%～5%），推迟了其进入临床应用。1990 年在日本最初被广泛应用。随后的临床研究证明应用七氟烷后没有出现有临床意义的肾毒性，即使当 F^- 浓度峰值大于 $50\mu mol/L$ 时也是如此 [111]。接受 2～3 个 MAC -小时七氟烷麻醉后，典型的氟峰值浓度是 20～$30\mu mol/L$，而在异氟烷和地氟烷则小于 $5\mu mol/L$（见图 26-18）。恩氟烷代谢也常导致 F^- 峰值浓度大于 $20\mu mol/L$。恩氟烷和地氟烷代谢程度最小，它们产生较低的血浆氟浓度。然而，这些麻醉药没有一个与临床上显著的肾毒性有关，这表明甲氧氟烷损伤肾毒性的能力是独一无二的。甲氧氟烷和当前挥发性麻醉剂的不同点之一是其极高的脂溶性和极长的残留时间。这导致血液中 F^- 浓度持续升高（见图 26-18），表明 F^- 暴露的时长是一个关键风险因素。然而，在异氟烷麻醉的几天内，出现持续的中度的血浆氟化物浓度增加（25～$38\mu mol/L$）也未发生肾不良反应 [125-126]。因此，无论是血浆氟化物浓度的峰值水平还是持续时间均不能完全解释卤代麻醉剂肾毒性作

用。浓度乘以暴露于无机 F^- 时间能否表示关键风险因素也尚未明确；然而，甲氧氟烷主要在肾实质内代谢，导致肾内无机氟化物浓度升高（可能远远高于血液中的检测值），这被认为是导致肾损伤的原因 [71, 73]。因此，与甲氧氟烷相比，现代挥发性麻醉剂无肾毒性可能由于以下一系列因素：①组织溶解度较低，尤其是在肾（见表 26-2），导致肾内氟化产物低；②生物转化率低；③自体内更快速的呼吸清除。

麻醉药在二氧化碳吸收剂中的降解

七氟烷、复合物 A 和肾毒性

二氧化碳吸收剂钠石灰和钡石灰含有强碱性物质如氢氧化钠（NaOH）和氢氧化钾（KOH），卤代麻醉药与这些含有强碱的 CO_2 吸收剂反应过程中可发生化学分解 [127]。强碱从七氟烷异丙基夺取一个质子，主要形成卤代醚氟甲基 -2-2- 二氟 -1-（三氟甲基）乙烯基醚，称为复合物 A（图 26-19）。复合物 A 具有挥发性，可通过肺泡气体交换被吸收。暴露于复合物 A 可使得实验室动物产生肾毒性，引起近端肾小管坏死；若暴露量足够多可导致死亡。大鼠暴露于复合 A 累积超过 150ppm- 小时（例如 50ppm 吸入 3 小时）可观察

到肾损伤[128-129]。大鼠暴露于复合物 A200ppm- 小时可引起中重度但可逆的病理损伤，同时伴有血尿素氮（BUN）、肌酐和其他肾损伤指标升高。大鼠暴露于复合 A 超过 1000ppm- 小时半数死亡。

接受七氟烷麻醉的患者通常暴露于重复呼吸回路里的复合物 A 中，吸入的复合物 A 浓度取决于新鲜气体流量和二氧化碳吸收剂的类型。新鲜气体流量 1L/min 时，复合物 A 的最大浓度在应用钠石灰时约为 20ppm，应用钡石灰时约为 30ppm[130]。较高 FGF 导致复合物 A 在呼吸回路中较少蓄积。然而在人体，复合物 A 暴露与具有临床意义的肾毒性并不相关。能引起比亚临床肾损伤更严重后果的复合物 A 暴露阈值水平目前尚没有明确。很多研究报道，正常受试者或患者暴露于复合物 A 超过 200ppm- 小时后，临床肾功能检测指标（BUN、肌酐、尿蛋白或尿糖和尿液浓缩能力）和早期肾功能损害实验室检测指标（N- 乙酰 -β- 氨基葡糖苷酶、丙氨酸氨基肽酶、γ-GTP 和 β_2 微球蛋白）均未见变化[74, 131-134]。Kharasch 和同事[135]对比低流量七氟烷和异氟烷麻醉用于稳定肾功能不全患者，结果发现术后肾功能检查未见差异。其他研究报道，在低新鲜气流量下延长七氟烷麻醉时间，患者尿素氮和肌酐值正常，但其他肾功能检测指标数值一过性、可逆性异常（在其中一项研究中，复合物 A 暴露 >330ppm/h）[136-139]。

七氟烷在大鼠中有造成肾毒性的证据，而在人类出现明显的良性结果，说明七氟烷的代谢和毒性机制在不同种属之间并不相同。复合物 A 肾毒性作用在人和大鼠之间存在区别可能是由于接受复合物 A 的剂量、代谢毒性方面的种属差异和近端小管细胞对复合物 A 细胞毒性的敏感程度不同[90]。具体研究表明在大鼠体内，复合物 A 经历了 S- 结合物结合至半胱氨酸，产生的半胱氨酸结合物经肾 β 裂解酶代谢形成活性硫逐酰氯，介导肾蛋白酰化从而产生肾毒性作用[127, 140]（见图 26-19）。人类肾 β 裂解酶活性远低于大鼠肾，说明复合物 A 在两个物种之间的毒性差异。应用氨基氧乙酸（AOAA）抑制 β- 裂解酶能够保护大鼠避免复合物 A 的肾毒性[141]，然而其他学者没有发现在先前提出的途径下应用 AOAA 或其他抑制剂存在保护作用[142]。有人提出了复合物 A 毒性的其他可能机制，包括由 CYP3A 同工酶催化生成活性亚砜[143]，亚砜也是在大鼠肾比在人类肾中活性更强。

虽然复合物 A 在实验动物中具有肾毒性的潜在机制还未明确，可喜的是临床数据显示七氟烷在人类未引起有临床意义的肾毒性。谨慎选择新鲜气流量、挥发罐输出设置、CO₂ 吸收剂成分可限制复合物 A 暴露。应用 2L/min 新鲜气流量对绝大多数患者来说，复合物 A 暴露低于最保守的肾毒性阈值。虽然临床研究表明对已经存在肾功能不全的患者，七氟烷似乎是最安全的药物，但其仍然要在经过认证的包装说明书指导下使用。

氟烷与七氟烷相似，氟烷在现有的 CO₂ 吸收剂中降解形成活性中间产物溴氯二氟乙烯（BCDFE）[127]，也是被研究认这可能具有肾毒性的物质。Eager 和同事[144]发现，和复合物 A 相比，BCDFE 在呼吸回路中的蓄积量是复合物 A 的 1/（20 ~ 40），活性是复合物 A 的 1/4[144]，因此，BCDFE 肾毒性的风险是可以忽略不计的。

一氧化碳和热量

当干燥的 CO₂ 吸收剂中存在强碱时（水分含量 < 5%），一些卤化的挥发性麻醉药降解，形成 CO、三氟甲醚（CF₃H）和氟化氢（HF）[127]。决定 CO 产生量的因素包括 CO₂ 吸收剂的化学组成 [KOH > NaOH >> Ba(OH)₂, Ca(OH)₂]、吸收剂干燥程度、挥发性麻醉药浓度和它的化学结构[145]。钡石灰含有 4.6%KOH，而钠石灰含有 2.5%KOH 和 1.5%NaOH 且和卤代麻醉药反应并不强烈。相对的弱碱 Ba(OH)₂、Ca(OH)₂ 是 CO₂ 吸收剂的其他主要成分，并且不催化 CO 生成（表 26-4）。含有二氟甲基基团（二氟甲基乙基醚）的麻醉药最易发生生成 CO 的降解反应，并且 CO 的产生量和呼吸回路中麻醉药的浓度相关（地氟烷 > 恩氟烷 > 异氟烷）[146]（图 26-20）。七氟烷、甲氧氟烷和氟烷也在强碱环境下降解，但不生成 CO。CO 的生成需要几乎彻底的 CO₂ 吸收剂干燥（如吸收剂去湿），通常在应用高流量呼吸回路 1 ~ 2 天后发生。钠石灰含有占重量 15% 的水分，钡石灰含有占重量 13% 的水分（见表 26-4）。当钠石灰或钡石灰的含水量分别低于 1.4% 和 5% 时，会观察到 CO 产生[147]。高环境温度也能加速 CO₂ 吸收剂的干燥，可能增加 CO 生成率。和复合物 A 一样，CO 在呼吸回路中的蓄积与新鲜气流量呈相反关系。

麻醉药在呼吸回路中的降解导致临床麻醉中 CO 中毒[148-149]。CO 与血红蛋白的亲和力比氧气高 250 倍；因此，碳化血红蛋白的形成降低了血液的携氧能力和组织的氧摄取，并且很难逆转。CO 中毒的有害作用和临床表现已被熟知；然而，在全麻期间，患者暴露于 CO 的表现被掩盖，因为一些脉搏氧饱和度仪不能区别碳化血红蛋白和氧合血红蛋白，因此很难察觉出低氧血症。

挥发性麻醉药被 CO₂ 吸收剂中的碱降解是放热反应，可产生热量。七氟烷经过干燥的 CO₂ 吸收剂时产生的热量最高。吸收剂罐和麻醉药回路会达到很高

表 26-4　CO₂ 吸收剂的化学组成和含水量 *

CO₂ 吸收剂	Ca(OH)₂ (%)	Ba(OH)₂ (%)	KOH (%)	NaOH (%)	LiOH (%)	H₂O (%)
钡石灰 †	70	10	4.6	—	—	14
钠石灰 I	80	—	2.6	1.3	—	15
苏达喜	90	—	0.0005	3.8	—	16
Drägersorb 800 plus	82	—	0.003	2.0	—	16
Sodalime II, Medisorb	81	—	0.003	2.6	—	16
Spherasorb	84.5	—	0.003	1.5	—	14
Amsorb	83.2	—	—	—	—	14.4
LofloSorb	84	—	—	—	—	16
Superia	79.5	—	—	—	—	17.5
氢氧化锂	—	—	—	—	99	1

Data from Keijzer C, Perez RSGM, De Lange JJ: Compound A and carbon monoxide production from sevoflurane and seven different types of carbon dioxide absorbent in a patient model, Acta Anaesthesiol Scand 51:31-37, 2007; and Kharasch ED, Powers KM, Artru AA: Comparison of Amsorb, sodalime, and Baralyme degradation of volatile anesthetics and formation of carbon monoxide and compound a in swine in vivo, Anesthesiology 96:173-182, 2002.
* 不同吸收剂也会含有其他成分，如聚乙烯吡咯烷，氯化钙，硫酸钙，氯化镁和铝硅酸盐。
† 钡石灰自 2004 年撤出市场

的温度，可能引起爆炸或火灾，或者两者皆有（见第 109 章）[150-151]。

目前减少麻醉药降解为 CO 及减少产热的推荐方法包括机器控制 CO₂ 吸收剂以避免其干燥和应用 KOH 和 NaOH 含量少的吸收剂。新型 CO₂ 吸收剂（见表 26-4）几乎不包含强碱，在不考虑水合的情况下，不能降解挥发性麻醉药 [130, 152-153]。应用新型 CO₂ 吸收剂同样能减少七氟烷麻醉期间复合物 A 的产生 [154-156]。

氧化亚氮、维生素 B₁₂ 和同型半胱氨酸

N₂O 是唯一会通过氧化配体不可逆抑制钴胺素（维生素 B₁₂）的麻醉药。钴胺素由肠道内细菌产生或摄取，它与 5- 甲基四氢叶酸盐一起是甲硫氨酸合酶活性的重要辅因子（图 26-21）。甲硫氨酸合酶能催化 5- 甲基四氢叶酸和同型半胱氨酸转变为四氢叶酸和甲硫氨酸。甲硫氨酸转换为 S- 腺苷甲硫氨酸是 DNA、RNA、髓鞘和儿茶酚胺合成生化反应途径中甲基化过程的主要底物 [157]。慢性维生素 B₁₂ 缺乏（如恶性贫血）导致血液和神经系统功能障碍。长期暴露于 N₂O（典型的情况是为了愉悦而频繁吸入 N₂O 的人群）也会引起巨幼红细胞性贫血、骨髓病、神经病和肝性脑病，有时表现为精神病 [79, 158-159]。增加 N₂O 毒性易感性的风险因素包括恶性贫血或其他消化吸收不良综合征、高龄或低龄、酗酒、营养不良、严格素食和先天

性钴胺素或四氢叶酸代谢障碍 [79]。叶酸代谢抑制剂如氨甲蝶呤能够增加 N₂O 毒性易感性 [160]。

接受常规手术的健康患者极少发生骨髓巨幼样变，只有长时间暴露于 N₂O（> 12h）才有过报道。然而，重症患者或具有上述高险因素的患者，短期（或重复）暴露于 N₂O 也可能导致明显的亚急性病理状态。短期吸入 N₂O（2 ~ 6h）后可能出现骨髓巨幼样变 [161]。维生素 B₁₂ 缺乏或甲硫氨酸合酶活性降低能够引起脑白质变性和神经病变 [162-165]。Selzer 和同事报道了一个病例表明先天代谢功能的重要性 [166]。该病例中，一个 4 个月龄患儿在接受 N₂O 麻醉后几周出现不可逆并最终致命的癫痫症。尸检发现广泛脑萎缩和脱髓鞘，生化检测表明甲基四氢叶酸还原酶（MTHFR）活性降低，最终可以追溯到编码 MTHFR 基因发生多个突变。

甲硫氨酸合酶活性降低的另一个后果是底物同型半胱氨酸蓄积（见图 26-21）。由于严重先天性甲硫氨酸合酶活性缺乏引起的同型半胱氨酸尿症，同时伴有血同型半胱氨酸水平极度升高、早期冠状动脉和脑动脉硬化以及过早死亡 [167]。这些观察到的现象引出了"同型半胱氨酸假说"，即认为同型半胱氨酸激发了炎症和动脉粥样硬化，是血管疾病发病率和死亡率的关键诱发因素。同型半胱氨酸水平升高是心脑血管疾病的独立危险因素 [168-169]，但与动脉粥样硬化血栓形成的疾病之间关联不大 [170]。此外，研究表明控制饮食和补充维生素可降低同型半胱氨酸水平，改善某些血

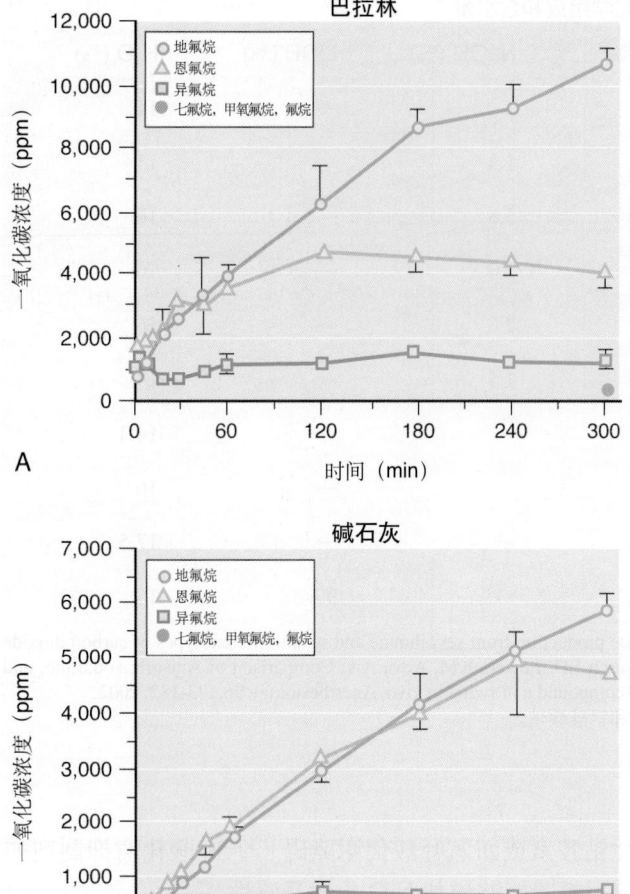

A

B

图 26-20 吸入麻醉药降解和 CO 生成。点代表均数 ± 标准差，是在相同新鲜气流量、干燥 CO_2 吸收剂下和相同的麻醉剂量（$1.5 \times MAC$）下测得。A. 钡石灰中的麻醉药降解和 CO 生成。B. 碱石灰中的麻醉药降解和 CO 生成。麻醉药降解和 CO 生成是指观察到麻醉药中含有二氟甲基基团（地氟烷、恩氟烷和异氟烷），但在氟烷或那些含有单氟甲基基团的麻醉药如七氟烷和甲氧氟烷中不是这样。*MAC*，最低肺泡有效浓度 *(Adapted from Baxter PJ, Garton K, Kharasch ED: Mechanistic aspects of carbon monoxide formation from volatile anesthetics, Anesthesiology 89:929-941, 1998)*

管风险标记物水平，但这并不减少心肌梗死和动脉硬化卒中的概率 [170-171]。因此，缓慢、中度升高的同型半胱氨酸对心血管疾病的预后影响不大，或者也许只对有限的人群有影响。

N_2O 麻醉期间快速升高的同型半胱氨酸水平是否能够影响手术麻醉后心血管和脑血管病发病率？Badner 和同事 [172] 报道了在颈动脉内膜切除术患者给予 N_2O 后，同型半胱氨酸水平明显升高并且增加心肌风险。在超过 2000 名患者中进行氧化亚氮混合气体麻醉的评价（The Evaluation of Nitrous Oxide in a Gas Mixture for Anaesthesia，ENIGMA）临床试验发现，麻醉中避免使用 N_2O 并且增加吸入氧气浓度能够降低大手术术后一系列并发症的发生，但没有降低死亡率、心肌梗死、卒中或住院时间 [173]。随后的 ENIGMA-II 试验对参加 ENIGMA 临床试验的患者进行长达 5.7 年的随访发现，暴露于 N_2O 超过 2h 的患者发生心肌梗死的风险增加 [比值比，1.6；95% 置信区间（1.01, 2.5）] [174]。未发现死亡率或卒中率之间有差别。可惜的是，ENIGMA-II 中常常基于电话随访获得的数据来判断心肌梗死，而不是建立诊断标准。最近在围术期缺血评估（POISE）临床试验中的对 5133 名患者进行回顾性研究发现，其中约 1500 名使用过 N_2O 的患者中死亡率、心肌梗死率、卒中率没有增加 [175]。

吸入 N_2O 后同型半胱氨酸升高可作为评价甲硫氨酸合酶敏感性和与 N_2O 抑制有关的生化途径中有价值的标志物。Nagele 和同事 [176] 研究了 MTHER 编码基因出现常见突变并接受外科手术的少数患者发现，那些 667C → T 和 1298A → C 突变的患者在吸入 N_2O 至少 2h 后有出现同型半胱氨酸异常升高的风险。普通基因变异（66A → G）与甲硫氨酸合酶还原酶活性降低有关，但在接受 N_2O 麻醉后不会导致同型半胱氨酸水平

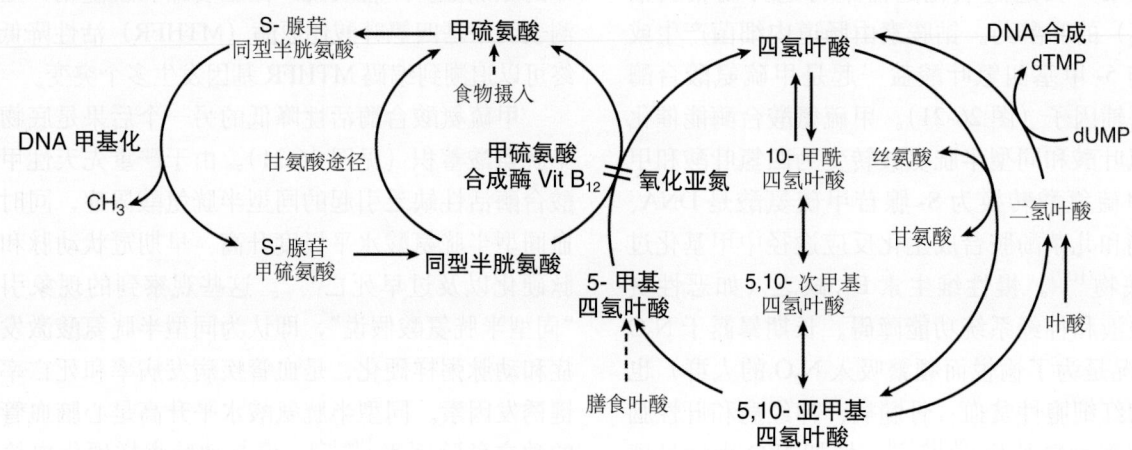

图 26-21 甲硫氨酸合成酶对氧化亚氮的抑制。图示为甲基化生化反应循环。甲硫氨酸合成酶（灰色）催化同型半胱氨酸以 5- 甲基四氢叶酸作为甲基供体进行甲基化反应，生成甲硫氨酸和四氢叶酸（THF）。维生素 B_{12} 和叶酸都是甲硫氨酸合成酶的必需辅因子。氧化亚氮（蓝色）通过氧化钴胺素（维生素 B_{12}）中的钴抑制甲硫氨酸合成酶。甲基转移途径在蛋白质和 DNA 的合成中非常重要

异常升高[177]。围术期输注维生素 B_{12} 和叶酸不能预防 N_2O 麻醉后出现的正常的同型半胱氨酸升高[178]。

N_2O 在 19 世纪早期开始作为麻醉药，其继续存在的价值已经受到质疑[179-180]。列举出目前所做的正反两方面研究，我们建议麻醉医生谨慎筛选确定那些少数的最有可能出现 N_2O 副作用的患者，避免在这些患者中应用该药物。

吸入麻醉药的神经毒性

能使意识可逆性消失的全身麻醉药使得数以百万的患者受益，并促进了卫生保健事业的巨大进步。虽然吸入麻醉药是一流的麻醉药并且在广大病例中应用，但是吸入麻醉药和其他全麻药的潜在长期神经毒性在极端年龄患者中依然存在[181-183]（见第 80、93 章）。全麻药最主要的关注点是对于处于大脑快速发展时期的低龄患者的影响[184]。Jevtovic-Tetrodovic 和同事[185] 在研究中发现，7d 龄大鼠在接受咪达唑仑、异氟烷和 N_2O 后脑组织出现大面积神经元凋亡。在这些动物中还发现，出现海马远期功能增强（与学习和记忆有关的神经生理功能）长期（长达 4.5 个月）受损和空间学习能力受损。随后的动物研究包括许多物种如非人类的灵长类动物，表明在大脑发育早期的敏感时期，暴露于大多数全麻药与加速神经元细胞（凋亡）和变性有关[186-190]。延长麻醉药暴露可能导致神经元细胞凋亡和神经认知障碍[187, 189]。然而，其他研究认为即使是非致凋亡的低浓度全麻药也可能抑制正常突触的形成、损伤神经元网络的发育[191]。神经发育毒性的机制可能是与介导全麻药起效的离子通道有关。全麻药的作用与拮抗 NMDA 受体和增强 $GABA_A$ 受体信号转导有关，药物具有其中之一或两者作用则会损伤大脑发育[183, 192-193]。

麻醉药的神经发育毒性的早期临床前研究需要先调查清楚人类潜在的相关的神经行为。目前的流行病学数据（2013 年）表明尚未明确。美国正在进行关于儿童早期麻醉药暴露和神经认知发育损伤之间可能关系的临床研究[181, 194]，特别是累积麻醉药暴露的影响[195]。相反，欧洲采用丹麦国家健康数据中心和教育注册机构的数据，研究儿童早期单次麻醉药暴露的作用[196]，结果发现腹股沟疝修补术与认知不良并不相关，而认为其中学习成绩差的孩子可能是由于其背景人群相对发展较弱。在兄弟姐妹间进行的另一项研究显示，其中一个孩子在 3 岁前接受麻醉，对接受麻醉与未接受麻醉的孩子间分别进行语言、表现力和整体智能的测试评分[197]。尽管来自美国的一些研究与之有关，但回顾性研究中并没有控制一些潜在的重要的混杂因素，因此还不能得出年龄小的儿童接受全麻后神经认知的风险。期望正在进行的前瞻性临床试验能够为这一重要领域提供更多明确的信息[181, 198]（见第 93 章）。

来自医护人员和儿童父母关于早期接受麻醉和手术的最新建议，请点击 http://www.smarttots.org/resources/consensus.html 或 http://www.esahq.org。麻醉对成人大脑的远期影响请详见第 99 章。

吸入麻醉药的环境效应

工作场所中的麻醉气体和户外环境中的麻醉气体有潜在危害。主要有三方面潜在后果：全球变暖、臭氧耗竭和工作站麻醉气体暴露对健康的影响（表 26-5）。

表 26-5　吸入麻醉药在大气中存在时间和对环境的作用

化合物		有效期（年）	消耗臭氧潜能值	全球变暖潜能值（20 年）	全球变暖潜能值（100 年）
CFC-12	$CC_{12}F_2$	100	1	11,000	10,900
二氧化碳	CO_2	5～200	—*	1	1
氧化亚氮	N_2O	114	0.017[199]	289	298
氟烷	$CF_3CHBrCl$	7[200]	0.36	—	218†
异氟烷	$CHF_2OCHClCF_3$	2.6～3.6[201]	0.01	1230～1401[201]	350
七氟烷	$CH_2FOCH(CF_3)_2$	1.2～5.2[201]	0	349～1980[201]	575
地氟烷	$CHF_2OCHFCF_3$	10[201]	0	3714[201]	—

消耗臭氧潜能值是和相等 CFC-12 所消耗的总臭氧的比值。全球变暖潜能值是相对于参考气体（CO_2），气体排放一段时间后累积的辐射捕获值。除非另有说明，数据是基于政府间气候变化第四次评估报告[248]。

* CO_2 不和臭氧反应，不能消耗臭氧；然而，CO_2 在对流层产生的温室效应会降低对流层温度，引起更多的臭氧消耗[202]。

† 氟烷相对于 CFC-12 全球变暖潜能值的计算值

全球变暖

大气从地球表面俘获的热辐射被称为温室效应，即政府间气候变化专门委员会[203]认为全球变暖的主要因素。吸入麻醉药被认为是温室效应气体[204-205]。异氟烷、七氟烷和地氟烷是目前应用最为广泛的吸入麻醉药，在人体内代谢极少，主要通过呼气排出体外。大多数麻醉废气清除系统将废气直接以原型排入大气。最近，吸入麻醉药的生态毒理学特性引起重视。计算全球变暖潜能值时需要考虑大气吸热效率和大气中气体寿命（即通过与自由基进行化学反应、光解和沉积消除气体所需的时间）。挥发性麻醉药全球变暖潜能值相当于相同质量 CO_2 的 1230 倍（异氟烷）到 3714 倍（地氟烷）。最近 Ryan 和 Nielsen[201] 提出最常用的挥发性麻醉药可能明显影响全球变暖，七氟烷产生的影响最大。

N_2O 全球变暖潜能值大约比相同质量 CO_2 高 300 倍[206-207]。N_2O 相比挥发性麻醉药使用量大并且非常稳定，大气寿命约为 120 年[208]。大气中的 N_2O 有的来源于自然中的土壤和水，也有的来源于人类活动如农业（氮基肥料）和化石燃料的燃烧。Sherman 和 Cullen[209] 第一次报道 N_2O 可能促进全球变暖，并且估计人造 N_2O 中大于 1% 是用于麻醉。目前在美国 N_2O 的麻醉应用可能占 N_2O 总排放量的 3.0%[205]。虽然 N_2O 的应用在许多国家日益减少，但尚未获得世界范围内医疗应用 N_2O 的数据。

臭氧耗竭

地球大气臭氧层能够吸收有害紫外线 B 光（波长 280~315nm），但自 20 世纪 70 年代以来臭氧层已每十年减少 4%。增加紫外线 B 辐射的生物学后果包括皮肤癌、白内障增加、植物破坏和海洋浮游生物种群减少。卤化挥发性麻醉药和消耗臭氧层的主要物质氯氟烃（CFC）是相似的。卤碳化合物消耗臭氧的作用取决于其分子量、数量和卤素原子类型以及大气寿命[210]。卤化麻醉药的大气寿命非常短（4~21.4 年）[211]，比很多 CFC（长达 100 年）短得多。由于碳氟（C-F）键很稳定，氟化气体具有较长的大气寿命。一个寿命超过 2 年的化学品被认为会大量到达平流层。在平流层化学品暴露在强烈的紫外线辐射下可使碳卤键断裂，生成卤基催化破坏臭氧层。含氯麻醉药如氟烷、异氟烷和安氟烷较仅含有 C-F 键的新型麻醉药如七氟烷和地氟烷可能对臭氧层更具破坏性。碳-氢键容易受到来自对流层的羟基（OH·）攻击[212]，使它们不容易到达平流层。然而，即使化合物寿命仅有几个月的时间，也可

能会导致臭氧层破坏[213]。据估计所有消耗平流层臭氧的因素中氟烷占 1%，恩氟烷和异氟烷占 0.02%[211]。

N_2O 是平流层中氮氧化物的主要来源，NO 和 NO_2 单独或两者一起均能破坏臭氧层。因为只有 10% 的 N_2O 转化为 NO_X，其臭氧消耗潜能低于等质量的 CFC。然而，N_2O 的排放量是人类破坏臭氧层中最大的单种物质排放，预计在本世纪会一直保持如此[199]。与卤代麻醉药联合使用时，N_2O 环境危害更大。

如果广泛应用紧闭回路麻醉，并且常规降低新鲜气流量以维持较浅的麻醉深度，吸入麻醉药对环境的影响可以减少 80%~90%（见图 26-13）。在麻醉废气中获取麻醉药的技术对减少药物排放有很大潜力，并且通过再利用（再蒸馏）减少药物成本[214]。应持续进行医师警示教育：N_2O 具有显著的温室效应和消耗臭氧层作用。当应用 N_2O 没有提供临床优势时避免应用 N_2O，这是一个更加环保的给药操作[204]。

暴露于麻醉废气中

在手术室内外环境中，医护人员都可能会暴露于麻醉药废气。多年来卫生服务研究者一直关注慢性暴露于微量吸入麻醉药对健康可能存在的不良影响[215-216]。实验室研究表明，暴露于高浓度 N_2O（大于 1000ppm）的实验动物出现生殖异常[217-218]。然而，无论是动物研究还是流行病学调查均未发现手术室空气中低水平麻醉药气体产生不良影响的证据。远期前瞻性研究没有发现对健康的不利影响和麻醉废气（无论是否配备清除系统）间存在因果关系[219]。所有吸入麻醉药均能跨过胎盘屏障。慢性吸入 N_2O 的实验动物胎儿出现畸形[220-221]，怀孕的医护人员尤为关注致畸作用，但在人类未见此种损害。另外，虽然全身麻醉与大脑发育敏感时期的神经元凋亡相关（见前，吸入麻醉药的毒性），但怀孕妇女接受麻醉后，未有胎儿出现畸形损害的证据[222]，这仍需要对晚期妊娠期间接触麻醉药的预后进行进一步临床研究[223]。目前美国职业安全与健康管理局（OSHA）建议在麻醉实施期间，卤代麻醉药的职业暴露浓度不应大于 2ppm，时间不应超过 1h（http://www.osha.gov/dts/osta/anestheticgases/index.html）。OSHA 还建议 8h 时间加权平均暴露浓度不应大于 25 ppm。在麻醉实施期间，N_2O 的推荐暴露水平为 25ppm。

医护人员在麻醉后恢复室、重症监护治疗病房和其他患者护理区域对于呼出麻醉气体的潜在术后暴露也已被认识到。研究表明，在通气较差的麻醉后恢复室会出现过量的麻醉药废气[224, 226]，然而，没有研究表明会对健康产生明显不良影响。

氙气和其他惰性气体

目前的吸入麻醉药比早期吸入麻醉药有了很大进步，N_2O 是应用时间最长、使用范围最广的麻醉药。惰性气体氙气在 1951 年被首次引入全麻[227]，后续研究表明，它比任何其他的吸入麻醉药都更加接近理想麻醉药[228-230]。氙气最常与 N_2O 进行比较，但是在很多方面优于 N_2O。氙气只占大气中很少成分（每 10 亿份中占 50 份），可通过蒸馏液化空气、液化氮气和氧气分离。氙气在生物圈中完全没有活性；虽然从空气中蒸馏分离也需要能源并随之产生 CO_2 和其他污染物等副产品，但它是唯一不造成环境污染的吸入麻醉药[205]。氙气无气味、无味道且不可燃，有无限期的保质期。在血液（$\lambda b/g = 0.14$）和身体组织中的溶解度比任何其他吸入麻醉药包括 N_2O 都要小。因此，它起效和呼吸清除非常快，在临床条件下当氙气替代 N_2O 时苏醒时间增快 2 ~ 3 倍[231-232]。氙气与 CO_2 吸收剂或紫外线灯不发生任何生物转化或反应，甚至与大多数吸入麻醉药相比氙气具有理想的药效学作用。它产生很小的心血管抑制作用，并且没有致心律失常性[233-235]。和 N_2O 一样，氙气具有镇痛活性，能够减少术中阿片类药物的用量[236]。它不引起恶性高热或产生已知的毒性[237]。事实上在临床前期模型中，氙气具有心血管保护作用和神经保护作用[228, 230]，但临床试验尚未证实高风险患者接受氙气麻醉能够减少谵妄的发生[238-239]。

氙气具有上述优点，为什么没有成为常用吸入麻醉药？主要原因是它的成本[240]。气态氙气每升超过 15 美金，比 N_2O 价格贵 100 倍，每名患者的花费比接受地氟烷或七氟烷这些目前最贵的挥发性麻醉药的花费还要贵得多。氙气的 MAC- 无体动是 0.61atm，即使在严格紧闭回路中，麻醉一名普通患者也需要 10L 以上的氙气。用氙气 - 氧气进行紧闭麻醉时同样需要麻醉前长时间的去氮来防治氮气在重复呼吸回路中蓄积[241]。从去氮时的 100% 氧气过渡到氙气 - 氧气紧闭麻醉是另一个漫长的过程，因为回路中的氧气以 200 ~ 250mL/min 的速度在体内代谢。高流量氙气是使这个过程缩短的必需条件。为了让氙气成为更可负担的麻醉药，已经开始设计专门的麻醉机来更有效地输送氙气[242]，新型废气排放系统采用低温获取废气，从而从废气中将氙气浓缩为液态[243]。将氙气再蒸馏回到纯净状态，实现氙气的低成本回收。

除了成本，氙气还有其他缺点。氙气密度（5.9g/L）比 N_2O（1.5g/L）或空气（1.0g/L）都要高，导致气流阻力和呼吸作功增加[244]。因此，对呼吸功能不良的患者可能不是一个好的选择。和 N_2O 一样，麻醉需要的氙气高分压引起内部含气空间膨胀和血管气体栓子[245]。和异丙酚输注相比，氙气麻醉导致恶心呕吐发生率大约增高一倍[246]。

目前，氙气仍然是实验性麻醉药，现在的研究集中在它潜在的临床神经保护作用和减少药物成本的技术。调整成本收益平衡，使氙气应用到更多的患者中，这还有赖于临床更多旨在开发氙的强力器官保护效能的研究。在实验模型中，其他惰性气体同样具有和氙气相似的神经器官保护作用，目前作为潜在临床药物尚在研究[247]。

参 考 文 献

见本书所附光盘。

第 27 章　吸入麻醉药：肺脏药理学

Neil E. Farber • Eckehard A.E. Stuth • Astrid G. Stucke • Paul S. Pagel

李冰冰 译　顾小萍　马正良 审校

致谢：编者及出版商感谢 David C. Warltier 在前版本章中所做的贡献，他的工作为本章节奠定了基础。

要　点

- 吸入麻醉药影响肺脏生理功能的各个方面。
- 挥发性麻醉药通过下调细胞内钙离子浓度和（或）降低对钙离子的敏感性而发挥扩张支气管的作用。挥发性麻醉药能缓解化学或者机械刺激引起的气道阻力升高。
- 吸入麻醉药能降低呼吸道黏液清除速率和 Ⅱ 型肺泡细胞功能，可能在术后肺部并发症的发生中发挥作用。
- 挥发性麻醉药通过对 Ca^{2+} 介导的信号通路上的多位点的作用产生对肺血管平滑肌的收缩-舒张的双相作用。挥发性麻醉药诱发的对低氧性肺血管收缩（HPV）的抑制作用较小，但可能加重低氧血症。
- 呼吸系统包括中枢和外周化学性感受器、中枢呼吸节律发生器和运动神经元的传出神经。吸气努力与上呼吸道开放密切协调。麻醉药通过降低化学性驱动作用和直接抑制神经冲动传导，增加呼吸抑制和上呼吸道梗阻的风险。
- 吸入麻醉中自主呼吸的维持是通过将 CO_2 介导的中枢化学感受器的兴奋性冲动传入到中枢呼吸节律发生器而产生的。外周化学感受器的传入和低氧通气反射在吸入麻醉的镇静水平即已受到严重影响。
- 吸入麻醉药物引起剂量依赖性的潮气量和每分通气量下降以及呼吸频率增加。
- 吸入麻醉中膈功能相对保存完整，但肋间肌功能严重受抑制。腹部呼气肌群激活是导致呼吸肌群协调性下降的原因，这一点在 CO_2 刺激呼吸的情况下表现更加显著。
- 吸入麻醉中上呼吸道的通畅性可以迅速受到影响。在易感人群中，镇静水平的吸入麻醉即可能导致上呼吸道梗阻。
- 不同的挥发性麻醉药物在气道刺激性和增强保护性气道反射功能上的作用并不相同。七氟烷是可用于婴幼儿和儿童吸入麻醉诱导的药物（亦见第 93 章）。
- 挥发性麻醉药具有免疫调节作用。在某些模型上，具有促炎作用。但挥发性麻醉药可抑制炎症，改善肺脏化学和生理功能。
- 笑气可能对肺脏产生不良影响。
- 氙气的密度高、血气分配系数低，故其具有改善气体交换、起效和清除迅速的特点，且不会引起弥散性低氧血症。

引　言

本章将介绍现代挥发性麻醉药（异氟烷、地氟烷、七氟烷）、笑气、麻醉稀有气体氙气的肺脏药理学。由于早期的挥发性麻醉药物（氟烷、安氟醚、乙醚）已经不在发达国家临床使用，它们仅仅用于和其他药物进行比较时被提及。肺是唯一暴露于多种作用力之中的器官，包括通气、血流和表面张力。本章将主要阐述吸入麻醉药对气道张力、肺血管阻力（PVR）、黏膜纤毛功能、表面活性物质生成、通气调控和急性肺损伤等方面的影响。

吸入麻醉药物

支气管平滑肌张力

气道阻力短暂性升高至少部分是由于支气管平滑肌张力增大所引起的。支气管痉挛是全世界最常见的慢性气道疾病，估计每年的死亡病例达到 250000 例（见 103 章节）。近期无哮喘症状的患者围术期呼吸系统并发症的发生率很低，大约 9% 的哮喘患者围术期会出现支气管痉挛[1]。前瞻性研究证实，1.7% 哮喘患者中出现严重呼吸道并发症[2]，其中 25% 病例于麻醉诱导后出现喘息[3]。40 例由支气管痉挛导致的医疗事故索赔案例中（来自美国麻醉医师协会的终审索赔计划）[4]，88% 病例发生了脑损伤或死亡，这些患者中只有一半有哮喘或慢性阻塞性肺疾病病史。在美国医疗事故赔偿案例中，由呼吸道不良事件占麻醉相关的脑损害和死亡案例的 28%。在法国，7% 的麻醉相关死亡是由于支气管痉挛所致[5]。在澳大利亚，4000 例不良事件中围术期支气管痉挛占 3%（103）[6]。此外，过敏因素（21%）造成的支气管痉挛发生率较非过敏因素低（79%）。如果患者具有较多的诱发因素包括哮喘、重度吸烟和支气管炎，虽然这些患者由于气道激惹引起的支气管痉挛比较常见，但是支气管哮喘仅仅分别占非过敏性和过敏性支气管痉挛的 50% 和 60%。

支气管平滑肌药理学

支气管平滑肌延伸到终末性细支气管，受到自主神经系统的调节。气道平滑肌对速激肽（tachykinins）、血管活性小肠肽（VIP）、腺苷、降钙素基因调节肽的收缩反应可由支气管肺感觉 C 传入纤维，通过非肾上腺素能和非胆碱能自主神经介导。然而，此神经通路对人的作用比对动物要小。与哮喘发作相关的平滑肌收缩涉及气道神经、平滑肌、支气管上皮和炎症细胞。另一方面，上呼吸道激惹引起的反射性支气管收缩是通过调节孤束核（NTS）的传入纤维，投射到迷走神经节前神经元。兴奋性神经递质谷氨酸调制 NTS 和迷走神经节前神经元的冲动发放，而 NTS 投射到迷走神经节前神经元释放的是抑制性神经递质 γ-氨基丁酸。从迷走神经节前神经元到呼吸道的传出通路是通过迷走神经释放乙酰胆碱，主要作用于气道平滑肌 M_3 毒蕈碱受体，诱导呼吸道平滑肌收缩。

发自迷走中枢的副交感神经介导了气道的基础张力以及反射性的支气管收缩。支气管平滑肌内环核苷酸的改变可引起细胞内 Ca^{2+}（ICa^{2+}）的变化和 Ca^{2+} 内流。机体通过增强细胞内肌球蛋白轻链激酶活性和 20 千道尔顿（20-KD）调节性肌球蛋白轻链磷酸化，增加 Ca^{2+} 敏感性而介导激动剂诱发的支气管平滑肌收缩[7]。Ca^{2+}/钙调蛋白依赖的肌球蛋白轻链激酶是平滑肌强直收缩的重要因素[8]。给予外源性乙酰胆碱或刺激迷走神经可提高 cGMP/cAMP 比值，进而导致支气管平滑肌收缩。支气管平滑肌细胞激动剂的激活作用还涉及第二信使环二磷酸腺苷核糖（cADPR）激活斯里兰卡肉桂碱通道，引起的由二磷酸肌醇（IP-3）介导的肌浆网（SR）释放 Ca^{2+}[9]。随着钙离子释放，可激活存储和受体调控的非选择性阳离子通道开放，促进钠离子内流。细胞内，钠离子内流增强 Na^+/Ca^{2+} 反向交换功能，促使钙离子进一步内流，引起平滑肌收缩。平滑肌细胞存在多个 cAMP 信号成分，可选择性地针对不同的激素和神经递质起反应[10]。机械牵拉人支气管平滑肌细胞，通过独特的牵张刺激激活的非选择性阳离子通道，促进钙离子内流，引起收缩[11]。腺苷可通过肥大细胞和神经释放收缩因子，作用于气道平滑肌的腺苷酸型受体（A_1），能迅速通过 G 蛋白和 IP_3 信号动员 ICa^{2+} 储备，间接引起平滑肌细胞收缩。

激动剂诱发非可溶性鸟苷酸环化酶兴奋，通过降低 Ca^{2+} 电流使支气管平滑肌松弛。相反，用一氧化氮（NO）刺激可溶性鸟苷酸环化酶会减少细胞内 Ca^{2+} 浓度并降低 Ca^{2+} 敏感性[12]。除外 Ca^{2+}，钾离子对细胞静息电位也有显著影响。人肺动脉平滑肌细胞上具有电压调控钾离子通道，它是两孔基团的酸敏钾离子通道（TASK-1）。它能帮助维持细胞静息电位，在改变对低氧、pH、G-蛋白偶联通路和挥发性麻醉药等血管活性因子的敏感性方面起到重要作用。

气道组胺释放或不同形式的机械和化学刺激可增加迷走神经的传入冲动而引起反射性支气管收缩，胆碱能拮抗剂阿托品可减弱这种支气管张力的增加。气道平滑肌上的 M_2 或 M_3 毒蕈碱受体通过增加 Ca^{2+} 的敏感性可引起支气管收缩[13]。突触前 M_2 受体也可抑制乙酰胆碱释放，因此优先地抑制 M₂ 受体的药物（如异丙托溴胺）可能反常地引起支气管收缩[14]，尽管这种情况在临床上并不常见。组胺降解酶 - 组胺 N- 甲基转移酶位于人类呼吸道上皮，对组胺引起的支气管收缩具有保护作用[15]。胆碱能神经刺激通过受体造成中央大气道的收缩，而抗原对外周的气道影响更加显著[16]。

支气管平滑肌存在 α 和 β₂ 两种类型肾上腺素能受体，其中 α 受体特异性地分布于人类支气管树，其活性没有临床意义。相反，β₂ 受体亚型在支气管平滑肌的反应中起重要作用。刺激 β₂ 肾上腺素能受体通过激活蛋白激酶 A，引起胞内 Ca²⁺ 外流以及进入肌浆网，导致 cAMP 介导的支气管舒张。值得注意的是，哮喘包括过敏和乙酰甲基胆碱诱发的气道痉挛，在遗传学上似乎并非与占优势的 β₂ 肾上腺素受体基因有关[17]。

呼吸道上皮释放调节支气管平滑肌张力的物质。去除上皮的大气道平滑肌对乙酰胆碱、组胺、5- 羟色胺表现为增强的收缩反应；而对去除上皮的小气道对异丙肾上腺素表现为降低的舒张反应。这些表现与对内皮损伤后血管平滑肌张力的作用相类似。需引起重视的是，心肺转流术能显著影响猪支气管上皮介导的支气管张力，不同于肺血管内皮介导的血管平滑肌功能不全[18]。虽然内源性上皮因子中，NO 对呼吸道上皮与血管内皮有相似的扩张作用。内皮素 -1 也是通过 IP₃ 信号通路在支气管收缩中起重要作用的内源性支气管收缩剂[19]。内皮素 -1 对血管平滑肌的收缩作用比支气管平滑肌强，对肺循环的作用强于体循环。

吸入麻醉药物的作用

所有的挥发性麻醉药都具有支气管扩张作用，然而究竟哪种挥发性麻醉药的支气管扩张能力最强，目前仍有争议。动物实验中似乎氟烷对气道平滑肌的扩张作用最为显著。评价挥发性药物对支气管平滑肌张力的作用时（尤其患者存在自主呼吸时），消除动脉血 CO_2 张力（$PaCO_2$）的间接影响至关重要，因为异氟烷能同时减弱高碳酸血症引起的支气管扩张和低碳酸血症引起的支气管收缩[20]，这种被解释为"挥发性麻醉药的剂量依赖性增加麻醉深度"的作用，实际上可能是持续升高的 CO_2 张力的间接作用。呼吸道上皮结构上从大气道的假复层柱状上皮到细支气管的立方状上皮，因此各级呼吸道之间存在明显的组织学异质性。虽然吸入性麻醉药物具有支气管扩张作用，但具体作用与支气管所在部位和不同结构有关。在体外实验中，异氟烷主要扩张细支气管而不是支气管[21]。Park 等[22] 表明异氟烷和氟烷在同等最小肺泡气浓度下扩张的

是第四级支气管。在 1 MAC 浓度下，异氟烷、七氟烷和氟烷能缓解乙酰甲基胆碱引起的苯巴比妥钠麻醉下开胸大鼠的支气管收缩[23]。异氟烷和七氟烷似乎对抑制支气管收缩的作用较气管平滑肌作用要强[24]。同样氟烷、地氟烷、异氟烷对远端支气管的作用较近端支气管要强很多[25]。作用的差异可能与这些部位不同电压依赖性 Ca²⁺ 通道（VDC）的亚型有关。

给予 1 MAC 或 2 MAC 的氟烷、恩氟烷、七氟烷或异氟烷不改变肺的基础阻力和动态顺应性。然而，这些药物均能显著减弱静注组胺所引起气道阻力的增加和肺动态顺应性的降低。在改变支气管扩张指数方面，氟烷的作用最强，而异氟烷、七氟烷和恩氟烷三者的作用几乎相同[26]。与之相反，地氟烷在 1 MAC 时舒张支气管，而在 2 MAC 时则增加气道阻力[27]。用纤维支气管镜在体内直接测定可发现，氟烷、恩氟烷和七氟烷扩张三、四级支气管的作用程度相似[28]。

地氟烷促进还是抑制气道收缩仍然存在争论。给予胆碱类药物使得家兔达到相同的气道收缩程度后，地氟烷和七氟烷（1 MAC）能同样缓解中心气道阻力的升高。但是两种挥发性麻醉药都不能保护胆碱类药物所导致的组织阻力增高（测定外周气道混合性不良改变）。两种药物大概能抑制基础状态支气管张力的 30%～40%。这结果与出现或者未出现气道过敏性炎症和支气管高反应性一致[29]。当气道收缩是由于中枢介导、通过胆碱能递质释放，地氟烷似乎能在缓解支气管收缩中具有良好的作用[23, 30-31]。然而当气道收缩是通过非肾上腺素能或者非胆碱能受体激活，比如快激肽，地氟烷能加重和放大气管收缩作用[32-33]。临床上，麻醉医师对具有气道高反应性疾病的患者正趋向于避免使用地氟烷。

挥发性麻醉药物对人气道平滑肌张力的影响

Brown[34] 等采用 CT 技术，观察到低浓度氟烷比异氟烷产生更强的支气管扩张作用（见图 27-1）。通过等容技术研究，1 MAC 七氟烷使得择期手术患者气道阻力下降 15%，然而地氟烷对其没有明显影响[35]。Rooke 等[36] 对 66 例患者进行麻醉诱导和气管插管（图 27-2），观察并比较氟烷、异氟烷、七氟烷和硫喷妥钠 - 笑气麻醉对支气管扩张的作用。不同于硫喷妥钠 - 笑气麻醉，所有吸入麻醉药都能显著降低气道阻力。相同 MAC 值的七氟烷和氟烷产生相同的降低气道阻力作用，而异氟烷扩张气道的作用最小。

呼吸作功定义为吸气压力或吸气努力与潮气量的乘积。肺作功可分为克服弹性阻力作功（克服肺的回缩力）和气道阻力作功（克服气流阻力和肺组织黏滞

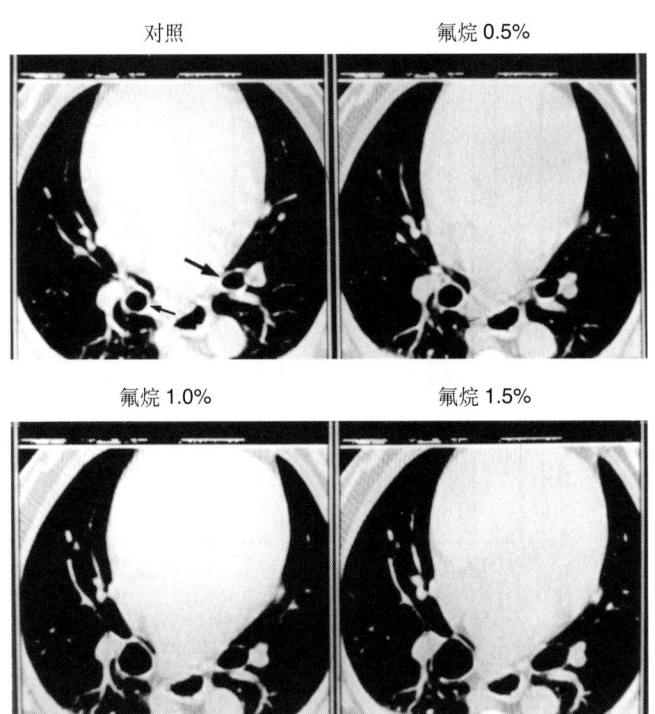

图 27-1　犬肺高分辨率计算机化断层显像图。左上，对照组；右上，0.5% 氟烷麻醉；左下，1% 氟烷麻醉；右下，1.5% 氟烷麻醉。注意箭头所示的气道进行性扩张 (*Reproduced from Brown RH, Mitzner W, Zerhouni E, et al: Direct in vivo visualization of bronchodilation induced by inhalational anesthesia using high-resolution computed tomography, Anesthesiology 78:295, 1993. Used with permission.*)

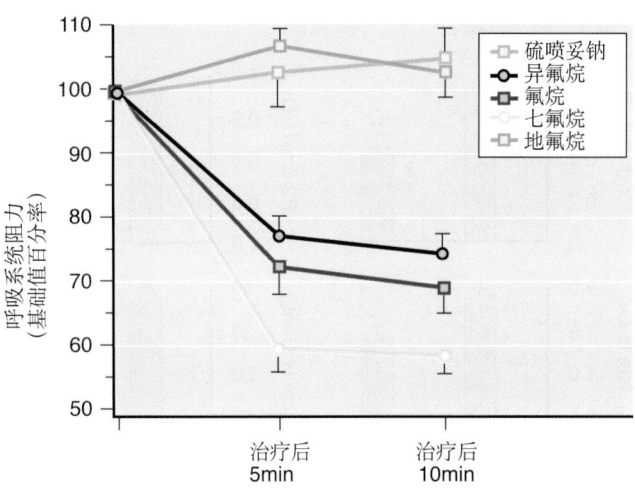

图 27-2　硫喷妥钠［0.25mg/(kg·min) 输注］联合 50% N_2O、1.1 MAC 七氟烷、氟烷、异氟烷或约 1 MAC 地氟烷麻醉维持 5min 和 10min 后，患者呼吸阻力的百分比变化。除地氟烷外其余所有挥发性麻醉药均能降低呼吸阻力。与异氟烷相比，七氟烷降低呼吸阻力的效果更为显著 (*Modified from Rooke GA, Choi JH, Bishop MJ: The effect of isoflurane, halothane, sevoflurane, and thiopental/nitrous oxide on respiratory system resistance after tracheal intubation, Anesthesiology 86:1294, 1997; and Goff MJ, Arain SR, Ficke DJ, et al: Absence of bronchodilation during desflurane anesthesia: a comparison to sevoflurane and thiopental, Anesthesiology 93:404, 2000. Used with permission.*)

阻力）。呼吸作功可通过跨肺压力 - 容积曲线推导。吸入麻醉药增加成人和儿童的呼吸作功。动物实验发现：挥发性麻醉药物降低外周而不是气道水平肺组织顺应性，因此提高了肺的黏滞阻力和弹性阻力[37]。组织学上观察到肺内存在较多肺泡萎陷和过度扩张区域间隔，支持了上述的结论。犬慢性哮喘模型中与上述结果不同，七氟烷降低外周和中心气道的阻力，也降低了外周肺组织的阻力。这些数据表明七氟烷对慢性气道梗阻患者有益处，并提示吸入麻醉药能降低呼吸作功[38]（图 27-3）。事实上，临床研究表明小剂量吸入麻醉药能显著降低近端和远端呼吸道的阻力[39]（图 27-4）。

　　正常呼吸时，呼气受到肺组织被动弹性回缩的影响。麻醉后，患者对呼气阻力增加时的通气反应降低的程度比对吸气阻力要显著。清醒和麻醉的患者在呼气阻力增加时，表现为呼吸频率下降，但只有麻醉的患者才会产生胸廓 - 腹部运动不协调，有效通气下降，动脉 CO_2 分压增加。对于保留自主呼吸的麻醉患者出现呼吸道梗阻的征象，也可发生在呼吸回路部分阻塞、哮喘、肺气肿和气道内存在大量分泌物的情况，必须

要引起重视。

　　以往实验的结论认为七氟烷和异氟烷扩张支气管的程度相似，而氟烷的作用更强。现在需要谨慎作出此推论，因为蛔虫和组胺引起的气道痉挛不能模拟临床上气管插管导致的支气管痉挛。不同于上述的动物实验，Arakawa 等[40]表明哮喘状态下的患者，吸入相同浓度的氟烷、异氟烷和七氟烷能产生相同程度的气道阻力下降。事实上，吸入麻醉药可能是常规治疗不能缓解哮喘持续状态时的有效治疗手段[40]。

　　使用 β- 肾上腺素能激动剂对氟烷麻醉下支气管痉挛的患者具有治疗作用[41-42]，但对于使用其他挥发性麻醉药的患者并没有效果。β- 肾上腺素能激动剂非诺特罗能降低气管插管后气道阻力；当给予 1.3% 浓度的异氟烷吸入麻醉时，它并不能进一步降低气道阻力[43]。这些数据需要谨慎分析，因为气道阻力的测定既包括了胸廓和肺的阻力，还包含了肺组织黏滞阻力的测定。肺疾病引起最明显的功能性改变是气流阻力的增高。气流阻力的改变被认为是与气道平滑肌的收缩和舒张状态的变化密切相关。然而，非平滑肌的因素中肺部炎症、气道增厚、改变的肺容积、肺的回缩、气道壁重构、大量气道分泌物、肺弹性的下降都可造成气道狭窄[44]。吸入麻醉药对非平滑肌因素造成的气道阻力增加的作用目前还没有研究。

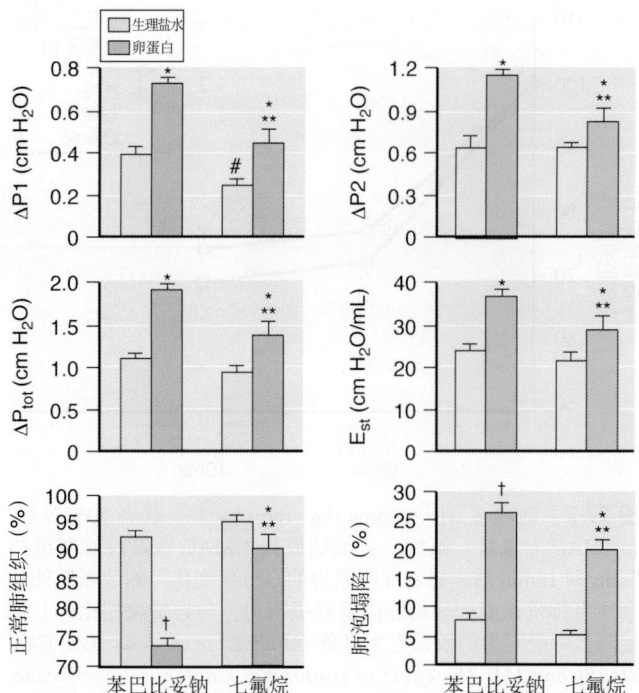

图 27-3 克服气道阻力所需压力（ΔP1）、克服肺组织黏滞阻力所需压力（ΔP2）、ΔP1 与 ΔP2 的总和（ΔP_{tot}），以及肺静态弹性阻力（E_{st}）的改变。小鼠气管内反复滴注生理盐水（SAL）或者卵蛋白（OVA）处理后正常肺组织和塌陷肺泡面积的比例。给予动物苯巴比妥钠（PENTO）或七氟烷（SEVO）麻醉，给予最低有效肺泡气浓度（1 MAC）。*，$P<0.05$，与相应生理盐水组比较；**，$P<0.001$，与卵蛋白 - 苯巴比妥钠组相比；#，$P<0.05$ 与生理盐水 - 苯巴比妥钠组比较；†，$P<0.01$，与生理盐水 - 苯巴比妥钠组比较 (Modified from Burburan SM, Xisto DG, Ferreira HC, et al: Lung mechanics and histology during sevoflurane anesthesia in a model of chronic allergic rhinitis, Anesth Analg 104:631, 2007. Used with permission.)

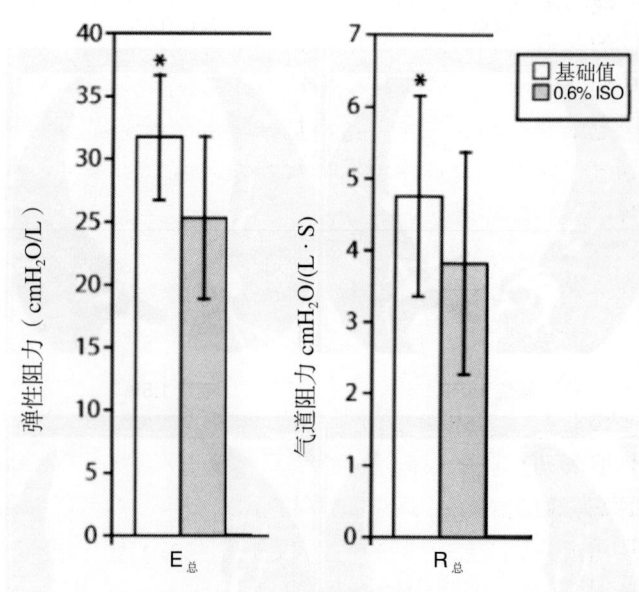

图 27-4 浓度为 0.6% 的异氟烷（ISO）减少呼吸系统弹性阻力（E cmH$_2$O/L）和气道阻力（R cmH$_2$O/L/s）。总代表整个呼吸系统（肺和胸廓）。数据表示为均数 ± 标准差（SD）。随着异氟烷浓度增加不能进一步降低阻力。*，$P<0.05$ 与相应基础值比较 (Modified from Ruiz P, Chartrand D: The effect of isoflurane 0.6% on respiratory mechanics in anesthetized-paralyzed humans is not increased at concentrations of 0.9% and 1.2%, Can J Anaesth 50:67, 2003. Used with permission)

挥发性麻醉药物对支气管平滑肌张力的影响取决于体外引起支气管痉挛的物质[45]。氟烷和异氟醚对内源性 5- 羟色胺介导的气管平滑肌收缩的松弛作用比乙酰胆碱明显要强。前者代表类过敏性或者免疫原性反应，而后者代表反射性支气管痉挛引起的中枢性递质释放。在 5- 羟色胺和组胺引起的支气管痉挛，挥发性麻醉药在 β_2 肾上腺素能兴奋药物无效的情况下仍具有支气管扩张作用。吸入麻醉药降低支气管平滑肌张力和中枢介导的气道高反应的作用可被同时减少的功能残气量（FRC）部分抵消，这对麻醉患者很重要。众所周知，哮喘患者的病死率和致残率的高危因素与功能残气量降低导致的气道阻力增加密切相关。呼吸道平滑肌低体温暴露时能消除挥发性麻醉药抑制氨甲酰胆碱诱发的平滑肌收缩，提示术中低体温能降低吸入麻醉药引起的支气管扩张作用。

支气管痉挛可发生在除哮喘以外的其他肺疾病。例如：健康的患者肺实质和气道受到手术刺激（气管插管造成的气管刺激）时，能增加支气管痉挛的发生率。术前用药、镇静催眠药、肌松药和吸入麻醉药的选择都决定了气道高反应性患者支气管痉挛的临床表现。Iwasaki 等[47]研究发现：七氟烷引起的平滑肌舒张和对 VDC 通道的作用取决于不同的气道高反应模型。七氟烷对慢性烟雾吸入模型（表现为肺泡管扩张和毒蕈碱受体高反应性发生较少）的作用较抗原引起的哮喘模型（卵蛋白敏化）弱。外周气道形态的改变一定程度上降低了吸入麻醉药对吸烟患者的支气管扩张作用，但是七氟烷和异氟烷能降低 COPD 患者的呼吸道阻力[48]。不同于急性哮喘状态引起的嗜酸性炎症和气道壁改变，慢性哮喘引起的炎症常涉及肥大细胞、巨噬细胞和上皮细胞、支气管平滑肌细胞。此外，慢性炎症还与支气管上皮重构密切相关，导致平滑肌细胞肥大、腺体过度增生和新生血管形成。

择期行影像学检查的儿童给予挥发性麻醉药后，可引起上呼吸道肌肉组织横截面积进行性减少，进而导致咽部气道塌陷[49]（见 93 章节）。正如动物实验中使用异氟烷所观察到的那样，七氟烷在儿童上呼吸道各部分组织中起到的作用不完全相同。在健康儿童，七氟烷轻微降低气道阻力，而地氟烷具有相反的作用，可能与降低气道截面积有关[50]。经证实，有气道易感性的儿童（如诊断为哮喘和近期上呼吸道感染）可表现为气道阻力、弹性阻抗等呼吸参数显著升高。不同于七氟烷有利于儿童吸入麻醉，吸入地氟烷可引起包括气道阻力、外周组织阻力和弹性阻抗增高等气道参数严重恶化的表现[50]。

作用机制

挥发性麻醉药通过直接抑制平滑肌收缩而扩张气道。这一作用可能是通过直接抑制支气管上皮和气道平滑肌细胞以及间接抑制神经通路反射实现的。挥发性麻醉药直接扩张作用的机制是细胞内 Ca^{2+}（ICa^{2+}）和钙离子敏感性的下降。几种参与 Ca^{2+} 动员的细胞内介质可能是挥发性麻醉药作用的潜在位点。挥发性麻醉药对胞膜相关 VDC 的抑制进而减少胞外 Ca^{2+} 内流[47]。挥发性麻醉药增加细胞内 cAMP 浓度，通过刺激 Ca^{2+} 外排及增加肌浆网对 Ca^{2+} 的摄取，降低了细胞内游离 Ca^{2+} 浓度。除了降低细胞内 Ca^{2+} 水平，挥发性麻醉药通过抑制蛋白激酶 C 活性[51]及 G 蛋白功能，并抑制 Rho 蛋白和 Rho 激酶信号通路进而导致钙敏感性下降，也被认为参与了这种作用机制[52-53]。研究表明，挥发性麻醉药通过改变气体混合物的密度而改变气道阻力（图 27-5）[51]。对于阻力恒定的肺模型，高浓度挥发性麻醉药增加气体混合物的密度和计算出的肺阻力，且

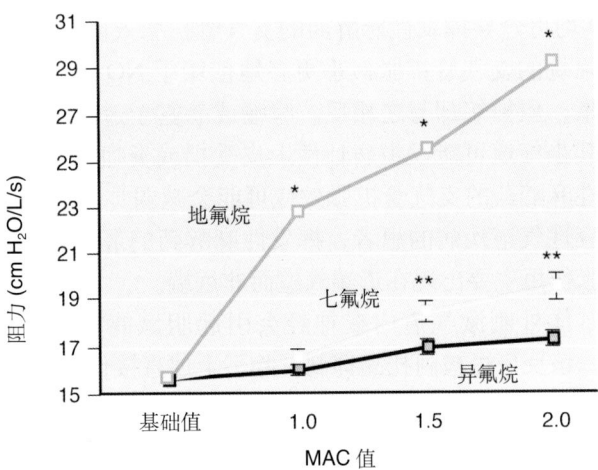

图 27-5 等效浓度下三种挥发性麻醉药对全肺阻力作用的比较。当浓度为 1 MAC 时，与异氟烷和七氟烷相比，仅地氟烷显著增大了肺阻力。当浓度为 1.5 MAC 和 2 MAC 时，与异氟烷相比，七氟烷显著增大了全肺阻力，此时地氟烷对全肺阻力的增大作用已远远大于其余两者。*，与异氟烷和七氟烷比较，肺阻力增大；**，与异氟烷比较，肺阻力增大 (Reproduced from Nyktari VG, Papaioannou AA, Prinianakis G, et al: Effect of the physical properties of isoflurane, sevoflurane, and desflurane on pulmonary resistance in a laboratory lung model, Anesthesiology 104:1202, 2006. Used with permission.)

在所涉及的挥发性麻醉药所有 MAC 值中，地氟烷对其的增加程度最高。

挥发性麻醉药对近端气道和远端气道的影响存在差异的原因可能与它们对 VDC 的作用以及该通道的分布存在相对差异有关。长时程（L 型）VDC 在 Ca^{2+} 进入气管平滑肌的机制中占有优势，而支气管平滑肌细胞同时存在短暂型（T 型）和 L 型 VDCs[24-54]。Yamakage 等[24]证实，异氟烷和七氟烷抑制这两种 VDC 的作用呈剂量依赖性，但抑制支气管平滑肌的 T 型 VDC 通道作用更强（图 27-6）。挥发性麻醉药对气管和支气管平滑肌的不同作用也可能与 Ca^{2+} 激活的氯离子通道活性[55,56]或 K^+ 通道亚型敏感性不同有关[55]。

图 27-7 描述了挥发性麻醉药诱导支气管扩张的可能信号通路。挥发性麻醉药通过抑制电压依赖和受体门控的钙通道，降低细胞内钙离子内流。此外，通过增加钙离子外流，耗竭肌浆网内钙离子浓度。所谓储存调控 Ca^{2+} 内流（SOCE），即钙离子对肌浆网内钙离子储备耗竭表现为内流增加。吸入麻醉药一方面降低肌浆网钙离子储备，被认为有可能增强 SOCE。然而，在临床常用浓度下，异氟烷较七氟烷抑制气道平滑肌 SOCE 作用强，进而减少钙的利用[57]。环核苷酸（cAMP 和 cGMP）对平滑肌的 SOCE 具有相似的抑制作用，异氟烷可使得两种作用叠加。相反，七氟烷仅仅能增强 cGMP 对 SOCE 的抑制作用。

吸入麻醉药似乎通过增强 IP_3 和斯里兰卡肉桂碱受体通道引起肌浆网 Ca^{2+} 浓度的降低[58]。Kai 等[52]证实氟烷较七氟烷更大程度上缓解乙酰胆碱引起的犬气管平滑肌的钙离子敏化，而等量 2 MAC 异氟烷却对其没有影响。这些结果与吸入麻醉药对松弛平滑肌具有差异性作用一致。这些结果似乎通过或者至少通过提高平滑肌磷酸酶[59]，调节 G 蛋白（具体通过 Gq 和 G_1 调节亚基）[52,60]，或 Rho 蛋白 /Rho- 激酶信号通路实现。挥发性麻醉药通过与毒蕈碱性受体——异源三聚体 G 蛋白复合物相互作用，阻止了 G 蛋白 Gα 亚基上的由激动剂诱导的核苷酸交换[61-62]。挥发性麻醉药可能通过上述机制抑制了诸如磷脂酶 C、蛋白激酶 C 及离子通道这样的信号蛋白。氟烷、七氟烷、异氟烷（作用最小）对毒蕈碱介导的游离气道平滑肌收缩具有很强的直接抑制作用[62]。吸入麻醉药对毒蕈碱受体和异源三聚体 $Gα_q$ 蛋白复合物偶联中的生物分子的作用随时间逐渐消退。异氟烷可使得收缩状态的支气管平滑肌发生松弛，该作用可被 Rho 激酶抑制剂预处理得到加强，而七氟烷可浓度依赖性地抑制三磷酸鸟苷酸 -gamma S 刺激引起的平滑肌收缩和 Rho 蛋白 / Rho 激酶的细胞膜转位。这些后续作用对钙离子敏化

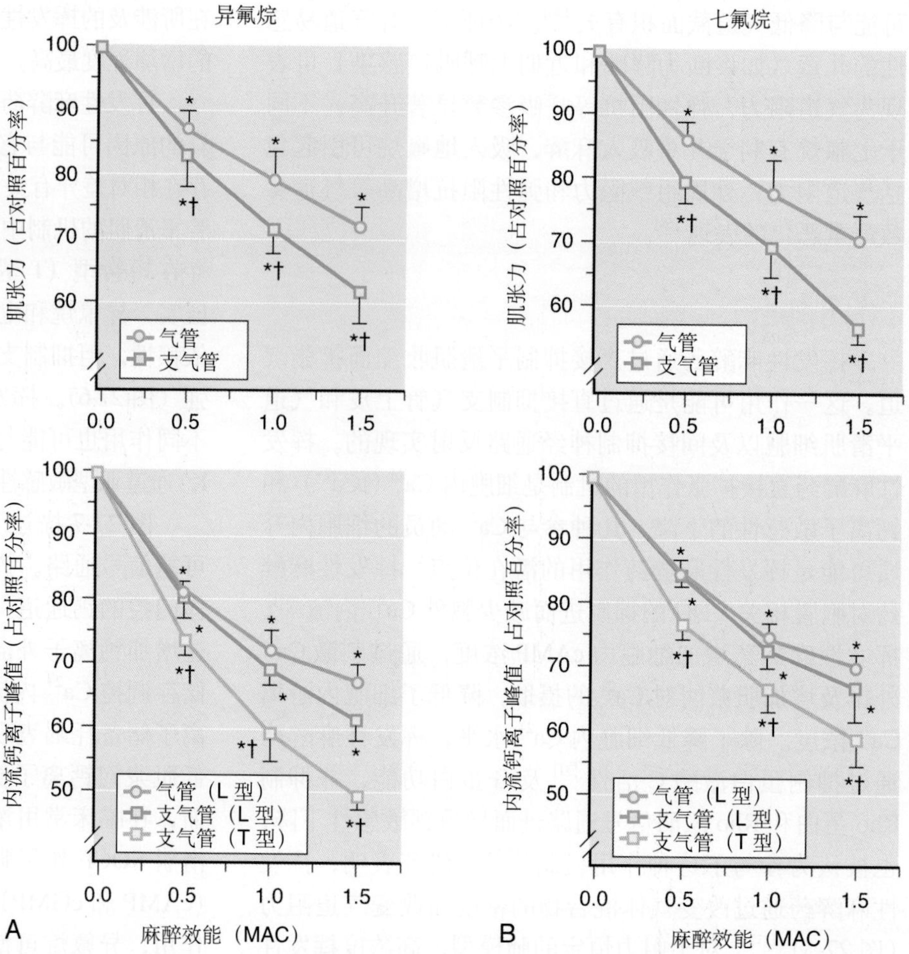

图 27-6 异氟烷和七氟烷对猪气管和支气管平滑肌张力以及通过 T 型或 L 型电压依赖性 Ca^{2+} 通道（VDC）的 Ca^{2+} 电流（Ica）内流的影响。两种麻醉药对 L 型 VDC 的抑制没有差异，但对支气管平滑肌的 T 型 VDC 有显著抑制作用。符号代表均数 ± 标准差。图 A，*，$P < 0.05$，与 0 MAC 比较。†，$P < 0.05$，与气管平滑肌比较。图 B，†，$P < 0.05$，与 L 型 VDC 比较 *(Reproduced from Yamakage M, Chen X, Tsujiguchi N, et al: Different inhibitory effects of volatile anesthetics on T- and L-type voltage dependent Ca2+ channels in porcine tracheal and bronchial smooth muscles, Anesthesiology 94:683, 2001. Used with permission.)*

具有重要作用[53]。气道平滑肌收缩的最后通路是肌球蛋白交叉桥联数量及其动力学调节产生的平滑肌收缩力及平滑肌缩短。异氟烷对离体大鼠气道平滑肌的交叉桥联数量和循环速率均起到调节作用[63]。

吸入麻醉药也是 GABA 分子作用于神经元细胞 GABA 通道的变构效应分子。吸入麻醉药的支气管扩张作用可通过脑干 GABAA 通道或肺部胆碱能神经节前神经节 GABAB 受体介导，丙泊酚具有同样的效应[64]。事实上，GABAA 和 GABAB 和谷氨酸脱羧酶（GABA 合成），存在于气道上皮和平滑肌细胞。而且，GABA 在上呼吸道受刺激收缩后，气道平滑肌 GABA 水平升高并在局部定位，GABA 拮抗剂引起的胆碱诱导的气管环收缩强化作用可被 GABA 激动剂逆转。上述数据表明吸入麻醉药引起的支气管扩张作用可通过气道 GABA 能神经实现[64-65]。

氟烷通过吸入给药而非静注给药方式减弱低浓度 CO_2 所致的支气管收缩效应，这表明挥发性麻醉药直接作用于气道平滑肌或局部神经反射弧，而不是通过中枢控制的反射通路。氟烷、七氟烷、异氟烷和地氟烷均能扩张远端支气管，其作用部分依赖于支气管上皮的存在[22, 66]。前列腺素（如前列腺素 E_2 或 I_2）或 NO 均可介导挥发性麻醉药的支气管扩张效应。例如，异氟烷的支气管扩张似乎更多地依赖于 NO 而非前列腺素，但氟烷却与之相反。哮喘或暴露于过敏原的患者其小气道可能发生病灶性上皮受损或炎症，因此挥发性麻醉药的支气管扩张效应可能会减弱[67]。有慢性反应性气道疾病的患者，挥发性麻醉药的最大支气管扩张作用主要出现在近端气道而非远端。

体外刺激气道内在神经会引起胆碱能样收缩反应，该反应可被阿托品抑制。除了上述直接作用之外，气道胆碱能神经还可通过突触前和突触后机制调节挥发性麻醉药的支气管扩张作用[68-69]。单用阿托品或氟烷任何一种药物都有增大气道内径的作用，但联合用药其扩张气道的作用并不增加。这意味着氟烷在无刺激条件下，通过阻断迷走神经就能扩张气道[70]。组胺的释放和非肾上腺素能及非胆碱能支气管扩张神经反射被认为是由 NO 介导的[71]，但在低剂量氟烷诱导的支气管扩张中作用似乎不明显。作为一种内源性多肽，内皮素 -1 能够导致气管的剧烈收缩。临床剂量的七氟烷（2%）对大鼠气管软骨环上由内皮素 -1 引起的气

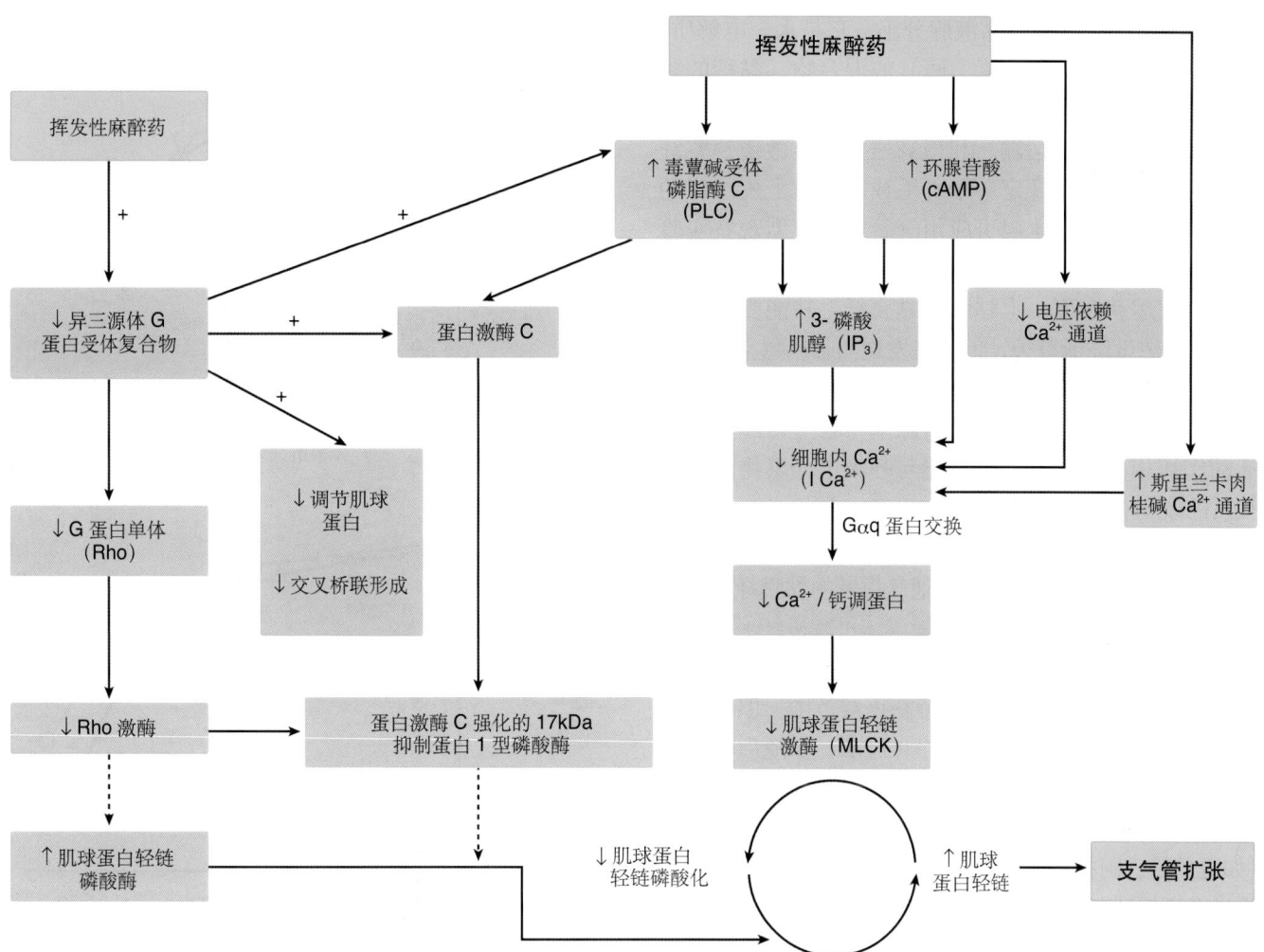

图 27-7 挥发性麻醉药诱导支气管扩张和（或）抑制毒蕈碱受体激动剂诱导的气道平滑肌收缩可能的信号通路。+，毒蕈碱受体激动剂的兴奋性作用；↑，挥发性麻醉药引起活化或增加；↓，挥发性麻醉药引起抑制或减少。挥发性麻醉药在降低细胞内钙（ICa²⁺）含量、降低钙（Ca²⁺）的敏感性方面起到重要作用

道平滑肌收缩能起到抑制作用，这提示了气道平滑肌舒张的另一种可能机制[72]。

黏膜纤毛功能和表面活性物质

正常黏膜纤毛的功能

气管支气管树通过清除黏液而排除异物颗粒、微生物以及死亡细胞，是肺的基本防御机制。有纤毛的呼吸道上皮分布于整个呼吸道，远达细支气管末端，但从气管到肺泡其密度逐渐下降。纤毛是头发样的附属结构，由大量的蛋白形成微管样结构，它通过基体部紧密连接在细胞膜的顶部，向外延伸到细胞外空间[73-74]。以前，纤毛分为运动和固定型纤毛（原代）。运动型纤毛被认为是产生并促进细胞外液分泌的单个细胞，而固定纤毛则被认为是退化的器官。然而，固定纤毛实际为重要的环境感受器。位于支气管平滑肌细胞的原代纤毛在感知

和传导细胞外机械、化学性信号以及识别平滑肌损伤方面起到重要作用[75]。事实上，纤毛功能障碍是众多小儿原发性纤毛运动低下、常染色体隐性遗传多囊肾等疾病的主要原因。纤毛生理功能、形态结构、病理性疾病等方面的研究迅速出现[73,76]。挥发性麻醉药对原代纤毛生理功能的影响目前还不清楚。

纤毛先向头侧快速运动，然后缓慢向尾侧反向运动。纤毛从近心端至远心端的精密协调运动能将异物有效地送至气管。纤毛的这种运动波称为后时性。每个运动纤毛排列为外周 9 组二联体微管包绕一对中央微管的结构。纤毛摆动时，纤毛动力蛋白臂通过消耗 3-磷酸腺苷与邻近二联体完成黏附、收缩、释放的运动周期，完成纤毛滑动的动作。运动纤毛基底部锚定在微管、连接蛋白、径向辐条，进一步被纤毛膜限制，这种限制结构使得纤毛由滑动动作转为弯曲动作。

黏液层的数量和物理特性同样影响纤毛的协调摆

动。黏液由杯状细胞和黏液腺分泌，它是水、电解质、大分子（如脂质、黏液素、酶）的混合物。黏稠的黏液层会减慢气道对表面颗粒的清除，而低黏度的黏液才能促进纤毛快速运输。利用高速可视显微镜观察纤毛的摆动频率可以评定单个纤毛或呼吸道上皮组织的黏液纤毛功能。在体内可应用气管视窗模型观察实验动物，也可以通过放射性标志物或纤维支气管镜测定人的黏液运动速度。上呼吸道黏膜纤毛功能受损与鼻部 NO 的浓度降低有关，但这些发现的临床意义还有待确定[77]。虽然在脊椎动物中尚未证实神经系统调控纤毛的协调运动，但黏膜纤毛清除率与自主神经系统的活动密切相关，并且最有可能与呼吸道分泌物的物理性质的改变有关[78]（第 103 章）。

术后低氧血症和肺不张是引起围术期并发症的常见原因。许多因素都可影响机械通气患者的黏膜纤毛功能进而导致这些并发症。吸入干燥气体可减慢纤毛运动并使黏液干燥。将犬置于吸入气温度高于 32℃ 的环境中 40min，黏液流动速率仍可维持在正常范围。但吸入干燥空气 3h 会使气管黏液完全停止流动，如随后吸入相对湿度 100% 的 38℃ 空气则又可使纤毛功能恢复正常。一些麻醉相关因素，如吸入高浓度氧气、应用辅助药物（如可的松、阿托品和 β 受体阻滞剂）、使用气管导管套囊以及正压通气等也会降低黏液的运动速率[79]。

吸入麻醉药物对黏膜纤毛功能的影响

挥发性麻醉药和一氧化氮（N_2O）可以通过降低纤毛摆动频率、干扰后时性或改变黏液生成量及物理性质来降低黏液清除速率。与很多静脉麻醉药相反[80-81]，氟烷、恩氟烷、异氟烷及七氟烷在体外实验中能够减少纤毛运动和摆动频率[80-84]。在这些挥发性麻醉药中，七氟烷对体外培养的大鼠气管上皮细胞纤毛抑制作用最弱[84]（图 27-8）。

Gamsu 等[85]比较了全麻下行腹腔内或下肢手术术后患者肺对钽的清除率。钽是一种粉末状物质，它能够黏着在分泌的气道黏液上，故可以用来研究黏液纤毛的传输功能。腹腔内手术患者钽的潴留长达 6d，平均潴留时间是对照组的 3 倍。钽潴留与黏液潴留密切相关（图 27-9）。为了研究年轻妇女产科手术时气管黏液的流速，将聚四氟乙烯盘置于气管黏膜上，并用纤维支气管镜进行观察[86]。吸入氟烷（1%～2%）和 N_2O（60%）迅速降低黏液运动速率。暴露于氟烷和 N_2O 90min，黏液运动就减弱甚至消失。虽然本研究使用了湿化的吸入气体，但吸入氧浓度高，带套囊的气管导管和正压通气都是该研究的混杂因素。通过纤维支气管镜检测健康患者的支气管主干远端沉积的放射

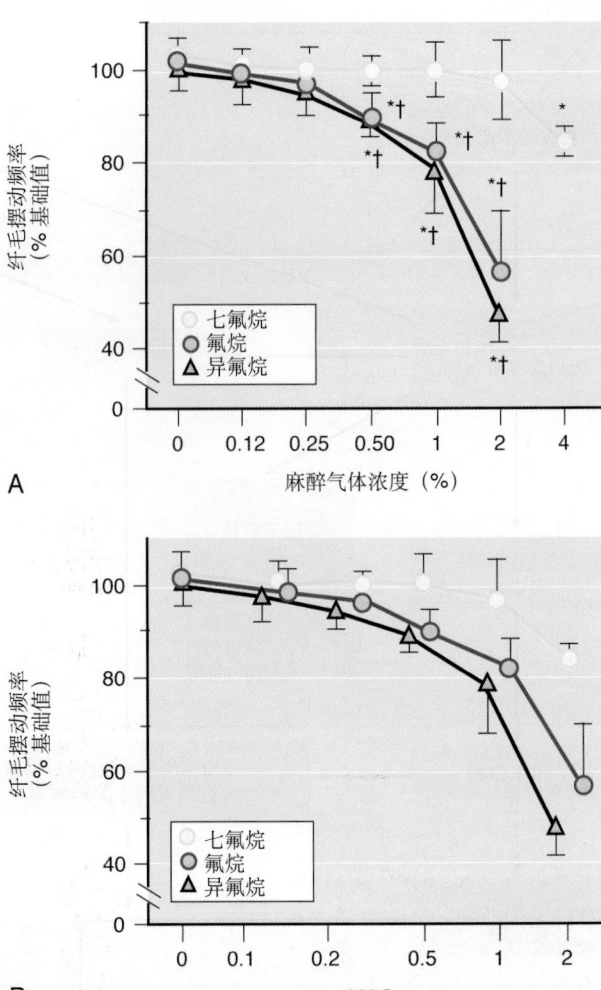

图 27-8 七氟烷、氟烷和异氟烷对体外培养大鼠气管上皮细胞纤毛摆动频率（CBF）的影响。测定不同麻醉药浓度下 CBF 的基础值和干预 30min 后的数值。数值以均数 ± 标准差表示。A，麻醉药浓度与 CBF 占基础值的百分比关系图。*，$P < 0.05$，与麻醉药浓度为 0% 的比较。†，$P < 0.05$，与相同浓度七氟烷比较。B，MAC 值与 CBF 占基础值的百分比关系图 *(Modified from Matsuura S, Shirakami G, Iida H, et al: The effect of sevoflurane on ciliary motility in rat cultured tracheal epithelial cells: a comparison with isoflurane and halothane, Anesth Analg 102:1703, 2006. Used with permission.)*

性标记的白蛋白微粒可确定支气管黏膜运输速度[87]。与氟烷研究的结果相反，在给予 1.5 MAC 异氟烷的过程中发现黏液的运输速度并没有变化。异氟烷不影响黏液运输是否与这种麻醉药本身的特点有关尚不清楚。然而，在麻醉中和麻醉后观察到黏液积聚，以及受损的支气管黏液运输速度与增加的肺部并发症有关。

在接受普通外科手术的患者中，比较联合应用七氟烷和瑞芬太尼麻醉与全静脉麻醉（丙泊酚和瑞芬太尼）对支气管黏液运输的影响[88]。与体外实验结果相反[84]，七氟烷麻醉患者气管插管 30min 后观察到支气管黏液运输速率显著降低。地氟烷被认为比七氟烷具有明显气道

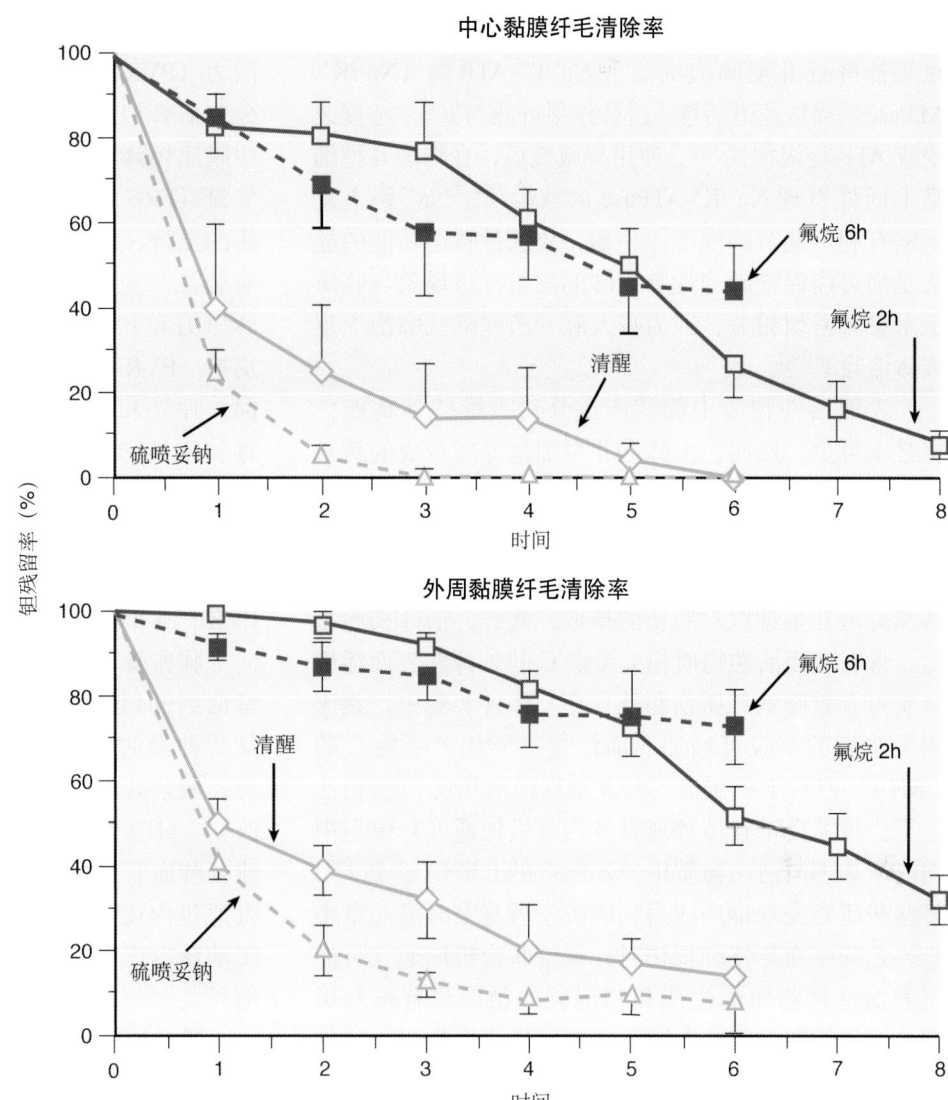

图 27-9 全麻或局麻（清醒）状态下手术患者以钽清除率间接得出的黏膜纤毛清除率。注意氟烷麻醉中，外周和中央气道黏膜纤毛清除率下降 *(Modified from Forbes AR, Gamsu G: Mucociliary clearance in the canine lung during and after general anesthesia, Anesthesiology 50:26, 1979. Used with permission.)*

刺激性，但在普通外科手术的患者中，两者联合芬太尼麻醉对支气管黏液运输产生同等程度的抑制作用。但是该研究中，只是选择了气管插管后 30min 的单一时间点，并且吸入麻醉药物浓度的范围在 0.8～1.5MAC 内。这些实验设计缺陷影响了结果的可信度。

纤毛摆动频率下降，黏液清除能力下降，支气管黏液转运障碍与分泌物潴留、肺不张、下呼吸道感染等肺部并发症密切相关[89]。在重症监护治疗病房（ICU）接受机械通气 4d 的患者肺部并发症增多与支气管黏液转运速度下降 3.5mm/min 密切相关。因此，这些数据提示无论选择何种吸入麻醉药，在术后即刻进行增加气道分泌物清除率的肺部治疗可能有益。

接受腹部或胸部手术的吸烟患者与不吸烟患者相比，前者的支气管黏液运输速度明显降低，同时肺部并发症的发生率增加[90]。有关挥发性麻醉药对吸烟患者黏液运动的特异性作用目前研究不多，不过可以认为挥发性麻醉药可能会对黏液运输功能下降进一步产

生叠加或者协同作用。黏液纤毛功能受损也会发生在肺移植之后。这种功能受损的机制可能与黏液表面性质的改变，以及支气管横断和再吻合远端黏膜纤毛运输功能明显受损有关[91]。挥发性麻醉药对肺移植患者黏液运输的作用目前尚不清楚，然而，基础黏液纤毛运动功能的减弱使患者容易出现术后肺部并发症。

吸入麻醉药对肺表面活性物质的作用

肺表面活性物质通过降低液气界面的表面张力减少呼吸作功。表面活性物质是一种由蛋白质和磷脂组成的混合物，由肺泡 II 型细胞合成。与黏液相似，表面活性物质具有清除气道异物颗粒的作用，还能增强肺泡巨噬细胞的杀菌功能。暴露 4h 后，氟烷[92]和异氟烷[93]均以剂量依赖性的方式暂时地减少肺泡细胞合成磷脂酰胆碱。高浓度的氟烷也破坏体外培养的肺泡细胞的能量代谢，表现为 ATP 含量减少和糖酵解代谢增加。氟烷和异氟烷可通过影响 II 型肺泡细胞能量代

谢，促进过氧化氢介导的磷脂酰胆碱含量的减少[93-94]。氟烷能降低 II 型肺泡细胞上 Na^+/K^+-ATP 酶（Na^+/K^+-ATPase）和钠通道活性，这种作用可能与 ICa^{2+} 浓度改变或 ATP 耗竭相关[95]。使用异氟烷后，在肺泡 II 型细胞上同样发现 Na^+/K^+-ATPase 的减少[96]。Na^+ 跨上皮运输有利于调节肺泡液体平衡，故这种转运功能的显著受损可能促进肺泡性肺水肿的发生。该现象与临床手术患者密切相关，因为吸入麻醉药能降低肺泡上皮液体清除率[97]。

表面活性物质中的磷脂成分对于维持其功能完整必不可少。然而，由肺泡 II 型细胞专门合成的疏水性表面活性物质相关蛋白 C，使得磷脂成分具备快速表面吸附和降低肺泡表面张力的性质，进而易化磷脂的吸附和分布，以形成单细胞表面活性物质层，从而增加肺泡 II 型细胞对脂质的摄取。此外，活体实验指出，含有表面活性物质相关蛋白 C 的外源性表面活性物质可有效降低气压伤和死亡率。体外实验中，临床相关浓度的氟烷可增加表面活性物质相关蛋白 C 的 mRNA，但对于机械通气的大鼠则作用相反[98]。相比之下，硫喷妥钠在体外或者体内（机械通气）模型中均能增加表面活性物质相关蛋白 C 的 mRNA 含量[98]。将这些研究发现推广应用到麻醉患者身上时需非常小心，尤其存在急性肺损伤时，氟烷联合机械通气可能对表面活性物质的生成和肺泡腔的稳态具有不利影响。地氟烷和七氟烷在肺泡表面活性物质代谢中的作用还须进一步研究。

黏膜纤毛功能受抑制和 II 型肺泡细胞改变对肺部并发症的特异性作用尚不清楚，但纤毛运动、支气管黏液运输和表面活性物质生成的功能受损，可能对增加围术期发病率起到重要作用。后面我们会提到，发生肺损伤时，挥发性麻醉药对 II 型肺泡细胞可能具有重要的免疫调节作用。长期给予挥发性麻醉药会导致黏液聚集，并对肺泡表面活性物质代谢产生不利改变。这些作用均会对肺功能产生有害影响，导致肺不张和感染。存在过度或异常黏液分泌和表面活性物质生成以及急性肺损伤患者（如慢性支气管炎、哮喘、囊性纤维性变、长期机械通气的患者）（见 103 章），肺功能损害的危险最大。然而，在肺功能受损的患者和动物模型中，吸入麻醉药对黏膜纤毛功能、表面活性物质代谢及免疫调节的对照研究仍有待进行。

肺血管阻力

肺血管张力的决定因素

肺血管床是低压力高流量系统。正常肺动脉压力大约为体循环动脉压的 1/5，结果计算所得的肺血管阻力（PVR）低于体循环阻力。主肺动脉和其主要的分支血管相对于主动脉弓及其近端大血管分支，血管中膜比较薄，平滑肌成分少。PVR 在肺容量为功能残气量（FRC）时最低，在低容量时由于失去周围肺实质的支持，肺血管变短，狭窄更加迂曲；在高容量时对肺泡外血管的间接压迫，都引起 PVR 增加。肺动脉压力和 PVR 的改变能显著影响肺泡气体和液体的交换。PVR 增加伴肺动脉压力升高促进肺间质液体渗漏。呼气末正压通气、肺泡低氧、高碳酸血症、酸中毒和临界肺泡关闭压均可造成 PVR 升高。低氧和酸中毒对 PVR 有协同作用。临床上，使用正性肌力药物（米力农）和增加血容量可通过增加心排血量来降低 PVR。挥发性麻醉药通过降低自主通气时的肺容量对 PVR 产生间接作用。

肺血管平滑肌张力的直接变化通过影响压力 - 流量曲线的斜率改变 PVR。钙离子向细胞内迅速内流、交感神经的兴奋性、动脉血 O_2 和 CO_2 分压、酸碱平衡、血浆儿茶酚胺的浓度可引起肺血管平滑肌张力的改变。pH 值恒定（即体液平衡）时，高碳酸血症不能改变肺血管平滑肌的张力，在正常 CO_2 分压下，酸中毒通过内皮非依赖的机制松弛离体平滑肌[99]。然而，肺动脉内皮功能障碍能加强高碳酸血症引起的血管收缩[100]。

激活两类内皮相关的酶可影响肺血管张力：一氧化氮合成酶和环氧化酶。肺组织广泛地分布了诱导型、内皮型和神经型一氧化氮合酶，并参与血管内稳态调节，与肺内氧环境联系密切。健康人群在正常氧分压下，一氧化氮合成酶调节 PVR 的作用并不明显[101-102]，在低氧时，它和它的产物 NO 对 PVR 的调节作用就很显著[103]。在单肺通气低氧时，NO 不仅能扩张通气侧不缺氧区域的肺血管，同时能释放内源性 NO 合酶抑制剂，收缩非通气侧低氧区域的肺血管[104]。NO 对高原性肺水肿[105]、各种先天性心脏病、肺发育不良和胎粪误吸引起的肺动脉高压有显著疗效。在肺血管平滑肌重构和肥厚导致肺血管阻力固定前，NO 对于急性成人肺动脉高压的治疗也是有益的。心肌梗死后严重二尖瓣反流、左心功能不全和心脏或肺脏移植方面，NO 也有治疗作用。值得注意，在急性支气管痉挛吸入 NO 可引起反常性的低氧血症[106]。目前还不清楚是否与 NO 介导了肺组织外围收缩不太严重的气道的扩张作用，或者恶化肺内分流有关。体外循环后肺血管内皮功能障碍能影响内皮依赖的血管扩张反应[107]。然而，成人和儿童心脏手术期间使用 NO 已成为常规的方案（可见第 67、94、104 章）。同 NO 相似，一氧化碳（CO）同样能激活鸟苷酸环化酶，升高肺动脉平滑肌细胞内 cGMP 的浓度，从而调节血管张力。通过上述机制，CO 能缓解缺氧所引起的 PVR 升高[108]。

前列环素作为内皮细胞释放的另外一种内源性血管舒张物质，激活腺苷酸环化酶（AC）生成 cAMP，从而引起平滑肌舒张。近期内皮源性超极化因子（EDHF）已被证实为由内皮介导血管舒张的第三条信号通路[109]。EDHF 通过一系列过程包括激活钾通道使血管平滑肌超极化，从而产生舒张作用。使用内皮激动剂（缓激肽、P 物质）或改变血管壁切应力能够引起 EDHF 的生成[109]。尽管 EDHF 似乎在调节肺血流量中起重要作用，但它对 PVR 的调节作用目前尚未确定。PVR 的改变确定是短暂的，随着体内酸碱平衡以及动脉血气的改变而变化。相反，发展为慢性肺动脉高压可涉及以下几个方面：①内皮功能障碍和由此导致的血管收缩，平滑肌细胞增殖和血小板聚集。②血管重构，导致清除内源性缩血管分子（血栓素 -A₂、血管紧张素 -2、内皮素 -1）能力下降，血管平滑肌细胞增生，由蛋白激酶 C 介导的成纤维细胞增殖伴有大量胶原沉积。③丛集样病变形成（复杂病变血管的形成）不可逆性阻塞肺小动脉。另外一种肺血管扩张药，枸盐酸西地那非通过抑制磷酸二酯酶 5（促进 cGMP 降解的酶）活性，临床上用于治疗难治性肺动脉高压。

低氧性肺血管收缩机制

PVR 的局部改变可影响肺内血流分布，引起通气 / 血流比值的改变，同时也影响气体交换。肺血流量及肺通气分布曾一度被认为由重力介导（见第 19 章），现在认为似乎也是由气道和血管的非对称支路结构引起的局部异质性所决定的[110]。肺不张区域 PVR 增加，引起局部组织低氧，但通过使肺不张部位的肺血流向通气良好的区域再分布，可优化整体气体交换 [如降低肺泡 - 动脉氧分压梯度（PAO_2-PaO_2）]。这种称之为低氧性肺血管收缩（HPV）的现象为肺循环所独有，因为其他血管床（如冠状动脉和脑血管）对低氧的反应是扩张。因此，HPV 具有维持氧合的作用，使用干扰 HPV 的药物（包括麻醉药）可能会对气体交换产生不利影响。HPV 在肺不张、肺炎、反应性气道疾病、急性呼吸窘迫综合征和单肺通气中起到独特的作用，而对于健康平卧位的人，HPV 并不会引起肺血流分布的异质性[111]。

HPV 是一种局部调节现象，它并不受自主神经系统的调控。当肺泡氧分压低于 60mmHg 时就会发生 HPV，当氧分压低至约 30mmHg 时 HPV 达最大限度。

HPV 最早在 1894 年发现，但其机制经过多年的研究仍不清楚。特异性氧感受细胞通过调节呼吸和循环功能维持正常氧供应。高碳酸血症引起的酸中毒会使正常在体动物或离体灌注肺的 PVR 升高。在肺泡氧分压正常时，酸中毒引起的 PVR 升高的作用相对较小，但在肺泡低氧时该作用显著增强。对于健康肺，局部酸中毒和肺泡 CO_2 分压的增加可增强 HPV，并进一步改善动脉氧合。高浓度 CO_2 会降低 NO 的水平[112]，但此作用是否与高碳酸血症改善通气 / 血流比值有关尚不清楚[113]。

虽然低氧引起的内皮来源的血管收缩分子还没有确定[114]，低氧可通过兰尼碱受体[115]促进钙离子从平滑肌肌浆网释放，增加钙离子的敏感性[114-116]，调节平滑肌的电压门控钾离子通道[117]。血红素氧化酶 -2、硫化氢、CO、ROS 和单磷酸腺苷激活蛋白激酶（AMPK）都可能是参与低氧性反应偶联的介质。通过抑制线粒体氧化磷酸化作用，AMPK 直接磷酸化和管理氧敏感的离子通道而引发低氧性反应偶联[116]。

吸入麻醉药和低氧性肺血管收缩

所有挥发性麻醉药都能扩张肺血管床。Akata[119] 系统地回顾了挥发性麻醉药引起血管舒张的机制，包括胞质内游离钙的减少及肌丝钙敏感性的抑制。在正常肺组织中，挥发性麻醉药所产生的血管舒张作用相对较小。在体内，挥发性麻醉药引起的 PVR 有限降低可同时被减少的心排血量抵消。吸入麻醉药这些作用的净效应是微乎其微的，仅仅是肺动脉压的轻微改变及总肺血流量轻度降低。与它们产生的直接血管舒张作用相反，挥发性麻醉药能减弱长期植入监测仪的犬 K_{ATP} 通道介导和内皮介导的肺血管舒张[120-122]。在不同情况下给予挥发性麻醉药时，其对肺血管舒张的抑制作用并不一致。例如，异氟烷和氟烷，而非恩氟烷，能增强异丙肾上腺素介导的血管舒张作用[123-124]。与其他吸入麻醉药不同，七氟烷麻醉时仍可保留来马卡林诱发的 K_{ATP} 通道介导的肺血管舒张[122]。确实，有证据表明至少在离体兔肺实验中，氟烷、恩氟烷和异氟烷，而非七氟烷，通过钙活化的钾通道或电压敏感性钾通道从而不同程度地调节肺血管张力[125]。在离体肺中，氟烷或恩氟烷诱导的肺血管收缩作用可通过抑制钾通道（Kv）而得到强化。当 Kv 通道被抑制时，异氟烷对肺血管没有影响。七氟烷扩张肺血管，且该舒张作用不受钾通道亚型抑制剂的影响（图 27-10）。异氟烷也减弱低血压引起的肺血管收缩[126]。肺动脉平滑肌 TASK-1 通道似乎与挥发性麻醉药引起的肺动脉扩张也相关[127]。除了起到单纯的血管舒张作用，挥

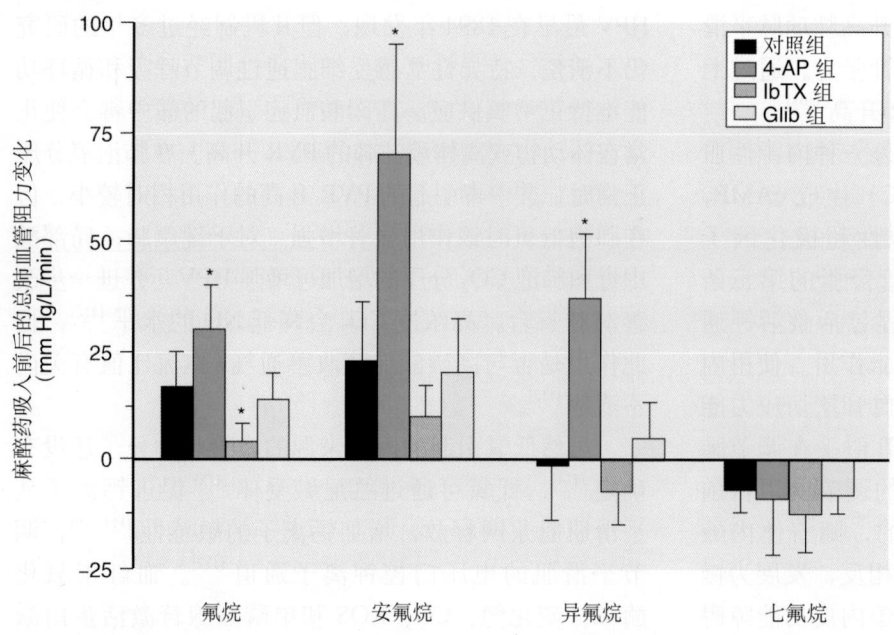

图 27-10 挥发性麻醉药吸入前后总肺血管阻力的变化（*Rt*）。数据以均数 ± 标准差（SD）表示。*，$P < 0.05$ 与对照组比较。4-AP，电压敏感性 K^+ 通道抑制剂；Glib，ATP 敏感性 K^+ 通道抑制剂；IbTX，钙活化 K^+ 通道抑制剂 *(Modified from Liu R, Ishibe Y, Okazaki N, et al: Volatile anesthetics regulate pulmonary vascular tensions through different potassium channel subtypes in isolated rabbit lungs, Can J Anaesth 50:301, 2003. Used with permission)*

发性麻醉药对离体肺动脉具有矛盾性的双向作用。早期挥发性麻醉药使 Ca^{2+} 从细胞内钙离子库释放后，剂量依赖性地增强肺动脉收缩力。随后又减弱该收缩力（与钙 - 钙调蛋白依赖性蛋白激酶 II 的活化相关）（图 27-11）[128-129]。将这些结果推广到人体内仍应谨慎，这些研究提示该血管舒张反应在肌浆网低钙（如新生儿）以及蛋白激酶活性受抑制（如原发性肺动脉高压）的患者中可能更为明显。

麻醉中有一些机制能降低 FRC，减少氧合并增加肺泡动脉血氧梯度。吸入麻醉药通过影响 HPV 而参与上述过程。吸入麻醉药对 HPV 的影响是多方面的，包括对肺血管的直接作用，以及通过全身血流动力学、自主神经系统和激素介导的间接作用。一般来说，体外实验已经证实：所有的挥发性麻醉药在某种程度上均减弱离体灌注肺组织或原位持续灌注肺组织的 HPV（图 27-12），但大多数静脉麻醉药不具有这种作用[118]。挥发性麻醉药加用钙通道阻滞剂可进一步降低 HPV，使该抑制效应再增加 35% ~ 40%，表明吸入麻醉药和钙通道阻滞剂可能分别通过不同的作用靶点抑制 HPV。吸入麻醉药直接抑制 HPV 的机制尚不明确，可能与增加花生四烯酸代谢[130]或其他内皮衍生的血管舒张因子有关[131]。相反，也有证据提示麻醉药诱发的 HPV 抑制可以不依赖于肺血管内皮、NO 或鸟苷酸环化酶的存在[132-134]。吸入麻醉药也能破坏血管平滑肌的 Ca^{2+} 稳态而影响肺血管收缩。氟烷和异氟烷通过抑制犬离体肺动脉环 cGMP 的蓄积[134]和 K_{ATP} 通道介导的 NO 和前列环素的相互作用，减弱内皮依赖性血管舒张[135]。相反，在离体兔肺，异氟烷调节

HPV 反应至少部分通过 Ca^{2+} 激活的 K^+ 通道和电压敏感性 K^+ 通道。七氟烷降低 HPV 的效应不依赖 K^+ 通道的功能[136]。

目前还不清楚在体内挥发性麻醉药是如何作用于 HPV 的，已知的一些对 HPV 造成损害的因素包括温度、pH 值、CO_2 张力、低氧相对程度、低氧部位大小、手术创伤及药物使用，可能部分参与这种作用机制。对单肺通气患者，挥发性麻醉药对 HPV 的直接抑制作用可能增加非通气侧肺的灌注。灌注增加可能引起分流率的增高进而导致动脉氧合降低。然而，挥发性麻醉药同样可间接作用于心排血量和混合静脉血氧饱和度从而影响 HPV、肺灌注及氧合[137]。与通过改变肺灌注从而间接作用于 HPV 相比，麻醉药对 HPV 的直接作用必须认真评估。HPV 变化的效能与肺动脉血流量呈反向变化，麻醉药对 HPV 的直接抑制作用会被同时发生的心排血量减少所抵消，因此 HPV 似乎不受影响。因此当心排血量降低时，挥发性麻醉药对 HPV 的净效应可以没有变化；但当肺动脉血流量不变时，该净效应表现为可能不受影响或仅有轻度减弱。心排血量的减少同样能够降低混合静脉血氧合，进而导致肺血管收缩。这些资料强调了给予挥发性麻醉药时，HPV 依赖于血流的变化。基础肺动脉血流量和压力也可以调节 HPV 效应。增高的肺动脉压可引起已收缩的血管床被动扩张而逆转 HPV。换言之，低血压时反射性肺血管和全身血管收缩会增加健康肺段的 PVR，导致肺血流向低氧的区域转移。

早期研究表明，在体动物实验中 N_2O 能减弱 HPV。与异氟烷相反[130]，通过观察植入监测仪的右主

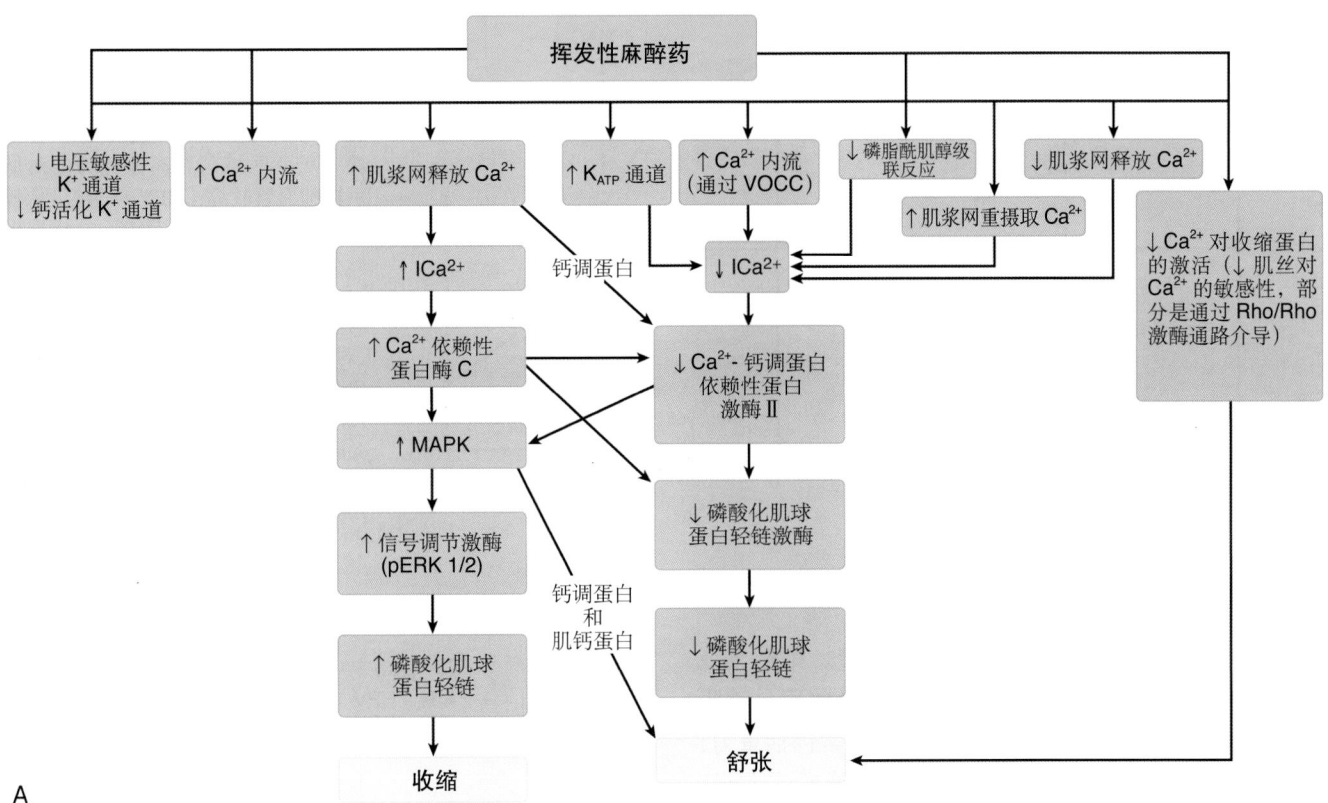

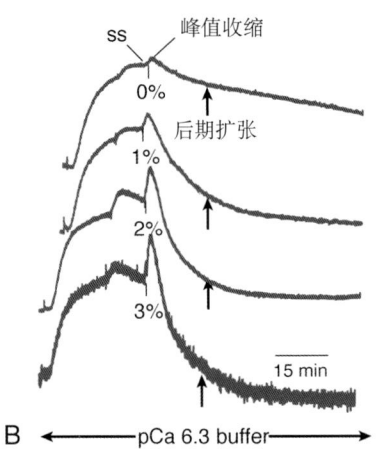

图 27-11　A，挥发性麻醉药诱导肺动脉平滑肌收缩和舒张的可能信号通路。细胞内 Ca^{2+}（ICa^{2+}）可通过肌浆网（SR）释放 Ca^{2+} 增加，这是通过抑制电压敏感性（Kv）或钙活化（Kca）K$^+$ 通道，或通过受体调控 Ca^{2+} 通道来实现的。增加的 ICa^{2+} 引起剂量依赖性收缩力增强（与蛋白激酶 C 的活化及丝裂原活化蛋白激酶 [MAPK] 的增加有关）。挥发性麻醉药也可通过激活 K_{ATP} 通道而减少 ICa^{2+}，因此，通过电压调控性 Ca^{2+} 通道（VOCC）来抑制 Ca^{2+} 内流、减少 SR 诱导的 Ca^{2+} 离子释放、抑制磷脂酰肌醇（Pi）级联反应以及增加 SR 诱导的 Ca^{2+} 再摄取。最终，平滑肌收缩降低与 Ca^{2+}- 钙调蛋白依赖性蛋白激酶 II 的激活有关。值得注意的是，不同的挥发性麻醉药对上述信号通路中任何分子都有药物特异性作用。B，氟烷对肺动脉平滑肌的双相作用（收缩和舒张）的实例。0%、1%、2% 和 3%，氟烷浓度；ss，氟烷麻醉前稳态下的基础收缩值。氟烷剂量依赖性地增强 Ca^{2+} 活化的峰值收缩和后期舒张 *(Data from Akata,[119] Su and Vo,[128] and Zhong and Su.[129])*

肺动脉逐渐闭塞模型的犬，发现七氟烷和地氟烷麻醉对 HPV 没有产生抑制作用[138]（图 27-13）。N_2O[139]、地氟烷和异氟烷[140]，而非氙气[139]，降低单肺通气猪的混合静脉血氧饱和度、心排出量及动脉氧合作用。然而，N_2O[139]、氙气[139]、地氟烷[140-141] 和异氟烷[140, 142] 在单肺通气中，不改变非通气肺的灌注，也不减少分流率。

在由气腹引起气体交换障碍的动物模型上，七氟烷而非异氟烷引起的气体交换异常比丙泊酚更加显著[143]。因此，尽管离体实验证实吸入麻醉药引起 HPV 下降，但该效应在体内相对较小，同时存在的肺部疾病可能会加重麻醉药引起的气体交换异常。

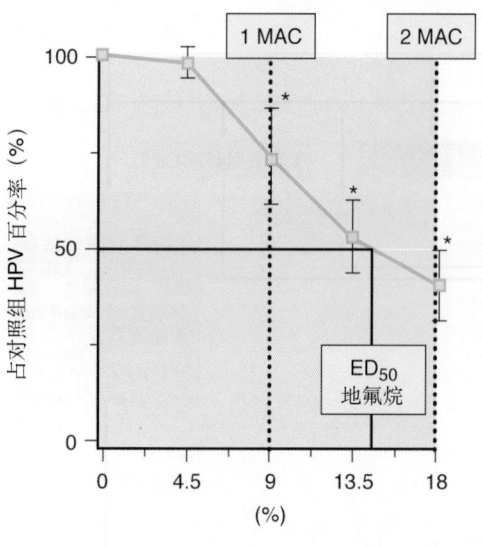

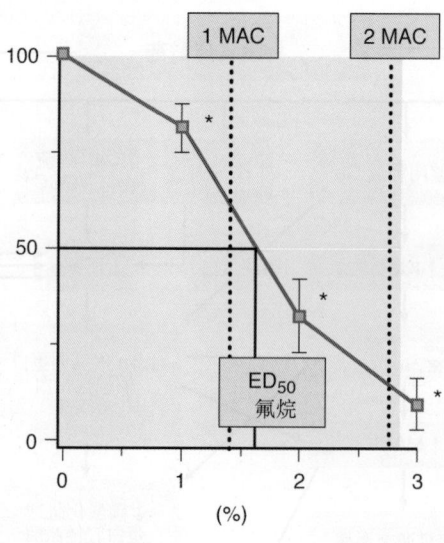

图 27-12　地氟烷（蓝色区域）和氟烷（灰色区域）在离体兔肺中对低氧性肺血管收缩（HPV）的浓度依赖性抑制作用。数值以均数 ± 标准误显示，并且表示为对照组的百分数。*，$P < 0.05$ 与对照组 HPV 比较。两种药物的半数有效量（ED_{50}）值（对兔）介于 1 MAC 和 2 MAC 之间 *(Reproduced from Loer SA, Scheeren T, Tarnow J: Desflurane inhibits hypoxic pulmonary vasoconstriction in isolated rabbit lungs, Anesthesiology 83:552, 1995. Used with permission.)*

挥发性麻醉药对人类肺血管的影响

通常麻醉可引起肺气体交换功能下降。把通气或者血流的改变归因于挥发性麻醉药的特异效应足够吸引眼球。而给予挥发性麻醉药时，许多因素包括重力、体位、肺不张、在肺不同区域之间肺血管血流差异、胸内压和 HPV 都能影响肺血流的分布。局部通气的改变受到肺泡顺应性差异、呼吸频率、流速、胸膜腔压力和通气策略的调节[144]。

在自主呼吸的健康志愿者，经面罩给予七氟烷（1 MAC，20min），通过单质子激发 CT 观察到，从腹侧到背侧患者通气和血流分布没有发生改变[144]。采用电阻抗 CT 技术，择期行骨科手术的保留自主呼吸患者，通过喉罩给予 0.7 MAC 七氟烷（采用高潮气量，低呼吸频率）同样没有发现通气分布的变化[145]。有趣的是，七氟烷能减轻局部血流分布的差异性并扩大局部通气血流比值（$\dot{V}/\dot{Q}$）差异，在自主呼吸患者趋向比值降低。这种变化可导致有效的气体交换障碍，这些发现相对于在机械通气下分布发生改变的结果要少[145-146]。不管采用压力控制还是压力支持通气模式，七氟烷产生相似的腹侧通气再分布的改变[145]。

对健康患者，即便使用能产生全身性低血压的高浓度异氟烷，也不会改变肺内分流[147]。临床上许多接受胸科手术的患者都需要侧卧位开胸，这样会显著改变通气和灌注的相对分布。在这种情况下，非通气患侧肺就可能和对侧肺进行手术操作一样，显著影响肺血管对低氧的反应性。在大多数实验动物或患者单肺通气中给予挥发性麻醉药时，未发现 HPV 的减弱有临床意义。肺癌患者在接受肺叶切除时进行单肺通气，比较使用异氟烷和七氟烷麻醉对分流率、PVR 或氧合作用的影响，结果似乎没有显著性差异[148]。有两份研究报告表明，对单肺通气的患者，丙泊酚与异氟烷相比[149]，以及丙泊

HPV 反应

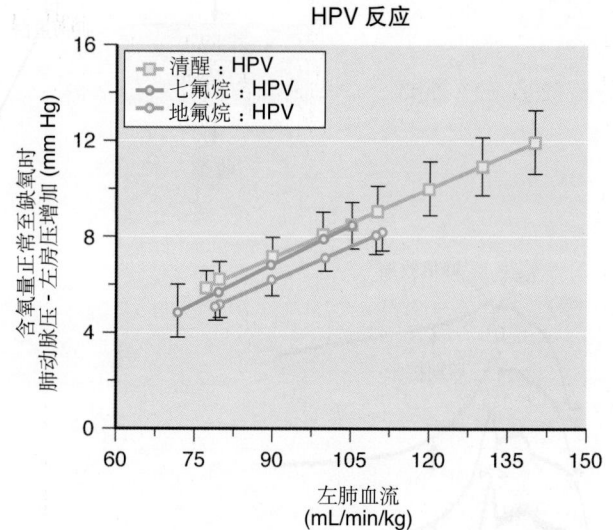

图 27-13　七只长期植入仪器犬在清醒状态或接受七氟烷、地氟烷麻醉下的低氧性肺血管收缩（HPV）综合反应（以肺动脉压 [PAP] 与左心房压 [LAP] 之差的增加衡量其肺血流）。与在清醒状态下相比，两种麻醉药不影响 HPV 的幅度 *(From Lesitsky MA, Davis S, Murray PA: Preservation of hypoxic pulmonary vasoconstriction during sevoflurane and desflurane anesthesia compared to the conscious state in chronically instrumented dogs, Anesthesiology 89:1501, 1998. Used with permission)*

酚与七氟烷相比[150-151]，其对肺内分流率的影响是相似的。静脉给予氯胺酮（此药不抑制 HPV）以及吸入恩氟烷时，比较肺的气体交换发现肺内分流率以及动脉氧张力均没有显著差异。相反，对单肺通气患者，异氟烷[152-153] 和七氟烷[153] 损害氧合及降低分流率的作用强于静脉输注丙泊酚。然而在这些研究中氧合程度的差别微弱且几乎没有临床意义。实验中使用静脉麻醉药与挥发性麻醉药出现这些差异的原因可能是受麻醉深度的影响。相比之下，根据达到相同的麻醉深度 [由双频谱指数（BIS）监视仪决定] 来选择丙泊酚和七氟烷的剂量，

则在单肺通气患者中观察到相似的动脉氧合的下降[151]。在进行开胸手术和单肺通气的患者中，氟烷[154]、异氟烷[148, 154-155]、地氟烷[155] 和七氟烷[148] 都引起相似的中度肺内分流率和氧合的变化（彩图 27-14）。

可靠证据表明，所有的吸入麻醉药均能安全用于单肺通气开胸手术患者（见 66 章）。氟烷和异氟烷[154] 引起的肺内分流增加和氧合作用降低与 1 MAC 时抑制约 20% 的 HPV 的作用相一致。在没有挥发性麻醉药时，低氧侧肺的血流量降低 50%，而在吸入 1 MAC 的异氟烷时，低氧肺的血流量降低 40%。这种血流的改变与肺内分流增加约占心排出量 4% 是一致的。Carlsson 等[156] 运用多种惰性气体消除技术来测量给予挥发性麻醉药的患者真实的分流率，发现 1.5% 异氟烷使分流率上升 2% ~ 3%，与其抑制 20% 的 HPV 一致。临床相关浓度异氟烷和恩氟烷对动脉氧合没有明显影响。确实，与挥发性麻醉药相比，使用丙泊酚和阿芬太尼全静脉麻醉不会降低单肺通气时低氧血症的

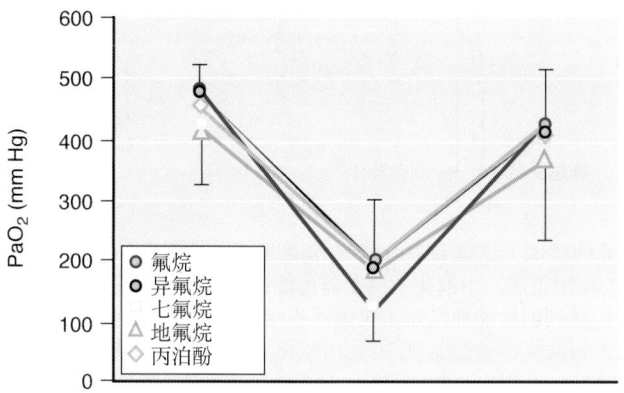
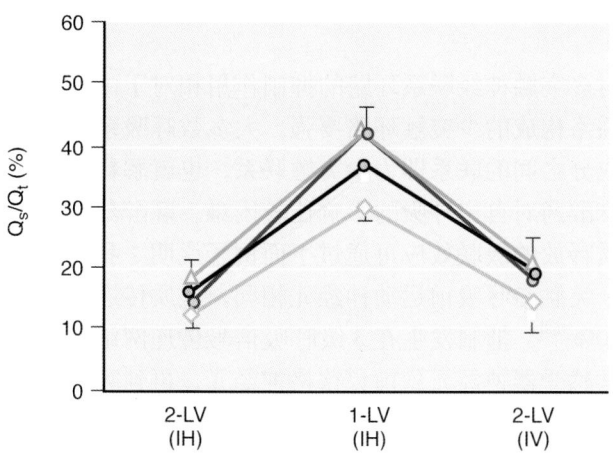

彩图 27-14 双肺通气（2-LV）或单肺通气（1-LV）患者的动脉氧分压（PaO₂）和肺内分流（Qs/Qt）的变化。患者接受吸入麻醉药（IH）——氟烷、异氟烷、七氟烷或地氟烷或静脉输注丙泊酚。注意，当一种静脉麻醉药取代挥发性麻醉药后对 PaO₂ 和肺内分流的影响最小 *(Data modified from Abe and colleagues,[148,153] Benumof and colleagues,[154] and Pagel and colleagues.[155])*

危险[149]。不仅异氟烷用于单肺通气是安全的，而且在肺缺血之前给予异氟烷可减轻缺血再灌注损伤。对于离体缺血再灌注的兔肺，异氟烷减弱 PVR 的增加，也降低肺滤过系数和干湿重比值[157]。

单肺移植后[159] 异氟烷不减弱肺血管收缩剂对交感肾上腺素能 α 受体激活的反应，也不影响因内皮素介导的受体激活[158] 所引起肺血管阻力增加后的肺血管张力。这些发现对有类似肺血管调节异常患者术中麻醉处理可能具有重要意义，因为挥发性麻醉药对 PVR 的降低作用可能比预期值要小。吸入麻醉药对原有肺部疾病患者的 HPV 和肺内分流的精确影响仍有待进一步阐明，但在麻醉中评价低氧的原因时，必须考虑这些麻醉药对肺血管本身的作用。

临床观察提示挥发性麻醉药对 HPV 和氧合的抑制作用即便有也只是轻微的（见 66 章）[160-161]。尤其是阿米三嗪[162]（外周化学感受器的激动剂，能加强 HPV 效应）和吸入 NO（能产生局部血管扩张作用，提高通气良好部位肺血流）用于临床后，吸入麻醉药对 HPV 轻度抑制不至于影响临床决策。此外，采用非通气肺实施持续气道正压（CPAP）以及容许性高碳酸血症等通气策略，纤维支气管镜确定双腔气管导管的位置，均能缓解低氧血症发生（见第 66 章）。因此，吸入麻醉药对 HPV 的净效应受多种因素影响，不仅依赖于药物对肺血管紧张度的直接作用，也取决于麻醉和手术中常见因素的间接作用。

呼吸控制

呼吸系统

呼吸系统主要结构位于脑干，包括延髓、脑桥和中脑（图 27-15）。这些区域的神经元网络足以产生自发和随意呼吸运动，并受到发言、吞咽和咳嗽等皮质中枢活动的影响。呼吸运动还受到上呼吸道、肺、颈动脉体感受器传入信号的调节，并且传入信号通过外侧下丘脑向呼吸中枢发出觉醒信号冲动。麻醉医师必须要熟悉呼吸系统的主要特征。生理性睡眠和吸入挥发性麻醉药可影响呼吸功能达到需要机械通气治疗的程度。由于以前对呼吸系统解剖特点进行过详细的综述[163-165]，下面的章节将不再赘述，而是着重讨论呼吸系统的主要功能性作用，以及如何受到睡眠和挥发性麻醉药的影响（见图 27-16）。

挥发性麻醉药对呼吸的作用已经被有关文献详细总结[166-167]。通常，挥发性麻醉药影响神经冲动传递给单个呼吸神经元的速度快慢取决于神经递质传入

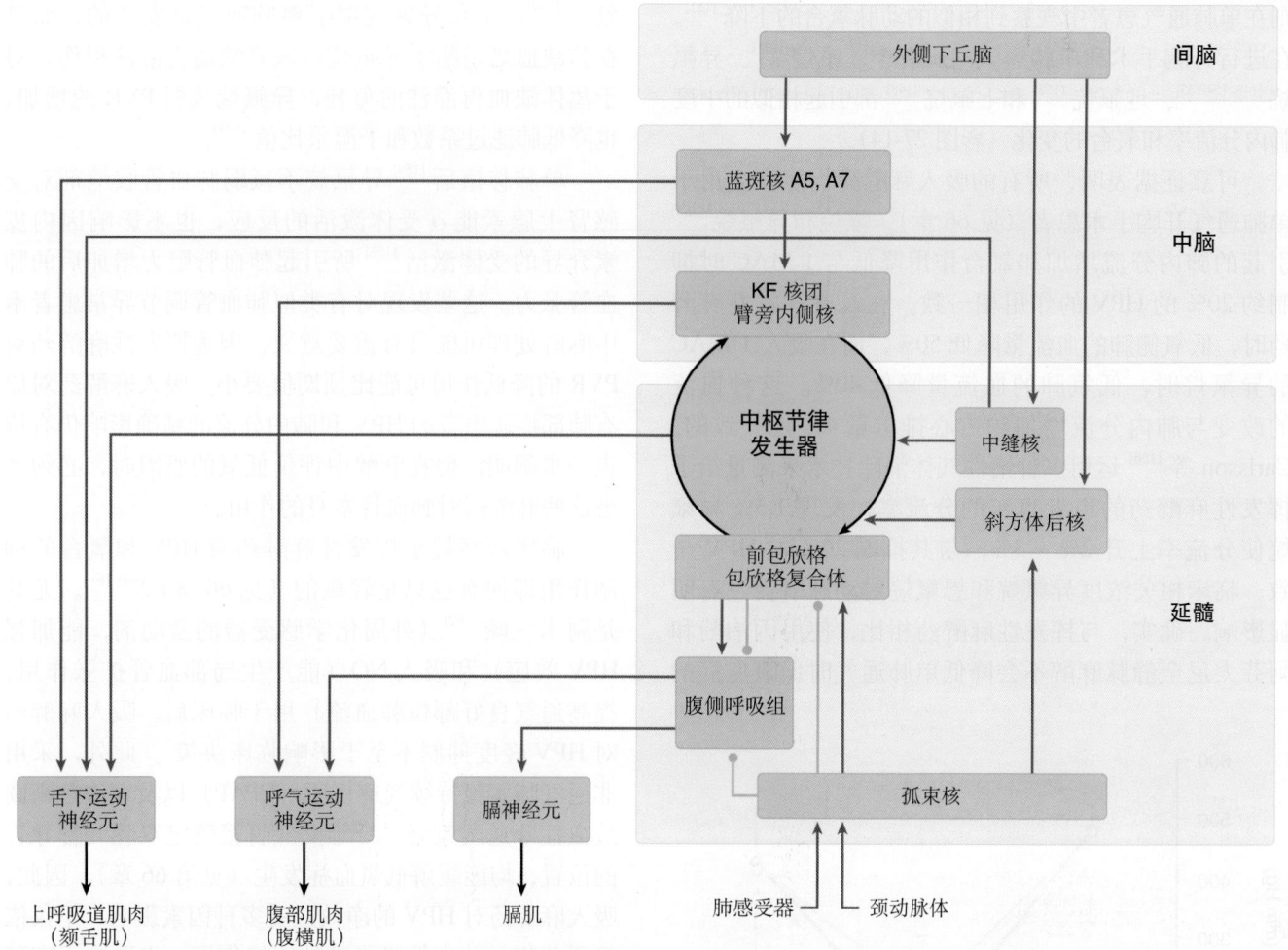

图 27-15 呼吸系统的解剖结构和参与呼吸的化学感受器及运动神经元的核团（详见书中内容）。觉醒驱动来自外侧下丘脑。中枢节律发生器将呼吸冲动转换成呼吸模式，它由多个存在于延髓和脑桥的核团组成。中枢化学感受器可能的位置位于蓝斑，在脑桥的 A5 和 A7 区，延髓的中缝核和斜方体后核。呼气和吸气的兴奋性冲动传递到前运动神经元（腹侧呼吸组），呼气运动神经元和吸气运动神经元（例如，膈神经）的脊髓。这些运动神经支配腹肌（呼气）和膈肌（吸气）。呼吸模式和化学感受器受到从肺和颈动脉体传入神经的影响。兴奋性传入（黑色箭头）；抑制性传入（蓝色按钮）

神经元的速度。挥发性麻醉药降低延髓脊髓部位谷氨酸能呼吸神经元兴奋性，增强神经元突触后膜抑制性 $GABA_A$ 信号通路[168]。舌下上运动神经元通过与 5- 羟色胺和去甲肾上腺素受体相联系的钾离子通道使得钾离子外流，引起细胞膜静息电位的超极化[169-170]。挥发性麻醉药呼吸抑制的程度还取决于神经元在神经元网络等级中的位置：从上游产生呼吸驱动的发生器神经元到呼吸节律发生器，再到下游的膈神经和舌下神经输出运动神经元（图 27-16）。例如膈神经支配膈运动，挥发性麻醉药对膈神经运动神经元比上游支配它的延髓前运动神经的抑制作用明显强。它提示可能与挥发性麻醉药对前运动神经元到运动神经元突触内神经递质释放的级联效应或者由于激活 TASK 通道对膈神经运动神经元有直接抑制作用有关[168-169, 171]。结果，挥发性麻醉药显著影响突触内神经递质的释放，从而

对多突触神经联系环路的抑制作用相对于由少量突触联络构成的少突触环路要强。大多数呼吸系统为单一成分之间的联系即为少突触联系，也就解释了挥发性麻醉药对自主呼吸的影响比较困难。麻醉药对突触递质释放的级联效应可通过下面例子说明：我们假设每个突触与呼吸前运动神经元相同，递质传递抑制率为 20%[168]，抑制发生在 3 级呼吸信号传递网络中（从化学感受器神经元到前包钦格神经元，再到吸气前运动神经元，再到膈神经运动神经元），总的兴奋抑制率是初始的 80%×80%×80%=51%。Lynch 和 Pancrazio 在 Ca^{2+} 通道中已经证实了上述概念的正确性[172]。

大多数来源于动物实验的数据推广到人类时需谨慎。例如前包钦格（Bötzinger）复合体区域，是体外制备标本中呼吸发生器细胞富集的部位，但在成年哺乳动物体内还未被证实[173-174]，以目前的技术在人体上证实

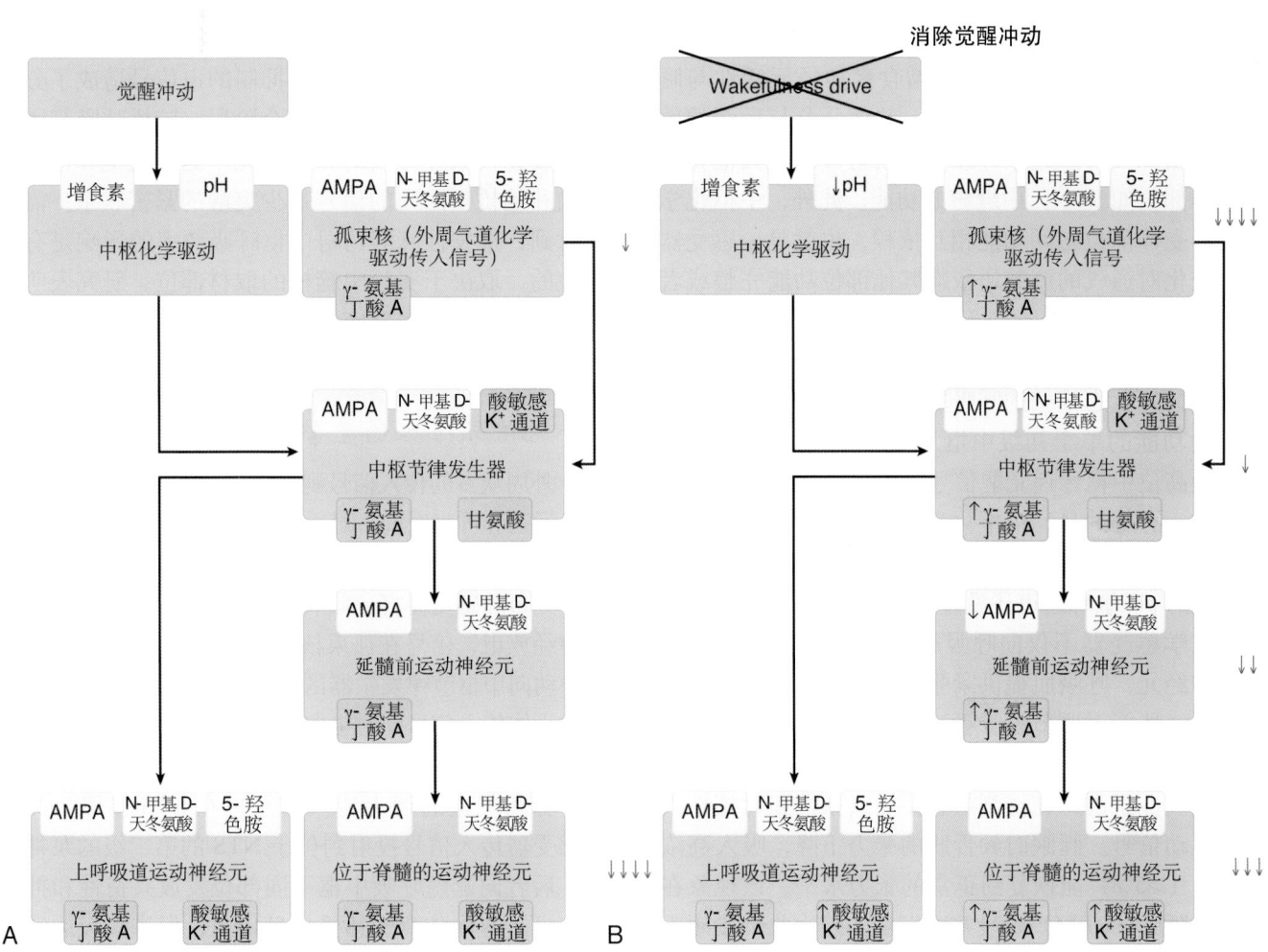

图 27-16 A，配体门控受体和离子通道对呼吸相关神经元的作用。兴奋性受体和通道用灰色标记，抑制性用蓝色标记。pH 敏感通道开放激活神经元，而具有两孔配基酸敏感钾通道（TASK）开放，引起膜超极化，却抑制神经元放电，B，挥发性麻醉药对呼吸相关神经元的影响。挥发性麻醉药消除觉醒驱动对呼吸系统作用（黑色叉）。黑色箭头表示受体功能的改变（向上，增加；下降，降低），已在文献中出版。挥发性麻醉药减少呼吸前运动神经元突触前谷氨酸和 γ- 氨基丁酸 A（GABA_A）释放。挥发性麻醉药对各自的神经元组的积累效应被表述（蓝框中箭头）。可见相对抑制效应的程度（箭头数目）。在人，对外周化学驱动的抑制程度强于中枢化学驱动。对上呼吸道运动神经元抑制程度比吸气运动更显著。5-HT_2，5- 羟色胺；AMPA，α 氨基 -3- 羟基 -5- 甲基 -4- 异唑酸；NMDA，N- 甲基 D- 天冬氨酸

暂时还不可行[175-176]。Feldman 等[177] 曾采用仪器证实了前包钦格复合体区在呼吸节律产生中的作用。近期他也提出呼吸震荡子存在的假说，他强调呼吸节律震荡子模型不是特定解剖部位而是工作模式的假说。近期随着转录因子基因缺陷的发现 [配对同源异性盒基因（PHOX2B）可产生昂迪氏咒语现象 - 睡眠呼吸暂停]，提示在此区域结构和功能的缺陷可增加患者（甚至还未明确诊断前，）对麻醉引起的呼吸抑制的敏感性[178]。

本章节，我们需要动物实验的数据来理解呼吸系统的功能，其次再关注临床实用性的研究。

中枢化学性感受器

健康的个体在正常的大气压和二氧化碳分压下，维持自主呼吸的兴奋性驱动 2/3 来自 CO_2 和 pH 刺激

中枢化学性感受器，1/3 来自 O_2 和 CO_2 作用于外周化学性感受器[179]。虽然众多脑干的核团对细胞外 pH 的变化产生反应，中枢化学感受器的定位还存在争论。本质上，化学感受器是具有下列特征的神经元：①对细胞外 pH 的变化产生紧张性和成比例的兴奋性冲动发放，②能向兴奋性突触部位投射，③对呼吸系统的功能至关重要（破坏这些神经元导致呼吸兴奋传出下降）。

动物实验已经证实在脑干区域：斜方体后核（RTN）、中缝核、蓝斑核、孤束核、外侧下丘脑、延髓尾端腹外侧区符合上述条件。这些区域的神经胶质细胞理论上通过作用细胞外 pH 或者低氧、CO_2 介导的 ATP 释放改变化学敏感神经元的功能，从而影响化学性感受[181]。有趣的是，皮质觉醒状态（睡眠还是

清醒）似乎影响这些区域酸化是否能够引起通气量的增加[180]。位于外侧下丘脑的增食素神经元活性与睡眠-清醒调节和进食功能有关，并部分参与后面的效应（见图27-16）。这些神经元可投射并加强其他化学感受器部位如RTN、中缝核的功能。此外，中枢化学感受器受体部位之间功能相互依赖，也就是：感受器某处酸化对通气的调节还依赖其他部位功能完整或者同步酸化状态[182]。不同于中枢化学感受器多部位学说，Guyenet提示如果RTN不是自主呼吸（睡眠或者吸入麻醉）状态唯一的呼吸驱动部位，它也是具有呼吸驱动功能的单个初级中枢[183]。RTN也是在清醒状态作为高位中枢传递觉醒信号冲动和维持CO_2稳态的中继站。有趣的是，中枢化学敏感的确切底物，即位于所有化学感受神经元在体内生理条件下能增加神经元放电的pH敏感通道还没有确定。

化学感受器不仅向呼吸震荡子、前运动神经元、运动神经元、呼吸肌提供紧张性兴奋驱动信号保证自主呼吸，还能对调节上呼吸道通畅性和促进觉醒的神经元发放兴奋信号[180]。颏舌肌是保证上呼吸道通畅性的代表性肌肉，在清醒状态接受紧张性和时相性兴奋性驱动信号。睡眠时颏舌肌的张力下降，吸入高浓度CO_2（>5%）能恢复到正常的张力水平。该现象在快动眼睡眠（REM）阶段并不发生，因为此阶段颏舌肌张力消失。高碳酸血症（除了低氧）可能是阻塞性睡眠呼吸暂停综合征患者在睡眠中苏醒，并重新建立气道通畅性的机制之一。因此，除外严重的低氧和高碳酸血症，术后数小时患者仍受到低于麻醉剂量的挥发性麻醉药的作用，能抑制外周低氧[184]和CO_2化学感受器的灵敏度[185]，从而显著影响术后自发苏醒和上呼吸道通畅性。有趣的是，CO_2和增食素相关的气道迷走神经副交感节前神经元刺激作用的水平与小气道的通畅性有关联。该现象解释了临床上支气管收缩在清晨时发生率最高，与CO_2敏感性和增食素在清晨早期时间段水平最低有关[180]。

中枢呼吸节律发生器

来源于化学感受器神经元的紧张性呼吸冲动传导到中枢呼吸节律发生器，它将兴奋性和抑制性信号转变为吸气和呼气两个时相的呼吸运动。以下的内容归纳总结了最新的综述[186-188]。中枢呼吸节律发生器目前认为由脑桥延髓网络中以下基团组成（见图27-15）：包括位于脑桥的Kölliker-Fuse（KF）核，臂旁内侧核，以及位于延髓的包欣格、前包欣格复合体、头、尾腹侧呼吸组基团。生理状态下，功能健全的成年哺乳动物呼吸节律可能是由作用相反的多组神经元参与产生

的，即两组以上的神经元发出交替的震荡电脉冲，相互抑制对方功能。交替相互抑制的电信号造成了分隔的完全不同的呼气和吸气两个阶段。脑桥呼吸基团的基础震荡模式在呼吸时相的转化中起到关键作用[189]。延髓和脑桥基团间的信号是少突触的紧密联系。需要注意到，挥发性麻醉药对中枢呼吸频率的影响是有差异性的，取决于实验中脑桥的取材部位。研究表明脑桥对延髓呼吸频率反应总体上产生抑制效应。挥发性麻醉药抑制脑桥的功能产生呼吸加快的作用。

外周信号传入的整合

外周众多的传入信号到达脑干的呼吸中枢，将影响呼吸运动和呼吸时间。最重要的外周信号传入来源于颈动脉体，它位于血流丰富的颈总动脉分叉部位，是两侧对称分布的感受器官。低氧和高碳酸血症可引起颈动脉窦神经放电，信号在孤束核（NTS）接递后，部分兴奋性冲动向中枢节律发生器区域投射，增强呼吸运动。颈动脉小体传入信号同时也向脑干化学感受区域投射，包括RTN，因此影响中枢化学性感受器调节[190]。

肺和气道的迷走传入信号也在NTS接递。肺牵张感受器传入信号投射到位于NTS的第二级的泵神经元，后者向延髓呼吸中枢不同部位发放兴奋性和抑制性信号。通常肺牵张感受信号传入，促进呼吸运动由吸气相向呼气相切换。此迷走呼气反射（赫伯反射）不仅在年幼的哺乳动物，对于成年志愿者平静通气时呼吸调节也非常关键[191]。虽然部分信号直接影响中枢节律发生器，其他信号在延髓水平或者前运动神经元整合，再投射到脊髓的运动神经元。

呼吸运动传出和上呼吸道通畅度

呼吸兴奋性信号是通过位于延髓腹侧的吸气性神经元群传到膈神经运动神经元[187]。脊髓呼气性运动神经元接收延髓和脑桥的呼气神经元信号支配[187]。膈神经运动神经元位于脊髓C3~5水平，支配膈肌运动。呼气性运动神经元位于脊髓T7~12水平，支配躯干腹部肌群，有助于用力呼气和咳嗽等主动排痰运动。脊髓运动神经元是呼吸系统等级最低一级的神经元，意味着：脊髓内运动神经元活性受到上游的化学感受器和神经递质的积累作用而减弱。膈神经运动神经元受挥发性麻醉药的直接抑制[192]。

吸气肌的紧张性与上呼吸道通畅性密切协调。颏舌肌的紧张性可作为上呼吸道通畅的指标，舌下神经是中枢支配上呼吸道肌群的代表。舌下运动神经元接近延髓闩部。支配舌下运动神经元兴奋性或抑制性信号的强度取决于患者清醒的程度，而且在快动眼和非

快动眼睡眠阶段有差别。舌下运动神经元的初级兴奋性冲动（紧张性和时相性）来源于蓝斑核和脑桥 A5或者 A7 区域的非肾上腺素能神经元。除此之外的兴奋来源于通过 N- 甲基 D- 天冬氨酸（NMDA）和非NMDA 受体介导的中缝苍白核的谷氨酸能神经[193]。中缝背核兴奋性 5- 羟色胺和各类组胺能神经传入信号似乎对清醒未行迷走切除啮齿类动物不能起到明显作用。有趣的是，通过突触前 5- 羟色胺 1A 和 1B 受体，谷氨酸释放将减少。舌下神经元兴奋性受到时相性 GABA 能神经的抑制性调节，但在快动眼睡眠，抑制 GABA 能和甘氨酸能神经似乎对舌下运动神经元兴奋性并不能产生明显抑制作用[194]。舌下神经也接受脑桥被盖网状核和网状结构胆碱能神经信号传入。这些传入信号可调节突触后舌下神经活性以及突触前兴奋性谷氨酸能神经信号的传入[195]。

睡眠和清醒状态的重要性

体内两种相对立的系统决定了个人的觉醒状态以及在此状态下呼吸运动的幅度和上呼吸道的通畅性。

清醒激活系统是脑干向上激活前脑，维持意识清醒的觉醒系统。来源外侧下丘脑的增食素能神经元和前脑基底部的胆碱能神经元向皮质投射，维持皮质觉醒。增食素能神经元同时向脑干部位投射，加强上行觉醒系统的活性。觉醒系统刺激蓝斑核，通过兴奋性去甲肾上腺素能神经作用舌下神经运动核团，提高舌下神经活性。上行觉醒系统同时抑制腹外侧区前视核（VLPO）内神经元，这是一组位于下丘脑与清醒有关的抑制性神经元[195]。

与清醒激活系统相反的是包含下丘脑前部、前脑的基底部和 VLPO 区域的睡眠激活系统。睡眠激活系统负责非快动眼睡眠，它通过 GABA_A 能神经元，直接抑制上行皮质和脑干觉醒系统（见 14 章）。

两类拮抗系统确保大脑处于清醒或者是睡眠状态，而不是部分交界状态。抑制 GABA 能神经元能显著降低由非肾上腺素能、5- 羟色胺、胆碱能、组胺能神经介导的脑干觉醒系统的兴奋性。这些神经元兴奋性消失可降低对舌下运动神经元支配，结果导致上呼吸道张力消失[195]。

脑干部位非肾上腺素能和 5- 羟色胺能神经元活性下降可导致脑桥胆碱能神经元突触前抑制下降（α2 和5- 羟色胺 1A 受体）。乙酰胆碱在脑桥网状结构内升高可触发快动眼睡眠，此阶段是通过 GABA 能神经抑制了蓝斑核和中缝背核的功能。脊髓投射导致脊髓中间抑制性神经元的谷氨酸能神经兴奋性增加，能抑制除呼吸和 REM 外所有脊髓的运动神经元功能，导致接

近完全的躯体运动功能丧失。

与膈运动相比，上呼吸道通畅性在很低的挥发性麻醉药浓度下就受到影响[196]。此现象至少部分是由于依赖于觉醒状态下舌下运动神经元的兴奋性。睡眠状态下，颏舌肌张力近乎完全消失，常导致解剖异常的患者发生睡眠呼吸暂停。此类患者麻醉期间上呼吸道梗阻的概率很高，挥发性麻醉药不仅抑制了非肾上腺素能神经介导的觉醒状态对舌下运动神经的支配，而且明显抑制了来自谷氨酸能外周和中枢化学感受器的驱动作用。

吸入麻醉药对人体静息通气和化学刺激通气反射的影响

低于 1 MAC 浓度麻醉药的镇静作用下，自主呼吸即出现减弱，在高浓度下则完全消失。此现象与睡眠相似，呼吸主要由自发性脑干机制和化学刺激信号传入调控。使用挥发性麻醉药达到镇静水平（特别是，如氟烷等在体内代谢显著的麻醉药）不仅引起自主呼吸中枢调控功能丧失，而且可导致剂量依赖性低氧和二氧化碳分压（PaCO_2）介导的外周化学性刺激传入障碍。有趣的是，抑制或者增强颈动脉体活性并不能使得中枢 CO_2 阈值变化产生叠加效应，相反能分别造成降低和提高中枢 CO_2 的灵敏度[197]。从临床上观察，挥发性麻醉药抑制颈动脉体活性比清醒状态需要更高的 PaCO_2 来刺激呼吸运动。在 1 MAC 或以上麻醉药浓度，人体自主呼吸完全依赖脑桥延髓呼吸中枢自发调控和中枢化学性感受器的兴奋性冲动传入。高吸入麻醉浓度完全抑制外周化学刺激环路进而抑制呼吸，而不是通过抑制低氧通气反应的方式[198]。在此过程中，还伴有上呼吸道肌肉张力和功能丧失，以及在脊髓不同水平对神经递质的差异性抑制[199]。

吸入麻醉药对静息时通气的影响

浓度高于 1 MAC 的挥发性麻醉药均可引起剂量依赖性的潮气量和每分通气量下降。呼吸频率通常增加（见彩图 27-17），目前还不清楚它是与代偿机制还是潮气量下降相关。值得注意的是，异氟烷在高于 1MAC 浓度时与其他挥发性麻醉药不同，前者并不引起剂量依赖性呼吸频率增加。绝大多数挥发性麻醉药缩短吸气相和呼气相时间，引起呼吸频率加快，而麻醉性镇痛药主要通过延长呼气时间导致呼吸频率显著减慢。总体上，与挥发性麻醉药引起的静息通气量降低相比，在保持正常二氧化碳分压实验条件下静息通气

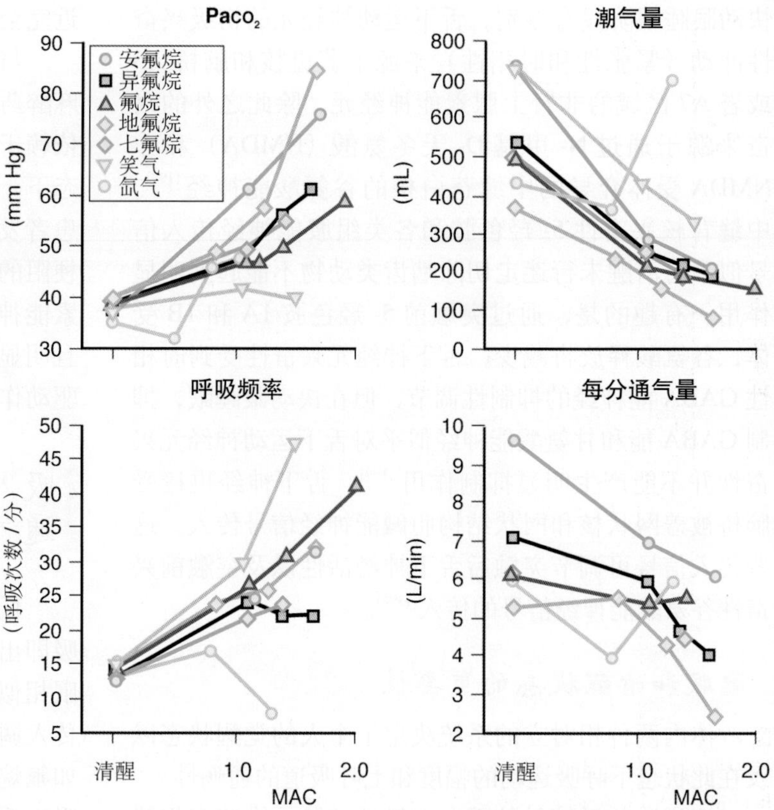

彩图 27-17 氟烷、异氟烷、恩氟烷、七氟烷、地氟烷、N_2O 或氙气麻醉患者的静息 $PaCO_2$、潮气量、呼吸频率和每分通气量的平均变化。大多数挥发性麻醉药引起剂量依赖性呼吸增快，每分通气量和潮气量下降伴 $PaCO_2$ 升高。MAC，最低肺泡有效浓度 *(Data are from references 297 and 299-304. Note the data for xenon has been extrapolated from references 291 and 305-307.)*

量下降没有如此显著。因为中枢性化学反射弧回路为闭合性，即中枢化学感受器反馈功能完整。这样挥发性麻醉药引起的通气量下降升高了血 CO_2 分压，从而刺激了中枢性化学感受器[200-205]。结果观察到在闭合环路下中度每分通气量下降并不能完全反映挥发性麻醉药呼吸抑制的程度，并不能正确预计它对 CO_2 和低氧血症引起的通气反应的抑制程度。然而，在相同 MAC 值，不同挥发性麻醉药引起的静息状态下 $PaCO_2$ 的升高最终按照如下顺序：氟烷 < 七氟烷 < 异氟烷 < 地氟烷（见彩图 27-17）。挥发性麻醉药可造成呼吸阈值（即引起自主呼吸所需最低的 $PaCO_2$ 值）右移[206]。如果麻醉中采用机械或者辅助通气使得 $PaCO_2$ 低于呼吸阈值，协调性自主呼吸将不会出现[207]。

吸入麻醉药对高碳酸血症通气反应的影响

正常氧分压清醒状态时，接近 1/3 二氧化碳调节每分通气效应是由外周化学感受器介导的。低氧时，外周高碳酸血症引起的通气反应效应增强[208]。给予 1 MAC 浓度挥发性麻醉药时，外周化学调节中 CO_2 参与调节的作用仍被保留，但是低氧介导的通气反应迅速丧失[184, 209-215]。然而，吸入高浓度的挥发性麻醉药后，自主呼吸的控制几乎完全通过 CO_2 作用于中枢性化学感受器。这样，中枢化学反射弧环路而非低氧通气反应，在深度麻醉时对中枢呼吸节律发生器提供基础兴奋性冲动。

在等量 MAC 值，挥发性麻醉药对通气的抑制效应可通过测定 CO_2 反应曲线的灵敏性（斜率）获得。在清醒患者 CO_2 通气灵敏度约为 $2 \sim 3$ L/(min·mmHg)[216]，而在给予挥发性麻醉药时能抑制 70% 的灵敏度[217]。

吸入麻醉药对人体低氧通气反应的影响

因为正常环境下很少有低氧出现，健康人群极少出现低氧通气反应（HVR）。登山爱好者不吸氧可在珠穆朗玛峰山顶（8848 米）生存，其山顶大气压为 253mmHg，氧分压接近 50mmHg（仅为海平面的 1/3）。在此高度登山者的动脉血气为：pH 7.72，氧分压（PaO_2）37.6mmHg，$PaCO_2$ 7.5mmHg。由于严重低氧可导致过度通气，估计每分通气量可达 166L/min[218]。然而，1 MAC 浓度的氟烷能完全消除强大的低氧通气反射。事实上，给予挥发性麻醉药，低氧对呼吸中枢产生直接的抑制作用，引起每分通气量下降。低氧的呼吸抑制作用在高碳酸血症下更加明显（见图 27-18）。挥发性麻醉药的 0.1 MAC 亚麻醉剂量下即可抑制 HVR。分析了 37 项关于低浓度挥发性麻醉药对 HVR 影响的研究，Pandit 提出了影响大小的顺序：氟烷 > 恩氟烷 > 七氟烷

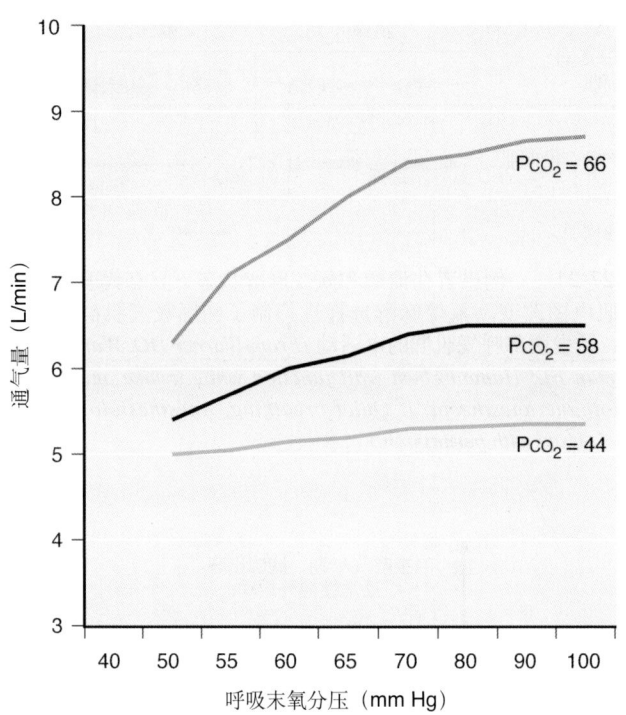

图 27-18　测定 3 个稳态二氧化碳（PCO_2）分压状态下，氟烷麻醉对人低氧通气反应的影响。氟烷麻醉［1.1 最低肺泡浓度（MAC）］完全消除了低氧通气反应和缺氧、高二氧化碳对外周化学感受器的相互作用。ETO_2，呼吸末氧分压 *(Modified from Knill RL, Gelb AW: Ventilatory responses to hypoxia and hypercapnia during halothane sedation and anesthesia in man, Anesthesiology 49:244, 1978. Used with permission.)*

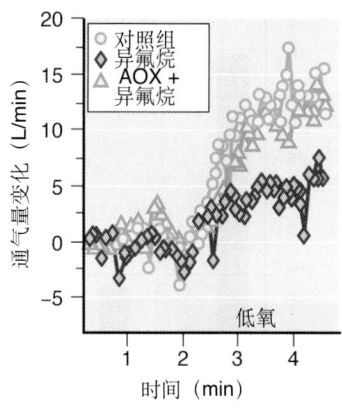

图 27-19　低于麻醉浓度的异氟醚可明显抑制人的急性低氧通气反应。给予抗氧化剂（AOX）预处理可以逆转异氟烷抑制作用 *(Modified from Teppema LJ, Romberg RR, Dahan A: Antioxidants reverse reduction of the human hypoxic ventilatory response by subanesthetic isoflurane, Anesthesiology 102:747, 2005. Used with permission.)*

= 异氟烷＞地氟烷[184]。对 HVR 的抑制作用与选择性抑制外周化学反射弧有关，最可能作用的靶点是颈动脉体。挥发性麻醉药抑制低氧通气反射在临床上有很重要的意义，长时间手术后的数小时内仍有低浓度吸入麻醉药的残留。给予吸入麻醉后，低氧引起的苏醒反应受到影响。特别是对 OSA 患者和早产婴儿等在围术期有呼吸抑制风险的患者有特殊意义。

　　低浓度挥发性麻醉药的 HVR 抑制效应的机制还不完全清楚。对健康志愿者使用抗氧化剂可逆转氟烷和异氟烷对低氧性通气反应的抑制作用（见图 27-19）[219]。这些结果表明，挥发性麻醉药可通过影响颈动脉体中氧感受元件的氧化还原反应状态，从而抑制低氧通气反应。抗氧化剂是如何介导该反应的仍不清楚，合理的解释可能与影响线粒体电子传递链、挥发性麻醉药结合部位或钾通道功能有关。

吸入麻醉药对呼吸肌张力的影响

　　人类作为双足类哺乳动物和其他四足动物（猫、犬、大鼠）不同，许多侵入性、体内外呼吸控制研究已经在这些四足动物中开展。由于体位的差别，导致

了不同的肌群特别是躯干肌肉对正常呼吸能力作用以及麻醉状态下呼吸肌功能改变存在差异。Warner 等[220]开展了大量关于在有／无 CO_2 刺激呼吸的条件下，挥发性麻醉药特别是氟烷对犬呼吸肌张力的体内研究。临床采用肌电图描记法、高速 CT 扫描、阻抗体积描记法对平卧位志愿者进行相似的研究发现：氟烷麻醉（1.2 MAC）对人呼吸肌张力与对犬的影响显著不同[217, 212-222]。清醒平卧位的志愿者，在平静呼吸时无一例外出现斜角肌和胸骨旁吸气肌群兴奋，而腹部呼气肌群并不活动。在 CO_2 复吸作用下（运动时可刺激呼吸运动），这些吸气肌群活动增强，腹部呼气肌群的活动无一例外恢复。

　　氟烷对吸气肌的活动产生差异性抑制。膈是吸气的主导肌肉，氟烷对它的抑制作用相对较小（见图 27-20）。男性接受氟烷麻醉时，腹部呼气肌活动通常恢复。平静呼吸时，氟烷麻醉造成潮气量下降（均数 ± 标准误为清醒：707ml±72ml，氟烷麻醉：288ml±15ml），不伴有腹部与胸廓在呼吸运动中的比例显著改变；呼吸频率加快（清醒，10.6 次／分 ±0.6 次／分，氟烷麻醉 26.5 次／分 ±2.8 次／分）伴有 FRC（335ml±75ml）下降。氟烷能显著降低 CO_2 反应曲线的呼气每分通气量的斜率［清醒：2.21L/(min·mmHg)±0.34L/(min·mmHg)，氟烷麻醉：1.49L/(min·mmHg)±0.35L/(min·mmHg)］。氟烷麻醉：PCO_2 为 55mmHg 时，呼气通气量严重下降（清醒：40.5L/min±7.5L/min，氟烷麻醉：6.7L/min±3.7L/min）。CO_2 重复吸入时，氟烷明显抑制胸式呼吸对 CO_2 的反应，而腹部（膈）通气反应不受影响[217]（图 27-21）。

　　保留呼吸的氟烷麻醉下，呼气肌活动存在明显的性别差异。氟烷麻醉下，CO_2 重复吸入可激活女性胸

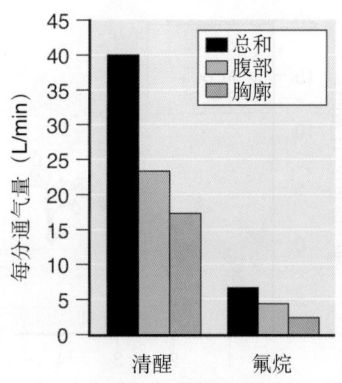

图 27-20　高碳酸血症时氟烷麻醉对胸式呼吸和腹式呼吸的影响［计算二氧化碳分压（$PaCO_2$）为 55mmHg 时的通气量］。与清醒相比，氟烷麻醉时可引起每分通气量显著下降，对胸式呼吸的影响大于腹式呼吸 *(Graph is based on data from Warner DO, Warner MA, Ritman EL: Mechanical significance of respiratory muscle activity in humans during halothane anesthesia, Anesthesiology 84:309, 1996.)*

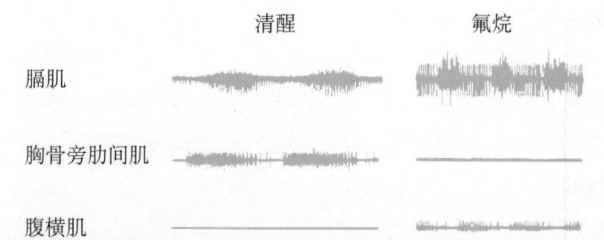

图 27-21　一例患者在清醒和氟烷麻醉状态下具有代表性的呼吸肌电图改变。氟烷麻醉选择性抑制了胸廓吸气肌群的电活动，诱发腹部呼气肌群的电活动 *(From Warner DO, Warner MA, Ritman EL: Human chest wall function while awake and during halothane anesthesia. I. Quiet breathing, Anesthesiology 82:6, 1995. Used with permission.)*

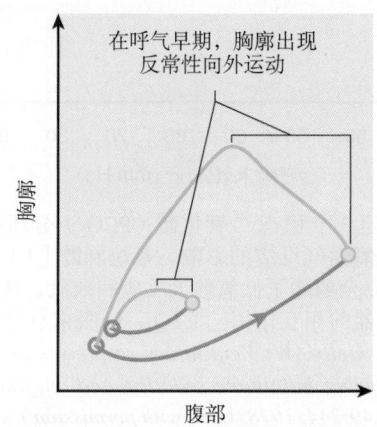

图 27-22　本图描绘了一例男性患者在氟烷麻醉下胸部和腹部呼吸运动变化的曲线。采用呼吸阻抗容积描记了呼吸开始（小的环形）到结束（大的环形）患者的胸腹式运动。开放和封闭圆圈分别表示吸气开始和结束时的气流。吸气终止时（呼气早期），由于胸廓的矛盾运动，胸廓仍然保持扩张状态 *(From Warner DO, Warner MA, Ritman EL: Mechanical significance of respiratory muscle activity in humans during halothane anesthesia, Anesthesiology 84:309, 1996. Used with permission.)*

骨旁肋间肌活动性，而对男性没有明显影响。大多数实验者都会出现斜角肌时相性吸气活动。CO_2 刺激的重复吸入都一致性提高斜角肌位相性吸气活动。不同的是，男性的肋间内肌的吸气活动同样存在，而女性则不存在。氟烷麻醉增强男性而不是女性时相性腹横肌呼气活动，然而 CO_2 重复呼吸导致男性和女性相似的腹部呼气肌群活动。上述结果表明，不同于动物实验，挥发性麻醉药对人类呼吸肌的影响存在性别的差异。动物实验的结论需谨慎推导到人体。

　　氟烷麻醉时出现腹横肌的呼气活动，胸廓变得显著收缩（胸廓向内移位），导致肺容量减少，可能部分与观察到 FRC 下降有关。膈位置改变也导致 FRC 下降。氟烷能改变清醒状态下正常胸廓和腹部运动关系，即两者在吸气阶段同时向外扩张。在氟烷麻醉下一些患者出现反常胸廓运动，即在呼气的初始阶段胸廓继续向外运动，CO_2 刺激呼吸时，胸廓的反常运动将加重 [217, 222-223]（见图 27-22）。

　　与挥发性麻醉药相似，N_2O 同样通过改变中枢对呼吸肌支配的分布和时机，影响胸廓运动和呼吸 [224]。N_2O 通过减少人胸廓运动和提高位相性呼气活动，降低潮气量。

吸入麻醉药对上呼吸道的作用

　　儿科麻醉医师经常实施吸入麻醉诱导（见 93 章），对挥发性麻醉药引起的上呼吸道梗阻非常熟悉。因此，儿科麻醉培训也着重于面罩诱导时上呼吸道通畅维持和保留自主呼吸的患儿麻醉状态下气道管理方面的训练。吸气时上呼吸道的通畅需要依靠皮质觉醒状态、完整的化学性感受器的灵敏性、化学驱动信号的传递、清醒状态下来自上呼吸道受体合适的气道反射的反馈环路。由呼吸肌（膈肌和肋间肌）收缩引起的负压和气流可激活此类上呼吸道受体 [225-226]。睡眠时皮质觉醒中枢驱动功能丧失，化学性受体和上呼吸道受体的灵敏性下降。因此，作用于上呼吸道肌肉的兴奋性吸气冲动，包括时相性和紧张性冲动在吸入麻醉时下降甚至消失。上呼吸道肌肉松弛（颏舌肌和其他咽部肌肉）使得解剖结构异常的患者（由于肥胖、颅面部异常、扁桃腺腺样体增殖、巨舌症、下颌退缩症引起的气道狭窄）更加容易造成上呼吸道阻塞。

　　亚麻醉浓度挥发性麻醉药的作用使得皮质觉醒的驱动、来自外周化学感受器的化学驱动和上呼吸道牵张感受器兴奋性信号传入受到显著影响。该现象可在术后早期出现，并导致气道部分甚至完全梗阻。气道梗阻状况可进一步受到低浓度挥发性麻醉药抑制低氧参与的觉醒反射的影响。高浓度挥发性麻醉药能引起上呼吸道肌肉张力消失，无论有 / 无睡眠相关性通气障碍性或者气道解剖异常患者的呼吸肌功能仍在正常范围，此种效应会导致气流限制和完全性气道梗阻[196, 227]。

临床上给予（大于 1.0 MAC ~ 1.3 MAC 浓度）挥发性麻醉药，皮质对呼吸控制作用消失，呼吸完全依靠脑干自主调节机制和 CO_2 介导的中枢化学感受器的迟钝信号传入实现。多数解剖结构正常的患者在上呼吸道肌肉位相性和紧张性张力基本完全消失后表现为气流限制，因为部分或完全性气道阻塞可造成吸气负压，表现为流量限制呼吸模式。气流限制的因素几乎都是由于位于鼻腭咽水平软组织松弛所造成的。由达到手术要求的挥发性麻醉药浓度造成的腭咽部肌肉张力消失、气道不通畅可简单通过持续正压通气（CPAP）克服。清醒和 OSA 患者在吸气相很少发生呼吸道塌陷伴最大吸气努力时气流受限，因为上呼吸道张力时相性和紧张性非常强。然而单独抑制上呼吸道反射（如上呼吸道表面局部麻醉），可造成 OSA 或者睡眠障碍的清醒患者发生上呼吸道梗阻。

自主呼吸患者上呼吸道梗阻造成吸气流速为零时，将靠近腭咽近端位置上的呼吸道压力定义为临界气道关闭压（P_{crit}）。P_{crit} 在正常清醒患者为负压，所以引起气道完全梗阻是相当困难的。睡眠时，P_{crit} 的负值变小。给予挥发性麻醉药时，P_{crit} 仍然稍微低于大气压。事实上，解剖正常的患者在更高的吸入麻醉浓度时（>1.3 MAC）才因为 P_{crit} 接近大气压，造成气流限制。此情形下，需要 CPAP 维持鼻咽 - 腭咽通畅进而克服吸气流速受限[228-229]（见图 27-23）。气道解剖严重异常的患者（如 OSA，下颌退缩症患者），单独运用 CPAP 如果不能维持上呼吸道通畅性，还需采用嗅花体位和托下颌等措施。如果标准的措施仍不能维持上呼吸道通畅，就需要放置气道设备。

吸入麻醉药对保护性气道反射的影响

人体对异物出现声带内收，咳嗽反应是保护气道防止误吸的一种很重要的防御机制。挥发性麻醉药对防御性气道反射能产生剂量依赖性作用。大于 1.3 MAC 浓度逐渐抑制其反射。吸入麻醉时，由于气道保护性反射消失导致对口腔和胃内容物误吸到气管内是主要的严重不良事件。相反，低浓度的挥发性麻醉药作用下，如在面罩诱导、苏醒等麻醉深度转变的阶

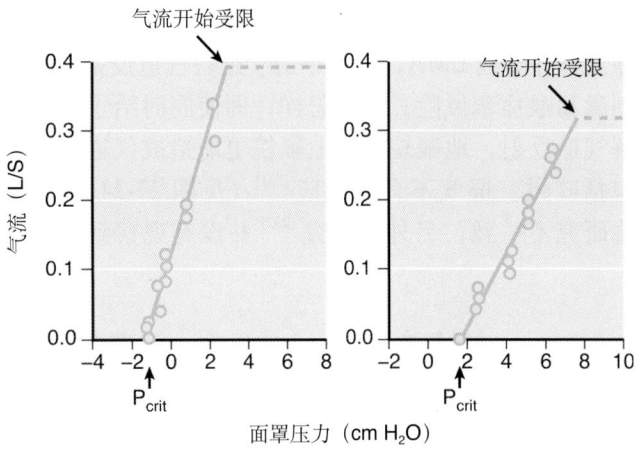

图 27-23　测定两个吸入异氟烷自主呼吸患者，当异氟烷呼气末浓度为 1.2% 时最大吸气流速与上气道压力之间的关系。两位受试者随着上呼吸道正压降低出现气流受限。左图为一个上呼吸道相对稳定的受试者；临界关闭压力（P_{crit}）表明在低于大气压下才出现气道完全阻塞。右图为一个上呼吸道不稳定的受试者；注意 P_{crit} 超过大气压 *(Modified from Hillman DR, Platt PR, Eastwood PR: The upper airway during anaesthesia, Br J Anaesth 91:31, 2003. Used with permission.)*

段，能反常性增强和延长气道保护性反射。喉痉挛是声带对异物（口腔分泌物）、直接刺激、在不恰当时间（浅麻醉）时给予不良刺激（切皮、静脉穿刺时的疼痛刺激）等产生的完全反射性声门关闭。此时，通过气道开放方法（托起下颌），正压通气，仍不能缓解喉痉挛，可导致低氧血症的发生。给予镇静催眠类药物或利多卡因可迅速加深麻醉，或选择肌肉松弛药终止喉痉挛发作。如果缺乏静脉通路（在婴幼儿面罩吸入麻醉阶段），可通过肌内、经骨髓腔或舌下注射肌松药治疗威胁生命的喉痉挛。临床经验和实验证实，低氧最终能抑制喉内收肌运动神经元兴奋，终止喉痉挛发作，但是在该情形下，往往在喉痉挛发作解除前就已经出现严重心血管功能的抑制。

并非所有挥发性麻醉药都易产生相同的不必要的持续性气道保护反射。地氟烷和异氟烷似乎对气道的激惹性作用更强，它们都不适合麻醉诱导。Lerman 等[228]研究表明采用地氟烷行保留自主呼吸的婴幼儿喉罩麻醉，特别在苏醒拔除 LMA 阶段，严重气道不良反应的发生率要高于异氟烷[228]。另外关于小儿麻醉的研究证实：从临床总体印象上观察，异氟烷比七氟烷气道激惹性要强[230]。采用异氟烷喉罩麻醉维持的儿童与七氟烷相比，在苏醒期出现更多的气道不良事件（见 93 章）。值得注意的是，高浓度吸入麻醉下（1.8MAC），异氟烷和七氟烷能对气管插管引起的咳嗽、心动过速、高血压反应产生同等程度抑制作用。然而，地氟烷在 1 MAC 浓度以上仍能对呼吸道产生

刺激性。高浓度挥发性麻醉药作用下（>1.5MAC）拔除气管导管或LMA，能减小由于这些气道设备带来的刺激和喉痉挛风险。不管怎样，即使同时给予药物缓解气道反射，地氟烷相对七氟烷更能造成气道相关的包括咳嗽、屏气不良等反应[231]（见图27-24）。与上述研究不一致，另外的研究[232]并没有观察到采用七

氟烷或地氟烷麻醉的患者在气道相关的并发症方面有任何差别。然而该研究中，两种麻醉药的MAC值都低于1。Klock[233]等证实了临床普遍观点：1 MAC浓度下，七氟烷麻醉的患者比地氟烷能更好耐受气道刺激，因为七氟烷能减轻对套囊充放气等不良刺激引起的咳嗽反应。但在1.8 MAC浓度下，两者无区别[234]。单独地氟烷麻醉相对七氟烷和氟烷能造成更多的气道相关不良事件。地氟烷造成的不良气道反射可通过给予辅助药物和在恰当的时间拔除气道设备等措施来实现。然而，无论使用哪种挥发性麻醉药，在吸烟患者中均观察到显著增加的气道激惹[235]。

不同于地氟烷和异氟烷，七氟烷和氟烷气道刺激性较弱。这一特点使得后者适合婴幼儿吸入麻醉诱导。地氟烷和异氟烷的刺激性机制目前还不清楚。挥发性麻醉药能激活兴奋性非选择性阳离子通道的瞬时受体电位（TRP）-A1，然而氟烷和七氟烷没有此作用。TRP-A1通道能感受内源性和环境化学等不良刺激。该通道在介导保护性气道反射中起重要作用。地氟烷和异氟烷在实验动物上，通过作用于广泛分布在呼吸道上感觉神经元的TRP-A1引起支气管收缩。因此，推测外周感受器的TRP-A1通道介导了与地氟烷和异氟烷相关的气道激惹效应[236]（见图27-25）。但这一非肾上腺素能、非胆碱能（NANC）介导的机制是否参与人体反应还不是很清楚。

氟烷比七氟烷在气道操作时（直接喉镜检查、硬质支气管镜检）更能抑制气道反射，因为同等MAC浓度下，氟烷更能抑制伤害性刺激造成的不良反应[237]。然而通过不公开数据统计分析提示：婴幼儿麻醉诱导时，氟烷的心血管安全性方面不如七氟烷[238-239]。除

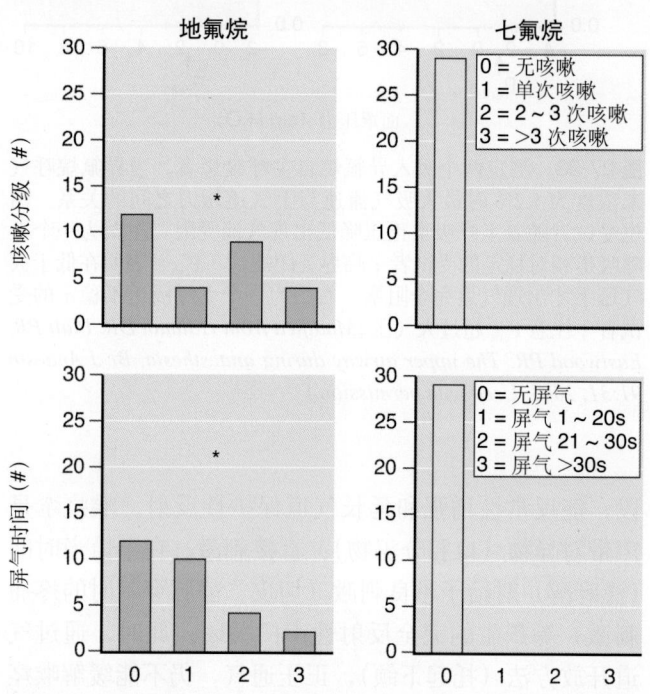

图27-24　择期手术患者对地氟醚或七氟醚浓度增加到2倍最低肺泡浓度（MAC）时的不同程度呛咳和屏气反应。只有地氟醚引起不良呼吸事件，用星号表示 *(Modified from Arain SR, Shankar H, Ebert TJ: Desflurane enhances reactivity during the use of the laryngeal mask airway, Anesthesiology 103:495, 2005. Used with permission.)*

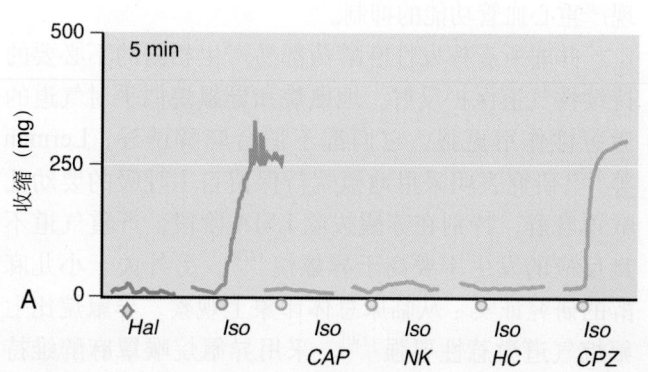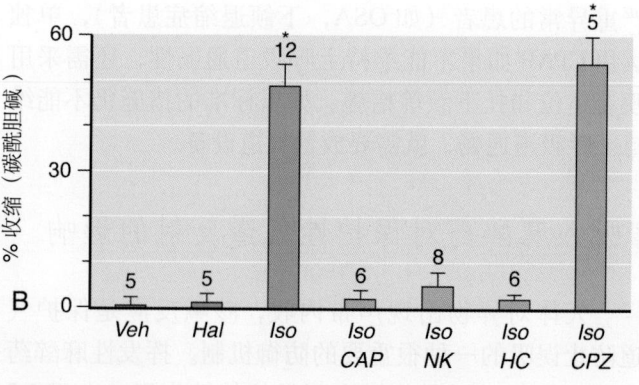

图27-25　异氟醚诱发豚鼠的支气管收缩反应。典型的收缩曲线（图A）和综合结果（图B）表示豚鼠离体支气管对氟烷（Hal）（◇）和异氟烷（Iso）（蓝色圆），有或无辣椒素（CAP）预处理联合空载体，或者联合神经激肽（NK）受体拮抗剂、瞬时受体电位阳离子通道A1家族（TRPA1）的拮抗剂（HC）、瞬时受体电位阳离子通道亚家族V1（TRPV1）拮抗剂辣椒平（CPZ）干预后的运动反应。每列（B）代表平均值 ± 标准误（SEM），观测的每个组的例数如图中所示。*，P <0.05 与空载体相比 *(Modified from Eilers H, Cattaruzza F, Nassini R, et al: Pungent general anesthetics activate transient receptor potential-A1 to produce hyperalgesia and neurogenic bronchoconstriction, Anesthesiology 112:1452, 2010. Used with permission.)*

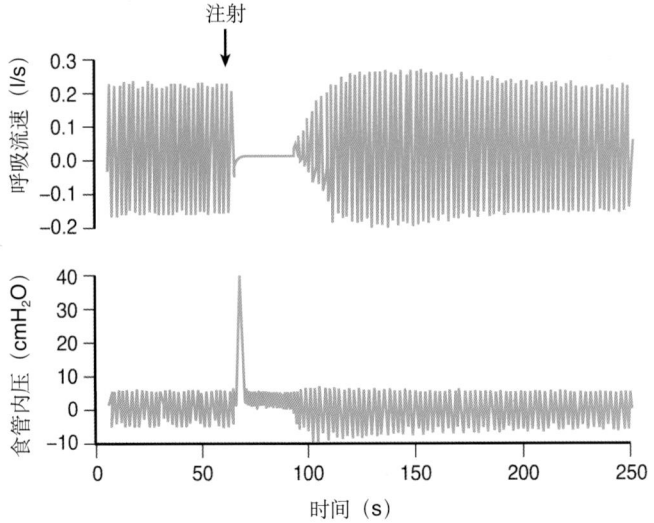

图 27-26 受试者对喉部滴注蒸馏水的反应。受试者接受 1% 七氟烷 / 氧气麻醉。在滴注蒸馏水的几次呼吸后，受试者出现声门关闭，接着喉痉挛和中枢性呼吸暂停。注意在呼吸暂停期间，受试者没有出现吸气努力。吞咽反射造成相应食管内压力显著升高 (From Ishikawa T, Isono S, Tanaka A, et al: Airway protective reflexes evoked by laryngeal instillation of distilled water under sevoflurane general anesthesia in children, Anesth Analg 101:1615, 2005. Used with permission.)

非保持患者自主呼吸为首要考虑因素或者在静脉通路还没有建立情况下（见 93 章节），婴幼儿面罩诱导后，不常规推荐不用肌肉松弛药进行插管。相对于单独运用高浓度的七氟烷吸入麻醉，给予小剂量肌松药能显著改善插管条件并降低气道不良事件发生[240]。

Ishikawa 等研究表明：婴幼儿采用喉罩保留自主呼吸麻醉时，保持 1% 呼气末七氟烷浓度，婴幼儿对少量水刺激声带表现出很强的被动（喉痉挛、呼吸暂停）和主动（咳嗽、吞咽）呼吸道反射（图 27-26）。七氟烷呼气末浓度达 2%，患儿能继续表现很强的被动气道反射，而主动反射就被完全抑制[241]。因此，在 1 MAC 浓度下，七氟烷通常能引发短暂或者持续声门关闭。

当挥发性麻醉药和静脉麻醉药用于无肌松药麻醉维持时，这些药物可对保留自主呼吸患儿的主动和被动上呼吸道反射具有不同的效应。Oberer 等[242] 研究表明：采用七氟烷浅麻醉（由 BIS 监测），当用水刺激声带能比丙泊酚麻醉造成更严重的喉痉挛。相反，与七氟烷相似的麻醉深度下丙泊酚麻醉的患儿主动的呼气性气道反射更明显。有趣的是，与儿童研究结果不一致，在 1.2 或者 1.8 MAC 浓度下，成年女患者的主动和被动气道保护性反射均完全被抑制[243]。

急性肺损伤

急性肺损伤的机制

危重患者由于感染、肺炎、急性呼吸窘迫综合征、哮喘引起急性肺损伤很常见，并陷入低氧和炎症恶性循环。暴露于低氧环境，即使没有肺组织损伤，也可引起肺水肿（例如，高原性肺水肿）和炎性反应。不论何种诱因，急性肺损伤总伴有低氧和炎性反应[244]。低氧诱发炎性反应可导致肺血管通透性增加、水肿形成、肺不张、气道阻塞、微血栓形成、通气 / 血流失调、凋亡和肿瘤坏死因子 -α（TNF-α）、巨噬细胞炎性蛋白 -2（MIP-2）、单核细胞化学趋化因子 -1（MCP-1）、白细胞介素 -6（IL-6）、IL-8、细胞因子诱导的中性粒细胞化学趋化因子 -1（CICN-1）等炎性介质释放，出现中性粒细胞在肺部浸润。炎性反应增加机体代谢和氧耗，进一步加重组织缺氧、气体交换恶化、激活低氧介导的包括 A$_{2B}$ 腺苷受体参与的信号通路[245-246]。

脓毒症相关的临床情况可在实验室通过注射或吸入脂多糖（一种革兰氏阴性细菌外膜上的成分）来模拟。脂多糖通过与 Toll 样受体 4 结合，从而激活核因子 NF-κB，上调黏附分子，以及刺激细胞因子诱导的嗜中性粒细胞向肺实质迁移。内毒素可损伤肺泡上皮。肺泡上皮通过生成包括表面活性物质和多种细胞因子在内的特定蛋白，并清除多余的肺泡液，从而在维持肺泡稳态中具有关键作用。显然，肺泡上皮的破坏与死亡率的上升密切相关[247]。

呼吸机引起的急性肺损伤表现为支气管肺泡结构的剧烈膨胀和破坏、肺过度充气和支气管扩张[248]。细胞膜穴样内陷是位于质膜上的瓶形内陷，它参与胞吞作用、信号转导和经内皮白蛋白转运功能。小窝蛋白 -1 是一种膜内在蛋白质和内皮细胞膜穴样内陷成分，它对内皮摄取及转运白蛋白和凋亡具有调节作用[249]。小窝蛋白在急性肺损伤发病机制中起重要作用。炎性细胞因子，包括 TNF-α、白介素 -1β 和 MIP-2，可由肺泡上皮细胞、嗜中性粒细胞和巨噬细胞释放。细胞因子是白细胞募集和活化的重要介质。一般来说，细胞因子反应的降低被认为有利于减轻潜在肺损伤。此外，在特定临床情况下，如免疫受损的患者，炎症介质的释放被抑制以及嗜中性粒细胞不能迁移到炎症肺组织，可能会增加肺部感染的危险。遗憾的是，细胞因子的释放具有高度可变性，并且依赖于实验条件。例如，单独改变通气策略可改变肺细胞因子对脂多糖的反应性[248]。而清醒状态下，正压通气会加重炎症反应[250]。介导急性肺损伤的分子机制目前尚未完全明确。炎症和内毒素可激活诱导型一氧化氮合酶（iNOS）生成NO，NO似乎在急性肺损伤中发挥了重要作用，因为在清醒绵羊中抑制iNOS后，肺淋巴细胞浸润明显减轻，内毒素血症时的氧合作用得到改善[251]（见104章）。

先前存在的肺部疾病，如慢性支气管炎、肺炎、COPD或吸烟会加重急性肺损伤时的肺组织破坏[235]。与急性肺损伤一样，吸烟会导致一种炎症状态。但与急性肺损伤相反，滥用烟草降低巨噬细胞和中性粒细胞反应性。因此在发生感染时，这些细胞释放细胞因子的能力下降。此外，杯状细胞增生、黏膜纤毛清除率下降及气道反应性增高，同样参与了潜在感染、支气管痉挛和急性肺损伤。

吸入麻醉药加重急性肺损伤

挥发性麻醉药能加重也能减轻急性肺损伤。即使没有急性肺损伤或不使用挥发性麻醉药，单独机械通气也会造成肺部炎性改变和损伤，即通气相关肺损伤（VILI）[252-254]。机械通气时肺组织周期性牵拉和回缩造成① IL-2、MIP-2等促炎因子释放，引起肺内中性粒细胞聚积，②磷脂酶A2活性增强促进对肺泡表面活性物质降解，③导致肺水肿、透明膜形成以及细胞浸润。采用低潮气量和PEEP能成功抑制VILI和ARDS的副作用。尽管如此，肺损伤和炎症反应仍然存在。因此，研究挥发性麻醉药对急性肺损伤的具体作用时要考虑并存的VILI造成的影响。挥发性麻醉药在体内和体外研究中能增加促炎因子基因表达，影响肺泡巨噬细胞的免疫功能[255-257]（见图27-27）。在离体肺上皮细胞中，氟烷还能导致DNA与细胞损坏、核断裂和凋亡样改变[258]。尽管地氟烷和七氟烷能影响单肺通气时淋巴细胞功能和分布，但结果的临床意义还不清楚[259-260]。挥发性麻醉药能恶化大鼠酸误吸引起的肺损伤，升高大鼠的死亡率[261]。肺损伤程度和死亡率相关，肺损伤程度并不受到治疗体循环和肺循环低血压去氧肾上腺素用量的影响。然而，肺循环低灌注可能对该研究结果有影响。挥发性麻醉药能增强机械通气引起的炎症反应[256, 262-263]。分别用丙泊酚、1 MAC的七氟烷和地氟烷对猪实施麻醉4h[263]。与接受七氟烷和地氟烷比较，接受丙泊酚麻醉的猪①在支气管肺泡灌洗液（BALF）中肺泡巨噬细胞数量较低，②在BALF中淋巴细胞比例增加，③凋亡比例增加（通过测定Caspase-3蛋白）。接受七氟烷的动物血小板激活因子（PAF）乙酰水解酶表达显著下降，后者

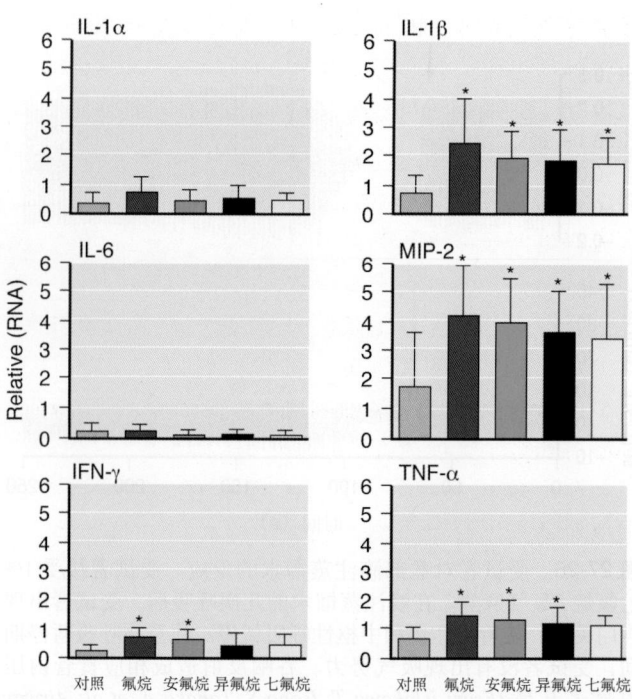

图27-27 机械通气的患者使用或不使用挥发性麻醉药体内巨噬细胞促炎因子表达的变化。细胞因子信使核糖核酸（mRNA）与β-actin的比值，以均数 ± 标准差表示。*，$P < 0.05$ 与对照组比较（机械通气患者不使用挥发性麻醉药）。与单独机械通气比较，白介素-1β（IL-1β）、巨噬细胞炎性蛋白2（MIP-2）、干扰素-γ（IFN-γ）和肿瘤坏死因子-α（TNF-α）的基因表达全部显著上调。CON，control；HAL，氟烷；ENF，恩氟烷；ISO，异氟烷；SEVO，七氟烷 *(Modified from Kotani N, Takahashi S, Sessler DI, et al: Volatile anesthetics augment expression of proinflammatory cytokines in rat alveolar macrophages during mechanical ventilation, Anesthesiology 91:187, 1999. Used with permission.)*

能限制PAF的不良反应。与丙泊酚麻醉的动物相比，挥发性麻醉药造成显著肺不张。值得注意的是，在磷脂酶-2、肺泡间隔增厚、肺泡水肿、肺干湿重比等肺水肿指标方面两组间并无差别。由于大体组织学无明显改变，挥发性麻醉药的不良反应主要表现在对功能方面的影响。给予猪高浓度七氟烷麻醉，同样没有发现它对肺泡膜完整性或其他超微结构有显著影响[264]。因为机械通气作为混杂因素，本身可引起可观察的炎症反应，必然对结果的分析产生影响。本研究中没有采用PEEP也导致了肺损伤的加重[265]。虽然结果提示挥发性麻醉药具有促炎等不良作用，我们不能排除丙泊酚的肺保护作用。尽管如此，在体实验并不支持丙泊酚在肺损伤中的保护作用。

挥发性麻醉药能通过增加肺泡膜通透性加重肺损伤。通过放射性核素扫描，我们发现氟烷和异氟烷短暂增加肺血管内皮损伤[266]。异氟烷同样可增加外科手术患者肺泡上皮通透性[267]。通过检测健康手术患

者的支气管肺泡灌洗标本[268]，我们发现地氟烷可增加脂质过氧化作用。以上资料表明地氟烷可促进肺泡膜损伤。相反，七氟烷在该模型上的作用较小，表明其可能具有保护作用。此外在离体鼠肺中，异氟烷而非七氟烷，可增加白蛋白的通透性和转运[249]。这种有害作用似乎与小窝蛋白 -1（caveolin-1）介导的白蛋白摄取有关。与此类似，对大鼠使用异氟烷而非七氟烷进行预处理，可加重神经源性肺水肿[269]。油酸诱导的急性肺损伤与肺气体交换功能受损有关，因为在机械通气的犬出现了通气 - 灌注失调和分流。低浓度异氟烷加重了这种损害并使氧输送功能恶化[270]。

与七氟烷麻醉相比，地氟烷能明显增强健康的行鼓膜成形术的患者促炎因子释放反应和细胞因子升高，手术开始前和开始后体循环和肺循环内 TNF-α、IL-1β、IL-6 等炎症因子明显增加[255]。

吸入麻醉药减轻急性肺损伤

低氧是急性肺损伤最常见的发病机制。肺内氧分压降低时，缺氧诱导因子通过激活低氧反应因子（iNOS、血红素氧化酶、血管内皮生长因子）能缓解肺损伤。暴露于异氟烷能促进培养的肺部细胞缺氧诱导因子 -1α、低氧反应元件等基因表达[271]，表明肺损伤时，挥发性麻醉药能产生保护性效应。

挥发性麻醉药减轻还是加重肺内细胞因子形成似乎与研究的细胞种类或者所测定的细胞因子有关。挥发性麻醉药增加肺泡巨噬细胞某些细胞因子表达和分泌，但是减少 II 型肺泡细胞促炎细胞因子的形成[250, 272-273]。用 1.1% 七氟烷预处理脂多糖干预的 II 型肺泡细胞，可减轻内毒素引导的对中性粒细胞的趋化作用[274]。一些动物实验结果提示挥发性麻醉药具有抗炎作用，并减轻急性肺损伤。与硫喷妥钠比较，采用七氟烷麻醉的猪肺组织 TNF 和 IL-1β 表达下降[275]。挥发性麻醉药似乎在脂多糖、大肠杆菌内毒素或者 IL-1β 诱导的肺损伤模型中能产生抑制生长因子形成、减轻肺间质和肺泡腔内中性粒细胞迁移、减轻蛋白渗漏和肺水肿等抗炎作用[250, 272-273, 276-277]（见图 27-28）。与丙泊酚麻醉相比，七氟烷能明显缓解脂多糖诱导的急性肺损伤[277]。七氟烷而非丙泊酚能改善氧合指数，减少肺水肿。有趣的是，七氟烷减少肺水肿是由于减轻肺水肿的形成而不是加快肺水的再吸收和消退。若这是它肺保护作用的关键机制，则当肺损伤后再给予七氟烷将不再具有保护作用[276]。对经硫喷妥钠麻醉后的大鼠行机械通气，再以丙泊酚维持麻醉，经气管给予脂多糖造成肺损伤模型。2h 后分别给予丙泊酚和七氟烷（0.5 ~ 1.0

MAC）维持麻醉 4h，测定肺损伤程度（见图 27-28）。接受七氟烷比丙泊酚麻醉大鼠表现为：①气体交换改善，②降低 BALF 中白蛋白含量，③ BALF 液中细胞计数减少（中性粒细胞更少），④肺组织中细胞因子 RNA 水平和 BALF 中细胞因子浓度较低。该数据表明在诱导肺水肿后，给予七氟烷仍能够缓解肺损伤，保护肺功能[276]。类似的，在离体灌注大鼠肺模型中，缺血后给予异氟烷仍能保护肺的热缺血再灌注损伤[278]。

挥发性麻醉药不仅能改善感染引起的肺功能下降，还降低机械通气[279]或缺血再灌注造成的肺损伤[280]。异氟烷能缓解小鼠 VILI，表现在炎症反应、中性粒细胞迁移、细胞因子水平下降[279]。异氟烷通过激活 AKT（蛋白激酶 B）磷酸化水平达到保护作用，给予选择性磷脂酰肌醇 3- 激酶（PI3K）抑制剂能消除异氟烷的保护作用。以上发现表明，异氟烷介导的肺保护作用与 PI3K 通路有关。ATP 调控的钾离子通道（K_{ATP}）在挥发性麻醉药介导的心脏和神经保护中起重要作用，但阻断 K_{ATP} 通道并不能消除异氟烷的肺保护作用[279]。在猪缺血和再灌注动物模型中，相对丙泊酚麻醉，七氟烷能降低氧化应激和炎症反应[280]。

临床研究支持挥发性麻醉药在肺损伤中的保护性作用[281-284]（见图 27-29）。例如，异氟烷麻醉的患者，采用短期高潮气量的正压通气模式并不影响肺内促炎因子和抗炎因子的含量[282]。有 3 项研究观察挥发性麻醉药对胸科手术单肺通气患者的影响[281, 283-284]。单肺通气促进了通气侧和非通气侧促炎细胞因子和介质的释放。相对于丙泊酚，挥发性麻醉药能降低局部肺泡炎症反应和细胞因子释放（图 27-29）。此外，七氟烷的抗炎效应在通气侧比非通气侧要强[283]。与丙泊酚麻醉比较，七氟烷麻醉患者具有较好的术后恢复过程，表现为 ICU 时间缩短和不良事件减少[284]。

为研究挥发性麻醉药的免疫调节功能是通过乙醚还是氟分子结构实现的[285]，有人采用了体外培养的急性炎症的分离肺部细胞模型。细胞与内毒素、七氟烷、乙醚或各种 3 氟化碳分子一起孵育。结果表明，七氟烷和包含 3 氟化碳分子的化合物能改变炎性介质表达和抑制趋化活动的激活，而乙醚和结构与非氟化分子类似的化合物则无此作用。本发现具有重要的临床意义，氟化分子理论上在治疗急性肺损伤时，提供了可注射亲水性的药物剂型。

氧化亚氮

氧化亚氮对支气管张力、肺血管、黏液分泌、控制通气、急性肺损伤的作用在之前章节已有阐述。本

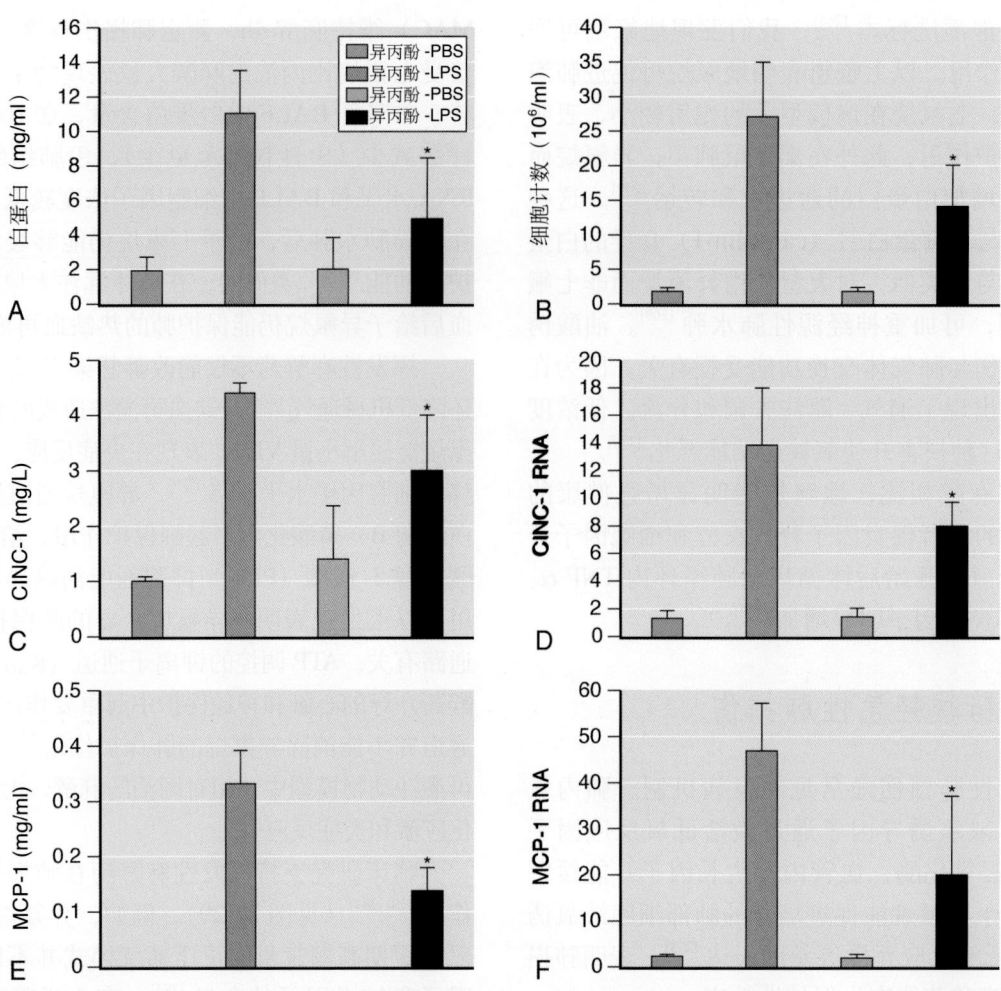

图 27-28 大鼠气管内滴注磷酸盐缓冲液（PBS）或内毒素（LPS）后行机械通气和异丙酚镇静 2h，再分别给予异丙酚或七氟烷干预 4h。评估 A，6h 后肺血管通透性：通过测定支气管肺泡灌洗液（BALF）中白蛋白含量来体现。七氟烷抑制内毒素引起的血管通透性。B，BALF 中细胞计数。两组内毒素组细胞计数都显著增加，主要以中性粒细胞为主。七氟烷能显著降低总细胞计数。C 和 D，细胞因子诱导中性粒细胞趋化因子（CINC-1）。与磷酸盐缓冲液组相比，BALF 中 CINC-1 的蛋白、肺组织中 CINC-1 核糖核酸（RNA）含量在内毒素组显著升高。与异丙酚组相比，七氟烷能显著降低其蛋白和 RNA 在肺内的表达。E 和 F，单核细胞趋化因子蛋白 -1（MCP-1）。与磷酸盐缓冲液组相比，BALF 中 MCP-1 的蛋白、肺组织中 MCP-1 RNA 含量在内毒素组显著升高。与异丙酚组相比，七氟烷能显著降低其蛋白和 RNA 在肺内的表达。数据表达为均数 ± 标准差（SD）。*，P<0.05，与异丙酚 - 内毒素组比较 *(Modified from Voigtsberger S, Lachmann RA, Leutert AC, et al: Sevoflurane ameliorates gas exchange and attenuates lung damage in experimental lipopolysaccharide-induced lung injury, Anesthesiology 111:1238, 2009. Used with permission.)*

节主要探讨其在呼吸系统中未讨论的部分。

氧化亚氮是吸入麻醉药中效能最低的麻醉药，也是目前临床使用时间最久的麻醉药。但是它的副作用和术后并发症将使其在临床继续运用受到影响[286]。在麻醉使用混合气体（ENIGMA）的临床研究中发现，氧化亚氮 / 氧气比高浓度氧气（80% 氧和 20% 氮气混合）术后并发症较高，包括伤口感染、肺炎和肺不张、等肺部不良事件。这项大范围研究不是双盲研究，而且在住院天数的主要观察最终指标方面并无差别。关于氧化亚氮的潜在毒性的全面回顾表明，尚无确切证据表明其可增加肺部并发症[286]。作为甲硫氨酸合成酶的抑制剂，氧化亚氮导致长期剂量依赖性血清中同型半胱氨酸升高，减少 DNA 和嘌呤合成，抑制中性粒细胞的趋化作用。血清中同型半胱氨酸升高可导致内皮功能障碍，促进血小板聚集，增强氧化应激，这些都潜在影响肺功能。然而，没有随机对照的临床研究证实氧化亚氮在不同肺损伤模型中的作用。

除了前面讨论过的低氧引起的肺损伤，氧化亚氮还引起弥散性低氧血症，该现象发生在氧化亚氮麻醉的苏醒阶段。由于氧化亚氮迅速从血液向肺泡弥散，伴氮气弥散缓慢，导致肺泡内氧气浓度下降，出现相对低氧血症。

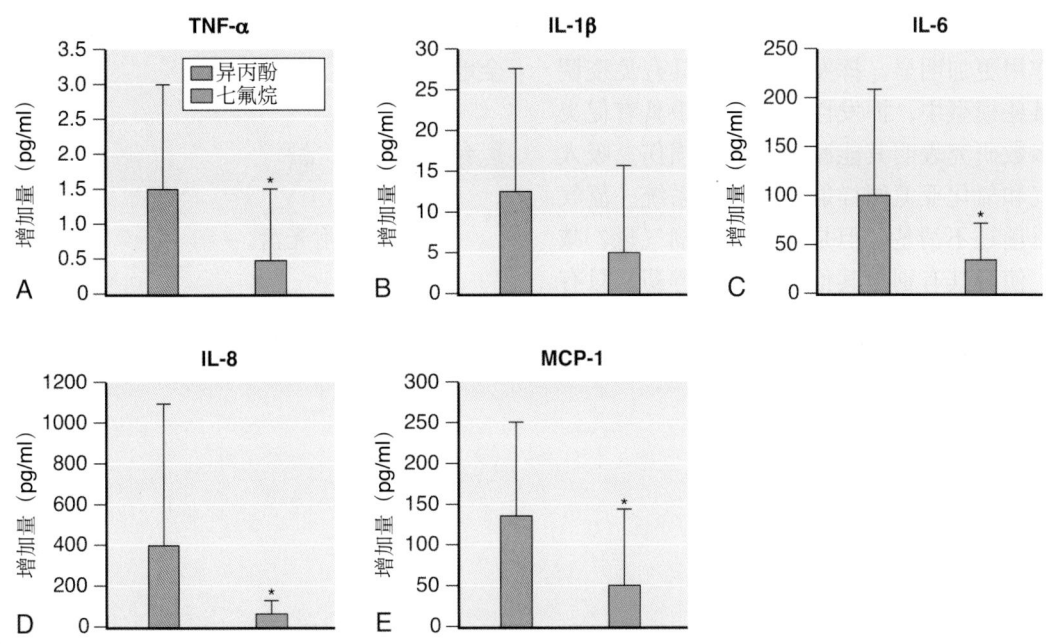

图 27-29　使用丙泊酚或七氟醚麻醉的单肺通气患者支气管肺泡灌洗液炎性介质增量的变化。*，P<0.05。数值以平均值 ± 标准差（SD）表示。A 图，肿瘤坏死因子 -α（TNF-α）增加量。B，白介素 1β（IL-1β）增加量。C 图，白细胞介素 -6（IL-6）增加量。D，白细胞介素 -8（IL-8）增加量。E，单核细胞趋化蛋白 -1（MCP-1）增加量。七氟醚可以减弱单肺通气过程中炎症介质的释放 *(Modified from De Conno E, Steurer MP, Wittlinger M, et al: Anesthetic-induced improvement of the inflammatory response to one-lung ventilation, Anesthesiology 110:1316, 2009. Used with permission.)*

氙　气

　　氙气作为惰性气体，人们认识到其具有麻醉作用的特征已经超过 50 年。对氙气的制备和清除工艺的进步使得氙气使用性价比增高[288]。与其他挥发性麻醉药相同，氙气对缺血再灌注损伤具有很强的神经和心血管保护作用。但在呼吸系统方面的作用尚无更多数据。氙气在人体中的 MAC 值约为 63%，在影像科吸入 33% 浓度的氙气就可引起呼吸抑制[290]。氙气能保留神经肌肉接头信号传递，所以对跨膈压力和膈肌的肌电图没有明显影响[291]。氙气对气道阻力的影响与其他挥发性麻醉药的作用不同。所有吸入麻醉药中，它具有最低的血气分配系数（0.115），麻醉诱导和苏醒都很迅速。但它的密度和黏滞度都高于空气[291-293]（见 26 章）。在使用苯巴比妥钠麻醉的猪中，吸入 70% 氙气 / O_2 混合气体的气道阻力较吸入 70% 氧化亚氮 /O_2 显著升高，但两者对气道峰压和平均气道压都无影响。相反，当出现乙酰甲胆碱诱导的支气管痉挛时，氙气麻醉仅仅中等程度升高气道压力和气道阻力[293]。此外，在乙酰甲胆碱处理的犬中，吸入 50% 氙气、50% 氧化亚氮和 70% 氮气对肺阻力的影响相似。

　　随机双盲对照试验证实，氙气和氧化亚氮相同程度升高呼气阻力。但是接受氙气麻醉的患者很少发生氧饱和度下降情况[295]。长期机械通气的患者吸入 33% 的氙气能暂时性升高气道分压[292]，通过降低吸气流速能减轻气道压力增加。氙气较高的密度和黏滞度导致雷诺指数升高，引起气体由湍流向层流转换的区域更向远端小气道移动。氙气麻醉下猪的动脉血 O_2 和 CO_2 分压不受影响[296]。然而，吸入高密度混合气体能降低肺泡动脉血氧分压差，改善通气的分布，减少差异[297]。病态肥胖的患者择期行胃转流手术时，采用氙气麻醉较七氟烷显著改善气体交换（PaO_2/FiO_2）[298]。

　　与氧化亚氮比较，氙气麻醉引起弥散性低氧的可能性非常小，因为惰性气体的分配系数同氮气相似，弥散到肺泡的速度相对慢。目前，氙气对支气管平滑肌张力、黏液纤毛功能、肺血管床、通气控制和肺损伤的影响尚未阐明。

小　结

　　吸入麻醉药影响呼吸生理和功能的各个方面。挥发性麻醉药通过降低细支气管平滑肌张力产生很强的支气管扩张作用。挥发性麻醉药抑制了纤毛运动和支气管黏液的运输。挥发性麻醉药能扩张肺动脉，在体外能抑制 HPV，在体时它们的综合效应对 HPV 的影响很小。挥发性麻醉药能改变呼吸兴奋信号传入、呼吸控制中心、呼吸肌活性等环节。这些功能是通过作用于肺实质、传入、中枢、传出神经结构来实现的。

合并肺部病变和睡眠呼吸障碍的患者，挥发性麻醉药的呼吸抑制作用更加明显。挥发性麻醉药具有免疫调节功能。在某些模型中，挥发性麻醉药似乎具有促炎性作用，但多数研究表明其能减轻急性肺损伤。吸入麻醉药、氙气和氧化亚氮同样能影响呼吸系统。氙气的许多作用目前还不清楚，但是它可增加潮气量，减慢呼吸频率，使得其有别于其他挥发性麻醉药。只有

理解吸入麻醉药对呼吸系统的各种作用，才有可能安全地实施麻醉。

参 考 文 献

见本书所附光盘。

第28章 吸入麻醉药：心血管药理学

Paul S. Pagel • Neil E. Farber

张 伟 译 顾小萍 马正良 审校

致谢：编者及出版商感谢 Phillip F. Pratt, Jr. 和 David C. Warltier 在前版本章中所做的贡献，他们的工作为本章节奠定了基础。

要 点

- 挥发性麻醉药呈剂量依赖性地抑制正常心脏的左心室、右心室和左心房的心肌收缩力、左心室舒张功能以及左心室 - 动脉偶联。
- 挥发性麻醉药的负性肌力作用与心肌细胞内钙离子稳态的改变相关。
- 对于功能正常和功能不全的心肌，挥发性麻醉药可不同程度地影响左心室后负荷的决定因素。
- 挥发性麻醉药对全身血流动力学的影响十分复杂，取决于心肌效应的相互作用、对动静脉血管床的直接作用以及自主神经系统活性的改变。
- 挥发性麻醉药在不同程度上增加了心肌对肾上腺素致心律失常的敏感性，并且根据药物的浓度，损伤的程度，传导通路内部受影响的位置，挥发性麻醉药物还会易化或防止心肌缺血或梗死引发的心律失常。
- 挥发性麻醉药是相对较弱的冠状动脉（冠脉）扩张剂，即使患者存在冠脉窃血的解剖倾向，在临床常用浓度下也不会引起冠脉窃血。
- 在冠脉闭塞再灌注前、同时或者再灌注后即刻给予挥发性麻醉药，对实验动物或人类可逆性或不可逆性的心肌缺血均可产生心脏保护作用。
- 挥发性麻醉药在不同程度上抑制压力反射介导的血压调控作用。
- 氧化亚氮直接引起负性变力效应，但并不显著影响左心室的舒张功能，通过拟交感作用可轻度增加肺循环和体循环的动脉压力。这些作用在某种程度上取决于基础麻醉药的作用。
- 氙气对心血管系统基本没有影响，但在动物实验中表现出抗缺血性损伤的心肌保护作用。

引 言

本章将全面介绍现代挥发性麻醉药（包括异氟烷、地氟烷和七氟烷）、氧化亚氮以及麻醉惰性气体氙气的心血管药理学。由于多数国家已经不再使用传统的挥发性麻醉药（氟烷和恩氟烷），因此只在必要时才与它们相比较。本章将详细探讨挥发性麻醉药对心血管功能、心脏电生理、冠脉循环以及自主神经系统调控循环作用的影响。

挥发性麻醉药

心血管功能

心肌收缩性

异氟烷、地氟烷和七氟烷对正常离体或在体心肌的收缩功能均有抑制作用。20 世纪 60 年代的系列研究表明，氟烷和恩氟烷可剂量依赖性地抑制离体心肌和未受损心脏心肌的张力 - 速度关系及 Frank-Starling 曲线。临床亦观察到人类在氟烷或异氟烷麻醉时出现循环抑制现象。异氟烷产生直接负性变力作用，表现为降低离体乳头肌等张收缩时最大缩短速率、收缩力的峰值和收缩力形成的最快速度。异氟烷麻醉引起的人体心肌收缩力降低亦参与了其对人体心血管系统的抑制。同样，地氟烷和七氟烷抑制离体心肌固有的变力状态，这种负性变力作用有助于理解挥发性麻醉药对正常人或心脏病患者的血流动力学效应。

由于体循环和肺循环血流动力学以及自主神经系统活性会同时变化，导致很难评价左心室（left ventricular, LV）收缩功能，因此也很难确定挥发性麻醉药对在体心肌的相对抑制程度。先前对等容期和射血期测量心肌收缩性的研究发现，氟烷和恩氟烷对实验动物和人体产生的负性变力效应非常相似。随后进行的对以左心室收缩末期压力 - 左心室内径曲线的斜率作为相对心率和非负荷依赖性收缩力指数的研究也证实了这些结果。相反，在体实验中异氟烷对心肌的抑制程度比氟烷或恩氟烷轻。无论有无自主神经的支配，异氟烷降低左心室压力最大速率（dp/dt）的程度都比相同最小肺泡浓度（MACs）的氟烷轻，这表明挥发性麻醉药引起心肌抑制的差别与自主神经系统的活性无关。利用一系列不同负荷生成的左心室压力 - 心肌长度关系图，获得局部前负荷补偿每搏作功关系的斜率，可以用来定量描述氟烷和异氟烷负性变力作用的差别。研究表明异氟烷维持的心肌收缩性比相同 MAC 的氟烷平均要高 20%。异氟烷和氟烷、恩氟烷对人类心肌抑制程度的差别可以利用等容期和射血期测量收缩功能进行推导。低钙血症、钙通道阻滞剂和 β_1- 肾上腺素受体拮抗剂会加重所有挥发性麻醉药的负性变力作用，而给予外源性钙离子（Ca^{2+}）、心肌磷酸二酯酶片段Ⅲ抑制剂、β_1- 肾上腺素受体激动剂、Ca^{2+} 通道激动剂、肌丝 Ca^{2+} 敏化剂可逆转这种作用。在血管活性药物抑制或增强心肌变力状态的过程中，异氟烷和氟烷、恩氟烷对心肌收缩性的不同效应仍然存在。

地氟烷对体循环和冠脉血流动力学的影响与异氟烷相似。通过对等容期和射血期心肌收缩性的测量，发现异氟烷和地氟烷对实验动物和人类的心肌功能的抑制程度相同。利用有或无自主神经系统支配时收缩末期压力 - 容积的关系和前负荷充盈性每搏作功（图 28-1）可以证实上述作用。然而，当人类快速提高氟烷吸入浓度时由于交感神经系统张力增强导致一过性心肌收缩力增强，从而产生独特的心血管系统兴奋作

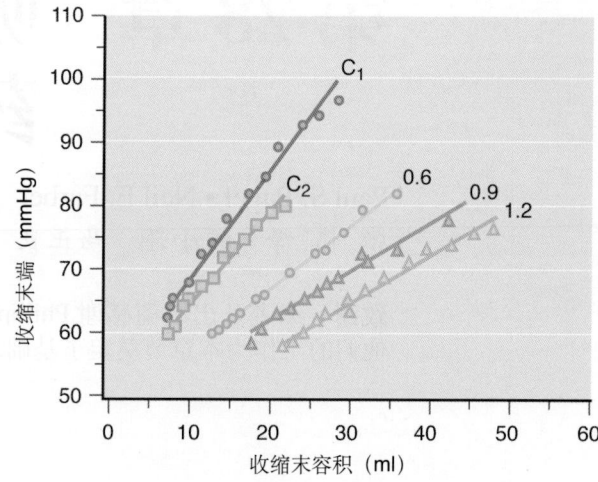

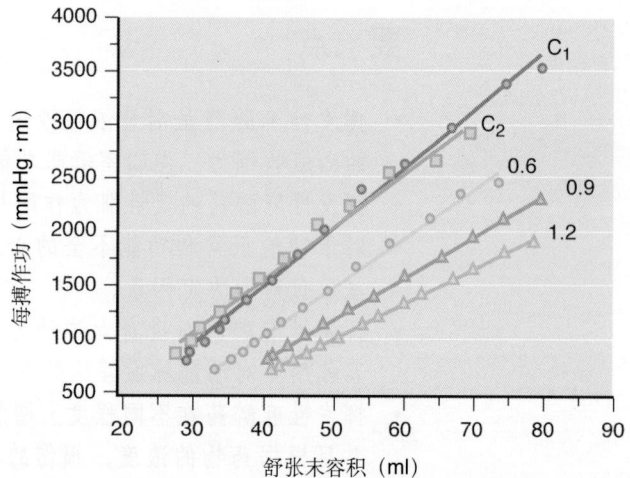

图 28-1　在犬开胸实验中，观察异氟烷对收缩末压力 - 容积（上图）和每搏作功 - 舒张末容积（下图）关系的影响。使用异氟烷之前为对照组 1（C_1），使用异氟烷之后为对照组 2（C_2），异氟烷的浓度分别为 0.6MAC、0.9MAC、1.2MAC *(Modified from Hettrick DA, Pagel PS, Warltier DC: Desflurane, sevoflurane, and isoflurane impair canine left ventricular–arterial coupling and mechanical efficiency, Anesthesiology 85:403-413, 1996.)*

用。实际上，七氟烷和异氟烷对犬心肌收缩性的影响是难以区分的。七氟烷比相同 MAC 的氟烷对猪心肌的抑制作用要弱，超声心动图也显示七氟烷抑制人类心肌的作用比恩氟烷弱。无论有无自主神经系统的张力，1.75MAC 的七氟烷约使心脏收缩功能降低至正常值的 40% ~ 45%。七氟烷对心肌的抑制程度与以往资料中使用同样实验模型时异氟烷和地氟烷的抑制程度是一致的。因此，迄今为止，绝大多数的证据显示异氟烷、地氟烷和七氟烷对正常心肌收缩功能的抑制程度相似。

挥发性麻醉药对伴有左心室功能不全的动物和患者心肌收缩力的影响尚未被广泛研究。早期的一项体外研究表明，在慢性超负荷时，与正常心脏相比，异氟烷降低衰竭心脏乳头肌的最大缩短速率和收缩力变

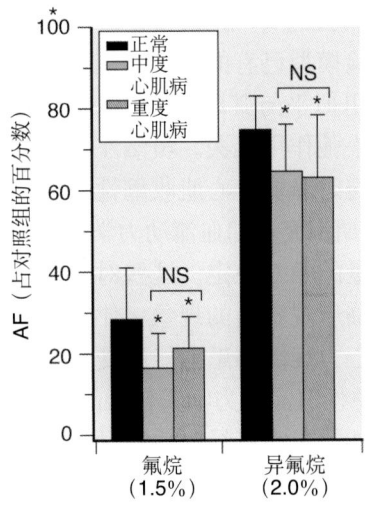

图 28-2 比较氟烷（左侧）和异氟烷（右侧）对正常（黑色条带）和心肌病（蓝色和灰色条带）的大鼠乳头肌等长活动力（AF）的影响。概率指两组之间的差别。*P<0.05，与对照组相比，有显著差异 *(Modified from Vivien B, Hanouz J-L, Gueugniaud P-Y, et al: Myocardial effects of halothane and isoflurane in hamsters with hypertrophic cardiomyopathy, Anesthesiology 87:1406-1416, 1997.)*

化峰率的作用更强。氟烷对缺血心肌的抑制作用更强。氟烷和异氟烷对心肌病仓鼠的心室肌产生相对更强的负性变力作用（图 28-2）。与正常心肌相比，异氟烷和七氟烷对雪貂超负荷性肥大的右心室乳头肌收缩力的抑制作用更强[1]。这些发现表明挥发性麻醉药对衰竭心肌或者肥大心肌的抑制作用更为显著，这也间接提示了潜在收缩功能不全的患者对挥发性麻醉药的负性变力作用更加敏感。与上述情况相反，异氟烷、七氟烷和地氟烷对患有或未患有化学制剂诱导的慢性高血糖症大鼠心室肌收缩力的抑制程度相似[2]。

在心肌缺血或梗死的实验模型中，挥发性麻醉药降低心脏收缩功能的作用可以被很好地耐受，不会突然发生明显的收缩功能不全。事实上，挥发性麻醉药对缺血再灌注损伤心肌的机械功能有良好的保护效应。局部心肌缺血再灌注时，挥发性麻醉药可以减少心肌梗死面积，维持心肌代谢和结构的完整；短暂冠脉阻塞时，挥发性麻醉药可以增强顿抑心肌的功能恢复，改善左心室的舒张指数。异氟烷也可以降低缺血性心脏病患者左心室的前后负荷。对于左心室功能受损的患者，前后负荷的改善可以代偿挥发性麻醉药直接的负性变力作用，并通过优化心脏 Starling 曲线关系改善左心室舒张功能，维持心功能的相对稳定。通过慢性快速左心室起搏建立中度左心室功能障碍模型，发现异氟烷剂量相关性地抑制心肌收缩力，但机体对异氟烷麻醉能较好地耐受，不会发生明显的左心室衰竭。这是由于异氟烷降低了心肌收缩力的同时，

改善了左心室负荷状态和充盈动力学，从而维持心排血量的相对稳定。

心肌抑制的细胞机制

挥发性麻醉药通过一些亚细胞靶点改变正常心肌细胞的胞内 Ca^{2+} 稳态而抑制心肌收缩性。挥发性麻醉药通过影响 L 型和 T 型 Ca^{2+} 离子通道，剂量相关性地抑制跨膜瞬时 Ca^{2+} 离子流。与氟烷和恩氟烷相比，异氟烷抑制细胞内钙瞬变的作用较弱。挥发性麻醉药通过减弱 Ca^{2+} 通道阻滞剂的结合直接改变电压依赖性 Ca^{2+} 离子通道结构和功能的完整性。部分抑制肌纤维型离子通道的 Ca^{2+} 内流会产生一些重要后果，包括降低收缩活动所需的 Ca^{2+}，抑制肌浆网 Ca^{2+} 依赖性的 Ca^{2+} 释放，以及降低随后储备于肌浆网（SR）中的 Ca^{2+}。值得注意的是，异氟烷急性预处理后，可触发未激活型 T 型 Ca^{2+} 离子通道的持续性改变，后者可能参与了异氟烷减轻再灌注损伤后胞内超载 Ca^{2+} 的作用[3]。与氟烷和恩氟烷相比，异氟烷不会刺激 SR 中 Ca^{2+} 的释放，也不会直接激活兰尼碱敏感的 SR Ca^{2+} 释放通道而降低 SR 中 Ca^{2+} 储备。和氟烷不同，异氟烷也不会引起 SR 非特异性 Ca^{2+} 的渗漏，从而进一步降低 Ca^{2+} 的聚集。氟烷、恩氟烷与同样 MAC 的异氟烷、地氟烷和七氟烷相比，能够更大程度抑制细胞内钙瞬变和降低心肌收缩性，其重要机制是结合降低跨膜 Ca^{2+} 外流，改变肌浆网功能。另外，异氟烷和七氟烷通过肌膜 Ca^{2+} ATP 酶抑制 Ca^{2+} 自细胞内向肌浆网的运输，这种作用可部分代偿肌浆网 Ca^{2+} 储备的下降。与恩氟烷和氟烷相反，在体外心肌处于生理兴奋频率时，异氟烷、地氟烷和七氟烷可以部分维持心肌正性频率的台阶效应，可能也与维持 SR 功能有关。

有证据显示，挥发性麻醉药也可以通过抑制 Na^+-Ca^{2+} 交换，降低细胞内 Ca^{2+} 的浓度，抑制心肌收缩功能。在体外此种作用与电压依赖性 Ca^{2+} 通道无关。这种作用在新生儿心肌可能尤为显著，因为新生儿心肌对挥发性麻醉药的负性肌力作用比成年人心肌更为敏感。虽然对于完整心肌 Na^+-Ca^{2+} 交换的抑制在麻醉药介导的心肌收缩性抑制中所起的作用仍有争议，但是最近的研究发现，Na^+-Ca^{2+} 交换的抑制在麻醉药预处理中（见"预处理与后处理"）发挥作用[4]。挥发性麻醉药可直接影响收缩装置，降低肌丝 Ca^{2+} 敏感性。挥发性麻醉药降低心肌肌原纤维的张力，并降低肌原纤维 ATP 酶的活性。这些作用可能是由于心肌收缩时肌动蛋白-肌球蛋白之间的横桥动力降低，而不是直接通过影响心脏横桥的机械活动产生的[5]。另外，挥发性麻醉药适度地降低肌丝 Ca^{2+} 敏感性，但该机制在临

床浓度下挥发性麻醉药对机体的负性肌力作用中只起相对次要的作用。

挥发性麻醉药抑制衰竭心肌收缩性的细胞内机制尚未进行详细研究。但是在右心室超负荷性肥大的模型中，研究了异氟烷和七氟烷对细胞内 Ca^{2+} 稳态的影响[1]。与正常心肌相比，异氟烷和七氟烷显著减少肥大心肌细胞内 Ca^{2+} 的峰浓度，同时明显降低了肌丝 Ca^{2+} 敏感性。在其他类型的心力衰竭中，挥发性麻醉药是否同样改变细胞内 Ca^{2+} 调节仍需验证。细胞内 Ca^{2+} 稳态显著异常是衰竭心肌特有的特征，挥发性麻醉药可能通过对 Ca^{2+} 代谢产生附加或协同效应进一步降低心肌收缩功能。

舒张功能

仅根据收缩功能不良来定义心力衰竭是不充分的，因为左心室舒张功能可显著影响心脏整体表现。心脏具有两方面作用，在收缩期，将血液泵入高压的动脉血管床；在舒张期则收集从低压的静脉循环中回流的血液。因此，心力衰竭的发生不仅可能是由于心肌收缩性受损引发的，也可能是 LV 舒张功能改变的结果。左心室充盈时间、速度、程度取决于以下几个因素：心肌舒张的速率和程度，左心室内在的机械特征和外部的限制特性，左心房的结构和功能，肺静脉循环及二尖瓣[6]。虽然左心室舒张功能异常和心肌收缩性降低有关，但在许多病理情况下，在 LV 收缩功能没有发生明显改变之前，心力衰竭可能是由原发性舒张功能不全引起的。这些病理情况包括缺血性心肌病、压力或容量超负荷引起的心肌肥大、梗阻性肥厚型心肌病、限制性疾病等。

在体内，挥发性麻醉药呈剂量相关性延迟 LV 等容舒张期。等容舒张期延迟会伴有早期左心室充盈的降低，但还不至于影响左心室腔僵硬度。冠脉血流量在等容舒张期不断升高，挥发性麻醉药对舒张期的延迟减少了舒张早期的冠脉血流量。左心室舒张期的延迟可能是心肌收缩性同时受抑制的结果，而并非直接负性松弛的效应。实际上，挥发性麻醉药适度增强了离体心肌的舒张作用。挥发性麻醉药对左心室早期充盈速率和程度呈现浓度相关性的降低，其负性肌力作用促进了这一效应。而且挥发性麻醉药还可以减少心房收缩相关的左心室充盈[7]。异氟烷、地氟烷和七氟烷不改变有创监测得到的局部心肌或心室腔僵硬度，表明这些麻醉药不影响左心室舒张功能。

在犬扩张型心肌病的模型中，异氟烷和氟烷对 LV 舒张功能的影响已有阐述。与左心室功能正常犬的研究结果相反，异氟烷虽然产生负性肌力作用，但

改善了心肌病犬的 LV 舒张和充盈的几项指数。氟烷不会加重实验模型已有的舒张功能障碍。异氟烷和氟烷的这些作用似乎与其降低 LV 前负荷有关，而与其直接的正性松弛作用无关。虽然左心室收缩功能障碍时，异氟烷同时降低了心肌收缩性，但异氟烷介导的 LV 等容舒张期和充盈期血流动力学的改善，可能促使此时心排血量的相对稳定。这些对心肌病的研究结果也支持早期临床观察到的现象：伴有严重缺血性心脏病或充血性心力衰竭的患者能耐受异氟烷或氟烷麻醉而不会出现急性血流动力学失代偿的表现。

衰竭心脏的左心室舒张功能对后负荷的依赖性明显增强。因此，后负荷降低可能不仅通过降低 LV 射血阻力而增加 LV 收缩功能，也可以增加 LV 舒张速率，同时改善 LV 舒张期充盈和顺应性。通过对犬左心室快速起搏诱发心肌病模型前后的对比，探讨异氟烷和氟烷对左心室舒张功能依赖于后负荷的影响（图 28-3）。对有扩张型心肌病的犬，异氟烷和氟烷麻醉不影响后负荷依赖的 LV 舒张功能。因此，这些研究进一步表明，除去负性肌力的影响，这些挥发性麻醉药不直接影响心力衰竭时左心室的等容舒张作用。

左心室–动脉偶联及其机械效率

循环系统只有精确匹配，才能发挥每搏量从 LV 到动脉循环转移的最佳效能。通常我们使用心血管系统中一系列弹性房室模型来描述左心室 - 动脉间的偶联。LV 收缩末弹性（E_{es}）及动脉血管弹性（E_a）分别取决于 LV 收缩末期压力 - 容积及收缩末期动脉压力 - 每搏量之间的关系。E_{es}/E_a 可以用来定义 LV- 动脉偶联，并且为在体评价包括挥发性麻醉药等在内的药物对 LV- 动脉偶联的作用提供了一种有效的方法。压力 - 容积关系的分析同样为研究 LV 机械效率建立了一种方法，其中 LV 机械效率可以定义为每搏作功和压力 - 容积面积（SW/PVA）的比值。麻醉开始时可以维持 LV- 动脉偶联是因为降低心肌收缩性的同时 LV 后负荷也相应降低了。低浓度（1MAC）的异氟烷（而非氟烷）可以维持 E_{es}/E_a，这与维持 LV- 动脉机械偶联是一致的。然而，异氟烷在 2MAC 时降低 E_{es}/E_a，这表明异氟烷的血管扩张作用不能代偿相对更强的降低心肌收缩力的作用。通过评估麻醉药在低浓度时（0.9MAC）的 E_{es}/E_a 和 SW/PVA，发现地氟烷、七氟烷和异氟烷通过同时降低心肌收缩性和后负荷来维持 LV- 动脉最佳偶联和机械效率。然而，在麻醉药浓度较高时，LV- 动脉机械偶联以及整个 LV 能量转化为外在的每搏作功的效率会有所降低，这表明麻醉药诱导的心肌收缩力的降低不能被后负荷的减少所代偿。

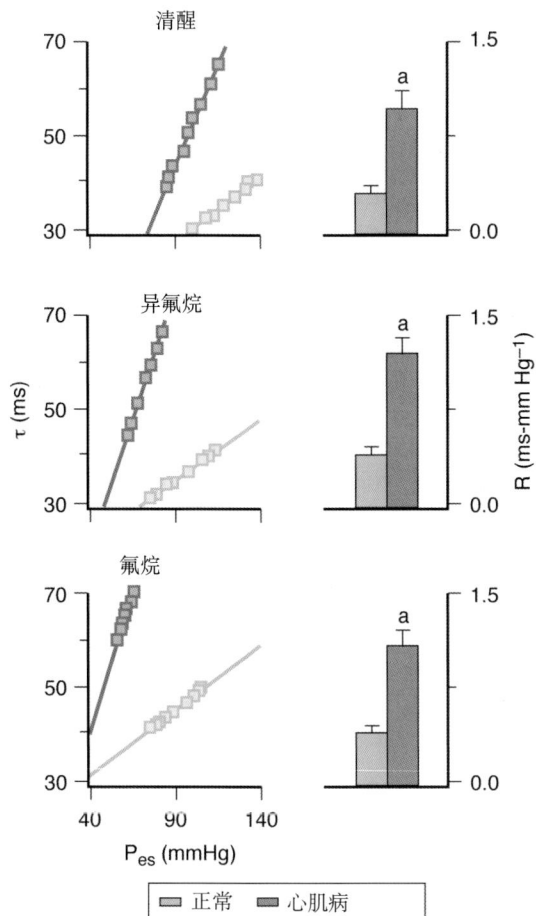

壁的机械特性，也不能说明动脉血压和血流频率依赖性的相限特征，同时也没有考虑动脉波形反射的潜在影响。因此，全身血管阻力不能可靠地定量药物（包括挥发性麻醉药）或心血管疾病引起的左心室后负荷的变化。通过对主动脉压力和血流波形进行功率谱或傅立叶系列分析可以得到主动脉传入阻抗 $Z_{in}(\omega)$。$Z_{in}(\omega)$ 能全面反映 LV 后负荷，因为它合并了动脉黏滞弹性、频率依赖性以及波形反射三个因素。然而，由于 $Z_{in}(\omega)$ 的分析是在一定的频率范围内实施的，而不是由时间决定的。因此，$Z_{in}(\omega)$ 在临床上难以应用。人们通常用三因素的动脉系统 Windkessel 模型来解释 $Zin(\omega)$，三因素分别为主动脉阻抗（Z_c）、总体动脉顺应性（C）、总体动脉阻力（R）。Z_c 代表 LV 射血时的主动脉阻力，C 主要取决于主动脉的顺应性，代表动脉循环的能量储备成分，R 等同于剩余动脉系统的合并阻力。在许多生理状态下，Windkessel 三因素模型都被证实非常接近 $Z_{in}(\omega)$。

挥发性麻醉药通过影响动脉血管树的机械特性而改变 $Z_{in}(\omega)$。与氟烷相反，异氟烷呈剂量依赖性地降低犬的 R，这和异氟烷对全身血管阻力的影响是一致的。异氟烷和氟烷增加 C 和 Z_c 的程度类似，并伴有平均动脉压的降低。因此，在 Z_{in} 的 Windkessel 模型中，氟烷和异氟烷对左心室后负荷影响的主要差别与 R（动脉阻力血管的特性）有关，而与 C 或 Zc（主动脉的机械特性）无关。与七氟烷不同，地氟烷同样降低 R，这提示地氟烷是一种更强烈的外周血管扩张药。但对于麻醉的患者来说，七氟烷和地氟烷对平均动脉压的剂量相关性抑制是相似的。重要的是，挥发性麻醉药不改变 C 和平均动脉压之间的负相关的关系，这点与动脉血管扩张药硝普钠或静脉麻醉药丙泊酚是不同的。这些研究结果强调挥发性麻醉药不会影响主动脉基本的机械特性。

在一种心力衰竭实验模型中，异氟烷和氟烷对 $Z_{in}(\omega)$ 的改变与正常心血管系统是有某种程度的不同。LV 功能不全时，挥发性麻醉药可以降低动脉血压，但并不改变 C 和 Z_c。与 LV 功能正常时的作用相比，异氟烷同样不会降低扩张型心肌病的 R。因此，在起搏器诱发心肌病时，异氟烷或氟烷都不会降低动脉的流体阻力或有效改善主动脉的整流特性。这些发现提示，心力衰竭时挥发性麻醉药对 LV 后负荷不会产生有利的作用。

图 28-3　图中显示犬在清醒状态，异氟烷和氟烷麻醉下，起搏器诱发心肌病前（灰色方块）和起搏器诱导心肌病后（蓝色方块）对下腔静脉阻塞时等容舒张时间常数（τ）和左室收缩末压力（Pes）之间线性关系的影响。柱状图分别表示清醒状态（右上）、异氟烷（右中）和氟烷（右下）麻醉时，起搏前（灰色条）和起搏后（蓝色条）反映 τ 和 Pes 关系变化的斜率。a 表示与正常心肌相比，有显著差异（P<0.05）(Modified from Pagel PS, Hettrick DA, Kersten JR, et al: Isoflurane and halothane do not alter the enhanced afterload sensitivity of left ventricular relaxation in dogs with pacing-induced cardiomyopathy, Anesthesiology 87:952-962, 1997.)

小于 1.0MAC 的氟烷（非异氟烷）能降低体内振荡能与平均液压的比值，表明氟烷也可降低 LV 的机械效率。挥发性麻醉药对 LV- 动脉偶联的不利影响导致这些药物在体内浓度高时会降低整体心功能。

左心室后负荷

左心室后负荷用来描述动脉血管系统对抗左心室射血的机械特性。尽管定义很明确，但在体内定量评价后负荷仍然是个难题，且经常会与其直观的临床概念相混淆。全身血管阻力一般通过平均动脉压力与心排血量的比值进行计算，是临床上最常用的评估 LV 后负荷的指标。然而，全身血管阻力并不能恰当地反映左心室后负荷，因为此参数并没有包括血液和动脉

右心室功能

新月形的右心室是由不同胚胎起源的流入道和流出道组成的，它们在结构和对自主神经系统活性的反

应方面都有所不同。右心室流入道和流出道的序贯收缩使右心室在收缩期形成局部压力梯度，这可以解释收缩期蠕动性的机械运动。右心室不会出现真正的等容舒张。取而代之的是，流入道开始松弛之后从流出道进入肺动脉的射血过程还会持续。目前，挥发性麻醉药对右心室流入道和流出道功能以及收缩顺序的影响尚未被充分研究。如果对右心室流入道和流出道的收缩末期和舒张末期进行统一定义，氟烷对这两个区域的收缩功能产生相似的抑制作用。通过右心室流入道和流出道的压力-肌节长度曲线可以获得局部前负荷补偿每搏作功，以此为评价指标，发现无论是否有自主神经支配，氟烷均呈剂量依赖性地抑制右心室收缩性。更重要的是，氟烷也会中止右心室正常的序贯收缩而对右心室不同部位产生的负性肌力作用没有差别。这提示挥发性麻醉药通过抑制对心脏自主神经兴奋性而改变右心室的收缩动力。异氟烷也对左心室和右心室后负荷和液压的产生有着不同的影响，而且这也是部分通过自主神经系统介导的。这些结果提示体内异氟烷对左心室和右心室收缩动力学的作用有着本质的差别。

左心房功能

左心房通过三个方面影响左心室充盈及整体心血管系统活动。首先左心房是一个收缩腔，在左心室收缩前，左心房主动排空，形成左心室舒张末期容积。左心房也是一个储血腔，在左心室收缩期和等容舒张期（二尖瓣关闭之后和开放之前），储存回流的肺静脉血。左心房还是一条管道，在二尖瓣开放之后将血液顺压力梯度排入左心室，在左心室舒张期，继续被动地输送肺静脉血。左心房的收缩、储存和管道作用机械性地促进了通过肺静脉循环连续的血流与左心室间歇性的充盈之间的转变。最近的一篇综述总结了对左心房机械功能的理解和临床意义的研究进展[7]。

最初是在离体心房肌上描述了一种较老的挥发性麻醉药——氟烷的负性肌力作用。挥发性麻醉药同样也会抑制人类的心房肌收缩功能[8]。这种抑制作用的机制是通过减少电压依赖性 Ca^{2+} 通道的 Ca^{2+} 跨膜流动，降低肌浆网对 Ca^{2+} 的利用，与麻醉药引起 LV 心肌抑制的作用非常相似。通过压力-容积分析可定量测定挥发性麻醉药对未受损左心房的负性变力作用[9]。当呼气末浓度为1.2MAC时，大约50%的左心房收缩功能会被地氟烷、七氟烷和异氟烷抑制（如 E_{es}）。当利用左心室收缩末期压力-容积关系进行定量分析时，发现这些麻醉药对 LA 心肌抑制的程度与对 LV 收缩抑制的程度相似。同样，地氟烷、七氟烷和异氟烷三

者对 LA 和 LV 舒张功能的影响程度也相似。这些结果表明，挥发性麻醉药对 LA、LV 心肌收缩和舒张功能产生的影响相同。地氟烷、七氟烷和异氟烷三者对正常 LA 变力和松弛作用的降低幅度相似，这也支持从人类离体心房肌上得到的结论[8]。

地氟烷、七氟烷和异氟烷可改变 LA 的被动机械活动[9]。当挥发性麻醉药浓度低于 1MAC 时，机体能够维持 LA 容量储备（如容量环面积和储存容积）功能。容量储备功能的保存促使机体能够代偿由于 LA 收缩力降低导致的 LV 充盈下降，维持 LV 每搏量相对稳定。挥发性麻醉药通过降低 LA 心腔的动态顺应性来保存 LA 的容量储备功能，因为延迟 LA 舒张和降低左心室收缩功能会降低其储备功能。然而，吸入高浓度挥发性麻醉药则会进一步削弱 LA 舒张和 LV 收缩功能，从而会降低 LA 的容量储备功能。地氟烷、七氟烷和异氟烷均能降低 LA 每搏作功占整个压力-容量图面积的比值以及增加左心房管道占整体储备容积比值。这些资料表明，在给予挥发性麻醉药过程中，LA 对 LV 充盈更多的是被动过程，主动性较少。而且地氟烷、七氟烷和异氟烷均降低 LA 占 LV 弹性的比值（E_{es}/E_{LV}），这与它们削弱心腔机械匹配的作用相同。正如先前所描述的，挥发性麻醉药通过延迟 LV 等容舒张，削弱 LV 的早期充盈和直接负性肌力作用而造成 LV 舒张功能不全。因此，由于 LA 收缩功能的抑制以及 LV 收缩和舒张功能不全等联合作用可使从左心房到左心室的动能传递有所衰减。早期使用相似的弹性房室模型的研究发现，挥发性麻醉药引起 LA-LV 匹配异常比类似的 LV-动脉偶联异常更强，这是因为这些麻醉药对 LV 后负荷的决定因素产生了有利的影响，能够部分代偿 LV 心肌收缩性同时受到抑制的影响。

伴有 LV 功能障碍时，异氟烷对 LA 功能的影响目前也有研究[10]。在起搏器诱导的心肌病模型上，异氟烷降低 LA 收缩力、损害 LA-LV 偶联、减少 LA 对 LV 充盈的促进作用，这些作用的强度与健康模型的结果相似[9]。与正常心脏不同，低浓度的异氟烷（0.6MAC 及 0.9MAC）降低 LV 功能不全的 LA 储存功能[10]。这些发现表明，异氟烷麻醉时，左心房储存肺静脉回流血的能力减弱。这种异氟烷介导的 LA 储存能力的降低提示二尖瓣开放时，从左心房流入左心室的血液量可能会减少，这也是存在 LV 功能障碍时，挥发性麻醉药减少 LV 早期充盈的另外一个可能机制。

体循环血流动力学

在体外，挥发性麻醉药通过抑制窦房结的兴奋而

产生直接负性变时作用。然而，在体内心率的改变取决于挥发性麻醉药与压力感受器反射活动之间的相互作用。氟烷不显著改变人类的心率，因为氟烷同时也减弱压力感受器反射活动。相反，动脉压下降的同时，异氟烷可以反射性加快心率。这是因为与传统的麻醉药相比，异氟烷可以相对维持压力感受器的反射活动。地氟烷呈剂量依赖性地加快人类的心率。地氟烷、异氟烷引起的心动过速在儿科患者或同时应用迷走神经松弛剂时更加显著；相反，在新生儿、老年患者或者同时给予阿片类药物时，该作用有所减弱。在 1MAC 以上，快速增加地氟烷的吸入浓度，由于交感神经系统兴奋而一过性地增加心率和动脉压。有趣的是，快速增加异氟烷的吸入浓度也会类似地加快心率。人类心血管系统随着地氟烷和异氟烷吸入气浓度的快速增加而兴奋，是由于气管 - 肺和全身的相应感受器兴奋，预先给予 β_1- 肾上腺素受体拮抗剂、β_2- 肾上腺素受体激动剂或阿片类药物可减弱这种作用。与地氟烷和异氟烷相反，快速增加七氟烷吸入气浓度既不改变人类的心率也不兴奋心血管系统。

所有的现代挥发性麻醉药均可引起剂量相关性的血压下降。不同麻醉药降低血压的机制不同。氟烷和恩氟烷降低血压主要与其降低心肌收缩性和心排血量有关，而异氟烷、地氟烷和七氟烷引起的血压降低是由于降低了左心室后负荷。与氟烷和恩氟烷相比，异氟烷、地氟烷和七氟烷对人体心肌收缩性的抑制程度更轻，降低外周血管阻力程度更大，因此能维持心排血量的稳定。异氟烷和地氟烷维持自主神经系统对循环系统的调节能力也比其他挥发性麻醉药更强。异氟烷和地氟烷麻醉时，由于存在压力感受器反射介导的心动过速，虽然同时降低了心肌收缩性和每搏量，但机体仍能维持心排血量。挥发性麻醉药降低血压的作用可因外科手术刺激或同时使用氧化亚氮而被减弱。在人体，挥发性麻醉药也会引起轻度、剂量相关的右心房压力增加，这或许是直接负性变时作用的结果。挥发性麻醉药的心血管作用受麻醉持续时间的影响。以恒定的 MAC 麻醉数小时后，心肌收缩性和心排血量会增加，同时 LV 的前负荷和后负荷会降低。氟烷麻醉后，循环抑制的恢复能力最强，而长时间给予异氟烷、地氟烷后，循环抑制的恢复能力较弱。

左心室功能不全时挥发性麻醉药对机体血流动力学的影响与正常心脏相似，但两者并不完全相同。对于起搏器或多柔比星诱导的扩张型心肌病的实验动物和有冠状动脉疾病或左心室功能不全的患者，挥发性麻醉药（包括异氟烷）轻度增加或不改变其心率。这

种作用可能和心力衰竭时机体改变压力感受器反射活性，下调 β_1 肾上腺素受体，增加中枢交感张力以及降低副交感张力等因素有关。伴随着平均动脉压的降低，异氟烷和氟烷显著降低患有心肌病患者心脏的左心室舒张舒张末期压力和心腔容积。这些发现支持早期研究的结果：对有冠脉疾病或者心力衰竭的患者使用异氟烷麻醉时，肺动脉压力有所下降，提示将这些麻醉药用于动物实验和临床心力衰竭患者时，静脉扩张是其主要的血流动力学改变。与正常心脏相反，在患有心肌病的心脏模型中异氟烷不会对左心室后负荷的决定因素产生有利的影响，而氟烷则是产生不利的影响。对于左心室功能不全的患者，由于上述作用以及同时降低的 LV 前负荷和心肌收缩性，异氟烷或氟烷对心排血量的降低作用将更加明显。

心脏电生理学

心脏的传导功能

挥发性麻醉药通过直接或间接抑制窦房结自主活动而减慢窦房结的放电频率。在体内，这种作用可能会受血管活性药物或自主神经系统活性的影响。传统挥发性麻醉药和异氟烷（程度较弱）可以缩短正常浦肯野纤维的动作电位时程和有效不应期的持续时间，但这些麻醉药也延长希氏束 - 浦肯野纤维和心室的传导时间。氟烷、恩氟烷和异氟烷也同样延长房室传导时间及不应期。结合挥发性麻醉药对窦房结放电的直接抑制作用，这些数据显示，挥发性麻醉药可导致心动过缓和房室传导异常。然而，在人体，如果没有传导阻滞性疾病或伴随使用直接延长房室传导时间的药物，麻醉药引起的原发性房室传导障碍一般不会发展为二度或三度房室传导阻滞。

对由心肌缺血或心肌梗死引起的异常心电生理，挥发性麻醉药既有抗心律失常作用又有促心律失常作用。氟烷、恩氟烷和异氟烷对冠脉阻塞和再灌注时引起的心室颤动具有防治作用。氟烷对毒毛花苷 G 诱发的心律失常具有防治效应。发生心肌梗死时，挥发性麻醉药通过抑制次级起搏点活动发挥抗心律失常作用。相反，氟烷、异氟烷（程度较弱）可促进折返或延长不应期恢复，从而对心肌梗死模型中的浦肯野纤维具有致心律失常作用。这些作用与麻醉药抑制假性腱索的慢 Na^+ 电流，以及促使期前冲动折返进入缺血边缘区域并处于不应期的浦肯野纤维有关。在人体，氟烷、异氟烷和恩氟烷延长 QT_c 间期，提示对有特发性或获得性长 QT 综合征的患者，使用这些麻醉药时更容易发展为尖端扭转型室性心动过速。

肾上腺素引起的心律失常

氟烷以及其他挥发性麻醉药（程度较弱）使心肌对肾上腺素致心律失常的作用更敏感。敏化作用是挥发性麻醉药和儿茶酚胺相互作用，导致心房和心室心律失常阈值降低的结果。在氟烷麻醉过程中，持续加大肾上腺素的剂量会导致室性期前收缩，以及快速室性心律失常。硫喷妥钠预处理可减弱氟烷-肾上腺素诱发的心律失常，这可能与其对房室结或希氏束上部的作用有关。氟烷-肾上腺素诱发的室性心律失常的发生机制，与 α_1-肾上腺素受体和 β-肾上腺素受体的协同作用有很大的关系。氟烷麻醉时，肾上腺素刺激希氏束-浦肯野纤维系统中的 α_{1A}-肾上腺素受体，暂时减慢浦肯野纤维的传导速度。这种促心律失常作用是由磷脂酶 C 和细胞内第二信使三磷酸肌醇（IP_3）介导的。浦肯野-心室肌接合部位传导的增强伴随 α_1-肾上腺素受体介导的浦肯野传导的抑制，此机制在氟烷-肾上腺素诱发的心律失常中同样起着重要作用。地氟烷和七氟烷麻醉时诱导室性心律失常所需肾上腺素的剂量相似，但明显低于异氟烷和氟烷。氟烷-儿茶酚胺的敏化作用也促使窦房结和心房潜在起搏点的异常自主节律的发生。这些效应可引起心室期前收缩和希氏束起源的心律失常。窦房结功能的完整性可降低氟烷麻醉时肾上腺素介导的心室逃逸节律的发生并对希氏束起源的心律失常具有对抗和防治作用。

冠状动脉循环

冠脉血管的体外效应

在体外，挥发性麻醉药对冠脉有直接扩张作用；然而在体内，它能同时降低心肌氧耗（MVO_2）的决定因素如心率、前负荷、后负荷、变力状态等，通过代谢性的自身调节引起冠脉血管收缩。挥发性麻醉药引起的冠脉血流变化也受其冠脉灌注压降低的影响。因此，挥发性麻醉药对冠脉血管张力的直接和间接作用决定了药物的净效应。异氟烷和氟烷引起离体冠脉扩张。对离体的大于 $2000\mu m$ 的冠脉，氟烷产生的扩张效应比相同 MAC 值的异氟烷强的多。相反，异氟烷优先扩张犬心外膜小冠脉（$<900\mu m$）。由于氟烷抑制电压依赖性 Ca^{2+} 通道的作用比异氟烷强，因此，在扩张大冠脉方面，氟烷的作用比异氟烷大。

在通过流量-代谢偶联精确调控左心室负荷状态的过程中，挥发性麻醉药的直接负性肌力作用降低了离体收缩状态下心脏的冠脉血流。因此，心肌氧需下降的同时伴有冠状血管阻力的增加，这种现象可能会被误解为挥发性麻醉药引起冠脉收缩。然而，通过测定挥发性麻醉药对心肌氧的摄取和心肌氧供-氧耗比值的影响，说明挥发性麻醉药是冠脉扩张剂。氟烷和异氟烷降低离体搏动心脏氧的摄取并增加心肌氧供-氧耗比值。因为心肌氧供超过氧耗，同时增加了冠状动脉窦的氧张力，所以这些结果表明吸入麻醉药对离体心脏产生直接的冠脉扩张效应。在河豚毒素作用下停跳的离体心脏，氟烷、异氟烷和七氟烷能相同程度地降低腺苷介导的冠脉血流储备作用。由于该实验中没有测定机械作功，所以这些研究支持挥发性麻醉药冠脉扩张效应程度相似的假说。

冠脉血管的体内效应

伴随心肌氧耗量（MVO_2）的改变，氟烷对体内冠脉血流和冠脉血流阻力的影响也有所变化。氟烷麻醉时 MVO_2 的降低导致冠脉血流降低，但冠脉血管阻力相对不变或轻度增加。氟烷降低了冠脉血流，但会增加冠状动脉窦氧张力并降低氧摄取，由此可见氟烷是相对较弱的冠脉扩张剂。和氟烷一样，异氟烷改变体内冠脉血流的作用也是多样的。异氟烷降低心肌 MVO_2 的同时降低了氧的摄取，表明其直接的冠脉扩张效应。用挥发性麻醉药进行诱导时，异氟烷轻度增加冠脉血流，但其作用短暂且不依赖 MVO_2 变化和自主神经系统的活动。用异氟烷平衡后的血液灌注左冠脉前降支可引起冠脉血流显著增加，但在类似的模型中，麻醉药平衡一段时间后再灌注，仅引起轻度的冠脉扩张。异氟烷增加冠脉血流的同时不伴有心外膜冠脉扩张，由此证实异氟烷主要扩张小冠脉。然而，强效的冠脉血管扩张剂——腺苷，引起冠脉微血管扩张比异氟烷强。异氟烷比恩氟烷更明显地降低心肌氧的摄取，提示异氟烷与其异构体相比，是更强效的冠脉血管扩张剂。

地氟烷和七氟烷对完整心血管系统中冠脉血流的影响尚不完全清楚。地氟烷和异氟烷作用相似，均增加氧供-氧耗比值并降低氧摄取，同样也具有冠脉扩张作用。然而，当用药物阻断自主神经系统时，地氟烷增加冠脉血流的作用有所减弱，但异氟烷的作用并不减弱，提示在体内异氟烷直接扩张冠脉的作用比地氟烷强。与其他挥发性麻醉药不同，七氟烷并没有明显的冠脉扩张作用。

冠脉血管的扩张储备及自身调节

冠脉扩张储备是指短暂的冠脉阻塞后（如反应性充血）冠脉血流峰值与基础血流值的比值，会受挥发

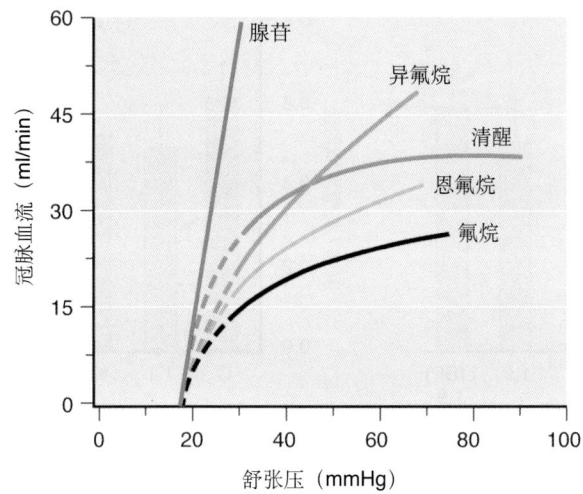

图 28-4　定性描述了挥发性麻醉药对冠脉血流（CBF）- 舒张压关系的影响，表明犬在清醒或麻醉状态时，腺苷介导的冠脉扩张效应最强。实线代表线性回归分析得到的平均斜率，虚线代表对曲线的非线性部分的估算。与清醒状态下的犬相比，挥发性麻醉药对冠脉血流的影响各不相同，但都不增加冠脉血流 - 舒张压曲线的斜率 *(Modified from Hickey RF, Sybert PE, Verrier ED, Cason BA: Effects of halothane, enflurane, and isoflurane on coronary blood flow autoregulation and coronary vascular reserve in the canine heart, Anesthesiology 68:21-30, 1988.)*

性麻醉药的影响。异氟烷麻醉时，冠脉的扩张储备功能较氟烷麻醉时更强。单独从此角度考虑时，此现象提示与异氟烷相比，氟烷是更强效的冠脉扩张药。因为，较强的基础冠脉扩张必然导致短暂缺血时冠脉进一步增加血流量的能力降低。然而在体内，氟烷降低 MVO_2 决定因素的作用比异氟烷更强。反应性充血时，冠脉血流峰值和血流"债务偿还"的百分比与缺血刺激的强度和冠脉阻塞时氧"债"增加的程度直接相关。因此，异氟烷和氟烷在冠脉扩张储备方面的差别可能反映冠脉阻塞时缺血强度的差别，并不能反映这些挥发性麻醉药扩张血管的效能的差别。

挥发性麻醉药对冠脉小动脉阻力血管的扩张作用影响了冠脉压力的自身调节。血管活性药（包括挥发性麻醉药在内）引起自身调节的改变，取决于冠脉进行性狭窄所引起压力－流量曲线斜率的变化。与清醒状态相比，压力－流量曲线的变化表明：麻醉状态下的自身调节功能受到了破坏（图 28-4）。异氟烷引起冠脉自身调节的改变比传统的挥发性麻醉药强，这表现为压力 - 流量曲线的斜率增加得更快。麻醉状态下冠脉灌注压也是决定冠脉血流的重要因素。挥发性麻醉药在一定程度上削弱了冠脉血流的自身调节作用，但它们并不产生更强的冠脉扩张作用，也不抑制腺苷或双嘧达莫介导的冠脉自身调节作用。与挥发性麻醉药不同，腺苷引起冠脉最大程度的扩张，并抑

制冠脉的压力自身调节作用，使冠脉血流直接取决于冠脉灌注压力。因此，挥发性麻醉药是较弱的冠脉扩张药。

冠脉血管扩张的机制

挥发性麻醉药通过影响血管平滑肌细胞内多个部位 Ca^{2+} 的调节而产生直接的冠脉扩张作用。挥发性麻醉药通过冠脉血管平滑肌的电压依赖性和受体依赖性 Ca^{2+} 通道来抑制 Ca^{2+} 的内流。挥发性麻醉药可减少冠脉血管平滑肌肌浆网（SR）中 Ca^{2+} 的聚集和释放，抑制 G 蛋白偶联的磷脂酶 C，减少第二信使 IP_3 的形成。挥发性麻醉药的冠脉扩张作用与一氧化氮（NO）的形成和释放无关。通过对离体冠脉和主动脉血管标本以及犬完整的冠脉循环的研究发现，挥发性麻醉药引起的冠脉扩张与 NO 无关。异氟烷较弱的直接冠脉扩张作用可能是通过血管内皮细胞进行调节，但挥发性麻醉药对 NO 的释放具有负性作用。一项研究结果显示，氟烷在一定程度上减弱了 NO 诱导的环磷酸鸟苷（cGMP）的生成，但也有些研究表明挥发性麻醉药并不改变 NO 供体如硝普钠或硝酸甘油的血管扩张作用。挥发性麻醉药也可能通过产生氧自由基（ROS）而降低 NO 的稳定性，但不影响 NO 的释放及其对血管平滑肌的作用。虽然上述这些基于离体主动脉标本的研究结果能否用于冠脉循环尚需进一步评估，但这些研究为冠脉循环中 NO 代谢和挥发性麻醉药之间潜在相互作用机制提供了重要的信息，这些机制在心肌保护中具有高度的相关性（见"预处理和后处理"章节）。

异氟烷和氟烷通过激活 ATP 敏感的 K^+ 通道（K_{ATP}）引起冠脉的扩张。在离体大鼠心脏和麻醉猪的模型中，K_{ATP} 通道拮抗剂格列本脲可以减弱氟烷和异氟烷增加冠脉血流的作用。经冠脉给予挥发性麻醉药平衡后的血液会增加犬原位心脏的冠脉血流，而格列本脲也可以部分地阻断这种效应。选择性腺苷（A_1）受体阻断剂能减弱异氟烷降低冠脉血管阻力的作用。这些资料表明异氟烷引起的冠脉扩张作用是由于激活了 A_1 受体偶联的 K_{ATP} 通道。

心肌缺血

当机体出现冠脉狭窄或冠脉灌注压力下降时，异氟烷和氟烷可降低心内膜下血流和心肌乳酸盐的生成，引起心肌收缩功能障碍和心肌电生理的改变。异氟烷、氟烷麻醉引起灌注压力下降从而导致心肌局部缺血，在功能上表现为矛盾的收缩期延长、收缩后期缩短。异氟烷麻醉引起严重的冠脉狭窄远端的收缩功

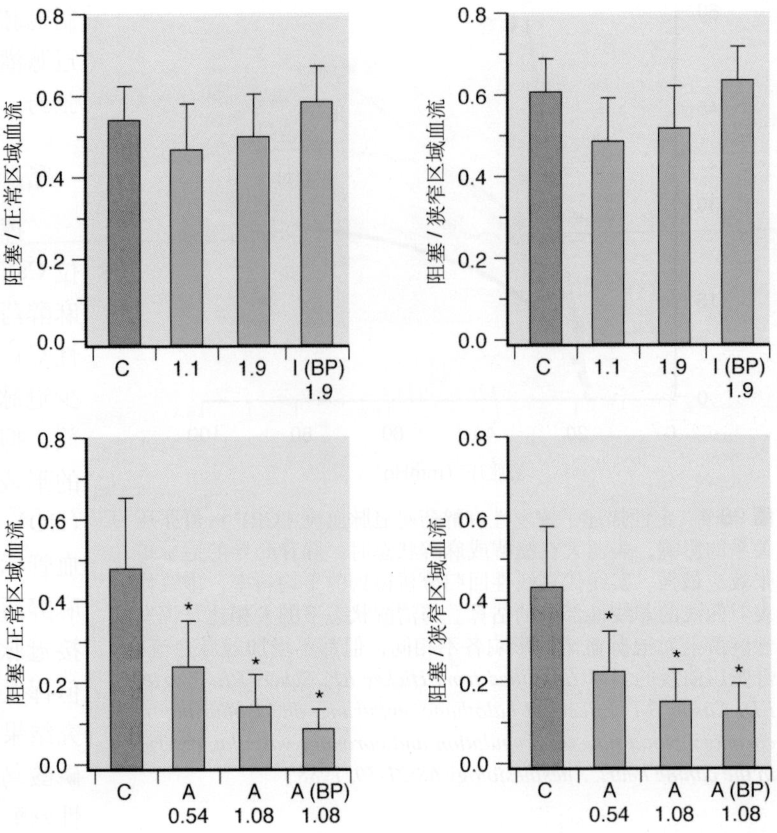

图 28-5　异氟烷和腺苷对解剖学上有窃血倾向犬的闭塞 / 正常和闭塞 / 狭窄区域心肌血流的影响。分为清醒状态（C）、异氟烷 1.1MAC、1.9MAC 麻醉（I），腺苷（A）输注（速度分别为 0.54mg/min 和 1.08mg/min）以及维持心率和血压清醒状态水平的 I 和 A 的最高剂量（BP）四种情况。与腺苷显著降低（*P<0.05）侧支依赖的心肌血流相反，异氟烷不会引起冠脉窃血 *(Modified from Hartman JC, Kampine JP, Schmeling WT, Warltier DC: Actions of isoflurane on myocardial perfusion in chronically instrumented dogs with poor, moderate, or well-developed coronary collaterals, J Cardiothorac Anesth 4:715-725, 1990.)*

能障碍比氟烷严重一些，这与异氟烷麻醉时正常区域血流量较高而缺血区域血流量较低是一致的。这些研究表明异氟烷扩张冠脉血管时，如果发生了低血压则会引起冠脉血流从缺血区向正常区的不利分配。这种现象被称为冠脉窃血。然而，如果恢复冠脉灌注压力，就可避免挥发性麻醉药对缺血心肌的不利影响。异氟烷引起动脉压下降的同时，也会降低严重的冠脉狭窄远端灌注床的心内膜下血流。但如果用去氧肾上腺素处理低血压，心内膜血流可以恢复至使用异氟烷麻醉前的水平。异氟烷麻醉时，虽然控制了动脉压力，但仍会降低冠脉血流在心内膜下和心外膜下之间的透壁分布（心内 / 外膜比值）。给予去氧肾上腺素维持动脉压力恒定，心外膜下血流的增加多于心内膜下血流的增加。心外膜下灌注的增加可以解释为什么当心内膜下血流没有下降时，心内 / 外膜血流的比值下降。异氟烷麻醉时冠状灌注恢复正常，同时也使冠脉侧支血流增加并促进缺血区域心肌氧张力恢复正常。

对解剖上有窃血倾向的犬（冠脉完全阻塞且供应侧支血流的邻近血管存在严重的狭窄）的研究反复证明，当动脉舒张压力恒定时，异氟烷和氟烷不能改变依赖侧支或缺血区域心肌的血流、心内外膜冠脉血流分布以及心电图 ST 段变化。当犬的平均动脉压力维持在 50mmHg 时，异氟烷和氟烷麻醉不会改变冠脉侧

支的灌注。应用异氟烷、氟烷、地氟烷或者七氟烷不会对植入监测仪器犬的冠脉疾病模型造成冠脉窃血，这种作用与冠脉狭窄程度或冠脉侧支循环的建立无关。这些发现驳斥了早期的利用收缩环诱导犬的冠脉侧支循环增加模型所得出的异氟烷会降低体内冠脉侧支血流，引起冠脉窃血的观点。在多血管病变的冠脉疾病模型中，挥发性麻醉药与强效冠脉扩张药——腺苷的作用完全不同，腺苷在动脉压力维持于控制水平时会引起冠脉窃血（图 28-5）。

预处理和后处理

急性预处理　1986 年 Murry、Jennings 和 Reimer[11] 描述了这样一种现象：一次短暂的缺血性损伤对后续相似或更大程度的缺血性损伤具有保护作用。四次冠脉短暂夹闭，每两次夹闭间予以 5min 的再灌注，可显著缩小其后 40min 的缺血再灌注造成的心肌梗死面积。这项研究首次表明，心脏不仅能够识别而且可以快速适配应激，并通过此种方式更加耐受额外伤害。这个过程现在被称为缺血预处理（IPC），并已被描述为一种"免疫反应"：通过改变心肌细胞的表型以产生"自我保护"作用[12]。自 IPC 首次报道以后，其机制、局限性以及潜在的临床应用价值已被广泛研究。例如，在 Pubmed 以"缺血预处理"为关键词搜索，仅 2011

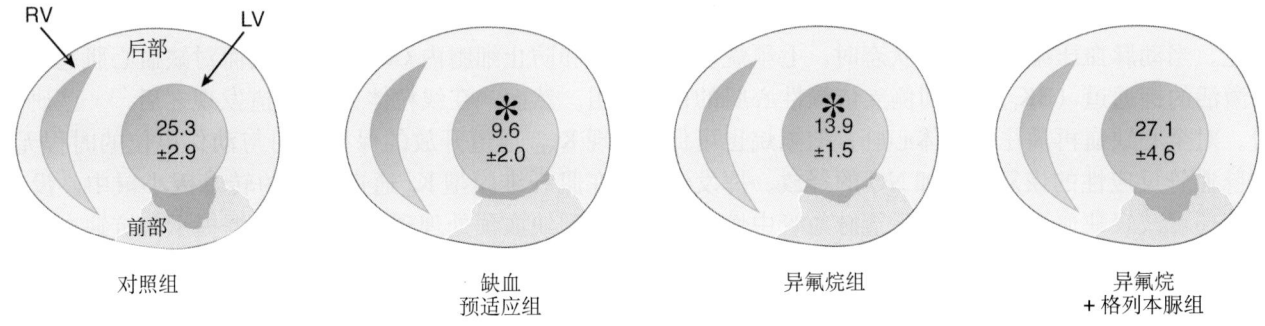

图 28-6 图示犬心肌接受 60min 冠脉阻塞后再灌注，然后染色辨别心肌梗死区（深蓝色）和有心肌梗死危险区域（灰色）。异氟烷减少了心肌梗死的面积。异氟烷的保护作用与缺血预处理相当，且可被格列本脲预处理所阻断。*P<0.05，与对照组相比有显著差异 *(Modified from Kersten JR, Schmeling TJ, Pagel PS, et al: Isoflurane mimics ischemic preconditioning via activation of KATP channels. Reduction of myocardial infarct size with acute memory phase, Anesthesiology 87:361-370, 1997.)*

年就有近 1100 项研究论文和综述[*]。其他许多应激方式，包括多种药品、NO、ROS、内毒素、炎性细胞因子、热应激、快速起搏以及激烈运动等，均可激活此种促存活机制，保护心肌抵御缺血性损伤而无需经历缺血性预处理[13]。本章最值得注意的是挥发性麻醉药和麻醉气体氙气通过非常相似的细胞内机制产生与 IPC 相仿的心肌保护作用[14-15]。

在心肌缺血再灌注损伤中，挥发性麻醉药可以扩张冠脉引起冠脉窃血，这与挥发性麻醉药对心肌具有保护而不是损伤作用的现象不一致，了解这一点对认识之前的争论非常重要。例如，传统麻醉药氟烷可减轻短暂冠脉阻塞引起的 ST 段改变，并降低抬高的 ST 段。虽然血流动力学改变相似，但氟烷此种作用的程度强于普萘洛尔和硝普钠[16]。这些资料表明，吸入麻醉药可确实产生不依赖于冠脉灌注变化的抗缺血效应。急性局部心肌缺血时，异氟烷和地氟烷可改善左心室舒张功能。异氟烷和七氟烷能减轻离体心脏全心缺血后再灌注损伤，并促进心功能的恢复。在体研究表明，短暂的心肌缺血之前给予挥发性麻醉药能促进缺血再灌注后（顿抑）心肌收缩功能的恢复。这些作用往往同时伴随有高能磷酸盐的储备。挥发性麻醉药能减轻氧自由基对离体心脏左心室压力升高的影响。常温下心脏停搏后再灌注时，氟烷也可维持心脏收缩功能和超微结构的完整。在体实验中，1997 年三个研究组分别报道了冠脉长时间闭塞再灌注前给予氟烷或异氟烷，可以缩小心肌梗死面积（图 28-6）。综合这些研究结果，提出了一个令人兴奋的可能性，即挥发性麻醉药能够保护心肌缺血。而且，即使在冠状动脉闭塞前停用挥发性麻醉药，这种保护作用仍然存在，因此被命名为"麻醉药预处理（anesthetic

* PubMed: http://www.ncbi.nlm.nih.gov

preconditioning，APC）"。这种效应与在缺血预处理（ischemic preconditioning，IPC）期间观察到的类似。实际上，虽然采用基因芯片分析的结果显示两者有细微的差别，但是主导 APC 的机制与形成 IPC 的机制有着惊人的相似[17]。

动物实验发现 APC 为剂量依赖性的[18-19]，且不受全身血流动力学或冠脉侧支血流量改变的影响。缺血过程中，异氟烷和七氟烷可剂量依赖性地保存离体心室肌细胞的活性[20]。在兔和犬的实验中发现，长时间冠脉闭塞再灌注前 15min 或 30min 停止给药，异氟烷均可以产生心肌保护作用。对豚鼠心脏的研究发现，两次给药较单次给药可增加七氟烷预处理效应，这提示重复给予挥发性麻醉药可表现出额外的益处[21]。在离体豚鼠心脏灌注模型中，发现 APC 的心脏保护作用局限在缺血时间 25min 到 40min 之间[22]。七氟烷对离体心肌保护作用的机制并不依赖于缺血刺激的类型（缺氧或代谢抑制）[23]。这些结果间接提示，对于冠心病患者，无论是供血不足还是氧耗过多导致的心肌缺血，麻醉药预处理都能相同程度地保护心肌。高龄[24-25]、扩张型心肌病[26]、肥胖[27]以及高血糖[28]、伴有[29]或不伴有[30]糖尿病，这些因素均可减弱 APC 的作用。这些实验现象对于有心肌缺血风险的老年糖尿病患者具有重要的临床意义，例如正在进行心脏手术的此类患者。相反的，七氟烷对新生儿心肌具有抗缺血作用[31]。

挥发性麻醉药同样对流向缺血心肌的血流以及中性粒细胞与缺血心肌间的相互作用产生有利影响。如前所述，挥发性麻醉药通过激活 K$_{ATP}$ 通道或影响血管平滑肌细胞内 Ca^{2+} 稳态，产生冠脉扩张作用。然而，传统挥发性麻醉药氟烷引起的冠状动脉闭塞后侧支血流量的减少相对于正常心肌血流量的下降并不显著。氟烷麻醉下，侧支依赖的心肌氧供与氧耗的比值也会增加。氟烷通过增加血小板 cAMP 浓度抑制血小板血栓的形成，降低严重冠脉狭窄时冠脉血流的周期性变化。当动脉血压维持在清醒状态时，七氟烷通过 Ca^{2+} 激活的钾通道（BK_{Ca}）增加侧支依赖性心肌的血流量。对全心缺血再灌注的离体心脏，七氟烷也可促进冠脉血管反应性的恢复，增加 NO 的释放。挥发性麻醉药还可减轻缺血再灌注损伤后冠脉血管中性粒细胞和血小板的黏附作用。体外实验中，异氟烷预处理可抑制缺血再灌注损伤后细胞因子诱导的细胞死亡[32]。此外，在离体大鼠心脏中，异氟烷和七氟烷预处理通过活化腺苷受体对抗中性粒细胞诱导的收缩功能障碍[33]。最后，经吸入麻醉药预处理的中性粒细胞丧失了其导致心功能失常的能力，其机制为降低超氧化物歧化酶的产生以及减少对冠状动脉血管内皮细胞的黏附[34]。总之，这些研究结果表明，挥发性麻醉药对缺血再灌注损伤的保护作用在一定程度上是通过其对冠脉灌注和中性粒细胞功能的影响而实现的。

其他心肌缺血再灌注保护作用的机制也已被深入研究。由于挥发性麻醉药具有直接的负性变力、松弛和变时作用以及能降低左心室后负荷，挥发性麻醉药的保护作用可能与其降低心肌主动收缩时的氧需（减少缺血区负担）及储备重要细胞生理过程的能量有关。然而，氟烷对心肌停跳液引起的心脏功能性停跳也具有保护作用。再灌注时单独给予异氟烷、地氟烷或七氟烷也能产生心脏保护作用。这些数据表明，挥发性麻醉药的抗缺血作用不仅仅是通过优先改变心肌氧供 - 氧耗关系实现的。异氟烷和氟烷能通过部分抑制 Ca^{2+} 通道活动或间接减少氧自由基的形成，而直接减少跨膜 Ca^{2+} 瞬变，从而显著降低再灌注时细胞内的钙离子浓度。实际上，APC 加速了心脏 $L-Ca^{2+}$ 通道的失活，这种作用也许可以减轻缺血再灌注损伤的 Ca^{2+} 超载[3]。与减少非特异性细胞内钙的假说相反，许多证据证实，挥发性麻醉药的心脏保护作用是内源性信号转导通路激活的结果。迄今已证明，K_{ATP} 通道、G蛋白偶联受体配体、蛋白激酶亚型 C（PKC）、酪氨酸蛋白激酶（PTK）、活性氧和活性氮以及促存活再灌注损伤补救酶（RISK）级联的关键成分，包括线粒体通透性转换孔（mPTP）都参与了挥发性麻醉药的急性预处理作用。我们将在下文中详细讨论这些因素的作用。心肌细胞自身并不能完全主导 APC，因为诸多冠脉内皮细胞产生的旁分泌因子（如 NO、缺氧诱导因子）的交互作用对于这一过程也至关重要[35]。

K_{ATP} 通道在 IPC 和 APC 中起着核心作用。K_{ATP} 通道为异源性多聚体，由内向整流 K^+ 通道（K_{ir}）和磺脲类受体（SUR）构成。根据其药理特性可将 K_{ATP} 通道分为心肌纤维膜型和线粒体膜型。最初人们提出，

通过开放心肌纤维膜型 K_{ATP} 通道来缩短动作电位时程和防止细胞内 Ca^{2+} 超载，从而对缺血心肌起保护作用。然而，在线粒体 K_{ATP} 通道发现之后，一些研究发现 K_{ATP} 通道开放的保护作用与动作电位的时程无关。在肌纤维膜型 K_{ir} 通道缺失的转基因小鼠中，没有观察到缺血预处理现象。这些数据提示，抗缺血损伤的保护作用需要有肌纤维膜型 K_{ATP} 通道的参与。而且，在肌浆 K_{ir} 通道缺失的转基因小鼠中，没有观察到缺血预处理现象。尽管肌纤维膜 K_{ATP} 在 IPC 中的相对作用仍存在争议，但线粒体型 K_{ATP} 通道主导了 IPC 效应是明确的。因为心肌缺血时，保护心肌细胞的核心是维护线粒体的生物能量功能。线粒体 K_{ATP} 通道开放剂可维持细胞内 Ca^{2+} 稳态并抑制线粒体 Ca^{2+} 超载。这些作用通过防止组织坏死或凋亡（程序性细胞死亡）而增强心肌细胞存活率。与坏死时广泛的细胞破坏和炎性反应不同，凋亡是一种具有高度可调性且能量依赖的过程，其特征是可保持细胞膜完整，炎性反应缺失，选择性 DNA 降解。线粒体 K_{ATP} 通道激活后会通过减轻再灌注时的氧化应激反应从而抑制大鼠心室肌细胞的凋亡[36]。K_{ATP} 通道激活引起线粒体氧化 - 还原状态的改变也会增强其细胞保护作用[37]。离体心肌线粒体研究显示氧耗增高后引发的线粒体 K_{ATP} 通道开放，会导致膜去极化、基质肿胀和 ATP 合成不匹配。IPC 这些改变保存了细胞的生存能力。离子平衡的改变会开放线粒体 K_{ATP} 通道，引起线粒体内膜去极化并导致线粒体基质短暂性肿胀。线粒体 K_{ATP} 通道开放，内膜去极化后最初降低 ATP 生成，但随后通过优化氧化磷酸化效率，部分调节能量依赖的基质容积，代偿性地增加细胞内呼吸。K^+ 是否进入线粒体，取决于线粒体 K_{ATP} 通道介导的 K^+ 内流以及 K^+-H^+ 逆向转运体介导的 K^+ 外流之间的平衡。在离体心肌中，线粒体 K_{ATP} 通道开放剂二氮嗪促进 K^+ 内流，并使胞内基质碱化[38]。这种作用可以被选择性线粒体 K_{ATP} 通道拮抗剂 5- 羟癸酸盐（5-HD）和 ATP 所阻断。因此，线粒体 K_{ATP} 通道开放可使线粒体内环境适度紊乱，通过改变能量系统降低 Ca^{2+} 超载，预防坏死和凋亡通路的激活，以及减弱氧化应激反应，增强心肌耐受缺血应激的能力。

有假设认为"始动因素"（如短暂性缺血、挥发性麻醉药处理）激活了信号通路的级联反应，最终活化终末效应器，从而出现抗损伤效应。心肌纤维膜型和线粒体膜型 K_{ATP} 通道的激活均被认为是 APC 过程中保护体系的重要终末效应器。在缺血细胞模型中，与未行挥发性麻醉药处理相比，异氟烷和七氟烷可保持心肌细胞的活性[20]。这种保护作用可被选择性线粒体 K_{ATP} 通道拮抗剂 5-HD 所拮抗，但不能被选择性肌

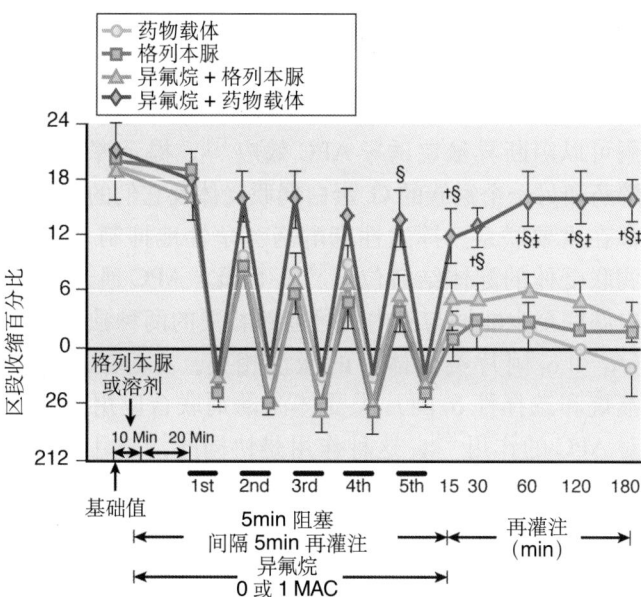

图 28-7　左冠脉前降支（LAD）间歇性缺血和再灌注时肌节缩短百分率（%SS）。各组在 LAD 阻塞和再灌注 5min 后，%SS 均较基础值显著降低（P<0.05）。无论是否应用异氟烷，KATP 通道拮抗剂格列本脲预处理可以显著降低每 5min 再灌注阶段及之后至 180min 的再灌注阶段的 %SS 值（P<0.05）。仅接受异氟烷犬的 %SS 值在灌注后可恢复到基础水平。†P<0.05 表示与药物溶剂预处理组相比，有显著差异；‡P<0.05 表示与格列本脲 + 异氟烷预处理组相比，有显著差异；§P<0.05 表示与格列本脲预处理组相比，有显著差异 *(From Kersten JR, Schmeling TJ, Hettrick DA, et al: Mechanism of cardioprotection by isoflurane: role of adenosine triphosphate–regulated potassium [KATP] channels, Anesthesiology 85:794-807, 1996.)*

纤维膜型 K_{ATP} 通道拮抗剂 HMR-1098 拮抗[20]。在顿抑心肌中，非选择性 K_{ATP} 通道拮抗剂格列本脲可减弱异氟烷对心肌收缩功能的恢复作用（图 28-7）。格列本脲也可阻断异氟烷减少犬心肌梗死面积和降低其 ATP 节省的效应。在大鼠[18]、兔[39] 以及人类的离体心肌细胞[40] 中，5-HD 可抑制异氟烷的预处理效应，HMR-1098 和 5-HD 均可以拮抗地氟烷对犬心肌的保护效应[41]。这些结果支持 APC 过程中线粒体型和肌纤维膜型 K_{ATP} 通道均起重要作用的观点。然而，HMR-1098 不影响预处理对离体人类右心房心肌的保护作用，提示肌纤维膜型 K_{ATP} 并未参与这一过程[42]。

尽管一些在体研究表明，APC 不依赖于肌纤维膜型 K_{ATP} 的开放，但是基于多项精密实施的体外实验结果提示，挥发性麻醉药对肌纤维膜型 K_{ATP} 通道的功能产生很大影响。利用膜片钳技术研究异氟烷对离体心室肌细胞的影响时发现，异氟烷通过激活肌纤维膜型 K_{ATP} 通道而增加外向 K^+ 电流[43]。挥发性麻醉药也降低了 ATP 对肌纤维膜型 K_{ATP} 抑制的敏感性，从而增加了其开放的概率。而且，挥发性麻醉药在激活肌纤

维膜型 K_{ATP} 通道之后，可通过易化通道开放而增加通道电流。异氟烷处理时，ε 亚型 PKC（PKC-ε）可促使肌纤维膜型 K_{ATP} 通道开放[44]。在减少胞内 ATP 浓度（如缺血过程中观察所见）的同时，异氟烷增加肌纤维膜型 K_{ATP} 通道电流的作用也依赖于 PKC 信号[45]。活性氧（ROS）亦参与了异氟烷诱导的肌纤维膜型 K_{ATP} 通道对其开放剂吡那地尔的敏化作用[46]。细胞内酸中毒时，异氟烷也直接开放肌纤维膜型 K_{ATP} 通道，其开放程度与缺血时相似[47]。在成人心室肌细胞，肌纤维膜型 K_{ATP} 通道也充当了 APC 对抗氧化应激时的效应器[48]。挥发性麻醉药对肌纤维膜型 K_{ATP} 通道功能的影响可能在给药之后仍然会持续存在[45]，这也为体内 APC 的早期记忆阶段提供了一个细胞学的基础。通过 δ 亚型 PKC（PKC-ε 介导机制）[49] 或强化 PKC 诱导的肌纤维膜型 K_{ATP} 通道电流[45]，异氟烷 APC 可以使肌纤维膜型 K_{ATP} 通道对其开放剂产生长时间的敏化。APC 可持续降低肌纤维膜型 K_{ATP} 通道对 ATP 和 5'- 二磷酸腺苷抑制作用的敏感性[50]。与在早期缺血中观察到的现象相似[51]，在中度细胞内酸中毒时，调节磺脲类受体 SUR2A 的核苷酸结合区域，在异氟烷诱导的肌纤维膜型 K_{ATP} 通道活性增加过程中也起着重要作用。这些结果支持异氟烷和肌纤维膜型 K_{ATP} 通道亚基直接相互作用的结论。值得注意的是，在人心房肌细胞中年龄似乎并没有影响异氟烷与肌纤维膜型 K_{ATP} 通道相互作用的能力[52]。

体外研究发现，挥发性麻醉药可以直接或间接开放线粒体 K_{ATP} 通道。在豚鼠心肌细胞中，异氟烷和七氟烷增加线粒体黄素蛋白的氧化作用（线粒体型 K_{ATP} 通道开放状态指数）；荧光反应证实 5-HD 可以抑制这种作用[53]。异氟烷直接打开脂质双层中的重组线粒体型 K_{ATP} 通道[54]，并通过线粒体型 K_{ATP} 通道介导的机制，可保护人心脏胚胎干细胞抵御氧化应激反应[55]。腺苷预处理，PKC，PTK 或丝裂原活化蛋白激酶（MAPK）的抑制剂均不能减弱异氟烷诱导的线粒体黄素蛋白荧光反应增加，提示异氟烷可能直接开放线粒体型 K_{ATP} 通道[56]。与此相反，异氟烷和七氟烷没有直接增强大鼠心室肌细胞的黄素蛋白荧光反应，但这些挥发性麻醉药可增强线粒体型 K_{ATP} 通道激动剂二氮嗪诱导的荧光反应[20]。这些结果提示挥发性麻醉药并不直接作用于线粒体 K_{ATP} 通道，而是通过其他细胞内信号分子调节通道的开放状态。肌纤维膜型 K_{ATP} 通道也可能与线粒体内膜的功能相关。线粒体产生的 ROS 可以打开肌纤维膜型 K_{ATP} 通道。线粒体氧化磷酸化的解偶联剂可逆性激活肌纤维膜型 K_{ATP} 通道，同时伴有烟酰胺腺嘌呤二核苷酸的氧化。所有的这些数据都得出如下结论：在 IPC 及药物预处理

过程中，肌纤维膜型 K_{ATP} 通道和线粒体 K_{ATP} 通道可能存在交互作用[57]，但在 APC 过程中这种交互作用尚未阐明。总之迄今为止，挥发性麻醉药对肌纤维膜型 K_{ATP} 通道和线粒体 K_{ATP} 通道开放状态影响的实验结果存在着一定程度上的矛盾。但是，挥发性麻醉药显然可以激活肌纤维膜和线粒体膜上的 K_{ATP} 通道。同样重要的是，要认识到并不是所有在 APC 过程中的心肌保护作用都是由 K_{ATP} 通道开放造成的。例如，APC 保护关键性钙循环蛋白（如 Ca^{2+} 释放通道、Ca^{2+}-ATP 酶）是不依赖于肌纤维膜型 K_{ATP} 和线粒体 K_{ATP} 通道开放的，提示缺血再灌注损伤中对 Ca^{2+} 内稳态调节功能的保护不完全取决于挥发性麻醉药对 K_{ATP} 通道的作用[58]。

当 ATP 生成减少时，平滑肌细胞上的 K_{ATP} 通道是调节冠脉血管张力的重要因素。格列本脲可减弱挥发性麻醉药的冠脉扩张作用[59]，表明 K_{ATP} 通道在此过程中起重要作用。挥发性麻醉药预处理的保护作用可能部分是由于 K_{ATP} 通道依赖性的冠脉扩张心肌氧供增加所致。然而，在体研究显示，格列本脲存在时七氟烷仍会增加冠脉的侧支血流，提示挥发性麻醉药增加冠脉侧支血流与激活 BK_{Ca} 而不是 K_{ATP} 通道相关[60]。因此，挥发性麻醉药的心肌保护作用可能不仅仅与 K_{ATP} 通道介导的冠脉血管张力的有利性改变相关。

转导通路中各个胞内成分的序贯激活可能会促进始发信号在其他系统间的放大。这个概念可以通过实验清楚地阐明：直接 K_{ATP} 通道开放剂尼可地尔可以增强异氟烷的缺血再灌注损伤保护作用。目前已经证明，在 APC 期间，G 蛋白偶联受体配体及其下游的信号分子汇集到 K_{ATP} 通道。百日咳毒素可拮抗异氟烷减少心肌梗死面积的作用，提示抑制性鸟苷酸（G_i）结合蛋白连接的信号通路介导了 APC 的效应[61]。相反，百日咳毒素不能阻断 K_{ATP} 通道直接开放剂尼可地尔的保护作用。这些资料有力地支持挥发性麻醉药是通过与第二信使相似的途径调节 K_{ATP} 通道活性。阻断腺苷 A_1 受体可以完全拮抗氟烷抗心肌梗死的保护作用[39]，而选择性 A_1 受体拮抗剂可部分减弱异氟烷对顿抑心肌的保护作用。通过心肌微透析技术，我们发现异氟烷可消除反复冠脉阻塞和再灌注时引起的间质腺苷增加。这些结果提示，在异氟烷麻醉时会有 ATP 的储备并随后伴有释放至间质的腺苷减少。这些结果与 IPC 以及用贝马卡林药物预处理的结果十分相似。因此，挥发性麻醉药可能直接激活 A_1 受体或间接提高 A_1 受体对内源性腺苷浓度降低的敏感性。挥发性麻醉药可在缺血时帮助保存心肌细胞的活性，但也易受腺苷受体或 G_i 蛋白介导的信号阻断影响[20]。而且在离体心

脏中，腺苷通过依赖和不依赖线粒体 K_{ATP} 通道的机制增强 APC 作用[62]。

在体实验表明，非选择性阿片类受体拮抗剂纳洛酮可以阻断异氟烷诱导 APC 效应[18]，提示挥发性麻醉药和另一个家族的 G_i 蛋白偶联受体及它们的配体间存在重要联系。挥发性麻醉药竞争性地抑制 G_i 蛋白偶联受体的配体结合位点[63]。因此，APC 通过 G_i 蛋白偶联至少能够与胞内信号通路相关的两种独立受体（A_1 和 $δ_1$ 阿片类受体）的激活相关。有趣的是，异氟烷和选择性 $δ_1$ 阿片类受体激动剂联合应用可增强对 APC 的作用[64]。这种作用是协同的，并且对格列本脲的抑制敏感。异氟烷和吗啡的联合应用也显著减少了心肌梗死面积，且该作用可被线粒体 K_{ATP} 阻滞剂 5-HD 阻断[18]。因此，联合应用挥发性麻醉药和 $δ_1$ 受体激动剂，能激活相似或协同的信号转导通路，从而增加 K_{ATP} 通道的活性，显著地增强心肌保护作用（超过单用任何一种药物时的作用）。在体实验发现，$β_1$-肾上腺素受体及其下游蛋白激酶 A（G_s 蛋白偶联受体配体系统）也介导了 APC 效应，提示 G_i 和 G_s 在 APC 中都起着重要的作用。

IPC 可引起信号转导通路中一些蛋白激酶的转位和磷酸化，其中最重要的是 PKC。PKC 是缺血再灌注时参与心肌保护信号通路的主要组分[66]。PKC 同工酶家族是丝氨酸苏氨酸蛋白激酶中的一大类，其根据调节区和辅助因子的不同进行分类。PKC 家族具有多组织和多种群的分布特性。多种 G 蛋白偶联受体配体，包括 A_1 受体、$δ_1$-阿片类受体、缓激肽受体可在药物预处理中激活 PKC。挥发性麻醉药可能通过与 PKC 酶调节区相互作用而刺激 PKC 的转位和激活。抑制 PKC 可以部分减弱异氟烷对顿抑心肌功能恢复的增强作用。PKC 选择性拮抗剂能够完全阻断氟烷的保护作用。秋水仙碱（一种微管解聚剂）能够阻断异氟烷减少心肌梗死面积的作用。这些结果表明，完整的细胞骨架对于 PKC 的转位至关重要。事实上，吸入麻醉药诱导 PKC 转位并激活后才能开放 K_{ATP} 通道。例如，PKC 非选择性拮抗剂——白屈菜红碱能拮抗七氟烷介导的大鼠心室肌细胞线粒体 K_{ATP} 通道活性的增加，从而阻断七氟烷对损伤心肌的保护作用[20]。应用膜片钳技术研究发现，异氟烷并不促进离体膜中 K_{ATP} 通道开放，但可增加全细胞中 K_{ATP} 通道电流，同时伴有 PKC 的活化[67]。IPC 时，腺苷或 PKC 都会增强 K_{ATP} 通道活性也支持上述观点。现已证实 K_{ATP} 通道与 PKC 具有特定的共有序列，这也为 PKC 激活和磷酸化 K_{ATP} 通道提供了分子基础[68]。在离体心脏中，PKC-δ（而非 PKC-ε）的易位在 APC 中

起重要作用[69]。PKC-δ 丝氨酸 643 残基的磷酸化介导了预处理刺激（吸入 1.5 MAC 浓度的异氟烷）到线粒体 K_{ATP} 通道的转移。在体实验发现，PKC-δ 和 PKC-ε 均参与异氟烷诱导的 APC，且线粒体 K_{ATP} 通道的开放以及 ROS 的生成均伴有 PKC 的激活[70]。另一项研究发现仅 PKC-ε 在七氟烷诱导的 APC 中发挥作用[71]，但对离体豚鼠心脏的研究显示，PKC-α 和 PKC-ε，而非 PKC-δ，特异性参与了七氟烷诱导的 APC 急性记忆阶段[72]。PKC-α 通过产生 ROS，在七氟烷诱导的大鼠心肌保护中发挥重要作用[73]。PKC-ε 在七氟烷诱导的 APC 中的作用也被证实，但这仅限于较低浓度的异氟烷（<0.5MAC）[74]。地氟烷诱导的 APC 通过激活细胞外信号激酶 1 和 2（ERK1/2），产生时间依赖性的 PKC-ε 易位[75]。与之不同的是 PKC-δ 通过 ROS 的产生介导了七氟烷的 APC 效应，而且不依赖于线粒体 K_{ATP} 通道的开放[76]。这一过程依赖于 Na^+-Ca^{2+} 交换的反向调制模式[73]。总之，这些实验数据明确地提示：至少三种不同亚型的 PKC（α、ε 和 δ）在 APC 中起着重要作用，但 PKC-ε 涉及包括人类在内的物种最多。

在 IPC 期间，PKC 可以激活 PTK 和数个 MAPK 家族成员，这些蛋白均参与了不依赖于受体激活的 APC。在大鼠中，非选择性 PTK 抑制剂及 Src 的选择性抑制剂能够阻断异氟烷诱导的 APC 效应[70]，但在对兔的研究表明，非选择性 PTK 抑制剂不能改变地氟烷的 APC 作用[77]。这些数据提示：PTK 在 APC 中的作用可能与物种有关。MAPK 家族也是丝氨酸 - 苏氨酸激酶，在细胞膜表面到细胞核的信号转导及调节凋亡方面发挥关键作用。ERK1/2 是一种 MAPK（p42/p44）家族中的一员，介导细胞分裂、增殖和生存[78]。通过结合 PTK 或 G 蛋白偶联受体，促丝裂原活化蛋白激酶胞外信号调节激酶 -1（MEK-1）可磷酸化并激活 ERK1/2。先前的研究表明，ERK1/2 参与了 IPC 和阿片诱导的预处理效应。选择性 ERK1/2 抑制剂可以阻断缺血再灌注前给予地氟烷产生的减少梗死面积和磷酸化 ERK1/2 的作用[75]。此项实验首次证明，ERK1/2 也参与了 APC 的保护作用。在对兔的研究中也发现，ERK1/2 可以触发异氟烷的 APC 效应[79]。

ERK1/2 相关信号蛋白调控着多个关联细胞生存基因的表达，其中包括低氧诱导因子 -1α（hypoxia-inducible factor-1α，HIF-1α）。HIF-1α 是一种重要的 DNA 结合复合体，其活性受到细胞内氧张力的影响。心肌缺氧会诱导 HIF-1α 蛋白表达，且氧张力降低结合 ERK1/2 信号的激活可增强 HIF-1α 的表达和活化[80]。此外，HIF-1α 可上调血管内皮生长因子（VEGF）的转录。VEGF 是一种重要的血管生成蛋白，在慢性心肌缺血时冠脉侧支循环的形成中发挥核心作用[81]。在心肌缺血时，HIF-1α 和 VEGF 的表达均明显增加[82]。在 IPC 或缺氧预处理中，HIF-1α 和 VEGF 的上调均依赖于 ERK1/2 的激活[83]。在兔心肌，异氟烷的 APC 效应同样可以通过激活 ERK1/2，短暂上调 HIF-1α 和 VEGF 的表达[79, 84]。离体大鼠心脏中，另一种参与 IPC 的 MAPK 家族成员（p38）也参与了 APC 效应[85]。p38MAPK 可以通过 MAPK 活化蛋白激酶 2（MAPKAPK-2）和热休克蛋白 27（HSP-27）与肌动蛋白细胞骨架相互作用[86]，这也为心脏保护相关的信号分子转移到细胞内信号表达提供了另外一种机制。其他两种参与 APC 机制的蛋白激酶也已被评述。5'AMP- 激活蛋白激酶（5'AMPK）作为细胞能量状态调节因子介导了 IPC。大鼠离体心脏中，七氟烷诱导的 APC 效应使 AMPK 及其下游靶点内皮型一氧化氮合酶（eNOS）磷酸化，同时减少了心肌梗死面积[87]。选择性 5'AMPK 抑制剂能够阻断这种效应。最后，对小鼠的研究显示，Pim-1 激酶作为生理应激过程中心肌细胞生存的调节因子，也参与介导了地氟烷诱导的 APC 效应[88]。

磷脂酰肌醇 -3- 激酶（PI3K）广泛参与了细胞生存、蛋白合成以及代谢的多个亚细胞内靶点的磷酸化。PI3K 通路的激活不仅能够减少细胞坏死，而且可以通过抑制细胞凋亡和维持线粒体完整性，保持心肌细胞的活性[78]。PI3K 将磷脂酰肌醇 4，5 二磷酸（PIP2）转化为磷脂酰肌醇 3，4，5 三磷酸（PIP3）[89]。PIP3 通过磷酸肌醇依赖性激酶 1（PDK1）磷酸化丝氨酸－苏氨酸激酶 Akt（蛋白激酶 B），从而抑制多种促凋亡蛋白（如 Bad、Bax、caspases）的形成。PDK1 也是其他一些蛋白激酶（包括 PKC 和 PTK）的强效激活剂[89]，而 PKC、PTK 也参与了 APC[90]。近来的研究证实，PI3K 在异氟烷 APC 中发挥作用[91]。PI3K 选择性抑制剂可以阻断异氟烷预处理减少兔缺血再灌注心肌梗死面积的作用，并且可以减少 PI3K 下游酶靶点 Akt 的磷酸化。异氟烷预处理可增加 Akt 的磷酸化，上调抗凋亡蛋白 Bcl-2 的表达，减少促凋亡蛋白 Bax 的生成，同时伴有兔心肌梗死面积缩小和凋亡心肌细胞数目减少[92]。选择性 PI3K 拮抗剂可以阻断这种保护作用，表明 PI3K 介导的促凋亡与抗凋亡蛋白平衡的调节参与了异氟烷的 APC 作用。异氟烷激活 Akt 的作用也可阻断大鼠离体心房和心室肌细胞在低氧、过氧化氢以及活性嗜中性粒细胞环境下的凋亡，同时增加 Bcl-2 的表达[93]。通过 PI3K 依赖性机制，磷酸化凋亡抑制因子和募集半胱天冬酶至特定域也介导了 APC 的抗凋亡效应[94]。这些结果强调了 APC 诱导的心肌保护，至少部分是由减弱细胞凋亡所介导的，对

IPC 的研究也有相似发现 [95-96]。

位于线粒体细胞内膜非选择性 mPTP 通道的开放阻断了线粒体跨膜电位（$\Delta\psi_m$），促进了多种促凋亡蛋白（包括细胞色素 C）的释放或活化，此种作用会导致诸多后续效应，使得细胞很快死亡，包括氧化磷酸化的抑制，线粒体无节制的肿胀，多种凋亡蛋白的激活及释放（细胞色素 C）。mPTP 包含三种主要元件：一个电压依赖性阴离子通道，腺嘌呤核苷酸移位酶及亲环素 D（位于线粒体基质的顺 / 反转肽基异构酶）[97]。在病理性线粒体 Ca^{2+} 浓度升高中，亲环素 D 与腺嘌呤核苷酸转位酶相结合，阻止了核苷酸的运输并促成了 mPTP 通道的形成。但是对基因敲除模型的研究表明，电压依赖性阴离子通道及腺嘌呤核苷酸转运蛋白两者均不是 mPTP 形成的关键 [98-99]，而亲环素 D 是 mPTP 的关键组分 [100-101]。有趣的是，常用的免疫抑制药物环孢素 A（CSA）可以结合亲环素 D 并阻止 mPTP 形成 [102-103]。在缺血过程中，耗竭的腺嘌呤核苷酸代谢导致 mPTP 的开放，造成了线粒体内 Ca^{2+} 超载，ROS 及无机磷酸盐的累积；这些异常作用在早期再灌注时尤为明显。与此相反，腺嘌呤核苷酸、镁及其他基质内阳离子、酸中毒则抑制 mPTP 的形成。

mPTP 开放极有可能是缺血再灌注损伤引起心肌坏死和凋亡的关键终末效应器 [104]。激活 PI3K-Akt 和 ERK1/2 信号通路对于 mPTP 通道状态的转换发挥调控作用 [97]。注射 CSA 可减少心肌梗死面积，其程度与 IPC 相似 [105]。采用放射性标记的 2- 脱氧葡萄糖俘获技术证实，IPC 可直接抑制再灌注过程中 mPTP 的开放 [106]。相似的，在 IPC、CsA 或亲环素 D（选择性 CsA 诱导剂）预处理后的离体心肌线粒体中，观察到由 Ca^{2+} 超载所致的 mPTP 开放延迟。延迟性 IPC 通过增强 Bcl-2 表达调节 mPTP 形成 [107]。线粒体 K_{ATP} 开放剂二氮嗪或挥发性麻醉药的预处理 [108] 也可以抑制 mPTP 形成 [105]。例如，APC 通过 PKC-ε 依赖机制减少了兔线粒体 Ca^{2+} 诱导所致的 mPTP 开放 [109]。通过抑制 mPTP 的形成，CSA 恢复了高血糖环境下七氟烷的 APC 效应 [110]。异氟烷通过选择性磷酸化 mPTP 组分腺嘌呤核苷酸移位酶的 Tyr194 位点，从而很好地调节了线粒体的能量代谢 [111]。APC 被证明能够适度降低应激心肌细胞的 $\Delta\psi_m$，以此减轻 ROS 的过度表达，延迟 mPTP 的开放，并通过降低线粒体内 Ca^{2+} 摄取促进细胞存活 [112-113]。值得注意的是，在挥发性麻醉药停药后 $\Delta\psi_M$ 仍持续减少，这种线粒体的解偶联可能是 APC 记忆阶段另一种作用因素 [112]。异氟烷也能够减弱电压依赖性阴离子通道对氧联 -β-N- 乙酰葡糖胺的反应；此作用抑制了 mPTP 的开放，并对心肌缺血再灌注损伤具有保护作用 [114]。

缺血心肌再灌注导致大量 ROS 释放，破坏细胞内 Ca^{2+} 稳态，引起脂质过氧化，破坏细胞膜，降低细胞收缩性，从而产生可逆或不可逆的组织损伤 [115]。在离体心脏中已经证实，挥发性麻醉药，包括异氟烷，可降低氧自由基对 LV 压力增加的毒性作用。在大鼠缺血心脏，异氟烷可降低羟自由基的生成；氟烷对犬的心脏也有类似的作用。七氟烷的保护作用与减少二酪氨酸（活性氧及活性氮的间接标志物）的形成有关 [116]。这些研究结果均支持挥发性麻醉药能减少冠脉阻塞和再灌注后即刻释放过量 ROS 的观点。与上述数据反映过量 ROS 所致的病理作用相反，多种预处理刺激，包括短暂性局部缺血、线粒体 K_{ATP} 通道开放剂、阿片类药物以及挥发性麻醉药等，可刺激少量脉冲式 ROS 释放，进而启动了下游信号通路，并对随后的缺血性损伤产生保护作用。低浓度的 ROS 预处理可以模拟 IPC 的保护作用，缺血前或缺血时给予氧自由基清除剂可以减弱 IPC 的心脏保护作用。这些发现表明，IPC 效应是由预处理刺激时释放的少量 ROS 所介导的。超氧负离子的清除和一氧化氮合酶（NOS）抑制可阻断七氟烷对缺血损伤的保护作用 [116]。因此小部分的超氧阴离子对 APC 起触发作用，同时也提示 NO 能通过清除再灌注时的超氧阴离子而减轻损伤。地氟烷的 APC 效应也是由 NO 所介导的 [117]。ROS 清除剂能减弱异氟烷降低兔心肌梗死面积的作用 [118]，同时也可抑制线粒体 K_{ATP} 通道开放剂的保护作用 [119]。异氟烷可以直接增加体内超氧负离子的形成而不依赖于缺血再灌注损伤 [120]。因此，挥发性麻醉药可能通过产生少量超氧阴离子，在随后的缺血损伤中发挥保护作用。这些证据表明少量的 ROS 在 APC 中起关键作用。

在许多氧化应激中的 ROS 在保护心肌细胞的信号通路中起着重要的调节作用。ROS 对 PKC 和 MAPKs[121] 的激活作用参与了 IPC 和药物预处理。ROS 也激活 G 蛋白，而 G 蛋白参与了 IPC 作用 [122]。相类似的，挥发性麻醉药诱导的 ROS 产生与 APC 信号通路中蛋白激酶的激活有关。例如，ROS 清除剂抑制了异氟烷诱导的 PKC 易位 [70]。ROS 清除剂阻滞了地氟烷和七氟烷的 APC 作用并在体外实验中抑制了这些挥发性麻醉药所致的线粒体解偶联 [123]。在 IPC 和 APC 的过程中，线粒体 K_{ATP} 通道开放与 ROS 产生之间的因果关系也已被研究。线粒体 K_{ATP} 通道通过产生 ROS 触发 IPC 效应 [119]。激动剂开放线粒体 K_{ATP} 通道后产生的 ROS，是 MAPK 激活以及随后抗缺血效应产生所必需的。例如，二氮嗪增强了体外缺氧和复氧后细胞的活力，同时伴有氧自由基的产生 [124]。而

5-HD 或 ROS 清除剂预处理则减弱二氮嗪的这种保护作用。这些结果提示线粒体 K_{ATP} 通道激动剂的心脏保护作用是 ROS 触发的结果。G 蛋白偶联受体配体吗啡增加了过氧化氢敏感性探针的荧光强度。该作用可被 5-HD 阻断[125]，这些研究也证明了阿片类药物诱导的线粒体 K_{ATP} 通道的激活和 ROS 的生成有关。在离体大鼠心脏的线粒体，二氮嗪和色满卡林（另一种线粒体 K_{ATP} 通道开放剂）直接导致超氧负离子从电子传递链复合物 I 中释放，同时伴有基质的碱化[126]。与这些研究显示的线粒体 K_{ATP} 通道开放刺激 ROS 产生的结果相反，另外的一些研究表明 ROS 也可以调节线粒体 K_{ATP} 通道的构象状态。例如，在牛心室肌中，黄嘌呤氧化酶衍生的超氧负离子活化线粒体型 K_{ATP} 通道并使其在脂质双分子层中进行重组[127]。此外，ROS 可触发线粒体 K_{ATP} 通道的开放，随之产生大量的 ROS 和 NO[128]。因此，线粒体 K_{ATP} 通道的开放是 IPC 或药物预处理的触发因素还是终末效应器尚不清楚，但是在这些预处理作用中 ROS 和线粒体 K_{ATP} 通道之间存在互补作用是明确的。

目前还不清楚，在挥发性麻醉药预处理中，线粒体 K_{ATP} 通道开放于 ROS 产生之前还是之后。在异氟烷预处理前，给予 5-HD 或者 ROS 清除剂会阻断兔 ROS 的产生[39]。然而，在异氟烷停药后、冠脉长时间闭塞前，给予 5-HD 仅能部分减弱 ROS 的生成。这说明，线粒体 K_{ATP} 通道开放通过产生 ROS 在 APC 中扮演触发器的角色。但是，在离体豚鼠心脏中，七氟烷诱导的 ROS 生成不被 5-HD 预处理抑制[129]。尽管这两项研究结果都是模棱两可的，但是从中可以得出，在 APC 中 ROS 和线粒体 K_{ATP} 通道起着主要的作用。有趣的是，过量的 ROS 开放 mPTP，随后导致 ROS 暴发性释放[130]，进一步刺激其他线粒体释放更多的 ROS[131]。因此，挥发性麻醉药和其他线粒体 K_{ATP} 通道开放剂可能以敏感氧化剂的方式阻断 mPTP 开放，从而产生心脏保护作用。

线粒体氧化磷酸化产生的 ROS 介导了 IPC 和药物预处理效应[125]。但是在离体实验中，复合体 III 拮抗剂抑制了低氧和乙酰胆碱诱导的 ROS 产生，同时阻断了它们的预处理效应。在离体心脏线粒体中挥发性麻醉药抑制了电子传递链复合体 I 和 II[133-134]。超氧化物歧化酶[134] 或 NOS 抑制剂[135] 可以减弱七氟烷对复合体 I 的抑制作用。这些证据表明，ROS、NO 或其反应产物可通过正反馈机制抑制线粒体呼吸，放大触发 APC 的自由基信号。复合体 III 抑制剂可以阻断异氟烷的心脏保护作用和 ROS 的产生[136]，提示在 APC 过程中，复合体 III 才是 ROS 的来源。这些数据表明，挥发性麻醉药可能直接或间接通过 ROS 介导的反馈机制调节电子传递链的多个位点。实际上，最近的一项研究表明，异氟烷通过调节离体线粒体中电子传递链复合体 I 的活性在复合体 I 和 III 产生 ROS[137]，挥发性麻醉药对复合体 I 的作用可减少电子传递链中不利的反向电流，由此在再灌注过程中减轻 ROS 的过度释放。有趣的是，正是这些挥发性麻醉药对复合体 I 的抑制，使得线粒体仅产生少量 ROS，并由此触发了 APC 中的心肌保护作用[138-139]。COX-2 抑制剂，而非 COX-1 或 COX-3 抑制剂，阻滞了异氟烷对兔心肌的保护作用[140]，提示挥发性麻醉药对花生四烯酸代谢的选择性调节可能是 APC 中 ROS 产生的潜在来源。到目前为止，我们至少已经证实了三种氧或氮自由基的来源（线粒体电子转移、NOS 以及 COX-2）参与了 APC，然而其他的酶（如烟酰胺腺嘌呤二核苷酸氧化酶、脂质氧化酶、黄嘌呤氧化酶和细胞色素 P450）也能产生这些活性中间产物，它们是否也参与 APC 尚不清楚。

目前仍不确定哪种 ROS 参与 APC。离体实验中，超氧负离子直接开放线粒体 K_{ATP} 通道[127]，提示它参与了 APC。在兔心肌，异氟烷直接增强乙啡啶的荧光强度，而这不依赖于其后的缺血再灌注[39, 120]。二氢乙啡啶被细胞内的超氧负离子氧化后产生乙啡啶，乙啡啶随后与 DNA 结合，从而进一步增加其荧光强度。这些数据充分地说明，超氧负离子可以介导 APC。在离体心脏缺血再灌注前，七氟烷也可以产生超氧负离子[129]。不同于这些研究所呈现的超氧负离子为预处理中公认的介质，其他研究提示过氧化氢也参与了这一现象。在小鼠胚胎成纤维细胞中，过氧化氢可以激活 PTK 依赖的磷脂酶 C，使细胞耐受应激反应。过氧化氢激活 G_i、G_o 蛋白[122] 和减少细胞损伤相关的蛋白激酶。过氧化氢也可被转化为更多的活性产物，然后修饰 G 蛋白特异性的半胱氨酸残基，选择性地激活这些蛋白[141]。因此，过氧化氢或其直接的代谢产物代表了另一种 ROS，它可以影响与 APC 相关的许多信号分子。超氧负离子的歧化导致过氧化氢、羟基以及过氧化亚硝酸盐的产生，这些基团可不同程度地改变通道和酶的活性。例如，超氧负离子和过氧化氢增强 BKCa 通道的功能，而过氧化亚硝酸盐则减弱该通道的功能[142]。APC 是否也可产生其他 ROS 以激活线粒体 KATP 通道或通过抑制中间产物的形成（比如氧化亚硝酸盐）负性调节通道功能，这仍需进一步阐明。

热休克蛋白（Hsps）为结构性表达蛋白，在细胞的生存中发挥重要作用[143]。热休克蛋白通常作为分子伴侣参与易化其他蛋白的折叠，协助蛋白复合物装配，保持类固醇受体的结构完整性，以及协助整个细胞内的蛋白迁移。组织损伤后也会合成热休克蛋白（最显著的是发热，但缺血、炎症、感染和中毒也会增加）；这种反应有利于变性蛋白的恢复并能促进坏死蛋白的代谢[144-145]。重要的是，诱导的热休克蛋白部分通过抑制凋亡的机制，短暂性保护细胞免受后续的、潜在不同源或不同强度的致命性损害[144]。热休克蛋白依据分子量进行分类。其中研究最为细致的为70KD的热休克蛋白（Hsp70）[146]。它极有可能参与了可逆及不可逆缺血性损伤过程中的心肌保护作用[147]。例如，短暂的全心或局部心肌缺血诱导产生Hsp70，增加的Hsp70对随后的心肌缺血损伤具有保护作用。相似的，在长时间心肌缺血再灌注前24h短暂阻塞冠脉，可增加细胞内Hsp70浓度并减少心肌梗死面积。转染Hsp70基因可减少长时间缺血所致的心肌梗死面积并保护LV功能[148]。此外，从过表达Hsp70的转基因小鼠中分离的线粒体，在缺氧复氧过程中的活性明显高于那些从野生型小鼠中分离出来的线粒体[149]。诱生的Hsp70可能也可以保护冠脉手术患者的心肌[150]。

热休克蛋白在APC中的作用已被研究。缺血再灌注前24h药物诱导HSP70可以降低在体实验中七氟烷产生APC作用的阈值[151]。对兔的研究中发现，0.5 MAC七氟烷不能产生心肌保护作用，此浓度的挥发性麻醉药与Hsp70诱导剂共同预处理后其减少心肌梗死面积的程度比单独使用Hsp70诱导剂显著更大。与其他挥发性麻醉药不影响Hsp70表达的研究相似[152-153]，无论Hsp70的诱导剂存在与否，七氟烷APC均不能改变Hsp70的表达。因此，在长时间的

缺血前，挥发性麻醉药预处理的心肌保护作用不可能由急性增强的Hsp70转录和翻译介导。与挥发性麻醉药相仿，Hsp70对缺血再灌注损伤的保护作用也是通过PKC的激活和线粒体K_{ATP}的开放。因此，Hsp70可能是通过同时影响这些和其他信号元件，增强APC的保护作用。与Hsp70相关的结果不同，异氟烷的APC作用与低分子量热休克蛋白的上调相关[152]，尤其是APC过程中Hsp27（细胞骨架完整性关键介质）发挥重要作用[86]。这些结果提示小分子量热休克蛋白也许直接参与了APC过程。最后，Hsp90诱导激活eNOS的荧光共定位区域并通过四氢生物蝶呤依赖机制介导了APC作用[30, 154]。

延迟性预处理　Murry的最初论文出版七年后[11]，两组独立的团队[155, 156]均发现IPC存在两个时间上不连续的阶段：缺血后短期内对梗死有强烈保护作用的急性或早期阶段，此阶段持续时间较短（1~2h）；以及延迟的、晚期或第二窗口期阶段，区别于原始缺血6~12h后所致可逆或不可逆性损伤，此阶段有长时间的心肌保护作用（3~4d）（图28-8）。急性阶段与延迟阶段的IPC发生机制迥然不同。对现有蛋白的翻译后修饰介导了早期阶段（这解释了其发生迅速和相对较短的保护时间），而新蛋白的合成则介导了延迟阶段（这解释了其发生的延迟性和较长的保护时间）[12]。缺血早期少量释放的小分子，包括NO、ROS以及腺苷，在延迟性IPC中可形成级联反应。这些分子与PKC-ε、ERK1/2、Src和LcK酪氨酸激酶异构体，Janus活化

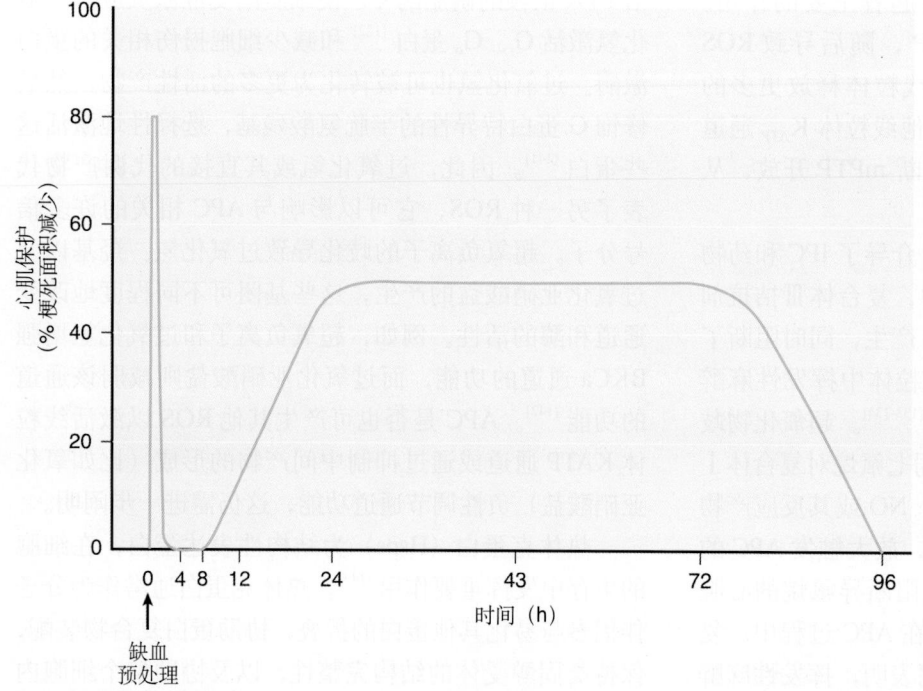

图28-8　缺血预处理后两阶段示意图。显示心肌保护（以梗死面积减少百分比表示）的时-量相关性；预处理后（如短暂性缺血）快速出现的强力心肌保护作用（心肌梗死面积可减少80%~90%）。但是这种短暂的保护作用仅持续1~2h。之后延迟性心肌保护作用逐渐发展，预处理后24h达到高峰，并持续至72h。因此，预处理后迟发性心肌保护作用的持续时间是早期的30~50倍 *(From Bolli R: Preconditioning:a paradigm shift in the biology of myocardial ischemia, Am J Physiol Heart Circ Physiol 292:H19-H27, 2007.)*

激酶 1 和 2 等内源性信号蛋白相互影响，共同作用并激活核转录因子 κB (NF-κB)、HIF-1α、STAT1 和 STAT3。这些转录因子通常是未活化的，但在缺血等生理应激刺激下，可引起 iNOS、COX-2、血红素加氧酶 -1 (HO-1) 及多种抗氧化剂（如：细胞外超氧化物歧化酶、醛糖还原酶）基因的上调。这些新合成的酶及其产物，如 NO、前列环素（前列腺素 I_2，PGI_2）、前列腺素 E_2，通过抑制细胞内 Ca^{2+} 超载产生抗氧化作用；并通过开放线粒体或肌细胞膜 K_{ATP} 通道，阻断 β 肾上腺素能受体信号，及保持 mPTP 构象封闭等机制介导了心肌细胞的保护作用 [157]。因此，一次短暂性缺血后，触发了若干并行机制，包括关键转录因子的核易位，刺激新蛋白的合成及新分子的释放，这些因素通过作用于线粒体及离子通道介导了延迟性 IPC 效应。

在长时间缺血再灌注之前给予挥发性麻醉药处理，可产生与延迟性 IPC 相仿的保护作用 [158]。在缺血前 24h 将离体兔心脏以 1% 的异氟烷预处理 2h 的研究中，首次证实了异氟烷的延迟性预处理效应 [159]。与未行异氟烷处理组相比，异氟烷能够减少心肌梗死面积，促进 LV 收缩功能的恢复。延迟性保护作用的程度与急性 APC 作用相仿。5-HD 可阻断异氟烷延迟性预处理作用，HMR-1098 会部分减弱这种保护作用。前已论述线粒体型 K_{ATP} 及肌纤维膜型 K_{ATP} 在急性 APC 中均至关重要 [90]，所以它们参与了延迟性 APC 不足为奇。但是它们在延迟性 APC 中的相对作用仍未详尽阐明。线粒体型 K_{ATP} 及肌纤维膜型 K_{ATP} 间的交互作用也许能够解释这些通道在急性和延迟性 IPC 中的不同作用 [160]，这些通道间相似的交互作用也可能发生在延迟性 APC 中。尽管有稍许争议，但线粒体型 K_{ATP} 在延迟性 APC 中的核心作用是明确的。例如，在行开胸手术的兔子中，七氟烷 1.0MAC 预处理 5min，可进一步减少延迟性 IPC 后的心肌梗死面积 [161]。预给 5-HD 可抑制七氟烷的保护作用，提示挥发性麻醉药可通过调节线粒体 K_{ATP} 开放，赋予晚期 IPC 额外保护作用。近期的研究也涉及了 BK_{Ca} 通道和 mPTP 在地氟烷诱导的延迟性 APC 中的作用 [162]。

与上述的研究结果不同，另一个研究小组几乎在同一时间发现，1.0MAC 异氟烷预处理 6h 不会对犬产生延迟性 APC 作用；急性 APC 与心肌保护作用密切相关且不受全身血流动力学或冠脉侧支血流的影响 [163]。此项研究与之前的其他研究 [159] 相矛盾，这提示异氟烷也许不能诱发犬类延迟性 APC，或者延迟性 APC 具有种属特异性。在另几种犬类模型上，延迟性 IPC 和其他形式的延迟性药物预处理均有保护作用 [164]，但是犬可能对预处理作用不敏感，这取决于初始刺激的强

度、长时间缺血前的短暂延迟，以及缺血再灌注的总时间 [165]。因此，异氟烷预处理的时程和剂量也许是延迟性 APC 是否发生的关键因素。有趣的是，1% 异氟烷（约 0.5MAC）处理 2h 可对离体兔心肌产生显著的保护作用，但是 2% 异氟烷处理 2h 却无此作用。这提示更高浓度的异氟烷、处理更长的时间并不能产生延迟性 APC，这与在犬类实验中得出的结论相似。离体大鼠心脏全心缺血再灌注 24h 或 48h 前，与未行七氟烷预处理相比，七氟烷 1.0MAC 处理 60min，可显著减少心肌坏死，提高 LV 功能恢复，维持细胞内 ATP 浓度，稳定细胞内 pH 值，并保护 Na^+ 和 Ca^{2+} 的稳态 [166]。值得注意的是，七氟烷的心肌保护作用在 48h 比 24h 更加显著，而且可持续至缺血再灌注损伤后 2 周 [167]。异氟烷 [168] 和地氟烷 [169] 也有相似的结果。综合考虑，这些结果提示在一些迟发性 APC 模型中，挥发性麻醉药处理后，超过 24h 的潜伏期对于其发挥最大保护效能是必需的。考虑到这些因素，如果长时间缺血再灌注发生在异氟烷预处理超过 24h 后，在犬类亦可观察到心肌保护作用可能是合理的。

在此次阴性研究结果后，所有在犬类进行的研究均表明，在距离长时间缺血再灌注之前较远的时间点进行挥发性麻醉药的预处理，确实可对缺血损伤产生延迟性保护作用。例如，1.0MAC 异氟醚处理 2h 后，间隔 24h 再行冠脉闭塞 30min 并再灌注 3h，可减少兔 43% 的心肌梗死面积 [170]。延迟性保护对心肌坏死减少的程度与早期 APC 的程度相一致 [39]。同一实验室的后续研究确认了这种现象 [171-172]。异氟烷（0.75MAC 和 1.5MAC）对大鼠产生剂量与时间依赖性的延迟性心肌保护 [168]。有趣的是，缺血再灌注 48h 前，1.5MAC 的异氟烷预处理对再灌注过程中心肌梗死面积的减少以及 LV 功能恢复程度最为显著 [169, 173]。静脉注射乳化七氟烷对清醒兔子不产生镇静或呼吸抑制，但是与溶剂组相比，可显著减少心肌梗死面积 [174]。产生保护作用七氟烷的血浆浓度大致相当于 0.17MAC，提示小剂量挥发性麻醉药即可产生延迟性心肌保护。

实验动物产生延迟性 APC 的机制至今仍未完全阐明。Bolli [175] 提出 iNOS 在延迟性 IPC 中起核心作用，因为缺血可刺激 iNOS 的合成。随后 NO 由新合成的 iNOS 产生并发挥保护作用。Bolli 及同事 [176] 的研究表明，eNOS 诱生的 NO 触发了延迟性 IPC，而 iNOS 诱生的 NO 则介导了这一作用。与此矛盾的是，靶向性敲除 iNOS 可阻断迟发性 IPC。神经元型 NOS (nNOS；调节交感神经末梢儿茶酚胺释放) 也可能介导了迟发性 IPC，同时伴有 COX-2 的激活 [177]。与在延迟性 IPC 中的发现相似，NO 已被证实在延迟性

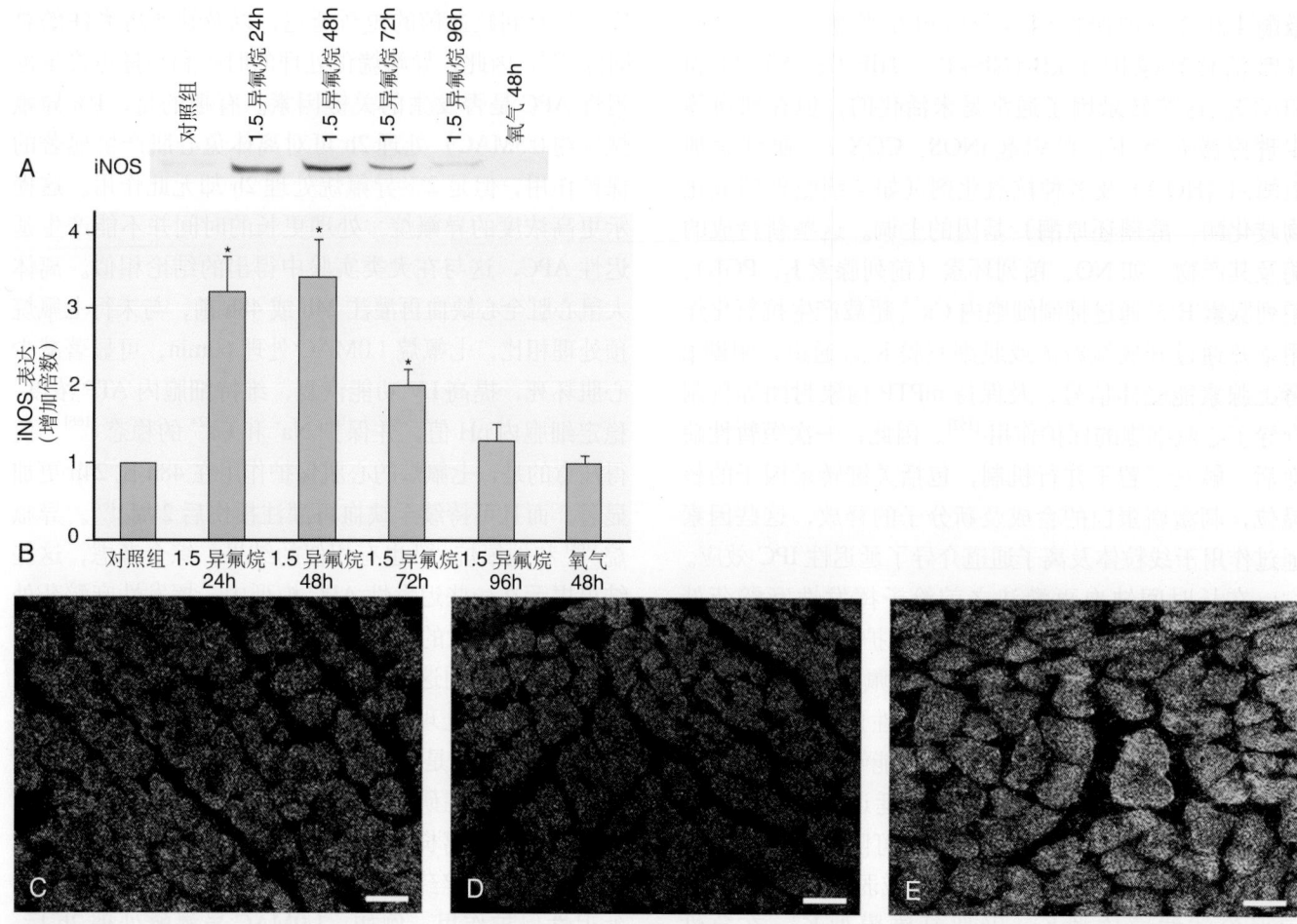

彩图 28-9　A. 免疫印迹法各组诱导型一氧化氮合酶（iNOS）的蛋白表达。B. iNOS 蛋白表达定量分析。所有的数据以均数 ± 标准差表示。*P<0.05 与对照组相比。C 至 E，免疫组织化学分析对照组心脏（C）、吸入氧气后 48h（D）、吸入 1.5MAC 异氟烷后 48h（E）iNOS 蛋白表达。比例尺，20μm *(From Wakeno-Takahashi M, Otani H, Nakao S, et al: Isoflurane induces second window of preconditioning through upregulation of inducible nitric oxide synthase in rat heart, Am J Physiol Heart Circ Physiol 289:H2585-H2591, 2005.)*

APC 中发挥核心作用，但是确切的 NO 来源（iNOS、eNOS 或 nNOS）仍存在争议。iNOS 在大鼠全心缺血再灌注前 24～96h，异氟烷 0.75MAC 或 1.5MAC 预处理 2h 所致延迟性 APC 中起重要作用[168]。异氟烷的预处理可剂量与时间依赖性地缩小梗死面积，提高 LV 功能恢复，增加 iNOS 表达（彩图 28-9）。异氟烷 1.5MAC 处理 48h 后发挥最大保护效能；选择性 iNOS 抑制剂可阻断其心肌保护作用。这些结果强烈提示介导延迟性 APC 作用的 NO 主要由 iNOS 诱生。

另一组研究团队在大鼠冠脉阻塞 - 再灌注前 24h 异氟烷 1.0MAC 处理 1h 的模型中亦证实了此类结果[178]。减少的梗死面积，提高的 iNOS 蛋白表达，增加的心肌 NO 含量，NF-κB 的 p65 亚基从胞浆到胞核内的转移，增强的 NF-κB 与 DNA 结合活性，在实验中均被观察到。在异氟烷处理前预给非选择性 NOS 拮抗剂及 NF-κB 抑制剂，或在缺血前即刻给予选择性 iNOS 抑制剂，均能够阻断异氟烷的保护作用。NF-κB 是一种重要的转录因子，参与氧化应激所致的炎性反应，可在缺血再灌注损伤中被激活。静息状态下，抑制性蛋白 IκB 隔绝肌浆中主要的 NF-κB 亚基（p50 和 p65），从而保持转录因子的静止状态。然而，缺血可磷酸化并降解 IκB，使得 NF-κB 亚基 p50 和 p65 组配并转运至细胞核，结合于基因启动子区域并启动转录。IPC 已被证实可降低 NF-kB 的活化并减轻炎性细胞因子、趋化因子、黏附分子的产生，从而促进减少心肌坏死。对离体或在体心脏的研究表明，七氟烷预处理也可降低 NF-κB 的活化并减少 NF-κB 依赖性炎性基因表达[179-180]。在 APC 过程中，凋亡细胞的减少在 NF-κB 介导的效应中发挥重要作用[181]。之前的研究表明，NF-κB 的激活在延迟性 IPC 中发挥核心作用。iNOS 基因是 NF-κB 的靶基因之一；转录因子结合于基因的启动 - 增强子区域，启动蛋白的转录。因此，在长时间缺血再灌注之前进行异氟烷的预处理，会诱生 NO 继而激活 NF-κB，表达 iNOS 并合成额外的 NO，由此介导了大鼠延迟性 APC。在异氟烷处理前注射 NF-κB 抑制剂，可阻断 NF-κB 蛋白增加及其 DNA 结合活性，并抑制心肌保护作用。因此，在延迟性 APC 过程中，NF-κB 的早期激活可能是必需的。

已经证实 eNOS 参与了延迟性 APC。在异氟烷处理前或冠状动脉阻塞再灌注前给予非选择性 NOS 拮抗剂，可以阻断异氟烷减少心肌梗死面积的作用并伴有 eNOS 转录及翻译的增加而 iNOS 无改变；但给予选择性 iNOS 或 nNOS 抑制剂则无此作用 [171]。延迟性 APC 仅可在雄性而非雌性成年兔子中观察到 [172]。雌激素可增强 eNOS 表达，增加内皮 NO 释放，并刺激 eNOS 与 Hsp90 结合。后者的效应显著提高了 eNOS 活性。在急性 APC 中已论述 eNOS 和 Hsp90 之间的交互作用 [154]。因此，在雌兔中延迟性 APC 的性别特异性极有可能与雌激素对 eNOS 表达及活性的影响相关，由此呈现出不依赖于挥发性麻醉药处理的抗梗死保护作用 [172]。这些研究结果也间接表明 NO 的保护作用可能源于 eNOS 而非 iNOS。

目前仍未确定介导延迟性 APC 效应 NO 的具体来源（iNOS 或 eNOS）。源于 eNOS 的 NO 与源于 iNOS 的 NO 分别作为延迟性 IPC 中的触发因子或介导因子，但迟发性药物预处理是否也通过同样明确的机制仍未阐明。例如，在腺苷诱导的延迟性预处理中，eNOS 也许会假扮为 iNOS[182]。选择性 iNOS 抑制剂在长时间缺血再灌注损伤中并没有改变腺苷预处理的保护作用 [183]，这与在迟发性 IPC 中的发现并不一致。线粒体 K_{ATP} 通道开放剂二氮嗪通过 Akt 激活 eNOS 介导了迟发性预处理效应 [184]。先前的研究表明，在挥发性麻醉药预处理及后处理过程中，PI3K 级联反应为中心作用 [185]。因此，在兔的 APC 中，NO 的 eNOS 源性相比 iNOS 源性具有显著优势，并且至少在部分程度上与重要的 PI3K 信号通路相关联。与大鼠和小鼠相比，兔 NOS 的类型和分布大不相同，这可能极大地影响细胞对缺血的反应 [186]。因此，NO 来源的变异至少部分是由于实验动物种属差别所造成的。然而，累积至今的实验证据表明，无论 NO 来源于 iNOS 或 eNOS，其都是延迟性 APC 关键性的触发因子和介导因子。

已经证实 ROS 可触发 APC[187]。0.8% 异氟烷处理 2h 对 24h 后全心缺血再灌注可产生抗梗死的保护作用并促进 LV 功能恢复 [187]。在异氟烷处理前 15min 预给超氧阴离子清除剂可阻断其心肌保护作用。异氟烷增强二氢乙锭荧光反应与增加 ROS 的量相一致；预给线粒体电子传递链抑制剂可减弱此种作用。这些结果提示，参与延迟性 APC 的 ROS 由氧化磷酸化级联反应产生，这与急性 APC 及 IPC 中的发现相似 [96]。例如，ROS 通过开放兔线粒体 K_{ATP} 通道触发 IPC[119]。异氟烷可直接诱生 ROS 而不依赖其后的缺血再灌注，这些活

性中间产物通过开放线粒体 K_{ATP} 通道 [39] 和激活电子传递链 [136] 介导心肌保护作用 [118]。然而，目前仍不清楚是否与 NO 触发延迟性 APC 相似，挥发性麻醉药预处理通过刺激新蛋白的转录和翻译介导其保护作用。这种机制是可能存在的，因为在迟发性 IPC 中，ROS 激活的 PKC-ε 可引起 NF-κB 核易位 [188]。

COX-2 及其代谢产物是延迟性 IPC 的重要介质 [12, 189]。COX-2 的转录和翻译发生在缺血 24h 后，同时伴有心肌 PGE_2 和 6- 酮基 -$PGF_1\alpha$（PGI2 代谢产物）浓度的升高。前列环素还可以通过刺激线粒体 K_{ATP} 开放而清除氧化损伤 [190]。相反，预给 COX-2 抑制剂（如塞来昔布）可阻断前列腺素的产生及延迟性 IPC 减少梗死心肌面积的效应 [191]。短暂缺血后可诱生 iNOS 和 COX-2，这提示对于细胞缺血防御反应，这两种蛋白质的交互作用是至关重要的 [192]。实际上，在延迟性 IPC 中，iNOS 被证明是 COX-2 表达和活性的上游调节子 [192-193]。COX-2 及其代谢产物通过 δ- 阿片受体也参与了延迟性药物预处理 [194]。在体实验表明 COX-2 介导了急性和延迟性 APC[140, 170]。长时间缺血再灌注前 2.5h 注射塞来昔布可阻断挥发性麻醉药预处理的心肌保护作用，但在异氟烷处理前注射则无此作用。这些研究表明，在延迟性 APC 中 COX-2 起调节作用。异氟烷处理可时间依赖性地增加 COX-2 蛋白的表达并伴有梗死心肌的减少 [195]。因此，COX-2 及其代谢产物是延迟性 APC 的关键介质。

缺血期释放的花生四烯酸经脂氧合酶和细胞色素 P450（CYP450）亚型代谢后的产物也具有心肌保护作用 [196]。例如，通过 PKC 依赖性机制，增强的 12- 脂氧合酶活性和 12- 羟甘碳四烯酸的形成（12-HETE）介导了急性 IPC 的心肌保护作用。δ- 阿片受体激动剂预处理可减少心肌梗死面积并增强 12- 脂氧合酶的转录及翻译，预给 12- 脂氧合酶抑制剂可减弱此作用 [197]。选择性 12- 脂氧合酶抑制剂可阻断缺血再灌注 24h 前 1.0MAC 异氟烷的预处理作用，提示 12- 脂氧合酶介导了延迟性 APC[196]。异氟烷处理 12h 和 24h 后，12- 脂氧合酶表达明显增加且有新蛋白锚定于相邻心肌细胞间的闰盘区（彩图 28-10）。相反的，另一种 12- 脂氧合酶抑制剂不影响延迟性 APC[195]。实验设计和动物种属的差异可能造成了这些看似矛盾的结果。然而，延迟性 APC 上调了关键酶（12- 脂氧合酶）的表达并增强了其活性，将花生四烯酸代谢为二十烷四烯酸，后者以其他形式参与了急性和延迟性预处理作用 [197]。另一种花生酸代谢产物 [15- 脱氧 -（12, 14）- 前列腺素 J_2] 通过激活过氧化物酶增殖子激活受体 γ，也参与了地氟烷诱导的兔延迟性 APC 效应 [198]。

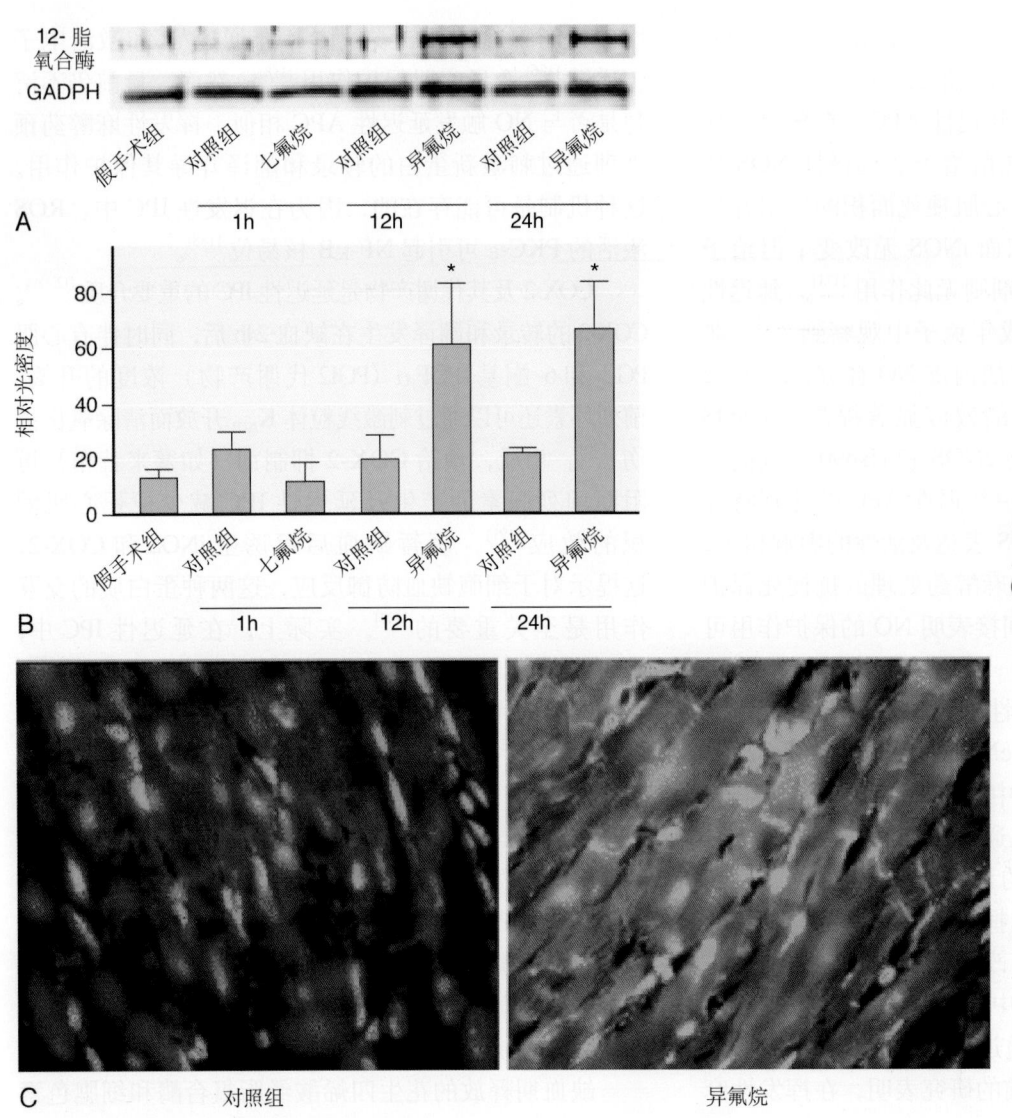

彩图 28-10 A. 免疫印迹法测定不同恢复期内总 12- 脂氧合酶（12-LO）的表达。甘油醛 -3- 磷酸脱氢酶（GADPH）免疫印迹为对照。B. 光密度法测定免疫印迹，以 A 中 GADPH 值为标准值。异氟烷显著增加恢复期 12h 和 24h 的 12- 脂氧合酶（n = 3）。所有数据以均数 ± 标准差表示。*P<0.05，与对照组相比。C. 异氟烷处理后 24h 小鼠心室组织 12- 脂氧合酶（红色）表达及定位典型免疫荧光图片 *(From Tsutsumi YM, Patel HH, Huang D, Roth DM: Role of 12-lipoxygenase in volatile anestheticinduced delayed preconditioning in mice, Am J Physiol Heart Circ Control Isoflurane Physiol 291:H979-H983, 2006.)*

脂筏是悬浮于膜磷脂双分子层中的小囊泡（0.01 ~ 0.2μm），含有高浓度的鞘糖脂、甾醇和脚手架蛋白质（称为细胞质膜微囊蛋白）[199-201]。脂筏存在于心肌细胞膜和线粒体膜中，可动态调节单个信号分子转导[202]。细胞质膜微囊蛋白是脂筏的一种，包含诸多内陷小膜（0.06 ~ 0.08μm），可结合并调节 G 蛋白偶联受体，ERK1/2 和 eNOS。因此，细胞质膜微囊蛋白的表达直接影响可用信号调节的细胞质膜微囊[203]。已知有三种细胞质膜微囊蛋白亚型，细胞质膜微囊蛋白 -3 是心肌中的主要类型[202]。通过 PI3K 介导的机制，过表达的细胞质膜微囊蛋白 -3 产生与 IPC 相似的效应[204]。同样，细胞质膜微囊蛋白 -3 在急性 APC 中也不可或缺[202, 205]。异氟烷预处理减少了野生型和细胞质膜微囊蛋白 -1 基因敲除小鼠的心肌梗死面积，并伴有细胞质膜微囊蛋白 -3 及显微镜下细胞质膜微囊的增加，而细胞质膜微囊蛋白 -3 基因敲除的小鼠则无此效果[206]。这些结果表明细胞质膜微囊蛋白 -3

参与了延迟性 APC。延迟性 APC 也增加了葡萄糖转运蛋白 4（GLUT-4；细胞吸收葡萄糖的主要转运蛋白）的表达，该蛋白与细胞质膜微囊蛋白 -3 共定位[206]。GLUT-4 从细胞内到细胞质膜微囊的转位可以促进缺血过程中厌氧糖酵解底物的转运。GLUT-4 通过与细胞质膜微囊蛋白 -3 和信号蛋白（包括 PKC、Akt 和 eNOS）的相互作用介导了急性和延迟性 IPC[207-208]。此外，NO 和花生四烯酸代谢产物可增强 GLUT-4 的转录、翻译和转运[209-210]。总之，这些结果表明，GLUT-4 与 NOS 和 COX-2 下游的细胞质膜微囊蛋白 -3 共同作用，构成了延迟性 APC 级联反应另一个重要组成部分[206]。

之前论述的延迟性 APC 的功效、机制是基于健康成年实验动物，但在心脏病模型中是否存在延迟性 APC 仍是未知。采用冠状动脉结扎后 6 周的离体 Langendorff 心脏灌注模型，研究了心肌梗死后重塑对延迟性 APC 的影响[195]。此种模型的特点是代偿性 LV 肥厚及心腔扩张。迟发性 APC 在梗死后重塑的心脏中

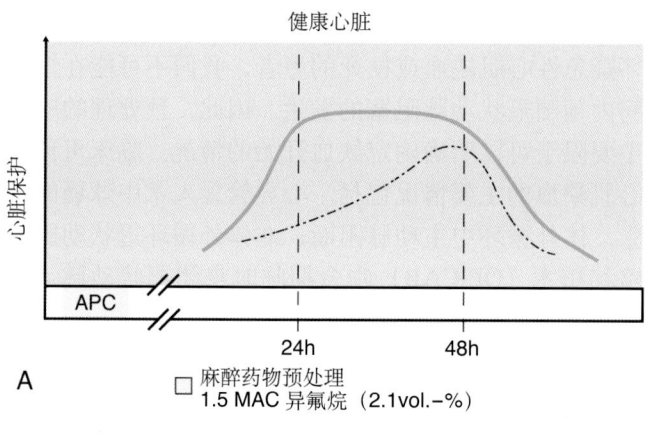

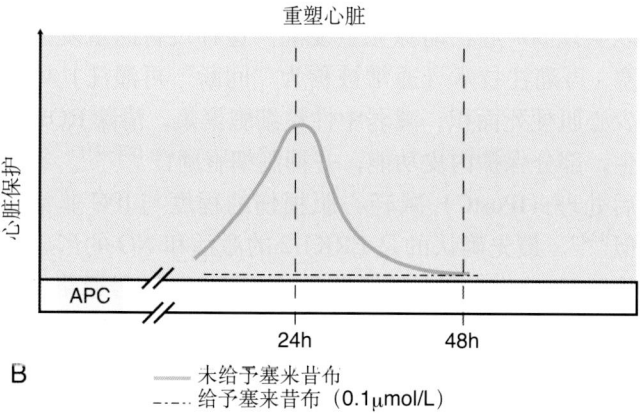

图 28-11　健康心脏与重塑心脏延迟性 APC 时相差异。健康心脏异氟烷预处理（APC）的第二窗口期维持在 24～48h (A)；梗死后重塑心脏则在 24h (B)；未给予塞来昔布为实线，给予塞来昔布为虚线；塞来昔布剂量为 0.1μmol/L) *(From Feng J, Lucchinetti E, Fischer G, et al: Cardiac remodelling hinders activation of cyclooxygenase-2, diminishing protection by delayed pharmacological preconditioning: role of HIF1 alpha and CREB, Cardiovasc Res 78:98-107, 2008.)*

仍可观察到，且心肌保护的程度与健康心脏相似，但仍有一些差异。异氟烷短暂处理后，迟发性 APC 在梗死后重塑心脏中仅持续 24h，但在正常心脏中至少维持 48h。重塑后心脏与正常心脏间 COX-2 蛋白表达及活性存在差异，且与前述发现并行存在。COX-2 抑制剂可阻断正常和心肌梗死后重塑心脏中延迟性 APC。因此，COX-2 在这两种模型的延迟性 APC 中均是必要的。然而，与正常心脏相比，心肌梗死后重塑心脏对 COX-2 抑制剂更为敏感（图 28-11）。在正常和梗死后重塑的心脏中，异氟烷预处理均会导致 COX-2 相关转录因子 HIF-1α 核易位。然而，在重塑的心脏中，另一种非常重要的核转录因子环磷腺苷（cAMP）效应元件结合蛋白（CREB）并没有发生易位。此外，可观察到增加的 CREB 拮抗剂诱导的 cAMP 早期表达阻遏物（ICER）[195, 211]。异氟烷诱导的心梗后 CREB 易位的缺失可能造成了此种模型延迟性 APC 治疗窗的

缩短[195]。

　　两项对离体白细胞的研究表明，挥发性麻醉药预处理可以消除缺血再灌注损伤中白细胞的炎性反应[212-223]。吸入七氟烷（0.5%～1%）时和 60min 后从健康志愿者中收集白细胞，利用基因芯片和流式细胞仪分析了其影响。七氟烷显著改变了包括与迟发性 IPC 相关的几个关键性转录因子在内的基因表达。七氟烷造成的这种短暂性基因表达改变与延迟性 IPC 中有诸多相似[214]。七氟烷降低了麻醉处理后 24h 和 48h 时中性粒细胞表面受体 L- 选择素（CD62L）的表达，并部分抑制了中性粒细胞对炎症刺激的反应。黏附分子，包括 L- 选择素和 β- 整合素，可将中性粒细胞黏附到受损的血管内皮细胞上。再灌注早期，这些分子刺激白细胞向血管外渗透[115]。具体而言，L- 选择素通过促进内皮细胞表面中性粒细胞的牵引和滚动启动外渗过程[215]。因此，在延迟性 APC 中，异氟烷预处理通过抑制 L- 选择素的表达可能有助于持续减少中性粒细胞的黏附及活性，从而消除这些白细胞在缺血再灌注损伤中的不利影响。另一个研究小组观察了 1.0 MΛC 异氟烷预处理后，受体依赖性与受体非依赖性刺激对犬中性粒细胞中超氧阴离子的影响[213]。异氟烷预处理后，在由血小板活化因子或甲酰 - 甲硫氨酰 - 亮氨酰 - 苯丙氨酸激活的中性粒细胞中，超氧阴离子的形成即刻和持续性减少 50%。近期的研究表明，抗氧化能力的增强也与延迟性 APC 相关，如超氧化物歧化酶、过氧化氢酶及谷胱甘肽过氧化物酶和还原酶活性的增加[216]。综上所述，这些研究结果表明，抑制中性粒细胞的活性，增强抗氧化能力可能是延迟性 APC 发生的重要因素。

　　总之，在过去的 10 年里，累积的研究成果表明，挥发性麻醉药预处理对长时间缺血再灌注造成的心肌梗死具有保护作用。延迟性 APC 与 IPC 的发生机制非常相似。NO 和 ROS 通过 NF-κB、HIF-1α、CREB 的协调作用，触发合成新的蛋白（包括 iNOS、COX-2、12- 脂氧合酶、小窝蛋白 -3 和 GLUT-4）。这些新合成的蛋白构成了延迟性 APC 的几个关键因素；包括 NO、前列腺素 E_2 和 I_2，及 12-HETE；这些因子促进了细胞质膜微囊的形成；提高了细胞无氧代谢的能力（表 28-1）。此外，迟发性 APC 也通过调节黏附分子的表达，抑制了再灌注早期中性粒细胞的活性。在延迟性 APC 中观察到，心肌和线粒体内持续性 ATP 生成和运输相关蛋白质组重塑，提示有利的能量代谢平衡改变可能是延迟性 APC 产生抗缺血作用的另一种机制[217-218]。值得注意的是，在慢性心肌梗死模型中，延迟性 APC 的益处是降低的，但目前仍不知道其他心

框 28-1　参与延迟性麻醉药物预处理的因子

触发因子

NO (iNOS)

ROS (mitoKATP 或 sarcKATP 开放；电子传递链）

转录因子

NF-κB

HIF-1α

CREB

新合成蛋白

iNOS

eNOS (?)

COX-2

12- 脂氧合酶

小窝蛋白 -3

GLUT-4

介导因子

NO

PGE₂/PGI₂

12-HETE

细胞膜穴样内陷

中性粒细胞抑制

From Pagel PS, Hudetz JA: Delayed cardioprotection by inhaled anesthetics. J Cardiothorac Vasc Anesth 25:1125-1140, 2011.

COX-2，环氧化酶 -2；CREB，环磷腺苷效应元件结合蛋白；eNOS，内皮型一氧化氮合酶；12-HETE，12- 羟基甘碳四烯酸；HIF-1α，缺氧诱导因子 1α；iNOS，诱生型一氧化氮合酶；mitoKATP，线粒体三磷酸腺苷敏感性钾通道；sarcKATP，肌膜三磷酸腺苷敏感性钾通道；NF-κB，核因子 κB；NO，一氧化氮；GLUT-4，葡萄糖转运蛋白 -4；PGE₂，前列腺素 E₂；PGI₂，前列腺素 I₂

脏疾病是否影响这一过程。挥发性麻醉药对有心肌缺血风险的患者具有延迟性心肌保护作用，但其潜在的临床应用价值仍有待确定。

后处理冠状动脉　阻塞后再灌注是一把双刃剑——它既可挽救缺血心肌，也可能进一步加重损伤[115, 219]。Buckberg 和其同事首先提出冠状动脉血流恢复时，灌注条件的改善有利于减少其损伤。例如，在全面恢复冠状动脉血流前，先行控制性低压（40～50mmHg）灌注，与直接复灌相比，可减少梗死面积，增强 LV 收缩功能，减轻心肌组织水肿。相似的，与常规复灌相比，再灌注早期消除缺血后由冠状动脉扩张所引起的血流代偿性增加（反应性充血），有利于保持心肌代谢，减少细胞内 Ca^{2+} 的积聚，改善局部室壁运动。冠状动脉阻断后，在最初的 30min 逐步复灌缺血区域，有助于保护离体内皮细胞的功能。因此，再灌注早期"平缓"或"分段"地控制冠状动脉血流，对保护缺血后心肌完整性及功能非常重要。然而，由于 20 世纪 80 及 90 年代后期，基础与临床对心肌保护的研究主要集中在预处理上，再灌注早期的保护作用

在很大程度上被忽略了。但是对于绝大多数不同程度怀疑急性心肌缺血或梗死的患者，我们不可能在短时间内预测冠状动脉阻塞的发生。因此，预处理的应用主要限于可以明确确定缺血开始的情况。临床可预见心肌缺血的主要情况包括：心导管置入术中球囊的扩张，体外循环中主动脉阻断，非体外循环冠状动脉旁路移植术（OP-CAB）吻合期临时夹闭冠状动脉。在这些情况下，预处理策略可应用于临床。

2003 年重新研究了可能减少心肌损伤的再灌注条件[220]。这一开创性的工作中，犬冠状动脉血供彻底恢复前，予以一系列短暂（30s）冠状动脉闭塞间隔以实现 30s 冠状动脉完全复灌。这种短暂的重复性闭塞 - 再灌注技术（通常被称为"间断"再灌注）可减少心肌梗死面积，减弱中性粒细胞聚集，清除 ROS 产生，部分保护内皮功能，并抑制细胞凋亡[220-221]。缺血后处理（IPostC）减轻心肌损伤的程度与 IPC 非常相似[220]。最先确认的是 ERK1/2 的激活和 NO 的形成介导了 IPostC[220, 222]。随后发现，PI3K-Akt 信号通路也参与其中，包括其下游的 eNOS 和 mTOR/p70S6K[223-224]。PI3K 级联反应通过影响促凋亡和抗凋亡蛋白的平衡，糖原合成酶激酶 -3β（GSK-3β）的活性以及 mPTP 的过渡状态，调节细胞的坏死和凋亡[97, 157]（图 28-12）。其他大量研究表明，早期再灌注前或再灌注期间给予 G 蛋白 - 偶联受体的配体（例如：腺苷、缓激肽、阿片类药物），胰岛素，他汀类药物和生长因子，能够产生与 IPostC 相似的保护作用。促生存信号通路中的许多成分都参与了这种"药物后处理"效应[78, 225]。心肌梗死后心室肥大模型中，激活的 RISK 通路[78] 亦参与了 IPostC[226]，提示这种现象也存在于心脏疾患中。急性心肌梗死患者行冠状动脉腔内成形术中，短暂的重复性的球囊扩张保护了心肌的完整性和功能，此临床证据进一步证明了 IPostC[227]。此外，急性冠状动脉综合征患者血管成形术中，接受四次或更多的球囊扩张与接受一到三次的球囊扩张相比，肌酸激酶的峰值明显降低[228]。这些结果提示间断法再灌注可以保护持续性缺血造成的永久性心肌损伤。同样，与传统再灌注相比，IPostC 可提高最终复灌后冠状动脉血流速度，减轻细胞坏死，增强 8 周后 LV 收缩功能，并促进内皮依赖性的血管反应[229-230]。虽然 IPostC 最初的描述在 10 年前，但由于其对很多急性冠状动脉综合征患者具有良好的可操作性，IPostC 正受到密切关注。

再灌注前或再灌注期间予以挥发性麻醉药也可产生心脏保护作用。氟烷能够防止缺氧后再氧合导致的心肌细胞高度挛缩，也可以减少兔心脏局部缺血后的再灌注损伤。异氟烷可增强心肌顿抑后的功能恢复。

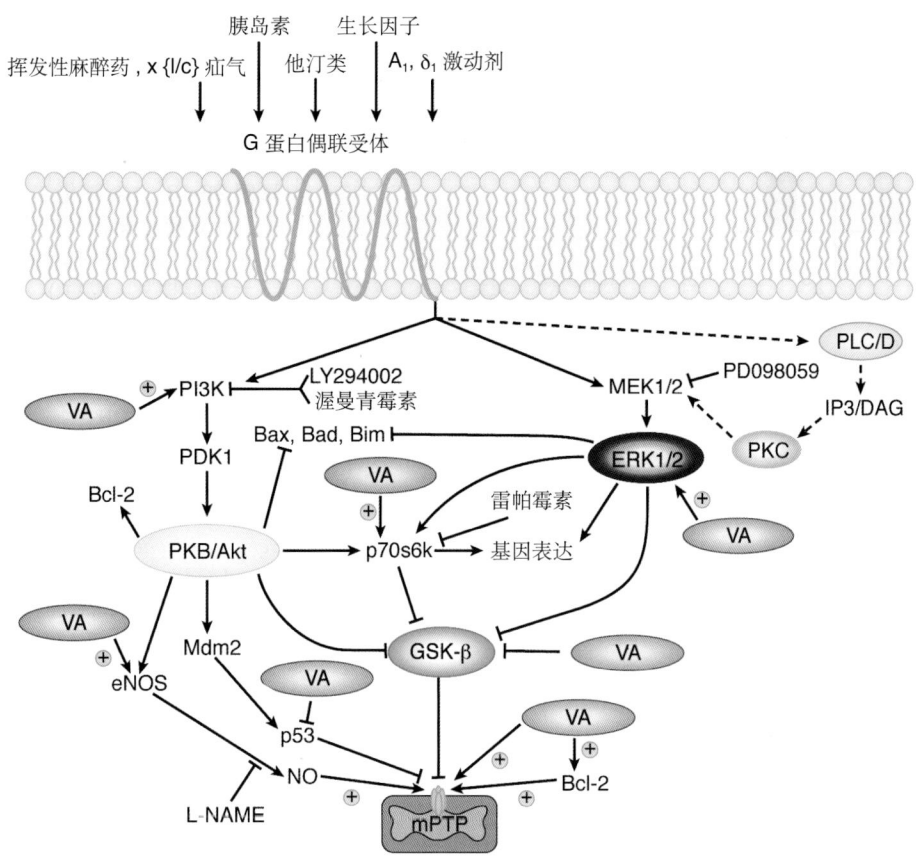

图 28-12　图示描述了早期再灌注时挥发性麻醉药（VA）在心脏保护信号通路中的潜在作用位点。G 蛋白偶联受体配体（如腺苷 A1、δ1 阿片类药物），VA，胰岛素，他汀类药物以及生长因子通过激活 PI3K 和 ERK1/2 产生心脏保护作用。通过磷脂酶（PLC/D）以及第二信使甘油二酯（DAG）和 IP3，G 蛋白偶联的 PKC 活化也参与了 PI3K 和 ERK1/2 的激活。PI3K 磷酸化磷酸肌醇依赖激酶（PDK1），从而激活 Akt［蛋白激酶 B(PKB)］。Akt/PKB 可以激活抗凋亡蛋白（如 Bcl-2），同时抑制促凋亡蛋白的活性（如 Bax、Bad、Bin 以及辣椒素）。另外，Akt/PKB 还可以抑制 GSK-β，激活 eNOS、p70s6k 以及 Mdm2 蛋白。p70s6K 也会抑制 GSK-β 的活性。eNOS 产生的 NO 可以抑制凋亡前体蛋白 p53 的磷酸化，从而关闭 mPTP；而 Mdm-2 可以诱导 p53 磷酸化，从而开放 mPTP。抑制 GSK-β 或激活线粒体 KATP 通道同样可以关闭 mPTP。缺血再灌注时，线粒体孔的转变状态在保持线粒体完整性和细胞活力中起关键作用。ERK1/2 的激活也可抑制 GSK-β 的活性，同时阻断促凋亡蛋白的形成。LY294002、渥曼青霉素、西罗莫司（雷帕霉素）、PD 098059 以及 L-NAME 可相应地阻断 PI3K-Akt，p70s6k、ERK1/2 和 eNOS 的活化。有研究提出，挥发性麻醉药可以增强 PI3K、p70s6K、ERK1/2 和 eNOS 的活化。同样，挥发性麻醉药也可以直接抑制 GSK-β 和 mPTP，同时伴随着 Bcl-2 表达的增加和 p53 的抑制。挥发性麻醉药诱导的线粒体 KATP 通道的激活也可以抑制 mPTP。总之，挥发性麻醉药的这些作用可能参与了其在早期再灌注时的心脏保护作用

再灌注期间予以挥发性麻醉药（地氟烷或七氟烷），均可减少短暂和长期缺血所致的心肌梗死面积。缺血后给予七氟烷同样可以改善离体豚鼠心脏的收缩功能和代谢功能，同时减少肌浆网 Ca^{2+} 负荷[231]。在离体心肌细胞，氟烷可以阻断复氧诱发的肌浆网依赖性 Ca^{2+} 振荡减弱。此外，在再灌注早期，异氟烷和七氟烷可减少缺血后中性粒细胞黏附，减轻 Ca^{2+} 超载，降低中性粒细胞的不利作用。

冠状动脉阻断的最后 3min 以及再灌注的最初 2min 予以异氟烷（1.0 MAC）处理，可以减少兔的心肌梗死面积[232]。此实验设计是用来评估再灌注中异氟烷的血药浓度和由此产生的即时药理学效应。麻醉药物后处理（APostC）与 IPostC 和 APC 的心脏保护作用程度相似[39, 232]。0.5 MAC 的异氟烷（该浓度单独使用不产生心脏保护作用）后处理也可以降低 IPostC 所需的时间阈值[232]。选择性 PI3K 拮抗剂（渥曼青霉素，wortmannin）可以阻断 APostC 的保护作用及异氟烷诱导的 PI3K 下游酶 AKt（蛋白激酶 B）的磷酸化。这些结果表明，PI3K 信号通路的激活在体内 APostC 保护中的核心作用。早期再灌注之前及期间给予等效 MAC 浓度的异氟烷、七氟烷和地氟烷，小鼠心肌梗死面积的减少几乎相同，提示挥发性麻醉药 APostC 的保护作用非常相似[233]。APostC 极有可能以募集其他内源性信号激酶和通过 PI3K 阻止细胞凋亡的方式减少再灌注损伤[232]。PI3K-Akt 信号通路也介导了心房肌的 APostC 效应[234]。在梗死后重塑心肌中亦证实了 PI3K-

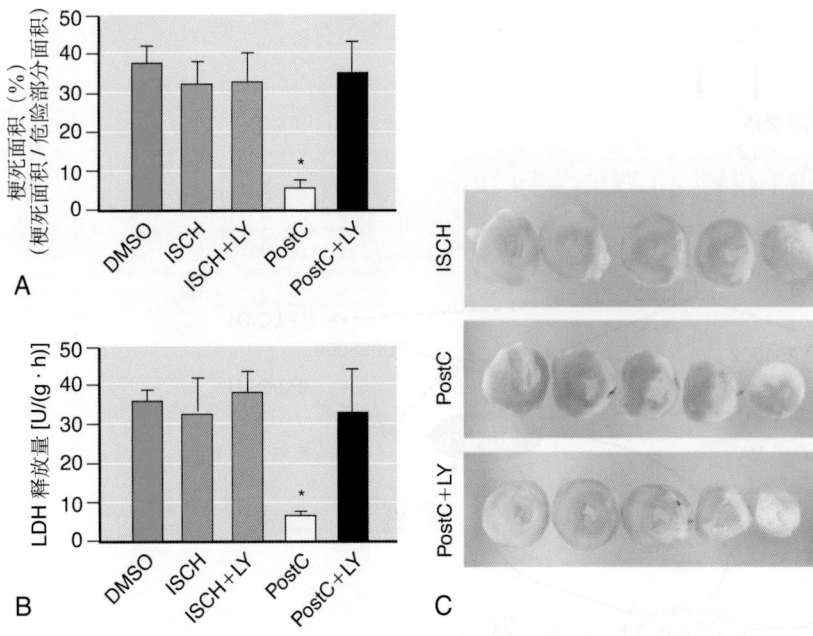

彩图 28-13　1% 氯化三苯染色显示的梗死面积。计算梗死面积时排除由于冠脉结扎梗死的区域（A）。冠脉结扎导致的瘢痕性慢性梗死不同于新鲜梗死（橙色）。再灌注期间乳酸脱氢酶的释放作为评估心肌梗死面积的一种独立方法（B）。C. 典型实验的横截面。DMSO，二甲基亚砜（<0.1%，用于溶解 PI3K 拮抗剂 LY294002）；ISCH，缺血再灌注后未给予任何处理；LY，LY294002(15μM)；Post C，麻醉药后处理。数据以均数 ± 标准差表示（n = 5）。*P<0.05，与 ISCH 相比，有明显差异 *(From Feng J, Fischer G, Lucchinetti E, et al: Infarct-remodeled myocardium is receptive to protection by isoflurane postconditioning: role of protein kinase B/Akt signaling, Anesthesiology 104:1004-1014, 2006.)*

Akt 信号通路在 APostC 中的核心作用，提示对梗死后心肌 APostC 可能依然发挥作用[235]（彩图 28-13）。

再灌注可以引发或加重细胞凋亡[236]，后处理的一个重要特点就是可减少细胞凋亡。再灌注早期，吸入麻醉药选择性地抑制凋亡信号转导是减少心肌损伤的关键。早期再灌注之前或其过程中予以短暂的异氟烷处理，可减少细胞色素 C 从线粒体的易位（细胞凋亡的一个重要的早期标志），以及减少原位 TUNEL（细胞凋亡的另一个指示物）阳性的心室肌细胞的数目[237]。异氟烷诱导的 PI3K 激活，对氧化应激模型中心房和心室肌细胞均有抗凋亡作用[93]。Bcl-2 的表达亦有所增加。此外，挥发性麻醉药可阻断去甲肾上腺素诱导的心室肌细胞凋亡 [如减少 TUNEL 阳性细胞染色，减弱锚定蛋白 V 染色（一种 DNA 阶梯指数），并抑制半胱天冬酶 -9 的活性][238]。最近的研究表明，缺血再灌注损伤后，APostC 通过磷酸化抗凋亡信号蛋白（包括 AKt）阻止了 caspase-3 和 caspace-9 的激活[239]。因此，挥发性麻醉药可减轻多种形式严重心肌应激引起的细胞凋亡。

包括 APostC 在内的几种后处理方式中，近期强调了 G 蛋白偶联受体介导的 PI3K 和 ERK1/2 信号通路的作用。例如，阿片类药物诱导的后处理效应是通过激活 δ₁- 阿片受体、PI3K 信号通路和线粒体 K$_{ATP}$ 而发挥作用的[240-241]。与阿片类药物诱导的预处理效应相似，吗啡降低了异氟烷诱导的兔 APostC 阈值[237]。预给选择性 PI3K 拮抗剂和纳洛酮可阻断其保护效果，提示对于 APostC 效应和吗啡的放大作用来说，PI3K 和 G 蛋白偶联受体是必需的。与 PI3K 相似，ERK1/2 也能够刺激促存活因子，保护再灌注损伤[78]。ERK1/2

介导了在体缺血[222]及药物性后处理效应[224]。例如，IPostC 过程中，激活的 ERK1/2 可减少兔心肌梗死面积[243]。再灌注期间注射 G 蛋白偶联受体的配体，包括腺苷 A₁/A₂ 受体激动剂、缓激肽，可减少心肌坏死，同时伴有 ERK1/2 的磷酸化。预给选择性 MEK-1 抑制剂可阻断这些作用[242]。在缺血再灌注过程中，另一种腺苷 A₁/A₂ 受体激动剂通过 ERK1/2 介导的机制也具有保护作用[244-245]。在兔[246]和人类的心肌中[247]，选择性 MEK-1 抑制剂可阻断 APostC 减少心肌梗死面积的作用。

PI3K-Akt 和 ERK1/2 的磷酸化均可激活 mTOR 及其靶蛋白 p70s6K。后一种酶是蛋白翻译的重要调节者，且是 GSK-3β 的关键抑制剂[248]。选择性 mTOR 抑制剂能够阻断 IPostC 的心肌保护作用[223]。mTOR 抑制剂可以阻断再灌注早期给予吗啡或 δ₁- 阿片受体激动剂所致的心肌梗死面积减少[240]，表明 mTOR/p70s6K 也参与了药物性后处理效应，核糖体 S6 蛋白激酶也参与了药物后处理。mTOR/p70s6K 介导了再灌注过程中 A₁/A₂ 受体激动剂[249]及胰岛素[250]的保护作用。相似的，异氟烷诱导的兔 APostC 也是由 mTOR/p70s6K 介导的[246]。此外，在大鼠梗死后重塑心肌细胞中，选择性 PI3K 抑制剂可阻断再灌注初始 15min 予以异氟烷处理后所诱导的 mTOR/p70S6K 磷酸化[235]。这些结果表明 APostC 在病变心肌中通过激活 PI3K-Akt-mTOR/p70s6K 通路，仍具有保护作用。mTOR 的作用也参与了 APC 效应[84]。

其他信号分子也参与了 APostC。PI3K-Akt 可激活 eNOS，增加 NO 的生成[191]。目前已经证明，eNOS 源

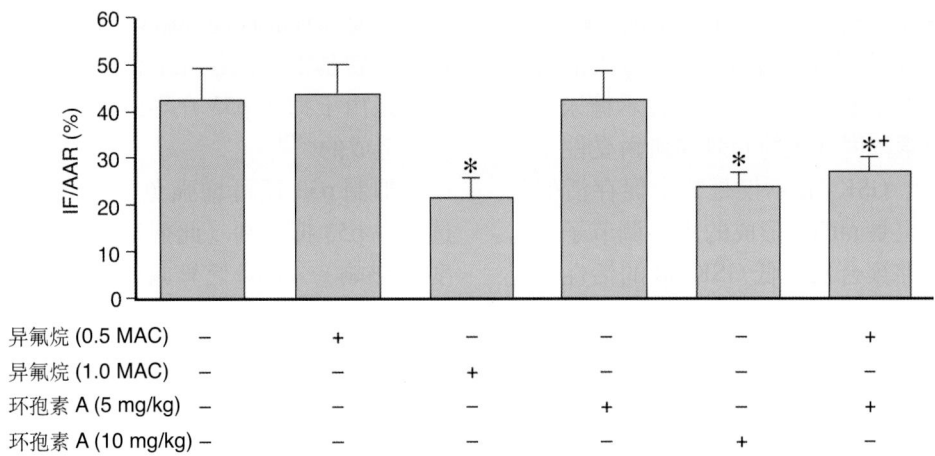

图 28-14　异氟烷（ISO；0.5 或 1.0MAC）或 mPTP 抑制剂环孢素 A（CsA；5 或 10mg/kg）后处理的兔心肌保护作用。柱状图表示梗死面积（IF）占左心室风险面积（AAR）的百分比。异氟烷（1.0MAC）或环孢素 A（10mg/kg）与对照组相比可以减少心肌梗死面积，但异氟烷（0.5MAC）或环孢素 A（5mg/kg）则无此作用。联合应用亚阈值剂量的异氟烷（0.5MAC）或环孢素 A（5mg/kg），可产生与 1.0MAC 异氟烷或 10mg/kg 环孢素 A 等效的保护作用。数据以均数 ± 标准差表示 *(From Pagel PS: Postconditioning by volatile anesthetics: salvaging ischemic myocardium at reperfusion by activation of prosurvival signaling, J Cardiothorac Vase Anesth 22:753-765, 2008.)*

性 NO 在 IPostC 中起核心作用[220, 223]。非选择性 NOS 抑制剂可以阻断再灌注前或再灌注早期给予异氟烷减少心肌梗死面积的作用，而选择性 iNOS 或 nNOS 抑制剂则无此作用，提示 eNOS 介导了 APostC 效应[246]。因此，再灌注早期异氟烷处理，可通过 NO 依赖性机制提高 IPostC 的保护作用。随后在基因敲除小鼠上进一步证实了 APostC 的 eNOS 依赖性[251]。在梗死后重塑心肌中，APostC 通过 PI3K 通路也增加了 eNOS 的表达[235]。因此，由 eNOS 产生的 NO 通过激活 PI3K 介导了 APostC。NO 是一种重要的凋亡调节因子，可保护 ERK1/2 的活性，形成亚硝基化和灭活多种半胱氨酸天冬氨酸蛋白酶，并能够阻止 Bcl-2 的代谢。这些效应通过抑制 mPTP 的形成，可以防止线粒体崩解及细胞色素 c 释放。eNOS 源性 NO 的这些胞内行为也参与了 APostC[251]。

mPTP 开放是再灌注依赖性的，抑制这一过程可产生 IPostC[103, 252]。IPostC 和一种环孢素 A 异构体可减少梗死面积并在整体心脏和离体线粒体中降低 mPTP 开放所必需的相应 Ca2+ 负荷。mPTP 的抑制作用参与了 APostC 并不令人惊奇。mPTP 的开放剂苍术苷，可阻断早期灌注前及过程中异氟烷处理产生的抗兔心肌坏死作用，而环孢素 A 则增强这一作用[253]（图 28-14）。苍术苷和选择性 PI3K 拮抗剂也可以阻断大鼠的 APostC 作用[254]。PI3K 的抑制剂可阻断 Akt 和 GSK-3β 的磷酸化并能开放 mPTP，从而证明 APostC 过程中，促存活信号通路与 mPTP 构象间存在重要的联系[254]。再灌注过程中，APostC 通过减弱呼吸，降低 pH 值及促进线粒体去极化等机制，从而抑制线粒

体通透性转变，保护 ΔΨm，维持 ATP 的合成[255]。

线粒体 KATP 通道的开放是 APostC 的终末效应器[253, 256]。如前所述，挥发性麻醉药可直接开放线粒体 KATP 或通过其他信号分子使之开放。在 IPC 期间，线粒体 KATP 通道的开放可改变线粒体内环境稳态，进而通过 mPTP 依赖性机制调节线粒体基质的容量，促进对随后缺血损伤的保护作用[257]。在模拟的缺血再灌注中，通过线粒体 KATP 的 K+ 内流同样调节了基质的容量并增强了线粒体的功能[258]。选择性线粒体 KATP 通道拮抗剂抑制了异氟烷或七氟烷诱导的 APostC 效应[253, 256]。地氟烷 APostC 对人离体心房肌细胞可产生相似作用[247]。前已证实，APC 过程中线粒体 KATP 和 mPTP 间存在紧密的相互作用[108]。5-HD 预处理可阻断环孢素 A 诱导的心肌梗死面积下降，进一步强化了两者间的联系[253]。腺嘌呤核苷酸转位酶（一种 mPTP 的组成部分）也可通过开放线粒体 KATP 通道，介导 H+ 和 K+ 离子内流至线粒体基质。因此，挥发性麻醉药对线粒体 KATP 的影响可能不是 APostC 发生的唯一因素，可能也依赖于线粒体 KATP 通道开放和 mPTP 抑制之间的相互作用。

GSK-3β 是细胞功能的重要调节因子。它的激活与糖尿病和阿尔茨海默病发病机制有关。GSK-3β 的抑制在心肌保护中起关键作用[259-260]。IPC 过程中，心肌梗死面积的减少与 PI3K 依赖性机制的 GSK-3β 失活密切相关[259]。GSK-3β 的失活通过诱生 VEGF、Bcl-2 以及存活因子，也刺激了血管生成和抗凋亡信号的转导[261]。GSK-3β 的抑制作用也介导了缺血前或再灌注早期注射阿片类药物[240, 262]和腺苷[262]的保护作用。

年龄相关性心肌保护功能的下降与慢性高血糖[263]和雌激素的缺乏关系密切。PI3K 介导 GSK-3β 失活而产生的心肌保护作用亦与衰老相关[264]，这提示糖尿病和绝经后降低的雌激素浓度导致的心肌缺血耐受性下降可能与此机制相关。GSK-3β 不仅是数个促存活信号通路酶的靶目标，也是 mPTP 形成的中心调节子[248]。因此，多种信号通路聚合后降低 GSK-3β 的活性，进而阻止 mPTP 开放并对再灌注损伤产生保护作用[265]。再灌注初始 15min 予以异氟烷处理，失活离体心脏 GSK-3β 的同时减少了心肌梗死面积[254]。预给选择性 PI3K 拮抗剂可阻断此效应。与此相反，mPTP 开放剂苍术苷不能阻断异氟烷诱导的 PI3K 和 GSK-3β 的磷酸化，但却可以通过对 mPTP 的直接作用消除心肌梗死面积的减少。线粒体特异性探针证实异氟烷可保护线粒体的功能，且此种保护作用可被苍术苷预处理所阻断。因此，APostC 对正常心肌的抗再灌注损伤作用是通过抑制 GSK-3β 阻断 mPTP 开放而产生的[254]。在梗死-重塑的心肌中也得到相似结果[235]。选择性 GSK-3β 的抑制剂可降低 APostC 的阈值[266]。苍术苷可以阻断 GSK-3β 抑制产生的保护作用，而异氟烷可放大这种作用，但 PI3K 或 mTOR/p70s6K 拮抗剂则无此效应。因此，挥发性麻醉药可能直接抑制 GSK-3β 进而产生 APostC 效应，而不依赖于其对 PI3K 或 mTOR/p70s6K 的影响。有趣的是，丝氨酸蛋白酶抑制剂和抗纤溶药物抑肽酶，能够通过 GSK-3β 介导的机制阻断离体心脏 APostC 效应[267]。

目前仍不知道再灌注早期，APostC 是通过何种机制抑制 GSK-3β 并阻止 mPTP 开放，进而产生保护作用的。活化的 GSK-3β 结合并促进 p53 的功能，随后此种肿瘤抑制蛋白可导致凋亡过程中线粒体的崩解。激活的 p53 易位到线粒体后，通过与细胞凋亡蛋白 Bax 的相互作用，开放 mPTP 通道，由此阻断 Δψm 并导致细胞色素 C 释放。抑制 p53 在心肌和神经元的抗损伤保护过程中发挥重要作用。缺氧和 ROS 激活 p53，可刺激细胞凋亡信号，增强其他凋亡蛋白的转录，进而导致细胞死亡。在离体心室肌细胞缺血再灌注模型中，可观察到典型的 IPC 降低 p53 过表达[270]。IPC 也可延迟前脑缺血再灌注模型海马锥体神经元中 p53 的转录和翻译。使用选择性 p53 拮抗剂或通过 Mdm2（murine double minute 2 protein，一种致癌因子[271]）增强 p53 蛋白的降解，可对离体心脏产生抗缺血损伤的保护作用[272]。磷酸化的 Mdm2 锚定于 p53，并通过阻断其活性位点，形成泛素复合体促进其降解，从而使 p53 失活[273]。这些证据表明，IPC 可由 PI3K-Mdm2 信号通路阻断 p53 的不利效应[272]。选择性 p53 拮抗剂可

保护缺血导致的神经细胞死亡[274]。靶向性清除 p53 也可防止转基因小鼠梗死后的心脏破裂。此种保护作用可能是由于抑制 p53 介导的凋亡激发了 IPC 的保护作用所造成的[275]。

抑制 p53 还可增强兔 APostC 的保护作用。注射选择性 p53 抑制剂（此剂量对不可逆性缺血损伤的程度无影响），可降低异氟烷产生 APostC 效应所需的阈浓度[276]。苍术苷可阻断此种保护作用，提示选择性 p53 抑制剂和挥发性麻醉药对 mPTP 的共同作用，介导了此种保护效应。因此，APostC 可能正性调节 GSK-3β 和 p53 的交互作用并阻止 mPTP 的开放，进而保护心肌细胞的完整性。亚致死剂量的 p53 抑制剂和异氟烷联合应用所致的心肌梗死面积减少，可被选择性 PI3K 抑制剂所阻断，提示此现象为 PI3K 依赖性。此过程可能依赖于异氟烷对 Akt 的激活，后者可导致 Mdm2 的磷酸化并使 P53 失活降解。前述效应有效地阻止了 p53 与 GSK-3β 间不利的交互作用。IPC 激活 Mdm2 并以 PI3K 依赖的方式增强磷酸化 Mdm2-p53 间的绑定[272]，但仍不知道 APostC 是否特异性地导致了磷酸化 Mdm2-p53 间交互作用。

再灌注过程中，APostC 对另一种重要凋亡调节因子的作用也已被研究[93, 277]。Bcl-2 蛋白位于线粒体外膜，可调节 mPTP 的转换状态，并已被证实参与了缺血-再灌注损伤的心肌保护[278]。Bcl-2 通过阻止线粒体细胞色素 C 释放，减轻细胞内 Ca²⁺ 超载及保持内质网完整性的方式减轻缺血相关损伤。IPC 亦通过上调 Bcl-2 表达减轻离体心脏的凋亡。间歇性缺氧通过对心室肌细胞 Bcl-2 与 Bax 间平衡的有利性调节，减轻了再灌注诱导的细胞凋亡[279]。过表达 Bcl-2 的转基因小鼠可减轻凋亡并保护缺血再灌注损伤[280]。在延迟性 IPC 中也提出了 Bcl-2 与 mPTP 关闭间的假设[107]。在离体心肌细胞应激实验中，选择性 Bcl-2 抑制剂阻断了 Bcl-2 表达的增加并降低了异氟烷处理所致的凋亡细胞减少[93]。此外，Bcl-2 抑制剂还可阻断 APostC 和 IPostC 效应，但对环孢素 A 诱发的兔心肌保护作用无影响[277]。这些结果提示，APostC 的保护作用可能是 Bcl-2 保持 mPTP 的关闭状态而产生的[277]。已知 PI3K 可磷酸化并激活 Bcl-2，与 Bad、Bax 及 p53 的失活密切相关。因此，APostC 通过激活 PI3K 信号通路，极有可能对凋亡蛋白间的动态平衡产生有利影响，进而促发了心肌保护作用。

总之，心肌缺血后，早期再灌注前即刻或早期再灌注期间予以挥发性麻醉药处理，可以产生心肌保护作用。APostC 与 APC 的发生机制存在诸多相似。迄今为止的研究结果强调 APostC 可激活 PI3K 和

ERK1/2 下游多种促存活蛋白并对 mPTP 产生有利调节。APostC 还可通过调节促凋亡和抗凋亡蛋白间的平衡而防止细胞凋亡。基于实验研究已经证实 APostC 对离体人心肌细胞具有保护作用 [234, 247]，其极有可能保护在体人心脏再灌注损伤；且已经证实 IPsotC 对急性心肌梗死患者具有保护作用 [227]。值得注意的是，由于临床再灌注损伤的可预见性，APostC 几乎肯定是能为临床提供心肌保护最具潜力的措施。

人类冠脉血管效应

评价挥发性麻醉药对人类冠脉循环的影响比较困难，不仅因为测定人类冠脉血流的方法有限，也因为麻醉过程中，会因血流动力学的改变、外科手术的影响，以及其他辅助麻醉药物或血管活性药物的使用等因素使临床结果的解释变得错综复杂。1983 年的一篇报道 [281] 指出：以患者新近出现的心电图改变和心肌乳酸的异常释放作为心肌缺血发生的指标，21 例接受异氟烷麻醉的大血管手术患者，有 10 例出现了心肌缺血的表现。其中 5 例患者经去氧肾上腺素和起搏器处理后恢复了正常动脉压及心率。经过这样的处理后，5 例中有 2 例心电图和代谢紊乱恢复正常。虽然新近发生的心肌缺血事件显然与全身血流动力学改变有关，但 Reiz 等指出，即使没有明确的证据证实正常和侧支血流依赖区之间存在血流的再分布，在这些患者中异氟烷麻醉也可以引起冠脉窃血。但后来的研究并不支持 Reiz 等的研究结果。异氟烷麻醉下的冠脉旁路移植患者，虽然冠脉血流保持不变，但冠状静脉窦氧含量的增加与轻度的冠脉扩张是一致的。单独应用异氟烷不会引起缺血性的心电图或代谢的改变。异氟烷麻醉时发生心肌缺血往往伴有心动过速或低血压。异氟烷可以增强冠脉疾病患者对由起搏器诱发的心肌缺血的耐受能力。比较不同的研究来评估异氟烷对术中心肌缺血发生率的影响，也会因患者年龄、手术操作、手术时间以及术前左心室射血分数等因素的不同而变得复杂。重要的是，目前还没有令人信服的证据来表明异氟烷麻醉时会出现冠脉血流从缺血区域到正常区域的再分布。

易感患者术中心肌缺血的发生率难以确定。不足 50% 的术中心肌缺血事件与全身血流动力学改变有关 [282]。最能预测术中心肌缺血的指标是术前已有的心肌缺血，而非麻醉技术 [283]。心动过速是与冠状动脉旁路移植术（CABG）患者术中发生心肌缺血唯一密切相关的血流动力学事件 [283]。一些证据鼓励围术期使用 β₁ 受体拮抗剂来预防心肌缺血，也强烈支持上述论点。与氟烷麻醉相比，吗啡麻醉时胸骨劈开会增加 MVO₂ 指数，增加心肌乳酸盐含量，增加需要血管活性药物进行治疗的高血压的发生率等。相反，与舒芬太尼诱导相比，CABG 的患者使用地氟烷麻醉诱导时往往伴有心动过速、高血压，以及较高的心肌缺血发生率。冠脉疾病患者中有 23% 的患者存在窃血的解剖学倾向。然而，研究发现在这些患者使用地氟烷麻醉时，并没有表现出比其他类型冠脉疾病更高的心肌缺血发生率。心脏病患者接受非心脏手术时，七氟烷麻醉的心肌缺血和心脏不良事件的发生率与异氟烷麻醉相似。接受 CABG 手术的患者中，术中新近发生的心电图变化、术后心肌梗死的发生率和术后死亡率都相似，且与麻醉技术以及存在冠脉窃血解剖倾向无关。因此，虽然研究认为挥发性麻醉药是较弱的冠脉扩张药，但只要能避免冠状动脉疾病患者心动过速或低血压，挥发性麻醉药就不会引起心肌灌注异常分布而导致心肌缺血。

人类心肌保护

挥发性麻醉药可保护离体人心肌细胞抵御缺血-再灌注或缺氧-再氧合损伤 [40, 42]，其机制与实验动物模型有着惊人相似。但实验室中离体人心肌细胞的数据，能否转化为对临床有心肌缺血风险患者有意义的预后改善，仍然是一个未知数。1999 年，两项独立的研究提示，挥发性麻醉药对行心脏手术的患者具有潜在的心肌保护作用。Penta de Peppo[284] 及其同事报道心脏停搏前注射恩氟烷（0.5% ~ 2.0%）可增强缺血后收缩功能的恢复，实验纳入了 22 例行择期 CABG 手术的患者并采用 LV 压力-面积之间的关系评价其收缩功能 [284]。Belhomme 及其同事 [285] 对 20 例接受 CAGB 患者的研究表明，体外循环中（主动脉阻断前；类似于 APC）异氟烷 2.5MAC 处理 5min，可减少术后释放肌钙蛋白 I 和心型肌酸激酶（CK-MB）的释放。这两项较小的临床实验提示，异氟烷和恩氟烷的 APC 作用能够促进冠心病患者行体外循环后心肌收缩功能的恢复并减少心肌细胞凋亡 [284-285]。其后的两项研究拓展了这些初始研究的成果。研究表明，对伴或不伴左心功能不全行 CAGB 手术的患者，七氟烷或地氟烷与丙泊酚相比，可保护其心肌功能，同时伴有肌钙蛋白 I 释放的减少 [286-287]。另一项研究表明，在严重主动脉瓣狭窄（主动脉瓣面积 0.6 ~ 0.7cm²）接受主动脉瓣置换术的患者中，术后最初的 36h 内，与基于丙泊酚的麻醉相比，七氟烷可维持术后 LV 心肌收缩力（采用 LV 最大压力升高率评估；+ dP/dt）并减少肌钙蛋白 I 的血浆浓度 [288]。与丙泊酚或咪达唑仑相比，七氟烷也可减少 CABG 术后早期心房颤动的发生

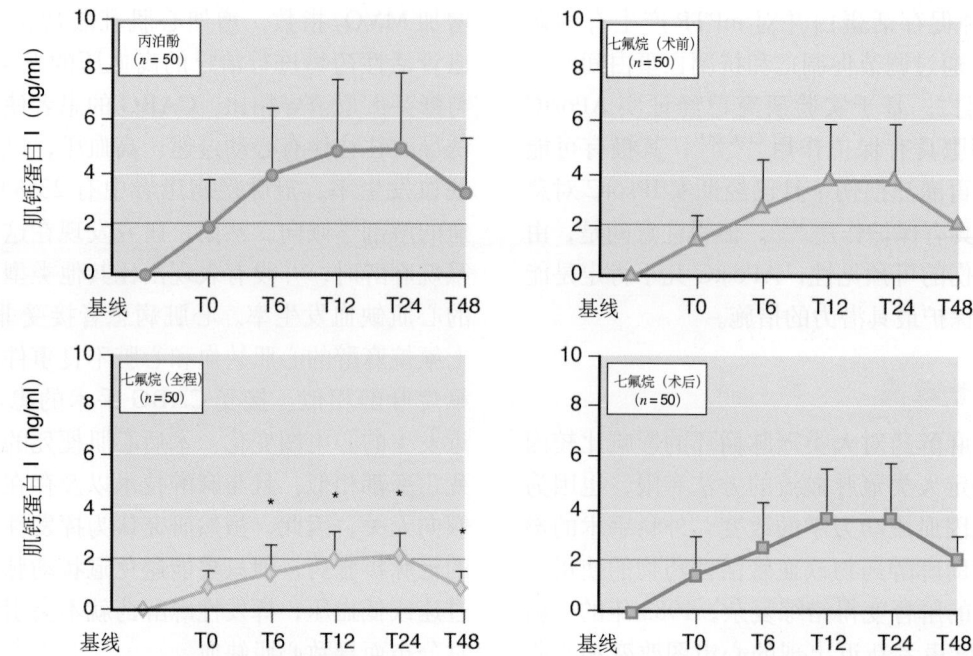

图 28-15 四组患者各时间点心肌肌钙蛋白 I 浓度。手术前（基础值），到达 ICU 时（T0），进入 ICU 后 6h（T6）、12h（T12）、24h（T24）以及 48h（T48）。所有数据用均数 ± 标准差表示，每组 5 例。*P<0.05，与丙泊酚组相比，有显著差异。各组肌钙蛋白 I 浓度均短暂性增加，仅七氟烷（全程）组增加较丙泊酚组显著减少。为了保证清晰，只标了一个方向的标准差 *(From De Hert SG, ten Broecke PW, Mertens E, et al: Sevoflurane but not propofol preserves myocardial function in coronary surgery patients, Anesthesiology 97:42-49, 2002.)*

率[289]。行 CAGB 手术的患者中，接受七氟醚麻醉与接受全凭静脉麻醉（包含异丙酚、咪唑安定和芬太尼）相比，其炎症介质［白细胞介素 -6 (IL-6)]，中性粒细胞整合素，肿瘤坏死因子 -α (TNF-α)] 释放减少，心肌功能（LV 每搏作功指数）受到保护[290]。七氟烷或异氟烷作为主要的麻醉剂与丙泊酚相比，接受 CAGB 手术患者肌钙蛋白 I 的释放下降[291]。值得注意的是，在这些研究中挥发性或静脉麻醉药在手术过程中均持续给药，而预处理本身并没有被评估。因此，在这些研究中观察到的七氟烷或地氟烷的保护作用，至少在部分上可能是由于挥发性麻醉药改善了心肌氧供 - 氧耗之间关系所造成的。

在 200 例接受 CAGB 手术的患者中，研究并对比了七氟烷不同的注射方式与心肌保护之间的关系[292]。前述的研究中，手术期间两组患者分别接受丙泊酚或七氟烷，但在本试验中，另外两组患者分别在体外循环前或冠状动脉吻合后接受七氟烷，以此模拟 APC 和 APostC 效应（图 28-15）。七氟烷明显降低了肌钙蛋白 I 的释放，且只有手术全程使用挥发性麻醉药的患者，其 ICU 滞留时间及住院天数才有所减少，而预处理或后处理方式均无此作用[292]。然而，也有其他研究表明，APC 也发生于接受 CAGB 手术的患者中。例如，Meco 和其同事[293]采用预处理的方式研究了 28 例

接受 CAGB 的患者。在主动脉阻断前和心脏停搏前分别予以 2.5MAC 地氟烷 5min 或安慰剂处理，并在其后予以 10min 洗脱。地氟烷 APC 降低了术后肌钙蛋白 I 和 N 端脑钠肽激素原（NT-proBNP；一种标记 LV 收缩性生化指标）的释放，并增强了 LV 功能（评估采用多普勒二尖瓣组织成像）。18 例行 CBAG 患者以丙泊酚 - 阿片类药物为基础麻醉，在体外循环时最初的 10min 吸入 4% 七氟烷，与对照组相比，明显减少了术后 NT-proBNP 的释放（图 28-16）。这些效应同时伴有心房肌细胞（插管时提取的活体组织标本）中 PKC-δ 和 PKC-ε 的激活与易位（彩图 28-17）[294]。在 APC 的实验模型中也有相似的 PKC 亚型易位[20, 70]。但是，此研究中两组 ST 段变化、肌钙蛋白 T 或 CK-MB 的释放、及心律失常的发生均无差异[294]。不同于之前的研究结果[292]，与术中持续使用七氟烷或丙泊酚相比，体外循环前单独注射七氟烷，降低了术后心肌细胞凋亡（肌钙蛋白 T 和 CK-MB 释放），增强了 LV 功能（心肌功能指数）[295]。但是两组间细胞因子的释放及 ICU 或院内滞留时间无差别[295]。实际上，对于接受 CABG 手术的患者，特定的七氟烷预处理方式对其诱导的心肌保护作用有重要影响。体外循环前，予以单次 1.0 MAC 七氟烷处理 5min，其后予以不连续的挥发性麻醉药 10min，与持续静脉注射丙泊酚相比，不能够降低术

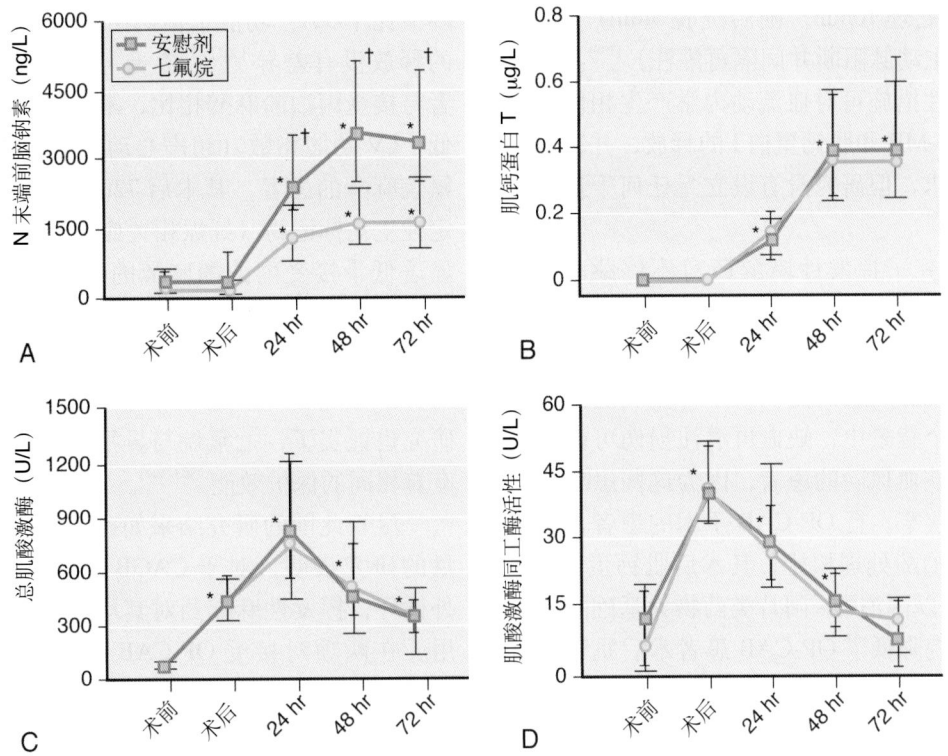

A

B

C

D

图 28-16　不同时间点安慰剂组（PLACEBO）和七氟醚处理组（SEVO）心肌损伤的生化标记物分析。N- 末端前脑钠素 (NT-proBNP)（A），心肌肌钙蛋白 T（cTnT）（B），总肌酸激酶（CKtot）（C），以及肌酸激酶（CK-MB）同工酶活性（D）。双因素重复测量的方差分析显示，两组血浆 proBNP 浓度有显著差异（时间因素，$P<0.001$；组间因素，$P<0.001$；组间和时间因素，$P<0.003$）。两组间 cTnT、CKtot 以及 CK-MB 浓度没有显著差异。这些生物标记在组内各时间点与基础值比较以及同一时间点各组之间的比较采用 Bonferroni 校正的 t 检验法。*$P<0.05$，与基础值相比有显著差异。†$P<0.05$，组间比较有显著差异 *(From Julier K, da Silva R, Garcia C, et al: Preconditioning by sevoflurane decreases biochemical markers for myocardial and renal dysfunction in coronary artery bypass graft surgery: a double-blinded, placebo-controlled multicenter study, Anesthesiology 98:1315-1327, 2003.)*

后肌钙蛋白 I 的峰值浓度；但七氟烷预处理两个循环可显著减少术后心肌坏死生化标志物的释放[296]。Garcia 及其同事[297] 报道了他们对 36 例 CABG 患者体外循环期间予以短暂的（10min）4% 七氟烷或安慰剂处理的研究结果[297]。4% 七氟烷处理减少了患者的血小板内皮细胞黏附分子 -1 浓度（PECAM-1；缺血再灌注损伤过程中白细胞通过血管内皮细胞迁移的一个重要的决定因子）并增加了心房组织中过氧化氢酶的表达[297]。有趣的是，七氟烷组患者与对照组相比，术后第一年的迟发性心脏不良事件明显减少（分别为 3% 对 17%；$P = 0.038$）。遭受晚期心脏不良事件的患者其肌钙蛋白 T 和 NT-proBNP 的峰值浓度远高于无持续性后续损伤的患者。数据支持这种假说，即：围术期有心肌缺血风险的患者使用挥发性麻醉剂，可降低心脏主要不良事件的发生率，产生良好的远期疗效。但是，必须认识到，这个小规模的试验[297] 是迄今为止唯一的前瞻性临床研究，它表明了对 CABG 患者给予挥发性麻醉药与良好的心血管远期疗效密切相关。最后，Amr 和 Yassin[298] 将 45 例择期行 CABG 患者随机分配到 APC

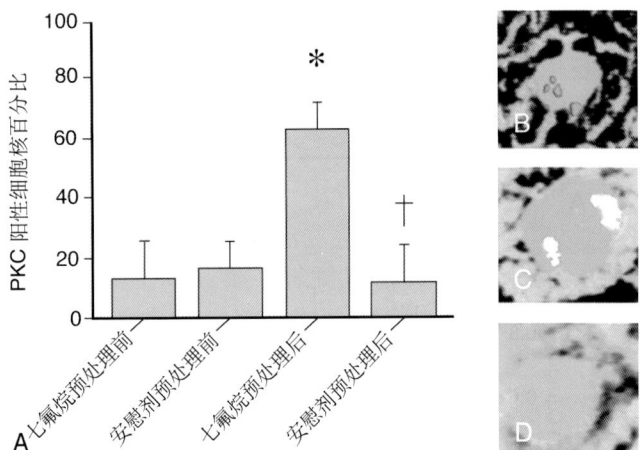

A

彩图 28-17　心肌细胞的蛋白激酶 Cε（PKC-ε）易位。A. 阳性 PKC-ε 心肌细胞百分比；B. 典型阳性 PKC-ε 的心肌细胞；C. 有脂褐素但无 PKC-ε 的心肌细胞核；D. 无脂褐素和 PKC-ε 的心肌细胞 *(From Julier K, da Silva R, Garcia C, et al: Preconditioning by sevoflurane decreases biochemical markers for myocardial and renal dysfunction in coronary artery bypass graft surgery: a double-blinded, placebo-controlled, multicenter study, Anesthesiology 98: 1315-1327, 2003.)*

组（2.5% 异氟烷处理 10min，随后洗脱 5min）或 IPC 组（三次短暂的主动脉阻断并间隔再灌注）[298]。研究表明，这些保护性措施可对血流动力学产生相似的改善，降低术后 CK-MB 和肌钙蛋白 I 的释放，并减少正性肌力药物的需求，但研究没有设立无任何干预措施的患者为对照组。

已有实验研究了挥发性麻醉药对不停跳 CABG（OP-CAB）或微创直接 CABG（MID-CAB）患者的潜在心肌保护作用。在吻合血管的过程中，经常需要短暂性地阻断冠状动脉，从而提供一个可预测的缺血再灌注背景。在这个背景中，缺血再灌注损伤可能发生于已经存在心肌缺血风险的患者，因为这些患者术前就存在冠状动脉狭窄。行 OP-CAB 手术的患者，接受七氟烷处理与丙泊酚处理相比，其术后肌钙蛋白 I 的释放减少[299]。与以丙泊酚 - 阿片类药物为基础的麻醉方法相比，地氟烷降低了 OP-CAB 患者术后肌钙蛋白 I 的释放，减少了正性肌力药物的使用，缩减了需要延长住院时间的患者[300]。相较于丙泊酚麻醉，七氟烷麻醉保护了行 MID-CAB 患者 LV 的收缩（心肌功能指标）和舒张（舒张早期流速峰值与舒张晚期流速

峰值比；E/A）功能；但两组间肌钙蛋白 T 和 CK-MB 的释放没有差异[301]。接受七氟烷麻醉的 OP-CAB 患者与接受丙泊酚麻醉相比，术后 NT-proBNP 的浓度较低，LV 功能指数（超声心动监测）较高[302]。接受七氟烷麻醉的患者，其术后 72h 动脉粥样硬化斑块不稳定性生化标记物（妊娠相关血浆蛋白 A）的血浆浓度，显著低于接受丙泊酚麻醉的患者（图 28-18）。此外，与接受丙泊酚麻醉的患者相比，七氟烷可诱导调控心肌能量代谢基因的有利改变，并可能通过此种方式相对保护了 OP-CAB 患者的术后心功能[302]。其他一些研究也证实了，七氟烷与异氟烷对于行 OP-CAB 患者有着相同的保护效能[303-304]。

尽管此前的研究结果如此引人注目，但是仍有大量的研究表明，对于 CAGB 患者无论术中是否行体外循环，挥发性麻醉药对其均无实质性的心肌保护作用。在两项对接受 OP-CAB 患者的研究中，调整七氟烷 - 瑞芬太尼和丙泊酚 - 瑞芬太尼的麻醉至相同的麻醉深度（等效脑电双频指数），并对术中血流动力学和术后心肌坏死指标（肌钙蛋白 I 和 CK-MB 的释放）进行检测和对比[305-306]。虽然这两项研究最有可能

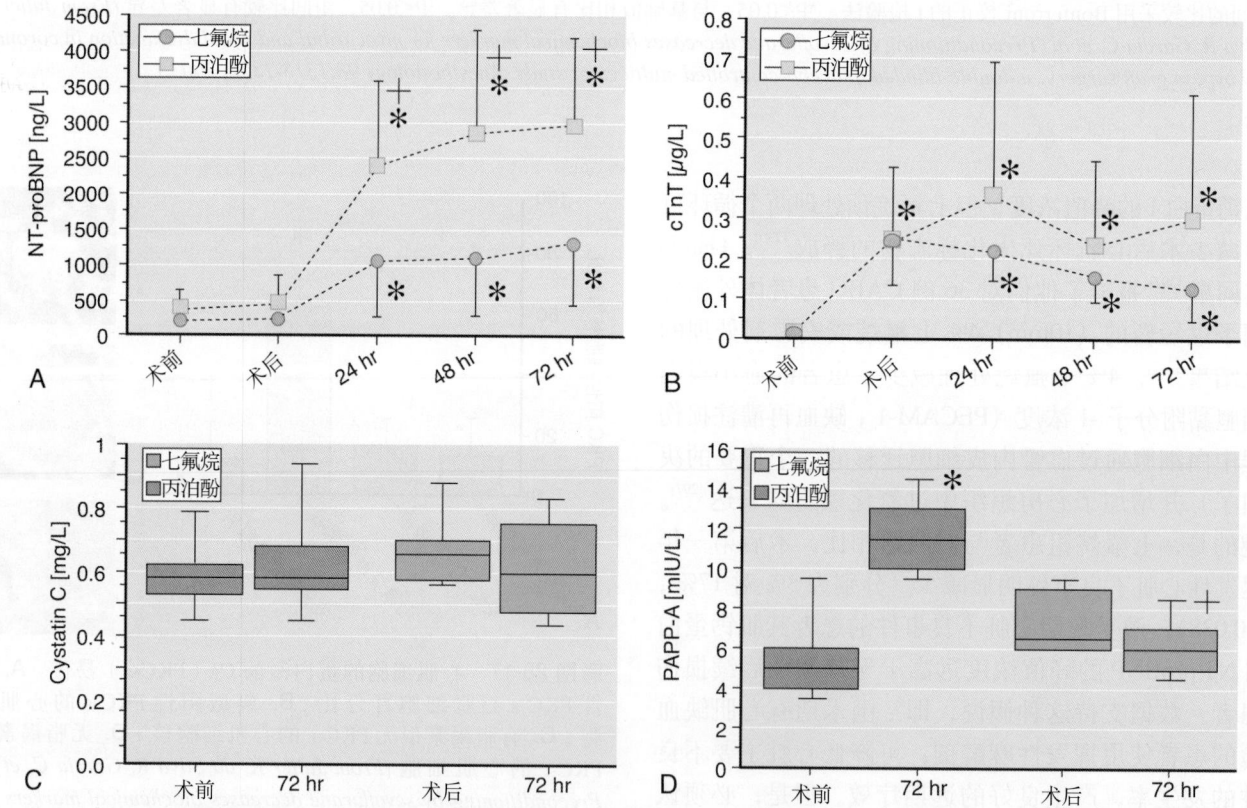

图 28-18 心血管生物标记物。A. 围术期 N 端脑钠肽激素原（NT-proBNP）水平丙泊酚组明显高于七氟烷组；B. 两组间心肌肌钙蛋白 T（cTnT）没有差别；C. 两组间胱氨酸蛋白酶抑制剂 C（Cystatin C）没有差别；D. 术后丙泊酚组妊娠相关蛋白 A（PAPP-A）显著升高 *(From Lucchinetti E, Hofer C, Bestmann L, et al: Gene regulatory control of myocardial energy metabolism predicts postoperative cardiac function in patients undergoing off-pump coronary artery bypass graft surgery: inhalational versus intravenous anesthetics. Anesthesiology 106:444-457, 2007.)*

排除统计分析中 β 误差不足，但直至研究结束，两组间仍无任何差异。Piriou 及其同事[307] 将 72 例患者随机分配到体外循环前接受 1.0 MAC 七氟烷 15min 继以 15min 洗脱的七氟烷组或安慰剂组。结果显示，七氟烷 APC 并没有减少术后肌钙蛋白 I 的释放，也没有影响心房组织中关键蛋白激酶（包括外生 -5'- 核苷酸酶、PKC、PTK、p38 MAPK）的活性；而这些激酶此前均已证实参与了挥发性麻醉药诱导的心肌保护作用。七氟烷 APC 可减少术后心排血量降低患者的数量，但需要正性肌力药物支持的患者数量两组间相似[307]。在一项迄今最大的单中心随机临床研究中，De Hert 及其同事[308] 对 414 例接受体外循环 CABG 患者进行了研究，比较了地氟烷、七氟烷及丙泊酚为基础的麻醉对心肌坏死和远期预后的影响[308]。两组间肌钙蛋白 T 释放峰值和 1 年期死亡率是相似的，但与全凭静脉麻醉相比，挥发性麻醉药组患者住院天数有所减少。另一项对 100 例 CABG 患者随机接受舒芬太尼 - 异氟烷或舒芬太尼 - 丙泊酚麻醉的研究表明，两组间术后肌钙蛋白 I 释放、ICU 和总住院时间、短期和长期发病率和死亡率也均相似[309]。对于这些结果的解释需要相当谨慎，因为天然的（如吗啡）和合成的阿片类药物（如芬太尼、舒芬太尼）也可产生心肌保护作用，且此作用不依赖于挥发性麻醉药或其他参与预处理的药物[310-311]。100 例行二尖瓣手术的冠心病患者，接受持续性七氟烷麻醉与丙泊酚麻醉相比，其肌钙蛋白释放峰值和 1 年期死亡率相似[312]。这些数据支持之前的一项研究结果，对行二尖瓣手术的冠心病患者，地氟烷 APC（体外循环前进行 30min 的预处理）与丙泊酚相比并无选择性心肌保护作用[313]。

三项 meta 分析表明，心脏手术期间使用挥发性麻醉药与使用静脉麻醉药相比，最有可能降低心肌坏死的严重性，但这一保护作用能否转变为远期临床转归的改善仍是未知。Symmons 和 Myles[314] 对 27 项包含 2979 例 CABG 患者的研究进行了分析[314]。接受挥发性与静脉麻醉的患者相比，术后肌钙蛋白 I 释放减少，体外循环后心脏指数提高，正性肌力药物需求减少，但两组间心肌缺血发生率、术后心肌梗死发生率、ICU 滞留时间、住院期间死亡率无差别。Yu 和 Beattie[315] 对 32 项包含 2814 例患者的研究进行分析，确认了 CABG 术中使用挥发性麻醉药相较于静脉麻醉药可降低术后肌钙蛋白 I 的释放[315]。尽管有这些证据，作者们仍不能为挥发性麻醉药可改善临床转归这一假说提供实质性的证据。总体来说，这两项对大规模临床试验的 meta 分析表明，挥发性麻醉药与以阿片类药物为基础（发表于 20 余年前[282-283]）的麻醉相比，对行心脏手术的患者更具安全性，这也回应了异氟烷与冠脉窃血的争议。后续的研究也是非常重要的，因为其结果表明麻醉方式本身对于心脏手术患者的远期预后并不是一个重要的决定性因素。

与之前的两项 meta[314-315] 分析的结果不同，另一项对 1922 例心脏手术患者的 22 项研究的 meta 分析表明，相较于静脉麻醉，吸入麻醉药与术后心肌梗死发生率的下降（2.4% vs. 5.1%；P = 0.008）和病死率（0.4% vs. 1.6%；P = 0.02）的降低密切相关[316]。造成这些结论不同的原因仍未明确，特别是考虑到许多相同的原始临床试验都包含于这三项 meta 分析中。然而，另外两项研究提供了额外的间接证据，表明使用挥发性麻醉药与静脉麻醉药相比也许能够提高患者的远期预后。意大利 64 个心脏手术中心对 34310 例接受 CABG 患者进行了纵向的、风险校正的分析，研究了使用挥发性麻醉药是否与患者 30d 死亡率降低存在关联[317]。作者的结论为使用挥发性麻醉剂与 30d 的死亡率下降存在弱的但有统计学意义的相关性（r^2 = 0.07；P = 0.035）。但这项研究无对照及回顾性的实验设计，估计不是直接计算 30d 死亡率的统计学方法，使其对结果的解释带有局限性。即便如此，此项研究结果提示挥发性麻醉药与 CABG 患者围术期预后间可能存在着关联。相似的，另一项对 10535 例患者的回顾性分析表明，与以丙泊酚为基础的麻醉相比，对于近期无心肌梗死或不稳定型心绞痛（模仿了 IPC 作用）的患者来说，七氟烷麻醉可降低其 30d 死亡率（2.28% 对 3.14%；P = 0.015）[318]。然而，从整体上看，两组间 30d 死亡率和术后心肌梗死发生率并无差异。

总体来说，这些临床试验的结果及 meta 分析表明，在心脏手术中使用挥发性麻醉药相较于静脉麻醉，可减少心肌坏死的程度并相对保护术后 LV 的功能。已有文献报道了急性预处理策略对临床心肌的保护作用，但这些结果与大量心脏手术中全程使用挥发性麻醉药的数据相比，显然缺乏说服力。延迟性 APC 或 APostC 策略是否有利于心脏手术患者仍有待研究。也许最值得注意的是，仅有少数研究直接表明，对于行心脏或非心脏手术的患者，使用挥发性麻醉药可改善其近期或远期转归，降低术后主要心脏不良事件的发生率。基于以上的观点，近期美国心脏病基金会和美国心脏病学协会（ACCF/AHA）指南中，提倡对包括行非心脏手术[319] 在内的、存在心肌缺血风险的患者使用挥发性麻醉药进行心肌保护，可能显得为时过早[320-321]。对累积的数据进行如此严格的解释是否真正有效，值得进一步更为细致的探讨。

有几个原因能够解释，在实验室中观察到的挥发性麻醉药对缺血再灌注损伤显著的保护作用为何不能转化为同样有效的临床效果[322]。首先，挥发性麻醉药可能通过直接或间接的全身作用，以剂量相关的方式影响肺、冠状动脉的血流动力学，以及自主神经系统，由此大大改变了心肌氧供 - 氧耗的平衡。在可控条件下，这些变化可降低心肌耗氧量和缺血状态下的心肌负担，但这种有益的影响可能会因为心脏手术或体外循环所造成的强大应激而抵消或压制。大多数接受心脏手术的患者为老年人且并存多种疾患（例如：高血压、糖尿病、高胆固醇血症），这些因素可能会导致心血管异常。实际上，在实验动物中已经证实高龄[52]和糖尿病[29]可减弱或阻断 APC 效应。心脏手术患者为控制其并存疾患，通常需要长期服用多种治疗药物；此外其他麻醉药、镇痛药及血管活性药、均可能影响心脏手术中挥发性麻醉药的潜在益处。冠状动脉侧支血流量是缺血后心肌敏感区域耐受性的关键因素，在缺血 - 再灌注损伤实验模型中相对容易量化，但这些心肌灌注的替代线路是高度可变的，很难对伴有冠心病的患者进行量化。

心肌缺血损伤风险的相对程度，可能是为什么迄今所进行的临床调查仍未表明挥发性麻醉药对实施心脏手术患者产生有利影响的最重要解释。观察有意而为的严重缺血再灌注损伤病理过程，而不给予任何可以减轻损伤的干预，这几乎是所有实验室研究的共同特点。例如，对全心进行长时间冠状动脉结扎后继以若干小时的再灌注，从而产生大面积的心肌梗死是常规的研究手段，其大小经常超过 LV 风险面积50%。这种实验模型提供了一个清楚的易于测量的研究终点（心肌梗死面积），并以此来鉴别挥发性麻醉药是否可降低缺血损伤程度。其他常用模型（例如，Langendorff 制备模型、离体心房或心室肌细胞）可能采用其他研究终点来量化损伤，但这些模型都有一个共同的特征：心脏或其细胞成分受到严重的缺血 - 再灌注或缺氧 - 再氧合的损伤。与之相反，在择期心脏手术中，如此高风险缺血的心肌大幅度减少，除非术中出现意外冠状动脉闭塞。实施传统 CABG 或瓣膜手术的患者体外循环过程中，全身性或局部低温，间歇性或持续性顺行 / 逆行灌注，以及心肌减压被常规用来减少全心缺血损伤。同样的，在心脏位置变化的过程中，通过静脉输液或血管活性药物以维持冠状动脉灌注压；在远端吻合的过程中，使用冠脉内分流技术以保持心肌的持续灌注。这些技术的常规应用保护了 OP-CAB 或 MID-CAB 术中全心或局部心肌细胞的完整性。当对有缺血风险患者实施心脏手术的过程中，一位警惕的麻醉医生的作用无比重要，因为对心

肌缺血积极预防，及时识别，快速而有效的处理是这一过程中的关键所在。更敏感的临床研究终点（例如，心肌坏死或功能的生化分析，血管活性药物的使用，ICU 滞留时间或住院周期）也被用来评估不显著的缺血性损伤。

此后的研究考虑到了有缺血风险的心肌细胞在基础实验与临床研究间数量上的巨大差异。在心导管置入术中，对冠状动脉阻断后再灌注引起的急性 ST 段抬高型心肌梗死患者，肌钙蛋白 I 和 T 的释放峰值及持续浓度可准确预测其梗死面积，LV 功能障碍，以及远期临床转归[323]。值得注意的是，急性心肌梗死患者行经皮冠状动脉介入术后观察到的肌钙蛋白 I 和 T 峰值浓度（分别为 450ng/ml 和 4.7ng/ml）相较于七氟烷或丙泊酚麻醉的 CABG 术中浓度至少高出数倍。例如，行丙泊酚麻醉的择期 CABG 术后 24h，肌钙蛋白 I 和 T 的峰浓度分别大约为 6ng/ml 和 1ng/ml[286, 308]。这些数据清楚地表明，CABG 术中遭受缺血损伤的心肌细胞的数量与心肌梗死相比要相对少得多。在这种情况下，由挥发性麻醉药所致心肌坏死的减少推断出其对短期或长期患者转归的改善，如果没有精心实施的、大规模的、倾向性匹配的包含成千上万例患者的随机临床试验，要想推断出如此细微差别的统计学差异，几乎是不可能的。最近的一项研究结果显示，IPC 联合 APC 未能对 CABG 患者产生额外的心肌保护作用，也可以归因于以上的解释，因为真正受缺血风险影响的心肌数量是如此之少[324]。另一方面，临床研究数据提示，即使只有少量的心肌细胞存在缺血风险[320-321]，挥发性麻醉药也可减少损伤并产生适度的短期效益。因此，当大面积的心肌发生缺血再灌注损伤时，通过与实验室明确的研究结论相结合，小规模的临床研究依然可以提供令人信服的，尽管是间接的试验结果，表明挥发性麻醉药可能确实发挥重要的保护作用并由此改善患者转归。从这一角度来看，基于间接证据的 ACCF/ AHA 指南是无可非议的。然而，需要手术室内更进一步的研究，以此来令人信服地回答，对行心脏手术或非心脏手术的患者，挥发性麻醉药能否通过降低主要不良心脏事件的发病率和严重程度，产生确切的临床抗缺血损伤作用。

循环系统的神经调控

动物实验中，挥发性麻醉药不同程度地抑制压力感受器对动脉压的反射性调控作用。通过抑制中枢神经系统对压力感受器传入冲动的整合、减弱自主神经系统冲动的传出、降低神经结冲动的传递以及效应器

官的反应性等作用，达到抑制压力感受器反射性活动的目的。挥发性麻醉药增强静息状态传入神经的冲动传递，并通过 Ca^{2+} 依赖性机制增强动脉压力感受器的敏感性。挥发性麻醉药可增强压力感受器的敏感性和放电频率，从而持续降低了整个交感神经系统的活动，并减弱交感神经对动脉压降低的反应。临床相关浓度的异氟烷、氟烷、恩氟烷抑制体内节前交感的传出活动。挥发性麻醉药也降低节后交感神经活动，提示挥发性麻醉药抑制交感神经活动的重要机制是减弱神经结冲动的传递。通过测定内源性血浆去甲肾上腺素的动力学也可证明挥发性麻醉药抑制交感神经冲动传出。异氟烷和氟烷更多地通过抑制去甲肾上腺素的溢出而不是清除作用，不同程度地降低血浆去甲肾上腺素的水平。挥发性麻醉药同样也削弱副交感神经系统的功能。通过直接检测副交感神经活动发现氟烷会抑制迷走神经的传出活动。相关研究表明，挥发性麻醉药抑制动脉压升高引起的反射性心动过缓，从而支持了上述观点。氟烷和异氟烷麻醉对副交感和交感神经系统传出活动的抑制程度相同。

挥发性麻醉药对健康人心血管系统的中枢调节的影响尚不完全清楚，对有自主神经功能障碍患者的影响也尚未见报道。与相同 MAC 的异氟烷相比，氟烷和恩氟烷抑制压力感受器对心率的反射性调节作用更强。与芬太尼、地西泮、氧化亚氮麻醉相比，传统挥发性麻醉药抑制压力感受器的功能更强。在年轻志愿者，氟烷麻醉时，压力感受器介导的外周血管张力调节作用也受到抑制。通过微型神经影像学直接测定发现，当低血压程度相同时，浓度稳定的七氟烷抑制交感神经的活动比异氟烷强。这些发现与给人快速增加地氟烷的吸入浓度会引起交感活动过度的现象很类似。重要的是，对自主神经功能障碍的老年人或有原发性高血压、糖尿病、心力衰竭的患者，挥发性麻醉药对压力感受器反射性调控循环系统的影响可能会明显改变。

氧化亚氮与心血管功能

心血管功能

心肌收缩性与左心室舒张功能

实验表明氧化亚氮对乳头肌和离体心肌均可产生直接的负性变力作用，但氧化亚氮对实验动物和健康志愿者心肌收缩性影响的结果相互矛盾。与在体实验结果的明显矛盾可能与以下几个问题有关。由于氧化亚氮可以增强交感神经系统的张力，因此我们观察到

的收缩功能变化，受氧化亚氮对体循环或自主神经系统反射性效应的影响。由于低于 1 个大气压的氧化亚氮分压不会产生完全的麻醉作用，因此单独使用氧化亚氮进行研究难以实施以及解释。氧化亚氮对收缩功能的作用受各种基础麻醉药的影响。此外，由于缺乏非负荷敏感性心肌收缩性的测量方法，人们只能定量地评价氧化亚氮对正常心脏内在变力状态的影响。

对局部前负荷充盈性每搏作功（PRSW）的研究表明，无自主神经支配的犬，在异氟烷或舒芬太尼麻醉下，氧化亚氮抑制其心肌收缩性。在舒芬太尼或异氟烷麻醉下，70% 的氧化亚氮对此指数的抑制率分别为 28% 和 41%。这些结果表明 70% 的氧化亚氮抑制心肌收缩性的程度约与 1MAC 的异氟烷相当。在急性植入监测仪器的犬应用左心室收缩末期压力 - 容积关系进行评估时有相似的发现。这种氧化亚氮介导的心肌抑制效应可被同时增加的交感神经张力所抵消。已有左心室功能不全时，氧化亚氮的负性变力作用更加明显。另外，在冠心病、瓣膜病或左心室功能不全患者，氧化亚氮对收缩功能的抑制作用胜过该气体的轻度拟交感作用，氧化亚氮并不能进一步增强已经提高了的交感神经系统的活性。

氧化亚氮对左心室舒张功能的影响尚不清楚。氧化亚氮在降低收缩功能的同时，轻度增加雪貂乳头肌最大伸长速率和最大力下降速率。但对等容或等张舒张速率没有影响，这表明氧化亚氮并未真正改变心肌舒张功能。在急性植入监测仪器犬的实验中，氧化亚氮能轻度增加左心室心腔僵硬程度，并缩短左心室早期充盈。临床证据支持上述的研究结果，该证据表明对体外循环下 CABG 患者，氧化亚氮可引起左心室舒张功能不全。在体外，氧化亚氮使细胞内 Ca^{2+} 的瞬变呈剂量相关性地降低。这表明氧化亚氮抑制心肌收缩性和降低收缩活动与可利用的 Ca^{2+} 有关。氧化亚氮不影响肌原纤维对 Ca^{2+} 的敏感性或 SR 对 Ca^{2+} 的摄取与释放。另外，氧化亚氮也不影响舒张期 Ca^{2+} 瞬变，提示氧化亚氮并不改变心肌的舒张动力学。

血流动力学

评价氧化亚氮对人体血流动力学的影响，会因受到同时使用的其他挥发性麻醉药、阿片类药物、其他麻醉辅助药物以及有无心血管疾病等因素的影响而变得复杂。氧化亚氮的临床使用浓度（40% ~ 70%）可轻度增加健康志愿者的心率。使用高压氧化亚氮或与其他挥发性麻醉药合用时可轻度增加心率。冠状动脉疾病的患者接受异氟烷麻醉时，复合氧化亚氮会引起心率下降。心脏手术的患者使用吗啡或芬太尼麻醉

时，心率会有所降低。60%的氧化亚氮可轻度增高人类的动脉压。高压氧化亚氮或在志愿者接受挥发性麻醉药麻醉时，也可出现动脉压的增高，这与其轻度的拟交感作用是一致的。其他研究也表明，在保持恒定MAC值的异氟烷、地氟烷麻醉下，用挥发性麻醉药部分代替氧化亚氮并不影响或只轻度增加动脉压。相反，患有冠状动脉疾病的患者接受氧化亚氮麻醉时，无论是否给予阿片类药物动脉压力都会降低。

在氧气中混合吸入60%氧化亚氮会轻度增加志愿者的心排血量和每搏作量。但是，给予高压氧化亚氮，心排血量则保持不变。与单独使用氟烷相比，同时给予志愿者氟烷和氧化亚氮，可增加交感神经系统张力，显著提高心排血量。氧化亚氮复合异氟烷或地氟烷麻醉时，也会轻度增加心排血量。相反，氧化亚氮可降低健康志愿者和接受阿片类药物的心脏病患者的心排血量和每搏量。高压氧化亚氮（1.5MAC）可轻度降低体循环血管阻力。相反，与不用氧化亚氮相比，挥发性麻醉药复合氧化亚氮时，体循环血管阻力要高得多。预先给予神经节阻滞药物六烃季铵会减弱氟烷和氧化亚氮麻醉时轻度增加体循环血管阻力的效应，这与降低交感神经张力是一致的。也有报道称氧化亚氮可增加志愿者或阿片类药物麻醉下心脏病患者的体循环血管阻力。

氧化亚氮会增加清醒志愿者的静脉张力，并降低其静脉容量。冠心病患者使用吗啡和地西泮或挥发性麻醉药麻醉时，氧化亚氮会轻度增加其肺动脉压力和肺血管阻力。因此，在人体，使用氧化亚氮麻醉时，其增加静脉张力、提高肺血管阻力、抑制收缩功能等联合作用可能促使中心静脉压增加。高压氧化亚氮麻醉时，在增加肺血管阻力的同时，也能提高中心静脉压。氧化亚氮可抑制肺对去甲肾上腺素的摄取，增加肺血管中可检测的血浆去甲肾上腺素水平，这种作用在一定程度上可以解释氧化亚氮麻醉时，肺血管阻力特异性的增加。对于肺动脉高压的成人及肺血流增加的儿童，氧化亚氮增加肺血管阻力的作用将更加显著。将氧化亚氮用于新生羔羊，其肺动脉压力和肺血管阻力也会增加。这种肺血管阻力的升高会反向增加右向左的心房或心室的分流，因此会影响先天性心脏病患者的动脉氧合作用。

心肌电生理学

在人体，氧化亚氮和挥发性麻醉药或阿片类药物联合使用时，可引起可逆的房室分离。氧化亚氮复合氟烷麻醉，可降低心律失常的阈值。这往往是由于氧

化亚氮激活交感神经系统和氟烷增强心肌敏感性的共同作用。与单用氟烷麻醉相比，氧化亚氮和阿片类药物联合应用时会降低心律失常的发生率。

冠状动脉循环

在体外实验中，氧化亚氮对冠状动脉血管不产生直接的作用。该麻醉气体在改变犬冠脉血流的同时也改变了MVO$_2$。在冠脉疾病的实验模型中，氧化亚氮可降低肌节的收缩作用，增强收缩后的缩短作用，引起跨膜血流重新分布，并使血液优先流向心外膜下（如降低心内/外膜的比值）。氧化亚氮也抑制犬顿抑心肌的收缩功能恢复，而与异氟烷相反，氧化亚氮不会减少大鼠心肌梗死面积[325]。这些数据提示，在短暂或长期冠状动脉闭塞和再灌注之前或在此期间给予氧化亚氮不会产生心脏保护作用。氧化亚氮引起的交感神经系统激活以及心肌氧供和MVO$_2$平衡失调，可能是其在可逆或不可逆缺血损伤中均无保护作用的机制。联合使用挥发性麻醉药时，氧化亚氮降低心肌的MVO$_2$和氧摄取；而对于存在冠脉疾病的患者，如果同时降低动脉压，可能会加重心肌缺血。然而，通过经食管超声技术发现，挥发性麻醉药或阿片类药物和氧化亚氮联合应用时并不增加这类患者局部室壁运动异常的发生率。

循环系统的神经调控

对于使用挥发性麻醉药麻醉的志愿者，氧化亚氮可引起瞳孔扩大、出汗、增加体循环血管阻力、中枢血容量和前臂血管阻力，这表明氧化亚氮能激活交感神经系统。随后的研究中，对志愿者使用微型神经影像仪发现，氧化亚氮确实增加交感神经的活动，尤其是在最初吸入氧化亚氮的15~30min内。使用氧化亚氮可减弱压力感受器反射性调控心率的能力，但仍保留交感神经冲动传出至周围血管的调节能力。这些结论提示氧化亚氮不改变交感性血管收缩对动脉压维持的作用，同时也部分解释了氧化亚氮麻醉时血流动力学相对稳定的原因。

氙　气

1939年Behnke和Yarbrough报道了美国海军潜水员，在高压条件吸入氩气或氮气与氧气的混合物可出现"麻醉""精神模糊"和"神经肌肉功能障碍"[326]。这些开创性的工作首次提出惰性气体具备产

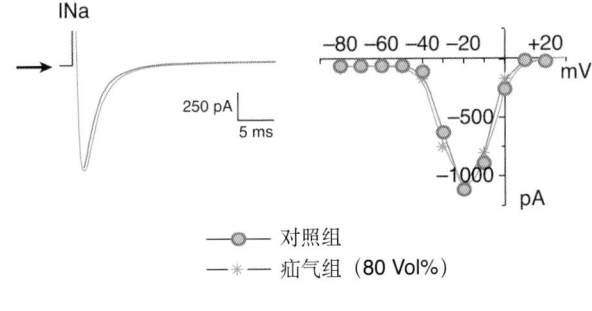

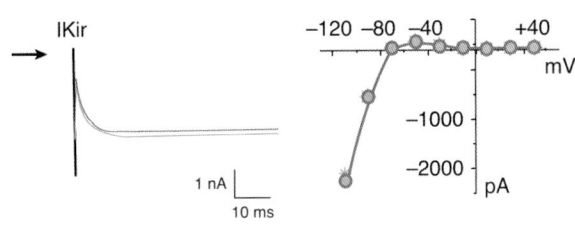

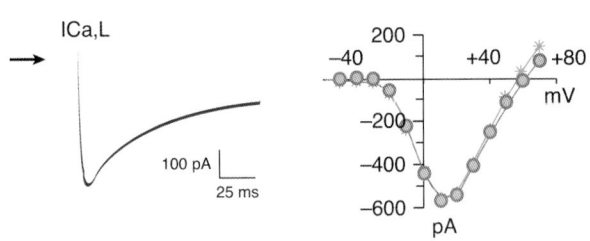

图 28-19　80 Vol% 氙气对单个心肌细胞离子电流的影响（左侧）。跟踪记录三个不同心肌细胞的电流。测试电位 I_{Na}：-20mV；I_{Kir}：-110mV；$I_{Ca,L}$：+10mV。维持电位：I_{Na}：-110mV；I_{Kir}：-40mV；$I_{Ca,L}$：-50mV。图中显示了 I_{Na}、I_{Kir}、$I_{Ca,L}$ 相应的电流 - 电压关系（右侧）*(From Stowe DF, Rehmert GC, Kwok WM, et al: Xenon does not alter cardiac function or major cation currents in isolated guinea pig hearts or myocytes, Anesthesiology 92:516-522, 2000.)*

生麻醉的潜力。随后在第二次世界大战结束不久对氙气的实验中，在小鼠[327]及人类志愿者[328]中证实了这一假设。氙气具有非常低的血气分配系数（0.115），可产生快速的麻醉诱导和苏醒。氙气不致畸，不能进行生物转化，可在常压下产生麻醉和镇痛效应（1.0 MAC = 71%）[15]。氙源自放射性重金属的 α 粒子衰变，如铀和钍。大气中存在微量的氙气［1:11 500 000（$8.7×10^{-6}$%）］，并可从低温序列精馏的液化空气中提取。因此，与氧化亚氮和挥发性麻醉药不同，氙气不影响臭氧层。目前使用的吸入麻醉药已被确定为强烈的温室效应气体，其增加了导致气候变化的源于人类的活动，因此氙气的自然特性显得更为重要[329]。氙气的昂贵源于其稀有性；只有少量的氙气可用于全身麻醉。全世界每年氙气的产量约 900 万~1200 万升。在过去的十年中，尽管其相对的稀缺性和昂贵的制造

成本，氙气已被俄罗斯、德国、法国和英国批准用于临床使用。对传统麻醉机进行相对简单的改造及新式小型低温废气循环系统的应用，使得在密闭环路麻醉技术中的氙气相对于其他吸入性麻醉药更具成本效益和竞争性[330-331]。

不同于挥发性麻醉药和氧化亚氮对伴或不伴心脏疾病患者血流动力学的抑制作用，氙气对心血管系统基本无影响[12, 332]。例如，氙气不改变一定电压范围内离体心肌细胞的 Na^+、$L-Ca^{2+}$ 以及内向型 K^+ 通道的电流幅度，此种惰性麻醉气体对 Langendorff 制备模型的心功能指标也无影响（图 28-19 和图 28-20）[333]。氙气不改变离体心室肌细胞对 Ca^{2+} 和异丙肾上腺素的变力性反应，也不增加其收缩反应速率[334]。与等效 MAC 的地氟烷和异氟烷相比，氙气不影响离体人心房肌细胞的电压门控 Ca^{2+}，对瞬时外向 K^+ 电流有极小的抑制作用[335]。氙气麻醉对体内中度通气不足所致的循环反应也无不利影响[336]。对充血性心力衰竭之前或之后异氟烷麻醉的犬类，氙气麻醉不改变其 LV 收缩与舒张功能及整体血流动力学的有创性指标。氙气对血流动力学影响极小，不影响心肌梗死和慢性 LV 功能障碍兔的心肌收缩功能[337]。与这些实验结果相一致，几项临床研究也证实，氙气麻醉对伴或不伴心脏疾患的患者具有显著的心血管稳定性。健康志愿者正电子成像技术显示，氙气麻醉对冠状动脉血流动力学及局部脑灌注影响甚微[338-339]。经食管超声心动图表明，行腹部手术接受 65% 氙气 - 氧气麻醉的患者 LV 功能无改变。择期手术中接受 60% 氙气 - 氧气与接受 60% 氧化亚氮 -0.5% 异氟烷麻醉相比，患者整体性血流动力学无改变且麻醉复苏更迅速[340]。另一对择期手术患者的研究表明，相对于丙泊酚 - 瑞芬太尼麻醉，氙气 - 瑞芬太尼麻醉可使患者的平均动脉压保持在清醒时的状态[341]。能够维持自主神经系统介导的调节功能，可能是氙气麻醉期间保持血流动力学稳定的主要因素[342]。对于冠心病行非心脏手术[343]和充血性心力衰竭复律 - 除颤器植入术后[344]的患者，氙气麻醉可很好地维持其平均动脉压和 LV 功能。对体外循环 CABG 患者的 I 期临床试验，进一步证实了氙气麻醉的心血管安全性[345]。

结合氙气在实验室及临床应用中表现，其对心肌缺血损伤的保护能力尤为令人瞩目[346]。Preckel 及其同事[346]首次报道了长时间冠状动脉闭塞后再灌注初始 15min 予以 70% 氙气处理（后处理）可减少兔心肌梗死面积[346]。由于氙气对心血管系统、电生理、正性肌力状态、冠状动脉血流基本无影响，其保护效应可能不是由血流动力学影响的心肌氧供 - 氧耗间平衡所造

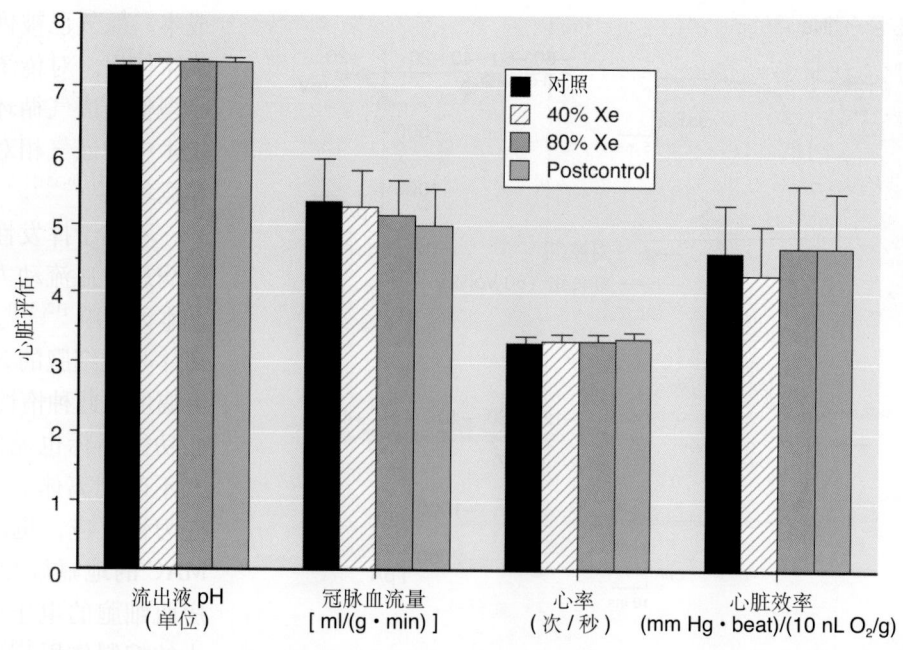

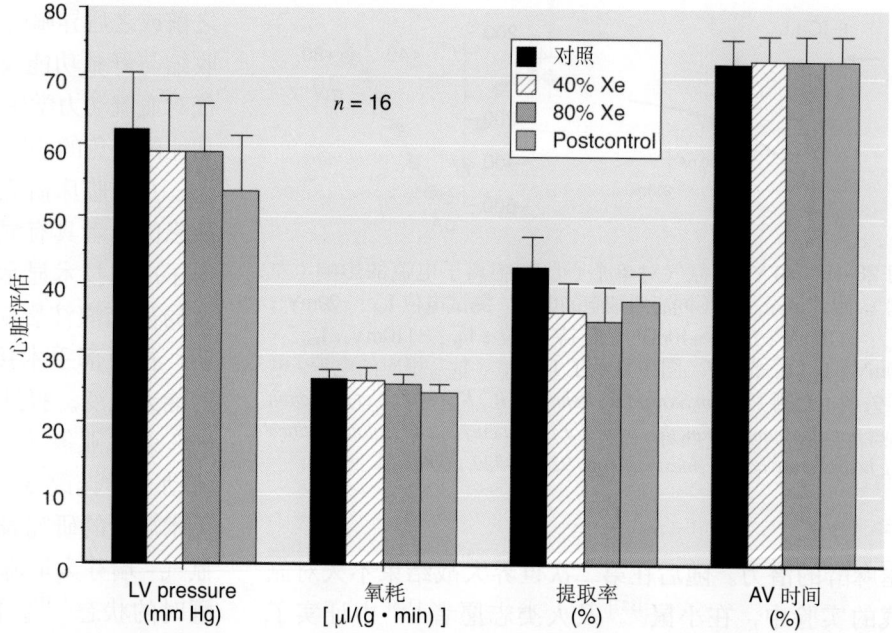

图 28-20 持续恒压灌注两种不同浓度氙气-乳酸林格液-红细胞溶解液对豚鼠离体心脏八种心脏评估指标无影响。AV：房室；LV pressure：左心室舒张末压力；Postcontrol：氙处理后对照 *(From Stowe DF, Rehmert GC, Kwok WM, et al: Xenon does not alter cardiac function or major cation currents in isolated guinea pig hearts or myocytes, Anesthesiology 92: 516-522, 2000.)*

成的[346]。另一项研究表明，短暂冠状动脉闭塞-再灌注之前和之后予以 75% 氙气处理，能够增强顿抑心肌的功能恢复，且此作用不依赖于全身血流动力学及冠脉侧支血流灌注的改变[347]。Weber 及其同事[348] 随后证明，长时间冠状动脉闭塞-再灌注前，予以三个周期的短暂性 70% 氙气-氧气（5min）间隔 70% 氮气-氧气（5min）处理，可降低在体心肌梗死面积[348]。氙气预处理（XePC）心肌保护的程度与 IPC 和 APC 相似。作者进一步的研究表明，预给 PKC 和 p38 MAPK 抑制剂可以阻断 XePC。此外，氙气还可引起 PKC-ε 的翻译后修饰及从胞质到肌纤维膜的易位，此作用为

p38 MAPK 依赖性且同时伴有该酶的激活（图 28-21）。这些结果与在 IPC 和 APC 中观察到的结果相似。

进一步的研究也支持这一假设：XePC 的发生机制实际上与其他形式的预处理极为相似。例如，APC 和 XePC 效应中，p38MAPK 两个重要的下游靶点 MAPKAPK-2、Hsp-27 被证明是必不可少的[86]。MAP-KAPK-2 磷酸化 Hsp27，从而推动其易位至心肌细胞肌动蛋白骨架蛋白，并促进肌动蛋白骨架蛋白结构的稳定。相似于 APC，XePC 可磷酸化 MAPKAPK-2 和 Hsp27，预给 PKC 和 p38 MAPK 抑制剂可阻断此作用。此外，XePC 还可增强 Hsp-27 易位，提高 F-肌动蛋白

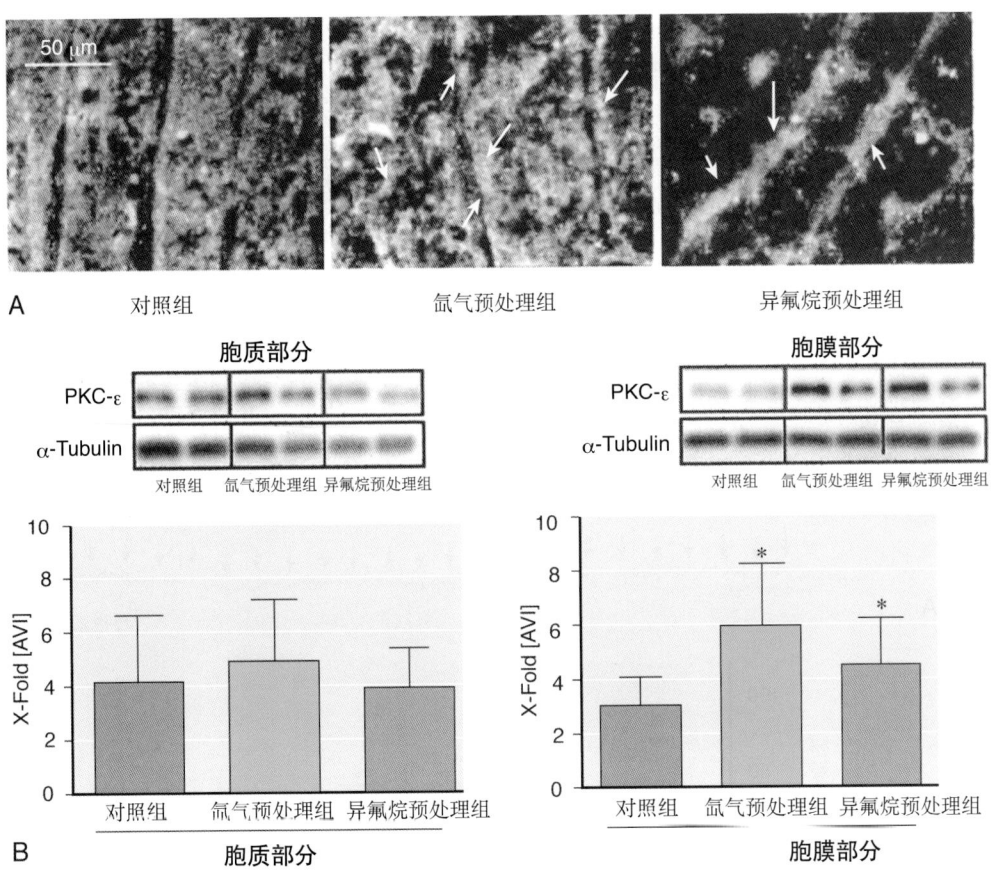

A　　　　　对照组　　　　　　氙气预处理组　　　　　异氟烷预处理组

胞质部分

PKC-ε
α-Tubulin

对照组　　氙气预处理组　异氟烷预处理组

胞膜部分

PKC-ε
α-Tubulin

对照组　　氙气预处理组　异氟烷预处理组

B　　胞质部分

胞膜部分

图 28-21　A. 对照组、氙气预处理组和异氟烷预处理组典型 ε 亚型蛋白激酶 C（PKC-ε）免疫印迹；B. 对照组、氙气预处理组和异氟烷预处理组 PKC-ε 结果分析。免疫蛋白印迹内参为 α- 微管蛋白（α-Tubulin）。直方图表示平均光强度（AVI）密度提高的倍数（X-Fold）。*P <0.05，与对照组相比有显著差异 *(From Weber NC, Toma O, Wolter JI, et al: The noble gas xenon induces pharmacological preconditioning in the rat heart in vivo via induction of PKC-epsilon and p38 MAPK, Br J Pharmacol 144: 123-132, 2005.)*

聚合及磷酸化 Hsp27 和 F- 肌动蛋白的共定位。因此，通过 p38 MAPK 介导激活的 MAPKAPK-2 和 Hsp27，XePC 与细胞骨架相连接。这些结果提示，XePC 过程中通过选择特定蛋白转运至胞内特定位置的方式，易化其心肌保护作用。线粒体 K_{ATP} 和其他预处理及后处理中起核心作用的信号激酶，在 XePC 过程中均发挥重要作用。例如，选择性线粒体 K_{ATP} 拮抗剂可阻断在体 XePC 诱导的心肌梗死面积减少、PKC-ε 磷酸化及 PKC-ε 的膜易位 [349]。此外，选择性 PI3K 拮抗剂不仅阻断了 XePC 的心肌保护作用，而且抑制了 Akt 及另一种 PI3K 相关酶的磷酸化 [350, 351]。XePC 直接增强了 ERK1/2 的磷酸化及从胞质到胞核的易位，而预给此种酶上游激活子的拮抗剂则可阻断 XePC 诱导的心肌保护作用 [350]。值得注意的是，XePC 并不磷酸化应激活化的 p46/p54 MAPK ［也被称为 c-Jun-N-terminal kinases1/2 和 3 (JNK1/2 和 3)］。此酶复合物的特异性抑制剂也不能阻断 XePC 所致的心肌梗死面积减少。这些结果表明，氙气能够选择性地激活一些信号激酶而不影响其他，而且 XePC 与 IPC 间存在至少一个重要差别，即参与 IPC 效应的 p46/p54 未参与 XePC[350, 352]。尽管 XePC 与 IPC 间存在相对较小的信号转导差异，氙气与 APC[108] 和 IPC[105] 同样可直接抑制离体心室肌细胞线粒体 Ca^{2+} 诱导的 mPTP 开放 [351]。如前所述，

mPTP 被认为是预处理及后处理主要的终末效应器。因此，XePC 过程中维持线粒体的完整性也是极其重要的（图 28-22）。

氙气通过有利性调节内皮细胞 - 中性粒细胞的交互作用，对心肌可逆或不可逆性缺血损伤均有保护作用。对离体人中性粒细胞的研究表明，无论增强中性粒细胞活性的刺激因素存在与否，氙气均可影响细胞黏附分子的表达。氙气降低了中性粒细胞中黏附分子 P- 选择素糖蛋白配体 -1（中性粒细胞在内皮细胞表面滚动调节子）和 L- 选择素的表达。氙气也可抑制外源性刺激诱导的 L- 选择素表达增加，但对 β2- 整合素（CD11a 和 βCD11b）无影响。选择素可启动中性粒细胞与内皮细胞相接触，而 β2- 整合素对中性粒细胞的牢固黏附及其通过内皮细胞的后续迁移是必需的。因此，在缺血 - 再灌注损伤过程中，氙气可减轻中性粒细胞与内皮细胞间的黏附，但不影响它们的迁移 [353]。然而，另一项结果研究不支持此结论，因为氙气不影响体外循环激活的中性粒细胞中细胞因子和黏附分子的表达 [354]。最近，在人脐静脉内皮细胞中研究了氙气对 TNF-α 诱导的细胞黏附分子和 NF-κB 表达的影响 [28]。与在挥发性麻醉药中观察到的结果相似，氙气阻断了 TNF-α 诱导的细胞黏附分子表达并降低了 NF-κB 的转录活性，提示氙气可以通过血管内皮细胞内这些因子的有利性调

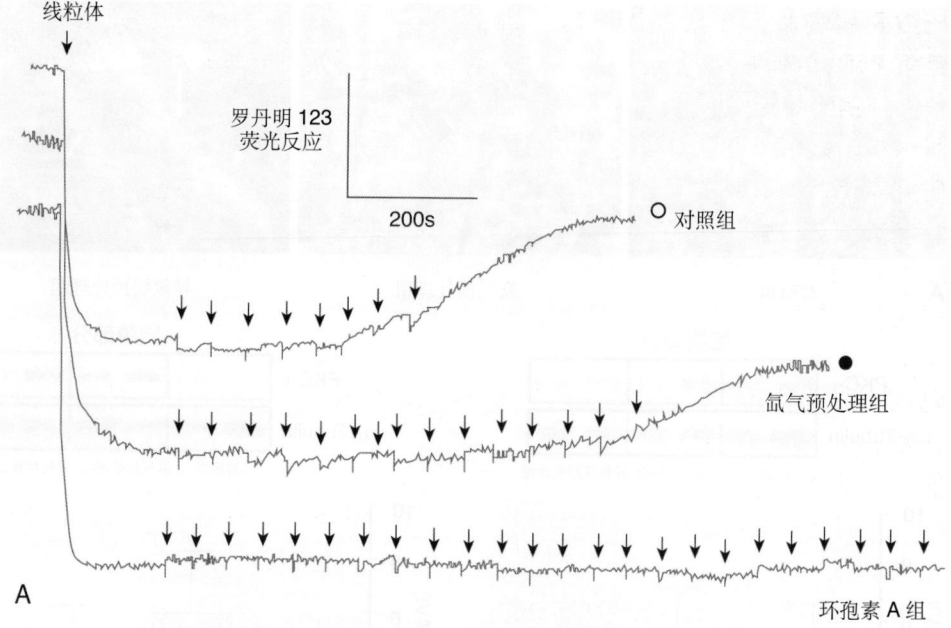

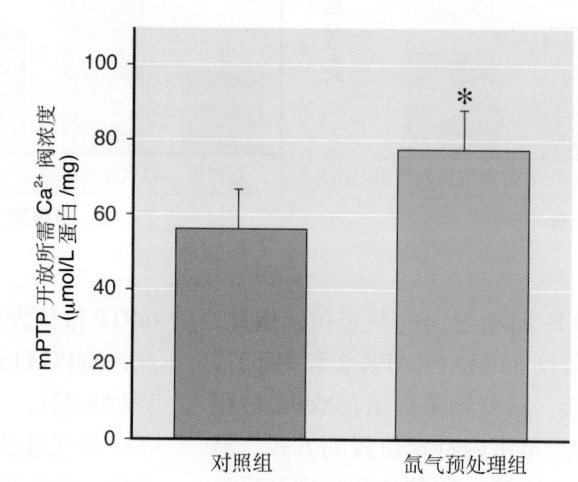

图 28-22 氙气预处理对离体线粒体通透性转换（mPTP）开放的影响。**A.** 钙离子浓度（Ca^{2+}）增高时，线粒体膜电位变化典型记录图。箭头表示 Ca^{2+} 增加 5μmol/L。通过 mPTP 序贯 Ca^{2+} 负荷检测由 mPTP 开放及线粒体 Ca^{2+} 释放所致的去极化。氙气预处理延迟了去极化，表明其可抑制 mPTP 开放。空心圆：对照组；实心圆：氙气预处理。mPTP 抑制剂环孢素 A 可阻断去极化。**B.** 直方图结果（n = 6）*(From Mio Y, Shim YH, Richards E: Xenon preconditioning: the role of prosurvival signaling, mitochondrial permeability transition and bioenergetics in rats, Anesth Analg 108:858-66, 2009.)*

节而产生保护作用。此外，在猪 RV 心肌梗死模型中，氙气和异氟烷引起的血浆 TNF-α 和 IL-6 浓度下降程度相似[355]。

同挥发性麻醉药一样，氙气也产生在体的延迟性预处理。Weber 及其同事[356] 的研究表明，长时间冠脉闭塞再灌注前 24h 予以单次 70% 氙气 - 氧气 15min 处理，对心肌梗死具有保护作用[356]。延迟性 XePC 与急性 XePC 相比，其减少心肌梗死的程度相似[348]。与在延迟性 APC 中的发现相似[170]，选择性 COX-2 拮抗剂预处理可阻断延迟性 XePC[356]。增高的 COX-2 活性也介导了迟发性 XePC。其他参与延迟性 APC 及 IPC 的信号分子、蛋白质激酶及转录因子很有可能也在迟发性 XePC 中发挥重要作用，但需要进行进一步的研究以验证此种假设。

氙气选择性地作用于特定生物活性分子并由此保护心肌缺血再灌注损伤的机制仍未阐明[15, 332]。虽然氙的电子轨道已被完全占据，但氙气并非是完全惰性

的。强力的氧化剂可在极低温度下电子化氙并形成共价键[357]，但在正常生理条件下，此惰性气体基本上是不反应的。原子内偶极的形成发生在相对较大氙原子的外层电子轨道（$[Kr]5s^{2}4d^{10}5p^{6}$）上，这可以解释氙气与离子通道、酶、受体间无相互作用，但是这种理论无法解释氙气的选择性作用。在这种选择性作用中，氙气极有可能与上述分子发生了作用。其他非麻醉性惰性气体（例如：氦、氖）已被证明对心肌缺血再灌注损伤具有保护作用[357]，但它们的电子轨道结构均不利于原子内偶极的形成。X 射线晶体衍射学的研究表明，几种丝氨酸蛋白酶的催化位点含有可与氙气特异性结合的区域。许多参与 XePC 的促存活信号激酶为丝氨酸蛋白酶，此酶在物种间具有保守的结构同源性。这些结果提示氙气作用的可能机制，即氙气可通过激活蛋白激酶减轻缺血性损伤。然而，将 X 射线晶体衍射学的结果延伸至完整的心脏是非常困难的，这是因为晶体实验中采用的是高压下结晶的蛋白（氙气

压力 8 ~ 20 大气压）。氙气和氧化亚氮均可占据细胞色素 P450 单加氧酶的血红素袋，在标准大气压下竞争性抑制酶的催化活性。然而，只有氙气能够产生心肌保护，而氧化亚氮则不能 [325]。分子建模和电生理研究表明，通过其苯丙氨酸 758 位点残基 [360] 绑定于甘氨酸结合位点 [359]，氙气和异氟烷均可选择性抑制 N- 甲基 -D- 天门冬氨酸（NMDA）受体活性。这些数据表明，在体内氙气可以选择性地与蛋白复合体相互作用。然而，目前还不清楚为什么氙气可激活一些激酶或受体，而对其他激酶或受体无影响。如前所述，介导了在体 XePC 效应的为 ERK1/2，而不是 c-Jun N-氨基末端激酶 [359]，但是这两种激酶在 IPC 中均发挥作用。因此，确切的选择性氙气 - 蛋白相互作用的生化机制仍未阐明，但药理学证据显著表明氙气可保护心肌缺血再灌注损伤。与其他形式的预处理或后处理相比，此过程激活了诸多相同的信号通路。氙气是否可以对人心肌细胞产生保护作用仍是未知，需要进行进一步的临床研究来确定。

小　结

挥发性麻醉药通过对心脏产生变力作用、变时作用、变传导作用和松弛状态而对心血管系统发挥重要的影响。这些麻醉药也对心脏前负荷和后负荷系统有显著影响。在伴有心血管疾病时，这些药理效应引起血流动力学变化更为显著。氧化亚氮和氙气的影响虽然轻微，但同样重要。挥发性麻醉药和氙气而非氧化亚氮具有心血管保护效应，并可由此改善缺血及再灌注损伤的转归。使用挥发性麻醉药时需要清楚地了解其复杂的心血管药理学效应。

参 考 文 献

见本书所附光盘。

第 29 章　　吸入麻醉药：给药系统

Steven G. Venticinque 和 J. Jeffrey Andrews

卢悦淳　译　　王国林　审校

致谢：编者及出版社感谢 Russell C. Brockwell 在前版本章中所做的贡献，他的工作为本章节奠定了基础。

要　点

- 在任何可能的情形下，当麻醉工作站或呼吸回路是导致通气困难或氧合障碍的可能原因时，正确的决定是立即更换为自张式复苏呼吸囊，先解决通气、氧合，然后排除故障。

- 麻醉工作站使用前检查中最重要的步骤为确定有可用的自张式复苏呼吸囊。

- 口径安全系统（DISS）是设计用来避免医院气体输送管道与麻醉工作站的连接出现错误，轴针安全系统（PISS）是设计用来避免麻醉工作站中气瓶连接错误。两个系统均都可避免出错。

- 如医院管道气体意外连通或被污染，必须采取两项措施：开启备用氧气钢瓶阀门；断开管道气源。否则医院管道气体仍会持续流向患者。

- 正常状态的自动安全阀和配比系统可防止输出低氧混合气，但并非完全可靠。输出低氧混合气的原因有：①气源接错；②安全装置故障或损坏；③安全装置下游泄漏；④联合使用第四种惰性气体（氦）和⑤高浓度挥发性麻醉药（如地氟烷）稀释了吸入气中的氧。

- 供气系统中低压部分（low-pressure section，LPS）为麻醉机易损部位，易出现破损和泄漏。LPS 位于除呼吸回路氧浓度分析仪外其他所有麻醉机安全装置下游，如使用前 LPS 测试方法不当，则可能被遗漏。

- 麻醉机使用前，须仔细检查 LPS 泄漏情况，回路严重泄漏会导致输出低氧混合气和（或）术中知晓（详见 44 章）。

- 一些旧式 Datex-Ohmeda 麻醉机和现代 GE 麻醉机 LPS 内设有单向检测阀，这些设备会进行负压泄漏试验来检测 LPS 泄露，对于此部位没有检测阀的设备，可用手动正压泄漏试验或自动检测 LPS 泄漏。

- 蒸发器泄漏检测：除 GE/Datex-Ohmeda 的 Aladin 盒式蒸发器和 Maquet FLOW-i 麻醉工作站蒸发器外，蒸发器只在开启后才能检测出其内部有无泄漏，机器自检时也是如此。

- 饱和蒸汽压为液体物理性质，它受温度而非大气压力影响。

- 各种旁路式蒸发器内温度补偿装置的主要目的为补偿由挥发性麻醉液体蒸发所导致的液体冷却。

- 地氟烷沸点低、蒸气压高，旁路式蒸发器不可能控制其蒸发。

- 传统旁路式蒸发器中误注地氟烷理论上是灾难性的，会致低氧混合气输出和麻醉药物极度过量。

- 提高呼吸回路中新鲜气体流量将使挥发性麻醉药复吸入减少、麻醉废气增多。

- 麻醉药物使用之前，须检查回路系统泄漏与气流。检测有无泄漏时，快

要　点（续）

速充气使回路系统压力升至 30cmH₂O，然后观察回路系统压力表（静态试验），许多现代麻醉机也具有此项目的自检功能。检测气流目的为排除回路阻塞或阀门故障，需启动呼吸机并使用模拟肺（储气囊）进行动态检测（动态试验）。

- 吸入麻醉药可与二氧化碳吸收剂发生反应产生毒性化合物。七氟烷麻醉期间可产生复合物 A，尤其当新鲜气流量较低时。地氟烷麻醉期间可产生一氧化碳（另见 26 章），尤其当吸收剂较干燥时。降低吸收剂碱性可降低此风险。
- 上升式风箱（风箱于呼气相上升）麻醉机比下降式风箱麻醉机安全性更高，因上升式风箱不能上升至原高度时，回路脱开更易被发现。
- 回路发生泄漏时活塞式和悬挂式风箱麻醉机可能会将空气吸入至麻醉回路中。
- 对没有新鲜气体隔离功能的麻醉机，吸气相快速充氧会导致容量伤和气压伤（尤其在小儿）（另见 93 章），故不宜于机械通气吸气相进行快速充氧操作。
- 旧式麻醉机正压通气期间患者潮气量和气道压随新鲜气流量增加而增加，而大多数新型麻醉机对新鲜气体流量变化实施自动补偿，故麻醉医师应清楚自己所用麻醉机是否有此补偿功能。
- 使用风箱通气机的麻醉工作站废气清除系统会同时清除患者呼出气和风箱驱动气，待清气体量大，故应恰当设置废气清除系统（如足够负压），否则会造成手术室环境污染。
- 废气清除系统的连接管堵塞（呼吸回路和清除系统接口之间的部分）会导致呼吸回路内压力增加及气压伤。
- 对于开放系统，废气清除负压不足会导致麻醉气体泄漏到手术室内。
- 美国麻醉医师协会的麻醉前检查程序指南（2008）是制定麻醉机个体化用前检查程序的极佳蓝本，而不是一个放之四海而皆准的检测清单。

现代麻醉传输系统是 19 世纪中叶由乙醚浸泡海绵和纱布发展而来的。那时，自主呼吸是通气的唯一模式，除警醒之外也无其他安全保障，麻醉药的输出浓度也不能确定。如今，麻醉工作站能安全输出浓度可控的挥发性麻醉药及其他气体，同时可提供正压通气、废气清除系统并可监测输出失败等危险情况。新踏入此领域的医师即使有使用其他通气设备如 ICU 呼吸机的工作经验，也仍常感觉麻醉机神秘且望而生畏。以下几点要求强调了麻醉工作站的特殊性从而解释了它与 ICU 同类设备的不同功能。

- 输出精确浓度的挥发性麻醉气体。
- 去除二氧化碳之后允许呼出麻醉气体的再吸入。
- 可分别测量氧气及两种以上其他吸入气体浓度，持续向吸入气体中补充这些气体。
- 提供呼吸回路压力可控的手动通气模式（呼吸囊通气）。
- 将患者呼吸回路中过剩的气体清除至手术室外。
- 持续测量吸入氧浓度。
- 可避免因操作失误或供气障碍引起的混合气中氧浓度过低。
- 提供呼吸回路手动快速充氧功能。
- 具有备用供氧支持。
- 显示气体管路及备用气源压力。

麻醉工作站的持续发展使许多临床医生难以保持知识更新。工作站是麻醉医师最重要的应用设备，故对其熟练掌握非常重要。设计更新使设备的使用更加方便有效，也有些更新提高了患者安全性。事实上，结案分析中与麻醉传输系统相关的麻醉不良事件已经下降，仅占 ASA 已结案例的 1% 左右[1]，但是，虽与麻醉气体传输系统相关的案件并不常见，一旦出现则后果严重，包括死亡或永久性脑损伤[2]。

虽然麻醉工作站设计的进步降低了患者的死伤发生率，但不良事件永远不会完全消除，且新技术可能会带来新问题，为避免不良事件，麻醉医师必须了解麻醉工作站的运转特性及功能构造。许多麻醉工作站与同类设备有许多相似之处，但不同之处越来越多，且操作和使用前检查程序也越来越不同，因此应熟悉各种仪器。不幸的是，麻醉工作站相关知识的缺乏及使用前实施正确检查知识的缺乏很常见[3-8]。这些机器设计上、功能上的快速发展会加重麻醉实施者相关知识的缺乏。要安全使用现代麻醉工作站，需对其进行坚实而全面的了解，且需了解各种机器的个性化特征和检查程序。

由于麻醉工作站由很多子系统组成，所以应分别了解各个子系统及其与整个系统的关系。从功能构造方面进行介绍为大家熟悉且有用的方法，故此章内容包括以下几方面：

1. 麻醉工作站标准和指南
2. 功能构造部分
 a. 供气系统
 b. 麻醉呼吸回路
 c. 麻醉药蒸发罐
 d. 废气清除系统
3. 麻醉机使用前检查

几十年来，除一些子系统的设计变化外，麻醉工作站的设计非常相似，尤其呼吸回路完全相同。原理图是麻醉医师不可或缺的知识，只要适当努力，对整个机器的全面了解并不困难。如今，麻醉工作站特征和设计的细微差异越来越多，变异成为常态。ASA 目前的《麻醉前设备检查规范》较旧版本更清楚地指出该规范用于使用者制定其个性化用前检查程序的指南，而旧版本检查规范更具通用性[9-10]。旧型机器常包含更多的机械结构、更少的电子结构，且组件更多暴露，故更易看到，从而更易了解其功能，而新型工作站常更模块化，且许多组件被隐藏起来不易见到，自动化为其恰当比喻，新型设备日益增加的复杂性、多样性、组件隐蔽性使我们更难对其进行全面了解和故障排除。

仅一个章节很难详细描述每个气体系统、子系统组件及患者呼吸回路。但由于麻醉工作站必须坚守基本标准，故总论学习方法适合初学者。虽然此章节详细描述了几个子系统，麻醉医师必须全面了解自己所用麻醉工作站的性能并确保其个性化用前检查程序准确无误。

麻醉工作站标准与指南

麻醉机和工作站标准是生产厂家在机器最低性能、设计特点和安全要求方面必须遵守的基本准则。麻醉工作站的很多要求都在国际 ASTM（美国材料实验学会）中描述，国际 ASTM 是在国际志愿协议标准的基础上发展起来的[11]。目前的标准是在《医学外科材料与仪器》2012 年 9 月 ASTM13.02 卷中麻醉工作站及其组件 F1850-50 的特异性标准中定义的，附加的 ASTM 国际标准阐释了麻醉呼吸系统、废气清除系统及报警信号系统[12]。ASTM 国际标准也采用了涉及医用电子设备安全问题的国际电子委员会（IEC）60601-1 标准，IEC6060-1 是很多医疗设备标准的父本。虽然一些标准直接或间接影响了工作站的设计，但机器子系统的标准主要来源于压缩气体协会（CGA）和电气电子工程学会（IEEE）[12]。

ASTM 国际标准把麻醉工作站描述为"给患者实施麻醉的系统"，包括"麻醉气体供给设备，麻醉通气、监测及保护设备"[12]，此标准对设计和构造的许多方面作了定义，包括对常见险情的防护、机器输出错误的防护、监测标准、报警标准及其他一些安全系统要求，这些标准很多不能在此全面阐述，但此章节中会描述一些与子系统相关的标准。

ASA 公布了几个麻醉工作站相关指南[9]。各科医师可将 2008 年更新的麻醉前检查指南作为总指南，针对自己所用麻醉机传输系统制订个性化用前检查程序[9]。麻醉医师及其他医疗人员、管理者、专业行业协会可应用 ASA 确定麻醉机报废指南中绝对和相对标准确定麻醉机报废时间。最后，ASA 麻醉基本监测标准概述了氧合、通气、循环、体温和对麻醉工作人员要求。其他一些国家麻醉协会也发布了与麻醉工作站相关的标准和推荐指南[13-14]。

麻醉工作站的功能构造

供 气 系 统

尽管麻醉机的电子构造越来越复杂，其本质仍为气动装置，其中心功能为呼吸气体尤其是氧气的测量及从供气源到蒸发器并最终到患者呼吸回路的安全传

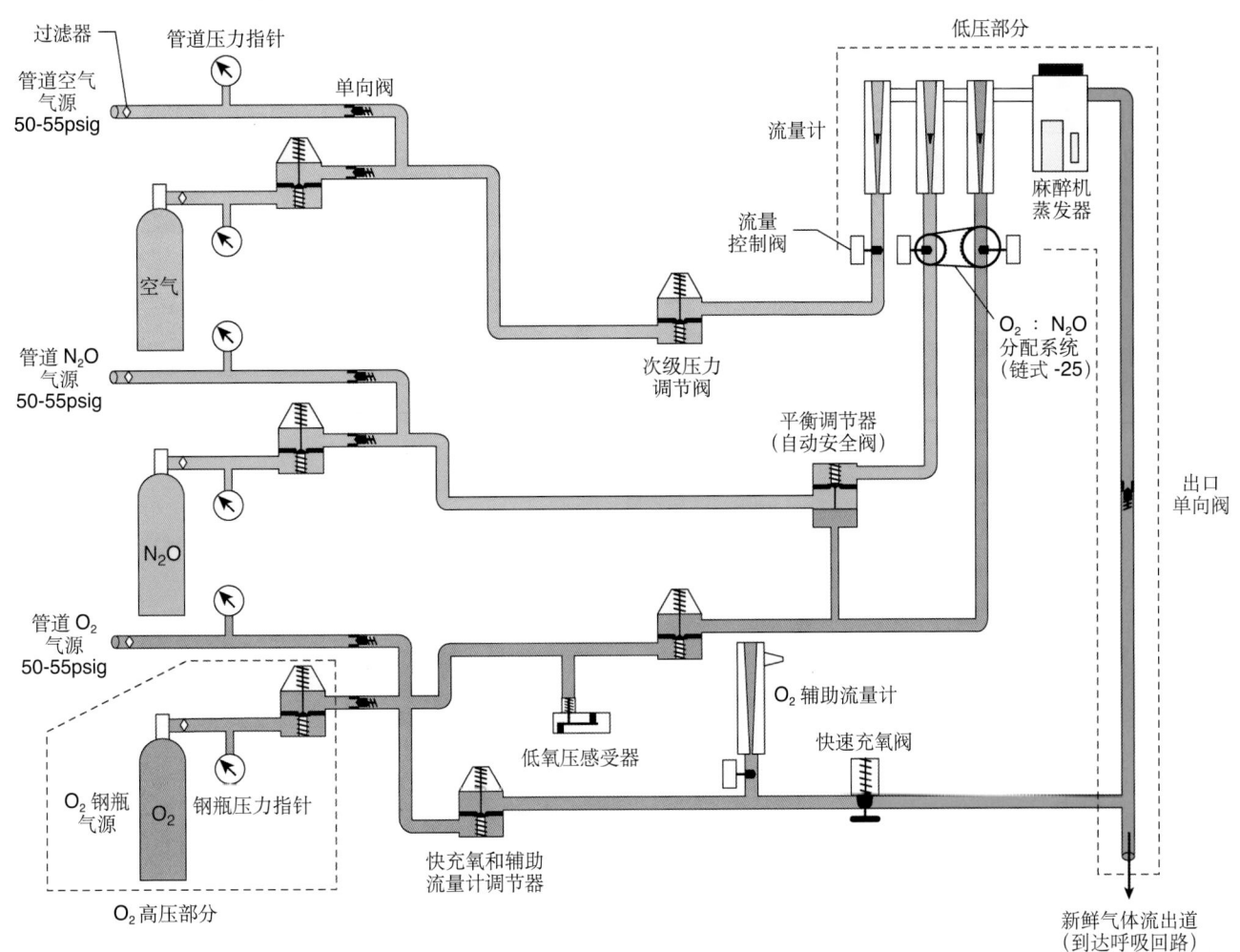

图 29-1　图为 GE Healthcare Aespire 麻醉工作站，为麻醉工作站供气系统的代表。高压系统起于高压气瓶，止于高压调节器（虚线处为 O₂ 高压部分）。中等压力系统从高压调节器到流量控制阀，并且包括了管道气源入口的管道部分。低压系统（虚线处）从流量控制阀延伸至呼吸回路。具体内容详见正文 *(From Datex-Ohmeda: S/5 Aespire anesthesia machine: technical reference manual, Madison, Wis., 2004, Datex-Ohmeda.)*

输，此即为供气系统功能，图 29-1 和 29-2 展示了经典麻醉工作站的供气系统。除气体管道入口、气瓶及其底座、流量计、蒸发器和快速充氧按钮外，工作站的供气系统常常是看不到的，麻醉机的这部分结构尽管隐匿，却包含了很多关键的气动安全因素。虽不同麻醉工作站供气系统存在差异，但由于安全标准和效能期许限制，这些系统的确有很多相似之处。

供气系统概况为：氧气及其他呼吸气体自医院管道气源流向控制阀，通过流量计（或流量感受器）及麻醉蒸发器，再经新鲜供气管道进入患者呼吸回路。整个路径中探测供氧压力过低的保障措施始终存在，使操作者无论怎样选择气流，均可避免将低氧混合气输送给患者。机器自带气瓶可用作氧气或其他气体的替代气源。机器内始终设有防护措施以避免将错误气体接入错误入口或将错误气瓶连接到错误的气瓶接口。机器可快速直接将 100% 氧气充入患者呼吸回路，且

氧气通常经由附加流量计而保持随时可用状态。即便在机器没有开启的状态下这两项功能依然随时可用。

供气系统可从功能上分为高压、中压和低压部分。高压部分是指暴露于气压在附属备用钢瓶气压范围内（如氧或其他气体每平方英寸 <2000psig）的高气压部分，包括从气瓶至高压调节阀。中压部分包括暴露于医院管道压力（50～55psig）和使用二次压力调节阀后更低压力范围 15～30psig 部分。低压部分包括从流量控制阀经流量计（或流量传感器）到新鲜气源管道外的部分。此处对始自供气源入口经新鲜气体管路至患者呼吸回路部分内容进行描述。

高压部分

附属备用钢瓶入口　正常运转条件下，医院中心供气系统是麻醉机的主要气源，但是，为防止医院气源供气失败，必须有至少一个与麻醉机相连的氧气瓶作为备

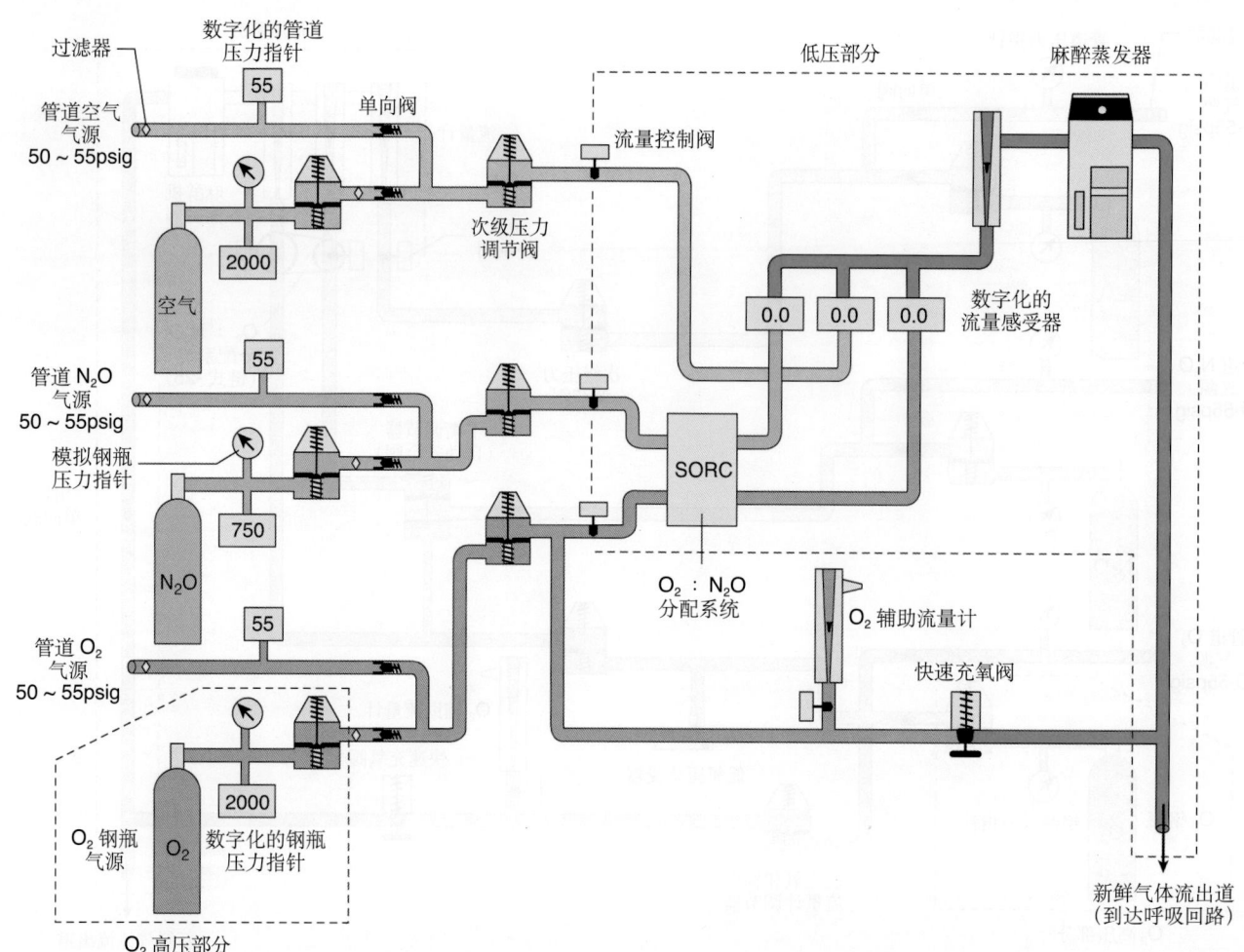

图 29-2　图为 Dräger Apollo 麻醉工作站，为麻醉工作站供气系统的代表。高压系统起于高压气瓶，止于高压调节器（虚线处为 O₂ 高压部分）。中等压力系统从高压调节器到流量控制阀，并且包括了管道气源入口的管道部分。低压系统（虚线处）从流量控制阀到呼吸回路。具体内容详见正文 *(From Dräger Medical: Instructions for use: Apollo, Telford, Pa., 2012, Dräger Medical.)*

用氧源。有些机器附有三或四个备用钢瓶连接口，分别为氧气、空气和二氧化碳，有些机器连有两个氧气瓶，一些少见机型还有二氧化碳或氦气瓶以备特殊用途。这些钢瓶通过悬挂叉架组装在麻醉机上（如图 29-3 所示），悬挂叉架不仅可安全支撑还可定位钢瓶方向以确保其连接的气密性，确保流向麻醉机气流的单向性[15]。每个叉架须附有标签指示它所接受气体的种类，每个叉架组件还装有轴针安全系统（Pin Index Safety System, PISS），是防止钢瓶误接的保险装置。每个阀座有两个针突，能插入对应钢瓶上端组件的轴孔内。每种气体或混合气，都有专门的针突排列方式[16]。PISS 失效报道虽不常见，但也曾有。像所有安全系统一样，PISS 应被视为部分保护措施。保护失败见于如下情形：针突过度挤入悬挂叉架；针突弯曲或破裂；钢瓶与叉架间过度使用垫圈影响针突排列，但仍需顾及气密性[17-19]。医疗气瓶错误可致严重后果，故检查气瓶和叉架标签确保将正确气体连接到正确入口是非常重要的[20]。

操作者一旦打开气瓶阀门，气流首先通过过滤器以滤过任何颗粒物质。备用钢瓶中的最大压力氧化亚氮约 750psig，空气约为 2000psig，氧气约为 2000psig。此压力显著高于医院管道气源的正常压力 50 ~ 55psig。每个钢瓶气源都有一个称为高压调节器的减压阀，能将钢瓶中高而不稳定压力转变为低而稳定的压力，以适宜麻醉机使用（如图 29-1 和 29-2）。高压调节器可将备用钢瓶气压调节至约 45psig（但可低至 35psig）[15-16, 21]。虽此减压阀在不同机型有所不同，但总的原则均是保持经减压阀调节后的压力低于正常的管道供气压力，这种方式确保了即便钢瓶为开启状态，只要医院中心供气压力保持高于高压调节器的输出压力，医院中心供气即为麻醉机的主要供气源。换言之，医院管道供气压力只要在正常范围或以上，即便备用钢瓶是开启状态也不会给麻醉机供气。因此，如已知或怀疑医院管道供氧被污染或管道连通，致氧气被其他气体替代但管道压力仍维持正常，只要断开墙上管道氧出口的软管连接，麻醉机即可使用

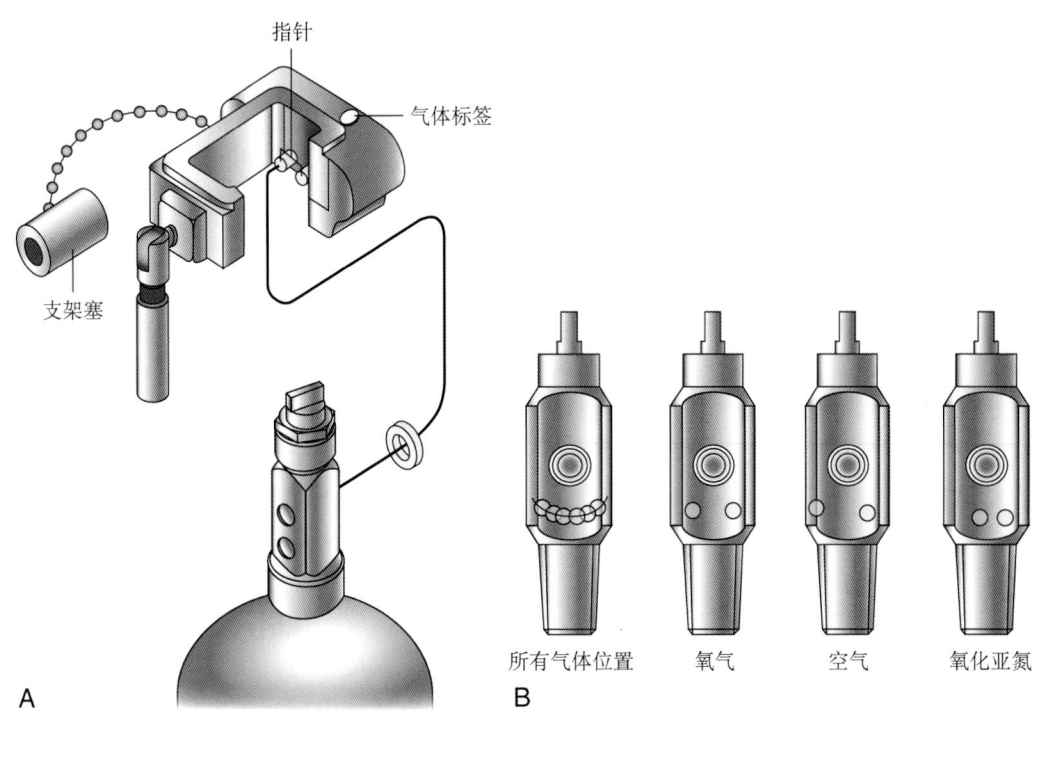

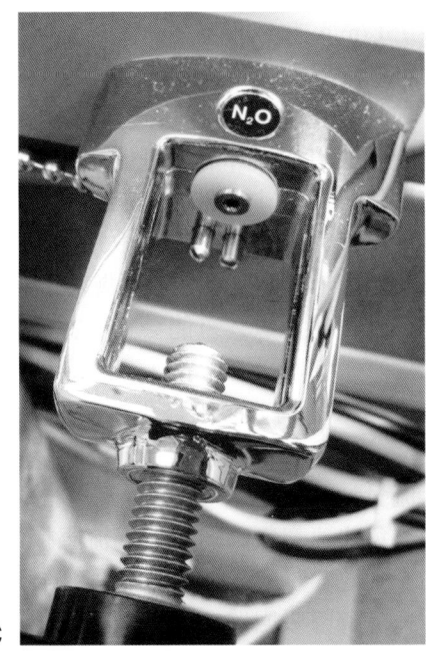

图 29-3　悬挂叉架。**A**，标准的悬挂叉架强调特定气体指针、密封垫片和支架塞。钢瓶方向不对时将插入支架塞。**B**，压缩气体钢瓶头阀机制连接轴针安全系统针孔。**C**，N₂O 的支架塞与指针，与图 **B** 中的 N₂O 绘画形式相比较 *(A and B, From Yoder M: Gas supply systems. In Understanding modern anesthesia systems, Telford, Pa., 2009, Dräger Medical.)*

备用钢瓶内氧气。

　　钢瓶气体流出减压阀后，流向称作钢瓶压力检测阀的单向阀，它可避免气体逆流至已空或近空的钢瓶（图 29-1 和图 29-2）。一些旧型麻醉机，此单向阀位于减压阀之前，当两个氧气瓶连在一台麻醉机上时，这种排列使该单向阀具有以下功能：第一，减少气体从高压钢瓶流向低压钢瓶；第二，一只钢瓶内气体用

尽后，在更换新钢瓶时，可保证另一钢瓶继续供气，减少气体或气压损失；第三，如有一只钢瓶未连接到麻醉机上，可以减少已连接钢瓶内气体向空气中的泄漏[15, 21]。注意图 29-1 和 29-2 中钢瓶压力表和待检气样储存室。附带的钢瓶压力表（或电子显示）必须放在机器前方平坦的地方。图 29-2 所示的供气系统中，电子传感器将钢瓶内压力（当其阀门开放时）显示在

麻醉机前方的显示屏上。

虽然管道供气压力正常时，钢瓶阀门即便开放也并不向麻醉机供气，但除麻醉机用前检查外，钢瓶阀门在不使用时均应关闭。如果钢瓶阀门一直开启，只要麻醉机内压力低于钢瓶减压后压力，钢瓶内储备气体就会源源不断为麻醉机供气直至耗尽。当快速充氧或呼吸机工作，尤其峰流量很高时，机器内氧压力可下降到45psig以下。此外，中央管道供气系统故障也可使管道内气源压力低于45psig，如钢瓶阀门一直处于开启状态，瓶内气体终将被耗尽，此时如管道气源中断，将无备用气体可用 [15, 21]。此外，悬挂叉架的密封比较薄弱，容易泄露。

中压部分

管道入口：医院中心供气源 虽然有些地方可能使用较小的低温储氧单位或通过歧管连接在一起的大 H 型氧气瓶作为中心供气源，但大型医院主要供氧源通常是巨型低温储氧系统。中心氧化亚氮供应来自 H 型钢瓶。现场压缩机提供医用空气，使用前储于罐内。管道系统将这些气体从源头输送到患者治疗区的出口。在美国，管道氧气、医用空气和氧化亚氮压力为50～55psig。

患者治疗区的医用气体出口中不同气体有不同个体化接口，但医用气体从医院供气中心进入麻醉机通常是通过口径安全系统（DISS），如彩图 29-4 所示 [12]。

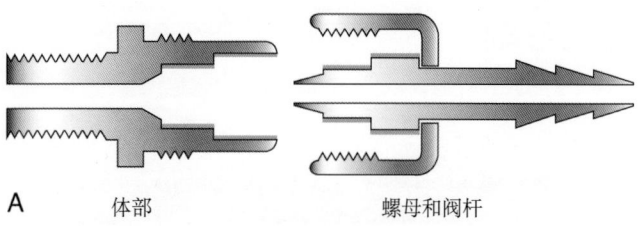

A　体部　　　　　螺母和阀杆

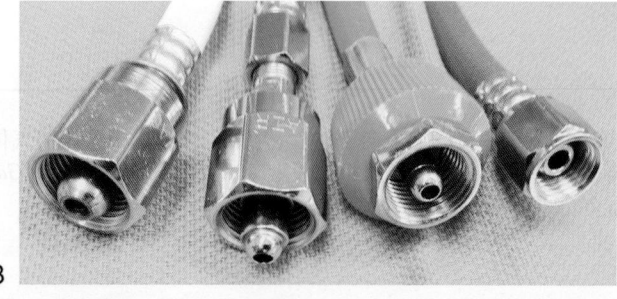

B

彩图 29-4 口径安全系统（DISS）。DISS 连接器用于低于200psig 的压力下，不可互换的，可移动的医用气体的连接，也用于吸气和废气连接。直径指数是由连接部件的不同口径形成的，接头部位会像配对的钥匙一样紧密连接。O_2 管路的连接处由于有独特的螺纹箍和螺纹架而与其他气体的连接处都明显不同。图 A 为 DISS 连接器的交叉部分。图 B 从左到右依次为真空、空气、N_2O、O_2 管路接头（连接器）*(A, Modified from Yoder M:Gas supply systems. In Understanding modern anesthesia systems, Telford, Pa., 2009, Dräger Medical.)*

DISS 连接器的目的是避免将错误的气体连接到错误的入口。DISS 连接器通过将杆肩部连接在供气软管末端以将正确的气体接入麻醉机相应的接口 [16]。气体经 DISS 连接器进入麻醉机后，会依次流经过滤器及管道检测阀，此单向阀可避免气体由麻醉机逆流入医用气体管道系统或经开放入口进入大气。DISS 入口和管道检查阀之间为样品室，由测量器或传感器测量管道氧气压力，管道氧压力须在麻醉机前面时时显示。

快速充氧阀 快速充氧阀为麻醉机最古老的安全性能之一，而且至今仍为是麻醉机标准配置 [12, 22]。快速充氧阀可以手动将高流量 100% 氧气直接送到患者呼吸回路内。来自快速充氧阀的气流会绕过麻醉机蒸发器（见图 29-1 和图 29-2）。供气系统中压部分为快速充氧阀供气，此阀门平时处于关闭状态，操作者按压快速充氧按钮时，快速充氧阀被打开。因此阀门位于麻醉机气动电源开关上游，故即便麻醉机处于关机状态，此功能仍随时可用。来自快速充氧阀的气流以 35～75L/min 速率进入蒸发器下游回路低压部分，速率大小取决于机器和操作区段压力 [12, 22]。

前期报道曾描述过快速充氧阀可能引发某些险情。阀门故障或损坏后，可能会卡在全开启位置，导致气压伤 [23]。如卡在部分开启位置，从故障阀门来的氧会稀释吸入麻醉药，致术中知晓 [24-25]。即使快速充氧阀功能正常，如使用方法不规范也会引发相应问题。反复过度快速充氧，可能会稀释挥发性麻醉药，仍可能发生术中知晓。麻醉机未设计新鲜气体隔离装置或吸入压力限制调节装置，正压通气吸气相快速充氧，可发生气压伤。带有新鲜气体隔离装置的麻醉机系统把从流量计与快速充氧阀流入系统的新鲜气体隔离开来，避免快速充氧阀的高压气流直接进入患者肺内致潮气量剧增（参见"新鲜气体隔离技术"一节）。如应用普通麻醉呼吸回路，在机械通气吸气相，由于呼吸机排气阀处于关闭状态，APL 阀处于回路外或呈关闭状态，将不能排出过多容量 [26]。

在新鲜气体出口处快速充氧阀可提供适宜喷射通气的高压、高流量氧源，但有潜在局限性。第一，许多现代麻醉机的新鲜气体出口不再容易触及。第二，即便麻醉机新鲜气体出口可触及，并非所有都能在出口产生足以实施喷射通气的压力 [27-28]。如只偶尔考虑喷射通气，应明确此机器快速充氧阀可否支持该功能，若不支持则应寻找其他高流量氧气源。

气动安全系统 供气系统内气动安全设施可避免将低氧混合气输送给患者。氧气是供气系统回路中主要气体，且会影响所有其他气流。许多旧型麻醉传输装置中氧气、氧化亚氮独立存在，且在气动、机械界面均无交叉，因此紧急或潜在供氧故障会致低氧混合气甚或只是单纯氧化亚氮传输。现代麻醉机主要安全目的之一即为避免输送低氧混合气，尤其避免输送相对氧气而言过高浓度的氧化亚氮。ASTM 标准声明如下："麻醉供气装置应设计成供氧压力无论何时降至低于制造商制定的最低水平时，总气体出口处输出的氧气浓度不能小于19%"[12]。为将输出低氧混合气风险降至最小，供气系统设有多套安全装置以防氧压严重下降。

供氧故障报警感受器 麻醉机回路中压部分氧气回路内有一感受器，当氧压力降低至低于制造商设定最小压力时，会向临床医生提供视听警告（见图29-1）。此报警装置为 ASTM 所要求，且在氧压力恢复至最小值前报警音不能被消除[12]。例如管道压力严重降低或消失，或麻醉机供氧源为近空的氧气瓶，正常手术中，报警信号会给操作者提供紧急信息，提示操作者打开麻醉机备用气源钢瓶，然后排除管道供氧故障。很多类型的气 - 电转换开关可被用作这种感受器。因国际管道压力标准区别很大，不同制造商和不同机器类型之间报警的压力最小阈值也不同。例如，早期的 grager Narkomed 麻醉机设定 37psig 为报警点，因为其设计的管道压力为 50 ~ 55psig（美国标准）。但是，国际销售的 Dräger Fabius 系列麻醉机，为适应一些国家正常运转压力低至 41psig 的压力波动，报警设定点为 20psig[22]。图 29-2 所示供气系统中没有独立氧供故障感受器，当压力降至低于预设的最小值时，管道及钢瓶电子压力传感器将传输信号至中心处理器，由其产生报警信号[22]。

氧气故障保护装置或故障安全阀 故障安全阀是将供气系统中氧气与其他气体流量压力相关联的保障措施。并非所有麻醉工作站均设有此安全阀。中压回路部分供氧压力控制故障安全阀，供氧压力降低使阀门关闭或在流量控制阀之前成比例降低其他呼吸气体流量（如氧化亚氮、空气、氦气）。故障安全阀为二元制（在阈值压力时由开放到关闭）或在供氧压力降低时成比例关闭。图 29-1 所示为用于 GE Aespire（GE Healthcare，Little Chalfont，United Kingdom）供气系统氧化亚氮通路上的成比例型故障安全阀（制造商称之为平衡调节器）。不幸的是，此阀门名称并不恰当，易使人误解为单独应用此安全阀即可避免输出低氧混合气。事实上，如医院管线被污染或意外连通，其他气体而非氧气维持回路压力足够时，故障安全阀会保持开启状态，这种情况下，只有吸入氧浓度监测和临床观察才可保护患者免受伤害。

辅助氧流量计 辅助氧流量计非设计所必需，但机器通常会有。正常运转时，辅助氧流量计应用便利，允许使用低流量氧而不依赖患者呼吸回路。因中压回路中典型的流量计位于气动电源开关之前，故与快速充氧功能类似，机器不开启时，来自此流量计的氧气仍可应用。即便系统电源故障，只要管道氧源或附属备用钢瓶氧源可用，氧气仍可输送，因此，辅助氧流量计可被视为安全设施。辅助氧流量计也可作为潜在喷射通气气源，但并非所有机器均可产生足够的工作压力[27]。

操作者应注意辅助流量计氧气源与其他氧流量控制阀一样（见图 29-1 和图 29-2），如果医院管道供氧受到污染或意外连通且压力足够，即便附属氧气钢瓶阀门开启，管道气仍为供气源。一项氧化亚氮氧气管线连通试验中，吸入氧浓度极低，关闭氧化亚氮后"患者"出现缺氧。有研究指出，不连接管道气源而将辅助氧流量计及麻醉机备用钢瓶作为供氧源并不恰当，如此管理表明他们缺乏麻醉机及其气源的相关知识[29]。

次级压力调节器 许多麻醉机具有次级压力调节器，位于中压回路供气源下游（见图 29-1 和图 29-2）。此调节器作用为无论管道气压怎样波动，均可向流量控制阀和比例调节系统提供稳定压力气体。调节后气压低于管道供气压力，依麻醉工作站不同，多在 14 ~ 35psig 之间[16, 30-32]。

低压部分

供气系统低压部分始自流量控制阀结束于新鲜气体出口（见图 29-1 和图 29-2）。关键组分包括流量控制阀、流量计或流量传感器、蒸发器连接装置及药物挥发罐。供气系统中低压部分为供气系统中最易发生泄露的部位。

流量计装置 流量计装置由流量控制阀和流量计组成，其目的为精确地控制和量化到达新鲜气体出口的气流量（见图 29-5）。阀门将呼吸回路中压部分与低压部分分开，故可作为麻醉工作站一重要构造标识。调节流量控制阀可调节进入低压回路的气流量。许多新型麻醉工作站已将以往机械流量控制阀变为电子控制。氧气氧化亚氮流量控制阀为机械联动或气动，附属于比例系统，以免输出含过多氧化亚氮的低氧混合气（见下文比例系统）。混合气出流量计后进入蒸发器连接装置，或按需直接进入麻醉蒸发器，然后新鲜气流及麻醉蒸汽流向总气体出口[15, 21]。

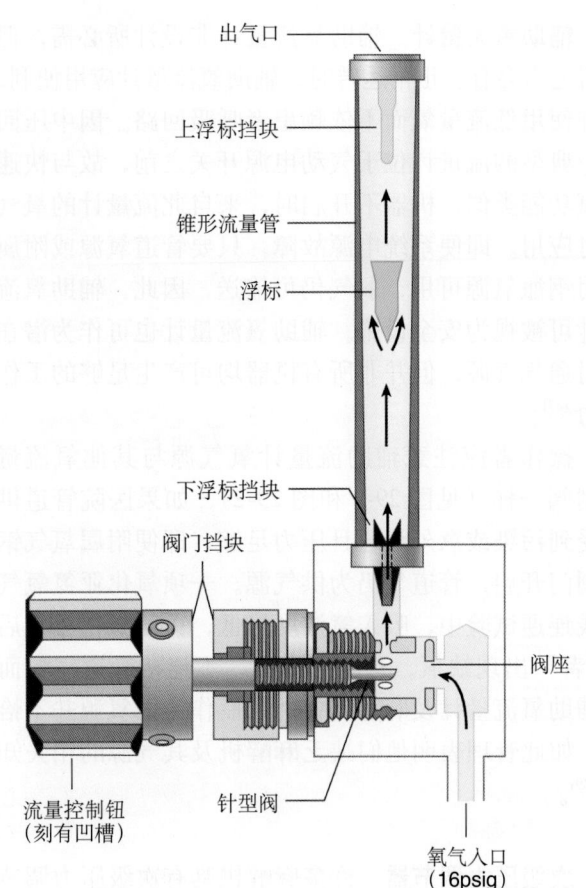

出气口

上浮标挡块

锥形流量管

浮标

下浮标挡块

阀门挡块

流量控制钮
（刻有凹槽）

针型阀

阀座

氧气入口
（16psig）

图 29-5　氧流量计装置。氧流量计装置由流量控制阀和流量计组成。具体内容详见正文 *(From Bowie E, Huffman LM: The anesthesia machine: essentials for understanding, Madison, Wis., 1985, Ohmeda, BOC Group.)*

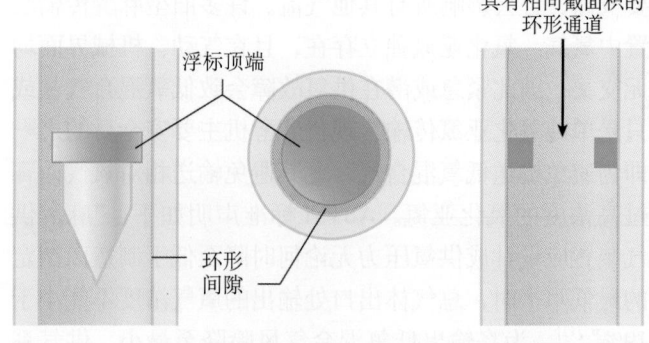

具有相同截面积的
环形通道

浮标顶端

环形
间隙

图 29-6　环形间隙。浮标顶端和流量管之间的间隙称为环形间隙。可视为具有相同截面积的一个环形通道 *(Redrawn from Macintosh R, Mushin WW, Epstein HG, editors: Physics for the anaesthetist, ed 3, Oxford, 1963, Blackwell Scientific.)*

方式排列，并受同一控制阀调控[12]。

流量管　虽然电子流量计越来越普及，标有刻度的流量管仍为常见的麻醉工作站测量气流方法。传统流量计装置中，流量控制阀通过名为"可变计量孔"的流量计调节进入锥形透明流量管的气体量。带刻度流量管中流量管上的刻度及可移动指示浮标指示着经过相关流量控制阀的气流量。从左至右依次为：浮标顶端——环形间隙——具有相同截面积的环形通道[15, 21]。被称作可变孔区域流量管或 Thorpe 管的玻璃管下端直径最小，垂直向上逐渐增宽。管内有一个可垂直自由移动的指示浮标。开启流量控制阀可允许气流进入浮标和流量管之间被称为环形间隙的空间。此空间大小依管内不同位置而变化（见图 29-6）。气流速度一定时，由气流产生的向上的力等于浮标自身重力产生的向下的力时，指示浮标便在此位置自由悬浮。流速改变时，浮标便移动到管内新的平衡位置。流量计常被称为恒压流量计，因当压力降低时流量管所有位置的压力同等程度降低，浮标两侧压力保持相等[15, 35-36]。

气流形式根据气流速度不同分为层流或湍流（图29-7）。气体黏滞性（层流）和密度（湍流）影响气体流速。低流速下，环形间隙呈管状，气流形式为层流，黏滞性决定气体流速。高流速下，环形间隙类似于一个孔，此时，气体密度决定湍流形式的气体流速。因为气体黏滞性和密度影响浮标周围环形间隙的气流，故标有刻度的流量管是气体特异性的。管、浮标和刻度是不可分割的。虽然温度和气压能够影响气体密度和黏滞度，正常情况下温度或压力的轻微变化不会对流量管精确度产生明显影响。

流量管内的浮标上设计有标志线，目的是当浮标旋转时，表明气体流动未间断，且提示浮标未被管壁黏住。流量管顶端封闭以免浮标堵塞出口。两流量管以串联方式排列，细流量管显示低流量，粗流量管显

流量控制阀　流量控制阀的组成部件包括流量控制钮、针形阀、阀座和一对阀门挡块，不同麻醉机中压力回路的不同压力特征决定阀门入口的压力[15]。如前所述，尽管医院管道供气压力有所波动，在流量控制阀之前通常使用次级压力调节器以提供稳定的输入压力。调节流量控制阀时，阀座上的针形阀位置发生相应改变，形成不同的孔形。逆时针旋转流量控制阀，气体流速增加，顺时针旋转时则降低。因为其使用频率很高且一旦损坏后果严重，故须建有控制器，这样过度旋转时不会引起装置拆卸或分离。一些新型麻醉机有全部位数字界面，在远离阀门处实施气流控制，但这些工作站也备有手动氧气流量控制和阀门流量计以防系统或电子故障[33-34]。

安全特征　现代流量控制阀具有许多安全特性。氧气与其他气流控制钮外形必须有显著区别，钮上刻有凹槽，头端高，直径大。所有控制钮上都有相应气体的颜色代码，并有气体化学结构式或气体名称永久性标记。控制钮周围有护罩或挡板，防止误动预先设定位置。如一种气体配备两只流量管，则两管按串联

示高流量。

电子流量传感器　如前所述，新型麻醉工作站越来越多以电子流量传感器代替传统控制旋钮或电子界面控制气流的流量管。气流量以数字或图形形式显示于虚拟数字流量计上。很多类型流量传感器技术可被应用，如特异性压力传感器热线风速仪或大流量传感器。图 29-8 示例的为电子大流量传感器。显示仪器根据比热测量气流原则[16]，当气流经过已知容量的加热室时，维持室内温度所需的电量是一定的，维持温

度所需电量与气流量及气体比热成比例。忽略气流测量机制，系统需要电力来显示气流，系统电力受到干扰时，通常存在备用机械方法来控制（机械流量控制）和显示（流量管）氧气流量。

流量计的问题

泄漏　流量计泄漏危害严重，因流量计位于除氧气分析仪外，机器所有抗缺氧安全装置下游[37]。玻璃流量管和金属模块之间的环形圈接合处可发生泄漏。玻璃流量管是麻醉机最脆弱的气路组成部分，当出现裂缝或破裂时，也会发生泄漏。肉眼常能发现普通玻璃流量管损坏，但细微裂纹和碎裂却常被忽视，致输出流量误差[38]。许多更新型麻醉工作站采用电子流量计取代传统玻璃流量管，或有助于减少潜在泄漏源。

20 世纪 60 年代，研究者提出，当流量计出现泄漏时，如将氧流量计放置在其他气体流量计下游，发生输出低氧混合气可能性会更低[36, 39]。图 29-9 说明了这一潜在问题，在图 29-9 所给示例中，未使用的空气流量管出现较大泄漏，氧化亚氮和氧流速之比设定在 3：1。因氧化亚氮流量计位于下游位置，图 29 9A 和 B 排列方式具有潜在危险。此时，大量氧气从泄漏部位逸出，所有氧化亚氮都直接流入新鲜气体出口，形成低氧混合气。图 29-9C 和 D 氧流量计位于其他流量计下游的排列方式更为安全。此时，部分氧化亚氮从泄漏部位逸出，剩余气体流向新鲜气体出口。由于氧气气流处于氧化亚氮下游，出现低氧混合气可能性就更小（此原则被称为 Eger 流动序列）。ASTM 标准声

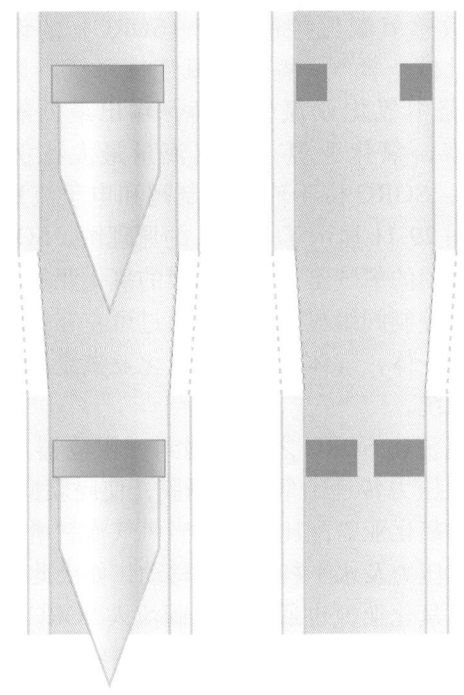

图 29-7　流量管结构。图的下部表示两只流量管下端，浮标顶端和流量管之间的空隙比较窄。此时，等面积通道为管型，因直径小于长度。当气流通过此环形间隙时，气体的黏滞性决定气流速度。图上部表示流量管上端。此时，等面积通道为孔型，因长度小于宽度，气流通过此环形间隙时，气流形式为湍流，气体密度决定流速 (Redrawn from Macintosh R, Mushin WW, Epstein HG, editors: Physics for the anaesthetist, ed 3, Oxford, 1963, Blackwell Scientific.)

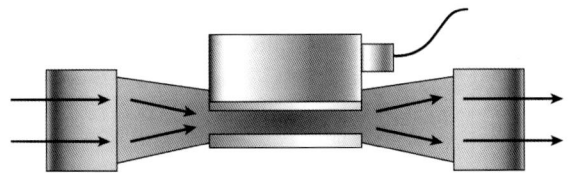

图 29-8　电子流量传感器。当气流经过已知容量的加热室时，维持室内温度所需的电量是一定的，维持温度所需电量与气流量及气体比热成比例。因为气体的比热是通过计算得来的，所以每一种气体都应有其各自的流量传感器。依据保持空腔在某一固定温度所需要的能量可准确推断出流量 (Modified from Yoder M: Gas supply systems. In Understanding modern anesthesia systems, Telford, Pa., 2009, Dräger Medical.)

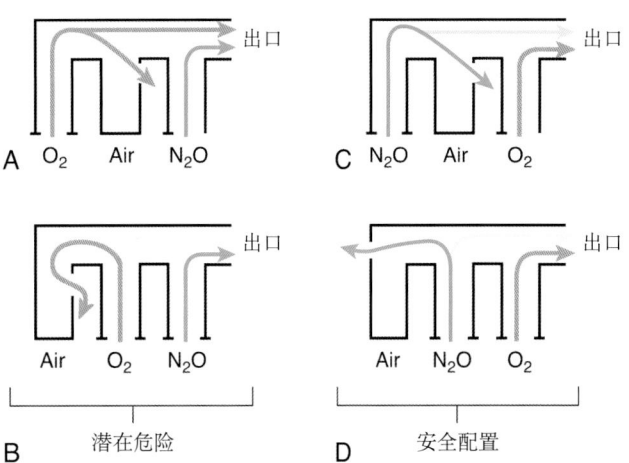

图 29-9　流量计排列顺序是低氧潜在原因之一。当流量计出现泄漏时，氧化亚氮位于下游位置的排列方式具有潜在危险（图 A 和图 B）。氧气位于下游位置是最安全的排列方式（图 C 和图 D）。具体内容参见正文 (Modified from Eger EI II, Hylton RR, Irwin RH, et al: Anesthetic flowmeter sequence: a cause for hypoxia, Anesthesiology 24:396, 1963.)

明"如果氧气和其他气体通过各自的流量计传输至一共同通路，氧气应该在所有其他气体的下游[12]。"

即使氧气流量计位于下游位置，氧气流量管泄漏，仍可能输出低氧混合气（图 29-10）[37-38]。部分氧气从泄漏部位逸出，氧化亚氮继续流向新鲜气体出口，当氧化亚氮和氧气流速比很高时，可能会输出低氧混合气。

误差 即使流量计安装正确，流量读数也可能出现误差。灰尘或静电可以黏住浮标，使实际流量高或低于流量管上读数。因低流量时，环形间隙更小，浮标更容易被黏住。浮标损坏后，改变了浮标和流量管之间精确的位置关系，使读数出现误差。呼吸回路产生的反向压力可使浮标下降，使流量计读数低于实际流量。流量计安放位置不垂直或倾斜，扭曲了环形间隙，流量计读数也会出现误差[15, 38, 40]。

配比系统 配比系统可能是麻醉机供气系统中最重要的气动安全部分。为防止产生和输出低氧混合气，

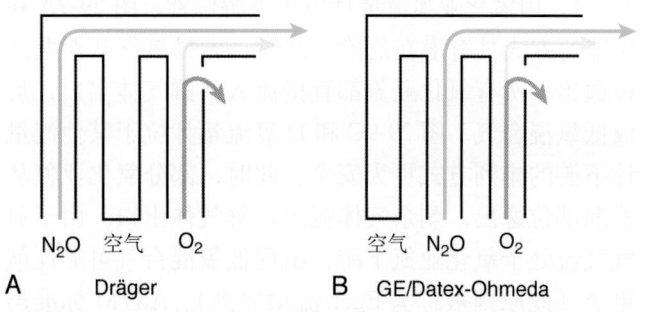

图 29-10　无论流量管如何排列，只要氧气流量管泄漏，都会输出低氧混合气体。A 表示 Dräger 系统，B 表示 GE Healthcare / Datex-Ohmeda 系统

麻醉工作站均设计了气体配比系统。ASTM 标准声明"麻醉工作站应该提供安全设施以防止误操作所致输出氧气 / 氧化亚氮混合气体时，新鲜气体或吸入气中氧浓度低于 21%[12]。"换言之，在使用氧化亚氮时，不管操作者把氧化亚氮浓度开到多大，或把氧气浓度降至多低，麻醉机将会自动限制氧化亚氮流量而不会输出低氧混合气，此功能通过氧化亚氮和氧气流的机械和气动界面相互联动或氧气 / 氧化亚氮流量阀的机械联动达成，不同机器生产商设计不同，以下讨论两个例子。

北美 Dräger 敏感氧配比控制系统 北美 Dräger 敏感氧配比控制系统（SORC）的设计是一气动 - 机械、氧气 - 氧化亚氮连锁系统，通过限制呼吸回路中氧化亚氮气流确保输出最低氧浓度不低于 25%，氧化亚氮：氧气流量最大比例不超过 3：1[22]。SORC 位于流量控制阀和电子流量传感器之间。图 29-11 显示了 SORC 的原理图。SORC 系统由带有隔膜的氧气室、带有隔膜的氧化亚氮室和氧化亚氮配比控制阀组成，各部分通过可左右移动的水平连杆构成一体，气体从氧气和氧化亚氮流量控制阀输入配比系统。

氧气流出 SORC 之后，遇到一阻隔器产生反压力。此反压力传递给氧气室隔膜，使隔膜向右移动，从而开启氧化亚氮配比阀门。当氧气流量增加时，同样产生反压力及水平杆的右向移动，如果此时开启氧化亚氮，氧化亚氮也通过配比阀流入 SORC，并经过阻隔器产生反压力作用于各自室内隔膜。两种气流之间的平衡力（反压力）决定了氧化亚氮配比阀的位置[22]。如果氧气被调得过低（小于氧化亚氮气流的

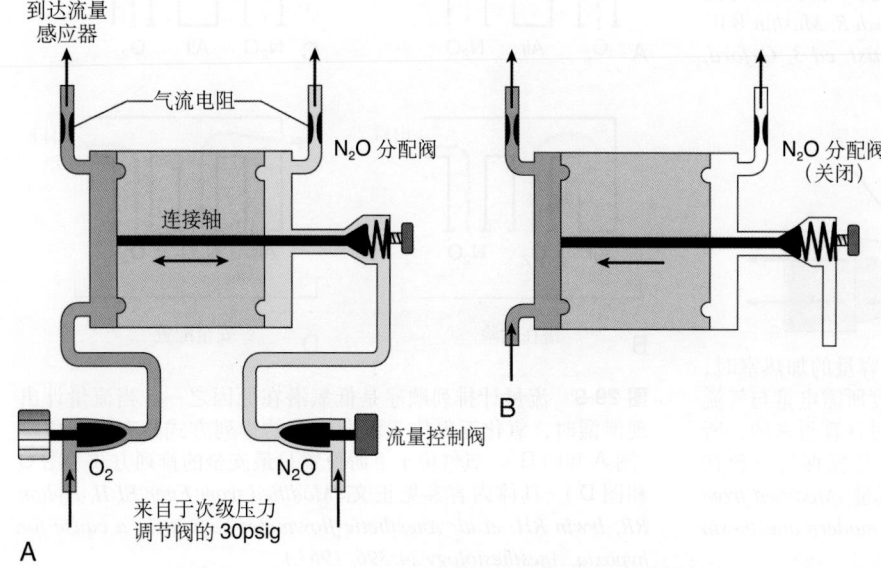

图 29-11　北美 Dräger 敏感氧配比控制系统（SORC）（Dräger Medical，Telford，pa.）。敏感氧配比控制系统是气动 - 机械连锁系统，不论蒸发器输入多少，它都能维持氧化亚氮和氧气至少 3:1 的比例。图 A 为主要部分。氧气和氧化亚氮流量的不同以及合成室内的反向压力决定了 N₂O 分配阀的位置。具体内容详见正文。图 B，当氧流量降低至 200ml/min 时，N₂O 分配阀将完全关闭 *(Modified from Yoder M: Gas supply systems. In Understanding modern anesthesia systems, Telford, Pa., 2009, Dräger Medical.)*

25%），平衡杆将移向左方，从而限制氧化亚氮流量。如果操作者试图将氧化亚氮流量开得相对氧气而言过高，不管氧化亚氮控制阀被开得多大，SORC 会限制氧化亚氮流量。如果氧气流量降低至 200ml/min 以下，配比阀将会被完全关闭[41]。

Datex-Ohmeda 链式 -25 比例限控系统 机械配比系统 GE/Datex-Ohmeda 链式 -25 系统（Datex-Ohmeda，Madison，Wis.）目前仍应用于许多传统和现代的麻醉机，该系统是基于氧化亚氮和氧流量控制阀间的机械联动及氧气和氧化亚氮流量阀针锥度的不同。每个阀门既可单独调节，又能联动，确保输出氧化亚氮∶氧气流量最大比例不超过 3∶1。当氧化亚氮氧气流量增加至一特定比例时，链式 -25 系统能自动增加氧流量，防止输出低氧混合气。

图 29-12 是链式 -25 系统示意图。氧化亚氮流量控制阀上设有 15 齿的链齿轮，氧流量控制阀上设有 29 齿的链齿轮，两链齿轮间借链条链接。氧与氧化亚氮轮齿比为 2∶1，氧化亚氮流量控制阀旋转 2 圈（14 齿）时，氧流量控制阀仅旋转 1 圈（28 齿）（见图 29-12A）。氧化亚氮流量控制阀针较氧流量控制阀针更快变细，故最终二者流量比近 3∶1，这种布局使每转通过的氧化亚氮流多于每转通过氧气阀的气流。该系统的早期版本是依赖于阀门的不同供气压力而不是针的不同锥度。目前版本阀门的供气压力是相等的。氧气通过 30psig 二次调节器供给，氧化亚氮通过受供氧压力控制的平衡调节器供给（见图 29-1）。氧气压力降低时，氧化亚氮压力会同等程度降低，因此，平衡调节器也是一种故障安全阀。链式 -25 配比系统可以理解为一个"必要时能增加氧流量"的系统，防止输出新鲜混合气中的氧浓度低于 25%。相比之下，气动系统如 SORC 则是通过限制氧化亚氮流量发挥作用。

局限性 配比系统并非绝对安全。某些情况下，具有配比系统的麻醉工作站仍可能输出低氧混合气。下文简要探讨发生这类情况的条件。

配比系统故障 已报道的配比系统故障包括在没有氧化亚氮存在情况下不能输送氧气，氧流量增加或允许低氧混合气产生[42-46]。

供气出错 当氧气管道错误输送其他非氧气体时，机械和气动配比系统均不能予以识别。如果氧气回路中压力足够，那么唯一能避免患者遭遇低氧混合气的设施为患者呼吸回路中的氧浓度分析仪。

下游泄漏 配比系统在流量控制阀水平发挥作用。当这些装置下游出现泄漏，如氧流量管破损（图 29-10）时，输送到总气体出口的可能是低氧混合气。此情况下，氧从泄漏处逸出，总气体出口输出的气体主要是氧化亚氮。氧浓度分析仪是唯一能够识别问题存在的安全保障设备。

挥发性麻醉药对吸入氧浓度的稀释作用 挥发性麻醉药在流量计和配比系统下游进入混合气体。低效能挥发性麻醉药，如地氟烷浓度占总新鲜气体比例可能要比高效能挥发性麻醉药大。不同挥发性药物蒸发器浓度控制转盘设定在最大浓度位置时（如地氟烷最大浓度 18%，异氟烷 5%），就可能发生这种情况。高容积挥发性麻醉药进入配比系统下游后，虽配比系统仍起作用，但最终混合气体内吸入氧气浓度可能会低于 21%。尤其是使用高浓度低效能挥发性麻醉药情况下，麻醉医师应有所警惕。

蒸发器安装和连锁系统

蒸发器安装系统 现代蒸发器安装系统可允许麻醉医师拆下或更换麻醉蒸发器。蒸发器可拆卸系统的优点包括易于维护、麻醉机上更少的蒸发器位置需求、发生恶性高热时可更换蒸发器[47]。可拆卸安装系统的问题包括增加低压系统泄露风险，由蒸发器的不当安装或其他链接错误导致的新鲜气流阻塞[47-51]。将蒸发器安装在麻醉机上之后，操作者应确保蒸发器安装正确、安

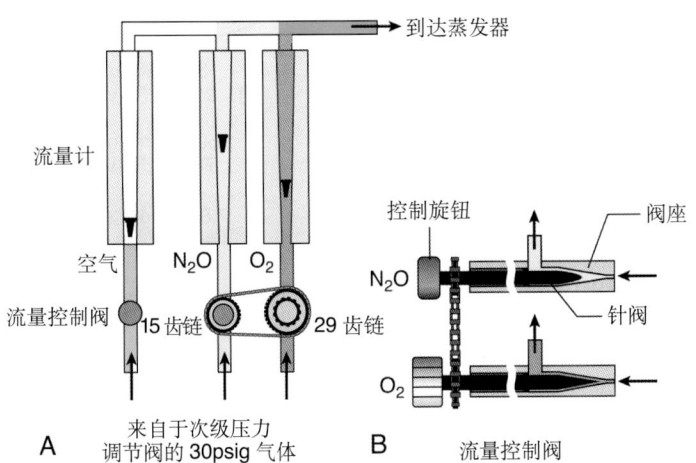

图 29-12 GE/Datex-Ohmeda 链式 -25N₂O∶O₂ 分配系统。这个系统通过两种相互独立但相互依存的方法阻止蒸发器选择超过 75%N₂O-25% O₂（3∶1）的混合气。图 A，维持 N₂O∶O₂ 不超过 2∶1 的控制阀联动机械装置。图 B，氧化亚氮流量控制阀针较氧流量控制阀针更快变细，故最终二者流量比近 3∶1，这种布局使每转通过的氧化亚氮流多于每转通过氧气阀的气流。O₂ 管道系统的次级压力调节器和 N₂O 管道系统的平衡调节器保证了阀门处稳定平等的压力。具体内容详见正文 *(Personal communication, GE Healthcare, Little Chalfont, United Kingdom, 28 February, 2013.)*

流量计
空气　N₂O　O₂
流量控制阀　15 齿链　29 齿链
来自于次级压力调节阀的 30psig 气体
A

控制旋钮
N₂O
阀座
针阀
O₂
流量控制阀
B

全，并且上锁之后不能再被移动。随后，操作者应该进行低压系统泄露试验[47]。除了 Datex-Ohmeda Anesthesia Delivery Unit（ADU）和 Maquet（Maquet Critical Care, Solna, Sweden）蒸发器，操作者进行泄露试验时应将其他所有类型蒸发器打开。

蒸发器连锁装置 所有麻醉工作站必须避免新鲜气流同时流经一个以上蒸发器，蒸发器连锁装置的设计区别很大。操作者应该意识到这些装置并非绝对安全，其潜在风险为麻醉剂过量[52-55]。

输出口检查阀 许多旧型 Datex-Ohmeda 麻醉机和一些现代麻醉工作站（例如 GE/Datex-Ohmeda Aestiva and Aespire）在蒸发器和总气体出口之间有一个单向检查阀（见图 29-1）。此阀门作用为正压通气期间避免气体回流进入蒸发器，尽量减小下游压力间断波动对吸入麻醉药浓度的影响（见"蒸发器间歇反向压力"的讨论）。此阀门存在与否会影响用前检查手动低压系统泄露试验的方式，因为它排除了检查阀门上游泄露的正压试验（见"检测麻醉工作站"部分）。

麻醉蒸发器

早在 1846 年，William T. G. Morton 使用了一种简单独特的吸入器首次向世人展示了乙醚麻醉（彩图 29-13）[56-58]。虽然 Morton 的这个装置能够有效吸入麻醉气体，但它无法调节排出气体的浓度，同时无法弥补液态麻醉剂蒸发以及周围环境引起的温度改变。这两个问题对于后来现代麻醉蒸发器的发展与进步都非常重要。现代可变旁路式蒸发器具有温度补偿功能，而且输入气体流速即使在一个很宽的范围内，也能准确输出预设的药物浓度。1993 年，随着地氟醚在临床应用，出现了一种更为先进的蒸发器来控制这种具有独特理化性质药物的蒸发。现代蒸发器将过去的技术与目前先进的计算机控制技术相整合，一种盒式蒸发系统应运而生。同时也再次提出了一种注射式蒸发器，这种蒸发器可以向新鲜的气流中喷射出准确剂量的液态麻醉药物。在讨论任何一种蒸发器之前，首先必须复习一些相关的物理原理，以便理解现代蒸发器设计、构造以及工作原理。

物理学知识

道尔顿分压定律 在密闭容器里充入气体时，气体分子会撞击容器壁，同时产生与空间中分子数量呈正比的压力。临床上常采用毫米汞柱（mm Hg）、千帕（kPa）等单位来描述吸入麻醉气体的压力。在图

29-14A 中，氧气被充入了一个理论上的容器中，并且容器中有小孔与外界环境相通。容器中压力与外界压力相等，均为 760mmHg。容器中压力是由氧分子产生的。在图 29-14B 中，容器中充满了空气，容器中压力主要由氧分子与氮气分子产生。如果将容器密封，

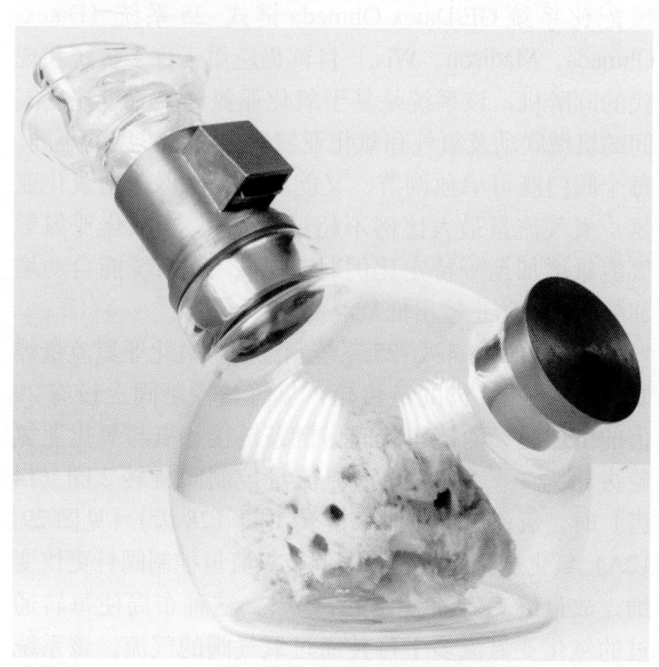

彩图 29-13 图为 Morton 的乙烷吸入器：1846 年 10 月 William T. G. Morton 在波士顿麻省总医院使用乙烷吸入器向世人展示了乙烷麻醉 *(Courtesy the Wood Library–Museum of Anesthesiology, Park Ridge, Ill.)*

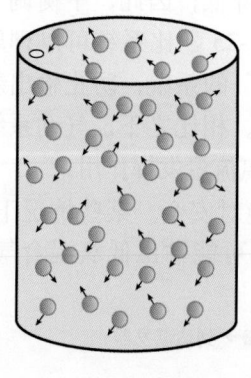
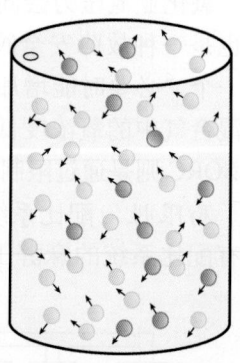

A

B
159.6mmHg 氧气
21% 氧气 (v/v%)

592.6mmHg 氮气
78% 氮气 (v/v%)

7.6mmHg 其他气体
1% 其他气体 (v/v%)

图 29-14 表示气体分压。A 图模拟的是在一个标准大气压下蒸发器中装有 100% 纯氧，其压力为一个大气压（760mmHg）。对容器中产生的所有压力均来源于氧气分子。$P_{总} = P_{氧气} = 760mmHg$。B 图中空气替代了纯氧，对容器壁产生的压力来源于氧气、氮气及其他所有气体。$P_{总} = P_{氧气} + P_{氮气} + P_{其他气体} = 760mmHg$。具体内容参见正文

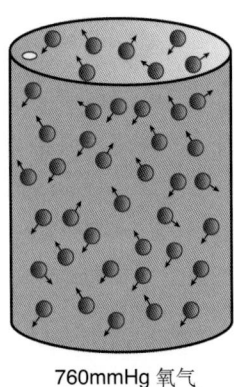 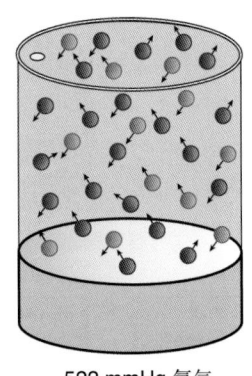

760mmHg 氧气
100% 氧气 (v/v%)

A

522 mmHg 氧气
69% 氧气 (v/v%)

238mmHg 异氟烷
31% 异氟烷 (v/v%)

B

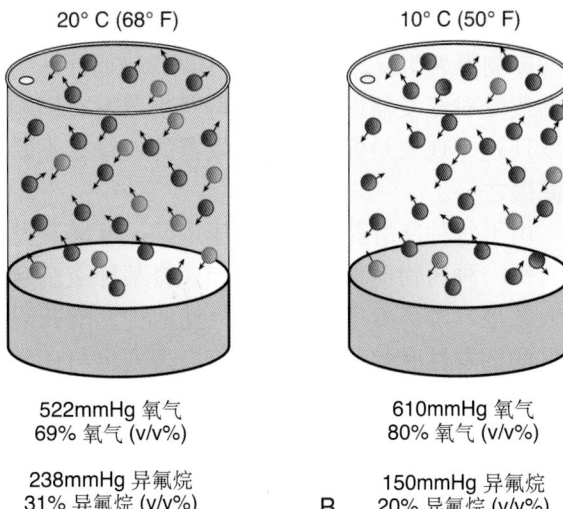

20° C (68° F)

10° C (50° F)

522mmHg 氧气
69% 氧气 (v/v%)

238mmHg 异氟烷
31% 异氟烷 (v/v%)

A

610mmHg 氧气
80% 氧气 (v/v%)

150mmHg 异氟烷
20% 异氟烷 (v/v%)

B

$$P_总 = P_{氧气} + P_{异氟烷} = 760mmHg$$

图 29-17 为温度对蒸汽压力的影响。容器中的氧气与异氟烷在 20℃（68℉）时达到其饱和蒸汽压。当达到蒸发平衡时，容器中异氟烷的饱和蒸汽压就等价于其体积百分比即 31%。随着温度降低了 10℃（16℉）变为 10℃（50℉）时，异氟烷的蒸汽压也随之降低变为了 150mmHg，而且其占总气体体积的百分比也变为了 20%。这个例子可以假设为有氧气进入容器中替代了部分液态异氟烷

图 29-15 为蒸发和蒸汽压。A 图模拟的是在大气压下一个蒸发器中装有 100% 纯氧，其压力为一个大气压（760mmHg）。容器中的氧气分子产生了所有对容器壁的压力。$P_总 = P_{氧气} = 760mmHg$。B 图容器中加入了异氟烷，同时温度维持在 20℃（68℉）。蒸发开始后，异氟烷会替代氧气从蒸发器中散发出来。一旦大量异氟烷进入溶液中后，液体上方的气体将会达到饱和。此时异氟烷的分压就称为饱和蒸汽压力，在此温度下的压力为 238mmHg。$P_总 = P_{氧气} + P_{异氟烷} = 760mmHg$

在麻醉学关于吸入气体描述中，气体各组分分压的总和等于外界环境或大气压力。在海平面高度，外界环境的压力 760mmHg，也可描述为一个大气压或者 101.325kPa。

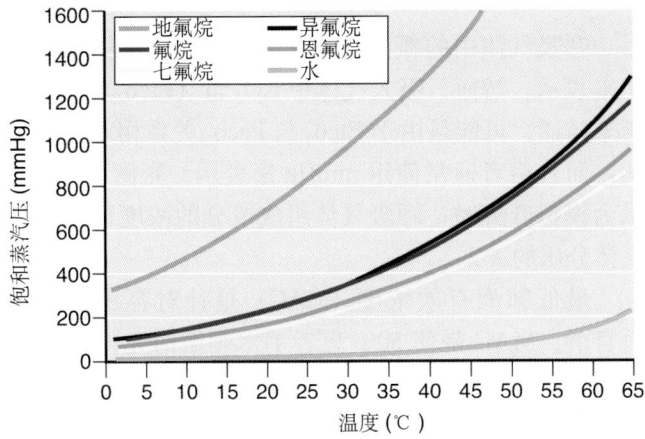

彩图 29-16 地氟烷、异氟烷、氟烷、恩氟烷和七氟烷的蒸气压 - 温度曲线。图中表明地氟烷的蒸汽压曲线与其他的吸入麻醉药明显不同。以及挥发性麻醉药物与水的蒸汽压 - 温度曲线的比较 *(From inhaled anesthetic package insert equations and Susay SR, Smith MA, Lockwood GG: The saturated vapor pressure of desflurane at various temperatures, Anesth Analg 83:864-866, 1996.)*

蒸发和蒸汽压 某些吸入麻醉药之所以被称为挥发性麻醉药，是由于像其他挥发性液体一样，它很容易挥发或蒸发。当一种液体如挥发性麻醉药物暴露于空气或其他气体中时，液体表面的分子会拥有足够的能量从液相变为气相。这个过程叫作蒸发，这是一种纯粹的表面现象。如果这个过程发生在一个密闭的环境里，比如一个可变旁路式蒸发器中，则转变为气相的分子数最终会与重新变为液相的分子数相等（图 29-15）。蒸气中分子的浓度会保持不变，而且麻醉药物会达到饱和状态。当蒸发达到一种均衡状态时，气相的麻醉药物分子会撞击容器壁，产生的压力称为饱和蒸汽压，或简称为蒸汽压。越容易气化的物质饱和蒸汽压会越高。

蒸汽压属于物质的物理特性，在不同给定温度下，每种物质都有其特有的蒸汽压力值（彩图 29-16）。蒸气压与温度有关，与大气压无关[60]。图 29-17 表明，如果一种液体，例如麻醉剂异氟烷，随着温度的降低转化为气体分子会越来越少，蒸发也会减弱。相反，如果温度升高，蒸发会增强，蒸汽压也会增加。尽管

同时去除氧分子，则容器里压力会低于大气压，只剩下由氮气分子所产生的压力（≈ 593mmHg）。若混合气体存在于如上容器中，每种气体都会产生一定的压力，这种压力与每种气体独自占据一个容器所产生的压力相似（即道尔顿分压定律）[59]。混合气体中每种气体施加于容器壁的压力称为分压力。

$$P 总 = P1 + P2 + P3 + \cdots$$

外界环境会改变液态麻醉剂的蒸汽压，但是冷却对蒸发的影响更为明显。从19世纪中期以来始终认为，温度的改变对蒸发器以及吸入麻醉药物蒸发有影响，同时发现这一现象是促使麻醉蒸发器的设计在不断改进的原因之一。

由于每种麻醉药物的蒸汽压不同，麻醉蒸发器应针对每一种药物而设计构造。如误将某种液态麻醉药加入其他麻醉药专用蒸发器内（使两种麻醉药混合），产生的挥发性麻醉药混合气可能会表现出与任何一种麻醉药都不同的特性。不同药物混合后，共沸混合物的蒸气压和其他理化特性也会发生相应改变，并且会影响蒸发器的输出（参见"可变旁路蒸发器"一节中"加错药物"内容）[61-62]。

气体浓度的表示以及最低肺泡浓度 当我们描述一种气体在混合性气体中所占的比例时，可以使用各种气体产生的分压（mmHg），或者容积百分比，容积-容积百分比即某种气体的体积占气体总体积的百分比（v/v%）[63]。

$$气体容积百分比 = \frac{某种气体的体积}{气体总体积}$$

阿伏伽德罗假说中提到在给定的温度和压力下，气体的体积与分子数目相关，而非分子的大小。由于气体的分压与气体的分子数目成正比，因此，我们可以利用分压来计算组成气体中气体的容积[64]。

$$气体容积百分比 = \frac{气体分压 (mm Hg)}{大气压 (mm Hg)}$$

以海平面高度为例：

分压
760mmHg ≈ 160mmHg 氧气 + 592mmHg
氮气 + 8mmHg 其他气体

容积百分比（v/v%）
100% 空气 ≈ 21% 氧气 + 78% 氮气
+ 1% 其他气体

通常麻醉医师在描述吸入麻醉药的浓度时，常采用体积百分比来表示。麻醉医师都理解1%异氟烷所代表的意思，但假如说7.6mmHg的异氟烷（在海平面高度）就容易断章取义。

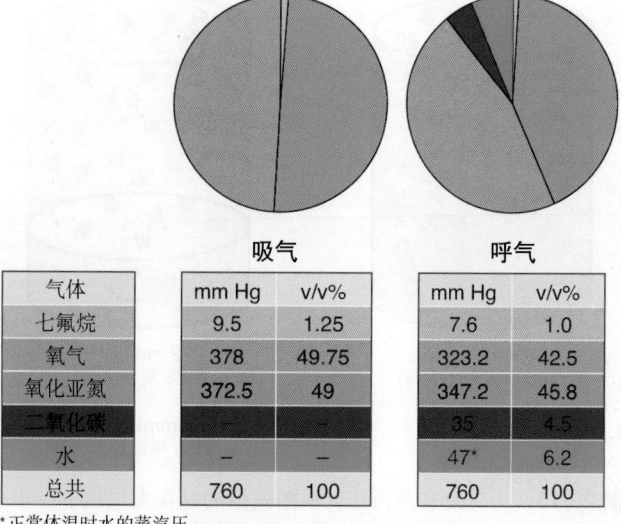

气体	吸气 mm Hg	吸气 v/v%	呼气 mm Hg	呼气 v/v%
七氟烷	9.5	1.25	7.6	1.0
氧气	378	49.75	323.2	42.5
氧化亚氮	372.5	49	347.2	45.8
二氧化碳	—	—	35	4.5
水	—	—	47*	6.2
总共	760	100	760	100

*正常体温时水的蒸汽压

彩图29-18 图为呼吸回路中气体常用的测量单位以及氧气、氧化亚氮和七氟烷的理论值。麻醉药物、氧气以及氧化亚氮的浓度常用体积百分数来表示（v/v%），而二氧化碳常用分压（mmHg）来表示

$$1\% \text{ 异氟烷} = \frac{7.6mmHg \text{ 异氟烷}}{760mmHg \text{（海平面）}}$$

呼吸气体中的氧气与氮气的量通常会用体积百分比来表示。然而，吸入气体中CO_2量（$Etco_2$）常用分压来描述。可能是由于$Etco_2$与$Paco_2$关系相对比较密切，而且后者通常使用mmHg来表示。彩图29-18所示为模拟麻醉时，呼吸气体组成成分的浓度百分比与气体分压的关系。

最低肺泡有效浓度（MAC）是针对容积百分比而言的。MAC是使50%患者手术刺激时无体动的吸入麻醉药浓度[65]。MAC值与年龄有关，同时也受其他变量的影响。只要蒸发器上有麻醉药物浓度可控的旋钮以及刻度，那么MAC值会是临床上的一个很有价值的指标。事实上，麻醉深度值与大脑中麻醉药物的分压有关。在标准大气压水平下进行的MAC实验，MAC值可以简单地描述气体浓度。每一个MAC值所对应的气体分压即为最低肺泡有效浓度，见表29-1[66]。当讨论麻醉蒸发器时，尤其是当大气压发生改变时，很有必要考虑其输出气体的分压以及如何将气体分压与体积百分数、MAC值联系起来。气压对蒸发器的影响将在后文进行讨论。

气化热 液态分子间具有黏附趋势，故将分子从液态转为气态必然要消耗能量，这一过程所消耗能量称为气化热。气化热的具体定义为：在温度恒定情况下，1g液体完全转变为气体所需的热卡数。气化时能量可能来自液体本身也可能来自外部。若无外部能量

表 29-1　吸入麻醉药物的物理特性

特性	氟烷	异氟烷	七氟烷	地氟烷
饱和蒸汽压 *@20℃（mmHg）	243	238	157	669
饱和蒸汽浓度 †@20℃ 1 个大气压下 ‡（v/v%）	32	31	21	88
最低肺泡有效浓度 §40 岁（v/v%）	0.75	1.2	1.9	6.0
最低肺泡分压 ¶（mmHg）	5.7	9.1	14.4	45.6
沸点 @1 个大气压下（℃）	50.2 (122.4 ℉)	48.5 (119.3 ℉)	58.6 (137.3 ℉)	22.8 (73 ℉)

v/v%，体积百分数。
*SVP，饱和蒸汽压。
†SVC，饱和蒸汽浓度：蒸发器中麻醉药物的饱和蒸汽压与大气压的比 (SVP/ ambientpressure)。
‡1atm，为海平面高度的大气压（一个标准大气压 =760mmHg）。
§MAC，最低肺泡有效浓度：是使 50% 患者手术刺激时无体动的吸入麻醉药浓度 [65]。压力是以海平面为标准的 (760mmHg)。
¶MAPP，最低肺泡分压。达到最低肺泡分压时会使 50% 患者手术刺激时无体动 [66]。其不受海拔高度的影响。计算公式为 MAC×760mmHg（例如，异氟烷的 MAPP = 0.012×760mmHg）

供应，蒸发过程中，液体的温度会降低。能量的丢失会使剩余液体的温度显著降低，气化速度减慢 [47, 60, 67]。除非液态麻醉剂的气化冷却效应减弱或被补偿，否则，蒸发器的输出量将会减少。

沸点　沸点为液体的饱和蒸气压与大气压相等时的温度 [47, 67]。表 29-1 示不同麻醉药物在一个大气压下的沸点。地氟烷的沸点为 22.8℃，而其他四种药物的沸点在 45℃ 到 60℃ 之间。蒸发只发生于液体表面，而沸腾贯穿于全部液体。与蒸汽压不同的是，沸点与大气压直接成正比。一种液体的沸点与其挥发性成反比。沸点越低、越容易气化。在海平面高度，水的沸点为 100℃（212℉），远高于其他挥发性麻醉剂的沸点。

回顾目前挥发性麻醉药物的沸点，显然，在大部分临床条件下，沸点不是一个关键问题。但地氟烷的沸点为 22.8℃，故临床上需要特定的设备。针对地氟烷沸点低、饱和蒸汽压高这一独特的物理性质，需设计一种独特的麻醉蒸发器来供这种麻醉药物使用（详见"地氟烷蒸发器"部分）。异氟烷与氟烷在高海拔及高温时会沸腾，有生产商降低其蒸发器使用范围的最高温度以供这些麻醉药物使用 [68]。

比热　比热是指 1g 某种物质，温度升高 1℃ 时所需的热卡数，这些物质可以是固体、液体或气体 [47, 67]。比热的概念对蒸发器的设计、制造以及操作都非常重要，原因有两点：首先，药液蒸发期间，热量会丢失，比热值会表明需要补充多少能量才可持液体温度稳定；其次，生产厂家需选择高比热的金属材料才能将药物蒸发引起的温度变化降至最低。

热导率　热导率表示热量在某物质中的传导速度。热导率越高，物质传导热量能力就越强 [47]。为了保持蒸发器内温度稳定，同时在蒸发时能更有效地吸收外界的热量，制造蒸发器时需选用高热导率的金属。

现代蒸发器的类型

麻醉蒸发器的命名会在某种程度上令人费解，尤其是蒸发器的历史背景、麻醉工作站以及呼吸回路的进展未考虑在内时。针对蒸发器与患者呼吸回路的关系，蒸发器最先被设计为回路内以及回路外两种。事实上，所有现代蒸发器均位于患者呼吸回路外，通过一个新鲜气体管道引入患者呼吸回路，进行药物的控制性输出。位于回路内部的蒸发器多会有一个麻醉药物蒸馏系统，这个系统对麻醉学有着重要的历史意义，而且目前还被用于很多装置中。

第二项设计包括了不同特殊类型的蒸发器，目前有可变旁路式蒸发器，双重回路蒸发器（例如，传统的地氟烷蒸发器），盒式蒸发器（例如，Datex-OhmedaAladin 盒式蒸发器），注射式蒸发器（Maquet 蒸发器），目前所用为经典的流速测定蒸发器（如铜罐蒸发器）。可变旁路式蒸发器可分为①呼吸回路外，具有较高气流阻力的增压型，以及②呼吸回路内气流阻力较低的蒸馏型。目前大部分的临床蒸发器是位于呼吸回路外的增压型可变旁路式蒸发器（见图 29-1，29-2 所示）。蒸馏型可变旁路式蒸发器使用蒸馏型麻醉回路，目前临床应用较少。后文将详细叙述可变旁路式蒸发器的附属设计，例如专用药物、拂流、温度补偿以及压力补偿。

可变旁路式蒸发器　当挥发性麻醉药物蒸发时，

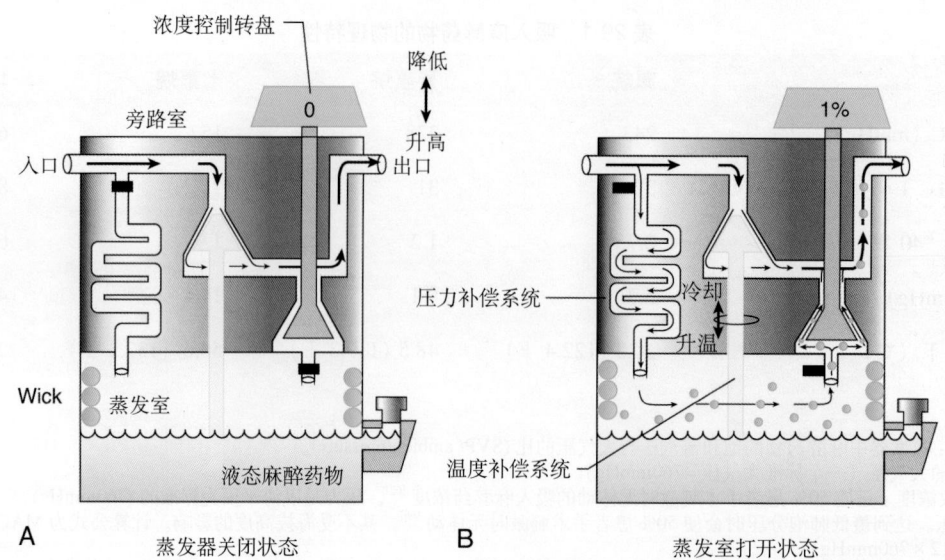

图 29-19 可变旁路式蒸发器。A 为基本组成部分。蒸发器位于关闭或者"0"的状态。新鲜气体通过流量计进入蒸发器，依次通过旁路室、温度补偿装置，不经蒸发室而直接排出蒸发器。使用蒸发器输出某种药物（蒸发器的开关位于打开状态），通过压力补偿迷路输送特定比率的气体到蒸发器，此处蒸发器内流动的气体会与麻醉药物的蒸气达到饱和状态，随后通过浓缩装置，与新鲜气流再次汇聚于此。温度补偿装置有助于进一步调整旁路室与蒸发室的气体分流率，同时弥补温度的变化对麻醉药物饱和分压的影响。当液态的麻醉药物蒸发冷却时，会有更多的气体被输送到蒸发器来弥补麻醉药物饱和分压的降低。压力弥补装置弥补了气体供应方面和呼吸回路中压力的波动，从而使蒸发器的输出量保持稳定。但未表明其能否弥补大气压引起的改变。详见正文

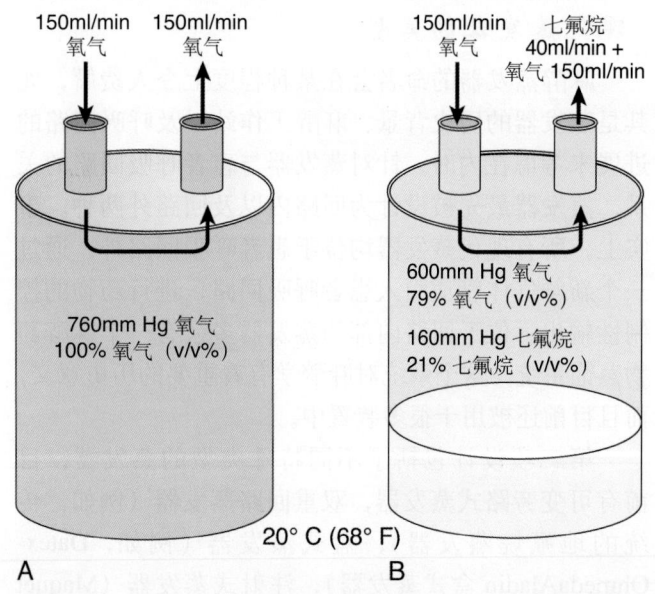

图 29-20 理论上的蒸发器，表示加入到新鲜气流中的麻醉药物的体积。A 图为 68°F（20℃），一个大气压水平（760mmHg）下，通过蒸发器的氧流量为 150ml/min。氧气量等于蒸发室体积与输出量体积总和的 100%。B 图中加入到蒸发器内的液态七氟烷将氧气稀释到了蒸发器内气体体积的 79%（600mmHg），并蒸发达到饱和蒸汽压（160mmHg）。加入到蒸发器中气态七氟烷的输出量可以通过一个简单的平衡式来计算。第一步：150ml O_2/79% 容器中的气体 = xml 七氟烷 /21% 容器中的气体。第二步：整理后得 x:（150ml /0.79）× 0.21 = xml 七氟烷，x ≈ 40ml 七氟烷

产生的饱和气体浓度会远超临床使用的范围，故需将其稀释到安全范围内（见图 29-1）。"可变旁路"是指

通过使用大量的气体来稀释饱和的麻醉药物，从而调节蒸发器输出药物浓度的方法，（29-19A 是可变旁路式蒸发器的一个图表）。基本的蒸发器组成部件包括新鲜气体进气口，浓度控制转盘，旁路室，蒸发室，出气口以及加药装置。加药口位置决定了加入麻醉药的最高安全水平，以防止加药过满。浓度控制转盘决定了通过旁路室及蒸发室气体的比率，温度补偿装置有助于校正此比率。蒸发器浓度控制转盘使用容积百分比来设定输出量，且在海平面高度进行校准。

图 29-20 为可变旁路式蒸发器理论上蒸发室内挥发性麻醉药物达到均衡时的浓度。如图所示，蒸发器中麻醉药物浓度（21% 的七氟烷）远超过临床上的使用浓度。图 29-20 还列出了添加到蒸发器新鲜气体中麻醉药物的体积。虽然这个例子与此章节的其他部分表明蒸发器内流动的气体会与麻醉药物的蒸气达到饱和状态，但事实并非如此，由于持续的气流，蒸发器内的气体只有部分达到饱和[69]。但是，假设其能够达到饱和有助于我们对此部分知识的讨论。

图 29-21 表示一个现代的可变旁路式蒸发器输出 2% 的七氟烷。表明大部分新鲜气体是如何通过旁路式蒸发器的。图 29-21 表明了旁路气流与蒸发器是如何结合起来输出临床所需的药物浓度。输送到蒸发室中的新鲜气体与麻醉气体通过流经液态麻醉剂及毛细作用达到饱和，故为一种拂流设计。新鲜气流在旁路室和蒸发室中特定的比例是由浓度控制转盘以及温度

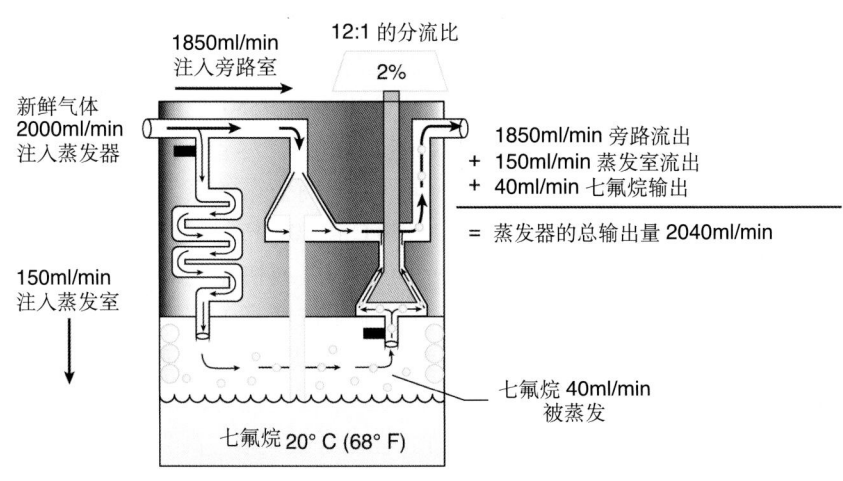

1850ml/min
注入旁路室

12:1 的分流比
2%

新鲜气体
2000ml/min
注入蒸发器

1850ml/min 旁路流出
+ 150ml/min 蒸发室流出
+ 40ml/min 七氟烷输出
= 蒸发器的总输出量 2040ml/min

150ml/min
注入蒸发室

七氟烷 40ml/min
被蒸发

七氟烷 20°C (68°F)

40ml 七氟烷 /2040ml 总输出量:~ 2% 七氟烷 (v/v%),
2%×760mmHg:~ 15.2mmHg 七氟烷

图 29-21   在一个标准大气压(760mmHg)下,输出 2% 的七氟烷:2% 的七氟烷需要一个 12:1 分流比率(见表 29-2),以 2000ml/min 注入,通过旁路室流速为 1850ml/min,通过蒸发室的流速为 150ml/min。七氟烷的蒸发速率接近 40ml/min:
第一步:150mlO$_2$/ 蒸发室气体的 79% = x ml 七氟烷 /21% 蒸发室气体
第二步:再求 x:(150ml/0.79)× 0.21 = x ml 七氟烷
x ≈ 40ml 七氟烷
蒸发器总的输出量为 2040ml/min。七氟烷≈ 2% 输出量

表 29-2   可变旁路式蒸发器分流比

浓度控制转盘(v/v%)	20℃(68℉)旁路室到蒸发室的分流比*		
	氟烷	异氟烷	七氟烷
1	46:1	45:1	25:1
2	23:1	22:1	12:1
3	15:1	14:1	8:1

v/v% 为体积百分数。
* 新鲜气流通过旁路室与蒸发室的比率以及对应着的输出浓度。温度补偿装置会使实际的比率发生改变。这只适用于可变旁路式蒸发器。挥发性药物的输出量 =100 × PV × FV/FT(PA-PV),其中 PA = 大气压力,PV=20℃时的蒸汽压力,FV= 通过蒸发室新鲜气流量(ml/min),FT= 总的新鲜气流量(ml/min)。
From Prescribing information Forane [isoflurane, USP]. Deerfield, IL, 2009, Baxter Healthcare

补偿装置决定的(在下文"温度补偿装置"中将会进行讨论)。由于每种药物独特的物理性质以及临床使用浓度不同,每种药物的浓度 - 特异性,因此蒸发器的设计必须药物个性化。大部分药物在 20℃时的可变旁路给药量或分流比见表 29-2。除地氟烷因物理性质独特不能使用外(详见"地氟烷蒸发器"部分),可变旁路式蒸发器可用于氟烷、异氟烷、七氟烷以及一些旧药的给药。大部分在临床工作中应用的可变旁路式蒸发器是通过一个新鲜气流管道与患者呼吸回路相通来输出气体的,因此,此种设计称为回路外设计。当这些药物进入患者呼吸回路时,称为回路内设计或拂流。

实际上,所有可变旁路式蒸发器都有温度补偿系统。每一个蒸发器都装有自动温度补偿装置,此装置通过调节旁路室及蒸发室的气流比率,从而使输出浓度在一个很宽的工作温度范围内仍能保持相对稳定。图 29-19B 是一个典型的温度补偿系统。温度补偿系统是通过一个涨缩柱来工作的,如图所示,在液态麻醉药物蒸发冷却时,或是在低温外界环境里,或两者并

存的情况下,一个双金属片或膨胀柱能使通过旁路室的气流比例增加。图 29-19B 中当液态麻醉药物冷却时,温度补偿按钮会向上,这样会限制气流进入旁路室而使更多的气体进入蒸发室。麻醉药物越冷却,蒸汽压力就会越低。因此温度补偿系统的净效应是使蒸发器的输出量保持相对恒定。相反,麻醉药物的温度越高,按钮会向下,进入蒸发室的气体会减少。主要的温度效应是由液态麻醉药物的蒸发冷却引起的。蒸发速度越快,冷却也会越多。在皮肤上擦一些酒精,当酒精迅速蒸发时,皮肤会感觉凉爽。将此原理应用于麻醉药物的蒸汽压上,这个认识早在一个世纪以前就影响着蒸发器的设计。可变旁路式蒸发器选用高比热、高热导材料来迅速传递外界热量。此外,纱芯系统位置紧靠蒸发器金属壁,很大程度上吸收了外界环境的热量。

可变旁路式蒸发器输出量的影响因素   当浓度控制转盘设定在某一位置后,理想的可变旁路式蒸发器输出浓度应保持相对稳定,且不受气流速度、温度、

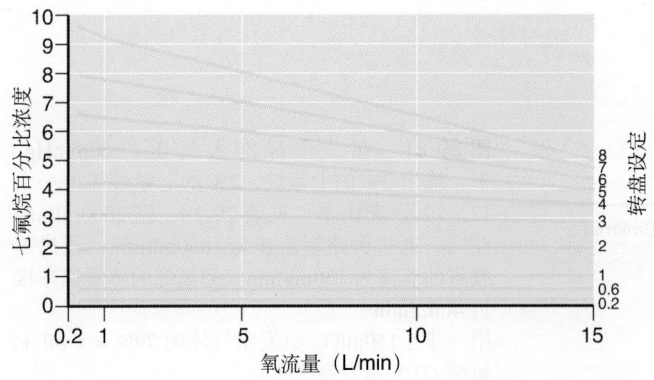

图 29-22 流速对蒸发器输出量的影响。具体内容参见正文
(From Datex-Ohmeda: Tec 7 vaporizer: user's reference manual, Madison, Wis., 2002, Datex-Ohmeda.)

回路间歇反向压力、载气成分的变化以及大气压变化的影响。按照 ASTM 标准：平均输出量不应高于按钮设定值的 30% 或者低于 20%，而且不能高于最大设定值的 7.5% 或者低于 5%。尽管现代的蒸发器性能良好，但了解这些因素对蒸发器输出量的影响是非常重要的。

气流速度的影响　蒸发器的气流速度会影响其输出量。如图 29-22 所示，气流速度过高或过低、浓度控制转盘旋至较大刻度时影响尤为突出。由于挥发性麻醉药的密度相对较高，流速较低时（<250ml/min）蒸发室内气体湍流不充分，可变旁路式蒸发器输出浓度会低于控制转盘设定值。流速较高时（如 15L/min）蒸发室内气体混合、饱和不完全，大多数可变旁路式蒸发器输出量也会低于设定值。此外，气流速度增加时，旁路室和蒸发室的阻力特性也会发生相应的改变[68, 70]。

温度影响　尽管受蒸发冷却及环境温度影响，现代蒸发器仍能在较宽的温度范围内保持相对稳定的线性输出浓度。随着温度变化，旁路室内自动温度补偿机制可确保蒸发器输出药物浓度稳定。如前所述，当温度升高时，双金属片或膨胀柱能使通过旁路室的气流比例增加。此外，纱芯系统位置紧靠蒸发器金属壁，便于补充蒸发所需热能。蒸发器选用高比热、高热导材料，可将蒸发过程中热能损失减至最低。虽然这些补偿机制的线性变化与蒸汽压曲线形状不是完全相关的，但当温度变化时，旁路室中自动温度补偿装置会使输出量维持恒定[21, 68]。输出药物浓度与蒸发器温度之间仍有一定的关系。在较高的温度以及较高的浓度时，这种关系会更加明显。如可变旁路式蒸发器内的挥发性麻醉药物达到沸点，则非常危险，但这种情况不太可能发生。此时，任何补偿设备都无法控制蒸发器输出量。虽然在海平面高度，环境温度使氟烷、异氟烷或七氟烷沸腾很难，但在高海拔处，异氟烷与

氟烷因沸点较低，很容易达到沸腾。事实上，如果异氟烷与氟烷在较高温度环境下使用时，Dräger Vapor 2000 的用户手册将从使用海拔 9880 英尺的操作规程降为使用 4800 英尺的操作规程。尽管不同蒸发器工作的温度范围有所不同，生产商公布的蒸发器工作的温度范围为 10～40℃（50℃到 104°F）[68, 70-74]。

间歇反向压力　正压通气或快速充氧会产生间歇性反向压力，使蒸发器输出浓度高于浓度控制转盘设定值，这种现象称为"泵吸效应"，低流速、低浓度设定值以及蒸发器内麻醉药液面较低时，泵吸效应更为显著[47, 68, 75-77]。此外，在高呼吸频率、高吸气峰压及呼气相压力快速下降时，泵吸效应也相应增强[40, 60, 67-68, 78-79]。虽然现代可变旁路式蒸发器不容易受泵吸效应影响，但应了解关于这种现象的机制以及预防性的设计特点。泵吸效应是指在正压通气吸气相或快速充氧时，患者呼吸回路压力逆向传递至蒸发器，旁路室和蒸发室内气体分子被压缩。呼气相，反向压力突然释放，气流自蒸发室出口逆向流入蒸发室入口。由于旁路室出口阻力小于蒸发室出口，蒸气得以经蒸发室入口逆行，此现象在低浓度设定时尤为明显，逆行进入旁路室的蒸气使挥发器输出浓度增加[68, 76-77, 80]。

为降低泵吸效应，新型蒸发器系统蒸发室体积小于旧式可变旁路式蒸发器[77]。因此，在呼气相不会造成大量蒸气从蒸发室进入旁路室。此外，一些蒸发器，如图 29-19 中所示，蒸发室入口被设计成一条细长的螺旋管和迷路管[77]（见图 29-19，B）。蒸发室压力释放时，由于管道细而长，部分蒸气进入管内，得以缓冲，而不进入旁路室[60]。这种螺旋形的管道同时也会降低进入蒸发室气体的能量，从而减少了压力的波动，同时可以弥补供气压力的波动。某些蒸发室内设计了容量较大的折流系统。总气体出口处增设了单向阀，可有效减轻泵吸效应（详见气体供应系统的讨论）。但在正压通气吸气相时，气体仍能从流量计流向蒸发器，该单向阀只会削弱压力的增加，但不能使之完全消除[47, 81]。尽管在总气体出口处，间歇反向压力会引起短暂的麻醉气体浓度升高，但是通过呼吸回路稀释麻醉药物可以减弱这种效应[82]。所有的压力补偿装置都能使通过蒸发室的气流保持稳定，无论进气与出气的压力如何变化。这些设备添加了压力补偿装置，但显然不会补偿环境压力的改变，这点常会给医生造成误解。

载气成分　由于载气混合物中每种麻醉气体的溶解度不同，新鲜气体的载气成分会影响可变旁路式蒸发器的输出。当氧化亚氮作为一种运载气体时，这种影响会很明显[68, 83-90]。图 29-23 为一个实验例子，载气从 100% 纯氧迅速转换成 100% 氧化亚氮时，蒸发

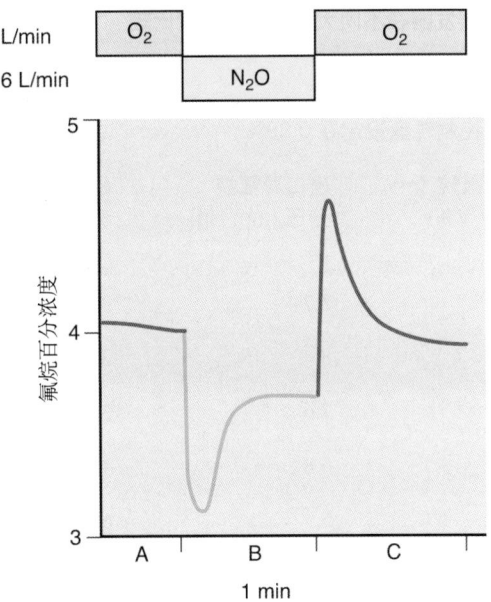

图 29-23　北美 Dräger Vapor19.n 型蒸发器在不同载气成分下输出的氟烷浓度。载气为 6L/min 纯氧时,蒸发器输出氟烷浓度为 4%(**A** 图),迅速转换为 100% 氧化亚氮时,氟烷浓度在 8~10s 内下降到 3%(**B** 图)。1min 后氟烷浓度达到新稳态,为 3.5%(**C** 图)。具体内容参见正文 *(Modified from Gould DB, Lampert BA, MacKrell TN: Effect of nitrous oxide solubility on vaporizer aberrance, Anesth Analg 61:939, 1982.)*

器输出浓度先出现快速短暂下降,然后缓慢上升达到新的稳态值(见图 29-23 标志 B)[88-89]。可能因为含氟麻醉药在氧化亚氮中的溶解度高于氧气中溶解度,蒸发室内氧化亚氮逐渐被挥发性物质吸收,蒸发室的蒸汽量一过性减少,同时蒸发室的输出容积减少[88]。直至麻醉药在氧化亚氮中达到完全饱和,蒸发室的蒸汽量才开始增加,并达到新的平衡。

新型稳态输出浓度建立机制尚不明确[90]。氧化亚氮的不断吸收,以及氧气与氧化亚氮密度和黏度的不同都有可能产生影响。气体的特性会影响通过蒸发器旁路及蒸发通道内气体的相对流量。这就可以解释为什么使用不同蒸发器进行评估时,这种现象数量上会有变化[86, 89, 91]。氦气的密度远低于氧气或氧化亚氮,根据蒸发器模型和设计不同,它既能增加也能减少蒸发器的输出量,尽管引起的改变很小[92-93]。

尽管实验表明载气成分会影响蒸发器的输出量,但是其误差仍在个体化蒸发器的精确度范围内。蒸发器的用户手册通常会指明运载气体相对于标准气体改变的预期结果,根据不同的蒸发器模型,标准气体可以是空气或者氧气[68, 70-71, 94]。

大气压力变化　了解大气压变化对可变旁路式蒸发器输出量的影响,主要目的为理解蒸发器的功能而非临床考虑。因为从临床角度考虑,使用可变旁路式蒸发器

时,当麻醉深度达到经转盘预设的浓度值时,其与大气压是相对独立的,并不需要调整(表 29-3)[68]。

低压环境　如前所述,蒸汽压是不受大气压影响的。因此,当海拔升高大气压降低时,即便呼吸气体中其他组分的分压以及总的大气压力会有所降低,可变旁路式蒸发器内麻醉药物的分压仍会保持恒定。这种现象会导致蒸发室内及出口处的麻醉药体积百分比和浓度大幅增加(见表 29-3)。然而,因麻醉深度基于大脑内药物的分压,故其临床意义不大(见表 29-1 中的 MAPP)。在一个大气压下,当旋钮设定在 0.89% 时,一个校正准确的异氟烷可变旁路式蒸发器会输出体积百分比为 0.89V/V% 的异氟烷,同时异氟烷的分压是 6.8mmHg。旋钮设定在同一位置,同时将大气压降低到 0.66atm 或者 502mmHg(约等于海拔 10000 英尺),会使输出浓度增加到 1.75%(约为前面的 2 倍)。但是分压只增加到 8.77mmHg(增长了 29%)。与此类似,在海平面高度,相同的分压变化会使异氟烷浓度在体积百分数上增加 0.2%。再次强调,麻醉深度最终取决于脑内麻醉药物分压,麻醉药物浓度(v/v%)只是一个相对现象。

如前所述,MAC 值对于现代吸入性麻醉药物均是在海平面高度上进行评价的。与此类似,麻醉蒸发器同样是在海平高度进行校正,这样才能保证蒸发器的输出量与旋钮设定的值相匹配。以七氟烷为例,当考虑到大气压改变时,就会发现使用体积百分数以及 MAC 值表示非常复杂。已知七氟烷的 MAPP = 12.9mmHg:

$$七氟烷在海平面高度 MAC(v/v\%) = \frac{12.9mmHg}{760mmHg} \approx 1.7\%,$$

$$七氟烷在 10000 英尺 MAC(v/v\%) = \frac{12.9mmHg}{534mmHg} \approx 2.4\%。$$

由于 MAPP 值取决于分压,在海平面高度与高海拔处的 MAPP 值是相同的,当 MAC 值单纯表示浓度时其会增加。表 29-3 中的例子清楚地表明,随着海拔增加,可变旁路式蒸发器输出量体积百分数变化比分压的变化更明显。由于麻醉的深度取决于麻醉药物的分压,因此使用者不需要将旋钮调到一个更高的值来弥补大气压力的改变。这些均适用于可变旁路式蒸发器,不适用于地氟烷 Tec 6 型蒸发器,其讨论详见"地氟烷蒸发器"部分。

尽管有时会在高压条件下给予麻醉药物,但随着静脉麻醉的出现,这种状况下多不会使用吸入麻醉。高压条件下,即使环境的压力及其他气体的分压增高,

表 29-3　异氟烷可变旁路式蒸发器与 Tec 6 地氟烷蒸发器在不同大气压下的性能比较

大气压（1 标准大气压的倍数）	大气压 (mm Hg)	异氟烷蒸发器浓度控制转盘设定在 0.89%			Tec6 地氟烷蒸发器浓度控制转盘设定在 6%
		100 ml 氧气所携带的异氟烷蒸汽体积（ml）	出口异氟烷浓度 (V/V%)	出口异氟烷分压 (mm Hg)	出口地氟烷分压 (mm Hg)
0.66	500 (10, 000 英尺)	91	1.7	8.7	30
0.74	560 (8, 200 英尺)	74	1.5	8	33.6
0.8	608 (6, 000 英尺)	64	1.2	7.6	36.5
1.0	760（海平面）	46	0.89	6.8	45.6
1.5*	1, 140	26	0.5	5.9	68.4
2*	1, 520	19	0.36	5.5	91.2
3*	2, 280	12	0.23	5.2	136

一个标准大气压 =760mmHg；v/v% 为体积百分数。
*ATA 或者绝对大气压。ATA= 大气压力 + 水的压力。高压氧舱的规定适用于 ATA。一般规定使用量从 2.0 到 2.5 ATA，但是有些条件下比例如气体栓塞，一氧化碳中毒需要的量可能高达 3.0 ATA[262]。2 个 ATA ≈ 33 英尺的海水（fsw）≈ 1520mmHg 大气压力。
Modified from Ehrenwerth J, Eisenkraft J: Anesthesia vaporizers. In Ehrenwerth J, Eisenkraft J, editors: Anesthesia equipment: principles and applications, St. Louis, 1993, Mosby, pp 69-71

蒸发室中麻醉药物的分压仍会保持恒定。对于可变旁路式蒸发器其纯粹的理论效应会使麻醉药物的浓度明显减少，输出量的分压轻微增加。然而，在实验条件下，随着大气压的增加，氟烷的分压也有所增加[95]。这种现象发生的可能原因包括通过蒸发器流动的大气气体密度增加及高压条件下热传导增加。高压条件下，可变旁路式蒸发器输出量分压的轻微改变所产生的临床意义目前尚不清楚。

安全特征以及潜在危险　现代可变旁路式蒸发器设计了内部安全装置，以减少或消除相关危险。专用钥匙式加药器能防止加错药物。为防止蒸发器内加药过满，加药口位于最高液体安全平面。现代蒸发器都牢固地固定在麻醉工作站蒸发器底座上，无需移动位置，杜绝了蒸发器倾斜问题。罐间互锁系统，能有效防止同时应用一种以上挥发性麻醉药现象。但是，所有的安全系统均存在缺陷，因此了解这些潜在的危险状况是非常重要的。

加错药物　麻醉蒸发器加错药物会有潜在的危险，可能发生输出的挥发性药物过量或者给药不足[96-97]。在此状况下，蒸发器的输出量会基于错误的饱和蒸汽压及蒸发器的分流比。同样，将麻醉药物混合也会有药量输出错误的潜在危害[61]。使用特定的加药器会减少麻醉蒸发器加错药物的可能，但是不能完全避免。然而，现行标准推荐但不强制应用这些设备[12]。虽然最近很少发生，但是配备了钥匙式加药器的蒸发器仍存

在加错药的可能[98-100]。应用呼吸回路气体分析仪会提示操作者加错了药物。如果可变旁路式蒸发器例如异氟烷或者七氟烷蒸发器错装入了地氟烷，特别是在正常的操作温度下，由于地氟烷较高的蒸汽压力，会发生给药过量。

污染　尽管很少有报道，但以往发生过蒸发器污染问题，原因是用被污染的异氟烷药瓶向异氟烷蒸发器内添加药物。幸好操作者闻到异常的刺激气味，未使用被污染的蒸发器，才避免了一次潜在严重事故[101]。

倾斜　拆卸或移动蒸发器方法不正确，蒸发器可能会倾斜。蒸发器过度倾斜会使液态麻醉药进入旁路室，导致输出极高浓度药物[102]。尽管一些蒸发器与其他的相比发生倾斜的机会更少，但大部分蒸发器发生倾斜后需高流量排出一段时间后才能使用。制造商制定的倾斜后处理程序不同，故无统一操作指南[68, 70-71, 94]。应该咨询特定的用户使用指南。使用任何特定的程序，在患者吸入之前都必须做一个气体分析来评测蒸发器的输出量。Dräger Vapor 20.n 系列蒸发器浓度控制转盘上有一个"转移"（T）设置，可将蒸发器蓄药池与旁路室完全分隔开，降低了因倾斜引起药物过量的可能性[68]。

加药过满　加药方法不正确，蒸发器视窗玻璃损坏，可导致加药过满，引发药物过量。若加药过满，麻醉药液进入旁路室，可输送对患者造成危害的高浓度麻醉药至总气体出口处[103]。现代蒸发器的设计要求蒸发器在正常工作状态下使用时不能加药过满[12]。与

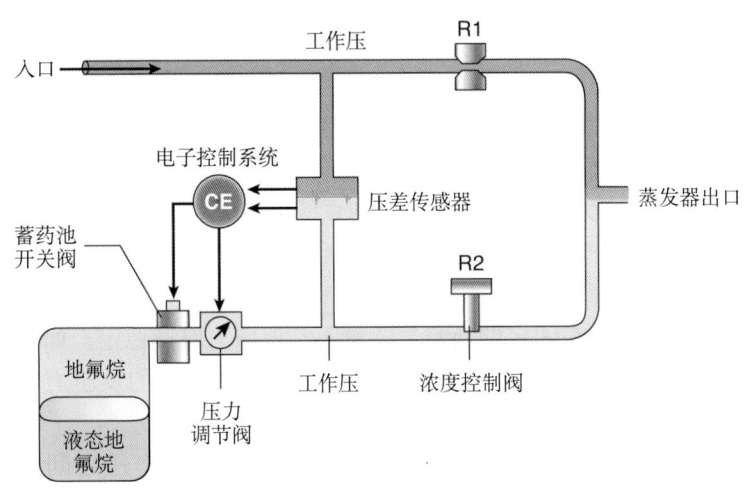

图 29-24 地氟烷 Tec 6 蒸发器简化示意图。具体内容参见正文 *(From Andrews JJ: Operating principles of the Ohmeda Tec 6 desflurane vaporizer: a collection of twelve color illustrations, Washington, D.C., 1996, Library of Congress.)*

上方加药的蒸发器不同,侧面加药的可变旁路式蒸发器很大程度上避免了加药过满,因为加药器已限制了最大的安全范围,减少了加药过满发生的可能。另外,一些蒸发器设有溢出口作为额外的保障[68]。然而,即使有这样的保障措施,蒸发器加药过满的现象仍有发生。危险状况包括蒸发器加药时发生倾斜,打开蒸发器加药时,空气进入瓶颈或加药适配器引起的密封不良[103-106]。现代蒸发器的使用指南中还特别提到了这种状况[68,70-71,94]。

泄漏 蒸发器与蒸发器 - 麻醉机接口处都可能发生气体泄漏,在麻醉期间引发术中知晓。最常见泄漏原因是蒸发器加药帽松动,注药口堵塞以及排气阀出现故障。漏气明显时,会听见麻醉气体的漏气声,或发现输出量比预计的麻醉药物浓度低,或闻到药物气味[107-108]。气体泄漏的另一个常见部位是蒸发器和固定架或支架的接口处,其原因多为固定架被损坏或蒸发器与固定架的连接部位存在异物损坏了其气密性[109-112]。蒸发器本身的机械故障也会引起气体泄漏。评估低压系统是否漏气时应包括蒸发器,详见麻醉工作站用前检测部分。

周围环境的相关问题 现如今,麻醉医师在手术室外为患者实施麻醉的情况日益增多。其中 MRI 检查室的环境尤其需要讨论。由于 MRI 检查室存在强大的磁场和巨大的噪声,且 MRI 影像设备工作期间,麻醉医师无法密切接触患者,所以,在 MRI 检查室实施麻醉有时很困难。麻醉医师必须了解 MRI 影像设备可产生异常强大磁场,在这种环境中,必须使用不含铁设备(即 MRI 兼容性设备)。某些麻醉蒸发器尽管不会被马蹄形磁铁所吸引,但内部包含很多铁制部件。如不慎在 MRI 检查室使用这种蒸发器,而未采取防范

措施,蒸发器会被巨大的磁场吸引而发生移动,变成"危险的飞弹"[113]。

地氟烷蒸发器 地氟烷理化性质独特,需特殊设计的蒸发器来控制其蒸发。Datex-Ohmeda Tec 6 地氟烷蒸发器是 20 世纪 90 年代初期投入使用的第一代地氟烷蒸发器。该蒸发器特殊设计了电加热、加压系统,用以控制地氟烷蒸发[114-115](图 29-24)。地氟烷饱和蒸气压高出于目前临床常用的其他挥发性麻醉药 3 ~ 4 倍,沸点为 22.8 ℃ (73.1 ℉)[116],接近室温(见表 29-1)。2004 年 Dräger Medical 专利版 Tec 6 地氟烷蒸发器也获 FDA 批准。下文仅介绍 Tec 6 蒸发器,所述操作原理适用于两个厂家的地氟烷蒸发器。Datex-Ohmeda Aladin 盒式蒸发器与 Maquet 蒸发器都可以输出地氟烷,但是二者的操作规程是不同的。这些蒸发器会在后面的部分详细讨论。

当前可变旁路蒸发器不适用于控制蒸发地氟烷 地氟烷具有高度挥发性和中等麻醉效能,不适宜采用可变旁路式蒸发器有三个主要原因[114]。

1. 地氟烷由于蒸发率较高,需要旁路室内大量的稀释气流。在 68 ℉ (20 ℃) 时,地氟烷的蒸汽压接近于一个大气压,这个蒸汽压力明显高于其他常见麻醉药物(见彩图 29-16 及表 29-1)[116]。在可变旁路式蒸发器中装入地氟烷,若要求达到临床所需浓度,就需要大量的气流来稀释蒸发室内的输出气体。例如在 1 个标准大气压、20 ℃ (68 ℉) 条件下,假如通过蒸发室的气流速为 100ml/min,地氟烷蒸气流量将高达 735ml/min,而恩氟烷、异氟烷和氟烷蒸气流量分别为 29、46 和 47ml/min[114]。相

同条件下，要输出1%的地氟烷，旁路气流要接近73L/min，才能将高浓度地氟烷饱和蒸汽稀释至足够安全水平，而输出1%的其他三种麻醉药，只需要5L/min或更低的旁路气流，故使用传统的麻醉工作站来实现地氟烷输出既不实际也不可能。

2. 由于地氟烷较高的蒸发率会使麻醉药物过度冷却。在蒸发冷却时，可变旁路式蒸发器需要外界的热能使其维持在一定的温度。虽然地氟烷气化热接近恩氟烷、异氟烷和氟烷，但MAC值比其他三种药物高出4～9倍，在相同时间内，地氟烷蒸发量比其他麻醉药高出许多。若使用普通蒸发器，要达到与其他麻醉药相同的MAC值水平，需要输出高浓度地氟烷，这会导致蒸发器过度降温，并显著影响其输出。临床范围温度下，没有外部热源，传统机械装置几乎不能进行有效的温度补偿。由于医疗环境温度存在较大变化，地氟烷饱和蒸气压-温度曲线较陡直，故用普通蒸发器输送地氟烷几乎不可能[114]。

3. 地氟烷很容易沸腾。在一个标准大气压下，当温度高于22.8℃（73℉）时，地氟烷会沸腾。这个温度是正常手术室温度的上限。如果一个可变旁路式蒸发器内的麻醉药物发生了沸腾，输出量将无法控制，其原因为蒸发器热容量是特定的，从蒸发器可获得的热能减少会使麻醉药物蒸发量受到限制[114]。

Tec 6和Tec 6 PLUS的工作原理 为能准确调控地氟烷蒸发，设计了Tec 6蒸发器，这是世界上第一个商业用电加热、加压蒸发器。Tec 6外形和操作方法与普通蒸发器相似，但内部设计和工作原理截然不同。从功能上讲，Tec 6工作原理可更准确地描述为二元气体混合器。图29-24是Tec6蒸发器简化示意图。蒸发器由两个并联的独立气体回路——即新鲜气体回路和药物蒸气回路组成，分别用灰色和蓝色表示。来自流量计的新鲜气体进入新鲜气入口，通过一个固定的节流器R1后，从蒸发器出口流出。药物蒸气回路起于地氟烷蓄药池，蓄药池经电加热后，温度被恒定地控制在39℃，远高于地氟烷沸点。加热的蓄药池起到地氟烷蒸气储气池作用，39℃时，蓄药池内蒸气压接近1300mmHg或约2个标准大气压，蓄药池开关阀位于蓄药池下游[117]。蒸发器加热后，浓度控制阀处于开放位置时，蓄药池开关阀完全开启。开关阀下游有一个压力调节阀，当新鲜气流量为10L/min时，能将压力下调到1.1标准大气压左右（74mmHg）。浓度控制阀R2是一个可调节流器，操作者调节R2，可控制地氟烷输出[114]。

通过R2的蒸气流和通过R1的新鲜气流在节流

器下游汇合。两条气体回路汇合前相互独立，两者通过压差传感器、电子控制系统和压力调节阀，以气动和电子方式相联系。新鲜气流通过R1时，会产生与新鲜气流量成比例的反压力，推动与压差传感器相连的隔膜，压差传感器将新鲜气体回路和蒸气回路之间的压力差传递给电子控制系统，电子控制系统对压力调节阀进行自动调节，使蒸气回路内压力等于新鲜气体回路内压力。作用在R1和R2上的压力称为"工作压"，在固定的新鲜气流量下，该压力保持稳定。如增加新鲜气流量，压差传感器上的隔膜受到的反压力增加，蒸发器的工作压就会相应增加[114]。

表29-4显示新鲜气流量和蒸发器工作压之间的大致关系。新鲜气流量为1L/min时，工作压为10mb（7.4mmHg）；新鲜气流量增加到10L/min时，工作压相应增加到100mb（74mmHg）。因此，新鲜气流量和工作压之间存在线性关系，新鲜气流量增加10倍，工作压也相应增加10倍[114]。

举两个例子说明Tec 6工作原理[114]。

例A：在1L/min的稳定新鲜气流量下增加浓度控制转盘的设定值。在1L/min的新鲜气流量下，蒸发器的工作压为7.4mmHg，即供给R1和R2的压力为7.4mmHg。当增加控制转盘的设定值时，R2开放程度增大，使更多的药物蒸气通过R2。表29-5显示在不同浓度控制转盘设定值下，与之对应的蒸气流量。

例B：浓度控制转盘设定值保持不变，新鲜气流量从1L/min增加到10L/min。新鲜气流量为1L/min、工作压为7.4mmHg、浓度控制转盘设定值为6%条件下，通过R2的蒸气流量为64ml/min（表29-4和表29-5）。当新鲜气流量增加10倍时，工作压也随之增加10倍，达74mmHg。浓度控制转盘设定在6%保持不变时，R2和R1的阻力比值固定不变。由于供给R2的压力增加了10倍，通过R2的蒸气流量也相应增加10倍，达640ml/min。新鲜气流量和蒸气流量成比例增加，蒸发器输出浓度仍保持稳定。

影响蒸发器输出的因素 海拔高度和载气成分可给Tec 6输出带来影响。下面分别讨论。

海拔高度 外界气压变化对普通蒸发器输出气体容积分数（%容积/容积；例如浓度）的影响可能非常显著，但对药物效能（分压）影响甚微。然而，随着海拔高度的改变，可变旁路式蒸发器与Tec 6地氟烷蒸发器的变化是完全相反的，见表29-3。麻醉医师必须牢记Tec 6蒸发器是更为精确的二元气体混合器，

表 29-4 新鲜气流量与工作压

新鲜气流量 (L/min)	R1 和 R2 的工作压（压力表）(气体入口压力)		
	毫巴	cm H$_2$O	mm Hg
1	10	10.2	7.4
5	50	51.0	37.0
10	100	102.0	74.0

From Andrews JJ, Johnston RV Jr: The new Tec 6 desflurane vaporizer, Anesth Analg 76:1338, 1993

表 29-5 浓度控制转盘设定值与通过 R2 的气流速度

浓度控制转盘设定值 (vol%)*	新鲜气体流速 (L/min)	通过 R2 的大致蒸气流速 (ml/min)
1	1	10
6	1	64
12	1	136
18	1	220

From Andrews JJ, Johnston RV Jr: The new Tec 6 desflurane vaporizer, Anesth Analg 76:1338, 1993

而非普通蒸发器。虽 Tec 6 能不受环境气压影响，按照设定值输出精确容积比例的地氟烷，但当气体被输送到高海拔的外界大气中后，虽麻醉药容积百分比不变，但分压绝对值降低。为补偿高海拔下麻醉药分压下降，Tec6 浓度控制转盘的转幅应相应增大，以达到所需的麻醉药分压。实际控制转盘设定值可根据以下公式进行校正：

$$实际设定值 = \frac{正常浓度值（Vol\%）\times 760mmHg}{外界大气压（mmHg）}$$

例如当海拔高度 2000 米（6564 英尺）时，外界大气压为 608mmHg，浓度控制转盘设定值应从 10% 上调到 12.5%，才能达到所需麻醉药分压。反之，在高气压环境中，浓度控制转盘设定值要相应下调，以防药物过量。在 2 个标准大气压或者压力在 1520mmHg 时，地氟烷的输出量以 mmHg 计算，是海平面高度时的 2 倍（91.2 对 45.6mmHg）。

载气成分　Tec 6 蒸发器以纯氧进行校准。载气为纯氧时，蒸发器输出浓度接近浓度控制转盘设定值。在低速气流下，如载气不是纯氧，蒸发器输出浓度会明显下降，下降程度与载气黏度下降程度呈正比。氧化亚氮黏度比纯氧低，如采用氧化亚氮作载气，R1 产生的反压力下降（图 29-24），工作压下降。上述条件下，蒸发器实际输出浓度比控制转盘设定值低约 20%。可见，在临床范围新鲜气流量下，通过 R1 的气流形式是层流，工作压与新鲜气流量和载气的黏度成正比[118]。

安全特征　地氟烷饱和蒸气压接近 1 个标准大气压，如向普通蒸发器内错误注入地氟烷，理论上会引起药物过量并输出低氧混合气[119]。如大多数现代蒸发器，地氟烷蒸发器有独特的药物专用加药系统以防发生注药错误。地氟烷药瓶上的药物专用加药器称为"Saf-T-Fill 适配器"，可防止加错药物事件发生。加药

过程中，加药系统保持密闭，防止麻醉药液或蒸气溢出。地氟烷药瓶上有一个弹簧加载的加药帽，顶端有一个环形密封垫，药瓶与蒸发器加药口衔接前，弹簧能密封药瓶。专用加药系统将蒸发器和药瓶锁定，防止麻醉药逸入大气。

多数蒸发器故障会使位于地氟烷蓄药池下游的开关阀关闭（图 29-24），药物不能输出。当出现以下问题时，开关阀会关闭，并激活无输出报警：①麻醉药平面下降到 20ml 以下；②蒸发器倾斜；③停电；④蒸气回路和新鲜气回路间压差超过一定界限。尽管这些自动化的安全设备可以提高患者的安全性，但有时也会有可能发生意外后果。例如，当 Datex-Ohmeda D-Tec "plus" 在一个新的麻醉机中使用时，在容量模式吸气时故意阻断了新鲜气流使气体去耦联，据报道机械通气时蒸发器发出无药物输出警告[120]。容量模式通气时的新鲜气流中断，被认为是一种错误的状态，蒸发器的输出将会终止，其后尽管蒸发器在不断改进，但仍意味着新技术会带来新问题。

总　结　Tec 6 蒸发器是新一代电热温控、恒温、加压、机电耦联、双回路气体 - 蒸气混合器。通过电子调控系统，使蒸气回路内压力等于新鲜气回路压力。在稳定新鲜气流量下，可应用传统式浓度控制转盘来调节蒸气流量。新鲜气流量增加时，工作压成比例增加。浓度控制转盘设定后，即使新鲜气流量发生改变，由于通过两个回路的流量比例不变，蒸气输出浓度仍保持稳定[114]。

Datex–Ohmeda Aladin 盒式蒸发器　Datex-Ohmeda S/5 ADU 采用专利技术的药物蒸发系统——电控蒸发器，可输送氟烷、异氟烷、恩氟烷、七氟烷和地氟烷等多种挥发性麻醉药（图 29-25）。蒸发器组成部件包括固定在 ADU 内的电子控制元件和盛装液体麻醉药的可插拔、可更换式 Aladin 药盒。Aladin 药盒上用不同颜色代码和磁性代码标识不同麻醉药，Datex-Ohmeda

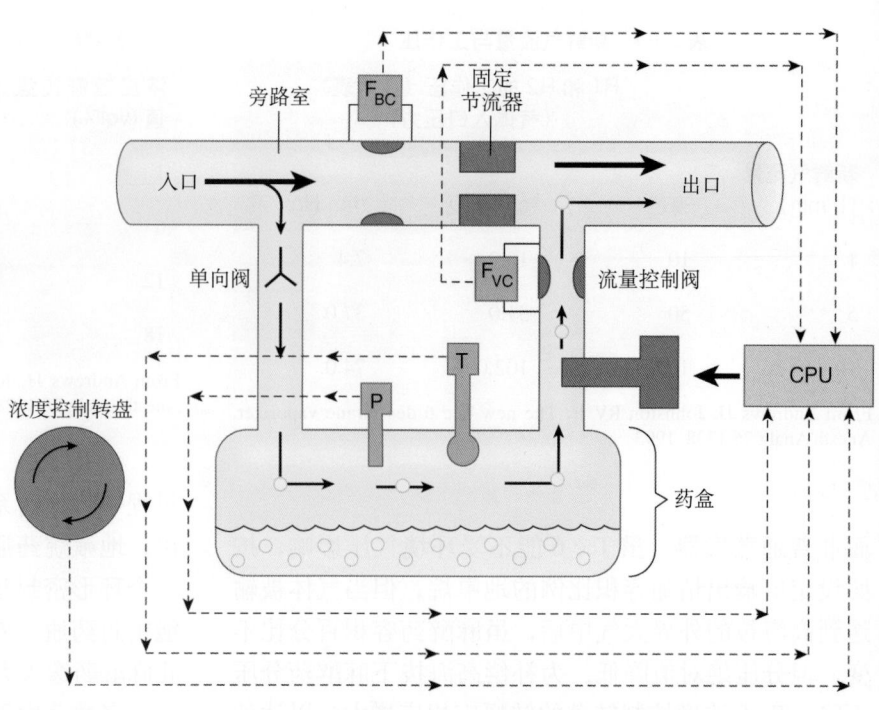

图 29-25　Datex-Ohmeda Aladin 盒式蒸发器简化示意图。蒸发器内黑色箭头代表来自流量计的气流，蓝色圈代表麻醉药物蒸气。蒸发器核心——电子流量控制阀位于蒸发室出口。该阀受 CPU——中央处理器的调控，监测装置 F_{BC} 测定通过旁路室气流，监测装置 F_{VC} 测定通过蒸发室的气流，压力传感器（P）、温度传感器（T）监测并自动反馈调控蒸发室压力和温度。具体内容参见正文 *(Modified from Andrews JJ: Operating principles of the Datex-Ohmeda Aladin cassette vaporizer: a collection of color illustrations, Washington, D.C., 2000, Library of Congress.)*

ADU 蒸发装置能自动识别安装待用麻醉药盒。为此药盒加药时，必须使用药物专用加药器[120]。

在使用方面，对于 Aladin 盒式蒸发器的描述最为详尽。由于 Aladin 盒式蒸发器由一个旁路室和一个蒸发室组成，大多情况下，被视为一种计算机控制的可变旁路式蒸发器。盒内的麻醉气体很容易达到饱和蒸汽压。由 CPU 调控的流量控制阀，可以精确计算流过蒸发室或者盒内的气流量，当这些气体与麻醉气体达到饱和后将汇入旁路室。CPU 可接受多源信息，包括浓度控制转盘、蒸发室内压力传感器和温度传感器、旁路室及蒸发室出口流量监测装置，以及来自流量计的载气成分等。CPU 整合处理这些信息，自动反馈精确地调控流量控制阀，以输出预期浓度麻醉药物蒸气[121]。

旁路室内有一个固定的节流器，将进入蒸发器入口的气流分成两部分（图 25-23），一部分通过旁路室，另一部分通过单向阀后进入蒸发室。该单向阀设计为 Aladin 系统特有，能防止药物蒸汽反流入旁路室。室温超过地氟烷沸点（22.8℃）时，该单向阀对地氟烷输出至关重要[47]。精确流量的载气携带麻醉药物蒸气混合气流通过 CPU 调控的流量控制阀，与旁路气流汇合，一起流向蒸发器出口[47]。

如前所述，地氟烷的控制性蒸发面临着特殊挑战，特别是在室温超过地氟烷沸点（22.8℃）时。温度升高后，蓄药池内压力升高，当该压力超过旁路室内压力时，蒸发室入口单向阀关闭，载气直接通过旁路室及其传感器而不再进入蒸发室。此时，电子流量控制阀输出恰当流量的纯地氟烷蒸气，以确保最终输

出地氟烷浓度精确。近年一份病例报道中描述了蒸发室入口单向阀故障，导致蒸发室流出的地氟烷蒸气逆行回流入旁路室，致药物过量，提醒使用 ADU 时应引以注意，特别是使用地氟烷，应保持高度警惕[121]。

新鲜气体流速较高或者浓度控制转盘输出量设定刻度较高时，大容量液体麻醉药快速蒸发，因气化热耗能，蒸发器内剩余药液和蒸发器自身温度降低。为补偿这种"冷却"效应，S/5 ADU 配备了加热风扇，必要时可给药盒（蓄药池）吹加热空气，提高药盒温度。风扇在两种常见情况下启动：①地氟烷诱导和维持时；②七氟烷诱导时。

Aladin 蒸发器系统具有很多重要的安全特性。蒸发器系统已装有电子比例控制装置。不论气体成分及麻醉药物浓度如何，该装置确保总气体出口处的氧气不会低于 25%。通过比较，麻醉药物的浓度不会影响传统的氧比控制器，该特点是独一无二的。此系统装有安全泄压阀，当盒内的压力超过 2.5 个大气压（1899mmHg）时，限压阀会打开。当 Aladin 盒从此装置移走后，阀门会避免新鲜气体从底座泄漏。另一些阀门会避免液态麻醉剂进入新鲜气体管道。同时，此系统装有一个防止药物添加过量的保护机制。而且由于 Aladin 盒式蒸发器与传统的可变旁路式蒸发器相比能够避免发生倾斜，因此在使用和储存时对是否发生倾斜没有限制。

Maquet 注射式蒸发器　Maquet 蒸发器是一种电子控制注射式蒸发器，它拥有专门的 Maquet FLOW-i

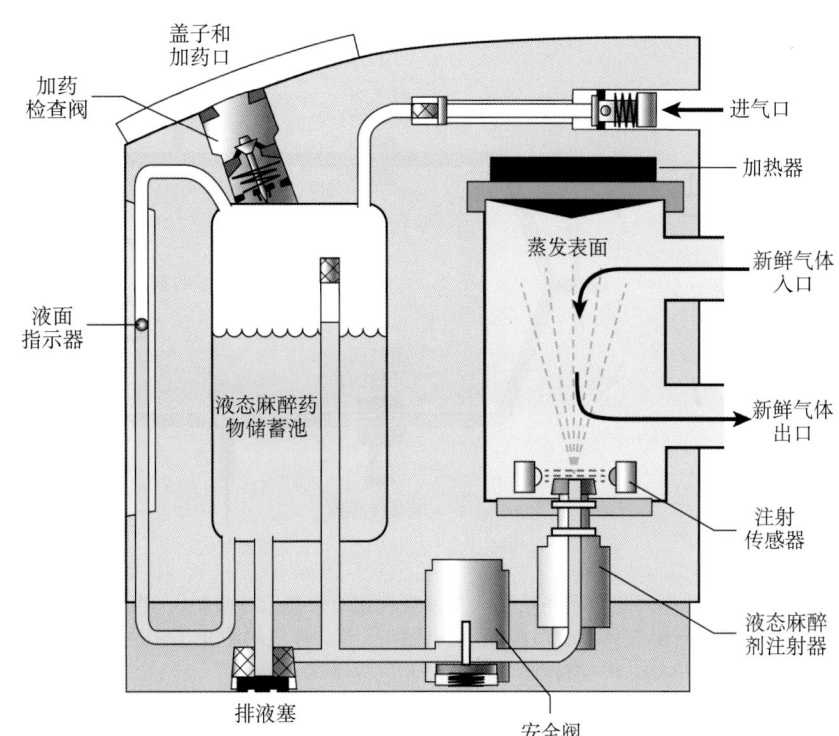

图 29-26 Maquet 麻醉蒸发器。麻醉机内的气体会对储存在容器中的液态麻醉药物施加压力。在微机的控制下,液态药物注入了蒸发室,该注射过程是被严格控制的。蒸发室中的加热表面会促使麻醉药物的蒸发。新鲜气流进入蒸发室与麻醉药物充分混合,一旦蒸发器出现故障,安全阀就会限制药物的流动 *(Personal communication, illustration adapted with permission from Maquet Critical Care, Solna, Sweden, January 14, 2013)*

麻醉工作站。由于这些蒸发器位于患者呼吸回路的上游,故属于回路外蒸发器,这一点与地氟烷蒸发器以及大部分可变旁路式蒸发器是相似的。Maquet 注射式蒸发器可用于一些特定的药物,包括异氟烷、七氟烷以及地氟烷。每种麻醉药物有其特定的加药适配器。从外表上看,该装置有一个盖子、进气口、电子水准仪及警报器,但无浓度设置旋钮。蒸发器的输出量通过工作站的电子界面来调节(个人交流,Maquet Critical Care,January 14,2013)。

Maquet 蒸发器的使用流程见图 29-26。麻醉机内的气体会对储存在容器中的液态麻醉药物施加压力。作用于容器的压力会驱使液态麻醉药物通过蒸发器进气口,同时减少麻醉药物在旁路室中蒸发。液态麻醉药物在微机控制下,以间断脉冲方式注入一个热的蒸发室内,同时很快被蒸发。液态麻醉药物以小剂量进行输注,直到达到预定的注射量。在规定的时间间隔内给予的麻醉药总量,是由所需的麻醉药物浓度以及通过蒸发器的新鲜气流量决定的。位于下游的专用气体分析仪监控着药物的输出量。位于蒸发器中的光学传感器监控着麻醉注射剂的完整性(个人交流,Maquet Critical Care,January 14,2013)。

来自麻醉工作站内的新鲜气体在操控者及新鲜气体模块的控制下流过蒸发室,与其中气态麻醉药物混合。虽然注射的液态麻醉剂一部分在蒸发室内流动时蒸发,仍会有一些药物残留在蒸发室内的蒸发表面。这个蒸发表面会通过升温来确保立刻蒸发,通过准确

调节该表面温度来弥补蒸发冷却的效应(个人交流,Maquet Critical Care,January 14,2013)。

日常用前检查中,蒸发器会对其功能和泄漏进行自动检测。与可变旁路式蒸发器相比,此功能为其独有,可变旁路式蒸发器需要人工选择自动或者手动对漏气进行检测。当蒸发器发生故障时,安全阀会阻止药物流动。蒸发器由于无纱芯需要饱和,因此倾斜对其影响不大,而且麻醉药物不会漏到蒸发室内。蒸发器可以在使用过程中进行加药,但是在加药时不会有药物输出。当蒸发器内的药物水平低于 10% 时会发生报警,超过 5% 时也会报警。目前,尚无有关蒸发器在不同大气压、温度、新鲜气流速及不同的新鲜气体组分下表现的公开资料(个人交流,Maquet Critical Care,January 14,2013)。

麻醉呼吸回路

供气系统提供的新鲜气体通过新鲜气体管道进入麻醉呼吸回路。呼吸回路的功能是向患者输送氧和其他气体,清除患者排出的二氧化碳。呼吸回路系统必须包括气体流动的低阻管道、满足患者吸气流量要求的气体储存库和用以排出多余气体的呼出口或呼出阀[122]。以这些为麻醉呼吸回路的基础部分,可以将回路系统进一步分类,即包含二氧化碳吸收器的回路系统(循环回路系统)和未包含二氧化碳吸收器的回路系统(Mapleson 系统)[123]。循环回路系统是用于

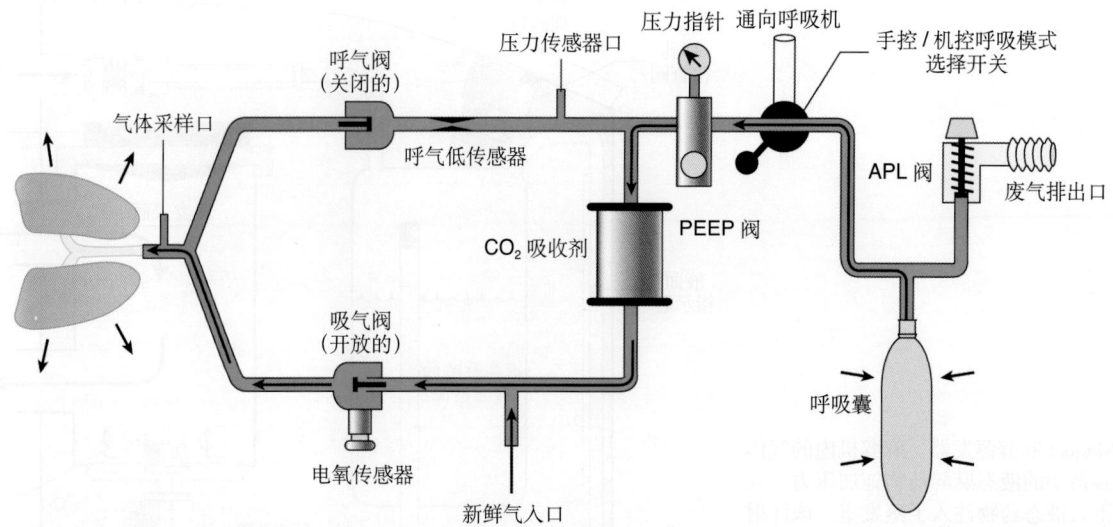

图 29-27 经典循环呼吸回路系统。自发吸气相（未显示呼吸机）。患者吸气时，气体从呼吸囊中释放并且通过 CO_2 吸收剂，与供气系统提供的新鲜气体混合后经吸气阀流向患者。呼气阀阻止了未经过 CO_2 吸收剂的气体的重复吸入。PEEP，呼气末正压通气 *(Courtesy Dr. Michael A. Olympio; modified with his permission.)*

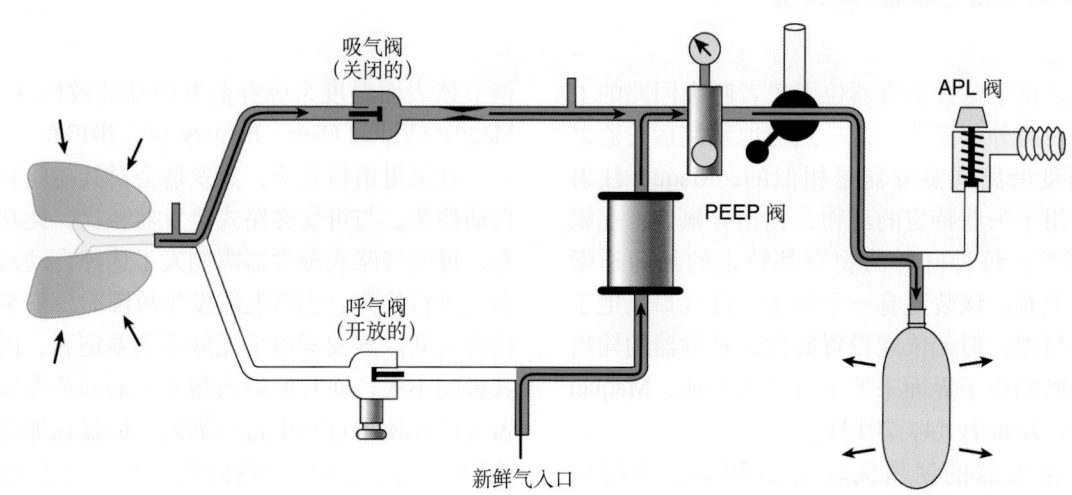

图 29-28 自主呼吸：呼气相早期。吸气单向阀的关闭使得患者呼出的全部 CO_2 在被吸收之前流向呼吸囊和压力可调限制阀。新鲜气体虽仍持续流动，但因吸气单向阀的关闭会逆向流动，并与呼出的气体相结合。因为回路内的压力始终低于工作者设置的 APL 阀的最低阈值（10cmH_2O），整个过程中 APL 阀始终保持关闭状态。PEEP，呼气末正压通气 *(Courtesy Dr. Michael A. Olympio; modified with his permission.)*

麻醉气体传输最普遍的回路系统，而 Mapleson 系统多用于麻醉工作站，特别是在儿科，也常常被用于运送患者、镇静操作、拔除气管导管等过程中的通气给氧，以及出手术室患者的预吸氧等气道管理。本节将对这两个系统进行讨论。

气体泄漏和管道阻塞是呼吸回路的两种最重要危害。这些问题大多能在工作站用前检测中发现。掌握呼吸回路组成和功能的相关知识对正确执行工作站用前检查和排除紧急故障至关重要。操作者也应了解与麻醉工作站重要部分相关的各种标准和警告。

呼吸回路系统

多年来，传统呼吸回路系统的总体设计变化不大（图 29-27 至 29-29）。不同的麻醉工作站生产商设计的呼吸回路的构图和零部件大致相同。然而近年来，由于麻醉工作站涉及的复杂技术日益增多，使得呼吸回路系统性能提高且多样性增加。这些变化多源于不断提高使用安全性的努力，如在正压通气过程中新鲜气体装置的整合。

循环呼吸系统之所以如此命名，是因为在单向阀

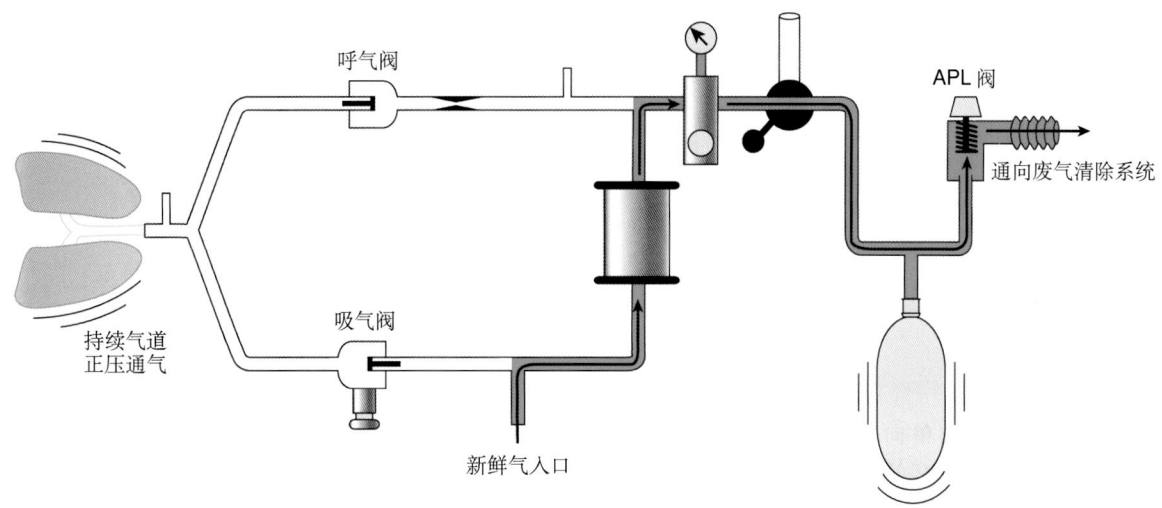

图 29-29　自主呼吸:呼气末相持续的气道正压(CPAP)。持续的新鲜气体流入回路系统,产生的压力使肺和呼吸囊维持扩张状态(CPAP)。一旦回路内的压力超过了压力可调限制阀(APL)设置的阈值(即 $10cmH_2O$),APL 阀将开放,多余气体流向废气清除系统 *(Courtesy Dr. Michael A. Olympio; modified with his permission.)*

的帮助下气流可在回路内单向循环流动。循环回路系统主要优点包括①保持吸入气各成分浓度相对稳定;②保存呼出气中水分和热量;③清除二氧化碳;④麻醉气体重复吸入的经济效益;⑤避免手术室污染。循环呼吸系统允许麻醉气体重复吸入使其用量减少,此为与 ICU 呼吸机呼吸回路相比独特之处,ICU 呼吸机呼吸回路患者每次呼出气体全部被排入房间中。呼出气只有在二氧化碳被排出后才能重复吸入。循环呼吸系统另一独特方面是能够将组成余气气流的废气、挥发性麻醉药和二氧化碳清除掉。回路系统必须包括自发通气、手控通气和正压通气功能,故回路系统正常运转需同时包括气囊和呼吸机。

　　循环回路系统主要缺点为构造复杂,回路中大约有 10 个连接部位,各连接部位都可能会出现误接、脱落、堵塞和泄漏等。在一项未公开的,由气体传输装置引起的不良麻醉事件诉讼分析中,39% 的医疗差错诉讼是由于呼吸回路误接和脱落造成的[124]。回路中单向阀故障会引发危及生命的严重后果:如单向阀片被卡或粘在开启位置,会发生复吸入;阀片被卡或粘在关闭位置,会发生回路完全堵塞。如呼气阀被粘于关闭位置,会发生呼出气蓄积,导致气压伤。循环回路系统比 Mapleson 系统大,因此循环回路系统整体顺应性更好,使机械通气下潮气量传输降低。一些新型麻醉工作站通过改进回路顺应性提高输送潮气量的准确性,或通过设置而非传输来弥补潮气量差值。最后,呼吸回路系统所用二氧化碳吸收剂可能会致麻醉剂降解(详见"二氧化碳吸收剂"部分)[125]。

　　循环回路系统基本的组成部分包括:①新鲜气源;②吸入、呼出单向阀;③吸入、呼出螺纹管;④与患者连接的 Y 型接头;⑤溢气阀或压力可调限制阀(弹出)(APL 阀);⑥储气囊或呼吸囊;⑦容纳二氧化碳吸收剂的吸收罐(见图 29-27)。为提高使用安全性,回路中增添了一些零件,如回路压力传感器、回路压力指针、呼气(也有可能是吸气)流量传感器、吸入氧浓度传感器,以及一个独立的呼气末正压通气阀。除了患者自主呼吸及麻醉医师辅助呼吸外,呼吸机可作为一种可选的机械通气设备。新鲜气流通过麻醉机总气体出口进入回路系统,呼气阀和吸气阀能确保气体在螺纹管内单向流动。主要的回路系统部分将会在下文中提及。

　　单向阀　单向阀是呼吸回路系统的重要元件(图 29-30;彩图 29-57),因系统内积聚的潮气可损害其功能,故需经常维修。这些常被认为可靠的阀门发生功能不全是最常见的故障,而呼气阀因会接触到更多潮气而最易受损。呼气阀的持续开启会引起二氧化碳重复吸入,且每种单向阀故障都会在二氧化碳图形上有特异性显示[126]。正确评估单向阀功能是麻醉工作站用前检查程序中的一部分,麻醉机维修过程中,我们常会见到检查阀门的操作,以保证其正常功能[127]。

　　压力可调限制阀　APL 阀是压力可调限压阀,可将呼吸回路内多余气体排向废气清除系统,在自主呼吸和人工通气模式下对呼吸系统进行压力控制。将工作站转换到呼吸机模式时,将不包括或关闭 APL 阀[127],APL 阀也被称为"弹出"阀和减压阀[122]。限压阀的两

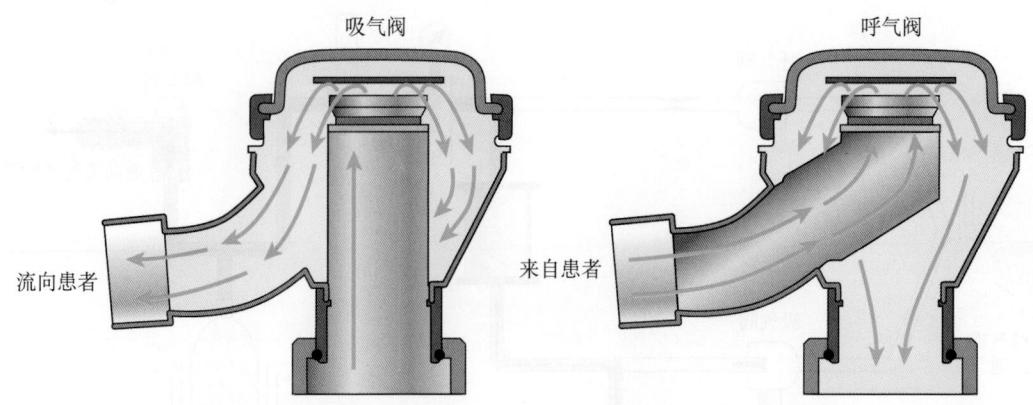

图 29-30　呼吸循环系统的单向阀 *(Modified from Yoder M: Absorbers and breathing systems. In Understanding modern anesthesia systems, Telford, Pa., 2009, Dräger Medical, pp 83-126.)*

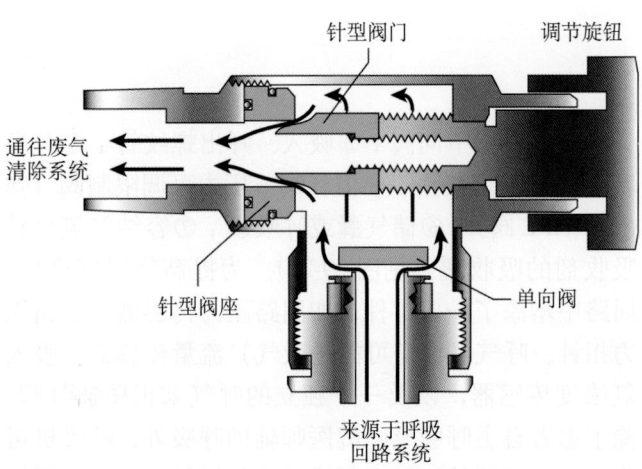

图 29-31　压力可调限制阀：可变孔针类型。限制性的单向阀阻止了流向废气通气系统的气体逆流。可变孔针型阀控制着呼吸回路出口处的气体流量，也控制着回路内的压力。当调节阀孔确定以后，回路内的压力由新鲜气体流量决定 *(Modified from Yoder M: Absorbers and breathing systems. In Understanding modern anesthesia systems, Telford, Pa., 2009, Dräger Medical, pp 83-126.)*

种基本类型是可变电阻型（也称为可变气流孔型）和调压型。可变电阻型为针型阀，其功能类似流制阀（图 29-31）。操作者可任意调整出气孔大小，出气孔调整并固定后，呼吸系统压力则与新鲜气体流量直接相关。现代麻醉机多应用调压型 APL 阀（图 29-32），这种类型 APL 阀有可调节内部张力弹簧以及显示近似开启压力的外部刻度，当系统压力超过弹簧张力，阀门打开，气体排出（见图 29-32，B）。操作者可以这种方式调节回路压力，保证新鲜气体流量增加时压力仍能稳定。应用这种 APL 阀，能更好地控制持续气道正压通气（CPAP）；但应严密监测回路压力。自主呼吸模式下，此阀常处于完全开放状态使回路与大气相通（见图 29-32，C）。下游的单向阀阻止气体由清除系统回流。当此阀置于人工通气模式时，弹簧会以与前述回路所需最大压力成比例的压力施加在阀门上 [41, 122]。

麻醉储气囊或呼吸囊　麻醉储气囊或呼吸囊具有很多重要功能，包括①作为呼出气和多余气体的储存

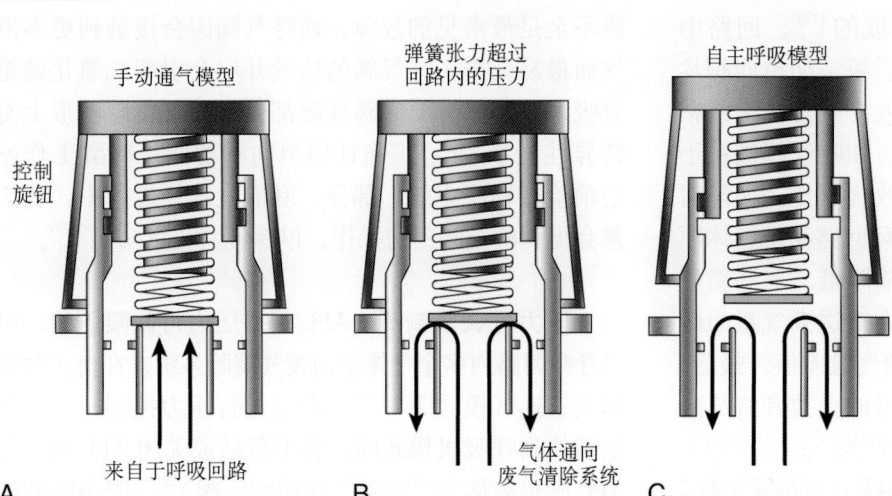

图 29-32　压力可调限制阀（APL 阀）：调压型。A，人工通气模型，操作者调整了弹簧张力，即调整了阀门的开启压力。在这幅图中，呼吸回路的压力尚未超过弹簧张力。B，呼吸回路压力已经超过了设置的压力（弹簧张力），气体流向清除系统。装有 APL 阀中调压阀类型的呼吸回路，回路内的压力不依赖于新鲜气体流量。C，当阀门置于自主呼吸模式的位置时，磁盘从阀座上提起使得气体自由流向清除系统，且下游的单向阀阻止了废气由清除系统逆流向呼吸系统

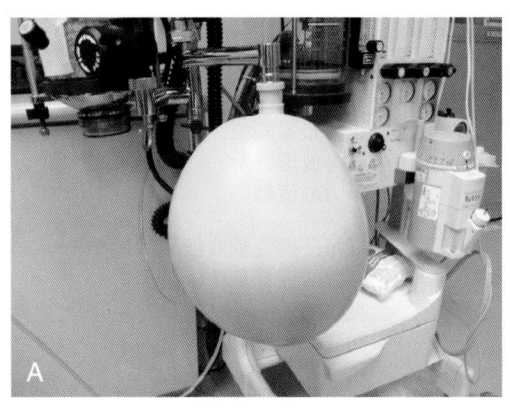
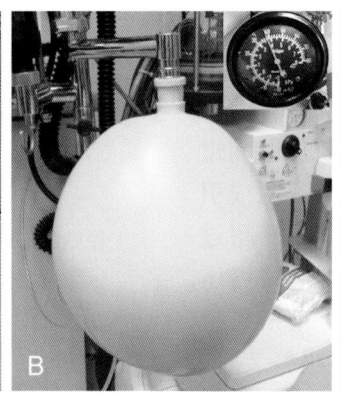
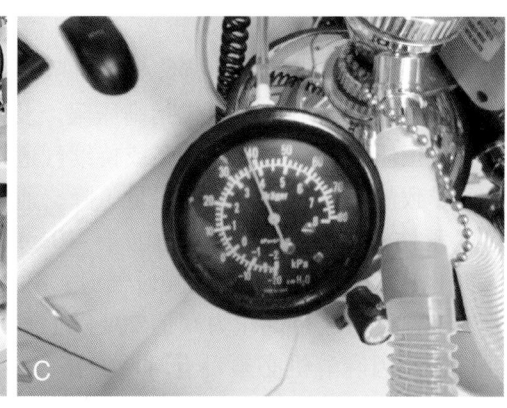

彩图 29-33　呼吸回路储气囊或呼吸囊。储气囊的标准是最高压力不超过 60cmH₂O，即呼吸囊充气至其既定容量的四倍[130]。然而，很多储气囊的峰压和平台压较低，当储气囊膨胀时，需保持平台压不变[128]，峰压较低的储气囊会继续膨胀。峰压后出现平台压的现象很常见。在图 A、B 中，这种呼吸囊能够扩张到既定容量的很多倍。C，呼吸回路的压力维持在约 40cmH₂O。由于当储气囊膨胀时，持续正压的警铃声将会响起，此警示会提醒人们阻止其进一步膨胀

器；②提供人工通气传输设备或辅助自主呼吸；③作为一种监测自主呼吸强弱的可见可触方法；④防止患者承受呼吸系统内过大正压，如 APL 阀的误关闭或废气清除管路阻塞（彩图 29-33）。储气囊是呼吸回路系统顺应性最好的部分。储气囊的压力 - 容积特性为：当储气囊不断被气体充胀至容量很高时，其内压力首先达到一定的峰值，而后轻微降低至某一平台压[122, 128-129]。麻醉储气囊须遵循一定的压力标准，即允许约 30cmH₂O 的最低压力和呼吸囊充气至其既定容量四倍时约 60cmH₂O 的最高压力。虽然大部分呼吸囊遵循此标准，但有些不含乳胶者允许压力已超过其最大值。以往储气囊在机械通气时在呼吸回路中不发挥作用，而在一些现代工作站中，如 Dräger Fabius 系统和 Dräger Apollo 系统，机械通气中储气囊作为呼出气和新鲜气的储存部位，在回路系统中的功能是无可取代的[41, 131]。

螺纹管　螺纹管占据了呼吸回路中大部分容量，存在一定隐患。首先，这些管道是可扩张的，正压通气时，一部分传输气体滞留在扩张的管道内。很多现代麻醉机会进行顺应性检验以弥补此可扩张性，所以检测时将待用回路连接好很重要，例如，手术台需 180° 转换时，螺纹管需要被拉伸，应将螺纹管拉伸到待用位置后再行顺应性试验、漏气试验和流量测验，回路泄漏或阻塞也是潜在问题（见后）。

Y 型接口　回路中的 Y 型接口是呼吸回路的患者端吸气支与呼气支共用管道的最远端。其 15mm 内径可连接气管导管或弯形接头，22mm 外径可在需要时直接与面罩连接。现代麻醉设备中，气体监测采样口常位于或靠近 Y 型接口，因在此处吸入气和呼出气均能被采

样。此外，回路系统的解剖死腔是从 Y 型接口开始的。

吸入氧浓度检测　ASTM 标准指出麻醉工作站必须提供位于吸气支或 Y 型接口处的氧浓度监测设备。此设备须包含低氧浓度报警，当氧浓度低于设定的最低限时，警铃能于 30s 内被激活，而设定的氧浓度最低限不能少于 18%v/v%[12]。氧传感器是避免患者吸入低氧混合气的最后一道防线。原电池型氧分析仪常被用作此用途（见图 29-55），这种氧浓度传感器常位于吸气单向阀中。原电池型氧分析仪寿命有限，容易失效，因此在工作站用前检查中（详见"用前检查"部分内容）需进行校准。随着麻醉机逐渐增加了集成气体监测能力，旁路多功能气体分析仪作为一种独特的吸入氧监测设备应用越来越广泛。顺磁氧分析仪为吸入氧浓度监测经典设备，这种分析仪不需频繁校准。旁路多功能气体分析在 Y 型接口处进行。

流量传感器　麻醉机流量传感器的作用为测量潮气量。ASTM 标准指出工作站必须有监测患者呼气潮气量和（或）每分潮气量的监测设备[12]。如果条件允许，麻醉机可应用此传感器产生流量波形和（或）流速 - 容量环。一些麻醉机将潮气量测量作为一种反馈信号，即不论新鲜气体总流量是多少，麻醉机均能维持稳定的潮气量传输。早期的流量传感器为机械流量计，现代麻醉机则应用压差传感器、热线式风速计、超声流量传感器以及可变孔流量传感器。流量传感器可位于呼吸回路的不同部位，但每台机器必须至少包括呼出气流量传感器。

呼吸回路压力传感器　持续测量呼吸回路内的气

道压对保护患者安全至关重要，测量需满足以下要求：第一，麻醉工作站须持续显示呼吸系统压力。第二，可调节报警项目必须包括高压限，及 15s 以上持续气道正压报警。气道压过高或持续气道正压时间过长可导致静脉血回流，心排血量下降，通气受阻或引起气压伤[12]。呼吸回路压力低于 -10cmH$_2$O 并超过 1s 时也应报警。第三，机械通气时，呼吸回路内压力低于预设值或可调压力阈值 20s 以上时，麻醉机将会报警。因麻醉机必须设有呼吸回路脱落报警装置，故此传感器也可用于该用途。同时低容量或呼气末二氧化碳监测也可用于此目的。压力采样点在回路中位置可不固定，它可位于非一次性应用吸气支或呼气支内，但常位于某一单向阀内。麻醉机也有模拟呼吸压力图，它虽无报警功能或电子界面，但仍不失为可靠助手。

过滤器和热湿度交换器 热湿度交换器和过滤器在麻醉呼吸回路中普遍应用。热湿度交换器应用的基本原理是替代了上呼吸道正常的加温加湿功能，气体犹如经过了人工呼吸道[132]。过滤器可阻止患者体内细菌向麻醉机传播，防止患者间交叉感染。热湿度交换过滤器兼有以上两种功能。讨论此设备的利弊超出了本章节范围，目前也尚无此设备的相关共识。此外，目前 ASA 建议只肺结核患者必须应用过滤器，以防止此传染病污染空气[133]，用作此目的时，过滤器对直径 0.3μm 粒子的滤过效能应高于 95%。过滤器应置于气管导管和 Y 型接口之间[134]。

循环回路系统功能 图 29-27 到 29-29 显示了经典的循环回路系统。新鲜气流量决定了重复吸入的程度和回路内其他呼出气存在与否，新鲜气流量越多重复吸入越少、排出废气越多。现代循环回路系统多为半关闭型，如在低流量（≈1.0L/min）麻醉或极小流量（≈0.5L/min）麻醉中，部分废气经过 APL 阀排出或经过与呼吸机相连的废气阀排出。循环回路系统中的半开放型，为新鲜气流量高、复吸入程度小、废气排出多的类型。低流量麻醉的潜在优势包括挥发性麻醉药用药量减少，回路温度和湿度增加，环境污染减少，其缺点包括麻醉深度难以迅速调整，内生性气体 [如一氧化碳（CO）、丙酮、甲烷] 或挥发性麻醉药 - 二氧化碳吸收剂相关代谢产物（如复合物 A，CO）蓄积之可能[135]。在关闭型循环回路系统中，氧流量与代谢需求相匹配，完全重复吸入且没有废气排出（APL 阀始终保持关闭），将精确剂量挥发性麻醉药以液体形式加至呼吸回路内或最初经挥发罐给予[136]。关闭型循环

表 29-6 麻醉过程中检测泄漏和脱落的方法

方法	泄漏指标
呼吸回路压力传感器	压力报警阈值* 压力波形评价 压力峰值趋势
工作站的潮气量传感器	低每分通气量或低潮气量报警 设置的潮气量传输错误 吸入潮气量与呼出潮气量间的差距 潮气量和每分通气量的下降趋势
呼出气体分析	呼出气二氧化碳自动检测 呼气末二氧化碳趋势图异常
生理传感器（如血氧饱和度、心率、血压）	患者失代偿后，晚期发现泄漏和脱落
麻醉医师觉醒性	患者呼吸音和胸壁起伏的评估 严密注意报警并及时做出反应 工作站和生理监测仪的观察 风箱不能被完全充满且潮气量降低为再次充满上升的风箱，需增加流速 呼吸囊运动和手感异常 根据麻醉气体的味道推断 麻醉医师推断异常事件的直觉

*ASTM 的标准

回路麻醉方式使得低流量麻醉的优势最大化，但与优势有关的技术要求使其不宜在当代麻醉设备日常应用，故目前很少应用[137]。

循环呼吸系统潜在问题

泄漏和脱落 呼吸回路系统泄漏和脱落常致严重麻醉事故[138-140]。常见泄漏位置为一次性管路、呼吸回路内连接部位及二氧化碳吸收罐[141]。麻醉中可能发生泄露，如部分脱连接，大部分泄漏事件可于工作站用前检查时被发现。泄漏程度很小时，增加新鲜气流量即可弥补容量损失；其程度很大时会使通气无法进行。不论泄漏大小，都应进行泄漏试验。一些监测仪可帮助麻醉医师在麻醉过程中判断泄漏或回路脱落事件（表 29-6）。

呼吸回路的压力监测是判定泄漏和脱落事件极其有用的指标。如前所述，呼吸回路压力监测为必须监测项目，当出现压力过高、持续正压时间延长、持续负压时必须发出警报。压力报警阈值对判断泄漏和脱落非常有用，故麻醉机设定为机械通气时，回路系统压力一旦低于阈值下限 20s 以上，将出现视听报警。（图 29-34，A）。视觉报警的例子包括"窒息压力""检查呼吸回路"和"低压"[33-34, 41]。麻醉机各压力阈值的报警次数可能略有差别。一些麻醉机的压力阈值由

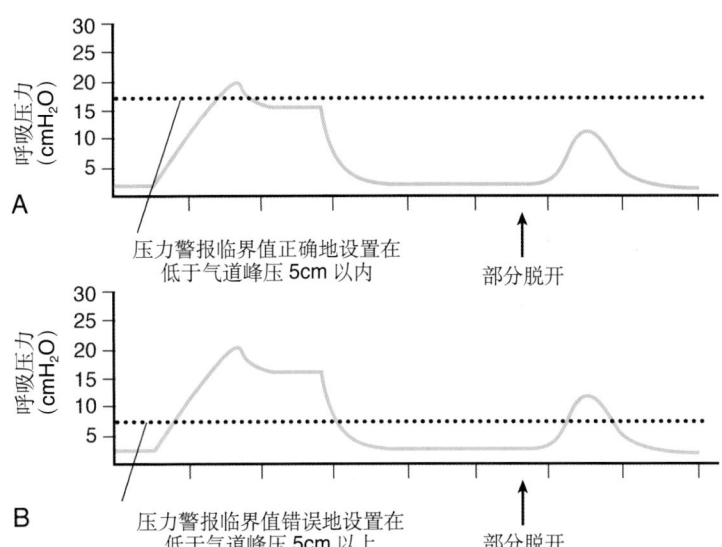

图 29-34 压力报警阈值。A 图，压力报警阈值（虚线）设定位置适当，回路出现部分脱开时（箭头），呼吸回路内压力未超过阈值，触发报警。B 图，由于压力报警阈值设定过低，压力监测仪未能识别出回路部分脱开 *(Redrawn from North American Dräger: Baromed breathing pressure monitor: operator's instruction manual, Telford, Pa., 1986, North American Dräger.)*

操作者调节，有些则兼有"自动设置"功能，即根据当前气道压经某种运算设置适宜报警阈值[31, 131]。如图 29-34B 所示，允许过低的压力报警阈值可能会使部分脱落（泄漏）不能被发现；相反，允许过高的压力报警阈值会致错误的"窒息压力"或"低阈值"警报。

呼吸容量监测仪可用于监测回路泄漏或脱落，且麻醉工作站必须能够监测呼出潮气量或每分通气量。当每分通气量和呼出气潮气量降至预设报警限以下时，工作站会向麻醉医师发出警示。操作者所设容量报警阈值范围应大于患者所需的通气量，如患者呼出潮气量为 10L/min，合理报警限应设为 8 ~ 12L/min。自动设置功能也可用于监测每分通气量[131]。一些麻醉工作站中，若吸入潮气量与呼出潮气量间有明显区别，或所测量潮气量未达预设潮气量水平，警报也会发生[142]。在具有集成气体监测的麻醉工作站，呼气末二氧化碳监测也可用于提示通气消失。

误接　为消除回路系统误接问题，国际标准化委员会为不同管道及其终端设备制定了不同的口径，但仍于事无补，错接仍时有发生。麻醉工作站、回路系统、呼吸机和废气清除系统存在大量特殊口径的管路，但这些"十分安全"的系统仍无法杜绝错误连接发生。本不能相互连接的管路，可因某种原因而被"巧妙地"连接在一起，不匹配的接口被暴力连接到错误终端上，甚至有管道曾被错误地连接到麻醉机突出的实心圆柱上[143-144]。操作者和技术人员应针对各自使用的工作站进行培训，且不建议对工作站进行修改。

阻塞　呼吸回路可能发生各种阻塞（即梗阻）：气管导管扭曲，回路系统阀门或其他部件功能损坏，整个回路可因内部梗阻或外力作用而发生阻塞，影响气体

顺利通过，并产生严重后果。因分泌物引起的热湿度交换器的阻塞能引起很严重的梗阻，回路系统呼气支的细菌过滤器堵塞，可引发双侧张力性气胸[145-146]；呼气阀中圆盘位置错误能够引起呼气支梗阻和张力性气胸[147]。因保留二氧化碳吸收罐包装可致回路梗阻，故 ASTM 标准要求吸收剂的包装应非常易于识别[127, 148-149]。一次性回路元件或一次性管道本身的缺陷也可致回路阻塞，且有时会伤及患者[150-154]。Luer 帽包装或加工时误入回路弯头会引起严重回路梗阻。气流导向敏感组件安装错误会导致无气流状态，这些组件包括一些旧式 PEEP 阀及串联加湿装置[33]。使用前检查中，手动回路气流试验或类似自动试验能可靠推断是否存在回路梗阻。如果患者通气困难而你却无法确定原因，一定要换用自张式复苏呼吸囊。通气第一，排除故障在后。

循环呼吸系统设计的变化　根据单向阀、减压阀、储气囊、二氧化碳吸收罐和新鲜气流入口相对位置，回路布局可有多种变化。但为避免传统回路系统二氧化碳复吸入，回路组件排列顺序必须遵循 3 个原则：①回路吸气支和呼气支内的单向阀必须位于患者和储气囊之间；②新鲜气流不能从呼气阀和患者之间进入回路；③溢气阀（减压阀）不能位于患者和吸气阀之间。只要遵循这些原则，其他组件采取任何布局，都能避免二氧化碳复吸入[125]。随着工作站的发展，有别于传统循环回路系统的设计很常见。那些设计中的一部分是根据补偿策略设计的，目的是在机械通气过程中，消除不同新鲜气流量或快充氧对吸入潮气量和气道压的影响（新鲜气体解耦联或补偿）。回路系统的变化将会在后面麻醉呼吸机的部分重点介绍。

二氧化碳吸收剂

循环呼吸系统需要一种将二氧化碳从呼出气中移除的装置，以防止发生二氧化碳复吸入和高碳酸血症。虽然增加新鲜气流量可稀释回路系统内的二氧化碳，但此方法效能较低。因为流经麻醉机的气体少于每分通气量，因此二氧化碳的吸收阻止了高碳酸血症的发生。理想的二氧化碳吸收剂应具有以下特点：与常用麻醉药不发生反应，本身无毒性，气流阻力低，很少产生粉尘，价格低，使用方便，二氧化碳吸收效率高，应有可靠方法评估二氧化碳损耗（如，消除二氧化碳的能力降低）。最后，盛放吸收剂的存储罐应容易移动替换，且在"飞速"替换过程中维持呼吸回路的完整性，对呼吸回路的泄漏或梗阻影响小。二氧化碳吸收剂并非只在麻醉中应用，在某些军事、商业潜水设备、潜水艇、太空操作、采矿和救援行动及高压设备中也很常用。这些情况下，二氧化碳吸收剂被认为是二氧化碳洗涤器。

吸收罐 虽然麻醉回路中的吸收罐设计差别很大，但有一点完全相同，即罐体必须透明以使麻醉医师易于观察吸收剂是否变色。传统吸收罐多由 1 ~ 2 个串联在一起的透明塑料罐组成，将吸收罐拆开会破坏呼吸回路的完整性，如在麻醉过程中更换吸收剂则通气必须借其他方式完成，不能容许呼吸暂停。因组件多且组件间靠挤压方式组装，这种类型的吸收罐引发泄漏的情况并不少见[141]。罐内可装散装二氧化碳吸收剂，也有厂家提供预先灌装了吸收剂的一次性塑料罐，称预包装罐。若塑料罐和环形密封圈间遗留有大块吸收剂颗粒，则会造成明显泄漏。预包装罐存在缺陷或尺寸大于厂家规格也会造成回路泄漏[157]。使用预包装罐前，若未取下罐上的透明塑料护封包装或罐本身存在缺陷，会导致回路系统完全阻塞[148, 154]。吸收罐组装上的问题可引起二氧化碳复吸入[158-160]，故很多现代麻醉工作站应用单筒吸收罐，其中很多为一次性使用、易于更换。工作站设计的进步使得在麻醉过程中更换吸收罐成为可能，且不会影响呼吸系统的完整性，被认为是一种旁路连通方式[33]，此旁路方式引发的潜在风险为麻醉机可在没有安装吸收罐的情况下通过自动或人工泄漏试验。这就强调了每次麻醉前检查二氧化碳吸收剂的重要性。

吸收剂的化学原理 从呼吸回路中移除二氧化碳的过程涉及呼出气中二氧化碳吸收的化学原理，即在吸收罐中二氧化碳被转化为水、热量和其他代谢产物。因

此，与海绵吸水的物理过程不同，酸性气体二氧化碳在呼吸回路中的清除需要通过一系列化学反应过程方能实现。大多数麻醉机使用氢氧化钙 $Ca(OH)_2$ 作为吸收剂与呼出气中二氧化碳反应，生成不溶于水的碳酸钙（$CaCO_3$）。但由于二氧化碳与氢氧化钙反应缓慢，应用水和少量强碱可加速反应进行。钙吸收剂按含水量及添加成分不同分为很多种，包括反应催化剂如氢氧化钠、氢氧化钾、湿润剂（如氯化钙）、固化剂硅等。因与麻醉药降解相关，很多新型吸收剂仅含少量氢氧化钾或完全没有，同理吸收剂中也限制或杜绝了氢氧化钠的应用。因氢氧化锂不需要任何催化剂即可与二氧化碳发生反应，故一些吸收剂用氢氧化锂代替了氢氧化钙。吸收剂主要区别在于二氧化碳吸收能力和是否与挥发性麻醉药反应产生有害降解产物（如 CO 和化合物 A）。表 29-7 中介绍了一些吸收剂的组成[161-166]。

二氧化碳被氢氧化钙吸收剂吸收的化学原理会通过后面一个经典的碱石灰事例举例说明。一系列步骤催化了二氧化碳同氢氧化钙的缓慢反应。首先，二氧化碳同液态水在颗粒上反应生成弱酸（H_2CO_3），这个步骤说明了反应中水分的重要性，因此所有氢氧化钙吸收剂组成成分中大约包含 12%-19% 的水分。因碳酸与氢氧化钙反应缓慢，故与氢氧化钠和氢氧化钾反应生成碳酸钠（Na_2CO_3）和碳酸钾（K_2CO_3），此为第二步反应。碳酸钠和碳酸钾与氢氧化钙迅速反应，此为第三步反应。结果形成不溶于水的碳酸钙且释放出氢氧化钠和氢氧化钾。第一步反应中二氧化碳向碳酸转化的速率取决于第二步反应中碳酸被消耗的速度，第三步为限速步骤。部分二氧化碳会直接与氢氧化钙反应，但如前所述，此反应进展缓慢，整个反应的副产物为水和热量[167][168]。催化剂氢氧化钠和氢氧化钾会产生潜在副作用，因此它们在催化剂中的比例被削减甚至被全部消除。

1. $CO_2 + H_2O \rightleftharpoons H_2CO_3$

2. $H_2CO_3 + 2NaOH\ (KOH) \rightleftharpoons Na_2CO_3\ (K_2CO_3)$
$$+ 2H_2O + 热能$$

3. $Na_2CO_3\ (K_2CO_3) + Ca(OH)_2 \rightleftharpoons CaCO_3$
$$+ 2NaOH\ (KOH) + 热能$$

与氢氧化钙吸收剂比较，氢氧化锂吸收剂不需要添加剂，其本身就可与二氧化碳快速反应。虽然液态水在经典氢氧化钙反应（即水与二氧化碳反应生成碳酸）中并非必不可少，但却需要水分子存在，水分子可由呼出气提供，使二氧化碳同氢氧化锂反应生成碳酸锂，氢氧化锂吸收剂也可含有水分子，即水分子与氢氧化锂通过

表 29-7　二氧化碳吸收剂的组成

吸收剂（参考）	Ca(OH)$_2$（%）	LiOH（%）	水（%）	NaOH（%）	KOH（%）	其他（%）
典型碱石灰 (165)	80	0	16	3	2	-
高温钠石灰 (164)*	73	0	11-16	0.0	5	11 Ba(OH)$_2$
医用碱石灰 (161)*	76.5	0	18.9	2.25	2.25	-
Dragersorb 800 + 碱石灰 (162, 166) *	82	0	16	2	0.003	-
Medisorb 碱石灰 * (166)	81	0	18	1-2	0.003	-
新型碱石灰 *	73	0	<19	<4	0	-
LF 碱石灰 (163)	>80	0	15-17	<1	0	-
Dragersorb Free 碱石灰 (161, 164)	74-82	0	14-18	0.5-2	0	3-5 CaCl2
Sofnolime 碱石灰 *	>75	0	12-19	<3	0	-
Amsorb Plus 碱石灰 (161, 165)	>75	0	14.5	0	0	<1 CaCl$_2$ and CaSO$_4$
Litholyme 碱石灰 *	>75	0	12-19	0	0	<3 LiCl
SpiraLith 碱石灰 *	0	≈ 95	0†	0	0	≤ 5 PE

Ba(OH)$_2$：氢氧化钡；CaCl$_2$：氯化钙；Ca(OH)$_2$：氢氧化钙；CaSO$_4$：硫酸钙；KOH：氢氧化钾；LiCl：氯化锂；LiOH：氢氧化锂；NaOH：氢氧化钠；PE：聚乙烯。
* 化学品安全说明书，职业安全与保健管理总署，美国劳动部门。
† 氢氧化锂达到 60% 时与水 1：1 结合形成单水氢氧化锂（详见正文）

以下热反应按 1:1 比例经化学反应相结合[168a]。

$$2LiOH + 2H_2O \rightleftharpoons 2LiOH * H_2O + 热能$$

不含水的氢氧化锂被称为无水氢氧化锂，而与水分子化学性结合者被称为氢氧化锂水化合物。因为水加成反应会释放热量，故与水分子化学性结合的氢氧化锂（氢氧化锂水化合物）比无水氢氧化锂的反应过程所需温度更低。

无水氢氧化锂粒子是将氢氧化锂水化合物中的水分子移除形成的，这种粒子形式的吸收剂为与二氧化碳反应提供了更大的空间。生产商发明了一种技术：不使用大粒子和非粒子多聚体基质与氢氧化锂无水粉结合的方式，而通过应用氢氧化锂无水粉反应创造了更大空间。无水粉含有部分水分，为二氧化碳的快速反应提供了较大空间，而且降低了反应的温度（个人交流，Micropore，Inc.，Elkton，MD，2014）。氢氧化锂与水分子结合（氢氧化锂水化合物）通过以下吸热反应将呼吸回路中二氧化碳移除，并产生不溶于水的碳酸锂：

$$2LiOH* H_2O + CO_2 \rightleftharpoons Li_2CO_2 + 3H_2O - 热能$$

吸入麻醉药和吸收剂间相互作用

潜在的有害代谢产物的形成　挥发性麻醉药与氢氧化钙吸收剂中强碱如氢氧化钾和氢氧化钠相互作用可能会产生有害代谢产物。从历史的角度来看，三氯乙烯为 1940 年应用于临床的挥发性麻醉药，具有神经系统毒性，尤其可致脑神经病变和脑炎[169-170]。试验研究表明有毒的二氯代乙炔是在与碱催化剂反应中生成的，尤其是干燥的强碱性碱石灰。目前主要的相关代谢产物为化合物 A 和一氧化碳，其生成分别与七氟烷、地氟烷、安氟烷、异氟烷的应用有关[171]。其他代谢产物如甲醛和甲醇，此处不作介绍[165]。

代谢产物复合物 A　呼吸回路中七氟烷与催化剂反应，产生降解产物主要包括氟甲基 -2-2- 二氟 -1-（三氟甲基）乙烯基醚即复合物 A。一定浓度的复合物 A 对小鼠有肾毒性，且该浓度复合物 A 可在临床麻醉条件下的呼吸回路中产生[169, 172]，在数量有限的志愿者试验中发现，七氟烷可引起暂时性的蛋白尿和糖尿[173-174]。

然而迄今为止的大量数据表明：甚至在那些术前就存在肾功能不全的患者，七氟烷也不会引起术后肾功能不全[169, 175-180]。使呼吸回路中复合物 A 浓度增加的物理因素包括：

- 低流量或紧闭回路麻醉；
- 回路中七氟烷浓度过高；
- 吸收剂的类型；
- 吸收剂温度过高；
- 使用新更换的吸收剂[171-172, 175, 181]。

七氟烷代谢产物数据表明，为降低复合物 A 的危害，七氟烷暴露不应该超过 2MAC- 小时且流速在1LPM 至小于 2LPM 之间，但之后的一些研究表明低流量更安全。

二氧化碳吸收剂中碱的类型和比率与七氟烷代谢程度和复合物 A 的形成有关，如氢氧化钾比氢氧化钠更易沉淀降解产物[164, 166]。例如，现已不再使用的钠石灰和经典碱石灰都含有氢氧化钾和氢氧化钠，与目前仅含少量氢氧化钾的新型吸收剂相比更易产生复合物A[166]。有研究表明不含氢氧化钾和氢氧化钠的氢氧化钙吸收剂几乎不产生复合物 A，也有研究表明氢氧化锂吸收剂只产生极少量或不产生复合物A[162, 182, 182a, 182b]。常规麻醉中，应用安全剂量的七氟烷和改善了的二氧化碳吸收剂可将复合物 A 带来的危害减少到最小[183]。

代谢产物一氧化碳　干燥（粉剂）的强碱性吸收剂能将目前使用的吸入麻醉药降解为有临床意义浓度的一氧化碳并可伤及患者[164]，它使血液中碳氧血红蛋白浓度达到甚至高于 35%[184]。因此典型事例为每星期一第一例接受麻醉的患者更易发生一氧化碳中毒，这可能是因为周末期间麻醉机内持续的气流使吸收剂更加干燥[185-186]，距离患者较远的麻醉机中吸收剂也更易干燥[186]。若呼吸回路不与患者相连，5L/min 以上的新鲜气流足以使吸收剂变得非常干燥，尤其当呼吸囊位于呼吸回路外部时。呼吸囊微压缺失会使气流更易在回路内逆向流动[184]。由于吸气阀瓣膜可对气流产生阻力，新鲜气流会通过阻力较低的吸收剂逆行，自呼吸囊尾端排出（见图 29-27：经典的循环呼吸系统）。

以下因素可能会增加一氧化碳生成，升高碳氧血红蛋白水平：

- 所用挥发性吸入麻醉药种类（相同 MAC 值浓度，一氧化碳产生量从大到小顺序为：地氟烷≥恩氟烷＞异氟烷＞＞氟烷＝七氟烷）；
- 吸收剂干燥；

- 吸收剂的类型；
- 温度（温度越高，一氧化碳产生越多）；
- 麻醉药浓度（麻醉药浓度越高，产生的一氧化碳越多）[187]；
- 低新鲜气流量；
- 吸收剂与动物（患者）体表面积比例下降[188-189]。

与复合物 A 的产生类似，吸收剂中的强碱如氢氧化钾和氢氧化钠与吸收剂降解麻醉药释放一氧化碳的能力有关。已弃用的钠石灰、应用范围已缩小的传统碱石灰吸收剂较新一代吸收剂干燥后更易产生一氧化碳[190]。氢氧化钙吸收剂去除氢氧化钠和氢氧化钾之后，减少或消除了地氟烷降解产物一氧化碳和七氟烷降解产物复合物 A 的产生，但其二氧化碳吸收能力也随之下降[182, 191]，而氢氧化锂吸收剂不产生一氧化碳且保持了高二氧化碳吸收能力[162, 182b, 191a]。

吸收剂热量的产生　与二氧化碳吸收剂相关的一少见但可危及患者生命的并发症为呼吸回路内极度放热反应并可能引发火灾和爆炸[192-194]。此反应主要发生于干燥的强碱吸收剂（尤其是高温钠石灰）和七氟烷之间。一些试验中，呼吸回路中干燥的高温钠石灰温度可达 200℃（392℉）以上，并出现火灾报警[195]。温度的上升、可燃性降解副产物（甲醛、甲醇和甲酸）的生成、高浓度氧或氧化亚氮环境为发生燃烧提供了必要条件[196]。避免将七氟烷与强碱性吸收剂（如已弃用的干燥钡石灰）一起应用是防止这一罕见但危及生命事件发生的有效措施。无水氢氧化锂吸收剂同呼出气中的潮湿气体相互作用也会产生高温，但同单水氢氧化锂反应不会产生高温。

麻醉患者安全协会发表声明：为了减少挥发性麻醉药同传统二氧化碳吸收剂之间不良反应的发生，提出以下几点建议：

- 麻醉机不使用时，关闭所有气体；
- 有规律地更换吸收剂；
- 当吸收剂的颜色改变时应进行更换；
- 在串联的吸收罐系统中，两个吸收罐中的吸收剂都要更换；
- 不能确定吸收剂的水化状态时应更换，比如不能确定新鲜气流停止时间时；
- 如使用压缩型吸收罐更应经常更换；

考虑到吸收剂化学性能的改进，选择不良反应风险最小的吸收剂为明智选择。麻醉人员接受相关教育，了解风险并掌握防范措施，也会降低不良反应发生率。

指示剂　染料和乙基紫为传统指示剂,可协助麻醉人员从视觉上评估吸收剂功能的完整性。乙基紫是一种 pH 指示剂,临界 pH 值为 10.3[168]。吸收剂吸收二氧化碳后,pH 值下降,乙基紫由白色变为紫色。新鲜吸收剂的 pH 值大于临界 pH 值,染料以白色形式存在,吸收剂吸收二氧化碳后,pH 值下降到 10.3 或以下,乙基紫通过乙醇脱水作用,转变为紫色。颜色改变说明吸收剂的二氧化碳吸收功能已经耗尽。然而,某些情况下,仅用乙基紫来指示吸收剂功能状态并不可靠。例如乙基紫长时间暴露于荧光环境下,会发生光钝化作用,此时,即使吸收剂 pH 值下降,吸收功能耗尽,指示剂仍呈白色,应予注意[197]。同样,颜色的转变(紫色到白色)会因氢氧化钠的强碱性而发生。很多新型吸收剂指示剂更抗颜色逆转,有些支持永久性颜色转变。目前有至少一种吸收剂不含指示剂,它根据测量吸入气中二氧化碳浓度的上升和(或)一定的应用时间来提示更换吸收剂。

正如吸收剂功能耗竭,氢氧化钙碱性吸收剂的干燥也很奇特。一些新型氢氧化钙吸收剂添加了显示吸收剂是否变干燥的指示剂。使用者应查阅产品生产商的说明书,判断吸收剂是否应用了此类指示剂。

二氧化碳消除能力和吸收剂阻抗　工作站中吸收剂消除二氧化碳的能力与以下三方面相关:①吸收剂与呼出气接触的表面积;②吸收剂吸收二氧化碳的能力;③功能正常吸收剂的数量。真正有吸收能力的吸收剂颗粒具备一定的大小和形状,其目的是使吸收表面积和通过吸收罐的气流最大,并且使气流阻力最小[198]。颗粒越小,可用于吸收的表面积越大。但是,颗粒越小,气流阻力越大。颗粒的大小和形状是吸收剂的特有属性。颗粒的大小用目衡量。"目"是指能通过颗粒物质的筛网上每英寸的网孔数。比如,4 目筛网意味着每英寸有 4 个 0.25 英寸的网孔[167]。常见吸收剂颗粒的大小在 4～8 目之间,此时的吸收表面积和气流阻力是最优的。

吸收剂颗粒在吸收罐内堆积,形成很多小通道。在这些小通道中,气体优先通过低阻力的地方。由于这种通道作用,吸收剂的吸收能力大幅降低[199]。不止一家生产商生产了非颗粒状的塑形吸收剂,即应用了一种聚合物将吸收剂颗粒连在一起。此吸收剂通过塑形气流通道,避免了颗粒系统典型的通道作用(个人交流,Micropore,Inc.,Elkton,MD,June 3,2014)。

如果反应完全,一磅氢氧化钙可以吸收 0.59 磅的二氧化碳。一磅氢氧化锂可以吸收 0.91 磅的二氧化碳[199a],因为氢氧化锂吸收剂更易与二氧化碳发生反应,所以单位重量氢氧化锂吸收剂可以中和或"吸收"更多二氧化碳[199a, 199b]。

Mapleson 呼吸系统

1954 年,Mapleson 描述了五种不同呼吸回路系统,即经典 Mapleson 系统[200]。这些系统与循环回路系统相似,也接受新鲜气流,为患者提供充足的气流量并消除二氧化碳。与循环回路系统不同,它们有双向气流且不用吸收剂,而是依靠合适的新鲜气流量消除二氧化碳。

Mapleson 系统分为 A～E 5 种类型(图 29-35)[200]。1975 年,Willis 等在最初 5 个系统中增添了 F 系统[201]。

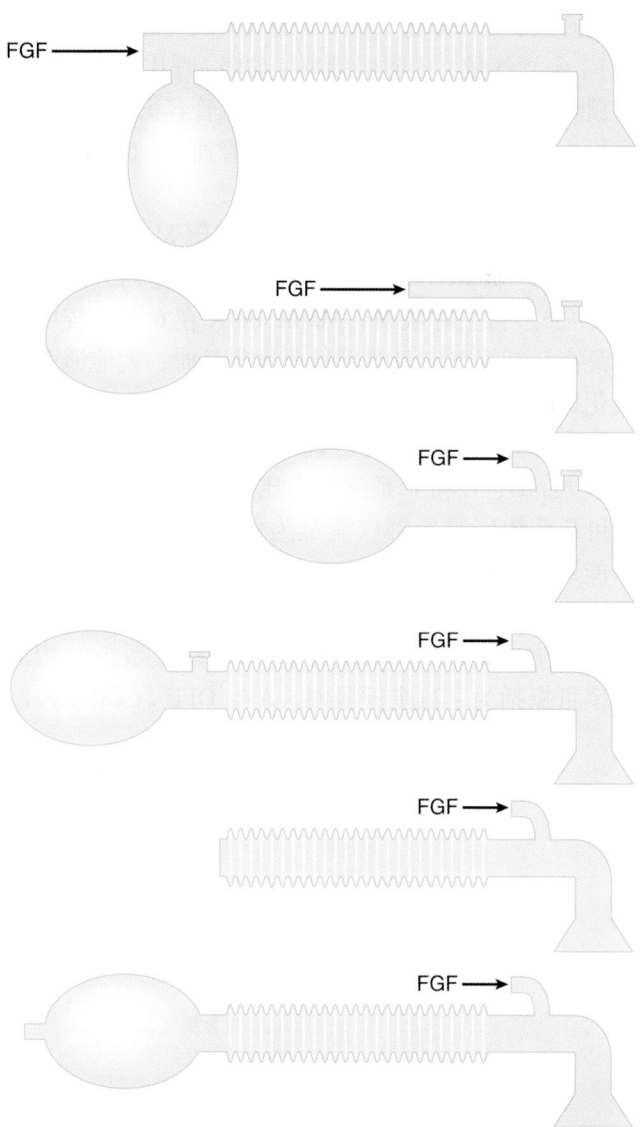

图 29-35　Mapleson 呼吸系统。FGF,新鲜气流 *(Redrawn from Willis BA, Pender JW, Mapleson WW: Rebreathing in a T-piece: volunteer and theoretical studies of the Jackson-Rees Modification of Ayer's T-piece during spontaneous respiration, Br J Anesth 47:1239, 1975.)*

Mapleson 系统常规组成部分包括面罩连接处或气管导管、储气管、新鲜气流入管和呼气减压阀或减压口。除 E 类型的 Mapleson 系统外都有一个额外的储气囊。

Mapleson 系统可分成 3 个功能组：A 组、BC 组和 DEF 组。Mapleson A 又名 Magill 回路，弹簧减压阀位于近面罩处，新鲜气流从近储气囊的回路另一端进入。B、C 系统中，弹簧减压阀仍位于近面罩处，但新鲜气流入管靠近患者侧，储气管和储气囊为盲端，发挥收集新鲜气、无效腔气和肺泡气作用。Mapleson DEF 组或 T 型管组，新鲜气从患者端流入，余气从回路另一端排出。

Mapleson 系统各组件及其排列看似简单，但其功能十分复杂[202-203]。每个系统中都有多种因素影响二氧化碳复吸入，终末二氧化碳浓度受以下因素控制：①新鲜气流量；②每分通气量；③通气模式（自主或控制呼吸）；④潮气量；⑤呼吸频率；⑥吸/呼比；⑦呼气末停顿时间；⑧最大吸气流速；⑨储气管容积；⑩呼吸囊容积；⑪经面罩通气；⑫经气管导管通气；⑬二氧化碳采样管位置等。

分析呼吸周期呼气相有助于理解 Mapleson 系统性能[204]。Mapleson 系统各组件的不同排列方式参见图 29-35。自主呼吸时，Mapleson A 在 6 个系统中效率最高，新鲜气流量等于每分通气量时，就能避免二氧化碳复吸入[205]。但控制呼吸时，Mapleson A 效率最低，每分通气量要高达 20L/min 才能防止二氧化碳复吸入。D、E 和 F 系统效率比 B、C 系统略高，D、E 和 F 系统所需新鲜气流量为每分通气量的 2.5 倍，才能避免二氧化碳复吸入。B、C 系统所需新鲜气流量更高些[203]。

在防止复吸入方面，不同 Mapleson 系统的相对效率可概括为：自主呼吸时，A > DFE > CB；控制呼吸时，DFE > BC > A[200, 203]。目前，Mapleson A、B 和 C 系统已很少使用，但 D、E 和 F 系统仍应用广泛。在美国，DEF 组中以 Bain 回路最具代表性。

Mapleson 系统气流阻力很低，在某些特定部位，新鲜气流量组成的改变可致呼吸回路中快速相似变化。另外，Mapleson 呼吸系统中的挥发性麻醉药因没有二氧化碳吸收剂而不会降解。但稀释二氧化碳所需的新鲜气流量较循环回路系统更高，而高新鲜气流量不易保存热能和湿度。最后，除限压阀远离患者的 D 类型外，Mapleson 系统废气清除也较为困难[205]。

Bain 回路

Bain 回路是改良 Mapleson D 系统（图 29-36），由两个同轴管道组成，外部为螺纹管，内部有一细管，新鲜气流从内管流入[206]。新鲜气管道在靠近储气囊位置与外部螺纹管相连接，新鲜气流在患者端进入回路。呼出气进入螺纹管，并从储气囊处呼气阀排出。Bain 回路可用于自主呼吸和控制呼吸。新鲜气流量达每分通气量 2.5 倍时，就能防止复吸入。

与其他系统相比，Bain 回路有许多优点：轻巧、方便、易于消毒、可重复使用。Mapleson 系统呼吸阻力很小。呼气阀远离患者，呼气阻力小，呼出气容易经呼气阀排出。通过热对流传导，外部螺纹管的呼出气可对内管吸入新鲜气流进行加温。Bain 回路潜在危险有：内部软管扭曲和断开后未被察觉，造成新鲜气流量不足或呼吸阻力增加，引发高碳酸血症。此外，如 Bain 回路和气管导管间的细菌滤器堵塞，将增加回路阻力，引起通气不足和低氧血症，患者可能出现类似严重支气管痉挛的症状和体征[207]。

Bain 回路外部螺纹管应为透明材料，以便于观察内管状况。内管完整性可用 Pethick[208] 描述的方法评

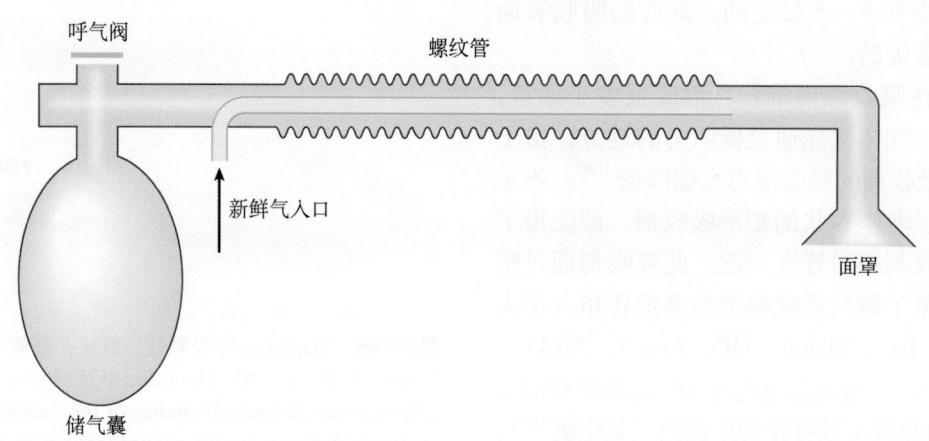

图 29-36　Bain 回路 *(Redrawn from Bain JA, Spoerel WE: A streamlined anaesthetic system, Can Anaesth Soc J 19:426, 1972.)*

估:堵住回路患者端,向回路内充入高流量氧,直到储气囊充满,然后放开患者端,氧快速冲入回路内。如内管完整,患者端就会出现文丘里效应(Venturi effect),回路压力下降,储气囊缩小。相反,如内管漏气,新鲜气就会进入外部螺纹管,储气囊将继续保持膨胀并逐渐缩小状态。使用 Bain 回路时,推荐采用这种方法进行用前检查。

麻醉通气机

几十年前,麻醉呼吸机仅是麻醉机的辅助设备。历史上的气流抽吸型设备只能依靠患者的自主呼吸。随后,将呼吸囊加入麻醉给药系统来进行人工通气。随着肌肉松弛剂和阿片类药物的更广泛应用和外科手术范围的扩展,自动机械通气的需求逐渐增加。目前,在新型麻醉工作站中,呼吸机发挥了显著而重要的作用。早期麻醉通气机只能进行控制性强制通气,并不能提供任何人机同步;很多现代麻醉工作站具备的通气机拥有类似 ICU 呼吸机的功能:通气过程可由患者吸气动作触发,可显示患者呼吸环并具备多种通气模式。随着控制通气和支持性自主通气的需求愈发精确,麻醉工作站通气机的功能也在不断完善以满足需求。然而,麻醉通气机的功能需求是独特的,将一个类似 ICU 功能的呼吸机整合进入麻醉工作站是一个具有挑战性的工程学尝试。需要特别指出,麻醉通气机必须像容器一样接纳并回输患者呼出气,因此麻醉通气机应具备风箱或活塞式设计(或是 Maquet FLOW-i 麻醉系统中的容量反馈系统)。此外,麻醉通气机系统必须在半封闭式呼吸回路系统中运行,必须具备排除回路剩余气体(废气)的功能。ICU 通气机为简单的开放式回路,呼出气体完全排至大气环境中。麻醉通气机系统对回路的设计和管理要求与 ICU 通气机不同。

分类

现代麻醉通气机最佳分类依据包括接受并排出呼吸气体的容器(分为风箱式、活塞式或容量反馈系统)及容器的驱动机制(分为气动和机械驱动)。后一种分类方式并无重要意义,因为风箱式通气机实际上总是气动的;而活塞式通气机常常是机械驱动的。风箱式通气机又分为上升式和下降式,归类为哪一种风箱取决于呼气相风箱的移动方向。呼气相,上升式(立式)风箱上升,而下降式(悬挂式)风箱则下降。这种区别所涉及的含义将在后文进行探讨。两种类型的风箱式通气机和活塞式通气机见图 29-37 和 29-38。

其他分类方式包括可提供的通气方式。旧式麻醉通气机只能按照时间触发、时间切换方式工作,或者称为"控制型通气机"。现代麻醉通气机提供的同步间歇指令通气(synchronized intermittent mandatory ventila-tion,SIMV),辅助控制通气(A/C),压力支持通气(pressure support ventilation,PSV)等模式具备患者触发和患者呼吸切换功能,可以称为"非控制型通气机"。很多麻醉通气机可在容量控制或压力控制模式下运行。最后,虽然一些通气机是气动的,所有的现代通气机都需要在通电状态下工作。下面内容从功能角度对通气机进行分类,以具体的麻醉工作站为例进行介绍。

气体驱动风箱式通气机

风箱式通气机的工作原理如同一个盒子里的风箱。风箱作为患者呼吸气体的容器,位于密闭的外

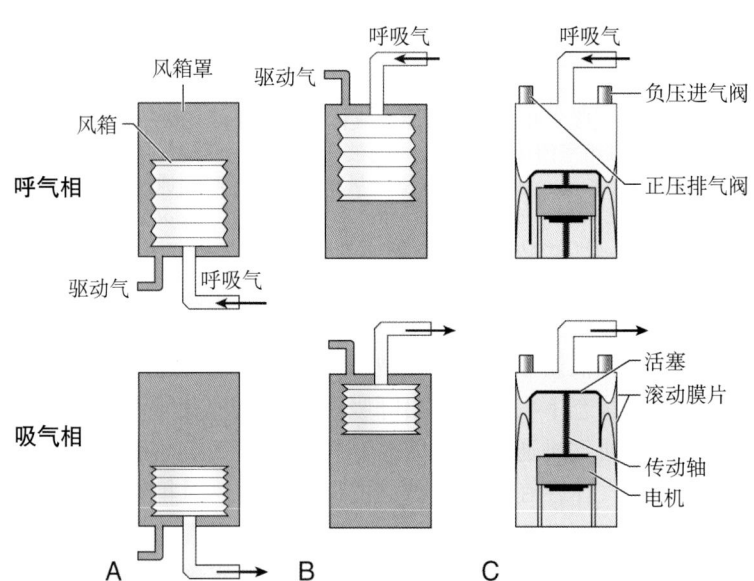

图 29-37 三种类型的麻醉通气机位于呼气相(上一行)和吸气相(下一行)。呼吸气体为蓝色。通气机驱动气体为灰色。A,上升式风箱。B,下降式风箱。C,活塞式通气机。具体内容详见正文 *(Piston ventilator modified from Yoder M: Ventilators. In Understanding modern anesthesia systems, Telford, Pa., 2009, Dräger Medical.)*

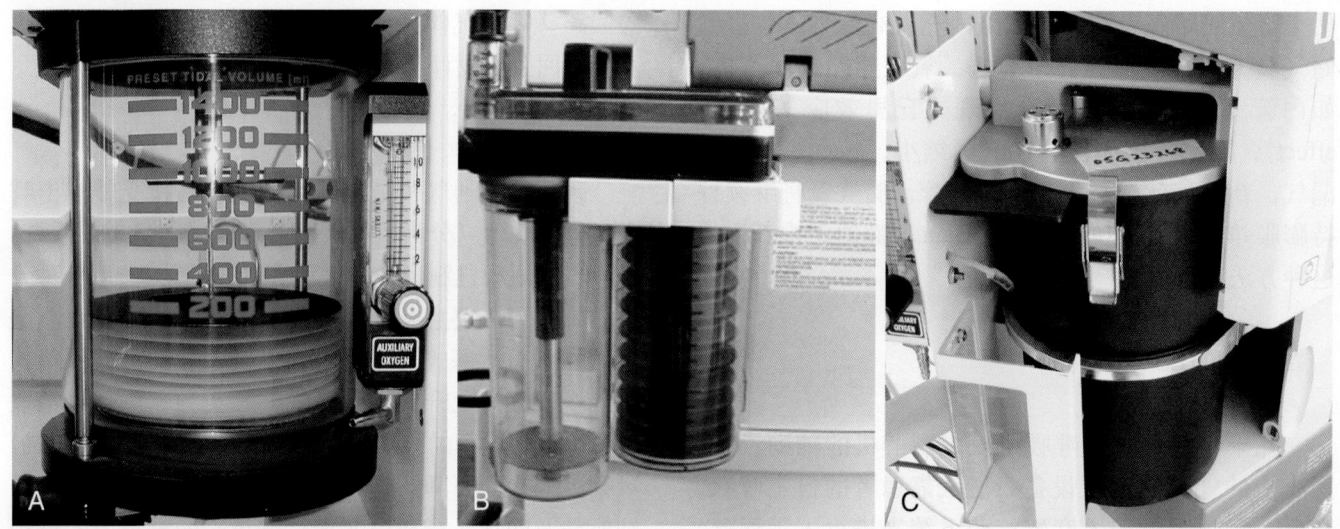

彩图 29-38 麻醉工作站通气机。为实现反复呼吸并保存麻醉气体，麻醉工作站通气机必须具备接收患者呼出气体的容器，例如手动通气状态下的呼吸气囊和自动通气模式下的通气机。这是麻醉工作站通气机的独特功能需求。与之相反，ICU 通气机将呼出气体简单地排至大气环境中。A，上升式风箱。B，下降式（悬挂式）风箱。C，活塞式通气机外罩

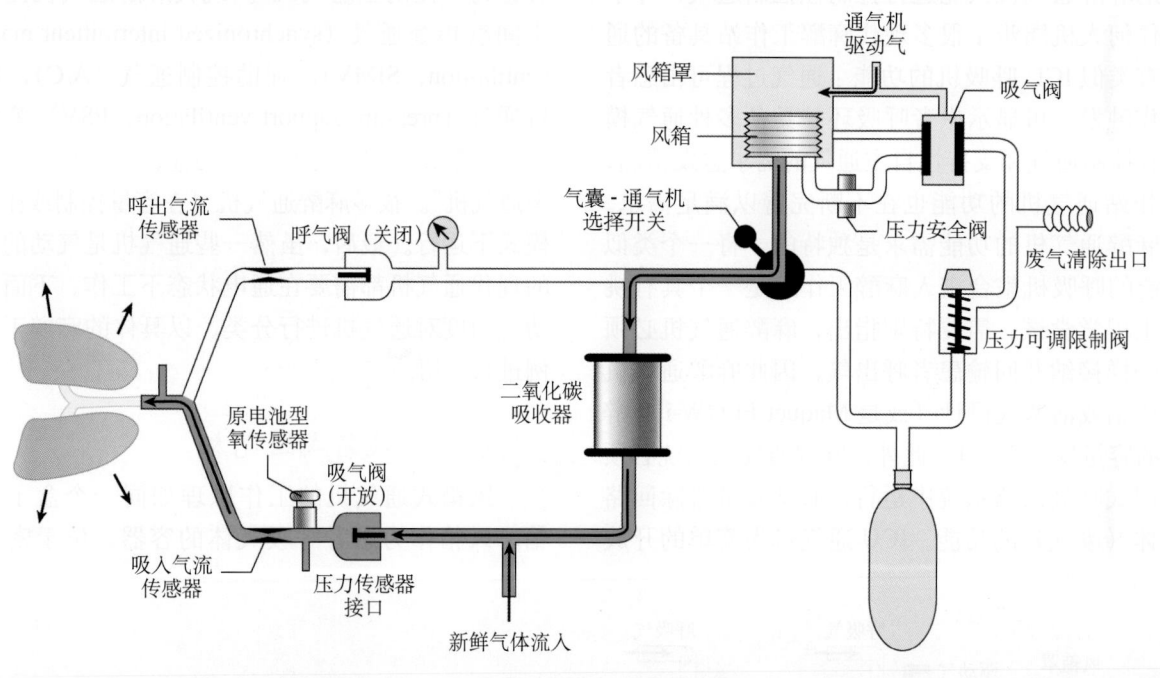

图 29-39 以 GE Aisys 麻醉工作站为代表的上升式风箱通气机处于通气吸气相。通气机驱动气体回路位于风箱外，患者呼吸回路位于风箱内。在吸气相，通气机驱动气在电驱动下进入风箱室，使风箱室内压力上升，风箱被压缩，风箱内的气体输送到患者肺内。驱动气同时关闭呼吸机排气阀，防止呼气气体泄漏进入废气清除系统。新鲜气流对潮气量精确性的影响则通过监测吸入潮气量并调节通气机驱动气体量来进行补偿 *(Image courtesy Dr. Michael A. Olympio; modified with his permission. Adapted from Datex-Ohmeda: Aisys anesthesia machine: technical reference, Madison, Wis., 2005, Datex-Ohmeda.)*

罩内。驱动力将风箱内的气体挤压出去并送至患者端，类似于麻醉实施者挤压呼吸囊。驱动力为加压气体，在电动或气动控制下吹入风箱外罩内。风箱一旦被压缩，呼吸气体便送至患者端。此后患者的呼出气体和新鲜气流进入呼吸回路并充满风箱。风箱被再次充满后，回路内的多余气体在呼气相排入废气清除系

统。根据生产厂商和型号差异，风箱式通气机机械通气状态下将废气排出呼吸回路的原理有所不同。风箱式通气机通常为双回路结构，即通气机驱动气体和呼吸气体存在于两个独立的回路之中。风箱作为呼吸气体和驱动气体之间的交界面，与呼吸囊的作用非常相似，呼吸囊可视为呼吸气体和麻醉实施者手之间的交

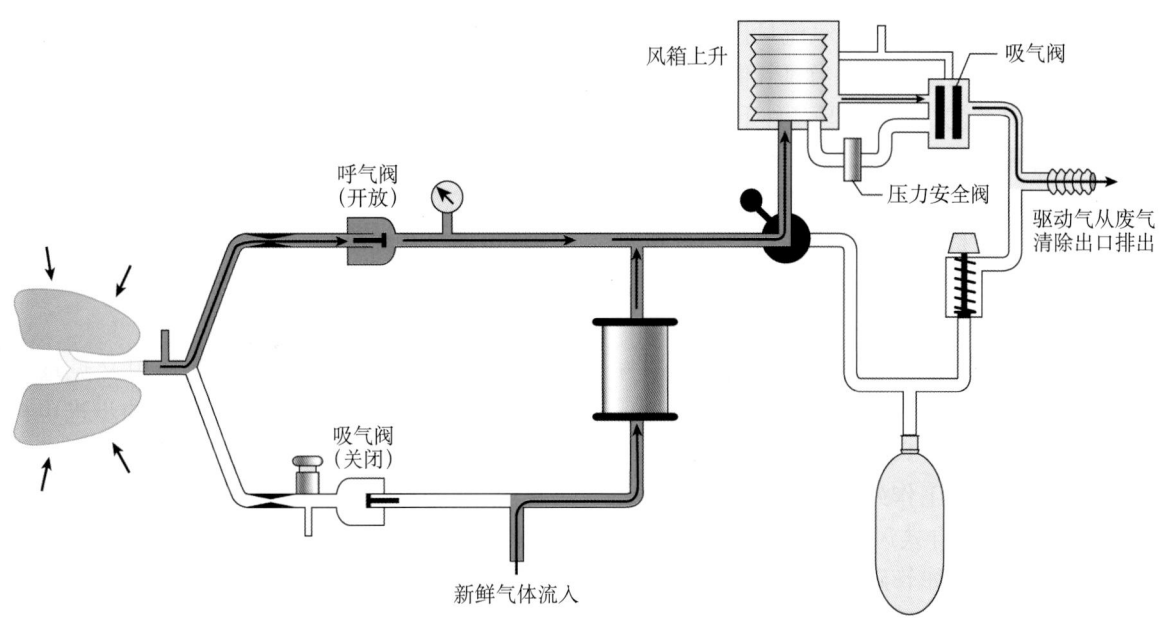

图 29-40　在呼气相早期，由于通气机呼气阀处于开放状态，患者可将气体呼出至风箱内，并使风箱罩内的驱动气从废气清除出口排出。此时压力安全阀或通气机的安全阀防止风箱内气体逸出，风箱充盈 *(Courtesy Dr. Michael A. Olympio; modified with his permission. Adapted with permission from Datex-Ohmeda: Aisys anesthesia machine: technical reference, Madison, Wis., 2005, Datex-Ohmeda.)*

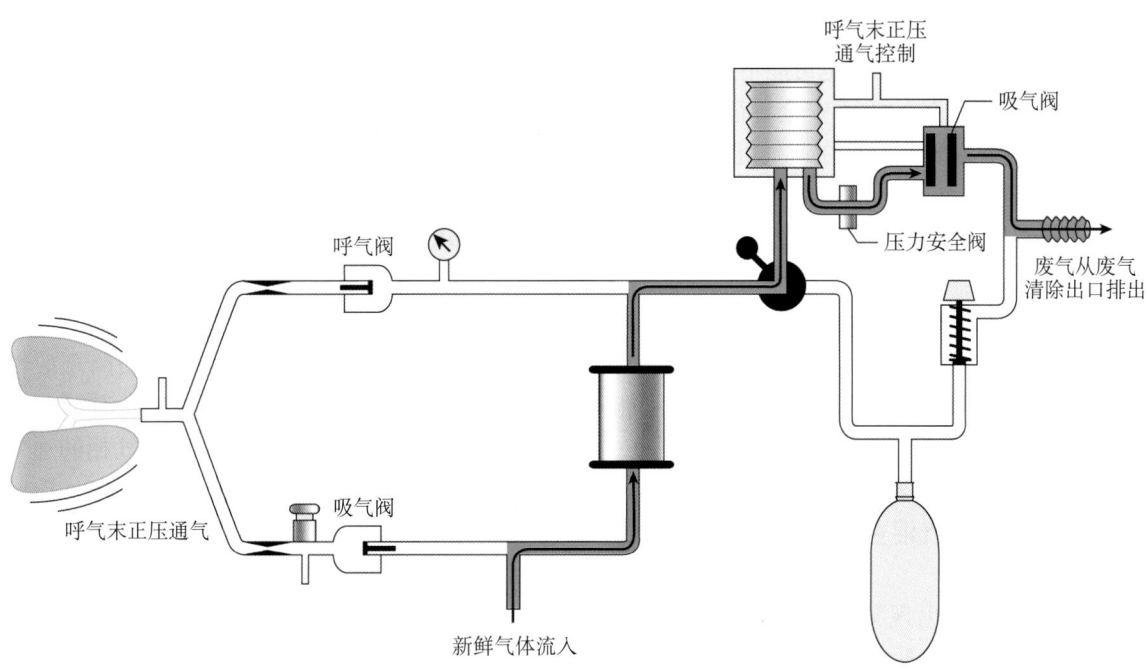

图 29-41　在呼气相晚期，通过风箱罩增压和呼气阀调节压力，提供呼气末正压通气（PEEP）。如果风箱内压力超过风箱罩压力 2.5cm H_2O，压力安全阀或通气机的安全阀允许呼吸囊内多余气体排入废气清除系统。风箱式通气机的呼气末正压通气控制和多余气体排出方式因生产厂商而异 *(Courtesy Dr. Michael A. Olympio; modified with his permission. Adapted from Datex-Ohmeda: Aisys anesthesia machine: technical reference, Madison, Wis., 2005, Datex-Ohmeda.)*

界面[209]。图 29-39 至图 29-41 显示了配备上升式风箱的 GE Aisys 工作站在吸气相、呼气相早期和呼气相晚期的机械通气过程。如图例所示，很多现代风箱式通气机可以提供压力和容量控制通气、患者触发的支持模式如 SIMV 和患者切换的压力支持通气。

风箱驱动气源为氧气或空气，从麻醉工作站气源部分获取。一些麻醉工作站允许选择氧气或空气作为通气机驱动气体，还有一些可通过文丘里效应将室内空气作为驱动气，因此减少了氧气的需要量。气体类型的选择应注意以下原则：第一，如果选择氧气作为驱动气体，其机器耗氧量近似等于氧流量控制阀数值与通气机输送的每分通气量之和。当氧气供应受限时（如缺乏医院中心供氧系统，或在简易条件下），应用此类型通气机将迅速耗尽氧气。例如，一个充满的贮气钢瓶内氧气含量为625L，在平均新鲜氧流量1.5L/min时，可应用将近7h。但是如果氧气也被用作通气机驱动气，通气机每分消耗的气体量约为5.75L/min，只能维持通气机工作约86min。

如前所述，通气机可根据患者呼气相风箱移动方向进行分类。呼气相上升的风箱称为上升式风箱，呼气相下降的风箱称为下降式风箱（图29-37）。旧式气动通气机和一些新型麻醉工作站采用下降式风箱，大多数现代通气机则采用上升式风箱设计。两种结构中，以上升式风箱更为安全。如管路脱开，上升式风箱不能充盈，如果回路漏气量超过新鲜气流量，风箱只能部分充盈。但配备下降式风箱的通气机，即使管路脱开，风箱仍能继续上下运动，所以下降式风箱不能提供回路脱开的视觉提示，在吸气相，驱动气推动风箱向上运动；在呼气相，风箱则依靠自身重力下降，室内空气可从回路脱开处进入回路系统，即使回路完全断开，回路中的压力与容量监测仪也可能不会报警[37]。下降式风箱麻醉工作站配备的重要安全特征之一是整合了二氧化碳窒息报警系统，而且在通气机运转期间，不能设置为禁用状态。为与新鲜气体隔离系统整合，某些新型麻醉工作站仍采用下降式风箱。

风箱装置问题 风箱也可能发生泄漏。风箱塑料罩与底座不匹配，部分驱动气就会排放到外界空气中，导致通气不足。风箱上如果有孔洞，高压驱动气可能进入患者回路，引起肺泡过度充气甚至造成气压伤。驱动气为100%纯氧时，患者回路氧浓度可能升高，驱动气为空气或空气-氧气混合气时，回路氧浓度可能下降[210]。

通气机排气阀可能会出现某些潜在问题。如阀门出现功能不全，麻醉气体于吸气相进入废气清除系统而未能输送给患者，可造成患者通气不足。通气机排气阀功能不全的原因有：导引管脱开、阀门破裂或舌形阀损坏[211-212]。通气机排气阀卡在关闭或半关闭位置，会引起气压伤或高PEEP[213]。废气清除系统过度吸引，会在吸气相和呼气相将通气机排气阀拉向底座，使阀门关闭，过量的麻醉气体不能排出，回路内压力逐渐上升[37]。在呼气相，一些通气机[例如Datex-Ohmeda S/5 ADU，很多当代GE机器，Mindray AS 3000(Mindray，Mahwah，NJ)]将来自患者的过量气体和呼吸机排出的驱动气同时传送至废气清除中间装

置。换言之，呼吸机排气阀开放，麻醉废气自呼吸回路排出时，风箱罩内的驱动气与麻醉废气一并进入废气清除系统。某些情况下，过量待清除气体会超出清除系统工作能力，引起手术室环境麻醉废气污染（参见"废气清除系统"部分内容）。其他可能发生的机械故障包括：系统泄漏、压力调节器故障和瓣膜故障等。

机械驱动活塞式通气机

机械驱动活塞式通气机的使用又见增多。这些"活塞"式通气机采用计算机控制的步进电机取代压缩驱动气来驱动气缸，驱使气体在回路系统内流动（见图29-37，C）。由于不再需要独立回路为通气机提供驱动气，这类机器归类于活塞驱动、单回路麻醉通气机。通气机内活塞工作原理类似于注射器活塞，能将预定潮气量或气道压力输送给患者。计算机控制系统能提供除传统机械控制通气之外的多种高级呼吸支持模式，如同步间歇指令通气（SIMV）、压力控制通气（PCV）和压力支持通气。

由于机械通气无需压缩气体来驱动风箱，通气期间通气机消耗的压缩气体较传统气动呼吸机显著减少。在无管道气源环境中（如边远地区或在诊所内实施麻醉），使用这种高效通气机的麻醉工作站可能更具实际意义。活塞式通气机的另一优势是可输出非常精确的潮气量。由于活塞式气缸的低顺应性，潮气量几乎全部依靠活塞运动来产生。这与风箱式通气机不同，后者的驱动气可受到不同程度的压缩。然而无论活塞式通气机还是风箱式通气机，维持潮气量稳定输送的反馈机制正在日渐普及，包括回路顺应性补偿和测定吸入潮气量作为反馈信号。装备有活塞式通气机的Dräger Fabius工作站吸气相和呼气相的通气机制如图29-42至图29-44所示。请注意Dräger Fabius系统呼吸回路中通气机的位置，新鲜气体隔离阀（详见后文）及呼吸囊参与了机械通气过程。

与风箱式通气机相比，活塞式通气机往往是隐藏的，通常只能见到一部分或完全不可见。因此，无法观察到患者呼出气体进入活塞气缸的状态，而上升式风箱则易于观察。此外，活塞式通气机非常安静，不易觉察到通气机工作时发出的声响，这可能会令人不安，所以一些系统装备了呼吸声响模拟器，在通气机工作时发出声响，用以替代传统通气机发出的噪声（例如Dräger Apollo）。

活塞式通气机和下降式风箱通气机具有相似的潜在风险，如果回路脱开，气缸或风箱可在呼气相重新充满。与之相似，如果回路发生泄漏，室内空气就会进入回路，稀释氧气和挥发性麻醉药浓度，引发低氧

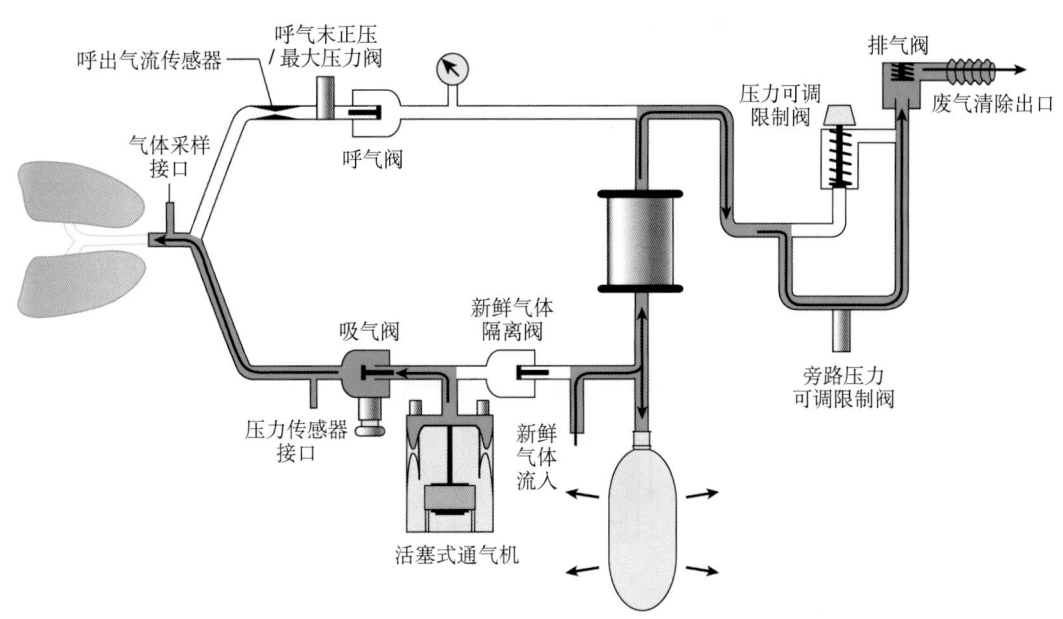

图 29-42　Dräger Fabius 麻醉工作站为代表的活塞式通气机吸气相。在吸气相,呼气末正压(PEEP)/最大压力(P_{max})阀关闭。新鲜气体隔离阀关闭,呼吸回路内产生压力。引导新鲜气流在吸气相通过呼吸囊,并不会对潮气量精确性产生影响。多余气体从开放的旁路压力可调限制阀(APL)流出,通过排气阀,进入废气清除系统。在机械通气过程中,呼吸囊对回路功能的完整性非常重要。在手动和机械通气模式中,活塞式通气机以竖直位置表示,旁路 APL 阀关闭,从而使 APL 阀可以工作 *(Courtesy Dr. Michael A. Olympio; modified with his permission. Adapted from Dräger Medical: Dräger technical service manual: Fabius GS anesthesia system, Telford, Pa., 2002 Rev: E, Dräger Medical.)*

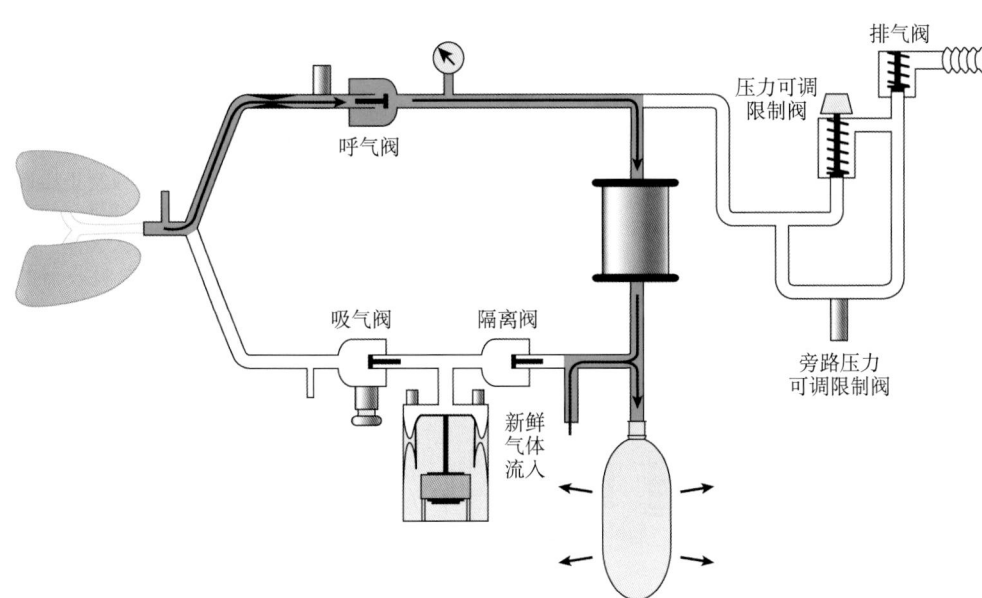

图 29-43　在呼气相的第一阶段,患者的呼出气进入呼吸囊,新鲜气流以逆向方式所示持续流动 *(Courtesy Dr. Michael A. Olympio; modified with his permission. Adapted from Dräger Medical: Dräger technical service manual: Fabius GS anesthesia system, Telford, Pa., 2002 Rev: E, Dräger Medical.)*

和术中知晓。对于 Dräger Fabius 系列活塞式通气机,当新鲜气流中断或不足时,室内空气可通过辅助进气阀进入活塞气缸,防止呼吸回路内产生负压(见图 29-37)。但是,如果发生此类情况,机器会发出警报提醒操作者。此类通气机亦具备正压排气阀,以防呼吸回路内压力过高(60~80cm H_2O)[214]。

配备容量反馈系统的 Maquet FLOW-i 麻醉系统

与风箱式或活塞式通气机不同,Maquet FLOW-i 麻醉工作站应用一种称为容量反馈系统的设备(图 29-45,29-46)。容量反馈系统作为呼出气体的容器,是一个盘状塑料管道,长 3.6,容积约 1.2L。在所有

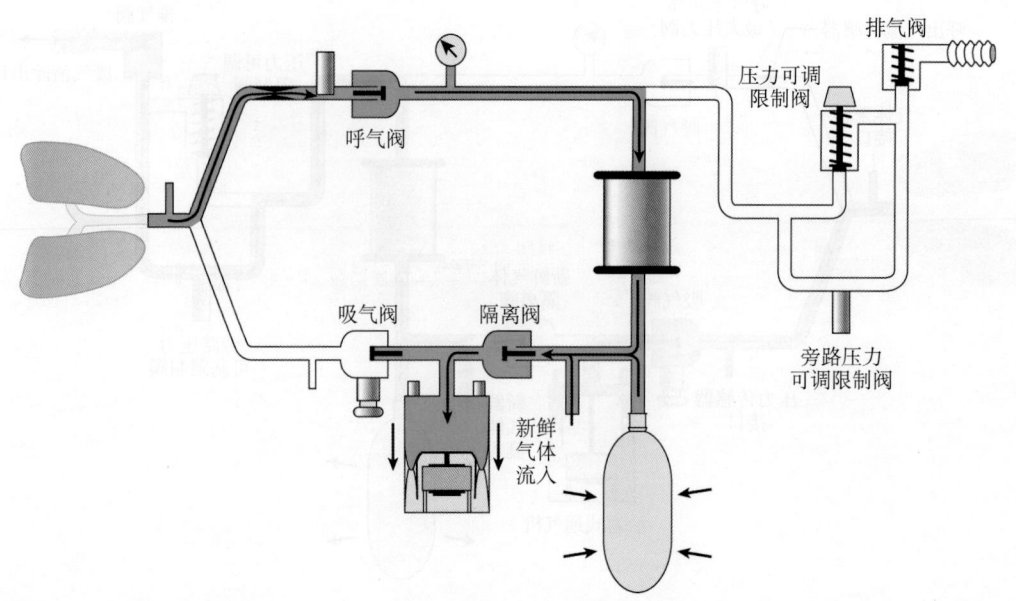

图 29-44　在呼气相的第二阶段，通气机返回初始位置，驱动呼吸囊内存留的气体和供气系统的新鲜气体。PEEP/P_max 阀维持呼气末正压（PEEP），并防止肺内气体反流进入通气机。当活塞抵达其冲程底部时，新鲜气流改变方向并以逆向方式流入呼吸囊和吸收器（如图 29-42）。多余的气体通过排气阀进入废气清除系统（如图 29-42 右部所示）APL，压力可调限制 *(Courtesy Dr. Michael A. Olympio; modified with his permission. Adapted from Dräger Medical: Dräger technical service manual: Fabius GS anesthesia system, Telford, Pa., 2002 Rev: E, Dräger Medical.)*

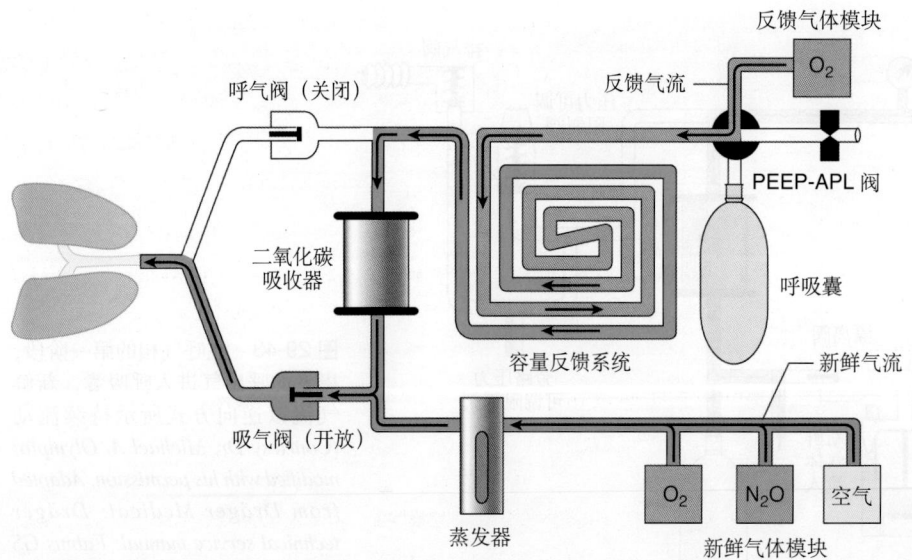

图 29-45　Maquet Flow-i 麻醉工作站呼吸回路和供气系统简图。在控制正压通气时，反馈气体模块驱动通气机，使容量反馈系统排出的呼出气进入人体。容量反馈气体与经过二氧化碳吸收器的新鲜气流在下游混合。APL，压力可调限制阀；N_2O，氧化亚氮；O_2，氧气；PEEP，呼气末正压。具体内容详见正文 *(Personal communication, Maquet Critical Care, January 14, 2013. Adapted from Maquet Critical Care: User's manual: FLOW-i 1.2 anesthesia system, Solna, Sweden, 2011, Rev: 11, Maquet Critical Care.)*

通气模式下，容量反馈系统都处于运行状态并位于回路之中。在正压通气模式下，它处于患者和反馈气体模块之间；在自主/辅助通气模式下，它处于患者和呼吸囊之间。

　　反馈气体模块是控制通气的驱动力。在呼气末，容量反馈系统在近端（接近患者端）被呼出气填充，在远端被呼出气和反馈气混合填充。反馈气体模块是一个电磁控制的氧流量源，与活塞类似，可在吸气相驱动容量反馈系统排出呼出气，气体通过二氧化碳吸

收器进入人体。新鲜气包含容量反馈系统排出气，以维持氧气和挥发性麻醉药浓度。新鲜气体模块和反馈气体模块以协同方式运行，控制呼吸回路内的气流和压力，达到操作者设定的通气参数。所有气体模块应用的反馈回路控制、电磁驱动和通气阀门都与伺服控制的 ICU 呼吸机相似（个人交流，Maquet Critical Care，January 14，2013）。

　　当工作站处于自主呼吸通气模式，呼吸囊可用，反馈气体模块禁用。患者呼吸气体进出容量反馈系统，

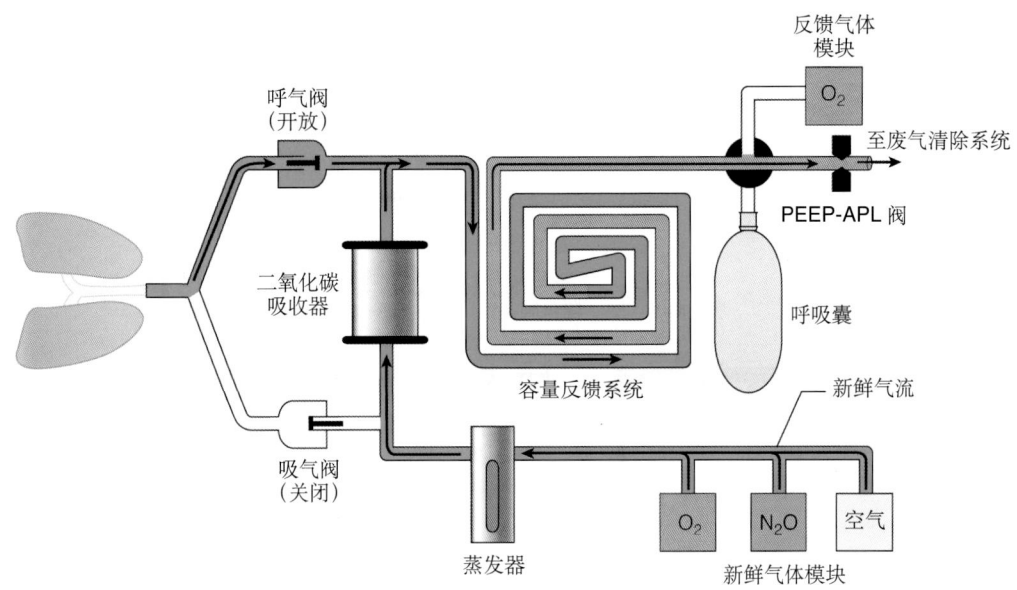

图 29-46　Maquet FLOW-i 呼吸回路和控制通气模式呼气相的气体供应。患者呼出气体进入容量反馈系统，并在该系统内贮存。患者仅部分填充容量反馈系统。新鲜气流以逆行方式流动并与呼出气混合。过多气体经呼气末正压（PEEP）/压力可调限制（APL）阀排至废气清除系统，并控制呼吸回路压力（PEEP）。当机器处于手动通气模式，呼吸囊可用，反馈气体模块禁用。在手动通气模式，患者呼吸气体进出容量反馈系统，并可通过呼吸囊辅助呼吸。过多气体经 PEEP/APL 阀排至废气清除系统，并控制呼吸回路压力（气道持续正压）。N₂O，氧化亚氮；O₂，氧气 *(Personal communication, Maquet Critical Care, January 14, 2013. Adapted from Maquet Critical Care: User's manual: FLOW-i 1.2 anesthesia system, Solna, Sweden, 2011, Rev: 11, Maquet Critical Care.)*

操作者通过 APL 阀控制回路内压力。控制通气和自主呼吸产生的过多气体通过 PEEP-APL 双功能阀排至废气清除系统。

　　FLOW-i 系统通过增加反馈气体模块气流，对呼吸系统的泄漏进行补偿并提醒操作者。由于反馈气体模块提供 100% 氧气，回路泄漏会稀释挥发性麻醉药浓度。该设备几乎全部为电子显示界面，并配备应急手动通气备用模式以防系统故障的发生。这一应急备用模式具备可机械调节的氧流量计和可以机械联动的 APL 阀（个人交流，Maquet Critical Care，January 14，2013）。

新鲜气流补偿装置和新鲜气体隔离装置

　　对于大多数麻醉工作站，气流不断从新鲜气管道进入呼吸回路，不受机械通气影响。在机械通气吸气相，通气机安全阀（亦称为通气机压力安全阀）通常处于关闭状态，呼吸系统的压力可调限制阀（APL 阀）通常位于回路之外。因此绝大多数传统通气机在正压通气吸气相时，进入患者肺内的气体量等于来自风箱和流量计的气体量之和。患者接受过多的容量（和压力）与新鲜氧流量的变化趋势和程度成正比。如果操作者调大新鲜气流量，潮气量会增加；新鲜气流量减至基线以下，潮气量会减少。因此，如果总新鲜气流量发生改变，为维持潮气量和气道压力稳定，操作者

需要调节通气机潮气量。很多新型工作站具备新鲜气流补偿功能，可维持输送潮气量的稳定。为实现此功能，需要对呼吸系统进行大量改进设计。以 GE Aisys 为例（如图 29-39 所示），以吸入潮气量测量值作为反馈信号，自动调节通气机驱动气体量，对新鲜气流量变化、微小漏气和呼吸回路上游压缩进行补偿[144]。Dräger Fabius 工作站安装了新鲜气体隔离装置，可防止因新鲜气流量改变导致的正压潮气量和呼吸回路压力变化。在机械通气吸气相，隔离阀将上游与活塞式通气机分离开，在每次正压通气中新鲜气流从呼吸囊进入废气清除出口（见图 29-42）。

　　旧式通气机和一些现代麻醉工作站不具备新鲜气流补偿功能，在机械通气的吸气相不恰当实施快速充气，可引起回路内容积大量增加，过多的气体和容积不能从回路内排出，可能导致气压伤和（或）容量损伤[26]。虽然回路内高压警报可提供报警，但需要将可调吸气压力限制器设定在相对较低的数值才能识别高压。配有可调吸气压力限制器的工作站，使用者应将最大吸气压力设定在理想的气道峰压水平。当回路内压力达到设定压力时，可调减压排气阀开放，理论上可防止发生气道压过高。此装置发挥作用需要使用者设定适宜的减压阀压力。若设定值偏低，会出现通气压力不足，达不到预设每分通气量。若设定值偏高，可能引起气压伤。一些机器还配备了吸入压力安全阀，

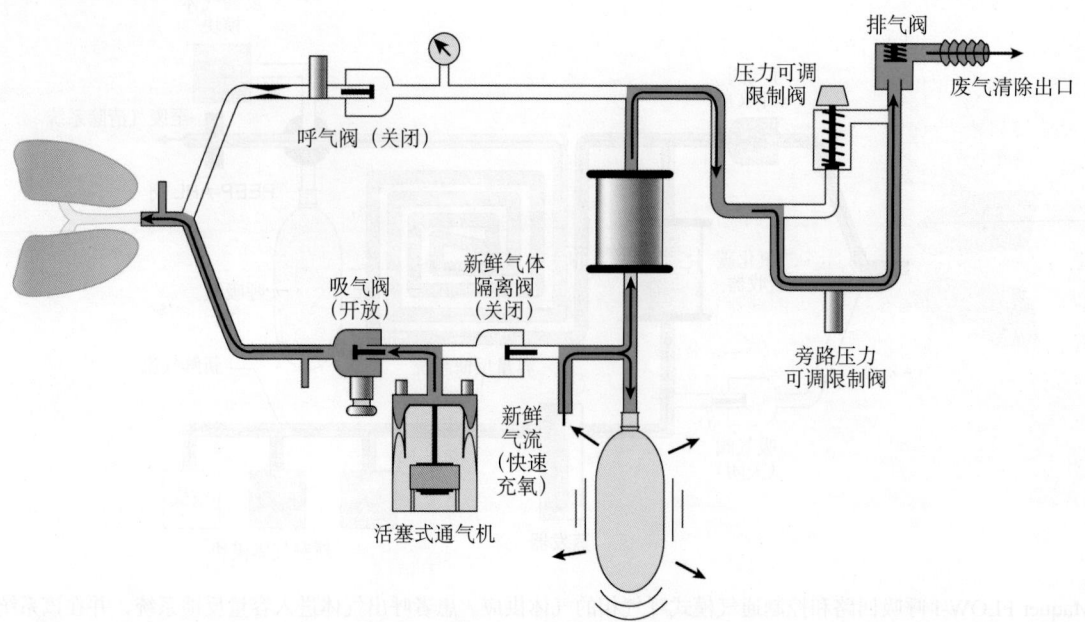

图 29-47　Dräger Fabius 工作站的新鲜气体隔离装置，快速充氧时状态。在吸气相呼气末正压阀 / 最大压力阀保持关闭。通气机产生的呼吸回路内压力到达新鲜气体隔离阀，高容量快速充氧气流在吸气相进入呼吸囊，不会引起吸入潮气量和呼吸回路压力的改变。快速充氧气体亦流经开放的旁路压力可调限制（APL）阀，通过减压阀，进入废气清除系统 *(Modified image courtesy of Dr. Michael A. Olympio. Adapted from Dräger Medical: Dräger technical service manual: Fabius GS anesthesia system, Telford, Pa., 2002 Rev: E, Dräger Medical.)*

压力由厂家预设，当回路内压力达到预设气道压（如 $60 \sim 80 cmH_2O$）时，安全阀会自动开启，以减少气压伤风险。因此，不具备新鲜气流补偿功能的现代工作站常因达到最大压力设定值而终止通气、释放压力或保持压力设定值[215]。配备新鲜气流补偿功能的工作站，正压通气时快速充氧流量通过转移并未输送至患者，从而保持了容量和压力稳定（图 29-47）。

废气清除系统

　　废气清除是指收集并排放麻醉机和麻醉实施场所内的麻醉废气[216]。多数情况下，麻醉机新鲜气流输送给患者的挥发性麻醉药和氧化亚氮远超出该患者需要量，氧气也大于实际消耗量，因此清除废气尤为必要。在使用空气的情况下，所有的氮气都需要清除。因此废弃清除系统通过排出过剩气体，能将手术室内污染减至最低。1977 年，美国国家职业安全与健康研究院（National Institute for Occupational Safety and Health，NIOSH）制定了《麻醉气体和挥发气体职业暴露推荐标准》[217]。界定最低安全暴露水平较为困难，NIOSH 提出的建议见表 29-8。该标准至今仍在沿用。美洲材料实验学会（American Society for Testing and Materials，ASTM）发布了 ASTM F1343-02 标准，即《清除麻醉废气的麻醉设备标准规范》，该标准制

表 29-8　美国国家职业安全与健康研究院推荐的微量气体水平

麻醉气体	最大 TWA 浓度 (ppm)
只应用一种含氟麻醉药	2
只应用氧化亚氮	25
含氟麻醉药与氧化亚氮混合使用	
含氟麻醉药	0.5
氧化亚氮	25
牙科机构（只应用氧化亚氮）	50

From U.S. Department of Health, Education and Welfare: Criteria for a recommended standard: occupational exposure to waste anesthetic gases and vapors, Washington, DC, 1977, U.S. Department of Health, Education and Welfare.
TWA，平均时间加权。
时间加权平均采样，也称时间综合采样，是在较长时间内（如 $1 \sim 8h$）评估麻醉气体平均浓度的一种采样方法

定了麻醉废气清除系统传输和贮存设备的要求，旨在降低医务人员暴露于麻醉气体和挥发性麻醉药的危险性[218]。1999 年，美国麻醉医师协会（ASA）微量麻醉气体特别工作组出版了《手术室与麻醉恢复室内麻醉废气管理报告》手册。该手册规定了管理机构的作用，回顾了废气清除系统和监测设备，并对此提出一些具体建议[219]。

　　手术室内废气污染主要与麻醉技术和麻醉设备有

关[219-220]。其中，麻醉技术相关因素包括：①当回路未连接患者端时，气体流量控制阀或挥发罐并未关闭；②不合适的面罩；③回路向手术室内快速充气；④蒸发器加药，特别是发生泄漏时；⑤使用不带套囊的气管导管；⑥使用呼吸回路而非回路系统。设备故障和对如何正确使用设备缺乏了解也会引起手术室污染。可能会发生泄漏的部位有：高压管道、氧化亚氮钢瓶底座、麻醉机高/低压回路以及回路系统组件（特别是二氧化碳吸收器）。麻醉医师应该正确操作和调节手术室内废气吸引和清除系统，以彻底清除废气。旁路式呼吸监测仪分析后的多余气体（50~250ml/min）必须进入废气清除系统或回输入通气系统，以防手术室环境污染[219-220]。

组成部分

经典的废气清除系统由 5 部分组成（图 29-48）：①废气收集装置；②输送管道；③废气清除中间装置；④废气处理集合管；⑤主动或被动式废气处理装置[216]。主动式废气处理系统使用中心负压系统来清除废气。被动式废气处理系统通过呼吸回路通气产生气压形成气流。尽管主动式废气处理系统更为常见，两种系统都将进行介绍。

废气收集装置　废气收集装置位于呼吸回路废气排放处，并连接输送管道[221]。麻醉废气通过压力可调限制（APL）阀或某种呼吸机排气阀从麻醉系统排出。患者排出的过剩气体通过上述阀门离开通气系统或进入手术室环境（如使用不合适的面罩，气管插管漏气，机器漏气）。传统的麻醉机设计有独立的排气部分并有数个阀门；但很多新型的麻醉工作站只有一个阀门。一些麻醉工作站系统将呼吸机驱动气也排入废气收集装置内（如 Datex-Ohmeda S/5 ADU，Mindray AS 3000）。这种情况需引起注意，因在高新鲜气流和高每分通气量情况下，进入废气清除中间装置的气体可能会超出系统清除能力，此时麻醉废气通过正压排气阀（见于紧闭式系统）或通风孔（见于开放式系统）逸出系统外，仍可造成手术室污染。与之相反，很多其他气体驱动的呼吸机，大多通过呼吸机后盖上方的通风小孔将驱动气（100% 氧气或空-氧混合气）排放到手术室环境中。

输送管道　输送管道将来自废气收集装置的气体输送到废气清除中间装置。ASTM 1343-02 标准规定，如果管路是可以更换的，两端必须为 30mm 接口，以便与呼吸系统回路 22mm 接口相区别[218]。某些厂家用黄色作为输送管道标记颜色，便于和 22mm 通气系统管路相区分。管道应足够坚硬，以防扭曲并减少阻塞机会，或在管路阻塞时具备必要的压力缓解方式。输送管位于有压力限制作用的废气清除系统上游，一旦管道由于扭曲或误接造成阻塞，呼吸回路内压力就会上升，并可能造成气压伤[144, 222-224]。一些机器 APL 阀和呼吸机排气阀有各自独立的输送管道，两条管道在进入废气清除中间装置前或进入时合并为一根软管。

废气清除中间装置　废气清除中间装置是废气清除系统最重要的组成部分，可防止呼吸回路或呼吸机出现过度负压或正压[216]。正常工作状态下，中间装置应能把废气收集装置下游内的压力限制在-0.5~+3.5cmH$_2$O[218]。不论哪种废气处理系统，必须具有正压释放功能，一旦中间装置下游出现阻塞（或主动式废气处理系统吸引压力异常时），过剩气体也能从系统排放出去。如果废气处理系统为主动式（见后文），则必须采用负压释放装置，以防止呼吸回路或呼吸机内出现过度负压。废气清除系统中的负压可引起患者呼吸回路中气体流失。主动式系统还必须具备储气罐，能在清除系统排出废气前，储存过剩废气。根据负压或正压释放方式不同，中间装置可分为开放式或密闭式两种[216]。

一个"主动型"麻醉气体清除系统依赖于医院中心负压吸引系统，以便将气体从麻醉气体清除系统中排除出去。"被动型"系统将废气简单地引入非循环

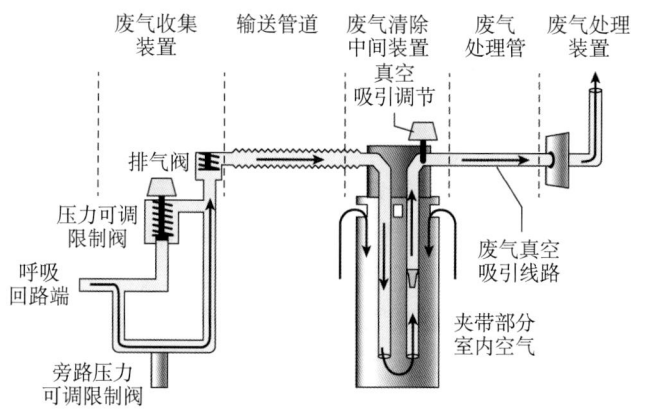

图 29-48　废气清除系统组成部分，以 Dräger Fabius 系统（Dräger Medical，Telford，Pa）为例，连接至一个开放式主动式废气处理系统，输送管道连接处尺寸与呼吸回路相区别，以防止连接错误的发生。废气收集装置或输送管道阻塞会引起呼吸回路内压力过高。废气清除中间装置泄漏、吸引压力异常或故障可引起环境污染。闭合式系统会引起其他问题。具体内容参见正文 *(From Brockwell RC: Delivery systems for inhaled anesthesia. In Barash PG, editor: Clinical anesthesia, ed 5, Philadelphia, 2006, Lippincott Williams & Wilkins, p 589.)*

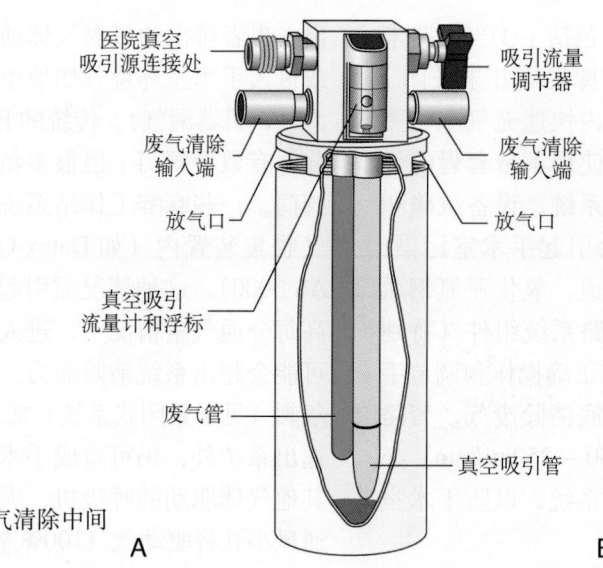

医院真空
吸引源连接处

废气清除
输入端

放气口

真空吸引
流量计和浮标

废气管

吸引流量
调节器

废气清除
输入端

放气口

真空吸引管

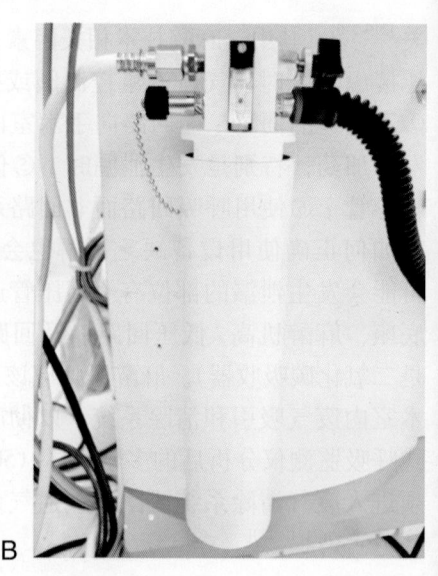

图 29-49　A 和 B，开放式废气清除中间
装置

A　　　　　　　　　　　　　　　　　B

式采暖通风与空调系统（heating，ventilation，and air conditioning，HVAC）；或通过墙壁、天花板、地板上的管路排出建筑之外（或在简易情况之下排出于帐篷之外）。被动型系统依赖气体离开气体收集装置时产生的微弱正压驱动气体流动。现代手术室中被动型装置已经少见。区分废气清除中间装置的另一主要标准是"开放式"与"密闭式"。

开放式中间装置　开放式废气清除中间装置因储气罐与大气相通，故没有正压或负压减压阀。储气罐顶端的压力缓解装置提供正压释放和负压释放。开放式废气清除中间装置设计为主动式系统，只能在中心负压系统或医疗废气清除系统下运行。进入负压系统的气流是连续的，废气排放则间断进行，因此开放式中间装置需要一个储气罐[216]。现代麻醉机大多采用开放式中间装置，如图 29-49 所示。一个开放式废气清除中间装置如图 29-48 所示。一个开放式储气罐提供贮气空间。废气从储气罐顶部经一根内管到达储气罐底部，管内的真空吸引将废气清除。通过适当调节，真空吸引速率超过进入储气罐的废气速率，一部分室内空气也会经由压力释放装置进入储气罐内。真空吸引速率通常可由流量控制阀和流量表进行调节，两者位于废气清除中间装置上。调节真空吸引速率是麻醉工作站使用前日常检查程序的一项重要内容。如果真空吸引调节不当，废气会通过压力释放装置进入手术室环境。

密闭式中间装置　密闭式废气清除中间装置通过排气阀与大气环境相隔绝，因此废气流速、真空吸引流速和贮气囊的体积三者之间的关系决定了废气清除效能。所有的密闭式中间装置必须设置一个正压排气阀，以便当中间装置下游出现阻塞时，系统内的过

剩气压可以排出。如采用主动式处理系统，还必须使用负压进气阀，防止通气系统内出现负压[216]。目前临床应用的密闭式中间装置分为两种。一种应用于被动式废气清除系统，只配备正压排气阀；另一种应用于主动式废气清除系统，同时具有正压排气阀和负压进气阀。下面分别论述两种类型中间装置。

只有正压排气阀的密闭式中间装置　这种中间装置只有一个正压排气阀，这种设计只能应用于被动式处理系统（图 29-50，A）。废气从废气入口进入中间装置。由于不使用负压吸引系统，废气依靠气体离开患者呼吸系统的微弱正压由中间装置进入处理系统。废气随后被动地进入非循环式采暖通风与空调系统或室外。如中间装置和处理系统之间出现阻塞，正压排气阀能在预设水平（如 5cmH$_2$O）开启[225]。使用这种系统，不需要储气袋。

兼具正压排气阀和负压进气阀的密闭式中间装置　这种中间装置具有一个正压排气阀、至少一个负压进气阀和一个储气袋，这种设计应用于主动式处理系统。图 29-50，B 是 Dräger Medical 密闭式废气清除中间装置吸引系统示意图。废气通过废气入口间断进入中间装置，过剩废气在储气袋内不断蓄积，直至负压系统将其清除。操作者必须正确调节负压控制阀，使储气袋适当膨胀（图 29-50，B，状态 A）而不会过度扩张（状态 B）或完全收缩（状态 C）。系统压力超过 +5cmH$_2$O 时，废气从正压排气阀排入大气。系统内负压低于 -0.5cmH$_2$O 时，室内空气通过负压进气阀进入系统内。某些系统中，如主负压进气阀因灰尘或其他原因出现堵塞，备用负压进气阀会在 -1.8cmH$_2$O 时开启。密闭式系统防废气溢出效率取决于废气流速、负压吸引流速及储气袋容积。只有当储气袋过分扩张、

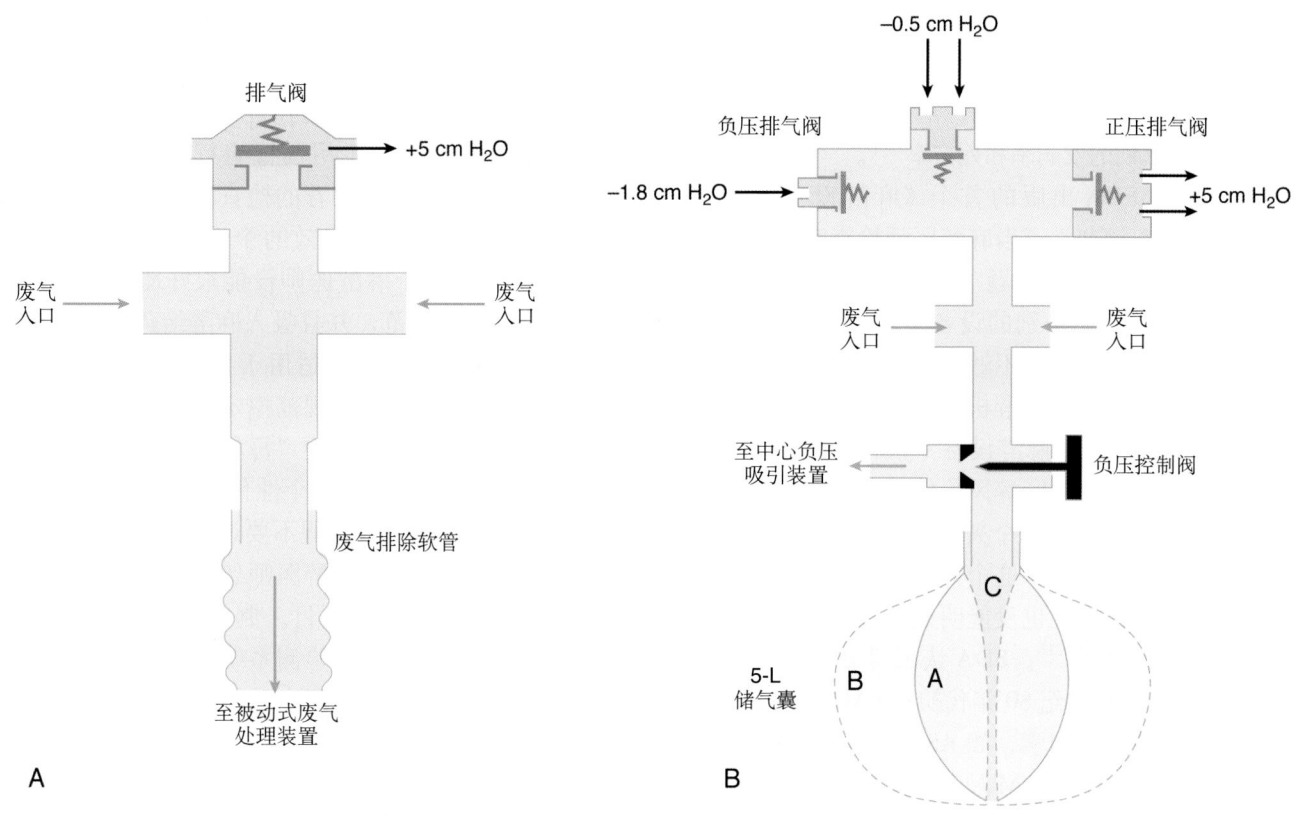

图 29-50　密闭式废气清除中间装置。**A**，被动处理系统中间装置。**B**，主动处理系统中间装置。具体内容参见正文 (*A, Modified from North American Dräger: Scavenger interface for air conditioning: instruction manual, Telford, Pa., 1984, North American Dräger; **B**, from North American Dräger: Narkomed 2A anesthesia system: technical service manual, Telford, Pa., 1985, North American Dräger.*)

袋内压力上升至足以开启正压排气阀时，废气才会泄漏入大气。

废气排放管道或其他流向　废气排放管道将来自废气处理中间装置的废气输送给废气处理装置的接收端（图 29-48）。这种管道应具备抗压能力，并尽可能架设于头顶上，以防管道闭塞。废气排放管道与废气清除中间装置的连接应为永久性或专用的接口，但与主动式废气处理系统连接时应使用 DISS 型接口 [218]。

废气处理系统　废气处理装置是麻醉废气清除的终末环节（图 29-48）。环境处理方式分主动式和被动式两种类型，前文已有介绍。

危险

使用废气清除系统能减轻手术室污染，同时也增加了麻醉系统的复杂性。废气清除系统将麻醉回路从麻醉机延伸到废气处理装置，增加了出现问题的可能。废气处理管道阻塞会增加呼吸回路压力，引发气压伤。废气清除系统内出现过度负压，可能导致通气系统内出现有害的负压。另一方面，废气清除系统内负压不

足，可能导致废气泄露进入手术室。在一篇个案报道中，废气清除系统负压不足，产生反压力，引起麻醉机报警 [226-227]。2004 年，Allen 和 Lees 在 ASA 时事通讯中报道了一例由废气清除系统引发的罕见事故——真空泵操作室发生火灾 [228]。某些医院的麻醉废气并非直接排放至建筑物外，而是先排放至设备操作室，而后再清除至外界。因一些麻醉机将呼吸机驱动气（绝大多数情况下为 100% 纯氧）与呼吸回路内气体一并清除，导致吸引设备操作室氧浓度过高，设备操作室内可能同时存放其他设备或原材料，富含石油馏分（包括泵、汽油、润滑油等）可能构成火灾隐患。高氧浓度条件下，这些易燃物更增加了火灾风险 [228]。

麻醉工作站用前检测

历 史 回 顾

每天首次使用麻醉工作站前，应对设备进行一次完整的检测。后续手术麻醉使用前，可按简化程序进行检测。麻醉机用前检查（preanesthesia machine checkout, PAC）按照检查清单执行。与其最类似的行业就是航空

业，在该行业中，通过严格按照检查清单检测（例如：起飞前、起飞时、着陆时）可以提高重要检测步骤的执行度和保证生命安全。同样的，常规按照 PAC 程序检测可以降低围术期的发病率和死亡率[229]。

在 1986 年 FDA 出版的首个《麻醉设备检查规范》以前，有资料列举了当麻醉医师检查麻醉机的水平较低时会出现的有关问题[230]。当时，可使用的麻醉机用前检查程序由个别的设备生产商提供和改进。这些检查程序设计的不是不够人性化，就是不适合于临床应用。由于一系列麻醉机相关事故的出现，1984 年 FDA 与 ASA 代表、麻醉设备专家和麻醉设备制造商开会，讨论降低患者麻醉风险的办法[231-232]。因此，1986 年 8 月，发布了第一个关于麻醉工作站用前检查的文件。有限的信息提示这个详细的指南似乎并没有得到广泛的应用，并且也没能明显提高麻醉医师检查麻醉机故障的能力[232-234]。FDA 认识到 1986 年指南可操作性较差，在 20 世纪 80 年代初对 PAC 规范进行了重新修订。其他一些因素，如 ASA 监测标准的发展，旧设备的淘汰，按照 ASTM 规范引进新一代麻醉设备也促进了规范的修订[233]。1993 年修订的规范正式发行[10, 235]。尽管更新的检查规范内容相当全面和通用，但是，与 1986 年版本相似，一方面建议使用者"根据不同麻醉机和当地临床实践需求修改指南"，另一方面要求经过有关同行专家审查方可修改[10, 235]。

虽然资料有限，但是有证据表明 1993 年 PAC 规范仍然没能提高麻醉设备故障的检出。调查员发现，尽管麻醉医师手持指南，但对于故障设备的检出仍然欠佳[236-237]。在一个全国麻醉会议上，Larson 及其同事要求 87 名与会者对一台有故障的麻醉机进行检查，并对参与者进行观察。在其他一些类似研究中，研究者注意到受试者对设备故障检出欠佳，并且检查规范可操作性差[3-5]。

检查规范的操作性差可导致麻醉医师的表现不佳，但与此相比，更可能归咎于人为因素和设备知识。尤其是缺乏对常规应用 PAC 规范（检查清单）的培训成为问题的关键。调查显示，不仅麻醉医师检查麻醉机的执行力差，而且能力也有限[7-8, 238]。甚至，由于检测麻醉机时的人为错误和失职导致的麻醉意外所占的比例相当大[6, 239]。似乎无论对 PAC 规范如何拟定和推动，仍然没能被临床接受并常规使用。因为目前简单，通用的 PAC 规范应用于临床还不太可能，所以麻醉机种类的不断增加将问题变得更加复杂。

2008 年版麻醉机用前检查操作规范

为提高 PAC 规范的可操作性和可执行性，推荐麻醉科将 ASA 的《麻醉机用前检查操作规范（2008）》与本科室各设备生产商推荐的检查程序相结合，结合本科室情况，制定出更有效的个性化 PAC 检查规范（表 29-1）[240]。由于麻醉医师没能很好地理解并切实使用当时的 PAC 规范，并且吸入麻醉给药系统已发展到不能仅靠一部检查规范适用于目前所有市售产品，在这种情况下，这部检查规范拟定和发表出来。该规范只是作为一个模板，以便"每种麻醉机和每个医疗机构能够制定出适合自身的个性化检查程序"[240]。

2008 年版检查规范提醒不要过度依赖麻醉机自动检测系统，这样会导致麻醉医师忽略自检系统检查项目，从而漏掉未检测的项目。制订个性化 PAC 规范时，详细了解麻醉机自动检测系统涉及的具体项目尤为重要。但是，单纯地参阅麻醉机用户手册也很难明确自动检测系统涉及的项目。

2008 年版检查规范认为，麻醉医师和生物医学工程技术人员，单独或共同检查麻醉机可以提高科室 PAC 规范的可操作性，并能够对检查的关键步骤重复检测[240]。虽然 2008 年版检查规范建议检查麻醉机人员应为有资质的麻醉医师、生物医学工程技术人员或已认证的制造商技术人员，但这只是规范的要求。当地技术条件、工作流程模式和培训条件也起到重要作用。该规范要求专业技术人员参与检查麻醉机一项并不是强制执行的。无论任何人员参与了 PAC，麻醉医师对麻醉机安全都负有最终的责任。

该规范对实施检查程序的基本步骤进行叙述，据此制定本机构专用麻醉前检查程序，"以适应本单位本部门设备和人员的需要"。每个项目的检测需要专用的设备。该检查规范仅仅建议了麻醉机用前需检测的最基本项目。制订个性化的 PAC 规范要将该检查规范与制造商推荐检测步骤结合起来，并要注意可行性。

除制订个性化的 PAC 规范外，麻醉医师精通麻醉机相关知识并愿意使用检查表式的检查模式也至关重要。2008 年版麻醉机用前检查操作规范查询网址：https://www.asahq.org/For-Members/Clinical-Information/2008-ASA-Recommendations-for-PreAnesthesia-Checkout.aspx[240]。麻醉工作站个性化 PAC 规范也可从以上网址查阅，为 PAC 规范进一步修订提供参考。

框 29-1　2008 年版麻醉机用前检查操作规范总结

每天需要完成的项目

项目 #	任务	负责部门
1	确认具备辅助供氧钢瓶,自张式手动通气装置随时可用且功能正常。	麻醉医师和技术人员
2	检查患者吸引装置随时可用于清理气道。	麻醉医师和技术人员
3	打开吸入麻醉给药系统并确认交流电源可用。	麻醉医师或技术人员
4	确认具备必要的监护仪和报警装置。	麻醉医师或技术人员
5	确认麻醉机上的氧气钢瓶内剩余气压处于适当水平。	麻醉医师和技术人员
6	确认管道气源压力 ≥ 50 psig。	麻醉医师和技术人员
7	确认蒸发器内吸入麻醉药量处于适当水平,旋紧加药帽。	麻醉医师
8	确认流量计和总气体出口间气路无泄漏。	麻醉医师或技术人员
9	检查废气清除系统功能。	麻醉医师或技术人员
10	校准氧浓度监测仪或确认已校准,并检查低氧浓度报警。	麻醉医师或技术人员
11	确认二氧化碳吸收剂未失效。	麻醉医师或技术人员
12	检查呼吸回路系统压力是否适当、有无泄漏。	麻醉医师和技术人员
13	确认气流在吸气相和呼气相都能正常通过呼吸回路。	麻醉医师和技术人员
14	对检查操作结果进行文字记录。	麻醉医师和技术人员
15	确认呼吸机参数设定,并评估准备就绪的吸入麻醉给药系统(待机状态)。	麻醉医师

每一次使用前需要完成的项目

项目 #	任务	负责部门
1	检查患者吸引装置随时可用于清理气道。	麻醉医师和技术人员
2	确认具备必要的监护仪和报警装置。	麻醉医师或技术人员
3	确认蒸发器内吸入麻醉药量处于适当水平,旋紧加药帽。	麻醉医师
4	确认二氧化碳吸收剂未失效。	麻醉医师或技术人员
5	检查呼吸回路系统压力是否适当、有无泄漏。	麻醉医师和技术人员
6	确认气流在吸气相和呼气相都能正常通过呼吸回路。	麻醉医师和技术人员
7	对检查操作结果进行文字记录。	麻醉医师和技术人员
8	确认呼吸机参数设定,并评估准备就绪的吸入麻醉给药系统(待机状态)。	麻醉医师

美国麻醉医师协会仪器和设备分委会修订:麻醉机用前检查操作规范(2008)(网址:http://www.asahq.org/For-Members/Clinical-Information/2008-ASA-Recommendations-for-PreAnesthesia-Checkout.aspx)(日期:2001.03.11)

最基本麻醉前检查项目

项目 1:确认具备辅助供氧钢瓶,自张式手动通气装置随时可用且功能正常

频率:每天。

负责部门:麻醉医师和技术人员。

"通气失败是麻醉相关发病率和死亡的主要原因。机械故障导致患者无法通气可发生在任何时刻,每台麻醉机上均应配备自张式手动通气装置(如呼吸囊)。此外,独立于麻醉机和气体管道的供氧源,尤其是具备减压阀和钢瓶阀门开启装置的氧气钢瓶,应随时可用,且检查无误。检查钢瓶压力后,推荐将钢瓶主阀门关闭,以防止钢瓶内气体经细小裂缝或开启的减压器发生隐秘泄漏[240]。

1993 年版和 2008 年版 PAC 规范中,该检查项目

均是所有检查项目中最重要的一项。无论麻醉机出现任何故障,均应保证患者在不使用麻醉机的情况下仍能保证生命安全。应配备自张式辅助通气装置,但该装置不包括手术室内外常见的 Mapleson 回路。该规范强调每台麻醉机均应配备该装置,并且保持随时可用状态。该规范也要求供氧源要独立于麻醉机和气体管道,"尤其独立于氧气钢瓶"。后勤部门通过制订保障制度,确保配备流量计的便携式钢瓶氧气充满固定于特定位置,随时保证待用状态。

项目 2:检查患者吸引装置,随时备用于清理气道

频率:每次使用之前。

负责部门:麻醉医师和技术人员。

"安全实施麻醉,需要吸引装置,必要条件下,可立即用于清理患者气道"[240]。

项目3：打开吸入麻醉给药系统，并确认交流电源可用

频率：每天。

负责部门：麻醉医师或技术人员。

"吸入麻醉给药系统通常具有备用电池，可在交流电源中断时继续工作。除非明确交流电源可用，电源中断首要征象是所有用电系统突然完全关闭（当备用电池不再能够为系统供电时）。很多吸入麻醉给药系统具备电源视觉指示器，以显示交流电源和电池电源状态。应对该视觉指示器进行检查，并将电源插头插入确认运行正常的交流电源插座内。地氟烷蒸发器需要电源供电，检查时，也应遵守相应的电源检查建议"[240]。

项目4：确认具备必要的监护仪，并检查报警装置

频率：每次使用前。

负责部门：麻醉医师或技术人员。

"有关患者麻醉期间的监护设备标准已有明确规定，麻醉医师应保证在实施每例麻醉时，均达到监护设备要求。首要步骤是在视觉上确认具备适当的辅助监护设备（血压测量袖带、血氧饱和度探头等）。所有监护仪应该打开开关，并确认正确完成电源开启及自检程序。鉴于脉搏氧饱和度和二氧化碳波形对患者安全的重要性，实施麻醉前，确认上述设备功能正常至关重要。二氧化碳监护仪可通过向呼吸回路内或气体传感器呼气并观察二氧化碳波形进行检查，也可于麻醉前通过观察患者呼出气二氧化碳波形加以确认。连接断开时，视、听觉报警应能被激活。脉搏氧饱和度仪，包括听觉报警，可通过将传感器探头置于患者手指上，观察合适的显示数值进行检查。可以通过制造运动伪差或移开探头来检查脉搏氧饱和度仪及其报警功能。美国麻醉医师协会（American Society of Anesthesiologists，ASA）、美国护士麻醉师协会（American Association of Nurse Anesthetists，AANA）、麻醉患者安全基金会（Anesthesia Patient Safety Foundation，APSF）和美国医疗卫生组织认证联合委员会（the Joint Commission on Accreditation of Healthcare Organizations，JCAHO）均将听觉报警作为确保患者安全的基本保障。监护仪的正常功能状态应保证视觉和听觉报警信号能够按设计正常运转"[240]。

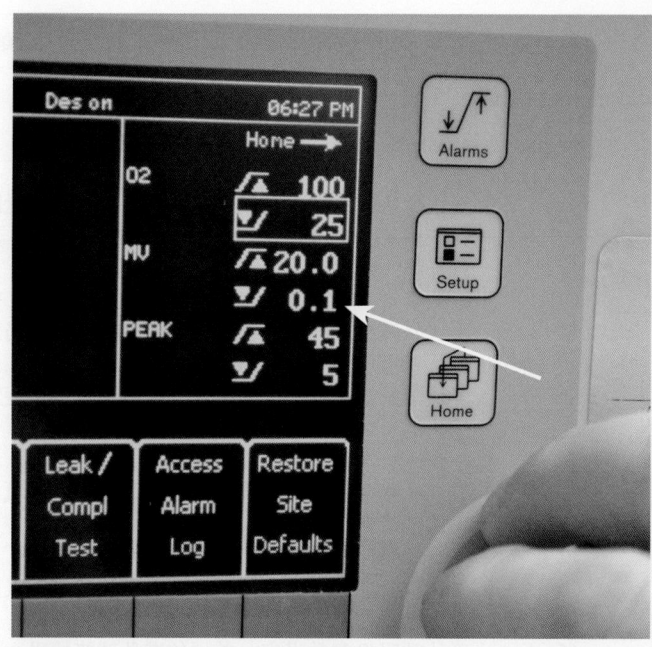

图29-51　设置麻醉机的报警限值：箭头所示为该麻醉机上设置过低的每分通气量报警限值。使用前检查时调节报警限值虽然耗时但是操作容易。安全的报警限值可以通过专业技术人员根据科室情况进行预设，并存储到麻醉机中

确保具备必要的监测设备，并维持功能正常是一项简单的检查任务。然而，检查报警限值并重新设置相对来说复杂一些。由于根据情况需要麻醉医师设置的报警限值不同，导致不同监测设备的报警限值设置各异，并且由于缺乏默认设置的标准，所以不能常规设置报警限值。可以在麻醉工作站监测设备上建立和设置符合科室情况的报警默认限值。其中也包括设置麻醉机相关限值，如潮气量、气道压和吸入氧浓度的限值（图29-51）。麻醉医师要确保关键报警限值的设定在关键时刻发挥作用。此时，麻醉技术人员可以通过检查监测设备的功能状态，确认关键报警限值的默认设置值来提高检查质量。

项目5：确认麻醉机供氧钢瓶内剩余气压处于适当水平

频率：每天。

负责部门：麻醉医师和技术人员。

"吸入麻醉给药系统多种设备的正常运转需要氧气气源。氧气气源首先要为麻醉患者提供氧气，气动呼吸机的正常工作也依赖于高压氧供应。氧气钢瓶或钢瓶组应安装在吸入麻醉给药系统上，并确保钢瓶内压力处于可接受最低值以上。可接受最低气压值由使用目的、吸入麻醉给药系统设计和可供使用

的管路氧气决定"[240]。

打开氧气钢瓶或位于麻醉机机身后的钢瓶,并观察位于麻醉机前面的液位计的压力来判断氧气钢瓶内压力。新型麻醉机在机身后也设计有液位计。1986 年的 PAC 指南要求"当钢瓶压力小于 600psig 时进行更换"[241]。1993 年 PAC 指南要求"用前检查时氧气钢瓶至少要有一半氧气(约 1000psi)"。最近的规范没有具体的数值要求,但是一些生产商提供的使用手册仍建议压力至少要 1000psi[242]。

2008 年版规范中该项目其他附加分项注解如下:

"一般情况下,当中心供氧气源无法使用时,应使用氧气钢瓶"[240]。

只有在管道供氧失败或氧源污染时才使用辅助氧气钢瓶供氧。如前所述,当怀疑管道供氧被污染而选择氧气钢瓶供氧时,必须将供氧管道与麻醉机断开以便钢瓶内氧气流入供气系统。

"如将钢瓶气源作为氧气首选来源(如在远离手术室环境中实施麻醉),钢瓶气源应足够维持至完成整个麻醉过程"[240]。

估计气源的需要量(例如:使用便携式氧气钢瓶供氧时)能更大程度上保证患者安全。

"如气动呼吸机使用氧气作为驱动气,一个满 'E' 的氧气钢瓶可能只能提供使用 30min。这种情况下,使用手动通气或患者自主通气模式,新鲜气体只供患者用,则可使钢瓶气源维持最长供氧时间。如使用以氧气作为驱动气的气动呼吸机,那么维持机械通气运转会消耗大量氧气。电动呼吸机驱动无需消耗氧,所以钢瓶气源维持时间仅取决于新鲜气体总流速"[240]。

一般而言,使用风箱进行机械通气的呼吸机是典型的气体驱动(氧气或空气均可),Maquet 重复呼吸装置属于氧气驱动,活塞驱动的呼吸机属于电驱动。了解呼吸机的原理非常重要。

"当确认氧气钢瓶内存在足够压力后,除非准备将其作为首选供氧源(如不能提供管道氧气源时),否则应关闭钢瓶上的阀门。如该阀门一直开启,当管道气源出现故障时,氧气钢瓶可能出现供氧不足,麻醉医师可能不会意识到这一问题的存在,极有可能酿成风险"[240]。

在检查氧气钢瓶压力后切记关闭钢瓶阀门,以防钢瓶内氧气缓慢泄露(详见"供氧系统"部分)。

"麻醉过程中需要使用其他钢瓶装气体(如氦气、二氧化碳、空气和氧化亚氮)时,均应于用前进行检查"[240]。

项目 6:确认管道气源压力位于 50psig 或稍高水平

频率:每天。

负责部门:麻醉医师和技术人员。

"吸入麻醉给药系统正常工作要求供气压力保持在最低值以上。中心气源所供气体可因各种原因出现故障,管道气源供气压应至少每日检查一次"[240]。

在美国,常见气体(氧气、空气、·氧化氮)管道供气压为 50 ~ 55psig[243]。虽然规范只要求检查液位计的压力,但是一些生产商建议也要检查供气管道的连接。1993 年 PAC 规范同样要求检查供气管道的连接。虽然连接处采用气体专用接头,但是供气管道连接错误的事故仍有报道[244-246]。同样,手术间墙上的气体供应管路也不能避免误接和污染的可能[247-251]。用前检查包括每天快速检测管道连接,供气管道,气体压力以及保证吸气支含有超过 90% 的氧气,这样可以最大程度降低风险。视、听觉报警装置是所有麻醉机上的一个重要的安全配置,在供氧压力下降时发出警报。评估这一气动安全装置的方法就是切断墙上的氧气供应以及关闭氧气钢瓶。在拟定 1993 年版 PAC 规范时注意到,在 PAC 时,麻醉医师反复连接氧气供应主管道时出现问题的情况并不罕见。其他问题包括,每天将氧气供应管路断开和连接会磨损其接头。考虑到这些问题,1993 年版和 2008 年版指南均未明确规定用后要断开氧气供应管路(个人交流,Dr. J. Jeff Andrews, February 9, 2011)。

项目 7:确认蒸发器内吸入麻醉药量处于适当水平,如可行,应将加药帽充分拧紧

频率:每次使用之前。

负责部门:麻醉医师(如果需要重复检查,则还应要求技术人员参与)。

"如计划在麻醉过程中使用蒸发器，特别是在无低浓度报警的麻醉气体监测仪可利用时，确保蒸发器内药物充足，对减少麻醉过浅或预防术中知晓具有重要意义。加药帽松动是导致蒸发器泄漏的常见原因，如实施泄漏试验时，未打开蒸发器浓度控制转盘，这种泄漏恐难以发现。旋紧加药帽，可降低此类泄漏发生。新式蒸发器设计有加药系统，加药完成后，加药帽能够自动关闭。高浓度和低浓度报警可用以帮助防止麻醉蒸发器输出过高或过低浓度麻醉药。建议在麻醉过程中使用此类报警系统，用前应开启报警功能，并适当设置报警阈值"[240]。

虽然 2008 年版 PAC 指南未提及，但是一些制造商建议检查麻醉机蒸发器互锁系统，该系统可以防止同时应用一种以上挥发性麻醉药。若将上述检查步骤作为科室个性化检查清单中一项时，该步骤应确保当一个蒸发器浓度控制转盘调至大于 0 时，其他蒸发器应被锁在 0 的位置。对每个蒸发器进行系统测试，也可同时检查蒸发器安装是否牢固，测试后保证所有蒸发器调回至 0 的位置。

项目 8：确认流量计和总气体出口之间的气体供应管路不存在泄漏

频率：每天和更换蒸发器时。

负责部门：麻醉医师或技术人员。

"大多数吸入麻醉给药系统中，这部分所供应的气体会通过麻醉蒸发器。为进行全面的泄漏检查，必须分别开启每只蒸发器，以发现蒸发器或支架是否

存在泄漏，此外，某些机器在流量计和总气体出口之间设有单向阀，正确实施泄漏检查需要进行负压泄漏试验。自动检测程序通常包括泄漏试验，但该试验往往不能检测蒸发器是否有泄漏，特别是在自检程序进行过程中，蒸发器未开启情况下。使用机器自检程序检测系统是否泄漏时，需分别开启每只蒸发器，重复进行自动泄漏检测。更换蒸发器后，也应完成此项检测。蒸发器发生泄漏概率大小取决于蒸发器设计与构造。有一种蒸发器加药完成后，加药帽能自动关闭，此种设计可减少蒸发器泄漏危险。鉴于检查机器是一项消耗时间的工作，技术人员可能在该项检测中提供帮助"[240]。

这一步骤是检查麻醉工作站供气系统低压回路（low-pressure section，LPS）的完整性，低压回路包括流量控制阀至新鲜气体出口间的回路部分。它可以评估除氧气分析仪外，所有机器安全装置下游部分。若这一部分出现泄漏会导致患者麻醉过程中缺氧和术中知晓[23, 25]。这一部分构成部件精细，最易出现破损和泄漏，例如麻醉蒸发器、蒸发器底座或流量计（图29-52）。蒸发器加药帽松动也是回路泄漏的常见原因之一，这种泄漏会使患者发生术中知晓[230, 238]。

由于各种机器内部设计差别较大，导致了低压回路泄漏检测方法诸多[215]。可用正压（可检测出泄露气流和系统压力的稳定性）或负压泄漏试验对上述麻醉机中易损部件进行检测。少部分麻醉机在总气体出口和蒸发器之间有单向阀，大部分机器没有，这决定了需要选择不同的泄漏试验。下面以配置有单向阀的麻醉机为例介绍（图29-1 和 29-52）。单向阀的作用

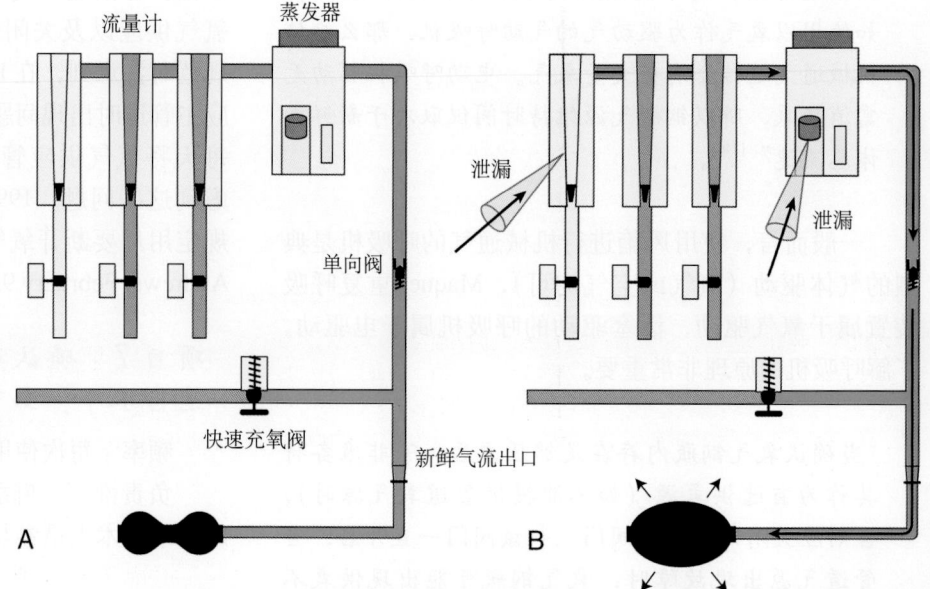

图 29-52 负压泄漏试验（有或无单向阀的低压回路系统均适用）。A，将专用负压试验小球挤扁并连接到新鲜气流出口。使低压回路形成负压，单向阀被打开，对蒸发器、玻璃管、管道及其连接处进行检查。B，如低压回路有泄漏，周围空气从漏气部位进入回路，吸引球膨胀

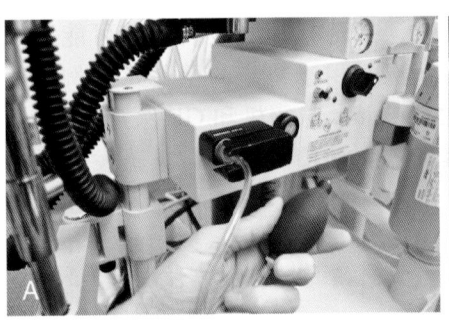
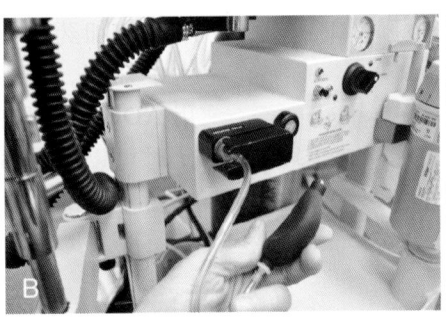
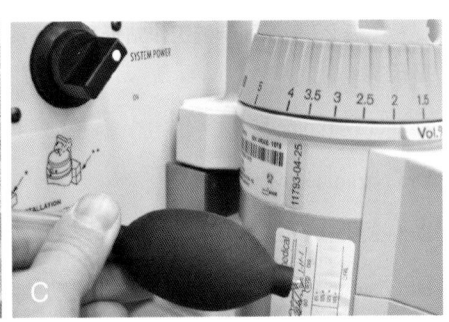

彩图 29-53　通用低压回路系统负压泄漏试验。A,关闭麻醉机和所有流量控制阀,专用负压试验小球与总气体出口连接。B,不断挤压吸引球直至球完全瘪陷。如小球能保持瘪陷状态 10s 以上,证明机器低压回路部分无漏气。逐个开启蒸发器,重复以上试验步骤进行检测。C,向底座倾斜呼吸机时低压回路系统发生泄漏,导致小球膨胀

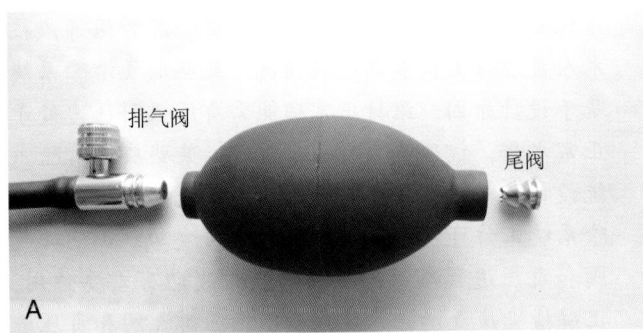

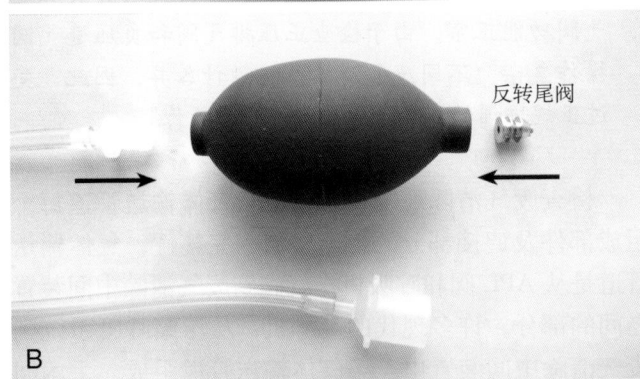

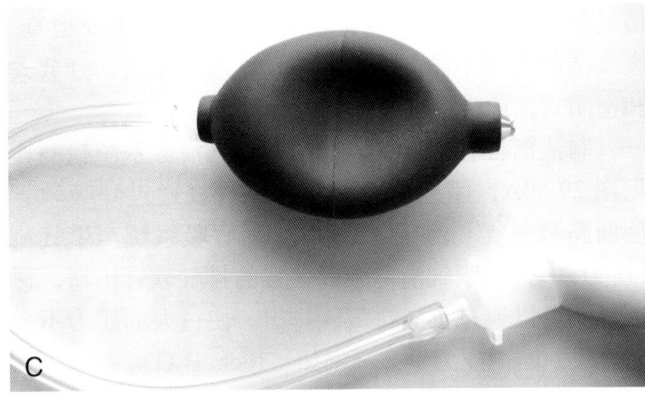

图 29-54　使用血压计充气囊组装负压试验小球。A,取下排气阀。B,将尾阀取下,反转方向重新装入。取一连接紧密的连接头、连接管及合适的气管内导管接头。将连接头插入充气囊。C,挤压充气囊,封闭气管内导管接头。充气囊保持瘪陷时间大于 60s

是减小间歇性反向压力对蒸发器输出浓度的影响。不含单向阀的麻醉机使用正压泄漏试验检测 LPS 密闭性即可。包括增加患者呼吸回路压力进行呼吸回路泄漏试验(见后文)或更加复杂的低压回路系统正压泄漏试验,需使用专用的气囊、压力计或流量计[5, 32]。许多医疗事故的发生都是由于选错了检测方法[231-234]。因此每日必须选择正确的低压泄漏检测方法对麻醉机进行检测。

此外,由于患者呼吸回路正压会导致单向阀关闭,所以配有单向阀的麻醉机不能使用手动正压泄漏试验检测 LPS(见图 29-1 和 29-52)。为了解决这种易混淆的局面,1993 年的《PAC 低压回路系统泄漏试验》提出了通用方法的概念。通用的泄漏检测方法即负压泄漏试验,不论低压回路有无单向阀,均可采用此方法进行泄漏检测。负压泄漏试验简单、易行并高度敏感,可以检测出 30ml/min 的泄漏存在。进行这一试验需要关闭麻醉机和所有流量控制阀,防止气体流入低压回路。由制造商提供的专用负压试验小球通过连接管和 15mm 接头与总气体出口连接(彩图 29-53 和图 29-52)。将负压试验小球不断挤压直至挤扁。如小球不能保持瘪陷,空气由泄漏部位流入小球内,说明当麻醉机使用时将从该部位出现泄漏。逐个开启蒸发器,重复以上试验步骤进行检测。负压试验小球瘪陷时间存在争议,普遍观点认为是 10s,一些麻醉工作站的使用手册要求 30s[30, 215, 252-254]。虽然微小的泄漏需要大于 10s 的时间才能使负压试验小球完全膨胀,但是瘪陷的小球出现持续膨胀的现象可提早观察到[32]。通用的负压泄漏试验的重要作用是,避免了麻醉医师使用正压泄漏试验检测配置单向阀的麻醉机的情况。负压试验小球可以购买或按图 29-54 组装(图 29-54)。

许多新一代的麻醉机没有可连接的总气体出口,因此,不能进行低压回路系统负压泄漏试验。对于此类麻醉机,用前可以行手动正压泄漏试验检测 LPS

表 29-9 不同麻醉工作站低压回路系统泄漏试验

麻醉机	检测方法
Dräger Narkomed 2B	手动 / 正压泄漏试验*+
Drä Narkomed M	手动 / 正压泄漏试验*+
Dräger Narkomed MRI	手动 / 正压泄漏试验*+
Drä Fabius MRI	自动检测 +
Drä Fabius Tiro	自动检测 +
Dräger Narkomed Julian	自动检测 +
Dräger Narkomed 6000 and 6400	自动检测 +
Dräger Fabius GS	自动检测 +
Dräger Apollo	自动检测 +
GE Aestiva/5	手动 / 负压泄漏试验 +#
GE Aisys	自动检测
GE Aisys with ACGO	手动 / 负压泄漏试验 +#
GE S/5 Aespire	手动 / 负压泄漏试验 +#
GE ADU	自动检测
GE Avance	自动检测 +
Maquet FLOW-i	自动检测
Mindray Datascope AS 3000	自动检测 +
Mindray A5/A3	手动 / 正压泄漏试验 +
Penlon Prima SP3	手动 / 正压泄漏试验 +
Spacelabs Arkon	自动检测 +

Data from user's manuals from Datex-Ohmeda (Madison, Wis.), Dräger Medical (Telford, Pa.), GE Healthcare (Little Chalfont, United Kingdom), Maquet Critical Care (Solna, Sweden), Mindray (Mahwah, NJ), Penlon (Abingdon, United Kingdom), and Spacelabs Healthcare (Snoqualmie, Wash.).
*Narkomed 的正压泄漏试验使用血压计充气囊，气管导管接头和进气口出气口连接管（FDA 通用负压泄漏试验也适用）。
+ 蒸发器必须处于开放状态才能检测。
# 使用 "ISO 5358" 或 "BSI" 气流试验，但需要相应设备

（和蒸发器），或将 LPS 检测作为自动检测的一部分完成。表 29-9 介绍了一些常见麻醉工作站 LPS 检测要求。这些麻醉机依靠自动检测系统检测低压回路系统的密闭性。对于需要行手动 LPS 泄漏检测的麻醉机，可使用通用的负压泄漏试验进行检测，除非总气体出口不能连接或制造商指定需要正压泄漏试验检测。科室个性化 PAC 流程应根据用户使用手册针对不同麻醉机标明具体检测方法。不论进行哪种泄漏试验，麻醉医师必须了解可变旁路式蒸发器和 Tec 6 地氟烷蒸发器的浓度控制转盘必须调至"开"的位置才能被检测。如不打开蒸发器，有些严重泄漏就可能漏

检，如加药帽松动，加药指示器破裂，并可能引发术中知晓。例外情况适用于特定的工作站，例如使用 ADU 蒸发器的 Maquet 麻醉机和 GE 医疗工作站，此时可以使用蒸发器自动检测程序对其蒸发器进行检测。

项目 9：检查废气清除系统功能是否正常

频率：每天。
负责部门：麻醉医师或技术人员。

"功能正常的废气清除系统可防止吸入麻醉药污染手术室环境。正确连接废气清除系统和吸入麻醉给药系统是该系统发挥正常功能之前提。麻醉医师或技术人员应每天检查其连接情况。某些废气清除系统基于设计原因，维持正常功能需负压吸引压力处于正常水平，该项检查应每日进行。某些废气清除系统设计了机械式正压排气阀和负压进气阀。废气清除系统工作可使患者回路发生压力波动，正压排气阀和负压进气阀对防止回路压力波动有重要作用。正确检查废气清除系统应确保正压排气阀和负压进气阀功能正常。由于检查正压排气阀和负压进气阀操作复杂，不同废气清除系统设计各异，因此，受过正规培训的技术人员能胜任此项工作"[240]。

检查废气清除系统，首先检查气体输送管道每个组成部件及连接部分的正确安装和完整性，气体输送管道是从 APL 阀和呼吸机排气阀到废气清除中间装置之间的部分。许多现代的麻醉机，从压缩呼吸系统到废气清除中间装置由一条气体输送管道组成。手术间墙壁到废气清除中间装置之间的负压管路也要检查。废气清除系统不同分类包括主动式和被动式，开放式和密闭式，前文已论述。

制造商推荐的密闭、被动式废气清除系统检测详见图 29-50A，闭塞患者 Y 型接头（或通过呼吸软管使回路吸气支和呼气支短路），使呼吸系统产生气流（压力），关闭废气清除中间装置的排气软管出口，保证气流可以通过正压排气阀排出，使过大的压力不会使呼吸回路内压力上升（例如 <10cm H_2O）。

检测密闭、主动式废气清除系统见图 29-50B，包含两步。第一步检测正压排气阀，方法如密闭、被动式废气清除系统。一些制造商推荐进行此步操作时关闭吸气针形阀。第二步检查负压进气阀，常规设置废气清除中间装置的吸力，关闭麻醉机上所有流量控制阀，封闭患者 Y 型接头（或通过呼吸软管使回路吸气支和呼气支短路）和呼吸囊接口的气流，防止气流进

入患者的呼吸循环。此时，气道压力表应显示微小的负压（如不低于 −1.0cm H₂O）。一般而言，主动式废气清除系统的废气清除中间装置的吸力应调节在适当水平，使储气囊既不会过度膨胀，也不会充气不足，保持轻度膨胀状态。由于通过废气排除系统的气体量变化较大，必要时调节针形阀。考虑到呼吸机呼吸系统设计多样，当制订个性化 PAC 规范时，也要参考制造商推荐手册的内容。

检测开放、主动式废气清除系统见图 29-49，比密闭、主动式废气清除系统简单。全部气体输送管道和负压吸引管连接正确后，调节吸气针形阀使流量计浮标在指示线中间。按照前文所述，进行正压和负压泄漏试验。

1993 年 PAC 规范规定了一个检查废气排除系统的简单流程，删除了制造商提供的用户手册中的多条内容。密闭式和开放式废气排除系统均适用。目前所有麻醉机均需手动检测废气排除系统，自动检测方式尚未出现。

项目 10：校准氧浓度监测仪或确认已校准，并检查低氧报警装置

频率：每天。

负责部门：麻醉医师或技术人员。

"吸入氧浓度连续监测是防止向患者输出低氧混合气体的最后防线。氧浓度监测仪对发现输出低氧混合气体至关重要。某些氧浓度监测仪可能具备自动校准功能，但多数同类设备需每日进行校准。对具备自动校准功能的氧浓度监测仪，仅需将氧探头拔出，置于室内，测定室内空气氧浓度时，确定读数为 21% 后，再插回探头插口即可。机器同时具备多个氧浓度监测仪时，应仔细检查监测仪使用的首选传感器。低氧浓度报警设备也需要同时进行检查：将报警阈值设置于所测得氧浓度之上，确认可

以产生听觉警报信号"[240]。

氧浓度分析仪是麻醉工作站最重要的检测仪之一，是唯一能监测流量控制阀下游部分氧输送情况的设备[215]。其他氧气相关安全装置均处于流量控制阀上游[254]，也是机器正常运行期间唯一能够评估低压回路完整性的关键安全设施。流量控制阀上游的氧气相关装置包括：自动安全阀、氧供故障报警系统和气体配比系统。氧浓度分析仪是唯一能检测到流量控制阀下游故障的装置。传统的大多数麻醉机使用原电池氧传感器，位于患者呼吸回路吸气阀瓣膜附近（图 29-55）。该装置寿命有限，与氧暴露量成反比[255]。由于氧传感器易发生偏移，所以建议每日进行校准（如有需要可以反复校准）。

原电池氧传感器校准时需要将氧探头拔出（见图 29-55A）。此时，可同时检测低氧报警系统。当报警低限值设置高于 21% 时，发出警报（见图 29-55B）。比较谨慎的系统默认值设置为 25%-30%，只要氧浓度不低于此值即可正常运行。在任何情况下，将报警低限值设置为不小于 21% 都是明智之选。当对氧传感器进行反复校正时，仍需将其探头从呼吸回路中取出。在校准完成后，呼吸系统中快速补充 100% 氧气，氧浓度检测显示大于 90%（见图 29-55C）。

一些新一代的麻醉机只支持旁流式气体分析仪检测吸入氧浓度。因为这些麻醉工作站的多种气体分析仪是不能被移动的永久组件。因此，制造商提供吸气氧浓度监测仪以满足需求。该检测仪无需每日校准；但是需要与呼吸回路断开，通过室内空气校准，测量值为 21%。

项目 11：确认二氧化碳吸收剂未失效

频率：每次使用之前。

负责部门：麻醉医师或技术人员。

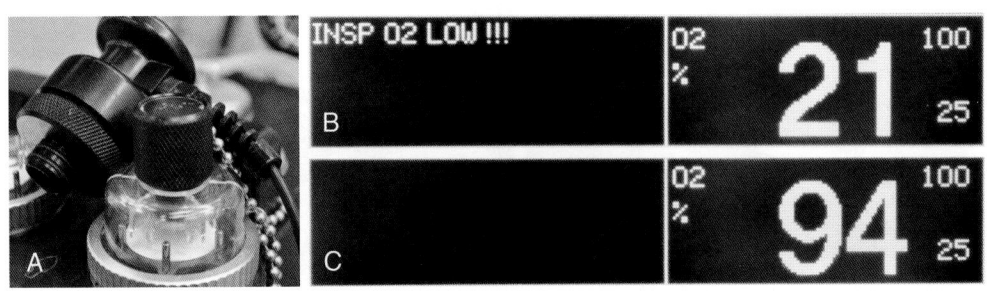

图 29-55 检测低氧浓度报警和校正氧传感器。A，将氧探头拔出，置于室内空气中。B，当氧浓度降低至报警限值以下时，该图报警低限值设置为 25%，视、听觉报警系统报警。C，更换氧传感器后，按压快速充氧按钮，使吸入氧浓度（inspired oxygen concentration，FiO₂）至少达到 90%

"麻醉回路系统的正常工作需要吸收剂清除复吸入气体中的二氧化碳。可通过观察吸收剂指示剂颜色变化，判断吸收剂是否失效，已失效吸收剂必须进行更换。吸收剂材料已失去吸收二氧化碳能力时，指示剂颜色可能无变化，或不易被察觉，某些新更换的碱石灰，指示剂在干燥条件下也可能发生颜色变化。全身麻醉患者均应常规使用二氧化碳监测仪，使用麻醉回路系统时，如吸入二氧化碳浓度大于 0，表示存在二氧化碳复吸入，也能证明吸收剂已失效"[240]。

指示剂颜色变化不能像二氧化碳图一样准确判断吸收剂是否失效，了解这一点对麻醉医师非常重要。吸收剂的"再生"、指示剂失活、吸收罐内部的小沟作用、吸收罐内壁的着色作用均可导致对实际吸收能力的错误判断[197, 216]。即使一些新一代的吸收剂声称其在失效时能保持持续的颜色改变，很多时候，看似正常的吸收剂可能已发生明显降解，使其吸收二氧化碳的能力降低。在用前检查过程中，不再建议麻醉医师手动控制（吸入和呼出）呼吸回路来评估吸收剂吸收能力。视觉检查和临床怀疑吸收剂失效或干燥均应更换。

除二氧化碳吸收剂失效外，吸收剂干燥是另一个潜在的危险。然而，多数指示剂失效时会发生颜色的变化，但是几乎没有关于吸收剂干燥后发生颜色变化的报道。目前，PAC 程序还没有收录关于检测吸收剂干燥程度的一致可靠检测步骤。而且，某些情况下增加了吸收剂干燥后产生的风险，详见二氧化碳吸收剂部分。

项目 12：检查呼吸回路系统压力及是否存在泄漏

频率：每次使用之前。
负责部门：麻醉医师和技术人员。

"呼吸回路系统压力检测和泄露试验应在回路安装完成情况下进行，回路应按照实施麻醉时的连接方式正确安装。若检查完成后，需要对回路中某一组件进行更换，应重复检查一次。虽然麻醉医师在每次麻醉前都进行这项检查，更换和组装回路的麻醉技术人员也应能进行此项操作，使此重要检查步骤得以多次重复。正确的检查能够表明：手动通气和机械通气情况下，呼吸回路系统能产生压力，手动通气期间开启压力可调限制阀（adjustable pressure-limiting valve，APL valve）可释放压力。新型吸入麻醉给药系统通常具备自检功能，能够检查系统内有无泄漏，并确定呼吸回路系统顺应性。自检过程中确定的顺应性值将用于自动调节呼吸机输出气体容积，以保持对患者输出容积稳定。需强调，行此项检查时，回路应按照实施麻醉时的连接方式正确安装"[240]。

一次性呼吸回路组件或麻醉机上的组件出现泄漏

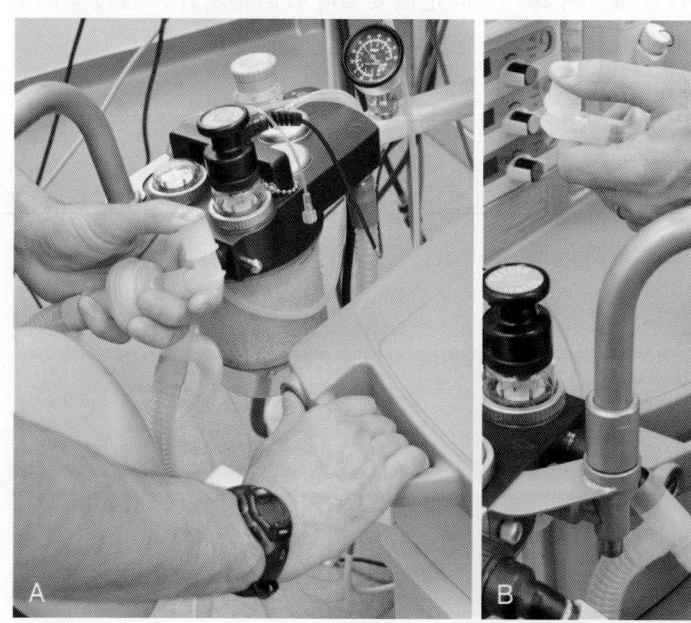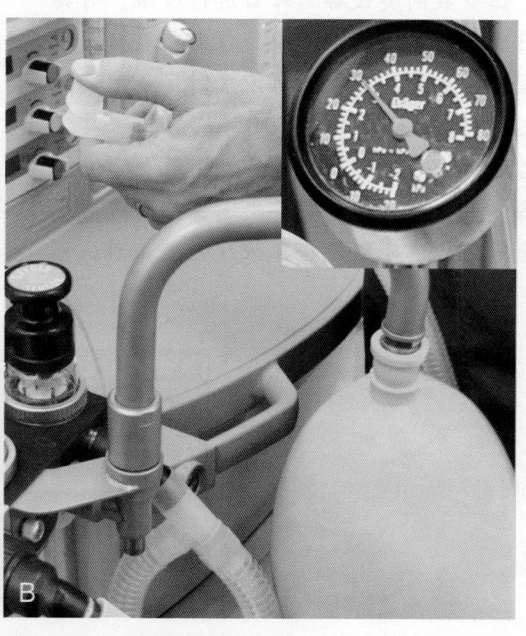

彩图 29-56　人工通气系统压力检测和泄漏试验。呼吸回路系统压力检测和泄漏试验应在回路安装完成情况下进行，回路应按照实施麻醉时的连接方式正确安装。A，堵闭 Y 型接头，按压快速充氧按钮，加压呼吸回路至 30cmH$_2$O。B，呼吸回路系统内压力应维持至少 10s。确保关闭气体流量表至零（或最低），取下呼吸气体采样管并封闭其端口

的情况并不少见。因此，呼吸回路系统泄漏试验非常重要。传统方法是，检查呼吸回路完整后进行手动泄露试验检测，取下呼吸气体采样管，封闭呼吸气体采样管端口。将呼吸机设置为手动（储气囊）通气模式，关闭气体流量表至零（或最低），关闭 APL 阀，堵闭 Y 型接头，按压快速充氧按钮，加压呼吸回路至 30cm H_2O（彩图 29-56）。呼吸回路系统内压力维持大于 10s 证明回路无泄漏。一些制造商规定可在低流量氧情况下进行呼吸回路泄漏试验[256]。若试验中出现压力下降，应检查所有插件、气管接头、螺纹管接口、吸收罐密闭垫圈、一次性呼吸回路。呼吸回路系统最常见的泄漏部位是吸收罐，麻醉医师在更换完吸收剂后应立即进行严格检查。

虽然一些手动检测步骤仍作为检测前的准备，但是许多现代麻醉机都具备自动进行呼吸回路系统泄漏试验检测的功能。一些麻醉机可以自动检测呼吸回路系统的顺应性，由此得出呼吸机输出气体容积。因此，呼吸回路系统的这种自动检测功能应在不久的将来普及应用。

呼吸回路系统压力检测完成后，完全开放 APL 阀，呼吸回路系统压力应迅速降至零，来检测 APL 阀功能。无论 APL 阀是哪种设计，压力均应迅速下降。评估限压型 APL 阀维持呼吸回路系统压力稳定的功能相对容易，手动通气模式下，将 APL 阀设置 30cm H_2O，堵闭 Y 型接头，增加气体流量至 5L/min，一旦

稳定后，呼吸回路系统压力应维持在 APL 阀设定的压力附近。这一检测步骤可能仅在一些使用手册中详加说明，在其余地方未见要求[257]。

项目 13：确认气流在吸气相和呼气相都能正常通过呼吸回路

频率：每次使用之前。
负责部门：麻醉医师和技术人员。

"压力检测和泄露试验并不能识别所有呼吸回路阻塞，也不能确定吸 / 呼气单向阀是否正常工作。可通过使用模拟肺或第二只储气囊，来确定通过呼吸回路的气流是否受到阻碍。完整的试验内容包括手动通气和机械通气。进行 PAC 时，可直接观察到单向阀的工作状态，但是仅凭视觉观察，并不能确定单向阀功能是否正常，因可能无法察觉细微的阀门关闭不全。确认这种阀门细微关闭不全的检查操作虽具可行性，但较为复杂，无法适应每日检查的需要。受过培训的技术人员可以实施常规阀门安全性检查。每例麻醉患者均应使用二氧化碳监测仪，二氧化碳复吸入变化有助于发现单向阀故障"[240]。

1986 年版 FDA 规范建议麻醉医师在观察单向阀促使气体流向正确方向、防止反流的同时检测麻醉机呼吸回路。尽管对麻醉医师向麻醉机吹入和吸出气体

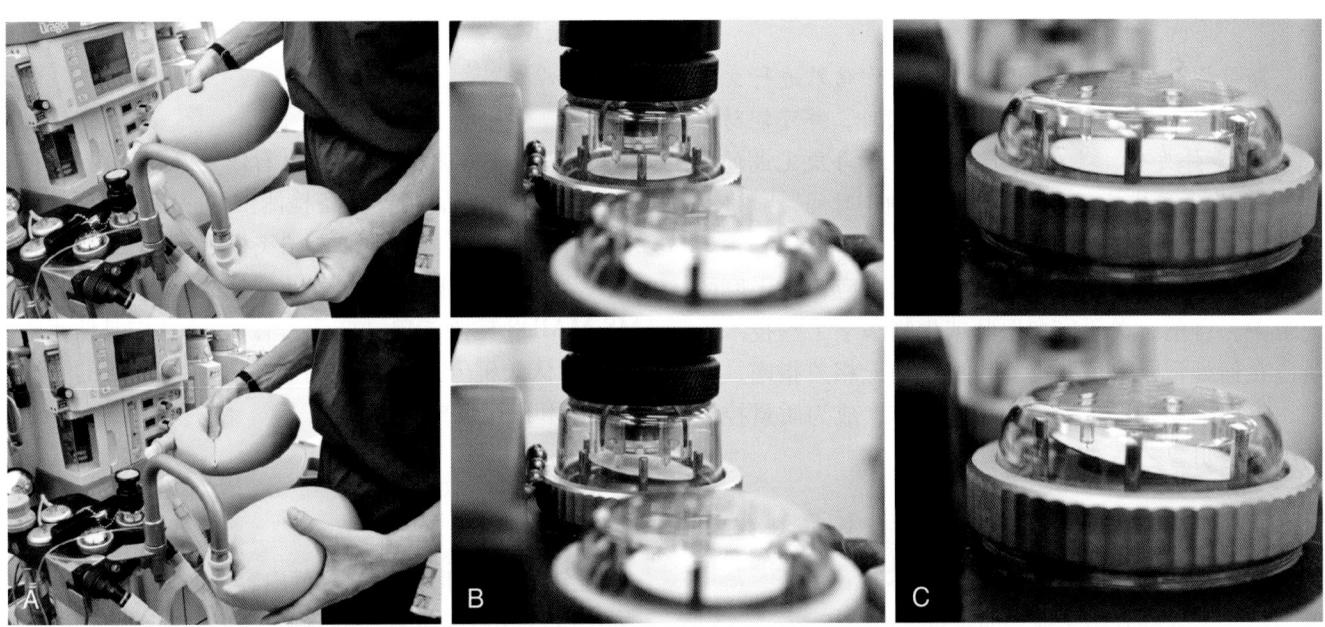

彩图 29-57　A 到 C，确认在吸气和呼气过程中，气流可以顺利通过呼吸回路系统。通过气体反复在两个充气囊间流动进行气流试验。上行，模拟肺或第二只储气囊连接到 Y 型接头。挤压原有储气囊内气体，气流通过吸气支，吸气阀开放，模拟肺充气，同时呼气阀持续关闭。下行，挤压模拟肺，气流通过呼气支，呼气阀开放，原有储气囊充气，同时吸气阀持续关闭。此过程中呼吸回路内气流应平稳且无阻力

并通过下一个患者呼吸回路系统存在争议，但是检测呼吸回路以保证单向气流顺畅不受阻碍仍非常重要。呼吸回路气流试验简单易行，只要将模拟肺或第二只储气囊连接到 Y 型接头即可。在手动（或储气囊）通气模式，麻醉医师将原有储气囊内气体挤入 Y 接头上的模拟肺中，再将气体挤回，如此反复操作（彩图 29-57）。这就是所谓的气流试验。在吸气过程中，吸气阀开放同时呼气阀关闭，呼气过程呈相反状态。在麻醉过程或麻醉机检测过程中，虽然细微关闭不全（反流）可能仅能通过二氧化碳监测仪体现，但是单向阀的故障还是可通过观察进行评估。气流试验时气流阻塞表现为，在吸气时储气囊紧闭，同样呼气支阻塞时导致呼气受阻。实施气流试验的必要性是由于，呼吸回路泄漏试验不能检测出回路阻塞和单向阀故障。未检测出呼吸回路阻塞危害尤甚，表现明显，有时在诱导后立即出现[147-148, 150]。

目前尚无明确规定，要求常规检测麻醉机呼吸回路系统是否阻塞。大多数麻醉机用户手册在自动检测方面，尽管描述了具备反映呼吸回路泄漏试验的功能，但是几乎没有反映气流试验或评估单向阀情况的功能。事实上，一些具备自检功能（包括自检呼吸回路泄漏试验）的现代麻醉机，建议手动评估吸气阀和呼气阀[257]。

项目 14：对检查操作结果进行文字记录

频率：每次使用之前。

负责部门：麻醉医师和技术人员。

"每位检查操作负责人员应将其操作结果进行文字记录。记录内容能证实所完成的项目，并可能防止有害事件发生。某些自动检查系统对每次完成的检查操作进行审查跟踪，并附有日期和时间"[240]。

麻醉医师文字记录麻醉前检查程序应包含于麻醉记录中。目前，关于麻醉医师或生物医学工程技术人员应在何处记录麻醉前检查过程，尚无相关指南。但是，将详细记录的内容作为部门日志，成为质量控制的工具是明智之举。

项目 15：确认呼吸机参数设定并评估准备就绪的吸入麻醉给药系统（处于待机状态）

频率：麻醉开始之前立即进行。

负责部门：麻醉医师。

"这一步骤旨在避免因回路压力过高或其他原因造成

框 29-2　MS MAIDS 检查表单*

☐ 麻醉机（Machine）：完成麻醉机用前检查；蒸发器充满，关闭，并调到"0"的位置；全部气体流量控制阀调至零；根据下一个患者的情况设置通气和压力相关参数；在手动 / 机控通气模式下，打开限压阀。

☐ 负压（Suction）：负压吸引系统可以满足清理患者气道的要求。

☐ 监护仪（Monitors）：必备的标准监护仪必须全部功能正常且随时可用。

☐ 气道（Airway）：基本的气道设备和合适的备用设备随时可用。

☐ 静脉（IV）：输液器、液体及相关设备随时可用。

☐ 药品（Drugs）：所有必备药品随时可用且标注明确。

☐ 其他（Special）：患者需要的任何特殊的项目（例如，其他新增监护设备）保持随时可用状态。

* 举例说明"麻醉待机状态"：确保完成所有检测，全部基本设备可用，并且麻醉机参数设置完成

的错误。该步骤的目标是确认已经完成了适当的检查，并且所需基本设备确实可用。"待机状态"这一概念类似于切皮前对患者信息和手术部位的确认。呼吸机参数设置不当会对患者产生伤害，特别是当瘦小的患者在肥大患者手术之后接受麻醉或相反的情况。应该进行压力限制调节设置（可用情况下）以防止呼吸机参数设置不当引起的通气容积过大。

检查项目：监护设备是否运转正常？是否具备二氧化碳监测仪？脉搏氧饱和度监测仪测定的脉搏氧饱和度读数是多少？流量计和呼吸机参数设定是否适当？手动 / 机械通气模式选择开关是否转换到手动通气模式？蒸发器（一个 / 多个）是否已充分充满药物？"[240]。

这个最后的检测步骤可以看作是麻醉前对麻醉机和其他重要仪器，包括必备检测仪器应用的最后检测。对于麻醉医师而言，类似于"飞机起飞前"的最后检查。部分麻醉医师依赖于方便记忆的检查清单，例如 MS MAIDS 检查清单（框 29-2）。暂不考虑具体步骤，最后确认关键安全项目随时可用及功能正常的程序，在麻醉和航空业中一样重要。

ASA 麻醉机用前检查规范（2008）附加说明

虽然 2008 年版 PAC 规范内容全面，但是 1986 年版和 1993 年版的规范中的一些检查步骤未出现在新版中；尽管这些取消的步骤仍有时见于麻醉机用户手册中。这些检查步骤的实施应结合科室具体情况，因为 2008 年版规范没有特殊的限制。其中的一些项目在本

章开头有所述及:

1. 断开中心供氧的管路,评估低氧压力报警并使储氧罐压力为零。
2. 检查气体供应管路是否磨损或破坏。
3. 检测流量计是否能正常使用。
4. 检测氧气/氧化亚氮配比系统。

麻醉机自检系统

关于 PAC 自检系统特点:①麻醉机不同制造商和型号间自检系统不同,②有时候仅凭阅读用户手册很难明确哪一部分或组件可以被自动检测,③目前没有麻醉机可以自动检测 PAC 所有项目。至少有一些手动检测项目是必不可少的。调查者发现,一些麻醉医师不能准确地掌握麻醉机自动检测系统涉及的项目,或他们对不同的麻醉机自动检测程序认识错误。这也就不难理解为什么 ASA 的《2008 年版麻醉机用前检查操作规范》警告不要过分信赖麻醉机的自检系统。例如,制造商的自检系统屏幕显示"泄漏"量,但是显示器或手册并没有明确哪部分(例如,呼吸回路系统或 LPS)泄漏,麻醉医师必须假设低压系统也包括在自检泄漏的范围内。另外,手册也没有规定在进行泄漏试验时,蒸发器必须处于"开放"状态。最后,从手册中也不能明确呼吸回路系统是正常的单向气流还是阻塞。当制订个性化 PAC 流程时,麻醉医师应当通过阅读使用手册了解麻醉机自动检测系统。清楚了解自动检测系统可检测项目,有利于科室制订 PAC 规范。不包含于上述自检系统中或不被用户手册推荐的重要项目,不能假设其不重要。传统的蒸发器在低压回路系统泄漏试验时无需打开就是一个例子。

嵌入式麻醉机用前检查清单

部分麻醉机具备嵌入式 PAC 检查清单的功能,相关内容可以在麻醉机自检过程中显示出来。该功能就像写在纸上的说明一样,指导用户完成手动检查和自检功能。如果嵌入式检查清单能够满足于各个部门的需要,则仅按照嵌入式检查清单检查即可。但是,工作站的嵌入式检查清单某种程度上不能满足个性化需要或与需求相悖。这种情况下,嵌入式检查清单(或经过修改的检查清单)可以作为个性化 PAC 检查清单的一个项目。

制定个性化麻醉机用前检查清单

PAC 的目的是正确评估和妥善设置麻醉工作站,以使其正常、安全地运行。PAC 与飞机起飞前检查相似,是一个包含许多关键步骤的系统性工作清单。因此,非常适合使用检查清单形式进行检查。PAC 检查清单的目的是指导麻醉医师有效完成 PAC,以及通过简便操作提高实用性。检查清单有助于视觉记忆,利于克服人类短期记忆的不足,从而确保完成一系列指定操作或程序[258]。PAC 检查清单也可成为质量控制工具,将重要项目编纂入一个有序列表中并被所有麻醉医师所使用[258]。

制订个性化 PAC 检查清单的基本项目包括《2008 年版麻醉机用前检查操作规范》,每个工作站的使用手册,以及像本书这样的麻醉机参考书籍。制造商使用手册中的 PAC 有几页长度,可能包含一些未被专业学会推荐的项目,专业学会推荐的项目参考 ASA 的指南。个性化 PAC 制订者很快会意识到在设计流程时,完整性和简洁性之间的矛盾。过长的检查清单常不能完整执行,而不全面的 PAC 检查清单又常遗漏关键项目。二者择其一,一些制造商在其 PAC 推荐规范中删除了一些重要步骤,例如在泄漏试验中不能打开蒸发器就被省略。

框 29-3 包含一些检查清单的设计原则,其中一些内容是基于航空标准的。PAC 检查清单是一系列阅读和执行的项目,这些项目既是执行项目(例如打开氧气瓶),也是确认项目(例如确认储氧罐压力 >1000psig)[259-261]。检查清单在航空业被称作"执行检查清单",像飞机检查清单一样,应避免细化和说明[258-259]。检查清单的设计必须尽可能最大程度支持检查清单的功能。通过将检查程序按照合理顺序安排,减少多余的操作,节约时间,使检查程序按照发挥工作者最大效能执行。该要求在设计航空业检查清单中是公认的[261]。基于航空业检查清单制订原则制订的麻醉工作站用前检查见框 29-4。ASA 的《2008 年版麻醉机用前检查操作规范》推荐"麻醉待机状态",确保完成适当的检查,全部基本设备可用,麻醉机按照下一位患者合理设置参数。框 29-4 的检查清单中,便于记忆的 MS MAIDS 用于完成这一步骤,MS MAIDS 详细内容见框 29-2。

最后,检查清单应该尽可能简洁,并且关键步骤也不能省略。从人类视角和行为上看,简洁的检查清单利于使用,但其也许不能对那些不熟悉工作站的人员提供足够详细的指导。与飞行员不同,麻醉医师用于设备培训的时间不多,这也正是麻醉专业与航空业

框 29-3　麻醉机用前检查清单设计和使用技巧

PAC 检查清单的设计

❑ PAC 检查清单应设计为读后执行或读后确认模式（例如呼吸囊……正常且随时可用）。

❑ 检查清单的流程图应高效且实用。项目应按逻辑顺序排列，减少多余操作。

❑ 检查清单应尽可能简洁，但应包含关键检查步骤。

❑ 如可行，检查清单应包含数值和状态的确认，而不是简单地确认操作完成（例如，单纯"确认储氧罐压力……完成"不充分；需"确认储氧罐压力……>1000 psig"才完整）。

❑ 检查清单在开关、屏幕和麻醉机控制方面的标签和文本应相一致。

❑ 字体和字符大小应设计合理。

❑ 尽可能避免过度使用斜体字、黑体字、下划线和大写单词。

❑ 应使用熟悉、易于理解、意思清楚的语言。

❑ 避免多余语句。

❑ 对于很长的检查清单，关键步骤间应标识出停顿，或将检查清单按逻辑分成几个层次的任务组，反对检查项目长且连续。

❑ 检查清单应在一页纸内。大号字体易读，但小号的字体可以将页数减少。

PAC 检查清单的检测

❑ 使用前应对检查清单进行严格检测和确认。

❑ 不同技术水平和教育背景的多名人员（例如，技术人员、住院医师、持证注册护理麻醉师、医生教员）对检查清单进行检测。

❑ 检查清单的设计按照试错法进行，不断进行修订。

PAC 检查清单的使用

❑ 应根据使用者的反馈、工作站的改装、制造商的安全警告，以及权威文献，定期评估和更新检查清单。

❑ PAC 检查清单使用者应意识到 PAC 程序易受生产压力的影响。检查清单不能沦为备选检查工具。

❑ 每次使用时检查清单都应放于醒目的位置。检查过程中将检查清单悬挂于麻醉机某侧时，其优点消失。

❑ "检查清单文化"的发展需要合理设计检查清单，良好的领导能力，促进科室对于该过程的积极态度。

参考文献：[258-261].
CRNA：持证注册护理麻醉师；PAC：麻醉机用前检查

框 29-4　科室 Dräger Fabius 麻醉机用前检查举例

呼吸囊	正常且随时可用
交流电	已连接
麻醉机开关	打开
呼吸回路	完整
蒸发器	关闭且充满
CO_2 吸收剂颜色	白色 > 吸收罐的 1/2
气源管道	已正确连接
储氧罐压力	≥ 1000psig
气源管道压力	深绿色范围内
运行系统检测	通过
"校准流量传感器"检测	完成
氧传感器校准	完成
低氧报警装置检查	报警声音（吸入氧浓度低限报警设置为 25% ~ 30% 之间）
"泄漏试验"蒸发器调至 1%	通过
检测后蒸发器状态	设置为 "0" %（关闭）
"DES COMP" 钝化作用（如果有此功能）	检测
APL 阀设置在 30cm	回路压力保持 26 ~ 35cmH₂O
APL 阀打开	回路压力降至 0cmH₂O
呼吸回路手动通气	气流无阻力、单向阀功能正常
呼吸回路机械通气	检测肺通气
快速充氧按钮	气体从 Y 型接头流出
废气清除系统接头	已连接
废气系统负压吸引装置	浮标位于最大值和最小值之间
废气清除系统完整性	按压快速充氧按钮，回路压力 <10cmH₂O
流量控制阀功能	全部范围均可调节
形成低氧混合气体	不能形成
流量控制阀位置的检查	检测后调至 "0.0" 的位置（关）

框 29-4　科室 Dräger Fabius 麻醉机用前检查举例 (续)	
CO_2 监测曲线	显示呼出 CO_2 波形
ASA 标准监护仪及其他所需监护仪	正常且随时可用
麻醉待机状态:MS MAIDS 检查清单	
☐ 麻醉机 (Machine):	麻醉机准备就绪,蒸发器充满、关闭,设置通气参数
☐ 负压 (Suction):	正常
☐ 监护仪 (Monitors):	正常且随时可用
☐ 气道 (Airway):	基本的和备用气道设备随时可用
☐ 静脉 (IV):	输液器、液体及相关设备随时可用
☐ 药品 (Drugs):	随时可用且标注明确
☐ 其他 (Special):	其他特殊项目随时可用
每一次使用前麻醉设备检查	
CO_2 吸收剂颜色	白色 > 吸收罐的 1/2
"泄漏试验"蒸发器调至 1%	通过
呼吸回路手动通气	气流无阻力、单向阀功能正常
蒸发器状态	蒸发器调至 "0",充满,旋紧加药帽
流量计	顺时针调至 "0.0" 位置
MS MAIDS 检查清单	已完成

APL: 压力可调限制;ASA:美国麻醉医师协会;CO_2:二氧化碳

相比不足的地方。PAC 制订者将很快会认识到这一困境,可以为实习生或新员工编写稍微详细一点的版本,为那些熟悉麻醉工作站的人员编写标准版本。由于 PAC 内容应限于一页纸内,一面是详细的、教学版本,另一面是简洁的、真正的检查清单的设计比较理想。

参 考 文 献

见本书所附光盘。

第 30 章　静脉麻醉药

Jaap Vuyk · Elske Sitsen 和 Marije Reekers
宦　烨　黄长盛 译　郭曲练 审校

致谢：编者及出版商感谢 J. G. Reves、Peter S. A. Glass、David A. Lubarsky、Matthew D. McEvoy 和 Ricardo Martinez-Ruiz 为前版本章做出的贡献，他们的工作为本章节奠定了基础。

要　点

- 1934 年硫喷妥钠应用于临床麻醉标志着现代静脉麻醉的开始。目前，静脉麻醉药已广泛应用于麻醉诱导、麻醉维持以及各种情况下的镇静。

- 丙泊酚是最常用的静脉麻醉药，属于烷基酚类化合物，目前配方是脂肪乳剂。丙泊酚起效快，消除也快；其静脉输注时量相关半衰期在连续输注小于 3h 时约为 10min，连续输注达 8h 时小于 40min。一般认为其作用机制可能是增强 γ- 氨基丁酸 (GABA) 诱发的氯离子电流。丙泊酚通过降低心排血量与外周血管阻力而呈剂量依赖性地降低血压，并对通气有中度抑制作用。丙泊酚具有独特的止吐作用，该作用在低于镇静浓度时仍然存在。

- 在丙泊酚应用于临床之前，巴比妥类药物是最常用的静脉诱导药。硫喷妥钠单次注射时起效快，消除也快，但重复给药或长时间输注时体内迅速蓄积，苏醒缓慢。持续输注少于 2h 时，美索比妥起效快、消除也快，类似于丙泊酚。巴比妥类药物以钠盐的形式在 pH 值为碱性时稀释于水溶液中。一般认为巴比妥类药物与丙泊酚类似，主要是通过作用于 GABA$_A$ 受体产生催眠作用。巴比妥类药物具有脑保护作用（见第 70 章），除用于麻醉诱导外，主要用于脑保护。这类药物导致中等程度的剂量依赖性的动脉血压下降（主要是周围血管扩张的结果）及呼吸动力减弱。巴比妥类药物禁用于卟啉病患者。

- 苯二氮䓬类药物主要用于抗焦虑、遗忘或清醒镇静。水溶性苯二氮䓬类药物咪达唑仑是最常用的静脉制剂，因为与其他苯二氮䓬类药物（如地西泮）相比，它起效和消除迅速。咪达唑仑起效慢于丙泊酚和巴比妥类药物，在较大剂量或长期输注时，其作用消除时间明显长于丙泊酚或美索比妥。在肝衰竭和肾衰竭的情况下，咪达唑仑消除时间延长。苯二氮䓬类药物通过 GABA 受体产生作用。氟马西尼是特异性苯二氮䓬类药物拮抗剂，能逆转苯二氮䓬类药物的作用。使用氟马西尼拮抗苯二氮䓬类药物时应当注意，其拮抗作用持续时间常短于苯二氮䓬类药物作用时间。苯二氮䓬类药物一般仅引起血压轻度降低，呼吸轻中度抑制。瑞马唑仑是最近发明的苯二氮䓬类药物，它通过血浆酯酶消除，所以作用时间极短。

- 氯胺酮是苯环利定类衍生物，主要（并非全部）通过拮抗 N- 甲基 -D- 门冬氨酸 (NMDA) 受体发挥作用。氯胺酮产生催眠和镇痛的分离状态。它一直用于麻醉的诱导与维持。氯胺酮在较大剂量时可引起明显的精神性不良反应及其他副作用。它目前主要用于镇痛方面。该药起

要　点（续）

效迅速，作用消除也较快，即使是连续输注数小时也是如此。它具有拟交感作用，可维持心脏功能。氯胺酮对呼吸影响轻微，可保留自主反射。

- 依托咪酯是咪唑类衍生物，主要用于麻醉诱导，尤其适用于老年和存在心血管系统疾病的患者（见第 80 章）。即使持续输注，其起效和作用消失也非常迅速。诱导用量即可抑制肾上腺皮质醇合成，增加 ICU 患者死亡率。依托咪酯的主要优点是对心血管和呼吸系统影响轻微。

- 右美托咪定是最近上市的静脉麻醉药。它是高选择性的 α_2 受体激动剂，具有镇静、抗交感、催眠和镇痛作用。其目前仅被批准用于短时间（<24h）术后镇静，右美托咪定作为辅助或单一催眠药，因其苏醒快，常用于 ICU 的临床治疗。右美托咪定还可用于介入或放射治疗以及中枢或外周神经阻滞的辅助镇静药。它主要作用于蓝斑的 α_2 受体，对呼吸影响小。心率和心排血量呈剂量依赖性降低。

- 氟哌利多是一种丁酰苯类强安定药，最初用于神经安定麻醉。因其可延长 QT 间期而仅限用于治疗术后恶心呕吐（postoperative nausea and vomiting，PONV），而一些国家已不再使用。在美国，该药被黑框警告，小剂量氟哌利多（<1.25mg）并没有被美国食品药品管理局批准应用于 PONV，所以黑框警告与该作用无关。一些杂志述评对术后恶心呕吐治疗剂量 (0.625 ~ 1.25mg) 的氟哌利多是否会造成临床上明显的 QT 间期延长提出质疑，但病例报告的回顾或任何文献均未证实此作用。许多欧洲国家仍使用小剂量氟哌利多进行止吐治疗（见第 97 章）。

静脉麻醉药的历史可追溯至 1656 年，Percival Christopher Wren 和 Daniel Johann Major 首次使用鹅毛杆与球囊将红酒和麦芽酒注射至犬的静脉中。1665 年，德国自然主义者和内科医生 Sigismund Elsholz 首次尝试在人体实施静脉麻醉，并提出静脉注射阿片药物的可能性。1905 年 Fedoroff 在圣彼得堡使用氨基甲酸 -2- 戊酯使静脉麻醉得到进一步的发展，1936 年，硫喷妥钠的发明标志着进入了现代麻醉新纪元 [1]。特别自 20 世纪 80 年代以后，静脉麻醉药的药代动力学和药效动力学以及药物之间的相互作用得到了进一步研究，这些研究，以及越来越多短效静脉麻醉药的发明，使得麻醉医师可以根据患者的需求进行个体化用药，而非群体化用药。如今的麻醉医师可以使用现代静脉麻醉技术，如靶控输注和中枢神经系统监测设施，使静脉麻醉的应用进一步优化和个体化。本章介绍目前静脉麻醉药的药理学和它们在现代麻醉学中的地位。

丙 泊 酚

历　史

自 20 世纪 70 年代进入临床，丙泊酚已成为目前最常用的静脉麻醉药。英国帝国化学公司研究各种苯酚衍生物对大鼠的催眠作用时发现了 ICI 35868，即丙泊酚。1977 年第一代丙泊酚的溶剂为聚氧乙基蓖麻油 [2]，但因可引起类过敏反应而被撤回，1986 年改用豆油 - 丙泊酚水溶剂剂型重新上市。丙泊酚可用于麻醉诱导和维持，也可用于手术室及手术室外镇静。

理 化 性 质

丙泊酚属于烷基酚类化合物（图 30-1），该类化合物对动物有催眠作用 [3-5]。烷基酚具有高度脂溶性，但不溶于水 [6]。目前已有多种不同配方的丙泊酚上市，广泛使用的配方为 1% 丙泊酚，10% 大豆油，以 1.2% 纯化卵磷脂作为乳化剂，2.25% 甘油作为张力调节剂，以及氢氧化钠调节 pH 值。考虑到微生物可能在乳剂中滋生，加入依地酸钠（EDTA）以抑制细菌生长。此配方 pH 值为 7，因为溶液中含有脂肪微粒，性状为略黏稠的白色乳剂。在欧洲还有浓度为 2% 的配方，该配方中含有中、长链三酰甘油（甘油三酯）混合物。所有市售配方的丙泊酚室温下都很稳定且见光不易分解，可使用 5% 葡萄糖水溶液进行稀释。丙泊酚浓度可在全血及呼出气中测定[7-10]。

2008 年 12 月，美国食品药品管理局（FDA）通过了磷丙泊酚（Lusedra）用于成人诊断性及治疗性操作的麻醉。磷丙泊酚是一种水溶性丙泊酚前体，在肝通过碱性磷酸酶代谢为活化丙泊酚。1mmol 磷丙泊酚可分解出 1mmol 丙泊酚。1.86mg 磷丙泊酚大约等效于 1mg 丙泊酚。2010 年 8 月，六项针对磷丙泊酚药代动力学和药效动力学的研究涉嫌结论分析不准确，相关文章被撤回[11-12]。自此，鲜有关于磷丙泊酚药代和药效动力学的数据发表。虽然磷丙泊酚仍可应用于监护麻醉，但是关于该药物的有效数据过少，且正如一篇综述所述，大多药代和药效动力学数据均来自美国[13]。与丙泊酚不同，磷丙泊酚无注射痛，但有报道称该药因通过磷酸酶代谢可能会在注射数分钟后导致轻中度会阴感觉异常和瘙痒。

药代动力学

丙泊酚在肝内被氧化成 1，4- 二异丙基对苯二酚。丙泊酚和 1，4- 二异丙基对苯二酚与葡萄糖醛酸连接成丙泊酚 -1- 葡萄糖醛酸、对二苯酚 -1- 葡萄糖醛酸和对二苯酚 -4- 葡萄糖醛酸，可从肾排出[14-15]。应用丙泊酚麻醉 2.5h 后，患者排出丙泊酚及丙泊酚代谢产物的时间将超过 60h[15]。以原型从尿中排出者不足 1%，仅 2% 从粪便排泄。丙泊酚的代谢产物无活性。丙泊

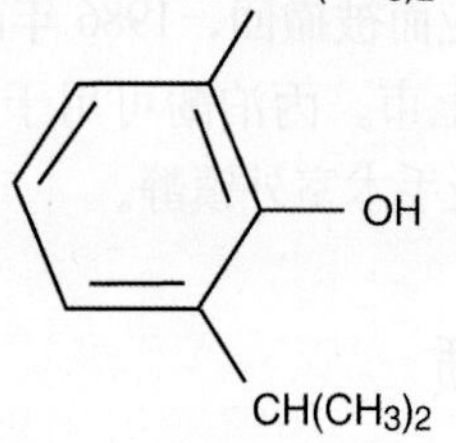

图 30-1 丙泊酚的结构，为烷基酚的衍生物 *(From Reves JG, Glass P, Lubarsky DA, et al: Intravenous anesthetics. In Miller RD, Eriksson LI, Fleischer LA, et al, editors: Miller's anesthesia, ed 7. Philadelphia, 2010, Churchill Livingstone, pp 719-768.)*

酚的清除率超过肝血流量，提示可能有肝外代谢或肾外清除途径。接受肝移植而处于无肝期的患者能够对丙泊酚进行代谢证实了肝外代谢的存在。肾是肝外最重要的丙泊酚代谢场所[16-17]。肾对丙泊酚的代谢可达到总清除率的 30%，这可以解释丙泊酚的代谢超过肝血流的情况。肺也可能是丙泊酚重要的肝外代谢场所[18-19]。在羊体内，肺在单次给药后可以摄取并首过消除大约 30% 的丙泊酚，人体输注丙泊酚时其跨肺浓度差值为 20%~30%，而且体循环中动脉内丙泊酚代谢产物 2，6- 双异丙基 -1，4- 对苯二酚浓度亦较高。

众所周知丙泊酚有抑制血流动力学的作用，并能降低肝血流量，因此会降低经肝代谢药物的清除率，尤其是对摄取率高的药物[20]。另外丙泊酚是 CYP3A4 的抑制剂[21]，两种药物（例如丙泊酚和咪达唑仑）对酶活性位点具有竞争作用，因此完全性抑制细胞色素 P450 系统活性可能会在用药即刻产生，这与酶诱导剂不同，后者需要数天甚至数周的时间。血内丙泊酚浓度达到 3μg/ml 时短时间内就可以将 CYP3A4 的活性降低大约 37%。

磷丙泊酚是水溶性丙泊酚前体药物，化学名称为磷酸 2，6- 二异丙基苯氧甲基单酯二钠盐（$C_{13}H_{19}O_5$-PNa_2）[22-28]，该前体药物可被碱性磷酸酯酶水解而释放出丙泊酚、甲醛和磷酸盐。甲醛进一步代谢成甲酸盐，主要被氧化成 CO_2，最终排出体外。单次静脉给药 400mg 后，192h 内可以在尿中发现超过 71% 的磷丙泊酚。肾清除率少于 0.02%，总清除率大约 0.28L/（h·kg），终末消除半衰期为 0.88h，磷丙泊酚和普通丙泊酚的药代动力学不受种族、性别或轻中度肾功能不全的影响，另外磷丙泊酚的药代动力学不受年龄和碱性磷酸酶浓度的影响。目前为止，没有发现磷丙泊酚和芬太尼、咪达唑仑、吗啡或丙泊酚之间存在药代动力学方面的相互作用，这可能是因为磷丙泊酚不经细胞色素 P450 代谢的原因[13]。

丙泊酚的药代动力学可按二室及三室模型来描述（见表 30-1）。丙泊酚单次注射后，其全血药物浓度由于再分布和消除迅速下降（图 30-2）。丙泊酚初始分布半衰期为 2~8min。三室模型可更好地描述丙泊酚的药代动力学，其初始和慢相分布半衰期分别为 1~8min 和 30~70min，消除半衰期为 4~23.5h[29-34]。丙泊酚连续输注 8h 后，其静脉输注时量相关半衰期小于 40min（图 30-3）[35]。应用丙泊酚麻醉或镇静后苏醒时的浓度需要降至 50% 以下，即使长时间输注也会快速苏醒。丙泊酚中央室分布容积为 6~40L，稳态时分布容积为 150~700L。由于老年人心排血量减少，故

表 30-1　常用静脉麻醉药的药代动力学参数

药物	消除半衰期 (h)	清除率 [ml/(kg·min)]	Vd_ss(L/kg)
右美托咪定	2 ~ 3	10 ~ 30	2 ~ 3
地西泮	20 ~ 50	0.2 ~ 0.5	0.7 ~ 1.7
氟哌利多	1.7 ~ 2.2	14	2
依托咪酯	2.9 ~ 5.3	18 ~ 25	2.5 ~ 4.5
氟马西尼	0.7 ~ 1.3	5 ~ 20	0.6 ~ 1.6
氯胺酮	2.5 ~ 2.8	12 ~ 17	3.1
劳拉西泮	11 ~ 22	0.8 ~ 1.8	0.8 ~ 1.3
美索比妥	2 ~ 6	10 ~ 15	1.5 ~ 3
咪达唑仑	1.7 ~ 2.6	6.4 ~ 11	1.1 ~ 1.7
丙泊酚	4 ~ 7	20 ~ 30	2 ~ 10
硫喷妥钠	7 ~ 17	3 ~ 4	1.5 ~ 3

From Reves JG, Glass P, Lubarsky DA, et al: Intravenous anesthetics. In Miller RD, Eriksson LI, Fleischer LA, et al, editors: Miller's anesthesia, ed 7. Philadelphia, 2010, Churchill Livingstone, pp 719-768.

Vd_ss：稳态时的表态分布容积

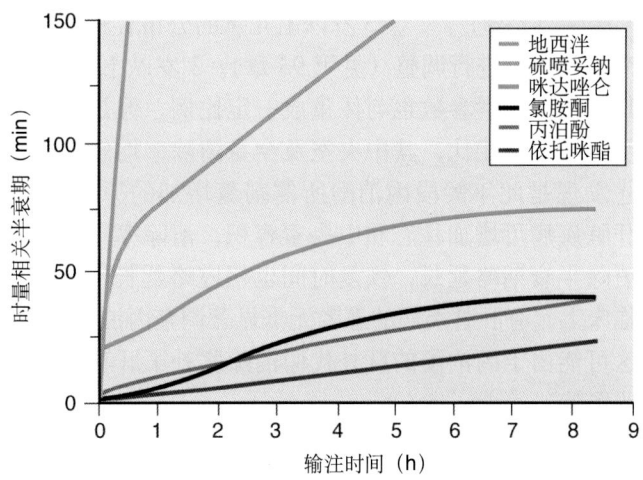

图 30-3　常用静脉麻醉药的时量相关半衰期。时量相关半衰期是药物停止输注后血浆浓度降低 50% 所需的时间。横轴为输注时间。药物血药浓度下降的快慢与输注时间直接相关（即输注时间越长，半衰期越长）。依托咪酯、丙泊酚和氯胺酮的半衰期明显短于硫喷妥钠和地西泮，因此更适于长时间输注 *(From Reves JG, Glass P, Lubarsky DA, et al: Intravenous anesthetics. In Miller RD, Eriksson LI, Fleischer LA, et al, editors: Miller's anesthesia, ed 7. Philadelphia, 2010, Churchill Livingstone, pp 719-768.)*

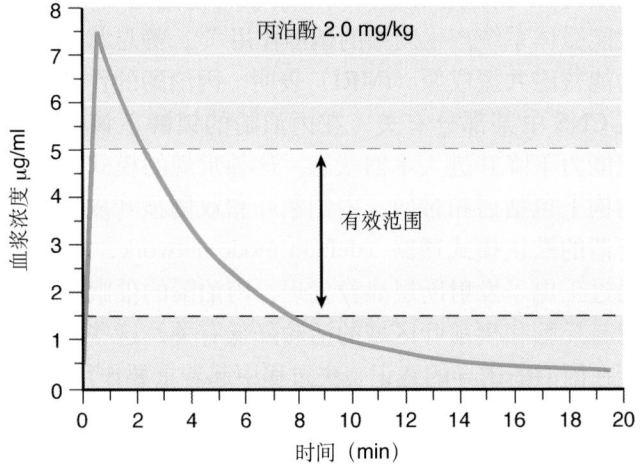

图 30-2　丙泊酚诱导剂量 2.0mg/kg 时全血药物浓度的时程变化模拟图。手术麻醉所需的血药浓度为 2 ~ 5μg/ml，血药浓度低于 1.5μg/ml 时通常可清醒 *(From Reves JG, Glass P, Lubarsky DA, et al: Intravenous anesthetics. In Miller RD, Eriksson LI, Fleischer LA, et al, editors: Miller's anesthesia, ed 7. Philadelphia, 2010, Churchill Livingstone, pp 719-768.)*

中央室较小。心排血量减少导致血浆峰值浓度增高，在药代动力学分析中即表现为中央室容积较小。丙泊酚清除率极高，为 1.5 ~ 2.2L/min。如前所述，其清除率超过肝血流量，并且已经证明存在肝外代谢途径。

　　基于脑电图（EEG）抑制情况得出丙泊酚的平衡常数约为 0.3min，血浆药物浓度和脑电图效应之间的

平衡半衰期 (t_{1/2keo}) 为 2.5min。达峰效应时间为 90 ~ 100s。丙泊酚的脑电图效应起效时间似乎与年龄无关。降低动脉压力的作用起效时间较长（2 倍时间），并随年龄的增大而延长[36]。若以脑电图和血流动力学参数作为测量指标，则老年人对丙泊酚呈血药浓度依赖性的敏感程度增加（见第 80 章）。丙泊酚的药代动力学可受多种因素（如性别、体重、既存疾病、年龄、合并用药等）的影响[37-39]。一些研究表明，丙泊酚可能表现为非线性代谢[40]。丙泊酚摄取率高，可通过减少心排血量和肝血流量影响自身清除[41]。因此，两倍剂量的丙泊酚所达到的血药浓度可能高于单倍剂量丙泊酚血药浓度的两倍。相反，拟交感作用所致的心排血量增加可引起丙泊酚血药浓度下降。在出血性休克模型中发现，在代偿期丙泊酚的血药浓度可增加 20%，出现失代偿性休克后血药浓度可快速显著升高[42]。

　　在足月新生儿和早产儿中，丙泊酚清除率的差异主要与新生儿的停经后月龄和出生后月龄有关，因为新生儿清除功能的发育非常迅速。这些新生儿的用药剂量需要极其谨慎地计算[43-44]。女性丙泊酚的分布容积和清除率高于男性，但二者清除半衰期相似。老年人清除率下降，中央室容积变小[45]，均由于老年人心排血量减少所致。正因为这些原因，加之老年人对丙泊酚敏感性增加，80 岁老年患者仅需 20 岁年轻患者 50% 的丙泊酚剂量就可达到相同的镇静催眠程度[29, 38, 45-46]。儿童中央室容积相对较大（50%），清除

率较快（25%）[31, 47]。3岁以上儿童的分布容积和清除率应按体重进行调整（见第93章）。3岁以下的儿童，其药代动力学参数也与体重成一定比例，但是与成人及年长儿童相比，其中央室及全身清除率均较高。上述发现是此年龄段丙泊酚所需剂量增加的原因[48-49]。肝脏疾病可增加稳态和中央室容积，清除率不变，但消除半衰期略延长，恢复时间也相应略延长[50-51]。在临床上，有肝脏疾病的患者无需显著调整丙泊酚剂量，这可能由于丙泊酚的肝外代谢消除弥补了肝功能减退的影响。

咪达唑仑对丙泊酚的药代动力学有影响[52]。当体内咪达唑仑血药浓度为镇静浓度200ng/ml时，丙泊酚的血药浓度可升高近25%。咪达唑仑可将丙泊酚清除率从1.94 L/min减少至1.61L/min，Cl_2（快速分布清除）从2.86L/min至1.52L/min，Cl_3（慢速分布清除）从0.95 L/min至0.73 L/min。丙泊酚0.79至0.92的高摄取率表明，丙泊酚的代谢清除可能不受酶抑制的影响，但是对肝灌注量变化十分敏感。咪达唑仑能够引起丙泊酚药代动力学改变，其主要原因在于两者合用后对于血流动力学的影响。

相应的，丙泊酚也对咪达唑仑的药代动力学有影响[20]。当丙泊酚血药浓度达到镇静程度时，咪达唑仑的血药浓度增加27%。与丙泊酚合用时，咪达唑仑中央室缩小，向周围组织分布和消除的速度减慢。例如，阿芬太尼已被证明能够通过减少丙泊酚的清除而增加丙泊酚血药浓度[53]。这一发现与其他催眠药和阿片类药物合用丙泊酚时药代动力学的相互作用研究结果一致。丙泊酚通过减少阿芬太尼的消除以及快速、慢速分布清除，使阿芬太尼血药浓度增高。丙泊酚与瑞芬太尼合用，前者可通过减小后者中央室容积、降低后者分布清除率的41%以及消除清除率的15%，进而增高后者的血药浓度。肾脏疾病对丙泊酚代谢无影响。

如前所述，有关磷丙泊酚的药代动力学数据十分稀少。欧洲进行的Ⅰ期及Ⅱ期研究结果检验存在明显偏差，导致了第六版相关内容撤稿。目前，未启动进一步的药代动力学研究。磷丙泊酚在人体的药代动力学仍需进一步研究。

磷丙泊酚的蛋白结合率极高（98%）[13]，分布容积小（0.3L/kg），总清除速度达0.36L/（kg·h），终末消除半衰期为0.88h。单次输注6mg/kg的磷丙泊酚，在4min内达到峰值，然后磷丙泊酚快速代谢为丙泊酚，于12min达到血浆丙泊酚峰值。输注该剂量磷丙泊酚后，磷丙泊酚最大血药浓度为78.7μg/ml，丙泊酚最大血药浓度为1.08μg/ml。磷丙泊酚和丙泊酚的总体清除速度分别为0.36 L/（kg·h）和3.2L/（kg·h），半衰期分别为0.88h和1.13h。

药效动力学

对中枢神经系统的影响

丙泊酚主要通过与γ-氨基丁酸A（GABA_A）受体的β亚单位结合，增强γ-氨基丁酸（GABA）介导的氯电流，从而产生催眠作用。GABA受体跨膜区域的β1、β2、β3亚单位上的位点对丙泊酚的催眠作用至关重要[54-55]。α亚单位和γ2亚单位似乎也参与调控丙泊酚对GABA受体的作用。丙泊酚可以直接或间接地发挥作用。丙泊酚间接发挥作用，是通过GABA增强离子通道活性，从而使浓度-效应关系曲线左移。而丙泊酚浓度较高的情况下，可以直接作用并激活GABA_A受体[56-58]。

从意识清醒状态到意识模糊状态的具体机制和变化的部位目前知之甚少。一些专家认为脑干-丘脑唤醒回路的正常功能至关重要，而也有部分研究者认为额顶叶联合皮质的活性与意识的清醒更具关联性。丙泊酚作用于海马的GABA_A受体，抑制海马和前额叶皮质释放乙酰胆碱[59]。丙泊酚也可能通过α2肾上腺素能受体系统产生间接的镇静作用[60]。静息状态下的功能核磁共振成像（fMRI）表明，丙泊酚的作用可能与CNS中某部分有关，在丙泊酚的镇静下该部分辨识能力下降并进入木僵状态。这种常规的模式在解剖结构上包括后扣带回、内侧额叶和双侧顶叶皮质，即所谓的默认模式通路（default mode network，DMN）。通过正电子发射断层显像发现，丙泊酚的催眠作用可能与丘脑和楔前叶区域的活动降低有关，这些区域可能在丙泊酚诱导的意识丧失过程中起着重要作用[62]。

丙泊酚还有可能通过调控门控钠通道对谷氨酸的N-甲基-D-门冬氨酸（NMDA）亚型产生广泛的抑制，该作用也可能与药物对中枢神经系统（CNS）的影响有关[63-64]。有研究发现丙泊酚对脊髓神经元具有直接抑制作用。丙泊酚可作用于急性分离的脊髓背角神经元的GABA_A受体和甘氨酸受体[65]。患者使用丙泊酚的欣快感与伏隔核多巴胺浓度的增加有关（常见于药物滥用和追求享乐行为）[66]。丙泊酚的止吐作用可能与其作用于GABA受体降低极后区的5-羟色胺水平有关[67]。

给予丙泊酚2.5mg/kg后，其催眠作用起效迅速（一次臂-脑循环），90～100s达到峰值效应。单次注射丙泊酚引起意识消失的半数有效剂量（ED_{50}）为1～1.5mg/kg。催眠的作用时间为剂量依赖性的，2～

2.25mg/kg 时为 5 ~ 10min[52]。年龄可显著影响诱导剂量，2 岁以下时最大（ED95 为 2.88mg/kg），随年龄的增加而降低[53]。在儿童和老年人中，这是药代动力学改变的直接作用。儿童相对而言具有一个较大的中央室，因此需要一个高剂量以达到类似的血液药物浓度[68-70]。另外，儿童体内丙泊酚的快速消除也需要一个较大的维持剂量。随着年龄的增加，意识消失所需丙泊酚血药浓度降低。

丙泊酚亚催眠剂量有镇静和遗忘作用。在未接受刺激的志愿者中，丙泊酚至少需以 2mg/(kg·h) 的速度输注方可产生遗忘作用。有报道即使以更大速度输注丙泊酚仍可发生术中知晓。在外科手术过程中，若仅用丙泊酚作为麻醉药，则需加快输注速度使血药浓度超过 10μg/ml 以防止发生术中知晓。丙泊酚也易于产生欣快感。有报道丙泊酚给药后可出现幻觉、性幻想及角弓反张。

丙泊酚 2.5mg/kg 单次注射后继以持续输注以观察其对脑电图的影响，显示初期 α 节律增加，然后转为 γ 和 θ 频率。当快速输注使血中浓度高于 8μg/ml 时，脑电图可出现暴发抑制。丙泊酚可血药浓度依赖性降低脑电双频谱指数（bispectral index, BIS），BIS 值在 63 和 51 时分别有 50% 及 95% 患者对语言指令无反应。丙泊酚血药浓度为 2.35μg/ml 时 50% 患者对语言指令无反应。BIS 值为 77 时 95% 的患者无记忆[71]。丙泊酚的效应室浓度与经原始脑电图得出的光谱熵有相关性，随着丙泊酚麻醉深度的增加熵指数值降低。丙泊酚对癫痫脑电图的影响具有争议性。丙泊酚可能通过 GABA 的激动，NMDA 受体的抑制作用和调节慢钙离子通道来抑制癫痫样活动。然而，同样的 GABA 激动和甘氨酸拮抗剂可诱发癫痫发作和脑电图癫痫性变化[72]，特别是在麻醉诱导或麻醉苏醒期。丙泊酚具有剂量依赖性的抗惊厥作用。丙泊酚也被用于治疗癫痫发作，但是丙泊酚也可以导致癫痫大发作，而且可用于癫痫灶的皮质定位[73]。

不幸的是，丙泊酚具有成瘾性。药物滥用的严重潜在问题是产生药物耐受，而药物耐受又会造成进一步的药物滥用。丙泊酚作为镇静药物在 ICU 病房中应用，但是其中 20% ~ 40% 的患者必须不断加大用药剂量以维持相同的镇静效果[74]。在大众群体中，丙泊酚滥用情况尚不清楚，但是应该低于其他药物。对于医护人员而言，丙泊酚容易获得，也确实发生过自我给药致死的病例报告。一些研究者已经提出医护人员滥用丙泊酚的发生率更大[75-76]，因而这些研究者建议实行更严格的丙泊酚管理政策。与丙泊酚不同，在 2009 年，美国药品执法局（DEA）将磷丙泊酚划分为管制药物。

丙泊酚可使颅内压（ICP）正常或升高患者的颅内压降低（见第 70 章），但 ICP 的下降（30% ~ 50%）与脑灌注压（cerebral perfusion pressure，CPP）的显著下降有关[77]。因此在头颅损伤的患者中使用丙泊酚时应该控制剂量，只需提供轻至中度的镇静状态即可[即：血药浓度维持在 2μg/ml，输注速度维持在 1.5 ~ 4.5μg/(kg.min)][78]。麻醉药具有神经保护作用，因为麻醉药能够减少氧的代谢使用，因此有益于能量的供需平衡，而且麻醉药还能够增加神经组织对缺氧的耐受性。丙泊酚并没有直接的预处理效果，但是可能减弱谷氨酸介导的兴奋性中毒[79-81]。丙泊酚可使眼内压急剧降低 30% ~ 40%。与硫喷妥钠相比，丙泊酚降低眼内压幅度较大，并可更有效地防止琥珀酰胆碱和气管内插管引起的眼内压升高。在丙泊酚输注过程中，脑对二氧化碳的正常反应和自动调节功能得以维持。

丙泊酚是否有神经保护作用仍存在争议[82]。在大鼠的不完全脑缺血模型中，致暴发抑制剂量的丙泊酚与芬太尼相比可显著改善神经系统预后，并减轻脑组织损伤。同输注脂肪乳注射剂的清醒对照组相比，缺血性损伤后即刻或 1h 后输注镇静浓度的丙泊酚均可显著减少梗死面积[83-84]。亚麻醉剂量的丙泊酚还能够介导幼鼠脑的神经细胞凋亡[85]。此外，在大鼠中，麻醉剂量的丙泊酚引起发育中大鼠脑组织在皮质和丘脑处伴随有细胞死亡的复杂变化[86]。丙泊酚的神经保护作用可能与其减轻缺血性损伤对三磷酸腺苷（ATP）、钙、钠和钾的影响以及抑制脂质过氧化的抗氧化作用有关。当前证据表明，丙泊酚能使神经元免受兴奋中毒引起的缺血性损伤，但仅对较轻的缺血性损伤具有神经保护作用，且在很长的恢复期后，这种保护作用不再持续。儿童长时间应用丙泊酚镇静可引起神经系统预后不良[87]。

许多麻醉相关的药物可降低丙泊酚药理作用的需求剂量或血药浓度。"需求剂量"通常指达到给定效果的所需浓度。若无其他药物影响，应用丙泊酚时，对语言指令反应消失的 Cp50（50% 的个体对特定刺激无反应的血药浓度）是 2.3 ~ 3.5μg/ml[88-90]，而防止切皮时体动的 Cp50 是 16μg/ml。增加芬太尼或阿芬太尼的血药浓度（剂量）可显著减少丙泊酚的 Cp50。术前给予苯二氮䓬类药物（劳拉西泮，1 ~ 2mg）及术中复合 66% 氧化亚氮时，丙泊酚切皮的 Cp50 为 2.5μg/ml[91]。若改用吗啡（0.15mg/kg）作为麻醉前用药，可降至 1.7μg/ml。小手术中所需丙泊酚血药浓度（复合 66% 氧化亚氮）为 1.5 ~ 4.5μg/ml，大手术为 2.5 ~ 6μg/ml[92]。血药浓度降至 1.6μg/ml 以下时通常患者可苏醒，而 1.2μg/ml 以下则可恢复定向力。阿片类药物的血药浓度较高的情况下，苏醒延迟。当丙泊酚与几个阿片类药物，包括瑞芬太尼、阿芬太尼、舒芬太尼和芬太尼等联合使用时，确保足够的麻醉深度以及术后最迅速恢复意识的最优丙泊酚血药浓度见表 30-2。在联合瑞芬太尼的情况下，推荐使用相对大剂量阿片类药物的麻醉方案，而联合芬太尼的情况下，应使用大量的丙泊酚，从而确保术后迅速恢复（图 30-4）。当血中丙泊酚与效应部位达到平衡时，清醒所需血药浓度（2.2μg/ml）则更接近于对语言指令反应消失的血药浓度[93]。

对呼吸系统的影响

诱导剂量的丙泊酚可引起呼吸暂停，发生率和持续时间取决于剂量、注射速度及术前用药[94]。诱导剂量的丙泊酚导致呼吸暂停的发生率为 25%～30%。但是血二氧化碳分压（$PaCO_2$）在无手术刺激的诱导期不会出现异常，代谢抑制进一步防止 $PaCO_2$ 升高。丙泊酚所致呼吸暂停可长达 30s 以上。若合用阿片类药物（作为麻醉前用药或诱导前给药），可明显增加长时间呼吸暂停（30s 以上）的发生率[92, 95]。输注丙泊酚 100μg/(kg.min) 维持麻醉可使潮气量减少 40%、呼吸频率增加 20%，而每分通气量的变化不确定。输注速度由 100μg/(kg·min) 加倍至 200μg/(kg·min) 时，可使潮气量进一步降低，但呼吸频率不变[96]。

与其他催眠药物一样，药物的呼吸抑制作用、代谢抑制导致 CO_2 产生减少与呼吸暂停导致 $PaCO_2$ 分压的增加、伤害刺激的水平的相互作用结果影响自主通气的情况。丙泊酚 50～120μg/(kg·min) 也可抑制机体对缺氧的通气反应，可能与直接作用于颈动脉体化学感受器有关[97]。丙泊酚可以诱导慢性阻塞性肺疾病患者的支气管扩张。丙泊酚减轻迷走神经（低浓度）和乙酰甲胆碱（高浓度）诱发的气管收缩，并且可能直接作用于毒蕈碱受体。丙泊酚通过产生磷酸肌醇和抑制钙活化而抑制受体耦联信号转导途径。丙泊酚的支气管扩张作用可能与其保存剂有关。含有焦亚硫酸盐的丙泊酚（与不含有焦亚硫酸盐的丙泊酚相比）不能抑制迷走神经或乙酰甲胆碱诱发的支气管收缩。丙泊

表 30-2　在腹部手术中应用丙泊酚和阿片类药物组合时即能保证足够的麻醉深度又能达到最快速苏醒的输注方案*

阿片类	阿芬太尼 $EC_{50} \sim EC_{95}$ (90～130ng/ml)	芬太尼 $EC_{50} \sim EC_{95}$ (1.1～1.6ng/ml)	舒芬太尼 $EC_{50} \sim EC_{95}$ (0.14～0.20ng/ml)	瑞芬太尼 $EC_{50} \sim EC_{95}$ (4.7～8.0ng/ml)
单次注射量	30s 给予 25～35 μg/kg 50～75μg/（kg·h） 持续 30min	30s 给予 3μg/kg 1.5～2.5μg/（kg·h） 持续 30min	30s 给予 0.15～0.25 μg/kg 之后 0.15～0.22μg/kg 维持	30s 给予 1.5～2 μg/kg 13～22 μg/（kg·h） 持续 20min
维持剂量 2	之后 30～42.5μg/（kg·h）维持	1.3～2 μg/（kg·h）维持至 150min		之后 11.5～19μg/（kg·h）维持
维持剂量 3		之后 0.7～1.4μg/（kg·h）维持		
丙泊酚	丙泊酚 $EC_{50} \sim EC_{95}$ (3.2～4.4μg/ml)	丙泊酚 $EC_{50} \sim EC_{95}$ (3.4～5.4μg/ml)	丙泊酚 $EC_{50} \sim EC_{95}$ (3.3～4.5μg/ml)	丙泊酚 $EC_{50} \sim EC_{95}$ (2.5～2.8μg/ml)
单次注射量	30s 给予 2.0～2.8 mg/kg	30s 给予 2.0～3.0 mg/kg	30s 给予 2.0～2.8 mg/kg	30s 给予 1.5mg/kg
维持剂量 1	9～12mg/（kg·h）维持 40min	9～15 mg/（kg·h）维持 40min	9～12 mg/（kg·h）维持 40min	7～8 mg/（kg·h）维持 40min
维持剂量 2	7～10 mg/（kg·h）维持 150min	7～12 mg/（kg·h）维持 150min	7～10 mg/（kg·h）维持 150min	6～6.5 mg/（kg·h）维持 150min
维持剂量 3	之后 6.5～8mg/（kg·h）维持	之后 6.5～11mg/（kg·h）维持	之后 6.5～8 mg/（kg·h）维持	之后 5～6 mg/（kg·h）维持

From Vuyk J, Mertens MJ, Olofsen E, et al: Propofol anesthesia and rational opioid selection: determination of optimal EC50-EC95 propofol-opioid concentrations that assure adequate anesthesia and a rapid return of consciousness, Anesthesiology 87:1549-1562, 1997, with permission from Lippincott Williams & Wilkins, copyright 1997.

EC_{50}：半数最大有效浓度；EC_{95}：95% 最大有效浓度。

* 这些方案来源于女性患者下腹部手术中的数据，使用时应相应调整

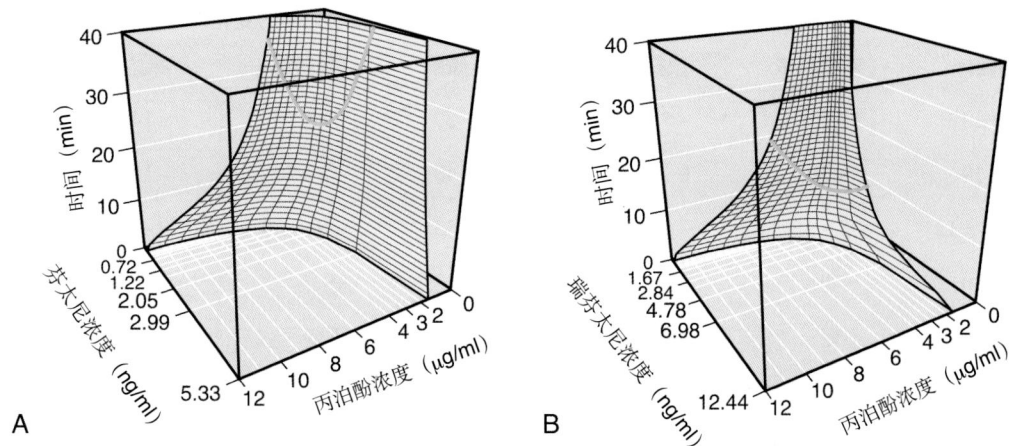

图 30-4 以对 50% 手术刺激无反应的血液或血浆浓度靶控输注丙泊酚复合芬太尼或丙泊酚复合瑞芬太尼 300min 后，停药后的 40min 内丙泊酚和芬太尼（A）或瑞芬太尼（B）效应室浓度的计算机模拟图。x-y 平面底部的数字代表靶控输注时的浓度。从 x-y 平面逐渐上升的曲线代表丙泊酚和芬太尼或丙泊酚和瑞芬太尼浓度的下降。与 x-y 平面平行的曲线点平面代表连续的、每 1min 的时间间隔。粗蓝色线条表示 50% 患者苏醒时的丙泊酚 - 芬太尼 - 时间关系和丙泊酚 - 瑞芬太尼 - 时间关系 *(From Vuyk J, Mertens MJ, Olofsen E, et al: Propofol anesthesia and rational opioid selection: determination of optimal EC50-EC95 propofol-opioid concentrations that assure adequate anesthesia and a rapid return of consciousness, Anesthesiology 87:1549-1562, 1997.)*

酚还可通过抑制 K-ATP 介导的肺血管舒张，增加缺氧性肺血管收缩的程度。丙泊酚亦影响成人呼吸窘迫综合征时肺的病理生理过程。在脓毒性内毒素血症的动物模型中发现，10mg/(kg·h) 的丙泊酚可明显减轻氧自由基介导的以及环氧合酶催化的脂质过氧化过程。此外，PaO₂ 及血流动力学也可维持接近基础水平。在人体尚未证实丙泊酚的上述益处。

对心血管系统的影响

丙泊酚应用于麻醉诱导和维持时，其对心血管系统的影响已经得到了评估[98]（见表 30-3）。丙泊酚最显著的作用是在麻醉诱导期间降低动脉压。在不存在心血管疾病的患者中，丙泊酚诱导剂量 2 ~ 2.5mg/kg 可使收缩压降低 25% ~ 40%。平均动脉压和舒张压也有类似的变化。动脉压的下降与心排出量 / 心脏指数减少（±15%）、心搏指数减少（±20%）及全身血管阻力降低（15% ~ 25%）有关。左室每搏作功指数也降低（±30%）。丙泊酚还影响右室功能，可显著降低右室收缩末期压力 - 容积曲线的斜率。

丙泊酚可降低瓣膜性心脏病患者的肺动脉压力和肺毛细血管楔压，这可能是前负荷和后负荷均降低的结果。丙泊酚诱导后血压下降是血管扩张的结果，是否有直接的心肌抑制作用尚存在争议。丙泊酚引起心排血量下降可能与其对心脏交感神经活性的作用有关。丙泊酚的血流动力学反应要远落后于其催眠作用。丙泊酚效应室平衡的半衰期，对于催眠作用而言是 2 ~ 3min，对于血流动力学的抑制作用而言约 7min[36]。这

意味着患者在麻醉诱导后失去意识的几分钟后，血流动力学的抑制作用才开始增加。

高血药浓度的丙泊酚可抑制 α 而非 β 肾上腺素能受体的正性肌力作用，从而增强 β 肾上腺素能受体的舒张作用。临床上，丙泊酚的心肌抑制和血管扩张作用呈剂量依赖性和血药浓度依赖性[99]。丙泊酚的血管扩张作用可能与其降低交感神经活性[117]、影响平滑肌细胞内钙动员、抑制内皮细胞前列环素合成、减少血管紧张素 Ⅱ 诱发的钙内流[100-101]、激活 ATP 敏感钾通道以及刺激 NO 合成有关。NO 合成可能受脂肪乳剂而非丙泊酚调控。

给予诱导剂量丙泊酚后心率变化不明显。可能是因为其重调或抑制压力感受器反射，从而减弱了机体对低血压的心动过速反应。丙泊酚也呈剂量依赖性降低心脏的副交感张力，对窦房结功能、正常房室传导途径和附加传导通路的直接作用很小，可剂量依赖性减弱心率对阿托品的反应性。丙泊酚可抑制房性（室上性）心动过速，因此电生理检查时应避免应用。单次给药后，血药浓度的峰值能达到 80 ~ 100μg/ml，远高于持续输注可能达到的峰值。由于丙泊酚的血管扩张及心肌抑制作用呈血药浓度依赖性，所以持续输注时（麻醉维持）血压下降程度较单次注射诱导后低。丙泊酚输注可显著降低心肌血流量和心肌耗氧量，结果是心肌总的氧供 - 氧耗比率得以维持。

与挥发性麻醉药比较，丙泊酚对在体外循环或非体外循环下接受心脏手术患者的心肌保护作用的争论较小。两项在接受心脏手术患者中比较丙泊酚和七氟

表 30-3 非巴比妥类催眠药物麻醉诱导后血流动力学的变化

	地西泮	氟哌利多	依托咪酯 *	氯胺酮	劳拉西泮	咪达唑仑	丙泊酚
HR	-9 ± 13	不变	-5 ± 10	$0\sim59$	不变	-14 ± 12	-10 ± 10
MBP	$0\sim19$	$0\sim10$	$0\sim17$	0 ± 40	$-7\sim20$	$-12\sim26$	$-10\sim40$
SVR	-22 ± 13	$-5\sim15$	-10 ± 14	0 ± 33	$-10\sim35$	$0\sim20$	$-15\sim25$
PAP	$0\sim10$	不变	-9 ± 8	44 ± 37	—	不变	$0\sim10$
PVR	$0\sim19$	不变	-18 ± 6	0 ± 33	不变	不变	$0\sim10$
PAO	不变	25 ± 50	不变	不变	—	$0\sim25$	不变
RAP	不变	不变	不变	15 ± 33	不变	不变	$0\sim10$
CI	不变	不变	-20 ± 14	0 ± 42	0 ± 16	$0\sim25$	$-10\sim30$
SV	$0\sim8$	$0\sim10$	$0\sim20$	$0\sim21$	不变	$0\sim18$	$-10\sim25$
LVSWI	$0\sim36$	不变	$0\sim33$	0 ± 27	—	$-28\sim42$	$-10\sim20$
dP/dt	不变	—	$0\sim18$	不变	—	$0\sim12$	下降

From Reves JG, Glass P, Lubarsky DA, et al: Intravenous anesthetics. In Miller RD, Eriksson LI, Fleischer LA, et al, editors: Miller's anesthesia, ed 7. Philadelphia, 2010, Churchill Livingstone, pp 719-768.

CI：心脏指数；dP/dt：等容收缩期左心室内压力上升的最大速率；HR：心率；LVSWI：左室每搏作功指数；MBP：平均血压；PAO：肺动脉闭塞压；PAP：肺动脉压；PVR：肺血管阻力；RAP：右房压；SV：每搏量；SVR：全身血管阻力。

* 瓣膜疾病的患者偏差较大

烷的大型研究表明七氟烷组患者术后肌钙蛋白水平低且血流动力学更稳定。另有一项在非体外循环下的冠状动脉分流术中比较地氟烷和丙泊酚的研究得出了相似的结果。相反的，一项研究在体外循环手术过程中比较了高剂量丙泊酚 [120μg/(kg·min)]、低剂量丙泊酚 [60μg/(kg·min)] 以及手术全程吸入异氟烷，得出高剂量丙泊酚组患者肌钙蛋白水平得以改善，血流动力学更加平稳。该研究提示丙泊酚的心肌保护作用可能是剂量依赖性的 [102]。最后，对冠状动脉旁路移植术患者而言，丙泊酚与吸入麻醉药组合能够提供最佳的预处理和后处理策略。心肌损伤和心功能的检验指标表明用异氟醚进行预处理，再用丙泊酚进行后处理，协同作用减少缺血后心肌再灌注损伤 [103]。在使用丙泊酚维持麻醉时，心率变化是不确定的。其中低血压的程度、患者心脏代偿能力以及其他药物的使用可能是影响心率变化的决定因素。

其他作用

同硫喷妥钠一样，丙泊酚不能增强肌肉松弛剂的神经肌肉阻滞作用，也不影响诱发肌电图和颤搐张力，但有报道单用丙泊酚即可提供良好的气管插管条件。丙泊酚不诱发恶性高热，故适用于有恶性高热倾向的患者 [104-106]。丙泊酚单次注射或长时间输注不影

响皮质醇合成以及机体对促肾上腺皮质激素（ACTH）的正常反应。乳剂配方的丙泊酚也不影响肝、血液系统以及纤溶功能。但是离体环境中，脂质乳剂本身可减少血小板聚集。已有对丙泊酚现有组成成分发生过敏反应的报告。其中至少有一部分患者的免疫反应完全是由丙泊酚而非脂质溶剂造成的。对丙泊酚发生类过敏反应的患者大部分有变态反应病史。对多种药物过敏的患者应慎用丙泊酚 [107-109]。溶于脂肪乳剂的丙泊酚本身不诱发组胺释放。磷丙泊酚代谢生成丙泊酚和甲酸，但给予磷丙泊酚后甲酸浓度不增加。小剂量（亚催眠剂量，成人剂量 10mg）丙泊酚具有明显止吐作用，作用的中值浓度是 343ng/ml [110]，这个浓度的丙泊酚也具有轻微的镇静作用。给予单次注射量丙泊酚 10~20mg 后再以 10μg/(kg·min) 的速度输注即可达到此浓度。乳腺手术用丙泊酚维持麻醉预防术后恶心呕吐（PONV）效果优于静注昂丹司琼 4mg（见第 97 章）。以丙泊酚 1mg/(kg·h) [17μg/(kg·min)] 的速度输注对癌症化疗也有极好的止吐作用。亚催眠剂量的丙泊酚可以缓解胆汁淤积性瘙痒，还可用于治疗椎管内阿片类药物引起的瘙痒，疗效与纳洛酮相同。

丙泊酚可降低多形核白细胞趋化性，但是不影响其黏附、吞噬及杀伤作用。丙泊酚的这种作用不同于硫喷妥钠，后者可抑制多形核白细胞的上述所有趋化

性反应。但是丙泊酚可抑制多形核白细胞对金黄色葡萄球菌和大肠埃希菌的吞噬和杀伤作用。这些发现与应用丙泊酚引起致命性全身感染增多密切相关[111]。值得注意的是，在发生感染的医院，对打开的丙泊酚药瓶和装有丙泊酚的注射器进行有害微生物培养均呈阳性。丙泊酚的溶剂脂肪乳剂是良好的培养基。已在丙泊酚制剂中加入依地酸二钠或焦亚硫酸盐抑制细菌生长。操作中应严格遵守无菌操作规程。

丙泊酚与胰腺炎的发生有关[112]。胰腺炎的发生似乎与高甘油三酯血症有关。发生高甘油三酯血症的患者往往年龄较大，长时间于 ICU 住院并接受了长时间持续输注。如需用丙泊酚长时间镇静或者以大剂量输注（尤其对于老年人），需常规监测血清甘油三酯浓度。

临床应用

麻醉诱导和维持

丙泊酚可用于麻醉诱导和维持（见框 30-1）。静脉诱导剂量为 1.0 ~ 2.5mg/kg，决定诱导剂量的最佳生理指标为年龄、去脂体重及中枢血容量[133]。麻醉维持过程中可以基于 BIS 对丙泊酚进行滴定，以达到足够的麻醉深度并避免用药过量。术前给予阿片类药物和（或）苯二氮䓬类药物可明显减少诱导剂量[114-116]。老年患者的诱导剂量需要降低，60 岁以上的患者推荐麻醉诱导剂量是 1mg/kg（有麻醉前用药）至 1.75mg/kg（无麻醉前用药）。另外，老年人和病情较重（ASA Ⅲ ~ Ⅳ级）患者在使用丙泊酚后易发生严重的低血压，尤其是与阿片类药物合用时（见第 80 章）。对于病情较重或心脏外科患者，为避免低血压的发生，应在容许范围内给予一定量的液体负荷，并滴定给药直至到达需要的麻醉状态。一般情况下，因为药代动力学和药效动力学的原因，老年患者（>80 岁）需要的剂量是年轻患者（<20

岁）的一半（见第 80 章）[117]。儿童诱导时 ED95 增加（2 ~ 3mg/kg），主要原因是药代动力学的差异（见第 93 章）。与成年人相比，儿童应用丙泊酚时中央室较小，代谢清除率增加，分布容积大[69]。在短时间手术或操作中，与硫喷妥钠或巴比妥类药物相比，无论应用何种麻醉药物进行维持，应用丙泊酚诱导均可以迅速苏醒，并较早恢复精神运动功能。

有数种给药方案可使丙泊酚达到合适的血药浓度。给予诱导剂量后通常以 100 ~ 200μg/(kg·min) 的速度输注，根据个体需求和手术刺激调整输注速度。复合应用丙泊酚时，阿片类药物、咪达唑仑、可乐定及氯胺酮所需的输注速度和血药浓度均降低[20, 118]。由于阿片类药物使丙泊酚麻醉所需血药浓度降低，阿片类药物和丙泊酚的相对剂量可显著影响停药后清醒和恢复所需的时间。同时，阿片类药物也影响丙泊酚的药代动力学和药效动力学。阿芬太尼可以使丙泊酚的终末清除率从 2.1L/min 降至 1.9L/min，分布清除率从 2.7L/min 降至 2.0L/min，外周分布容积从 179L 降至 141L。丙泊酚的药代动力学参数受心排血量、心率和血浆中阿芬太尼浓度的影响[39]。与此相似，咪达唑仑使丙泊酚的代谢清除率从 1.94L/min 降至 1.61L/min，CI_2 从 2.86L/min 降至 1.52L/min，CI_3 从 0.95L/min 降至 0.73L/min。因此，如果同时应用咪达唑仑和阿芬太尼，丙泊酚的浓度将升高 20% ~ 30%[53]。苏醒最快的输注速度组合如下：丙泊酚 1 ~ 1.5mg/kg 诱导后以 140μg/(kg·min) 的速度输注 10min，然后降至 100μg/(kg·min)；阿芬太尼 30μg/kg 诱导后以 0.25μg/(kg·min) 的速度输注，或者芬太尼 3μg/kg 诱导后以 0.02μg/(kg·min) 的速度输注。

如前所述，随年龄的增加，丙泊酚输注所需药量逐渐减少，而儿童和婴儿的所需药量较高（见第 93 章）。单独应用丙泊酚时，意识消失所需血药浓度为 2.4 ~ 4.5μg/ml，手术所需血药浓度（复合 N2O）为 2.5 ~ 8μg/ml。丙泊酚复合阿片类药物进行全凭静脉麻醉时需要相似的血药浓度。对丙泊酚的药代动力学和相应血药浓度的了解使得应用基于药代动力学模型的输注系统连续输注丙泊酚维持麻醉成为可能。对丙泊酚维持麻醉与新型挥发性麻醉药维持麻醉的苏醒情况进行的 meta 分析表明，二者麻醉后恢复时间差异很小，但是应用丙泊酚维持麻醉的患者恶心、呕吐的发生率显著降低（见第 97 章）。

丙泊酚可用于心脏手术的麻醉维持（见第 67 章）。诱导时减少剂量并逐渐给药，维持时在 50 ~ 200μg/(kg·min) 范围内逐渐调节输注速度，并复合阿片类药物，术中血流动力学的可控性和缺血性事件的发生与安氟烷/阿片类药物复合麻醉或以阿片类药物为主的

框 30-1　丙泊酚静脉用法及用量

全身麻醉的诱导	1 ~ 2.5mg/kg，静注，剂量随年龄增加而减少
全身麻醉的维持	50 ~ 150μg/(kg·min)，静脉输注，复合 N2O 或阿片类药物
镇静	25 ~ 75μg/(kg·min)，静脉输注
止吐	10 ~ 20mg，静注，每 5 ~ 10min 重复给药，或应用 10μg/(kg·min) 静脉输注

From Reves JG, Glass P, Lubarsky DA, et al: Intravenous anesthetics. In Miller RD, Eriksson LI, Fleischer LA, et al, editors: Miller's anesthesia, ed 7. Philadelphia, 2010, Churchill Livingstone, pp 719-768.
IV, Intravenously; N2O, nitrous oxide

麻醉相似。

在失血性休克的情况下，丙泊酚的浓度升高。休克影响丙泊酚的药代动力学和药效动力学。休克导致室间清除率减慢，并使浓度效应曲线左移，这表明达到 BIS 值 50% 最大效应时所需的效应部位浓度降低至 1/2.7[119]。这些药代动力学的改变可以随液体复苏而恢复。失血性休克可以使 BIS 值从基线水平降低 50% 时和伤害性刺激后无体动反应时所需的丙泊酚剂量分别降低 54% 和 38%。失血性休克使达到最大 BIS 值效果 50% 的效应部位浓度从（11.6±3.8）µg/ml 降至（9.1±1.7）µg/ml，50% 无体动时的效应室浓度从（26.8±1.0）µg/ml 降至（20.6±1.0）µg/ml[120]。

镇静

丙泊酚镇静可用于外科手术及重症监护治疗病房（ICU）中机械通气的患者（见第 101 章和 103 章）[121]。如前所述，丙泊酚可产生耐受性，因此在短时间内进行反复麻醉时及长时间输注时，丙泊酚的使用量需要增加[74]。健康患者局部麻醉时应用丙泊酚镇静，所需输注速度仅为全身麻醉的一半或更少，即 30～60µg/(kg·min)。老年患者（超过 65 岁）和病情较重的患者所需输注速度与 20 岁患者相比降低 50%，因此应按个体化原则调节输注速度。丙泊酚的药代动力学特征使其成为维持长时间（天）镇静较理想的选择，但是在使用中还必须权衡其他因素的影响，例如对血流动力学影响、耐受性、罕见的高甘油三酯血症（和潜在性胰腺炎）以及丙泊酚输注综合征。长时间丙泊酚镇静方案中应该考虑可能的"镇静假期"，并使用能达到理想的镇静水平的最小用药剂量。此外，FDA 还特别建议取消丙泊酚用于儿童患者长期镇静（见第 93 章）。在美国重症医学学院的镇静指南中亦推荐接受丙泊酚长期镇静的患者应监测其是否出现无法解释的代谢性酸中毒或心律失常。在输注高剂量丙泊酚时如果出现了血管升压药或收缩药需求量增加或心力衰竭则需要考虑更换镇静药。丙泊酚最大输注速度的推荐量是 80µg/(kg·min) [<5mg/(kg·h)][122]。总体来说，丙泊酚输注速度超过 30µg/(kg·min) 时患者通常发生遗忘。

不良反应和禁忌证

丙泊酚麻醉诱导的并发症包括注射痛、呼吸暂停、低血压，偶尔还可以引起注射部位静脉的血栓性静脉炎[123]。选用较粗的静脉、不用手背静脉以及在丙泊酚药液中加入利多卡因或改变丙泊酚组成成分均可减少注射疼痛的发生。合并应用其他药物以及转移注意力的方法已被研究用于减少丙泊酚导致的注射痛。应用小剂量的丙泊酚、阿片类药物、非甾体抗炎药、氯胺酮、艾司洛尔或美托洛尔、镁、闪光、可乐定/麻黄素组合、地塞米松以及甲氧氯普胺（胃复安）等方法进行预处理可产生不同的效能。

丙泊酚输注综合征较为罕见，但是可危及生命，当丙泊酚输注速度是 4mg/(kg·h) 或输注时间超过 48h 时可能发生[124]。然而，也有小剂量给药仅 3h 发生该并发症的病例报道[125]。最早的报道见于儿童，之后成年危重患者也有报道[126-127]（见第 93 章）。丙泊酚输注综合征的临床表现有急性顽固性心动过缓以致心脏停搏，伴以下一项或多项：代谢性酸中毒（碱缺失 >10mmol/L）、横纹肌溶解、高脂血症和肝大或脂肪肝。其他表现还有伴有急性心力衰竭的心肌病、骨骼肌病、高钾血症和高脂血症。导致这种症状和体征的原因包括肌肉损伤和细胞内毒性内容物的释放。主要危险因素是氧供不足、脓毒症、严重脑损伤以及大剂量的丙泊酚。该综合征的诱因可能是遗传性脂肪酸代谢疾病，如重链酰基辅酶 A（MACD）缺乏症和碳水化合物供给偏低。高脂血症的诱因可能是肝脂质调节出现故障，有可能与氧合代谢或葡萄糖的缺乏相关。在某些情况下，血脂升高可能是发生丙泊酚输注综合征的第一个指征。

巴 比 妥 类

历　　史

巴比妥类药物发现于 20 世纪早期，最早发现的在一次臂脑循环时间内能够导致意识丧失的药物是环己烯巴比妥。1934 年，Waters 与 Lundy 将硫喷妥钠引入临床后，由于其起效迅速、作用时间短且无环己烯巴比妥钠的兴奋作用而成为临床首选用药[128]。尽管在珍珠港袭击期间，硫喷妥钠由于引起多例患者的死亡而被谴称为"比敌人炸弹更能造成军人死亡"，但是其仍在临床中普遍使用[129]。数十年来虽然还有许多其他巴比妥类衍生物被合成，但是临床上无一能超过硫喷妥钠的成功和普及。

理 化 性 质

化学性质与制剂

巴比妥类药物是巴比妥酸（2，4，6-三氧六氢嘧啶）的衍生物，是具有催眠作用的药物，而巴比妥酸是由丙二酸和脲缩合而成的嘧啶核，无催眠作用（见图 30-5）。巴比妥类药物主要有两类，一类为在 2 位碳原子上有 O，另一类为在 2 位碳原子上有 S——分别具有氧巴比妥类酸盐与硫巴比妥类酸盐的特点。2 位碳原子上的氧或硫发生酮 - 烯醇互变异构，变为具有活性的烯醇形式，在碱性溶液中形成水溶性的巴比妥酸盐。这种溶剂可以静脉应用。巴比妥酸通过互变异构为烯醇形式可生成巴比妥酸盐，若 5 位碳原子上的氢原子被芳香基或烷基取代则使巴比妥酸盐具有催眠作用。仅硫巴比妥酸盐类药物硫喷妥钠和硫戊巴比妥钠和氧巴比妥酸盐类药物美索比妥常用于麻醉诱导（见图 30-6）。巴比妥酸盐的配制包括制成钠盐（按重量比，与 6% 无水碳酸氢钠混合），然后与水、5% 葡萄糖注射液或生理盐水配制成药液，硫喷妥钠的浓度为 2.5%，硫戊巴比妥钠为 2%，美索比妥为 1%。硫巴比妥钠酸盐类配制后冷藏，药性可保持稳定 1 周，而美索比妥可长达 6 周。若溶液碱性下降，巴比妥类药物可以游离酸的形式发生沉淀，因此巴比妥类药物不能用乳酸林格液配制或与其他酸性

硫喷妥钠　　　　硫戊巴比妥钠

美索比妥

溶液混合。不能与巴比妥类药物同时给药或在溶液中混合的药物有：阿曲库铵、维库溴铵、罗库溴铵、琥珀胆碱、阿芬太尼、舒芬太尼、多巴酚丁胺、多巴胺、S- 氯胺酮和咪达唑仑。研究发现，快速诱导时，若将硫喷妥钠与维库溴铵或泮库溴铵混合可形成沉淀，并有可能阻塞静脉通路[130]。

构效关系

巴比妥酸盐核的 C5、C2 及 C1 发生取代反应会改变药物的药理学活性。C5 被芳香基或烷基取代，则具有催眠和镇静作用。C5 被苯基取代，则具有抗惊厥作用。增加 C5 烷基的一个或两个侧链的长度可增强催眠效能。临床应用的巴比妥类药物 C2 位均有氧或硫原子。2 位被硫原子取代，起效更迅速，如硫喷妥钠。1 位被甲基或乙基取代，虽然起效更快，但是可能发生兴奋性不良反应，包括肌震颤、肌张力增高及不自主运动，如美索比妥。

药代动力学

代谢

除苯巴比妥钠外，所有巴比妥类药物均经肝代谢。形成的代谢产物绝大多数无活性，为水溶性，经尿排出。巴比妥类药物的生物转化分为四种途径：① C5 位芳香基、烷基或苯基部分氧化；②氮原子位脱烷基；③硫巴比妥酸盐类在 C2 位脱硫基；④巴比妥酸环的破坏[131]。最重要的途径是氧化，可生成有极性（带电荷）的醇类、酮类、苯酚或羧酸。这些代谢产物可从尿中排出，或者与葡萄糖醛酸结合后经胆汁排泄。巴比妥酸环在体内非常稳定，只有极少部分水解裂开。能诱导氧化微粒酶的药物可增强巴比妥类药物的代谢。长期使用巴比妥类药物亦可诱导此酶。由于巴比妥类药物能诱导肝药酶，因此不建议急性间断性卟啉病患者使用，因为巴比妥类药物可激活 γ- 氨基乙酰丙酸合成酶，从而使卟啉生成增加[132]。

如前所述，除苯巴比妥钠外，所有巴比妥类药物均经肝代谢而消除。苯巴比妥钠主要经肾排泄，大约 60%～90% 以原形排泄。用碳酸氢钠碱化尿液可增加苯巴比妥钠的肾排泄。而其他巴比妥类药物仅有极少量以原形经肾排泄。

美索比妥在肝代谢，经氧化生成乙醇，也可发生氮原子脱烷基化。美索比妥与硫喷妥钠的分布半衰期、分布容积和蛋白结合相似。但是两者血浆清除半衰期差异显著（美索比妥为 4h，而硫喷妥钠长达 12h）。这是因为美索比妥的肝清除率（平均为 7.8～12.5ml/

(kg·min)) 要比硫喷妥钠快 3 倍[133]。美索比妥的肝摄取率（肝血流量相关的清除率）约为 0.5，提示肝可摄取进入肝药量的 50%，而硫喷妥钠的肝摄取率仅为 0.15。

巴比妥类药物的药代动力学可用生理模型和房室模型描述[134]。在这两种药代动力学模型中，单次诱导剂量药效消失的主要机制均为快速再分布。在生理模型中，巴比妥钠先与中心血容量混合，然后迅速分布至血流灌注丰富但是容积小的组织（如脑组织），接着缓慢再分布至无脂肪组织（肌肉），此时诱导剂量的药效消失。在这些模型中，由于脂肪组织灌注率很低以及药物清除缓慢，因此巴比妥类药物脂肪组织的摄取和代谢清除对其诱导剂量药效的消失作用不大。硫喷妥钠和美索比妥是诱导最常用的巴比妥类药物，二者的房室模型参数见表 30-1。房室模型可用来解释连续输注硫喷妥钠时苏醒延迟的原因，即药效的消失主要取决于药物被脂肪组织缓慢摄取及重新分布以及通过肝代谢或清除的过程。长时间输注巴比妥类药物时，使用非线性 Michaelis-Menten 代谢来计算其药代动力学最为接近。常用剂量（4～5mg/kg）的硫喷妥钠为一级动力学（即单位时间内药物从机体以恒定比例清除），但是大剂量（300～600mg/kg）应用时，受体达到饱和状态，则发生零级动力学，即单位时间内从机体清除的药量恒定。因为女性患者分布容积略大，其清除半衰期较长[135]。妊娠亦可增加硫喷妥钠的分布容积使其清除半衰期延长[136]。即使在肝硬化的晚期，硫喷妥钠的清除率也未发生改变。硫喷妥钠由于其亲脂性、分布容积较大以及肝清除率较低，在组织内可发生蓄积，尤其是在大剂量长时间给药时。硫喷妥钠反复给药可致血浆药物浓度升高。虽然目前在临床上不常用，但是设计合理的输注方案可使其血药浓度恒定、维持需要的催眠效果。

药 理 学

作用机制

巴比妥类药物对 CNS 作用机制除了作用于 $GABA_A$ 受体外，其他的作用机制尚不清楚[137-138]。NMDA 受体在巴比妥类药物作用中可能发挥作用[139-141]。巴比妥类药物对 CNS 的生理作用可分为两类：一类为增强抑制性神经递质的突触作用，另一类为阻断兴奋性神经递质的突触作用[142]。GABA 是哺乳类中枢神经系统主要的抑制性神经递质，$GABA_A$ 受体是唯一被证实参与巴比妥类药物产生麻醉作用的位点[138]。$GABA_A$ 受体是一种氯离子通道，至少由 5 个亚基构成，是 GABA、巴比妥类药物、苯二氮䓬类药物及其他分子

的特异性作用部位。巴比妥类药物与 $GABA_A$ 受体结合可增强氯离子的电传导，使突触后神经元细胞膜超极化，兴奋性阈值升高，从而增强或模拟 GABA 的作用。低浓度时，巴比妥类药物可使 GABA 与其受体解离减少，延长 GABA 激活的氯离子通道的开放时间，从而增强 GABA 的作用，其镇静 - 催眠作用可能与此有关。高浓度时，巴比妥药物作为激动剂直接激活氯离子通道，而无须与 GABA 结合。"巴比妥麻醉"与其在较高浓度时的拟 GABA 作用有关[138]。

巴比妥类药物的第二个机制是抑制兴奋性神经递质的突触传递作用，如谷氨酸、乙酰胆碱。巴比妥类药物特异性作用于突触离子通道而阻断兴奋性中枢神经系统的传导。而在谷氨酸 -NMDA 受体系统，硫喷妥钠可发挥不依赖 GABA 受体的效应。两项关于大鼠额叶皮质的研究显示出硫喷妥钠呈浓度依赖性地降低中枢神经系统细胞外谷氨酸水平，同时降低 NMDA 受体门控电流[140-141]。

对脑组织代谢的影响

同其他中枢神经系统抑制剂一样，巴比妥类药物对脑组织代谢的影响较大（参见第 70 章）。巴比妥类药物可剂量依赖性降低脑氧代谢率（$CMRO_2$），从而可导致脑电图进行性减慢，ATP 消耗率下降，以及减轻不完全性脑缺血的损伤。在不存在硫喷妥钠清除的情况（体外循环）下，代谢的抑制和药物需求之间存在一定相关性[143]。当脑电图变为等电位时，脑组织的代谢活动降至基础值的 50%[144]，$CMRO_2$ 不再进一步降低。实验结果证实了脑组织的代谢与其功能是耦联的。但是，巴比妥类药物仅能减少与神经元信号和冲动传导有关的代谢活动，不影响基础代谢功能。唯一可抑制细胞基础代谢活动的方法是低温[144]。因此，硫喷妥钠对脑代谢抑制程度最大可达 50%，减少氧需求，降低 $CMRO_2$，所有代谢能量都用于维持细胞完整性。$CMRO_2$ 下降的同时，脑血流量（CBF）减少及颅内压下降，脑灌注也呈平行趋势下降。随着 $CMRO_2$ 的降低，脑血管阻力增加，CBF 减少[145]。CBF 与 $CMRO_2$ 比值不变。而且即使巴比妥类药物降低平均动脉压（MAP），也不干扰脑灌注压（CPP），因为 CPP=MAP － 颅内压（ICP）。巴比妥类药物虽然可使平均动脉压降低，但是颅内压下降程度更大，所以脑灌注压并不降低。

药效动力学

巴比妥类药物剂量足够大时可产生意识消失、遗

忘和呼吸循环抑制，即全身麻醉作用。全身麻醉时，对疼痛和其他伤害性刺激的反应减弱。但是关于疼痛的研究发现巴比妥类药物实际上可降低痛阈。巴比妥类药物仅在低血药浓度时有抗镇痛作用，可以在小剂量诱导或硫喷妥钠麻醉苏醒时发生。巴比妥类药物的遗忘作用远不如苯二氮䓬类药物明显。

对中枢神经系统的影响

脂溶性高、离子化低的药物通过血脑屏障快，起效迅速[138]。大多数巴比妥类药物为非离子化形式。硫喷妥钠和美索比妥脂溶性比戊巴比妥钠高，因此临床上起效也比戊巴比妥钠快[146]。只有非离子形式的药物才能直接穿过细胞膜。硫喷妥钠解离常数（pKa）为 7.6，因此，在生理 pH 值下，大约 50% 为非离子化形式，这可以在一定程度上解释给药后硫喷妥钠在 CSF 中迅速蓄积的情况[147]。美索比妥在 pH 值 7.4 时，75% 为非离子形式，因此起效略快于硫喷妥钠。随着 pH 值的降低，例如灌注减少时，由于巴比妥类药物非离子形式增多，更多的药物可通过血脑屏障[147]。

蛋白结合也影响中枢神经系统作用的起效时间，因为只有未结合的药物（游离的药物）才能通过血脑屏障[148]。巴比妥类药物与白蛋白及其他血浆蛋白结合率高，硫巴比妥酸盐类结合程度高于氧巴比妥酸盐类。药物的蛋白结合程度受生理 pH 值及能改变机体蛋白总量的疾病状态的影响。大多数巴比妥类药物在 pH 值约为 7.5 时，蛋白结合程度最大。最后一个影响药物穿过血脑屏障快慢的因素是血浆药物浓度，导致浓度梯度的存在。血药浓度的决定因素有两个：给药剂量和给药速度。例如，相同时间内硫喷妥钠给药越多，患者麻醉的比例越高[149]。以绝对剂量计算，2mg/kg 可使 20% 的患者产生麻醉作用，而 2.4mg/kg 可以使 80% 的患者产生麻醉效果。与此类似，注药速度也影响硫喷妥钠的作用[209]。给药时间为 5s 者产生麻醉所需药量明显低于给药时间为 15s 者。

脑组织和血浆药物浓度存在平衡，所以影响巴比妥类药物起效速度的因素也影响其药效消失的快慢。药物的脂溶性、离子化程度以及 CSF 血药浓度也影响药物从 CSF 回到血浆的过程。随着血浆药物浓度的降低，脑组织和 CSF 中的药物浓度也下降。决定药物从血浆清除的因素对药物作用消失的影响最为重要。通常分为快速再分布相、缓慢的代谢和二次再分布相。Brodie 等在其经典的药理学研究中指出硫喷妥钠用药后苏醒是由血药浓度迅速下降所致[150]。他们还进一步说明，硫喷妥钠血药浓度迅速下降并非由于药物代谢，而是再分布至整个机体其他组织的缘故。血浆药

物浓度与起效和药效消失的关系以及与药物再分布的关系详见图 30-7。硫喷妥钠单次给药后 5 ~ 10min 患者即可清醒，这时药物从血运极丰富的中枢神经组织再分布至血运丰富的无脂肪组织。多次给药或持续输注时，药效消失依赖于药物从血中清除，该过程受一级代谢的影响较再分布的影响更大，而且与其时量相关递减时间存在一定关系（见图 30-3）。老年患者由于中枢神经系统敏感性增高、代谢改变或中央分布容积较年轻人小，可发生苏醒延迟[151]（见第 80 章）。老年患者初始分布容积较年轻人小，所以所需剂量较低。儿童（小于 13 岁）与成年人相比，硫喷妥钠总清除率较高，血浆清除时间短，理论上苏醒应较快，尤其是反复给药时[152]（见第 93 章）。

硫喷妥钠和美索比妥分布并无太大差异，因此苏醒时间相似。但是两者整体清除率不同，美索比妥较高，这种差异可以解释患者应用这两种药后精神运动技能恢复存在的差异及使用美索比妥后患者完全恢复的时间较短。尽管存在残余作用，但是美索比妥的清除较硫喷妥钠快，因此一些临床医师在需要患者快速苏醒时，例如门诊麻醉，偏好使用美索比妥。由于巴

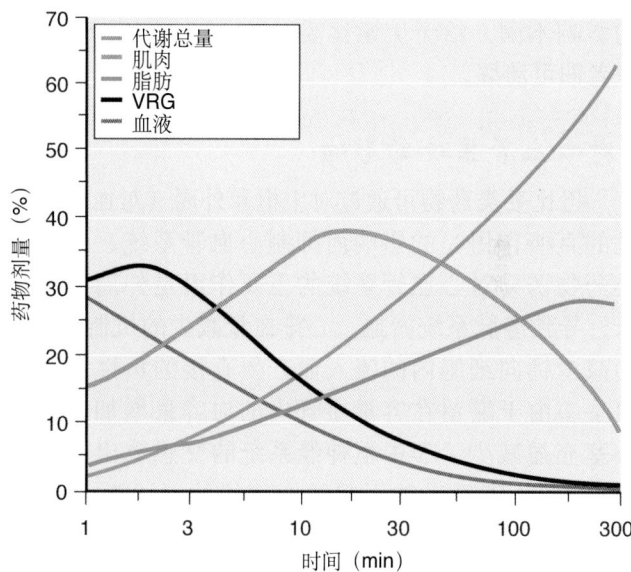

图 30-7 硫喷妥钠单次注射后，因为药物从血中分布至机体组织，血中剩余的硫喷妥钠的比例迅速降低。组织浓度达到峰值所需时间与巴比妥类药物的组织容量及血流量有关。组织容量大或血流量少时，组织浓度达到峰值所需时间长。大多数硫喷妥钠首先被血运丰富的组织（vessel-rich group，VRG）所摄取。然后再分布至肌肉，较少一部分分布到脂肪组织。在这整个过程中，少部分的硫喷妥钠被肝清除和代谢。与组织清除不同，肝的清除是累积性的。图中可见代谢速度与早期脂肪的清除速度相等。早期脂肪清除与代谢的总和与肌肉的清除相同 *(Redrawn from Saidman LJ: Uptake, distribution and elimination of barbiturates. In Eger EI, editor: Anesthetic uptake and action. Baltimore, 1974, Williams & Wilkins.)*

比妥类药物早期和晚期恢复均有延迟，因此大多数已被丙泊酚所取代。

对呼吸系统的影响

巴比妥类药物可引起剂量依赖性中枢性呼吸抑制。脑电图抑制和每分通气量存在相关性，从而证明呼吸抑制为中枢性的。硫喷妥钠 $3.5mg/kg$ 给药后 $1\sim1.5min$ 呼吸抑制（测量血中 CO_2 浓度的斜率）和每分通气量减少的程度最大。这些参数迅速恢复到给药前水平，$15min$ 内药效几乎消失[153]。慢性肺疾病患者对硫喷妥钠引起的呼吸抑制的敏感性略增加。通常硫喷妥钠诱导时的通气方式被称作"双重呼吸暂停"。给药期间出现首次呼吸暂停，持续约数秒，接着可能有数次接近正常潮气量的呼吸，然后是一段较长的呼吸暂停，约 $25s$，至少 20% 的病例会出现此种情况，因此，硫喷妥钠麻醉诱导时必须给予辅助或控制通气以保证充分气体交换。美索比妥同其他巴比妥类药物一样也是中枢性呼吸抑制药物[153]。诱导剂量（$1.5mg/kg$）可显著降低二氧化碳通气反应曲线（$VRCO_2$）的斜率。$VRCO_2$ 在给药后 $30s$ 降至最低，$15min$ 内逐渐恢复至正常水平[154]。美索比妥给药后 $60s$ 潮气量降至最低，$15min$ 内也可恢复至基础值。与药物对通气的影响不同，给予美索比妥（$1.5mg/kg$）后 $5min$ 内患者即可清醒。

对心血管系统的影响

巴比妥类药物可通过对中枢和外周（对血管和心脏的直接作用）的影响而抑制心血管系统。巴比妥类药物诱导对心血管系统的主要作用是外周血管扩张，导致静脉系统淤血。心排血量减少的机制包括：①减少钙向细胞内的流入而产生直接的负性肌力作用；②由于潴留在容量血管内的血容量增加，导致心室充盈减少；③中枢神经系统的交感输出一过性降低[155]。硫喷妥钠引起的心率增快（$10\%\sim36\%$）可能是心排血量减少和血压下降引起压力感受器介导心脏交感神经反射的结果。心脏指数和平均动脉压不变或降低。血流动力学的变化与硫喷妥钠的输注速率有关。在研究的剂量范围内，未发现硫喷妥钠血浆药物浓度与血流动力学作用之间存在关联。心脏病患者对硫喷妥纳和美索比妥的反应差别很小。冠状动脉疾病患者应用硫喷妥纳（$1\sim4mg/kg$）麻醉会导致心率的上升（$11\%\sim36\%$），这具有潜在的危害性，因为心率上升势必伴随着心肌氧耗的上升。

在最近一项狗的研究中，应用硫喷妥钠诱导过程中或诱导后可使 QT 间期延长，T 波低平并增加 QT

间期离散度[151]。因此，硫喷妥钠对于有室性节律异常敏感性或长 QT 间期的患者可能不是最合适的选择，如酸中毒患者或者有长 QT 间期的患者（如已接受过长期的透析治疗或者有进行性肝硬化的患者）。冠状动脉正常的患者能够提供足够的冠状动脉血流以满足心肌耗氧量的增加[156]。由于硫喷妥钠能够明显降低心排血量（69%）和动脉血压，因此避免使用于血容量不足的患者[157]。代偿功能差的患者使用硫喷妥钠诱导后可能导致严重的血流动力学抑制。

其他影响

巴比妥类药物注射的并发症有：感觉有大蒜或洋葱味（40% 的患者）、变态反应、局部组织刺激，偶尔发生组织坏死。可能在头、颈和躯干部出现一过性的荨麻疹。也可能出现面部水肿、荨麻疹、支气管痉挛和过敏等更严重的不良反应。治疗过敏可给予对症支持治疗。与美索比妥相比，硫喷妥钠和硫戊巴比妥诱导时较少引起兴奋症状；美索比妥引起咳嗽、呃逆、肌震颤和抽搐的发生率要高约 5 倍。硫喷妥钠和硫戊巴比妥钠引起的组织刺激和局部并发症要多于美索比妥。

偶尔可发生药物误注入动脉内，后果可能很严重。损伤的程度与药物浓度有关。治疗措施有：①动脉内输入盐水以稀释药物；②肝素化以防止血栓形成；③进行臂神经丛阻滞。总之，只有经静脉给予硫喷妥钠才能显著避免局部毒性作用。

苯巴比妥在实验中作为细胞色素 P450（CYP）尤其是 CYP2B 的诱导剂用于啮齿动物中。在人类肝细胞的培养中，苯巴比妥可通过雄烷受体（CAR）诱导 CYP2B6、CYP2C9、CYP2C19 和 CYP3A4[158]。这种现象可能会导致其他药物的代谢变化[159]。相反，硫喷妥钠的代谢可受同时使用的药物如 5-羟色胺再摄取抑制剂（SSRIs）的影响。而 SSRIs 经常在电休克治疗和经硫喷妥钠或戊巴比妥诱导麻醉时使用[160]。

临床应用

麻醉诱导和维持

临床上巴比妥类药物可用于麻醉诱导和维持以及麻醉前给药。美索比妥经常用于为电惊厥疗法患者提供麻醉[161]，其他应用于此领域的巴比妥类药物是硫喷妥钠和硫戊巴比妥钠。巴比妥类药物也偶尔用于为可能发生不完全性脑缺血的患者提供脑保护。硫喷妥钠、硫戊巴比妥钠和美索比妥是静脉麻醉和麻醉维持最常用的三种巴比妥类药物。硫喷妥钠是一种很好的麻醉诱导药物，其起效迅速（15～30s）、诱导平稳，优于其他可用药物。硫喷妥钠广泛应用的另一个原因是苏醒较快，尤其是单次注射诱导后。硫喷妥钠反复给药能可靠地维持意识消失及遗忘，因此可用于全身麻醉的维持。但是硫喷妥钠并非平衡麻醉中催眠药的最佳选择。

美索比妥是麻醉诱导时唯一可与硫喷妥钠媲美的静脉巴比妥类药物。诱导剂量为 1～2mg/kg，诱导和苏醒迅速。美索比妥也可作为催眠药用于麻醉维持，同硫喷妥钠一样也无镇痛作用。因此术中应辅以阿片类药物或挥发性麻醉药以维持满意的平衡麻醉。美索比妥消除较硫喷妥钠快，外周部位需较长时间才能发生蓄积和饱和，因此用于麻醉维持优于硫喷妥钠。美索比妥短时间输注（＜60min）时，调整输注速度维持催眠 [50～150μg/(kg·min)]，患者的苏醒与丙泊酚相似。尚未明确其输注的安全上限，但是有报道，神经外科患者应用大剂量美索比妥（24mg/kg）后出现癫痫发作[155]。美索比妥可以直肠给药且吸收迅速，可以作为儿科患者麻醉前用药。推荐剂量为 25mg/kg，经直肠缓慢给药（配成 10% 溶液，使用 F14 导管插入直肠 7cm 缓慢给药）[162]。采用此方式给药患儿可迅速入睡，14min 内血浆浓度达到峰值。

剂 量

最常用的两种巴比妥类药物的剂量见表 30-4。硫喷妥钠和硫戊巴比妥钠的常用剂量均为 3～4mg/kg，约是美索比妥的 2 倍（1～2mg/kg）。剂量效应研究表明硫喷妥钠 ED50 范围为 2.2～2.7mg/kg，美索比妥 ED50 为 1.1mg/kg[148]。巴比妥类药物用于麻醉诱导时患者的量效个体差异虽然小于苯二氮䓬类，但是麻醉诱导所需硫喷妥钠的剂量仍有显著差异[149]。患者间的剂量差异性与出血性休克、心排血量、去脂体重、肥胖、性别和年龄有关（详见第 71 章和第 80 章）。出血性休克、低体重、老年和肥胖可通过降低中央室分布容积，导致患者对药物反应具有差异性。严重贫血、烧伤、营养不良、全身恶性疾病、尿毒症、溃疡性结肠炎或肠梗阻患者诱导时应减少巴比妥类药物的剂量。

禁 忌 证

下列情况应考虑禁止静脉使用巴比妥类药物：

1. 呼吸道梗阻或气道不通畅的患者，硫喷妥钠可加重其呼吸抑制。
2. 严重的血流动力学不稳定或休克患者。
3. 哮喘持续状态，硫喷妥钠可使气道管理和通气进一步恶化。
4. 卟啉病的患者，硫喷妥钠可加重病情或触发急性发作。
5. 没有适当的给药设备（静脉输液设备）或气道管理设备（人工通气装置）时，不应使用硫喷妥钠。

苯二氮䓬类药物

历 史

苯二氮䓬类药物包含一大类麻醉中常用的抗焦虑、镇静和催眠药物。此类药物通过 GABA$_A$ 受体发挥作用，GABA$_A$ 受体也是临床静脉麻醉药物的主要靶点[163]。目前临床麻醉应用中，咪达唑仑常在麻醉诱导前即刻给药。其他苯二氮䓬类受体激动剂如地西泮、劳拉西泮、替马西泮及拮抗剂氟马西尼，在临床中均有应用。瑞马唑仑是极短效 GABA$_A$ 受体激动剂，可能是未来麻醉应用中有效的苯二氮䓬类药物。

1954 年，Sternbach 合成了苯二氮䓬类药物，1959 年甲氨二氮䓬（利眠宁，Librium）成为首个苯二氮䓬类专利药物。1963 年，配方进一步优化，合成了地西泮，并于 1965 年开始静脉用药诱导麻醉[164]。奥沙西泮（舒宁，Serax）是地西泮的一种代谢产物，1961 年由 Bell 合成。1971 年为了增强药效，将奥沙西泮的 C$_2$ 位用氯取代，合成了劳拉西泮（Ativan）。下一个主要的成就是 1976 年 Fryer 和 Walser 合成了咪达唑仑（Versed，Dormicum），第一个主要用于临床麻醉的水溶性苯二氮䓬类药物[165]。

表 30-4 巴比妥类药物麻醉诱导和维持的推荐剂量

药物	诱导剂量（mg/kg）*†	起效（s）	静脉维持给药剂量
硫喷妥钠	3～4	10～30	每 10～12min 给药 50～100mg
美索比妥	1～1.5	10～30	每 4～7min 给药 20～40mg

From Reves JG, Glass P, Lubarsky DA, et al: Intravenous anesthetics. In Miller RD, Eriksson LI, Fleischer LA, et al, editors: Miller's anesthesia, ed 7. Philadelphia, 2010, Churchill Livingstone, pp 719-768.

* 成人和儿童静脉剂量按 mg/kg 大致相同。

† 甲乙炔巴比妥钠对儿童可直肠给药，每次剂量为 20～25mg/kg

理化性质

麻醉最常用的四种苯二氮䓬类受体激动剂是咪达唑仑、地西泮、劳拉西泮及替马西泮（见图30-8）。这些临床应用的苯二氮䓬类药物理化性质见表30-5。这些药物分子较小，而且在生理 pH 值下为脂溶性。

临床应用的苯二氮䓬类药物中，咪达唑仑在体内的脂溶性最高[166]，但是由于其溶解度为 pH 值依赖性的，因此在酸性缓冲介质（pH 值为3.5）中配制时成为水溶性。咪达唑仑的咪唑环使其在溶液中性质稳定，而在生理 pH 值下咪唑环迅速关闭，因此具有亲脂性。这些药物具有高度亲脂性，因此中枢神经系统作用起效迅速，分布容积也较大。

药代动力学

根据代谢和血浆清除速度将临床应用的四种苯二氮䓬类药物分为短效（咪达唑仑）、中效（劳拉西泮、替马西泮）及长效（地西泮）（表30-6）。所有苯二氮䓬类药物血浆清除曲线可用二室和三室模型描述。

四种苯二氮䓬类药物的蛋白结合和分布容积无明显差别，但是清除差别巨大。可能影响苯二氮䓬类药物药代动力学的因素有年龄、性别、种族、酶诱导及肝肾疾病。此外，苯二氮䓬类药物的药代动力学还受肥胖影响（见第71章），药物从血浆分布至脂肪组织，故分布容积增加。虽然清除速度未改变，但肥胖患者分布容积增加，药物返回到血浆的速度减慢，导致肥胖患者清除半衰期延长[167]。总体来说，某些人群，如老年人，尽管药代动力学影响轻微，但是对苯二氮䓬类药物较为敏感；因此，应用这些药物时，要将非药代动力学因素考虑在内。

咪达唑仑

口服咪达唑仑可彻底吸收，血浆浓度在 30 ~ 80min 内达到峰值[168]。经消化道和肝显著的首过消除后，生物利用度低于50%[168-169]。静脉给予咪达唑仑分布迅速，分布半衰期为 6 ~ 15min[169]，血浆蛋白结合率高达 94%~98%。

咪达唑仑的肝摄取率较低，仅为 0.30 ~ 0.44，但是高于血浆中未结合的游离形式咪达唑仑的比率[168]。因此，咪达唑仑的蛋白结合率不会限制肝摄取率。咪达唑仑的肝提取率情况决定了它的代谢清除可能受酶活性和肝血流变化的双重影响。

咪达唑仑清除半衰期为 1.7 ~ 3.5h[169-170]。血浆清除速度为 5.8 ~ 9.0ml/(kg·min)，高于其他苯二氮䓬类药物，这是因为咪达唑仑融合的咪唑环在体内迅速氧化，比其他苯二氮䓬类药物二氮卓环亚甲基团的代谢更为迅速[171]。

咪达唑仑的药代动力学受肥胖、年龄（见第71、80章）及肝硬化影响。由于脂溶性高（生理 pH 值内），咪达唑仑选择性分布于脂肪组织，所以肥胖患者清除半衰期延长[167]。习惯性饮酒可加强咪达唑仑的消除[170a]。肝硬化减少咪达唑仑的代谢，进而减慢血浆清除率[172]。

咪达唑仑由 CYP3A4 和 CYP3A5 代谢，主要代谢产物为 1- 羟基咪达唑仑，少部分的代谢产物为 4- 羟基咪达唑仑和 1，4- 羟基咪达唑仑[173-174]。这些代谢产物继而与葡萄糖醛酸结合并排出体外。1- 羟基咪达唑

地西泮　　　劳拉西泮　　　咪达唑仑　　　替马西泮

瑞马唑仑　　　氟马西尼　　　**图30-8**　临床麻醉使用的六种苯二氮䓬类药物的结构

表 30-5 苯二氮草类的理化特性

	地西泮	劳拉西泮	替马西泮	咪达唑仑	瑞马唑仑	氟马西尼
分子量	284.7	321.2	300.7	325.8 (盐酸化，362.2)	439.3 (苯磺酸，597.5)	303.3
pKa	3.4	1.3	1.6,11.7	6.0	5.3	0.86
水中溶解度* (g/L)	0.051	0.12	0.28	0.004 (2.0，pH 1)	0.008 (7.5，pH 1)	0.042
脂溶性 (LogP)	2.801	2.382	2.188	3.798	3.724	2.151

From Saari TI, Uusi-Oukari M, Ahonen J, Olkkola KT: Enhancement of GABAergic activity: neuropharmacological effects of benzodiazepines and therapeutic use in anesthesiology, Pharmacol Rev 63:243-267, 2011.

pKa，解离常数。

* 水中溶解度是指在无缓冲的水中的溶解度，插入成分为在酸性 pH 值中的最大溶解度

表 30-6 苯二氮草类药代动力学参数

	清除半衰期（h）	清除率 [ml/(kg·min)]	Vd(L/kg)	血浆蛋白结合率（%）	研究者（年份）
咪达唑仑	1.7~3.5	5.8~9.0	1.1~1.7	94~98	Dundee 等（1984）
地西泮	20~50	0.2~0.5	0.7~1.7	98~99	Greenblatt 等（1980）
劳拉西泮	11~22	0.8~1.5	0.8~1.3	88~92	Greenblatt 等（1979）
替马西泮	6~8	1.0~1.2	1.3~1.5	96~98	Fraschini 和 Stankov（1993）
瑞马唑仑*	0.4	4,521ml/min	36.4L	NA	Upton 等（2010）
氟马西尼	0.7~1.3	13~17	0.9~1.9	40~50	Klotz 和 Kanto（1998）

From Saari TI, Uusi-Oukari M, Ahonen J, Olkkola KT: Enhancement of GABAergic activity: neuropharmacological effects of benzodiazepines and therapeutic use in anesthesiology, Pharmacol Rev 63:243-267, 2011.

NA, 无可用数据。

* 从羊体内得出的非房室分析

仑与咪达唑仑有相似的镇静作用。代谢产物清除速度较咪达唑仑快，故在肝肾功能正常的患者中影响不大。然而，患者肾功能不全时，主要代谢产物和结合产物可能导致过度镇静[175]。

地西泮

口服地西泮生物利用度近 94%[176]，口服 60min 后达到血浆浓度峰值[177]。地西泮与血浆蛋白结合广泛，分布容积范围是 0.7 ~ 4.7L/kg，血浆清除速度为 0.2 ~ 0.5ml/ (kg·min)[178]。

影响地西泮药代动力学的因素包括肥胖、肝功能和年龄，且年龄影响更为显著。随年龄增长，地西泮清除率显著降低[179]。

地西泮在肝主要由 CYP2C19 和 CYP3A4 代谢。地西泮通过该途径进行 80% 的生物转化[180-182]。一种主要代谢产物为 N- 去甲基地西泮，它与地西泮药效动力学相似，但其消除半衰期长达 200h。N- 去甲基地西泮进一步代谢为奥沙西泮，后者也有药理活性，加强并延长了地西泮的药效。

替马西泮也是地西泮的代谢产物，主要结合成替马西泮葡萄糖醛酸，有一小部分去甲基生成奥沙西泮，进一步结合生成奥沙西泮葡萄糖醛酸[183]。

劳拉西泮

劳拉西泮口服生物利用度高达 90%，口服后近 2h 达到血浆浓度峰值，平均消除半衰期为 15h，范围为 8 ~ 25h[184]。劳拉西泮分布容积较大，为 0.8 ~ 1.7L/kg[185]，与血浆蛋白结合率高（>90%）。

劳拉西泮清除速度为 0.8 ~ 1.8ml/(kg·min)，在肝内结合生成无活性的葡萄糖醛酸，该代谢物为水溶性，可由尿液迅速排出。劳拉西泮的药代动力学不受年龄、性别和肾脏疾病的影响，但其清除速度会因肝功能不

全而减慢[186]。

瑞马唑仑（CNS7056）

瑞马唑仑是一种新型药物，是 GABA$_A$ 受体短效激动剂，与 GABA$_A$ 受体有高亲和力，在血浆中由非特异性酯酶快速降解为羧酸代谢物 CNS7054。将羧酸酯基团融入瑞马唑仑的苯二氮䓬类内核之中，导致该药物容易被非特异性酯酶降解[187]。在羊的前期实验中，瑞马唑仑比咪达唑仑起效时间快、镇静程度深，且恢复更快。在羊的实验中，瑞马唑仑与丙泊酚不同，不会产生剂量依赖性的镇静程度[188]。在人体中，瑞马唑仑消除迅速 [平均消除速度为（70.3±13.9）L/h]，分布容积相对较大 [稳定期分布容积为（34.83±9.4）L]。该药系统清除速度与体重无明显相关性。在人体，该药的镇静程度和持续时间呈剂量相关性[189]。

药效动力学

苯二氮䓬类药物选择性地作用于 GABA$_A$ 受体，GABA$_A$ 受体在 CNS 中介导突触传递的快速抑制。苯二氮䓬类药物通过增强 GABA 活化氯离子通道的开放导致超极化，进而增强对 GABA 的反应。一系列化合物可能是 GABA$_A$ 受体的内源性配体的候选物质（如地西泮结合抑制剂或其他物质）。该领域尚有待研究[190]。

苯二氮䓬类药物的外周结合位点（又称转运蛋白，18kDa 或 TSPO）不与 GABA 受体相连，但是存在于很多组织中，如外周免疫细胞和胃肠道。虽然它们的确切功能和药理学意义仍然存在大部分未知的领域，但是 TSPO 可能与炎症的激活有关[191]。

对中枢神经系统的影响

所有苯二氮䓬类药物都具有催眠、镇静、抗焦虑、遗忘、抗惊厥和中枢性肌肉松弛作用。因为药效动力学方面的差异（例如抗惊厥作用），这些药物的效果和效能各不相同。神经递质 GABA 是一种抑制性神经递质，控制一个氯离子通道的状态。该氯离子通道的激活可以导致超极化状态（在阈电位远端增加膜电位），是 GABA 系统分类为"抑制"的原因。苯二氮䓬类药物与其受体具有高亲和力，这种结合是立体定向的，并且具有饱和性，三种受体激动剂亲和力从高到低（即效能）依次为：劳拉西泮>咪达唑仑>地西泮。咪达唑仑的效能约为地西泮的 3～6 倍，而劳拉西泮为地西泮的 5～10 倍[192]。如前所述，对苯二氮䓬类配体与 GABA$_A$ 受体结合的具体机制已有一定的了解[193-194]。苯二氮䓬类配体与 GABA$_A$ 受体的相互作

用一定程度上可以从生化、分子药理学、遗传突变和临床模式方面进行解释。

GABA$_A$ 各种亚型介导不同作用（遗忘、抗惊厥、抗焦虑和催眠）[194]。GABA$_A$ 受体是由 18 个或 18 个以上亚基构成的五聚体（图 30-9）。不同结合形式的五聚体出现在脑的不同部位；这种多样性可能导致了生理功能和药理的特异性。五聚体的 α 亚基有 6 个异构体（α_1 至 α_6）[186]。镇静、顺行性遗忘及抗惊厥作用由 α_1 亚基介导[194]，而抗焦虑和肌肉松弛作用由 α_2 亚基介导。"苯二氮䓬类受体"在嗅球、大脑皮质、小脑、海马、黑质、下丘脑分布最为密集，在纹状体、脑干下段和脊髓分布较少。脊髓上的苯二氮䓬类受体在镇痛方面有重要作用，但是需要进一步阐明机制[195]。鞘内注射咪达唑仑可降低中间神经元中由 GABA 介导的神经传递的兴奋性，以致降低脊髓背侧角神经元的兴奋性[195]。一篇 meta 分析结果发现，鞘内注射咪达唑仑可辅助围术期镇痛，减少恶心、呕吐的发生率[196]。

苯二氮䓬类药物可剂量相关性地减少 CMRO$_2$。咪达唑仑和地西泮可使 CBF/CMRO$_2$ 比值维持正常[197]。

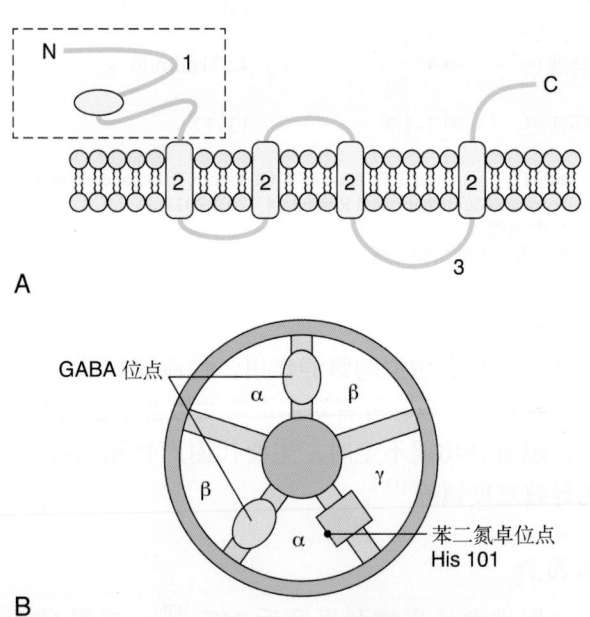

图 30-9 γ-氨基丁酸（GABA）受体示意图
A：GABA 受体亚单位部分嵌入脂质双分子层。1：N-末端位于细胞膜外，此区域主要负责配体结合以及与离子通道的结合，不同的亚基与不同功能性受体结合；2：四个跨膜区域形成的负离子通道，负责疏水性配体结合、离子选择透过性和结合位点；3：跨膜片段 3、4 之间的细胞内节段，是负责调解磷酸化位点和细胞内因子在适当位置结合受体的位置。B：γ-氨基丁酸（GABA）和苯二氮䓬类结合位点形成的五聚体复合物结构示意图 *(From Saari TI, Uusi-Oukari M, Ahonen J, Olkkola KT: Enhancement of GABAergic activity: neuropharmacological effects of benzodiazepines and therapeutic use in anesthesiology, Pharmacol Rev 63:243-267, 2011.)*

咪达唑仑、地西泮和劳拉西泮都能升高局麻药所致癫痫发作的阈值,并降低暴露于致死局麻药剂量中小鼠的死亡率。咪达唑仑通过防止脂质过氧化和线粒体损伤发挥神经保护作用,外周苯二氮䓬类受体与该作用相关[198]。

对呼吸系统的影响

同大多数静脉麻醉药一样,苯二氮䓬类药物可呈剂量依赖性地抑制呼吸中枢。苯二氮䓬类药物通过两种方式影响呼吸。首先,它们对肌张力有影响,从而导致上呼吸道阻塞的危险性增加[199]。其次,它们能够降低 CO_2 通气反应曲线的斜率[200]。另外,镇静剂量的咪达唑仑抑制低氧时的通气反应[201]。

虽然受体不同,但是苯二氮䓬类药物在合用阿片类药物时会协同产生呼吸抑制[202]。老年、消耗性疾病以及其他呼吸抑制药物都可增加苯二氮䓬类药物引起呼吸抑制的发生率和程度。

对心血管系统的影响

下丘脑室旁核是心血管系统维持自律和内分泌平衡的重要场所。室旁核收集传入刺激并调节血容量。延髓腹外侧区是紧张性调节动脉压的主要脑部区域[203]。正常情况下,交感神经系统被抑制,这种抑制取决于 GABA 能信号和一氧化氮[204]。

单独使用苯二氮䓬类药物时,对血流动力学的影响不大,主要的血流动力学变化是由于全身血管阻力降低所引起的动脉压轻度降低。苯二氮䓬类药物可维持血流动力学相对稳定的原因是维持了稳态反射机制,不过有证据表明咪达唑仑和地西泮均可影响压力感受器反射。咪达唑仑和地西泮对血流动力学的影响呈剂量相关性,但是超过某一平台血药浓度后,动脉压变化很小。咪达唑仑和地西泮的平台血药浓度分别为 100ng/ml 和 900ng/ml。苯二氮䓬类药物麻醉诱导后心率、心室充盈压和心排血量不变。地西泮和咪达唑仑可使升高的左室充盈压降低,心排血量增加,产生"硝酸甘油样"作用。咪达唑仑不能阻断气管内插管和手术的应激反应。

药物相互作用

药代动力学方面的相互作用

苯二氮䓬类药物的药代动力学可能受到药物相互作用而影响。细胞色素(CYP)P450 经常参与苯二氮䓬类药物的代谢,因此诱导或者抑制 CYP 功能的药物通常能够导致苯二氮䓬类药物的药代动力学变化。

咪达唑仑的代谢几乎全部由 CYP 系统,特别是 CYP3A4 所介导,因此在使用咪达唑仑时,CYP 介导的药物相互作用是较为常见的。

当咪达唑仑给药时,若同时使用唑类抗真菌药物(以及其他药物),后者可通过抑制 CYP3A 而显著抑制咪达唑仑的代谢[205]。口服咪达唑仑由于首过代谢消除,更容易受到这些抑制剂的影响[206]。

地西泮主要通过 CYP2C19 和 CYP3A4 代谢。不同 CYP2C19 的等位基因活性不同,因而能够产生超速、快速、中等和弱代谢的基因型[207-208]。不同的代谢介导因子对药代动力学和药效动力学的影响也不相同[209-210]。CYP3A4 的强抑制剂对地西泮的药代动力学影响很小[211-212]。CYP2C19 的抑制剂,如奥美拉唑、氟伏沙明、环丙沙星都基本上能够增加地西泮的血浆半衰期[213, 215]。丙磺舒和丙戊酸通过降低劳拉西泮葡萄糖苷酸的形成和清除来影响劳拉西泮的代谢[216-217]。由于瑞马唑仑的代谢无 CYP 依赖性,因此药物相互作用不显著。

药效动力学间的相互作用

所有靶向作用于 CNS 的苯二氮䓬类药物都会与其他靶向作用于 CNS 的药物产生相互作用,特别是抑制中枢神经系统的药物。

在麻醉中,阿片类药物常与苯二氮䓬类药物合用,进而产生协同作用[218]。咪达唑仑和氯胺酮之间是相加作用[219],而硫喷妥钠和咪达唑仑以及丙泊酚和咪达唑仑之间的催眠作用是协同的[20, 220]。

临床应用

术前用药

苯二氮䓬类药物是术前最常用的药物(见第 38 章)。术前使用的目的是抗焦虑、镇静、遗忘、降低迷走和交感张力以及减少 PONV[221]。顺行记忆会受到影响,但是逆行记忆不会受到影响。

地西泮、劳拉西泮和咪达唑仑通过口服或者静脉给药用于术前镇静。咪达唑仑是成人和儿童最常用的术前用药[222]。咪达唑仑对成人的口服用量是 7.5 ~ 15mg,地西泮是 5 ~ 10mg,替马西泮是 10 ~ 20mg[223]。年龄,ASA 分级,焦虑程度和手术时长及类别均影响药物的用量。劳拉西泮最常用于可能发生长期和严重焦虑的手术,如心脏外科手术。通常情况下,术前 2h 口服 2 ~ 4mg 劳拉西泮[224]。

对于儿童患者,咪达唑仑耐受性良好,且有多种剂型可用(某些国家有经鼻给药)。按 0.25mg/kg 剂量给药后 10～20min 可产生镇静和抗焦虑的作用（见第 93 章）。

咪达唑仑在高达 1.0mg/kg（最大 20mg）时对呼吸和氧饱和度的影响很小。

镇静

在小手术和诊断性手术操作时，缓解焦虑并遗忘不良事件是良好镇静的主要目的。适当的镇静能够提高患者的满意度[221]。虽然患者在使用苯二氮䓬类药物期间似乎意识清醒连贯，但是他们都回忆不起来手术的操作和过程[225]。为达到这种效果，苯二氮䓬类药物应该滴定给药，滴定的终点是形成足够的镇静和构音障碍（表 30-7）。咪达唑仑起效较快，给药后 2～3min 内达到峰值效应，地西泮达峰效应时间略长，而劳拉西泮则更长。

药物的作用时间主要取决于所用剂量。虽然咪达唑仑单次注射起效快于地西泮，但两者恢复的速度相似，可能是由于它们早期血药浓度衰减（再分布）方式相似[226]（见图 30-10）。而劳拉西泮镇静，尤其是遗忘作用起效较慢，但作用时间也较前两种苯二氮䓬类药物长[227]。劳拉西泮产生的遗忘作用时间不可预测，当患者需要或希望术后即刻恢复记忆时不宜应用。与其他应用于清醒镇静的镇静催眠药物相比，苯二氮䓬类药物的镇静程度、遗忘的可靠性以及维持呼吸、循环功能方面都较好。咪达唑仑镇静与丙泊酚相比，除丙泊酚苏醒或清醒较快外，两者大体相似。经过培训的非麻醉专业的工作人员使用丙泊酚镇静是安全的。但是，哪些人员能够管理和使用丙泊酚仍存争议。尽管丙泊酚是很好的药物，但是使用丙泊酚的人员必须经过充分的培训，尤其是气管管理方面的培训[228-229]。

与咪达唑仑相比，瑞马唑仑是上消化道内镜操作

中较好的镇静药物，因为其术后的恢复时间短[187, 189]。咪达唑仑应用于区域麻醉和硬膜外麻醉镇静时，应注意监测镇静深度和呼吸功能[230]。

两项研究认为，剖宫产术前单次静脉给予咪达唑仑进行镇静和预防恶心呕吐是安全的，结果表明对 Apgar 评分、神经行为评分、持续的氧饱和或者母亲回忆分娩场景的能力都不会有影响[231]。Nitsun 及同事在搜集的 24h 分泌的乳汁中发现 0.005% 剂量的咪达唑仑可转移到乳汁中[232]。尽管这些研究需被证实，但他们强调了咪达唑仑临床应用对母婴安全的重要性（见 77 章）。

药物长时间镇静，如 ICU 镇静，也可以应用苯二氮䓬类药物。在 2014 年 2 月 1 日的新英格兰医学期刊上设定了 ICU 镇静总标准[121]。长时间输注苯二氮䓬类药物可发生药物蓄积，例如应用咪达唑仑，其活性代谢产物的血药浓度可显著升高。有综述表明应用苯二氮䓬类药物镇静的利弊[233]。主要的优点有遗忘作用、血流动力学稳定；与丙泊酚相比，其缺点是停止输注后有时需较长时间药效方能消失。2013 年，重症监护医学会和美国重症监护医学联合发表修改后的《ICU 成人患者的疼痛、焦虑和谵妄临床实践指南》。该指南建议使用非苯二氮䓬类药物进行镇静可能比使用苯二氮䓬类药物，如咪达唑仑或劳拉西泮进行镇静，更能提高 ICU 机械通气患者的临床预后[234]。为避免药物过量或机械通气时间延长，需要循证改善镇静方法。每天中断镇静对减少 ICU 停留时间和气管插管时间没有作用[235]。

表 30-7　苯二氮䓬类药物静脉应用及剂量

	咪达唑仑	地西泮	劳拉西泮
诱导	0.05～0.15mg/kg	0.3～0.5mg/kg	0.1mg/kg
维持	0.05mg/kg prn 1μg/(kg·min)	0.1mg/kg prn	0.02mg/kg prn
镇静*	0.5～1mg 反复给药 0.07mg/kg 肌内注射	2mg 反复给药	0.25mg 反复给药

From Reves JG, Glass P, Lubarsky DA, et al: Intravenous anesthetics. In Miller RD, Eriksson LI, Fleischer LA, et al, editors: Miller's anesthesia, ed 7. Philadelphia, 2010, Churchill Livingstone, pp 719-768.

* 逐渐增量直至达到所需镇静程度。
prn，根据患者催眠和遗忘的需要

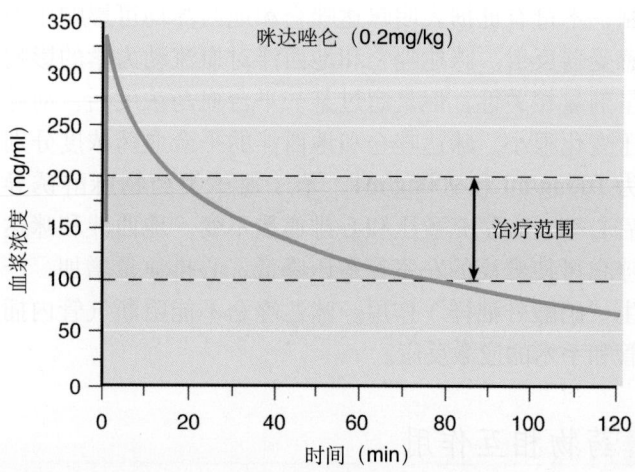

图 30-10　咪达唑仑 0.2mg/kg 诱导剂量时血浆浓度—时间变化的模拟图。手术时产生催眠和遗忘作用所需血浆药物浓度为 100～200ng/ml，血浆浓度低于 50ng/ml 时通常可清醒 *(From Reves JG, Glass P, Lubarsky DA, et al: Intravenous anesthetics. In Miller RD, Eriksson LI, Fleischer LA, et al, editors: Miller's anesthesia, ed 7. Philadelphia, 2010, Churchill Livingstone, pp 719-768.)*

麻醉诱导和维持

苯二氮䓬类药物中的咪达唑仑可用于麻醉诱导。咪达唑仑和其他苯二氮䓬类药物用于全麻诱导时，起效的快慢受许多因素的影响，包括剂量、给药速度、术前给药情况、年龄、ASA 分级及合用的其他麻醉药物。对于术前用药的患者，咪达唑仑的诱导剂量为 0.1 ~ 0.2mg/kg，对于没有术前用药的患者，其剂量增加到 0.3mg/kg，起效时间为 30 ~ 60s。血药浓度和脑电图效应之间的半效时间为 2 ~ 3min [236]。

老年患者咪达唑仑的需要量较年轻人小（图 30-11，见第 80 章）。

与丙泊酚相同，咪达唑仑与其他麻醉药物合用（协同诱导）时可发生协同作用，咪达唑仑与阿片类药物、丙泊酚等其他催眠药合用时可发生协同作用 [20, 52, 238]（图 30-12）。

麻醉苏醒时间与咪达唑仑和其他辅助药物的剂量有关。

苯二氮䓬类药物无镇痛作用，必须与其他麻醉药物合用以提供充分的镇痛；但作为全身麻醉维持用药，苯二氮䓬类药物可提供催眠和遗忘作用。麻醉剂量的咪达唑仑遗忘作用时间约为 1 ~ 2h。

苯二氮䓬类药联合阿片类药物（如芬太尼）或吸入麻醉药物（如挥发性麻醉药物、一氧化氮）使用时，单次以剂量 0.05 ~ 0.15 mg/kg 给药后，以 0.25 ~ 1μg/(kg·min) 的速度输注，血药浓度水平可达到 50 ~ 100ng/ml [239]。这个浓度水平能够使患者保持睡眠和遗忘状态，而且术毕可唤醒。在某些患者或与阿片类药物联合使用时可能需要较小的输注剂量。咪达唑仑、地西泮和劳拉西泮反复单次注射或持续输注也可发生药物蓄积。如果反复注射苯二氮䓬类药物发生蓄积，

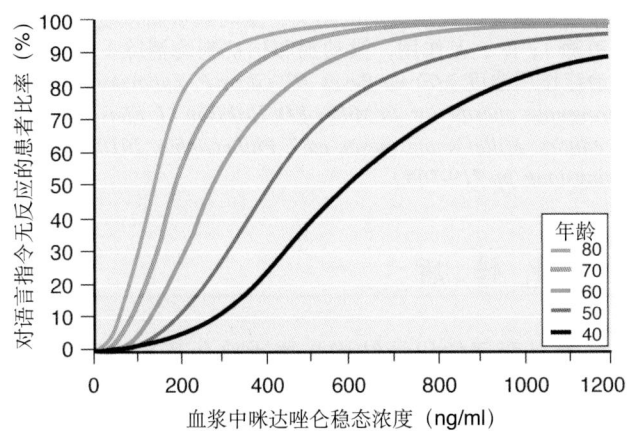

图 30-11 根据咪达唑仑的参数化药代动力学模型模拟的浓度 - 反应曲线示意图 *(Redrawn from Jacobs JR, Reves JG, Marty J, et al: Aging increases pharmacodynamic sensitivity to the hypnotic effects of midazolam, Anesth Analg 80:143-148, 1995.)*

唤醒时间可延长。与地西泮和劳拉西泮相比，咪达唑仑由于时量相关半衰期短，清除率高，使用时顾虑相对较小。瑞马唑仑同样也可能是个较好的选择，它代谢更快，而且在以绵羊为模型的动物实验中，它较咪达唑仑恢复更迅速 [188-189]。

恶心和呕吐的预防

过去数年的很多研究强调了苯二氮䓬类药物，尤其是咪达唑仑，可能对手术后恶心呕吐（PONV）起预防作用（见第 97 章）。Jung 和同事发现中耳手术的女性患者诱导后静脉注射咪达唑仑 0.075mg/kg 可减少 PONV 的发病率，并减少止吐药的需求，而疼痛强度和疲倦与安慰剂组无差别 [240]。此外，咪达唑仑和地塞米松组合用药比咪达唑仑单一用药更能有效地预防 PONV [241]。静脉注射昂丹西琼 4mg 和咪达唑仑 2mg 相比，微创妇产科和泌尿外科手术后 PONV 的发病率无明显差异 [242]。

与安慰剂或者静脉注射地塞米松（0.5mg/kg）相比，静脉注射咪达唑仑 0.05mg/kg 可有效地减少儿童（4 ~ 12 岁）斜视手术后 PONV 的发生（见第 93 章）。单独用咪达唑仑或者联合应用咪达唑仑 - 地塞米松时无一例儿童发生呕吐 [243, 244]。

在 2010 年腹腔镜妇科外科手术患者的双盲、安慰剂对照和三臂临床试验中，Fujii 和其同事比较了咪达唑仑 0.050mg/kg 和 0.075kg/mg 两种剂量对 PONV 的预防效果。两种剂量对 PONV（PONV 发生率分别为 30% 和 27%）的预防效果没有显著差异，但都比安慰剂（PONV 发生率 67%）效果好 [245]。

不良反应和禁忌证

苯二氮䓬类药物很少发生变态反应，也不抑制肾上腺功能。咪达唑仑最主要的问题是呼吸抑制。而劳拉西泮和地西泮除呼吸抑制外，还有静脉刺激症状、血栓性静脉炎，上述问题与水溶性差及必需的溶剂有关 [165]。苯二氮䓬类药物用于镇静或麻醉诱导及维持时，可能发生术后遗忘及镇静作用过深或时间过长，偶尔可抑制呼吸。可用氟马西尼来拮抗其残余作用 [246]。

氟马西尼

氟马西尼（Anexate，Romazicon）是第一个被批准临床使用的苯二氮䓬类受体拮抗剂 [247]。氟马西尼是一种苯二氮䓬类受体的配体，并且亲和力大、特异性高、内在活性低。氟马西尼同激动剂一样也结合

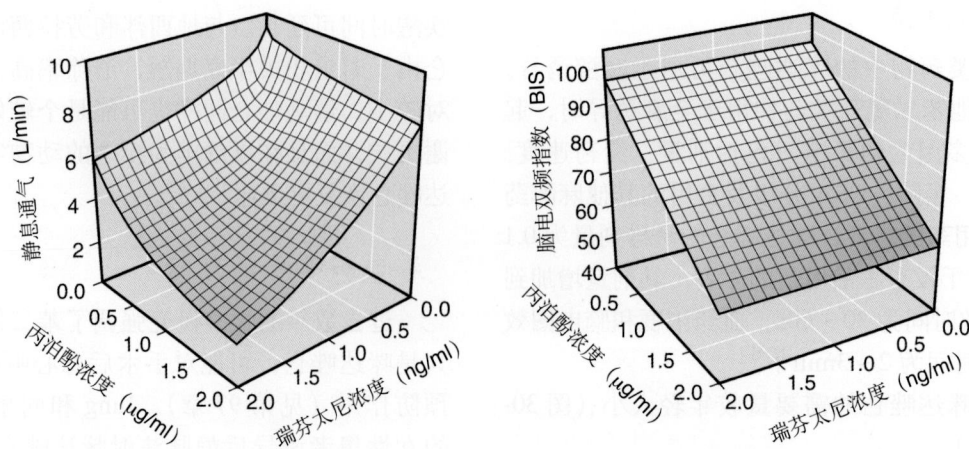

图 30-12 计算机模拟丙泊酚和瑞芬太尼对静息通气和 BIS 相互作用的曲面模型。群体相应曲面模型表明，丙泊酚和瑞芬太尼对呼吸的影响是协同的，而对 BIS 无影响。因为无论丙泊酚的浓度如何，瑞芬太尼对 BIS 都无影响。在此剂量范围内，BIS 随丙泊酚剂量的增加呈线性下降。丙泊酚每增加 1.4μg/ml，BIS 下降 25% (From Nieuwenhuijs DJ, Olofsen E, Romberg RR, et al: Response surface modeling of remifentanil-propofol interaction on cardiorespiratory control and bispectral index, Anesthesiology 98:312-322, 2003.)

苯二氮䓬类受体，与受体的相互作用呈血药浓度依赖性。由于氟马西尼是苯二氮䓬类受体的竞争性拮抗剂，所以其拮抗作用是可逆、可竞争的。在人体内中，氟马西尼内在活性低[248]，对苯二氮䓬类受体激动作用非常弱，明显低于临床应用的激动剂。同所有受体的竞争性拮抗剂一样，氟马西尼并不是替换激动剂，而是在激动剂与受体解离时占领受体。受体配体结合的半衰期仅为数毫秒至数秒，然后立即形成新的配体 - 受体结合物。激动剂或拮抗剂与受体的结合始终处于动态过程。激动剂与全部受体的比值代表其药效，但是拮抗剂可改变其比值，变化的大小取决于拮抗剂的浓度和解离常数。氟马西尼亲和力较高，若剂量足够大，可替换亲和力较弱的激动剂，如地西泮。但氟马西尼代谢清除较快，激动剂占领受体的比例再次增加，可能会发生再次镇静和呼吸抑制（图 30-13）。这种情况在应用氟马西尼拮抗咪达唑仑时出现的可能性较小，因为咪达唑仑代谢清除较其他苯二氮䓬类受体激动剂快。

另一个重要发现是激动剂剂量极大时（如剂量错误或自杀时），小剂量的氟马西尼可减轻中枢神经系统的深度抑制（意识消失、呼吸抑制），这是通过减少激动剂的受体占有率实现的，但不能减小低受体占有率时的效应（催眠、遗忘）。

相反，激动剂剂量较小时，大剂量的氟马西尼几乎可完全逆转激动剂所有的作用。若动物或人体对苯二氮䓬类受体激动剂产生躯体依赖性，氟马西尼可加重戒断症状[249]。但在麻醉时应用氟马西尼拮抗苯二氮䓬类受体激动剂并无大碍。

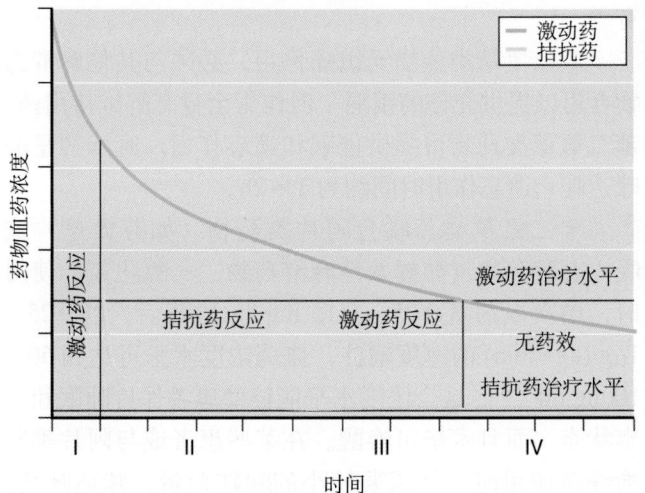

图 30-13 短效拮抗剂与长效激动剂相互作用导致再次镇静的示意图。上面的曲线代表激动剂从血中的清除，下面的曲线代表拮抗剂自血浆的清除。有四种情况：Ⅰ：激动剂作用；Ⅱ：拮抗剂作用（拮抗剂逆转激动剂作用）；Ⅲ：激动剂作用（随着短效拮抗剂的消失，激动剂重新恢复作用或再次镇静）；Ⅳ：无作用，激动剂和拮抗剂均消除（二者均低于治疗作用浓度）(From Reves JG, Glass P, Lubarsky DA, et al: Intravenous anesthetics. In Miller RD, Eriksson LI, Fleischer LA, et al, editors: Miller's anesthesia, ed 7. Philadelphia, 2010, Churchill Livingstone, pp 719-768.)

理 化 性 质

氟马西尼的化学结构与咪达唑仑及其他经典的苯二氮䓬类药物相似，但是苯基被羧基取代（见图 30-8）。性状为无色结晶状粉末，解离常数为 1.7，水溶性较弱，但足以配制成水溶液。其辛醇／水缓冲（pH7.4）分配系数为 14，pH 值 7.4 时为中度脂溶性[250]。

药代动力学

同其他苯二氮䓬类药物一样，氟马西尼在肝代谢，并迅速从血浆清除。已知的代谢产物有三种：N- 去甲基氟马西尼、N- 去甲基氟马西尼酸和氟马西尼酸[251]。这些代谢产物不具备药理活性。尿液中主要的代谢产物为去甲基的自由酸及其葡萄糖醛酸结合产物。氟马西尼代谢快，表 30-5 列举了各种临床情况下的药代动力学情况。其分布容积大，血管外的分散迅速。

与大多数苯二氮䓬类受体激动剂相比，氟马西尼清除较快，清除半衰期短[252]，只有瑞马唑仑比其清除快，清除半衰期短。氟马西尼血浆半衰期约为 1h，在麻醉使用的所有苯二氮䓬类药物中是最短的。氟马西尼从血中清除迅速，接近肝血流量，提示其肝脏清除部分依赖于肝血流。与其他苯二氮䓬类药物相比，氟马西尼未结合的比例较高，血浆蛋白结合率约为40%。随着拮抗剂被清除，如果受体部位残留的激动剂浓度足够高，可能发生再次镇静[253]。为了维持长时间恒定的血药浓度，需反复给药或持续输注。输注速度可为 30 ~ 60μg/min [0.5 ~ 1μg/(kg·min)] [254]。

药效动力学

在无苯二氮䓬类受体激动剂时，氟马西尼几乎无任何中枢神经系统作用。志愿者和患者给予临床剂量氟马西尼对脑电图和脑代谢没有影响。氟马西尼无抗惊厥作用，却可逆转苯二氮䓬类药物对局麻药所致惊厥的拮抗作用[255]。对于苯二氮䓬类药物引起的中枢神经系统抑制的患者，氟马西尼可迅速逆转其意识消失、呼吸抑制、镇静、遗忘及精神运动功能障碍等作用[256]。氟马西尼可以在激动剂给药前、给药期间及给药后应用，以阻断或拮抗激动剂对中枢神经系统的作用。

氟马西尼可成功拮抗苯二氮䓬类药物，如咪达唑仑、地西泮、劳拉西泮和氟硝西泮的作用，也可以拮抗儿童水合氯醛及大麻中毒（见第 95 章）[257-258]、卡马西平和酒精过量[259] 以及抗组胺药物摄入过量[260]的作用。氟马西尼起效迅速，1 ~ 3min 达到最大效应，与 C- 氟马西尼在大脑的出现时间吻合[256]。氟马西尼通过在苯二氮䓬类受体部位替换出激动剂而产生拮抗作用，其起效和作用时间符合质量作用定律。存在激动剂的情况下给予氟马西尼，则对呼吸具有显著的影响，因为其可以拮抗激动剂引起的呼吸抑制作用（例如，给予由咪达唑仑造成呼吸暂停的志愿者）。氟马西尼（1mg）对咪达唑仑（0.13mg/kg）引起的呼吸抑制的拮抗作用可持续 3 ~ 30min。激动剂种类或剂量不同时，氟马西尼对呼吸抑制的拮抗作用持续时间也不同。

静注氟马西尼剂量逐渐增至 3mg 时，对缺血性心脏病患者的心血管参数无明显影响[256, 261]。与纳洛酮拮抗阿片类药物不同，氟马西尼拮抗激动剂时对心血管无影响[262]。氟马西尼确实可拮抗镇静作用，但氟马西尼给药后血中儿茶酚胺水平并不升高[263]，但用药后，患者苏醒加快，可能伴随儿茶酚胺水平的上升[263]。氟马西尼拮抗咪达唑仑的镇静作用，同时也能够恢复减弱的心脏压力反射功能[264]。

在健康的受试者中，氟马西尼并不会改变眼内压，但是在给予咪达唑仑后，氟马西尼能够逆转咪达唑仑造成的眼内压降低（Romazicon package insert; www.fda.gov）。

临床应用和剂量

苯二氮䓬类药物拮抗剂应用（框 30-2）包括诊断性及治疗性逆转苯二氮䓬类受体激动剂的作用。当怀疑苯二氮䓬类药物过量时，氟马西尼可从 0.2 ~ 0.5mg逐渐增加剂量至 2mg。氟马西尼更常用于拮抗苯二氮䓬类药物进行麻醉前用药、持续镇静或全麻后的残余镇静作用，可有效地逆转苯二氮䓬类药物引起的镇静、呼吸抑制和遗忘作用。氟马西尼对激动剂不同作用的拮抗存在差异，较易拮抗苯二氮䓬类受体激动剂的催眠和呼吸抑制作用，对遗忘作用则较差[265-266]。

所需剂量随拮抗的苯二氮䓬类药物的不同而异，拮抗的作用时间取决于激动剂和氟马西尼二者的药代动力学。单次注射氟马西尼拮抗长效苯二氮䓬类药物时，因为其作用时间短，应加强监测。如果使用 1mg氟马西尼恢复清醒后 2h 内，患者并无再次镇静，则以后出现再次镇静的可能性不大。为防止出现再次镇静，可持续输注氟马西尼以拮抗作用时间较长的苯二氮䓬类受体激动剂。氟马西尼的药代动力学特征不随苯二氮䓬类激动剂（地西泮、咪达唑仑、氟硝西泮、劳拉西泮）的变化而变化，反之亦然。

框 30-2　氟马西尼的用法和剂量	
拮抗苯二氮䓬类药物*	0.2mg 反复给药+，最多至 3mg
昏迷的诊断	0.5mg 反复给药，最多至 1mg

From Reves JG, Glass P, Lubarsky DA, et al: Intravenous anesthetics. In Miller RD, Eriksson LI, Fleischer LA, et al, editors: Miller's anesthesia, ed 7. Philadelphia, 2010, Churchill Livingstone, pp 719-768.
* 拮抗每种苯二氮䓬类药物所需的剂量取决于其残余量和种类（即效能越高，所需剂量越大）（见正文）。
+ 应逐渐给药进行拮抗，每 1 ~ 2min 增加 0.2mg，直至达到需要的程度

不良反应和禁忌证

氟马西尼大量口服或静脉给药毒性反应均很少[256]。它没有局部或组织刺激作用，也无组织毒性。同所有苯二氮䓬类药物一样，其安全范围广，甚至高于激动剂，因为它没有显著的中枢神经系统抑制作用。在几个星期或更长时间里，大剂量使用苯二氮䓬类药物的患者中，使用氟马西尼可能会导致出现包括癫痫在内的戒断反应。

苯环己哌啶类（氯胺酮）

历　　史

氯胺酮（Ketalar）于 1962 年由 Stevens 合成，1965 年由 Corssen 和 Domino 首次在人体应用，1970 年投入临床，至今仍在临床中广泛应用。氯胺酮通过 NMDA 受体上的苯环己哌啶（phencyclidine，PCP）位点产生分离性的麻醉效果，这与其他麻醉药物抑制中枢神经系统的机制不同。氯胺酮由二种光学异构体组成：S(+) 氯胺酮和 R（-）氯胺酮。氯胺酮通常不抑制心血管和呼吸系统，但是同其他苯环利定类药物一样，具有一些精神方面的副作用[267]。氯胺酮 S(+)（Ketanest）异构体的镇痛效果更强，为普通氯胺酮的 3 ~ 4 倍，清除率更强，副作用也更少。尽管如此，氯胺酮 S(+) 异构体除了镇痛外，还会产生精神症状、认知障碍、记忆障碍，以及减少反应时间等作用。最近由于氯胺酮对痛觉过敏和阿片类药物耐受的影响、在慢性疼痛中的应用、潜在的神经保护作用、全凭静脉麻醉的普及和 S(+) 氯胺酮的上市（在某些国家）又引起人们对它在全身静脉麻醉中应用的关注[268]。

理 化 性 质

氯胺酮（图 30-14）分子量为 238kD，弱水溶性，为白色结晶盐，解离常数为 7.5。脂溶性为硫喷妥钠的 5 ~ 10 倍。氯胺酮只有 12% 与蛋白质结合。注射后的生物利用率为 93%，而口服后由于其较高的首过代谢作用，生物利用率只有 20%[269]。

药 代 动 力 学

氯胺酮由肝微粒体酶代谢[270-271]。主要的代谢途径为 N- 去甲基化形成去甲基氯胺酮（代谢产物 I），然后羟基化生成羟基去甲基氯胺酮。这些产物与水溶性葡萄糖醛酸衍生物结合，经尿排泄。目前还没有对

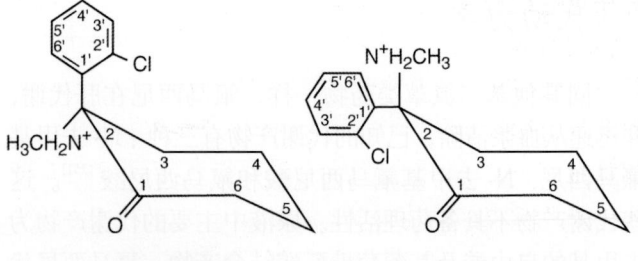

图 30-14 氯胺酮制剂中的立体异构体 *(From Reves JG, Glass P, Lubarsky DA, et al: Intravenous anesthetics. In Miller RD, Eriksson LI, Fleischer LA, et al, editors: Miller's anesthesia, ed 7. Philadelphia, 2010, Churchill Livingstone, pp 719-768.)*

氯胺酮主要代谢产物的活性进行深入的研究，但是去甲基氯胺酮的活性明显低于氯胺酮（20% ~ 30%）。最近更多的去甲基氯胺酮模型表明，它确实有助于延长单次推注或持续输注氯胺酮的镇痛时间，但是这个结论还存在一定的争议[270, 272-273]。与之前报道的不同，S- 去甲氯胺酮对 S(+) 氯胺酮的镇痛作用可能有一定的负面影响，但是对认知损害没有影响。这能够解释氯胺酮终止注射后产生氯胺酮相关的兴奋现象（如痛觉过敏和异常性疼痛）[270, 272-273]。

应用氯胺酮时，单次注射麻醉剂量（2 ~ 2.5mg/kg）、亚麻醉剂量（0.25mg/kg）及持续输注（稳态血浆药物浓度为 2000ng/ml）后的药代动力学都已得到研究。

无论剂量多少，氯胺酮的血浆清除都可用二室模型来描述。表 30-1 为单次注射的药代动力学参数。值得注意的是，快速分布使其具有相对较短的分布半衰期（11 ~ 16min）。脂溶性高导致其分布容积相当大，为 3L/kg[271, 274]。氯胺酮的清除率也相当高，为 890 ~ 1227ml/min，所以消除半衰期较短，只有 2 ~ 3h。氯胺酮体内平均总清除率（1.4L/min）与肝血流量大致相当。低剂量的阿芬太尼能够增加氯胺酮的分布和清除。另外，阿芬太尼还可使氯胺酮在脑的分布增多。当应用靶控输注装置给志愿者输注低剂量氯胺酮时使用 Clements 的药代动力学模型可提供最好的准确性[271]。氯胺酮两种异构体的药代动力学不同。S(+) 氯胺酮的清除率和分布容积均大于 R(-) 氯胺酮。研究发现，靶控输注 S（+）氯胺酮 1h 并联合应用丙泊酚时，S（+）氯胺酮的药代动力学参数准确性提高，其中央室容量显著降低（167 ml/kg）[275]。他们还指出，氯胺酮的清除率并不是正态分布，且与年龄无关。S(+) 氯胺酮对脑电图的抑制作用似乎也强于 R（-）氯胺酮或消旋混合物。氯胺酮给药途径的可选择性越来越多，特别是通过口服和鼻腔喷雾。通

过任意途径摄入都会产生明显的首过代谢。通过口服生物利用度为 20%~30%，通过鼻腔途径约为 40%~50%。在临床和实验研究中注意到，停止给药能够引起痛觉过敏反应[272-274, 276-277]。而且，没有观察到浓度和效应之间的延迟。这表明 S(+)氯胺酮穿过血脑屏障和受体动力学的速度极快。

药效动力学

对中枢神经系统的影响

氯胺酮产生剂量相关的意识消失和镇痛作用。氯胺酮作用于多个受体，包括 NMDA 受体、阿片类受体和单胺能受体。在氯胺酮浓度较高的情况下，σ阿片类受体会受到影响，毒蕈碱受体被阻断，而 GABA 的神经传导反而变得更顺畅。氯胺酮最重要的作用是通过抑制 NMDA 受体介导的谷氨酸进入 GABA 能系统，进而导致皮质和边缘系统的兴奋度改变，最终丧失意识。在脊髓水平，氯胺酮通过 NMDA 受体产生强效镇痛作用，并抑制乙酰胆碱的释放[272-274]。给予氯胺酮后患者处于一种木僵状态，与其他麻醉药物产生的类似正常的睡眠作用不同，这种麻醉状态称为"分离麻醉"。氯胺酮的镇痛作用较强，但是患者可睁眼，并保留多数反射。虽然角膜反射、咳嗽反射和吞咽反射可能都存在，但不一定具有保护作用。氯胺酮麻醉后患者对手术或麻醉没有记忆，但其遗忘作用不如苯二氮䓬类药物。氯胺酮分子量小、pKa 接近生理 pH 值且具有相对高的脂溶性，因此可迅速通过血脑屏障，给药后 30~60s 即可起效。1min 左右可达最大效应。

氯胺酮给药后，瞳孔轻度扩张并可发生眼球震颤。常有流泪和流涎，骨骼肌张力增高，手、腿、躯干和头可有协调但无目的的运动。尽管个体差异较大，但认为全麻所需的最低血药浓度为 0.6~2.0μg/ml，儿童可能略高，为 0.8~4.0μg/ml（参见 93 章）。全麻剂量（2mg/kg）的氯胺酮单次注射，作用可维持 10~15min（图 30-15），对人、地点和时间的定向力可在 15~30min 内完全恢复。S（+）异构体较消旋混合物苏醒更迅速（相差数分钟）[278-279]，这是由于产生相同麻醉作用所需的剂量较小，而且肝生物转化较快（快 10%）。由于氯胺酮血药浓度与中枢神经系统作用相关性良好，所以其作用时间较短可能与其从脑和血中再分布至其他组织有关。

临床上氯胺酮常与苯二氮䓬类药物合用，此时氯胺酮的作用时间可被延长。与苯二氮䓬类药物合用时，S（+）异构体与消旋化合物在给药 30min 清醒程度无差

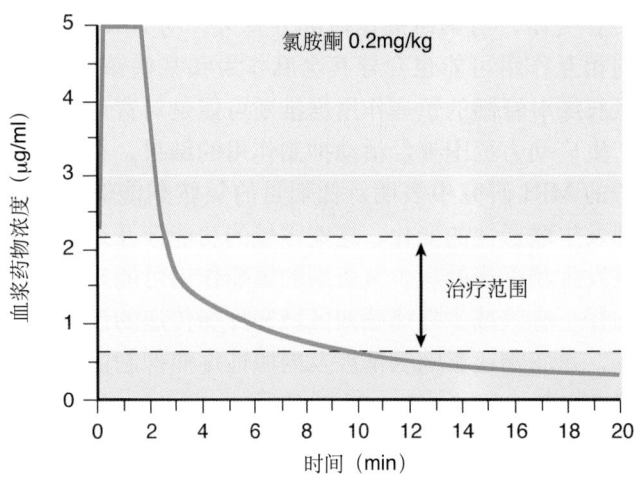

图 30-15 氯胺酮 2.0mg/kg 诱导剂量后血浆浓度时程变化的模拟图。手术时产生催眠和遗忘作用所需血浆药物浓度为 0.7~2.2μg/ml，血浆浓度低于 0.5μg/ml 时通常可清醒 *(From Reves JG, Glass P, Lubarsky DA, et al: Intravenous anesthetics. In Miller RD, Eriksson LI, Fleischer LA, et al, editors: Miller's anesthesia, ed 7. Philadelphia, 2010, Churchill Livingstone, pp 719-768.)*

异，但在 120min 时则前者显著优于后者。氯胺酮产生镇痛作用的血药浓度远低于意识消失所需的浓度。

氯胺酮在术后镇痛中具有重要作用。血药浓度 ≥0.1μg/ml 时可使痛阈升高[276, 280-281]，这意味着氯胺酮全麻术后镇痛的时间相当长，亚麻醉剂量的氯胺酮即可产生镇痛作用。氯胺酮可抑制中枢痛觉敏化，也可减少弱阿片类药物的急性耐受。NMDA 受体在阿片类药物诱导的痛觉过敏和镇痛耐受的过程中至关重要，预防性使用氯胺酮则能预防中枢敏化及阿片类药物诱导的长时间的痛觉过敏。同其他 NMDA 受体拮抗剂一样，氯胺酮能够避免由阿片类药物引起的痛觉过敏[282]。氯胺酮在中枢神经系统的主要作用部位可能是丘脑-新皮质投射系统。药物可选择性抑制皮质（尤其是联络区）及丘脑部分的神经元功能，同时兴奋边缘系统部分，包括海马。此过程使中脑和丘脑区域的非特异性路径产生功能性分裂。氯胺酮作为兴奋性谷氨酸 NMDA 受体的拮抗剂发挥作用。NMDA 受体在颞叶皮质、海马、基底神经节、小脑和脑干高表达，以上部位均显著受氯胺酮影响。

有证据表明，氯胺酮能够抑制内侧延髓网状结构冲动的传递，该部位对于伤害性的情感-情绪冲动从脊髓向更高级的脑部传送过程非常重要。在经历剧烈疼痛的志愿者中，功能磁共振成像（fMRI）研究显示氯胺酮通过降低继发性体感皮质（S2）、岛叶和前扣带皮质的活化对疼痛处理产生剂量依赖效应的影响。氯胺酮可占领脑和脊髓的阿片受体，这可能与其部分镇痛作用有关[283-284]。S(+)异构体可作用于阿片

类 μ 受体，与其镇痛作用部分有关。与 NMDA 受体的相互作用可能也介导其全麻作用和某些镇痛作用。氯胺酮对脊髓的镇痛作用据推断可能是对背角神经元产生广动力范围神经活动抑制作用的结果。在静息状态的 MRI 研究中表明，低剂量的氯胺酮能够诱导脑部发生联通性的变化，这些区域的功能涉及运动、幻觉发生和疼痛处理。氯胺酮的镇痛作用可能来自多种途径：有效减少疼痛感知区域和疼痛传递的连接。此外，氯胺酮还影响脑部涉及内源性疼痛抑制区域的连接 [285-286]。

虽然有些药物已用来拮抗氯胺酮，但还没有特异性的受体拮抗剂可以拮抗氯胺酮所有的中枢神经系统作用。

氯胺酮可增加脑代谢、脑血流和颅内压（见第 70 章）。它具有中枢兴奋作用，脑电图可有广泛的 θ 波活动以及海马癫痫小发作样活动，可使 $CMRO_2$ 增加。氯胺酮引起 CBF 的增加要超过 $CMRO_2$ 的增加。随着脑血流的增加以及交感神经系统反应明显增强，颅内压也增高。硫喷妥钠或地西泮可阻断氯胺酮引起的 $CMRO_2$ 增高和 CBF 的增加。氯胺酮不影响脑血管对 CO_2 的反应性，因此降低 $PaCO_2$ 可减弱氯胺酮引起的颅内压升高。

S(+) 氯胺酮可影响大鼠脑缺血再灌注后 4h 凋亡调节蛋白的表达 [341]。因此，氯胺酮的神经保护作用除了与能减少细胞坏死有关外，还与抗凋亡机制有关。

与此相反，氯胺酮或其他麻醉药物（如丙泊酚和吸入麻醉药）使新生动物的脑组织凋亡加重并且使树突棘的形态发生变化。这一发现已经引起了对新生儿使用氯胺酮的争议。*Anesthesiology* 杂志的一位编辑和美国 FDA 麻醉和生命支持药物顾问委员会提醒大家要根据现有可用数据谨慎改变临床实践（见第 93 章）。

氯胺酮与其他苯环利定类药物一样，在患者麻醉苏醒期有精神方面的不良反应，称作苏醒反应。临床上常表现为梦境、灵魂出窍的经历（一种灵魂飘离躯体的感觉）和幻觉（对真实的外在感觉体验的曲解），严重程度和分级不同。梦境和幻觉可引起兴奋、迷惑、欣快及恐惧。可在苏醒后 1h 内发生，一至数小时后逐渐减弱。氯胺酮这种苏醒反应是继发于氯胺酮对听觉和视觉中继核的抑制，从而对听觉和视觉产生了错误的感受或理解。其发生率范围是 3%～100%。成人单用氯胺酮或主要应用氯胺酮麻醉时，其发生率为 10%～30%。影响苏醒反应发生的因素有：年龄、剂量、性别、精神敏感性及合用的药物。儿童不良的苏醒反应发生率低于成人，男性低于女性。

大剂量或大剂量快速给药都可增高不良反应的发

生率。此外，某些性格类型也易于发生苏醒反应。艾森克人格调查表得分高的患者较易出现苏醒反应，而平时多梦的患者若使用氯胺酮，术后住院时做梦的可能性也较高。许多药物可用来减少氯胺酮术后不良反应的发生，降低其严重程度，其中苯二氮䓬类药物最为有效，可减弱或治疗氯胺酮的苏醒反应。

对呼吸系统的影响

氯胺酮不改变机体对 CO_2 的反应性，可以反映出其对中枢性呼吸动力影响轻微。氯胺酮诱导剂量（2mg/kg）单次静脉注射可使每分通气量一过性（1～3min）降低。大剂量偶尔可致呼吸暂停，但很少见。在 μ- 阿片敲除小鼠的模型中，在脊椎以上水平 S（+）氯胺酮与阿片类受体系统相互作用。该作用导致 S（+）氯胺酮诱导的呼吸抑制和脊髓以上水平的镇痛 [287-288]。若辅助应用镇静药或其他麻醉药则可发生明显的呼吸抑制。氯胺酮可影响儿童的通气功能，尤其是单次给药时。氯胺酮具有舒张支气管平滑肌的作用。对于反应性气道疾病或支气管痉挛的患者，应用氯胺酮可改善肺的顺应性。

氯胺酮与氟烷或恩氟烷同样能有效预防实验诱导产生的支气管痉挛，其作用机制可能是氯胺酮拟交感反应的结果，但研究发现氯胺酮可直接拮抗氯化氨甲酰胆碱及组胺对分离的支气管平滑肌的致痉挛作用。由于氯胺酮具有支气管扩张作用，因此可用于治疗传统疗法无效的哮喘持续状态。呼吸方面潜在的问题是氯胺酮给药后可引起流涎增多，尤其是儿童，该问题可以应用抗胆碱药物（如阿托品或格隆溴铵）进行纠正（见第 93 章）。

对心血管系统的影响

氯胺酮通过双相机制增加动脉压，增快心率和增加心排血量。氯胺酮有直接抑制心脏和负性肌力的作用，但是由于激活交感神经系统而产生间接的激动心脏的作用。氯胺酮能够引起全身性儿茶酚胺的释放，抑制迷走神经，抑制外周神经以及非神经组织（如心肌）摄取去甲肾上腺素，还可抑制交感神经释放去甲肾上腺素 [289]。大剂量使用或重复给药时，突触前儿茶酚胺的储备消耗殆尽，则主要表现为对心脏的抑制作用。小剂量使用氯胺酮，心血管受到刺激，产生心动过速，体循环和肺动脉高压，心排血量增加以及心肌耗氧。氯胺酮的心血管刺激作用通常较为明显，因此，在 S（+）氯胺酮输注结束后，心血管抑制效应会变得更加明显，因为此时心排血量可减少到低于给药前 [272]。S（+）氯胺酮对心血管的刺激作用的特点是达到 243ng/ml 的浓度时，心排血量增加 1L/min[272]，该作用起效快，氯胺酮对心脏作用起效和消失的半衰期为 1~2min。

血流动力学指标升高引起心脏作功和心肌耗氧增加。健康的心脏可通过增加心排血量、降低冠状动脉血管阻力而增加冠状动脉氧供以满足氧耗的需要。先天性心脏病患者氯胺酮麻醉诱导后，分流方向[363]、分流率及全身氧合无显著变化（见第 94 章）。对于肺动脉压升高的患者（如二尖瓣疾病患者及一些先天性心脏病患者），氯胺酮引起肺血管阻力的增加程度明显大于体循环阻力的增高。将氯胺酮直接注入中枢神经系统可立即引起交感神经血流动力学反应。氯胺酮还可使交感神经元释放去甲肾上腺素，这在静脉血中可以检测到。巴比妥类药物、苯二氮䓬类药物及氟哌利多可阻断此作用。氯胺酮造成的中枢性交感神经反应通常要超过其直接的抑制作用。氯胺酮某些外周神经系统的作用对血流动力学的影响不确定。氯胺酮可通过可卡因效应抑制神经元内儿茶酚胺的摄取，也可抑制神经元外去甲肾上腺素的摄取。

心血管系统的兴奋作用并不总是有利的，可使用药物来阻断氯胺酮引起的心动过速和血压升高。最好的方法可能是预先给予苯二氮䓬类药物，适量的地西泮、氟硝西泮及咪达唑仑均能减弱氯胺酮的血流动力学作用。无论同时使用或不使用苯二氮䓬类药物，氯胺酮持续输注技术也可以减弱其引起的心动过速和血压升高。吸入麻醉药和丙泊酚可减弱氯胺酮的血流动力学作用。

临床应用

氯胺酮有许多独特的药理学特点，特别是其易于发生苏醒反应（发生率为 10%~20%），所以并不适合于临床常规应用。不过氯胺酮在麻醉诱导时的拟交感作用和支气管扩张作用使其在麻醉中仍占有一席之地。氯胺酮可用于麻醉前给药、镇静、全麻诱导和维持。小剂量氯胺酮用于预防性镇痛，预防和治疗阿片类药物耐受、痛觉过敏和急性或慢性疼痛越来越受到关注。

麻醉诱导和维持

氯胺酮的心血管刺激作用尤其适合于低血容量、脓毒症时心血管抑制等心血管系统不稳定患者的麻醉诱导。氯胺酮具有支气管扩张和强效镇痛作用，又可使用高浓度氧气，因此特别适合于气道反应性疾病患者的诱导（见第 81 章）。氯胺酮对脓毒性休克患者可

能有利。但如果患者入手术室前因创伤或脓毒症而导致儿茶酚胺储备耗竭，那么氯胺酮则表现出其内在的心肌抑制作用。这些患者即使应用氯胺酮，也不能减少适当的术前准备，包括补足血容量。

其他可以应用氯胺酮麻醉的心脏病是心脏压塞和限制性心包炎。氯胺酮可通过交感兴奋作用维持心率和右房压，因此非常适于此类患者的麻醉诱导和维持。氯胺酮也经常用于先天性心脏病患者，特别是易于发生右向左分流者（见第 94 章）。也有氯胺酮用于恶性高热易感患者的报道。氯胺酮复合丙泊酚或咪达唑仑持续输注可为瓣膜病及缺血性心脏病患者提供满意的心脏手术麻醉。氯胺酮与苯二氮䓬类药物或与苯二氮䓬类药物及舒芬太尼合用可减弱或消除心动过速和高血压，以及术后的精神紊乱。这种给药方法血流动力学波动小、镇痛充分、遗忘作用可靠，而且恢复平稳。丙泊酚联合低剂量氯胺酮作为一个全凭静脉麻醉措施用于非心脏手术患者越来越受到欢迎。这种联合用药的优点是血流动力学稳定及在允许自主通气时产生极少的呼吸抑制。

疼痛管理

术后疼痛是很多患者关心的重要问题，30%~50% 的患者术后镇痛处理不当（见第 98 章）。通过不同途径结合多种镇痛药物的多模式镇痛是管理术后疼痛的较好模式。而氯胺酮作为多模式术后镇痛中的一种药物，越来越多地得到应用。多年来，围术期氯胺酮镇痛的剂量逐步下降，通过术后小剂量使用氯胺酮镇痛，降低了 33% 的镇痛药消耗。数项围术期低剂量应用氯胺酮（20~60mg）的 meta 分析已经完成，表明了阿片类药物的使用减少或镇痛效果的改善以及阿片类药诱导副作用尤其是 PONV 的减少。副作用，尤其是精神方面的副作用极少，特别当同时给予苯二氮䓬类药物时。

氯胺酮对阿片类药物耐受和痛觉过敏的作用及其直接的镇痛作用促进了它在慢性疼痛中的应用。氯胺酮可能在癌性疼痛、慢性中枢和周围神经性疼痛、幻肢痛和肢体缺血性疼痛、纤维肌痛、复杂区域性疼痛综合征、内脏疼痛和偏头痛的治疗中有效。氯胺酮（0.5~1mg/kg）硬膜外腔或骶管给药效果明确。虽然镇痛效果确实，但其安全性还未得到广泛认可。氯胺酮消旋混合物中的防腐剂可能有神经毒性，但目前的研究表明无防腐剂的 S(+) 氯胺酮是安全的。已证实硬膜外使用无防腐剂的 S(+) 氯胺酮对于辅助糖皮质激素治疗慢性腰痛和继发性神经根型颈椎病是安全有效的[290]。因为氯胺酮具有循环系统和呼吸系统的优势，可通过静脉滴注，甚至滴鼻给药，用于四肢骨

折后镇痛。

镇静

常在麻醉前联合使用氯胺酮与巴比妥类药物或苯二氮䓬类药物和止涎剂（格隆溴铵），以便于麻醉管理。麻醉前用药可减少氯胺酮的需要量，止涎剂可减少氯胺酮引起的唾液分泌。氯胺酮可用作成人及儿童区域麻醉的补充或辅助用药，增强主要麻醉形式（局麻）的效果。此外，在急诊科，氯胺酮越来越多地用于时间短且较疼痛的手术，使用剂量为 0.1～0.6mg/kg。如前所述，因为氯胺酮具有镇静和镇痛的双重作用，并且对血流动力学有利，因此氯胺酮可用于 ICU 患者。甚至在保持适当通气时，还可用于头部损伤患者 [291-292]。

氯胺酮尤其适合于手术室外儿科手术的镇静。患儿苏醒的不良反应较成人少，因此，氯胺酮可灵活应用于儿科（见第 93 章）。

剂量与给药途径

氯胺酮可经静脉、肌注、经口、经鼻及直肠给药，无防腐剂的溶液可硬膜外或鞘内给药。临床上绝大多数为经静脉和肌肉（IM）给药，可迅速达到治疗血药浓度。所需剂量取决于欲达到的治疗作用及给药途径。不同治疗目的所需氯胺酮的静脉和肌注推荐剂量见框 30-3。鼻内给药起效时间接近静脉注射给药，口服 3～10mg/kg，可在 20～45min 产生镇静作用。镇静时，氯胺酮肌注剂量为 2～4mg/kg。口服给药剂量范围为 3～10mg/kg，一项研究表明 6mg/kg 的剂量在 20～25min 内达到满意效果，而另有研究表明 10mg/kg 可使 87% 儿童在 45min 内达到镇静效果。

不良反应和禁忌证

氯胺酮的禁忌证与其特殊的药理作用和患者所患疾病有关。ICP 升高且自主呼吸的患者应谨慎使用氯胺酮，因为其可以升高 ICP，有报道其可以导致呼吸暂停。在临床上，对于颅脑损伤患者，无论有无其他创伤，氯胺酮都越来越多地用于紧急气道处理的情况。在这种情况下，目前所知的处理 ICP 升高的方式仍然有效 [291-292]。

在机械通气患者中，因为氯胺酮保留 CBF 对 CO_2 的反应，具有潜在的神经保护效应，因此其用于头部创伤患者的镇静可能是有价值的。开放性眼外伤或其他眼科疾病禁用氯胺酮，因为氯胺酮可导致眼内压升高进而产生有害后果（见第 84 章）。由于氯胺酮引起

框 30-3　氯胺酮的用法及剂量	
全身麻醉诱导	0.5～2mg/kg，IV 4～6mg/kg，IM
全身麻醉维持	0.5～1mg/kg，IV，复合 50%N_2O 15～45μg/(kg·min)，IV，复合 50%～70%N_2O 30～90μg/(kg·min)，IV，不复合 N_2O
镇静和镇痛	0.2～0.8mg/kg，IV，给药时间 2～3min 2～4mg/kg，IM
超前或预防性镇痛	0.15～0.25mg/kg，IV

* 若给予咪达唑仑或硫喷妥钠等辅助用药时，剂量应减少

高血压、心动过速及心肌耗氧量相应增加，禁止其作为单独麻醉药物应用于缺血性心脏病患者。同样，由于氯胺酮可能引起血压突然变化，也不可用于动脉瘤患者。患有精神分裂症等精神疾病、对氯胺酮或同类药物有过不良反应病史者都是氯胺酮的禁忌证。此外，若有其他病因（如震颤性谵妄、可能存在脑外伤等）可能发生术后谵妄时，应慎用氯胺酮，以免氯胺酮引起的拟精神病作用干扰鉴别诊断。

前面提到，氯胺酮或其他 NMDA 受体拮抗剂可加重新生动物脑组织凋亡，但其临床意义尚不清楚。最后，由于氯胺酮的防腐剂氯丁醇具有神经毒性，因此禁止蛛网膜下腔或者硬膜外给药。S(+) 氯胺酮为无防腐剂溶液。椎管内或硬膜外腔使用氯胺酮目前还未被美国食品和药品管理局批准。氯胺酮用于儿童或新生儿的围术期最佳镇痛剂量为 0.5mg/kg（见第 93 章）。对于骶管麻醉，使用氯胺酮和局部麻醉药进行镇痛，能够减少非阿片类镇痛药的使用量，并将镇痛效果由 2.26h 延长至 5.3h [293-297]。

最后，滥用氯胺酮可能会对肝、肾产生毒性。此外，当对 I 型复杂区域性疼痛患者治疗其慢性疼痛时，16d 内 2 次超过 100h 滴注 S(+) 氯胺酮会导致肝毒性的增加 [295, 298-299]。

依托咪酯

历　史

依托咪酯首次报道于 1965 年 [300]，1972 年开始进入临床。依托咪酯特点包括：血流动力学稳定、呼吸抑制小、有脑保护作用、毒性小、药代动力学原因使其单次注射或持续输注后均苏醒迅速。在 20 世纪 70 年代，依托咪酯因为这些良好特性而在临床上广泛用

于麻醉的诱导和维持，以及危重患者长期镇静。但是在 20 世纪 80 年代，一些关于该药单次注射和输注可暂时抑制皮质醇合成的报道减弱了依托咪酯的使用热情[301-302]。由于依托咪酯的该项副作用以及其他的缺点（如注射疼痛、浅表性血栓性静脉炎、肌阵挛、恶心呕吐发生率较高等），有数篇社论对其在现代麻醉中的地位提出了质疑[303-304]。之后，该药的应用明显减少，不过因为重新发现依托咪酯在生理方面的优势及在急诊科与 ICU 的广泛应用，且没有任何关于依托咪酯麻醉诱导或短时间输注引起具有临床意义的肾上腺皮质抑制的新报道，其应用又开始逐渐增加。

理 化 性 质

依托咪酯是咪唑的衍生物，化学名称为 R(+) 戊乙基 -1H- 咪唑 -5 羧化硫酸盐。其化学结构示意图见图 30-16。依托咪酯的 pKa 是 4,2，在生理 pH 条件下是疏水性的。为增加其溶解度，可以于 35% 丙烯乙二醇，或脂质乳剂中配置成 0.2% 的溶液[305]。

药代动力学

已经对依托咪酯单次剂量和持续输注后的药代动力学进行了研究。0.3mg/kg 单次注射后血浆清除的时程变化见图 30-17。以开放的三室模型描述依托咪酯的药代动力学最为合适[306]。

其初始分布半衰期为 2.7min，再分布半衰期为 29min，清除半衰期是 2.9 ~ 5.3h[307]。肝对依托咪酯的清除率较高 [18 ~ 25ml/(kg·min)]，肝摄取率为 0.5±0.9[306]，再分布是单次剂量依托咪酯作用消失的机制，因此肝功能障碍应该不会影响单次诱导剂量的苏醒过程。依托咪酯的蛋白结合率为 75%。

在猪的出血性休克模型中，当平均动脉压降至 50mmHg 时，依托咪酯的药代动力学和药效动力学并不受影响[308]。而在同样动物模型中，其他静脉麻醉药的药代动力学和药效动力学均发生显著变化。依托咪酯在肝硬化患者中的分布容积增加 1 倍，但是其清除率正常，因此其消除半衰期为正常的 2 倍[309]。其初始分布半衰期及临床药效可能不变。年龄增加可使依托咪酯的初始分布容积减少，清除率下降[310]。

依托咪酯较丙泊酚而言，其消除半衰期较短，清除快，因此适合于单次、多次给药或持续输注[311]。然而静脉持续输注仅在依托咪酯进入临床最初十年里使用过，目前普遍认为的肾上腺抑制限制了它的使用。依托咪酯主要在肝代谢，通过酯酶水解为依托咪酯相

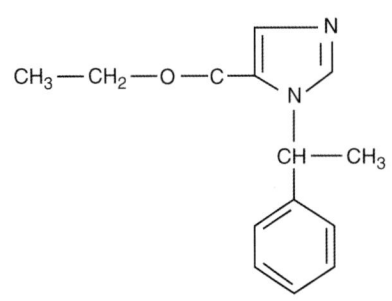

图 30-16 依托咪酯的结构为咪唑类衍生物 *(From Reves JG, Glass P, Lubarsky DA, et al: Intravenous anesthetics. In Miller RD, Eriksson LI, Fleischer LA, et al, editors: Miller's anesthesia, ed 7. Philadelphia, 2010, Churchill Livingstone, pp 719-768.)*

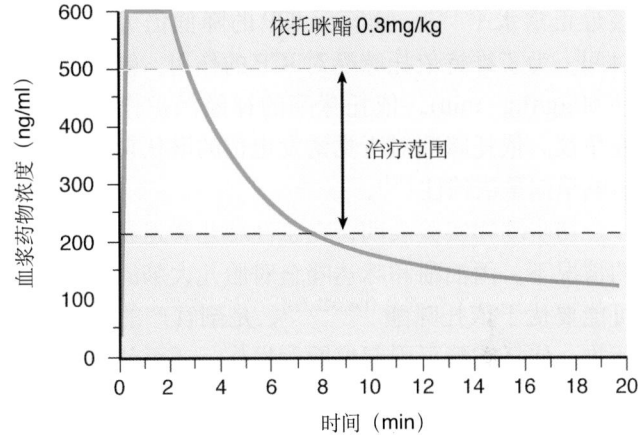

图 30-17 依托咪酯 0.3mg/kg 诱导剂量后血浆浓度时程变化的模拟图。手术时产生催眠所需血浆药物浓度为 300 ~ 500ng/ml，血浆浓度低于 225ng/ml 时通常可清醒 *(From Reves JG, Glass P, Lubarsky DA, et al: Intravenous anesthetics. In Miller RD, Eriksson LI, Fleischer LA, et al, editors: Miller's anesthesia, ed 7. Philadelphia, 2010, Churchill Livingstone, pp 719-768.)*

应的羧酸（主要代谢产物）或去乙醇基团[312]。主要的代谢产物无药理活性。只有 2% 的药物以原形排出，其余以代谢产物形式从肾 (85%) 和胆汁 (13%) 排泄。当病情（如肝、肾疾病）影响血清蛋白时，游离（未结合）药物的比例可发生不同程度的变化，可能使其药理作用增强[313]。

药效动力学

对中枢神经系统的影响

依托咪酯对中枢神经系统的主要作用是通过 GABA$_A$ 受体实现催眠效果[314-315]。正常诱导剂量 (0.3mg/kg) 经过一次臂 - 脑循环即可产生催眠作用。依托咪酯的催眠作用几乎完全是通过 GABA$_A$ 而产生的。该机制包括不同浓度的依托咪酯产生的两种作用。第一个是对 GABA$_A$ 受体的正调制：使用临床剂量的

激动剂后，在依托咪酯的作用下，低剂量的 GABA 激活 GABA$_A$ 受体[317]；第二个作用称为直接激活或者变构激动，在超过临床使用浓度的情况下，依托咪酯能够直接激活 GABA$_A$ 受体[318]。这两种作用表明 GABA$_A$ 受体上存在两个独立的结合位点[315]。GABA$_A$ 受体包含的 β_2 及 β_3 亚基的调节和激活与依托咪酯有关，而 β_1 亚基则不受影响。

依托咪酯 0.2~0.3mg/kg 可使 CBF 减少 34%，CMRO$_2$ 减少 45%，而平均动脉压不变。因此，CPP 可维持正常或升高，脑氧供需比值净增加[319]。当依托咪酯剂量足以引起脑电图暴发抑制时，可使颅内压升高的患者 ICP 急剧下降 50%，使升高的颅内压降到接近正常水平[320]。插管后 ICP 的降低仍可维持一定时间。为了维持依托咪酯对 ICP 的作用，需要快速输注 60μg/(kg·min)。依托咪酯的神经保护作用仍然存在争议。依托咪酯对听觉诱发电位的潜伏期及幅度的影响呈剂量依赖性[321]。

初步动物实验表明，在急性胎儿窘迫和缺氧损伤的情况下，丙泊酚和咪达唑仑对胎儿大脑的保护作用可能要优于依托咪酯[198,322-323]，是剖宫产的首选麻醉药物。依托咪酯可引起惊厥大发作，还可使癫痫灶的脑电活动增强，已经证实该特点可以用于手术消融前的癫痫灶定位[324-325]。单次给药后，BIS 值降低，苏醒过程中可恢复到基线水平[326]。在持续输注期间，BIS 值能够准确判断镇静和催眠深度[327]。

对呼吸系统的影响

依托咪酯与其他麻醉诱导的药物相比对通气影响较小。对健康患者及有气道反应性疾病的患者都不会诱发组胺释放[328]。依托咪酯可抑制对二氧化碳的通气反应，但是在任何给定的二氧化碳张力下，通气的驱动力比等效剂量的美索比妥高[154]。依托咪酯诱导可引起短时间的过度通气，有时随后伴有相似的短时间的呼吸暂停[329]，导致 PaCO$_2$ 轻度升高（±15%），但动脉氧分压（PaO$_2$）不变[330]。依托咪酯对肺血管张力的作用与氯胺酮和丙泊酚相似[441]，即降低乙酰胆碱和血管舒缓激肽对血管松弛剂的影响[331]。

对心血管系统的影响

依托咪酯的血流动力学稳定性与其不影响交感神经系统和压力感受器功能有关[332]。与其他起效迅速的诱导药不同，依托咪酯对心血管功能的影响轻微[333-334]。依托咪酯可用于缺血性心脏病或瓣膜性心脏病患者非心脏手术时的麻醉，也可用于心功能差的患者[335-336]。与丙泊酚相比，患者在接受依托咪酯进行诱导麻醉时，更易发生高血压和心动过速[337]。心肌氧供需比例得以保持[338]。由于依托咪酯无镇痛作用，因而需要复合应用阿片类药物以预防窥喉和气管插管引起的交感神经反射。

在出血性休克方面，用依托咪酯进行麻醉诱导具有一定的优点。与其他药物相比，在猪出血性休克模型中，依托咪酯的药效动力学和药代动力学改变很小[308]。

对内分泌系统的影响

1983 年 Ledingham 和 Watt 回顾性分析了 ICU 的患者在长期接受依托咪酯输注后的死亡率高于长期接受苯二氮䓬类药物的患者，他们认为导致患者死亡率上升的原因可能是继发于依托咪酯长期输注的肾上腺皮质抑制[301]。不久依托咪酯就被证实了具有肾上腺皮质抑制作用[302,339]。

依托咪酯对内分泌系统的特异性作用是可逆性地剂量依赖性抑制 11-β- 羟化酶，导致皮质醇的生物合成减少。11-β- 羟化酶为细胞色素 P450 依赖性，它的阻断可引起盐皮质激素合成减少以及中间产物（11- 去氧皮质酮）增多（图 30-18）。后续的研究表明，依托咪酯的类固醇合成抑制效果比镇静剂效果更好[339-340]。肾上腺皮质抑制的相应依托咪酯浓度（<10ng/ml）比催眠所需的浓度（>200ng/ml）要低得多。肾上腺皮质抑制和催眠所需依托咪酯浓度的不同也许能够解释这两种作用持续时间的差异[57]。

在危重患者中依托咪酯的使用和依托咪酯诱导的肾上腺毒性问题再次引起人们的关注。依托咪酯比其他麻醉药物具有的潜在优势与在脓毒症患者中使用时的安全性之间的冲突是关注的焦点问题。如前所述，依托咪酯可以持续长达 72h 抑制肾上腺皮质类固醇，但是这种抑制效果对临床的影响并不确定[341]。

脓毒症休克的皮质类固醇治疗（the corticosteroid therapy of septic shock，CORTICUS）研究将 500 名脓毒症休克患者随机分组，接受低剂量糖皮质激素、安慰剂的治疗，其中 20% 接受依托咪酯的治疗。研究表明，低剂量的皮质类激素的治疗并未改善长期预后[342]。回顾性分析 CORTICUS 群体表明，在研究前 28d 接受依托咪酯治疗的患者的死亡率更高，且补充类固醇激素并无改善[343-344]。其他旨在研究依托咪酯的死亡率和 ICU 住院时间的关系的调查结果也无明确的结论[345-348]。总之，依托咪酯单次给药对危重患者的影响仍然不明确。

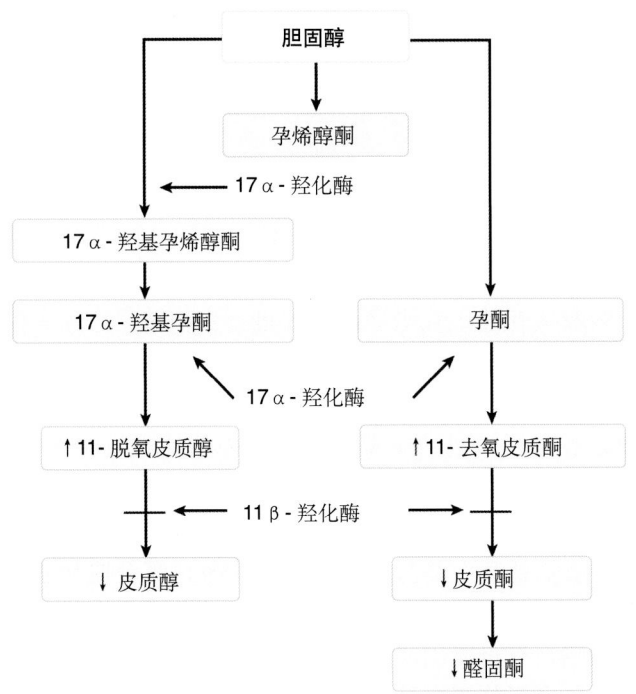

图 30-18　皮质醇和醛固酮的生物合成途径。依托咪酯通过作用于 11- 羟化酶（主要部位）和 17a- 羟化酶（次要部位）影响皮质醇和醛固酮的合成 (From Reves JG, Glass P, Lubarsky DA, et al: Intravenous anesthetics. In Miller RD, Eriksson LI, Fleischer LA, et al, editors: Miller's anesthesia, ed 7. Philadelphia, 2010, Churchill Livingstone, pp 719-768.)

临 床 应 用

麻醉诱导

依托咪酯的诱导剂量为 0.2 ~ 0.6 mg/kg（框 30-4）[349]。术前使用阿片类药物、苯二氮䓬类或巴比妥类药物时，诱导剂量需要减少。常规给药 0.3 mg/kg 后，麻醉出现时间较快（一个臂脑循环）。曾使用依托咪酯的各种输注方案进行麻醉维持或催眠，但从依托咪酯对肾上腺皮质抑制的报道出现后，便不再使用其进行连续输注。

当患者有心血管疾病、反应性气道疾病、颅内高压，或者任何合并疾病要求选用不良反应较少或对机体有利的诱导药物时，最适合选择依托咪酯。在起效迅速的诱导药中，依托咪酯血流动力学的稳定性独树一帜。托咪酯可用于冠状动脉旁路手术或瓣膜手术等有心血管系统损害的患者、需全麻行经皮冠状动脉成形术的患者、主动脉瘤修复术和胸腔手术的麻醉诱导。对于心脏电复律手术，依托咪酯也是一个可以接受的选择，因为其起效迅速、苏醒快、能够维持血流动力学极不稳定患者的血压且可保留自主呼吸[350]。依托咪酯已成功应用于神经外科手术，如巨型动脉瘤切除术，是神经外科手术麻醉诱导过程中的合理选择[351]。

框 30-4　依托咪酯的应用和剂量	
全麻诱导	0.2 ~ 0.6mg/kg 静脉注射
全麻维持	10µg/(kg·min) 静脉注射复合氧化亚氮及阿片类药物
镇静及止痛	由于可抑制肾上腺皮质醇合成，禁止用于长时间镇静

From Reves JG, Glass P, Lubarsky DA, et al: Intravenous anesthetics. In Miller RD, Eriksson LI, Fleischer LA, et al, editors: Miller's anesthesia, ed 7, Philadelphia, 2010, Churchill Livingstone, pp 719-768.
IV, 静脉注射；N₂O，氧化亚氮

此外，依托咪酯被认为是可以降低升高的颅内压，同时能够维持脑灌注压或冠脉灌注压的麻醉药物，这点也很重要。

外伤患者体液容量状态不确定时可用依托咪酯诱导。虽然依托咪酯没有氯胺酮的间接拟交感作用，但也无直接心肌抑制作用，也不干扰对术后谵妄的鉴别诊断。当依托咪酯用于创伤患者时，意识的丧失能够降低肾上腺素的输出，诱导后单独用于控制通气可使前负荷加重程度减轻。虽然依托咪酯诱导的过程并没有直接心血管药物的效果，但是这两个因素可能会引起动脉血压明显降低。

依托咪酯短时间镇静可用于血流动力学不稳定的患者，如心脏复律患者或行短小手术需镇静的急性心肌梗死或不稳定型心绞痛患者[350]。在电惊厥治疗中，依托咪酯引起的惊厥较其他催眠药物持续时间长[352-353]。使用依托咪酯进行诱导是发生苏醒期谵妄的独立风险因素[354]。

肾上腺皮质醇增多症的治疗

依托咪酯在治疗肾上腺皮质醇增多症时有特殊的作用。已被证实是一种有效的肠外治疗方案。在血流动力学不稳定、脓毒血症或精神疾病患者，治疗应该在重症监护条件下进行。

不 良 作 用

虽然依托咪酯诱导时血流动力学稳定、呼吸抑制小，但可引起恶心呕吐、注射痛、肌阵挛性运动及呃逆等副作用。依托咪酯与 PONV 有关。近来投入使用的脂质乳剂依托咪酯引起术后恶心的发生率与丙泊酚相同[356-358]。

脂质乳剂依托咪酯的注射疼痛、血栓性静脉炎和组胺释放的发生率较低[356-358]。在依托咪酯给药前即刻注射利多卡因 20 ~ 40mg 基本上可消除疼痛。

肌肉运动（肌阵挛）和呃逆的发生率各报道差异较大（0～70%），但术前60～90s给予镇静药物如咪达唑仑或小剂量的镁可减少肌阵挛的发生[361-362]。

新型依托咪酯衍生物

依托咪酯是一个众所周知、使用广泛的麻醉诱导药物，其局限性正如之前所提到的，有肾上腺皮质抑制、PONV和肌阵挛。对依托咪酯进行修饰，产生出更好的依托咪酯衍生物会具备更好的效用。

Methoxycarbonyletomidate（MOC）是依托咪酯的衍生物，并迅速代谢成为羧酸化MOC（MOC-ECA）。MOC的效能几乎与依托咪酯相同，麻醉诱导的作用持续时间很短，这是因为其被非特异性酯酶快速代谢。临床前试验表明，MOC不是肾上腺素类固醇合成的抑制剂[363]。Carboetomidate是另外一种衍生物，一个五元吡咯环代替了咪唑。在蝌蚪和大鼠中，Carboetomidate能够有效减少肾上腺抑制作用，Carboetomidate激活$GABA_A$受体而具备潜在的催眠功能，同时还能够把血流动力学的变化降低到最小[364]。

右美托咪定

历　史

α_2-肾上腺素能受体激动剂具有镇静、抗焦虑、催眠、镇痛和交感神经阻滞作用。α_2-肾上腺素能受体激动剂的麻醉作用最早发现于接受可乐定治疗的患者[365]。之后不久发现可乐定能降低氟烷的最低肺泡有效浓度（MAC）[366]。可乐定对α_2受体和α_1受体的选择性比率为220：1，而右美托咪定为1600：1，是选择性较高的α_2-肾上腺素能受体激动剂。它在1999年被美国引进用于临床实践，被FDA批准仅用于机械通气成年ICU患者的短时间镇静（＜24h）。现在右美托咪定已经用于ICU长期镇静和抗焦虑，也可用于ICU外的多种情况，包括手术室里镇静和辅助镇痛，诊断性和操作单元的镇静及其他适应证，如成人和小儿患者戒断/戒毒时的改善措施[367-368]。

理化性质

右美托咪定是美托咪定的右旋异构体，多年来美托咪啶已被兽医用于镇静和止痛[369]。右美托咪定对α_2受体的特异性（α_2/α_1 1600：1）比可乐定（α_2/α_1 220：1）更高，是完全的α_2受体激动剂[370]。pKa值为7.1。

右美托咪定属于咪唑类的α_2受体激动剂亚属，与可乐定类似，其结构见图30-19。在水中完全溶解，100μg/ml右美托咪定和9mg/ml Nacl水溶液混合可配成透明等渗溶液。

代谢及药代动力学

右美托咪定几乎全部需要进行生物转化，仅有极少量药物原型通过尿液和粪便排出。其生物转化途径包括直接葡萄糖醛酸化以及细胞色素P450介导的代谢。右美托咪定的主要代谢途径包括通过直接N-葡萄糖醛酸化转化为无活性代谢产物、CYP2A6介导的羟基化以及N-甲基化。

右美托咪定的蛋白结合率为94%，其全血和血浆的药物浓度比值为0.66。右旋美托咪定对心血管系统有影响，有可能引起心动过缓、一过性高血压及低血压，并可影响其自身的药代动力学。右美托咪定大剂量时可引起显著的血管收缩，导致药物分布容积减少。其药代动力学基本上为非线性[371]。对志愿者的研究发现以三室模型描述其药代动力学最佳（见表30-1）。

在肝损伤程度不同（Child-Puge分级A、B、C）的受试者中发现，右美托咪定的清除率较正常人要低。不同程度（轻微、中等、严重）肝损伤患者的右美托咪定平均清除率分别为正常人的74%、64%以及53%。

其药代动力学参数不受肾衰竭（肌酐清除率＜30ml/min）或年龄的影响。严重肾病患者体内右美托咪定与血浆蛋白的结合程度较低，使其具有更强的镇静作用。右美托咪定清除率与身高有关[371, 372]。右美托咪定的消除半衰期为2～3h，输注10min后的时量相关半衰期为4min，输注8h为250min。患者术后应用右美托咪定镇静，其药代动力学与志愿者相似[373]。暂未发现临床相关的细胞色素P450介导的药物相互作用。

药　理　学

右美托咪定非选择性地作用于膜结合G蛋白偶联α_2肾上腺素受体。细胞内途径包括腺苷酸环化酶

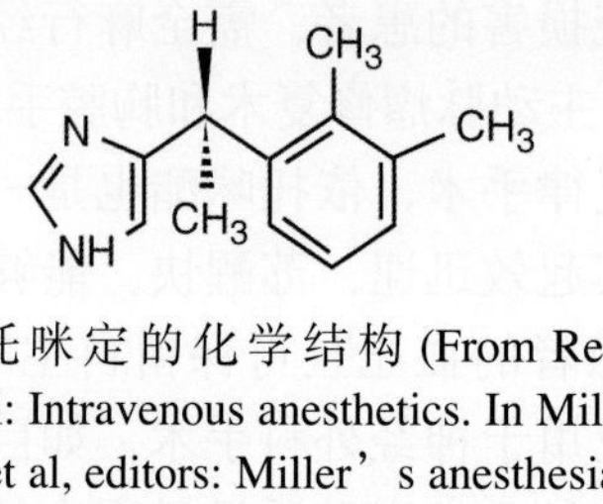

图30-19　右美托咪定的化学结构 (From Reves JG, Glass P, Lubarsky DA, et al: Intravenous anesthetics. In Miller RD, Eriksson LI, Fleischer LA, et al, editors: Miller's anesthesia, ed 7. Philadelphia, 2010, Churchill Livingstone, pp 719-768.)

的抑制和钙、钾离子通道的调节。人类已被描述三种亚型的 α_2 肾上腺素受体：α_{2A}，α_{2B}，和 α_{2C}（见图 30-20）[374]。α_{2A} 肾上腺素受体主要分布在外周，而 α_{2B} 和 α_{2C} 分布在脑和脊髓。在外周血管中位于突触后的 α_2 肾上腺素受体引起血管收缩，而突触前的 α_2 肾上腺素受体抑制去甲肾上腺素释放，可减弱血管收缩。α_2 肾上腺素受体激动剂的总反应与中枢神经系统和脊髓的 α_2 肾上腺素受体兴奋有关。这些受体都参与了 α_2 肾上腺素受体的交感抑制、镇静和抗伤害作用[375]。α_2 受体激动剂的优势在于，其效应可以被其拮抗剂所中和（例如阿替美唑）[376]。目前阿替美唑尚未被批准用于人类。

对中枢神经系统的影响

镇静　α_2 受体激动剂作用于蓝斑的 α_2 受体产生镇静催眠作用，还通过作用于蓝斑和脊髓内的 α_2 受体产生镇痛作用[377]。右美托咪定可减少蓝斑投射到腹外侧视前核的活动，因而使结节乳头核的 GABA 能神经递质和促生长激素神经肽释放增加，从而使皮质和皮质下投射区组胺的释放减少[378]。α_2 受体激动剂可抑制 L 及 P 型钙通道的离子电导，增强电压门控钙离子激活的钾通道电导。右美托咪定的镇静作用与其他作用于 GABA 系统的镇静药物（丙泊酚和苯二氮䓬类）不同。α_2 受体激动剂通过内源性睡眠促进作用途径发挥镇静作用，从而形成自然的睡眠模式（图 30-21）[379]。患者非常容易唤醒，并在气管插管过程中能接受并配合指令。如果无干扰，患者马上进入睡眠状态[380]。这个特点使其可安全地进行"每天唤醒"试验。这种重要的试验——ICU 机械通气患者撤除所有镇静药以评价其精神状态并进行滴定镇静——可缩短患者机械通气时间和 ICU 滞留时间[381-382]。与丙泊酚、劳拉西泮以及咪达唑仑相比，右美托咪定作为镇静药会显著降低 ICU 患者的谵妄发生率[383-384]。

镇痛　右美托咪定的镇痛作用是通过激活背侧角 α_{2C} 和 α_{2A} 受体，减少前痛传递分子、P 物质、谷氨酸的分泌以及中间神经元的超极化，从而直接抑制痛觉传递[385]。在手术中和手术后全身给予右美托咪定能够减少阿片类药物使用[386]。这种效应对于术后易出现呼吸停止或通气不足的患者有利，例如进行外科减重手术的患者[387]。在术后 ICU，与接受安慰剂的患者相比，接受右美托咪定输注的患者所需镇痛药物减少了 50%[380]。在全身麻醉时，右美托咪定能够降低吸入麻醉药物的最低肺泡有效浓度（MAC）[388-389]。

类似于可乐定，右美托咪定作为中枢和外周神经阻滞的辅助用药被频繁使用。在儿童腹股沟疝修补术

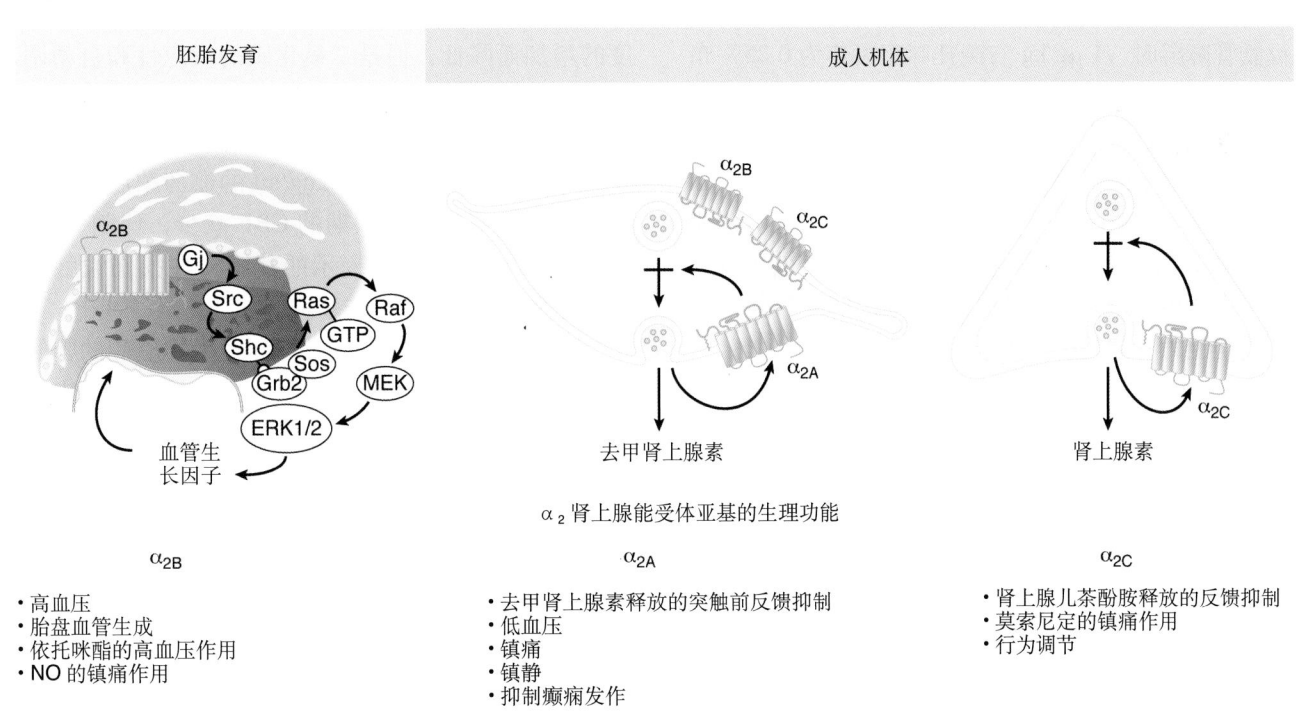

图 30-20　α_2 肾上腺素受体的不同生理功能。该图上部分描述了 3 种 α_2 受体亚型在调节外周或中枢成年神经细胞去甲肾上腺素和肾上腺素的释放过程中具有突触前抑制反馈受体的作用。肾上腺也可见到负反馈环。在胎儿发育期间，α_{2B} 受体参与胎盘血管系统的发育。该图下部分列出了一系列与 α_2 肾上腺素受体相关的生理功能 *(From Paris A, Tonner PH: Dexmedetomidine in anaesthesia, Curr Opin Anaesthesiol 18:412-418, 2005.)*

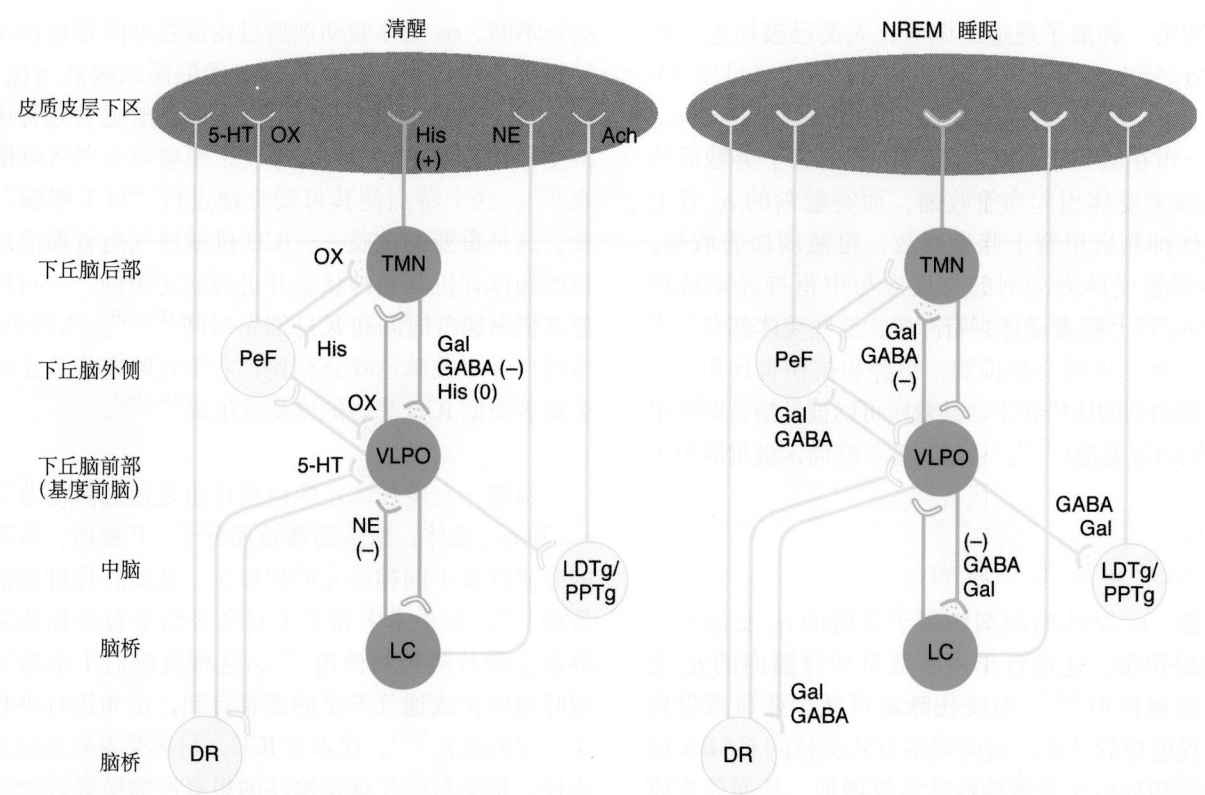

图 30-21　右旋美托咪可诱导非快动眼睡眠模型（NREM）。右美托咪定（右图）对蓝斑（LC）的刺激解除了 LC 对腹外侧视前核（VLPO）的抑制。随后 VLPO 释放 γ- 氨基丁酸（GABA）到结节核。这抑制了促进前脑皮层觉醒的组胺的释放，诱导意识丧失。Ach：乙酰胆碱；DR：背缝神经核；Gal：甘丙肽；His：组胺；5-HT：5- 羟色胺；LDTg：被盖背外侧核；OX：下视丘分泌素；PeF：穿隆周区；PPTg：脚桥核 *(From Ebert T, Maze M: Dexmedetomidine: another arrow for the clinician's quiver, Anesthesiology 101:569-570, 2004.)*

中行骶管麻醉时，1 μg/kg 右美托咪定可作为 0.25% 布比卡因（1ml/kg）的辅助用药，可达到降低对疝囊牵拉的反应以及延长术后镇痛的作用[390]。已经在志愿者中研究了右美托咪定作为尺神经阻滞[391]和胫神经阻滞[392]麻醉药罗哌卡因的辅助用药的情况。这两项研究发现右美托咪定能够增强和延长感觉阻滞效果。这种效应可能由延长无髓 C 纤维（感觉）以及少量 A 纤维（运动能力）的超极化引起。

对中枢神经系统的保护作用和对中枢神经系统的其他影响　中枢神经系统的保护作用尚未完全确定。在不完全脑缺血再灌注的动物模型中，右美托咪定可减少脑组织坏死，改善神经系统预后。目前普遍认同的观点是右美托咪定减少损伤时颅内儿茶酚胺外流。神经保护作用可能是调节凋亡前蛋白和抗凋亡蛋白的结果[393]。损伤期间兴奋性神经递质谷氨酸盐的减少也可能解释一些保护效应[394]。

右美托咪定对接受经蝶垂体切除的患者腰椎脑脊液的压力无影响[395]。在其他的研究中，经多普勒成像测量表明，大脑中动脉血流速度随着右美托咪定浓度的增加而降低，但是二氧化碳的反应性和自动调节功能不变[396-397]。脑血流的降低并不伴随 $CRMO_2$ 的减少。最近，在一个有 6 名志愿者的研究中，给予右美托咪定达到 0.6ng/ml 和 1.2ng/ml 的血药浓度（不管有无过度通气）产生了预期的 CBF 减少，伴随 $CRMO_2$ 的下降[398]。这项研究提示的其维持在损伤大脑中供氧 - 需氧关系有待进一步研究。

右美托咪定已被用在进行神经生物监测的神经外科手术中（见第 70 章）。术中用右美托咪定对皮质诱发电位的振幅和潜伏期的影响很小。右美托咪定也适用于手术治疗癫痫发作患者麻醉的辅助用药，因为右美托咪定并不会减弱病灶的癫痫活动[399]。

对呼吸系统的影响

右美托咪定在血药浓度达到具有明显镇静作用时，可使有自主呼吸志愿者的每分通气量减少，但动脉氧合、pH 及二氧化碳通气反应曲线的斜率没有改变[332]。在比较瑞芬太尼与右美托咪定对健康志愿者呼吸参数影响的一项研究中，即使应用使志愿者达到对强烈刺激都无反应的剂量，高碳酸通气反应也不受影响[400]。

右美托咪定也显示出高碳酸血症刺激现象，这是正常睡眠中的现象。

对心血管系统的影响

Ebert 等对志愿者进行了设计巧妙的实验，应用靶控输注系统提高右美托咪定的血药浓度（0.7～15ng/ml）（图 30-22）[332]。最低的两个血药浓度可使平均动脉压降低 13%，然后逐渐升高 12%。随着右美托咪定血药浓度的升高，心率（最大值 29%）和心排血量（35%）进行性下降[332]。在临床 III 期试验中，右美托咪定引起血流动力学的不良反应为：低血压（30%），高血压（12%）和心动过缓（9%）[369]。给药初期血压升高可能是由于右美托咪定作用于外周 α_2 受体所致。低血压和心动过缓可能是由于静脉注射了"单次注射量"引起的。若不给予单次注射量或者给药剂量小于 0.4μg/kg 则会减少低血压的发生。"单次注射量"给药时间超过 20min 时，高血压也会有所缓解[401]。静脉

或肌注给药后，右美托咪定能够引起小部分患者发生严重的心动过缓，偶尔并发窦性停搏。通常情况下，这些问题可以自动缓解，或者容易通过抗胆碱药物纠正，预后良好。当右美托咪定停止给药后（即使使用时间超过 24h），也不会发生反弹作用[402]。可乐定和右美托咪定都可以减少围术期耗氧量和钝化手术期间交感反应，并可以改善心脏预后[403-404]。但是，仍然需要更多的研究来确定右美托咪定是否可以降低心肌缺血的风险。

临床应用

右美托咪定在 ICU 被批准用于气管插管成年患者的短期镇静。因其良好的抗焦虑、镇静、镇痛、抗交感和极小的呼吸抑制等有益作用，也被用于其他各种临床情况。右美托咪定已用于成人和小儿患者的放射学检查和有创检查的镇静。两项研究报道了与咪达唑

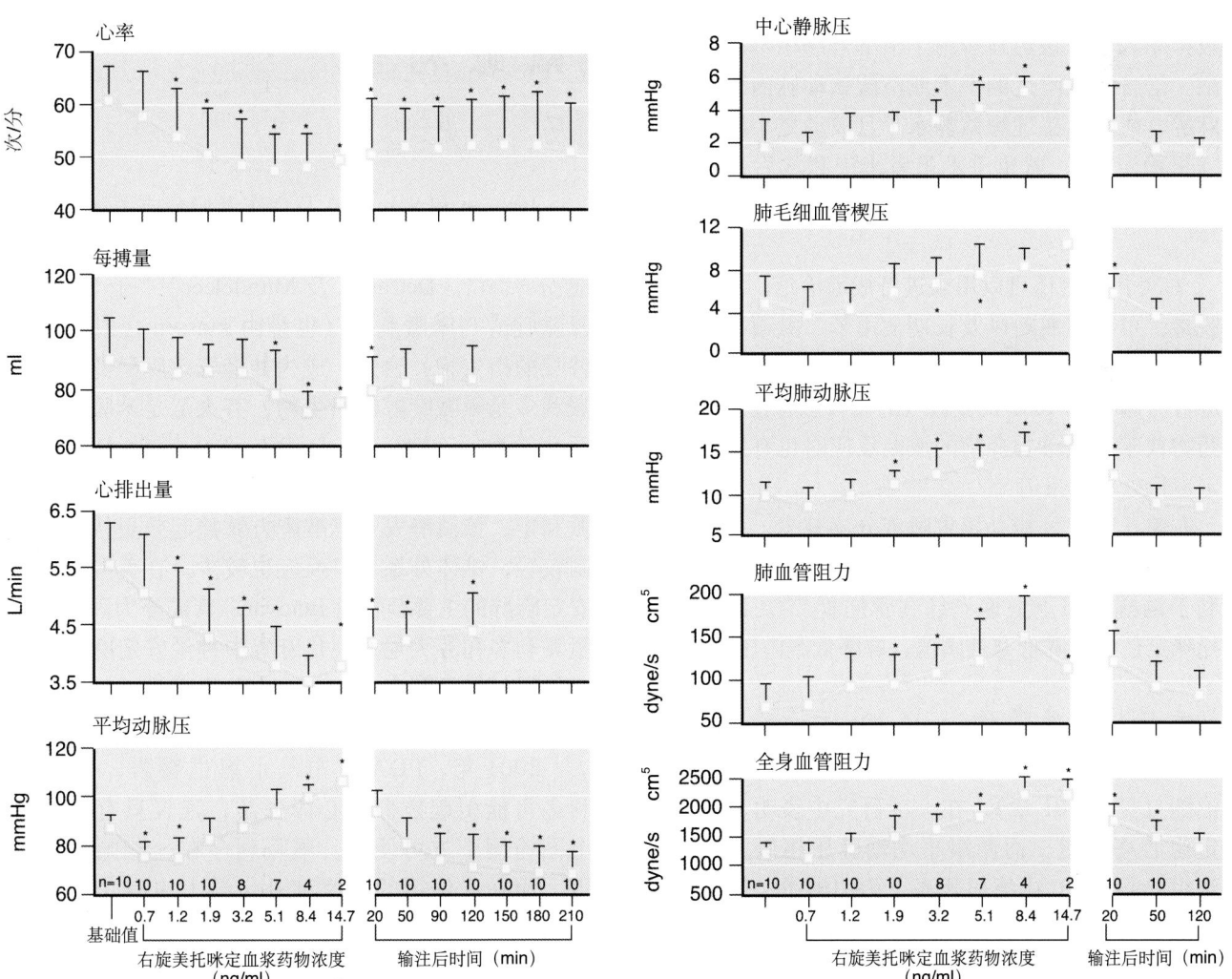

图 30-22 右美托咪定不断升高的血浆药物浓度的影响 (From Reves JG, Glass P, Lubarsky DA, et al: Intravenous anesthetics. In Miller RD, Eriksson LI, Fleischer LA, et al, editors: Miller's anesthesia, ed 7. Philadelphia, 2010, Churchill Livingstone, pp 719-768.)

仑或丙泊酚相比，右美托咪定成功应用于 140 例 1～7 岁的儿童 MRI 扫描时的镇静 [405]。

右美托咪定作为麻醉前用药，静脉剂量为 0.33～0.67μg/kg，于手术前 15min 给药可有效地降低低血压和心动过缓等心血管不良反应的发生 [389]。在经鼻或口腔给药时，右美托咪定具有较高的生物利用度。这大幅提高了幼儿的依从性和吸收。术前剂量 3～4μg/(kg·h) 时是安全有效的。

一项研究比较了 40 例患者局部麻醉或区域阻滞下应用右美托咪定或丙泊酚作为镇静药的效能，结果右美托咪定（1μg/kg，静脉注射时间超过 10min）用于术中镇静的起效慢于丙泊酚 [75μg/(kg·min)，持续 10min]，但是两者达到相同镇静程度时，对呼吸循环的影响相似。右美托咪定术中维持 BIS 指数在 70～80 之间的平均输注速度为 0.7μg/(kg·min)。停止输注后，右美托咪定镇静时间较长，血压恢复也较慢。右美托咪定也能产生深度镇静，当其浓度为正常镇静浓度的 10 倍时，可作为静脉麻醉药使用 [406]。右美托咪定的这些特点，加之深度镇静情况下患者配合良好，且对呼吸抑制轻微，该药适合用于清醒开颅手术、深部脑刺激、语言区域附近的手术或清醒颈动脉内膜剥除术的麻醉，能够维持理想镇静水平且波动更小和血流动力学更稳定 [396]。减重手术患者术中和术后易出现呼吸抑制，右美托咪定节省阿片类麻醉药的效果非常有益 [387]。

右美托咪定还可以用来进行戒毒治疗。急速阿片类脱毒、可卡因戒断以及长期使用苯二氮䓬类药物和阿片类药物镇静引起的医源性问题都可以用右美托咪定进行治疗 [407]。ICU 机械通气的儿科患者在出现阿片类药物或苯二氮䓬类药物的戒断反应时也有用右美托咪定进行处理的报道 [408]。

右美托咪定可能会导致唾液分泌减少，患者会感觉到口干。加之其对呼吸系统的影响很小，这种作用有利于清醒状态下快速光纤气管插管 [409]。此外，右美托咪定还能够降低寒战阈值，并降低眼内压 [410]。

重症监护治疗病房

右美托咪定用于术后机械通气患者镇静时优于丙泊酚（见第 101 章）。在一项研究中表明，右美托咪定组心率较慢，而两组平均动脉压相似。右美托咪定组 PaO_2/FiO_2 比值显著高于丙泊酚组。停止输注后两组拔管时间相似，均为 28min。右美托咪定组的患者对在 ICU 的回忆较多，但总体上这段记忆都是愉悦的 [411]。几项研究已经确认与丙泊酚或苯二氮䓬类药物相比，右美托咪定镇静可减少阿片类药物的用

量（超过 50%）。很多研究发现右美托咪定用于镇静时，停药后血流动力学更稳定，这对心肌缺血风险较高的患者显然是有益的 [412]。ICU 镇静时，负荷剂量为 0.5～1.0μg/kg。不给予负荷剂量或减小剂量可减少严重心动过缓和其他血流动力学紊乱的发生。0.1～1μg/(kg·h) 速度输注通常可维持充分的镇静。

谵妄是延长 ICU 滞留时间和死亡率增加的危险因子 [413]，在一项双盲随机对照试验中，右美托咪定与劳拉西泮用于机械通气患者的镇静，结果发现，与劳拉西泮相比，右美托咪定组具有更长时间的存活率，并且无谵妄或昏迷，适宜镇静水平维持时间更长 [383]。与咪达唑仑和丙泊酚相比，右美托咪定组患者能更好地表述疼痛 [381]。

右美托咪定的独特特征（即：提供充分的镇静而呼吸抑制轻微）使这个 α_2 肾上腺素受体激动剂能被用于患者脱离呼吸机 [414] 时的镇静。右美托咪定经 FDA 批准的给药维持时间为小于或等于 24h，但已经有多项研究表明长期给药（甚至多于 30d）的安全性 [384]。

氟哌利多

历 史

Janssen 和 Schnabel 及合作者们合成了第一个丁酰苯化合物——氟哌啶醇，成为神经安定麻醉中的主要成分 [295, 298]。DeCastro 及 Mundeleer [553] 于 1959 年将氟哌啶醇与苯哌利定（也是由 Janssen 合成的一个哌替啶的衍生物）合用，成为神经安定麻醉的先驱。氟哌利多是氟哌啶醇的衍生物，芬太尼是苯哌利定的同源化合物，两者均由 Janssen 合成 [414a]；DeCastro 及 Mundeleer 将两者组合，发现效果优于氟哌啶醇和苯哌利定。该镇静安定麻醉配方镇痛起效更快，呼吸抑制较轻，锥体外系不良反应也较少。在美国用于神经安定麻醉的主要药物是 Innovar，其成分为固定比例的氟哌利多和芬太尼。现代麻醉中神经安定麻醉几乎不再使用。氟哌利多在麻醉中主要用于止吐、镇静和抗瘙痒。

2001 年，FDA 发布一个黑框警告，警告氟哌利多可能引起致命的心律失常，建议只有在持续心电图监测下方可使用。氟哌利多在一些国家已经停用，而在未停用的国家其外包装上也有关于可能发生致命心律失常的措辞严厉的警告，因此氟哌利多应用下降得非常厉害。很多杂志社论、文章及来信都对小剂量氟哌利多是否能引起 QT 间期延长、心律失常以及死亡提出质疑，并且对相关的病例进行

了回顾[295, 415-419]。在欧洲，25 个拥有欧洲麻醉学会理事会成员的国家中有 19 个报道了预防 PONV 的氟哌利多剂量为 0.5 ～ 2.5mg。尽管 FDA 进行了警告，但是在 2007 年，一个国际共识推荐其作为一线止吐药使用[295, 420]。

氟哌利多是一种丁酰苯类药物，是吩噻嗪类的氟化衍生物（图 30-23）[345]。丁酰苯类药物具有中枢神经系统抑制作用，特点是明显的宁静和木僵状态。丁酰苯类药物是强效止吐药。氟哌利多则是强效的丁酰苯类药物，与同类的其他药物一样，它在中枢的作用部位与多巴胺、去甲肾上腺素及 5- 羟色胺相同[295]。丁酰苯类药物可能通过占领突触后膜的 GABA 受体，减少突触传递，导致多巴胺在突触间裂隙堆积。特别是氟哌利多可引起 GABA$_A$ 受体的 α_1、β_1 和 γ_2 亚基的亚极量抑制和 $\alpha2$ 乙酰胆碱受体的完全抑制。氟哌利多引起焦虑、烦躁不安和多动可能与 GABA 受体的亚极量抑制有关[295, 421]。可能发生多巴胺和乙酰胆碱的失衡，从而可引起中枢神经系统正常信号的传导发生变化。化学感受器触发区是呕吐中枢，"红色"的星状细胞将神经安定药物分子从毛细血管转运至化学感受器触发区的多巴胺能突触，进而占据 GABA 受体，这可能是氟哌利多的止吐作用机制。

药代动力学

氟哌利多在肝进行生物转化，生成两种主要代谢产物，其血浆消除可用二室模型描述。其药代动力学见表 30-1[295, 422]。

药效动力学

对中枢神经系统的影响

还没有关于神经安定麻醉药对人体脑血流和 CMRO$_2$ 影响的研究。氟哌利多可使犬脑血管显著收缩，脑血流减少 40%。氟哌利多不会引起 CMRO$_2$ 的明显变化。清醒患者的脑电图常显示频率下降，偶尔

可减慢。用于预防呕吐的小剂量氟哌利多导致门诊患者出院时的平衡障碍。氟哌利多可引起锥体外系症状，加重帕金森病的病情，因此，对于此类退行性病变患者要谨慎用药。极罕见的情况下，可诱发恶性神经安定综合征。

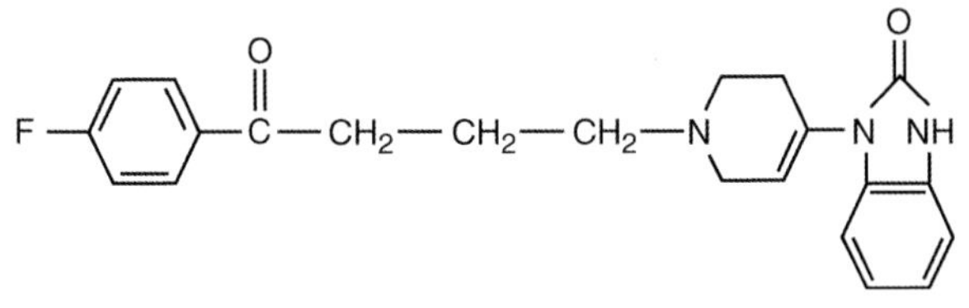

对呼吸系统的影响

氟哌利多单独应用时对呼吸系统影响轻微。氟哌利多（0.044mg/kg）可使外科患者呼吸次数略减少，静脉注射（3mg）对志愿者的潮气量无明显影响。关于呼吸系统方面尚无更详细的研究。

对心血管系统的影响

同大多数抗精神病药物一样，氟哌利多可延长心肌复极化过程，引起 QT 间期延长、诱发尖端扭转型室性心动过速[295, 423]。该作用为剂量依赖性，当有其他导致 QT 间期延长的原因并存时，可能有临床意义。氟哌利多还有类似奎尼丁样的抗心律失常作用。氟哌利多可引起血管扩张，导致血压下降（见表 30-3）。可能是由于 α 肾上腺素能受体被中度阻断所引起的。氟哌利多不影响多巴胺引起的肾血流量增加（通过肾血流计的方法）。氟哌利多对心肌收缩力影响不大。

临床应用

目前，围术期应用氟哌利多主要限于其止吐和镇静作用。它是有效的止吐药，静脉注射剂量范围 10 ～ 20μg/kg（相当于 70kg 个体给予 0.6 ～ 1.25mg）[295, 424]。当氟哌利多剂量低于 1mg 时能够产生止吐作用，同时，由于心脏的副作用可能是剂量依赖性的，因此静脉注射剂量低于 1mg 来预防 PONV 较为明智[425]。对于手术时间持续 1h 的患者，在麻醉开始时给予氟哌利多，恶心呕吐的发生率可降低大约 30%。在诱导时给该剂量药物对苏醒时间的影响不大，若在术毕时给药，则可能发生残余催眠作用。氟哌利多止吐的总体效能与昂丹西酮相同，不良反应也相似，但是价格 - 药效比更好。氟哌利多与 5- 羟色胺拮抗剂和（或）地塞米松合用，止吐作用增强。氟哌利多还可有效地治疗和预防阿片类药物引起的瘙痒，静脉注射和硬膜外腔给药均可。此种用法还可有效地减少恶心的发生，但会加深镇静。不过，硬膜外腔给予氟哌利多的安全性尚未得到充分证实，因此这种给药方式还未获得批准。

图 30-23　氟哌利多的结构，为丁酰苯类衍生物 (From Reves JG, Glass P, Lubarsky DA, et al: Intravenous anesthetics. In Miller RD, Eriksson LI, Fleischer LA, et al, editors: Miller's anesthesia, ed 7. Philadelphia, 2010, Churchill Livingstone, pp 719-768.)

小　结

很多种不同的静脉麻醉药物都可以用于全身麻醉或镇静。一定要基于患者对催眠、遗忘及镇痛的需求来选择药物，可以选择一种药物，但更多时候是联合用药。药物的选择应使患者的生理和（或）病理状态与药物的药理学相符合。此外，基于上述的药代动力学和药效学的相互作用，可以选择最佳剂量的药物组合来进行催眠镇痛。休克的患者麻醉诱导应选择起效迅速而且不会进一步加重血流动力学损害的药物。为

了安全有效地进行麻醉诱导、维持镇静或全身麻醉，麻醉医师应了解每一种静脉麻醉药的临床药理特点。对某一患者来说，并没有哪一种药物是绝对合适的，只有知识丰富的医师才能明智的应用恰当的用药，实施高质量的麻醉。

参 考 文 献

见本书所附光盘。

第31章　阿片类镇痛药

Kazuhiko Fukuda

戴茹萍 译　徐军美 审校

要　点

- 随着对阿片受体分子药理学和阿片类药物引起的细胞反应的了解的加深，临床上出现了创新性的镇痛技术。
- 阿片类药物通过作用于大脑、脊髓和外周神经系统而抑制疼痛。
- 阿片类药物能影响多个器官系统，包括呼吸和心血管系统，且导致多种副作用。合适的剂量和监测可减少这些副作用。
- 阿片类药物的药代动力学和药效动力学受许多因素的影响，如年龄、体重、器官衰竭和休克。为了合理地使用阿片类药物，这些因素都应加以考虑。
- 阿片类药物是麻醉尤其是全凭静脉麻醉中镇痛性药物的主要成员，短效阿片类药物，如瑞芬太尼，使全凭静脉麻醉的消退速度甚至比吸入麻醉药更快。
- 阿片类药物新型的给药方式，如经皮芬太尼贴片，可以为围术期患者的镇痛提供更为灵活的选择。
- 阿片类药物可以在药代动力学或药效动力学上和围术期使用的其他药物相互作用。为能更好地管理使用阿片类药物患者，必须对药物的相互作用加以了解。

阿片样物质（opioid）广意是指与鸦片有关的所有化合物。"鸦片"一词来源于 opos，希腊语中的"汁"的意思，大意是指从鸦片罂粟的汁中提取出的药物。阿片制剂（opiates）是从鸦片中提取的药物，包括天然产物吗啡、可待因、二甲基吗啡以及一些从中提取的同源类半合成物质。

公元前 3 世纪在 Theophrastus 的论著中第一次明确提到了鸦片。在中世纪，鸦片的应用备受关注。鸦片中含有 20 多种独特的生物碱。1806 年 Serturner 报道了从鸦片中分离出了一种纯净物，并以希腊梦神 Morpheus 的名字将其命名为吗啡。到 19 世纪中叶，纯生物碱已经开始取代天然鸦片制品而广泛应用于医学领域。

除了阿片类药物的显著优点外，其毒副作用以及潜在的成瘾性，几个世纪以来也已为人们所了解。人们一直努力地在开发一种无副作用的人工合成阿片类镇痛药，但其中许多合成药物还仍然存在天然阿片样物质的副作用。随着人们对新型阿片受体激动剂的不断探索，已经合成了许多阿片受体拮抗剂及具有阿片受体激动/拮抗双重特性的化合物，这扩大了治疗上的选择范围，并为进一步研究阿片类药物的作用机制提供了重要工具。此外，还发展出了阿片类药物的新型给药方式，包括患者自控镇痛（PCA）和以计算机为基础的输注技术。

阿片类药物药理学

阿片类化合物的分类

阿片类药物可分为天然型、半合成型和合成型三类（框 31-1）。天然型阿片类药物可分为两个化学类型：烷基菲类（吗啡和可待因）和苄基异喹啉类（罂粟碱）。半合成阿片类药物是吗啡的衍生物，在结构上存在一种至数种变化。合成的阿片类药物又分为 4 类：吗啡喃类衍生物（羟甲左吗喃）、二苯基类或美沙酮衍生物（美沙酮、右旋丙氧酚）、苯基吗啡类（非那

框 31-1 阿片类化合物的分类	
天然存在 吗啡 可待因 罂粟碱 二甲基吗啡 **半合成** 海洛因 二氢吗啡酮 / 吗啡酮 蒂巴因衍生物（埃托啡、丁丙吗啡）	**人工合成** 吗啡喃系列（如羟甲左吗喃、布托啡诺） 二苯基丙胺系列（如美沙酮） 苯基吗啡类系列（如喷他佐辛） 苯基哌啶类系列（如哌替啶、芬太尼、舒芬太尼、阿芬太尼、瑞芬太尼）

From Bailey PL, Egan TD, Stanley TH: Intravenous opioid anesthetics. In Miller RD, editor: Anesthesia, ed 5. Philadelphia, 2010, Churchill Livingstone, p 770.

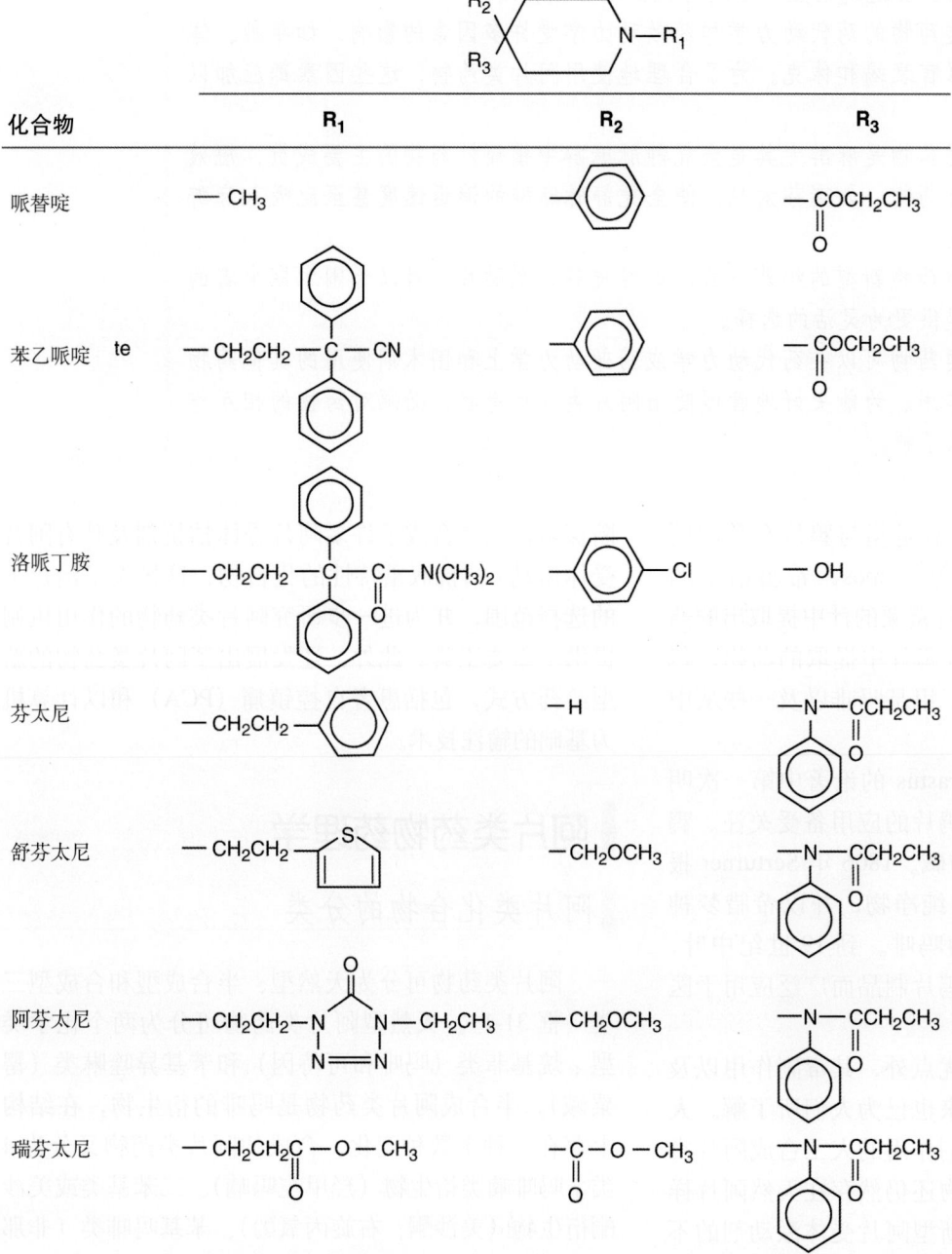

图 31-1 哌啶类和苯基哌啶类镇痛药的化学结构 (From Gutstein HB, Akil H: Opioid analgesics. In Hardman JG, Limbird LE, editors: Goodman and Gilman's the pharmacological basis of therapeutics, ed 10. New York, 2001, McGraw-Hill, pp 569-619.)

佐辛、喷他佐辛）以及苯基哌啶类衍生物（哌替啶、芬太尼、阿芬太尼、舒芬太尼和瑞芬太尼）。阿片类化合物结构如图 31-1[1] 及表 31-1 所示 [1]。

根据阿片类化合物与其受体的相互作用，阿片类药物可分为激动剂、部分激动剂、混合激动 - 拮抗剂和拮抗剂。

阿 片 受 体

1973 年，三个不同团队的研究者，基于放射配基结合测定实验得知神经系统中阿片类药物的结合部位。从药理学实验中推断出了三类阿片受体。它们依次被命名为：吗啡型为 μ 受体，酮基环唑新型为 κ 受体，SKF10047（N-allylnormetazocine）型为 σ 受体。另外，在小鼠输精管内发现了一种对脑啡肽具有高度亲和力的受体，特将其命名为 δ 受体。而且在大鼠输精管内还发现了与 β 内啡肽结合的 ε 受体。阿片类药物的药理作用与相关受体的关系已被研究（表 31-2）。

已进行了对阿片受体蛋白提纯的生化研究，但并未取得成功。20 世纪 90 年代早期，分子生物学研究

表 31-1　与吗啡有关的阿片类药物及阿片受体拮抗剂的化学结构

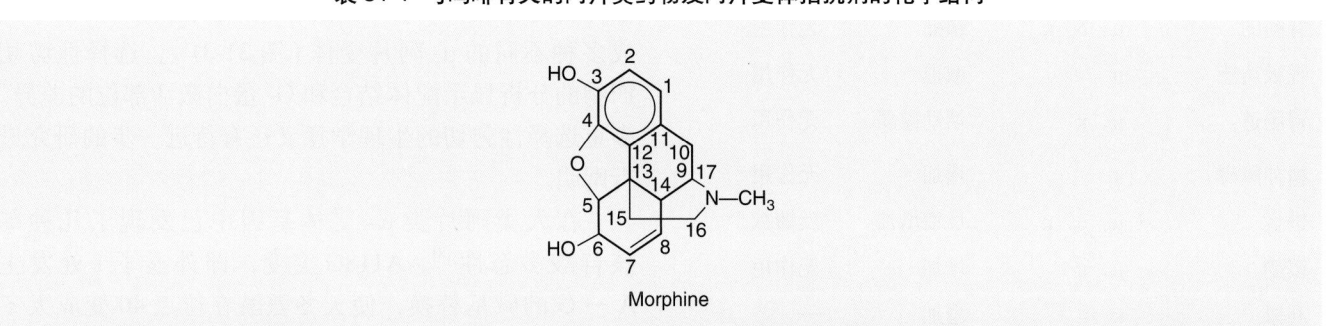

Morphine

非专利商品名	化学基团和位置*			
	3	6	17	其他变化 †
吗啡	– OH	– OH	– CH₃	–
海洛因	– OCOCH₃	– OCOCH₃	– CH₃	–
氢吗啡酮	– OH	= O	– CH₃	(1)
氧吗啡酮	– OH	= O	– CH₃	(1),(2)
左啡诺	– OH	– H	– CH₃	(1),(3)
烯丙左吗喃	– OH	– H	– CH₂CH = CH₂	(1),(3)
可待因	– OCH₃	– OH	– CH₃	–
氢可酮	– OCH₃	= O	– CH₃	(1)
氧可酮	– OCH₃	= O	– CH₃	(1),(2)
纳美芬	– OH	= CH₂	– CH₂ – ◁	(1),(2)
烯丙吗啡	– OH	– OH	– CH₂CHKCH₂	–
纳洛酮	– OH	= O	– CH₂CH = CH₂	(1),(2)
纳曲酮	– OH	= O	– CH₂ – ◁	(1),(2)
丁丙吗啡	– OH	– OCH₃	– CH₂ – ◁	(1),(4)
布托非诺	– OH	– H	– CH₂ – ◇	(1),(2),(3)
纳布非	– OH	JOH	– CH₂ – ◇	(1),(2)

From Gutstein HB, Akil H: Opioid analgesics. In Hardman JG, Limbird LE, editors: Goodman and Gilman's the pharmacological basis of therapeutics, ed 10. New York, 2001, McGraw-Hill, pp 569-619.
* 数字 3、6、17 指吗啡分子结构上的位置，如表上部吗啡分子结构图所示。
† 吗啡分子的其他变化如下：
(1) C7 ~ C8 之间的双键结合变成单键结合
(2) C14 加上 OH
(3) C4 ~ C5 之间无氧原子
(4) C6 与 C14 之间的内亚乙烯基桥；C7 的 1- 羟基 1,2,2- 三甲基丙基替换

已阐明了阿片受体的分子结构及信号转导机制。作为阿片受体家族，4 种不同类型的 cDNA 被分离出来[2]，已证实其中 3 种在药理学上与 μ、δ 和 κ 阿片受体相对应。第 4 种受体与阿片配体之间亲和力不高。后来，一种新的称为痛敏肽 / 孤啡肽 FQ 的肽类被确认为阿片受体家族中第 4 个成员的内源性激动剂[3-4]。μ、δ、

κ 阿片受体和痛敏肽受体彼此之间存在约 50% 的同源性氨基酸序列。3 种阿片受体激动剂及痛敏肽 / 孤啡肽 FQ 受体的特性见表 31-3。对阿片受体初级结构的亲水性分析表明，阿片受体具有 7 个跨膜区（图 31-2），这是 G 蛋白偶联受体的特征性结构。晶体结构分析表明 μ- 阿片受体由七个跨膜区和连接在口袋深处的吗啡喃配体组成[5]。

表 31-2　动物模型中阿片类药物及阿片受体的药理学作用

受体	作用	
	激动剂	拮抗剂
镇痛		
脊髓以上的 μ, δ, κ	镇痛	无作用
脊髓的 μ, δ, κ	镇痛	无作用
呼吸功能 μ	减退	无作用
胃肠道 μ, κ	活动减弱	无作用
精神障碍 κ	增加	无作用
进食 μ, δ, κ	反馈增加	反馈减少
镇静 μ, κ	增加	无作用
利尿 κ	增加	—
激素分泌		
催乳素 μ	释放增加	释放减少
生长激素 μ 和（或）δ	释放增加	释放减少
神经递质释放		
乙酰胆碱 μ	抑制	—
多巴胺 δ	抑制	—

把 μ- 阿片受体在药理学上进一步分类为 μ1、μ2 和 μ3 三种亚型已经提出，但这些受体的分子特性还不清楚。各种阿片受体亚型存在可能的分子机制包括常见基因产物的选择性剪切、受体二聚化、常见基因产物和其他受体或信号分子的相互作用[6]。通过选择性剪切可以从一个 μ- 阿片受体基因的基因产物当中生成多种不同的 μ- 阿片受体（图 31-3）[7]。选择性剪切产物的分析显示配体结合和 G- 蛋白激活部位的差异。多重选择性剪切的生理学意义还有待进一步的研究进行阐明。

在人类阿片类 μ– 受体基因中已发现了几种单核苷酸多态性[8]。A118G 突变，即外显子 1 处发生 A → G 的碱基替换，使天冬氨酰在位点 40 变成天冬氨酸（N40D）。它是导致人类阿片类 μ- 受体基因产物改变的最为常见突变。有作者提示，A118G 纯合子变异的肿瘤患者需要口服更大剂量的吗啡来治疗长期疼痛[9]。人类阿片类 μ- 受体基因的 A118G 突变降低了吗啡 -6- 葡萄糖醛酸（M6G）的镇痛作用，但对 M6G 引起的呼吸抑制作用并无显著影响[10]。另外，A118G 纯合子变异的女性患者在经腹全子宫切除术后静脉

表 31-3　动物模型中阿片类药物及阿片受体的药理学作用

	μ	δ	κ	痛敏肽
组织生物鉴定	豚鼠回肠	小鼠输精管	兔输精管	—
内源性配基	β- 内啡肽	亮 - 内啡肽	强啡肽	痛敏太
	内吗啡肽	甲硫氨酸脑啡肽		
激动剂	吗啡	DPDPE	丁丙诺啡	—
	芬太尼	δ 啡肽	戊唑辛	
	DAMGO		U50488H	
拮抗剂	纳洛酮	纳洛酮	纳洛酮	—
	纳曲酮	纳曲吲哚	NorBNI	
G 蛋白偶联	$G_{i/o}$	$G_{i/o}$	$G_{i/o}$	$G_{i/o}$
腺苷酸环化酶	抑制	抑制	抑制	抑制
电压门控钙通道	抑制	抑制	抑制	抑制
内向整流钾通道	活化	活化	活化	活化

DPDPE，[D- 青霉胺 ^{2} 青霉胺 ^{5}] 脑啡肽；DAMGO，[D-Ala^2，MePhe^4，Gly-ol^8] 脑啡肽；NorBNI，norbinaltorphimine

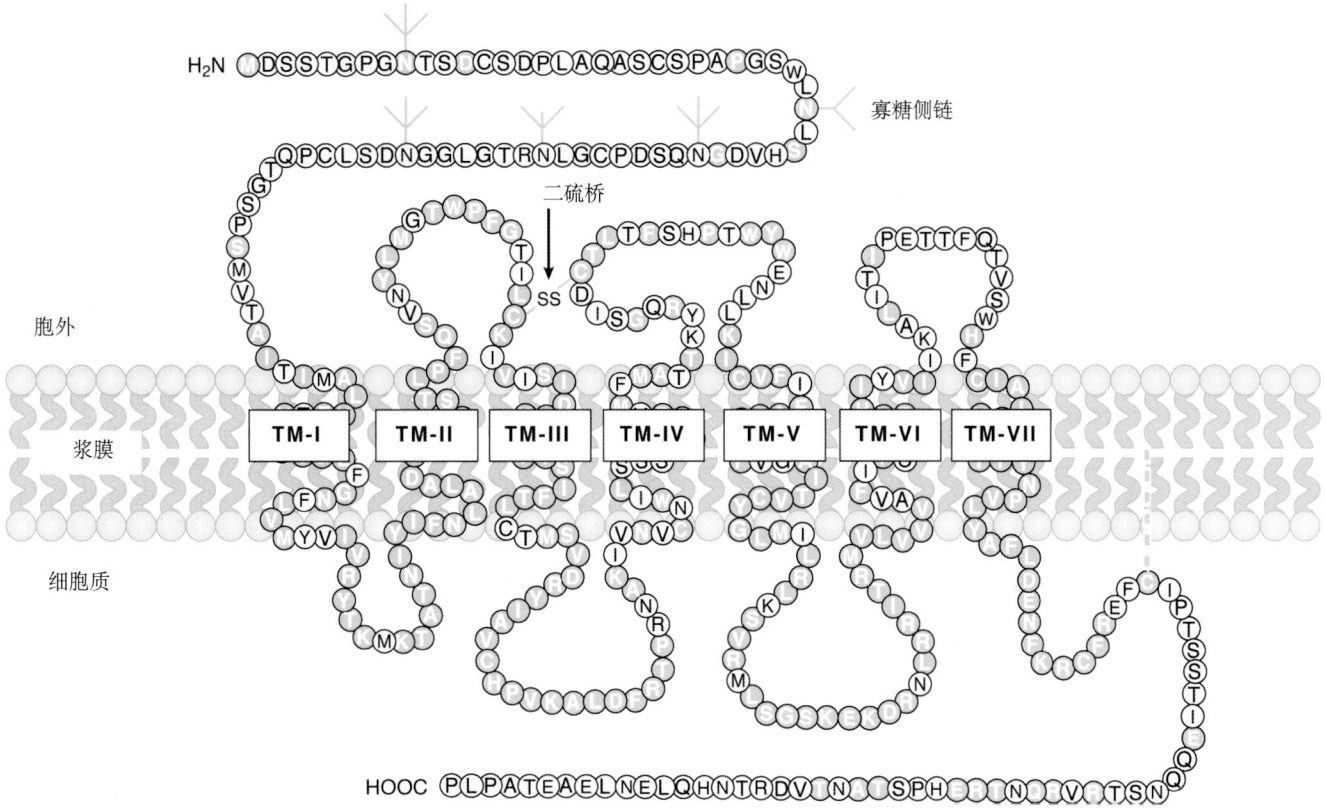

图 31-2 μ- 阿片受体设想的结构图。实心圆代表的是 μ- 阿片受体与 δ- 阿片受体之间相同的氨基酸残基。TM- I 至 TM- VII 显示的是推断出的组成疏水性氨基酸残基的跨膜片段

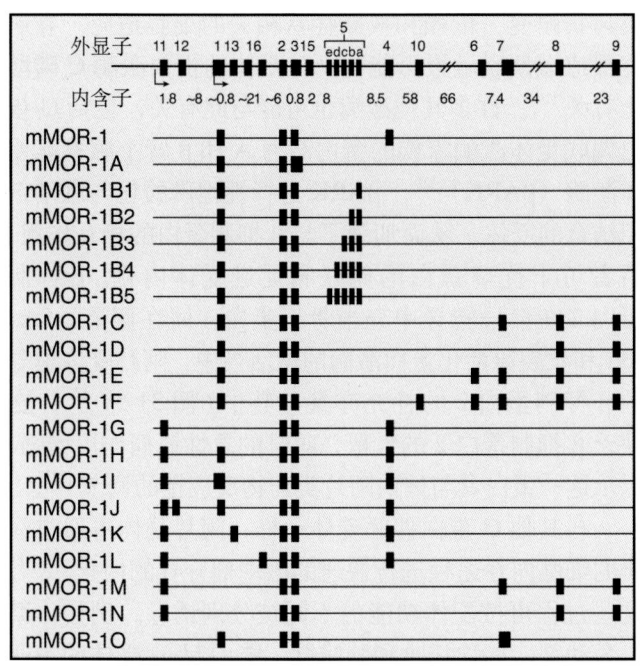

图 31-3 对小鼠 u- 阿片受体基因的选择性 mRNA 剪切导致 μ- 阿片受体蛋白合成的多样性 *(From Pasternak GW: Molecular insights into mu opioid pharmacology: from the clinic to the bench, Clin J Pain 26[Suppl 10]:S3-S9, 2010.)*

PCA 中消耗的吗啡量明显高于其他患者 [11]。有研究探索基因 - 基因相互作用和阿片类药物反应的关系。Kolesnikov 和研究者们表示 μ- 阿片受体基因 A118G 儿茶酚胺氧位甲基转移酶的杂合子变异患者比 A118G 纯合子变异患者使用的吗啡量明显减少 [12]。

内源性阿片肽

脑啡肽、β 内啡肽、强啡肽已被证明分别是 δ、μ 和 κ 阿片受体的内源性激动剂。这些多肽从哺乳动物组织中被纯化出来后，它们前体的 cDNA 也已被克隆。前阿黑皮素原的 cDNA 克隆和氨基酸测定表明，这种前体蛋白的裂解不仅能产生 β 内啡肽，也能产生其他几种神经肽，包括蛋氨酸脑啡肽、促肾上腺皮质激素（ACTH）以及 α 促黑激素。前脑啡肽原的氨基酸测序表明，这个前体分裂出含 4 个蛋氨酸的脑啡肽和含 1 个亮氨酸的脑啡肽。另外，强啡肽的前体—前强啡肽原的初级结构也通过 cDNA 克隆被确认。

1995 年一种与强啡肽序列具有高度同源性的新型内源性阿片肽被分离出来 [3-4]。该多肽被称为孤啡肽 FQ 或痛敏肽，因为与其他内源性阿片肽不同的是，在某些情况下它能降低疼痛阈值。药理学及生理学的

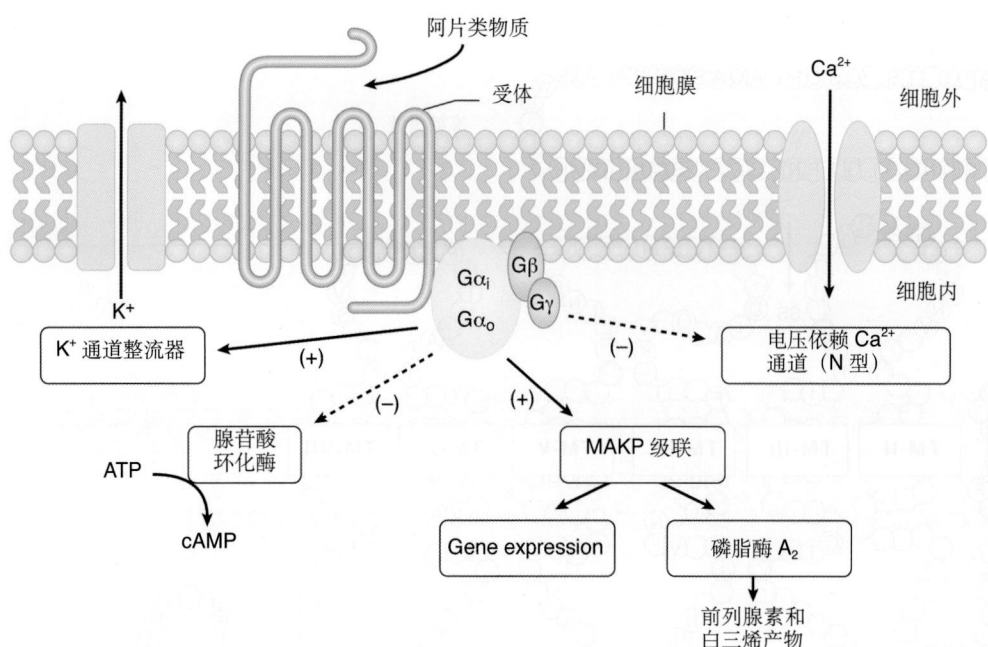

图 31-4　与阿片受体有关的细胞内信号转导机制。阿片受体激动剂与阿片受体结合后导致 G 蛋白激活。腺苷酸环化酶活性与电压依赖性 Ca²⁺ 通道被抑制。另一方面，内向性整流 K⁺ 通道和有丝分裂原激活的蛋白激酶（MAPK）级联反应被激活。AMP，单磷酸腺苷；ATP，三磷酸腺苷

研究表明，孤啡肽 FQ/ 痛敏肽的行为及疼痛调节特点与其他三种经典的阿片肽不同[13]。针对孤啡肽 FQ/ 痛敏肽对疼痛敏感性影响的研究出现了矛盾的结果，这可能提示此作用依赖于动物的行为状态。孤啡肽 FQ/ 痛敏肽的前体前痛敏肽原已被克隆，其氨基酸序列提示除孤啡肽 FQ/ 痛敏肽外，还存在其他的前痛敏肽原衍生的神经肽[14]。

在寻找对 μ 受体具有高亲和力、高选择性的配体过程中，发现了一组被称为内啡肽 1 和内啡肽 2 的新型内源性阿片类物质[15]。它们是 4 肽结构，分别具有 Tyr-Pro-Trp-Phe 和 Tyr-Pro-Phe-Phe 序列。这个内吗啡肽基因还没有被克隆，关于其解剖分布、与阿片受体相互作用的形式、体内功能以及对阿片受体具有高选择性的其他相关肽存在的可能性等，还有待进一步了解。

细胞内信号转导机制

阿片受体属于 G 蛋白偶联受体家族。阿片受体激活能引起百日咳毒素敏感性 G 蛋白 [Gi 和（或）Go] 的激活。通过对培养的细胞转染克隆的阿片受体 cDNA 并使细胞表达阿片受体，有助于分析阿片受体激活后的细胞内信号转导机制（图 31-4）[2]。阿片受体的激活能抑制腺苷酸环化酶，导致细胞内环磷酸腺苷（cAMP）含量减少。电生理上，阿片受体抑制电压门控型钙离子通道，激活内向整流的钾离子通道，其结果是阿片受体的激活使神经兴奋性降低。与之相反，有报道表明阿片类药物可以刺激培养的神经细胞

的钙内流[16]。近来的研究表明，阿片受体可激活细胞外信号相关的激酶，它们是一组有丝分裂原活化的蛋白激酶[17]。阿片类药物介导的细胞外信号相关激酶的激活可导致花生四烯酸释放增加[17]和即刻早期基因 c-fos 和 jun-B 的表达[18]。

阿片受体长期暴露于其激动剂可诱发可能与阿片类药物耐受、依赖和戒断症状相关的细胞适应。有研究报道短期脱敏很可能与阿片受体的蛋白激酶 C 磷酸化有关[19]。许多其他激酶也可能与此有关，包括 G 蛋白偶联受体激酶家族的蛋白激酶 A 和 β 肾上腺素能受体激酶（βARK）[20]。βARK 选择性地磷酸化与激动剂相结合的受体，从而加强了与 β 抑制蛋白的相互作用，后者可干扰 G 蛋白的偶联和促进受体内化。β 抑制蛋白 2 在信号转导中充当骨架蛋白，而在调节 c-Src、Akt 和丝裂原活化蛋白激酶的激活当中，阿片受体诱导的 β 抑制蛋白 2 的补充亦参与其中（图 31-5）[21]。在缺乏 β 抑制蛋白 2 的大鼠，吗啡的急性镇痛作用增强，提示这一蛋白参与体内阿片类药物反应性的调节[22]。

与其他 G 蛋白偶联受体一样，阿片受体可通过经典的细胞内吞途径进行快速的激动剂介导的内化[23-24]。这些过程可按配体功能的不同被分别诱导。例如，某一激动剂，如埃托啡和脑啡肽，能引起 μ- 受体的快速内化；而吗啡虽然同样能降低腺苷酸环化酶的活性，但并不能导致 μ- 受体内化[25]。这些发现可能提示，不同的配体可引起受体不同的构象改变，进而导致不同的细胞内活动。上述发现可能也解释了为何不同阿片类药物具有不同的药物效能和滥用潜能[26]。

目前认为，阿片类药物的长期耐受与腺苷酸环化

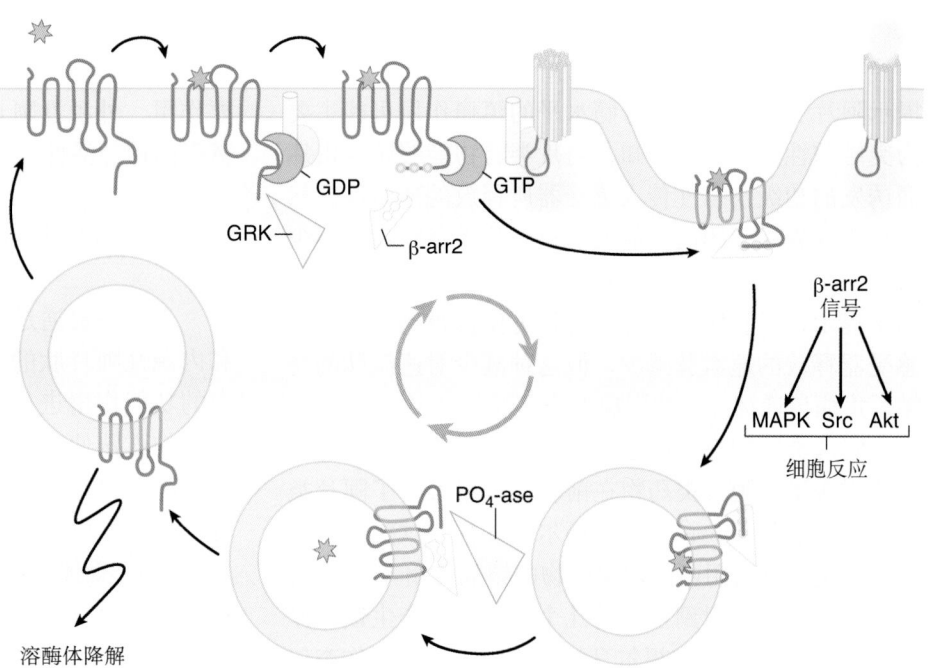

彩图 31-5　μ 型阿片受体中 β 抑制蛋白 2(β-arr2) 和 G 蛋白的循环，信号通路和降解。蓝星代表阿片激动剂。三聚体膜复合物由棕色和绿色标注，G-蛋白的 α、β、γ 亚基分别由蓝色标注。α 亚基与二磷鸟苷酸 (GDP; 休眠状态) 或三磷鸟苷酸 (GTP; 激活状态) 相连。β γ 二聚体直接与电压依赖性钙通道反应抑制钙离子内流 (黄色标注)。GRK, G 蛋白偶联受体激酶；MAPK, 胞外信号调节激酶；PO4-ase, 磷酸酶 *(From Hales TG: Arresting the development of morphine tolerance and dependence, Br J Anaesth 107:653-655, 2011.)*

酶活性的过度激活有关。这是一种急性阿片类药物应用后 cAMP 水平降低的反向调节反应[27]。这一作用可通过使用百日咳毒素对细胞进行预处理来预防，这证明 G 蛋白 [Gi 和（或）Go] 参与了该过程。

镇痛的机制

在研究阿片类药物的镇痛作用时，应全盘考虑大脑调节疼痛的不同回路以及在这些回路中各种不同受体的功能[28]。阿片类药物具有镇痛作用是因为它们能够直接抑制脊髓背角伤害性刺激的上传，以及通过激活从中脑下行经延脑头端腹内侧区（RVM）到达脊髓背角的疼痛控制回路。Petrovic 等利用实验动物疼痛模型和正电子发射断层扫描（PET）技术来研究短效 μ-阿片类激动剂瑞芬太尼的作用机制，发现瑞芬太尼能激活前扣带回腹侧、岛叶、眶额皮质和脑干区域[29]。而后者与参与痛觉调制的脑部区域 [如导水管周围灰质（PAG）] 相重叠。有意思的是，安慰剂也能激活这些大脑区域，推测有可能是通过内源性阿片样物质的释放而起作用的[30]。

免疫组化研究及原位杂交分析表明，阿片受体在中枢神经系统（CNS）[31] 各个区域均有表达[5]，这些区域包括杏仁核、中脑网状结构、PAG 和 RVM。然而阿片受体在这些区域中的作用还不完全清楚。

将吗啡微量注射到 PAG 或对这一区域进行直接电刺激，可产生镇痛作用，且纳洛酮可阻断此作用。阿片类药物在 PAG 的作用可影响 RVM，后者反过来可通过作用于下行抑制通路来调节脊髓背角伤害性刺激的传导。因此，阿片类药物不仅能通过对脊髓的直接作用产生镇痛作用，而且还能通过神经介导方式作用于给药部位以外的区域产生镇痛作用。脊髓 5-羟色胺 7(5-HT7) 受体在全身吗啡的镇痛效应中扮演重要角色[32]。

阿片受体在下行疼痛控制回路的分布表明，μ-受体和 κ-受体间具有相当多的重叠。κ-受体和 μ-受体间的相互作用对调节高位伤害性感受中枢和脊髓背角的伤害性刺激传递都可能非常重要。μ-受体在下行疼痛控制回路产生镇痛作用的原因至少部分是通过去除 PAG 区 RVM 投射神经元和 RVM 区脊髓投射神经元的 GABA 能神经元（传递或分泌 γ 氨基丁酸）的抑制作用而实现的[24]。μ-受体激动剂的作用仅表现为镇痛，而 κ-受体激动剂的作用可表现为镇痛或拮抗镇痛。在脑干，κ-受体激动剂与 μ-受体激动剂表现为相反的疼痛调节作用[33]。

除下行性抑制作用，局部脊髓机制也参与了阿片类药物的镇痛作用。在脊髓，阿片类药物可发挥突触前作用或突触后作用。阿片受体在胶状质中有大量表达，在该区域阿片类药物能抑制初级感觉神经元释放 P 物质。

虽然脊髓后角存在大量的阿片受体配体结合部

位，但几乎无法检测到受体 mRNA 表达。然而在背根神经节，阿片受体 mRNA 的水平则很高。这种分布提示阿片受体激动剂在脊髓水平的镇痛作用可能主要为突触前性质。众所周知，阿片类药物能够减少由疼痛诱发的初级伤害性传入感受器所释放的速激肽。然而有研究表明，鞘内注射大剂量阿片类药物后，至少80% 的由伤害性刺激产生的速激肽仍保持完整 [34]。此结果提示，尽管应用阿片类药物可使初级伤害性传入感受器释放的速激肽减少，但这种减少对速激肽的突触后疼痛传递神经元的影响十分有限。

阿片类药物在延髓通路的作用对于其镇痛效能来说非常关键。阿片类药物在前脑的作用参与了阿片类药物的镇痛作用。在甲醛（福尔马林）测试痛敏实验中，大鼠去脑可阻断阿片类药物的镇痛作用 [35]；将阿片类药物微量注射到前脑的几个区域也可产生镇痛作用 [36]。在闪尾实验和福尔马林实验中，通过损伤杏仁体中央核或使其可逆性失活，全身应用吗啡所产生的镇痛作用被终止。这进一步证实，与伤害性感受急性期一样，阿片类药物在前脑的作用是其发挥组织损伤后镇痛作用的原因 [37-38]。

阿片类药物也可通过外周机制产生镇痛作用 [33]。炎症部位浸润的免疫细胞可释放内源性阿片样物质，这些物质对位于初级感觉神经元的阿片受体产生作用 [39]。然而其他一些研究并不支持这一结论 [40-41]。

情绪改变及奖赏效应的机制

阿片类药物产生欣快、安静以及其他情绪改变（包括奖赏特性）的机制并不完全清楚。行为学和药理学研究结果认为，多巴胺通路，特别是涉及伏核的多巴胺通路，参与了药物相关的奖赏效应。功能性磁共振成像研究表明，静脉注射小剂量的吗啡（4mg）可导致脑部与奖赏有关的区域（包括伏核、豆状核下延伸的杏仁核、眶额皮质、海马）出现阳性信号；产生与镇静催眠药（如丙泊酚和咪达唑仑）作用类似的皮质区信号降低 [42]。这些结果与药理学研究结果相一致。

伏核壳部可能直接参与了药物所致的奖赏效应的情绪与动机过程。三种类型的阿片受体均可在伏核中找到，并且认为其至少部分与阿片类药物的动机效应有关 [31]。选择性 μ- 受体和 δ 受体激动剂按照位置偏爱实验和颅内自身给药模式的研究结果看是奖赏性的。相反，选择性 κ- 受体激动剂能产生厌恶的作用。阿片类药物对动机的正面效应部分是由伏核水平释放的多巴胺所介导的。

蓝斑含有去甲肾上腺素能神经元和高浓度的阿片受体，据推测，其在警觉、惊慌、恐惧及焦虑中起重要作用。外源性阿片样物质及内源性阿片肽均能抑制蓝斑的神经活性。

基因敲除小鼠的分析

人们主要通过药理学和生理学的方法对阿片受体和内源性阿片肽的生理作用进行研究，然而对这些蛋白的功能作用进行分析较为困难。最近，通过分子生物学的方法使某一特异的基因失活，已经制造出了基因敲除小鼠。通过对基因敲除小鼠的分析，可明确各种阿片受体和内源性阿片肽前体的生理特性 [43]。

在 μ- 受体基因敲除小鼠，吗啡的镇痛作用、奖赏作用以及戒断作用均消失 [44]；在 μ- 受体敲除小鼠，不再能观察到吗啡所致的呼吸抑制 [45]。因此 μ- 受体是吗啡作用的必要组成部分。在 μ- 受体敲除小鼠，氯胺酮所致的呼吸抑制及抗伤害作用减弱 [46]，提示氯胺酮的这些作用与其同 μ- 受体的相互作用有关。μ- 受体敲除小鼠七氟烷的最低肺泡有效浓度（MAC）较野生型小鼠明显增高，表明 μ- 受体与七氟烷的麻醉效能有关 [45]。在脊髓水平，δ- 受体选择性阿片类药物对 δ- 受体基因敲除小鼠的镇痛作用明显降低 [47]；而在脊髓上水平，δ- 受体激动剂对其仍有镇痛作用，这提示存在第二个 δ- 受体镇痛系统。破坏 κ- 受体可使 κ- 受体激动剂的镇痛、运动力低下及厌恶等作用消失，并且导致（小鼠）在腹部收缩实验中呈高反应性，说明 κ-受体与内脏化学性疼痛的感知有关 [48]。

在 β 内啡肽缺乏的小鼠，吗啡可产生正常的镇痛作用，但纳洛酮可拮抗的、应激所致的镇痛作用消失 [49]。前脑啡肽原敲除小鼠较野生型小鼠更焦虑，而且雄性小鼠表现出更强的攻击性 [50]。突变鼠与对照组相比，对疼痛刺激反应的差别主要出现在脊髓上水平，而不是脊髓水平。

通过基因敲除鼠的分析，阐明了阿片系统各组成部分的作用，但仍有许多问题有待进一步澄清。

阿片类药物对阿片受体以外靶目标的作用

分子药理学分析的近期进展表明，阿片类药物可与阿片受体以外的其他分子相互作用。在心肌细胞，吗啡以非纳洛酮敏感性方式抑制电压依赖性 Na^+ 电流，这表明存在不依赖于阿片受体的信号转导机制 [51]。丁丙诺啡，是部分 μ 受体激动剂，也有局部麻醉药的特

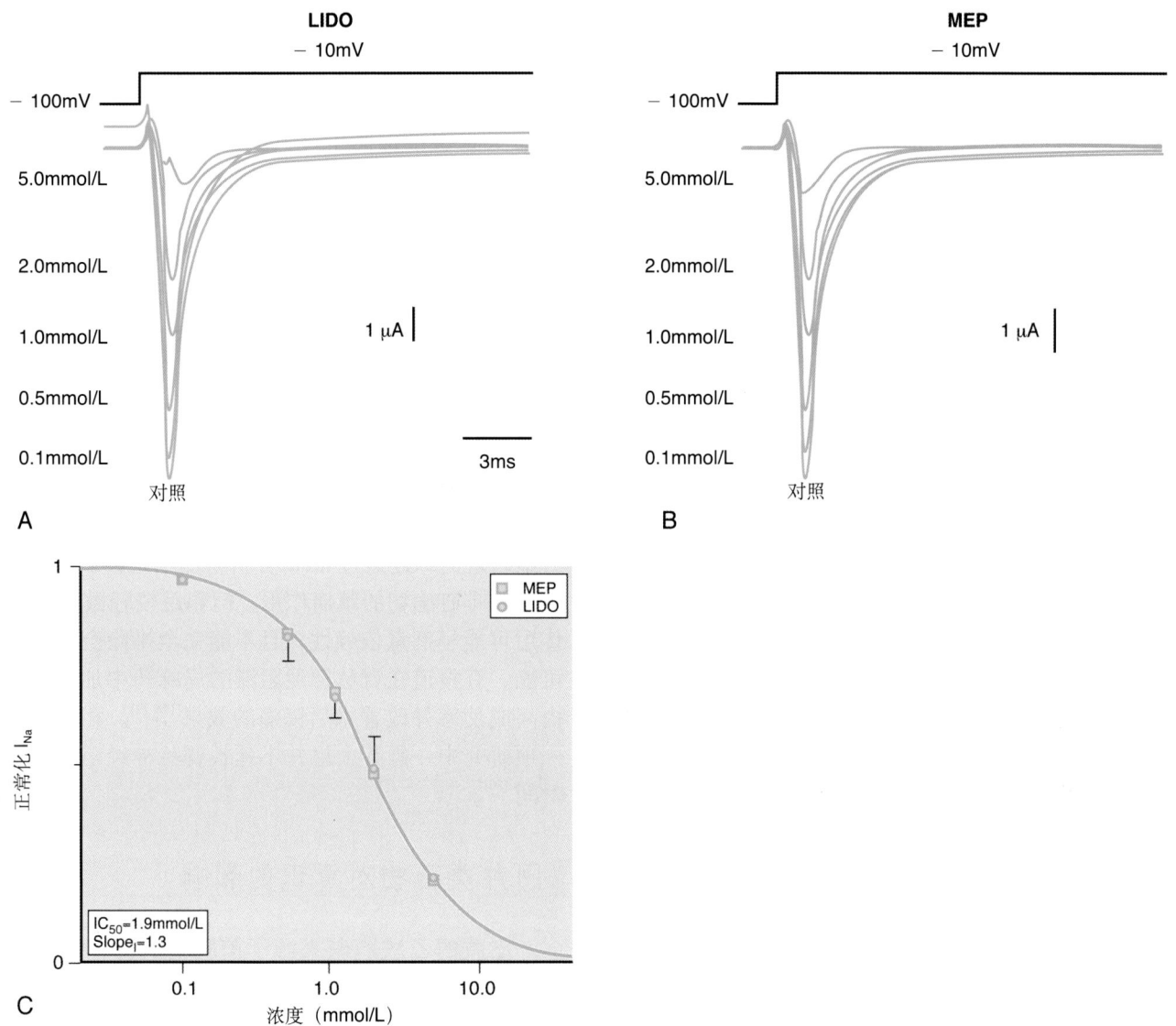

图 31-6　哌替啶以与利多卡因相似的方式阻断 Na⁺ 通道。能表达 Na⁺ 通道的爪蟾卵母细胞上记录到的由一个电压跳跃诱发的 Na⁺ 电流。利多卡因（LIDO；A）和哌替啶（MEP；B）能呈剂量依赖性地抑制这一电流 *(From Wagner LE 2nd, Eaton M, Sabnis SS, Gingrich KJ: Meperidine and lidocaine block of recombinant voltage-dependent Na+ channels: evidence that meperidine is a local anesthetic, Anesthesiology 91:1481-1490, 1999.)*

性，是通过与作用于局部麻醉药相同的结合部位，阻断电压门控 Na⁺ 通道来实现的[52]。哌替啶是 μ 受体和 κ 受体激动剂，且已证实哌替啶可阻断两栖动物外周神经以及[53] 爪蟾（Xenopus）卵母细胞表达系统的电压依赖性 Na⁺ 通道（图 31-6）[54]。另外，哌替啶在 α₂B 肾上腺素能受体亚型呈激动剂活性[55]。高浓度的阿片类药物，包括哌替啶、吗啡、芬太尼、可待因和纳洛酮，可直接抑制 N- 甲基 -D- 门冬氨酸（N-methyl-d-aspartate，NMDA）受体在爪蟾卵母细胞中的表达[56]。美沙酮在临床上作为 l 和 d 同分异构体的外消旋混合物使用。外消旋物的阿片样作用似乎完全取决于 l- 美沙酮的作用，而 d- 美沙酮则发挥 NMDA 拮抗剂的作用[57]。市场上可买到的瑞芬太尼溶液 Ultiva(含有甘

氨酸）可直接激活爪蟾卵母细胞内表达的 NMDA 受体[58]。此外，对大鼠脊髓的电生理研究发现，盐酸瑞芬太尼不能直接激活 NMDA 受体，在使用 Ultiva 后记录到的 NMDA 电流与甘氨酸的存在有关。应用盐酸瑞芬太尼可强化甘氨酸诱发的 NMDA 电流，这可能是通过 μ 阿片受体通路所介导的[59]。与胃肠活动、内脏痛、恶心呕吐等直接或间接相关的血清素 5-HT₃A 受体可被吗啡和纳洛酮竞争性地抑制。然而，研究者发现芬太尼类药物没有明显地影响 5-HT₃A 受体的作用[60-61]。曲马多作为辣椒素受体 (TRPV1) 激动剂，异源性表达于体外培养的细胞[62]。曲马多可能激活了感觉神经元上的辣椒素受体，引起了血管活性肽的局部释放和传入纤维的显著脱敏作用。

痛敏肽 / 孤啡肽 FQ 的生理机制

痛敏肽 / 孤啡肽 FQ 是含有 17 个氨基酸的多肽，其序列与阿片肽类似。痛敏肽 / 孤腓肽 FQ 及其前体 mRNA 存在于整个下行疼痛控制回路。痛敏肽 / 孤啡肽 FQ 受体 mRNA 在脊髓前角的表达强于脊髓背角，但背角的配体结合水平较高。在小鼠，特异性破坏痛敏肽 / 孤啡肽 FQ 受体对基础痛觉敏感性无影响，但特异性破坏痛敏肽 / 孤啡肽 FQ 前体则在闪尾实验中使小鼠对痛觉的基本反应增强，提示痛敏肽 / 孤啡肽 FQ 在调节基本痛觉敏感性中的重要作用 [63-64]。鞘内注射痛敏肽 / 孤啡肽 FQ 具有镇痛作用 [65]；然而脊髓上水平注射则会产生痛觉过敏、抗阿片样作用或痛觉过敏 / 镇痛双向作用 [66]。痛敏肽 / 孤啡肽 FQ 对存在于 RVM 中的促痛及镇痛神经元均产生抑制作用 [67]。在动物，痛敏肽 / 孤啡肽 FQ 对疼痛的反应取决于先前存在的疼痛状态。痛敏肽 / 孤啡肽 FQ 的生理意义有待于进一步阐明。

阿片受体在外周血单核细胞上表达是有争议的。Williams 和同事报道人外周血单核细胞会表达孤啡肽受体，而没有 μ 受体、δ 受体或 κ 受体 [68]。外周血单核细胞产生的孤啡肽也许参与了免疫功能的调控。

阿片类药物的神经生理作用

阿片类药物的镇痛作用

在人类，吗啡类药物能产生镇痛、困倦、情绪改变以及意识模糊等作用。阿片类药物镇痛的一个显著特点是不伴有意识消失。当相同剂量的吗啡应用于正常、无痛的个体时，可能有不愉快的体验。吗啡样阿片类药物缓解疼痛作用具有相对的选择性，且不影响其他感觉形式。患者常反映疼痛仍然存在，但他们感觉较舒服。区别疼痛是由于刺激伤害性受体并由神经通路（伤害性疼痛）传递而来，还是由于神经元结构的损害所引起非常重要，后者常引起神经超敏性疼痛（神经病理性疼痛）。阿片类镇痛药对伤害性疼痛有效，但对神经病理性疼痛效果较差，常需要较大的剂量。阿片类镇痛药不仅能改变对疼痛的感知，而且能改变对疼痛的情绪反应。

阿片类药物的镇痛作用如副作用一样，个体差异很大。一项药理基因组学的双生子研究显示阿片类药物的个体差异很有可能与基因和环境因素相关 [69-70]。

动物和人类研究表明，阿片类药物介导的行为存在性别差异 [71]。Sarton 等以健康志愿者为对象研究了吗啡对实验中所致疼痛的影响，证实在吗啡镇痛作用中存在着性别差异。吗啡效能在女性中较强，但起效和消除速度较慢 [72]。与之相反，阿芬太尼在人体疼痛实验模型检测个体变异的调查中，没有发现性别差异 [73]。这种性别差异的机制有待进一步研究。

在口服吗啡治疗慢性疼痛的病例中证实，阿片类药物的药代动力学和药效动力学特点全天都在变化 [74]。舒芬太尼蛛网膜下腔镇痛显示出一种时间分布模式，在处于第一产程的孕妇，其一天内的变异度可达 30% [75]。注射药物的时机似乎不会影响硬膜外 - 腰麻或全身使用二氢吗啡酮的持续作用时间 [76]。在临床实践中时间生物学潜在的影响还不清楚，昼夜节律对阿片类药物作用的影响的临床研究还有待批准。

对于阿片类药物产生的外周镇痛作用仍有争议。一篇新近的综述通过 meta 分析得出结论，认为关节内应用吗啡有确切的镇痛作用，但作用较轻微 [77]。这种作用可能呈剂量依赖性，且不能完全排除全身作用的可能。有报道在臂丛神经阻滞的局麻药中加入吗啡可提高成功率并改善术后镇痛的效果 [78-79]。相反，在另一项研究中，舒芬太尼并不延长臂丛神经阻滞的作用时间 [80]。

阿片类药物对意识的影响

皮质的乙酰胆碱来源于前脑基底部，它对维持正常的认知功能与觉醒非常重要。无名质内注射吗啡或静脉注射吗啡可明显降低大鼠额叶前部皮质乙酰胆碱的释放，这可能是阿片引起意识改变的神经化学基础 [81]。尽管使用大剂量的阿片类药物也能使人意识消失，但是这种基于阿片类药物的麻醉效果是不可预计和不协调的 [82]。因此，阿片类药物不能单独用于诱导麻醉 [83]。阿片类药物的麻醉效能用 MAC 值来评定 [84]。在人体，芬太尼能使异氟烷切皮时的 MAC 值降低至少 80% [85]。芬太尼血浆浓度与 MAC 的减少之间的关系呈非线性，且芬太尼降低异氟烷 MAC 的作用存在亚 MAC 封顶效应。芬太尼能呈剂量依赖性地降低七氟烷的 MAC：3ng/ml 的芬太尼使七氟烷 MAC 降低 61% [86]（见第 33 章）。而 6ng/ml 的芬太尼只能使七氟烷 MAC 再降低 13%，同样也呈现出封顶效应。即使像舒芬太尼、芬太尼、阿芬太尼、瑞芬太尼等多数阿片类药物"降低吸入麻醉药 MAC"的效能比已经确定，但阿片类药物没有完全降低 MAC 的能力，也就是说，阿片类药物不是全能的麻醉药。阿片类药物必须和其他的麻醉药物配伍才能产生"完全的麻醉" [85, 87-89]。艾司洛尔作为一种短效 β_1 受体拮抗剂，与阿芬太尼合用时，可明显降低异氟烷的 MAC；若不与阿芬太尼同时应用，则无此作用[90]。这种药物间相互作用机制还不十分清楚。研究证明，硬膜外输注芬太尼，即使在其血浆浓度低于静脉应用芬太尼时，其降低异氟烷苏醒浓度的作用仍强于静脉内输注芬太尼，这可能是通过调节脊髓伤害性刺激的传入而实现的[91]。

50% 患者在直接喉镜气管插管时无体动反应的 MAC（MAC-TI）值要高于手术切皮时无体动反应的 MAC 值（MAC）。七氟烷的 MAC-TI 为 3.55%，随着加用 1μg/kg、2μg/kg 和 4μg/kg 的芬太尼，MAC-TI 值明显降低到 2.07%、1.45%、1.37%，在 2μg/kg 和 4μg/kg 芬太尼组之间无显著差异，呈现出封顶效应[92]。抑制 50% 患者手术切皮时交感神经反应的 MAC（MAC-BAR）随血浆芬太尼浓度的升高而降低，最开始阶段呈陡直下降，随后呈现封顶效应[86]。

脑电双频谱指数（BIS）已被用于评价麻醉药对大脑的作用（见第 50 章）。与单纯应用丙泊酚相比，同时应用芬太尼、阿芬太尼、瑞芬太尼或舒芬太尼时，丙泊酚在较低的效应室浓度和较高的 BIS 值时，即可引起意识消失[93]。另外，Wang 和他的同事们报道瑞芬太尼的输注 [0.1 ~ 0.4 μg/(kg·min)] 并未明显改变使 BIS 值降到 50 及以下时的丙泊酚中位有效浓度（EC_{50}）[94]。这一结果提示，镇痛浓度的阿片类药物增强了丙泊酚的催眠作用，但并不改变 BIS 值。相反，有报道发现，持续输注瑞芬太尼（效应部位靶浓度为 0.25 ng/ml、2.5 ng/ml 和 10 ng/ml），同时调节丙泊酚的输注速度，使 BIS 值维持在 60 左右，则瑞芬太尼可使 BIS 值呈剂量依赖性下降，提示瑞芬太尼具有镇静或催眠作用[95]。反应曲面分析显示可以考虑联合应用阿片类药物和镇静类药物来镇静和抑制各种伤害性刺激反应（见第 33 章）[96]。

阿片类药物作为手术镇痛的主要药物会在术后第一个晚上抑制睡眠。然而，阿片类药物对睡眠和昼夜节律的影响还不是很清楚。一项人体研究显示整夜持续输注瑞芬太尼抑制快动眼睡眠而没有减少夜间褪黑素的分泌，这可能表明阿片类药物对昼夜节律起搏器的影响很小[97]。

脑　电　图

提高吸入麻醉药浓度可产生连续的脑电图（EEG）改变，最终导致暴发性抑制和脑电图平坦。相反，阿片类药物具有封顶效应。增加阿片类药物剂量，一旦达到此封顶效应，再增加剂量时 EEG 不再

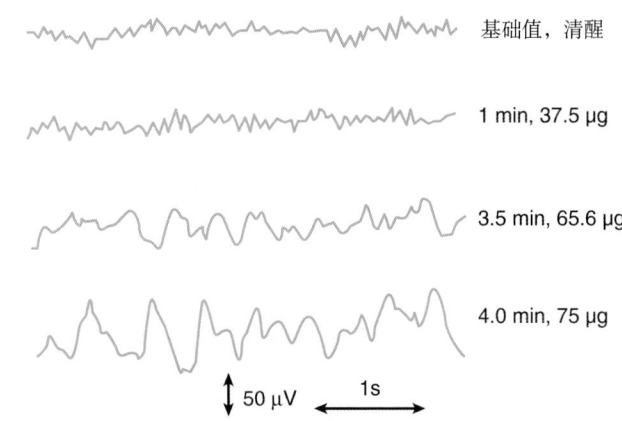

图 31-7　舒芬太尼（输注的总剂量显示在右侧栏中）输注过程中特征性的脑电图（EEG）4s 描记图。清醒患者 EEG 的基线由 β 波和 α 波混合组成。1min 时，EEG 上 β 波消失，主要以 α 波为主（8 ~ 13Hz）。3.5min 时，EEG 由 θ 波（4 ~ 7Hz）和 δ 波（<4Hz）混合组成；4.0min 时，EEG 由高振幅的 δ 波组成 *(From Scott JC, Cooke JE, Stanski DR: Electroencephalographic quantitation of opioid effect: comparative pharmacodynamics of fentanyl and sufentanil, Anesthesiology 74:34-42, 1991.)*

有进一步改变[98]。

虽然阿片类药物在血浆和脑之间达到平衡的效能和速率不同，但芬太尼、阿芬太尼、舒芬太尼和瑞芬太尼的作用是一致的（图 31-7）[99]。小剂量芬太尼（200 μg）产生轻微的 EEG 改变，而大剂量（30 ~ 70 μg/kg）芬太尼可引起高电压慢波（δ 波），提示患者已进入麻醉状态。虽然应用大剂量芬太尼和其他阿片类药物后可引起一过性、孤立的尖波（常常是在额颞部），但这并不具有普遍意义（见第 49 章）。

作为一种效应部位作用的衡量方法，EEG 可用于评价药物作用的起效时间和药物的效能比。瑞芬太尼的边缘频谱与血浆浓度非常相似[100]，而芬太尼和舒芬太尼的边缘频谱的恢复时间明显延后[101]（图 31-8）。在健康志愿者中，经颅直流电刺激（transcranial direct current stimulation，tDCS）得到的近似熵与瑞芬太尼浓度明显相关，因此 tDCS 可用来评估瑞芬太尼对 EEG 的影响[102]。建立在脑电图研究基础上的效能比，与那些通过降低异氟烷 MAC 值 50% 所需阿片类药物血浆浓度的研究结果相似。

诱　发　反　应

由于阿片类药物并不明显影响胫后或正中神经引出的感觉诱发电位（SEP），因此，SEP 可用于阿片类药物麻醉中脊髓功能的监测[103]。瑞芬太尼使听觉诱发电位呈剂量依赖性降低[104]。瑞芬太尼输注（靶浓

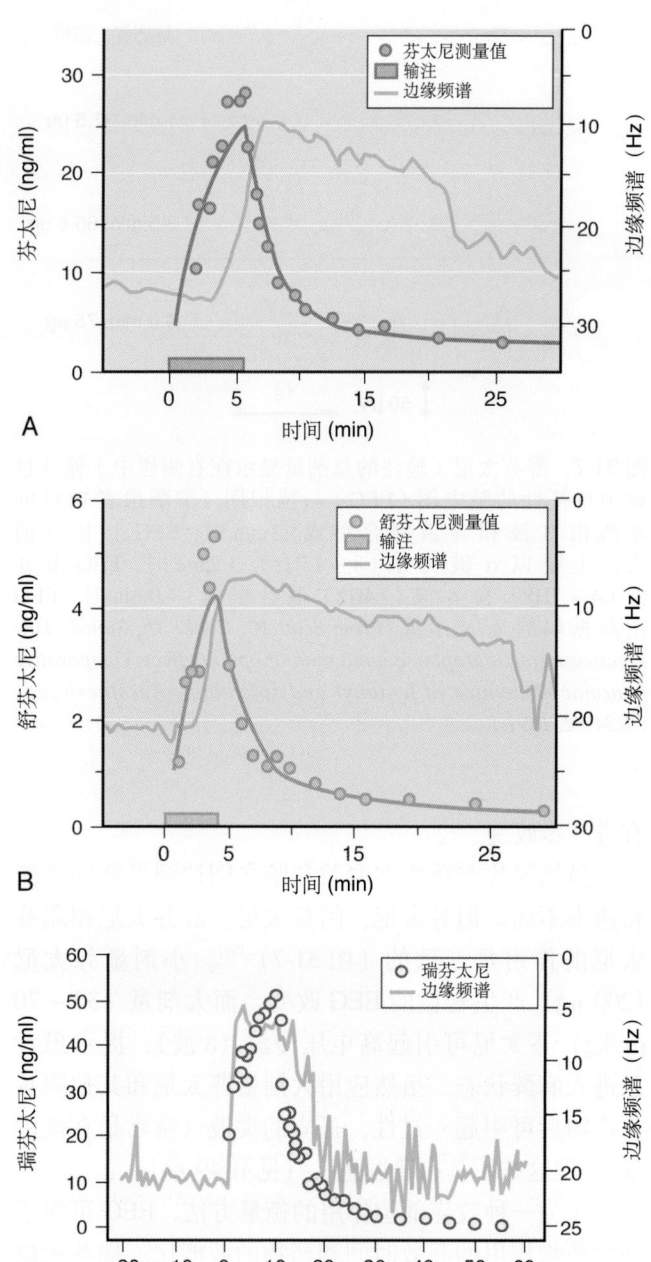

图 31-8 边缘频谱与阿片类药物血清浓度的时间曲线。芬太尼（A）与舒芬太尼（B）的输注速率分别为 150μg/min 和 18.75μg/min。瑞芬太尼（C）以 3μg/(kg·min) 的速率输注 10min。芬太尼组和舒芬太尼组边缘频谱的变化滞后于药物血清浓度的变化，而瑞芬太尼组两者的变化几乎呈平行关系 *(From Scott JC, Ponganis KV, Stanski DR: EEG quantitation of narcotic effect: the comparative pharmacodynamics of fentanyl and alfentanil, Anesthesiology 62:234-241, 1985; and Egan TD, Minto CF, Hermann DJ, et al: Remifentanil versus alfentanil: comparative pharmacokinetics and pharmacodynamics in healthy adult male volunteers, Anesthesiology 84:821-833, 1996.)*

度 1 ng/ml、2 ng/ml、3ng/ml）不影响诱发电位的振幅和潜伏期[105]。在健康志愿者，输注 3μg/kg 芬太尼并不显著影响经颅刺激引出的运动诱发反应的振幅与潜伏期[106]。Kawaguchi 等报道，异氟烷或七氟烷联合芬太尼麻醉时，围术期监测肌源性运动诱发电位是可行的[107]。

中潜伏期听觉诱发电位 (MLAEP) 和衍生电位越来越多用于麻醉深度的替代监测。阿片类药物注射后，中潜伏期听觉诱发反应发生改变。这可能是通过阿片类药物抑制中潜伏期听觉诱发反应的直接作用所致，或通过抑制伤害性刺激的 CNS 觉醒作用的间接作用所致。Wright 等研究了瑞芬太尼 [1μg/(kg·min) 或 3μg/(kg·min)] 在插管和非插管患者中对中潜伏期听觉诱发反应的作用，发现瑞芬太尼在抑制气管插管相关的觉醒中对中潜伏期听觉诱发反应有作用，而在无气管插管刺激时无作用[108]。与此相似的是，Schraag 和同事发现单独应用瑞芬太尼对中潜伏期听觉诱发电位无显著影响，而瑞芬太尼浓度持续升高可明显降低麻醉需要的丙泊酚的效应室浓度[109]。

脑血流量和脑代谢率

阿片类药物通常会在一定程度上降低脑代谢率和颅内压（ICP），尽管与其合用的其他药物或麻醉药以及患者的状态都可能影响这些改变（见第 49 和 70 章）。当同时应用的麻醉药引起血管扩张时，阿片类药物更可能引起脑血管收缩。当与 N_2O 合用时，阿片类药物也会降低脑血流量（CBF）。当单独应用阿片类药物或与能引起脑血管收缩的药物同时应用时，阿片类药物常常对 CBF 没有影响或仅引起 CBF 轻度增加。

在几种动物模型中发现，应用外源性阿片类药物对软脑膜动脉直径有轻微的影响，但在大脑动脉内存在内源性阿片样物质的活性[110]。在小猪，芬太尼、阿芬太尼和舒芬太尼可剂量依赖性地缩小动脉血管直径，此作用可被纳洛酮逆转[111]。PET 证实，在健康志愿者中，芬太尼所致的 CBF 改变存在区域性差异[112]。

在其他报道中，舒芬太尼（0.5μg/kg，IV）对健康志愿者的 CBF 无明显影响[113]。阿芬太尼（25～50μg/kg，IV）应用于异氟烷（0.4%～0.6%）-N_2O 麻醉的患者，可引起大脑中动脉血流速度轻度降低[114]。在人类志愿者研究中，PET 技术显示，瑞芬太尼引起疼痛处理相关区域的局部脑血流呈剂量依赖性改变，如前额侧面皮质、顶骨下皮质以及辅助运动区域[115]。在择期行幕上肿瘤手术的患者，应用 N_2O、瑞芬太尼 [1μg/(kg·min)] 和相似剂量的芬太尼

$[2\mu g/(kg \cdot min)]$，均可使 CBF 降低，但并不显著影响脑血管对二氧化碳的反应性[116]。

阿片类药物引起的神经兴奋和局灶性癫痫样发作能引起局部脑代谢增高。在大鼠，大剂量阿芬太尼引起的区域性糖利用增加，不仅与癫痫样活动有关，而且与神经损伤有关[117]。人体 PET 检查证实，以 $1 \sim 3\mu g/(kg \cdot min)$ 速度持续输注瑞芬太尼能引起大脑葡萄糖的 CMR 显著增加[118]。

颅 内 压

阿片类药物一般被认为对颅内压（ICP）的影响最小。在采用异氟烷 $-N_2O$ 复合麻醉实施开颅手术的幕上占位性病变患者中，使用阿片类药物不会显著增加颅内压（详见第 17 章和第 70 章）[119-120]。用阿片类药物实施镇静不会改变头颅损伤患者的颅内压[121]。在立体定位脑瘤活检术中，使用瑞芬太尼 $[(4.2 \pm 1.8) \mu g/(kg \cdot h)]$ 进行轻度镇静的患者，与丙泊酚镇静的患者相比，其颅内压并未增高，并且瑞芬太尼组可更好地维持脑灌注压[122]。

在幕上占位性病变切除的开颅患者中，使用阿片类药物可能会增加颅内压，尤其是颅内顺应性受损时时（见第 70 章）。在对脑血流自动调节功能保留和受损的严重颅脑损伤患者进行的一项研究中，吗啡（0.2 mg/kg）和芬太尼（2 μg/kg）可适度增加颅内压，这一发现预示着阿片类药物引起的颅内压升高除了血管扩张因素外还存在其他的机制[123]。还有研究者表明脑积水患儿注射阿芬太尼（70 μg/kg）后，颅内压没有改变[124]。这些阿片类药物对颅内压影响的差异是受测量方法还是其他药物的影响，目前还不清楚。

神 经 保 护

虽然某些早期研究证明 μ 受体激动剂对缺血的大脑有潜在的副作用；但其他研究证明，某些阿片类药物如 κ 受体激动剂，至少在动物模型中对局灶性缺血具有神经保护作用。也有研究者证实 δ 阿片受体的激活延长了小鼠在致死性缺氧环境中的生存时间。一项关于大鼠小脑脑片的离体实验证明用临床相似浓度的吗啡预处理能产生急性神经保护作用，这是通过 δ_1 阿片受体激活、腺苷三磷酸（ATP）敏感型 K^+ 通路激活以及线粒体产生的自由基所介导的[125]。

相反，Charchaflieh 等通过大鼠海马切片模型证实，临床相似浓度的芬太尼对缺氧性神经损害既无神经毒性作用也无保护作用[126]。

在大鼠局灶性缺血模型中，与异氟烷相反，与未麻醉的清醒大鼠相比，芬太尼既不会加重也不会减轻脑损伤程度[127]。

肌 肉 强 直

阿片类药物可增强肌张力并可引起肌肉强直。阿片类药物麻醉引起肌强直的发生率差异很大，这主要与阿片类药物给药的剂量及速度的差异、是否同时应用 N_2O、是否同时应用肌肉松弛药以及患者的年龄等因素有关。阿片类药物所致肌强直的特点是肌张力进行性增强，直至出现严重的僵直并可能导致严重的后果（表 31-4）。临床上明显的肌强直常在患者意识开始消失或意识消失后即刻出现。轻微的肌强直可见于清醒患者，如声音嘶哑。已证实，阿片类药物给药后引起的声门关闭是导致使用呼吸囊和面罩通气困难的主要原因。延迟性或术后肌强直很可能与血中阿片浓度出现第二个高峰有关，其机制如同再发性呼吸抑制。

阿片类药物引起肌肉强直的确切机制还不完全清楚。预先应用肌松剂能减少或防止肌强直的发生，因此肌强直不是由于直接作用于肌纤维所致。人们在中枢神经系统寻找肌强直的发生机制。一项应用选择性激动剂和拮抗剂的药理学研究表明，阿片类药物引起的全身性肌强直可能是由于激活了中枢 μ 受体，而脊髓上水平的 δ_1 和 κ_1 受体可减弱这种作用[128]。阿片类药物引起的肌紧张和强直性症状（其发生率随年龄增加，肌肉运动类似于锥体外系副作用）与帕金森病相似，提示两者有相似的神经化学机制。帕金森病患者，尤其是治疗不完全者，可出现类似于使用阿片类药物后肌张力障碍的表现[129]。

预先或同时应用非去极化肌肉松弛药可显著降低

表 31-4 阿片类药物诱发肌强直的潜在问题

系统	问题
血流动力学	CVP ↑，PAP ↑，PVR ↑
呼吸	顺应性↓，FRC↓，通气↓ 高碳酸血症 低氧血症
其他	氧耗量↑ 颅内压↑ 血浆芬太尼浓度↑

Modified from Bailey PL, Egan TD, Stanley TH: Intravenous opioid anesthetics. In Miller RD, editor: Anesthesia, ed 5. Philadelphia, 2010, Churchill Livingstone, p 781.
CVP, 中心静脉压；FRC, 功能残气量；PAP, 肺动脉压；PVR, 肺血管阻力

肌强直的发生率及其严重程度（见第34章）。诱导剂量的硫喷妥钠或低于麻醉剂量的地西泮、咪达唑仑可预防、减轻或成功治疗肌强直。

神经兴奋现象

在动物，芬太尼能引起EEG出现癫痫发作的表现，但在人体应用芬太尼、阿芬太尼和舒芬太尼并未发现癫痫发作的证据。瑞芬太尼在相对健康的成年患者中可引起广泛的强直-阵挛样发作[130]。吗啡在硬膜外和鞘内注射时会引起强直阵挛发作[131]。人体大剂量应用芬太尼、舒芬太尼和阿芬太尼后，偶可见脑电图上出现局灶性神经兴奋表现（如尖波和棘波活动）。

阿片类药物所致的神经兴奋现象的机制还不完全清楚。近来研究表明，阿片类药物的兴奋作用与有丝裂原活化的蛋白激酶级联反应有关[132]。理论上对于CBF和代谢的局部增加也应予以考虑，因为即使是局部的长时间癫痫活动也能引起神经元损伤或细胞死亡。大剂量芬太尼、阿芬太尼及舒芬太尼也可导致大鼠边缘系统的高代谢及组织病理性改变[133]。老鼠离体海马的实验性研究显示吗啡产生的效应是通过μ受体和κ受体选择性激活而非δ受体的激活来介导的[134]。在大鼠，咪达唑仑、纳洛酮及苯妥英均能预防大剂量芬太尼所致的EEG上显示的癫痫样活动及脑组织学损伤[135]。

志愿者通过磁共振成像对CBF检测表明扣带回皮质对瑞芬太尼[0.05~0.2μg/(kg·min)]最敏感，并且这种易感性受血清载脂蛋白E基因型的影响[136]。这些结果支持以下观点：围术期使用阿片类药物引起的边缘区域的神经激活对术后出现认知功能障碍有一定的作用。

瞳孔大小

吗啡和大多数μ受体和κ受体激动剂通过对副交感神经支配的瞳孔产生兴奋作用而引起瞳孔收缩。阿片类药物能解除动眼神经核的皮质抑制，从而引起乳头肌的收缩。一项研究报道，静脉注射吗啡（0.125mg/kg），瞳孔直径在1h时缩小26%，瞳孔直径完全恢复需要6h以上[137]。瞳孔大小的改变与阿片作类药用强度相关性较小，因此，其用于评估阿片作用程度的临床价值也较小。瞳孔扩张反射被成功地用于评价平衡麻醉中的麻醉药的成分。瞳孔计对于指导手术后即刻吗啡的使用来说可能是一个有用的工具[138]。

瘙痒症

组胺释放并不是引起瘙痒的真正原因，因为无组胺释放作用的阿片类药物也能引起瘙痒。猴鞘内应用吗啡所致的瘙痒可能是通过μ受体介导的[139]。吗啡通过激活一种瘙痒特异性μ受体亚型μ1D阿片受体（MOR1D），从而诱导促胃液素释放肽受体的激活，而这两者的异二聚体使神经元的磷脂酶β3和细胞内Ca^{2+}增加，造成小鼠的瘙痒[140]。纳洛酮可逆转阿片类药物引起的瘙痒，这一发现支持瘙痒症是由受体介导的中枢性机制引起的。然而阿片类拮抗剂并不是抗瘙痒症的理想药物，因为这些药物同样可逆转阿片类药物的镇痛作用。一项meta分析显示预防性使用5-羟色胺3(5-HT3)受体拮抗剂明显地减少了瘙痒的严重程度和治疗需求[141]。在动物模型上κ受体的激活抑制了皮下和鞘内注射吗啡引起的瘙痒[142]。Tamdee和同事报道对于鞘内注射吗啡后引起瘙痒的剖宫产患者，15mg的喷他佐辛（一种κ激动剂和μ受体部分激动剂）的治疗效果优于4mg的昂丹司琼[143]。有报道认为非甾体抗炎药替诺昔康对治疗硬膜外芬太尼所致的瘙痒有效[144]。静脉注射氟哌利多（1.25mg）、丙泊酚（20mg）或阿立必利（100mg）能减少脊麻下行剖宫产术鞘内注射0.2mg吗啡引起的瘙痒症[145]。对于实施下肢手术的腰麻患者，术前使用加巴喷丁可防止鞘内吗啡注射引起的瘙痒[146]。

面部瘙痒可能并不是阿片类药物直接作用在三叉神经核水平所引起的表现；相反，它更可能是一种阿片类药物激发了远隔部位神经传导的反射性反应。人们还不了解为什么脊麻应用阿片类药物后易发生面部瘙痒。有趣的是，阿片拮抗剂可改善胆汁淤积所引起的瘙痒症[147]。

阿片类药物对呼吸系统的作用

呼吸抑制作用是阿片类药物最严重的副作用（见第51章）。尽管早期的一些研究推断μ-受体和δ-受体均参与了呼吸与疼痛的调节，但最近研究表明，在呼吸与疼痛调节中起重要作用的尾髓区μ-受体的激活能抑制麻醉状态下大鼠对高碳酸血症的反应[148]。另外，吗啡与M6G对μ-阿片受体敲除的老鼠并不产生呼吸抑制作用[149]。能影响M6G镇痛作用的μ-受体核苷酸位点118的基因多态性对M6G的呼吸抑制作用并没有显著影响[10]。这一结果可能提示，镇痛和呼吸抑制作用有可能是通过μ-受体激活的不同的信号转导机制所介导的。

气管黏膜纤毛运动是防止呼吸道感染最重要的防御措施之一。研究表明，吗啡对气管黏膜的纤毛运动具有抑制作用，但对体外鼻纤毛运动频率无影响[150]。

治疗作用

通过镇痛作用及降低中枢性通气驱动的作用，阿片类药物是预防疼痛或焦虑所致过度通气的有效药物。疼痛未充分缓解也能引起术后呼吸功能不全。阿片类药物可用作术后镇痛药，以防出现呼吸功能不全。众所周知，阿片类药物具有中枢性镇咳作用。研究者报道瑞芬太尼 2 ng/ml 的效应室浓度可以抑制丙泊酚或七氟烷麻醉后拔管引起的咳嗽[151]。对比之下，当静脉单次注射芬太尼、舒芬太尼或阿芬太尼时，约有 50% 的患者会出现短暂的咳嗽。芬太尼外周静脉给药，当注药速度快时可使患者出现呛咳，注药速度减慢[152]或在给药前 1min 给予 1.5mg/kg 的利多卡因可减少其发生率[153]。研究者报道在快速注射芬太尼（125 μg 或 150 μg）前，预先用 1min 注射 25μg 芬太尼能够有效地抑制芬太尼引起的呛咳[154]。一项前瞻性随机对照研究显示，在注射芬太尼前打开声门用力呼气，这一动作在大部分患者当中能够明显地减少芬太尼引起呛咳的发生和严重程度[155]。

阿片类药物是抑制上呼吸道、气管以及下呼吸道反射极佳的药物，但其作用机制并不清楚。虽然阿片类药物能影响气道平滑肌的收缩反射，但其临床意义以及阿片类药物对气道阻力影响的相关性仍有争议[156]。阿片类药物减弱或消除了气管插管引起的躯体以及自主神经反射，使患者能耐受气管插管，而不引起咳嗽；相反，在使用七氟烷麻醉的 2～6 岁儿童当中，连续两次 1.5 μg/kg 剂量芬太尼的使用可有效抑制喉痉挛[157]，也能帮助缓解哮喘引起的支气管张力增高。芬太尼具有抗毒蕈碱样、抗组胺、抗 5- 羟色胺效应，对哮喘或其他支气管痉挛性疾病较吗啡更为有效。

呼 吸 抑 制

在人体，所有作用于 μ- 受体的阿片类药物均通过对脑干呼吸中枢的直接作用产生剂量依赖性的呼吸抑制[158]。阿片类药物能显著抑制二氧化碳对通气的刺激作用。高碳酸血症反应可被分为中枢部分和周围部分。吗啡对中枢性（高碳酸血症反应）的改变在男女性别中相同；而外周性改变在女性中更明显[159]。另外，阿片类药物可提高呼吸暂停的阈值和静息呼气末二氧化碳分压（图 31-9）。阿片类药物也可抑制低氧

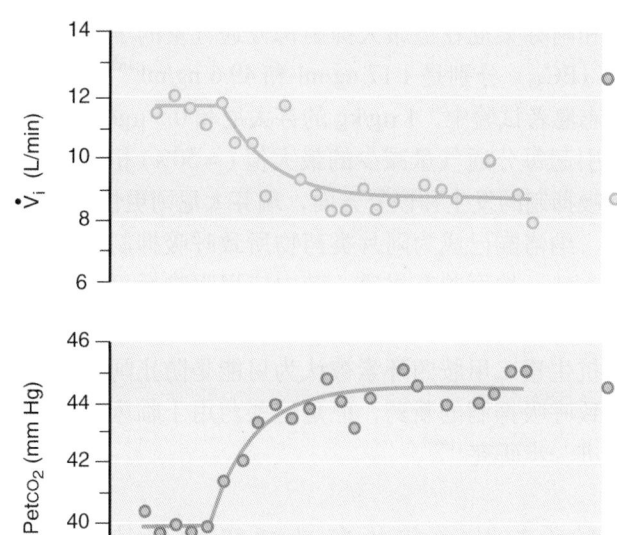

图 31-9　吗啡用药（t = 0 min 时刻单次注射 100μg/kg，继以 30μg/(kg·min) 持续输注）对单一患者静息每分吸气量（$\dot{V}i$）和静息呼气末 CO_2 分压（$Petco_2$）的影响。数据以单指数曲线拟合。$\dot{V}i$ 数据估计的时间常数为 3.0min，$Petco_2$ 数据估计的时间常数为 2.6min。时间延迟为 1～2min (From Sarton E, Teppema L, Dahan A: Sex differences in morphine-induced ventilatory depression reside within the peripheral chemoreflex loop, Anesthesiology 90:1329-1338, 1999.)

的通气驱动作用。

阿片类药物剂量过大时，常常使呼吸频率显著减慢；而中枢神经系统的缺氧性损伤可抵消这一作用。使用阿片类药物后呼吸周期中呼气时间延长，因而呼吸频率的降低较潮气量的减少更为明显。对呼吸周期的监测可敏感地发现芬太尼所致的呼吸抑制，并可作为动态监测阿片类药物效应的一种方法[160]。大剂量芬太尼通常会引起自主呼吸消失但并不一定引起意识消失。应用大剂量阿片类药物的患者仍可对语言指令有反应，并可遵医嘱做呼吸动作。

镇痛剂量的吗啡引起呼吸抑制的高峰时间较等效剂量的芬太尼慢。小剂量吗啡引起的呼吸抑制持续时间常常较相当剂量的芬太尼长。舒芬太尼（0.1～0.4μg/kg）较芬太尼（1.0～4.0μg/kg）呼吸抑制时间短，但镇痛作用持续时间长[161]。血浆芬太尼浓度在 1.5～3.0ng/ml 水平时，常使 CO_2 的通气反射作用明显降低。给予大剂量芬太尼（50～100μg/kg）后呼吸抑制能持续数小时。当应用中大剂量（20～50μg/kg）或大剂量芬太尼时，应预计到患者术后可能需要使用机械通气支持。无论瑞芬太尼的剂量大小，其作用在终止给药后 5～15min 均能迅速而完全地清除。瑞芬太

尼和阿芬太尼在健康人抑制每分通气量的半数有效浓度（EC_{50}）分别是 1.17 ng/ml 和 49.6 ng/ml[162]。在健康的志愿者试验中，1 μg/kg 的芬太尼和 0.5 μg/kg 瑞芬太尼引起每分通气量减少的最大值（≈50%）相似，而在呼吸抑制的发生和恢复方面，瑞芬太尼则更快[163]。

纳洛酮已成为阿片类药物所致呼吸抑制的标准治疗方法。然而曾有报道，鞘内应用吗啡后可引起纳洛酮抵抗性呼吸抑制[164]。虽然 5-羟色胺激动剂安帕金和抗生素二甲胺四环素被认为可能是防止阿片类药物所致呼吸抑制的新药，但是这些药用于临床治疗还有待进一步研究[158]。

影响阿片类药物所致呼吸抑制的因素

许多因素可影响阿片类药物所致呼吸抑制的程度及持续时间（框 31-2）。

老年患者对麻醉药及阿片类药物的呼吸抑制作用较为敏感（见第 80 章），当按体重给予阿片类药物时，其血浆浓度较高。由于新生儿或婴儿血脑屏障未发育完全，吗啡易进入脑组织，因而按千克体重给予吗啡后，新生儿较成人易产生更严重的呼吸抑制。

当与其他中枢神经系统抑制剂同时应用时，包括强效吸入麻醉药、巴比妥类、苯二氮䓬类和大多数的静脉镇静药和催眠药，阿片类药物的呼吸抑制作用能够增强和（或）延长；但氟哌啶醇、东莨菪碱和可乐定不增强芬太尼或其他阿片类药物的呼吸抑制作用。

虽然阿片类药物效应消失常常是由于再分布和肝代谢所致而不是通过肾排泄，但肾功能可影响阿片类药物的作用持续时间。吗啡的代谢产物 M6G 具有很强的呼吸抑制特性，当肾功能不全时，M6G 发生蓄积，导致明显的呼吸抑制。

过度通气所致低碳酸血症能增强并延长芬太尼

框 31-2　加剧或延长阿片类药物诱发的呼吸抑制作用的因素
大剂量
睡眠
CNS 抑制
吸入麻醉药、酒精、巴比妥类药物
苯二氮䓬类药物
肾功能不全
过度通气、低碳酸血症
呼吸性酸中毒
清除率下降
肝血流量血浆
血浆阿片类药水平出现二次高峰
阿片类药物从肌肉、肺、脂肪和肠道中再摄取
疼痛

（10～25μg/kg）所致的术后呼吸抑制作用，而术中高碳酸血症则产生相反的作用。这些现象可能的解释包括脑内阿片类药物的渗透及清除增加（低碳酸血症使非离子化的芬太尼增多及脑血流减少）。在因焦虑或疼痛导致过度通气的患者，即使静脉给予小剂量阿片类药物也会由于呼吸暂停阈值突然变化而导致一过性呼吸暂停。

大多数阿片类药物均有延迟或再发性呼吸抑制的报道，这种现象的机制可能包括在复温、寒战、运动或其他增加肌肉灌注的情况下，芬太尼或其他阿片类药物从骨骼肌释放入体循环的量增加。

阿片类药物的心血管效应

大量研究证实，当使用大剂量阿片类药物作为唯一的或主要的麻醉用药时，整个手术过程中血流动力学稳定。

神经机制

脑干中整合心血管反应和维持心血管稳态的关键区域是孤束核、背侧迷走核、疑核以及臂旁核。其中，孤束核和臂旁核在血管紧张素分泌和血流动力学控制方面起重要作用，含脑啡肽的神经元和阿片受体就分布在这些区域。将 μ-受体激动剂直接注入动物的中枢神经系统常常产生低血压和心动过缓[165]。另外，作为介导镇痛作用的关键区域，中脑导水管周围灰质的腹外侧区对血流动力学的控制有影响[166]。阿片类药物也能通过下丘脑-垂体-肾上腺轴经受体介导作用来调节应激反应。大多数阿片类药物降低交感张力，增强迷走和副交感张力。对于容量不足及依赖于高交感张力或外源性儿茶酚胺来维持心血管功能的患者，应用阿片类药物后易发生低血压。

阿片类药物对心率的主要而常见的影响是通过刺激中枢迷走核团产生心动过缓。阿片类药物的交感阻断作用与其所致心动过缓的作用有关。与其他阿片类药物相反，哌替啶很少导致心动过缓，而能引起心动过速。

心脏机制

阿片类药物的直接心脏效应，尤其是对心肌收缩的影响，明显弱于其他静脉和吸入麻醉药。然而，阿片受体被证实存在于不同种属的心肌细胞。

收 缩 力

吗啡通过作用于心肌内表达的 δ_1 阿片受体，降低 Ca^{2+} 瞬变，但不影响心脏收缩，并且能增强肌丝钙敏感性[167]。在兔心室肌细胞，吗啡通过 δ 和 k 阿片受体的介导，通过增强 L 型 Ca^{2+} 电流，进而延长动作电位的时程；并通过非阿片样受体介导机制增加内向整流 k^+ 电流，进而引起静息膜电位的超极化[168]。另一方面，吗啡通过非纳洛酮敏感性机制降低从非心力衰竭患者及心力衰竭患者心脏采集的心房肌标本的等长收缩力[169]。芬太尼几乎不影响心肌收缩力[170]。绝大部分情况下，使用大剂量芬太尼后，大多数血流动力学指标保持不变。但芬太尼有正性肌力作用。芬太尼及苏芬太尼正性肌力的作用机制可能包括儿茶酚胺释放或对心肌直接的肾上腺素能的激活作用。使用临床浓度的阿芬太尼通过提高心肌细胞收缩器对 Ca^{2+} 的敏感性，增加心室肌细胞的收缩力[171]。在心室肌，阿芬太尼可减轻 TNF-α 和 IL-β 通过干扰肌质网的钙调控和钙电流而产生的负性肌力作用，但该作用并非由阿片受体所介导[172]。对犬的实验研究证实，中等剂量的阿芬太尼（$160\mu g/kg$）几乎不引起血流动力学的变化，极大剂量时（$5mg/kg$）可引起一过性心脏刺激症状（增加左室收缩力及主动脉血流速度）。瑞芬太尼对犬的血流动力学效应包括降低心肌收缩力及心排血量，以及降低心率及血压[173]。然而，在一项使用 TTE 的研究显示，对保留自主呼吸的健康对象持续靶控输注瑞芬太尼 [目标效应室浓度 2 ng/ml，输注速率 $0.08 \sim 0.09\ \mu g/(kg \cdot min)$] 并不对左心室舒缩功能产生影响[174]。

心脏节律传导

阿片类药物所致的心动过缓是通过 CNS 介导的（见第 45 章），然而亦有阿片类药物直接作用于心脏起搏细胞产生效应的报道。在离体青壮年大白兔的心肌组织，阿芬太尼剂量相关性地显著减少右房 - 窦房结的收缩频率[175]。术前单独或同时应用 β- 肾上腺素能或 Ca^{2+} 通道阻滞剂的患者，给予阿片类药物后可加剧心动过缓，甚至导致心脏停搏。心脏停搏（常持续 $10 \sim 12s$）可自行恢复，但通常对阿托品有反应（$0.4 \sim 0.8mg$，IV）。

阿片类药物可抑制心脏传导。这些作用被认为是通过直接的膜作用所介导的，并非由阿片受体作用所致[176]。冠状动脉旁路移植术的患者麻醉诱导时，注射芬太尼后 QT 间期显著延长[177]（见第 67 章）。然

而，进行芬太尼（2 µg/kg）或瑞芬太尼（1 µg/kg）的预处理能够明显地减少丙泊酚或七氟烷诱导后喉镜检查和气管插管相关的 QTc 间期延长[178-179]。然而研究表明，在预激综合征患者，舒芬太尼和阿芬太尼对正常通路或旁路均无电生理作用[180-181]。临床上，阿片类药物引起的心脏传导异常罕见；但在应用钙通道阻断剂或 β- 肾上腺素能阻断剂的情况下，这种现象相对较易发生。

阿片类药物麻醉的综合作用是抗心律失常。纳洛酮、吗啡及羟甲左吗喃对冠脉结扎的大鼠具有抗心律失常作用[182]。阿片类药物抗心律失常的作用机制可能是直接作用于心肌细胞离子通道。在大鼠，阿片受体拮抗剂较激动剂具有更明显的抗心律失常作用[183]。阿片类药物的一些电生理作用与 III 类抗心律失常药相似。

心肌缺血

确定阿片类药物对心肌缺血的影响及其导致的结果等较为复杂，因为实验研究结果可能取决于实验动物的种类及实验设计本身等因素（见第 67 章）。在心肌缺血的家兔模型上，芬太尼在中枢及外周的阿片受体参与下具有抗心律失常和抗心肌缺血的功能[184]。阿片类药物能模拟缺血预处理作用。与缺血预处理作用相似，刺激阿片受体可导致心肌梗死面积缩小（图 31-10）[185]。尽管阿片类药物预处理的保护效应主要是通过调节心脏内的 κ 和 δ 阿片类受体而实现的[186]，但瑞芬太尼的部分保护效应是通过激动心脏以外的 μ 受体而产生的[187]。小剂量吗啡鞘内注射预处理能提供与心肌缺血预处理及吗啡静脉注射预处理相当的心肌保护作用，该作用机制可能与 δ -、κ - 及 μ- 阿片受体相关[188]。预处理晚期效应，即用药后 24h 仍存在的心肌保护作用，同样也可以在大鼠心脏由吗啡诱导的阿片受体激活所产生[189]。远隔脏器（如小肠、肾、上肢）由短暂缺血产生的远程预处理的心肌保护作用似乎与经典的心肌缺血预处理同样有效[190]。已证明，远程缺血预处理的心肌保护作用是通过心肌 κ 阿片受体介导的[191]。当单独用药时，吸入麻醉药也可能具有对缺血再灌注损伤的保护作用。这种麻醉药引起的后处理效应可被吗啡通过激活磷脂酰肌醇 -3- 激酶和阿片受体而增强[192]。

刺激 δ_1 阿片受体可通过线粒体 ATP 敏感性 K^+ 通道产生氧自由基，从而减少心肌细胞的氧化应激反应及细胞死亡[193]。腺苷 A_1 受体和蛋白激酶 C 也被认为参与了阿片类药物的心肌保护作用[194-195]。阿片类药物心肌保护作用的实验研究结果是否适用于临床上降低冠状动脉疾病患者的发病率及病死率，还有待于进

一步的临床研究[196]。临床上，大剂量芬太尼能维持心肌灌注及氧供需比，其上述作用可能等于或优于以吸入麻醉为主的麻醉方法。

冠脉循环

阿片类药物对冠状血管的舒缩或心肌代谢无明显作用，不发生窃血现象，且并不减弱大的冠脉分支动脉对血管活性药的反应能力[197]。冠脉传导性受动脉压力反射调节，主动脉压力上升可导致冠脉扩张。低浓度的芬太尼（1～2ng/ml）可增强血管压力反射，但似乎随着芬太尼浓度的上升此反射被抑制[197]。在一项关于阿片类药物和神经内分泌调节因素对猪的冠脉作用的研究中，芬太尼（而不是舒芬太尼或吗啡）能拮抗乙酰胆碱所致的血管收缩[199]。由于芬太尼这一作用不能被纳洛酮拮抗，因而认为其是对平滑肌的直接作用所致。

循环反射

一项观察按预定的压力灌注对颈动脉窦压力感受器反射影响的实验研究发现，中等剂量芬太尼对压力感受器反射无明显影响，而大剂量芬太尼能抑制此反射[200]。芬太尼、舒芬太尼和瑞芬太尼可显著增强斜视手术中牵拉眼外肌导致的眼心反射[201]。在丙泊酚[12mg/(kg·h)]和阿芬太尼[0.04mg/(kg·h)]麻醉下行斜视矫正术的患儿，眼心反射几乎在每个患者均发生；房室节律紊乱也很常见[202]。

组胺释放

吗啡可引起组胺释放，并可激活交感-肾上腺素能系统。可待因和哌替啶能激活肥大细胞，进而释放组胺，其机制可能并非是通过 μ-受体介导的[203]。

应用吗啡之后，血浆组胺浓度增高引起终末小动脉扩张，并产生直接的心脏正性变时性和变力性作用。对预先应用 H1 和 H2 受体拮抗剂的患者，尽管其血浆组胺水平相似，但其心血管反应却明显减弱。哌替啶较其他多数阿片类药物更易引起组胺释放。与吗啡或哌替啶不同，芬太尼、阿芬太尼和瑞芬太尼不引起血浆组胺增加，低血压的发生亦较少。

血管机制

以药理学方法确定了一种新型的阿片受体亚型——μ3 受体。其对阿片类生物碱敏感，而对阿片肽不敏感（包括先前提到的那些对 μ-受体具有亲和力的肽类）。这个受体能在人类内皮细胞中表达，通过产生 NO 使血管扩张。吗啡引起的血管扩张作用可能部分是通过激活 μ3-受体而介导的[204]。药理学研究表明，芬太尼、舒芬太尼和瑞芬太尼对外周血管平滑肌具有明显的松弛作用[205]。通过将舒芬太尼输注入肱动脉后测量前臂的血流量发现，舒芬太尼对人体的血管组织有直接的舒张作用，此作用可能不是通过神经源性或全身性机制介导的[206]。超临床剂量的阿芬太尼可减轻去氧肾上腺素导致的大鼠主动脉血管平滑肌细胞收缩，这可能是通过阻断 L 型钙通道，进而抑制 Ca^{2+} 内流所致[207]。瑞芬太尼可引起短暂的血流动力学不稳定，然而这种变化并不仅仅是由于自主神经系统或中枢神经系统被抑制，或是中枢性的迷走神经兴奋。一个在大鼠胸主动脉模型的药物研究表明，瑞芬太尼的血管扩张作用可能是通过内皮依赖性机制（如前列环素及 NO 释放）和非内皮依赖性机制（可能是通过抑制电压依赖性钙通道）所致[208]。在心排血量完全依靠人工心脏预加载的患者当中，瑞芬太尼诱发了剂量依赖的全身血管显著舒张而对血管容量却没有明显影响[209]。

阿片类药物会影响肺循环和体循环。最近一项研究表明，去氧肾上腺素通过激活 $α_{-1B}$ 肾上腺能受体收缩犬的肺血管；当芬太尼与 $α_{-1B}$ 肾上腺能受体结合并直接抑制其作用后，该效应减弱[210]。猫的药理学研究表明，舒芬太尼和瑞芬太尼对肺血管床均有潜在的血管扩张作用，其可能受组胺和阿片类敏感通路的调节[211-212]。

内皮细胞上表达的乙酰胆碱毒蕈碱样受体的激活可引起 NO 合酶的激活和 NO 的释放，后者通过激活 3，5-鸟苷酸环化酶使血管平滑肌舒张。有研究报道，芬太尼可减弱乙酰胆碱对预先使用去氧肾上腺素收缩的大鼠主动脉的舒张作用，其机制可能是芬太尼通过对涉及内皮细胞 M3 乙酰胆碱毒蕈碱样受体激活通路上 NO 合酶激活以后水平的抑制作用而实现的[213]。

阿片类药物常常用于需外科干预控制出血的患者。一项动物研究显示在诱发休克状态前使用吗啡预处理能减少肠系膜小静脉微循环的白细胞黏附和血管通透性，这项发现预示着在急救复苏当中使用吗啡的生存益处（见第 108 章）[214]。

阿片类药物的内分泌效应

神经内分泌应激反应的主要组成部分包括促肾上腺皮质激素释放激素的脑部中枢（如下丘脑室旁核）

以及蓝斑 - 去甲肾上腺素 / 自主神经系统区域。应激性激素水平的升高被认为是不良效应，因为它们能加重血流动力学的不稳定性并促进术中及术后分解代谢。某些情况下，手术引起的激素及代谢反应极其严重，并可能导致手术死亡率的增加。

阿片类药物能在神经轴索的几个不同水平通过减弱伤害性感受以及影响中枢介导的神经内分泌反应来降低应激反应。阿片类药物是垂体 - 肾上腺素轴的强效抑制剂[215]。内源性阿片肽不仅可作为其他激素分泌的调节剂，而且它本身也可能发挥着应激性激素的作用。该结论的主要根据是，研究发现 β 内啡肽和促肾上腺皮质激素（ACTH）均来自于相同的前阿黑皮素原前体，且在应激过程中同时被分泌。

吗啡能呈剂量相关性地降低手术创伤所致的应激反应。吗啡能阻止 ACTH 释放、抑制手术引起的血浆皮质醇增高并减弱垂体 - 肾上腺轴对手术应激的反应。吗啡可通过增加血浆组胺释放、激活肾上腺髓质释放以及促进交感神经末梢释放儿茶酚胺等来提高某些应激反应性激素的水平。

与吗啡相比，芬太尼及其同类物在调节手术引起的激素反应方面更为有效。芬太尼控制应激反应引起的激素水平变化呈剂量依赖性。在行小儿心脏手术时，大于或等于 50μg/kg 的芬太尼有助于降低其高血糖反应，使血糖在整个手术过程中低于 200mg/dl[216]。与此相反，无论是芬太尼，还是舒芬太尼，单独使用时均不能完全阻断交感及激素应激反应，或许在阿片类药物相关的应激反应控制方面不存在剂量反应关系[217]。单纯应用舒芬太尼或芬太尼均很难抑制 CPB 相关的应激反应。阿芬太尼能抑制 CPB 前，而不是 CPB 期间血浆氢化可的松和儿茶酚胺的增高，并能防止冠状动脉旁路移植术过程中抗利尿激素（ADH）和生长激素（GH）的增高。一项随机对照研究显示，瑞芬太尼 [0.85μg/(kg·min)] 较芬太尼（总量分别为 15μg/kg 和 28μg/kg）能更好地消除心脏手术相关的高血压应激反应和皮质醇的分泌，但低血压的发生率也增加[218]。

降低应激反应与转归

在许多情况下，能减轻应激反应的麻醉技术或麻醉药可能降低发病率和病死率。Anand 和同事评估了新生儿行心脏手术时舒芬太尼与吗啡 - 氟烷麻醉相比对激素反应、代谢反应、发病率及死亡率的不同影响[219]。非常值得注意的是，研究结果显示，术后死亡率有显著的统计学差异（在舒芬太尼组，30 人中有 0 人死亡；而在氟烷 + 吗啡麻醉组，15 人中有 4 人死亡）。

Mangano 及其同事也报道，在心肌血管重建后，用舒芬太尼 [1μg/(kg·h)] 术后充分镇痛的患者较用吗啡 [(2.2 ± 2.1)mg/h] 间断行术后镇痛的患者，心电图示心肌缺血的发生率及其严重程度均明显降低[220]。同样也有研究表明，心脏手术的患者大剂量的阿片类药物 [瑞芬太尼 0.85μg/(kg·min) 或芬太尼 28μg/kg] 可降低术后心肌梗死的发生率[218]。

手术可导致很多不同激素的变化。然而对同时伴发的神经、细胞、免疫和生化方面的改变还研究尚少，且对激素的改变如何影响转归尚不十分了解[221]。需要更进一步的研究来完全阐明控制手术所致应激反应与预后之间的关系。

阿片类药物耐受性及痛觉过敏

药物依赖性和耐受性的机制涉及了遗传、分子水平、细胞水平、生理及其他功能性因素。在大脑主要的去甲肾上腺素能核团——蓝斑，长期应用阿片类药物能导致腺苷酸环化酶抑制和蛋白激酶 A 活性降低，cAMP 途径上调[222]。在耐受出现之前或耐受发生过程中出现 μ- 受体密度的改变并非是阿片类药物产生耐受所必需的[223]。阿片类药物耐受性的发生机制可能涉及蛋白激酶信号转导级联反应，通过调节靶基因表达将细胞外信号与细胞的改变联系起来。中枢皮质激素受体（GRs）被认为与神经元可塑性的细胞机制密切相关，而神经元可塑性与阿片类药物耐受的细胞机制有着很多相同的细胞间信号传递步骤。研究表明，给予大鼠吗啡的同时给予 GR 拮抗剂，能明显地延缓对吗啡镇痛作用耐受的发展；相反，GR 激动剂地塞米松则促进了吗啡耐受的发展，从而提示了脊髓 GR 在大鼠吗啡耐受细胞机制方面的重要作用[224]。相对于老年大鼠，吗啡耐受在青年大鼠中出现更为迅速，且不大可能是因为药物代谢率和清除率不同所致，提示老龄化可能参与了吗啡耐受发展的分子机制[225]。包括星形胶质细胞和小胶质细胞在内的胶质细胞在脊髓水平的激活可能在阿片类药物耐受的形成中扮演重要角色[226-227]。

以往认为，短期应用阿片类药物会产生镇痛作用及副作用，而阿片类药物的耐受和依赖则只发生在长期用药后。然而，在动物或人体中，短期应用阿片类药物也可快速发生耐受[218-220]。在地氟烷麻醉下行腹部大手术时，与术中输注小剂量瑞芬太尼 [0.1μg/(kg·min)] 相比，输注瑞芬太尼 [0.3μg/(kg·min)] 的患者术后疼痛程度及吗啡需要量均增加，这提示出现了急性瑞芬太尼耐受[228]。相反，也有研究报道，靶控输注阿芬太尼和瑞芬太尼作为术后镇痛并不引起阿片类药物耐受[229]。健康志愿者持续输注瑞芬太尼 [0.08 μg/(kg·min)] 3h 并不降低疼痛阈值[230]，因此，人类是否会发生急性阿片耐受仍存在争议。

在动物模型中，反复应用或持续输注阿片类药物后，能引起痛觉过敏[231]，这一现象似乎与阿片类药物耐受有关[232]。对大鼠中断吗啡的应用 [40mg/(kg·d)，连用 6d] 后，可观察到热痛觉过敏和机械性异常疼痛[233]。阿片所致的痛觉过敏是由于谷氨酸和 P 物质对脊髓致敏所致[234]。另外，阿片类药物急性耐受的产生与缩胆囊素和 NMDA-NO 系统有关[235]，同时也受脊髓 5-羟色胺活性的影响[236]。氯胺酮能防止阿片类药物所致痛觉过敏以及随后的急性阿片类药物耐受，这提示 NMDA 受体也参与了阿片类药物的急性耐受[238, 273]。美沙酮是唯一一种同时具有 μ-阿片受体激动剂和 NMDA 受体拮抗剂特性的阿片类药物。由外消旋的 l-美沙酮（μ-阿片受体激动剂）所引起的阿片药物相关的痛觉过敏，可以被 d-美沙酮（NMDA 受体拮抗剂）所拮抗[239]。N_2O 是一种有效的 NMDA 拮抗剂。对于使用丙泊酚 [≈ 120μg/(kg/min)] 和瑞芬太尼 [0.3μg/(kg/min)] 的患者术中加用 70% N_2O 能明显减少术后阿片所致的痛觉过敏的发生[240]。

在大鼠，吗啡撤药后脊髓环氧合酶-2（COX-2）的合成和前列腺素 E2 的释放增加[241]。在人体研究中，输注瑞芬太尼前给予环氧合酶-2 抑制剂帕瑞考昔可以预防静脉输注瑞芬太尼 [0.1μg/(kg·min)] 30min 后引起的痛觉过敏[242]，提示 COX-2 参与了阿片类药物引起的痛觉过敏。

小鼠的遗传分析表明，β_2-肾上腺素能受体基因的遗传变异似乎可以解释不同品系小鼠之间阿片类药物引起的痛觉过敏发展的差异，同时选择性 β_2-肾上腺素拮抗剂布托沙明被证明能呈剂量依赖性地逆转阿片类药物引起的痛觉过敏[243]。给小鼠全身或鞘内注射 5-HT3 受体拮抗剂昂丹司琼能阻止阿片药物引起的耐受或逆转痛觉过敏[244]。

阿片类药物引起的痛觉过敏可能受到全身麻醉药和阿片类药物联合使用的影响。以七氟烷或丙泊酚对接受乳腺癌外科手术治疗的女性患者进行麻醉，使 BIS 值维持在 40～50。在术中输注瑞芬太尼（效应室靶控浓度 4 ng/ml），在七氟烷组中瑞芬太尼诱发的痛觉过敏非常明显而丙泊酚组却并不显著[245]。人体研究的数据普遍支持在少数特定情况下阿片类药物引起的痛觉过敏的存在。需要进一步阐明的是能导致阿片类药物引起痛觉过敏的特定条件及其临床意义[246]。

框 31-3　阿片类药物依赖患者急性疼痛管理目标

1. 对高危患者群体的认识，包括因各种慢性疼痛（肌肉骨骼病，神经源性疾病，镰状红细胞病，HIV 相关疾病，姑息治疗）接受长期阿片治疗的患者，毒品滥用者，阿片维持方案中正在康复的成瘾者
2. 防治戒断症状和并发症
3. 对心理情感障碍疾病如焦虑进行对症治疗
4. 在急性期进行有效的镇痛治疗
5. 使其复原到可接受且合适的阿片维持治疗状态

HIV，人类免疫缺陷病毒

阿片类药物依赖患者的处理

在阿片成瘾患者的麻醉管理方面，需要考虑一系列的问题[247]。阿片成瘾患者的并发症包括心肺疾患、肾疾患及贫血。长期应用吗啡能引起肾上腺增生和皮质类固醇分泌功能的损害。病毒性和非病毒性肝炎、获得性免疫缺陷综合征、骨髓炎、肌无力和神经系统并发症亦可见于成瘾患者。由于对疼痛低估和处理不足在阿片类药物依赖的患者中很常见，因此认识到对这些患者的短期疼痛管理的目标非常重要（框 31-3）[248]。阿片依赖或成瘾患者的麻醉处理包括术前用药中使用适当剂量阿片类药物、术中或术后补充应用阿片类药物以及使用非阿片类镇痛药和神经阻滞等。对于慢性成瘾或急性阿片类药物过量的患者，尚无理想的方法。应用大剂量纳洛酮或纳曲酮快速解毒可用作阿片成瘾的治疗。当采用这种治疗方法时，给予阿片拮抗剂前需行全麻诱导，同时也需行数小时的麻醉维持以防止患者出现戒断症状[249-250]。对阿片成瘾患者，应用纳洛酮（总剂量 12.4mg）阻断 μ-阿片受体后可导致交感神经兴奋，包括血浆儿茶酚胺浓度增高以及心血管刺激，这些可用 α_2 激动剂加以阻断[251]。

阿片类药物的肾及尿动力学作用

μ-受体激活能引起抗利尿作用，并减少电解质排泄；κ-受体激活主要引起利尿作用，但几乎不影响电解质的排泄。阿片类药物的间接作用包括抑制或改变 ADH 及心房尿钠肽的分泌。用药后血浆 ADH、肾素及醛固酮水平并无增高，表明在人体芬太尼、舒芬太尼、阿芬太尼或（可能也包括）瑞芬太尼很有可能能够保护肾功能或对肾功能影响轻微。如果在阿片类药物麻醉及手术过程中肾功能确有改变，那么这种改变很可能是继发于全身或肾血流动力学的改变而出现的。

阿片类药物引起尿潴留的机制仍不是很明确。阿

片类药物对下尿路的作用包括以尿潴留为特征的排尿障碍，尤其是鞘内应用阿片类药物后。鞘内注射吗啡和芬太尼可呈剂量依赖性地抑制逼尿肌收缩和减少排尿冲动[252]。下尿路功能恢复至正常所需的时间，在使用 10μg 和 30μg 舒芬太尼后分别为 5h 和 8h；使用 0.1mg 和 0.3mg 吗啡后分别是 14h 和 20h。在对尿流动力学的影响方面，并不是所有的阿片激动剂作用都相同；吗啡似乎作用尤为显著[257]。Malinovsky 及其同事比较了静脉应用吗啡（10mg）、丁丙诺啡（0.3mg）、芬太尼（0.35mg）和纳布啡（20mg）对尿流动力学的影响[253]，结果表明，所有的阿片类药物均能改变膀胱感觉，但只在应用芬太尼和丁丙诺啡后，膀胱逼尿肌收缩降低。静脉输注瑞芬太尼 [0.15μg/(kg·min)] 引起的尿潴留，可以由单次静脉注射甲基纳曲酮（0.3mg/kg）或者纳洛酮（0.01mg/kg）所逆转[254]。甲基纳曲酮的尿潴留逆转作用表明，外周机制可能参与了阿片类药物引起的膀胱功能障碍。

阿片类药物的胃肠道作用

在肠肌层神经元存在几种阿片受体。κ 和 μ 受体激动剂能调节肠肌层神经丛的胆碱能传递。κ 受体激动剂通过百日咳毒素敏感性 G 蛋白作用于豚鼠回肠，抑制 N- 型电压敏感性 Ca^{2+} 通道，在调节乙酰胆碱释放方面较 μ 受体激动剂作用更强[255]。人工合成阿片类药物对胃肠道的副作用包括恶心、呕吐、流体动力学的改变、胃排空和肠蠕动受抑制、消化吸收时间延长。这些都可能导致术后肠梗阻（框 31-4）[256]。

吗啡对食管动力的影响已被广泛探讨。吗啡（80μg/kg）能增加食管的运动速度，但并没有改变运动的幅度或食管原发性蠕动的持续时间，同时它也缩短了吞咽引起的食管下段括约肌松弛的持续时间并降低其松弛程度[257]。阿片类药物通过作用于脊髓上（迷走神经介导）、脊髓水平以及外周机制而延迟胃排空。鞘内注射吗啡（0.4mg）能明显降低胃十二指肠的蠕动速度和对乙酰氨基酚的吸收，肌注吗啡（4mg）可产生额外的作用[258]。与可待因（1mg/kg，IV）或吗啡（0.125mg/kg，IV）相比，曲马多（1.25mg/kg，IV）的胃排空抑制作用较小，但仍能检测到[259]。硬膜外以及鞘内应用阿片类药物均降低胃肠道的活动[258]。吗啡用药后的大鼠，由于肠蠕动力的降低，促进了肠道微生物从肠管向肠外部位的转位[260]。异丙酚 [负荷剂量 0.3mg/kg，维持剂量 1.0 mg/(kg·h)] 可以消除由吗啡（0.1mg/kg，IV）所致的胃张力下降，但并不能消除吗啡引起的胃排空延迟[261]。

框 31-4　阿片类药物对胃肠道的影响	
药理学反应	临床症状
胃蠕动和排空减少	纳差；胃食管反流增加
幽门肌紧张减少	恶心呕吐
酶分泌减少	消化延迟；大便干结
抑制大肠和小肠的蠕动	药物吸收延迟；排便紧迫感；排便不尽；肠胀气；腹胀；肠胀气
水分和电解质吸收增加	大便干结
非推进节段收缩增加	痉挛；腹部绞痛；疼痛
肛门括约肌紧张度增加	排便不尽

From Viscusi ER, Gan TJ, Leslie JB, et al: Peripherally acting mu-opioid receptor antagonists and postoperative ileus: mechanisms of action and clinical applicability, Anesth Analg 108:1811-1822, 2009

纳洛酮可逆转阿片类药物引起的胃排空延迟。甲基纳曲酮是一种不能透过血脑屏障的纳洛酮的四级衍生物，它能减弱吗啡引起的胃排空延迟，提示在阿片类药物对胃肠道作用中，有外周机制的参与[262]。纳洛酮（0.7mg/kg）明显抑制大鼠胃对生理盐水和牛奶的排空[263]。这一观察可能提示，阿片类药物可以通过作用于非阿片受体的机制来影响胃肠道。胃复安（10mg）静脉注射（而非肌内注射）也能逆转吗啡所致的胃排空延迟[264]。

阿片类药物的肠道作用较为复杂。吗啡不能明显改变由口到回肠的转运时间，因为吗啡在降低肠运动之前，会使其推进活动增强。阿片类药物增强大部分肠管的张力，但降低其推动力。在大鼠，腹腔内或硬膜外给予吗啡预处理能减轻缺血引起的肠动力抑制[265]。

对肝、胆的影响

所有阿片类药物通过阿片受体介导的机制，呈剂量和药物依赖性地增加胆管压力及 Oddi 括约肌（胆总管十二指肠括约肌）张力。然而，临床上阿片类药物对胆管的作用常很小。虽然传统的教科书认为吗啡可引起 Oddi 括约肌"痉挛"，而不应被用于急性胰腺炎患者，但目前没有研究或证据能表明吗啡禁忌用于急性胰腺炎患者[266]。除哌替啶外，其他阿片类药物增加胆管压力的作用均可被纳洛酮逆转。经胆管镜 Oddi 括约肌测压表明，常规剂量的吗啡可增加胆总管的压力；哌替啶对其没有影响；曲马多则抑制 Oddi 括约肌运动[267]。Fragen 和同事研究了瑞芬太尼 [0.1μg/(kg·min)] 对染料从胆囊流入十二指肠的影响，结果表明，瑞芬太尼延迟了染料从胆囊向十二指肠的流入，但其延迟时间短于以前报道的吗啡或哌替啶[268]。

阿片类药物在麻醉和手术期间对肝功能影响轻微。瑞芬太尼预处理能够减轻肝缺血再灌注引起的损伤。这种效应由诱导型一氧化氮合酶和消耗型活性氧介导而阿片受体并不参与[269]。

恶心和呕吐

术后恶心呕吐是困扰患者和麻醉医师的一个严重问题[270-271]（见第97章）。对术后恶心呕吐的病因、治疗及其预防已进行了广泛的研究（图31-10）[272]。术中阿片类药物的应用是发生术后恶心呕吐的一个危险因素。阿片类药物很可能通过δ受体刺激位于延髓网状结构极后区化学感受器触发带，从而导致恶心呕吐的发生。阿芬太尼与约等效剂量的芬太尼和舒芬太尼相比，术后恶心呕吐的发生率较低[273]。

在平衡麻醉或全凭静脉麻醉（TIVA）中，丙泊酚的使用可显著降低阿片类药物所致恶心呕吐的发生率。当应用阿片类药物时，应考虑预防恶心呕吐的发生，包括抗胆碱能活性药、丁酰苯、多巴胺拮抗剂、5-羟色胺拮抗剂及指压疗法。昂丹斯琼是5-HT₃受体拮抗剂，被证实对阿片所致的术后恶心呕吐有效[274]。

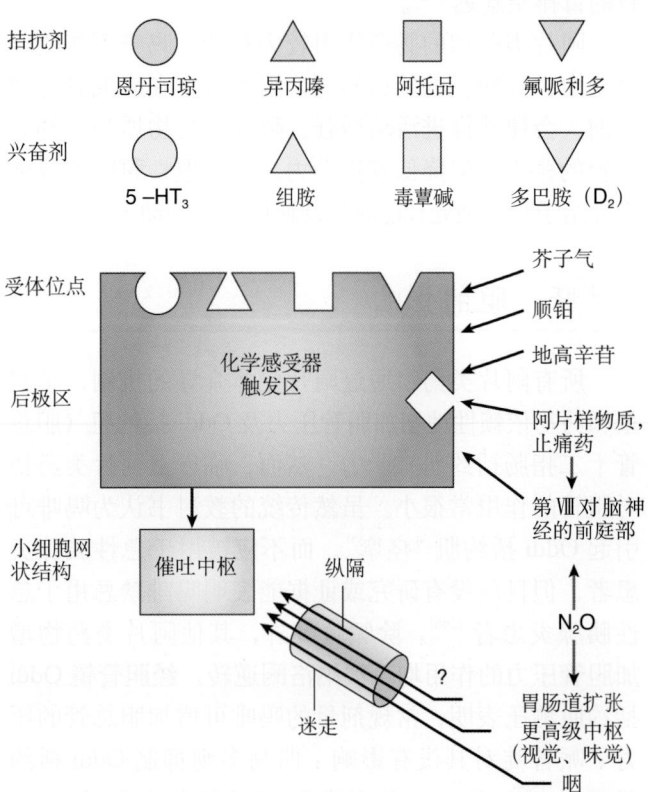

图31-10 化学感受器触发带和呕吐中枢上不同麻醉相关药物和刺激的激动及拮抗作用位点 *(From Watcha MF, White PF: Postoperative nausea and vomiting: its etiology, treatment, and prevention, Anesthesiology 77:162-184, 1992.)*

一项meta分析认为，在接受鞘内注射吗啡的剖宫产患者当中预防性地使用5-HT₃受体拮抗剂能显著减少术后恶心呕吐和止呕治疗的需求[141]。对于预防剖宫产术后采用硬膜外吗啡（3mg）镇痛所致的恶心呕吐，静注地塞米松（8mg）和静注氟哌利多（1.25mg）同样有效[275]。研究证明，大麻素受体激动剂在一些临床情况下是有效的止吐药。动物实验表明大麻素受体激动剂通过激活大麻素CBI受体来抑制阿片类药物引起的干呕及呕吐[276]。对很多患者采用持续小剂量纳洛酮的输注 [0.25μg/(kg·h)] 可改善阿片类药物包括恶心、呕吐和瘙痒在内的副作用，大部分并未逆转镇痛效果[277]。对于接受鞘内注射吗啡的剖宫产患者预防性经皮使用东莨菪碱是有效的，但同时口干和视力模糊等副作用的风险增加[278]。

阿片类药物的其他作用

产　科

阿芬太尼和哌替啶已安全应用于体外受精时获取人类卵子的操作[279]（见第77章）。芬太尼、舒芬太尼、阿芬太尼等阿片类药物的致畸作用很小，至少在动物模型中是这样的。分娩前肠道外应用阿片类药物仍是常用的镇痛方法。μ和κ受体激动剂可抑制大鼠子宫颈扩张引起的伤害性感受[280]，但雌激素可降低μ受体激动剂而非κ受体激动剂的镇痛作用[281]。肠道外应用阿片类药物，尤其是吗啡或哌替啶，可加重主动脉－腔静脉压迫及相应的低血压反应。母体应用阿片类药物的致命性副作用包括心率变异性降低。母体应用吗啡或哌替啶后，会引起新生儿出现副作用，而胎儿酸中毒又增加了阿片类药物从母体向胎儿的转运。限制第一产程阿片类药物的应用可使阿片类药物对新生儿的影响降到最低。在剖宫产前应用短效阿片类药物阿芬太尼可降低母体的应激反应，但会导致Apgar评分略降低[282]。在一项随机双盲对照试验当中，对实施选择性剖宫产的患者单次输注 1 μg/kg 的瑞芬太尼能够减少麻醉诱导和气管插管后血流动力学的波动，但瑞芬太尼可透过胎盘，可能会引起轻微的新生儿呼吸抑制[283]。

由于胎儿在孕26周即能感知疼痛，所以胎儿术后有效的镇痛是必需的。研究表明，羊膜囊内滴注舒芬太尼后能被胎儿吸收；与母体相比，绵羊胎儿的血浆药物浓度明显更高[284]。

在接受阿片类药物静脉镇痛的母亲中，母乳中可检测到吗啡和哌替啶[285-286]。据报道，虽然芬太尼和吗啡在母乳中均被浓缩，其母乳与血浆中的比率为 2 : 1 ~ 3 : 1，但对新生儿未见有明显影响。药物成瘾的母亲的新生儿可表现出阿片类药物戒断症状，因而需要观察及适当的治疗[287]。

类过敏反应

真正的阿片类药物的过敏反应及全身类过敏反应罕见，而由保存剂或组胺引起的局部反应更常见。除阿芬太尼、纳洛酮和纳布啡外，皮内注射吗啡、哌替啶、芬太尼和舒芬太尼所引起的疹块和潮红反应较生理盐水强。在猝死于海洛因注射的成瘾者中，32% 可见血清类胰蛋白酶增高（> 10μg/ml），但并没发现其与 IgE 水平相关，从而支持肥大细胞的脱颗粒反应并非由过敏反应介导这一假说[288]。该报告也提示，很多海洛因致死的人是由全身类过敏反应所导致的。

眼 部 效 应

在麻醉诱导期应用芬太尼、舒芬太尼和阿芬太尼有助于防止眼内压的增高。只要在气管插管前达到适宜的麻醉浓度，芬太尼、阿芬太尼和舒芬太尼分别以 2.5μg/kg、10μg/kg 和 0.1μg/kg 的小剂量即足以达到目的。据报道，瑞芬太尼（1μg/kg）联合丙泊酚（2mg/kg）或硫喷妥钠（5mg/kg）可有效防止琥珀酰胆碱和气管插管所引起的眼内压增高[289-290]。

免 疫 效 应

阿片类药物可影响特异酶的降解及免疫过程，也可以通过调节免疫细胞的活性来影响免疫细胞调控。几种免疫细胞群，包括 T 细胞、巨噬细胞和自然杀伤细胞（NK）是阿片类药物作用的靶目标。研究表明，大鼠注射吗啡 15mg/kg 后 0.5 ~ 1h，可观察到其对 NK 细胞活性、脾 T 细胞和 B 细胞增生及干扰素产生的最大抑制作用，其时程与吗啡的镇痛作用几乎一致[291]。术后应用吗啡（10mg，IM）或曲马多（100mg）能引起 NK 细胞活性的不同改变[292]。近来有报道静脉应用芬太尼引起 NK 细胞毒性的快速增强，这与外周血中 CD16+ 和 CD8+ 细胞百分比的增加相一致[293]。在平衡麻醉中，与芬太尼（1 000μg）相比，吗啡（40mg）能抑制对心脏手术和 CPB 产生炎症应答的一些细胞因子或情况（IL-6、CD11b、CD18、术后高热）[294]。

阿片类药物免疫抑制作用的潜在机制可能是吗啡通过激活 μ₃ 受体，以 NO 依赖方式抑制炎症刺激诱发

的 NF-κB 激活[295]。几项独立的研究认为，吗啡对培养的人外周血淋巴细胞凋亡有直接的影响，可能损害机体的免疫功能[296]。然而也有研究认为吗啡对凋亡相关分子没有影响，并不会引起人外周血淋巴细胞的凋亡[297]。

癌 症 的 进 展

使用了阿片类药物的全身麻醉患者比接受局部或区域阻滞麻醉的患者癌症复发的概率要大[298]。阿片类药物可能直接刺激肿瘤细胞的增殖和侵犯肿瘤细胞，抑制肿瘤细胞的凋亡，或者通过免疫抑制间接引起癌症的复发[299]。在人非小细胞肺癌中 μ 受体的过度表达提示可促进肿瘤的生长和形成[300]。癌症细胞中阿片受体的探索有助于癌症的诊断与治疗。另外，研究者报道 μ 受体 A118G 基因型的女性乳腺癌死亡率降低，这提示阿片通路可能参与肿瘤的生长[301]。

伤 口 愈 合

局部使用阿片类药物已被用来作为减少皮肤伤口疼痛的一项措施。初级传入神经元上的外周阿片受体的激活既减少这些神经细胞的兴奋性，也抑制 P 物质和降钙素基因相关肽逆向释放，而这在伤口修复中起主要作用。局部的吗啡应用能显著地减少闭合伤口的肌成纤维细胞和巨噬细胞的数量[302]。这些发现限制了阿片类药物作为镇痛策略在皮肤伤口疼痛中的局部应用。

阿片类药物的药代动力学和药效动力学

随着现代药物检验分析技术和计算机的普遍应用，研究者可以结合药代动力学 - 药效动力学模型分析药理学参数，从而将药物反应分为药代动力学和药效动力学两个方面。药代动力学参数反映阿片类药物剂量和血中（或其他体液）阿片类药物浓度之间的关系。药效动力学参数说明血（或其他体液）中阿片类药物浓度和阿片类药物的效应之间的关系。

理 化 特 性

阿片类药物呈弱碱性。当溶解在溶液中时，它们离解成质子化的和游离碱片段，其相对比例取决于 pH 值和离子解离常数（pKa）。游离碱较质子化成分脂溶

性高。高脂溶性有利于阿片类药物转运到生物相或作用部位。因此脂溶性高的阿片类药物起效更为迅速。然而，由于阿片受体识别质子化形式的阿片分子，因此阿片类药物作用强度与药物生物相的离子化浓度密切相关。

所有阿片类药物都能在一定程度上与血浆蛋白结合，包括白蛋白和 α_1- 酸性糖蛋白，只有非离子化的、未结合的部分才构成可扩散部分，产生浓度梯度，促进阿片类药物从血中向目标组织扩散。因此，脂溶性和蛋白结合力均可影响阿片类药物的起效速度。

单个药物的药代动力学特点

麻醉中常用阿片类药物典型的药代动力学参数如表 31-5 所示。

吗啡

吗啡与芬太尼类药物的药代动力学有显著区别。这主要是由于吗啡的脂溶性相对较低。肺对吗啡几乎没有一过性的首过摄取作用。吗啡的 pKa（8.0）比生理 pH 值高，因此静脉注射后，只有一小部分（10%～20%）吗啡呈非离子型。吗啡进出大脑大概比其他阿片类药物慢，约 20%～40% 的吗啡与血浆蛋白结合，多数是与白蛋白相结合。

吗啡主要以结合方式经肝代谢，但肾在吗啡的肝外代谢中起关键作用。吗啡的主要代谢产物是吗啡 -3- 葡萄糖醛酸（M3G），它不与阿片受体结合，只有很小的镇痛作用或几无镇痛作用。实际上，M3G 可拮抗吗啡，这一作用可能与吗啡镇痛治疗中的反应及耐受的变异性有关。有报道指出 M3G 可导致动物的癫痫发作以及儿童的痛觉超敏 [303]。M6G 占吗啡代谢产物的 10%，是一种强于吗啡的 μ 受体激动剂，其作用持续时间与吗啡相似。有研究者报道，即使在肾功能正常的患者，M6G 在吗啡的镇痛方面也起着实质性作用 [304]。尤其在肾功能不全患者，M6G 的蓄积能导致呼吸抑制等副作用发生率增高。除了肾功能，M6G 的蓄积也可能受到被丙磺舒抑制的跨膜转运蛋白的影响 [305]。M6G 可产生与吗啡相似的呼吸抑制，但是它们在通气控制系统的作用部位可能不一样 [306]。研究者认为，μ 受体的单核苷酸多态性对 M6G 相关阿片类药物毒性的易感性有影响 [307]。由于吗啡的肝摄取率高，因而其口服给药的生物利用度（20%～30%）显著低于肌肉或皮下注射。这表明事实上，当口服应用吗啡时，M6G 是主要的活性化合物（图 31-11）[308]。与该报道中提出的 M6G 具有高效能相反，其他研究表明短期静脉应用 M6G 并无有效的镇痛作用 [309]。

芬太尼

血浆芬太尼浓度的衰减过程可用三室模型来描述。肺具有明显的首过效应，并一过性摄取约 75% 的

表 31-5　常用阿片受体激动剂的理化及药代动力学数据

	吗啡	芬太尼	舒芬太尼	阿芬太尼	瑞芬太尼
PKa	8.0	8.4	8.0	6.5	7.1
pH7.4 时的非游离部分（%）	23	<10	20	90	67?
辛醇 - 水分配系数	1.4	813	1778	145	17.9
血浆蛋白结合（%）	20～40	84	93	92	80?
扩散分数（%）	16.8	1.5	1.6	8.0	13.3?
$t_{1/2\alpha}$	1～2.5	1～2	1～2	1-3	0.5～1.5
$t_{1/2\beta}$	10～20	10～30	15～20	4-17	5～8
$t_{1/2\gamma}$	2～4	2～4	2～3	1-2	0.7～1.2
Vd_C (L/KG)	0.1～0.4	0.4～1.0	0.2	0.1～0.3	0.06～0.08
Vd_{ss} (L/KG)	3～5	3～5	2.5～3.0	0.4～1.0	0.2～0.3
清除率 [ml/(kg · min)]	15～30	10～20	10～15	4～9	30～40
肝摄取率	0.6～0.8	0.8～1.0	0.7～0.9	0.3～0.5	NA

From Bailey PL, Egan TD, Stanley TH: Intravenous opioid anesthetics. In Miller RD, editor: Anesthesia, ed 7. Philadelphia, 2010, Churchill Livingstone, p 791.

NA, Not applicable；PKa，离子解离常数；$t_{1/2}\alpha$、$t_{1/2}\beta$、$t_{1/2}\gamma$ 分别为三室模型的半衰期；Vd_C，中央室的分布容积；Vd_{ss}，稳态分布容积

芬太尼注射剂量。约 80% 的芬太尼与血浆蛋白结合，且相当一部分（40%）被红细胞摄取。芬太尼的作用时间相对较长，很大原因是因为其在机体组织中分布广泛。

芬太尼在肝主要经脱羟作用和羟化代谢，代谢物早在注射后 1.5min 开始在血浆中即出现。人体静脉应用芬太尼 48h 后，尿中仍可测到其主要代谢产物去甲芬太尼。

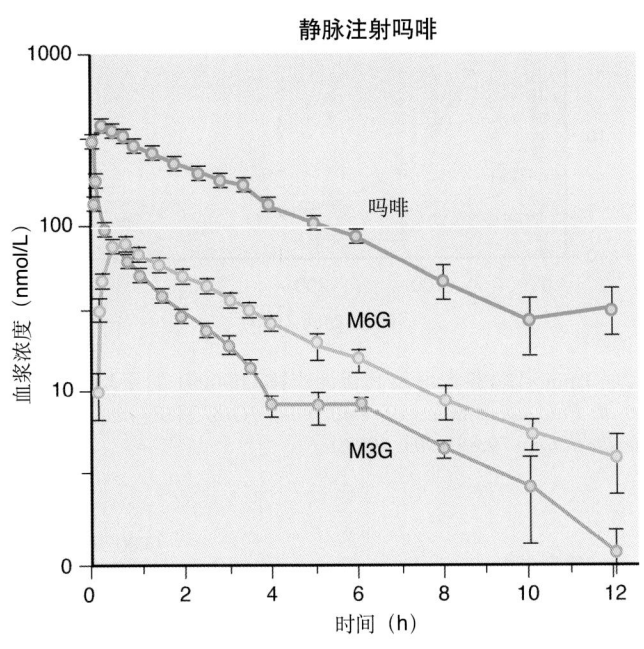

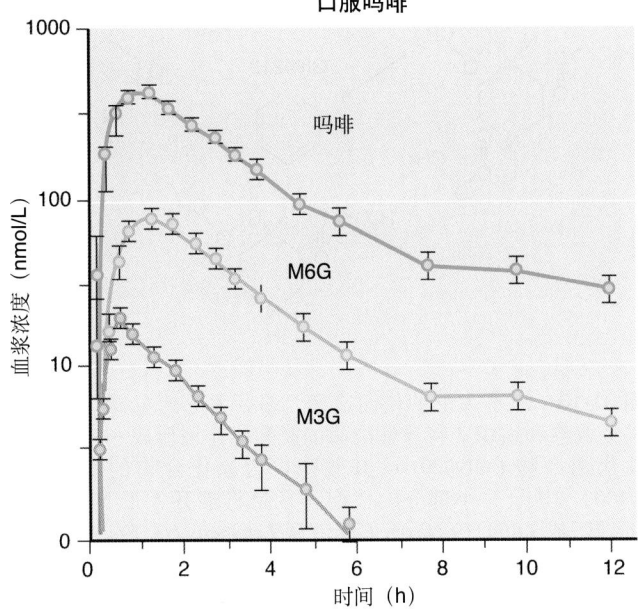

图 31-11　静脉注射和口服吗啡后吗啡、吗啡 -6- 葡萄糖醛酸（M6G）和吗啡 -3- 葡萄糖醛酸（M3G）的平均血浆浓度（± SEM）*(From Osborne R, Joel S, Trew D, Slevin M: Morphine and metabolite behavior after different routes of morphine administration: demonstration of the importance of the active metabolite morphine-6-glucuronide, Clin Pharmacol Ther 47:12-19, 1990.)*

阿芬太尼

静脉注射阿芬太尼后，其血浆浓度可用二室或三室模型来描述。阿芬太尼与血浆蛋白（主要是糖蛋白）结合的比例（90%）较芬太尼高。由于其相对低的 pKa（6.5），在生理 pH 值下，阿芬太尼大部分（90%）呈非解离形式。因此，尽管阿芬太尼蛋白结合力更强，但其溶解部分比芬太尼更多。这也部分解释了为什么阿芬太尼在静脉注射后达到峰值效应的潜伏期短。

阿芬太尼的主要代谢途径与舒芬太尼相似，包括氧化脱羟作用和脱甲基作用、芳香基的羟化作用和葡萄糖醛酸化。阿芬太尼降解产物几乎无阿片活性。人体阿芬太尼代谢主要（如果不是唯一的话）由细胞色素 P450 3A3/4（CYP3A3/4）完成 [310]。这种酶在人体内表现的活性范围至少相差 8 倍。阿芬太尼也可经人肝微粒体 CYP3A5 代谢，其在遗传药理学表达水平上显示出多于 20 倍的变异性，因此导致人肝对阿芬太尼代谢存在显著的个体差异 [311]。体外试验表明，临床剂量的丙泊酚浓度影响阿芬太尼和舒芬太尼在猪和人肝微粒体部分的氧化代谢降解 [312]。

舒芬太尼

舒芬太尼的药代动力学特性适合通过三室模型来描述。静脉注射舒芬太尼后，肺对舒芬太尼的首过摄取、保存、释放与芬太尼相似 [313]。舒芬太尼的 pKa 与吗啡（8.0）相同，因此在生理 pH 值下只有一小部分（20%）以非游离形式存在。舒芬太尼脂溶性为芬太尼的 2 倍，与血浆蛋白（包括 α_1- 酸性糖蛋白）高度结合（93%）。

舒芬太尼主要代谢途径包括脱羟作用、氧化脱甲基作用和芳香基羟化作用。主要代谢产物包括 N- 苯基丙酰胺。

瑞芬太尼

虽然在化学性质上与芬太尼有关，但瑞芬太尼的化学结构独特，它具有独特的酯键结构。瑞芬太尼的酯键使其易被血和组织中的非特异性酯酶水解，导致其在停止输注后迅速被代谢且血药浓度下降迅速 [314]（图 31-12）。因此瑞芬太尼是第一个用于全身麻醉的超短效阿片类药物。

三室模型能最好地描述瑞芬太尼的药代动力学特性。瑞芬太尼的清除率较正常肝血液量快数倍，这与其广泛的肝外代谢相一致。然而，瑞芬太尼在肺无明显代谢或潴留 [315]。它是一种弱碱，其 pKa 值为 7.07。它具有高脂溶性，pH 值为 7.4 时，其辛醇 / 水分配系数为 19.9。瑞芬太尼能与血浆蛋白（主要是 α_1- 酸性 t

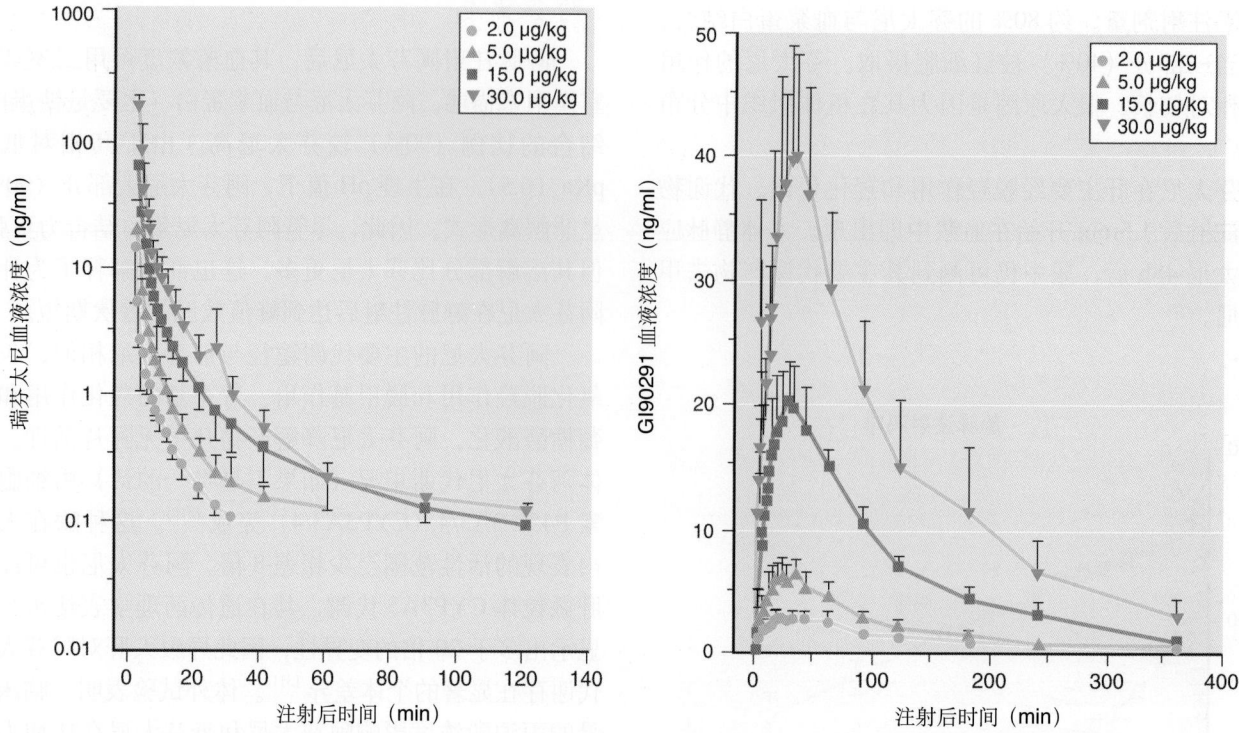

图 31-12　分别注射 2μg/kg、5μg/kg、15μg/kg 和 30μg/kg 瑞芬太尼 1min 后瑞芬太尼及其代谢产物 GI90291 的平均（±SD）血药浓度 - 时间曲线 (From Westmoreland CL, Hoke JF, Sebel PS, et al: Pharmacokinetics of remifentanil [GI87084B] and its major metabolite [GI90291] in patients undergoing elective inpatient surgery, Anesthesiology 79:893-903, 1993.)

糖蛋白）高度结合（70%）。瑞芬太尼的游离碱部分含有甘氨酸，而甘氨酸被证实为一种抑制性神经递质，给啮齿类动物鞘内注射时可产生可逆性肌无力，因此瑞芬太尼未被允许用于脊髓或硬膜外给药[316]。

　　瑞芬太尼的主要代谢途径是去酯化，形成一种羟基酸代谢产物——GI90291（图 31-13）[317]，其效力为瑞芬太尼的 0.001 ~ 0.003 倍。GI90291 对 μ 受体亲和力低，且对大脑的穿透力差，使其在体内效力低[318]。GI90291 的排泄依赖于肾清除机制。实际上，来自犬的研究表明，即使在肾衰竭的情况下，瑞芬太尼的代谢产物也完全无活性。肾衰竭或肝衰竭对其药代动力学无明显影响。在血中，瑞芬太尼主要被红细胞中的酶代谢。瑞芬太尼不是假性胆碱酯酶的理想底物，因此不受假性胆碱酯酶缺乏的影响[319]。

阿片类药物效能的替代评估方法

　　由于对镇痛作用尚无分辨能力高的评估方法，因此对阿片类药物的效能常用一些替代评估方法来估计。评估阿片类药物效能的一种常用替代方法是测定对切皮刺激无体动反应所需吸入麻醉药 MAC 值的降低（图 31-14）[320]。然而 MAC 值对于手术室外阿片类药物效能的评估则没有作用。

图 31-13　瑞芬太尼的代谢途径。瑞芬太尼的主要代谢途径是经血浆和组织非特异性酯酶的脱酯化作用形成一羧基化酸性代谢产物（GI90291），其效能仅为原化合物的 1/3000 至 1/1000。其余一小部分的代谢途径是将瑞芬太尼 N- 脱烷基化 形 成 GI94219 (From Egan TD, Lemmens HJ, Fiset P, et al: The pharmacokinetics of the new short-acting opioid remifentanil [GI87084B] in healthy adult male volunteers, Anesthesiology 79:881-892, 1993.)

另一种广泛应用的评估阿片类药物效能的替代方法是 EEG。由于 EEG 具有无创性，且当实验动物意识消失或呼吸暂停时仍是一种有效的方法，因而具有优势。傅立叶频谱分析中，原始的 EEG 信号的改变可被转换成边缘频谱值的显著降低。边缘频谱是脑电频率的一个定量参数，当脑电信号功率低于某设定值（常为 95%）时可被检出。虽然阿片类药物引起的

EEG 改变的临床意义还不清楚，但由于 EEG 改变与药物临床效能之间具有成比例性和可重复性，所以使用 EEG 作为评估阿片类药物效应的一种替代方法在临床上是可靠的。然而，由于这种替代评估方法并不总是用于评价临床感兴趣的药效（镇痛作用），因此对基于这种替代评估方法所估计的效力必须谨慎解读。

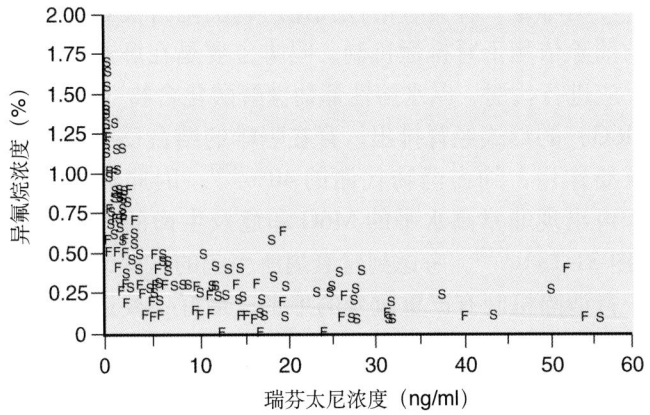

图 31-14　随着实测全血瑞芬太尼浓度的上升，能使 50% 患者对切皮刺激无体动反应所需异氟烷的浓度出现下降。F 代表有体动反应的患者，S 代表无体动反应的患者。实线是一例 40 岁患者数据的逻辑回归曲线 *(From Lang E, Kapila A, Shlugman D, et al: Reduction of isoflurane minimal alveolar concentration by remifentanil, Anesthesiology 85:721-728, 1996.)*

影响阿片类药物药代动力学和药效动力学的因素

年龄

年龄可影响阿片类药物的药代动力学和药效动力学。大概是因为包括细胞色素 P450 系统在内的代谢机制尚未发育成熟，很显然新生儿所有的阿片类药物清除速率均较慢[321]。在出生后 1 年内，新生儿阶段所见的对阿片类药物消除时间延长的现象可迅速恢复至成人水平[321]。

成年人和儿童对于阿片类药物的术中需要量不同。为了抑制切皮时的体动和自主神经反应，儿童（2～11 岁）瑞芬太尼的输注速率几乎比成人（20～60 岁）高两倍[322-323]。在老年人，药代动力学改变可能起次要作用，药效动力学的差异是老年患者药物需要量降低的主要原因。曾有报道，年龄与瑞芬太尼的中央室分

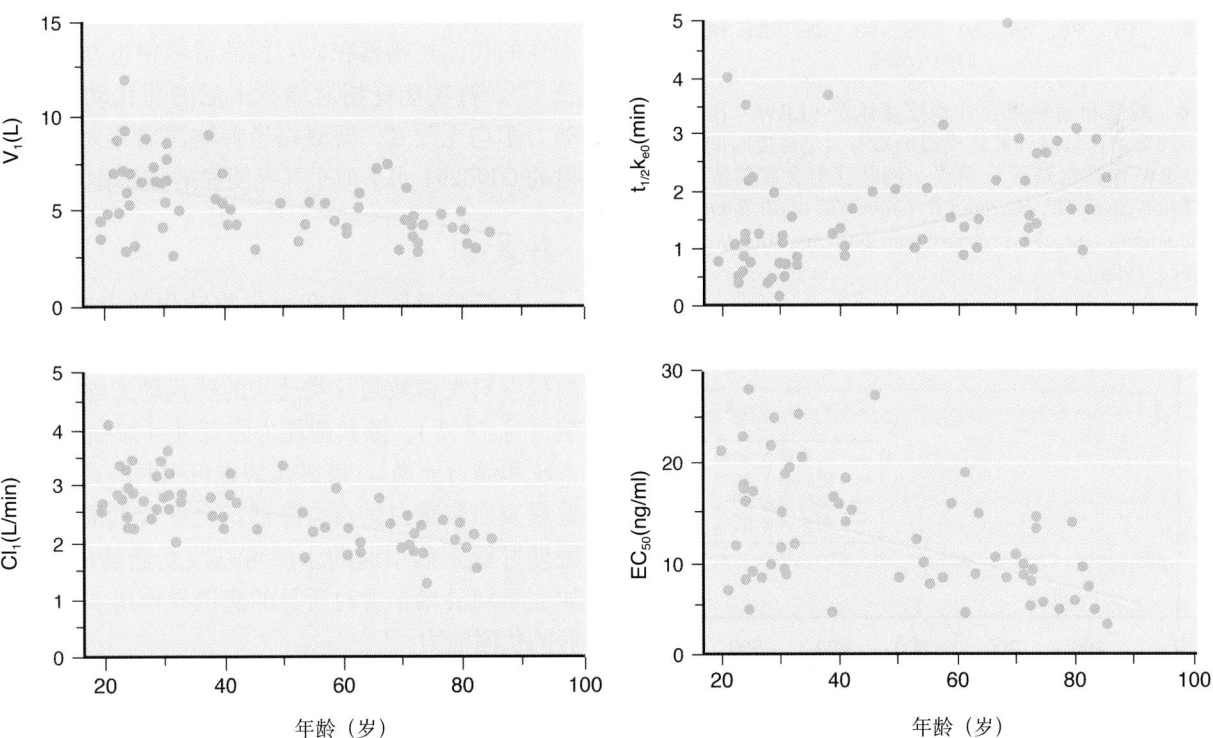

图 31-15　瑞芬太尼的药效动力学和药代动力学参数与年龄的关系。V_1 和 Cl_1 是一个三室模型的估计值。$t_{1/2}K_{e0}$ 是与 K_{e0} 相对应的半衰期，是反映药物从效应室清除的一阶速率常数 *(From Minto CF, Schnider TW, Egan T et al: Influence of age and gender on the pharmacokinetics and pharmacodynamics of remifentanil. I. Model development. Anesthesiology. 86:10-23, 1997.)*

布容积、清除率以及效能呈负相关（图 31-15）[324]。药代动力学和药效动力学改变的综合作用结果使老年患者需要的瑞芬太尼剂量减少了 50% 或更多（见 80 章）。

体重

很多阿片类药物药代动力学参数，尤其是清除率，与瘦体重更密切相关（见 71 章）。这意味着阿片类药物给药方案最好是根据瘦体重而非总体重进行计算。在肥胖患者，根据总体重计算的给药剂量与瘦体重计算的剂量相比，可引起效应部位瑞芬太尼浓度明显增高[325]。相反，对于较瘦的患者，以总体重为基础给药，其药物浓度并不比按瘦体重计算的高很多（图 31-16）。临床上肥胖患者和消瘦患者药物的静脉时量相关半衰期并无明显不同（图 31-17）。大量证据表明，与总体重相比，瘦体重是预测药物代谢能力的一个较好指标。理想体重是一个与瘦体重密切相关、且医师容易估计的参数，因此它可能是一个更易于接受的替代方法。

肾衰竭

肾衰竭对于吗啡和哌替啶具有重要的临床意义（见 74 章），而对于芬太尼类药物的临床重要性则不明显。

吗啡是一种具有活性代谢产物的阿片类药物，它的消除依赖于肾排泄机制。吗啡主要是在肝通过结合反应进行代谢，以水溶性葡萄糖醛酸化合物（M3G 和 M6G）的形式经肾排出。肾在吗啡的结合反应中也起重要作用，约占药物代谢的 40%[326]。因此肾衰竭患者可出现非常高水平的 M6G 和危及生命的呼吸抑制（图 31-18）[327]。考虑到肾衰竭所引起的这些改变，对于肾清除机制有严重改变的患者，最好不要选择使用吗啡。

肾衰竭也引起哌替啶临床药理学的明显改变。其主要代谢产物去甲哌替啶具有镇痛及中枢神经系统兴奋作用。这些活性代谢产物经肾排泄，因此继发于去甲哌替啶蓄积的潜在的中枢神经系统毒性对肾衰竭患者尤为不利。虽然血浆蛋白结合力的降低可能改变阿片类药物中芬太尼类的游离部分，但肾衰竭对芬太尼类药物的临床药理学无明显影响。当存在肾损害时，芬太尼、阿芬太尼、舒芬太尼和瑞芬太尼并不产生高活性的代谢产物蓄积，它们的清除率也并没有明显延长[328]。肾功能受损对瑞芬太尼的药代动力学及药效动力学均无改变。肾衰竭患者输注瑞芬太尼过程中产生的 GI90291 水平似乎并无明显的临床作用。

肝衰竭

尽管肝是阿片类药物生物转化的主要代谢器官，然而除了进行肝移植的患者，其他围术期患者肝衰竭的程度对大多数阿片类药物的药代动力学没有太大影响（见 74 章）。除代谢能力降低外（如细胞色素 P450 系统和结合能力），肝脏疾病也可引起肝血流、肝细胞总量及血浆蛋白结合力降低。全身含水量的增多以及晚期肝脏疾病引起的水肿可以改变药物的分布特性。如在早期酒精中毒时所见的酶诱导作用实际上可增强肝的代谢能力。

吗啡由于具有大量的肝外代谢途径进行代偿，所以进展期肝脏疾病，如肝硬化和肝癌，相对并不改变其药代动力学。肝血流减少可减慢血浆吗啡浓度降低的速度。曾有报道，肝切除术后 M6G/ 吗啡（M6G-to-morphine）和 M3G/ 吗啡（M3G-to-morphine）比值明

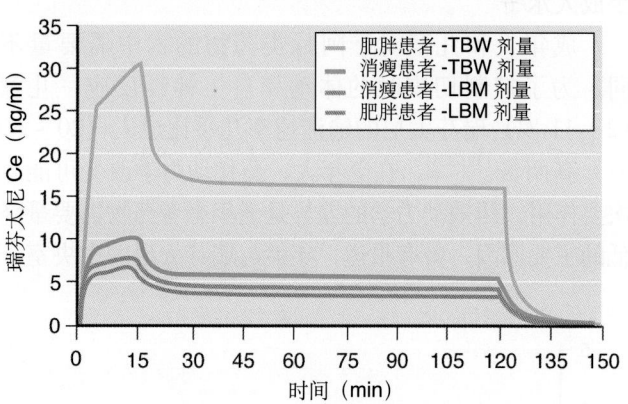

图 31-16 肥胖和消瘦患者分别按瘦体重（LBW）和总体重（TBW）计算给药量时计算机模拟的瑞芬太尼浓度时间变化曲线。按 TBW 计算给药量后导致一例肥胖患者血药浓度急骤升高 (From Egan TD, Huizinga B, Gupta SK, et al: Remifentanil pharmacokinetics in obese versus lean patients, Anesthesiology 89:562-573, 1998.)

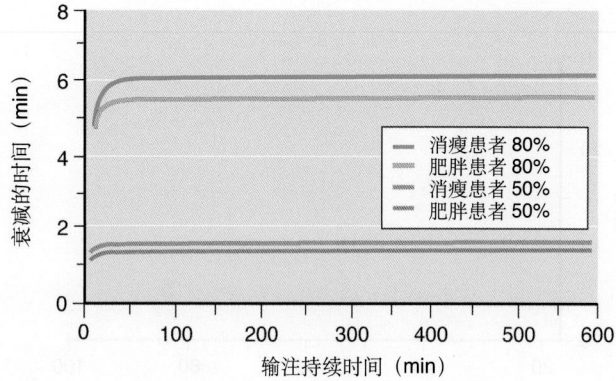

图 31-17 肥胖和消瘦患者计算机模拟的瑞芬太尼时量相关半衰期（50% 衰减时间）和 80% 衰减时间。注意：在临床情况下肥胖和消瘦患者的两条曲线并无太大差别 (From Egan TD, Huizinga B, Gupta SK, et al: Remifentanil pharmacokinetics in obese versus lean patients, Anesthesiology 89:562-573, 1998.)

显下降，循环中吗啡浓度增加[304]，这主要是吗啡清除率变慢所致[329]。肝硬化患者哌替啶的代谢下降导致了患者药物蓄积并可能导致与肝性脑病相似的中枢神经系统的抑制。尽管这些患者去甲哌替啶的清除也减少，但去甲哌替啶与哌替啶的比值总体下降，因而仍以哌替啶的麻醉作用为主[330]。肝脏疾病不影响芬太尼和舒芬太尼的降解[331]。其他肝脏疾病或其他疾患（如休克）引起肝血流的下降能影响阿芬太尼、芬太尼和舒芬太尼的药代动力学参数。与既往的志愿者对照组数据相比，轻到中度肝硬化的患者阿芬太尼的清除率明显下降[332]。进行腹主动脉手术患者的阿芬太

尼消除半衰期延长（3.7h±2.6h）[333]。瑞芬太尼是一种药代动力学完全不受肝影响的阿片类药物（图31-19）[334]。在原位肝移植无肝期，其药代动力学保持不变[335]。有研究者报道，合并轻度脑病的慢性肝衰竭患者，0.25～0.5μg/(kg·min) 的瑞芬太尼可以满足围术期镇痛，并不会产生神经功能减退[336]。

体外循环

体外循环（cardiopulmonary bypass，CPB）能使大多数阿片类药物的药代动力学产生明显改变（见67章）。这些改变是由于 CPB 引起分布容积（继发于管道预充）、酸碱平衡的变化、器官血流量、血浆蛋白浓度以及体温等变化所致。药物与转流回路的结合也能改变阿片类药物的药代动力学。

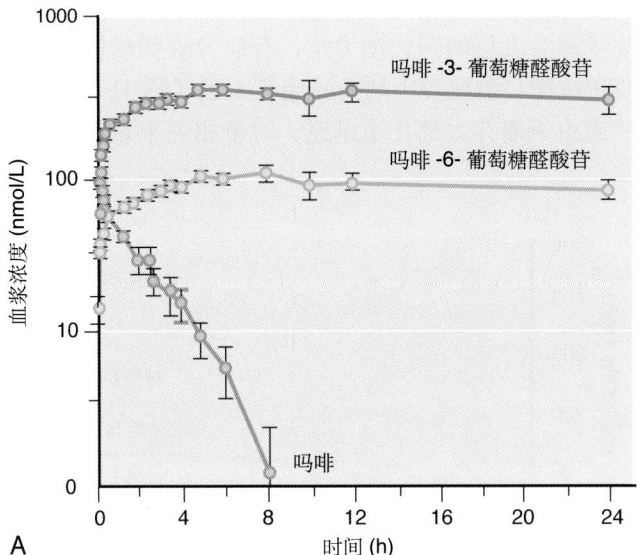

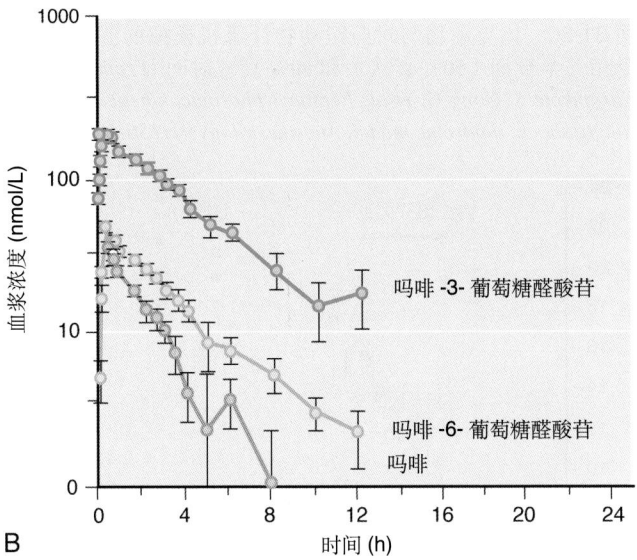

图 31-18 肾衰竭对吗啡药代动力学的影响。图中显示了静脉注射 0.1mg/kg 吗啡后肾衰竭患者（A）与肾功能正常者（B）血清吗啡浓度的时间依赖性变化 *(From Osborne R, Joel S, Grebenik K, et al: The pharmacokinetics of morphine and morphine glucuronides in kidney failure, Clin Pharmacol Ther 54:158-167, 1993.)*

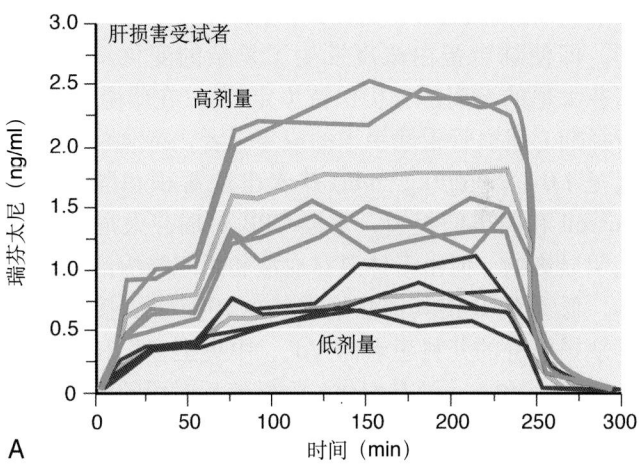

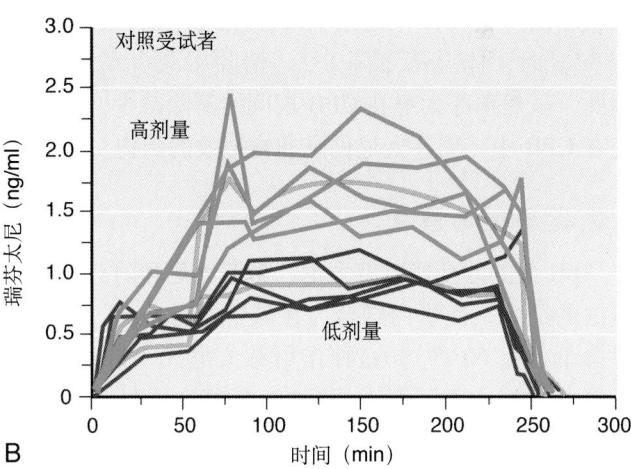

图 31-19 肝病患者（A）与对照组患者（B）瑞芬太尼血药浓度的时间依赖性变化。低剂量组，瑞芬太尼以 0.0125μg/(kg·min) 输注 1h，然后以 0.025μg/(kg·min) 输注 3h。高剂量组，瑞芬太尼以 0.025μg/(kg·min) 输注 1h，然后以 0.05μg/(kg·min) 输注 3h *(From Dershwitz M, Hoke JF, Rosow CE, et al: Pharmacokinetics and pharmacodynamics of remifentanil in volunteer subjects with severe liver disease, Anesthesiology 84:812-820, 1996.)*

吗啡作为术前用药应用于心脏手术时，其浓度在 CPB 开始时即有显著降低[312]。Miller 及同事们检验了 CPB 对芬太尼血浆浓度的影响，显示在 CPB 开始时血浆芬太尼总浓度明显下降，未结合部分浓度升高[337]。芬太尼总浓度在 CPB 期间保持相对稳定，直到接近 CPB 结束时平均总浓度增加，和复温的时间一致。人群药代动力学模型适用于 CPB 下行冠状动脉旁路移植术患者的浓度时间曲线数据，显示临床上 CPB 对芬太尼药代动力学作用不明显，并且在术中包括使用了 CPB 时可根据一个简单的三室模型能精确地预测芬太尼的浓度[338]。阿芬太尼清除时间的延长主要是由于 CPB 增加了分布容积。CPB 组稳定期的分布容积（Vdss）和阿芬太尼的中央室容积比非转流组明显更大[339]。然而，阿芬太尼的清除半衰期在常温 CPB、低温 CPB 和非转流组均无明显差异。常温 CPB 组和低温 CPB 组的 Vdss 和清除率没有明显不同。即使结合蛋白浓度发生了复杂的变化，CPB 下阿芬太尼的游离部分仍保持恒定[340]。在低温 CPB 下行择期心肌血管重建手术的成年患者，持续输注瑞芬太尼 1.0 ~ 2.0μg/(kg·min) 并未出现蓄积和隔离[315]。Russell 和同事们报道，常温 CPB 对瑞芬太尼的清除无明显影响，但由于体温对血液和组织酯酶活性的影响，低温 CPB 使其清除平均减少 20%[341]。接受房间隔缺损修补的儿科患者的 Vdss、中央室容积和消除半衰期（t½α 和 t½β）没有变化，但转流后时段的清除值增加 20%[342]。接受低温 CPB 下冠状动脉旁路移植术的患者持续输注瑞芬太尼后，由于 CPB 的建立，其分布容积增加了 86%，并且在 CPB 后保持增加，在体温低于 37℃时，体温每下降 1℃，清除率减少 6.37%[343]。因此，虽然瑞芬太尼在 CPB 期间的清除减少，然而即使在 CPB 中，瑞芬太尼仍是非常短效的药物。

酸碱平衡的改变

pH 值的改变影响芬太尼、舒芬太尼和阿芬太尼与蛋白的结合，使蛋白结合力在碱中毒时升高，酸中毒时降低（见 60 章）。这种作用芬太尼大于舒芬太尼，而舒芬太尼大于阿芬太尼。当 pH 值在 7.4 ~ 7.0 间变化时，芬太尼（52%）药物游离部分的相关改变较舒芬太尼（29%）和阿芬太尼（6%）高得多。阿片类药物与血浆蛋白的结合力对 pH 的依赖很明显与其有机相部分和水相部分的比值相关对应，因此提示血浆蛋白和阿片类药物的相互作用具有疏水性。离子化的增加减少了芬太尼经肝代谢和肾排泄的量。手术期间发生的术中通气过度能明显影响舒芬太尼的药代动力学并引起分布容积的增加和清除半衰期的延长。

因此，术中尤其发生在术后即刻的呼吸性碱中毒和呼吸性酸中毒，能延长并加重阿片类药物引起的呼吸抑制。

失血性休克

对于失血性休克的患者，临床上常通过减少阿片类药物的剂量来减轻对血流动力学的影响，并防止阿片类药物作用时间延长（又见 81 章）。这种药效的延长至少部分是依据药代动力学机制的。以猪为研究对象的实验研究表明，失血性休克时，芬太尼的中央室清除率、中央室以及第二房室分布容积显著降低，并且在使用任意剂量的芬太尼时其血浆浓度均较高，且时量相关半衰期延长（图 31-20）[344]。失血性休克也改变瑞芬太尼的药代动力学，有研究表明维持某一血浆靶浓度只需要较小剂量的瑞芬太尼（图 31-21）[345]。然而由于瑞芬太尼代谢迅速，时量相关半衰期的改变

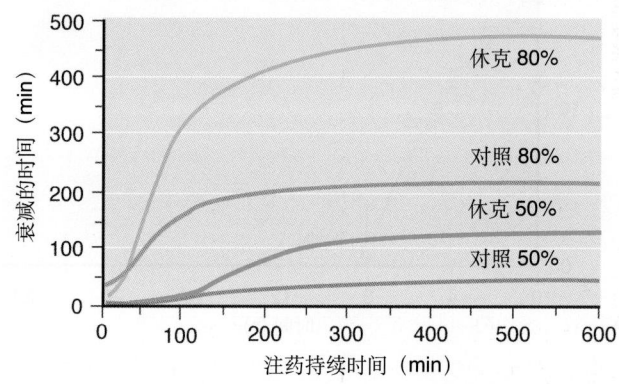

图 31-20 休克动物与对照组动物计算机模拟的芬太尼的时量相关半衰期（50% 衰减）和 80% 衰减时间 *(From Egan TD, Kuramkote S, Gong G, et al: Fentanyl pharmacokinetics in hemorrhagic shock: a porcine model, Anesthesiology 91:156-166, 1999.)*

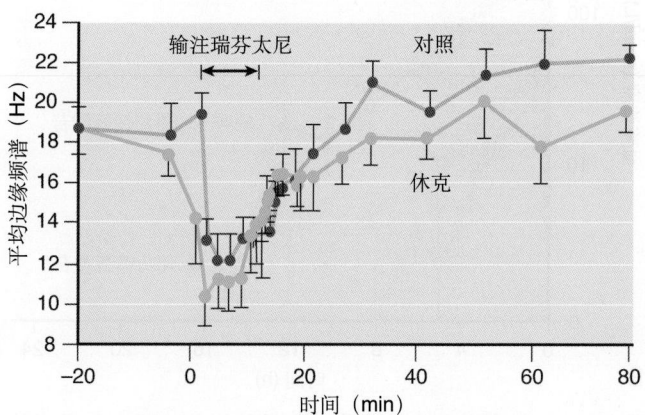

图 31-21 瑞芬太尼输注期间平均边缘频谱的时间变化曲线。这张图表分别显示了对照组动物和出血性休克动物的边缘频谱的测量值 *(From Johnson KB, Kern SE, Hamber EA, et al: Influence of hemorrhagic shock on remifentanil: a pharmacokinetic and pharmacodynamic analysis, Anesthesiology 94:322-332, 2001.)*

很小。在逐步失血模型中，猪在接受瑞芬太尼 [0.5 μg/(kg·min)] 和丙泊酚 [2mg/kg 的大剂量后 6 mg/(kg·h)] 的全凭静脉麻醉（TIVA）后，血浆中瑞芬太尼浓度的增长是丙泊酚的 3 倍[346]。所以，对于失血量过多的 TIVA 患者，瑞芬太尼的剂量应比丙泊酚的剂量减少更多。

应用阿片类药物的麻醉技术

参考第 56、57、64、65 和 98 章。

镇　　痛

在麻醉性监护和区域麻醉中常用阿片类药物缓解疼痛。单次应用阿片类药物能明显缓解疼痛。吗啡起效慢，不能快速滴注以产生作用。哌替啶（50 ～ 100mg，IV）可产生不同程度的镇痛作用，但对重度疼痛患者并不总是有效。单次静注芬太尼（1 ～ 3μg/kg）、阿芬太尼（10 ～ 20μg/kg）或舒芬太尼（0.1 ～ 0.3μg/kg）能产生强效的、持续时间较短的镇痛作用。常用的输注速度分别是：芬太尼 0.01 ～ 0.05μg/(kg·min)、舒芬太尼 0.0015 ～ 0.01μg/(kg·min)、阿芬太尼 0.25 ～ 0.75μg/(kg·min) 以及瑞芬太尼 0.05 ～ 0.25μg/(kg·min)。达到各种不同目的所需的血浆阿片类药物浓度如表 31-6 所列。

中枢神经元兴奋性的改变在疼痛的产生中起重要作用。在大鼠中，小剂量芬太尼能阻断活体脊髓的中枢致敏突触的形成，有研究表明可能存在芬太尼的超前镇痛作用，但更大剂量时则没有这种作用[347]。硬膜外应用芬太尼或布比卡因行超前镇痛可减轻根治性前列腺切除术术后疼痛并促进恢复[348]。相反，行经腹膜肾肿瘤切除术的患者术前静脉复合使用吗啡、氯胺酮、可乐定并不能发挥临床上相应的术后镇痛作用[349]。

Aida 等报道，超前镇痛的疗效根据手术类型的不同而存在差异，硬膜外应用吗啡行超前镇痛对四肢和胸部手术能产生可靠效果，但对腹部手术则无效[350]。一项 meta 分析显示：全身应用阿片类药物行超前镇痛的效果不确定[351]。因此临床上提前应用阿片类药物是否可产生超前镇痛作用还不能确定。

应用阿片类药物行 PCA 是目前术后镇痛的基础用药方法，但有关阿片类药物治疗急性疼痛的最佳药代动力学的问题仍很复杂。如果不结合时间考虑效应部位的药物浓度，则阿片类药物的选择以及药物剂量、给药方法和频度等都不可能达到最佳化。吗啡仍是 PCA 治疗中常用而合理的选择。一项随机双盲研究证实，在子宫动脉栓塞的年轻女性中，效应室控制的瑞芬太尼用于 PCA，并设置缓慢且逐步适应的参数是可行的[352]。阿片类药物与其他药物联用可增强 PCA 的效果。对于开胸手术，阿片类药物联合氯胺酮用于静脉 PCA 的效果优于单独使用阿片类药物，但是增加的氯胺酮对于骨科和腹部手术的疗效并不明显[353]。

平　衡　麻　醉

平衡麻醉一词是在 1926 年由 Lundy 提出的。Lundy 建议平衡使用不同的麻醉药物和技术以达到麻醉的作用（如镇痛、遗忘、肌肉松弛以及在保持内环境稳定的情况下消除自主神经反射）。使用单一药物麻醉所需的剂量常可导致血流动力学的过度抑制[333]。将阿片类药物作为平衡麻醉的一部分能减轻术前疼痛和焦虑，降低气道操作时的躯体和自主反应，提高血流动力学的稳定性，减少吸入麻醉药的需要量以及提供及时的术后镇痛作用。阿片类药物的协同作用能明显减少丙泊酚和其他镇静 - 催眠药使意识消失和伤害性刺激时（如切皮）无痛所需的剂量（图 31-22）[354]。在伤害性刺激前及伤害性刺激后，虽然阿片类药物与

表 31-6　阿片类药物血浆浓度（或瑞芬太尼的全血浓度）的大致范围

	芬太尼	舒芬太尼	阿芬太尼	瑞芬太尼
主要药物	15 ～ 30	5 ～ 10	400 ～ 800	—
大手术	4 ～ 10	1 ～ 3	200 ～ 400	2 ～ 4
小手术	3 ～ 6	0.25 ～ 1	50 ～ 200	1 ～ 3
自主呼吸	1 ～ 3	< 0.4	< 200	0.3 ～ 0.6
镇痛	1 ～ 2	0.2 ～ 0.4	50 ～ 150	0.2 ～ 0.4

From Bailey PL, Egan TD, Stanley TH: Intravenous opioid anesthetics. In Miller RD, editor: Anesthesia, ed 7. Philadelphia, 2010, Churchill Livingstone, p 800

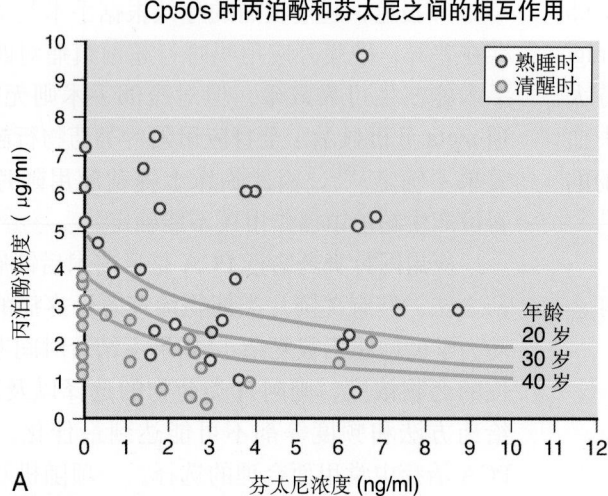

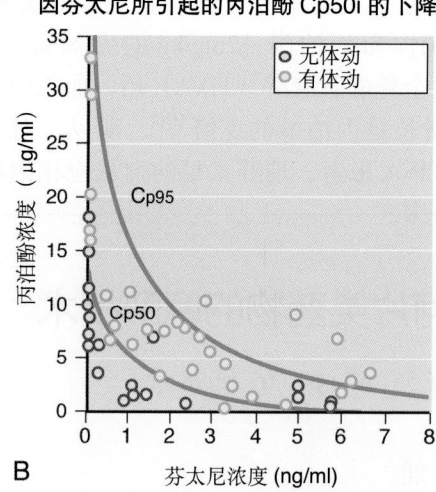

图 31-22　A，药物开始输注 10min 后对言语命令有反应及无反应患者测得的芬太尼和丙泊酚浓度。实线代表的是按年龄段（10y）结合能使 50% 患者对言语命令无反应（CP50）时测得的芬太尼浓度所模拟出的丙泊酚浓度。B，通过增加芬太尼浓度使 50% 或 95% 患者对切皮刺激无体动反应（相应地为 CP50 和 CP95）时，所需丙泊酚浓度出现下降。实线为逻辑回归曲线 *(From Smith C, McEwan AI, Jhaveri R, et al: The interaction of fentanyl on the Cp50 of propofol for loss of consciousness and skin incision, Anesthesiology 81:820-828, 1994.)*

镇静 - 催眠药或挥发性麻醉药的联合应用旨在提供血流动力学稳定的麻醉状态，但这种理想并不总是能实现的[355-356]。

为了避免出现问题，阿片类药物的给药时程、给药速度以及追加剂量也应根据患者的特殊情况以及预计的手术时间而定。在手术结束前的短时间内给予大剂量的任何阿片类药物都易导致术后呼吸抑制。然而镇痛浓度的阿片类药物对吸入麻醉药的苏醒 MAC 值影响轻微[357]。

理想的阿片类药物应能达到以下要求：快速滴定，有效防止伤害性刺激的不良反应出现，追加剂量小，不抑制心血管功能，能及时恢复适当的自主呼吸并能有一定残余的（如果不是完全的）术后镇痛作用且副作用小。由于阿芬太尼和瑞芬太尼峰值效应的起效时间超短（1 ~ 2min），因此它们的快速滴定能发挥最佳效应。可以认为舒芬太尼、阿芬太尼和瑞芬太尼在很多方面优于芬太尼。与芬太尼相比，应用阿芬太尼和舒芬太尼后较少需要使用纳洛酮来拮抗阿片类药物的不良呼吸抑制作用。使用瑞芬太尼后很少需要进行药物拮抗。

芬太尼

麻醉诱导常联合应用负荷剂量的芬太尼（2 ~ 6 μg/kg）以及镇静 - 催眠药（以硫喷妥钠或丙泊酚最常用）和肌松剂。麻醉维持常用氧气复合 N_2O（60% ~ 70%）以及低浓度的强效吸入麻醉药，并追加一定剂量的芬太尼 [每 15 ~ 30min 间断静脉注射

25 ~ 50μg，或以 0.5 ~ 5.0μg/（kg·h）的速度持续输注]。

芬太尼术后镇痛所需的血浆浓度约为 1.5 ng/ml[358]，但如果吸入麻醉药仅为 N_2O，则术中芬太尼的血浆浓度至少应维持在 2 ~ 3ng/ml 水平。未使用术前用药的患者在用芬太尼输注复合氧气和 N_2O 进行麻醉时，切皮时芬太尼的 Cp50（能防止 50% 患者出现切皮后体动反应所需的静脉镇痛药 / 麻醉药的最低血浆稳态浓度）和 Cp50-BAR（能防止 50% 患者出现切皮后体动反应、血流动力学变化或自主神经反应所需的静脉镇痛药 / 麻醉药的最低血浆浓度）分别为 3.26 ng/ml 和 4.17 ng/ml[359]。当血浆芬太尼浓度为 1.67 ng/ml 和 3.0 ng/ml 时，切皮时异氟烷的 MAC 分别降低 50% 和 63%[85]。血浆芬太尼浓度从 3.0ng/ml 升高到 10ng/ml 后，仅能将异氟烷 MAC 的降低值由 63% 增至 82%。芬太尼也能降低术中丙泊酚的需要量。行脊柱融合手术的患者，为将平均动脉压的波动控制在对照值的 15% 以内，在输注芬太尼使其血浆浓度分别维持在 0 ng/ml、1.5 ng/ml、3.0 ng/ml 和 4.5ng/ml 时，所需丙泊酚的平均输注速率分别为 (10.1±2.5) mg/（kg·h）（均值 ± 标准差）、(7.5±1.2) mg/（kg·h）、(5.7 ±1.1)mg/（kg·h）和 (4.9±1.2)mg/（kg·h）[360]。

不同患者之间阿片类药物的药代动力学和药效动力学差异相当大。有研究者报道，肥胖患者以总体重计算芬太尼的剂量可能导致药物过量[358]。然而，若采用芬太尼平衡麻醉技术，在药代动力学原理的指导下，按照预计的刺激大小和患者可能出现的反应以滴定法给药则常可维持血流动力学稳定，且无痛的患者

可以迅速苏醒。反复给药或持续输注芬太尼常导致明显的自主呼吸抑制。

阿芬太尼

由于阿芬太尼能够迅速渗透入脑组织，所以阿芬太尼在血浆浓度比舒芬太尼和芬太尼稍高时即可达到血浆和 CNS 的平衡。这种特性可以解释为什么在应用镇静 - 催眠药前或与其同时给药时，小剂量阿芬太尼（$10 \sim 30\mu g/kg$）有效。

阿芬太尼（$25 \sim 50\mu g/kg$，IV）加上睡眠剂量的小剂量任何镇静 - 催眠药（如 $50 \sim 100$ mg 硫喷妥钠）的滴注，常可有效防止喉镜暴露及气管插管时出现明显的血流动力学变化。据报道，阿芬太尼与 2.5mg/kg 的丙泊酚共同应用于插入经典喉罩时，其最佳剂量为 $10\mu g/kg$[361]。对于短小手术，可通过追加输注阿芬太尼 [$0.5 \sim 2.0\ \mu g/(kg \cdot min)$] 或间断单次静脉注射（$5 \sim 10\mu g/kg$）来完成。在同时应用强效吸入麻醉药行平衡麻醉时，相对较低的血浆阿芬太尼浓度（如 29 ng/ml）可降低异氟烷 MAC 值约 50%[87]。据报道，在丙泊酚麻醉中，丙泊酚的血液靶浓度为 $3\mu g/ml$ 时，阿芬太尼的 EC_{50} 在气管插管时为 92ng/ml，切皮时为 55ng/ml，打开腹膜时为 84ng/ml，术中腹腔内操作时为（66 ± 38）ng/ml[362]。丙泊酚引起的血流动力学改变可能对阿芬太尼的药代动力学有重要影响。丙泊酚（靶浓度 $1.5\mu g/ml$）使阿芬太尼的清除率减少 15%，快速分布清除率减少 68%，慢速分布清除率减少 51%，滞后时间减少 62%[363]。应在手术结束前 $15 \sim 30$min 尽量降低阿芬太尼的输注量或重复给药，以避免出现残余呼吸抑制的副作用。

舒芬太尼

据报道，避免喉镜暴露和气管插管时血流动力学反应的舒芬太尼平均血浆 Cp_{50} 为 1.08 ng/ml，变化范围在 $0.73 \sim 2.55$ng/ml 之间。对于儿童的麻醉诱导，以 $0.3\mu g/kg$ 的大剂量舒芬太尼结合丙泊酚可以完全消除气管插管时的心血管反应[364]。麻醉维持可采用氧气复合 N_2O（$60\% \sim 70\%$）并追加一定剂量的舒芬太尼 [间断静注 $0.1 \sim 0.25\mu g/kg$ 或持续输注 $0.5 \sim 1.5\mu g/$($kg \cdot h$)]。舒芬太尼切皮时的 Cp50（2.08 ± 0.62 ng/ml）是未术前用药患者气管插管时的 2 倍[365]。在 N_2O-O_2 麻醉中，切皮时舒芬太尼、芬太尼和阿芬太尼的 Cp_{50} 的比值约为 1 ： 2 ： 150，这一比值与传统的以药物剂量为基础计算的比值有所不同，但可能更为准确。在行冠状动脉旁路移植术的患者，舒芬太尼剂量大于（1.25 ± 0.21）ng/ml 时，可使手术过程中需要的异氟烷浓度降至 0.5% 以下[366]。

瑞芬太尼

由于瑞芬太尼作用持续时间很短，为维持阿片类药物的作用，应在初始单次给药之前或给药后即刻即开始输注 [$0.1 \sim 1.0\mu$ g/(kg · min)]。在平衡麻醉中瑞芬太尼的维持输注速度范围是 $0.1 \sim 1.0\mu g/(kg \cdot min)$。瑞芬太尼能有效抑制自主神经、血流动力学以及躯体对伤害性刺激的反应。

瑞芬太尼苏醒迅速（$5 \sim 15$min）。以（0.1 ± 0.05）$\mu g/(kg \cdot min)$ 的速率输注，可在维持镇痛的条件下恢复自主呼吸及反应性。一项随机、双盲、安慰剂对照研究证实，局部麻醉下进行门诊手术的患者，联合应用瑞芬太尼 $0.05 \sim 0.1\mu g/(kg \cdot min)$ 和咪达唑仑 2mg 可产生有效的镇静及镇痛作用[367]。在开颅术中，瑞芬太尼（$1\mu g/kg$）静注后以 $0.5\mu g/(kg \cdot min)$ 维持并复合丙泊酚及 66% N_2O 麻醉，可维持血流动力学稳定，且术后可快速拔管[368]。在瑞芬太尼麻醉苏醒期，应预料到需要及时使用替代性镇痛治疗。在使用以瑞芬太尼为主的麻醉行腹部大手术时，围术期应用吗啡（0.15mg/kg 或 0.25mg/kg，IV）或芬太尼（0.15mg）并不能完全充分而及时地控制术后疼痛[369-370]。应用氯胺酮 [0.15 mg/kg 静脉注射，而后以 $2\mu g/(kg \cdot min)$ 维持] 可以减少腹部手术中瑞芬太尼及术后吗啡的用量，且不增加不良反应的发生[371]。斜视矫正手术的患儿联合应用七氟烷（2.5%）和瑞芬太尼 [$1\mu g/kg$ 静脉注射，以 $0.1 \sim 0.2\mu g/(kg \cdot min)$ 维持] 麻醉，与芬太尼（$2\mu g/kg$，随后每 45min 追加 $1\mu g/kg$）相比，术后呕吐发生较少，但术后疼痛评分较高[372]。

采用输注小剂量瑞芬太尼缓解术后疼痛的方法也有报道。腹部或胸外科手术应用丙泊酚 [$75\mu g/$($kg \cdot min$)] 和瑞芬太尼 [$0.5 \sim 1.0\ \mu g/(kg \cdot min)$] 行全身麻醉后，持续输注瑞芬太尼 [$0.05\mu g/(kg \cdot min)$ 或 $0.1\mu g/(kg \cdot min)$]，可提供充分的术后镇痛[373]。

神经安定镇痛麻醉

1959 年，De Castro 和 Mundeleer 提出神经安定镇痛的概念，它通过联合应用强安定药（常为丁酰苯类的氟哌利多）和强效阿片类镇痛药（芬太尼）产生一种分离的、无痛的制动状态，且对疼痛不敏感。神经安定镇痛的特点是能镇痛，没有临床上明显的运动反应，自主反射被抑制，心血管稳定且对大多数患者有致遗忘作用。加用吸入麻醉药（通常是 N_2O）能够提高其遗忘作用，被称为神经安定镇痛麻醉。如今这项技术很少被运用，因为其神经安定药物成分氟哌利多，存在频繁并且严重的围术期不良反应。

传统上的"神经安定"药物包括吩噻嗪类（如氯丙嗪）和丁酰苯类（如氟哌啶醇和氟哌利多）。丁酰苯类能够产生镇静、安定、制动、止吐和锥体外系综合征（包括面部及颈部运动障碍、动眼神经危象、斜颈、易激惹及幻觉）等作用。在不使用镇痛药或其他镇静药而单独应用氟哌利多时，患者常感觉不适或烦躁不安。氟哌利多的心血管作用常仅限于轻度低血压，这可能是由于 α 肾上腺素能阻断介导的。氟哌利多的呼吸抑制作用很轻，但存在显著的差异，偶尔可出现明显的呼吸抑制。由于氟哌利多以及其他丁酰苯类药物在颈动脉体有抗多巴胺能的作用，因而在人体可增强缺氧引起的通气刺激作用。氟哌利多以前作为术前用药（0.025 ~ 0.075mg/kg，IM）、止吐药（0.01 ~ 0.02mg/kg，IV）、清醒气管插管的辅助用药（0.025 ~ 0.1mg/kg，IV）以及用于治疗焦躁、好斗或精神病患者（0.05 ~ 0.2mg/kg，IV 或 IM）。

神经安定镇痛或神经安定镇痛麻醉在使用单胺氧化酶抑制剂（monoamine oxidase inhibitors，MAOIs）、毒品滥用或酗酒或帕金森病的患者中禁忌应用。

全凭静脉麻醉

许多不同的静脉药的各种不同组合配方都可用于 TIVA。最常见的组合方式是以一种阿片类药物与另一种易产生催眠和遗忘作用的药物联合应用。例如，阿芬太尼和丙泊酚的联合应用是一种优秀的 TIVA 配方。阿芬太尼在降低对伤害性刺激反应的同时，能够提供镇痛并维持血流动力学稳定。相反地，丙泊酚具有催眠、遗忘及止吐作用。当联合使用两种以上的药物时，如丙泊酚，阿芬太尼和咪达唑仑合用，存在广泛的协同作用。以阿芬太尼（25 ~ 50μg/kg）和丙泊酚（0.5 ~ 1.5 mg/kg）麻醉诱导，继以阿芬太尼 0.5 ~ 1.5μg/(kg·min) 和丙泊酚 80 ~ 120μg/(kg·min) 持续输注维持，能为以空气和氧气进行通气（无论是否加用 N_2O）行各种不同手术的患者提供完全的麻醉。有研究者提出，当联合应用的丙泊酚的血中浓度为 3.5μg/ml 时，阿芬太尼的浓度低至 85ng/ml 仍能提供理想的麻醉和苏醒条件[374]。Stanski 和 Shafer 建议，阿芬太尼的单次剂量和初始输注速率应当是 30 μg/kg 和 0.35μg/(kg·min)，丙泊酚为 0.7mg/kg 和 180μg/(kg·min)[375]。应该知道的是，这些数据是仅根据对中等疼痛手术患者的 EC_{50} 计算出来的，麻醉医师应根据实际情况相应地调整剂量。对耳鼻喉科的短小手术，应用瑞芬太尼和丙泊酚行 TIVA 的术后自

主呼吸恢复时间要短于使用阿芬太尼和丙泊酚联合麻醉[376]。

保证适当麻醉深度及快速苏醒的最佳丙泊酚 - 阿片类药物浓度是通过计算机建模得出的。丙泊酚的最佳浓度按下列顺序递减：芬太尼 > 阿芬太尼 > 舒芬太尼 > 瑞芬太尼。对于时量相关半衰期较短的阿片类药物，其用量可较大（丙泊酚用量较少），且并不延长阿片类药物的作用时间。

维持输注速率因患者状态及手术刺激强度的大小而异。初始推荐的用量为：丙泊酚 [75 ~ 125μg/(kg·min)] 和阿芬太尼 [1.0 ~ 2.0μg/(kg·min)]。如果应用了 N_2O，则应在麻醉结束前 10 ~ 20 min 停止输注静脉麻醉药。否则，应在预计患者苏醒前 5 ~ 10 min 停止输注丙泊酚。手术结束前阿芬太尼的输注速率不需要调整到低于 0.25 ~ 0.5μg/(kg·min) 以下。一项多中心评估证实，行择期手术的住院患者静脉注射瑞芬太尼 [1μg/kg，之后以 1.0μg/(kg·min) 持续输注] 并复合丙泊酚 [75μg/(kg·min)]，可有效控制气管插管反应[377]。推荐在气管插管后瑞芬太尼的输注速率为 0.25 ~ 0.4μg/(kg·min)。

咪达唑仑 - 阿片类药物联合应用也能提供完全的麻醉效果。但即使氟吗西尼能拮抗苯二氮䓬类作用，咪达唑仑 - 阿芬太尼 TIVA 仍不可能与丙泊酚 - 阿芬太尼 TIVA 相比[378]。

当使用吸入麻醉药受到限制时，TIVA 技术就显得尤为重要了。只要牢记平衡麻醉的目的，联合应用现代阿片类药物和其他药物，应用输液泵给药并对药代动力学知识有更深入的了解，临床医师就可以成功地开展各种 TIVA 技术。TIVA 中阿片类药物的大致剂量和输注速度如表 31-7 中所列。

表 31-7　全凭静脉麻醉阿片类药物的负荷剂量、维持输注速率和追加维持剂量的大致范围

	负荷剂量	维持输注速率	追加剂量
阿芬太尼	25 ~ 100	0.5~2 μg/(kg·min)	5 ~ 10 μg/kg
舒芬太尼	0.25 ~ 2	0.5 ~ 1.5 μg/(kg·h)	2.5 ~ 10 μg
芬太尼	4 ~ 20	2 ~ 10 μg/(kg·h)	25 ~ 100 μg
瑞芬太尼	1 ~ 2	0.1~1.0 μg/(kg·min)	0.1~1.0 μg/kg

From Bailey PL, Egan TD, Stanley TH: Intravenous opioid anesthetics. In Miller RD, editor: Anesthesia, ed 7. Philadelphia, 2010, Churchill Livingstone, p 803

心脏手术以阿片类药物为基础（大剂量阿片类药物）的麻醉

在以阿片类药物为基础的麻醉技术中，阿片类药物可作为主要或唯一的麻醉药（见 67 章）。大剂量阿片类药物麻醉是作为一种无应激的麻醉方法应用于心脏外科手术的。吗啡最先被用于大剂量阿片类药物麻醉，随后推荐使用的是芬太尼和舒芬太尼。即使在心脏手术麻醉中，有些因素也限制了大剂量阿片类药物麻醉的广泛应用，这些因素包括：缺乏使用大剂量阿片类药物对预后明显有利的证据、药物费用增加以及大剂量阿片类药物的应用能影响心脏手术患者"快通道"技术的应用等。然而对于行心脏手术或其他大手术的患者，阿片类药物，特别是在持续输注时，仍然是最为有效的麻醉药之一。

为了降低心脏手术的费用，快通道麻醉方法的应用已越来越普遍。据 Engoren 和同事报道，更昂贵但作用时间更短的阿片类药物舒芬太尼和瑞芬太尼能同样做到快速拔管、相似的住院留治时间且费用和芬太尼相似，这些结果提示上述任何一种阿片类药物都能被推荐用于快通道心脏手术[379]。

芬太尼

已经在很多不同技术中应用芬太尼完成了麻醉[380-381]。芬太尼快速或缓慢注射的剂量范围是 5 ~ 75μg/kg。这些剂量所达到的芬太尼血浆浓度（10 ~ 30ng/ml）常足以保证在整个麻醉诱导和插管过程中血流动力学稳定。心脏手术中，以 0.1 ~ 1.0μg/(kg·min)

速度持续输注芬太尼，直到 CPB 开始或持续整个 CPB 过程中。大剂量芬太尼麻醉也已被证实可有效、安全地用于小儿心脏手术。研究者指出，芬太尼（25 ~ 50μg/kg）与异氟烷（0.2% ~ 0.4%）联合应用可有效地抑制婴幼儿心脏直视手术 CPB 前期的血流动力学及应激反应（图 31-23）[382]。研究者报道，59 例符合条件的患者中有 57 例在停止输注芬太尼 [总剂量（127±64）μg/kg] 并使用纳洛酮 [总剂量（3.4±2.6）μg/kg] 拮抗后的（34±14）min 内成功拔管，在纳洛酮的持续输注下，患者苏醒完全，无需机械通气支持，（11±7）h 后停用纳洛酮[383]。这些结果提示，个体化的纳洛酮滴注有利于大剂量阿片类药物麻醉的开展，从而能保持这种麻醉的优势。又有研究指出，大剂量芬太尼（50μg/kg）麻醉与老年人冠状动脉旁路移植术后 3 个月或 12 个月的术后认知功能障碍发生率的差异无关。相反，小剂量芬太尼（10μg/kg）麻醉所需的术后机械通气时间更短，术后 1 周内认知功能障碍的发生率可能更高[384]。

阿芬太尼

大剂量阿芬太尼行麻醉诱导已被应用于心脏手术。大剂量（150μg/kg）阿芬太尼用于麻醉诱导时，可同时应用或不用硫喷妥钠。但其他研究者声称，至少在年轻人及健康成人，单独应用阿芬太尼行麻醉诱导并不可靠。心脏手术过程中，持续输注阿芬太尼 [2 ~ 12μg/(kg·min)] 可维持中等至很高水平的血浆阿芬太尼浓度（< 3 000ng/ml）。对大剂量阿芬太尼麻醉技术的热情目前已有所降温，因为阿芬太尼所需药

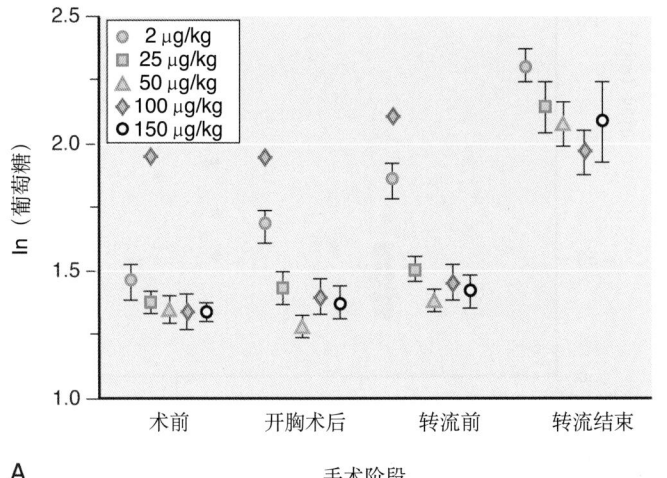

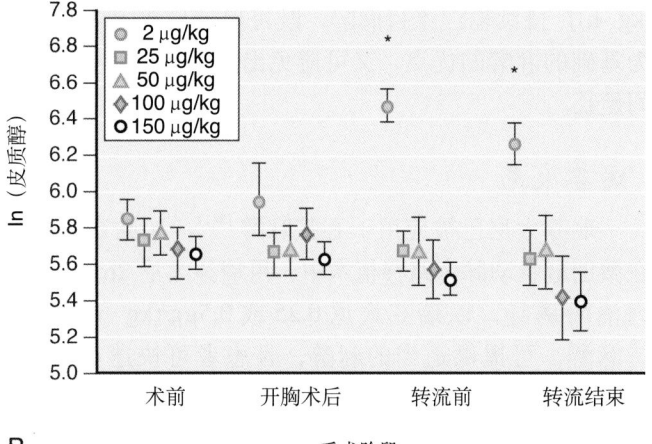

图 31-23 婴幼儿开胸心脏手术体外循环前芬太尼联合小剂量（0.2% ~ 0.4%）异氟烷麻醉对应激反应的抑制作用：不同手术时段、不同芬太尼剂量下的 In（葡萄糖）（A）和 In（皮质醇）（B）（均值 ± 标准差）。以星号标示的 2 μg/kg 剂量组的值要明显高于其他剂量组（P<0.01）*(From Duncan HP, Cloote A, Weir PM, et al: Reducing stress responses in the pre-bypass phase of open heart surgery in infants and young children: a comparison of different fentanyl doses, Br J Anaesth 84:556-564, 2000.)*

量（及费用）较高，且有作者提示阿芬太尼麻醉不适合用于心脏手术的麻醉，其心血管副作用的发生率要高于芬太尼和舒芬太尼。通过与镇静/催眠药如丙泊酚的联合应用，中等剂量的阿芬太尼已被成功用于心脏科麻醉。

舒芬太尼

大剂量舒芬太尼麻醉的优点包括麻醉诱导更迅速、术中和术后能更好地减少或消除高血压事件，能在更大程度上降低左室每搏作功，增加心排血量且血流动力学更稳定。舒芬太尼的诱导剂量范围是 2 ~ 20μg/kg，可单次给药或在 2 ~ 10min 内缓慢输注。在大剂量麻醉中，舒芬太尼的常用总剂量为 15 ~ 30μg/kg[385]。但对于用劳拉西泮作为术前用药的患者，从血流动力学控制和 EEG 表现方面看，将舒芬太尼的麻醉诱导剂量从 3μg/kg 增加到 15μg/kg 并无进一步的优势[370]。麻醉诱导期间大剂量阿片类药物引起的肌肉强直可能会导致面罩通气困难。用 3μg/kg 舒芬太尼行麻醉诱导期间的通气困难是由于声门或声门以上水平的呼吸道关闭所致[386]。

联合应用的其他药物可显著影响舒芬太尼的需要量。对于行冠状动脉手术的患者，舒芬太尼的诱导量和总维持量分别为 (0.4±0.2) μg/kg 和 (2.4±0.8) μg/kg，并与一定剂量的丙泊酚 [(1.5±1) mg/kg 诱导，总量 (32±12) mg/kg] 联合应用。当用咪达唑仑代替丙泊酚时，舒芬太尼的需要量为原来的 3 倍[387]。依托咪酯和阿片类药物联合应用能提供极好的麻醉效果，并且几乎没有血流动力学波动。应用舒芬太尼 (0.5 ~ 1.0μg/kg) 和依托咪酯 (0.1 ~ 0.2mg/kg) 行麻醉诱导常能保持血流动力学稳定。平衡麻醉中，以舒芬太尼 [1.0 ~ 2.0μg/(kg·h)] 持续输注维持麻醉，既可保持以阿片类药物为基础的麻醉的优点，又可避免出现术后阿片作用时间延长。

瑞芬太尼

瑞芬太尼已被应用于心脏麻醉[341]（又见 67 章）。在微创冠状动脉旁路移植术中，用瑞芬太尼 2μg/kg 和丙泊酚诱导，以瑞芬太尼 0.25 或 0.5μg/(kg·min) 维持麻醉，可提供适当的麻醉，且患者可快速苏醒和拔管（图 31-24）[388]。Kazmaier 和同事比较了在行择期冠状动脉旁路术的患者，大剂量瑞芬太尼 [2.0μg/(kg·min)] 麻醉与瑞芬太尼 [0.5μg/(kg·min)] 复合丙泊酚（靶控输注的目标血浆浓度为 2.0μg/ml）麻醉的效果[389]。结果显示，大剂量瑞芬太尼降低每搏指数、心率、平均动脉压、心肌血流量和心肌摄氧量，

其麻醉效果与瑞芬太尼 - 丙泊酚联合麻醉的效果之间没有差别。Geisler 和同事检验了大剂量瑞芬太尼麻醉用于冠状动脉旁路移植术患者的有效性和安全性[390]。持续输注瑞芬太尼 [1.0 ~ 2.0μg/(kg·min)]，并联合应用丙泊酚 [3mg/(kg·h)]，能严重抑制大部分患者对手术刺激的反应，但肌肉强直会发生在用瑞芬太尼行麻醉诱导者。这些研究者们得出的结论是，以高于 1.0μg/(kg·min) 的速度开始输注瑞芬太尼无明显优势，且瑞芬太尼不适合单独用于麻醉诱导。

阿片类药物的其他应用

见第 98 章。

经皮治疗系统

经皮给药方式一般要求药物水溶性和脂溶性均较高、分子量低、效能高且很少有或无皮肤刺激。芬太尼可用于经皮治疗系统 (transdermal therapeutic system, TTS)。芬太尼经皮给药具有以下潜在的优势：无肝首过代谢效应；能提高患者的依从性、方便性和舒适度；镇痛作用持久。尽管存在显著的变异，TTS 中芬太尼的常用剂量为 20μg/h、50μg/h、75μg/h

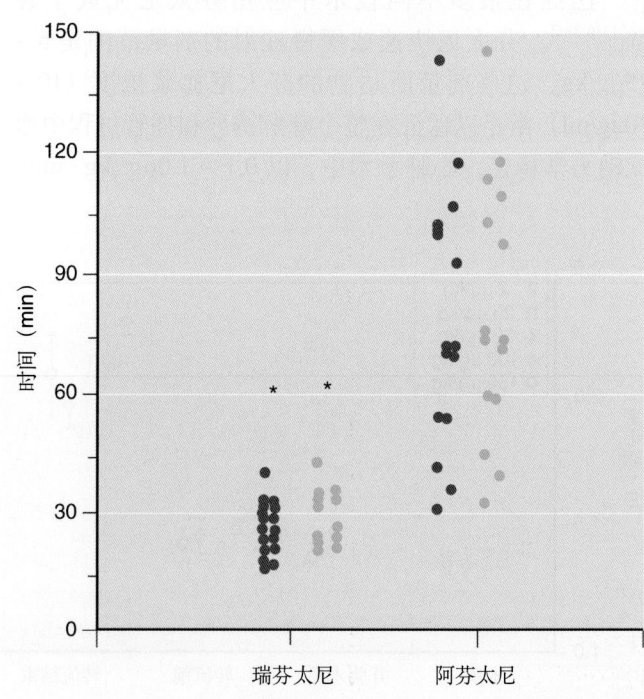

图 31-24　瑞芬太尼 + 丙泊酚或阿芬太尼 + 丙泊酚麻醉下微创直视冠状动脉旁路移植术患者的清醒时间（灰圈点）和拔管时间（蓝圈点）(From Ahonen J, Olkkola KT, Verkkala K, et al: A comparison of remifentanil and alfentanil for use with propofol in patients undergoing minimally invasive coronary artery bypass surgery, Anesth Analg 90:1269-1274, 2000.)

和 100 µg/h，其血药浓度可从低于 1.0ng/ml 到 2.0ng/ml 之间波动[376]。

在 10 名成人患者（25 ～ 38 岁）和 8 名老年患者（64 ～ 82 岁）中对芬太尼（50µg/h）经皮给药的药代动力学进行了比较[391]。研究者指出芬太尼经皮给药的平均半数时间（从使用贴剂开始至血浆浓度到达 2 倍所需的用药时间）在成人组和老年组中分别为 4.2h 和 11.1h；平均最大血浆浓度分别是 1.9 ng/ml 和 1.5ng/ml。而在到达最大血浆浓度的所需时间和撤掉贴剂后的消除半衰期上，两组患者没有显著差异。体温升高能加速芬太尼从贴剂的释放或从皮下脂肪组织的分布。Portenoy 和同事证明，重复使用芬太尼 TTS 可达稳态血清浓度，而重复使用 TTS 在撤药后芬太尼的表观半衰期相对较长，这可能与药物从皮下脂肪组织中持续被吸收有关[392]。

临床研究结果表明，TTS 芬太尼用于术后镇痛，明显的呼吸抑制发生率高，因此不推荐这种用法[393]。对癌痛患者，TTS 芬太尼可作为口服吗啡的一种可行的替代疗法，其有效性和耐受性已被很多实验所证实[394]。总体来说，TTS 芬太尼与其他的阿片类药物具有相似的副作用，主要包括：镇静、恶心、呕吐和便秘。与口服吗啡相比，TTS 芬太尼引起的胃肠道不良反应较少，肿瘤患者发生通气不足的风险相对较低。舒芬太尼和丁丙诺啡可能也适用于经皮给药，但目前还未见有临床报道。吗啡的经皮给药仅适用于无上皮组织的皮肤。

离子电渗疗法

离子电渗疗法是一种通过外部电流增强药物经皮吸收的技术。临床剂量的吗啡和芬太尼可通过离子电渗疗法给药。盐酸芬太尼经皮离子电渗系统（iontophoretic transdermal system，ITS）作为一种新型术后镇痛方法，在美国和欧洲已被批准用于急性痛以及中度至重度的术后疼痛的治疗[395]。这种系统允许患者通过离子电渗疗法技术，以无创方式自我调控使用预先设定好剂量的芬太尼。为了比较患者自控盐酸芬太尼 ITS（10min 内输注 40µg）和标准的吗啡静脉 PCA（每间隔 5min 输注 1mg；最大量 10mg/h）的有效性和安全性，人们进行了一项前瞻性、随机对照的平行组试验[396]。结果发现，芬太尼 ITS 能提供和标准吗啡静脉 PCA 相似的效果，其阿片类药物相关的副作用的发生率也类似。与现有的 PCA 给药模式相比，芬太尼 ITS 具有很多临床优势[395]。其独特的给药方式能避免出现与穿刺相关的损伤和感染，而且其程式化的电子设计也消除了发生手工设置错误和药物过量

的风险。另外，该系统的紧凑型设计也利于更多的患者术后能早期活动。患者自控性芬太尼 ITS 具有成为急性术后疼痛治疗中一种重要措施的潜力。Panchal 和他的同事报道，芬太尼 ITS 能显著降低镇痛空白的发生率，镇痛空白是患者无法止痛的一段时间，从而有助于吗啡静脉 PCA 无效的术后疼痛管理[397]。

经黏膜给药

与经皮给药相似，经口咽部和鼻咽部黏膜给药也能消除肝首过代谢效应（药物直接吸收入体循环），并能提高患者的舒适度和依从性。

丁丙诺啡是一种人工合成的强效吗啡类似物，具有阿片受体的激动 - 抑制双重效应，半衰期长，易于从舌下黏膜组织吸收。口服后该药几乎完全被肝代谢，仅有一小部分能到达体循环。舌下应用丁丙诺啡后的全身生物利用度是静脉给药的 50%。有几项研究将丁丙诺啡（0.4mg）舌下给药与传统的肌内注射吗啡或哌替啶进行比较，结果发现舌下给予丁丙诺啡可提供相似且满意的镇痛作用。

经口腔黏膜吸收的枸橼酸芬太尼（oral transmucosal fentanyl citrate，OTFC）是一种芬太尼的固体剂型，它将芬太尼与糖混合后制成菱形片，再将其固定在一个小棒上。芬太尼的一部分经口腔黏膜吸收，其余部分被吞服后经胃肠道吸收。推荐剂量为 5 ～ 20µg/kg[398]。OTFC 应在手术前（或有痛操作前）30min 给药，以达到峰值效应。OTFC 应用后 15 ～ 30min 血浆浓度达到峰值，为（2.0±0.5）ng/ml，1h 后降至 1ng/ml 以下[399]。与经皮芬太尼不同，OTFC 停用后，黏膜组织中无明显蓄积。OTFC 的全身生物利用度为 50%，这是经口和胃肠道双重吸收的结果。OTFC 的生物利用度与丁丙诺啡（55%）相似，但远大于吗啡含剂和其他低脂溶性阿片类药物。Egan 和同事证实，OTFC 重复给药并不引起药代动力学的改变，其血浆浓度的降低速度与静脉给药时一样迅速（图 31-25）[400]。此外，Kharasch 及其同事指出，OTFC 的药代动力学在老年志愿者 [(67±6) 岁] 中没有改变，所以在老年人中 OTFC 的剂量也不需要改变[401]。OTFC 后，利福平造成的肝和肠 CYP3A 诱导和葡萄汁造成的肠 CYP3A 抑制，对芬太尼峰值浓度和临床效果的影响很小，有研究显示，首过代谢也是以最低限度影响 OTFC 的生物利用度[402]。据报道，扁桃体切除术的患儿术前应用 OTFC 对术后镇痛有效[403]。但 OTFC 可诱发围术期呕吐及呼吸抑制。有研究就 OTFC 对暴发性癌痛的治疗作用进行了评估[404]。因为 OTFC 中的芬太尼可被迅

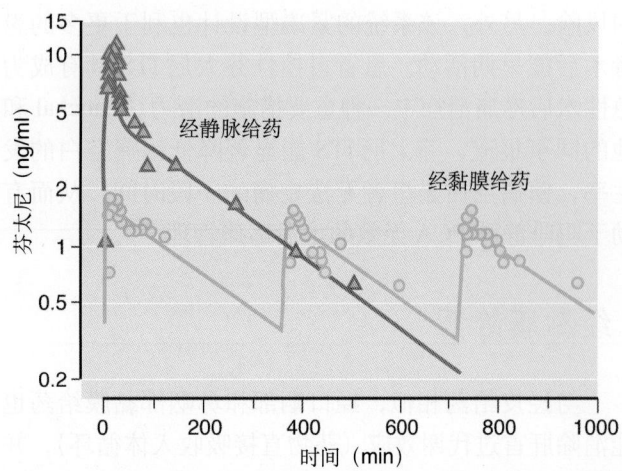

图 31-25 枸橼酸芬太尼经口腔黏膜给药（OTFC）及经静脉给药后血浆芬太尼浓度典型的时间依赖性变化曲线。800μg OTFC 按 6h 间隔给药 3 次；芬太尼以 50μg/min 静脉持续输注，输注总量为 15μg/kg (From Egan TD, Sharma A, Ashburn MA, et al: Multiple dose pharmacokinetics of oral transmucosal fentanyl citrate in healthy volunteers, Anesthesiology 92:665-673, 2000.)

速吸收，且患者很容易自我管理控制给药，因此它可能是治疗暴发性癌痛的理想药物。

对阿片类药物经鼻黏膜给药也已进行了研究。经鼻黏膜给予芬太尼 (2μg/kg)，肌内注射吗啡 (0.1mg/kg)，和静脉注射吗啡 (0.1mg/kg) 在控制术后疼痛，以及行双侧鼓膜切开置管术的儿童控制谵妄发生的疗效上并无显著差异[405]。一种新型经鼻给药的吗啡配方由一水合吗啡和壳聚糖组成，壳聚糖是一种无毒、天然黏附于贝类的物质。这种新配方可用于智齿拔出的患者，作为静脉吗啡的一种无创性替代[406]。瑞芬太尼 (4μg/kg) 的鼻腔给药可以为七氟醚诱导的小儿提供 2~3min 良好的插管条件[407]。

芬太尼（300μg）吸入后 15min 的血浆药物浓度较低（0.1ng/ml），而其镇痛作用要较预计的强[408]。吸入脂质体包裹的芬太尼也被证明是一种无创的给药途径，其血浆芬太尼浓度可迅速增高，且维持时间较长[409]。吸入枸橼酸芬太尼喷雾能显著改善终末期癌症患者的呼吸感知、呼吸频率和氧饱和度[410]。这种便宜且方便实施的治疗方法也许能明显缓解临终患者的呼吸困难。特殊而有效的肺内给药系统的出现促进了针对吸入阿片类药物（如芬太尼和吗啡）对重度疼痛（如术后痛或癌痛）治疗作用的评估[411]。

直肠黏膜是经黏膜给药的另一部位。30mg 硫酸吗啡控释栓剂的生物利用度要明显高于口服 30mg 硫酸吗啡控释片，这可能是由于直肠给药能部分避免肝的生物转化[412]。直肠给予吗啡水凝胶用于儿童患者的术前用药和镇痛也可能有效[413]。

口服控释药物

尽管阿片类镇痛药的首过代谢作用高，但吗啡已被制成一种口服缓释片（sustained-release tablet，MST），并已对其在术前用药、术后镇痛以及慢性癌痛治疗中的作用进行了评估。MST 被用于解除术前焦虑及缓解术后疼痛的效果并不确切，其原因可能是由于其峰值效应的起效时间（3~5h）延迟有关，胃排空障碍和药物从小肠吸收都会加剧峰值效应的延迟出现。作为慢性癌痛的治疗药物，MST 已被证实是一种极佳的配方[414]。

经腹子宫切除术后存在中至重度疼痛的女性患者中，对单次口服羟考酮控释剂（20mg 或 40mg）和口服吗啡控释剂（45mg 或 90mg）的止痛效能进行了随机、双盲比较试验[415]。结果显示，羟考酮控释剂（20mg 或 40mg）的总体镇痛效能以及峰值效应与口服吗啡控释剂（45mg 或 90mg）相似。也就是说口服羟考酮控释剂的效能是口服吗啡控释剂的 2 倍。一项随机、双盲、交叉设计试验表明，在癌痛治疗中，口服羟考酮控释剂与口服吗啡控释剂一样安全有效[416]。

吗啡硬膜外缓释剂（DepoDur）

DepoDur 是运用储库泡沫技术运载吗啡的一种新型药物，这种药物运载系统由多泡脂质微粒组成，并由非同心水房包裹活性药物。硬膜外给予 5mg 标准吗啡和给予 5mgDepoDur 后比较血浆吗啡浓度，其终末 t½ 是有差异的，而峰值浓度却相差很小，并且 DepoDur 的系统性吸收峰值出现较晚。一项随机对照研究证实，5~15mg 的 DepoDur 对于选择性剖宫产的术后镇痛是有潜在好处的，并在术后 24~48h 没有明显增加不良反应的发生[417-418]。在使用 DepoDur 之前硬膜外大剂量注入利多卡因会改变 DepoDur 的药代动力学和药物效应[419]。

其他阿片类激动剂

可待因

可待因（甲基吗啡）的效能为吗啡的 1/2，口服 - 胃肠外给药的效能比（2:3）高，血浆半衰期为 2~3h。可待因口服后具有轻到中度的镇痛作用，但镇咳作用较强。细胞色素 P450 2D6（CYP2D6）是负责将可待因 O- 脱甲基代谢为吗啡的酶[420]。静脉应用可待因会产生严重的低血压，因而不被推荐也不允许使用。

羟 考 酮

羟考酮在人体中主要经肝细胞色素 P450 代谢，只有 10% 经尿液原型排除。利福平是多种药物代谢酶的强效引物，它能诱导细胞色素 P450，减少静注和口服羟考酮的血浆浓度，并能适当减弱羟考酮的药理学作用[421]。羟考酮几种代谢产物的镇痛作用还没有彻底弄清[422]。全身给药时羟考酮是有效的止痛剂，但是鞘内给药时镇痛作用则很弱[423]。研究者表明，在腹腔镜子宫切除术后使用静脉 PCA 时，羟考酮比吗啡对于内脏痛的缓解更有效[424]。有研究者关于其药理学作用而非镇痛方面的研究报道，羟考酮引起的呼吸抑制在发作的范围和速度上呈剂量相关性，并且比等量的吗啡作用强[425]。

哌替啶（杜冷丁）

哌替啶主要是 μ- 阿片类受体激动剂，它的药理学作用与吗啡相似但不完全一样。哌替啶有时能引起 CNS 的兴奋，很大程度上是由于其代谢产物去甲哌替啶的蓄积所引起，表现为震颤、肌肉抽搐和痉挛发作。哌替啶有局部麻醉作用。

与吗啡不同的是，静脉注射哌替啶后其首过消除约为 65%。哌替啶与血浆蛋白的亲和力比吗啡更高，大部分（70%）与 α1- 酸性糖蛋白结合。与吗啡类似，由于其肝摄取率相对较高，因此肝血流量决定了其生物转化。哌替啶的主要代谢产物去甲哌替啶也有镇痛活性，其导致动物痉挛发作的强度约为哌替啶的两倍。去甲哌替啶的消除 t½ 比哌替啶要长得多，所以重复给药很容易在肾衰竭患者引起毒性产物的蓄积，并可能引起痉挛发作。

哌替啶常常用于术后镇痛。一项对比研究显示，将吗啡、哌替啶和曲马多用于剖腹子宫切除术后静脉 PCA，可以得到同等的疼痛评分[426]。哌替啶（12.5 ~ 35mg）对于术后震颤的预防和治疗也有作用[427-428]。

氢 吗 啡 酮

氢吗啡酮结构上与吗啡相似，但其效能约为吗啡的 5 ~ 10 倍。对于肾衰竭的患者，氢吗啡酮可能比吗啡更能耐受，这是由于它的酮基位于苯环的 6 位上，而这种活性 6- 葡萄糖醛酸代谢产物的结构在吗啡是没有的[429]。单次剂量给药后氢吗啡酮可在大约 20min 达到峰值效应，而同等量的吗啡需要 94min 达到峰值。氢吗啡酮镇痛作用持续 4 ~ 5h。氢吗啡酮已被用

于成人和小儿的急性或慢性疼痛的治疗[430]。氢吗啡酮 PCA 可为妇产科手术患者提供良好的术后镇痛，且在阿片类相关副作用上，吗啡和氢吗啡酮并没有显著区别[431]。

羟甲左吗喃

羟甲左吗喃是吗啡喃系列中唯一有效的半合成阿片激动剂，它具有较长的 t½（12 ~ 19h）。其效能为吗啡的 5 倍，肌注 - 口服效能比为 1 ∶ 2。羟甲左吗喃可能特别适合用于慢性疼痛且出现吗啡耐受的患者，这可能是因为阿片受体活性不同的原因。羟甲左吗喃的镇痛作用是通过与 μ-、δ- 和 κ- 受体的相互作用而介导的。羟甲左吗喃同时也是一种 NMDA 受体拮抗剂。此药物过长的 t½ 增加了药物蓄积的风险[432]。

美 沙 酮

美沙酮的效能与吗啡相同，但作用时间较长。美沙酮血浆 t½ 很长，且个体差异大（13 ~ 100h）。尽管有上述特性，很多患者仍需要每 4 ~ 8h 用药来维持镇痛作用。临床上主要用于防止出现阿片类药物戒断症状及治疗慢性疼痛。研究者证实，术后镇痛有效剂量的美沙酮（20mg）与依托咪酯合用也可用作麻醉诱导，同时美沙酮也可能具有组胺释放作用[433]。

羟 吗 啡 酮

羟吗啡酮是一种半合成的阿片激动剂，特异性地与 μ- 受体结合，已被批准用于急性和慢性疼痛的治疗。由于其主要是在肝代谢，中到重度肝功能损害的患者禁忌口服给药[434]。羟吗啡酮结构上也与吗啡相关，其效能为吗啡的 10 倍，但作用时间相似。术后急性中度到重度疼痛的患者，口服即释羟吗啡酮片（10、20、30mg）与安慰剂相比，能呈剂量依赖性地缓解疼痛，且这种作用能持续数天，其安全特性与即释羟考酮相似[435]。

哌腈米特

哌腈米特（氰苯双哌酰胺）是一种结构上与哌替啶相关的人工合成的阿片类药物，无催吐作用，在欧洲的几个国家被用于术后镇痛[436]。药代动力学分析表明，哌腈米特分布广泛而消除缓慢，推荐间断给药[437]。一项随机对照试验表明，哌腈米特用于

剖宫产术后静脉 PCA 可以与口服羟考酮产生一样满意的镇痛效果[438]。

曲马多

曲马多是一种具有双重作用机制的人工合成的可待因 4- 苯基 - 哌啶类似物。曲马多刺激 μ- 受体，对 δ- 和 κ- 受体的作用较弱；与三环类抗抑郁药相似，曲马多也通过减少去甲肾上腺素和 5- 羟色胺的再摄取来激活脊髓水平的疼痛抑制作用[439]。也有研究者提示曲马多具有直接的 5- 羟色胺释放作用[440]。曲马多的效能为吗啡的 1/10 ~ 1/5。在大鼠，曲马多能降低异氟烷的 MAC 值，且作用可被纳洛酮拮抗[441]。静脉应用曲马多能有效缓解开胸手术后疼痛[442]。镇痛剂量的曲马多的呼吸抑制作用较轻，部分原因是由它的非阿片受体所介导的作用。曲马多对胃肠道运动功能可能影响轻微[443]。在应用此药的患者中曾有癫痫发作的报道。当将曲马多与 MAOIs、神经安定药物以及其他降低惊厥阈值的药物联合应用时，应特别注意。曲马多单独应用时，对周围神经具有局部麻醉作用[444]。

曲马多不可单独作为中等疼痛手术的药物选择。要缓解 80% 患者疼痛的剂量要远远多于 100mg 常用剂量[445]。曲马多和利多卡因联合用于静脉区域麻醉可以产生更快的感觉阻滞[446]。曲马多与 1.5% 的甲哌卡因用于臂丛神经阻滞能以剂量依赖的方式延长镇痛时间，且其产生的副作用是可接受的[447]。膝关节镜手术后也可在关节腔内使用曲马多来镇痛。100mg 曲马多和 0.25% 布比卡因联合用于膝关节镜手术患者的关节腔内，相比单独使用这两种药物能显著延长镇痛时间[448]。临床研究将轴索曲马多用于成人硬膜外腔镇痛时，却产生了矛盾的结果[449-450]。

曲马多对大肠杆菌和表皮葡萄球菌有剂量和时间相关的杀菌作用，对金黄色葡萄球菌和铜绿假单胞菌有抗菌活性。曲马多的这种抗菌特性可以用于减少区域麻醉后的细菌感染[451]。

吗啡 -6- 葡萄糖苷酸

M6G 是一种吗啡的强效代谢产物。和吗啡不同，M6G 不能代谢清除，只能经肾排出，因为它是一种肝和肠道内多重耐药性转运蛋白的底物，可存在肠肝循环[452]。M6G 的镇痛作用存在延迟（血液 - 作用部位平衡 t½ 为 4 ~ 8h），部分原因可能与其通过血脑屏障的速度和脑室分布速度都很慢有关。在人类，M6G 的效能仅为吗啡的一半。将 M6G 作为镇痛药使用已

见报道。Osborne 及同事报道，M6G 静脉注射（0.5 ~ 4mg）对癌痛有效，作用持续 2 ~ 24h，且无恶心呕吐发生[453]。与鞘内应用硫酸吗啡（500μg）一样，全髋置换术后给予 M6G（100μg 鞘内注射）可提供极佳的镇痛作用[454]。在一项随机双盲研究中，术后 24h 内，M6G 与吗啡有相似的镇痛作用。然而，M6G 的起效时间可能比吗啡要晚[455]。对于小鼠和人类，M6G 可以反常地增加其对于疼痛的敏感性。在 μ-、κ- 和 δ-阿片类受体敲除的小鼠中，M6G 的促伤害性作用得以体现，而这可能是由于 NMDA 受体激活所导致[456]。

阿片类药物激动 - 拮抗剂

1942 年，Weijland 和 Erickson 成功地合成了第一个阿片类激动 - 拮抗剂烯丙吗啡，并发现它能强效拮抗吗啡几乎所有的特性。虽然烯丙吗啡具有强镇痛作用，但由于它有致幻作用，因此不适于临床。小剂量烯丙吗啡被用作阿片类药物拮抗剂。

阿片类药物激动 - 拮抗剂常常是由氮己哌啶烷化产生及在吗啡上加上 3 碳的侧链，如丙基、烯丙基或甲基烯丙基。丁丙诺啡是 μ- 受体的部分激动剂。其他化合物是 μ 受体拮抗剂及 κ- 受体完全或部分激动剂。因为阿片激动 - 拮抗剂很少引起欣快感，且多无觅药行为和生理性依赖，因此鲜有滥用倾向（但并非不存在）。

这些化合物的剂量数据如表 31-8 所示。激动 - 拮抗剂的呼吸抑制作用与吗啡相似，但存在封顶效应（表 31-9）。这些药物对心血管系统的作用各不相同（表 31-10）。

表 31-8　阿片类激动 - 拮抗剂和吗啡的剂量

	肌内注射等效镇痛剂量（mg）	镇痛时间（h）	口服 - 肌内注射效能比
吗啡	10	4 ~ 5	1 : 6
丁丙诺啡	0.3 ~ 0.4	>6	1 : 2 *
布托啡诺	2	3 ~ 4	—
纳布啡	10	3 ~ 6	1 : (4 ~ 5)
喷他佐辛	40	3	1 : 3

* 舌下 - 脊柱效能比

表 31-9　激动 - 拮抗剂与吗啡相比的呼吸抑制作用*

药物	剂量相关呼吸抑制作用
吗啡	按剂量成比例递增
丁丙诺啡	成人 0.15 ~ 1.2mg 出现封顶效应
布托啡诺	30 ~ 60μg/kg 出现封顶效应
纳布啡	成人 30mg 出现封顶效应
喷他佐辛	提示存在封顶效应，但由于有致幻作用，因而很难研究

From Zola EM, McLeod DC: Comparative effects of analgesic efficacy of the agonist-antagonist opioids, Drug Intell Clin Pharm 17:411, 1983.
* 低或中等剂量纳洛酮可快速逆转上述所有药物（除布托啡诺外）在治疗剂量下的呼吸效应

表 31-10　激动 - 拮抗剂与吗啡相比的血流动力学作用

药物	心肌工作负荷	血压	心率	肺动脉压
吗啡	↓	↓	=↓	=↓
丁丙诺啡	↓	↓	↓	?
布托啡诺	↑	=↑	=	↑
纳布啡	↓	=	=↓	=
喷他佐辛	↑	↑	↑	↑

From Zola EM, McLeod DC: Comparative effects of analgesic efficacy of the agonist-antagonist opioids, Drug Intell Clin Pharm 17:411, 1983.

喷他佐辛（镇痛新）

镇痛新的镇痛作用主要与刺激 κ- 受体有关。镇痛新的效能是吗啡的 1/4 ~ 1/2。镇痛新在 30 ~ 70mg 出现镇痛作用和呼吸抑制作用的双重封顶效应。虽然镇痛新的成瘾性小于吗啡，但长期应用也能导致生理性依赖。丙烯吗啡样烦躁不安的副作用常见，尤其是在老年患者大剂量使用后（>60mg）。纳洛酮能逆转镇痛新的烦躁不安作用。镇痛新能抑制心肌收缩力，升高动脉血压、心率及体循环血管阻力、肺动脉压和左室作功指数。镇痛新也能升高血中儿茶酚胺水平。镇痛新抑制大鼠的胃排空及胃肠转运；而 U50488H，一种纯 κ- 受体激动剂，对二者无明显抑制作用[457]。因此可以推断，镇痛新对胃肠道功能的影响是通过阿片受体以外的其他机制所引起的。

镇痛新由于术后恶心呕吐发生率高、镇痛作用有限、能部分拮抗其他阿片类药物的作用、能引起不良心血管反应且有致幻作用，因此应用范围很有限。

布 托 啡 诺

布托啡诺是 κ- 受体激动剂，其对 μ- 受体是拮抗或部分激动作用。其作用效能是吗啡的 5 ~ 8 倍，仅供胃肠外使用。肌内注射后起效迅速，在 1 h 内出现镇痛的峰值效应。布托啡诺的作用持续时间与吗啡相似，其血浆 t½ 仅为 2 ~ 3h。虽然布托啡诺（10mg，IM）的呼吸抑制作用与相同剂量的吗啡一样，但更大剂量用药时出现封顶效应。布托啡诺的副作用包括困倦、出汗、恶心和中枢神经系统刺激症状。在健康志愿者，布托啡诺（0.03 mg/kg 或 0.06 mg/kg，IV）无明显心血管作用。然而在心脏病患者布托啡诺能引起心脏指数、左室舒张末压及肺动脉压的显著升高。

由于布托啡诺仅轻微降低恩氟烷的 MAC 值，因此它不能像其他芬太尼衍生物一样作为一种麻醉药。其滥用及成瘾倾向较吗啡或芬太尼弱。应用布托啡诺后能引起急性胆管痉挛，但胆管压力的升高较等效剂量的芬太尼或吗啡低。

经鼻给药能有效缓解偏头痛和术后疼痛[458]。

丁 丙 诺 啡

丁丙诺啡是一种二甲基吗啡的衍生物，是 μ- 受体部分激动剂，其结构与吗啡相似，但效能约为其 33 倍。芬太尼能迅速从 μ- 受体解离（t½ 6.8min），而丁丙诺啡的亲和力高，解离时间长（t½ 为 166min）。丁丙诺啡的作用起效慢，峰值效应可出现在 3h 以后，作用时间延长（<10 h）。丁丙诺啡的分布容积是 2.8 L/kg，清除率是 20 ml/(kg·min)。丁丙诺啡代谢产物的血浆浓度可能与其母体药物的浓度相似甚至超过它。葡萄糖苷酸的代谢产物都具有生物活性，并可能影响丁丙诺啡的整个药理学作用[459]。

丁丙诺啡产生的主观作用（如欣快感）与吗啡相似。丁丙诺啡能降低每分通气量，在 3μg/kg 时，呼吸抑制作用出现平台（封顶效应），约为基础值的 50%，不同于芬太尼的作用，芬太尼能呈剂量依赖性地抑制呼吸，在剂量大于 2.9μg/kg 时导致呼吸暂停（图 31-26）[460]。丁丙诺啡已被成功用作术前用药（0.3mg，IM），在平衡麻醉中作为镇痛药物（4.5 ~ 12μg/kg）以及术后镇痛（0.3mg，IM）。与其他激动 - 拮抗剂一样，丁丙诺啡不能单独作为麻醉药使用，如果使用了其他 μ 受体激动剂，则其受体的动态作用特性限制了它的应用。长期用药后停用丁丙诺啡会缓慢出现阿片类药物的戒断症状（5 ~ 10d）。

纳 布 啡

纳布啡是结构与羟吗啡酮和纳洛酮相关的阿片类

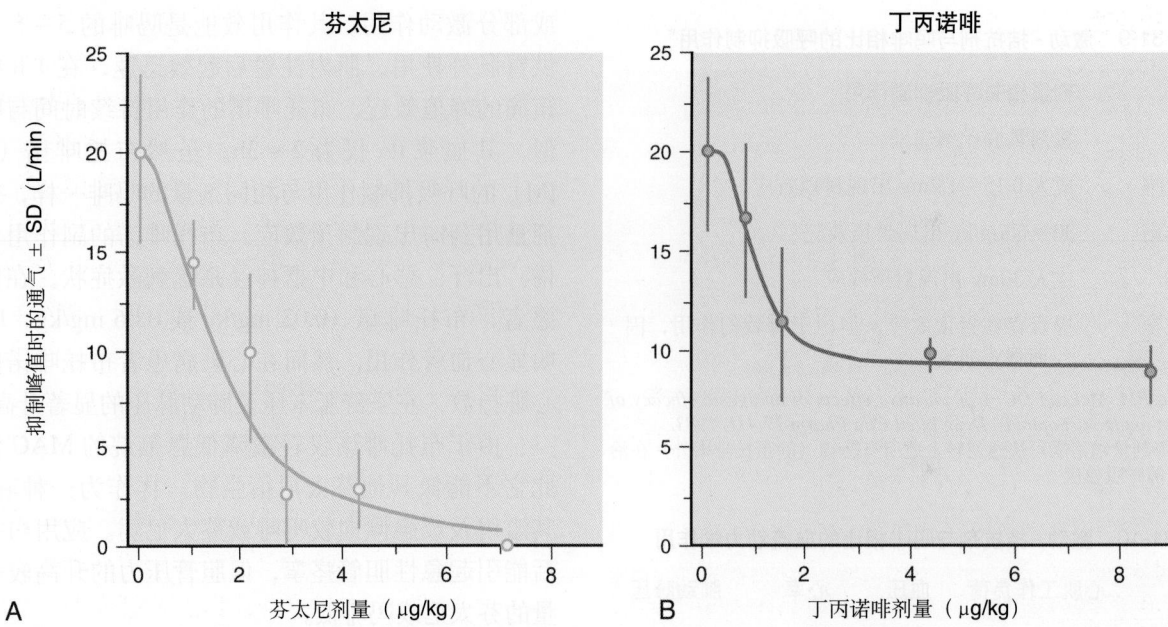

图31-26 芬太尼（A）与丁丙诺啡（B）引起的通气下降作用的剂量-反应关系。反应是指每一剂量药物作用下通气抑制的最大反应。图中的曲线是按 Hill 方程拟合的曲线；0 μg/kg 是空白对照。数据以均数 ± 标准差（SD）表示 *(From Dahan A, Yassen A, Bijl H, et al: Comparison of the respiratory effects of intravenous buprenorphine and fentanyl in humans and rats, Br J Anaesth 94:825-834, 2005.)*

激动-拮抗剂，能与 μ– 受体、κ- 受体和 δ- 受体结合。纳布啡对 μ- 受体呈拮抗作用，对 κ- 受体呈激动作用。脊髓上和脊髓的 κ- 受体激活能导致有限的镇痛、呼吸抑制和镇静作用。与其他激动-拮抗剂一样，纳布啡干扰纯 μ- 受体激动剂的镇痛作用。大鼠联合应用纳布啡与吗啡时，能呈剂量依赖性地阻断吗啡的耐受性和依赖性的形成，而并不减弱吗啡的抗伤害作用[461]。纳布啡只有胃肠外使用的剂型。其作用起效迅速（5～10 min），持续时间长（3～6h），因为其血浆消除 t½ 长达 5h。

纳布啡已被用作清醒镇静或平衡麻醉中的镇痛药，同时也已用于术后镇痛及慢性疼痛的治疗。在心肌血管重建术患者中，作者比较了持续输注纳布啡 [0.05～0.1 mg/(kg·min)] 与持续输注芬太尼 [0.15～0.3μg/(kg·min)] 的差异[462]。结果显示，纳布啡缺乏抑制气管内插管和手术操作中心血管和激素反应的能力，因此研究者们得出结论，持续输注纳布啡不能推荐用于心肌血管重建术患者的麻醉。用作术后硬膜外 PCA 时，氢吗啡酮（0.075 mg/ml）和纳布啡（0.04 mg/ml）联合应用，与单纯应用吗啡酮相比，患者恶心的发生率低，且较少需要留置尿管[463]。一项针对妇产科手术患者的随机双盲对照研究表明，吗啡和纳布啡合用于静脉 PCA 中有相互协同作用，并且可以减少瘙痒的发生率[464]。

一项前瞻性、随机、双盲的研究证实，纳布啡

（4 mg，IV）与昂丹司琼（4～8 mg，IV）一样，能有效预防剖宫产术后鞘内注射吗啡所引起的瘙痒症[465]。有报道显示，纳布啡与哌替啶类似，都能快速有效地抑制寒战[466]。但是，一项就随机对照试验的定量系统性回顾并不支持此结论。

地 佐 辛

地佐辛的效能略强于吗啡，起效比吗啡快；二者作用持续时间相似。地佐辛是 μ- 受体的部分激动剂。其不良反应与吗啡相似。虽然有研究显示，门诊腹腔镜手术中给予丙泊酚和 N₂O 时，地佐辛能有效地替代芬太尼，但术后恶心的发生率较高，患者留治时间延长[467]。在全麻下行关节镜手术的成年患者中，地佐辛（5 mg，IV）和吗啡（5 mg，IV）的术后镇痛效果和副作用均相似[468]。有报道显示，静脉给予地佐辛（0.1mg/kg）可以有效地抑制芬太尼（5μg/kg）引起的呛咳[469]。

美普他酚（消痛定）

由于消痛定能与 μ₁ 受体选择性地结合，因此它的呼吸抑制作用轻微。患者给予消痛定（2.5 mg/kg）和一种巴比妥类药物后，气管内插管时未观察到有心血管反应，而使用芬太尼（5μg/kg）的患者的血压和心

率则明显升高[470]，其不良反应（恶心呕吐）限制了它用于重度疼痛的治疗。

阿片类药物拮抗剂

纳 洛 酮

临床上，阿片类药物拮抗剂主要用于阿片类药物过量或阿片类药物麻醉患者自主呼吸不佳时促进自主呼吸恢复。另外，阿片类药物拮抗剂能减少或逆转多种阿片类药物治疗（如神经轴索镇痛技术）时出现的恶心呕吐、瘙痒、尿潴留、肌强直和胆管痉挛。据报道，在拮抗硬膜外注射吗啡引起的瘙痒时，纳洛酮 - 纳布啡的效能比约为 40 : 1[471]。

据报道，应用纳洛酮的患者，其吗啡需要量显著减少，提示纳洛酮能增强吗啡的镇痛作用[472]。纳洛酮的这种明显自相矛盾的作用机制可能是纳洛酮增强了内源性阿片的释放，并使阿片受体上调。

虽然纳洛酮通常被认为是一种纯的阿片受体拮抗剂，但它能像吗啡一样延缓大鼠盐水或牛奶的胃排空[263]。而且，大剂量纳洛酮对体外培养细胞的 μ- 受体和 κ- 受体有部分激动作用[473]。

纳洛酮的拮抗呼吸抑制作用

20 世纪 50 年代早期，烯丙吗啡和烯丙左吗喃作为阿片受体拮抗剂已被研究。因为它们的不良反应的发生率高及呼吸抑制逆转作用不完全，因而不被临床接受。纳洛酮在 20 世纪 60 年代后期开始应用于临床。曾有关于其不良反应（心率增快、血压升高）及较严重并发症（如肺水肿）的报道。最初纳洛酮的推荐剂量是 0.4 ~ 0.8 mg。静脉注射纳洛酮起效迅速（1 ~ 2min），t½ 和作用时间都很短，约 30 ~ 60min。如果无静脉通路，经气管内给予与静脉相似剂量的纳洛酮后也可被有效吸收[447]。纳洛酮的拮抗作用受到了丁丙诺啡与 μ- 受体亲和力高且解离缓慢的影响，其逆转作用决于丁丙诺啡的剂量和纳洛酮给药的正确时间窗（图 31-27）[474]。由于丁丙诺啡的呼吸抑制持续时间可能要长于纳洛酮单次注射或短期输注的作用时间，因此可能需要持续输注纳洛酮来维持对呼吸抑制的逆转作用[474]。

多种机制参与了纳洛酮拮抗阿片类药物后引起的动脉血压升高、心率增快以及其他明显的血流动力学改变。这些机制包括疼痛、迅速苏醒以及未必是疼痛引起的交感激活。当患者因术中体温丢失而存在低体温时，这时若用纳洛酮拮抗阿片类药物作用，则患者的氧耗量和每分通气量可增加 2 ~ 3 倍[475]。这种代谢需求的增加也会导致心血管系统处于应激状态并且增加心排血量。另外，由于伴随出现的交感神经刺激作用，在拮抗阿片类药物作用时高碳酸血症越严重，所引起的心血管刺激作用也越强。对嗜铬细胞瘤或嗜铬细胞组织肿瘤的患者，逆转阿片类药物的后果可能是灾难性的。然而，有研究者报道，静脉给予纳洛酮（10 mg）并不显著影响血浆儿茶酚胺浓度和血压[476]。

使用纳洛酮后出现再发性呼吸抑制是由于纳洛酮的 t½ 短所致。"再次麻醉"现象常常发生在使用纳洛酮拮抗长效阿片类药物（如吗啡）时。虽然纳洛酮对

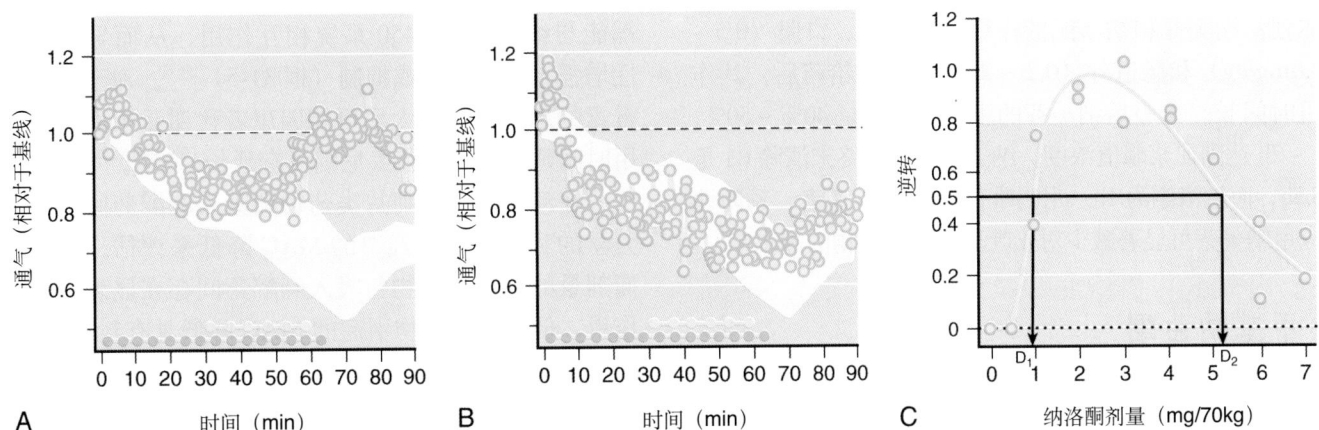

图 31-27　纳洛酮对丁丙诺啡引起的呼吸抑制的逆转作用取决于纳洛酮给药的正确时间窗的选择。0.2mg 丁丙诺啡引起的呼吸抑制能被 2mg（A）和 6mg（B）纳洛酮逆转，单一个体的给药时间大于 30min。图上背景中蓝色区域是空白对照组的结果，对照组以生理盐水取代纳洛酮给药。浅蓝色圆点和深蓝色圆点分别代表了输注丁丙诺啡和纳洛酮。C，0mg（空白对照）、0.5mg 和 7mg 纳洛酮对输注 0.2mg 丁丙诺啡引起的呼吸抑制的逆转作用。逆转作用以纳洛酮引起的通气变化计算，数值范围为 0（其作用与对照组无区别）至 1（与用药前基础水平相同）*(From van Dorp E, Yassen A, Sarton E, et al: Naloxone reversal of buprenorphine-induced respiratory depression, Anesthesiology 105:51-57, 2006.)*

μ- 受体、δ- 受体和 κ- 受体均有作用，但它与介导最强效阿片作用（包括呼吸抑制和镇痛作用）的 μ- 受体亲和力最高。谨慎地滴定纳洛酮常能在恢复足够自主通气的同时不拮抗其镇痛作用。

其他应用

纳洛酮可能减轻动物缺血性或创伤性神经损伤后的神经功能缺失[477]。一项人体随机对照试验的结果证实，纳洛酮［初始剂量 5.4 mg/kg,，持续以 4.0 mg/(kg·h) 输注 23h］并不能改善急性脊髓损伤后神经元的恢复[478]。但是，胸腹主动脉瘤修复术的患者中，联合使用脑脊液引流和纳洛酮能降低发生截瘫的风险[479]。纳洛酮可能对中暑[480] 和胆汁淤积性瘙痒症也有治疗作用[481]。虽然有报道称静脉使用纳洛酮能缓解阿片类药物抵抗的中枢性卒中后疼痛，但一项双盲试验结果表明静脉使用纳洛酮对缓解中枢性卒中后疼痛并无作用[482]。

纳 曲 酮

纳曲酮是一种 μ- 受体、δ- 受体和 κ- 受体拮抗剂。其作用时间较纳洛酮长（血浆 t½ 分别为 8 ～ 12 h 和 0.5 ～ 1.5h），且口服有效。一项双盲、安慰剂对照研究表明，行剖宫产术的患者预防性口服纳曲酮（6mg）能有效减少硬膜外给予吗啡引起的瘙痒症和呕吐，但镇痛时间缩短[483]。

纳 美 芬

纳美芬对 μ- 受体的亲和力较对 δ- 受体或 κ- 受体强。纳美芬和纳洛酮的作用强度相同。口服（0.5 ～ 3.0mg/kg）和肠道外（0.2 ～ 2.0 mg/kg）给药后，其作用时间长。口服后纳美芬的生物利用度是 40% ～ 50%，1 ～ 2h 达到血浆峰值浓度。纳美芬的平均终末清除 t½ 是 8.5h，而纳洛酮为 1h。用吗啡行静脉 PCA 患者，预防性应用纳美芬可显著减少对止吐药和止痒药物的需求[484]。

甲基纳曲酮

甲基纳曲酮是第一个不通过血脑屏障的季胺类阿片受体拮抗剂[256]。它能逆转阿片类药物通过外周阿片受体介导的副作用，而对阿片类药物通过 CNS 阿片受体介导的阿片作用（如镇痛作用）无影响。在健康志愿者，甲基纳曲酮（0.3 mg/kg）能减轻吗啡（0.09 mg/kg）引起的胃排空延迟[262]。也有报道，甲基纳曲

酮能有效拮抗长期应用美沙酮引起的便秘[485]。由于甲基纳曲酮不透过硬膜，因此可能对拮抗硬膜外使用阿片类药物通过外周受体介导的副作用有效[486]。一项随机双盲安慰剂对照研究表明了甲基纳曲酮和阿维莫泮（另一种作用于外周阿片类受体的拮抗剂）应用于肠梗阻术后的有效性[456]。

药物与阿片类药物相互作用

基 本 原 理

阿片类药物常常和其他麻醉药联合应用以产生最佳麻醉效果。在麻醉中，大多数同时应用的药物都存在相互作用。虽然这些药物间相互作用中的一部分是我们所刻意追求的，但另一部分则是非必要的和副作用。药物间相互作用的机制通常有三种：药学的、药代动力学的和药效动力学的[487]。

药学上的相互作用是化学反应，如经静脉通道同时给予碱性硫喷妥钠溶液和酸性琥珀酰胆碱溶液时会产生沉淀物。

当使用一种药物会改变另一种药物的药代动力学或其配置时，则发生了药代动力学相互作用。一种药物引起的血流动力学改变能影响另一药物的药代动力学表现。舒芬太尼较阿芬太尼的肝摄取率高，因而更易受肝血流量下降的影响。西咪替丁可以通过减少肝血流量和降低肝代谢来延长阿片类药物作用。当丙泊酚存在时，血浆阿片类药物的水平也可能升高[488]。负责 50 余种药物氧化代谢的细胞色素 P450 的同工酶 CYP3A4 所引起的阿片类药物代谢下降也可能参与了药代动力学的相互作用。很多化合物，包括多种药物，都能与细胞色素 P450 系统相互作用，从而导致其活性增强（酶诱导）或抑制（框 31-5）[487]。对于使用红霉素的患者，阿芬太尼可能因患者代谢受损而导致作用时间延长，而舒芬太尼则没有延长[489-490]。

在动物和人，阿片类药物和吸入麻醉药间药效动力学的相互作用以经典的 MAC 降低来评估。虽然镇痛剂量的阿片类药物与吸入麻醉药间存在显著的协同作用，但阿片类药物引起的 MAC 降低具有封顶效应。阿片类药物与镇静 - 催眠药如丙泊酚间的药效动力学协同作用则比较深奥。选择使用一种时量相关 t½ 短的阿片类药物时，可以使用较大的剂量，同时减少丙泊酚的用量，而不影响麻醉恢复时间。因此，当与瑞芬太尼联用时，丙泊酚的最佳血浆浓度约仅为与阿芬太尼联用时的 30 %[488]。

为了保证在一定强度范围的伤害性刺激作用下维

框 31-5   能抑制或诱导细胞色素 P450 酶的药物
抑制药
抗生素
大环内酯类
醋竹桃霉素
红霉素
氟喹诺酮类
异烟肼
唑类抗真菌药
酮康唑
伊曲康唑
钙通道阻滞剂
地尔硫䓬
维拉帕米
奥美拉唑
西咪替丁
丙泊酚
西柚汁
诱导药
巴比妥类药物
抗癫痫药
卡马西平
苯妥因
扑痫酮
利福平
氯醛比林
乙醇
雪茄烟

持对血流动力学的最佳调控，需要确定阿片类药物和镇静 - 催眠药的给药剂量方案及其适当的血浆浓度。然而令我们对药物相互作用更加难以理解的是，观察发现，对于不同类型的伤害性刺激，药物间相互作用亦不同。

镇静 - 催眠药

也参见第 30 章。

苯二氮䓬类药物

阿芬太尼能呈剂量依赖性地降低麻醉诱导时咪达唑仑的半数有效量（ED_{50}）。相反，在抗伤害感受作用方面，这两种药物间的相互作用可能弱于相加作用[491]。咪达唑仑在脊髓水平能增强阿片类药物的抗伤害感受作用，但在脊髓上水平则抑制其作用[492]。许多研究表明，苯二氮䓬类和阿片类药物间的相互作用在除镇痛作用外的其他许多方面都呈协同作用（强于相加作用）。阿片类药物的心血管和呼吸系统作用能

被同时使用的苯二氮䓬类药物所显著改变[493]。在麻醉下的兔身上，咪达唑仑和芬太尼能协同性地抑制膈神经的活性[494]。联合应用苯二氮䓬类和阿片类药物，虽有时可维持心室功能，但可引起明显的、有时甚至是严重的血压、心脏指数、心率和体循环血管阻力下降。补液可能减轻两类药物联用时发生的循环抑制。

巴比妥类药物

如果大剂量巴比妥类药物与阿片类药物联合应用，能引起或加重低血压。巴比妥类 - 阿片类药物合用后的低血压是由于血管扩张、心脏充盈下降以及交感神经系统活性下降所致。在与阿片类药物同时应用时，建议减少巴比妥类药物的诱导剂量。

丙泊酚

丙泊酚 - 阿片类药物合用能导致意识消失并阻断对伤害性刺激的反应。然而，当丙泊酚单次静注用于麻醉诱导时，可引起中度到重度的低血压。丙泊酚 - 芬太尼以及丙泊酚 - 舒芬太尼麻醉均可为冠状动脉旁路移植术提供良好的条件，但平均动脉压可能降到威胁冠脉灌注的水平，尤其是在麻醉诱导期。在健康志愿者，加用阿芬太尼（效应部位浓度为 50 ng/ml 或 100ng/ml）并不影响丙泊酚引起的 BIS 改变，但可阻断疼痛刺激引起的 BIS 升高[495]。在行脊柱融合手术患者，输注芬太尼（血中浓度达 1.5 ~ 4.5ng/ml）可降低维持平均动脉压稳定所需的丙泊酚的输注速度，但会导致患者自主睁眼时间及定向力恢复时间延迟[360]。在门诊妇科腹腔镜手术的患者，在麻醉诱导时应用芬太尼（25 ~ 50μg，IV）可减少丙泊酚的维持用量，但不能提供有效的术后镇痛，并增加了术后止吐药的用量[496]。有关丙泊酚和阿片类药物间药代动力学和药效动力学的相互作用已有报道。靶控输注阿芬太尼（靶浓度 80ng/ml）能使血浆丙泊酚浓度提高 17%，并减小其药物清除率、分布清除率和外周分布容积[497]。

依托咪酯

依托咪酯可以小剂量地与阿片类药物联用，且对心血管系统的稳定性影响轻微。在择期行冠状动脉旁路移植术患者，依托咪酯（0.25 mg/kg）和芬太尼（6μg/kg）联合用药引起的诱导后和气管插管后低血压的程度要低于丙泊酚（1mg/kg）和芬太尼（6μg/kg）联合用药[498]。

氯胺酮

一项前瞻性随机双盲对照研究表明，术中或术

后 48h 内使用氯胺酮 [0.5 mg/kg 单次给药后 2 μg/(kg·min)] 可以增强术后镇痛效果，并显著减少吗啡的使用量[499]。此外，有研究报道，小剂量的氯胺酮和美金刚（一种长效口服 NMDA 受体拮抗剂）对于阿片类药物耐受患者的顽固性疼痛有效[500]。Webb 及其同事指出，对于围术期给予曲马多的腹部手术患者，小剂量氯胺酮是有益的补充[501]。

吸入麻醉药

吸入麻醉药常与阿片类药物合用以保证出现遗忘作用，并增强对患者制动作用及维持血流动力学稳定（见 26 章）。心脏手术中阿片类药物与吸入麻醉药合用的临床研究证实，联合应用两类药物能较好地维持心排血量，且能最低限度地降低平均动脉血压[502]。尽管对血流动力学的控制"良好"，但阿片类药物和强效吸入麻醉药合用并不总能改善心肌缺血。一些强效吸入麻醉药能提高交感神经系统活性，可能增加心脏病患者发生心肌缺血的风险[503]。预先给予小剂量芬太尼（1.5μg/kg）能明显减轻这些反应。阿芬太尼（10μg/kg）对减轻这些反应同样有效。

肌 松 药

在大剂量阿片类药物麻醉期间，泮库溴铵常被用作肌肉松弛药（又见 34 章）。泮库溴铵的抗迷走作用能减轻阿片类药物所致的心动过缓并支持血压[492]。在冠状动脉旁路移植术中，舒芬太尼（3 ~ 8 μg/kg）和泮库溴铵（120 μg/kg）合用能引起平均动脉压、心率和心排血量显著升高，但并不引起心肌缺血[504]。

维库溴铵和大剂量阿片类药物合用时可能产生负性变时和负性肌力作用，导致心率减慢，心排血量、血压下降以及缩血管药的需要量增加。行冠状动脉手术的患者，舒芬太尼（40 μg/kg）和维库溴铵（0.1mg/ml）将导致插管后心率、平均动脉压和全身血管阻力下降，但心排血量无明显变化，也无出现新的心肌缺血的证据[505]。

芬太尼（50 ug/kg）麻醉下行择期冠状动脉旁路移植术的患者，哌库溴铵（0.6mg/kg；约相当于 2 倍的 ED_{95}）对血流动力学参数的影响幅度很小，如每搏指数增加 15%，心脏指数增加 11%，肺毛细血管楔压下降 25%[506]。在芬太尼麻醉下行择期冠状动脉旁路移植术患者，美维库铵（0.15mg/kg 或 0.2mg/kg）能导致平均动脉压和体循环阻力下降，这可能是通过组胺释放作用介导的；而阿曲库铵（0.5mg/kg）不会引起

明显的血流动力学的改变[507]。

单胺氧化酶抑制剂

在阿片类药物与其他药物相互作用中，MAOI 具有最严重的、可能致死的相互作用。哌替啶与 MAOI 合用，能引起 5- 羟色胺（5-HT）综合征，其原因为 CNS 的血清素 1A（$5-HT_{1A}$）受体部位存在过量的血清素（5-HT）；5- 羟色胺综合征（或称血清素综合征）主要表现为意识模糊、发热、寒战、出汗、共济失调、反射亢进、肌阵挛和腹泻[499]。苯基哌啶类阿片类药物（哌替啶、曲马多和美沙酮）是 5-HT 再摄取的弱抑制剂，在与 MAOI 合用时都参与了血清素毒性反应；而吗啡、可待因、羟考酮和丁丙诺啡等已知都不是 5-HT 再摄取抑制剂，不会加剧与 MAOI 合用时的血清素毒性反应[508]。阿芬太尼可以与 MAOI 合用，不会出现并发症[509-510]。

钙通道受体阻滞剂

由于阿片类药物能通过激活 G 蛋白抑制电压依赖型 Ca^{2+} 通道[2]，因此 Ca^{2+} 通道阻断剂可能增强阿片类药物的作用。大量的动物实验及一些临床研究证实，L 型 Ca^{2+} 通道阻断剂能增强阿片类药物的镇痛作用。然而也有一项研究报道，L- 型钙通道阻滞剂并不能增强临床相关剂量吗啡的镇痛效果[511]。N 型 Ca^{2+} 通道参与了脊髓感觉神经元神经递质的释放。鞘内应用 N 型 Ca^{2+} 通道阻断剂 ω- 芋螺毒素（ω-conotoxin）GVIA，能产生抗伤害性作用，在脊髓水平能与阿片类药物产生协同作用[512]。

镁

镁具有抗伤害性作用，可能是由于其具有 NMDA 受体的拮抗作用所致。静脉使用硫酸镁 [术前 50 mg/kg 及术中 8 mg/(kg·h)] 能明显减少术中及术后芬太尼的需要量[513]。但镁通过血脑屏障的通路有限。分娩镇痛的患者鞘内注射芬太尼（25μg）加硫酸镁（50 mg），与单纯注射芬太尼相比，镇痛时间明显延长[514]。镁很可能通过中枢和外周的双重机制增强阿片类药物的镇痛作用[515]。一项随机双盲前瞻性研究显示，相对高浓度的瑞芬太尼 [0.2 μg/(kg·min)] 可增加甲状腺切除术后的患者切口周围痛觉过敏，而术中使用硫酸镁 [诱导剂量 30 mg/kg，随后 10 mg/(kg·h)] 可防止瑞芬太尼诱导的痛觉过敏的发生[516]。

非甾体抗炎药

非甾体抗炎药（NSAID），如布洛芬、双氯芬酸和酮洛酸已在围术期用于减少阿片类药物的用量。围术期应用双氯芬酸（75 mg 每日 2 次）可减少经腹全子宫切除术后吗啡的用量，并减少镇静、恶心等不良反应的发生[517]。在一次随机双盲试验中，0.1mg/kg 吗啡比 30mg 酮洛酸缓解术后疼痛的效果更好。然而，在术后早期，吗啡与酮洛酸合用可以减少术后阿片类药物的需要量以及阿片类药物相关的副作用[518]。NSAID 被认为可以防止阿片类药物诱导的痛觉过敏或急性阿片类耐受，后者可增加术后阿片类药物的需求量。一项随机双盲安慰剂对照研究表明，在腰麻下进行剖腹子宫切除术的女性患者，8mg 氯诺昔康可以预防因术中使用芬太尼而造成的术后吗啡使用量的增加[519]。

对乙酰氨基酚有类似于 NSAID 的镇痛和解热作用，但其抗炎的效果很弱。当对乙酰氨基酚与芬太尼联合使用于由父母或护士控制的小儿静脉术后镇痛，对乙酰氨基酚具有很强的芬太尼"节俭"效果，并能减少副作用[320]。

加巴喷丁

加巴喷丁是 γ- 氨基丁酸的结构类似物，它与脊髓电压门控 Ca^{2+} 通道的 $\alpha_2\delta$ 亚基结合，从而对神经病理性疼痛有镇痛作用。研究者提示吗啡和加巴喷丁之间的药效动力学和药代动力学相互作用都可增强镇痛效果[521]。此外，鞘内注射加巴喷丁可以预防因反复鞘内注射吗啡所引起的阿片类药物耐受[522]。全身性和鞘内运用加巴喷丁也可能防止阿片类药物诱发的痛觉过敏的发生[523]。

抗抑郁药

三环类抗抑郁药可能会使慢性阻塞性肺疾病的患者发生呼吸抑制，也有研究报道使用三环类抗抑郁药的患者对 CO_2 的敏感性降低。一项动物研究证实，用阿米替林进行预处理可在药效上加重吗啡引起的高碳酸血症[524]。这个发现提示了如果患者正在接受三环类抗抑郁药的联合治疗，那么吗啡的剂量需要逐步减少[524]。度洛西丁是一种强效的选择性血清素和去甲肾上腺素再摄取抑制剂，它在围术期的使用可以减少膝关节置换术后吗啡的需要量[525]。

苯海拉明

苯海拉明作为一种 5- 羟色胺 H_1 受体拮抗剂，常作为镇静药、止痒药和止吐药使用。单独应用时，通过增强低氧和高碳酸血症的通气驱动作用，能轻度刺激通气。研究证实苯海拉明能对抗阿芬太尼引起的对二氧化碳通气反射的抑制作用[526]。

局麻药

系统性使用局麻药可以显著减轻疼痛和加快出院。围术期系统性复合利多卡因麻醉可以显著减少非卧床患者的阿片类药物需要量[527]。

参考文献

见本书所附光盘。

第32章 非阿片类镇痛药

Lucy Chen · Jianren Mao
俞增贵 译 陈彦青 审校

要 点

- 随着对疼痛通路与机制的深入了解，人们意识到离子通道在伤害性信号的转导、传递和调节方面发挥着重要的作用。这为研发治疗慢性疼痛，尤其是神经病理性疼痛的新药开辟了新途径。
- 本章列举的许多药物，尽管其确切机制尚未明了，但它们通常是多药联合治疗策略的组成部分，而这种联合治疗方法正被越来越多地应用于慢性疼痛的管理。

引 言

近年来随着对疼痛机制认识的不断深入，一些非阿片类镇痛药逐渐应用于慢性疼痛的治疗。除了对乙酰氨基酚和非甾体抗炎药，其他新型的非阿片类镇痛药也开始用于慢性疼痛，尤其是神经病理性疼痛的治疗。这些非阿片类镇痛药包括：具有阻断电压敏感钠通道或钙通道、促进开放氯离子通道、增强内源性 γ-氨基丁酸（GABA）系统功能，以及调节 N- 甲基 -D- 天冬氨酸（NMDA）受体活化等作用的药物。特别是离子通道阻滞药，此类镇痛药未必产生典型的镇痛效果（即提高基础痛觉的阈值）[1]，但能够专门针对病理性疼痛的机制发挥其抗痛觉过敏的作用。

本章重点描述了框 32-1 中列举的几种常用于治疗慢性疼痛的离子通道阻滞药。它们分为两类：钙通道阻滞药和钠通道阻滞药。

钙通道阻滞药

钙离子通道开放是突触传递过程中一个重要步骤，它能促进突触前部位释放神经递质和神经调质。细胞内钙离子浓度的改变除了能调节细胞膜兴奋性，还能启动细胞内的级联反应。因此，阻断钙通道在调节伤害性和抗伤害性反应过程中均发挥重要作用。减少钙离子内流到神经元或神经胶质细胞内的药物，可用于治疗各种疼痛，尤其是慢性神经病理性疼痛的辅助或替代性治疗。加巴喷丁、普瑞巴林、唑尼沙胺、

齐考诺肽和左乙拉西坦等药物的部分药效机制就是通过阻断钙通道。

加 巴 喷 丁

加巴喷丁最初是作为抗惊厥药物，通过美国食品和药物管理局（FDA）批准上市，之后才逐渐用于神经病理性疼痛的治疗。尽管加巴喷丁的作用机制尚未明确，但已证实其能通过结合 α_2-δ 亚基 [2] 阻断电压门控钙离子通道，减少钙离子内流。阻断钙离子内流减少了初级伤害性传入信号中谷氨酸和 P 物质的释放，从而调节伤害性信息的传递。加巴喷丁可用于治疗糖尿病性神经痛、带状疱疹后神经痛、三叉神经痛、复杂性区域疼痛综合征，以及治疗由于人类免疫缺陷病毒（HIV）感染、癌症、多发性硬化症、脊髓损伤所导致的周围神经痛（参见第 31 章和第 64 章）。

糖尿病性神经痛是一种常见于糖尿病患者的虚弱状态（参见第 39 章）。多达 25% 的糖尿病患者会出现自发痛、痛觉超敏、痛觉过敏、感觉异常和其他疼痛症状 [3]。带状疱疹后神经痛是另一类常见的神经病理性疼痛（参见第 64 章）。带状疱疹后神经痛的发生率大约为 9% ~ 34%，且随着年龄增长而显著升高（参见第 80 章）。许多药物已被尝试用于糖尿病性神经痛和带状疱疹后神经痛的治疗，包括三环类抗抑郁药（TCA），如阿米替林、去甲替林、丙咪嗪和地昔帕明。由于三环类抗抑郁药副作用明显，加巴喷丁已越来越多地应用于此类疼痛的治疗。

框 32-1　离子通道阻滞药型镇痛药（推荐剂量）

钙通道阻滞药

加巴喷丁　　初始剂量 100 ~ 300mg/d，逐渐增加至
　　　　　　1800 ~ 3600mg/d

普瑞巴林　　初始剂量 75 ~ 150mg/d，逐渐增加至 450 ~
　　　　　　600mg/d

唑尼沙胺　　初始剂量 50 ~ 100mg/d，逐渐增加至 450 mg/d

齐考诺肽　　初始剂量 0.1mg/h，逐渐增加至 0.4mg/h

左乙拉西坦　初始剂量 250 ~ 500mg/d，逐渐增加至
　　　　　　2000mg/d

钠通道阻滞药

利多卡因　　1mg/kg 试验剂量缓慢静脉推注或滴注

美西律　　　初始剂量 150 ~ 300mg/d，逐渐增加至 600mg/d

卡马西平　　初始剂量 100mg/d，逐渐增加至 600 mg/d

奥卡西平　　初始剂量 150mg/d，逐渐增加至 900mg/d

拉莫三嗪　　初始剂量 25 ~ 50mg/d，逐渐增加至 250 ~
　　　　　　500mg/d

托吡酯　　　初始剂量 50 ~ 100mg/d，逐渐增加至 300 ~
　　　　　　400mg/d

加巴喷丁可有效缓解几种典型的神经病理性疼痛症状，如：烧灼痛、枪击样痛、痛觉过敏、痛觉超敏[4-5]。抗抑郁药和加巴喷丁的需治数（指达到患者疼痛 50% 缓解所需的治疗人数）分别为 3.4 和 2.7[6]。尽管抗抑郁药和加巴喷丁都能缓解中度疼痛，但三环类抗抑郁药副作用较为显著。

加巴喷丁的推荐剂量是初始剂量 100 ~ 300mg/d，每 1 ~ 3 日酌情增加 100 ~ 300mg，直至 1800 ~ 3600mg/d。使用过程中可能出现轻中度不良反应，常可在治疗进行 7 ~ 10 天后自行消退。一般来说，缓慢增加剂量可以显著减少一些难以忍受的副作用，如头晕。除可作为单药治疗，加巴喷丁还广泛与三环类抗抑郁药以及其他抗惊厥药的联合使用[1]。药物联合使用可以提供更好的镇痛效果，且每种药物的剂量需求更少。加巴喷丁还可用于治疗复杂性区域疼痛综合征、幻肢痛、三叉神经痛、肿瘤相关的神经病理性疼痛、多发性硬化症、脊髓损伤、HIV 病毒感染相关的感觉神经病变和舌咽神经痛（参见第 64 章）。然而，加巴喷丁在术后疼痛治疗中所起的作用尚不明确（参见第 98 章）。

普 瑞 巴 林

普瑞巴林是一种对电压敏感型钙通道 α2-δ 亚基具有高度亲和性的抗癫痫类药物，其作用机制与加巴喷丁相似。普瑞巴林通过减少钙内流，从而减少兴奋性神经递质，包括谷氨酸、P 物质、降钙素基因相关肽等的释放。普瑞巴林对 GABA 或苯二氮䓬类受体不具有活

性，因此，与这类药物之间没有明显的相互作用。

普瑞巴林已被应用于治疗糖尿病性神经痛和带状疱疹后神经痛，且效果显著[7-8]。它具有快速起效的优势，许多案例在首日接受普瑞巴林 300mg 治疗后，达到缓解疼痛效果。治疗 1 周后可观察到持续的睡眠改善。常见的不良反应有头晕、嗜睡和轻至中度的外周性水肿[9]。此外，普瑞巴林（平均剂量 450mg/d）对于存在弥漫性骨骼肌肉疼痛、睡眠障碍和疲劳等临床表现的纤维肌痛症患者也具有疗效。

唑 尼 沙 胺

唑尼沙胺能够阻断电压敏感的钠通道和 N 型钙通道。近期研究发现，唑尼沙胺可用于治疗躁狂症、帕金森病、脑卒中后疼痛，或是对偏头痛具有预防作用[10-11]。其可能作用机制包括调节单胺类神经递质释放和自由基清除。每日应用 540mg 剂量对于糖尿病性神经痛具有一定的疗效。唑尼沙胺的耐药性难以估计，因为此药常用于多药联合治疗方案。因此，对于它的疗效和副作用的认识十分有限。

齐 考 诺 肽

齐考诺肽是一种从海洋蜗牛——僧袍芋螺中提取的 ω- 芋螺毒素合成肽类似物，它能有效地选择性阻断 N 型电压敏感的钙通道。这种药物被美国 FDA 批准应用于对其他治疗无效的顽固性剧烈疼痛（包括鞘内吗啡注射），该药仅适用于鞘内注射给药。早期临床试验发现，椎管内给药在以 0.4μg/h 速率为起始剂量和频繁调整剂量时[12]，齐考诺肽可表现出严重的中枢神经系统和精神方面的不良反应。近期发现，齐考诺肽对于癌症、获得性免疫缺陷综合征和三叉神经痛所导致的慢性疼痛都具有疗效[13-14]。在术后疼痛管理方面，齐考诺肽的疗效并不确切。考虑到齐考诺肽严重的不良反应和受限的给药途径，因此不适合常规应用于急性术后疼痛的管理（参见第 98 章）。

齐考诺肽的初始输注速率应该从 0.1μg/h 开始，且剂量增加应缓慢进行，每周不超过初始剂量的 2 ~ 3 倍。如果初始给药试验有效且需长期使用该药物，则需植入鞘内药物输注系统[15]。如果患者有严重的精神障碍则不适合使用该药物。在长时间鞘内给药时，齐考诺肽比吗啡更具优势，因为其不会产生耐药性。齐考诺肽会导致神经系统方面的不良反应，因此必须严格筛选病例并监测患者情况。通过小剂量缓慢增加的方法可避免全身毒性反应的发生。

左乙拉西坦

左乙拉西坦是近期美国 FDA 刚刚审批通过用于治疗癫痫的抗癫痫类药物[16]。其作用机制尚未明确，可能作用于多个神经递质的传递系统，包括多巴胺、谷氨酸和 GABA 能系统。但其作用机制至少有一个是通过抑制 N 型电压敏感性钙通道而起作用的。左乙拉西坦有助于改善肿瘤相关的神经丛病变、周围神经痛和带状疱疹后遗神经痛，还可用于偏头痛的预防，剂量范围为每日 500～2000mg。在这个剂量范围内，临床试验显示其耐受性良好。常见的不良反应是眼睛干涩和头晕[19]。

钠通道阻滞药

钠通道主要参与神经的传导。根据对河豚毒素的敏感性不同，钠离子通道可分为对河豚毒素敏感（TTX-S）和对河豚毒素抵抗（TTX-R）两大类。河豚毒素敏感型钠通道主要表达于中到大型背根神经节的神经元，而河豚毒素抵抗型钠通道主要表达于小直径的背根神经节的神经元，包括 C 型传入纤维神经元。当周围神经受到损伤甚至被切断时（轴突切断术），河豚毒素敏感或抵抗型钠通道的表达都可能发生改变，并产生异常高频的自发异位放电。钠通道阻滞药被认为在一定剂量范围内可抑制异位放电而又不阻断正常的神经传导。几种代表性的钠通道阻滞药包括利多卡因、美西律、卡马西平、奥卡西平、拉莫三嗪和托吡酯[20]。

利多卡因

利多卡因属于局部麻醉药，同时也是抗心律失常药（参见第 36 章和第 38 章）。自 20 世纪 80 年代以来，静脉注射利多卡因已被作为诊断手段，并在某些情况下，对于顽固性神经病理性疼痛可作为治疗方法[20]（参见第 64 章）。这种方法已被证实能够改善由于神经性病变诱发的慢性疼痛，包括脑卒中、神经源性面部疼痛、肌筋膜疼痛[21-22]。采用静脉注射利多卡因之后，高达 78% 的患者呈现积极的转归[23]。但这种方法的主要问题是其有效时间短暂，需要频繁注射。

5% 的利多卡因表面贴剂能够提供局部镇痛作用而对全身影响其小，已被用于治疗神经病理性疼痛，如糖尿病性神经痛、带状疱疹后神经痛和周围神经病变，它可以减少上述疾病所致的痛觉超敏和痛觉过敏[24]。利多卡因贴剂已被用于治疗慢性腰背痛，尽管支持证据依然薄弱且不明确。在某些情况下，利多卡因贴剂可作为联合用药的成分，如将加巴喷丁与利多卡因贴剂联合使用[1]。

美 西 律

美西律是利多卡因的口服制剂，可用于弥补静脉注射利多卡因缓解疼痛作用时间短暂的缺陷。通常人们会先行利多卡因静脉注射试验来确定其是否有效。如果有效，则改为口服美西律来维持疗效[17-18]。这种疗法还能够用于治疗因其他治疗方案无效的糖尿病性神经痛患者[25]。单独应用美西律还可用于治疗幻肢痛和脊髓损伤后疼痛[25]。

利多卡因和美西律的治疗方案对纤维肌痛症和肌筋膜疼痛也有效果。此外，个案报道表明，口服美西律可用于治疗原发性红斑性肢痛症、骨转移疼痛和头痛。

卡 马 西 平

卡马西平的主要作用机制是阻滞钠通道，被认为可以降低 Aδ 纤维和 C 纤维的自发放电。卡马西平被 FDA 批准应用于治疗三叉神经痛。三叉神经痛是一种神经病理性疼痛，其特点是沿三叉神经分布区发生阵发的闪电样、刀割样、枪击样痛[26]。卡马西平的使用已超过 40 多年，在一系列临床试验中，卡马西平的疗效显著优于安慰剂对照组。它曾经作为治疗三叉神经痛的"金标准"药物，到目前为止也仍是治疗三叉神经痛的选择之一，在初始治疗后 5～14 天内有 89% 的患者对治疗有效。然而，卡马西平有显著的药物相互作用，包括一系列副作用，如中枢神经系统的不良反应。FDA 也针对这种药物发布了黑匣子警告，包括再生障碍性贫血和粒细胞缺乏症。由于新研发的抗惊厥药物具有更少且程度更轻的副作用，因此卡马西平在临床的应用受到诸多限制。

奥 卡 西 平

奥卡西平是卡马西平的类似物，作为一种钠通道阻滞药，能够稳定神经细胞膜。与卡马西平相比，奥卡西平具有较少的药物相互作用及不良反应，尤其是可减少严重血液病并发症的发生。奥卡西平最常见的并发症是头晕、嗜睡、低血压、恶心和无症状的轻度低钠血症。奥卡西平已被用于治疗其他抗惊厥药物治疗无效的顽固性三叉神经痛[27]。奥卡西平每日平均剂量 750mg 用于治疗三叉神经痛，能与卡马西平发挥相同功效，但不良反应的发生率显著降低。

奥卡西平可用于缓解糖尿病性神经痛和复杂性区域疼痛综合征。对卡马西平和加巴喷丁无效的带状疱疹后神经痛患者，奥卡西平也许是一个很有前景的药物，采用 150mg/d 为起始剂量，并逐渐增加至 900mg/d 的维持剂量，可以明显减少带状疱疹后遗神经痛的痛觉超敏症状。因该药具有良好的耐受性，可作为其他钠通道阻滞药的合理替代选择。

拉 莫 三 嗪

拉莫三嗪具有多重作用机制，当然也包括阻滞钠通道与钙通道[28]。拉莫三嗪可以有效治疗三叉神经痛、神经切断后神经痛和 HIV 病毒感染相关神经痛。当剂量每日达 75～300mg 时，烧灼痛和枪击样痛的疼痛程度可缓解 33%～100%，并且枪击样痛的发生率也减少 80%～100%。在脊髓损伤中，对于不完全性脊髓损伤的患者，拉莫三嗪能够减轻脊髓损伤水平以下的全部痛觉，而对于完全性脊髓损伤的患者，拉莫三嗪对于自发痛和诱发痛的治疗效果十分有限。

拉莫三嗪标准的初始剂量为 25～50mg/d，可分次逐渐增加剂量，2～3 周后达到 250～500mg/d。在大剂量使用（大于 300mg/d）的情况下，药物的耐受性通常很低。高达 10% 的患者可在服用此药后出现皮疹，Stevens-Johnson 综合征的发生率为 0.3%。其他的不良反应包括轻度头晕、嗜睡、恶心和便秘。

托 吡 酯

托吡酯是另一种具有多重作用机制的药物，这其中至少有一个作用机制是阻断电压敏感性钠通道。它也可能通过增强 GABA 的抑制作用，阻断电压敏感性钙通道，抑制谷氨酸受体亚型（非 NMDA 受体）。托吡酯可导致明显的体重下降（大约降低 7%），这个副作用可能有利于某些患者人群。托吡酯的每日剂量在 400mg 或以上，可缓解神经痛症状，提高睡眠质量，减轻体重[27]。在用于治疗慢性腰椎源性神经根痛时，托吡酯的疗效尚未明确，主要是由于退出率过高以及不良反应的频繁发生。然而，每日 30～80mg 托吡酯用于治疗慢性肌紧张性头痛、偏头痛和丛集性头痛，其治疗效果优于安慰剂，且耐受性良好[29]。

参 考 文 献

见本书所附光盘。

第33章 静脉药物输注系统

Michel M.R.F. Struys • Anthony R. Absalom • Steven L.Shafer

李 丹 译 欧阳文 审校

致谢：编者及出版商感谢 Peter S.A. Glass 和 J.G. Reeves 在前版本章中所做的贡献，他们的工作为本章节奠定了基础。

要 点

- 麻醉药物的药代动力学用多房室模型来描述。静脉药物的准确输注需要考虑周围组织的药物蓄积来调节输注速率。

- 生物相是麻醉药物的效应室。静脉麻醉药物开始输注、维持和调节必须考虑药物在血浆和效应室之间平衡的延迟。

- 一些药物效应直接反映其在生物相的浓度（直接效应模型）。其他药物的效应则反映麻醉药反馈系统的变化（间接效应模型）。阿片类药物对通气的影响反映了该类药物对通气和二氧化碳之间反馈的动态影响，这是一个药物间接效应的实例。

- 稳态下，效应位点靶浓度与血浆靶浓度是相同的。效应位点需要浓度受患者的生理状态、手术刺激和联合用药的影响。理想情况下，设定靶浓度时须考虑镇静药物（吸入麻醉药或丙泊酚）和镇痛药物（阿片类药物）的相互协同作用。

- 为了达到有效靶浓度，传统做法是先给予根据靶浓度乘以分布容积计算出的初始负荷剂量，然后再给予根据靶浓度乘以清除率计算出的维持剂量，这并不准确。初始负荷剂量应该是靶浓度乘以峰效应时的分布容积。维持速率须首先考虑药物在周围组织的分布，待血浆药物浓度与周围组织药物浓度平衡后才等于靶浓度乘以清除率。

- 终末半衰期并不反映血浆药物浓度的临床时程。时量下降时间是药物浓度下降一定程度所需时间，是维持血浆浓度稳定进行输注的函数。时量下降时间与静脉麻醉药的多房室模型相整合。时量相关半衰期是浓度下降50%所需的时间。

- 阿芬太尼、芬太尼、舒芬太尼、瑞芬太尼、丙泊酚、硫喷妥钠、美索比妥、依托咪酯、氯胺酮、咪达唑仑和右旋美托咪啶都能静脉持续输注给药。注意事项、输注速率和滴定指南在本章阐述。

- 靶控输注方法（TCI）使用药代动力学模型来滴定静脉麻醉药以达到特定的血浆或效应室药物浓度。用于给予镇静药和阿片类药物的各种血浆和效应室靶控输注系统在全世界（美国除外）均已有市售。

- 闭环药物输注系统使用脑电图频率中位数、脑电双频指数（BIS）和听觉诱发电位来控制静脉麻醉药的输注。尽管这些系统已经在临床运行良好，但还有待研究。

引　言

麻醉药物必须到达其效应室方能起效。1628 年，William Harvey 在 *Exercitatio Anatomica de Motu Cordis et Sanguinis in Animalibus* 中证实静脉血可进入动脉循环，并通过心脏到达躯体各器官。这使人们认识到静脉应用药物可迅速转运至整个机体。因此，为了静脉药物成功输注，预先建立静脉通道必不可少。

麻醉药物静脉输注方法的进步依赖于科技的稳步发展。在 17 世纪中期，牛津大学的 Christopher Wren 等使用羽毛茎和动物膀胱成功将药物注射到狗和人类，令他们意识丧失。Frances Rynd (1801—1861) 和 Charles Pravaz (1791—1853) 分别发明了空心皮下注射针头和实用的注射器，而现在使用的针头、导管和注射器，都是在这些早期用具的基础上演变而来的。到了 20 世纪，人们开始使用塑料制造导管和注射器等用具，首先是采用聚氯乙烯，接着是聚四氟乙烯和之后的聚氨酯。1950 年，Massa 发明了 Rochester 针头（图 33-1）[1]，首次引入了"套管针"的概念，直到今天这几乎都是静脉给药系统的金标准[2]。

尽管在 18 世纪我们就掌握了静脉输注药物的基本原理，但是直到 20 世纪 30 年代，巴比妥类药物的发现才使得静脉麻醉诱导变得普遍起来。在过去的 20 年，通过静脉给药维持麻醉已经变得切实可行、安全

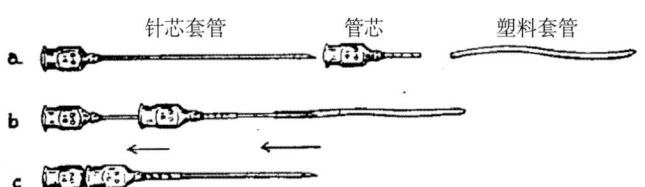

图 33-1　明尼苏达州罗切斯特厂销售的 Massa 塑料针的组件详情 *(From Massa DJ: A plastic needle, Anesthesiology 12:772-773, 1951. Used with permission.)*

和普遍。美索比妥和硫喷妥钠等静脉麻醉药物，虽然适用于麻醉诱导，却并不适用于麻醉维持。因为硫喷妥钠的蓄积会导致心血管不稳定和苏醒延迟，而美索比妥又伴随着兴奋性现象和癫痫样脑电图改变。接下来的一代静脉麻醉药，例如氯胺酮、安泰酮以及依托咪酯，虽然它们拥有着令人满意的药代动力学特性，但也因为幻觉、过敏反应以及肾上腺抑制等各自的副作用限制了它们的使用。1977 年丙泊酚的发明为临床提供了一种既适用于麻醉诱导又适用于麻醉维持的静脉药物。现在，丙泊酚依然是最常用的静脉麻醉药物之一[3]。如今适用于持续静脉输注的还包括一些阿片类药物，例如阿芬太尼、舒芬太尼和短效的瑞芬太尼（参见 30 章）。除此之外，一些非去极化肌松药在特定的情况下也可用于持续输注（参见 34 章）。

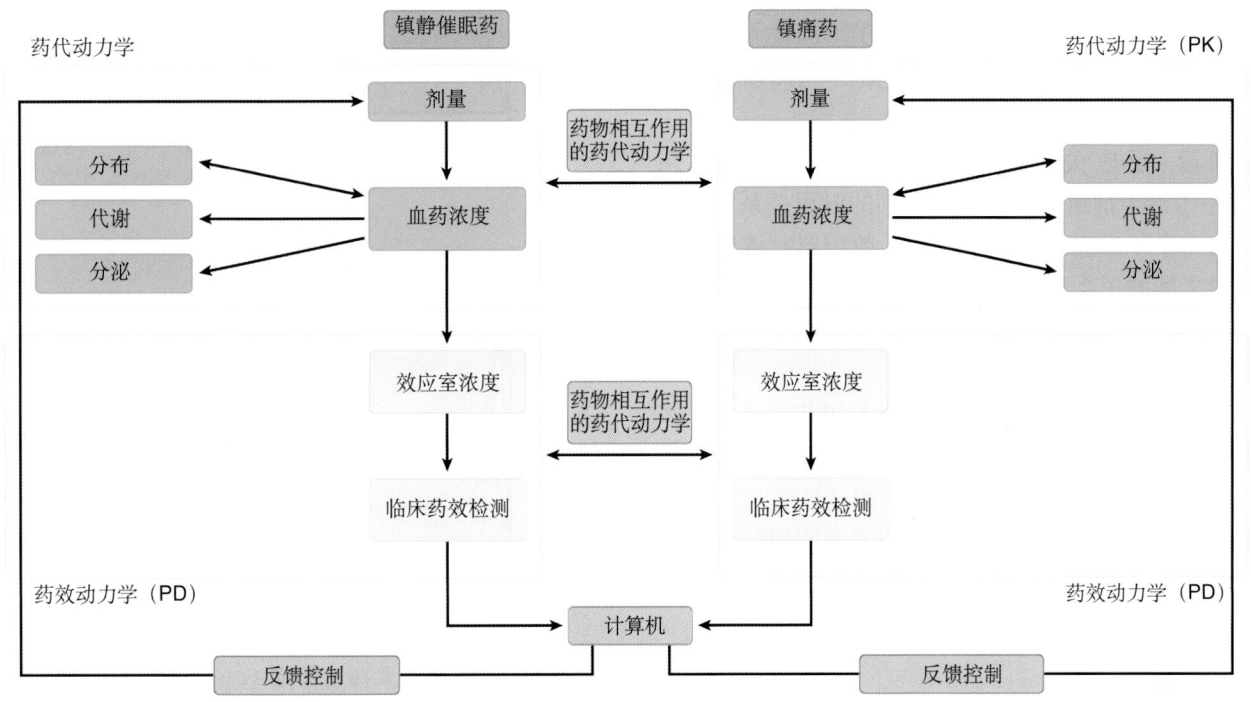

图 33-2　镇静催眠类药和阿片类药物的剂量-反应关系示意图。图示关系中的药代动力学和药效动力学部分。闭环药物输注运用临床检测方法作为负反馈控制。药物相互作用的药代动力学及药效动力学在图中也有显示 *(From Sahinovic MM, Absalom AR, Struys MM: Administration and monitoring of intravenous anesthetics, Curr Opin Anaesthesiol 23:734-734, 2010. Used with permission.)*

根据标准剂量指南，药物仍主要通过单次给药或持续输注给予，由此却忽略了剂量-反应关系中的个体间差异[4]。不同于吸入麻醉药可以实时（"在线"）持续监测其吸入和呼气末浓度，临床上静脉输注药物的血浆浓度和效应器官的药物浓度均不能立即检测出来。因此不可能通过手动调节静脉药物注射范围来维持实时监测的血浆浓度。如果以特定的效应室浓度为目标则更加复杂。最佳的患者个体化剂量可以通过药代-药效动力学原则获得。此外，最近的研究提示静脉输注不同药物时，需要考虑药代动力学和药效动力学之间的相互作用很重要，因此优化药物输注时应当考虑这些因素[5-6]。临床医师可应用计算机技术通过将治疗终目的作为负反馈信号来调节静脉药物的滴定（图33-2）。

20世纪50年代第一台机械输注泵的发明大大提高了静脉输注药物的质量。最近引入的电脑化药代模式驱动持续输注装置，根据药物已知的药代动力学特性，采用计算机控制输注泵从而达到静脉麻醉药所期望的血浆浓度[7]。Zeneca发明了欧洲第一台市售靶控输注（TCI）装置，专门用于丙泊酚的输注。从那时起，许多国家（除了美国）都批准了TCI在麻醉药物输注过程中的使用。

麻醉药物输注系统发展的最终目标是麻醉时静脉药物闭环输注系统。已开发的系统已经用于多种药物的闭环输注，如肌松药、镇静药和阿片类药物。闭环输注系统的控制变量包括了通过源于不同技术药效动力学的测量方法，如加速肌动描记法、自动血压测量和脑电图等。

剂量-反应关系可以划分为三个部分（见图33-2）：①给予剂量和血浆浓度之间的时程关系定义为药代动力学；②血浆浓度和（或）效应器官浓度与临床药效之间的关系定义为药效动力学；③当血液不是药物的效应室时，需要将药代动力学和药效动力学结合起来。

在回顾静脉麻醉药物的输注技术和装置之前，本章将会给大家介绍一些药代动力学和药效动力学的基本原理，以便更好地理解如何静脉用药才能达到最佳的效果。关于药代动力学和药效动力学原理的详细阐述可以见本书第30章。

药代动力学

寻求最佳静脉药物输注剂量的目的是在需要的时间内，尽可能准确达到和维持药物的治疗作用，同时避免剂量相关性药物副作用。对于麻醉来说，这个过程包括快速起效，维持过程平稳和药物输注结束后的快速恢复。许多静脉药物的药代动力学可以用多房室药代模型来描述。这种模型假定药物直接注射到血浆，并立即与血浆混合产生一个即刻的血药浓度峰值。

临床上最简单的办法就是在需要的时间内，通过单次注射将血药浓度一直维持在治疗浓度之上（图33-3）。虽然无法维持恒定的浓度，但至少应该不低于

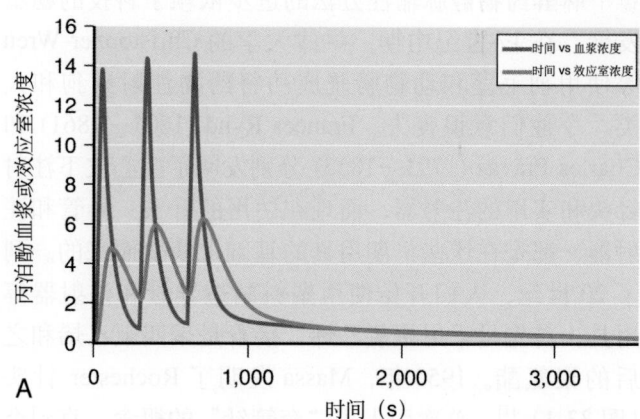

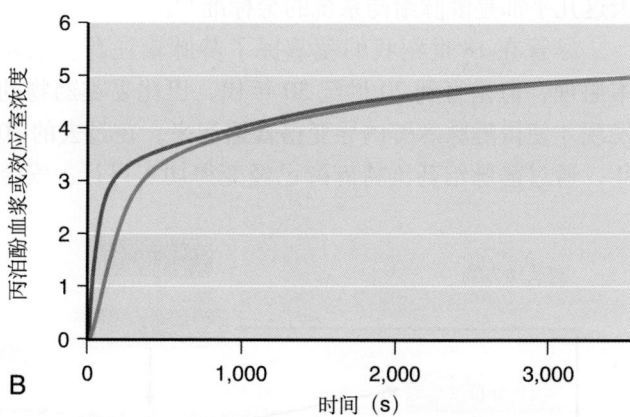

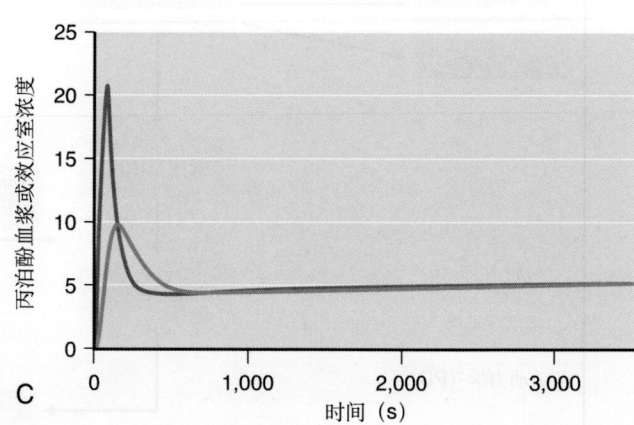

图33-3 预测的血浆药物浓度（Cp）和效应室浓度（Ce），A. 反复单次注射丙泊酚后（在时间0点及之后的5min和10min反复给予1mg/kg）。B. 持续输注丙泊酚后[10 mg/（kg·h）]。C. 单次注射（2mg/kg）丙泊酚，接着持续输注[10 mg/（kg·h）]后。该模拟患者为45岁男性，80kg，175cm；Schnider模型

治疗浓度。遗憾的是，如果我们采用单次注射，那么起始浓度必须足够大，大到一直到手术结束都能够使血药浓度高于治疗浓度。但是有时这种过高的血药浓度可能会导致许多副作用。因此，通过反复给予较小剂量的药物来维持血药浓度大于最低治疗浓度，其危害相对于单次大剂量注射可能要小。然而即使这样，想维持恒定的血浆浓度仍然是不可能的。

为了使药物作用与麻醉需求的时程一致，应当根据麻醉需求持续滴定输注药物。通常就是给予足够的药量持续输注，使其达到治疗所需的血或血浆药物浓

度。因此整个手术过程中药物应持续滴定。尽管这个方法并不会使所需的药物浓度过高（从而避免了浓度相关的副作用风险），却又伴随着其他的问题。大剂量注射尽管伴有血药浓度超射，但在一开始就可达到效应浓度（EC），而持续输注却因为浓度增加缓慢所以需要很长的时间才能起效。由于血药浓度一开始增加迅速，接近平衡后逐渐变缓慢，因此需要很长的时间来达到稳态（见图 33-3）。例如，丙泊酚至少需要一个小时以上的时间才能使血药浓度达到至少 95% 的稳态浓度。尽管简单的输注在达到稳态后可以维持恒定的血

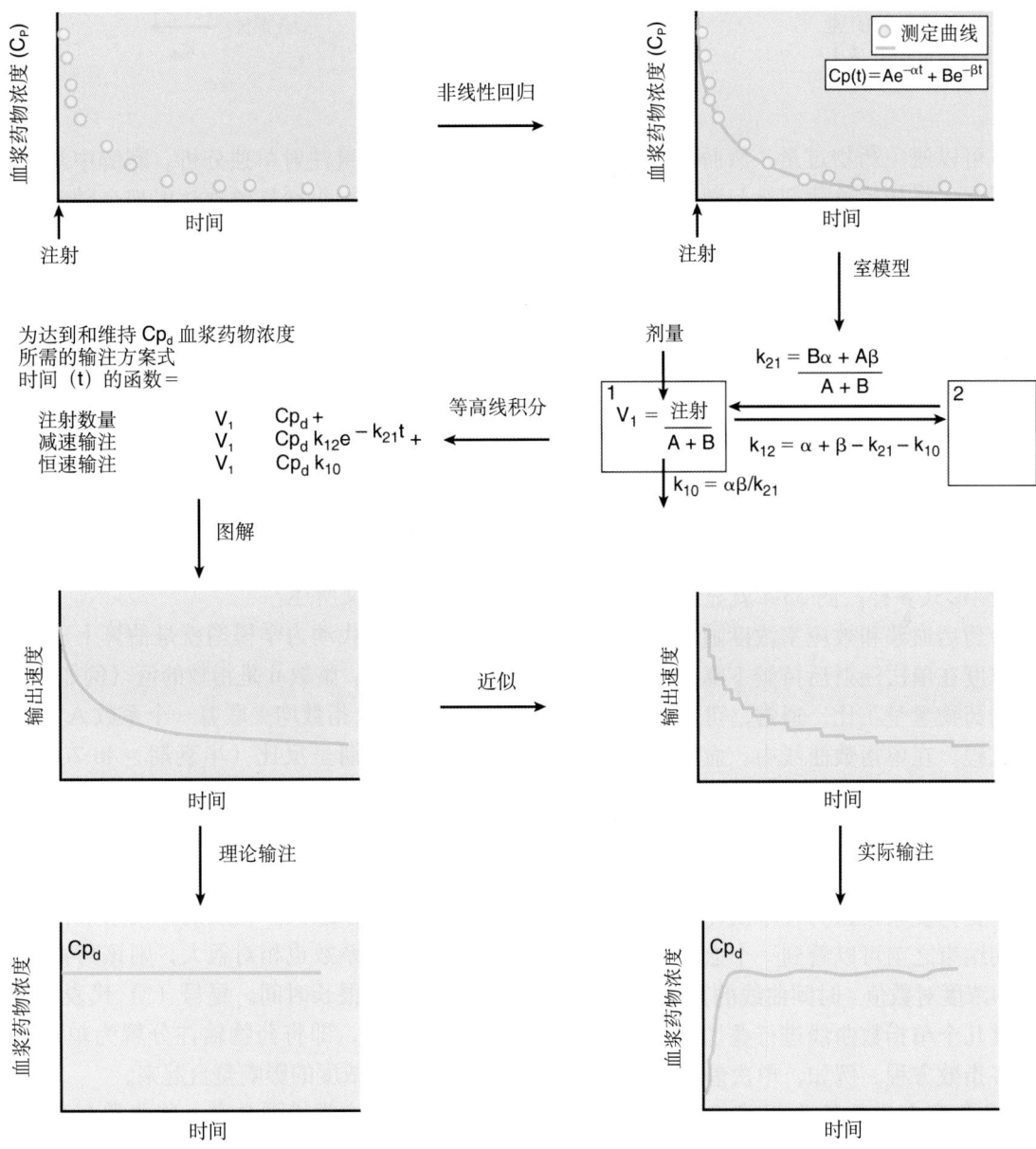

图 33-4 药代动力学模型指导药物输注的步骤。一般来说，药代动力学模型来源于实验，实验中单次注射药物后间断测量血药浓度。用非线性回归来分析浓度随时间变化的数据，从而得到单指数、双指数或三指数时间 - 浓度曲线。指数式衰减曲线与一、二或三室药代动力学模型之间存在代数学关系。单次注射 - 清除 - 转换（BET，bolous-elimination-transfer）输注方案包括：首剂单次注射，持续输注以抵消药物从体内清除，以及指数式衰减输注以抵消药物从血浆转移至身体其他部位。BET 输注可以维持血药浓度在特定值。在实践中用输注泵施行 BET 方案时需要间断改变输注速率，可大致达到 BET 输注效果

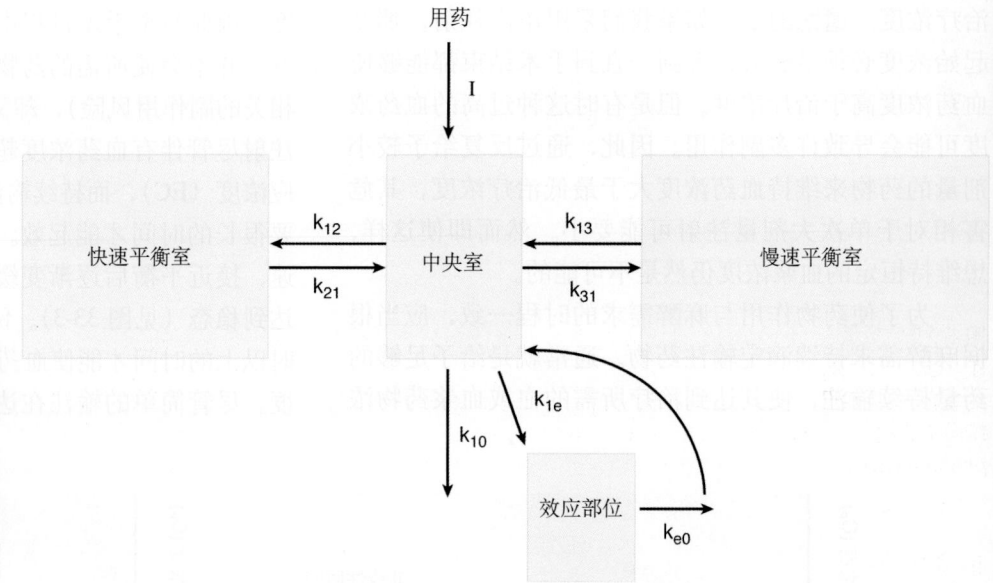

图 33-5 三室模型（包括生物相）说明了静脉药物注射后基本的药代动力学过程。I 是用时间函数表示的给药方案；k10 是反映药物从中央室不可逆性清除的速率常数；k 是分布室之间的速率常数；中央室容积常用 L 或 L/kg 表示

药浓度，同时可以避免药物过量，然而却没有临床上的可行性。因此，将初始负荷剂量与随后递减的持续输注相结合就变得更加实用[8-9]。

运用药代动力学模型计算所需给药方案能够尽快达到和维持一个治疗浓度，同时避免药物蓄积或过量。在本章，我们将阐述如何运用药代动力学模型去精确计算静脉药物给药方案。

药代动力学模型是机体如何处理药物的数学描述。通过给予某种已知剂量的药物和所测得的血药浓度来估算药代模型的参数数值。这个数学模型涉及了药物给予剂量随时间变化 I(t) 和浓度随着时间变化 C(t)。这些模型形式多样。图 33-4 就显示了在时间零点单次静脉给药后血浆和效应室浓度随着时间变化的情况。药物浓度在单次注射后持续下降，其下降的速率与血浆中的药物量呈正比。通常，可用指数模型描述这一变化过程。在单指数曲线中，血浆浓度随时间变化情况可以用函数 $C(t)=Ae^{-kt}$ 表示，其中 A 表示时间零点时的浓度，k 是描述浓度下降速率的常数。浓度的对数随时间变化关系为线性关系。静脉麻醉药的药代动力学更为复杂，因为在单次注射后，在指数关系的终末期结束之前可以看到一个血药浓度快速下降的过程（即浓度对数值 - 时间曲线的直线部分）。该过程可以通过几个单指数曲线进行叠加来分析，结果就变成一个多指数方程。例如，单次静脉注射后的血药浓度可以用含两个指数的方程式 $C(t)=Ae^{-\alpha t}+Be^{-\beta t}$ 或含三个指数的方程式 $C(t)=Ae^{-\alpha t}+ Be^{-\beta t} + Ce^{-\gamma t}$ 来表述。

上述理论用于单次注射剂量，当然这也仅仅是给予静脉麻醉药物的方法之一。更为普遍的方法是将药物输注分解成为一系列小剂量的单次注射，然后对

每一次小剂量注射单独分析。麻醉中常用的药代模型通常认为每次小剂量单独注射都会随时间呈多指数衰减。每次小剂量注射药物注射后随时间呈多指数模型衰减的数学公式为

$$C(t) = I(t) * \sum_{i=1}^{n} A_i e^{-\lambda_i t} \tag{1}$$

其中 C(t) 代表时间 t 时的血浆浓度，I(t) 代表药物输入量（单次或持续输注）。星号后的总和（后文会阐述）代表每次小剂量注射后药物分布的函数关系（因此该公式名称为分布函数）。注意，此函数是 n 次指数之和，如前文所述。

建立药代动力学模型就是估算上述公式的各个参数值的过程。整数 n 是指数的值（例如，室数），多为 2 或 3。每个指数均关联着一个系数 A_i 和一个指数 λ_i。λ 值与半衰期呈反比（半衰期 = ln 2/λ=0.693/λ），即最小的 λ 值代表最长的半衰期。A 值是每个半衰期对药物总体分布的相对影响。如果某种药物的终末半衰期很长，但其系数与其他药物相比非常小，则其长半衰期没有临床意义。相反的，如果某种药物的半衰期非常长且其系数也相对很大，则该药物即使短暂注射后也能维持很长时间。星号（*）代表被称为"卷积"的数学过程，即将药物输注分解为单次小剂量注射，再将其对总浓度的影响整合起来。

药代动力学模型具有一些非常有意义的特点，因为其可长期适用于药代动力学分析。最重要的是，药代模型很好地描述了研究中的各项观察内容，这也是一个模型的必要条件。其次，这些模型具有极佳的线性特征。简而言之，如果将剂量 I 加倍（例如，以同样的剂量连续两次注射或以 2 倍速率持续输注），浓度

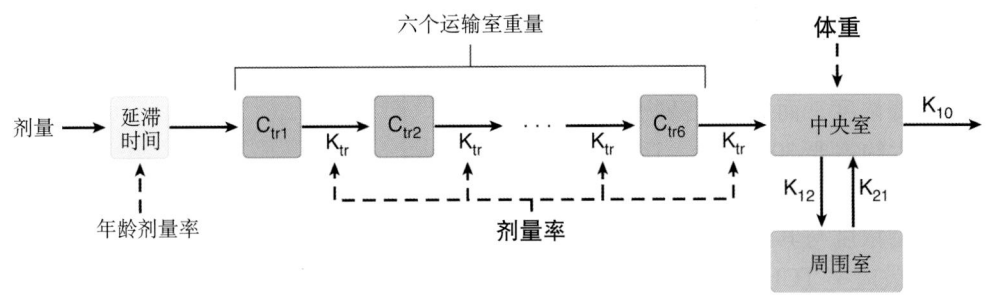

图 33-6 包含延滞（LAG）时间和六个运输室的两相药代模型体系。中央室和周围室之间的平衡速率通过以下方程式计算：$K_{12}=C_{12}\div V_1$，$K_{21}=Cl_2\div V_2$。清除率常数通过以下方程式计算：$K_{10}=Cl_1\div V_1$，Cl_1，指中央室的清除率；Cl_2，周围室的清除率；V_1，中央室的分布容积；V_2，周围室的分布容积。延滞时间代表的是给药后到之后的药代模型体系运用之间的时间。运输室是指一个系统前效应室（presystemic compartment）的多步骤过程 *(From Masui K, Kira M, Kazama T, et al: Early phase pharmacokinetics but not pharmacodynamics are influenced by propofol infusion rate, Anesthesiology 111:805-817, 2009. Used with permission.)*

也将加倍。

更进一步说，线性特征表示系统（即根据药物的输入剂量，机体产生相应的血药浓度）遵循叠加原理。叠加原理说明多重输入的线性系统的反应，可以用每个个体输入反应的总和来计算。换言之，当机体用随时间多指数衰减的关系来处理每次小剂量的药物，则每个小剂量药物的分布都不会影响其他单次小剂量药物的分布。

这些模型之所以被广泛应用的第三个原因在于，模型可以将给药时非直观指数形式，经过数学计算，转换为简便直观的分布室形式（图 33-5）。房室模型的基本参数是分布容积（中央室容积，快平衡和慢平衡周围室容积）和清除（全身清除，周围室的快速和缓慢清除）。中央室（V_1）代表分布容积，包括药物浓度迅速与血液浓度达到平衡的部位以及首过肺时的摄取。周围室由组织和器官组成，显示出不同于中央室的药物蓄积（或消除）的时间和程度。在三室模型中，两个周围室大致分别代表内脏和肌肉组织（快平衡）以及脂肪贮备（慢平衡）。分布室容积的总和是稳态时的表观分布容积（Vd_{SS}），并且稳态时机体内总药量与血药浓度是正比常数。分布室之间的速率常数（k_{12}，k_{21} 等）描述了药物在中央室和周围室之间的转运。清除速率常数（k_{10}）是指将中央室药物不可逆性生物转化或清除的速度。

尽管在生理学范畴，但分布室模型仅仅是从已知的血浆浓度到多指数分布函数的简单的数学转换过程。因此，除全身清除和 Vd_{SS}（容积的代数总和）之外，有关容积和清除的生理学解释，完全都是推测性的。

这些模型之所以被广泛应用的最后一个原因在于，它们可以用来设定药物输注方案。如果我们将分布函数

$$\sum_{i=1}^{n} A_i e^{-\lambda_i t} \qquad (2)$$

简化为 D(t)，则我们可以将浓度、剂量和药代动力学模型 D(t) 的关系表示为：

$$C(t) = I(t) * D(t) \qquad (3)$$

* 是前文提到的卷积符号。在通常药代动力学研究中 I(t) 是已知的，即给予患者的药物剂量，C(t) 是测得的随时间变化的药物浓度。目的得到 D(t)，即药代动力学分布函数。通过公式（3）可简单换算出 D(t)：

$$D(t) = \frac{C(t)}{\overset{\rightarrow}{I(t)}} \qquad (4)$$

其中→符号表示去卷积法（deconvolution），是卷积法的逆运算。去卷积法与除法相似，但它不是单纯的数值而是函数。当我们根据已知的药代动力学模型和预计的血浆浓度趋势来设定给药方案时，D(t)（药代动力学）和 $C_T(t)$（预定的靶浓度）数值是已知的，则给药方案为

$$I(t) = \frac{C_T(t)}{\overset{\rightarrow}{D(t)}} \qquad (5)$$

因此，根据预期靶浓度 $C_T(t)$ 和药代动力学 D(t)，我们可以计算出所需的输注速度 I(t)。遗憾的是，该公式可能得出负值的输注速度，这显然是不可能的。因为我们不可能从患者体内将药物回抽出来（即负值输注），所以我们必须严格限定血浆浓度的趋势，以防止出现负值输注速率。

标准的药代动力学模型有一个重要的缺陷：它假设药物单次注射后会立即在中央室完全混合，这样药物在时间零点就达到峰浓度。而实际上药物由静脉注射部位到达动脉循环大约需要30s～45s。这个模型忽略掉这段时间可能并无大碍，但当我们想要将这个单次注射后机体内的药物浓度与其药效相关联时便会出现问题[10]，这在运用效应室 TCI 中显得更加重要[11]。正在修改的标准多指数药代动力学模型将输注速率纳入考虑范围，期望提供更加精确的药物注射后一分钟的血药浓度。最近，Masui 等[12]发现了一个含时间延滞（给药后一段时间才能用的药代模型）的二室模型和系统前房室模型的药代模型，该模型可以准确描述丙泊酚在 10～160mg/（kg·h）输注时的早期药理阶段。输注速率会影响药代动力学。年龄也是时间延滞的共变量（图 33-6）。除了房室模型以外，各种各样的生理学基础模型也发展成为模拟麻醉药物的药代特性[13]。迄今为止，这些模型在预测药物浓度的时间过程中表现并不突出[12]。因此还没有任何一个模型已经用于静脉药物输注装置。

药效动力学

生物相

麻醉过程中药物滴定目的是使药物作用部位（也称为效应室或生物相）药物浓度达到和维持一个稳定的治疗浓度。对于大多数麻醉药物，血浆并不能代表生物相，即使药物进入到动脉循环，也会在达到治疗浓度之前有一个延迟。原因是药物需要额外的时间运输到靶器官，渗透到组织，结合至受体并传导到细胞内最终发生作用。这种介于血浆峰浓度和效应室峰浓度之间的延迟称为迟滞现象 (hysteresis)。图 33-7 是 Soehle 等发表的实验中迟滞现象的例子[14]。实验中持续输注两个时间段的丙泊酚，运用药代药效模型模拟血浆浓度和效应室浓度的时程，并通过 EEG 的双频指数（bispectral index，BIS）来检测药物在脑组织中的作用。在药物血浆浓度和 BIS 之间可以观察到一个明显的延迟。血浆药物浓度和效应曲线呈逆时针滞后环。这个环代表了血浆浓度而不是效应室浓度。运用非线性混合效应模型，可以使效应室浓度和临床作用之间的迟滞效应最小化。典型的 S 型人群模型也在图 33-7 中有描述。

生物相的药物浓度通常无法测定，至少在人类是这样。通过快速检测药物反应可以计算得出药效的时间曲线。进而用数学模型来计算药物在生物相（或

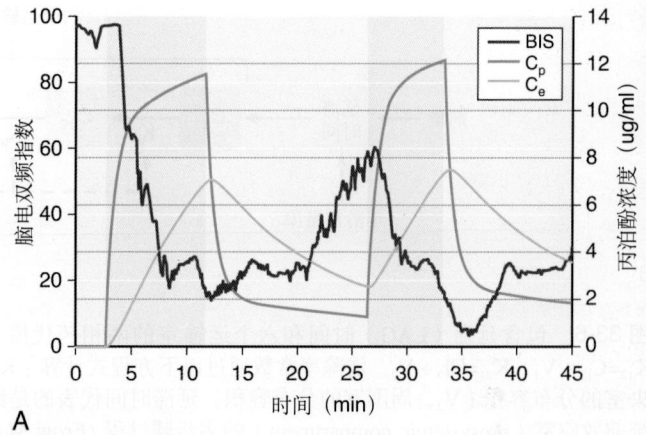

A

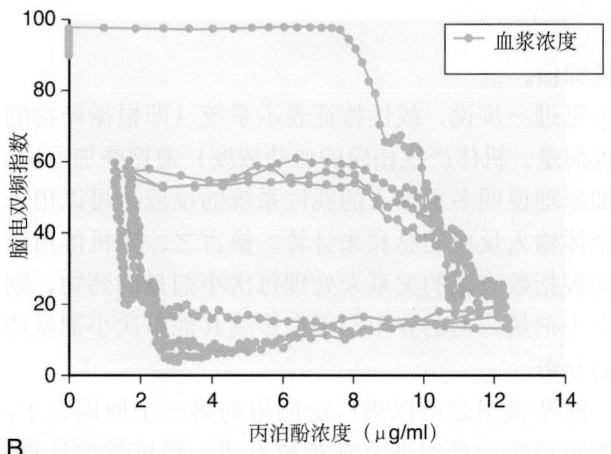

B

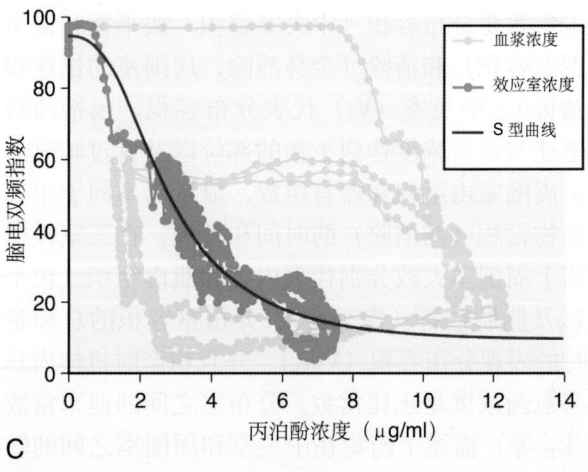

C

彩图 33-7 A. 显示随时间变化的血浆药物浓度（Cp）和脑电双频指数（BIS）监测的催眠镇静效果之间的迟滞现象。丙泊酚在阴影部分以恒定速率输注，产生了血浆浓度（Cp）（橙线）和效应室浓度（Ce）（蓝线）。相对应的 BIS 值由蓝色实线表示。B. 实验数据得出的 Cp 和 BIS 之间的关系反映了迟滞回路。C. 建模后，效应室和 BIS 之间的迟滞现象达到最小化 *(A, Adapted from Soehle M, Kuech M, Grube M, et al: Patient state index vs bispectral index as measures of the electroencephalographic effects of propofol, Br J Anaesth 105:172-178, 2010. Used with permission; B and C, Courtesy of M. Soehle, Bonn, Germany)*

效应室）流入流出速率，同样血浆浓度的时间曲线和所测药物作用可以通过 Hull[15] 和 Sheiner[16] 提出的效应室概念相联系。效应室浓度并不是实际可测的浓度，而是一个虚拟的无实际容量或药物的理论上的房室浓度。对于任一效应室浓度，都可以观察到与之对应的药物作用，它们之间的关系通常是非线性和静态的（并不一定依赖于时间）。如果血浆浓度维持恒定，则该模型认为，在达到平衡时效应室浓度应该等于血浆浓度。血浆和效应室浓度之间的延迟用 K_{e0} 来描述，即效应室平衡速率常数[17]（见图 33-5）。

反映药物在血浆和生物相之间时间特性的药效测定方法因不同药物而不尽相同。有些药物可以采用直接检测药物效应。如神经肌肉阻断药，通过观察外周神经刺激反应（如抽搐）来检测药效。很多研究通过运用肌电图中的 T1%（最大刺激时的 T1 反应相对于基础值 T1 反应的百分比）来检测新型药物的药效，如罗库溴铵[18] 和顺式阿曲库铵[19]。对于阿片类药和镇静催眠药等其他类型的药物，实际临床效果（如意识丧失，遗忘，记忆丧失，镇痛作用）则无法测定。正是由于这些原因，一些替代的方法开始用来量化药效反应的时间趋势，这些替代方法多种多样。例如，采用警觉/镇静观察评估量表（OAA/S）观察丙泊酚输注时的镇静效应[20]。Egan 等[21] 采用痛觉刺激器和痛觉仪检测瑞芬太尼输注过程中的疼痛和镇痛之间的平衡。大量自发和诱发的脑电图来源和处理方法，用于检测阿片类药物和镇静催眠药在脑组织中的药效[14, 22-26]。Ludbrook 等检测颈动脉和颈静脉的丙泊酚浓度来估计其进入大脑并与其达到平衡的过程，他们同时监测 BIS，发现脑组织中药物浓度（通过质量守恒计算而得）与 BIS 的改变（见 50 章）有着密切的联系[27]。

直接效应模型

正如前文血浆药代动力学所示，生物相浓度是药物输入函数（在这里是指随时间变化的血浆药物浓度）和生物相分布函数的卷积。这种关系可表示为：

$$C_{生物相}(t) = C_{血浆}(t) * D_{血浆}(t) \qquad (6)$$

生物相的分布函数是典型的单指数衰减模型：

$$D_{生物相}(t) = K_{e0}e^{-K_{e0}t} \qquad (7)$$

单指数分布函数显示：效应室只是在标准房室模型中与血浆室相连的辅助室（additional compartment）

（见图 33-5）。效应室是一个假想室，将血浆药物浓度趋势与药效时程联系起来。K_{e0} 是效应室的药物消除速率常数。根据定义，效应室从中央室获取微量药物并不影响血浆药代动力学。

我们无法直接测定 $C_{生物相}(t)$ 和 $D_{生物相}(t)$，但能测定药效。因为所观察的药效是生物相药物浓度的函数，所以我们可预测药效为：

$$药效 = f_{PD}\ [C_{生物相}(t) * D_{生物相}(t), P_{PD}, K_{e0}] \qquad (8)$$

其中，f_{PD} 是药效动力学模型（典型的 S 形曲线），P_{PD} 是药效动力学模型参数，K_{e0} 是血浆与生物相达到平衡的速率常数。利用非线性回归分析可以得到能最好预测药效趋势的 P_{PD} 和 K_{e0} 值，这个方法称为环路崩溃 (loop-collapsing)（见图 33-7）。这些参数可帮助拟定给药方案，以达到预期的药效趋势[28-29]。

若要维持恒定的血药浓度，生物相药物浓度达到血药浓度的 50% 时所需时间（$t_{1/2}K_{e0}$）为 0.693/ K_{e0}。单次注射后，达到生物相浓度峰值所需的时间是血浆药代动力学和 K_{e0} 的函数。如果单次注射后血浆浓度迅速下降（如腺苷，其半衰期仅为数秒），则不论 K_{e0} 数值高低，效应室浓度都会在注射后数秒内达到峰值。若药物的 K_{e0} 较大，并且单次注射后血浆浓度下降缓慢（如泮库溴铵），则其效应室浓度峰值主要取决于 K_{e0}，而非血浆药代动力学。

精确估算 K_{e0} 需要快速血样的反复药效检测的综合药代药效研究，从而产生一个药物剂量-反应的整体模型。在历史上，药代模型的时间常数和药效研究中的 K_{e0} 有时简单地融合，这可能导致临床药效的预测不准确。Coppen 等证实，根据已发表的药代模型和药效模型估算丙泊酚血浆浓度得出的儿童 BIS 药代模型并不能保证药代动力学的准确性，或为药效参数提供足够的信息[30]。如果没有整合的药代药效模型存在，那么通过合适的药代模型得到的单次注射后达到峰效应的时间（t_{peak}）可以用来重新估算 K_{e0}，从而得到正确的时间对应峰效应[31-32]。然而，t_{peak} 准确的共变量需要在特定的人群中估算[33]。第二条曲线是针对特定效应（例如用特殊处理的 EEG 测量出的药物在脑中的效应）的药效时间曲线。其他副作用的时间曲线（如镇静催眠药的血流动力学作用）常常遵守另一个不同的轨道[34-35]。静脉麻醉药到达峰效应的时间和 $t_{1/2}$ K_{e0} 的数值列在表 33-1。

迄今为止，所有阐述的方法中 Ke0 值的计算都是假设血药浓度和临床药效之间的迟滞现象是因为药物从血浆到生物相有时间延迟，因此认为麻醉是不依赖

表 33-1　单次注射后达到峰效应的时间和 $t_{1/2}$ K_{e0} 数值*

药物	到达峰效应时间 (min)	$T_{1/2}$ K_{e0} (min)
吗啡	19	264
芬太尼	3.6	4.7
阿芬太尼	1.4	0.9
舒芬太尼	5.6	3.0
瑞芬太尼	1.8	1.3
氯胺酮	-	3.5
异丙酚	1.6	1.7
硫喷妥钠	1.6	1.5
咪达唑仑	2.8	4.0
依托咪酯	2.0	1.5

$t_{1/2}$ K_{e0}=0.693/ K_{e0}，药物从效应室转移至外周的速率常数。
* 通过脑电图测量

于作用通道和状态的前后对称的平稳过程。尽管这个假设已经广泛运用，但仍可能不是最佳的。动物实验显示在麻醉诱导和苏醒过程中神经系统处理和参与的通路有所不同[36-37]。另有动物实验表明意识丧失时所测得脑组织药物浓度与恢复意识时显著不同[38]。如果这些实验被证实，那么我们就需要一个更复杂的模型（如合并了另一个连续的效应室模型）来描述药效的时间曲线。

间接效应模型

至此，正如公式（8）所示，已经讨论的临床药效是药物在效应室浓度的即时函数。例如，一旦镇静催眠药到达脑组织或肌松药到达肌肉组织，几乎是立即生效。有些其他效应则更加复杂，例如，阿片类药物对通气的影响。起初，阿片类药物抑制呼吸并导致二氧化碳（CO_2）逐渐蓄积，CO_2 蓄积可刺激通气从而部分抵消阿片类药物产生的呼吸抑制效应。通气抑制是药物直接和间接效应的一个具体实例。阿片类药的直接效应是抑制通气，而间接效应是增加了 CO_2 动脉张力。对阿片类药诱发的通气抑制的趋势建立模型时需要同时对两方面进行考虑。Bouillon 等创立了通气抑制模型，该模型同时整合了直接效应和间接效应[19-20]。如果是间接效应模型，为了阐述药物诱发的通气抑制，需要考虑药物治疗的整体趋势，可参见下列微分方程：

$$\frac{d}{dt}Paco_2 = K_{et} \cdot \left[1 - \frac{Cp(t)\gamma}{C_{50}\gamma + Cp(t)\gamma}\right] \cdot \left[\frac{P_{生物相}CO_2(t)}{P_{生物相}CO_2(0)}\right]^F$$
$$\cdot Paco_2(t) \qquad (9)$$

其中，$PaCO_2$ 是动脉血 CO_2 分压，$P_{生物相}CO_2$ 是生物相的 CO_2 分压（如通气控制中枢），K_{el} 是 CO_2 清除速率常数，C_{50} 是通气降低 50% 时效应室阿片类药物浓度，F 是 CO_2 对通气影响的放大程度。

剂量对生物相的影响

临床效应的延迟具有重要的临床意义。单次注射后，血浆浓度会瞬时达到峰值并平稳下降。效应室浓度由零开始并随时间逐渐增加，直至它与下降的血浆浓度相等。在这之后，血浆浓度继续下降，血浆与效应室之间的浓度梯度促使药物由效应室向外转运，效应室的浓度也随之下降。单次注射后，效应室浓度上升至峰值的速率将提示必须向血浆内注入多少药量才能产生相应的效应。如阿芬太尼，其血浆与效应室浓度可迅速达到平衡（K_{e0} 高），效应室浓度迅速升高，大约 90s 达到峰值。此时，大约 60% 阿芬太尼被分布至周围组织或从机体清除。芬太尼单次注射后，效应室浓度上升则缓慢得多，需 3 ~ 4min 才达到峰值[39]。此时，80% 以上的初始剂量芬太尼已经被分布至周围组织或被清除。由于生物相达到平衡的速度缓慢，芬太尼比阿芬太尼所需剂量要大，这样使得芬太尼的药物作用消退速率低于阿芬太尼。

这种药代动力学的差异提示，拟定给药方案时必须考虑 K_{e0}。若需快速起效，则应选择 K_{e0} 较大的药物（$t_{1/2}$ K_{e0} 较短）。例如，快速诱导时首选阿芬太尼或瑞芬太尼，这是因为其效应室浓度峰值与气管插管时间相一致。而使用非去极化肌松药进行慢诱导时，则应当选择起效稍慢的阿片类药物，以求与肌松药的峰效应相一致。这时，单次注射芬太尼或舒芬太尼诱导

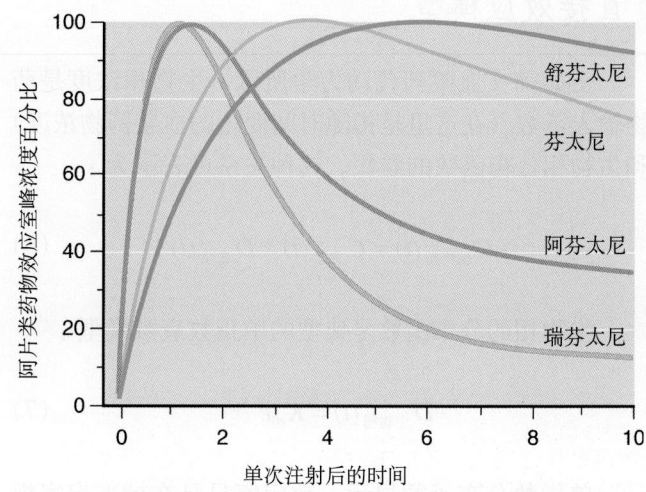

图 33-8　依据 K_{e0} 和药物动力学参数模拟的常用阿片类药物起效和达峰时间。K_{e0} 是药物从效应室转移到外周的速率常数

为宜。常用的阿片类药物达到峰效应所需时间参见图 33-8。了解 K_{e0}（或达到峰效应所需时间）有助于临床医师对药效进行评估，明确用药时机。例如，咪达唑仑达到峰效应较慢，重复注射应间隔至少 3 ~ 5min，以避免药物过量。

精确的 K_{e0} 值在 TCI 滴定到特定的效应室浓度过程中也非常重要，因为达到效应室靶浓度所需初始剂量不仅与药代动力学还与 K_{e0} 有关 [40]。

药 物 效 能

单一药物

要提供最佳的麻醉方案，我们必须了解准确的药物治疗浓度。因此药物效能的相关知识是非常重要的。类似于吸入麻醉药的最低肺泡有效浓度（MAC），C_{50} 是使 50% 人对于切皮没有反应 [41]，同样也是产生 50% 最大药效的浓度。C_{50} 的定义类似于最低肺泡有效浓度，为静脉麻醉药提供了一个测量相对药效的方法。

临床效应不同（全 / 无或者持续作用），对 C_{50} 的解释也不同。它可以是使 50% 的患者对特定刺激（如切皮、插管、劈开胸骨）不产生反应（如体动、高血压、儿茶酚胺释放）的药物浓度。在这种情况下，每种刺激和反应的组合都有不同的 C_{50}。当 C_{50} 被定义为 50% 患者产生反应时的药物浓度时，每个特定患者发生反应的概率也为 50%。当把 C_{50} 定义为 50% 患者发生反应的浓度时，其前提是所有的患者均有发生反应的能力。有些药物表现出封顶效应。例如，阿片类药物对伤害性刺激反应的抑制。当药物具有封顶效应时，某些患者即使是在药物剂量无限升高的情况下也不会产生效应。在这种情况下，C_{50} 就不是使 50% 患者产生药效的药物浓度，而是在能够产生药效的患者中，使一半的患者产生药效的药物浓度。

有关静脉麻醉药和阿片类药物在不同临床需求和药物相互作用时的最佳浓度已确定（表 33-2）[42-49]。

C_{50} 的另一种解释是指产生 50% 最大可能生理反应的药物浓度。例如对于 EEG 反应时的 C_{50} 是指产生 50% 最大 EEG 反应抑制时的药物浓度。目前已经测定出阿片类药物阿芬太尼 [50]、芬太尼 [50]、舒芬太尼 [51] 和瑞芬太尼 [52-54] 的 EEG 反应 C_{50}。其他已经测定的药物还有硫喷妥钠 [44, 55, 56]、依托咪酯 [48]、丙泊酚 [26] 和苯二氮䓬类药物 [57]（表 33-2）。一些其他的测量方法，如采用对伤害性刺激反应的瞳孔放大 [58] 以及压力痛觉 [21] 来测量阿片类药物药效，C_{50} 值稍有不同，因为药效的观察还取决于不同的药效测量方法。

正如提到的，C_{50} 可以用来比较药物间的药效。例如 Glass 等 [59] 运用通气抑制的测量方法比较瑞芬太尼与阿芬太尼的药物效能，在这个实验中，瑞芬太尼和阿芬太尼对于每分通气量抑制的 C_{50} 分别是 1.17ng/ml 和 49.4ng/ml。通过不同的 C_{50} 值，他们推断出瑞芬太尼的药效大约是阿芬太尼的 40 倍。

为了完全不受用药史的干扰，C_{50} 必须在稳态下进行测定。但这种做法几乎是不可能的，因为大多数麻醉药需连续输注达数小时才能达到稳态。然而如果药物能在血浆和效应室之间达到快速平衡，而研究者能够等待足够长的时间，还是可以进行测定的。例如，

表 33-2　特定效应的稳态浓度

药物	抑制 EEG 的 $C_{50}^{\dagger}$	切皮或疼痛刺激的 $C_{50}^{\ddagger}$	意识丧志的 $C_{50}^{\S}$	自主通气的 $C_{50}^{\parallel}$	异氟烷 MAC 减低的 C_{50}	MEAC
阿芬太尼 (ng/ml)	500 ~ 600	200 ~ 300	—	170 ~ 230	50	10 ~ 30
芬太尼 (ng/ml)	6 ~ 10	4 ~ 6	—	2 ~ 3	1.7	0.5 ~ 1
舒芬太尼 (ng/ml)	0.5 ~ 0.75	(0.3 ~ 0.4)	—	(0.15 ~ 0.2)	0.15	0.025 ~ 0.05
瑞芬太尼 (ng/ml)	10 ~ 15	4 ~ 6	—	2 ~ 3	1.2	0.5 ~ 1
丙泊酚 (μg/ml)	3 ~ 4	4 ~ 8	2 ~ 3	1.33		
硫喷妥钠 (μg/ml)	15 ~ 20	35 ~ 40	8 ~ 16			
依托咪酯 (μg/ml)	0.53	—	0.55			
咪达唑仑 (ng/ml)	250 ~ 350		125 ~ 250			

EEG, 脑电图 ；MAC, 最低肺泡有效浓度 ；MEAC, 术后镇痛的最低有效血浆浓度
* 括号内的值是与阿芬太尼 C_{50} 相比估算而来的（详见文中所述）
$\dagger$ 抑制 EEG 的 C_{50} 是使最大 EEG 减慢 50% 时的稳态血药浓度，但咪达唑仑的 C_{50} 是使 EEG 激活 50%。
$\ddagger$ 切皮的 C_{50} 是抑制 50% 患者的躯体或自主神经反应的稳态血药浓度。
$\S$ 意识丧失的 C_{50} 是 50% 患者对言语命令丧失反应的稳态血药浓度。
$\parallel$ 自主通气的 C_{50} 是 50% 患者有足够的自主通气时的稳态血药浓度

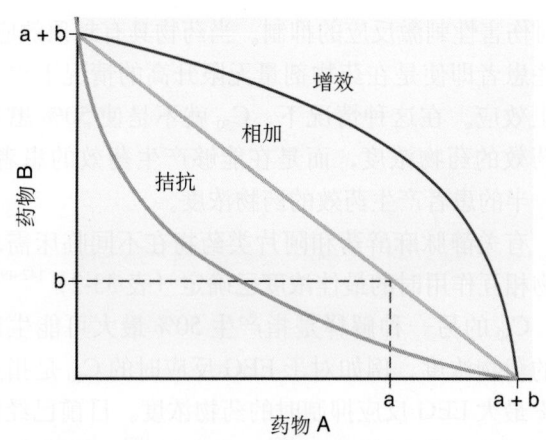

图 33-9　药物相互作用的药效学

Ausems 等 [60-61] 采用持续输注阿芬太尼的方法，可以使效应室浓度与血浆浓度达到快速平衡，他们同时也记录了效应室浓度与血浆浓度平衡后的测量结果。

Hull 等 [15] 和 Sheiner 等 [16] 提出进行真正稳态实验的另一种替代方法是应用数学模型来计算药效检测时的药物效应室浓度。效应室和血浆浓度之间的关系可参见图 33-5 以及数学公式 (6)。计算效应室浓度与确定产生药效时的稳态血浆浓度是相同的。当采用 C_{50} 来反映效应室浓度时，可以称为 Ce_{50}，以便与在血浆浓度基础上测定的 C_{50} 值 (也被称为 Cp_{50}) 相区别。然而，这种区别是人为的。在这两种情况下，C_{50} 都代表与特定药效相关的稳态血药浓度。

进行稳态实验的第三种替代方法是使用电脑控制的药物输注系统达到拟稳态。这已经用于测定麻醉药物的 C_{50}。前文提到的许多 C_{50} 值就是这样测定出来的。一般来说，维持恒定的血浆稳态浓度需要 4 ~ 5 个血浆效应室平衡半衰期 (如芬太尼，需要 10 ~ 15min)。若使用电脑控制输注系统，则不需要等待如此长的时间。效应室 TCI 可以设定靶浓度为效应室浓度而不是血浆浓度，从而迅速建立血浆 - 效应室平衡 [28, 62]。例如 Kodaka 等预测丙泊酚在不同类型喉罩置入时的效应室浓度 C_{50} 在 3.1 ~ 4.3μg/ml [63]。Cortinez 等运用 TCI 确定了瑞芬太尼和芬太尼在体外冲击碎石中减轻疼痛与可能的副作用发生之间的 C_{50}，发现它们的 C_{50} 值分别为 2.8ng/ml 和 2.9ng/ml [64]。在 C_{50} 时，每分呼吸频率低于 10 次的概率在瑞芬太尼和芬太尼分别为 4% 和 56%。因此，有数种方法可以根据稳态浓度确定 C_{50}。C_{50} 可通过效应室数学模型，或使用电脑控制的药物输注系统迅速达到拟稳态来测定。不论采取何种方式，都必须在生物相 (作用部位) 和血浆或血液 (测定实际浓度的部位) 之间达到平衡或模仿此类平衡，才能定义浓度 - 效应关系。

当 C_{50} 被定义为一半的人群发生反应的药物浓度时，它也可以是典型个体发生反应的概率为 50% 时的药物浓度。然而，每个个体不会都是典型个体，均有自己特定的 C_{50} 值。从临床上来说，对于相同的刺激，不同的患者有不同的麻醉需求。例如，芬太尼最低有效镇痛剂量是 0.6ng/ml，但个体差异范围为 0.2 ~ 2.0ng/ml [65]。阿芬太尼 [66] 和舒芬太尼 [67] 的最低有效镇痛浓度也存在相似的个体差异，有 5 ~ 10 个差异因子。这种差异范围包括刺激强度的变化以及患者的个体差异。在设定临床用药方案时，必须要考虑这种个体差异的范围。由于这种变异性的存在，我们必须根据每个患者对刺激的特定麻醉要求来调节静脉麻醉用药。

药物相互作用的药效动力学

在使用第二种药物时，药物间的相互作用会使第一种药物的 C_{50} 发生偏移。这种药物相互作用可以是相加、增效 (协同) 或是减效 (拮抗)。如等效线图所示 (图 33-9)，两药合用的效应为两药分别单独使用效应之和称为相加，联合作用大于相加为协同，小于相加称为拮抗。一般来说，作用相加的两种药物通常有同样的作用机制，而协同或拮抗的两种药物却是不同的作用机制 [68]。Hendrickx 等 (图 33-10) 回顾总结了人体实验和动物实验中药物在催眠和制动上的相互作用 [68]。

观察相互作用图谱中的等效线 (是指达到 50% 特定药物反应水平) 能够提供药物相互作用的特性，但对于提供药效的其他水平信息却很有限 (例如临床需要达到 95% 药物反应)。药物相互作用可能在药物作用的不同水平有所不同 (如在 50% 反应水平时为作用相加，而在 95% 反应水平则是作用协同)，最终目的是能够描述药物在所有水平的反应曲面。药效反应曲面模型是一个三维 (甚至更高) 立体结构，描述了两种或更多种药物浓度和联合作用时的量化关系 (图 33-11)。反应曲面模型代表了药物相互作用，它整合了相互作用的所有药物的浓度反应曲线 [69-70]。运用数学定义的反应曲面，任何两种或更多的药物相互作用的药效均可以预测 [69, 71]。文献中可以找到根据不同方法得到的反应曲面模型 [72]。

麻醉中通常同时使用静脉阿片类药物和吸入麻醉药。根据给予特定剂量阿片类药物对特定吸入麻醉药 MAC 的减少，可用以观察该阿片类药物的效能 [73-75]。MAC 下降实验反映了一个一般性原则，就是无论使用何种阿片类药物或何种吸入麻醉药，低浓度的阿片类药物会导致 MAC 的大量降低 (图 33-12)，而随着

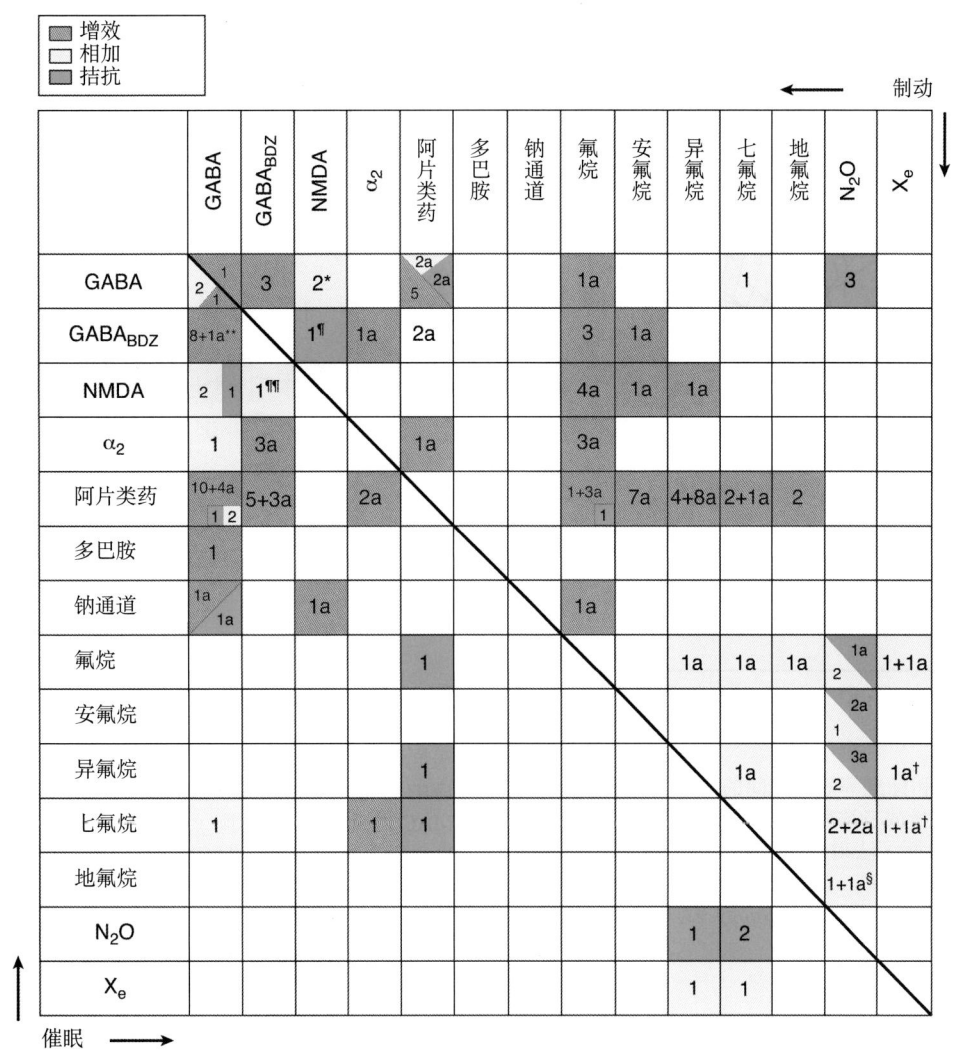

彩图 33-10　表格总结了药物相互作用在人和动物中达到催眠和制动作用。药物根据药理学分类：激活 γ- 氨基丁酸（GABA）的药物（丙泊酚、硫喷妥钠、美索比妥和依托咪酯）；作用于苯二氮䓬 -GABA 受体（GABA_BDZ）的药物（咪达唑仑、地西泮）；作用于 N- 甲基 -D- 天冬氨酸（NMDA）受体的拮抗剂（氯胺酮）；肾上腺素 α_2 受体激动剂（右美托咪定、可乐定）；阿片类药物（吗啡、阿芬太尼、芬太尼、舒芬太尼和瑞芬太尼）；多巴胺受体拮抗剂（氟哌利多、胃复安）；钠通道阻断剂（利多卡因、布比卡因）；和吸入麻醉剂。表格的右上部分（粗黑体线以上）总结了药物相互作用达到制动，表格的左下部分（粗黑体线以下）总结的是药物相互作用达到催眠镇静。协同作用由绿色代表，相加作用由黄色代表，拮抗作用由深橘色代表。数字代表的是达到特定相互作用的研究列数。如果一个研究描述了两个作用（如异氟烷同时与芬太尼和阿芬太尼作用），则分开计算。动物实验在数字后带有后缀 a，人体实验没有后缀。

* 重新分析：丙泊酚 - 氯胺酮在人体制动作用中相互拮抗。
** 重新分析：硫苯妥钠 - 咪达唑仑在人体催眠镇静中作用累加。
¶ 重新分析：氯胺酮 - 咪达唑仑在人体催眠镇静作用时相拮抗，在制动作用时相累加。
† 猪 X_e 的 MAC 不确定，所以猪的实验数据没计入（见讨论）。
§ 地氟烷与笑气在一组小样本的 18 岁 ~ 30 岁左右的患者中相互拮抗。
(From Hendrickx JF, Eger EI 2nd, Sonner JM, et al: Is synergy the rule? A review of anesthetic interactions producing hypnosis and immobility, Anesth Analg 107:494-506, 2008. Used with permission.)

阿片类药物浓度的增加，MAC 会持续降低直到达到一个平台，之后，再增加阿片类药物剂量不会再导致 MAC 降低[76]。

　　前面提到的 MAC 下降实验反映的是特定剂量阿片类药物在剂量 - 反应曲线上一个点的作用，却是研究具体的曲面相互作用的基础[77]。为了描述七氟醚和瑞芬太尼相互作用对语言命令（OAA/S 测量）和疼痛刺激（压力痛觉、电刺激和热刺激）的反应，Manyam 等运用分对数模型构建了一个对任意药效反应的反应曲面，发现七氟醚和瑞芬太尼对所有反应的效应都是协同的。具体来说，就是瑞芬太尼效应室浓度为 1.25ng/ml 时产生的效能，相对于对疼痛刺激没有反应时的七氟醚效能的一半还要高[78]。因为这个研究不是在稳态的状态下进行的，因此他们通过计算的

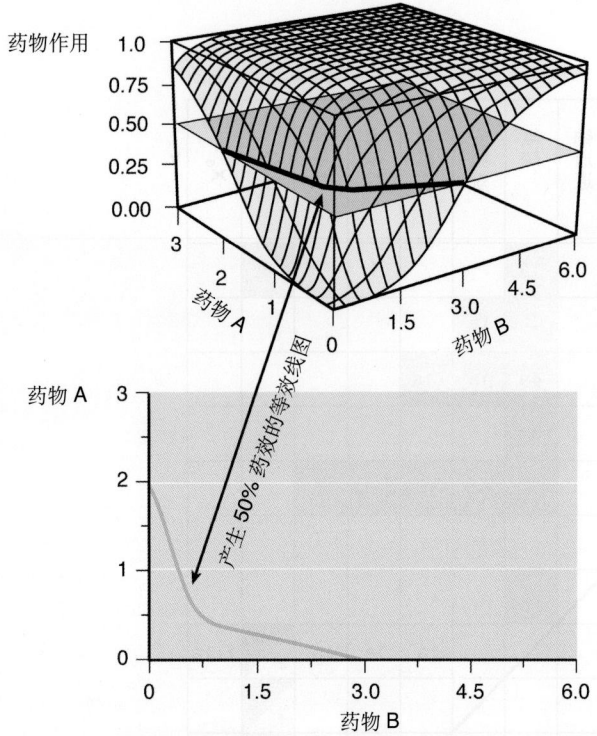

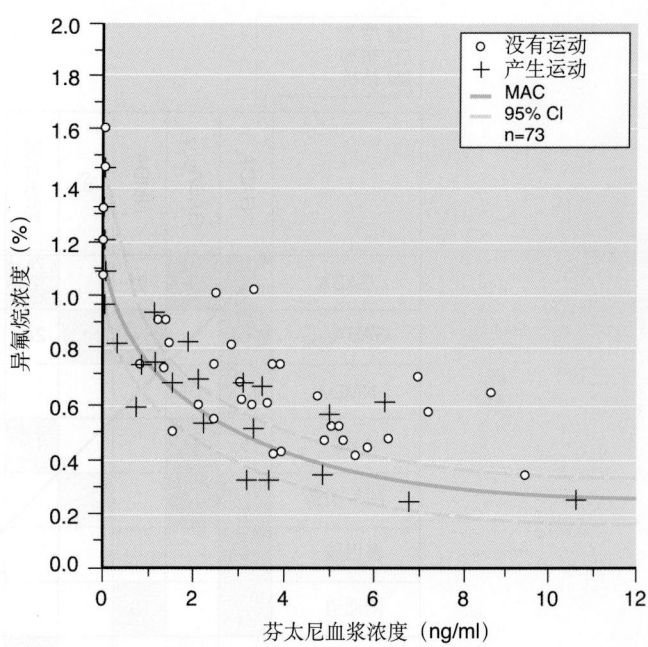

图 33-12 异氟烷和芬太尼在消除切皮时躯体反应时的相互作用 [如：异氟烷最低肺泡有效浓度（MAC）的降低]。蓝线代表同时使用芬太尼和异氟烷使 50% 患者在切皮时无运动性反应的药物浓度。间断灰线代表每一种芬太尼和异氟烷组合的 MAC 的 95% 可信区间（CI）(From McEwan AI, Smith C, Dyar O, et al: Isoflurane MAC reduction by fentanyl, Anesthesiology 78:864-869, 1993. Used with permission.)

图 33-11 反应曲面和标准等效线之间的关系。传统的等效线分析，无论是针对剂量或者浓度，都只描述两个药物达到 50% 药效的药物浓度，从而无法得到完整的反应平面 (From Minto CF, Schnider TW, Short TG, et al: Response surface model for anesthetic drug interactions, Anesthesiology 92:1603-1616, 2000. Used with permission.)

七氟醚效应室浓度和一个代替了分对数模型的 Greco 模型进行了进一步的研究 [79]。发现计算七氟醚在效应室浓度与呼气末浓度之间的延滞时间可以提高对麻醉中反应能力的预测，却对于准确预测恢复期伤害性刺激反应毫无作用。他们认为这个模型可能可以预测临床中感兴趣的一些事件，但仍需要大样本量的观察。Heyse 等（图 33-13）发现七氟醚和瑞芬太尼在忍受摇动和大喊大叫（TOSS）、强直刺激（TTET）、喉罩置入（TLMA）和应用固定的 C_{50}（O）分层模型进行的喉镜检查时表现出强协同作用，同时显示了在研究药物相互作用时曲面模型的重要性 [72]。

对于全凭静脉麻醉，不同药物之间的联合作用和浓度已经描述过了。平衡麻醉的理论是假设药物的协同作用在其麻醉效应上，而非毒性作用。这种协同作用在某些药物配伍中得到了证实 [68, 80]（图 33-10）。Zanderigo 等 [81] 提出了一个全新的模型（well-being model），用来描述药物联合作用的正效应和负效应（图 33-14）。

已经证实丙泊酚和阿片类药物在催眠镇静和镇痛相关的特定需求时产生显著的协同作用。因此当麻醉方案是根据药物协同作用而制订时，明确用药目的，

是使患者意识消失还是患者对伤害性刺激不做出反应也十分重要。不同的用药目的需要联合使用不同的麻醉药物。Vuky 等根据不同的麻醉要求，包括对气管插管刺激无反应，对切皮和腹膜牵拉无反应和麻醉苏醒，明确了丙泊酚和阿芬太尼配伍使用的特点（图 33-15）[82]。在这些反应中，气管插管是最强的刺激，要消除这个刺激丙泊酚浓度至少要达到 2μg/ml。更多根据 Vuyk 等实验结果得出的优化药物组合信息见表 33-3。

Minto 等发表了关于联合使用咪达唑仑 - 阿芬太尼，丙泊酚 - 阿芬太尼和咪达唑仑 - 丙泊酚对语言命令反应消失时的反应曲面（图 33-16）[83]。他们还描述了同时使用三种药物的反应曲面。全面阐述三种药物相互作用需要四维立体图形。如果只描述 50% 的药效相互作用，则三维立体图形即可满足要求（图 33-17）。

除了这些量化反应，大量的实验还采用连续监测方法研究催眠镇静药和阿片类药物相互作用关系。联合用药对于自发和诱发脑电图来源指数的作用非常重要，但在这些实验中却不能为完整反应曲面模型提供足够的数据 [26, 84-85]。幸运的是，也有运用曲面模型技术反映催眠镇静药和阿片类药物的大量研究。Bouillon 等发现运用 BIS 和 EEG 测量的镇静指标，丙泊酚和

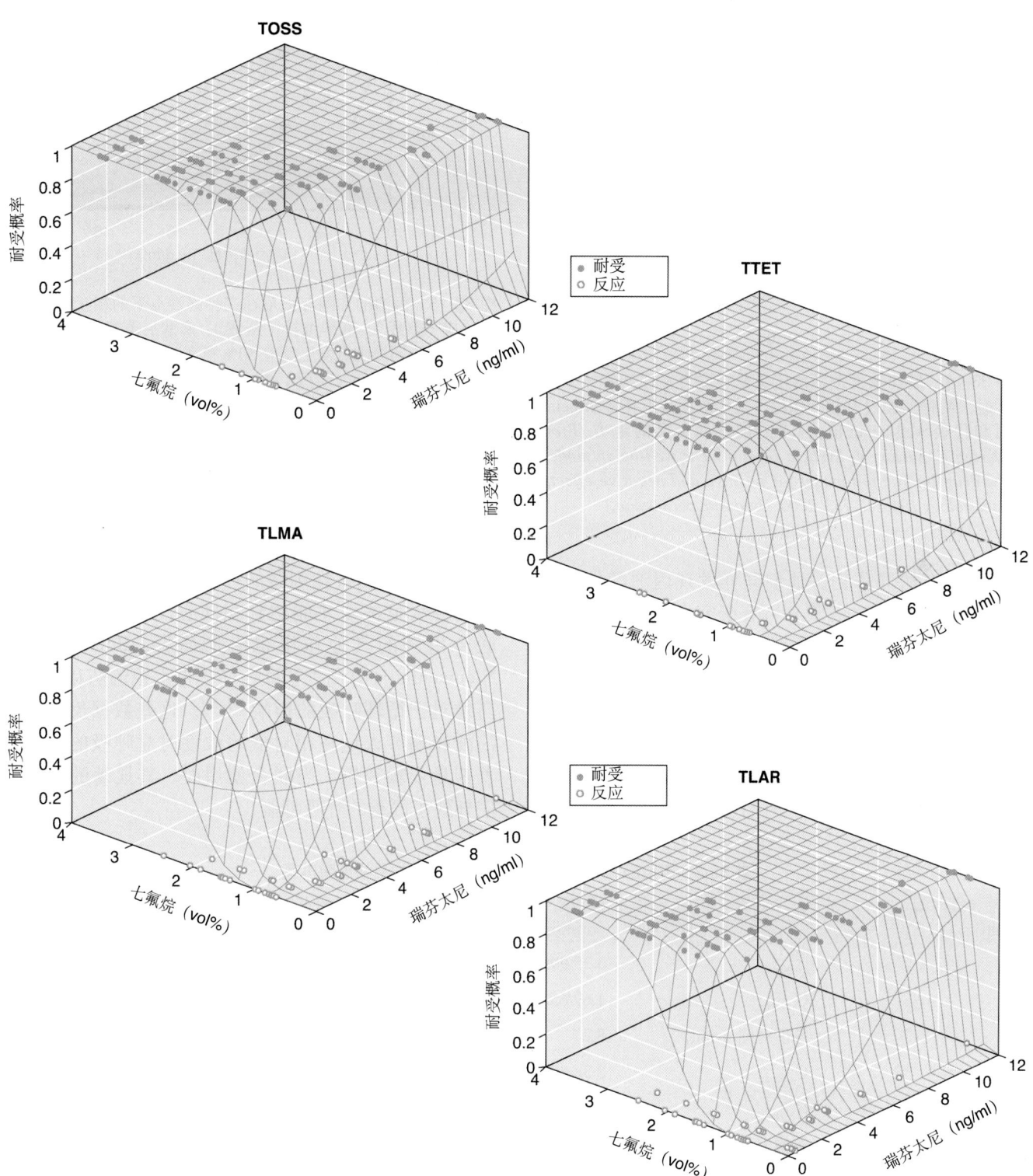

图 33-13 耐受摇动和大声呼喊（TOSS），强直刺激（TTET），喉罩置入（TLMA）和应用固定的 C50（O）分层模型时喉镜检查（TLAR）的反应曲面。在可能性为 0.5 时的实线代表 50% 等效线 *(From Heyse B, Proost JH, Schumacher PM, et al: Sevoflurane remifentanil interaction: comparison of different response surface models, Anesthesiology 116:311-323, 2012. Used with permission.)*

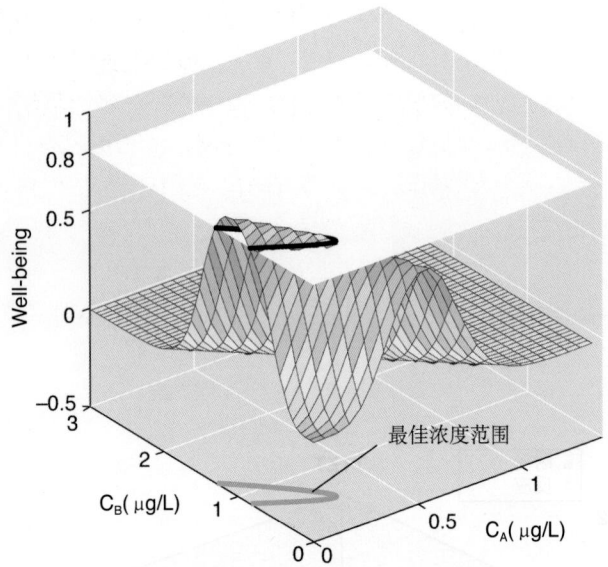

彩图 33-14　最佳浓度范围的定义是在联合输注药物 A 和药物 B 时，两种药物没有相互作用。最佳浓度范围在 well-being 曲面和代表 well-being 值为 0.8 时的平面交叉的地方 (*From Zanderigo E, Sartori V, Sveticic G, et al: The well-being model: a new drug interaction model for positive and negative effects, Anesthesiology 104:742-753, 2006. Used with permission.*)

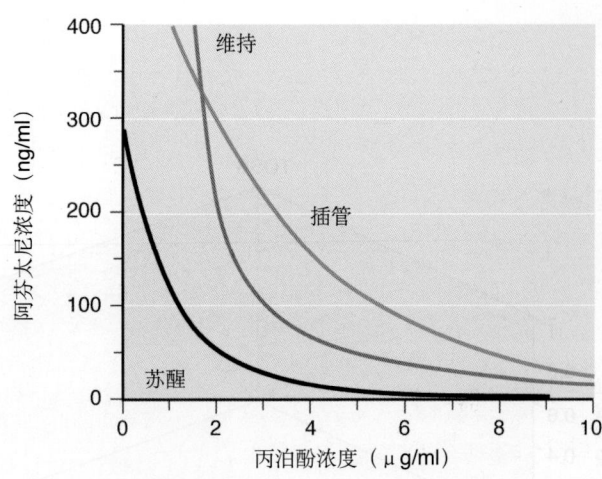

图 33-15　丙泊酚和阿芬太尼在三种终端点下的相互作用：插管反应（蓝线）、麻醉维持（灰线）、麻醉后苏醒（黑线）。曲线代表在不同终端点发生反应 50% 概率时的浓度 (*Adapted from Vuyk J, Lim T, Engbers FH, et al: The pharmacodynamic interaction of propofol and alfentanil during lower abdominal surgery in women, Anesthesiology 83:8-22, 1995.*)

瑞芬太尼有协同作用。他们同样发现丙泊酚的相关指数比瑞芬太尼敏感[86]。另有研究发现阿片类药物在 BIS 作用上的不同结果[87]。最近，Gambus 等运用了一个自适应的神经模糊推理系统建立了在内镜检查时联合使用丙泊酚和瑞芬太尼对催眠镇静 - 镇痛作用的模型，同时运用了自发和诱发脑电图来源指数 [如 BIS 或听觉诱发指数（AAI/2）以及意识指数（IoC）]。根据这个模型他们发现，丙泊酚和瑞芬太尼在达到

Ramsay 镇静评分 4 分时效应室浓度分别在（1.8μg/ml，1.5ng/ml）到（2.7μg/ml，0ng/ml）之间，此时 BIS 值为 71～75，AAI/2 值为 25～30，IoC 值为 72～76。伤害性刺激的存在使得需要增加丙泊酚和瑞芬太尼浓度才能达到相同程度的镇静作用[88]。联合用药的其他作用也有所研究。Bouillon 等和 Nieuwenhuijs 等调查了联合使用催眠镇静药和阿片类药物对于循环呼吸的影响[87, 89]。这些数据反映了丙泊酚和瑞芬太尼在相对低的浓度时对呼吸的影响有着剂量依赖效应，当联合使用时，其显著的协同效应导致了严重的呼吸抑制。

表 33-3　丙泊酚 / 阿片类药物联合运用相关的最快麻醉苏醒

输注持续时间 (min)		丙泊酚 / 阿芬太尼 (μg/ml, ng/ml)	丙泊酚 / 舒芬太尼 (μg/ml, ng/ml)	丙泊酚 / 瑞芬太尼 (μg/ml, ng/ml)
15	C_optimal	3.25/99.3	3.57/0.17	2.57/4.70
	C_awakening	1.69/65.0	1.70/0.10	1.83/1.93
	苏醒时间（min）	8.2	9.4	5.1
60	C_optimal	3.38/89.7	3.34/0.14	2.51/4.78
	C_awakening	1.70/64.9	1.70/0.10	1.83/1.93
	苏醒时间（min）	12.2	11.9	6.1
300	C_optimal	3.40/88.9	3.37/0.14	2.51/4.78
	C_awakening	1.70/64.9	1.70/0.10	1.86/1.88
	苏醒时间（min）	16.0	15.6	6.7

$C_{optimal}$ 代表药物相互作用相关的对手术刺激的 50% 反应概率；$C_{awakening}$ 代表了再次恢复意识时的预估浓度；苏醒时间代表 50% 患者从停止输注达恢复意识的时间
(From Vuyk J, Mertens MJ, Olofsen E, et al: Propofol anesthesia and rational opioid selection: determination of optimal EC50-EC95 propofol-opioid concentrations that assure adequate anesthesia and a rapid return of consciousness, Anesthesiology 87:1549-1562, 1997; and modified from Absalom A, Struys MMRF: An overview of TCI and TIVA, ed 2, 2007. Gent, Belgium, Academia Press. Used with permission.)

曲面模型同样可用于保留自主呼吸患者的药物输注管理。LaPierre 等[90] 研究了在患者对食管器械置入无反应，失去反应或是需要处理的呼吸抑制等时，瑞芬太尼和丙泊酚的相互作用。他们发现使患者对食管器械置入无反应，同时又不产生呼吸抑制时，瑞芬太尼 - 丙泊酚效应室浓度分别波动在 0.8 ~ 1.6 ng/ml 和 1.5 ~ 2.7μg/ml。然而要完全阻断患者对食管器械置入的反应同时又避免呼吸抑制和（或）失去反应是很难做到的。所以我们必须接受一些器械置入时的不舒适感，使食管器械置入时反应变迟钝而非完全阻断，始终做到避免呼吸抑制和失去反应。

由于临床上丙泊酚和七氟烷经常顺序使用，应该熟知它们的相互作用关系。Schumacher 等[91] 运用曲

面模型检测它们联合使用对 TOSS 以及三种有害刺激（TTET，TLMA 和 TLAR）的反应。他们发现对于脑电图的抑制和提高刺激耐受程度时，丙泊酚和七氟醚作用是相加的。其他研究在 C_{50} 上发现了类似的结果[92]。Hammer 等[93] 研究了在小儿食管、胃十二指肠内镜检查中丙泊酚和右旋美托咪定的相互药代作用，总结出在给予 1μg/kg 右旋美托咪定超过 10min 后同时使用丙泊酚在 50% 患儿中达到足够麻醉浓度（EC_{50}）的药物浓度不受影响。

设定给药方案

单次注射剂量的计算

浓度的定义是指每单位容积药物的质量。对浓度定义可加以转换，以便明确在已知容积的条件下，要达到预期浓度所需的药量：

$$药量 = C_T \times 容积 \tag{10}$$

其中，C_T 是预期浓度或靶浓度。许多介绍药代动力学的教材都建议应用此公式来计算达到指定浓度所需的负荷剂量。在麻醉药使用中应用该概念有这样的问题：即存在多种容积，如 V_1（中央室容积）、V_2 和 V_3（周围室容积）和 Vd_{ss}（单个容积总和）。V_1 通常远远小于 Vd_{ss}，这样，负荷剂量应介于 $C_T \times V_1$ 和 $C_T \times Vd_{ss}$ 之间。

下面我们将讨论在配伍使用硫喷妥钠时，应用芬太尼来减弱插管时引起的血流动力学变化所需的剂

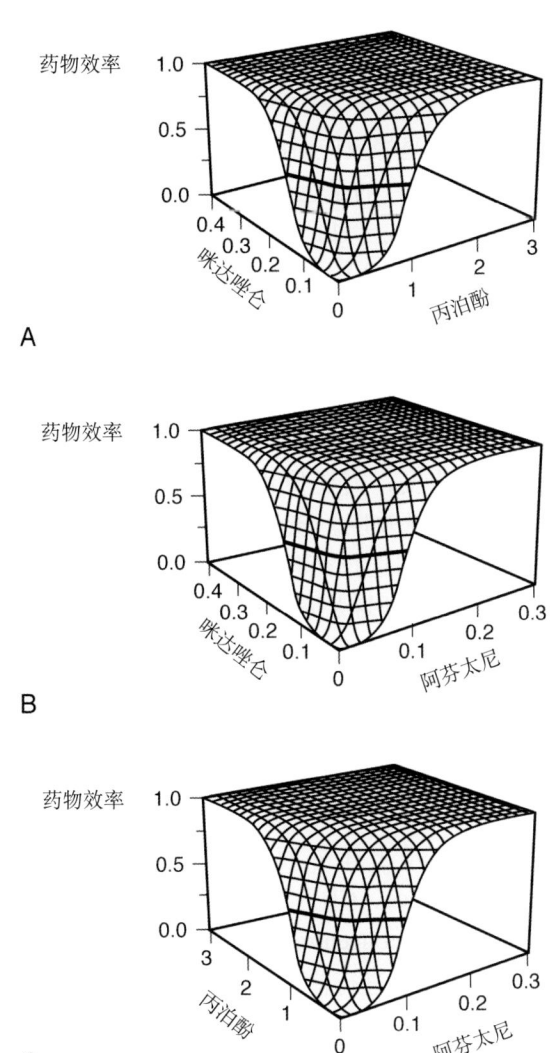

图 33-16　丙泊酚和咪达唑仑（A）、阿芬太尼和咪达唑仑（B）、阿芬太尼和丙泊酚（C）联合作用对言语命令产生睁眼概率的反应曲面。图示 10%、20%、30%、40%、50%、60%、70%、80% 和 90% 反应的等效线 *(From Minto CF, Schnider TW, Short TG, et al: Response surface model for anesthetic drug interactions, Anesthesiology 92:1603-1616, 2000.)*

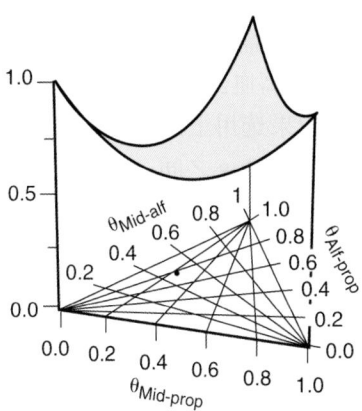

图 33-17　50% 药效（C_{50}）时丙泊酚、咪达唑仑和阿芬太尼之间的相互作用。平面向下偏转表示协同作用，用 C50 下降的分数表示。三条边表示丙泊酚对咪达唑仑（$\theta_{Mid-prop}$）、阿芬太尼对咪达唑仑（$\theta_{Mid-alf}$）和阿芬太尼对丙泊酚（$\theta_{Alf-prop}$）的相对含量。三条边之间的平面代表三种药同时使用的相对协同作用 *(From Minto CF, Schnider TW, Short TG, et al: Response surface model for anesthetic drug interactions, Anesthesiology 92:1603-1616, 2000.)*

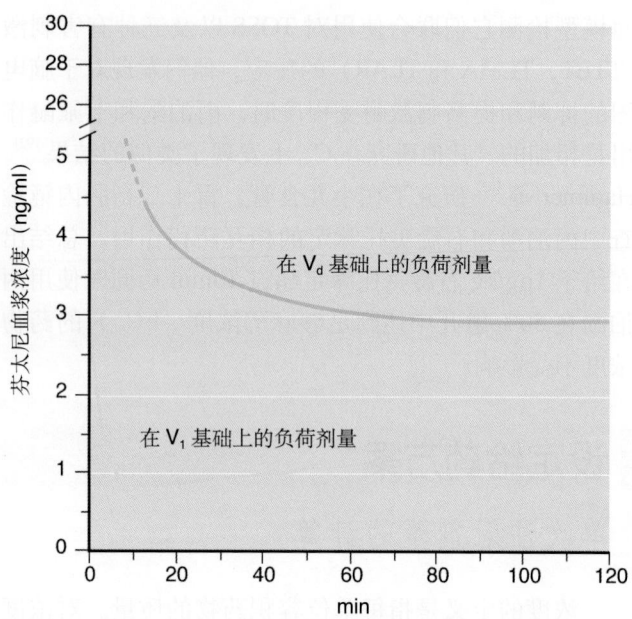

图 33-18 以芬太尼为例，药代动力学模拟显示，根据简单的药代学参数所得出的输注方案有其局限性。这些输注方案目的是使芬太尼血浆（Cp）浓度达到3ng/ml。上方蓝色曲线代表显示根据分布容积给予负荷剂量，接着根据清除率持续输注药物，其结果是导致了短暂的高血药浓度时期。如果根据中央室容量来计算负荷剂量，其后的持续输注不变，药物在外周室的分布会使其浓度下降至预期浓度以下，直至各室之间达到稳态

表 33-4 列出了峰效应时的分布容积

药物	V₁ (L)	Vd_pe (L)
芬太尼	12.7	75
阿芬太尼	2.19	5.9
舒芬太尼	17.8	89
瑞芬太尼	5.0	17
丙泊酚	6.7	37
硫喷妥钠	5.6	14.6
咪达唑仑	3.4	31

V_1，中央室容积；Vd_{pe}，峰效应时的表观分布容积

应时血浆浓度与效应室浓度相同，则 Vd_{pe} 的大小可按以下公式计算：

$$Vd_{pe} = \frac{单次注射剂量}{C_{pe}} \qquad (11)$$

其中，C_{pe} 是峰效应时的血浆浓度。

若临床用药目的是达到某一药物作用且又不发生药物过量，则公式（11）用 C_T，即靶浓度（峰效应时血浆与效应室的浓度）来取代 C_{pe}，计算初始剂量：

$$初始剂量 = C_T \cdot Vd_{pe} \qquad (12)$$

芬太尼的 Vd_{pe} 为75L。要达到3.0ng/ml的芬太尼效应室峰浓度，需要使用225μg芬太尼，这可在3.6min内达到峰效应。该给药方案比先前推荐的在39 ~ 1080μg之间选择药量的方法更为合理。表33-4列出了芬太尼、阿芬太尼、舒芬太尼、瑞芬太尼、丙泊酚、硫喷妥钠和咪达唑仑的 V_1 和 Vd_{pe}。表33-1列出了常用麻醉药达到峰效应所需时间以及 $t_{1/2}k_{e0}$。

量。与硫喷妥钠合用进行插管时，芬太尼的 C_{50} 约为3.0ng/ml，V_1 和 Vd_{ss} 分别是13L和360L。根据上述公式，芬太尼减弱血流动力学反应的合适剂量在39μg（3.0ng/ml×13L）和1080μg（3.0ng/ml×360L）之间。芬太尼39μg单次注射后即可在血浆中达到预期浓度，但血药浓度会随即下降至预期靶浓度之下，因此效应室浓度达不到所需的3.0ng/ml靶浓度。而芬太尼1080μg则会生成很高血药浓度，并可持续数小时（图33-18）。此外，如果选用上述公式计算而推荐芬太尼的剂量在39μg至1080μg之间，显然是荒谬的。

前文所述的药物单次注射剂量的常规指导方案，是用来达到特定的血浆浓度。但血浆并不是药物的效应室，所以在血药浓度的基础上计算初始注射剂量的方法并不科学。正如前面所指出的，通过了解静脉麻醉药的 k_{e0}，我们可以设定给药方案以达到预期效应室浓度。为避免患者用药过量，应选择使效应室达到预期峰浓度的注射剂量。

血浆浓度下降至注射后初始浓度（药量/V_1）和峰效应时的浓度之间，可以理解为药物分布到比中央室容积更大的体积中。这就引入了 Vd_{pe} 的概念：即达到峰效应时的表观分布容积[28-94]，或者是血浆与效应室之间达到拟平衡时的表观分布容积[95]。若达到峰效

维持输注速度

活性药物排出体外速率的定义是系统清除率（systemic clearance，Cl_S）乘以血浆浓度。为维持既定的靶浓度（target concentration，C_T），药物必须以与清除速率相同的速度进行输注。因此：

$$维持输注速率 = C_T \times Cl_S \qquad (13)$$

包括所有麻醉操作中应用的静脉药物在内的许多药物均为多房室药代动力学模型，这些药物分布至周围组织的同时从机体清除。因组织与血浆的药物水平在不断平衡，所以药物的组织分布速率也随时间而变化。只

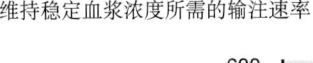

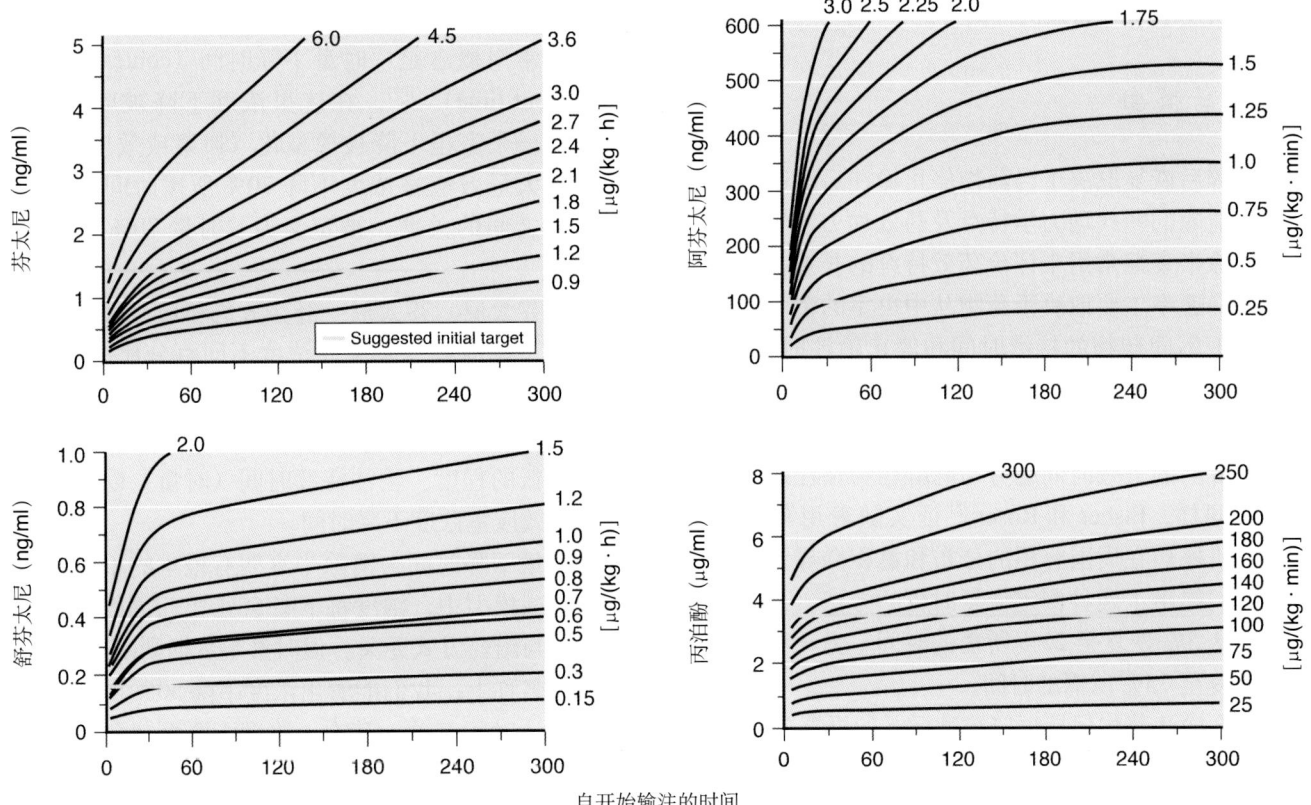

图 33-19　维持芬太尼、阿芬太尼、舒芬太尼或丙泊酚浓度稳定所需的维持输注速率列线图。Y 轴代表预期浓度，X 轴是相对于初始输注的时间。斜线表示维持 Y 轴上的特定浓度所需的不同时间点的输注速率

有当周围组织与血浆完全平衡（常需数小时）后，公式（13）才是正确的。而在其他时间点，公式得出的维持输注速率常低于维持靶浓度所需的输注速率。

在某些情况下，由公式计算出的简单维持速率是可以接受的。例如，在 Vd_pe 基础上计算出的药物首剂，而且该药物在注射与峰效应之间存在明显延迟，当效应室浓度达到靶浓度时，大多数药物已分布至周围组织。此时，以清除率乘以靶浓度算出的维持输注速度相对较为准确，这是因为 Vd_pe 比 V_1 能更好地反映药物分布至外周组织的情况。遗憾的是，大多数麻醉药的血浆与效应室平衡迅速，而且 Vd_pe 不能充分反映这种分布过程，所以应用这种方法并不适宜。

这种情况，我们就需要采用具有数学意义和临床意义的合理方法。药物向外周组织的净流向随时间逐渐减少；用于维持预期浓度的药物输注速度也必须随时间而减慢。如果初始注射剂量是基于 Vdpe 设定的，则在达到效应室峰浓度之前不必再用药。在达到效应室浓度峰值之后，维持预期浓度的（近似）正确公式为：

$$持续输注速率 = C_T \cdot V_1 \cdot \left(k_{10} + k_{12}e^{-k_{21}t} + k_{13}e^{-k_{31}t} \right) \quad (14)$$

此公式指出，为维持 C_T 需要在初期高速输注。随着时间的变化，输注速率逐渐下降（参见图 33-14）。当达到平衡时（t= ∞），输注速率下降至 $C_T \times V_1 \times k_{10}$，这与 $C_T \times Cl_S$ 是相等的。临床上没有麻醉医师会选择这样复杂的公式。幸运的是，利用一些简单的技术可以解决这样复杂的问题。

图 33-19 是用以阐述公式（14）的列线图。它显示了为维持芬太尼、阿芬太尼、舒芬太尼和丙泊酚等不同药物浓度在不同时间所需的输注速率。此列线图非常复杂，下文详细阐述：

Y 轴代表靶浓度 C_T，X 轴表示从麻醉用药开始后的时间（如，初始单次注射）。根据 Vuyk 等[82] 关于丙泊酚和阿芬太尼的研究结果（参见图 33-15）推荐其初始靶浓度（蓝线表示），根据其相对效能推算出芬太尼和舒芬太尼的初始靶浓度[94]。靶浓度曲线及对角线的交点代表相应时间点的输注速度。例如，为了维持芬太尼浓度在 1.5ng/ml 的水平，15min 时的输注速率约为 4.5µg/(kg·h)，30min 时的输注速率约为 3.6µg/(kg·h)，60min 时的输注速度约为 2.7µg/(kg·h)，120min 时的输注速度约为 2.1µg/(kg·h)，180min 时的输注速度约为 1.5µg/(kg·h)。当然，也可以根据临床

具体情况和对静脉药物所需剂量的评估，选择不同的靶浓度以及不同时间来进行调节。

麻醉后恢复

麻醉后恢复取决于当药物停止输注后影响药物从效应室清除的药代动力学特点及药效动力学特点。终末时清除半衰期常用来评价药效持续的长短，但血药浓度下降速率主要取决于药物从中央室的清除与再分布。由于不同药物的持续时间和停止输注时间不同，再分布与清除对药物浓度下降速度的影响也不同[94, 96]。

1985 年，Schwilben[97] 建立了一个数学模型，将吸入麻醉药的失效时间趋势与麻醉药物输注时间联系起来。同样，Fisher 和 Roser[98] 证实随着用药时间的延长，肌松药在周围容积的分布和蓄积会导致苏醒缓慢。他们提出了两种测定恢复时程的方法。一种是颤搐张力从 5% 恢复至 25% 所需的时间；另一种则是从 25% 恢复至 75% 所需的时间。

那么输注药物保持恒定浓度后（如根据公式 14），血浆浓度下降 50% 所需的时间定义为"时-量半衰期"（图 33-20）[96]，其中，时量是指输注持续时间。选择"下降 50%"来定义，一方面是因为习惯（半衰期是指在单室模型中药物浓度下降 50% 所需的时间），另一方面是因为，粗略来说，患者术后苏醒要求大多数镇静催眠药在手术结束时浓度下降 50%。根

据条件不同，临床上有时要求下降浓度不是 50%。此外，有时我们使用血浆浓度；有时则是效应室浓度。另一个常用概念是"时量下降时间（context-sensitive decrement time）"[99]，在这里浓度下降被明确提到，就像在一个室里下降被模型化（血浆或效应室）。例如，芬太尼效应室浓度下降 70% 所需时间与输注持续时间之间的关系，被定义为"时量 70% 效应室下降时间"。

阿芬太尼、芬太尼、舒芬太尼和瑞芬太尼的时量效应室下降时间（降至原浓度不同百分比时），见图 33-21。为了确定持续输注的停药时间（使患者在手术后适时苏醒），临床医师应了解患者苏醒时所需的药物浓度降低的程度、输注持续时间（时量）以及必要的时量性效应室浓度下降时间。

时量下降时间与清除半衰期有根本的不同。在单指数衰减模型中，浓度每下降 50% 需相同的时间，这个时间与给药方式无关。但时量半衰期则不同。首先，从概念名称上，我们能看出浓度下降 50% 所需时间与药物输注时间有关；其次，浓度下降百分含量的微小变化可引起所需时间的明显延长。在某些情况下药物浓度下降 60% 所需的时间大于下降 50% 所需时间的 2 倍（见图 33-21）。

时-量下降时间前提是假设血浆与效应室浓度保持在恒定水平。这在临床上几乎不可能，但只有假定药物浓度维持在恒定水平，才能建立有关血浆与效应室浓度下降至预期水平时所需时间的数学模型。因为血浆和效应室浓度很少能保持恒定，所以时量下降时间对静脉药物的药代动力学只能是一般性指导，而不是任何药物或输注方案的绝对预测指标。自动药物输注系统可更精确地预测每个患者实际用药过程中血浆或效应室浓度下降到预期水平所需的时间。这将有助于临床医师明确停止输注的恰当时机。

时-量下降时间主要阐述麻醉后恢复过程中的药代动力学。药效动力学在恢复过程中也同样重要。Bailey[100] 整合了药代动力学-药效动力学模型，提出了"平均效应时间"的概念，它是指麻醉维持（90% 患者对术中刺激无反应）停止后，患者恢复反应的平均时间。平均效应时间表明，若药物的浓度-效应关系曲线平缓，则其浓度必须显著下降方可使患者彻底清醒，这常造成患者苏醒延迟；相反，若药物的浓度-效应关系曲线陡峭，则药物浓度少量降低患者即可迅速恢复。大多数镇静催眠药具有相当陡峭的浓度-效应关系曲线。

药物的药效动力学相互作用在麻醉后恢复中也具有重要作用。药物的相互作用可以让两种药物不同比

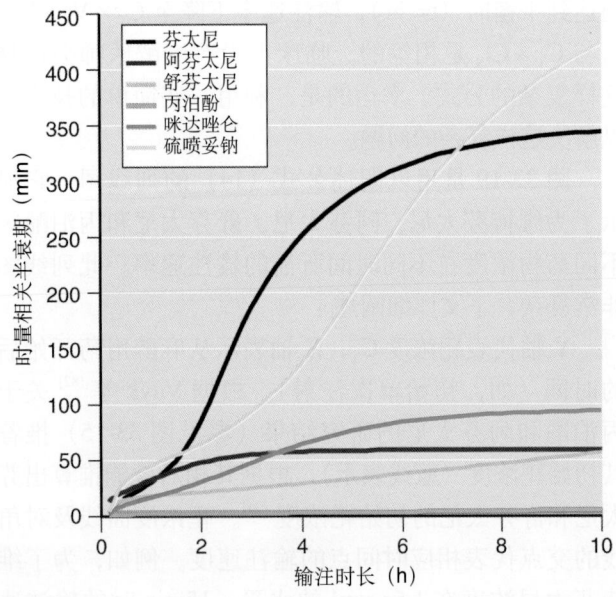

彩图 33-20 在芬太尼、舒芬太尼、阿芬太尼、丙泊酚、咪达唑仑和硫喷妥钠药物动力学模型中用时量半衰期作为输注时间（时量）的函数 *(From Hughes MA, Glass PSA, Jacobs JR: Context-sensitive half-time in multicompartment pharmacokinetic models for intravenous anesthetic drugs, Anesthesiology 76:334-341, 1992.)*

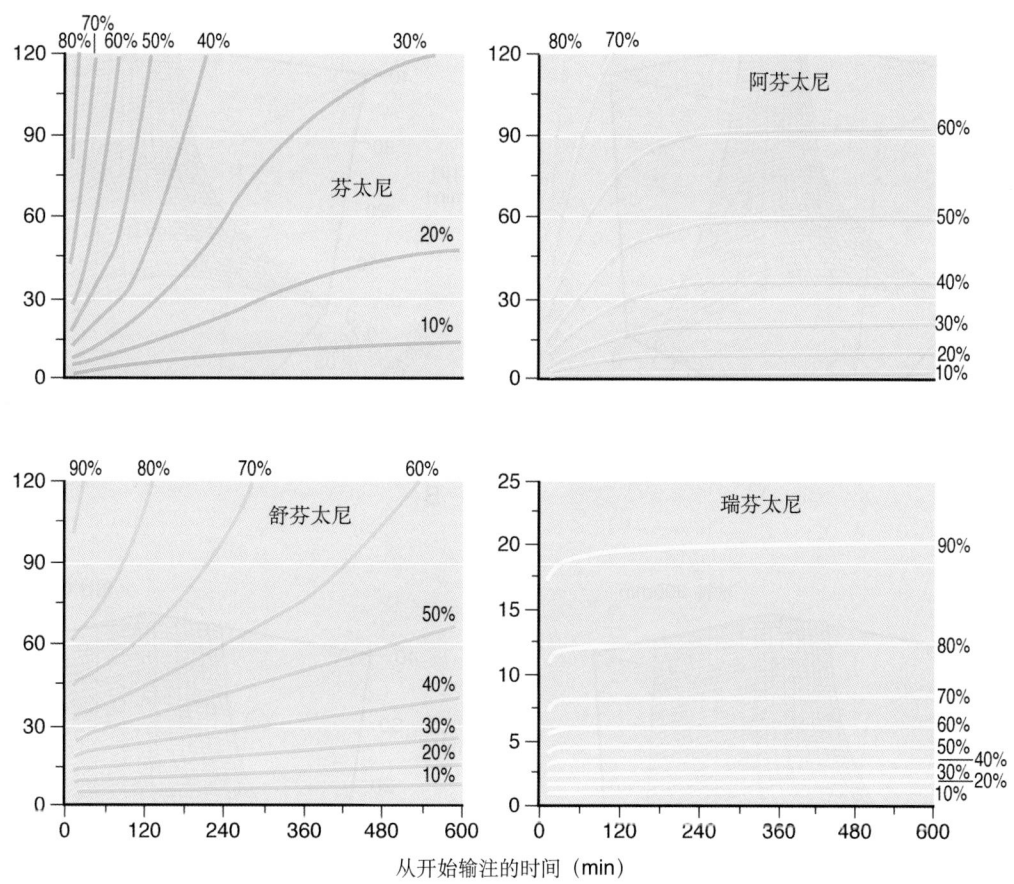

图 33-21　阿芬太尼、芬太尼、舒芬太尼和瑞芬太尼的时量效应室浓度下降时间。表示输注停止后从维持的效应室浓度到下降一定百分比（用每条曲线标记）所需时间

例的配伍都达到相同的麻醉状态。选择最佳比例的药物配伍，可以使患者的恢复更加迅速。例如，阿片类药物与镇静催眠药合用，则麻醉后恢复主要取决于阿片类药物和镇静催眠药的药物浓度、两种药物的浓度下降速度、对伤害性刺激反应消失（即麻醉维持状态）的相对协同作用以及使意识消失的相对协同作用。尽管阿片类药物和镇静催眠药浓度下降的趋势可由各自的时量下降时间表示（图 33-22；见图 33-15），相对协同作用可通过药物在麻醉中及麻醉后恢复方面的相互作用模型获得。

Vuyk 等[43] 根据丙泊酚与芬太尼、舒芬太尼、阿芬太尼和瑞芬太尼在麻醉维持及麻醉后恢复方面的相互作用，通过模型预测丙泊酚与上述阿片类药物合用后的苏醒时间（见图 33-23 和 33-24）。恢复时间随阿片类药物的种类以及麻醉维持期间阿片类药物和丙泊酚之间的相对平衡而变化。例如，图 33-23 的左上图，是应用丙泊酚 / 芬太尼维持麻醉 15min 后苏醒的模拟图。该模拟图假定麻醉中丙泊酚和芬太尼浓度恒定，这与时量下降时间的前提相同。蓝色曲线是芬太尼和丙泊酚的相互作用曲线，其范围由左侧的芬太尼（0）和丙泊酚（12μg/ml）到右侧的芬太尼（6ng/ml）和

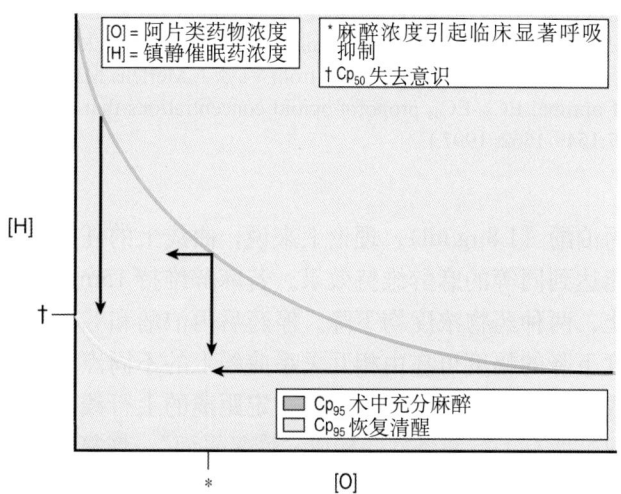

图 33-22　镇静催眠药和阿片类药物在消除伤害性刺激的体动和手术结束后自主通气并苏醒中的相互作用。如图所示，术后恢复的时间取决于术中两种药物的浓度、药物下降到苏醒所需水平的时间以及有足够的自主通气的时间（即它们的时量下降时间）

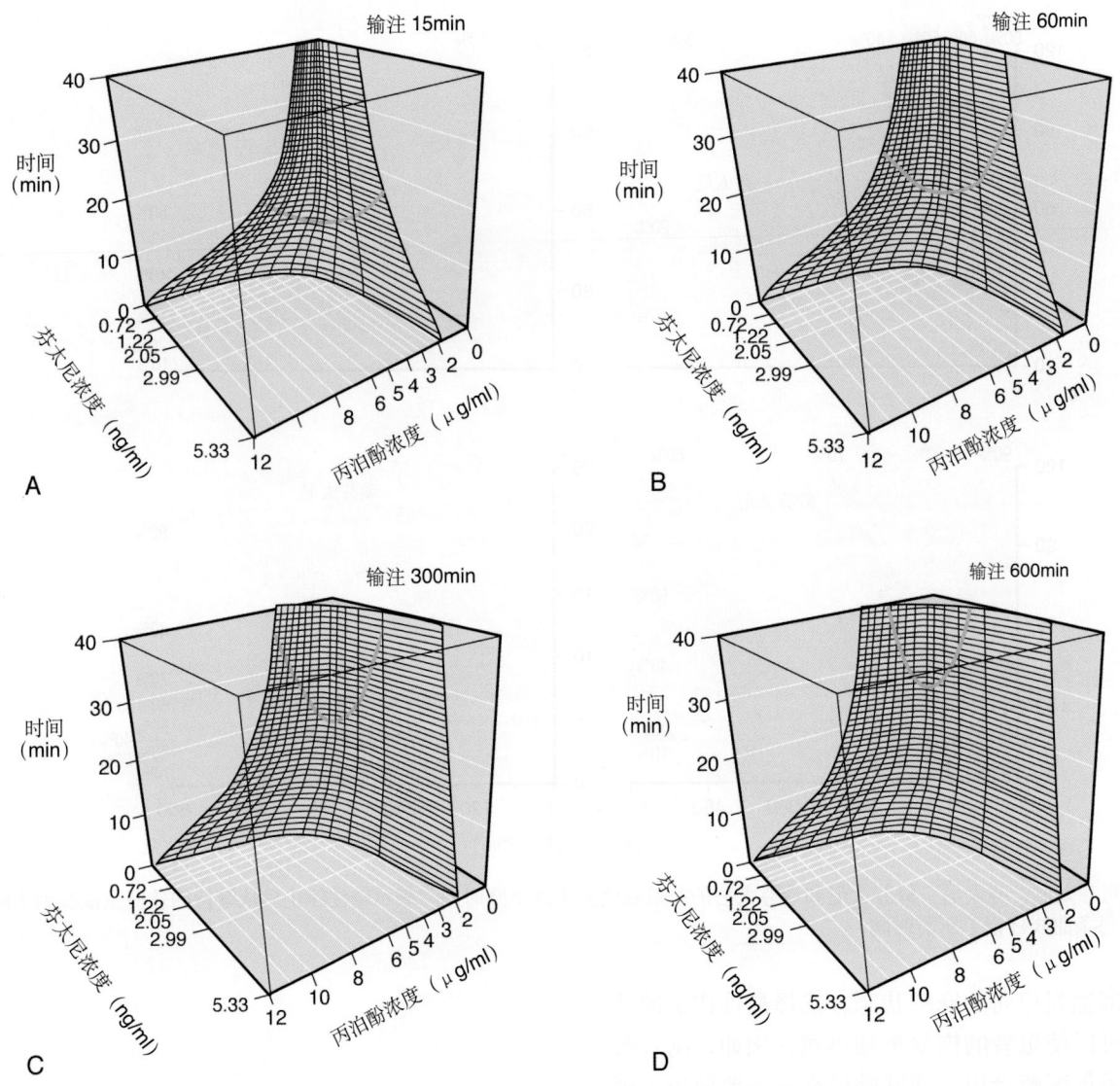

图 33-23 丙泊酚和芬太尼对消除切皮时躯体反应和苏醒时间的相互关系的模拟图。X 轴代表芬太尼浓度，Y 轴代表丙泊酚浓度。低平面上的蓝线显示丙泊酚 / 芬太尼维持麻醉的相互作用。当输注停止，两种药物浓度均下降，用 Z 轴表示。苏醒平面上的蓝线显示芬太尼与丙泊酚合用 15min（A）、60min（B）、180min（C）、600min（D）后麻醉苏醒时间。最快苏醒的最佳浓度配伍为丙泊酚 3.0 ~ 3.5μg/ml 和芬太尼 1.5ng/ml。当丙泊酚或芬太尼浓度增加，苏醒时间则延长。此外，药物输注时间越长，苏醒越慢，尤其是未采用最佳配伍时（Modified from Vuyk J, Mertens MJ, Olofsen E, et al: Propofol anesthesia and rational opioid selection: determination of optimal EC_{50}-EC_{95} propofol-opioid concentrations that assure adequate anesthesia and a rapid return of consciousness, Anesthesiology 87:1549-1562, 1997.)

丙泊酚（1.8μg/ml）。理论上来说，曲线上的任何点都能达到同等的麻醉维持效果。若麻醉维持 15min 后停止，两种药物浓度均下降。停药后丙泊酚和芬太尼浓度下降的幅度可在由相互关系曲线上的不同点连接而成的与下面的时间平面具有一定距离的上行线条上读取。所有上行线条共同构成"恢复平面"。恢复平面中的蓝色线条显示芬太尼 / 丙泊酚相互作用模型中预测苏醒的时间点。

图 33-23 显示，1.8μg/ml 丙泊酚和 6.0ng/ml 芬太尼维持麻醉 15min 后（相互作用曲线的右侧边线），大约需要 12min 两种药物的浓度才下降至苏醒

水平。然而，如果麻醉维持浓度保持为 3.5μg/ml 丙泊酚和 1.5ng/ml 芬太尼（相互作用曲线中央部分），则停药后 8min 即可苏醒。采用芬太尼复合丙泊酚麻醉达 60min、300min、600min，作用曲线显示患者能够迅速苏醒的芬太尼血药浓度为 1.0 ~ 1.5ng/ml，同时丙泊酚浓度为 3.0 ~ 3.5mg/ml 才能维持足够的麻醉深度。同样，Vuyk 等发现，阿芬太尼和舒芬太尼的浓度超过其镇痛范围上限（如阿芬太尼 80ng/ml；舒芬太尼 0.15ng/ml）也几乎没有临床益处，反而只能造成苏醒延迟。从上述情况得出结论，如果患者麻醉不充分，为防止术后苏醒延迟，应增大镇静催眠药的浓度而不

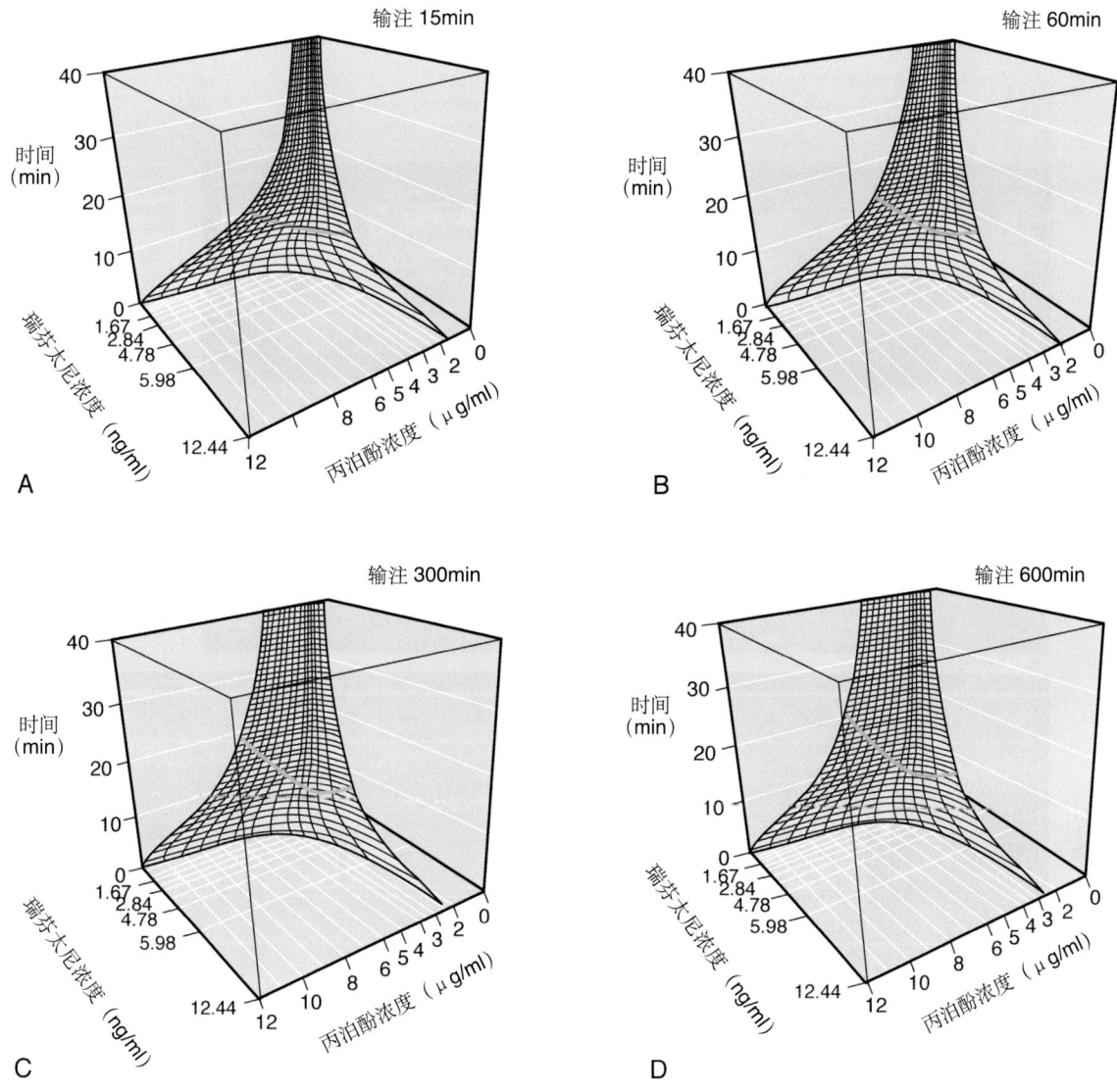

图 33-24 丙泊酚和瑞芬太尼对消除切皮时躯体反应和苏醒时间的相互关系的模拟图。瑞芬太尼浓度在 X 轴上，丙泊酚浓度在 Y 轴上。低平面上的蓝线显示丙泊酚 / 芬太尼维持麻醉的相互作用。当输注停止，两种药物浓度均下降，用 Z 轴表示。苏醒平面上的蓝线显示瑞芬太尼与丙泊酚合用 15min（A）、60min（B）、180min（C）、600min（D）后麻醉苏醒时间。最快苏醒的最佳浓度配伍为丙泊酚 2.5μg/ml 和瑞芬太尼 5 ~ 7ng/ml。并且，若瑞芬太尼剂量不是其最佳剂量，则输注时间增加对苏醒时间的影响不大。但丙泊酚剂量增加会使苏醒延迟 *(Modified from Vuyk J, Mertens MJ, Olofsen E, et al: Propofol anesthesia and rational opioid selection: determination of optimal EC_{50}-EC_{95} propofol-opioid concentrations that assure adequate anesthesia and a rapid return of consciousness, Anesthesiology 87:1549-1562, 1997.)*

要使阿片类药物浓度超过其镇痛范围上限。

瑞芬太尼因其特殊的药代动力学特性而有不同的情况（图 33-24）。瑞芬太尼的高清除率可使其在停药后阿片类效应迅速消失。图 33-24 中，下部的平台期显示了合用瑞芬太尼和丙泊酚的麻醉状态。大剂量瑞芬太尼可减少维持麻醉所必需的丙泊酚剂量[101]。恢复平面图显示，大剂量瑞芬太尼适度降低丙泊酚剂量，并显著加速麻醉后苏醒。例如，采用丙泊酚 3μg/ml 和瑞芬太尼 2.5ng/ml 维持麻醉 600min 后苏醒大约需 12min（参见图 33-24，D）。如果瑞芬太尼浓度增至 5ng/ml，丙泊酚浓度可降至 2 ~ 2.5 μg/ml，并可在

停药后 6min 之内苏醒。有人认为这样会使患者具有术中知晓的风险，因为 2μg/ml 丙泊酚浓度低于其苏醒的 C_{50} 值[102]。因此，麻醉期间应将这种技术同术中 EEG 监测相结合，以保证麻醉充分[20, 102]。

药理学知识

将所有的药理学知识进行整合，其中包括药物相互作用以及测量患者对特定药物剂量的反应可以用来描述多种药物的剂量 - 反应关系，从而使药物输注最佳化[103-104]。例如图 33-25 就是药物相互作用报告。

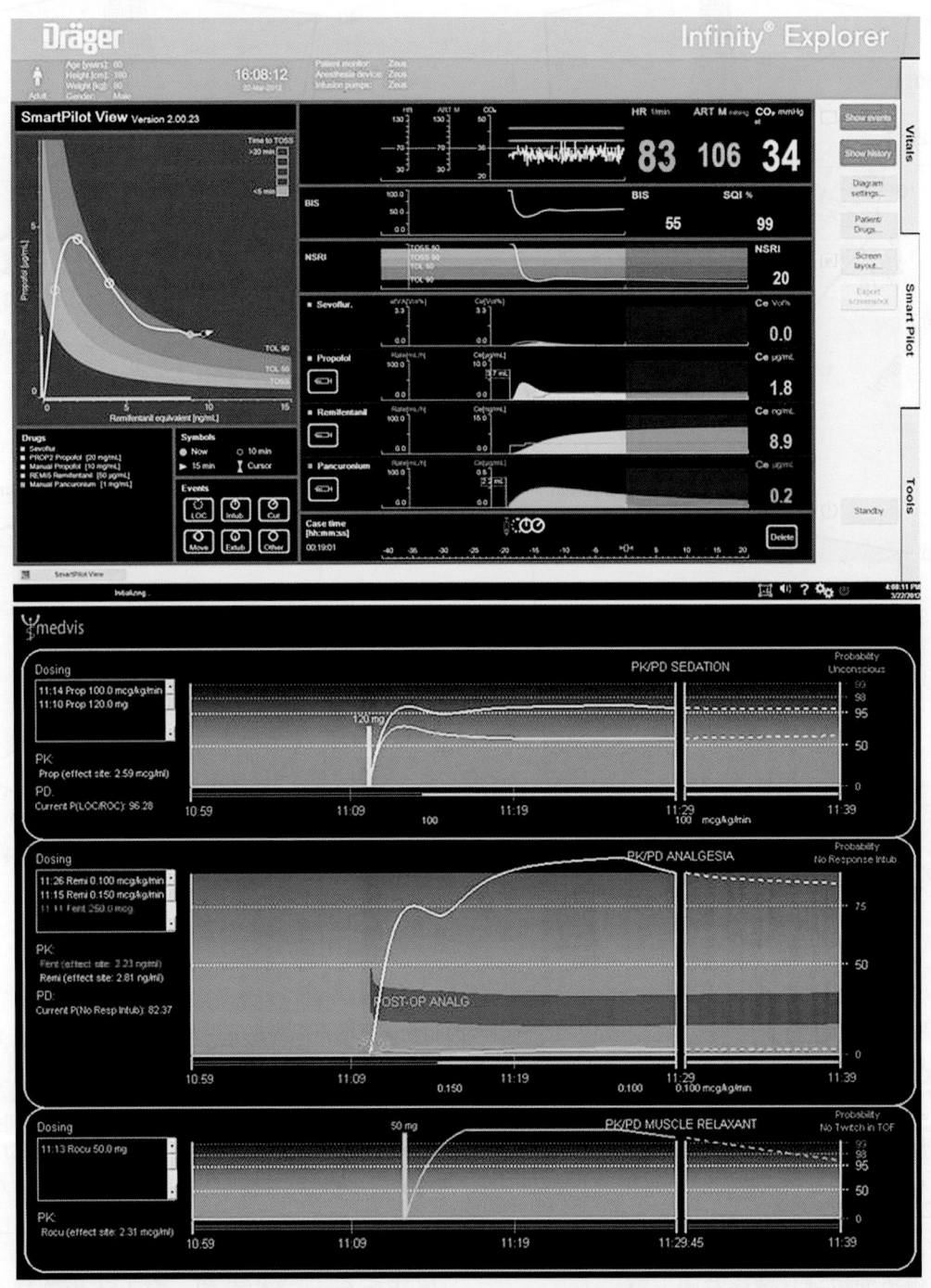

彩图 33-25 在线查询显示包括了药物特性和药物相互作用特性。SmartPilot（德尔格，吕贝克市，德国）（图上半部分显示）是一个二维显示器，显示了联合使用药物（阿片类药物和静脉或吸入）基于药代模型和麻醉作用的效应室浓度。灰暗色区域显示麻醉不同水平；黄色点表示效应室浓度的联合作用；白线表示回顾性浓度；黑色点和箭头表示根据现在的输注情况计算出来的 10 和 15min 后的预测值。事件标记可以设定为患者麻醉水平相关的特定状态：实时曲线，趋势和单一药物的效应室浓度预测，麻醉作用[伤害性刺激反应指数 (NSRI)] 和相关脑电双频指数（BIS），主要生命体征，事件标记作为解释的参考。Medvis 显示器（Medvis，盐湖城，犹他州）（图下半部分显示）运用药代药效模型预测药物在过去、现在和 10min 以后的效应室浓度以及药效。药物分为镇静药（上图），镇痛药（中图），和肌松剂（下图）。药效通过人群的无意识概率（上图），对插管刺激无反应概率（中图），和对四个强制性刺激无反应概率（下图）反映。除此之外，第二药代动力学终点，术后疼痛代表对于术后疼痛治疗窗的指南。催眠镇静药和镇痛类药物的协同作用由图中的白色曲线表示。例如，上图显示只用丙泊酚，则无意识概率在 50% ~ 95% 之间（黄色曲线），但是丙泊酚联合阿片类药物使用，则无意识概率大于 95%（白色曲线）。同样，丙泊酚在中图中也有加强阿片类药物的作用

表 33-5　手动输注方案 *

药物	麻醉		镇静或镇痛	
	负荷量（μg/kg）	维持输注 [μg/(kg·min]	负荷量（μg/kg）	维持输注 [μg/(kg·min]
阿芬太尼	50 ~ 150	0.5 ~ 3	10 ~ 25	0.25 ~ 1
芬太尼	5 ~ 15	0.03 ~ 0.1	1 ~ 3	0.01 ~ 0.03
舒芬太尼	0.5 ~ 5	0.01 ~ 0.05	0.1 ~ 0.5	0.005 ~ 0.01
瑞芬太尼	0.5 ~ 1.0	0.1 ~ 0.4	†	0.025 ~ 0.1
氯胺酮	1500 ~ 2500	25 ~ 75	500 ~ 1000	10 ~ 20
丙泊酚	1000 ~ 2500	50 ~ 150	250 ~ 1000	10 ~ 50
咪达唑仑	50 ~ 150	0.25 ~ 1.5	25 ~ 100	0.25 ~ 1
美索比妥	1500 ~ 2500	50 ~ 150	250 ~ 1000	10 ~ 50
右旋右托米定			0.5 ~ 10（大于 10min 内输入）	0.2 ~ 0.7

* 负荷剂量后，由于药物再分布需要一开始给予较高的输注速率，随后调整到维持足够麻醉或镇静水平的最低输注速率。当使用阿片类药物作为笑气 - 麻醉药技术或心脏手术麻醉的一部分时，可用低于表中的镇痛剂量。当阿片类药物用于平衡麻醉时，需用表中的镇痛剂量。
† 当镇痛或镇静时，瑞芬太尼不需给初始负荷剂量，因为其起效迅速，可能引起呼吸暂停或肌肉强直

Schumacher 等提议建立一个为临床医师提供预测药物浓度的实时信息系统，预计联合后的作用以及苏醒时间，同样为典型患者达到特定作用提供最佳的药物浓度配比 [105]。也有其他人描述过相类似的系统 [104]。

静脉输注装置和技术

手动静脉输注

输注静脉麻醉药物时，输注方案可由一系列不同装置来执行，由简单的 Cair clamp 或 Dial-a-Flo（雅培实验室）到复杂的电脑控制输注泵。然而，机械设计的简单性并不一定与使用简便相关联。这促进了输注装置技术在过去十年里的发展。

输注装置可以分为控制器或正排量泵。由名称显而易见，控制器机制是由重力控制流速，而正排量泵是主动泵出的机制。

输注静脉麻醉药最常用的泵是正排量注射泵，其机制非常复杂。这种泵有极高的准确性，并具有非常适合输注麻醉药物的特性。其中一项重要的改进是将计算器功能引入到泵中，使得临床医师可以设定患者的体重、药物浓度和输注速率（单位体重的剂量和单位时间内的剂量），然后注射泵可计算出单位时间内的输注体积作为输注速率。这种注射泵还能简单地采用阶段输注方案先给予负荷剂量，接着给予维持输注。现在很多注射泵还能自动识别注射器型号。未来发展趋势是在输注泵中整合入药物图书馆，包括药物分类、指导用药方案和最大剂量警报。这些注射泵技术的革

新使得静脉麻醉药物的使用更加便捷。

除了注射泵，完整的静脉输注系统硬件表现应当更为完美 [5]，它可以在每个单位时间输注准确的药量。如果药物输注速率设定有很大的"死空间（dead space）"，那实际输注速率可以根据共同输注的其他液体流量而改变 [106]。运用抗反流活瓣可以防止药物反流到患者体内。其他包括输注系统（注射器或者是输液管）的阻力监测和未达到最佳润滑的注射器使用，使得在输注速率很低的时候注射器会间断推进。也就是说，对小部分患者应当采用低靶控浓度，低浓度药物溶液或是大的注射器 [5]。

在我们讨论药代动力学时就知道，手动静脉输注联合运用了一个单次给药和一个持续输注。表 33-5 给出了在整合的药代动力学 - 药效动力学模型的基础上，使用常规输注泵给予静脉麻醉药的推荐指导。最终，最佳的药物输注速率需要以观察和检查为基础。对特定药物的剂量或浓度反应的个体差异很大，因此需要将每个患者的药物水平调节到适当。维持足够麻醉药物浓度也因手术类型（如浅表手术与上腹部手术）而变化。手术结束时要求药物浓度降低，因此浓度的调整要求在手术快结束时使用较低的输注速率以求快速苏醒。

当输注速度不足以维持麻醉深度时，追加单次注射剂量和加快输注速度都能迅速提高血浆（生物相）药物浓度。各种刺激性操作也都要求有较高的药物浓度，但通常持续时间较短（如喉镜置入、气管插管、切皮等）。因此，在这些短期强烈刺激时，要设定输注方案以达到峰浓度。对于气管插管，一般首次负荷剂

量就能达到血药浓度要求；但对切皮等手术操作，就应再追加剂量。

输注方案（表 33-5）并不能达到应用标准化挥发罐使用吸入麻醉药物时的方便和精确。这种精确程度可以通过使用 TCI 装置达到，如市场上的 TCI 泵。这些装置从简单的计算泵到自动药物输注泵（见"靶控输注"）。

患者自控镇痛（patient-controlled analgesia，PCA，参考 98 章）是特殊静脉给药方法，多用于术后给予止痛药，或治疗过程中患者自控镇静（patient-controlled sedation，PCS）。尽管 PCA 被认为是电脑控制的或者是闭环输注，但实际上大多数泵并没有包括药代或药效计算法。在一些情况下，泵被设计成输注恒定低浓度的背景药物输注。额外的药物剂量可以通过患者自己根据需要通过按钮控制。最常见的是没有背景药输注，患者通过自我控制单次输注止痛药物。为了避免药物过量，这类泵必须设定一些安全机制，如锁定时间以及控制单位时间内的药物输注量。PCA 是术后输注吗啡、哌腈米特、芬太尼、曲马多等镇痛药物的常见技术[107-111]。在一项系统性回顾研究中，Walder 等发现在术后镇痛中，阿片类药物 PCA 法与传统的阿片类药物治疗相比，在改善镇痛疗效同时减少了肺部并发症[112]。严格的医院指南可以帮助避免镇静过度和呼吸抑制等副作用[113]。分娩过程中如果硬膜外镇痛实施有禁忌，可以采用瑞芬太尼 PCA 作为代替。预实验已经显示在严格的监管下瑞芬太尼 PCA 是安全的[114-119]。

对 PCS 质量和效果的研究发现，它可以通过镇静遗忘来减少一些治疗过程中的不适和恐惧，如结肠镜检查时，它同样还可以增加患者对检查的耐受。尽管丙泊酚没有镇痛作用，但是许多关于患者自控丙泊酚输注（单次或短时间输注）的实验都发现它可以提供安全的浅镇静，患者也乐于使用这种自我控制[120-122]。由于这种手动输注可能会产生镇静水平的波动，Kenny 等联合使用 PCS 和 TCI 输注丙泊酚来解决这个问题。通过运用这个系统，患者可以设定特定的丙泊酚靶浓度，临床医师设定锁定时间（通常默认为血浆和效应室浓度的平衡时间）。当患者停止按压输注钮，靶控浓度自动下降（参见本章后面的"靶控输注系统"）。这个系统在多种镇静过程中都具有可行性，然而即使使用效应室控制 TCI 系统，一些志愿者仍然失去了意识。因此这个安全性还有待进一步提高，可加入对刺激的反应监测，如果对刺激的反应不足则停止输注[123-126]。

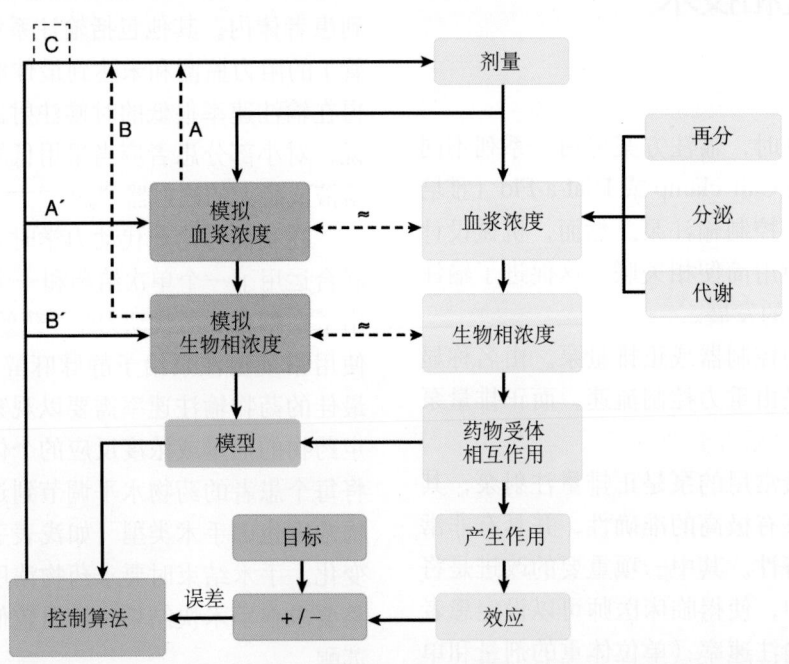

图 33-26　决定给药剂量和药效（浅蓝色）关系的药代药效过程示意图。药代动力学因素如再分布、代谢和（或）分泌等决定了药物剂量和药物在生物相浓度的关系。在生物相，药物与受体结合达到药效。靶控输注（TCI）利用模型估算血浆或生物相药物浓度（深灰色），计算需要达到靶控血浆浓度（A）或效应室浓度（B）的药物剂量。电脑控制闭环反馈通过测量实际药效和预测药效之间的误差来控制药物的输注（深蓝色）。更好的闭环系统不是采用剂量作为直接执行器，而是利用 TCI 系统的模拟变量作为执行器变量（A/A'，B/B'）。TCI 系统减少了剂量 - 反应关系的复杂性。高级控制计算法将考虑到持续更新的相互作用模型（浅灰色）(Modified from Struys M, de Smet T: Principles of drug actions: target-controlled infusions and closed-loop administration. In Evers AS, Maze M, Kharasch ED, editors: Anesthetic pharmacology: basic principles and clinical practice. Cambridge, 2011, Cambridge University Press, pp, 103-122. Used with permission.)

Doufas 等测试了自动反应检测在调整丙泊酚镇静输注中的作用[127-128]。尽管志愿者根据听觉触觉刺激需要按压输注键，同时也有 TCI 样的计算法来指导丙泊酚的输注。研究发现不能对自动反应监测系统做出反应会早于反应丧失等严重副作用的出现，同时发现这个监测对于假阳性反应也并不敏感[129]。

计算机控制药物输注

正如本章引言部分讨论过的，可能需要通过药代药效原则才能获得最佳的患者个体化剂量。运用剂量 - 反应关系，药物滴定需要尽可能地接近药效。滴定达到特定作用，或者若不可能达到，则滴定到特定的效应室浓度才更加有利。因为对于大部分静脉麻醉药（不同于吸入麻醉药）并不能持续实时监测效应室或血浆浓度，因此需要运用电脑不断更新输注速率从而维持达到预计的药物作用或药物浓度（图 33-26）。

如果需要滴定达到一个特定的血浆或效应室浓度，那么这个技术就称为 TCI。TCI 是一个闭环控制系统。然而，在这个系统中临床医师起到闭环中的人为控制器作用，因此控制行为是间断而又时间不固定的[132]。在其他的麻醉药闭环控制应用中，控制理论越来越多地用于发展电脑控制药物输注系统。电脑控制闭环输注系统使得观察和介入过程更加正式化，从而提供更加精确的控制。这些系统运用了一个持续的药效信号，计算观察值与设定值（由用户选择）之间的误差，从而频繁调整药物输注率。一些电脑控制药物输注系统试图预测可能的药效从而提前调整药物输注率[132]。

靶控输注系统

装置

由于微处理器控制注射泵的发展以及对剂量 - 反应关系了解的深入使得 TCI 系统得以发展。TCI 是一个能够达到用户设定的效应室药物浓度的输注控制系统。临床医师基于临床对患者的观察或药效的测量，运用 TCI 系统输注麻醉药物达到一个预期的药物浓度，通常也称为靶浓度。TCI 系统应用多房室药代药效模型来计算达到靶浓度的输注速率（见图 33-4）。为了执行复杂的计算和控制输注泵需要一台电脑或者微处理器。通常设定靶浓度为血浆或效应室浓度[3, 133]。

TCI 理论基础是根据 Kruger-Thiemer[134] 提出的多房室模型输注方式，从而达到和维持稳态的血药浓度，由 Schwilden 等[7] 首次在临床上实施。该方法被称为

BET 方案（见图 33-4），该方案最初是根据二室模型设计的。简而言之，输注开始给予一个能够达到靶浓度的首次剂量，接着输注因药物清除丢失的药量。当清除率恒定以后，单位时间内清除的药量与血浆药物浓度成正比，到达稳态血浆浓度时，清除的药量可以通过恒定速率输注的药物所补充。药物输注还需要考虑到药物在外周组织的分布和运输。再分布的药量随着时间以指数方式递减，如同中央室和外周室之间的梯度一样。补充再分布的药量需要以指数递减速率补充药物从中央室丢失的量直到达到稳态[4]。

BET 方案也存在一些缺点，它需要输注前是无药物使用的状态，而这在改变靶浓度的输注过程中是不可能的。除此之外，最近的研究总结出大部分麻醉药的药代动力学是三室而不是二室模型。本章前面也提及过血浆并不是药物的效应室，因此发展出了效应室控制 TCI 计算法[28]。在 20 世纪 90 年代，大量的以电

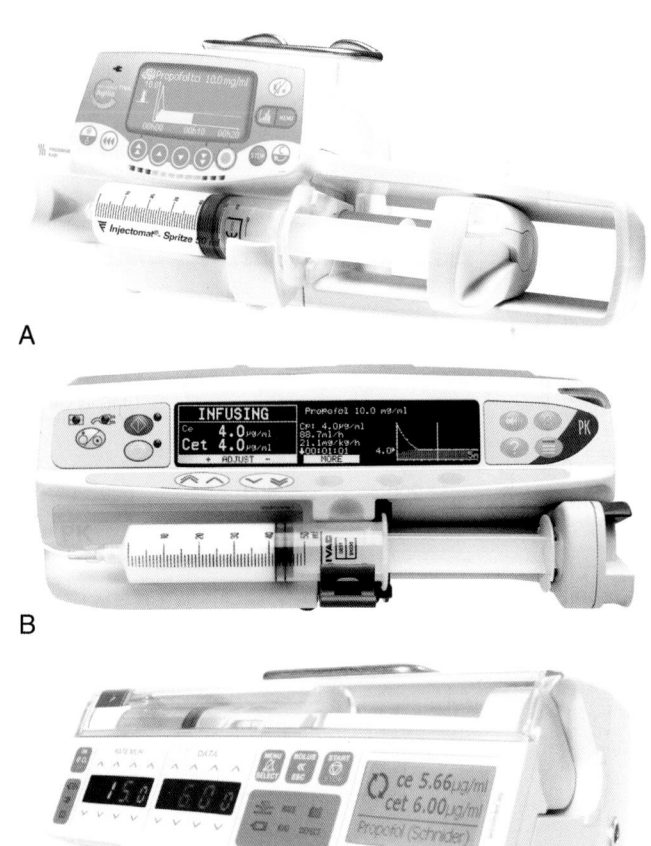

A

B

C

图 33-27 靶控输注（TCI）泵。A，费森尤斯公司的 Agilia 全凭静脉输注泵（巴特洪堡市，德国）。B，康尔福盛公司 Alaris PK 注射泵（贝辛斯托克，英国）。C，Arcomed 公司的 Syramed μ SP6000 泵（雷根斯多夫，瑞士）

脑为基础的 TCI 由斯坦福大学（STANPUMP，加州），斯坦陵布什大学（STELPUMP，南非），杜克大学[电脑辅助持续输注（CACI），北卡罗来纳州]和根特大学（RUGLOOP，比利时）的研究者发明。德国埃朗根和荷兰莱顿市的研究团体发明了可以模拟药代动力学的软件（分别是 IVA-SIM 和 TIVA）。最后，阿斯利康公司（伦敦）生产了第一台市售 TCI 泵。它根基 Kennyt 团队的设计原型[135]，使用阿斯利康特定的载

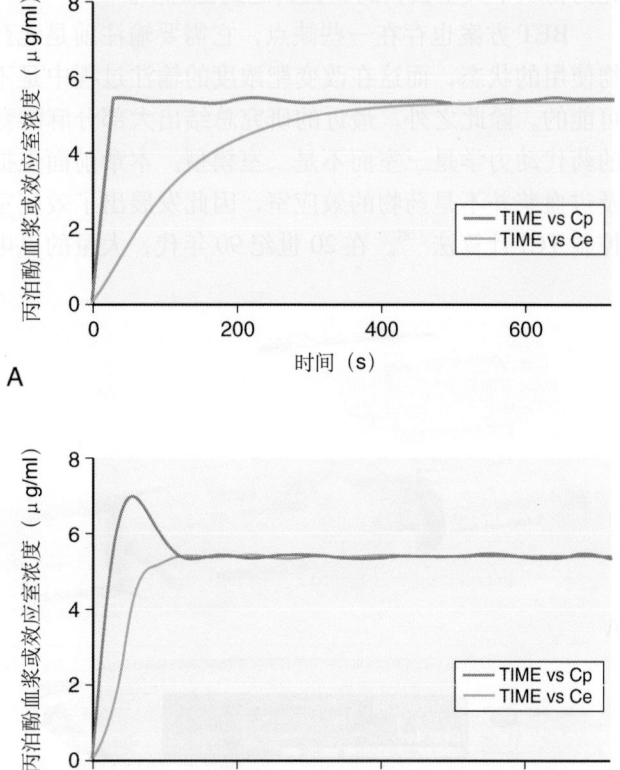

A

B

图 33-28 模拟丙泊酚血浆（A）靶控输注（TCI）与效应室控制（B）TCI 的比较

药注射器达到设定的血浆靶浓度。尽管这个技术从未在美国运用[136]，但已成为许多国家日常临床工作中用于调节最佳药物输注的突破。最近，许多公司已经开始销售能够用于多种药物，同时以血浆和效应室控制模型输注的开放型 TCI 泵（图 33-27）。

效应室控制的 TCI 需要能够精确地描述血浆（图 33-28，A）和效应室（图 33-28，B）浓度之间平衡速率的恒定速率。Wakeling 等[137]和 Struys 等[62]已经证明了这种 TCI 的优势，现在已经在欧洲地区广泛使用。

靶控药物输注的评估

采用靶控输注静脉麻药前需要对其准确度（定义为预期浓度和实测浓度的差异）及使用自动药物输注患者的结果进行评估。药代动力学模型系统的误差来自于软件、硬件以及药代动力学的个体差异（图 33-29）。

软件的误差是因为不正确地应用了药代动力学的数学模型。由软件程序计算出的输注速率可以用电脑模拟来检测，因此软件误差非常容易鉴别和更正[138]。目前注射泵的技术可使药物输注十分精确，因此对整体上的误差影响不大[139]。误差的主要原因是生物学个体差异，有两个方面：①药代动力学模型经常出错[140]；②患者的药代动力学与模型程序中的设定并不一致。人体远比简单的房室模型复杂，即使个体的药代动力学参数绝对准确，也没有任何模型能精确地预测浓度，因此药代动力学本身经常出错。另外，即使药代动力学模型能真实地反映生理学本质，模型参数也仅仅是人群均数而非个体的参数。即使模型参数经过校正能反映如年龄、性别、低血容量等人口统计学因素和同时使用其他药物的影响，但它们仍然会与个体真正的药代动力学参数有偏差。因此生物学个

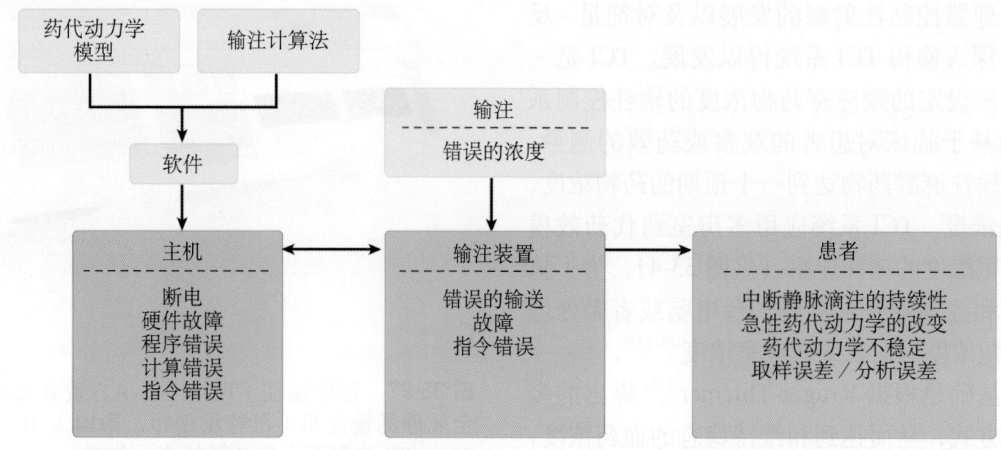

图 33-29 药代动力学驱动药物输注的主要误差来源。市售的装置中，计算机功能整合到了输注装置里。IV 静脉

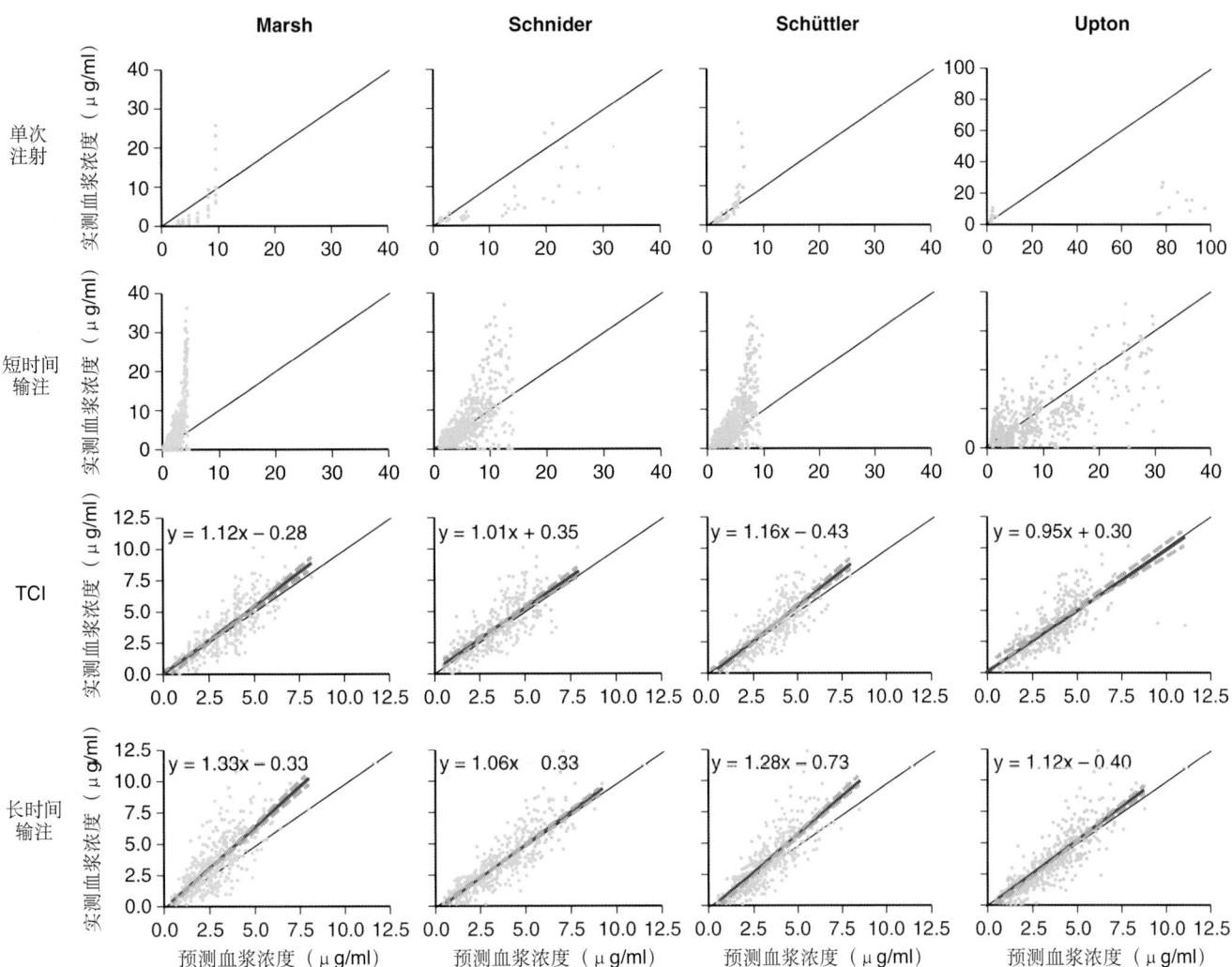

彩图 33-30　四个药代模型中丙泊酚预测血浆浓度与实测血浆浓度之比。每个点代表了一个单独的样本。细黑线代表一致的线。在 TCI 和长时间输注时，红线表示回归线，绿色点状线代表回归曲线的 95% 可信区间。公式代表了线性回归的方程式 *(From Masui K, Upton RN, Doufas AG, et al: The performance of compartmental and physiologically based recirculatory pharmacokinetic models for propofol: a comparison using bolus, continuous, and target-controlled infusion data, Anesth Analg 111:368-379, 2010. Used with permission.)*

体差异从根本上消除了自动药物输注装置达到精确靶浓度的可能。重要的是应当意识到无论用何种给药方式，生物学个体差异永远存在，并且将影响所有的给药方法。尽管如此，TCI 装置造成的个体差异永远比单次剂量注射后观察到的个体差异要小[141]。电脑控制的药物输注必须根据临床上所需要达到的治疗目的来决定。可能的目标包括达到预期的血药浓度，预期药效和产生预期药效时间曲线。在过去的十年中，研究者按照这些目标对自动给药系统进行了精确的调节。

　　自动药物输注系统能够快速达到并维持设定的靶浓度的能力是衡量其表现的有效方法。设定的靶浓度和实测靶浓度之间的差异可以用几种方式来描述。经典的图示法是将预计血浆药物浓度与实测血浆药物浓度绘成 X-Y 平面图（图 33-30），或者是实测和预计药物浓度对比注射时间（图 33-31）。用数字表示，就是所测浓度与预计值相差多远。这个差异通常用执行

误差来描述，即所测浓度和靶浓度之间的差别占靶浓度的百分比，如 [（所测浓度－靶浓度）÷（靶浓度×100%）][142]。个体或群体执行误差的中位数被定义为执行误差中位数（MDPE），代表的是这个系统的平均上下偏差。MDAPE 通常用于药物自动输注装置的误差评定。MDAPE 为零是最完美的。MDAPE 为 20% 时，意味着有一半的血药浓度在靶浓度的 20% 范围内，而另一半则不在此范围内。准确度的进一步评定是系统是否能维持恒定的靶浓度，它体现在系统的波动上。Varvel 等[142]让一组临床医师来评价药物自动输注系统，结果表明 MDAPE 能像有经验的临床医师一样较好地预测药物自动输注装置的效果。

　　如前所述，执行误差不可能都为零。但是正负误差的相互抵消是可能的，因此药物自动输注设备的 MDPE 可以为 0%。MDPE 并不能说明执行误差的范围（因为正负执行误差可相互抵消），但它能说明系

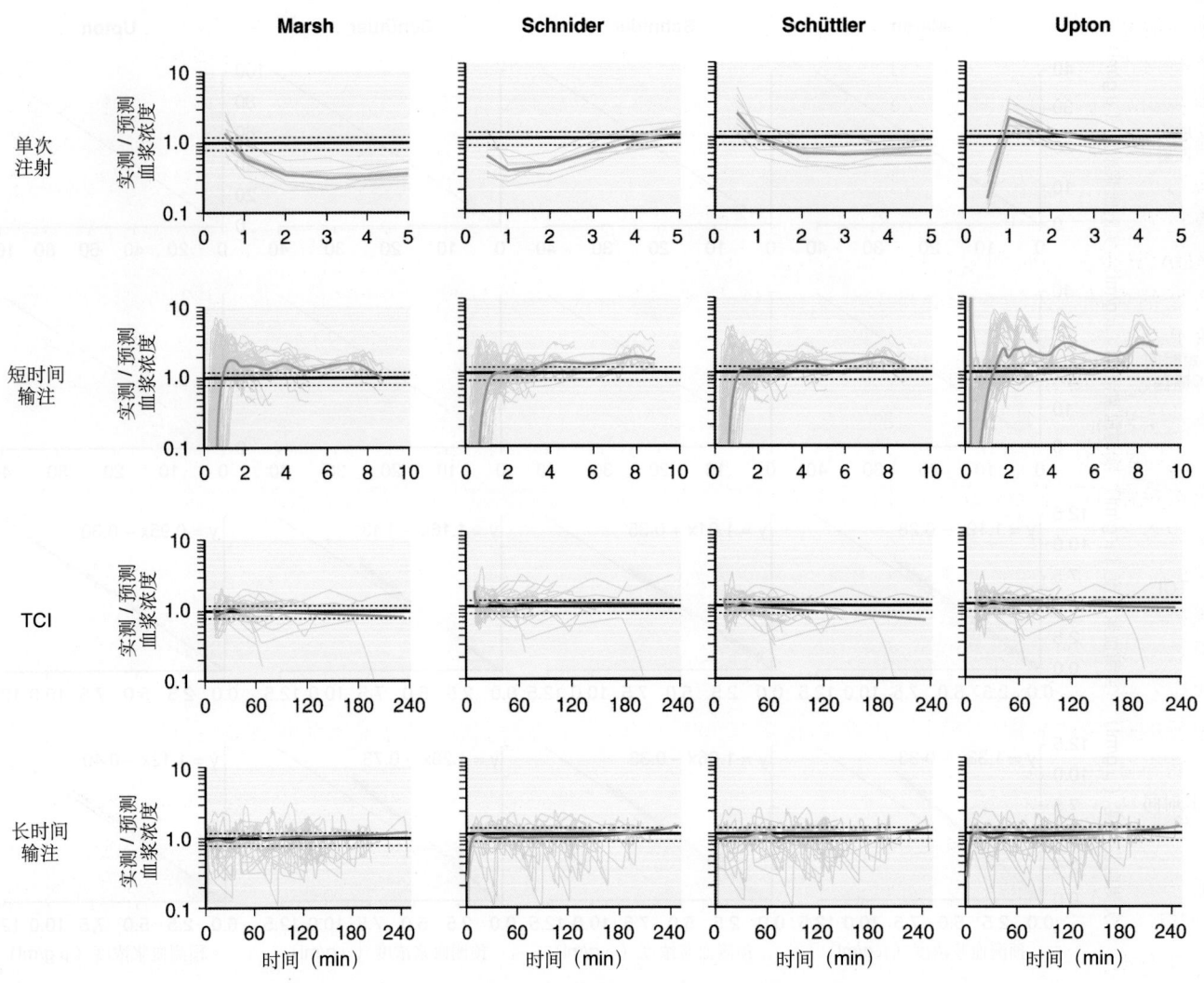

| Marsh | Schnider | Schüttler | Upton |

彩图 33-31 实测 / 预测血药浓度对比给药时间的时间曲线。点状线代表实测 / 预测血药浓度（Cp）的可接受范围。红线代表人群数据的 Friedman 超光滑曲线 *(From Masui K, Upton RN, Doufas AG, et al: The performance of compartmental and physiologically based recirculatory pharmacokinetic models for propofol: a comparison using bolus, continuous, and target-controlled infusion data, Anesth Analg 111:368-379, 2010. Used with permission.)*

统达到的血药浓度是否超过（+MDPE）或低于（－MDPE）预期的靶浓度。

多个研究小组评价了所有镇痛药和镇静药的许多不同药代动力学组合的准确性 [12, 30, 61, 143-155]。根据这些研究结果，这些设备的预期性能充其量能达到 MDAPE 的 20% ~ 30%。

TCI 模型选择

大多数静脉药物的多房室药代药效模型已经确定。丙泊酚的药代动力学测定是最多的（图 33-6）。Coetzee 等测定了 1995 年前发表的几个模型的准确性，结果发现 Marsh 等发表的丙泊酚 TCI 模型有很好的准确度（MDPE-7%；MDAPE18%）[148]。

市面上第一台 TCI 系统（Diprifusor）就是基于 Marsh 模型建立的。有关血浆控制 TCI 系统的临床研究显示这类模型可满足各种各样的临床需要 [156-160]。Marsh 模型的主要缺点是缺乏效应室相关信息，而且只有体重这唯一一个变量。现在，Schnider 等 [54, 161] 评估了年龄、身高、体重和去脂体重等变量在药代药动联合三室模型中的作用。大范围的研究人群（18 ~ 81 岁，体重 44 ~ 123kg）证明了该模型的广泛适用性。也有研究评估了该模型在不同情况下的准确性。例如，Masui 等 [12] 研究了丙泊酚在已发表的四个模型中单次或短时间持续输注时实测血浆浓度与预测浓度之间的差别，发现在所有的三室模型中均存在偏差（图 33-30 和 33-31）。

长时间输注丙泊酚时，实测与预测血浆浓度之比在 Marsh 和 Schüttler[162] 模型中比其他两个模型在高浓度时更加不如人意。而所有的 TCI 模型都显示出更小的偏差。在单次注射组，1min 后，三室模型会有一个持续 5min 的预测偏高过程。然而在 Schnider 模型中在 4min 后会得到解决。Marsh 模型在单次和短时间输注时，与其他模型相比 MDPE 和 MDAPE 值更差。短时间输注时，Schnider 和 Schüttler 模型的 MDAPE 值更好。所有 TCI 模拟模型显示出相似的 MDPE 和 MDAPE 值。长时间输注时，Marsh 和 Schüttler 模型会低估血药浓度。有趣的是，由 Upton 等 [13] 提出的再循环模型并没有显示出更好的药代模型时间曲线。Schüttler 模型有一个主要的应用缺陷，就是它把单次或持续输注作为显著变量，大大减少了 TCI 的运用。

Coppens 等 [163] 比较 Schnider 和 Marsh 模型在效应室控制 TCI 中的表现时发现两个模型差异显著。当设定靶浓度为意识丧失时所测的效应室浓度，通过 BIS 监测发现 Marsh 模型组患者是清醒的，Schnider 模型组患者却表现为更深的麻醉。因此他们认为在使用效应室控制的 TCI 设定靶浓度为患者意识丧失时的效应室浓度时并不会立即产生效果。但也有一些与之相反的研究结果 [164]。因此，我们需要更好地掌握麻醉诱导意识丧失的机制以及更好地调节药物剂量原则控制的效应室模型 [132]。

另外一个关于 Schnider 模型的不足就是它采用了去脂体重，该值是由 James 提出的函数计算得出的 [165]。然而去脂体重函数并不适用于非常肥胖的患者（会得出负值！）。正如肥胖等人口统计学特征改变可能会影响丙泊酚的药代动力学，这个模型在临床使用之前必须适用于广泛的人群。最近，Cortinez 等 [166] 运用一个根据肥胖和非肥胖患者的丙泊酚药代动力学数据衍生出的一个人群药代动力学模型。在描述肥胖患者的丙泊酚药代动力学特性时，运用体重的类比法作为描述容积和清除率的大小要优于其他。在运用类比法时，生长和发育都可以通过经典共变量（如体重、年龄、性别）进行研究。尺寸大小是主要的共变量，一个 70kg 的人通过类比法，其尺寸大小可以用系数 0.75 代表清除率，1 代表容积。Anderson 和 Holford [167] 都提倡使用这种系数来表示，因为分形几何学概念和生物学不同角度观察结果均支持此方法 [168]。

现有两个丙泊酚药代模型用于儿童临床 TCI 系统。Kataria 等运用三室模型，将体重作为唯一的重要共变量，描述了丙泊酚在 3～11 岁儿童中的血浆浓度时间曲线。体重校正后的容积和清除率显著地提高了药代动力学的准确性。通过患者其他共变量校正的药代动力学或运用混合作用模型并不进一步提高药代动力学参数描述观察结果的能力 [169]。Glasgow 研究组

提出的丙泊酚 TCI 替代模型，即 Paedfusor，将其与 Schüttler 等 [162] 发表的一个初级模型整合，最近发现其准确性高于 Kataria 模型。在这个研究中，Coppens 等 [30] 首次发表了儿童中丙泊酚的药代药效模型，通过 BIS 测量得出 K_{e0} 为 0.79/min，Ce_{50} 为 3.85μg/ml（表 33-6）。

表 33-7 显示了临床使用的有关瑞芬太尼、芬太尼、舒芬太尼和阿芬太尼的药代药效模型。Gepts 等 [170] 提出的共变量模型用于舒芬太尼时，即使在肥胖患者中其准确度也达到 MDPE 2.3%～22.3%，MDAPE18.5%～29% [150-152]（见 71 章）。有多种药代模型用于阿芬太尼。通过对人群早期研究结果的分析提出了一种新型阿芬太尼模型 [171]。比较实验发现 Maitre 阿芬太尼模型（MDPE：35%；MDAPE：36%）优于 Scott 模型（MDPE：12%；MDAPE：28%）[154]。也有研究发现相反的结果 [145]。

同时在肥胖和非肥胖患者 [172] 中检测了专门针对 TCI 提出的没有共变量的效应室芬太尼模型 [147, 172]。模拟血浆浓度在肥胖患者中需要进行校对 [172]。通过对自愿者和患者的研究提出了一些瑞芬太尼的药代药效三室模型，然而只有 Minto 发表的模型用于 TCI [54,173]。该模型 MDPE 15%，MDAPE 20% [155]。因为缺乏一些用于阿片类药物的药代药效联合模型，因此可运用 tpeak 算法根据单次注射阿芬太尼、芬太尼和舒芬太尼后达到峰效应的时间分别为 1.4min、3.6min 和 5.6min，计算出相应的效应室浓度 [31]。

已有儿童初级瑞芬太尼模型（见 93 章）。Rigby-Jones 等 [174] 使用类比法研究儿童瑞芬太尼药代动力学，提出体重 10.5kg 的固定类比函数可以用于大范围内的不同体重的患儿。除了丙泊酚和阿片类药物，描述苯二氮䓬类药、神经肌肉阻断药、氯胺酮和右旋美托咪定的血浆浓度时间曲线和临床作用的效应室模型也已经发表，虽然这些药物还没有用于 TCI 泵。

合理的靶浓度选择

没有哪一个用药计划，哪一种药物浓度和药物联合使用方法可以用于所有的患者。前面所提到的大部分药代药效模型都来源于人群的药理学研究。患者之间的个体差异限制了估计特定单一药物浓度的准确性，但如果模型是根据对参数模型或非线性混合作用模型大量可能共同变量的研究建立的，则可消除此缺陷。因此，该模型在肥胖、老年、年幼、糖尿病、酗酒或与该研究人群不类似的患者中使用时需要非常谨慎。目前应用的 TCI 并不适用于超过模型建立时的研究人群以外的患者。如 Absalom 等认为，将特定的

表 33-6　镇静催眠药靶控输注系统的常用药代药效模型

药物/模型	V1	V2	V3	K10(min⁻¹)	K12(min⁻¹)	K13(min⁻¹)	K21(min⁻¹)	K31(min⁻¹)	Ke0(min⁻¹)	TPPE(min)
丙泊酚/Marsh[149]	0.228L/kg	0.363L/kg	2.893L/kg	0.119	0.112	0.042	0.055	0.0033	0.26^a	NA
丙泊酚/Schnider[226-227]	4.27L	18.9 − 0.391 (53 岁)L	238L	0.443+0.0107 × (体重 − 77) − 0.0159 × (LBM − 59) + 0.0062 × (身高 − 177)	0.302 − 0.0056 (53 岁)	0.196	1.29 − 0.024 × (年龄 − 53)÷ [18.9 − 0.391 × (年龄 − 53)]	0.0035	0.456	1.69
丙泊酚/Paedfusor[228]	0.458 L/kg	1.34L/kg	8.20L/kg	$70 \times 体重^{-0.3} ÷ 458.3$	0.12	0.034	0.041	0.0019	NA	NA
丙泊酚/Kataria[229]	0.52L/kg	1.0L/kg	8.2L/kg	0.066	0.113	0.051	0.059	0.0032	NA	NA
氯胺酮/Domino[230]	0.063L/kg	0.207L/kg	1.51 L/kg	0.4381	0.5921	0.59	0.2470	0.0146	NA	NA

^{a}K$_{e0}$ 与 Schuttler 等的 PK 模型无关[231]。
LBM. 去脂体重；TPPE. 到达峰效应的时间

表 33-7　镇痛药靶控输注系统的常用药代药效模型

药物	瑞芬太尼		舒芬太尼	芬太尼	阿芬太尼
模型	Minto[54,173]		Gepts[170]	Shafer[147]	Maitre[171]
V1	$[5.1 - 0.0201$（年龄 $- 40$）$] + 0.072$ $\times$ (LBM $- 55$) L		14.3L	6.09L	♂ $= 0.111$ L/kg ♀ $= 1.15 \times 0.111$ L/kg
V2	$[9.82 - 0.0811$（年龄 $- 40$）$] + 0.108$ (LBM $- 55$) L		63.4L	28.1L	12.0L
V3	5.42 L		251.9L	228L	10.5L
$K_{10}(min^{-1})$	$[2.6 - 0.0162($年龄 $- 40)] + 0.0191$ (LBM $- 55$) $\div$ V1		0.0645	0.083	<40 岁 $= 0.356$/V1 >40 岁 $= 0.356 - (0.00269$ [年龄 $- 40$]) $\div$ V1
$K_{12}(min^{-1})$	$[2.05 - 0.0301$（年龄 $- 40$）$]$ /V1		0.1086	0.4713	0.104
$K_{13}(min^{-1})$	$[0.076 - 0.00113$（年龄 $- 40$）$]$ /V1		0.0229	0.22496	0.017
$K_{21}(min^{-1})$	$K_{12} \times V1 \div V2$		0.0245	0.1021	0.067
$K_{31}(min^{-1})$	$K_{13} \times V1 \div V2$		0.0013	0.00601	<40 岁 $= 0.0126$ >40 岁 $= 0.0126 -$ 0.000113（年龄 $- 40$）
$K_{e0}(min^{-1})$	$0.595 - 0.007($年龄 $- 40)$		NA	0.147[a]	0.77[a]

[a] K_{e0} 与 Scott 等的 PK 模型无关 [39]。
LBM, 去脂体重

TCI 计算法应用于原研究人群以外的患者，可能会导致严重的后果 [11]。这些研究者比较了最近运用计算肥胖患者丙泊酚效应室浓度的两个方法，一个运用固定的 K_{e0}，另一个运用固定的 t_{peak}（见本章前面"直接作用模型"部分）。

其他一些减少单一药物模型准确性的原因还有药品泄露，过多血液丢失导致的休克或者是药物相互作用的药代动力学等 [175-177]。

越来越多的证据表明性别、民族和种族差异可能是人群药代药效模型差异的主要原因，需要在设计给药方案时考虑进去 [178]。Xu 等 [47] 评估了中国人群中丙泊酚 - 瑞芬太尼 TCI 的 C_{50} 以及意识丧失和对伤害性刺激失去反应时的 BIS，结果显示意识丧失时的预测血浆和效应室浓度比之前发表的高加索人群中的数值要低。

使用同一种药物不同的配方时也需要注意。对于丙泊酚来说，Calvo 等 [179] 发现其药代药效动力学在所有的配方中并不完全一样，导致了对于所观察到的作用差异性增加。由于前面提到的因素，没有哪一种给药方案，药物浓度或药物联合使用方法可以用于所有的患者。通过 50% ~ 95% 患者的有效浓度可以找到一些用药指南，其临床作用确切（见表 33-3）。在麻醉中使用药物需要临床判断，根据患者的临床反应来滴定靶浓度。

TCI 可以快速达到和维持一个稳定的浓度从而达到一个预期的药物作用，而不考虑靶效应室里的绝对药物浓度。在很多病例中使用 TCI 甚至可以减少药物反应曲线的个体差异性 [141]。尽管文献中还存在着矛盾，但在许多早期的比较 TCI 和手动输注的研究中，临床效应却是增加的。二十年前，Ausems 等 [180] 比较了应用药代模型输注药物和间断单次注射阿芬太尼。自动药物输注在诱导时肌肉强直、低血压和心动过速发生率较低。在维持期血流动力学平稳，大多数麻醉时间血压和心率波动在 15% 以内，TCI 使用后复苏期较少使用纳洛酮。与单次注射相比，心脏手术中采用药代动力学模型驱动芬太尼输注时，较少需要其他药物控制血流动力学稳定，较少发生低血压或高血压 [181]。Theil 等 [182] 在一个小样本量的心脏手术双盲试验中，比较了芬太尼 - 驱动输注咪达唑仑手动输注和药代模型驱动输注两种方法。所有方法同时滴定（包括安慰剂组），维持血流动力学在基础值的 20% 以内波动。所有输注方法在这个试验中均能有效地提供良好的血流动力学。最大的区别就是手动组中药物血浆浓度的变异性较大，也就是说药代模型驱动输注有着更窄的治疗范围。运用第一台市售 TCI 系统（Diprifusor），早期研究发现血浆靶控 TCI 输注丙泊酚显示出一些优势 [157, 183-184]。尽管这只是第一次使用 Diprifusor，临床医师却更倾向于选择 TCI 系统。

只有在输注丙泊酚达到特定的 BIS 值时，手动输注和 TCI 才表现出一样的结果[185-186]。在 Cochrane 的一个关于丙泊酚血浆靶控 TCI 装置的系统性回顾中，Leslie 总结出在临床麻醉中，尚没有足够的证据来做出关于使用靶控输注或手动输注的建议[126]。对于这些相互矛盾的结果最主要的原因就是早期的 TCI 装置其目的是针对血浆而不是效应室作用（见本章的"药效动力学"）。

Glass[137] 和 Struys[62] 各自的团队对丙泊酚进行了类似的研究，他们设定靶浓度为血浆浓度或效应室浓度，观察达到意识丧失所需的时间以及血浆浓度与效应室浓度的比值。在这两个实验中，无论其靶浓度是血浆浓度还是效应室浓度，只要效应室浓度达到意识丧失时的浓度就会发生意识丧失，从而验证了这个概念。还有两个重要的发现就是，第一，无论靶浓度为血浆浓度还是效应室浓度，其血流动力学指标没有明显差异，尽管在效应室组血浆浓度值更高。说明至少丙泊酚对血流动力学作用的时间趋势与麻醉作用的时间趋势相似或比后者更长[187]。其二，K_{e0} 依赖于药效动力学设置并来源于此[31]。K_{e0} 值不能从一个药效动力学设置得到又用于另一个药效设置[30]。如同不同人群有不同的药效动力学，K_{e0} 值也会不同。因此最好采用根据临床情况所获得的 K_{e0} 值。检测将靶浓度设定为血浆浓度还是效应室浓度（评估哪个更好）的理想实验还是应该采用闭环系统，将药效检测（如 BIS）作对照组，比较该两种浓度。在 Absalom 和 Kenny 的一个小样本量实验中，发现与血浆药代模型相比，效应室药代模型可以提高维持预期 BIS（通过 MDPE、MDAPE 和 wobble 测量）的能力以及缩短诱导时间[188]。目前，效应室控制 TCI 系统现已用于许多国家（不包括美国）。

瑞芬太尼 TCI 可以用更少的药量和类似于丙泊酚的输注速率在围术期和术后维持更好的血流动力学[189]。年龄严重影响瑞芬太尼的药效动力学，因此一个包括年龄的 TCI 模型与标准的 μg/（kg·min）输注相比有更好的药物滴定（见 80 章）。对于保留自主呼吸的深度镇静患者，Moreman 等[190] 发现联合使用瑞芬太尼和丙泊酚进行结肠镜检查时比单独使用丙泊酚要好。与手动输注相比，瑞芬太尼 TCI 输注伴随着丙泊酚剂量的减少以及较低的呼吸暂停和呼吸抑制发生率。也有其他研究者证实了这个发现[191]。除此之外，效应室-控制 TCI 可以更好地控制剂量-反应关系[62, 192-193]。

吸入麻醉与以药效模型指导的丙泊酚静脉麻醉两者间的比较中，Sneyd 等发现在神经外科手术中丙泊酚 TCI 和七氟醚的使用仅有微小差别（见 70 章）[194]。说明只要正确的输注，静脉麻药可以等同于吸入麻

醉药的作用，达到快速诱导，维持平稳及苏醒快速。Passot 等[195] 比较了丙泊酚 TCI，手动输注以及依托咪酯／地氟烷在高危人群髋关节骨折手术中的表现，结论是 TCI 提升了丙泊酚诱导血流动力学作用的时间曲线。

药效模型驱动输注已经用于输注大部分的阿片类药物和镇静催眠药。不同的麻醉技术用于检测药效模型驱动输注装置，包括笑气-阿片类药物麻醉，吸入麻醉的补充，全凭静脉麻醉，麻醉监测的镇静以及重症监护治疗病房（ICU）的镇静。在所有的研究中，测量其血流动力学作用和苏醒。依托咪酯、美索比妥、咪达唑仑、丙泊酚、硫喷妥钠、右美托咪定、阿芬太尼、芬太尼、瑞芬太尼和舒芬太尼等输注均采用 TCI。采用靶控药物输注系统将上述药物用于全凭静脉麻醉或是作为笑气或吸入麻醉药的补充，血流动力学在诱导、插管和维持阶段均维持稳定。苏醒时间与手动输注时相似的药物联合使用时所达到的时间相似。所有关于靶控药物输注作用的结果均一致。TCI 装置同样也用于提供 PCA。如 Van den Nieuwenhuyzen 等证实阿芬太尼 PCA-TCI 优于传统的吗啡 PCA[66, 154, 196-197]。Cortinez 等测试了体外碎石时效应室靶控 TCI 瑞芬太尼或芬太尼的应用。瑞芬太尼和芬太尼的 EC_{50} 分别为 2.8ng/ml 和 2.9ng/ml。在 EC_{50} 时，呼吸频率低于 10 次／分的可能性在瑞芬太尼和芬太尼分别为 4% 和 56%。芬太尼组的缺氧、呕吐和镇静发生率均高，因此瑞芬太尼更适合于该临床情况。Lipszyc[111] 准确使用瑞芬太尼效应室 PCA-TCI 治疗子宫动脉栓塞中的急性疼痛，与吗啡 PCA 相比，在输注的前四个小时可以提供更好的镇痛效果。

关于丙泊酚 TCI 在 ICU 中的使用研究已经发表（见 101 章）。McMurray 等[198] 建议 ICU 镇静时丙泊酚血浆浓度应设定在 0.2～2.0μg/ml。该研究中，镇静水平发生在 84% 的镇静时期，预计的丙泊酚浓度接近实测浓度。

学者们认为：自动静脉麻醉药物输注至少等同于这些药物手动输注。靶控静脉药物输注类似于通过校准后挥发罐使用吸入麻醉药。类似于挥发罐，药效模型驱动输注使得药物输注基于血浆或生物相浓度而不是药物剂量。校准后挥发罐存在变异性，其包括应用挥发罐给予药物准确度的变异性，新鲜气流和循环之间在低流量时的缓慢平衡，以及患者对药物反应的变异性。这些变异性并没有特别使得吸入麻醉的滴定复杂化。靶控药物输注也有类似的变异性，经证实发现其比挥发罐变异性要小，因此这种变异性也不会增加静脉麻醉药滴定的复杂性。事实上，手术和患者相关

的应激反应变异性需要通过运用校准后挥发罐来滴定其使用。这些因素同样也需要临床医师通过使用自动药物输注系统来滴定静脉麻醉药物。

临床上没有针对静脉麻醉药物的实时血浆浓度监测手段。如果有的话，这种实时监测可改善药物输注或优化为每个患者的 TCI 输注，提升药物输注质量[199]。最近，人们试图将"呼气末"丙泊酚浓度与血浆浓度相关联。现在已有一些鼓舞人心的监测技术被提出。Miekisch 等应用了质子转移质谱和顶空固相微萃取联合气相色谱质谱分析法[200]。Perl 等[201] 运用了离子迁移谱仪联合集束毛细管柱惰性预处理（集束毛细管柱离子迁移谱仪），Grossherr 等运用了气相色谱质谱分析法[202]。他们还描述了丙泊酚血气分配系数和肺提取率在不同物种间的差别，上述两个指标已经在动物实验中证实了重要性[203]。要将这些检测方法用于临床还需要更多的研究。

闭环控制静脉药物输注

电脑控制药物输注的下一步就是持续药效监测并直接反馈给自动药物输注装置，即持续闭环系统。这个系统可以避免临床医师根据间断观察的治疗作用手动调控靶浓度。手动严密调节镇静催眠药需要丰富的临床经验和劳力密集的过程，可能分散临床医师的注意力，导致治疗达不到最佳化甚至威胁患者生命安全。使用闭环药物输注技术可以使得剂量滴定过程最佳化[4]。闭环系统的应用复杂且需要均衡各方面的基本因素，包括：①一个代表预期治疗作用的控制变量；②一个临床相关的调定点或对于这个变量的预期值；③一个调速控制器，在这里就是一个驱动药物的输注泵；④一个系统，这里是指一名患者；以及⑤一个准确稳定的控制算法[204]。

控制算法完全基于检测预期作用和实际观察作用之间的误差。文献描述了不同的控制策略操控闭环输注系统。微分（PID）控制器常常用于工程应用。该控制器会根据差错大小，随着时间推移的误差积分和误差导数来调节输注速率。PID 控制器的微调在特定设置时十分困难，因为系统控制的复杂性，个体间的药理变异性以及无法对药物输注过量进行直接抵消。更加适合的方法是运用 PID 控制系统连接一个 TCI 系统去减少剂量反应之间的复杂性（见图 33-26）[205]。另一个可替代的控制策略是基于模型的自适应控制。这个控制器系统的本质是一个将剂量与浓度相关（药效动力学）以及浓度与药效相关（药代动力学）的药效药代模型。这个模型更新用于解释实际药效和预测药效之间的差别。

一个可信的用于检测临床药效的生理学信号是闭环技术中最重要的组成部分。动脉血压或肌肉活动等主要的信号用于指导静脉闭环药物输注。例如，Kenny 等[206] 成功评估在局部切除眼内黑色素瘤的控制性降压时，联合采用樟磺咪芬和硝普钠闭环系统对于动脉血压的控制。在 20 世纪 80 年代和 90 年代，大量的研究者观察了阿曲库铵[207-208] 和维库溴铵[209] 闭环输注的准确性。然而，由于新型肌松拮抗剂药物 sugammade 的引进，有关维库溴铵或罗库溴铵闭环输注的研究兴趣大大降低。

大量以脑电图为基础的麻醉深度监测，如 BIS、频谱熵和听觉诱发电位的面世，再一次使得研究者对于静脉镇静催眠药物的输注研究产生了大量兴趣。Sakai 等[210] 运用早期版本的 BIS 作为控制变量，证实闭环系统可以保障围术期血流动力学稳定和快速从丙泊酚的镇静催眠作用中苏醒。一个采用 BIS 和 PID 控制的血浆控制丙泊酚 TCI 系统在骨科手术[211] 和镇静过程中[212] 表现良好。尽管这些研究者通过将控制系统更改为效应室靶控 TCI 来改进，他们同样也总结出 PID 控制器也会面临一些稳定问题。Liu 等运用由 BIS 指导的用比例微分算法结果为基础的闭环 TCI 滴定，比较其与手动丙泊酚 TCI 在全麻诱导和维持时的区别。结果发现闭环控制需要的丙泊酚更少，诱导时间更长，但是血流动力学更稳定，麻醉过深 (BIS<40) 发生率更低和苏醒快速[205, 213]。最近，同一组研究者测试了这个系统的并排版本效果，其运用完全的 PID 控制，闭环同时输注丙泊酚和瑞芬太尼，应用 BIS 作为控制变量。根据算法规则决定何时更改丙泊酚或瑞芬太尼的靶浓度。在一个多中心试验中，这个系统显示出比手动输注更好的表现[214]。另一个类似的方法是运用脑电图得出的指标，频谱熵[215]。

以模型为基础的自适应控制 BIS 指导的丙泊酚输注早前被 Struys 等用于腰麻和全麻期间的镇静[216-217]。基于患者特定的药代动力学控制算法估计诱导期间的输注。与手动滴定丙泊酚输注相比，闭环组患者达到指定 BIS 的速度更慢，使 BIS 过深的现象较少发生以及诱导后血流动力更稳定。在维持期，闭环组的 BIS 和收缩压的控制更稳定，苏醒更快。这些研究者将以模型为基础的控制系统与先前发表的 PID 控制器相比较，发现以模型为基础的控制系统表现更好，即使是在 BIS 值较低或较高和突然改变等极端状态下[218]。最近，De Smet 和 Struys 运用贝叶斯优化控制器作为自适应部分（图 33-32）[219] 比较其与手动控制 BIS 指导下的效应室控制的丙泊酚 TCI 在日间妇产科手术操作中的可行性和准确性。发现闭环控制系统准确滴定

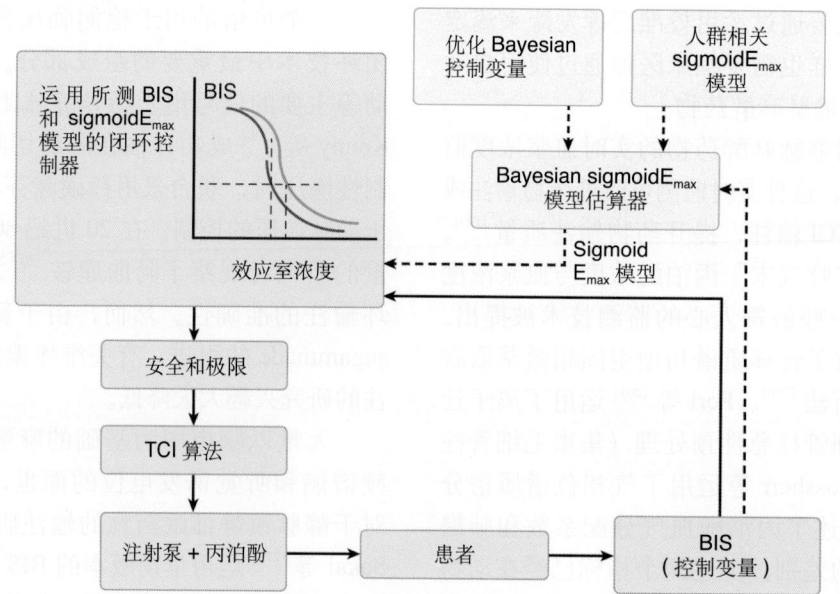

图 33-32　闭环系统流程图。实线代表的是闭环控制系统。控制器计算每个时间点所需要的效应室浓度。考虑到安全限制，这个值还要传输到其他的计算法。计算后的所需效应室浓度传到 TCI 计算法，驱动丙泊酚输注泵。所测 BIS 用于闭环控制器的输入。点状线代表了 Bayesian SigmoidE$_{max}$ 模型估算器。估算器接受到根据人群 SigmoidE$_{max}$ 模型的信息，控制的最佳 Bayesian 变量和患者所测 BIS 值 (From De Smet T, Struys MM, Greenwald S, et al: Estimation of optimal modelling weights for a Bayesian-based closed-loop system for propofol administration using the bispectral index as a controlled variable: a simulation study, Anesth Analg 105:1629-38, 2007. Used with permission.)

丙泊酚使得 BIS 值更接近于设定点。与手动控制系统相比，闭环控制系统可以在临床可接受的时间内诱导麻醉且更少过量。自动控制苏醒很快。闭环系统与手动控制在血流动力学、呼吸稳定，以及肢体运动率和质量得分上均有相似的表现[220]。

　　替代闭环系统用于异氟醚给药的是一个级联结构的控制器，最早由 Gentilini 等提出[221-222]。最近，Moore 和 Doufas 应用所谓的"再强化学习"智能系统技术设计了一个闭环系统，也就是数学的稳健法，使系统在遇到噪声、非线性、时间延迟以及不确定[223-224]

的情况下达到最佳控制。

　　迄今为止，所有发明的闭环系统已在严密的实验条件下使用。现在的挑战是如何证明其在临床中的安全性和实用性[225]。最后，临床医师将不得不决定带有二元、交互作用、闭环系统的自适应、智能电脑系统能否提供更好的控制和改善患者预后[132]。

参 考 文 献

见本书所附光盘。

第34章 神经肌肉阻滞药药理学

Mohamed Naguib • Cynthia A. Lien • Claude Meistelman

赵振龙 译 古妙宁 审校

要 点

- 哺乳动物的神经肌肉接头处存在两种烟碱型胆碱能受体。在成人突触后膜（肌肉）的 N 型胆碱能受体由亚单位 $\alpha2\beta\delta\epsilon$ 组成。两个 α 亚单位都各有一个乙酰胆碱结合位点。突触前膜（神经）N 型受体也是一个五聚体，由 $\alpha3\beta2$ 组成（见第 18 章）。

- 非去极化肌松药通过与乙酰胆碱竞争突触后膜的 α 亚单位来阻滞神经肌肉传导。不同的是，琥珀酰胆碱使膜去极化延长，从而使突触后膜烟碱型胆碱受体敏感度下降和钠离子通道失活，最终导致动作电位传导被抑制。

- 通常用不同形式的刺激来判别运动终板不同的阻滞部位。对单刺激反应下降可能是突触后膜烟碱型胆碱受体被阻滞，而对强直刺激和 TOF 反应下降是由于突触前膜烟碱型受体被抑制。

- 琥珀酰胆碱是唯一目前可用的去极化肌松药，特点是起效迅速，并且因能快速被丁酰胆碱酯酶水解而作用时间非常短暂。

- 非去极化肌松药可根据化学式分为甾体类、卞异喹啉类或其他化合物类，亦可按作用时程分为长效、中效和短效。

- 非去极化肌松药的起效时间与效能成反比。除了阿曲库铵外，通过非去极化肌松药摩尔效能能够预测药物起效速度。罗库溴铵摩尔效能（ED95 $\approx$ 0.54 μ m/kg）是维库溴铵的 13%，顺式阿曲库铵的 9%，起效比两药都快。

- 与位于外周的拇内收肌相比，位于中轴的神经肌肉单元（如膈肌、喉内收肌、咀嚼肌）被阻滞速度快，持续时间短，恢复快。

- 长效神经肌肉阻滞剂在体内基本不代谢，主要以原形经肾排除。由于中效药神经肌肉阻滞剂可经多种途径分解、代谢和清除，故而比长效阻滞剂清除更快。美维库铵（短效神经肌肉阻滞剂）几乎全是被丁酰胆碱酯酶水解而迅速清除的。

- 使用非去极化肌松药后要确保神经肌肉功能的完全恢复。残余的肌松作用降低了食管上段的肌张力、吞咽时肌肉的协调性和低氧性通气驱动能力。残余的肌松作用可增加发病率和死亡率。

发展史及临床应用

1942 年 Griffith 和 Johnson 描述了筒箭毒碱（d-tubocurarine，dTc）是一种安全并可为外科手术提供骨骼肌松弛条件的药物[1]。1 年以后，Cullen 也描述了在 131 例外科手术患者实施全麻中应用筒箭毒碱的情况[2]。1954 年，Beecher 和 Todd 报道与没有使用肌松药的患者相比，使用过筒箭毒碱的患者死亡率要高出 6 倍 [3]。死亡率升高的原因在于人们对神经肌肉阻滞剂的临床药理学及其作用缺乏全面的了解；对术后残余的神经肌肉阻滞作用的影响没有足够的认识；肌力监测的指南尚未制定；以及拮抗残余肌松作用的药理学重要性也尚不为人知。

1952 年由 Thesleff [4] 和 Folds 及其同事 [5] 引进的琥珀酰胆碱彻底改变了麻醉药物的使用情况，其快速起效和超短效作用时间满足了快速气管内插管以及肌力快速恢复的要求。

1967 年，Baird 和 Reid 最先报道了首个合成的氨基甾体类肌松药泮库溴铵的临床应用 [6]。中效神经肌肉阻滞剂的发展建立在这类化合物代谢特点的基础上，并最终促进了氨基甾体类的维库溴铵 [7] 和卞异喹啉类的阿曲库铵 [8] 这两种肌松药在 20 世纪 80 年代的临床应用。维库溴铵是第一种心血管作用较小的中效肌松药。第一个短效的非去极化神经肌肉阻滞剂美维库铵 [9] 和起效快速的中效非去极化肌松药罗库溴铵 [10] 都是在 20 世纪 90 年代进入临床的。自从筒箭毒碱首次使用后，其他神经肌肉阻滞剂也相继进入临床。这些阻滞剂包括哌库溴铵、杜什库铵、顺式阿曲库铵和瑞库溴铵。虽然以上这些神经肌肉阻滞剂并非现在都还在使用，但每一种神经肌肉阻滞剂至少在某一方面要超越其前身或有所改进。另外，一些新的神经肌肉阻滞剂 [如更他氯胺（gantacurium）和 CW002 [11]] 目前尚在研发中。

神经肌肉阻滞剂只能应用于麻醉状态下的个体使其骨骼肌松弛。因该类药没有镇痛和遗忘作用而不能用于患者的制动。在多种出版物中，都有关于术中 [12] 或在重症监护治疗病房（ICU）中 [13] 知晓问题的报道。正如 Cullen 和 Larson 所陈述的那样，"不恰当地使用肌松药可以为外科医师提供理想的手术条件⋯⋯而患者却处于完全不能接受的肌肉完全松弛却没有麻醉的状态 [14-15]。另外，"用肌松药来弥补整体麻醉处理当中的缺欠⋯⋯这也是对这种很有价值的麻醉辅助药的不当使用" [15]。因此，术中注射肌松药维持神经肌肉阻滞时必须监测神经肌肉阻滞时程并持续监测麻醉深度。

神经肌肉阻滞剂与大多数麻醉技术结合用于外科手术，并成为麻醉安全执业和现代外科技术发展的关键组分。正如 Foldes 等 [5] 所指出的那样，肌松药的首次使用不仅是麻醉事业的革命，而且开辟了外科事业的新时代，使心胸外科、神经外科和器官移植外科有了飞跃式的发展。当然，目前神经肌肉阻滞剂已经常规用于辅助气管内插管和机械通气中，也常用于维持神经肌肉阻滞状态来进行很多不同的外科手术。本章将对术中及重症监护时使用的神经肌肉阻滞剂及抗胆碱酯酶药的药理学和临床应用情况做一综述。

神经肌肉阻滞剂在神经肌肉接头处的作用原理

本部分简述神经肌肉阻滞剂生理学，更详细内容参见第 18 章。

突触后效应

成年哺乳动物的骨骼肌中，烟碱型乙酰胆碱受体（nicotinic acetylcholine receptor, nAChR）是由两个 α 亚单位、一个 β 亚单位、一个 δ 亚单位和一个 ε 亚单位组成的五聚体（图 34-1）。这些亚单位组成跨膜孔（一个通道）和细胞外结合囊泡，即乙酰胆碱和其他激动剂或拮抗剂的结合点 [16]。每个 α 亚单位都有一个乙酰胆碱结合位点，这些位点位于受体蛋白囊泡内 α_H-ε 和 α_L-δ 亚单位交界胞膜表面上方约 3.0 nm 处 [17]。α_H 和 α_L 分别是 dTc 的高亲和力和低亲和力的结合位点，这可能是由于亚基间不同毗邻关系决定的 [18]。例如，dTc 在 α_H-ε 位点的亲和力要比 α_L-δ 位点的亲和力约高 100 ~ 500 倍 [18]。胎儿的 nAChR 中含有一个 γ 亚单位而不是成人的 ε 亚单位，受体开放时间相对较长，成熟的 nAChR 比胎儿的 nAChR 开放时间更短而且对钠、钾、钙离子具有更高的传导性 [16]。

在静息状态下乙酰胆碱受体的离子通道功能处于关闭状态，2 个乙酰胆碱分子同时与 α 亚单位结合促使通道构型发生改变而使通道开放。如果非去极化神经肌肉阻滞剂的一个分子（例如，一种竞争性拮抗剂）结合到 AChR 的一个亚单位上，两个乙酰胆碱分子则无法结合，神经肌肉传导被抑制 [19]。

琥珀酰胆碱是去极化神经肌肉阻滞剂，令终板处去极化时间延长，导致：① nAChR 敏感性下降；②神经肌肉接头处电压门控钠通道失活；③接头周围细胞膜对钾离子通透性增高 [19]。最终因不能产生动作电位而导致神经肌肉传导被阻滞。

胎儿 nAChR 是弱导性通道而成人 nAChR 是强导性通道，因此在胎儿体内乙酰胆碱释放后会引起短暂的通道激活，通道开放的可能性降低 [16]。功能性或手术去神经支配后，nAChR 水平上调，其特点是以胎儿型 nAChR 增多为主。这些受体对非去极化神经肌肉阻滞剂产生抵抗，而对琥珀酰胆碱更加敏感 [20]。去极化时，这些不成熟的异构体通道开放时间延长，加速了钾离子外流 [21]。烟碱型 α_7 受体在肌肉去神经化以

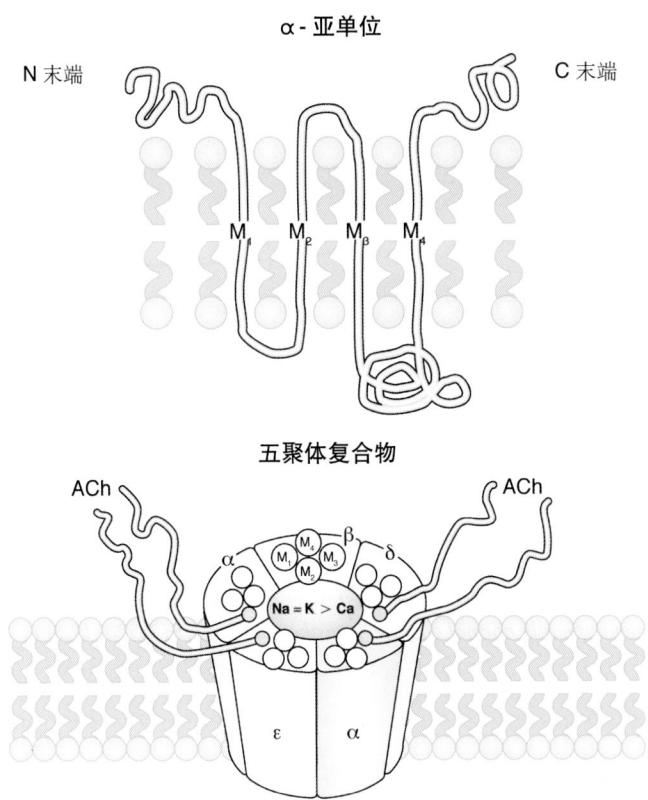

图 34-1　成年哺乳动物肌肉终板表面烟碱型乙酰胆碱受体（nAChR）亚单位的构成。成人乙酰胆碱受体是由 5 个独立的亚单位（$\alpha_2\beta\delta\varepsilon$）构成的内膜蛋白。每个亚单位含有 4 个螺旋结构域分别称为 M_1、M_2、M_3、M_4。M_2 结构域构成通道孔。图的上部分表示的是膜脂质双分子层膜细胞外表面的包含 N 端和 C 端的独立 α 亚单位。在 N 端和 C 端之间，α 亚单位形成 4 个螺旋结构（M_1、M_2、M_3、M_4），分布在细胞膜的双分子层上。图的下半部分表示的是成年哺乳动物肌肉 nAChR 的五聚体结构。两个亚单位的 N 端组合构成两个独立的乙酰胆碱（ACh）结合囊泡。这些囊泡位于 ε-α 亚单位和 δ-α 亚单位交界面。每个亚单位的 M_2 结构域是离子通道，该双配体离子通道对 Na^+ 及 K^+ 具有相同的通透性。Ca^{2+} 约占总通透性的 2.5%（From Naguib M, Flood P, McArdle JJ, Brenner HR: Advances in neurobiology of the neuromuscular junction: implications for the anesthesiologist, Anesthesiology 96:202-231, 2002, with permission from Anesthesiology.）

后也表达，它对于与细胞内钾离子大量释放相关的激动剂有着更强的反应[22]。

突触前效应

突触前受体参与调节乙酰胆碱在神经肌肉接头处的释放。运动神经末梢处同时存在烟碱受体和毒蕈碱受体。Bowman 指出突触前烟碱受体被乙酰胆碱激活并由正反馈调控系统发挥作用，当需要时（例如肌强直时）提供足够量的可供利用的乙酰胆碱[23]。现已经证明这些突触前受体是 $\alpha_3\beta_2$ 神经受体亚型，大多数临床应用的非去极化神经肌肉阻滞剂与 $\alpha_3\beta_2$ 胆碱能受体

有独特的亲和力，而琥珀酰胆碱对这类突触前受体亚型缺乏亲和力，非去极化和去极化神经肌肉阻滞剂对这种神经胆碱能受体作用的不同可以解释了使用任何一种非去极化肌松药后存在的典型衰减现象，而使用临床剂量的琥珀酰胆碱却没有衰减现象发生。

G 蛋白偶联的毒蕈碱受体也参与乙酰胆碱释放的反馈调节[24]。突触前 M_1 和 M_2 受体通过调节钙离子的内流分别参与乙酰胆碱释放的易化和抑制[24]；突触前的烟碱受体不直接参与乙酰胆碱的释放，而是参与乙酰胆碱的动员[25]。因此，非去极化神经肌肉阻滞剂阻滞了突触前的烟碱受体后，妨碍了乙酰胆碱的快速积聚，也就不能支持对强直刺激和四个成串（train-of-four, TOF）刺激的反应。而突触前毒蕈碱受体参与了释放机制介导的上调或下调。

琥珀酰胆碱的药理学

构　效　关　系

所有神经肌肉阻滞剂的结构都与乙酰胆碱的结构类似，为季铵类化合物。分子结构中季铵位点的阳电荷和乙酰胆碱的四价氮原子相似，因此神经肌肉接头部位的烟碱型胆碱能受体能吸引这些药物。这些受体同时也存在于体内的其他乙酰胆碱生理作用部位，例如自主神经节内的烟碱型受体和自主神经系统中交感和副交感神经的 5 种不同的毒蕈碱型受体。另外在神经肌肉接头突触前膜处还有大量的烟碱型受体和毒蕈碱型受体[19]。

去极化神经肌肉阻滞剂琥珀酰胆碱由两分子乙酰胆碱通过醋酸 - 甲基基团相连接（图 34-2）。正如 Bovet 所描述的那样[27]，琥珀酰胆碱是一个小而有柔韧性的分子。和其天然配体乙酰胆碱一样，琥珀酰胆碱在神经肌肉接头和自主神经毒蕈碱位点刺激胆碱能受体可使乙酰胆碱受体中的离子通道开放。

药代动力学和药效动力学

琥珀酰胆碱是唯一起效迅速而且作用时程超短的神经肌肉阻滞剂。琥珀酰胆碱的 ED_{95}（神经肌肉反应平均达到 95% 抑制时所需要的剂量）是 0.51 ~ 0.63mg/kg[27]。Kopman[28] 及其同事利用剂量 - 效应累积技术估算出琥珀酰胆碱的效能更强，其 ED_{95} 低于 0.3mg/kg。

给予 1mg/kg 的琥珀酰胆碱大约 60s 就能完全抑制神经肌肉对刺激的反应[29]。丁酰胆碱酯酶（也称为血

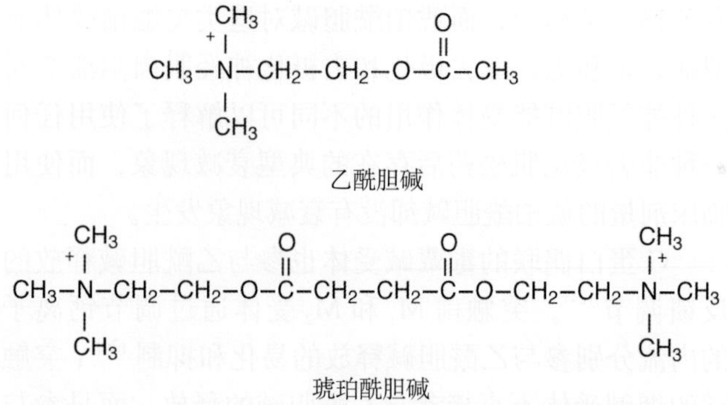

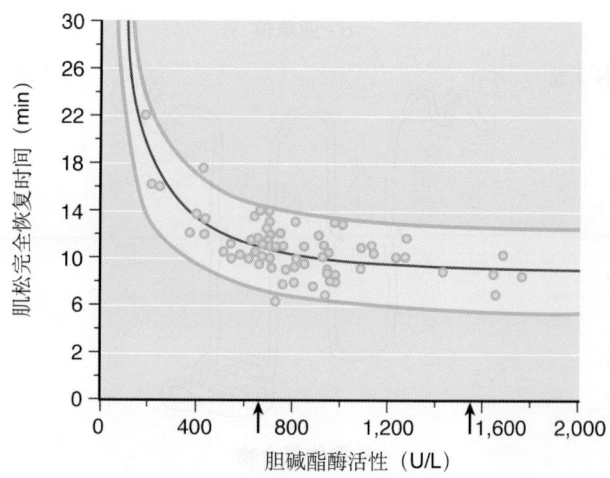

图 34-2 去极化神经肌肉阻滞剂琥珀酰胆碱和乙酰胆碱的结构关系。琥珀酰胆碱含有两个乙酰胆碱分子，彼此间通过醋酸 - 甲基基团相连。和乙酰胆碱相似，琥珀酰胆碱能够刺激神经肌肉接头处的烟碱受体

图 34-3 琥珀酰胆碱神经肌肉组织作用时程和丁酰胆碱酯酶活性之间的关系。丁酰胆碱酯酶活性的正常范围位于两个箭头间 *(From Viby-Mogensen J: Correlation of succinylcholine duration of action with plasma cholinesterase activity in subjects with the genotypically normal enzyme, Anesthesiology 53:517-520, 1980.)*

浆胆碱酯酶或假性胆碱酯酶）基因表型正常、活性正常的患者，给予 1mg/kg 的琥珀酰胆碱后肌肉强度恢复到 90% 水平需要 9～13min [30]。

琥珀酰胆碱作用时间短是因为它被丁酰胆碱酯酶迅速水解成琥珀酰单胆碱和胆碱。丁酰胆碱酯酶水解琥珀酰胆碱的能力很强，注射到体内的琥珀酰胆碱只有 10% 能到达神经肌肉接头 [31]。起初的代谢产物（琥珀酰单胆碱）与琥珀酰胆碱相比是一个非常弱的神经肌肉阻滞剂，随后被非常缓慢地代谢为琥珀酸和胆碱。琥珀酰胆碱的消除半衰期大约是 47s [32]。

因为神经肌肉接头处不存在或几乎没有丁酰胆碱酯酶，琥珀酰胆碱引发的神经肌肉阻滞作用要等琥珀酰胆碱从神经肌肉接头处扩散回循环中才能被消除。因此，在琥珀酰胆碱到达神经肌肉接头之前和离开神经肌肉接头之后，丁酰胆碱酯酶可以通过控制琥珀酰胆碱的水解速度影响琥珀酰胆碱的起效时间和作用时间。

二丁卡因值和丁酰胆碱酯酶活性

丁酰胆碱酯酶在肝内合成并释放到血浆中。该酶的浓度下降和活性降低会延长琥珀酰胆碱的神经肌肉阻滞时间。该酶的活性是指单位时间内水解底物的分子数（μmol），通常表示为国际单位（IU）。丁酰胆碱酯酶活性的正常值范围很大 [30]，当丁酰胆碱酯酶活性大幅度下降时，肌力恢复到 100% 基础水平所需的时间只有中等程度的延长（图 34-3）。

降低丁酰胆碱酯酶活性的因素有肝病 [33]、高龄 [34]、营养不良、妊娠、烧伤、口服避孕药、单胺氧化酶抑制剂、二乙氧膦酰硫胆碱、细胞毒性药物、肿瘤性疾病、抗胆碱酯酶药物 [35]、四氢氨基吖啶 [36]、己芴

铵 [37] 和甲氧氯普胺 [38]。特布他林的前体班布特罗对丁酰胆碱酯酶活性有明显的抑制作用，使琥珀酰胆碱的阻滞作用时间延长 [39]。β 受体阻滞剂艾司洛尔对丁酰胆碱酯酶活性也有抑制作用，但是仅轻微延长琥珀酰胆碱阻滞时间 [40]。

即使丁酰胆碱酯酶活性大幅度降低，琥珀酰胆碱作用时间也仅会中度延长，因此丁酰胆碱酯酶活性降低不是临床使用时的主要关注点。当由于肝病而使丁酰胆碱酯酶活性降低至正常的 20% 时，琥珀酰胆碱引起的呼吸停止时间也仅仅从正常的 3min 延长到 9min。当治疗青光眼使用二乙氧膦酰硫胆碱导致丁酰胆碱酯酶活性从 49% 下降到 0 时，神经肌肉阻滞作用时程也只会改变 2～14min，没有 1 例患者神经肌肉阻滞总时程超过 23min [41]。

二丁卡因值和非典型丁酰胆碱酯酶活性

如果患者存在丁酰胆碱酯酶遗传性变异，琥珀酰胆碱导致的神经肌肉阻滞作用将会明显延长。这种变异是由 Kalow 和 Genest [42] 发现的，表现为对二丁卡因有不同的反应。二丁卡因对正常的丁酰胆碱酯酶抑制作用很强而对异常的丁酰胆碱酯酶抑制作用相对较弱。这一发现促进了二丁卡因值试验的发展。在标准试验条件下，二丁卡因能抑制 80% 的正常丁酰胆碱酯酶，抑制 20% 异常的丁酰胆碱酯酶（表 34-1）。虽然二丁卡因抵抗型的变异是最重要的影响因素，但是许多其他的丁酰胆碱酯酶变异相继被发现。有关这一论

表 34-1　二丁卡因值和琥珀酰胆碱或美维库铵神经肌肉阻滞作用时程之间的关系

丁酰胆碱酯酶类型	基因型	发生率	二丁卡因值*	对琥珀酰胆碱或美维库铵的反应
典型纯合子	$E_1^u E_1^u$	正常	70 ~ 80	正常
非典型杂合子	$E_1^u E_1^a$	1/480	50 ~ 60	增强 50% ~ 100%
非典型纯合子	$E_1^a E_1^a$	1/3200	20 ~ 30	延长 4 ~ 8h

* 二丁卡因值代表酶受到抑制的百分数

题的更详细信息可以参考 Jensen 和 Viby-Mogensen 的综述[43]。

虽然二丁卡因值能提示个体在丁酰胆碱酯酶方面的基因变异，但是它并不能预测血浆中该酶的浓度。它取决于检测血浆中的丁酰胆碱酯酶活性，可能受并发疾病、治疗用药和基因型的影响。

人们对丁酰胆碱酯酶的分子生物学的认知已经非常清楚。已经检测出该酶的氨基酸序列，并且知道大部分基因变异都是由于编码错误所造成的[43]。大部分变异是因为酶活性中心或邻近部位发生了单个氨基酸取代错误或氨基酸排序错误。以非典型二丁卡因抵抗基因（A）为例，核苷酸 209 发生突变，鸟嘌呤被腺嘌呤取代。基因编码的这一变化导致酶 70 位点的甘氨酸被门冬氨酸取代。对氟抵抗基因（F）来说，可能发生了两个氨基酸的取代，243 位点上蛋氨酸取代了苏氨酸，390 位点上缬氨酸取代了甘氨酸。表 34-1 总结了多种已知的丁酰胆碱酯酶的基因变异：70 位点氨基酸取代写为 Asp Ø Gly。目前发现丁酰胆碱酯酶基因型新变异的工作仍在继续中[44]。

副 作 用

心血管效应

琥珀酰胆碱可诱发多种心律失常而且情况各异。该药物既刺激位于交感和副交感神经节上的胆碱能自主神经受体[45]也刺激心脏窦房结上的毒蕈碱受体。低剂量时，负性变力作用和变时作用可能都会发生。如先给予阿托品则会减弱这两种作用。大剂量应用琥珀酰胆碱时变力和变时作用都会转为正性[46]，导致窦性心动过速。全身性自主神经兴奋明显的临床表现是心律失常，主要是窦性心动过缓、结性心律和室性心律失常。很多临床观察已经阐述了不同条件下气管插管刺激引起的自主神经兴奋而表现出的心律失常。心律不齐的原因究竟是仅由琥珀酰胆碱的作用造成的还是由于额外增加的外在自主神经刺激所造成至今还不完全清楚。在非洲爪蟾卵母细胞中表达神经节乙酰胆碱受体 $\alpha_3\beta_4$ 亚型的离体研究中证实，只有在高浓度状态下，琥珀酰胆碱才对神经节乙酰胆碱受体的 $\alpha_3\beta_4$ 亚型表现出抑制效应，而临床相关浓度的琥珀酰胆碱对该体外表达的受体无效[47]。由于非洲爪蟾卵母细胞表达模型方法学上不具有临床等效性，这些研究结果能否应用于临床尚不清楚。

窦性心动过缓　刺激窦房结的毒蕈碱受体导致窦性心动过缓。迷走神经张力占主要作用时，例如未应用阿托品的儿童，窦房结的毒蕈碱受体受到刺激就会出现大的问题。窦性心动过缓也见于成人，特别是给完首次剂量后约 5min 再给第二剂量时更为常见[48]。阿托品、神经节阻滞药和非去极化神经肌肉阻滞药[49]可能会预防窦性心动过缓的发生。这些药物预防心动过缓的作用提示对心肌的直接作用，毒蕈碱受体刺激增加和刺激神经节等均与心动过缓反应相关。首次剂量后给第二剂量会使窦性心动过缓发生率升高，说明琥珀酰胆碱的水解产物（琥珀酰单胆碱和胆碱）可能使心脏对第二剂量增敏。

结性心律　琥珀酰胆碱用药后常发生结性心律。机制可能在于窦房结内的毒蕈碱受体兴奋性相对增加，使窦房结功能受到抑制而出现房室结起搏。给第二剂量的琥珀酰胆碱后结性心律的发生率升高，先给予 dTc 能防止结性节律的发生[49]。

室性心律失常　在麻醉平稳的情况下，琥珀酰胆碱降低猴和犬心室对儿茶酚胺所诱导的心律失常的阈值。给犬使用琥珀酰胆碱之后，循环中儿茶酚胺浓度增加 4 倍，钾浓度增加 1/3[50]。人体使用琥珀酰胆碱后也能观察到儿茶酚胺水平升高[51]。其他的自主神经刺激，如气管内插管、缺氧、高碳酸血症和外科操作，均可增强琥珀酰胆碱的这一效应。某些药物如强心苷类、三环抗抑郁药、单胺氧化酶抑制剂、外源性儿茶酚胺和氟烷可能降低心脏变力作用的室性阈值或增加儿茶酚胺致心律失常的效应。因此，在应用这些药物时，要注意此项副作用。使用琥珀酰胆碱继发的严重窦性和房室结性心率减慢也可能会导致室性逸搏心律。由于药物的去极化作用，骨骼肌的钾离子释放将进一步促进室性心律失常的发生。

高钾血症

原本钾离子正常的患者行择期外科手术时使用琥珀酰胆碱，由于肌松药的去极化作用，使血浆钾离子水平增加 0.5mmol/L。乙酰胆碱通道激活以后，钠离子内流同时伴随钾离子外流。人体可以耐受钾离子的轻微升高，因而一般不会产生心律失常作用。

肾衰竭患者与正常患者对琥珀酰胆碱的反应类似[52]。虽然证据不足，但是肾病尿毒症期的患者对琥珀酰胆碱诱发的高钾血症更为敏感[52-53]。

伴有代谢性酸中毒和低血容量的患者使用琥珀酰胆碱后可能会发生严重的高钾血症[54]。代谢性酸中毒和低血容量的兔模型使用琥珀酰胆碱后静息钾离子水平很高，发生了严重的高钾血症[55]，此时钾离子来自胃肠道而非骨骼肌[56]。伴有代谢性酸中毒和低血容量的患者在应用琥珀酰胆碱之前，应该尽可能过度通气并给予碳酸氢钠以纠正酸中毒。一旦发生高钾血症，治疗措施包括：立即过度通气，静脉推注氯化钙 1～2mg，1mmol/kg 的碳酸氢钠，成人给予 10U 胰岛素加入 50% 葡萄糖 50ml 静滴，儿童给予 0.15U/kg 胰岛素加入 1.0ml/kg 的 50% 葡萄糖中静滴。

Kohlschütter 等发现 9 例患有严重腹腔感染的患者给予琥珀酰胆碱之后有 4 例出现血清钾浓度升高，超过基线水平 3.1mmol/L[57]。如果持续腹腔内感染超过 1 周，就可能发生使用琥珀酰胆碱导致的高钾血症反应。

Stevenson 和 Birch 曾经详细报道过这样一个病例：患者为闭合性脑外伤，没有外周瘫痪，使用琥珀酰胆碱后发生了明显的高钾血症反应[58]。

身体严重创伤患者使用琥珀酰胆碱后的高钾血症也是危险的[59]，该危险情况发生在外伤一周后，此时输注琥珀酰胆碱后血清钾离子进行性上升。这种高钾血症风险会持续存在，这类研究中有 3 名严重创伤的患者受伤 3 周后表现出明显的高钾血症，血清钾浓度超过 3.6mmol/L。Birch 及其同事发现，提前给予 6mg 的 dTc 能防止琥珀酰胆碱引起的高钾血症反应[59]。在没有感染或没有持续的组织变性情况下，大面积创伤后至少 60 天内或直到受损肌肉充分愈合前，患者都容易发生高钾血症。

另外，像患有神经肌肉疾病而导致接头外乙酰胆碱受体增殖的任何一种情形，可能会对琥珀酰胆碱产生强烈的高钾血症反应。这类患者对神经肌肉阻滞剂的反应在本章后续部分还有详述。这些疾病包括造成偏瘫或截瘫的脑血管意外、肌营养不良和吉兰-巴雷综

合征（也参见第 42 章）。给予琥珀酰胆碱之后造成的高钾血症可达到使心脏停搏的水平。如需更深入了解获得性病理状态下琥珀酰胆碱诱发高钾血症的内容，请参考 Martyn 和 Richtsfeld 的综述[22]。

眼内压增加

琥珀酰胆碱通常会引起眼内压（intraocular pressure, IOP）增加。注射琥珀酰胆碱 1min 后 IOP 开始上升，2～4min 达到高峰，6min 时开始消退[60]。琥珀酰胆碱增加 IOP 的机制还不是很清楚，但是已知张力肌纤维收缩和（或）一过性脉络膜血管扩张参与了 IOP 增加。据报道，舌下含服硝苯地平会降低琥珀酰胆碱所致的 IOP 增加效应，这一点提示琥珀酰胆碱增加 IOP 的机制有循环因素的参与[61]。除非前房开放，否则即使 IOP 增加，眼科手术也并非应用琥珀酰胆碱的禁忌证。虽然 Meyers 等未能证实预先箭毒化能减弱琥珀酰胆碱引起的 IOP 增加[62]，但是许多其他研究人员已经发现预先注射小剂量非去极化神经肌肉阻滞剂（如 3mg dTc 或 1mg 泮库溴铵）将能预防琥珀酰胆碱诱发的 IOP 增加[63]。此外，Libonati 等曾经描述过对 73 例患有眼贯通伤患者在麻醉处理中使用琥珀酰胆碱的体会[64]，这 73 例患者中没有发生眼内容物被挤出的情况。因此，尽管要考虑潜在风险，但患有眼贯通伤的患者，在给予非去极化神经肌肉阻滞剂进行预处理后，配合谨慎调控的快速诱导，可以考虑使用琥珀酰胆碱。琥珀酰胆碱只是增加 IOP 的很多因素之一[62]，其他因素包括气管内插管以及带有气管导管时患者的呛咳等。减少 IOP 升高概率最为重要的是患者一定要处于良好的麻醉状态，不要有肌张力过高或咳嗽动作。由于现在可以使用快速起效的非去极化神经肌肉阻滞剂罗库溴铵，所以可以不使用琥珀酰胆碱而实施快速顺序诱导麻醉气管内插管。最后要说明的一点是，如果在眼科手术过程中，患者的麻醉深度过浅则不能用琥珀酰胆碱制动，加深麻醉时应该提醒术者暂停手术操作。必要时也可以用非去极化肌松药加深神经肌肉阻滞程度。

胃内压增加

琥珀酰胆碱引起持续 IOP 增加，与此不同的是琥珀酰胆碱引起的胃内压（intragastric pressure, IGP）增加变化性很大。琥珀酰胆碱引起胃内压增加可能是因为腹部骨骼肌发生肌束颤搐造成的。腹部骨骼肌发生肌束颤搐会造成胃内压增加并不奇怪，如果有更多的腹部骨骼肌协同作用（如直腿抬高），胃内压可能会高达 120cm H_2O。除此以外，琥珀酰胆碱的胆碱能样效

应可能也是增加胃内压的一部分因素。Greenan 观察到直接刺激迷走神经会引起胃内压持续增加 4 ~ 7cm H_2O [65]。

Miller 和 Way 研究了 30 例使用琥珀酰胆碱的患者，发现其中有 11 例根本没有胃内压增加，但是有 5 例胃内压增加大于 30cmH_2O [66]。琥珀酰胆碱引起的胃内压增加似乎与腹部骨骼肌发生肌束颤搐的强度有关，因此，先应用非去极化神经肌肉阻滞剂预处理，防止发生肌束颤搐后就不会出现胃内压升高。

琥珀酰胆碱引起的胃内压增加是否会导致贲门功能不全呢？一般来说，胃内压要超过 28cm H_2O 才能引起贲门功能不全，但是在妊娠、腹水、肠梗阻或食管裂孔疝而引起腹胀时，食管入胃的正常斜角发生改变，胃内压小于 15cmH_2O 时便经常发生贲门功能不全 [66]。在这些情况下，使用琥珀酰胆碱很明显容易造成胃内容物反流，因此应该采取谨慎措施防止肌束震颤的发生。气管内插管可以用非去极化神经肌肉阻滞剂辅助完成或者在给琥珀酰胆碱前先给予非去极化神经肌肉阻滞剂进行预处理。虽然我们可以很好地记录到琥珀酰胆碱引起的 IGP 增加，但其临床危害的证据尚不清楚。

婴儿和儿童使用琥珀酰胆碱后不会出现肌束震颤或者肌束震颤非常轻微，因此这一年龄段的患者使用琥珀酰胆碱不会出现胃内压增加 [67]。

颅内压增加

琥珀酰胆碱有增加颅内压的潜在危险 [68]。短暂增加颅内压的机制和临床意义尚不清楚，但是进行非去极化神经肌肉阻滞剂预处理后使用琥珀酰胆碱就能够避免颅内压的增加 [68]。

肌痛

琥珀酰胆碱引起肌痛的发生率变化范围很大，为 0.2% ~ 89% [69]。琥珀酰胆碱引起肌痛更常见于小手术之后，特别是女性患者或门诊手术的患者更容易发生，而卧床患者肌痛发生率相对较低 [70]。Waters 和 Mapleson 推测琥珀酰胆碱引起的肌痛是继发于肌麻痹之前相邻的肌肉不同步收缩所导致的肌损伤 [70]。使用琥珀酰胆碱后出现肌红蛋白血症和血清肌酸激酶上升证实了这一观点 [71]。预先注射小剂量非去极化神经肌肉阻滞剂可以明显预防琥珀酰胆碱诱发的肌束颤搐 [71]。然而采用这种方法防止肌痛的效果尚不清楚，多数研究人员声称预注非去极化神经肌肉阻滞剂对防止肌痛无效 [69]。有人证实前列腺素抑制剂（赖氨酸乙酰水杨酸）预处理能有效降低琥珀酰胆碱引起的肌痛 [72]，这

一发现提示前列腺素和环氧合酶对琥珀酰胆碱引起的肌痛起一定的作用。还有研究人员发现门诊手术的患者即使没用琥珀酰胆碱也发生了术后肌痛 [73]。

咬肌痉挛

成人 [74] 和儿童 [75] 使用琥珀酰胆碱后咬肌张力增加是较为常见的反应。Meakin 等指出琥珀酰胆碱剂量不足可能是儿童频发咬肌痉挛的原因 [75]。这种肌张力的增加是神经肌肉接头过强收缩的反应，但是不能作为恶性高热的诊断指标。虽然咬肌张力增加可能是恶性高热的早期征象，但是恶性高热并不总是伴有咬肌张力增加 [76]。目前如果单有咬肌痉挛并不是更换麻醉药物以避免触发恶性高热的指征 [77]。

临 床 应 用

尽管琥珀酰胆碱有很多不良反应但仍然被普遍应用。琥珀酰胆碱受到普遍欢迎可能是因为其起效迅速，神经肌肉阻滞充分，作用时间短的缘故。与过去相比较而言，使用琥珀酰胆碱进行气管内插管已经不是太普遍，但是它还是麻醉快速诱导可选择的一种神经肌肉阻滞剂。尽管人们推荐使用 1mg/kg 剂量的琥珀酰胆碱用药 60s 后辅助气管插管，但是仅用 0.5 ~ 0.6mg/kg 的琥珀酰胆碱 60s 后已经可以达到充分的插管条件 [78]。将琥珀酰胆碱的剂量由 1.0mg/kg 减为 0.6mg/kg 后可以降低血氧饱和度下降的发生率，但并不缩短膈恢复自主运动的时间 [79]。减小琥珀酰胆碱的使用剂量只要不影响提供充分的气管插管条件和随后的充分通气就是令人感兴趣的 [79]。

使用琥珀酰胆碱进行气管插管后一般都用非去极化神经肌肉阻滞剂维持神经肌肉阻滞。先前给予的琥珀酰胆碱会增强后续的非去极化神经肌肉阻滞剂的阻滞深度 [80-81]，但是对作用时间的影响却不同。琥珀酰胆碱对泮库溴铵、哌库溴铵或美维库铵的作用时间没有影响 [82]，但却增加了阿曲库铵和罗库溴铵的作用时间 [80,83]，这些差异的原因不清楚。

神经肌肉阻滞监测发现使用大剂量琥珀酰胆碱后阻滞的性质由去极化肌松药的特点转为非去极化肌松药的特点。很明显使用琥珀酰胆碱的剂量和持续时间均有助于这种转变，然而它们各自对此的相对贡献尚不清楚。

应用不同剂量琥珀酰胆碱单次静注后给予 TOF 刺激和强直刺激可以检测到强直后增强和衰减等现象 [84]。好像某些 II 相阻滞的特征明显源于初次剂量的琥珀酰胆碱（例如仅 0.3mg/kg 小剂量）[84]，TOF 刺激后的衰

减是由于神经肌肉阻滞剂的突触前效应而致。有人推测大剂量使用琥珀酰胆碱后 TOF 出现衰减的病因是由于琥珀酰胆碱对突触前 $\alpha_3\beta_2$ 烟碱型 AChR 亚型具有浓度依赖性的亲和力，这个浓度常常超出了正常临床浓度范围[47]。

与抗胆碱酯酶的相互作用

新斯的明和吡啶斯的明抑制丁酰胆碱酯酶，也抑制乙酰胆碱酯酶。在使用残余肌松药拮抗剂后再给予琥珀酰胆碱的情况下（比如存在喉痉挛时），琥珀酰胆碱的作用会变得显著且明显延长。Sunew 和 Hicks 发现，给新斯的明（5mg）5min 后使用琥珀酰胆碱（1mg/kg）产生的肌松效应延长 11～35min[35]。这可能是因为新斯的明部分抑制了丁酰胆碱酯酶的活性。给新斯的明 90min 后丁酰胆碱酯酶的活性也只能恢复到基础水平的 50% 以下。

非去极化神经肌肉阻滞剂

神经肌肉阻滞药物在麻醉中的应用起源于南美洲印第安人弓箭上的毒药或者箭毒。有几种非去极化神经肌肉阻滞剂是从天然植物中提纯而来的。例如 dTc 是从亚马逊的藤本植物南美防己属中分离取得的。类似地，甲筒箭毒和双烯丙毒马钱碱这些半合成品来自于南美防己属和马钱属。马洛易亭（Malouetine）是第一个甾体类神经肌肉阻滞剂，最早来源于生长在中非刚果民主共和国丛林中的 Malouetia bequaertiana。泮库溴铵、维库溴铵、哌库溴铵、罗库溴铵、拉库溴铵、阿曲库铵、杜什库铵、美维库铵、顺式阿曲库铵、更他氯铵和戈拉碘铵等常用药物都是合成品。

非去极化神经肌肉阻滞剂根据化学结构的不同可分为甾体类、苄异喹啉类和其他复合物类。根据等效剂量的起效时间和作用时程可以分为长效、中效和短效肌松药（表 34-2）。

构 效 关 系

非去极化神经肌肉阻滞剂最初被 Bovet 归类为 pachycurares[26]，认为是结合成精密环形结构具有胺功能的大分子。两类被广泛研究的合成类非去极化神经肌肉阻滞剂是：①氨基甾体类，分子间距由雄（甾）烷骨架构成；②苄异喹啉类，分子间距由线性二酯链构成。箭毒例外，由二甲苯醚构成。想了解更详细的构效关系可参考 Lee 的论著[85]。

苄异喹啉化合物

dTc 是一种双苄基四氢异喹啉胺类结构的非去极化肌松药（图 34-4）。Everett 及其同事通过磁共振光谱和甲基化 / 脱甲基化的研究证明了 dTc 含有 3 个 N- 甲基基团[86]。一个胺是四价（4 个氮基稳定荷电），另一个是三价（3 个 pH 依赖的氮基荷电）。在生理学 pH 值条件下三价氮质子化使其带正电荷，Waser[87] 和 Hill[88] 及其同事总结了双苄异喹啉化合物的构效关系如下（图 34-4）：

1. 氮原子结合到异喹啉环中使得庞大的分子倾向于非去极化。
2. 带电荷的胺基团之间距离大约为 1.4nm。
3. 起到阻断神经节和释放组胺作用的可能是叔胺基团。
4. 当 dTc 的叔胺基团和羟基基团甲基化后，即成为甲筒箭毒，其药效强于 dTc，但是其阻断神经节和释放组胺作用要弱于 dTc（图 34-4）。甲筒箭毒有 3 个甲基基团，一个使 dTc 的叔胺基团季胺化，另外 2 个在酚羟基基团形成甲基乙醚。
5. 双季胺化合物活性要比单季胺化合物活性强，dTc

表 34-2 根据使用 2 倍 ED95 剂量时作用时间将非去极化神经肌肉阻滞剂分类（T_1 时间为恢复到对照值的 25% 的时间）*

	临床作用时间			
	长效（>50min）	中效（20～50min）	短效（10～20min）	超短效（<10min）
甾体类肌松药	泮库溴铵	维库溴铵 罗库溴铵		
苄异喹啉类	d- 筒箭毒碱	阿曲库铵 顺式阿曲库铵	美维库铵	
非对称混合氯化延胡索酸盐		CW002		更他氯铵

T_1，四个成串刺激的第一个颤搐。
* 大部分非去极化肌松药为双季铵化合物，d- 筒箭毒碱、维库溴铵、罗库溴铵是单季铵化合物

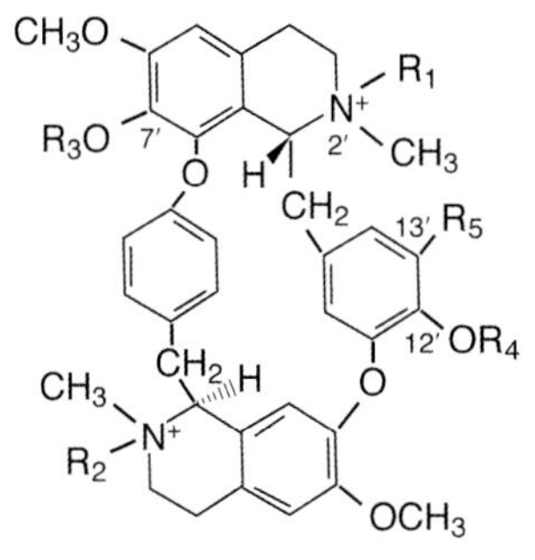

环苄基异喹啉

环苄基异喹啉衍生物

名称	R₁	R₂	R₃	R₄	R₅	1	1'
d-筒箭毒碱	CH₃	H	H	H	H	S	R
甲筒箭毒	CH₃	CH₃	CH₃	CH₃	H	S	R
南美防己素	CH₃	CH₃	H	H	H	S	R

R 和 S 代表命名碳原子的立体化学构象

图34-4　d-筒箭毒碱、甲筒箭毒碱和南美防己素的化学结构

双季胺衍生物的药效是 dTc 的 2 倍（图34-4）。

6. 季胺上的甲基若被大基团取代，则药效下降，作用时间减短。

阿曲库铵是一个通过二醚结构碳氢链把异喹啉的氮原子连接起来的二苄基取代的四氢异喹啉化合物（图34-5）。四价氮原子与酯羰基之间的两个碳原子的间距令其易于被 Hofmann 降解[89]，且阿曲库铵也能进行酯水解。Hofmann 降解反应通过去掉一个 C-N 键把季胺转化为叔胺。这个反应主要取决于酸性强度和温度，酸性越强、温度越高，反应越容易进行。

位于阿曲库铵的 2 个胺基基团的邻近 2 个手性碳原子上有 4 个手性中心，由 10 种同分异构体组成[89]，根据四氢异喹啉环的构型把这些异构体主要分为三种

几何异构体，即：顺-顺、顺-反和反-反[89]，三种异构体的比率大约是 10∶6∶1。即顺-顺占 50%～55%，顺-反占 35%～38%，反-反占 6%～7%。

顺式阿曲库铵是阿曲库铵的 1-R 构型和 1'R 构型的顺式异构体，占阿曲库铵重量的 15%，但其神经肌肉阻滞活性要比阿曲库铵强 50%（图34-5）。R 表示的是苄基四氢异喹啉环的绝对化学立体构型，cis 则代表碳 1-位的二甲氧基和 2-烷酯基的相对几何构型[90-91]。顺式阿曲库铵与阿曲库铵一样通过 Hofmann 降解反应而代谢，其活性大约是阿曲库铵的 4 倍，顺式阿曲库铵不会像阿曲库铵那样引起组胺的释放[90,92]，这表明组胺释放可能是立体特异性的[90,93]。

美维库铵结构因增加了甲氧基而不同于阿曲库铵（图34-5）。与其他异喹啉类肌松药相比，美维库铵的两氮原子之间的链长度较长（16 个碳原子）[88]。美维库铵包括了三种立体异构体[94]，活性较高的是反-反和顺-反异构体（各占重量的 57%、37%，w/w），顺-顺异构体（占重量的 6%，w/w）在动物（猫和猴子）的体内活性仅仅是另外两种异构体的 1/10[94]。美维库铵通过丁酰胆碱酯酶以大约为琥珀酰胆碱代谢速度的 70%～80% 代谢为一种二碳酸和一种单酯物[9]。

甾体类肌松药

甾体化合物具有神经肌肉阻滞作用的特性是分子中两个氮原子之一季铵化，其中促进化合物在突触后膜与胆碱受体（nAchRs）作用的是乙酰酯基（乙酰胆碱样基团）。

泮库溴铵分子特点是 A 和 D 环上的两个乙酰酯基团，它是一个很强的肌松药，同时具有松弛迷走神经和抑制丁酰胆碱酯酶作用（图34-6）[95]，3 羟基或 17 羟基脱乙酰化会导致其活性下降[96]。

维库溴铵的 2-哌啶位未甲基化，是泮库溴铵 N-

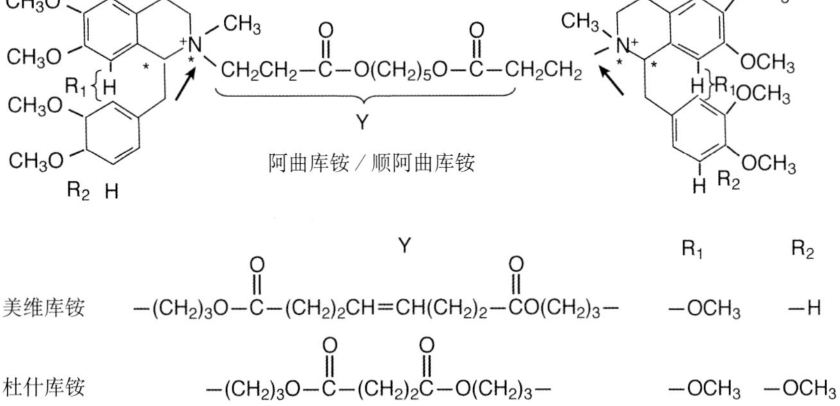

	Y	R₁	R₂
美维库铵	—(CH₂)₃O—C(=O)—(CH₂)₂CH=CH(CH₂)₂—CO(CH₂)₃—	—OCH₃	—H
杜什库铵	—(CH₂)₃O—C(=O)—(CH₂)₂C—C(=O)—O(CH₂)₃—	—OCH₃	—OCH₃

图34-5　阿曲库铵、顺式阿曲库铵、美维库铵和杜什库铵的化学结构。*代表手性中心处；箭头代表 Hofmann 消除的裂解部位

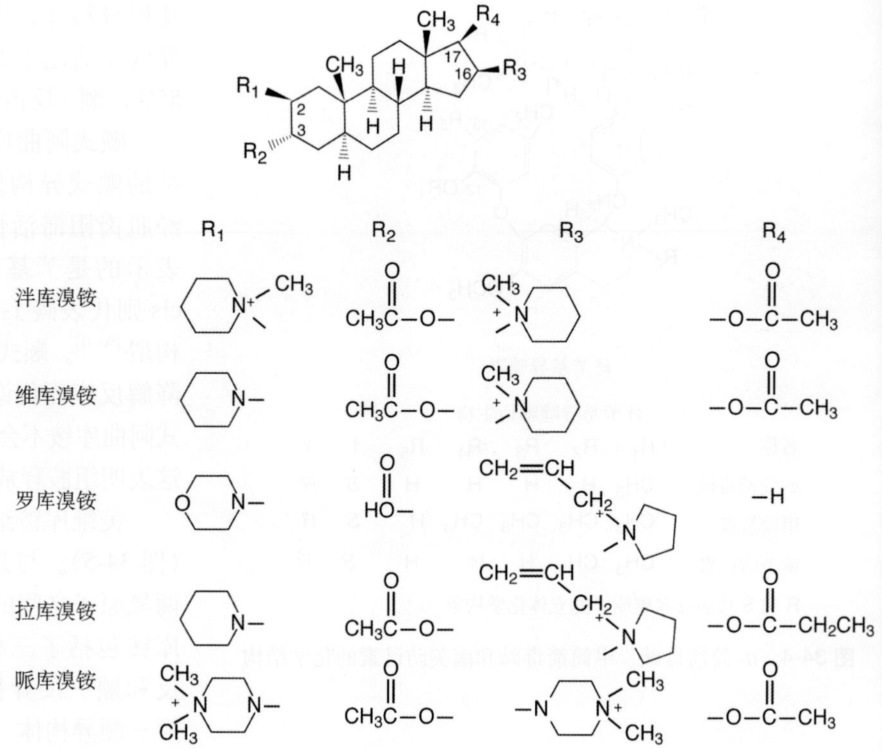

	R₁	R₂	R₃	R₄
泮库溴铵				
维库溴铵				
罗库溴铵				
拉库溴铵				
哌库溴铵				

图 34-6 不同甾体类神经肌肉阻滞剂的化学结构

去甲基化的一个衍生物（图 34-6）[7]。在生理 pH 值条件下，类似 dTc，叔胺基团大部分被质子化。分子修饰的微小变化导致：①比泮库溴铵的活性略增加；②松弛迷走神经的作用要弱得多；③在溶液中不稳定；④脂溶性增加，因此维库溴铵的胆汁消除率比泮库溴铵要高[88]。

维库溴铵因在 C₃ 和 C₁₇ 处的乙酰酯基水解而被降解。由于在水溶液中 C₃ 位的乙酸根比 C₁₇ 位的更易于被水解，所以 C₃ 位的水解是主要降解通路，这是因为相邻的 2- 哌啶促进了 3 位乙酸根的水解。因此，维库溴铵不能制备成有足够有效期可立即可用的注射液，甚至不能制成缓冲液。相反泮库溴铵的 2- 哌啶是被质子化的，不再呈碱性因而不再促进 3- 乙酸根水解。

在罗库溴铵甾核的 A 环中没有泮库溴铵和维库溴铵都有的乙酰酯基（图 34-6），在 2 位和 16 位引入环状取代基而非哌啶基，就获得了这个比维库溴铵和泮库溴铵起效更快的化合物[97]。维库溴铵和泮库溴铵连接在四价氮原子上的甲基基团，在罗库溴铵中则被烯丙基取代，这种变化结果令罗库溴铵的活性分别比泮库溴铵和维库溴铵弱 6 倍和 10 倍[97-99]。罗库溴铵 A 环上的乙酰酯羟基化之后致使其水溶液变得稳定。室温下罗库溴铵可保存 60 天，而泮库溴铵则是 6 个月。保存期的差异主要原因是：罗库溴铵生产中要终点消

毒，可导致部分分解，而泮库溴铵生产不需此工序。

不对称混合氯化延胡索酸盐

更他氯铵（Gantacurium）和 CW002 是一类新的双季铵非去极化肌松药（图 34-7）。更他氯铵是一种不对称混合氯化延胡索酸盐，因其起效迅速、持续时间短及其特别的失活方式而成为一种独特的非去极化肌松药[11, 100]。由于在碳链末端的四价氮原子和氧原子之间存在三个甲基基团，该化合物不会发生 Hofmann 降解反应[100]。

在健康志愿者和各种动物实验中发现其作用时间是超短效的。在接受笑气 - 阿片类麻醉剂麻醉的人类志愿者使用更他氯胺的 ED₉₅ 为 0.19mg/kg[100]，阻滞起效时间和恢复时间类似于琥珀酰胆碱，使用约 2.5 倍 ED₉₅ 剂量更他氯铵后，1.5min 达最大阻滞效果。给予 1 倍 ED₉₅ 剂量更他氯铵后自然恢复至 TOF 值 0.9 或以上时间为 10min，给予 2 ~ 2.5 倍 ED₉₅ 剂量后完全自然恢复时间为 14 ~ 15min。若开始自然恢复时使用腾喜龙，恢复加快。使用 3 倍 ED₉₅ 剂量或更多后会发生短暂的低血压和心动过速，有研究显示给予这样的剂量后会发生组胺释放[100]。

更他氯铵有两种失活途径，一种是酯键慢性水解，另一种方式发生非常迅速，是通过非必需氨基酸半胱氨酸内收产生一个新的不再与神经肌肉接头处的

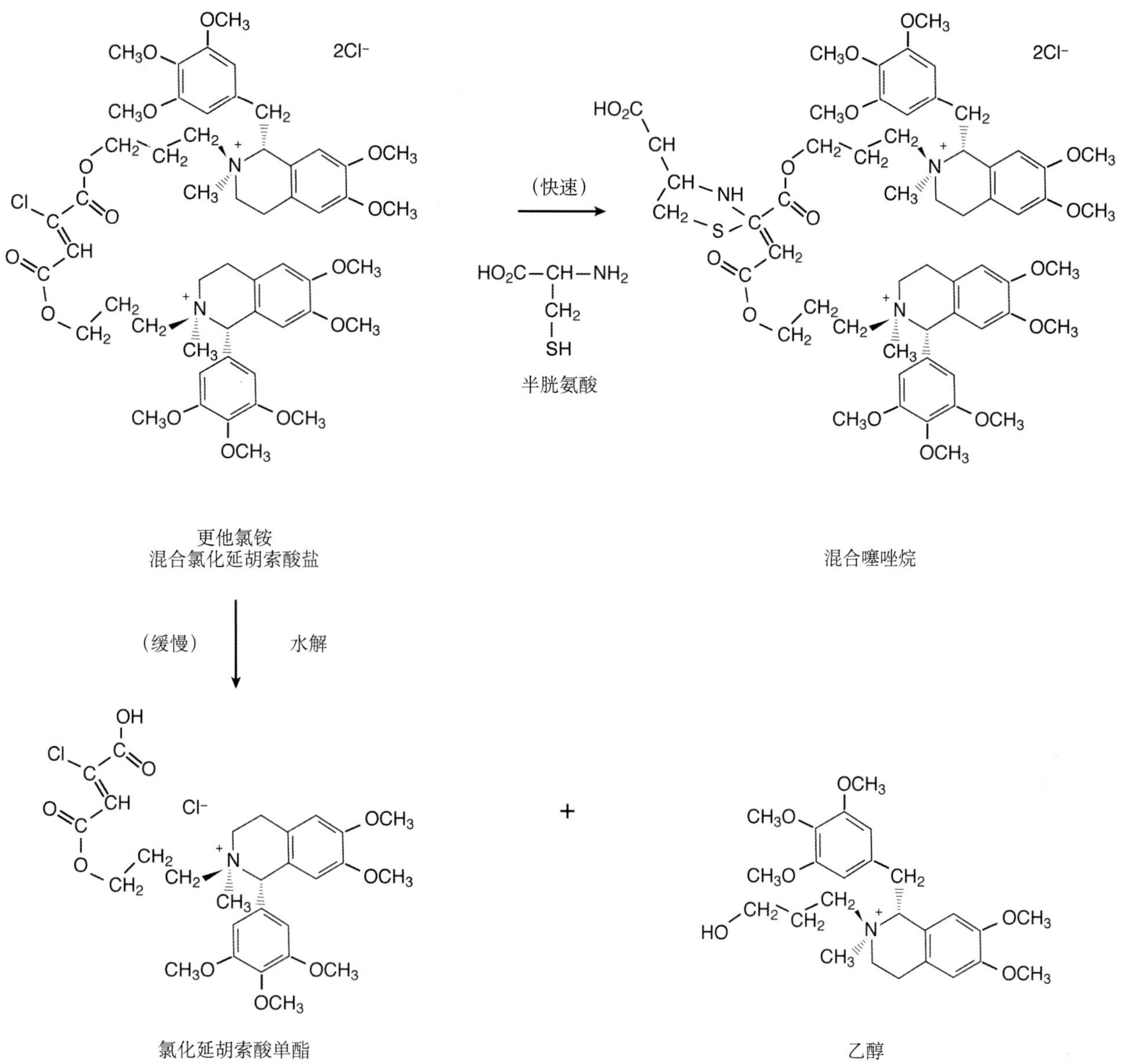

图 34-7　更他氯铵（混合氯化延胡索酸盐）的化学结构。在人体全血当中更他氯铵有两种不经酶的灭活方式：①以半胱氨酸取代氯，迅速形成明显失活的半胱氨酸产物；②与氯相邻的酯键慢性水解为氯化延胡索酸单酯和乙醇 *(From Boros EE, Samano V, Ray JA, et al: Neuromuscular blocking activity and therapeutic potential of mixed-tetrahydroisoquinolinium halofumarates and halosuccinates in rhesus monkeys, J Med Chem 46:2502-2515, 2003.)*

乙酰胆碱受体结合的化合物而实现的[101]。这种独特的失活方式可能为该药超短效持续时间做出了解释，也为缩短更他氯铵所致神经肌肉阻滞的恢复时间提供了一种新的方式[102]。

　　CW002 是不对称延胡索酸更他氯铵的一种类似物，人们合成它以减缓其 L- 半胱氨酸内收速度，由于其代谢缓慢，令其获得中等作用时间。在动物实验中它所致的非去极化阻滞能够被新斯的明拮抗。在使用 CW002 后 1min 给予 L- 半胱氨酸可有效加速神经肌肉功能恢复时间，而给予新斯的明则不能[22]。尚需要志愿者研究以探讨其是否在起效时间、恢复和容易拮抗等方面比现有肌松药有所改善。

非去极化神经肌肉阻滞剂的效能

　　药物的效能一般通过剂量 - 效应关系表示。产生预期肌松效能所需的神经肌肉阻滞剂的剂量（例如 50%、90% 或 95% 颤搐抑制所需要的剂量通常分别表示为 ED_{50}、ED_{90}、ED_{95}）就是神经肌肉阻滞剂效能[9, 98, 103-114]。各种神经肌肉阻滞剂有不同的效能，见表 34-3 和图 34-8，影响神经肌肉阻滞剂效能的因素见药物的相互作用部分。非去极化神经肌肉阻滞剂的量效曲线成 S 型（图 29-13），可以有多种方法推导出来。最简单的方法就是在 25% ~ 75% 神经肌肉阻滞水平之间的半对数曲线接近线性部分做线性回归。还有

表 34-3　非去极化神经肌肉阻滞剂在人体的剂量 - 效应关系*

	ED$_{50}$（mg/kg）	ED$_{90}$（mg/kg）	ED$_{95}$（mg/kg）	参考文献
长效肌松药				
泮库溴铵	0.036(0.022 ~ 0.042)	0.056(0.044 ~ 0.070)	0.067(0.059 ~ 0.080)	98，103
d- 筒箭毒碱	0.23(0.16 ~ 0.26)	0.41(0.27 ~ 0.45)	0.48(0.34 ~ 0.56)	103
中效肌松药				
罗库溴铵	0.147(0.069 ~ 0.220)	0.268(0.200 ~ 0.419)	0.305(0.257 ~ 0.521)	98,104 ~ 106
维库溴铵	0.027(0.015 ~ 0.031)	0.042(0.023 ~ 0.055)	0.043(0.037-0.059)	103
阿曲库铵	0.12(0.08 ~ 0.15)	0.18(0.19 ~ 0.24)	0.21(0.13 ~ 0.28)	103
顺式阿曲库铵	0.026(0.015 ~ 0.031)		0.04(0.032 ~ 0.05)	107 ~ 109,371
短效肌松药				
美维库铵	0.039(0.027 ~ 0.052)		0.067(0.045 ~ 0.081)	9,110 ~ 112
超短效肌松药				
更他氯铵	0.09		0.19	100

* 数据是报告值的中位数和范围。刺激尺神经拇内收肌的肌电图振幅或拇内收肌的收缩力分别下降 50%、90% 和 95% 时的药物剂量分别为 ED$_{50}$、ED$_{90}$、ED$_{95}$

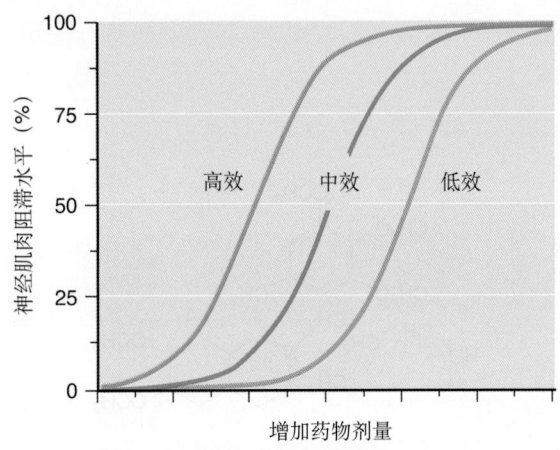

图 34-8　肌松药剂量相对神经肌肉阻滞的半对数曲线示意图。高效能肌松药的代表是杜什库铵，中效肌松药的代表是阿曲库铵，低效肌松药的代表是戈拉碘铵。该图说明肌松药相对效能大约相差 2 个数量级的范围

就是把量效曲线全长做对数转化成为线性或者用 S 型 E$_{max}$ 模型做非线性回归：

$$Effect(e) = .\backslash F \left(dose_e{}^{\gamma}, dose_e{}^{\gamma} + dose_{e50}{}^{\gamma}\right)$$

有关神经肌肉接头处神经肌肉阻滞剂的浓度和效应的关系还有更复杂的模型，将在以后讨论[115-116]。

临床管理

使用神经肌肉阻滞剂的主要目的是在麻醉诱导期令声门和下颌区肌肉松弛以辅助气管内插管；松弛呼吸肌特别是膈以控制通气；术中尤其是在腹部手术或者腹腔镜手术期间通常需要松弛腹肌和膈。在

神经肌阻滞恢复期间，重要的是神经肌力量完全恢复，以确保自主通气、缺氧时呼吸的正常调节能力和上呼吸道肌群维持气道保护的能力。明确选择神经肌肉阻滞剂首次剂量、追加使用神经肌肉阻滞剂的时机、应用抗胆碱酯酶药物的时机和监测结果的意义等需要掌握不同肌群对神经肌肉阻滞剂的不同敏感性这一知识。

虽然现在使用神经肌肉阻滞剂辅助气管内插管可能成为了常规操作，但是过去有人提议给大多数患者联合使用丙泊酚和快速起效阿片类药物可以提供良好到极好的气管插管条件，然而需要相对大剂量的阿片类药物以获得满意的插管条件。Mencke 及其同事证明在丙泊酚 - 芬太尼诱导方法使用阿曲库铵可显著改善插管条件且把插管后声带损伤率由 42% 降低到 8%[117]，术后声音嘶哑发生率也从 44% 明显降低至 16%[117]。Combes 及其助手证实气管插管时使用神经肌肉阻滞剂降低了术后上呼吸道并发症发生率，提供更好的插管条件，也减少了因深麻醉而引起的血流动力学不良反应发生率[118]。不使用神经肌肉阻滞剂实施气管插管的患者 Cormack 评分 3 ~ 4 分者增加 3 ~ 4 倍，困难气管插管更常见（12% *vs.* 1%）。

当不宜追加使用神经肌肉阻滞剂时，有几种方法可以用来增强外科松弛效果，包括应用挥发性麻醉剂或丙泊酚加深全麻深度、使用区域麻醉、将患者正确摆放于手术台上以及适当地调节神经肌肉阻滞深度。选择上述一种或几种方法取决于外科手术预计尚需的时程、麻醉技术和所需做的外科操作等，重要的是要牢记有以上方法可供选择，以避免只依赖神经肌肉阻滞剂来达到所需的松弛程度。

不同肌群不同的敏感度

不同肌群神经肌接头对神经肌肉阻滞剂效应的敏感度变异很大，Paton 和 Zaimis 在 1951 年证明了某些呼吸肌，比如膈，比其他肌群对箭毒更耐药[118a]。阻滞膈需要的非去极化神经肌肉阻滞剂剂量是拇内收肌需要量的 1.5 ~ 2 倍，因此不要指望可以阻断拇内收肌神经肌传递的神经肌肉阻滞剂剂量能完全阻滞膈[119]。类似地，喉内收肌比拇内收肌这样的外周肌肉对非去极化肌松药更加耐药[120]，神经肌肉阻滞剂所有推荐剂量及其拮抗剂都是如此。人们记录了维库溴铵、罗库溴铵、顺阿曲库铵和美维库铵等对喉内收肌的效应不足现象[120-122]。Plaud 及其同事研究了肌松药对拇内收肌和喉内收肌的药代动力学和药效学关系[123]，他们发现产生 50% 最大阻滞的效应室浓度在喉内收肌处（1.5μg/ml）显著高于拇内收肌处（0.8μg/ml）。强有力的证据显示几乎所有药物在膈或喉肌的 EC_{50} 都比拇内收肌的高 50% ~ 100%，这些差异可能由于多种因素中的任何一个引起。Waud 等发现在使用箭毒后，神经肌传递在膈的自由受体约有 18% 时仍然发生，而在外周肌处时直到自由受体达 29% 时才发生[124]，其原因可能是受体浓度越高，释放乙酰胆碱越多，或者乙酰胆碱酯酶活性越低。像在外周肌肉一样的慢肌纤维乙酰胆碱受体密度越低这一现象，部分解释了其比喉内收肌这样的快肌纤维神经肌传递安全范围更低的原因。肌肉对琥珀酰胆碱的敏感度与其他神经肌肉阻滞剂不同，琥珀酰胆碱是唯一一种等效剂量在声带引起的神经肌肉阻滞比拇内收肌更强的肌松药。数据显示琥珀酰胆碱与非去极化肌松药相比，在阻滞主要以快肌纤维组成的肌肉方面更有效[125]。

尽管膈和喉内收肌对神经肌肉阻滞剂相对耐药，但其神经肌肉阻滞起效时间明显比拇内收肌更快，Fisher 及其同事提出的假说认为这些位于中心的肌肉处神经肌肉阻滞剂浓度在血浆和效应室之间迅速达到平衡[更短的效应点平衡半衰期（$t_{1/2}k_{e0}$）]可以解释这种现象[126]。达到平衡状态加速度差不多就代表了不同区域局部血流情况，因此，决定非去极化神经肌肉阻滞剂起效和消除时间的因素更重要的是肌肉血流而不是药物本身效能。膈或喉部每克肌肉平均血流量更多令其在快速重分布发生前的短暂时间内接收到更高血浆峰浓度的药物。Plaud 及其同事通过证明传递率常数（例如 $t_{1/2}k_{e0}$）在喉内收肌处（2.7min）比拇内收肌处（4.4min）更快证实了这一假说[123]。由于对神经肌阻滞耐受比拇内收肌更大，所以呼吸肌和腹壁肌比拇内收肌恢复更快。呼吸肌内神经肌肉阻滞剂血浆浓度在神经肌肉功能开始恢复时比拇内收肌内下降的更多，所以其恢复发生得更快。

相反，上呼吸道肌肉对肌松药的药效特别敏感，咬肌比拇内收肌对非去极化神经肌肉阻滞剂的敏感性高 15%[127]。甚至当拇内收肌肌力几乎恢复至基础水平时，上呼吸道肌肉还可能存在明显乏力状态。拇内收肌 TOF 值低于 0.9 与咽喉功能受损、食管上段括约肌静息张力下降及吞咽相关肌肉协调能力减弱等相关，这些会导致吞咽失调或误吸发生率增加[128]。由于呼吸肌对神经肌肉阻滞剂的耐药性，带有气管导管患者可能肌力不足但可以维持通气，然而一旦拔除气管导管，可能无法维持气道开放或保护气道[129]。这可能是麻醉后苏醒室（PACU）内 TOF 值 < 0.9 的患者比那些 TOF 值 ≥ 0.9 的患者更容易发生呼吸不良事件的原因。

剂　　量

常用剂量指南

选择一个非去极化神经肌肉阻滞剂的合适剂量是非常重要的，既要确保达到所需的肌松效应又要求不能过量（表 34-4 和表 34-5）。最大阻滞强度受剂量的直接影响，如果使用小剂量神经肌肉阻滞剂，可能不会发生神经肌肉阻滞，因为所用剂量不足以超过神经肌肉接头的安全范围。当使用的剂量低于达到 100% 神经肌肉阻滞需要的剂量时，达到最大效应所需时间取决于神经肌肉阻滞剂的效能和到达肌肉的血流量，这不依赖于所用剂量。然而当所使用剂量足够高以致神经肌肉阻滞达 100% 时，达到最大阻滞效应所需时间依赖于所用神经肌肉阻滞剂的剂量。在高于某一剂量点之前，较大剂量会加快起效时间[130]。超过该剂量点后，增加神经肌肉阻滞剂剂量不再加快最大效应起效时间，且可能引起术后神经肌肉阻滞。

除了对神经肌肉阻滞剂药效学和药代学和常用剂量指南等一般常识的了解之外，还需要根据患者对神经肌肉阻滞剂反应的个体差异调整剂量以达理想效果。这种剂量调整应在神经结构阻滞检测下进行。避免应用肌松药过量的原因有两个：①使药物作用时程与预计的外科手术时间相匹配。②避免不必要的心血管副作用。

初始剂量和维持剂量

初始剂量的大小取决于使用目的。用于辅助气管插管的传统剂量是 2 倍 ED_{95}（见表 34-4）。如果气管插管已经在未使用神经肌肉阻滞剂情况下完成，使用

表 34-4　不同麻醉方法中使用非去极化肌松药应用指南（mg/kg）*

	N$_2$O/O$_2$ 麻醉时的 ED$_{95}$	插管剂量	插管后追加剂量	肌松药剂量	
				N$_2$O	挥发性麻醉药 †
长效					
泮库溴铵	0.07	0.08 ~ 0.12	0.02	0.05	0.03
d- 筒箭毒碱	0.5	0.5-0.6	0.1	0.3	0.15
中效					
维库溴铵	0.05	0.1 ~ 0.2	0.02	0.05	0.03
阿曲库铵	0.23	0.5 ~ 0.6	0.1	0.3	0.15
顺阿曲库铵	0.05	0.15 ~ 0.2	0.02	0.05	0.04
罗库溴铵	0.3	0.6 ~ 1.0	0.1	0.3	0.15
短效					
美维库铵	0.08	0.2 ~ 0.25	0.05	0.1	0.08

N$_2$O/O$_2$ 复合静脉麻醉时维持 90% ~ 95% 颤搐抑制所需的持续输注剂量 [μg/（kg·min）]

美维库铵	3 ~ 15
阿曲库铵	4 ~ 12
顺阿曲库铵	1 ~ 2
维库溴铵	0.8 ~ 1.0
罗库溴铵	9 ~ 12

ED$_{95}$，导致 95% 神经肌肉反应抑制的平均剂量；N$_2$O，氧化亚氮。
* 推荐剂量可以在浅麻醉下提供良好的插管条件。表中所列剂量为不使用肌松药或琥珀酰胆碱插管后可以提供腹部满意肌松的剂量。该表力图标出常规指导剂量，肌松药个体用量需外周神经刺激器指导。
† 根据报道，不同挥发性麻醉剂增强非去极化肌松药效应变化于 20% ~ 50% 之间。然而最近数据表明，尤其是使用中短效肌松药时，该变化可能没有这么大。故为使问题简单化，此表所有挥发性麻醉剂增强肌松药程度都假定为 40%

肌松药的目的只是提供外科操作所需的肌松，此时肌松药所需的剂量略小于 ED$_{95}$ 即可（表 34-5），单纯以外科松弛为目的神经肌肉阻滞剂使用不能预防不用肌松药插管引起的声带损伤和术后声音嘶哑。复合使用任何一种强效吸入性麻醉剂时，肌松药的初始剂量有必要下调（见"药物相互作用"部分）。

为了避免残余肌松作用时间延长和（或）残余肌松作用拮抗不充分，使用肌松药时应该使用满足外科肌松要求的最低剂量。而且临床上对患者的个体化管理应当在神经肌肉阻滞监测指导下进行，比较理想的是使用客观的神经肌肉监测技术（见第 53 章），以便在术中安全使用神经肌肉阻滞剂及其拮抗剂新斯的明或 sugammadex。如果患者的麻醉深度足够又有肌松监测时，几乎没有理由需要在肌松维持期间完全消除肌肉颤搐或 TOF 反应。然而如果需要维持较深的肌松状态以令膈和腹壁肌肉完全松弛，拇内收肌对尺神经刺激的反应可能消失。这种情况下可以使用拇内收肌处强直后计数（PTC）或皱眉肌 TOF 进行神经肌肉阻滞深度监测[131-132]（见第 53 章）。肌松药的追加（维持）剂量只需要初始剂量的 1/10（长效肌松药）或 1/4（中效或短效肌松药）即可，而且只有在前面剂量的肌松作用已经明显恢复时才有必要给予追加剂量。

可以持续输注中效或短效肌松药来维持肌松水平，这对维持肌松水平稳定和快速调整肌松水平满足外科要求非常实用。每个患者的神经肌肉阻滞深度要适当，以便手术结束时肌松作用能迅速自主恢复或者很容易拮抗。表 34-4 列出了使用静脉麻醉药复合吸入 N$_2$O-O$_2$ 麻醉期间维持颤搐抑制 90% ~ 95% 水平时（TOF 刺激时出现一个颤搐反应）所需要的肌松药持续输注剂量的大概范围。复合强效吸入麻醉剂时一般要减少大约 30% ~ 50% 的肌松药用量。

神经肌肉阻滞剂与气管内插管

神经肌肉阻滞剂的起效时间是满足快速安全气管内插管的条件之一，它受几种因素的影响，包括肌肉血流量、药物到达神经肌肉接头的速度、受体的亲和力、血浆清除率和神经肌肉阻滞剂的作用机制（去极化还是非去极化）[96, 133-134]。非去极化神经肌肉阻滞剂的起效速度和药物的效能成反比[96, 133]。ED$_{95}$ 高（即效能低）则起效快，反之亦然（见表 34-5 和图 34-9），ED$_{50}$ 增加者起效时间缩短，以神经肌肉接头处受体密度为基础能解释这种关系。不管其效能如何，神经肌肉阻滞剂必须与一定数量的乙酰胆碱受体结合以使阻

表 34-5　琥珀酰胆碱和非去极化神经肌肉阻滞剂药效动力学

	麻醉	插管剂量 (mg/kg)	近似 ED$_{95}$ 倍数	最大阻滞 (%)	达最大阻滞时间 (min)	临床作用时间 * (min)	参考文献
琥珀酰胆碱	麻醉性镇痛剂或氟烷	0.5	1.7	100	—	6.7	372
琥珀酰胆碱	地氟烷	0.6	2	100	1.4	7.6	373
琥珀酰胆碱	麻醉性镇痛剂或氟烷	1.0	2	100	—	11.3	372
琥珀酰胆碱	地氟烷	1.0	3	100	1.2	9.3	373
琥珀酰胆碱	麻醉性镇痛剂	1.0	3	—	1.1	8	374
琥珀酰胆碱	麻醉性镇痛剂	1.0	3	—	1.1	9	375
琥珀酰胆碱	异氟烷	1.0	3	100	0.8	9	140
甾体类肌松药							
罗库溴铵	麻醉性镇痛剂	0.6	2	100	1.7	36	142
罗库溴铵	异氟烷	0.6	2	100	1.5	37	140
罗库溴铵	异氟烷	0.9	3	100	1.3	53	140
罗库溴铵	异氟烷	1.2	4	100	0.9	73	140
维库溴铵	异氟烷	0.1	2	100	2.4	41	140
维库溴铵	麻醉性镇痛剂	0.1	2	100	2.4	44	376
泮库溴铵	麻醉性镇痛剂	0.08	1.3	100	2.9	86	148,377
泮库溴铵	麻醉性镇痛剂	0.1	1.7	99	4	100	378
苄异喹啉类肌松药†							
美维库铵	麻醉性镇痛剂	0.15	2	100	3.3	16.8	9
美维库铵	麻醉性镇痛剂	0.15	2	100	3	14.5	142
美维库铵	氟烷	0.15	2	100	2.8	18.6	379
美维库铵	麻醉性镇痛剂	0.2	2.6	100	2.5	19.7	9
美维库铵	麻醉性镇痛剂	0.25	3.3	100	2.3	20.3	9
美维库铵	麻醉性镇痛剂	0.25	3.3	—	2.1	21	375
阿曲库铵	麻醉性镇痛剂	0.5	2	100	3.2	46	107
顺阿曲库铵	麻醉性镇痛剂	0.1	2	99	7.7	46	323
顺阿曲库铵	麻醉性镇痛剂	0.1	2	100	5.2	45	107
顺阿曲库铵	麻醉性镇痛剂	0.2	4	100	2.7	68	107
顺阿曲库铵	麻醉性镇痛剂	0.4	8	100	1.9	91	107
d- 筒箭毒碱	麻醉性镇痛剂	0.6	1.2	97	5.7	81	378

ED$_{95}$，导致 95% 神经肌肉反应抑制的平均剂量。
* 注射插管剂量的肌松药到颤搐恢复到对照值 25% 的时间。
† 建议缓慢注射 (30 s) 阿曲库铵和美维库铵以最大程度地减轻其对循环系统的影响

滞发生，这些受体集中在神经肌肉接头处，与其接近是受限的。当使用一种强效神经肌肉阻滞剂时，其分子数比等效剂量较弱效能的药物分子数更少，由于较低的浓度梯度，故需要更长时间以使足够强效肌松药分子被转运到神经肌肉接头处，这样，起效时间就延长。该观点是由 Kopman 及其同事证实的，他们发现当给予等效剂量的戈拉碘铵、dTc 和泮库溴铵后，强效的泮库溴铵起效慢，而较弱效的戈拉碘铵起效更快。除了阿曲库铵以外[135]，药物的摩尔效能（ED$_{50}$ 或 ED$_{95}$ 以 μM/kg 表示）都能很好地预计出药物的起效速率（在拇内收肌处）[133]。测得的药物摩尔效能是多种参与因素综合作用的最终结果：药物本身的效能（C$_{e50}$，即产生 50% 颤搐抑制时的生物相浓度），血浆和生物相（k$_{e0}$）药物浓度平衡速率，血浆清除的起始

速率以及其他因素[136]。值得注意的是罗库溴铵的摩尔效能（ED$_{95}$）为 0.54μM/kg，大约是维库溴铵的 13%，只有顺式阿曲库铵的 9%，这些发现解释了人们期望罗库溴铵在拇内收肌处的起效速度比维库溴铵和顺阿曲库铵更快的原因。

Donati 和 Meistelman 提出了解释这种效能 - 起效呈反函数关系的模型[134]。低效能的非去极化神经肌肉阻滞剂（如罗库溴铵）有更多的分子从中央室向效应室扩散。一旦进入效应室，所有的分子作用都很迅速，强效的肌松药能发生缓冲扩散而低效能的肌松药因为与受体结合力较弱不能发生缓冲扩散[134]。缓冲扩散引起药物与受体反复的结合和释放，导致强效能肌松药能较长时间保持在邻近的效应部位，潜在地延长了效应持续时间。

分别给予 1 倍 ED$_{95}$ 剂量的琥珀酰胆碱、罗库溴铵、拉库溴铵、维库溴铵、阿曲库铵、美维库铵和顺式阿曲库铵之后拇内收肌产生 95% 阻滞水平的时间见彩图 34-10 [114, 133, 135]。图中显示效能最强的顺式阿曲库铵起效最慢，而效能最弱的罗库溴铵起效最快 [114, 133, 135]。Bevan 也提出快速的血浆清除率与肌松药起效迅速有关 [137]。琥珀酰胆碱的快速起效与它的快速代谢及快速的血浆清除率有关。

神经肌肉阻滞剂在与插管条件有关的肌肉部位（喉内收肌、膈肌和咀嚼肌）比经典监测肌松效应的部位（拇内收肌）起效更为迅速（图 34-11）[121]。而神经肌肉阻滞效应发生速度更快，持续时间更短，恢复速度也更快（表 34-6）[120-122, 138-139]。

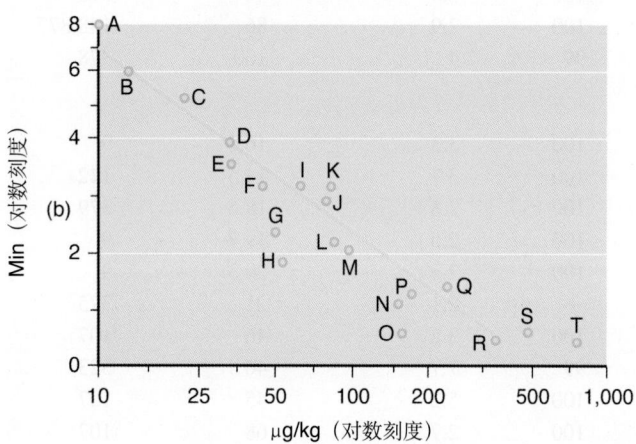

图 34-9 Bowman 等通过研究猫模型做出的甾体类神经肌肉阻滞剂起效时间（纵坐标）- 效能线性回归曲线 [96]。数据显示低效能肌松药起效时间增加，并且支持罗库溴铵和拉库溴铵（ORG 9487）的最终研发。A，哌库溴铵；C，泮库溴铵；D，维库溴铵

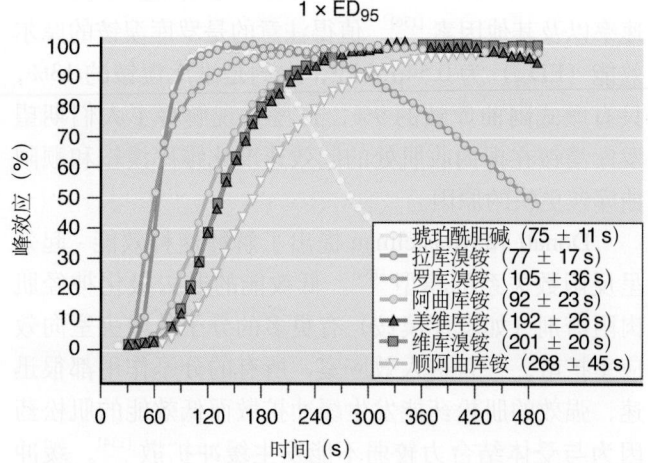

彩图 34-10 给予琥珀酰胆碱、罗库溴铵、拉库溴铵、维库溴铵、阿曲库铵、美维库铵和顺阿曲库铵单倍 ED$_{95}$ 剂量时拇内收肌峰效应百分比。图例中括号内为达 95% 峰效应的时间（均数 ± 标准差，以秒为单位）*(Data from references 114, 133, and 135.)*

即使给予大剂量肌松药注射后也不会立即出现肌松状态。注射非去极化神经肌肉阻滞剂后喉肌阻滞的起效时间要比拇内收肌阻滞的起效时间早 1 ~ 2min。皱眉肌阻滞的形式（起效时间、阻滞深度和恢复速度）与喉肌、膈肌和腹壁肌肉的阻滞形式类似 [119]。监测皱眉肌的神经肌肉阻滞起效时间也能估计出插管条件的质量，皱眉肌处 TOF 消失后有超过 90% 患者的插管条件为良好到极佳 [131]。喉肌最大阻滞效应时间和拇内收肌开始出现颤搐减弱的时间具有相关性。

快速气管内插管

琥珀酰胆碱可在 60 ~ 90s 内提供持续肌松状态，所以人们在需要快速气管内插管时通常选用它。如果不适合使用琥珀酰胆碱或存在琥珀酰胆碱禁忌证，则可以应用大剂量罗库溴铵 [140]。可以通过先注入小量的肌松药 [141] 或联合应用肌松药 [142] 的方法加快其他非去极化神经肌肉阻滞剂的起效速度。虽然联合应用美维库铵和罗库溴铵能迅速起效又不会延长作用时程，也没有副作用 [142]，但是联合使用结构不同的化合物可能导致明显的神经肌肉阻滞时间延长，而且联合使用不同神经肌肉阻滞剂并不总会产生加快起效速度的效果。

预注原则 自从罗库溴铵引进临床之后，预注法已经很少使用。在注入插管剂量的非去极化肌松药之前 2 ~ 4min 可以先预注小剂量的肌松药（大约是 ED$_{95}$ 的 20% 或者插管剂量的 10%）[141]。这种方法仅能使大部分非去极化神经肌肉阻滞剂的起效时间加快大约 30 ~ 60s，即在第二剂量之后约 90s 内可完成气管插管。虽然经预注法处理的插管条件有一定改善，但是

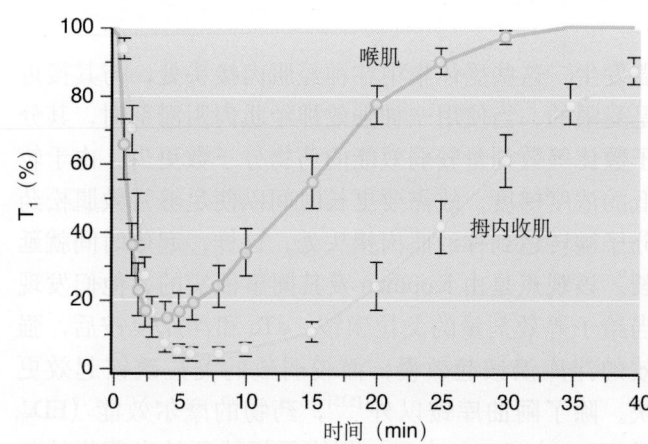

图 34-11 应用 0.07mg/kg 剂量的维库溴铵后喉内收肌和拇内收肌处神经肌肉阻滞效果评价，在喉内收肌处阻滞起效和恢复更快。T$_1$，四个成串刺激第一个颤搐 *(From Donati F, Meistelman C, Plaud B: Vecuronium neuromuscular blockade at the adductor muscles of the larynx and adductor pollicis, Anesthesiology 74:833-837, 1991.)*

表 34-6　喉内收肌和拇内收肌作用时程和峰效应时间 *

剂量 (mg/kg)	麻醉	喉内收肌			拇内收肌			
		起效时间 (s)	最大阻滞 (% 抑制)	临床作用时间 (min)	起效时间 (s)	最大阻滞 (% 抑制)	临床作用时间 (min)	参考文献
琥珀酰胆碱，1.0	丙泊酚 - 芬太尼	34±12	100±0	4.3±1.6	56±15	100±0	8±2	122
罗库溴铵，0.25	丙泊酚 - 芬太尼	96±6	37±8	—	180±18	69± 8	—	121
罗库溴铵，0.4	丙泊酚 - 芬太尼	92±29	70±15	—	155±40	99±3	24±7	122
罗库溴铵，0.5	丙泊酚 - 芬太尼	84±6	77±5	8±3	144±12	98±1	22±3	121
维库溴铵，0.04	丙泊酚 - 芬太尼	198±6	55±8	—	342±12	89±3	11±2	120
维库溴铵，0.07	丙泊酚 - 芬太尼	198±12	88±4	9±2	342±18	98±1	22±2	120
美维库铵，0.14	丙泊酚 - 阿芬太尼	137±20	90±7	5.7 ±2.1	201±59	99± 1	16.2±4.6	138
美维库铵，0.2	丙泊酚 - 阿芬太尼	89±26	99±4	10.4±1.5	202±45	99±2	20.5±3.9	139

* 临床作用时间是指四个成串刺激第一个肌颤搐（T_1）恢复到对照值 25% 的时间，数值以均数 ± 标准差 [122,138-139] 或标准误 [120-121] 表示

仍不能和琥珀酰胆碱提供的插管条件相媲美。预注法的应用范围受其对清醒患者的作用限制，而且预注剂量会引起轻度的神经肌肉阻滞，增加患者的不适感，增加误吸、吞咽困难和呼吸困难的风险 [143]。该法禁用于气道解剖结构异常患者，或者对神经肌肉阻滞剂敏感性增加的患者（如重症肌无力和使用镁剂者）。

大剂量用药法实施快速气管内插管　90s 内必须完成气管内插管时通常建议要使用大剂量的神经肌肉阻滞剂。大剂量使用肌松药必然会使肌松作用时间延长，并潜在性增加心血管副作用（见表 34-5）[140, 144]。罗库溴铵的剂量从 0.6mg/kg（2 倍 ED_{95}）增加到 1.2mg/kg（4 倍 ED_{95}）神经肌肉完全阻滞的起效时间从 89s 缩短到 55s，但是肌松药临床作用时间（从 T_1 恢复到基础值的 25%）从 37min 延长到了 73min [140]。

无论临床上采用何种方法进行快速麻醉诱导和气管内插管，有四项原则非常重要：①要预先充分氧合；②要给予足够剂量的静脉麻醉剂确保患者足够的麻醉深度；③ 60 ～ 90s 内完成气管内插管是可接受的；④注射诱导药物后要压迫环状软骨。

小剂量肌松药用于气管内插管

小剂量的神经肌肉阻滞剂能用于日常气管内插管。使用小剂量的神经肌肉阻滞剂可能有两个优点：①缩短神经肌肉阻滞作用的恢复时间；②减少抗胆碱酯酶药的需要量。当前可用的非去极化神经肌肉阻滞剂当中罗库溴铵起效时间最短 [121-122]。给予 0.25mg/kg 或 0.5mg/kg 的罗库溴铵 1.5min 之后就能观察到喉肌出

现最大阻滞效应 [121]。这比报道给予等效剂量的维库溴铵（0.04mg/kg 或 0.07mg/kg）达到相同作用所需要的 3.3min 更短 [120]，仅比报道使用 0.25mg/kg 或 0.5mg/kg 琥珀酰胆碱的 0.9min 稍长（见表 34-6）[125]。

对影响气管插管条件的多种因素更好地理解后，就可能以这种方式理智地使用神经肌肉阻滞剂。插管条件与喉内收肌阻滞程度的关系要比与经典监测的拇内收肌阻滞程度更为密切，图 34-12 证明了这一原理 [136]。在足够的麻醉深度下，喉肌和（或）膈完全阻滞可能并不是达到满意插管条件的必要条件。Kopman 等注意到用 12.5μg/kg 阿芬太尼和 2.0mg/kg 丙泊酚麻醉的患者注射 0.5mg/kg（1.5 倍 ED_{95}）的罗库溴铵 75s 后置入喉镜已经能达到满意的插管条件 [145]。他们预计 98% 的人群注射 1.5 倍 ED_{95} 的罗库溴铵（0.5mg/kg）都能产生 95% 以上的阻滞效果 [145]。还有研究证实给予接近或低于 ED_{95} 剂量的罗库溴铵也要比阿曲库铵 [146] 或顺式阿曲库铵 [109] 起效更为迅速，作用时间也更短。接受 15μg/kg 阿芬太尼，2mg/kg 丙泊酚，0.45mg/kg 罗库溴铵麻醉的患者绝大多数在用药 75 ～ 90s 后就能达到良好或优秀的插管条件。

代谢和消除

表 34-7 总结了神经肌肉阻滞剂特殊的代谢（生物转化）和消除方式。表中列出的非去极化神经肌肉阻滞剂中，泮库溴铵、哌库溴铵、维库溴铵、阿曲库铵、顺阿曲库铵和美维库铵是仅有的经过代谢和降解的肌松药。几乎所有的非去极化神经肌肉阻滞剂分子

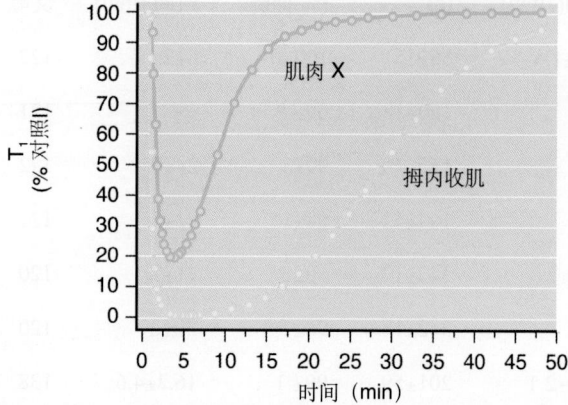

	肌肉 X	拇内收肌
EC$_{50}$ (μg/mL)	3.00	1.18
t$_{1/2}$k$_{e0}$ (min)	1.93	3.85
Hill 系数	4.00	4.50

图 34-12 基于 Wierda 及其同事报道的 Sheiner 模型[115] 和数据的计算机模拟图。该模型中维库溴铵拇内收肌 ED$_{95}$ 是 0.33mg/kg。在 0 时间点应用罗库溴铵 0.45mg/kg，肌肉 X 代表某一肌肉（例如膈肌或喉内收肌），其对非去极化神经肌肉阻滞剂不如拇内收肌敏感，但是血流更丰富。在此例中，产生 50% 阻滞效应（EC$_{50}$）时罗库溴铵在肌肉 X 处的浓度是拇内收肌处浓度的 2.5 倍，但是在肌肉 X 处血浆与效应室之间的转运半衰期（t$_{1/2}$k$_{e0}$）只有拇内收肌处的一半。肌肉 X 与血浆中的罗库溴铵快速达到平衡导致肌肉 X 处肌松作用比拇内收肌起效更快。肌肉 X 处的 EC$_{50}$ 较高，这可以解释该肌肉肌松作用恢复比拇内收肌更快，因为在肌松作用开始恢复前，拇内收肌处罗库溴铵的血药浓度必须比肌肉 X 处更低。T$_1$，四个成串刺激第一个颤搐 *(From Naguib M, Kopman AF: Low dose rocuronium for tracheal intubation, Middle East J Anesthesiol 17:193-204, 2003, with permission from the Middle East Journal of Anesthesiology.)*

中都含有酯链、乙酰酯基、羟基或甲氧基。这些取代基，特别是四价氮基团使非去极化肌松药具有很高的水溶性而脂溶性很低。肌松药分子的高亲水性使其易于经肾小球滤过而被消除，不被肾小管分泌和重吸收。因此，所有的非去极化神经肌肉阻滞剂分子的基本消除方式都是以非胃肠道途径从尿液中排出，那些长效肌松药清除率受到肾小球滤过率限制 [1～2ml/ (kg·min)]。

甾体类化合物

长效神经肌肉阻滞剂 泮库溴铵绝大部分经肾消除[147]，肝摄取量很有限。泮库溴铵有很小一部分（15%～20%）在肝内进行 3 位脱乙酰化，但是对泮库溴铵的整体消除影响甚小。泮库溴铵的 17 位也发生脱乙酰化，但是其程度微弱对临床没有意义。人们对麻醉中的患者泮库溴铵脱乙酰化的代谢产物进行过个体化研究[148]。三种代谢产物当中 3-OH 作用最强，约是泮库溴铵效能的 1/2，也是唯一在血浆中被检测出来的代谢产物。3-OH 这种代谢产物和泮库溴铵具有相

似的药代动力学特征，作用时程也很相似[148]。3-OH 代谢产物可能也是绝大部分经肾排出[148]。泮库溴铵和其 3-OH 代谢产物有很小一部分通过肝途径清除，严重肝肾功能紊乱时总体清除率延迟，作用时程也会明显延长[149-151]。

中效神经肌肉阻滞剂 维库溴铵是泮库溴铵 2 位去甲基化的衍生物，因其 2 位点没有四价甲基基团，故脂溶性要高于泮库溴铵，它的代谢量是泮库溴铵的 2～3 倍。维库溴铵经载体介导转运系统运到肝[152]，被肝的微粒体在 3 位脱乙酰化。维库溴铵有 12% 转化成 3-脱乙酰化维库溴铵[153]，还有 30%～40% 以原形经胆汁排出[154]。虽然肝是维库溴铵主要的代谢器官，但是还有很大一部分要经肾消除（达 25%），两种代谢途径使维库溴铵的清除率可达 3～6ml/(kg·min)[153, 155]。

维库溴铵主要的代谢产物 3-脱乙酰化维库溴铵本身也是一种强效的神经肌肉阻滞剂（约 80% 维库溴铵的效能），血浆清除率要低于维库溴铵，作用时间比维库溴铵长[153]。3-脱乙酰化维库溴铵的清除率为 3.5 ml/(kg·min)，其中经肾消除量大约占总消除量的 1/6[153]。伴有肾衰竭的 ICU 患者，3-脱乙酰化维库溴铵能在体内蓄积，神经肌肉阻滞时间延长[156]。维库溴铵的其他代谢产物还有 17-脱乙酰化维库溴铵和 3,17-脱乙酰化维库溴铵，这两种代谢产物临床上均无显著生成量。

罗库溴铵主要经肝代谢，还有一小部分（约 10%）经尿液排出[157]，它经载体介导的主动转运系统到达肝[158]，据推测，17-脱乙酰化罗库溴铵可能是罗库溴铵的代谢产物，但其在体内一直没有检测出来。

苄异喹啉类化合物

短效神经肌肉阻滞剂 美维库铵在血浆中被丁酰胆碱酯酶水解成单酯和胺醇[9]，经尿液和胆汁排出。这些代谢产物神经肌肉阻滞作用不到其原形化合物的 1%，少于 5% 以原形经尿液排出。

美维库铵有三种异构体，其中最具药理活性的顺-反和反-反式两种异构体的清除率大约分别为 100 ml/(kg·min) 和 50～70ml/(kg·min)[94, 159-160]，这两种异构体的消除半衰期为 2～3min[94]。第三种顺-顺式异构体只占美维库铵混合物的 4%～8%，药理活性不足其他两种异构体的 10%[94]。与其他两种异构体相比，顺-顺式异构体消除半衰期较长（55min），血浆清除率也较低 [约 4 ml (kg·min)]，但是顺-顺式异构体对美维库铵的作用时程却没有决定性影响[94]。美维库铵具有快速经酶消除的特性而使其作用时程较

表 34-7 神经肌肉阻滞剂的代谢和消除

药物	作用时间	代谢 (%)	消除		代谢产物
			肾脏（%）	肝脏（%）	
琥珀酰胆碱	超短	丁酰胆碱酯酶 (98%~99%)	<2%	无	单酯（琥珀酰单胆碱）和胆碱；单酯的代谢比琥珀酰胆碱缓慢得多
更他氯铵	超短	半胱氨酸（快）和酯水解（慢）	?	?	非活性半胱氨酸产物，氯化延胡索酸单酯和乙醇
美维库铵	短效	丁酰胆碱酯酶 (95%~99%)	<5%（代谢产物经尿液和胆汁排出）	无	单酯和四价乙醇；代谢产物无活性，绝大部分不会进一步代谢
阿曲库铵	中效	Hofmann 消除和非特异性酯酶水解 (60%~90%)	10%~40%（代谢产物经尿液和胆汁排出）	无	N- 甲基罂粟碱、丙烯酸酯、乙醇和酸。虽然 N- 甲基罂粟碱有 CNS 刺激特性，但是其临床相关性可以忽略不计
顺阿曲库铵	中效	Hofmann 消除 (77%?)	肾消除占总量的 16%		N- 甲基罂粟碱和丙烯酸酯。继发四价单烯酸酯酯水解。由于顺阿曲库铵效能较高，Hofmann 消除产生 N- 甲基罂粟碱的速度比阿曲库铵慢 5~10 倍，对临床不产生影响
维库溴铵	中效	肝 (30%~40%)	40%~50%（代谢产物经尿液和胆汁排出，约 40%）	50%~60%约 60%	3 OH 代谢产物蓄积，肾衰竭时尤甚，其效能是维库溴铵的 80%，可能是 ICU 患者恢复延迟的原因
罗库溴铵	中效	无	10%~25%	>70%	无
泮库溴铵	长效	肝 (10%~20%)	85%	15%	3-OH 代谢产物蓄积，肾衰竭时尤甚，其效能约是原形的 2/3
d- 筒箭毒碱	长效	无	80% (?)	20%	无

CNS，中枢神经系统；ICU，重症监护治疗病房

短[9, 94]，然而有一些罕见的患者为非典型酶的基因纯合子，此时丁酰胆碱酯酶活性严重受损，美维库铵的作用时程会延长到数小时[161-164]。

中效神经肌肉阻滞剂　阿曲库铵有两种代谢途径：一种是 Hofmann 消除，一种是经非特异性酯酶水解。Hofmann 消除是纯粹的化学过程，分子片断裂解成 N- 甲基罂粟碱（一种叔胺）和单价丙烯酸酯导致整个分子的正电荷消失，人们认为裂解化合物没有临床相关神经肌肉效能以及心血管活性[165]。

因为阿曲库铵经 Hofmann 消除，所以它在 pH 值为 3.0 和温度为 4℃条件下相对稳定，一旦注入血液循环中就变得不稳定。对阿曲库铵在缓冲液和血浆当中的裂解早期观察结果显示，阿曲库铵在血浆中降解速度较快，这一点提示可能存在酯基的经酶水解。还有

进一步证据表明酯酶水解对于阿曲库铵降解可能比先前认识到的更为重要[166]。Fisher 等通过对阿曲库铵的药代动力学分析认为还有相当一部分阿曲库铵的消除既非 Hofmann 消除也非酯酶水解[167]，因此阿曲库铵的代谢途径比较复杂，可能还没有被完全了解[167]。

N- 甲基罂粟碱是阿曲库铵的一种代谢产物，具有CNS 刺激特性。然而在手术室和 ICU 内使用阿曲库铵并不容易发生相关不良反应。

阿曲库铵是 10 种旋光异构体的混合物。顺阿曲库铵是阿曲库铵的 1R 顺 -1′R 顺式异构体[90]。和阿曲库铵类似，顺式阿曲库铵也是经 Hofmann 消除，生成 N- 甲基罂粟碱和单价乙醇分子[168-169]，但没有原形分子经酯酶水解。顺式阿曲库铵的消除率为 5~6ml/(kg·min)，其中 Hofmann 消除占总消除率的 77%，另外 23% 通过器官依赖方式消除，其中 16% 经肾消

除[169]。因为顺式阿曲库铵的效能是阿曲库铵的 4 ～ 5 倍，N- 甲基罂粟碱的生成量要比阿曲库铵少大约 5 倍，与阿曲库铵一样，其代谢产物的蓄积在临床上不会制造任何影响。

长效神经肌肉阻滞剂 dTc 代谢并不活跃，肾是其主要代谢途径，大约 50% 剂量都经肾途径消除。肝可能是其第二代谢途径。

不对称混合氯化延胡索酸盐

更他氯铵（gantacurium）和 CW002 有两种化学机制降解，两种都是非酶性降解方式：①快速形成明显没有活性的半胱氨酸内收产物；②酯键慢性水解为假定的非活性水解产物（见图 34-7）[11, 170]。

总体来说，目前临床唯一应用的短效神经肌肉阻滞剂美维库铵清除比较迅速，几乎都被丁酰胆碱酯酶代谢之后排出。美维库铵的血浆清除率要高于任何一种非去极化神经肌肉阻滞剂的清除率[9]。中效神经肌肉阻滞剂如维库溴铵、罗库溴铵、阿曲库铵和顺式阿曲库铵因为存在多途径降解、代谢和（或）消除，清除率范围在 3 ～ 6ml/（kg·min）。阿曲库铵要比长效肌松药清除速度快 2 ～ 3 倍[171, 174]。罗库溴铵[175-179]和顺式阿曲库铵[168, 169, 180]也具有相似的清除率。最后，长效神经肌肉阻滞剂很少代谢或完全不代谢。大部分以原形消除，经肾排出，肝是次要代谢途径。

神经肌肉阻滞剂的不良反应

在麻醉期间出现的不良反应当中神经肌肉阻滞剂似乎占有重要地位。英国药品安全局指出 10.8%（218/2 014）的药物不良作用，7.3%（21/286）的死亡都归因于神经肌肉阻滞剂[181]。

自主神经效应

神经肌肉阻滞剂与交感和副交感神经系统中的毒蕈碱受体和烟碱受体以及神经肌肉接头处的烟碱受体进行相互作用。

神经肌肉阻滞剂的神经肌肉阻滞效能（ED95）和阻滞迷走神经（副交感）或交感神经节传导的效能（ED50）相比较的剂量 - 反应比构成见表 34-8。这些比值被定义为肌松药的自主神经安全界值。比值越高，出现特殊的自主神经效应的概率越低，安全性越高。安全比值大于 5 临床不会出现副作用；安全比值为 3 或 4，副作用比较轻微；比值为 2 ～ 3 时会出现中度副作用；比值 ≤ 1 会有强烈或显著的副作用。

减慢肌松药的注射速度并不会减轻这些自主神经反应。如果分次给药，自主神经反应呈剂量依赖并且随时间呈叠加趋势。如果与初始剂量一致，后续剂量产生的反应会与初始剂量的反应相似（即不会出现快速耐受性）。如果存在组胺释放这种副作用则不是这种情况。减慢肌松药的注射速度可以减轻继发于组胺释放的心血管反应，而且这种反应具有快速耐受性。表 34-9 总结了神经肌肉阻滞剂引起的自主神经效应。

组胺释放 神经肌肉阻滞剂这类季胺化合物相对吗啡类叔胺化合物来说一般都是弱组胺释放剂。尽管如此，当快速注射一定剂量的神经肌肉阻滞剂时，面部、颈部和躯干上半部分可能出现红斑，动脉压有短暂下降，心率有轻微或中度增快，支气管痉挛比较罕见。组胺浓度超过基础水平 200% ～ 300%，同时含有组胺、前列腺素和其他血管活性物质的肥大细胞颗粒脱颗粒[182]，才会出现临床表现。位于皮肤、结缔组

表 34-8 非去极化神经肌肉阻滞剂自主神经大概安全范围*

药物	迷走神经[†]	交感神经节[†]	组胺释放[‡]
苄异喹啉类肌松药			
美维库铵	>50	>100	3.0
阿曲库铵	16	40	2.5
顺阿曲库铵	>50	>50	无
d- 筒箭毒碱	0.6	2.0	0.6
甾类肌松药			
维库溴铵	20	>250	无
罗库溴铵	3.0-5.0	>10	无
泮库溴铵	3.0	>250	无

* 定义：产生自主神经不良效应（ED50）所需神经肌肉阻滞剂 ED95 的倍数。
† 在猫体内试验结果。
‡ 在人体结果

表 34-9 神经肌肉阻滞剂自主神经临床效应

药物	自主神经节	心脏毒蕈碱受体	组胺释放
去极化肌松药			
琥珀酰胆碱	刺激作用	刺激作用	轻微
苄异喹啉类肌松药			
美维库铵	无	无	轻微
阿曲库铵	无	无	轻微
顺阿曲库铵	无	无	无
d- 筒箭毒碱	阻滞作用	无	中等
甾体类肌松药			
维库溴铵	无	无	无
罗库溴铵	无	轻微阻滞	无
泮库溴铵	无	中度阻滞	无

织和血管神经邻近部位的浆膜性肥大细胞是参与脱颗粒过程的主要成分[182]。

　　低效能的甾体类肌松药曾有过组胺释放副作用的报道，但是这种副作用最常见于应用苄异喹啉类肌松药之后。组胺释放效应作用时间较短（1～5min），呈剂量相关，在健康患者中没有临床意义。Hatano 等发现不仅抗组胺药物能防止 0.6mg/kg 的 dTc 注入人体所诱发的心血管低血压反应，而且非甾体抗炎药（如阿司匹林）也能防止这种反应[183]。这些研究者认为 dTc 诱导的低血压最后步骤是由血管扩张剂前列腺素调控的[183]。减慢肌松药的注射速度能很大程度地减轻心血管副作用。预防性联合应用 H_1 和 H_2 阻滞剂也能减轻这种副作用[184]。如果神经肌肉阻滞剂的初始剂量引起轻度组胺释放，那么后续剂量只要不超过初始剂量将不会产生组胺释放作用，这就是组胺释放的重要特性——快速耐受性的临床证据。当过敏或类过敏反应出现时会引发更大程度的组胺释放，但是这些反应比较罕见。

自主神经机制产生的临床心血管表现

　　低血压　阿曲库铵和美维库铵引起低血压是组胺释放的结果，而 dTc 通过组胺释放和神经节阻滞产生低血压[185-186]。与其他神经肌肉阻滞剂相比，dTc 引起神经节阻滞和组胺释放的剂量更接近于引起神经肌肉阻滞的剂量[113]。阿曲库铵和美维库铵的组胺释放安全范围约比 dTc 高 3 倍[182-183,186]。快速注射超过 0.4mg/kg 的阿曲库铵或者快速注射超过 0.15mg/kg 的美维库铵与组胺释放引发短暂性低血压相关（图 34-13）。

　　心动过速　泮库溴铵可引起心率中度增加，心排血量小幅度下降，周身血管阻力没有或仅有轻微变化[187]。泮库溴铵引起心动过速的原因如下：①迷走神经作用[187]，可能是抑制 M_2 受体的结果；②直接（抑制神经元对去甲肾上腺素的摄取）或间接的（肾上腺素能神经末梢释放去甲肾上腺素）交感神经刺激作用[188]。Roizen 等对人体研究后发现：不管是泮库溴铵还是阿托品注入人体后血浆中的去甲肾上腺素水平都会下降[189]。他们假定心率和心率 - 血压乘积增加是因为泮库溴铵（或阿托品）通过压力感受器降低交感张力[189]。泮库溴铵特异性松弛迷走神经效应使心率加快，血压上升，心排血量增加，反过来又影响压力感受器降低交感神经张力。预先注射阿托品能减轻或消除泮库溴铵的心血管反应，这一事实支持上述论断[187]。但人体尚未发现松弛迷走神经机制的正性变时效应[190]。苄异喹啉类复合物使心率增快是组胺释放的结果。

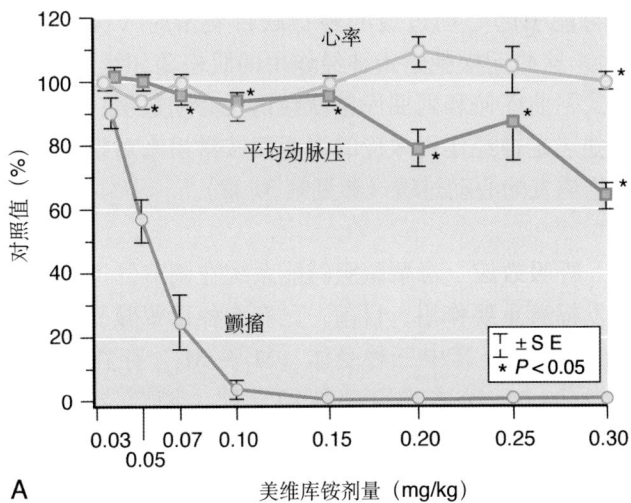

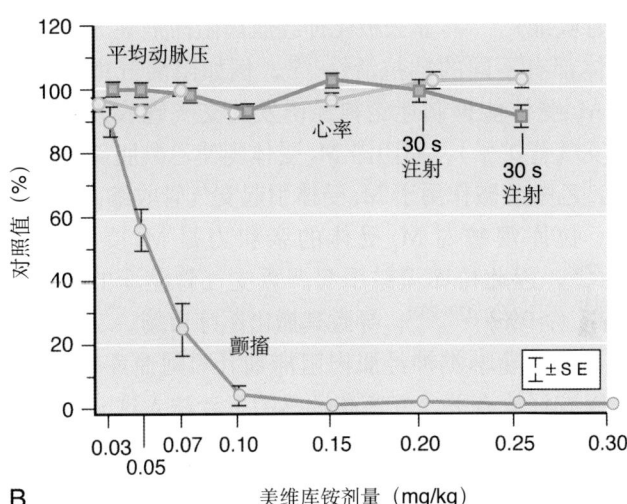

图 34-13　氧化亚氮 - 氧气 - 阿片类药物复合麻醉时患者对美维库铵的剂量反应。图中显示了每个剂量组的最大变化量（每组 n=9）。A. 快速注射 2.5～3 倍 ED_{95} 剂量（0.20～0.25mg/kg）的美维库铵，动脉压下降了 15%～20%。B. 注射速度较慢时（30s）动脉血压变化小于 10%（From Savarese JJ, Ali HH, Basta SJ, et al: The cardiovascular effects of mivacurium chloride (BW B1090U) in patients receiving nitrous oxide–opiate–barbiturate anesthesia, Anesthesiology 70:386-394, 1989.）

　　心律失常　琥珀酰胆碱和 dTc 能够降低肾上腺素诱发心律失常的发生率[191]。氟烷麻醉期间泮库溴铵可能由于增强了房室间传导[192]而导致心律失常发生率有所增加[187]。Edwards 等观察到两个病例，氟烷麻醉期间使用泮库溴铵发生了快速心律失常（超过 150 次 / 分），并逐渐进展为房室分离[193]。这两个病例唯一相似之处是患者都服用过三环类抗抑郁药。

　　心动过缓　有病例报道应用维库溴铵或阿曲库铵之后发生了严重的心动过缓，甚至心搏骤停[194-195]，所有这些病例都与使用了阿片类药物相关。后续研究提示维库溴铵或阿曲库铵本身并不会引起心动过缓[196]。

当与能引起心动过缓的药物联合使用时（例如芬太尼），这些无松弛迷走神经作用的肌松药如维库溴铵、顺式阿曲库铵和阿曲库铵就会诱发心动过缓。有中度松弛迷走神经作用效应的泮库溴铵常用来对抗阿片类药物诱发的心动过缓（参见第 31 章）。

呼吸效应 毒蕈碱胆碱能系统在调节气道功能方面发挥着重要作用。目前，已有 5 种毒蕈碱受体被克隆出来[197]，其中三种受体（$M_1 \sim M_3$）存在于气道内[198]：M_1 受体受交感神经支配，调节支气管舒张[199]；M_2 受体位于突触前节后副交感神经末梢（图 34-14），以负反馈机制限制乙酰胆碱的释放；M_3 受体位于突触后（图 34-14），调节气道平滑肌收缩（即支气管收缩）[199]。非去极化神经肌肉阻滞剂在 M_1 和 M_3 受体都有不同的拮抗活性[200]。例如阻滞气道平滑肌的 M_3 受体能抑制迷走神经诱发的支气管收缩（即导致支气管扩张），而阻滞 M_2 受体则使乙酰胆碱释放增多，乙酰胆碱作用于 M_3 受体引起支气管收缩。

拉库溴铵对 M_2 受体的亲和力是 M_3 受体的 15 倍[200]，因此拉库溴铵引起严重支气管痉挛的发生率很高（>9%）[201-203]，导致其撤出医疗市场。

苄异喹啉类神经肌肉阻滞剂（顺阿曲库铵除外）和组胺释放有关，气道高敏感的患者注入这一类神经肌肉阻滞剂可能会使气道阻力增加而导致支气管痉挛。

过敏反应 在某些国家麻醉期间发生危及生命的过敏反应（免疫介导）或类过敏反应的概率大概在 1/20 000 至 1/10 000 之间，其中约 1/6500 由使用神经肌肉阻滞剂引起[204-205]。在法国，有报道称过敏性反应患者中最常见的过敏原因是神经肌肉阻滞剂

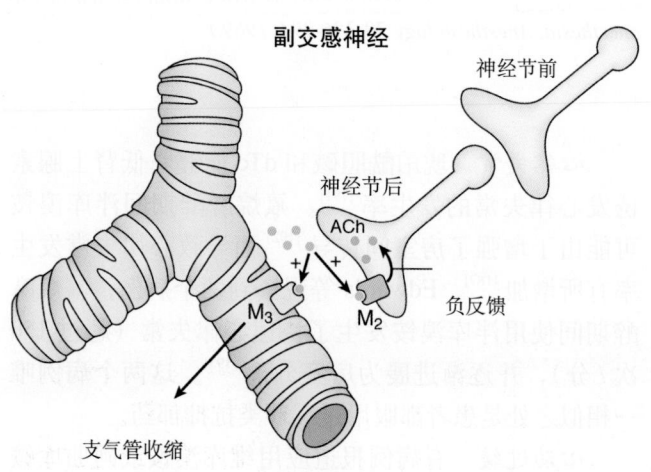

图 34-14 M_3 受体位于气道平滑肌突触后膜。乙酰胆碱（Ach）刺激 M_3 引起气道平滑肌收缩。M_2 受体位于副交感神经节后神经末梢，以负反馈机制限制乙酰胆碱的释放

（58.2%）、乳剂类（16.7%）和抗生素（15.1%）[206]。过敏反应是由免疫介导的，包含 IgE 抗体与肥大细胞结合。类过敏反应不是由免疫介导的，一般是在非常罕见和高敏感患者当中发生的药理作用的放大反应。

然而在以前没有接触过任何非去极化神经肌肉阻滞剂的患者中对其过敏者不常见。神经肌肉阻滞剂和食物、化妆品、消毒剂和工业原料间可发生交叉反应[207]。对非去极化神经肌肉阻滞剂致敏可能与止咳药福尔可定有关，在有神经肌肉阻滞剂过敏史的患者当中 70% 会出现交叉反应[206]。

甾体类化合物（例如罗库溴铵、维库溴铵或泮库溴铵）不引起显著的组胺释放作用[186]。4 倍 ED_{95} 剂量（1.2mg/kg）的罗库溴铵也不会引起明显的组胺释放[208]。但是据报道在法国琥珀酰胆碱和罗库溴铵导致过敏的发生率分别为 43.1% 和 22.6%[206]。Rose 和 Fisher 把罗库溴铵和阿曲库铵划分为中度过敏危险的肌松药[209]。他们还注意到罗库溴铵过敏报道数量的增加和该药物在市场上的占有份额呈线性相关。Watkins 声称"罗库溴铵在法国这么高的过敏发生率是难以解释的，如果研究者继续致力于寻求纯抗体介导反应是所有类过敏反应的解释，那么这一问题会一直无法阐明[210]。"所有非去极化神经肌肉阻滞剂都可能诱发过敏反应，最近的出版物突出了过敏反应诊断程序标准化的需要，生化检测应当在过敏反应发生后快速实施。过敏反应后 60 ~ 90min 可以检测到血浆内早期释放的组胺，血清纤维蛋白溶酶浓度根据过敏反应的严重程度不同，通常在 15 ~ 120min 期间达到高峰。这高度提示肥大细胞激活。皮试仍然是发现导致过敏制剂的金标准[211]，多年来人们一直争论合适的稀释浓度。例如，Laxenaire 使用 1∶10 罗库溴铵稀释液做皮内试验[212]，而 Rose 和 Fisher 使用 1∶1 000 的稀释液[209]。Levy 等指出 1∶10 罗库溴铵稀释液做皮内试验会产生假阳性结果，建议罗库溴铵至少应该稀释 100 倍才能防止假阳性结果产生[213]。Levy 等还发现高浓度（$\geqslant 10^{-4}M$）的罗库溴铵和顺式阿曲库铵对皮内试验都能产生风团反应，顺式阿曲库铵组还伴有轻中度肥大细胞脱颗粒反应[213]。然而，与对照组相比，人们认为使用非去极化神经肌肉阻滞剂给过敏反应患者进行皮试是可靠的。

所有神经肌肉阻滞剂都能引起组胺 -n- 甲基转移酶非竞争性抑制，但是引起这种抑制所需要的肌松药浓度远远超过临床用药浓度，只有维库溴铵例外，0.1 ~ 0.2mg/kg 的维库溴铵就能引起明显的临床表现[214]，这就是给予维库溴铵后会偶尔发生严重支气管痉挛的原因[215]。处理过敏反应的目标请参考第 6 章和第

7 章。

药物相互作用及其他因素对神经肌肉阻滞剂反应的影响

药物之间的相互作用是指给予一种药物以后改变了体内另一种药物的药效或药代动力学的现象。发生在体外药物之间的物理或化学的不相容性不能称为药物的相互作用[216]。

许多种药物都和神经肌肉阻滞剂或其拮抗剂或者同时和这两类药物都有相互作用，综述所有这些药物相互作用超过了本章讲述的范畴[216-217]。在随后的章节中将讨论一些比较重要的药物与神经肌肉阻滞剂及其拮抗剂的相互作用。

非去极化神经肌肉阻滞剂的相互作用

人们认为两种非去极化神经肌肉阻滞剂联合应用会出现叠加作用或者协同作用，此类药物未发现相互间拮抗作用的报道。已经有人证实给予化学结构相关的两种药物会出现药物叠加作用，如阿曲库铵 - 美维库铵[218]或者甾体类神经肌肉阻滞剂的不同配伍[98]。另一方面，联合应用化学结构不同（如甾体类肌松药和苄异奎林类肌松药）的神经肌肉阻滞剂，例如泮库溴铵 -dTc[219]、泮库溴铵 - 甲筒箭毒[219]、罗库溴铵 - 美维库铵[142]、罗库溴铵 - 顺式阿曲库铵[109]等均会产生协同作用。

Lebowitz 及其同事首次介绍了两种神经肌肉阻滞剂联合应用的方法，试图通过联合用药减少每一种药物的使用剂量来减弱神经肌肉阻滞剂的心血管副作用[219]。在联合应用美维库铵 - 罗库溴铵时还发现了其额外的优点（起效迅速而且作用时间较短）[142]。虽然药物协同作用的确切机制还不清楚，但是人们已经提出了几种假说，包括神经肌肉接头处存在多个结合位点（突触前受体和突触后受体）[220]以及两个 α 亚单位（α_H 和 α_L）有不相等的结合亲和力。另外，泮库溴铵引起的丁酰胆碱酯酶抑制使美维库铵的血浆清除率降低，很大程度地增强了神经肌肉阻滞作用[221]。

在麻醉过程中联合应用两种不同的非去极化神经肌肉阻滞剂会出现怎样的药代动力学反应，不仅仅取决于使用何种肌松药，还取决于给药的顺序[222-223]。大约要经过 3 个半衰期（这样第一种药物已经有 95% 被清除）才能出现第一种药物肌松效应的逆转而表现出第二种药物的阻滞作用特征。用过泮库溴铵后，维库溴铵的前两个维持剂量作用时间延长，但是第三个维持剂量引起的作用时间延长效应已经很弱可以忽略

不计[222]。相似地，Naguib 及其同事注意到初始剂量使用阿曲库铵之后，美维库铵第一个维持剂量使 10% 的颤搐恢复的平均时间明显延长（25min），而初始剂量是美维库铵时，该作用时间为 14.2min[218]。但是美维库铵的第二个维持剂量作用时间无论初始剂量是阿曲库铵还是美维库铵都比较接近，前者是 18.3min，后者是 14.6min。

使用阿曲库铵之后出现美维库铵第一个维持剂量作用时间明显延长[218]，以及使用泮库溴铵[222, 223]之后维库溴铵维持剂量作用时间延长与药物协同作用并不相关。联合应用阿曲库铵和美维库铵[218]或者联合应用维库溴铵和泮库溴铵[98]都仅表现为叠加作用。然而上述的作用时间延长可以归因于这些药物在受体位点的相对浓度。因为大多数受体还持续被初始剂量的肌松药占据，临床表现主要依赖于先行给予药物的药代动力学或药效动力学（或两者）而不是第二种药物（维持剂量）的药代动力学 / 药效动力学。但是随着第二种药物剂量逐渐增加，越来越多的受体开始被第二种药物占据，第二种药物的药理作用就会表现出来。

琥珀酰胆碱和非去极化神经肌肉阻滞剂的相互作用

琥珀酰胆碱和非去极化神经肌肉阻滞剂之间的相互作用取决于给药的顺序和药物的剂量[81, 224-225]。给予琥珀酰胆碱之前先给予小剂量不同的非去极化神经肌肉阻滞剂能防止琥珀酰胆碱引起的肌肉颤搐，而且对琥珀酰胆碱的去极化神经肌肉阻滞作用具有一定的拮抗作用[27, 81]。因此在使用了非去极化神经肌肉阻滞剂防止琥珀酰胆碱引起的肌颤作用之后，建议要增加琥珀酰胆碱的用药剂量[27]。

关于先应用琥珀酰胆碱再使用非去极化神经肌肉阻滞剂所产生药理效应的研究结果相互矛盾。有人报道先使用琥珀酰胆碱之后，泮库溴铵[224]、维库溴铵和阿曲库铵[225]的阻滞作用增强。与之相反，也有人报道先使用琥珀酰胆碱之后对泮库溴铵、罗库溴铵或美维库铵没有什么影响[81, 226-227]。

与吸入麻醉剂相互作用

用强效的吸入性麻醉剂（不使用神经肌肉阻滞剂）达到深度麻醉作用时，神经肌肉传导会轻微减慢，通过强直刺激或 TOF 刺激方式进行神经肌肉功能的监测会发现颤搐幅度受到抑制[228]。吸入性麻醉剂也能加强非去极化神经肌肉阻滞剂的神经肌肉阻滞作用，吸入性麻醉剂令所需的神经肌肉阻滞剂剂量减少，肌松药的作用时间和神经肌肉阻滞作用的恢复时间

延长[229]，这些作用的程度依赖于以下几个因素：麻醉时程[228, 230-231]、特定的吸入麻醉剂[232]和吸入性麻醉剂的使用浓度（剂量）[233]。按增强作用的大小吸入性麻醉剂排序如下：地氟烷＞七氟烷＞异氟烷＞氟烷＞氧化亚氮-巴比妥-阿片类或丙泊酚麻醉（图34-15）[234-236]。

弱效的麻醉剂能产生相对较强的临床肌肉松弛效应主要由于它们具有更高的水溶性[237]。地氟烷和七氟烷的血/气和组织/气溶解度低，因此这两种新药物比其他旧吸入性麻醉剂更容易达到呼气末浓度和神经肌肉接头处的平衡。

挥发性麻醉剂和神经肌肉阻滞剂之间的相互作用是药效动力学间的相互作用而不是药代动力学间的相互作用[238]。其作用机制假说包括：① α运动神经元和中间神经元突触间的中枢效应[239]；② nAChR 突触后抑制[240]；③受体作用位点拮抗剂亲和力的增加[237]。

与抗生素相互作用

在没有神经肌肉阻滞剂作用的情况下大多数抗生素都能引起神经肌肉阻滞作用。氨基糖苷类抗生素例如多黏菌素、林可霉素、克林霉素主要抑制突触前膜中乙酰胆碱的释放，也能降低突触后膜 nAChR 对乙酰胆碱的敏感性[241]，而四环素只表现为突触后活性。与神经肌肉阻滞剂联合使用时，上述抗生素能增强神经肌肉阻滞剂的作用[242]。没有关于头孢类和青霉素能增强神经肌肉阻滞剂作用的报道。由于使用过氨基糖苷类抗生素之后，拮抗神经肌肉阻滞剂的肌松作用会比较困难[243]，故在神经肌肉阻滞剂的肌松作用自行消退之前应该一直控制通气。Ca^{2+} 不能用于加快神经肌肉阻滞作用的恢复，原因有如下两点：钙产生的肌松拮抗作用不能持久，而且还可能影响抗生素的抗

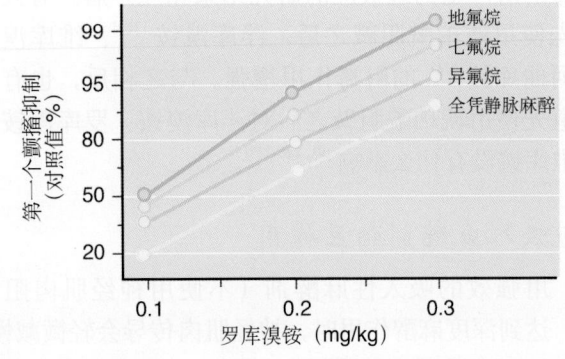

图 34-15 地氟烷、七氟烷、异氟烷 1.5MAC 浓度麻醉和全凭静脉麻醉 (TIVA) 期间罗库溴铵所致神经肌肉阻滞累积剂量-效应曲线 *(From Wulf H, Ledowski T, Linstedt U, et al: Neuromuscular blocking effects of rocuronium during desflurane, isoflurane, and sevoflurane anaesthesia, Can J Anaesth 45:526-532, 1998, with permission from the Canadian Journal of Anaesthesia.)*

菌效应。

温度

低温会延长非去极化神经肌肉阻滞剂的作用时间[244-246]。肌肉温度在 35.2℃ 以下时每下降 1℃ 拇内收肌收缩幅度就会下降 10%～16%[247-248]。为了保持肌肉温度在 35.2℃ 以上，中枢温度就一定要维持在 36℃[244]。给予 0.1mg/kg 的维库溴铵，监测 10% 颤搐高度恢复时间时发现：体温 36.4℃ 时，恢复时间为 28min，体温 34.4℃ 时恢复时间延长到 64min[244]。出现作用时间延长的机制可能是药效动力学、药代动力学或者二者兼而有之[246]，包括肝肾排泄降低，药物分布容积发生了改变、受体亲和力局部弥散发生变化、神经肌肉接头处 pH 值改变和神经肌肉传导不同成分冷却后的净效应有了变化[244, 249]。低温降低罗库溴铵和维库溴铵的血浆清除率，延长其作用时间[246]。也有人报道了维库溴铵和温度相关的不同的药代动力学：温度下降时 K_{e0} 降低 (0.023/min/℃)，这提示低温时药物在血循环和神经肌肉接头处达到平衡的时间稍延迟[246]。阿曲库铵的 Hofmann 消除在 pH 值下降时会减慢，温度降低时会尤为减慢[250]。实际上阿曲库铵的作用时间会因为低温而明显延长[245]。例如，0.5mg/kg 阿曲库铵作用时间在体温 37℃ 时为 44min，体温 34℃ 时为 68min。

温度变化也会影响神经肌肉功能监测结果。例如，皮温冷却到 27℃ 时在前臂监测维库溴铵的作用时间发现作用时间延长，在同一条手臂上用强直刺激后计数方式监测神经肌肉功能的结果将不可信[251]。同一个患者，用 TOF 方式监测神经肌肉功能也会因为手臂处于不同的温度而出现不同的结果。两条手臂的温差越大，所得的监测结果相关性就越差[252]。

轻度低温不会影响新斯的明拮抗肌松的药理效应[253-255]。在健康志愿者中没有发现低温能影响新斯的明的清除率、最大效应和作用时间[255]。

与镁和钙的相互作用

用于治疗先兆子痫和子痫毒血症的硫酸镁能增强非去极化神经肌肉阻滞剂引起的神经肌肉阻滞作用（见第 77 章）[256-257]。给予 40mg/kg 的硫酸镁，维库溴铵的 ED_{50} 会降低 25%，起效时间几乎缩短一半，恢复时间几乎延长一倍[257]。经硫酸镁治疗过的患者，新斯的明诱发的肌力恢复作用也会减弱[256]。硫酸镁会增强非去极化神经肌肉阻滞剂的作用机制可能既有突触前效应又有突触后效应。高浓度的镁能抑制位于突触前神经末梢的钙通道，而钙能激发乙酰胆碱的释

放[16]。另外,镁离子对接头后电位有抑制效应,使得肌纤维膜兴奋性降低。使用镁剂的患者,非去极化神经肌肉阻滞剂的用量应该减少而且应该使用神经刺激器监测神经肌肉功能以确保手术结束时肌松已经充分恢复。

有关镁和琥珀酰胆碱之间的相互作用的研究互相矛盾,然而最近的研究结果显示镁可能会拮抗琥珀酰胆碱的阻滞作用[258]。

钙能刺激运动神经末梢释放乙酰胆碱,增强肌肉兴奋-收缩耦联作用[16]。钙浓度增加会降低肌肉神经模型对 dTc 和泮库溴铵的敏感性[259]。甲状旁腺功能亢进的患者因高钙血症降低了机体对阿曲库铵的敏感性,结果阿曲库铵的神经肌肉阻滞作用时间缩短[260]。

与锂相互作用

锂至今仍然是双向型情感障碍(躁狂-抑郁症)可供选择的治疗药物。锂离子和钠离子、钾离子、镁离子和钙离子结构相似,因此可能会对所有这些离子的分布和药代动力学产生影响[261]。锂通过钠通道进入细胞内而且有细胞内聚集的倾向。

锂通过激活钾通道抑制突触前的神经肌肉传导,抑制突触后的肌肉收缩[262]。锂和哌库溴铵联合应用产生神经肌肉传导的协同抑制作用,而锂和琥珀酰胆碱联合应用则产生叠加作用[262]。有人报道碳酸锂和去极化及非去极化肌松药同时应用时,神经肌肉阻滞作用时间延长[263]。只有一例报道没能证实应用锂的患者在使用琥珀酰胆碱后恢复时间延长这一结果[264]。使用锂治疗后病情稳定的患者行外科手术时,神经肌肉阻滞剂应该减小剂量,逐渐追加给药,边加药边观察直至所需肌松水平。

与局部麻醉药和抗心律失常药相互作用

局部麻醉药对突触前膜和突触后膜都有作用。静脉应用大量局部麻醉药,绝大部分局麻药都会阻滞神经肌肉的传导。剂量较小时,局麻药会增强去极化以及非去极化神经肌肉阻滞剂的神经肌肉阻滞作用[265]。还没有人研究过新斯的明能否拮抗局麻药与神经肌肉阻滞剂联合应用导致的神经肌肉阻滞作用。普鲁卡因还能抑制丁酰胆碱酯酶,可能通过降低丁酰胆碱酯酶对琥珀酰胆碱和美维库铵的水解,增强这两种药物的神经肌肉阻滞作用。

静脉小剂量应用局麻药会抑制强直后增强作用,人们认为这种抑制作用是神经接头前效应[266]。较大剂量局麻药能阻滞乙酰胆碱诱发的肌肉收缩,这表明局麻药有稳定接头后膜的作用[267]。普鲁卡因能在肌膜

处取代钙离子从而抑制咖啡因诱发的骨骼肌收缩[268]。这些作用机制大部分可能都适用于局麻药。

几种抗心律失常药能增强神经肌肉阻滞剂的阻滞作用。单纤维肌电图检查显示维拉帕米和氨氯地平削弱非神经肌肉疾病患者的神经肌肉传导功能[269]。临床报道提示维拉帕米能增强神经肌肉阻滞作用[270]并且影响使用丙吡胺患者的维库溴铵阻滞作用的恢复[271],然而这些药物的相互作用临床意义可能不大。

与抗癫痫药物相互作用

抗惊厥药物都有在神经肌肉接头处抑制乙酰胆碱释放的作用[272-273]。长期接受抗惊厥药物治疗的患者对非去极化神经肌肉阻滞剂有抵抗作用(美维库铵除外[274],阿曲库铵可能也要除外[273]),临床表现为神经肌肉阻滞作用恢复速度快,需要增大剂量以获得神经肌肉完全阻滞作用。长期接受卡马西平治疗的患者维库溴铵的清除率增加 2 倍[275]。然而一些研究者将此归因于 α_1 酸性糖蛋白与神经肌肉阻滞剂结合力增加(游离分数减少),或者神经肌肉乙酰胆碱受体数目上调(或者两种机制同时作用)[276]。后一种机制也是琥珀酰胆碱高敏感性的原因[277]。接受抗惊厥药物治疗患者琥珀酰胆碱作用时间稍微延长,几乎没有什么临床意义。但另一方面需要注意的是受体上调时,琥珀酰胆碱可能会有引发高钾血症的潜在危险。

与利尿剂的相互作用

早期研究结果显示给予实施肾移植手术患者单次剂量呋塞米之后(静注 1mg/kg),dTc 的神经肌肉阻滞作用强度增加,作用时间延长[278]。间接刺激大鼠的膈时,呋塞米能降低肌肉颤搐抑制 50% 所需的 dTc 的药物浓度,也能增加 dTc 和琥珀酰胆碱的神经肌肉阻滞强度[279]。呋塞米似乎能抑制环磷酸腺苷的产生,而且三磷酸腺苷裂解受到抑制,结果乙酰胆碱释放量降低。乙酰唑胺在大鼠膈制备过程中对于抗乙酰胆碱酯酶的效应有拮抗作用[280]。但是有一篇报道称 1mg/kg 的呋塞米使泮库溴铵作用后肌肉颤搐反应恢复加快[281]。长期使用呋塞米对 dTc 和泮库溴铵引起的神经肌肉阻滞作用没有影响[282]。

相反,甘露醇对非去极化神经肌肉阻滞剂似乎没有什么影响,而且使用甘露醇或其他渗透性及肾小管利尿剂所产生的尿量增加对 dTc 以及其他神经肌肉阻滞剂从尿中排出的速率没有影响[283]。然而会有这样的结果也不足为奇,这是因为所有长效的神经肌肉阻滞剂从尿中排出主要取决于肾小球滤过,甘露醇作为渗透性利尿剂是通过改变近端小管内的渗透梯度发挥作

用的，结果是水保留在了肾小管内，肾小球滤过充分的患者尿量增加但不会增加神经肌肉阻滞剂的排出。

与其他药物相互作用

用于治疗恶性高热的药物丹曲林能防止钙离子从肌浆网中释放，阻滞兴奋 - 收缩耦联作用（参见第 43 章）。虽然丹曲林并没有阻滞神经肌肉的传导作用，但是肌肉对刺激的机械反应却受到抑制，相应地增强了非去极化神经肌肉阻滞剂的作用[284]。

用于肾移植的免疫抑制剂硫唑嘌呤对肌松药引起的神经肌肉阻滞作用有轻微的拮抗作用[285]。

类固醇能够拮抗人体[286]以及动物[287]体内非去极化神经肌肉阻滞剂的作用。这些药物之间相互作用的可能机制包括：①类固醇作用于突触前运动神经终板[288]使乙酰胆碱更容易释放；② nAChR 通道阻滞[289]。内源性类固醇非竞争性作用于 nAChR[290]。长期联合应用皮质醇和神经肌肉阻滞剂药物治疗会导致持续虚弱（见后面章节之"神经肌肉阻滞剂与重症患者衰弱综合征"）。

抗雌激素药物如他莫昔芬能增强非去极化神经肌肉阻滞剂的作用[291]。

特 殊 人 群

儿 科 患 者

婴儿在刚出生时神经肌肉接头的发育尚未完全[16]，在人类出生 2 个月后神经肌肉间传导就发育开始成熟，但在大至 2 岁者仍可发现不成熟的接头。出生后第一个月的主要发育是位于神经肌肉接头外的胎儿型受体消失，被成人型受体取代，即 ε 亚基取代 γ 亚基。这些变化提示新生儿神经肌肉接头可能显示其对神经肌肉阻滞剂反应改变的不成熟的证据，但神经肌肉阻滞剂仍可安全应用于足月儿及早产儿（亦见第 93 章）。

健康婴儿常规应用琥珀酰胆碱时应间断给药。在表面上看似健康儿童中，如给予琥珀酰胆碱可能会出现难治性心搏骤停且伴有高血钾、横纹肌溶解症及酸中毒，尤其是对未能预计到的 Duchenne 型肌营养不良患者[292]（参见"琥珀酰胆碱并发症"部分）。

与成人相比，非去极化神经肌肉阻滞剂在婴幼儿和儿童存在明显的年龄相关差异。儿童比其他年龄组患者对非去极化神经肌肉阻滞剂的需要量更高。小于 1 周岁婴幼儿拇内收肌处的 ED_{95} 约低于年长儿童的 30%。虽然许多研究显示新生儿需要剂量范围更大，但既往研究对新生儿是否对非去极化神经肌

肉阻滞剂比成人更敏感这一问题不清楚[293]。然而 Fisher 等近期在比较婴儿、儿童、成人的神经肌肉阻滞剂药代动力学及药效动力学的研究中解释了这些表面上的矛盾[294-296]，使我们对这些药物用于儿童的临床药理学有了更清楚的理解（参见第 93 章）。新生儿及婴儿对 dTc 的神经肌肉阻滞作用比成人更敏感[294]。新生儿和婴儿达到期望的神经肌肉阻滞水平所需的血浆浓度比成人分别低 57% 和 32%，但总剂量不应减少，因为新生儿和婴儿的稳态分布容积更大。分布容积增加是由于出生后第一个月细胞外液增加引起的，这种分布容积增加与较低的消除清除率一起，使其消除半衰期延长[294, 297]。在婴儿患者中所需的非去极化神经肌肉阻滞剂给药频率少于（或给药间隔长于）年长的儿童。

阿曲库铵、维库溴铵、顺式阿曲库铵、罗库溴铵和美维库铵常用于儿童，因为很多儿童外科手术操作时间短，与这些药单次插管剂量作用时程相匹配。婴儿和儿童的神经肌肉阻滞剂起效时间比成人分别快 30% 和 40%。这种年龄相关效应可能由心排血量相对降低和循环时间增加等循环因素引起。

与长效神经肌肉阻滞剂相似，婴儿对于维库溴铵的敏感度高于儿童（ED_{95} 分别为 0.047mg/kg 与 0.081mg/kg）[298-299]。维库溴铵用于婴儿作用时间延长很可能与分布容积增加有关，因为其清除率没有改变[295, 297]。人们证实了婴儿依赖于其年龄（肌松药）的作用时间延长，0.1mg/kg 剂量的维库溴铵用于婴儿几乎可以产生完全的神经肌肉阻滞时间约 60min，但在儿童和成人仅为 20min。因此维库溴铵就成为一种长效的新生儿神经肌肉阻滞剂[295, 297]。

相比之下，阿曲库铵用于儿童和成人的作用时间无明显差别[300]。对于婴儿来说，阿曲库铵的分布容积与维库溴铵或 dTc 类似，都是增加的[296]，然而其清除速率也更迅速[296]。因此婴儿、儿童及成人的气管插管可以用同样剂量（0.5 ～ 0.6mg/kg），且三组作用时间无明显差异。在大于 1 月龄的小儿患者阿曲库铵神经肌肉阻滞恢复略受年龄影响，阿曲库铵导致儿童组胺释放和不良反应发生率比成人低。在儿童，0.1μg/kg（译者注：应为 mg/kg）顺阿曲库铵 2min 即可起效，临床中平衡麻醉或氟烷麻醉时约可维持 30min[301]。顺阿曲库铵应用于婴儿及儿童时 ED_{95} 的计算值分别为 43μg/kg 及 47μg/kg[302]。婴儿和儿童患者维持 90% ～ 99% 神经肌肉阻滞水平所需的平均注药速率相似[302]。

罗库溴铵用于成人时作为一种中效神经肌肉阻滞剂，比其他肌松药起效快，用于婴儿及儿童也是如

此 [303-304]。用于儿童 ED$_{95}$ 约为 0.4mg/kg，比成人约高 20%～30%，但其起效时间比成人快 [304]。对于儿童患者 0.6mg/kg 罗库溴铵（60s）与 0.1mg/kg 维库溴铵（100s）或 0.5mg/kg 阿曲库铵（180s）相比能够提供一个更好的插管条件 [303]。有证据显示即使在婴儿吸入七氟烷诱导期间，加用 0.3mg/kg 罗库溴铵能显著改善插管条件，可明显降低诱导期喉痉挛引起的低氧饱和度等呼吸不良事件的发生率 [305]。对于成人饱胃患者，建议应用 1.2mg/kg 罗库溴铵进行快速诱导插管（60s），可获得非常好的插管条件。

老 年 患 者

老年人应用神经肌肉阻滞剂的药效动力学有所不同（见第 80 章）。随着机体的衰老进程，会发生某些生理性的变化，包括体液总量和瘦体质减少、体内脂肪增多、肝肾血流量及肝酶活性降低、肾小球滤过率降低（约 20%/ 年），导致老年人对神经肌肉阻滞剂的反应不同。随着机体老化，神经肌肉接头处的生理和解剖也有一定变化，包括：接头轴突与运动终板距离增加，运动终板的皱襞变平，运动终板的乙酰胆碱受体浓度下降，神经肌肉接头前轴突滤泡内乙酰胆碱含量减低，终端前轴突对神经冲动反应释放的乙酰胆碱量减少 [16]。

有些研究发现老年人非去极化肌松药首次剂量需要量没有变化，阿曲库铵、泮库溴铵和维库溴铵的剂量 - 效应曲线比年轻人的曲线轻度右移，然而没有发现明显差异。给予单次剂量泮库溴铵后，没有发现相应程度神经肌肉阻滞剂血浆浓度有显著差异。该结果证实了非去极化肌松药在老年人和年轻成人药效强度一样。神经肌肉阻滞剂起效时间延迟且与年龄相关 [306]。这种与年龄相关效应可能由于心排血量下降、循环时间增加等老年人循环因素引起，这些因素导致生物相平衡更缓慢。老年人罗库溴铵神经肌肉阻滞剂起效时间从 3.1min 延长至 3.7min，相似地，该年龄组顺阿曲库铵起效时间延长约 1min。

研究发现几种目前可用的肌松药用于老年人后非去极化肌松药作用时间延长，维持神经肌肉阻滞需要剂量减少，该人群的药代动力学改变可以解释这些结果。分布和消除受到随年龄增长而出现的任何多种生理学改变的影响。单一的老年因素和与衰老相关的疾病状态相比，来区分老年人神经肌肉阻滞作用改变的机制可能是困难的。

泮库溴铵 [307]、维库溴铵 [295, 308] 及罗库溴铵 [177] 依靠肾和（或）肝代谢和消除，因此在老年人群中均显示出药代动力学和药效动力学的改变。由于继发于泌尿排出延迟的血浆清除率下降，年长者使用泮库溴铵恢复延迟，该年龄组临床作用时间从 44min 延长至 73min [2]。年龄超过 60 岁患者使用维库溴铵维持一定的神经肌肉阻滞所需剂量降低约 36%，且老年人自然恢复时间明显延长 [25]。Lien 及其同事证明老年人血浆清除率降低超过 50%，消除半衰期延长 60% [308]。维库溴铵作用时间延长可能是继发于随年龄相关的肝肾血流量下降发生的药物消除减慢，罗库溴铵的作用时间和恢复指数也随年龄增加，作用时间延长可以由血浆清除率下降 27% 来解释。

对于不经肝肾代谢的药物，其药代动力学及药效动力学应当不受年龄影响。阿曲库铵有多种消除途径，经 Hofmann 降解清除及酯水解，不依赖肝肾代谢，不受年龄影响。唯一的药代动力学改变是稳态分布容量略增加，引起消除半衰期稍延长。结果其作用时间、恢复指数以及持续输注期间所需剂量均不受年龄影响。由于顺阿曲库铵生物相平衡较慢，在老年患者中起效略延迟，清除率不随年龄增长而降低。该药在老年人消除半衰期轻微延长，这是由于其稳态分布容积增加（10%）。这些药代动力学的微小变化与老年患者恢复特征改变无关。

老年人丁酰胆碱酯酶的活性仍在正常范围，但与青年人比大约降低 26% [309]。因为美维库铵经丁酰胆碱酯酶代谢，因此其清除率在老年人中略有降低，导致作用时间延长 20%～25% [310]，恒速输注维持稳定肌松深度时剂量也要减少。琥珀酰胆碱代谢不受这些改变影响。

总之，当在老年人中以非去极化神经肌肉阻滞剂维持一定肌松时，除阿曲库铵和顺阿曲库铵外，追加时间间隔应延长。用药的选择及肌松深度监测十分重要，因为老年人肌松恢复普遍延迟。在应用泮库溴铵后肌力不完全恢复与围术期老年人群肺脏疾病并发症的发生率增加有关 [129]。麻醉后监护病房（PACU）内发生严重呼吸事件与神经肌肉阻滞恢复不全关系明确，故要强调老年患者神经肌肉阻滞真正恢复的重要性。

肥 胖 患 者

在肥胖人群中，决定琥珀酰胆碱作用时间的血浆假性胆碱酯酶活性水平和细胞外液容量增加（也见第 71 章）。Lemmens 和 Brodsky 证明达到完全神经肌肉阻滞及可预料的气管插管条件，推荐按总体重（TBW）计算给予 1mg/kg 剂量 [311]。

最初研究显示肥胖个体需要明显比非肥胖者更多的泮库溴铵维持恒定90%高度肌颤搐抑制，然而当采用体表面积（BSA）校正以后，发现维持神经肌肉阻滞需要剂量没有差异。

应首选使用中效神经肌肉阻滞剂，肥胖患者按照总体重剂量使用维库溴铵会引起作用时间延长，但是维库溴铵药代动力学不因肥胖而改变。肥胖患者恢复时间延长可能是由于给这些患者使用总剂量更大而引起的。按照总体重使用更大剂量时，在血浆浓度下降的消除相开始恢复比分布相慢很多[312]。罗库溴铵药代动力学不因肥胖而改变，同样地，按照总体重计算剂量给药后罗库溴铵作用时间显著延长，相反，按照标准体重（IBW）计算使用罗库溴铵，临床作用时间不到一半[313-314]。

当按照 mg/kg 总体重计算剂量给药时阿曲库铵作用时间与总体重之间存在相关性，当按照总体重用药时，临床作用时间是按照标准体重用药的两倍。Varin 及其同事报道肥胖与正常体重患者阿曲库铵的消除半衰期（19.8vs.19.7）、稳态分布容积（8.6Lvs.8.5L）和总清除率（444ml/minvs.404ml/min）没有差异[315]。按照标准体重使用阿曲库铵可以避免恢复时间延长，是因为病态肥胖与正常体重患者对比其肌肉质量和分布容积不变[316]。当按照总体重给药使用顺阿曲库铵时肥胖患者的作用时间也比按标准理想体重给药时延长。

非去极化神经肌肉阻滞剂应用于肥胖人群时给药剂量应按标准体重计算，而非按其实际体重计算，这样才不会导致用药相对过量并避免恢复延迟。当给予维持剂量时，强烈推荐实施客观监测以避免蓄积。

严重肾脏疾病

神经肌肉阻滞剂含有季胺基团使其水溶性很强（也见第72、74章），因此通常在 pH 值7.4时完全解离，与血浆蛋白结合较弱。甾类肌松药主要消除方式是经肾小球滤过后经泌尿系统排出，肾衰竭影响非去极化肌松药的药理学特征，致使药物经肾消除或代谢减缓。只有阿曲库铵、顺阿曲库铵以及维库溴铵（在一定程度上）不依赖肾功能代谢。琥珀酰胆碱不依赖肾功能代谢，但它由血浆胆碱酯酶降解，严重肾衰竭患者血浆胆碱酯酶浓度轻度下降（表34-10）。血浆胆碱酯酶活性下降程度通常是中度的（30%），不会导致琥珀酰胆碱所致神经肌肉阻滞时间延长。琥珀酰胆碱诱发短暂的血浆 K^+ 浓度升高（<0.5mmol/L），因此血浆 K^+ 浓度在正常范围的严重肾衰竭患者不是使用琥珀酰胆碱的禁忌证。因而，神经肌肉阻滞剂用于肾衰竭患者时作用时间可能会延长。

表 34-10　肾功能正常及肾衰竭患者神经肌肉阻滞剂的药代动力学

	血浆清除率 [ml/ (kg·min)]		分布容积 (ml/kg)		消除半衰期 (min)		参考文献
	肾功能正常	肾衰竭	肾功能正常	肾衰竭	肾功能正常	肾衰竭	
短效肌松药							
美维库铵同分异构体							160
顺 - 反	106	80	278	475	2.0	4.3	
反 - 反	57	48	211	270	2.3	4.3	
顺 - 顺	3.8	2.4*	227	244	68	80	
中效肌松药							
阿曲库铵	6.1	6.7	182	224	21	24	172
	5.5	5.8	153	141	19	20	173*†
	10.9	7.8	280	265	17.3	19.7	322
顺阿曲库铵	5.2	—	31	—	—	—	169
维库溴铵	3.0	2.5	194	239	78	97	324
	5.3	3.1*	199	241	53	83*	325
罗库溴铵	2.9	2.9	207	264*	71	97*	175
长效肌松药							
d- 筒箭毒碱	2.4	1.5	250	250	84	132	115
泮库溴铵	74	20*	148	236*	97	475*	149†
	1.7	0.9	261	296*	132	257*	380

* 肾功能正常与肾衰竭间比较有显著性差异。
† 数值以 ml/min 表达，未进行体重校正

肾衰竭并不影响患者对泮库溴铵[317]、阿曲库铵[318]、维库溴铵[319]或罗库溴铵[320]神经肌肉阻滞作用的敏感性（量效关系）。所有长效肌肉松弛剂主要经肾清除，肾衰竭与这些药物的血浆清除率下降和清除半衰期增加相关[103]。泮库溴铵用于严重肾衰竭患者的消除半衰期增加500%，这些药代动力学的改变导致以上药物应用于肾患者与肾功能正常患者相比，肌松作用时间延长且个体差异增大。由于用药潜在作用时间延长，以及有中、短效神经肌肉阻滞剂可用，不推荐肾衰竭患者使用长效神经肌肉阻滞剂。

肾衰竭不影响阿曲库铵的药代动力学及作用时间[321-322]，部分原因是通过 Hofmann 降解以及酯水解作用[173]贡献了该药50%的清除率[167]。阿曲库铵主要代谢产物 N-甲基罂粟碱经肾以原形状态被清除，在肾衰竭患者体内消除半衰期延长[322]。即便在持续使用阿曲库铵时，N-甲基罂粟碱的血浆浓度仍比导致犬惊厥浓度的1/10低。

慢性肾衰竭患者，顺阿曲库铵的作用时间并不延长[323]。该药77%总清除率是通过 Hofmann 降解实现的[169]，16%经肾排除[169]。N-甲基罂粟碱的血浆峰浓度比使用等效剂量阿曲库铵后的1/10还低，终末期肾衰竭患者分布容积不变，但 Eastwood 发现肾衰竭组该药的清除率下降13%，消除半衰期从30min增加到34min。

维库溴铵主要经肝代谢，但在肾衰竭患者体内，其清除率下降，消除半衰期延长[324-325]。有研究显示0.1mg/kg维库溴铵用于肾衰竭患者与肾功正常人相比作用时间延长，个体差异增大[325]。但另有三项研究表明，0.05～0.14mg/kg维库溴铵的作用时间在肾衰竭患者中并不延长，这一结果很可能是因为其用药剂量相对小或样本量不足引起[324]。维库溴铵的主要代谢产物 3-去乙酰维库溴铵具有80%维库溴铵的肌松作用[153]，有可能导致 ICU 内肾衰竭患者的肌无力时间延长[156]。肾衰竭患者术中应用维库溴铵或阿曲库铵所致的神经肌肉阻滞作用时间及恢复率相似[326]。

罗库溴铵的主要消除途径是经胆道和泌尿系统分泌，它被肝吸收并代谢和（或）排泄，在胆道和粪便内浓度高。使用0.6mg/kg罗库溴铵后，多至1/5的药物可以在24h内从尿内以原形回收，人类尿内没有发现其有活性的代谢产物。更新的药代动力学研究显示，肾衰竭患者的罗库溴铵清除率下降33%～390%，该药的分布容积维持不变或轻微增加[175]，肾衰竭患者和没有肾衰竭患者的消除半衰期分别是70min和57min，而单次剂量和重复剂量的作用时间没有受到明显影响[320]。

肝胆系统疾病

与肾清除相比肝功能是非去极化肌松药药代动力学的中度影响因素（也见第73和74章），由于肝衰竭类型不同，肝胆系统疾病对神经肌肉阻滞剂药代动力学的影响是复杂的（表34-11）。肝硬化与细胞外液房室增加、水肿及肾功能不全相关。胆汁淤积引起胆汁排出减少，但与急性肝衰竭相反，这与严重肝衰竭不相关。

虽然研究证明肝硬化患者对神经肌肉接头的敏感性不变，但是却发生起效时间延迟和明显非去极化肌松药耐受，这是分布容积增加，诱发肝硬化患者体内肌松药稀释的结果。由于肌松药依赖于肝功能消除，终末半衰期延长继发于分布容积增加或者胆汁排出减少。大多数情况下，使用单次剂量非去极化肌松药后，作用时间不会延长，因其依赖药物分布。然而，当重复给药或者持续输注以后，由于肌松药依赖于肝消除，故可出现神经肌肉阻滞时间延长。

泮库溴铵主要通过肾消除，但是有1/3是通过肝代谢和排出的。肝硬化患者消除半衰期从114min增加到208min，这是分布容积增加50%以及血浆清除率降低22%的结果。胆汁淤积引起泮库溴铵清除率下降50%，致使其消除半衰期延长至270min。严重急性肝衰竭也导致血浆清除率下降和消除半衰期延长。

维库溴铵主要经胆道消除，只有小部分代谢为仍有维库溴铵60%效能的 3-羟维库溴铵。据推测该代谢过程发生在肝内，因为研究发现总剂量的40%以原形及其代谢物的形式存在于肝和胆管内[147]。中度失代偿肝硬化患者清除率下降，而中央室分布容积和稳态分布容积增加，因而消除半衰期延长。肝硬化患者维库溴铵作用时间与剂量相关，由于分布容积增加，0.1mg/kg剂量起效较慢，作用时间缩短，相反，由于肝硬化患者消除功能受损，给予0.2mg/kg维库溴铵后，作用时间从65min延长到91min。胆汁淤积致使血浆胆盐浓度升高，减少维库溴铵的肝吸收[147]，泮库溴铵也是如此，这可以解释一些研究者观察到的清除率下降的现象，胆道梗阻患者维库溴铵作用时间延长50%。

罗库溴铵主要经胆道分泌，肝硬化患者中央室分布容积（+33%）和稳态分布容积（+43%）均增加，而清除率下降。肝脏疾病患者作用时间延长，和对照组相比其分布容积增加与起效时间延长存在相关性。

阿曲库铵和顺阿曲库铵不经脏器清除[165, 168-169]，因此清除率应几乎不受肝脏疾病的影响。实际上，与其他所有神经肌肉阻滞剂相比，阿曲库铵及顺阿曲库铵的血浆清除率在患肝脏疾病的患者中轻度增加（表34-11）[174, 180]。因为这两种药物的清除在中央室内外均存在，提示分布容积增大将伴随清除率的增加[169]。在两项研究中[174, 180]，阿曲库铵和顺阿曲库铵在肝脏疾病患者中分布容积及清除率均增加，也支持这一理论[169]。肝脏疾病患者的肌松药清除率增加，并不反映为药物作用时间缩短[174, 180]。

阿曲库铵用于肝脏疾病患者可能会出现 N- 甲基罂粟碱的蓄积，目前受到关注。尽管 N- 甲基罂粟碱主要依赖肝清除机制，肝移植时其浓度似乎与临床后遗症无关[327]。

由于肝脏疾病患者对非去极化肌松药反应的个体间变异大，故需要进行神经肌肉阻滞监测以滴定剂量。

严重肝脏疾病的患者，由于肝内酶类的合成减少，丁酰胆碱酯酶活性降低。因此美维库铵异构体的血浆清除率下降大约 50%（见表 34-11）[159]，作用时间延长约 3 倍[159]。

烧 伤

烧伤患者可以使用肌松药辅助机械通气，以持续改善氧合状态（也见第 101 章）。经过一段时间的制动，烧伤患者烟碱型乙酰胆碱能受体（nAChR）胎儿型（$\alpha_2\beta\gamma\delta$），和成人型（$\alpha_2\beta\epsilon\delta$）均上调[328]。nAChR 的上调通常伴有非去极化神经肌肉阻滞剂耐药作用，对琥珀酰胆碱的敏感度增加[329]。使 nAChR 上调的因素列于表 34-12。烫伤大鼠受伤 72h 后可发现反应性乙酰胆碱量子式释放显著增加[330]。乙酰胆碱释放增加也使烧伤患者对非去极化肌松药产生耐药。在小鼠中，热伤使其膈内乙酰胆碱酯酶在总量及特殊分子形式上出现改变[331]。

对非去极化神经肌肉阻滞剂的耐药常见于烧伤总面积超过 25% 的患者[329, 332-333]。神经肌肉功能恢复到烧伤前水平可能需要几个月，甚至几年时间[334]。应用琥珀酰胆碱时血清钾离子浓度在正常范围内上升，但在烧伤患者中会明显上升[335]。有报道钾离子浓度可高达 13mmol/L，并可导致室性心动过速、心室颤动、心搏骤停[335]。反应性高钾血症程度与烧伤严重程度并非紧密相关。一名仅有 8% 体表面积烧伤的患者就

表 34-11 肝功能正常及肝胆疾病患者神经肌肉阻滞剂的药代动力学

	血浆清除率［ml/（kg·min）］		分布容积 (ml/kg)		消除半衰期 (min)		肝脏病理	参考文献
	正常	患病	正常	患病	正常	患病		
短效肌松药								
美维库铵同分异构体							肝硬化	159
顺 - 反	95	44*	210	188	1.53	2.48*		
反 - 反	70	32*	200	199	2.32	11.1*		
顺 - 顺	5.2	4.2	266	237	50.3	60.8		
中效肌松药								
阿曲库铵	5.3	6.5	159	207*	21	22	肝肾综合征	318
	6.6	8.0*	202	282*	21	25	肝硬化	174
顺阿曲库铵	5.7	6.6*	161	195*	23.5	24.4	移植相关	
维库溴铵	4.26	2.73*	246	253	58	84*	肝硬化	154
	4.30	2.36*	247	206	58	98*	胆汁淤积	381
	4.5	4.4	180	220	58	51	肝硬化	155
罗库溴铵	2.79	2.41	184	234	87.5	96.0	肝硬化	176
	217	217	16.4	23.4*	76.4	111.5*	混合性	178†
	296	189*	151	264*	56	98*	肝硬化	382†
	3.70	2.66*	211	248	92	143*	肝硬化	179
长效肌松药								
泮库溴铵	123	59*	261	307*	133	267*	胆汁淤积	151†
	1.86	1.45*	279	416*	114	208*	肝硬化	150
	1.76	1.47	284	425*	141	224*	胆汁淤积	383

* 肝功能正常患者与肝胆疾病患者间比较有显著性差异。
† 数值以 ml/min 或 L 表达，未做体重校正

表 34-12　与乙酰胆碱受体上调和下调相关的因素

nAChR 上调	nAChR 下调
脊髓损伤	重症肌无力
脑卒中	抗胆碱酯酶中毒
烧伤	有机磷中毒
长期制动	
长期使用神经肌肉阻滞剂	
多发硬化	
吉兰 - 巴雷综合征	

nAChR，烟碱型乙酰胆碱受体。
From Naguib M, Flood P, McArdle JJ, Brenner HR: Advances in neurobiology of the neuromuscular junction: implications for the anesthesiologist, Anesthesiology 96:202-231, 2002, with permission from Anesthesiology

出现了潜在致命性高钾血症[336]。烧伤后 24h 内可安全应用琥珀酰胆碱。院前或者急诊室插管尤其是饱胃患者可以选用此药。烧伤 24h 后肌肉已产生充分的反应性改变，由于发生高钾血症的不可预测性，烧伤后 48 ~ 72h 最好避免应用琥珀酰胆碱。

　　肌细胞膜的功能异常随时间的改变与烧伤恢复过程一致。当正常皮肤长出，且感染消退时，正常乙酰胆碱受体开始出现[334]。虽然研究证明患者被烧伤 3 年后，对琥珀酰胆碱的反应恢复正常[334]，但烧伤后患者高钾血症危险期的长短尚未明确。因此，保守的方法应让患者在烧伤后 24 ~ 48h 以及至少在烧伤皮肤愈合 1 ~ 2 年内避免应用琥珀酰胆碱。

神经肌肉阻滞剂与危重患者衰弱综合征

　　ICU 病房常将肌松药与镇静剂和镇痛剂联合应用（也见第 101 章）。ICU 应用肌松药的适应证见框 34-1。但是支持肌松药用于 ICU 的数据很少，并且是否对患者的肺功能或氧合有益尚未有定论[337]。然而一项多中心双盲试验显示某些急性呼吸窘迫综合征患者早期短时间使用顺阿曲库铵 48h 可能有益[338]，该研究安慰剂组有一半使用了一次或多次剂量顺阿曲库铵，该研究效能不强，其对死亡率的影响处于统计学临界值，粗死亡率组间比较无差异。然而非去极化神经肌肉阻滞剂有时会应用于 ICU 患者，在重症监护环境中需要特别关注的是使用肌松药的患者未得到充分镇痛与镇静的危险[339]。这可以归咎于 ICU 的护士和医师不熟悉神经肌肉阻滞剂的药理学[339-340]。例如，50% ~ 70% 的 ICU 护士及患者家属认为泮库溴铵是一种抗焦虑药，其中 5% ~ 10% 认为它是一种镇痛剂[339]。在英国，20 世纪 80 年代 ICU 将神经肌肉阻滞剂当作镇静剂的错误用法普遍存在[341]。在 1980 年大约 96%

的 ICU 患者接受了神经肌肉阻滞剂来辅助机械通气。至 1986 年，机械通气患者使用肌松药的比率已降至 16%[341]。现在重症治疗医师认识到神经肌肉阻滞剂的副作用并且会避免其用于危重的 ICU 患者，除非需要使用这些药物辅助机械通气。

　　危重症期间住在 ICU 病房的时间延长与神经肌肉功能紊乱有关。后者可增加发病率，延长住院时间，使脱机困难，延长康复时间[342]。在 ICU 里，神经肌肉阻滞剂长期应用引起的并发症列于框 34-2。在 ICU 病房，机械通气的维持时间、脓毒症、两个以上器官功能障碍、女性、应用激素和高碳酸血症是已知的神经肌肉功能紊乱的危险因素。重症患者中衰弱综合征是相对普遍的，并且初发症状可能多种多样。在一项关于 92 例临床诊断为衰弱综合征患者的回顾性研究中，肌电描记法的研究表明急性肌病（重症肌病）是急性轴索神经病变（重症神经病变）的 3 倍（分别为 43% 和 13%）[342]。1 例 ICU 内持续衰弱患者额外需要的费用大约为 $67 000[343]。神经肌肉衰弱的鉴别诊断见框 34-3。

重症肌病

　　Lacomis 等建议应用"重症肌病"（CIM）[344]来替代目前文献中的术语，如：急性四肢麻痹性疾病[345]、ICU 内急性（坏死性）肌病、粗丝肌病、急性皮质醇肌病和重症监护肌病（也见第 81 和 101 章）。

　　大多数关于 ICU 重症肌病的报道集中于哮喘持续状态患者中[346]，受感染的个体往往应用激素和非去极化神经肌肉阻滞剂治疗。尽管如此，在哮喘患者中，在那些应用激素而无瘫痪的慢性肺病患者[347]和既没有应用激素也没有应用非去极化神经肌肉阻滞剂的重度脓毒症患者中[348]，也存在肌病。动物研究发现，在制动的肌细胞胞质内的激素受体数量相对于对侧对照组是增加的[349]。这好像至少对一些患者来说，

框 34-1　已报道的 ICU 使用肌肉松弛剂适应证

辅助机械通气
　　辅助气管内插管
　　令患者耐受机械通气
　　肺充气压力过高，如急性呼吸窘迫综合征
颅内高压引起的过度通气
辅助诊断治疗操作
破伤风
癫痫持续状态
减少氧耗
　　消除寒战
　　减少呼吸作功

框 34-2　ICU 内肌松药应用的并发症

短期应用
　特殊的，已知的药物不良反应
　呼吸机故障或呼吸环路断开引起的通气不足
　镇痛和（或）镇静不足
长期应用
　卧床并发症
　　深静脉血栓和肺栓塞
　　周围神经损伤
　　褥疮溃疡
　咳嗽无力
　　分泌物潴留和肺不张
　　肺内感染
　烟碱型乙酰胆碱受体失调
　停用肌松药后延迟性肌无力
　　持续神经肌肉阻滞
　　重症肌病
　　重症多神经病
　　以上因素混合存在
　药物或其代谢产物的未知作用
　　乙酰胆碱和代谢性酸中毒 / 低血容量
　　3- 去乙酰维库溴铵与神经肌肉阻滞
　　N- 甲基罂粟碱与脑兴奋

框 34-3　ICU 内神经肌肉功能异常的一般原因

中枢神经系统
　脓毒性或中毒 - 代谢性脑病
　脑干卒中
　中心性脑桥髓鞘溶解
　前角细胞功能异常（如肌萎缩侧索硬化）
周围神经病变
　重症多发性神经病
　吉兰 - 巴雷综合征
　卟啉症
　副癌综合征
　脉管炎
　营养性和中毒性
神经肌肉接头功能异常
　重症肌无力
　Lambert-Eaton 肌无力综合征
　肉毒杆菌中毒
　长期神经肌肉接头阻滞
肌病
　重症肌病
　恶病质肌病
　横纹肌溶解
　炎症性和感染性肌病
　肌营养不良
　中毒性
　酸性麦芽糖酶缺乏
　线粒体性
　低钾血症性
　高代谢综合征伴横纹肌溶解（如神经阻滞剂恶性综合征）

From Lacomis D: Critical illness myopathy, Curr Rheumatol Rep 4:403-408, 2002

长期制动是接受激素治疗患者患重症肌病的重要危险因素[350]，并且选择性肌肉萎缩是糖皮质激素敏感性改变的结果[349]。

脓毒症、制动和与负氮平衡相关的分解代谢也可导致肌病[16]。严重脓毒症患者尽管有正常或较高的血氧运输，骨骼肌仍存在低灌注现象[351]。在脓毒症的啮齿类动物模型中，已证实有乙酰胆碱受体的抗体[352]。这种肌无力症状在危重症患者中也可见到。有报道证实重症肌病患者骨骼肌内细胞因子的表达，激活了局部免疫[353]。

重症肌病主要特点为弥漫性肌肉弛缓无力，且常包括面肌和膈肌的弛缓无力[344]。重症肌病与重症多发性神经病（CIP）以及神经肌肉阻滞作用延长的临床表现有所重叠[344]。电生理研究和血清肌酐激酶浓度增加能够区分神经病变与肌病[344]。Lacomis 等声明"如果怀疑为其他肌病过程（如炎性肌病）或组织学结果会影响处理时，应考虑肌肉活检。"[344]

重症多发性神经病

危重疾病并发多发性神经病变被称为重症多发性神经病（CIP）。CIP 同时影响感觉和运动神经，多器官功能衰竭（MOF）及全身炎症反应综合征（SIRS）50% ~ 70% 的患者发生 CIP[354]。有人提出假设，SIRS 通过释放细胞因子和自由基，损伤中枢或外周神经系统的微循环，从而产生 CIP[353]。微循环失调使外周神经系统易受损伤。

虽然对于危重症患者衰弱综合征没有特殊的治疗方法，越来越多的证据显示 ICU 住院期间早期物理性身体康复对患者有益。早前发现大剂量胰岛素应用于危重症的处理可降低 CIP 的风险。维持危重患者的血糖不高于 110mg/ml 可降低 CIP 发生的风险。

CIM 与 CIP 的结局相似，有报道 CIP 患者的死亡率约为 35%。在一项研究中发现发生 CIP 后能够生存下来的患者在随后的 1 ~ 2 年后 100%（13/13）出现了临床或神经生理学异常，所有患者的生活质量明显受到影响[355]。

临床相关问题

非去极化神经肌肉阻滞剂是最常见的产生制动并引起去神经化样状态的化学制剂。在这种情况下，包括成熟或接头 nAChR 构成的 2 个 α 亚基，β、ε、δ 亚基各一个，另外两个异构体，即非成熟 AChR 或 γAChR 和神经 α7AChR 等均在肌肉内表达。非成熟 AChR 亦指接头外受体，因为其主要表达于肌肉接头外部分，有人在已故的曾长期输注维库溴铵的危重病成人患者肌肉上发现 nAChR 上调[356]。上调是指有效受体的数量改变，但这些改变通常不包括异构体的改变。这三种类型受体可以在肌肉中共存。

琥珀酰胆碱可应用于 ICU 患者吗？

长时间制动后应用去极化神经肌肉阻滞剂可能使 nAChR 上调，而使：① ICU 患者使用琥珀酰胆碱后心搏骤停的发生率增加[356]；② ICU 患者对非去极化肌松药的需求增加[357]。更重要的是，琥珀酰胆碱更容易令非成熟 nAChR 去极化，可能诱发严重的 K^+ 外流，结果引起高钾血症，而且，α7AChR 也能被琥珀酰胆碱去极化，这样就促进了 K^+ 从细胞内向细胞外间隙外流。因此，ICU 患者全身制动超过 24h 后最好避免使用琥珀酰胆碱[16]。

非去极化神经肌肉阻滞剂应当应用于 ICU 患者吗？

与非去极化神经肌肉阻滞剂相关的持续性无力表现是一个独特的病理现象，而不是危重患者衰弱综合征的简单表现（也见第 101 章）。Kupfer 等进行的一项前瞻性研究发现 ICU 患者应用神经肌肉阻滞剂超过 2 天时，其持续肌无力发生率为 70%，而未用肌松药的患者发生率为 0[358]。这项研究是非去极化神经肌肉阻滞剂引起该并发症的有力证据。

在所有常规应用非去极化神经肌肉阻滞剂患者中都发现有长期衰弱表现[156, 359-360]。大约有 20% 应用肌松药超过 6 天的患者[359]、15%～40% 应用大剂量激素的哮喘患者[346]以及 50% 应用维库溴铵的肾衰竭患者进展为延迟性衰弱[156]。临床上，应用甾体类神经肌肉阻滞剂后肌松恢复延迟发生得更为频繁[156, 359]。

然而，人们发现 ICU 患者应用阿曲库铵后也发生延迟性衰弱[360]。而且阿曲库铵的应用使对于其代谢产物 N- 甲基罂粟碱的关注增加。在应用阿曲库铵的 ICU 患者脑脊液中也可以检测到 N- 甲基罂粟碱[361]，具有兴奋作用，能够诱发动物癫痫发作[362]。人类的中毒剂量尚不清楚，但有报道患者应用阿曲库铵后出现癫痫发作，并未排除 N- 甲基罂粟碱诱发癫痫发作的可能[363-365]，一些证据也表明 N- 甲基罂粟碱能够激活烟碱受体[366]。顺阿曲库铵是阿曲库铵的同分异构体，由于它的有效性是阿曲库铵的 4～5 倍，使用剂量小，故 N- 甲基罂粟碱引起的不良作用会减小[367]。

非去极化神经肌肉阻滞剂是极化分子，不易透过血脑屏障，但是人们已经在 ICU 患者的脑脊液中发现维库溴铵和及其长效活性代谢产物（3- 去乙酰维库溴铵）。神经肌肉阻滞剂及其代谢产物对于人类中枢神经系统的作用还没有被深入研究，但是在大鼠实验中，阿曲库铵、维库溴铵、泮库溴铵注射到脑脊液中可导致剂量依赖性大脑兴奋性累积而引起癫痫[362]。大脑兴奋性增加以及接下来的脑耗氧增加对有脑缺血风险的 ICU 患者不利。有人也提出非去极化神经肌肉阻滞剂在 SIRS 时可以附着到神经上直接导致神经毒性[362]。

当必须使用非去极化肌松药时推荐使用周围神经刺激器监测，应当允许肌肉功能定期恢复。但是单单常规监测神经肌肉功能对于 ICU 患者不足以消除肌松恢复延迟和肌无力综合征[368]。通过刺激周围神经调节用药剂量而非使用临床标准剂量，可以减少重症患者用药量，使肌肉功能恢复加速，每名患者的住院费用减低 \$738[369]。最近的研究表明每天中断镇静剂的使用可以缩短机械通气的时间和 ICU 的住院时间[370]。但是该方法对于 ICU 中肌无力患者是否适用尚不明确。当使用非去极化肌松药时，框 34-4 指南可能对于最大程度降低并发症有所帮助。正如极危重成人患者维持神经肌肉阻滞临床实践指南[337]所述，"不管使用肌松药的理由如何，我们强调应该先尝试所有其他能够使临床情况改善的方法，使用肌松药是最后的选择。"

框 34-4　ICU 内使用神经肌肉阻滞剂指南

避免使用神经肌肉阻滞剂情况：
　　使用最大剂量的镇痛剂和镇静剂时
　　手控通气参数与模式时
减少神经肌肉阻滞剂剂量至最小：
　　使用周围神经刺激器进行 TOF 监测
　　连续使用不能超过 2 天
　　单次注射而不是连续输注
　　仅需要时使用且达到明确目标即可
　　定期允许肌松恢复
考虑替代疗法

参 考 文 献

见本书所附光盘。

第35章 神经肌肉阻滞作用的拮抗

Glenn S. Murphy • Hans D. De Boer • Lars I. Eriksson • Ronald D. Miller

张鸿飞 姜妤译 徐世元 刘克玄 审校

致谢：编者及出版商感谢 Mohamed Naguib 和 Cynthia A. 医生在前版本章中所做的贡献，他们的工作为本章奠定了基础。

要 点

- 恰当地拮抗非去极化肌松剂的残余阻滞作用，对预防患者出现不良的临床结局至关重要。可通过药物充分逆转神经肌肉阻滞剂（NMBDs）的残余阻滞作用，或者等待其自主恢复两种方式达到肌肉力量完全恢复的效果。

- 拇内收肌四个成串刺激比率（TOF）至少达到 0.9 方可认为神经肌肉阻滞充分恢复，可进行拔管，如果使用肌肉加速度描记仪（AMG）则 TOF 应达到 1.0。对肌松情况进行量化监测是目前评估肌肉功能是否恢复至安全水平的唯一方法。

- 残余的肌松阻滞作用在麻醉后监护病房（PACU）中并非罕见，术后大约 30% ~ 50% 患者 TOF 低于 0.90。

- PACU 中 TOF 低于 0.90 的患者发生低氧血症、低氧期间呼吸控制能力受损、呼吸道梗阻、术后发生肺部并发症、出现肌无力症状以及 PACU 时间延长的概率增加。恰当的神经肌肉阻滞管理可降低甚至避免残余阻滞作用的发生，从而降低以上术后不良事件的发生率。

- 新斯的明、吡啶斯的明、腾喜龙能够抑制乙酰胆碱的分解，从而导致神经肌肉接头部位的乙酰胆碱增多。然而，这些药物对乙酰胆碱的抑制作用存在封顶效应。必须在自主呼吸恢复时方可考虑使用这些药物逆转神经肌肉阻滞。30 ~ 70μg/kg 新斯的明可拮抗轻至中度神经肌肉阻滞。然而，如果在神经肌肉功能已完全恢复时使用这些药物，理论上则可导致反常的肌无力。

- Sugammadex 是一种改良的 γ 环糊精，与甾类 NMBD 药物罗库溴铵和维库溴铵有高度亲和力。它能与这些甾类 NMBD 药物结合形成紧密络合物从而使其失活，从而快速逆转此类药物的神经肌肉阻滞作用。

- 2.0mg/kg 与 4.0mg/kg 的 Sugammadex 分别能逆转轻中度、重度神经肌肉阻滞。16mg/kg 的 Sugammadex 可迅速逆转罗库溴铵的神经肌肉阻滞作用。Sugammadex 对神经肌肉阻滞的逆转起效迅速，且没有胆碱酯酶抑制剂所产生的不良反应。

- 延胡索酸盐类药物更他氯铵 [gantacurium（GW280430A，AV430A），CW002 和 CW011] 是一类新的 NMBD，主要通过半胱氨酸与自身双键结合形成无活性的加合物而失效。实验室研究表明，外源性给予 L- 半胱氨酸可在 2 ~ 3min 内完全逆转深度神经肌肉阻滞。

历　　史

1595 年 Sir Walter Raleigh 在亚马逊旅行时发现箭毒可产生肌肉松弛效果[1]。1935 年，从南美藤本植物 (Chondrodendron tomentosum) 中提取出一种生物碱，并将其命名为右旋筒箭毒碱。几乎同时，伦敦的药理及生理学实验发现，乙酰胆碱是位于运动神经末梢的一种化学性神经递质[2]。同一实验室研究还发现，类毒扁豆碱样物质可逆转箭毒对蛙神经肌肉接头的阻滞作用[2]。Bennett 在 1940 年在惊厥电休克治疗中使用箭毒预防创伤性并发症[3]。1942 年，Griffith 将箭毒的提取物成功用于 25 名外科手术患者，这些患者在没有使用拮抗剂（如新斯的明）的情况下神经肌肉功能完全恢复[4]。

1945 年有学者提出药物在拮抗神经肌肉阻滞中的重要性，尤其是认识到可使用新斯的明或毒扁豆碱拮抗箭毒的肌松作用，同时推荐使用该方法作为手术室内使用肌松剂后的拮抗药物[5]。1946 年，Cecil Gray 首次报道了在大量病例中使用箭毒的经验[1]。右旋氯筒箭毒碱作为一种晶体提取物，用于 1049 例全麻病例，没有出现与其直接相关的术后并发症，只有两名患者使用了毒扁豆碱。然而，来自同一麻醉科随后的综述（1959）认为，"将新斯的明常规用于拮抗去极化肌松剂安全可行"[6]。在 20 世纪 60 年代中期，美国与欧洲的肌松剂使用存在明显差异。当时有述评认为：大多数英国麻醉医生武断地认为对肌松阻滞作用逆转的危险远低于肌松残余的危险，因此大多数患者在麻醉结束时都使用了某些抗胆碱酯酶药拮抗肌松残余作用。然而，在美国，更重视与逆转药物相关的发病率与死亡率，因此多使用更小剂量的箭毒，他们强调使用更小剂量的肌松剂，因此不需要药物逆转残余作用[7]。实际上，在作者 Miller 接受高级医师培训的时代，主流观点是麻醉重点应该在于维持恰当的麻醉而并非使者肌肉松弛，同时也认为箭毒不是麻醉药。

尽管有超过 70 年的研究历史，目前手术与麻醉结束时神经肌肉阻滞如何管理仍存在争议。一些临床麻醉医师常规使用药物拮抗非去极化肌松剂（NMBD），而其他麻醉医生则主张只有当存在明确的临床肌无力表现时方可使用拮抗剂。值得思考的是当没有临床肌无力表现时，患者是否存在具有临床意义的全身无力？神经肌肉阻滞的监测是否能改善患者治疗？本章的目的是介绍神经肌肉阻滞恢复不全的后果、抗胆碱酯酶药在临床实践中的使用（益处、风险、局限性）以及逆转 / 拮抗肌松阻滞残余作用的新药进展。

神经肌肉阻滞的拮抗：目前的管理方法

大量研究观察了临床麻醉医生在围术期如何评估并进行神经肌肉阻滞管理。在 20 世纪 50 年代后期，针对大不列颠及北爱尔兰麻醉医生的一项调查显示[6]，44% 的受访者在使用右旋氯筒箭毒碱或戈拉碘铵时"总是"或"几乎总是"使用新斯的明拮抗，2/3 的受访者使用 1.25 ～ 2.5mg 新斯的明拮抗 NMBD[6]。尽管不断增加的数据表明肌松残余作用持续发生，最近调查显示，在过去几十年内临床医生关于拮抗肌松阻滞作用的态度并未发生明显变化。2003 年德国麻醉医生的问卷调查显示，75% 的麻醉科医生在手术结束时并未使用新斯的明进行常规拮抗[8]。而对法国 1230 名高年资麻醉医生的调查显示，"常规"或"经常"使用药物拮抗神经肌肉阻滞作用的医生只占到手术的 6% 和 26%[9]。相反，非去极化 NMBD 的拮抗在英国则作为常规使用[10]。

为更好了解 NMBD 剂量、监测以及药物拮抗的情况，在美国与欧洲进行了一项关于神经肌肉阻滞使用情况的大规模综合调查[11]。受访者中使用非去极化肌松剂时"总是"采用抗胆碱酯酶药拮抗的比例，欧洲为 18%、美国为 34.2%。该调查结果提示，关于拮抗神经肌肉阻滞作用并无统一的共识以指导临床实践。尽管有些国际性的学术性组织制定了围术期相关指南，然而对不同国家的调查显示，绝大多数临床医生在手术室并没有监测或拮抗神经肌肉阻滞。令人惊讶的是，大多数麻醉医生没有亲眼目睹过明显的与神经肌肉阻滞恢复不全直接相关的不良事件[11]。因此，相对于肌松残余的风险，使用抗胆碱酯酶药逆转肌松阻滞（见后文）的潜在风险可能被过高估计了。下文将重点论述肌松残余阻滞的定义、发生率及临床并发症。

肌松残余阻滞作用

肌松残余阻滞作用的评估

为最大程度地保证患者安全，手术室内拔除气管导管应该在肌力完全恢复、肌松残余作用被完全逆转（或自主恢复）后进行。临床医生可选择多种方法检测并治疗肌松残余作用。手术室内常用三种方法评价肌松残余作用存在与否：肌无力的临床体征评估、神经肌肉阻滞定性检测、神经肌肉阻滞定量监测。围术期神经肌肉阻滞监测的类型详见第 53 章。

肌无力的临床体征评估　在右旋筒箭毒碱开始进

入临床应用时，肌松残余作用的判断与新斯的明的使用主要取决于膈是否存在轻度、抽搐样运动[12]。如果没有观察到呼吸功能不佳的临床表现，则认为神经肌肉功能恢复，不需给予拮抗药物。20世纪60年代，Harry Churchill-Davidson首次在英国使用外周神经刺激仪，随后美国开始使用。然而，外周神经刺激仪并未常规使用。事实上，几十年后，评估神经肌肉阻滞功能恢复的最常用方法仍然是观察是否存在肌无力的临床体征[13]。而且，手术结束时临床医生判断是否给予拮抗剂的基本要素之一仍是是否存在肌无力的临床表现[11]。然而，几十年的临床研究表明，肌肉力量的检测并不是判断神经肌肉阻滞是否充分恢复的敏感或可靠指标。最常用检测拔管的标准是通气方式"正常"、能够持续抬头[13]。遗憾的是，每种检测肌松残余方法的敏感性都较差。当气管插管患者的神经肌肉功能恢复到可满足充分通气的程度时，负责保护并维持呼吸道开放的肌肉仍有明显的肌力受损现象[14]。其他研究者也观察到在四个成串刺激（TOF）为0.50甚至更低时，绝大多数受试者能维持5s抬头[15-16]。肌肉力量的其他临床试验如持续手握力、抬腿或睁眼，也被证明在预测神经肌肉功能恢复方面敏感性低[17-18]（表35-1）。

神经肌肉阻滞定性监测 定性神经肌肉阻滞监测仪，或更准确地称为外周神经刺激仪，是通过发送电刺激至周围神经，由临床医师视觉或触觉主观评估对神经刺激的反应（如手放在拇指上以观察尺神经刺激后肌肉收缩情况）（彩图35-1；也可见于第53章）。临

床有三种神经刺激方式用于评估残余肌松：TOF、强直刺激、双短强直刺激。TOF刺激为每0.5s发送4次

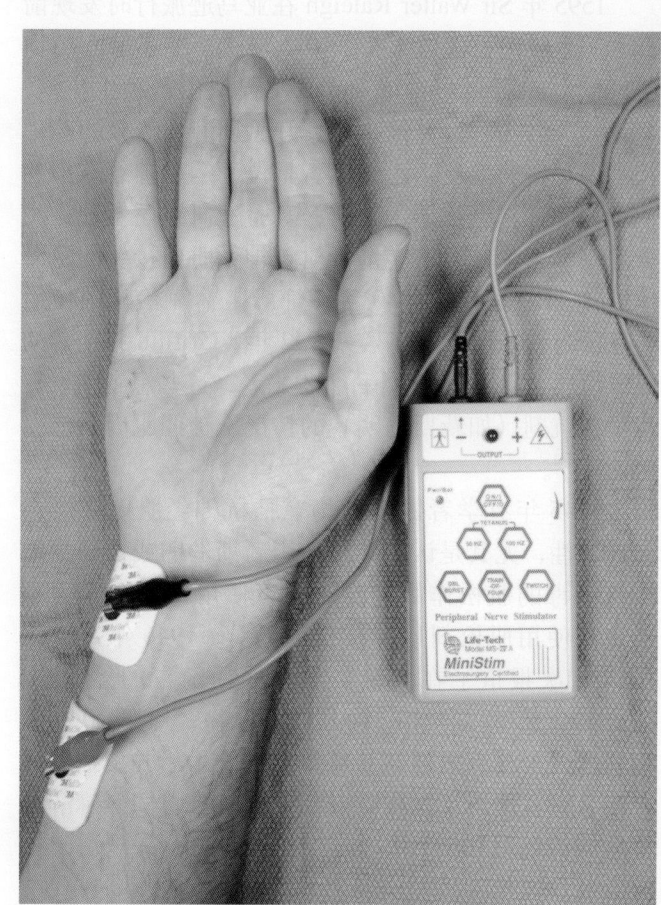

彩图35-1 定性神经肌肉阻滞监测仪（或更准确地称为外周神经刺激仪）是通过发送电刺激至周围神经，由临床医师视觉或触觉主观评估对神经刺激的反应（如手放在拇指上以观察尺神经刺激后肌肉收缩情况）。该图中为刺激尺神经，主观评估拇指运动

表35-1　640名患者TOF<90%时各种临床检测的敏感性、特异性、阳性及阴性预测值

变量	敏感性	特异性	阳性预测值	阴性预测值
不能微笑	0.29	0.80	0.47	0.64
不能吞咽	0.21	0.85	0.47	0.63
不能说话	0.29	0.80	0.47	0.64
全身无力	0.35	0.78	0.51	0.66
抬头无法持续5s	0.19	0.88	0.51	0.64
抬腿无法持续5s	0.25	0.84	0.50	0.64
不能握手持续5s	0.18	0.89	0.51	0.63
不能完成压舌板试验	0.22	0.88	0.52	0.64

From Cammu G, De Witte J, De Veylder J, et al: Postoperative residual paralysis in outpatients versus inpatients, Anesth Analg 102:426-429, 2006.
试验的敏感性 = 真阳性数 / （真阳性数 + 假阴性数）；特异性 = 真阴性数 / （真阴性数 + 假阳性数）。真阳性是指患者试验评分阳性同时TOF<90%；假阴性是指患者试验结果阴性但TOF<90%；真阴性是指患者试验结果阴性但TOF并不<90%；假阳性是指患者试验评分阳性但TOF并不<90%。试验结果阳性是指不能微笑、吞咽、说话或全身无力等

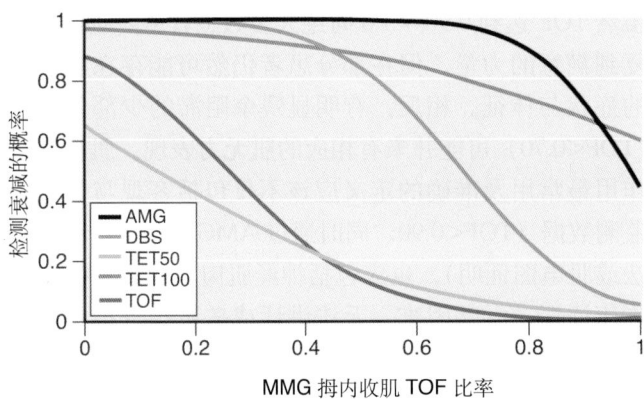

图 35-2　各种神经肌肉监测技术的衰减监测。分别使用肌肉加速度描记仪（AMG）、四个成串刺激（TOF）、双短强直刺激（DBS）、50Hz 强直刺激或 100Hz 强直刺激评估肌松残余阻滞作用。测量一侧的拇内收肌机械肌动描记（MMG）的 TOF 比率。在恢复期，由一个盲法的观察者评估另外一侧触觉的衰减情况 *(From Capron F, Fortier LP, Racine S, Donati F: Tactile fade detection with hand or wrist stimulation using train-of-four, double-burst stimulation, 50-hertz tetanus, 100-hertz tetanus, and acceleromyography, Anesth Analg 102:1578-1584, 2006.)*

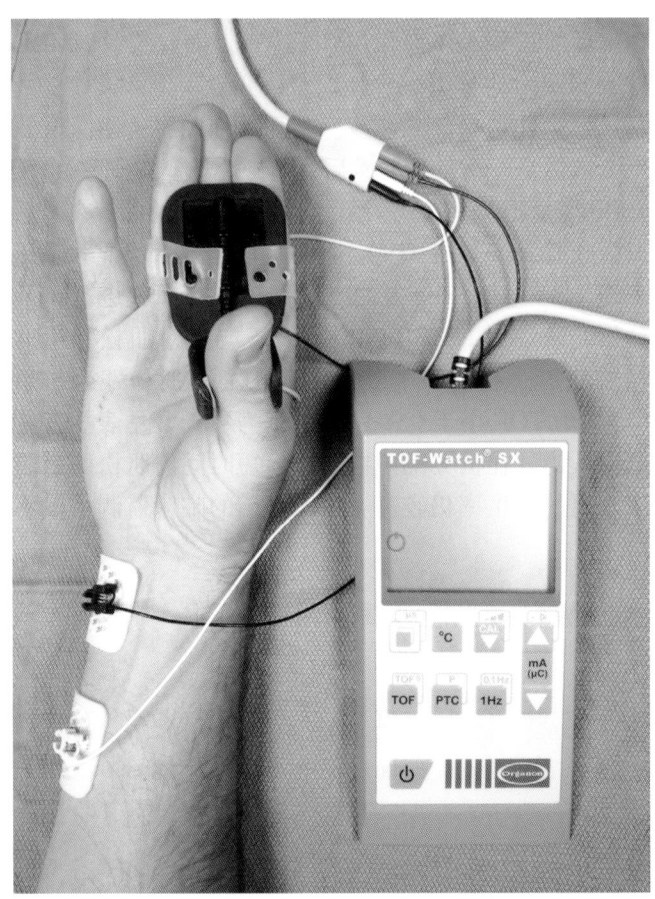

彩图 35-3　定量神经肌肉功能监测仪［肌肉加速度描记仪（AMG）］。通过置于拇指的压电式敏感器检测尺神经刺激后产生的拇指运动。为了改善反应的协调性，使用手指适配器以产生持续的前负荷力。压电式传感器能检测出拇指运动的加速度，该加速度与肌肉收缩力呈正比

超强刺激，强直刺激包括一系列快速刺激（50Hz 或 100Hz），常在 5s 以上；双短强直刺激为发送两次 50Hz 短爆发强直刺激，间隔 750ms（见第 53 章）。这些神经刺激发生衰减则表明神经肌肉功能恢复不完全。虽然通过神经肌肉阻滞定性监测可了解神经肌肉阻滞早期恢复的情况并指导治疗，但其在监测轻度的肌松残余作用（TOF 在 0.50 ~ 1.0 之间）时敏感性有限（图 35-2）。研究者观察到，当 TOF 超过 0.30 ~ 0.4 时，临床医生无法检测到衰减[19-21]。同样，当 TOF 大于 0.30 时，50Hz 的强直刺激很难在 5s 内观察到衰减[21-22]。使用双短强直刺激可提高临床医生检测到衰减的可能性；通过这种方式检测到衰减的阈值约为 0.6 ~ 0.7[20-21, 23]。然而，无论采取何种神经刺激模式，通过定性的方式监测肌松残余阻滞情况并非总是可靠。

神经肌肉阻滞定量监测　神经肌肉阻滞定量监测仪是能够发放周围神经刺激并量化记录诱发反应的设备。量化监测仪能够允许准确评估肌无力的程度，通过 TOF 刺激（显示为 TOF 比）或单次颤搐刺激（以对照"颤搐"的百分数相比的反应）的形式表达。虽然手术室内神经肌肉功能监测的五种不同定量方法在不断发展，目前只有肌肉加速度描记仪（AMG，TOF-Watch，Bluestar 公司）一种方法被商业化，可作为标准监测单独使用（彩图 35-3）。一项比较 AMG 和标准定性监测（TOF 触觉衰减、双短强直刺激、5Hz 强直刺激、100Hz 强直刺激）的研究发现，AMG 是检测肌松残余作用的最准确方法[21]（见图 35-2）。此外，在手术室 AMG 的使用被证明可降低 PACU 肌松残余阻滞的风险[24-27]，减少呼吸相关不良事件及肌松恢复不全相关的肌无力的发生[26-27]。临床实践中，AMG 可有效评估气管导管拔除前神经肌肉功能是否完全恢复，并能客观指导手术结束时拮抗剂的使用剂量（见下文）。

全麻结束时仔细评估肌松残余程度至关重要，可避免拔除气管导管后神经肌肉功能恢复不全所导致的潜在风险。然而，绝大多数临床医生所采用的方法（可按照指令抬头或保持稳定的呼吸状态；TOF 或强直神经刺激后无衰减）并不能确保肌松完全恢复正常。量化的神经肌肉功能监测是目前用于评估肌肉功能是否恢复正常及指导拮抗剂安全使用的唯一方法。为避免肌松残余的可能，应使用量化肌松监测。

肌松残余阻滞作用的定义

神经肌肉阻滞定量监测：TOF 低于 0.70 和低

于 0.90　传统采用定量的神经肌肉阻滞监测方法定义神经肌肉阻滞作用。尽管周围神经刺激器在 20 世纪 60 年代即开始使用，Ali 等在 20 世纪 70 年代早期才首次描述了周围神经刺激器将尺神经 - 拇内收肌作为监测部位，在神经肌肉功能监测中的应用[28-29]。通过比较第四个（T_4）与第一个（T_1）激发的机械或肌电图反应（TOF 反应），监测神经肌肉功能恢复的程度。此后不久，他们又进行了几个研究，检测手部残余阻滞程度（定义为 T_4/T_1 比，即 TOF 比率）与周围肌无力症状及肺活量的相关性[30-32]。当拇内收肌 TOF 小于 0.60 时，可出现肌无力、气管牵引感（tracheal tug）、上睑下垂的表现及体征。当 TOF 恢复到 0.70 时，大多数患者可以抬头、睁眼、握手、伸舌、肺活量超过 15ml/kg。因此，在这些数据的基础上，TOF 为 0.70 被作为给予非去极化 NMBD 的全麻结束时神经肌肉功能恢复的标准。然而，在最近的研究中观察到，当 TOF 达到 0.90 时，仍可能出现明显的肌无力及呼吸功能受损的临床表现。当 TOF 低于 0.90 时，清醒志愿者仍可表现出咽部功能受损、呼吸道梗阻、胃内容物误吸风险增加、低氧通气控制功能受损、不舒适的肌无力主诉等表现[33-37]。外科手术患者中，TOF 低于 0.90 与呼吸相关不良事件及 PACU 时间延长存在相关性[38-39]。目前，业内一致同意拇内收肌 TOF 至少应恢复至 0.90（当使用 AMG 时甚至要求达到 1.0）方代表神经肌肉功能充分恢复。

临床症状与体征　肌松残余阻滞的患者可能存在多种临床表现，包括：无法按照指令抬头、握手、睁眼或伸舌；切牙不能咬住压舌板；不能微笑、吞咽、说话、咳嗽，眼睛无法追逐移动的物体；或者不能进行深呼吸或潮气量呼吸[40]。目前有报道的肌松残余症状包括患者在完成上述试验时自觉很困难，以及视物不清、复视、面部无力、面部麻木、全身无力[37, 40]。

虽然 TOF 达到 0.90 ~ 1.0 时绝大多数患者主要肌群均恢复到满意的力量，但在部分患者仍然可能存在肌无力的症状与体征。相反，有明显残余阻滞的少部分患者（TOF<0.70）可能并未有相应的肌无力表现。肌松残余作用最常用及准确的定义应该不仅包括客观与量化的监测数据（TOF<0.90，同时通过 AMG、机械肌动描记法或肌电图证明），也应包括神经肌肉功能恢复受损的临床证据[吞咽困难、无法讲话或按照指令抬头、复视和（或）全身无力]。

肌松残余阻滞作用的发生率

PACU 内发生肌松残余阻滞作用并非偶发事件。1979 年，Viby-Mogensen 检测了新斯的明逆转右旋筒箭毒碱、戈拉碘铵或泮库溴铵的效果[41]。患者抵达 PACU 后，42% 患者 TOF 低于 0.70，24% 无法按照指令抬头 5s（大多数 TOF<0.70）。作者认为平均剂量为 2.5mg 的新斯的明不能充分逆转神经肌松。随后研究发现，使用长效 NMBD 的患者肌松作用残余的发生率大致相同，21% ~ 50% 的患者在术后早期阶段 TOF 小于 0.70[42-44]。使用中效 NMBD 替代长效 NMBD，结果发现术后肌松残余阻滞作用降低[44-46]。随着长效 NMBD 在临床使用的日益减少，许多研究者期望 PACU 中的肌松残余作用会越来越少。然而，神经肌肉阻滞恢复不全依然是一个常见的术后问题。大规模的研究（150 ~ 640 名受试者）发现，大约 31% ~ 50% 的患者在术后拇内收肌 TOF 小于 0.90，并且有肌松残余的显著临床表现[17, 47-48]。Naguib 及同事对 24 项临床研究进行 meta 分析，统计了 NMBD 类型及 TOF 与残余肌松作用的相关性[44]。在使用中效 NMBD 时总的肌松残余作用（定义为 TOF 小于 0.90）发生率为 41%（见表 35-2）。结论认为，在世界范围内，术后短时间内肌松残余阻滞作用的发生率仍较高；由于目前的临床监测手段不

表 35-2　肌松剂类型与 TOF 相关的肌松残余阻滞作用发生率

人群种类	RNMB 发生率 *	可信区间	异质性	
			P 值	不一致率[†]（%）
长效 MR（TOF<0.70）	0.351	(0.25 ~ 0.46)	<0.001	86.7
中效 MR（TOF<0.70）	0.115	(0.07 ~ 0.17)	<0.001	85.9
长效 MR（TOF<0.90）	0.721	(0.59 ~ 0.84)	<0.001	88.1
中效 MR（TOF<0.90）	0.413	(0.25 ~ 0.58)	<0.001	97.2

From Naguib M, Kopman AF, Ensor JE: Neuromuscular monitoring and postoperative residual curarisation: a meta-analysis, Br J Anaesth 98:302-316, 2007.
MR，肌松剂；RNMB，肌松残余阻滞作用；TOF，四次成串刺激比率。
* RNMB 发生率为加权平均值。这种对随机效应模型的加权考虑了不同研究之间及同一研究之内的相关差异。
† 不一致率为研究间的差异无法用随机性来解释的比例

全，该并发症的发生率并未随时间呈下降趋势。

各研究对于术后肌松残余阻滞作用的发生率报道不一，从 5% ~ 93%[44]。许多因素可能影响气管导管拔除后的神经肌肉阻滞恢复情况，可解释各报道间的差异（框 35-1）。如果将 TOF 值为 0.90 作为阈值，残余肌松阻滞的发生率更常见（与之前使用 0.70 相比）（见表 35-2）。同样的，如果在 NMBD 拮抗与 TOF 监测之间存在短时间隔，通常可以观察到肌松残余作用（对比在拔管时测定 TOF 与在 PACU 内测定的 TOF）[49]。此外，肌松残余阻滞定量监测技术可能影响患者术后 TOF 小于 0.90 的发生率。例如，与机械肌动描记法（MMG）比较，AMG 常过高估计神经肌肉阻滞恢复的程度[21]。下文将讨论其他影响肌松残余阻滞作用的因素。

神经肌肉残余阻滞的副作用

有研究发现，大约一半的患者进入 PACU 时 TOF 低于 0.90，这与 AMG、MMG 或肌电图（EMG）测定结果相近[44]。残余肌无力对临床预后的影响尚缺乏有效记录。然而即使最低程度的神经肌肉阻滞也可能影响临床预后。下文综述了肌松残余阻滞作用对清醒志愿者及手术后患者的影响。

肌松残余阻滞的副作用：清醒志愿者的相关研究　手术患者在围术期接受多种麻醉剂的注射，药物之间的相互作用影响了肌松残余阻滞作用对临床结局影响的判断。清醒志愿者试验在没有其他麻醉剂干扰的情况下，可以更准确地定量监测 NMBD 的效果并评估阻滞程度对生理系统的影响。一般情况下，这些研究采取个体化滴定 NMBD，使清醒研究者达到不同 TOF，然后测量对呼吸系统的影响，观察肌无力的症状与体征。

早期志愿者的研究结果认为，当 TOF 为 0.60 ~ 0.70 时，呼吸功能受损较小[32]。与正常对照组相比，TOF 为 0.60 时呼吸频率、潮气量、呼气峰流速并未改变，而肺活量与吸气力量均显著降低[32]。但作者认为，这些变化临床意义不大。随后的研究揭示了 TOF 在 0.90 ~ 1.0 时存在咽部及呼吸功能受损。咽部肌肉功能的恢复对气管导管拔除后呼吸道通畅的维持至关重要。来自瑞典 Karolinska 研究所的系列研究发现，对志愿者使用不同程度的肌肉阻滞，观察咽部、食管上端的功能及呼吸与吞咽的协调性[33-34]。当拇内收肌 TOF 低于 0.90 时，年轻成人志愿者咽部功能异常的发生率为 17% ~ 28%[33]（图 35-4），60 岁以上患者发生率增加两倍以上，并与食管上括约肌静息张力降低、

框 35-1　术后肌松残余阻滞作用发生率的影响因素

术前因素 1. 肌松残余阻滞作用的定义 　• TOF <0.70（1990 年前） 　• TOF <0.90（1990 年后） 　• 存在肌无力的症状或体征 2. 患者因素 　• 年龄（老年患者为高危因素） 　• 性别 　• 已有健康问题（肾或肝功能不全、神经肌肉功能障碍） 　• 使用影响神经肌肉功能传递的药物（抗癫痫药） **术中麻醉因素** 1. 术中使用的 NMBD 类型 　• 中效 NMBD（低风险） 　• 长效 NMBD（高风险） 2. 术中使用的 NMBD 剂量 3. 神经肌肉功能监测的使用 　• 定性监测（研究尚无明确结论） 　• 定量监测（低风险） 4. 神经肌肉阻滞维持的深度 　• "深度阻滞"（TOF 计数为 1 ~ 2）（高风险） 　• "轻度阻滞"（TOF 计数为 2 ~ 3）（低风险） 5. 术中麻醉药的类型 　• 吸入麻醉剂（高风险） 　• TIVA（低风险）	**与肌松残余阻滞作用拮抗的相关因素** 1. 拮抗剂的使用（低风险） 　• 新斯的明 　• 吡啶斯的明 　• 依酚氯铵 　• Sugammadex 2. 拮抗剂的剂量 3. 拮抗剂的使用与肌松残余阻滞作用定量监测的时间间隔 **肌松残余阻滞作用监测的相关因素** 1. 肌松残余阻滞作用监测的客观方法 　• 机械肌动描记法（MMG） 　• 肌电描记法（EMG） 　• 加速肌动描记法（AMG） 　• Kinemyography（KMG） 　• 肌音描记法（PMG） 2. 肌松残余阻滞作用监测的时机 　• 气管拔管前即刻（高风险） 　• 气管拔管后即刻（高风险） 　• 抵达 PACU 时（低风险） **术后因素** 1. 呼吸性酸中毒与代谢性碱中毒（高风险） 2. 低体温（高风险） 3. PACU 中使用的药物（抗生素、阿片类）（高风险）

NMBD，神经肌肉阻滞剂；PACU，麻醉后监护病房；TIVA，全凭静脉麻醉；TOF，四次成串刺激

口服造影剂吞咽异常及误吸（喉部渗透）有关[33-34a]。Eikermann 等实施了数项研究，观察肌松残余阻滞对清醒志愿者呼吸肌功能的影响。予清醒受试者输注罗库溴铵，滴定 TOF 至 0.50～1.0。在最小残余阻滞（TOF 大约 0.80）时，发现存在吸气流速受损及上呼吸道梗阻[35]，上呼吸道容积及上呼吸道舒张肌功能明显降低[50]，上呼吸道关闭压力及塌陷的概率增加[51]（图 35-5）。此外，来自人体的呼吸控制研究发现，肌松残余阻滞作用抑制低氧条件下的呼吸代偿，

同时使得高碳酸血症时亦无法刺激呼吸的代偿。人体志愿者试验中，使用阿曲库铵、维库溴铵或泮库溴铵使拇内收肌 TOF 达 0.70 时，其低氧性通气反应与 TOF 自然恢复至高于 0.90 后相比，降低 30%[52]（图 35-6）。低氧期间呼吸动力的增加主要通过来自双侧颈动脉分叉处的颈动脉体部位的外周化学感受器的传入信号介导，而高碳酸血症期间呼吸节律受 CO_2 与脑干化学感受器作用的调节。动物实验中，使用非去极化 NMBD 后，因为颈动脉体氧信号通路内的烟碱乙酰胆碱受体的胆碱能阻断作用，使得颈动脉体化学感受器的启动几乎完全消失[53]。

清醒志愿者的研究结果表明，当处于较低程度肌松残余阻滞时，受试者有肌无力的主观感受。给予小的"启动"剂量泮库溴铵，使清醒志愿者 TOF 达 0.81 时，受试者主诉视物模糊、吞咽及睁眼困难、咀嚼无力[54]。TOF 在 0.60～0.70 时，部分受试者主诉复视、发音困难、主观吞咽困难等症状[34]。输注米库氯铵 TOF 达 0.81 时，所有受试者出现视物模糊[55]。Kopman 等观察了 10 名志愿者在不同 TOF 时的肌松残余阻滞作用的症状与体征[37]。检测点为基础情况下（输注米库氯铵前）、TOF 0.65～0.75、0.85～0.95、完全恢复（TOF 为 1.0）。所有受试者在 TOF 0.70 时有明显症状与体征（不能维持切牙咬合、无帮助下坐立、用吸管饮水，视觉模糊，面部麻木，讲话及吞咽困难，全身无力），其中 7 名受试者在 TOF 恢复到 1.0 后视觉症状持续达 90min。

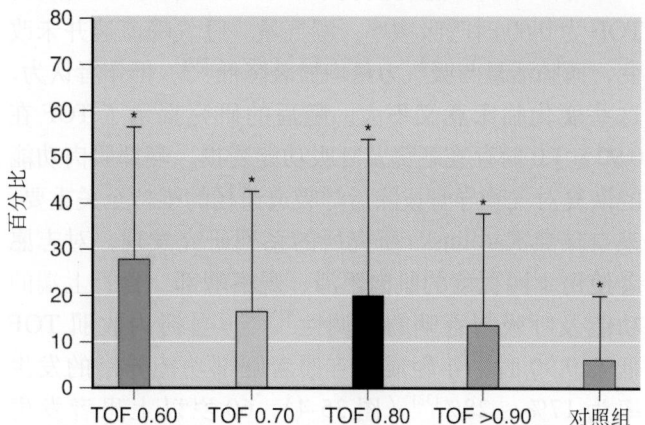

图 35-4 用阿曲库铵诱导年轻志愿者出现部分神经肌肉功能阻滞，在达到相应稳态的拇内收肌 TOF 比率为 0.60、0.70、0.80、0.90 以及对照组出现咽部功能不全的概率 (Modified from Sundman E, Witt H, Olsson R, et al: The incidence and mechanisms of pharyngeal and upper esophageal dysfunction in partially paralyzed humans, Anesthesiology 92:977-984, 2000.)

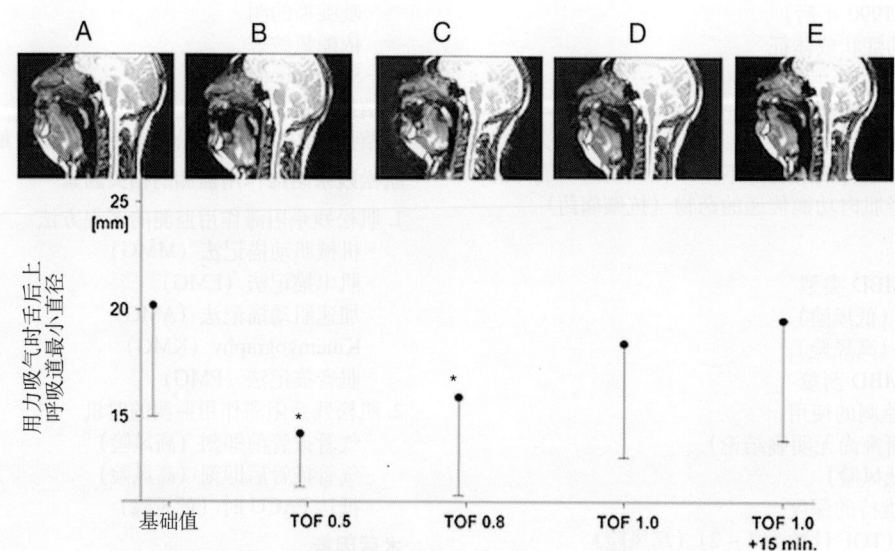

图 35-5 清醒志愿者中研究肌松残余阻滞作用对呼吸肌功能的影响。输注罗库溴铵，滴定至 TOF 为 0.5～1.0，使用呼吸道磁共振成像技术测量声门上呼吸道的直径与容积。使用肌松剂前（基础值）用力吸气时（A）、稳态 TOF 比率为 0.50（B）、0.80（C）、TOF 恢复至 1.0（D）及 15min 后（E），监测舌后上呼吸道最小直径。如图为一名志愿者的结果，神经肌肉功能部分阻滞期间用力吸气时上呼吸道直径缩小。*P<0.05 vs 基础值 (From Eikermann M, Vogt FM, Herbstreit F, et al: The predisposition to inspiratory upper airway collapse during partial neuromuscular blockade, Am J Respir Crit Care Med 175:9-15, 2007.)

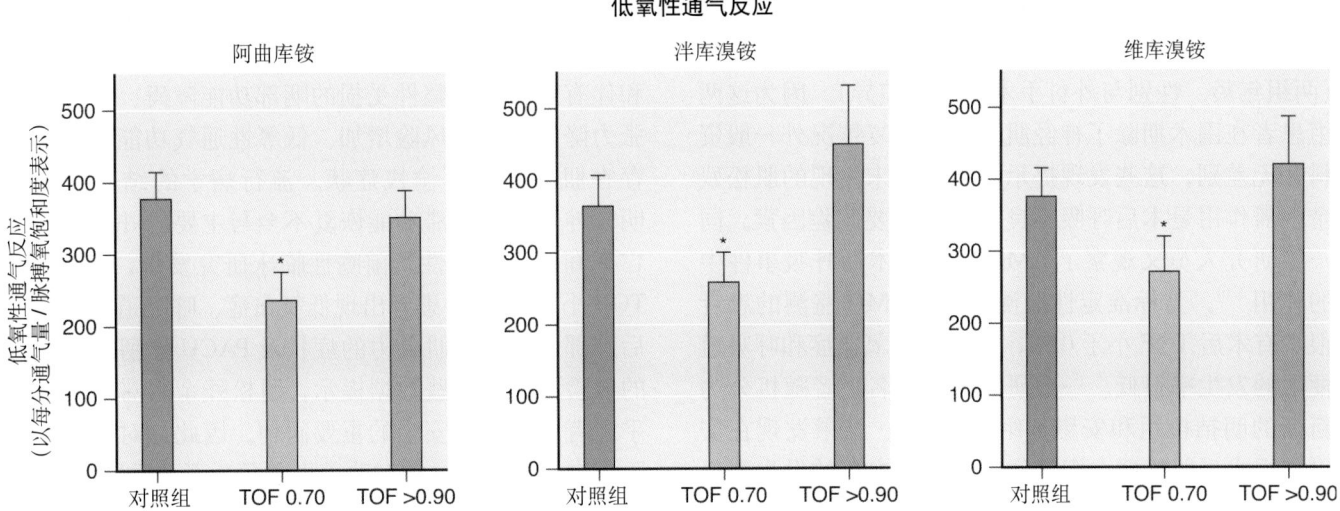

图 35-6 给予不同肌松药物（阿曲库铵、泮库溴铵及维库溴铵），输注前（对照组）、输注期间 TOF 达 0.70 稳态时、恢复后（TOF ＞0.90）时低氧性通气反应（HVR）的对比。数据以（均数 ± 标准差）形式表示。*P＜0.01 *(From Eriksson LI: Reduced hypoxic chemosensitivity in partially paralysed man: a new property of muscle relaxants, Acta Anaesthesiol Scand 40:520-523, 1996.)*

肌松残余阻滞作用的副作用：外科手术患者 清醒志愿者在 TOF 为 0.50～0.90 时出现呼吸功能受损，并有一系列肌无力的症状。PACU 中 TOF 小于 0.90 的术后患者也出现相似的不良事件。神经肌肉功能的不完全恢复是术后早期低氧事件、呼吸道梗阻、出现肌无力的不良主观感觉、PACU 时间延长、出现肺部并发症的危险因素之一。

显而易见，围术期神经肌肉功能情况与术后并发症及死亡率之间存在相关性。Beecher 等采集了 10 所大学医院在 1948—1952 年间麻醉相关死亡率的相关数据[56]。在麻醉相关的死亡风险上，使用 NMBD（主要为筒箭毒碱和十烷双胺）患者是未使用 NMBD 患者的 6 倍（1:370 *vs.* 1:2100）。虽然作者的结论认为"使用肌松药时，麻醉死亡率明显增加"[56]，但文章并未报道并分析使用了 NMBD 的患者给予药物拮抗的相关情况。另一项大规模研究收集了南非一个机构十年间（1967—1976 年）麻醉相关的死亡数据[57]。对 240 483 例麻醉数据分析表明，"神经肌肉阻滞后的呼吸功能不全"是死亡的第二大原因。同样，该研究并未提供肌松阻滞拮抗的相关信息。英国麻醉医师协会针对"完全因麻醉导致的死亡"病例进行分析，发现继发于肌松药的术后呼吸功能衰竭是主要死亡原因[58]。Rose 等观察 PACU 中与患者、手术及麻醉因素相关的危急呼吸事件[59]，结果发现，与麻醉剂相关的因素中，使用大剂量 NMBD 的患者最常出现危急呼吸事件（未分析肌松阻滞拮抗的情况）。有两项研究分析了因麻醉剂导致患者术后进入 ICU 的情况，结果发现最常见的原

因分别为"肌松剂拮抗失败""肌松阻滞拮抗后通气不足"[60-61]。Sprung 等总结分析了十年间发生心搏骤停患者的医疗记录（518 284 例麻醉中有 223 例）[62]。其中最重要的原因是使用 NMBD，包括药物逆转不充分导致的低氧血症和胆碱酯酶抑制剂导致的心搏停止。荷兰的一项大型病例对照研究观察了 3 年间所有的麻醉患者（n=869 483），评估麻醉管理对患者术后 24h 内昏迷或死亡的风险[63]。NMBD 的拮抗效果与这些并发症的风险降低明显相关（比值比 0.10，95% CI，0.03～0.31）。流行病学研究因此建议，术后早期肌松阻滞恢复不全与不良事件间存在相关性。显然，这些研究的一个重要缺陷是并未在手术结束时对肌松残余阻滞作用进行量化。因此，其中的因果关系（肌松残余阻滞作用导致术后并发症）只能作为建议提出，而尚未被证实。

考虑到以上的局限性，为了进一步观察肌松残余阻滞与不良预后之间的关系，学者们进行了许多关于 PACU 中 TOF 的定量研究。有几项临床研究关注术后肌松残余阻滞与不良呼吸事件间的相关性。Bissinger 等进行的一项观察性研究发现，PACU 中 TOF 小于 0.70 的患者（60%）较 TOF 大于 0.70 的患者（10%）更易发生低氧血症（*P*＜0.05）[64]。另一项矫形外科的小型研究发现患者随机输注泮库溴铵或罗库溴铵，与 TOF 大于 0.90 的患者（7/30）相比，到达 PACU 时 TOF 小于 0.90 的患者（24/39）更易出现术后低氧血症（*P*=0.003）[65]。Murphy 等实施了一项病例对照研究，观察在 PACU 中发展为严重呼吸事件的患者中肌松残

余阻滞的发生率及严重程度[38]。其中发生严重呼吸事件的患者中 74% TOF 小于 0.70，而对照组则为 0%（两组年龄、性别与外科手术情况无差异）。因为这两组患者在围术期除了神经肌肉功能恢复情况外一般资料并无差别，这些发现提示，临床上未发现的肌松残余阻滞作用是术后呼吸不良事件的重要危险因素。同一组研究人员又观察了 AMG 监测在术后呼吸事件中的作用[26]。与标准定性监测相比，AMG 监测的患者很少有术后 TOF 小于 0.90，且早期低氧血症和呼吸道梗阻的发生率很低。一项研究将 114 名患者随机分为新斯的明拮抗组和安慰剂组（盐水），结果发现在安慰剂组术后肌松残余阻滞作用及低氧血症的发生率更高[66]。PACU 中肌松残余阻滞作用也可导致术后第一周肺部并发症增多。Berg 等将 691 例患者随机分为泮库溴铵、阿曲库铵、维库溴铵组[67]。对 PACU 中的 TOF 定量，观察术后 6 天肺部并发症的情况。结果发现，在泮库溴铵组，TOF 小于 0.70 的患者（16.9%）较之大于 0.70 的患者（4.8%）更易发生肺部并发症。值得注意的是，该研究也发现，随着年龄增加，术后肺部并发症的发生率持续增加，提示与外科日益增加的老年患者具有明显的临床相关性。

　　肌松残余阻滞作用导致患者产生不愉快的肌无力症状。"全身无力"的症状是监测 PACU 中患者是否 TOF 小于 0.90 的最敏感"试验"[17]。与使用罗库溴铵的患者相比，矫形外科患者给予泮库溴铵后，在 PACU 期间更易同时发生 TOF 小于 0.90 及视物不清和全身无力的症状[65]。在未接受抗胆碱酯酶药的心脏手术患者中也观察到类似结果[68]。有研究观察 155 名 PACU 中出现术后肌松残余阻滞作用患者的主观感受，共发现 16 种肌无力的症状[27]。存在肌无力症状是 TOF 小于 0.90 的预测因素（敏感性与特异性佳）。

　　术后 NMBD 的残余作用可影响临床恢复并延长 PACU 时间。在一项随机接受泮库溴铵或罗库溴铵的小型临床研究中，泮库溴铵组患者符合并达到出室标准所需时间更长。观察所有患者，结果发现与术后 TOF 大于 0.90 的患者相比，小于 0.90 的患者 PACU 停留时间明显延长[65]。另一项研究连续纳入 246 名患者，检测到达 PACU 时的 TOF[39]。结果发现，与神经肌肉功能完全恢复的患者相比，TOF 小于 0.90 的患者 PACU 停留时间明显延长（323min vs. 243min）。多元回归分析提示，只有年龄与肌松残余阻滞作用两个因素与 PACU 停留时间独立相关。

　　综上，过去 50 年来，研究者分别对人体志愿者与外科手术患者的轻度肌松残余阻滞作用的发生情况进行了观察。清醒志愿者研究发现，TOF 小于 0.90 的受试者上呼吸道张力与直径减小，出现上呼吸道梗阻和伴有呼吸道完整性受损的咽部功能障碍、食管上端张力降低、误吸风险增加、低氧性通气功能受损，并存在肌无力的不愉快症状。流行病学的结局研究表明，神经肌肉阻滞功能恢复不全与主要的并发症、死亡率间存在相关性。前瞻性临床研究发现，PACU 中 TOF 小于 0.90 的患者出现低氧血症、呼吸道梗阻、术后肺部并发症、肌无力的症状及 PACU 停留时间延长的风险增加。这些数据提示，肌松残余阻滞作用是关乎患者术后早期安全的重要问题。因此，对神经肌肉阻滞进行适当的拮抗对改善患者预后至关重要。

拮抗（逆转）神经肌肉阻滞作用的药物

　　神经肌肉阻滞作用的拮抗理论上可能通过三种作用机制实现：①突触前乙酰胆碱释放增加；②乙酰胆碱酯酶代谢乙酰胆碱减少，因此增加受体结合的竞争力；③效应部位 NMBD 浓度降低，释放突触后受体。

抗胆碱酯酶逆转神经肌肉阻滞作用

　　非去极化 NMBD 主要通过竞争性拮抗或阻断神经肌肉接头后乙酰胆碱与烟碱型乙酰胆碱受体（nAChR）的结合，从而抑制神经肌肉传导。非去极化 NMBD 和乙酰胆碱与 nAChR 的结合存在竞争关系。如果神经肌肉接头部位乙酰胆碱浓度高，则乙酰胆碱将与突触后受体结合，并促进神经肌肉传导及肌肉收缩。相反，如果神经肌肉接头部位存在更高浓度非去极化 NMBD，将优先与 α 受体亚型结合，阻滞中心核开放及肌肉去极化。关于神经肌肉接头的详细描述见第 18 章。

　　NMBD 效应的逆转机制之一是与神经肌肉接头部位乙酰胆碱浓度增加有关。可以通过使用胆碱酯酶抑制剂，抑制分解神经肌肉接头部位乙酰胆碱的酶（乙酰胆碱酯酶）的活性。临床常用的三种抗胆碱酯酶药物为：新斯的明、腾喜龙、吡啶斯的明，其中最常用的是新斯的明。在过去 60 年以来，抗胆碱酯酶药是临床唯一用来逆转神经肌肉阻滞作用的药物，直到最近 sugammadex 的出现。

抗胆碱酯酶药的作用机制

　　乙酰胆碱是主要的神经递质，其在运动神经末

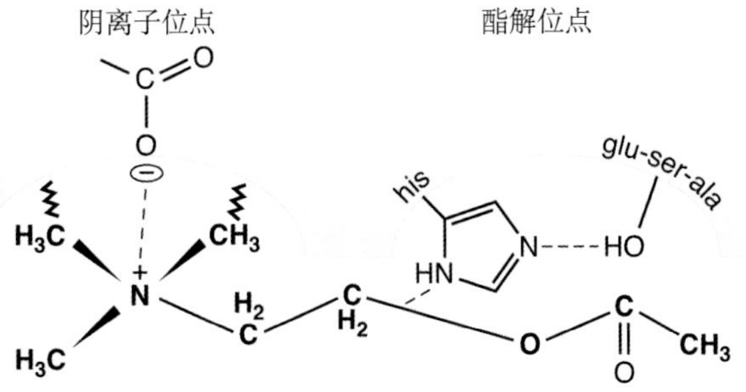

图 35-7　乙酰胆碱酯酶分子上的活性结合位点。乙酰胆碱（Ach）上的阳性季氮基团与酶上带负电荷阴离子位点通过静电力结合。Ach 另一端的氨基甲酸酯基团与酯解部位形成共价键并水解代谢 *(From Caldwell JE: Clinical limitations of acetylcholinesterase antagonists, J Crit Care, 24:21-28, 2009.)*

梢部位合成、储存并通过胞吐作用释放。乙酰胆碱酯酶位于神经肌肉接头部位，通过水解乙酰胆碱，控制神经兴奋在神经肌肉接头中传递。乙酰胆碱的快速水解消除突触部位过量的神经递质，防止过度刺激及突触后肌肉的强直性兴奋。从突触前膜释放的乙酰胆碱分子有几乎一半在到达 nAChR 之前被乙酰胆碱酯酶水解[69]。乙酰胆碱酯酶的作用非常迅速，能在 80 ~ 100μs 内水解乙酰胆碱分子。乙酰胆碱酯酶集中在神经肌肉接头部位，每个乙酰胆碱分子大约有 10 个酶结合位点[70]。然而，低浓度的乙酰胆碱酯酶沿着肌肉纤维长度分布。每个乙酰胆碱酯酶分子的活性表面存在两个重要结合位点，即阴离子位点与酯解位点。乙酰胆碱酯酶上的阴离子位点负责与乙酰胆碱上阳性季氮基团的静电结合。酯解位点在乙酰胆碱分子另一端与氨基甲酸酯基团共价结合，负责水解过程[70]（图 35-7）。此外，有研究提出还存在一个次要或外周阴离子位点。配体与该位点的结合将导致酶失活。

抗胆碱酯酶药物能与乙酰胆碱酯酶的阴离子位点和酯解位点相互作用。这些药物的主要特点为酶前体抑制（腾喜龙）或 oxydiaphoretic（酸转运）抑制（新斯的明、吡啶斯的明）。腾喜龙分别通过静电力和氢键与阴离子位点与酯解位点迅速结合[69-70]。这可以解释腾喜龙在临床中快速起效。在与腾喜龙结合时，胆碱酯酶失活，而腾喜龙并未代谢。然而，腾喜龙与乙酰胆碱酯酶的相互作用较弱且时间短暂。这种作用的分解半衰期约为 20 ~ 30s，且药物与酶之间的作用呈竞争性并可逆。由于结合的时间相对短暂，因此腾喜龙在逆转神经肌肉阻滞方面的作用有限。新斯的明与吡啶斯的明是乙酰胆碱酯酶 oxydiaphoretic 抑制剂，与酯解位点相结合。同时，这些药物能够提供氨基甲酸酯基团，与乙酰胆碱酯酶的酯解位点进行共价结合[69-70]。这些作用如同药物水解作用一样，导致酶失活。新斯的明

与乙酰胆碱酯酶之间相互作用更强，分解半衰期约为 7min[70]。因此，相对于腾喜龙，新斯的明与吡啶斯的明的酶抑制作用持续时间更长。这些分子水平的相互作用可能对临床作用的时间并无太大的影响。临床效用的持续时间主要取决于血浆抗胆碱酯酶的清除[71]。

有报道称抗胆碱酯酶也可产生突触前作用[71]。实验研究发现这些接头前作用可能有助于神经肌肉传导。抗胆碱酯酶能够可逆性增加神经末梢的动作电位和不应期持续时间。由于乙酰胆碱释放量决定着突触后膜去极化的程度与持续时间，胆碱酯酶抑制剂可能延长神经刺激后乙酰胆碱释放的响应时间[71]。乙酰胆碱的额外释放，同时伴随着因乙酰胆碱酯酶抑制后的水解降低，导致终板电位延长及肌肉纤维的反复触发。这些接头前作用可能解释当缺乏 NMBD 时给予抗胆碱酯酶剂，肌肉的自发性收缩现象[71]。

虽然新斯的明、吡啶斯的明及腾喜龙能够抑制乙酰胆碱的分解，使神经肌肉接头部位乙酰胆碱的增加，临床仍存在乙酰胆碱浓度达最大时出现的"天花板"效应。随着乙酰胆碱浓度的增加，部分神经递质从神经肌肉接头部位弥散出去，而多余的乙酰胆碱再被摄取入运动神经末梢。随着弥散与再摄取过程在酶抑制释放增加后达到平衡状态时，神经肌肉接头处的乙酰胆碱达到"峰"浓度[70]。一旦乙酰胆碱酯酶在抗胆碱酯酶剂的作用下达到最大程度的抑制，乙酰胆碱达到峰浓度，此时给予更大剂量的药物并不能进一步增加乙酰胆碱浓度或促进神经肌肉阻滞的恢复。抗胆碱酯酶剂的"天花板"效应是所有临床药物的重要缺点：如果神经肌肉接头部位存在更多 NMBD，神经肌肉阻滞作用则不能被充分逆转。

抗胆碱酯酶药的药代动力学及药效动力学特性

大量临床研究观察了新斯的明、吡啶斯的明、腾喜龙的药代及药效动力学特性。新斯的明是过去 50 年间研究最广泛的抗胆碱酯酶药。新斯的明有利的药代动力学特性使其成为临床实践中有效的肌松拮抗剂。

新斯的明、吡啶斯的明、腾喜龙的药代动力学特性见表 35-3。绝大多数研究采用二室模型观察每个药物的药代动力学特点。单次注射后，血浆药物浓度迅速达到峰值并在开始的 5 ~ 10min 内很快下降。此后在清除阶段血浆浓度缓慢下降[71]。一般而言，三种肌松剂的药代动力学特性相似。早期研究提示，腾喜龙用于临床持续时间很短，然而，使用更大剂量（0.5 ~ 1.0mg/kg）后腾喜龙的清除半衰期与新斯的明或吡啶斯的明并无明显区别，同时腾喜龙可产生快速、持久

表 35-3　伴或不伴肾衰竭患者使用新斯的明（N）、吡啶斯的明（P）、腾喜龙（E）的药代动力学

	不伴有肾衰竭			伴有肾衰竭		
	N	P	E	N	P	E
分布半衰期 ($T_{1/2\alpha}$, min)	3.4	6.7	7.2	2.5	3.9	7.0
清除半衰期 ($T_{1/2\beta}$, min)	77	113	110	181	379	304
中央室容积 (L/kg)	0.2	0.3	0.3	0.3	0.4	0.3
总血浆清除率 (ml/(kg·min))	9.1	8.6	9.5	4.8	3.1	3.9

From Naguib M, Lien CA: Pharmacology of muscle relaxants and their antagonists. In Miller RD, editor: Miller's Anesthesia, ed 7. Philadelphia, 2010, Saunders.
Data from references 73-76

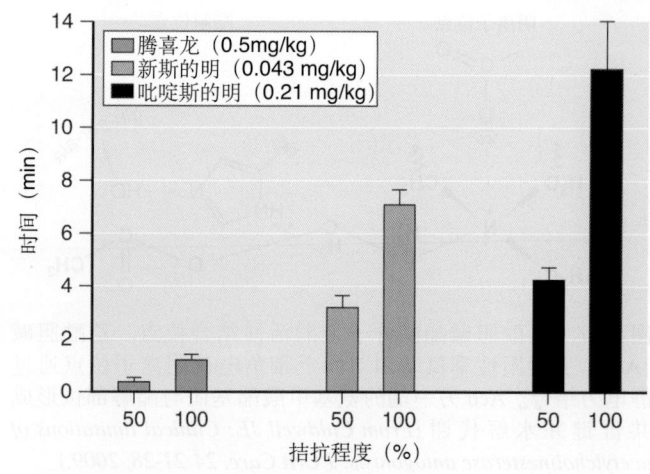

图 35-8　腾喜龙、新斯的明、吡啶斯的明起效时间比较。图中数值为均数 ± 标准误。腾喜龙的起效时间明显快于新斯的明与吡啶斯的明 (From Cronnelly R, Morris RB, Miller RD: Edrophonium: duration of action and atropine requirement in humans during halothane anesthesia, Anesthesiology 57:261-266, 1982.)

的神经肌肉阻滞逆转作用[72-73]。与其他抗胆碱酯酶药相比，吡啶斯的明的清除半衰期更长，这可能是其作用持续时间较其他药物更长的原因[74]。

抗胆碱酯酶药的药代动力学受肾功能、年龄及体温的影响。三种药物的清除半衰期在肾功能不全或衰竭时受影响（见表 35-3）。大约 50% 血浆清除的新斯的明经肾排泄；在"无肾"患者中清除半衰期明显延长，血浆清除率降低[75]。同样，肾功能与血浆 70%～75% 的吡啶斯的明及腾喜龙清除有关[74, 76]。肾衰竭患者的抗胆碱酯酶药血浆清除率下降使得在预防术后"再箭毒化"（NMBD 持续时间长于拮抗剂的时间，导致肌松残余阻滞作用的加重）的风险时存在"安全范围"。对老年患者（>70 岁）腾喜龙的药代动力学也有研究。与年轻人群相比，老年患者血浆清除率明显降低 [(5.9±2)ml/(kg·min) vs. 12.1±4ml/(kg·min)]，清除半衰期延长 [(84.2±17)min vs. (56.6±16)min][77]。轻度低温（中心温度降低 2℃）时中效 NMBD 的作用时间可延长两倍以上[78]。人体志愿者降温至 34.5℃，结果发现，新斯的明的中央分布容积降低 38%，最大阻滞起效时间从 4.6min 增加至 5.6min[79]。然而，新斯的明的清除率、最大效应及作用持续时间并未因体温下降而改变。因此，如果低温影响神经肌肉阻滞恢复的程度，可能是继发于 NMBD 的药理学效应，而非抗胆碱酯酶药。

腾喜龙的起效时间快于新斯的明与吡啶斯的明。三种临床常用抗胆碱酯酶药在对右旋筒箭毒碱的神经肌肉阻滞作用的拮抗达到等效剂量时，拮抗剂的达峰效应时间依酚氯铵（0.8～2.0min）明显快于新斯的明

（7～11min）或吡啶斯的明（12～16min）[72]（图 35-8）。在使用其他长效或中效 NMBD 的患者中也观察到相似结果。在中度神经肌肉阻滞（使用泮库溴铵或阿曲库铵后单次颤搐刺激恢复 10%）时使用更大剂量腾喜龙（0.5～1.0mg/kg），腾喜龙的起效时间快于新斯的明[80-81]。在使用维库溴铵深度肌松（单次颤搐刺激恢复 <10%）时，腾喜龙 1.0mg/kg 与新斯的明 0.04mg/kg 起效时间相似（两者均快于 0.5mg/kg 的腾喜龙）[82]。深度阻滞时拮抗泮库溴铵，腾喜龙 1.0mg/kg 比新斯的明 0.04mg/kg 起效时间更快[82]。这些发现提示，拮抗剂的起效时间受所用的抗胆碱酯酶药种类及剂量、围术期使用的 NMBD 及拮抗时神经肌肉阻滞深度的影响。

抗胆碱酯酶药的作用时间不仅取决于药物的药代动力学特性，也取决于拮抗时神经肌肉接头部位的 NMBD 浓度。神经肌肉阻滞的持续时间因 NMBD 代谢和清除随着时间的延长呈降低趋势。在稳定的神经肌肉阻滞持续期间，为了准确评估抗胆碱酯酶药的作用时间，研究人员对输注右旋筒箭毒碱达到 90% 单次颤搐抑制程度的患者使用抗胆碱酯酶药[72]。结果发现，等效剂量的新斯的明（0.043mg/kg）与腾喜龙（0.5mg/kg）持续时间相似（图 35-9）。然而，这两种药物的持续时间明显低于吡啶斯的明（0.21mg/kg）。

临床常用的抗胆碱酯酶药等效剂量可通过构建剂量反应曲线计算获得。一般情况下，新斯的明的效能高于吡啶斯的明，而后者效能高于腾喜龙。新斯的明 / 吡啶斯的明效能比为 4.4～6.7（即新斯的明效能为吡啶斯的明的 4.4～6.7 倍）[72, 83]。新斯的明比腾喜龙效能更高，根据剂量反应曲线估算其效能比为 5.7～19.5[72, 83-84]。文

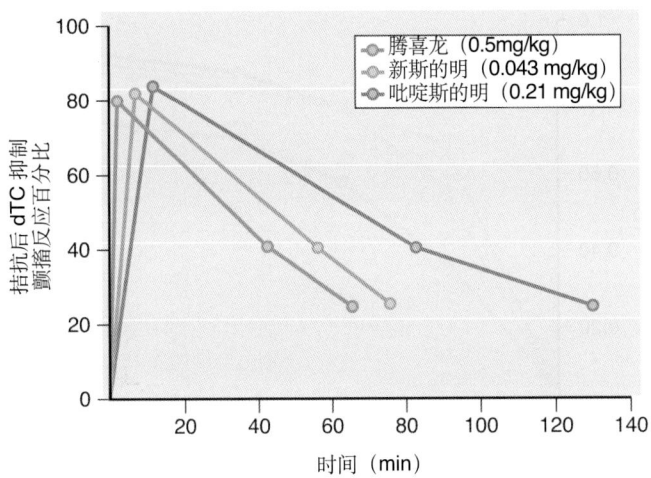

图 35-9　等效剂量的新斯的明、吡啶斯的明、依酚氯铵的拮抗持续时间。图中数值为均数。腾喜龙与新斯的明的持续时间并无差异，但短于吡啶斯的明 *(From Cronnelly R, Morris RB, Miller RD: Edrophonium: duration of action and atropine requirement in humans during halothane anesthesia, Anesthesiology 57:261-266, 1982)*

表 35-4　TOF 计数为 1～4 时给予新斯的明至 TOF 比率恢复至 0.70、0.80、0.90 的时间（min）

TOF 比率	分组 *			
	I	II	III	IV
0.70				
中位数	10.3[†]	7.6[‡]	5.0	4.1
范围	5.9～23.4	3.2～14.1	2.0～18.4	2.4～11.0
0.80				
中位数	16.6[†]	9.8[‡]	8.3	7.5
范围	8.9～30.7	5.3～25.0	3.8～27.1	3.0～74.5
0.90				
中位数	22.2	20.2	17.1	16.5
范围	13.9～44.0	6.5～70.5	8.3～46.2	6.5～143.3

From Kirkegaard H, Heier T, Caldwell JE: Efficacy of tactile-guided reversal from cisatracurium-induced neuromuscular block, Anesthesiology 96:45-50, 2002.
TOF，四个成串刺激。
* 组 I ～ IV 分别为 TOF 计数为 1～4 时给予拮抗。
[†]P<0.05，组 I＞组 II、III、IV。
[‡]P<0.05，组 II＞组 IV。

献中效能比变异性较大，主要与几个因素有关，即研究所使用的 NMBD 类型、代表神经肌肉阻滞恢复的终点、使用抗胆碱酯酶药时的肌松阻滞深度。

总之，药代动力学及药效动力学研究提示，新斯的明、吡啶斯的明及腾喜龙在恰当的等效剂量下均可有效拮抗神经肌肉阻滞作用。下面的内容将总结决定这些药物在临床应用中拮抗神经肌肉阻滞作用效果的因素。

使用抗胆碱酯酶药后神经肌肉功能充分恢复的决定因素

给予肌松拮抗药物时的神经肌肉阻滞深度或 TOF 计数　给予拮抗药物时神经肌肉阻滞的深度是影响手术结束时使用抗胆碱酯酶药完全拮抗神经肌肉阻滞效果的主要麻醉因素。与 sugammadex 不同（见下面章节），抗胆碱酯酶药拮抗神经肌肉阻滞只有在存在肌力自主恢复证据的情况下方可进行。Kirkegaard-Nielsen 等研究了阿曲库铵阻滞后新斯的明拮抗的最佳时机[85]。在深度阻滞（第一次颤搐刺激高度达到 8% 之前）期间给予新斯的明 0.07mg/kg，结果拮抗时间明显延长。相似的研究也探索了在深肌松情况下［强直后计数（PTC）>13］使用新斯的明拮抗阿曲库铵[86]。早期给予新斯的明不会缩短总的恢复时间，对临床并无益处。拮抗深度维库溴铵阻滞也获得类似结果[87]。给予插管剂量的维库溴铵 15min 后或单次颤搐刺激高度恢复到对照组的 10% 时，给予新斯的明 0.07mg/kg，两者 TOF 达到 0.75 的总时间无差别。

拮抗时如果 TOF 越高，则使用抗胆碱酯酶药后 TOF 达到 0.90 所需时间越短。两个研究观察了在不同 TOF 时拮抗肌松残余阻滞的效果。Kirkegaard 等观察使用顺阿曲库铵的患者，随机在 TOF 反应再次出现第一、二、三、四次颤搐（TOF 计数 1～4）时给予新斯的明拮抗（0.07mg/kg）[88]。TOF 计数为 1 时拮抗，达到 TOF 需要 0.90 的中位（范围）时间为 22.2（13.9～44.0）min。然而，即使存在四次颤搐反应，需要达到 TOF 为 0.90 的时间为 16.5（6.5～143.3）min（表 35-4）。Kim 等实施了一项类似研究，使用罗库溴铵的患者通过 TOF 反应监测，当出现第一个至第四个 TOF 反应时随机给予拮抗[89]。使用七氟烷进行麻醉维持的患者，当在 TOF 计数为 1 时逆转达到 TOF 为 0.90 所需的中位时间（范围）为 28.6（8.8～75.8）min，当 TOF 计数为 4 时逆转达到 TOF 为 0.90 所需要的中位时间为 9.7（5.1～26.4）min。两个试验中，拮抗时间存在较大个体差异[88-89]，这可能与 NMBD 的个体差异有关。部分患者逆转时间明显延长（达 143min），原因尚不清楚，可能由于阻滞效应存在"天花板效应"（拮抗剂的峰效应后存在一个平台期，此时抗胆碱酯酶药的清除与自主呼吸恢复之间的平衡决定恢复曲线斜率）[88]。这两个研究发现，在绝大多数患者给予抗胆碱酯酶药的 10min 内，不能达到神经肌肉阻滞功能的完全恢复（TOF>0.90）。

给予抗胆碱酯酶药与气管导管拔除之间的时间间隔　Kirkegaard 与 Kim 研究发现，从对神经刺激 TOF 存在四次反应开始，到 TOF 达到 0.90，多数患者需

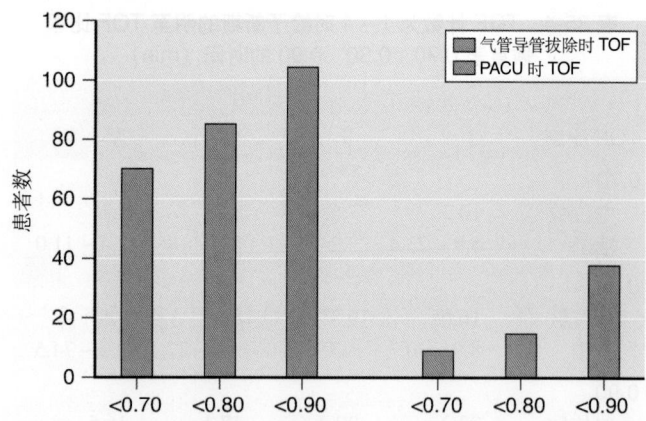

图 35-10 气管导管拔除前即刻与进入 PACU 时的 TOF 监测结果。图示监测时 TOF<0.70、0.80、0.90 时的患者数（总人数为 120 人）*(From Murphy GS, Szokol JW, et al: Residual paralysis at the time of tracheal extubation. Anesth Analg 100:1840-1845, 2005.)*

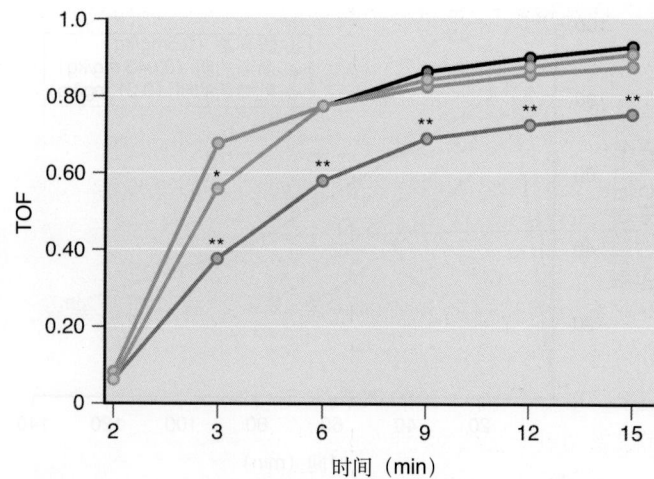

彩图 35-11 当颤搐高度恢复至基础值的 25% 时给予新斯的明 40μg/kg，每 3min 记录 TOF 比率（黑线为罗库溴铵组、蓝线为维库溴铵组、浅灰线为阿曲库铵组、深灰线为泮库溴铵组。*P<0.05，单向方差分析与 Duncan 多重分类检验（维库溴铵组 *vs.* 罗库溴铵组与阿曲库铵组）；**P<0.01，单向方差分析与 Duncan 多重分类检验（泮库溴铵组 *vs.* 维库溴铵组、罗库溴铵组与阿曲库铵组 *(From Baurain MJ, Hoton F, D'Hollander AA, et al: Is recovery of neuromuscular transmission complete after the use of neostigmine to antagonize block produced by rocuronium, vecuronium, atracurium and pancuronium? Br J Anaesth 77: 496-499, 1996.)*

要 15min 时间[88-89]。如果在逆拮抗时 TOF 计数为 1～3，达到 TOF 0.90 则需要更长的时间（20～30min）。为确保患者安全，气管拔管时应确保神经肌肉功能充分恢复。因此，一般而言，应在麻醉医生预测手术室内拔除气管导管的 15～30min 前使用抗胆碱酯酶药拮抗。然而，临床情况下，抗胆碱酯酶药经常在手术结束时使用，此后不久即拔除气管导管。来自欧洲与美国的一项针对麻醉科医生的调查显示，受访者中有大约一半在使用抗胆碱酯酶药与气管导管拔除之间只有 5min 甚至更短时间[11]。在一个对 120 名手术患者的研究中，麻醉医生通过临床指征与定性监测方法判断神经肌肉阻滞功能已经完全恢复时拔管并通过 TOF 定量监测神经肌肉功能恢复情况（图 35-10）[39]。结果发现，拔管前的平均 TOF 为 0.67，88% 的患者TOF 低于 0.90。值得注意的是，在使用拮抗药物时，中位 TOF 计数为 4，而在使用新斯的明与气管导管拔除之间的平均时间只有 8min。在多组研究中肌松残余阻滞作用的频发出现可能与围术期抗胆碱酯酶药并未尽早给予从而无法确保神经肌肉功能的充分恢复相关。

围术期使用的 NMBD 类型（长效 *vs.* 中效） 给予抗胆碱酯酶药后神经肌肉功能的恢复包括两个完全独立的过程。首先是新斯的明、吡啶斯的明或腾喜龙对神经肌肉接头部位乙酰胆碱酯酶的抑制。其次为随着时间的延长，由于药物的再分布与清除作用，神经肌肉接头部位的 NMBD 浓度自发性降低。NMBD 在血浆中再分布与清除的速度影响了抗胆碱酯酶药使用后神经肌肉功能恢复的快慢。因此，对神经肌肉阻滞

的充分拮抗与所应用的 NMBD 有关。研究观察了腾喜龙（0.75mg/kg）与新斯的明（0.05mg/kg）拮抗阿曲库铵、维库溴铵、泮库溴铵稳态输注（单次颤搐刺激抑制程度为对照组的 10%）后的拮抗效果[90]。逆转后 20min TOF 为 0.80 和 0.95（分别为腾喜龙或新斯的明拮抗阿曲库铵）、0.76 和 0.89（腾喜龙或新斯的明拮抗维库溴铵）、0.44 和 0.68（依酚氯铵或新斯的明拮抗泮库溴铵）。另一项临床研究观察了接受中效（罗库溴铵、维库溴铵、阿曲库铵）或长效肌松剂（泮库溴铵）后神经肌肉功能恢复情况[91]。在颤搐高度恢复至基础值 25%时给予新斯的明（0.04mg/kg）拮抗，15min 后检测 TOF。接受中效 NMBD 的患者 TOF 恢复至 0.88～0.92，而泮库溴铵组只有 0.76（彩图 35-11）。

大量临床研究关注使用中效或长效 NMBD 的患者在 PACU 中肌松残余阻滞作用的发生率。这些研究均发现，与长效 NMBD 相比，使用中效 NMBD 的患者很少发生肌松残余作用。一项纳入 24 个临床研究的meta 分析针对不同肌松剂类型的肌松残余作用（定义为 TOF<0.90）发生率进行研究[44]。使用中效 NMBD 的患者发生肌松残余的风险明显低于使用长效 NMBD 的患者（41% *vs.* 72%）。因此，文章结论认为，围术期使用作用时间更短的 NMBD，发生术后早期神经肌肉功能恢复不全的概率降低。

抗胆碱酯酶药的类型与剂量　当存在较深的神经肌肉阻滞时，使用新斯的明、吡啶斯的明或腾喜龙后，神经肌肉功能很难在 10～15min 内完全恢复。部分研究人员建议，腾喜龙在拮抗深度肌松作用中效果差于新斯的明，因为新斯的明和腾喜龙的剂量反应曲线的斜率并不平行（依酚氯铵的剂量反应曲线更平坦，图 35-12）[82,84]。相反，更大剂量的腾喜龙（约 1.0mg/kg）的恢复效能与新斯的明及吡啶斯的明并无明显差异，同时腾喜龙可产生快速持久的神经肌肉阻滞作用拮抗效果 [80,82]。三种药物针对中度神经肌肉阻滞作用的拮抗效果相近，但腾喜龙的起效时间可能更快。

一般而言，大剂量抗胆碱酯酶药比小剂量更容易产生迅速、有效的神经肌肉阻滞的拮抗作用。这种观点直到使用抗胆碱酯酶药出现最大效应剂量方得到改变。此时，乙酰胆碱酯酶被最大程度抑制，额外剂量的抗胆碱酯酶药并不会产生进一步的拮抗作用。新斯的明和腾喜龙的最大效应剂量仍不清楚，但可能与阻滞深度、围术期使用的 NMBD 类型有关。超过极量（新斯的明 60～80μg/kg、腾喜龙 1.0～1.5mg/kg）后继续使用抗胆碱酯酶药并无进一步益处。深度肌松阻滞下使用时，与给予单次剂量新斯的明相比，再次给予新斯的明（70μg/kg）通常并不会缩短恢复时间 [87]。

年龄

婴儿与小儿　在婴儿及小儿患者中，拮抗右旋筒箭毒碱产生神经肌肉阻滞效能的 50% 所需要的新斯的明剂量明显低于成人，分别为 13μg/kg、15μg/kg、23μg/kg（也可见第 93 章）[92]。拮抗药的达峰时间与持续时间在三类人群中并无差异。药代动力学模型研究发现，三者的分布半衰期与分布容积相似，而清除半衰期婴儿与小儿低于成人。对于成人，拮抗时的肌松阻滞程度是决定恢复程度的主要因素之一 [93-94]。与成人相比，小儿神经肌肉阻滞后的自主恢复发生得更快 [94]。然而，当使用新斯的明拮抗不同程度的神经肌肉阻滞时，达到阻滞恢复的时间小儿与成人相似（与自主恢复相比，TOF 达到 0.90 的时间降低 30%～40%）[94]。因此，临床上小儿与成人在使用神经肌肉阻滞拮抗剂时并无明显差别。

老年患者　老龄化过程中发生的生理变化可导致老年患者对 NMBD 的反应发生变化（亦可见第 80 章）。这些变化包括体脂增加、全身水分的减少及心、肝、肾功能的降低。此外，老年人神经接头部位的解剖学发生变化，比如运动终板 nAChR 浓度的降低及突触前膜神经的乙酰胆碱释放减少。所有这些因素均引起在老年患者中，绝大多数 NMBD 的效应延长（亦可见第 34 章）。在一项比较年轻患者与老年患者（>70 岁）的研究中，老年患者的腾喜龙血浆清除率降低，清除半衰期延长 [77]。尽管血浆中存在更高浓度的腾喜龙，然而拮抗剂的持续时间并未增加。相反，Young 等研究发现，老年患者（>60 岁）中新斯的明与吡啶斯的明的起效时间明显长于年轻患者 [95]。这些研究提示，老年患者 NMBD 与抗胆碱酯酶药（新斯的明与吡啶斯的明）的血浆浓度和（或）作用时间均延长，能够减少再箭毒化的风险。接受抗胆碱酯酶药的老年患者在 PACU 发生肌松残余阻滞作用的风险是否增加尚无报道。

麻醉类型　与静脉麻醉药相比，吸入麻醉剂增强非去极化 NMBD 的作用，同时干扰神经肌肉阻滞的拮抗 [96]。Kim 等观察患者接受丙泊酚或七氟烷麻醉（表 35-5）[89]。与丙泊酚组相比，七氟烷组患者达到 TOF 为 0.70、0.80、0.90 的时间更长。随机接受异氟烷或丙泊酚的研究也得出类似结果，即吸入异氟烷导致神经肌肉阻滞恢复时间延长 [96-97]。这些发现提示，相对于吸入麻醉剂，使用全凭静脉麻醉时，在使用抗胆碱酯酶药 10～15min 内 TOF 达到 0.90 以上的可能性增加。

持续输注 vs 单次注射 NMBD　神经肌肉阻滞作用的恢复也受使用 NMBD 方式的影响。Jellish 等研究单次注射或持续输注罗库溴铵及顺阿曲库铵的肌松恢复特点 [97]。顺阿曲库铵组 TOF 恢复至 0.75 的时间与使用方式无关，而罗库溴铵采取持续输注时恢复时间延长 [97]。作者的结论为，顺阿曲库铵可能是长时间手

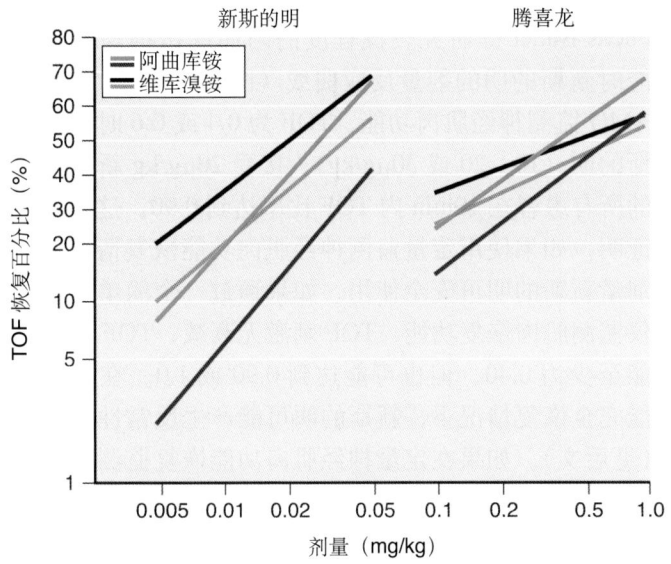

图 35-12　使用功能剂量的新斯的明或腾喜龙拮抗后 5min（蓝线）或 10min（黑线），通过 TOF 评估剂量 - 反应曲线。腾喜龙曲线斜率较新斯的明更为平坦 *(From Smith CE, Donati F, Bevan DR: Dose-response relationships for edrophonium and neostigmine as antagonists of atracurium and vecuronium neuromuscular blockade, Anesthesiology 71: 37-43, 1989)*

表 35-5　丙泊酚或七氟烷麻醉期间使用新斯的明拮抗使 TOF 恢复至 0.70、0.80、0.90 的时间（min）

TOF	分组			
	I	II	III	IV
丙泊酚				
0.70	4.7 (2.5 ~ 7.8)[†]	4.0 (1.5 ~ 7.5)	3.4 (0.9 ~ 5.5)	2.1 (0.6 ~ 3.8)[‡§]
0.80	6.4 (3.1 ~ 10.8)	5.5 (2.2 ~ 9.3)	4.4 (0.9 ~ 7.1)[‡]	3.3 (0.7 ~ 4.9)[‡§]
0.90	8.6 (4.7 ~ 18.9)	7.5 (3.4 ~ 11.2)	5.4 (1.6 ~ 8.6)[‡]	4.7 (1.3 ~ 7.2)[‡§]
七氟烷				
0.70	10.9 (3.6 ~ 28.9)[¶]	8.3 (2.5 ~ 22.3)[¶]	6.6 (2.4 ~ 18.5)[‡¶]	5.4 (2.2 ~ 14.3)[‡§¶]
0.80	16.4 (5.9 ~ 47.5)[¶]	13.5 (5.1 ~ 37.2)[¶]	10.8 (4.2 ~ 29.2)[‡¶]	7.8 (3.5 ~ 19.3)[‡§¶]
0.90	28.6 (8.8 ~ 75.8)[¶]	22.6 (8.3 ~ 57.4)[¶]	15.6 (7.3 ~ 43.9)[‡¶]	9.7 (5.1 ~ 26.4)[‡§¶]

From Kim KS, Cheong MA, Lee HJ, Lee JM: Tactile assessment for the reversibility of rocuronium-induced neuromuscular blockade during propofol or sevoflurane anesthesia, Anesth Analg 99:1080-1085, 2004.
TOF，四个成串刺激。
* 组 I ~ IV 分别为 TOF 计数为 1 ~ 4 时给予拮抗。
[†] 数值为中位数（范围）。
[‡] $P<0.05$，与组 I 相比。
[§] $P<0.05$，与组 II 相比。
[¶] $P<0.0001$，与丙泊酚组相比

术的较好选择，因为其恢复不受输注时间的影响。

肾功能　如前所述，新斯的明、吡啶斯的明、腾喜龙的血浆清除 50% ~ 75% 经肾排泄。在无肾患者中三种抗胆碱酯酶药的清除半衰期均延长，总血浆清除率降低（见表 35-3）。肾衰竭患者使用非去极化 NMBD 的药代动力学特性也发生类似变化。因此，抗胆碱酯酶药拮抗的使用在肾功能正常及受损的患者并无明显差异。肾衰竭患者术后肌松残余阻滞的发生更可能继发于围术期 NMBD 的使用不当，而非抗胆碱酯酶药的剂量不当。

酸碱状态　有实验研究代谢及呼吸酸碱平衡状态对神经肌肉阻滞拮抗的影响。Miller 等发现，呼吸性碱中毒与代谢性酸中毒不影响拮抗右旋筒箭毒碱或泮库溴铵阻滞所需要的新斯的明剂量。然而，在呼吸性酸中毒与代谢性碱中毒期间，达到完全神经肌肉阻滞作用拮抗所需要的新斯的明剂量需要加倍[98-99]。虽然并没有这方面的临床研究，这些实验室的研究结果提示，存在呼吸性酸中毒与代谢性碱中毒时，充分拮抗神经肌肉阻滞作用可能比较困难。临床医生应该特别注意到呼吸性酸中毒时肌松残余阻滞的风险。许多麻醉剂（阿片类药物、苯二氮䓬类药物、挥发性麻醉剂）在术后早期阶段可潜在抑制通气动力。这种呼吸抑制可能导致呼吸性酸中毒，从而影响抗胆碱酯酶药对神经肌肉阻滞作用的拮抗。肌松残余阻滞进一步抑制呼吸肌肌力及换气动力，并增加术后不良事件的发生率。

神经肌肉功能监测　手术室内应该使用定量与定性神经肌肉监测指导 NMBD 及拮抗剂的使用。一般而言，手术结束时如果存在深度肌松阻滞（TOF 刺激为 1 ~ 2 次反应），应该给予更大剂量的抗胆碱酯酶药。此类临床情况下，应该考虑使用最大剂量的新斯的明（70μg/kg）、腾喜龙（1.0 ~ 1.5mg/kg）或吡啶斯的明（350μg/kg）。如果 TOF 刺激中四次有三次存在可观察到的第四次衰减反应，应使用中等剂量的抗胆碱酯酶药（40 ~ 50μg/kg 新斯的明，0.5mg/kg 腾喜龙或 200μg/kg 吡啶斯的明）。如果四次反应存在且无衰减，应考虑使用低剂量的抗胆碱酯酶药（即 20μg/kg 新斯的明，见后文）。

定量监测也用于指导抗胆碱酯酶药的剂量使用。Fuchs-Buder 等研究较浅程度的阿曲库铵神经肌肉阻滞时新斯的明的剂量反应曲线（图 35-13）[100]。通过 AMG 监测神经肌肉功能，TOF 为 0.4 或 0.6 时给予新斯的明（10、20 或 30μg/kg）。接受 20μg/kg 新斯的明的所有患者在 10min 内 TOF 比率达到 0.90。这些发现证明，如果使用定量监测神经肌肉功能恢复情况，小剂量新斯的明可安全使用。如果通过一个简单的刺激仪监测肌肉恢复功能，TOF 刺激无衰减，TOF 比率可能至少为 0.40，但也可能达到 0.90 或 1.0。在肌肉功能完全恢复情况下，新斯的明可能产生反常性肌无力（见后文）。如果在定量神经肌肉功能恢复监测下指导使用新斯的明拮抗较浅的肌松阻滞，必须考虑这种反常肌无力的风险。

临床上很多时候神经肌肉功能监测并未得到广泛使用，抗胆碱酯酶药的使用主要根据最后一次 NMBD 的剂量及停止麻醉药的时间。临床研究并不支持这样做。一项研究中患者接受单次插管剂量的维库溴铵（0.1mg/kg），NMBD 使用后 4h，仍有 8.4% 的患

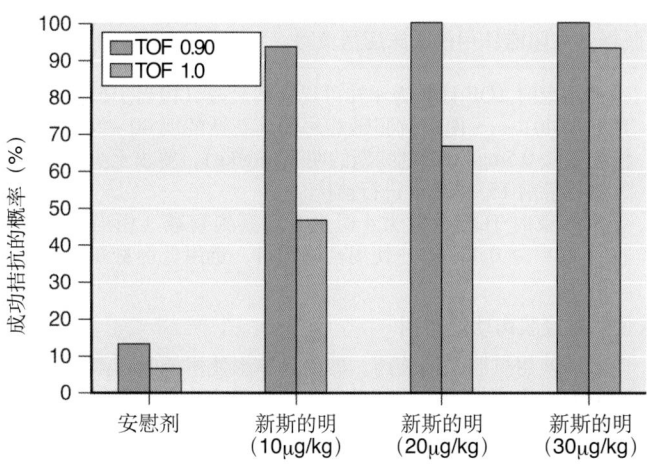

图 35-13 使用不同剂量新斯的明或安慰剂后 10min 内成功拮抗的可能性。当 TOF 为 0.40 时给予新斯的明或安慰剂 (From Fuchs-Buder T, Meistelman C, Alla F, et al: Antagonism of low degrees of atracuriuminduced neuromuscular blockade: dose-effect relationship for neostigmine, Anesthesiology 112:34-40, 2010)

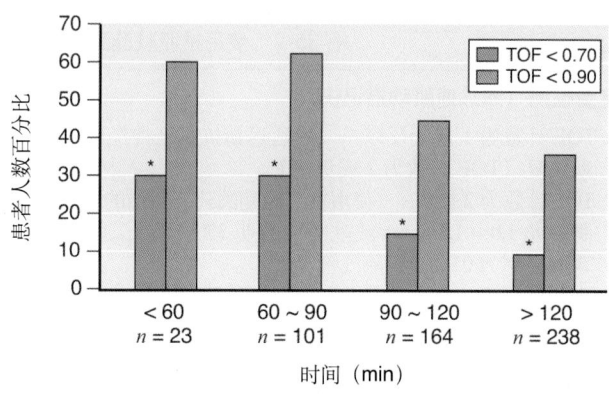

图 35-14 单次气管插管剂量的中效非去极化肌松剂（罗库溴铵、维库溴铵或阿曲库铵）后肌松残余阻滞作用的发生率，并显示给予肌松剂至到达 PACU 时间间隔相关的肌松残余阻滞发生率。肌松残余阻滞定义为 TOF 比率低于 0.70 或低于 0.90。n = 患者数。* 与 TOF 比率 <0.90 相比具有明显差异 (From Debaene B, Plaud B, Dilly MP, Donati F: Residual paralysis in the PACU after a single intubating dose of nondepolarizing muscle relaxant with an intermediate duration of action, Anesthesiology 98:1042-1048, 2003.)

者 TOF 低于 0.80[101]。Debaene 等通过一个大型队列研究，给予患者单次插管剂量的维库溴铵、罗库溴铵或阿曲库铵，观察肌松残余阻滞的发生率[47]。其中对 239 名患者给予 NMBD 后 2h 监测发现，37% 的患者 TOF<0.90（图 35-14）。这些研究与大量的药代动力学及药效动力学研究均证明，自主神经肌肉功能恢复的时间过程个体差异非常大。为了发现并恰当管理可能存在肌松恢复延迟的患者，需要开展定量肌松监测。

胆碱酯酶缺乏的患者　使用琥珀酰胆碱或米库氯铵后神经肌肉阻滞的持续时间主要取决于血浆胆碱酯酶的水解速度（亦可见第 34 章）。那些存在血浆胆碱酯酶表型及活性异常的患者，NMBD 的临床作用明显延长。与正常胆碱酯酶活性的患者相比，非典型性血浆胆碱酯酶基因表现纯合子型的患者米库氯铵效力增加 4 ~ 5 倍[102]。给予胆碱酯酶缺乏患者标准气管插管剂量的米库氯铵，神经肌肉功能恢复时间需要 4 ~ 8h[103]。非典型性血浆胆碱酯酶基因的患者使用琥珀酰胆碱后出现类似的恢复时间延长的情况[104]。

临床使用人血浆胆碱酯酶拮抗非典型血清胆碱酯酶患者的神经肌肉阻滞。1977 年，Scholler 等报道了 15 例神经肌肉阻滞后呼吸恢复明显延迟的患者，这些患者使用单次剂量的琥珀酰胆碱后出现呼吸恢复延迟至几小时[105]。所有患者在使用人血浆胆碱酯酶后平均 10min 内均恢复充分的自主呼吸。Naguib 等使用三倍剂量的纯化人血浆胆碱酯酶成功拮抗一例米库氯铵致深度神经肌肉阻滞病例。此后，他们建立了正常人群血浆胆碱酯酶拮抗的剂量反应曲线[103, 106]。在一项观察外源性血浆胆碱酯酶拮抗米库氯铵神经肌肉阻滞

效果的研究中，纳入 11 例非典型血清胆碱酯酶表现纯合子型患者[107]。在予插管剂量的米库氯铵 30min 或 120min 后，给予纯化胆碱酯酶（2.8 ~ 10mg/kg）。给予胆碱酯酶可使血浆胆碱酯酶恢复正常，米库氯铵清除率增加 9 ~ 15 倍，清除半衰期缩短。TOF 刺激的首次反应出现在 13.5min，TOF 达到 0.80 的时间为 30 ~ 60min。这些研究提示，因血浆胆碱酯酶活性降低或异常导致的神经肌肉阻滞作用时间延长，可通过使用人血浆胆碱酯酶而成功治疗。处理非典型性血浆胆碱酯酶患者神经肌肉阻滞作用延长的方式，取决于能否尽快获得人血浆胆碱酯酶及权衡费用与等待呼吸自然恢复导致延迟拔管的费用的结果。

框 35-2 总结了临床医生使用抗胆碱酯酶药拮抗 NMBD，从而降低肌松残余风险的临床管理策略。

胆碱酯酶抑制剂相关的并发症

胆碱酯酶抑制剂相关的肌无力　胆碱酯酶抑制剂可拮抗中度至轻度的神经肌肉阻滞。然而，如果神经肌肉功能完全恢复时使用胆碱酯酶抑制剂，可能导致反常性肌无力。体外实验发现，大剂量新斯的明、吡啶斯的明及腾喜龙可导致胆碱能药物高反应性、多次神经刺激后更快消退（TOF 降低）[108]。存在轻度肌松残余阻滞患者，再次给予新斯的明 2.5mg，TOF、强直刺激高度及强直后消退现象均降低[109-110]。Caldwell 等研究给予单次剂量维库溴铵后 1 ~ 4h，使用新斯的明（20 或 40μg/kg）拮抗肌松残余阻滞[101]。52 名患者 TOF 比率增加，8 名患者降低；TOF 降低只发生在拮抗时 TOF 为 0.90 或更高的患者（且给予新斯的明

框 35-2　使用抗胆碱酯酶类拮抗剂降低肌松残余阻滞作用的临床应用策略

定量监测（如加速肌动描记仪）

1. TOF 计数为 1 或无反应——应延迟拮抗直至神经肌肉功能出现恢复（TOF 计数为 2 或更高）

2. TOF 计数为 2 或 3——使用抗胆碱酯酶药（新斯的明 70μg/kg、腾喜龙 1.0～1.5mg/kg 或吡啶斯的明 350μg/kg）。待拇内收肌 TOF 比率为 0.90 时拔除气管导管

3. TOF ≥ 0.40——给予中等剂量抗胆碱酯酶药拮抗（新斯的明 40～50μg/kg、腾喜龙 0.5mg/kg 或吡啶斯的明 200μg/kg）。待拇内收肌 TOF 为 0.90 时拔除气管导管

4. TOF 为 0.40～0.70——使用药物拮抗，选用低剂量新斯的明 20μg/kg

5. TOF＞0.70，避免使用抗胆碱酯酶药；如果使用，可能出现由抗胆碱酯酶药诱发的肌无力

定性监测（周围神经刺激器）

1. TOF 计数为 1 或无反应——延迟拮抗直至可检测到神经肌肉对刺激产生反应（TOF 计数为 2 或更高）

2. 手术结束时 TOF 计数为 2 或 3——使用抗胆碱酯酶药（新斯的明 70μg/kg、依酚氯铵 1.0～1.5mg/kg 或吡啶斯的明 350μg/kg）。要求至少在拔除气管导管前 15～30min 进行拮抗

3. 手术结束时 TOF 计数为 4 并可观察到衰减（相当于拇内收肌 TOF＜0.40）——使用抗胆碱酯酶药（新斯的明 40～50μg/kg、依酚氯铵 0.5mg/kg 或吡啶斯的明 200μg/kg）。要求至少在拔除气管导管前 15～30min 进行拮抗

4. 手术结束时 TOF 计数为 4 但没有观察到衰减（相当于拇内收肌 TOF ≥ 0.40）——使用药物拮抗，选用低剂量新斯的明 20μg/kg

未使用神经肌肉功能监测

1. 应考虑使用抗胆碱酯酶药。即使只单次使用插管剂量的中效 NMBD，仍有相当一部分患者神经肌肉功能自主恢复需要几小时

2. 只有当存在神经肌肉功能恢复的证据时方可使用抗胆碱酯酶药，因为深度肌松情况下使用抗胆碱酯酶药可延迟神经肌肉功能恢复

3. 抗胆碱酯酶药使用与否不能以观察肌肉力量的临床试验为依据（抬头 5s）。即使存在较深神经肌肉阻滞时（TOF＜0.50），部分患者仍可完成这些试验。当患者成功完成这些试验时，其他肌肉群（如咽部肌肉）可能仍存在明显肌力受损的情况

Modified in part from Brull SJ, Murphy GS: Residual neuromuscular block: lessons unlearned. Part II: methods to reduce the risk of residual weakness, Anesth Analg 111:129-140, 2010.

NMBD，神经肌肉阻滞剂；TOF，四个成串刺激

40μg/kg，而非 20μg/kg）。

Eikermann 等研究了神经肌肉功能恢复后使用新斯的明的临床并发症。给予 TOF 恢复至 1.0 后的大鼠新斯的明，结果出现上呼吸道扩张肌张力及容积降低、膈功能受损、每分通气量降低[111-112]。健康志愿者研究发现，给予罗库溴铵后，当 TOF 恢复至 1.0 时给予新斯的明，导致颏舌肌功能受损、上呼吸道梗阻增加[113]。神经肌肉功能完全恢复时给予新斯的明可能对术后患者的呼吸功能产生不利影响。这种作用的机制包括：上气道呼吸肌对过多乙酰胆碱的敏感性降低，乙酰胆碱与 Ach 受体脱敏感；去极化阻滞；开放性通道阻滞。相反，在神经肌肉功能完全恢复时给予 sugammadex 似乎对上呼吸道张力或正常呼吸并无不良影响[111]。

恶心与呕吐　目前业界对应用抗胆碱酯酶药物致术后恶心呕吐的报道争论不一（亦可见第 97 章）。除在神经肌肉接头处发挥作用外，全身使用胆碱酯酶抑制剂可能产生麻醉及手术中不希望出现的不良作用。除了在神经肌肉接头部位的作用，胆碱酯酶抑制剂作用于胃肠道产生毒蕈碱样作用，刺激胃液分泌、胃肠道动力增加。更小剂量新斯的明联合阿托品使用可降低食管下端括约肌张力[114]。而且，新斯的明可作用于中枢系统产生恶心与呕吐症状。鞘内注射新斯的明增加恶心、呕吐的发生率，可能与其对脑干的直接作用有关。

抗胆碱药（如阿托品、格隆溴铵）常与胆碱酯酶抑制剂合用以降低拮抗时产生的毒蕈碱样副作用。抗胆碱能药物可能具有止吐作用[115]。小儿镇静时给予阿托品（不给予胆碱酯酶抑制剂），呕吐的发生率（5.3%）明显低于格隆溴铵（10.7%）或不使用抗胆碱能药物（11.4%）时[116]（亦可见第 93 章）。同样，接受阿托品的外科患者恶心发生率明显低于接受格隆溴铵的患者[117]。阿托品是一种很容易通过血脑屏障的叔胺，从而产生中枢作用，而格隆溴铵是季铵，不能通过血脑屏障。阿托品对于恶心、呕吐的这种影响可能继发于中枢神经系统作用。

几个随机临床试验就胆碱酯酶抑制剂是否导致术后恶心、呕吐的发生率增加进行了研究。遗憾的是，绝大多数研究纳入对象较少（39～120 名患者）。两个系统综述对其中的局限性进行了讨论。Tramer 与 Fuchs-Buder 综合分析了 8 个试验中 1134 名患者的数据信息，试验中在给予长效或中效 NMBD 肌松药物后，使用新斯的明或腾喜龙拮抗或等待神经肌肉阻滞自然恢复[118]。所有试验数据分析显示，任何剂量的新斯的明均未增加拮抗早期及迟发的恶心、呕吐的发生率。然而，另外有研究数据表明，更大剂量（2.5mg）的新斯的明拮抗可能增加恶心、呕吐的发生风险。而腾喜龙致恶心、呕吐的研究未见报道。此后又有系统

表 35-6 与对照相比，新斯的明相关的早期及迟发性术后恶心、呕吐（来自 meta 分析）

结果	抗胆碱药	研究数量	受试者数量	相对风险（95% CI）
早期恶心（0 ~ 6h）	阿托品与格隆溴铵	6	584	1.24（0.86 ~ 1.80）
	阿托品	1	79	0.67（0.36 ~ 1.26）
	格隆溴铵	5	505	1.39（0.97 ~ 1.99）
早期呕吐（0 ~ 6h）	阿托品与格隆溴铵	8	768	1.05（0.72 ~ 1.55）
	阿托品	2	199	0.75（0.52 ~ 1.08）
	格隆溴铵	6	568	1.35（0.88 ~ 2.06）
迟发性恶心（6 ~ 24h）	格隆溴铵	4	337	1.09（0.76 ~ 1.57）
迟发性呕吐（6 ~ 24h）	格隆溴铵	4	337	1.01（0.58 ~ 1.78）

From Cheng CR, Sessler DI, Apfel CC: Does neostigmine administration produce a clinically important increase in postoperative nausea and vomiting? Anesth Analg 101:1349-1355, 2005.
CI，可信区间

综述剔除不同的抗胆碱能药物混杂因素后，分析了新斯的明对术后恶心、呕吐的影响[115]。系统综述共纳入了研究新斯的明作用的 10 个临床随机试验（993 例患者）。结果发现，格隆溴铵或阿托品与新斯的明联合使用不会增加恶心、呕吐的发生率，而新斯的明剂量大小也不增加其风险（表 35-6）。阿托品能够降低呕吐风险，但格隆溴铵则无此作用。因此，结论认为，当前尚没有足够证据认为新斯的明或腾喜龙与术后恶心、呕吐有关。

心血管效应 胆碱酯酶抑制剂使用后可产生明显的迷走效应——心动过缓及其他缓慢型心律失常，如交界性节律、室性逸搏、完全性心脏传导阻滞、心搏骤停。这些缓慢型心律失常的发生过程与胆碱酯酶抑制剂的起效时间一致，腾喜龙起效最快，其次为新斯的明，而吡啶斯的明最慢[71]。为了对抗这些心血管副作用，使用胆碱酯酶抑制剂的同时常合并使用阿托品或格隆溴铵。阿托品与格隆溴铵可产生毒蕈碱样（副交感神经）阻滞效果，但并不阻断烟碱样受体。相对于格隆溴铵（2 ~ 3min），阿托品的起效时间明显更快（约 1min），但两者的持续时间相近（30 ~ 60min）。不管是否同时给予抗胆碱能药物，应用胆碱酯酶抑制剂拮抗后缓慢型心律失常的发生率较高（部分研究中达到 50% ~ 60%）[72, 119]。心律失常的发生率受胆碱酯酶抑制剂及抗胆碱能药物种类、剂量及背景麻醉药（阿片类 vs. 吸入麻醉剂与 NMBD 类型）的影响。

有几项研究观察了各种胆碱酯酶抑制剂 / 抗胆碱能药物联合使用对心率及节律的影响。一般情况下，首选阿托品联合腾喜龙，因为两种药物均起效迅速。腾喜龙 - 阿托品混合使用后心率轻微增加，而腾喜龙 - 格隆溴铵混合物使用后心率降低，甚至出现严重的心动过缓[120]。类似的是，新斯的明的胆碱能效应起效时间与

格隆溴铵的抗胆碱作用相似；预防新斯的明导致的心动过缓，格隆溴铵优于阿托品[121]。联合腾喜龙（0.5 ~ 1.0mg/kg）使用阿托品，推荐剂量 5 ~ 7μg/kg，特定情况下也可使用更大剂量的阿托品[120, 122]。如果使用 1/4 个剂量的格隆溴铵联合 1 剂量新斯的明（即 1mg 格隆溴铵联合 4mg 新斯的明），则心率变化甚微[71, 121]。因为吡啶斯的明的起效时间很慢，当同时使用阿托品或格隆溴铵时常出现心动过速[71]。

最近有研究关注手术后阿托品与格隆溴铵合并新斯的明对自主神经控制的影响。在发生生理性应激事件时，心率与动脉血压受交感与副交感神经系统调节。抗胆碱能药物降低传入副交感神经对心率的调节，同时抑制心脏压力反射的敏感性及心率变异性。术中副交感神经系统的抑制可使患者容易发生心律失常。健康志愿者在使用阿托品（20μg/kg）或格隆溴铵（7μg/kg）后也可能出现压力反射敏感性及高频心率变异性明显降低[123]。虽然两组恢复至基础值的时间均有延长，然而，与格隆溴铵相比（82 ~ 111min），使用阿托品的患者恢复时间更长（177 ~ 212min）。在接受全麻的健康患者使用新斯的明与抗胆碱能药物拮抗后也观察到相似的结果[124]。使用新斯的明 50μg/kg，联合阿托品 20μg/kg 或格隆溴铵 8μg/kg 拮抗神经肌肉阻滞作用。结果发现，使用新斯的明后 2h，阿托品组患者出现持久性压力反射敏感性及高频心率变异性受损，而格隆溴铵组患者这些参数均回到基础水平。这些研究发现，与阿托品相比，格隆溴铵甚少影响副交感神经系统对心率的控制。

支气管收缩 手术患者使用新斯的明后可发生支气管痉挛[125-126]。胆碱酯酶抑制剂（如新斯的明）能兴奋气道平滑肌上的毒蕈碱样受体，从而诱发支气管收缩。新斯的明与吡啶斯的明能导致呼吸肌磷脂酰肌醇反应（毒蕈碱激动剂导致的平滑肌收缩反应），最终出

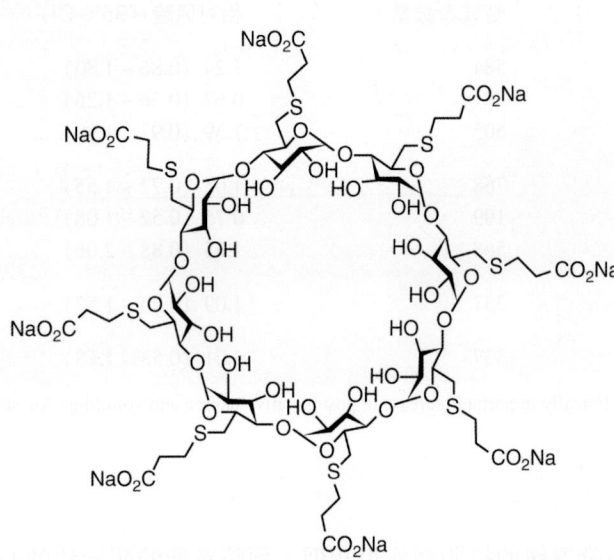

图 35-15　合成的 γ- 环糊精 Sugammadex（Org25969）结构 *(From Bom A, Bradley M, Cameron K, et al: A novel concept of reversing neuromuscular block: chemical encapsulating of rocuronium bromide by a cyclodextrin-based synthetic host, Angew Chem 41:266-270, 2002.)*

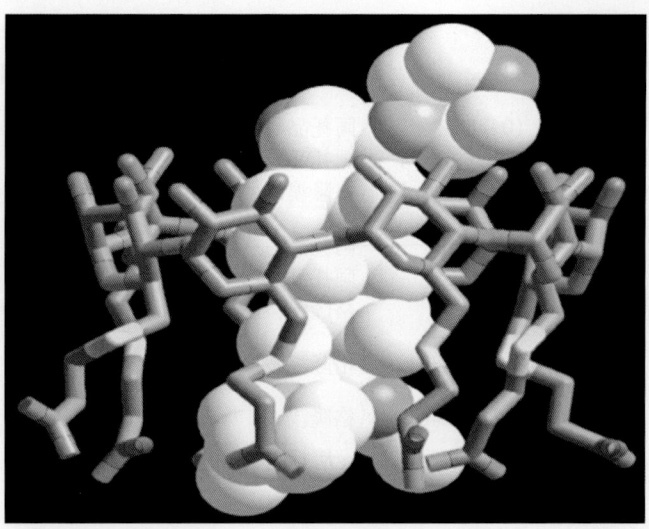

图 35-16　Sugammadex- 罗库溴铵螯合物 *(From Bom A, Bradley M, Cameron K, et al: A novel concept of reversing neuromuscular block: chemical encapsulating of rocuronium bromide by a cyclodextrinbased synthetic host, Angew Chem 41:266-270, 2002.)*

现支气管收缩 [127]。这种反应被阿托品这一直接的支气管扩张药抑制。腾喜龙不会导致磷脂酰肌醇反应。颈部脊髓损伤患者，单独使用新斯的明可导致支气管收缩，而联合使用格隆溴铵则可使支气管舒张 [128]。如果使用胆碱酯酶抑制剂的同时使用抗胆碱能药物，围术期发生支气管痉挛的风险似乎很低。

Sugammadex 逆转神经肌肉阻滞作用

　　Sugammadex（Org25969）是一种经过修饰的 γ- 环糊精，是首个选择性肌松拮抗剂，它通过与神经肌肉阻滞剂（su 指糖，gammadex 指结构性分子 γ- 环糊精）包裹结合使其失活。Sugammadex 能够逆转罗库溴铵及维库溴铵导致的神经肌肉阻滞作用，2008 年首次用于临床，现在被全球大多数国家批准用于小儿与成人。Sugammadex 与罗库溴铵或维库溴铵形成的复合物不受肌松阻滞程度的影响（深度肌松至较浅肌松），与胆碱酯酶抑制剂相比可导致快速的药理学拮抗。因此，Sugammadex 可明显降低 PACU 的术后神经肌肉残余阻滞作用 [129]。

构效关系与作用机制

　　环糊精类分为三种未经修饰的天然分子，分别含有 6、7 和 8 个环寡糖（例如，葡萄糖单位通过一至

四个糖基键结合），被称为 α-、β- 和 γ- 环糊精 [130-131]。它们的三维结构类似一个中空的截短的锥体或者面包圈的形态。由于拥有羟基极性基团，其结构外部亲水且存在一个疏水空腔。通过疏水相互作用将亲脂性分子捕获至环糊精的空腔内，因而形成一个水溶性客体 - 主体螯合物。Sugammadex 据此原理构建形成环形结构，但是一种经过修饰的 γ- 环糊精。虽然未修饰的 γ- 环糊精有一个比其他环糊精类大的亲脂性空腔（7.5 ~ 8.3Å），但仍然不足以容纳较大的罗库溴铵分子刚性结构。因此人们通过增加侧链来修饰这个空腔，使其达到 11Å，以更适合罗库溴铵的四个疏水甾环，并且在侧链尾部加上带有负电荷的羧基基团，以增强其与罗库溴铵带正电荷的季铵基团静电结合（图 35-15）[132-132]。罗库溴铵 -Sugammadex 螯合物的稳定性取决于分子间相互作用力（范德华力），包括热动力学（氢键）和疏水作用 [131-133]。Sugammadex 通过与甾类神经肌肉阻滞剂（罗库溴铵与维库溴铵）按 1:1 比例形成十分紧密的螯合物（图 35-16）[131]。Sugammadex 与泮库溴铵有一定结合力，但作用相对较弱，临床效果不明显。罗库溴铵 -Sugammadex 螯合物的分子量为 2532g/mol（Sugammadex 为 2002g/mol，罗库溴铵为 530g/mol），Sugammadex- 维库溴铵螯合物的分子量为 2640g/mol（维库溴铵分子量为 638g/mol）[131]。罗库溴铵 -Sugammadex 螯合物处于一种平衡状态，1g 分子浓度的 Sugammadex 与罗库溴铵的结合 / 分离率为 25 000 000:1，即意味着 Sugammadex 与罗库溴铵紧密包裹，结合速度为分离速度的 25 000 000 倍。Sugammadex 与维库溴铵的结合力比罗库溴铵小 2.5 倍，但已足以形成紧密结合的复合物[131]。Sugammadex 与罗库溴铵的迅速结合导致血浆游离罗库溴铵迅速降低，从而产生促使罗库溴铵从神经肌肉阻滞接头效应部位向血浆转移的浓度压力梯度，然后血浆中游离出的罗库溴铵分子又被游离 Sugammadex 分子包裹。当罗库溴铵从神经肌肉接头部位移除后，神经肌肉阻滞效应被逆转。给予 Sugammadex 后血浆总的罗库溴铵浓度（游离及与 Sugammadex 结合的罗库溴铵）增加[134]。因为 Sugammadex 是一种选择性结合剂，与胆碱能传递的分子成分（胆碱酯酶、烟碱受体或毒蕈碱受体）并无直接或间接关系，因此，使用时并不需要同时给予抗胆碱能药物[135]。

药代动力学

目前，对健康志愿者及手术患者 Sugammadex 与罗库溴铵的药代动力学特性均有研究[136]。在未使用神经肌肉阻滞剂的志愿者单独使用 Sugammadex 0.1 ～ 0.8mg/kg，表现为剂量 - 线性药代动力学特性，分布容积为 18L，消除半衰期为 100min，血浆清除率为 120ml/min，24h 最高有 80% 从尿中排出[136]。拮抗罗库溴铵的肌松作用时，Sugammadex 包裹后，除了与之结合外，罗库溴铵甚少游离分布到效应部位。罗库溴铵持续输注至稳态神经肌肉阻滞时，给予 Sugammadex 后血浆罗库溴铵浓度增加；罗库溴铵被 Sugammadex 包裹，从效应部位（包括神经肌肉接头）再分布至中央室（大多数为 Sugammadex 复合物）[134]。随着 Sugammadex 剂量的增加，罗库溴铵分布容积降低，直至在更高剂量下罗库溴铵的分布容积达到 Sugammadex 的分布容积[134]。这种包裹作用改变了罗库溴铵的药代动力学。未使用 Sugammadex 情况下，罗库溴铵主要通过胆汁分泌代谢（>75%），少量通过肾排泄（10% ～ 25%）[137]。Sugammadex 与罗库溴铵药代动力学特性的主要差别为 Sugammadex 清除比罗库溴铵慢 3 倍[136]。单独使用时罗库溴铵经尿排泄的速度慢且量少，但同时给予 Sugammadex（2.0mg/kg 甚至更大剂量）时，罗库溴铵的血浆清除率降低[136]。清除率降低是因为罗库溴铵 -Sugammadex 复合物是一个大分子物质，不能经胆汁排泄，同时其抑制肾排泄。与 Sugammadex 结合后，罗库溴铵的清除率降低并接近于肾小球滤过率（120ml/min）[137]。然而，给予 Sugammadex 4.0 ～ 8.0mg/kg 后罗库溴铵的肾排泄增加超过 1 倍[137]，罗库溴铵在血浆被包裹，虽然血浆总的罗库溴铵浓度增加，但游离浓度迅速降低。这样导致效应部位（神经肌肉接头）游离罗库溴铵浓度高而血浆浓度低的浓度压力

梯度[134]，从而促使游离罗库溴铵分子返回血浆并被 Sugammadex 包裹。因此，给予 Sugammadex 后罗库溴铵血浆浓度的增加解释了 Sugammadex 可快速拮抗神经肌肉阻滞的作用机制。

因为肾排泄是 Sugammadex 与罗库溴铵 -Sugammadex 复合物清除的主要途径，有研究针对透析在临床实践中的作用进行探讨。一项研究纳入严重肾损伤患者但病例数较小，透析结果发现，血浆 Sugammadex 与罗库溴铵清除率分别为 78ml/min 和 89ml/min。因此，采用高流量透析方法的血液透析技术用于严重肾损伤患者，可有效清除 Sugammadex 及罗库溴铵 -Sugammadex 复合物[138]。

药效动力学

Sugammadex 在健康患者中的临床使用　Sugammadex 的首次人体研究纳入男性志愿者，与安慰剂对比，Sugammadex（0.1 ～ 8.0mg/kg）拮抗罗库溴铵导致的神经肌肉阻滞，呈明显的剂量依赖性，且神经肌肉阻滞恢复时间迅速[136]。罗库溴铵 0.6mg/kg 注射后 3min，给予 8mg/kg 的 Sugammadex，2min 内 TOF 比率恢复到 0.90，安慰剂组则为 52min。降低 Sugammadex 剂量到 4mg/kg，TOF 值恢复到 0.9 的时间短于 4min[136]。一项研究观察了手术患者使用罗库溴铵 0.6mg/kg，当 TOF 计数为 2 时使用不同剂量的 Sugammadex，肌松恢复时间与之前的研究类似[139]。Sugammadex 呈剂量依赖性地缩短中位恢复时间，安慰剂组为 21min，而 Sugammadex 4.0mg/kg 组为 1.1min[139]。另一项研究中，Sugammadex 对罗库溴铵（0.6mg/kg）或维库溴铵（0.1mg/kg）导致的神经肌肉阻滞表现出更快速有效的拮抗[140]。使用 Sugammadex 4.0mg/kg 后，TOF 比率恢复至 0.90 的平均时间罗库溴铵组为 1.1min，维库溴铵组为 1.5min（图 35-17，图 35-18）[140]。使用不同剂量 Sugammadex（2.0 ～ 16.0mg/kg）在不同时点（罗库溴铵后 3 ～ 15min），拮抗更大剂量罗库溴铵（1.0 ～ 1.2mg/kg）的神经肌肉阻滞作用，结果发现，与安慰剂组相比，Sugammadex 组呈剂量依赖性，且拮抗迅速、有效[141-144]。

胆碱酯酶抑制剂如新斯的明因为封顶效应不能拮抗深度神经肌肉阻滞作用（如 PTC 为 1 ～ 2），而 Sugammadex 则可有效拮抗深度神经肌肉阻滞作用[141, 145]。Sugammadex 4.0mg/kg 即可在几分钟内产生有效的肌松拮抗，使 TOF 达 0.90（表 35-7）[140-145]。因此，Sugammadex 2.0mg/kg 与 4.0mg/kg 可有效拮抗罗库溴铵与维库溴铵的中度及深度神经肌松阻滞。因为新斯的明单独使用即可产生神经肌肉效应，因此必须在 TOF 自主恢复到一定程度时方可使用新斯的明。相

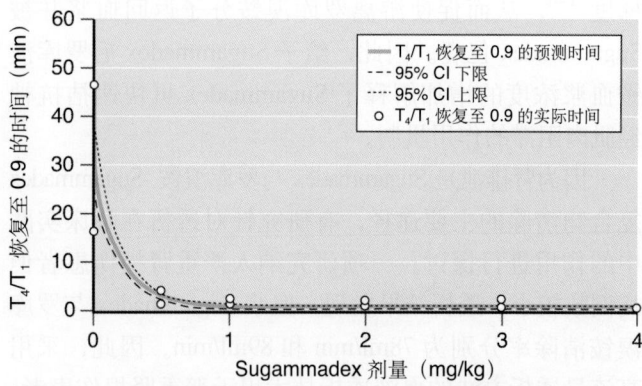

图 35-17　罗库溴铵 0.6mg/kg 后给予 Sugammadex 拮抗，T_4/T_1 恢复至 0.9 时的剂量反应曲线 *(From Suy K, Morias K, Cammu G, et al: Effective reversal of moderate rocuronium- or vecuronium-induced neuromuscular block with sugammadex, a selective relaxant binding agent, Anesthesiology 106:283-288, 2007.)*

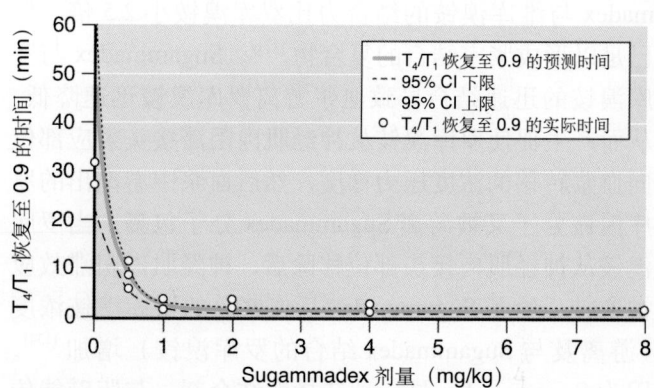

图 35-18　维库溴铵 0.1mg/kg 后给予 Sugammadex 拮抗，T_4/T_1 恢复至 0.9 时的剂量反应曲线 *(From Suy K, Morias K, Cammu G, et al: Effective reversal of moderate rocuronium- or vecuronium-induced neuromuscular block with sugammadex, a selective relaxant binding agent, Anesthesiology 106:283-288, 2007.)*

表 35-7　使用 Sugammadex 或安慰剂（NaCl 0.9%）拮抗罗库溴铵（1.2mg/kg）神经肌肉阻滞作用的恢复时间*

	安慰剂组（*n*=4）	Sugammadex				
		2.0mg/kg（*n*=5）	4.0mg/kg（*n*=5）	8.0mg/kg（*n*=12）	12.0mg/kg（*n*=7）	16.0mg/kg（*n*=7）
均数（SD）	122.1（18.1）	56.5（5.4）	15.8（17.8）	2.8（0.6）	1.4（0.3）	1.9（2.2）
中位数	126.1	55.3	12.3	2.5	1.3	1.3
最小值 - 最大值	96.8-139.4	50.5-65.1	3.3-46.6	2.2-3.7	1.0-1.9	0.7-6.9

From de Boer HD, Driessen JJ, Marcus MA, et al: Reversal of a rocuronium-induced (1.2 mg/kg) profound neuromuscular block by sugammadex: a multicenter, dose-finding and safety study, Anesthesiology 107:239-244, 2007.
SD，标准差。
* 从使用 Sugammadex 或安慰剂至 TOF 比率恢复至 0.90 的时间（min）

反，Sugammadex 单独使用不会产生神经肌肉效应，即使 TOF 刺激无反应亦可使用。Sugammadex 的出现使得麻醉科医生可以维持深度神经肌肉阻滞状态直至手术结束。

与胆碱酯酶抑制剂（如新斯的明）相比，深度罗库溴铵肌肉神经阻滞（对 TOF 及 PTC 均无反应）可被 Sugammadex 迅速拮抗。一项多中心研究中，患者随机接受罗库溴铵 1.2mg/kg 3min 后给予 16mg/kg 的 Sugammadex，或者单独给予 1.0mg/kg 的琥珀酰胆碱[146]。给予 Sugammadex 开始至首次刺激（T_1）恢复 90% 的平均时间为 2.9min，TOF 恢复至 0.90 的时间为 2.2min[146]。相反，琥珀酰胆碱神经肌肉阻滞的 T_1 自主恢复 90% 的时间为 10.9min。因此，使用 16mg/kg Sugammadex 拮抗大剂量罗库溴铵，恢复时间明显快于琥珀酰胆碱的自主恢复（图 35-19）[146]。这一发现得到了另一项随机试验的验证，其观察快速序贯诱导麻醉及气管插管后如何快速恢复，分别使用罗库溴铵

1.0mg/kg 联合 Sugammadex 16mg/kg，与琥珀酰胆碱 1.0mg/kg 对比[147]。气管插管至自主呼吸的中位时间为琥珀酰胆碱组 406s，而罗库溴铵 -Sugammadex 组为 216s（表 35-8）[147]。这些数据证明 Sugammadex 拮抗大剂量罗库溴铵的神经肌肉阻滞作用不仅显著快于琥珀酰胆碱的自主恢复，而且恢复自主呼吸速度更快（即该剂量可用于代替琥珀酰胆碱用于气管插管）。在临床实践及未预测的困难气道（无法气管插管、无法通气的情况），为快速恢复自主呼吸，可使用 Sugammadex 拮抗罗库溴铵的神经肌肉阻滞作用。

与新斯的明或腾喜龙比较，使用 Sugammadex 后神经肌肉阻滞恢复的时间明显不同[148-150]。一项临床研究，给予患者罗库溴铵 0.6mg/kg 后，当第二次颤搐刺激（TOF 刺激出现第二次反应或 T_2）出现时单次注射罗库溴铵维持神经肌肉阻滞[148]。给予最后一次剂量罗库溴铵后 15min，给予新斯的明 70μg/kg、腾喜龙 1mg/kg 或 Sugammadex 4.0mg/kg，TOF 达到 0.90 的

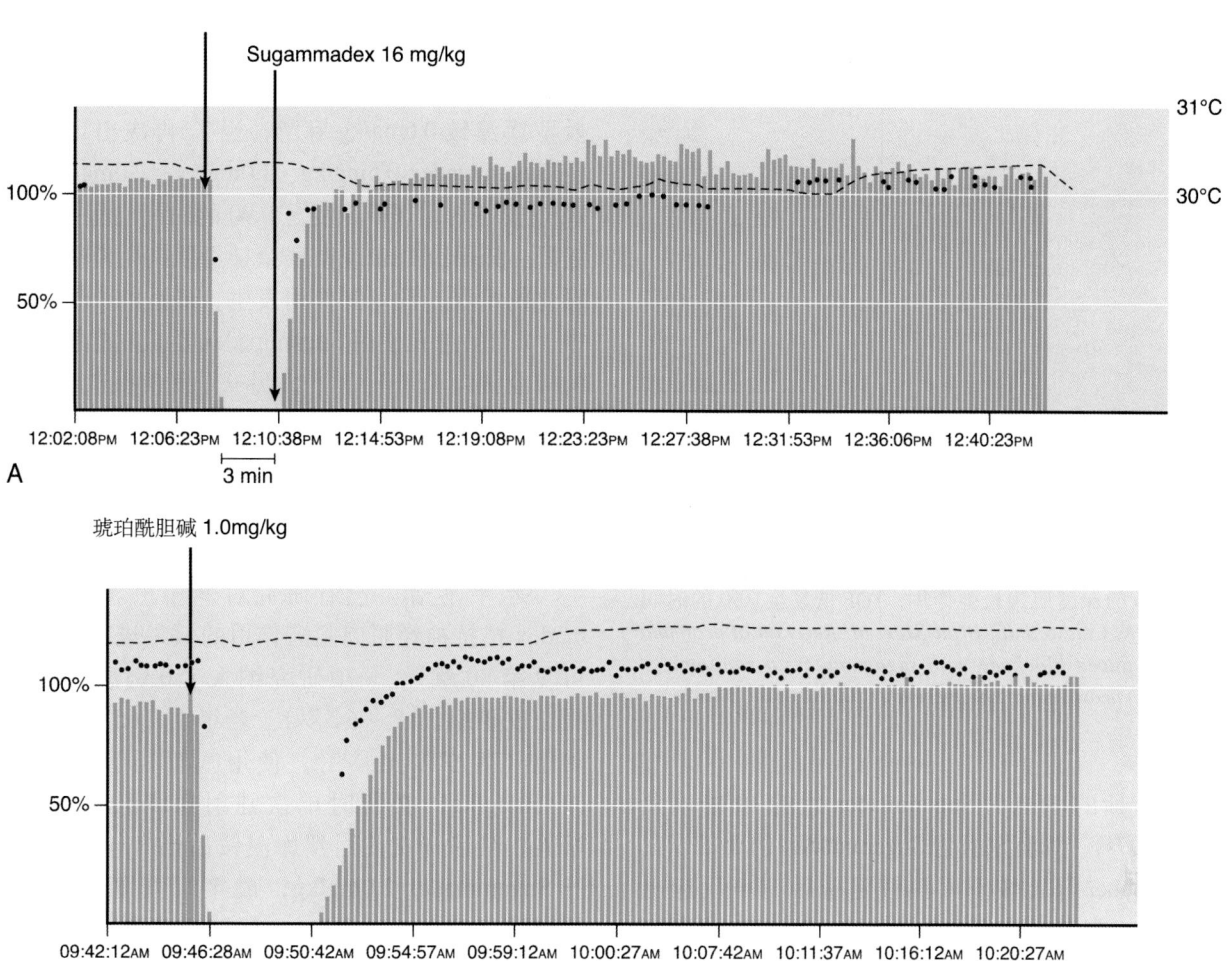

图 35-19　A，静脉注射罗库溴铵 1.2mg/kg 3min 后给予 Sugammadex 16mg/kg，T_1 颤搐高度恢复情况（蓝色描记图）及 TOF 比率（黑色点图）。110s 后第一次颤搐高度（T_1）恢复 90% 及 TOF 比率为 0.94。起效 - 偏移时间（即从罗库溴铵注射结束至 T_1 恢复 90% 的时间）为 4min 47s。B，静脉注射琥珀酰胆碱 1.0mg/kg 后 T_1 自然恢复至 90%，时间 9min 23s。黑色虚线代表手部皮肤温度（摄氏度）*(From Naguib M: Sugammadex: another milestone in clinical neuromuscular pharmacology, Anesth Analg 104:575-581, 2007.)*

表 35-8　使用琥珀酰胆碱或罗库溴铵 -Sugammadex 进行快速序贯诱导及气管插管后如何快速恢复自主呼吸 *

	琥珀酰胆碱（1mg/kg）(*n*=26)	罗库溴铵（1mg/kg）Sugammadex（16mg/kg）(*n*=29)	*P* 值
操作开始至气管插管的时间（s）	330（313 ~ 351）	324（312 ~ 343）	0.45
气管插管条件			0.13
优	20（76%）	27（93%）	
良	6（24%）	2（7%）	
差	0（0%）	0（0%）	
气管插管困难评分			0.23
≤ 5	24（92%）	28（100%）	
> 5	2（8%）	0（0%）	
从气管插管至自主呼吸的时间（s）	406（313 ~ 507）	216（132 ~ 425）	0.002
从气管插管至 T_1 恢复 90% 的时间（s）	518（451 ~ 671）(*n*=17)	168（122 ~ 201）(*n*=27)	< 0.0001
从注射 NMBD 至 T_1 恢复 90% 的时间（s）	719（575 ~ 787）(*n*=17)	282（242 ~ 319）(*n*=27)	< 0.0001

From Sørensen MK, Bretlau C, Gätke MR, et al: Rapid sequence induction and intubation with rocuronium-sugammadex compared with succinylcholine: a randomized trial, Br J Anaesth 108:682-689, 2012.
* 数据包括气管插管条件、自主呼吸恢复时间、使用琥珀酰胆碱或罗库溴铵 -Sugammadex 后神经肌肉功能恢复情况

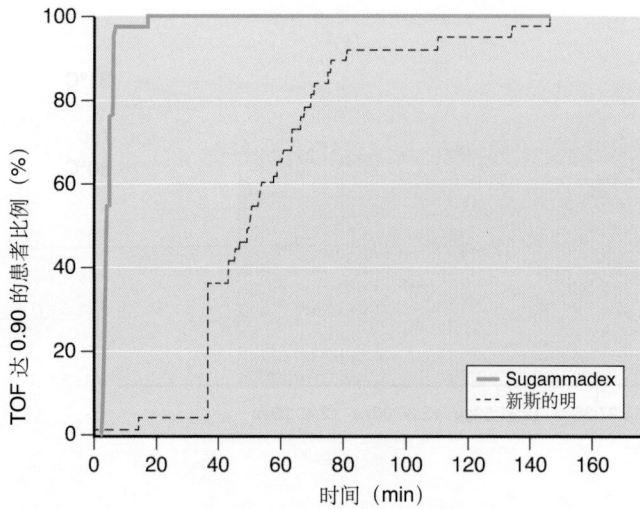

图 35-20　使用 Sugammadex 4mg/kg 或新斯的明 70μg/kg 拮抗罗库溴铵导致的深度肌肉松弛作用，TOF 恢复至 0.90 的时间 *(From Jones RK, Caldwell JE, Brull SJ, et al: Reversal of profound rocuronium-induced blockade with sugammadex: a randomized comparison with neostigmine, Anesthesiology 109:816-824, 2008.)*

平均时间新斯的明组为 Sugammadex 组的 10 倍以上（1044s *vs.* 107s），腾喜龙组为 Sugammadex 的 3 倍以上（331s）。Blobner 等比较罗库溴铵阻滞后 TOF 反应出现第 2 次颤搐刺激时使用 Sugammadex 2mg/kg 或新斯的明 50μg/kg 的肌松恢复时间，结果与前述相似[149]。另外一项研究也支持拮抗罗库溴铵的深度神经肌肉阻滞作用时 Sugammadex 明显优于新斯的明[150]。PTC 为 1～2 时使用 Sugammadex 4.0mg/kg，超过 97% 的患者在 5min 内 TOF 恢复至 0.90。相反，给予新斯的明 70μg/kg，只有 73% 的患者在 30～60min 恢复，23% 需要 60min 以上的时间方能恢复至 TOF 0.90（图 35-20）。

一项随机研究比较 Sugammadex 拮抗罗库溴铵（0.6mg/kg）与新斯的明拮抗顺阿曲库铵（0.15mg/kg）的效果[151]。从使用拮抗剂至 TOF 恢复至 0.90 的时间，Sugammadex 2.0mg/kg 的恢复时间比新斯的明 50μg/kg 快 4.7 倍（1.9min *vs.* 9.0min）。

与新斯的明或腾喜龙不同，麻醉剂的选择（例如丙泊酚 *vs.* 七氟烷）并不影响 Sugammadex 对罗库溴铵所致神经肌肉阻滞作用拮抗的能力[152-153]。假如使用推荐剂量的 Sugammadex 拮抗不同程度的神经肌肉阻滞作用，术后发生或再次出现神经肌肉功能恢复不全的概率甚微。

Sugammadex 在小儿与老年患者中的临床使用

小儿　有一项研究纳入 8 例婴儿（28 天至 23 月）、24 例小儿（2～11 岁）及 31 例青少年（12～17 岁）的临床试验，观察了 Sugammadex 在小儿中的使用（亦可见第 93 章）[154]。采用丙泊酚、阿片类药物及罗库溴铵 0.6mg/kg 麻醉，当 T_2 再次出现时分别给予 Sugammadex 0.5mg/kg、1.0mg/kg、2.0mg/kg、4.0mg/kg 或安慰剂，TOF 恢复至 0.90 的时间均呈剂量依赖性缩短。该研究并未观察残余神经肌肉阻滞作用或再箭毒化的情况，没有副作用发生。最近的一例个案报道中，7 月龄患儿使用 Sugammadex 后成功拮抗维库溴铵的神经肌肉阻滞作用[155]。另一个病例报道了 2 岁患儿使用 Sugammadex 拮抗罗库溴铵的肌松作用后，因再次手术使用罗库溴铵麻醉成功的病例[156]。Sugammadex 可安全用于小儿及青少年（2～17 岁）。2 岁以下患儿 Sugammadex 的使用经验有限。

老年患者　已有研究对老年患者使用 Sugammadex 拮抗神经肌肉阻滞作用的效果进行了评估（亦可见第 80 章）。一项研究纳入 150 例患者，分为三组：成年组（18～64 岁）、老年组（65～75 岁）、高龄组（75 岁以上）[157]。使用气管插管剂量罗库溴铵 0.6mg/kg，必要时单次注射 0.15mg/kg 维持肌肉松弛。最后一次使用罗库溴铵后当 T_2 再次出现时给予 Sugammadex 2.0mg/kg，成年组恢复时间比 65 岁组稍短（相差 0.7min）。一般情况下，老年患者由于心排血量降低而导致循环时间延长，推测这是使用 Sugammadex 后恢复时间延长的原因之一[158-159]。然而，根据这些结果，老年人使用 Sugammadex 不需调整剂量[157]。

Sugammadex 在特殊人群患者中的临床使用

心脏病　有研究评估心脏疾病患者使用 Sugammadex 的安全性与有效性，结果发现 Sugammadex 并不影响心电图（QTc 间期没有延长的表现）[160-161]。一项研究观察 Sugammadex 对正常人群 QTc 间期的影响（Sugammadex 剂量最高达 32mg/kg，单独使用或联合使用罗库溴铵或维库溴铵），结果发现，Sugammadex 不会导致 QTc 间期延长[161]。一例个案报道长 QT 综合征的患者，使用 Sugammadex 2mg/kg 拮抗维库溴铵的神经肌肉阻滞作用，QT 间期并无影响[162]。综合现有资料，健康患者或存在心血管合并症的患者，Sugammadex 拮抗不会增加心血管副作用的发生风险（亦可见"胆碱酯酶抑制剂相关的并发症"章节）。

肺疾病　有肺部疾病的患者术后肺部并发症如肺炎、呼吸功能衰竭及潜在肺疾病恶化风险增加[163]。有研究关注此类患者中 Sugammadex 的使用[163]。77 例手术患者诊断或既往患有肺部疾病，Sugammadex 最大使用剂量 4.0mg/kg，拮抗罗库溴铵的神经肌肉阻滞

**表 35-9　伴或不伴有肾衰竭患者使用 Sugammadex
（T_2 出现时给予 2mg/kg）拮抗罗库溴铵的肌肉松弛作用，TOF 的恢复时间**

	患者分组		
	$CL_{CR} < 30ml/min$　(n=15)	$CL_{CR} \geqslant 80ml/min$　(n=14)*	ANOVA
TOF 恢复至 0.7，均数（SD）	1.45（0.47）	1.17（0.38）	NS
TOF 恢复至 0.8，均数（SD）	1.60（0.57）	1.32（0.45）	NS
TOF 恢复至 0.9，均数（SD）	2.00（0.72）	1.65（0.63）	NS

From Staals LM, Snoeck MM, Driessen JJ, et al: Multicenter, parallel-group, comparative trial evaluating the efficacy and safety of sugammadex in patients with end-stage renal failure or normal renal function, Br J Anaesth 101:492-497, 2008.
ANOVA，方差分析；CL_{CR}，全血肌酐清除率；NS，无差异；SD，标准差。
* 对照组一名患者因 TOF 监测不准确而被排除（肾功能正常）

作用。与其他未患有肺疾病的成年患者相比，Sugammadex 对罗库溴铵的拮抗作用起效迅速，没有残余肌松阻滞或再箭毒化的表现[164]。接受 Sugammadex 治疗的 77 例患者中，有两例出现支气管痉挛，分别发生在 Sugammadex 使用后 1min 与 55min。两例患者为哮喘发作，没有证据表明其与 Sugammadex 有关。在其他肺疾病高风险患者（囊性纤维化与终末期肺疾病），也有成功使用 Sugammadex 的报道[165]。与胆碱酯酶抑制剂（如新斯的明）相比，Sugammadex 用于有肺部疾病患者神经肌肉阻滞作用的拮抗有潜在优势，因为 Sugammadex 与毒蕈碱胆碱能系统关系甚微，不需要同时使用抗胆碱能药物（亦可见"胆碱酯酶抑制剂相关并发症"部分）。

肾衰竭　有研究纳入 15 例严重肾损害的患者（肌酐清除率 <30ml/min），并与 15 例肾功能正常的患者（肌酐清除率 >80ml/min）进行对比，观察 Sugammadex 拮抗罗库溴铵神经肌肉阻滞作用的效果[166]。当 T_2 再次出现时给予 Sugammadex 2mg/kg，两组恢复特性或肌松残余阻滞的发生率均无明显差异（表 35-9）。因为肾损害患者罗库溴铵-Sugammadex 复合物是否能充分清除尚不清楚，目前对于严重肾衰竭患者并不推荐使用 Sugammadex。然而，对于轻度或中度肾功能不全的患者仍可使用[166]。理论上讲，因为罗库溴铵/维库溴铵-Sugammadex 复合物的分子量大，透析可能降低其血浆浓度。对于严重肾损害的患者，使用高流量透析方法的血液透析可有效清除 Sugammadex 及罗库溴铵-Sugammadex 复合物[138]。

肝脏疾病　目前尚没有 Sugammadex 用于肝损害的动物实验及人体研究。然而，已知 Sugammadex 或罗库溴铵/维库溴铵-Sugammadex 复合物不能通过胆汁排泄，因为该复合物过大而抑制胆汁排泄途径[167]。用一个药代动力学/药效动力学（PK/PD）模型模拟肝功能受损患者快速拮抗罗库溴铵导致的深度神经肌肉阻滞作用的过程[167]。在此条件下，罗库溴铵 1.2mg/kg 后 3min 给予 Sugammadex 16mg/kg，肝功能受损对拮抗时间影响甚微。然而，其他情况下（T_2 再次出现时给予 Sugammadex 2mg/kg；15min 后给予 4mg/kg），肝功能受损患者罗库溴铵 1.2mg/kg 诱导的神经肌肉阻滞作用恢复时间长于健康患者[167]。对于肝胆疾病患者，使用 Sugammadex 后神经肌肉功能的恢复可能快于使用抗胆碱酯酶药（但恢复速度慢于无肝胆疾病的患者）。拮抗恢复速度减慢的原因尚不清楚，需要进一步临床研究。根据这些有限的数据，对于肝胆疾病的患者，应该谨慎使用 Sugammadex。

肥胖　肥胖特别是病理性肥胖患者（BMI>40kg/m^2），围术期出现心血管及呼吸系统并发症的风险高（亦可见第 71 章）[168]。这些患者术后容易发生严重呼吸事件，包括换气不足、低氧血症、呼吸道梗阻、急性呼吸功能衰竭[38, 67]。术后肌松残余阻滞作用可能进一步增加此类患者术后并发症的风险，这可能与上呼吸道的完整性受损及上呼吸道塌陷有关[33-34]。因此，拔除气管导管之前，必须迅速并充分拮抗神经肌肉阻滞作用。此时，Sugammadex 可促使神经肌肉功能充分恢复，很少发生恢复不全，因而较传统的抗胆碱酯酶药更具优势[168]。决定病理性肥胖患者的 Sugammadex 恰当剂量，成为其是否有能力充分捕获剩余 NMBD 分子的一个关键问题。而肥胖患者 NMBD 的剂量应基于瘦/理想体重（因为这些药物为亲水性，其分布容积受肥胖影响甚微），Sugammadex 在肥胖患者的剂量仍存在争议。为确保神经肌肉功能充分恢复，Sugammadex 的剂量应足以拮抗外周室与中央室的浓度梯度，并有效包裹所有罗库溴铵分子。Sugammadex 剂量不足时可能无法抑制维库溴铵的再分布，导致神经肌肉阻滞作用再次出现。

Sugammadex 的产品说明书中的推荐剂量基于患者的实际体重。然而，因为其较低的稳态分布容积（估计为 0.16L/kg）限制向血管间隙的分布，采取瘦/理想体重而不是实际体重决定 Sugammadex 的剂量似乎更为合适 [166]。几项研究基于无脂肪或瘦/理想体重的变异性探讨 Sugammadex 的剂量 [169-172]。在一项研究中，通过瘦/理想体重计算的 4mg/kg Sugammadex 用于拮抗病理性肥胖患者罗库溴铵产生的深度肌肉松弛作用 [171]。约 40% 患者在此情况下拮抗不充分，需要根据瘦/理想体重计算的追加 2mg/kg Sugammadex 才能使 TOF 比率达到 0.90。作者结论认为，通过瘦/理想体重计算的 Sugammadex 剂量不足以拮抗病理性肥胖患者的深度及中度神经肌肉阻滞 [171]。

另一项病理性肥胖患者的研究，观察罗库溴铵致中度神经肌肉阻滞（$T_1 \sim T_2$）情况下 Sugammadex 2.0mg/kg 的拮抗效果 [170]。采用四种方法校正体重：瘦/理想体重、瘦/理想体重 +20%、瘦/理想体重 +40%、实际体重。该研究发现，通过计算瘦/理想体重 +40%，Sugammadex 2.0mg/kg 可有效拮抗罗库溴铵致中度神经肌肉阻滞 [170]。然而，与实际体重相比，瘦/理想体重组恢复时间更长，个体变异度较大 [170-171]。此外，一例病理性肥胖患者使用亚治疗剂量的 Sugammadex 后再次出现神经肌肉阻滞情况 [172]。因此，肥胖患者的 Sugammadex 使用剂量仍有争议。所以 Sugammadex 的剂量应基于实际体重，直至有更充分的证据出现。

剖宫产与妊娠患者　晚期妊娠及剖宫产患者如果采取全身麻醉，常使用硫喷妥钠或丙泊酚联合快速起效的神经肌肉阻滞药物实施快速序贯诱导（亦可见第 77 章）。琥珀酰胆碱作为原型 NMBD 用于此类手术产生理想的气管插管条件已经有数十年 [173]。罗库溴铵可作为替代琥珀酰胆碱用于快速序贯诱导的肌松剂，其剂量高于 1.0mg/kg 时不仅可以产生不超过 60s 的起效时间，而且可达到与琥珀酰胆碱类似的理想气管插管条件 [174]。然而，罗库溴铵 1.0mg/kg 或更大剂量时产生深度神经肌肉阻滞，且阻滞时间延长（常超过 2h）。此外，产科患者气管插管失败的概率与非妊娠女性相比增加至少 8 倍 [175]。气管插管失败或"无法插管、无法通气"的情况下，即使超过 1.2/kg 剂量的罗库溴铵，也可使用 Sugammadex 16mg/kg 快速拮抗 [146]。

动物实验发现，Sugammadex 胎盘分布量较小（<2% ~ 6%）。Sugammadex 对妊娠或胚胎、胎儿或新生儿出生后发育均无不良影响 [173, 176-177]。虽然目前尚没有 Sugammadex 在人乳汁中的数据，但估计分泌量甚小，缺乏临床意义，因为一般情况下环糊精类药物的口服吸收量甚微。因此，Sugammadex 可用于母乳喂养的女性。有两项研究检测了接受罗库溴铵与 Sugammadex 的产科患者（7 例与 18 例患者），未观察到副作用 [176-177]。Sugammadex 在产科麻醉中的有效性与安全性尚无定论，但使用 Sugammadex 后没有母体或新生儿发生严重副作用。

神经肌肉功能障碍　神经肌肉功能障碍患者常因为肌无力而导致围术期呼吸系统并发症发生率增加 [178-179]。此类患者，琥珀酰胆碱可能诱发威胁生命的潜在副作用，因而禁忌使用。即使单次使用非去极化 NMBD，有时亦会导致自主神经肌肉功能恢复时间延长。因此，多种因素导致此类患者术后肌无力的风险增加，其中一个因素即为肌松残余阻滞作用 [178-179]。神经肌肉功能的快速恢复对保证患者安全及降低肺部并发症至关重要。然而，使用抗胆碱酯酶药（如新斯的明）拮抗，尤其是神经肌肉功能紊乱患者，术后并发症增加 [179]。

多个病例报导使用 Sugammadex 拮抗各种神经肌肉功能紊乱患者，如重症肌无力、营养不良性肌强直、脊髓性肌萎缩症（图 35-21）[180-184]。一般而言，Sugammadex 的使用方法根据实际体重及拮抗时的神经肌肉阻滞情况进行调整。Sugammadex 可迅速拮抗神经肌肉阻滞，效果与正常患者相似。虽然尚缺乏神经肌肉功能紊乱患者的研究数据。病例报道提示，此类患者应考虑使用 Sugammadex 作为拮抗药物（如替代新斯的明）。目前尚需要进行更大样本的临床研究以确认 Sugammadex 的效果。

药物副作用及相互作用

Sugammadex 对于已知有此类药物高敏反应史的患者禁忌使用。关于可能出现的高敏反应研究正在进行中。在本章节内容完成时，Sugammadex 已获准在全世界多个国家使用，但美国与加拿大尚未批准。高敏反应是主要的考虑原因，然而，因其发生率非常低，很难开展相关研究。其他报道的副作用包括咳嗽、肢体活动、嗅觉异常、尿中 N-乙酰-氨基葡萄糖苷酶增加 [167]。使用 Sugammadex 后出现咳嗽及肢体活动可能与麻醉深度不足有关，而非 Sugammadex 的直接副作用。这些发现再次提示：患者常处于肌松完善、麻醉深度不足的状态。这一传统观点所导致的顾虑持续了数十年，直到近年来 Sugammadex 的出现。环糊精类如 Sugammadex 已知可与其他复合物包裹形成螯合剂。Sugammadex 可与罗库溴铵或维库溴铵以 1:1 分子比形成紧密复合物。然而，因其作用机制，也可能发生 Sugammadex 与其他相关药物作用的情况 [185]。理论上讲，两种重要的药

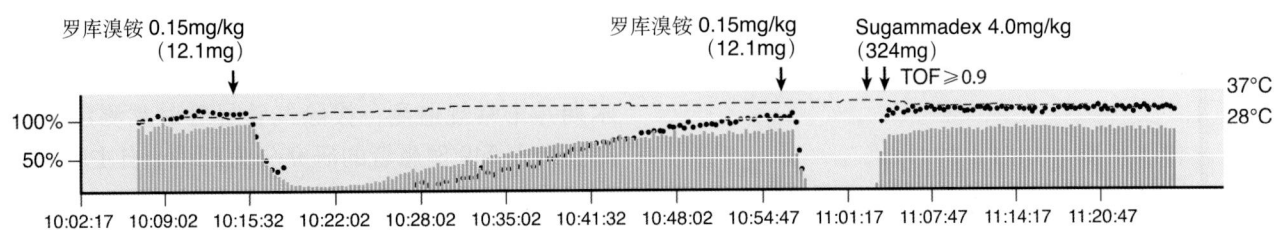

图 35-21　一例重症肌无力患者使用 Sugammadex 拮抗实际描记曲线。从首次剂量罗库溴铵产生深度肌肉松弛作用至 TOF 0.90 的自然恢复时间为 36.5min。再次给予罗库溴铵，同时使用 Sugammadex 4.0mg/kg，TOF 恢复至 0.90 的时间为 2.7min。蓝色描记曲线表示 T₁ 恢复情况，黑色点图表示 TOF 恢复情况，黑色虚线表示手部皮肤温度（摄氏度）*(From de Boer HD, van Egmond J, Driessen JJ, et al: A new approach to anesthesia management in myasthenia gravis: reversal of neuromuscular blockade by sugammadex, Rev Esp Anesthesiol Reanim 57: 81-84, 2010.)*

物相互作用可能发生。首先，Sugammadex 除了与甾体类神经肌肉阻滞药物作用外，尚可与内源性分子或药物结合，导致其被包裹而效果降低。然而，与甾体类或非甾体类分子如可的松、阿托品、维拉帕米形成复合物，临床意义并不大，因为与这些药物的结合力比与罗库溴铵的结合力低 120 ~ 700 倍[185]。临床前研究发现，即使剂量达 500mg/(kg·d)，Sugammadex 与其他甾体类药物的相互作用也可忽略不计[186]。其次，如果 Sugammadex 对其他分子的亲和力非常高，这些分子可能取代罗库溴铵或维库溴铵与 Sugammadex 形成复合物，导致神经肌肉阻滞作用再次发生。这种药物相互作用可能产生潜在的临床安全性问题[185]。然而，当 Sugammadex 与这些药物合用时，没有发生神经肌肉阻滞作用再次出现的情况[185]。一项临床研究发现，使用 Sugammadex 拮抗后，氟氯西林不会导致神经肌肉阻滞作用再次发生，也未发生其他具有临床意义的相互作用[187]。

特殊情况

Sugammadex 拮抗神经肌肉阻滞作用后再次气管插管　气管拔管前给予 Sugammadex 的患者，如果需要再次气管插管，循环中的 Sugammadex 可能与再次使用的罗库溴铵或维库溴铵发生作用，因此需要考虑。在此情况下，有两种方案可供选择以达到充分的神经肌肉阻滞效果。Sugammadex 使用 24h 内，推荐使用非甾体类 NMBD 代替罗库溴铵或维库溴铵。这一保守的用药策略主要考虑 Sugammadex 的最大清除时间。然而，临床前及临床研究发现，即使在 24h 以内使用罗库溴铵也可产生安全有效的神经肌肉阻滞效果[188]。一个纳入健康志愿者的模型研究发现，Sugammadex 拮抗后 5 ~ 60min 使用高剂量的罗库溴铵可产生充分的神经肌肉阻滞作用（T₁=0%）[189]。Sugammadex 拮抗后 5min 给予罗库溴铵 1.2mg/kg 可产生快速的神经肌肉阻滞作用（T₁=0%），平均起效时间约为 3min。

Sugammadex 使用 30min 后，罗库溴铵 1.2mg/kg 的起效时间为 1.5min。因此，在使用 Sugammadex 至再次使用罗库溴铵的时间间隔与其起效时间呈负相关，神经肌肉阻滞的持续时间与该间隔时间直接相关。

根据罗库溴铵与 Sugammadex 的共同分布容积，采用模型计算等效剂量，使用较大剂量 Sugammadex（8 ~ 20mg/kg）进行二次拮抗理论上可行[188]。

神经肌肉阻滞作用的拮抗不全　虽然 Sugammadex 与罗库溴铵及维库溴铵包裹形成致密复合物，仍有病例报道发生神经肌肉阻滞拮抗不完全[141, 190]。一个研究药物剂量的试验中，一例健康患者使用 Sugammadex 0.5mg/kg 拮抗后 TOF 反应暂时性降低[190]。TOF 比率开始时达到 0.70，后降至 0.30，此后逐渐增加至 0.90（彩图 35-22）。作者推测可能 TOF 比率降低与外周室非结合罗库溴铵再分布有关。另有两例类似病例，健康患者接受较低剂量 Sugammadex（0.5mg/kg）拮抗后出现拮抗不全[141]。因此，应根据神经肌肉阻滞的深度适当调整推荐剂量。

女性患者　Sugammadex 可能与激素类避孕药产生作用。有研究关注 Sugammadex 可能包裹第三种药物，从而降低其临床效果。模拟药代动力学 - 药效动力学，采取相对保守的假设模型，使用 Sugammadex 4mg/kg 可能结合 34% 的游离依托孕烯[186]。单次使用 Sugammadex 降低依托孕烯的作用时间，与错失一日量的口服避孕药效果类似。应该告知正在服用激素类避孕药的患者，使用 Sugammadex 后避孕效果降低的可能。此类患者应在其后 7 天考虑使用其他非激素类避孕药。

电休克治疗　电休克治疗为经皮使用轻度电刺激大脑治疗选择性神经紊乱（如重度抑郁）的方法。与电休克治疗相关的强直 - 阵挛性发作可导致损伤，如

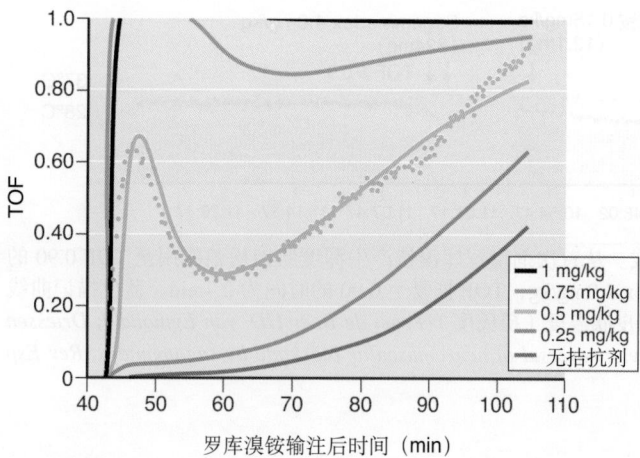

彩图 35-22　不同剂量 Sugammadex 产生的 TOF（点图）与模拟结果（实线）。发生肌松反跳的 Sugammadex 剂量范围较小。模拟图提示，该患者使用 Sugammadex 剂量超过 1mg/kg，可充分拮抗肌松并避免反跳现象发生 *(From Eleveld DJ, Kuizenga K, Proost JH, et al: A temporary decrease in twitch response during reversal of rocuronium-induced muscle relaxation with a small dose of sugammadex, Anesth Analg 104:582-584, 2007.)*

肢体骨折及脊柱压缩性骨折。麻醉尤其是神经肌肉阻滞剂的使用，可降低强直 - 阵挛导致的运动过度，减少不受控制的强直性肌肉收缩相关的生理损伤[191]。琥珀酰胆碱常用于此类患者，然而其存在众所周知的诸多不良反应[191]。罗库溴铵在电休克治疗中可产生与琥珀酰胆碱相同的治疗效果，可替代使用[192]。然而，罗库溴铵需要增加剂量以缩短起效时间，导致神经肌肉阻滞作用时间延长。有几个研究报道了 Sugammadex 在电休克治疗中的使用。结果发现，Sugammadex 可迅速、有效拮抗罗库溴铵产生的神经肌肉阻滞作用，不会产生残余阻滞或其他不良反应[192-195]。因此，罗库溴铵与 Sugammadex 的联合使用可替代琥珀酰胆碱用于电休克治疗。然而，此种情况下 Sugammadex 的恰当剂量尚不清楚。

　　使用新斯的明确保神经肌肉阻滞作用得到充分拮抗是麻醉史中的重要策略之一。手术结束时较深的神经肌肉阻滞作用很可能导致残余阻滞作用。随着 Sugammadex 的出现，腹腔镜检查的整个手术期间均可维持深度神经肌肉阻滞。深度神经肌肉阻滞可在较小的气腹压力下提供更充分的手术空间[196]，也可降低吸气压力从而改善患者预后[196]。此外，Staehr-Rye 等[197]认为深度神经肌肉阻滞可为手术创造良好条件，降低术后疼痛及恶心、呕吐发生率。当 TOF 比率低于 0.90 时，Sugammadex 2 ~ 8mg/kg 可逆转神经肌肉阻滞作用。

　　在日本 Sugammadex 的使用非常广泛，该国的麻醉科医生也是全球 Sugammadex 使用经验最丰富的医生。最近有研究报道了日本使用 Sugammadex 的临床经验[198]。值得注意的是，虽然神经肌肉阻滞在围术期并未常规监测，拔除气管导管时常测定 TOF 比率。纳入 249 例患者的研究分为三组：自主呼吸患者（*n*=23）、新斯的明拮抗组（*n*=109）及 Sugammadex 组（2.7mg/kg，*n*=117）。虽然 Sugammadex 组最少发生肌松残余阻滞作用，然而令人惊讶的是，三组均存在较高的肌松残余阻滞发生率[198]。

　　Naguib 等[199]撰写述评论述在缺乏神经肌肉功能监测的情况下如何使用 Sugammadex。虽然强烈建议使用恰当的监测，但关于 Sugammadex 的合适剂量仍有争议。使用高于推荐剂量的新斯的明，拮抗效果并未改善，但是仍有充分理由相信，使用高于 2.7mg/kg Sugammadex 拮抗时更有效。其他争论认为，如果使用恰当的监测，Sugammadex 剂量没有必要高于 2.0mg/kg。当然，也存在另一种可能，似乎更大剂量的 Sugammadex 联合神经肌肉功能监测更为理想。

　　结论认为，Sugammadex 是一种拮抗神经肌肉阻滞作用的创新性治疗方法。虽然 Sugammadex 的费用是限制其广泛使用的重要因素，仍有许多机构常规使用 Sugammadex 拮抗神经肌肉阻滞作用。我们推测，将来无论是否使用更大剂量 Sugammadex，常规神经肌肉功能监测将成为全球手术麻醉中的强制性要求。

神经肌肉阻滞剂延胡索酸盐与其拮抗剂半胱氨酸

　　延胡索酸盐是最近研制成功的一类新型非去极化 NMBD。这些 NMBD 是烯族（双键）异喹啉二酯混合物，与对称性苄基异喹啉碱类如米库氯铵不同，有其独特的失活方式。新研发的药物更他氯铵 [gantacurium（GW280430A，AV430A），CW002 与 CW011] 与 L- 半胱氨酸结合，形成低活性的降解产物（图 35-23）。给予 L- 半胱氨酸能迅速灭活延胡索酸复合物并拮抗其神经肌肉阻滞作用。

　　更他氯铵是一种非对称性 α- 延胡索酸氯代盐，是琥珀酰胆碱的替代品[200]。更他氯铵起效迅速，持续时间短，主要因为药物与血浆中游离半胱氨酸快速反应并迅速失活。半胱氨酸与更他氯铵通过中心延胡索酸双键快速结合，改变更他氯铵的立体化学构型，使其不能与神经肌肉阻滞接头部位的 nAChR 结合。降解也可能通过一个更慢的途径进行（pH 敏感性酯解），生成两种不具有神经肌肉阻滞功能的产物[200-201]。CW002（对称性延胡索酸盐）与 CW011（非对称性马来酸盐）是正在研发中的 NMBD，中心双键碳被非卤素（氯）

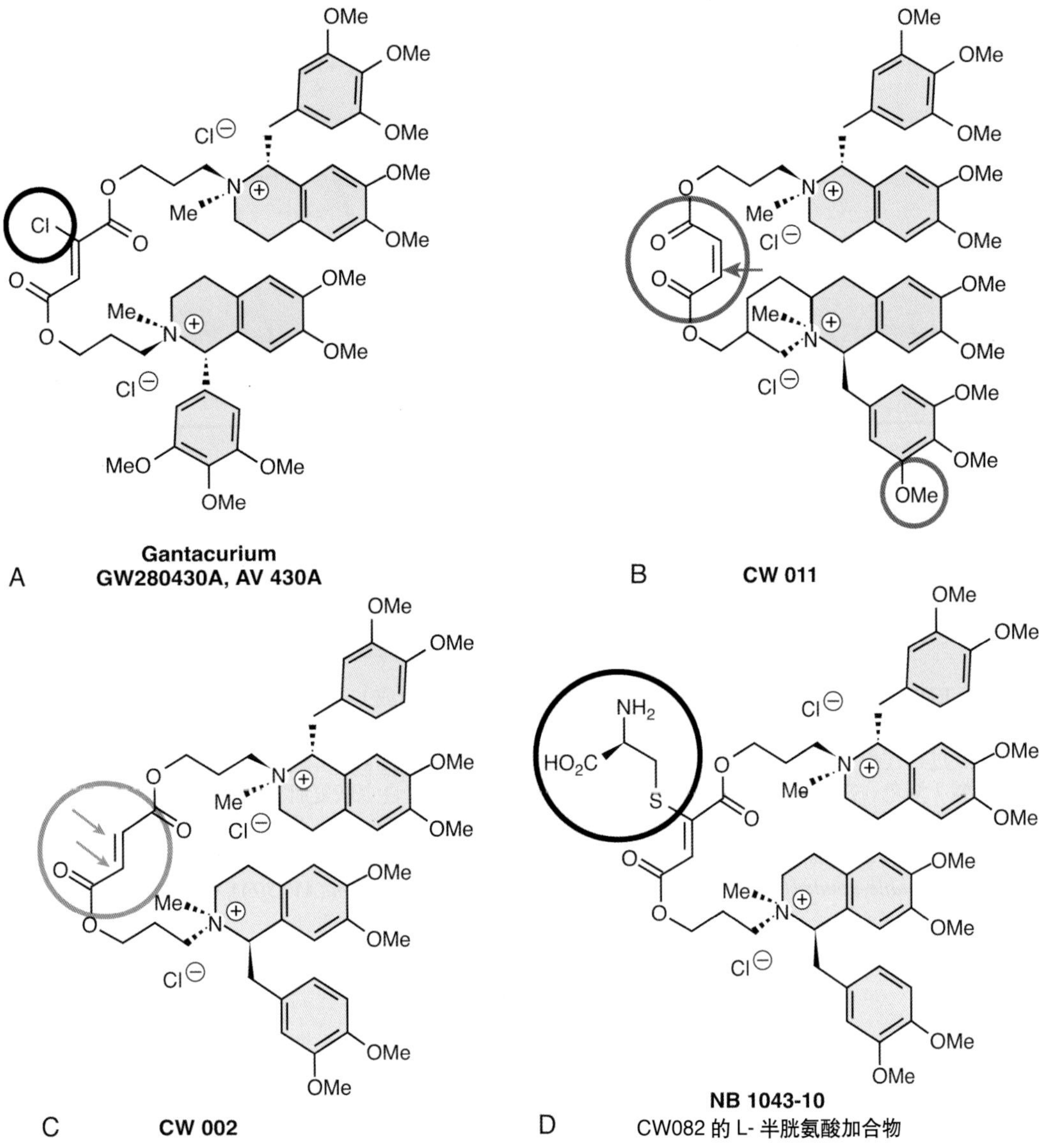

图 35-23　更他氯铵（A）、CW011（B）、CW002（C）的化学式。其化学特点为：位于更他氯铵（一种延胡索酸氯代盐）烯族双键上的氯取代基（黑色圈），可加速 L- 半胱氨酸的结合反应。延胡索酸盐 CW002 不含卤素（氯）取代基，对称结构，与 L- 半胱氨酸的结合能力低于更他氯铵。但由于其分子中烯族碳（蓝色圈）与 α- 羧基相连，从而具有活性。马来酸盐 CW011 为非对称结构，其中一个异喹啉结构含有一额外的甲氧基取代基（灰色圈）。其可减少 L- 半胱氨酸进入烯烃（灰色箭头），并降低结合速度。NB 1043-10（CW002 的 L- 半胱氨酸结合物）的化学结构见图（D）。黑色圈为重点标示的 L- 半胱氨酸结合位点 *(From Savarese JJ, McGilvra JD, Sunaga H, et al: Rapid chemical antagonism of neuromuscular blockade by l-cysteine adduction to and inactivation of the olefinic (double-bonded) isoquinolinium diester compounds gantacurium (AV430A), CW 002, and CW 011, Anesthesiology 113:58-73, 2010.)*

替代。氯的缺乏导致半胱氨酸结合减慢，CW002 与 CW011 的失活慢于更他氯铵，导致持续时间与中效 NMBD 一致。

　　半胱氨酸是一种非必需的内源性氨基酸，由一分子丝氨酸与一分子甲硫氨酸合成。包括 L- 与 D- 对映体。L- 半胱氨酸是一种正常的蛋白结构成分，在婴儿中属于条件性必需氨基酸[202]。在临床治疗中也有应用。常被加入小儿全胃肠外营养液中，剂量约为 80mg/(kg·d)。半胱氨酸的乙酰化衍生物（N- 乙酰基 -L- 半胱氨酸）可用于治疗急性对乙酰氨基酚中

毒。L- 半胱氨酸在临床应用的治疗剂量时未见明显毒性。目前有研究将 L- 半胱氨酸用于拮抗延胡索酸盐类 NMBD 的神经肌肉阻滞作用。有几项研究探讨可有效拮抗更他氯铵、CW002、CW011 神经肌肉阻滞作用的 L- 半胱氨酸剂量。

　　关于延胡索酸类 NMBD 的第一个研究对象是更他氯铵。等效剂量下，猴子中总的持续时间是米库氯铵的 1/3 ～ 1/2。给予 3 倍 ED95 剂量的更他氯铵，达到 95% 刺激恢复的时间分别为（8.5±0.5）min、（22.0±2.6）min[201]。给予腾喜龙 0.5mg/kg 可加快神

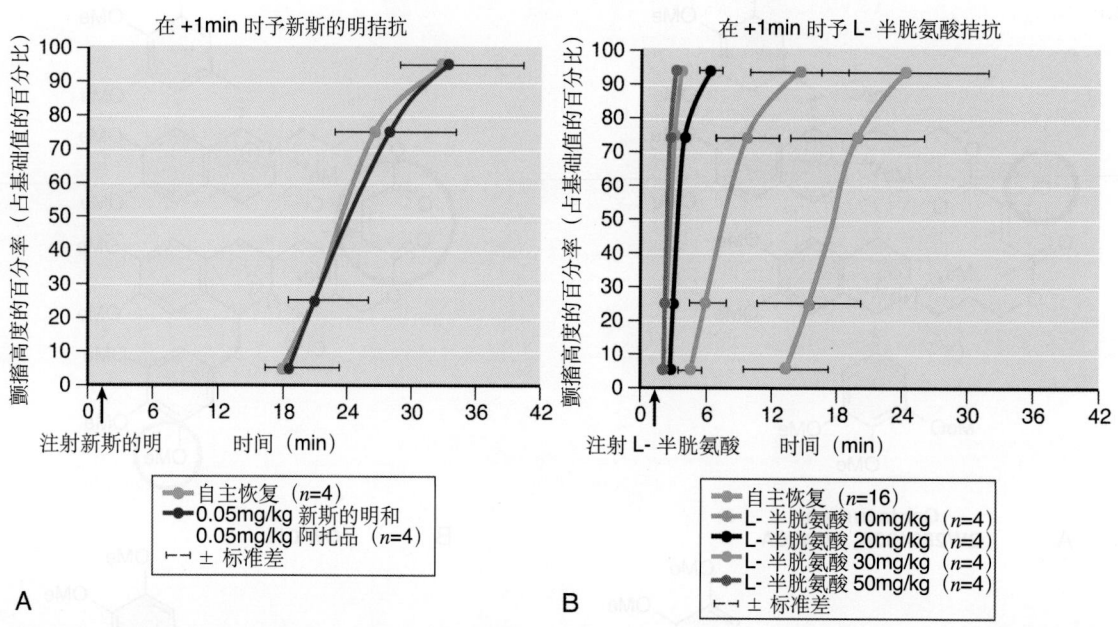

在给予 4 倍 ED95 的 CE002（0.15mg/kg）
后 1min 分别用 L- 半胱氨酸和新斯的明拮抗神经肌肉阻滞作用

在 +1min 时予新斯的明拮抗   在 +1min 时予 L- 半胱氨酸拮抗

A   B

彩图 35-24 给予 4 倍 ED95 剂量的 CW002（0.15mg/kg）1min 后用新斯的明或 L- 半胱氨酸拮抗的效果的比较。横坐标代表时间（min），纵坐标代表与基础值对比的颤搐高度的百分率。在用 4 倍 ED95 剂量的 CW002（0.15mg/kg）进行神经肌肉阻滞 1min 后给予立即拮抗，即在 0 点进行注射。图 A 使用 0.05mg/kg 的新斯的明联合 0.05mg/kg 的阿托品（红色曲线），图 B 使用 10、20、30、50mg/kg 的 L- 半胱氨酸（绿色、深紫色、橙色和浅紫色曲线），蓝色曲线代表自主恢复肌力的曲线。图 A 显示新斯的明并不能加速肌力的恢复；图 B 表示半胱氨酸能剂量依赖性地加速肌力的恢复，其中 50mg/kg 的 L- 半胱氨酸达到峰效应。数据采自接受麻醉的猴 (From Savarese JJ, McGilvra JD, Sunaga H, et al: Rapid chemical antagonism of neuromuscular blockade by l-cysteine adduction to and inactivation of the olefinic (double-bonded) isoquinolinium diester compounds gantacurium (AV430A), CW 002, and CW 011, Anesthesiology 113:58-73, 2010.)

经肌肉阻滞作用的恢复。一项人体志愿者的研究表明，从给予更他氯铵 0.4mg/kg（2 倍 ED95）至 TOF 比率恢复至 0.90 以上，观察自主恢复或腾喜龙 0.5mg/kg 拮抗的差异[203]。拮抗组的平均恢复时间明显快于自主呼吸组（3.8min vs. 14.3min）。以猴子作为实验对象观察使用半胱氨酸拮抗更他氯铵的效果[202]。使用更他氯铵 1min 后给予单次剂量 L- 半胱氨酸（10mg/kg），与自主恢复相比 [(10.4±3.1)min]，恢复时间明显缩短 [(3.0±1.0)min]（P<0.001）。在 1min 时使用半胱氨酸拮抗更他氯铵，恢复时间明显快于腾喜龙。这些研究提示，虽然更他氯铵是一种短效的 NMBD，使用 L- 半胱氨酸仍可进一步促进其神经肌肉阻滞的恢复。

与更他氯铵相反，CW002 与 CW011 持续时间在短效与中效 NMBD 之间。给猴子 4～5 倍 ED95 剂量 CW002 与 CW011，阻滞持续时间为更他氯铵的三倍以上（分别为 28.1min、33.3min、10.4min），但只有顺阿曲库铵的一半[202]。使用 CW002 后 1min 给予新斯的明不会促进神经肌肉功能的恢复。使用半胱氨酸（50mg/kg）快速拮抗 CW002，拮抗效果非常明显 [95% 基础颤搐高度持续 (2.2±0.3)min，1～

2min 后 TOF 比率达到 100%][202]（彩图 35-24）。采用同一方案观察 CW011 的效果，结果与 CW002 相似。与更他氯铵相比（10mg/kg），充分拮抗 CW002 与 CW011（50mg/kg）需要更大剂量的 L- 半胱氨酸；这可能与 L- 半胱氨酸和这些复合物结合的速度降低有关，但 CW002 与 CW011 结合的作用更强。也有实验室以犬作为研究对象，观察 L- 半胱氨酸拮抗 CW002（9 倍 ED95）的效果[204]。L- 半胱氨酸（50mg/kg）将中位阻滞持续时间从 70min（自主恢复）缩短至低于 5min。高达 200mg/kg 剂量对血流动力学影响甚微，也不会产生解剖、生化或组织学变化的器官毒性。

总结，延胡索酸盐是一类新的 NMBD，主要通过自身的双键与半胱氨酸加合形成复合物，生成不能与神经肌肉接头结合的非活性产物。实验室研究显示，给予内源性 L- 半胱氨酸，2～3min 内即可充分拮抗深度神经肌肉阻滞作用。这些研究提示，即使在刚给予大剂量 NMBD 后不久，延胡索酸类 NMBD 的化学性拮抗剂也可以快速充分地拮抗其神经肌肉阻滞作用。早期临床研究观察了志愿者使用更他氯铵的药理学效应，最近有研究观测 CW002 用于志愿者的情况。在动物实验中 L- 半胱氨酸的最佳拮抗剂量为 50mg/kg。L- 半胱氨酸拮抗更他氯铵、CW002 及 CW011 的恰当剂量尚不清楚。而且需要进一步研究探讨大剂量半胱氨酸是否对人体产生不良反应。如果以后的研究与早期结果一致，延胡索酸类 NMBD 的出现使临床医生在整个手术期间维持深度神经肌肉阻滞，而很少发生术后肌松残余阻滞风险成为可能。

参 考 文 献

见本书所附光盘。

第 36 章　局部麻醉药

Charles B. Berde • Gary R. Strichartz

王海英　曹　嵩　译　喻　田　审校

要　点

- 局部麻醉药（以下简称局麻药）阻滞电压门控性钠通道，从而阻断了轴突上神经冲动的产生和传导。基于这一作用机制，局麻药具有广泛的生物学作用，包括我们希望和不希望出现的。局麻药还通过其他机制产生副作用。

- 现有的局麻药可以分为两大化学类别：氨基酯类和氨基酰胺类。

- 现有局麻药低效能和缺乏特异性的部分原因是它们在钠通道结合位点的结构约束力较弱。局麻药的大多数特性与其必须在水性环境与生物膜脂质相的高溶解性和快速弥散有关。

- 叔胺基团的可逆性质子化使局麻药在碱性环境中倾向于带电荷较少，而在中性和酸性环境中则带电荷较多；中性碱基形式的局麻药易溶于脂性环境，而带电荷的酸性形式的局麻药较易溶于水性环境。

- 酯类局麻药主要经血浆酯酶代谢，酰胺类局麻药主要经肝细胞色素 P450 连接的酶代谢。

- 局麻药的全身毒性主要有心脏毒性（包括房室传导阻滞、心律失常、心肌抑制、心搏骤停）和脑毒性（包括烦躁、昏睡、抽搐及广泛性中枢神经系统抑制）。低氧血症和酸中毒可加重上述毒性反应。布比卡因过量后心肺复苏（见第 108 章）尤其困难。因此重要的是防止局麻药误入血管或剂量过大。大范围的神经阻滞应分次和分区域逐渐加量给药，而非单次大剂量给药。

- 市售局麻药的包装浓度对神经系统具有直接毒性作用。由于局麻药注射后血管的移位以及从组织来的体液对神经鞘内局麻药的稀释作用，区域麻醉时神经内局麻药浓度通常（但不是绝对）低于产生毒性的阈值。因此，当局麻药被注射至限制性腔隙时，其局部毒性的风险增大。

- 在区域阻滞时理想地使用局麻药需要了解以下问题：①每个患者的临床状态；②所需区域麻醉和镇痛的部位、强度和持续时间；③影响局麻药在神经附近分布的解剖因素；④合适的药物选择与用量；⑤给予局麻药后对其临床效应不间断地进行评估。

- 最近开发出数种用于表面麻醉的新型局麻药。如单一立体异构体的局麻药制剂（相对于之前的消旋混合体）可以降低局麻药的全身毒性和改善感觉神经的选择性。

- 局麻药正越来越多地用于术后局部滴注或者通过局部与全身给药来治疗慢性疼痛。今后对局麻药的进一步研发将有助于开发出更安全、更具选择性的药物，这将有利于局麻药长期地用于急性或慢性疼痛的治疗。

局部麻醉能阻断神经冲动使感觉消失。所有目前临床应用的局麻药均为氨基酯类或氨基酰胺类。局部应用足够浓度的局麻药可阻断相应部位神经 - 肌肉电冲动的传导。除了能阻断冲动的传导外，局麻药还能抑制多种受体，增强谷氨酸的释放，也能抑制某些细胞内信号通路的活性。全身应用局麻药则会导致多系统的功能改变，如心肌、骨骼肌、平滑肌的功能，外周和中枢神经系统以及心脏特殊传导系统的冲动传递也都会受到影响。局麻药通过表面给药、外周神经末梢或神经干邻近部位注射、硬膜外腔或蛛网膜下腔给药能阻断躯体相应部位的感觉传导。毒性反应可分为全身或局部的，急性局麻药中毒最常累及中枢神经系统和心血管系统。

基础药理学

化　　学

局麻药的分子

以利多卡因和普鲁卡因为例，典型的局麻药分子均含有通过中间链相连的芳香环和叔胺基团（见图 36-1）。中间链通常可分为酯链

$$(-C-O)$$
$$\overset{\displaystyle O}{\|}$$

或酰胺链

$$(-NHC-)$$
$$\overset{\displaystyle O}{\|}$$

因此局麻药可分为酯类和酰胺类局麻药。芳香基团

的分子结构特点使其具有亲脂性（膜连接）；而叔胺基团则表现为相对亲水性，这是因为该基团部分质子化，在生理 pH 值范围内携带正电荷（见图 36-2）。常用局麻药分子结构详见表 36-1，其理化特性详见表 36-2。

结构 - 活性关系——理化性质

局麻药内在效能和作用持续时间明显取决于其分子特性。

亲脂性 - 亲水性的平衡

局麻药的亲脂性和亲水性取决于其结构中叔胺和叔胺旁以及芳香环上的烷基取代基的大小。亲脂性代表复合物与脂类（这里特指细胞膜上的脂类）结合的趋势，近似于其在疏水性溶剂（如辛醇）中取得的分配平衡[1]。尽管对不带电荷的局麻药而言，辛醇 / 缓冲体系分配系数等同于细胞膜 / 缓冲体系分配系数，但辛醇模型明显低估了细胞膜对带电荷、质子化的局麻药的分隔作用。因为细胞膜表面的极性区域是局麻药富集的区域，辛醇模型并不适于这一区域[2] 疏水性（即辛醇 / 缓冲体系的分配）是局麻药的理化性质之一。

复合物通过增加烷基取代基团来增强其疏水性能。这类复合物比其较弱疏水性能同源化合物麻醉效能更强，并且阻滞时间明显延长[3-5]。例如，依替卡因的胺基基团末端比利多卡因多 3 个碳原子，因此在离体坐骨神经阻滞中，依替卡因效能是利多卡因的 4 倍，阻滞时间是利多卡因的 5 倍。

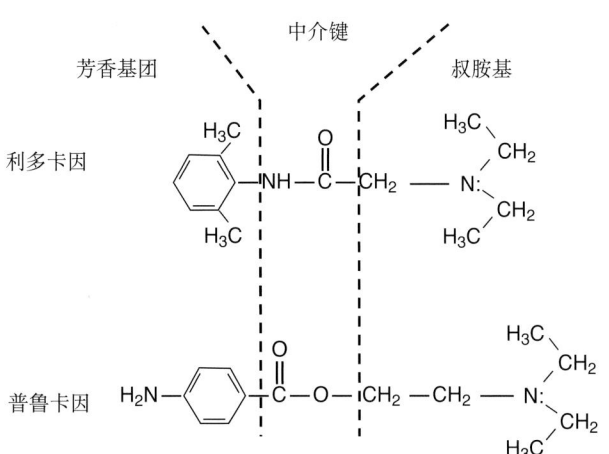

图 36-1 两类局麻药的结构，酰胺类局麻药利多卡因和酯类局麻药普鲁卡因。它们都有一个疏水的芳香基团，通过一个酰胺键或酯键与亲水的叔胺基相连

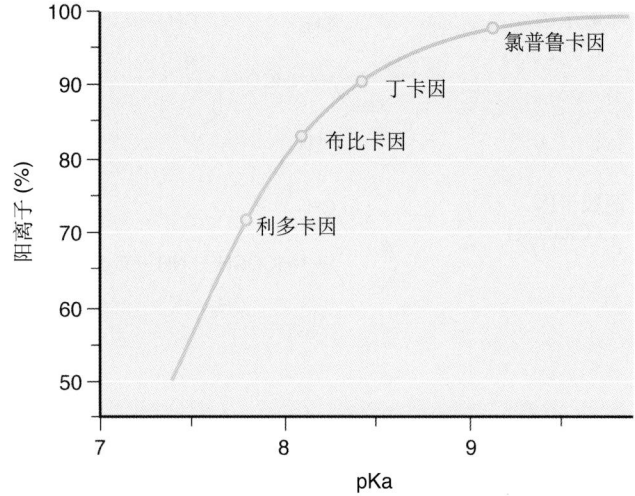

图 36-2 药物的 pKa 指在生理 pH 值（7.4）条件下溶液中质子化阳离子形式的局麻药含量。例如 pKa 最低的利多卡因，其质子化分子含量最低，而中性形式分子含量最高。反之亦然，如 pKa 最高的氯普鲁卡因。在溶液中，单个药物分子以千分之一秒的速度进行质子化和去质子化过程

表 36-1　临床常用局麻药

通用名*和商品名	化学结构	临床应用年份	主要用法	典型商业制剂
可卡因		1884	表面麻醉	40mg/ml 溶液
苯佐卡因（苯卡因）		1900	表面麻醉	200mg/ml
普鲁卡因（奴佛卡因）		1905	表面麻醉 浸润麻醉 蛛网膜下腔麻醉	200mg/ml 10 或 20mg/ml 溶液 100mg/ml 溶液
二丁卡因（沙夫卡因）		1929	蛛网膜下腔麻醉	0.667、2.5 或 5mg/ml 溶液
丁卡因（潘妥卡因）		1930	蛛网膜下腔麻醉	Niphanoid 粉剂 20 或 10mg/ml 溶液
利多卡因（赛洛卡因）		1948	浸润麻醉 外周神经阻滞 硬膜外麻醉 蛛网膜下腔麻醉 表面麻醉 表面麻醉	5 或 10mg/ml 溶液 10、15 或 20mg/ml 溶液 10、15 或 20mg/ml 溶液 50mg/ml 溶液 20mg/ml 凝胶 25、50mg/ml 软膏
氯普鲁卡因（纳塞卡因）		1955	浸润麻醉 外周神经阻滞 硬膜外麻醉	10mg/ml 溶液 10 或 20mg/ml 溶液 20 或 30mg/ml 溶液
甲哌卡因（卡波卡因）		1957	浸润麻醉 外周神经阻滞 硬膜外麻醉	10mg/ml 溶液 10 或 20mg/ml 溶液 10、15 或 20mg/ml 溶液
丙胺卡因（Citanest）		1960	浸润麻醉 外周神经阻滞 硬膜外麻醉	10 或 20mg/ml 溶液 10、20 或 30mg/ml 溶液 10、20 或 30mg/ml 溶液

表 36-1　临床常用局麻药（续表）

通用名*和商品名	化学结构	临床应用年份	主要用法	典型商业制剂
布比卡因 （丁哌卡因）		1963	浸润麻醉 外周神经阻滞 硬膜外麻醉 蛛网膜下腔麻醉	2.5mg/ml 溶液 2.5 或 5mg/ml 溶液 2.5、5 或 7.5mg/ml 溶液 5 或 7.5mg/ml 溶液
罗哌卡因（耐乐品）		1992	浸润麻醉 外周神经阻滞 硬膜外麻醉	2.5 或 5mg/ml 溶液 5 或 10mg/ml 溶液 5 或 7.5mg/ml 溶液

Modified from Covino B, Vassallo H: Local anesthetics: mechanisms of action and clinical use. Orlando, Fla, 1976, Grune and Stratton.
表注：* 美国药典（United States Pharmacopeia，USP）命名法

表 36-2　局麻药离体相对传导阻滞强度和理化特性

| 药物 | 相对传导阻滞效能* | 理化特性 | |
		pK_a[†]	疏水性[†]
低效能			
普鲁卡因	1	8.9	100
中效能			
甲哌卡因	1.5	7.7	136
丙胺卡因	1.8	8.0[‡]	129
氯普鲁卡因	3	9.1	810
利多卡因	2	7.8	366
高效能			
丁卡因	8	8.4	5822
布比卡因	8	8.1	3420
依替卡因	8	7.9	7320

From Strichartz GR, Sanchez V, Arthur GR, et al: Fundamental properties of local anesthetics. II. Measured octanol : buffer partition coefficients and pKa values of clinically used drugs, Anesth Analg 71:158-170, 1990.
* 数据测自于离体兔迷走神经和坐骨神经 C 类纤维。
[†]36℃时的 pK_a 和疏水性；疏水性等于碱基的辛醇缓冲分配系数。数值是浓度比值。
[‡]25℃时测得的数据

氢离子浓度

局麻药在溶液中解离成为不带电荷的碱性（B）形式和带电荷的阳离子（BH⁺）形式，二者可迅速达到化学平衡。当氢离子浓度（$\log_{10}^{-1}$ [–pH]）达到某一特定值时，溶液中局麻药碱性基团浓度等于带电荷的阳离子浓度，此时的氢离子浓度的对数被称为 pKa。局麻药带电比例和 pH 的关系为：

$$\frac{[BH^+]}{[B]} = 10^{pK_a - pH}$$

不同局麻药在水溶液中的 pKa 值见表 36-2。局麻药质子化的趋势取决于所处环境因素，例如温度、离子键强度和配制药物的溶剂。局麻药在膜周围极性相对较低的环境中的 pKa 比在局麻药溶液中低[6]。也就是说，膜与碱基形式局麻药结合的能力比其与质子化的阳离子形式局麻药的结合能力更强。

局麻药介质的 pH 值可通过改变局麻药的碱基形式与质子化形式的百分含量来影响药物活性。例如，炎性组织的 pH 值低于正常组织，局麻药在炎性环境中易被质子化，故其穿透炎性组织的能力相对较差（后续会详细讨论）。

pKa 与阳离子形式局麻药百分含量的相互关系见图 36-2。正如后文所述，pH 值对局麻药的临床疗效有双重影响，这主要是因为局麻药的注射部位以及其碱基形式的组织穿透性有关。

外周神经解剖

每支外周神经的轴突均覆有各自的细胞膜，即轴突膜。无髓鞘的神经，例如自主神经节后传出纤维和感受伤害传入的 C 类纤维，含有许多轴突。这些轴突均包绕于单一的施万细胞鞘内。而绝大多数粗大的运动纤维和感觉神经纤维由多层髓鞘覆盖。髓鞘由施万细胞的细胞质膜组成，随着神经的生长包绕在神经轴突表面。髓鞘的包绕使得神经冲动的传导速度大大增加。这得益于髓鞘使轴膜和周围具有导电性的盐类介质绝缘开来，促使神经冲动产生的动作电流只能沿着轴突胞质传递到郎飞结。郎飞结是髓鞘上的周期性中断。在郎飞结，动作电流可得以再生（见图 36-3）。促进神经冲动产生的钠通道在有髓神经纤维的郎飞结处分布密集[7]，但无髓神经轴突周围也有钠离子通道

分布（见图 36-3）。根据神经纤维粗细和生理特性对外周神经进行的分类见表 36-3。

典型的外周神经由多个轴突束组成。每条神经纤维均有各自的结缔组织覆盖，即神经内膜。每条轴突束外面又包绕一层结缔组织，即上皮样神经束膜。整条神经又由一层疏松的外鞘包绕，即神经外膜（见图 36-4）。因此局麻药分子必须穿过 4～5 层结缔组织和（或）脂质膜屏障才能到达神经轴突。

轴突膜的结构

生物膜具有脂质双分子层结构。脂质双分子层上包含有蛋白质，有些蛋白质分子覆盖在双分子层表面，

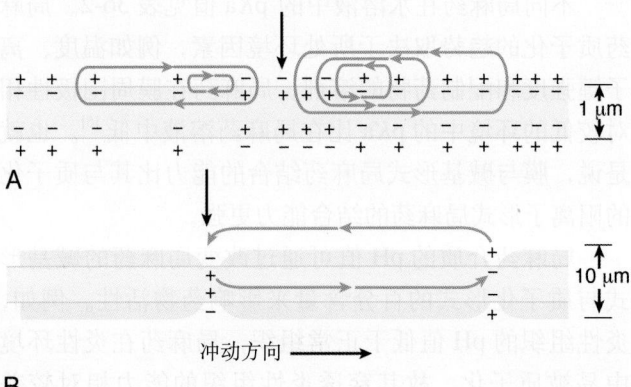

图 36-3 冲动沿无髓鞘 C 类纤维轴突（A）和有髓鞘轴突（B）传播的"局部回路电流"模式图。在冲动传播期间，电流由冲动起始部位（大的垂直箭头）自左向右进入轴突，并穿过轴突浆（局部环形电流）使相邻的膜去极化。轴突膜旁边的 +－号表示轴突膜的极化状态：静息状态下膜内为阴性；动作电位去极化相则转为阳性，局部回路电流通过区为弱阴性。此电流在无髓纤维以相对均一的方式向前传播，在有髓纤维则以跳跃方式前进，同时使几个郎飞结去极化

有些则横跨或埋藏在碳氢化合物核心之内（见彩图 36-5）。该双层结构的性质由磷脂决定。磷脂的长尾由疏水性脂肪酰基组成并位于膜的中央部；其极性亲水性头部基团由两性离子（同时含有正电荷和负电荷）组成，并投射到胞质或细胞外液。膜内物质存在侧向和旋转扩散两种运动形式，这就使得脂类和某些蛋白质能在这个液态镶嵌模型中移动，但大多数膜蛋白固定在膜的特定区域，并与特定细胞骨架蛋白相连接[6]。

细胞膜与细胞质之间存在动态相互作用。尽管本章重点介绍局麻药对离子通道的阻滞作用，但值得注意的是，这些局麻药物同时也抑制了细胞的其他活性，包括代谢和信号传导通路。

神经传导的生理学

静息条件下，神经膜可选择性允许 K^+ 通过，而 Na^+ 较难通过，这样使得静息状态下膜内外之间保持约 $(-90)\sim(-60)$mV 电势差。神经膜通过主动耗能机制，即 Na^+/K^+ 泵，来维持这一离子梯度。Na^+/K^+ 泵持续将细胞内钠离子转运至细胞外，同时利用 ATP 作为能量来源摄取胞外的 K^+ 到细胞内。尽管膜对 K^+ 具有选择通透性，但细胞内与细胞外 K^+ 浓度比为 150mmol/L：5mmol/L，或 30：1。这一浓度差是通过将通透到胞外的钾离子通过主动转运回胞内维持的。

安静状态时神经主要表现为钾电极的特性，如 Nernst 方程所示：

$$E_m \approx E_K = \left(\frac{-RT}{F}\right) \ln \left(\frac{[K^+]_i}{[K^+]_o}\right)$$

其中，E_m 是静息电位，E_k 是钾离子平衡电位，R

表 36-3　基于解剖、生理和功能的外周神经分类

纤维类型	亚型	髓鞘	直径（μm）	传导速率（m/s）	部位	功能	对局麻药传导阻滞的易感性
A	α	+	6～22	30～120	肌肉的传出纤维	运动	++
	β	+	6～22	30～120	皮肤关节的传入纤维	触觉，本体感觉	++
	γ	+	3～6	15～35	肌梭的传出纤维	肌张力	++++
	δ	+	1～4	5～25	感觉神经传入纤维	痛觉，冷温度觉，触觉	+++
B		+	<3	3～15	交感神经节前纤维	多种自主神经功能	++
C	sC	–	0.3～1.3	0.7～1.3	交感神经节后纤维	多种自主神经功能	++
	dC	–	0.4～1.2	0.1～2.0	感觉神经传入纤维	多种自主神经功能 痛觉，热温度觉，触觉	+

Modified From Bonica JJ: Principles and practice of obstetric anesthesia and analgesia. Philadelphia, 1967, FA Davis

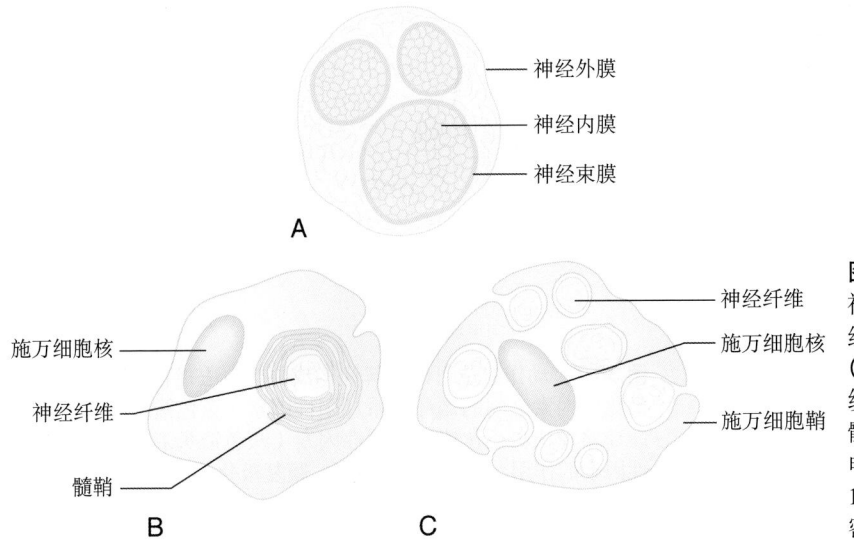

A

B　　C

图 36-4　外周神经横切面（A）显示：最外层是神经外膜、内层是神经束膜（包绕神经束）、神经内膜（包绕每条神经纤维）。每条有髓纤维（B）外面均有由施万细胞组成的多层膜性髓鞘包绕，施万细胞纵向拉伸可达轴突直径的 100 倍。髓鞘之间的狭窄连接，即郎飞结，含有支持动作电位的传导离子通道。无髓鞘纤维（C）以 5 ～ 10 根轴突组成一束，每条轴突均由施万细胞紧密包绕但只形成一层模型结构

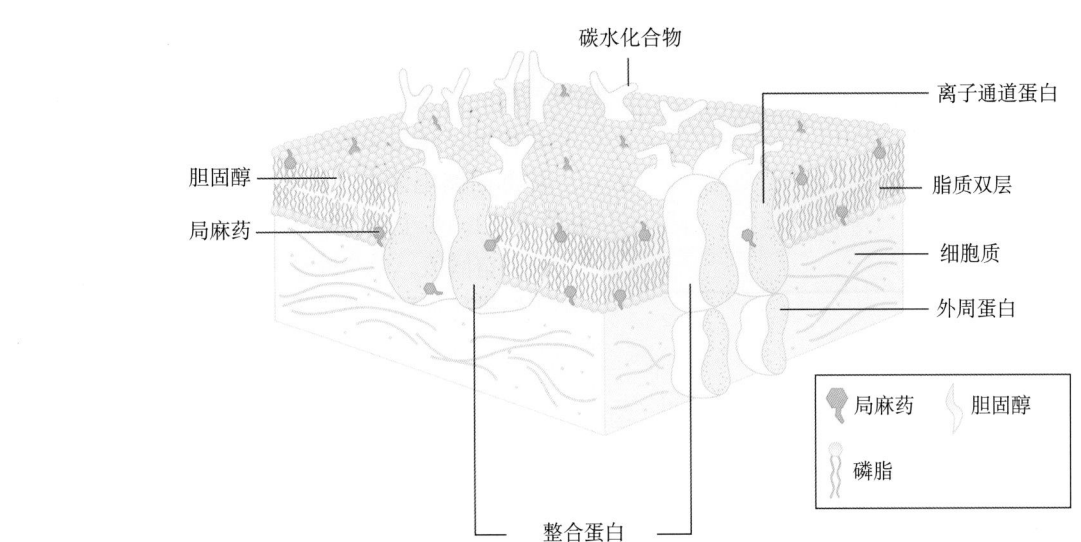

彩图 36-5　典型的细胞膜含脂质双分子层骨架，由磷脂和胆固醇分子构成（大约 5:1 比例）并嵌入膜整合蛋白。这些蛋白通常被细胞外的碳水化合物所糖基化，包括对细胞间通讯极为重要的受体和离子通道。"外周蛋白"有调节功能，并通过细胞骨架和细胞外基质的相互作用将膜蛋白固定于脂质膜中。本图也显示了局麻药的可能结合位点

是气体常数，T 是温度（Kelvin），F 是法拉第常数，$[K^+]_i$ 和 $[K^+]_o$ 分别是细胞内和细胞外的钾离子浓度。因此，对于 K^+ 而言，

$$E_k = -58\log 30mV，或者 -85.7mV$$

而钠离子恰好相反，细胞外钠离子浓度高，钠离子的 Nernst 电势（E_{Na}）约为 + 60mV。在动作电位期间，膜对钾离子选择通透性可短暂转变为对钠离子的选择通透性。这样，膜电位由负电位转变为正电位，并不断重复变化[7]。这种电位的改变过程以及引起的相应变化可见图 36-6。这些变化对理解局麻药的传导阻滞效应提供了基础。

跨膜离子通透性可通过一种特殊的蛋白质进行，即离子通道（ion channels）[8]。通道的构象对膜电位十分敏感；膜去极化后可使 Na^+ 和 K^+ 通道构象被激活变为开放状态。而 Na^+ 通道激活后随即变为失活状态而关闭。例如，一次膜去极化，可以从膜兴奋区域沿轴突进行传导，并且同时开放 Na^+ 和 K^+ 通道，Na^+ 通道开放更迅速，产生 Na^+ 内向电流（见图 36-6）使膜去极化能力更强。随着 Na^+ 内流，神经进一步去极化并引发更多的 Na^+ 通道开放，使 Na^+ 内流增强（见图 36-7）。在神经去极化相的这种 Na^+ 内流是通过正反馈调节实现的，直至某些 Na^+ 通道失活，并且有足够的 K^+ 通道开放改变电流的平衡，最终导致外向电流形成，此时则促使膜复极化（见图 36-7）。一次动

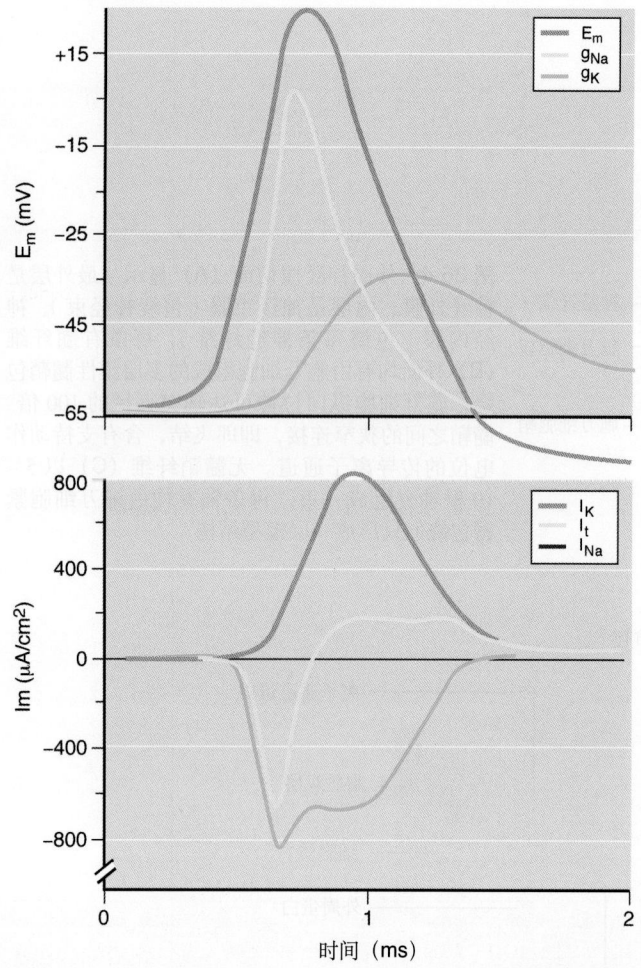

图 36-6 膜电位（E_m）、电压门控钠（g_{Na}）钾（g_K）通道决定了动作电位传播过程相关膜电流 Im（I_{Na} 和 I_K）。该模型来源于 Hodgkin 和 Huxley 对乌贼巨大轴突的研究，并适用于所有无脊椎动物和有脊椎动物神经纤维。总离子电流（I_t）是 I_{Na} 和 I_K 的总和，其方向是：动作电位去极化相内流（负值），而复极化相外流（正直）

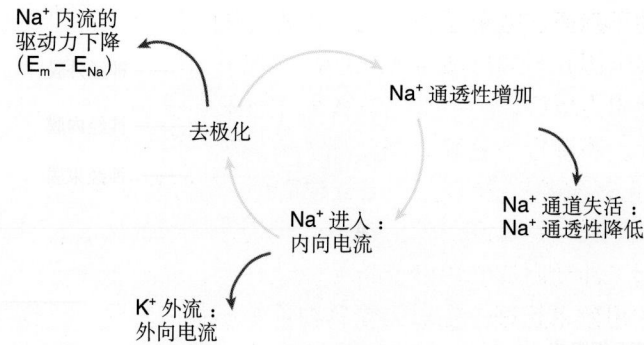

图 36-7 动作电位可以理解为构成再生、去极化、不应期、复极化各因素之间的循环关系。阳性因素（蓝色箭头）通过正反馈环路加快去极化速率。阴性因素（灰色箭头）减弱或抵消阴性因素的作用，最终使 K^+ 外流、膜复极化

作电位后，大的有髓鞘神经纤维中 Na^+ 和 K^+ 浓度变化轻微，但细小的无髓鞘神经纤维中则会造成约 10% 的 Na^+ 和 K^+ 浓度变化。此过程中内流入细胞的 Na^+ 和外流的 K^+，可以通过 Na^+/K^+ 泵恢复到静息状态。

若去极化太微弱不足以激活足够的 Na^+ 通道，所形成的内向电流便低于膜兴奋性阈值。细胞不同区域的兴奋性阈值不同，且会随时间变化。例如，当兴奋后，某些 Na^+ 通道处于失活状态，而某些 K^+ 通道仍处于激活状态，此时的膜电位阈值高于静息电位，此时膜对于外界刺激处于不应期。然而，随时间延长，Na^+ 通道的失活逐渐消退，K^+ 通道恢复至关闭状态，膜阈值逐渐恢复至初始静息电位水平。

动作电位是一种去极化波，沿着轴突由膜的兴奋区域传导至非兴奋区域。膜兴奋后发生去极化的区域，离子电流（动作电流）进入轴突并沿着轴浆向周围膜传导，从而使相邻区域去极化（见图 36-3）。尽管此局部回路电流可沿着兴奋区域双向传导，但由于冲动传导过后的区域刚刚复极化，膜处于绝对不应期，所以冲动传导只能是单向的。

局部回路电流在相互绝缘的有髓轴突间迅速传导（见图 36-3）。多个郎飞结几乎无延迟地以此方式去极化并达到兴奋阈值。单个冲动并非从一个郎飞结跳到另一个郎飞结进行传导，而是沿着粗大的轴突在数厘米的范围内同时产生去极化（见图 36-3）。事实上，局部回路电流作用非常强大，它可以跳过两个完全没有兴奋的郎飞结（如被局麻药阻滞了的神经）而直接兴奋第三个郎飞结。如果郎飞结的兴奋性被部分减弱，如有些 Na^+ 通道被阻滞，则后续郎飞结的冲动幅度明显减弱，但仍然可以传导数厘米 [9]。这种情况可能在局部麻醉的某个阶段发生，我们会在后文阐述。然而，当足够多的 Na^+ 通道被阻滞后，局部回路电流不足以使相邻静息区域达阈值，这样神经冲动就完全被阻断了。

局麻药作用机制（药效动力学）

活性形式

局麻药分子上的碱基水溶性很差，但相对易溶于疏水性的有机溶剂。鉴于其化学性质（及适宜的保质期），市售局麻药多为盐酸盐剂型。当药物注射入活体组织时，药物的 pKa 和组织 pH 值决定了溶液中自由碱基或带正电的阳离子形式的药物含量（见前文）。组织主要是通过亲脂性吸收来摄取药物。还可通过有效下调药物的 pKa 以利于中性碱基的形成，以及限制注射部位附近局麻药的弥散，来改变药物的活性。相同浓度的中等疏水性局麻药比亲水性局麻药或高度疏水

性局麻药起效更迅速，因为中等疏水性局麻药（如利多卡因）与高度疏水性局麻药（如丁卡因）相比组织吸附力更低，与亲水性局麻药（如 2- 氯普鲁卡因）相比，膜渗透性更高。高度疏水性局麻药内源性效能强（见表 36-2），所以应用较低浓度时，起效相对较慢。

究竟是局麻药的阳离子形式还是中性碱基形式引起了冲动阻滞？局麻药溶液碱性越强，神经传导阻滞作用效果越好。在对无髓鞘神经的研究中发现，叔胺基局麻药在碱性环境中比在中性环境中起效快，因为碱性基团的膜穿透能力优于阳离子，这就使局麻药易到达其结合部位[10]。直接调控轴浆 pH 值（或采用稳定带电荷的季胺类同源物内灌注）显示，麻醉药的主要效能取决于细胞质表面的阳离子基团种类[11-12]。然而，某些不带电荷的碱基形式也具有内源性药理学活性，这解释了苯佐卡因为何可以作为表面局麻药应用。

局麻药的电生理学效应

局麻药几乎不影响神经细胞膜的静息电位。随着用于神经阻滞的局麻药浓度的增加，动作电位去极化速度和幅度也逐渐降低，直至冲动消失。然而，无法通过测定神经冲动变化来直接获得相关局麻药与 Na⁺ 通道相互结合的信息。

应用膜片钳技术可以直接测定 Na⁺ 电流和局麻药对 Na⁺ 通道的抑制效应（见图 36-8A）。当分离的神经细胞膜迅速去极化至一恒定值时，离子电流的时相即可测得。亚临床剂量的局麻药（如 0.2mmol/L 利多卡因）能减低初始去极化过程中的 Na⁺ 电流，而临床剂量（如 1% 利多卡因，浓度约为 40mmol/L）则可以彻底消除 Na⁺ 电流。如果反复刺激以行去极化试验，如刺激频率超过 5Hz（每秒产生 5 次冲动），已经部分抑制（张力性抑制）的 Na⁺ 电流会在随后的刺激中进一步减弱，直至抑制状态达到一个新的稳定水平[13-14]。这种频率依赖的抑制，又叫"相位抑制"。当刺激减慢或停止时，这种相位抑制将会逆转，而 Na⁺ 电流会恢复到静息状态下神经呈现出的张力性抑制水平。在生理状态下的"使用依赖性"动作电位的阻滞类似于在膜片钳下观察到的 Na⁺ 电流相位抑制（见图 36-8B）。

局麻药产生张力性抑制和相位抑制的能力仍然取决于其分子结构、疏水性和 pKa。简单来说，Na⁺ 通道上似乎只有一个局麻药结合位点，且在静息条件下表现为张力性亲和力；而在去极化时则表现为增加的相位性亲和力。因此可利用位相阻滞揭示局麻药与功能性受体 -Na⁺ 通道相结合的动力学的真实变化。

相位作用是去极化时局麻药对 Na⁺ 通道构象具有

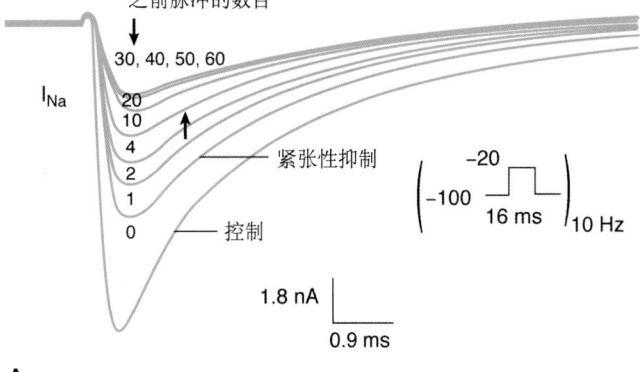

0.2mmol/L 利多卡因

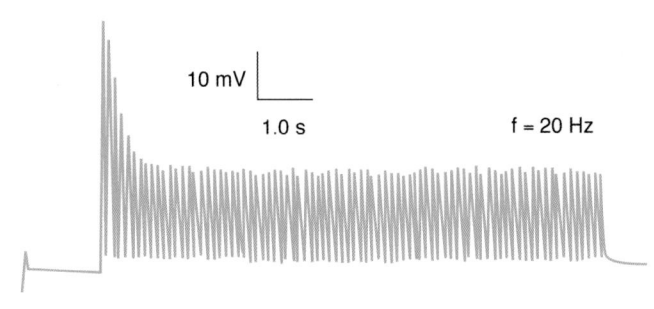

0.8mmol/L 利多卡因

图 36-8　局麻药对膜兴奋性的"使用依赖性"效应。A. 采用间断刺激（张力测试）或每秒 10 次成串刺激（相测试，参见 Em 方式）引发去极化，并利用电压钳技术测定激活的 Na⁺ 电流。在应用 0.2mmol/L（0.005%）利多卡因获得平衡后，所测定的电流与对照组相比下降了约 30%。应用去极化相刺激，每次去极化后电流均呈动态性下降，当电流降至对照组电流 75% 时达到相位抑制的稳态值。相测试结束后数秒内电流恢复至张力水平。B. 局麻药以相方式抑制动作电位。在应用 0.8mmol/L（0.02%）利多卡因取得平衡时，动作电位较未用药时的基础值下降约 20%。采用每秒 20 次成串刺激诱发相位抑制，导致电流进一步下降至对照组的 30% 左右。正如 A 图中电子流，当高频刺激结束后动作电位的相位抑制迅速恢复

选择性亲和力的一种表现。通道在开放和失活状态时均比静息状态时更易于与局麻药相结合。反复去极化使与局麻药结合的钠通道的比例增加；这些结合状态的药物分子与通道解离的过程要比从正常失活状态中恢复慢许多，这样就造成在阻滞条件下出现通道使用依赖性蓄积，并出现相位抑制的现象。

局麻药选择性地与通道结合后，会使被结合通道的当前状态变得更稳定。因此，在相位抑制期间，更多失活状态的通道与局麻药物相结合，这样使得激活更难。在通道与药物结合过程中，状态 - 依赖性亲和力和通道状态二者之间相互关系的变更，被称为"可调受体模型"[15]。膜去极化可使局麻药与受体的结合增加，其原因有二：通道激活时可产生更多的结合位

点（防卫型受体模型）；药物从失活状态的通道解离的速度比从静息状态的通道解离速度慢（可调受体模型）。

不同构象 Na^+ 通道特有的结合速度和亲和力主要取决于局麻药。当这种依赖性与药物理化特性和实验条件有关时，有助于我们进一步了解局麻药结合位点的分子学特性。

局麻药结合位点特性

Na^+ 通道特定氨基酸的人工变异确定了局麻药与钠通道直接作用的部位。Na^+ 通道主要的功能性蛋白（α 亚基）由 4 个同源区域组成（D-1 ~ D-4），每个区域均含有 6 次跨膜的螺旋状结构（S1 ~ S6）（见图 36-

9A）。每个区域均含有一环状结构，称为 P 区域，与跨膜的 S5-S6 节段胞外的末端相连。P 区域从跨膜区之间向内延伸，这样当 α 亚基折叠时，每个 P 环提供 1/4 圆柱状离子选择性孔道，是通道开放时的最狭窄部分（见图 36-9B）。通道的电压敏感性源自于带正电荷的 S4 节段，当膜去极化时，S4 节段会向外滑动或摆动。通过某种未知的相互连接，S4 节段的这种运动方式导致 S6 节段的构象重排，形成进入胞质内部的通道入口。S6 的运动使通道完成开闭转换；但通道失活是由于 D-3 和 D-4 区域之间的胞质环与胞质开口相互结合造成的。

局麻药与关闭状态下的 Na^+ 通道的内侧部位相结合（见图 36-9C）。D-1、D-3 和 D-4 区域的 S6 节段氨基酸的突变都可以改变局麻药的作用，从而表明这些

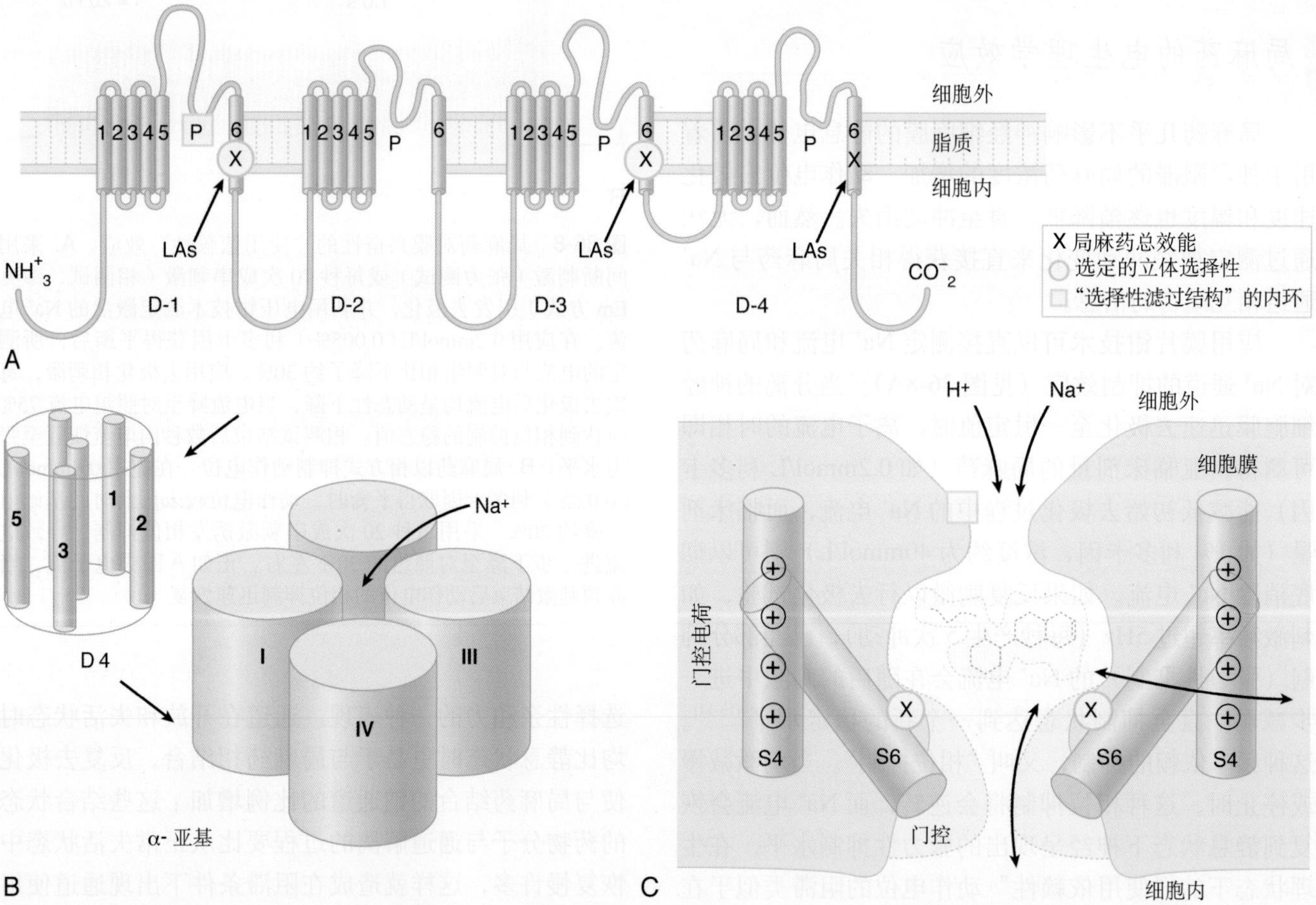

图 36-9　决定局麻药（LA）作用的钠离子通道结构特点。A. 浆膜钠通道 α 亚单位的单肽排列具有一致性的特点。具有同源性序列的 4 个区域（D-1 至 D-4），每个区域含有 6 个 α 螺旋跨膜节段（S1 ~ S6）。B. 每个区域折叠后形成一个圆柱样束状节段，并汇聚形成通道的功能性四价结构。C. 膜去极化造成带正电荷的 S4 节段原发性运动，然后通道被激活。当连接 D-3 和 D-4 区域的环状结构与通道胞浆端结合后导致通道快速失活。与每个区域的 S5 和 S6 节段相连的细胞外 4 个蛋白环的部分跨膜结构共同组成 P 区域，该区域最狭窄部分是通道开放时的离子通道。通道的不同氨基酸变异显示，与 LA 结合有关的残基位于通道内侧孔（X，位于 S6 节段上），即离子识别选择性滤过结构的内部区域（P 区域的框），这些残基影响相位抑制的空间选择（圆环，也位于 S6 节段上）。S6 节段横切的通道预测图示，呈门样结构，激活后重新排列导致通道开放，使布比卡因分子经亲水性途径进入或离开。失活（关闭）通道与 LA 分子的解离过程不再通过 S6 节段（前孔），而是非常缓慢地经过节段侧方，经疏水性途径穿过膜。进入孔径的 Na^+ 将与 LA 分子竞争性结合通道位点，H^+ 可缓慢通过孔径，可经过细胞外开口进入或离开，这样可使结合的 LA 分子质子化或去质子化，从而参与调解局麻药分子与通道的解离速度

区域可以组成一个足够小的药效基团以便三面同时与局麻药接触，或者局麻药分子可在这三个节段内迅速移动。

疏水性强的局麻药分子与处于关闭状态的 Na^+ 通道结合的速率常数较大，表明药物分子可以通过某种"疏水通路"到达结合部位（也可以从结合部位解离）。该路径可能经由膜的侧面进入通道，也可能从控制闭孔通路的疏水性氨基酸残基通过。对关闭或失活状态通道的慢性阻滞可能与这样的疏水性通路有关，同时也在张力性抑制的产生中发挥一定作用。

电离状态的局麻药从关闭或失活状态的 Na^+ 通道解离的速度比非电离状态的局麻药慢，这提示离子键参与了局麻药与 Na^+ 通道的结合或仅仅是电离状态的局麻药分子从疏水性通路移动的速度较慢。

总之，疏水性使药物到达受体部位，而电荷使药物在该部位附着。

相位抑制的神经生理学特性

局部麻醉对不同类型神经纤维的影响不同。该差异至少在一定程度上是由药代动力学因素造成的。尤其在临床阻滞起效阶段和恢复阶段，药物的纵向和辐射状弥散会在神经内部和周围出现药物浓度的差异。这种差异与动态的使用依赖性抑制相叠加，可造成冲动传导的不同。这种冲动传导的差异和神经纤维的种类、神经纤维在神经内部的位置，以及其功能和电生理学特性有关。

不同种类的神经纤维对局麻药阻滞的敏感性不同。局麻药对外周神经持续表面灌流至平衡的在体实验以及采用单次经皮注射局麻药的实验[16]（类似临床上的外周神经阻滞）均明确显示：小的有髓轴突（Aγ 运动神经纤维和 Aδ 感觉神经纤维）最先被阻滞，造成冲动消失，其后阻滞的是粗大的有髓纤维（Aα 和 Aβ），最后为小的无髓 C 类纤维。事实上，无髓 C 类纤维中神经冲动传导速度最慢（传导速度为 0.5 ~ 0.8m/s），但对局麻药的抵抗性最强[16]。因此，通常认为的"局麻药最先也最容易阻滞细小纤维"的说法显然是错误的。

Na^+ 通道亚型的选择易感性

利用生理学方法，目前已经鉴定出 10 种不同的 Na^+ 通道，并进行了测序。外周神经中至少存在 4 种 Na^+ 通道，其中某些只存在于伤害性感受的传入神经纤维中。选择性阻断这些 Na^+ 通道既阻断了痛觉又不影响其他功能，因此具有显著的临床意义。尽管能够

通过某些天然的短肽类毒素选择性阻滞 Na^+ 通道[17]，但局麻药对不同钠通道的选择性较低[18]，这可能是由于对不同种通道的亚型而言，局麻药药效基团十分相似，且局麻药分子本身有数个旋转轴，这就使得局麻药对静态结合位点的选择性较弱。

与人类疼痛和疼痛失敏有关的 Na^+ 通道亚型特性

钠通道中的 $Na_V1.7$ 突变可导致自发性疼痛[19-20]或严重的疼痛敏感性选择性损害[21]。红斑性肢痛病是以手和脚的严重烧灼性疼痛为特征的疾病。其疼痛在受热刺激时恶化，在受冷刺激时缓解。此疾病可单独出现或与风湿性疾病伴发。此类病患的一个亚群有明显的家族聚集性，且为常染色体显性遗传。另一种常染色体显性遗传的自发性疼痛疾病为"家族直肠疼痛症"或"阵发性极度疼痛症"。最近的分子生物学研究证实，此类疾患与多个明显的 $Na_V1.7$ 突变有关[19-20]。当这些突变的 Na^+ 通道插入到缺乏 Na^+ 通道的细胞上时，可引起自发的、对温度敏感的内向电流。

最近有关巴基斯坦儿个家族的报道引人关注，这些家族有些成员的痛觉极不敏感，而神经系统的其他方面都未见异常[21]。基因的、生化的、电生理学的研究发现他们以常染色体隐性的方式遗传。分子生物学研究发现，其 $Na_V1.7$ 产生了无意义突变，因此 $Na_V1.7$ 的功能受到严重损害；离体实验中将这种 $Na_V1.7$ 组装到细胞膜上，发现其对去极化刺激不能产生内向电流。

异常冲动通常被认为是多种膜兴奋性失调所致多种疾病的显著特征，这种疾病包括神经病理性疼痛以及特定种类的遗传性肌强直的异常重复放电。全身应用利多卡因能消除异常冲动的传导，该剂量不影响正常冲动的传导。这种异常冲动对局麻药（如利多卡因）的敏感性，似乎是与异常表达的 Na^+ 通道引起的膜缓慢去极化和动作电位叠加有关，而不是与特定的通道亚型对这些药物的选择性敏感性有关[22]。

局麻药作用机制小结

局麻药对神经冲动的阻滞可小结如下[4]：

1. 局麻药溶液沉积在神经附近。未结合游离药物的清除是组织结合、血液循环清除和酰胺类局麻药分子在局部被水解共同作用的结果。最终结果是剩余的药物分子渗透过神经鞘膜。

2. 局麻药分子渗透过神经轴突膜，并停留在轴突浆中。这一过程的速度和强度取决于药物的 pK_a、碱

基亲脂性以及阳离子的种类。

3. 局麻药与电压门控式 Na^+ 通道上的位点相结合，通过抑制通道向激活型构象变化，从而阻止通道开放。局麻药分子主要结合于通道的孔内并阻碍了 Na^+ 的通过。

4. 在局部麻醉起效和恢复过程中，冲动的阻滞是不完全的，未完全被阻滞的纤维因被反复刺激造成局麻药与 Na^+ 通道的使用依赖性结合，从而加深抑制。

5. Na^+ 通道上的局麻药分子结合位点足以解释局麻药的静息（张力）效应和使用依赖性（相位）效应。药物经过多种通路可到达该结合部位，但对于临床使用的局麻药而言，最主要的通路是轴突膜内的疏水性通路。

6. 临床上阻滞起效和恢复的速度取决于局麻药分子相对缓慢地进出整个神经的过程，而不是与离子通道的快速结合和解离。局麻药从 Na^+ 通道解离仅需数秒，但产生的有效临床阻滞时间可持续数小时。

临床药理学

局部麻醉技术的成功运用，不仅需要掌握不同局麻药的药理学特性，还需具备神经阻滞的操作技能。局部麻醉应满足各种不同需求，这些需求决定于神经阻滞的类型、手术操作以及患者的生理状态等。

常用的酯类局麻药包括普鲁卡因、氯普鲁卡因、丁卡因和可卡因。临床常用的酰胺类局麻药包括利多卡因、甲哌卡因、丙胺卡因、布比卡因（包括消旋体和左旋异构体）、罗哌卡因和依替卡因。酯类和酰胺类局麻药在化学结构稳定性、生物转化部位及潜在过敏性方面均各不相同。酰胺类局麻药十分稳定，但酯类局麻药在溶液中则相对不稳定。酯类局麻药在血浆中被胆碱酯酶水解，酰胺类则在肝经酶降解。但有两种局麻药例外：酯类局麻药中的可卡因，主要在肝经羧酸酯酶代谢；酰胺类局麻药中的阿替卡因，主要用于口腔科麻醉，其芳香环上的甲基酯在血浆羧酸酯酶作用下断裂后导致其失活。

p-对氨基苯甲酸是酯类局麻药的一种代谢产物，它在少数患者中能诱发过敏样反应。酰胺类局麻药代谢后不产生 p-对氨基苯甲酸，因此酰胺类局麻药所引发的过敏反应十分罕见。

概　　述

局麻药的重要临床药理特性包括药效、起效速度、麻醉作用持续时间、感觉运动阻滞差异等。正如

前文所述，各个局麻药的特点是由其理化特性决定的（见表 36-2）。

麻醉效能

局麻药分子必须穿过神经细胞膜，并与 Na^+ 通道上的部分疏水性位点相结合才能发挥作用，因此认为疏水性是局麻药内在麻醉效能的主要决定因素[5]。但在临床实际运用时，局麻药效能与疏水性之间的相互关系，并不像在离体单根神经上得出的结果那样精确。局麻药在体与离体环境下出现的效能差异可能与多种因素有关，包括局麻药的电荷、疏水性（影响局麻药分子在生物膜之间的弥散与穿透）和血管扩张药或血管收缩药的特性（影响局麻药物从注射部位被摄取至中心血液循环的初始速度）。

起效时间

在离体神经中，传导阻滞起效时间与药物的理化特性有关。在体条件下，起效时间也取决于局麻药应用的剂量或浓度。例如，0.25% 布比卡因起效较0.75% 的慢。氯普鲁卡因起效迅速，而且全身毒性低，所以使用较高浓度（3%）也很安全。

作用持续时间

不同麻醉药的作用持续时间差异很大。普鲁卡因和氯普鲁卡因均为短效局麻药。利多卡因、甲哌卡因和丙胺卡因则是中效局麻药，而丁卡因、布比卡因、罗哌卡因和依替卡因则是长效局麻药。

在人体，麻醉持续时间受局麻药的外周血管效应影响较大。许多局麻药对血管平滑肌分子具有双重效应：在低浓度时可使血管收缩；但在临床应用的较高浓度时则使血管扩张[23]。同时，不同局麻药的血管舒张作用程度不同。局麻药对血管张力及局部血流的作用十分复杂，并受浓度、时间、血管床距离药物注射部位远近等因素影响。例如，皮肤表面麻醉药物EMLA（是利多卡因和丙胺卡因的易溶混合物），应用初始时使皮肤血管收缩，并持续约 1h，然而在 2h 后引起血管扩张。

感觉/运动差异阻滞

另一个重要的临床问题是局麻药可引起感觉和运动的差异性阻滞。20 世纪 80 年代布比卡因广泛应用于硬膜外阻滞，是因为布比卡因相对于当时传统的长效局麻药（如依替卡因），不但能产生足够的镇痛作用，还不引起运动功能的明显抑制，尤其是在应用布比卡因稀释液时。布比卡因可产生良好的镇痛效果，

仅有轻度的肌力下降，所以被广泛应用于分娩镇痛和术后镇痛（硬膜外给药）（见第 56、77 和 98 章）。其他关于新型局麻药的选择性感觉阻滞将在后面的"手性局麻药"部分详述。

传统教材经常提到直径较小的神经轴突，例如 C 类纤维，比粗大的轴突更容易被局麻药阻滞。使用单次冲动消除法对单一神经纤维进行仔细测定，发现敏感性正好相反（前文已讨论）[24-25]。如在成串冲动传导过程中所见，重复刺激可产生进一步的兴奋性相位性抑制。但此抑制如何影响这种具有功能选择性的冲动消失仍不明确。暴露于低浓度局麻药下的较大区域也可以产生阻滞，因此用鞘内神经暴露于局麻药的长度和解剖结构上的限制，也许有助于解释临床所见的蛛网膜下腔麻醉和硬膜外麻醉的阻滞差异[26]。然而，上述原因并不能解释外周神经的功能性阻滞差异的消失。其他因素包括：药物可沿神经弥散的实际距离；药物对 Na^+ 通道或 K^+ 通道的选择性不同[27]；不同神经类型中各种离子通道比例不同等。由于影响因素的复杂性，临床医师最好不要仅凭借诊断性神经阻滞中缓解疼痛所需的药物剂量或浓度，就试图定论该慢性疼痛性疾病中所涉及的神经类型[28]。

影响人体麻醉药活性的因素

局麻药的剂量

随着局麻药剂量的增加，药物作用时间延长，阻滞起效时间缩短，产生满意麻醉效果的概率增加。通过增加药液容积或药液浓度都可以增加药物剂量。例如，硬膜外应用布比卡因时，浓度从 0.125% 升高到 0.5%，而注射容积保持不变（10ml），其起效更快，镇痛效果更强，感觉阻滞时间也延长[29]。麻醉药溶液容积可能会影响局麻药扩散的范围。例如，硬膜外麻醉时给予 1% 利多卡因 30ml 比用 3% 利多卡因 10 ml 的阻滞平面要高出 4.3 个皮肤节段。

特殊患者，在局麻药容量及浓度选择方面，临床医师应该权衡局麻药过量引起副作用（如全身毒性、运动和自主神经的过度抑制）的风险与容量或者浓度不足导致阻滞失败的风险。通过增加容量可以补偿穿刺部位定位不准确所致的阻滞区域作用不完善。

超声引导下神经阻滞技术（见 58 章）的出现带来了更精确的针尖定位，因此采用比传统针尖定位技术推荐容量更小的容量即可获得满意的阻滞效果。最近的一项针对超声引导下股神经阻滞的随机试验表明，采用超声引导定位达到 50% 或 95% 成功阻滞所需的容量分别仅为采用神经刺激定位法所需剂量的 57% 或

54%[30]。该研究试验数据的可信区间（如变异度）非常大。关于全部类型局麻药量 - 效关系研究的统计学设计问题已有报道[31]。正如考虑局麻药毒性一样，很多临床研究都只能选择成功率高的剂量；也就是说，临床通常会选择 ED_{95} 的浓度而不会选择 ED_{50} 的浓度。因为我们不可能让 50% 的患者麻醉失败[32]。

缩血管药物的添加

血管收缩药，通常选用肾上腺素（5μg/ml，或 1∶200 000）加入到局麻药溶液中，以降低局麻药经血管吸收的速率，使更多的局麻药分子到达神经膜，提高麻醉深度及作用持续时间，同时也可作为局麻药误注入血管的标志[33]。但是试验剂量的肾上腺素可能产生假阴性和假阳性结果。这在一些特殊的患者中易发，如接受全麻的成人或儿童、分娩期的孕妇和应用 β 肾上腺素受体阻滞剂的患者。除外上述情况，试验剂量在大部分临床情况下是可信的[34]。

1∶200 000 浓度的肾上腺素与利多卡因合用于硬膜外和肋间神经阻滞，可使血管收缩程度适宜[35]。其他血管收缩药，如去甲肾上腺素、去氧肾上腺素也可应用，但并不优于肾上腺素。

肾上腺素延长麻醉持续时间的程度取决于局麻药的种类以及注射部位。肾上腺素可以明显延长短效局麻药（如利多卡因）局部浸润麻醉和外周神经阻滞的持续时间；应用布比卡因行硬膜外及外周神经阻滞时，肾上腺素仅可轻度加强阻滞效果，而对延长阻滞时间则几乎没有作用[36]。脊髓 α_2 受体可激活内源性镇痛机制，在硬膜外或鞘内局麻药中加入肾上腺素和 α_2 激动剂可乐定[37] 可增加镇痛作用强度，这可能与其药动学（缩血管作用）效应和药效学机制有关。

注射部位

局麻药鞘内给药和皮下注射起效最快，但作用持续时间最短。臂丛神经阻滞则起效最慢，但作用持续时间也最长。例如，鞘内应用布比卡因可于 5min 之内起效，并持续 3～4h。然而，当布比卡因应用于臂丛神经阻滞时，起效时间约为 20～30min，麻醉持续时间（至少阻断痛觉的时间）达 10h[38]。这种麻醉和镇痛起效及持续时间上的差异，部分与注射部位的解剖结构有关，其可影响局麻药的弥散速率及经血管吸收速率，从而导致不同类型的区域阻滞所需局麻药剂量不同。例如，在蛛网膜下腔麻醉中，脊髓神经没有外鞘包绕，局麻药溶液直接与脊髓附近的神经组织接触，因而起效迅速。但脊髓麻醉的用药量相对较少，所以阻滞时间较短。

另一方面，因局麻药沉积部位与臂丛神经距离相对较远，局麻药分子必须弥散穿过数层组织屏障方能到达神经膜，所以臂丛神经阻滞起效较慢。而臂丛神经阻滞持续时间较长，可能与下列因素有关：局麻药在臂丛神经鞘内被血管吸收较少；此麻醉方法用药量较大；与局麻药接触的神经节段相对较长。

局麻药的碳酸化和 pH 调节

向局麻药溶液中加入碳酸氢钠，然后对离体神经进行阻滞，发现阻滞起效更迅速，而且最低有效阻滞浓度有所降低[39]。尽管在离体神经试验中已明确二氧化碳会影响局麻药活性，但是否应在临床上应用碳酸化局麻药仍存在争议[40]。

向局麻药溶液中加入 NaHCO_3，可以缩短传导阻滞的起效时间[40]。升高局麻药溶液的 pH 值，可使未带电荷的碱性形式局麻药含量增加，从而加快了局麻药穿透神经鞘和神经膜的速度，导致麻醉起效更加迅速。有研究认为，碱化布比卡因或利多卡因溶液，可以加快臂丛阻滞和硬膜外阻滞的起效时间，但也有研究不支持此观点[41]。

局麻药混合液

区域阻滞中混合应用局麻药可以相互弥补各自的不足：短效局麻药作用时间短，如氯普鲁卡因和利多卡因；长效局麻药起效慢，如丁卡因和布比卡因。将氯普鲁卡因和布比卡因相混合，理论上有明显的临床优越性，因为氯普鲁卡因起效快，毒性低，而布比卡因作用时间长；但临床研究的结果则不尽然[42]。此外，在区域阻滞技术中应用导管技术，可实现先用起效快的局麻药，如利多卡因、甲哌卡因、氯普鲁卡因等，后续再用长效或短效的局麻药。临床医师应警惕，混合液中的每一种局麻药都不能使用极量，也不要错误地认为各种局麻药毒性反应是相互独立的[43]。在没有确定资料的情况下，我们应假定它们的毒性是叠加的。

妊娠

妊娠妇女行硬膜外麻醉和蛛网膜下腔麻醉的平面扩散及阻滞程度均超过未妊娠妇女（见第 77 章）。妊娠对局麻药效应的影响可能是妊娠导致的机械性因素（硬膜外静脉扩张减少了硬膜外和蛛网膜下腔间隙容量）和激素的共同作用，尤其是黄体酮可直接导致神经对局麻药的敏感性增加所带来的复合效应[44]。后者可能更为重要，因为在妊娠的前三个月，硬膜外和蛛网膜下腔血管管径还没发生变化，而硬膜外麻醉平面扩散已经明显增快[45]。对于各个妊娠阶段的患者，局麻药用量都应适当减低。

不同区域阻滞的局麻药选择

根据解剖学特点，区域阻滞麻醉可分为浸润麻醉、静脉区域麻醉、外周神经阻滞（包括各种神经丛阻滞）、中枢神经阻滞以及表面麻醉（参见第 56、57、58、77、79、92 和 98 章）。另外一种局麻药注射的方法——肿胀麻醉也属于上述分类中的一种。肿胀麻醉广泛应用于诊室整形外科手术中。

浸润麻醉

各种局麻药均可用于浸润麻醉。局麻药皮内或皮下注射后可立即起效。然而，麻醉持续时间各不相同（见表 36-4）。肾上腺素可延长所有局麻药浸润麻醉的持续时间，其与利多卡因合用时这种延长作用更为显

表 36-4　浸润麻醉

药物	普通溶液			加入肾上腺素的溶液	
	浓度（%）	最大剂量（mg）	持续时间（min）	最大剂量（mg）	持续时间（min）
短效					
普鲁卡因	1 ~ 2	500	20 ~ 30	600	30 ~ 45
氯普鲁卡因	1 ~ 2	800	15 ~ 30	1000	30
中效					
利多卡因	0.5 ~ 1	300	30 ~ 60	500	120
甲哌卡因	0.5 ~ 1	300	45 ~ 90	500	120
丙胺卡因	0.5 ~ 1	350	30 ~ 90	550	120
长效					
布比卡因	0.25 ~ 0.5	175	120 ~ 240	200	180 ~ 240
罗哌卡因	0.2 ~ 0.5	200	120 ~ 240	250	180 ~ 240

著。浸润麻醉中局麻药的选择主要取决于所需的麻醉持续时间。

充分浸润麻醉效果所需要的药物剂量，取决于麻醉所要阻滞的区域面积和预期的手术操作时间。当需要麻醉的面积较大时，应采用较大容积稀释后的局麻药溶液。这在婴儿或儿童手术中尤为重要。例如，4kg 体重的婴儿接受浸润麻醉时允许的利多卡因最大安全剂量是 5mg/kg（见第 92 章），故 4kg 婴儿所用利多卡因最大量为 5mg/kg × 4kg = 20mg，即 2% 利多卡因 1ml 或 0.5% 利多卡因 4ml。当利多卡因稀释至 0.3% ~ 0.5% 时，也能有效地用于浸润麻醉。所以当需要浸润麻醉的面积较大时，稀释倍数越大越安全。

局麻药溶液皮下注射时患者经常会立即感到疼痛，部分原因是局麻药溶液呈酸性。例如，使利多卡因溶液中性化（向利多卡因中加入碳酸氢钠），可减轻利多卡因皮肤浸润麻醉时引起的疼痛[46]，还能使其起效更加迅速（见前述）。

浸润止痛法和留置导管给药法越来越多地被应用到多模式术后镇痛中[47-49]。

静脉区域麻醉

静脉区域麻醉是指经静脉向血流被止血带阻断的远端肢体内应用局麻药（如 Bier 阻滞，见第 79 章）。局麻药从外周血管床弥散至非血管组织，如神经轴突和神经末梢。静脉区域麻醉的安全性和有效性取决于患肢血流的中断和止血带的逐步开放。静脉区域麻醉多用于上肢手术，也可以用于下肢的短时间手术。如果在小腿使用止血带，不能放置在腓浅神经上，否则会造成神经损伤。止血带最好放在大腿上[50]。

静脉区域麻醉最常用的局麻药是利多卡因。但丙胺卡因、甲哌卡因、氯普鲁卡因、布比卡因、普鲁卡因和依替卡因亦可选用。通常会认为酯类局麻药较安全，因为酯类局麻药在血液中被水解。但应用氯普鲁卡因的患者有发生血栓性静脉炎的报道。应用布比卡因进行静脉区域麻醉时有发生心血管意外的报道，所以不建议使用[51]。

通常，不加肾上腺素、不含防腐剂的利多卡因溶液 3mg/kg（40ml，0.5%），可用于上肢远端手术。下肢手术常使用 0.25% 的利多卡因 50 ~ 100ml。

外周神经阻滞

区域麻醉可抑制外周神经系统神经纤维的传导功能，其分类可根据外周神经阻滞的种类进行（见第 57、58 章）。这种区域麻醉可人为地分为小神经阻滞和大神经阻滞。小神经阻滞是指单一神经（如尺神经、桡神经）的麻醉，而大神经阻滞是指两条或多条相互独立的神经或神经丛或者在近端阻滞比较大的神经（如股神经和坐骨神经）。

绝大多数局麻药可用于小神经阻滞。大多数局麻药起效迅速，药物的选择主要取决于麻醉所需持续时间。局麻药的作用持续时间各不相同，参见表 36-5。当在局麻药溶液中加入肾上腺素时，其镇痛及运动阻滞的时间均明显延长，但并不是所有局麻药均如此[52]。

1986 年，出现了一种胸膜间区域镇痛法。它是多条肋间神经阻滞的一种替代方法[53]。其操作方法可经皮或经外科医师开胸后将局麻药溶液注入胸膜腔。此

表 36-5 小神经阻滞 *

药物	常用浓度（%）	常用容积（ml）	剂量†（mg）	平均持续时间（min）	
				普通溶液	加入肾上腺素的溶液
普鲁卡因	2	5 ~ 20	100 ~ 400	15 ~ 30	30 ~ 60
氯普鲁卡因	2	5 ~ 20	100 ~ 400	15 ~ 30	30 ~ 60
利多卡因	1	5 ~ 20	50 ~ 200	60 ~ 120	120 ~ 180
甲哌卡因	1	5 ~ 20	50 ~ 200	60 ~ 120	120 ~ 180
丙胺卡因	1	5 ~ 20	50 ~ 200	60 ~ 120	120 ~ 180
布比卡因	0.25 ~ 0.5	5 ~ 20	12.5 ~ 100	180 ~ 360	240 ~ 420
罗哌卡因	0.2 ~ 0.5	5 ~ 20	10 ~ 100	180 ~ 360	240 ~ 420

* 也可见第 57 章。
† 剂量以 70kg 成人为准。儿童剂量见第 92 章

操作发生引起气胸的危险报道各不相同。胸膜内镇痛可有效用于诸如开腹胆囊切除术、乳房切除术和肾切除术等手术后的单侧躯体镇痛，但对于开胸术后镇痛效果并不确切[54]。该镇痛方法可能造成局麻药血药浓度过高，还可能会引发抽搐。胸膜间镇痛也可用于复杂的慢性疼痛治疗，如上肢复杂区域疼痛综合征、胰腺炎和胸腹部癌性疼痛等。在许多医学中心，胸腹部手术中，胸膜间镇痛大部分已经被胸段硬膜外镇痛所取代。

进行胸部单侧体神经阻滞有两种方法：连续胸膜外导管法[55]（由外科医师将导管经胸壁背侧置入壁层胸膜）和连续胸段椎旁神经阻滞[56]。与胸膜间镇痛相比，这两种方法的优点是仅有少量局麻药溶液漏入胸膜腔并经胸腔引流管引出体外。胸膜间镇痛与连续胸膜外导管法和连续胸段椎旁神经阻滞相比，哪种方法的危险-收益比更大尚存在争议[57-58]。

上肢手术时臂丛神经阻滞是最常见的外周大神经阻滞方法。臂丛神经阻滞时，不同局麻药的起效时间差异较大（见表36-6）。通常，中效局麻药比强效局麻药起效更快。利多卡因和甲哌卡因的起效时间约为14min，而布比卡因约为23min。有多种操作方法可用于臂丛神经阻滞。具体方法的选择受多种因素的影响，包括手术部位、患者对局麻药外漏至其他神经（如膈神经）的耐受程度等。这些因素在第57、58和79章都会讨论。同样，腰丛神经阻滞也有多种操作方法，包括后路法、前路血管周围"三合一"法和前路髂筋膜室法[59]。

与其他类型阻滞方法相比，臂丛神经阻滞持续时间的差异更加明显。据报道，布比卡因作用持续时间约为4~30h不等。故大神经阻滞前应告知患者麻醉阻滞区域的感觉和运动阻滞时间延长的可能性，尤其是在应用布比卡因、左布比卡因和罗哌卡因时。

外周神经和神经丛输注

持续输注局麻药广泛地应用于缓解手术后几天内的疼痛[48,60]，还可数周到数月地输注局麻药来治疗慢性恶性和非恶性的疼痛（见第64和98章）。随着输注时间的延长，局麻药全身延迟蓄积和中毒的概率也会增加。有些患者，持续输注多达30mg/h的布比卡因两周后，布比卡因的血药浓度高达2~5μg/ml，但不一定有明显的中枢系统和心脏毒性[61]。

中枢神经阻滞

任何局麻药均可用于硬膜外麻醉（见表36-7），但普鲁卡因和丁卡因起效缓慢而较少应用（见第56章）。硬膜外麻醉时，中等效能的局麻药维持时间为1~2h，而长效局麻药可达3~4h。加入肾上腺素（1:200 000）可明显延长中短效局麻药的作用时间，但对长效局麻药的持续时间影响甚微。应用氯普鲁卡因、利多卡因、甲哌卡因和丙胺卡因进行腰段硬膜外麻醉时，起效时间约为5~15min，而布比卡因起效较慢。

大多数情况下，0.125%布比卡因单次硬膜外给药可产生足够的镇痛效果，且只轻微阻滞运动功能[62]。0.0625%~0.1%的布比卡因持续硬膜外输注可用于分娩镇痛，合用阿片类药物或其他类型的镇痛药物时效果更好。0.25%布比卡因可产生更强的镇痛效果（尤其是硬膜外麻醉联合浅全麻时），但可造成中度的运动阻滞。0.5%~0.75%布比卡因运动阻滞更明显，故适用于较大手术操作时的麻醉，尤其是硬膜外麻醉未联

表 36-6 大神经阻滞*

药物	常用浓度（%）	常用容积（ml）	最大剂量（mg）无/有肾上腺素	起效时间（min）	持续时间（min）
利多卡因	1~2	30~50	350/500	10~20	120~240
甲哌卡因	1~1.5	30~50	350/500	10~20	180~300
丙胺卡因	1~2	30~50	400/600	10~20	180~300
布比卡因	0.25~0.5	30~50	175/225	20~30	360~720
左布比卡因	0.25~0.5	30~50	200/225	20~30	360~720
罗哌卡因	0.2~0.5	30~50	200/250	20~30	360~720

* 也可参见第57章。此表剂量为70kg成人剂量。如92章所述，在儿童、高风险患者或特殊部位（如肌间沟）阻滞时，应减量。当两处或两处以上阻滞同时进行时，各处剂量之和不应超过此表列出的最大剂量

表 36-7 硬膜外麻醉 *

加入肾上腺素的 局麻药（1:200000）	常用浓度（%）	常用容积（ml）	总剂量（mg） 无 / 有肾上腺素	通常起效 时间（min）	通常持续 时间（min）
氯普鲁卡因	2 ~ 3	15 ~ 30	700/900	5 ~ 15	30 ~ 90
利多卡因	1 ~ 2	15 ~ 30	350/500	5 ~ 15	
甲哌卡因	1 ~ 2	15 ~ 30	350/500	5 ~ 15	60 ~ 180
丙胺卡因	1 ~ 3	15 ~ 30	350/500	5 ~ 15	
布比卡因	0.25 ~ 0.5	15 ~ 30	175/225	15 ~ 20	180 ~ 350
左布比卡因	0.25 ~ 0.75	15 ~ 30	200/250	15 ~ 20	180 ~ 350
罗哌卡因	0.2 ~ 0.75	15 ~ 30	200/250	15 ~ 20	180 ~ 350

* 参见第 56 章。剂量以 70kg 成人为准，并加入肾上腺素。在儿童（见第 92 章）、高风险患者和特殊部位硬膜外麻醉（如高位胸段）时应减低剂量

表 36-8 蛛网膜下腔麻醉 *

药物	常用浓度（%）	常用容积（ml）	总剂量（mg）	比重	葡萄糖浓度（%）	通常持续时间（min）
普鲁卡因	10.0	1 ~ 2	100 ~ 200	重比重	5.0	30 ~ 60
利多卡因	1.5, 5.0	1 ~ 2	30 ~ 100	重比重	7.5	30 ~ 90
甲哌卡因	4	1 ~ 2	40 ~ 80	重比重	9.0	30 ~ 90
丁卡因	0.25 ~ 1.0	1 ~ 4	5 ~ 20	重比重	5.0	90 ~ 200
	0.25	2 ~ 6	5 ~ 20	轻比重		90 ~ 200
	1.0	1 ~ 2	5 ~ 20	等比重		90 ~ 200
地布卡因	0.25	1 ~ 2	2.5 ~ 5.0	重比重	5.0	90 ~ 200
	0.5	1 ~ 2	5 ~ 10	等比重		90 ~ 200
	0.06	5 ~ 20	3 ~ 12	轻比重		90 ~ 200
布比卡因	0.5	3 ~ 4	15 ~ 20	等比重		90 ~ 200
	0.75	2 ~ 3	15 ~ 20	重比重	8.25	90 ~ 200
左布比卡因	0.5	3 ~ 4	15 ~ 20	等比重		90 ~ 200
	0.75	2 ~ 3	15 ~ 20	重比重		90 ~ 200
罗哌卡因	0.5	3 ~ 4	15 ~ 20	等比重		90 ~ 200
	0.75	2 ~ 3	15 ~ 20	重比重		90 ~ 200

* 剂量以 70kg 成人为准。孕妇（见第 77 章）、高龄患者（见第 80 章），应减低剂量。儿童剂量参见第 92 章

合全身麻醉时。需要强调的是，术中单次给予高浓度局麻药（如 0.2% 布比卡因）是安全有效的，但是应避免长期输注高浓度的局麻药。硬膜外单次给予局麻药比持续输注获得的阻滞平面更宽。如果持续输注高浓度的布比卡因，可能会造成一些不可预期的风险和过长时间的运动阻滞。依替卡因在充分阻滞痛觉的同时，也可严重持久地阻滞运动功能。近年依替卡因的应用越来越少，现仅用于对肌松程度要求高的手术。

适用于蛛网膜下腔麻醉的局麻药见表 36-8。

虽然 5% 利多卡因溶液曾长期用于脊麻，但最近的研究发现其具有神经毒性，使得这种做法受到争议。这将在本章局麻药的神经毒性部分中详述。

丁卡因的剂型有粉剂和 1% 溶液两种，可用 10% 葡萄糖溶液稀释成 0.5% 的高比重溶液。丁卡因的低比重溶液（丁卡因加无菌盐水）可用于特定情况，如肛肠和髋关节手术。等比重丁卡因溶液（由 1% 丁卡因和脑脊液或生理盐水相混合）可用于下肢手术。

高比重布比卡因溶液（0.75% 布比卡因与 8.25% 右旋糖酐混合）和 0.5% 的接近等比重溶液均可广泛用于脊髓麻醉。布比卡因鞘内给药，其麻醉作用与丁

表 36-9　表面麻醉药的各种配方

成分	浓度（%）	剂型	应用部位
苯佐卡因	1 ~ 5	乳剂	皮肤、黏膜
	20	油膏	皮肤、黏膜
	20	气雾剂	皮肤、黏膜
可卡因	4	溶液	耳、鼻、喉
地布卡因	0.25 ~ 1	乳剂	皮肤
	0.25 ~ 1	油膏	皮肤
	0.25 ~ 1	气雾剂	皮肤
	0.25	溶液	耳
	2.5	栓剂	直肠
盐酸己卡因	0.5 ~ 1	溶液	皮肤、口咽部、气管支气管树、尿道、直肠
利多卡因	2 ~ 4	溶液	口咽部、气管支气管树、鼻
	2	胶浆	尿道
	2.5 ~ 5	油膏	皮肤、黏膜、直肠
	2	黏剂	口咽部
	10	栓剂	直肠
	10	气雾剂	牙龈黏膜
丁卡因	0.5 ~ 1	油膏	皮肤、直肠、黏膜
	0.5 ~ 1	乳剂	皮肤、直肠、黏膜
	0.25 ~ 1	溶液	鼻、气管支气管树
EMLA	利多卡因，2.5	乳剂	完整皮肤
	丙胺卡因，2.5		
TAC	丁卡因，0.5	溶液	破损皮肤
	肾上腺素，1：200 000		
	可卡因，11.8		
LET	利多卡因，4%	溶液	破损皮肤
	肾上腺素，1：20 000		
	丁卡因，0.5%		

Modified from Covino B, Vassallo H: Local anesthetics: mechanisms of action and clinical use. Orlando, Fla, 1976, Grune and Stratton.
EMLA：利多卡因和丙胺卡因的易溶混合物；LET：利多卡因 - 肾上腺素 - 丁卡因；TAC：丁卡因 - 肾上腺素 - 可卡因

卡因相似[63]。

　　加入血管收缩药可延长脊髓麻醉的作用时间。例如，向丁卡因、利多卡因或布比卡因溶液中加入 0.2 ~ 0.3mg 肾上腺素可使麻醉持续时间延长 50% 甚至更多[64-65]。向丁卡因溶液中加入 1 ~ 5mg 去氧肾上腺素也可延长脊髓麻醉时间达 50% 甚至更多。向布比卡因或利多卡因加入肾上腺素，与胸段脊髓麻醉相比，腰骶段脊髓麻醉的持续时间明显延长。

表面麻醉

　　有许多局麻药可用于表面麻醉（见表 36-9），利多卡因、地布卡因、丁卡因和苯佐卡因等最为常用。

通常，这些制剂应用于黏膜或破损皮肤时可产生有效但相对短的麻醉作用。利多卡因和丁卡因喷雾剂常用于气管插管前的气管内麻醉，以及支气管镜和食管镜检查前的黏膜麻醉。

　　有些表面局麻药的复方制剂能穿透完整的皮肤。EMLA 是一种易溶混合物，含 2.5% 利多卡因和 2.5% 丙胺卡因，并广泛应用于完整皮肤表面麻醉，如静脉穿刺、深静脉置管、皮肤移植、包皮环切术等[66]。但使用时必须包扎 45 ~ 60min，以便达到充分的皮肤麻醉效果。延长包扎时间可增强镇痛效果和可靠性。EMLA 即使在新生儿中应用也是安全的，因为丙胺卡因引起高铁血红蛋白血症极其罕见。EMLA 可有效应用于新生儿包皮环切术，但效果不如阴茎背神经阻滞[66-67]。还有多种可使用的表面麻醉制剂，包括丁卡因凝胶[68]、利多卡因脂质体等[69]。使用物理方法可加快局麻药穿透皮肤的速度，如离子电渗疗法、局部加热法、电穿孔技术以及其他的无针加压注射技术都可以加快皮肤的镇痛[70]。Synera（最初名为 S-Caine）是利多卡因和丁卡因的混合制剂并包含一个加热装置（打开包装即启动了氧气促发的放热反应）。Synera 起效迅速并有扩血管作用[71]。

在儿科急诊病房行清创缝合时，常需要表面麻醉，此时常选用 TAC（丁卡因、肾上腺素和可卡因的混合物）。TAC 的配方为：0.5% 丁卡因，肾上腺素 1:2 000，10% ~ 11.8% 可卡因。有研究认为使用更低的浓度可产生几乎相同的效果，且发生毒性反应的可能性更小。成人最大安全剂量为 3 ~ 4ml，儿童为 0.05ml/kg。TAC 不能穿透完整皮肤，但它可迅速被黏膜吸收，导致毒性反应，甚至致死。

由于可卡因的毒性及具有潜在的滥用风险，有研究机构已开发出了不含有可卡因的表面麻醉制剂。利多卡因 - 肾上腺素 - 丁卡因混合物和丁卡因 - 去氧肾上腺素混合物基本上取代了 TAC[72]。以往耳鼻喉科医师常规使用可卡因溶液或气雾剂对鼻腔黏膜进行镇痛和缩血管，近年来，可卡因在鼻腔的应用逐渐被 α_1- 肾上腺素能激动药（羟甲唑啉或去氧肾上腺素）和局麻药（如 2% ~ 4% 利多卡因）联用所取代。在婴幼儿，推荐使用进一步稀释的溶液（见第 92 章）。去氧肾上腺素的全身性吸收可导致严重的高血压和反射性心动过缓。虽然羟甲唑啉也会引起末梢血管的收缩、高血压和反射性心动过缓，但它的全身反应轻微，安全性更好。我们认为，和现有的替代方法（联用局麻药和表面缩血管药如羟甲唑啉）相比，可卡因在临床应用中没有优势。

肿 胀 麻 醉

这是整形外科医师经常使用的局麻方法。在吸脂过程中，皮下注射大量低浓度含有肾上腺素和其他成分的局麻药溶液。利多卡因的总剂量为 35 ~ 55mg/kg 时，不会造成血药浓度明显升高，其达峰时间为注射后 8 ~ 12h[73]。尽管注射容积偏大，但安全性非常好[74]。但是，也有在整形手术过程中发生心搏骤停和死亡的病例报道。很多因素都可能使患者状态不稳定或恶化，如局麻药浓度过高、合用镇静剂等[75]。肿胀麻醉时影响局麻药的摄取和清除的因素还需进一步研究。临床医师在使用这种方法 12 ~ 18h 之后才能慎重地使用其他局麻药施行浸润麻醉或其他麻醉。

全身应用局麻药治疗神经病理性疼痛

多种局麻药、抗心律失常药、抗惊厥药和其他 Na^+ 通道阻滞剂均可以通过静脉或口服应用来治疗神经病理性疼痛（见第 64 章）[76]，但临床效果并不确切[77]。尽管静脉应用利多卡因后出现的阳性反应口服美西律也可以达到，但许多患者无法耐受美西律。当输注利多卡因缓解神经痛时，正常伤害感受和其他感觉模式并未受到影响，说明疾病的神经生理学相关性对这些药物具有高度易感性，其血药浓度比引起神经阻滞的浓度低 50 ~ 100 倍。实验室研究表明，由创伤部位或其他部位发出的异位冲动（如背根神经节）可导致神经痛，这些冲动对使用依赖性 Na^+ 通道阻滞剂十分敏感。值得注意的是，在临床和动物模型中均发现[78]，通过单次静脉注射药物治疗已经存在的神经病理性疼痛时，疼痛缓解的时间可持续数日、数周乃至数月。这远远超过了药物引发神经阻滞的半衰期，其机制仍不明确。

药代动力学

局麻药的血浆浓度取决于药物注射剂量、注射部位的药物吸收速率、组织分布速率和生物转化清除率[79-80]。而患者相关因素，诸如年龄、心血管系统状态以及肝功能状态等也会影响局麻药的生物降解和血药浓度。

吸 收

局麻药的全身吸收取决于药物注射部位的血液灌注情况、药物剂量、容量、是否添加血管收缩药以及药物本身的药理学特性[79-80]。比较同一药物不同途径给药后的血药浓度，发现肋间神经阻滞时局麻药的血药浓度最高，然后依次是尾段硬膜外阻滞、腰段硬膜外阻滞、臂丛阻滞和皮下浸润。当局麻药溶液注射到血运丰富的区域时，其吸收更快更强，这具有相当重要的临床意义，因为应用相同剂量的局麻药在一些部位可能有潜在毒性，而在其他部位则可能没有。例如，400mg 利多卡因（不含肾上腺素）用于阻滞肋间神经时，静脉血药浓度平均峰值可达到 7μg/ml，这在某些患者中足以引起中枢神经系统毒性症状，而同样剂量的利多卡因用于臂丛神经阻滞，产生的最大血药浓度仅为 3μg/ml，很少引起毒性反应。

局麻药最大血药浓度与特定用药部位的药物总量有关。对于大多数局麻药而言，用药总量与血药浓度峰值之间存在一定的比例关系。肾上腺素能降低药物吸收入血的速率，从而降低其潜在的全身毒性反应。5μg/ml 的肾上腺素（1：200 000）可显著降低利多卡因和甲哌卡因的血药浓度峰值，且这一作用不受注射部位影响。腰段硬膜外麻醉时，添加血管收缩药对布比卡因和依替卡因的血药浓度峰值影响轻微。然而，当这些药物用于外周神经阻滞，如臂丛神经阻滞时，肾上腺素可明显降低这些药物的血管吸收速率。

不同局麻药的吸收速率也不相同。

分　布

局麻药的全身分布在许多情况下可用二室模型进行描述[81-82]。快速消除相与快速平衡组织（即血运丰富的组织）对局麻药的摄取有关。血液中的缓慢消除相主要表现为特定复合物的功能[82]。

局麻药可分布至全身各组织，但不同组织中的浓度各不相同。总体而言，血供越丰富的器官所含的局麻药浓度越高。局麻药可迅速被肺组织清除，所以当局麻药流经肺循环时，其整体血药浓度迅速降低[83]。

生物转化和清除

化学结构相似的局麻药代谢机制也相似。酯类局麻药迅速被血浆中的假性胆碱酯酶水解；氯普鲁卡因的清除非常快[84-85]。

酰胺类局麻药经肝酶作用而降解。利多卡因代谢速度稍快于甲哌卡因，而布比卡因则比甲哌卡因慢得多[67, 86-87]。

酰胺类局麻药代谢产物经肾排除，只有不到 5%以原型经尿液排出体外。

患者状态对药代动力学的影响

患者的年龄将影响局麻药的生理降解（见第 80 和 92 章）。据 Nation 等[88]报道，静脉应用利多卡因后 22～26 岁年龄段的志愿者，半衰期平均为 80min；而在 61～71 岁年龄段的志愿者中半衰期明显延长，平均达 138min。

新生儿的肝酶系统尚未成熟，因此利多卡因、布比卡因和罗哌卡因的清除时间均延长[89-91]。布比卡因的消除半衰期在成人为 3.5h，而在新生儿和小婴儿则可延长达 8～12h。婴儿持续输注局麻药后消除时间延长是值得关注的问题，布比卡因输注速率过快可导致抽搐发作[92]。因此，我们建议在儿童或成年人中布比

卡因持续输注时，最大速率为 0.4mg/（kg·h），新生儿和小婴儿则不应超过 0.2mg/（kg·h）[93]。在某些小婴儿中，即使以 0.2mg/（kg·h）的速率输注布比卡因，48h 后其血药浓度仍接近中毒水平[94]。同样，在新生儿中利多卡因持续输注速率不应超过 0.8mg/（kg·h）。单乙基甘氨酰二甲苯是利多卡因的主要代谢产物，其蓄积有致惊厥作用。新生儿持续输注利多卡因可导致单乙基甘氨酰二甲苯蓄积，从而增加利多卡因的毒性。在新生儿中，硬膜外应用氯普鲁卡因具有独特的优势，这是因为其血浆清除迅速，即使是早产新生儿也是如此[95]。

肝血流下降或肝酶功能损伤，可使血中酰胺类局麻药水平显著升高。肝功能正常的志愿者中，利多卡因平均半衰期为 1.5h，但患有肝脏疾病的患者其半衰期可达 5.0h。在充血性心力衰竭的患者中，利多卡因的清除也明显延长[96]。

毒　性

如果应用剂量适当，给药部位准确，局麻药的应用是相对安全的。然而，如果剂量过大、误入血管或鞘内，则可导致全身或局部毒性反应。此外，一些局麻药会引起一些特定的不良反应，如酯类局麻药引起的过敏反应，丙胺卡因导致的高铁血红蛋白血症。

全身毒性反应

局麻药的全身性毒性反应主要累及中枢神经系统（CNS）和心血管系统（见第 56 至 58、92 章）。通常，中枢神经系统比心血管系统更为敏感，因此引起 CNS 毒性反应的局麻药剂量和血药浓度通常较引起循环系统衰竭的低。

中枢神经系统毒性反应

局麻药引起 CNS 毒性的初期症状包括头晕和眩晕，然后是视觉和听觉异常，如聚焦困难和耳鸣。其他 CNS 中毒时的主观症状还包括：定向力异常以及间歇性困倦。CNS 中毒的客观体征本质上是一些中枢神经系统兴奋的表现，包括寒战、肌肉抽搐、面部肌群和四肢远端震颤，最终发生强直-阵挛性惊厥。如果局麻药剂量过大或静脉注射过快，可以从最初的 CNS 兴奋症状迅速进入 CNS 抑制状态。表现为抽搐发作停止、呼吸抑制，最终呼吸停止。在某些患者，CNS 抑制前没有兴奋阶段，尤其是在服用 CNS 抑制药后。

CNS 兴奋症状可能是由于局麻药对大脑皮质抑制性通路的阻断所致[97]，同时也与兴奋性神经递质谷氨酸的释放有关。抑制性通路的阻断造成易化神经元以一种无对抗性方式运行，导致兴奋性增强，造成惊厥。若局麻药的剂量继续增加，可造成抑制通路和易化通路的同时抑制，并最终引发整个 CNS 的抑制。

通常，各种局麻药的效能与其静脉应用所产生的CNS 毒性之间具有相关性[98]。局麻药不慎误入血管造成的惊厥可通过静脉应用小剂量苯二氮䓬类药物如咪唑安定或硫喷妥钠缓解。呼吸性或代谢性酸中毒可增加局麻药引起 CNS 毒性的风险[99]。

$PaCO_2$ 升高使脑血流增加，局麻药入脑更迅速。此外，CO_2 弥散入神经元，使细胞内 pH 值降低，有助于药物从碱基形式转化成为阳离子形式。阳离子形式的局麻药不能快速穿过神经膜，因此发生离子屏障，从而增加了局麻药的 CNS 毒性。

高碳酸血症和酸中毒可降低局麻药的血浆蛋白结合率[100]。$PaCO_2$ 升高或 pH 值降低，将增加以自由形式弥散入脑组织的局麻药量。另一方面，酸中毒增加了局麻药的阳离子含量，使局麻药弥散通过脂质屏障的速率降低。

临床上应注意高碳酸血症和酸中毒对局麻药毒性效应的影响。抽搐发作可导致通气不足以及呼吸性合并代谢性酸中毒，进一步加重 CNS 毒性。若发生局麻药中毒，应立即辅助通气、循环支持以预防或纠正高碳酸血症和酸中毒，以及纠正缺氧，上述三者均可加重局麻药的 CNS 毒性。

综上所述，再结合围术期临床安全操作指南，临床医师进行大神经传导阻滞时，应按照常规操作准备下列物品：

1. 常规生命体征监护设备；
2. 氧气罐或中心供氧设备；
3. 通气设备，包括可行正压通气的呼吸囊和面罩；
4. 解痉药，如咪唑安定、劳拉西泮、地西泮或硫喷妥钠。

心血管系统毒性

局麻药对心脏及外周血管具有直接效应，并通过阻滞交感神经或副交感神经传出纤维间接影响循环系统功能。

直接心脏效应 局麻药的主要心脏电生理效应是降低浦肯野纤维和心室肌中快传导组织的去极化速度[101]。去极化速度的下降与心脏细胞膜快钠通道利用率降低有关。局麻药也可使动作电位时程和有效不应期缩短。

不同药物的电生理学效应差异明显。布比卡因比利多卡因能更明显地抑制浦肯野纤维和心室肌细胞的快速去极化相（V_{max}）。此外，布比卡因处理过的乳头肌，从使用依赖性阻滞中恢复的速度较利多卡因处理过的乳头肌慢。恢复率慢导致动作电位间期的 Na^+ 通道可用性恢复不完全，尤其在心率快时更明显。利多卡因和布比卡因之间的效应差异使利多卡因具有抗心律失常特性而布比卡因则有致心律失常特性。

电生理学研究发现局麻药血药浓度过高，可使心脏不同部位的传导时间延长。心电图表现为 PR 间期延长和 QRS 波群增宽。极高浓度的局麻药可抑制窦房结自主起搏活性，引发窦性心动过缓和窦性停搏。

所有局麻药对心肌都有剂量依赖性负性变力作用[102]；心肌收缩力抑制程度与局麻药传导阻滞效能存在一定的比例关系。因此，布比卡因和丁卡因比利多卡因具有更强的心脏抑制效应。

局麻药通过影响钙离子内流及肌浆网钙离子释放来抑制心肌收缩力[97]，同时也抑制心肌细胞膜的 Ca^{2+} 电流和 Na^+ 电流。

直接外周血管效应 局麻药对外周血管平滑肌具有双相效应[103]。低浓度利多卡因和布比卡因使大鼠提睾肌中的血管收缩，但高浓度时无论在离体组织还是在在体实验，均引起血管扩张。

可卡因是唯一在各种浓度下均引起血管收缩的局麻药。其具有抑制运动前神经元摄取去甲肾上腺素的效应，因此增强了神经源性血管收缩。

心血管系统毒性比较

所有的局麻药，尤其是布比卡因，均可引起快速而复杂的心血管抑制（见第 56～58、92 章）。布比卡因的心脏毒性与利多卡因在下列方面有明显不同：

1. 布比卡因和依替卡因造成不可逆性心血管功能衰竭（CC）所需的剂量与引发 CNS 毒性（如惊厥）的剂量之比（即 CC/CNS 比值）低于利多卡因[104]。
2. 快速静脉应用大剂量布比卡因，常可引发室性心律失常甚至致命性室颤，而利多卡因较少见。CNS 毒性在局麻药致心律失常的发生中也有一定作用（见第 68 章）。
3. 与非妊娠动物或人相比，妊娠动物或孕妇对布比卡因的心脏毒性效应更为敏感[105]（见第 77 章）。在美国，0.75% 的布比卡因溶液已不再推荐用于产科麻醉。

4. 布比卡因引发心血管功能衰竭后，心脏复苏极难成功。酸中毒和缺氧可显著增强布比卡因的心脏毒性[106]。

在动物实验或临床工作中，许多复苏用药，如阿托品、肾上腺素、溴苄胺、利多卡因、氨力农、苯妥英等都曾用于治疗布比卡因过量所致的循环功能衰竭。其他类型的心血管衰竭，应尽快实施心肺复苏并按照高级心脏生命支持（ACLS）的步骤进行除颤[107]。但我们认为，在布比卡因所致的心搏停止的治疗中，除了按 ACLS 程序指定的步骤应用低剂量的肾上腺素、阿托品[107]以及后面提到的脂肪乳的应用外，抗心律失常药和传统的复苏用药没有确切的疗效。因此在布比卡因所致的室性心律失常的治疗中不建议使用利多卡因和胺碘酮。有少数案例报道在布比卡因所致的心脏毒性情况下，迅速建立体外循环支持可以挽救生命。三级医院开始越来越多地应用快速反应的体外膜氧合器和（或）心肺转流术工作组。对某些病例，即使已开始 ACLS 和输注脂肪乳，该工作组也应准备好。

局麻药静脉注射或过量后行心脏复苏临床指南：

1. 当布比卡因诱发心搏停止或室性心动过速需进行心脏复苏时，并非所有的药物都有确切疗效（尽管我们建议使用脂肪乳治疗）。首先要着重强调心肺复苏的基本原则，包括维持气道通畅，保证氧合和通气。如果有需要应立即进行胸外心脏按压。

2. 因局麻药诱发的循环功能衰竭复苏十分困难，所以避免血管内大剂量注射局麻药及避免局麻药过量非常重要。

3. 推注局麻药时采用负压回抽技术并不能绝对排除误入血管的可能。所以行大神经阻滞时应遵循分次给药原则。发生循环功能衰竭前通常都有 ECG 改变，虽然不是一定会出现，应密切注意 ECG 变化（包括 QRS 波形、速率、节律或异位性）。这可以提醒我们在给予致命药物剂量之前停药，从而挽救患者的生命。

4. 基于动物实验结果[108]和越来越多的病例报道[109-111]，我们建议行大范围神经阻滞操作的医疗机构应常规准备脂肪乳（如 20% 的 Intralipid）以备紧急使用[111]。如果患者在应用布比卡因、罗哌卡因或者其他局麻药后发生严重的心血管抑制或循环骤停，除了立即行基础生命支持和启动 ACLS 程序外，应同时快速一次给予 20% 的脂肪乳 1.5ml/kg（成人大约为 100ml），必要

时还可继续以 0.25ml/ (kg·min) 的速度输注 10min。

手性局麻药：罗哌卡因和左旋布比卡因

市售的布比卡因是（R）和（S）立体异构体的外消旋混合物。为解决意外静脉注射布比卡因所带来的心血管系统毒性，开发了单一手性局麻药以期获得更高的安全性。罗哌卡因（耐乐品）[112]及左布比卡因（Chirocaine）[113]就是这种具有立体选择性的新型局麻药。罗哌卡因是单一立体异构体，与左布比卡因的区别在于哌啶环上的丁基取代了丙基（见表 36-1）。通过对分子结构的改造，希望罗哌卡因和左旋布比卡因的心脏毒性有所降低。同时，甲哌卡因和布比卡因的左旋体经肝代谢速度较各自的右旋体慢，这可能在长期输注时有更多的全身蓄积。

布比卡因的特征之一是可使心肌细胞动作电位后钠通道的恢复明显减慢，而罗哌卡因的这一作用较布比卡因小。除了这种电活动的差异外，罗哌卡因对离体心脏的负性变力作用则明显小于布比卡因。布比卡因对钙电流的选择性抑制是导致电生理和机械毒性机制差异的原因。

是否罗哌卡因的治疗指数较布比卡因高呢，尤其是在考虑到心肌毒性后？临床研究证明，在臂丛[114]和腰段硬膜外[115]阻滞中，布比卡因与罗哌卡因的麻醉效能没有明显区别。另一研究比较了 0.5% 布比卡因和 0.75% 罗哌卡因在腰段硬膜外阻滞时对运动和感觉阻滞的效能，也没有显示明显区别[116]。总体来看，布比卡因的局部阻滞效能与罗哌卡因相当或稍高（约 1.3~1.5 倍）。动物和临床实验也都证实两者在感觉和运动阻滞作用时间方面相当或布比卡因稍长。

是否具有相当阻滞效能的局麻药物剂量也具有相当的毒性呢？总体上罗哌卡因的心脏毒性小于布比卡因。动物实验证实，布比卡因较罗哌卡因更易导致传导阻滞、心脏衰竭或心室颤动。犬经静脉注射大剂量罗哌卡因或布比卡因诱发心搏骤停后，罗哌卡因组行心脏复苏的成功率明显高于布比卡因组[117]。

罗哌卡因比布比卡因具有更高的安全性可能和纯左旋体以及哌啶环上的丙基被丁基取代有关。经比较，罗哌卡因对妊娠状态与非妊娠状态的羊的心脏毒性没有区别，这与布比卡因不同[118]。

有很多与左布比卡因注射部位相关的临床研究[119-121]。很多临床研究着眼于比较布比卡因、左布比卡因、罗哌卡因对不同部位感觉与运动阻滞效能和持续时间的差异[120-121]，但实验结果差别很大。左旋布比卡因的重量百分比是以其自由碱基形式的含量计算的；而其他局麻药则是以盐酸盐形式计算的[122]。

酸中毒和缺氧

与 CNS 毒性一样，高碳酸血症、酸中毒和缺氧可加重利多卡因和布比卡因对离体心脏组织中的负性变力、变时作用。缺氧合并酸中毒可使布比卡因的心脏抑制效应恶化[123]。在羊的研究中，静注布比卡因后，缺氧和酸中毒也会加重心律失常的发生率和死亡率。在某些患者中，局麻药误入血管造成抽搐后很快发生高碳酸血症、酸中毒和缺氧[124]。因此，布比卡因误入血管后发生的心脏抑制，部分可能与抽搐所造成的酸中毒和缺氧相关，酸中毒和缺氧又进一步加重了布比卡因的内在心脏毒性。

间接心血管效应

蛛网膜下腔麻醉或硬膜外麻醉平面过高会造成严重低血压。一项关于患者围术期心搏骤停的终审案例随访研究证实，蛛网膜下腔麻醉或硬膜外麻醉下发生心搏骤停的患者为一般健康的患者[125]。这些事件常发生在同时存在麻醉平面高、大剂量应用镇静药及伴有心动过缓的低血压一段时间后发展至心搏骤停，并且通常麻醉医师未能及时发现该问题、气道支持（尤其是镇静的患者）不及时以及未及时应用 α 与 β- 肾上腺素能受体激动药如肾上腺素。尽管轻度到中度低血压对具有间接拟交感作用的药物，如麻黄碱或去氧肾上腺素的反应良好，但脊髓麻醉后发生严重低血压合并严重心动过缓时，大多数情况下应及时递增性地给予肾上腺素进行治疗，初始剂量为 0.1 ~ 1μg/kg，即 ACLS 推荐剂量的 1/200 ~ 1/20（见第 108 章）。

高铁血红蛋白血症

高铁血红蛋白血症是在大剂量应用丙胺卡因后发生的一种特殊的全身性不良反应[126]。通常，600mg 足以在成人引发明显的临床高铁血红蛋白血症。肝降解丙胺卡因生成 O- 甲苯胺，它能将血红蛋白氧化成高铁血红蛋白。严重的高铁血红蛋白血症应静脉注射亚甲蓝治疗。在新生儿中应用标准剂量的 EMLA 行表面麻醉仅产生极少量的高铁血红蛋白，故在大多数婴幼儿中应用 EMLA 是安全的。患有罕见的代谢紊乱性疾病时或复合使用使高铁血红蛋白降解减慢的药物时，新生儿发生高铁血红蛋白血症的易感性增加。

过　　敏

尽管患者应用局麻药后可能会产生一些全身性或局部性的症状，但前瞻性研究发现这些反应很少能被确诊为过敏反应[127]。酯类局麻药，例如普鲁卡因比酰胺类局麻药较易发生过敏样反应，然而即使是酯类局麻药的这些反应绝大部分也不是过敏。酯类局麻药是 p- 氨基苯甲酸的衍生物，而 p- 氨基苯甲酸是一个已知的过敏原。一些酰胺类局麻药制剂中含有防腐剂——对羟基苯甲酸甲酯，其化学结构与 p- 氨基苯甲酸相似，但现在大部分的酰胺类局麻药制剂中已不再含有对羟基苯甲酸甲酯。局麻药安瓿被乳胶抗原污染可能与过敏反应有关，虽然这种污染很难被确定。极个别对酯类和酰胺类局麻药都过敏的患者不能应用局麻药进行脊髓麻醉，应考虑使用哌替啶作为替代[128]。

局部组织毒性

临床应用的酯类和酰胺类局麻药，如果其神经内浓度过高，都可能产生直接神经毒性。但在大量临床实践过程中却很少发生神经损伤。尽管局麻药的包装浓度和注射浓度均远高于其生理学有效范围，但药物在分布过程中被不断稀释，所以不会引起损伤。如果药物没有经过上述过程的稀释，则可能造成长期或永久性神经缺陷。因此，在狭窄的鞘内应用 5%（200mmol/L）的高浓度利多卡因溶液，很容易导致短暂或持续的神经根综合征甚至马尾综合征[129]。实验室研究发现，如此高浓度局麻药直接作用于裸露的神经纤维，可在 5min 之内导致不可恢复的传导阻滞[130]。临床医师应该意识到局麻药原液对神经具有损伤作用，而原位或组织中进行稀释对防止局麻药局部毒性反应非常重要。

20 世纪 70 年代末至 80 年代初，有些患者在接受硬膜外或蛛网膜下腔应用大剂量氯普鲁卡因后发生持续的感觉和运动障碍[131]。关于氯普鲁卡因神经毒性的动物实验结果则是相互矛盾的[132-133]。一些研究认为，pH 值低、制剂中含有亚硫酸氢钠以及鞘内给药剂量疏忽等因素，是大剂量氯普鲁卡因产生神经毒性的部分原因；另一些研究则认为高浓度氯普鲁卡因本身即具有神经毒性[132-133]。但在正确实施硬膜外麻醉时不会达到这样高的药物浓度，除非是错误地将高浓度药物注入蛛网膜下腔。目前市售的氯普鲁卡因不再含有亚硫酸钠，亚硫酸钠最初被乙烯基乙二醇四乙酸（EGTA）取代，EGTA 是一种防腐剂和高亲和力的钙离子螯合剂，有时可在硬膜外麻醉后造成局部肌肉痉挛。现在的氯普鲁卡因制剂已不再含有防腐剂。氯普鲁卡因具有一个独特的优点，即清除速度快很难发生全身性蓄积。新生儿及小婴儿硬膜外麻醉时，氯普鲁卡因比利多卡因和布比卡因具有更好的治疗指数[95]，现在流行将其用于短时间的脊髓麻醉。

采用推荐剂量和浓度的局麻药进行单次蛛网膜下腔麻醉可发生局限性和一过性的神经症状（后背痛、感觉异常、神经根痛和感觉迟钝）[134]。实验研究和系统评价发现低浓度的利多卡因和甲哌卡因比布比卡因与丙胺卡因更易导致一过性神经症状的发生[135]。将利多卡因从5%稀释到1%～2%不会减少蛛网膜下腔麻醉后发生一过性神经症状的危险性。研究设计不同、提出问题的角度不同以及纳入标准的不同，可能是不同研究中心得出的神经根后遗症患病率不同的原因。通过meta分析排除了由上述设计不同造成的差异之后，发现应用利多卡因蛛网膜下腔麻醉后一过性神经症状的发生率是布比卡因的6.7倍，是丙胺卡因的5.5倍[135]。局麻药溶液中加入血管收缩药也能增加脊髓麻醉后一过性神经症状的发生率[136]。局麻药的神经毒性似乎与传导阻滞无关，因为使用强效 Na^+ 通道阻滞药如海藻毒素、新蛤蚌毒素和河豚毒素，可造成强烈的传导阻滞，但并不引发神经损伤相关的组织学和行为学改变[137]。

最近广泛应用的超声引导下外周神经阻滞，期待这种方法能减少阻滞后的神经症状，但没有被完全证实[138]。这个问题会在第58章详述。

神经阻滞后，术中患者的体位也是一种危险因素（见第41章）。截石位手术的患者蛛网膜下腔麻醉或硬膜外麻醉后神经症状的发生率明显增加。其原因尚不清楚，神经受压或牵拉，或神经滋养血管灌注降低增加了局麻药的毒性。截石位本身即能造成神经后遗症和下肢骨筋膜室综合征，尤其是在长程手术和采用特伦德伦伯卧位（头低脚高位）的患者[139]。

很多局麻药（利多卡因、甲哌卡因、丙胺卡因、布比卡因和依替卡因）肌肉注射会造成骨骼肌变化。通常，强效和长效的局麻药（如布比卡因和依替卡因）比弱效和短效的局麻药（如利多卡因和丙胺卡因）更易导致注射部位局部的骨骼肌损伤。这种骨骼肌损伤是可逆的，肌肉可迅速再生，一般2周左右可完全恢复。局麻药的肌细胞毒性可能与线粒体有关[140]。

长效神经阻滞和感觉特异性阻滞局麻药的研究进展

有多种方法可以进行长效神经阻滞。采用脂质体胶囊化技术能延长阻滞持续时间，其机制取决于剂量及脂质体生理学特性（表面电荷、大小和层状结构）[141-143]。局麻药可被整合到能生物降解的聚合体微球中使药物持续释放[144]。这些类型的局麻药可使动物模型和健康志愿者[145]外周神经阻滞达2～8天，主要受药物剂量、注射部位和生物种类的影响。由于酯类及酰胺类局麻药的神经毒性，其控释剂型用于神经干周围时有不可控的潜在的神经毒性。但是，这类药物在一些特殊部位（如肋间神经）阻滞时，长时间的局部感觉缺失并非一种并发症，相反是有益的，所以具有非常好的风险效益指数。浸润镇痛时神经毒性风险在临床上意义不大。Exparel是一种溶于脂类的剂型，最近在美国被批准用于浸润麻醉，但不用于外周神经阻滞[146]。Posidur是另一种脂类剂型，目前正在进行临床试验[147]。

采用钠通道位点1阻断剂复合局麻药或肾上腺素能药物也是一种延长局麻药阻滞时间的方法[148]。钠通道位点1阻断剂新蛤蚌毒素已经开始一期和二期临床试验[149-151]。将钠通道位点1阻断剂与局麻药或肾上腺素能药物联用能显著延长阻滞时间和提高治疗指数[149]。理论上钠通道位点1阻断剂有非常诱人的前景，诸如对局部神经[137]、肌肉[152]组织不具毒性；以及对心脏的毒性很小[153]。

其他药物也可作为局麻药，包括三环类抗抑郁药[154]，虽然其神经毒性可能限制其在临床中的应用。

长效局麻药有望通过伤口浸润麻醉、外周神经或神经丛阻滞为多种手术提供长时间的术后镇痛。四肢手术实施外周神经或神经丛阻滞时，应考虑到潜在的长时间运动阻滞的可能性。而对胸腹部手术来说，长时间阻滞椎旁和腹横肌平面的阻滞有应用价值，且不用担心运动阻滞。

感觉（或疼痛）特异阻滞是长期以来局麻药研发的目标。一种来源于四价利多卡因的衍生物——QX-314，能通过瞬时受体电位（TRP）通道特异性阻断小的感觉纤维。TRP通道只存在于小的感觉纤维中[155-156]。TRP通道传导热痛觉，能够被辣椒素（如辣椒辣素）激活。

局部麻醉失败的生物学机制：炎症、痛觉过敏、快速耐药、遗传变异

局部麻醉失败通常归咎于给药的失败、容量及浓度不足或者临床麻醉技术选择的错误。然而，即使在正确选择了药物及临床技术的情况下，仍然有许多生物学因素可能导致局部麻醉失败。如牙周脓肿或严重牙髓炎的患者，以常规剂量行局部麻醉，其失败率可达70%。炎症部位局部麻醉失败是药代动力学和药效动力学因素综合作用的结果。药代动力学因素包括：①局部血流增加

导致局麻药从注射部位神经周围移除的速度加快；②局部组织酸中毒使以盐酸盐形式存在的局麻药比例增大，而局麻药的盐酸盐形式很难穿透神经细胞膜；③局部组织水肿，使局麻药弥散至神经的距离增加且进一步稀释了局麻药。药效动力学因素包括：炎症对外周神经和中枢神经均产生敏化作用[157-158]。下颌骨牙齿感染时，下牙槽神经阻滞（在感染部位的远端实施麻醉）仍然有较高的失败率。

同时，局部麻醉和区域麻醉又可以从局部、脊髓、全身多个水平，通过复杂的机制抑制炎症反应[159-160]。

局麻药长期输注后，效能逐渐减弱可能和耐受无关的很多因素相关，诸如导管移位、皮肤起源区域的变化和输入的伤害性感受程度的变化。产妇单次硬膜外给药后，一旦疼痛再现后再给药，则阻滞的强度和持续时间都将减少；而在疼痛再现前即给予后续剂量，则上述快速耐药和快速抗药均不会发生[161]。接受胸段硬膜外布比卡因持续输注的患者，同时全身给予阿片类药物，则不会发生节段阻滞效果的逐渐衰减[162]。对大鼠的研究证明药代动力学和药效动力学因素都参与其中。在大鼠模型中，快速抗药反应与痛觉过敏是相关的[163]，抑制痛觉过敏的药物也可以抑制快速抗药反应，如 N- 甲基 -D- 天冬氨酸型受体抑制剂、一氧化氮合酶（NOS）抑制剂[164]。相反，反复以利多卡因行坐骨神经阻滞，会使神经丛内利多卡因含量和阻滞持续时间均减少[165]。

偶尔会有患者说"局麻药对我完全没有效果"，虽然多半是因为技术上的失误或者其他因素（患者或操作相关的）引起的麻醉失败，但是也有可能是源于对局麻药反应相关的基因出现了变异。如埃勒斯 - 当洛斯综合征患者中有一个亚群就对局麻药完全没有反应[166]。

参 考 文 献

见本书所附光盘。

第四部分

麻醉管理

第37章 麻醉风险

Mark D. Neuman • Lee A. Fleisher

范议方 尹毅青 陈唯韫 译 韩如泉 李成辉 审校

要 点

- 围术期风险因素涉及多个方面，包括麻醉、手术和患者个体差异等。
- 麻醉（和手术）相关风险通常被界定为术后 30d 内出现的并发症和死亡事件，但是 30 天后出现的事件仍可能被认为与麻醉和（或）手术相关。
- 麻醉的总体风险与基于器官的特异性并发症和处理（即救治）的速度有关。
- 在麻醉相关风险的文献中，不同研究报道的发病率和死亡率差异显著，在某种程度上归咎于各研究间对麻醉相关风险定义的多样化。
- 既往的研究认为麻醉相关呼吸抑制是死亡与昏迷的主要原因，麻醉需承担全部责任。由此推动了麻醉后监护病房（postanesthesia care units，PACU）的建立。
- 麻醉相关性心搏骤停的研究发现，这种心搏骤停与麻醉用药、气道管理和中心静脉通路的技术问题有关。
- 使用多变量模型能找出队列中与风险升高有关的因素。人们已应用该模型建立了多种危险指数用以预测手术预后。
- 对产妇死亡率的调查结果提示，麻醉类型导致并发症的绝对发生率并未降低，但是区域麻醉可改善患者的预后。
- 小儿围术期心搏骤停（pediatric perioperative cardiac arrest，POCA）登记档案中，心搏骤停的最常见原因是药物相关和心血管事件。
- 随着门诊手术麻醉、手术室外和诊所麻醉及手术种类及数目的增加，围术期风险的评估及处理面临新的挑战。
- 多年来，麻醉患者安全基金会和美国麻醉医师协会（American Society of Anesthesiologists，ASA）等团体建立了多项举措，旨在通过完善制度、制订标准化流程、人因工程学以及模拟培训等方面来降低麻醉风险。

引 言

自现代麻醉发展以来，麻醉一直被认为是一种高危职业[1]，面临着特殊的患者麻醉风险和麻醉从业人员职业风险。从公共健康方面来看，了解这些风险的本质及其程度具有多层重要性。对每位患者而言，获悉准确的围术期并发症发生率是决定麻醉和手术的前提。另外，由于患者、医师及医院的差别使得围术期并发症的发生率及死亡率呈现很大的差异，认识这些

对评估及提高医疗质量会有很大帮助。

由于麻醉风险定义颇多，因此要明确这些风险异常复杂。观察不同时期（如术中、术后48h、住院期间、术后 30d 或更长时间）的并发症发病率和死亡率，使获取患者麻醉与手术风险的结论变得更加复杂，并且很难判断术后不良事件何时可以恢复到基线水平（表37-1）。例如，门诊手术患者，其手术当天的死亡风险远低于术后 1 个月[2]。围术期释放的无症状性心肌酶，会在数月或数年内对患者造成危害[3-5]。一些

表 37-1　麻醉所致病死研究的时间和关注点

各项研究	研究年份	观察问题
Beecher 和 Todd	1954	所有术中死亡
Dornette 和 Orth	1956	术中或苏醒期死亡
Clifton 和 Hotten	1963	麻醉状态下或苏醒期死亡
Harrison	1978	术后 24h 内死亡
Marx 等	1973	术后 5 天内死亡
Hovi-Viander	1980	术后 3 天内死亡
Lunn 和 Mushin	1982	术后 6 天内死亡
Tiret 和 Hatton	1986	术后 24h 内的并发症
Mangano 等	1996	术后 2 年内死亡
Monk 等	2005	术后 1 年内死亡

Adapted from Derrington MC, Smith G: A review of studies of anaesthetic risk, morbidity and mortality, Br J Anaesth 59:827, 1987

表 37-2　常见结局指标及示例

结局指标	示例
死亡	
无法救治	术后并发症所致死亡
并发症	
严重	心肌梗死
	肺炎
	肺栓塞
	肾衰竭 / 不全
	术后认知功能障碍
轻微	恶心
	呕吐
	再次入院
患者满意度	
生活质量	

研究只考虑仅归咎于麻醉管理的不良事件，而另外一些研究则会关注术后整体罹病率和病死率（可能会影响麻醉相关的并发症发生率），因而两者的结论肯定不同。因为与麻醉直接相关的死亡率低，因此只关注术中阶段的研究将现代麻醉管理称为保证患者安全的"成功故事"。因此，美国医学研究所曾赞扬麻醉在患者安全方面为"一个已经取得令人印象非常深刻的进步的领域"[6]。

然而，围术期预后的关注点不同使问题更加复杂。例如既往确诊有冠心病病史的患者行高风险手术，术中出现心动过速并继发心肌梗死，该患者出现不良预后的原因可能会归结为冠心病和术中心率控制欠佳。在这种情形下，可以认为围术期心肌梗死主要是由于患者疾病所致，也可以认为这是一个可通过麻醉管理获得预防的事件，这两种看法对于定义和减少麻醉风险的寓意截然不同。

最后，麻醉相关不良事件关注点的多样性使有关麻醉风险文献的解读变得复杂化。以往研究者关注的是死亡和主要不良事件如心肌梗死、肺炎和肾衰竭的发生。但最近的研究中又增加了对患方经济负担、功能保留和生活质量等以患者为中心的预后情况及患者满意度的考虑（表 37-2）。例如，术后恶心呕吐会使门诊手术患者再次入院治疗或住院患者延迟出院，这不仅降低了患者的生活质量，亦加重了其经济负担（见第 89 章）。

本章内容回顾了有关围术期不良事件潜在原因相关的现有理论知识，并详尽解读了有关术中麻醉和围术期风险的种类和程度方面的历史和当代文献。然后，通过统计风险指数回顾分析患者、麻醉医师和设备层面决定麻醉和围术期风险的研究，这是临床患者分类的基础。本文也针对产科患者、儿科患者和老年患者风险决定因素方面的文献进行了回顾。最后，就麻醉风险相关的研究和临床治疗的未来方向进行了讨论，集中关注麻醉风险的知识更新对医疗卫生政策的影响。

围术期风险的构成

围术期风险呈多因素性，且取决于麻醉、患者和手术特异性因素的相互作用（图 37-1）。就麻醉层面，吸入麻醉药和静脉麻醉药的选择及药物影响，以及麻醉从业人员的技能都是重要的影响因素。同样，外科医师的技术和手术本身亦会影响围术期风险。另外，执业者可在术后期间多个层面影响预后。尽管特异性局部或器官性的并发症如围术期心肌梗死、中心静脉导管相关性血行感染的发生率可因麻醉或手术治疗而有所不同，但是对于已经出现并发症（即无法补救）的患者所提供的治疗程度的不同，可以较大程度地解释不同医院间手术预后的差异[7-9]。值得注意的是，尽管以往的研究者指出医院规模和转归的关系已缩小了医院间的差异[10-11]，最近的研究表明当地的质量改进措施，而非大范围的努力，即可能最大程度地对手术结局产生有意义的改善[12]。

麻醉可以在多个时间点影响整体手术风险，这使得评估麻醉和手术风险更加复杂，但是也为降低此类风险提供了机会。基于这些挑战与机遇，下节内容的

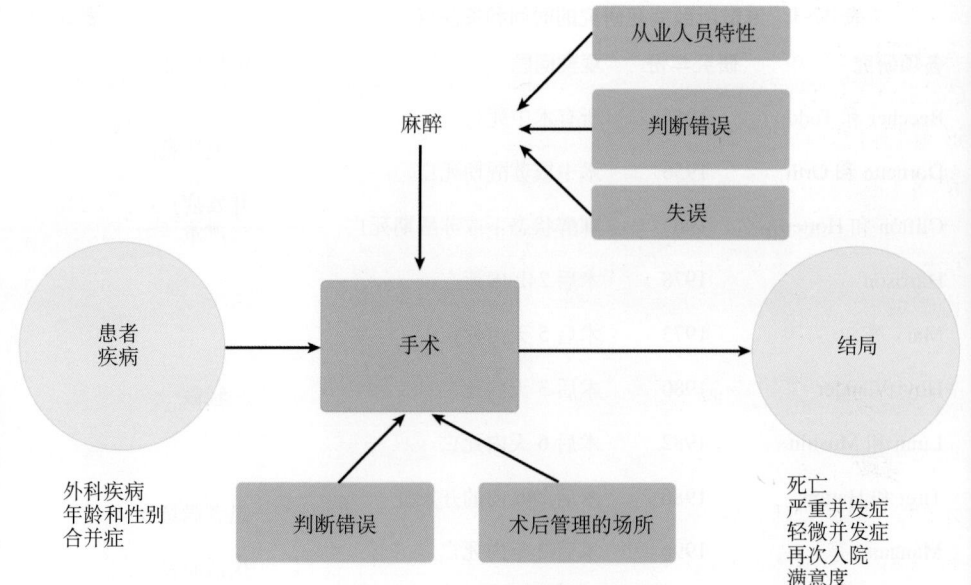

图 37-1 围术期不良预后影响因素构成图。手术、麻醉和患者特性均会影响预后。麻醉相关因素包括判断错误、失误以及从业人员特性。外科手术本身及手术地点和术后治疗都可影响预后

目标旨在概括此领域的现有知识状态，包括用来试图理解麻醉和术后预后方式的随机和非随机性（即观察性）研究的相对强弱程度。

研究设计的相关问题

研究类型

在介绍有关麻醉和围术期风险的文献之前，需了解各种研究设计的强度和局限性。前瞻性队列研究是指对各研究对象进行一段时间的观察，并得出结局指标的发生率。目标是确定哪些患者出现了结局指标。例如观察围术期死亡率，可通过分析各个病例确定死亡原因。还可搜集所有研究对象的资料，应用多元回归方法确定并发症发生率和死亡率的相关因素。例如，Goldman 研究小组在一项前瞻性队列研究中，确定了引发围术期心脏事件和死亡的相关因素[13]，并推动了心脏危险指数的制定。

虽然前瞻性队列研究有助于确定围术期结局指标的危险因素，但是仍有很大的局限性。研究中所纳入患者的范围，包括其基本特征和所接受的临床治疗，均可正面或负面影响该研究结果的普遍性，即向人群的推广意义。对结局评估的失访亦会造成额外的偏倚。最后，如果没有预测到可能影响结局的一些变量，进而没有收集相关数据，则可能会影响对该队列研究的结果。例如，若一项关注术后心肌梗死预测因素的研究没有收集术前心绞痛的数据，则研究人员不能将这一因素作为术后结局的潜在预测指标，从而使得研究结果具有局限性。同样我们不可能搜集假定危险因素

和给定结局指标关系的所有可能混杂因素，这就限制了队列研究所能支持的因果推论的程度。

随机临床试验比观察性队列研究因果关系的证据强度更高。在随机试验中，研究对象被随机分配至两组或多组中的一组（可能包括安慰剂组），观察特定结局的发生情况。在围术期风险方面，可使用随机试验来确定一种干预或麻醉方案改善术后预后的效率。例如，围术期低体温与围术期心肌缺血（罹病率的指标）发生率的增高相关[14]。在一项随机临床试验中，应用充气复温毯维持正常体温可显著降低围术期心脏事件的发生率[15]。队列研究是直接观察不良预后相关的特异危险因素干预措施的有效性，随机对照临床试验通常基于队列研究的结果来进行设计。

随机临床试验具有较高的内部效度，因此强度较高，随机化设计方案以及使用安慰剂（或其他已被接受的治疗措施）可认为预后与干预相关性方面具有较强的可信度。但这种研究方法具有较低的外部效度，因为特定干预措施可能无法适用于异质人群。另外也会受样本量所限，临床试验可能通常不能发现各组结局间的细微差异或罕见事件的差别。

回顾性研究是以具有某结局指标的患者为研究对象并通过研究发现其可能的危险因素。病例对照研究就是回顾性研究，纳入具有特定结局指标的患者。通常，这些患者为前瞻性队列研究中的一部分。某种结局的危险因素的发生率与相应对照组该因素的发生率进行比较，以使结论效率更高，说服力更强。随着对照组样本量的增加，病例组与对照组的比率将发生变化，并会产生更强的说服力。另一种回顾性设计涉及对可识别的不良事件的系统回顾以发现模式误差。例

如，Cheney 及其同事[16]开发了美国麻醉医师协会终审案例项目（American Society of Anesthesiologists' Closed Claims Project，ASA-CCP），用来评定麻醉相关风险。通过获得法律诉讼的主要事件的记录，他们可以判定导致不良结局的因素。通过这种方法可以鉴定出导致诉讼的并发症发病率。这种方法的局限性在于总体人群中的实际并发症的发生率并不清楚，仅知道终审诉讼的数量。未进入诉讼的案例并不在数据库中。

麻醉相关风险研究的内在问题

研究麻醉相关风险面临一系列方法学挑战。最基本的问题是关键预后具有多种定义，如围术期死亡率。特别是手术或麻醉或两者所致死亡的时间框定义不一致。值得注意的是，许多手术相关事件发生在出院之后，而这种预后难以监测。由此，美国手术和预后大型前瞻性汇总登记部门，即美国国家手术质量改进项目（National Surgical Quality Improvement Program，NSQIP），要求对所有患者实施 30 天随访以实现对所有患者进行一致的评估。

面临的第二个挑战是研究目标人群术后关键预后的主要指标的观察记录不充分。虽然最近一些作者质疑现代麻醉管理的安全性[17]，但是麻醉相关死亡依然不常见。1987 年进行的围术期死亡内部调查（Confidential Enquiry into Perioperative Deaths，CEPOD），得出麻醉相关死亡率是 1/185 000，而在大约 30 年前，Beecher 和 Todd 报道的结果是 1/2680[18-19]。因此，目前若想得到麻醉所致死亡的相关危险因素，需要大样本队列研究，需要从行政资源处获得数据，或者在多个医疗机构收集数年的资料。也有多方努力以期建立大型数据库来处理该问题，如 Dennis Mangano 和心脏手术围术期缺血多中心研究，评估了诸如心脏手术后心房颤动的发生率及其重要性、围术期服用阿司匹林与预后指标的关系等问题[20-21]。另外胸外科医师协会、美国退伍军人管理机构、NSQIP 和新英格兰北部心血管疾病研究组也建立了心脏手术数据库[22-25]。这些数据库可用来确定不良事件的危险因素，比较地区与全国的并发症发生率，并可作为教学参考。美国的多中心围术期预后指标研究小组收集和汇总了术中及术后的电子信息资料[26]。虽然这些数据库可以为改善医疗质量提供非常重要的信息，但是一些医院规模较小且不具备足够的医疗设施，因此这些结果被推广的情况尚不清楚。

各个医院的管理和患者所出现的并发症不同，因此对围术期风险的判断变得更为复杂。除外疾病本身、手术种类和麻醉方法的影响，各医院间术后管理的差异也是很重要的一个方面。比如，肺栓塞的发生率可能与护理水平及患者术后活动次数有关[27]。病房内每天都有医生查房、护士配比增加，这些均会改善预后[28]。

风险问题的不断变化也会使得对麻醉风险的判定有所改变。死亡等结局指标会受患者本身、麻醉与手术的影响，特定时间内的麻醉和手术相关并发症会受患者病情发展趋势的影响。通过对风险因素进行调整后，短期内死亡率的变化可能会对麻醉和手术管理质量的改变有所帮助。但若长期观察则很难得到可靠结论。例如，通过改进麻醉技术让高龄和病情危重的患者能够接受手术治疗，麻醉安全性提高了，但死亡率未有明显变化，因为以往对病情重的患者不会施行手术。随着诸如冠状动脉旁路移植术、肝移植手术等风险较高的手术的开展，麻醉相关并发症变得更为复杂。

1980 年以前的麻醉相关死亡率研究

20 世纪初以来，关于独立于外科手术的麻醉风险的研究在麻醉研究领域占据着重要的位置。虽然目前的趋势更倾向于研究围术期并发症的多重因素，即不仅仅局限于麻醉方面[30]，但既往对麻醉安全性的研究无疑推动了麻醉药物的发展。这一部分研究历史为目前的科研和临床奠定了基础。

1980 年以前的研究对麻醉相关死亡率报道的差异很大（表 37-3）。Beecher 和 Todd 于 1954 年统计了 10 家医院的麻醉相关死亡率，这是最早发表的主要分析麻醉相关预后的文献[18]，该研究共纳入了 599 548 位患者，得出的总体死亡率为 1/75（1.3%），主要由麻醉所致的死亡率为 1/2680，与麻醉相关为 1/1560，由于外科诊断或专业技术所致为 1/420，而疾病本身为主要死因的比例高达 1/95。

Dornette 和 Orth[31]报道了他们所在医院 1943—1954 年的 12 年间外科患者的死亡率，完全由麻醉所致为 1/2427，完全或部分由麻醉所致为 1/1343，这进一步验证了 Beecher 和 Todd 的研究结论。但是宾夕法尼亚大学的 Dripps 等收集了 1947—1957 年 10 年间的病例[32]，得到的麻醉相关死亡率为 1/852，高于上述报道。Beecher 的研究仅限于术中和术后 48h，而 Dripps 的研究观察至术后 30d，而且参加研究的患者疾病严重程度也不一致，因此不能得出确定答案。

随后 1960—1980 年间又相继报道了许多相关研究[33]。下面介绍一些美国开展的研究：巴尔的摩麻醉研究委员会分析了 1024 例手术当日或术后第一天的

表 37-3　对 1980 年以前麻醉相关死亡率的评估

研究者	年份	麻醉例数	主要原因	主要和相关原因
Beecher 和 Todd	1954	599 548	1 : 2 680	1 : 1 560
Dornette 和 Orth	1956	63 105	1 : 2 427	1 : 1 343
Schapira 等	1960	22 177	1 : 1 232	1 : 821
Phillips 等	1960	—	1 : 7 692	1 : 2 500
Dripps 等	1961	33 224	1 : 852	1 : 415
Clifton 和 Hotton	1963	205 640	1 : 6 048	1 : 3 955
Memery	1965	114 866	1 : 3 145	1 : 1 082
Gebbie	1966	129 336	—	1 : 6 158
Minuck	1967	121 786	1 : 6 766	1 : 3 291
Marx 等	1973	34 145		1 : 1 265
Bodlander	1975	211 130	1 : 14 075	1 : 1 703
Harrison	1978	240 483		1 : 4 537
Hovi-Viander	1980	338 934	1 : 5 059	1 : 1 412

From Ross AF, Tinker JH: Anesthesia risk. In Miller RD, editor: Anesthesia, ed 3. New York, 1990, Churchill Livingstone, p 722

死亡病例 [34]；Schapira 等 [35] 分析了纽约蒙特菲奥里医院 1952—1956 年间术后 24h 内的死亡率；Marx 等 [36] 评估了布朗克斯市立医院 1965—1969 年间 34 145 例患者术后 7 天内的死亡率。这些研究报道的麻醉相关死亡率差别很大，最高的是 Schapira 的研究，结果为 1/1 232，最低的是巴尔的摩麻醉研究委员会的研究，结果为 1/7 692。

另外还有其他一些国家的相关研究。Clifton 和 Hotten 观察到 1952—1962 年间悉尼阿尔弗雷德皇家王子医院 205 640 例手术的麻醉相关死亡病例为 162 例 [37]。1964 年 Dinnick 由伦敦麻醉医师协会资助报道了 600 例麻醉相关死亡事件 [38]。随后 Bodlander [39] 发表的研究结果显示 1963—1972 年间阿尔弗雷德皇家王子医院的手术死亡率因麻醉而有了明显下降。Harrison [40] 评估了 1967—1976 年间南非开普敦格罗特舒尔医院接受麻醉的 240 483 例患者的相关死亡率。前瞻性地收集资料始于 1956 年。完全或主要由麻醉所致死亡率为 0.22/1000，而在此 10 年前，这一比率为 0.33/1000。

纵观 1980 年以前的研究，我们可以看到各研究间的差异很大，体现在麻醉相关死亡率的定义以及报道的死亡率。但这些研究为我们提供了很多信息，首先，单纯麻醉所致死亡是相对罕见的事件，其次，随着时间的推移，麻醉相关死亡率逐渐降低，这也说明了麻醉安全性得到了提高。

1980 年以后的麻醉相关死亡率研究

1980 年以前的研究基本只局限于一家或几家医院，1980 年以后的研究范围扩展至某一区域或整个国家，重点强调了随着时间推移，麻醉相关死亡率的变化。Holland [41] 报道了澳大利亚新南威尔士州的患者术后 24h 的死亡率。由 6 名麻醉医师、3 名外科医师、1 名产科医师、1 名全科医师和 1 名行政管理人员组成的委员会始于 1960 年，评估了除 1980—1983 年以外的所有病例，并将麻醉相关并发症分为了四类（表 37-4）。1960—1985 年间的所有病例中有 92% ~ 96% 可用，并且经分析发现麻醉相关死亡率呈下降趋势，由 1960 年的 1/5 500 下降至 1970 年的 1/10 250，1984 年下降至 1/26 000。基于上述结果，研究人员认为对于所有手术患者来说，1984 年的麻醉安全较 1960 年提高了 5 倍 [42]。

Tiret 等 [43] 在法国卫生部的组织下进行了一项关于麻醉相关并发症的前瞻性试验，随机选取了 1978—1982 年间法国 460 家公立和私立医院的 198 103 例手术患者。该研究评估了术后 24h 内死亡或昏迷的发生率，结果显示有 268 位患者出现严重并发症，67 位患者死亡，16 位患者持续昏迷。全部归因于麻醉的死亡率为 1/13 207，部分归因于麻醉的为 1/3810（表 37-5）。这项研究还确认了以前的研究结果，即严重并发症主要发生于高龄、急诊、ASA 分级高的合并症较多等患者。

上述这项研究的关键是发现了术后呼吸抑制是由麻醉导致患者死亡和昏迷的主要原因。几乎所有发生呼吸抑制的患者均应用了麻醉性镇痛药和肌肉松弛药，有些患者手术结束时未使用抗胆碱酯酶药予以拮抗。

法国这项研究的结果显示麻醉相关死亡率较低，证明了麻醉安全性的提高。这一结果也被芬兰的 Tikkanen 和 Hovi-Viander[44] 证实。他们比较了 1986 年与 1975 年的数据，发现麻醉相关死亡率在这 9 年间有所下降，1986 年为 0.15/10 000。

英国 Lunn 等[45] 的研究让我们更进一步地了解了麻醉风险。该研究分析了 1982 年的 197 例于麻醉后 6 天内死亡的病例，发现 43% 的死亡与麻醉无关，41% 部分相关，16% 全部由麻醉所致。32 例因麻醉所致死亡的主要原因是麻醉技术问题或术后呼吸抑制。

Lunn 的研究很重要的一个作用是推动了英国 CEPOD 的成立。后者对英国 1987 年 1 年内近 100 万例麻醉进行了评估，其独特性在于由政府建立特权保护资料已备以后调用[19]。

CEPOD 的结果不仅验证了早期的研究成果，还证实麻醉的安全性远远高于先前的研究。这一研究发现 485 850 位患者术后 30d 内的死亡人数是 4034 例，死亡率为 0.7% ~ 0.8%。完全或部分由手术所致者占所有死亡人数的 30%，当前所患疾病引发死亡者占 67.5%，其中并发症所致者占 44.3%。单纯由麻醉引发的仅有 3 例，发生率为 1/185 000。由麻醉部分所致者有 410 例，发生率为 7/10 000（表 37-6）[19]。在 CEPOD 队列研究中的 5 个主要致死原因如表 37-7 所述。410 例围术期死亡患者中，有 9 例由误吸所致，18 例由心搏骤停所致。CEPOD 也指出了手术与麻醉风险的可能影响因素。如发现股骨颈骨折患者的死亡率与外科医师的年资和术前准备相关。整个外科领域具有会诊资质的医师占 47%，而骨科仅占 19%。最终研究认为大约 20% 的围术期死亡可避免。与麻醉医师和外科医师有关的因素包括无法合理应用现有知识（而非知识匮乏）、设备故障、疲劳和对培训人员监督不足，尤其是在非工作时间换班（表 37-8）。

自 1987 年的 CEPOD 研究后又出现了一些大规模的全国性研究，其结果与上述报道有些出入。丹麦的 Pedersen 等[46] 于 20 世纪 80 年代末进行了一系列

表 37-4　手术不良事件的麻醉相关性的 EDWARDS 分类

分类	定义
I	不良事件或死亡确定由麻醉医师因麻醉用药、术中管理或其他因素所致
II	与 I 类病例相似，但是对于是否是麻醉药物或麻醉技术所致尚存在疑问
III	由麻醉和手术共同导致的不良预后或死亡
IV	全部由手术所致的不良事件

From Holland R: Anaesthetic mortality in New South Wales, Br J Anaesth 59:834, 1987

表 37-5　部分或完全与麻醉相关并发症的发生率

并发症	部分相关	完全相关	总计*
所有并发症	1 : 1887	1 : 1215	1 : 739
死亡	1 : 3810	1 : 13207	1 : 1957
死亡和昏迷	1 : 3415	1 : 7924	1 : 2387

From Tiret L, Desmonts JM, Hatton F, et al: Complications associated with anaesthesia—a prospective survey in France, Can Anaesth Soc J 33:336-344, 1986.
* 麻醉总例数：198 103

表 37-6　围术期死亡内部调查中各风险所致死亡率

风险构成	死亡率
患者	1 : 870
手术	1 : 2860
麻醉	1 : 185 056

Adapted from Buck N, Devlin HB, Lunn JL: Report of a confidential enquiry into perioperative deaths, Nuffield Provincial Hospitals Trust, London, 1987, The King's Fund Publishing House

表 37-7　围术期内部调查中的主要死亡原因及其构成比

死亡原因	所占百分比
支气管肺炎	13.5
充血性心力衰竭	10.8
心肌梗死	8.4
肺栓塞	7.8
呼吸衰竭	6.5

Adapted from Buck N, Devlin HB, Lunn JL: Report of a confidential enquiry into perioperative deaths, Nuffield Provincial Hospitals Trust. London, 1987, The King's Fund Publishing House

表 37-8　围术期死亡内部调查中医师级别在各手术时点内所占比例

分级	麻醉医师		手术医师	
	日间*	夜间†	日间*	夜间†
具有会诊资质的医师	50	25	45	34
其他	50	75	55	66

Adapted from Buck N, Devlin HB, Lunn JL: Report of a confidential enquiry into perioperative deaths, Nuffield Provincial Hospitals Trust. London, 1987, The King's Fund Publishing House.
* 表示周一至周五，9AM ~ 7PM。
† 表示周一至周五，7PM ~ 9AM，以及周六和周日

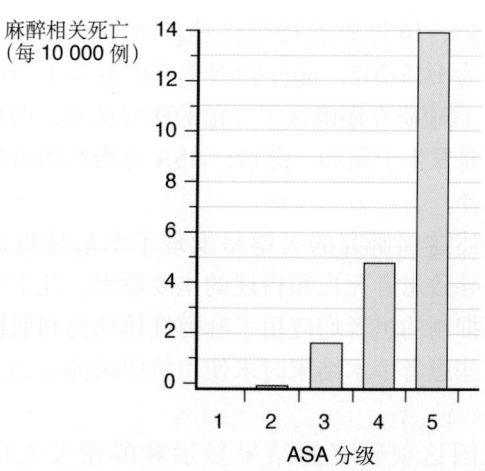

图 37-2　市区和郊区医院患者 ASA 分级与围术期麻醉相关死亡（术后 2 天内死亡）的关系 *(Adapted from Lagasse RS: Anesthesia safety: model or myth? A review of the published literature and analysis of current original data, Anesthesiology 97:1609, 2002.)*

有关麻醉致死致残相关因素的研究。其中一项前瞻性研究观察了 7306 例麻醉，发现麻醉相关并发症有 43 例（1/170），死亡 3 例（1/12 500），发生率远远高于 CEPOD 的结果。43 位患者出现的并发症根据发生率依次为：心功能衰竭 16 例（37%），区域麻醉后严重术后头痛 9 例（21%）和术中知晓 8 例（19%）。

美国的 Li 等 [47] 通过 1999—2005 年国内多因素死亡数据资料中的国际疾病分类（International Classification of Diseases，ICD）编码，在人群水平研究麻醉相关死亡事件的流行病学特征。虽然 Li 的研究在针对 ICD 编码方面较复杂 [48]，但他们发现人群水平的麻醉相关死亡事件极其罕见，这与 CEPOD 的结果一致。另外还发现，美国国内每年完全因麻醉所致的死亡患者有 34 例，部分由麻醉所致有 281 例，麻醉相关死亡率较 20 世纪 40 年代降低了 97%。

最近的一些研究着眼于地区和国家水平，以期通过分析能够进一步降低麻醉相关死亡率。Lagasse [17] 回顾分析了 1992—1994 年间郊区大学医院与 1995—1999 年间市区大学医院的围术期死亡（术后 2 天内死亡）病例。共纳入 184 472 例患者，其中死亡 347 例，郊区医院的麻醉相关死亡率（由麻醉人员所造成的死亡）为 1/12 641，市区医院为 1/13 322。且 ASA 分级越高死亡率越高（图 37-2）。Lagasse 研究发现，过去十年麻醉相关死亡率大概维持在 1/13 000 这一水平。

最近欧洲的一些研究，包括 CEPODD 的后续研究和英国的患者预后与死亡的国家内部调查（National Confidential Enquiry into Patient Outcomes and Death，NCEPOD），不仅仅局限于观察麻醉相关不良事件，而是囊括了更加宽泛的围术期预后指标，尤其是高危患者，即 Lagasse 及先前的研究人员所认为的术后死亡的主要人群。在 2011 年发表的文章中，NCEPOD 研究人员收集了 2010 年 3 月 1 日至 7 日的英国国民健康服务设施的相关数据，包括除了产科、心脏外科、器官移植和神经外科以外的所有住院手术资料 [49]。除了搜集 13 513 例患者的资料外，还进行了关于医疗机构资源和实践水平的调查。该研究显示术后 30 天内的总死亡率为 1.6%，而所有死亡病例中有 79% 来自于占研究对象 20% 的高危患者。同时也发现对这些患者的围术期管理存在着很大差异，所有死亡的高危患者中仅有少数接受了有创动脉压、中心静脉压或心排血量等监测，所有死亡的高危患者中 48% 从未进入重症加强医疗病房。

另一项研究收集了欧洲 28 个国家自 2011 年 4 月 4 日至 11 日期间的资料，得出的结果与之类似 [50]。该研究纳入了 46 539 例行非心脏手术的成年住院患者，得出的总死亡率为 4%。另外还发现依据严重程度调整的手术死亡率在各个国家中的差异很大。比如，相较于英国，波兰的术后死亡风险最高 [比值比（odds ratio，OR）：6.92，P=0.0004]，芬兰最低（OR：0.44，P=0.06）。该研究还发现进入 ICU 的情况与 2011 年 NCEPOD 报道相一致，所有患者中只有 5% 进入 ICU，且有 73% 的死亡患者从未进入 ICU 房。该研究认为欧洲"重症监护资源分配不合理"，强调了"救治"，即防止出现术后并发症的患者死亡 [8]，对决定手术预后的重要作用。术后死亡患者进入 ICU 的比例在美国高于英国 [51]，这一差别也可以解释先前研究中美国风险校正后术后死亡率低于英国 [52]。

总之，自 1980 年至今对麻醉相关死亡率的研究，仍未彻底阐明麻醉风险。由 1987 年 CEPOD 的报道或 Li 等的研究结果，我们看到现代麻醉已经较为安全，极少出现不良事件。但随后的研究对 CEPOD 报道提出了质疑，认为麻醉相关死亡很常见，足以代表一个

公共健康问题。最近一些研究的关注点已经超越了麻醉本身对整个手术风险麻醉的研究，即摒弃"麻醉到底有多安全？"的旧观念，转变为"麻醉医师如何使手术更安全？"这一新思路。这些研究的不同结果，不仅说明了麻醉风险会随时间变化，还揭示了不同阶段麻醉风险定义的变化以及如何评价、描述和减少这些风险的方法变化，可能或多或少与所处的既定时代有关。

术中心搏骤停的相关因素分析

除了评估与麻醉特异相关的围术期死亡率外，许多研究评估术中致命和非致命性心搏骤停（表 37-9）。这些研究不是仅评估麻醉本身所致死亡率，而是通过评估比死亡更常见而且也会严重影响远期预后的不良事件来评估麻醉更为广泛的潜在风险。

这些研究提供了术中心搏骤停的发生率和原因。其中 Keenan 和 Boyan[53] 研究了 1969—1983 年间在弗吉尼亚医学院出现的心搏骤停的发生率和原因。结果发现，163 240 位患者中有 27 例出现了心搏骤停，发生率为 1.7/10 000，死亡 14 例，死亡率为 0.9/10 000。儿童出现心搏骤停的概率比成人高 3 倍，而急诊患者高 6 倍。其中 75% 的原因是麻醉管理不当，尤其是通气不足和吸入麻醉药物用药过量。另外还发现除 1 例外，其他心搏骤停前几乎均会出现心动过缓，因此早发现、早治疗可有效预防并发症的发生。

Olsson 和 Hallen[54] 研究了瑞典斯德哥尔摩的卡罗琳斯卡医院 1967—1984 年间术中心搏骤停的发生率，结果与上述研究类似。研究者共收集了 250 543 例患者数据，其中心搏骤停 170 例，60 例死亡，死亡率为 2.4/10 000。除去不可避免的死亡病例（如动脉瘤破裂、外伤），麻醉所致死亡率为 0.3/10 000。麻醉相

表 37-9　样本量超过 40 000 例的心搏骤停事件表

研究	年限	麻醉例数	心搏骤停发生率
Hanks 和 Papper	1947—1950	49 728	1 : 2162
Ehrenhaft 等	1942—1951	71 000	1 : 2840
Bonica	1945—1952	90 000	1 : 6000
Blades	1948—1952	42 636	1 : 21 318
Hewlett 等	1950—1954	56 033	1 : 2061
Briggs 等	1945—1954	103 777	1 : 1038
Keenan 和 Boyan	1969—1978	107 257	1 : 6704 (P)
Cohen 等	1975—1983	112 721	1 : 1427 (C)
Tiret 等	1978—1982	198 103	1 : 3358 (C)
Tiret 等	1978—1982	198 103	1 : 11 653 (P)
Keenan 和 Boyan	1979—1988*	134 677	1 : 9620 (P)
Newland 等	1989—1999	72 959	1 : 14 493 (P)
Newland 等	1989—1999	72 959	1 : 7299 (C)
Olsson 等	1967—1984	250 543	1 : 33 000
Biboulet 等	1989—1995	101 769	1 : 7828
Kawashima 等	1994—1998	2 363 038	1 : 10 000 (P)
Sprung 等	1990—2000	518 294	1 : 20 000 (P)
Braz 等	1996—2005	53 718	1.9 : 10 000 (P)

Adapted from Brown DL: Anesthesia risk: a historical perspective. In Brown DL, editor: Risk and outcome in anesthesia, ed 2. Philadelphia, 1992, Lippincott, p 14.
C，相关原因；P，主要原因。
* 自 1984 年脉搏血氧饱和度仪问世以来，再未发生可预防的呼吸性心搏骤停

关心搏骤停的主要原因是通气不足（27 例）、应用琥珀酰胆碱后心搏骤停（23 例），及诱导后低血压（14 例）。ASA 分级较高、有严重合并症的患者心搏骤停的发生率很高。也发现在研究期间心搏骤停的发生率呈逐渐降低趋势。

Biboulet 和 colleagues[55] 报道了法国一家医院麻醉中和术后 12h 在麻醉后监护病房（postanesthesia careunit，PACU）或 ICU 内的致死性和非致死性的心搏骤停事件。在 101 769 例患者中发生麻醉相关心搏骤停有 11 例（1.1/10 000）。麻醉相关死亡率为 0.6/10 000，导致死亡的主要原因为药物过量、低血容量和低氧血症。11 例心搏骤停的病例中有 10 例至少有一处可避免的错误。

Newland 及其同事[56] 报道了美国一家教学医院 1989—1999 年间麻醉所致心搏骤停事件，共纳入研究 72 959 例，发生心搏骤停 144 例，其中 15 例与麻醉相关（0.69/10 000），还有 10 例可能由麻醉所致，总发生率为 1.37/10 000 [95% 可信区间（confidence interval，CI）：0.52～2.22]。围术期麻醉所致心搏骤停的死亡率为 0.55/10 000。该研究认为心搏骤停的主要原因与术中用药、气道管理或中心静脉通路的操作问题有关。

Kawashima 研究小组 1994—1998 年每年均会向所有经过日本麻醉医师协会认证的教学医院发放内部调查问卷[57]。5 年间共收集 2 363 038 份病例。每年由麻醉所致心搏骤停的发生率约为 1/10 000（95% CI：0.88～1.12）。每年术中或术后 7 天内归因于麻醉的死亡率为 0.21/10 000（95% CI：0.15～0.27）。其中心搏骤停的两个主要原因是药物过量或用药错误（15.3%）和严重心律失常（13.9%）。手术室中由麻醉所致的心搏骤停患者中的 53.2%、死亡患者中的 22.2%，其原

因是可以预防的人为问题。因麻醉所致心搏骤停的预后如表 37-10 所示。

Sprung 小组研究了 1990 年—2000 年间非心脏手术术中、PACU 或 ICU 转运途中、PACU 内的心搏骤停事件[58]。共纳入研究 518 294 例，发生心搏骤停 223 例（4.3/10 000）。全身麻醉患者心搏骤停的发生率呈下降趋势（1990—1992 年间为 7.8/10 000，1998—2000 年间为 3.2/10 000）。区域麻醉（1.5/10 000）和监护麻醉（0.7/10 000）过程中心搏骤停发生率在研究期间无明显差别（图 37-3）。心搏骤停后的院内生存率为 34.5%。主要由麻醉所致心搏骤停的患者有 24 例（0.5/10 000），其中 19 例（79.2%）存活并出院。因此由麻醉所致心搏骤停的院内死亡率为 0.1/10 000。

Braz 及其同事[59] 研究了巴西的一家教学医院在 1996～2005 年间于麻醉诱导期出现的心搏骤停事件，共收集了 53 718 份病例[58]。其中心搏骤停 186 例（34.6/10 000），死亡 118 例（21.97/10 000）。该研究分析了心搏骤停的主要危险因素是新生儿、小于 1 岁的婴儿、高龄患者、ASA 分级 ≥ Ⅲ 级的男性患者、急诊手术和全身麻醉。结果显示共有 18 例心搏骤停与麻醉相关（3.35/10 000），其中 10 例完全由麻醉所致（1.86/10 000），8 例部分由麻醉引起（1.49/10 000）。有 6 例死亡事件与麻醉相关（1.12/10 000），其中 3 例全部由麻醉所致，3 例部分由麻醉引起（均为 0.56/10 000）。发现麻醉所致心搏骤停主要与呼吸事件（55.5%）和药物相关（44.5%）。

最近，美国密歇根州的 Kheterpal 等通过观察 7700 名非心脏手术患者研究心脏不良事件（包括心搏骤停、心肌梗死和严重心律失常）的危险因素。研究发现有 83 例患者（1.1%）出现不良事件。并分析得出 9 种独立危险因素：①年龄 ≥ 68 岁，②体重指数

表 37-10　麻醉和手术过程中完全由麻醉因素所致心搏骤停的发生率及其预后

	心搏骤停	预后				
		完全康复	手术室内死亡	术后 7 天内死亡	植物生存状态	其他
5 年内总例数	237	185	13	15	9	15
每 10 000 例中发生比例	1.00	0.78	0.05	0.08	0.04	0.06
95% CI	0.88～约 1.12	0.66～约 0.89	0.2～约 0.08	0.02～约 0.13	0.03～约 0.05	0.02～约 0.10
比率	100%	78.1%	5.5%	6.3%	3.8%	6.3%
95% CI		55.3～约 100	1.7～约 9.3	3.0～约 9.7	2.5～约 5.3	1.7～约 11.0

Reproduced with permission from Kawashima Y, Takahashi S, Suzuki M, et al: Anesthesia-related mortality and morbidity over a 5-year period in 2,363,038 patients in Japan, Acta Anaesthesiol Scand 47:809-817, 2003.

$n = 2\ 363\ 038$.

CI：可信区间

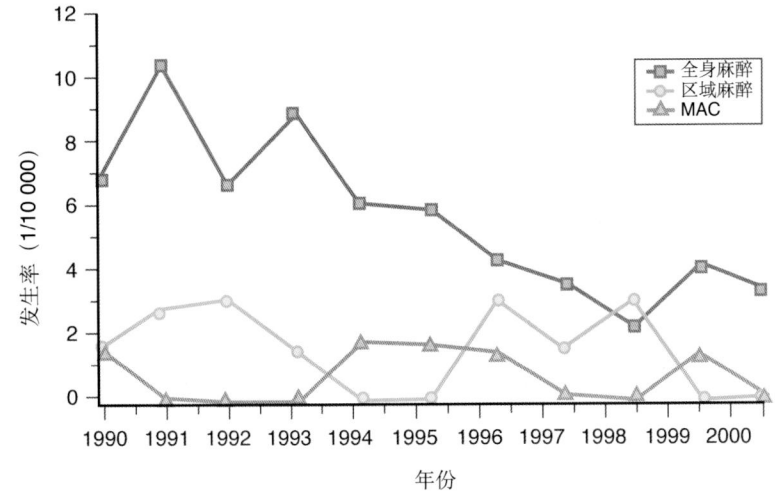

图 37-3 不同研究年份以及麻醉方法的心搏骤停发生率。MAC，监测麻醉 *(From Sprung J, Warner ME, Contreras MG, et al: Predictors of survival following cardiac arrest in patients undergoing noncardiac surgery: a study of 518,294 patients at a tertiary referral center, Anesthesiology 99:259-269, 2003.)*

≥ 30kg/m²，③急诊手术，④既往有心脏介入或心脏手术病史，⑤充血性心力衰竭，⑥脑血管疾病，⑦高血压，⑧手术时间 ≥ 3.8h 及⑨术中输注浓缩红细胞 ≥ 1U[60]。

综上所述，围术期心搏骤停的发生率很低，并且呈逐年下降趋势。这些研究强调患者本身病理生理状态和术中管理在术中和术后发生心搏骤停风险中的作用，并重点提示良好通气管理、合理选择麻醉药种类和剂量均会预防这些不良事件的发生。

门诊手术患者的围术期并发症发病率和死亡率

在美国，估计每年至少有 60% 的手术操作是在门诊完成的，且该比例在逐年增加。在门诊进行的手术类型和复杂程度也在不断变化，越来越多风险较高的手术也开始在门诊进行，相应的围术期风险也在增加（见第 89 章）。

值得注意的是，早年基于两种门诊手术——扁桃体切除术和单纯乳腺切除术的安全性研究使得人们对在门诊环境中进行手术的风险产生担忧。最早倡导进行的门诊手术是扁桃体切除术（见第 85 章）。尽管在 1968 项、涉及 40 000 例门诊扁桃体切除术的病例分析中没有死亡病例报告，但是有关患者选择及术后监测时间等细节问题都不甚明晰[61]。随后在美国保险公司和各州的要求下，门诊实施扁桃体切除术逐渐成为常规[62]。在 20 世纪 80 年代中期直至 90 年代，有许多文章聚焦于评估扁桃体切除术后早期出院的预后情况。例如，1987 年俄亥俄州立大学的 Carithers[63] 及其同事观察了 3000 例扁桃体切除术的预后情况，他们证实术后早期出院可能有危险，而且经济学节省依据不

足。术后 5 ~ 24h 因创面活动性出血而再次入院的比率为 0.2% ~ 0.5%[64-67]。这个发现对于曾经的医疗情况很重要，但他们并不能反映目前的临床医疗现状。对于当今行门诊扁桃体切除术的患者而言，是否需要延迟出院以及是否需要延长术后监测时间，这些历史文献无法提供有价值的支持或反对意见。

乳腺切除术是门诊外科手术发展历程中第二个予以研究的重要手术类型。美国医疗保险公司 Medicare 的分析显示，由 Medicare 支付保费的患者中，在门诊行乳腺切除术的患者占所有乳腺切除术患者的比例，从 1986 年的低到可忽略不计增长至 1995 年的 10.8%[68]。与住院 1 天进行单纯乳腺切除术的患者比较，在门诊进行该类手术的患者有较高的再入院率，其校正后的 OR 为 1.84。与在门诊行乳腺切除术的患者相比，住院 1 天的患者因感染（4.1 例 /1000 例 *vs.* 1.8 例 /1000 例）、恶心呕吐（1.1 例 /1000 例 *vs.* 0 例 /1000 例）和肺栓塞或深静脉血栓（1.1 例 /1 000 例 *vs.* 0 例 /1000 例）而再入院的比率更低。

与这些早期的研究结论不同，Warner 和他的同事们[69] 在 1993 年发表了有关门诊手术后 1 个月内发病率和死亡率的研究结果，此文为在门诊行外科手术的安全性和可行性提供了证据，Warner 的研究中包括 38 598 例患者，其中 4 例死亡。而在这死亡的 4 例患者中，有 2 例是死于术后一周后的心肌梗死，另外 2 例则死于交通事故（图 37-4）。

上述研究结果至少提示，在 20 世纪 90 年代早期直至目前，门诊手术的应用日益广泛，进行门诊手术的场所数量及类型也都随之相应增长。这样的门诊手术场所不仅限于独立的门诊手术中心（ambulatory surgery centers，ASC）及医生诊所，还包括介入影像学中心和其他不附属于医疗机构的诊断和治疗中心。

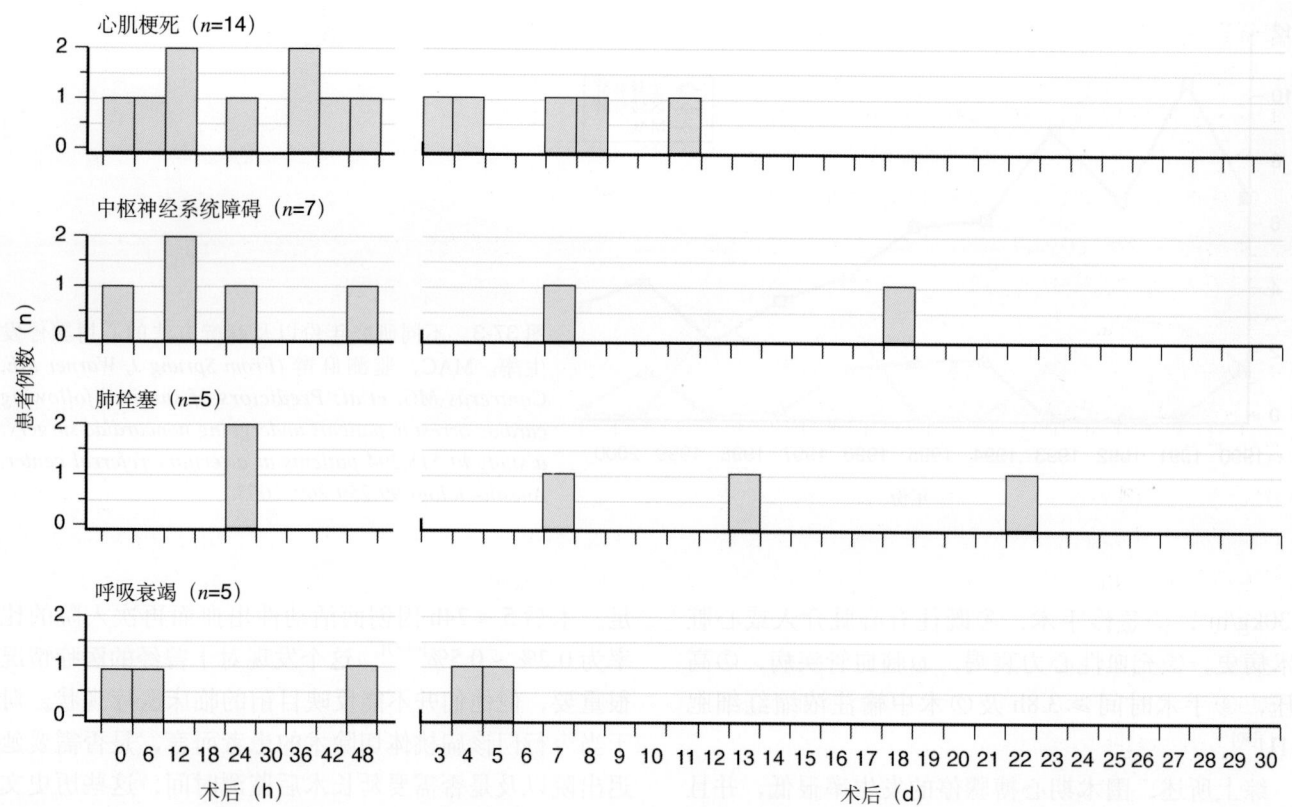

图 37-4　门诊手术患者围术期事件发生的时序。发生于 48h 之内的多数事件可能与手术应激相关。在此期间之后发生的某些事件可能与事件的背景基础发生率相关。该手术患者群体总体不良事件发生率低于年龄相当的非手术患者队列研究的不良事件发生率预期值 (From Warner MA, Shields SE, Chute CG: Major morbidity and mortality within 1 month of ambulatory surgery and anesthesia, JAMA 270:1437, 1993.)

在这种门诊手术场所不断拓展的背景下，研究者希望了解在不同场所进行相同手术操作的相对安全性。Fleisher 及其同事 [2] 于 1994—1999 年间的医疗保险受益人中选择了一组在国内具有代表性的样本（5%）进行索赔分析，其中涉及 16 种不同的手术操作，包括 564 267 例手术，其中 360 780 例在门诊进行，175 288 例在 ASC 进行，28 199 例在医生诊所进行。手术当日，在医生诊所的手术没有死亡报道，但在 ASC 有 4 例死亡（2.3/100 000），在医院门诊手术中心死亡 9 例（2.5/100 000）。术后 7 天死亡率在诊所、ASC 和医院门诊分别为 35/100 000、25/100 000 和 50/100 000。术后 7 天内患者转为住院患者的发生率在诊所、ASC 和医院门诊分别为 9.08/100 000、8.41/100 000 和 21/100 000。很显然，该研究结论的局限性在于无法进一步甄别这些预后的不同是由于手术患者选择的不同，抑或是诊疗场所间医疗水准优劣所造成的。

相关的另一篇 Flerisher 小组报告是基于美国医疗保健研究与质量局（The Agency for Healthcare ResearchandQuality，AHRQ）的一项医保费用及使用的调查项目。该研究小组分析了 1997 年纽约地区在医院和独立门诊手术中心进行的外科手术数据 [70]。在符合标准入选该研究的 783 558 例患者中，4351 例经短期住院后直接出院（1/180），19 例死亡（1/41 240）。

Chukmaitov 及其同事比较了 1997—2004 年间佛罗里达州 ASC 和医院门诊手术患者的预后质量 [71]。他们将 12 种手术操作纳入观察，选择术后 7 天和 30 天的死亡率和非预期住院率作为观察预后的有意义指标。该研究提示，手术地点的重要程度因手术种类和患者合并疾病情况而异。尽管他们的结论受到各诊疗中心可获取患者数据差异的限制，但他们推断，在这两大类诊疗中心进行手术所出现的预后差异，与这些机构的组织架构、操作流程和治疗策略有关。

关于在 ASC 进行麻醉和手术安全性的文献日益增多，而形成鲜明对照的是基于医生诊所进行的手术并发症发生率的量化研究却极为有限。美国门诊整形手术协会通过给会员邮寄问卷调查，来评定在诊所实施手术的并发症发生率 [72]。调查问卷的回馈率为 57%。结果显示，0.47% 的患者至少发生一种并发症，包括出血、高血压、感染和低血压，1/57000 的患者死亡。尽管绝对数值很低，但这项研究的重要性在于，小型的门诊手术操作死亡率居然是目前估计的麻醉相关并发症所致死亡率的 3 倍之高，结果令人担忧。

Vila 及同事们回顾了自 2000 年 4 月 1 日到 2002 年 4 月 1 日间佛罗里达州医疗委员会汇总的所有不良事件发生率[73]。他们用在诊所进行手术的 4 个月的例数来估算全部的手术例数。诊所和 ASC 的不良事件发生率分别为 66/100 000 和 5.3/100 000。死亡率在诊所和 ASC 分别为 9.2/100 000 和 0.78/100 000。在诊所和 ASC 进行手术操作的损伤和死亡的相对危险度分别为 12.4（95% 可信区间 9.5 ~ 16.2）和 11.8（95% 可信区间 5.8 ~ 24.1）。该作者因此得出结论，如果所有诊所患者的手术操作都改在 ASC 进行，则每年可以避免约 43 例损伤和 6 例死亡。与之相反，Coldiron 和他的同事们对佛罗里达州的诊所手术进行了研究。结果发现，患者面临的最大危险不是源于在诊所进行手术操作本身，而是源于在诊所进行的整形手术，特别是在全身麻醉下进行的整形手术[74]。其他几个研究组也分析了佛罗里达州的有关数据，但没有得出在诊所进行手术操作会增加危险性的结论[75-76]。

总之，尽管早期的研究强调门诊手术的危险性源于过早出院，但更多最近的分析表明，如果正确选择手术患者，许多手术可以在门诊安全实施。虽然已观察到在不同手术场所（如医院门诊部和 ASC）施行的手术操作其预后有所不同，但根据现有文献仍然可以认为，如果能正确选择患者，则门诊手术可以在不同的手术环境下安全进行，不良事件发生率可以控制在很低水平。最后需要说明的是，如果门诊手术随着时间推移其应用范围逐渐扩展，有更多合并症的患者和更为复杂的手术操作过程都被纳入此范畴，则对这些门诊手术的麻醉风险演变本质开展动态的、持续评估实属必要。

麻醉信息管理系统的应用

在过去的 40 年中，计算机数据库系统的应用增强了评估围术期风险和并发症发生率的能力（见第 5 章）。

作为最早针对麻醉后死亡进行计算机分析的研究之一，Marx[36] 及其同事在总数为 34 145 例外科手术后患者的队列研究中，确定了在术后 7 天内死亡的病例数为 645 例。近年来随着麻醉电子记录系统的出现，可以使我们更好地洞察在手术时麻醉相关事件的原因。这一系统与其他数据系统的联合应用将有助于分析患者术后转归的情况。首个应用信息系统的研究是 Sanborn 及其同事[77]，他们使用计算机中的麻醉记录来识别术中并发症，他们的研究证明围术期死亡更多发生于罹患术中并发症的患者。

同样，Reith 和他的同事们使用计算机麻醉记录系统来评估血流动力学参数以及这些参数与麻醉手术危险性的关系[78]。在 2149 例患者中，有 50 死亡，51 例发生卒中，85 例发生围术期心肌梗死。通过多变量分析，他们确认肺动脉高压、体外循环中低血压、体外循环后肺动脉舒张压增高是与死亡、卒中和围术期心肌梗死相关的独立预测因素，且影响效应明显高于其他术前危险因素。

最近，密歇根大学麻醉信息管理系统的数据被用来分析围术期风险的预测因素。例如，考察了 22 660 例面罩通气的病例后发现[79]：小下颌、颈部解剖异常、睡眠呼吸暂停综合征、打鼾或体重指数在 $30kg/m^2$ 以上是 3 级或 4 级的面罩通气及困难插管的独立危险因素。相同人员在另外一项共有 15 102 例术前肌酐清除率正常、行非心脏手术的患者中进行分析，其中有 121 例患者发生急性肾衰竭（0.8%），14 例需要行肾移植（0.1%）[80]，7 个独立的术前预测因素为年龄、急诊手术、肝病、体重指数、高风险手术、外周血管闭塞性疾病、需慢性支气管扩张药物治疗的慢性阻塞性肺疾病。他们发现，急性肾衰竭与术后 30 天、60 天和 1 年内各种原因导致的死亡率增加相关。

在努力开展单一中心研究工作的同时，另两项主要工作也先后启动，即试图从多中心收集麻醉电子数据，这样可以更为有效地比较手术麻醉的预后情况，并能确定与麻醉预后相关的危险因素。第一项工作，即于 2008 年创立多中心围术期预后研究组，该组由密西根大学的研究者主导。该项目迄今已收集超过 30 个参与研究的麻醉科的电子麻醉数据，初步结果揭示了与硬膜外血肿发生相关的一些危险因素[26]。第二项工作，是建立美国国家麻醉临床预后登记注册制度。该制度由 ASA 创立的非盈利组织——美国麻醉质量研究所来维护。这个大规模的数据库收集了纸质版和电子版麻醉病例数据，用来评估麻醉临床实践，力图从各个细节方面进行优化，以做好麻醉风险评估和麻醉质量评价，并为该专业的整体科研做准备。

研究发病率和死亡率根源的其他方法

尽管与麻醉直接相关的死亡率日渐下降，但其中的确切原因尚不清楚。多种因素包括新的监测手段、新型麻醉药物的应用及麻醉医师的技术进步等应该对预后改善起到了重要作用。然而，要基于流行病学数据来找出降低此种危险性的某一个相关因素非常困难。而且，尽管新型监测手段，特别是脉搏氧饱和度的应用预期会改善临床预后，但目前没有随机试验来支持这个结论。鉴于上述局限性，我们需要通过其他一系列手段来连续监测并发症及其发生原因。

ASA-CCP 是源于 ASA 的一个专业责任委员会组织，ASA-CCP 建立了了解麻醉重要并发症确切原因的重要途径（见第 11 章）。ASA-CCP 在全国范围内对已结案的、与麻醉相关的主要并发症起诉案件进行了持续调查。在 ASA-CCP 早期发表的数据中，Caplan 及其同事对起诉麻醉从业人员的致命及非致命的预后都作了相关回顾，在致命事件中，900 例起诉案中有 14 例健康患者在蛛网膜下腔阻滞麻醉过程中发生了不可预测的心搏骤停[81]。研究者对这些病例进行了详细分析以区分何种麻醉管理形式可能导致发生该意外，目前发现了两种原因：过度镇静引发通气不足和高位脊髓交感神经阻滞后复苏不当。

Tinker 和同事们[82] 质疑 ASA-CCP 的结果，他们想确定监测设备在预防麻醉不良事件中起到了何种作用[82]。他们回顾了 1097 例麻醉相关索赔案，认为31.5% 的意外可以通过额外的监测来预防，主要包括脉搏氧饱和度和呼气末 CO_2 监测。与不可避免的损伤相

表 37-11　美国麻醉医师协会麻醉已结案起诉案例研究中呼吸不良事件的分布情况

事件	病例数	占 522 例呼吸事件中的比例
通气不足	196	38
气管导管误入食管	94	18
困难气管插管	87	17
吸入氧浓度不足	11	2

From Caplan RA, Ward RJ, Posner K, et al: Unexpected cardiac arrest during spinal anesthesia: a closed claims analysis of predisposing factors, Anesthesiology 68:5, 1988

比，通过增加监测可以避免的损伤不仅对患者造成了更大的危害，而且医疗花费也更多。同时，在将近 90%（305/346）的可预防的损伤事件中，患者的异常体征中至少有一项可以通过现有的监测设备观察到。

Caplan[83] 及其同事随后发表了 ASA-CCP 的呼吸不良事件的报告（表 37-11）。这类起诉案例构成了单个损害因素中最大的损害群体（34%），85% 的患者发生死亡或脑损害。通气不足、气管导管误入食管和困难气管插管是这些呼吸不良事件的主要原因。研究者认为，大多数的不良事件可以通过更完善的监测手段来予以避免，如脉搏氧饱和度和呼气末 CO_2 的监测（图 37-5）。

近来，ASA-CCP 开始关注诸如监护麻醉等一些专题[84]。121 项索赔案件中超过 40%（包括死亡和永久性脑损伤）涉及监护麻醉。给予镇静药或阿片类药物绝对或相对过多后的呼吸抑制是并发症的共同特点（21%，$n=25$）。

丹麦患者保险协会建立了一个与美国相似的登记系统[85]。1996—2004 年，有 1256 例不良事件与麻醉相关，24 例死亡病例被认为是麻醉操作的结果：与气道管理相关的有 4 例，与通气管理相关的有 2 例，与中心静脉导管放置相关的有 4 例，药物错误致死 4 例，输液泵致死 4 例，还有 4 例与局部神经阻滞导致的并发症有关。大量出血导致 1 例死亡，还有 1 例死因不明确。

Cooper 及其同事[86-87] 通过研究"关键事件"来检验围术期死亡率，关键事件是指能够预防、可能造成不良后果的事件，包括不造成损害或仅造成暂时损害的事件。本次调查从麻醉医师、住院医师及注册麻醉护师（certified registered nurse anesthetists，CRNA）那里收集麻醉中发生人为失误或技术故障的资料，从

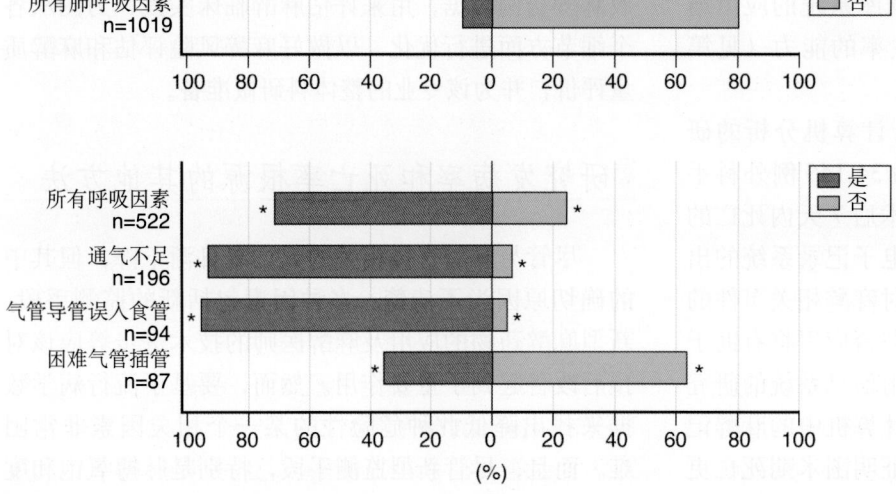

图 37-5　美国麻醉医师协会已结案麻醉起诉案例研究中不良事件与可预防的并发症之间的关系。与呼吸并发症相关的可预防不良事件显著高于所有非呼吸相关的并发症。在呼吸并发症中，困难气管插管病例组出现的可预防并发症数量最少（与非呼吸相关并发症病例组相比，$P<0.05$）（*P < .05 versus nonrespiratory claims). (From Caplan RA, Posner KL, Ward RJ, et al: Adverse respiratory events in anesthesia: a closed claims analysis, Anesthesiology 72:828, 1990.)

中找出高发事件（如呼吸回路中断）并探究未及时发现失误的原因（如麻醉者精神放松）。研究者们确认，器械故障导致的麻醉意外（4%）较少，而人为失误才是最重要的，同时他们建议未来对麻醉相关并发症发病率和死亡率的研究应根据预防措施来对事件进行分类，而不单单看其所造成的结果。

澳大利亚意外事件监测研究是由澳大利亚患者安全基金会于 20 世纪 90 年代建立的，报告和分析重要事件以对策略进行修订。与 ASA-CCP 类似，他们并不报告不良事件发生率，只是分析所报告的病例。他们的很多研究报告聚焦于主要不良事件的发生原因，包括机械通气、血管通路和发生于麻醉后恢复室的问题[88-89]。

Buffington 及其同事[90] 在一台标准的麻醉机上设置了五个故障，要求参加某次麻醉会议的医师找出错误并在问卷中写出答案。仅有 3.4% 的参与者找出了全部故障，全体参与者平均找出了 2.2 个故障。参与者的职业资历不影响纠错能力，医生与麻醉护士的分布状况是一致的，有 10 年以上工作经验的人成绩比其他人稍好一些。这类研究强调的问题是麻醉从业人员是否有能力识别可导致麻醉意外的特殊情况。而技术的改进以及教育的发展能否减少意外的发生，这还不得而知。

与麻醉死亡率相关的问题

既往研究的重点都在于直接与麻醉处理有关的术中或院内死亡，然而，围术期出现的并发症还可能引发术后即刻以外时间段的死亡危险。例如，围术期卒中或心肌梗死可导致患者在分析时段之外发生死亡。值得注意的是，最近的研究已经提示，围术期即便发生轻微的心肌梗死或不稳定型心绞痛都可能降低患者的长期生存率[91]。此类"远期"死亡是否也应归因于麻醉并发症？回答是：这些结果取决于患者预后的情况和这些死亡与麻醉管理关系的密切程度。

Monk 及其同事研究了麻醉对长期生存率的潜在影响[92]。通过运用多参数协同风险比例模型（multiple variate COX propotional hazards model），他们确认了 3 个预测死亡率的独立危险因素：患者合并症（相对危险度：16.116）、累积深度镇静时间（脑电双频指数 <45）（相对危险度：1.244/h）和术中收缩压低（相对危险度：1.036/min）。他们认为，累积深度镇静时间和术中低血压是增加术后死亡率的显著、独立危险因素。这些研究结果是否真实反映了围术期麻醉管理与长期预后之间的病理生理联系，或者还仅仅只是统计

学意义方面相关联，尚待更多的研究工作来进行确定。然而，此项研究及其他研究都证明了全面的麻醉评估与患者短期及长期预后关系的重要性，其目的就是为了优化患者短期和长期预后。

与患者因素相关的危险

以往很多研究都表明，围术期并发症发病率和死亡率随着患者合并疾病的存在而增加（见第 39 章）。1941 年提出的 ASA 分级系统，在外科手术患者中广为应用，用于评估患者并发症的严重程度[93]。自此以后，ASA 分级系统成为麻醉实践的标准术语，并对创立用于比较各医疗中心预后的有效统计手段提供了帮助[94]。

ASA 分级与患者死亡率之间的这种相关性十分明确地反映了合并症与术后不良预后之间的联系。1961 年 Dripps[32] 及其同事的研究表明，通过 ASA 分级评估发现，随着患者合并症严重程度的提高，其死亡率也随之增加。有几位研究者重新评定了手术死亡率和 ASA 分级之间的关系。Pedersen[46] 和 Tiret[43] 及其同事的研究证实了两者之间存在着这种关系。Vacanti[95] 和同事们在 68 388 例患者中的研究也证实这两者间的关联度：患者生理状况越差，则死亡率越高。

加拿大的 Cohen 及其同事[96] 根据 1975—1984 年间政府的主要死亡统计数据，分析了 100 000 例接受麻醉操作的患者在术后 7 天内的死亡率。他们收集了每例患者的年龄、术前情况、ASA 分级、所采用的麻醉技术、监测水平及其他因素，术后 7 天的总体死亡率是 71.04/10 000。死亡率随着年龄增加而升高，80 岁以上患者死亡率显著增加，而正常健康和行微小手术患者的死亡率低。研究者采用多元回归分析模式来确定影响死亡率的独立危险因素。死亡率增高的显著危险因素包括：高龄、男性患者、ASA 分级高、大型或中型手术、急诊手术、术中出现并发症、应用阿片类麻醉药物以及完全依赖一两种麻醉药物进行麻醉（表 37-12）。

ASA 分级系统的缺陷之一就是麻醉分级评估由麻醉从业人员个人完成，这就使得各个麻醉从业人员彼此之间在分级上可能存在差异。Owen 和同事们[97] 为了验证上述假说，征询了 255 位麻醉医师对 10 例假定患者的 ASA 分级意见，结果显示，他们对 6 例患者的评估意见是一致的，而对另外 4 例则存在分歧。

与全面评估患者合并疾病严重程度的 ASA 分级不同，其他一些研究则试图确定与围术期特定器官系统并发症相关的患者的特殊状况。在评价与患者直接

表 37-12　全部病例中与术后 7 日内死亡率增加相关的危险因素

变量	全部操作：术后 7 日内死亡的相对危险度	95% 可信区间
患者相关因素		
年龄（岁）		
60～79 vs. <60	2.32	1.70～3.17
>80 vs. <60	3.29	2.18～4.96
性别（女 vs. 男）	0.77	0.59～1.00
ASA 分级	10.65	7.59～14.85
（3～5 级 vs. 1～2 级）		
手术相关因素		
大手术 vs. 小手术	3.82	2.50～5.93
中等手术 vs. 小手术	1.76	1.24～2.5
麻醉时间（≤ 2h vs. <2h）	1.08	0.77～1.50
急诊 vs. 择期	4.44	3.38～5.83
其他因素		
手术年份（1975—1979 年 vs. 1980—1984 年）	1.75	1.32～2.31
手术室或恢复室并发症（是 vs. 否）	1.42	1.06～1.89
麻醉相关因素*		
麻醉医师的经验（≥ 8 年，>600 例 vs. <8 年，<600 例）	1.06	0.82～1.37
吸入麻醉复合阿片类药物 vs. 纯吸入麻醉	0.76	0.51～1.15
单纯阿片类药物 vs. 单纯吸入麻醉	1.41	1.01～2.00
阿片类药物复合吸入麻醉 vs. 单纯吸入麻醉	0.79	0.47～1.32
蛛网膜下腔阻滞 vs. 单纯吸入麻醉	0.53	0.29～0.98
麻醉药物数量（1～2 vs. 3）	2.94	2.20～3.84

Adapted from Cohen MM, Duncan PG, Tate RB: Does anesthesia contribute to operative mortality? JAMA 260:2861, 1988.
* 采用 5 种最常用的麻醉技术进行的所有手术

相关的危险因素时，必须要考虑方法学的局限性。所有的这些研究只是用于评估围术期某种特定并发症的某个临床或实验室危险因素的预测价值。在研究中要引入队列研究的方法。理想状态是进行前瞻性研究，并对结果进行严格的盲法评估。遗憾的是，许多现存的有关围术期危险因素的研究都只是着眼于某些特定患者，并且包括回顾性研究，采用的研究方法也严重限制了其结果应用的普遍性和有效性。

许多研究采用队列研究方法，以确定其临床及实验室指标的危险因素，并且使用多变量模型来确定哪

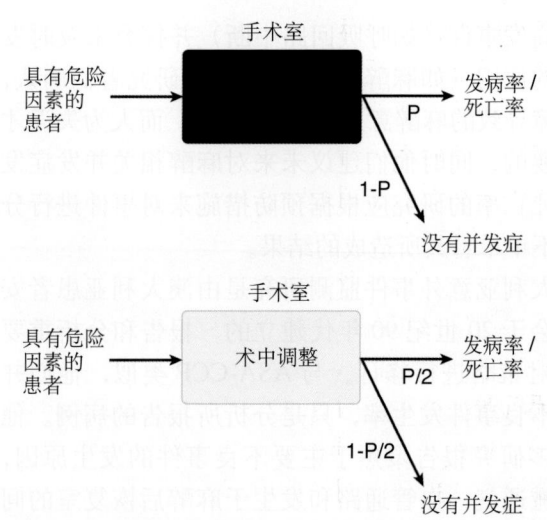

图 37-6　危险因素的"黑匣子"概念。危险因素的发展过程：具有危险因素的患者进入手术间，其发生并发症的概率为 P；如果麻醉医师意识到危险因素的重要性并能够调整临床处理策略则会降低危险性（$P/2$），此时危险因素不再重要。但如果忽略了此危险因素，则患者会再次发生并发症

些因素与风险增加相关。多参数建模的主要限制就是应用时假设手术过程本身是一个"黑匣子"，即所掌握的有关危险因素的知识无法改善术中治疗（图 37-6）。但是，事实上麻醉医师会调整操作方案以减少高危患者的风险。随着时间的推移，医疗水平在不断提高，医师对高危人群的认识也在不断深化，这应该能降低某些临床因素所导致的风险。因此，过去的许多指标可能不再适用于临床。同样，在目前的临床实践中，也很难仅依靠设计和调查来确定处理策略的有效性。

过去通常采用的将手术风险量化的一种方法是探究单一危险因素与一系列围术期不良事件之间的关系（见第 39 章）。例如，许多研究评估了高血压在围术期风险中的重要性。Goldman 和 Caldera[98] 运用队列研究的方式评估了全身麻醉下接受非心脏手术患者的风险情况。尽管其中舒张压 >110mmHg 的患者数量太少以至于无法得出统计性结论，但他们认为高血压与围术期危险性的增加并无关联度。相反，Hollenberg 及其同事[99] 认为高血压和左心室肥厚是围术期心肌缺血的预测因素，但他们并不认为这些因素与围术期主要并发症发生率之间存在独立的相关性。

除了探求单一危险因素与围术期预后之间关系外，很多研究在尽力找出与一项或多项围术期不良事件相关的多种危险因素。因此，许多学者采用前瞻性或回顾性队列研究，来确定发生致命和非致命心肌梗死的高危患者。其中最早的一项尝试确定心脏危险因素的研究是 Goldman 及其同事[13] 在麻省总医院进行的。他们研究了 1001 例 45 岁以上行非心脏手术的患

者，其中排除了在腰椎麻醉下行经尿道前列腺切除手术的患者。通过多元回归分析，他们确定了9个与围术期发病率和死亡率增加相关的临床因素。每一个危险因素在回归方程中进行权重计算而转换成指标的分值。分值增加，则围术期心脏并发症的发病率和死亡率都升高。

有许多研究证明了 Goldman 心脏危险指数的有效性。Zeldin[100]预先计算了1140例患者的心脏危险指数，然后指出虽然最高风险组的并发症发生率比先前报告的要低些，但是该指数的总体准确度与先前的研究一样高。Larsen 及其同事[101]也通过对2609例40岁以上连续的非选择病例进行分析，同样证实了该指数的准确性。在血管手术患者中，心脏风险指数的有效性存在争议。Domaingue 及同事[102]在研究了行各种血管手术的病例后指出，严重心血管并发症的发病率高于 Goldman 报告的数值。但他们也证实了心脏危险级别越高，风险率也越高。Jeffrey 和同事们[103]评估了99例行择期腹主动脉手术患者的心脏并发症发病率，同样证明了心脏危险越大，总体发病率就越高，但是在这项研究中风险最低的组，心脏发病率却较高（7%）。White 和同事们[104]研究了 Goldman 心脏危险指数在预测血管外科术后长期生存率方面的应用；还有几项研究发现在危险指数 I 级或 II 级的患者中心脏发病率较高，故无法证明心脏危险指数与围术期并发症的相关性[105-106]。有人对16 277例非心脏手术患者进行研究，旨在将 ASA 分级与心脏危险指数作比较。尽管客观的 Goldman 心脏危险指数并不能比主观的 ASA 体格分级提供更多的信息，但得出的结论是两项指标都具有风险预测价值[106]。

自从引入 Goldman 心脏危险指数以来，一些研究者也提出了评估非心脏手术心脏事件的其他危险指数。Detsky 和同事们[107]研究了一组在内科进行术前评估的人群，Detsky 改良危险指数中肯定了 Goldman 确定的许多危险因素，还对有些因素进行了轻度修改，并且将心绞痛列为危险因素。他们根据手术类型来预算并发症的发生率，随后利用函数图来应用 Detsky 改良危险指数，即把并发症的总体发病率作为外科手术和患者疾病的函数值来计算。Detsky 改良危险指数曾作为美国内科医师学院指南中术前评估危险分层的入门经典[108]。为了完善和更新 Goldman 心脏危险因素指标，波士顿布莱根妇女医院的 Lee 和同事们[109]对三级教学医院中4315例50岁及以上行非心脏手术的患者进行了研究。他们确定了6个危险因素，并将之纳入修正版心脏危险指数（RCRI）中：高危的手术类型、缺血性心脏病史、充血性心力衰竭病史、脑血

管病史、术前应用胰岛素治疗以及术前肌酐水平超过2.0mg/dl。主要的心脏并发症发生率随着危险因素数量的增加而上升。Ford[110]及同事们进行了 meta 分析来检验修正心脏危险指数的效果。他们回顾了24项研究报告中的700 000个病例，结果发现修正版心脏危险指数尽管在非心脏手术患者中对低危和高危心脏事件呈现出中等程度的辨识效果，但其在预测血管手术后的死亡或者心脏事件上并不满意。

近来，Gupta[111]和同事们借助 NSQIP 系统收集的数据来评价非心脏手术后的心血管事件危险性。他们采用2007版 NSQIP 数据系统中所有211 410例患者来构建危险预测模型，然后在2008版257 385例患者中来验证其有效性。这个模型中包含了5个参数：手术类型、相关器官的功能状态、异常的肌酐水平、ASA 分级和高龄。该研究显示，这个危险预测模式较 RCRI 而言在风险辨识方面获得了改善，但在该模式中加入 RCRI 却并未使其功能得到进一步完善。

除了努力对容易发生术后心血管事件的患者进行辨识外，最近的研究着眼于寻求构建基于其他器官的预后统计学模式。其中包括心脏[112]和非心脏手术[60]患者的急性肾损害的危险模式，心脏手术[115]和颈动脉内膜剥脱术[116]后呼吸衰竭[113-114]和卒中的危险模式。

有些学者致力于确定特定器官并发症的相关危险因素。与之不同的是，其他一些学者则寻求建立各种类型的危险预测模式，来判断哪些患者可能在术后即刻暴露于死亡危险之中。例如，罗彻斯特大学的 Glance 及其同事使用 NSQIP 数据得出了用于非心脏手术后30天因所有原因造成死亡的预测积分系统，并应用此积分系统进行实际验证。他们分析了2005—2007年间接受手术的298 772例患者，确定了3个能高度预测术后30天死亡的危险因素：① ASA 分级，②急诊手术和③手术类型。ASA 分级为 I、II、III、IV 或 V 级患者的评分分别对应为0、2、4、5或6分；中危和高危手术分别对应为1或2分；急诊手术定为1分。危险分值小于5分的患者其预测死亡风险概率低于0.5%，而危险分值在5~6分的患者死亡风险概率在1.5%~4%。危险分值超过6分的患者其死亡风险概率超过10%[117]。

这类风险因素指标除了具有临床的实用性之外，还是医疗卫生政策的重要内容，将风险因素调整后，可以比较不同医院和医生进行心脏手术的患者死亡率。例如，纽约州每年要公布各手术医生和各医院施行心脏冠状动脉旁路移植术的死亡率资料[118-120]。在比较不同医院之间的死亡率时，显然要对各医院的风险因素加以调整，以免某些高水准的医疗中心会仅仅

因为收治高比例的病情复杂患者而归类于"手术效果差"的那一类。

除了需要辨识围术期临床危险因素外，过去和现在的研究都在关注基因和基因组学对大多数外科手术预后的影响。尤其是阐明了恶性高热的遗传类型后，人们已经充分了解基因类型对围术期危险的影响。恶性高热揭示了常染色体显性遗传疾病与麻醉药物不良反应之间的明确关系[121]。尽管基因多态性与麻醉间的关联性尚未清晰阐明，但评估基因多态性对总体围术期预后的热度正在逐步提升。例如，已有文献显示载脂蛋白 E4 可以调节包括冠状动脉旁路移植术等多种急性缺血性损害事件后的神经损伤和恢复过程[122]。血小板整联蛋白受体诱导的糖化蛋白Ⅲa复合体的多态性与术后认知功能下降有关[123-124]。要弄清楚哪些特殊的基因问题能影响麻醉管理策略、药物选择以及医疗监护的其他各个方面，还需要进行更深入的研究。

特殊患者群体

产 科

对产科患者进行麻醉具有独特的挑战性，因为母亲和胎儿两者都处于并发症的潜在风险中。幸运的是产妇的死亡率很低，与产妇分娩相关的麻醉并发症只占所有产妇死亡率中很小的一部分。因此，要进行围产期并发症的研究需要汇聚多个临床医疗中心的大量患者（见第 77 章）。

早期人们除了努力确定手术麻醉的总体危险性外，在 1974—1985 年间还同时进行了一系列研究以试图确定美国和英国产科并发症的发生率，并评估麻醉本身在该群体的不良反应中起到了何种作用。首次报道的数据收集于 1974—1978 年，Kaunitz 和同事们[125]根据美国 50 个州的数据，得出产妇的麻醉相关死亡率为 0.6/100 000。Endler 和同事们[126]研究了密歇根州 1972—1984 年间产科生产的数据。有 15 位产妇主要由麻醉因素致死，有 4 例死因与麻醉有关，产妇的麻醉相关死亡率为 0.82/100 000。上面提及的 15 例死亡产妇中有 11 例施行的是剖宫产术。另外，患者的危险因素还包括肥胖和急诊手术。较早期的研究发现，产科麻醉的主要问题是与区域麻醉相关的并发症，而此后的研究则表明，气道安全不能得到保障是产妇死亡的主要原因。在该系列研究的最后 2 年中没有发生与麻醉相关的产妇死亡。Rochat 及其同事[127]对美国 19 个州进行的调研得出，在婴儿安全出生的病例中产妇的麻醉相关死亡率为 0.98/100 000，他们还发现在研究期间产妇死亡率没有下降。

一项在英格兰和威尔士的内部调查评估了自 1952 年来的产妇死亡情况[128]。所有产妇的死亡记录被送至地区医疗官员处，而他们向所有参与这些患者医疗工作的人员发放调查表，之后这些表格由高年资产科医师和麻醉医师评估。Morgan[128] 报告了 1952—1981 年间与麻醉相关的产妇死亡情况（表 37-13）。总体的产妇死亡率随着时间推移而降低，然而与麻醉相关的死亡率却上升，但与麻醉相关的死亡病例绝对数量有所下降。该研究的早期，气管插管很少应用于产科麻醉，但后期的报道是在给予硫喷妥钠和琥珀酰胆碱诱

表 37-13　来自英格兰和威尔士内部调查的产妇死亡情况

年份	每 1000 例生产中产妇死亡数	麻醉造成的死亡人数	麻醉造成的产妇死亡百分比	可避免因素的百分比
1952—1954	0.53	49	4.5	—
1955—1957	0.43	31	3.6	77
1958—1960	0.33	30	4.0	80
1961—1963	0.26	28	4.0	50
1964—1966	0.20	50	8.7	48
1967—1969	0.16	50	10.9	68
1970—1972	0.13	37	10.4	76
1973—1975	0.11	31	13.2	90
1976—1978	0.11	30	13.2	93
1979—1981	0.11	22	12.2	100

From Morgan M: Anaesthetic contribution to maternal mortality, Br J Anaesth 59:842, 1987

导后进行气管插管，与此同时也确认了气管插管难度大。这项研究的另外一项主要发现是在产科麻醉中，麻醉医师的产科麻醉经验是麻醉相关产妇死亡的最主要因素。

最近的研究证实，产科麻醉的危险性随着时间推进呈进行性下降。Hawkins 和同事们[129]从美国疾病控制和预防中心的国家孕妇死亡监控系统中获取了1979—1990 年间产妇生产和胎儿死亡数据来分析产科麻醉的可能危险性。研究期间共有 129 位产妇的死因与麻醉有关，其中大多数（82%）死于剖宫产，该比率随时间的推移而逐渐降低（表 37-14），出现这种趋势的结果可能归因于越来越多地使用椎管内阻滞。产妇的主要死因与麻醉方式有关。全身麻醉中有 73% 的事件与气道问题有关。

Panchal 和同事们[130]随后进行了一项回顾性病例对照研究，他们使用州政府的匿名数据库调查了1984—1997 年间在马里兰州所有非州立医院生产的患者记录。研究参数包括了患者的人口学资料、疾病的国际分级、临床修正诊断（ICD-9CM）和手术编码。

在 14 年的观察期间入院生产的 822 591 例患者中，死亡 135 例。与死亡相关的最常见诊断为先兆子痫或子痫（22.2%）、产后出血或产科休克（22.2%）、肺部并发症（14%）、血栓或羊水栓塞或两者兼有（8.1%），以及与麻醉相关的并发症（5.2%）。需要注意的是，Panchal 的研究中提及了每年每 100000 例活婴生产中产妇死亡率在人种中有所不同（图 37-7）。尽管造成这种不同的潜在原因尚未阐明，但 Panchal 的发现也提示，随着时间的推移，总体的产妇死亡率和人种之间的危险差异程度都处在逐渐改善中。

尽管与麻醉相关的产妇死亡极为少见，但却是一个重要的并发症，因此关于这方面的研究最近一直都在进行。尤为重要的是，通过关于产科麻醉不良预后的最新分析，更应强调在此类人群中气道管理的特殊性。例如，Mhyre[131]和同事们回顾了 1985—2003 年间密歇根州产妇的死亡率。855 例与妊娠相关的产妇死亡中，8 例与麻醉直接相关，7 例受麻醉因素影响。由于气道梗阻或低通气造成的所有麻醉相关死亡均发生于苏醒和恢复过程中，而非全麻诱导过程中。麻醉

表 37-14　美国 1979—1984 年和 1985—1990 年不同麻醉类型下剖宫产手术中麻醉相关死亡的数目、病例死亡率以及风险比

人群	死亡数		死亡率		风险比	
	1979—1984 年	1985—1990 年	1979—1984 年	1985—1990 年	1979—1984 年	1985—1990 年
全身麻醉	33	32	20.0* (95% CI 17.7~22.7)	32.3* (95% CI 25.9~49.3)	2.3 (95% CI 1.9~2.9)	16.7 (95% CI 12.9~21.8)
区域阻滞	19	9	8.6† (95% CI 1.8~9.4)	1.9† (95% CI 1.8~2)	参照	参照

Adapted from Hawkins JL, Gibbs CP, Orleans M, et al: Obstetric anesthesia work force survey, 1981 versus 1992, Anesthesiology 87:135, 1997.
CI: 可信区间。
* 每 1 000 000 全身麻醉下的剖宫产手术。
† 每 1 000 000 区域麻醉下的剖宫产手术

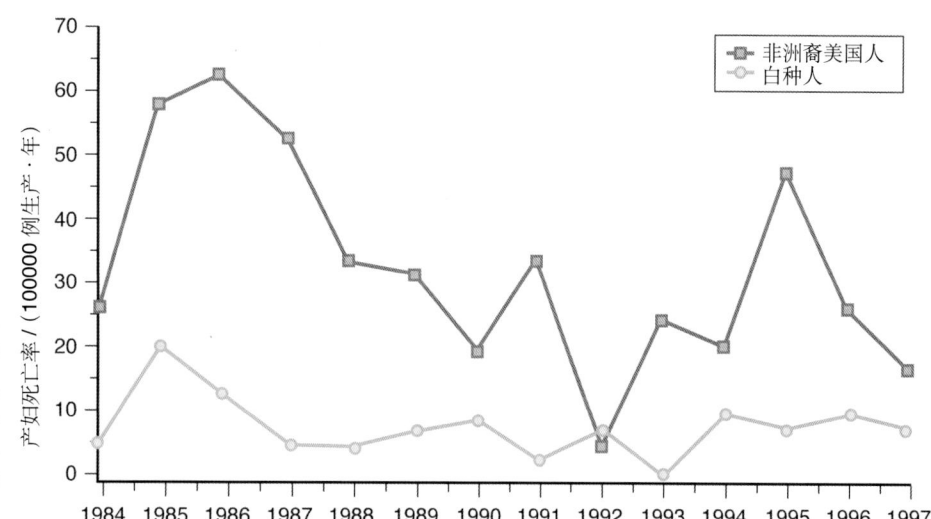

图 37-7　根据出院总结得出的 1984—1997 年间马里兰州不同人种的产妇死亡率 (From Panchal S, Arria AM, Labhsetwar SA: Maternal mortality during hospital admission for delivery: a retrospective analysis using a state-maintained database, Anesth Analg 93:134, 2001.)

医师术后监护的失误和监管不足导致了超过一半患者的死亡。在另一项类似的研究中，Bloom 和同事们在一项前瞻性观察性研究中观察与麻醉相关的不良事件的发生率和死亡率，该研究纳入了在临床医学中心行剖宫产的单胎产妇（n=37142），这些临床医学中心涵盖了美国国家儿童健康和人类发展母婴医学研究所网络联盟的组成单位[132]。在这项研究中发现，一例产妇的死亡是由麻醉操作中气管插管失败所导致的。

最后总结一下，以往大量的研究已显示，与产科麻醉相关的主要并发症发生率和死亡率的风险随着时间推移而显著下降。然而近来的研究则提示，不良预后还在不断发生，尤其是接受全身麻醉的剖宫产患者。展望未来，我们需要进行更多的研究，特别是需要应用国家的和国际的数据来更清晰地确定产科麻醉的危险性、所实施医疗监护方面的差异性（包括使用不同的麻醉技术）以及处于不同医疗中心和医疗环境中产妇预后的情况。

儿　　科

目前有关儿科患者麻醉相关风险的研究较少（见第 92 ~ 95 章）。这类研究的两个主题是：小婴儿的麻醉风险性高；配备有专门儿科麻醉设施的医疗中心的麻醉相关风险较低。

在 1954 年 Beecher 和 Todd 经典的有关麻醉预后的研究中[18]，不满 10 岁的儿童中出现麻醉相关死亡事件的数量"很不均衡"。来自巴尔的摩麻醉研究委员会的 Graff 及其同事[133] 报道了儿科组 335 例术中死亡病例，认为其中有 58 例完全或部分归咎于麻醉。各年龄组中麻醉导致的死亡事件所占比例相对恒定，为 16.6% ~ 21.7%。估计与麻醉有关的死亡率在不满 15 岁的患者中为 3.3/10 000，15 ~ 24 岁患者中为 0.6/10 000，64 岁以上患者中为 11.7/10 000。值得注意的是，大多数儿科患者的麻醉相关死亡发生在麻醉低风险儿童中，如行扁桃体切除术等这类年龄段儿童的常见手术。研究者同时试图明确导致儿童麻醉相关死亡的原因，发现大约一半的死亡是由麻醉管理不当导致的。82% 麻醉相关死亡事件中存在呼吸并发症（如低通气、呕吐物或血液误吸）。必须注意的是，在这项研究完成的时代，麻醉的管理和监测与现今有很大不同，其对于现代麻醉的适用性是局限的。

在 Beecher 与 Todd 之后进行的研究以及巴尔的摩麻醉研究委员会的研究提供了后续儿童麻醉相关风险的细节。Tiret 及其同事[134] 对 1978—1982 年间法国 440 所医院中儿科患者出现的严重麻醉并发症进行

了前瞻性研究，40240 例患者中有 27 例出现严重并发症，其中有 12 例心搏骤停，1 例死亡。婴儿的严重并发症和心搏骤停的发生率均明显高于年龄稍大的儿童。麻醉相关的心搏骤停发生率在婴儿最高（19/10 000），在儿童最低（2.1/10 000）。婴儿的并发症多涉及呼吸系统，主要是气道问题和误吸。稍大的儿童会发生呼吸或心脏并发症，且最常发生于麻醉诱导和苏醒阶段。

Cohen 及其同事[135] 研究了 Winnipeg 儿童医院的 29220 例麻醉操作。他们将 1982 年中期至 1987 年的资料都收集保存在数据库中，72h 内收集每位患者的病情记录和随访资料。研究中遇到的并发症有死亡、心搏骤停、药物反应、气道梗阻，以及诸如恶心呕吐、心律失常和咽喉痛等轻微并发症。新生儿多行心脏、血管及腹部手术，儿童多行肢体手术。不满 1 周岁的婴儿更易出现心搏骤停（4:2901）。术后儿童多发生恶心呕吐等小的并发症，而婴儿及更小的孩子更易出现呼吸系统意外（表 37-15）。儿童的并发症与成人相比是不同的，而且往往延伸到术后期。对 1982—1987 年间每两年进行比较发现，术中并发症的发生率较稳定，而术后的并发症发生率则在降低。

最近，van der Griend 和同事对澳大利亚墨尔本皇家儿童医院的患者术后 24h 和 30d 麻醉相关死亡率进行了研究，共纳入了 56 263 位儿童患者，总计 101 885 例麻醉。发现术后 24h 总体死亡率为 13.4/10 000，术后 30d 总体死亡率为 34.5/10 000。麻醉相关死亡率很低，发生率为 1/10 188 和 0.98/10 000。在作者所观察到的所有 10 例麻醉相关死亡中，患者是否患有基础合并症是一个重要因素[136]。

不同于调查小儿外科患者的死亡率及其预测因素，一些研究者重点研究儿童麻醉中的心搏骤停，例如 Flick 和他的同事[137] 观察研究了 1988 年 11 月 1 日到 2005 年 6 月 30 日在梅奥医学中心手术且在围术期发生过心搏骤停的年龄小于 18 岁的患者。在这项研究中，总共涉及了 92 881 例麻醉，4242 例（5%）为先天性心脏畸形修复。在非心脏手术中，围术期心搏骤停的发生率为 2.9/10 000，在心脏手术中的发生率为 127/10 000。因麻醉导致的围术期心搏骤停的发生率为 0.65/10 000。心搏骤停的发生率（435/10 000）和死亡率（389/10 000）在小儿（0 ~ 30 天）心脏外科的发生率最高。

波士顿儿童医院的研究员使用已建立的数据注册表，该注册表记载了从 2000 年 1 月到 2005 年 12 月小儿先天性心脏病手术所有的心搏骤停的发生情况[138]，5 213 例麻醉中，40 名患者共发生了 41 次心搏骤停，

表 37-15　各年龄组围术期事件汇总*

	<1 月 (361 例)	1～12 月 (2544 例)	1～5 岁 (13,484 例)	6～10 岁 (7184 例)	>10 岁 (5647 例)
术中事件	14.96	7.31	7.10	12.22	9.69
恢复室事件	16.61	7.23	12.20	14.88	15.23
术后事件					
小事件[†]	13.57	10.30	20.32	31.49	32.44
大事件[‡]	23.82	7.51	3.26	3.37	3.33
任何事件[§]					
观察患者群	48.89	25.92	37.50	50.52	51.33
所有患者	41.55	23.47	33.16	45.04	45.78

Adapted from Cohen MM, Cameron CB, Duncan PG: Pediatric anesthesia morbidity and mortality in the perioperative period, Anesth Analg 70:160, 1990.
* 所有数值都是以总麻醉例数为分母的事件百分比。
[†] 包括恶心呕吐、咽喉痛、肌痛、头痛、牙齿问题、体位不适、四肢不适、眼部不适、哮鸣、温度异常、行为问题、血栓静脉炎、动脉相关疾病、意识问题以及其他。
[‡] 包括其他呼吸疾病、心血管功能紊乱、神经瘫痪、肝功能紊乱、肾功能紊乱、惊厥、手术并发症和死亡。
[§] 占总麻醉量的百分比，在术中、恢复室或术后阶段至少出现 1 种事件

总概率为 0.79%。11 次心搏骤停（26.8%）被归因于很可能与麻醉（21.1/10 000）相关（n=6）或可能相关（n=5），但无死亡发生。另外 30 次与手术操作有关。

大规模临床研究的登记注册以及质量改进对明确儿科患者麻醉中心搏骤停的原因和预后非常有帮助。1994 年建立了儿科围术期心搏骤停登记系统（Pediatric Perioperative Cardiac Arrest Registry，POCA）[139]，目的是明确与麻醉中儿童出现心搏骤停有关的临床因素及临床预后。每一个注册机构都需提交 18 岁或 18 岁以下患者出现心搏骤停的标准资料。在最初的 4 年里，数据库的 63 个医疗机构中共发生了 289 例心搏骤停事件，其中 150 例被认为与麻醉有关（1.4/10 000），死亡率为 26%。引起心搏骤停的最常见原因是药物及心血管因素，与麻醉相关的心搏骤停最常见于不满 1 岁和患有严重基础疾病的患者。该登记系统的目的与未公开索赔研究相似，即确定这一特殊人群发生心搏骤停的原因从而制订预防措施。

2007 年发布了 POCA 的更新[140]。1998—2004 年 193 例（49%）心搏骤停与麻醉有关，药物相关的心搏骤停占所有心搏骤停的 18%。心血管原因导致的心搏骤停最常见（占所有心搏骤停的 41%），失血导致的低血容量及由于大量输库存血导致的高钾血症也是最常见的心血管原因（图 37-8）。呼吸导致的心搏骤停占 27%，其中最常见的原因是喉痉挛导致的呼吸道梗阻。中心静脉置管过程中血管损伤是最常见的器械相关心搏骤停的原因。心血管、呼吸原因分别是导致手术过程中及术后心搏骤停的最常见原因。

2010 年，POCA 分析对比了 245 例无基础心脏疾病患儿与 127 例患有基础心脏疾病患儿发生心搏骤停

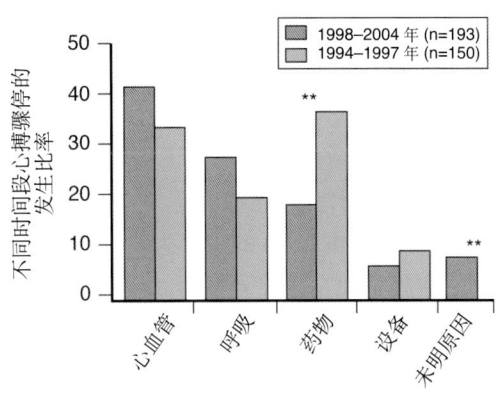

图 37-8　1998—2004 年与 1994—1997 年，小儿围术期心搏骤停登记表中麻醉相关的心搏骤停的原因。（**P<0.01，1998—2004 年与 1994—1997 年比较，Z 检验）(From Bhananker SM, Ramamoorthy C, Geiduschek JM, et al: Anesthesiarelated cardiac arrest in children: update from the Pediatric Perioperative Cardiac Arrest Registry, Anesth Analg 105:344-350, 2007.)

的数据，报告了患有基础心脏疾病患儿的麻醉相关心搏骤停的情况。与无基础心脏疾病的患儿相比，存在基础心脏疾病的患儿多为 ASA Ⅲ、Ⅳ、Ⅴ 级且更易发生由心血管原因所致的心搏骤停。患有基础心脏疾病患儿的死亡率比无基础心脏疾病的患儿要高（33% vs. 23%），但将数据按照 ASA 分级调整后，二者并无差别[141]。

老 年 医 学

从现代外科发展之初开始，年龄与手术风险之间的关系一直受到研究和临床工作中的关注（见第 80 章）。由于二战后婴儿潮一代步入老龄，未来 30 年美

国 65 岁以上人口比例增加，预期老龄化增长迅速，老年患者的手术麻醉风险始终是研究的热点。

老年群体手术麻醉安全性研究的一个关键问题是对于围术期风险而言，如何定义老年这一概念，目前有多种定义，包括 65 岁以上、70 岁以上、80 岁以上或者 90 岁以上。例如 Denney 和 Denson[142] 评估了 90 岁以上患者的手术风险，他们对南加州大学医学中心 301 例手术的 272 名患者进行研究，发现伴有严重肠梗阻的老年患者围术期死亡率可高达 63%。而 Djokovic 和 Heldey-Whyte[143] 采用的研究方法则稍有不同，他们对哈佛大学医疗系统中 80 岁以上的 500 位患者的预后进行了研究，发现可以用 ASA 分级来预测死亡率，患者的合并症越多其风险也越高，心肌梗死是术后死亡的主要原因，无明显合并症（ASA Ⅰ 级）的患者死亡率不到 1%。

Del Guercio 和 Cohn[144] 对老年患者术前的血流动力学及心肺功能情况进行了术前有创监测，以预测老年患者的手术风险。共连续纳入 ICU 148 名 65 岁以上的患者，研究发现，生理功能正常的患者仅占 13.5%，63% 的患者伴有严重的或不可纠正的功能缺陷，这部分患者中，接受手术者均死亡。

以 Del Guercio 和 Cohn 的工作为代表的几项研究强调围术期老年患者死亡率显著增加，其原因并非年龄本身，而是与基础合并症相关。最近，大量文献开始关注功能障碍及老龄化综合征，如虚弱、谵妄在老年患者中对影响手术预后的重要性。Robinson 与同事研究了 110 例手术患者，平均年龄 74 岁，研究发现术后 6 个月内死亡率为 15%。其中具有统计学意义的术后 6 个月内死亡率的预测因素包括认知功能障碍、近期跌倒、低蛋白血症、贫血、功能依赖，以及基础合并症。值得注意的是，功能依赖是术后 6 个月内死亡最有力的预测因素。在同一患者中存在 4 个或以上危险因素可有效预测术后 6 个月内死亡（敏感性 81%；特异性 86%）[145]。类似的，Finlayson 和同事发现养老院中老人在接受重大胃肠手术后的死亡率高于美国医疗保险覆盖的总体人群，其高死亡率很可能与此人群中存在基础疾病及功能障碍的比例较高有关[146]。

在此背景下，在老年人群中关于手术麻醉风险的焦点集中到了更广义的"风险"上，除了传统的并发症发生率和死亡率之外，也包括了功能预后和生活质量。最近，Finlayson 和同事对养老院的 6822 例因结肠癌接受了肠切除手术的老年患者进行了研究，结果显示该人群术后 1 年内死亡率为 53%，存活者有 24% 日常独立生活能力下降。多因素回归分析显示，大于 80 岁、手术出院后再入院、手术出现并发症以及术前

功能下降均为术后 1 年功能下降的预测因素[147]。由于老年患者这一人群在不断增长，这些与患者预后相关的医疗护理目标在制订围术期最佳管理方案时会变得越来越重要。

与麻醉药物直接相关的风险

大量研究评估了麻醉选择对患者预后的影响，这也是本书通篇讨论的问题。总体看来，似乎没有针对特定手术和特定人群的完美麻醉方法。在 Cohen 及其同事[96] 针对加拿大的 100000 例麻醉操作所进行的一项多因素分析中，在预测死亡率方面，麻醉药物的选择没有对预后提供更多的信息。在单因素分析中，监护麻醉似乎预后较差，但这是因为只有对病情较重的患者才会实施这类麻醉（见表 37-12）。

麻醉药物是否存在内在毒性是长期困扰麻醉领域的一个问题（见第 26 章）。例如，最近很多研究探讨氟烷和七氟烷的毒性。氟烷的问题是其可能会导致暴发性及潜在致死性肝坏死。在报道了几例氟烷麻醉后发生肝坏死的病例后，人们对 34 所医疗机构的 856 500 例麻醉过程进行了回顾性研究[148-150]，除 9 个病例外，其他患者出现的肝坏死皆可由麻醉外的其他原因解释。在这 9 例患者中只有 7 例使用了氟烷。由此可见，氟烷也许能够导致肝炎和肝衰竭，但发病率相当低。

对七氟烷的顾虑是其代谢物复合物 A 可能具有潜在肾毒性。虽然一些实验室的研究结果证明七氟烷与碱石灰反应可生成具有肾毒性的复合物 A[151-152]，然而在美国的临床研究却未能证实这种潜在的损害作用[153-154]（见第 26 章）。

大量研究曾经试图界定高危患者最安全的麻醉药。在 20 世纪 80 年代末期，人们发现异氟烷可使有冠状动脉狭窄或冠状动脉侧支循环的患者发生窃血现象，从而导致心肌缺血[155-156]，这引起了研究者的格外关注。他们针对行冠状动脉旁路移植术的患者进行了一系列研究，旨在评估围术期心脏并发症的发病率和死亡率，以确定异氟烷在全身麻醉中的应用价值[157-160]。总体而言，这些研究都未发现患者预后上的差异，也支持了对于同一个体有多种安全的全身麻醉方法这一观点。另一些研究则关注椎管内麻醉或区域麻醉相比于全身麻醉的安全性。值得注意的是，一系列的随机试验证实，区域麻醉的预后要优于全身麻醉[161-162]。对于行下肢和盆腔手术的患者，区域麻醉可降低移植物栓塞和深静脉血栓发生率，还可以减少出血。在血管外科手术患者中的重要发现是接受区域麻醉时移植物栓塞的发生率降低了，而且在腹股沟下旁路手术后需要二次

手术的情况也减少了。然而，其中规模最大的一项试验却未能证明不同麻醉方法与预后相关[163-165]。因为研究中整个群体的并发症出现率很低，所以不可能发现由麻醉方法导致的患者预后上的差异。Rogers 及其同事[162]汇总了几项类似的研究结果，发表了一份比较区域麻醉和全身麻醉的 meta 分析报告，发现椎管内阻滞可以减少术后死亡及其他严重的并发症，但至今仍未明确这种麻醉方法究竟有多大的优势。有关区域麻醉和全身麻醉的比较详见第 56 章和第 57 章。

与手术相关的风险

手术过程本身可以显著影响围术期风险。事实上每一项研究都证实了急诊手术会增加额外的风险。例如，在 Goldman 与 Caldera 的研究中[98]，急诊手术的权重（如分数）位居第二，仅次于急性发作的充血性心力衰竭。同时这一研究指出，胸腔内及腹部手术也存在较高的风险。

在一些病例中，手术相关风险取决于基础疾病和手术应激。心血管手术是历史上并发症发生率和死亡率最高的手术，第 67 章对心脏手术的风险进行了全面的评估。在非心脏手术中，血管外科是风险最高的手术之一。虽然传统上认为大动脉重建术的风险最高，但几项研究表明，腹股沟远端手术的心脏相关并发症发生率与其相近[166-167]。为了明确相对外周部位的手术有相对较高的并发症发生率的原因，L'Italien 及其同事[167]研究证实，此类手术患者一般有较严重的冠状动脉疾病，这可能解释了为何此类操作部位相对外周的手术会有如此高的风险。

Ashton 及其同事[168]评价了退伍军人医院一组患者的围术期并发症发病率和死亡率，从中发现，虽然血管外科是风险最高的手术之一，但在这一亚类中截肢手术患者在住院期间的心脏发病率最高。这一发现表明，此类患者存在较严重的心血管疾病，需要长期住院协助康复。Goldman 及其同事[13]的研究表明，腹部、胸部及骨科手术的风险也较高。在另一份报告中，Ashton 及同事[169]对行经尿道前列腺切除术患者的围术期心肌梗死发生率进行了评估，虽然此类患者高发冠状动脉疾病，但围术期心肌梗死率却只有 1%。

许多研究对体表手术的围术期并发症的发生率进行了评估。Backer 及其同事[170]评估了有冠状动脉疾病病史的眼科患者在眼科手术围术期发生心肌再梗死的概率并证实：眼科手术后心脏发病率相当低，甚至包括近期发生心肌梗死的患者。实际上所有的研究都证明了眼科手术的安全性[69,171]。

Eagle 及其同事[172]研究因冠状动脉疾病接受治疗后进行非心脏大手术的患者围术期心脏发病率和死亡率。其中，大血管手术的心肌梗死或死亡风险最大，术后发生并发症和死亡的总概率大于 5%。总概率在 1%～5% 间的手术包括腹部、胸部及头颈部手术。低风险手术包括乳房、皮肤、尿路和骨科手术。最终，美国心脏协会/美国心脏病学会诊断治疗心血管疾病评估心脏工作组以这样的手术分组为基础，制订了非心脏手术围术期心血管系统评估指南中的外科风险部分的相关内容[173]。

近来研究者们致力于建立统计学模型来预测手术预后，研究显示了手术类型本身对总体手术风险的重要作用。Gupta 及同事[111]建立了行非心脏手术患者发生心脏事件风险的预测模型，指出手术类型是术后心脏事件的 5 个预测因素之一。Glance 及同事[117]则创建了一个非心脏手术术后 30 天内死亡率的预测模型，其包括了 3 个主要危险因素，其中之一与手术本身相关。尽管这些研究使用了不同的界定高风险和低风险的分组方法，但他们的手术预后预测模型都纳入了手术类型信息，突出了手术本身对于手术总体风险的重要作用。

与手术地点和术后监护有关的风险

冠状动脉旁路移植术和腹主动脉瘤修补术这样的大手术其围术期风险在不同的医院中是有差异的（见第 67 章和第 69 章）[9-10, 174]，多项研究证实了外科手术量与死亡率之间的关系。虽然手术技术确实会影响并发症和死亡事件的发生率，但地点因素也起了很重要的作用，如手术量较小可能会导致麻醉技术欠佳以及术后护理不善。目前还不知道以上每个因素对总体发病率和死亡率的具体影响。

虽然从未在随机临床试验中验证在 ICU 中进行术后监测和护理的临床价值，但许多研究者已经指出，这种做法是近年来发病率和死亡率得以改善的主要原因之一。有些研究者建议若能在术后对行大血管手术的患者进行更深入的监测，那么就无需在术前进行心脏检查和血管重建[173]。风险评估的潜在价值之一是能够确定什么样的患者应当转到医疗资源更为丰富的医学中心进行救治。围术期发病率和死亡率较低的患者可在当地医院做手术，而风险性较高的患者应转入具有更大手术量的医疗中心。

与麻醉从业人员相关的风险

在过去的十年间，人们对麻醉从业人员本身及技术对于患者预后的影响给予了极大的关注。自从开始使用乙醚以来，有各种不同的麻醉从业人员在不同级别的监管下实施麻醉，包括麻醉医师、全科医师、住院医师、注册麻醉护士，以及麻醉助理。已有一系列研究评估了麻醉从业人员个人技术和培训水平对预后的可能影响。在一项经典研究中，Slogoff 和 Kents[175] 研究了不同麻醉医师在麻醉下行冠状动脉旁路移植术后患者的围术期心肌缺血情况和心脏并发症的发生情况。值得注意的是，围术期心肌缺血和心肌梗死的发生率因麻醉医师不同而不同。例如，7 号麻醉医师对应的发病率要显著高于同组其他人的平均值。作者认为操作者的技术和经验可能会影响患者的风险。随后的工作已经转向麻醉从业人员个体水平是否对麻醉的预后有所影响。Arbous 和同事报道了涉及荷兰 1 年内的 869 463 例手术，主要观察指标是严重并发症（昏迷）和死亡的病例对照研究[176]。其中确认了 807 例在麻醉 24h 内昏迷或死亡的病例，并根据性别、年龄及麻醉时间随机与相似麻醉的对照组进行配对研究。使用医院调查表、手术调查表、麻醉及恢复评分表来评估病例组与对照组在术中与术后的区别。在荷兰，麻醉是一个"灵活"的领域，在诱导及苏醒期麻醉医师与患者一对一，并有麻醉护士或住院医师协助，而在麻醉维持阶段，只需住院医师或麻醉护士在手术间，而麻醉医师在附近进行一对二的分配。作者在病例设置中采用了多因素分析，而不是依照麻醉 / 生理风险或手术的类型（或两者皆有）将病例和对照进行匹配。

纳入研究的病例组有 807 例及对照组 883 例。病例组及对照组在 ASA 评分上并不是对应的，与病例组相比，对照组的病例多为在常规工作时间进行的小的择期手术。病例组大多是心脏及大血管手术，对照组则更多为骨科、泌尿科、眼科手术。在所有 807 例病例组中，95% 于 24h 内死亡，5% 为昏迷状态并且最终在院内死亡。术后死亡在 10000 例麻醉中占 8.8%，术后昏迷在 10000 例麻醉中占 0.5%。混杂因素包括 ASA 评分、手术类型、麻醉技术以及医院的不同。可以降低 24h 内死亡或昏迷相关风险的独立因素是：①使用清单检查麻醉设备；②在麻醉维持阶段使用电话、寻呼机或对讲机可以直接找到麻醉医师；③在同一例麻醉中不更换麻醉医师；④在麻醉维持阶段有全职而非兼职麻醉护士；⑤在苏醒期两人（麻醉医师及一个住院医师或麻醉护士）而非一人在场。

这个研究是极少数的试图阐明麻醉操作特点，而不是特定的研究药物或技术对麻醉结果影响的研究之一。研究的规模及研究结果的单一性是这个研究的重要特征，但是，这个研究也有几个明显的问题。在很多重要的方面研究组之间不具有可比性。据估计，未报告的死亡或昏迷病例占到 13% ～ 47%，选择性地不报告也有可能发生。研究结果表明在麻醉维持阶段更换麻醉医师可能对患者的预后造成不利影响，这一结论有悖于先前研究的结论，并且需要进一步的解释。与麻醉维持阶段更换麻醉医师相关的混杂变量包括麻醉时间的长短和在一天中麻醉时间的不同。令人惊奇的发现是麻醉医师的性质也会影响预后（当麻醉医师更容易被呼叫到时患者预后更好，同时全职麻醉护士比兼职麻醉护士能带来更好的预后），这一发现值得进一步跟进。

几项研究对并发症和风险与麻醉从业人员模式之间的关系进行了研究。作为美国北卡罗来纳州麻醉研究委员会中的一员，Bechtoldt[177] 对北卡罗来纳州在 1969—1976 年间约 2 百万例麻醉操作中出现的 900 例围术期死亡事件进行了评估，资料来自医疗检查者的报告、常规死亡证明及麻醉从业人员填写的调查表。该委员得出的结论是，90 例死亡与麻醉有关，其中约一半发生于手术室，包括诱导期死亡的 19 例。随后他们又利用对相关医院的调查结果，并根据每一种实施者模式的麻醉工作量确定了死亡率与麻醉从业人员间的关系。麻醉小组（由麻醉医师和 CRNA 组成）出现的麻醉相关死亡率最低（1/28 166），牙科医师指导麻醉时出现的死亡率最高（1/11 432），而麻醉护士组出现的死亡率居中（1/20 723）。因为不知麻醉从业人员身份的病例相当多，而且各组的麻醉工作量要靠医院进行估计，所以很难对研究结论做出解释。

斯坦福医疗研究中心[178] 也对麻醉从业人员在医疗预后中的作用进行了评估。他们在 10 个月的时间里（1973 年 5 月至 1974 年 2 月）前瞻性收集了行 15 种外科手术的 8593 例患者的资料，并使用风险校正方法对患者的实际医疗预后和根据其健康状况和手术过程得出的预测预后相比较。他们的结论是：单纯麻醉护士组出现死亡和严重并发症的比率比预测值高 11%，单纯临床医师组比预测值低 3%，而麻醉小组则比预测值低 20%。由于例数少，各组间并无统计学差异。

从方法学的角度很难研究麻醉从业人员所造成的医疗预后的差异。特定类型的麻醉者也许只有在特定的情况下才能发挥最大的作用，例如，健康个体的医疗预后可能没有差别，尤其当不出现并发症时这种可能性更大。相反，对于有严重伴发疾病或在围术期罹患并发症的患者，若他们的麻醉从业人员具备相关的技能，那么他们就会从中受益。我们可以通过评价患者罹患并发症后的生存率来研究这些问题。宾夕法尼亚大学的 Silber 及其同事[7] 从 531 所医院随机抽取出的 5972 例手术患者的病历进行研究，评估了患者和医院的特点，后者包括医师数量和类型、委员会认证资格以及医务人员的比例。研究的结果显示，30 天内死亡率与患者的自身情况有关。在每所医院中，意外发生后抢救（即阻止患者死亡）失败的数量与委员会认证的麻醉医师占全部工作人员的比例成反比。围术期生存率的改善明显与委员会认证的麻醉医师的数量增多有关。

作为上述研究的后续工作，Silber[179] 又比较了 2 组外科手术患者的医疗预后，其中一组由麻醉医师亲自或指导麻醉，另一组则无麻醉医师参与。研究对象是 1991—1994 年间宾夕法尼亚州所有行普通外科手术或矫形外科手术的老年患者，前一组患者的 30 天死亡率及出现并发症后的死亡率（如抢救失败）较后一组低，对患者和医院的特点进行校正使组间无差异后，结果同样如此。然而该研究的结论具有局限性，因为非指导组的病例数太小，并且包括了大量没有麻醉账单的病例，这些都使分类的有效性得到质疑。诸如 Medicare 索赔档案这样的行政数据库使得研究者能够获取大量的病例，但是数据的健全性以及潜在的未得到控制的混淆因素都使观察受到限制。因此，大多数的研究人员建议用这种研究来产生假设而不是去定义最佳实施方案[180]。

Silber 及其同事[181] 又采用类似的办法评定了委员会的资格认证在围术期风险评估中的作用，得到的结论是未获认证的麻醉医师提供医疗服务时校正死亡率的 OR（1.13；95% 置信区间：1.00 ~ 1.26；$P<0.04$）和抢救失败率的 OR（1.13；95% 置信区间：1.00 ~ 1.27；$P<0.04$）都较高。

Pine 及其同事评估了 8 个特定手术的死亡率[182]。通过逐步 logistic 回归分析建立特定手术的风险校正模式（包括体制和地理的因素）。以麻醉从业人员分类，观察到的死亡率和预测值之间无显著性差异。没有麻醉医师的医院与有麻醉医师参与或指导麻醉的医院相比，结果相似。作者未对抢救失败及死亡原因进行评估。

最近，Needleman 和 Minnick 发表在健康服务研究类文献上的研究对比了由不同产科麻醉团队实施麻醉后产妇的预后情况[183]；虽然作者观察到麻醉护士在没有或很少有麻醉医师监管下实施麻醉时的产妇并发症发生率与全部由麻醉医师来实施麻醉有所差异，但是有关风险校正和研究设计的缺陷限制了这一研究结果用于政策制订[184]。类似地，2010 年一项由 Dulisse 和 Cromwell 所进行的研究提示已经颁布的允许麻醉护士独立实施麻醉的州与必须在麻醉医师监管下实施麻醉的州相比，手术患者的总体预后没有差异[185]。然而，

由于新法规并没有导致在没有麻醉医师监管下的手术数量和类型的重大变化，因此，Dulisse 和 Cromwell 的工作并不能直接回答对于特定类型的手术，麻醉从业人员类型的不同究竟会增加还是降低麻醉的安全性。

最终，就像 Smith 及其同事[186]2004 年发表的关于麻醉从业人员的影响的综述中所总结的，目前尚不能证明患者预后与麻醉从业人员类型之间的关系。麻醉护士和其他非医师的麻醉从业人员对提供麻醉护理是至关重要的，无论是在美国或是在其他任何地方都是如此，明确这些人员的工作范围将是未来学术界研究和争论的一个方向。

麻醉医师面临的危险

麻醉医师面临的潜在危险与其提供的医疗服务有关（见第 110 章），其中包括医疗法律责任、过敏反应、针刺伤及疾病感染（患者向医护人员传染）。医疗法律风险已在第 11 章阐述。

麻醉医师对乳胶过敏的危险越来越明显，这会导致出现危及生命的不良反应。许多麻醉医师对乳胶过敏并需要采取适当的防护措施，但问题是许多已致敏的个体并不出现相应症状。Brown 和助手们[187] 对在约翰霍普金斯医院麻醉科工作的 168 名合格的麻醉医师和麻醉护士进行了研究，他们发现其中有 2.4% 的人对乳胶过敏且伴有临床症状，有 10.1% 的人对乳胶敏感但无临床症状。被调查者中刺激性或接触性皮炎的发病率为 24%。这些数字指出，乳胶是麻醉医师面临的一个严重威胁，很有必要将医院改造成一个无乳胶的环境。

麻醉医师有被患者传染的危险，这是一直以来人们都很关注的问题。Berry 和 Greene 报道[188]，在对相关文献的回顾中发现由意外针刺伤传播的病原体至少有 20 种。过去的危险主要是肝炎，如今人类免疫缺陷病毒（HIV）更受重视。在美国开展的几项针对麻醉人员的研究发现，这一群体中乙型肝炎的血浆阳性率为 12.7% ~ 48.6%，是普通人群的 4 倍[189-191]。乙肝疫苗从根本上降低了这种风险。丙型肝炎病毒被认为是输血后感染肝炎的罪魁祸首。也有几篇有关医务人员在工作中感染肝炎的报道[192]，由于高达 50% 的感染人群会发展成慢性肝炎，所以丙型肝炎具有很严重的潜在危险性。

HIV 感染是医务工作者最恐惧的危险之一。单次皮肤暴露于 HIV 阳性患者的血液中或带血的体液中，感染 HIV 的概率约有 0.4%[193]，至少有一份病例报告报道麻醉医师在为 HIV 阳性的患者行中心静脉置管时

因针扎伤而感染 HIV[194]。

目前已建立几套方案来抑制传染病的传播（见第 110 章）。过去，麻醉医师只想到患者的风险，但现在他们必须要考虑自身所面临的危险。广泛采用全面的预防措施应该会降低感染率，但麻醉医师并未完全采纳这些建议。如在针对 9 所医院的调查中，麻醉医师发生的感染破皮伤中有 59% 是可以避免的[195]。根据 HIV 感染的风险理论模型可以估计，低发区的 30 年职业感染风险率为 0.10% ~ 0.22%，高发区则为 8.26% ~ 13%[196]。研究者建议，戴双层手套可能会降低感染风险。

提高麻醉的安全性

过去的几十年里，人们为了提高麻醉的安全性做了大量的工作。1984 年，Cooper、Kitz 和 Ellison 在波士顿共同主办了的第一届"可预防的麻醉死亡和并发症"国际论坛，来自世界各地的约 50 名麻醉医师参加了此次论坛。经过大量讨论，大会针对预后、发病及死亡建立了一整套定义系统（见框 37-1）。除了得出结论外，该次论坛具有重要历史意义，是提高患者安全运动的启动事件，在此基础上还建立了患者麻醉安全委员会（Anesthesia Patient Sagty Foundation，APSF）。自 1985 年 10 月正式成立后，APSF 为了实现其持续改善患者麻醉安全的目标，在以下几个方面积极运作：①安全研究与教育，②患者安全项目和运动，③国内和国际交流。至此，APSF 致力于推动研究，改进医疗，并在现今范围内进行知识的传播（见框 37-2）。总体而言，这些工作强调了在减少麻醉中可避免的不良事件及麻醉治疗相关积极情况处理中的错误方面，体制水平改进、医疗服务标准化、人力工程学和模拟训练具有潜在的改善能力。通过这项工作，APSF 将"患者安全"这一概念正式作为临床医疗的准则，并为其他诸如美国国家患者安全委员会建立了模型，这使得 APSF 不仅成为了麻醉与围术期医疗领域，同时也成为了更广义上的整个医疗领域的患者安全的领导者[197]。

除了 APSF 所做的努力，其他有影响力的组织如美国麻醉医师协会，则通过创立和传播临床工作的标准和指南来提高患者的安全性。总体来说，标准和指南都代表了临床医生从可获得的证据中总结的特定的治疗方法的获益和风险。通常，临床实践标准是指在某种情况下患者应该接受某项治疗或某种医疗行为。只有针对试验组的概率和利用度的评估结果提示选择这一治疗或策略将会得到一致赞同，才能将此治疗或策略称为标准。目前，ASA 建立了一套临床麻醉的实践标准，它规定了术中监测的最基本要求[198]。

与标准不同的是，指南比标准要灵活些，但在对大多数病例的管理中医师应遵守指南。指南也应该能够根据患者、环境及其他因素进行适当调整以满足不

框 37-1　1994 年国际研讨会关于预防性麻醉发病率和死亡率的拟定定义

结果
　　正常
　　放弃操作
　　发病
　　死亡
发病
　　非计划内的、不需要的、麻醉的不良后果
死亡
　　死亡发生于从给予一种或多种药物后进行手术操作，到麻醉恢复之前
　　病痛治疗过程中发生的死亡
　　麻醉药物正常起效时，突发事件导致的死亡

Adapted from Pierce EC Jr: The 34th Rovenstine Lecture. 40 years behind the mask: safety revisited, Anesthesiology 84:965, 1996

框 37-2　患者麻醉安全委员会所关注的领域，1985—2012 年

- 将模拟教学应用于麻醉培训和评估
- 改进术中监测的标准
- 将患者安全核查清单应用于术中管理
- 推动困难气道管理方法的标准化
- 预防药物相关的不良事件
- 将一次性麻醉设备重复使用或尝试再消毒
- 缺少现代安全设施的过时麻醉机的安全问题
- 协助世界麻醉医师联盟建立实践标准
- 外科对紧急情况的处理，包括团队协作、团队训练以及资源管理
- "产出压力"，导致危险的疏忽和偷工减料
- 由非麻醉专业人员实施静脉程序镇静
- 麻醉气体污染和管道气体输送中断
- 静脉药物污染
- 基于办公室的麻醉的特殊风险
- 患有睡眠呼吸暂停的患者及其术后管理
- 术后认知功能障碍（特别是老年患者）
- 在全身麻醉后可能出现的远期并发症和死亡
- 术后视觉丧失，特别是脊柱后路手术后
- 手术部位错误
- 残余肌松及术后并发症
- 评估和管理不良事件的流程
- 持续存在由恶性高热导致的死亡
- 患有冠心病并已行支架置入术患者的风险与挑战
- 对现有麻醉机校验流程的维护
- 麻醉管理对于肿瘤复发的可能影响
- 仍然存在的手术区域的火灾时

Adapted from Eichhorn JH: The Anesthesia Patient Safety Foundation at 25: a pioneering success in safety, 25th anniversary provokes reflection, anticipation, Anesth Analg 114: 791-800, 2012

同的需要，与标准一样，指南也应该是效价比较高的方法。ASA 针对不同问题采纳了许多具体的指南，目的是要以此为基础进行最优化的操作，这些问题包括：困难气道的处理[199]，肺动脉导管的应用[200]，以及血液成分的利用[201]。与此类似，世界卫生组织近期强调了一份简单的围术期核查清单的重要性，这是从其他高危行业，如航空业中借鉴而来的，目的是减少围术期不良事件的发生率[202]。一项由 Haynes 和同事[203] 所做的多中心国际研究的结果显示核查清单的使用可以改善患者预后，这种使用标准化安全核查清单的做法为减少麻醉风险提供了潜在的机会。

APSF 和其他组织进一步从航空业借鉴了经验并应用于麻醉管理中，已经开始使用模拟教学对麻醉从业人员进行培训，并评估其在危急时刻的决策能力[204-208]。目前，已经建立了一系列不同个体的标准化场景用于对个体进行对比，同时也一直在研究应如何更好地将模拟教学这一技术应用于麻醉培训和再认证。这些努力与来自多中心围术期预后小组和麻醉质量中心收集的关于患者预后的大样本数据库的对不良事件加强监测的做法一起，最终将会对国内和国际麻醉管理安全的持续改进发挥作用。

小　　结

过去的几十年里，麻醉相关风险已经显著降低。完全由麻醉导致的死亡已较为罕见，患者的病情以及外科手术的范围对整体预后的影响较麻醉本身大。虽然麻醉风险的降低可以认为是这些年来麻醉从业者的一项重要成就，但同样也对未来麻醉从业人员在更大程度上协助减少手术并发症的发生率和死亡率，并帮助不同患者获得相同的外科治疗结果提出了新的挑战。同时，应继续保持警觉以保证在医院或非医院环境中仍能保证较高的麻醉标准。最后，麻醉从业人员应该进行系统化考量，以改善围术期治疗及接受麻醉和手术患者的短期和长期预后。

参 考 文 献

见本书所附光盘。

第38章 术前评估

Duminda N. Wijeysundera 和 Bobbie-Jean Sweitzer
徐嘉莹 曲 歌 译 黄宇光 冯 艺 审校

致谢：编者及出版商感谢 Stephen P. Fischer 医师和 Angela M. Bader 医师在前版本章中所做出的贡献，他们的工作为本章节奠定了基础。

要 点

- 麻醉术前评估是围术期患者管理的临床基础，可降低患者围术期罹病率并改善临床预后。
- 术前评估的主旨是为了获取患者病史中有价值的信息，评估围术期风险，优化麻醉方案。
- 麻醉前评估应当包含重点的体格检查、记录并存疾病、通过宣教以减轻患者焦虑、确保所患内科疾病得到优化处理、选择性转诊至专科医师、开具术前检查、启动可降低风险的干预措施、讨论围术期治疗事项、安排合适的术后治疗，以及必要时建议推迟或取消手术。
- 复杂的基础疾病和综合征可能会影响围术期麻醉管理，这要求麻醉医师深入了解临床，并具备大量的内科知识。
- 患者需要做与病史、预期的手术方式以及术中失血风险相关的术前诊断和实验室检查。术前常规检查并非临床必需，且费用高昂。
- 麻醉术前评估门诊能提高手术室效率、减少手术的取消和延期、降低住院费用并提高患者医疗质量。
- 由多个医学专业发表的最新的术前评估共识和循证指南对患者麻醉及术前准备具有重要影响。
- 麻醉医师必须知晓和遵守由医疗保健机构认证联合委员会等机构提出的越来越多涉及术前评估的规定和报告要求。
- 麻醉医师是围术期医学专家，因此在评估麻醉或手术相关风险，并与患者讨论这些风险方面具有独特的地位，且可以与外科团队和专科会诊医师共同合作管理患者的围术期问题。

术前评估是开展麻醉的必需组成部分。麻醉前评估的临床实践和范围都发生了显著改变，主要是因为医院收治患者模式发生了快速转变——从术前一天晚上收入院到手术当日早晨收入院。这种转变带动了术前评估的崭新模式，强调了围术期医师的重要作用。相应地，很多麻醉医师将他们的职责范围从术中麻醉管理者拓展到了围术期医学专家，运用独到的知识和经验来管理手术相关的一系列复杂医学问题[1]。对于术前评估，这种职责范围的拓宽意味着麻醉医师承担

起了手术患者术前评估和优化方面的领导者角色[2]。本章全面讨论了术前评估的基本问题，并对相关概念、条规、共识指南和临床选择加以综述。

麻醉前评估的演变

所有需要接受手术麻醉的患者都要接受来自麻醉医师的术前评估。而评估的临床实践已经发生了显著变化。以往，麻醉医师仅在手术开始前或手术前一天

第一次评估他们的患者，而关于术前评估和准备的其他工作均由外科医师、家庭医师或其他专科医师完成。在一些国家，这种方法仍然是麻醉前评估的标准模式。如今，一旦手术方式基本确定，麻醉医师越来越多地开始担任领导者角色，在拟定手术前即对患者进行术前评估和准备。

这种变化的发生有诸多原因。第一，极少数患者会在手术前被收入院。现在，美国的绝大多数手术都采取门诊手术或日间手术的模式，包括复杂神经外科手术、心脏手术和肿瘤根治性手术。以往将患者至少术前一天收入院的模式缺乏卫生经济学支持。第二，外科患者合并内科疾病的负担日益加重，需要在麻醉前评估和手术开始之间有充足时间以便进行必要的检查、干预和内科优化治疗。第三，麻醉管理已经不仅仅局限于手术间内。很多麻醉科均修改其官方科室名称以包含麻醉和围术期管理。考虑到麻醉医师在围术期医学方面的作用，尤其是麻醉管理和手术相关医学问题方面的独特专业知识，由麻醉医师担当术前评估的领导者角色符合逻辑。

门诊术前评估诊所的发展对麻醉医师深入开展术前评估起到重要作用。这些诊所也带来了新的临床和管理挑战。在一个医疗机构中，如果多数患者均在术前评估诊所完成评估，麻醉医师评估合并复杂疾病患者的时间则相应减少。而且，麻醉医师必须非常高效和准确地评估患者病史，进行体格检查、鉴别诊断，并给出围术期管理方案。相反地，如果医院中仅高危患者被转诊到术前评估诊所进行会诊，则麻醉科必须与外科协作建立一套流程，确保能够获取开展安全麻醉所需的关键信息，同时合理选出那些需要接受术前麻醉会诊的患者。

麻醉前评估不仅是范围和时机发生了显著变化，也越来越多地被临床指南影响和约束。例如，医疗保健机构认证联合委员会要求记录所有外科患者术前30 天内的病史和体格检查，并在手术开始前 48h 内对患者进行再次评估。美国麻醉医师协会（American Society of Anesthesiologists, ASA）发布了麻醉术前评估的详细标准[3]。此外，其他一些专科学会也发布了如何对合并内科疾病的外科患者进行术前评估的临床指南[4-7]。

麻醉前评估的目标和获益

术前评估可以影响并且帮助改善围术期治疗（图38-1）。相反地，澳大利亚事件监测研究数据库获得的数据表明，不充分的术前评估明确导致了 3% 围术期不良事件的发生[8]。

麻醉前评估的目标主要有两个：第一，确保患者可以安全耐受拟实施手术所需的麻醉；第二，减少与整体围术期相关的风险，如术后呼吸或心脏并发症。为了达成这两个目标，麻醉前评估时可以开展有针对性的临床检查，更好地记录合并疾病，通过教育缓解患者（及其家属）的焦虑情绪，优化合并的内科情况，选择性地转诊至专科医师（如呼吸科医师、心内科医师），开具有针对性的术前检查（如心脏负荷试验），启动降低围术期风险的干预措施（如 β 受体阻滞剂的使用）、讨论围术期治疗相关问题（如预期风险、禁食水指南和区域麻醉），并安排合理的术后治疗（如收入加强医疗病房）。当患者是围术期不良事件高危人群时，麻醉医师可以建议其他选择非手术治疗或有创性低的治疗。麻醉前评估有时会发现患者之前未被诊断的内科问题（如高血压），尽管该问题可能不会立即严重影响围术期风险，但却提示该患者需要接受相关医师的后续随访[5]。

麻醉前评估的获益是可以量化的。由麻醉医师领导的术前评估与外科医师或家庭医师相比可以更有选择性地申请实验室检查和专科转诊，因此降低了医疗费用[9-12]。患者在术前麻醉诊所接受评估时还能有额外获益，包括减轻患者焦虑[13]、更易于接受区域麻醉[14]、手术当日取消率降低[9, 15-17]、住院日缩短[14, 16, 17]和住院费用降低[16]。

会诊医师在术前评估中的作用

不同医疗机构为外科患者申请术前会诊的情况不同，可能主要取决于实施麻醉前评估的医师在围术期医学领域的专业性。由于一些麻醉住院医师培训项目未能充分重视培养麻醉医师术前评估能力，很多医院的麻醉科更希望由专科医师和院派医师来承担术前评估的主要职责[18]。当进行术前评估的麻醉医师能逐渐适应诸如开具和解读心电图、特殊检查或动态心电图等工作，申请术前会诊医师的频率则大大降低[12]。

会诊医师在手术患者的术前管理方面有着清晰的定位。申请会诊的潜在原因包括处理择期手术前的不稳定内科情况（如不稳定型心绞痛）、对控制较差的内科疾病（如治疗哮喘急性发作）进行术前优化、协助完成相关的术前诊断性检查（如负荷试验提示高危后进行冠状动脉造影），或指导罕见疾病的围术期管理（如严重低钠血症）。术前专科医师或院派医师会诊同时有助于患者在术后接受相同医师的共同管理[19]。手术患者的术后共同管理模型越来越常见[20]，尽管其对患者预后和费用的影响尚不明了[21-24]。

术前会诊对患者预后的作用也存在争议。一项针对门诊患者术前评估的随机试验显示：临时取消手术的发生率降低，但住院日和会诊数量却没有显著变化[25]。此外，会诊能够增加专科检查[26]、增加花费[27]、延长住院日[26,27]和增加死亡率[26]。相反地，由麻醉医师领导的术前评估诊所转换为由院派医师领导后，高危患者的住院日显著减少[28]。存在这种差异的潜在原因可能是很多会诊缺乏实际建议[29]，以及会诊专科医师、麻醉医师和外科医师对会诊目的的理解不同[30]。此外，一项研究显示，合并疾病增加的负担对于患者是否被转诊至专科会诊是一个微不足道的影响因素[31]，提示大多数会诊并没有关注到那些最需要专科医师评估的高危患者。

在术前评估中检测疾病

由病史和体格检查组成的临床检查通常是明确诊断或排除额外假设所需的唯一步骤。一项针对全科诊所中患者的研究发现，56% 的患者仅靠病史即可做出正确诊断，加上体格检查诊断正确率即升至 73%。心血管疾病患者中，有 2/3 可依靠病史诊断，体格检查能提供 1/4 的正确诊断[32]。胸部 X 线检查和心电图等诊断性检查仅提供 3% 的诊断率；运动心电图等特殊检查则为 6%。在呼吸、泌尿及神经系统疾病的患者中，病史也是重要的诊断方法。临床检查的技能是对患者倾听和观察并将病史和疾病预后联系起来所形成的模式识别。医师诊断的准确性是综合事实和得出总体印象的结果，而非仅仅汇集各种结果。

病史的重要性

医患描述病情用词的不同是常见的问题。应用非专业语言以及使用日常用语记录症状可以使医师之间更为一致，减少沟通错误这一医疗活动中的常见障碍。常见错误包括在病历诊断栏中写"心绞痛"，而事实上患者主诉为"胸痛"。与此相反，真正的心绞痛、心肌缺血或心肌梗死很少被患者描述为胸痛，而这些疾病更常被患者主诉为紧张感或压榨感，多位于上腹部、肩部或颈部。因此，并不奇怪当医师仅用"胸痛"这

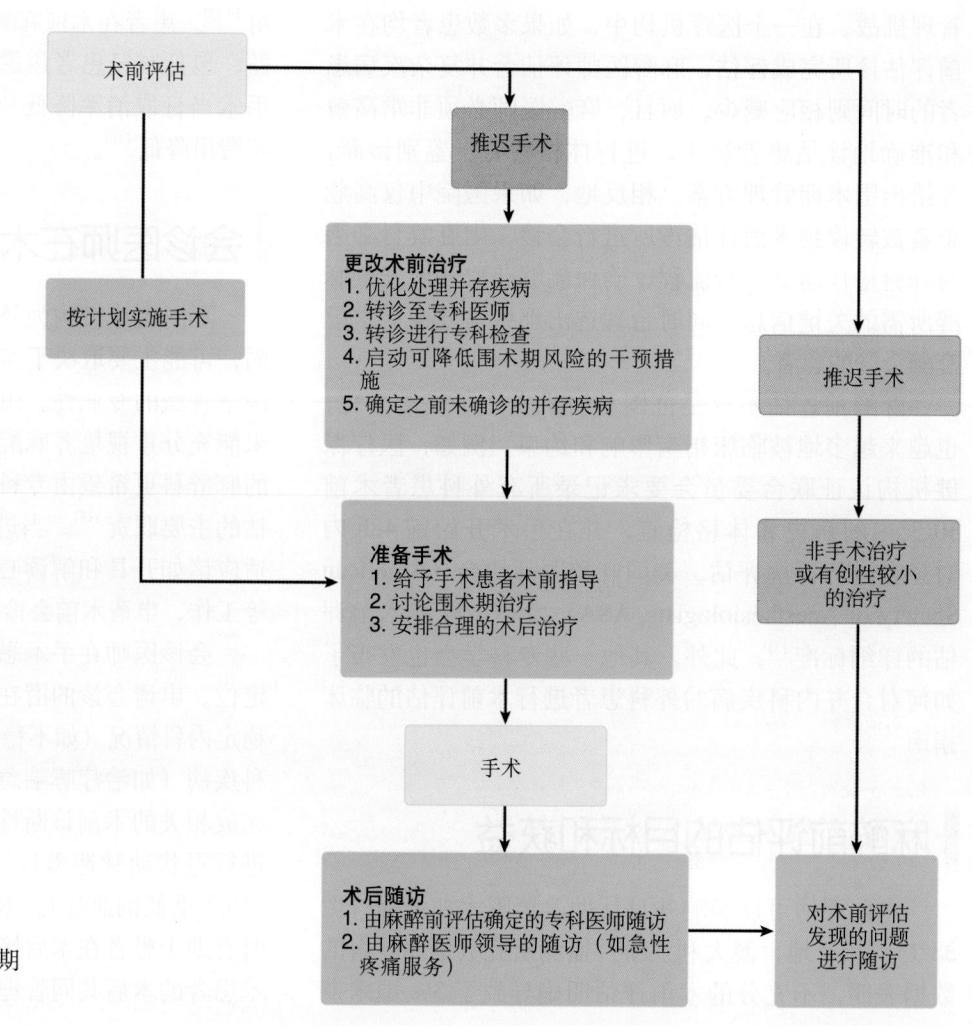

图 38-1　术前评估影响和改善围术期治疗的机制

个问题询问患者是否有心绞痛症状时，患者会否认。获取病史并非简单地提出问题，而要正确提问，常常需要用不同方式，加以理解并认真记录答案。完整和透彻的病史有助于制订合适且安全的麻醉方案，并且比查看实验室检查更为准确地做出诊断，成本效益比也较高。

病史的组成

图 38-2 显示了麻醉病史的重要组成。此表可由麻醉医师通过面谈或电话访问填写，也可以由患者本人当面填写（纸质或电子版）或远程访问网络程序填写。

现病史（HPI）提供患者手术的原因及方案，与麻醉评估相关。麻醉医师需要清楚患者的外科情况以及与此次患病相关的既往治疗。需注意采集现病史、既往史、手术史及麻醉类型、有无麻醉相关并发症，仅仅简单地标记高血压、糖尿病、冠心病（CAD）、气短或胸痛等疾病或症状是不够的。确认疾病的严重程度、稳定性、有无加重（现在或最近）、既往治疗或计划治疗方案也同样重要，此外还应注意病情的范围、控制程度及活动受限性。可以根据患者对上述初始问题的回答来决定后续问诊以最终确立完整的病史。

应详细记录处方和非处方药品（包括补充剂和中

患者姓名 _____ 年龄_____ 性别 _____ 手术日期_____

拟行手术 _____ 手术医师 _____

家庭医师 / 电话 # _____ 其他医师 / 电话 # _____

1. 既往手术史（大概日期）

　　a. _____　　　　　　　　d. _____

　　b. _____　　　　　　　　e. _____

　　c. _____　　　　　　　　f. _____

2. 药物、乳胶以及其他过敏史（过敏症状如何）

　　a. _____　　　　　　　　c. _____

　　b. _____　　　　　　　　d. _____

3. 既往一个月药物使用情况（包括非处方药、吸入药、中药、营养添加剂和阿司匹林）

药物名称	剂量使用频率	药物名称	剂量使用频率
a.		f.	
b.		g.	
c.		h.	
d.		i.	
e.		j.	

（请勾出"是"与"否"并圈出确切的问题）　　　　　　　　　　　　　　　　是　　否

4. 既往一年是否服用激素（泼尼松或可的松）？　　　　　　　　　　□　　□

5. 是否吸烟？（_____包 / 天 吸烟_____年）　　　　　　　　　　　□　　□

　　是否仍然在吸？　　　　　　　　　　　　　　　　　　　　　　　□　　□

　　是否饮酒？（饮酒量）_____　　　　　　　　　　　　□　　□

　　近期或既往是否使用违禁药品（安全起见询问）？　　　　　　　　□　　□

6. 能否不停顿地爬一层楼梯？　　　　　　　　　　　　　　　　　　□　　□

7. 心脏是否有疾患？（画圈）[胸痛、胸闷、心脏病、ECG 异常、心律失常、心脏杂音、心悸、心力衰竭（肺水肿）、常规牙科诊疗前需要抗生素治疗]　　　　　　　　　　　　　　　　　　　　　　　　　　　□　　□

8. 高血压病史　　　　　　　　　　　　　　　　　　　　　　　　　□　　□

9. 肺部或胸部疾病史（画圈）（呼吸困难、肺气肿、气管炎、哮喘、TB、胸部 X 线检查异常）　　　　　　　　　　　　　　　　　　　□　　□

10. 是否正在生病或近期是否有感冒、发热、寒战、流感或排痰性咳嗽？　□　　□

描述近期病情变化 _____

A

图 38-2 患者术前病史表格样本。ECG，心电图；TB，结核；TMJ, 颞下颌关节

（请勾出"是"与"否"并圈出确切的问题）　　　　　　　　　　　　　　　是　　否

11. 家族成员中是否有严重的出血倾向？（画圈）（鼻出血、
牙龈出血、拔牙后或手术后出血时间延长）

12. 血液系统疾病（贫血、白血病、镰刀细胞贫血、血凝块和
输血）

13. 是否有以下疾病（画圈）：
肝（肝硬化、肝炎、黄疸）
肾（肾结石、肾衰竭、透析）
消化系统（反复烧心、裂孔疝、胃溃疡）
背部、颈部及下颌有无异常？（TMJ、风湿性关节炎）
甲状腺（甲状腺功能亢进或甲状腺功能减退）

14. 是否有过以下情况：（画圈）
惊厥、癫痫或痉挛
卒中，面、腿或肢体无力，言语困难
下肢行走时痉挛性疼痛
听力、视力、记忆力异常

15. 是否因为癌症进行放疗、化疗？（画圈）

16. 女性：是否妊娠？
末次月经开始时间 ＿＿＿＿＿＿＿＿＿＿＿＿＿＿＿

17. 既往麻醉手术并发症史？（画圈）[严重的恶心呕吐、
恶性高热（直系亲属或自己）、苏醒延迟、躁动、呼吸困难、
困难插管]

18. 活动的牙齿、缺牙、义齿、牙套、牙桥、牙圈、张口困难、
吞咽困难、呛咳？

19. 日常活动是否受限？

20. 是否打鼾？

21. 上述未提到的病史？

＿＿＿＿＿＿＿＿＿＿＿＿＿＿＿＿＿＿＿＿＿＿＿＿＿＿＿＿＿＿

＿＿＿＿＿＿＿＿＿＿＿＿＿＿＿＿＿＿＿＿＿＿＿＿＿＿＿＿＿＿

＿＿＿＿＿＿＿＿＿＿＿＿＿＿＿＿＿＿＿＿＿＿＿＿＿＿＿＿＿＿

22. 对于麻醉和护理的意见？

＿＿＿＿＿＿＿＿＿＿＿＿＿＿＿＿＿＿＿＿＿＿＿＿＿＿＿＿＿＿

＿＿＿＿＿＿＿＿＿＿＿＿＿＿＿＿＿＿＿＿＿＿＿＿＿＿＿＿＿＿

B

图 38-2　续

药）的剂量和服用时间。任何最近使用但是目前中断的药物都应记录，可能从中找出重要的问题（如近期皮质类固醇激素治疗）。应询问患者对药物或其他物质的过敏史（如乳胶或造影剂），着重记录患者的具体反应。患者常常自诉对某种物质"过敏"，而事实上只是正常的不良反应（如使用麻醉药后恶心、呕吐）。必须记录患者的烟酒史及药物成瘾史，最好用包 - 年数来记录吸烟量（即每天吸烟包数乘以吸烟年数）。例如，如果患者每天吸烟 2 包且共吸烟 10 年，则可记录为吸烟 20 包 - 年。

应明确记录患者或其家属的假性胆碱酯酶缺乏病史、恶性高热（MH）或可疑恶性高热病史（麻醉时出现发热或肌强直），从而在手术前做出适当处理（另

见第 43 章）。既往麻醉史有助于明确不确定的病史。

系统回顾尤其有助于发现某些症状从而确诊未曾诊断的疾病。以麻醉为目的的系统回顾中，要尤为注意气道异常，患者或家族史中与麻醉相关的不良事件，以及心血管、肺、肝、肾、内分泌或神经系统症状。当患者报告之前麻醉时曾出现极度咽喉肿痛、牙齿损伤或"需要一根更细的导管"，则提示可能曾经发生困难气道。询问患者关于打鼾以及白天嗜睡可提示未诊断的睡眠呼吸暂停，此病对麻醉管理有意义 [见后续关于阻塞性睡眠呼吸暂停（OSA）的相关部分以及第 14 章]。出现以下症状中的任何两项意味着患者可能存在睡眠呼吸暂停：打鼾、白天嗜睡、困倦、高血压和肥胖。患者存在的胸部不适（胸痛、压迫感、胸

闷）症状及其持续时间、诱发因素、伴随症状和缓解因素可能非常重要。应记录所有的诊断、确诊性检查、治疗和治疗医师的姓名。患者病史中如存在运动后或平卧后气短（如端坐呼吸）以及外周性水肿，可能提示会出现潜在的术后问题。应注意患者是否存在心脏杂音病史，并且是否进行了诊断性检查。尽管重度主动脉瓣狭窄更可能出现活动耐量减退和劳力性呼吸困难，但其主要症状为心绞痛、心力衰竭和晕厥。严重烧心或反酸病史非常重要，尤其是禁食时间与术前禁食时间相似后仍出现这些症状。育龄期妇女要询问末次月经以及妊娠的可能性。对年轻女性患者进行私下询问所得病史更为可靠，尤其是未成年女性。

判断患者的心肺适应能力或活动耐量有助于明确是否需要进行额外的麻醉前评估，并可以预测围术期预后。运动或工作的活动量可以通过计算活动时消耗的氧气体积来衡量，并采用体力活动代谢当量（METs）进行量化。如何估计 MET 的具体方法参见表 38-1。活动耐量较差可能既是心肺疾病的原因又是其结果。尽管缺乏运动可以增加罹患心脏疾病的风险，但现有合并的心肺疾病同样可以阻止患者进行运动。例如，周围血管疾病（PAD）患者因间歇性跛行活动受限，缺血性心脏病患者则由于劳累后胸部不适而减少活动。除非被问及，否则患者可能不会主动说出活动受限的原因。一些研究表明无法进行平均强度运动（如 4~5MET）的患者有出现围术期并发症的风险[33-34]。尽管如此，二者因果关系的关联强度相对较弱。

需要对全身各个器官系统进行系统性回顾。例如，询问患者是否曾有心、肺、肾、肝或神经系统的疾病，是否有肿瘤、贫血或出血性疾病，是否由于任何原因住过院，这样有助于患者回想起所患疾病。同样地，获取既往手术史可以完善病史。最后，回顾家庭医师、专科医师或医院提供的病历能够提示患者遗漏的信息。

体 格 检 查

麻醉前体格检查至少应包括生命体征［如动脉血压（BP），心率（HR），呼吸速率，氧饱和度］、身高和体重。体重指数（BMI）根据身高和体重计算，比单纯依靠体重诊断肥胖更为准确。可从 http://www.cdc.gov/ nccdphp/dnpa/bmi/ index.htm 或 http://www.nhlbi.nih.gov/guidelines/obesity/BMI/b micalc.htm. 获得 BMI 在线计算器。计算 BMI 的公式如下：

英国的公式：

$$BMI = \left\{ \frac{体重（磅）}{[身高（英寸）] \times [身高（英寸）]} \right\} \times 703$$

公制的公式：

$$BMI = \left\{ \frac{体重（kg）}{[身高（m）] \times [身高（m）]} \right\}$$

或者：

$$BMI = \left\{ \frac{体重（kg）}{[身高（cm）] \times [身高（cm）]} \right\} \times 10^4$$

BMI ≥ 40 为极度肥胖，≥ 30 而 < 40 为肥胖，≥ 25 而 < 30 为超重。基于 BMI 对儿童和成人的分层方法见表 38-2。BMI 增加预示了包括面罩通气和气管插管在内的气道问题，并且是发生心脏病、肿瘤和糖尿病等慢性疾病众多相关因素之一[35]（另见第 71 章）。

患者即使没有高血压病史，也经常在术前访视时出现血压升高。这可能是由于紧张或者忘记在就诊或手术前服用常规剂量的降压药造成的。因此，单次血压读数可能并未真实反映患者平时的控制水平。可以

表 38-1　体力活动代谢当量

MET	运动的功能水平
1	吃饭、在电脑前工作或穿衣服
2	下楼梯、在房子里活动或做饭
3	平地步行 1~2 个街区
4	耙树叶或进行园艺劳动
5	爬一层楼、跳舞或骑自行车
6	打高尔夫球或扛球杆
7	网球单打
8	快速上楼梯或慢跑
9	慢速跳绳或中速骑自行车
10	快速游泳、跑步或轻快地慢跑
11	越野滑雪，打全场篮球
12	中长距离快跑

Modified from Jette M, Sidney K, Blumchen G: Metabolic equivalents (METS) in exercise testing, exercise prescription, and evaluation of functional capacity, Clin Cardiol 13:555-565, 1990.
MET, 体力活动代谢当量（1 MET = 消耗氧气 3.5ml /（min·kg））

表 38-2　体重指数分层方法

体重指数	体重状态
成人 >20 岁	
BMI<18.5	体重过轻
BMI 18.5 ~ 24.9	正常
BMI 25.0 ~ 29.9	超重
BMI ≥ 30.0	肥胖
儿童和青少年	
BMI 位于相应年龄百分比的 5% 以下	体重过轻
BMI 位于相应年龄百分比的 5% ~ <85%	正常
BMI 位于相应年龄百分比的 85% ~ <95%	存在超重风险
BMI 位于相应年龄百分比的 95% 及以上	超重

From Centers for Disease Control and Prevention: <http://www.cdc.gov/> (Accessed 26.02.14.)
BMI，体重指数

框 38-1　气道检查的组成部分

上切齿的长度
牙齿状况
上切齿（上颌）和下切齿（下颌）之间的关系
下切齿（下颌）能否前伸至超过上切齿（上颌）
上下切齿或上下颌（如果无切齿）之间的距离
悬雍垂是否可见
有无浓密的胡须
下颌骨间隙的顺应性
甲颏距离
颈部长度
颈周径
头颈活动度

重复测量血压或者查看以往病历、询问患者"平时"血压水平，从而获取信息。

从麻醉医师的角度而言，查看气道情况是体格检查中最重要的部分（见第 55 章）。因为缺少气道评估和管理的专业培训，非麻醉医师很难做出充分的评估。气道检查的组成部分见框 38-1。气道检查的记录应包括 Mallampati 评分（图 38-3）、牙齿状况、颈部活动度（尤其是颈后仰）、颈围（尺寸增加预示着喉镜检查难度增加）、甲颏距离、体型和相关畸形[36]。由于麻醉过程中偶尔发生牙齿损伤，详细记录先前存在的牙齿异常很有意义（图 38-4）。具有以下特征的患者可能存在面罩 - 气囊通气困难：

- 年龄 ≥ 55 岁
- BMI>26
- 牙齿缺失
- 有胡子
- 打鼾史

具有以下特征的患者可能存在任何通气装置的通气困难：

- OSA（另见第 14 章）
- 打鼾史
- 肥胖（另见第 71 章）
- 颈围增加［男性 >43.18cm（17 英寸）或女性

40.64cm（>16 英寸）]
- 颈部最大后仰时甲颏距离小于 7cm
- Mallampati 评分较高（见图 38-3）
- 舌体较大
- 不能将下颌骨或下齿前伸超过上齿
- 手术所致的面颈部畸形
- 头颈部放疗史
- 头颈部创伤
- 头颈部先天畸形
- 类风湿关节炎
- 唐氏综合征
- 硬皮病
- 颈椎疾病或既往颈椎手术史

回顾以往的麻醉病历至关重要，应不惜花费大量精力来获取这些病历。对于病历记载为困难气道的患者，应敦促其获取适当的医学警示标志。一旦发现困难气道患者，应严密计划并确保手术当天有必需的设备和熟练的操作人员在场。

有必要评估心、肺、皮肤以及与患者提及疾病相关的器官系统。心脏听诊、动脉和静脉（外周和中心静脉）视诊、检查有无肢体水肿有助于建立诊断和预测围术期风险。此外，视诊外周静脉有助于评估建立外周静脉通路的难易程度。如果外周静脉难以建立，应与患者讨论置入中心静脉的可能或者安排介入科辅助。应当听诊有无心脏杂音、节律异常和容量负荷过重征象。体格检查应着重评估有无第三和第四心音、啰音、颈静脉怒张、腹水、肝大和水肿。与患者自己报告的活动耐量相比，直接观察患者是否能爬楼梯可以提供非常有用的预后信息。不能爬一到两层楼预示着患者的术后死亡和发病风险显著增加[37]，并提示需要进一步的专科检查，如肺功能（pulmonary function

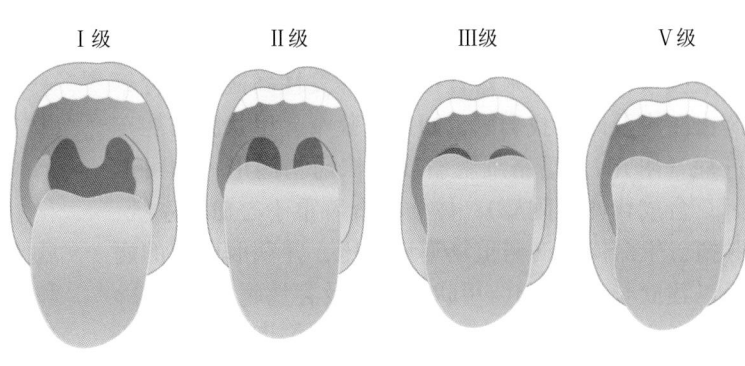

图 38-3 Mallampati 分级：Ⅰ级，可见软腭、咽喉劈裂、整个悬雍垂；Ⅱ级，可见软腭、咽喉、部分悬雍垂；Ⅲ级，可见软腭、悬雍垂基底部；Ⅳ级，仅见硬腭 *(Redrawn from Bair AE, Caravelli R, Tyler K, et al: Feasibility of the preoperative Mallampati airway assessment in emergency department patients, J Emerg Med 38:677-680, 2010.)*

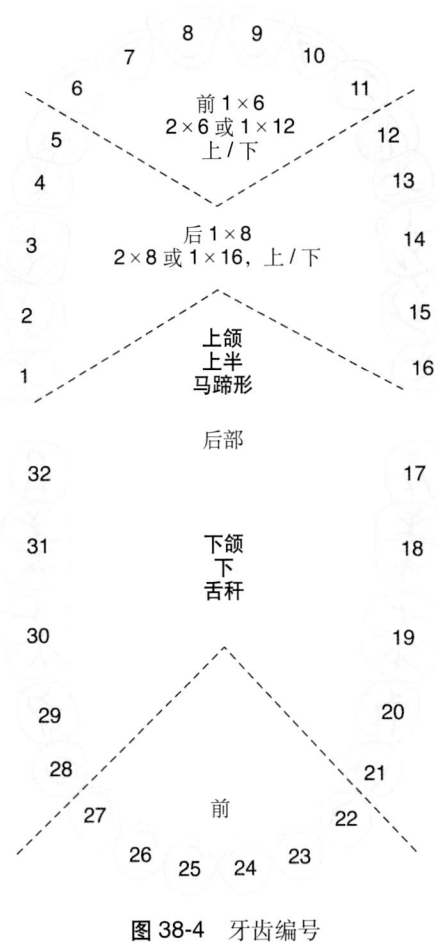

图 38-4 牙齿编号

tests, PET）或心脏负荷试验。肺部检查应包括听诊哮鸣音、减低或异常的呼吸音，注意发绀或杵状指，明确是否应用辅助呼吸肌及有无用力呼吸。肥胖、高血压和颈围较大与 OSA 的发生风险增加相关 [38]。

基本神经系统检查应记录患者的精神状态、语言、脑神经、步态、感觉和运动功能。对于某些患者（如有缺陷、疾病或接受神经外科手术者），应对已经存在的异常情况做更全面和有针对性的神经检查，从而有助于建立诊断或摆放体位。另外，术前确立患者的基线状态可便于与术后进行对比，从而明确有无新发缺陷，并为未来可能的法律诉讼提供

依据。听诊颈动脉杂音也很重要，尤其是对于曾经接受头颈部放疗、患脑卒中及短暂性脑缺血发作的患者。

有并存疾病患者的术前评估

对于一些在麻醉前评估诊所中常见的疾病，术前干预非常重要（另见第 39 章）。发现这些并存疾病则为麻醉医师提供了机会进行干预从而降低风险。对这些疾病情况进行干预的最佳时机是术前，可以为医务人员提供充足的时间进行评估、会诊和计划。

心血管疾病

心血管并发症是很常见的围术期严重不良事件（另见第 37 章），可以导致将近一半的围术期死亡 [39]。另外，严重心肌损伤在接受大型手术患者中发生率为大约 8% [39]。一些围术期干预措施可以降低心血管事件发病和死亡的风险 [5, 40-41]。

高血压

高血压定义为 2 次及以上测得血压高于 140/90mmHg，全世界范围内约有 10 亿人患病，发病风险随年龄增加。在美国，25% 的成年人和 70% 的 70 岁以上老人患有高血压，仅有不到 30% 的患者进行了充分治疗。终末器官损伤程度、患病率和死亡率与病程以及高血压严重程度有关。缺血性心脏病是高血压相关的最常见的器官损伤类型。对于 40~70 岁的人群而言，血压在 115/75mmHg 以上时，收缩压每升高 20mmHg 或者舒张压每升高 10mmHg，一生中出现心血管疾病的风险增加一倍。尽管术前高血压的程度与术后死亡和心肌梗死风险增加相关 [42]，但高血压仅使围术期心脏风险轻微增加了 1.3 倍 [43]。高血压导致的其他终末器官病变包括心力衰竭、肾功能不全和脑血管疾病。

术前评估可以明确高血压原因，有无其他心血管危险因素，有无终末器官损伤。阵发性高血压或青年高血压应及时查找病因，如血管狭窄、甲状腺功能亢进症（甲亢）、嗜铬细胞瘤或非法药物滥用（如可卡因、合成代谢类固醇）。体格检查着重于心血管系统、脉搏、生命体征（需重复测量血压，并获取以前的病历以建立长期数据）、甲状腺，以及容量超负荷体征。如果考虑患者不是原发性高血压，则需询问阵发性心动过速、心悸和晕厥病史，测量双上肢血压，听诊杂音并检查双上下肢脉搏。要根据病史和查体决定进一步检查。对于病程长且严重，或者血压控制不佳的高血压患者，需要根据手术情况做心电图、测血尿素氮（blood urea nitrogen, BUN）和血肌酐等检查。服用利尿剂的患者应当检查电解质。有显著左心室肥厚（left ventricular hypertrophy, LVH），尤其是心电图显示心肌劳损的患者，需要进行 CAD 相关的评估。怀疑有甲亢的患者应当检查甲状腺功能（另见第 39 章）。

一般推荐严重高血压（舒张压 >115mmHg 或收缩压 >200mmHg）应推迟择期手术，直至血压降至 180/110mmHg 以下。然而，美国心脏病学会基金会（American College of Cardiology Foundation, ACCF）和美国心脏协会（American Heart Association, AHA）发布的最新指南则建议，应充分衡量推迟手术以优化降压治疗的潜在获益与推迟手术本身的风险[5]。特别指出，文献对于推迟手术是否有助于改善预后并无定论[43]。例如，一项包含 898 名未充分治疗但无急性症状的慢性高血压患者的随机试验显示，与短期降压治疗后接受手术相比，推迟手术进行长期优化控制血压并无明显获益[44]。

围术期应被视为改变疾病长期及短期预后的最佳时机[5]。因此，尽管可能不需要推迟手术来优化控制血压，但应将患者适当转诊，以使其术后能更好控制治疗不充分的高血压。一般来说，所有的长期降压药均应在术前持续使用。唯一例外是血管紧张素转化酶抑制药（angiotensin converting enzyme inhibitors, ACEI）和血管紧张素受体拮抗剂（angiotensin receptor blocker, ARB）。术前使用这两种药与术中低血压风险增加相关[45]。

缺血性心脏病

对缺血性心脏病进行麻醉前评估的目标是：

- 根据危险因素确认患心脏病的风险（图 38-5，表 38-3）
- 根据症状、体征和实验室检查确认心脏病的存在及其严重程度
- 决定是否需要术前干预
- 降低围术期不良事件的风险

心脏评估的基础是病史、体征和心电图。CAD 的危险因素比缺血的症状更为重要，因为 40% 的男性和 65% 的女性在急性冠状动脉综合征（不稳定型心绞痛、急性心肌梗死或猝死）发作之前都不曾诊断冠心病。冠心病传统的危险因素（如吸烟、高血压、年龄、男性、高胆固醇血症和家族史）不同于围术期心脏事件发生率增加的危险因素（图 38-5，表 38-3）。但是，传统的危险因素对于评估胸痛、呼吸困难或不正常心电图有重要意义。修正的心脏风险指数（revised cardiac risk index, RCRI）已被广泛证实是非心脏手术中预测围术期心脏事件风险的最佳评分系统（见表 38-3）[46-47]。RCRI 的各个组成部分权重相同，包括缺血性心脏病病史、心力衰竭、糖尿病、脑血管病、肾功能不全（肌酐 >2.0 mg/dl），以及高危手术（开腹、开胸和腹股沟水平以上的血管手术）。

应当询问患者是否存在胸部不适（胸痛、压迫感、胸闷）及其持续时间、诱发因素、伴随症状和缓解方法。虽然劳力性呼吸困难是常见的心绞痛等价症状，但活动后呼吸困难是非特异性症状，可由体力活动下降、肺部疾病或心力衰竭导致。即使患者没有心绞痛症状，也应当询问患者有无冠心病危险因素以便评估临床隐匿性缺血性心脏病。因此，应当核查存在冠心病危险因素的呼吸困难患者有无缺血性心脏病。女性尤其容易出现不典型的缺血性心脏病症状。

已知或怀疑冠心病的患者应进行的术前实验室检查包括血肌酐和血红蛋白浓度。肾功能不全是 RCRI 的一个组成因素，同时也是围术期心脏并发症的危险因素[47]。术前贫血与围术期心脏风险增加相关[48-49]。贫血在非心脏手术患者中会削弱 β 受体阻滞剂的疗效，多项证据显示，在围术期贫血或大量出血的患者中使用该药明显有害[50-51]。然而，在贫血的手术患者中增加输血率也并不能降低围术期的心脏风险[52]。

具有冠心病危险因素或临床症状提示心肌缺血（典型或不典型）的患者需要行心电图检查，尤其是那些将接受中危到高危手术的患者。常规进行术前心电图检查并不必要（框 38-2），尤其当患者不存在已知心血管疾病或危险因素时[53]。与围术期心脏风险增加相关的心电图异常包括 Q 波、右束支传导阻滞（right bundle branch blocks, RBBBs）和左束支传导阻滞（left bundle branch blocks, LBBBs）[47, 54]。但是，当与已知临床危险因素如 RCRI 因素共同评估时，上述

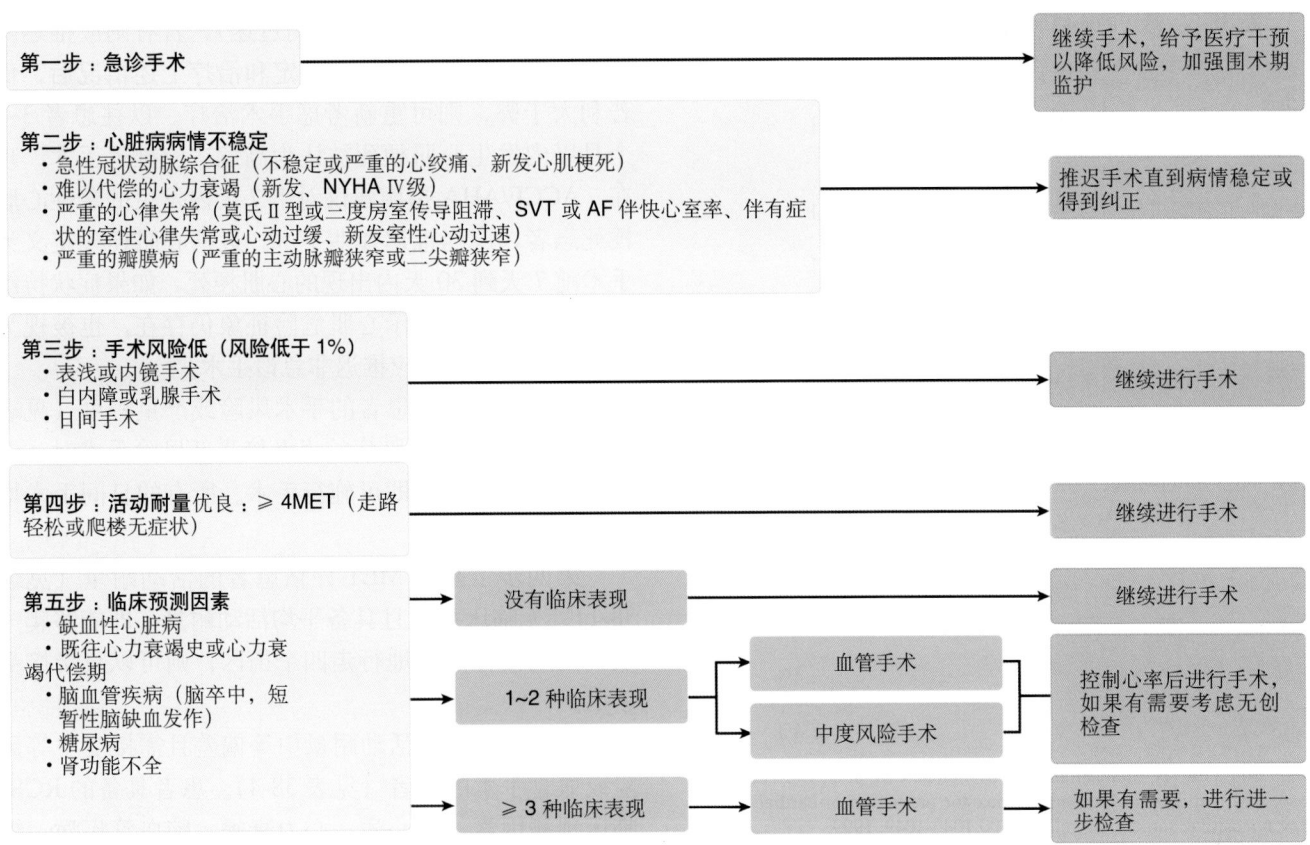

图 38-5 简化的非心脏手术心功能评价。AF：心房颤动；MET：体力活动代谢当量；NYHA：纽约心脏病协会；SVT：室上性心动过速 *(From Fleisher LA, Beckman JA, Brown KA, et al: 2009 ACCF/AHA focused update on perioperative beta blockade incorporated into the ACC/AHA 2007 guidelines on perioperative cardiovascular evaluation and care for noncardiac surgery: a report of the American College of Cardiology Foundation/American Heart Association Task Force on Practice Guidelines, Circulation 120:e169-e276, 2009.)*

心电图异常不能使医师更准确地识别增加的围术期心脏风险[54]。不能单纯因为患者高龄即开具术前心电图检查。尽管心电图异常在高龄患者中更常见，如 34% 的 70 岁以上手术患者存在 Q 波[55]，但是这种异常不能提供额外的预后预测信息（另见第 80 章）。检查术前心电图的最重要原因往往是建立一个基线数据便于术后对比，然而这一决策应当基于患者术后不良事件的发生风险。具体而言，基线心电图对于术后心脏事件低危的患者并无帮助。此外，如果既往有心电图，而患者临床状态及干预措施未改变，则无需重复进行心电图检查。

　　术前评估应包括回顾病历和以往的诊断性检查，尤其是负荷试验和冠状动脉造影结果。不要依靠患者所述的检查结果"正常"来做出判断，因为很多患者并不知晓无需再血管化的轻度异常检查结果。向家庭医师或患者的心脏病医师电话询问往往能获取重要信息，避免做进一步检查或会诊。术前评估医师应基于明确诊断和评估患者状态的目的来寻求进一步会诊。询问具体的问题是第一步，如"该患者有无冠心病？"或"该患者是否状态最佳适合行根治性肾切除术？"。

由专科会诊医师给出的"允许手术"的意见并不足以制订安全的麻醉计划。专科会诊意见中应当总结患者的医疗问题、治疗过程和诊断性检查的结果。

　　术前评估的目的在于识别围术期心脏事件高风险的患者或那些风险可被修正的患者。ACCF/AHA 发布的非心脏手术术前心脏评估指南已成为国家医疗标准[5]。总体而言，该指南强调使用活动耐量、外科风险和临床预测因素来进行术前诊断和干预性治疗。在撰写本章时，新的指南正在形成并将于 2014 年下半年发布。

　　2009 年版的指南提出了一个术前心脏风险评估的分步执行流程，当达到适用于患者的第一个步骤时评估结束（见图 38-5）。

　　第一步：指南的原则是判断手术的紧急性。对于急诊手术，应着重于围术期监护（如连续进行心电图、血清酶学和心电监测）及降低风险（如 β 受体阻滞剂、他汀类药物和疼痛管理）。

　　第二步：判断患者有不稳定型心脏病，如急性心肌梗死、不稳定或严重心绞痛、心力衰竭失代偿、严重瓣膜病（如重度主动脉瓣狭窄）或显著心律失常

表 38-3　修正的心脏风险指数因素和预期心脏风险

修正的心脏风险指数因素*	得分
高风险手术（腹腔内、胸腔内或腹股沟以上的血管手术）	1
缺血性心脏病（任何诊断标准）	1
充血性心力衰竭病史	1
脑血管疾病史	1
需要胰岛素治疗的糖尿病	1
肌酐 >2.0mg/dl（176μmol/L）	1
修正的心脏风险指数评分	主要心脏事件风险[‡]
0	0.4%
1	1.0%
2	2.4%
≥ 3	5.4%

* Data from Lee TH, Marcantonio ER, Mangione CM, et al: Derivation and prospective validation of a simple index for prediction of cardiac risk of major noncardiac surgery, Circulation 100:1043-1049, 1999.

[†] Data from Devereaux OJ, Goldman L, Cook DJ, et al: Perioperative cardiac events in patients undergoing noncardiac surgery: a review of the magnitude of the problem, the pathophysiology of the events and methods to estimate and communicate risk, CMAJ 173:627-634, 2005.

[‡] 定义为心源性猝死、非致命性心肌梗死、或非致命性心搏骤停

框 38-2　术前静息 12 导联心电图的指南推荐

I 级建议：应当进行检查

有一项或多项临床危险因素*且进行血管手术的患者建议进行术前静息 12 导联心电图检查

已知存在 CAD、PAD 或 CVD 且进行中度风险手术的患者，建议进行术前静息 12 导联心电图检查

IIa 级建议：进行检查是合理的

无临床危险因素且进行血管手术的患者进行术前静息 12 导联心电图检查是合理的

IIb 级建议：可以考虑进行检查

有一项或多项临床危险因素且进行中度风险手术的患者进行术前静息 12 导联心电图检查可能是合理的

III 级建议：不应进行手术，因其并无帮助

对接受低度风险手术的无症状患者，不推荐进行术前和术后的 12 导联心电图检查

From Fleisher LA, Beckman JA, Brown KA, et al: 2009 ACCF/AHA focused update on perioperative beta blockade incorporated into the ACC/AHA 2007 guidelines on perioperative cardiovascular evaluation and care for noncardiac surgery: a report of the American College of Cardiology Foundation / American Heart Association Task Force on Practice Guidelines, Circulation 120:e169-e276, 2009.

CAD：冠心病；CVD：脑血管病；PAD：周围血管病

* 危险因素包括缺血性心脏病史、心力衰竭史、脑血管病史、糖尿病和肾功能不全

（如快速心房颤动或室性心动过速），若有则应推迟除急救治疗以外的手术。在确定和治疗上述情况后，倘若利大于弊，则可重新考虑手术治疗。以往患者 3~6 个月以内发生心肌梗死被认为高危，应推迟手术。现在，ACCF/AHA 指南建议对于 7 天内发生的急性心肌梗死患者，应当推迟择期手术。近期心肌梗死定义为手术前 7 天到 30 天内出现的心肌梗死，如果症状持续或负荷试验结果显示心肌危险征象仍存在，也被视为高危。这类患者也应推迟非急诊手术。

第三步：确认患者的手术风险或严重程度（见表 38-4）。无活动性心脏病的患者接受低风险手术时，无需进一步心脏检查即可施行手术。所有的日间手术均属于低风险手术。

第四步：基于 MET 评估患者的活动耐量（见表 38-1）。无临床症状且具备平均活动耐量，即能够爬一层到两层楼梯或平地行走四个街区，则可以直接接受手术。

第五步：针对活动耐量中等偏差且需接受中等风险或血管手术的患者（见表 38-4）。患者具备的 RCRI 临床预测因素（冠心病、心力衰竭、脑血管疾病、糖尿病、肾功能不全）的数量决定其在达到第五步后接受进一步心脏检查是否获益。无危险因素的患者可直接接受手术。存在危险因素的患者只有当检查结果能够改变治疗时才能从进一步检查中获益。在这类具有危险因素的患者中选择性地进行检查也有可能改善术后生存率。数据显示，在具备 3 项及以上 RCRI 因素的患者中进行术前心脏负荷试验与 1 年死亡率中度降低有关[267]。

术前心脏负荷试验有助于判断是否存在冠心病及其严重程度。这些试验同样可以预测围术期心脏并发症风险从而提供判断预后的信息。由于术后心脏事件的发生率相对较低，不应基于阳性或阴性预测值来评估其预后预测价值。相反地，应当使用阳性似然比、阴性似然比、敏感性和特异性对其加以评估。具体而言，阳性检查结果其似然比应大于 2 才能提供临床有价值信息，而阴性检查结果其似然比应小于等于 0.5[56]。负荷心电图对预测术后心脏事件的敏感性为 74% 而特异性为 69%[57]。这些数值等同于阳性似然比为 2.4 而阴性似然比为 0.4。另一方面，多巴酚丁胺负荷超声心动图的阳性似然比为 4.1 而阴性似然比为 0.2，心肌灌注核素显像的阳性似然比为 1.8 而阴性似然比为 0.4[58]。因此，总体而言，多巴酚丁胺负荷超声心动图可以提供最为准确的预后信息（无论是阳性还是阴性结果），而心肌灌注核素显像可能会导致更多的假阳性结果。将检查中发现的可逆性缺血的程度纳

表 38-4　非心脏手术的围术期心脏风险分层

风险分层	心脏性猝死或非致命性心肌梗死的预测风险	手术举例
血管	>5%	主动脉或其他大血管手术 外周血管手术
中危	1%~5%	腹腔或胸腔内手术 颈动脉内膜剥脱术 头颈部手术 骨科手术 前列腺手术
低危*	<1%	内镜手术 浅表手术 白内障手术 乳腺手术 日间手术

From Fleisher LA, Beckman JA, Brown KA, et al: 2009 ACCF/AHA focused update on perioperative beta blockade incorporated into the ACC/AHA 2007 guidelines on perioperative cardiovascular evaluation and care for noncardiac surgery: a report of the American College of Cardiology Foundation / American Heart Association Task Force on Practice Guidelines, Circulation 120:e169-e276, 2009.
* 此类手术无需进一步术前心脏检查，除非患者存在不稳定心脏情况

入考虑可能会改善心肌灌注核素显像的预测价值。围术期心脏风险显著增加与心肌可逆性受损超过 20% 相关 [59]。单纯存在固定的灌注缺损与围术期心脏风险增加无关。冠状动脉造影虽然被认为是诊断冠心病的金标准，但也可能并不能完全将患者进行危险分层。具体而言，很多围术期心脏事件可能与围术期高凝状态导致的非致命性冠状动脉斑块破裂有关 [60]。尽管如此，一项针对 208 名接受血管手术的中危到高危患者的随机试验显示，与选择性地在负荷试验结果高危的患者中进行冠状动脉造影相比，常规术前冠状动脉造影策略可以使远期生存率更高 [61]。

心电图正常、可以运动并且能够达到足够心率的患者可以进行心脏负荷试验（另见第 47 章）。当患者心率至少达到目标心率的 85% 时（目标心率定义为 220-年龄），检查结果有效。药物负荷试验如多巴酚丁胺负荷超声心动图或双嘧达莫心肌灌注显像适用于无法运动、装有起搏器、严重心动过缓或服用大剂量 β 受体阻滞剂的患者。联合运动和影像学检查（如运动负荷超声心动图）适用于可以运动但存在显著心电图异常的患者（如 LVH 伴随劳损改变或 LBBB），因为这些异常可能与心肌缺血的异常互相混杂。由于 LBBB 相关的室间隔异常，对 LBBB 患者进行运动负荷超声心动图检查有很高的假阳性结果 [5]（另见第 46 章）。对大多数患者而言，药物负荷试验的种类无关紧

要。多巴酚丁胺通过增加收缩力、心率和血压来发现缺血，因此对装有起搏器、严重心动过缓、主动脉或脑动脉瘤或高血压控制不良的患者并非最佳选择。腺苷或双嘧达莫心肌核素显像应用腺苷或双嘧达莫的血管舒张特性（静息时狭窄的血管最大程度舒张）和存活心肌摄取放射性同位素来显影。这类测试不依赖心率反应，但是会加重服用茶碱患者的支气管痉挛症状或降低前负荷，这对于有严重主动脉瓣狭窄、肥厚型心肌病（hypertrophic cardiomyopathy, HCM）的患者是十分危险的。

超声心动图结合运动或药物试验可用于查找室壁运动异常（另见第 46 章）。静息时（基线）出现异常提示以前梗死后遗留的瘢痕组织。静息时正常但是在正性变力和变时时表现异常（即诱发的室壁异常）则提示有狭窄性病变和血流受限。类似地，静息时核素显像灌注异常表明陈旧性梗死。应用腺苷或者运动时正常冠状动脉会舒张，正常摄取同位素。血流受限的心肌静息时显像正常，但运动或给予腺苷时摄取同位素减少。如果患者既往接受过特殊检查，再次复查相同的测试加以对比意义重大。ACCF/AHA 指南同时指出，如果患者在 2 年内负荷试验结果正常且此后临床症状无明显变化，则无需重复进行检查。

通过应用 ACCF/AHA 的推荐建议或 RCRI 预测值，麻醉前门诊医师能够应用负荷试验进行麻醉前心脏评估。这些结果能够避免心内科会诊，或者能够保证在会诊时相关负荷试验结果可用。可以在术前找出冠心病患者，使其通过应用他汀类、阿司匹林、运动和饮食调节从长期风险调整中获益。有缺血性心脏病症状或者有重大危险因素但未接受药物治疗的患者，无论是否手术都能从心内科医师的评估中受益。术前评估不能仅简单地关注围术期即刻风险。

然而，ACCF/AHA 关于非心脏手术的心脏评估指南在预测价值、花费、风险和获益方面均存在争议。其中一个重要的争议是关于非心脏手术术前进行冠状动脉再血管化的风险和获益。两项在接受血管手术的中危到高危患者中对比术前冠状动脉再血管化和药物治疗的随机试验显示，再血管化策略并无明显获益 [62-63]。这些研究中涉及的再血管化策略包括冠状动脉旁路移植术和经皮冠状动脉支架置入术（percutaneous coronary intervention, PCI），并排除了术前冠状动脉造影发现存在左主干狭窄的患者，该类患者在接受血管手术的中危到高危患者中占 5%~15% [61-62, 64]。这些左主干冠状动脉狭窄未经治疗的患者可能是唯一能够获益于术前冠状动脉再血管化的亚组 [64]，他们通常需要接受冠状动脉旁路移植术 [65]。

已经服用他汀类和 β 受体阻滞剂的患者需要在围术期继续服药（框 38-3 和框 38-4）。如果必要，已服用 β 受体阻滞剂的患者应调整剂量使心率低于 70 次 / 分。在围术期心脏风险增高的患者中立即开始应用 β 受体阻滞剂的作用尚不明确，尤其是考虑到围术期缺血评估试验 -1（Perioperative Ischemic Evaluation Study-1, POISE-1）的结果 [40]。最可能获益的患者为术前检查存在诱发性缺血的血管手术患者 [5,41]。β 受体阻滞剂应当至少在术前 7 天开始使用 [66-67]，且需要调整剂量以达到控制心率而不导致低血压。在已知脑血管病患者中使用 β 受体阻滞剂应额外注意，因为可能增加围术期急性脑卒中的发生率 [40, 68]。在中危到高危患者中应考虑开始使用他汀类药物，它可以降低围术期心脏风险而无明显安全隐患 [69-70]。时至今日，随机试验并没有明确显示非心脏手术术前常规继续使用阿司匹林的益处 [71-73]。迄今最大的临床试验，即围术期缺血评估试验 -2（Perioperative Ischemic Evaluation Study-2, POISE-2）显示，继续使用小剂量阿司匹林（100mg/d）并不能预防心脏事件，且可以增加出血的风险 [71]。由于该研究受试者仅有 1/3 存在已知血管疾病，因此在心脏事件风险超过出血风险的患者中选择性地继续使用阿司匹林仍是合理的，例如高危冠心病患者（含冠状动脉支架）或脑血管病患者（见框 38-3）。

冠状动脉支架

接受经皮冠状动脉支架置入术，尤其是药物洗脱支架的患者需要接受数月、甚至终身的抗血小板治疗以避免再狭窄或急性支架内血栓形成。在麻醉前诊所中评估时需明确是否存在冠状动脉支架及其类型（药物洗脱支架或裸金属支架），并必须与心内科医师合作对患者进行后续管理。来自包括 ACCF 和 AHA 在内的大型全国性内科和口腔科协会的科学建议对如何管理冠状动脉支架患者给出了推荐意见 [74]。近期（定义为 30 天内）置入裸金属支架的患者应绝对避免接受择期手术。如果需要接受急诊手术，强烈建议在整个围术期继续双重抗血小板治疗（即噻吩吡啶类药物和阿司匹林）（见框 38-3）[5]，并且严密监测有无术后心肌损伤发生（即动态心肌酶测定）。

现行指南也明确反对在置入药物洗脱支架 1 年内实施择期手术 [74]。而如果在药物洗脱支架置入后 6 个月以上实施择期手术则围术期心脏风险相对较低 [75-78]。尽管如此，1 年以内进行的手术必须经熟悉患者支架类型和冠状动脉解剖细节的心内科医师会诊。总体而言，应当在置入药物洗脱支架后至少 1 年以上再实施择期手术。如果需要接受急诊手术，强烈建议在整个围术期继续双重抗血小板治疗（见框 38-3）。

不应在未经熟悉冠状动脉支架的心内科医师会诊、未与外科医师和患者深度讨论停药风险时就中断抗血小板治疗。对于草率中断双重抗血小板治疗的主要顾虑是会导致灾难性支架内血栓形成、心肌梗死或死亡，尤其是在重要时间窗内，即金属裸支架置入后 30 天内或药物洗脱支架置入后 1 年内。应当尽一切努力确保手术的实施遵循上述重要时间窗原则，围术期应继续使用阿司匹林，并在术后尽快恢复噻吩吡啶类药物（典型代表为氯吡格雷）。普通肝素和低分子肝素（low molecular weight heparin, LMWH）并不适用于在停用所有抗血小板治疗的冠状动脉支架患者中进行"桥接"治疗。而肝素可以增强血小板聚集并可能因此增加风险 [79]。支架内血栓形成的最佳治疗方法是 PCI，即使是在术后立即实施也非常安全 [80]。因此，高危患者可能在拥有快速心脏介入通道的医院中接受手术最为安全。

心力衰竭

在美国有 400 万 ~500 万的心力衰竭患者，心力衰竭是术后死亡和不良事件的重要危险因素 [39, 81-82]。失代偿性心力衰竭是心脏的高危状态，应推迟除急救手术外的一切手术 [5]。心力衰竭主要是因为收缩功能不全（异常收缩导致射血分数降低）或舒张功能不全（异常舒张导致充盈压升高，但是收缩和射血分数正常），或二者兼有。舒张功能不全是半数患者的病因，但是尚无这类患者的围术期管理指南。高血压是舒张功能不全的原因，心电图显示左心室肥厚应怀疑此病。缺血性心脏病是发达国家收缩功能不全最常见的原因（约占所有病例的 50%~75%）。心肌病有多个病因，包括感染 [人类免疫缺陷病毒（human immunodeficiency virus, HIV）、柯萨奇病毒、流感病毒、腺病毒、莱姆病]、缺血、压力、毒素、酒精、围产期、药物（阿霉素、可卡因）、肌营养不良和特发性原因。心脏磁共振（MRI）或心内膜活检可能能够确立诊断。

术前评估的目标是明确心力衰竭的存在并将其影响降至最低。近期体重增长、自诉气短、疲劳、端坐呼吸、阵发性夜间呼吸困难、夜间咳嗽、下肢水肿、住院以及最近的治疗变动都很重要。心力衰竭失代偿患者感觉"窒息感"或"氧气不够"。

体格检查重点在于听诊第三或第四心音，查找有无心动过速、心尖搏动向侧方移位、啰音、颈静脉怒张、腹水、肝大或下肢水肿。可以根据纽约心脏协会（New York Heart Association, NYHA）分级方法对患者

框 38-3　术前药物管理

指导患者即使在禁食水情况下仍可以喝一小口水服用药物。

1. **降压药**

   手术当日继续使用

   • 可能的例外：对术中可能出现大量液体转移或低血压对患者存在特别危险时，术前停用 ACEI 或 ARB 可能更为合理

2. **心脏药物（如 β 受体阻滞剂、地高辛）**

   手术当日继续使用

3. **抗抑郁药、抗焦虑药和其他精神药物**

   手术当日继续使用

4. **甲状腺药物**

   手术当日继续使用

5. **避孕药**

   手术当日继续使用

6. **滴眼液**

   手术当日继续使用

7. **烧心或反酸药物**

   手术当日继续使用

8. **镇静药**

   手术当日继续使用

9. **抗癫痫药**

   手术当日继续使用

10. **哮喘药物**

    手术当日继续使用

11. **激素（口服或吸入）**

    手术当日继续使用

12. **他汀类药物**

    手术当日继续使用

13. **阿司匹林**

    对心脏事件风险高于大出血风险的患者考虑选择性继续使用阿司匹林，例如严重 CAD 或 CVD 患者。如果必须逆转其抗血小板作用，则术前阿司匹林必须停用至少 3 天。对于置入药物洗脱支架而双抗治疗未满 12 个月的患者，除非由患者、外科医师和心内科医师共同讨论停药风险，否则不应停药。置入裸金属支架而双抗治疗未满 1 个月的患者同上。总体而言，置入冠状动脉支架的患者无论置入时间多久均应继续使用阿司匹林

14. **噻吩吡啶类（如氯吡格雷，噻氯匹定）**

    接受局麻或全麻下白内障手术的患者无需停用噻吩吡啶类药物。如需逆转其抗血小板作用，则术前氯吡格雷必须停用至少 7 天（噻氯匹定停用 14 天）。对于置入药物洗脱支架而双抗治疗未满 12 个月的患者，除非由患者、外科医师和心内科医师共同讨论停药风险，否则不应停药。置入裸金属支架而双抗治疗未满 1 个月的患者同上

15. **胰岛素**

    对于所有患者，手术当日停用所有短效（如常规胰岛素）胰岛素（除非持续泵入）。2 型糖尿病患者在手术当日应停用或最多应用平日一半剂量的长效或复合胰岛素（例如 70/30 剂型）。1 型糖尿病患者在手术当日应使用小剂量（通常为平日早晨剂量的 1/3）的长效胰岛素。使用胰岛素泵的患者仅应继续使用其基础输注剂量

16. **表面用药（如乳霜或乳膏）**

    手术当日停用

17. **口服降糖药**

    手术当日停用

18. **利尿药**

    手术当日停用（例外：治疗高血压的噻嗪类利尿药应当在手术当日继续使用）

19. **西地那非（万艾可）或类似药物**

    术前 24h 停用

20. **COX-2 抑制剂**

    手术当日继续使用，除非外科医师担心骨质愈合问题

21. **非甾体抗炎药**

    术前 48h 停用

22. **华法林（Coumadin）**

    术前 4 日停用，除非患者行无球后阻滞的白内障手术

23. **单胺氧化酶抑制剂**

    继续使用此类药物并相应调整麻醉方案

CAD：冠心病；COX-2：环氧合酶 -2；CVD：脑血管病

的健康状况进行分级。

- NYHA Ⅰ 级：体力活动不受限；日常活动不引起疲劳、心悸或晕厥；

- NYHA Ⅱ 级：体力活动轻度受限；日常活动可引起疲劳、心悸或晕厥；

- NYHA Ⅲ 级：体力活动显著受限；轻于日常活动的行为即可引起疲劳、心悸或晕厥；静息时无症状；

- NYHA Ⅳ 级：不能进行任何体力活动；静息时即有症状。

　　心房和心室在缺血和张力条件下释放的脑钠肽（brain natriuretic peptide, BNP）有助于评估可疑的失代偿心力衰竭的患者[83]。血浆的 BNP 浓度是非手术患者中预测心血管风险的有效标记物，可以预测冠心病或心力衰竭的风险[83]。在接受非心脏手术的患者中，术前 BNP 水平可以预测心脏并发症和死亡的风险[84-85]。BNP 的一个特殊用处是对无法估计活动耐量的患者进行筛查[86-87]。具体而言，低 BNP 水平意味着围术期心脏事件低风险。在接受血管手术的患者中，BNP 小于 30pg/ml 对预测围术期心肌梗死或死亡的阴性似然比是 0.11；BNP 小于 116pg/ml 的阴性似然比是 0.41[87]。

　　心力衰竭或可疑心力衰竭的患者都应检查心电图、电解质、BUN 和肌酐检查，甚至是测定 BNP。除了出现地高辛中毒或怀疑依从性，并不常规检测地高辛水平。如果需要，应检查地高辛的波谷水平，但是并不是所有的术前评估都能做到。阵发性房性心动

过速和 2：1 房室传导阻滞是地高辛中毒的特征性表现。交界性心动过速、室性逸搏心律、二联律、二度房室传导阻滞、恶心、嗜睡、色觉改变和意识状态改变或躁动均为地高辛中毒的症状。胸部 X 线检查有助于诊断可疑的肺水肿或失代偿的心力衰竭。用超声心动图客观测量左心室射血分数（LVEF）、心室功能和收缩功能很有帮助，对 NYHA Ⅲ 或 Ⅳ 级的心力衰竭患者尤为如此（框 38-5）。正常的 LVEF 大于 50%，41%~49% 为轻度降低，26%~40% 为中度降低，低于 25% 为重度降低。现行 ACCF/AHA 指南推荐对已知心力衰竭患者进行术前超声心动图检查（或其他无创性心室功能检测方法）来评估未知原因的呼吸困难或近期临床状态的改变[5]。相反，常规术前评估心室功能并不可取。对Ⅲ级或Ⅳ级心力衰竭的患者，应施行全麻或者中危至高危手术之前有必要进行心脏科会诊。此外，病情严重或存在失代偿性心力衰竭的患者可能需要心力衰竭专科医师的帮助。患者状况稳定时即可在监护麻醉下接受低风险手术。

β 受体阻滞剂、肼屈嗪、硝酸酯和地高辛等内科治疗在术前需要加以优化并持续使用。ACEI、ARB和利尿剂（包括螺内酯等醛固酮拮抗剂）是有益处的，即使在手术当天。手术当天继续使用袢利尿剂并不会增加术中低血压或不良心脏事件的风险[88]。相反地，术前使用 ACEI 或 ARB 会增加术中低血压风险[45]。因此，选择性应用或停用药物取决于患者的容量和血流动力学状态、心功能水平及预期手术和出血风险（见框 38-3）。对于有严重功能不全、即将接受小手术的患者，最好继续使用以上药物。另一种极端情况是 NYHA Ⅰ级代偿良好的心力衰竭、将接受长时间高风险手术并会大量失血或需大量补液的患者，最好在手术当日早晨停用强效利尿剂。对于安装起搏器或植入埋藏式心脏夏律除颤器（implantable cardioverter defibrillators, ICD）的患者，围术期应予以特殊考虑（见后续关于"心血管植入性电子设备：起搏器和 ICD"的相关部分；另见第 48 章）。

若非急救或维持生命所需，失代偿心力衰竭或未治疗的心力衰竭患者应推迟手术。关于患者心力衰竭急性恶化后多久是危险期尚未达成共识。

心脏杂音和瓣膜病

术前门诊评估的目的在于找出心脏杂音的原因，并将重要的杂音与无重要临床意义的杂音鉴别开来[89]（见第 67 章）。功能性杂音是湍流经过主动脉或肺动脉流出道时产生的。此类良性杂音发生于甲亢、妊娠和贫血等高血流动力情况。非心脏病专家常常无法鉴别良性和病理性杂音。年龄较大、有心脏病危险因素、其他异常心音、风湿热病史、服用食欲抑制药、容量超负荷表现、肺部疾病、心脏扩大或心电图不正常的患者，都应考虑进行超声心动图检查（框 38-6）。舒张期杂音均为病理性的，需要进一步评估。围术期中反流性疾病较狭窄性疾病耐受性好。可以根据杂音强度对其进行分级，见表 38-5。但是这种分级的实用性尚有争议，因为严重病变可能只有轻度杂音，反之亦然。杂音的位置和运动时杂音强度的改变可以指导诊断（表 38-6）。Valsalva 动作降低左右心室的充盈，降低大多数杂音的强度，除了二尖瓣脱垂（mitral valve prolapse, MVP）和 HCM 的患者。站立也会降低前负荷，增加 MVP 和 HCM 杂音的强度。相反地，蹲踞会增加静脉回流和后负荷，从而加强除 MVP 和 HCM 外的大多数杂音。让患者反复抓握手柄可以增加心率和动脉血压从而放大二尖瓣反流、二尖瓣狭窄和主动脉关闭不全的杂音，但这种方式会降低主动脉瓣狭窄和 HCM 的杂音。在病史、体格检查或心电图中发现显

框 38-6　ACCF/AHA 指南推荐——有心脏杂音、无症状患者的超声心动图检查

Ⅰ 级：有以下心脏杂音的无症状患者，一般需要进行超声心动图检查：

- 舒张期杂音
- 连续性杂音
- 收缩晚期杂音
- 杂音伴喷射性咯喇音
- 放射至颈部或背部的杂音
- 3 级及以上收缩期杂音

Ⅱ a 级：有下列心脏杂音的无症状患者，有证据支持行超声心动图检查：

- 心脏查体时伴有其他异常体征的杂音
- 与心脏杂音相关的异常心电图或胸部 X 线检查

Ⅲ 级：有下列杂音的无症状患者，一般认为无需行超声心动图检查：

- 由经验丰富的医师考虑为良性或功能性的 2 级及以下的收缩中期杂音

Modified from Bonow, RO, Carabello, BA, Chatterjee, K, et al: ACC/AHA 2006 guidelines for the management of patients with valvular heart disease: a report of the American College of Cardiology/American Heart Association Task Force on Practice Guidelines, Circulation 114:e84-e231, 2006

表 38-5　心脏杂音强度分级

分级	描述
1	很弱，仔细听才能听到
2	弱，但较易听到
3	较响亮，无震颤
4	响亮，可触及震颤
5	非常响亮，但听诊器离开胸壁则听不到（存在震颤）
6	无需听诊器也可听到

著异常的患者都应考虑进一步进行超声心动图检查或请心内科医师会诊。

主动脉瓣狭窄　重度主动脉瓣狭窄可增加围术期心脏风险，尤其是合并其他心脏并发症危险因素时[90]。有二尖瓣病变的患者，一般在较年轻时即发生狭窄（40～60 岁），而其他瓣膜狭窄的患者一般在 60 岁以上。主动脉硬化引起的收缩期喷射性杂音与主动脉瓣狭窄相似，该病在 65～74 岁的人群中患病率为 25%，而 84 岁以上者患病率几乎为 50%。主动脉硬化会使无冠心病史的患者患心肌梗死的风险增加 40%，死于心血管病的风险增加 50%[91]。但此病不引起血流动力学的改变。

重度主动脉瓣狭窄的心脏症状有心绞痛、心力衰竭和晕厥，患者也常主诉运动耐量下降和劳力性呼吸困难。主动脉瓣狭窄会引起收缩期喷射性杂音，在胸骨上缘右侧最为清楚，常放射至颈部。还可能发现颈动脉搏动延迟和 S2（第二心音）矛盾分裂。运动会增加心率并减轻主动脉瓣狭窄杂音。杂音的放射性可协助除外主动脉瓣狭窄的诊断，具体而言，如无放射至右侧锁骨的杂音诊断主动脉瓣狭窄的阴性似然比为 0.1[92]。新发杂音的患者需行心电图检查，若有异常则应考虑行超声心动图检查（见框 38-6）。心电图异常包括左心室肥厚 [常常伴有劳损（ST-T 改变）]、心电轴左偏或 LBBB。由于非心内科医师在区分主动脉瓣狭窄和主动脉硬化杂音方面存在困难，因此即使没有心电图异常，超声心动图检查通常也会有所帮助，尤其是需要进行全麻或中危到高危外科手术时。

主动脉瓣狭窄的严重程度由平均跨瓣压梯度和瓣膜口面积决定（表 38-7），如果左心室开始失代偿则压力梯度就会下降，因此单纯应用压力梯度评估严重程度存在限制性。目前推荐有重度主动脉瓣狭窄的患者每年做超声心动图检查，中度狭窄者每两年做一次，轻度狭窄者每两年做一次。主动脉瓣狭窄的患者有心律失常、心力衰竭、心肌缺血和心肌梗死的风险。心肌缺血的原因可能是并存的 CAD 或者供求失衡。无论有无其他危险因素，主动脉硬化或主动脉瓣狭窄是 CAD 的一个指征。有重度或极重度主动脉瓣狭窄的患者在心内科医师评估并充分考虑风险、或瓣膜置换之前不能进行非心脏手术（除非紧急或者急救所需）。中到重度主动脉瓣狭窄患者出血的风险增加。原因是血液湍流经过狭窄的瓣膜时 von Willebrand 多聚体受到机械性损伤导致了获得性血管性血友病综合征[93]。应检查活化部分凝血活酶时间（activated partial thromboplastin time, APTT）。目前不再推荐主动脉瓣狭窄患者对感染性心内膜炎进行预防[94]。

表 38-6 伴有心脏异常的杂音描述

病变	部位	时期	描述
主动脉狭窄	胸骨旁第二肋间	收缩中期	递增-递减，放射至颈部；S3、S4 可有可无；Valsalva 动作和持续握力运动可以降低强度
主动脉关闭不全	胸骨旁第三四肋间	全舒张期	递减性吹风样高调杂音，放射至颈动脉；心尖部 Austin-Flint 隆隆样杂音；蹲踞，握力运动和前倾增加强度
二尖瓣狭窄	心尖部	舒张中期	开瓣音；低音调隆隆样杂音向腋下放射；蹲踞和握力运动增加强度
二尖瓣反流	心尖部	全收缩期	高音调吹风样，放射至腋下；S3 亢进；站立时强度降低，蹲踞和握力运动使强度增加
二尖瓣脱垂	心尖部	收缩晚期	递减性，收缩中期喀喇音；Valsalva 动作和站立可增加强度；蹲踞降低强度
肥厚型心肌病	心尖部，低位胸骨左缘	收缩中期	S4，单一 S2；Valsalva 动作和站立可增加强度；蹲踞，被动抬高腿和握力运动可降低强度

表 38-7 主动脉瓣狭窄严重程度分级

分级	主动脉喷射速度 (m/s)	平均跨瓣压差 (mmHg)	瓣膜口面积 (cm²)
轻度	<3	<25	≥ 1.5
中度	3 ~ 4	25 ~ 40	1.0 ~ 1.5
重度	4 ~ 4.5	40 ~ 50	0.7 ~ 1.0
极重度	>4.5	>50	<0.7

主动脉瓣关闭不全 主动脉瓣关闭不全的病因可能是累及瓣叶的瓣膜病或主动脉根部扩张，或两者均有。风湿性心脏病、二尖瓣疾病、结缔组织病及心内膜炎均可导致瓣膜病。主动脉根部扩张可伴发于强直性脊柱炎、成骨不全、梅毒、高血压、年龄相关退行性变、马方综合征和免疫性瓣膜病。急性关闭不全可由创伤、感染或主动脉夹层导致，是一项急症。主动脉瓣关闭不全的杂音描述见表 38-6。杂音强度与反流的严重程度不相关[95]。患者的典型症状是脉压增大，表现为 Corrigan 脉或水冲脉（颈动脉搏动骤起骤落）。其他征象包括 Musset 征（心跳时做点头动作）、Duroziez 征（股动脉部分压迫时听到收缩期和舒张期杂音）、Quincke 脉搏（指端或唇部的毛细血管搏动）和 Mueller 征（悬雍垂收缩期搏动）。

应做心电图，甚至超声心动图检查（见框 38-6），可以发现容量过负荷或潜在的慢性缺血引起的左心室肥厚及 ST-T 改变。左心房肥大和心电轴左偏伴随房性或室性期前收缩并不少见。一般而言，患者在围术期可以良好耐受慢性关闭不全。活动耐量好且左心室收缩功能尚可的患者很少发生麻醉并发症。不再推荐预防感染性心内膜炎[94]。

二尖瓣狭窄 二尖瓣狭窄比主动脉瓣狭窄少见，患者通常合并有风湿性心脏病病史。二尖瓣狭窄引起舒张期杂音，通常使用心电图或超声心动图进行评估（见框 38-6）。该病通常伴随主动脉瓣疾病或二尖瓣反流。正常二尖瓣瓣膜口面积为 4 ~ 6cm²。1.5 ~ 2.5cm² 为轻度狭窄，1.1 ~ 1.5cm² 为中度狭窄，0.6 ~ 1.0cm² 为重度狭窄。静息时平均跨瓣压差大于 10mmHg 也提示为重度狭窄。常在急性风湿热发病后 10 ~ 20 年会出现症状，常常由妊娠或疾病诱发。肺水肿鉴别诊断时需考虑未确诊的二尖瓣狭窄。

左房压升高及心排血量减少会造成呼吸困难、疲劳、端坐呼吸、肺水肿和咯血等病史。左心房扩大会造成心房颤动，从而可能引起心力衰竭和慢性血栓形成。心房颤动患者需要抗凝以避免左心房血栓。重度狭窄会导致肺动脉高压（S2 亢进）和右心衰竭。杂音性质见表 38-6。持续握力运动增加心率和血压，并增强杂音。体检要注意啰音和右心衰竭体征，如颈静脉怒张、外周水肿、肝大、右心室吹风样杂音（RV heave）和腹水。

需行心电图和超声心动图检查（见框 38-6）。可以用 β 受体阻滞剂控制心率，抗心律失常药物用于预防或控制心房颤动，此类药物术前应连续使用。心内科医师和外科医师应合作共同管理患者的抗凝药使用。不再推荐预防感染性心内膜炎[94]。

二尖瓣反流 二尖瓣反流可以在缺血或梗死时急

性发作，也可以慢性持续存在，可以与二尖瓣狭窄、二尖瓣脱垂、胶原血管病或心肌病等共同存在。疾病典型过程为逐渐进展，直到晚期发生左心室功能不全之后才出现症状。症状很不特异，常常被认为是其他原因。可出现劳累、呼吸困难和心房颤动。杂音性质见表 38-6。严重反流时响亮的杂音伴有震颤（4 级以上杂音）的特异性为 91%，但是敏感性仅为 24%[95]。严重反流很少伴有 1 ~ 2 级杂音，但是 3 级杂音时反流程度不等。心电图和超声心动图是必要的检查（见框 38-6）。慢性二尖瓣反流患者围术期耐受性一般较好，除非有其他瓣膜病（如二尖瓣或主动脉瓣狭窄）或伴有左心室功能不全。不再推荐预防感染性心内膜炎[94]。

二尖瓣脱垂　二尖瓣脱垂也被称为开瓣音或瓣膜松弛综合征，常见于存在不典型胸痛、心悸或晕厥的年轻女性中。但是这些症状是否和二尖瓣脱垂相关仍不确定。患二尖瓣脱垂的 55 岁以上男性更常见反流并容易出现并发症，患感染性心内膜炎的风险也最大。术前最重要的问题是鉴别临床严重的二尖瓣退变患者和无需进一步评估的偶然发现脱垂的患者。服用 β 受体阻滞剂来控制心悸或不典型胸痛的患者术前应持续用药。不再推荐预防感染性心内膜炎[94]。

三尖瓣反流　三尖瓣反流是一种相对常见的疾病，但是由于常常没有症状，体格检查时也听不到杂音，所以主要是在由于其他原因行超声心动图检查时发现。大约 70% 的正常成年人有轻度三尖瓣反流。三尖瓣反流最常见的原因是右心室和三尖瓣环扩大。右心室扩大由直接累及右心室的疾病（如缺血、心肌病）或肺动脉高压造成的右心室收缩压升高导致。三尖瓣和二尖瓣反流常常共同发生。很少一部分三尖瓣反流是由直接累及三尖瓣的疾病引起，如 Ebstein 异常（一种先天畸形）、感染性心内膜炎、风湿热、类癌综合征、结缔组织病（马方综合征）、黏液瘤样变性或创伤（如起搏器导线、中心静脉置管、ICD 导线）。食欲抑制药（即芬氟拉明、芬特明）、培高利特（多巴胺受体激动剂）等药物可能会导致三尖瓣反流，机制类似于类癌综合征。在美国，上述药物已不再应用。

三尖瓣反流伴有全收缩期杂音，在胸骨正中的左缘或右缘、剑突下听得最清楚。右心室显著增大时，甚至在心尖部能听到杂音。杂音很少放射，不伴有震颤。即便反流严重时，杂音也常常很柔和或听不到。增加静脉回流的方法（如腿抬高、运动、按压肝）会增强三尖瓣反流的杂音。期前收缩和舒张期延长时杂音也会增强。与此相反，减少静脉回流（如站立，应

用硝酸酯类药物）会减轻杂音。肺动脉高压患者的杂音强度会随着肺动脉压的改变（导致右心室压力增加）而改变。确诊或疑似患有肺动脉高压的患者需要肺动脉高压专科医师进行评估（见肺动脉高压章节）。通常需要进行心电图、超声心动图甚至胸部 X 线检查以评估患者。不再推荐预防感染性心内膜炎[94]。

肥厚型心肌病　肥厚型心肌病（hypertrophic cardiomyopathy, HCM）以前被称为梗阻性肥厚型心肌病或特发性肥厚型主动脉瓣下狭窄，该病可以存在家族性，也可以散发。此类患者常为年轻男性，可以无杂音及症状。如果有个人或家庭成员有劳力性晕厥、猝死或出现与该病一致的杂音，则需进行心电图或超声心动图检查。杂音性质见表 38-6。降低舒张期容量或增加收缩力的做法会增强杂音。被动抬高腿和蹲踞减轻杂音，而 Valsalva 动作增强杂音。无高血压的健康人若有左心室肥厚或 ST-T 异常时，应考虑行超声心动图检查。患者有发生心律失常所致心脏性猝死的危险。需行心电图和超声心动图检查（见框 38-6）。Holter 监测可能对一些患者有益。许多患者服用 β 受体阻滞剂以降低心肌收缩力，围术期应持续用药。ICD 可以预防猝死。不再推荐预防感染性心内膜炎[94]。

人造心脏瓣膜　人造瓣膜置换史的患者术前最重要的问题在于明确换瓣的基础疾病、瓣膜类型、抗凝情况以及围术期的抗凝治疗计划。有时患者会出现瓣膜相关性溶血。患者血栓形成风险最大的是多个人造瓣膜、二尖瓣和主动脉瓣置换。笼球瓣（如 Starr-Edwards）风险最高，单个翻转盘状瓣膜（如 Björk-Shiley, Medtronic-Hall, Omnicarbon）风险中等，双叶人造瓣膜风险最小（如 St. Jude, CarboMedics, Edwards Duromedics）。Carpentier-Edwards 及 Hancock 等生物瓣膜一般不需要长期抗凝。何时停止抗凝、抗凝剂的停用时间、短效药的过渡使用及其种类（静脉用肝素或 LMWH）需要联合心内科医师及外科医师共同决定。推荐在特定手术中预防感染性心内膜炎，具体讨论见下一节[94]。

感染性心内膜炎的预防

必须在术前早期识别存在感染性心内膜炎风险（如换瓣后、复杂先天性心脏病、内膜炎病史）而手术可能导致一过性菌血症的患者。现行指南大大缩减了需要预防感染性心内膜炎的疾病情况和手术范围[94]，仅推荐在主要不良预后风险最高的心脏疾病患者中进行预防（框 38-7），而并不一定是患感染性心内膜炎

风险最高的患者。例如，MVP 是工业化国家最常见的可能导致心内膜炎的疾病，但即便患病也很少导致严重并发症。MVP 合并感染性心内膜炎的绝对风险为 110 万分之一。指南也不再推荐在瓣膜异常（移植受体除外）患者中预防心内膜炎。预防仅针对于有限数量的"污染"手术。需接受感染皮肤或骨骼肌组织手术且存在框 38-7 中列出情况之一的患者可接受预防治疗。很多累及胃肠道和泌尿生殖道的手术可以导致一过性菌血症，然而上述手术后合并心内膜炎感染的报道少之又少。现行指南推荐仅在患泌尿系统肠球菌感染或定植且需接受泌尿生殖道操作（膀胱镜检查）的风险患者（见框 38-7）中进行预防。对于择期手术，应当在手术开始前消除感染。不推荐在上消化道或下消化道诊断性内镜手术中进行预防。

术前心电图的心律异常

围术期常见心律失常和传导异常。室上性和室性心律失常本身或者以心律失常为表现的潜在的心肺疾病，与围术期不良事件的较高发生风险相关。未控制的心房颤动和室性心动过速预示存在临床高风险，择期手术应推迟直至完成评估及病情稳定。术前门诊发现新发心房颤动、未控制的心房颤动（心率大于 100 次 / 分）、有症状的心动过缓或高度心脏传导阻滞（二到三度），警示应考虑推迟择期手术，并请心内科医师进一步评估。

一度房室传导阻滞是指 PR 间期延长 >0.20ms，心率 50~100 次 / 分，一般为良性。二度房室传导阻滞指 PR 间期延长 >0.20ms，一些心房律不能下传，导致 P 波后 QRS 波群脱失。二度房室传导阻滞包括两种类型。莫氏 I 型或文氏型更为温和，很少进展为完全

阻滞，对阿托品有反应。特点为 PR 间期逐渐延长直至脱落，常常是由于房室结延迟所致。莫氏 II 型是由于结下阻滞，会进展为完全阻滞，除非继发于可逆原因（如缺血或药物），否则一般需安置起搏器，其特征为 PR 间期固定延长，QRS 波群脱落。三度或完全性房室传导阻滞表现为房室完全不相关，除非找出可逆性原因否则需要安装起搏器。决定是否安装起搏器时需考虑两个因素：有症状的心律失常和传导异常的位置。晕厥或近乎晕厥伴有心动过缓或传导延迟一般是安装起搏器的指征。位于房室结以下的希氏 - 浦肯野系统的病变同样提示预后不佳，这些情况表现为正常或轻度 PR 间期延长、莫氏 II 型阻滞和 QRS 异常（束支阻滞、分支阻滞，或二者均有）。由于希氏 - 浦肯野系统的病变不稳定，永久性起搏器作用较大。围术期安装起搏器的指征与非手术患者相同（框 38-8）[96]。

束支传导阻滞可以为完全性或不完全性，分为 RBBB 或 LBBB。原因可能是正常变异，也可能是年龄增长或传导系统纤维化、缺血、肺部疾病、放疗或心肌病所致。近期发作（或之前未评估）的束支传导阻滞提示心脏风险更高。与先前心电图对比对于区分长期异常和新发异常非常有帮助。然而，如果前次心电图显示 LBBB 而患者未进行心脏评估，则也应重视

框 38-8　安装起搏器的指征

Ⅰ级指征 *

- 窦性心动过缓伴有心动过缓的相关症状（常常心率 <40 次 / 分或频发窦性停搏）
- 有症状的心脏变时功能不全
- 完全性（三度）房室传导阻滞 †
- 严重二度房室传导阻滞（连续 2 个 P 波不能下传）
- 有症状的莫氏 Ⅰ 或 Ⅱ 型房室传导阻滞
- 莫氏 Ⅱ 型房室传导阻滞伴有 QRS 波群增宽或慢性双束支传导阻滞，无论有无症状

Ⅱ级指征 ‡

- 窦性心动过缓（心率 <40 次 / 分）伴有心动过缓症状，但心动过缓与症状之间无明确联系
- 窦房结功能异常，出现无法解释的晕厥
- 清醒患者长期心率 <30 次 / 分

Modified from Gregoratos, G, Abrams, J, Epstein, AE, et al: ACC/AHA/NASPE 2002 Guideline update for implantation of cardiac pacemakers and antiarrhythmia devices: summary article: a report of the American College of Cardiology/American Heart Association Task Force on Practice Guidelines (ACC/AHA/NASPE Committee to Update the 1998 Pacemaker Guidelines), Circulation 106:2145-2161, 2002.
AV, 房室
* Ⅰ级指征：如果不是暂时性原因导致，永久性起搏器绝对有益和有效。
† 关于无症状的完全性房室传导阻滞仍有争议。目前 ACC/AHA 指南将清醒状态下平均心室率在 40 次 / 分或以上的无症状三度房室传导阻滞定为 Ⅱ a 级指征，尽管其他观点推荐安装起搏器。
‡ Ⅱ级指征：可能需要安装永久性起搏器，但是有矛盾证据和意见分歧

框 38-7　与心内膜炎不良预后高风险相关的心脏情况，推荐进行预防

既往感染性心内膜炎史
先天性心脏病*
　未治疗的发绀性先天性心脏病，包括姑息性分流和通道
　通过手术或介入手段采用人工材料或设备完全修复的先天性心脏病，术后 6 个月内 †
　已修复的先天性心脏病，但在人工补片或设备原部位或邻近处存在残余缺陷（无法内皮化）
心脏移植受体出现心脏瓣膜疾病

Modified from Wilson W, Taubert K, Gewitz M, et al: Prevention of infective endocarditis: guidelines from the American Heart Association. A Guideline from the American Heart Association Rheumatic Fever, Endocarditis, and Kawasaki Disease Committee, Council on Cardiovascular Disease in the Young, and the Council on Clinical Cardiology, Council on Cardiovascular Surgery and Anesthesia, and the Quality of Care and Outcomes Research Interdisciplinary Working Group, Circulation 16:1736-1754, 2007.
* 不再推荐对此框中未列出的先天性心脏病进行抗生素预防
† 推荐预防，因为术后 6 个月是人工材料内皮化的时期

并对患者加以评估。心电图查出 LBBB 提示评估医师应当仔细询问病史和查体以确定是否存在心脏疾病及其相关危险因素。以往认为 LBBB 较为不良，与冠心病和心力衰竭有关[97-98]。RBBB 与 LBBB 相比通常是先天性的，或是继发于肺病及传导系统退化。Brugada 综合征是一种先天性疾病，特点是 RBBB 伴随右侧胸导联 ST 段抬高，与猝死和致死性心律失常有关。如果病史和体格检查不支持明确的肺部疾病、先天性疾病、缺血性心脏病或 Brugada 综合征，独立的 RBBB 无需进一步评估。有肺部症状（包括肺动脉高压）的 RBBB 患者提示可能为严重呼吸系统或血管疾病，如果要行中高度风险外科手术，则需要肺部评估和超声心动图检查。如果怀疑是先天性心脏病、肺动脉高压或 Brugada 综合征，提示需要心内科会诊。

QT 间期延长的患者需要检查电解质、镁和钙水平及可能导致异常的药物。存在 QT 间期延长，且有晕厥、近乎晕厥或猝死家族史的患者，应考虑进行心内科会诊。

心房颤动　心房颤动常发生于高龄、甲状腺功能亢进和瓣膜性心脏病患者，也可见于围术期。可以为间断性（阵发性），持续性（可以转复心律）或永久性（不可逆转）。一般情况下，控制心率比控制心律更为重要[99-100]。快心室率（>100 次 / 分）的患者择期手术前需控制心率[5]。如果没有应用控制心率的药物，则慢心室率患者可能存在病态窦房结综合征，需要详细询问病史以评估有无晕厥或近乎晕厥发作史，并可能要进行 Holter 监测。大多数心房颤动患者需要长期抗凝，是围术期的重要问题。围术期是否需要进行桥接抗凝治疗取决于患者心房颤动相关脑卒中的预期风险。存在心房或心室血栓、机械心脏瓣膜或既往血栓栓塞史提示脑卒中风险高。此外，CHADS$_2$ 评分（充血性心力衰竭、高血压、年龄、糖尿病、脑卒中）可以更为准确地预测由非风湿病性心房颤动导致的脑卒中风险[101]。该评分包括五项因素：充血性心力衰竭、高血压（BP> 140/90mmHg）、年龄 ≥ 75 岁、糖尿病和血栓栓塞史（包括脑卒中和短暂性脑缺血发作）。除既往血栓栓塞史评分为 2 分外，其他各项每项评 1 分。美国胸科医师学会指南推荐对 CHADS$_2$ 评分 ≥ 3 分的患者进行桥接抗凝治疗[102]。总体而言，应与患者治疗医师共同确定患者的围术期长期抗凝治疗方案。应用 β 受体阻滞剂、地高辛和钙通道阻滞剂来控制心率或心律的患者在围术期应持续服药。

室上性心律失常　快速异位房性激动通过房室结或通过旁路折返机制快速传导而产生室上性心动过速。在旁路折返机制中，由于传导从一条通路下行而从另一条通路上行，同时涉及房室结 - 浦肯野系统和旁路，因而环路持续存在。各种程度的房室传导阻滞都会减慢心室率。Wolff-Parkinson-White（WPW）综合征的特点是存在旁路（称之为肯特氏束），允许同时顺行和逆行。通过旁路顺行传导会导致 PR 间期缩短（<0.12ms）以及 QRS 波群起始部变形（即 delta 波）。患 WPW 综合征患者易发生室上性心动过速。在此类患者中，使用阻滞房室结传导药物（β 受体阻滞剂、钙通道阻滞剂和地高辛）来治疗室上性心动过速能增加旁路传导，并可能导致心室颤动。利多卡因和普鲁卡因胺是 WPW 综合征患者控制心动过速的推荐用药。WPW 综合征患者通常需要在择期手术前进行射频消融来长期控制疾病。

室性心律失常　室性异位起搏与房性的鉴别点在于 QRS 波增宽（>0.12ms）以及 P 波缺失。根据心律失常和是否合并心脏病对室性心律失常进行分级，可以更好地预测猝死的风险，具体如下：

- 良性：无心脏病的单纯的室性期前收缩（ventricular premature beats, VPB）
  - 不需进一步评估
  - 无心脏性猝死的风险
- 潜在致命性：每小时 VPB 多于 30 次，或伴有基础心脏病的非持续性室性心动过速
  - 需要进行超声心动图、负荷试验、冠状动脉造影或电生理检查进行心脏评估
  - 发生心脏性猝死的危险中等；可能会从 ICD 中获益
- 致命性：持续性室性心动过速、心室颤动、晕厥或伴有与基础性心脏病和心功能抑制相关 VPB 所致的血流动力学改变
  - 需要通过超声心动图、负荷试验、冠状动脉造影或心脏电生理检查进行心脏评估
  - 发生心脏性猝死的风险很大；可以从 ICD 中获益

应着重找出可逆性病因并予以治疗，如低血钾、缺血、酸中毒、低血镁、药物毒性和内分泌系统功能异常。围术期应持续应用抗心律失常药物。

长 QT 综合征　长 QT 综合征（long QT syndrome, LQTS）是遗传性或获得性的心肌复极化异常性疾

病。该病可能会造成尖端扭转型室性心动过速，即一种 QRS 轴或形态频繁变异的多形性室性心动过速，症状包括心悸、晕厥、抽搐和心脏性猝死。LQTS 患者的心电图表现为 QT 间期延长。QT 间期应在标准 12 导联心电图的 II 导联上测量从 QRS 波群起点到 T 波终点间的距离。由于 QT 间期随心率变化而反向变化，由此可以计算 QTc（按心率校正的 QT 间期）（QTc=QT+RR^0.5）（译者注：原文如此，应为 QTc=QT/RR^0.5）。在 1～15 岁的儿童中，QTc 超过 0.46s 视为延长。在其他人群中，女性 QTc 超过 0.47s 或男性 QTc 超过 0.45s 视为延长。

获得性 LQTS 通常由于低钾血症、低镁血症、进食障碍以及特殊药物导致，包括抗心律失常药物（奎尼丁）和精神类药物（氟哌啶醇、氟哌利多、美沙酮）。美国食品和药品监督管理局于 2006 年警告美沙酮存在安全隐患，此外氟哌利多的不良事件报告导致黑框警告并随之撤出美国市场。胺碘酮可以明显延长 QT 间期，但是除非合并低钾血症，否则很少引起尖端扭转型室性心动过速。ACCF/AHA 关于预防尖端扭转型室性心动过速的科学声明中建议在使用延长 QT 药物前开始每 8~12h 记录 QTc[103]。其他治疗 LQTS 的方法包括 β 受体阻滞剂（针对先天性 LQTS）、植入 ICD 和纠正潜在的代谢紊乱。

Brugada 综合征　Brugada 综合征是一种无心脏结构性改变的罕见疾病，可导致心脏性猝死。大多数患者属于亚裔。该病是一种常染色体显性遗传病，更多发于男性，很少在儿童时得到诊断。其心电图变现为特异性的假性 RBBB 合并 V₁～V₃ 导联的持续性 ST 段抬高（图 38-6），而缺乏 RBBB 典型的左侧壁导联 S 波增宽。在一些患者中，这种心电图改变是一过性的，且可以通过药物诱发。www.brugadadrugs.org 网站上罗列出了导致 Brugada 综合征患者出现不良事件的药物，一些是常用麻醉药，包括异丙酚和布比卡因。该病患者的超声心动图、负荷试验和心脏 MRI 检查结果通常正常，最显著的临床表现为室性心律失常、晕厥和猝死，发生房性心律失常尤其是心房颤动的风险也有所增高。尚未证实 Brugada 综合征存在有效的药物治疗，I 类抗心律失常药（如氟卡胺、普鲁卡因胺）和 β 受体阻滞剂可以增加致命性心律失常的风险。植入 ICD 是当前的标准化治疗。

植入式心血管电子设备：起搏器和植入式心脏除颤器

在美国，每年有超过 10 000 名患者使用植入式心血管电子设备（cardiovascular implantable electronic device, CIED）（另见第 48 章和第 68 章）。术前评估应确定仪器型号以及可能与围术期电磁设备产生相互干扰的模式（如调制频率）。患者通常会携带记录重要信息和电话的钱包卡片。评估患者的并存心脏疾病也同样重要，因为患者无一例外地存在心脏问题，如心力衰竭、缺血性心脏病、心脏瓣膜疾病或可能的致命性心律失常。

起搏器类型由五字母编码构成（表 38-8）[104]，术前可能需要咨询设备生产商或心内科医师进行电生理或 CIED 服务（框 38-9）。理想状态下，应在术前详细询问患者关于 CIED 的设备信息。特殊功能如心率适应模式和抗快速心律失常功能应当被关闭，或者在术前将设备重新调至非同步起搏模式以防干扰[105]。电凝、射频消融、MRI 和放射治疗可能会产生电磁干

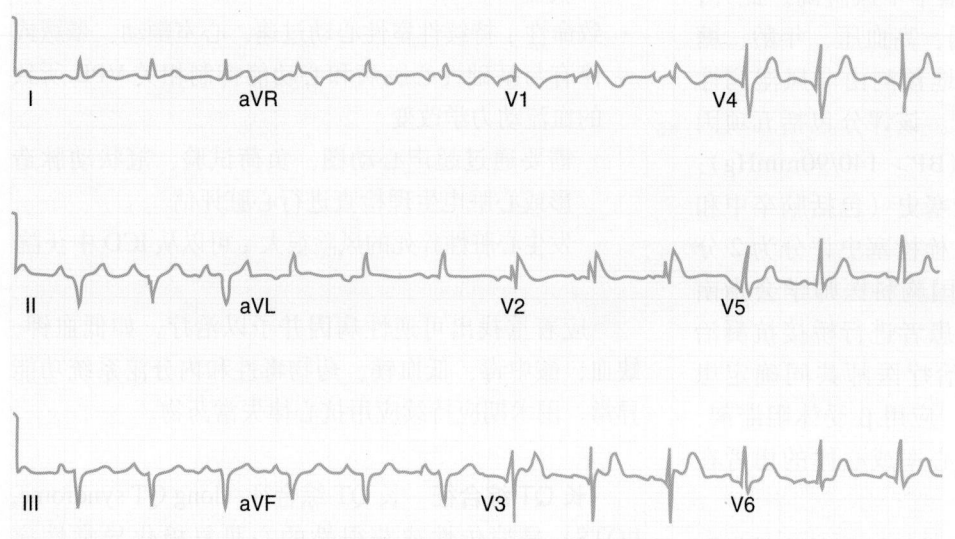

图 38-6　Brugada 综合征患者典型的 12 导联心电图

表 38-8　起搏器代码命名

位置 I	位置 II	位置 III	位置 IV	位置 V
起搏心腔	感知心腔	反应方式	调制频率	多部位起搏
O＝无	O＝无	O＝无	O＝无	O＝无
A＝心房	A＝心房	I＝抑制	R＝调制频率	A＝心房
V＝心室	V＝心室	T＝触发		V＝心室
D＝双心腔（心房＋心室）	D＝双心腔（心房＋心室）	D＝双重（抑制＋触发）		D＝双心腔（心房＋心室）

From Bernstein AD, Daubert JC, Fletcher RD, et al: The revised NASPE/BPEG generic code for antibradycardia, adaptive-rate, and multisite pacing: North American Society of Pacing and Electrophysiology/British Pacing and Electrophysiology Group, Pacing Clin Electrophysiol 25:260-264, 2002

扰，进而导致功能异常或不良事件[105]。传感器可以将患者监护设备、呼吸机、震动或胸部消毒等活动误认为与心率相关，从而增加起搏心率，可能导致心动过速、心肌缺血或错误除颤。ICD 同样可以将电烧误认为是心律失常，从而对患者进行错误除颤。在精细的外科手术（如颅内、脊柱、耳科手术）中，这种非预期的患者体动可能造成灾难性后果。置入中心静脉也可以诱发心脏复律。

由于新一代的 CIED 更为复杂，除非紧急情况，否则未明确 CIED 信息情况下应用磁铁是不可取的。事实上，一些厂商生产的 CIED 被设置为忽略磁铁或放置磁铁后永久性关闭抗快速心律失常功能。考虑到资源有限，在一些医院中管理此类患者并不合适。患者需要进行术前心电图检查，同时进行胸部 X 线检查可以显示设备编码。与心脏电生理医师沟通时应明确管理患者的最佳方法。CIED 的术前使用建议参见框 38-10。

外周动脉疾病

外周动脉疾病（peripheral arterial disease, PAD）之前被称为外周血管疾病，是指四肢、内脏器官、头、颈和脑的动脉瘤或闭塞性动脉疾病。许多患者起病是继发于吸烟、糖尿病、高脂血症或高血压。马方综合征或 Ehlers-Danlos 综合征的患者在没有其他危险因素的情况下也可能发生动脉瘤性疾病。这类患者常见肾功能不全和脑血管病，也经常合并有冠心病。例如，在一项针对 1000 名进行大血管手术患者的研究中，发现几乎 60% 有至少一个主要冠动状脉血管严重狭窄[106]。尽管人们已认识到 PAD 患者接受血管手术时具有较高的围术期心脏风险，但其接受非血管手术时的心脏风险也同样很高。例如，踝肱指数降低（提示存在 PAD）与非心脏手术的围术期心脏风险增加独立相关[107]。此外，PAD 相关的间歇性跛行通常限制了患者的活动耐量，从而掩盖了缺血性心脏病的症状。

框 38-9　植入式心血管电子设备管理原则

必须根据患者、CIED 类型和手术方式对 CIED 进行个体化围术期管理。对所有携带 CIED 患者提供同一建议是不合理的。
CIED 团队由 CIED 管理医师和监控患者 CIED 功能的医师团队组成。
手术团队应当与 CIED 团队沟通，明确手术类型及其可能的 EMI 风险。
CIED 团队应当与植入团队沟通，为携带 CIED 患者开具围术期管理处方。
对大多数患者，可以通过回顾 CIED 诊所病历开具处方。一些患者可能需要由 CIED 专家会诊。
由厂家雇佣的健康管理人员独立开具处方是不合适的。

From Crossley GH, Poole JE, Rozner MA, et al: The Heart Rhythm Society (HRS)/American Society of Anesthesiologists (ASA) expert consensus statement on the perioperative management of patients with implantable defibrillators, pacemakers and implantable monitors: facilities and patient management: executive summary, Heart Rhythm 8:e1-e18, 2011.
CIED，植入式心血管电子设备；EMI，电磁干扰

如果在非血管手术前检查患者时明确诊断血管疾病，应将患者转诊至血管专科医师。

应测量患者的双上肢血压，并评估外周脉搏的有无。听诊腹部或股动脉杂音或触诊腹部包块是血管检查的一部分，但是术前一般不必要。在进行涉及需要注入造影剂的操作前应测定肌酐水平，因为造影剂可能损伤本已功能不全的肾。许多患者服用阿司匹林或双嘧达莫（一种具有抗血小板作用的血管扩张剂，停用后其作用可逆）。双嘧达莫的清除半衰期约为 10h，因此手术前 48h 停用此药可消除抗血小板作用。然而，同时还需考虑停用抗血小板药物的风险。继续使用抗血小板药物对绝大多数血管手术患者都是有益的。

肺 部 疾 病

另见第 19 章和第 66 章。

框 38-10 植入式心血管电子设备的术前使用建议

- 不必对所有手术都停用 ICD
- 不是所有起搏器在任何患者或任何手术中均需调整为非同步起搏
- 可以重新调整起搏器模式或使用磁铁强制其转换为非同步起搏以防止抑制
- 可以重新调整 ICD 模式或使用磁铁以抑制 ICD 心律失常检测和快速心律失常功能
- 磁铁不能或不会使 ICD 中的起搏器强制转换为非同步起搏
- 推荐在任何脐水平以上的手术中停用 ICD
- 依赖起搏器的患者接受脐水平以上的手术（包括电切或射频消融）时，最好将起搏器调整为非同步起搏模式

手术团队为 CIED 团队提供以下信息：

- 手术方式
- 手术的解剖部位
- 患者术中体位
- 是否需要使用电切（如果是，电切类型如何）
- 是否存在其他来源的 EMI
- 其他问题，如破坏电极的可能性有多大（如胸部手术）、是否预计会大量出血、手术是否会在 CIED 附近进行

CIED 团队为手术团队提供以下信息：

- 设备类型（如起搏器、ICD）
- 使用设备的指征（如病态窦房结综合征，对恶性心律失常的一级或二级预防）
- 设备程序（如起搏模式、频率、频率应答、触发起搏的心率）
- 患者是否依赖起搏器为其基础心率和心律
- 磁铁反应
  - 起搏心率
  - 设备是否对磁铁有反应
  - 移除磁铁后 ICD 是否可以恢复自动工作
  - 磁铁是否必须偏心摆放

Modified from Crossley GH, Poole JE, Rozner MA, et al: The Heart Rhythm Society (HRS)/American Society of Anesthesiologists (ASA) expert consensus statement on the perioperative management of patients with implantable defibrillators, pacemakers and implantable monitors: facilities and patient management: executive summary, Heart Rhythm 8:e1-e18, 2011. CIED，植入式心血管电设备；EMI，电磁干扰；ICD，植入式心脏除颤器

哮喘

哮喘是一种气道阻塞性疾病，是以能够自行或在治疗后部分或全部可逆为特征的慢性炎症反应性疾病[108]。刺激物（烟）、过敏原、感染、药物或气道内检查等均容易引起支气管收缩。根据发作持续时间及其严重程度，哮喘可分为间断性、轻度持续性、中度持续性和重度持续性。轻度、控制良好的哮喘患者的麻醉和手术风险并不高于正常人。

有哮喘病史的患者要进一步询问有无气短、胸闷、咳嗽（尤其是夜间咳嗽），最近有无加重，是否接受治疗（尤其是类固醇），既往是否住院，有无看急诊或被收入加强医疗病房，以及有无气管插管史。患者最好的运动水平是评估风险的重要信息。必须询问以

前麻醉是否加重病情。哮喘患者能够用当前所处百分数评价自己目前的呼吸功能。必须明确所用的药物治疗情况。呼吸音的性质、呼吸的气流量和喘息的程度很重要。喘息程度不总与支气管收缩的严重程度相关。严重阻塞时，气流严重受限，喘息减轻。喘息是哮喘的常见症状，但是并非此病特异。患有慢性阻塞性肺疾病（chronic obstructive pulmonary disease, COPD）、胃食管反流病、声带功能不良、气管狭窄、支气管狭窄、囊性纤维化、过敏性支气管肺曲霉病、心力衰竭的患者也会有喘息症状。观察辅助呼吸肌的运动程度常常可以预测支气管收缩的严重程度。需要检测脉搏血氧饱和度。

动脉血气分析并非必需，除非患者症状出现急性严重恶化。口服激素的患者需要测血糖。术前胸部 X 线检查仅对评估感染或气胸有意义。肺功能检查是较好的诊断性试验，但是结果正常并不能除外哮喘。如果肺活量测量正常，但是仍高度怀疑哮喘时，可以做乙酰甲胆碱激发试验或支气管舒张试验。肺功能检查对哮喘患者并无围术期预测价值，其典型发现是第一秒用力呼气量（forced expiratory volume in 1 second, FEV1）降低和功能残气量（forced vital capacity, FRC）正常或增加。支气管扩张剂，吸入和口服的皮质醇及抗生素（如果服用）在手术当日必须继续用药。β 受体激动剂是麻醉诱导中降低支气管痉挛风险最有效的预防措施。可以考虑对"身体情况没有达到最佳状态"的患者术前短期使用类固醇（泼尼松每天 20～60mg，连用 3～5 天）。具体而言，术前连续 5 日、每日口服甲泼尼龙 40mg 可以减轻新发或控制较差哮喘患者的插管后喘鸣[109]。吸入性药物和长期哮喘用药均需在手术当日继续使用。

慢性阻塞性肺疾病

慢性阻塞性肺疾病（COPD）的特征性表现为持续性（有时部分可逆）气流受限（另见第 19 章和第 39 章），通常起因于吸烟、环境污染（如空气污染、灰尘）、α₁ 抗胰蛋白酶缺乏、慢性感染和长期哮喘。以往，COPD 的特点是"慢性支气管炎"和"肺气肿"。慢性支气管炎表现为连续 2 年、每年持续超过 3 个月的排痰性咳嗽。而基于慢性阻塞性肺疾病全球倡议组织（Global Initiative for Chronic Obstructive Lung Disease, GOLD）提出的当代 COPD 的定义为可预防和治疗的、逐渐进展而不完全可逆的肺气流受限性疾病，且常伴随有肺部对刺激性颗粒或气体的异常炎性反应（见 http://www.goldcopd.org）。这一定义基本与美国胸科学会和欧洲呼吸学会提出的定义一

致 [110]。常见临床表现包括呼吸困难、咳嗽、喘鸣和咳痰。COPD 的严重程度主要根据肺功能结果确定，尤其是用力肺活量（forced vital capacity, FVC）和 FEV_1。在 FEV_1/FVC 小于或等于 0.7 的患者中，FEV_1 大于或等于 80% 预测值为轻度 COPD，FEV_1 在 50%~80% 预测值之间为中度 COPD，FEV_1 在 30%~50% 预测值之间为重度 COPD，FEV_1 小于 30% 预测值则为极重度 COPD。COPD 急性加重定义为"患者的呼吸症状恶化超出日常变异程度并导致更换药物的急性事件"（见 http://www.goldcopd.org）。

COPD 患者的病史和体格检查与哮喘患者相似，但需额外关注痰量及其颜色变化，或有无其他感染征象。桶状胸和缩唇呼吸意味着患者病程严重。典型地，FEV_1 随着气流受限而降低，而 FRC 随着气流减低、肺弹性下降和过度膨胀而增加。肺一氧化碳弥散量（diffusing capacity of the lung for carbon monoxide, D_{LCO}）通常降低，且降低程度与低氧血症和高碳酸血症程度相关。COPD 患者的肺功能结果通常对围术期预后并无预测价值 [111]。术前通过脉搏血氧仪测定血氧饱和度，获得基线水平数据非常重要。存在低氧或需要吸氧的患者可以从包括动脉血气等在内的进一步检查中获益。仅当怀疑患者存在感染或肺大疱时，胸部 X 线检查才可使患者获益。心电图上的电轴右偏、RBBB 或 P 波高尖提示右心室改变和肺动脉高压。用于治疗 COPD 的吸入性药物和其他长效药物应当在手术当日继续使用。

限制性肺病

限制性肺病的特征是总肺容量降低，肺病和肺外疾病都可引起限制性肺病。其中，肺病包括特发性间质性肺炎、肺切除史、结缔组织病相关性肺间质病和肺间质纤维化；肺外疾病的病因包括胸壁受限（例如脊柱侧后凸畸形、肥胖和强直性脊柱炎）、肌肉疾病（例如肌肉萎缩、重症肌无力和膈麻痹）或胸膜疾病（例如间皮瘤、渗出和气胸）。术前询问相关疾病病史或症状有助于指导评估。胸部 X 线检查和肺功能可用于建立诊断或评估急性或逐渐加重的疾病，但是并非术前常规。FEV_1 和 FVC 会成比例地降低，所以比值正常（即 >0.7）。患者有肺动脉高压的风险，由于肺动脉高压与限制性肺病有重叠症状，因而可能未被诊断。

呼吸困难

呼吸困难是一种呼吸不适的主观感受，可以是活动耐量减低、肥胖、通气异常、心功能异常和氧供异常所表现出的症状。呼吸困难与心、肺、血液和神经肌肉疾病有关（图 38-7）。起病隐匿的患者可能直到很晚的时候才会引起注意，患者本人或医师常把呼吸困难归因于"身体状态不佳"。呼吸困难在彻底检查、排除其他因素之前，不能简单地归因于"身体状态不佳"。大部分病因不清的慢性呼吸困难患者为以下四种诊断之一：哮喘、COPD、间质性肺病或心力衰竭 [112]。呼吸困难症状的严重程度可以用 NYHA 分级来表示（见心力衰竭一节）。

术前评估时需要判定的重要因素包括起病、进展、诱发因素、相关症状（胸痛、下肢水肿、疲劳、晕厥或近乎晕厥）、合并情况（关节炎、结缔组织病、心脏病或吸烟）以及药物（或毒素）暴露情况。询问呼吸困难的性质可以鉴别病因。继发于活动耐量减低的呼吸困难常常形容为"喘粗气"，哮喘加重时的支气管收缩常常被描述为"紧迫感"或"缺氧"，而 COPD 患者主诉"不能深呼吸"或者"呼吸费力"。心力衰竭患者感觉似乎为"憋气"或者"缺氧" [113]。端坐呼吸（平卧时呼吸困难）提示心力衰竭或睡眠呼吸暂停。咳嗽可以是心力衰竭、哮喘或 COPD 的症状。伴有心绞痛或者冠状动脉疾病（CAD）病史可能提示心力衰竭。抑制食欲药物使用史可能提示肺动脉高压或瓣膜异常。结缔组织病患者的呼吸困难可能与间质性肺病有关。体检时医师应查找有无苍白、发绀、桶状胸、啰音、喘息、水泡音、杂音、异常心音或节律、心脏扩大、心动过速、颈静脉怒张、关节病、杵状指、皮肤纤维改变和外周水肿。严重气流阻塞的患者可能有缩唇呼吸和呼吸深慢，间质纤维化或脊柱侧后凸患者一般有浅快呼吸。

术前询问病史和查体可以准确诊断 2/3 的病例。初始检查包括心电图、血细胞比容（以排除贫血）、动脉血气分析、甲状腺功能、胸部 X 线检查、肺活量测定、静息及运动后的血氧饱和度。BNP 水平也可能有用，大多数呼吸困难的心力衰竭患者 BNP 高于 400pg/ml，而 BNP 在 100~400pg/ml 的呼吸困难患者应考虑有无代偿性的左心室功能不全、肺栓塞和肺源性心脏病（肺心病）。其他检查可根据以上检查结果、病史和体检进行。CT 和心肺运动试验（cardiopulmonary exercise testing, CPET）很少用，但是在上述检查不能诊断时可能有意义。

拟行肺切除术的患者

绝大多数计划行肺切除术的患者均存在肺部疾病，而肺功能检查可以有效预测风险或排除切除后肺储备功能不足的患者（另见第 66 章）。切除后的残余肺功能可以通过联合应用肺功能检查和放射性核素定量肺

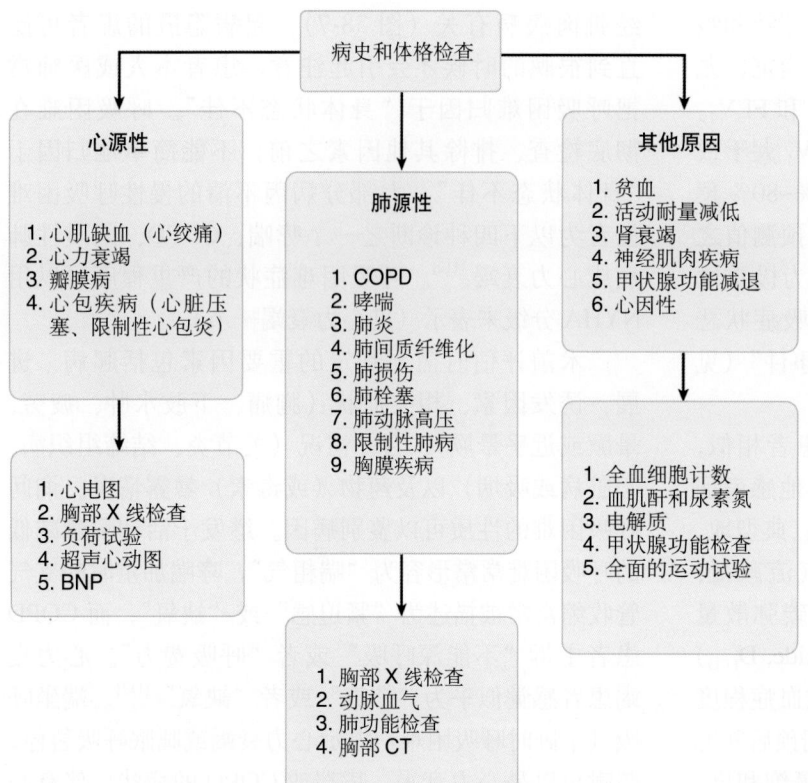

图 38-7　呼吸困难原因的分类方法。BNP：脑钠肽；COPD：慢性阻塞性肺疾病

显像进行估计。预计残余 FEV_1 等于基线 FEV_1 乘以含放射性的非手术肺或肺区所占比例，具体见下[114]：

$$预计术后 FEV_1 = FEV_1 \times \frac{保留肺的放射性计数}{双肺的放射性计数}$$

预计术后 FEV_1 大于 0.8L 或大于 40% 预测值则提示残余肺组织和通气功能储备充足[115]。术后 FEV_1 或 D_{LCO} 小于 40% 预测值提示围术期风险增加。对于接受肺切除术的患者，术前 FEV_1 小于 2L 或小于 50% 预测值、最大自主通气量小于 50% 预测值或 D_{LCO} 小于 60% 提示风险增加[116]。

如果术前肺功能检查和通气血流 V/Q 显像提示患者风险极大或可能无法耐受手术，则可以通过运动心肺功能测试（CPET）和测定峰值耗氧量（VO_{2peak}）来获得额外信息。术前 VO_{2peak} 大于 20ml/（kg·min）的患者发生并发症或死亡的风险较低，小于 15 ml/（kg·min）则风险增加，小于 10 ml/（kg·min）则发生术后并发症风险极高。可以爬五层楼梯的患者通常 VO_{2peak} 大于 20 ml/（kg·min）。相反地，无法爬一层楼梯的患者其 VO_{2peak} 很可能小于 10 ml/（kg·min）[117]。接受肺切除术的患者存在活动后低氧或静息时高碳酸血症也与围术期并发症增加相关[117]。更详细内容参见第 66 章。

阻塞性睡眠呼吸暂停

睡眠障碍相关的呼吸问题存在于 9% 的中年女性和 24% 的中年男性之中，仅有小于 15% 的患者明确诊断（另见第 19 章和第 39 章）。阻塞性睡眠呼吸暂停（obstructive sleep apnea, OSA）是最常见的睡眠障碍相关的严重呼吸性疾病，主要由间歇性气道阻塞导致，其特征为气道塌陷导致完全性梗阻超过 10s。阻塞性低通气为气道的部分塌陷（30% ~ 99%）至少使氧饱和度下降 4%。OSA 的危险因素包括打鼾、日间困倦、高血压、肥胖和家族史[118]。OSA 的严重程度可通过睡眠呼吸暂停 - 低通气指数（apnea-hypopnea index, AHI）加以衡量，即睡眠时每小时呼吸暂停和低通气的发作次数。严重 OSA 患者每小时发作次数大于 30 次。

OSA 患者合并心血管疾病非常常见，包括高血压、心房颤动、缓慢性心律失常、室性逸搏、脑卒中、心力衰竭、肺动脉高压、扩张型心肌病和冠心病[119]。OSA 患者的面罩通气、直接喉镜暴露、气管插管和纤维支气管镜暴露均更加困难（见第 55 章和第 71 章），因此更容易发生围术期气道梗阻、低氧血症、肺不张、缺血、肺炎和住院时间延长[120]。OSA 患者对阿片类药物的呼吸抑制作用更为敏感。一旦将 OSA 患者的合并疾病考虑在内，则 OSA 患者术后死亡风险并不会增加[39]。

术前评估时应当着重于发现有 OSA 风险的患者并对其并存疾病进行优化。基于麻醉术前诊所开发和认证的 STOP-Bang 问卷可用于筛查 OSA 患者（图 38-8）[38]。如果怀疑存在心力衰竭或肺动脉高压则可进行超声心动图检查。应指导患者在手术当日将其连续气道正压通气设备（continuous positive airway pressure, CPAP）携带至医院。

肺动脉高压

肺动脉高压可以单独发生或伴随其他疾病出现，定义为平均肺动脉压持续 ≥ 25mmHg 且肺动脉闭合压低于 15mmHg。根据世界卫生组织的建议，肺动脉高压分为 5 类（框 38-11）。特发性肺动脉高压曾经被称为原发性肺动脉高压，该类型相对较为少见。而其他类型更为常见，且与其他疾病共同存在，包括心、肺、肝脏疾病，血栓栓塞性疾病和结缔组织病。肺动脉高压与 HIV 感染、使用抑制食欲药物（如芬氟拉明）、睡眠呼吸暂停、慢性肝病（尤其存在门脉高压时）和结缔组织病［如硬皮病、系统性红斑狼疮（systemic lupus erythematosus, SLE）］有关。隐性肺动脉高压比显性疾病更棘手，因为症状可能是由其他疾病解释，

并可能发生意外的围术期失代偿。肺动脉高压的表现常常不特异、存在隐匿性，并且容易延误诊断。60%的患者起病症状为呼吸困难，但是诊断时出现率为98%。晕厥或近乎晕厥发作提示病情严重。

肺动脉高压患者围术期的病死率很高[121]。缺氧、高碳酸血症、血管收缩剂和交感神经兴奋（即使由于紧张）都会增加肺血管抵抗性，导致急性功能不全合并右心衰竭。轻度肺动脉高压对麻醉影响不大，但是中到重度肺动脉高压增加右心衰竭的风险。重度肺动脉高压的体征和症状包括静息时呼吸困难、代谢性酸中毒、缺氧、右心衰竭（外周水肿、颈静脉怒张）和晕厥[122]。体格检查可能存在 S_2 分裂伴第二心音增强、右心室抬举、三尖瓣反流杂音、腹水、肝大、颈静脉怒张和下肢水肿。心电图和胸部 X 线检查对轻度以上的患者有用。典型的心电图阳性发现包括心电轴右偏、RBBB、右心室肥厚，以及 V_1 和 V_2 导联 R 波高尖。严重肺动脉高压患者可能出现右心房肥大和肺性P 波，Ⅱ、Ⅲ、aVF 和 V_1 导联 P 波高尖。胸部 X 线检查可见由于右心室扩大造成的主肺动脉扩张及球形

STOP-Bang
睡眠呼吸暂停筛查

你是否通过睡眠研究被诊断为睡眠呼吸暂停？   是□   否□

你是否接受过睡眠呼吸暂停的治疗，如 CPAP 或 Bi-PAP？   是□   否□

请用是或否回答以下问题：

1) 你是否大声打鼾（比说话声音大或关门仍能听见）？
是□   否□

2) 你是否经常感觉疲倦、乏力或白天嗜睡？
是□   否□

3) 是否有其他人曾在你睡着时发现你停止呼吸？
是□   否□

4) 你是否患高血压或正在接受治疗？
是□   否□

横线下问题由医务人员填写

---

5) BMI 是否 ≥ 35kg/m² ？
是□   否□

6) 患者是否大于 ≥ 50 岁？
是□   否□

7) 颈围是否大于 15.7 英寸（40cm）？
是□   否□

8) 患者是否为男性？
是□   否□

回答是的问题总数：_____，患者是否存在 OSA 高风险？   是□   否□

OSA 高风险：>3 项选择"是"

图 38-8 筛查 OSA 的 STOP-Bang 问卷。BMI，体重指数 *(From Chung F, Yegneswaran B, Liao P, et al: STOP questionnaire: a tool to screen patients for obstructive sleep apnea, Anesthesiology 108:812-821, 2008.)*

框 38-11　肺动脉高压分类方法

肺动脉高压

- 原发性肺动脉高压
  - 散发性
  - 家族性
- 伴有其他疾病的肺动脉高压
  - 结缔组织病
  - 先天性分流
  - 门脉高压
  - HIV 病毒感染
  - 药物／毒物
  - 新生儿持续性肺动脉高压

肺静脉高压

- 左心疾病
- 外源性压迫中心肺静脉
- 肺静脉闭塞性疾病

肺病或缺氧相关性肺动脉高压

- COPD
- 间质性肺病
- 睡眠呼吸障碍
- 新生儿肺部疾病
- 长期处于高海拔地区

慢性血栓栓塞性疾病导致的肺动脉高压

- 肺栓塞
- 镰状细胞病

直接影响肺血管的疾病造成的肺动脉高压

- 血吸虫病
- 肺结节病

心伴胸骨后间隙减小。此外，需要检查全血细胞计数（complete blood count, CBC）、电解质、BUN、肌酐和肝功能（liver function tests, LFT）（可能由于充血或使用波生坦导致升高）。超声心动图是筛查试验，可用于估测肺动脉压，评估右心室功能，发现左心衰竭以及瓣膜病或先天性心脏病[122]。存在显著异常的患者通常需要进行右心和左心导管置入，尤其在单独使用超声心动图估测右心压力不准确的情况下。

患者术前可能应用利尿剂、抗凝剂、钙通道阻滞剂、吸氧、西地那非（一种磷酸二酯酶抑制剂）、内皮素受体阻滞剂（如波生坦）和前列腺素（如伊洛前列素、依前列醇）治疗。其中一些药物需持续静脉输注，短暂的中断都会造成严重后果。所有药物在术前都要持续应用。建议与肺动脉高压专科医师合作联合治疗此类患者。

吸烟者和暴露于二手烟的患者

直接接触或通过"二手烟"暴露于烟草会增加许多围术期并发症的风险。吸烟者更有可能出现伤口感染、呼吸系统并发症（包括氧饱和度下降）和严重咳嗽[123]。没有缺血性心脏病史的患者术前短期吸烟后，ST 段降低发生率大大高于不吸烟者、既往吸烟者或长期吸烟但术前不吸烟者[124]。吸烟降低巨噬细胞功能，对冠状动脉血流储备有负性影响，引起血管内皮损伤、高血压和缺血。吸烟者比不吸烟者住院时间更长，进入加强医疗病房的可能性也更高。

戒烟最大的好处在停止吸烟数月后才显现出来。此外，系统性回顾中指出，仅当术前戒烟长达 3~4 周时才能产生围术期临床获益[125]，包括降低呼吸系统和伤口愈合并发症的发生率。尽管早期研究指出近期戒烟可能导致围术期风险增加（统计学差异不显著），系统性回顾则发现手术前即刻（即 8 周内）戒烟并不会导致不良事件风险增加[127]。因此，在手术开始前任何时刻都可以建议患者戒烟，戒烟的益处很多，即使是术前几天也同样有益。患者戒烟后不久，其体内一氧化碳水平下降，从而改善氧供和氧的利用。氰化物水平降低有利于线粒体氧化代谢，尼古丁水平降低有利于血管舒张，许多影响伤口愈合的毒性物质也会减少。

美国公共卫生服务机构推荐"所有医师必须强烈建议吸烟患者戒烟，因为有证据显示医师的建议可以增加患者戒烟成功率"[128]。接近 70% 的吸烟者希望戒烟。有效的干预包括医疗建议和药物治疗，如尼古丁替代治疗，该治疗在围术期很安全。尼古丁贴片、口香糖和含片无需处方即可获得，鼻喷雾、丁氨苯丙酮（即 Zyban）和伐尼克兰（即 Chantix）需要处方。可乐定也很有效。丁氨苯丙酮或可乐定需在试图戒烟前 1~2 周开始持续服用；尼古丁替代治疗则可即刻生效。个人及集体咨询可能增加长期戒烟率。许多医院、保险公司和社区提供戒烟计划。网上和美国政府有很好的资源，指南和建议参见 1-800-QUITNOW 和 http://www.cdc.gov/TOBACCO/quit_smoking/index.htm。医学院和住院医师期间的戒烟培训课程能够极大地提高医师咨询的质量和患者戒烟率。

在术前门诊中进行戒烟干预可以显著增加短期戒烟（即术后 3~6 个月内）的概率[129]。尽管一项随机临床试验显示，使用伐尼克兰进行围术期戒烟干预可以在术后 1 年内减少尼古丁依赖，但这种干预的长期获益暂不明确[130]。

上呼吸道感染

传统观点认为，当患者（尤其儿童）正在或近期有上呼吸道感染则应当取消择期手术（另见第 93 章）。随着当代麻醉技术的发展，取消手术并不再是常规。

对于症状严重，尤其是有合并疾病（如严重哮喘、心脏疾病、免疫抑制）可能威胁麻醉安全时，应将择期手术推迟至少 4 周[131]。当健康患者存在轻微感染时，继续进行手术的风险很低。该问题的矛盾之处主要在于处于这两个极端之间的患者。继续进行手术是否合适需要具体问题具体分析。

囊性纤维化

囊性纤维化是一种常染色体隐性疾病，由内皮细胞氯化物和水转运异常所致，可以导致进行性慢性气道疾病，包括气道梗阻、破坏和反复感染，也可能并发胰腺外分泌功能不全（如营养不良、糖尿病、胰腺炎），也可能存在肠梗阻、鼻窦炎和肝病（胆源性肝硬化、门脉高压）。诊断的确立主要基于汗液氯化物浓度超过 60mEq/L（汗液氯化物测定），且存在以下任意一项：慢性气道疾病、胰腺外分泌功能不全、直系亲属存在囊性纤维化。病史和体格检查与哮喘、营养性疾病和肝脏疾病患者类似。肺功能状态的优化（治疗分泌物、感染和支气管痉挛）是关键。电解质、肝功能和胸部 X 线检查可能会有帮助。建议继续使用大多数药物。最好能请呼吸内科医师或囊性纤维化专科医师会诊此类患者。

术后肺部并发症

非胸科手术患者术后肺部并发症发生率为 5% ~ 10%，但高危患者的发生率为 22%。确定的肺部并发症的危险因素如下[132]：

- 吸烟史（仍在吸烟或 >40 包 - 年）
- 美国麻醉医师协会体能状态分级（ASA-PS）评分 ≥ 2
- 年龄 ≥ 70 岁
- COPD
- 颈、胸、上腹部、主动脉或神经外科手术
- 预期的长时间手术（>2h）
- 计划行全身麻醉（尤其是气管内插管）
- 白蛋白 <35g/L
- 运动储量小，不能步行 2 个街区或上一层楼
- BMI ≥ 30kg/m²

奇怪的是，这份列表中的预测因素没有哮喘以及动脉血气分析的结果或肺功能。控制良好或术前使用皮质醇治疗的哮喘患者发生并发症的风险出人意料的低[133]。近期加重、有术后肺部并发症病史或近期因哮喘住院或者插管的患者，其风险增加。动脉血气分析对预测肺切除术后的肺功能很有用，但是并不能预测出现并发症的风险。由 FEV₁ 衡量的气道阻塞程度并不能预测肺部并发症[111]。肺功能、动脉血气分析或胸部 X 线检查不应作为预测术后肺部并发症风险的常规检查。肺功能可以用于诊断疾病（确定呼吸困难由肺病还是心力衰竭所致）或评估治疗效果（判定能否进一步改善呼吸困难或喘息症状），但是不能作为风险评估工具或拒绝对患者有益的手术[111]。

框 38-12 列出了与实验室检查、患者及手术相关的围术期肺部并发症的风险决定因素[111]。可以对其中一些因素进行干预而改变风险。应尽可能改善近期加重或感染的患者的肺病情况。高危患者可能需要使用抗生素、支气管扩张剂、类固醇、请呼吸科医师或内科医师会诊以及推迟手术。降低肺部并发症的有效措施包括改变围术期治疗方案（包括改变手术计划），讨论全麻的替代方案（尤其是可以选择外周神经阻滞时，另见第 56 章和第 57 章），向患者宣教硬膜外镇痛的益处（另见第 98 章）。

框 38-12　术后肺部并发症的危险因素

患者相关
- 年龄 ≥ 60 岁
- ASA-PS 分级 ≥ 2
- 心力衰竭
- 部分或全部活动受限
- 慢性阻塞性肺疾病
- 体重减轻
- 谵妄
- 吸烟
- 饮酒
- 胸部 X 线检查异常

手术相关
- 胸科手术
- 腹部手术
- 神经外科手术
- 头颈部手术
- 急诊手术
- 血管手术
- 全身麻醉
- 输注血制品

实验室检查相关
- 白蛋白水平 <35g/L
- 胸部 X 线检查异常
- BUN 水平 >7.5mmol/L（>21 mg/dl）

From Smetana GW, Lawrence VA, Cornell JE, et al: Preoperative pulmonary risk stratification for noncardiothoracic surgery: systematic review for the American College of Physicians, Ann Intern Med 144:581-595, 2006. ASA-PS，美国麻醉医师协会体能状态分级；BUN，血尿素氮

内分泌疾病

另见第 39 章。

糖尿病

1 型糖尿病是自身免疫性疾病，胰腺中胰岛素制造细胞（β 细胞）破坏。患者胰岛素分泌绝对缺乏，但是胰岛素敏感性正常，有发生酮症酸中毒的风险，一般年轻时即起病。由于控制困难且病程很长，一旦患者成人之后，即使在十几岁的时候患早发心血管疾病的风险也会增加，尤其是心肌缺血。2 型糖尿病始于胰岛素抵抗，随着时间进展可导致胰腺"耗竭"，多发生于年纪较大、肥胖的成年人。不再推荐使用"胰岛素依赖""非胰岛素依赖"或"成人起病"等容易混淆的词。

在美国，共有 2 580 万人患有糖尿病（总人口的 8.3%），每年新增患者数为 200 万。1/3 的患者仅在出现糖尿病严重并发症时才被确诊。不幸的是，糖尿病的症状并不特异，因此仅靠询问病史而非家族史无法有效筛查疾病。超重、腹部脂肪过多（即使 BMI 正常）、使用激素或患多囊卵巢综合征的患者风险增加。某些特定种族的人群（印第安人、非西班牙裔黑人、西班牙裔、南亚人）也存在高风险。

糖尿病患者有患多器官疾病的风险，最常见的有肾功能不全、脑卒中、外周神经病、自主神经紊乱以及心血管疾病，也会出现胃排空延迟、视网膜病变和关节运动不良。糖尿病被认为是冠心病的等危症[134]，围术期发生心脏并发症的风险情况与有心肌梗死病史的患者相当[47]。自主神经病及勃起功能障碍是隐性缺血的最佳预测因素。血糖控制不良和病程较长都与心脏风险增加相关。

男性糖尿病患者的心力衰竭患病率是非糖尿病患者的 2 倍，而女性糖尿病患者为 5 倍。血糖控制不佳与心力衰竭患病风险增加有关，收缩和舒张功能不全都可能发生。糖尿病患者围术期发生肾衰竭以及术后感染的风险增加。慢性肾病（chronic kidney disease, CKD）常常在疾病进展到一定阶段前没有症状。糖尿病几乎占到美国需要透析的患者病因的一半。可使用血肌酐和肾小球滤过率估计值（estimated glomerular filtration rate, GFR）对糖尿病患者进行肾病的"筛查"[135]。糖尿病控制不佳的患者有发生关节僵直综合征的风险，导致颈椎活动不良，从而可能影响气道管理。

术前评估应着重器官损伤和血糖控制情况。病史和体格检查需要着重于心血管、肾和神经系统。糖尿病患者合并缺血性心脏病时常常没有症状。询问早饱症状、勃起功能障碍以及手脚麻木和餐后呕吐很重要。记录脉搏和皮肤破损，进行感觉检查和测定体位性生命体征对于大多数糖尿病患者很重要，尤其是病程较长或血糖控制不佳者。有自主神经功能紊乱或低血容量的患者在从卧位转为立位时，收缩压可能降低 20mmHg 以上，或舒张压降低 10mmHg 以上。推荐除了电解质、BUN、肌酐和血糖外，还需要进行心电图检查。术前门诊评估时患者一般不是空腹，而依赖既往血糖数值又很有问题。如果患者有一天中不同时间的多次血糖记录（餐前和餐后），医师则可以较好估计治疗是否有效。糖化血红蛋白（HbA1c）水平不受空腹影响，可以诊断出血糖控制不良的患者[136]。美国糖尿病协会推荐 HbA1c 目标值低于 7%。手术当天降糖药物治疗的建议参见框 38-3 和第 39 章。长期血糖控制不佳与感染和不良预后相关，尤其对于如关节置换术等手术而言。糖尿病患者应当在术前就开始优化控制血糖。围术期糖尿病治疗的目标包括避免低血糖和严重的高血糖。围术期强化控制血糖尚存在争议。术前血糖管理较差的糖尿病患者在术中和术后更易发生血糖失控[136]。因此，理论上而言，强化控制血糖有助于降低术后并发症。然而，这种术中强化血糖控制的理论获益并未在针对手术患者的随机试验中被证实[137]。

甲状腺疾病

甲状腺激素对代谢及其调节很重要（另见第 39 章）。轻到中度的功能异常可能对围术期影响很小[138]。严重的甲状腺功能亢进（甲亢）或甲状腺功能减退（甲减）可能会增加围术期风险。甲亢患者可能存在心动过速、心律失常、心悸、震颤、消瘦和腹泻。甲减患者可能有低血压、心动过缓、嗜睡和体重增加、心功能下降、心包积液和对缺氧及高碳酸血症的通气反应受损。甲减和甲亢的症状和体征可能不明显、无特异性，老年人更是如此。患者可能有甲状腺肿大及相应症状，如吞咽困难、呼吸困难、喘息和端坐呼吸等。Grave's 眼病或突眼更常见于吸烟者。服用胺碘酮的患者有患甲减的风险，需要在术前对甲状腺功能进行评估。

确定药物治疗情况很重要。有慢性甲状腺疾病的患者需要在术前进行甲状腺功能测试。如果症状和治疗保持不变，术前 6 个月内的检查结果可用。促甲状腺激素（thyroid-stimulationg hormone，TSH）是评估甲减的最佳指标。测定游离 T_3 和 T_4 及 TSH 对甲亢患者很有用，可避免测定总激素水平的蛋白结合效应带来的混淆。择期手术需要推迟至患者甲状腺激素水平正常。对于未治疗或严重甲状腺功能不全的患者，手术、压力或疾病可能诱发黏液性水肿或甲亢危象。如果临床甲状腺功能不全患者的手术紧急，应考虑请内分泌医师术前评估。若手术紧急，甲亢患者应给予 β 受体阻滞剂、抗甲状腺药物和类固醇治疗。胸部 X 线检查或 CT 对于评估甲状腺肿大是否累及气管或纵隔内甲状腺肿很有意义。手术当日需要持续使用甲状腺替代治疗和抗甲状腺药物（如丙硫氧嘧啶）。

甲状旁腺疾病

甲状旁腺激素调节血钙，大多数甲状旁腺功能亢进是在诊断性检查时测得血钙升高而偶然发现的。原发性甲状旁腺功能亢进是由甲状旁腺的原发疾病（腺瘤或增生）导致的。继发性甲状旁腺功能亢进是由慢性肾衰竭引起高磷血症和低钙血症从而导致甲状旁腺增生形成的。三发性甲状旁腺功能亢进是继发性甲状旁腺功能亢进之后出现的自发性腺体增生，可引起高钙血症。甲状旁腺疾病导致的高钙血症与骨质疏松和骨量减少有关，极少出现增大至累及气道的情况。甲状旁腺功能亢进很少见，但是需要行甲状旁腺全切除术。

下丘脑 - 垂体 - 肾上腺疾病

促肾上腺皮质激素释放激素由下丘脑释放，调节促肾上腺皮质激素（adrenocorticotropic hormone, ACTH）从下丘脑前叶释放，后者调节肾上腺皮质释放皮质醇。内源性或外源性的糖皮质激素负反馈调节是重要的组成部分。皮质醇的分泌随昼夜节律变化，早晨、应激、发热、低血糖和手术时最高。手术是激活下丘脑 - 垂体 - 肾上腺（hypothalamic-pituitary-adrenal, HPA）轴的最强因素。ACTH 浓度随切口和手术进行而增加，但是在麻醉苏醒、拔除气管导管和术后即刻释放最多[139]。

哮喘或炎性疾病的糖皮质激素治疗或垂体及肾上腺肿瘤均可增加体内肾上腺激素水平。库欣（Cushing）病是指由垂体肿瘤导致的肾上腺皮质激素分泌增多；库欣（Cushing）综合征是指由于肾上腺肿瘤或增生、异位肿瘤分泌 ACTH，或外源性类固醇造成的肾上腺皮质激素升高。术前评估的发现包括严重高血压、体重增加、肌病、糖尿病、"满月脸"和"水牛背"，以上会影响气道管理。女性患者常见腹纹、男性化和容易瘀伤。外源性类固醇会抑制肾上腺功能，从而使应激或手术引起的正常高分泌现象被削弱。因此，有风险的患者需要"类固醇覆盖"治疗。大多数手术之前需要做心电图并检查电解质和血糖水平。尽管容易

发生瘀伤，但是患者的凝血功能正常。

肾上腺功能不全可由垂体或肾上腺破坏，或者长期使用外源性糖皮质激素造成。结核和 HIV 感染会导致原发性肾上腺功能减低症。泼尼松或等价药物每天用量大于 20mg/d、连续用 3 周以上会抑制 HPA 轴。泼尼松或等价物每天剂量小于 5mg 时不会抑制 HPA 轴。中等量类固醇使用超过 3 周对 HPA 轴的影响不明确。停用类固醇 1 年以上，其风险仍然存在。肾上腺功能不全患者会有乏力、体重减轻、低血压、低血容量、色素增加和电解质紊乱。应该检查电解质和体位性生命体征。

测定血清皮质醇和血浆 ACTH 可以得出大多数肾上腺功能不全病例的诊断和病因。如果血清皮质醇浓度很低，同时血浆 ACTH 浓度很高，病因为原发性肾上腺功能不全（原发肾上腺疾病）。如果血清皮质醇和血浆 ACTH 浓度都很低，则诊断为继发性（垂体疾病）或三发性（下丘脑疾病）肾上腺功能不全。但是，在比较紧急的情况下，医师无法等待 ACTH 结果，所以除了可以发现基础血清皮质醇水平处于参考范围的高值或更高从而排除此项诊断外，还可以做 ACTH 激发试验[140]。替可沙肽是一种合成的 ACTH，可以用于大剂量或小剂量激发试验。由于肾上腺功能不全患者对替可沙肽的反应在早上和下午相同，所以试验时间并不重要。对大剂量（静脉单次用药 250μg）ACTH 激发试验的正常反应是 30 ~ 60min 后，血清皮质醇浓度升高，最高达到 18 ~ 20μg/dl 或更高。小剂量（静脉单次用药 1μg）ACTH 引起 20 ~ 30min 之后皮质醇升高至 16 ~ 20μg/dl 或更高。这两项试验中，亚正常的结果即可确诊肾上腺功能不全，但是需要进一步研究以确定疾病类型和病因。手术当日患者需继续类固醇治疗，可能需要额外加量。

醛固酮由肾上腺皮质分泌，调节容量和电解质（钠和氯的吸收，钾和氢离子的分泌），由肾素 - 血管紧张素而非 HPA 轴调控。

多发性内分泌肿瘤综合征

多发性内分泌肿瘤（multiple endocrine neoplasia, MEN）综合征很少见，但是确诊此病对于治疗和家族成员的评估都很重要[141]。2 型 MEN（MEN 2）分为 3 种独立的综合征：MEN 2A、MEN 2B 和家族性髓质甲状腺癌。MEN 1 和 2 是常染色体显性遗传。甲状旁腺功能亢进是 MEN 1 的最常见表现，40~50 岁时几乎全部出现此症状。MEN 1 中卓 - 艾综合征的胃泌素高分泌常常导致多发消化道溃疡。MEN1 基因已被确认，因此可以测试 MEN1 基因突变。没有证据显示早期、

在症状出现之前发现 MEN 1 型可以降低发病率和死亡率。由于 MEN 1 中甲状旁腺功能亢进发生率很高，通过检测血清钙可以筛查出无症状的家庭成员。

由于未诊断的嗜铬细胞瘤可以导致术中并发症发生率增加甚至患者死亡，它可能是 MEN 2 的组成部分，因此需要在术前考虑这项诊断，如果存在，在切除其他内分泌肿瘤之前要先切除此肿瘤。肾上腺外的嗜铬细胞瘤在 MEN 2 中很少见，但是双侧肾上腺疾病很常见。嗜铬细胞瘤很少促进甲状腺髓样癌的发展，也不常是 MEN 2 的起始症状。MEN 2A 中甲状旁腺功能亢进临床上表现不明显。MEN 1 通过基因检测来早期诊断的长期效果并不确定，相比之下通过筛查对 MEN 2 患者有风险的亲属进行早期诊断很必要，因为甲状腺髓样癌是一种致命性疾病，但是可以通过尽早切除甲状腺来治愈或预防。

嗜铬细胞瘤

肾上腺髓质和交感神经节中分泌儿茶酚胺的嗜铬细胞源性肿瘤分别称为嗜铬细胞瘤和肾上腺外副神经节瘤（肾上腺外嗜铬细胞瘤）[142]，通常均使用嗜铬细胞瘤一词。通常是患者出现症状、有家族史，或意外发现肾上腺肿物时诊断此病。约 3%~10% 的肾上腺"偶发瘤"被证明是嗜铬细胞瘤。经典的三个症状是发作性头痛、大汗和心动过速。一半的患者会出现发作性高血压，其余患者症状类似于原发性高血压，约 5%~15% 的患者血压正常。90% 的有症状患者出现严重程度和持续时间各异的头痛。发作性高血压是嗜铬细胞瘤的经典表现，但是并不特异。60%~70% 的患者有大汗的症状。其他症状包括心悸、呼吸困难、乏力和恐慌发作（尤其是产生肾上腺素的嗜铬细胞瘤）。报道出的症状包括苍白、体位性低血压、视物模糊、体重减轻、多尿、烦渴、高血糖、心理障碍、心肺功能不全（尤其是开始应用 β 受体阻滞剂的患者）和扩张型心肌病（儿茶酚胺过多）和严重的高血压。有以下 1 种及以上症状的患者应怀疑嗜铬细胞瘤：

- 高肾上腺素能表现（非劳力性心悸、大汗、头痛、震颤和苍白）
- 难以控制的高血压
- 家族综合征，包括分泌儿茶酚胺的肿瘤（如 MEN 2、多发性神经纤维瘤 1、von Hippel-Lindau 病）（此类患者常常为双侧病变）
- 嗜铬细胞瘤家族史
- 偶然发现肾上腺肿物
- 麻醉，手术或血管造影术中出现不正常的血压反应

- 年轻时出现高血压（如 <20 岁）
- 特发性扩张型心肌病
- 胃间质肿瘤或肺软骨瘤病史（Carney 三联征）

术前测定尿和血液中分离去甲肾上腺素和儿茶酚胺一般可以建立诊断。病史和查体重点在心血管系统（包括心力衰竭的症状和体征）和生命体征（包括立位血压）的评估。所有患者都应进行 ECG 和电解质、BUN、肌酐和血糖监测。可能需要 CT、超声心动图和心内科会诊。

所有患嗜铬细胞瘤的患者必须在术前应用 α 受体阻滞剂至少 7~10 天，目标为血压和容量状态恢复正常。酚苄明是控制动脉血压和心律失常的最佳术前准备药物，是一种不可逆、长效、非特异性的 α 受体阻滞剂。初始剂量为 10mg，每日一次或两次，根据需要每 2~3 日增加 10~20mg 直至血压得到控制。大多数患者需要每日 20~100mg 以控制血压。每日需分别在患者平卧、坐位和直立位时各测量两次血压，目标血压为坐位低于 120/80mmHg，直立位收缩压低于 90mmHg。应告知患者药物准备可能存在体位性低血压、显著乏力和鼻塞症状。选择性 α₁ 受体阻滞剂（如哌唑嗪、特拉唑嗪、多沙唑嗪）对于需要长期药物治疗（如转移性嗜铬细胞瘤）的患者更为合适，因为这些药物不良反应更小。而术前使用该类药物的缺点为 α 肾上腺素能阻滞不完全，导致术中高血压发生率升高[143]。相反地，术前使用酚苄明准备与选择性 α₁ 受体阻滞剂相比其肿瘤切除后低血压发生率更高[143]。

当 α 受体阻滞剂加至足量后，可以开始谨慎加用短效 β 受体阻滞剂。例如，可以每 6h 予普萘洛尔 10mg。24~48h 后，如果患者可以耐受 β 受体阻滞剂，则可以用长效药物（如美托洛尔、阿替洛尔）替代，调整药物剂量控制心动过速，至目标心率 60~80 次/分。决不能在开始 α 受体阻滞剂前使用 β 受体阻滞剂，因为在未拮抗 α 肾上腺素能受体作用的前提下阻滞了 β 肾上腺素能受体的外周血管扩张作用，可以导致血压的进一步升高。此外，持续性高血压对心功能的抑制可以产生急性心力衰竭和死亡。慢性儿茶酚胺过量也可以产生心肌病变，在加用 β 受体阻滞剂后尤为明显，进而导致肺水肿。

尽管围术期使用 α 受体阻滞剂是最常见的做法，但另一种选择是使用钙通道阻滞剂[144]。尼卡地平是最常见的用于嗜铬细胞瘤术前准备的钙通道阻滞剂。缓释剂型的起始剂量为每天两次、每次口服 30mg。单纯使用钙通道阻滞剂对分泌儿茶酚胺的嗜铬细胞瘤进行术前准备并不能完全预防血流动力学变化，但使用

该药后的发病率和死亡率均较低。钙通道阻滞剂的主要作用是在血压控制不完善时作为对 α 和 β 受体阻滞剂的补充。存在急性高血压危象的患者需要入院并接受静脉硝普钠、酚妥拉明或尼卡地平治疗。

肾脏疾病

肾脏疾病的类型和程度很重要。肾功能不全的患者合并许多并发症，大多数与血管病变相关。高血压、心血管疾病和电解质紊乱最常见。慢性肾病（chronic kidney disease, CKD）定义为 GFR <60ml/（min·1.73m²）至少 3 个月，或者存在大量蛋白尿。慢性肾衰竭是指 GFR 小于 15ml/（min·1.73m²）。终末期肾病（end-stage renal disease, ESRD）是指肾功能缺失 3 个月或更久。急性肾损伤（acute kidney injury, AKI）是指肾功能骤然降低，并可能伴随尿量减少。两项基于专家共识的 AKI 分类方法为 RIFLE（风险、损伤、衰竭、失去功能、ESRD）和急性肾损伤网络（Acute Kidney Injury Network, AKIN）分类方法[145-146]。糖尿病是一半 ESRD 患者的病因，高血压是超过 1/4 ESRD 患者的病因。多囊肾病（90% 是常染色体显性遗传）是 10%ESRD 的病因，并可伴有颅内动脉瘤和二尖瓣脱垂。

如果找出并纠正诱因，则可以逆转 AKI。将 AKI 分为肾前性、肾性和肾后性，可以进行系统治疗。肾前性的病因常常可以通过计算 BUN- 肌酐比值来鉴别。比值在 20 以下提示肾前性，低血容量或低血压是最常见原因。钠排泄分数（fractional excretion of sodium, FE$_{Na}$）小于 1% 也提示肾前性氮质血症（在没有利尿剂治疗的情况下），也可以通过以下公式计算：

$$FE_{Na} = \frac{P_{Cr} / U_{Cr}}{P_{Na} / U_{Na}} \quad （P：血浆；U：尿）$$

尿路梗阻可以引起输尿管扩张和肾脏增大，常常是 AKI 的鉴别诊断之一。超声可以发现问题并协助解除梗阻。横纹肌溶解会导致 AKI，但是可以治疗。

GFR 随着年龄增长而降低，80 岁的正常人其肾储备不到 40 岁时的一半。肌酐水平不是肾功能的准确指示物，尤其对于老年人而言[147]，GFR 可以降低 50% 而无肌酐升高。GFR 降低至 50ml/min 之前，肌酐不会超过正常范围。Cockcroft-Gault 公式可用于计算 eGFR：

$$肌酐清除率 = \frac{（140 - 年龄）\times 体重 (kg) \times 0.85（女性）}{72 \times 血清肌酐 (mg/dl)}$$

另一个公式是肾病饮食改良公式（modification of diet in renal disease, MDRD）[135]，可能更为准确：

$$eGFR\ [ml/(kg·min)] = \frac{1086 \times 血清肌酐 \times 年龄}{0.72（女性）\times 1.210（非洲裔）}$$

www.nephron.com 上有在线计算器以估算肾功能。也可以计算老年患者、血肌酐升高或有其他 CKD 危险因素患者的 eGFR[147]。由于这些公式在肌酐水平低时不准确，因此当 eGFR 大于 60 ml/（kg·min·1.73m²）时，应简单回报为"> 60 ml/（kg·min·1.73m²）"。

CKD 是心血管患病及死亡的重大危险因素。例如，肌酐水平大于 2.0mg/dl 是 RCRI 中的一项危险因素[47]。每年在需要血液透析的糖尿病和 ESRD 患者中死于 CAD 的比例为 8.2%。该病患者也可能出现心包炎、心包积液、收缩或舒张功能不全。心脏瓣膜疾病在维持性透析患者中很常见。其他病变包括瓣膜和瓣环增厚及瓣膜钙化导致的反流或狭窄[148]。二尖瓣和主动脉瓣钙化（分别为 40% 和 55%）和狭窄（11%～13%）也会存在，透析患者中瓣膜钙化向狭窄发展的进程加快[47]。此类患者几乎都存在系统性高血压，但是较容易通过透析加以控制。许多有动静脉瘘的患者会发生肺动脉高压和心排血量增加。

肾衰竭会因为肾产生的促红细胞生成素减少而导致贫血，但是积极的促红细胞生成素替代治疗会增加并发症发生率和血管事件[149]。CKD 患者尽管血小板计数、凝血酶原时间（prothrombin times, PT）和 aPTT 正常，但是仍会有血小板功能异常和出血增加。一旦开始透析，患者更容易处于高凝状态。慢性代谢性酸中毒很常见，但是常为轻度，可以通过慢性过度通气代偿。患者可能有电解质异常（包括血钙）、肺和外周水肿、高胆固醇血症和低蛋白血症。高钾血症是最严重的电解质紊乱。透析时低钙血症很常见，最终会出现继发性或三发性甲状旁腺功能亢进。维持性透析患者常有肌钙蛋白和肌酐水平慢性升高。糖尿病伴有 ESRD 的患者血糖控制发生变化或出现未预料低血糖时需怀疑肾功能恶化，因为胰岛素在肾代谢。患者也可以出现自主神经和周围神经（感觉和运动）病变。

对于接受心脏手术的患者，术前有几项预测术后需要透析治疗的 AKI 的风险指标[150-151]。它们包括复杂手术、非择期手术、术前肾功能不全、糖尿病、心力衰竭、女性和 COPD。对于非心脏手术，AKI 的风险因素包括高龄、男性、有症状的心力衰竭、高血压、肝脏疾病（包括腹水）、术前肾功能不全、外周动脉疾病（PAD）、COPD、非择期手术和腹腔内手术[152-153]。术前识别高危患者能够指导围术期管理，例如术前水化和避免低血容量。这可能需要患者提前入院。非甾体抗炎药（nonsteroidal anti-inflammatory drugs, NSAID）和环氧化酶2（cyclooxygenase-2, COX-2）抑制剂能够干扰肾灌注的自身调节机制，肾功能不全的患者应该禁用或停用此类药物。肾功能正常的患者服用此类药物不会增加术后 AKI 的风险[154]。尽管长期应用 ACEI/ARB 对于糖尿病或肾功能不全的患者能够预防肾损害，但在低灌注和 AKI 过程中，此类药物可能会加重肾功能不全。

许多药物由肾代谢或清除。与麻醉和手术关系较为密切的药物是低分子肝素，因为没有简便方法检测其抗凝效果。在美国所有可用的 LMWH 都是通过肾清除，并且透析时不被清除。因此，CKD 患者体内的 LMWH 作用时间会延长。

对肾功能不全或肾衰竭患者的术前评估重点在心血管系统、脑血管系统、液体容量和电解质情况。CKD 早期一般无症状。问诊很重要，包括心血管系统症状（胸痛、端坐呼吸和阵发性夜间呼吸困难）、尿量、并存疾病、用药和透析情况。监测患者体重对于评估容量状态很重要。有肾脏疾病或有患病风险的患者（尤其是具有以下 2 种或以上情况：糖尿病、高血压控制不佳、高龄），应考虑进行心电图检查，测定电解质、血钙、血糖、白蛋白、BUN 和肌酐。如果心电图有以下异常表现则应进一步评估：左心室肥厚（源于高血压）、高尖 T 波（低钾血症）、T 波低平，以及 PR 间期及 QT 间期延长（低钾血症）。可能需要胸部 X 线检查（评估有无感染或容量负荷过重）、超声心动图（有杂音或心力衰竭时）和心内科评估。对于可能需要在非优势上肢的肱静脉、头臂静脉及中心静脉置入瘘管进行透析的患者，应避免在这些部位建立静脉通道或抽血。

应制定术前肾替代治疗计划，手术最好在透析后 24h 内进行。对于择期手术，最好在手术期前 24h 内进行透析，但是不应在术前即刻进行，因为存在急性容量减少和电解质改变。透析与液体、电解质（钠、钾、镁、磷）失衡和细胞内外的电解质转移有关。应行透析以纠正容量负荷、高钾血症和酸中毒。协调透析和择期手术的时间安排是术前管理的重要方面。

造影剂肾病

造影剂引起的肾病是指注射造影剂后肌酐升高超过基线的 25%。糖尿病和 CKD 患者的风险最大，尽管在大多数患者中造影剂所致 GFR 降低为一过性的。需要透析的造影剂性肾衰竭预后较差，2 年存活率低于 20%，1/3 的患者在初次住院期间死亡。对于拟行 PCI 手术的 CKD［GFR<60ml/(kg·min)］患者，有一套预防造影剂肾病的措施（框 38-13），也可能会使其他涉及造影剂使用的患者受益。然而，近期的一项大型随机研究发现 N-乙酰半胱氨酸并不能降低造影剂肾病的发病率（框 38-13）[155]。

肝脏疾病

肝脏疾病会影响肝细胞和（或）胆道系统功能（见第 22 章和第 73 章）。肝病影响蛋白合成（包括凝血因子和白蛋白）、胆汁调节，以及药物和毒物代谢。肝细胞疾病，包括肝炎（病毒性、酒精性和自身免疫性）和肝细胞癌会影响肝细胞和肝合成功能。阻塞性疾病，包括胆总管结石和胆管肿瘤（肝外性）、原发性胆汁性肝硬化（肝内性）或原发性硬化性胆管炎（肝内外性）会导致胆汁淤积。大多数药物性肝病和某些类型的病毒性肝炎会同时累及肝细胞和胆道系统。

术前病史常常提示肝病的病因、治疗情况和相关的并发症。需要知道的重要问题包括肝病的病因和严重程度。肝病患者可能没有症状或自诉疲劳、体重减轻、尿色深、大便色浅、瘙痒、右上腹痛、肿胀和黄疸。需要测量体重和生命体征（包括氧饱和度）。体检会发现黄疸、瘀点、腹水、胸腔积液、外周水肿或缺氧。术前需要确认是否存在脑病、凝血功能障碍性疾病、腹水、容量超负荷和感染。在黏膜和巩膜出现黄疸时，胆红素水平一般高于 2.5mg/dl。检查可以发现肝大、脾大和精神状态改变。新发或加重的脑病需要重视和检查是否存在肝病恶化、感染、药物作用、出血或电解质紊乱等诱因。

术前评估包括心电图、CBC（包含血小板计数）、

框 38-13　造影剂肾病风险分层和预防措施

1. 计算 eGFR，如果 eGFR<60ml/(min·1.73m²)，则风险升高
2. 如果 eGFR<15ml/(min·1.73m²)，考虑请肾内科会诊，做好术后透析治疗的准备
3. 确认是否有糖尿病病史（糖尿病患者风险升高 5 倍）
4. 在手术同意书上讨论造影剂肾病
5. 停用 NSAID 和其他肾毒性药物
6. 术前一天和手术当天停用利尿剂
7. 水化治疗，在造影前 3h 开始静脉输入生理盐水或碳酸氢钠 1.5ml/(kg·h)，持续到造影后 6h
8. 造影前口服 N-乙酰半胱氨酸，1200mg，每日两次，造影后 1600mg，每日两次
9. 术后理想的尿量是 >150ml/h
10. 10 天内避免再次使用造影剂

Modified from McCullough Pa, Soman SS: Contrast-induced nephropathy, Crit Care Clin 21:261-280, 2005.
eGFR，估计肾小球滤过率

电解质、BUN、肌酐、肝功能、白蛋白和 PT 等检查。疑患肝炎的患者，可能需要检查甲肝 IgM 型抗体、乙肝表面和核心抗体以及丙肝抗体。胸部 X 线检查可以提示是否存在胸腔积液。脑病患者可以检查血氨水平。凝血功能障碍性疾病可能继发于胆汁淤积引起的维生素 K 缺乏、肝硬化后合成功能下降导致的凝血因子缺乏或脾增大和门脉高压后的血小板减少。根据病因指导凝血性疾病的治疗。补充维生素 K、新鲜冰冻血浆或血小板可用于纠正凝血因子和血小板的缺乏。每天口服或皮下注射维生素 K 1~5mg，共 1~3 天可以纠正 PT 延长，且风险最小。但是，有合成障碍的凝血性疾病患者可能无法用以上方法纠正，可以为患者输注新鲜冰冻血浆，从而使 INR 小于 1.5。尽管对于肝硬化患者，贫血与围术期预后不佳相关[156]，但术前采用输血来纠正贫血尚有争议。口服乳果糖（术前 3 天每 6h 口服 30ml，最后一次在术前 12h 给药），或术前一晚口服胆盐同时静脉水化治疗可以降低围术期肾病进展的风险[157]。术前减少腹水可以降低伤口裂开的风险并改善肺功能。限制钠盐（饮食和静脉溶质）、利尿剂（尤其是螺内酯），甚至腹腔穿刺引流都有效。如果放腹水，需要进行感染分析。脑病通常由以下急性因素诱发，如感染、胃肠道出血、低血容量或镇静剂，重点是确定可逆性因素并进行相应治疗。每 6h 口服 30ml 乳果糖是一线治疗。肠内或肠外营养对于改善营养不良可能有效，尤其对于嗜酒患者。如不额外补充硫胺素、叶酸和维生素 B_{12}，滥用酒精的患者有发生神经退化（例如 Wernicke-Korsakoff 综合征）的风险，对于补充其他营养或糖的患者更是如此。此类患者还有发生酒精戒断综合征的风险。

对于某些病例，将择期手术推迟至肝炎急性期之后或慢性病恶化期缓解，或新发现的肝脏异常诊断建立之后，可能是对患者有益。对于急性或暴发性肝病患者，包括酒精性、病毒性或不明原因性肝病患者，禁忌立即进行择期手术。慢性肝炎或肝硬化患者的围术期风险可以由组织学严重程度（活检有桥接或多叶坏死）、门脉高压（腹水、静脉曲张和出血），以及肝脏合成和排泄功能受损情况进行预测。严重肝病的患者围术期病死率增加。最常见的不良事件有出血、感染、肝功能衰竭和肝肾综合征。围术期预后不良的危险因素列举如下：

- Child-Turcotte-Pugh 分级 C 级的肝硬化，评分指标包括胆红素水平、白蛋白水平、PT、腹水和肝性脑病的严重程度（表 38-9）；
- 晚期肝病模型（Model for end-stage liver disease,

MELD）评分[158] ≥ 15 分，该模型计算指标包括胆红素、INR 和血肌酐水平；
- 急性肝炎（病毒性或酒精性）；
- 慢性肝炎活动期，伴有黄疸、脑病、凝血功能障碍和肝酶升高；
- 腹部手术；
- PT 延长 3s 以上并且对维生素 K 治疗反应不佳。

严重肝病或高危患者术前最好由肝病专家进行优化调整。

肝炎

肝炎一词用于描述肝细胞炎症反应，可以由药物、酒精、病毒（甲、乙、丙、丁或戊型肝炎）或自身免疫病（见第 74 章）引起。以上所有情况都有急性和慢性时相，可以进展为肝硬化（不可逆的肝纤维化）。肝炎的危险因素有酗酒、性生活（多个性伴侣、性工作者、与性工作者发生关系、或与同性发生关系的男性）、静脉注射毒品、1992 年前接受输血、肥胖（例如非酒精性脂肪蓄积性肝炎）、文身和身体打孔以及去不发达国家旅游。甲型肝炎由受污染的食物或水，或与感染患者接触引起，多为急性病。甲肝既往史无重要意义。乙型肝炎经性途径或接触血液传播（1986 年实行血制品筛查后很少通过输血传播），严重程度不一，但是自从抗病毒疫苗的广泛应用，此病较前减少。丙型肝炎主要由血液途径传播（1992 年开始检测血制品），大多数情况下发生于静脉注射毒品者。许多患者不知道已被感染，因为急性期常常没有症状，但是会进展为肝硬化。丁型肝炎只与乙型肝炎伴随发生。戊型肝炎在发达国家少见。酒精性肝炎患者一般每天中到大量饮酒（女性每天 3 杯，男性每天 5 杯），至少 10 年后才发生并可能会进展为肝硬化。自身免疫性肝

表 38-9 Child-Turcotte-Pugh 分级

参数	1 分	2 分	3 分
腹水	无	轻度	中度
胆红素 (mg/dl)	<2	2~3	>3
白蛋白 (g/dl)	>3.5	2.8 ~ 3.5	<2.8
凝血酶原时间 PT [超过对照的时间（s）]	<4	4~6	<6
脑病	无	1~2 级	3~4 级

A 级：<7 分；B 级：7~9 分；C 级：>9 分

炎最易发病于年轻女性，病因不明。许多种药物，包括草药和非处方制剂，能够导致肝炎，例如他汀、异烟肼和对乙酰氨基酚（扑热息痛）。

梗阻性黄疸

肝外胆管梗阻由胆结石、肿瘤（胰腺、胆囊、胆管、壶腹肿瘤）或瘢痕引起。患者可以出现黄疸、瘙痒和腹痛。手术死亡率的预测指标为术前血红蛋白浓度小于 10g/dl、胆红素浓度高于 20mg/dl 以及血清白蛋白浓度低于 2.5g/dl [159]。上述患者中 8% 术后会发生 AKI[160]，使用胆盐或乳果糖可以降低发病率 [157]。

其他肝脏疾病

Wilson 病、血色素沉着症、α_1 抗胰蛋白酶缺乏症是比较罕见的肝脏疾病病因。Gilbert 病是良性的家族遗传性疾病，特征是胆红素水平轻度升高，在围术期无显著意义。肥胖可以引起非酒精性脂肪蓄积性肝炎，也称为"脂肪肝"，导致肝功能异常，并可以进展为纤维化、肝硬化和终末期肝病。原发性胆汁性肝硬化是自身免疫病，以肝内胆道梗阻和抗线粒体抗体为特征，主要见于女性。原发性硬化性胆管炎常常发生于年轻男性，该病特征是胆管破坏，最终会进展为肝硬化。该病可以为原发性的，也可能与炎性肠病有关。急性非肝性诱因，包括败血症、手术和麻醉等情况会导致肝功能不全。

"肝炎"的既往病史

患者可能自诉许多年前患过肝炎，但是其他信息未知。医师术前必须详细询问病史，以确认起病前后的情况（如输血、旅行、暴露于危险条件），以及目前是否有慢性肝病的表现。明确"肝炎病史"是否发生于某次手术中或术后即刻，这点很重要。尽管如今在美国很少将氟烷用于成年人，但是之前有氟烷性肝炎的患者可能有与其他具有三氟醋酸代谢产物的挥发性麻醉药发生交叉过敏的风险（例如恩氟烷、异氟烷和地氟烷）。

非预期升高的肝功能检查值

谷丙转氨酶（alanine aminotransferase, ALT）和谷草转氨酶（aspartate aminotransferase, AST）的升高反映了肝细胞损伤，胆红素评价肝脏合成和（或）排泄胆盐的能力，碱性磷酸酶随着肝排泄能力降低而升高，白蛋白和 PT 测量反映肝的合成功能。约有 1/700 的术前患者意外地发现有肝脏疾病，大部分并不严重 [161]。但是如果意外发现肝功能数值异常，需要进一步检查。

ALT 或 AST 升高的患者，需要筛查甲肝 IgM 抗体、乙肝表面和核心抗原、乙肝表面抗体和丙肝抗体，有助于诊断。碱性磷酸酶或胆红素升高、伴转氨酶正常或轻中度升高表明胆道系统阻塞，腹部超声、CT 和内镜逆行胰胆管造影可以明确诊断。

肝硬化

肝硬化是大多数肝毒性疾病的最终结果。门脉高压常导致脾大、食管静脉曲张、腹水、坠积性水肿和胸腔积液。肝的合成能力（合成蛋白质和凝血因子）和代谢能力（清除毒素及药物）下降。患者可能有脑病、出血、血小板减少症、低白蛋白血症和 PT 延长。肺内血管分流会导致缺氧和肺动脉高压（即肝肺综合征）。肝肾综合征是指无原发性肾病的肝病患者，发生肾功能不全的表现，可能与肾的低灌注有关。黄疸患者发生肝肾综合征的风险很大。自发性细菌性腹膜炎可能发生于腹水患者，增加围术期死亡率。晚期肝病患者可能发生高心排血量状态，特征是心排血量增加和外周血管阻力降低。

Child-Turcotte-Pugh 分级（表 38-9）可以预测围术期发病率及死亡率，C 级患者风险尤其高。MELD 也能用于预测手术风险，其效果可能好于 Child 分级 [156]。MELD 评分 >14 分，围术期风险增加 [156]。MELD 计算器可以在网上找到（www.unos.org）。

血液系统疾病

贫血

贫血是常见的术前血液系统疾病，是明确的围术期风险因素（见第 61 章）。贫血可能是患者并存疾病的一种表现，或者是手术原因的外部表现。术前评估的目的是确定贫血的病因、病程、稳定情况、相关症状和治疗过程（尤其是输血）。询问关于贫血的个人史或家族史非常重要。术前存在贫血风险的病史包括结肠癌、消化道或泌尿生殖系统出血、经血过多、慢性感染、炎性疾病、营养不良和减肥史（包括胃减容手术患者）。评估时应考虑到手术类型和大小、预期失血量、可能影响氧合或受低氧影响的并存疾病，如肺、肾、肝、脑血管和心血管疾病。另外，需要准确评估患者情况，特别是贫血对围术期某些治疗风险和获益的影响，例如 β 受体阻滞剂 [50-51]。术前评估的重点是心悸、乏力、胸痛、黑便或血便、体重下降、心脏杂音、肝脾大或淋巴结病变等症状和体征。

世界卫生组织定义贫血为血红蛋白在成年男性低于 13g/dl，成年女性低于 12g/dl。围术期风险与贫血的程度成比例关系，其风险独立于其他并存疾病[48-49, 162]。另外，任何参考值以外的异常都可能与围术期风险相关。但是，不加区别地对所有贫血患者进行输血治疗并不能解决问题，因为输血本身存在风险[163]。ASA 血液成分治疗工作组总结：不能仅根据血红蛋白水平而输注红细胞，而需根据氧合不足引起的并发症的风险进行决策[164]。ASA 在 2015 年发布一项新的报告，血红蛋白高于 10g/dl 时，很少需要输血，而低于 6g/dl 时则基本都需要输血[165]（见第 61 章）。血红蛋白在两者之间时输血的风险获益比取决于患者的并存疾病情况，尤其是心肺系统疾病。一项随机研究显示，对于关节置换的老人，在血红蛋白 10g/dl 时进行常规输血，与 8g/dl 时输血对比，并无明显优势[52]。

贫血或怀疑贫血的患者必须进行 CBC 检查。通常情况下，新诊断的贫血应由家庭医师或血液科医师进行进一步的评估，初始检查包括外周血涂片、红细胞平均体积（mean corpuscular volume, MCV）、网织红细胞计数；根据外周血涂片和 MCV 结果进行其他实验室检查，例如铁、VB₁₂、叶酸等检查。在缺铁性贫血中，MCV、血清铁和铁蛋白减低而总铁结合力（TIBC）升高。在慢性疾病相关性贫血中 MCV 和 TIBC 可能减低或正常而血清铁和铁蛋白正常或升高。在 VB₁₂ 和叶酸相关性巨细胞贫血中 MCV 升高而 VB₁₂ 或叶酸水平减低。根据贫血程度和预期失血量，术前可能需要进行血型检查和相关筛查，以及输血治疗。

如果患者存在严重贫血，不论预计出血量多少，应该推迟择期手术，以便有时间评估贫血的原因，例如便隐血（结肠镜检查）、维生素缺乏或其他慢性病（例如慢性肾病）。在一些特殊情况下，如患者拒绝围术期输血，或贫血患者择期手术预计大量失血时，应该推迟手术并且给予重组人促红细胞生成素和铁剂治疗。

镰状细胞病

镰状细胞（sickle cell, SC）病是一种血红蛋白变异并导致血管闭塞的遗传性疾病，有一些与其相关的并发症。血红蛋白 S（hemoglobin S, HbS）纯合子的患者可发病；这类患者的严重并发症发生率高，预期寿命短。同时有 HbS 和 HbC 的 SC 病患者临床起病较轻且仅存在中度贫血。杂合子患者（HbS 和 HbA）具有 SC 序列，但是几乎不发病。术前评估应当主要关注器官功能不全和是否有急性加重[166]。患者可能存在肾浓缩功能不全（可能导致脱水）、脾大、肺动脉高压和肺栓塞、脑血管事件和心力衰竭。该类患者因为存在脾栓塞而导致感染风险增加。频繁住院治疗和近

期住院次数增加、高龄、存在感染和肺部疾病是发生围术期血管栓塞并发症的危险因素[166]。

术前病史和体检应当主要关注血管栓塞事件的发生频率、严重程度和类型以及肺、心、肾和中枢神经系统损伤的程度。应当检查氧饱和度、红细胞比容、BUN、肌酐、心电图和胸部 X 线检查。可能需要进行进一步检查（如超声心动图、动脉血气）。术前预防性输血目前仍存在争议。输血治疗的目标是减少镰状红细胞在血液中的比例。镰状细胞病观察性协作研究得出结论：术前输血对镰状细胞贫血的患者可能有益，减少并发症；但是，低危手术的患者不输血也很少发生并发症[167]。相反地，另一项研究显示，采用保守性输血方案（血红蛋白达到 10g/dl）与更积极的输血方案（使 HbS 降至 <30%，血红蛋白达到 10g/dl）相比同样有效[168]。因此，输血的决定应当与熟悉该病的血液科医师达成共识。只有对于中高危手术，输血才可能有益。

葡糖糖 -6- 磷酸脱氢酶缺乏症

葡糖糖 -6- 磷酸脱氢酶（glucose-6-phosphate dehydrogenase, G6PD）缺乏症是一种 X 连锁的、Coombs 阳性的、溶血性遗传性疾病。服用药物（退热药、硝酸盐、磺胺）、感染、低氧、低体温、输注血制品或应激均可诱发溶血。溶血程度在不同患者和不同发病条件下存在差异。糖皮质激素治疗通常有效。术前病史应当关注既往溶血发作情况、诱发因素和当前红细胞比容水平。

凝血功能障碍性疾病

低凝状态可能是遗传性疾病（例如血友病），也可能是继发情况（例如由肝病、营养不良或药物引起的）。为了明确诊断和估计出血风险，需要询问已知疾病诊断、检查结果、治疗过程、既往出血事件和家族史。询问是否存在皮肤广泛淤青、切割伤后出血时间延长、经期出血量大、牙龈出血等，这些症状具有诊断敏感性，但特异性差。上述因素的变化情况比既往病史更为有意义（因为患者认为的病情严重很可能只是正常的）。应当询问既往手术或生产后的出血情况，尤其是存在非预期输血时，但是没有诊断意义。瘀斑、多发淤青、血肿、黄疸和大量出血均为重要发现。诊断性检查包括血小板计数、CBC、PT、aPTT。对于没有指征的患者没有必要进行常规凝血检查。如果怀疑存在具体病因，如肝脏疾病或营养不良，需要进行特异性检查如肝酶、蛋白、白蛋白水平和 PT 检测。

有时，如果患者未使用华法林而存在 PT 延长，

则最常见的原因是实验室误差、肝脏疾病和营养不良。应当再次重复检查。如果结果仍然不正常，可以转诊至血液科医师或家庭医师，并检测肝酶、肝炎感染指标。可以开始维生素 K 治疗（口服 1~5mg，每日一次，共 3 天）。低凝或高凝状态（例如抗磷脂抗体综合征）都可以导致 aPTT 延长。第一步应当重复检查并明确是否使用肝素，因即使套管内残存的少量肝素混入，也能导致 aPTT 结果延长，尤其是从该部位取血时。除外肝素后，最常见的原因为血管性血友病（von Willbrand disease, vWD），但其他型血友病也可出现 aPTT 延长。另外，混合试验，即正常血液与患者血液混合，可以检测出凝血因子缺乏（aPTT 可被纠正）或存在抗体（aPTT 不可被纠正）。某些高凝状态可以导致 aPTT 延长，例如 V 因子 Leiden 突变、抗心磷脂抗体和狼疮抗凝物。应该推迟择期手术，直到找到病因并对异常情况进行了纠正。

血友病　甲型血友病（Ⅷ因子缺乏）和乙型血友病（圣诞节病）是 X 连锁隐性遗传疾病，几乎仅见于男性。甲型血友病占全部血友病患者的 85%。血友病患者存在 aPTT 延长但 PT 正常。出血严重性因人而异，但在家族中程度类似且与因子缺乏程度直接相关。即使是轻微创伤也可以导致严重出血。应当避免肌肉注射。血友病患者中 50% 的手术为骨科手术，原因是反复出血会损伤关节。

围术期管理该类患者时必须有血液科医师的参与。详细的监测及替代性治疗方案非常重要。通常情况下，在围术期使Ⅷ和Ⅸ因子保持在正常水平的 75%~100%，并在消除出血风险后降至 50% 较为恰当。每个单位的重组或提纯因子可使每千克体重的因子水平增加 2%。

血管性血友病　血管性血友病（von Willebrand Disease，vWD）是一种Ⅷ因子和 von Willebrand 因子（von Willebrand factor, vWF）缺陷的遗传性疾病，男女均可受累。该病是最常见的先天性凝血功能障碍疾病，人群中发病率为 1%[169]。某些分型（1、2A、2B、2M 和 2N）为常染色体显性遗传，3 型为隐性遗传（表 38-10）。Ⅷ因子和 vWF 可构成复合物在血液中循环，其数量和质量缺陷均可导致 vWD。大多数患者存在 aPTT 延长，但轻症患者可能正常。未使用肝素患者 aPTT 延长最常见原因即为 vWD。可通过检测瑞斯托霉素辅因子（是 vWF 的功能辅助因子，当存在瑞斯托霉素时可以使血小板聚集）、vWF 抗原和Ⅷ因子对该病进行诊断。vWF 是一种急性期反应性因子，应

激或手术时可升高，因此有时为其诊断带来困难。大多数 vWD 患者存在出血病史，但有些患者直到接受出血风险大的手术或服用抗血小板药物（阿司匹林或 NSAID）后才能明确诊断。围术期管理该类患者必须有血液科医师的参与。醋酸去氨加压素（1- 去氨基 -8-D- 精氨酸加压素，DDAVP）可以增加Ⅷ因子、vWF 和内皮细胞中纤溶酶原激活物的释放。静脉给予 0.3μg/kg（给药时间大于 15~30min，可避免高血压、潮热和心动过速）通常可以使 vWF 增加 3 ~ 4 倍，然而，个体差异很大，因此需要监测 vWF 和Ⅷ因子水平。醋酸去氨加压素有鼻喷雾剂型，给药间隔应大于 48h，以避免内皮细胞储存的耗竭。为避免去氨加压素导致的纤溶酶原激活物的释放，可给予 ε- 氨基己酸或氨甲环酸。去氨加压素禁用于 2B 型患者，因为可增加异常的 vWF 并导致血小板减少。对这类患者可以采用冷沉淀或含有 vWF 的Ⅷ因子浓缩物，来替代异常的 vWF。

血小板减少症　血小板减少症定义为血小板计数少于 150 000/mm³，可由血小板产生减少、破坏增加和"被扣押"而导致（见第 61 章）。恶性肿瘤、药物、自身免疫性疾病、子痫前期、遗传性疾病和弥散性血管内凝血均可导致血小板减少。对意外发现该病的患者，首先重复血小板计数检查，其他检查包括血涂片和不含 EDTA 的血小板计数。EDTA 是一种加入采血管中的螯合剂，因其可以避免出现凝血，通常用于测定全血细胞计数。但在一些患者中可以使血小板凝集从而导致假性血小板减少。

表 38-10　血管性血友病 (vWD) 的分类

类型	特征	治疗
1	占所有 vWD 病例的 80%；数量异常	去氨加压素*
2A	数量和质量异常	去氨加压素*
2B†	罕见；数量和质量异常，常染色体显性遗传	冷沉淀，或含有 vWF 的Ⅷ因子浓缩物
2M	质量异常	去氨加压素*
2N	质量异常；vWF 水平正常；Ⅷ因子数量减少	去氨加压素*的药效可能短暂
3	罕见；vWF 水平很低甚至检测不到	去氨加压素*，一般无效

vWF，von Willebrand 因子。
* 醋酸去氨加压素（desmopressin acetate, DDAVP）。
†2B 型使用去氨加压素可能导致血小板减少。如果去氨加压素无效，可以使用含有 vWF 的Ⅷ因子浓缩物或冷沉淀

近期使用肝素则需考虑肝素诱导性血小板减少症 (heparin-induced thrombocytopenia, HIT)，通常在暴露后 5~10 天内发生[170]。HIT 是一种免疫介导的产生血小板抗体的疾病，30% 的患者会发生动脉或静脉血栓栓塞、卒中、截肢和死亡。应立即中断肝素治疗并检测肝素诱导性血小板抗体。低分子肝素诱发 HIT 的风险低于普通肝素，但在 HIT 患者中仍为禁忌。替代性抗凝药物包括达那肝素钠、重组水蛭素和阿加曲班。

特发性血小板减少性紫癜（Idiopathic thrombocytopenic purpura, ITP）是一种存在抗血小板抗体而导致破坏增加的慢性自身免疫性疾病。通常治疗包括激素治疗、脾切除（消除血小板破坏的主要场所）和静脉免疫球蛋白治疗。在血小板水平很低的情况下，ITP 患者通常比预计的出血量小，这可能是因为血小板周转快导致了年轻的血小板比例增加。

血小板水平高于 100 000/mm³ 时进行椎管内麻醉是安全的[171]。患者血小板水平高于 50 000/mm³ 时进行手术是安全的。当血小板低于 50 000/mm³ 时出血风险与血小板计数呈负相关。无论血小板计数多少，贫血、发热、感染和抗血小板药物都可能使出血增加。新发血小板减少症患者择期手术前应该进行血液科会诊。每输注一个单位血小板可使计数增加 10 000/mm³。

血小板增多症　血小板增多症为血小板计数高于 500 000/mm³，可能为生理性（运动、妊娠）、原发性（骨髓增殖性疾病）或继发性（铁缺乏、肿瘤、手术、慢性炎症）。血小板高于 1 000 000/mm³ 可使患者血栓栓塞风险增加，如卒中、心肌梗死、肺栓塞、肠系膜栓塞和静脉血栓栓塞。相反，原发性血小板增多的患者（或称为特发性血小板增多症）存在出血倾向，当使用药物如阿司匹林时可加重。老年患者和既往有出血史或血小板增多史的患者风险增加。治疗包括减少血小板生成的药物（例如羟基脲、阿那格雷），需要 7~10 天起效。如果需要立即降低血小板计数，则可以进行血浆置换移除血小板。治疗引起继发性血小板增多的潜在疾病可以使血小板计数正常。

红细胞增多症　红细胞增多症指红细胞比容大于 54%，分为原发（真性红细胞增多症）或继发性（COPD、高海拔和先天性心脏病），继发性通常和慢性缺氧相关。当红细胞比容大于 50% 时，血液黏度会急剧增加从而增加产生血栓的风险。红细胞比容过高可以导致动脉粥样硬化（颈动脉狭窄、卒中）和心血管疾病（心力衰竭、心肌梗死）。红细胞增多症是否会增加围术期风险还存在争议。包含了 310 311 例患者的一项大型研究显示当红细胞比容高于 50% 时可增加术后死亡率[49]。然而，另一项早期包含 200 位患者的研究却报告，继发性红细胞增多症患者的围术期风险并未增加[172]。

术前评估（病史和体检）应当关注肺部和心血管系统。必须检查发绀、杵状变、哮鸣音、心脏杂音，同时应当测定血氧饱和度、心电图、动脉血气和胸部 X 线检查。术前意外发现的红细胞增多症应当寻找原因，并明确是否为真性红细胞增多症。这种情况应该推迟择期手术，并请血液专家会诊。

血栓栓塞性疾病　致死性肺栓塞在择期全麻手术患者中的发生率为 0.1%~0.8%，在择期髋关节置换手术患者中的发生率为 2%~3%，在未行预防性抗凝的髋部骨折修复手术中为 4%~7%。原发性血栓栓塞预防已经超出了本章讨论的范围，在专科指南中有详尽阐述[173-174]。但术前应该对患者进行危险分层，从而在手术当天采取相应措施。围术期静脉血栓栓塞的风险取决于手术类型（如侵袭程度、术中创伤和制动）和患者疾病状态（如炎性肠病、急性疾病、吸烟、恶性肿瘤、肥胖、高龄、既往栓塞史、应用雌激素、高凝状态及遗传性易栓症）（框 38-14）[175]。V 因子 Leiden 突变是遗传性易栓症最常见的原因（40%~50%）。其他原因包括凝血酶原基因突变和蛋白 S、蛋白 C 缺乏以及抗凝血酶缺乏。由于进行择期下肢关节置换术患者的血栓栓塞风险很高，因此应当在术前一天进行华法林抗凝。美国区域麻醉协会（ASRA）指南特别指出，如果在术前 24h 内给予单次剂量的华法林，椎管内麻醉是安全的[171]。

某些患者发生围术期静脉血栓栓塞的风险较高。近期动脉或深静脉血栓（deep vein thromboembolism, DVT）需要在围术期进行干预或推迟一般的择期手术。如果不进行抗凝，3 个月内再发 DVT 的风险约为 50%。进行 1 个月的华法林抗凝治疗可将风险减至 10%，3 个月抗凝可减至 5%。在动脉或静脉血栓后 1 个月内的择期手术应该推迟。在择期手术前进行 3 个月的抗凝治疗比较理想。如果不能推迟手术，患者必须在 INR<2.0 时接受术前桥接治疗[176]。存在遗传性高凝状态（如抗凝血酶Ⅲ或蛋白 C 或蛋白 S 缺乏、凝血酶原基因突变、V 因子 Leiden 突变）、肿瘤、反复 DVT 史的患者具有绝对的高风险。非瓣膜性心房颤动且既往脑栓塞的患者也存在较高风险。携带机械心脏瓣膜的患者中，多个瓣膜和二尖瓣的患者（相对于

框 38-14　　手术患者静脉血栓栓塞风险分级

低危

小手术，患者年龄 <40 岁，无其他危险因素*
- 小腿 DVT 风险：2%
- 腿部近端 DVT 风险：0.4%
- 具有临床症状的 PE 风险：0.2%
- 致死性 PE 风险：<0.01%

中危

小手术，患者具有其他危险因素*，或年龄在 40~60 岁且不伴其他危险因素
- 小腿 DVT 风险：10%~20%
- 腿部近端 DVT 风险：2%~4%
- 具有临床症状的 PE 风险：1%~2%
- 致死性 PE 风险：0.1%~0.4%

高危

手术患者年龄 ≥ 60 岁，或手术患者年龄在 40~60 岁之间且伴有其他危险因素*
- 小腿 DVT 风险：20%~40%
- 腿部近端 DVT 风险：4%~8%
- 具有临床症状的 PE 风险：2%~4%
- 致死性 PE 风险：0.4%~1.0%

极高危

手术患者年龄 ≥ 40 岁且伴有多个其他危险因素*、髋或膝关节置换术、髋部骨折手术、严重创伤或脊髓损伤
- 小腿 DVT 风险：40%~80%
- 腿部近端 DVT 风险：10%~20%
- 具有临床症状的 PE 风险：4%~10%
- 致死性 PE 风险：0.2%~5%

Data from Geerts WH, Pineo GF, Heit JA, et al: Prevention of venous thromboembolism: the Seventh ACCP Conference on Antithrombotic and Thrombolytic Therapy, Chest 126:338S-340S, 2004.
DVT，深静脉血栓；PE，肺栓塞。
* 其他危险因素包括以下一项或多项：高龄、癌症、既往深静脉血栓史、肥胖、心力衰竭、瘫痪或高凝状态（例如，蛋白 C 缺乏、V 因子 Leiden 突变）

主动脉瓣膜）同样为高危。尽管手术可以增加 DVT 的风险，但目前并没有证据表明手术可以增加心房颤动或携带机械瓣膜患者的动脉栓塞风险[176]。

拟行小手术（例如牙齿、内镜、白内障或体表手术）的患者没有必要中断抗凝治疗。对于其他手术，停止华法林 5 天，PT 或 INR 一般能够降至正常，前提是之前 INR 长期稳定在常规治疗水平（2.0~3.0）。如果 INR 值较高，需要停药的时间较长，而如果 INR 值处于亚治疗水平，则停药时间短。根据 INR 水平调整停药时间。因此，术前访视时必须检查 INR 水平以便指导停药治疗。停用华法林后，患者再发血栓栓塞的风险增加；然而，除了高危患者以外，该风险通常很小。在高危患者中，应该由患者的既往医师或心内科医师一起做出桥接方案，采用普通肝素或低分子肝素，或者不用桥接治疗。以前，医师的唯一选择是让

患者住院接受静脉普通肝素治疗，因而花费很高。然而，现在患者可以在家使用皮下低分子肝素（通常自己执行）而无需住院监测。

抗凝治疗　除了小手术（例如不需要球后阻滞的白内障手术）以外，华法林增加围术期出血的风险。对于接受华法林治疗的患者，其围术期管理尚无统一共识。通常的做法是，对于 INR 维持在 2.0~3.0 的患者，停用华法林 4~5 天，使 INR 将至 1.5 以下，这对于手术和椎管内麻醉都是安全的[171]。如果以前 INR 水平高于 3.0，则停药时间需大于 4~5 天。如果术晨 INR 仍大于 1.8，给予小剂量维生素 K（口服或皮下注射 1~5mg）能够纠正凝血异常[176]。口服或皮下注射维生素 K 的起效时间为 6~10h，24~48h 内作用达峰（口服的可预测性更强）。更高剂量的维生素 K 可能导致再次使用华法林治疗时出现华法林抵抗。

使用普通肝素或低分子肝素进行桥接治疗，方案必须个体化，而且必须与既往医师或心脏专家达成一致。如果决定进行桥接治疗，应在最后一次华法林服用后的 2 天检查 INR。当 INR 降至 1.5 以下时，开始静脉肝素治疗，或低分子肝素治疗（血栓预防剂量：伊诺肝素 40mg，每天一次；达特肝素 2500~5000 国际单位，每天一次；亭扎肝素每千克体重 175 国际单位，每天一次）。对于肾功能受损（eGFR<30ml/min）的患者应调整低分子肝素剂量。静脉普通肝素在术前 6h 停用，以便术中凝血功能恢复正常。最后一次治疗量低分子肝素应在术前 24h 注射，预防量在术前 12h 应用。除了 eGFR<30ml/min 的患者，一般患者无需检测 Xa 因子水平。有肝素诱导血小板减少 HIT 病史的患者，禁用肝素和 LMWH，可以给这类患者使用 Fondaparinux，这是一种人工合成的戊多糖，能够抑制 X 因子，预防量 2.5mg 皮下注射，每日一次；不推荐用于 eGFR<30ml/min 的患者。阿司匹林也能降低围术期静脉血栓栓塞的风险[177]，但是效果不如抗凝药。

为近期刚停止长期华法林的患者进行椎管内麻醉应谨慎（见第 56 章）。在椎管内麻醉前，抗凝药必须停止 4~5 天，并且测量 INR。在 PT 或 INR 回复至正常前，可能存在因子 Ⅱ、Ⅶ、Ⅸ 和 Ⅹ 的不足。对于术前刚开始接受华法林治疗的患者，指南推荐无论应用了几次抗凝治疗或者该治疗距离手术时间是否超过 24h，均应在椎管内麻醉前检查 INR[171]。

在椎管内麻醉前，治疗量的 LMWH 应停 24h，预防量的 LMWH 应停 12h。椎管内麻醉后 2h 以后再行 LMWH 的治疗[171]，不推荐监测 Xa 因子抗体水平，因为它不能预测出血风险。皮下普通肝素的单次小量

治疗不是椎管内麻醉的禁忌证[171]。椎管内麻醉手术中可以接受静脉普通肝素，需除外患者合并其他凝血异常，肝素应在椎管内麻醉至少 1h 后给予[171]。腰麻或硬膜外麻醉之前 6~8h 停用静脉普通肝素；另外，可以监测 APTT 以及使用鱼精蛋白中和肝素。硬膜外导管留置期间患者可以每天接受一次预防量的 LMWH，但是不可以使用更高剂量。拔除硬膜外导管的时机是距离上次预防剂量 LMWH 使用时间超过 12h 并且距离下次使用时间超过 2h。接受纤溶和溶栓药物治疗的患者，除非极特殊情况，不应采用椎管内麻醉[171]。

抗血小板治疗　通常考虑到阿司匹林相关的出血风险，术前 7~10 天停用阿司匹林。这个时间过长，特别是血小板的新生并未受到抑制的情况下，阿司匹林的半衰期约为 15min，鉴于每 24h 血小板即新生 10%，而手术止血所需血小板计数在 50 000/mm^3 即可，术前停用阿司匹林 3~4 天即足够。

一项关于非心脏手术的综述显示，围术期使用阿司匹林使出血风险增加 50%[71]。但是，除了颅内手术和经尿道前列腺切除术外，阿司匹林与严重出血并发症并无相关。另外，在 POISE-2 研究中（包括了 10 010 例患者），小剂量阿司匹林（每天 100mg）增加严重出血风险[71]。特别是在未被告知的情况下，外科医师无法根据临床检查和围术期的出血情况区别出哪些患者服用了阿司匹林[178]。

停用阿司匹林本身存在风险。长期服用的阿司匹林停用后，会出现回弹性高凝状态[179]，会使重大心脏事件风险提高 3 倍[180]。考虑到围术期合并手术诱发的高凝状态，停用阿司匹林在理论上具有很严重的风险。观察性研究[181-182]，以及包含 220 例患者的随机研究都显示[73]长期服用阿司匹林停用后，血管事件发生风险增高。

尽管非心脏手术持续使用阿司匹林治疗的前景可观，但实际效果尚不确定。例如，一项包含 291 例患者的随机研究显示，对于择期非心脏手术，与中断阿司匹林相比，持续使用并无明显益处[72]。最近 POISE-2 研究发现，持续使用阿司匹林的患者的心脏并发症并未减少[71]。因此，不应该常规中断或持续使用阿司匹林。持续使用阿司匹林治疗最可能的获益者是心脏事件风险远高于出血风险的患者（例如高危的冠心病患者）。

血小板双抗治疗相关的围术期出血风险及死亡率，特别是对于非心脏手术，还尚不明确[5]。通常推荐氯吡格雷的中断时间是术前 5~7 天。这个时间符合血小板功能完全恢复的药物动力学特点，是在服用氯吡格雷后停用并随访 7 天的健康志愿者的研究中得出

的证据[183]。某些特殊病例，对于患者整体最佳的方案是持续服用噻吩吡啶类药物（例如，急诊手术前 1 年内放置过药物涂层支架的患者）。对于这类患者的方案应该个体化制订，并且与心脏专家和外科医师达成一致。一种新型抗血小板药物，普拉格雷（prasugrel），可能比阿司匹林和氯吡格雷药效更强。研究证明长期服用阿司匹林的患者接受椎管内麻醉或神经阻滞是安全的[184]，并且 ASRA 也支持这点[171]。与噻氯匹定和氯吡格雷相关的脊髓血肿风险并不明确。根据药品说明书、ASRA 指南和文献回顾，椎管内麻醉前应该停用噻氯匹定 14 天，或停用氯吡格雷 7 天[171]。

关于其他抗血小板药物（例如糖蛋白 II b/ III a 受体拮抗剂）持续应用的围术期安全性信息有限。血小板糖蛋白 II b/ III a 受体拮抗剂（例如阿昔单抗、依替巴肽、替罗非班）明显抑制血小板的聚集功能。服用阿昔单抗后，恢复正常血小板聚集功能的时间是 24 ~ 48h；而依替巴肽和替罗非班是 4~8h。血小板恢复正常功能前应避免采用椎管内麻醉[171]。

神经系统疾病

对存在神经系统疾病的患者，病史需要重点关注近期发病情况、加重情况和潜在疾病的控制情况。既往的病史信息或治疗情况也很重要。术前的神经系统查体需要确定意识状态、言语、脑神经、步态和运动感觉功能是否存在缺陷。这些检查为术后新发神经功能损害提供比较依据。

脑血管疾病

近期发生的卒中或一过性的神经系统损伤如未能完全评估，则需要推迟择期手术，否则上述患者很容易发生围术期卒中[185-186]。急性脑卒中后与择期手术之间需要等待的时间尚无定论。有研究者主张合适的等待时间为 1~3 个月，尚需研究来证实最佳的等待时间[187]。既往脑卒中或一过性脑缺血发作的病因和治疗能够指导围术期管理。例如，卵圆孔未闭（PFO）引发的脑梗死需要对未闭的卵圆孔进行修补和避免空气栓塞。为预防继发于心房颤动的左心房或左心室的血栓而引起的脑梗死，择期手术前需要进行一个月或三个月的抗凝治疗并复合普通肝素或低分子肝素的桥接治疗。

脑血管疾病是围术期心脏并发症的危险因素，并且需要评估并发缺血性心脏病的风险[47]。另外，对于拟行非心脏手术的患者，在做关于 β 受体阻滞剂治疗决定的时候应充分考虑到其合并的脑血管疾病。尽管 β 受体阻滞剂能够降低围术期心脏风险，它也可能增

加非心脏手术围术期的急性脑卒中风险[40, 68]。

无症状性杂音

如果新发现颈动脉杂音，需要查找是否存在脑缺血或短暂性脑缺血发作的症状，特别是当手术中需要转动颈部或患者可能存在困难气道时。如果不仔细检查，患者很难主动阐述相关症状，尤其当症状表现极为短暂时。颈动脉栓塞高危患者（包括年轻时进行过头颈部放射治疗的患者），需要重点询问既往一过性黑矇、吞咽困难、构音障碍和其他脑血管疾病的症状。

对于可疑颈动脉斑块的患者，颈部多普勒超声检查是简单有效的评估方法。若发现明显的颈动脉异常，应请神经科医师或血管科医师会诊。对于无症状杂音的患者，40%~60% 存在颈动脉严重病变，而这些患者中每年卒中的发病率为 1%~2%，卒中之前通常可有短暂的症状[188]。颈动脉内膜剥脱术的指征是狭窄大于 80% 并且实行该手术的外科医师的围术期并发症发生率较低（例如 ≤ 3%）[188-189]。没有证据表明无症状的杂音增加围术期脑卒中的风险[187]。

癫痫发作

癫痫发作的类型（例如大发作或失神发作）和发作时表现（例如愣神和凝视）应重点记录。失神发作（以前称为癫痫小发作）很难捕捉，原因在于缺乏一致的体征。较为典型的症状表现为凝视及失神，但这些在术后可能受到麻醉药物残余的干扰。确定癫痫的病因非常重要，因为可能与一些疾病相关，包括脑肿瘤、动脉瘤、动静脉畸形（arteriovenous malformations, AVM）、药物中毒、电解质紊乱、感染、血管疾病、镰状细胞病以及系统性红斑狼疮。

术前需要评估和记录所使用的抗癫痫药物以及癫痫的控制情况。并不需要常规测定血清药物浓度，除非考虑中毒或癫痫反复发作。癫痫控制较好的患者可能药物浓度超标，抽血时间距离服药时间的间隔将明显影响测得的血药浓度。通常来说，应该测量血药谷值浓度。抗癫痫药物的不良反应可能有很多（骨髓抑制、大细胞性贫血、白血病、低钠血症），怀疑存在异常时即需要进行相关实验室检查。最常用的检查是 CBC 和电解质水平。控制较差或新发癫痫需要就诊于神经内科，此后才能接受外科手术，急诊除外。围术期患者需要持续应用抗癫痫药物。

多发性硬化

多发性硬化是一种炎性免疫性疾病，两个主要临床特点为：反复发作、逐渐加重以及慢性进展。症状包括共济失调、无力、感觉缺失、自主神经功能障碍、情绪失常、膀胱或肠道功能障碍以及视物模糊。应激、感染、妊娠以及体温升高会加重病情。治疗方案多样，包括类固醇激素、免疫抑制剂、单克隆抗体、血浆置换、苯二氮䓬类和巴氯芬。术前需要详细询问病史以及疾病类型，尤其要注重记录影响呼吸系统的症状和生理损害（包括测量氧饱和度）。也要记录用药情况、之前诱发恶化的原因和已经存在的神经系统障碍。检查要根据相关的病理状态（例如若怀疑存在肺部感染，应进行胸部 X 线检查和 CBC）和可能的药物不良反应而定。例如硫唑嘌呤的骨髓抑制作用以及对肝功能的损害、环磷酰胺导致电解质紊乱、类固醇激素造成高血糖。病情较轻且稳定的患者不需要特殊检查。药物应用持续到手术当天。尚无记录表明何种麻醉药物或麻醉技术可加重该病程[190]。对于呼吸系统受累或认知功能障碍的患者，局部麻醉或区域麻醉具有优势。

动脉瘤和动静脉畸形

脑和脊髓的血管疾病包括动脉瘤和动静脉畸形，表现隐匿甚至无症状，也可能发生破裂，有时通过偶然体检发现。患病的高危因素包括多囊肾、肌纤维营养不良、Ⅳ 型 Ehlers-Danlos 综合征或动脉瘤家族史。较大的动静脉畸形可产生肿块效应。妊娠增加了动脉瘤发生以及动静脉畸形出血的风险。在破裂前，除外头痛或癫痫发作，大多数患者症状轻微，记录主诉非常重要。血管破裂时，可出现意识改变、晕厥、颅内压增高、抗利尿激素的异常分泌以及血流动力学的改变。血流动力学波动可表现为心动过缓、心动过速或异位心搏。通常需要检查心电图、电解质、葡萄糖、BUN 和肌酐，也常需要进行胸部 X 线检查和心脏超声检查。心电图的表现可能包括 ST 段和 T 波改变，与心肌缺血类似。心脏超声也可能发现严重的心功能障碍所致的心肌收缩力降低以及室壁运动功能下降。尽管这些可能只与颅内出血有关，但仍不能排除合并有冠心病或既往心肌病病史。围术期管理的重要原则为控制颅内压、动脉血压和血糖。

帕金森病

帕金森病是一种脑基底节区退行性改变的疾病，由于多巴胺的分泌减少导致锥体外系功能障碍[191]。患者典型表现为自主运动减少、肌僵硬（齿轮样强直较为典型）、静息性震颤、面具脸、言语和行走困难、抑郁和痴呆。也可以发生自主神经功能损害伴随直立性低血压、唾液分泌过多和体温调节障碍。这类患者肺部并发症发生风险高，原因包括吞咽困难、意识障碍、误吸风险增高以及呼吸肌功能障碍。常规治疗用药包括左旋多巴（联合应用卡比多巴）、抗胆碱药、麦角胺、安坦、司来吉兰。左旋多巴可导致运动障碍（肌张力障碍、肌震挛导致不自主运动）。司来吉兰是单胺氧化酶抑制剂（monoamine oxidase inhibitor, MAOI），抑制多巴胺的降解。某些患者接受深部脑电刺激来控制症状。

术前评估主要关注呼吸系统损害，尤其是吞咽困难和呼吸困难。检查并记录呼吸空气下的血氧饱和度和直立位生命体征。在出现明显的肺部症状或怀疑感染时，需要进行胸部 X 线检查、呼吸科会诊甚至延期手术。使用深部脑电刺激的患者，在任何可能使用电烧灼手术前，应该关闭脑电刺激仪。帕金森药物需要持续使用，包括 MAOI。突然停用左旋多巴可导致症状加重（尤其是吞咽困难和胸壁僵硬），或诱发一系列的抗精神病药恶性综合征，该综合征表现为自主神经功能紊乱、意识状态改变、僵硬和发热。某些围术期用药，例如胃复安和吩噻嗪，可能干扰多巴胺水平，加重帕金森的症状。

神经肌肉接头功能障碍

重症肌无力是烟碱样受体抗体所致的骨骼肌神经肌肉接头的自身免疫疾病（见第 42 章）[192]。患者通常表现为肌无力，在活动后加重，休息后缓解。框38-15 显示了重症肌无力的严重程度分级，分级越高表明受累的肌肉越多，无力情况越重。肌无力加重的诱因包括应激、感染、低钾血症、某些药物（氨苄类抗生素、普萘洛尔、环丙沙星、克林霉素）以及手术。心肌和平滑肌不受累。患者可能合并其他自身免疫性疾病，例如类风湿关节炎、多发性肌炎和甲状腺疾病。

该病患者可能患有胸腺增生和肿瘤。胸腺位于前纵隔内，胸腺增大时对麻醉管理有影响。脑神经和延髓常常受累，伴有咽喉肌无力，造成误吸风险。眼部的症状（复视、上睑下垂）是最常见的表现；通常是患者就诊的首发和唯一症状。该病的治疗方法包括胸腺切除术、胆碱酯酶抑制剂或免疫抑制剂。症状加重意味着疾病进展（肌无力危象）或抗胆碱酯酶药物过量（例如胆碱能危象）。使用短效抗胆碱药（腾喜龙）可帮助鉴别这两种危象，增加药量后只有肌无力危象才会改善。血浆置换或静脉免疫球蛋白能够治疗肌无力危象，以及为术前做准备，但需要几天到几周才能显现成效。

术前应仔细记录用药剂量，并且持续用药至术晨。术前应用硫唑嘌呤的患者需要进行 CBC 和 LFT 测定，因为该药会造成骨髓抑制和肝功能损害。应用类固醇激素治疗的患者需要监测血糖，并在围术期补

框 38-15　重症肌无力 Osserman 分型系统
Ⅰ 型　眼肌无力
Ⅱ A 型　轻度全身乏力，进展较慢：无肌无力危象，药物治疗效果好
Ⅱ B 型　中重度全身乏力：严重骨骼肌受累和延髓性麻痹，但无肌无力危象；药物治疗效果不满意
Ⅲ 型　急性暴发性肌无力：病情进展迅速，症状严重，呼吸衰竭，药物治疗无效
Ⅳ 型　晚期严重肌无力，表现与Ⅲ级相同，从Ⅰ级进展至Ⅱ级时间超过 2 年

Data from Osserman KE, Genkins G: Studies in myasthenia gravis: review of a twenty-year experience in over 1200 patients. Mt Sinai J Med 1971; 38: 497–537

充激素。通气功能可能受损，因此某些患者需要术前进行肺功能检查，特别是肺功能严重受损的患者。对于拟行日间手术的患者，尤其是在独立的手术中心，这些检查有益。尽管胆碱酯酶抑制剂可导致心动过缓、唾液分泌增加和影响肌松药作用，但仍需持续使用至术前[193]。应避免使用可能加重肌无力的药物。

Lambert Eaton 综合征与重症肌无力相似，包括眼肌异常和自主神经异常。机制是电压门控钙离子通道抗体导致胆碱生成减少。该病不伴有胸腺异常，但多伴有恶性肿瘤，特别是小细胞肺癌和胃肠道肿瘤。另一个可与重症肌无力相鉴别的特征是肌无力在活动后减轻，不活动则加重。治疗与重症肌无力相似。另外，3,4- 双氨吡啶是一种选择性钾通道阻滞剂，常用于治疗该病，围术期应持续用药。术前的评估和治疗与重症肌无力相似。

肌萎缩和肌病

肌萎缩和肌病是一组累及神经肌肉接头的遗传性疾病，相似点较多，但仍有不同。突出特点是进行性肌无力，通常导致呼吸衰竭。目前尚无有效治疗措施。多数伴有心肌病，可能和恶性高热相关。

Duchenne 和 Becker 肌萎缩是 X 染色体隐性遗传性疾病，主要见于男性。患者的磷酸肌酶水平升高，发生在症状出现之前。Duchenne 和 Becker 家族史的男性患病风险较高，即使他们还尚未被明确诊断，也应和诊断明确的患者一样慎重治疗。心肌病和呼吸衰竭常为致死原因。女性异常基因携带者也可能患有扩张型心肌病，但不伴随该病的其他症状。术前采集病史要重点关注心悸、呼吸困难、胸痛、眩晕、端坐呼吸、水肿、肺炎等症状。体格检查重点为心肺系统，其他重要的辅助检查包括心电图、肺功能和超声心动图，在评估中有辅助作用。

面肩胛肱型肌营养不良（也称面肱肩胛型肌营养不良或 Landouzy-Dejerine 肌营养不良）是常染色体显性遗传病，男女均可发病，肌无力渐进加重，累及肩部和面部。心肌病相对于其他类型肌萎缩来说不常见，但多有心律失常的报道。四肢带肌萎缩具有很多基因遗传型，主要影响肩部和骨盆的肌肉。有些患者存在心传导异常，但心肌病不常见。术前评估与 Dchenne 肌营养不良类似。

强直性肌营养不良症　肌强直是指肌肉收缩延长以及松弛下降。这是几种肌营养不良的共同表现，包括典型的肌强直性营养不良、先天性肌强直性营养不良、先天性肌强直和中央轴空病。肌强直性营养不良是最常见的症状，该病是常染色体显性遗传病，男女均可发病。遗传性肌强直性营养不良是该种疾病的严重形式，在胎儿期就可被识别，患儿的母亲常存在肌强直性营养不良。典型表现是肌肉严重失用，常见部位累及膈、面部、手部和咽喉肌。寒冷可诱发肌强直。该病的严重程度各异，有些患者在十几或二十几岁才发病，因此家族史非常重要。常可见心肌病、心律失常和心传导异常，一些患者也有心脏瓣膜异常。心脏受累可能与骨骼肌的营养不良和无力程度无关。一旦发生二度或三度房室传导阻滞，即使患者无症状，也应该安装心脏起搏器，因为心脏传导性疾病可能会出现无法预料的快速进展。鉴于此点，甚至一度房室传导阻滞的患者也应该安装起搏器，无论是否有症状。患者还存在以下并发症风险：误吸、肺炎、呼吸衰竭以及术后肺部并发症 [194]。

中央轴空病很罕见，是由线粒体酶功能障碍导致。该病名源自肌肉活检，即能够反映异常状态的"轴"问题。患者表现为近端肌群的肌无力和僵硬，可伴有心肌病。该类患者发生呼吸衰竭和误吸风险高，这与强直性肌营养不良很相似。先天性肌强直营养不良仅累及骨骼肌，病情较轻，不会导致心脏疾病。

尽管尚具争论，肌强直的患者发生恶性高热（MH）的风险增高。这类患者可能与 MH 临床表现相似，表现为难以控制的肌强直性收缩，伴有代谢增强和横纹肌溶解 [195]。

类固醇激素、奎宁和普鲁卡因可缓解强直收缩，但该病仍无彻底治愈的方法。围术期需要继续用药。术前评估的重点是心肺系统，尤其是肺部感染、心力衰竭、心悸、晕厥、传导功能异常和瓣膜功能障碍。术前检查包括心电图和超声心动图（先天性肌强直病除外），另外如果出现肺部疾病需要进行胸部 X 线检查。心电图显示的任何传导异常都需要心脏科会诊。

区域阻滞不会抑制肌强直，但肌内注射局麻药可能缓解症状。

中枢神经系统肿瘤

垂体瘤可为功能性（伴有内分泌功能异常）或非功能性，良性（腺瘤是最常见的垂体占位）或恶性垂体瘤（另见第 70 章）。肿瘤的占位效应可能导致并发症，例如头痛、视野缺损，以及颅内压增高（伴有相关的步态改变、呕吐、脑神经损害或膀胱肠道功能障碍）。其他症状与垂体功能不全相关（肾上腺功能减退、甲状腺功能减退或不育不孕）或功能亢进相关。功能亢进的表现包括 ACTH 分泌增高引发的库欣综合征；生长激素分泌增高引起的肢端肥大；TSH 分泌增高引起的甲状腺功能亢进；男性乳腺增生、泌乳和性激素改变，这些是由于催乳素和促性腺激素分泌造成的（卵泡刺激素和黄体生成素）。这些激素均由垂体前叶分泌，通过下丘脑的负反馈进行调节。垂体后叶储存并分泌血管加压素和催产素，这些激素均由下丘脑合成。

肢端肥大症可造成结缔组织、骨组织及内脏增生肥大。患者表现为下颌骨（巨颌）、鼻、手足、咽喉组织的增生（巨舌症和会厌增大）。此类疾病患者合并有睡眠呼吸暂停（梗阻性和中枢性）、卡压性神经损害、高血压、LVH、心脏舒张功能障碍和瓣膜功能障碍的风险增加。还可能并发冠心病、心力衰竭、糖尿病、甲减以及困难气道（面罩通气和喉镜显露和插管困难）。术前询问并记录的症状包括胸痛、呼吸困难、打鼾、麻木、烦渴、头痛和视觉障碍的风险增加。体格检查主要关注血压、气道检查、杂音、神经系统体征和外周水肿。术前需要做好困难气道管理的计划，并向患者交代可能需要在清醒状态下行纤维支气管镜引导插管。术前检查包括心电图、电解质和血葡萄糖水平以及甲状腺功能。TSH 水平的升高引起甲状腺素分泌 T_3 和 T_4 增多，详见上文中甲状腺疾病部分。分泌泌乳素和促性腺激素的垂体瘤对麻醉管理无明显影响，但相关症状可能提示未被诊断的垂体瘤。

垂体后叶肿瘤可导致血管加压素分泌障碍，血管加压素也称为抗利尿激素（antidiurtic hormone, ADH），该激素调节肾的排水功能。ADH 分泌障碍可导致尿崩症，特征是水的重吸收障碍导致尿量增多。除非应用 DDAVP 治疗，否则该类患者可发生高血钠和低容量休克。因此有必要评估循环容量状态，包括立位血压和心率以及电解质、BUN 和肌酐检测。患有垂体肿瘤、垂体卒中（垂体出血，与高血压、创伤或妊娠相关）或既往垂体手术史的患者，可能需要进行激素替代治疗，例如类固醇激素、甲状腺素和醋酸去氨加压素（DDAVP）。这些药物在围术期不能间断。评估激素替代治疗的效果可以通过病史采集和体格检查及测定电解质、BUN、肌酐水平、甲状腺功能和心电图进行评估。

其他颅内肿瘤包括胶质瘤（占颅内肿瘤的45%）、星形细胞瘤、室管膜瘤、髓母细胞瘤、少突胶质细胞瘤（恶性程度和病死率极高）、良性脑膜瘤（占15%）、神经鞘膜瘤、颅咽管瘤和皮样肿瘤。转移瘤（占6%）可来源于基本上所有类型的原发恶性肿瘤。常见的转移癌来源包括乳腺、结直肠和肺。大多数的颅内肿瘤可因体检偶然发现，也可因其占位效应出现症状而被发现。占位效应的症状包括头痛、卒中样症状、呕吐、视觉障碍、认知功能改变和共济失调。颅内压升高可能并发高血压、心动过缓、心律失常、心电图异常和脑干脑疝。仔细询问并记录神经系统损害的病史尤为重要。转移瘤的患者需要询问查出原发肿瘤和既往治疗情况（化疗、放疗、类固醇治疗、抗癫痫药物）。要持续应用皮质类固醇激素（减轻脑水肿）和抗癫痫药物。

骨骼肌和结缔组织疾病

该类疾病的主要特征是畸形和慢性炎症。需要对畸形进行评估，以便气道管理和区域阻滞。慢性炎症与类风湿关节炎、系统性红斑狼疮和系统性硬化相关，会造成血管病变和相关的多器官功能障碍。心血管、肺、肾、血液系统、表皮、胃肠道、中枢和周围神经系统均可被累及。

类风湿关节炎

类风湿关节炎是一种慢性自身免疫性疾病，主要侵犯关节，也常常侵犯多个器官系统[196]。该病发病率为1%，女性发病是男性的两倍以上。远端关节较近端关节更易受累，常具有对称性。关节受累表现为炎症反应，可进展为严重畸形，该病病程变化较大。颞下颌关节和环状软骨也可受累，导致张口困难、声音嘶哑以及潜在的困难气道。可能发生关节的半脱位和颈椎不稳定。关节半脱位是由韧带松弛所致，而不是关节病，发生率为46%[197]。颈椎疾病也可无症状。CAD、心脏压塞、动脉反流、传导异常较为常见。由于关节疾病导致活动受限，心肌缺血症状可能被掩盖。另外，心肌缺血发作时的呼吸困难也容易与肺部受累相混淆。肺部受累包括胸廓活动受限导致的限制性通气功能障碍、肺间质纤维化和胸腔积液。血管炎或长

期使用NSAID药物可使患者发生肾功能异常。血管炎或卡压可导致周围神经病。贫血、白细胞增多和血小板增多（慢性炎症导致）和血小板减少（脾功能亢进）也可发生。类风湿结节常见于关节周围伸肌表面的皮下和肺部。

术前应询问和记录受累器官和系统的症状。翔实描述神经系统、气道、呼吸、肺和心血管系统。术前对患者畸形和神经系统损害的评估可确定基础功能状态。声嘶严重的患者需要请耳鼻喉科医师会诊评估声带活动度和环状软骨关节炎性程度。详实地询问病史可发现神经系统损害、颈部和上肢的疼痛以及活动颈部时发出声音。术前颈椎放射线检查的指征包括神经系统损害、长期严重的畸形、手术需要俯卧体位或转动颈部。颈部放射片的要求是分别在后仰、前屈和张口（见枢椎齿突）体外下的前后和侧位片[197]。严重的异常（寰枢前间隙>9mm或后间隙<14mm）需要在术前进行神经内科和神经外科的会诊。然而，疾病的持续时间、严重性或症状与颈椎半脱位无关。急性或加重的肺部症状提示需要氧饱和度监测、胸部X线检查、肺功能检查或呼吸科会诊。查体发现的心音低沉、遥远，心包摩擦音，胸部X线检查发现的心界扩大以及心电图低电压提示心包积液，可通过超声心动图确诊。对于可疑的心脏杂音应进行进一步检查。因为类风湿关节炎与CAD高度相关，应常规检查心电图，也可能需要心脏负荷试验，异常表现通常需要请心内科会诊。其他检查包括血常规、BUN和肌酐。

需要预先根据可能存在的困难气道制订气道管理方案，包括讨论区域麻醉方案和清醒纤维支气管镜引导下气管插管。长期使用的类固醇激素、慢性镇痛药物和抗血小板药物应继续使用。治疗方案复杂和病情严重的患者在术前需要咨询风湿免疫科医师或家庭医师。

强直性脊柱炎

强直性脊柱炎是一种进行性炎性关节病，主要侵犯脊柱和骶髂关节，也可侵犯外周关节。男性多发，可伴有葡萄膜炎、血管炎、主动脉炎和主动脉损害等关节外表现。由于肺组织纤维化或胸壁运动障碍（脊柱后凸和关节固定），可发生限制性肺疾病。脊柱后凸的程度可以严重到造成患者不能抬头，从而造成面罩通气困难、直接喉镜暴露困难和气管插管困难。术前评估需要详细的采集病史和体格检查，关注骨骼肌肉系统和心肺系统。体检需要测定吸空气下的氧饱和度。听诊发现心脏杂音应进一步检查心电图和超声心动图。可疑通气功能受损者需要进行胸部X线检查和进行肺功能检查。术前的急性疾病必须得到良好控制。

非甾体抗炎药一般术前两天停用，其他药物可以继续使用，除非实验室检查异常。接受来氟米特治疗的患者需要查肝功能，而使用 NSAID 的患者需要测定血常规、BUN 和肌酐水平。术前必须制定气道管理方案并与患者讨论使用清醒纤维支气管镜插管的可能。周围神经阻滞可作为备选方案，但脊柱严重受累的患者的椎管内麻醉通常成功率较低。

系统性红斑狼疮

系统性红斑狼疮（systemic lupus erythematosus, SLE）是一种自身免疫性疾病，主要由血管炎导致；该病临床表现多样，病程反复，多见于女性，尤其在非洲裔女性中发病更为严重。临床表现为发热、慢性疲乏、呼吸功能受损、游走性关节炎（主要侵犯手足的小关节）。发热可能是疾病发作，也可能是感染导致，疾病导致的和免疫抑制剂造成免疫功能受损使患者易发感染。许多患者会有皮肤方面的病变，包括脱发、光敏和典型的横贯颊部和鼻子的蝶形红斑。指端血管痉挛，称作雷诺现象，伴有指甲萎缩，从而很难测量血氧饱和度。该病经常并发间质性肺炎、胸膜炎、反复的肺部感染和肺动脉高压。肺动脉高压的病因为反复发作的肺栓塞和肺血管疾病及间质性肺病，围术期的并发症发生风险高[198]。心脏受累情况包括未成年人冠心病、心包炎、冠脉血管炎、心肌病、无菌性心内膜炎和胸腔积液。高血压非常普遍且难以控制。神经系统的表现包括脑血管炎、卒中、脑血管疾病、认知障碍、癫痫、周围神经病、头痛、神经精神症状和情感障碍。狼疮性肾炎是常见的终末器官并发症，其预后较差，常导致肾衰竭。SLE 的患者常有贫血、白细胞减少和血小板减少，还常伴有抗磷脂抗体阳性，后者可导致肺栓塞、脑卒中和反复发作的动静脉血栓。尽管患者有高凝倾向，但其 APTT 常延长。抗核抗体在大多数患者身上呈阳性，有助于确定诊断。

术前应当细致地采集病史和进行体格检查，评估重要器官系统的功能状态并确定其用药。病情严重或感染加重的患者需要主管的内科医师或风湿免疫科医师给予指导用药治疗。对咳嗽、呼吸困难、胸痛、端坐呼吸、神经系统症状、发热、病程进展和用药情况的详细询问尤为重要。另外，需要询问栓塞性疾病的病史，包括诱发因素和治疗情况（治疗措施和治疗时程），从而确定围术期是否终止抗凝治疗和采用桥接方案。由于该类患者发生冠心病和脑事件的风险增高，需要仔细询问运动耐量、非典型缺血性症状以及既往检查（例如超声心动图或负荷试验、CT 和 MRI）。

术前查体重点在于呼吸系统（啰音、呼吸音减低）、心血管系统（心包摩擦感、心脏杂音、外周水肿）和神经系统（运动和感觉异常、视力障碍）。术前通常需要检查心电图、CBC、电解质、血糖、BUN、肌酐和 APTT（患有抗磷脂综合征则不必查 APTT）。严重的心电图异常（例如传导阻滞、心律失常、Q 波和低电压）需要进一步检查及心脏或呼吸专科会诊。其他检查可能包括 PT（服用华法林的患者）、超声心动图（心脏杂音、可疑心力衰竭或心包积液）、胸部 X 线检查（呼吸症状或可疑心力衰竭）以及肺功能测定（恶化或诊断不明的呼吸困难）。合并有以下情况的为高危患者：严重心肌病、失代偿性心力衰竭、肺动脉高压、系统性血管炎，以及新发或反复发生的血栓栓塞，需要请相关专科会诊治疗。除了抗凝药以外，其他药物需要在围术期持续服用（框 38-3）。

系统性硬化症

系统硬化症以前称作硬皮病，是一种自身免疫性疾病，特征是全身皮肤纤维化，多发于女性患者[199]。除了皮肤增厚外，最常见的现象为雷诺现象。系统性硬化有几种亚型。局限性硬皮病仅累及皮肤而无其他器官受累。局限型系统性硬化症仅涉及面部皮肤和上肢皮肤，也可累及胃肠道（吞咽困难、胃食管反流）和肺（间质性肺炎、肺动脉高压）。弥漫系统性硬化表现为全身皮肤受累和多个终末器官损害，包括心肌纤维化、心包炎、心力衰竭、冠状动脉纤维化、严重的高血压、肾衰竭、吞咽障碍、疲乏无力、体重下降、胃食管反流和右心衰竭。肺动脉高压可能由肺间质病变或肺血管炎导致，是系统性硬化的主要死亡原因，围术期风险高[198]。

术前重点评估的器官系统与"系统性红斑狼疮"部分所列出的相似，特别关注肺动脉高压的症状和体征（见前文中"肺动脉高压"部分）。仔细询问肺部疾病（例如咳嗽、呼吸困难）或心脏疾病（例如呼吸困难、端坐呼吸、胸痛）尤为重要。因为皮肤改变，患者可能出现张口受限（小口畸形）、颈部活动受限和口咽部病变。需要做好气道管理方面的准备，此类患者还有胃食管反流导致误吸的风险。皮肤病变、水肿和皱缩使得静脉穿刺和区域麻醉的难度增加。因此，术前应该讨论中心静脉置管和清醒纤维支气管镜插管的方案。某些特殊病例，需要提前在放射线引导下行中心静脉置管。

术前常规对该类患者行心电图、CBC（特别是使用免疫抑制剂的患者）、BUN 和肌酐测定。对于可疑间质性肺疾病或肺间质纤维化的患者，需要进行胸部 X 线检查和肺功能检查。可疑肺动脉高压的患者，检查超声心动图。抗高血压药物（包括治疗雷诺现象的钙通道阻滞剂）和免疫抑制剂需要在围术期继续使用。

雷诺现象

雷诺现象表现为血管对寒冷或情感变化的过激反应，典型表现为指尖顺序发白、变紫和发绀[200]。该病分为原发（称为雷诺病）或继发（称为雷诺现象，继发于结缔组织病、自身免疫性疾病、药物或使用震动工具）。雷诺现象的发病率在系统性硬化中 ≥ 95%；在干燥综合征或系统性红斑狼疮中占 20%~30%，在类风湿关节炎中占不到 5%[201]。雷诺现象常累及手，表现为手指突发的变冷、界限清晰的苍白或发绀。皮肤血管痉挛可出现在身体其他部分，例如面部和双耳，从而引起疼痛和麻木感。诊断原发雷诺病的标准包括双侧对称发作，无 PAD，无组织受损或坏疽，指甲毛细血管检查无异常，红细胞沉降率正常，抗核抗体阴性。原发雷诺病对术前评估无特殊要求。继发雷诺现象应对相关疾病进行评估。鉴别雷诺病与 PAD 尤为重要，因为相关并发症不同。治疗该病的钙通道阻滞剂应常规在围术期持续使用。

遗传性结缔组织病

Ehlers-Danlos 综合征是由胶原组织合成障碍所致，包括许多亚型，临床表现多样，但特征性表现为关节活动过度。Ⅳ型结缔组织病最为严重，因为受累患者血管、皮肤脆性增加，增加了血管和内脏器官破损和气胸的风险。Ⅵ型 Ehlers-Danlos 综合征的患者可表现为肌无力、脊柱侧突和眼球皮肤受累以及骨密度下降。

马方综合征患者表现为身材高、蜘蛛指（手指过长）、脊柱侧凸、漏斗胸、心脏瓣膜疾病（主动脉瓣关闭不全、MVP、二尖瓣反流）、心律失常和升主动脉增宽。患者发生主动脉夹层风险高。也可能发生视力损害（例如复视、斜视、青光眼）和肺部并发症（例如自发气胸）[202]。其他表现为下颌后缩和高腭弓。查体发现舒张期杂音提示主动脉瓣反流（见表 38-6）。发现心脏杂音，应进一步检查心电图、超声心动图和胸部 X 线检查。

成骨不全症的最大特征表现为骨质变脆和易骨折，患者还可能存在蓝色巩膜、短小身材、脊柱侧凸、关节运动过度、听觉丧失、肺部并发症、肌无力、二尖瓣脱垂、主动脉瓣反流和血小板异常。如果体检发现心脏杂音，应进一步检查心电图和超声心动图。

大疱性表皮松解是由于表皮 - 真皮连接异常而导致的大疱、皮肤脆性改变和瘢痕。即使进行一次血压测量也有可能导致皮肤大疱和表皮松解脱落。

脊柱后突畸形

脊柱后突畸形表现为脊柱向侧方和后方的弯曲，可累及胸段、腰段或者两者都有。它可以单发，也可以是其他疾病的一种临床表现，包括结缔组织血管病、马方综合征、神经纤维瘤病、肌营养不良和脑瘫。因此，术前评估的重点是识别并存疾病。严重的胸廓变形可导致心肺功能受限，包括限制性肺疾病、肺动脉高压、心律失常、气管支气管塌陷和心脏受压。术前病史采集需要关注循环呼吸系统症状和功能储备。必须确认患者是否能够仰卧，因为这决定了气道管理的方案。体格检查包括测定生命体征（包括氧饱和度）、呼吸系统（听诊肺部啰音、吸气音减弱）和心血管系统（杂音、额外心音、水肿及颈静脉怒张）。拟行脊柱矫形手术的患者应常规检查 CBC 和血型，有时需要心电图和胸部 X 线检查。可疑心力衰竭患者需查超声心动图。术前需要及时处理可逆性的肺病或心力衰竭。

癌症和肿瘤患者的术前评估

癌症或肿瘤患者

癌症患者可能存在疾病或治疗相关的并发症。一般情况下，患者知道肿瘤治疗的不良反应，应询问患者是否在治疗过程中出现了未预料的不良反应以及是否因不良反应而停止放化疗。癌症患者通常存在血液高凝状态，尤其是在疾病进展期和存在原发脑肿瘤、卵巢腺瘤和胰腺、结肠、胃、肺和前列腺癌的情况下。癌症患者发生血栓栓塞的风险是常人的 6 倍，20% 的血栓栓塞事件发生于癌症患者。

术前评估需要关注心肺功能、神经系统和血液系统。头颈部放射治疗史可导致颈动脉疾病、甲减或困难气道。推荐进一步进行颈动脉听诊、检查甲状腺功能和颈部多普勒。纵隔、胸壁或左侧乳腺的放射治疗可导致心包炎、心脏传导异常、心肌病、瓣膜受损和未成年人 CAD，甚至在无其他诱发危险因素存在的情况下也可发生[203]。因此，有放疗史的年轻患者，即使无心血管疾病的风险因素，也应常规评估心血管病变和进行心电图检查。根据结果可能需要进一步做负荷试验和超声心动图。肺部、乳腺或纵隔放疗后可发生放射性肺炎。需要常规进行胸部 X 线检查和氧饱和度检测，还有可能需要测定肺功能。

化疗的主要不良反应包括阿霉素所致的心肌病、博来霉素的肺毒性作用、环磷酰胺引起的出血性膀胱炎及长春新碱和顺铂导致的周围神经病。许多药物还有肾毒性、肝毒性或骨髓抑制作用。多数患者术前伴有贫血。应用皮质类固醇治疗的患者可能存在肾上腺功能不全。这类患者需要进行 ACTH 刺激试验（见前文"下丘脑－垂体－肾上腺轴疾病"部分），或围术期激素补充治疗（表 38-11）。根据化疗方案，可能需要检查 CBC、电解质、BUN 和肌酐水平、肝功能、心电图和胸部 X 线检查。有些时候，应该推迟手术，直到白细胞减少和血小板减少有所缓解。总体来讲，应提前为成分输血做好准备（检查血型、交叉配型），以减少手术推迟。

癌症的直接作用取决于受累的器官系统。颅内肿瘤的相关事项已在中枢神经系统部分中阐述。乳腺、结肠、肺、头颈部肿瘤通常转移至骨骼和肝。骨质破坏可导致高血钙或全血细胞减少。头颈部肿瘤和相关治疗（手术和放疗）需要考虑困难气道和甲状腺功能障碍。肺癌可损害肺功能，造成困难气道或纵隔肿物（参见下节"纵隔肿瘤"）。这种情况需要对头、颈或胸部进行 CT 扫描。多数恶性肿瘤可以伴发癌旁综合征，但其症状在肺癌中最常见。其表现包括高血钙、抗利尿激素异常分泌综合征、Lamber-Eaton 综合征、库欣综合征和神经病变。

术前长期应用阿片类药物治疗癌痛的患者术后镇痛的药物用量较常人高（参见有关术后镇痛的部分）。除了 NSAID 外，手术当天患者服用平时剂量的镇痛药物。

纵隔肿瘤

发生在前纵隔的肿瘤包括淋巴瘤、胸腺瘤、畸胎瘤、甲状腺瘤和转移癌。前纵隔肿瘤可引起大气道和大血管压迫，包括主动脉、肺动脉、肺静脉、上腔静脉、心脏、气管和支气管。患者可能主诉呼吸困难、吞咽困难、喘鸣、气喘、咳嗽（特别在卧位时）和端坐呼吸。上腔静脉综合征是指上腔静脉受压，导致颈静脉怒张，以及头面部、颈部、胸部和上肢的水肿。同时可能发生颅内压增高和气道受压。若怀疑气道、心脏或血管受压，应进行影像学检查（CT 或 MRI）和超声心动图检查。流量-容积环测定有助于判断气道梗阻的部位（胸腔内或外）和程度。存在气道、心脏和大血管受压的患者，需要谨慎制订麻醉计划，可能用到清醒纤维支气管镜插管。

von Hippel-Lindau 病

von Hippel-Lindau 综合征是一组常染色体显性遗传病，表现为多发良恶性肿瘤。肿瘤包括血管瘤、视网膜瘤、肾透明细胞癌、嗜铬细胞瘤和胰腺的神经内分泌肿瘤。术前评估关注肾功能和嗜铬细胞瘤、神经内分泌肿瘤的相关表现。根据全面的病史和体格检查（测定生命征）制订进一步实验室检查方案（电解质、BUN、肌酐和血糖水平）。

类癌

类癌是罕见的神经内分泌肿瘤，与 MEN-1 相关，多发生在胃肠道，是阑尾最常见的肿瘤，也可在胰腺和气管发生。类癌综合征是由其分泌的物质引起的，包括血管活性胺类物质（例如五羟色胺、去甲肾上腺素、多巴胺和组胺）、多肽类（例如缓激肽、生长抑素、血管活性肠肽、胰高糖素）和前列腺素的作用引起。典型表现为面部发红、心动过速、心律失常、腹泻、营养不良、气管痉挛和心脏症状。然而，大多数患者无症状，原因是肝对这些生物活性物质进行了灭活。因此，只有在类癌肝转移后才能表现出类癌综合征。类

表 38-11　围术期糖皮质激素补充推荐

手术应激	目标氢化可的松的等价药物	术前激素剂量	术中激素剂量	术后激素剂量	术后第 1 天激素剂量	术后第 2 天激素剂量
轻（例如腹股沟疝修补）	25mg/d，共 1 天	平日激素用量	无*	无*	平日激素用量*	平日激素用量*
中（例如结肠切除、关节置换、下肢血管再通术）	50～75mg/d，共 1～2 天	平日激素用量	50mg 氢化可的松	每 8h 给予氢化可的松 20mg	每 8h 给予氢化可的松 20mg†	平日激素用量
重（例如食管切除术、胰十二指肠切除术）	100～150 mg/d，共 2～3 天	平日激素用量	50mg 氢化可的松	每 8h 给予氢化可的松 50mg	每 8h 给予氢化可的松 50mg	每 8h 给予氢化可的松 50mg†

From Salem M, Tainsh RE, Bromberg J, et al: Perioperative glucocorticoid coverage: a reassessment 42 years after emergence of a problem, Ann Surg 219: 416-425, 1994.

* 如果术后没有发生并发症，患者可以重新服用日常激素剂量。

† 如果术后发生并发症，应该根据应激水平持续使用糖皮质激素

癌心脏病变可出现心内膜纤维化，累及肺动脉瓣和三尖瓣。患者出现三尖瓣反流、肺动脉瓣狭窄和反流、右心衰竭、外周水肿和肝大。某些患者可能出现类癌危象，表现为严重的面部潮红、支气管痉挛、心动过速和血流动力学不稳定。这些威胁生命的类癌危象发作可能发生于麻醉诱导时、术中对肿瘤操作时以及关于肿瘤的其他类型手术（例如肿瘤栓塞术）[204]。

最初的术前评估要关注呼吸困难、端坐呼吸、喘鸣、水肿、心律失常和心脏杂音。根据初始评估决定进一步检查项目。慢性腹泻的患者需要测定立位血压、电解质、BUN 和肌酐。心脏受累的患者必须检查心电图、电解质和超声心动图。营养不良的患者查立位时生命体征、心电图、电解质和白蛋白水平。围术期危险因素包括尿 5- 羟吲哚乙酸升高和心脏病变[205]。组胺受体拮抗剂（H_1 和 H_2）、酮色林（5- 羟色胺受体拮抗剂）和奥曲肽，可用于抑制活性物质的释放和控制症状。术前治疗包括术前 12h 开始静脉输注奥曲肽，能够帮助降低术中类癌危象的风险[204,206]。

术前评估的特殊问题

假性胆碱酯酶缺乏

术前应该识别有假性胆碱酯酶缺乏或者丁酰胆碱酯酶缺乏的个人史或家族史（见第 34 章）。假性胆碱酯酶，通常存在于血浆、肝、胰腺、心脏和脑组织中，不同于乙酰胆碱酯酶，后者主要存在于红细胞中。当患者主诉对"琥珀酰胆碱过敏"，首先应怀疑为此病或 MH。询问患者术后是否保留气管导管、疾病严重程度或者需要进入加强医疗病房可协助鉴别诊断这些疾病。既往的麻醉记录能够帮助说明病情。

基因异常会导致持久的假性胆碱酯酶活性降低，而某些疾病、药物作用、分娩或婴儿期会导致假性胆碱酯酶活性暂时性降低。病史提示假性胆碱酯酶异常的患者，应该测量血浆胆碱酯酶活性，以及地布卡因和氟化物指数。血浆胆碱酯酶活性是定量测量，而地布卡因指数和氟化物指数是定性测量。血浆胆碱酯酶活性测量不同于乙酰胆碱酯酶活性测量，后者是测红细胞的胆碱酯酶活性。地布卡因指数测量是指被局麻药地布卡因抑制的酶的比例，氟化物指数是指被氟化物抑制的酶的比例。正常人都为野生型纯合子，地布卡因指数是 80，即地布卡因抑制了 80% 的血浆胆碱酯酶。非典型基因纯合子的地布卡因指数是 20，即 20% 的血浆胆碱酯酶被抑制，该类患者使用琥珀酰胆碱后肌松效果持续 4~8h。杂合子的地布卡因指数是 60，即大约有 60% 被抑制，琥珀酰胆碱的肌松作用延长 50%~100%。地布卡因指数与血浆胆碱酯酶测量相结合，可以用于鉴别琥珀酰胆碱导致的延迟性呼吸暂停的原因是基因性还是获得性。对于已知或怀疑有假性胆碱酯酶缺乏的患者，应该积极地进行医疗警惕标识，并且应该告之患者这种酶也和酯类局麻药代谢相关。

恶性高热

任何一个患者或其家庭成员有恶性高热（MH）史或提示有 MH 史（麻醉期间高温或强直）时，应在术前明确记录，与外科医师和麻醉医师进行沟通，以便进行特殊管理和安排（见第 43 章）。有 MH 遗传倾向的患者，平时并无症状，只有在接触到触发药物时才被诱发发病。某些神经肌肉疾病是 MH 相关的危险因素，如 Duchenne 肌营养不良、Becker 肌营养不良、强直性肌营养不良、King-Denborough 综合征、中央轴空病、周期性瘫痪、成骨不全症、脊髓脊膜膨出症以及斜视。

病态肥胖患者

病态肥胖患者具有特定的术前风险（见第 71 章）。肥胖可能导致一系列并发症，包括糖尿病、高血压、心血管疾病、脑血管疾病、癌症、阻塞性睡眠呼吸暂停（OSA）（见相关章节）以及运动耐量差。肥胖患者也易患非酒精性脂肪蓄积性肝炎，俗称为"脂肪肝"，可能导致肝功能异常，进一步发展为肝硬化和终末期肝病。极度肥胖患者可能发生右心衰竭和肺动脉高压。患者可能发生肥胖低通气综合征，也称 Pickwickian 综合征。其特征是中枢性呼吸驱动下降，不同于 OSA。表现为清醒患者的慢性低氧血症（$PaO_2 < 65mmHg$），且不存在 COPD 或原发肺部疾病。肥胖患者围术期发生面罩通气和气管插管困难的风险高。

术前评估重点是合并疾病、气道、心血管系统和生命体征（包括指氧饱和度）。给肥胖患者测血压时，袖带的宽度应达到上臂的 2/3，长度应足够包绕整个手臂。测量颈围有助于识别存在困难插管风险的患者。既往针对减肥的治疗对于围术期有重要影响。减轻体重的药物或方法（催吐剂、利尿剂、缓泻药和胃旁路手术）可能会导致电解质异常、维生素缺乏、营养不良、贫血和心肺疾病等。先前两种治疗肥胖的药物苯氟拉明和右苯氟拉明（已经在 1997 年下市）会造成心脏瓣膜反流和肺动脉高压。任何接触过这些药物的患者都应进行心血管评估，检查心电图和超声心动图。

器官移植后的患者

器官移植后的患者行非移植手术的人数正在逐年增加。这些患者的术前评估面临着特殊问题，需要考虑有关的移植器官功能、移植器官的去神经和免疫抑制以及移植后的生理和药理学问题（见第 74 章）。这些患者围术期管理最重要的步骤之一是与移植团队保持密切的联系。术前评估的医师应确保器官移植团队知道拟行的手术，并有机会提出专业建议。

术前评估包括一些针对所有器官移植后患者的一般注意事项，同时也包括针对器官移植类型的特殊注意事项 [207]。对于所有移植患者，都应评估移植器官的功能水平和免疫排斥现象。应记录所有免疫抑制药物的方案，并告知患者围术期继续服用这些药物。然而，这些药物可以改变围术期许多药物的药理学特性，已有文献详尽阐述 [208-209]。还应评估免疫抑制剂的不良反应，包括高血糖和肾上腺抑制（类固醇）、感染风险增高、高血压、肾功能不全（类固醇、环孢素和他克莫司）、骨髓抑制性贫血、血小板减少和白细胞减少（硫唑嘌呤、西罗莫司）。虽然这些患者发生围术期感染的风险较高，但没有证据表明增加抗生素剂量是有益的。相反，该类患者应用抗生素应遵循常规指南。对长期服用小剂量皮质类固醇的患者补充"冲击量"的类固醇，虽然仍具争议，但由于所涉及风险较低，而经常使用。

由于心血管疾病的风险增高，所有移植后的患者都应仔细评估其心脏功能。其原因是导致器官功能衰竭的原发病本身对心血管的影响（糖尿病、高血压）以及移植手术、用药、移植排斥反应等因素产生的新的或加重已有的心血管危险因素。术前应评估肾功能，因为长期使用免疫抑制治疗可能导致慢性肾功能不全。尽管移植和免疫抑制对血管内凝血的影响是有争议的，但所有器官移植后的患者都应预防深静脉血栓形成。

肾移植患者会出现一些特殊的问题，即患者的肌酐水平可能正常，但平均 GFR 普遍下降，容易导致电解质紊乱并改变药物代谢 [208-209]。肾移植受者禁用肾毒性药物，包括 NSAID 和选择性 COX-2 抑制剂。该类患者心血管疾病的风险是一般人群的两倍，术前全面的心脏评估至关重要。

患者肝移植成功后，之前的肝病和循环问题都能够得到改善。然而，某些移植前的紊乱不能随之改善，包括肝肺综合征，即由肺内血管分流引起的低氧血症；患者也可能由于胸腔积液、腹水、膈功能障碍导致通气 / 血流比例失调，以及间质性肺炎和缺氧性

肺血管收缩受损可导致弥散性功能异常。因此，肝移植患者需要仔细评估肺功能。

肺移植术后的患者可能需要几个月才能达到最大肺活量。因为移植肺暴露于外界环境，与其他移植器官相比，更易引起感染和排斥反应。所有做过肺移植的患者应术前充分评估肺功能，当发生排斥反应或感染时，应推迟择期手术。其他问题包括气道高反应性、咳嗽反射消失及气管插管易造成气道吻合处损伤。这些患者的肺水肿风险也增高，原因是肺的淋巴回流受损。

心脏移植后患者的问题多是因为移植心脏缺乏自主神经的支配。心脏去神经有一系列生理影响，包括静息心率较高（无迷走神经张力），心脏压力反射消失，以及对颈动脉按摩、Valsalva 手法、喉镜操作和气管插管的反射消失。心脏去神经也导致对药物反应的改变，移植心脏对直接作用的药物反应正常或亢进（例如肾上腺素），对间接作用的药物反应迟钝（例如麻黄素），对解迷走药物无反应。慢性的排异反应表现为冠状动脉疾病进展迅速，以及收缩和舒张功能受损。去神经的心脏在发生心肌缺血时无心绞痛症状，慢性排异反应的表现包括疲劳、室性心律失常、充血性心力衰竭以及心电图发现的无症状性心肌梗死。术前如果发现排异反应加重，则必须仔细回顾近期检查。心脏移植患者应常规间断检查冠状动脉（负荷试验或冠状动脉造影）和心功能（超声心动图或核素显像），术前心电图检查可能发现传导异常，会出现两个 P 波（一个来自自身的心房，不能向下传导；另一个来自供体的心房，能够向下传导）。许多患者需要永久性心脏起搏器，术前需要对其功能进行确认。

过 敏 患 者

有过敏史的患者，术前评估时应详细记录过敏史和药物不良反应。真正的过敏性反应应与药物不良反应相鉴别。患者所谓的过敏（例如，应用阿片类药物后发生恶心）可能和临床意义上的过敏性反应不一样。患者可能会错误地认为，以前围术期的困难是由于对麻醉药或镇痛药"过敏"而导致的。麻醉期间真正的过敏性反应和类过敏性反应的发生率可能由于报道不够而被低估。报道的发生率为 1/20 000～1/10 000，而使用肌松剂的麻醉其发生率增加为 1/6500～1/2500（见第 34 章）[210]。引起过敏最常见的是肌松药（占 50%～70%），其次是乳胶和抗生素 [210]。与麻醉相关的围术期死亡有 3% 的原因是过敏反应 [211]。仔细询问病史可避免使用过敏药物；不推荐术前预防用组胺受体阻滞剂及类固醇。对于某些病例，需要确切查出过敏

药物以进行围术期管理方案的制订，这时可以考虑进行皮肤测试。

乳胶是麻醉期间发生过敏率第二高的物质。虽然对乳胶敏感的发病率逐渐增加，然而，由于识别高危患者方法的改进，乳胶诱发的过敏反应发生率反而降低[212]。术前评估时仔细询问病史是诊断乳胶过敏的基础。乳胶过敏高危因素包括既往多次手术史、医疗工作者和有过敏史患者。在欧洲，市面上有售可以辅助诊断的皮肤测试包（在美国还未通过批准）[210]。术前访视发现患者存在乳胶过敏后，应当提前通知手术团队以确保所需适合设备就绪。ASA 工作组详细列出了术中管理该类患者的注意要点[213]。

在抗生素中，青霉素和头孢菌素是最常见的过敏药物。青霉素与头孢菌素存在很小的交叉反应风险，但绝大多数对该药的反应仅为皮疹，而非过敏性反应。病史中对万古霉素的过敏反应应与"红人综合征"相鉴别。该反应是由组胺释放引起的，与快速输注万古霉素相关，表现为皮肤潮红、瘙痒、红疹和低血压。

对酰胺类局部麻醉药的过敏性反应极为罕见。多数使用酯类局麻药后出现的真正过敏反应并不是局麻药造成的，而是与合用的防腐剂（如对氨基苯甲酸）有关。患者可能会将混在局麻药中肾上腺素的不良反应当成过敏性反应，尤其是牙科操作中，需小心鉴别。相似地，对阿片类药物真正的过敏性反应很少见，而其不良反应如恶心和便秘可能会被误认为过敏。目前尚无对吸入麻醉剂过敏的报道。对消毒剂（杆菌肽和碘伏）的过敏表现为接触性皮炎，真正过敏反应的报道非常少[214]。

多种化学物质过敏障碍或原发性环境耐受不良综合征的科学基础还未明确。该病患者报告接触低浓度的多种化学物质后出现慢性、全身性、非特异性症状。症状涉及多个器官系统，包括乏力、头痛、记忆缺失、心悸和消化道症状。这些症状通常不会伴随生化检查或体格检查异常，但常伴有心理症状，例如抑郁和焦虑[215]。该病常与纤维性肌痛综合征并发。术前对该类患者进行评估非常困难，因为患者对围术期将接触多种化学物质以及对其症状的影响表示出极大的担心。围术期尚无对该类患者的特异性治疗和建议。

人类免疫缺陷病毒感染

急性人类免疫缺陷病毒（human immunodeficiency virus, HIV）感染会导致单核细胞增多样疾病，进一步发展为慢性淋巴结肿大（持续 3~5 年）。感染导致细胞介导的免疫缺陷，其表现为机会性感染、恶性肿瘤（如卡波齐肉瘤、非霍奇金淋巴瘤）和死亡（继发于感染、耗竭或癌症）。未接受治疗的 HIV 感染预后很差[216]，接受积极抗逆转录病毒治疗（highly active antiretroviral therapy, HAART）的患者预后显著改善[217]。HIV 感染的危险因素包括与感染个体的性接触、血液接触、男同性恋者、性工作者以及那些与性工作者接触的人。大部分通过血液接触传播的感染发生在静脉注射毒品的人群中，通过输血而感染在美国很罕见（1/200 万~1/150 万）。通过分娩和母乳喂养，母亲可以传染给婴儿[218]。许多 HIV 感染的患者并不知道自己患病。

艾滋病毒可以影响所有的器官，并导致多种并发症[219]。心脏并发症包括心肌炎、扩张型心肌病、心脏瓣膜疾病、肺动脉高压、心包积液和心脏压塞。肺部并发症包括淋巴样间质肺炎和耐药病菌感染（卡氏肺孢子虫、结核分枝杆菌或肺结核、巨细胞病毒及隐球菌）。中枢神经系统的并发症有肿瘤、感染、无菌性脑膜炎、与获得性免疫抑制综合征（acquired immunodeficiency syndrome, AIDS）相关的痴呆。此外，患者还可能发生恶性肿瘤，包括淋巴瘤、卡波齐肉瘤和宫颈癌。这些肿瘤对麻醉管理有直接影响。声门上或口腔的卡波齐肉瘤可能会干扰通气和气管插管；非霍奇金淋巴瘤可引起纵隔肿瘤。消化系统并发症包括吞咽困难、腹泻和食管炎，并导致营养不良、脱水和电解质紊乱。肾脏并发症包括急性肾小管坏死、肾小球肾炎、肾血管病变和肾病综合征表现的 HIV 相关肾病。治疗 HIV 感染的抗逆转录病毒药物可能发生严重不良反应。主要药物种类包括核苷逆转录酶抑制剂（例如拉米夫定、齐多夫定、泰诺福韦、阿巴卡韦），非核苷逆转录酶抑制剂（例如奈韦拉平、依法韦仑、利匹韦林），蛋白酶抑制剂（例如阿扎那韦、地瑞那韦、洛匹那韦、福沙那韦、沙奎那韦），吸附抑制剂（例如马拉维诺）以及整合酶链转移抑制剂（例如雷特格韦）[220]。这些药物的不良反应中与麻醉有关的包括乳酸性酸中毒（核苷逆转录酶抑制剂）、肝毒性（核苷逆转录酶抑制剂、非核苷逆转录酶抑制剂、蛋白酶抑制剂）、高脂血症（蛋白酶抑制剂）、胰岛素抵抗（蛋白酶抑制剂）和骨髓抑制（所有种类）[221]。蛋白酶抑制剂还能加速冠心病[222]和心脏传导异常（PR 间期延长）的发生。在围术期必须继续抗逆转录病毒治疗。

术前评估时，对于比较年轻并且其他方面健康的患者，如果有不正常的真菌性口腔炎史、不明原因的发热、慢性腹泻、淋巴结肿大或一个皮区以上的带状疱疹，要警惕艾滋病毒感染的可能。酶联免疫吸附试验（enzym-linkd immunosorbent assay, ELISA）是初筛试验，敏感性高于99%，但假阳性率高，阳性结果需要通过 Western blot 技术确认。已知感染 HIV 的患者需要进行进一步的评估，包括心电图、胸部 X 线检查、CBC、电解质、尿素氮、肌酐和肝功能。如果存在营养不良或肾病综合征的表现，则需要测量白蛋白、总蛋白和镁水平。CD4 淋巴细胞计数及病毒载量反映了患者过去 3 个月的免疫状态，可以用于评估患者的围术期预后。总体来讲，CD4 计数少于 200/mm³，以及病毒载量大于 10 000 拷贝/毫升的患者，术后并发症和死亡率增加[223-224]。

药物滥用史的患者

对手术团队来说，当前或以前有酗酒或吸毒史的患者是个特殊的挑战（见第 110 章）。在美国，酒精或药物成瘾的患病率比较高，分别为 14% 和 7%[225]。但是，来源于前瞻性临床试验证据有限，很难用来指导围术期管理。

术前评估有机会获得成瘾和戒断的详细病史。成瘾药物分为三大类：中枢神经系统抑制剂（例如海洛因、酒精、镇静药及催眠药）、兴奋剂（如可卡因、安非他明）和其他精神类药物（如大麻）[226]。许多患者是多种药物成瘾。成瘾性疾病被认为是永久性的，即使患者已经长时间戒瘾。如果患者处于戒断阶段，可能接受药物治疗维持效果。例如，阿片类药物成瘾者可能接受美沙酮、可乐定或丁丙诺啡（部分 μ 受体拮抗剂）替代。对所有药物剂量的核查和记录至关重要。戒断阶段的患者可能对于即将到来的手术充满焦虑，担心成瘾复发或镇痛不全。这样的担心不无道理。接受阿片替代治疗的患者的确对疼痛的反应正常，但是控制术后疼痛需要额外的镇痛药[227]。所以应该让这些患者确信焦虑和疼痛都能得到很好的控制。术前评估的医师由于偏见或知识不足，而难以给患者制定适当的疼痛管理计划，例如医师担心引起复发，可能导致镇痛药用量不足。对这些患者进行早期急性疼痛服务（acute pain service, APS）和戒瘾专家的介入，可以协助围术期管理。

在术前应该根据成瘾药物的种类制订合适的管理计划。患者的所有病史和管理计划都应该让全部围术期团队成员知晓。对酒精、镇静剂和催眠药成瘾的患者可能需要苯二氮䓬类药物；而海洛因成瘾的患者需要用美沙酮替代治疗。应详细记录阿片成瘾患者的用药量以指导术后管理。由于镇痛不足反而容易引起成瘾复发，所以术前应该制订术后镇痛方案，合理使用

非阿片类镇痛药和区域麻醉。滥用可卡因和安非他明的患者，由于术中血流动力学的不稳定，其麻醉风险极大。尿液测试（尤其手术当天）是患者必须要进行的一项程序，以确保患者体内没有滥用药物。

成瘾患者可能的手术并发症较多，包括撤药反应、急性中毒、感染、终末器官损害、麻醉和镇痛药的耐药性改变[228]。对静脉注射毒品者需要评估心血管、肺、神经功能和是否有感染性并发症如心内膜炎、脓肿、骨髓炎、肝炎或 HIV 感染。阿片类（包括海洛因）成瘾者可能对麻醉药物产生耐受。酗酒者可能发生震颤性谵妄和威胁生命的撤药综合征，特点是自主神经系统的不稳定和高热。酗酒者的其他并发症包括肝病（酒精性肝炎、肝硬化、门静脉高压症、终末期肝病）、酒精性心肌病、心律失常、癫痫、神经病变、痴呆、Wernicke-Korsakoff 综合征（维生素 B₁ 缺乏导致的共济失调和认知功能障碍）以及维生素缺乏所致的巨红细胞贫血和凝血功能障碍（肝功能异常或维生素 K 缺乏）。可卡因和安非他明成瘾者易发生脑血管意外、心肌病和心律失常。此外，可卡因和安非他明抑制拟交感神经递质摄取，导致高血压、心动过速、妄想、焦虑、癫痫发作和心肌缺血。长期使用这些药物会导致心肌肥厚、心肌梗死和鼻中隔穿孔。药物溶剂可导致心律失常、肺水肿、脑水肿、弥漫性皮质萎缩，以及肝衰竭。致幻剂，包括麦角酰二乙胺（lysergic acid diethylamide, LSD），可引起自主神经失调和妄想症。3,4- 亚甲二氧基甲基苯丙胺（3,4-methylenedioxymethamphetamine, MDMA），俗称摇头丸，可能会导致过度口渴，从而造成低钠血症、肺水肿或脑水肿。大麻能够导致心动过速、血管扩张和心排血量增加。吸食大麻者其肺部并发症的风险同吸烟者[229]。

酒精或药物成瘾的患者可能并没有提供真实病史。必须仔细检查生命体征，包括体温。可卡因和安非他明可能引起血压升高和心率加快。阿片类药物的急性作用可以减缓呼吸频率，并导致嗜睡和针尖样瞳孔。酒精通常可以通过气味检测到。对于通过静脉注射的成瘾者，检查脓肿、皮肤及软组织感染部位的静脉注射点十分重要。静脉注射毒品者的感染性心内膜炎风险增高，因此杂音听诊是至关重要的。心脏衰竭或心律不齐等心血管系统症状和体征极可能出现在可卡因或酒精滥用者中。长期使用酒精可引起肝功能障碍。另外，除外需要确定患者是否存在酒精或药物滥用及其相关的并发症外，还需要确认患者能否停止使用酒精或成瘾的药物，以及需要多少时间。如果酗酒者叙述曾经戒过酒，医师应该

询问戒酒后是否出现了烦躁、癫痫、震颤性谵妄以及其他戒断症状。术前检查的选择取决于症状、病史和体格检查以及成瘾的药物类型。例如，对于有过心肌梗死病史、滥用可卡因病史和使用美沙酮（可引起 QT 间期延长）治疗阿片类药物成瘾的患者需要检查心电图。

理想的情况是，在择期手术之前，患者脱离对药物或酒精的依赖。一项随机研究发现术前戒酒能够明显降低术后并发症发生率[230]，然而另一项相似的研究却没有得出相同的结论[231]。如果患者同意戒瘾，麻醉门诊医师应让患者向戒瘾专家咨询或者给予适当的药物，以预防或治疗患者在围术期发生撤药反应。

帮助戒瘾或促进康复的药物可能对围术期产生重要影响[225]。服用选择性 5- 羟色胺再摄取抑制剂（selective serotonin reuptake inhibitors, SSRIs）或美沙酮的患者应在围术期继续维持剂量。因酗酒史而使用的双硫仑能改变对拟交感神经药物的反应性，因此有医师认为此制剂应于手术前 10 天停用[225]。如果双硫仑持续使用，患者可能对极少量的酒精（甚至是皮肤消毒剂）表现敏感，出现皮肤潮红、恶心和心动过速。为了酒精戒断而服用纳洛酮的患者，应在手术前 3 天停用[225]。纳洛酮能够改变机体对阿片类镇痛药物的反应，导致术后镇痛非常困难。治疗阿片成瘾的含有丁丙诺菲的药物也具有同样问题，应该术前停用 3 天。如果术前停用帮助戒瘾或促进康复的药物，围术期可能需要对其进行替代治疗（如 SSRI）。

哺乳期患者

对于使用麻醉药物和其他药物的母亲进行母乳喂养婴儿的安全性问题，很少有科学性的指导建议。对于行择期手术的母亲，建议术前将母乳泵出并储存，以便在使用麻醉药物后 24h 内或者在母乳暴露于一些潜在的有害物质时供婴儿摄入。母亲应该弃用麻醉后最初 24h 内产生的母乳，一般在此段时间后恢复哺乳。如果母亲长期服用阿片类药物或镇静药，其年幼或早产的婴儿（有呼吸暂停风险）可能会产生并发症。建议母亲在服药期间，应该由儿科医师会诊，制订安全的母乳喂养方案。

要求不复苏的患者

有些患者提前指示或要求不进行复苏（do not resuscitate, DNR）（见第 108 章）。ASA 制定了适用于该类患者指南，并在 2013 年进行了修正更新（框 38-16）[232]。在执行 DNR 医嘱的情况下，医疗提供者经常将重点放在过程导向的操作方法上（即不插管，不用复苏药物），这在围术期是不恰当的，因为麻醉处理时会涉及这些手段。有人建议，一个更好的方法是用目标导向的方法在麻醉背景中讨论 DNR 状态（即从患者的价值观和目标出发，如"生活质量"的考虑）[233]。讨论这个情感性、复杂问题的理想时间是在术前评估时。一项包含了 397 位患者的随机研究表明，在麻醉评估门诊，术前一个简短的讨论可以促进患者、其代理人及临床医师之间更好地沟通关于患者临终病情处理的问题[234]。与对照组相比，接受术前讨论的这组患者更容易完成长期授权委托关系（27% 和 10%），以及与其代理人讨论临终关怀的可能性更大（87% 和 66%）。

术前的实验室和诊断学检查

术前实验室和诊断学检查是评估术前成本效益比的一项关键指标。术前实验室和诊断学检查用于筛查疾病和评估患者耐受手术程度的作用方面已有大量的研究，结论是常规进行术前检查，而不考虑患者的年龄和疾病状况，是不合适的。不必要的检查会降低效率、增加开销并且占用技术资源。检查结果的边界值

框 38-16　围术期不复苏要求

自动中止 DNR 或其他限制术前包括麻醉相关治疗的政策使患者不能以一种负责任和合乎伦理的方式，充分的行使自决权。如果这些政策存在，应加以审查和修改，如有必要应反映准则的内容。

- **全力复苏**：患者或指定代理人可要求在麻醉和手术后完全中止现有的指令，同意任何复苏程序，从而可以对这个时候发生的临床问题进行适当的治疗。
- **特定方法进行有限复苏**：患者或指定代理人可以选择拒绝某些特定的复苏方法（例如胸外按压、除颤或气管插管）。麻醉医师应告知患者或指定代理人：（1）对麻醉和拟行手术成功的重要步骤，（2）哪些方法是没有必要和可以被拒绝的。
- **考虑患者的目标和价值观限制复苏**：患者或指定代理人可以让麻醉医师和外科团队根据患者的既定目标和价值观对使用的复苏方法是否适合进行临床判断。例如，有些患者可能需要所有的复苏方法来治疗那些被认为能快速逆转的临床不良事件，但对于某些可能造成永久性后遗症的事件，如神经损伤或需要依赖维持生命支持技术，则拒绝治疗。

Modified from Committee on Ethics, American Society of Anesthesiologists: Ethical guidelines for the anesthesia care of patients with do-not-resuscitate orders or other directives that limit treatment, 2013. Available at http://http://www.asahq.org/For-Members/Standards-Guidelines-and-Statements.aspx
DNR, 不进行复苏

和假阳性值会导致更多的检查。不必要的检查可能引起手术延迟和取消，并增加患者接受后续不必要检查和治疗的风险。因此，对适合的患者有针对性地检查具有临床和经济学益处。

在许多医院，由外科医师或家庭医师安排术前检查。通常来说，这些检查不是以诊断为目的的，而是怕麻醉医师"要求"他们开这些检查，以免推延、取消手术。其他的考虑和原因包括常规筛查、建立术前基线水平、个人习惯（对所有的患者都采用同一套检查项目表）以及医疗上的慎重行事。对于无症状健康人的术前常规检查，诊断价值非常低，并且对预后无益处[235-238]，因此不应继续采用。事实上，政府和商业医疗保险对于无指征的常规术前检查不再给予报销。

术前诊断性检查应该根据病史、手术方式和预计出血量而定。相关检查需要根据围术期风险确定。随机研究显示，对于低危手术，从无选择性到有选择性的术前检查策略能够降低医疗成本，并且不影响患者安全[239-240]。麻醉科医师是围术期管理专家，应该在选择对围术期治疗有益的术前实验室检查方面发挥重要作用。研究显示，由麻醉医师主导的术前评估，其术前检查的选择性更强[9-12]。因此，麻醉医师通过对外科和内科医师在术前实验室检查方面提供指导性意见，能够使患者的管理更加专业化、降低医疗成本并提高本专业在围术期医学中的地位。

根据病史而制订的术前检查列表见表 38-12。它是以疾病为基本考虑的，并非绝对或标准规定。实际上，许多医院和机构（例如 Ontario 术前检查协作网）制订了适合于自己的术前检查方案[241]。另外，英国国家卫生医疗优化研究所，在大量回顾文献之后，制订了详细的术前检查指南[237-238]。尽管最近的 ASA 麻醉前评估指导意见并没有反对术前常规检查，但也没有对特殊的临床问题提出具体建议[242]。指导意见指出，术前检查应该"基于病例信息、问诊、查体以及拟行手术来制订"。另外，该意见指出了麻醉医师安排特殊的实验室检查时应该考虑的患者和手术相关因素[242]。某些实验室检查即将在下文中讨论到，重点关注其临床指征。

全血细胞计数、血红蛋白和红细胞比容

根据拟行的手术、预计出血量和患者个体情况决定是否需要术前检查全血细胞计数。指征包括既往出血病史、血液系统疾病、肾脏疾病、近期化疗或放疗、糖皮质激素或抗凝剂治疗、营养不良、预计出血量大的外科手术和创伤。

肾功能测定

肾功能测定包括检查肾小管功能异常的程度和肾小球滤过率。检查指征包括糖尿病、高血压、心脏病、脱水（恶心和呕吐）、厌食、贪食、容量过负荷（例如充血性心力衰竭，外周水肿或腹水）、肾病、肝病、近期化疗病史（例如顺铂和卡铂）、血尿、夜尿、多尿、少尿、无尿和肾移植史。

肝功能测定

根据肝脏病史和体格检查进行肝功能测定。指征包括肝炎（病毒性、酒精性或药物性）、黄疸、肝硬化、门脉高压、胆囊或胆道系统疾病、肝毒性药物接触史、肝肿瘤和出血性疾病。

凝血功能检查

凝血功能检查不作为常规术前检查项目，除非有特殊的指征怀疑凝血功能障碍，否则区域阻滞麻醉也不需要检查凝血功能。详细的病史采集和体格检查能够指导是否有指征检查凝血功能。基本指征包括出血性疾病史或围术期大量出血史、肝脏疾病、营养不良以及应用抗凝药物或其他影响凝血功能的药物。

尿 液 分 析

尿液分析不作为麻醉术前评估的常规检查项目。但检查指征包括泌尿系统感染或难以解释的发热和寒战。

妊 娠 试 验

妊娠试验的测定常根据各医院自定的流程，也可基于相关病史。临床指征包括末次月经、性生活、节育方式以及患者或医师自己的判断。

镰状细胞检查

发生镰状细胞贫血的高危人群包括非洲人口、加勒比人口、地中海东部人口和中东地区人口。对于未进行过该检查的高危人群应该进行此检查，因为这些人群中的常规镰状细胞检查率并不高[243]。其他指征包括患者因素（例如镰状细胞贫血的家族史、家族史不详、贫血和镰状细胞症状）、手术因素（人工低温、

表 38-12　基于病史的术前检查列表

术前诊断	心电图	胸部 X 线检查	Hct/Hb	CBC	电解质	肌酐	血糖	凝血	LHT	药物浓度	钙
心脏疾病											
心肌梗死病史	×			×	±						
慢性稳定型心绞痛	×			×	±						
充血性心力衰竭	×	±									
高血压	×	±			×*	×					
慢性心房颤动	×									×†	
PAD	×										
心脏瓣膜疾病	×	±									
肺部疾病											
COPD	×	±			×					×‡	
哮喘	（如果有症状，做肺功能检查；否则不需要任何检查）										
糖尿病	×				±	×	×				
肝脏疾病											
传染性肝炎								×	×		
酒精/药物性肝炎								×	×		
肝脏肿瘤								×	×		
肾脏疾病			×		×	×					
血液系统疾病				×							
凝血功能障碍				×				×			
中枢神经系统疾病											
卒中	×				×		×			×	
惊厥	×			×	×		×			×	
肿瘤	×			×							
血管疾病/动脉瘤	×		×								
恶性肿瘤				×							
甲状腺功能亢进	×			×	×						×
甲状腺功能减退	×			×	×						
库欣（Cushing）病				×	×		×				
艾迪生（Addison）病				×	×		×				
甲状旁腺功能亢进	×			×	×						×
甲状旁腺功能减退	×				×						×
病态肥胖	×	±					×				

续表

术前诊断	心电图	胸部 X 线检查	Hct/Hb	CBC	电解质	肌酐	血糖	凝血	LHT	药物浓度	钙
吸收障碍 / 营养不良	×			×	×	×	×				
特殊药物治疗											
地高辛	×				±						×
抗凝剂		×						×			
苯妥英										×	
苯巴比妥										×	
利尿剂					×	×					
糖皮质激素				×			×				
化疗				×	±						
阿司匹林 /NSAID											
茶碱										×	

Ca, 钙；CBC, 全血细胞计数；CHF, 充血性心力衰竭；CNS, 中枢神经系统；COPD, 慢性阻塞性肺疾病；ECG, 心电图；Hb, 血色素；Hct, 红细胞比容；HTN, 高血压；LFTs, 肝功能测定；MI, 心肌梗死；NSAID, 非甾体抗炎药；PAD, 外周动脉疾病；PFT, 肺功能测定；X, 获得。
* 如果患者服用利尿剂；
† 如果患者服用地高辛；
‡ 如果患者服用茶碱

体外循环、胸腔内手术、腹腔内手术、使用止血带的骨科手术）。检查前后都应该有专科医师会诊，使患者知道阳性和阴性结果对于自身和家人的意义。

心 电 图

心电图用于判断既往心肌梗死、传导阻滞、心律失常、心肌缺血、心室肥大和电解质紊乱。但是，术前心电图不能识别术后心脏并发症的高危患者[54]。术前检查指征包括既往冠心病史、高血压、糖尿病、充血性心力衰竭病史、胸痛、心悸、心瓣膜杂音、外周水肿、晕厥、眩晕、劳力后呼吸困难、端坐呼吸、阵发性夜间呼吸困难和脑血管疾病。ACC/AHA2009 年指南提出推荐做静息心电图检查的其他情况（见框 38-2）[5]。

胸部 X 线检查

没有确凿证据显示术前常规进行胸部 X- 线检查能够为围术期风险提供诊断性信息[224]。因此，胸部 X 线检查只能用于评估病史和查体有异常的情况。检查指征包括听诊发现干湿啰音、进展性 COPD、大疱性肺病、可疑肺水肿、可疑肺炎、可疑肺内或纵隔肿物、体格检查发现的异常（干湿啰音、气管移位）、主动脉瘤、心脏扩大、肺动脉高压或右位心。

术前风险评估

麻醉前评估最重要的一项目标就是评价患者麻醉和手术的风险。风险评估能够提高患者对固有风险的理解度，以及更好地为医疗团队提供信息以做出临床决策。例如，风险评估能够帮助识别哪些患者可能从术前治疗中获益，哪些患者需要加强术后监护等级，或者考虑非手术性治疗。对于手术高危患者，麻醉医师的评估具有重要意义。具体来讲，如果麻醉前初始评估确认患者手术具有极高风险，并且评估准确的话，那么根据麻醉医师的建议而展开的进一步围术期管理方案能够降低术后并发症发生率[245]。另外，准确的风险评估能够帮助对比不同医务人员和医疗机构之间围术期预后的差异；具体来讲，统计学方法要求建立患者风险评估，能够在不同医疗人员和机构之间进行病例组合的差异调整[246]。

麻醉医师评估整体围术期风险最常用的方法是 ASA 全身状态（ASA physical status, ASA-PS）分级系统（表 38-13）。它于 1941 年由 Meyer Saklan 应 ASA 请求建立起来[247]，最初的目的是协助收集和比较麻醉统计学数据。ASA 分级用来描述患者的术前医疗状态，但是没有考虑到拟行手术的风险。尽管如此，但由于其简单易用，ASA 还是经常被用于评估患者麻醉和手术风险。

实际上，大量研究显示，ASA 分级与术后死亡率和严重并发症发生率之间具有相关性 [47, 111, 248-249]。其主要局限性在于主观性太强。既往研究显示，不同医师对于同一患者进行评估，ASA-PS 的分级一致性不高 [250-252]。

除了应用 ASA-PS 系统评估患者术前状态以外，手术是另一个决定围术期风险的重要因素 [249, 253-254]。整体围术期风险必然需要综合特定手术风险和患者基础疾病状态。例如，一项包含了大样本，针对接受医疗保险服务的 65 岁及以上患者进行的研究 [255-257] 显示，门诊手术安全性高，其术后死亡率和主要并发症发生率低，其术后 7 天的死亡率为 41 例 /100 000 例手术 [255]。因此，尽管老年患者由于其合并症较多，其术后死亡率和并发症发生率相对升高，但是其门诊手术的绝对风险还是很低。由于门诊手术风险低，专科社会实践指南推荐，若没有不稳定的心脏情况，患者可以直接进行门诊手术，而不需要额外的术前心脏检查 [5]。有人提出了评估手术风险的方案，例如约翰霍普金斯医院的分级方案（表 38-14），以及 ACCF/AHA 提出的分层方案（表 38-4）[5]。尽管这些专家意见形成的分级方案具有临床合理性，但其对于预后判断的准确性尚未清楚。

对于心脏手术，有几项常用且方法学上合理的临床量表，例如 EuroSCORE[258] 和胸外科医师协会（Society of Thoracic Surgeons, STS）风险评分 [259-261]。对于非心脏手术，美国外科学会国家外科治疗改进计划的风险计算方法已经在互联网上公布，能够根据患者的并存疾病和拟行手术进行风险评估（http://riskcalculator.fasc.org）。大型多国合作的前瞻性的、针对手术患者围术期特征和预后的流行病学研究 [39, 249] 可能有助于制订类似的关于非心脏手术患者的指标量表。VISION 研究是一项多国协作的前瞻性队列研究，包含了 15 133 名年龄 45 岁及以上、拟行非心脏手术的患者，其初始结果显示几项预测术后 30 天死亡的独立危险因素，包括年龄、手术类型、急诊手术以及术前合并症（表 38-15）。

尽管尚缺乏预测非心脏手术术后死亡率的临床风险指标，但是有几项高质量的指标能够预测主要术后并发症，例如心血管事件 [47]、肺炎 [132]、呼吸衰竭 [262] 和急性肾损伤 [153]。其中，RCRI 是最常用的（表 38-3），由于其简洁性而被 ACCF/AHA 指南推荐，并且在许多不同手术类型中预测心脏并发症的一致性较好 [46]。

术前风险评估中特殊检查的目的

根据初步术前评估结果，麻醉医师可能提出后续的特殊检查，从而更加准确地评估患者的围术期风险。这类特殊检查包括无创性心肌负荷试验（见前文缺血性心脏病部分）、冠状动脉造影（见前文缺血性心脏病部分）、超声心动图、CPET 和肺功能。

静息超声心动图能够提供以下信息：瓣膜病变、肺动脉高压、室壁运动异常和心室功能。特别是查体发现心脏杂音或其他异常，超声心动图能够帮助诊断对于预后有重要影响的瓣膜或其他心脏病变，例如主

表 38-13 美国麻醉医师协会全身状态（ASA-PS）分级

分级 *	定义
ASA-PS 1 级	正常健康
ASA-PS 2 级	患有轻度系统性疾病
ASA-PS 3 级	患有严重系统性疾病
ASA-PS 4 级	患有严重系统性疾病，威胁生命
ASA-PS 5 级	濒死患者，预计不做手术无法存活
ASA-PS 6 级	脑死亡患者，计划进行捐献器官的切除

* 急诊手术在相应级别补充标记 "E"

表 38-14 约翰霍普金斯手术风险分级系统

分级	描述
1	若不考虑麻醉因素，患者风险低危；手术创伤很小，出血很少或不出血；手术本身在门诊诊室就能做，使用手术间的主要目的是麻醉和监护。
2	中小程度创伤的手术，预计出血量不超过 500ml；若不考虑麻醉因素，患者风险低危。
3	中重度创伤的手术，预计出血量为 500~1500ml；若不考虑麻醉因素，患者风险中危。
4	创伤程度重的手术，预计出血量超过 1500ml；若不考虑麻醉因素，患者风险高危。
5	创伤程度重的手术，预计出血量超过 1500ml；若不考虑麻醉因素，患者风险极高危；通常需要术后返回重症监护治疗病房和采用有创监护手段。

From Paternak LR, Johns A: Ambulatory gynaecological surgery: risk andassessment, Best Pract Res Clin Obstet Gynaecol 19:663-679, 2005

表 38-15　非心脏手术术后 30 天内死亡风险预测因素

特征	30 天内死亡的校正危险比	95% 置信区间
年龄		
45~64 岁	对照组	
65~74 岁	1.67	1.18~2.36
≥ 75 岁	3.03	2.20~4.18
急诊手术	4.62	3.57~5.98
手术类型		
腹部、头颈部大手术	3.25	1.64~6.45
开颅手术或多节段脊柱手术	3.72	1.68~8.20
大血管手术	2.38	1.04~5.47
合并症		
术前 6 个月高危冠心病*	3.12	1.71~5.68
充血性心衰史	1.60	1.09~2.36
脑卒中史	2.01	1.42~2.84
外周动脉疾病史	2.13	1.47~3.10
COPD	2.15	1.61~2.89
活动期恶性肿瘤†	2.38	1.79~3.18

Data from VISION Study Investigators: Association between postoperative troponin levels and 30-day mortality among patients undergoing noncardiac surgery, JAMA 307:2295-2304, 2012.
* 定义为术前 6 个月内发生的急性心肌梗死、急性冠脉综合征或严重心绞痛（加拿大心血管协会分级 3 级或 4 级）。
† 定义为术前 6 个月内积极治疗的恶性肿瘤（化疗、放疗或手术）、肿瘤转移或拟行恶性肿瘤的手术

动脉瓣狭窄或肺动脉高压[263-264]。同样，超声心动图能够检查到固定的室壁运动障碍从而诊断陈旧性心肌梗死。但是，若非同时存在可逆性室壁运动异常（通过无创的心脏负荷试验发现），固定的室壁运动异常与围术期心脏风险无关[59]。心室收缩功能下降与术后心脏风险相关[264-266]。然而，结合常规的术前评估，这项异常并不能额外提供预后信息[266]。除了帮助诊断心脏杂音外，目前的 ACCF/AHA 指南推荐进行术前超声心动图（或其他无创心室功能检查）来帮助诊断不明原因的呼吸困难以及有心力衰竭史的患者近期发生的病情变化[5]。相反的，该指南反对常规进行心室功能检查。与无创性心肌负荷试验不同的是[267]：静息超声心动图与术后短期或长期预后的改善无关[268]。

CPET 是一项无创的整体运动能力测试。测试方法是，患者进行骑自行车或在跑步机上跑步 8~12min，同时连续测量呼吸气体交换量（例如耗氧量和二氧化碳产出量）[269]。在某些情况下[270]，CPET 也被用来协助术前风险评估。有限的数据显示，CPET 时的运动耐量降低（根据氧耗峰值降低和无氧代谢阈值降低判定）可能与术后死亡及并发症相关[271-272]。一些医师使用 CPET 来协助围术期的管理决策。

PFT 用于某些并存疾病在围术期评估的问题已经在前面的章节中有过阐述。PFT 对于肺切除手术的围术期风险评估具有重要作用（详见第 66 章）[273]。PFT 也具有诊断价值，例如 PFT 能够帮助鉴别肺源性和心源性呼吸困难。除了以上这些情况外，PFT 对于评估围术期预后的价值不高。事实上，美国医师学会指南反对为非心脏手术患者术前常规进行肺活量检查。研究并没有发现术前肺功能差与术后肺部并发症之间的明确关系[111]，既往研究的方法学存在严重问题[274]。似乎不存在无法耐受手术的肺功能下限[111]。例如有研究显示，术前 PFT 显示有严重阻塞性异常（例如 FEV_1 小于预计值的 50%，$FEV_1/FVC<70\%$）的患者，其围术期死亡率（5.6%）和呼吸衰竭发生率（5.6%）都不是特别高[275]。

术前调整用药

术前调整用药时必须考虑到患者的并存疾病和拟行手术类型。有些药物在围术期对患者有益，但有些则可能有害。有时骤然停用有些药物可能产生不良反应。围术期常见的用药调整见框 38-3。虽然在其他章节也有所阐述（例如缺血性心脏病相关章节），但是某些药物需要加以强调。

降压药一般需要围术期继续服用。停用 β 受体阻滞剂或 $α_2$ 受体激动剂（例如可乐定）可能造成血压反弹。对于无法耐受低血压的患者，可以在术前 12~24h 停用 ACEI 或 ARB 类药物。ACEI 或 ARB 持续服用至术晨与术中低血压相关[45]，特别是对于合用利尿剂的患者[276]。这类低血压对液体治疗和一般缩血管药治疗的反应较差，尽管也有一些成功的例子。停用 ACEI/ARB 类药物可能对某些患者更有益，包括拟行心脏手术、复杂脊柱手术、大量失血或液体转移的手术、联合服用多种降压药的患者以及手术体位可能严重影响血流动力学者。ACEI/ARB 对冠心病和有心血管危险因素的患者具有保护作用，术前突然停药的不良影响尚不明确。因此，必须权衡低血压风险和停药的风险后做出决定。所以，应该遵循个体化的原则决定是否停用 ACEI/ARB，而非对所有患者进行统一方式处理。

利尿药一般在术前停用，用于抗高血压的噻嗪类（氢氯噻嗪、氯噻酮）除外。袢利尿剂可能引起容量不足和低钾血症，一般术晨停用。但是，一项随机研究显示，与术晨停药相比，继续服用袢利尿剂并不会增加术中低血压的风险[88]。所以，对于一些特殊患者，继续服用袢利尿剂是合理的，例如容量严重过负荷、

严重心力衰竭或腹水患者，特别是拟行小手术、失血量和液体转移量都比较小的情况。

心脏病或具有心血管危险因素的患者可能服用多种药物，包括 β 受体阻滞剂、他汀类、地高辛和抗心律失常药。这些药一般持续服用到术晨，它们具有心脏保护作用，并且停用后可能产生不良后果。详见本章心血管疾病部分。

NSAID 具有可逆的抗血小板作用，因此一旦药物清除后，血小板功能即可恢复。持续服用 NSAID 似乎不会增加椎管内阻滞的血肿并发症[171]。对于具有围术期急性肾衰竭风险的患者，应该术前停用 NSAID。一般术前停用 24~72h。更早停用不会带来益处，反而可能导致某些患者关节炎和慢性疼痛的症状加重。COX-2 抑制剂（塞来昔布）几乎对血小板没有抑制作用，围术期可以继续服用。然而，与安慰剂或萘普生相比，在非手术情况下长期服用 COX-2 抑制剂增加心血管风险[277]。但是，COX-2 抑制剂的心血管风险与布洛芬或双氯芬酸是相似的[277]。整体来讲，没有证据表明围术期服用短效 COX-2 抑制剂增加心血管风险。只有一项随机研究显示心脏手术围术期应用伐地昔布（现已下市）增加心脏事件发生率[278]。

患有 1 型或 2 型糖尿病的患者应在禁食时停用短效胰岛素。皮下胰岛素泵的患者除外。应该把胰岛素泵调至最低泵速，即夜间空腹模式。手术当日早晨，1 型糖尿病患者应该使用平时剂量 1/3 到 1/2 的中效或长效胰岛素（lente 和 NPH），以防止发生酮症。2 型糖尿病患者不使用胰岛素或只用平时剂量一半的中效、长效或复合胰岛素（70/30 配方）。

术前不必停用二甲双胍。没有证据显示术前需要停用，并且停用后可能导致围术期血糖控制困难。但是，服用二甲双胍的患者中有很低的乳酸酸中毒的发生率，继而发生肝衰竭和肾衰竭。因此，如果手术预计发生急性肾损伤或肝损伤的风险较高（术中使用造影剂、严重的血流动力学不稳定），需要术前停用二甲双胍。另外，术后直到所有肝肾衰竭的危险因素都去除后，才可以重新服用二甲双胍。硫脲类药物（例如氯磺丙脲）半衰期很长，能够引起空腹患者低血糖，因此，术晨应停止使用。一些新型口服降糖药（阿卡波糖、吡格列酮）单用时不会引起空腹患者低血糖。但是为了防止混淆，这类药物通常在术前也会停用，除非是门诊小手术，术后患者能很快恢复饮食。控制围术期发生的高血糖最好应用胰岛素。

长期口服糖皮质激素的患者，术晨应继续服用常规量。这类患者围术期可能发生应激诱发的肾上腺皮质功能不全，需要额外的激素补充治疗。5~7.5mg 的泼尼松大约相当于每日肾上腺皮质醇产生量，约为 30mg。每日服用泼尼松小于 5mg 或等效剂量的其他激素的患者，其 HPA 轴不会受到抑制。每日泼尼松剂量在 5~20mg（或等效剂量），超过 3 周的患者，其 HPA 轴可能受到抑制。每日泼尼松剂量大于 20mg 或等效剂量，超过 3 周的患者，其 HPA 轴一定会受到抑制。高剂量糖皮质激素停药后的肾上腺皮质功能不全可持续长达 1 年。应对手术、创伤和感染导致的应激，健全的 HPA 轴够增量产生糖皮质激素。多数患者血中皮质醇浓度在 24~48h 内恢复正常[279]。手术产生的应激可大可小；因此激素补充剂量应根据手术应激程度和术前激素口服量来决定（表 38-11）。由于其增加感染、精神症状和伤口愈合延迟的风险，额外高剂量的激素补充治疗并无益处[279]。

绝经后雌激素替代治疗可能增加血栓栓塞事件的风险[280]，因此术前应该停用。术前停用雌激素必须满足 1 个月才能使凝血功能恢复至正常。现在的多数口服避孕药含有较低剂量的雌激素，对血栓栓塞风险影响不大。由于术前停用口服避孕药导致意外怀孕，其风险大于益处，因此口服避孕药可以在术前继续服用。

多数治疗精神和心理疾病的药物在围术期应持续使用。因此抗抑郁药、抗精神病药和苯二氮䓬类药物应该持续使用，以避免症状加重。抗焦虑药应继续服用至术前。以前 MAOI 抗抑郁药术前要停药；然而，这类药物需要在术前至少停用 3 周其负面影响才会消失。MAOI 不可逆地抑制 MAO，所以需要较长的停药期。一些新药，例如吗氯贝胺，可逆性地抑制酶的活性，其作用持续不超过 24h。术前停用这些药物具有风险，有文献报道停用 MAOI 后发生的自杀和严重抑郁事件。因此，最有效的方案是继续服用这些药物，调整麻醉方案，避免使用哌替啶和间接升压药（例如麻黄素）。手术当天，患者服用 MAOI 的具体情况必须向医护团队充分告知。服用三环类抗抑郁药可能与 QT 间期延长相关，因此术前应检查心电图。由于三环类抗抑郁药阻断了去甲肾上腺素和五羟色胺的再摄取，高剂量的药物可能导致机体对血管收缩药反应过强，进而发生血流动力学剧烈波动。服用锂剂的患者应该检查电解质、BUN 和肌酐。停用锂剂可能导致自杀。相似的，突然停用 SSRI 也可能导致不良反应，包括头晕、头痛、恶心、易激惹、视物障碍和电击样感觉。

补品和另类疗法可能干扰麻醉药效、影响处方药作用以及增加出血风险。另外，许多患者并不认为补品是药品，因而除非被特殊问到，很容易在提供病史中忽略。围术期补品和另类医疗的问题详见第 40 章。

制订麻醉计划

术前禁食水方案

术前禁食水方案制订的目的是预防误吸引起的肺部并发症。ASA 指南适用于拟行择期手术的非妊娠患者[281]。指南推荐的禁饮清水时间为 2h。一般来讲，饮用液体的种类比量更重要。对于新生儿和婴儿，推荐的是禁饮母乳 4h，配方奶和固体食物 6h。其他患者在清淡饮食后需要空腹 6h；如果食物中含有油炸或高脂肪食物，应空腹 8h 或以上。除了执行以上的禁食水时间以外，指南还推荐术前评估困难气道的风险和增加误吸的风险（例如胃肠动力障碍、糖尿病）。

制订术后镇痛方案

医疗保健机构认证联合委员会指出，所有患者都有权享受疼痛评估和管理，并且强制要求对所有患者进行疼痛评估。因此，术前评估一定会包括基础疼痛评估，通常是术前护理评估的一部分。

由于患者个体差异较大，很难进行标准化的疼痛测量。目前临床使用的测量方法都属于一维测量，例如视觉模拟测量、数字评分测量和多维评分表（McGill 疼痛评分问卷）[282]。图 38-9 展示了术前疼痛评估的示例。在示意图上标出疼痛部位，记录疼痛的性质、持续时间和频率，评估疼痛程度使用数字分级法，疼痛程度从 1 到 10，1 代表不疼，10 代表能够想象的最严重的疼痛。如果无法使用数字评分，可以使用表情图案进行评估。术后再使用上述评估，能够立刻进行疼痛变化的比较。

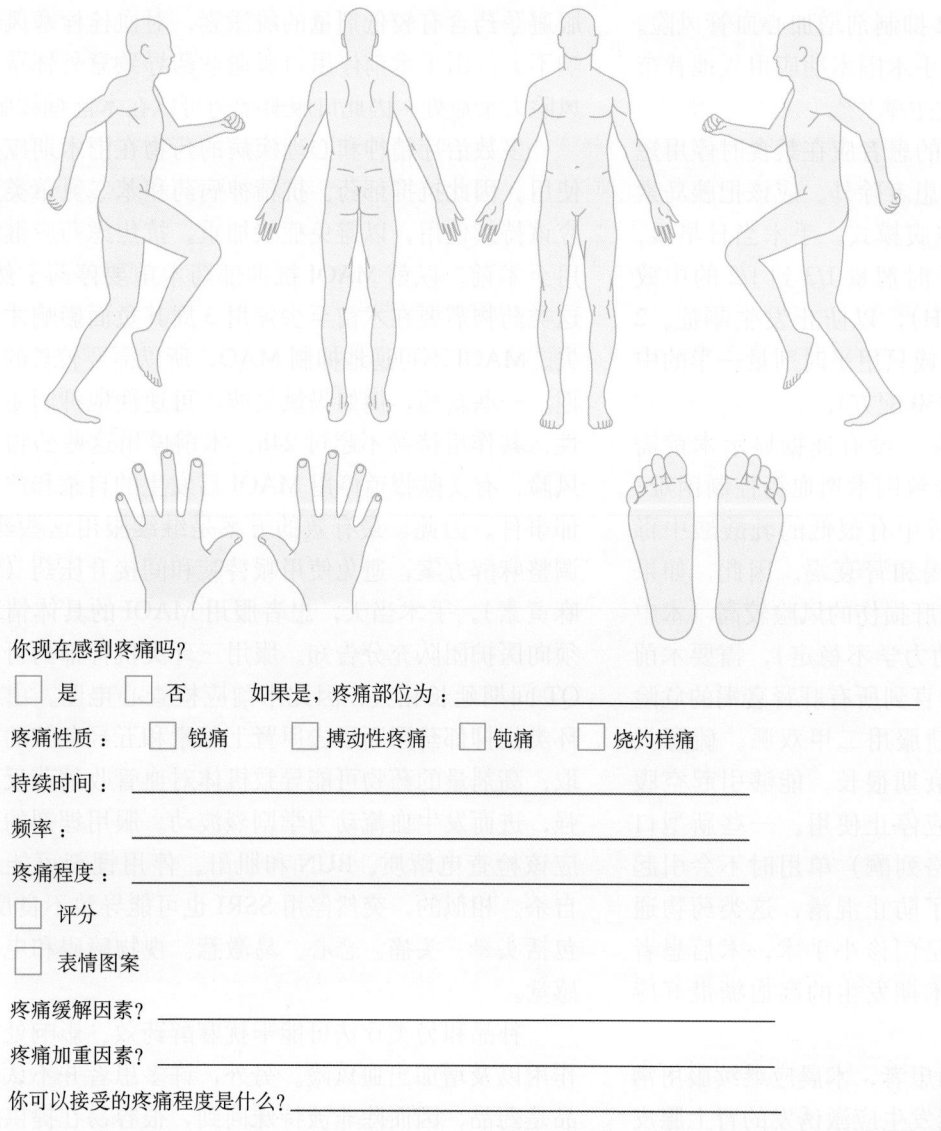

你现在感到疼痛吗？

☐ 是 　 ☐ 否 　 如果是，疼痛部位为：_____

疼痛性质：☐ 锐痛 　 ☐ 搏动性疼痛 　 ☐ 钝痛 　 ☐ 烧灼样痛

持续时间：_____

频率：_____

疼痛程度：_____

☐ 评分

☐ 表情图案

疼痛缓解因素？_____

疼痛加重因素？_____

你可以接受的疼痛程度是什么？_____

图 38-9 疼痛状态和病史表

鉴于多种原因，术前评估是讨论术后镇痛方案的绝佳时机（见第 98 章）。第一，术前评估时，患者最关心的问题之一就是术后疼痛问题[283-284]。第二，术前积极的镇痛教育指导，能够增进术后镇痛的效果[285]。第三，术前麻醉评估能够帮助患者更好地理解和接受区域阻滞技术[14]，进而改善术后镇痛质量[286]。第四，术前评估促进慢性疼痛患者围术期方案的制定，这类患者的术后镇痛问题通常具有挑战性。常见问题包括这类患者对常规镇痛剂量的阿片类药物具有耐受性，以及如果术后阿片类剂量不足时可能发生戒断症状。因此，术前评估应该仔细记录患者平日阿片类药物剂量（以便术后使用足够剂量），早期请急性疼痛治疗或慢性疼痛治疗专家介入，鼓励围术期应用区域镇痛技术，以及添加镇痛辅助药物（NSAID、加巴喷丁、普瑞巴林、可乐定）。对于术前患有慢性疼痛的患者，应该鼓励其建立术后充分镇痛的目标。应该让他们理解，尽管医护人员会尽全力确保术后的舒适，但是不应期待术后一点都不疼的情况。

一般来讲，患者术前不应该停用镇痛药。如果按照外科的要求停用 NSAID 或 COX-2 抑制剂，应该为患者进行其他止痛药的过渡治疗。术晨患者应该继续服用日常剂量的止痛药，包括继续使用芬太尼透皮贴剂。

法 规 问 题

医护人员必须注意多种政府法规要求。促进制定这些法规的机构包括医疗质量管理机构，例如医疗保健机构认证联合委员会（The Joint Commission, TJC）或医疗付费机构［例如美国的 Medicare 和 Medicaid 服 务 中 心（the Centers for Medicare and Medicaid Services, CMS）］。地方法规也可有效。不同城市和国家的地方法规不同，因此，医疗人员要注意更新信息。例如，CMS 规定：全面的麻醉评估可以在 30 天内完成，在需要麻醉前的 48h 内要完成重点内容的再次评估。术前评估应至少包括以下内容：

- 记录麻醉风险（例如 ASA-PS 分级）
- 回顾病史、治疗史、用药和过敏史
- 约见患者进行检查
- 可能的麻醉风险（例如困难气道、血管通路有限）
- 如果需要，进行进一步评估检查（例如心肌负荷试验、专科医师会诊）
- 制订麻醉计划，包括麻醉诱导、维持用药以及术后管理

- 与患者和家属讨论麻醉的风险和获益

必须由具有资质的麻醉医师根据以上要求进行评估。

术前评估门诊

许多麻醉组织和大型医疗中心建立了术前评估方案和门诊，目的是提高医疗质量和手术室效率[9, 17, 28]。尽管在人员配置、组织结构、财政支持和日常运作方面存在较大差异，然而，所有门诊的目标是一致的，即避免延误手术、临时取消手术以及患者不良预后等可以在手术日前解决的问题。

术前评估门诊的建立基于几个关键因素，包括每天患者的预计数量、这些患者中的主要医疗问题、设施可用性、患者的人口学特点（例如患者与医院间的距离）以及麻醉科、围术期管理团队和医院管理机构的支持。决定建立术前评估门诊，麻醉医师必须担任主要角色。一旦评估门诊由其他专科医师为主导，例如内科医师，则麻醉医师在围术期管理的专业知识和技能则变成次要的。这种角色转换会导致科室间在患者术前评估、风险分层，以及是否能够进行麻醉和手术的问题上产生意见分歧。这些分歧会导致即使患者完成了门诊术前评估诊所的评估，但手术仍会延迟或取消。

当其他专科确认患者"可以进行手术"时，外科医师通常认为患者也适合麻醉。不幸的是，这个"可以手术"的判断是建立在有限的知识和经验基础上的，只有麻醉医师掌握的围术期专业知识和技术是非常关键的。事实上，研究显示由内科医师进行的术前病史采集、体格检查以及实验室检查往往无法解决麻醉相关的特殊问题[30]。在关于患者能否进行麻醉和手术的问题上，需要由麻醉医师做出判断，所以在术前门诊中，麻醉医师是所有评估的"最终用户"。因此，如果术前评估不是由麻醉专业人员进行的，其评估结果可能被麻醉医师认为是不充分的，这可能导致手术临时取消，造成患者和外科医师较强的沮丧感。相反地，如果术前评估是由麻醉医师完成的，结果是术前和术中团队沟通更加顺畅。这点得到了许多研究的证实，其结果是：由麻醉专科主导术前评估项目，临时取消手术的事件发生减少[9, 15-17]、住院时间缩短[16-17]、住院花销降低[16]。

术前评估效果良好的前提是对当地医院情况的充分了解。如果一家医院资源有限，并且大部分的患者都相对健康拟行门诊短小手术的话，麻醉科可能无法在术前一天将所有患者都进行术前评估。这种情况，

术前评估应该建立起一套根据患者健康状态准确筛查和分流的措施。一套准确的分流措施能够识别高危患者，提高术前评估门诊的价值，而不影响医疗质量和患者预后。分流措施的一个例子就是让患者在外科门诊完成麻醉调查问卷（图 38-2）。问卷可以是联网填写的，也可以是打印出来的版本，然后在术前传真给麻醉团队。如果患者的病史中有需要进一步了解的地方，麻醉医师可以给患者打电话。这种术前询问病史的方式避免了手术当天出现未预计或未解决的问题。这种方式也能够帮助判断哪些患者需要正式的术前会诊而不是手术当天才进行评估。

另一种情况，如果一家医院的多数外科患者具有复杂的病情，那么建立正规的术前评估门诊能够使患者和麻醉团队获益，门诊应具有多个诊室、专业的工作人员以及全面运转的手术室。成功地建立术前评估门诊需要医院多个部门的决心、合作和支持[9]。至少，麻醉科、手术科室、护理和行政部门应该达成共识，赞同建立术前评估门诊的价值，并且全力支持其运行（框 38-17）。

协调、职责与团队协作

术前评估门诊是一项多部门团队协作的工作，包括麻醉科、外科、护理和医院管理部门，从而达到共同的目标，见图 38-10。这种合作传达了重要的概念，即这种新的门诊项目的开展是一个整合性工作，需要人员的责任心、共同努力和财政支持。尽管术前评估门诊应该由麻醉专科主导[9, 15-17]，但是内科医师及院派医师的参与是术前评估项目成功的重要环节。这些非麻醉专业的专家，在对于特殊或复杂病情的患者的术前管理中起到了重要作用。另外，对于高危患者的术后管理，这些非麻醉专家也能够协助共同术后管理模式的医疗（详见前文有关"术前评估中内科会诊的作用"）。

一开始，外科医师不是很情愿把患者送到术前麻醉评估门诊中。这源于对其重要性以及对其改善患者预后方面的认识不足。通过详细告知外科医师以麻醉医师为主导的术前评估门诊的益处可以说服他们参与进来。首先，应该着重阐述已经通过验证的、由麻醉主导的术前评估门诊的优势[9, 14-17]。第二，麻醉医师应该强调，对于病情复杂的患者，术前完整评估的重要性。具体来讲，当术前发现某些患者具有特殊的病情，术前评估能够获得所有相关的病例和资料，协调进一步的检查，提前安排术后的特殊监护方案，以及提前与手术和麻醉医师进行沟通。这种方式保证了当患者进入手术室时，麻醉医师认为进行手术是合适的，并且围术期医疗团队

框 38-17   术前评估门诊的目标

- 改善患者对术前评估的认识，提高个体化医疗的满意度和便捷性。
- 将术前评估集中化。
- 建立一个患者流程系统，及时反映患者的出入院和状态。
- 在患者来门诊时确保有麻醉医师在场。
- 指派一名主任来协调各方面的医疗事务。
- 保证在术前评估时，病例、手术计划和记录都已准备好。
- 减少患者在不同医疗机构间不必要的转诊。
- 整合和协调多方面服务，包括患者入院、登记、保险授权、实验室检查、放射学检查和心电图检查。
- 向患者家庭宣教关于手术注意事项以及可能施行的麻醉方案，包括围术期疼痛的管理情况。
- 告知患者术后饮食和二便的注意事项。
- 保证对患者进行医疗上必要的且成本效益比合理的实验室检查和诊断性检查。
- 为病情复杂的患者提供其他专科会诊。
- 减少手术当天的手术延期和取消事件。
- 发挥护士和医疗辅助人员在患者及家属宣教中的作用。
- 制订术前评估的方案、政策和临床路径。
- 进行以提高医疗质量为核心的回顾性研究。
- 在术前评估门诊中协调术前的各方面信息，从而使得手术室的工作效率和周转率最大化。
- 提高患者和外科医师的满意度。

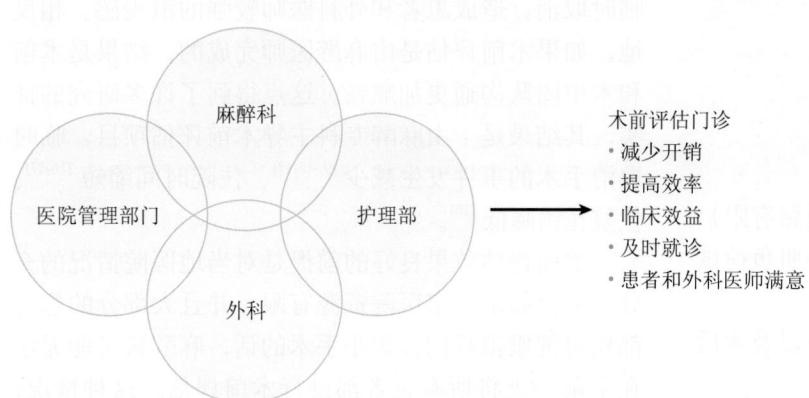

图 38-10 术前麻醉评估门诊是一个目标一致的、建设性合作关系

能够得到所有需要的信息，以对患者在住院期间进行最优的围术期管理。

第三，应该让外科医师放心的是，如果患者由术前评估项目进行管理，不会发生手术当天取消或推迟的事件，除非在术前评估和手术日之间患者出现新发疾病或不良医学事件。取消或延误手术可使患者和外科医师产生不满情绪，这种非正式的承诺能够大大推进术前评估门诊的建立。这主要取决于麻醉科在处理临床情况中的共识。例如，患者空腹血糖水平和术前可接受的高血压水平需要得到全科的共识。缺乏共识的结果是对于某种高危患者，一半的麻醉医师同意开展手术，而另一半同意取消手术。这种传递给外科医师的不一致的信息会导致其对术前评估的不信任，以及不愿意将患者送至门诊评估，最终术前评估门诊也不会获得成功。

术前评估门诊的结构和活动

术前麻醉评估门诊的日常运行基于患者量、患者病情、设备和工作人员情况。运行可以参考目前已经实施的几种方案。

患者数量大的医疗中心，需要在评估的前一天对患者进行安排，以便获得病历和适当的院外信息。外科诊室需要在预约手术的同时预约术前评估。为了患者能够及时进行和完成各项事宜，术前评估门诊的预约应该使用高效的门诊预约系统。理想的情况是，在术前评估门诊和手术日之间留出充足的时间，以便进一步进行术前检查、会诊和调整。预约系统也需要有一定的灵活性，特别是针对那些需要紧急手术的患者。一种方法是在门诊日程表中特别留出一些时间空缺，以便灵活安排急诊的患者，以及居住偏远的患者（术前评估门诊就诊率低）[288]。有些中心的麻醉医师还建立了远程医疗技术（定义为使用远程通讯工具，跨越地域距离，进行医疗服务和分享医学知识）[289]，这能够为居住偏远地区的患者进行术前评估[290]。

在评估门诊，麻醉医师对患者进行病史询问和体格检查，获取详细的病历和院外信息，确定是否有需要进行下一步实验室检查、心电图、胸部 X 线检查和其他检查。在门诊也配备有采血室、心电图室和医保部门。心电图在评估当时就能检查并进行分析，实验室结果在评估当天结束时进行，可能需要对异常结果随访。这种方式下，严重的健康问题能够立刻被处理，如需推迟或取消手术也可以在术前进行。这种集中化的、整合了多系统的服务对患者提供了很大的便利，避免患者术前评估时的多处就诊。该系统还会将所有信息汇总入一个病历，在手术日前一直保存在术前评估中心。除了针对手术处理医疗问题外，术前评估中心在围术期患者宣教中起到了重要作用。通常由进行评估的麻醉医师或由训练有素的护士对患者及家属介绍围术期过程。通过让患者了解入院后的重要事项（例如镇痛方案及麻醉风险），宣教能够降低患者的焦虑度[13]，以及提高他们对于区域镇痛的接受度[14]。有资质进行麻醉前评估的人员包括麻醉医师和专科护士。有人质疑，手术当天实施麻醉的医师对术前另一位医师进行的评估是否满意[291]。患者自己也希望进行术前评估和实施麻醉的是同一位医师[292]。然而，安排所有患者的评估医师和麻醉医师是同一人是不现实的。另外，一项包括了 21 454 名患者的来自荷兰的大型研究显示，95% 的麻醉医师对于术前由其他麻醉医师或护士进行评估表示满意[293]。

为了提高手术当天麻醉医师对于术前门诊评估的满意度，应该采取一些措施。首先，麻醉科内部应该达成取消已预约手术的共识，即何种情况下应该取消已预约的手术。第二，术前评估门诊的所有文书记录应该是标准化的。标准化能够防止术前评估门诊漏掉关键信息，而使得手术当日的麻醉医师无法判断患者是否适合手术，及制订麻醉方案。一些国家麻醉组织已经着手于建立全国统一的术前评估文书规范[294]。提高文书一致性的策略包括使用列表和使用电子化或纸质的记录模板。第三，所有在术前评估门诊的护士和其他非麻醉临床医师应该进行严格的、持续的训练。训练项目应该由这方面的麻醉专家引领。研究显示，训练有素的护士能够高质量地完成术前筛查和评估[295-297]。

提高手术室效率和改善临床预后

由麻醉专业主导的术前评估门诊对于提高手术室效率和改善临床预后起到了积极作用（参照"术前评估门诊的目标和优势"相关章节）。这类门诊的优点包括减少手术当日取消事件的发生[9, 15-17]和住院时间缩短[14, 16-17]。它还能更有针对性地进行检查和会诊，减少医疗花销[9, 11-12]。因此，即使建立和运行术前评估门诊本身产生医疗花销（硬件成本和人工成本），但由于能够减少其他花费，整体医疗花销降低[16]。

患者对于术前评估门诊的满意度

除了提高围术期效率和改善临床预后之外，术前评估门诊还应该考虑患者的感受和满意度。提高患者满意度有一些关键因素，包括进行评估和麻醉的是同一位医师、在门诊的等待时间短以及和医护人员沟通顺畅[292, 298-299]。由于满足第一项因素是不实际的，那么重点就放在了改善后两项上。通过改善预约系统[300]，加快轮转能够减少等待时间[295]，进而改善患者满意度[295]。另外，诊所应该保证准确告知患者预计的等待时间，以及利用等待时间进行其他医疗相关的活动（例如理疗康复指导、观看术前宣教视频等）。

建立持续的患者调查和反馈系统是改善患者满意度的重要初始步骤。具体来讲，可以进行患者基础满意度水平调查，找到可以提高的方面，以及改进之后收集反馈。现有调查主要是反映患者整体手术期体验的，包括 Press Ganey 患者满意度调查表和 HCAHPS 调查表。这些调查表不能反映患者对于术前过程中特定因素的满意度。有一些研究开发了应用于术前门诊的调查问卷，可用于测量和改善术前评估门诊的"患者 - 报告"医疗质量[295, 301]。

结　论

麻醉学的临床实践正在改变[2]，麻醉医师的职责已延伸到了手术室外，这再度定义了我们对于医疗系统的高品质贡献。就术前评估的工作而言，麻醉医师应该掌握专业知识以及技能应对患者复杂的病情，不论在术前对门诊患者进行评估，还是在麻醉诱导前在床旁进行快速判断。麻醉医师必须了解各种急慢性疾病对麻醉和手术风险的影响。另外，为了高效率管理门诊患者，麻醉医师还需了解众多临床指南、法规和方法。尽管麻醉医师在术前评估中的作用发生了变化和延伸，术前评估的宗旨始终没变。术前评估是指导患者围术期管理的基础，能够促进减少围术期死亡以及改善患者预后。

参 考 文 献

见本书所附光盘。

第39章　合并症的麻醉评估

Lee A. Fleisher 和 Michael Mythen

李　旭　刘艳红　宋锴澄　译　黄宇光　米卫东　审校

致谢：本章基于本书上一版内容修改所得，编者及出版社感谢 Michael F. Roizen 在前版本章中所做出的贡献，他的工作为本章奠定了基础。

要　点

- 病史和体格检查能够最准确地预测麻醉风险，也是判断是否需要调整监测或治疗方案的重要依据。
- 糖尿病患者的终末器官功能障碍和围术期血糖控制程度是决定其围术期风险的重要因素。
- 糖尿病患者围术期血糖控制的关键是设定明确的目标值；并密切监测血糖变化，及时调整治疗方案，使血糖水平达到目标值。
- 肥胖与多种合并症相关，包括糖尿病、高脂血症和胆石症，但首要需关注的是呼吸循环系统的紊乱。
- 阻塞性睡眠呼吸暂停患者，对镇静药物和阿片类药物的敏感性增加，易出现药物所致的呼吸肌松弛和呼吸抑制，可发生喉镜下气管插管困难和面罩通气困难。因此识别该类患者尤为重要。
- 尽管尚无前瞻性随机对照临床研究对肾上腺素受体阻断剂在嗜铬细胞瘤切除术患者中的应用进行评估，但通常建议术前应用此类药物。
- 对高血压患者，除血管紧张素转化酶抑制药和血管紧张素 Ⅱ 受体拮抗剂之外，其他降压药物均应按常规继续使用。
- 心血管疾病患者的评估要依据临床危险因素、手术大小和活动耐量等而确定。
- 肺部疾病患者，需要评估的内容包括：呼吸困难、咳嗽咳痰、近期呼吸系统感染、咯血、喘息、既往的肺部并发症、吸烟史以及体格检查等。
- 肺部疾病患者的管理有多种策略，包括术前 8 周以上的戒烟。
- 围术期出现肾功能不全的危险因素包括高龄、充血性心力衰竭、冠状动脉旁路移植术史、糖尿病及血肌酐增高。
- 肾脏疾病患者，避免肾功能进一步恶化以及由此导致的肾衰竭、昏迷和死亡风险升高是麻醉的主要目标之一。
- 围术期轻度贫血可能仅对合并缺血性心脏病的患者有临床意义。
- 关注长期使用药物的管理，谨慎选择替代品和处方药，注意其效应和不良反应。

本章主要讲述特殊情况下的术前评估、术中管理及术后治疗。手术患者需要接受连续系统的医疗服务。在这个过程中，基层保健医师、内科或儿科医师、麻醉医师、外科医师、放射科医师以及妇产科医师的共同努力，使患者获得最佳预后成为可能。实施外科手术或多学科专家参与的复杂操作以及患者围术期管理，是最需各专科间密切合作的医疗过程。此时，会诊意见会对患者管理产生巨大影响。术前评估同样也是一个对吸烟、缺乏运动及不良饮食习惯进行教育的良好时机（见第 38 章）。临床医师可借此机会，利用专科知识帮助患者克服不良嗜好，助其延长寿命。随着高龄和超高龄（85 岁以上）人群的增加，越来越多的外科患者合并其他疾病并服用多种药物，而术前对这些患者进行会诊，制订治疗方案对围术期管理的成功与否至关重要（见第 80 章）。如果患者的病情错综复杂，那么即使最负责任的麻醉医师在围术期管理时也很难做到面面俱到。本章将对这些问题予以详细阐述。在此强调，麻醉医师应亲自对患者进行术前评估，而不是将责任推给其他专科医师。

对于"健康"的患者（参见第 38 章），详细的病史采集和全面的体格检查不仅能够非常准确地预测相关风险，而且能够预测某种监测手段或治疗方法的改变对生存率是否有益或有必要。本章则将重点阐述在病史采集、体格检查及实验室检查中需要特别关注的一些特殊并存疾病。尽管对于大多数疾病而言，还没有明确的随机对照研究证实优化患者术前状况有助于降低手术并发症，但至少在逻辑推理上应该如此。事实上，预防并发症所需的费用低于治疗并发症所需的费用，而这点恰恰就是成本核算应考虑的重要问题。

在目前最先进的麻醉方法下进行微创手术或检查，例如白内障摘除手术、磁共振检查或诊断性关节镜检查，其风险甚至并不比日常生活更高，因而无需特殊的术前评估。然而，术前评估仍有助于发现一些可能影响围术期管理方案并促进手术转归和术后恢复的状况。这些情况包括：确保患者继续服用长期药物，如 β 受体阻滞剂、冠状动脉置入支架患者服用的阿司匹林、他汀类药物（或这些药物的任意组合）；入手术室前 1～2h 使用 H_2 受体拮抗剂；准备好血糖测量仪；向内科医师及患者了解糖尿病的病史及治疗情况；进行纤维喉镜检查或取得其他技术支持。

本章将要讨论的内容如下：

1. 内分泌系统疾病和营养障碍（由于该方面的治疗越来越重要，因此将其放在首位）

2. 心血管系统疾病

3. 呼吸系统和免疫系统疾病

4. 中枢神经系统（CNS）疾病、神经肌肉疾病和精神障碍

5. 肾脏疾病、感染性疾病和电解质紊乱

6. 胃肠道疾病和肝脏疾病

7. 血液病和各种癌症

8. 老年疾病或好发于老年患者的疾病以及需要药物治疗的各种急慢性疾病（参见第 80 章）

基层保健医师或会诊医师的作用

基层保健医师或会诊医师的作用并不在于选择和建议麻醉或手术方式，而在于优化患者术前情况以减少手术相关的并发症和死亡率，并提醒麻醉团队该患者所存在的问题。

代表内科医师最高组织的美国医师协会出版了《医学知识自我评估项目》，其中着重强调了会诊医师的职责[1]：

与其他专业的医师进行有效交流的前提是全面掌握相关背景知识和术语，并且熟知会诊的基本指南（框 39-1）。围术期内科会诊医师的职责主要是阐明可能增加麻醉和手术风险的医学因素。而针对不同的患者、手术类型、外科医师及麻醉医师选择适当的个体化的麻醉方法是麻醉医师而非内科医师的职责。

使患者在术前达到最佳状态需要麻醉医师与内科医师、儿科医师、外科医师以及家庭医师相互协作，在术前门诊指导患者改变生活方式，如加强锻炼、合理饮食和戒烟（参见第 38 章）。如果可能的话，基层保健医师需确定患者目前的身体状况已达到最佳（对该患者而言），否则麻醉医师和基层保健医师应当采用必要的方法使患者达到最佳状态。明确描述患者术前的身体状况（如"患者目前状况很好""我认为该患者二尖瓣狭窄更为严重一些，而二尖瓣关闭不全相对较轻"）比简单地说患者无手术禁忌或泛泛提出围术期的干预措施（"预防低氧血症和低血压"）有用得多。

基层保健医师对患者的干预和治疗可以保证患者在日常生活中保持最佳状态，但他们对于手术操作所带来的生理变化却往往缺乏足够的认识，这一点与麻醉医师不同。麻醉医师会考虑手术所导致的生理改变，

框 39-1　会诊指南
• 做出迅速、全面、专业的评估。
• 针对提出的问题做出明确的回答。
• 明确指出围术期其他相关问题的重要之处，并提出自己的建议。
• 提供有针对性的、详细的、准确的诊疗指南。
• 强调与麻醉医师及外科医师进行口头交流，特别是在解决一些复杂问题的时候。
• 避免使用一些不必要的表格符号，以免违反规章制度或增加医学法律风险。
• 应经常随访疑难病例以观察患者的临床情况及会诊意见的实施情况。

From American College of Physicians: Medical consultation. In Medical knowledge self-assessment program IX, part C, book 4. Philadelphia, 1992, American College of Physicians, p939

调整患者的机体功能，保证手术顺利进行，使患者达到最佳的临床预后。例如，基层保健医师在治疗充血性心力衰竭（CHF）时，往往使患者处于一定程度的肾前性氮质血症状态。在日常生活中，这种能导致氮质血症的血容量减少，可使患者心脏更为舒适；但在术中或术后，则可能导致患者出现严重低血容量。因此，术前门诊应该与基层保健医生配合开展患者的术前准备（参见第 38 章）。虽然与几十年前相比，相关的培训数量及质量都有很大程度的提高，心脏学会非常重视术前的评估并提供了大量的数据[2-4]，基层保健医师仍须通过培训、知识更新以及能力认证方可参与患者的术前评估过程。在不了解围术期患者生理变化的情况下，很难制订出恰当的治疗方案。因此，对术前会诊进行指导，明确术前评估所需会诊信息也是麻醉医师工作的一部分。

内分泌系统疾病和营养障碍

胰腺疾病

术前糖尿病

糖尿病是指胰岛素相对缺乏或绝对缺乏引起的一系列功能紊乱。该疾病以激素诱发的多种代谢异常为特点，临床表现包括广泛的微血管病变和远期终末器官的并发症。糖尿病的诊断标准为空腹血糖高于 110mg/dl（6.1mmol/L）；糖耐量减低的诊断标准为空腹血糖低于 110mg/dl（6.1mmol/L）但高于 100 mg/dl（5.5 mmol/L）。糖尿病可分为两种完全不同的类型，但均可导致终末器官功能异常。1 型糖尿病与自身免疫性疾病有关，同病率为 40%～50%（即：如果单卵双生双胞胎中一方患有糖尿病，则另一方患糖尿病的概率为 40%～50%）。1 型糖尿病患者胰岛素缺乏，停用胰岛素时易出现酮症酸中毒。2 型糖尿病的同病率为 100%（即遗传因素是 2 型糖尿病发生的充分必要条件）。这些基因的表达如何明显影响老龄化和靶器官，取决于生活方式中食物的选择和体育锻炼。2 型糖尿病患者存在外周胰岛素抵抗现象，当胰岛素不足时不易发生酮症酸中毒。欧美地区的糖尿病患者绝大多数为非胰岛素依赖型（2 型）糖尿病患者（>90%）。这些患者通常为肥胖患者，一般不易发生酮症酸中毒，而易于出现高糖高渗性非酮症酸中毒。2 型糖尿病患者血浆胰岛素的水平正常或升高，但相对于血糖水平其胰岛素水平偏低。妊娠期糖尿病发生率为 3%，这些人 15 年内发展成为 2 型糖尿病的风险增加了 17%～63%。

1 型和 2 型糖尿病还有许多不同的地方。与长期存在的观点相反，根据患者的年龄并不能完全区分 1 型和 2 型糖尿病；1 型糖尿病可以发生于老年患者，2 型糖尿病可以发生于营养过剩的儿童。1 型糖尿病患者伴发其他自身免疫性疾病的概率为 15%，包括 Graves 病、桥本甲状腺炎、Addison 病和重症肌无力。

据估计，糖尿病的发病率将在十年后增加 50%。成人以及儿童体重的过度增加（分别参见第 71 章和第 93 章）以及由此导致的 2 型糖尿病发病率升高将是糖尿病发病率升高的主要原因。大规模临床研究表明长期严格地控制血糖和动脉血压，同时进行规律的体育活动，可显著延缓微血管并发症的发生以及 2 型糖尿病的发展[5-6]。

常用口服降糖药可以分为六大类：阿卡波糖、格列奈类（如瑞格列奈或那格列奈）、二甲双胍、磺脲类（如格列吡嗪、格列美脲、格列本脲）、噻唑烷二酮类（如吡格列酮）以及二肽基肽酶 IV（dipeptidyl peptidase-4，DPP-IV）抑制剂（如西他列汀、沙格列汀、维达列汀）。提倡严格血糖控制的内科医师，通常给予已发展为胰岛素依赖的糖尿病患者一天两次甚至更为频繁的胰岛素治疗。

胰岛素依赖型糖尿病患者通常较年轻、不肥胖、易发生酮症酸中毒。血浆胰岛素水平很低，甚至检测不到，需要胰岛素替代治疗。胰岛素依赖型糖尿病患者凌晨时胰岛素需要量增加，这可能是出现清晨高糖血症（黎明现象）的原因，而夜间生长激素（GH）的大量分泌可能是导致这种糖生成加速而利用减少的机制所在。普通患者和使用胰岛素治疗的糖尿病患者血液中胰岛素含量都处于稳定的状态（遗憾的是，传统的胰岛素药代动力学数据研究建立在糖尿病患者一生只注射一次胰岛素的假设之上）。根据胰岛素的种类、注射部位以及皮下血流情况的不同胰岛素的吸收程度不一。然而，达到稳定的胰岛素水平仍依赖于为患者选择合适的剂型并规律用药。因此，在检查患者的血糖监测表、了解患者血糖控制水平后，围术期继续使用以往长期应用的胰岛素治疗方案似乎更符合逻辑。

糖尿病患者手术最主要的风险在于糖尿病引起的终末器官疾病：心血管功能障碍、肾功能不全、关节胶原组织异常（限制颈部伸展[7]、伤口愈合差）、粒细胞生成不足以及神经病理改变[8-15]。因此，麻醉医师术前评估的重点是这些疾病及其治疗情况，确保患者达到术前最佳状态。测量血红蛋白 Aic（糖化血红蛋白）水平可反映血糖控制情况。术前血糖控制不佳是围术期不良转归的独立预测因子[16-18]。

高糖血的毒性作用

长期严格控制血糖在理论上是基于对高血糖的三个潜在毒性的顾虑，同时也是基于以糖尿病患者为研究对象的大规模随机对照临床试验的研究结果[5-13]。

1. 葡萄糖本身具有毒性作用，它可以促进非酶类糖基化作用，导致异常蛋白质生成。这些异常蛋白质会使内皮连接部位变薄弱，从而使组织弹性下降，出现关节僵直综合征（寰枕关节固定导致气管插管困难）以及伤口愈合的抗张力下降。

2. 此外，血糖升高还会导致肝巨球蛋白生成增多（引起血液黏滞度增高），细胞内难溶的大分子（如山梨糖醇）生成增多导致细胞肿胀。某些药物（比如醛糖还原酶抑制剂）可以通过抑制这些大分子物质的形成来减轻细胞肿胀。

3. 高血糖可影响机体的自我调节功能。葡萄糖诱发的血管扩张作用可以阻碍靶器官在体循环血压升高时的自身调节作用。糖化血红蛋白浓度超过 8.1% 的阈值时，尿微量白蛋白开始成对数级增长。1 型糖尿病患者尿微量白蛋白含量超过 29mg/d 时，出现肾功能不全的概率高达 80%。不同脏器血管对高糖血症毒性的耐受阈值不同。例如出现视网膜病变的糖化血红蛋白值阈值为 8.5%～9.0%（12.5mmol/L 或 225mg/dl），导致心血管病变的阈值为平均血糖水平 5.4mmol/L（96mg/dl）。因此，不同程度的高血糖会引起不同血管床的破坏，或者说特定的血糖水平是导致血管疾病的危险因素之一。还有观点认为，严重的高血糖与微量白蛋白尿可能只是同一病因引起的两个伴随症状。例如出现微量白蛋白尿的糖尿病患者对胰岛素的抵抗更为严重；而在 2 型糖尿病患者的一级亲属中胰岛素抵抗常常与微量白蛋白尿相关；糖尿病患者在糖尿病发病之前血糖正常时，就有发生动脉粥样硬化的风险。

相对于糖尿病本身，其所导致的终末器官病变程度对围术期预后的影响更为显著。流行病学研究中，将糖尿病本身对脏器功能的影响与糖尿病并发症（如心脏、神经、肾脏及血管病变）对脏器功能的影响进行了区分，同时也与衰老以及糖尿病导致的加速衰老对脏器的影响进行了区别。即使在重症监护治疗病房（ICU）治疗的患者中，终末器官的损害以及围术期和 ICU 期间血糖控制的水平远比多年的糖尿病病史对预后影响更显著[8-13]。

世界卫生组织的手术安全核对清单建议围术期血糖浓度控制在 6～10mmol/L（许可范围为 4～12mmol/L）[19]。围术期血糖控制不良可使许多专科手术术后感染的风险显著增加[20]。尽管通过不同的治疗方案可以将围术期的血糖控制在任意水平，但越严格的目标血糖控制方案导致低血糖的风险越高。因此，对围术期最佳血糖控制水平的争论非常激烈。进行严格的血糖控制可抑制所有高血糖的毒性反应并且可能通过降低糖尿病的严重程度而使患者在其他方面获益[5-13, , 21]。术中血糖的管理需要根据实际情况进行调整，比如手术种类、妊娠[22]、潜在的广泛中枢神经系统损害、患者的基层保健医师意见以及糖尿病的种类。

很多围术期血糖控制的研究都是在 ICU 而不是在手术室完成的。第一个大规模观察严格血糖控制优势的临床试验是在比利时 Leuven 的一个医学 ICU 进行的[23]。最新的一个研究来自于 NICE-SUGAR（Normoglycemia in Intensive Care Evaluation and Survival Using Glucose Algorithm Regulation，重症监护中正常血糖的评估以及血糖调控方案对生存率的影响）工作组[24]。在这一随机对照试验中，研究者观察了中度及重度低血糖 [血糖水平分别为 41～70 mg/dl（2.3～3.9 mmol/L）和 <40 mg/dl（2.2 mmol/L）] 与 6026 例 ICU 危重患者的死亡率之间的关系。严格的血糖控制易导致中度及重度的低血糖，两者均可显著增加患者的死亡风险。该效应具有明显程度相关性，并且在休克患者最为明显。最佳的围术期管理方案可参考综述[25]。ICU 中应用胰岛素达到相应目标值的指南也已发布[26]（表 39-1）。

糖尿病与生理功能老化加速

围术期的不良预后与患者的年龄呈明显相关性[2-3, 27-30]，而糖尿病可加速生理功能的老化。根据"糖尿病控制与并发症研究"的结果可对糖尿病引起的生理年龄变化进行推断，对 1 型糖尿病患者而言，如果血糖控制不佳患病后每 1 个自然年其生理年龄增长约 1.75 年，如果严格控制血糖则相当于 1.25 年[27-29]。2 型糖尿病患者患病后每 1 个自然年相当于生理年龄的约 1.5 年，如果严格控制血糖和血压，则相当于 1.06 年[6, 27-29, 31]。因此，当我们治疗糖尿病患者时，应意识到这些患者的风险相当于生理年龄更大的人，也就是说糖尿病患者的生理年龄由于患病的原因较之实际年龄要大很多[1]。

2 型糖尿病逐渐增多的主要原因应该是肥胖发病率升高和缺乏体育锻炼。与 1 型糖尿病一样，严格控制血糖、增强体育锻炼、减轻体重可以延缓 2 型糖尿病造成的加速衰老的进程，甚至可以从根本上延缓疾病和老化的发生[27-29, 31]。延缓衰老应该可以降低糖尿病患者围术期的风险，但目前还没有对照研究证实这个理论。

糖尿病患者围术期血糖控制的关键是设定明确的血糖管理目标，并根据密切的血糖水平监测调整治疗方案以达到目标值。

其他与糖尿病相关的疾病

糖尿病可引起微血管（视网膜和肾脏）病变、周围神经病变、自主神经功能异常和感染。即使不存在高血压，糖尿病患者也应该使用血管紧张素转化酶抑制药（ACEI）类药物治疗，以预防因自主调节功能异常引起的一些问题，包括肾衰竭[5-6, 32]。

手术前对潜在及明确的糖尿病靶器官损害进行评估和治疗同患者代谢状态的评估一样重要。围术期糖尿病患者的评估在第 38 章也有讨论。

糖尿病引起的自主神经病变可能使围术期风险增高，使术后管理的难度增大并严重影响患者的生存率。因此术前应常规对自主神经病变情况进行评估。糖尿病自主神经病变患者胃轻瘫的概率增高（可能引起胃内容物的误吸），围术期呼吸心搏骤停的风险增加。如果患者存在某些自主神经病变的表现，如早饱感、无汗、呼吸或体位改变时脉率无变化、阳痿，则其出现无痛性心肌缺血[15, 33]和胃轻瘫的风险极大。术前给予甲氧氯普胺 10mg 可以有效促进胃内固体食物的排空（图 39-1）。肺炎或麻醉药、镇痛药、镇静药对呼吸和窦性自主节律的影响可能是引起呼吸循环衰竭的主要原因。评估窦性心律失常的程度和心率变异性可以简单而准确地评价自主神经病变的程度。正常人深吸气时的心率最大值和最小值之间可相差 15 次 / 分，但在出现呼吸心搏骤停的患者，心率变异均不超过 5 次 / 分[15, 33]。

自主神经病变患者的其他特征包括体位性低血压（血压下降超过 30mmHg）、静息时心动过速、夜间腹泻和多发性周围神经病变。糖尿病患者合并严重的自主神经病变时呼吸系统对低氧的反应性降低，对具有呼吸抑制作用的药物特别敏感。尽管目前尚无明确的对照研究支持，但对该类患者建议在术后 24 ~ 72h 内给予呼吸和循环的持续严密监测[15]。而无自主神经病变的糖尿病患者，需要时可实施非住院手术（见表 39-1）。

急诊手术

许多因创伤或感染需行急诊手术的糖尿病患者存

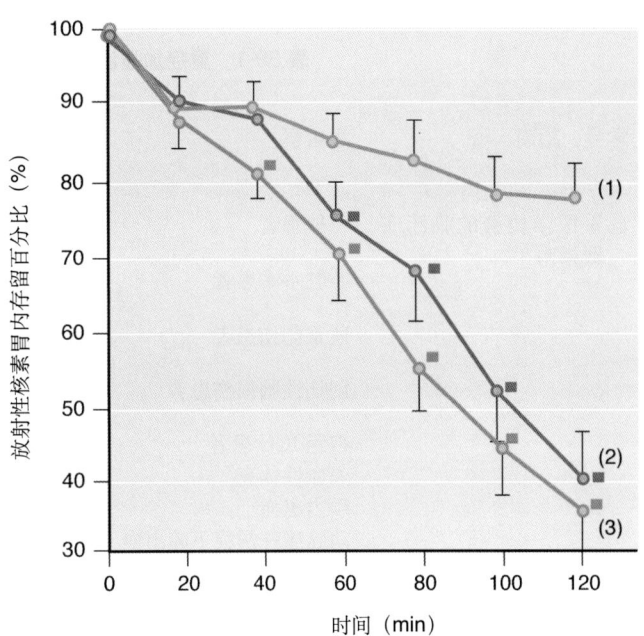

图 39-1 三组患者固体食物的胃排空时间（均数 ± 标准差）：（1）糖尿病患者；（2）进食前 1.5h 静脉使用甲氧氯普胺 10mg 的糖尿病患者；（3）非糖尿病患者 *(From Wright RA, Clemente R, Wathen R: Diabetic gastroparesis: an abnormality of gastric emptying of solids, Am J Med Sci 289:240, 1985.)*

在明显的代谢紊乱，包括酮症酸中毒（参见第 81 章）。通常没有充足的时间使患者病情稳定，但只要有数小时就足以纠正潜在威胁生命的水、电解质紊乱。如果外科疾病本身会进一步加剧代谢紊乱，就没有必要为了完全纠正酮症酸中毒而延期手术。容量不足和低钾血症得到部分纠正即可减少酮症酸中毒引起的术中心律失常及低血压的发生率。

胰岛素治疗可以从静脉单次注射 10U 普通胰岛素开始，然后再持续输注。胰岛素的输注速度很容易确定，可将最后一次测得的血糖值除以 150（如果患者接受类固醇治疗、处于感染状态或严重超重（体重指数 ≥ 35kg/m²），则除以 100）。定期监测血糖、血钾和血 pH 值比胰岛素的实际用量更重要。由于胰岛素结合位点是有限的，因此无论胰岛素的剂量是多少，血糖下降的最大速度是相对恒定的，平均约为 75 ~ 100mg/（dl·h）[34]。在液体复苏的最初 1 ~ 2h，血糖下降较快。当血糖下降至 250mg/dl 时应该输注含有 5% 葡萄糖的溶液。

治疗所需的补液量由容量缺乏的程度决定，一般为 3 ~ 5L，有时可以高达 10L。尽管水分的丢失量超过溶质的丢失量，但血钠水平通常是正常或降低的。造成这一看似矛盾现象的原因可能是高血糖和高三酰甘油（甘油三酯）血症引起的假性低钠血症。血糖水平在正常值基础上每升高 100mg/dl，血钠浓度就降低约

表 39-1　重症加强治疗患者及相关患者血糖控制目标的推荐范围

学会，指南	患者群	开始胰岛素输注的血糖水平 [mmol/L(mg/dl)]	目标范围 [mmol/L(mg/dl)]	依据
危重医学协会的临床实践指南[26]	一般患者	8.3（150）	5.6～8.3（100～150）	降低胸骨深部伤口的感染率及死亡率[73, 118-121]
	心脏手术患者		<8.3（150）	
	危重创伤患者	8.3（150）	<10（180）	
	创伤性脑损伤患者	8.3（150）	<10（180）	
	神经 ICU 患者 失血性休克 颅内出血 动脉瘤蛛网膜下腔出血	8.3（150）	<10（180）	
美国糖尿病协会指南[471]	一般患者	10（180）	7.8～10（140～180）	在明确患者发生严重低血糖概率极低时，调整至血糖目标的下限
	调整推荐		6.1～7.8（110～140）	
美国临床内分泌医师协会[472]	一般患者		7.8～10（140～180）	仅适用于低血糖发生率低的单位
	手术患者		较低水平	
抗脓毒血症运动[473]	一般患者	10（180）	<10（180）	基于 NICE-SUGAR 研究结果
美国医师学会临床实践指南[474]	一般患者		7.8～11.1（140～200）	适用于应用胰岛素时；指南不推荐强化胰岛素治疗
西班牙危重医学与冠状动脉疾病协会[476]	一般患者		<8.3（150）	
法国麻醉与重症医学协会[475]	一般患者		10(180)	
	手术患者		<6.1(110)	
	心脏病患者		<6.1(110)	
胸外科医师协会[477]	心脏外科手术患者		<10（180） 有植入装置的患者推荐 <8.3(150)	

Data from Sebranek JJ, Lugli AK, Coursin DB: Glycaemic control in the perioperative period, Br J Anaesth 111(Suppl 1):i18-34, 2013; and Jacobi J, Bircher N, Krinsley J, et al: Guidelines for the use of an insulin infusion for the management of hyperglycemia in critically ill patients, Crit Care Med 40:3251-3276, 2012. ICU, 重症监护治疗病房；NICE-SUGAR, Normoglycemia in Intensive Care Evaluation and Survival Using Glucose Algorithm Regulation.

1.6mmol/L。生理盐水起始输注速度为 250～1000ml/h，具体应取决于容量不足的程度和心脏功能。对于有心功能不全病史的糖尿病患者应监测左心室容积。在最初的 6～8h 内补充预计缺失容量的 1/3，另外 2/3 的液体在之后的 24h 内补充。

酸中毒的程度可以通过动脉血气分析和测定阴离子间隙确定（参见第 60 章）。

在危重症糖尿病患者，可出现伴有阴离子间隙增加（≥ 16mmol/L）的酸中毒，其成因可以是酮症酸中毒的酮体、乳酸酸中毒的乳酸或肾功能不全导致的有机酸增加，或者是三者共同的作用。酮症酸中毒时，血浆乙酰乙酸、β- 羟丁酸和丙酮水平增高。血浆和尿液中的酮体含量可以采用 Ketostix 和 Acetest 试纸半定量测得。碳酸氢盐在糖尿病酮症酸中毒治疗中的作用仍存争议。当血 pH 值低于 7.0～7.10 时，心功能和呼吸功能会受到抑制，但使用碳酸氢盐迅速纠正酸中毒会引起中枢神经系统（CNS）结构和功能的改变。引起这些变化的主要原因包括：①碳酸氢盐迅速转化为二氧化碳，后者弥散进入血-脑屏障而导致脑脊液和CNS酸中毒；②脑血流减少引起CNS内氧合改变；③造成渗透梯度异常。经过补液和胰岛素治疗之后，β-羟丁酸水平迅速下降，而乙酰乙酸水平不变，甚至出现下降前的逆向上升。在血糖、β-羟丁酸和乙酰乙酸水平降至正常后的很长时间内，血丙酮水平仍会高于正常，持续约 24 ~ 42h，导致尿酮持续阳性[34]。血糖正常的情况下，如果存在持续酮症且血清碳酸氢盐浓度低于 20mmol/L，应继续使用葡萄糖和胰岛素以纠正细胞内的脂质分解。

糖尿病酮症酸中毒时，最严重的电解质紊乱是体内钾总量的缺失。缺失量可达 3 ~ 10mmol/kg。血清钾浓度在静脉使用胰岛素后迅速下降，并在 2 ~ 4h 后达到最低，这时需要积极补钾。随着酸中毒的纠正，输入体内的钾随胰岛素进入细胞内。补液后更多的钠离子进入远端肾小管也引起尿钾排泄增多。酮症酸中毒时组织分解代谢增强、细胞摄入磷异常以及尿磷排泄增多等原因也会导致机体磷的缺乏，从而引起明显的肌无力和器官功能异常，机体磷缺乏可达 1mmol/kg。如果血磷低于 1.0mg/dl 时，需及时予以补充[34]。

糖尿病治疗新方法的进展

至少有三种糖尿病治疗新方法已进入临床试验阶段：

- 在体内植入（像起搏器一样的）血糖分析仪，通过电子发射装置将数值显示在手表式血糖监护仪上。
- 提高胰岛移植术后所移植胰岛细胞生存率的新药，以及毒副作用更低的抗排异反应药物。
- 可以使正常功能的胰岛细胞再生（无需胰岛移植）的新药，如 INGAP（islet neogenesis–associated protein，胰岛新生相关蛋白）多肽。

这些治疗方法中有一些将从根本上改变糖尿病患者的围术期管理。如果胰岛细胞再生技术能够普及，1型糖尿病就会从此消失；如果植入式实时监测血糖成为可能，严格控制血糖的目标将更容易达到。

胰岛细胞瘤和其他引起低血糖的因素

低血糖很少发生于非糖尿病患者。非糖尿病患者出现低血糖的原因包括胰岛细胞腺瘤或癌、巨大肝癌、巨大肉瘤、饮酒、使用 β 受体阻滞剂、应用氟哌啶醇、垂体功能低下、肾上腺皮质功能不全、胃或胃旁路手术后的生理改变、遗传性果糖不耐受、服用降糖药物、半乳糖血症或自身免疫性低血糖[35]。后四种情况会发生餐后反应性低血糖，而限制进食可预防严重低血糖。因此，禁食以及静脉输注少量 5% 葡萄糖溶液可以大大降低围术期餐后反应性低血糖的发生率。其他导致低血糖的原因则可能在围术期引起严重的问题[35]。

低血糖的症状分为两类：肾上腺素能兴奋（心动过速、心悸、颤抖或出汗）或低血糖的神经反应（头痛、意识模糊、反应迟缓、抽搐或昏迷），而所有这些症状都可能被麻醉所掩盖。因此，对这些患者应经常测定血糖水平以避免低血糖的发生。胰岛素瘤手术在操作时可能引起大量胰岛素释放，故该类手术必须在配备有机械胰腺的医疗机构实施。围术期使用生长抑素类似物奥曲肽可抑制胰岛素瘤释放胰岛素，大大提高围术期安全性。

营养性疾病，包括肥胖

高脂蛋白血症、高脂血症和低脂血症

高脂血症可以由肥胖、雌激素或肾上腺皮质激素治疗、尿毒症、糖尿病、甲状腺功能减退、肢端肥大症、饮酒、肝脏疾病、先天性代谢疾病或妊娠等引起。高脂血症可诱发冠心病、外周血管疾病及胰腺炎等。

"他汀类"[3-羟基-3-甲基戊二酰-辅酶 A（HMG-CoA）还原酶抑制剂]药物，可提高高密度脂蛋白（HDL）水平、降低低密度脂蛋白（LDL）胆固醇水平，即使用于 LDL 水平正常的患者也可降低冠状动脉疾病的发生率。此方法可显著降低高危患者心肌再梗的死亡发生率[36-38]。对高危患者而言，采取二级预防措施也十分有效，包括戒烟、降压、控制应激、加强体育锻炼、服用阿司匹林、叶酸、β 受体阻断剂、血管紧张素抑制剂、控制饮食及其他降低 LDL、提高 HDL 的药物等。

饮食调节仍然是治疗所有类型高脂血症的主要方法。而广泛用于治疗高三酰甘油（甘油三酯）血症的药物中，非诺贝特（fenofibrate）和吉非贝齐（gemfibrozil）可引起心肌病变，特别是在患有肝脏或肾脏疾病的患者；氯贝丁酯（clofibrate）可使胆结石的发病率增高。考来烯胺（cholestyramine）可以与胆汁酸、口服抗凝药、洋地黄药物及甲状腺激素结合。烟酸可以引起周围血管舒张，术晨应尽量停用。普罗布考（probucol, Lorelco）可减少载脂蛋白 A-1 的合成，少数患者使用后可能出现汗液发臭和（或）QT间期延长，在动物试验中可导致猝死。

"西苏格兰冠状动脉疾病预防"及其他类似研究

都明确证实，"他汀类"药物可以有效预防动脉老化和血管疾病，降低其发病率和死亡率，同时对冠心病、脑卒中和周围血管功能不全等病变也有改善作用[37]。因此，"他汀类"药物——洛伐他汀（1ovastatin）、普伐他汀（pravastatin）、辛伐他汀（simvastatin）、氟伐他汀（fluvastatin）、阿伐他汀（atorvastatin）和罗苏伐他汀（rosuvastatin）已成为目前最主要的降脂治疗药物。

Downs 及其合作者在"空军/得克萨斯冠状动脉粥样硬化预防研究"中，获得了更多的结论[37]。他们的研究结果显示，LDL 水平正常且无任何危险因素的患者服用他汀类药物后，初发急性冠状动脉事件的风险降低了 37%。这项研究中，洛伐他汀并未改变患者的死亡率，这与之前的他汀类药物短期疗效观察研究的结果一致。尽管他汀类药物的疗效主要归因于其降低血脂的作用，但他汀类药物还可改善内皮细胞功能、抑制炎症反应、稳定斑块和预防血栓形成。2013 年美国心脏病学会（ACC）与美国心脏协会（AHA）发布了新的心血管疾病高危患者血胆固醇治疗临床实践指南[39]。指南推荐在下列情况应用他汀类药物：

- 心血管疾病患者。
- LDL，又被称为"坏"胆固醇，高于或等于 190mg/dl 的患者
- 年龄为 40～75 岁之间的 2 型糖尿病患者。
- 年龄为 40～75 岁之间，10 年内心血管疾病预期发病风险大于或等于 7.5% 的患者（报告提供了用于计算 10 年风险的公式）。

他汀类药物通过阻断胆固醇合成中的限速酶，即 HMG-CoA 还原酶（甲基戊二酰-辅酶 A 还原酶）发挥作用。这类药物都很昂贵，使用后偶尔会出现肝功能异常、CNS 异常以及严重的抑郁。根据现有的证据，接受他汀类药物治疗的患者应继续服用该类药物[40]。其他降低 LDL、增加 HDL 和降低三酰油（甘油三酯）的药物包括二十二碳六烯酸（一种 ω-3 脂肪酸）和烟酸。他汀类药物降低高度特异性的 C 反应蛋白，并减少粥样斑块中胆固醇的含量，因此在逆转动脉炎症方面具有明显的作用[41]。

低脂血症十分少见，通常与神经病变、贫血和肾衰竭有关。尽管有关低脂血症患者的麻醉经验有限，但还是有一些建议可以参考：在整个围术期持续补充热量，并静脉输注蛋白质水解产物和葡萄糖。

肥胖

虽然与肥胖相关的很多疾病（糖尿病、高脂血症、胆结石、胃食管反流、肝硬化、关节退行性变和椎间盘病变、静脉淤滞和血栓/栓塞性疾病、睡眠障碍、情绪改变和体型改变）都会对肥胖患者的远期死亡率产生影响，但麻醉医师最主要的关注点仍与 20 世纪 70 年代一样，即心肺功能的异常（参见第 71 章）。

病态肥胖患者不合并或仅合并有轻度肺部疾病［如无肥胖低通气综合征或慢性阻塞性肺疾病（COPD）］则称为"单纯"肥胖。单纯肥胖患者日间气体交换及肺功能轻度改变的主要原因是过多脂肪组织对胸壁和膈的压迫和限制[42]。通常肥胖患者的呼气储备量和功能残气量会明显受累，分别降至正常值的 60% 和 80%。

其他饮食紊乱：神经性厌食症、贪食症与饥饿

神经性厌食症的特点是由于饥饿引起体重降低 40% 以上，同时伴有过度兴奋及对身材形态不满意的一种疾病，患者会出现许多内分泌及代谢问题。多数患者存在冲动行为如自杀冲动，而且静脉注射毒品者也多于正常人群。这类患者在麻醉和手术前应警惕酸中毒、低钾血症、低钙血症、低镁血症、低体温、尿崩症以及类似于全垂体功能减低的严重内分泌紊乱。贪食症患者也会出现类似情况，约有 50% 的女大学生患有这种疾病，甚至一些老年人也会罹患这种疾病。同严重蛋白质缺乏（恶性营养不良症）一样，神经性厌食症及贪食症患者可能伴有心电图（ECG）的改变，包括 QT 间期延长、房室传导阻滞及其他一些心律失常；这种患者对肾上腺素十分敏感，并可能合并心肌病变[43]。静脉输注含钾的葡萄糖溶液有助于纠正机体总钾量的缺失；但需要注意的是，这类患者输液后易出现肺水肿。此类患者胃排空延迟，因而食管炎、胰腺炎和吸入性肺炎的发生率较高。一篇综述中曾报道，体重指数低于 $13kg/m^2$ 的重度厌食症患者若存在严重的低血糖或白细胞减少（低于 $3.0 \times 10^9/L$），或两者都有时，潜在致死性并发症发生率很高[44]。因此该类患者在术前需要进行严格的营养支持，避免再进食综合征。术中给予葡萄糖或儿茶酚胺可能诱发严重的电解质紊乱或致死性心律失常。术后给予加强监护，并尽早进食对于预防手术部位感染非常重要。

高营养治疗（全肠外或肠内营养）

高营养治疗（即全肠外营养 total parenteral nutrition，TPN）需要在正常每日所需的液体中添加浓缩高渗糖成分（参见第 106 章）。此外静脉营养液中还包括蛋白质水解物、脂肪乳（如英脱利匹特）或复合氨

基酸（或这些成分的任意组合）。对术后 7d 内不能进食的患者以及术前存在营养不良的患者，采用 TPN 或全肠内营养的主要优点是可减少术后并发症、缩短住院时间 [45-46]。Starker 的团队 [47] 发现，通过监测血清白蛋白水平判断 TPN 的效果可以预测患者术后的转归。使用 TPN 后血清白蛋白水平增高的患者尿量较多、体重减轻且并发症较少（15 例患者中仅有 1 例出现并发症）；而血清白蛋白水平降低且体重增加的患者并发症较多（16 例患者中有 8 例患者共出现了 15 种并发症）（图 39-2）。退伍军人管理局（VA）的研究认为血清白蛋白水平是判断围术期预后的最重要的预测指标之一 [45]。

高营养治疗的主要并发症是脓毒症和代谢异常。建立用于 TPN 的中心静脉通路时需要绝对无菌技术，并且不能作为常规给药的静脉通路。TPN 的主要代谢并发症均源于相应功能缺乏和高渗状态。如患者因胰岛素缺乏（糖尿病）或出现胰岛素抵抗（因尿毒症、烧伤或脓毒症）而无法代谢葡萄糖时，会出现高糖高渗的并发症。

逐渐减慢 TPN 的输注速率可以预防因突然停用 TPN 引起的低血糖。因此，在麻醉和术前夜间应将 TPN 的输注速率减慢，或在术中以原有的速率持续输注。麻醉前减慢或停用 TPN 的主要目的是避免术中输液速度突然加快而引起高渗状态，或突然停止输注时由于内源性胰岛素水平增高及常规输注的晶体液内葡萄糖含量偏低而引起低血糖 [45]。低磷血症是高营养治疗导致的特别严重的并发症，究其原因主要是营养

液中的磷含量偏低或缺乏。血清磷水平下降会引起氧离曲线左移，导致 2，3- 二磷酸甘油和三磷酸腺苷含量降低，氧输送减少，而机体为了维持原有氧输送则不得不增加心排血量。血磷浓度低于 1.0mg/dl 时会引起溶血性贫血、心力衰竭、呼吸急促、神经症状、惊厥甚至死亡。此外，长期 TPN 还会导致微量元素的缺乏，如铜（难治性贫血）、锌（伤口不易愈合）和镁的缺乏。

肾上腺皮质功能异常

肾上腺皮质分泌三类重要的激素：雄激素、糖皮质激素和盐皮质激素，任何一类激素过多或者缺乏都会引起特征性的临床综合征。大量使用皮质类固醇会使肾上腺皮质不能对手术创伤及术后恢复产生正常的应答。临床腹部 CT 扫描应用增多，使得许多无症状的肾上腺肿物被意外发现。有证据表明，这些因扫描而意外发现的肾上腺肿物，即"偶发瘤"，可能是患者的重要隐患，可能有多达 30% 的肾上腺肿物具有激素分泌活性。一篇文章对 2 000 例肾上腺偶发瘤进行了研究，结果发现其中 82% 无激素分泌活性，5.3% 为分泌糖皮质激素的腺瘤，5.1% 为嗜铬细胞瘤，4.7% 为肾上腺癌，2.5% 为未知的转移性肿瘤，还有 1% 为分泌醛固酮的腺瘤。因此，影像学发现偶发瘤后，需要认真追踪。与肾上腺皮质有关的几个问题应该重点予以关注。

尽管皮质类固醇的使用越来越广泛，但是针对肾上腺功能障碍患者围术期管理的对照研究却不多，目前仅有数个针对特定情况的对照研究结果可供参考。然而，针对肾上腺皮质可能出现的病理生理改变及其处理方法的综述应该有助于提高我们对肾上腺功能异常患者的围术期管理。

肾上腺皮质激素的生理特点

雄激素　雄烯二酮和脱氢表雄酮是肾上腺皮质产生的弱雄激素类物质，也是女性的主要雄激素来源（由于棒球运动员为赢得更多全垒打而应用或滥用这些激素，从而名声大噪）。雄激素过度分泌会导致女性男性化、男性早熟或者女性假两性畸形。而一些肿瘤可以使雄激素转变为雌激素，导致男性女性化。对于这些患者麻醉前无需做特殊评估。某些导致雄激素异常的先天性酶缺乏症也会导致糖皮质激素和盐皮质激素异常，这种情况需要在术前进行评估。这些患者绝大多数都接受外源性糖皮质激素和盐皮质激素治疗，因此在围术期需要补充这些激素（见后）。

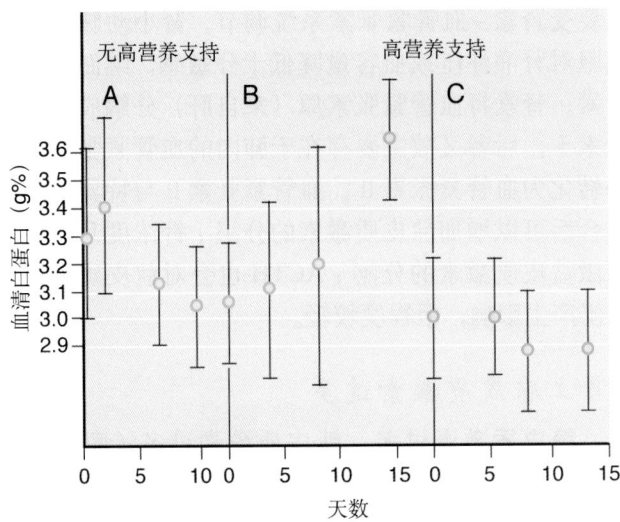

图 39-2 通过监测血清白蛋白水平判断高营养治疗的效果，并预测术后转归。营养支持后白蛋白水平上升的患者（B）预后显著优于白蛋白水平没有上升的患者（C）。详细说明见正文 (Modified from Starker PM, Group FE, Askanazi J, et al: Serum albumin levels as an index of nutritional support, Surgery 91:194, 1982.)

糖皮质激素　皮质醇是糖皮质激素的主要代表激素，对碳水化合物、蛋白质、脂类和核酸的代谢具有重要调节作用。皮质醇通过一系列过程发挥生物学作用，首先与结构特异的细胞内胞质受体结合，结合后的复合物激活细胞核特异性 mRNA 的转录。之后这些 mRNA 翻译产生介导激素基本作用的蛋白质。

大多数皮质醇与皮质类固醇结合球蛋白（corticosterone-binding globulin，CBG）结合，只有少量未结合的皮质醇进入细胞内发挥作用或被代谢掉。CBG 数量可以发生改变，某些疾病状态，如肝脏疾病和肾病综合征，可导致循环 CBG 水平降低；而相反地，使用雌激素及妊娠则可引起 CBG 产生增加。结合型皮质醇数量的改变会引起血清总皮质醇水平的升高或降低，而非结合型的活性皮质醇水平维持正常。通过测定尿液中的皮质醇水平（即非结合型的活性皮质醇经肾滤过的量）可以精确测定皮质醇的活性。

皮质醇的血清半衰期为 80~110min。但由于皮质醇通过细胞内的受体发挥作用，因此单纯血清水平的药代动力学数据并不能精确反映皮质醇的活性。单次注射糖皮质激素后，血糖水平会持续升高 12~24h，而支气管哮喘患者的肺功能改善可持续至给药后 24h。因此糖皮质激素的替代治疗方案不是依据实际测定的血清半衰期，而是应参照激素对靶器官作用效应所持续的时间。需要长期糖皮质激素替代治疗的住院患者通常需要每天给药两次，清晨的剂量要稍高于晚上的剂量，从而模拟皮质醇水平正常的昼夜变化。对于需要在术中或术后静脉补充激素的患者（见后），每 12h 给予一次糖皮质激素较为合适[48]。表 39-2 列出了不同糖皮质激素的相对效价。皮质醇主要在肝中灭活后以 17- 羟皮质类固醇的形式排出，还有一部分能以原形从尿液中滤过排出。

人工合成糖皮质激素的受体结合力与剂量相关。当给予超过生理剂量的糖皮质激素时（>30mg/d），氢化可的松和可的松会与盐皮质激素受体结合，引起水钠潴留以及钾离子和氢离子的丢失。当给予 30mg/d 维持量或更小剂量时，患者需补充盐皮质激素以维持电解质平衡和容量的稳定。许多其他类固醇激素即使在大剂量使用的情况下也不会和盐皮质激素受体结合，不具有盐皮质激素的作用（见表 39-2）。

糖皮质激素的分泌由垂体促肾上腺皮质激素（adrenocorticotropic hormone，ACTH）调节。ACTH 由一种前体分子（阿片黑皮素原）合成，后者代谢形成内啡肽（β- 促脂解素）和 ACTH。ACTH 呈阵发性分泌模式且具有昼夜节律，男性通常在凌晨达到分泌高峰，女性则会稍晚一些，ACTH 的分泌在某种程度

上也受光暗节律的调节。ACTH 的分泌受下丘脑释放的促肾上腺皮质激素释放激素（corticotropin-releasing factor，CRF）调节（皮质类固醇分泌的昼夜节律异常就会引起所谓的时差综合征）。皮质醇和其他糖皮质激素对垂体和下丘脑具有负反馈作用，可以抑制 ACTH 和 CRF 的分泌。如果分泌 CRF 或 ACTH 的细胞遭到破坏超过 30d，肾上腺就会萎缩。此后，肾上腺将几乎不再对短时间给予的外源性 ACTH 发生反应。

盐皮质激素　醛固酮是人类分泌的主要的盐皮质激素，由肾上腺皮质球状带分泌。主要作用是促进钠的重吸收以及钾和氢离子的排出，故对于维持电解质和容量稳定起重要作用。醛固酮主要作用于远端肾小管，对唾液腺和汗腺也有一定的作用。醛固酮的分泌主要受肾素 - 血管紧张素系统调节。肾小动脉的球旁细胞对肾灌注压或血容量降低十分敏感，继而会分泌肾素。肾素将血管紧张素原（来自肝）分解成血管紧张素 I，后者又被主要存在于肺内的血管紧张素转化酶转化为血管紧张素 II。血管紧张素 II 与特异性受体结合后可以增加盐皮质激素的分泌；钾浓度升高也可刺激盐皮质激素的分泌；ACTH 也会对盐皮质激素的分泌产生影响，但程度较轻。

肾上腺皮质激素过多

糖皮质激素过多　糖皮质激素过多（库欣综合征）主要由于内源性糖皮质激素分泌过多或者长期应用超过生理剂量的糖皮质激素治疗所致。主要表现为满月脸、面部血管扩张、向心性肥胖（躯干肥胖而四肢瘦）、皮肤菲薄易破和紫纹。通常伴有肌肉消耗，但心肌和膈不会受累。测试这一综合征可以让患者从座

表 39-2　常用糖皮质激素的相对效价及等效剂量

类固醇	相对效价	等效剂量（mg）
短效		
氢化可的松	1.0	20.0
可的松	0.8	25.0
泼尼松	4.0	5.0
泼尼龙	4.0	5.0
甲泼尼龙	5.0	4.0
中效		
曲安西龙	5.0	4.0
长效		
倍他米松	25.0	0.60
地塞米松	30.0	0.75

Data from Axelrod L: Glucocorticoid therapy, Medicine (Baltimore) 55:39, 1976

位上站起而不用手支撑。不能完成这一试验说明近端肌肉力量弱，可能患有库欣综合征。这些患者由于骨基质形成减少及钙吸收障碍，通常会有骨质疏松。液体潴留和高血压（源于糖皮质激素引起肾素底物增加和血管反应性增加）也很常见。由于外周组织对糖的利用减少，胰岛素抵抗以及糖异生增加，这些患者也会出现高血糖甚至糖尿病（表 39-3）。

库欣综合征最常见的原因是使用糖皮质激素治疗关节炎、哮喘或过敏。这些情况下，肾上腺发生萎缩，在应激状态下（如术前或特殊操作前）不能通过分泌更多的激素产生相应的应答，因此围术期需要补充外源性糖皮质激素（见后面有关"患者由于其他原因需要使用激素"的章节）。内源性库欣综合征可因垂体分泌 ACTH 增多引起（占内源性病例的 65% ~ 75%），通常与垂体微腺瘤有关，也可由非内分泌系统的异位 ACTH 分泌过多引起（如肺、胰腺或胸腺的肿瘤）[49]。内源性库欣综合征中还有 10% ~ 20% 的患者为 ACTH

表 39-3　肾上腺功能亢进（库欣综合征）和肾上腺功能减退的临床特征

库欣综合征	肾上腺功能减退
向心性肥胖	体重减轻
近端肌肉无力	虚弱、疲劳、嗜睡
年轻时出现骨量减少	肌肉、关节疼痛、背痛
高血压	体位性低血压、眩晕
头痛	头痛
精神障碍	食欲不振、恶心、腹痛、便秘、腹泻
紫纹	
自发性瘀斑	
面部血管扩张	
色素沉着	色素沉着
多毛症	
痤疮	
低钾性碱中毒	高钾血症、低钠血症
糖耐量异常	偶发性低血糖症
肾结石	高钙血症
多尿	肾前性氮质血症
月经异常	
白细胞增多	

非依赖性，由肾上腺腺瘤或腺癌所致。

库欣综合征患者术前应注意控制糖尿病和高血压，并确保血容量和电解质浓度在正常范围内。异位 ACTH 分泌会引起明显的低钾性碱中毒。使用醛固酮拮抗剂螺内酯（安体舒通）可以防止钾丢失，并有助于体内过多液体的排出。由于严重骨质疏松的发生率很高，因此有骨折的风险，在摆放体位时要特别注意。此外，糖皮质激素会破坏淋巴细胞并有免疫抑制作用，因此患者感染的发生率增加。糖皮质激素可以使愈合伤口的抗张力下降，局部使用维生素 A 可以部分缓解这种情况。

不同原因引起的库欣综合征患者在手术治疗时，需要特殊考虑的问题不同。近 3/4 的内源性库欣病是由分泌 ACTH 的垂体腺瘤引起的。本书上一版此章节作者 Michael Roizen 医生的经验是，引起库欣病的垂体微腺瘤患者与引起闭经泌乳的垂体腺瘤患者，围术期处理并不相同。库欣病患者更容易出血（根据临床经验），且中心静脉压（CVP）较高。因此，这些患者行经蝶肿瘤切除术时，应常规监测 CVP 并将其维持在正常范围的低限。而在其他经蝶微腺瘤切除术中，则无需常规监测 CVP。

10% ~ 15% 的库欣综合征为肾上腺腺瘤或腺癌分泌过多糖皮质激素所致。如果拟行单侧或双侧肾上腺切除术，肿瘤切除的开始阶段就应开始补充糖皮质激素。尽管缺少明确的研究证据支持，我们仍常规每 24h 静脉补充琥珀酸氢化可的松或磷酸氢化可的松 100mg。3 ~ 6d 后逐渐减量至维持剂量。从第 3 天开始，多数外科医师会补充盐皮质激素 9α- 氟皮质醇（0.05 ~ 0.1mg/d）。有些患者两种激素的剂量需反复调整才能达到合适的水平。如果患者行双侧肾上腺切除，这种治疗则需一直持续进行。对行单侧肾上腺切除的患者，应根据剩余腺体的情况进行个体化治疗。开腹肾上腺切除术气胸的发生率可高达 20%，因此在缝合切口前应判断有无气胸并进行处理。而腹腔镜技术的应用已大大降低了这一并发症的发生率。

库欣综合征患者接受双侧肾上腺切除术术后并发症的发生率较高，围术期死亡率达到 5% ~ 10%（甚至高于心脏手术），常出现永久性盐皮质激素和糖皮质激素缺乏。行肾上腺切除的库欣综合征患者中有 10% 存在未发现的垂体肿瘤。肾上腺切除后，皮质醇水平下降，可使得垂体肿瘤增大。这种垂体瘤具有潜在的侵袭性，可以产生大量的 ACTH 和促黑素，导致皮肤色素沉着。

约 85% 的肾上腺肿瘤是在 CT 扫描过程中意外发现的。不同的研究显示，尸检患者中有 1% ~ 32% 存在无功能肾上腺腺瘤。功能性腺瘤通常需要手术治疗，术后数月内对侧腺体功能会恢复。但腺癌往往无法通过手术切除，这些患者可以使用类固醇合成抑制剂如甲双吡丙酮（metyrapone）或米托坦（mitotane）缓解部分症状，但不能提高生存率。这些药物和特异性的醛固酮抑制剂同样可以用于原发肿瘤无法切除的异位 ACTH 分泌患者以缓解症状。接受肾上腺抑制治疗患者同时需要长期的糖皮质激素替代治疗（治疗目的是完全抑制肾上腺功能）。因此这类患者应被当作肾上腺功能抑制患者，围术期补充糖皮质激素的剂量应该加大。

盐皮质激素过多　盐皮质激素过多（通常也伴有糖皮质激素过多，因为多数糖皮质激素具有盐皮质激素的特性）会引起钾丢失、钠潴留、肌肉无力、高血压、手足搐搦、多尿、尿液浓缩功能丧失以及低钾性碱中毒。这些症状可出现于原发性醛固酮增多症或 Conn 综合征（醛固酮分泌增多抑制肾素的分泌，为低肾素性高血压原因之一）。

在不明原因的高血压患者中，有 0.5% ~ 1% 是由原发性醛固酮增多症所致。虽然有 25% ~ 40% 的患者存在双侧肾上腺增生，但多数原发性醛固酮增多症患者是由单侧肾上腺腺瘤所引起的。原发性醛固酮增多症患者术前应使用醛固酮拮抗剂安体舒通，将血容量、电解质和肾功能恢复到正常范围。安体舒通起效较慢，在使用 1 ~ 2 周后效果才逐渐增强。当患者血清钾浓度为 2.9mmol/L 时，机体总缺钾量为 40 ~ 400mmol。细胞内外钾平衡的恢复通常需 24h 以上，故治疗过程中，即使血清钾水平恢复正常也未必表明机体总钾量的缺乏已得到纠正。此外，Conn 综合征患者高血压和缺血性心脏病的发生率较高，应根据心血管受损的程度进行适当的血流动力学监测。

一项回顾性非对照研究显示，术前应用安体舒通控制血压和电解质的患者，术中血流动力学状态要比术前应用其他降压药的患者更稳定。然而，目前围术期对糖皮质激素或盐皮质激素分泌异常患者进行优化治疗的有效性尚未明确。我们认为使患者的情况逐渐恢复至正常状态有助于降低围术期的发病率和死亡率。

肾上腺皮质激素缺乏

糖皮质激素缺乏　激素治疗突然停药或者长期激素治疗后类固醇合成受到抑制是引起皮质类固醇分泌减少的主要原因。对于这类糖皮质激素缺乏患者的管理我们将在后面的章节"患者由于其他原因需要使用激素"中予以详细描述。其他引起肾上腺皮质激素缺乏的原因包括：ACTH 分泌减少、自身免疫性疾病引起的肾上腺腺体破坏、结核、出血、癌症、一些先天性的肾上腺增生（见前面的相关内容）和细胞毒性药物的使用。

原发性肾上腺皮质功能不全（艾迪生病）与肾上腺皮质各带的局部破坏有关，当破坏发生在双侧时，会引起糖皮质激素和盐皮质激素两类激素的缺乏，常见的症状和体征见表 39-3。在美国，自身免疫性疾病是引起双侧原发性（非外源性）ACTH 缺乏的主要原因。而在世界范围来看，结核则是最常见的原因。结核可导致肾上腺功能减低和腺体增大，这些改变在结节病、组织胞浆菌病、淀粉样变、转移瘤和肾上腺出血中也很常见。由创伤、人类免疫缺陷病毒（HIV）以及其他感染，如巨细胞病毒、分枝杆菌和真菌感染等导致的腺体全部或部分损伤也越来越多地被人们所发现。

肝素诱发的血小板减少症是导致肾上腺功能不全伴腺体增大的原因之一，其发生率日渐升高。因此，对于所有使用过肝素并出现低血压的患者都应该考虑这种情况。

自身免疫性疾病引起肾上腺破坏的患者可能还伴有其他自身免疫性疾病，如 1 型糖尿病和桥本甲状腺炎。皮质醇合成所需的酶缺乏也会引起糖皮质激素缺乏、ACTH 代偿性增多和先天性肾上腺增生。由于肾上腺功能不全的发展往往比较缓慢，所以这类患者容易出现明显的色素沉着（为刺激无功能肾上腺的分泌而过多分泌 ACTH 所致）和气虚症状（长期低血压所引起）。

垂体或下丘脑肿瘤引起 ACTH 分泌减少时会导致继发性肾上腺皮质功能不全。手术或放射治疗垂体肿瘤可能引起垂体功能低下，进而导致肾上腺皮质功能衰竭。

如果没有应激刺激，糖皮质激素缺乏的患者在围术期通常不会出现问题。但如果出现应激，即使是很小的刺激（如上呼吸道感染）也可能诱发急性肾上腺危象（艾迪生病危象）。这类患者麻醉和手术的准备应包括治疗低血容量、高钾血症和低钠血症。由于这些患者对应激刺激不能产生反应，因此在围术期应常规使用应激剂量的糖皮质激素 [氢化可的松约 200mg/（70kg·d）]。但 Symreng 及其团队[50] 仅在手术开始时静脉给予磷酸氢化可的松 25mg，在随后的 24h 内静脉给予 100mg。因人们希望应用尽可能小剂量的药物产生合适的治疗效果，故后一种方案似乎更具吸引力。这种治疗方案已经证实与大剂量激素的治疗方案［大约为氢化可的松 300mg/（70kg·d），见后面的章节"患者由于其他原因需要使用激素"］一样有效。因此，目前的推荐剂量为静脉应用磷酸氢化可的松 100mg/24h。

盐皮质激素缺乏 低醛固酮血症并不常见，可能是先天性，也可能发生在单侧肾上腺切除后，或者由于长期使用肝素引起。此外，长期糖尿病和肾衰竭也可能导致低醛固酮血症。非甾体类的前列腺素合成抑制剂也会抑制肾素释放，加重肾衰竭患者的低醛固酮血症。血浆肾素活性低于正常，限盐或使用利尿剂不能引起肾素活性适度增加。这种患者的症状主要由高钾性酸中毒引起而非低血容量；事实上，一些患者表现为高血压。低醛固酮血症的患者会出现严重的高钾血症、低钠血症及心肌传导异常。围术期使用盐皮质激素（9α- 氟皮质醇 0.05 ~ 0.1mg/d）可以有效治疗这些异常。剂量应仔细调整并严密监测，以免加重高血压。

患者由于其他原因需要使用激素

围术期应激和皮质类固醇的补充 普通患者和因其他疾病需要皮质类固醇治疗的患者在围术期的肾上腺反应如下：

1. 围术期的应激程度及创伤程度与麻醉深度有关。较深的全身麻醉或区域阻滞可将本应在术中发生的糖皮质激素波动延迟至术后。
2. 肾上腺皮质功能减退的患者围术期如果未能补充激素，可能出现循环不稳定问题。
3. 尽管一些长期使用激素的患者会在围术期出现低血压，但糖皮质激素或盐皮质激素缺乏却很少是其诱因。
4. 急性肾上腺功能不全较罕见，但可能会危及生命。
5. 围术期使用与琥珀酸氢化可的松 100mg 等效的激素几乎不存在风险。

在一项灵长类动物使用糖皮质激素替代治疗的严格对照研究中，研究者明确描述了与围术期激素替代治疗剂量不足有关的致命性并发症[48]。作者提出的另一种激素替代方案在很大程度上改善了此类患者的管理，提高了安全性。在该研究中，行肾上腺切除术的实验组和假手术对照组均接受生理剂量的激素治疗 4 个月。然后所有动物随机分入亚生理剂量组（皮质醇正常生成量的 1/10）、生理剂量组和超生理剂量组

（皮质醇正常生成量的 10 倍），治疗 4d 后再接受开腹手术（胆囊切除术）。血流动力学参数通过动脉导管和肺动脉导管进行监测。术中和术后各组动物仍然维持其随机分组的激素剂量。围术期应用亚生理剂量组的动物死亡率显著增加；生理剂量和超生理剂量组的动物死亡率无显著差异，且与假手术组之间无显著差异。亚生理剂量组动物死亡的原因主要与体循环阻力下降及左心室每搏指数降低引起的严重低血压有关。与对照组相比，试验组的心脏充盈压无显著变化，无低血容量和严重的慢性心功能不全的表现。体循环阻力尽管下降，但未出现心动过速。这些变化与之前文献的观点一致，即糖皮质激素与儿茶酚胺相互作用，表明前者参与了后者增加心肌收缩力和维持血管张力的效应过程。

研究者在伤口愈合评价方面采用了羟脯氨酸这个比较敏感的指标。结果显示，所有治疗组（包括超生理剂量组）的伤口愈合能力相同。而且，围术期使用超生理剂量激素组的动物并未出现代谢不良的表现。

本项设计严格的研究证实了临床对内在疾病或外源性激素引起肾上腺功能不全患者的一些经验直觉，如围术期激素替代治疗剂量不足可引起肾上腺危象甚至死亡；而围术期短期使用超生理剂量的激素不会引起明显的不良后果。当然，理论上给予大剂量激素还是有可能引起一些副作用（见后）的。显然糖皮质激素剂量不足可导致死亡，但是确切的激素推荐剂量目前尚不清楚。Yong 的团队们通过对该领域的随机对照研究进行 Cochrane 系统评价分析后报道，只有 2 篇临床试验共涉及 37 例患者的研究符合纳入标准[51]。这两篇研究认为肾上腺皮质功能不全的患者围术期无需补充类固醇激素，不过两个研究均未提及实验组和对照组有任何副作用或并发症。因此作者得出结论，目前尚无充分证据支持或反驳肾上腺皮质功能不全患者围术期补充类固醇激素的观点。

由于补充激素带来的风险很低，因此通常对近一年内使用过激素治疗的患者均进行激素替代治疗[48, 50]。还有数据表明，即使机体表面局部涂抹激素（不用敷料覆盖），也会抑制肾上腺功能长达 9 个月至 1 年（表 39-4）。

如何判断肾上腺功能恢复正常的时间？清晨血浆皮质醇水平不能反映肾上腺皮质功能是否恢复正常以及应激状态下皮质醇分泌是否可以增加以满足应激需要。使用胰岛素诱发低血糖被认为是判断垂体 - 肾上腺功能的一个敏感方法，但这种方法并不实用，而且可能比直接使用糖皮质激素更加危险。如果急性应激时测定血浆皮质醇浓度，超过 25μg/dl（或可能只需

表 39-4　停止激素治疗后下丘脑 - 垂体 - 肾上腺轴功能的恢复情况

恢复时间（月）	血浆 17- 羟皮质醇水平	血浆 ACTH 水平	肾上腺对外源性 ACTH 的反应	对甲双吡丙酮（metyrapone）的反应
1	低*	低	低	低
2 ~ 5	低	高†	低	低
6 ~ 9	正常	正常	低	低
> 9	正常	正常	正常	正常

Data from Graber AL, Ney RI, Nicholson WE, et al: Natural history of pituitary-adrenal recovery following long-term suppression with corticosteroids, J Clin Endocrinol Metab 25:11, 1965.
ACTH：促肾上腺皮质激素
* 在此阶段出现轻度肾上腺功能不全的各种表现。
† 在此阶段血浆肾上腺皮质激素的昼夜节律基本正常

超过 15μg/dl）可以确定垂体 - 肾上腺功能正常。在测定垂体 - 肾上腺功能的另一实验中，首先测定基础血浆皮质醇浓度，然后给予合成 ACTH（促皮质素 cosyntropin）250μg，30 ~ 60min 后测定血浆皮质醇浓度。如果浓度增加 6 ~ 20μg/dl 或更多为正常[52-53]。该试验反应正常则表明垂体 - 肾上腺轴的功能已恢复正常，反应较弱通常表明垂体 - 肾上腺轴的功能还不完善，需要在围术期补充激素。

我们通常在术前无法得到有关垂体 - 肾上腺功能状况的检查结果。与其推迟手术或进行进一步检查，不如假设所有在 1 年内使用过激素治疗的患者都存在垂体肾上腺功能抑制，并在围术期给予补充激素。

围术期，肾上腺分泌皮质醇 116 ~ 185mg/d。当遇到强烈应激时，皮质醇分泌量可增加到 200 ~ 500mg/d。手术长短及损伤严重程度与肾上腺激素分泌量之间存在着良好的相关性。腹腔镜下结肠切除术可以代表"大手术"，而疝修补术可以代表"小手术"。在一项研究中，20 例接受大手术的患者术中血浆最高皮质醇浓度均值为 47μg/dl（范围 22 ~ 75μg/dl），术后血浆皮质醇浓度维持在 26μg/dl 以上，持续时间最长可达术后 72h。而接受小手术治疗的患者术中血浆最高皮质醇浓度均值为 28μg/dl（范围为 10 ~ 44μg/dl）。

虽然围术期应补充的糖皮质激素确切剂量尚未确定，我们通常建议静脉给予机体应对最强烈应激时产生糖皮质激素的剂量，即磷酸氢化可的松约 200mg/（70kg·d）；对于小手术，则静脉给予磷酸氢化可的松 100mg/（70kg·d）即可。除非发生感染或其他围术期并发症，通常每天将剂量减少 25%，直至恢复口服用药。此后，可以给予常规口服糖皮质激素的维持剂量。

补充激素的风险　围术期补充激素可导致一些罕见的并发症，包括恶性高血压、水潴留、应激性溃疡和精神错乱。围术期短期补充糖皮质激素可引起的两种常见并发症是伤口愈合不良和感染概率增高。然而，这一现象是否见于各类情况的激素使用，还有待进一步的证据。因目前此现象仅见于短期应用糖皮质激素，而非应激状态下长期大剂量应用糖皮质激素。在啮齿类动物的研究中，证实围术期使用糖皮质激素可明显影响伤口的愈合；然而在灵长类动物的研究中却发现围术期大量使用糖皮质激素不影响伤口的愈合[48]。对上述研究结果进行综合分析，提示围术期短期应用糖皮质激素替代治疗对伤口愈合的确有轻微的不良影响，而局部应用维生素 A 可能会部分缓解该不良作用。

围术期使用糖皮质激素替代治疗是否增加感染风险也并不明确。很多关于长期应用糖皮质激素的研究未发现长期应用糖皮质激素本身可增加严重感染的风险。数据显示，长期使用激素的患者的确存在感染的风险，但围术期补充类固醇激素是否会增加感染风险还有待证实。

老年人的肾上腺皮质功能

随着年龄增长，肾上腺皮质产生雄激素的量逐渐减少；这一变化对麻醉并没有明显的影响（参见第 80 章）。血浆皮质醇水平不会受到年龄增加的影响，CBG 的水平也不会随年龄改变而改变，研究表明老年人游离皮质醇所占的比例也处于正常水平（1% ~ 5%）。老年人对糖皮质激素的代谢和排泄能力进行性下降。正常人 70 多岁时 17- 羟皮质类固醇的排泄量会下降一半，这显然反映了老年人的肾功能随着年龄的增长而下降。采用肌酐清除率对皮质醇代谢产物的排泄作用进行校正后，年龄因素的影响就消失了。皮质醇排泄进一步下降可能反映了肝对循环中皮质醇的代谢能力已受损。

老年人皮质醇的分泌速率下降约 30%，这可能是在肝肾清除皮质醇功能降低时维持正常皮质醇水平的一种代偿机制。老年人糖皮质激素分泌功能下降在应激状态下会得到改善，当给予 ACTH 或出现低血糖等应激时，即使是超高龄老年人（百岁以上）也会表现出完全正常的肾上腺反应。

年轻人无论糖皮质激素分泌过多还是分泌过少通常都被认为存在疾病。垂体或肾上腺原因所引起的库欣病在 30 多岁的患者中发病率最高。内源性库欣病最常见的原因是良性垂体腺瘤。但如果 60 岁以上的老年人出现库欣病，其最常见的原因是肾上腺腺癌或肺、胰腺、胸腺肿瘤分泌的异位 ACTH。

肾上腺髓质交感活性激素过多：嗜铬细胞瘤

高血压病患者中，只有不足 0.1% 的患者是由嗜铬细胞瘤或来源于嗜铬组织可分泌儿茶酚胺的肿瘤所引起的[54]。尽管如此，由于嗜铬细胞瘤患者因其他疾病接受麻醉诱导或手术治疗过程中发生医院内死亡的概率可高达 25%～50%，所以麻醉医师应充分重视这类肿瘤[55]。虽然嗜铬细胞瘤通常发生在肾上腺髓质，但此类血供丰富的肿瘤可发生在体内任何部位，如右心房、脾、卵巢阔韧带或主动脉分叉处的 Zuckerkandl 组织。有不到 15% 的嗜铬细胞瘤呈现恶性播散，通过静脉或淋巴管转移至肝。有些嗜铬细胞瘤还表现出家族遗传倾向，或者是多腺体肿瘤综合征（pluriglandular-neoplastic syndrome）的一部分，属于多发性内分泌腺瘤 Ⅱa 或 Ⅱb 型，并具有常染色体显性遗传的特点。多发性内分泌腺瘤 Ⅱa 型包括甲状腺髓样癌、甲状旁腺腺瘤或增生及嗜铬细胞瘤。曾被称为 Ⅱb 型的多发性内分泌腺瘤现如今被称为嗜铬细胞瘤伴皮肤色素瘢痕表现，如 von Recklinghausen 神经纤维瘤、von Hippel-Lindau 病伴小脑成血管细胞瘤。家族遗传性的嗜铬细胞瘤通常发生在双侧。肿瘤定位可以采用 MRI 或 CT、间碘苄胍（MIBG）核素扫描、超声或静脉肾盂造影（按照敏感性和特异性降序排列）。

术前应关注提示嗜铬细胞瘤存在的症状和体征：大汗、头痛、高血压、体位性低血压、以往麻醉诱导或腹部检查时出现高血压或心律失常；还包括阵发性的大汗、头痛、心动过速和高血压发作；糖耐量异常；红细胞增多、体重减轻及精神异常。事实上，阵发性头痛、大汗和高血压三联征对于嗜铬细胞瘤的诊断可能比任何一项生化检查的特异性和敏感性都要高（表 39-5）。尽管有关嗜铬细胞瘤的文章数量已有 2000 余篇，但是我们仍然不清楚究竟有哪些因素会影响围术期的并发症发生率。

术前应用肾上腺素受体阻滞剂具有明确的临床价值。这类药物可能降低高血压危象的发生率、减轻瘤体处理过程中的血压波动（特别是在离断肿瘤静脉血管之前），并减少围术期心功能不全的发生率。术前准备过程中应用肾上腺素受体阻滞剂可有效降低嗜铬细胞瘤切除术的死亡率（由 40%～60% 降至目前的 0～6%）[56-60]。

α 受体阻滞剂哌唑嗪或酚苄明，通过对抗高水平儿茶酚胺的缩血管作用使血容量增加，但在扩容的同时可能会引起红细胞比容下降。由于某些患者对酚苄明非常敏感，因此建议初始口服药量为 20～

表 39-5　嗜铬细胞瘤的化验检查特点

检查 / 症状	敏感性（%）	特异性（%）	概率比 阳性结果 *	阴性结果 †
香草基扁桃酸排泄	81	97	27.0	0.20
儿茶酚胺排泄	82	95	16.4	0.19
间甲肾上腺素排泄	83	95	16.6	0.18
腹部 CT	92	80	4.6	0.10
阵发性高血压、头痛、出汗和心动过速 ‡	90	95	18.0	0.10

Modified from Pauker SG, Kopelman RI: Interpreting hoofbeats: can Bayes help clear the haze? N Engl J Med 327:1009, 1992.
* 阳性结果的可能性，根据敏感性 /（1−特异性）计算而来。
† 阴性结果的可能性，根据（1−敏感性）/ 特异性计算而来。
‡ 现有研究表明同时出现阵发性典型症状是最佳的预测指标

30mg/70kg，1～2次/天。大多数患者通常需要 60～250mg/d。药物治疗的效果需要根据症状缓解的程度（特别是出汗的症状）及血压平稳的程度来判断。因刺激 α 肾上腺素受体使胰岛素分泌受到抑制而发生糖耐量异常的患者，服用 α 受体阻滞剂后可能出现血糖快速下降。ECG 显示 ST-T 改变的患者术前长期服用（1～6个月）α 受体阻滞剂后，儿茶酚胺导致的心肌炎的 ECG 表现和临床症状都可得到缓解[56-57, 59-63]。

伴有持续性心律失常或心动过速的患者应用 α 受体阻滞剂时，症状有可能会加重，因此建议此类患者使用 β 受体阻滞剂普萘洛尔[56, 57, 59-63]。在未使用 α 受体阻滞剂抑制血管收缩作用的情况下，不能单独应用 β 受体阻滞剂，否则可增加严重高血压的风险。

术前应用酚苄明治疗的最佳时限还没有得到证实。以血压平稳和症状缓解为标准，大多数患者需要使用 10～14d。因为嗜铬细胞瘤生长很慢，所以等到术前药物治疗已经使患者的术前状况得到优化后再行手术治疗一般不会带来负面影响。通常推荐应用以下标准判断术前治疗是否充分：

1. 术前 48h 内测得的血压不应超过 165/90mmHg。我们通常在应激环境中测量患者的动脉血压（麻醉后恢复室），每分钟一次，持续测量 1h。如果没有血压超过 165/90mmHg，即可认为满意。
2. 可以存在体位性低血压，但站立位血压不能低于 80/45mmHg。
3. ECG 中可逆性的 ST-T 改变消失。
4. 5min 内室性期前收缩（PVC）的数量少于 1 个。

术前也可以采用其他药物达到阻断 α 肾上腺素能受体的作用，如哌唑嗪、钙通道阻滞剂、可乐定、右美托咪定和镁剂。多篇病例研究将这些药应用于成年患者肿瘤切除前甚至儿茶酚胺引起的血流动力学危象的治疗[64]。镁剂用于孕期嗜铬细胞瘤或副神经节瘤切除术的有效性也得到证明。镁剂治疗用于嗜铬细胞瘤所需的剂量可参考综述[65]。

获得理想临床预后的关键在于，充分的术前准备、平稳（缓慢）的麻醉诱导以及麻醉医师与外科医师之间良好的沟通。几乎所有的麻醉药物和麻醉方法（包括异氟烷、七氟烷、舒芬太尼、瑞芬太尼、芬太尼和区域麻醉）都曾经成功地用于嗜铬细胞瘤患者，而各类药物与术中短暂心律失常发生相关也是事实[59]。

由于应用方便，通常选择盐酸去氧肾上腺素（新福林）或多巴胺治疗低血压，选择硝普钠或氯维地平治疗高血压。酚妥拉明（立其丁）则起效慢且作用时间偏长。在麻醉深度不够的情况下，疼痛或应激刺激（如气管插管）可使嗜铬细胞瘤患者产生严重的应激反应。这种反应是由神经末梢大量再摄取的儿茶酚胺释放所致。在一般患者，这样的应激状态可使儿茶酚胺水平上升到 200～2 000pg/ml；而在嗜铬细胞瘤患者，很小的应激即可使血液中儿茶酚胺水平达到 2000～20 000pg/ml。然而，瘤体梗死导致瘤体内活性产物释放到腹膜表面或手术操作的压迫引起活性物质释放时，血液中儿茶酚胺水平可以达到 200 000～1 000 000 pg/ml，这种情况应预先做好准备并尽量避免（如果可能应要求暂停手术操作，同时增加硝普钠的剂量）。瘤体静脉血管离断后，如果血容量正常（通过肺动脉楔压或超声心动图进行测量），则血压通常可以维持正常。不过有一些患者可能会出现低血压，个别情况下可能需要输注大剂量的儿茶酚胺。血管加压素也曾用于治疗嗜铬细胞瘤瘤体切除后儿茶酚胺耐药的血管麻痹性休克[66]。有极少数患者术中持续存在高血压。而这其中约 50% 的患者，术后持续高血压约维持 1～3d（血浆儿茶酚胺初始水平较高，随后逐渐下降）。此后，仅有 25% 的患者血压不能恢复至正常水平。需注意的是，应要告知此类患者的家庭成员，嘱咐其在将来需行手术时，提醒他们的麻醉医师注意这一家族性疾病的可能。

交感神经系统功能异常或低下（自主神经功能异常）

交感神经系统疾病包括 Shy-Drager 综合征、Riley-Day 综合征、Lesch-Nyhan 综合征、Gill 家族性自主神经功能异常、糖尿病自主神经功能异常和脊髓横断性自主神经功能异常。

如果没有肾上腺髓质，机体的生理功能也可保持良好；但在生命后期出现外周交感神经系统功能障碍时，则会给患者的生存产生巨大影响。尽管如此，交感神经切除术或类似手术却仍不少见[67-73]。交感神经系统的主要功能是在体位改变时调节血压和血管内液体容量。交感神经系统功能低下所导致的所有综合征均以体位性低血压和心率变异性下降为主要表现，这种情况的出现主要与血容量不足、压力感受器功能降低（也见于颈动脉疾病[74]）、CNS 功能异常（如 Wernicke 综合征或 Shy-Drager 综合征）、神经元去甲肾上腺素储备不足（如特发性体位性低血压[75]和糖尿病）或去甲肾上腺素释放不足（如创伤性脊髓损伤[76]）有关。此类患者肾上腺素能受体数量增多（代偿反应），对拟交感神经药物反应增强。除尿潴留、便秘、热交换功能障碍等症状外，交感神经功能低下的患者通常还会伴发肾淀粉样变。因此，术前应评估电解质水平和血容量状态。因为这些患者往往合并心脏异常，所以血容量的评估方法不能仅仅依靠 CVP，可以采用术前 Swan-Ganz 导管或术中经食管超声进行评估。

由于这些患者的交感神经系统功能无法预知，所以推荐平稳缓慢地进行麻醉诱导。如果需要纠正交感张力过高或过低的状况建议输注直接收缩血管（去氧肾上腺素）、扩张血管（硝普钠）或增快心率（异丙肾上腺素）、减慢心率（艾司洛尔）的药物。有报道显示，2 600 例脊髓横断损伤患者围术期死亡率达 20%，提示这类患者的处理较为困难，需特别小心。

Kendrick 的团队通过对 300 例脊髓损伤患者的回顾性研究发现，当脊髓损伤节段在 T_7 水平以下时，不会引起自主神经反射过度综合征[77]；如果损伤部位在 T_7 水平（内脏神经传出部位）以上时，60% ~ 70% 的患者会出现血管张力的严重紊乱。这种情况下皮肤刺激、本体感受刺激或内脏刺激（如膀胱充盈）等都可诱发引起血管张力紊乱或包括去甲肾上腺素能神经和运动神经张力过高在内的总体反射[75]。正常情况下感觉传入脊髓后引起的脊髓反射受到中枢的抑制。在动脉血压突然升高时，主动脉和颈动脉窦的压力感受器可感知压力的变化而兴奋迷走神经，从而引起心动过缓、室性异位节律和不同程度的传导阻滞。病变以上部位会产生反射性血管扩张，从而导致头颈部潮红。两种新的方法 [大剂量的二十二碳六烯酸（DHA）和紧急降温] 有助于减轻脊髓的急性损伤、促进其恢复，对麻醉可能也具有意义，但相关的研究证据尚未见报道。

在脊髓横断发生后的不同时期，机体会出现不同的改变。在急性期（即脊髓损伤后 3 周内），尿潴留和便秘较为常见，并可引起膈肌抬高出现呼吸困难。解除肠道梗阻可以缓解呼吸困难的症状。病变部位以上会出现感觉过敏，病变部位以下出现反射消失和软瘫。在亚急性期（3 天至 6 个月），使用去极化肌松药会出现高钾血症[78]。慢性期的特征是肌张力逐渐恢复，巴宾斯基（Babinski）征阳性，且经常出现反射过度综合征（如总体反射，见前）。

因此，除注意患者的血容量和电解质情况之外，麻醉医师还应通过病史、体格检查和实验室检查了解患者的心肌传导情况（可以从 ECG 中反映出来）、肾功能状况（尿素氮和肌酐比值）和呼吸肌的情况（通过确定 FEV_1/FVC）（参见第 44 章）。如果病史和体格检查怀疑肺不张或肺炎，则应行胸部 X 线检查。体温调节、骨折的情况或褥疮以及排尿、排便情况也应予以评估。了解排尿排便的情况可以避免术后由于膈抬高引起的肺炎或肺不张。

甲状腺功能异常

甲状腺分泌的主要激素是甲状腺素（T_4），T_4 是甲状腺分泌的一种激素原，而 3,5,3- 三碘甲状腺原氨酸（T_3）是由甲状腺分泌或 T_4 在甲状腺外经酶化脱碘产生的一种作用更强的激素产物。在正常情况下，约 85% 的 T_3 在甲状腺外产生。甲状腺激素的分泌受垂体促甲状腺激素（thyroid-stimulating hormone，TSH）的调节，而 TSH 又受下丘脑促甲状腺激素释放激素（thyrotropin-releasing hormone，TRH）的调节。TSH 和 TRH 的分泌受 T_4 和 T_3 的负反馈调节。多数研究者认为所有甲状腺激素的生理作用都是由 T_3 介导的，而 T_4 只是一种激素前体物质。

由于 T_3 的生物学效应比 T_4 强，人们或许认为甲状腺功能异常应该以 T_3 水平作为诊断依据。但事实并非如此，甲状腺疾病的诊断须根据以下任一生化检查结果确诊：游离 T_4 浓度、血清总 T_4 浓度和"游离 T_4 预计值"。预计值是用总 T_4 浓度（游离 T_4 与结合 T_4）乘以甲状腺激素结合率（以前称为 T_3 树脂摄取率）（表 39-6）计算而来的。许多实验室均可精确测定血清游离 T_4 浓度，游离 T_4 直接测定法可以避免因血清结合蛋白合成以及亲和力变化所带来的干扰。T_3 结合率测定的是血清蛋白结合位点的剩余量。这项检查十分必要，因为在妊娠、肝脏疾病和雌激素治疗期间血清甲状腺结合球蛋白（thyroxine-binding globulin，TBG）水平会异常升高（上述情况均可使总 T_4 水平升高）（框 39-2）。所以，分析血清激素总体水平时必须首先掌握甲状腺激素结合的比例，后者可通过甲状腺激素结合试验获得。具体来讲，测定时在患者的血清中加入碘标记的 T_3，使之结合达到平衡状态。然后加入树脂结合剩余的有放射学活性的 T_3。如果患者的 TGB 结合位点减少，则和树脂结合的 T_3 就会增加。正常人的 T_3 树脂摄取率（甲状腺激素结合率）为 25% ~ 35%。血清 TGB 升高时，甲状腺激素结合率降低（见表 39-6）。血清 TGB 减少时（如肾病综合征、糖皮质激素增多或慢性肝脏疾病），甲状腺激素结合率增高。

游离 T_4 和游离 T_3 的预计值常被用来衡量血清 T_4 与 T_3 浓度。预计值的结果是以血清总 T_4 或总 T_3 浓度乘以测得的甲状腺激素结合率而得来的。而血清总 T_4

表 39-6　反映甲状腺结合球蛋白含量变化的甲状腺功能生化检查

正常甲状腺功能示例				
FT4E	= T4	×	THBR	TSH
正常 0.19 (0.12 ~ 0.25)	= 0.6 (0.4 ~ 0.9)	×	31% (25% ~ 35%)	0.2 (0.2 ~ 0.8)
应用口服避孕药期间 0.19	= 1.3	×	15%	0.3
应用皮质类固醇激素期间 0.18	= 0.3	×	60%	0.3

FT$_4$E 是游离 T$_4$（甲状腺素）的预计值，一般是用总 T$_4$ 浓度（游离部分的量和与血清蛋白结合的量）乘以甲状腺激素结合率（THBR，以前称为 T$_3$ 树脂摄取率）而得来。THBR 是一项测量甲状腺结合蛋白结合量的指标。TSH 是负反馈环路中垂体释放的促甲状腺素。（甲状腺功能减退时 FT$_4$E 降低，TSH 释放增加。）

框 39-2　影响血清甲状腺结合球蛋白水平的因素

血清水平升高
- 服用口服避孕药
- 妊娠
- 应用雌激素
- 传染性肝炎
- 慢性活动性肝炎
- 新生儿期
- 急性间歇性卟啉症
- 遗传因素

血清水平降低
- 睾酮
- 应用糖皮质激素
- 危重疾病
- 肝硬化
- 肾病综合征
- 遗传因素

或总 T$_3$ 浓度不受甲状腺激素结合率改变的影响，但受甲状腺激素分泌异常的影响。

应用 TRH 后测定 TSH 水平可以对甲状腺功能亢进进行诊断。通常应用 TRH 可以增加 TSH 水平，但是血液中 T$_4$ 或 T$_3$ 水平略有升高即可消除这一反应。因此，血清 TSH 对 TRH 反应减弱或消失是甲状腺功能亢进的一项十分敏感的指标。在包括甲亢在内的一组疾病中，游离甲状腺激素水平升高的同时，血清 TSH 浓度也增加。

测定 TSHα 亚单位有助于对较为少见的垂体肿瘤和仅有亚单位浓度增高的患者进行诊断。有些患者血清总 T$_4$ 水平增高，但临床表现为甲状腺功能正常。某些药物，特别是胆囊染料、普萘洛尔、糖皮质激素和胺碘酮可以阻断 T$_4$ 向 T$_3$ 的转化，从而增高 T$_4$ 水平。危重疾病也可使 T$_4$ 向 T$_3$ 转化减慢。转化率降低时，TSH 浓度往往升高。甲状腺功能亢进时，心功能和应激反应异常，而心功能的恢复与 TSH 浓度恢复至正常是一致的。

甲状腺功能亢进

虽然甲状腺功能亢进（简称"甲亢"）常常由 Graves 病多结节性甲状腺弥漫性肿大［同时伴有皮肤和（或）眼部病变］所引起，但是也可见于妊娠期、甲状腺炎（伴有或不伴有颈部疼痛的症状）、甲状腺腺瘤、绒毛膜癌或者分泌 TSH 的垂体腺瘤。5% 的女性会在产后 3 ~ 6 个月出现甲状腺毒性反应，于再次妊娠时容易复发。甲亢主要表现为体重减轻、腹泻、皮肤湿热、大肌群无力、月经紊乱、骨质疏松、神经质、神经过敏、怕热、心动过速、心律失常、二尖瓣脱垂及心力衰竭。甲状腺功能异常时，最为严重的情况是心血管系统受累。腹泻严重时，术前应纠正脱水。甲亢患者常常发生轻度贫血、血小板减少、血浆碱性磷酸酶增高、高钙血症、肌肉消耗和骨质丢失。肌肉病变往往累及近端肌群，但甲亢引起呼吸肌麻痹尚未见报道。淡漠型甲亢（最常见于 60 岁以上患者）的临床表现以心脏症状为主。症状和体征包括体重减轻、食欲减退及心脏症状如心动过速、节律不规则、心房颤动（见于 10% 的患者）、心力衰竭，偶尔出现乳头肌功能障碍。

β 受体阻滞剂可以用于控制心率，但对于已经发生充血性心力衰竭的患者则存在风险。不过由于减慢心率可以改善心脏的泵功能，因此对于须行急诊手术的甲亢患者，如果心动过速合并充血性心力衰竭，可在监测肺动脉楔压和病情变化条件下，应用短效 β 受体阻滞剂。如果应用小剂量艾司洛尔（50μg/kg）可以减慢心率，而未加重心力衰竭的话，则可继续使用。抗甲状腺药物包括丙硫氧嘧啶和甲巯咪唑，二者均可减少 T$_4$ 合成，并通过降低 TSH 受体抗体的水平（Graves 病的基本病理机制）而缓解病情。丙硫氧嘧啶还可抑制 T$_4$ 向生理作用更强的 T$_3$ 转化。但根据文献证据，术前准备更倾向于单独使用普萘洛尔和碘剂[79]。此种方法更为快捷（只需 7～14d，传统方法需要 2～6 周）；与传统方法相同，此法可使甲状腺腺体缩小，减少激素原 T_4 向活性更强的 T_3 转化；还可以改善症状，但无法纠正左心室功能异常。无论哪种方法，抗甲状腺药均应长期使用并持续用至术晨。如果甲状腺功能调节至正常之前必须行急诊手术，或亚临床型甲亢尚未得到充分治疗，或者术中甲亢失去控制，在患者不存在充血性心力衰竭（如前述）的情况下，可静脉给予艾司洛尔，剂量自 50μg/kg 至 500μg/kg，逐渐调整药量至恢复正常心率。此外，应维持血容量和电解质稳定。但即使应用普萘洛尔或艾司洛尔也不一定能够避免"甲状腺危象"的发生。

迄今为止，尚无任何临床对照研究证实哪一种麻醉药用于甲亢患者手术时优于其他药物。有些情况下尽量避免使用抗胆碱药（特别是阿托品），因其可能干扰发汗机制，导致心动过速，但还是有人应用阿托品试验判断术前抗甲状腺治疗是否充分。现如今，甲亢患者均是（或者几乎均是）在甲亢得以控制后方进行手术，传统的给予大剂量术前药，待患者入睡后将其"偷运"入手术室的做法几乎已经销声匿迹。

巨大甲状腺肿合并气道阻塞患者的处理与其他困难气道的处理方法相同（参见第 55 章）。对此类患者而言术前查阅颈部 CT 扫描可提供包括气道受压情况在内的重要信息。麻醉维持一般不存在困难。术后应在具备最佳再次插管的条件下拔除气管导管，以免因气管环软化发生气管塌陷。

在众多可能的术后并发症（神经损伤、出血及代谢障碍）中，"甲状腺危象"（稍后详述）、双侧喉返神经损伤和低钙抽搐最为可怕。双侧喉返神经损伤（由创伤或水肿引起）可引起难以控制的声带内收和声门裂关闭从而导致喘鸣和喉头梗阻。此刻需立即施行气管插管，通常继之进行气管切开以保证气道通畅。这种罕见的并发症在 Lahey 医院 30 000 例甲状腺手术中仅有一例发生。单侧喉返神经损伤往往由于对侧声带代偿性的过度内收而被忽视。我们通常在术前和术后要求患者发 "e" 或者 "moon" 音来检查声带功能。单侧喉返神经损伤表现为声音嘶哑，而双侧喉返神经损伤则表现为失声。如果双侧喉返神经支配内收肌的神经纤维选择性损伤，则可导致外展肌相对紧张而有发生误吸的危险；选择性的支配外展肌纤维损伤可导致内收肌相对紧张，从而发生气道梗阻。大泡性声带水肿是另外一种导致术后呼吸系统并发症的原因，其诱因尚不明确，也缺乏相应的预防措施。

由于甲状旁腺与甲状腺的关系十分紧密，甲状腺手术中不慎伤及甲状旁腺可导致低钙血症。与低钙血症相关的并发症将在后续的相关章节中加以讨论。

由于术后血肿可累及气道，所以颈部和伤口的敷料应该交叉包扎（而不应垂直或水平包扎），并且在患者离开麻醉恢复室之前应检查有无出血征象。

甲状腺危象

"甲状腺危象"是对甲状腺功能亢进患者由于疾病本身或者手术刺激导致病情急剧恶化而危及患者生命的病症的临床诊断。甲状腺危象以高热、心动过速和明显的意识改变为特征，因此与恶性高热、嗜铬细胞瘤或抗精神病药恶性综合征的表现十分相似。甲状腺危象尚无具有诊断价值的实验室检查，而继发其他系统（非甲状腺）的变化是决定预后的主要因素。治疗包括应用抗甲状腺药物阻断甲状腺激素的合成，以及应用碘剂阻断已合成激素的释放。应用利血平、α 和 β 受体阻滞剂或 $α_2$ 受体激动剂阻断交感神经系统活性的治疗方法可能十分危险，必须由经验丰富的医师实施。对于病情危重的患者需持续严密监测。

在应用抗心律失常药胺碘酮治疗的患者中，有超过 10% 的患者发生甲状腺功能异常（甲状腺功能亢进或甲状腺功能减退）[80]。在该药的成分中，碘的重量约占 35%，200mg 片剂释出的碘量约为每日最佳碘摄入量的 20 倍。这些碘可以导致 T_4 合成减少或增加。此外，胺碘酮还可抑制 T_4 向活性更强的 T_3 转化。

应用胺碘酮治疗的患者术前甚至手术过程中均应给予特殊关注，并不仅仅是因为患者合并需要胺碘酮治疗的心律失常，也是为了保障患者不会因为意料之外的甲状腺功能亢进或功能减退而发生围术期功能障碍或其他意外事件[81]。术前应用胺碘酮可能引发另一个问题，许多患者因胺碘酮诱发甲亢而需接受一定时期的激素治疗。

甲状腺功能减退

甲状腺功能减退是一种常见疾病，在英国的大样本人群调查中发病率为 5%，在马萨诸塞州健康老年人群中发病率为 3%～6%，在瑞士一家医院患者人群中发病率为 4.5%。甲状腺功能减退伴发的淡漠和倦怠往往会延误疾病的诊断，所以围术期可能是发现该病的第一时间。然而甲状腺功能减退常常为亚临床表现，血清甲状腺激素浓度处于正常范围，仅血清 TSH 浓度升高。TSH 的正常值范围为 0.3～4.5mU/L，TSH 浓度升高至 5～15mU/L 为该病的特征性表现。这类患者的甲状腺功能减退在围术期很少产生临床影响。但是，一项针对 59 例轻度甲状腺功能减退患者的回顾性研究表明，与对照组相比，有更多的甲状腺功能减退患者发生术后插管时间延长（甲状腺功能减退患者 59 例中有 9 例，对照组 59 例中有 4 例），电解质紊乱（甲状腺功能减退患者 59 例中有 3 例，对照组 59 例中有 1 例）和出血并发症（甲状腺功能减退患者 59 例中有 4 例，对照组 59 例中有 0 例）[82]。由于样本例数较少，这些差异并未达到统计学意义。另一项研究表明，既往有亚临床型甲状腺功能减退病史的患者后来发展成临床甲状腺功能减退的比例很高 [83-84]。因此，既往亚临床型甲状腺功能减退病史提示患者或许存在临床甲状腺功能减退。

临床甲状腺功能减退可导致心智迟钝、动作迟缓、皮肤干燥、关节疼痛、腕管综合征、眶周水肿、畏寒、对低氧血症和高碳酸血症的通气反应受抑制、无论有无低钠血症对自由水的清除率均降低、"拖延反射"（hung-up reflexes，深肌腱反射的松弛时间延长）、胃排空延迟、睡眠呼吸暂停 [85] 和心动过缓。病情严重者，由于心脏扩大、心力衰竭和心包及胸膜渗出而表现为疲倦、呼吸困难和端坐呼吸。甲状腺功能减退常常合并淀粉样变性，导致舌体肥大、心脏传导系统异常和肾脏病变。甲状腺功能减退可略微减少麻醉药需要量。即使未发生淀粉样变性的甲状腺功能减退患者也可能存在舌体肥大，妨碍气管插管。

TSH 升高是甲状腺功能减退的最敏感指标。理想的术前处理结果是甲状腺功能状态恢复正常：通常在术晨应用正常剂量的左旋甲状腺素，尽管此类药物的半衰期（1.4 ~ 10d）较长。一些药物如考来烯胺（cholestyramine）、氢氧化铝、铁剂、高糠饮食、硫糖铝或考来替泊（colestipol）等可使左旋甲状腺素的胃肠道吸收减少。黏液性水肿昏迷的患者需行急诊手术时，可经静脉给予碘塞罗宁（liothyronine）（须警惕发生心肌缺血），同时采取支持疗法以恢复正常的血管内液体容量、体温、心功能、呼吸功能和电解质平衡。

甲状腺功能减退的患者，呼吸系统不能发挥正常的调节功能。但是，随着甲状腺激素替代治疗的进行，对低氧血症和高碳酸血症的反应及自由水清除能力可恢复正常。据报道，甲状腺功能减退患者的药物代谢减慢，麻醉苏醒时间延长。但是，很少见到关于此类患者镇静药或麻醉药药代学和药效学研究的正式报道，至今尚无此方面的临床研究。如果术前甲状腺功能恢复正常，即可消除这些顾虑。艾迪生病（激素相对缺乏）在甲状腺功能减退患者中更为常见，由于二者通常均由自身免疫反应引起，所以有些内分泌学家围术期常规应用应激剂量的激素治疗非医源性甲状

腺功能减退。如果围术期出现低血压则应考虑可能存在激素缺乏。甲状腺功能减退的患者体温调节功能不完善，所以应监测并维持体温，尤其是需要急诊手术的患者。由于甲状腺功能减退患者发生重症肌无力的可能性增加，建议采用外周神经刺激仪指导肌松药的使用。

甲状腺结节和甲状腺癌

90% 以上的甲状腺结节为良性，而鉴别一单发的甲状腺结节是否为恶性，尽管困难，但却极其重要。男性患者和有头颈部放疗史的患者，结节为恶性的可能性增加。一般情况下，针刺活检和扫描足以明确诊断，偶尔需要切除行病理检查。甲状腺癌中 70% 以上为乳头状癌。单纯切除转移的淋巴结与根治性颈部清扫术的生存率相似。滤泡状癌约占甲状腺癌的 15%，侵袭性强且预后较差。

髓样癌是甲状腺癌中侵袭性最强的，与甲状旁腺腺瘤一样，可伴发家族性嗜铬细胞瘤。因此，对于甲状腺部位有手术瘢痕的患者，应该询问病史以除外隐匿性嗜铬细胞瘤的可能。

钙代谢异常

调节血清钙、磷、镁浓度的三种物质——甲状旁腺激素（parathyroid hormone，PTH）、降钙素和维生素 D，通过作用于骨骼、肾、肠道和各自的受体发挥作用（受体作用的探明，使得治疗方面取得重要进展）。血钙增高的患者中，90% 以上是源于恶性肿瘤或甲状旁腺功能亢进 [86]。PTH 可以促进骨骼对钙的再吸收，抑制肾对钙的排泄以及增加活性维生素 D 的转化，以上三种情况均可导致高钙血症。降钙素被认为是 PTH 的拮抗剂。维生素 D 则通过其代谢产物促进钙、磷酸盐和镁经肠道吸收，并可增强 PTH 的骨质对钙的再吸收作用。PTH 的分泌受到甲状旁腺细胞表面的钙离子敏感受体调节。钙离子增加可刺激该受体，使 PTH 分泌减少。如果一种药物可以上调这种受体的敏感性，就可以使 PTH 水平下降 [87] 对这些作用的认识使我们对甲状旁腺功能亢进的治疗重新进行评估。

甲状旁腺功能亢进与高钙血症

原发性甲状旁腺功能亢进的发病率约为 0.1%，多数患者于 30 ~ 50 岁之间开始发病，女性的发病率较男性高 2 ~ 3 倍。原发性甲状旁腺功能亢进往往由单个腺体增大所致，通常为腺瘤，极少数情况下为恶性肿瘤，几乎都会出现高钙血症。

钙是人体主要的矿物质成分，它是骨骼的重要结构成分，在神经传导、细胞内信号转导、凝血机制和神经肌肉传导过程中发挥关键作用。人体内平均含钙1000g，其中99%储存于骨骼中。大多数实验室的正常血清钙总浓度为8.6~10.4mg/dl。其中50%~60%与血浆蛋白结合，或者与磷酸盐或柠檬酸盐形成复合物。血钙水平取决于白蛋白水平，白蛋白每减少1g/dl，血钙降低0.8mg/dl。钙与白蛋白的结合是pH依赖性的，pH偏酸时结合力降低，pH偏碱时结合力增强。值得注意的是，随白蛋白水平降低所下降的是血清钙浓度，并非离子钙浓度。虽然离子钙是具有临床意义的参数，但是由于测量电极的费用较贵以及维持电极稳定的技术困难，限制了测量方法的应用。尽管如此，离子钙浓度一般可在PTH和维生素D_3的共同作用下稳定在0.1mg/dl的水平。

甲状旁腺功能亢进的许多突出症状都是由其伴发的高钙血症所引起的。无论何种原因，高钙血症均可导致以下一系列症状（主要累及肾、骨骼、神经肌肉和胃肠道系统），如食欲减退、呕吐、便秘、多尿、烦渴、嗜睡、意识混乱、肾结石形成、胰腺炎、骨痛和精神障碍。细胞内游离钙可启动或调节肌肉收缩、神经递质释放、激素分泌、酶的活化和能量代谢。

甲状旁腺功能亢进患者中60%~70%可发生肾结石。持续高钙血症可导致肾小管和肾小球病变，包括近端（Ⅱ型）肾小管性酸中毒，常以多尿、烦渴为主诉。

甲状旁腺功能亢进相关的骨病包括囊性纤维性骨炎及单纯弥漫性骨质减少和骨质疏松。甲状旁腺功能亢进患者的骨更新率较正常对照者高5倍。患者可能有频繁骨折病史或骨痛，骨痛常见于胫骨前缘。

由于细胞内游离钙可启动或调节肌肉收缩、神经递质释放、激素分泌、酶的活化和能量代谢，甲状旁腺功能亢进患者往往表现为这些相关器官的功能障碍。患者可能出现严重的肌无力，尤其是近端肌群，同时出现肌肉萎缩。可能发生抑郁、精神运动性延迟和记忆力受损。嗜睡和意识混乱为常见主诉。

此类患者消化性溃疡的发生率高于其他人。胃泌素和胃酸生成增多。也可能出现食欲减退、呕吐和便秘。

大约1/3的高钙血症患者合并高血压，但是此类高血压往往在成功治疗原发病后即可得到缓解。与普通高血压患者相比，此类高血压和微创手术均不会明显增加患者的围术期风险[88-89]。无症状型甲状旁腺功能亢进的八旬老人接受手术治疗时死亡风险极低，其并发症的发生率也与年轻人无异，因此鼓励将甲状旁腺切除作为预防性的治疗手段[90]。长期高钙血症可导

致心肌、血管、脑和肾钙化。脑部钙化可引发癫痫，肾脏钙化则可导致抗利尿激素治疗无效的多尿。

甲状旁腺功能亢进最有效的确诊实验是应用放射免疫学方法测定PTH水平。目前为止，由于治疗方法的两大改变，需麻醉下完成原发性甲状旁腺功能亢进治疗的情况已明显减少。其一，在老年患者强调应用调节甲状旁腺细胞受体钙敏感性的药物，即钙敏感受体促进剂，可以降低血清钙离子水平（见后）；其二，借助影像学检查结果选择微创方法，如同甲状腺切除术一样可用局部麻醉或颈丛麻醉[91-92]。大多数外科医师采用术中监测PTH的微创手术方法判断引发疾病的腺瘤是否彻底切除。在这种情况下，麻醉前应测定PTH的基础水平，因即使是监护麻醉也可能导致PTH水平升高[93]。甲状旁腺功能亢进患者激素水平的异常程度，决定了血钙浓度异常的水平。血清无机磷浓度通常较低，但仍可处于正常范围。如大量骨骼受累，则碱性磷酸酶水平升高。

糖皮质激素可用于许多其他疾病引起的高钙血症，使血钙浓度降低，但在原发性甲状旁腺功能亢进患者中往往无效。结节病、多发性骨髓瘤、维生素D中毒和某些恶性疾病均可导致高钙血症，应用糖皮质激素可通过调节胃肠道对钙的吸收而降低血清钙浓度。但在原发性甲状旁腺功能亢进患者，其降低血钙的效果减弱。

慢性肾病引起的继发性甲状旁腺功能亢进患者也会发生高钙血症。当肾单位数量减少导致磷酸盐分泌减少时，钙、磷在骨骼沉积，导致血清钙浓度下降。继而PTH分泌增多，导致每个肾单位排泄磷酸盐的比例增加。最终，慢性肾衰竭引起慢性间歇性低钙血症进而导致长期的血清PTH水平升高和甲状旁腺腺体增生，这是继发性甲状旁腺功能亢进的原因之一。

有症状的原发性甲状旁腺功能亢进患者，如果年龄小于50岁或血清钙离子浓度较正常值上限高出1mg/dl及以上，肾小球滤过率降低30%及以上，或存在严重骨质丢失，通常须行手术治疗。如果患者拒绝手术或者因其他合并症而不适合手术时，可以使用新药拟钙剂西那卡塞（cinacalcet）进行治疗。这种治疗面临的困难是当血清钙浓度降低时功能亢进的甲状旁腺腺体会分泌更多的激素，就如同反馈调节PTH分泌的血钙浓度调定点被升高一样。Blanchard的团队证实，"无症状型"的原发性甲状旁腺功能亢进患者治疗后临床症状的改善可持续1年以上[94]。年轻患者以及术前血清钙水平较高的患者治疗效果最佳。

中度高钙血症而肾功能和心血管功能正常的患者

术前不存在特殊问题。术前及术中 ECG 可监测到 PR 间期或者 QT 间期缩短（图 39-3）。由于严重高钙血症可导致低血容量，麻醉与手术开始前应补充血容量，恢复电解质平衡。

术前高钙血症的治疗应该包括对潜在病因的治疗（即使在紧急状况下），这也正是恶性肿瘤引起的高钙血症患者手术前通常接受的治疗。对恶性肿瘤和非恶性肿瘤引起的高钙血症来说，术前的抗肿瘤治疗包括充分补液和使用利尿剂增加尿钙的排泄。补充血容量、增加尿钠排泄（输注生理盐水）和应用利尿剂（通常使用呋塞米）可以大大增加尿钙的排泄量。术前输注速度常为 200 ~ 400ml/h，但需严密监测以防出现容量过多，因为这些患者常常伴有心脏泵功能异常。上述治疗方法的其他并发症包括低镁血症和低钾血症。

紧急情况下，大量扩容常可将血钙降至安全范围（<14mg/dl）；应用呋塞米在这种情况下通常也会有所帮助。由于磷酸盐可减少骨骼对钙的摄取，增加钙的排泄，促进骨质分解，因此低磷血症时应使用磷酸盐加以纠正。补液、利尿的同时补充磷酸盐可使大多数高钙血症患者得到满意的治疗。其他减少骨质重吸收的治疗方法有二磷酸盐类药物帕米磷酸钠（bisphosphonates pamidronate sodium，90mg 静脉注射）、唑来膦酸（zoledronate，4mg 静脉注射）和鲑降钙素（salmon calcitonin，100 ~ 400U 每 12h）。

降钙素通过直接抑制骨吸收降低血钙浓度，静脉注射后数分钟即可达到降低血钙的目的，不良反应包括荨麻疹和恶心。由于其起效非常快，可在等待补液和二磷酸盐治疗起效期间应用以降低血钙。必要时可以应用透析。

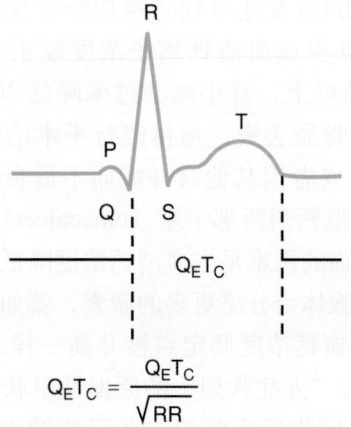

图 39-3 QTc 间期的测量（Q_ET_C 指从 Q 波的起点开始，包括整个 QT 间期，到 T 波结束，并以心率校正）。RR 为以秒表示的 RR 间期 *(From Hensel P, Roizen MF: Patients with disorders of parathyroid function, Anesthesiol Clin North Am 5:287, 1987.)*

了解高钙血症是否长期存在尤为重要，因为长期高钙血症可能导致严重的心脏、肾或中枢神经系统功能障碍。

低钙血症

临床上，低钙血症（由低蛋白血症、甲状旁腺功能减退、低镁血症、维生素 D 缺乏、治疗甲状旁腺功能亢进后出现的骨饥饿综合征、抗惊厥治疗、柠檬酸注射或慢性肾脏疾病所致）通常并不伴有心血管系统病变。低钙血症的最常见病因是低蛋白血症。真性低钙血症（即游离钙浓度降低）患者的心肌收缩力受到影响。换言之，虽然钙离子浓度从 1.68mmol/L 降至 1.34mmol/L 时，心肌收缩力仅降低 20%，但心肌收缩力的变化与血液中钙离子浓度直接相关。低钙血症的临床表现为动作笨拙、惊厥、喉鸣、抑郁、肌强直、口部和口周感觉异常、帕金森综合征、手足搐搦、Chvostek 征阳性、皮肤干燥多鳞、指甲易碎、头发干枯、血钙浓度降低、QT 间期延长、软组织钙化和 Trousseau 征阳性。

低钙血症可延缓心室复极时间，从而使 QT 间期延长（正常为 0.35 ~ 0.44s）。由于电收缩时间延长，心室无法对下一个来自窦房结的电冲动产生反应，可导致二度传导阻滞。就患者个体而非患者群整体而言，QT 间期延长是低钙血症较为可靠的 ECG 征象[95]。因此，监测 QT 间期并根据心率进行校正，但并不是每一个患者都能以此精确地监控低钙血症（图 39-3）。低钙血症也可并发充血性心力衰竭，但较为罕见。心脏病患者的充血性心力衰竭程度可随着钙离子和镁离子浓度恢复正常而减轻，因此，对于术前运动耐量减低或存在心脏功能不全的患者，应尽量纠正血钙和血镁浓度的异常。如果必要，仅需 15min 的静脉注射即可使其浓度上升至正常。血液中钙离子浓度突然降低（见于螯合剂治疗）可导致严重低血压。

低钙血症患者可能发生癫痫发作，表现为局限性发作、局灶性发作、癫痫小发作或癫痫大发作，很难与非低钙血症引起的癫痫发作鉴别。患者也可能出现称为脑型手足搐搦的癫痫发作，表现为全身抽搐，继而出现强直性阵挛。应用普通抗惊厥药治疗无效，甚至可能加重癫痫发作（通过抗维生素 D 效应）。慢性甲状旁腺功能减退的患者鞍区以上部分可能发生钙化，这些钙化表明钙沉积于基底神经节的小血管内和血管周围，可能产生多种锥体外系综合征。

获得性甲状旁腺功能减退的最常见原因是甲状腺或甲状旁腺手术。其他病因包括自身免疫性疾病、[131]I 治疗、含铁血黄素沉着症或血色病、肿瘤和肉芽肿性疾病等。特发性甲状旁腺功能减退分为三类：一是独立的、持续的新生型甲状旁腺；二是鳃状胚胎发生障碍；三是与多发性内分泌功能障碍有关的自身免疫性念珠菌病。

假性甲状旁腺功能减退症和假 - 假性甲状旁腺功能减退症是罕见的遗传性疾病，其特征表现为身材矮小、肥胖、满月脸和手掌短小。假性甲状旁腺功能减退症患者虽然血清 PTH 浓度较高，仍会发生低钙血症和高磷血症。这些患者 G 蛋白功能异常，导致效应器官对 PTH 的反应较差。

由于甲状旁腺功能减退患者无需手术治疗，因此进入手术室的甲状旁腺功能减退患者均接受与该病无关的手术。术前和术后应检测此类患者血液中的钙、磷、镁浓度。对于有症状的低钙血症患者，可于术前静脉给予葡萄糖酸钙治疗。初始剂量为 10% 葡萄糖酸钙 10 ~ 20ml，输注速度 5ml/min。该药升高血钙浓度的持续时间较短，如果将 10% 葡萄糖酸钙加入 500ml 液体继续以 10ml/min 的速度持续输注 6h 将有助于维持血钙水平。镁和磷酸盐也需要维持在正常范围，以保持心血管和神经系统功能正常。

治疗的目的是在手术和麻醉之前控制临床症状。对于慢性甲状旁腺功能减退的患者，治疗目标是将血钙浓度控制在正常值范围的下半区之内。术前进行 ECG 检查有助于维持正常的 QT 间期，如果无法对血钙浓度进行快速的实验室检查，可将术前 QT 间期的数值作为血钙浓度的参考指标。血钙浓度变化可改变肌松作用时间，因此对于此类（及其他种类）患者应使用肌松监测仪监测肌松变化。

由于甲状旁腺的位置与甲状腺过于紧密，二者任何一个器官进行手术的过程中均可能意外地导致低钙血症。这种情况对于进展性骨炎的患者尤为重要，因其骨骼与血钙浓度的关系十分密切。甲状旁腺切除术后体内镁离子和（或）钙离子会重新分布（进入"饥饿的骨骼"），从而导致低镁血症和（或）低钙血症。由于碱中毒时发生手足搐搦的可能性增加，因此通常避免施行过度通气。急性低钙血症最主要的临床表现为末梢感觉异常和肌痉挛（手足搐搦）。严重低钙血症潜在致命的并发症为喉痉挛和低钙性惊厥。镁缺乏的临床后遗症包括心律失常（主要为室性快速性心律失常）、低钙抽搐、与低钙血症无关的神经肌肉兴奋性增高（肌震颤、肌颤搐、扑翼样震颤及癫痫发作）。

术后除了监测血清总钙浓度或游离钙浓度外，还可检查 Chvostek 征和 Trousseau 征（注意血清钙，而不是游离钙浓度，与白蛋白水平相关，血清白蛋白浓度每降低 1g/dl，血清钙浓度降低大约 0.8mg/dl）。由于 Chvostek 征在 10% ~ 15% 无低钙血症的患者也可被引出，因此术前也应进行 Chvostek 征检查，以确保这一结果具有临床意义。Chvostek 征是指轻叩单侧下颌角部位的面神经引发面肌挛缩的检查。Trousseau 征是通过将血压袖带加压至略高于收缩压水平持续数分钟而引出腕部痉挛，表现为手指收缩、不能张开手掌。腕部痉挛是由于低钙血症使肌肉易激性增高，这种情况又被袖带加压所致的缺血而加重。

骨质疏松

在 65 岁以上的女性中，50% 遭受过骨质疏松引起的骨折（由于男性寿命逐渐延长，骨质疏松也已成为他们需要面临的问题，近来研究表明 65 岁以上男性年龄每增长 10 岁，髋关节骨折的发生率增加 15%[95]）。患有 COPD 的男性患者（即使未使用激素治疗）发生椎体骨折的风险高，因此应允许他们自己摆放体位和上下手术床。另外，不论男女，每一个椎体骨折会导致肺活量下降 10%。双能 X 线骨密度仪（dual-energy X-ray absorptiometry，DEXA）或定量超声的常规应用增加了对这种情况的诊断和治疗。"T"和"Z"评分是将绝经后白人女性与 21 岁女性的变化对比评估，因此对结果的解读应该慎重。已知的危险因素包括年龄、终身雌激素相对缺乏（月经初潮较晚、闭经、绝经较早、未生育）、饮食缺钙、吸烟、有氧运动过度同时负重运动过少、单纯负重运动过少、摄入软饮料过多、祖先为亚洲人或白人。尽管骨质疏松的治疗（应用双磷酸盐、促骨矿物质沉积药物、负重运动、钙剂、维生素 D、雌激素、对男性有益的新的雌激素如 Evista）与麻醉之间没有十分重要的关联[96-98]，但此类患者还是出现过在手术床搬运过程中骨折的事件。重组 PTH 和降钙素也被用于临床，但尚未见其对围术期产生显著影响报道。因此，像前面描述的自我摆放体位的方法，以及在摆放体位时应加倍小心谨慎的警示也适用于此类患者。

垂体功能异常

垂体前叶分泌亢进

垂体前叶（主要的内分泌腺体）包含五种不同类型的分泌细胞（及其分泌的激素）：生长激素细胞（GH）、促肾上腺皮质激素细胞（ACTH）、催乳素细胞（催乳素）、促性腺激素细胞 [黄体生成素 (LH) 和卵泡刺激素 (FSH)] 和促甲状腺素细胞 (TSH)。这些垂体激素的分泌在很大程度上受下丘脑调节激素及垂体作用的靶器官所产信号的负反馈环路调节。目前已经发现了六种下丘脑激素：抑制催乳素的激素——多巴胺；生长激素抑制激素（somatostatin）；生长激素释放激素（GH-releasing hormone, GHRH）；促肾上腺皮质激素释放激素（corticotropin-releasing hormone, CRH）；促性腺激素释放激素（GnRH 或 LHRH）；和甲状腺释放激素（TRH）。大多数垂体肿瘤（>60%）为高分泌特性，根据肿瘤过量产生的特定垂体前叶激素加以分类。

最常见的垂体分泌亢进疾病是催乳素分泌过多（表现为闭经、溢乳和不育）、ACTH（库欣综合征）或 GH 分泌过多（肢端肥大症）。麻醉医师除了需要了解与疾病有关的病理生理学变化之外，还要了解患者近期是否接受过气脑造影（几乎已经废弃，但偶尔仍被使用）。如果有，则不应使用氧化亚氮，以降低因气体积聚导致颅内高压的危险。目前 CT 或 MRI 检查在很大程度上取代了脑造影术。

超过 99% 的肢端肥大症都由垂体腺瘤引起（或者由应用重组生长激素预防衰老引起，虽然目前这一用法尚未被批准，而且数据表明生长激素并不具有抗衰老作用）。因此，肢端肥大症的主要治疗方法是经蝶窦垂体腺瘤切除术（或停药）和对腕管综合征以及其他症状的对症治疗。如果肿瘤不能完全切除，一般可以行体外垂体放射治疗。如果肿瘤向蝶鞍上部延伸生长，可采取传统的经额叶垂体切除术。多巴胺受体激动剂溴隐亭可降低生长激素（GH）水平，但需要进行长期的随访，较为不便。奥曲肽是一种长效生长抑素的类似物，每月使用一次，可以使 50% 的患者得到有效缓解。其他治疗方法如生长激素受体拮抗药或生长激素释放抑制激素类似物也已经在术前试用过。2011 年颁布了新的指南[99]，对原有的建议改动不多，但新指南认为有证据表明术前药物治疗可改善术后预后。

对于肢端肥大症的患者，术前应估计到插管困难的可能。侧位颈部 X 线或颈部 CT 检查、直接或间接的检查可以发现患者声门下狭窄或舌体肥大以及下颌骨、会厌或声带增大。如果需要放置动脉测压装置，则选择肱动脉或股动脉优于选择桡动脉[100]。

垂体前叶功能减退

垂体前叶功能减退可导致下列一种或多种激素缺乏：GH、TSH、ACTH、催乳素或促性腺激素释放激素。催乳素或促性腺激素释放激素缺乏的患者无需特殊的术前准备，但是 GH 缺乏可导致心肌萎缩，术前必须对心脏功能进行评估。但是单纯 GH 缺乏患者的麻醉问题未见文献报道。急性激素缺乏是另一个问题。

急性垂体功能低下通常是由垂体肿瘤出血所致。在手术切除的腺瘤标本中，有多达 25% 显示有出血迹象。这些患者往往表现为急性头痛、视力丧失、恶心呕吐、眼肌麻痹、意识紊乱、发热、眩晕或轻度偏瘫。对于此类患者，应尽快行经蝶窦入路手术解除压迫，同时须考虑包括糖皮质激素在内的替代治疗以及颅内高压的治疗。

产科麻醉医师常常需要关注垂体功能衰竭问题（也参见第 77 章）。产后或分娩过程中大出血引起的低血压可导致垂体梗死，其一系列临床表现被称为席汉综合征。有些临床表现高度提示席汉综合征的可能，如产后无泌乳、渐进性疲倦、畏寒，特别是对容量治疗和升压药无反应的低血压。

垂体后叶激素分泌过多与缺乏

血清渗透压增高或者低血压时，血管加压素或抗利尿激素（ADH）分泌增多。血管加压素不受血清渗透压调控而异常分泌时可导致低钠血症和液体潴留。这种异常分泌可能源于多种中枢神经系统病变、某些药物的应用（例如烟碱、麻醉性镇痛药、氨磺丙脲、安妥明、长春新碱、长春花碱及环丙酰胺）、肺部感染、甲状腺功能减退、肾上腺功能不全或肿瘤的异位激素分泌。血管加压素异常分泌患者的术前准备包括治疗原发病及限制水的摄入量。有时术前需要使用抑制肾对 ADH 反应的药物（例如锂或去甲金霉素）以恢复正常血容量和电解质平衡。

抗利尿激素分泌异常综合征（syndrome of inappropriate secretion of antidiuretic hormone, SIADH）的大部分临床特征均与低钠血症及其引发的脑水肿有关，包括体重增加、疲倦、嗜睡、意识混乱、感觉迟钝、反射异常，最终可导致惊厥和昏迷。这种形式的水肿极少引起高血压。

研究者发现 10% ~ 20% 的长跑运动员和马拉松运动员患有 SIADH 导致抗利尿激素分泌增多。因为这些人经常由于外伤进行外科治疗，所以常规应对这些人进行 SIADH 症状检查和实验室评估。

对于存在低钠血症、尿渗透压高于血浆渗透压的患者应该警惕 SIADH 的可能。下列实验室检查可以进一步支持诊断：

1. 尿钠 >20mmol/L。
2. 血清 BUN、肌酐、尿酸和白蛋白浓度降低。
3. 血清钠 <130mmol/L。
4. 血浆渗透压 <270mOsm/L。
5. 尿渗透压高于血浆渗透压。

观察患者对液体负荷的反应也是评价低钠血症患者的一种有效方法。SIADH 患者即使在给予液体负荷后也无法排出稀释尿。测定血液中 ADH 浓度可以明确诊断。过于积极地纠正慢性低钠血症可引起致残性的神经脱髓鞘[101-102]。因此血清钠浓度升高的速度不能超过 1mmol/(L·h)[101-102]（参见其后"电解质紊乱"中关于低钠血症的讨论）。

轻度至中度水中毒症状的患者可以采取限制液体入量至 500～1000ml/d 的方法进行治疗。严重水中毒伴中枢神经系统症状的患者可能需要积极治疗，可在数小时内静脉缓慢输注 5% 盐水 200～300ml，而后限制液体入量。

需要针对不同病因进行治疗。如果 SIADH 是由药物诱发的，则必须停止用药。炎症应采取适当的方法治疗，而肿瘤则应根据适应证的不同，采用手术切除、放疗或化疗的方法进行治疗。

目前尚无任何一种药物可以抑制神经垂体或肿瘤释放 ADH。苯妥英钠及麻醉性镇痛药的拮抗药如纳洛酮、布托啡诺对于生理性的 ADH 释放具有一定的抑制作用，但对于 SIADH 患者则无临床效果。能够在肾小管部位阻断 ADH 效应的药物包括锂（目前已经极少使用，因其毒性作用经常超过其有利的一面）和去甲金霉素（demethylchlortetracycline，剂量为 900～1 200mg/d）。去甲金霉素可影响肾小管的尿液浓缩能力，从而导致排泄等渗尿或低渗尿，减轻低钠血症。门诊 SIADH 手术患者难以限制液体量时，可以用去甲金霉素。

合并 SIADH 的患者进入手术室接受手术时，应通过监测 CVP、肺动脉压或者应用经食管超声监测二维左心室舒张末期面积了解容量状态，同时通过反复测定尿渗透压、血浆渗透压和血钠浓度（包括术后短时期内）指导液体治疗。虽然普遍认为术后 SIADH 常见于老年患者，但是研究表明患者年龄和使用的麻醉剂类型对于术后 SIADH 的发生没有任何影响。这种综合征在神经外科 ICU 患者中并不少见，一般只要排除其他诊断即可做出结论。SIADH 患者的治疗通常仅需限制液体量，需要高张盐水治疗的情况十分罕见。

ADH 缺乏导致的尿崩症可由垂体疾病、颅内肿瘤、浸润性疾病（如结节病）、头部创伤（包括神经外科手术后的创伤）或者肾对 ADH 缺乏反应等引起。肾对 ADH 缺乏反应的原因有多种，例如低钾血症、高钙血症、镰状细胞贫血、尿路梗阻以及肾功能不全。尿崩症患者接受手术或操作前应通过静脉补充每日液体需要量、补充丢失的尿量以及经鼻滴入去氨加压素（desmopressin acetate，DDAVP）来维持足够的血管

内容量。

尿崩症患者的围术期管理由 ADH 缺乏的程度决定。对于 ADH 完全缺乏的严重尿崩症患者，只要术前了解这一病情并且避免药物的不良反应，围术期管理通常不存在大问题。手术开始前经鼻给予常规剂量的 DDAVP 或者经静脉单次注射 100mU 的血管加压素，随后以 100～200mU/h 的速度持续输注[1]。剂量通常调节至每日尿量超过多尿的界限，以免发生医源性 SIADH 综合征。所有术中静脉输入的液体都应该是等渗的，以降低脱水和高钠血症的风险。术中和术后短时间内应每小时测量一次血浆渗透压。如果血浆渗透压超过 290mOsm/L，可使用低渗液体进行治疗，术中血管加压素的输注速度可以增加到 200mU/h 以上。

对于 ADH 部分缺乏的患者则没有必要在围术期使用血管加压素，除非血浆渗透压超过 290mOsm/L。围术期非渗透压刺激（例如容量缺失）和手术应激通常导致大量的 ADH 释放。因此，这些患者在围术期只需经常监测血浆渗透压即可。

由于血管加压素存在不良反应，其剂量应限制在控制尿崩症所必需的剂量范围内。由于血管加压素可促使子宫收缩和冠状动脉收缩，因此对孕妇或冠状动脉疾病患者要特别遵守这一剂量限制。

心血管系统疾病

高 血 压

高血压的高发病率（美国普通人群高血压发病率为 30%）、围术期管理的高风险以及不必要的延期手术带来的高花费，都使得对高血压患者围术期治疗进行分析显得尤为重要。多年来已有很多研究将高血压作为心脏并发症发生的危险因素进行了评估。而近来，因控制不良的高血压而推迟手术的做法受到质疑。Weksler 的团队对 989 例长期接受降压治疗的高血压患者进行了研究，入组的患者均行非心脏手术，舒张压在 110～130mmHg 之间，，无心肌梗死病史，无不稳定或严重的心绞痛、肾衰竭、妊娠高血压或左心室肥大，未接受过冠状动脉血管重建术，无主动脉狭窄、术前心律失常、心脏传导缺陷或脑卒中[103]。对照组患者延期手术，继续住院进行血压调控，而研究组患者仅临时经鼻给予硝苯地平 10mg。两组患者术后并发症没有明显的统计学差异，表明没有明显心血管疾病合并症的患者即使手术当天的血压偏高也可以进行手术。

已有几项研究对心血管疾病与术前高血压的关系进行了评估。在一项对接受冠状动脉旁路移植术（CABG）患者的多中心研究中，与血压正常者相比，单纯收缩期高血压患者围术期心血管并发症的发生率增加了30%[104]。Khetherpal的团队通过整合麻醉信息系统和美国外科学会国家手术质量提高项目（American College of Surgeons National Surgical Quality Improving Project, NSQIP）的数据后发现，高血压是不良事件的独立预测因素[105]。Wax的团队同样利用麻醉信息系统发现肌钙蛋白升高、死亡以及术后不良预后的独立预测因素包括基础收缩压升高、术中舒张压低于85mmHg、术中心率增快、输血、麻醉方法以及标准危险因素的控制[106]。推迟手术并未能使血压正常。

尽管术前的收缩压和舒张压均是预测术后并发症发生率的重要因素，但是尚无数据证明术前治疗高血压可降低围术期风险。在权威性的研究证实这一点之前，我们建议应根据临床证据来指导高血压患者的术前治疗。治疗应当基于以下三点共识：①应对患者进行宣教使之了解高血压终身治疗的重要性，即使患者只有单纯的收缩期高血压；②与经过治疗的高血压患者相比，未经治疗的高血压患者围术期更易发生血流动力学波动（Prys-Roberts与同事证实[107]，Goldman和Caldera[108]以及Mangano的团队[109]进一步确认）；③血流动力学波动与并发症的发生有一定的关联。Kheterpal的团队证实出现过平均动脉压低于50mmHg、平均动脉压降低40%以及心率快于100次/分的患者发生心脏事件的风险明显增大[105]。Pasternack及Weksler[103, 110]的研究提示，当务之急是尽快纠正血压或预防心率加快。上述资料提示，在高血压患者，最为紧要的是维持正常的血压。

每例患者术中和术后所能耐受的血压范围应根据术前的水平个体化判断。也就是说，如果患者入院时血压是180/100mmHg，心率96次/分，而没有任何心肌缺血的症状和体征，我们可以认为术中患者能够耐受这一水平的心率和血压；反之，如果患者夜间血压降至80/50mmHg，心率降至48次/分，也没有因为新出现的脑供血不足而从睡眠中醒来，我们可以认为患者在麻醉过程中能够安全耐受这一水平的血压和心率。因此，我们要依据术前的数据资料为每个患者制订个体化的管理方案。然而，有脑血管意外风险的患者仍需要尽可能避免出现低血压。POISE（围术期缺血性评估）研究表明，短时间内应用β受体阻滞剂可以增加低血压发生率，进而导致脑卒中的发生和死亡率增加[111]。

抗高血压药物的术前应用

除对ACEI和血管紧张素Ⅱ受体拮抗剂的术前应用仍有争议之外，其他所有抗高血压药物均应继续应用至术前。Coriat的团队发现术前使用ACEI的患者几乎100%发生诱导期低血压，而术晨停用ACEI的患者低血压的发生率约为20%[112]。Bertrand的团队进行了一项前瞻性的随机研究，结果表明高血压患者长期使用血管紧张素Ⅱ受体拮抗剂治疗且术晨仍然用药时，全麻诱导后发生严重低血压并需要使用血管收缩药物进行纠正的概率明显高于术前一日停药的患者[113]。Kheterpal的团队对12 381例非心脏手术患者进行了配对分析[114]，结果发现：与只应用利尿剂治疗的患者相比，长期应用ACEI或血管紧张素受体抑制剂，并且同时进行利尿剂治疗的患者发生平均动脉压低于70mmHg、收缩压降低40%以及收缩压降低50%的时间更长，需要推注血管升压药的次数也更多。对于持续应用这种药物的患者而言，出现难治性低血压后应选择血管加压素进行治疗。克利夫兰医学中心的研究者对2005—2009年期间接受非心脏手术的79 228例患者［9905例（13%）应用ACE抑制剂，66 620例（87%）不应用ACE抑制剂］进行分析后，发现应用ACE抑制剂并不影响术中和术后上呼吸道并发症的发生，与住院期间并发症的发生率和术后30天死亡率之间也没有关联[115]。

缺血性心脏病

有关缺血性心脏病患者的术前评估（也可见第67章）和AHA/ACC的指南可以参见第38章[116]。AHA/ACC和欧洲心脏病学会在2014年都发布了新的指南[116a, 166b]。

非心脏手术前冠状动脉旁路移植术或经皮冠状动脉介入术的作用

非心脏手术前冠状动脉血管重建术可能降低围术期的风险（参见第67章）。早期完成冠状动脉血管重建可以使择期的血管手术患者术后的心脏风险降低2～4倍[117-118]。最强有力的回顾性证据来自于冠状动脉手术研究（Coronary Artery Surgery Study, CASS）登记处，通过对1978—1981年的患者进行分析发现，术前接受过CABG的非心脏手术患者的死亡率是0.9%，而之前未接受过CABG的患者死亡率明显增加，为2.4%。然而CABG手术本身的死亡率为1.4%。

Eagle的团队对CASS登记的患者进行了长期追踪分析[119]。他们对接受药物治疗或手术治疗10年以上的冠心病患者进行了研究，这些患者在接受冠状动脉治疗后接受了 3368 次非心脏手术。研究结果表明中等风险手术，例如腹部、胸部手术或颈动脉内膜剥脱术，围术期总的并发症发生率及死亡率为 1%~5%，曾接受过冠状动脉血管重建术的患者预后有小幅改善。对预后改善最显著的是行大血管手术的患者，如腹部或下肢的血管重建。然而，这项观察性研究并非随机试验，且研究时间是 20 世纪七八十年代，当时的内外科技术和经皮冠状动脉疾病治疗方法尚未取得长足的发展 [119]。

Landesberg 和合作者对 578 例大血管手术的远期预后进行了回顾性分析 [120]。通过多变量分析表明，年龄、血管手术的类型、是否存在糖尿病、既往心肌梗死病史、术前铊扫描（preoperative thallium scanning，PTS）显示中重度的缺血等是死亡的独立风险因素，术前冠状动脉重建术可以提高患者的生存率。PTS 显示中度到重度缺血的患者如果进行择期冠状动脉重建术，则大血管手术后的远期生存率明显提高。

非心脏手术前行经皮冠状动脉介入术（PCI）的益处已经在一些队列研究中得到证实。Posner 等通过调查卫生管理系统的数据，分析了华盛顿州接受 PCI 和非心脏手术的病例 [121]。他们将接受非心脏手术的冠心病患者按术前接受过和未接受过 PCI 干预进行配对分组，观察非心脏手术患者围术期心脏并发症的情况。这项非随机研究结果显示，行非心脏手术 90d 以前接受过 PCI 治疗的患者，非心脏手术术后 30d 内心血管并发症的发生率明显降低。然而，非心脏手术之前 90d 内行 PCI 手术并不能改善预后。虽然导致上述结果的原因目前还不清楚，但是该结果提示："为了使患者顺利渡过手术这一关"而行 PCI 手术可能无法改善患者围术期的预后，因为稳定性或无症状的冠状动脉狭窄患者围术期可能根本不会发生心脏并发症，而 PCI 却可能会使冠状动脉斑块变得不稳定，这些不稳定斑块在非心脏手术后数天或数周可能出现显著变化。

Godet 的团队对 1152 例腹主动脉瘤手术患者进行了队列研究 [122]，其中有 78 例患者实施了 PCI。在 PCI 组中，术后严重冠状动脉事件的发生率 [9.0%，（95%CI，4.4~17.4）] 或死亡率 [5.1%，（95%CI，2.0~12.5）] 与对照组（分别为 8.2% 和 6.9%）之间没有显著差异。由此看来 PCI 并不能显著降低主动脉手术后的心脏风险和死亡率。

目前数项随机试验对术前检查以及 CABG 和（或）PCI 在不同亚群患者中的价值进行了评估。McFalls 的团队报道了在 VA 健康系统进行的多中心

随机试验的研究结果，研究中将冠状动脉造影确诊的冠状动脉疾病患者 [除左主干病变和射血分数严重低下（<20%）的患者外] 随机分配到 CABG（59%）或 PTCA（经皮腔内冠状动脉成形术）（41%）治疗组，并与常规药物治疗组进行对照 [123]。随机分组后 2.7 年，接受血管重建术的患者的死亡率（22%）与未接受血管重建的患者（23%）相比没有显著性差异（图 39-4）。以肌钙蛋白升高作为手术后心肌梗死的标准，血管手术后 30d 内血管重建组心肌梗死的发生率为 12%，而未血管重建组为 14%（P= 0.37）。作者认为冠状动脉血管疾病病情稳定的患者，没有冠状动脉旁路移植术的指征；并且研究结果进一步支持单支或两支血管病变的患者在进行非心脏手术前行 PCI 或 CABG 不能有效改善患者的预后。而在一项随访分析中，Ward 的团队报道了先行 CABG 手术患者的预后，优于接受 PCI 手术的患者 [124]。

Poldermans 的团队对 770 例拟行大血管手术且存在中等心脏风险（即：存在一到两个心脏危险因素）的患者进行了研究，将他们随机分为行心肌负荷试验进行危险分层组和直接手术组 [125]。所有患者在术前、术中和术后都服用比索洛尔将心率控制在 60~65 次/分之间。30d 内两组患者心源性死亡和非致死性心肌梗死的发生率相似（直接手术组为 1.8%，而危险分层组为 2.3%）。作者的结论是根据临床病史评估为中等风险的患者须在围术期使用 β 受体阻滞剂，而没有必要进行进一步的危险分层，进一步的测

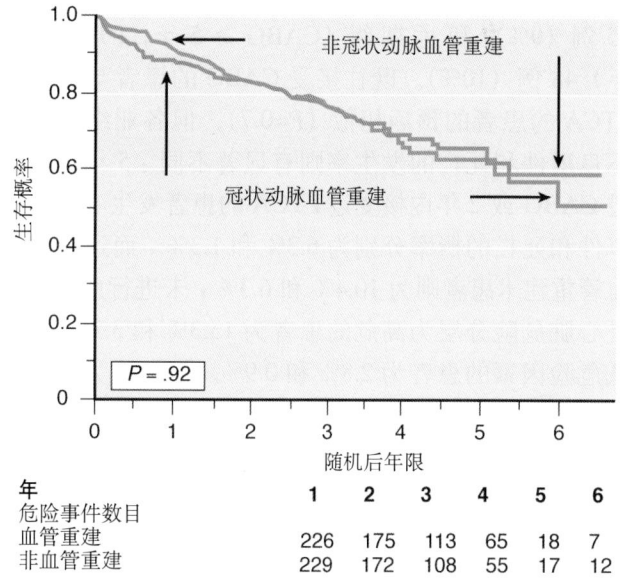

图 39-4　预防性冠状动脉血管重建试验中，经冠状动脉造影确诊为冠状动脉疾病的患者随机接受冠状动脉血管重建或常规治疗后再行大血管手术的远期生存率 *(From McFalls EO, Ward HB, Moritz TE, et al: Coronary-artery revascularization before elective major vascular surgery, N Engl J Med 351:2795-2804, 2004.)*

试只会延迟必要的血管手术。在一项试验性研究中，Poldermans 等对存在三个以上危险因素的患者进行了试验，101 例（23%）表现为广泛缺血的患者被随机分为血管重建组（n=49）或非血管重建组[126]。血管重建并没有提高患者 30d 的预后，两组患者复合终点的发生率为 43%vs.33% [优势比（odds ratio，OR）为 1.4；95%CI，0.7～2.8；P=0.30]。另外，一年后的随访也未显示冠状动脉血管重建组有任何明显的优势（49%vs.44%；OR,1.2；95%CI,0.7～2.3；P=0.48）。然而 Erasmus 大学（Rotterdam, the Netherlands）的 Erasmus MC 研究随访委员会对 Poldermans 带领完成的这一研究的科学完整性提出了质疑：Report on the 2012 follow-up investigation of possible breaches of academic integrity, September 30, 2012 (http://www.erasmusmc.nl/5663/135857/3675250/3706798/Integrity_report_201210.pdf?lang=en)。尽管目前这些文章尚未被撤回，但对其结果的质疑一直存在。2014 年 AHA/ACC 指南的制定者商定，在引用 Poldermans 等在相关研究领域发表的一些尚未被撤回的论文和（或）由此衍生的研究时，只将其结果与指南推荐内容进行对比介绍，而不将其作为指南推荐的依据。

研究结果提示血管重建术和非心脏手术之间的时间间隔很可能对其保护效果和潜在风险产生影响。Back 的团队对退伍军人医疗中心 425 例患者所接受的 481 次择期大血管手术进行了续贯性研究[127]。将其中已行冠状动脉血管重建术者按时间分为三个亚组：近期组（CABG<1 年，PTCA<6 个月）35 例（7%）、中期组（1 年 <CABG ≤ 5 年，6 个月 <PTCA ≤ 2 年）45 例（9%）和远期组（CABG ≥ 5 年，PTCA ≥ 2 年）48 例（10%）。既往接受 CABG 的患者与接受过 PTCA 的患者的预后相似（P=0.7），但各亚组间心脏不良事件和死亡的发生率则有显著不同：5 年内接受过 CABG 或 2 年内接受过 PTCA 的患者发生心脏不良事件和死亡的概率分别为 6.3% 和 1.3%；而远期曾行血管重建术患者则为 10.4% 和 6.3%；未进行血管重建且心脏危险分层为高危的患者为 13.3% 和 3.3%；中 / 低危险因素的患者为 2.8% 和 0.9%。作者认为既往冠状动脉血管重建术（CABG < 5 年，PTCA < 2 年）对大血管手术患者术后心脏不良事件和死亡率有中度的预防作用。

使用冠状动脉支架的 PCI 存在几个特殊的问题。Kaluza 等对 40 例术前 6 周内接受预防性冠状动脉支架置入术的非心脏大手术全麻患者进行了研究[128]，报道了 7 例心肌梗死，11 例大出血以及 8 例死亡。所有死亡和心肌梗死患者以及 11 例大出血中的 8 例患者都是在支架手术后不到 2 周就进行了非心脏手术。有 4 例患者在支架手术一天后进行了非心脏手术，结果死亡。Wilson 的团队研究了 207 例在非心脏手术前 2 个月内接受支架置入术的患者[129]，其中 8 例患者发生死亡或心肌梗死，这些病人均来自于 168 例术前 6 周内接受支架置入术的患者群。Vincenzi 的团队研究了 103 个病例，发现手术前 35d 内行支架置入的患者围术期发生心脏事件的可能性是手术前 90d 以上进行支架置入患者的 2.11 倍[130]。Leibowitz 等对 216 例非心脏手术前 3 个月内行 PCI 的患者进行了序贯研究（PTCA 组 122 例，支架组 94 人）[131]，结果共 26 例患者（12%）死亡，支架组 13 例（占支架组人数的 14%），PTCA 组 13 例（占 PTCA 组人数的 11%），两组没有显著性差异。6 个月内急性心肌梗死和死亡的发生率没有明显差异（支架组分别为 7% 和 14%，PTCA 组分别为 6% 和 11%）。上述两组患者中行 PCI 后 2 周内行非心脏手术的患者不良事件发生率更高。以上研究结果综合表明，PCI 术（置入或未置入支架）后拟行非心脏手术的患者应该推迟至 4～6 周后进行。

根据个案报道，药物涂层支架在围术期所带来的问题更加严重。Nasser 的团队描述了两例患者在置入免疫抑制药物西罗莫司涂层支架后分别在第 4 个月和第 21 个月发生了支架内血栓形成[132]。置入药物涂层支架后在很长一段时间内（长达 12 个月）会存在一些额外的风险，特别是停止服用抗血小板药物时[133]。有研究表明，药物涂层支架置入术次年行非心脏大手术的比率虽超过 4%，其总体不良预后发生率远低于之前报道的药物涂层支架置入数月后即行手术的患者[134]。非心脏手术后的 1 周时间内是不良事件发生的高危期。加拿大的一项根据卫生管理数据库进行的人口调查研究表明置入金属裸支架后最好在 46～180 天后再行择期手术[135]。Hawn 等在一项全国性的回顾性研究中，对 2000—2010 年期间的 41 989 例冠状动脉支架置入术后 24 个月之内接受血管手术和非血管手术的患者进行了观察[136]，结果发现在冠状动脉支架置入 2 年内接受非心脏手术的患者中，严重的心脏不良事件发生率与急诊手术及心脏疾病的严重程度相关，而与支架的种类以及支架置入是否 6 个月以上的时间无明显关联（图 39-5）。

影响心脏并发症和死亡率的围术期风险因素

询问病史时，需要关注心血管疾病的危险因素以及不稳定型心脏病的症状和体征，比如轻度体力活动后的心肌缺血、活动期的充血性心力衰竭、有症状的心脏瓣膜疾病和明显的心律失常。不稳定型心绞痛患

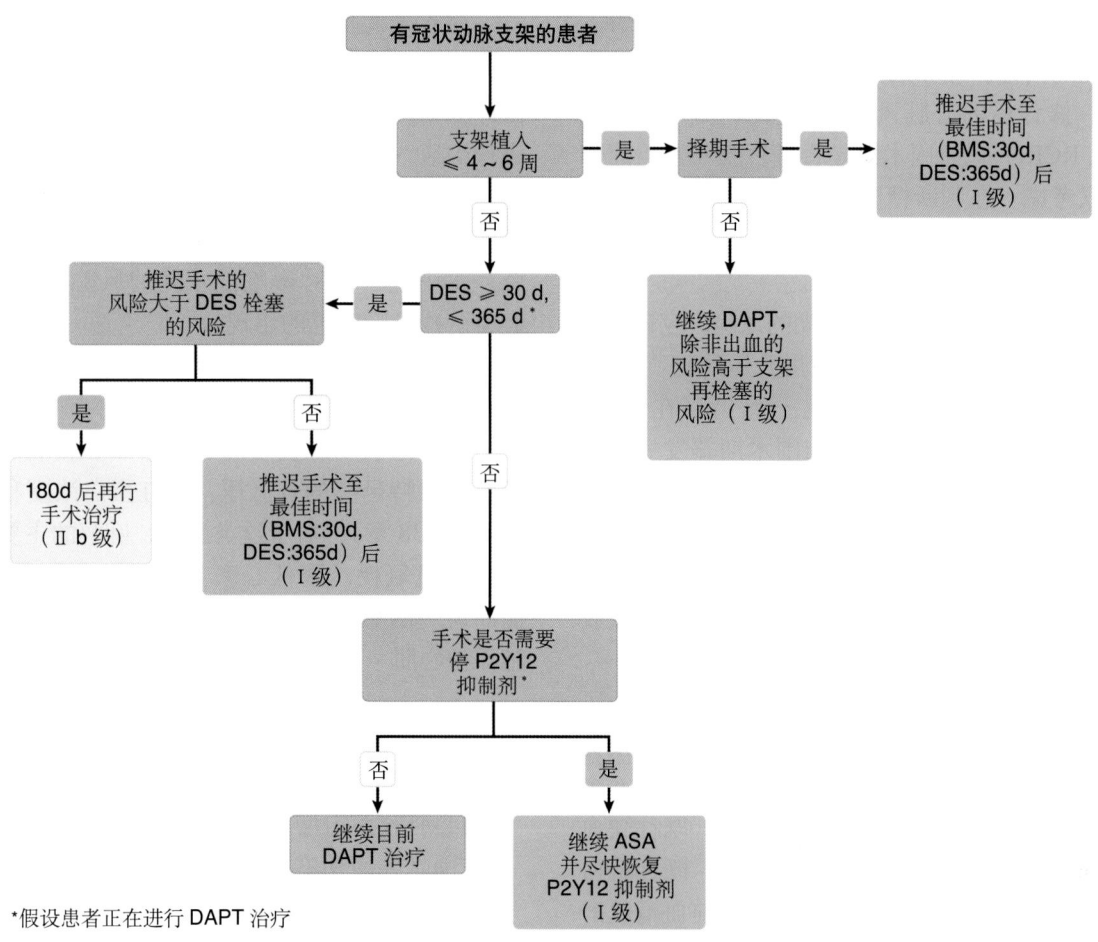

图 39-5　美国心脏病学会关于既往 PCI 手术史患者行非心脏手术的处理建议。ASA，阿司匹林；BMS，金属裸支架；DAPT，双抗血小板治疗；DES，药物涂层支架；PCI，经皮冠状动脉介入术 *(From Fleisher LA, Fleischmann KE, Auerbach AD, et al: 2014 ACC/AHA guidelines on perioperative cardiovascular evaluation and management of patients undergoing noncardiac srgery: a report of the American College of Cardiology/American Heart Association Task Force on Practice Guidelines, J Am Coll Cardiol 2014 Jul 29. [Epub ahead of print.])*

者围术期发生心肌梗死的风险达 28%[137]。推迟择期手术对其冠心病进行相应处理对这类患者有益。运动耐量试验是慢性稳定型心绞痛患者围术期进行风险评估非常好的方法。

几乎所有的研究都表明活动期的充血性心力衰竭与围术期心脏并发症的发生率升高有关[138]。此外，还有多篇研究表明射血分数减低与围术期心脏事件的发生率升高相关[139-140]。Flu 等对接受血管手术的患者进行超声心动图检查后发现，实施非介入开放性手术患者，无症状的左心室收缩功能减退和左心室舒张功能减退均可导致术后 30d 心血管事件的发生率升高 [OR 分别为 2.3（95% CI 1.4 ~ 3.6）和 1.8（95% CI 1.1 ~ 2.9）]；同时，可导致远期心源性死亡率增加 [危险比分别为 4.6（95% CI 2.4 ~ 8.5）和 3.0（95% CI 1.5 ~ 6.0）][141]。而在接受血管腔内介入手术的患者（*n* = 356）中，只发现有症状的心力衰竭与术后 30 天心血管事件发生率和远期死亡率升高相关。这些结果提

示，改善心室功能并治疗肺淤血是择期手术前的正确选择。

传统上认为近期的心肌梗死是增加围术期风险的重要因素。心肌梗死发生得越近，尤其是 3 ~ 6 个月之内，围术期风险越高。然而，Goldman 心脏风险指数已经发生改变，与此同时药物治疗方案也已有很大变化，预后也得到改善。Rao 等在 1983 年发表的经典文章中报道，心肌梗死后 3 个月内接受非心脏手术再度发生心肌梗死的概率接近 30%[142]，而再度心肌梗死的死亡率极高。现今，随着术后专用 ICU 的出现，更精准的监测以及早期的干预，使得术后再度心肌梗死发生率降低了近乎一个数量级。2014 年 AHA/ACC 发布的指南中呼吁使用 60d 作为高危的标准[116a]。60d 之后需要根据临床症状进一步行风险分层。

无明显冠心病症状和病史的患者，存在冠心病的概率因其所具有的动脉硬化危险因素类型和数量而异。糖尿病可加速动脉硬化的进程，而这个过程经常

不易被察觉，因此许多临床医师将糖尿病等同于冠心病给予相应的治疗。糖尿病是围术期心脏事件的独立危险因素，修订后的心脏风险指数（Revised Cardiac Risk Index, RCRI）已将围术期是否进行胰岛素治疗作为要素予以考虑。在判断糖尿病引起的风险增加程度时，需要综合考虑糖尿病治疗的方法、患病时间以及其他相关终末器官功能损害的情况。

以下术中因素可显著影响围术期的风险，应该尽可能避免或予以纠正：①不必要地使用升压药物[143-144]；②意外的低血压[145-147]（然而，这一点仍存在争论，一些研究人员发现意外的低血压与围术期并发症无明显相关性[144]）；③低体温[148]；④血细胞比容过高或过低[149-150]；⑤手术时间过长[146]。

与围术期并发症相关，但又无法避免或纠正的因素包括：①急诊手术，②胸部或腹部手术或膝上截肢术[146, 151-164]。

Lee 的团队通过前瞻性的队列研究提出了若干风险指数[165]。他们研究了4315例在三级教学医院接受择期非心脏大手术的50岁以上患者。RCRI 包括6个独立预测并发症的因素：高风险手术种类、既往缺血性心脏病病史、既往充血性心力衰竭病史、既往脑血管疾病病史、术前是否胰岛素治疗以及术前血清肌酐水平高于2.0mg/dl；风险因素越多，心脏并发症的发生率越高[165]。RCRI 已经成为围术期心脏风险个体化评估的标准工具，用于决定必要的心血管检查以及制订围术期管理方案。该指数在近期和远期心血管预后中的作用已得到证实[166]。研究还表明，该指数能够预测远期生存质量[166]。因此 RCRI 可帮助我们对手术患者的近期和远期心血管疾病风险进行评估。

美国外科医师学会 NSQIP 利用525家医院超过百万例次手术的数据创建了手术风险评估系统[167]。该风险评估系统利用目前的手术操作名称编码分析手术操作相关的风险，同时包括了21个与患者相关的变量（如年龄、性别、体重指数、呼吸困难、心肌梗死病史等）。根据这些信息，可计算得出发生严重心脏事件、死亡以及其他8种预后的概率。该风险评估系统可对手术相关的严重心脏不良事件以及死亡的发生风险提供或许是目前最佳的预测。

美国外科医师学会的 NSQIP 心肌梗死及心搏骤停（myocardial infarction and cardiac arrest, MICA）的风险预测标准对心脏并发症更有针对性[168]。通过对这些预后进行定义，并收集了基于量表的数据信息，作者得到的风险指数在推理过程以及论证阶段的准确性均得以证实；在辨别力方面，尤其是对血管手术患者，甚至优于 RCRI（通过在同一数据库的测试）。

所有这些风险指数都存在一个基本的问题，即仅仅进行风险评估并不能改善患者个体的围术期管理。因此会诊时需要就患者冠心病的严重程度以及稳定性进行沟通，这样要比简单地进行风险分级更有用。

缺血性心脏病患者麻醉的目标是，术前对影响围术期风险的并存疾病进行治疗使之达到术前最佳状态，术中进一步对影响围术期的风险因素进行监测，避免这些风险状况的出现。

术前治疗

对于冠状动脉狭窄患者，增加心肌氧供的唯一途径就是保持足够的舒张压、血红蛋白浓度和氧饱和度（参见第38章）。对于这类患者，麻醉的主要目标就是减少心肌氧耗，降低心率、室壁张力和心肌收缩力，提高斑块的稳定性。因此，临床实践中可采取以下措施保护心肌：

1. 继续应用 β 受体阻滞剂（普萘洛尔、阿替洛尔、艾司洛尔或美托洛尔），避免 β 受体阻滞剂停药导致的心肌收缩力增加和心率加快。多项研究已经证明在围术期应用 β 受体阻滞剂可以改善患者的转归，特别是心率得到控制时[169-170]。然而，新的研究已经证明如果心率没有得到很好的控制或者是对于低危的患者，β 受体阻滞剂可能是没有作用的[171-173]。最近，POISE 实验将 8 351 例初次使用 β 受体阻滞剂的高危患者随机分为高剂量缓释美托洛尔组和安慰剂组[111]。结果美托洛尔组心血管事件的发生率明显下降，心肌梗死的发生率下降30%，而患者 30d 全因死亡率及卒中发生率明显增加。目前，AHA/ACC 有关围术期 β 受体阻滞剂的指南指出，尽管在未进行剂量滴定下临时给予 β 受体阻滞剂可能会带来一定风险，但在之前应用 β 受体阻滞剂的患者，以及拟接受大血管手术的负荷试验阳性患者，仍是围术期 β 受体阻滞剂的 I 类适应证（框 39-3）。

2. 血管扩张剂（应用硝酸甘油或其"长效制剂"硝普钠、肼屈嗪或哌唑嗪）使室壁张力降低是有好处的，尽管目前没有随机试验证据支持预防性应用这些药物[109-110, 174]。本书第45章详细介绍了 Swan-Ganz 导管和经食管超声心动图在这些患者中的应用[159, 175]，第67章和最近的指南[116]则详细讨论了缺血性心脏病患者的术中管理。

3. 阿司匹林、他汀类药物、运动锻炼和饮食控制。这几项措施适用于很多患者，简言之，我们认为长期使用的药物（如降压药和 ACEI 类药物）应当坚持

框 39-3　2014 年 ACCF/AHA 围术期 β 受体阻滞剂的应用建议

I 类

- 长期服用 β 受体阻滞剂的患者接受手术时应继续服用 β 受体阻滞剂[111-117]。（证据等级：B）

IIA 类

- 术后 β 受体阻滞剂的应用须根据患者临床症状决定，与何时开始使用该药物治疗无关[110, 117-118]。（证据等级：B）

IIB 类

- 术前风险分层试验中确定为中度或高度心肌缺血风险的患者，围术期应用 β 受体阻滞剂是合理的[119]。（证据等级：C）
- 三个或以上 RCRI 风险因素的患者（如糖尿病、心力衰竭、冠状动脉疾病、肾功能不全、脑血管疾病）在术前开始应用 β 受体阻滞剂是合理的[117]。（证据等级：B）
- 明确具有长期服用 β 受体阻滞剂适应证，但无其他 RCRI 风险因素的患者，为降低围术期风险而启用 β 受体阻滞剂治疗的做法是否有益仍不确定[110, 117, 120]。（证据等级：B）
- 对于启用 β 受体阻滞剂的患者，术前应该预留充足的时间评估治疗的安全性和患者的耐受性，最好术前 1d 以上[110, 121-123]。（证据等级：B）

III 类：有害

- 在手术当天不应启动 β 受体阻滞剂治疗[110]。（证据等级：B）

From Fleisher LA, Fleischmann KE, Auerbach AD, et al: 2014 ACC/AHA guidelines on perioperative cardiovascular evaluation and management of patients undergoing noncardiac srgery: a report of the American College of Cardiology/American Heart Association Task Force on Practice Guidelines, J Am Coll Cardiol 2014 Jul 29. [Epub ahead of print]
RCRI：修订后的心脏风险指数

服用至术日早晨（见前面）。本章的结尾部分就长期用药方面的问题进行了详细阐述。

4. 本书第 61 章详细讨论了围术期的输血治疗。FOCUS(functional outcomes in cardiovascular patients undergoing surgical repair of hip fracture) 试验未能证实，在髋关节骨折的心脏高危患者，采用高输血阈值标准还是低输血阈值标准更为有益[176]。

心脏瓣膜疾病

心脏瓣膜疾病患者术前抗凝治疗的处理已发生较大改变，目前建议根据原发疾病的病因治疗。本书第 38 章和第 67 章对心脏瓣膜疾病患者的术前和术中处理进行了详细讨论。

心脏瓣膜疾病患者围术期的风险和预后很大程度上取决于原发病的严重程度。虽然狭窄性瓣膜病变的进展速度比反流性病变快，但是瓣膜反流性病变可引起继发性感染性心内膜炎、腱索断裂和缺血性心脏病，造成患者迅速死亡。心脏瓣膜疾病病变晚期常出现左

心室功能不全。

手术前继续维持药物治疗非常关键。例如主动脉瓣狭窄的患者术前停药可能引发心房颤动或心房扑动导致病情迅速恶化，这是因为心房收缩对左室充盈和维持心排血量非常重要。心脏瓣膜手术及心脏瓣膜疾病术前最严重的并发症之一是心律失常。本章其他小节中详细讨论了心脏传导异常及长期服用抗心律失常药物和强心药物的患者的处理。本书其他章节（第 94 章）及其他参考书中讨论了先天性心脏病患儿接受非心脏手术的围术期管理[177]。

术前应用抗生素预防心内膜炎

患有任何瓣膜性心脏病以及心内（室间隔缺损或房间隔缺损）或血管内分流的患者，在接受可能造成菌血症的操作前均应给予预防性的抗心内膜炎治疗。肥厚型心肌病（主动脉瓣下狭窄、非对称性室间隔肥厚）及二尖瓣脱垂患者发生感染性心内膜炎的概率相当高，所以对这两类患者要特别强调心内膜炎的预防。

下列操作后可能发生菌血症：拔牙术 30%～80%，洗牙 20%～24%，使用口腔冲洗装置 20%～24%，钡灌肠 11%，经尿道前列腺切除术（TURP）10%～57%，上消化道内镜检查 8%，经鼻气管内插管 16%（25 例患者中 4 例出现菌血症）以及经口气管内插管 0%（25 例患者无一例发生菌血症）。美国心脏协会（AHA）最新的指南包括了 2008 年 AHA/ACC 心脏瓣膜疾病患者感染性心内膜炎的知识更新，与 2006 年指南的不同之处详列于表 39-7[178]。

人工心脏瓣膜、抗凝治疗及深静脉血栓的预防

心脏瓣膜置换术后的患者，需要接受长期的抗凝治疗，当其再次接受某种手术时，应当权衡停抗凝药造成血栓栓塞以及不停药增加围术期出血概率这两个风险。一般来说，机械瓣膜患者接受非心脏手术时，需在手术前 3d 停用抗凝药。在这段时间内，其国际标准化比值（INR）可下降至正常值的 1.5 倍以下。术后第 1 天恢复使用口服抗凝药。Katholi 的团队报道采用相似的方案后，25 例受试患者中无围术期血栓栓塞或出血的发生[179]。对于血栓栓塞的高危人群另一种替代方案是在围术期将抗凝药转为肝素，于术前 4～6h 停用肝素，术后很快恢复使用。现在的人工瓣膜发生血栓栓塞的风险较小，围术期使用肝素可能会弊大于利。根据 AHA/ACC 指南，以下情况应持续应用肝素：新近出现过血栓或栓塞（近 1 年内任何时候）的患者、经证实以往停用抗凝药物后确实出现血栓问题

表 39-7　心内膜炎预防措施的改变：AHA/ACC 的心脏瓣膜疾病指南

2006 年心脏瓣膜疾病指南建议 Ⅰ级	2008 年心脏瓣膜疾病指南建议更新重点 Ⅱa 级	评论
下列患者建议给予感染性心内膜炎的预防性治疗： • 有人工瓣膜的患者以及既往有感染性心内膜炎病史的患者（证据水平：C） • 复杂的发绀型 CHD 患者（如单心室状态、大动脉转位、法洛四联症）（证据水平：C） • 既往外科体肺分流术或血管重建手术患者（证据水平：C） • 先天性心脏瓣膜畸形，特别是二叶型主动脉瓣患者和获得性瓣膜功能异常的患者（如风湿性心脏病）（证据水平：C） • 既往瓣膜修复术患者（证据水平：C） • 肥厚型心肌病患者，伴有潜在或静止状态下梗阻（证据水平：C） • 二尖瓣脱垂、听诊有瓣膜反流音和（或）超声心动图显示瓣叶增厚的患者 *（证据水平：C）	下列患者发生感染性心内膜炎时可能会出现严重的不良结果，这些患者在接受口腔科操作，牙龈组织、牙根周围组织或口腔黏膜遭到破坏时进行预防性的抗心内膜炎治疗是合理的： • 人工心脏瓣膜或人工材料用于心脏瓣膜修复的患者（证据水平：B） • 既往感染性心内膜炎病史的患者（证据水平：B） • CHD 患者 • 未修复的发绀型 CHD 患者，包括姑息性分流术（证据水平：B） • 采用人工材料或器械对 CHD 患者进行手术修复或导管介入修复后的 6 个月内（证据水平：B） • CHD 已经修复，但在人工补片或人工器械的位置或邻近位置上仍存在残余缺损（二者均抑制内皮化）（证据水平：B） • 由于瓣膜结构异常出现瓣膜反流的心脏移植患者（证据水平：C）	建议更新（建议分级从 Ⅰ级 改为 Ⅱa 级，文本修改）。 对于感染性心内膜炎的预防没有 Ⅰ级建议

CHD，先天性心脏病；MVP，二尖瓣脱垂；VHD，心脏瓣膜疾病。
该脚注已废弃不用。请参见 2006 VHD 指南（3）的脚注文本，*in Bonow RO, Carabello BA, Kanu C, et al: ACC/AHA 2006 guidelines for the management of patients with valvular heart disease: a report of the American College of Cardiology/American Heart Association Task Force on Practice Guidelines (Writing Committee to Revise the 1998 Guidelines for the Management of Patients with Valvular Heart Disease). Developed in collaboration with the Society of Cardiovascular Anesthesiologists: Endorsed by the Society for Cardiovascular Angiography and Interventions and the Society of Thoracic Surgeons, Circulation 114:e84-e231, 2006.
From Nishimura RA, Carabello BA, Faxon DP, et al: ACC/AHA 2008 guideline update on valvular heart disease: focused update on infective endocarditis. A report of the American College of Cardiology/American Heart Association Task Force on Practice Guidelines: Endorsed by the Society of Cardiovascular Anesthesiologists, Society for Cardiovascular Angiography and Interventions, and Society of Thoracic Surgeons, Circulation 118:887-896, 2008

的患者、使用 Björk-Shiley 瓣膜的患者及存在三个以上危险因素（心房颤动、以往有过血栓栓塞病史、高凝状态及使用机械瓣膜）的患者[180]。使用二尖瓣机械瓣膜的患者，即使只存在单一危险因素，也已构成高危因素，因此对于这些患者围术期使用肝素的标准应当降低。皮下注射低分子肝素为门诊患者提供了一种替代治疗手段[181]。外科医师和心脏科医师应当在回顾最新的指南的基础上，讨论并制订上述患者围术期的最佳处理方案[182]。新的指南在 2014 年颁布[182a]。

虽然存在一定争论，但是对此类患者还是尽量避免采用区域麻醉[183]。很多医师会毫不犹豫地将区域麻醉用于接受预防性深静脉血栓治疗的患者[184-186]。然而相当多的报道证实，抗凝治疗会造成硬膜外血肿。对硬膜外麻醉和（或）脊髓麻醉的大量回顾性分析表明，在应用肝素前短时间内或应用肝素时进行穿刺均未发生因硬膜外血肿形成而造成神经功能异常[187-188]。尽管有流行病学证据表明损害发生的概率很低，但对于任何使用影响凝血功能药物（包括阿司匹林）的患者我们都不能放松警惕，当这些患者接受区域麻醉后我们要反复评估围术期神经功能的状

况，警惕有无背痛症状的出现[183, 189-191]。进行区域麻醉时，使用低分子量肝素预防深静脉血栓的风险高于肝素（静脉输注免疫球蛋白可以成功治疗肝素诱发的血小板减少症[185]）。美国区域麻醉和镇痛协会就抗凝治疗患者接受区域麻醉问题达成一致意见[192]。他们建议，决定抗凝治疗的患者能否行硬膜外或蛛网膜下腔麻醉 / 镇痛以及拔除导管的时机应当根据患者的个体情况，充分权衡微乎其微但确实存在的椎管内血肿的可能性与区域麻醉的优点。

术后深静脉血栓形成非常普遍，所以大约有 1% 的术后患者死于致命的肺栓塞[193]（表 39-8）。由于死亡风险高，深静脉血栓的预防已经得到了广泛的关注，预防方法通常是在手术前 2h 皮下注射 5000U 肝素[193-195]。其他方法如使用外部充气加压装置也能起到同样的预防效果[194, 196]。说服外科医师使用这种装置预防下肢深静脉血栓可以使区域麻醉过程变得更加安全。但是，这种方法并不适用于安装有人工瓣膜的患者。美国胸科医师学会对于深静脉血栓的预防提出了新的建议[197]。

另外，人工瓣膜置换术后的孕妇分娩期间的麻醉

管理也是一个问题。通常建议围产期间皮下注射肝素来替代华法林。根据特定人工瓣膜的适应证，推荐进行择期引产，在引产和分娩期间停用所有的抗凝治疗（见前述）[198]。

术前应常规听诊以判断人工瓣膜是否工作正常。如果听诊发现异常，必须在术前会诊并检测人工瓣膜的功能。

心脏传导异常：心律失常

缓慢性心律失常的患者，特别是严重心律失常或

表 39-8　深静脉血栓和致命性肺栓塞的发病率

手术类型	发生率		
	深静脉血栓形成 (%)	近端深静脉血栓形成 (%)	致死性肺栓塞 (%)
普通外科			
年龄 >40 岁	10	<1	0.1
年龄 >60 岁	10～40	3～15	0.8
恶性肿瘤	50～60		
胸科	30		
血管外科			
主动脉修补	26		
外周血管手术	12		
泌尿外科			
开腹前列腺切除术	40		
TURP	10		
其他泌尿科手术	30～40		
妇科大手术			
恶性肿瘤	40		
非恶性肿瘤	10～20		
神经外科			
开颅手术	20～80		
椎板切除术	4～25		1.5～3.0
骨科			
全髋关节置换	40～80	10～20	1.0～5.0
髋关节骨折	48～75		1.0～5.0
胫骨骨折	45		
全膝关节置换	60～70	20	1.0～5.0
头部、颈部、胸壁	11		
内科情况			
急性心肌梗死	30	6	
卒中	60～75		
急性脊髓损伤	60～100		
其他卧床患者	26		

表注：TURP，经尿道前列腺切除术

合并眩晕或晕厥的患者，通常需要安装起搏器（参见第 45 章和第 47 章）。然而对于慢性双束支传导阻滞患者（右束支传导阻滞合并左前分支或左后分支阻滞，或左前分支及左后分支同时阻滞的左束支传导阻滞），即使只存在一度心脏传导阻滞，也有可能进展为完全性心脏传导阻滞，甚至导致围术期猝死。当然，这种情况十分罕见。在 6 项研究中，266 例双束支传导阻滞患者中有不足 2% 的患者围术期发生了完全性心脏传导阻滞[199]。但是这些患者 5 年死亡率却非常高（554 例患者中 160 例死亡，死亡率 29%）。大多数死亡与快速性心律失常或心肌梗死有关，而这两种急性心脏事件均不能通过安装传统起搏器而避免[200]。因此，对于 ECG 提示双束支传导阻滞的患者，麻醉医师需要特别关注患者可能存在的冠心病或左心室功能不全。尽管如此，这类患者在围术期发生完全性心脏传导阻滞的概率极低。因而，术前双束支传导阻滞的患者并非必须预防性安装临时起搏器。但是，应当预先建立一条中心静脉通路以备紧急情况下置入临时起搏器（大多数手术室并不依赖经胸起搏，虽然在条件允许时也可尝试使用）[201]。围术期有症状的心脏传导阻滞的发生率超过 1%，因此标准的心脏起搏器装置和熟练的安装人员应当随时备用，并定期检查。有一项研究证实，这种情况在心脏手术中的发生率至少为 1%[202]。手术前没有留置起搏性肺动脉导管的患者中，有 1% 需要在体外循环前安装起搏器。相反，留置了起搏性肺动脉导管的患者中，19% 在体外循环前开始起搏。提示可能需要安装起搏器的指征包括既往存在有症状的缓慢性心律失常、既往有短暂的完全房室传导阻滞病史及有主动脉瓣膜疾病。

较早期的研究表明，术前检查中室性期前收缩每分钟多于 5 次与围术期心脏并发症发生相关[146, 153-155]。在传统的室性期前收缩治疗标准（出现 R-on-T 波形、每分钟室性期前收缩大于 3 次以及多源室性期前收缩）的基础上，需要额外考虑室性期前收缩的频率（24h 中每小时期前收缩大于 10 次）和反复发生的室性期前收缩。众多电生理学和程序性心室刺激研究正在逐渐提供临床证据，用以指导缺血性心脏病或反复发作心律失常患者以及院外发生心搏骤停后存活患者的治疗。虽然上述患者均会接受抗心律失常治疗，但是对其潜在疾病的关注应该是我们术前准备的一个重点。长期抗心律失常治疗将在本章最后一节讨论。尖端扭转型室性心动过速（Torsades de pointes）是一种以发作性电极极性交替转换、QRS 波群主峰围绕等电位线连续扭转为特点的心律失常。可用于与其他类型室性快速性心律失常鉴别诊断的一个特征是此类心律失

常对常规抗心律失常药物反应不良。也就是说，使用延长 QT 间期的药物（如奎尼丁、普鲁卡因胺、丙吡胺、某些抗组胺药物及抗精神病药吩噻嗪）治疗尖端扭转型室性心动过速反而可能会使心律失常出现更加频繁，持续时间更长。麻醉文献中关于手术中突发尖端扭转型室性心动过速的报道相当罕见。急救措施包括给予镁剂或进行电转复，然后使用超速心脏起搏或 β 受体激动剂以及停止延长 QT 间期的药物。

房性期前收缩和其他非窦性心律也和围术期心脏并发症相关 [146, 154]。这些心律失常本身在围术期可能不会导致严重的心脏并发症，但是它往往是患者心脏贮备功能较差的一个重要标志。

预激综合征是房室旁路导致的室上性心动过速 [203]。根据其临床和电生理特点采用导管消融术 [200] 或手术治疗，即通过术前和术中的处理阻止那些导致心动过速的交感或其他血管活性物质的释放进而抑制心动过速 [204-205]。有关该电生理操作的麻醉将在第 68 章介绍。

呼吸系统和免疫系统疾病

术前基本问题

麻醉后肺部并发症与心血管并发症一样常见——如果患者存在深静脉血栓，肺部并发症的风险还会更高。而且在患病率、死亡率、住院时间以及花费方面，肺部并发症甚至更为重要。

有人认为并发肺部疾病的患者进行术前准备并不能改善些什么，实际上是错误的。现在在围术期和长期恢复中，药物治疗已发生了巨大变化，人们也越来越重视抽烟以及睡眠呼吸暂停对机体的影响 [206-223]。（前文有关肥胖的章节和第 71 章已经介绍了睡眠呼吸暂停患者的术前诊断和围术期护理）。

术前检查的主要目的是筛选围术期并发症风险较高的患者，并制订相应的围术期治疗方案，使患者尽早恢复功能状态。术前评估还可了解患者的基础生理功能情况，确定手术的可行性。虽然很多人用肺功能测试来界定患者是否能够耐受手术和肺部并发症的风险，但几乎没人能证明任何术前或术中的措施（除戒烟和走路等体力活动）能够明确降低围术期肺部疾病的患病率或死亡率。由于第 51 章已经详细介绍了常规术前肺功能测试和呼吸系统护理方法，本章则仅评估这些方法的效果。

实际上，没有随机前瞻性研究涉及术前准备能否改善患者预后。Stein 和 Cassara 将 48 例患者随机分配至术前治疗组（戒烟、如果有脓痰就应用抗生素、支气管扩张药、体位引流、胸部理疗以及超声雾化）和非术前治疗组 [219]。结果显示未治疗组死亡率为 16%，患病率为 60%，而治疗组分别为 0% 和 20%。而且，治疗组术后平均住院 12d，而非治疗组的 21 例幸存者平均为 24d。

Collins 及其同事前瞻性地研究了 COPD 患者术前给予抗生素、围术期胸部理疗和支气管扩张药物治疗、常规术后镇痛（吗啡）等治疗是否能够减少术后肺部并发症 [224]。其中，只有术前应用抗生素确实能够改善预后。

Hulzebos 及其同事进行了一项单中心随机研究，内容是高强度锻炼吸气肌群 [225]。易发生肺部并发症的高危患者行 CABG 时，术前进行吸气肌群的锻炼可以减少术后肺部并发症发生率，并缩短术后住院时间。

Warner 及其同事回顾性总结了 200 例行 CABG 手术的患者吸烟史和肺部并发症的关系。研究证明，戒烟 8 周或以上可使术后肺部并发症的风险减少 66% [226]。而戒烟不足 8 周的患者并发以下 6 种情况之一及以上的概率却升高了（未戒烟患者为 33%，戒烟不足 8 周者为 57.1%）：发热伴咳脓痰；需要呼吸治疗；需要治疗的支气管痉挛；需要引流的胸腔积液和（或）气胸；有放射学检查证明的节段性肺塌陷；或必需抗生素治疗的肺炎。还有人认为无论时间长短都应戒烟，才能改善心血管 [227] 和血液情况 [228]。值得注意的是，Bluman 及其同事对退伍军人医院 410 例非心脏手术的患者进行了一个回顾性分析 [229]，结果发现没有戒烟的患者发生术后肺部并发症的概率比其他人高 6 倍。术前 1 个月内戒烟或减少吸烟并不能降低术后肺部并发症的风险。Nakagawa 等也证明了戒烟不足 4 周的患者比未戒烟或戒烟 4 周以上的患者发生肺部并发症的风险都要高 [230]。Wong 及其同事对 25 个戒烟的研究进行了系统回顾 [231]。戒烟至少满 4 周才能减少呼吸系统并发症，戒烟至少 3 ~ 4 周才能降低伤口愈合并发症。短期（< 4 周）的戒烟并不会增加或降低术后呼吸系统并发症风险。

两项随机研究关注了戒烟的问题。Wong 和同事们进行了一项前瞻、多中心、双盲、安慰剂 - 对照的研究，纳入了 286 名患者，随机接受非尼古丁戒烟药物 Varenicline 或安慰剂 [232]。围术期用 Varenicline 戒烟能够增加择期非心脏手术患者术后 3、6、12 个月不复吸的概率，且严重不良反应发生率没有增加。Lee 和同事将患者随机分为无特殊戒烟干预组以及用以下方法戒烟干预组：①入院前护士的简单劝说，②分发戒烟指南小册子，③转诊到加拿大癌症协会烟民热线，以及④一个免费的 6 周时间的经皮贴剂尼古丁替代治疗[233]。所有评估预后的人员以及参与手术的医护人员均不知道分组情况。干预组有 12 例患者戒烟（14.3%），而对照组有 3 例患者（3.6%）（RR，4.0；95% CI，1.2 ~ 13.7；P = 0.03）。干预组和非干预组在术中和术后即刻并发症的总发生率无显著差异。术后进行了 30d 的随访，发现干预组中 22 例（28.6%）患者戒烟，而对照组为 8 例（11%）（RR, 2.6; 95% CI, 1.2 ~ 5.5; P = 0.008）。

Skolnock 等对 602 名患儿进行了前瞻性研究，观察被动吸烟［通过测定尿中尼古丁的主要代谢产物可替宁（cotinine）的含量］[217]的影响。发现被动吸烟史最少的儿童，并发症发生也最少。二手烟实际上也是 PM 2.5 颗粒空气污染的模型，短期和长期都会增加肺功能不全和全身炎症刺激[234-235]。由此可见，术前 2 周尽少吸入空气中颗粒物和汽车尾气可能是有意义的，但没有人证实过这种假设（但紧邻高速公路的门诊手术中心比较适合研究减少吸入柴油燃烧颗粒后是否能够起到一定的作用）。

Celli 等人设计了一项前瞻性的随机对照试验，81 例进行腹部手术的患者分为接受间断正压呼吸（IPPB）组和诱发性肺活量测定 + 深呼吸锻炼组[236]。结果表明，与对照组相比，无论采用何种治疗方法，接受呼吸治疗组患者的临床并发症的发生率下降 50% 以上（分别为 30% ~ 33% 以及 88%），而且住院时间较短。因此，此项前瞻性研究表明，熟练掌握清除肺部分泌物的方法以调整肺功能即可改善预后。

Bartlett 等将接受大型腹部手术的 150 名患者随机分为两组[237]，一组术前接受指导，并在术后使用激励性肺活量计（每小时 10 次）；另一组接受相似治疗但不使用激励性肺活量计。应用激励性肺活量计的 75 例患者中只有 7 人术后出现肺部并发症，而对照组 75 例患者中有 19 人出现并发症。但其他的研究未能证明某种特殊治疗能改善患者预后，还有的因为试验设计中的偏倚而不能得出明确结论。Lyager 等人将 103 例拟行胆道或胃部手术的患者随机分为两组，一组使用激励性肺活量计，并在术前和术后进行胸部理疗；另一组只进行术前和术后胸部理疗[238]。两组患者在术后病程和肺部并发症方面未见差异。另外一些研究则显示胸部理疗和 IPPB 具有特别益处（即在常规治疗的基础上）。但以上研究的试验设计普遍存在无对照、非随机或只是回顾性分析（或三者的任意组合）的缺陷；这些不足可能使试验结果向降低肺部并发症这一良性结果的方向偏倚。尽管随机前瞻性研究显示，胸部理疗和 IPPB 对减少肺炎或术后肺部并发症方面无益亦无害，但前文引用的四篇

文献[219, 224, 236-237]和众多回顾性研究强烈支持以下观点：即使仅通过改变麻醉方法，术前对患者的肺部疾病进行评估和治疗也确实可以降低围术期呼吸系统并发症。

最近的 meta 分析证实，麻醉和止痛可改善呼吸系统预后。Rodger 等对 141 项研究进行了回顾性分析，随机接受神经阻滞麻醉或全麻的 9559 名患者纳入了该研究。神经阻滞组患者死亡率明显降低（2.1% $vs.$ 3.1%）（参见第 56 章）[218]。其肺炎的相对风险为 0.61（CI，0.48 ~ 0.81），而呼吸抑制的相对风险为 0.41（CI，0.23 ~ 0.73）。Neuman 等人回顾性研究了 2007 年和 2008 年纽约的 126 所医院共 18 158 例行髋关节骨折手术的患者[239]。接受区域麻醉的患者其呼吸系统并发症发生率较低［359（6.8%）$vs.$ 1040（8.1%）；P<0.005］。与全身麻醉相比，区域麻醉的患者其校正死亡率（OR, 0.710; 95% CI, 0.541, 0.932; P=0.014）和呼吸系统并发症发生率（OR, 0.752; 95% CI, 0.637, 0.887; P <0.0001）较低。亚组分析中，对于粗隆间骨折的患者来说，区域麻醉可以改善生存率，减少呼吸系统并发症，而股骨颈骨折的患者中则无此规律（参见第 56 章）。

并非所有研究均显示术前预处理是有益的。无发热和肺部疾病表现，ASA Ⅰ ~ Ⅱ级，接受 3h 以内的非空腔器官以及非气道门诊手术的儿童，术前应用沙丁胺醇（albuterol）和异丙托铵（ipratropium）均不能减少术后不良事件的发生率（参见第 94 章）[240]。

对患者呼吸困难程度进行评估尤其有用（参见第 96 章）。Boyshy 等发现术前呼吸困难评级与术后生存率相关（呼吸困难的分级见表 39-9）[241]。Mittman 证实，术前无呼吸困难的患者胸部手术后的死亡率为 8%，而有呼吸困难患者的死亡率增加至 56%[242]。同

表 39-9　呼吸系统疾病导致的呼吸困难分级
（以正常速度在平地行走进行评估）

分级	描述
0	以正常速度在平地行走时无呼吸困难
Ⅰ	"只要有足够的时间，我想走多远就能走多远"
Ⅱ	限制在特定街区（街道）以内（"走一两个街区后我必须停下休息一会儿"）
Ⅲ	稍微用力后就出现呼吸困难（"即使从厨房走到浴室，我也必须停下来休息"）
Ⅳ	休息时就出现呼吸困难

Modified from Boushy SF, Billing DM, North LB, et al: Clinical course related to preoperative pulmonary function in patients with bronchogenic carcinoma, Chest 59:383, 1971

样，Reichel 发现术前能够完成平板试验［以 3.2km/h（2 英里／小时）的速度持续 4min］的患者，在接受肺切除术后无一例死亡 [243]。其他研究发现，哮喘患者的病史和体格检查也可预测患者是否需要住院 [208]。Wong 等发现风险指数与术后肺部并发症相关（表 39-10 中所示）[244]。

Arozullah 等制订了评估术后呼吸衰竭的第一个有效的多因素风险指数（呼吸衰竭定义为术后机械通气时间超过 48h，或术后拔管后需要重新插管和机械通气）[245]。作为美国退伍军人署手术质量改进计划（The National Veterans Administration Surgical Quality Improvement Program）的一部分，一项前瞻性队列研究对 181 000 名男性退伍军人进行调查，发现有 7 项因素可独立预测风险（表 39-11）。随患者存在的危险因素增多，出现并发症的概率从 0.5%（1 级）增加到

表 39-10 胸腹部手术后患者出现肺部并发症风险的分级

分级	分值
I. 呼气相呼吸描记图	
A. 正常 ［% FVC + (% FEV$_1$/FVC) > 150］	0
B. % FVC + (% FEV$_1$/FVC) = 100 ~ 150	1
C. % FVC + (% FEV$_1$/FVC) < 100	2
D. 术前 FVC < 20ml/kg	3
E. 应用支气管扩张剂后 FEV$_1$/FVC < 50%	3
II. 心血管系统	
A. 正常	0
B. 控制良好的高血压，陈旧性心肌梗死后两年以上无后遗症	0
C. 活动后呼吸困难，端坐呼吸，夜间阵发性呼吸困难，坠积性水肿，充血性心力衰竭，心绞痛	1
III. 神经系统	
A. 正常	0
B. 意识混乱，迟钝，焦躁不安，痉挛状态，共济失调，延髓功能障碍	1
C. 明显肌无力	1
IV. 动脉血气	
A. 可接受的范围	0
B. 吸空气时 PaCO$_2$ > 50mmHg 或 PaO$_2$ < 60mmHg	1
C. 代谢性酸碱失衡，pH >7.50 或 <7.30	1
V. 术后下地活动	
A. 预计 36h 内可以开始活动（最小幅度，坐在床边）	0
B. 预计完全卧床 ≥ 36h	1

Modified from Wong DH, Weber EC, Schell MJ, et al: Factors associated with postoperative pulmonary complications in patients with severe COPD, Anesth Analg 80:276, 1995.
FEV$_1$，1 秒用力呼气量；FVC，用力肺活量；PaCO$_2$，动脉 CO$_2$ 分压力；PaO$_2$，动脉氧分压

表 39-11 术后呼吸衰竭的术前预测因素

参数	比值比 (95% 可信区间)
手术种类	
腹主动脉瘤	14.3 (12.0~16.9)
胸部手术	8.14 (7.17~9.25)
神经外科，腹上区或外周血管手术	4.21 (3.80~4.67)
颈部手术	3.10 (2.40~4.01)
其他部位手术*	1.00 (参照值)
急诊手术	3.12 (2.83~3.43)
白蛋白 <0.30g/L	2.53 (2.28~2.80)
血浆尿素氮 > 0.30mg/dl	2.29 (2.04~2.56)
部分或完全失去自理能力	1.92 (1.74~2.11)
COPD 病史	1.81 (1.66~1.98)
年龄（岁）	
≥ 70	1.91 (1.71~2.13)
60 ~ 69	1.51 (1.36~1.69)
<60	1.00 (参照值)

From Arozullah AM, Daley J, Henderson WG, et al: Multifactorial risk index for predicting postoperative respiratory failure in men after major noncardiac surgery: the National Veterans Administration Surgical Quality Improvement Program, Ann Surg 232:242-253, 2000.
COPD：慢性阻塞性肺疾病。
* 其他部位手术包括眼、耳、鼻、口腔、下腹部、四肢、皮肤、脊柱和背部手术

26.6%（4 级）。之后 Arozullah 等根据 160 805 例接受非心脏大手术患者的研究数据，进一步制订了术后出现肺炎的风险指数，并根据另外 155 266 名患者的资料进一步验证了该指数的有效性 [246]。根据该风险指数评分，患者可分为五个危险等级（表 39-12）。危险评分为 0 ~ 15 分的患者，出现肺炎的风险为 0.2%，16 ~ 25 分为 1.2%，26 ~ 40 分为 4.0%，而 41 ~ 55 分为 9.4%，55 分以上患者出现肺炎的风险为 15.3%。

Gupta 等利用美国外科医师学会 NSQIP 来建立术后呼吸衰竭的模型 [168]。多变量逻辑回归分析后，确定了对术后呼吸衰竭有意义的 5 个术前预测因素：手术类型，急诊手术，重要器官功能状态，术前脓毒症，以及 ASA 分级较高（表 39-13）。

特 殊 疾 病

肺血管病变

肺血管病变包括继发于心脏病变的肺动脉高压（肺毛细血管后病变）、肺实质病变（肺毛细血管前病变）、肺栓塞，和 COPD 导致的肺源性心脏病 [247]。以上病变术前处理的最佳方法是治疗潜在疾病 [247-249]。

表 39-12　术后肺炎危险指数

术前危险因素	分值
手术种类	
腹主动脉瘤	15
开胸手术	14
腹上区手术	10
颈部手术	8
神经外科	8
血管手术	3
年龄	
80 岁	17
70~79 岁	13
60~69 岁	9
50~59 岁	4
功能状态	
完全不能自理	10
部分自理	6
最近 6 个月内体重下降超过 10%	7
慢性阻塞性肺疾病病史	5
全麻	4
感觉神经中枢受损	4
脑血管意外病史	4
血浆尿素氮（BUN）水平	4
<2.86 mmol/L (0.8mg/dl)	2
7.85~10.7 mmol/L (22~30mg/dl)	3
≥ 10.7 mmol/L (≥ 30mg/dl)	3
输血＞4U	3
急诊手术	3
长期应用皮质醇	3
最近 1 年内吸烟	3
最近 2 周内饮酒＞2 杯 / 天	2

From Arozullah AM, Khuri SF, Henderson WG, et al: Development and validation of a multifactorial risk index for predicting postoperative pneumonia after major noncardiac surgery, Ann Intern Med 135:847-857, 2001

表 39-13　与术后呼吸衰竭显著相关的术前变量* （来自于 2007 年美国外科学会手术质量改进项目的模型）

参数	校正后 OR	95%Wald CI
完全依赖的功能状态[†]	4.07	3.68~4.51
部分依赖的功能状态[†]	2.16	1.98~2.34
ASA 1 级[‡]	0.03	0.02~0.05
ASA 2 级[‡]	0.14	0.11~0.17
ASA 3 级[‡]	0.54	0.44~0.67
ASA 4 级[‡]	1.28	1.04~1.57
术前脓毒症（无）[§]	0.46	0.42~0.50
术前脓毒症[§]	1.32	1.16~1.49
术前脓毒性休克[§]	2.47	2.16~2.82
急诊手术（急诊对比非急诊）	0.56	0.52~0.61
肛肠手术[¶]	0.26	0.15~0.44
主动脉手术[¶]	2.94	2.35~3.68
减肥手术[¶]	0.36	0.27~0.49
脑外科手术[¶]	2.08	1.15~3.78
乳腺手术[¶]	0.07	0.04~0.12
心脏手术[¶]	1.32	0.92~1.88
耳鼻喉手术[¶]	1.11	0.26~4.71
肠道前段 / 肝胰胆[¶]	2.64	2.13~3.27
胆囊、阑尾、肾上腺、脾手术[¶]	0.57	0.45~0.71
肠道手术[¶]	1.78	1.44~2.18
颈部手术	0.59	0.33~1.07
妇产科手术[¶]	0.29	0.09~0.94
骨科手术[¶]	0.42	0.33~0.55
其他腹部手术[¶]	1.27	1.001~1.62
外周血管手术[¶]	0.79	0.63~0.98
皮肤手术[¶]	0.73	0.55~0.95
脊柱手术[¶]	0.593	0.25~1.39
胸科手术[¶]	1.96	1.43~2.68
静脉手术[¶]	0.134	0.05~-0.37
泌尿科手术[¶]	1.36	0.82~2.28

From Gupta H, Gupta PK, Fang X, et al: Development and validation of a risk calculator predicting postoperative respiratory failure, Chest 140:1207-1215, 2011.
ASA，美国麻醉医师协会；CI，置信区间；OR 比值比
* 估测值及标准误（SE），即指特定变量的 logistic 回归分析估值及其相应的 SE。C-statislic. 0.894
[†] 参考组，不依赖的功能状态
[‡] 参考组，ASA5 级
[§] 参考组，术前全身炎症反应综合征
[¶] 参考组，疝气手术

由于肺栓塞尤其难以诊断，所以应高度警惕肺栓塞的可能。肺栓塞并非均有临床表现，或者临床表现没有诊断上的特异性。病史询问应包括呼吸急促、呼吸困难、心悸、晕厥、胸痛和咯血。体格检查可能发现胸膜摩擦音、喘鸣、啰音、第二心音固定和分裂、右心室上抬以及静脉血栓形成的表现，但并非每一项均在多数患者出现。如果心电图（ECG）显示 S_1Q_3 波形，可行螺旋 CT 或肺灌注显像以排除肺栓塞。对于高度怀疑的患者，应进行血管造影检查并开始抗凝和溶栓治疗。如果可能，应明确肺血管系统的反应性，因为以下药物（如硝苯地平、肼屈嗪、硝酸甘油、哌唑嗪、

妥拉唑啉、酚妥拉明、枸橼酸西地那非和氧化亚氮）可能使之降低或升高。通常需要监测肺动脉压力；术前应采取措施以避免增加患者的肺血管阻力（如缺氧、高碳酸血症、酸中毒、肺过度膨胀和低体温）[250] 或降低血容量（长时间限制液体摄入）和全身血管阻力。

肺部感染性疾病

对患者的术前评估和治疗应参照本节介绍和第 38 章中列出的基本指南进行。除非是急诊手术，否则术前应完全控制患者的潜在疾病。

肺部感染的择期手术患者应推迟手术，但急诊手术的患者经常存在医源性感染，且免疫功能受损。医源性感染肺炎的主要病原体为革兰氏阴性菌、金黄色葡萄球菌、流感嗜血杆菌、厌氧菌和肺炎球菌。而且可能是因为 HIV 感染的患者容易感染结核杆菌并予以传播，肺结核在 19 世纪 80 年代末和 90 年代也逐年增加。对结核病的诊断率提高和有效的抗结核治疗抑制了其传播，所以近期发病率有所下降。结核会导致慢性肺病并引起系统症状。感染结核的患者可能会出现乏力、头痛、发热、咯血和肺外表现，累及皮肤、颈部淋巴结、肾、心包和脑膜。活动期结核要用异烟肼、吡嗪酰胺、乙胺丁醇或链霉素、利福平的四联疗法，疗程为 9 个月。术前就应开始治疗。这些急诊患者 [许多人可能已经出现成人呼吸窘迫综合征（ARDS）] 在推进手术室之前就应该开始抗感染治疗、优化体液容量状态和换气情况，并处理潜在的病理生理异常。

慢性肺部疾病

COPD（气道高反应）的治疗应包括应用 β- 肾上腺素能药物、副交感神经阻滞剂（尤其是运动诱发的哮喘）、全身应用或吸入皮质类固醇激素和白三烯受体拮抗剂。人群中约 5% 的人可能存在支气管痉挛。一些研究者建议，将吸入支气管扩张剂作为一线药物，并减少吸入类固醇，[如丙酸倍氯米松（beclomethasone dipropionate）、布地奈德（budesonide）、莫米松（mometasone）和氟替卡松（fluticasone）] 的剂量，因为这些药物吸收后便会失活。吸入大剂量的激素会抑制肾上腺功能，所以在应激状态下需要全身补充皮质类固醇激素（有关讨论见前文"肾上腺皮质功能失调"的章节）。由于上述药物可与麻醉药物发生危险的相互作用（见本章最后一节），而且可能由于使用不当而使药物不能发挥最大疗效却出现副作用，因此术前评估时应了解患者的用药方案及疗效，并指导患者正确使用气雾剂（框 39-4）[206-216]。未见有关吸入抗胆碱能

药物异丙托溴铵（ipratropium bromide）与肌松药之间相互作用的报道。患者静息时通常感觉良好，但必须检查运动时的情况或进行肺活量测定，以了解支气管痉挛的程度。而且无症状患者对支气管扩张剂的症状反应不能用于预测患者是否对支气管扩张剂治疗有反应。约 10% 哮喘患者对阿司匹林敏感，不仅对含有阿司匹林的复方制剂起反应，酒石黄（tartrazine）、5 号黄染料（yellow dye No. 5）、吲哚美辛及其他非甾体抗炎药和氨基比林也可能引发哮喘反应 [251]。

囊性纤维化的特征是支气管淋巴结增大、周围气道黏液栓，还常伴有支气管炎、支气管扩张和细支气管扩张。本节前面已经介绍了这些情况首选的诊疗措施，以及适当的水化以清除分泌物等。

手术切除是非小细胞癌（如腺癌、鳞癌和大细胞癌）的首要治疗手段。这些类型的癌症占所有肺癌的 75%、所有恶性肿瘤的 12% 和美国癌症致死原因的 20% [252]。肿瘤分期可预测手术成功与否。

联合应用化疗和放疗是目前小细胞肺癌的治疗选择 [253]。已知肺燕麦细胞癌（小细胞）和支气管腺癌可分泌内分泌活性物质，如 ACTH 样激素。肺上沟鳞状细胞癌可导致霍纳综合征，并引起第 8 对颈神经和第 1、2 胸神经支配区域的特征性疼痛。如今以上肿瘤可通过术前放疗和手术切除使其"治愈"率达到近 30%。

过敏反应、类过敏反应和与肺部病变及哮喘无关的变态反应性疾病

过敏和类过敏反应　过敏反应是一种严重的危及生命的变态反应。变态反应是指免疫系统介导的反应，而不同于药物的特异质反应、毒性反应和药物过量或药物相互作用导致的不良反应 254-256。过敏反应是典型的速发型超敏反应（I 型）。此类反应由免疫球蛋白 E（IgE）介导的药理活性物质的释放产生。这些介质相继产生一系列表现在靶器官的特异反应，顺序为皮肤（荨麻疹）、呼吸系统（支气管痉挛和上呼吸道水肿）

框 39-4　计量式气雾剂的正确用法

取下瓶盖，直立向上握住气雾剂。
摇晃气雾剂。
将头稍后仰，平稳呼气，达到功能残气量。
用衬垫将吸入器置于气筒与口腔之间。
当深、慢呼吸时（3～5s）按下气雾剂。
尽量保持深吸气至少 5～10s，使药物深达肺部。
按指示重复吸入。吸入支气管扩张剂后等待 1min 可使随后吸入的药物更深入肺内，并保证剂量正确。应用气雾剂后应漱口。

和心血管系统（血管舒张、心肌收缩力改变和毛细血管通透性增加）。血管舒张发生在毛细血管和毛细血管后微静脉水平，导致红斑、水肿和平滑肌收缩。此类临床综合征被称为过敏反应。与之不同的是，类过敏反应是指非 IgE 或抗原 - 抗体反应（通常来说）介导的与过敏反应相同或非常相似的临床反应 [255-256]。

在过敏反应中，注射或吸入（或消化）的物质——常为药物、食物或昆虫的毒液——本身可成为过敏原。低分子量物质可作为半抗原，与宿主蛋白发生免疫结合。入侵的物质无论是不是半抗原，都可在患者体内成为母体化合物，即一种非酶源产物或代谢产物。当过敏原与肥大细胞和嗜碱性粒细胞表面免疫特异性 IgE 抗体结合时，过敏反应的组胺和嗜酸细胞趋化因子通过依赖于钙离子和能量的过程从储存颗粒中释放出来 [255-256]。其他化学介质也迅速合成，在细胞激活后进一步释放。这些介质包括过敏性慢反应物质（是三种白三烯的混合物）、其他白三烯 [255-256]、激肽、血小板激活因子、腺苷、趋化因子、肝素、类胰蛋白酶、糜蛋白酶和前列腺素类（包括具有强烈血管收缩作用的前列腺素 D_2）、嗜酸性粒细胞生长和激活因子、肥大细胞生长因子、前炎症因子以及与 IgE 同型转换有关的其他因子。

以上介质的终末器官效应导致患者出现过敏反应的各种临床综合征。通常，综合征的首发症状包括血管舒张和濒死感，随后由于介质的级联放大效应，迅速加重上述反应。在致敏的患者注射抗原后，通常会迅速出现以上介质导致的症状和体征，但也可能延迟 2 ~ 15min 后出现，罕见的病例甚至推迟至 2.5h [257-258]。而口服抗原，则难以预计出现上述症状的时间。

即使过敏原已经不再存在，但肥大细胞增殖，伴严重的进行性炎症反应，也会继续促使症状进一步恶化。位于细胞、淋巴细胞和激活的肥大细胞的抗原开始促使细胞因子的合成。这些促炎细胞因子会募集更多的炎症细胞，加重组织水肿并介导肥大细胞再次脱颗粒。之后可导致患者 6 ~ 8h 后再次出现严重症状，因此有学者认为必须以 ICU 的标准连续观察患者至少 8h。

此外，人体内存在众多效应器系统，通过其产生生物活性介质，并引起类过敏反应。凝血和纤溶系统的激活、激肽产生过程或补体级联反应可产生同样的炎症介质并引起过敏反应。已知激活补体系统的两种机制为传统途径和替代途径。传统途径通过 IgG、IgM（输血反应）或纤维蛋白溶解酶启动。而替代途径由脂多糖（内毒素）、某些药物（阿法双酮，Althesin）、放射

性对比造影剂 [259]、膜片（气泡制氧机的尼龙膜）、透析器的玻璃纸膜、血管移植材料 [260]、乳胶或乳胶制品 [261-262]，和全氟化碳人工血液制品启动。术中最常见的引起过敏反应的药物是肌松剂（参见第 34 和 35 章）[262]。另外，正是因为考虑到可能会出现"超敏反应"，环糊精（sugammadex）在美国才迟迟不能批准应用。而乳胶导致此类反应的病例也很多见，同时乳胶引起的术中过敏反应也日益增多。如今乳胶可能是导致术中过敏反应的第 2 大原因。此外，组胺也可以不通过免疫反应释放 [263]。化学制剂或药物也可使肥大细胞和嗜碱性粒细胞释放组胺。与放射性对比造影剂 [259]、d- 筒箭毒碱和硫喷妥钠一样，大部分麻醉性镇痛药也可导致组胺释放 [263]，产生类过敏反应。为什么某些患者易于出现药物导致的组胺释放的机制仍不明，但遗传和环境因素可能发挥了一定的作用。

静脉注射造影剂可能是引起类过敏反应的最常见药物。因为诊断（皮试或其他）只有助于发现 IgE 介导的反应，因此对造影剂进行预试并无帮助。据报道提前应用苯海拉明、西咪替丁（或雷尼替丁）和皮质类固醇激素进行预防性治疗，可有效防止或改善静脉注射造影剂导致的类过敏反应 [259, 264]，对麻醉性镇痛药引起的反应也可能有效。遗憾的是，要取得满意疗效可能需要极大剂量的激素（甲泼尼龙 1g 静脉注射）[265]，且大剂量激素治疗的有效性还未得到进一步证实。其他可导致过敏或类过敏反应的常用的围术期治疗药物包括抗生素、扩容剂和血液制品（参见第 61 和第 62 章）[255]。麻醉医师在术前应做好治疗过敏和类过敏反应的相关准备。

在某些情况下，有过敏和类过敏反应病史的患者不得不使用某些可能会引起类似反应的药物（如碘化造影剂）。此外，部分患者出现此类反应的概率高于常人，因此我们要为可能出现的过敏和类过敏反应制订出详尽的预防和治疗计划 [259]。

术前降低风险　事实上有关过敏和类过敏反应的所有证据仅仅只是传闻，但通过对文献的分析表明，解决以上问题的最佳方案是一致的。首先，应寻找易感因素，有遗传性过敏症和过敏性鼻炎的患者应怀疑其正处于可能发生过敏或类过敏反应的危险之中。过去曾有疑似反应的患者其出现对造影剂过敏和类过敏反应的概率较正常人高 5 ~ 10 倍，因此在患者暴露于可疑抗原 16 ~ 24h 前就应考虑使用低渗药物以及 H_1 和 H_2 受体拮抗剂。H_1 受体拮抗剂需要一段时间才能与受体结合。并且在患者使用过敏和类过敏反应发生率较高的药物之前同时还应优化血容量 [255]；可能需要

给予大剂量的类固醇（氢化可的松 1g）[265]。老年人和服用 β 受体阻滞剂的患者问题比较特殊，因为此类患者在接受预防性处理（尤其是大量输液）和抗过敏治疗时，出现并发症的风险较高；对治疗的反应也较差[266]。解决的方法包括避免使用可能触发过敏和类过敏反应的药物，或改变治疗方案。注意留取血样以进行后续分析，特别是对类胰蛋白酶的分析，可用于鉴别诊断[267]。

随着乳胶所致超敏反应的增多，已经有人致力于建设无乳胶的手术间，但由于造价和个人喜好的原因，许多医院仍继续使用乳胶手套。然而，越来越多的医院可以做到完全无乳胶。对于乳胶过敏的患者，应采取措施保证手术室内没有乳胶制品。

原发性免疫缺陷病

原发性免疫缺陷病早期通常表现为反复发作的感染。通过应用抗生素和抗体治疗而存活下来的患者具有以下重要的新特征：癌症、过敏和自身免疫异常。遗传性血管神经性水肿是一种常染色体显性遗传病，受累组织包括皮下组织、胃肠道和气道的黏膜下层，通常表现为腹痛。这类患者体内缺乏补体成分 C1 的抑制剂或其功能低下。在这样的情况下，使用肾上腺素、抗组胺药物和皮质类固醇激素等治疗急性发作通常无效，因此治疗上以支持治疗为主。据报道，血浆置换可缓解发作，但也可能加重病情（理论上是补充 C1 酯酶抑制剂或之前已缺乏的补体成分）。药物可预防或减轻急性发作，如血纤维蛋白溶酶抑制剂 [ε- 氨基己酸（EACA）和氨甲环酸] 或雄激素（达那唑）。由于创伤可加速急性发作的出现，因此可在择期手术前预防性给予达那唑、EACA（静脉注射）或血浆，也可三者联合使用。有报道称应用部分纯化的 C1 酯酶抑制剂曾成功地救治两例患者。

大部分选择性免疫球蛋白 A 缺陷（<5mg/dl，发病率为 1/700）的患者可反复出现严重感染或结缔组织病变。感染常累及呼吸道（鼻窦炎或耳炎）或胃肠道（腹泻、吸收不良或两者兼有）。类风湿关节炎、干燥综合征或系统性红斑狼疮患者可能同时合并单纯性免疫球蛋白 A 缺乏症。然而这类患者在其他方面可能是正常的。若患者曾经接触过 IgA（可发生在以前输血时），体内可形成 IgA 抗体；因此当患者再次输血时，即使输入的是洗涤红细胞也可发生过敏反应。选择性免疫球蛋白 A 缺陷患者的供血者也应是 IgA 缺陷的患者。

目前，许多免疫调节剂正用于肿瘤的治疗[268]；除免疫抑制剂外，这些免疫调节剂之间的相互作用、免疫调节剂对麻醉中免疫反应发生情况的影响以及与麻醉药的相互作用均未见报道（见本章最后一节）。

越来越多的医师通过给予患者免疫营养[261]以减少炎症反应。虽然有证据表明改善肠道内环境可减少炎症反应，但其对围术期患者的康复和最终结局的影响还未可知。

中枢神经系统疾病，神经肌肉疾病及精神异常

神经或精神疾病患者的评估见第 38 章。从病史中获得的信息提示要对以往手术中没有明显肺部疾病，但术后却需要机械通气的患者进行进一步的研究；因为此类患者可能存在代谢性的神经系统疾病（如卟啉症）、酒精性肌病、神经病变以及神经肌肉疾病如重症肌无力。其他要进一步探究的是既往药物的使用，如类固醇激素、胍（横纹肌兴奋药）、抗惊厥药、抗血小板药、锂、三环类抗抑郁药、酚噻嗪类及丁酰苯类药物。

虽然术前对大多数神经疾病的治疗并不能降低围术期的发病率，但是了解这类疾病的病理生理特点非常有助于正确制订术中术后的治疗计划。因此，术前对疾病及相关情况的了解（例如 Duchenne 肌营养不良合并的心律失常，皮肌炎所致呼吸肌、心肌无力）可能有助于降低围术期的发病率。神经系统评估的首要目的是明确神经系统受损的部位。准确地定位于四个水平（幕上结构、颅后窝、脊髓、周围神经系统）中的一个对于正确诊断和适当处理至关重要。（合并有颅内压增高和脑血管障碍的疾病在第 17 章和第 70 章中已有论及。）

昏 迷

虽然目前无法确定特定的麻醉药或围术期处理会对昏迷患者的预后产生影响；然而无论在什么情况下，都必须要明确引起昏迷的原因，从而避免使用可能加重病情的药物或因为器官衰竭导致药物无法正常代谢（可参见第 96 章和第 101 章）。首先要对患者进行检查。打呵欠、吞咽或舔唇提示患者处于"轻度"昏迷状态而主要的脑干功能还是完整的。如果昏迷加重，但患者仍然有呼吸、瞳孔对光反射存在、眼球运动正常而且没有出现局部运动症状则可能有代谢抑制。瞳孔反应异常可能与缺氧、体温过低、眼睛局部疾病或颠茄生物碱、麻醉性镇痛药、苯二氮䓬类或格鲁米特所致的药物中毒有关；然而使用滴眼剂后瞳孔的反应

也可能异常。其他导致昏迷的代谢性因素包括：尿毒症、低糖血症、肝性昏迷、摄入酒精、低磷酸盐血症、黏液性水肿以及高渗性非酮症性昏迷。除了一些特别紧急的情况例如难以控制的出血和内脏穿孔外，应尽可能在手术前将患者的代谢状态调整至正常。术前的处理以及把处理中发现的情况记录下来能使人们更加清楚究竟是什么原因导致术中和术后出现问题。然而，过快地纠正尿毒症或高渗性非酮症性昏迷将导致脑水肿，这是由于尿液浓缩障碍导致的反向渗透作用使得水进入脑细胞内引起的。

术前体格检查非常有助于评估疾病的预后。肘部弯曲（去皮质体位），提示两侧半球功能障碍但脑干功能是完整的，然而过度伸展腿和手臂（双侧去大脑体位）提示上部脑干两侧受损或深部脑半球水平受损。癫痫发作常见于合并有尿毒症及其他代谢性脑病的患者。反射亢进及趾背（上）屈说明有中枢神经系统结构损伤或尿毒症、低糖血症、肝性昏迷。反射减弱合并无偏瘫的趾跖（下）屈则表明中枢神经系统结构没有受损。

癫 痫 发 作

异常兴奋性神经元的突发性放电导致癫痫发作。6% ~ 10% 的 70 岁以下的人在一生中的某个时刻都将经历一次癫痫发作。50% ~ 70% 发生过一次癫痫的患者终身不再发生，但发作过 2 次的患者则 70% 将会有癫痫灶，从而可能成为抗癫痫药物的服用者而且在麻醉后如果不继续使用药物将会出现撤药性痉挛[269]。癫痫发作是一种由大脑皮质神经元同步有节律去极化所导致的突发性神经功能改变。癫痫表现为一种反复的无缘由的抽搐状态。有时候，昏厥发作会被误以为是癫痫发作，特别是仅对患者进行短暂的术前访视时。25% 发作中的癫痫患者的脑电图是正常的。因此，即使脑电图正常也不能保证癫痫患者在麻醉苏醒中不会出现撤药性痉挛。癫痫可以是全身性的（起源于脑干的深部结构或丘脑，通常在发作时没有任何征兆或局部特征），部分局灶运动或感觉性发作（起源于大脑局部单侧的放电，通常发作前有先兆）。当合并脑血管意外和昏迷时，明确病变部位对于了解疾病的病理生理过程以及进行术中和术后的处理具有重要意义。

癫痫性发作可由以下原因引起：镇静催眠药或酒精的中断、麻醉药的应用、尿毒症、外伤、肿瘤、感染、先天性畸形、产伤、药物使用（如安非他明、可卡因）、高钙或低钙、脑室出血或低氧以及血管疾病和血管意外。30% 癫痫发作的原因不明。大多数的部分

性癫痫发作由大脑结构异常所致（继发于肿瘤、外伤、休克、感染和其他原因）。

除非合并有其他潜在的疾病，否则癫痫患者不需要特殊的处理。基于美国神经学会（American Academy of Neurology）出版的指南，大部分权威机构和学者认为应给予治疗剂量的抗惊厥剂[269-271]直至手术当天早晨，即便是孕妇也应使用；术后也应给予抗惊厥药，同样包括计划母乳喂养的母亲。许多抗癫痫药物，包括苯妥英、酰胺咪嗪、苯巴比妥都可影响肝对许多药物的代谢并诱导细胞色素 P450 的活性。新型抗癫痫药物如加巴喷丁和托吡酯所产生的药物相互作用要小得多[269]。全麻可能也可能是癫痫持续状态的恰当处理方式之一[271]。在一项对照研究中，与地西泮继之以苯妥英的治疗相比，苯巴比妥能更快速有效地控制癫痫发作状态[271]。这两种方法的副作用发生率以及需要气管插管的概率相似。因此，除了使用现有的药物，还要警惕潜在的疾病，而且围术期的处理也应保持不变。

中枢神经系统感染性疾病，中枢神经系统退行性疾病和头痛

许多中枢神经系统的退行性病变是由病毒性疾病缓慢发展而来的，或者就是由某些蛋白或病毒颗粒["蛋白感染素"（仅由蛋白质构成的感染物）]引起。除非颅内压升高，一般对中枢神经系统感染的患者无需特殊的麻醉处理，但应避免疾病的职业暴露以及将疾病传染给健康的医护人员。目前还未制订出有效的预防措施用于保护与脑膜炎球菌性疾病或其他中枢神经系统感染性疾病有接触的人员（参见第 110 章）。H 型流感 b 类疫苗的应用使脑膜炎只发生于成年人[272]。

帕金森病是一种可能由病毒感染引起的中枢神经系统退行性病变（参见第 38 及 80 章）。临床上，帕金森病、慢性锰中毒、吩噻嗪或丁酰苯类中毒、Wilson 病、亨廷顿舞蹈病、创伤性拳击损伤、药物滥用中毒如甲基苯四羟嘧啶（methylphenyltetrahydropyridine, MPTP）以及一氧化碳脑病都有相似的初始特征：运动迟缓、肌强直和震颤。

新的治疗方法能够阻断甚至逆转帕金森病的进程。治疗方法主要集中在：①增加神经元释放多巴胺或增强受体对多巴胺的敏感性；②用溴麦角环肽和麦角腈直接激活受体；③植入多巴胺能组织或④降低胆碱能活性。新的治疗通过采用单胺氧化酶抑制剂（monoamine oxidase inhibitor, MAOI）司来吉兰（deprenyl）或进行肾上腺髓质移植在一定程度上

可减缓疾病进展 [273-274]，甚至使用大剂量的辅酶 Q10 治疗也能取得显著的效果 [28]。单凭人们在围术期应用司来吉兰的经验尚不能决定是否该弃用此类药物。抗胆碱能药物是首选，因为与肌僵直相比，它能更好地减少震颤。多巴胺不能通过血－脑脊液屏障，因此使用的是它的前体——左旋多巴。但是，左旋多巴在外周脱羧转化为多巴胺时会引起恶心、呕吐甚至心律失常。通过使用不能透过血－脑脊液屏障的脱羧抑制剂——α- 丙卡巴肼（卡比多巴）能减少这些副作用。应用左旋多巴会导致对其不敏感，因此对于是否仅在其他抗胆碱能药物不能控制症状时才应用此药还存在争议。"中间停药期"可作为恢复药物效能的手段之一，但是这种治疗的中止会引起显著的功能恶化并需住院治疗。帕金森病的治疗应在手术前开始并持续至术晨，这样的治疗可减少流涎及降低误吸和呼吸衰竭的可能性 [275-276]。手术后应立即恢复对帕金森病的治疗 [270, 273-277]，但应避免使用可抑制多巴胺（可能包括阿芬太尼）释放或与多巴胺竞争受体的吩噻嗪和丁酰苯类（如氟哌利多）药物 [275]。小剂量的卡比多巴 / 左旋多巴（每晚 20～200mg 与帕金森病常用的治疗剂量 60～600mg/d 相比）更常用于患非帕金森性不宁腿综合征的老年人（60 岁以上老年人发病率为 2%～5%）。这类药物也应当在术前一晚及手术当晚服用。氯氮平（clozapine）不会加重帕金森病所致的运动障碍，术后可用于终止左旋多巴引起的幻觉。帕金森病患者可能会在麻醉监护下进行深部脑刺激的治疗。

痴呆是一种进行性的智力下降，可能与可治疗的感染（如梅毒、隐球菌病、球孢子菌病、莱姆病、结核）、抑郁症（大部分患者可进行抗抑郁的试验性治疗）、药物的副作用（洋地黄降低脑功能的作用比降低心率更显著）、黏液性水肿、维生素 B_{12} 缺乏、慢性药物或酒精中毒、代谢原因（肝功能或肾衰竭）、肿瘤、部分能治疗的感染（HIV）、无法治疗的感染（Creutzfeldt-Jakob 综合征）或大脑皮质乙酰胆碱减少（阿尔茨海默病）有关。最后一种情况在美国人中的发生率超过 0.5% [278-281]。虽然患者常用胆碱能兴奋剂进行治疗，但是这类药物的对照试验还没有显示出明显的益处 [279, 280-282]。与安慰剂相比（改善 23% 患者的主观症状），银杏能改善 37% 患者的主观症状。虽然在此后的对照试验中无法证实银杏对早期阿尔茨海默病患者及健康老年人的益处，但银杏仍被大家所认可。由于阿尔茨海默病的流行以及患者和家庭的绝望情绪使得这种治疗方法被广泛使用。胆碱能药物已被证实能改善阿尔茨海默病患者的功能 [283]。这些家庭常常要求进行手术治疗，但是这些药物与围

术期使用的镇痛药及麻醉药之间的相互作用还未完全阐明。有报道指出，这类患者在使用两种抗胆碱能药物后，术中可出现心动过缓 [284]。阿尔茨海默病、术后认知功能障碍与吸入麻醉药之间可能存在关联 [285]。一些研究证实使用过吸入麻醉药的动物脑中会出现 β- 淀粉样蛋白沉积 [286-288]。这种关联对人类是否具有临床意义还有待证实。大多数可逆性痴呆是由药物引起的谵妄或抑郁 [279-280, 289]。目前，对"阈值测试"进行刺激的早期结果显示有效，似乎可以刺激树突的重新生长，而且可能可以部分或大部分地逆转认知减退。Creutzfeldt-Jakob 病通过手术器械和角膜移植传播，致病的病毒或蛋白颗粒无法被高温、消毒剂或甲醛灭活。

超过 90% 患有慢性复发性头痛的患者都被诊断为偏头痛、紧张性或丛集性头痛。紧张性或丛集性头痛的机制和偏头痛的机制并没有质的区别；都可能与血管舒缩调节不稳定有关 [290]。如果头痛具有以下五个特征（"POUND"）中的四个，则称之为偏头痛：搏动性（pulsating）、持续时间大于一天（one day）、单侧（unilateral）、恶心（nausea）、影响日常生活（disturbs daily activity） [291]。

治疗丛集性头痛和偏头痛主要使用 5- 羟色胺类药物，如舒马曲坦或麦角胺及其衍生物 [290-292]。其他药物，如普萘洛尔、钙通道阻滞剂、赛庚啶、泼尼松、抗组胺剂、三环类抗抑郁药、苯妥英、利尿剂以及生物反馈疗法都是有效的。巨细胞动脉炎、青光眼、所有的脑（脊）膜炎包括莱姆病及其他引起头痛的病因，若能在手术之前接受治疗可使患者获益 [293]。对于明确头痛原因的患者，术前无需进行其他特殊的处理。急性偏头痛发作能被麦角胺或静脉注射舒马曲坦或甲磺酸双氢麦角胺所终止；全麻也可用于终止偏头痛的发作。我们通常继续使用所有预防头痛的药物，而手术当天早晨是否使用阿司匹林则由手术医师决定。

颈背痛及椎管综合征

急性脊髓损伤在自主神经功能障碍一章中已有讨论。虽然是常见病，但人们对由间盘突出引起的综合征、脊椎病（多见于老年人）以及先天性颈腰椎管狭窄所产生的神经根压迫症状的麻醉管理还关注不多。有一篇报道强调了脊髓损伤机制中血管成分的重要性，因此，理论上应在围术期保持轻度的高血压 [294]。另一篇报道建议采用清醒插管、纤维支气管镜及诱发电位监测 [295]。除了常规请神经科会诊，如有必要可在行急诊神经根松解术前将清醒患者置于舒适体位，而无需其他特殊处理。在制订麻醉计划时，要考虑到背

痛的患者可能会需要较大量的麻醉药物。

脱 髓 鞘 病

脱髓鞘病是一组散发的疾病，从原因不明的疾病（如多发性硬化，其中可能包含遗传、流行病学及免疫因素，β- 干扰素治疗可能有效[296]），到感染后或接种疫苗后发病（如吉兰 - 巴雷综合征），以及在癌症的抗代谢治疗后出现。因此，脱髓鞘病可以出现各种各样的症状。显然，这些疾病可能在术后立即复发。围术期电解质的快速变化可能导致疾病复发，这样的变化应该是可以避免的。此外围术期可将类固醇作为一种保护性手段来使用[100]。硬膜外麻醉和脊髓麻醉均已用于此类患者，并未发现问题[297-298]。多发性硬化和脱髓鞘疾病是年轻人群中最常见的非创伤性致残因素。在未经治疗的患者中，根据年龄校正后的生存率为 80%，也就是说，多发性硬化患者患病后每年年龄增加 1.2 岁。但是，由于这种疾病的可变性使得平均年龄增长率几乎毫无意义。到目前为止，没有一种治疗方式能改变这类疾病的大部分进程，尽管 ACTH、类固醇、β- 干扰素、醋酸格拉默（glatiramer acetate, Copaxone）和血浆置换可能改善复发状况，甚至改变疾病进程，特别是改变多发性硬化（如果在起病 2 周内使用）和吉兰 - 巴雷综合征的进程[299]。这种治疗的效果与疾病起因为免疫异常的假设一致。因为高钾血症的发生风险较高，所以这类患者应避免使用琥珀酰胆碱。

代谢性疾病

本节讨论的代谢性疾病是一类继发于卟啉症、酒精中毒、尿毒症、肝衰竭及维生素 B_{12} 缺乏的神经系统功能障碍。伴有甲状腺疾病的周期性瘫痪将在后续的"神经肌肉疾病"中讨论。

酒精中毒或大量酒精摄入与急性酒精性肝炎有关（见第 73 章）。后者的活动性会随着酒精摄入量的减少而降低，并伴有严重的肌肉病变、心肌病及戒断综合征。在酒精戒断的 6~8h 中，患者可能会出现震颤，这种症状将在数天或数周内消退。酒精性幻觉症和酒精戒断性癫痫发作通常在 24~36h 内发生。这种癫痫发作通常为全身性的癫痫大发作；当局部癫痫发作时，应考虑其他原因。震颤性谵妄通常在酒精戒断后 72h 内出现并以震颤、幻觉或抽搐为先兆。这三种症状，加上认知扭曲、失眠、精神运动性障碍、自主神经功能亢进，在很大一部分病例中还存在另一种

潜在的致命疾病（如肠梗死或硬脑膜下血肿），这些都可以导致震颤性谵妄。目前使用苯二氮䓬类药物治疗该综合征。酗酒性营养紊乱包括酒精性低糖血症和低体温、酒精性多发性神经病、Wernicke-Korsakoff综合征以及小脑变性。嗜酒的患者（即每天喝至少一打啤酒或一品脱威士忌或等量的其他酒类）若行急诊手术和麻醉（除了酒精性肝炎之外）并不会加重肝酶系统的异常。另外，约有 20% 的酗酒患者患有COPD。因此对于有酗酒史的患者，我们必须要在术前进行仔细的体格检查以便对患者的多个系统功能进行评估。

与尿毒症不同，肝衰竭会引起伴有高排血量性心力衰竭的昏迷，但不会引起慢性多发性神经病变。尿毒症多发性神经病是一种远端对称的多发性神经病，血液透析可改善病情。对于多发性神经病患者，能否使用去极化肌松药仍有疑问（参见第 34 章）。我们认为不应给尿毒症合并神经病变的患者使用氯琥珀酰胆碱，因为可能会加重高钾血症。

维生素 B_{12} 缺乏所致的恶性贫血可引起亚急性脊髓联合变性；症状类似于慢性的氧化亚氮中毒。恶性贫血和氧化亚氮中毒都可导致外周神经病变和锥体束及脊髓后索（支配精细运动和本体觉）病变。多系统病变也可在没有贫血的情况下发生，正如牙科医师和氧化亚氮滥用者都会发生氧化亚氮中毒一样。维生素 B_{12} 缺乏以及贫血的患者如果用叶酸治疗，可改善血液系统病变，但是会导致痴呆和严重的神经病变。因此对于存在多系统变性症状的患者，在给予叶酸前最好能够肌注 $100\mu g$ 或口服 $800\mu g$ 维生素 B_{12}[300]。

卟啉症是一种常染色体遗传所致的代谢性疾病，表现为血红蛋白合成中功能性酶的缺失。图 39-6 用图解的形式描述了这些酶缺乏所引起的异常。1、3、4 型卟啉症可导致致命的神经系统失常。这些异常的表现为尿中出现 ALA 或胆色素原或两者都有：这些物质不会出现在迟发性皮肤卟啉症中，而且这种疾病也不会出现神经后遗症[301]。急性间歇性卟啉症的典型表现为急性绞痛发作、恶心呕吐、严重便秘、精神异常以及可进展为延髓性麻痹的下运动神经元受损。一些药物可诱导 ALA 合成酶从而导致病情恶化[302-304]。这些敏感药物包括巴比妥盐、安宁、利眠宁、格鲁米特、地西泮、羟孕二酮、苯妥英、丙咪嗪、喷他佐辛、避孕药、乙醇、磺胺、灰黄霉素和麦角胺。患者常常在感染、禁食或经期时发作。使用葡萄糖可抑制 ALA 合成酶的活性，预防或终止急性发作。对卟啉症患者来说，可安全使用的麻醉药物包括新斯的明、阿托品、加拉明、氯琥珀酰胆碱、d- 筒箭毒碱、泮

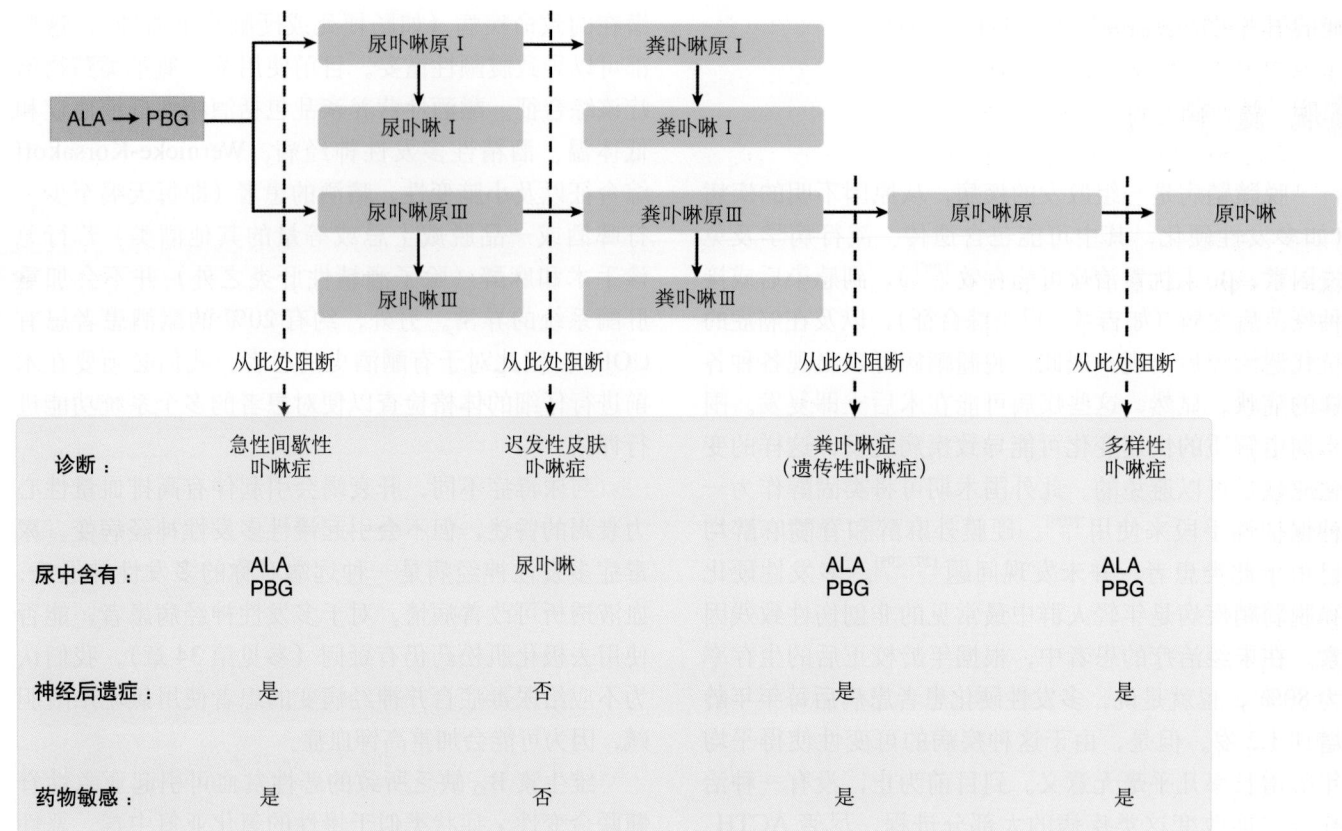

图 39-6　不同卟啉症中功能性酶缺失的示意图，ALA：氨基乙酰丙酸，PBG：胆色素原

库溴铵、氧化亚氮、普鲁卡因、丙泊酚、丙泮尼地、依托咪酯、哌替啶、芬太尼、吗啡、氟哌利多、丙嗪、异丙嗪及氯丙嗪[302-304]。虽然也可使用氯胺酮，但是术后卟啉症患者的精神症状可能与氯胺酮引起的精神症状难以区别。此外，虽然有报道称氯胺酮和依托咪酯可安全用于人类，但它们却可导致大鼠卟啉症的发作。丙泊酚在至少两个疑似患者中使用时未诱发卟啉症[302-303]。

神经肌肉异常

神经肌肉异常包括影响运动单位中任何主要成分（运动神经元、外周神经、神经肌肉接头和肌肉）的所有异常情况。神经病变可累及神经的所有成分，从而导致感觉、运动和自主神经功能障碍，也可仅仅影响某一成分。肌病仅包括近端或远端肌肉，或两者同时出现病变。

重症肌无力是由 IgG 抗体对乙酰胆碱的烟碱受体部分阻断或破坏引起的肌肉系统功能紊乱（见第 34-38 和 80 章）。疾病的严重程度和抗体所致乙酰胆碱受体减少的数量有关[305]。重症肌无力的治疗通常从抗胆碱酯酶药开始，但对于中重度的肌无力，应进一步采用类固醇和胸腺切除治疗[305-306]。若保守治疗失败，可采用免疫抑制剂和血浆置换治疗；或静脉应用免疫球蛋白快速治疗病情急性加重的肌无力和肌无力危象[305-306]。

对于麻醉医师来说，主要的问题是肌松药及其拮抗剂的使用[307]（参见第 35 章）。多数重症肌无力患者在治疗过程中需要调整抗胆碱酯酶药物的剂量以最大程度地恢复肌力，然而手术扰乱了患者的治疗，因此需要重新制订药物剂量。因此，术前 6h 应停用所有的抗胆碱酯酶药物，并在术后小心谨慎地重新开始药物治疗，因为患者此时对这类药物的敏感性可能已经改变。小剂量的琥珀酰胆碱可用于气管内插管；而且只要使用很小剂量的非去极化肌松药就能达到术中局麻药和挥发性麻醉药不能达到的肌松。最重要的是根据肌松监测给予肌松药和拮抗剂（参见第 53 章）。虽然术后立即拔管已经越来越普遍，但重症肌无力患者术后仍然要求控制呼吸 24 ~ 48h[306-308]。对于重症肌无力病史 >6 年，有慢性阻塞性肺疾病，每天使用吡啶斯的明 750mg 并伴有明显的延髓性麻痹，以及肺活量 <40ml/kg 的患者，术后进行控制性通气显得尤为重要[308]。一项研究发现，肌无力患者使用罗库

溴铵后给予 sugammadex 拮抗，其神经肌肉功能可快速恢复[309]。作者认为肌无力患者术中必须使用肌松药时，这种组合可作为理性的选择。

Lambert-Eaton 综合征（肌无力综合征）以近端肢体肌无力为主要特征，与抗神经末梢突触前的电压门控性钙通道抗体相关。反复运动后可能增强肌力或反射。该疾病的患者神经肌肉接头处乙酰胆碱的释放减少。胍（横纹肌兴奋药）可以增加乙酰胆碱在神经末梢的释放并改善肌力。患有这类综合征的男性通常合并有肺小细胞癌或其他恶性肿瘤；而女性患者则通常伴有恶性肿瘤、结节病、甲状腺炎或胶原相关性血管疾病。此外这类患者对去极化和非去极化肌松药的敏感性均增加[310]。Lambert-Eaton 综合征还与自主神经系统异常有关，表现为胃轻瘫、直立性低血压和尿潴留。

皮肌炎和多发性肌炎以近端肢体肌无力伴吞咽困难为主要特征。这些症状和恶性肿瘤或胶原相关性血管病有关并常累及呼吸肌和心肌。

周期性瘫痪是另一种对肌松药敏感性增加的疾病。周期性肌无力始于儿童或青少年，在运动后休息时、睡眠、寒冷、手术或怀孕期间发病。可出现低钾血症或高钾血症，并与心律失常有关。与甲状腺毒性周期性瘫痪类似，低钾血症和高钾血症通常都不累及呼吸肌。麻醉处理包括减少应激，维持正常的水、电解质状态和体温[310-313]。

肌营养不良患者目前可生存到 30 岁左右。因为这类疾病仅仅涉及肌肉本身而与其神经支配无关，因此区域麻醉无法为张力肌提供足够的肌松。与恶性高热一样，胃扩张也是一个问题。与其他类型的肌营养不良一样，肌强直性营养不良患者的大部分问题都来自于心律失常和呼吸肌功能不全[314]。对所有类型的肌营养不良来说，就像所有神经病变一样（前面已有讨论），都存在着给予去极化肌松药后血清钾释放过多的问题。

对于患者及其亲属曾发生过恶性高热（参见第43 章）的病例，要详细地询问病史，并且至少要考虑对其进行敏感性测试。可预防性静脉使用丹曲林（Dantrium）。在一些病例中，恶性高热与一些已知的肌肉骨骼异常有关，如斜视、上睑下垂、肌强直性营养不良、疝、脊柱后侧凸、肌营养不良、中央核疾病以及马方综合征。至于如何对既往有咬肌痉挛、牙关紧闭病史的患者进行适当的准备还存在争议。恶性高热主要见于小儿和青少年，发病率约 1/14 000。若患者需要接受斜视手术，则恶性高热的发生率可增加到1/2500。

唐氏综合征

唐氏综合征（21 三体）的发生率为 1/1000 活婴。它常伴有先天性心脏病如心内膜垫缺损（40%）、室间隔缺损（27%）、动脉导管未闭（12%）、法洛四联症（8%）；在菌血症出现之前应预防性使用抗生素。唐氏综合征通常还合并有上呼吸道感染，寰枕关节不稳（约 15% 患者出现[315-318]，其中大多数没有症状，但是建议对所有患者都按寰枕关节不稳进行处理），其他关节松弛，甲状腺功能减退（50%），并伴有声门下狭窄、舌体肥大（或舌体大小正常而口腔容积降低）[317, 319]。这类患者对麻醉药或麻醉辅助药并没有明显的异常反应。有关对阿托品敏感的报道已经被证明不成立，但是对于任何由于心房颤动而需使用地高辛的患者来说，使用阿托品时仍需十分小心[319]。应在手术前完善与唐氏综合征相关的检查。

术前对神经外科手术颅内压增高的预测

颅内压增高的症状和体征包括晨起头痛、咳嗽后头痛加剧、恶心、呕吐、意识混乱、巨大肿瘤史、脑干肿瘤、颈强直及视乳头水肿。合并这些症状及脑室扩大（影像学）或小脑幕上肿瘤周围水肿的患者术中出现颅内增压的概率较高。对这些患者进行术前治疗或适当的麻醉处理是有益的（参见第 70 章）[320]。

对合并有可引起颅内压增高的神经系统疾病患者，术前应考虑的其他问题还包括与严重偏瘫患者有关的通气不足和低氧血症，以及蛛网膜下腔出血或其他形式的颅内出血（特别是已使用肝素并在 CT 上有两个或两个以上梗死区的女性）。许多脑卒中或短暂性脑缺血发作可能是心源性的。

精 神 异 常

对于精神异常的患者，除了与他们建立良好的关系之外，术前要考虑的最重要问题就是了解他们曾经接受过哪些特殊的药物治疗、药物的作用及其副作用。在锂剂、三环类抗抑郁药、选择性 5- 羟色胺再摄取抑制剂（selective serotonin reuptake inhibitor, SSRI），以及其他未分类的抗抑郁药如丁氨苯丙酮、丁酰苯类、单胺氧化酶抑制剂（MAOI）都曾用于这类患者[321]。这些药物的作用和副作用将在本章最后一节讨论。

肾脏疾病、感染性疾病和电解质异常

麻醉医师在预防肾衰竭的发生和恶化以及控制诱发因素中起着重要的作用。肾衰竭和电解质紊乱之间的关系愈发明显：肾是调节体液渗透压和液体量的重要器官，并在终末代谢产物的排出过程中起主要作用。在执行这些功能的过程中，肾与电解质的排出密切相关。

对于仍残留有部分肾功能的肾功能不全患者，不仅与处于肾疾病终末期且需透析维持的患者有很大区别，而且与肾移植患者也有很大的区别。这三类患者的术前准备也不尽相同。此外肾功能急性改变的患者与肾功能发生慢性变化的患者所面临的问题也大不相同。某些肾脏疾病需要进行特殊的术前准备，但是一般来说，任何原因所致的肾脏病变，在术前都存在着同样的问题（参见第23、38和52章）。

肾脏疾病

肾脏疾病的原因和对全身的影响

肾小球疾病可发展为肾病综合征而不影响肾小管的功能。应着重关注患者的肾小管功能是否健全，因为合并尿毒症的肾小管功能不全与仅伴有肾小球受累的单纯性肾病综合征是大不相同的。但这么说并不是要忽视肾小球疾病的副作用：肾病综合征伴随有大量蛋白尿和继发的低蛋白血症，由此而降低的血浆胶体渗透压使得血浆容量减少，激发代偿机制导致水钠潴留。因此肾病综合征的一个常见的临床表现是水肿。故肾病综合征患者可能表现为体内水分总量过多而血管内容量降低。此外，通常会给予利尿剂以减轻患者的水肿。虽然用血肌酐和肌酐清除率估计肾小球滤过率（glomerular filtration rate，GFR）有一定的局限性（菊粉清除率仍是金标准），但在目前对于麻醉医师来说仍是最易获得的测量方法。正如尿的排出一样，血浆肌酐水平反映了内源性肌肉组织的分解和饮食的摄入量。尿的排泄依赖于肾的滤过和分泌。术前和术中常用的药物会影响肾小球滤过率的测定。而且，对于GFR大于30ml/min的患者，因为常用的肌酐检测方法有95%的可信区间限制，故监测结果可能高于正常的20%。因此，当肌酐水平处于1.3mg/dl时，其测量值可能会位于1.0~1.5mg/dl之间。

此外，低血容量常常是引起肾小管功能正常的肾病综合征患者肾小管功能恶化的主要原因[322-324]。目前还没有随机试验证实对这类患者进行更严格的血管

内容量控制，比不那么严格的标准能更好地保留肾小管的功能（或其他围术期发病率的测定）。

尿毒症是肾小管衰竭（即浓缩、稀释、酸化、滤过功能衰竭）的最终结果，可表现在许多方面。心血管、免疫、血液、神经肌肉、肺、内分泌及骨组织，都可受累发生改变。这些变化是由于蛋白质代谢的毒性终产物或肾功能失衡引起的。当功能性肾单位的数量减少时，尚有功能的肾单位试图增强机体对某些物质的保留功能，从而使其他功能如泌磷功能受损。磷的堆积使甲状旁腺激素水平升高，进而导致骨营养不良。骨营养不良可经由下述方法处理：① 低磷饮食；② 使用凝胶剂（如氢氧化铝或碳酸铝）结合肠道内磷；③ 补钙；或④ 进行甲状旁腺切除术。

毒性代谢产物堆积是导致尿毒症患者出现某些特定表现如神经病变的最常见原因。外周神经病变常见于感觉神经并累及下肢，但也可累及运动神经；外周神经病变常可通过血液透析得以改善，并在肾移植后显著好转。在外周神经疾病患者中应用去极化肌松药仍有争议，将在神经疾病部分中讨论。肾小管功能可通过其酸化和浓缩能力来评价[325]。尽管粗略，但还是可以通过测定尿的pH值和尿比重来对患者的肾小管功能做出快速评估。为改善肾血流量和血流分布，更好的评估肾血流的方法是在手术室中使用对比增强超声检查[326]。尿毒症合并的容量改变、心脏并发症以及自主神经病变，使得患者在麻醉中可能出现低血压。尿毒症患者的动脉粥样硬化病变进程常常加快；而且高血压及其并发症也很常见。

尿毒症患者常发生心力衰竭（尤其是阵发性的衰竭），这是因为贫血（使心肌作功增加）、高血压、动脉粥样硬化以及容量改变所致。心包炎可表现为单纯的心包摩擦音或疼痛（伴或不伴出血）。如果术前诊断高度怀疑心脏压塞，则应通过临床特征和超声心动图进行排除。此外，心脏压塞应在术前进行治疗或制订治疗计划。

如果出现贫血，其严重程度通常与尿毒症程度一致；慢性尿毒症患者能较好地耐受贫血。目前还没有有力的证据支持术前应对慢性尿毒症患者进行输血治疗，即便术前血细胞比容低至16%~18%。即使是ICU的非尿毒症患者，最近的一项随机试验也不能证明放宽输血指征能改善预后[327]，而且输血还将使免疫系统受损的风险增加（参见第61章）[328]。终末期肾病患者不予输血的主要历史原因之一已被试验证明是不正确的：试验数据表明在移植前患者输血越多，移植物成功发挥其功能的可能性越大[329]。尿毒症患者的凝血功能和血小板黏附功能可能异常，而且Ⅷ因子

的活性也会下降。尿毒症患者即使没有应用皮质激素或免疫抑制剂也可能出现明显的免疫异常；我们应对这一现象加以重视以避免患者之间的交叉感染。

除了甲状旁腺功能亢进外，尿毒症患者还合并许多代谢和内分泌异常，包括糖耐量受损、胰岛素抵抗、IV型高脂蛋白血症、自主神经受损、高钾血症和阴离子间隙性酸中毒（由于肾无法重吸收滤过的碳酸氢盐且不能排出足量的铵）。而且尿毒症患者的药物排出及药代动力学也有别于常人。此外，血液透析还可能出现营养不良、水/电解质紊乱和精神异常。这些因素可导致严重的围术期并发症，故应在术前对病情进行评估。但目前还没有证据表明术前对尿毒症患者的代谢和内分泌紊乱状态进行优化可以降低围术期的风险。

肾结石患者与尿毒症患者一样，术前对容量的优化至关重要；而且两者都受到糖耐量降低的影响[330-331]。75%的肾结石由草酸钙构成。这些结石患者常服用利尿药、摄入富含钙及柠檬酸盐的食物，并限制盐的摄取。对于这些患者以及鸟粪结石或尿酸性结石的患者来说，静脉液体治疗并限制经口摄入蛋白质能预防脱水。鸟粪结石常由尿道感染引起。尿酸结石可通过服用别嘌呤醇、术前水化或碱化尿液进行预防。酸中毒可能导致结石形成。适当的血管内容量在预防结石形成及维护肾功能方面也起到重要的作用。在第23章中对肾功能和肾脏生理有更详细的讨论。第72章则与如何对肾脏手术及其他泌尿道手术进行处理有关。

从药代动力学来说，肌酐清除率和自由水清除率是评估肾功能减退的最准确方法（参见第23章）[331]。对于肾功能稳定的患者，作为GFR的粗略评估，肌酐清除率可近似通过血肌酐水平得以体现：血肌酐水平每升高一倍则相当于GFR降低一半。因此，当血肌酐水平稳定于2mg/dl时，患者的GFR约为60ml/min。同理当血肌酐水平稳定于4mg/dl时，患者的GFR大约是30ml/min；血肌酐水平稳定于8mg/dl时，患者的GFR大约是15ml/min或更低。当不存在怀孕或明显水肿且血肌酐水平稳定时，下列公式可用于估计肌酐清除率和自由水清除率[331-333]：

$$肌酐清除率 = \frac{(140- 年龄 [岁]) × 体重 (kg)}{72 × 血肌酐 \left(\frac{mg}{dl}\right)}$$

$$自由水清除率 = 尿量 (ml/h)$$

$$\frac{尿渗透压 \left(\frac{mOsm}{L}\right) × 尿量 (ml/h)}{血浆渗透压 \left(\frac{mOsm}{L}\right)}$$

肾功能稳定时可使用该公式。肾功能紊乱常常与血肌酐水平的变化有关，但是血肌酐水平的变化通常会滞后数天。虽然在评估肌酐清除率时，血肌酐水平优于BUN水平；但是BUN也能提供一些信息，这将在下部分进行讨论。

自由水清除率是衡量肾浓缩功能的指标，通常在-25ml/h到+100ml/h之间；但在肾功能不全的情况下正值增大。对于头部受伤、血中酒精水平高、输液过多或服用利尿剂的患者，自由水清除率的正值也会增大[332]。

肾功能尚存的肾功能不全患者

麻醉医师最大的挑战之一是患者肾功能不全，而且在术中必须要保护其残存的肾功能。此外，慢性肾衰竭使得围术期心脏并发症的发病率增加，这提醒我们要在术前对可能存在的隐匿性冠心病进行评估[333]。通过对残留部分肾功能患者进行围术期的精心管理可避免许多尿毒症症状和与尿毒症相关的围术期高发病率[322-324]。

首先，研究表明术后急性肾衰竭与极高死亡率相关[334]。多种危险因素可诱发围术期肾功能不全；最重要的危险因素包括已存在的肾脏疾病、体外循环的心脏手术、胸（腹）主动脉夹闭的主动脉手术及进展中的脓毒症。

并且，在术前就存在肾功能不全、年龄大于60岁和术前左心室功能不全患者中，更容易出现术后急性肾衰竭[332, 334]。术前进行恰当的水化治疗可以减少造影剂诱导的急性肾功能不全的发病率[324]。应当能够从病史和体格检查中注意到高血容量或低血容量的表现（例如：体重增加或减少、干渴、水肿、体位性低血压和心动过速、干瘪的颈静脉、干燥的黏膜、皮肤弹性下降）。一些严重患者中，置入肺动脉漂浮导管可以帮助评估循环容量状态。其他能引起慢性肾功能不全恶化的因素包括：低心排血量或肾血流降低（无论是由于心力衰竭或利尿剂引起的体液消耗所导致的肾前性氮质血症，这种情况下BUN往往与Cr不成比例地升高）、泌尿系统感染、使用肾毒性药物、高钙和高尿酸血症。应该避免出现这些情况或使用这些药物，如果已经出现，则应当在术前纠正。

如何处理合并肾脏疾病患者在第72章讨论。

透析患者

慢性（有时为急性）肾衰竭的患者需要接受肾的替代治疗，包括传统的间断血液透析、腹膜透析以及连续性肾替代治疗（renal replacement therapy,

CRRT)。CRRT 包括许多技术，其围术期的应用见表 39-14[335]。虽然实施 CRRT 的首要指征是急性肾衰竭，但它同时也可用于液体清除、纠正电解质紊乱及代谢性酸中毒。CRRT 可用于无显著血流动力学紊乱的手术患者。这些患者可能要进行手术，但由于潜在的疾病以及为了预防过滤器和回路血栓而全身使用抗凝药物，使得术前对他们的评估和处理变得更为复杂。对间断行血液透析或腹膜透析的患者，在进入手术间前再停用透析。对于需要 CRRT 的患者，麻醉医师必须正确判断中断治疗是否恰当。对于短小手术，CRRT 通常可以停止，动静脉回路末端相交通并进入旁路循环。CRRT 还可通过改变透析液来进行术中液体管理。如果继续应用 CRRT，必须注意它对药物剂量的影响。除了影响肾对药物的清除，还有来自蛋白结合力和分布容积的影响，以及膜通透性、膜表面积、超滤率和透析液流速对药物清除的影响。

因为透析患者已失去正常的肾功能，故术前评估的重点应放在对其他器官系统和外周血管最佳穿刺部位的保护上。通常不需要有创监测，但要通过了解最后一次透析时间、透析前后体重的变化、液体丢失是通过腹膜还是血管，以及血液中哪些成分不能经由透析排出来判断患者的血管内容量和电解质状况。虽然术前透析对高钾血症、高钙血症、酸中毒、神经病变和液体超负荷的患者有利，但由此所导致的液体和电解质失衡也会引起一系列的问题。透析引起的低血容量可导致术中低血压，因此术前透析应尽量避免体重下降和液体的丢失。此外当透析液中含有醋酸盐时，透析中和透析后可能会导致呼吸变浅变慢。避免使用这种透析液可预防由此引发的通气不足。

表 39-14　肾替代治疗的特点

肾替代治疗	使用血液泵	置换液 (RF)/透析液 (D)	术中使用
传统间断血液透析	是	D	否
腹膜透析	否	D	否
缓慢连续超滤	是 / 否	无	是
连续动静脉血液透析	否	D	否
连续动静脉血液透析滤过	否	RF/D	否
连续静脉 - 静脉血液滤过	是	RF	是
连续静脉 - 静脉血液透析	是	D	是
连续静脉 - 静脉血液透析滤过	是	RF/D	是

From Petroni KC, Cohen NH: Continuous renal replacement therapy:anesthetic implications, Anesth Analg 94:1288-1297, 2002.

当肾移植患者接受其他手术时，必须要对他们的肾功能进行评估（如他们的肾功能是否还正常，虽然肾功能不全但还残存部分肾功能或他们正处于肾病终末期需要血液透析）（参见第 74 章）。同时还应注意免疫抑制剂产生的副作用。术前、术中应用的防止急性排斥的药物有严重的副作用，必须严密监测患者的血糖水平和心血管功能[329, 336]。肾移植会极大地增加感染的机会，因此避免有创监测和患者交叉感染显得尤为重要。

肾衰竭患者的药物使用

氮质血症患者发生药物不良反应的可能性比肾功能正常的患者高 3 倍以上[337-339]。下述两种情况使得药物不良反应的发生率增加：①因为尿毒症引起的靶组织生理改变，使得血中药物或其代谢产物（如哌替啶的代谢产物）浓度升高从而产生过度的药理作用。例如对于尿毒症的患者，即使镇静催眠药的血药浓度正常也会引起过度镇静。②随药物进入体内的过量的电解质也会增加药物不良反应的发生率。在一项报告中，终末期的肾病患者需要比肾功能正常的患者大得多的丙泊酚剂量来达到临床催眠效果[339]。

感染性疾病

脓毒症是引起术后并发症的首要因素[324, 340]，可通过补体系统和其他介质的激活来降低体循环血管阻力而致病。因此在关注抗生素效用的同时还需留心血管内容量的变化[322-324, 340-342]。此外还要评估感染器官的受损程度及其对麻醉的影响。例如，合并心内膜炎时要了解容量状态以及抗生素和其他药物的治疗情况及其副作用[343]，而且心内膜炎还可能影响心肌、肾、肺、神经和肝脏等器官系统的功能。

虽然在合并急性感染时只能施行急诊或治疗性手术然而因为有效的免疫接种，很多此类疾病（如流感和肺炎球菌性肺炎）已较少见[344]。许多此类患者可能会发生机会感染如结核或其他全身性问题。目前还不清楚麻醉或手术，或两者兼有，是否会加重感染或其全身表现。

电解质异常

钙、镁、磷的平衡失调在内分泌系统和营养失衡中已有论及（参见第 38 章和 60 章）。

低钠血症和高钠血症

血浆电解质水平测定通常用于判断是否存在电

解质紊乱。电解质的血浆浓度反映了水和电解质之间的平衡。所有体液的渗透压常保持在很小的生理范围（285～290mOsm/kg H_2O）之内，并受到三个关键环节的整合调节：口渴、ADH 的释放和髓质集合管对 ADH 的反应。生物膜具有通透性，因此细胞内外渗透压基本相等，并可通过下列公式加以估算：

$$2[Na^+]\ (mEq/L) + \frac{[血糖]\ (mg/dl)}{18}$$
$$+ \frac{[BUN](mg/dl)}{2.8} = mOsm/kg$$

上述公式如果采用国际单位将使计算变得更为容易，因为 mmol 可以用来代替上述公式中的 mg/（因子），使浓度的表达变为 mmol/ L。公式则变为：

$$2\ [Na^+] + [\ 血糖\ ] + [BUN] = mOsm/kg$$

渗透压在 285～290 mOsm/kg 范围内时，ADH 的分泌受到渗透压的严格控制，而产生口渴的渗透压临界值较高（300 mOsm/kg），因此使得口渴成为容量不足的重要指征。

低钠血症是住院患者中第三类最常见的水、电解质紊乱 [镁缺乏发生率可达 25%（参见第 59 章），在本章后面讨论的低钾血症发生率为 10%]。低钠血症可出现等张、高张或低张状态。例如，等张性低钠血症可发生于骨髓瘤所致的蛋白质或水潴留。高张性低钠血症可见于高糖血症或输注甘氨酸时 [如经尿道前列腺切除（transurethral prostatic resection，TURP）综合征]。低张性低钠血症是最常见的一类低钠血症，可根据细胞外液体状态分为血容量减少的、血容量不变的或血容量增加的低张性低钠血症。即使对这三种低钠血症不断输入稀释液体，肾对水的分泌功能也受损。引起血容量减少的低张性低钠血症的常见原因（框 39-5）有胃肠道丢失（呕吐、腹泻）、第三间隙丢失（利尿剂或失盐性肾病）或肾上腺功能不全。血容量增加的低张性低钠血症常合并严重心力衰竭[371]、肝硬化、肾病综合征或肾衰竭，并以钠和更大量的不成比例的水潴留为特征。

最常见的血容量不变的低张性低钠血症是由水而非钠潴留所致。血容量不变的低张性低钠血症患者水肿的临床表现一般不明显。水肿最常见的原因是抗利尿激素分泌异常综合征（syndrome of inappropriate secretion of antidiuretic hormone，SIADH），而 SIADH 可由中枢神经系统、肺肿瘤或功能不全引

框 39-5　低张性低钠血症*的种类和病因
血容量减少
• 胃肠道丢失
• 呕吐
• 腹泻
• 皮肤丢失
• 第三间隙丢失
• 肺丢失
• 肾丢失
• 利尿剂
• 肾损害
• 尿路梗阻
• 肾上腺功能不全
血容量不变
• 抗利尿激素异常分泌综合征
• 肾衰竭
• 水中毒
• 低钾血症
• 渗透压稳定器功能障碍
血容量过多
• 充血性心力衰竭
• 肾脏疾病
• 肝功能异常

* 血清渗透压低于 280mOsm/L

起。ADH 的分泌随着年龄的增长而增加，故老年人更易于发生低钠血症。促进 ADH 分泌的药物（三环类抗抑郁药和长春新碱）或作用于肾髓质集合管的药物（非甾体抗炎药和氯磺丙脲）或有相似作用的药物（缩宫素），均更易于在老年人中诱发低钠血症。确诊 SIADH 的前提是患者肾、心、肾上腺及甲状腺功能均正常，且血容量也正常。当尿渗透压超过 l00mOsm/kg 时，血清渗透压应较低，尿钠排出高于 20mmol/ L（20mOsm/ L）。

血钠异常反映了糖代谢和肾功能的改变或体内水潴留的严重程度。最后一项常受口渴、ADH 的释放和肾功能的影响。因此，低钠血症反映的是自由水的相对过剩，可与总体钠的增加（水肿）、总体钠正常（SIADH 所致自由水过多）或总体钠减少（利尿药使用过度）共存。明确病因才能确定治疗方案。如限水是治疗 SIADH 的主要措施。地美环素（demeclocycline）通过诱发可逆性的肾性尿崩症成为纠正 SIADH 的另一种治疗方法。麻醉医师面临的问题是，在麻醉之前，什么样的电解质水平需要治疗。虽然进展缓慢的低钠血症症状较少，但患者可能会出现昏睡或淡漠。与急性低钠血症相比，患者能更好地耐受慢性低钠血症，这是因为细胞内容量调节机制可使脑水肿减轻；细胞还可以通过丢失其他溶质以减少

水向细胞内移动。但是，严重的慢性低钠血症（血钠水平 <123mmol/L）可引起脑水肿。

反之，急性低钠血症可能表现出需要紧急处理的严重症状：严重脑水肿，合并迟钝、昏迷、抽搐、反射及体温调节异常[100-101,345]。根据病因、总体钠和水的相对量，可用高张盐或甘露醇（用或不用利尿剂）、限水或其他药物治疗[100-101,345]。血浆钠浓度上升过快可能产生神经损伤，因此上升的速度不应超过 1mmol/($L \cdot h$)[100-101,345]。当血浆钠浓度达到 125mmol/L 后，治疗上应包括限水；过快纠正低钠可能导致中枢神经系统脱髓鞘[100-101,345]。对继发于 SIADH 的总体水过多的低钠血症患者，可给予 1mg/kg 的呋塞米和高张盐以补充尿中电解质的丢失从而纠正血钠异常[100-101,345]。SIADH 的诊断在本章的前面部分已有论及（参见"垂体病变"部分）。

无论是急性或慢性低钠血症都不必将血钠恢复到正常水平；当血钠水平达到 130mmol/L 时患者的脑水肿通常会消失。

高钠血症较低钠血症少见。通常为医源性的（如没有为昏迷或有近期卒中导致口渴机制不全的患者提供足够的自由水而引起），并可表现为总体钠减少、正常或过多。高钠血症的主要症状和脑细胞的皱缩有关。过快地纠正高钠血症可导致脑水肿和惊厥，因此应逐渐纠正。目前同样没有明确的证据证明血钠水平上升到多少会增加麻醉的风险，故我们建议对于即将接受手术的患者，其血钠浓度在麻醉前应低于 150mmol/L。

低钾血症和高钾血症

低钾血症和高钾血症在第 38 和 59 章中有论及。实测的血清钾浓度和机体内储存的总体钾之间的关系可用散点图来描述。只有 2% 总体钾储存于血浆中（细胞内 4200mmol，细胞外液 60mmol）。在正常人 50 ~ 60mEq/L 的总钾中有 75% 储存于骨骼肌，6% 储存于红细胞，5% 储存于肝。因此，若血浆钾浓度发生了 20% ~ 25% 的变化则说明总钾改变了 1000mmol 或更多（慢性改变）或仅改变了 10 ~ 20mmol（急性改变）。

与急性血钾改变相比[100-101,345]，患者较易耐受慢性血钾改变。慢性改变较易耐受是因为血浆和细胞内的钾储存经过一段时间可重新达到平衡，从而使可兴奋细胞的静息膜电位基本接近正常水平。

高钾血症可由人为因素引起（如溶血）；过多摄入外源性钾，如盐替代品或大量的香蕉；细胞钾的转移（如由于代谢性酸中毒、烧伤后组织肌肉损伤、使用去极化肌松药或蛋白质的大量分解）；肾分泌减少（肾衰竭、创伤后肾功能不全、使用保钾利尿药，尤其当与 ACEI 类药物合用或盐皮质激素缺乏时）等都可能引起[346-348]。止血带使用时间过长或甚至仅仅是攥拳都可导致人为的高钾血症[349]。

血钾异常患者麻醉时最大的风险是心功能异常（即电活动异常[346]和心脏收缩功能下降）。高钾血症可降低兴奋性心肌细胞的静息膜电位，缩短心肌动作电位时程并减缓其上升速度。这种心室去极化速度的降低，加上当其他区域还处于去极化时某些心肌却已开始复极，从而导致 QRS 波进行性增宽，当其与 T 波融合后就形成了心电图上的正弦波。

在血钾水平高于 6.7mmol/L 时，高钾血症的程度和 QRS 波的时程具有良好的相关性[346]。这种相关性甚至优于血钾水平和 T 波改变的相关性。然而，高钾血症最早的表现是 T 波变高尖。虽然 T 波并不是高钾血症的诊断依据，但是当血钾水平处于 7 ~ 9mmol/L 时，T 波几乎总是高尖的。当血钾水平超过 7mmol/L 时，心房传导障碍，表现为 P 波降低和 PR 间期延长。室上性心动过速、心房颤动、室性期前收缩、室性心动过速、心室颤动或窦性停搏都可能发生。

与高钾血症相关的心电图和心脏改变在低钙和低钠时得到增强。通过静脉输注盐水、碳酸氢盐、葡萄糖和胰岛素（1U/2g 葡萄糖）及钙使细胞外的钾进入细胞内可扭转这些改变。

β- 肾上腺素能激动剂也能使钾重新进入细胞内。实际上术前即刻测定的血钾浓度通常较术前 1 ~ 3d 患者较放松时测得的水平低 0.2 ~ 0.8mmol/L[350]。可在术前应用 β 受体阻滞剂（如普萘洛尔）以预防这种影响。β 受体激动剂（70kg 体重患者给予 20mg 沙丁胺醇喷剂）可用于治疗高钾血症；它能在 30min 内使血钾浓度降低 1.0mmol/L，并能持续 2h[351]。虽然 β2 受体激动剂喷剂可通过激活钠钾依赖的 ATP 酶来降低血钾浓度，但这种方法只能起到辅助的作用而不能取代其他治疗。聚磺苯乙烯（kayexalate）灌肠可结合肠道内的钾并与钠交换。用钾浓度低的透析液透析也能降低血钾水平。然而高钾血症患者若在麻醉中出现通气不足是非常危险的，因为 pH 值每发生 0.1 的改变，就能使血钾反向改变 0.4 ~ 1.5mmol/L。例如，如果 pH 值从 7.4 降至 7.3，则血清钾水平将从 5.5mmol/L 增加至 6.5mmol/L。

低钾血症可由钾摄入不足，胃肠道丢失过多（腹泻、呕吐、鼻咽吸引、长期使用泻剂或摄入的某些酒类中含有阳离子交换树脂），经肾丢失过多（使用利尿剂、肾小管酸中毒、慢性低氯、代谢性碱中毒、盐皮质激素过量、过量摄入甘草、应用抗生素、输尿管乙状结肠吻合术和糖尿病酮症酸中毒），细胞外钾转移至细胞内（碱中毒、应用胰岛素、β- 肾上腺素能激动剂或应激、钡中毒及周期性瘫痪）导致。如同高钾血症一样，明确低钾血症的原因并在术前进行适当的评估和处理，与治疗低钾血症本身一样重要。与高钾血症一样，低钾血症也可以反映总体钾微小或巨大的变化。急性低钾血症可能较慢性低钾血症更难以耐受。低钾血症最让人担忧的表现与循环系统有关，包括心脏和周围循环系统。此外，慢性低钾血症还可以引起肌无力、消化道蠕动变缓和肾脏病变。

低钾血症的心血管表现包括自主神经病变，可导致直立性低血压并使交感储备降低；心肌收缩力受损；电传导异常导致窦性心动过速、房性和室性心律失常、室内传导异常甚至发展为心室颤动。除了心律失常，ECG 还可表现为 QRS 波增宽、ST 段异常、T 波进行性下降和 U 波进行性上升。Surawicz 发现[346]，当血清钾浓度低于 2.3mmol/L 后，这些变化将保持不变。U 波虽然不是低钾的特异性指标，但却是一个敏感指标。血清钾降低 1mmolL 的患者可能需要 1000mEq 的钾才能补偿总钾的缺乏。（如从 3.3mmol/L 到 4.3mmol/L）即使这些钾能即时给予（速度不能超过 250mmol/d），也需要 24 ~ 48h 才能使钾在所有组织中达到平衡。缺钾心肌通常对地高辛、钙，最重要的是对钾，非常敏感。低钾血症患者快速补钾可导致心律失常，其严重性与低钾血症本身所造成的一样[352]。对焦虑和紧张引起的低钾血症可通过术前使用可乐定来预防[353]。

因此，对于急性或慢性低钾血症或高钾血症患者是否可以进行麻醉和手术取决于很多方面[354-359]。必须了解造成电解质失衡的原因和治疗经过、电解质失衡导致的围术期风险和对生理过程的影响。手术的紧急程度、电解质失衡的程度、治疗所用的药物、酸碱平衡及电解质失衡是突发的还是持续性的都需要考虑。例如，一项对拟行血管手术且术前血钾水平高于 6mmol/L 的患者的小型研究表明血钾水平升高并无不利影响[357]。同样，对 38 例术前血钾水平高于 5.5mmol/L 的患者进行的一项队列研究也没有发现与使用琥珀酰胆碱有关的心律失常或其他严重不良反应[358]。

回顾性流行病学研究表明补钾存在极大的危险（即使是慢性口服补钾）[354]。在一项研究中，16 048 例住院患者中有 1910 例给予口服补钾。在这 1910 例患者中，7 例由于高钾导致死亡，平均每 250 例患者中就有 1 例发生与补钾相关的并发症。出于这样的原因，很多内科医师都不对使用利尿剂的患者施行口服补钾

治疗，结果使得这些患者常常出现中度低钾血症[360]。中度低钾血症在使用利尿剂的患者中发生率为 10% ~ 50%。那么这些患者是否会因为存在补钾治疗的风险而推迟手术呢？

有三项研究通过观察术前不同程度低钾血症患者其 ECG 上心律失常的表现，探讨中度低钾血症是否会造成不良影响[355-356, 359]。所有患者分为三组，其中血钾正常（K>3.4mmol/L）患者 25 例、中度低钾血症（K=3 ~ 3.4mmol/L）患者 25 例以及重度低钾血症（K<2.9mmol/L）患者 10 例，三组患者心律失常的发生率没有区别[355]。Wahr 等对 2402 例拟行择期 CABG 的患者进行了研究，并指出血钾低于 3.5mmol/L 是围术期严重心律失常（OR，2.2；95%CI，1.2 ~ 4.0）、术中心律失常（OR，2.0；95% CI，1.0 ~ 3.6）以及术后心房颤动 / 心房扑动（OR，1.7；95% CI，1.0 ~ 2.7）的预测指标[359]。某些肉眼不能发现的变化，甚至 Holter 在短期内也无法记录（在该研究中没有使用），表明还需要进一步的研究来证实。

其他研究提示中度低钾血症可导致严重后果[360-361]。Holland 等用氢氯噻嗪（每次 50mg，一天两次）治疗 21 例患者 4 周[361]。这些患者均无心脏疾病或正在服用其他药物，且都有利尿剂治疗后出现低钾血症的病史。记录利尿治疗前后 24h 的动态心电图。这个研究同样也面临 Holter 监护仪（动态心电图监护仪）在应用上的局限性。21 例患者中有 7 位（33% ）发生了心室异位搏动，包括复杂心室异位搏动（多源室早、室性二联律、室性心动过速）。补钾使得每例患者的异位室律从 71.2/h 降至 5.4/h。显然，即使是轻度低钾血症，某些患者也较敏感。在对 361 662 例患者进行的多危险因素干预试验中，超过 2000 例患者使用利尿剂治疗高血压，这些患者在使用利尿剂治疗后血钾降低的程度大于有室性期前收缩的患者[360]。

胃肠道和肝脏疾病

胃肠道疾病

术前探寻与胃肠道疾病相关的病变

虽然胃肠道的术前准备通常是外科医师的责任，但是胃肠道疾病却经常引起许多其他系统的紊乱（参见第 38 章）。这些系统功能的紊乱会影响患者麻醉的安全性。因此，术前准备应包括了解疾病的进程及其影响，从而引导患者平稳地渡过围术期。术前纠正水、电解质紊乱和优化患者营养状况的最大好处就是使得那些患有高风险胃肠道疾病的患者可以接受手术治

疗，同时还降低了其他并发症的发生风险[45-47, 362]。对胃肠道疾病患者来说，全面评估血管内液体容量、电解质浓度及营养状况仍非常重要，包括对治疗产生的副作用的评估（例如肠外营养所致的低磷血症、低钾血症过度治疗产生的高钾血症或心律失常以及过快或过度积极治疗低血容量造成的充血性心力衰竭）。

除了肿瘤、胰腺炎等胃肠道疾病可出现液体、电解质及营养的巨大变化外，患有胃肠道疾病的患者还可能合并胃食管反流病[363]、肠梗阻、呕吐或胃酸分泌过多。此时最好压迫环状软骨进行快速诱导或行清醒气管插管；术前可行鼻胃管吸引或使用抗组胺药。凝血功能障碍也需纠正，因为脂溶性维生素 K（通常吸收不足）是肝合成 II、VII、IX、X 因子所必需的（参见第 62 章）。肝脏疾病经常合并胃肠道疾病，如果肝脏疾病过于严重也会导致凝血因子合成减少。

在对患有胃肠道疾病的患者进行围术期处理时还需考虑一些其他的因素。首先，氧化亚氮吸收后会使含气的密闭腔室扩张。这种扩张会导致缺血性损伤或胃肠道破裂，或两者同时发生。其次，胃肠道手术的患者更易患脓毒症；脓毒症和外周血管阻力降低使得液体需求量大大增加，并可引起心力衰竭和肾功能不全。近年来伤口感染率的下降可能归功于技术的提升、更恰当地预防性使用抗生素、更好的营养、手术（腹腔镜或内镜）创伤更小、正常体温的维持或手术切除实体肿瘤[364-368]。最后，胃肠道疾病患者可能还合并许多与胃肠道无直接关系的疾病。例如他们可能因为缺乏铁、内因子、叶酸或维生素 B_{12} 而发生贫血。他们也可能因多系统联合病变而出现神经功能改变。过度吸烟、腹膜炎、脓肿、肺梗死、之前的切口、误吸或肺栓塞（并发于溃疡性结肠炎或长期卧床导致的血栓性静脉炎）都可能影响呼吸。这些患者还可能合并肝炎、胆管炎、抗生素或其他药物所致的不良反应、大量出血导致的贫血和休克或精神错乱。

由于胃肠道疾病与许多系统的功能紊乱有关，临床医师必须找到受累的其他系统的问题，并对之进行适当的术前评估和处理。通过对溃疡性结肠炎和类癌这两种特殊疾病的讨论可更加突显出胃肠道疾病中其他系统受累的重要性。

以溃疡性结肠炎和类癌为例说明胃肠道疾病对其他系统的影响

溃疡性结肠炎患者常合并精神问题。患者也可能同时存在静脉炎，铁、叶酸或维生素 B_{12} 缺乏，贫血，吸收不良导致的凝血功能障碍。他们还可能有营养不良、脱水及电解质异常。此外，溃疡性结肠炎还可能

伴有大量出血、肠梗阻、肠穿孔、影响呼吸功能的中毒性巨结肠、肝炎、关节炎、虹膜炎、脊柱炎或继发于胰腺炎的糖尿病。

超过 75% 类癌患者的原发病灶在胃肠道。类癌可发生于从食管到直肠的胃肠道内。最常见的部位是阑尾，但是发生在这个部位的类癌很少发生转移或导致类癌综合征。发生于回盲部的肿瘤最易转移。类癌也可发生于胃肠道以外的部位，如头颈、肺、性腺、胸腺、乳腺和尿道。虽然心脏受累也常见报道，但常局限于右心瓣膜和心肌的斑块样结构[369]。

并非所有类癌患者的临床症状都与肿瘤分泌激素有关。但有一些肿瘤的症状可由其分泌的激素引起，例如术前并不知其存在的类癌可能会因在术中过度分泌胃液而被发现。最全面的文献报道提示仅有 7% 的患者表现出类癌综合征，典型症状包括皮肤潮红、腹泻和心脏瓣膜疾病。类癌综合征的患者约 74% 表现为皮肤潮红，68% 表现为肠道蠕动增强；41% 合并心脏症状；18% 有喘鸣。影响症状的因素包括肿瘤的位置及所分泌的激素种类。尽管大家普遍认为如果患者不存在类癌综合征，则肿瘤就不产生血清素（5-羟色胺，5-HT），但事实可能并非如此。约 50% 的胃肠道类癌患者被证实有 5-HT 分泌，表现为尿液中 5-HT 代谢产物——5-羟吲哚乙酸（5-HIAA）水平的升高。类癌综合征通常和回肠类癌转移到肝有关。可能是因为肝能清除肿瘤释放的介质，而转移的肿瘤使得肝清除功能受损从而出现类癌综合征。

大部分尿 5-HIAA 水平升高的类癌为发生于回肠或空肠的典型类癌。这些患者仅排出少量的 5-羟色氨酸（5-HTP）。起源于支气管、胃和胰腺的非典型性类癌患者则排出大量的 5-HT、5-HTP 及中等偏高量的 5-HIAA。

虽然人们普遍认为是 5-HT 导致了类癌患者的腹泻，但其他的神经因子，包括多巴胺、组胺和一些神经肽，如 P-物质、神经降压素、血管活性肠肽和生长抑素等则可能引起皮肤潮红和低血压。

循环中的 5-HT 具有直接反应（由 5-HT 受体介导）和间接反应（由肾上腺素能神经传递的调节所介导）两种生理作用。5-HT 多种受体亚型的存在使得 5-HT 对不同敏感组织的作用也不相同。间接反映受儿茶酚胺释放水平变化的影响，并依赖于循环中 5-HT 的水平。

5-HT 对心脏几乎没有直接影响。然而，随着 5-HT 水平的升高还是可能产生正性的变时变力作用，这是由去甲肾上腺素的释放所介导的。5-HT 对血管的影响包括收缩和扩张两方面。

5-HT 引起的胃肠道功能改变包括肠蠕动增强以及肠道对水、氯化钠和钾的净分泌增加。据报道 5-HT 可引起许多动物的支气管收缩，但在人体罕见。哮喘患者可能除外。类癌通常表现为腹泻合并水、电解质平衡紊乱。因为肿瘤分泌血管活性物质，使得患者出现低血压或高血压，并伴有因血管活性物质释放而引起的潮红。肿瘤可释放任何一种血管活性物质，包括儿茶酚胺。直到 20 世纪 90 年代，这种肿瘤的术中管理对麻醉医师来说仍然是一大挑战。因此当时的麻醉医师必须避免使用会引起 5-HT 释放的物质（如 d- 氯筒箭毒碱和吗啡），同时诱导麻醉不应过浅以免疼痛刺激激活交感应激反应[370]。麻醉医师同时必须做好能处理低血压、外周血管阻力降低、支气管痉挛和高血压的准备。α 受体阻滞剂如酚噻嗪、丁酰苯类药物或酚苄明以及 β 受体阻滞剂如普萘洛尔被推荐用于预防儿茶酚胺介导的血管活性物质的释放。但是使用这些药物可能会导致低血压。然而，类癌综合征处理的困难程度可能因生长抑素类似物的使用而有所降低。事实上，目前生长抑素可以有效地抑制类癌释放肽类物质并抑制其对受体细胞的作用，因此成为类癌综合征术前、术中、术后管理及危象治疗的重要手段[370-371]。同时生长抑素还可以降低心脏手术患者的死亡率，而且血管升压药还能安全地和奥曲肽（octreotide）联用[372]。即使类癌患者的治疗得以简化[370-371, 373-376]，麻醉医师也应进行充分的准备——事实上，生长抑素本身也存在很多问题，并且也不能预防严重低血压和支气管痉挛的发生[377-378]。

若患者合并严重的低血压且不能用生长抑素进行治疗时，可选择的药物有血管紧张素或抗利尿激素（血管紧张素在美国还未实现商业化）。然而，类癌释放的血管活性物质会导致心脏瓣膜的纤维化，从而导致肺动脉狭窄或三尖瓣关闭不全。为了增加三尖瓣关闭不全患者的心排血量，麻醉医师应避免使用增加肺血管阻力的药物（如血管紧张素、抗利尿激素），同时还应避免酸中毒、高碳酸血症及低体温。此外，大量 5-HT 的产生（相当于 200mg/d 的 5-HIAA）可导致烟酸缺乏，从而引起糙皮病（合并腹泻、皮炎和痴呆）。

多年来类癌患者血清激肽水平的急剧升高一直被认为是导致类癌综合征的原因。已知的激肽的生理效应包括扩张较小的阻力血管和刺激肥大细胞释放组胺。后者可增强其自身的扩血管作用，并进一步降低收缩压和舒张压。此外，血管通透性的增加可导致水肿。激肽对心肌无直接影响。

类固醇激素能有效治疗支气管类癌的症状。尽管术前、术中使用激素已有报道，但尚缺乏关于其有效性的对照研究。抑酞酶与类固醇激素相似，可以抑制激肽释放酶的瀑布效应。该药能够阻断激肽释放酶的蛋白酶活性，同时也有报道称其具有显著的临床效应。

表现出类癌综合征症状的某些患者尿中组胺排泄增加。组胺可引起小血管扩张导致潮红，并可降低总的外周阻力。组胺可造成支气管收缩，尤其对于合并支气管哮喘或其他肺部疾病的患者。它在类癌所致支气管痉挛中的作用尚未可知。组胺受体阻滞剂可在一定程度上缓解类癌综合征所致的潮红。H_2 受体拮抗剂单独用于预防类癌综合征的效果与联合治疗一样，然而若单纯使用 H_1 受体拮抗剂则无任何效果。这些治疗方法因生长抑素的使用而退居二线。

儿茶酚胺会使类癌综合征的症状加重，这可能与其刺激肿瘤释放激素有关。但这种释放作用的机制尚不明确。类癌中尚未发现肾上腺素能受体，这些肿瘤通常也没有神经支配。可能肾上腺素能刺激是通过其对肠道和血管的机械性作用来刺激肿瘤释放激素的。通过使用 α 和 β- 肾上腺素能拮抗剂能改善某些类癌患者的潮红，但对其他的类癌患者却可能无效。

使用生长抑素治疗类癌综合征的前瞻性研究的结果是引人注目的。生长抑素是类癌综合征治疗上最主要的进步。

许多患者在血管活性物质释放时会出现支气管痉挛，同时可能伴有潮红。在这样的情况下，类癌患者可能平安度过，也可能因肺部、神经、营养、液体、电解质或心血管系统的紊乱而出现严重问题。因此，虽然胃肠道系统本身并不需要太多的术前准备，但由于胃肠道疾病可导致其他任何系统的紊乱，从而需要进行大量的术前准备以优化患者的状态，同时在术前要了解疾病的生理及其影响从而引导患者平稳度过围术期。此外，麻醉医师对于手术性质的了解也有助于确定胃肠道疾病所累及的系统。

术前还必须考虑的一个问题是，胃肠道疾病患者（可能比其他系统疾病患者更多见）由于长期患病而不得不忍受心理社会的创伤，或必须面对这样的情况[379]。因此在进行合理科学治疗的同时，应给予他们情感支持，使他们与其他人一样得到亲切的对待。在收集医疗信息的同时还要了解他们的心理需要，采集病史时要坐着（而不是站着），理解患者在面对疾病时是多么不易（应强调他们的成就），这样才能让患者相信医师了解他们的痛苦以及他们所面对的心理问题并支持他们。花时间坐下来和患者探讨术后应选择何种镇痛方法，例如为什么刚完成肠吻合手术的患者不能使用吗啡进行全身镇痛[380] 以及其他有关事宜，这样既能表现出麻醉医师不但医术高明还关心患者的疾苦。除了评价疾病对器官的影响，还要给患者情感上的支持，只有这样才能发挥医师对患者最大的治疗作用。

肝脏疾病

急性肝病患者接受急诊手术时的麻醉风险是什么？慢性肝功能损害患者的麻醉风险又是什么？怎么做才能尽可能降低风险？虽然有人可能认为从肝移植麻醉中获得的经验可以回答许多问题，但是，优化心血管功能使其能够满足新肝需要（如营养支持）与维持病肝的功能却有着本质的区别。肝脏的功能及生理在第 22 章中已有讨论。

血液系统疾病和肿瘤

血液系统疾病

镰状细胞贫血及相关血红蛋白病

血红蛋白分子上血红素中氨基酸的异常基因转录引发了由一系列血红蛋白病组成的镰状细胞综合征。β-珠蛋白基因突变使得第 6 位的氨基酸从缬氨酸变成了谷氨酸从而引发镰状细胞综合征。镰状细胞疾病的主要病理特点是血管内不可逆的镰状细胞聚集。其镰化的分子学基础是脱氧的血红蛋白 B 分子沿其纵轴聚集[381]。这种异常的聚集使得细胞膜扭曲，因此形成了镰刀状。聚集在一起的不可逆的镰状细胞可变得脱水、僵硬并影响组织的血流和氧供，从而导致组织梗死[381-384]。有人质疑这一假设，因为有研究显示镰状红细胞对血管内皮的黏附增强[385]。其他一些异常的血红蛋白能与血红蛋白 S 产生不同程度的相互作用，并能在同时含有血红蛋白 S 和血红蛋白 C（地中海贫血的血红蛋白）的杂合子患者引起有症状的疾病。

占美国人口 1% 的非裔人群中有 3/10 患有镰状细胞—地中海贫血病（血红蛋白 SC），这些患者同时合并终末器官疾病和器官梗死的症状。这些患者的围术期处理与后续即将讨论的镰状细胞病（血红蛋白 SS）患者的处理一样。

尽管 8%~10% 的非裔美国人有镰状细胞特征（血红蛋白 AS），但只有 0.2% 是镰状细胞血红蛋白的纯合子并有镰状细胞贫血。镰状细胞特征是一种杂合子的状态，这些患者体内含有一条 βS 球蛋白基因和一条 βA 球蛋白基因，因此可同时产生血红蛋白 S 和血红蛋白 A，但是以产生血红蛋白 A 为主。镰状细胞特征并不是一种疾病，因为含有血红蛋白 AS 的细胞只在血红蛋白氧饱和度低于 20% 时才开始变成镰状。正常人群（含血红蛋白 AA 的人群）和含血红蛋白 AS 人群的生存率和严重疾病发生率并没有区别，但是有一个例外：含血红蛋白 AS 的患者发生肺梗死的可能性会增加 50%。然而，的确有含血红蛋白 AS 的患者发生围术期死亡和围术期脑梗死的个案报道；还有一例是全麻中主动脉腔受压导致镰化危象造成死亡的报道[386]。在心脏手术前进行换血疗法的必要性已经讨论过了[387-388]，建议经常在身体的多个部位测量氧饱和度（脉搏氧饱和度），怀孕的患者还应包括耳部和脚趾[386]。

镰状细胞状态下发生的终末器官病理损害可归结于以下三个过程：血管内细胞镰化或黏附（或同时存在），导致梗死和继发于组织缺血的组织破坏；继发于溶血的溶血危象；以及可迅速引起严重贫血的合并再生障碍性危象的骨髓衰竭。从原则上来说，除非是极度紧急的状况，否则处于危象时的患者不应接受手术，只有在换血之后才能进行手术[383, 385-389]。

当氧分压下降、酸中毒、低体温和存在更多不饱和血红蛋白 S 时，镰化会增强，因此目前的治疗包括保温、补液、吸氧、维持高心排血量以及不要因压力或止血带造成循环淤滞。在我们通常不会特别关心的时期（如在麻醉准备间等候时）以及气体交换可能与心血管或代谢需要不是最匹配的时期（术后早期），给予特别的关注对降低发病率很重要。常规遵循上述的方法，甚至不在上述时期给予特别的强调，也能使镰状细胞综合征的患者死亡率成功降至 1%[386, 389-390]。对病例的回顾性研究使得作者得出如下结论：最多 0.5% 的死亡率可归因于镰状细胞贫血与麻醉药物的相互作用。

数位研究者提倡术前部分换血。在患有镰状细胞贫血和急性肺部综合征的儿童中，部分换血可以改善临床症状和血液氧合。此外，急性肝损害患者的血清胆红素水平会降低。换血还会伴随肺炎球菌脑膜炎临床症状的改善和乳头状坏死血尿的中止[382]。换血的目标是增加血红蛋白 A 至 40%，红细胞比容至 35%。40% 的数值是主观的，因为没有对照试验确定活体中血红蛋白 A 与 S 达到何种比例阈值可以防止血液镰化。体重 70kg 的患者要达到 40% 的比率，须交换 4 个单位的洗涤红细胞；此方法经济有效。

除两项研究外[384, 391]，部分换血后围术期死亡率可能的降低并未与换血的风险进行过比较，在这两项研究中，换血的风险超过了收益。第一项研究回顾分析了 1978—1986 年间 60 例患者进行的 82 例手术，通过比较术后并发症是否减少，没有发现术前换血的益处[391]（但只有最严重的患者才接受换血，因为患者没有被随机分为换血组或非换血组）。术前输血的患者发生需要治疗的术后肺不张的概率略高。接受输血的患者中超过 50% 的人出现术后并发症。初始红细胞比容大于 36% 的患者并发症发生率较低[391]。在第二项研究中，随机比较了 551 例患者（604 例手术）积极的和保守的输血治疗，围术期的镰化并发症在两组间没有差别，而输血相关并发症在保守组中明显较低[384]。一项针对 14 例进行全髋关节置换的镰状细胞贫血患者的回顾性研究结果支持，仅仅当术前血红蛋白明显低于平稳状态时才应进行换血[392]。换血可以基于患者血红蛋白水平和失血情况在术中进行。其他情况在镰状细胞综合征中也很常见：分流增加的肺功能不全、肾功能不全、胆石症、局灶性心肌梗死、阴茎异常勃起、卒中、骨和关节无菌性坏死、缺血性溃疡、新生血管造成视网膜脱落以及反复输血的并发症。

地中海贫血患者的珠蛋白结构正常，但由于基因的缺失，血红蛋白 α 或 β 链（分别对应 α 及 β 地中海贫血）的合成速率下降[393-395]。编码 α- 球蛋白的链基因的两个拷贝位于第 16 号染色体。四个基因全部缺失造成宫内细胞死亡，其中三个缺失造成慢性溶血和寿命缩短。两个基因缺失并造成轻度贫血时为 "α- 地中海贫血 -1（轻型）"；当两个基因缺失但未造成轻度贫血或小红细胞血症时，称为 "α- 地中海贫血 -2（静止型）"。α- 地中海贫血轻型患者体内血红蛋白 A2 水平正常。β- 地中海贫血与 α 链过剩相关，它会导致发育中的红细胞变性，从而导致红细胞在骨髓中成熟前死亡，或在循环中的寿命缩短。血红蛋白 A2 水平升高是 β- 地中海贫血轻型的标记，是轻度贫血和小细胞血症的常见原因。骨髓移植、血红蛋白 F 合成的药物操纵以及直接的基因替代治疗已被试用于这种血红蛋白病。这些治疗手段甚至在逆转先前铁超负荷造成的肝衰竭中都很有希望[396]。这些综合征在东南亚、印度、中东及非洲血统的人群中常见。

据报道在地中海贫血中，由于红细胞生成素刺激造成的无效红细胞生成（之所以无效是由于基因缺陷无法产生有效血红蛋白）导致的面部畸形可造成插管困难[393-394]。这一个案报道[394]并未受到重视，且在镰状细胞贫血患者中没有此并发症的报道。然而，与这些综合征相关的贫血常造成红系骨髓代偿性增生，而这又与严重的骨骼畸形相关[393-395]。

细胞骨架性贫血（遗传性球形红细胞增多症及椭圆形红细胞增多症）、酶缺乏性贫血及自身免疫性溶血性贫血

对红细胞膜的先天性异常所知越来越多。与正常红细胞的细胞膜相比，椭圆形红细胞增多症和遗传性球形红细胞增多症中，当细胞能量耗竭时，其细胞膜对阳离子的通透性更大，且更易于丢失脂质。遗传性球形红细胞增多症（发病率 1/5 000）和遗传性椭圆形红细胞增多症都有常染色体显性遗传的特性。两种疾病中红细胞膜的缺陷都是血影蛋白（spectrin）突变的结果，血影蛋白是细胞膜骨架的一种结构蛋白[397]。虽然在这些疾病中脾切除的治疗作用尚未完全确定，但在重度疾病时，脾切除已知可以使缩短的红细胞寿命延长 1 倍（从 20d～30d 增加至 40d～70d）。因为脾切除使患者易于感染革兰氏阳性细菌脓毒症（特别是肺炎球菌），也许应该在可预知的菌血症事件发生之前术前给患者接种肺炎球菌疫苗。对于这些疾病尚无麻醉相关特殊问题的报道。

有报道葡萄糖 -6- 磷酸脱氢酶（G6PD）缺乏（性连锁隐性遗传）存在于约 8% 的非裔美国男性中[398]。年轻的细胞活力正常，但衰老细胞与正常细胞相比存在明显缺陷。G6PD 缺乏导致红细胞溶血及海因茨小体形成。红细胞溶血也可能因并发感染或给予需要 G6PD 解毒的药物而出现（如高铁血红蛋白、谷胱甘肽和过氧化氢）。应避免使用的药物包括磺胺类、奎尼丁、丙胺卡因、利多卡因、抗疟药、解热剂、非阿片类镇痛药、维生素 K 类似物及硝普钠。

自身免疫性溶血性贫血包括冷抗体型贫血、温抗体型贫血（特发性）以及药物性贫血[399-401]。冷抗体型溶血性贫血由 IgM 和 IgG 抗体介导，在室温或低于室温下引起红细胞凝集。当这类患者进行输血时，如果要避免溶血，则所输细胞和液体必须加温，同时患者体温必须保持在 37℃。温抗体型（或特发性）溶血性贫血是一种难以管理的情况，主要由于患者长期慢性贫血、持续存在针对红细胞的有活性抗体、Coombs 试验阳性以及难于交叉配血。对于择期手术的患者，可以采用促红细胞生成素刺激后预贮存自体血回输[402]。Rh 阴性献血者红细胞或者患者的一级亲属的红细胞都可用。在紧急情况下，自体血回输、脾切除或者激素治疗的可行性应当咨询熟悉该领域的血液学专家。

药物性贫血有三种机制。在受体型溶血中，药物（如青霉素）结合于红细胞表面形成复合体，并激活一种针对该复合体的抗体。在 "无辜旁观者" 溶血中，药物（例如奎尼丁、磺胺）结合某种血浆蛋白后，激活一种与红细胞交叉反应的抗体（IgM）。在自身免疫性溶血中，药物直接激活产生某种和红细胞有交叉反应的抗体（IgG）。药物性溶血通常在终止该药物治疗后停止。在紧急情况下，可以使用不相容性最低的血细胞进行输血。

粒细胞缺乏

自 2000 年起，关于粒细胞的实验室研究有了长足发展，部分是由于分子生物学的革命。相比促红细胞生成素（之前有过讨论），有超过 14 种促血淋巴细胞增殖生长因子或细胞因子被生化和遗传方法所确定。这些生长因子通过与细胞表面抗体结合来发挥作用（表 39-15）[403]。集落刺激因子的使用加强了对肿瘤的治疗。少数人报道了这些疗法出现免疫系统副作用时可能影响到气体交换，从而对围术期产生不良后果 [404]。

已证明在粒细胞数小于 500/ml 并出现脓毒症的患者中使用生长因子和输注粒细胞可延长生命 [405-407]。尽管骨髓移植的应用越来越多，但并发症常出现在移植后，而非细胞采集期（在这一时期通常不参与重症监护的麻醉医师常需参与）。骨髓移植前肺功能检测的异常结果似乎可以预测移植后并发症的发生，但还不足以阻碍移植的实施 [408]。

血小板疾病

尽管遗传性血小板疾病很罕见，但获得性疾病很常见，它影响了至少 20% 内科和外科 ICU 患者，感染和药物治疗是其首要原因（也见于第 61 章）[409]。获得性和遗传性血小板病变均造成皮肤和黏膜出血，但血浆凝血缺陷导致深部组织出血或迟发出血。遗传性血小板疾病（例如 Glanzmann 血小板功能不全、Bernard-Soulier 综合征、Hermansky-Pudlak 综合征）的围术期治疗包括血小板输注。EACA 最近被成功地用于（实验性应用，1g/70kg，每日 4 次）血小板减少患者，以减少围术期出血。更为常见的获得性血小板疾病可能对多种治疗中的一种有反应（见第 61 章）。

免疫性血小板减少症，如那些与红斑狼疮、特发性血小板减少性紫癜、尿毒症、溶血性尿毒症综合征、血小板输注、肝素和血小板增多症相关的情况，可能对激素治疗、脾切除、血小板分离置换、根除幽门螺杆菌、烷化剂或（可能需要）血小板输注、血浆置换、全血置换或输血治疗有反应；有时这些疾病对任何治疗都没有反应 [185, 410-411]。传统治疗中，当激素治疗失败或剂量达到不可接受的毒性风险时，进行脾切除。更新的药物如抗 D 免疫球蛋白和利妥昔单抗在没有进行脾切除的特发性血小板减少性紫癜患者中可能产生满意的缓解。

血栓性血小板减少性紫癜是一种病因不明的罕见疾病。尽管治疗方法多种多样，但该疾病的死亡率仍然很高。然而，血浆置换法的引入已明显改善了患有这种疾病的患者的应答率。一项非对照研究提示血浆置换不仅能改善患者的血液学表现，还可预防这些患者死亡的最主要原因：成人呼吸窘迫综合征的发生 [411]。在那项研究中，早期使用血浆置换改善了患者的氧合。

到目前为止，造成血小板异常最多的是影响血小板聚集和释放的药物相关性疾病。阿司匹林不可逆地乙酰化血小板环氧合酶，这种酶将花生四烯酸转化为前列腺素内过氧化酶。因为在血小板生命周期中环氧合酶在循环中不可再生，而这种酶对血小板的聚集至关重要，因此一片阿司匹林可能影响血小板功能长达一周。所有其他抑制血小板功能的药物（例如维生素 E、吲哚美辛、黄吡酮、双嘧达莫、三环类抗抑郁药、酚噻嗪、呋塞米、类固醇激素）均非不可逆抑制环氧合酶；这些药物干扰血小板功能仅 24～48h。如果需要急诊手术而未经过阿司匹林治疗后常规 8d 血小板再生期或其他药物的 2d 周期，给予 2～5 个单位浓缩

表 39-15　血液淋巴生成生长因子 / 细胞因子的主要作用

细胞因子	其他名称	生物学作用
促红细胞生成素		红细胞的产生
白介素 -3（IL-3）	多集落刺激因子 干细胞活化因子 持续细胞刺激因子 促红细胞生成素 -2	刺激粒细胞、巨噬细胞、嗜酸性粒细胞、肥大细胞、巨核细胞、T 淋巴细胞和 B 淋巴细胞系及早期髓样干细胞的增殖和分化。与促红细胞生成素相互作用以刺激红细胞集落形成、刺激 AML 原始细胞的增殖并刺激肥大细胞释放组胺。
粒细胞集落刺激因子（G-CSF）	MGI-2 分化因子	刺激粒细胞系增殖和分化。作用于早期髓样干细胞，尤其与其他因子共同作用；增加 IL-3 对巨核细胞集落形成的刺激作用。增加中性粒巨噬细胞和抗体依赖性细胞中介性细胞毒性作用。使中性粒细胞从骨髓中释放并对中性粒细胞和单核细胞有趋化性。提高吞噬作用和抗体依赖性细胞介导细胞毒性及中性粒细胞的氧化作用。刺激单核细胞杀死鸟分枝杆菌中间体和念珠菌，刺激单核细胞的杀灭肿瘤作用、细胞依赖性细胞毒性，以及细胞表面蛋白的表达。

续表

细胞因子	其他名称	生物学作用
粒细胞 - 巨噬细胞集落刺激因子 (GM-CSF)		刺激粒细胞、巨噬细胞和巨核细胞增殖和分化，早期髓样干细胞和（有促红细胞生成素时）刺激红细胞生成。增加中性粒细胞对细菌、酵母菌、寄生虫和抗体包被肿瘤细胞的细胞毒性和吞噬性集落刺激因子活性。增加中性粒细胞黏附蛋白在细胞表面的表达，提高嗜酸性粒细胞的细胞毒性、巨噬细胞的噬菌作用和碱性粒细胞的组胺释放。扩大 IL-2 对 T 细胞增殖的刺激并刺激 B 细胞系增殖。
集落刺激因子 -1	巨噬细胞集落刺激因子	主要刺激巨噬细胞 - 单核细胞增殖和分化，对粒细胞作用小。与其他细胞因子协同作用于早期髓样干细胞。刺激巨噬细胞噬菌、杀菌、迁移、抗肿瘤活性和代谢。刺激腹膜巨噬细胞分泌纤溶酶原活化因子、粒细胞集落刺激因子、干扰素、IL-3 或肿瘤坏死因子。
白介素 -1（α 和 β）	内源性致热原 促红细胞生成素 -1 破骨细胞激活因子 淋巴细胞激活因子	诱导肝细胞合成急性期蛋白。激活静止性 T 细胞，T 细胞和 B 细胞增殖的辅助因子。对单核细胞和中性粒细胞有趋化性。诱导多种细胞产生生长因子，包括 G-CSF、GM-CSF、IL-6、CSF-1、IL-3 及干扰素。在大鼠中有辐射防护作用。
白介素 -2	T 细胞生长因子	T 细胞的生长因子，激活细胞毒性 T 淋巴细胞，促进其他细胞因子的合成，增加天然杀伤细胞的作用。
白介素 -4	B 细胞刺激因子 -1 B 细胞分化因子（BCDF） IgG 诱导因子	增加 B 细胞产生抗体（IgG 和 IgE）并上调 II 类 MHC 分子和 Fc 受体表达。与抗 -IgM 抗体共同刺激诱导静止性 B 细胞 DNA 合成。刺激激活的 T 细胞生长。在有 IL-3 存在的情况下，促进肥大细胞生长；有 G-CSF 时，增加粒细胞 - 单核细胞集落中粒细胞的形成；有促红细胞生成素和（或）IL-1 时，刺激红细胞和巨核细胞集落形成。
白介素 -5	嗜酸细胞分化因子（EDF） T 细胞代替因子（TRF） B 细胞生长因子 - II（BCGF-II） B 细胞分化因子（BCDF）	增加抗体产生（IgA）。促进 B 细胞系增殖和 IgG 分泌，并诱导在活体内已接触抗原的 B 细胞在活体外分泌半抗原特异性 IgG。促进正常 B 细胞分化。刺激嗜酸性粒细胞增殖和分化（GM-CSF 和 IL-3 与 IL-5 协同作用刺激嗜酸性粒细胞增殖和分化）。增加 IL-2 受体的合成。
白介素 -6	B 细胞刺激因子 -2（BSF-2） 干扰素 -β2 T 细胞刺激因子 杂交瘤生长因子	B 细胞分化和 IgG 分泌。T 细胞激活成为细胞毒性 T 细胞。与 IL-3 协同作用于早期骨髓髓样干细胞并刺激粒细胞、巨噬细胞、嗜酸性粒细胞、肥大细胞和巨核细胞的增殖和分化以及血小板生成（可能是一种血小板生成素）。
白介素 -7	淋巴细胞生成素 -1	刺激前 B 细胞产生。刺激 T 细胞增殖。
白介素 -8 *	中性粒细胞激活因子 T 细胞趋化因子	炎性介质；刺激中性粒细胞激活。
白介素 -9		刺激红细胞集落形成和巨核细胞系的增殖。
白介素 -10	细胞因子合成 - 抑制因子	抑制 T_H1 细胞产生细胞因子。
白介素 -11		刺激 B 细胞、巨核细胞和肥大细胞系。
C-kit 配体	肥大细胞因子 干细胞因子 红细胞淋巴细胞生长因子 -1	与其他细胞因子协同作用于相对早期干细胞。刺激前 B 细胞。

AML：急性髓细胞性白血病；MHC：主要组织相容性复合物；T_H1：第一类胸腺来源细胞。
* 不被认为是一种真正的生长因子，但为了完整性列于此。
Modified from Quesenberg PJ, Schafer AI, Schreiber AD, et al: Hematology. In American College of Physicians, editor: Medical knowledge self-assessment. Philadelphia, 1991, American College of Physicians, p374

血小板可将一个 70kg 成人的血小板功能恢复到足够水平，使血小板诱导的凝血功能不全恢复到正常。正常凝血只需要每毫升 30000 ～ 50000 功能正常的血小板。小剂量阿司匹林治疗（< 650 mg/d）允许阿司匹林在最后一次给药 24h 后从体内清除，又因为人体每天产生 70000/ml 个血小板，因此最小剂量阿司匹林给药 48h 后应足够血小板聚集恢复到正常水平。这可能是避免血小板输注及其相关风险必须经历的时间。一次血小板输注将使血液中血小板计数从 4000/ml 上升到 20000/ml；血小板的半衰期约为 8h。

在先前已致敏的患者再次暴露于肝素，可在数小时内出现肝素诱导性血小板减少症。重组水蛭素和阿加曲班是凝血酶的直接抑制剂，可作为肝素诱导性血小板减少症的有效治疗[412]。

血栓形成的主要危险因素包括凝血因子 V Leiden 和凝血酶原 20210A 突变、血浆同型半胱氨酸水平升高和抗磷脂抗体综合征[413-414]。面临这些挑战的临床医师可向当地专家咨询并寻求治疗帮助。在第 62 章中更加完整地讨论了这一话题。

血友病和相关凝血功能障碍

由于血浆凝血因子缺陷导致的凝血功能障碍可能是遗传性的或获得性的。遗传性疾病包括 X- 连锁血友病 A（Ⅷ因子活性缺陷）、von Willebrand 病（Ⅷ因子的 von Willebrand 组分缺陷）、血友病 B（性连锁的Ⅸ因子活性缺陷）和其他少见疾病。这些疾病的性连锁来源意味着血友病几乎只发生在女性携带者的男性后代中；男性不会将这种疾病传给其男性后代。

在择期手术时，术前 48h 应测量缺乏的凝血因子的水平，并且术前必须恢复至正常水平的 40%。每千克体重一个单位的浓缩凝血因子通常可以使凝血因子浓度升高 2%。因此，在一个完全没有活性因子的个体中，需要输注 20 U/kg 体重的浓缩因子作为起始剂量。由于Ⅷ因子半衰期为 6 ～ 10h，Ⅸ因子半衰期为 8 ～ 16h，应给予大约 1.5U/(h · kg) 的Ⅷ因子或 1.5U/(2h · kg) 的Ⅸ因子。术后 6 ～ 10d 内应在凝血因子活性的指导下追加Ⅷ因子和Ⅸ因子[415-417]。

这些凝血因子有多种制剂可以使用；较新的基因工程 von Willebrand 因子，含有 20U/ml 因子的冷沉淀剂是从普通供体中得到（每输注 5ml 感染肝炎的风险是 1/200），或从新鲜血浆（含 1U/ml）中提取。输注凝血因子伴随着一定传播肝炎和 AIDS 的风险，但有了更好的检测方法，已较过去低得多了[418-421]。目前认为筛查血 AST 和 ALT 可大大降低输血传播丙型肝炎甚至 AIDS 的风险。理论上，HIV 抗原检测可进

一步降低血液制品传播 AIDS 的风险。也有报道称热处理可显著降低风险。凝血酶原复合物中含有Ⅸ因子但不含Ⅷ因子；然而，这些复合物可能含有激活的凝血因子，可导致弥散性血管内凝血（DIC）和较高的肝炎传播风险。此外，尽管有时候将 EACA 或氨甲环酸作为纤溶抑制剂应用，但这些物质有显著的导致 DIC 的风险。现代治疗的其他危害包括：急慢性肝炎、AIDS、超敏反应、精神创伤、伴麻醉剂成瘾的慢性疼痛以及对凝血因子尤其是Ⅷ因子的抑制。

约 10% 的血友病 A 或 B 的患者会产生使Ⅷ或Ⅸ因子失活的抗体（新鲜冷冻血浆与患者血浆温育后不能提高凝血因子活性）这些获得性抗凝物通常由 IgG 组成，很难用血浆置换清除，且对免疫抑制剂的反应不同。凝血酶原复合物的使用可以挽救患者生命但有发生 DIC 和传播肝炎的风险。

在有关肝脏疾病的章节中已讨论过维生素 K 缺乏。回顾一下，维生素 K 依赖性凝血因子（Ⅱ、Ⅶ、Ⅸ和Ⅹ）在合成后给谷氨酸残端添加羧基时需要维生素 K 的参与；给予维生素 K 或新鲜冷冻血浆可以纠正这些凝血因子的缺乏。

大量输血后进行手术的患者（例如消化道大出血）可能存在凝血功能障碍。在给予了大约 10 ～ 15 个单位血液后，最初由于血小板缺乏，随后由于凝血因子缺乏而损害凝血功能（参见第 62 章）。这些缺陷的治疗可由浓缩血小板纠正——每个单位浓缩血小板通常悬浮在 50ml 新鲜血浆中；因此，也可同时补充凝血因子。

尿激酶、链激酶和组织纤溶酶原激活物（t-PA）已用于治疗肺栓塞、深静脉血栓、卒中和动脉闭塞性疾病。这些药物加速血栓及栓子的溶解，而肝素则是防止血栓形成，但并不能溶解血栓。与这些纤溶药物相关的出血并发症是由于参与止血的栓子溶解造成的，停止使用这类药物并用冷沉淀物或血浆补充血浆纤维蛋白原可迅速逆转这类并发症。然而，术前很少需要应用冷沉淀物或血浆，因为尿激酶和链激酶的纤溶活性通常在停止给药后 1h 内就消退了。尽管如此，累积的数据还不足以提出近期接受尿激酶、链激酶或 t-PA 治疗的患者，术前及术中的理想止血治疗措施。将手术推迟到药物的三个半衰期之后（≥ 4 ～ 8h 可测出血纤溶酶活性升高）通常不可行，而通过对术野仔细观察可能不足以评估凝血状态[422-423]。术中需要肝素治疗的血管或心脏病患者的处理可能更加复杂。为纠正这些患者的纤维蛋白原缺乏，一些临床医师在术前给患者补充纤维蛋白原，并在给予肝素的同时给予 EACA。

去氨加压素（DDAVP）现在正作为常规措施用于

大量失血的手术，以减少出血和输血。去氨加压素最初用于 von Willebrand 病的血小板功能异常，随后扩展到在心血管手术中常规使用，以及在其他失血量大的手术中经常使用。一项有关心脏手术的 meta 分析总结发现，对于非择期手术，DDAVP 不具有临床意义的减少输血作用，因此该作者无法给出对需要 CPB 患者常规使用 DDAVP 的建议[424]。然而 DDAVP 可以减少术前 7 天内使用阿司匹林患者、术中 CPB 时间超过 140min 以及合并有血小板功能障碍患者的术后出血量，作者建议这些群体的患者可以使用 DDAVP。

肿　瘤

恶性肿瘤患者可能其他方面是健康的，但也可能出现营养、神经、代谢、内分泌、电解质、心、肺、肾、肝、血液或合并使用特殊药物等问题。因此，需要评估所有系统以确定伴发于恶性肿瘤的其他问题。伴发于恶性肿瘤的常见异常包括：直接骨侵犯或异位甲状旁腺素或其他溶骨物质造成的高钙血症、尿酸性肾病、低钠血症（尤其是小细胞或燕麦细胞肿瘤）、恶心、呕吐、厌食症和恶液质、发热、肿瘤引起的低糖血症、颅内转移（占所有癌症的 10% ~ 20%）、周围神经或脊髓功能障碍、脑脊膜癌、继发于抗肿瘤治疗的毒性肾病以及副肿瘤神经综合征（皮肌炎、Eaton-Lambert 综合征、肌病及末梢神经病）。

许多恶性肿瘤患者都使用大剂量镇痛药，以使他们舒适地渡过围术期。终末期患者避免药物依赖没有实际意义[425]。大麻（四氢大麻酚）抑制中枢神经系统的呕吐中心，在抑制癌症及其治疗相关的恶心方面可能比酚噻嗪类或丁酰苯类更有效；大麻可降低麻醉药需要量的 15% ~ 30%。免疫调节剂、刺激因子或细胞因子、基因鉴别[426-427]以及可治疗副作用的药物（例如咪达唑仑或昂丹司琼）给我们带来更安全、更有效、副作用更少的治疗新希望。昂丹司琼抑制呕吐的作用和咪达唑仑防止"记忆刺激性呕吐"的作用是很重要的。NK-1 拮抗剂也已被批准用于癌症患者的治疗。

癌症化疗的毒性与使用药物的种类和剂量相关。对于放疗，当超过以下剂量时会发生损伤：肺部，1500 rad；肾，2400 rad；心脏，3000 rad；脊髓，4000 rad；肠道，5500 rad；大脑，6000 rad；骨骼，7500 rad。生物和免疫调节治疗的毒性与其引起的免疫功能改变有关。烷化剂造成骨髓抑制，包括血小板减少以及脱发、出血性膀胱炎、恶心和呕吐。烷化剂，包括环磷酰胺和氮芥，有抗胆碱能酶的作用，可

延长神经肌肉阻滞的时间[428]。抗肿瘤药长春新碱可导致周围神经病和 SIADH，而长春碱还有骨髓毒性。顺铂也可引起周围神经病和严重恶心。亚硝基脲可产生严重的肝肾损害以及骨髓毒性、肌痛和感觉异常。叶酸类似物如氨甲蝶呤可造成骨髓抑制、溃疡性口腔炎、肺间质浸润、消化道毒性，偶尔还有严重的肝功能不全。5- 氟尿嘧啶和氟尿嘧啶脱氧核苷都是嘧啶类似物，可引起骨髓毒性、巨幼红细胞贫血、神经系统功能紊乱和肝及消化道改变。嘌呤类似物（巯基嘌呤、硫鸟嘌呤）最主要的毒性反应是骨髓抑制。蒽环类抗生素（阿霉素、柔红霉素、金霉素、丝裂霉素 C、博来霉素）都可导致肺间质浸润、心肌病（尤其是阿霉素和柔红霉素）以及骨髓毒性和消化道、肝和肾功能障碍。

给使用博来霉素的患者实施麻醉是否明智已受到了质疑。Goldiner 及其同事的一项回顾性研究报道了连续 5 例使用博来霉素的患者术后死亡[429]。五例患者均死于术后呼吸衰竭。应用相同的麻醉技术，Goldiner 及其同事又麻醉了 12 例患者，围术期限制吸入氧浓度在 22% ~ 25%，并用胶体代替晶体来补充大部分失血[429]。这 12 例患者没有一例死亡。这些研究者推测博来霉素可引起上皮细胞水肿，并进一步发展为肺泡 I 型细胞坏死，细胞液渗漏到肺泡间隙，就形成了类似于氧中毒相关的"肺透明膜"。Goldiner 及其同事相信这一病理生理学上的相似性提示氧与博来霉素可能存在协同作用[429]。然而，LaMantia 及其同事回顾性分析了 16 例接受博来霉素治疗后进行手术患者的变化[430]，13 例患者吸入氧浓度为 37% ~ 45%，术后没有呼吸衰竭病例发生。利用 Mayo Clinic 的注册数据，大型手术全身麻醉后发生 ARDS 的概率大约是 1.3%（95% CI，0.6% ~ 2.6%）[431]，作者发现吸烟史是主要的危险因素。因此，恰当的围术期管理下的全身麻醉似乎是安全的。

因急慢性疾病接受药物治疗的患者

用于治疗疾病的药物数量与日俱增，每个住院患者平均接受超过 10 种药物治疗（参见第 38 章）。许多药物的副作用可能增加麻醉风险或使患者管理更加困难。了解常用药物的药理特性和潜在副作用可帮助麻醉医师在麻醉和手术过程中避免失误。

抗高血压药

ACEI 类药物（卡托普利、依那普利、赖诺普

利、依那普利拉和雷米普利）和血管紧张素 II 受体阻滞剂正逐渐变为一线用药，而且可能提高使用降压药患者的生活质量。血管紧张素 II 受体阻滞剂伐沙坦（Valsartan）与利尿剂合用会在降低血压的同时增加男性与女性的性欲。但比起交感神经阻断药，ACEI 类药和血管紧张素 II 受体阻滞剂更易于在麻醉诱导期引起外周血管扩张和低血压。ACE 受体阻滞剂也属于此类。无论是 ACEI 类药还是 ACE 受体阻滞剂都会使常规麻醉诱导过程中出现严重低血压，因此术前应该停用或至少考虑停用这些药物（见前述）。

　　儿茶酚胺或交感受体阻滞剂影响三种主要的儿茶酚胺受体：α- 肾上腺素能受体、β- 肾上腺素能受体和多巴胺受体。受体亚型（如 β_1 和 β_2）的存在提示可以开发某些药物使其仅影响一类受体。例如，特布他林比异丙肾上腺素应用更频繁，因为据说特布他林优先作用于 α_2 受体（即舒张支气管平滑肌），从而避免 β_1 受体兴奋引起的心脏兴奋作用。实际上，选择性高低是剂量相关的。在特定剂量，直接兴奋 β_2 受体的药物仅作用于该受体，但在更高剂量下既兴奋 β_1 受体也兴奋 β_2 受体。同样剂量在不同患者产生的作用也不同。某一特定剂量在一个患者能够兴奋 β_1 和 β_2 受体，而对另一个患者则可能不起作用。越来越多的选择性受体阻滞剂正在开发之中，旨在扩大 β_1、β_2 和 α 肾上腺素能效应的界限。然而最终总是希望有更高选择性的药物出现。那些能减慢心率而不改变心肌收缩力，或在增强心肌收缩力同时保持心率不变的药物，会给患者带来显著的益处。这就是许多药物研究的目的，也是多巴酚丁胺和非诺多巴的开发目的。但直到现在，所有选择性药物都是剂量依赖性的，即使是多巴酚丁胺也不例外。

　　在美国，美托洛尔（lopressor）和阿替洛尔（tenormin）（均为 β_1 受体阻滞剂）及普萘洛尔、倍他洛尔、噻吗洛尔、艾司洛尔、吲哚洛尔、氧烯洛尔、醋丁洛尔、卡替洛尔、喷布洛尔、纳多洛尔都是长期治疗中广泛应用的 β 受体阻滞剂。由于纳多洛尔的脂溶性极低，所以消除半衰期长（17～24h）且不易通过血脑屏障。虽然选择性 β 受体阻滞剂应该更适用于气道高阻力或糖尿病患者，但这种益处仅体现在低剂量应用的时候。β 受体阻滞剂的广泛应用是因为这些药物可以治疗从心绞痛和高血压到阴茎异常勃起和怯场等各种疾病。这些药物可以降低初发性心肌梗死患者的发病率和死亡率[432-433]，还可以增加择期手术围术期生存率。

　　当终止给予 β 受体阻滞剂时，交感刺激通常会增加，似乎机体已经通过增加交感神经元的兴奋性对这些药物的存在做出了反应。因此，普萘洛尔和纳多洛尔（在此只提两个）的停药可能伴随着高 β 肾上腺素能状态，从而增加心肌耗氧量。给予普萘洛尔和美托洛尔可能会引起心动过缓、充血性心力衰竭、疲乏、头晕、抑郁、精神病、支气管痉挛和 Peyronie 病。POISE 研究强调了不调整剂量可引起卒中或增加死亡率的问题[111]。多巴胺能受体阻滞剂的副作用将在本章后面讨论。哌唑嗪（脉宁平，minipress）、特拉唑嗪（terazosin）和多沙唑嗪（oxazocin）由于能够同时扩张动脉和静脉、降低括约肌张力，是用于治疗高血压、缺血性心肌病、发际后退和良性前列腺增生的 α_1 受体阻滞剂。这些药物还能引起眩晕、心悸、抑郁、头晕、虚弱和抗胆碱能效应。

　　某些拟交感药物激活脑干内的 α 肾上腺素能受体。可乐定（catapres）的半衰期为 12～24h，胍那苄和胍法辛（tenex）是 α_2 受体激动剂。据推测 α_2 受体激动剂，包括可乐定、胍那苄和胍法辛，是通过激动前面提及的中枢脑干肾上腺素能受体缓慢地降低血压。它们也可以用来治疗鸦片、可卡因、食物和烟草的戒断症状。停用可乐定偶尔会导致突发的高血压危象，与停用普萘洛尔很相似，并且引起高 β 肾上腺素能状态。关于可乐定截断症状中的高血压危象程度目前仍有争议（尽管在美国还没有可乐定的静脉剂型，但皮肤贴片已获批准在术前应用以消除围术期拟交感反应）。三环类抗抑郁药会干扰可乐定的作用，酚噻嗪类和丁酰苯类药物可能也会有同样作用。虽然给予长期服用可乐定、胍那苄和胍法辛的患者丁酰苯类药物（如氟哌利多）在理论上可能导致高血压危象，但还没有这方面的报道。应用可乐定后可能出现困倦、口干、体位性低血压、心动过缓和阳痿。短期内给予可乐定或右旋美托咪定可以使麻醉药用量减少 40%～60%；长期给药可以减少 10%～20%[434-435]。因为这些药物相对安全并可以降低麻醉药用量，缓解镇痛药引起的肌肉僵直，缓解疼痛，所以在术前、术中和 ICU 镇静中应用得越来越广泛[434-438]。

　　另外还有三类抗高血压药间接影响交感神经系统：利尿剂、小动脉扩张药和慢（钙）通道阻滞剂。噻嗪类利尿剂与低氯性碱中毒、低钾血症、高糖血症、高尿酸血症和高钙血症有关。保钾利尿剂与高钾血症、低钠血症、男性乳房发育和阳痿有关。所有利尿剂均可导致脱水。噻嗪类利尿剂和呋塞米可能延长神经肌肉阻滞药的作用时间。小动脉扩张药肼屈嗪可能引发狼疮类似状态（常累及肾）、鼻塞、头痛、头晕、充血性心力衰竭、心绞痛和胃肠功能紊乱。美国市场上另一种直接扩血管药米诺地尔则不会引起类似的综合征。

　　慢通道钙阻滞剂（钙通道阻滞剂）抑制钙离子跨膜内流入心血管平滑肌细胞，这种抑制作用可减慢心率（负性变时），降低心肌收缩力（负性变力），减慢传导速度（负性变传导）；并且扩张冠状动脉、脑和全身小动脉（图 39-7）[439]。维拉帕米、地尔硫䓬和硝苯地平都会产生这种效应，但程度不同，而且显然是通过相似却不同的机制。这些机制与它们代表的三种不同类型的钙通道阻断剂有关：分别为苯烷基胺类、苯二氮䓬类和二氢吡啶类。硝苯地平是扩张平滑肌作用最强的，而维拉帕米和地尔硫䓬具有负性变传导和变力作用以及扩血管的特性。地尔硫䓬与硝苯地平相比，扩血管作用较弱，而与维拉帕米相比，对房室传导的影响较小。因此，维拉帕米和地尔硫䓬能够延长 PR 间期并导致房室传导阻滞。实际上在应用地尔硫䓬，尤其是维拉帕米时，交感神经系统的反射性激活对于维持正常的传导功能是必要的。显而易见对于正在使用 β 受体阻滞剂的患者应用维拉帕米和地尔硫䓬时，或给予正在使用维拉帕米和地尔硫䓬的患者 β 受体阻滞剂时，必须严格地滴定剂量。

　　钙通道阻滞剂的应用对麻醉管理产生许多重要影响[439-441]。首先，吸入和镇痛性麻醉药与硝苯地平降低全身血管阻力、血压和心肌收缩力的效应可能有相加作用。相似地，维拉帕米和麻醉药物（吸入麻醉药、氧化亚氮、镇痛药）延长房室传导时间并在降低血压、全身血管阻力和心肌收缩力方面具有相加效应。其次，维拉帕米可以降低 25% 的麻醉药用量，其他钙通道阻滞剂也有相似作用。这些药物能产生肌松作用，增强去肌化和非去极化肌松药的作用，并至少在一种肌病（Duchenne 肌营养不良）中甚至可以导致呼吸衰竭。最后，由于慢钙通道的激活是引起脑血管和冠状动脉痉挛、支气管收缩以及血小板正常凝集的必要因素，所以这些药物可能在治疗围术期神经系统缺血、支气管收缩和不期望的凝血功能异常等方面有一定作用。这三种药物都具有很高的蛋白结合力，并且都可以取代其他同样具有高蛋白结合力的药物（如利多卡因、布比卡因、地西泮、丙吡胺和普萘洛尔）或者被其取代。不良后果可以通过滴定吸入药或镇痛药的剂量至最佳血流动力学和麻醉效应而减至最少。给予钙剂通常能够逆转血流动力学变化却不能逆转电生理变化。要逆转电生理变化，可能需要给予"工业级"剂量的 β 受体激动剂。

情绪调整药物

　　情绪调整药物是美国最常用的处方药[442-443]。这些药物包括单胺氧化酶抑制剂（MAOI）、选择性 5-羟色胺再摄取抑制剂（SSRI）、吩噻嗪类、三环类抗

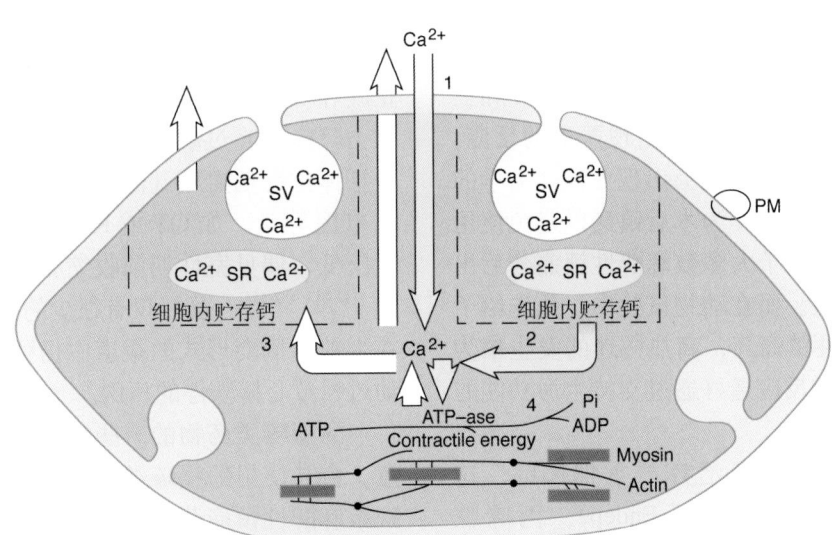

图 39-7　平滑肌细胞示意图说明钙的流动以及氟烷和硝苯地平可能的作用部位。通过细胞膜（PM）进入和表面小泡（SV）或内质网（SR）的释放，胞浆中钙离子浓度（Ca²⁺）增加（蓝色箭头）。当胞质中的 Ca²⁺ 浓度足够高时，激活三磷酸腺苷（ATP）。ATP 被 ATP 酶（ATPase）分解为磷脂酰肌醇（Pi）和二磷酸腺苷（ADP），致使组成肌纤维的肌动蛋白丝和肌球蛋白相互作用并收缩。Ca²⁺ 返回细胞储备并向胞外转运后，胞质中的 Ca²⁺ 浓度降低（白色箭头）。氟烷和硝苯地平可能有如下作用：①抑制 Ca²⁺ 内流，②通过减少 SR 的 Ca²⁺ 释放影响胞质内 Ca²⁺ 流动，③减少存储和再摄取，④阻断 ATPase 或收缩机制（或两种都有）*(Redrawn from Tosone SR, Reves JG, Kissin I, et al: Hemodynamic responses to nifedipine in dogs anesthetized with halothane, Anesth Analg 62:903, 1983.)*

抑郁药、未分类的其他抗抑郁药如安非他酮和造成滥用的药物如可卡因。MAOI 包括异卡波肼（marplan）、苯乙肼（nardil）、帕吉林（eutonyl）、反苯环丙胺（parnate）和司立吉林。它们与单胺氧化酶不可逆地结合，增加神经细胞内胺类神经递质（5- 羟色胺、去甲肾上腺素、肾上腺素、多巴胺、羟苯乙醇胺）。这类神经递质水平的增高具有抗抑郁效应、抗高血压效应、抗嗜睡效应，使肝酶升高并使帕金森的发作延迟（司立吉林）。由于在体外存在两种形式的酶（MAO-A 和 MAO-B），它们对底物有选择性（MAO-A 选择性作用于 5- 羟色胺、多巴胺和去甲肾上腺素；MAO-B 选择性作用于酪胺和苯乙胺），因此推测可以选择性地抑制 MAO-A 或 MAO-B 的 MAOI 能产生不同的生物学效应[444]。而鉴于司立吉林是一种 MAO-B 选择型抑制剂，却能够在帕金森病患者中改善多巴胺的缺乏状态，所以上述假说能否成立还不能确定。

许多食物和药物包括间接起效的拟交感物质如麻黄碱和酪胺（尤其多见于成熟的奶酪），与 MAOI 之间的相互作用在最后一次给予 MAOI 之后长达 2 周的时间内仍有可能发生。其中最严重的反应是惊厥和高热昏迷（尤其是在使用麻醉性镇痛药之后）。

对于服用 MAOI 的患者，其麻醉管理可能是一场混乱，因此在任何择期手术之前至少停用 MAOI 2 ~ 3 周已得到广泛认同[442-448]。然而另有一种观点是基于严重的精神病患者或者急诊手术[444, 449-451]，显然在这种情况下还必须权衡患者停用 MAOI 后出现自杀倾向的风险。尚没有麻醉性镇痛药与司立吉林之间相互作用的报道，因此为了避免加重帕金森的症状而停用 MAOI 的争论是没有数据支持的。当给予 MAOI 和三环类抗抑郁药的间隔过短时，可能出现严重的反应。使用 MAOI 的急诊手术患者可能会出现血流动力学的不稳定。可以使用区域阻滞作为术后镇痛以避免使用麻醉性镇痛药。已有在给予大多数麻醉性镇痛药后出现高热昏迷的病例报道。而在动物试验中，预先给予 MAOI 后再给予麻醉性镇痛药，高热昏迷的发生率为 10% ~ 50%[442-448]。这些反应最好通过支持生命功能的方式来治疗。

可选用三环类抗抑郁药治疗严重抑郁症，这些药物包括：阿米替林（Elavil，Endep）、丙咪嗪（Tofranil，Presamine）、地昔帕明（Norpramin）、多虑平（Adapin，Sinequan）、去甲替林（Aventyl）、氟西汀（Prozac）、曲唑酮（Desyrel）以及其他[442-443]。三环类抗抑郁药也能阻断神经递质的再摄取并促进其快速释放。长期用药后，这些药物减少了去甲肾上腺素能儿茶酚胺的储存。三环类抗抑郁药还能引起类似阿

托品的副作用（口干、心动过速、谵妄、尿潴留）和心电图的变化（T 波改变、QRS 波时程延长、束支传导阻滞或其他传导异常、室性期前收缩）。虽然三环类抗抑郁药导致的心律失常已经可以用毒扁豆碱成功治疗，但有时会出现心动过缓[442-443]。与三环类抗抑郁药的相互作用包括阻断去甲肾上腺素的再摄取（如干扰胍乙啶的作用），以及使用氟烷和泮库溴铵之后出现的致命性心律失常[452-453]。这种相互作用在一部分患者中是可预知的，但却不能改变患者的心律失常阈值。新型抗抑郁药（SSRI）同样有严重的副作用。氟西汀是一种三环类药物，同时也有 SSRI 的作用，可引起恶心、呕吐、头痛、精神紧张，也许还有偏执妄想，并且比其他三环类药物更易引起自杀倾向[442-443]。不过它较少引起抗胆碱能效应或体位性低血压。安非他酮原理上不同于 SSRI，可能引起恶心、呕吐、抽搐、焦虑、颤抖、兴奋以及运动活动增加，但是该药罕见引起抗胆碱能效应或体位性低血压。中断药物会引起戒断症状和精神疾病的复发。更换抗抑郁药物会引起高热和昏迷，因此在术前不应该临时要求更换药物[442-443]。

精神分裂症患者应用酚噻嗪类和丁酰苯类药物的有效性提示其有多巴胺能受体阻断作用。此外，这些药物有不同程度的副交感兴奋作用和 α 受体阻断作用。酚噻嗪类药物包括：氯丙嗪（Thorazine, Chlor-PZ）、丙嗪（Sparine）、三氟丙嗪（Vesprin）、氟奋乃静（Prolixin）、三氟拉嗪、丙氯拉嗪（Compazine）等。丁酰苯类药物包括氟哌利多和氟哌啶醇（Haldol）。酚噻嗪类和丁酰苯类药物都具有镇静、抑郁、抗组胺、止吐和低体温反应，还与胆汁郁积性黄疸、阳痿、肌张力障碍和光过敏有关。酚噻嗪类药物的其他副作用包括体位性低血压（部分归因于 α 受体阻滞作用）和心电图异常，如 QT 或 RP 间期延长、T 波低平、ST 段压低，偶见室性期前收缩和尖端扭转型室性心动过速[442-443, 452-453]。虽然仅有很少的关于 SSRI 的数据，但在少数以摘要形式的报道中仍可见到严重低血压和心动过缓致心搏骤停的病例。

酚噻嗪类药物的一些重要的药物相互作用值得注意。合并使用酚噻嗪类药物能增强中枢性抑制剂（特别是麻醉性镇痛药和巴比妥类药）的作用。此外酚噻嗪类药物会降低中枢神经系统的惊厥阈值，所以对于癫痫患者或正在停用中枢神经系统抑制剂的患者应该避免使用酚噻嗪类药。三环类抗抑郁药和酚噻嗪类可以阻断胍乙啶和胍那决尔的抗高血压效应[454]。碳酸锂被用来治疗躁狂型抑郁症，但它防止躁狂的作用比缓解抑郁更有效。锂在可兴奋细胞中模拟钠离子，减

少中枢和外周神经递质的释放。锂能延长神经肌肉阻滞作用并通过阻断脑干去甲肾上腺素、肾上腺素和多巴胺的释放来降低麻醉药的用量。

具有精神兴奋作用的药物如甲基苯丙胺（包括去氧麻黄碱及其可吸入的结晶形式衍生物"冰毒"）和可卡因能够引起去甲肾上腺素、肾上腺素和多巴胺的快速释放并阻断其再摄取。长期使用会耗竭神经末梢的这些神经递质。

增加中枢 α 肾上腺素能释放的药物会增加麻醉药的用量，而减少中枢 α 肾上腺素能释放的药物会减少麻醉药的用量（虽然这不一定是它们改变麻醉药用量的机制，但对于记住这种改变是个方便的方法）。只影响 β 肾上腺素能受体的药物不会改变麻醉药的用量。

抗心律失常药

抗心律失常药包括局麻药（利多卡因、普鲁卡因）、抗惊厥药（苯妥英）或抗高血压药（普萘洛尔）、钙通道阻断剂或基础抗心律失常药（参见第 67、68 章）。这些药物分成五类：改变 0 期和 4 期除极的局麻药（奎尼丁、普鲁卡因、氟卡尼）、仅影响 4 期除极的局麻药（利多卡因、妥卡尼、苯妥英、恩卡尼）、β 受体阻滞剂、抗肾上腺素能药（溴苄胺、丙吡胺、胺碘酮）和钙内流阻滞剂。这些药物在本章其他部分讨论。没有负面报道不代表所有这些药物在手术期间应该持续应用。对于麻醉（或应用特定药物的麻醉）相互作用是否足够大到会改变这些药物的表观分布容积或清除率，以至于需要在术前改变剂量，相关的药代动力学研究还没有定论。缺少这方面的报道可能是因为缺少明确的药物相互作用或对这种相互作用能够导致的不良事件缺乏认识。

各种抗心律失常药的药理学特征能够影响麻醉管理。丙吡胺与奎尼丁和普鲁卡因胺抗心律失常的效能相似。丙吡胺主要由肾排泄，但肝脏疾病会延长其半衰期。该药常引起抗胆碱能效应，包括心动过速、尿潴留和精神疾患，也有使用后发生肝炎的报道[455]。对于溴苄胺和麻醉药之间的相互作用所知不多。溴苄胺阻断儿茶酚胺的释放，长期使用导致对血管升压药的敏感性增加[455]。奎尼丁依靠肾排泄，有解迷走作用，可以减轻房室传导阻滞，与血恶液质和胃肠功能紊乱有关[455]。大多数抗心律失常药增强非去极化肌松药

的作用，有报道证实存在这种作用的药物包括奎尼丁、苯妥英、利多卡因、普鲁卡因胺和普萘洛尔[456-464]。但没有数据证明对去极化肌松药也有相同的效应。治疗复发性室上性或室性心动过速的抗肾上腺素能药物胺碘酮会导致甲状腺内大量碘留存，引起甲状腺功能紊乱（见本章前述甲状腺功能紊乱部分）。胺碘酮还能引起周围神经病，并与高血压、心动过缓有关，在麻醉过程中降低心排血量[465]。该药半衰期为 29 天，停药后药效作用还会持续超过 45 天[466]。

抗　生　素

许多抗生素具有肾毒性或者神经毒性或二者兼有，许多药物会延长神经肌肉阻滞作用（参见第 34 和 35 章）[485-464]。唯一没有神经肌肉作用的抗生素是青霉素 G 和头孢菌素类[463]。多数有酶诱导作用的药物不会增加恩氟烷或者异氟烷的代谢。不过，异烟肼可以诱导微粒体酶，此酶至少可以影响恩氟烷的代谢，从而增加了使用恩氟烷后的氟相关肾损害的可能性[467]。正确应用抗生素预防手术感染需要了解该类型手术的感染率，如果感染率支持使用抗生素，还要选择直接针对最容易感染微生物的用药方案[468]。

青光眼患者的用药

青光眼的用药包括两种有机磷酸酯类：依可酯和异氟酯（参见第 84 章）。这些药物抑制血清胆碱酯酶，该酶可水解和灭活琥珀酰胆碱和酯类局麻药如普鲁卡因、氯普鲁卡因和丁卡因[469-470]（亦参见第 34 和 36 章）。正在使用含有有机磷酸滴眼液治疗的患者应该避免使用这些酯类局麻药。表 39-16 列出了与麻醉有关的其他药物及副作用。

致谢：

本章基于本书上一版内容修改所得，编者及出版社在此向 Michael F. Roizen 医生致谢，以感谢其作为上一版本章内容的作者所做出的贡献。

参　考　文　献

见本书所附光盘。

表 39-16　与麻醉有关的其他药物及副作用

药物（商品名）	毒性反应和特异性治疗
青光眼：主要治疗目标是降低眼内压 缩瞳剂和肾上腺素：增加房水外流 β受体阻滞剂和碳酸酐酶抑制剂：减少房水生成 渗透性药物：一过性降低房水容量 缩瞳剂 拟副交感神经药 匹罗卡品（Adsorbocarpine, Isopto Carpine, Pilocar, Pilocel）	
卡巴胆碱 (Carbachol) 乙酰胆碱酯酶抑制剂 毒扁豆碱 (Physostigmine) 地美铵 (Demecarium) 异氟磷 (Isoflurophate, Floropryl) 依可酯 (Echothiophate, Echodide, Phospholine)	Tox: 唾液分泌过多，流汗，恶心呕吐，心动过缓，低血压，支气管痉挛，中枢神经系统效应，昏迷，呼吸暂停，死亡 Rx: 阿托品，解磷定 (pralidoxime, Protopam) Ix: 琥珀酰胆碱：呼吸暂停时间延长（必须在术前4周停药）
肾上腺素 (Epitrate, Murocoll, Mytrate, Epifrin, Glaucon, Epinal, Eppy)	Tox: (罕见) 心动过速，室性期前收缩，高血压，头痛，震颤 Ix: 避免用增加儿茶酚胺敏感性的药物，如氟烷
β受体阻滞剂 噻吗洛尔 (Timolol, Timoptic) 倍他乐克 (Betaxolol, Betoptic) 左布诺洛尔 (Levobunolol, Betagan)	Tox: 伴有心动过缓的J-阻滞，中枢神经系统抑制，哮喘恶化，嗜睡，意识模糊与全身用药有显著协同作用
碳酸酐酶抑制剂 乙酰唑胺 (Acetazolamide, Diamox) 双氯非那胺 (Daranide, Oratrol) 乙酰唑磺胺 (Cardrase, Ethamide) 醋甲唑胺 (Methazolamide, Neptazane)	Tox: 厌食症，胃肠道功能紊乱，"弥漫伤感情绪"，不适，感觉异常、多尿、低钾血症（一过性），肾绞痛和结石，高尿酸血症，血小板减少血症，再生障碍性贫血，COPD 患者急性呼吸衰竭
渗透性药物 甘油 (Glyrol, Osmoglyn) 异山梨酸 (Ismotic) 尿素 (Urevert, Ureaphil) 甘露醇 (Osmitrol)	Tox: 脱水，高血糖症，非酮症高渗性昏迷（罕见）。充血性心力衰竭或颅内出血后应用甘露醇可致命。尿素可引起血栓形成
眼内乙酰胆碱 (Miochol)	Tox: 低血压，心动过缓 Rx: 阿托品
散瞳剂和睫状肌麻痹：致瞳孔扩张和调节麻痹 抗胆碱能药阻断毒蕈碱受体；虹膜麻痹 α-肾上腺素能药使虹膜开大肌收缩	
抗胆碱能药 阿托品 (Atropisol, Bufopto, Isopto Atropine) 环戊醇胺酯，单方 (Cyclogyl) 或与去氧肾上腺素组成复方 (Cyclomydril) 后马托品 (Homatrocel, Isopto Homatropine) 莨菪碱 (Isopto Hyoscine, Murocoll 19) 托比卡胺 (Midriacyl)	Tox: 口干，面色潮红，口渴，心动过速，惊厥，多动，一过性精神障碍，罕见昏迷，死亡 Rx: 毒扁豆碱
α-肾上腺素能 去氧肾上腺素 (Efricel, Mydfrin, Neo-Synephrine) 羟化苯丙胺 (Paredrine)	Tox: 心动过速，高血压，室性期前收缩，心肌缺血，躁动

Modified from the National Registry for Drug-Induced Ocular Side Effects, Portland, Ore., Oregon Health Sciences University.
COPD, 慢性阻塞性肺疾病；Ix, 相互作用；Rx, 治疗；Tox, 毒性

第40章 补充和替代疗法对麻醉的影响

Chong-Zhi Wang • Chun-Su Yuan • Jonathan Moss
曹莹 刘旸 译 高鸿 审校

致谢：编者及出版商感谢 Dr. Micheal Ang-Lee 在前版本章中所作的贡献，他的工作为本章节奠定了基础。

要 点

- 草药在总体人群中尤其是手术前患者中的应用迅速增长。
- 如果没有专门询问，患者可能不会主动提供服用草药的情况。
- 许多常用的草药有影响药物代谢、出血和神经功能等副作用，且这些常用草药的纯度、安全性及功效都缺乏相应的监管。
- 尽管术前2周停用草药能减少许多上述问题，但前来手术的患者通常不会在术前2周受到术前访视。掌握这些草药与其他药物的相互作用以及草药代谢的知识，能为我们提供有利于围术期处理的实践指南。
- 其他补充疗法包括针灸和音乐治疗，已经日趋普及，但是对它们的疗效知之甚少。

补充和替代疗法（complementary and alternative medicine，CAM）通常用作麻醉辅助药物的一些疗法，会导致一些特异的并发症，因此会涉及所有医生，尤其是与负责围术期处理的医生相关。补充疗法的定义是：患者接受公认疗法时增加的非常规性治疗方法。替代疗法的定义是：患者接受治疗时替代公认疗法的非常规性治疗方法。补充和替代疗法逐渐成为当代医疗处理中一个重要的环节。2007年，38%的美国人使用了CAM疗法[1]。就诊CAM医生的患者人数超过就诊美国初级保健医生的患者人数[2]，并且CAM在欧洲得到更为广泛的应用，许多情况下草药比普通的药物应用得更多。此外，接受手术治疗的患者相对于普通人群更乐于接受CAM治疗[3]。围术期医生对于CAM特别关注的原因除了CAM的广泛应用之外，还有以下一些因素：第一，许多经常应用的草药对心血管系统以及凝血系统有直接的影响；第二，有些CAM的治疗方法会干扰传统的围术期药物处理；第三，越来越多的文献中提到了围术期CAM的潜在疗效。

虽然公众对于CAM的热情很高，但是在这个领域的科学知识仍不完善，并经常会使医生和患者感到困惑。最近的一个研究证实，医生们对于这个领域的知识是贫乏的[4]。对于临床医生的建议通常是基于一些小型的临床试验、病案报道、动物研究、根据已知的药理学理论以及专家共识所得出的推论。在有足够的数据证实CAM疗法的安全性与有效性之前，它往往已经被公众广泛的接受，因而科学研究很有必要。1991年，美国国会创立了替代医学办公室，1998年此办公室发展成为美国补充和替代医学国家中心，隶属于美国国立卫生研究院。2006年发表的有关CAM英文研究论文数量是1996年的两倍多。

CAM包含不同种类的治疗措施并且逐步演化融入到传统医学中。最常见的CAM包括：天然产物（17.7%）、调息运动疗法（12.7%）、冥想疗法（9.4%）、脊椎按摩疗法或整骨疗法（8.6%）、按摩疗法（8.3%）以及瑜伽（6.1%）。CAM疗法大致可以分为五个范畴（框40-1）[5]。本章并未对CAM进行详细的综述。我们重点讨论与麻醉有关的特殊疗法，重点关注草药医学，并对与麻醉相关的非草药的膳食补充、针灸、音乐疗法进行了讨论。

草　药

术前使用草药与围术期不良事件有一定的联系[6]。调查显示，约 22% 到 32% 接受手术的患者使用过草药[7-9]。近期一项回顾性研究表明，23% 的外科手术患者使用过天然产物而老年患者则更倾向于膳食补充剂[10]。

草药通过以下经典机制对围术期产生相应的影响：直接作用（如内在的药理学效应）、药效学的相互作用（如传统药物在效应部位作用的改变）、药代动力学相互作用（如常规药物在吸收、分布、代谢、消除的改变）。由于将近 50% 草药使用者服用多种草药成分[7]，另外 25% 的患者同时服用了其他处方药物[11]，很难预测草药的副作用和引起副作用的成分。

草药与一些罕见的问题相关，而这些问题在传统药物使用的过程中并不常见[12]。在 1994 年美国《膳食补充剂健康与教育法》中，草药被归类为膳食补充剂。草药的药物介绍不需要提供动物实验、临床试验以及售后监督。在当前法律下，美国食品与药品管理局（Food and Drug Administration，FDA）必须在证明其不安全时才能将它退出市场。其中的典型事件是，Matrixx Initiatives 公司生产的经鼻感冒用药品 Zicam 含锌凝胶制剂导致超过 130 例的报道出现顽固性嗅觉缺失症而被撤回[13]。由于标签错误、植物识别错误、各种掺杂物、天然药效变异，以及非标准化的提纯方法等诸多因素的影响，造成无法预知市场上销售的草药制剂的药理作用。

在近期治疗人 H1N1 流感的临床试验中，应用了一种包含甘草精等 12 种不同中草药成分的草药制剂[14]。这个配方的其他植物性药材却不甚明了。目前市场上有三类甘草属的草药，作者也不能确定用于这项试验的甘草属于哪一类。甘草酸作为合成甘草精的重要标志物，它的含量在这三类甘草属草药中显示出两倍的差异。这种差异提示我们，不同种类的甘草属草药所制作的化学合成物亦有所不同[15]。已标明的活性成分在不同的商品制剂中也可以有十倍的差异[16]。2007 年 6 月，FDA

发布了膳食补充剂的现行生产质量管理规范准则（good manufacturing practices，GMPs）[17]。在这个准则中要求膳食补充剂在现有基础上进行合理的控制，以便形成统一的加工规范并且满足相应的质量标准。尤其强调了膳食补充剂产品的特性、纯度、药效强度以及构成。膳食补充剂产品的生产质量管理规范无疑降低了草药使用过程中的潜在风险，因为这项准则与处方药生产质量管理规范相类似，所以许多膳食补充剂制造商认为对于植物性药材来说这项准则是不切实际的[18]。

草药及膳食补充剂中包含的具有生物活性药理学掺杂物不属于质量控制的范畴。当质量控制缺失或临床制剂内掺有杂质会出现一系列的临床问题。在一个众所周知的减肥治疗药物中出现了制造工艺失误，错将致癌的马兜铃酸代替了其中一种草药（粉防己），从而导致了肾病和泌尿道上皮癌的爆发。其中最早发现的是一例患者在接受肾移植术后患上了罕见类型的泌尿道上皮癌[19]。原料辨认不清和各种成分的掺杂会造成严重的后果。还有一个典型事件，超过 14 000 000 粒 TSN Labs 公司生产的名为 Zotrex 的增强性功能的保健品胶囊，由于根本不含标签上所示的成分而被召回。尽管 Zotrex 内含有类似西地那非的成分，但是并未在人体上进行过相应的试验[20]。2011 年 7 月，由于膳食补充剂的广泛使用以及几例在补充剂内添加药理学掺杂剂的恶劣事件，FDA 起草了行业指南[21]。FDA 起草的新指南目的在于评价膳食补充剂的使用历史、构成、每日推荐剂量以及建议服用周期。尽管这项提议仅仅代表了部分新药申请过程中一个必需的部分，但是它规定了当一个剂量明显高于历史记载的制品准备上市之前，进行耐受性动物实验是有必要的。任何一种新配方或工艺制备的成分都应该被视为新成分。在该指南的监管下，单剂量的人体耐受性试验是不需要审批的[21]。

本章中，我们旨在讨论对应用草药的患者进行术前评估和围术期的管理策略。并检测了以下 11 种会对围术期患者产生极大影响的草药：紫锥花属、麻黄属、大蒜、姜、银杏、人参、绿茶、卡瓦椒、塞润榈、圣约翰草（金丝桃）、缬草属（表 40-1）。这 11 种草药占据了美国膳食补充剂 30% 的市场[22]。

术前的评估和管理

术前评估应了解草药的使用情况（详见第 38 章）。研究发现 90% 的麻醉医师并没有常规询问草药使用史[23]。此外，超过 70% 的患者并不知道常规术前评估需要了解中草药的使用情况[7]。当被问出有确切的草药应用

表 40-1　11 种常用草药的主要临床效应、围术期关注点、术前停药时间建议

草药（通用名）	药理效应	围术期关注点	术前停药时间
紫锥花属（紫松果菊根）	细胞介导的免疫活化	过敏反应 减少免疫抑制剂的效应 长期使用有抑制免疫反应的可能性	无资料
麻黄属（麻黄）	通过直接或间接拟交感神经效应加快心率和升高血压	由于心动过速和高血压导致的心肌缺血及脑卒中的风险 与氟烷同时使用可引起室性心律失常 长期使用耗竭内源性的儿茶酚胺可能导致术中血流动力学不稳定 与 MAO 抑制剂相互作用可危及生命	24h
大蒜	抑制血小板聚集（可能是不可逆的） 增加纤维蛋白溶解 可能存在抗高血压活性	可能增加出血风险，尤其是与其他抑制血小板聚集的药物合用时	7 天
姜	止吐药 抑制血小板聚集	可能增加出血风险	无资料
银杏	抑制血小板活化因子	可能增加出血风险，尤其是与其他抑制血小板聚集的药物合用时	36h
人参（西洋参、亚洲人参、中国人参、韩国人参）	降低血糖 抑制血小板聚集（可能是不可逆的） 增加动物的 PT/PTT	低血糖 可能增加出血风险 可能降低华法林的抗凝效应	7 天
绿茶	抑制血小板聚集 抑制血栓素 A2 形成	可能增加出血风险 可能降低华法林的抗凝效应	7 天
卡瓦椒（又叫 awa、麻醉椒、kawa）	镇静作用 抗焦虑	可以增加麻醉药物的镇静效能 长期使用可增加麻醉剂的需要量	24h
塞润榈（矮小棕、锯叶棕）	抑制 5α- 还原酶 抑制环氧化酶	可能增加出血的风险	无资料
圣约翰草（又叫琥珀、羊藿、hardhay、金丝桃、金丝桃类福木）	抑制神经递质再摄取 抑制 MAO 作用不太可靠	诱导细胞色素 P450 酶系；影响环孢素、华法林、甾族化合物、蛋白酶抑制剂；可能影响苯二氮草类药物、钙通道阻滞剂以及许多其他的药物 降低血清地高辛水平 苏醒延迟	5 天
缬草属（万灵草药、缬草、汪达儿根）	镇静作用	可能增加麻醉药物的镇静效应 类苯二氮草药物急性撤药反应 长期使用可增加麻醉剂的需要量	无资料

MAO，单胺氧化酶；PT，凝血酶原时间；PTT，部分促凝血酶原时间

史后，五分之一的患者不能准确地说出所服用草药的具体成分[24]。要求患者在术前评估时提供所服用草药和其他膳食补品对术前评估更有帮助。当发现有草药应用史时，麻醉医师应警惕是否存出现症状的未确诊的功能障碍，从而导致患者私自服药。使用草药的患者更不可能愿意接受常规的诊断和治疗[25]。

一般而言，术前应停止服用草药。然而，在临床实践中，由于很多患者是接受非择期手术的，这类患者直到手术时才会被评估。或者患者非常固执，不遵守手术前停药的医嘱，他们也会一直服药直到手术当日。在这种情况下，麻醉医师应该熟知常用的草药，只有麻醉实施者对药物有了充分的了解，才能保证麻醉得以安全地进行。例如：患者近期服用了抑制血小板功能的草药（如大蒜、人参、银杏），麻醉医师就应该制订出应对手术中大量失血的策略（如血小板输注），并通过应用相应的麻醉技术，改变其风险利益比（如神经阻滞）。

术前停止服用草药并不能消除用药带来的相关并发症，停止规律用药会导致术后发病率和死亡率的增加[26]，如酗酒者术前戒酒可能比术前持续饮酒更容易引起不良结果[27]。长期应用草药后戒断的危险性与长期应用草药引发的风险相似，例如长期应用缬草后停药可能会导致急性戒断综合征。

虽然美国麻醉医师协会对于术前草药的使用并没有出台相应的官方标准或者指南，但是该组织在公众及专业教育信息发布上都建议术前草药至少应该停药两周以上[26]。我们对文献进行了回顾性研究，发现择期手术前 2～3 周对患者进行评估是不可能的，因此处理这一类情况应该采取更有针对性的方法。此外，一些需要行非择期手术治疗的患者无法遵循术前停药的医嘱。以上的诸多因素和草药的广泛使用意味着草药会持续用到手术时。有关草药活性成分的药物代谢动力学资料显示有些草药消除非常迅速，可以在临近手术时再停药。当能够得到有关草药活性成分的药物代谢动力学资料时，就可以确定术前停药的时限。而对于那些没有获得相关数据的草药，推荐术前停药时间为 2 周[28]。

围术期基于证据的草药安全性评估是有限的。一项针对 601 例使用中国传统草药患者的研究提示了一种罕见的潜在严重并发症[29]。临床医生应该熟悉常用的草药以便识别和处理任何可能出现的并发症。表40-1 总结了 11 种常见草药的主要临床效应、围术期关注点以及术前停药时间建议，并在此章内进行讨论。在参考这些建议的同时应考虑外科手术的种类和潜在的围术期进程。

紫锥花属类药物

紫锥花属类药物是雏菊家族的成员，有三种类型，常用于预防以及治疗病毒、细菌感染，尤其来源于上呼吸道的真菌感染，但针对后者的疗效还不确定[30]。一项最近的 meta 分析显示，紫锥花对于减少普通感冒的发生率和持续时间是有优势的[31]。紫锥花属类药物亲脂的部分包括烷基酰胺、聚乙烯和芳香精油，尽管它看上去比亲水部分更有活性，但是不能把紫锥花属类药物的药理学活性归为单一的化合物。紫锥花属类药物的免疫激活性、免疫抑制性或抗炎性等生物活性可能取决于植物饮剂以及其提取方法[32]。虽然没有专门针对紫锥花属类药物与免疫抑制剂之间相互作用的研究，但是专家们普遍认为需要警惕因紫锥花属类药物与免疫抑制剂合用造成免疫抑制剂效能降低的可能性[33-34]。因此，应该告知那些在围术期可能需要免疫抑制治疗的患者，比如正在等待器官移植的患者避免使用紫锥花属类药物。与它短期使用产生的免疫激活效应性相反，超过 8 周的长期应用可能会带来潜在的免疫抑制[34]。理论上会增加像切口愈合不良以及机会性致病菌感染等术后并发症的风险。近期一项植物化学的研究确认了一种从紫锥花属和西那林中提取到的潜在免疫抑制化合物[35]。

紫锥花属类药物会引起过敏反应，已有一例过敏性反应的报道[36]。因此，紫锥花属类草药在哮喘、遗传性过敏症、过敏性鼻炎的患者中使用应当慎重。虽然缺乏可靠的病例记录，但是人们对于它肝毒性的关注在增加[37]。尽管有数个紫锥花属药物离体和在体的药代动力学研究报道，但是对于它的药代动力学特性的认识仍很有限[38]。它显著地减低了 S- 华法林的血浆浓度，却不会显著影响华法林的药效以及健康受试者的血小板聚集[39]。尽管如此，在需要保证肝功能或肝血流量时，术前应该尽可能早停用紫锥花属类药物[40]。在缺乏明确信息的情况下，肝功能障碍的患者应当慎用紫锥花属药物。

麻 黄 属

麻黄属植物，在中医学上也称为麻黄，是原产于中亚的一种灌木。它可以用于降低体重、增加能量、治疗呼吸系统疾病如哮喘和支气管炎。麻黄属植物含有生物碱类，包括麻黄碱、伪麻黄碱、苯丙醇胺（去甲麻黄碱）、甲基麻黄碱和去甲伪麻黄碱[26]。市售制剂可以将麻黄碱含量标准化。对这类药物不良反应的宣传促使 FDA 在 2004 年禁止销售此药，但是麻黄属植物仍然通过互联网得以广泛地传播。

麻黄属植物在增加动脉血压和心率方面呈剂量依赖性。麻黄碱是麻黄属植物里的主要活性化合物，它是一种非儿茶酚胺类的拟交感神经药，通过直接激动 α_1、β_1 及 β_2 肾上腺素能受体和间接释放内源性去甲肾上腺素发挥作用。这些拟交感神经的作用与超过 1070 例报道的不良事件相关，包括致死性的心脏和中枢神经系统并发症[41]。

尽管麻黄碱是广泛用于术中低血压和心动过缓治疗的一线药物，但术前无人监管地使用麻黄属植物引起了一定的关注。在某些情况下，血管收缩、冠状动脉和大脑动脉痉挛可以导致心肌梗死和血栓性脑卒中[42]。麻黄属植物还可以通过导致过敏性心肌炎来影响心血管功能，特征病理表现为心肌淋巴细胞和嗜酸性粒细胞浸润[43]。长期使用麻黄属植物可由于内源性儿茶酚胺储存的耗竭产生快速耐受并且导致围术期血流动力学不稳定。在这些情况下，直接的拟交感神经药物可以优先作为术中低血压和心动过缓的一线治疗方案。麻黄属植物和单胺氧化酶抑制剂联用，可能导致危及生命的高热、高血压和昏迷。此外，连续使用麻黄属植物是产生可透过放射线肾结石的一种罕见原因[44]。

麻黄碱在人体中的药代动力学已有相应的研究[45-46]。麻黄碱的消除半衰期是 5.2h，70%～80%以原型从尿液排出。基于麻黄属植物的药代动力学资料和已知的心血管风险，包括心肌梗死、脑卒中以及儿茶酚胺储存耗竭所导致的心血管虚脱，该药应术前停药至少 24h。

大 蒜

大蒜是研究最为广泛的药用植物之一。它可能通过降低动脉血压、减少血栓形成、降低血脂和胆固醇水平从而达到降低动脉粥样硬化风险的作用[47]。这些效应主要归结于含硫化合物，尤其是大蒜素及它的转化产物。市售大蒜制剂内蒜氨酸和大蒜素含量均有相应的标准。

大蒜抑制体内血小板聚集的作用呈浓度依赖性。它的有效成分之一阿藿烯能不可逆地抑制血小板的凝集，而且可以加强其他血小板抑制剂如前列环素、福司柯林、吲哚美辛、双嘧达莫的效能[48]。尽管这种作用没有在志愿者身上反复被证实，但曾有案例报道一位 80 岁的老人，由于持续使用大蒜而发生自发性硬膜外血肿[49]。大蒜与华法林有协同作用，导致国际标准化比值（INR）增加[50]。

除了增加出血方面的考虑外，动物实验证实大蒜能降低体循环和肺血管阻力，但在人体内这样的效果还不是很明确[51]。有关大蒜活性成分的药代动力学资料还不充分，但因为它存在不可逆的抑制血小板功能的作用，术前应至少停药 7 天，这一点对需要特别关注术后出血量或给予抗凝剂的患者尤其重要。

姜

姜（生姜）是一种作为香料的草药，在中国、印度、阿拉伯和希腊 - 罗马具有源远流长的使用历史。大量的报道指出，生姜对于关节炎、风湿病、扭伤、肌肉痛、各类疼痛、咽喉痛、肌肉抽筋、便秘、消化不良、恶心、呕吐、高血压、痴呆、发烧、传染病和蠕虫病都是有益的[52]。姜内含有高达 3% 的挥发油，主要是类单萜类和类倍半萜类化合物[53]。姜辣素是其中代表性的化合物[54]。

姜是一种止吐剂，可治疗晕动症和预防腹腔镜术后的恶心[55]。使用姜精油芳香疗法后可以显著降低术后止吐剂的用量[56]。在最近的另一项试验中，姜补充疗法缓解了成年癌症患者急性化疗导致的恶心程度[57]，这个效应优于常规的止吐剂（详见第 97 章）。

在一项离体研究中，姜辣素与相关类似物抑制了花生四烯酸介导的人类血小板 5- 羟色胺的释放和聚集，效力与阿司匹林相似[54]。而另一项离体研究中对姜内 20 种成分的抗血小板效应进行了评估，其中 5 个成分在相对较低的浓度下显示出了抗血小板活性。姜化合物之一（8- 姜酮酚）是最强效的 COX-1 抑制剂和抗血小板聚集药[58]。有个案报道显示，姜苯丙香豆素结合物可以导致 INR 延长和鼻出血[59]。

即使样本量相对较小，在一项临床试验中还是提到了姜的血小板抑制作用[60]，该试验结果可以作为姜术前至少需要停药两周的依据。

银 杏

药用的银杏来源于银杏的树叶，并且已被用于认知障碍、外周血管疾病、老年性黄斑退化、眩晕、耳鸣、勃起功能障碍和高空病。研究表明银杏能够稳定和改善阿尔茨海默症和多发性梗死痴呆患者的认知功能[61]，但对健康的老年患者却无效[62]。这种化合物药理学效应最主要的成分是萜类和黄酮类化合物。用于临床试验的两种银杏浸膏剂是标准化的银杏黄酮糖苷和萜类化合物。

银杏作为一种抗氧化剂，通过调节神经递质和受体活性以及抑制血小板活化因子来达到调节血管活性的作用。其中围术期最关注的是银杏抑制血小板活化因子的作用。尽管临床试验中并未发现出血相关并发症，但有报道称与银杏使用相关的患者中有 4 例自发性颅内出血[63-65]，1 例自发性眼前房出血[66]，1 例腹腔镜胆囊切除术后出血[67]。

萜类化合物口服生物利用度高，其消除半衰期为口服后 3~10h。以银杏内酯 B 为例，每日两次，每次 40mg 比单次 80mg 吸收曲线下面积更大，半衰期和持续时间更长。每日单次 80mg 的剂量确保了口服后 2~3h 达到最大峰值浓度[68]。三种不同银杏制剂在人类血浆中萜类化合物的药代动力学[69]表明为了避免出血银杏应术前停药至少两周[70]。

人　参

在几种具有药理学效应的人参种类中，最常见的是亚洲人参（Panax ginseng）和西洋参（Panax quinquefolius）[70]。人参因能够帮助机体对抗应激并恢复稳态而被贴上了"补品"的标签[71]。人参的药理作用是因为其中含有人参皂苷，它是一组被称为甾体皂苷的化合物。市售的人参制剂中人参皂苷含量都有相应的标准[70,72]。

不同的人参皂苷作用不同，有时甚至具有相反作用[73-74]，人们对人参在包括综合健康情况、疲劳、免疫功能、癌症、心血管疾病、糖尿病、认知功能、病毒感染、性功能和竞技能力等方面[71]的药理学特性虽有较广泛的认识，但并不完全。其关键性机制与类固醇激素经典机制类似。这种草药可以降低 2 型糖尿病和健康患者的餐后血糖[75]，此效应可能会导致术前禁食的患者产生预想不到的低血糖。

人参可以改变凝血途径。人参炔醇是人参的组成成分之一，它具有抗血小板活性，而且其抗血小板活性在人体可能是不可逆的[76]。人参提取物和人参皂苷在体外实验中能够抑制血小板聚集[77-78]，在动物模型中可延长凝血酶原时间以及部分活化的凝血酶原时间[79-80]。

仅凭少数病案报道就判断人参是导致出血的原因，这显然缺乏说服力[81]。尽管人参可以抑制凝血级联反应，但有 1 个病例报道，患者服用人参后显著降低了华法林抗凝血功能[82]。随后，一项志愿者的研究证实了美国人参可以干扰华法林介导的抗凝作用，削弱其抗凝作用[83]。所以当需要开具华法林处方时，临床医生应特别询问人参的使用情况。在另一个临床试验中，使用亚洲人参的患者华法林的消除适度增加[84]。因为华法林经常在整形外科和血管手术中使用，这种药物的相互作用会影响到很多

患者围术期的处理。

大鼠静脉输注人参后，人参皂苷 Re 和 Rg1 迅速被机体消除，其消除半衰期在 0.7~4h 之间；人参皂苷 Rb1 和 Rd 缓慢被机体消除，消除半衰期 19~22h[85]。人参口服给药后，人参皂苷 Rb1 约 4h 达到最大血浆浓度且半衰期延长[86-87]。这些数据提示，患者至少应在术前 48h 停用人参。但是鉴于其对血小板抑制作用可能是不可逆的，术前应至少停药 2W[40]。

绿　茶

野茶树中提取的茶是世界上最古老的饮品，占全球饮品消费量的第二[88-89]。茶可以分为三类：绿茶、乌龙茶和红茶。绿茶属于非发酵茶，直接将新鲜茶叶经蒸汽杀青和干燥后获得，含有多酚类化合物。绿茶干重的 16%~30% 为儿茶酚。表没食子儿茶素（epigallocatechin gallate, EGCG）是绿茶中最主要的儿茶酚，也是绿茶生物活性的主要部分[88]。

早期的在体和离体研究中，绿茶及 EGCG 在神志清醒的大鼠中能够显著延长鼠剪尾出血时间。绿茶及 EGCG 能够抑制二磷酸腺苷和胶原介导的鼠血小板聚集，并呈剂量依赖性[90]。由于抑制血栓素 A2 生成从而产生抗血小板活性。在洗涤血小板中通过儿茶酚抑制了三磷腺苷所释放的致密颗粒，阻止花生四烯酸的释放和血栓素 A2 合成酶从而抑制血栓素 A2 的形成[91-92]。有关绿茶可能对血小板的不利影响，曾有一例病案报道显示患者使用了一种含绿茶的减肥产品后，血栓性血小板减少性紫癜进行性发展[93]。再者因为绿茶内含有维生素 K，所以饮用绿茶可以对抗华法林的抗凝效果[94]。

在一项随机、双盲、安慰剂对照组研究中，8 名受试者接受单剂 50~1600mg 口服 EGCG。在每个剂量组内，药代动力学特点显示伴随着分布阶段和消除阶段多相的减少，在一个血浆峰值浓度与时间进程内 EGCG 被快速吸收，所观察到的平均半衰期介于 1.9~4.6h 间[95]。另一项临床试验研究中，5 名健康受试者口服茶提取物后，血浆中 EGCG 含量是确定的。EGCG 的半衰期是 2.2~3.4h[96]。基于绿茶的药代动力学数据和可能的抗血小板活性，术前应至少停用 7 天。

卡瓦椒

卡瓦椒来源于一种胡椒植物即卡法胡椒的干根。卡瓦椒是一种广受欢迎的抗焦虑、镇静草药。卡瓦内酯可能是卡瓦椒药理学的活性部分[97]。

因为卡瓦椒对精神运动有影响，所以它是最早被考虑可能与麻醉药有相互作用的草药之一。卡瓦内酯对中枢神经系统的药理效应呈剂量依赖性，包括抗癫痫、神经保护以及局麻药作用。卡瓦椒可能通过增强抑制性神经递质 γ- 氨基丁酸（GABA）而发挥镇静催眠作用。卡瓦内酯可增加实验动物使用巴比妥类药物后的睡眠时间[98]。这一作用可以从机制上解释由于卡瓦椒和阿普唑仑相互作用而导致昏迷的报道[99]。尽管卡瓦椒存在滥用的可能，但长期使用是否会导致成瘾、耐受以及停用后是否会产生急性戒断症状目前尚无定论。连续使用卡瓦椒会增加谷氨酰胺转肽酶水平，由此提高了对其肝毒性的关注[100]。同时，连续使用卡瓦椒，能产生以可逆性的鳞状皮肤疹为特征的"卡瓦椒皮肤病"[101]。

使用卡瓦椒对凝血、心血管系统以及肝功能有影响。在一项离体研究中，一种卡瓦椒的化合物 - 醉椒素可以抑制人血小板聚集[102]。卡瓦椒抑制环氧化酶可能会减少肾血流量并干扰血小板聚集。使用卡瓦椒的潜在心血管效应可能会在围术期显现出来[103]。卡瓦椒的肝毒性在临床上有重要的意义。尽管自 2002 年起卡瓦椒已经在欧洲被禁止，可是它在北美及太平洋区域的许多国家仍然可以使用。肝毒性发生与浓度应答反应相关[104]。尽管卡瓦椒的肝毒性以及导致许多肝移植的病例等安全问题得到了广泛关注[105-106]，卡瓦椒的使用在美国还是合法的。

口服卡瓦椒后 1.8h 出现血浆药物水平的高峰，卡瓦内酯的消除半衰期是 9h[107]。没有代谢的卡瓦内酯和它的各种代谢产物经过肾及粪便排出[108]。根据卡瓦椒的药代动力学资料以及其可能增加麻醉剂的镇静效果，术前至少应当停用 24h。当考虑到外科手术可能影响肝功能或血流量时应当更早地停药。

塞　润　榈

在美国超过 200 万患者使用塞润榈来治疗良性前列腺增生相关的症状，但是疗效不佳[109]。塞润榈的主要成分是脂肪酸和甘油酯类（如三酰基甘油和单酰基甘油）、糖类、类固醇、黄酮类化合物、树脂、色素、丹宁酸、挥发油。塞润榈的药理学活性并不是单一化合物的作用。

尽管塞润榈的作用机制还不清楚，但是现有研究提示可能存在多种机制[110]。体外研究证实塞润榈的提取物，如非那雄胺，是一种 5α- 还原酶抑制剂。然而，体内研究的结果与之并不一致[110]。其他的机制包括抑制雌激素和雄激素受体、与自主受体结合、阻止促乳

素受体的信号转导、干扰成纤维细胞增殖、诱导细胞凋亡、抑制 α₁ 肾上腺素受体、抗炎作用等。

在接受开颅手术的患者中，塞润榈常与术中出血过多并被迫终止手术操作相关（详见第 70 章）[111]。曾有病案报道一例使用塞润榈的患者出现了血尿及凝血障碍[112]。这一并发症与塞润榈的抗炎作用有关，尤其是抑制环氧酶导致血小板功能障碍。由于缺乏塞润榈的药代动力学或临床资料，因此尚未制定术前停药的具体意见。

圣　约　翰　草

圣约翰草是金丝桃的通用名。一项多中心的临床试验发现圣约翰草用于治疗抑郁症效果不佳[113]。圣约翰草内具有药理活性的主要化合物是金丝桃素和贯叶金丝桃素[114]。市售制剂规定的标准金丝桃素含量为0.3%。

圣约翰草通过抑制 5- 羟色胺、去甲肾上腺素和多巴胺的再摄取来发挥效应[115]。这种草药同时与或不与5- 羟色胺再摄取抑制剂一起使用都会产生中枢 5- 羟色胺过量综合征[116]。虽然早期离体研究的资料表明抑制单胺氧化酶可能是其机制，但是后续许多调查证实圣约翰草在体内抑制单胺氧化酶的作用并不明显[117]。

圣约翰草可以显著提高与之同服药物的代谢，而其中的一些药物对于围术期治疗是至关重要的。通过诱导细胞色素 P450 3A4（CYP3A4）同工酶表达，双倍增加其代谢活性[118]。据报道 CYP3A4 同工酶与硫酸茚地那韦[119]、乙炔炔雌醇[120]和环孢素[121]存在相互作用。这种代谢效应有重要的临床意义。在 2 例心脏移植患者的病案报道中，患者服用了圣约翰草后血浆环孢素浓度降低导致急性排异反应。停用圣约翰草后，血浆环孢素保持在治疗范围而没有出现进一步的排异反应（详见图 40-1）[122]。在 45 例器官移植患者的系列研究中，服用圣约翰草后血清环孢素水平平均降低 49%[123]。围术期其他常用的 P450 3A4 底物包括阿芬太尼、咪达唑仑、利多卡因、钙通道阻滞剂和 5 - 羟色胺受体拮抗剂。除了 3A4 同工酶外，圣约翰草同样可以诱导生成 P450 2C9 同工酶。2C9 同工酶的底物之一为华法林，据报道有 7 例患者服用圣约翰草后华法林的抗凝作用降低[120]。其他的 2C9 底物还包括非甾体类消炎药。此外，当包括其他的酶诱导剂（也包括其他草药）与圣约翰草合用会明显增强其酶诱导作用。圣约翰草也会影响地高辛的药代动力学[117]。大鼠研究表明，圣约翰草能够显著地改变伊立替康和在肝实质细胞生成的主要代谢产物 SN-38 在细胞内的聚集以及

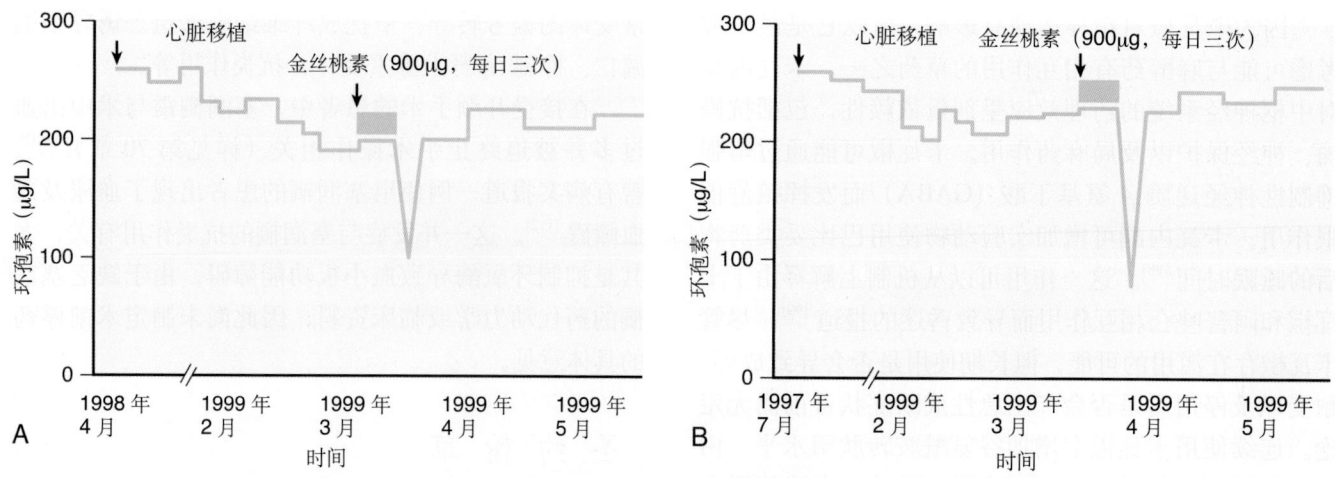

图 40-1 两例患者（A 和 B）心脏移植术后环孢素浓度。使用圣约翰草提取物（内含 900μg 金丝桃素）治疗后环孢素值降至治疗范围下并导致急性移植排异反应[122]

SN-38 的糖脂化[124]。

目前已经测定出金丝桃素、伪金丝桃素、贯叶金丝桃素在人体内的单次剂量和稳态药代动力学参数[125-126]。口服金丝桃素和贯叶金丝桃素后，达到血浆峰值水平的时间分别是 6h 和 3.5h，同时它们的平均消除半衰期分别是 43.1h 和 9h。半衰期时间长以及很多药物代谢的改变，使围术期合并使用圣约翰草存在特殊的风险。药代动力学资料表明，圣约翰草应至少术前 5 天停药。等待器官移植的患者以及术后需要口服抗凝药物的患者，术前停药显得尤为重要。而且，应当建议这些患者术后避免使用圣约翰草。

缬草

缬草是在美洲、欧洲、亚洲等气候温暖地区天然生长的一种草药。它被作为一种镇静剂使用，特别可用于失眠的治疗。几乎所有帮助睡眠的草药制剂中都含有缬草[127]。缬草中含有多种具有协同作用的化合物，但倍半萜烯是其主要的药效来源。市售制剂的缬草烯酸含量都有相应的标准。

缬草会引起剂量依赖性的镇静和催眠作用[128]。这些作用可能是通过调节 GABA 神经传递和受体功能得以实现[129]。缬草能增加实验动物使用巴比妥盐后睡眠时间[130]。在几例随机、安慰剂对照组的人体试验中，主观上缬草能适度改善睡眠，尤其在使用两周或者更长时间后[131-132]。而客观的测试结果却并不一致，缬草很少或几乎没有对睡眠起到相应的改善作用[133]。有 1 例患者，停用缬草后出现类似急性苯二氮䓬类戒断综合征的症状，其特征为术后出现谵妄和心脏并发症，给予苯二氮䓬类药物后症状有所减轻[134]。基于这些发现，人们认为缬草作用于 GABA 受体，可增强

例如咪达唑仑等麻醉药及其辅助药的镇静作用（详见第 30 章）。

尽管缬草的成分作用时间可能是短暂的，但还没有对这些成分的药代动力学进行研究。对缬草已经产生生理依赖作用的患者突然停药，会产生类似苯二氮䓬类药物戒断反应的症状。对于这些个体，术前几周应该在严密监护的情况下逐渐减药。如果做不到逐渐减药，医生应该建议患者继续服药直至手术当日。基于缬草的作用机制和疗效的报道[134]，可以应用苯二氮䓬类药物治疗患者在术后出现的戒断症状。

其他草药

2007 年的一次调查中[1]，排名前十的草药还包括大豆异黄酮、葡萄籽提取物和牛奶蓟。目前尚无这些草药相关副作用或围术期风险的报道。

尽管波尔多叶（波尔多树）、丹参、当归以及木瓜（番木瓜）极少发生副作用，但出于安全考虑术前应停药 2 周，因为它们表现出抗血小板聚集活性和草药间的相互作用[135]。

常用的膳食补充剂

草药属于广义上的膳食补充剂，其中还包括维生素、矿物质、氨基酸、酶素以及动物提取物。关于这些物质在围术期安全性方面的数据还不完善。大剂量地使用维生素，尤其是脂溶性维生素（例如：维生素 A、D、E 和 K）可以出现急、慢性毒性反应。本章详细地介绍了辅酶 Q10、氨基葡萄糖、硫酸软骨素和鱼油之间药物相互作用的特点。

辅酶 Q_{10}

辅酶 Q_{10}（CoQ_{10}），别名泛癸利酮，是一种单一成分的抗氧化化合物，在结构上与维生素 K 相关。它作为一种抗氧化剂被广泛地推广。内源性辅酶 Q_{10} 可以通过阻碍凋亡事件的发生，如 DNA 碎片、细胞色素 C 的释放以及膜电位去极化从而防止膜转运通道开放[52]。更为重要的是，辅酶 Q_{10} 与华法林之间有相互作用。

有研究报道了辅酶 Q_{10} 与华法林在大鼠体内的相互作用[136]。在大鼠为期 8 天的辅酶 Q_{10} 口服疗法（每日 10mg/kg）同时服用消旋华法林 1.5mg/kg，对华法林对映异构体的血清蛋白结合率无明显影响。辅酶 Q_{10} 的治疗并不影响左旋华法林和右旋华法林的吸收和分布，但会增加其总血清清除率。清除率的增加可能是加速了某些代谢途径和肾对华法林消旋异构体的排泄。

一项使用人类肝微粒体进行的体外研究得出了相对准确的药代动力学结果用以预测辅酶 Q_{10} 活性。左旋华法林和右旋华法林与 100mg 辅酶 Q_{10} 同时服用时总清除率分别增加 32% 和 17%[137]。辅酶 Q_{10} 可能会减少华法林的效应[138]，但在另一项对照组临床试验中结果却不一致[139]。在 171 名患者中，华法林与辅酶 Q_{10} 同时服用似乎增加了出血风险[140]。鉴于有关药物间相互作用的临床信息和单剂口服后消除半衰期延长（38～92h）[141]，辅酶 Q_{10} 术前应至少停用 2 周。

氨基葡萄糖及硫酸软骨素

氨基葡萄糖及硫酸软骨素被广泛应用于关节疾病的外科矫形治疗。标准治疗能够在某种程度上消除骨关节炎（OA）症状，但是却无法阻止疾病的恶化。很多替代物质对于 OA 来说都是有益的。尽管它们的作用机理可能是非常复杂的，但是大家都普遍接受氨基葡萄糖及硫酸软骨素是 OA 治疗的辅助治疗，因为它们是组成正常软骨非常重要的蛋白多糖[142]。一项大规模的试验评价了氨基葡萄糖及硫酸软骨素的单独与组合作用，在患有膝盖 OA 的患者中，氨基葡萄糖及硫酸软骨素并不能减轻他们的疼痛。探索性分析表明氨基葡萄糖与硫酸软骨素的组合对患有中等与严重膝盖疼痛组的患者可能有效[143]。

关于氨基葡萄糖及硫酸软骨素单独或者联合使用方面的远期临床数据非常有限。单独使用硫酸软骨素的耐受性是非常好的，并不会出现显著的负面药物相互作用[142]。氨基葡萄糖使用中大家担心的一个问题

就是它在动物模型中可能会引起或者加剧糖尿病[144]；这一作用也得到了临床研究的支持[145]。然而，在来自 FDA MedWatch 数据库的一份报告中，有 20 例出现并发症的案例，都涉及了氨基葡萄糖或者硫酸软骨素与华法林的组合使用。凝血功能发生了变化，其证据为 INR 的升高或者出血或淤青的增多[146]。

当口服氨基葡萄糖时，90% 的氨基葡萄糖都可以被人体吸收。因为存在大量的首关消除，口服时只能达到 25% 的生物活性，而静脉内给药时，可以达到 96% 的生物活性[147]。在口服氨基葡萄糖之后的 4h 达到血药峰值，在服药之后的 48h 会下降到基线水平[148]。硫酸软骨素在口服给药之后，吸收非常缓慢，在服药后的 8.7h 达到血药峰值，在服药之后的 24h 会下降到基线水平[149]。考虑到有报道氨基葡萄糖 - 软骨素及华法林之间存在相互作用，因此这些补充剂应在手术前 2 周停止服用，尤其是围术期需要服用华法林的手术。

鱼　　油

摄入含有 Ω-3 脂肪酸（二十碳五烯酸与二十二碳六烯酸）的鱼油补充剂可以减少炎性反应，降低很多慢性疾病的发病率，包括心血管疾病、炎性肠病、癌症、风湿性关节炎及神经变性疾病[150]。然而，最近的一份研究发现 Ω-3 并不能降低具有心血管高危因素患者的死亡率[151]。最近一项关于药物效果的 meta 分析表明，Ω-3 多元不饱和脂肪酸（PUFA）补充剂并不能降低全因素死亡、心源性死亡、猝死、心肌梗死或者脑卒中发生的风险[152]。本研究的研究对象包含了很多存在复杂风险因素的患者。

然而，Ω-3 脂肪酸会抑制血小板聚集，会增加出血风险。体外实验表明 Ω-3 脂肪酸具有抗血小板聚集作用[153]，同时其抑制作用是与血小板环腺苷酸的水平有关的[154]。体内研究表明 Ω-3 脂肪酸可以降低血小板的聚集，但是并不会影响出血时间[155-156]。在临床研究中，Ω-3 脂肪酸造成的血小板聚集的抑制作用是有性别针对性的[157]。

尽管在临床试验中并没有发现 Ω-3 脂肪酸会引起出血倾向的相关证据[158-159]，但是有个案报道说明在华法林与 Ω-3 脂肪酸之间可能存在相互作用[160]。有两例个案发现华法林与 Ω-3 脂肪酸一起服用时，INR 的水平会变得非常高[161-162]。这些个案报道说明在手术之前应停止服用鱼油，尤其是对于那些大剂量服用的患者。

其他膳食补充剂

十大膳食补充剂中的其他补充剂还有亚麻油、纤维或者车前草、蔓越橘、褪黑素有机硫（MSM）和叶黄素[1]。在使用这些补充剂时，尚无发表的证据表明服用它们会增加出血风险或者其他围术期风险。

小　结

常用的草药对围术期都会造成直接或者间接的影响。尽管对于停止服用的时间点并无直接证据，但是从对这些药物潜在的生物学知识的理解，以及对个案报道的回顾都表明在围术期都应考虑草药的作用。

针　灸

机制及一般实践

尽管针灸可以减少手术前焦虑，降低术中麻醉深度要求，减少术后肠梗阻，及对心血管功能有支持的作用，但是大部分的研究都是与控制术后疼痛、预防或者治疗恶心呕吐相关（详见第 97 章）[163]。

针灸是通过各种技术刺激皮肤上的解剖定位，这些技术包括侵入性的（比如说针、注射等）或者非侵入性的（比如说经皮电刺激、压力、激光等）。刺入皮肤的针可以由手工，也可通过艾灸（即燃烧一种物质产生热量）、压力、激光与电进行刺激。在确定针灸点时，中国、日本、韩国、法国有着各自的针灸体系来进行定位，但是却很少有人对这些各自的理论进行过对比研究。因此，也就没有什么标准或者最佳的针灸点。从业者认为针灸既是一门艺术，也是一门科学。

针灸的传统理论认为它可以纠正能量流的中断（译者注：即中医中的气，原文为"qi"），恢复体内两种势力（译者注：即调和体内阴阳，原文为"ying-yang"）的平衡。对于针灸来说，可能存在一些科学基础。针灸可以刺激高阈值小直径的神经，这些神经可以激活脊髓、脑干（中脑周灰质区域）及下丘脑（弓形）神经元，从而触发内源性阿片类受体活性[164]。针灸镇痛的作用可以被纳洛酮逆转[165]。还有人提出了其他的机制，如调解免疫功能[166]，抑制炎症应答[167]，调解神经肽基因表达[168]，改变激素水平等[169]。神经影像工具的发展，如正电子成像术[170]及功能磁共振成像(fMRI)[171-172]，都使得应用非侵入性技术研究针灸对人体大脑活动的作用成为可能。正电子成像术的研究表明患有慢性疼痛的患者中存在丘脑不对称性，在

进行针灸治疗之后可以减轻疼痛。利用 fMRI 的研究表明在特殊的穴位与视皮质的激活之间存在一定的关系[173]。

很多已经发表的临床针灸研究质量都不是很高，其样本数量不足，中断率比较高，后期随访不足，疾病定义、适用标准及治疗效果衡量的标准不一致[164]。针灸研究的难点在于本身存在方法学问题，包括很难对患者与针灸师设盲，难以应用安慰剂及伪针灸，难以选择不同的针灸方法等。

尽管针灸在临床中的使用已经有几个世纪之久，但是第一次针灸麻醉试验却是在 20 世纪 60 年代的中国进行的。因为针灸的镇痛效果各有不同，并且诱导的时间也比较长[174]，因此在手术中针灸很少会作为镇痛方法使用[175]，更多的是作为术后镇痛。自 20 世纪 70 年代以来，进行了很多关于针灸用于术后镇痛[176]、治疗腰背痛[177]、膝骨性关节炎[178]、慢性头痛[179]、肩痛[180]及颈痛[181]方面的临床研究。与安慰剂相比，针灸治疗用于缓解疼痛的疗效已被证实[182]。

一项包含了 9 份临床试验的回顾性研究发现能够缓解术后疼痛的耳针是颇具前景的，但没有引起广泛的关注[183]。另一项包含了 6 个研究的回顾性报告的文章讨论了针灸的术后镇痛作用[182]。尽管早期的试验表明针灸的作用是模棱两可的[184]，也是消极的[185]，但是后来的试验证明口腔外科的患者进行针灸之后，具有短期的镇痛作用[186]。这类有效性还得到了另外一项包含 100 名患者的临床试验的支持；接受过术前针灸的患者，其镇痛所需的吗啡量明显少于对照组[176]。试验还证明在特殊穴位的针灸与电神经刺激对于术后镇痛是有效的，电刺激可以提高针刺麻醉的效果。

针灸对术后恶心呕吐的作用

针灸最具前景的一个适应证就是预防术后恶心呕吐（PONV；详见第 97 章）。PONV 会导致患者不适，延迟出院，无法预计住院时间以及资源浪费等。药物是主要的治疗手段，但作用有限，而且经常会出现副作用，费用也比较高。与安慰剂相比（比如说伪针灸、不治疗等），针灸可以预防 PONV[163]。在两个早期的对照试验中，针灸可以预防儿科人群中的 PONV[187-188]；然而一篇包含 10 个关于成年人针灸研究的回顾性文章得出的结论是针灸对于预防与管理 PONV 并不是那么有效[189]。其他的临床研究发现针灸可以预防 PONV，可以提高成年患者的满意度[190-191]。对于很多对成年人及儿童进行的试验来说，PONV 的针灸穴位为 P6（即内关穴或者心包经 -6）[189,192]。P6 针灸穴位的术中刺激

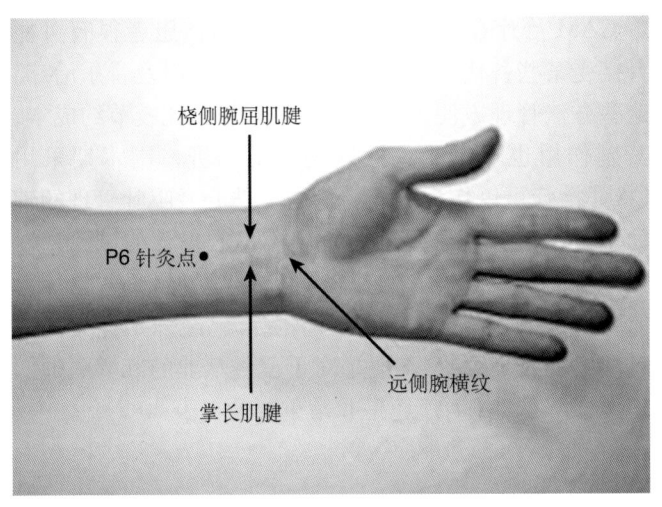

图 40-2　P6 针灸穴位位于掌长肌与桡侧腕屈肌腱之间，距离末梢腕褶痕 4cm，位于皮下 1cm

可以减少 PONV 的发生率，其效果与止吐药物的效果是类似的[193]。

P6（即内关穴或者心包经 -6）针灸穴位位于掌长肌与桡侧腕屈肌腱之间，距离末梢腕褶痕 4cm，位于皮下 1cm（图 40-2）。韩国的手部针灸可能也是同样有效的[194]。针灸研究的不同点往往在于针灸的方法：刺激的持续时间及周期，单边刺激双边刺激，以及刺激的类型（即针灸针是否采用额外的刺激、针压、经皮电刺激、皮肤激光刺激、注射 50% 的右旋糖溶液或者辣椒硬膏）。对比不同刺激方法的有效性、安全性以及成本方面的数据是不充分的。大多数研究建议在麻醉诱导之前就开始针灸穴位的刺激[195]。然后有些证据证明术后刺激可能更为有效[196]。儿童在急诊手术前立即针灸或进入苏醒室针灸均有效。有些麻醉医师曾经报道过在 P6 穴位上敲击小的针帽或其他光滑的塑料制品都是比较有效的针压刺激方法。

深　呼　吸

深呼吸锻炼是一种放松技术。通过深呼吸，锻炼的对象可以有意识地减缓呼吸，将注意力放在深呼吸上[197]。深呼吸有助于减轻腹痛与手术疼痛[198-199]。

20 世纪 70 年代有人报道了通过呼吸控制来减轻术后疼痛[200-201]。之后在成年患者的对照试验中也报道了其减缓术后疼痛的有效性[198,202]。这种措施可以防止那些进行过上腹部手术之后的患者出现术后肺部并发症[203]。一项对 50 名 3 ~ 7 岁进行牙病治疗的儿童研究发现，深呼吸及呼气可以减轻治疗期间的疼痛[199]（详见第 92 与 93 章）。

快速或者强迫深呼吸还会增加术后疼痛[204]。因此，那些术后疼痛协助管理者应鼓励患者进行缓慢、平缓与温柔的深呼吸练习。缓慢的深呼吸放松练习已经成功地作为行冠状动脉旁路移植术患者术后疼痛管理阿片类药物的辅助治疗方法[205]；然而，在腹部手术之后，深呼吸对于老年患者的疼痛减缓是无效的，因为肺部并发症出现在术后[206]。大部分接受过深呼吸教育的患者都认为它是比较有益的，深呼吸练习在促进他们与医护人员之间的融洽关系，听从医生的指令方面比较有效[207]。来自最近一份试验结果表明缓慢的深呼吸具有镇痛效果，可以提高迷走神经活性[208]。缓慢深呼吸放松还可以减少术后恶心的感觉[209-210]。

音　乐　疗　法

音乐疗法是一种基于循证的在临床中使用音乐的干预措施，以达成个性化的治疗目标。因为音乐适合于各种场合，音乐治疗师会在各种健康护理及教育场景下进行音乐治疗[211]。音乐对轻度到中度疼痛的作用比对重度疼痛更有效果[212]。当采用音乐疗法进行镇痛时，还应考虑患者的偏好。通过音乐提高内源性的阿片类物质活性可能是音乐治疗疼痛的原因之一[211]。

在围术期，音乐可以减轻术前焦虑，减少术中镇静剂及镇痛剂的用量，提高患者的满意度。碎石术中患者选择的音乐可以减少椎管内麻醉时患者自控的镇痛及镇静要求[213]。术前背景音乐可以减轻患者的焦虑，而不会影响生理性应激反应[214-215]。音乐还可以提高患者的满意度，降低球后阻滞白内障手术患者的收缩压[216]。音乐可以降低乳腺癌乳房切除术妇女围术期的动脉血压，并减轻焦虑及疼痛[217]。作为一种无创性的治疗方法，音乐可通过降低感官刺激减轻焦虑，并提高正在进行麻醉诱导儿童的合作程度[218]。

音乐疗法对恶心呕吐（预期的或者治疗之后的）的疗效是矛盾的[211]。一项研究表明在患者化疗输液期间聆听患者比较喜欢的音乐能够有效地减少恶心的发生以及频率[219]。在另外一项研究中，在化疗期间聆听音乐的患者与不聆听音乐的患者相比较，前者对于化疗所诱发的副作用并没有明确作用[220]。有些研究发现音乐疗法对于 PONV 并没有什么作用[221-222]，然而，音乐疗法可以降低移植术后患者 PONV[223]。尽管我们还不能够很好地理解音乐疗法的确切机制，但是音乐疗法在健康护理机构中，已经成为主流治疗以外的另外一种选择，可以用来减轻患者的疼痛，减轻焦虑及围术期的紧张情绪[224]。音乐治疗的另外一种使用场合就是 ICU。最近的一份临床试验观察到在 ICU 中因为呼吸衰竭而需要呼吸支持的患者，与正常护理的患者相比，个体化音乐治疗能够更好地减轻焦虑，减少镇静的频率以及强度[225]。此外，音乐还可维持循环的稳定及减轻疼痛[226-227]。

结 论

医疗保健变化最快的方面之一就是公众及科学界对CAM越来越感兴趣。为了对围术期草药进行管理，大家应在理解草药的潜在药理学基础之上来认识它可能会造成的直接与间接作用。如果能够预计到手术及麻醉可能会出现的并发症，并且能够将它们的风险最小化，那么手术及麻醉一般都可以安全进行。随着CAM治疗在美国变得越来越流行，患者很有可能会接受某些替代疗法，例如针灸、深呼吸及音乐治疗。这些方法管理方便，可以快速地采用，比较节约成本，其副作用也非常小。根据初步的研究，围术期采用CAM治疗可以作为疼痛、焦虑、恶心及呕吐管理的辅助手段。另外还需要进行大规模精心设计的试验，以验证目前对CAM有效性的观察，并应对CAM治疗可能会造成的副作用。尽管医学院都已经开始在其课程教学中加入了CAM，但是对于已经从业的麻醉医师们来说了解CAM治疗还是非常重要的（表40-2）。

参考文献

见本书所附光盘。

表 40-2　已发表的和全球性网站上关于中草药的医学信息资源

来源	注释
关于中草药的医师工具书	
膳食补充剂百科全书	
E 专题论文委员会	
补充和替代疗法的教科书	
食品安全与应用营养中心，食品与药品管理局 http://www.fda.gov/AboutFDA/CentersOffices/ OrganizationCharts/ucm135675.htm	临床医师应该使用这个网站来报道与中草药和其他膳食补品相关的不良事件。这部分也包含安全、工业及其他信息
国家补充和替代医学中心，国立卫生研究院：http://nccam. nih.gov/	这个网站包含替代治疗的事例、意见一致的报道及数据库
美国农业部农业研究所 www.ars-grin.gov/duke	这个站点包含一个具有广泛搜索功能的植物化学数据库
Quackwatch: www.quackwatch.com	尽管这个网站登记了卫生保健的所有方面，仍然有相当数量有关补充和中草药治疗的信息
国家反对健康欺骗委员会：www.ncahf.org	这个网站是针对欺骗健康，并提供关于非处方草药的意见书
HerbMed: www.herbmed.org	这个网站包括为数众多的中草药信息，药物活性的证据，警告，药物制剂，混合物，活性机制。Medline 链接的重要研究出版物有一简短小结
ConsumerLab: www.consumerlab.com	这个网站是由一家从事食品供应及其他健康产品实验室研究的公司建立

第41章 患者体位及其相关风险

Lydia Cassorla • Jae-Woo Lee

张青林 董 鹏 译 徐铭军 田 鸣 审校

要 点

- 让患者保持适当的体位是整个手术团队共同的重要责任。有时需要在最佳的手术体位与患者安全体位之间找到平衡点。

- 许多手术体位会对患者生理造成不良影响，包括心血管系统和呼吸系统。麻醉药物能够削弱机体原有的代偿能力，因此患者更易受到体位变化的影响。

- 虽然外周神经损伤很少见，但是在1990—2007年间，其占到美国麻醉医师协会（American Society of Anesthesiologists，ASA）起诉赔偿案件的22%，仅次于死亡[1]。（外周神经）损伤的机制是牵拉、挤压和缺血。手术时间过长是危险因素，患者体位也经常受到质疑，虽然已经采取多种预防措施，但还是找不到损伤的具体原因。

- 近期已结案的索赔数据表明，臂丛神经损伤已经成为与全身麻醉相关的最常见的术后神经损伤，其次是尺神经、脊髓和腰骶神经根的损伤[2]。

- 并不是所有的术后神经病变（包括尺神经病变）都能够得到合理解释和完全预防。很多尺神经损伤在术后数天发作，因此可能与术中患者体位无关。

- 在2000年，ASA发布了《围术期外周神经防护的实践意见》，并在2011年更新。但是所回顾的研究很少符合研究标准，因此无法科学地证实干预（预防措施）和预后之间的关系。

- 术后失明是罕见而后果严重的并发症，这与俯卧位有关，涉及多方面原因，机制尚未完全清楚。

- 因为监测手段和设备的局限，以及工作环境和文化的差异，在传统的外科手术室以外实施麻醉时，患者体位摆放具有特殊挑战性。

概 述

患者在手术室的体位摆放是一项非常重要的责任，需要整个手术团队的共同合作。外科手术最佳的体位经常引起难以预料的生理改变，例如静脉回流受阻引起的低血压及通气-血流比异常引起的血氧饱和度下降。另外，手术期间外周神经损伤仍然是围术期的一个主要并发症[1-4]。虽然外科医生主要决定所需体位，但麻醉医师、外科医师和手术护士应该共同努力使患者处于最佳体位，即能保证适用于手术又能保证患者安全性。虽然体位相关的并发症可能无法预防，但是，还是应该有预判和监测这种潜在风险的警觉性。

麻醉过程中应尽可能使患者的体位处于自然状态，即患者清醒时可以很好地耐受。有时为了使得手术部位处于最佳位置而需要一些特殊体位，并且可能会持续很长时间，这就需要临床判别能力和合作来避免并发症的发生。应取下首饰、头饰。保证肢体承重面和关节放置衬垫，身体弯曲部位（包括腰部）有支托物。头部应尽量保持正中位，不要过度后仰或屈曲。保证眼睑闭合，并且无受压。当不得不采取极端体位时，应尽可能缩短持续时间。如果术中需要倾斜手术床，应事先进行调试并对患者采取相应保护措施。应用安全束缚带、避免患者从手术床滑落是最基本的要求。

体位对心血管系统的影响

复杂的动脉、静脉以及心脏生理反应会代偿体位变化对动脉血压的影响，并维持主要器官的血流灌注，这涉及中枢、区域和局部代偿机制。这些代偿机制对于动物是非常重要的，例如人类维持直立姿势时，要克服从心脏到大脑垂直距离对血流的影响，用来保证大脑持续的血液灌注。

通常，当一个人从直立位转换成仰卧位时，因下肢血液迅速向心脏重新分布，回心血量增加，前负荷、每搏输出量和心排血量都增加，进而动脉血压升高激活主动脉弓（通过迷走神经传入）和颈动脉窦（通过舌咽神经传入）的压力感受器，抑制交感神经传出，增强副交感神经向窦房结和心肌层的传入，结果使心率减慢、心排血量减少。另外，心房和心室的机械压力感受器被激活，抑制支配肌肉和内脏血管的交感神经传出。最后，心房反射被激活，调节肾交感神经兴奋性、肾素、心房肽和精氨酸加压素水平[5]。其结果是，在未实施麻醉时，当人体改变姿势时，全身动脉血压会保持在一个平稳状态。

全身麻醉、肌肉松弛剂（瘫痪）、正压机械通气和脊神经根阻滞，都会减少回心血量、降低动脉张力和扰乱自身调节机制。因此，患者在全身麻醉和广泛区域阻滞状态下，机体对体位变化引起的循环变化代偿功能减弱。挥发性麻醉药物的诱导和维持会减少静脉回流和全身血管阻力，进而降低动脉压。正压通气增加胸腔内平均压力，降低了从外周毛细血管到右心房的静脉压力差。相对较小的静脉压力在静脉循环和心脏充盈中起到重要作用，其变化会对心排血量产生不利影响[6]。呼气末正压通气（PEEP）增加胸内平均压的作用更强，尤其是存在呼吸道疾病、肥胖、腹水和浅麻醉状态（即"人机呼吸对抗"）等肺顺应性下降时，对静脉血回流和心排血量影响更大[7]。腰麻和硬膜外麻醉可显著抑制其阻滞节段的交感神经，降低前负荷，并可能减弱心脏反应，此作用与是否复合全身麻醉无关。即使感觉阻滞平面没有达到高胸段水平，仍会影响交感神经对心脏的支配。

基于以上原因，麻醉诱导和患者体位变化都会导致动脉血压不稳定。这就要求麻醉医生预估、监测和及时处理这些改变，同时要评估每个患者体位变化的安全性。全身麻醉诱导后或椎管内麻醉起效时应该持续监测血压的变化。在处理循环变化时，常需要调整

麻醉深度、静脉补充血容量或应用升压药物。临时应用头低脚高位往往很有效。有时需要等患者收缩压稳定至可接受水平后方可为手术重新调整体位。在循环波动期间，尽量避免摆放体位或调整手术床以干扰监测。相比体位，患者的安全更重要。

此外，重要器官如大脑和视神经的区域性氧供可能受到影响，因为体位变化影响了灌注压。例如，高于心脏的部位动脉压降低，而低于心脏的部位静脉压增加。再者，患者的体位可能会无意中压迫组织或血管，增加局部缺血或骨筋膜室综合征发生的风险，稍后会在这一章的截石位部分讨论。

体位对肺部的影响

气体交换在很大程度上依赖于通气与血流相匹配。与非麻醉者相比，保留自主呼吸的全身麻醉患者潮气量和功能残气量降低，闭合容量增加。应用肌松药后，正压机械通气能够维持合适的分钟通气量，减轻肺不张，从而纠正全身麻醉所致的通气/血流比例失调。但是在肺重力依赖的下垂部位，由于失去肌肉张力，膈肌呈异常形态，并且移位减小[8]，这些生理学改变影响了通气/血流比，进而导致 PaO_2 降低。椎管内麻醉的患者，其麻醉作用节段的腹部和胸部肌肉松弛，但是如果没有复合全身麻醉和使用肌肉松弛剂，并且椎管内麻醉被限制在较低节段时，膈肌功能保留。除上述麻醉对肺功能的影响外，体位对肺功能也有特殊的影响。任何能限制膈肌、胸壁或腹肌运动的体位都能增加肺不张和肺内分流的风险。

吸气时，膈肌移位、胸壁扩张，胸内压力转变为负压，进而产生自主呼吸。胸腔压力的降低也会降低大静脉和右心房的压力，使静脉回心血量增加。实际上，正常通气的分布比经典理论推测更加复杂，其影响因素包括膈肌移位、肺顺应性以及肺和胸的形状和运动[9]。当人体由直立位转为仰卧位时，膈肌向头侧移位，功能残气量降低。与腹式呼吸比较，胸式呼吸所占比例由30%降至10%。无论何种体位下的自主通气，膈肌运动紧临下部的大部分，有利于改善灌注较好肺区的通气。尽管重力影响着下肺灌注比预想的少。随着更先进更高分辨率的成像技术的出现，越来越清楚地认识到其他因素如肺血管长度和肺血管丛结构的重要性[8]。每一肺叶血流灌注皆呈中心至外周分布特点，心排血量变化时也是如此[10-12]。

俯卧位时，患者重量集中于胸廓和骨性骨盆，腹部可随呼吸而运动，随后概述。俯卧位可以用于改善成人呼吸窘迫综合征（adult respiratory distress syndrome,

ADRS）患者的呼吸功能[13-14]。在麻醉状态下，与仰卧位比，俯卧位在维持肺容量和氧合方面更有优势，在肺力学方面也无不良影响[15-16]，在肥胖[17]（另见第 71 章）和儿童患者[18]（另见第 93 章）中也是如此。最新应用高分辨率成像观察到俯卧位相对于仰卧位，更有利于完善患者肺部后段近膈肌段的通气/血流灌注比例。尽管肺后段处于非下垂部位，但只要血流维持稳定，其气体交换和通气更佳[9]。

特殊体位

仰卧位

仰卧位或背卧位是外科手术最常用的体位（图 41-1）。此时整个身体与心脏处于同一水平，故最利于保持血流动力学的稳定。然而，因为麻醉药物对机体代偿机制的抑制作用，使得轻度头低脚高位（Trendelenburg position，Trendelenburg 位）或头高脚低位（reverse Trendelenburg position，反 Trendelenburg 位）（图 41-2）即足以导致明显的心血管功能变化，常用来暂时性改变静脉回流和心排血量。一些手术如长时间气腹的腹腔镜手术和机器人操作的手术需要较大幅度的头低脚高位和头高较低位（高达 45°）。这些体位所带来的相关风险将在后续 Trendelenburg 位的部分中提到。

相关的上肢体位

仰卧位时，经常需要患者单侧或双侧上肢外展或内收在身旁。推荐上肢外展幅度不超过 90°，以避免肱骨头对腋窝形成的向尾端的压力，降低臂丛神经损

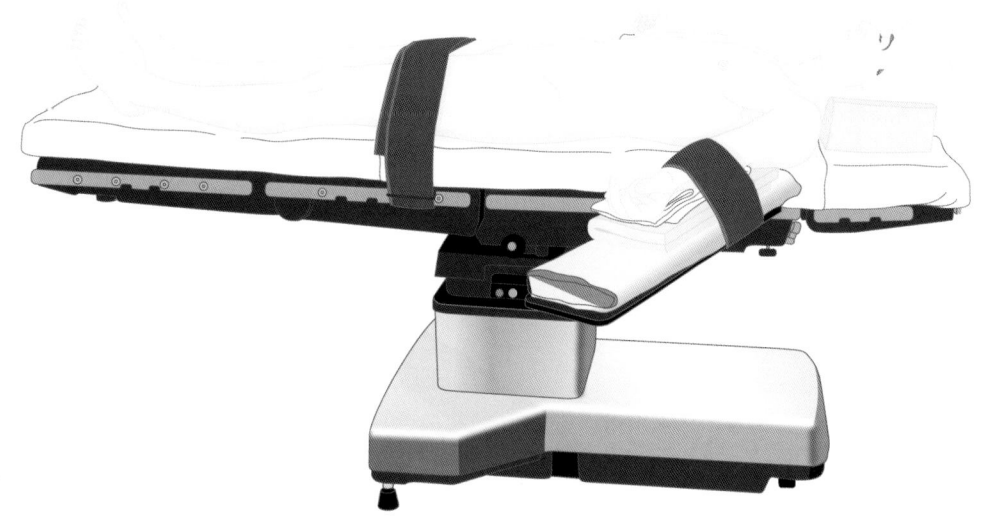

图 41-1 仰卧位。手术床的基座是非对称的，当正常放置在手术床上时，患者的重心恰落在基座上。当在基座的反方向时，手术床的承重限制降低

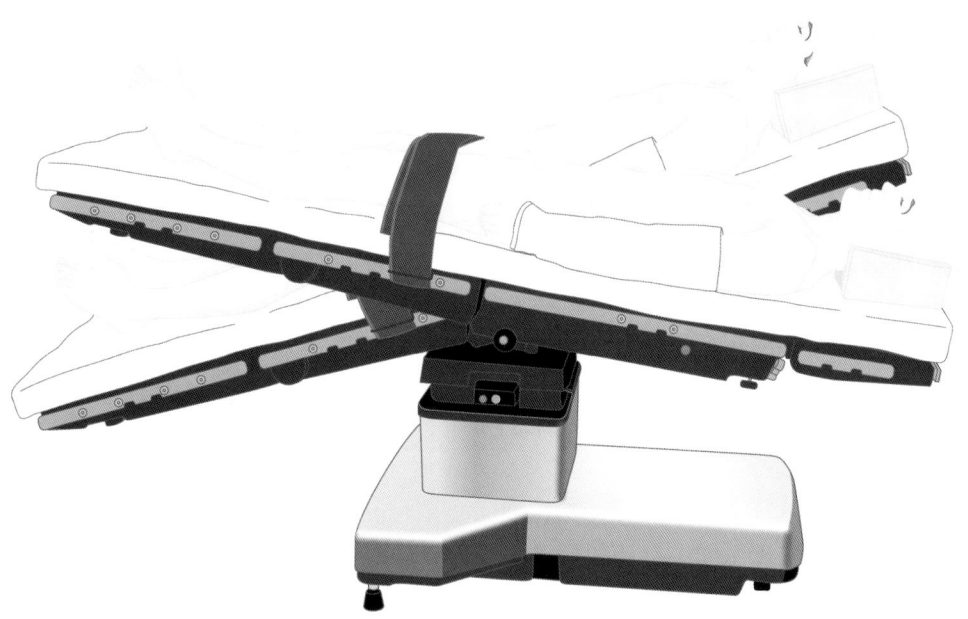

图 41-2 Trendelenburg 位或反 Trendelenburg 体位。应避免使用肩托，以防止臂丛神经压迫伤

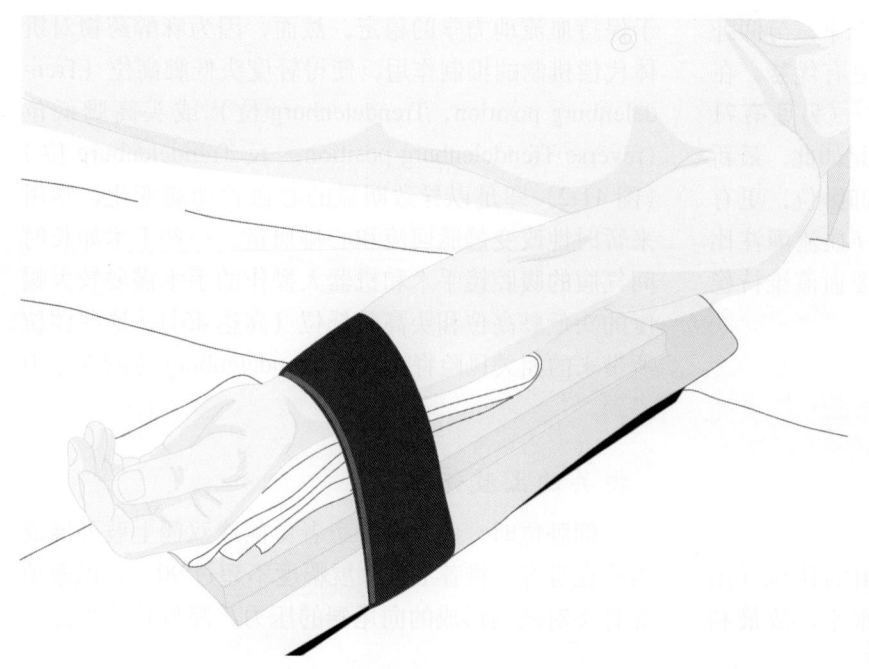

图 41-3　使用上肢托板放置手臂。必须限制手臂外展小于 90°。手臂旋后位，并在肘关节添加衬垫

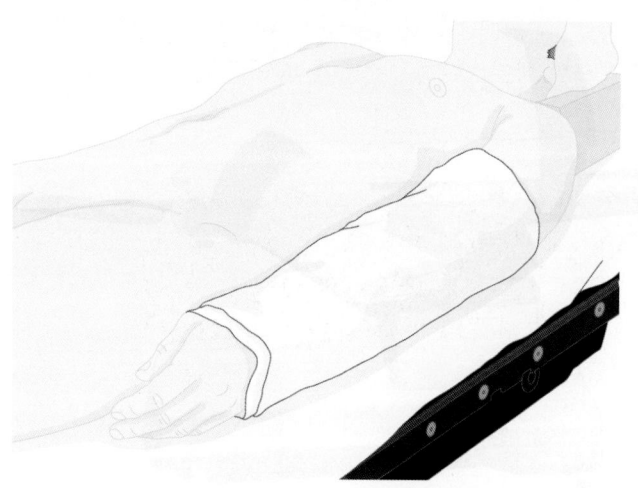

图 41-4　上肢内收于身体两侧。上肢应保持中立位，手掌放置朝向髋部。肘关节用衬垫，手臂用软垫保护

伤的概率[19-20]。手和前臂旋后或保持中立位（中立位时手掌朝向身体），以减少外部对桡神经沟和尺神经的压力[20-22]（图 41-3）。当上肢内收在身旁时，通常用身体下部的"垫单"固定，"垫单"从患者身体下穿过，环绕上肢再塞在身体下面（不是床垫），这样可以维持上肢处于适当的位置。另外，在不需要开胸或开腹的手术中可以应用弯臂托手架，这种情况下所有患者上肢应保持中立位[20]。手肘及所有突出物（如静脉输液通路和开关）皆应垫衬单（图 41-4）。

仰卧位的几种变化

仰卧位在临床工作中有几种常见的变化。草坪椅体位，即髋部和膝关节轻度弯曲（图 41-5），使得背

部、髋关节和膝关节的压力有所减轻，清醒或接受监测麻醉的患者更易耐受（见第 89 章）。另外，由于下肢略高于心脏，有利于下肢静脉血液回流。同时，剑突到耻骨的距离缩短，降低了腹部肌肉张力，有助于腹部切口的缝合。为了达到这种体位，需要将髋部放置在手术床上的连接处，调节手术床背部和腿部部分，并轻度倾斜手术床。通常，手术床背部抬高，膝盖以下的腿部降低，轻度 Trendelenburg 位倾斜，使髋部和肩同高。此体位有利于减少腿部静脉血液淤积。因为背部与地面平行，所以上肢手术时仍可以应用托手板或小桌进行。

蛙式体位，即髋部和膝关节屈曲，髋关节屈曲外旋，使两足底相对，此体位适合于会阴、大腿内侧、外生殖器和直肠的手术。妥善支托膝关节有利于减小髋关节压力和术后疼痛甚至关节脱位。

使仰卧位患者头低，即 Trendelenburg 位（见图 41-2），此体位常用于低血压时增加静脉回流或在腹部手术和腹腔镜手术时增加手术视野，以及中心静脉置管时防止空气栓塞和使静脉膨胀（便于穿刺）。这个体位是以 19 世纪一位德国外科医生 Friedrich Trendelenburg 的名字命名的，他首先描述了此体位在腹部手术的应用。

Trendelenburg 位可以增加中心静脉压、颅内压和眼内压，对心血管和呼吸系统也有很大影响。极度（30°~45°）头低位常用于在机器人前列腺手术和妇科手术。机器人手术持续时间相对较长，又面临特殊挑战，因为一旦机器人手术器械定位后，在机器人手术部分完成、没有进一步重要手术操作和额外操作前手

术床不能变动。一项有关机器人前列腺切除术（另见第 87 章）的研究显示，患者在接受手术时，对血流动力学、呼吸系统和神经生理的变化耐受良好，没有证据显示其违背安全常规或损害脑灌注压力[23]。

处于极度头低位时，重力影响增大，要防止患者在手术台上向头侧滑动，避免肩带的束缚损伤到臂丛神经[24-25]。避免患者滑动的措施包括防滑床单、弯曲膝盖、肩托，卷起的布袋和交叉垫于躯干的皮带[26]。不推荐使用肩托，因为它有损伤臂丛神经的风险。豆袋垫被抽吸塑形后变得坚硬，在头低脚高位中应用时可能造成臂丛神经损伤[27-29]。如果肩托或豆袋用于肩部固定来防止滑落时，需要对上肢外展更加重视。曾经有报道，在极度头低脚高位时，使用豆袋垫固定肩部后出现上肢外展后同侧臂丛神经损伤的情况[30]。这些损伤可能是因为上臂外展时，拉伤了经过肱骨头的臂丛神经上、中神经干（图 41-6）。

长时间处于头低脚高位有可能会造成面部、结膜、喉部和舌部的充血肿胀，增加了患者术后气道阻塞的风险。腹部脏器向头端移动使膈肌上抬，导致功能残气量和肺顺应性降低。自主呼吸患者的呼吸作功增加。机械通气患者为了保证足够通气量而气道压力增加。胃所处位置高于声门，所以常常选用气管内插

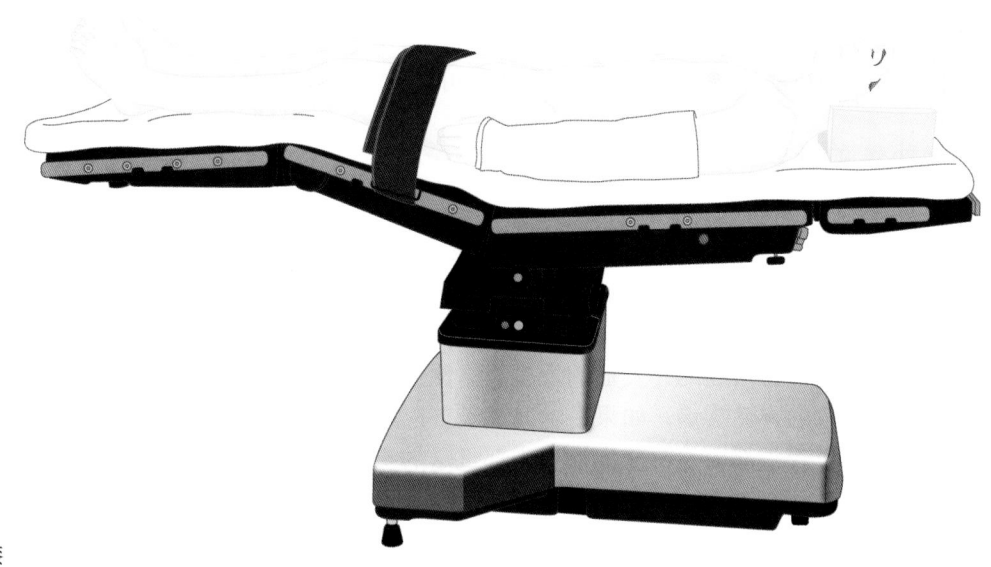

图 41-5　草坪椅体位。髋部和膝关节轻屈曲位，以减轻背部压力

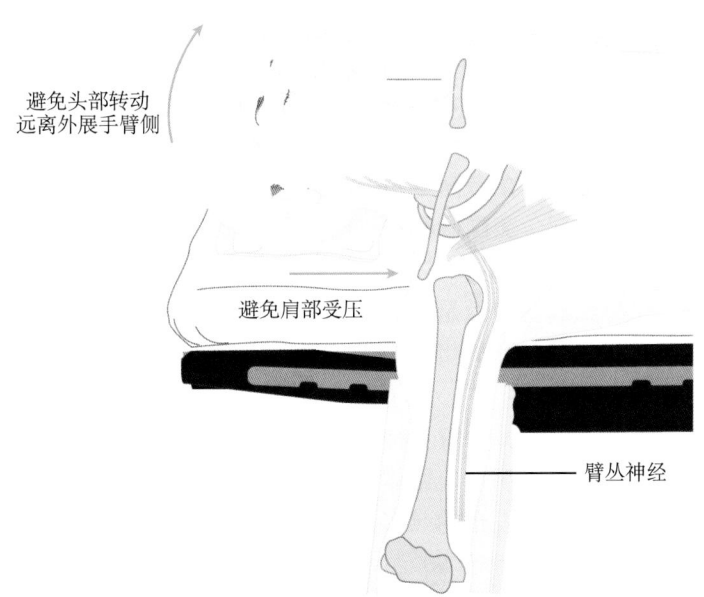

图 41-6　臂丛神经由于其走行较长易被牵拉或压迫。仰卧位时，手臂外展应限制在 90° 内，因为抬起手臂时，肱骨头向尾端转动，会牵拉臂丛神经。应避免使用肩托，它于锁骨、第一肋骨或肱骨头下侧方之间直接压迫神经丛。避免头部的过度转动，尤其在转向远离外展手臂侧的位置。当极度头低位时，如果使用了肩托或豆袋固定肩部时，应避免上肢外展

管以防止胃内容物反流误吸并避免出现肺不张。长时间头低脚高位的手术患者可能发生气管黏膜水肿，拔除气管导管前应确认导管周围是否存在漏气或直视检查咽喉部情况。

反 Trendelenburg 位（头高位）（见图 41-2）常用于上腹部手术，腹腔内容物移向尾端。随着腹腔镜手术的增多，此体位应用越来越多。再次强调要避免患者在手术床上滑动。另外，由于静脉血回流减少使血压下降，所以应加强动脉压的监测。由于头部位置高于心脏，降低了脑灌注压，所以应用此体位时应注意调节血压至适当水平；如果进行有创动脉压监测，需要调整动脉压力转换器的零点位置。

当脑和心脏处于不同水平时，在评估脑灌注压时都应考虑静水压力梯度对脑动静脉压的影响。谨慎而仔细发现任何可能导致动脉压力梯度变化的可能。

仰卧位的并发症

压迫性脱发　由于长时间的头部固定，使其全部重量压迫头皮局部，导致毛囊缺血引起压迫性脱发，多发生在枕部。避免凸起物如监测导线接头放在头下，否则会发生局部压力性病灶。低体温和低血压，如心肺转流手术时，会增加此并发症的发生率。因此，应使用足够柔软的弹性头垫，如果手术时间长，应尽可能定时转动患者头部，重新分配承受头部重量的头皮区域。

背痛　仰卧位患者术后可能发生腰背痛，其原因为全身麻醉的肌肉松弛或椎管内麻醉时棘突旁肌肉组织松弛使得脊柱的前弓曲线消失。严重脊柱后凸、脊柱侧弯或有腰背痛病史的患者应在背部额外添加衬垫或保持髋关节和膝关节轻度屈曲。骨性突出处，如踝和骶骨处应加用衬垫，防止软组织受压而缺血，特别是在长时间手术中 [31]。

周围神经损伤　周围神经损伤（会在后面章节详述）的临床表现复杂，发生原因多样。美国麻醉医师协会（ASA）在最近发布了《实践咨询意见》以帮助预防围术期神经病变 [20, 32]。尺神经病变曾经是最常见的，但是，近期公布的数据表明与全身麻醉相关的臂丛神经损伤的发生率已经高于尺神经病变 [1, 4]。除了上肢的位置外，保持头部的正中位有助于减少臂丛神经牵拉伤的风险 [27]。虽然没有直接证据表明仅应用体位和衬垫可预防围术期尺神经病变，ASA 发布的《实践咨询意见》仍建议仰卧位患者上臂外展小于 90°，手和前臂旋后或保持中立位 [20]。

手术床基座是非对称的，应把患者身体放置在手术床承重端（见图 41-1）。但有时为了方便手术或行 C 型臂 X 线等检查，常将患者置于手术床非承重端。这样，患者身体较重部位及重心不在手术床承重端，杠杆作用明显。当患者体重较大时，将患者放置在于手术台非承重端时要谨慎（见第 71 章），此时手术床承重限制标准会有很大改变，应严格遵守。如果患者体重足够大且被放置于非承重端，可造成手术床倾斜或翻倒，尤其是应用加长板或头低脚高位时，因为杠杆作用更加明显。

截 石 位

传统的截石位通常用于妇科、直肠和泌尿系统的手术（见图 41-7 ~ 41-9）。髋关节弯曲，与躯干成 80° ~ 100°，双腿部从中线外展 30° ~ 45°。膝关节屈曲，小腿与身体平行，下肢以支撑物或脚蹬固定，常用"冰糖手杖"、膝关节托或小腿托架。降低手术床尾端，如果患者上肢靠近身体放置，则手掌和手指靠近手术床尾端转折部位，当手术结束抬高手术床尾端时，切勿挤伤患者手指（图 41-10）。因为这个原因，截石位手术患者推荐的上肢位置是放置在托手架上以远离手术床尾端转折部位。如果手臂必须贴身放置，一定保证手放在可见位置，以保证无论手术台的尾端何时移动，都伤不到患者的手。

截石位的摆放需两人合作以避免扭曲腰椎。同时抬起两腿、屈曲髋关节和膝关节。下肢用衬垫保护，防止固定物的压迫。手术结束后，同样采用合作方式将患者改为仰卧位，妥善摆放患者上肢，避免手术床关节活动部位挤伤手指，同时将两腿撤离固定架，两膝并拢至中线，慢慢伸直两腿并放置于手术床。

截石位也可能会造成明显的生理改变。在其他方面健康的患者中，当下肢抬高时，静脉回流增加，引起心排血量一过性增加，同时对患者脑静脉压和颅内压也有轻微的影响。另外，截石位会使腹腔内脏器向头端移位，使膈肌抬高，肺顺应性降低，有可能导致患者潮气量降低。如果是肥胖患者或腹腔内有巨大包块（肿瘤或妊娠子宫）的患者，腹内压可能会显著增加，甚至会阻碍静脉回流。最后，截石位时腰椎正常生理弯曲消失，可能会加重患者原有的腰痛症状 [33]。

一项回顾性研究观察了自 1957—1991 年共 198 461 例截石位手术患者，结果表明最常见的下肢运动神经病变是腓总神经损伤，其所占比例为 78%，原因可能是神经被支撑杆与腓骨外侧头压迫。故应用"冰糖手杖"的脚蹬时应特别注意避免神经压迫（见图 41-9）。这种神经损伤更容易发生于体重指数低、近期吸烟或手术时间长的患者 [34]。也许是因为防止神经损伤的意

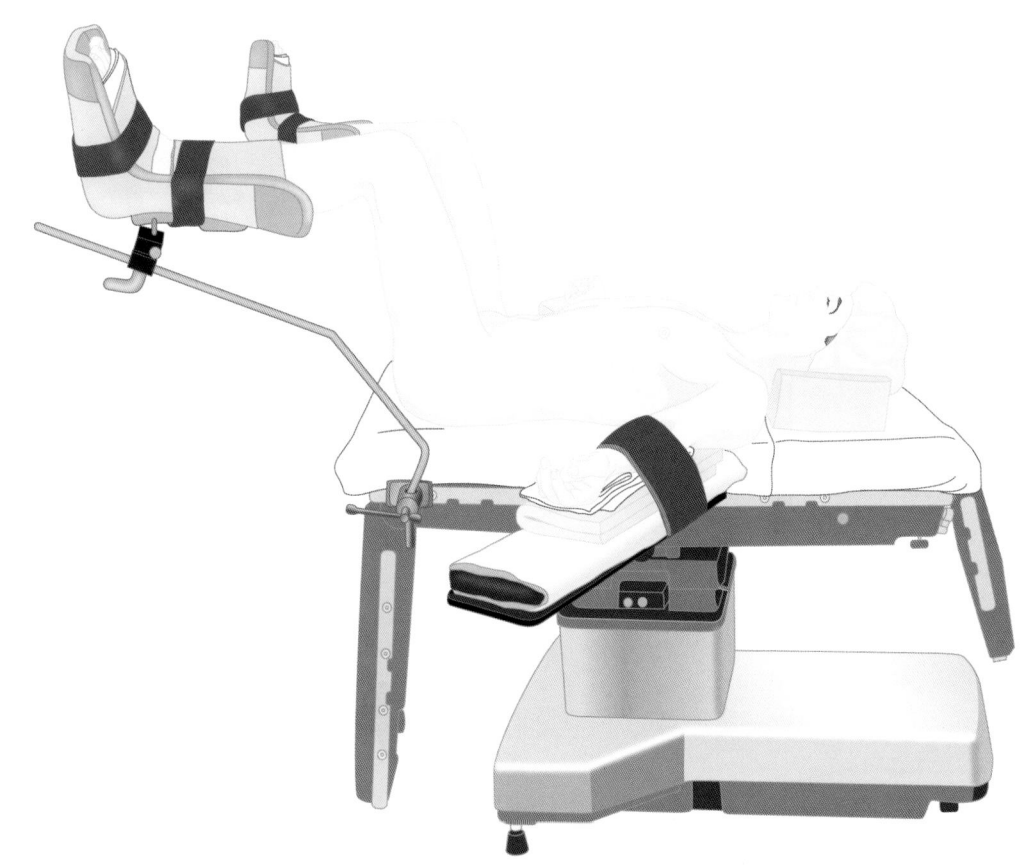

图 41-7　截石位。髋关节弯曲，与躯干成 80°~100° 角，小腿与身体平行。腓骨头周围无压迫。手掌应远离手术床尾端转折部位

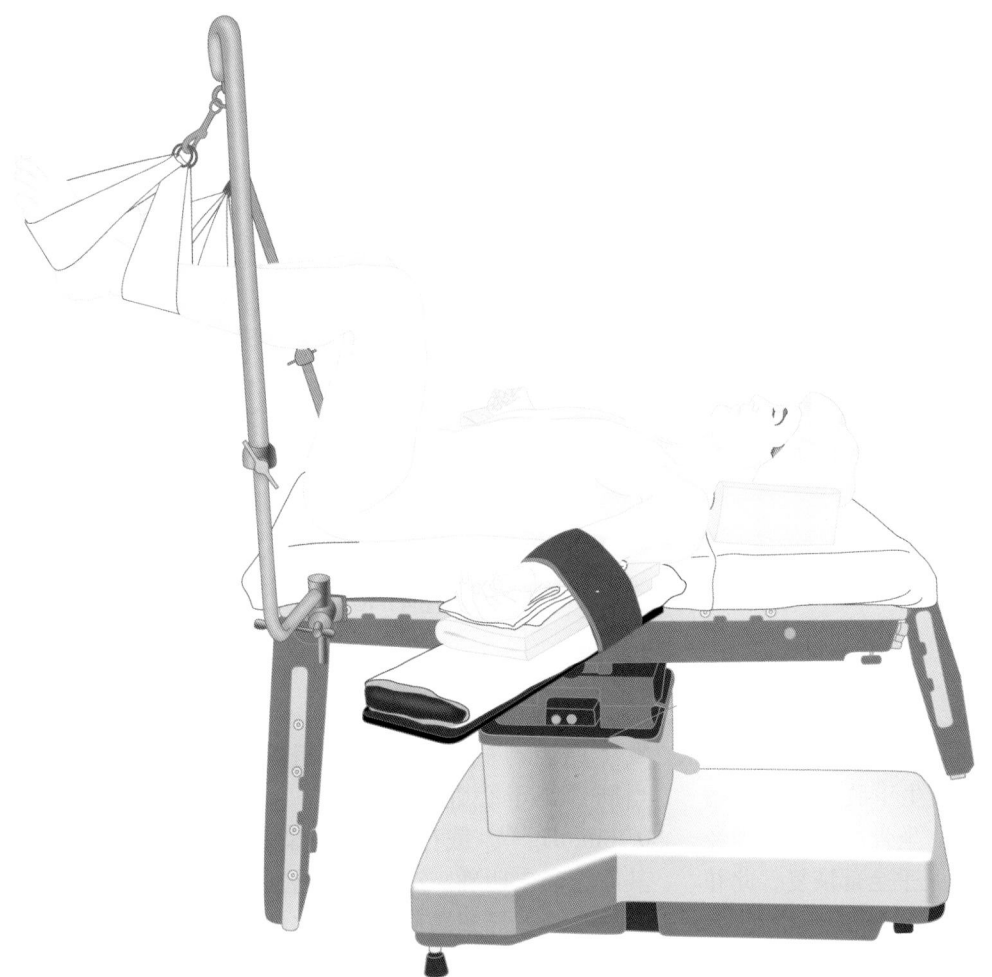

图 41-8　截石位，带有"冰糖手杖"的支架和绷带固定支撑腿部

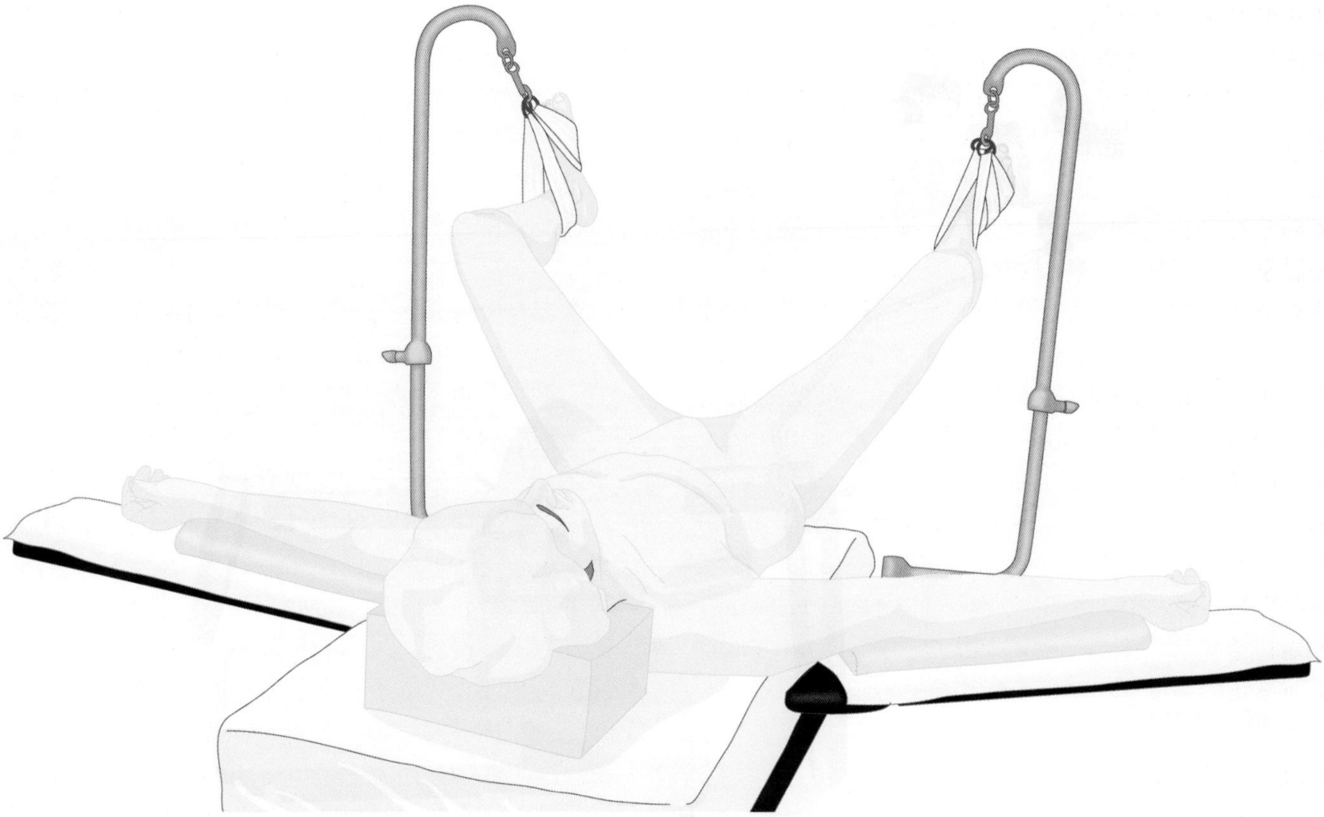

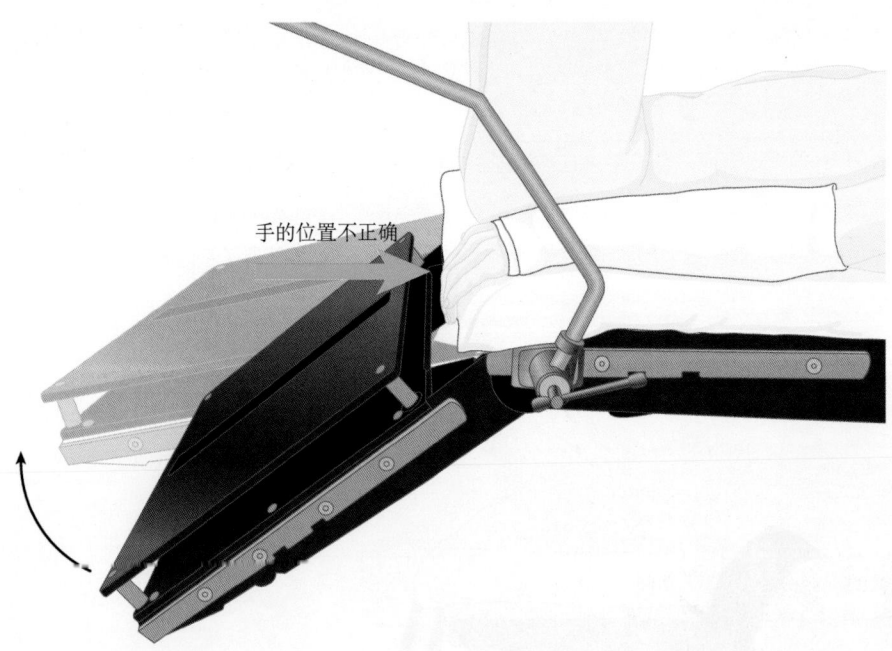

图 41-9　截石位。"冰糖手杖"支架的正确位置最好远离腓骨头侧面

手的位置不正确

图 41-10　截石位时手臂摆放错误的位置。当手术床尾端抬高时，手指有被挤伤的风险

识的提高，在一项前瞻性研究观察了 1997—1998 年共 991 例截石位手术患者，无一例发生下肢运动神经病变，但闭孔神经、股外侧皮神经、坐骨神经和腓神经支配区感觉异常发生率为 1.5%，几乎全部恢复。此并发症与持续时间超过 2 小时的手术显著相关。

下肢筋膜室综合征是截石位罕见的并发症。其

发生原因与截石位相关的组织灌注不足相关 [36-37]。当腿部高于心脏时，每抬高 1cm，局部动脉压下降 0.78mmHg[38]。截石位时，腿部筋膜室的压力上升，但其原因尚未明确。这种压力增加复合抬高下肢的组织灌注下降，导致局部缺血、水肿，进一步缺血，横纹肌溶解的恶性循环。缺血再灌注损伤进一步加重水肿，

使病情恶化。当组织压力高达 30mmHg 时，应行筋膜减压切开术。如果筋膜室压力高于 50mmHg 并持续数小时，便会造成肌肉的不可逆损伤。一项回顾性研究调查了 572 498 例患者，与仰卧位手术患者（1/92441）比较，截石位（1/8720）或侧卧位（1/9711）手术患者筋膜室综合征发生率较高。手术时间长是发生下肢筋膜室综合征的唯一特异原因[36]。对英国泌尿科医师调查显示，截石位手术后筋膜室综合征发生率存在少报现象，实际比预期的要高。筋膜室综合征在膀胱癌根治术中的发生率可达 1/500，占到总发生率的 78%。这些受累患者手术时间超过 3.5 小时[39]。截石位手术时筋膜室压力随时间延长而增加。推荐如果截石位手术时间超过 2～3 个小时，应周期性地将患者下肢降至身体水平[39-41]。其他风险因素包括高体重指数以及一些已知的能够降低组织氧代谢相关的因素，如失血、外周血管疾病、低血压和心排血量降低。间歇性压迫下肢设备的潜在作用仍然有争议[38, 42]。

侧 卧 位

侧卧位（图 41-11）是胸科手术、腹膜后手术和髋部手术常用的体位。患者非手术侧在下，身体前后用物品支撑，如敷料卷或充气布袋和屈曲的下侧腿部。上肢放置于患者体前，两侧上肢均会发生与体位相关的损伤。位于下侧的上肢放置于与身体垂直的托手板上，以衬垫保护。位于上侧的上肢常应用托手架，衬以折叠敷料或泡沫物品保护（见图 41-12）。尽可能保证患者上肢外展不超过 90°。有些开胸手术切口位置较高，为了利于显露，常上抬上侧的上肢超过肩部；此时，需要警惕其对神经及血管的影响。

将患者改为侧卧位时，为避免对患者造成可能的伤害，需要手术室全体人员通力合作。维持患者头部处于正中位，以防止颈部过度旋转以及臂丛神经牵拉性损伤。这样的调整常需要额外的头部支撑物（见图 41-12）。应经常检查下侧耳朵，以防其折叠和受压。如果患者处于睡眠状态，则改变体位前应确保眼睛用胶条粘闭。要频繁检查患者下侧眼睛以防受压。

为了避免下侧臂丛神经和血管受压，通常在患者胸壁与床之间放置一"腋窝垫"（多使用输液袋）（图 41-13）。要放置在下侧腋窝尾端，而不是放置在腋窝内，其目的是使腋窝尾端胸壁承受胸腔重量，防止压迫肩部和腋窝内容物。许多医生使用充气布袋支撑躯干时不使用腋窝垫，但布袋必须不压迫腋窝。尽管采取这些措施，仍应监测位于下侧的上肢的脉搏，及早发现腋窝神经血管受压。下侧血管受压和静脉怒张可影响脉搏氧饱和度读数，氧饱和度读数下降可能是血管受压的早期预警标志。位于下侧的上肢血压降低也可提示动脉受压，因此预防性双上肢测量血压是有益的。当用肾托时，一定要正确的放置在下侧的髂嵴下，以防止意外地压迫下腔静脉。最后，在患者两膝间放置枕头或其他衬垫物，位于下侧的下肢屈曲，可减轻对骨性突出部位的压力以及对下肢神经的过度牵拉。

侧卧位也会对肺功能产生危害[43]。机械通气患者中，由于纵隔的重力、腹腔内容物对下侧肺不对称的压力使得机械通气患者上肺过度通气。而由于重力作用，下肺血流增加，从而造成通气/血流比例失调，

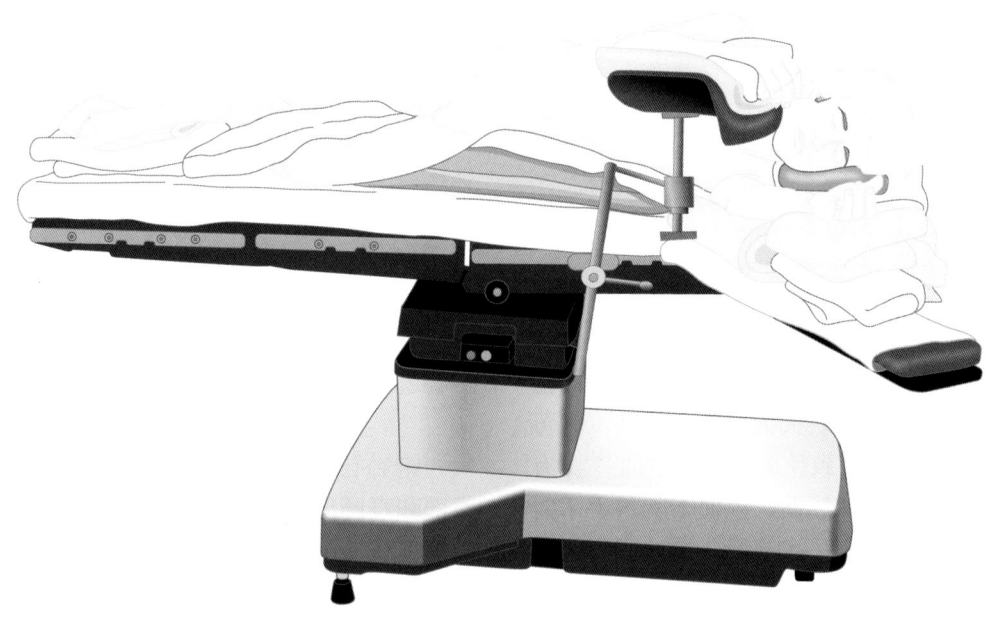

图 41-11　侧卧位。小腿屈曲并在两腿之间夹用衬垫，支撑双臂并垫以衬垫

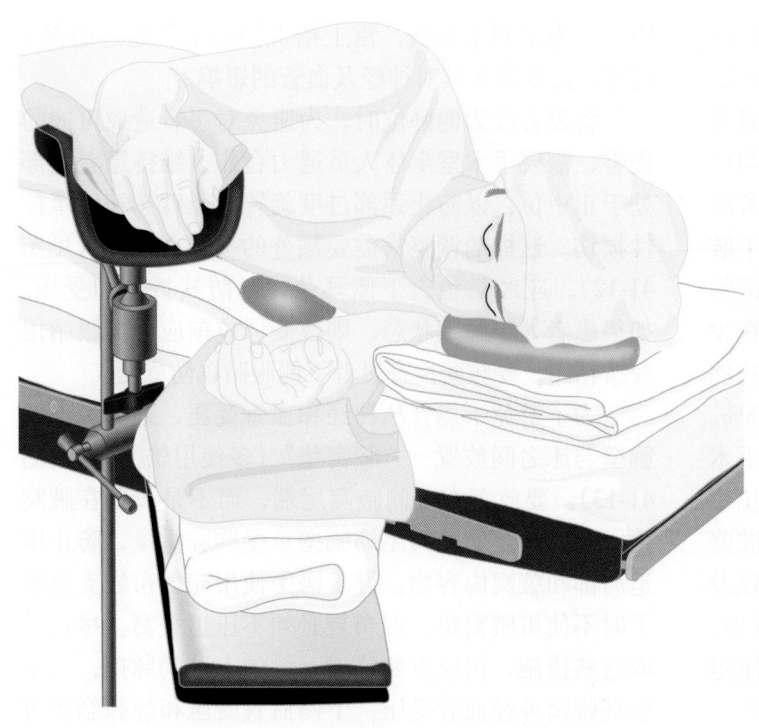

图 41-12　侧卧位时手臂和头部的摆放示意图。在头的枕部额外填充衬垫确保头部与脊柱对齐。头枕应与下侧眼睛保持距离

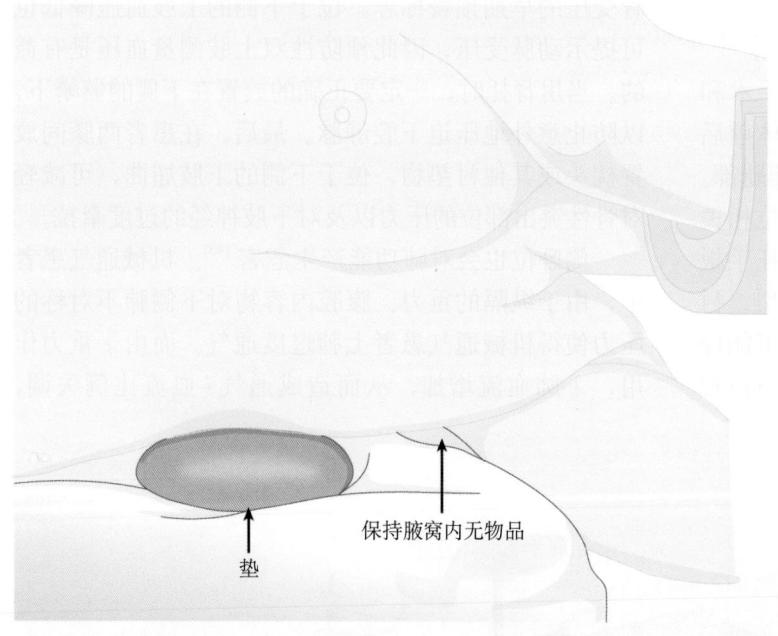

垫　　保持腋窝内无物品

图 41-13　在侧卧位时应用胸垫。可用输液袋当做衬垫垫好，但要远离腋窝，以防腋神经丛和腋动脉受压

影响气体交换和通气。

　　侧卧位常是肺手术和单肺通气的首选体位。当上肺塌陷时，下肺的分钟通气量增大。以上情况复合体位所致肺顺应性降低会导致在保证足够的通气量的情况下会进一步增加气道压力。头低位复合侧卧位时可以使患者肺功能更加恶化，致使肺内分流增加[44]。有时需要患者侧卧位并且身体屈曲，以便于胸科手术时伸展肋骨或改善腹膜后的肾手术视野。屈曲和肾托的位置也应在髂嵴水平以下，而非在侧腹部或胸廓，以减少对下肺通气的影响（图 41-14）。该体位往往伴随

反 Trendelenburg 位，会造成下肢血液淤积。综上所述原因，如非手术必需，不推荐采用这种体位。

俯　卧　位

　　俯卧位（图 41-15）常用于颅后窝、后路脊柱、臀部和直肠周围区域以及下肢手术。无论患者进行监护麻醉还是全身麻醉，其下肢都需衬垫，并且膝关节和髋关节都需轻微屈曲。头部位置可以是面部向下，应用支撑物使骨性结构承重，也可以面部偏向侧面。

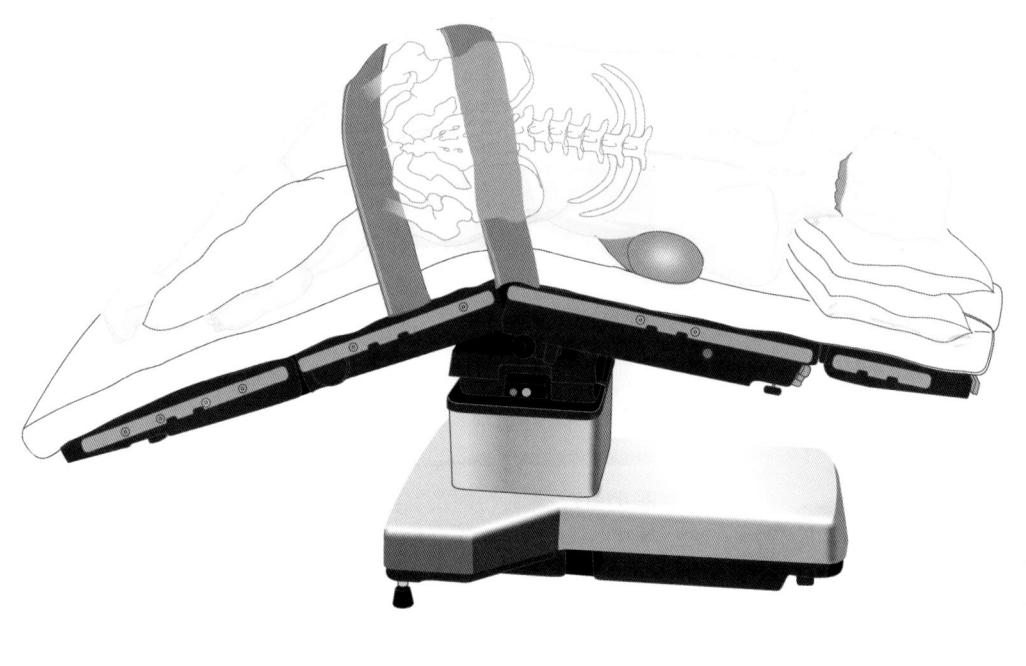

图 41-14 屈曲侧卧位。屈曲的位置应低于髂嵴而非侧腹部或胸廓，这样有利于下肺的通气

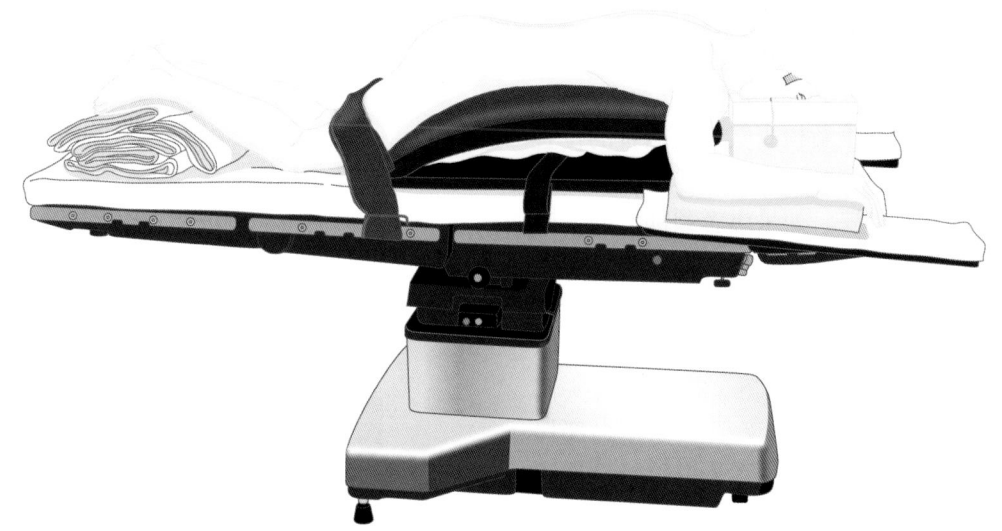

图 41-15 在俯卧位时应用 Wilson 型垫枕。虽然俯卧位时患者对手臂外展有更好的耐受性，但是仍要尽可能使双臂外展小于 90°。垫充压迫部位，从手术床支撑起患者胸壁和腹部，以降低腹压和维持肺顺应性。软头枕可以保护眼睛和鼻子，并有卡槽固定气管内插管。要经常检查眼睛

双臂可以放在患者两侧，如同患者仰卧位时的位置，尽可能保持正中位，也可以放置在患者头端的手臂板上，有时被称作"超人俯卧位"。在肘关节添加衬垫，防止压迫尺神经。其次，除非必要，否则双臂外展都不应超过 90°，以防止臂丛神经过度牵拉，尤其是当患者头偏向一侧时。由于肩关节位置改变会对臂丛神经产生影响，因此，与仰卧位相比，俯卧位时臂丛神经对在手臂外展超过 90° 的耐受性更好[19]。最后，应用弹性绷带和有效的压迫装置可以减少静脉血液淤积，尤其在躯体处于屈曲位时更有利。

患者在平车上进行全身麻醉时，首先进行气管内插管，根据需要进行血管穿刺。气管内插管应妥善固定，防止脱管或因口腔分泌物浸泡导致固定胶布松脱。麻醉医师应考虑使用弹簧气管导管以防止患者在俯卧位时导管在口中打折和堵塞。如果应用头部支撑物，可以采用螺纹管路来延长气管内插管建立 Y 型麻醉环路，此种做法会增加额外气道环路的连接并轻度增加通气无效腔。所有手术室人员协作将患者转为俯卧位并放置于手术床上。挪动过程中，应确保患者头部与脊柱处于同一轴线。麻醉医师主要负责组织挪动患者和保持患者头部位置。例外情况是有时俯卧位时需要头部固定架，由手术者负责固定架的安装。虽然有些麻醉医师习惯在移动患者时断开所有管路和监测，但推荐仅断开移动过程中行程长的一侧肢体的血压袖带

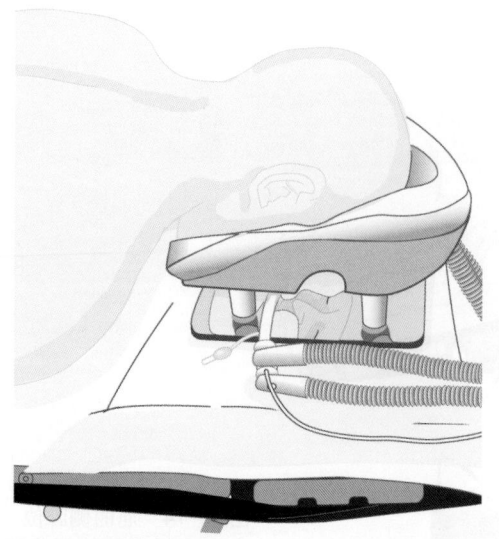

图 41-16　俯卧位的反光镜系统。头部和面部的骨性结构承重，塑料反光镜有利于观察眼睛和气道的情况。即使没有说明，双眼也应该用胶条粘闭

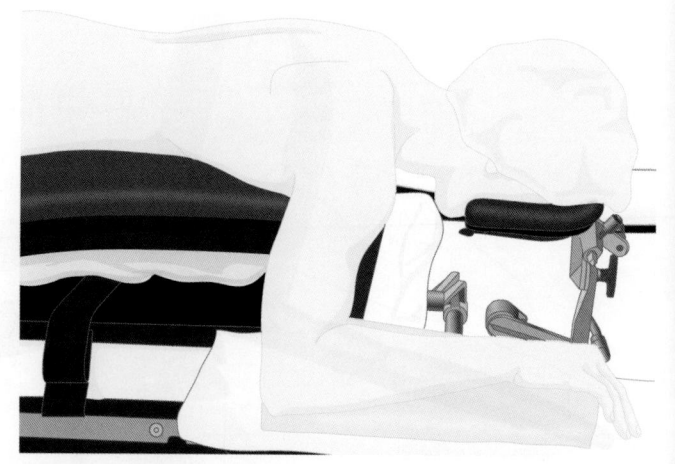

图 41-17　俯卧位时的马蹄状头托。调节头部高度时，应使颈椎处于自然位置，不要过伸或屈曲

及动静脉通路。如果脉搏血氧饱和度被置于内侧臂时，患者移动过程中可以保留，要尽快重新建立所有监测。患者体位摆放完毕后立即重新检查气管内插管的位置和通气情况。

　　患者头部位置非常重要。如果患者颈部活动不受限，俯卧位时患者头部可转向一侧。头转向一侧时应时常检查下侧的眼睛以防止被压。患有颈椎关节炎或脑血管病变者，侧旋颈椎可能会损害颈动脉或椎动脉血流以及颈静脉回流。多数情况下，采用外科头部支架、马蹄状头托或 Mayfield 头支架使患者头部保持正中位。现在市场上有多种适用于俯卧位的商用头枕，大多数头枕（包括一次性塑料制品）可有效地支托患者前额、颧骨和下颌等部位，挖空部分又可为眼睛、鼻子和嘴提供保护（图 41-15）。在俯卧位时，一般观察不到患者面部，所以眼睛检查非常困难。尽管可以直视下观察或通过触摸感知眼睛的位置，但是应用反光镜更便于间断观察眼睛是否受压（图 41-16）。马蹄状头托只是支托患者前额和颧骨部位，其优点是便于气道管理，但其质地较硬，头部移动时可能会对患者造成危害（图 41-17 和图 41-18）。Mayfield 式钢钉固定头架对患者面部无压迫，气道管理方便，能够保证患者头部固定，并且调节便利，有利于神经外科手术的视野显露（图 41-19）。钢钉固定头架除了在颅脑和颈椎手术外，已经很少使用，应用时，钢钉对骨膜的刺激非常强。要防止应用钢钉固定架患者活动而造成钢钉滑出导致头皮裂伤或颈椎损伤。由于马蹄状和钢钉头架皆以可调关节连接，头架的滑脱或支架故障都可引起头部坠落，导致严重并发症。尽管

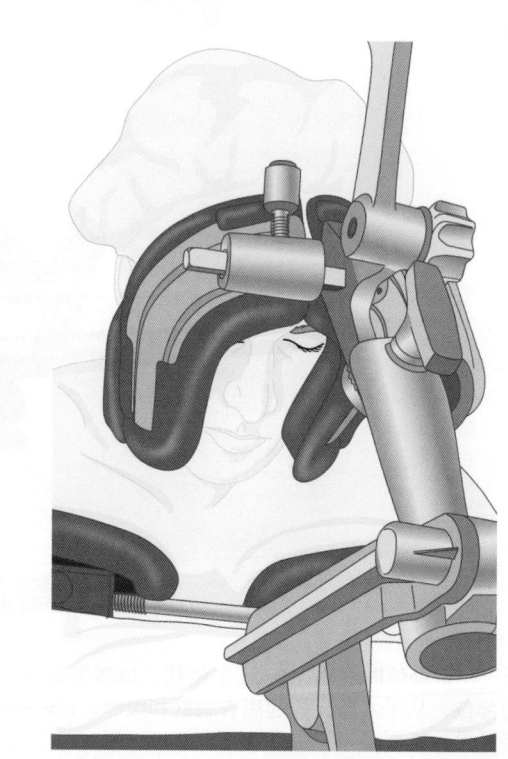

图 41-18　俯卧位时的马蹄状头托。从下方观察面部。马蹄状头托便于气道通过和观察眼睛。应该将其宽度调整适当位置以支持面部的骨性结构

采取头部支托的保护措施，仍需频繁检查患者面部情况，确保仅骨性结构承重、气道情况正常及眼睛无受压。经常确认患者体位，并记录在案。手术中患者发生体动或手术床明显调整后都应重新检查面部情况。俯卧位是造成手术期间失明的危险因素，本章后面将做详细讨论。而且，在脊柱或神经外科手术期间诱发运动电位时，必须频繁检查患者舌头和牙垫位置，咬伤是很麻烦的并发症，而当舌头位于牙齿间时有可能会很严重[45]。

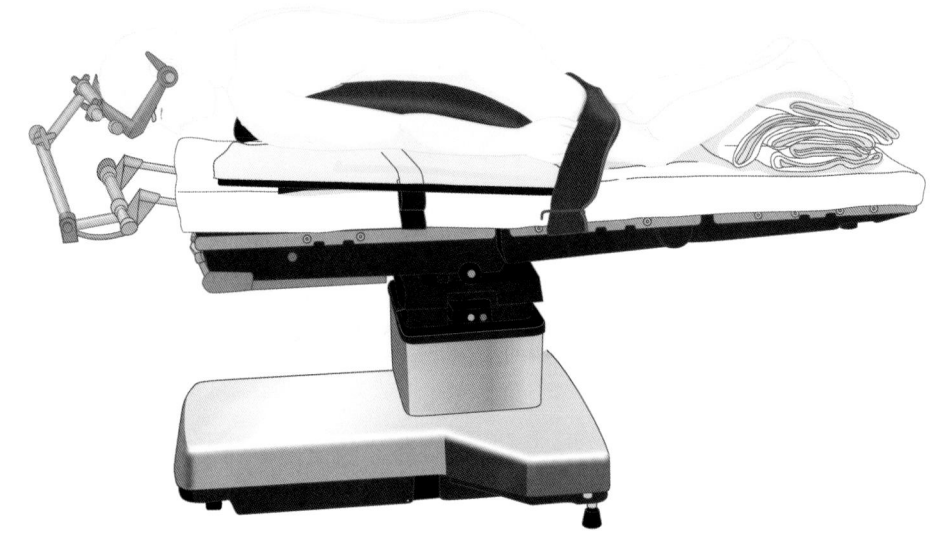

图 41-19 俯卧位时的 Mayfield 式钢钉固定头架。牢固的固定用于颈椎和颅后手术。头部位置可能导致颈部扭转和弯曲，这将影响气管内插管的深度。过度调整头部位置会增加损伤颈椎脊髓的风险

俯卧位时如果保持腿与身体同一平面，则对患者血流动力学影响轻微；但如果明显降低腿的位置或倾斜手术床，则会相应地增加或减少静脉回心血量[46]。俯卧位不会改变脉压差变异度对液体负荷反应的预测能力，但是有研究表明该变异度在俯卧位时基线水平有所升高，因此，相对于仰卧位来说，观察液体负荷反应的脉压差变异度起始水平较高。

由于柔软的腹壁易于移位，外来压力作用于腹壁既增加腹内压，又可以增加胸膜腔内压。所以，特别注意采取措施使患者腹部悬空，使其可随呼吸而运动。脊柱后路手术时常需要降低静脉压以减少出血，方便手术暴露。腹内压增加可将增高的静脉压力传至腹腔和脊柱内的血管，包括无静脉瓣的硬膜外腔静脉。腹内压增高还可使下腔静脉受压，妨碍静脉血回流，使心排血量降低。

如果患者无明显腹内压增加，体位合适，那么相对于仰卧位或侧卧位时，俯卧位患者肺功能更好[47-48]。外来压力使膈肌向头端移动，降低功能残气量和肺顺应性，并增加气道压力峰值。在一项研究中发现，脊柱外科手术患者使用 Wilson 型垫枕，在维持相同潮气量及呼末二氧化碳浓度时，相对于容量控制通气，压力控制通气气道峰值压力增加较少[49]。在一项随机对照试验中，研究目的是在脊柱手术的俯卧位患者中，对比低潮气量与高潮气量，结果显示患者的炎症性指标和术后肺功能变化无差异[50]。

俯卧位患者两侧均从锁骨直至髂嵴垫以长枕以支撑身体，这可以降低腹内压和胸腔内压力。临床上有多种商品可用，包括 Wilson 垫枕（见图 41-15）、Jackson 垫枕、Relton 垫枕、Relton 改良型垫枕

（Mouradian/Simmons）和胶冻软枕。所有措施都是为了减轻手术床对腹部的压力，维持正常的肺顺应性。为防止组织损伤，患者身体如男性生殖器、女性乳房等下垂部位应避免受压；乳房应置于凝胶软枕之间。垫枕远端位置应在髂嵴以下以防止压伤外生殖器和压迫股血管[51]。病态肥胖患者采用俯卧位风险极大，因其肺功能不佳，对体位的变化适应较慢。有时为保障患者安全需与手术者商讨是否采用其他体位。

坐 位

由于担心静脉空气栓塞发生，坐位在临床上并不常用，但在后颅凹和颈椎后路手术中采用此体位对手术者确有帮助（图 41-20）（见第 70 章）。与俯卧位比较，采用坐位行神经外科和颈椎手术的最大优点是：清楚的外科显露，减少手术野出血，甚至减少围术期失血[52]。对麻醉医师来说，其优点为：呼吸道易于管理、减少患者面部肿胀及改善通气，尤其是肥胖患者此优点更为明显（见第 71 章）。

坐位行神经外科手术需用钢钉将患者头部固定，其他手术常用绑带和其他支撑物将患者头部固定于合适位置。由于重力原因向尾侧牵拉上肢，故需保持患者肩部轻度上抬，避免牵拉肩部肌肉和上肢神经血管。膝关节轻度屈曲以维持平衡，同时减轻对坐骨神经的牵拉，足部给予支撑并置衬垫保护[53]。

患者从仰卧位改变为坐位时对循环的影响非常明显。全身麻醉时由于血液淤积在下肢（见前文相关部分），患者更易发生低血压。逐步调整患者体位、静脉输液、应用缩血管药物以及适当调整麻醉深度可减轻

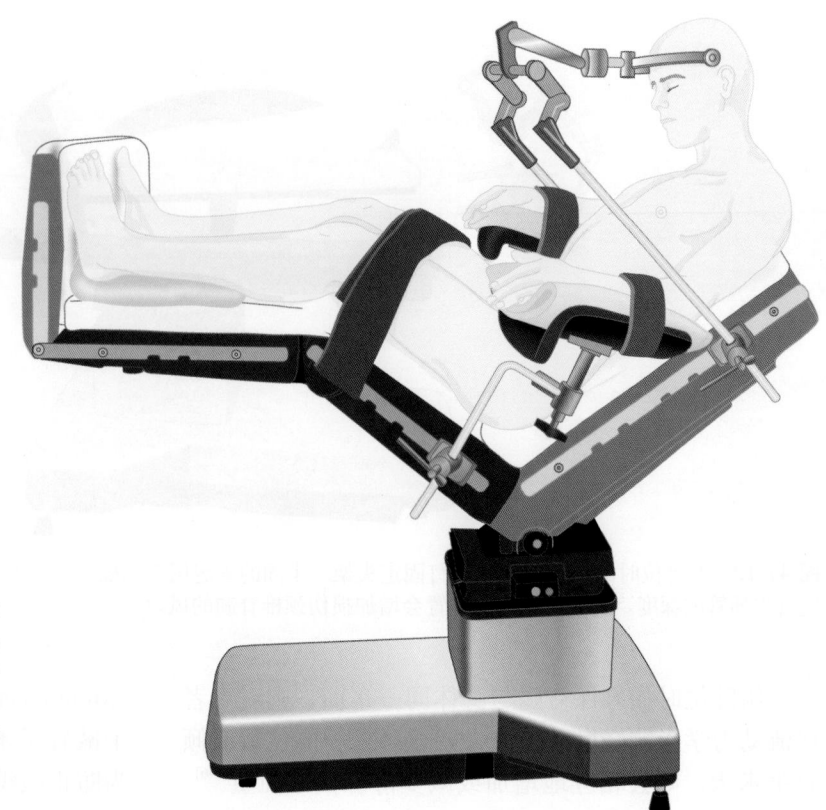

图 41-20　坐位，采用 Mayfield 头部固定架。实际这是一种改良半卧位，两腿尽量抬高以促进静脉血回流。妥善固定上肢，防止牵拉肩关节和臂丛。常见的变化是将两上肢置于腹部并加以支撑。注意头部固定架与手术床的背部位置相连接，不需要拆除头部固定架即可方便地调整或降低患者背部位置

低血压程度和持续时间。另外，可采用弹力袜和下肢压力装置促进静脉血回流。

坐位下行脊柱后路手术或神经外科手术时，患者头和颈椎的位置与并发症相关。根据 1970 年至 2007 年 ASA 非公开索赔法案数据库的资料，坐位手术与脊髓的损伤相关，而其他认为很重要的因素，如颈部创伤或颈椎不稳定时的气道管理却和损伤无关[54]。作者认为，体位因素，如坐位或过度颈后伸，复合同时存在的未明确诊断的退行性颈椎病，是 ASA 非公开索赔法案数据库中颈髓损伤的主要原因。头钉固定头部时可能会发生颈椎过度屈曲，这可能导致很多不良后果，包括阻碍动脉和静脉回流及导致脑组织低灌注和脑静脉充血。此外还影响正常呼吸。颈椎的过度屈曲还可阻塞气管导管，压迫患者舌体导致舌肿大。总而言之，推荐正常成年人下颌骨至胸骨距离不少于两指，安置患者体位时不应达到患者活动度的极限[55]。应用经食管超声（transesophageal echocardiography，TEE）监测气栓时要注意由于食管探头介于屈曲颈椎和呼吸道及气管导管之间，对喉部结构和舌体产生潜在压力。

由于手术部位高于心脏水平，加之硬脊膜静脉窦附着于颅骨不能萎陷，静脉气体栓塞成为一关注焦点。如果进入循环的气体量足够大，常导致心律失常、氧饱和度下降、肺动脉高压、循环抑制或心搏骤停。如果患者卵圆孔未闭，即使少量气体进入静脉，也可因为反常栓塞导致卒中或心肌梗死。TEE 监测证实多数坐位行神经外科手术患者存在不同程度的静脉气栓[56-57]。因为反常栓塞的原因，可在坐位下行颅脑或颈椎手术之前采用心脏超声造影筛选患者是否存在房间隔缺损，但卵圆孔未闭经常未被发现[58]。充分水化以及应用 TEE 或经胸多普勒超声早期发现气体入血可降低静脉气体栓塞的发生率和严重程度[56]。

沙滩椅位，是坐位的一种变异，越来越频繁地应用于肩部手术，包括关节镜手术（图 41-21）。该体位获得手术者青睐的原因是：可从前、后路径进行肩部手术及上肢活动范围大[59]。沙滩椅位和神经损伤、颈部功能性麻痹和低血压-心动过缓事件（与使用含有肾上腺素的神经阻滞药物进行肌间沟阻滞相关）有关[59-62]。这种罕见、灾难性并发症的原因和发病率不明。理论上的原因包括心排血量减少引起脑灌注降低、控制性低血压、麻醉引起的代偿机制缺失、在调整血压时没有考虑到头部位置高于心脏、头部旋转引起的动力性椎动脉狭窄或堵塞及气栓。研究证明体位对脑氧饱和度有影响[62]，坐位肩部手术时一过性的脑氧饱和度降低与低血压引起的脑灌注压降低有关，可以通过给予麻黄碱和去氧肾上腺素纠正[62-64]。目前推断大脑动脉环解剖变异可能是坐位时容易发生脑缺血的原因之一，确切原因还有待证实[65-66]。一项对 124

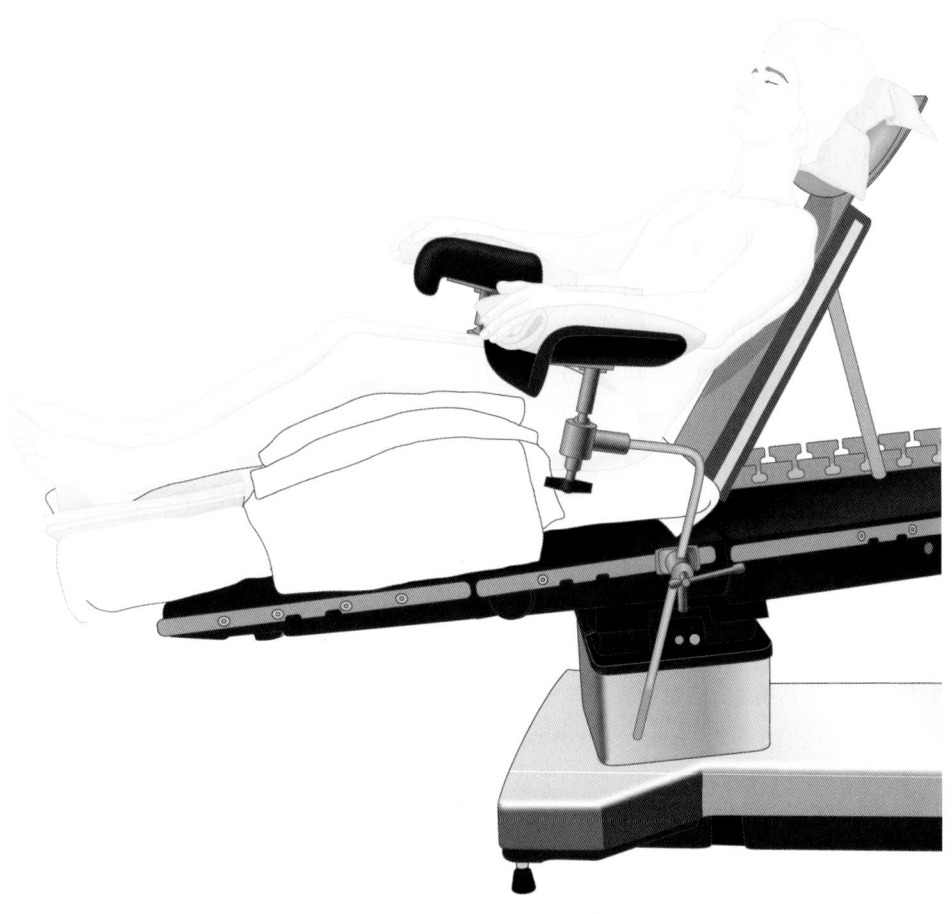

图 41-21 肩部手术时的坐位，有时称"沙滩椅位"。妥善固定上肢，防止牵拉臂丛神经，确保不压迫肘部的尺神经。和其他的头高体位一样，要根据头部的高度调整血压

例行肩关节镜手术患者的观察研究结果证实 80% 沙滩椅位的患者出现了脑氧饱和度的降低，而侧卧位的发生率为 0%[67]。脑氧饱和度监测可能对预防脑损伤有帮助，但是目前没有标准值界限，而且脑氧饱和度数值的变化还受患者体位和二氧化碳浓度的影响。因此，这项监测应当在患者体位和通气稳定的情况下进行[68-69]。当患者在坐位下行肩部手术时，合理的推荐是注意监测脑部水平的血压，避免并快速纠正任何原因引起的低血压和心动过缓，避免出现可能损害脑血管的极端体位[61]。当处于极度头高位的情况下，监测脑氧饱和度可能对患者有益。但是目前还没有建立脑氧饱和度的数值标准[69]，肩部手术脑损伤的发生率大约为 1 ： 22 000[70]。麻醉患者安全基金会和 ASA 专业责任委员会联合 ASA 非公开索赔计划建立了非仰卧位肩部手术后神经损伤（NINS）注册系统，希望能够搜集到更多此类病例的数据，阐明此体位相关的细节和风险。可以通过 ASA 非公开索赔计划的网址（www.sasclosedclaims.org）进入 NINS 注册。

外周神经损伤

外周神经损伤发生率虽低（研究回顾了 1987 年至 1993 年间 81 000 例患者，其发生率约为 0.11%[71]；1997 年至 2007 年间 380 680 例患者，其发生率约为 0.03%[72]），但却是一严重的围术期并发症，也是索取责任赔偿的重要原因。当外周神经在手术中遭受牵拉、缺血或压迫时易发生神经损伤[73]，但是在许多案例中，没有明确的损伤原因[3]。在监护麻醉时，偶尔也会出现外周神经损伤。由于全身麻醉或阻滞麻醉导致患者感觉丧失，使得早期疼痛症状和正常本能体位调节功能丧失。长时间手术似乎是一个危险因素。

由于体位相关性损伤是非常罕见的事件，因而很难对其进行科学性的研究，研究数据大多来自于病例报道和保险公司的索赔案件。1984 年，美国麻醉医师协会开始一项诉讼研究项目以评估麻醉不良事件的预后，数据来源于美国 35 家责任赔偿保险公司的索赔卷宗。最常见的索赔原因是死亡，占 22% ~ 41%，而且有逐年下降的趋势。自 1990 年首次报告开始，神经损伤索赔率始终保持第二，而且逐年增加，20 世纪 70 年代占 15%，21 世纪初升至 22%[1, 3, 74-75]。但是这种增加是发生在外科和产科开始使用神经阻滞之后，似乎不能够代表体位相关性神经损伤的增加[1]。虽然大多数患者的神经损伤都能恢复，但是 1990—2007 年间的 5280 例非公开索赔案例中 23% 患者的神经损伤是永

久性的，其中 15% 发生于区域麻醉后，5% 发生于全身麻醉后，少数案例发生在监护麻醉后[1]。

ASA 非公开索赔数据库记录了 1970—2010 年间 1564 例神经损伤案件，其中尺神经损伤占 21%，其次是臂丛神经损伤（20%），脊髓损伤（19%）和腰骶神经根损伤（17%）[2]。神经损伤的分布随着时间推移而发生变化。尺神经损伤发生率由该项目第一个 20 年的 33% 降至第二个 20 年的 14%，臂丛神经损伤从 21% 降至 19%，而脊髓损伤由 9% 增至 25%（表 41-1A）。1990—2010 年索赔案件中，全麻患者最常见的是臂丛神经损伤（27%），其次是尺神经（22%）和脊髓损伤（19%）（表 41-1B）。区域麻醉中主要是腰骶神经根（39%）和脊髓损伤（29%）[2]，这些损伤与体位的相关性极弱（表 41-1C）。在过去 40 年的神经损伤

索赔案件中，仅有 18 例是发生在监护麻醉后，97 例是全身麻醉联合区域麻醉后，还有一些病例没有记录主要的麻醉药物或者没有使用麻醉药物。

1999 年公布的一份详尽的 670 例外周神经损伤索赔案例报告中，尺神经病是最常见的神经损伤（28%），其次是臂丛神经损伤（20%）、腰骶神经根损伤（16%）和脊髓损伤（13%）[3]。这份报告显示神经损伤的分布发生了明显的演变。从 20 世纪 80 年代初到 90 年代，尺神经病变从 37% 降至 17%，脊髓损伤从 8% 增至 27%。脊髓损伤和腰骶神经根病变与实施区域麻醉存在密切关系。在索赔案例中已知有 29% 案例，其损伤机制为硬脊膜外血肿和化学性损伤。其发生原因可能与抗凝患者采用椎管内麻醉以及采用神经阻滞治疗慢性疼痛病例增加有关[3, 76, 77]。有两篇索赔

表 41-1A　神经损伤类型（包括所有麻醉方式后的神经损伤）

	全部神经损伤（1970—2010）		1970—1989		1990—2010	
	例数	占 1564 例患者的比例（%）	例数	占 570 例患者的比例（%）	例数	占 994 例患者的比例（%）
尺神经损伤	332	21	188	33	144	14
臂丛神经损伤	311	20	122	21	189	19
脊髓损伤	296	19	51	9	245	25
腰骶神经根或脊索	268	17	90	16	178	18
坐骨神经损伤	100	6	35	6	65	7
正中神经损伤	91	6	30	5	61	6
桡神经损伤	61	4	21	4	40	4
股神经损伤	53	3	17	3	36	4
其他神经损伤	159	10	36	6	123	12

ASA 非公开索赔数据库 1970—2010 年所有麻醉方式神经损伤案例（N=1564 例，索赔总例数 5436 例）。注意随时间的变化，损伤部位的比例也发生改变，尤其是尺神经损伤比例减少，脊髓损伤比例增加。

Data from personal communication from Posner KL for publication in Miller's Anesthesia

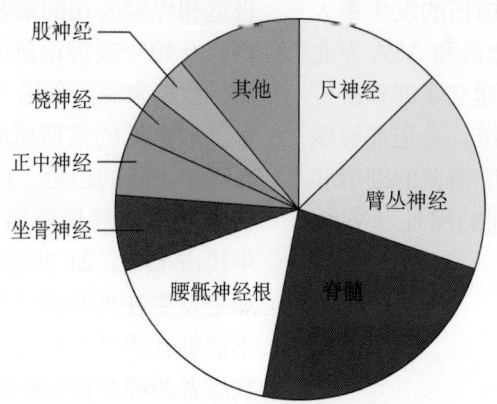

所有麻醉方式非公开索赔神经损伤，1990—2010 年（N=994）

表 41-1B　神经损伤类型（全身麻醉后的神经损伤）

	全部神经损伤（1970—2010）		1970—1989		1990—2010	
	例数	占 886 例患者的比例（%）	例数	占 346 例患者的比例（%）	例数	占 540 例患者的比例（%）
尺神经损伤	280	32	161	47	119	22
臂丛神经损伤	235	27	91	26	144	27
脊髓损伤	123	14	22	6	101	19
腰骶神经根或脊索	30	3	6	2	24	4
坐骨神经损伤	66	7	22	6	44	8
正中神经损伤	51	6	13	4	38	7
桡神经损伤	40	5	11	3	29	5
股神经损伤	26	3	9	3	17	3
其他神经损伤	98	11	22	6	76	14

ASA 非公开索赔数据库 1970 年～2010 年全身麻醉方式神经损伤案例（N=886 例）。注意随时间的变化，臂丛神经损伤的例数超出了尺神经。
Personal communication from Posner KL for publication in Miller's Anesthesia

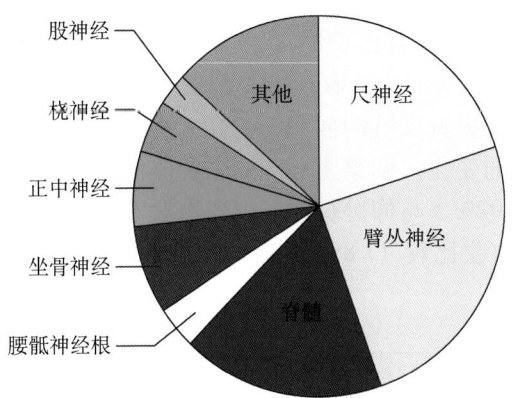

全身麻醉后非公开索赔神经损伤，1990—2010（N=540）

表 41-1C　神经损伤类型（区域麻醉后的神经损伤）

	全部神经损伤（1970—2010）		1970—1989		1990—2010	
	例数	占 552 例患者的比例（%）	例数	占 202 例患者的比例（%）	例数	占 350 例患者的比例（%）
尺神经损伤	44	8	23	11	21	6
臂丛神经损伤	59	11	29	14	30	9
脊髓损伤	124	22	23	11	101	29
腰骶神经根或脊索	220	40	83	41	137	39
坐骨神经损伤	28	5	11	5	17	5
正中神经损伤	33	6	14	7	19	5
桡神经损伤	10	2	7	3	3	1
股神经损伤	24	4	8	4	16	5
其他神经损伤	41	7	11	5	30	9

ASA 非公开索赔数据库 1970—2010 年区域麻醉方式神经损伤案例（N=552 例）。注意：不包括与慢性疼痛管理有关的索赔病例；不包括索赔年代不清的病例。表 41-1B 和表 41-1C 的例数相加并不等于表 41-1A，因为没有包括监护麻醉、各种麻醉的联合应用、不知道主要的麻醉或没有给予麻醉药的病例。
Personal communication from Posner KL for publication in Miller's Anesthesia

报道是针对手术室外麻醉，神经损伤索赔很罕见，仅占所有索赔案例的 4%～7%。而死亡索赔占 54%，外科事件占 24%。手术室外神经损伤索赔比例低与手术室外主要采用监护麻醉（58%）有关[78]。监护麻醉后发生的索赔事件中死亡占 40%[79]，由此可见非手术室环境中实施手术增加了死亡索赔的危险。

对一所大学的高级医疗机构 10 年间的 380 680 例患者进行了回顾性研究，在围术期有 112 例出现了外周神经损伤，发生率 0.3%[80]。危险因素包括高血压、糖尿病和吸烟，同监护麻醉、脊麻和外周神经阻滞相比，全身麻醉和硬膜外麻醉可能是危险因素。大多数是感觉神经损伤（60%）或感觉和运动神经联合损伤（24%），单纯运动神经损伤仅占 14%。这项研究提供的数据明显不同于 ASA 非公开索赔项目。最近公布的索赔数据中，区域麻醉后的索赔比例更高。

除外脊髓损伤，其他神经损伤的机制仍未明了。许多神经损伤，尤其是上肢神经，如尺神经和臂丛神经损伤常发生于患者上肢体位适宜且妥善保护时。对 1 000 例连续的监测体感诱发电位（somatosensory-evoked potential，SSEP）的脊柱手术患者进行的回归性研究比较 5 种体位时上肢 SSEP 的变化。调整上肢的位置可以将上肢 SSEP 改变逆转 92%。与仰卧位时上肢外展、内收和俯卧位时上肢内收比较（1.8% 到 3.2%），俯卧超人体位（7%）和侧卧位（7.5%）时，体位相关性上肢神经损伤发生率明显增加。SSEP 的可逆变化与术后神经损伤发生无关联[80]（见第 49 章）。

鉴于外周神经损伤带来的严重后果，ASA 于 2000 年发布了《预防外周神经病变实践咨询意见》[16]，并在 2011 年进行了更新[20, 32]。但是，该实践咨询意见并非基于科学研究数据，只是顾问专家团的集中意见。用于该实践咨询意见的 509 项体位研究文献中只有 6 项：“……采用广泛认可的研究方法和数据分析，明确证实了干预措施与疾病转归之间的关系”（框 41-1）。尽管 2011 的实践咨询意见中引用了 50 例新文献，但是仍认为“没有足够的有良好实验设计和统计信息的文献供进行集合分析之用（如 meta 分析）……”。总之，目前的文献不能够帮助证实围术期正确的体位摆放能够减少外周神经病变的发生[20]。”

因为缺少外周神经损伤的原因和预防措施相关的资料，故临床实施时差别很大。有用措施应该是避免牵拉神经和压迫神经解剖位置的体位，如尺骨肘管和腓骨头（表 41-2）。衬垫和支托物的承重面积越大越好；然而没有一种衬垫材料具有明显优势。尽量保持患者体位处于自然位置。另外应考虑麻醉药物和肌松药物对不适当体位造成损伤的复合效应。极端体重也是危险因素。

框 41-1　2011 ASA 预防围术期外周神经病变的建议的总结

术前评估
- 判断患者能否舒适地耐受预期的手术体位。
- 周围神经病变危险因素：身体状态、已有的神经症状、糖尿病、外周血管疾病、酒精依赖、关节炎、性别（如男性更易发生尺神经病变）。

上肢体位
- 仰卧位患者上肢外展不超过 90°；俯卧位患者可能能够耐受上肢外展超过 90°。
- 摆放上肢时，注意减少对肱骨髁间沟（尺神经沟）的压迫。当上肢放在身体侧方时，推荐前臂中立位。当使用托手板将上肢外展时，推荐前臂中立位或后旋位。
- 屈肘可能会增加尺神经病变的风险，但是没有对能够耐受的角度达成共识。
- 避免长时间压迫肱骨螺旋沟内的桡神经。
- 肘部过伸，超过舒适的范围，可能会牵拉正中神经。
- 围术期定期进行评估有益于保持合适的体位。

下肢体位
- 截石位牵拉腘绳肌群，如果超过舒适范围，可能会牵拉坐骨神经。
- 髋部过伸和屈膝会牵拉坐骨神经及其分支。当屈髋时，要考虑两者的效应来决定角度。

- 避免长时间压迫腓骨头，损伤腓神经。
- 髋部过伸或过屈不会增加股神经损伤。

保护垫
- 下列方法可能会降低神经损伤：
  - 在托手板上加保护垫。
  - 侧卧位患者使用胸垫。
  - 肘部使用保护垫。
  - 腓骨头使用保护垫。
- 如果保护垫过紧也会增加神经病变的风险。

设备
- 正确使用和放置上肢自动血压计袖带不影响上肢神经病变的发生率。
- 极度头低位时，肩托可能会增加臂丛神经损伤的风险。

术后评估
- 术后对肢体神经功能进行简单评估可以早期发现周围神经病变。

记录
- 对特殊体位进行记录可以改善监护效果，因为通过记录可以：
  - 帮助医护人员关注患者体位的相关问题。
  - 为体位策略提供信息，最终会提高患者医疗水平。

From the Practice Advisory for the prevention of perioperative peripheral neuropathies: an updated report by the American Society of Anesthesiologists Task Force on prevention of perioperative peripheral neuropathies, Anesthesiology 114:741-754, 2011

表 41-2　ASA 非公开索赔数据库 1990—2010 年最常见神经损伤 [4]

神经损伤	推荐预防方法
尺神经 （14%）	• 避免过度压迫肱骨髁后沟。 • 手和前臂置于旋后位或中立位。
臂丛神经 （19%）	• 当采用极度头低位时 ： 　• 如果可能，避免使用肩托和沙袋，应使用防滑床垫。 　• 如果可能，避免上臂外展。 • 仰卧位或俯卧位时，避免头部过度向侧方旋转。 • 仰卧位时上臂外展不超过 90°。 • 侧卧位时，避免在腋下放置过高的圆垫，胸垫要远离腋窝，避免损伤压迫血管神经。 • 在超声引导下通过颈内静脉放置中心静脉导管。
脊髓 （25%） 和腰骶神经根 或脊索 （18%）	• 脊髓损伤的比例逐渐增加，可能与区域麻醉有关。 • 尽可能避免严重的颈椎屈曲或过伸。 • 在抗凝患者中进行区域麻醉时，遵循相关指南 *。
坐骨神经和腓神经 （7%）	• 将截石位时间最短化。 • 将患者置于截石位和解除截石位时，应当由两人配合完成。 • 避免髋部过屈、膝部过伸或腰椎扭转。 • 避免过度压迫腓骨头处的腓神经。

数据来源于 ASA 非公开索赔计划 1990—2010。
994 例神经损伤，排除与慢性疼痛管理有关的索赔。
*Horlocker TT, Wedel DJ, Benzon H, et al: Regional anesthesia in the anticoagulated patient: defining the risks (The second ASRA Consensus Conference on Neuraxial Anesthesia and Anticoagulation), Reg Anesth Pain Med 28:172-197, 2003

特殊的神经病变

尺神经损伤

　　围术期尺神经病变的病因非常复杂，现尚不完全明了。尺神经在肘部的解剖位置非常表浅。虽然尺神经损伤发生率较低，但临床表现可能非常严重。一项前瞻性研究中，1 502 例行非心脏手术患者有 7 例发生围术期尺神经病变，其中 3 例在术后 2 年仍有后遗症状 [81]。如果尺神经病变长久存在，将导致小指不能外展或内收，小指和无名指感觉障碍，最终肌肉萎缩，手呈鸟爪状。

　　早期认为尺神经损伤与肘过度屈曲、手术床压迫肘管和尺神经沟（与肱骨内上髁后面相对）有关。对 15 例健康男性志愿者进行研究，观察上肢体位对尺神经 SSEP 的影响，发现后旋位对尺神经的压迫最小，其次是中性位。将上臂置于手托板上，保持中性位置，当外展角度由 30° 变为 90° 时，尺神经受到的压力下降。更有趣的是，当 SSEP 异常时，不是所有患者都出现神经受压症状 [82]。

　　现今的意见认为导致尺神经损伤的原因有多种，且不是都可预防的 [83-84]。一项关于围术期出现尺神经病变并持续 3 个月以上的大样本回顾性研究结果显示，57% 的患者在手术 24h 后出现症状，70% 的患者为男

性，9% 的患者有双侧尺神经损伤的症状。极度瘦弱或肥胖、长时间手术后卧床休息的患者发生神经损伤的风险增加，但与患者体位或麻醉方式无关 [85]。ASA 非公开索赔项目也显示围术期尺神经病变多发生于男性、老年患者，且具有延迟发病的特点（平均时间为 3 天）[3]。尽管多数尺神经伤残索赔案例与全身麻醉有关，但也有采用区域阻滞麻醉进行手术的患者（包括下肢手术）获得赔偿，当时患者清醒或处于镇静状态。一项前瞻性研究显示，在 986 例未曾手术的患者中，有 2 例发生尺神经损伤 [86]。尺神经损伤多见于男性患者可能与其解剖特点有关。男性患者屈肌韧带发达肥厚，保护性脂肪组织少，喙状突较大，为女性的 1.5 倍，可能更容易压迫肘管内的神经 [87-88]。其他危险因素，包括糖尿病、维生素缺乏、酗酒、吸烟和癌症，在神经损伤发生中所起作用尚需进一步研究来证实。美国麻醉医师协会非公开索赔研究项目揭示只有 9% 的尺神经损伤索赔案例可找到明确的神经损伤原因，27% 的索赔案例其肘部衬垫位置合适 [3]。术后尺神经损伤并无明显诱因，即使患者上肢位置合适，以衬垫仔细保护过（麻醉记录皆有记载）[22]。

臂丛神经损伤

　　臂丛神经位置表浅，走行距离长，在颈椎和腋窝

两点位置固定，易受牵拉损伤，于锁骨和胸大肌下穿行，在上肢和头部运动时非常容易受到牵拉。臂丛神经有一部分走行在锁骨和第一肋之间，锁骨和肱骨的接近和运动可能会压迫臂丛神经（图 41-6）。非心脏手术患者，臂丛神经损伤的发生率为 0.02%[89]。患者往往伴有尺神经支配区域感觉障碍。损伤常与上肢外展超过 90°、头部偏向对侧、心脏手术分离乳内动脉时非对称性牵拉胸骨以及直接创伤或压迫相关。为了避免损伤臂丛神经，应保持患者头部中立位，上肢置于身体两侧，肘关节轻度屈曲和前臂旋后，不要对肩部和腋窝加压。

头低脚高位并应用肩托的患者易发生臂丛神经损伤。肩托位置靠里可压迫邻近的神经根，靠外则会造成肩部与胸部分离，牵拉神经丛（图 41-6）。臂丛神经损伤常表现为桡神经和正中神经支配区无痛性运动功能障碍，有时也可以伴有疼痛。一项对 3 例机器人前列腺切除术的报道强调在极度头低位、上臂外展的体位下，肩托可能会压迫胸腔，引发上、中束臂丛神经病变[30]。一例头低位、上臂外展的体位下肩托引起双侧臂丛神经损伤的个案报道认为上肢血管受损害的表现，如不能测量到持续的血压、脉搏血氧饱和度信号弱，都提示神经血管束受损[90]。对志愿者进行的臂丛神经张力检测研究和在尸体上进行的神经拉紧试验都证明上臂外展、头部向对侧旋转或弯曲、肘部和腕部过伸、肩托压迫都是有害的体位因素[29, 91]。近期新开展的经腋窝机器人甲状腺切除术要求上臂外展 180°，臂丛损伤的发生率为 0.3%[92]。当采用极端体位时，神经生理监测，如动作诱发电位和 SSEP 能够检测到正在逐渐发生的损伤，可以及时调整体位，防止永久性伤害的发生[93-94]。随着一些新的、可能会增加患者体位相关性风险的外科技术的应用，神经功能检测也会越来越常见。

心脏病患者常需要正中开胸，容易造成颈 8 胸 1 神经根损伤。一项前瞻性研究的结果显示臂丛神经损伤发生率为 4.9%，其中 73% 的神经损伤发生在中心静脉穿刺置管一侧，但是这项研究是在经超声引导穿刺置管技术还没有广泛使用的前提下进行的[95]。取内乳动脉单侧牵引胸骨时牵拉神经与臂丛损伤有关。有研究表明在胸骨牵引时监测臂丛 SSEP 可以预测损伤的发生[96]。

1999 年的美国麻醉医师协会非公开索赔研究项目数据显示，10% 的臂丛神经损伤与患者体位有直接联系，这其中有一半患者头低位并应用了肩托[3]。因此，应该采用防滑床垫，同时结合其他方法，尽可能避免压迫肩部[25-26]。美国麻醉医师协会索赔研究项目数据

显示 311 例臂丛神经损伤中，59 例（19%）发生在区域阻滞者[2]，包括经腋窝和经肌间沟入路[3]。对于这部分患者，体位对神经损伤的作用不能完全确定[3]。

其他上肢神经损伤

虽然极其罕见，但由于桡神经在上臂下 1/3 处穿过桡神经沟，直接压迫仍能导致桡神经损伤。其临床表现为腕下垂、拇指不能外展及掌指关节不能背曲。远端正中神经损伤常发生于静脉穿刺置管进入肘前窝，神经在此处临近贵要静脉和肘内侧。正中神经损伤时患者第 1、5 指不能对指，拇指、示指、中指、环指一半的掌侧面感觉消失。根据美国麻醉医师协会索赔研究项目 1970—2001 年的数据[97]发现外周动静脉穿刺置管造成的神经损伤占所有索赔案例的 2.1%，尤其常见于心脏手术患者，其上肢置于身体两侧，不能随时查看动静脉管路的情况[97]。静脉输液管路所致并发症中 17% 为神经损伤，仅次于皮肤脱皮和坏死（28%）以及皮肤肿胀、炎症和感染（17%）。

下肢神经损伤

坐骨神经和腓总神经损伤多见于截石位患者。因为坐骨神经在坐骨切迹和腓骨颈间相对固定，故腿外旋可牵拉坐骨神经。坐骨神经及其分支穿过髋关节和膝关节，截石位时髋关节过度屈曲和膝关节过伸可加重坐骨神经损伤。腓总神经是坐骨神经的分支，腿固定架压迫腓骨头可造成腓总神经损伤，临床表现为患者足下垂，脚趾不能背曲。一项前瞻性研究涉及 991 例全麻下行截石位手术的患者，下肢神经病变的发生率为 1.5%，其中 40% 为坐骨神经和腓总神经损伤，其临床表现为感觉异常，手术后 4 小时内出现症状，多在术后 6 个月内恢复，但无运动障碍发生。但该作者先前的一项回顾性研究发现截石位导致患者严重运动障碍的发生率为 1/3 608[34-35]。

股神经和闭孔神经损伤常发生于下腹手术过度牵拉时。困难分娩应用产钳或髋关节过度屈曲也可导致闭孔神经损伤。股神经病变临床表现为髋关节不能屈曲，膝关节伸展困难，大腿前侧、内侧 / 前内侧感觉障碍。闭孔神经损伤导致腿不能内收，腿内侧感觉障碍。

围术期眼损伤及失明

围术期眼损伤虽然罕见（一项回顾性研究结果显

示发生率为 0.056%）[98]，但结果往往非常严重，易引发诉讼索赔（另见第 100 章）。美国麻醉医师协会索赔数据库表明，因为眼并发症引发的索赔案例占全部案例的 3%，但赔偿数额明显高于非眼睛损伤者[3]。

角膜擦伤是最常见的围术期眼损伤，多由面罩、手术巾或其他异物直接擦伤角膜所致。其他原因包括眼泪生成减少或俯卧位眼睛肿胀。患者清醒后感觉眼疼和异物感。角膜干燥也可导致角膜损伤。临床症状往往很短暂，治疗措施包括支持疗法、应用抗生素软膏防止细菌感染。一项前瞻性研究对 671 例行非眼科手术患者进行调查，其中 4.2% 的患者出现术后视物模糊，持续至少 3 天。大多数患者 2 个月内症状消失，未发生并发症；1% 的患者需要咨询眼科医师[99]。减轻角膜损伤的措施包括：麻醉诱导后尽早仔细地用胶条粘合上下眼睑，注意悬挂于患者面部的物品，麻醉苏醒过程中密切观察。在完全清醒前，患者往往用手去揉眼睛或鼻子，此时脉搏氧饱和度探头、托手板和静脉输液管路可能损伤眼睛。

术后失明是一灾难性的并发症，与特定手术种类和患者并存危险因素有关。第 100 章对其进行了专门阐述。不同手术发生术后失明的风险不同，非心脏手术、非眼科手术发生概率分别为 1/60 965 和 1/12 5234[98, 100]，体外循环下心脏手术发生率为 0.06% 至 0.113%[101-102]，俯卧位行脊柱手术者发生率为 0.09%[103]。缺血性视神经病变（ischemic optic neuropathy，ION）和严重程度较低者视网膜受压所致视网膜中央动脉阻塞（central retinal arterial occlusion，CRAO）可能是术后眼睛失明的主要原因。围术期增加 ION 发生风险的因素包括长时间低血压、手术时间过长（尤其是俯卧位）、出血量大、晶体液用量大、贫血或血液稀释以及俯卧位增加眼内压和静脉压力[104-105]。侧卧位也可增加下侧眼睛眼内压[106]。机器人前列腺切除术时的极度头低体位也会引起时间依赖性的眼内压增高，且和呼气末二氧化碳浓度正相关[107]。与 ION 发生相关的患者相关危险因素有高血压、糖尿病、动脉粥样硬化、病态性肥胖和吸烟。除了外力直接压迫外，导致围术期失明的原因似乎是多方面的，并无确切发病机制。

1999 年，美国麻醉医师协会责任赔偿委员会建立了 ASA 术后失明（postoperative visual loss，POVL）登记制度，以期对该并发症做进一步研究。截止到 2005 年共登记有 131 例患者，其中 73% 为脊柱手术患者，9% 为心脏手术患者[108-110]。据 Lee 及其同事报道，93 例俯卧位脊柱手术后发生失明患者中有 89% 诊断为 ION，病变主要发生在视神经后部，其余 11% 诊断为视网膜动脉阻塞。66% 诊断为 ION 的患者具

有双侧神经病变表现，其中 44% 的患者最终视力有所改善，虽然临床意义并不明显。与 CRAO 相比，发生 ION 者麻醉时间长（分别为 9.8±3.1h 和 6.5±2.2h），出血量大（中位数分别为 2L 和 0.75L），晶体输入量多（分别为 9.7±4.7L 和 4.6±1.7L）。发生 ION 的患者身体状况更好（64% 的患者 ASA 分级为 1 或 2 级），另外，73% 患者为男性[110]。2012 年的一项多中心病例对照随访研究中，Lee 及其同事将 80 例脊柱手术术后发生 ION 的病例与从 17 家医疗机构随机选取的 315 例行同一手术而术后未出现 ION 的病例进行了多因素分析研究，发现肥胖、男性、使用 Wilson 固定架、长时间麻醉、更多失血量和胶体输注比例低是此类手术术后发生 ION 的独立危险因素[111]。虽然这些患者都是俯卧位，但是不包括手术床倾斜的因素，而且有多项数据缺失（包括手术床倾斜）的病例也从 POVL 中剔除。

2006 年，ASA 针对脊柱手术导致围术期失明发布了实践咨询意见，并在 2012 年进行了更新[112-113]。和体位有关的推荐意见如下：

- 为了预防 CRAO，避免眼部直接受压。
- 调整高危患者体位，确保头部高于心脏，或与心脏处于同一水平。
- 调整高危患者体位，避免出现明显的头部屈曲、后伸、向侧方弯曲或旋转。
- 避免从外部压迫腹部或胸部。

虽然没有科学证据，但是许多专家都认为马蹄形头托增加眼内压。没有证据表明面部水肿或眼部受压会引起前部或后部 ION。其他的建议还包括术中经常检查眼部（检查的频率没有明确规定）可以预防 CRAO[113]。另外，还推荐关注氧供，包括氧张力和维持足够的血容量和心排血量[114]。术后患者清醒后，应当对视力进行检查[113]。由于导致术后眼睛失明的因素众多且发生率低，有关低血压、缩血管药物的应用以及输液量等问题，该实践咨询意见并没有给出明确意见。

尽管缺乏直接证据，针对拟行复杂脊柱手术、具有眼损伤和失明高风险因素患者，仍提出建议如下[112-113]：

- 与手术医师商讨脊柱手术风险的程度。
- 应用胶体液和晶体液维持血容量，可考虑中心静脉置管监测心脏前负荷。
- 如果术前预计手术时间长和（或）失血量大，应考虑告知患者可能发生不可预料的围术期失明风险。

只有完全明了此灾难性并发症的诱发因素后，才有可能开始探讨患者的管理策略。关于患者体位，麻醉医师应该知道即使无外来压力，侧卧位时下边眼睛眼内压升高，俯卧位时两眼眼内压皆升高。任何时候都应避免外力压迫眼睛，尽量减少俯卧位的时间，俯卧位时要经常进行眼部检查。

围术期神经病变的评估和治疗

手术后患者出现神经损伤表现时，应进行有针对性的检查并记录，将感觉和运动障碍程度与术前检查结果比较，同时考虑手术中发生的事件与神经损伤的联系。不管发生原因是否可疑，都应请神经病学专家会诊，诊断病因、确定病变位置、判定损伤程度并预测预后[115-116]。准确的诊断加之合理的处理方案，多数神经损伤可痊愈，但往往可能需要数月甚至数年时间[73]。另外，和疼痛有关的围术期神经病变还必须和手术导致的神经疼痛相鉴别，后者正在受到越来越多外科医师的关注，因为这种疼痛在外科术后患者的发生率达到10%～40%[117]。

对于运动神经病变，肌电图（electromyogram，EMG）可以帮助确定神经损伤的准确位置。通过将针电极插入肌肉，肌电图可以记录该肌肉的电活动。如果肌肉电活动存在，则提示运动单位组成成分受累，其组成成分包括脊髓前角细胞、前角细胞轴突和神经肌肉接头，以及运动单位神经纤维支配的肌纤维。一些发现提示去神经作用，包括静息肌肉异常自发活动（纤颤电位和正向尖波，原因为肌肉易兴奋）和插入电位增强。肌肉去神经后数日内插入电位增强，异常自发活动需要1～4周才出现，出现时间长短取决于受损部位至肌肉的距离。从法医学角度看（见第11章），术后即刻的异常自发活动提示神经损伤发生在手术前。另外，通过分析肌电图的异常特征，可以分辨是神经根病变，还是神经丛病变或神经病变。但是电极诊断性检测不能明确神经病变的原因。

对麻醉医师来说，神经传导监测可帮助发现潜在的外周神经损伤，如尺神经损伤。神经传导监测可检查运动和感觉神经。为了评价运动神经的完整性，根据其走行选择两点刺激该神经，记录该神经支配肌肉的电反应。肌动作电位的大小反映该刺激激活的运动神经元轴突和肌纤维的数目。而感觉传导监测有所不同，在一点刺激感觉神经纤维，在另一点记录感觉神经动作电位。反应的潜伏期反映感觉神经轴突的数目。神经传导监测有助于发现亚临床多发性神经病变，该病变可致某一神经易受伤害，同时，神经传导监测还

可帮助辨别诊断神经轴突缺失和脱髓鞘，进而预测病程和预后。

多数感觉神经病变病程短，只需要保持对患者的随访以确定患者恢复即可。多数运动神经病变包括神经干末梢纤维脱髓鞘（功能性麻痹），往往需要4～6周时间恢复。轴突损伤但神经鞘完整（轴突断伤）或神经完全断裂（神经横断伤）可导致严重疼痛和功能丧失。如果损伤可逆，则经常需要3～12个月恢复。推荐采用理疗以防止肌肉挛缩和萎缩[115-116]。

如果术后新发现感觉或运动障碍，一周内由神经科医师行电生理检查对诊断损伤的特性及预测病程有帮助。4周后再做一次检查，随着时间的推移，电生理变化可能有进展，可为判断损伤位置、性质和严重性提供决定性的信息。然而，电生理检查必须结合临床信息来解读。没有一项检查可以单独解释神经损伤的原因。

关于围术期神经损伤的责任问题，麻醉人员必须意识到判例法对于责任的分配和认定还没有解决，这主要是因为术中将患者置于何种体位不是麻醉人员的核心责任[118]。而且，尽管操作正确，损伤还是会发生。对于围术期尺神经病变原因的认识发生了一些演变。虽然一度曾归因于手术室内的体位，但目前认为原因不明，损伤不能完全预防[86, 91]。然而陪审员和法官不熟悉外科环境和业务，各种"专家"意见对审判结果的影响大小不等，因此对麻醉医师的责任判定也存在很大差别。虽然整个外科团队都参与患者体位管理，但是主要由外科医师操控和接受，或者做出调整。国家指南、机构政策和程序可以帮助强调团队成员对患者体位所应负有的责任，强调麻醉人员的责任：当患者处于要求体位时，保护气道和血管通路，维持生理稳态。

手术室外麻醉

麻醉医师越来越多地参与到胃肠道内镜检查、心脏导管检查、介入放射治疗、神经放射治疗和MRI/CT检查以及诊所麻醉工作中（见第90章）[119]。由于患者并存有其他疾病，如充血性心力衰竭、肺疾病或病态肥胖，可能不能耐受手术所需体位，特别需要麻醉管理。另外，有些体位对清醒患者是安全的，但对麻醉患者来说极度危险。

由于环境不熟悉，缺乏摆放体位所需设备以及关于患者体位知识、相关人员培训内容的差异，故需要更加注意保证手术室外患者的安全。例如许多情况下安全约束带或托手板都不常规配备；检查床不能满足手术中患者体位的要求；甚至不能调整头低脚高位增

加静脉血回流和心排血量；在进行一些不能确保气道安全的检查时，不能准确地检测二氧化碳浓度，这时需要持续关注是否发生呼吸抑制，因为如果氧供充足，氧饱和度的降低是延迟出现的。某些环境下，如磁共振检查时，麻醉医师不能接近患者，使情况变得更加困难，此时需要特殊的监测和录像设备来弥补不能接近患者、不能看到患者或者缺乏麻醉设备的缺陷。

现在 ASA 索赔数据库有关手术室外麻醉损伤索赔案例数目非常少（33 例，而手术室内为 4291 例），但是索赔案例中 54% 与死亡有关；63% 与麻醉监护标准低有关（主要是监测不全）；58% 与监测麻醉有关，这些患者 ASA 分级为 Ⅲ 或 Ⅳ 级，多数为高龄患者[78]。在这种情况下麻醉医师的工作对象为非麻醉患者，其工作重点主要是保证患者的安全，对患者的管理按对麻醉患者的要求来实施。

小　结

麻醉期间患者体位管理要有高度责任心，注意细节，时刻保持警觉状态。合适的体位和良好的外科手术暴露是必需的，但应时刻记得：不合适的体位和生理功能改变可能对患者造成长久的伤害。任何体位都可对呼吸和循环系统生理功能产生明显影响。另外，体位相关性并发症，包括外周神经损伤，仍然是围术期造成患者伤害的重要原因。随着外科技术的演变，有时极端体位会产生一些益处，如减小切口、更有效移动内脏从而促进外科暴露。遗憾的是，这些患者在清醒时不能耐受的体位也增加了体位相关性并发症的发生率。摆放患者体位时麻醉医师、手术者和护士应通力合作，除保证手术暴露效果外尚应确保患者舒适和安全。理想的体位应处于自然状态，即在没有镇静、患者清醒状态下可以很好耐受预期手术的体位。

参 考 文 献

见本书所附光盘。

第 42 章 神经肌肉疾病和其他遗传性疾病

Ala Nozari • Aranya Bagchi • Richa Saxena • Brian T. Bateman

黄立宁 石 娜 译 董振明 王秀丽 审校

致谢：编者及出版商感谢 Jie Zhou（周捷）、Paul D. Allen、Isaac N. Pessah 和 Mohamed Naguib 在前版本章中所作的贡献，他们的工作为本章奠定了基础。

要 点

- 对患有遗传性或获得性神经疾病的患者，麻醉管理时如何保护受累神经免受与神经阻滞体位相关的卡压和创伤是一个挑战。神经阻滞实施前应该仔细记录和评估神经受累情况（参见第 56、57 章）。

- 一些患者因患有糖尿病神经病变或吉兰 - 巴雷综合征（Guillain-Barré syndrome，GBS）引起自主神经功能紊乱，这些患者对于麻醉药物所引起的血流动力学反应的风险会增加；另外，因为胃排空的延迟，误吸的风险也会增加。

- 重症患者长期制动，导致非成熟型乙酰胆碱受体相对上调，从而对非去极化肌松药（neuromuscular blocking drugs，NMBDs）不敏感，对去极化肌松药敏感性增加，增加钾离子外流的风险（参见第 34 章）。

- 对于重症肌无力（myasthenia gravis，MG）的患者，如果需要应用非去极化肌松药，必须监测神经肌肉传导功能，这些患者可能对非去极化肌松药极其敏感。与非 MG 患者比较，其琥珀酰胆碱需要量会增加（参见第 53 章）。

- Lambert-Eaton 肌无力综合征（Lambert-Eaton myasthenic syndrome，LEMS）是由自身抗体直接抑制突触前膜运动神经末梢电压门控钙通道所致，伴有神经肌肉接头处乙酰胆碱释放减少。对去极化和非去极化肌松药的敏感性增加，对抗胆碱酯酶的药物无效。

- 脊髓麻醉可导致多发性硬化症（multiple sclerosis，MS）的患者术后病情恶化；但是，硬膜外使用低浓度局麻药已成功应用于此类患者。

- 由于存在横纹肌溶解和高血钾症的风险，对于合并有肌萎缩性脊髓侧索硬化症（amyotrophic lateral sclerosis，ALS）、Duchenne 肌营养不良（Duchenne's muscular dystrophy，DMD）和 Becker 肌营养不良（Becker's muscular dystrophy，BMD）的患者，应避免使用琥珀酰胆碱（参见第 34、43 章）。

- DMD 患者常合并有心肌病变和进行性肺功能下降，此类患者易发生围术期的心肺并发症，如果条件允许，尽量选择全凭静脉麻醉，避免吸入麻醉。

- 肌强直性营养不良（myotonic dystrophy，DM）患者常因肌力减退、长期误吸胃内容物和中枢性或外周性通气障碍，多合并有肺部并发症（参见第 43 章），应考虑到术后机械通气时间延长的可能性。此类患者心脏并

要　点（续）

发症的临床表现包括传导异常、心律失常和心肌病变。

- 存在线粒体病变的患者，应仔细评估和记录其器官和系统的受累程度，特别是肌病、内分泌、代谢和神经功能的受累程度。

- 尚无证据表明，患有高血钾周期性瘫痪（hyperkalemic periodic paralysis, HyperPP）的患者易发生恶性高热（malignant hyperthermia, MH）。维持正常的体温，防止高血钾和低血糖对于这些患者非常重要（参见第 43 章）。

- 线粒体遗传性疾病是孟德尔病的一种特殊类型，遗传缺陷可能位于线粒体 DNA（mitochondrial DNA, mtDNA）或者核 DNA（nuclear DNA, nDNA）所编码的结构区域或调节区域。最近，遗传学研究已经开始解密其他复杂疾病的本质，这可以帮助我们更好地理解围术期相关事件，为患者提供个体化安全有效的治疗。

尽管在日常麻醉中很少遇到周围神经、神经肌肉接头和肌肉组织的疾病，但此类患者围术期的管理是一项艰巨的任务。这些患者的循环和呼吸系统常常受累，增加了围术期心律失常、低血压和呼吸衰竭的风险。应该认真考虑肌松药的副作用，包括严重的高钾血症和作用时间延长。自主神经异常反射会增加麻醉诱导时血流动力学紊乱和误吸的风险。必须全面了解器官系统受累情况，麻醉药物和肌松药的选择必须根据每个患者的具体病情来决定。

本章将讨论一些最常见的神经肌肉疾病以及麻醉药物对其产生的影响，并概述孟德尔遗传病和复杂性线粒体病。由于这些疾病与恶性高热（malignant hyperthermia, MH）有关，我们将会在第 43 章中进行讨论。将这两种病情进行比较可为读者提供不同的观点。

遗传性和获得性神经疾病

周围神经的损伤可以引起运动功能减弱和感觉功能异常，同时伴有肌肉牵张反射减弱。单神经病变，常是由于一支神经受压或牵拉所造成的制动、卡压、局部缺血。腕管综合征是最常见的卡压性神经病变，是由于在腕管中的正中神经受压所致，表现为手掌和手指的麻木、疼痛以及正中神经远端支配区域包括鱼际隆起的感觉丧失[1]。典型的症状是拇指内收和外展功能减弱导致的握力丧失。应该重视一些合并症比如甲状腺功能减低和糖尿病，神经传导检查和肌电图结果可以帮助确定诊断和判断预后。在髁沟中的尺神经由于缺乏软组织的保护易发生挤压和损伤，是最常见

的围术期周围神经病变[2]，症状包括第四、五手指的麻木和内侧肌群肌力下降，肌力下降表明握力减弱，严重时可见爪型手。臂丛神经从椎间孔发出直到腋窝，相对较长且接近许多活动的骨性结构，所以在围术期由于体位不当容易发生损伤[3]。然而，即使在手术期间使用垫料保护且体位合适，臂丛损伤也可能发生。高血压病、糖尿病与围术期外周神经损伤的联系，提示病因是多因素的[4]。据报道，超过 40% 合并有糖尿病的患者出现神经病变的临床症状或肌电图提示神经病变[5]。糖尿病神经病变包括许多不同的临床表现，比如发生在下肢和足部的缓慢进展性对称性多发感觉神经病变，涉及膀胱、肠道和循环系统的自主神经病变和能够引起臀部、大腿、膝关节严重疼痛和股四头肌肌力减弱的丛集性神经病变，这些症状可以在几周或几月内改善。糖尿病性肌萎缩或 Bruns- Garland 综合征（也称作缺血性多发性单神经病变）是另一种丛集性神经病变，表现为背部、臀部、大腿和小腿突发的不对称疼痛和进展性肌无力[6]。尽管免疫疗法适用于某些特殊严重病例，但还是应该首先考虑传统疗法。患有严重疾病的患者在机械通气期间卧床易诱发慢性系统性炎症，易发生膈神经的单神经病变。可以通过神经电位变化和膈肌的肌电图记录来诊断，并且此种情况会影响患者对机械通气的依赖程度，延长患者在 ICU 的治疗时间。

遗传性神经病变包括腓骨肌萎缩（Charcot-Marie-Tooth disease, CMT）和遗传性压迫易感性神经病（hereditary neuropathy with liability to pressure palsies, HNPP）。每 2500 个人中大约有 1 人患 CMT，CMT 是

最常见的遗传性神经病变[7-8]。在本质上它不是一种单一的疾病，而是代表由于髓鞘或轴突基因突变所导致的一系列疾病[7-8]。尽管根据电生理、组织学和临床特征，传统上分为 7 种类型，但是多种基因亚型[7, 9]和突变基因在 30 多种基因存在，这 30 多种基因又涉及可导致疾病的 40 多个基因位点[7]。基因遗传模式最常见的是常染色体显性遗传，但也存在伴 X 染色体和常染色体隐性遗传，这是出现散发病例的原因。大约三分之二的病例，是施万细胞基因表达突变引起脱髓鞘引起，余三分之一是在神经细胞基因突变导致轴突功能障碍所致[7, 10]。可使得运动神经传导速度减慢的脱髓鞘和常染色体显性遗传是 CMT1 的特征，它是最常见的类型[9]。CMT1 最常见的形式是 CMT1A 亚型，大约占 CMT1 病例的 75%[7]。在染色体 17p11.2 有 1.4 兆碱基的复制可诱发 CMT1A[9, 11]。CMT 患者的典型表现为进展性远端肌无力和腰部反射减弱或消失。一些患者也可以表现为手套袜子分布区域的轻度感觉丧失、远端畸形（腓肌萎缩是典型表现）、脊柱后侧凸和神经病理性疼痛。而伴有槌状趾的弓形足（爪形足）、足下垂和频繁的踝关节扭伤并不常见[9]。多在 20 岁以后发病。尽管该病不影响寿命，但是可以引起明显的残疾。CMT 存在多种形式，包括 Dejerine-Sottas 神经病和先天性髓鞘发育不良。先天性髓鞘发育不良多在婴儿期发病，有时是致命的[9]。

与 CMT 相同，HNPP 是一种缓慢进展的神经病，由于髓鞘局部不规则增厚引起，这也说明小的创伤可以引起反复的局部神经病变[12]。HNPP 多在青春期发病，表现为麻木、肌无力、腓侧瘫痪、腕管综合征和其他压迫性神经病变。一项神经传导的研究表明，在损伤区域有局部传导阻滞，传导速度轻微减慢，同弥漫性脱髓鞘病变一致。一些患者可以存在长期的神经功能障碍，也有许多患者发生局部神经病变后完全恢复。

麻醉注意事项

对于单一神经病变患者的麻醉管理，如何保护受累神经因体位引起的进一步压迫和损伤是一项挑战。自主神经病变的患者常因循环反射受累，麻醉药引起的血流动力学波动较大。合并有糖尿病自主神经病变的患者，由于胃排空延迟也存在发生吸入性肺炎的风险[13]。

合并有 CMT 的患者常需要整形手术去治疗骨骼和肌肉的临床表现，包括足踝缺陷、脊柱畸形和臀部发育不良[14]。对 CMT 患者麻醉管理的资料有限，多为个案报道和临床资料。在对 CMT 患者进行麻醉时，

重要关注点多来自于这些报道和病理生理学。CMT 患者围术期主要关注点包括肌松药的副作用、MH 的易感性和需要延长呼吸支持的呼吸衰竭。提示对镇静性麻醉药敏感性增加，但对 CMT 患者使用吸入和静脉麻醉药未见并发症的报道[15]。然而，有许多使用氧化亚氮加重 CMT 患者症状的报道[16]，所以尽量避免使用此药物。其他在围术期使用能加重 CMT 症状的药物包括甲硝唑、胺碘酮、利奈唑胺和呋喃妥因[16]。

CMT 患者对肌松药的反应文献报道还存有争议。Pogson 等报道此类患者对维库溴铵的敏感性增加[17]，然而顺阿曲库铵和美维库铵虽一直应用但未见神经肌肉阻滞延长的报道[18-20]。因为脱髓鞘常出现在四肢远端，所以神经肌肉阻滞监测应该在面部而不是尺神经。尽管琥珀酰胆碱已经成功地应用于此类患者，但考虑到高钾血症的风险，临床上应该尽量避免常规使用[21-22]。有病例报道 CMT 患者使用七氟烷后出现 MH[23-24]。迄今为止，已经出版的临床资料表明 77 例 CMT 患者使用麻醉药物未见并发症出现[25]。已有资料表明 CMT 和 MH 没有关系，吸入麻醉药应用于这些患者是合理的[24]。

区域麻醉一直应用于 CMT 患者，没有证据表明有相关并发症发生[25-28]。然而，由于担心加重神经症状，这些患者一般不采用区域麻醉。超声引导下的周围神经阻滞可以降低神经并发症的风险，可应用于那些不适合全麻的患者[29]。脊髓麻醉也常被应用于这些患者的无痛分娩，未见神经症状加重的报道[26, 30]。在麻醉前评估和记录神经系统的情况是非常重要的[24]。

与 CMT 患者一样，HNPP 患者需要格外注意对肌松药的反应及体位引起神经症状的加重。由于全麻或区域阻滞使患者制动，可能诱发压力性麻痹。然而，当前文献报道并未反对区域麻醉和脊髓麻醉在这些患者中的应用[31]。尽管没有充足的证据表明手术体位对 HNPP 患者有所影响，但是合适的体位和充分的垫敷可以减少神经并发症发生的风险。

吉兰-巴雷综合征或急性炎症性脱髓鞘性多发性神经病

吉兰-巴雷综合征（Guillain-Barré syndrome，GBS）或急性炎症性脱髓鞘性多发性神经病（acute inflammatory demyelinating polyradiculopathy，AIDP）是一种急性进展性周围神经病，由致敏事件如呼吸道感染所诱发，体液和细胞共同介导的自身免疫性疾病[32]。表现为典型的上行性麻痹，以对称性肌无力为特点，发生在四肢、面部、呼吸和延髓的肌肉，病变程度从行走困难到完全瘫痪轻重不一。轻度患者表现

为共济失调、眼肌麻痹或反射减弱，无明显的四肢无力；暴发性病例可表现为严重的上行性肌无力进而导致四肢完全麻痹，也可表现为脑神经麻痹、膈神经和肋间神经麻痹而导致的面部和呼吸肌无力，甚至需要呼吸机支持[33]。可出现自主神经功能障碍，引起血流动力学波动和心率失常发生，也有突发循环衰竭和死亡的风险。

诊断主要通过临床症状，比如反射消失和进展性肌无力、脑脊液分析显示蛋白增加而细胞数量不变（蛋白细胞分离）和电生理检查确诊[34]。肌电图和神经传导在发病早期是正常的，但是在发病的 1～2 周可出现典型部分脱髓鞘、传导速度减慢和 F 波离散或消失。

治疗方法包括营养支持、呼吸支持和防止误吸。尽早采用 5% 白蛋白预充液做血浆置换可以缓解疾病进展，但是对于存在血流动力学不稳定、家族性自主神经功能紊乱和活动性出血的患者是禁忌的[35]。血浆置换时存在明显的导管相关的并发症风险或者存在家族性自主神经功能紊乱的患者应该采用静脉注射免疫球蛋白疗法（intravenous immunoglobulin，IVIG）。

麻醉注意事项

GBS 患者易合并脑神经麻痹和自主神经功能紊乱，使得误吸的风险增加。因此，在麻醉诱导前应该采取放置胃管减压的措施去预防误吸。由于心血管代偿反应较差，麻醉诱导或低血容量易出现低血压，相反，喉镜置入或不良刺激易引起高血压。尽管血流动力学的紊乱大多是短暂和可控的，但还是应该使用小剂量短效的血管活性药[36]。严密的血流动力学监测是必要的，应该采用动脉置管持续动态监测血压。这些患者也可能会出现对肌松药的异常反应，如出现琥珀酰胆碱诱发的高钾血症[37]。由于存在肌松阻滞延长的风险，非去极化肌松药尽量避免使用。这些患者对非去极化肌松药的反应不一，抵抗和敏感均有报道，所以，如果使用非去极化肌松药应该使用神经刺激仪严密监测神经肌肉传导功能[38]。一些麻醉医师使用区域麻醉[39]，但是由于有加重神经症状的报道所以存有争议[40]。

危重患者多发性神经病和危重患者肌病

Bolton 和他的同事在 1987 年确定了危重患者多发性神经病（critical illness polyneuropathy，CIP），描述

了此疾病以广泛的运动和感觉神经纤维轴索变性为特征，伴随有呼吸肌和四肢的失神经性肌萎缩[41]。尽管 CIP 的确切发生率很难确定，但所有重症神经病变和危重患者肌病（critical illness myopathy，CIM）患者中，在 ICU 治疗两周以上的患者比例超过 50%[42]。CIM 患者下肢的受累程度比上肢严重，远端肌肉受累程度比近端肌肉严重；自主神经功能不受累，外眼运动保持正常。在 CIP 患者中未发现神经肌肉接头异常，肌电图和神经传导检查结果同多发性神经病一致，表现为运动和感觉动作电位振幅降低，传导速度减慢，血清肌酸激酶水平正常。相反，在 CIM 患者中，感觉神经动作电位通常是正常的，但是复合肌肉动作电位是减弱的，肌电图结果同肌病一致，血清肌酸激酶水平升高，无需特殊治疗，在进展期和恢复早期可采用支持疗法。镇静药、麻醉药和类固醇激素应限制使用[43]。有效控制高血糖能够使 CIP 的发生率降低 44%[44]。

麻醉注意事项

这些患者的麻醉注意事项和其他获得性神经病（见前文）一样，包括保护神经免受挤压，特别是尺神经和腓神经。此类患者在急性期延长卧床时间可使成熟型乙酰胆碱受体的相对数量增加，此受体可以增加非去极化肌松药的敏感性[45]。另外，对去极化肌松药（琥珀酰胆碱）的敏感性增加，应用琥珀酰胆碱时，钾离子外流增加的风险加大[46]。

重症肌无力

重症肌无力（myasthenia gravis，MG）是由于抗体抵抗烟碱型乙酰胆碱受体（nicotinic acetylcholine receptors，nAChRs）而导致突触转运的自身免疫功能紊乱。年发生率是 1/500 000 到 1/200 000 不等，在美国每 100 000 例中约有 0.5～14.2 例，多见于 20～30 岁的女性和 60～80 岁的男性。对抗肌肉型乙酰胆碱受体 α- 亚基的自身抗体破坏了神经肌肉接头处的乙酰胆碱受体，导致神经肌肉接头传导异常，引起肌无力和疲劳。这些抗体产生的原因目前还不清楚，但是同胸腺瘤和胸腺增生有一定关系（全身型 MG 占 80%，眼睑型 MG 占 30%～50%）。抵抗肌肉特异性酪氨酸激酶（muscle-specific tyrosine kinase，MuSK）的自身抗体与人白细胞抗原（human leukocyte antigen，HLA）-B8 和 DRw3 抗原有一定关系，主要存在于合并 MG 的年轻患者[47]。由脑神经支配的骨骼肌容易

受累，受累后可能导致眼外肌和面肌无力或延髓和吞咽功能失调，吞咽和发音的协调性将受到影响，导致语言和咀嚼功能受累，此类患者误吸胃内容物和口腔内容物的风险增加。MG患者骨骼肌无力在白天加重，休息后缓解。临床进程可以分为进展期和恢复期。这些患者可以出现心肌炎、心房纤颤、心脏传导阻滞、Takotsubo心肌病以及伴随心率和血压波动较大的交感神经功能亢进[48-49]。MG可通过神经病学检查和趋势测试做出诊断，常表现为骨骼肌锻炼和反复收缩后肌无力逐渐加重。采用依酚氯铵试验，首先静脉注射 1 ~ 2mg 试验剂量后给予 8mg，观察反应做出诊断，给药后 1 ~ 5min 原症状改善可做出诊断。血清检查包括血清乙酰胆碱受体抗体（存在于 95% 患者）、横纹肌、MuSK（存在于 65% 乙酰胆碱受体阴性的患者）。肌电图检查提示跳动次数增加，神经传导出现反复刺激后的递减性反应[50]。治疗措施包括病情需要时呼吸机支持治疗和使用胆碱酯酶抑制剂吡斯的明[51-52]。免疫调节药物例如类固醇激素和硫唑嘌呤是有效的，但起效时间较晚。尽管类固醇激素能够降低乙酰胆碱受体抗体的数量，明显改善症状，但在治疗初期可能使病情暂时加重。IVIG 和血浆置换起效迅速，可用于严重的延髓、口咽部功能失调和重症 MG 患者。切除胸腺瘤对副肿瘤性肌无力有益，但对于非胸腺瘤自身免疫性 MG 治疗作用还未得到长期的证实[53]。

麻醉注意事项

充分熟知患者的症状和治疗措极其重要。认真评估 MG 患者术前的气道情况，包括咳嗽和排痰能力以及如何保护和保持气道通畅。应告知这些患者术后症状可能会加重，术后呼吸机支持时间延长。若患者存在下列情况：超过 6 年以上的病史、术前呼吸功能较差或肺部疾患已存在、每天吡斯的明的使用剂量超过 750mg、术前肺活量小于 2.9L，则术后发生肌无力危象的风险和需要呼吸机支持治疗的可能性会增加[54]。若存在下列情况：术前出现延髓症状，有肌无力危象的病史，术前血清乙酰胆碱受体抗体水平超过 100nmol/L、术中出血量超过 1000ml，也提示术后易发生肌无力危象[55]。应该在疾病的稳定期且服用免疫调节药物剂量较少时进行择期手术。所服用药物中大部分不会与麻醉药物产生相互作用，但是咪唑硫嘌呤可能会抑制非去极化肌松药的作用，延长琥珀酰胆碱作用时效。多数麻醉医师推荐服用抗胆碱酯酶药物直至术日，但是也应考虑此类药物和肌松药的相互作用[56]。功能性乙酰胆碱受体数目减少会导致对非去极化肌松

药敏感性增加[57-58]，此类患者必须进行神经肌肉传导监测，但是麻醉医师应该认识到在这些患者中可能会高估神经肌肉阻滞程度，特别是对眼轮匝肌反应监测的患者。此外，由于肌无力分布不均匀，在一个监测点（如手）进行监测不能代表其他肌肉群的实际阻滞水平。肌松药的使用剂量应采用滴定法确定，例如，采用 0.1 到 0.2 倍 ED95 小剂量递增直至达到预期效果。另一方面，由于功能性乙酰胆碱受体的数目减少，琥珀酰胆碱需要量比正常患者偏大（ED95 是非 MG 患者的 2.6 倍）[59]。也有肌无力终板受体对琥珀酰胆碱快速脱敏的报道，提示容易出现 II 相阻滞[60]。强效吸入麻醉药已经成功应用于 MG 患者，能够使深部肌肉松弛，在不需要肌松药的情况下开展大部分外科手术[61]。一直使用静脉诱导所用的麻醉药和阿片类药物，未见明显不良反应。如果采用区域麻醉，严密监测肌肉功能和通气情况同等重要，因为酯类局部麻醉药是被假性胆碱酯酶代谢，对 MG 患者采用抗胆碱酯酶治疗可以提高酯类局部麻醉药的药效，延长阻滞时间。虽然酰胺类局麻药已在 MG 患者成功应用，应对肌无力加重的准备措施和应用恰当的酰胺类局麻药是必要的[62-63]。

Lambert-Eaton 肌无力综合征

Lambert-Eaton 肌无力综合征（Lambert-Eaton myasthenic syndrome，LEMS）是由于自身抗体对抗突触前电压门控钙通道，使乙酰胆碱释放降低而引起。症状常为癌旁现象的一部分（小细胞肺癌中 50% ~ 60% 出现此症状），但也可能和肿瘤无关[64]。超过 80% 的患者和肿瘤有关，出现肌无力的症状要比肿瘤的诊断早。临床症状通常表现为亚急性发病，尽管存在上肢肌无力、延髓症状和呼吸肌无力，但以下肢近端肌无力为典型特征。和 MG 患者不同，LEMS 患者一般在晨起症状较重，白天逐渐减轻。肌无力的症状在少量锻炼后缓解，但持续的体力活动会导致症状加重。锻炼能够使肌肉功能改善与突触前钙的聚集和后续乙酰胆碱的释放增加有关。自主神经功能紊乱和胆碱能症状包括口干和泪腺分泌障碍。LEMS 可通过物理检查诊断，表现为近端下肢肌无力，伴随有强直刺激后腱反射减弱以及自主神经功能紊乱。肌电图的典型表现为肌肉复合动作电位（compound muscle action potential，CMAP）的波幅变小和快速神经刺激（20 ~ 50Hz）后 CMAP 出现增量反应，但缓慢神经刺激（1 ~ 5Hz）后 CMAP 出现减量反应[65]。对 P/Q 型电压门控钙通道的自身抗体是高度特异性的，并且在 85% ~ 90% 的 LEMS 患者能够检测到[66]。

胆碱酯酶抑制剂不能持续改善这些患者的症状，但在一定程度上可以改善肌无力和口干的症状。对于有 LEMS 症状的患者，氨基吡啶（如 3，4- 二氨基吡啶）是一线治疗用药，可改善肌力和自主神经功能紊乱症状，且副作用较小[67]。积极采用免疫治疗、血浆置换和免疫球蛋白治疗可使症状暂时迅速改善。

麻醉注意事项

同 MG 患者一样，应该认真评估 LEMS 患者术后呼吸衰竭和延长机械通气时间的风险。对去极化和非去极化肌松药的敏感性增加，而对抗胆碱酯酶药的敏感性降低。自主神经功能紊乱可能会使患者出现对血管扩张剂和麻醉诱导药物的过度反应。密切监测神经肌肉传递功能十分重要，并且对此类患者只监测四个成串刺激是不够的，强直刺激和强直后易化也应考虑监测[68]。对于服用氨基吡啶的患者采用抗胆碱酯酶药物拮抗肌松可能无效，若同时口服氨基吡啶和抗胆碱酯酶药会更加有效[69]。硬膜外麻醉已成功应用于这些患者[70]，但与 MG 患者一样，考虑其会增加肌无力和呼吸衰竭的可能性，对 LEMS 患者应用脊髓麻醉应谨慎。

多发性硬化症

多发性硬化症（multiple sclerosis，MS）是视神经、大脑皮层和脊髓的皮质脊髓束和后柱的一种脱髓鞘病变。它被认为是一种自身免疫性疾病，由于外周血白细胞对髓鞘抗原敏感性增加，继发炎症反应，使单核细胞和淋巴细胞在胶质细胞和外周血管聚集，在中枢神经系统内，特别是在脑室周围白质形成斑块，其病理生理机制也与遗传易感性和环境因素有关。该疾病主要发生于 10～60 岁女性，其中 20～40 岁女性最多发。在多数患者的临床进展过程中，病情恶化和缓解交替出现，但在原发进行性 MS 的病例中，高达 10% 的患者可出现连续神经功能恶化。斑块在中枢神经系统的硬化程度和部位与症状密切相关，症状通常包括视觉错乱（如复视、模糊、视野切割）、麻木和感觉异常以及低头曲颈触电样征（Lhermitte 征）。脑神经功能障碍、共济失调、膀胱和肠道功能失调也很常见。在疾病后期，典型表现是下肢局部和整体肌无力情况要比上肢严重。慢性症状还可包括痉挛性截瘫、四肢震颤，表现为抑郁或兴奋的精神错乱和老年痴呆症。病情危重时，呼吸障碍可能会引起低氧血症。MS 也能够引起自主神经功能紊乱，因此，此类患者可能对麻醉诱导药物、血管扩张剂和拟交感神经药物反应

剧烈[71]。目前 MS 的诊断主要基于临床症状和实验室检查，包括结合 CSF 抗体的分析和影像学检查（磁共振成像检测中枢神经系统斑块）。一次单一的快速恢复临床孤立症状不足以支持诊断，而反复发作的症状且伴随有 CSF 免疫球蛋白 G（immunoglobulin G，IgG）增加和多灶性磁共振成像异常则强烈支持诊断[72]。急性发作病例可联合应用多种免疫抑制方式，包括糖皮质激素，其能增加治愈率但不能提高功能恢复的整体水平。可在复发缓解型 MS 患者中使用干扰素 β1a 或醋酸格拉默（模仿髓鞘碱性蛋白的合成多肽）预防性治疗。针对慢性症状的特异疗法包括巴氯芬和苯二氮䓬类药物治疗痉挛、抗惊厥药物或普萘洛尔治疗震颤、奥昔布宁和丙胺太林治疗膀胱痉挛、选择性 5- 羟色胺再摄取抑制剂（selective serotonin reuptake inhibitors，SSRIs）或其他抗抑郁药治疗情感障碍。

麻醉注意事项

MS 患者对身体的和情感的应激非常敏感，在围术期极有可能使症状加重。因此，应告知这些患者手术应激对疾病进程的影响，无论采用何种麻醉方法，术后均存在症状加重的潜在风险。体温升高通常被认为是触发机制，可能是由于脱髓鞘的神经传导完全阻滞所致。因此，在围术期应严密监测体温，并严格控制体温。密观病情发展，尽量维持体液平衡并减少中心血流动力学（例如前负荷和后负荷）的变化。一般而言，术前长期使用免疫抑制药物治疗的患者在围术期应延续原有治疗。虽无文献提供任何证据推荐使用何种吸入或静脉麻醉药，但许多麻醉医师认为，对于这些患者，全身麻醉不会导致病情加重，并优于脊髓麻醉。对于 MS 患者尽量避免应用去极化肌松药，例如琥珀酰胆碱，因为去神经支配或者滥用性肌病可能导致肌肉组织内的钾离子释放，诱发高钾血症和心律失常。应用非去极化肌松药是安全的，但由于对先前存在肌无力的患者非去极化肌松药敏感性增加，阻滞作用延长，另外也有 MS 患者抵抗非去极化肌松药的报道，因此应谨慎使用非去极化肌松药。据推测，与 MS 相关的脱髓鞘使得脊髓易发生局麻药的神经毒性。然而，硬膜外使用低浓度的局麻药已被成功地用于 MS 患者[73]。另外，脊髓麻醉会导致 MS 患者术后症状加重，因为脱髓鞘也可能损坏血脑屏障，脊髓麻醉通常不建议在这些患者使用。显然，术后是否需要监护主要取决于术前症状、手术类型和出现的并发症。对于严重的术前肌无力、呼吸窘迫和咽肌功能障碍的患者应考虑延长术后监护时间并给予呼吸支持治疗。

肌萎缩性侧索硬化症

肌萎缩性侧索硬化症（Amyotrophic lateral sclerosis，ALS）是一种混合的上下运动神经元病，伴随有脊髓前角 α- 运动神经元、脑干运动核和皮质脊髓束变性。此类患者多存在进展性肌无力、肌肉萎缩（手较典型）、痉挛以及下肢反射亢进。也可能发生发音障碍、吞咽困难、舌萎缩和肌束震颤。进展性肌无力会导致呼吸衰竭甚至死亡。ALS 患者通常不会影响感觉功能，包括学习能力和认知功能以及大小便功能。

ALS 的发病率为大约每 100 000 例中有 2 例，高发区每 100 000 例中有 4 ~ 6 例。多在 50 ~ 75 岁发病，男性多于女性。大多数病例为散发，虽然病理生理过程尚不清楚，但提示与超氧化物歧化酶（superoxide dismutase，SOD）的突变有关。SOD 是一种重要的抗氧化剂，其突变可导致自由基清除率降低，增强氧化应激反应和线粒体功能障碍。大多数家族形式与 C9ORF72（在 9p21）、TDP43、FUS 和 VCP 基因突变有关。可通过肌电图、神经电生理和神经系统检查确定诊断，神经系统查体提示上肢和下肢的早期痉挛无力，特别是皮下肌肉的肌束震颤以及延髓受累，影响咽部功能、语言和面部肌肉。目前尚无有效的根治措施，只能采取对症治疗。利鲁唑是一种谷氨酸释放抑制剂，可以保护神经且延长此类患者的寿命[74]。常常需要气管切开、胃造瘘术和其他支持疗法包括机械通气。

麻醉注意事项

ALS 患者对镇静催眠药的呼吸抑制作用更加敏感。延髓受累合并呼吸肌无力导致容易出现误吸和肺部并发症。这些患者多存在交感神经亢进和自主神经功能紊乱，易发生体位性低血压和静息性心动过速[75]，围术期管理时应引起注意。由于去神经支配和长期卧床易引起高钾血症，应该避免使用琥珀酰胆碱。非去极化肌松药可能延长和强化神经肌肉阻滞作用，因此应用此类药物时要格外慎重[76]。全身麻醉可能会引起通气量下降，神经阻滞麻醉可以避免此症状加重。全身麻醉复合硬膜外阻滞已成功地用于这些患者且未见出现并发症。

Duchenne 肌营养不良症

存在遗传缺陷的肌肉细胞易发生进展性骨骼肌和平滑肌功能障碍，这些遗传缺陷是一组统称为肌营养不良的疾病的病因。肌营养不良症的最常见和最严重的形式是 Duchenne 肌营养不良症（Duchenne muscular dystrophy，DMD），其发病率为每 5000 例男婴中有 1 例[77-78]。DMD 是 X 染色体连锁隐性遗传疾病，是由于编码抗肌萎缩蛋白的基因发生突变所致[79-80]。引起 DMD 最常见的突变形式为基因缺失，但也有复制和点突变形式的报道[80]。除大多数情况下是由于遗传突变所致以外，另外约有 10% 是由于自发突变所致，这就可以解释肌营养不良蛋白基因体积巨大的原因[79]。

抗肌萎缩蛋白基因在骨骼肌、平滑肌和心肌上表达。虽然它只占横纹肌蛋白的 0.002%[81]，但肌营养不良蛋白在稳定肌膜和维持肌肉细胞膜完整性中起重要作用。细胞骨架蛋白可以连接细胞内的肌动蛋白和一组叫做抗肌萎缩结合蛋白复合物的细胞膜蛋白[82]。此复合物依次通过层粘连蛋白连接细胞外基质（图 42-1）[82]。DMD 患者不仅没有肌营养不良蛋白，肌营养相关蛋白复合物的表达也明显异常[82]。疾病早期的标志是细胞膜渗透性增加，细胞内容物如肌酸磷酸激酶漏出，细胞外离子如钙离子进入细胞内。过去认为，缺乏抗肌萎缩蛋白使肌膜脆弱和易破裂回缩，也是细胞膜渗透性增加的原因[83]。然而，最近这种机制被质疑，并且有证据表明该疾病早期阶段通道功能的改变，使细胞内钙离子增加，激活蛋白酶和和活性氧[79, 82]。

DMD 患者在婴儿期表现正常，大多数患者症状在 2 ~ 5 岁时出现[84]。在一个普通人群构成的样本调查中，首次出现迹象或症状的平均年龄是 2.5 岁，明确诊断的平均年龄是 4.9 岁[85]（参见第 93 章）。常见的体征和症状包括近端肌无力[79]，导致步态紊乱（包括蹒跚和脚尖走路），爬楼梯困难，小腿肥大和典型的 Gowers 征（儿童使用双手支撑自己才能站起）[84]。肌酸激酶水平测定可用来做筛选试验，其水平在 DMD 患儿升高（通常在 5000 ~ 150 000IU/L）[84]，3 ~ 6 岁达到高峰，大部分患儿在 9 ~ 12 岁前需要坐轮椅[84]。

患儿由于受到轮椅的束缚，脊柱变形继发躯干无力[86-87]。这种畸形加上渐进性呼吸肌无力，可影响肺功能，这些患者极易发生急性呼吸衰竭，尤其是存在感染的患者[84]。此外，他们很容易发生上气道功能障碍和睡眠窒息[79]。几乎所有 DMD 患者都会发生心肌病[88-89]。抗肌萎缩蛋白出现于心肌细胞，使之发生纤维化变性[89]。这种纤维化最初影响左心室后基底部[89]，导致心肌室壁张力增加和左心室收缩功能降低，最终导致心室扩张和收缩功能障碍。心电图出现特异性改变，包括 V_1 导联 R 波增高，I、V_5 和 V_6 导联 Q 波变深变窄，窦性心动过速和电轴右偏[90]。最初超声心动图显示室壁纤维化部分出现矛盾运动，最终出现心功能不全。后乳头肌的纤维化可导致明显二尖瓣反流[91]，由于其结构发生变化，

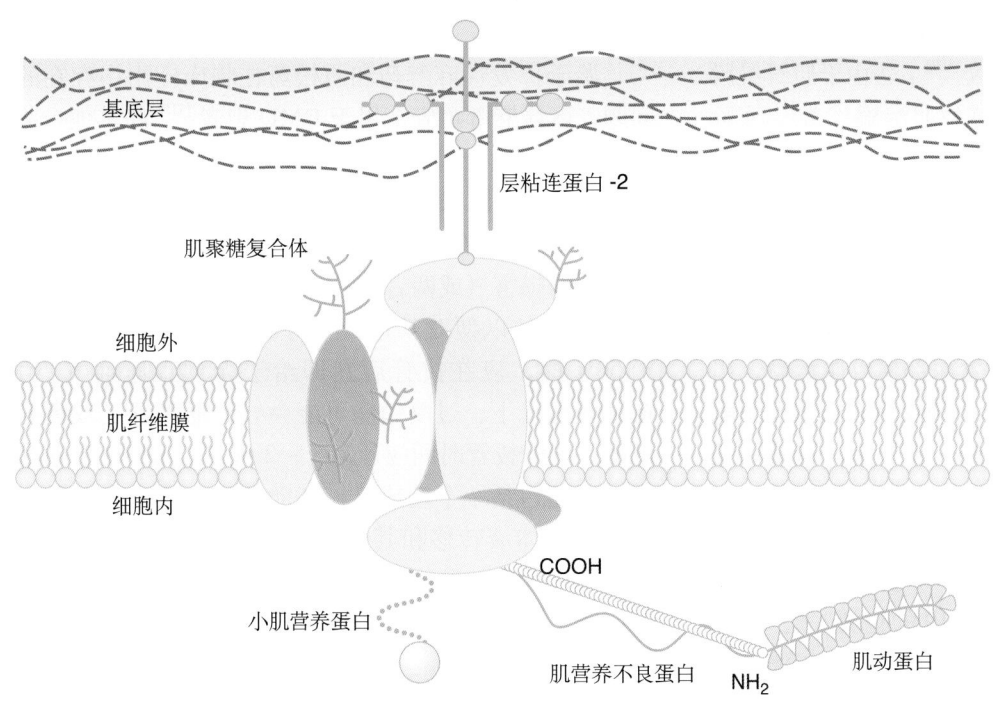

基底层

层粘连蛋白 -2

肌聚糖复合体

细胞外

肌纤维膜

细胞内

COOH

小肌营养蛋白

肌营养不良蛋白

NH₂

肌动蛋白

图 42-1 细胞膜和细胞骨架蛋白质复合体简图 *(From Zhou J, Allen PD, Pesah IN, et al: Neuromuscular disorders and malignant hyperthermia. In Miller RD, editor: Miller's anesthesia, ed 7. Philadelphia, 2010, Elsevier (Churchill Livingstone), pp 1171-1196.)*

DMD 患者极易发生心律失常[92]。

DMD 的首选治疗方法是应用糖皮质激素。现有 meta 分析数据表明糖皮质激素治疗可短期改善肌力和肌肉功能[93]。每日应用泼尼松龙 0.75mg/kg 是最有效的治疗方案[93]。最新数据表明，加入双膦酸盐类固醇更有益于治疗 DMD[94]。心肌病的治疗包括血管紧张素转换酶（angiotensin-converting enzyme，ACE）抑制剂、β 受体阻滞剂和利尿剂[89]。经常需要呼吸支持，包括持续气道正压通气、双相气道正压通气和气管切开后完全控制呼吸[84]。新的分子疗法包括基因替代疗法、基因突变抑制和外显子跳跃，这些疗法正在研发且有希望用于治疗这种疾病[95]。临床进程是逐渐恶化直至死亡的过程，通常在 20～30 岁间死于呼吸衰竭或心脏衰竭[96]。

麻醉注意事项

DMD 患者因为肌肉活检、脊柱侧凸矫形、脊柱挛缩减压和骨折而需手术治疗，所以经常需要麻醉。麻醉首要注意事项取决于疾病处于什么阶段。年轻患者的骨骼肌正在恶化，麻醉可引起深部横纹肌溶解和高钾血症[79]。对于年龄较大的患者，包括青少年和成人，首要关注的应该是呼吸和心脏[79]。无论年龄大小，对于非急诊手术的 DMD 患者应该仔细进行麻醉评估以及向其他相关的医疗专家咨询[97-99]。

由于进行性肺功能下降是本病的主要特点之一，大部分 DMD 患者死于肺部疾患，术前肺功能评估是非常必要的。专家推荐的术前肺功能检测包括用力肺活量（forced vital capacity，FVC）、最大吸气压力、最大呼气压力（maximum expiratory pressure，MEP）、峰值咳嗽流量（peak cough flow，PCF）和用脉搏血氧仪在室内测量血氧饱和度[98]。患者的 FVC 小于 50% 时，应考虑在术前训练无创正压通气[98, 100]。这种训练可以提高术后无创正压通气使用的成功率。对于 PCF 小于 270L/min 或 MEP 小于 60cm 水柱的成年 DMD 患者，应考虑因咳嗽能力减弱而引起呼吸系统并发症。专家建议这些患者通过人工和机械辅助来锻炼咳嗽[98]。

如前文所述，DMD 导致渐进性扩张型心肌病，这使得此类患者在围术期易发生急性心力衰竭和心律失常[99, 101]。为保证患者处于最佳状态行手术治疗，必须结合心电图、超声心动图结果和心内科医师意见认真做术前评估[98]。然而，常规术前心脏的检查不能避免围术期发生心力衰竭的可能性[101]。呼吸困难使呼吸运动作功增加，也使进食变得困难，从而引起营养不良[98]。术前营养优化支持也是必不可少的，适当使用通气支持可以帮助解决这个问题。术前检测前白蛋白和白蛋白可以评估患者是否将因为营养不良的原因导致术后伤口愈合不佳[98]。

由于 DMD 是一种无法治愈的疾病，专家建议在大手术前选择适当时机向患者及其监护人交代预后，并选择适当时机让其预立遗嘱[98]。

对于 DMD 患者，术中应考虑如下问题。首先，琥珀酰胆碱禁用于 DMD 患者。琥珀酰胆碱可通过两种机制促使这些患者发生高钾血症：①过量的钾释放是由于接头外胎儿型（DMD 患者是否存在还有争议）和成人型乙酰胆碱受体激活导致[102]；②由于肌纤维膜不稳定，肌肉收缩时继发大量横纹肌溶解[79, 103]。实际上，由于在未诊断 DMD 的年轻男性患者使用琥珀酰胆碱后发生了高钾性心搏骤停，导致出现琥珀酰胆碱在儿童和青少年中使用的黑框警告[79]。其次，吸入麻醉药最好不要在这些患者身上使用[24, 79, 104]，大多数专家认为，如果可能，尽量使用全凭静脉麻醉。尽管罕见，但使用吸入性麻醉药可诱发深部横纹肌溶解，出现危及生命的 MH 样反应[103-104]。该反应在低浓度下就可发生，甚至在术后仍然可以进一步加重，这就引发了是否应该使用洁净麻醉机的争论[79, 104]。早期报道显示 DMD 和 MH 有一定关系，但它们的基因突变位点是不同的，DMD 是因为 X 染色体发生基因突变而和 MH 相关的基因位点却在染色体 19 的位置[103]。另一方面，挥发性麻醉药不良反应的机制被认为与横纹肌溶解和高钾血症有关，与代谢亢进无关[104]。因此，使用丹曲林治疗是无效的[104]。治疗的重点应该是积极处理高钾血症。一些学者认为把吸入麻醉药列为绝对禁忌理由不充分，并认为在存在困难气道情况下，短暂的接触吸入麻醉药是合理的[104]。

在 DMD 患者的术中气道管理方面，面临以下方面的挑战：首先，困难气道的发生率增高。在最近涉及 232 例 DMD 患者的整形外科手术中，直接喉镜置入困难的发生率为 4%[105]，可能与巨舌、肥胖、张口受限和颈椎活动受限的高发生率有关[105]。咽喉反射减弱、胃排空延迟均可增加误吸的风险，这些均能使气道管理更加复杂。在 DMD 患者中最常见的睡眠呼吸障碍包括阻塞性睡眠呼吸暂停和通气不足[106]。众所周知，睡眠呼吸障碍会增加儿童对阿片类药物的敏感性[107-108]，因此，DMD 患者给予阿片类药物时应谨慎并监测血药浓度[79]。

DMD 患者对常规剂量非去极化肌松药的敏感性增加，会引起四个成串刺激（TOF）的衰减程度进一步增加，从而导致较长时间的神经肌肉阻滞[109-110]。这可能与 DMD 患者的肌肉量减少有关[79]。在快速麻醉诱导中应注意罗库溴铵的起效时间会出现延迟[110]。

关于 DMD 患者是否容易出血的研究数据还不明确。一些研究中的结果表明：DMD 患者存在血小板功能缺陷[111-112]，而其他的研究则持反对意见[113-114]。最近的一项研究发现，血小板功能正常的 DMD 患者其出血时间也是延长的。基于正常血管平滑肌细胞中存在肌营养不良蛋白，作者认为凝血功能的下降是由于血管平滑肌的反应性存在缺陷引起的[114]。一些专家建议 DMD 患者在接受大手术时可使用 6- 氨基己酸减

少出血[79]。

鉴于挥发性麻醉药和肌松药在临床应用中存在的问题，区域麻醉可安全用于 DMD 患者[115]和其他一些临床情况。由于 DMD 患者术后有发生呼吸道并发症的危险，因此区域麻醉对于术后镇痛有其特殊的优势。

DMD 患者的术后护理主要注意潜在的呼吸或心脏方面的损害（或两者都有）。术后护理十分重要，最好进入 ICU 以便对其进行更好的监测。患者 FVC 小于 50% 时，应在拔管后立即给予无创正压通气[98]。在某些情况下，过度镇痛可能会导致通气不足或镇静过度，此时拔管时间应延迟 1 ~ 2 天[98]。DMD 患者术后护理还包括：手动或机械辅助咳痰，请心血管科专家对术后体液转移和其他心脏问题进行诊治和处理。由于 DMD 患者常伴随胃肠道消化问题，故专家建议进行肠道准备和服用促胃动力药物，并对患者进行适当的胃肠减压[98]。当不能经口摄取食物时，可进行早期肠内或肠外的营养支持[98]。

Becker 肌营养不良症

Becker 肌营养不良症（Becker's muscular dystrophy，BMD）是轻型的 DMD，其发病率约为 DMD 的 20%[116]。大约 100 000 位男性中有 14 例发生 BMD。其临床症状的出现一般稍迟于 DMD，症状严重的患者在 30 多岁时将出现行走不便。生存期比 DMD 患者有所延长，能够达到 50 岁[79]。

BMD 一个重要的特征是频繁出现的心脏受累，甚至在合并良性或亚临床肌肉病时，该特征也会出现。在一系列研究中，72% 的亚临床肌病患者表现出心脏受累症状[119]。早期为右心室受累，晚期出现左心室舒张功能和射血分数降低[119]。尽管 BMD 很少累及到骨骼肌，但患者一旦进行剧烈的运动，可增加心脏压力负荷导致肌营养不良性的心肌细胞损害[119]。

麻醉注意事项

麻醉的注意事项与疾病的严重程度密切相关，但一般情况下类似于 DMD。与 DMD 患者一样，BMD 患者容易出现麻醉引起的横纹肌溶解症。事实上，临床案例研究报告显示术前未确诊的 BMD 患者应用挥发性麻醉药后，出现了大范围的横纹肌溶解（除外代谢亢进）和心搏骤停现象[120]。因此，与 DMD 一样，BMD 患者应避免使用挥发性麻醉药物，琥珀酰胆碱也禁用于此类患者。考虑到 BMD 患者心肌病的发病率高[119]，对接受中、高风险手术的患者，术前应进行

心电图和超声心动图检查。术后的监测和护理取决于术前患者的疾病情况及临床表现，尤其是心脏状况及手术的类型。

肢带型（limb-girdle）肌营养不良症

肢带型肌营养不良症（limb-girdle muscular dystrophy，LGMD）是临床和遗传异质性原因引起的一组肌肉疾病，其特征为早期阶段出现渐进性肌无力以近端肌肉（肩胛或骨盆带肌肉）明显，并逐渐扩散至其他肌肉群[121-122]。根据不同的临床亚型，其发病年龄可从童年到成年后期。遗传模式可为常染色体显性或隐性遗传。迄今为止，从基因学角度已确定了 24 种肢带型肌营养不良症，而且这一数字可能会随着新测序技术的进步将大幅增加[122]。目前，该病仍以支持治疗为主。

麻醉注意事项

对于 LGMD 患者的麻醉管理，文献仅限于个案病例报道[123-125]。麻醉计划的制订应与该病的临床表现以及病情进展情况相结合。为充分了解患者疾病的临床特征，神经肌肉疾病专家参与术前讨论非常必要。有些 LGMD 亚型以心肌肥大为临床特征，因此术前应进行心脏检查。与 DMD 和 BMD 患者一样，LGMD 患者也会发生挥发性麻醉药引起的横纹肌溶解症[123]，因此，应避免挥发性麻醉药以及琥珀酰胆碱的使用。

肌强直性营养不良症

肌强直性营养不良症（myotonic dystrophy，DM）是以肌营养不良、心脏传导缺陷、白内障和内分泌失调为临床特征的多系统疾病，为常染色体显性遗传[126]。DMs有两个主要的亚型：强直性肌营养不良症Ⅰ型（DM1），通常称为 Steinert 病或 Batten-Gibb 病；强直性肌营养不良症Ⅱ型（DM2）。DM1 是 19 号染色体 3' 端非编码区CTG- 三核苷酸重复序列引起营养障碍肌强直蛋白激酶基因突变所导致[126]。正常人一般只有不到五个的重复序列，但该病患者可有上千个重复序列[127]。一般来讲，DM1 疾病的发病程度与增加的三核苷酸重复序列的数目有关[128]，且 DM1 常分为先天性、儿童期发病和成人发病三类。DM2 的病因是锌指蛋白 9 号基因的内含子 1 中CTG 重复序列的延展所导致[126]。虽然这两种亚型的疾病有着相同的临床表现，但一般来说，DM2 发病晚且临床进展迟缓[126]。

面部肌肉无力和消瘦造成的"马脸"外观是 DM1的突出特征[129]。此外，颈部屈肌和前臂外旋肌的无力也是其典型特征[130]；另外包括手、踝及咽部肌肉在内的其他肌群也可被累及。DM2 过去被称作近端肌强直性肌病，近端肌肉无力尤其体现在下肢[131]。一般而言，DM 患者有严重心脏症状，心源性猝死的发生率较高[129]。DM1 与心脏传导异常、快速性心律失常（尤其是房性快速心律失常）、心肌病和心脏瓣膜病的发生关系密切。心肌病的临床表现通常不是很明显，其原因是由于继发性肌肉病导致心脏容量受限[132]。与DM1 相鉴别的是，DM2 患者的心脏损害并不严重[129]。

DM1 患者易患呼吸系统并发症包括误吸（由咽部肌肉无力所致）和肺通气不足（由膈肌萎缩和呼吸中枢反射减弱所致）[129]，但呼吸并发症在 DM2 患者中少见。同样，DM1 患者也存在许多胃肠疾病的风险，包括食管蠕动减弱、胃排空延迟和吞咽困难[129]。

麻醉注意事项

由于 DM1 患者围术期存在呼吸系统并发症的高风险，因此术后应考虑延长机械通气时间，尤其是那些合并严重的肌肉功能障碍者（诊断为近端肌肉无力）或那些择期行上腹部手术的患者[133]。儿童 DM1 患者术后出现呼吸系统并发症的风险与肌肉受损的程度、CTG 三核苷酸重复序列的数目以及手术时间有关。不使用肌松剂拮抗药是一个潜在的危险因素[134]。总的来说，与 DM1 患者相比，DM2 患者的围术期并发症较少见[135-136]。

由于这种疾病易发生包括传导异常、心律失常及心肌病等心脏病的表现，因此术前应咨询心脏病专家确保及时诊断上述心脏并发症，使患者心脏状态达到最佳。某些情况下术前也有必要进行超声心动图以及电生理学检查[129]。另外，术前对胃肠功能的潜在损伤也应进行评估，制订最佳的气道管理方案。最后，这些患者可对麻醉药和镇静药的呼吸抑制作用显示出高敏感性[137]，因此应考虑滴定法来输注这些药物。

肌管性肌病或中央核肌病

类似于其他先天性肌病，肌管性肌病（myotubular myopathy，MTM）或中央核肌病（centronuclear myopathy，CNM）是以肌纤维特殊结构的改变、发病早期肌张力低下、具有遗传基础但非进展性时程为特征[138]。MTM 最早在 1966 年被描述，其特征是儿童早期的肌无力主要发生在眼外肌、面部、颈部和四肢的肌肉。根据临床和遗传学特征，MTM 分为三类[139]：严重的 X- 连锁隐性遗传型（肌管）、常染色体隐性遗传型（中央核）、迟发轻型常染色体显性遗传型。据估计 X- 连锁隐性遗传型的发生率为 50 000 名男性新生儿中有 1 例发病[140]。X- 连锁隐性遗传型 MTM 是该病最严重的类型。表达 MTM 的基因定位于 Xq28，可编码肌管——一种酪氨酸磷酸酶蛋白[141-142]。怀孕期常见的并发症为羊水过多和胎儿活动度降低[138]。患病的男性新生儿在出生时通常表现出严重的肌肉松弛、喂养困难、呼吸窘迫，必要时需要辅助通气。心肌一般并不受累，也无大脑缺氧，其认知功能也为正常的。其他特征性表现包括身长超过 90% 的新生儿，巨颅（+/– 脑积水），瘦长脸，细长指 / 趾[143]。血清肌酸激酶水平、肌电图和运动神经传导速度通常为正常的。其组织学特征是肌纤维上出现了类似于胎儿肌管的中央核[138]。虽然有研究显示患者的生存期可长达 27 年，但是其中大多数患者部分或完全依赖于呼吸机，故其预后其实较差[144]。此外，一些患者的肝功能也会出现异常[144]。

常染色体遗传的 MTM 和 CNM 均为罕见疾病，多为家族性遗传性和散发性[138]。多数常染色体隐性遗传的 CNM 患者是在婴儿期或儿童早期疾病发病，临床表现为肌张力减退、呼吸窘迫、延髓无力和眼肌麻痹。该过程可能是缓慢渐进的，在青少年期常伴随着脊柱侧弯和行动能力的丧失，其化验检查结果与 MTM 患者相似。与其他两种类型相比，常染色体显性遗传的 MTM 患者发病较晚，且表现轻微。常染色体隐性遗传的 CNM 与编码两性蛋白 -2 的 BIB1 基因突变相关联[145]，而常染色体显性遗传的 CNM 则与编码启动蛋白 -2 的基因有关[146]。本病治疗完全依靠支持疗法。

麻醉注意事项

先天性肌病患者进行麻醉时应首先注意触发性全身麻醉（例如挥发性麻醉药、琥珀酰胆碱）引起的急性恶性高热的风险[147]。一些先天性肌病（例如中枢核团疾病、多核团肌病、线粒体肌病）与恶性高热的发生密切相关，可能与 RYR1 基因突变有关[148]。MTM 或 CNM 患者采用非触发性麻醉剂如丙泊酚和瑞芬太尼时，发生恶性高热的风险较低[149]。然而，有案例报道：即使未使用触发性麻醉药，迟发型 CNM 患者在进行心肺转流手术时出现类似恶性高热症状[150]。因此，MTM 或 CNM 患者最安全的麻醉策略应尽可能避免使用挥发性麻醉药和琥珀酰胆碱，且非去极化肌松

药也存在肌松作用延长的风险[151]。鉴于这些患者肌张力始终处于减退状态，因此应尽量避免所有肌松药物。

代谢型肌病

肌肉代谢的能量来源取决于多种因素，其中最重要的是运动强度和运动持续时间。在休息时，肌肉主要以脂肪酸为能量来源。在亚极量运动 [70% ~ 80% 最大耗氧量（VO_{2max}）] 时能量的最重要来源为糖原的有氧代谢，当强度接近最大摄氧量时，无氧糖酵解是主要的能量来源[152]。糖原作为一种动力且有限的葡萄糖储备，主要储存在骨骼肌和肝中。糖原贮存紊乱（GSD）是一组由于酶缺乏或功能障碍引起的代谢紊乱性肌病，其通过干扰正常糖原合成和分解来减少有效葡萄糖贮存。糖原合成障碍引起正常糖原贮备减少，而分解障碍则易阻止糖原的降解。随后，由于底物使用缺陷导致低血糖症的发生和组织内糖原堆积。根据酶缺陷类型，分别以罗马数字表示超过 12 种的 GSD。本节所探讨的只是 Ⅱ 型 GSD，又称酸性麦芽糖酶缺乏症（acid maltase deficiency，AMD）。

Ⅱ 型糖原贮积病（酸性麦芽糖酶缺乏）

酸性麦芽糖酶是能使麦芽糖、低聚糖、肝糖原释放出葡萄糖的一种溶酶体 α- 葡萄糖苷酶。AMD 患者有三种临床分型：婴儿型、儿童型、成人型。婴儿型 AMD，也称为 Pompe 病，通常在刚出生后的 3 个月内发病，表现为进展迅速的肌无力和肌张力减退，心脏增大和肝大以及呼吸衰竭，多在 2 岁之前死于心肺功能衰竭[153]。儿童型 AMD 的临床特征主要表现为肌病，肌无力症状出现较晚，近端肌无力比远端肌无力更加明显，腓肠肌肥大，导致肌肉萎缩症的临床假象。尽管该疾病进展相对缓慢，但大多数患者在 20 岁前死于呼吸衰竭[153]。成人型 AMD 通常在 30 或 40 岁后发病，也可能推迟到 70 岁以后，呼吸衰竭和膈肌无力常为最初表现，表明近端肌无力出现最早，但心脏和肝并不受累[154]。

婴儿型和儿童型 AMD 患者体内的血浆肌酸激酶含量升高达 10 倍，但在成人型其含量正常。肌电图显示为特征性的肌强直放电模式，包括肌纤维颤动、正波形和重复复合放电。婴儿型患者的肌肉活检中发现含有糖原、溶酶体酶以及酸性磷酸酶的空泡。然而，迟发型 AMD 患者的肌肉活检只发现了非特异性的异常改变[154]。

Pompe 病为常染色体 α- 糖苷酶隐性基因突变引

起的遗传性疾病。已被证明：静脉注射人重组 β- 糖苷酶的酶替代疗法（ERT）可有效治疗婴儿型 Pompe 病[155]，其临床效果表现为减缓心脏扩大、改善心肌功能、减少通气支持且延长寿命。但在迟发型 Pompe 病患者中，ERT 远未产生婴儿型 Pompe 病的治疗效果，它只能稳定疾病进程，在某些方面改善肌肉运动和呼吸功能[156]。

麻醉注意事项

AMD 患者的麻醉报道非常少见，但考虑婴儿型 Pompe 病患者存在相关心肌病，还应更加关注其心脏功能变化。在 5 例婴儿型 Pompe 病患者的系列研究中，Ing 和同事通过超声心动图发现：患儿左心室较正常心脏扩大 4 ～ 5 倍[157]。已有文献报道：婴儿型 AMD 患者氟烷麻醉时发生了单纯心脏停搏[158]。尽管氟烷麻醉时存在上述问题，但使用恩氟烷和七氟烷麻醉尚未出现并发症[157]。氟烷易诱发心肌发生心律失常，但与挥发性麻醉药的选择相比，麻醉中更为重要的应为：密切注意血流动力学参数、预防恶性低血压和低心肌灌注。由于氯胺酮是一种间接的拟交感神经药，有人认为：氯胺酮可能比丙泊酚和七氟醚更适合麻醉诱导[159]。虽然氯胺酮对这些患者的作用是肯定的，但如心动过速和随之发生的心肌耗氧量增加等副作用却不容忽视。

迟发型 AMD 患者，应根据其术前肌无力和呼吸功能的情况制订出相应的麻醉计划。硬膜外镇痛作为全麻的辅助方法，已成功地应用于成人型 Pompe 患者[160]。股神经和骶神经阻滞也被成功地应用于儿童型 Pompe 患者[161]。腰 - 硬联合麻醉也被报道成功应用于成人型 Pompe 孕妇剖宫产手术[162]。

肌病患者给予琥珀酰胆碱有高钾血症的潜在风险应避免应用，非去极化肌松药可安全的使用，但应密切注意神经肌肉监测[163]。据报道：即使未应用肌松药，肌病患者也会出现术后长时间的肌无力症状[164]。

线粒体肌病

该疾病的概念来源于线粒体功能障碍，为瑞典研究人员在 1962 年描述患有严重代谢亢进而非甲状腺功能障碍的患者时首次提出[165]。这些研究人员依据以下特点定义其为线粒体疾病：①肌肉中线粒体存在异常的形态学证据；②离体线粒体的氧化磷酸化过程中存在"失偶联"的生化学证据；③生化异常与临床特征（代谢亢进）间存在相互关联[166]。线粒体疾病指的是线粒体代谢五个主要步骤的缺陷：底物转运、底物利用、三羧酸循环、电子传递链和氧化磷酸化偶联[167]。线粒体脑肌病和线粒体肌病现专指呼吸或电子传递链缺陷引起的疾病[166]。呼吸链由嵌入线粒体内膜的五个多重复合受体构成（Ⅰ至Ⅴ），加上两个小型移动电子载体、复合酶 Q_{10}（CoQ_{10}）和细胞色素 c，其蛋白分子数超过 80 个，其中 13 个蛋白由线粒体 DNA（mtDNA）编码，其他蛋白由核 DNA（nDNA）编码。mtDNA 在下列几个方面与 nDNA 不同：① mtDNA 为环状且无内含子；②比 nDNA 有较大量的复制且自发突变率明显增高；③属母系遗传。鉴于呼吸链由 mtDNA 和 nDNA 双基因控制，因此，其中任何一种基因突变均可引起线粒体疾病[166]。

mtDNA 的主要突变包括多肽、tRNA 或者 rRNA 编码区域的点突变以及大范围的基因重排、折叠或者缺失。点突变引起的常见疾病包括肌阵挛性癫痫伴发不规整红纤维（myoclonic epilepsy with ragged-red fibers，MERRF）；线粒体脑肌病伴高乳酸血症和卒中样发作（mitochondrial encephalopathy，lactic acidosis，and stroke-like episodes，MELAS）；神经病变、共济失调和色素性视网膜炎（neuropathy，ataxia，and retinitis pigmentosa，NARP）；母系遗传性 Leigh 综合征；以及 Leber 遗传性视神经病（Leber's hereditary optic neuropathy，LHON）。散发大规模突变导致 Kearns-Sayre 综合征、进行性外眼肌麻痹和 Pearson 综合征。nDNA 突变能够引起复合体Ⅰ～Ⅳ以及电子传递链的 CoQ_{10} 的缺乏[166]。

线粒体疾病的临床表现多变，故其诊断具有挑战性。由于线粒体存在于人体各部位，因此线粒体 DNA 的突变可影响体内各组织功能。nDNA 的突变遵循孟德尔定律，呈现"全或无"的状态。而 mtDNA 的遗传是随机的，导致更大的变异性。据估计线粒体性肌病的总体发病率约为 1/4000[168]。临床上，由于"红旗"样症状或体征出现频率较高，故对 mtDNA 相关病症来讲，它是标志性的体征。这些症状包括两侧或单侧感觉神经性听力丧失、身材矮小、进行性眼外肌麻痹、轴突性神经病变、糖尿病和肥厚型心肌病[169]。单纯线粒体肌病在发病年龄、肌无力的分布及病程上存在较大差异，范围从伴有呼吸衰竭的早发型严重疾病到成年型轻微甚至可逆性肌无力疾病。除了肌无力的特征表现外，线粒体肌病患者还会出现耐力差和过早疲劳的临床特点，一些患者还出现反复性肌红蛋白尿[166]。用 Gomori 三色染色法进行肌肉组织活检时发现，这些疾病标志性的组织学特点是"破红纤维"[170]。常见的实验室结果包括其乳酸丙酮酸比值较正常值（低于 25：1）增高（50 ～ 250），血液中游离肉碱的水平增加，叶酸含量偶尔降低（如在Kearns-Sayre 综合征中）。脑部的计算机断层扫描和磁共振成像检查有助于诊断。例如，MELAS 患者显示出基底节钙化以及非限定血管分布区脑卒中样发作的表现[170]。两种临床特征相类似的脑肌病，MELAS 和 MERRF，将在下面的简单讨论。

线粒体脑病伴高乳酸血症和卒中样发作（mitochondrial encephalopathy, lactic acidosis, and stroke-like episodes, MELAS）

MELAS 综合征是最常见的线粒体脑肌病。最常见的发病年龄在 20 岁之前。反复癫痫和卒中样发作（由于两者血管分布并不一致）可会产生轻微偏瘫、偏盲和皮质盲。年龄小于 40 岁且有卒中病史的患者均可被考虑诊断为 MELAS。相关的疾病还包括糖尿病、听力丧失、垂体和甲状腺功能低下以及第二性征缺失。总之，MELAS 可导致痴呆、卧床不起甚至死亡。目前仍无有效的治疗方法。

肌阵挛性癫痫伴破碎红纤维（myoclonic epilepsy with ragged-red fibers, MERRF）

MERRF 是以肌阵挛、全身性癫痫、共济失调及肌肉活检中发现破碎红纤维为特点的多系统疾病。其他的临床特征还包括耳聋、周围神经病变、视神经萎缩、痴呆、身材矮小和运动耐力差[166]，偶尔还有心肌病的表现。实验室检测特点包括：休息或运动时乳酸水平的增高、在肌电图及脑电图显示的慢波背景的肌病图像上，会出现广泛的高峰波放电现象。目前治疗只有支持疗法。

麻醉注意事项

在多数情况下麻醉医师应参与线粒体肌病患者的日常护理，了解尚未确诊肌病患儿的肌肉活检结果[171]。为了避免偶发的医疗并发症，这些患者可接受与该病相关的治疗性外科手术（如 Kearns-Sayre 综合征患者植入永久性心脏起搏器）[172]，也可给患有该疾病的孕妇准备相应的分娩镇痛方案[173]。鉴于线粒体肌病临床特征的多样性，麻醉医师应对患者进行全面的术前评估，根据患者具体需要制订详细的麻醉方案。

术前，应仔细评估器官系统的受累程度，尤其关注并记录肌肉肌病和神经系统功能的受累情况，必须寻找是否存在心肌病或心律失常的证据。此外，还要密切注意内分泌系统的问题，因为强直性肌营养不良症常常伴发其他代谢功能的失衡，如电解质紊乱[174]。由于该病患者均存在不同程度的呼吸障碍，因此术后发生呼吸系统并发症的风险性更高[168]。虽然正常血乳酸水平不能完全排除线粒体病变，但血气和血乳酸水平的基线值变化对临床诊治还是有益的。

理论上，各种类型的麻醉药作用于线粒体疾病患者时均有发生并发症的风险，挥发性麻醉药和琥珀酰胆碱使恶性高热的发生率增加，已知丙泊酚和咪达唑仑对线粒体呼吸链的抑制作用呈剂量依赖性[175]。事实上，线粒体功能障碍已被推定为丙泊酚相关灌注综合征（propofol-related infusion syndrome, PRI）发生的机制[176]。神经肌肉阻断药（肌松药）的使用会增加患者长期瘫痪的风险，麻醉药可能使原有的呼吸抑制症状更加恶化[177]。甚至局部麻醉药也已报道显示：其可引起线粒体毒性[178]。幸运的是，尽管前面提到了许多麻醉的潜在风险，但目前几乎所有的麻醉技术均已安全地应用于线粒体病患者[174, 179]。当然，值得警惕的是，由于线粒体疾病的罕见性，到目前为止所有麻醉经验均来自于个案病例报道或并不能得出明确的结论的小样本观察。

线粒体疾病患者发生恶性高热的事件应追溯到1985 年，是由 Ohtani 及其同事报道的个案病例[180]。另一例线粒体肌病患者的氟烷收缩试验呈现阳性结果，但并未发现有发生恶性高热的临床证据[181]。另外，挥发性麻醉药已经普遍应用在此疾病患者的手术中，并无出现任何不良的影响[173, 182]。目前，没有证据支持恶性高热的发生与线粒体疾病有关。虽然有记录显示不止一例 Kearns-Sayre 综合征患者安全使用琥珀酰胆碱[183]，但线粒体肌病患者还是应该避免使用琥珀酰胆碱，以使高钾血症发生的风险降至最低。同样，丙泊酚也可安全应用在 MELAS 患者的麻醉中，且在这组患者中并未发生 PRIS。然而丙泊酚并不能应用于线粒体功能障碍患者作为 ICU 镇静。尽管丙泊酚作为麻醉诱导药是安全的，但也应避免长时间的输注。

研究显示：尽管 MELAS 患者对顺式阿曲库铵存在抵抗作用，但对其他非去极化肌松药较为敏感，包括美维库铵、阿曲库铵、维库溴铵、罗库溴铵[174]。故提醒线粒体肌病患者使用肌松药应小心谨慎。最后，有报道显示：线粒体疾病患者实施脊髓麻醉和硬膜外麻醉是可行的[173, 184-185]。在选择椎管内麻醉前，应密切注意患者是否术前已存在神经功能障碍。

与麻醉药的选择相比，也许了解患者的合并症和代谢状态更为重要。手术过程中应保持正常体温，静脉输液应加温至正常体温。尽管并无证据表明乳酸钠林格液能够加重酸中毒[174]，但考虑到已经存在乳酸酸中毒的可能，应尽可能避免使用乳酸钠林格液。多项研究表明：该疾病患者可发生低钠血症（和高钾血症）[174, 186-187]。在此种情况下，特别是伴有低血压时，应考虑肾上腺皮质功能不全[174]。最后，在制订麻醉方案时，应考虑到这些患者有并发心脏传导异常和心肌病的高风险。

周期性瘫痪

周期性瘫痪（periodic paralyses）是以电压门控的离子通道功能改变为特征的一组疾病；此类疾病有时也被称为骨骼肌离子通道病[188]。这种特殊的离子通道病的症状取决于特定离子通道的参与，据此可分为三大类：①氯离子通道病——肌强直不伴随麻痹，如先天性肌强直；②钠离子通道病——肌强直伴随麻痹，如高钾性周期性瘫痪；③其他阳离子通道病——麻痹无肌强直，如低钾性周期性瘫痪[189]。

高钾性周期性瘫痪

高钾性周期性瘫痪（hyperkalemic periodic paralysis，HyperPP）是一种在男女性别中均有高外显率的常染色体显性遗传病，其发病率约为 1/200 000[189]。因患者在发病时血钾水平往往正常，故高血钾这一词易产生误解。这一特性使血钾水平正常但周期性瘫痪的患者易被误诊。然而，正常血钾周期性瘫痪现已明确被确定为 HyperPP 变异型[190]。本病的明确特征是钾输入引起的肌麻痹[191]。电压门控钠通道 SCN4A 基因的多位点突变会导致 HyperPP。一旦被去极化药如钾离子激活，突变的通道就不能被失活，它们会在激活和灭活两个状态间不断变化。这种激活作用产生持久的去极化状态（造成肌肉无力），钠离子进入肌细胞内而钾离子从肌细胞内被释放出来（引起高钾血症）。给予排钾利尿剂可减轻高钾血症，钠-钾循环可被终止[189]。

尽管随着时间的推移肌无力的发病将会越来越频繁，程度也会愈加严重，但患者在患病的第一个 10 年中肌无力的发生却短暂罕见。一餐富钾膳食或者紧张锻炼后的休息可以诱发一次发作。此外，寒冷的环境、情绪紧张、空腹、糖皮质激素、妊娠均可诱发或加重发作。在两次发病间期，可见轻微的肌强直但不妨碍活动。实验室检查显示：发作期患者的血钾升高或正常水平，且肌酸激酶水平常常升高。血钾水平达到产生心脏毒性的情况很罕见，故其心电图通常是正常的。肌电图记录在发作期和发作间期可出现肌肉的强直性放电。肌肉活检可显示肌细胞肌浆出现微小的周围空泡。治疗药物主要包括乙酰唑胺（碳酸酐酶抑制剂）和美西律（作用机制类似于利多卡因的抗心律失常药）。避免高钾饮食、剧烈运动、空腹及暴露在寒冷环境等，这些对预防该病发作也很重要[189]。

低钾性周期性瘫痪

家族性低钾周期性瘫痪（familial hypokalemic periodic paralysis，HypoPP）是最常见的周期性瘫痪，尽管其发病率仅为 1/100 000[192]。HypoPP 是常染色体显性遗传病，由于其外显率在女性基因中表达较低，故该病常见于男性。一般讲，两种类型的 HypoPP 有相同的临床特征。1 型 HypoPP 患者（更常见）是由 L 型钙通道基因 CACN1AS 突变所引起[193]。2 型 HypoPP 则是由引发 HyperPP 疾病的同一钠离子通道基因 SCNA4 突变所诱发[194]。目前仍不清楚为何同一基因（SCNA4）缺陷却引起两种截然相反的病理特征与临床表现，但有人推测，可能与 HyperPP 是"功能获得"性钠离子通道病，而 2 型 HypoPP 是"功能改变"性通道病有关[194]。

HypoPP 的临床症状主要出现在童年和 30 岁之前。近端肌肉呈现不对称性受累，而眼部和延髓肌受累则罕见。呼吸肌无力虽然罕见，但能危及生命。激烈运动、高糖类饮食均可导致 HypoPP 发作，其他触发因素还包括：细菌或病毒性感染、饮酒、禁食、睡眠缺乏、脱水、长期卧床、应激、月经及怀孕[189]。更为重要的是：应警惕识别 HyperPP 和 HypoPP 患者临床特征间的差异。HypoPP 患者无肌强直的发生，其发病与低钾血症有关（诊断标准），补钾即可缓解症状，而葡萄糖可诱发其发作[189]。治疗以明确诊断和避免诱发为主。补钾可有效治疗其急性发作。乙酰唑胺为 1 型 HypoPP 首选的预防性药物[195]，但它却能使 2 型 HypoPP 的病情恶化[196]。这些患者应选择保钾利尿剂如螺内酯[197]。

甲亢性周期性瘫痪

甲亢性周期性瘫痪（thyrotoxic periodic paralysis，TPP）临床上与 HypoPP 相似。TPP 的发病时间比 HypoPP 晚，以男性高发为主，且在亚裔患者中更常见。TPP 的发病与内向整流钾通道基因（Kir2.6）功能缺失的突变有关[198]。抗甲状腺药物如他巴唑对该病有治疗作用[189]。

麻醉注意事项

掌握不同类型周期性瘫痪的病理生理学过程和形成机制，可指导麻醉医师为该病患者制订适合的麻醉方案。下面介绍这些疾病的临床特征。

HyperPP

如果条件允许，所有 HyperPP 患者应术前禁食，同时静脉输注葡萄糖、无钾静脉液[199]。去极化药物如钾、琥珀酰胆碱和胆碱酯酶抑制剂均可加重 HyperPP 患者的肌强直症状，应禁忌使用[189]。相反，非去极化肌松药可安全使用[199-200]。虽然琥珀酰胆碱可引起 HyperPP 患者咬肌痉挛和僵硬[201-202]，但这些症状均与严重肌强直反应有关，而非恶性高热所引起。并无证据显示 HyperPP 患者易于发生恶性高热[148]。文献报道显示：此类患者挥发性麻醉药和丙泊酚均可安全使用[199-200, 203]。麻醉期间给予利多卡因可改善肌肉的强直性收缩，而美西律的使用可改善慢性肌强直症状[189]。

术中保持正常体温、避免高钾血症和低血糖的发生尤为重要[200]。脊髓麻醉和硬膜外麻醉技术已成功地应用于这些患者的手术中[204-205]，包括硬膜外分娩镇痛[206]。区域阻滞技术尚未进行广泛研究，但在最近的一份报道显示：单次股神经阻滞已成功地应用于1例 HyperPP 患者[207]。

HypoPP

已有报道显示：HypoPP 患者在全麻术后出现肌无力和呼吸窘迫[208-209]，故应避免一些主要的诱因如围术期应激、葡萄糖过量、低温和去极化肌松药的应用[189]。虽然有报道证实：中、短效非去极化的肌松药如阿曲库铵、米库溴铵可安全应用[210-212]，但长效肌松药还应尽量避免使用[213]。有报道证实：无论是否复合肾上腺素，HypoPP 患者硬膜外麻醉时均有发生低钾血症的风险[215]，但该类患者实施硬膜外麻醉（包括分娩镇痛）和脊髓麻醉技术均被认为是安全的[212-214]。

与 HyperPP 不同，尽管有报道证实异氟烷可在 HypoPP 患者中使用[212]，但 HypoPP 和恶性高热间的联系尚不明确[148]。在 HypoPP 患者中出现类似于恶性高热的代谢危象[216-218]。琥珀酰胆碱也可使患者产生类似肌挛缩样的反应[219]。据前文描述，促发 HypoPP 和对 MH 敏感的两种无关联基因突变可能会发生在同一患者身上[218]。因此，尽管 HypoPP 患者并发恶性高热概率微小，但并不能排除此种情况的发生，故最安全的方法是尽可能应用非触发性麻醉药，如使用挥发性麻醉药时应倍加警惕[148]。

孟德尔遗传病、线粒体疾病和复杂疾病

随着快速、准确且廉价的基因测序技术出现，遗传性疾病的基因研究越来越深入。本章中讨论的内容主要集中在以孟德尔或线粒体遗传为基础的疾病。最新的研究也开始探讨复杂疾病的遗传学基础，包括冠状动脉病、糖尿病、高血压等，而麻醉医师在临床实践过程中每天要面对这些疾病。未来几十年遗传学的探索步伐将越来越快，使其成为临床研究中不可或缺的一部分。对麻醉医师而言，掌握现代遗传学的研究方法非常必要，因此，下文将概述孟德尔遗传病、线粒体疾病和复杂疾病。

孟德尔遗传病

在过去的二十年中，遗传学的发展使得人们逐渐对潜在罕见的家族性遗传病发生机制有了进一步的理解[220]，且这些研究结果已应用于患者的诊断、管理、治疗和麻醉实施方面。孟德尔遗传病或单基因疾病表现为单一常染色体或性连锁遗传模式，并伴有表型和外显率的变异。从传统意义上讲，定位克隆技术可鉴别这些疾病的致病基因，其中基因连锁分析（一种家族遗传性疾病染色体标记共分离的测量）用来定位致病基因所在的亚染色体区域，随后对患病和不患病家族成员的基因连锁区域采用基因测序和转录技术鉴别突变基因。在过去的几年中，采用新一代测序技术对整个外显子组（已知基因组中所有基因蛋白编码区）和少数患病/不患病家庭成员全部基因组进行直接突变筛查，从而改变了对孟德尔遗传病基因的认识[221-222]。到目前为止，超过 3600 种常见疾病的致病基因均已明确找到，这些致病基因均表现出很大程度的座次基因异质性（即不同基因的突变导致相同的表型）和等位基因异质性（即不同家系患者呈现相同基因的差异突变）（请访问在线网站：http://www.ncbi.nlm.nih.gov/omin）[220]。

线粒体疾病

线粒体疾病是孟德尔遗传病的特殊表现形式，其发生与线粒体编码 mtDNA 或 nDNA 基因结构域或调控元件缺陷有关[223]。如上一节讨论的线粒体疾病，mtDNA 疾病为母系遗传，往往表现为多系统不同程度的受累。通常情况下，患病家族成员的 mtDNA 携带胚系突变基因，但它们的组织和器官可能同时含有正常

和突变 mtDNA 的复制（异质性）。因为每一个细胞是由成百上千个线粒体 DNA 基因组成，这些基因在有丝分裂过程中不均等分离，故体内正常与突变基因的线粒体相对比例可影响疾病表观的变异性[224]。利用家族特异多态性确定并与线粒体单倍基因组线比较，可以得到患病家族成员分子量为 16.6kb 的线粒体 DNA 序列，体外培养情况下确定呼吸链活性功能变化可鉴别致病的突变基因[225-227]。由 nDNA 编码基因引起的线粒体疾病，其线粒体结构与其他不同基因表型的孟德尔遗传病相似，借助线粒体蛋白质的种类目录和新一代测序技术，越来越多的基因编码被确定[228]。

复杂疾病

复杂疾病基因的发现对探讨诱发疾病的生物学路径及其机制指出了明确的研究方向。对复杂疾病的研究有助于制定疾病预防、诊断和治疗的新策略。一些常见疾病表现出的复杂性主要是受多重基因和环境的影响，相反，罕见疾病的发生则是单基因缺陷所导致（孟德尔病）。这种复杂的遗传性就是多种致病基因共同表达的结果[229-230]，在双胞胎或家族研究中呈现的显著遗传学特性通常是证明基因探索成功的第一步。单核苷酸置换（即单核苷酸多态性，其频率在超过 1% 的人口中出现），或插入、复制，或删除 1～1000 个碱基对长度（即拷贝数多态性，其频率在超过 1% 的人口中出现），均可促发致病基因的遗传学变异。这种变异既可改变蛋白质的编码序列进而破坏其功能，还可影响基因的调控区域从而改变其表达、剪切和转录的稳定性。人类遗传变异很有限，但基因组的变异较常见[231]。单个基因的有害突变可导致孟德尔遗传病，但并不能预估其在人群中的发生率，因为这些突变可通过降低生殖率而得到优劣选择。一般讲由于普通常见疾病并不影响生殖能力，且往往是延迟发病，故无法进行淘汰选择[232]。同样，对于复杂的遗传药理疾病，直到人类进化的今天药物暴露才开始出现，因此，药物作用靶点或代谢酶仍有待于探索研究。

复杂疾病的遗传特点

新的证据表明，普通疾病的遗传结构通常具有连续性，从具备罕见共同特征的孟德尔亚型、高度有害的单基因突变、低频范围内介导独特作用的单核苷酸或拷贝数的变异，一直到更常见的单核苷酸多态性（SNPs）或拷贝数多态性（CNPs）在人群中适度作用分离。

作为家族遗传表观疾病染色体标记共分离的测量技术，基因连锁分析已成功地进行了孟德尔遗传病的基因定位克隆，而遗传联合分析是一种能更好探测复杂疾病潜在基因变异作用的研究设计[233]。遗传联合研究是为了从统计学上寻找共变及种族配对病例与对照组间等位基因频率存在的显著性差异，从而确定改变患病风险时的基因变异性。

利用模型器官或体外研究探讨致病的病理生理过程及生物学路径，候补基因的相关研究在上述方面已取得一些成果，但结果仍存在一些矛盾和不可重复性，主要原因是由于缺乏具有说服力的小样本个体研究、对人口结构的不充分了解、基因分型的技术问题、或缺乏多重检验矫正的统计阈值[234]。

全基因组关联研究（genome-wide association studies, GWASs）已成为一种突破性的方法，它确定了一些潜在疾病的致病基因，并发现了更多与常见病有关新的、未知的致病基因。为了从统计学上寻找在大样本配对与对照病例间存在的等位基因频率的显著性差异，GWASs 通常要检测基因组中超过 1 百万个常见 SNPs 和拷贝数的变型。GWASs 同样可被用来识别可促发疾病相关数量特征改变的遗传学变异，探讨特殊疾病进程中基因的作用。过去十年中已取得关键性的进步使 GWASs 成为可能。这些进步包括人类基因组图谱的应用、常见基因变异的分类以及由国际人类基因组联合会（The International HapMap Consortium）绘制的陆地人种遗传变异相关结构图谱[235]；寡核苷酸芯片技术的进步，促使基因分型具有高通量性、高效益性和优质性[236]；且解释了人口结构中存在的系统偏倚[237]。虽然人群中已发现超过 1 千万的常见变异，但因连锁失衡现象导致出现频率超过 5% 的常见变异中，GWASs 仍能检测出其中大约 85% 的变异。连锁失衡现象是指相邻基因变异共同遗传，只有通过发生在热点区域（如连锁失衡）的重组事件才能阻断上述现象[231, 238]。因此，非常相近的 SNPs 彼此有高度的相关性，一个标记基因可作为多重变异的标记。人类常见的遗传变异可分为小范围的单倍体变异或非裔人群中最多样性的特殊变异模式，而起源于非洲人群中单倍体变异较少且连锁失衡区域较长[239]。

GWASs 的成功设计需要仔细限定表型与协变量、样本选择与配对、高通量基因分型与质量控制（包括去除低劣、潜在或人口样本的逸出值，还要去除罕见低基因分型表达的 SNPs 和遗传平衡定律中失衡值）[240]。人群分层及种族间等位基因频率的差异可不均匀地分布在病例组和对照组，这种差异可能是 1 型错误的主要来源，可通过选择同质性人群研究或采用适合全基因组变异模式的分析方法来避免[237]。通常严格的具有统计学

意义阈值设置为 5×10^{-8}，并通过约 1 百万例重复独立的基因组模拟研究实验进行校正[241]。最后，在多重设计的独立样本中 GWASs 要进行显著相关信号的重复，这对区分来自 GWAs 设计中潜在的错误或偏差来源非常重要，并可体现其真实性和可重复性[240]。

国家人类基因组研究所收录了大量在文献报道中有显著意义的 GWASs。到目前为止，与疾病、生物标记物和行为学遗传性状相关的文献有 8000 多篇[242]。GWASs 已使人们对复杂遗传结构有了新的见解，即：

1. 人类的许多特征主要是多基因遗传，有时发挥中等作用的致病风险基因位点超过 100 个。

2. 多数人常见的遗传变异效应较为适度，优势比值在 1.1~1.5 范围内；因此，需要大样本量（1000~100 000 例）才能对这种效应进行充足的检测。

3. 致病的 SNPs 及其基因正是研究的关键挑战点，特别是当多数信号是未知基因且可调控远端表达元件时，需要进行深入的生物学信息和实验学追踪。

4. 一个单基因可能隐藏着具有强大作用的罕见等位基因，同时也可隐藏着具有较弱作用的一个或多个相同的独立等位基因，这些奠定了疾病的病因学起源。

5. 多数被发现的基因位点以前并未被认定作为生物学靶点，这些靶点已广泛成为全基因组筛查的重点，并取得了丰硕的成果。

6. 多数遗传变异效应可在多种族人群中观察到，但在人群不同等位基因频率的变异基础上，其发挥遗传变异的相关作用可不同。

7. 遗传特征的关联重叠（例如同一 SNP 病可影响 2 型糖尿病及其相关特征和胰岛素分泌）以及未知遗传特征的多样性，这些都有望被明确[232]。

随着新一代测序技术的快速发展，正在开展对复杂疾病罕见基因变异的广泛研究[243-244]。目前大规模基因测序项目 [如 1000 个基因组项目[245] 以及国家心脏、肺和血液研究所（NHLBI）资助的基因组测序项目[246]] 已测序了成千上万的个体基因，比 GWASs 更深入分析了罕见基因的变异。这些项目为低频基因变异（频率为 0.1%~5%）所致疾病的查询提供了一个窗口，尤其是在所有已知基因组中（外显子）的蛋白质编码区域，基因组的外显子中硅元素可预测蛋白变化异构体的影响，这种影响与调控因子变异相比更易解释。最近已完成外显子组芯片的研制，其由约 240 000 个明确的蛋白变化异构体构成（变异频率＞1 : 1 000）[247]。此基因分型序列包括异常错误变异、剪接位点和无意义的变异，同时在平均每个个体上可预测并捕捉到 95% 的外显子变异。通过分析上千例复杂疾病和对照组病例的外显子或完整基因序列，甚至也可发现更少见的促发常见病罕见基因变异[248]。尽管这些变异较为罕见，但已开发出检测总突变负荷或进行基因区域关联分析的方法[248]。在孟德尔病特性分离的家系中，其中在常见疾病的孟德尔遗传亚型，外显子测序在鉴定其新致病突变基因方面，已被证明取得了巨大的成功，同时外显子测序把定位克隆（用连锁分析技术）与直接编码的基因突变技术结合在一起，成为一种消除偏倚的测序方法[221]。

我们努力的目的在于明确许多常见疾病中基因突变的全部等位基因谱。即使明确了所有促发复杂疾病的致病突变基因，对阐述复杂疾病特征的遗传变异来讲，更为重要的是了解基因与基因、基因与环境间相互作用[249]。在遗传学与基因组学技术相结合的网络医学方面，先进的系统生物学研究方法可有助于探讨导致疾病的潜在生物学网络紊乱[250]。

临床转化的启示

复杂疾病基因识别的进步促进了临床患者治疗，也为某些特殊患者提供了个性化给药方案，这种治疗取决于患者的遗传学风险。在患者疾病的预防和治疗中，探讨新的致病因素为确定药物治疗靶点提供了依据，同样在提高疾病诊断、监测疾病进展和确定治疗效果方面也提供了新的生物标记。通过孟德尔随机抽样研究，有效的基因标记物被认为是确定生物标志物与引起现存疾病间关联的有效工具[251]。在某些临床情况下，依据遗传变异预测某些疾病发生的风险，可实施个性化治疗，如目前常见的癌症治疗。然而，对于多数疾病而言，由于已知的遗传学变异只解释较少部分的疾病风险，故个体化临床治疗未来仍有很长的路要走。

对麻醉医师而言

对麻醉学而言，复杂遗传病研究的最大临床前景是：预测和探讨麻醉药或镇痛药是否达到最有效和最安全的治疗效果[252-253]。如本章所述，孟德尔和线粒体遗传学可识别罕见疾病的基因，且了解这些疾病的发病机制可使麻醉医师最大限度地提高患者麻醉的安全性和有效性。药物基因组学可用来研究遗传变异，它有助于反映对复杂疾病治疗效果的个体差异。尽管许多生物学和生活方式的因素如年龄、性别、肝肾功能、饮食和锻炼、吸烟和饮酒以及严重疾病均可引起治疗效果的差异，如果去除这些因素后差异仍存在，那么则可能是遗传基因作用的结果[254]。两类基因被认为是影响药物反应的潜在突变位点：药代动力学（PK）基因和药效学（PD）基因。

PK 基因使个体间药物代谢存在差异，包括吸收、分布、代谢和排泄方面（ADME）。PK 基因变异可导致药物或慢或快的吸收、转化和排泄，这些变化可使药物在达到治疗效果前被排出体内，或药物残留在体内的时间过长或剂量过高，从而增加发生不良反应的风险。许多肝代谢的酶类（如细胞色素 *P450* 基因家族）均是重要的 PK 基因，这些基因存在较弱或高效代谢的等位基因如 *CYP2D6* 基因，目前高达 25% 的临床用药可促进代谢[255]。

PD 基因既是药物靶受体也是信号转导通路中药物靶点的分子成分。当药物反应的变化呈剂量依赖性时 PD 基因变异可能参与其中，这种变异可能在多个信号通路分子间累积出现，并发挥协同性、独立性或拮抗性的相互作用，故 PD 的影响可能比 PK 更为复杂。早期的遗传药理学研究表明，PD 对治疗效果的影响比 PK 更为严重。例如，在华法林抗凝治疗中可观察到 PK 和 PD 效果，其治疗效果在个体间出现了十倍的差异。尽管代谢酶 *CYP2C9* 基因（PK 基因）携带弱代谢等位基因，且它需要较低的药物剂量却有较高的出血风险，但在华法林靶点 VKOR（*VKORC1*，PD 基因）亚型上，决定其遗传变异的因素仍是达到治疗效果所要求的华法林量。

药物基因组学领域的进展较缓慢，且多数遗传药理学发现均来自于对 PK 和 PD 候选基因的研究；然而 GWASs 和基因测序方法已开始在这一领域应用[256-257]，但严峻的挑战依然存在。首先，探明基因表型的关键是精确测量变异反应，并识别已知影响变异的非基因学因素；其次，遗传研究应包括缜密的实验设计、来自同种族同质人群的大样本量和对测试技术或人群假象具有优化质控的分析方法，这种分析方法要求多次实验校正。研究要求的样本量必须足够大，因为单个基因发生作用的概率无法预计，预先通过大量运算来估计样本量非常困难。

必须有独立样本的可重复性，但对某些药物基因组研究来讲，很难寻找到表型相同的重复样本。令人欣慰的是，早期少量的药物基因组 GWASs 已找到 100 例全基因组检测结果，这些结果表明：药物基因组等位基因的效应似乎大于疾病易感性等位基因的效应，并可能累及较少的基因[256]。在未来的几年中，利用无偏倚的全基因组遗传研究方法，人们将会更深入地了解麻醉药和镇痛药的 PKs 与 PDs 遗传学基础。

参 考 文 献

见本书所附光盘。

第43章 恶性高热和肌肉相关疾病

Jie Zhou (周捷) • Diptiman Bose • Paul D. Allen • Isaac N. Pessah

徐懋 韩彬 译 谭刚 郭向阳 审校

要点

- 恶性高热（malignant hyperthermia, MH）是由麻醉药物引起的以骨骼肌代谢增强为主要表现的疾病，是一种常染色体显性遗传性疾病。
- 骨骼肌约占体重的 40%，其代谢增强势必对全身代谢产生显著影响。
- MH 的体征，包括心动过速、呼气末 CO_2 升高、肌肉僵直和体温升高，均与代谢增强有关。
- MH 易感者（MH susceptible, MHS）骨骼肌罗纳丹（ryanodine）受体（RyR1）的功能异常与细胞内钙离子处理异常有关，未暴露于 MH 触发因子时，其 Ca^{2+} 处理异常可通过细胞内代偿机制控制。
- 暴露于触发因子或者热应激时，细胞内钙离子代偿机制丧失，导致细胞内显著性代谢亢进，产生额外的腺苷三磷酸，驱动钙离子泵，恢复钙储备（例如肌质网、线粒体、细胞外液）。
- 丹曲林显著减少肌浆内钙离子浓度，通过逆转其诱发的代谢亢进体征，从而恢复肌肉正常代谢状态。
- MH 具有遗传性，猪的 MH 均由单一的 RyR1 基因突变产生，而人的 MH 可能由超过 210 个 RyR1 基因突变与 4 个 $Ca_v1.1$ 基因突变所致。
- MH 易感人群的评估包括氟烷和咖啡因骨骼肌活检标本收缩试验，以及 DNA 检测确认突变。MH 猪的诊断仅需 DNA 测试。
- 未来 MH 的防治目标包括北美和欧洲医疗项目计划中的改进基因检测技术和加大基因研究的财政支持，明确丹曲林的作用模式，确定触发 MH 的即刻诱因，以及建立高效、无创的 MH 易感者测试方法。
- Duchenne 肌营养不良（Duchnne's muscular dystrophy, DMD）和 Becker 肌营养不良（Becker's muscular dystrophy, BMD）患者发生 MH 致病突变的风险与一般人群相似，MH 类似麻醉事件发病率的报道中，DMD 患者为 0.002，BMD 患者为 0.00036。
- 肌营养不良蛋白，连同肌营养不良蛋白相关性糖蛋白，与肌纤维膜的稳定性相关，这个基因的突变引起肌营养不良蛋白的缺失，由此导致 DMD 和 BMD。
- 琥珀酰胆碱禁用于 DMD 或 BMD 患者，因在此类患者中肌膜的不稳定性导致横纹肌溶解和高钾血症的风险增高。
- 肌强直性营养不良（myotonic dystrophy, MD）患者的大部分并发症与肺相关，主要是由于肌张力减退、长期胃内容物误吸、中枢及周围性通气不足所致。
- 尚无证据显示钠通道病变患者的 MH 发生率增加。
- 部分神经肌肉疾病在第 42 章也有阐述，对于这些讨论的比较应会为这些麻醉中罕见却极其重要的疾病提供更为深入的认识。

恶性高热是最严重的麻醉相关并发症之一，这种暴发性综合征由触发性麻醉药所引发，如挥发性吸入麻醉剂或去极化肌松剂。如果不能迅速做出诊断和及时治疗，MH 将成为致命性的麻醉并发症。与本章中讨论的其他疾病不同，在暴露于触发药物前，MH 几乎没有任何特异的表现，是基因与环境相互作用的结果。本章也涉及对其他一些在常规麻醉实践中很少遇到的神经肌肉疾病，这些疾病均影响外周神经、神经肌肉接头和（或）肌肉的正常功能，给围术期管理和重症加强医疗带来挑战。尽管这些疾病极其罕见，但是由于医疗水平的提高、人类寿命延长以及其他不确定的原因，临床医生接诊此类疾病患者的数量也逐渐增多。应特别重视神经肌肉疾病患者围术期的麻醉管理，稍有不慎就可能导致严重问题。在该领域的进展主要是研制一些有创和无创的诊断设备，尤其是遗传学方面。

恶性高热

MH 是一种药物遗传性临床综合征，其典型临床表现多发生在麻醉中吸入挥发性卤烷，如氟烷，和（或）应用去极化肌松剂琥珀酰胆碱之后。临床上暴发型 MH，患者体温急剧升高（可高达每 5 分钟升高 1℃）和极度酸中毒，其原因是细胞内钙离子水平调节的快速失控和随之产生的非可控性骨骼肌代谢亢进，可进一步发展为横纹肌溶解。尽管最初恶性高热的死亡率高达 60%，但后来早期诊断和丹曲林的应用使其死亡率降至低于 1.4%[1]。由于诊断意识的提高、呼气末 CO_2 监测利于早期发现、触发性弱的麻醉药物的使用，以及控制暴发发作进程药物的应用，使得 MH 发病严重程度明显下降。当不使用触发药物时，报道的暴发型 MH 发病率为每 62 000 例麻醉患者中有 1 例；但是当使用触发性药物时，每 4500 例麻醉患者中就有 1 例疑似病例[2]。在日本 MH 的患病率介于 1：60 000 至 1：73 000 之间[3-4]，然而在传递 MH 易感性突变的已知亲属人群中的 MH 突变的发生率高达 1：2000[5]。男性较女性更易发生 MH[3, 6]。最近，MHS 的性别差异也通过基因敲除小鼠表达人类 MH 突变的 RyR1-T48251 试验以证实[7]。儿童占所有 MH 患者的 52.1%[8-9]。

出现临床 MH 综合征和肌肉活检阳性的 50%～80% 的基因型患者，其发病与 1 型罗纳丹受体（RyR1；肌质网 Ca^{2+} 释放通道；sarcoplasmic reticulum，SR）基因的超过 210 处突变中的 1 处突变和慢失活 L 型钙离子通道 $Ca_v1.1$（二氢吡啶类受体，dihydropyridine receptor，DHPR）中的成孔亚基的 4 处突变有关[10]。利用猪

和几个新的小鼠动物模型提供的 MH 病因的复杂细节，人们正对 MH 遗传学和相关的 RyR1、DHPR 及关联蛋白的功能异常进行分子生物水平的研究。由于适用科学研究的材料短缺限制了人类的平行研究，而且性别、年龄、遗传、后天与环境变化引起的同一基因型产生不同表现型，使得研究变得更加复杂。

美国恶性高热协会（MHAUS, 11 E. State Street, P.O. Box 1069, Sherburne, New York 13460-1069；电话：1-607-674-7901；传真：1-607-674-7910；邮箱：info@mhaus.org; 网址：http://www.mhaus.org）和 MH 紧急咨询热线（1-800-MHHYPER 或 1-800-644-9737）提供有关恶性高热知识的公众教育和交流。MHAUS 的专业附属机构 - 北美恶性高热登记处（North American MH Registry, NAMHR），负责校对整理加拿大和美国各肌肉活检中心的结果，某个患者的具体资料可通过由热线电话或联系主任——Barbara W. Brandom 医生（北美恶性高热登记处，7449 室，匹兹堡大学儿童医院麻醉科，3705 Fifth Avenue, Desoto St. Pittsburgh, PA, 15213-2583; 电话：1-888-274-7899；传真：1-412-692-8658；邮箱：bwb@pitt.edu; 网址：https://www.mhreg.org）获取链接。

历　　史

在 1915—1925 年间，有一个家族经历了三次麻醉诱发的以肌肉僵直和高热为特点的恶性高热死亡[11-12]，三例患者的死亡原因令人困惑很久，最终离体肌肉组织活检测试[11]证实家族中三个后代为恶性高热易感者。1929 年 Ombrédanne 描述麻醉引起的儿童术后高热以及苍白伴发死亡率显著增加，但未发现与家族之间的关系[13]。1960 年 Denborough 和 Lovell 报道一例 21 岁开放性大腿骨折的澳大利亚患者对于麻醉而非外科手术表现得非常焦虑，因其有 10 位亲属在麻醉中或麻醉后相继死亡[14]，由此引起世界范围的对恶性高热的密切关注。最初 Denborough 和 Lovell 采用当时的新型麻醉药—氟烷给该患者实施麻醉，当患者出现恶性高热表现时停止吸入氟烷，成功对症处理，终止 MH 表现后，随之实施蛛网膜下腔麻醉。威斯康星 Wausau 地区的 George Locher 和加拿大多伦多的 Beverly Britt 进一步深入调查，最终发现 MH 发病具有家族性特点[15]。透过骨骼肌代谢增加或症状早期的肌肉僵直、收缩反应的阈值降低和肌酸激酶（CK）值的升高这些表现，人们逐渐认识到高热症状是骨骼肌的直接参与，而不是中枢体温调节的失常[16]。

有趣的是，在一些通过养殖方式饲养的速生且产肉率高的近亲繁殖猪（如：兰德瑞斯猪，皮特兰猪，

杜洛克猪，波中猪）中发现了相似的综合征，即猪应激综合征[17]。出现代谢增加、酸中毒、肌肉僵直、发热等症状，并因肌肉快速降解而死亡，肉质表现苍白、柔软伴渗出，可由任何应激刺激诱发，包括分栏、运输条件、断奶、争斗、交配或准备屠宰等[18]，已成为影响猪肉生产的一个严重问题[19]。1966年Hall等报道了氟烷和琥珀酰胆碱的应用能够诱发应激感猪出现恶性高热相同的综合征，研究发现猪的这一综合征是RyR1的单一错义突变引起的，所有的易感猪在SR钙释放通道的RyR1发现相同的Arg615Cys突变[20]。

1975年Harrison描述丹曲林具有预防和治疗猪恶性高热的疗效[21]，这也很快在多家医院应用丹曲林治疗麻醉诱发的MH发作中得以证实[22]。今天，丹曲林仍然是成功治疗MH的最重要的药物。

兴奋-收缩耦联和恶性高热的生理学和病理生理学

恶性高热是骨骼肌兴奋-收缩耦联（excitation-contraction coupling，EC coupling）调节失常引起的综合征。正常的肌肉收缩由神经冲动到达神经肌肉接头处（即运动终板）始动，触发乙酰胆碱从运动神经末梢释放。乙酰胆碱活化神经肌肉接头突触后的乙酰胆碱烟碱受体（nicotinic acetylcholine receptors，nAChRs）和非选择性阳离子通道，这对肌膜局部去极化和激发动作电位沿着肌膜表面快速扩散至关重要。肌膜表面内陷（横小管或者T小管）作为导管将动作电位快速

而且均匀地直接传递到肌原纤维深部，介导$Ca_v1.1$电压传感器构象变化。$Ca_v1.1$构象的改变机械性传递至聚集在SR结合面的Ca^{2+}释放通道（RyR1）。发生在特殊接头（三接头，triadic junctions）部位的DHPRs和RyR1通道的机械性耦联对于电信号传递至T小管和SR贮存的Ca^{2+}释放联动至关重要。SR的Ca^{2+}释放引起的细胞质（肌浆）的游离Ca^{2+}浓度从$10^{-7}\mu M$增加至约$10^{-5}\mu M$。在细肌丝处Ca^{2+}结合收缩蛋白（肌钙蛋白C和肌凝蛋白），暴露肌动蛋白的肌球蛋白结合位点，活化粗肌丝（肌球蛋白）并引起肌肉收缩，这一全过程称为兴奋-收缩耦联（EC）。细胞内Ca^{2+}泵[即肌质网/内质网Ca^{2+}腺苷三磷酸酶（ATP酶），或者SERCA泵]迅速驱使Ca^{2+}返回SR腔，当肌浆Ca^{2+}浓度下降至低于$10^{-6}\mu M$时肌肉开始舒张，当肌浆残余Ca^{2+}浓度恢复至$10^{-7}\mu M$时肌肉不再舒张。因为收缩和舒张均为需要腺苷三磷酸（ATP）参与消耗能量的过程，了解参与EC耦联和肌肉舒张的分子物质对于理解恶性高热的原因非常重要（图43-1）。猪和人类的临床和实验室资料均提示细胞内Ca^{2+}浓度持续升高与MH暴发症状相关[23-26]。为纠正肌浆Ca^{2+}浓度增高，离子泵活性增强和离子交换增加，也导致ATP需求增加，继而产热增加。因此，最终结果是体温过高。肌肉僵直是MH暴发很常见的表现，其原因就是由于Ca^{2+}泵和转运蛋白的失能，不能降低肌浆内非结合型Ca^{2+}浓度至收缩阈值以下。丹曲林治疗作用在于能减少肌浆内Ca^{2+}浓度，但是丹曲林降低肌浆内Ca^{2+}浓度的通路比较复杂，尚不十分清楚。

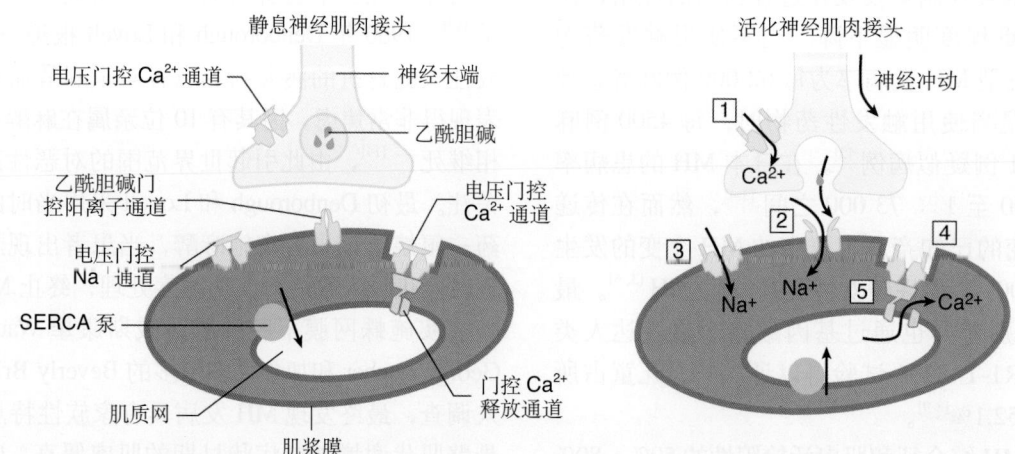

图43-1　神经肌肉传递和兴奋-收缩耦联中主要的离子通道。神经冲动到达神经终末活化电压门控Ca^{2+}通道（1）。电压门控Ca^{2+}通道活化引起的胞质Ca^{2+}浓度增加，触发乙酰胆碱的出胞作用，乙酰胆碱结合突触后烟碱型胆碱能受体活化一个完整的非选择性阳离子通道，使肌纤维膜去极化（2）。肌纤维膜去极化达到阈值，活化电压门控Na^+通道（3），触发动作电位通过横小管系统传递到肌肉深部。在横小管系统内，L型电压门控Ca^{2+}通道感受膜去极化作用，发生构象变化（4）。DHPR的α_1亚单位（$Ca_v1.1$）和罗纳丹受体（RyR1）之间的物理联系是作用途径，通过其将电信号从横小管转换为肌质网Ca^{2+}释放（5）*(Modified from Alberts B, Bray D, Lewis J, et al: Molecular biology of the cell, ed 3. New York, 1994, Garland Press.)*

恶性高热是骨骼肌钙释放单位功能异常的结果

罗纳丹受体

罗纳丹受体（Ryanodine Receptors，RyRs），与骨骼肌内结合底物蛋白/SR Ca^{2+} 释放通道同义，因为能够特异性结合一种有毒的植物生物碱——罗纳丹而命名[27-28]。RyR 的三个亚型骨骼肌（RyR1）、心肌（RyR2）和脑组织（RyR3）分别由位于人类染色体的 $19q13.1^{[29]}$、$1q42.1-q43^{[30]}$ 和 $15q14-q15^{[31]}$ 基因编码。每个功能性 RyR 包括 4 个相同的亚单位（每个约 5 000 氨基酸），每个亚单位结合一个附属蛋白——calstabin1（FK506 结合蛋白 12kD，FKBP12）[32-35]。完整的四聚体质量超过 2 兆道尔顿，它是哺乳动物中已知的最大的蛋白质之一和最大的离子通道。通过在原本缺失 $Ca_v1.1$ 组成型表达的发育不全的肌管上加入 $Ca_v1.1/Ca_v1.2$ 嵌合子互补 DNA 并使之表达，证实了 $Ca_v1.1$ 与 RyR1 之间存在直接耦联[36-37]。这些研究提供的强有力的证据表明 II 和 III（即胞质的 II - III 环）重复序列之间的细胞质区域包含一段 RyR1 双向信号传递至关重要的 46 个氨基酸序列（L720～Q765）[38]。

近十年人们对 EC 耦联的机制了解得越来越清楚，得益于确定了调节骨骼肌 Ca^{2+} 释放和回收的蛋白间相互作用。其基本功能单位被命名为 Ca^{2+} 释放单位（Ca^{2+} release unit，CRU），集中在 T 小管和 SR 膜的结合区域内[39]。CRU 是由一些参与紧密调节 EC 耦联的相互作用的蛋白组装成的一个大分子物质。RyR1 是一种调节 SR Ca^{2+} 释放的高通透性离子通道，是 CRU 的核心组分。附于 SR 膜上功能性 RyR1 四聚体跨越结合间隙与 T 小管膜内的四个电压活化 Cav1.1 亚单位组成的四聚体相互作用，这种相互作用为双向信号途径，能够调节双方蛋白功能。另外，Cav1.1 与 RyR1 的相互作用并非孤立的，而是受位于三联体内的一些蛋白质的调节，包括 Homer1（在物理上结合和在功能上耦联靶蛋白）、calstabin 1、triadin、junctin、Mg29、junctophilin 1 和 2、肌集钙蛋白、钙调节蛋白、蛋白激酶 A 调节和催化亚单位以及蛋白磷酸酶 1[40-44]，上述所列可能并不完全，CRU 代表严密调节的大分子复合物。更为重要的是，越来越多的实验证据提示 RyR1（$_{MH}$RyR）或 $Ca_v1.1$ 的突变能改变 CRU[45-47] 内的蛋白-蛋白相互作用和双向信号通路的精确性[48-52]。

某些化学物质存在的情况下，RyR1 或者 DHPR 的 MH 致病突变引起 RyR1 通道功能的严重失调，如

离体情况下可见对挥发性麻醉药、4- 氯 -m- 甲酚、咖啡因、罗纳丹和钾去极化的敏感性增强[53-55]。化学诱导的 RyR1 复合体功能障碍似乎是触发失控性骨骼肌代谢性酸中毒（需氧性和糖酵解性）、肌强直和高钾血症的主要原因，但是控制这一综合征的机制尚不清楚。运动性热病、运动性横纹肌溶解症和 MHS 间关系尚不清楚，需要进一步开展基础和临床病例对照研究[56]。

影响去极化触发的 Ca^{2+} 释放动力学和强度的两种主要的阳离子是 Ca^{2+} 自身和 Mg^{2+}。正常 RyR1 复合体对 Ca^{2+} 反应为双相模式。首先，Ca^{2+} 在 100nM 和 $100\mu M$ 之间以等级方式活化通道，浓度高出此范围时反而抑制通道活性[57-58]。研究认为这种双相作用方式通过 Ca^{2+} 结合两类 RyR1 调节位点，高亲和性激动位点和低亲和性抑制位点发生[42]。Mg^{2+} 诱导的抑制作用是第二种重要的骨骼肌 RyR1 活性生理调节因子[59-60]。Mg^{2+} 以协助方式 [n_H 约为 2；50% 抑制浓度（IC_{50}）约为 $650\mu M$] 抑制 RyR1。或许 Mg^{2+} 通过与 Ca^{2+} 竞争活化位点以及与尚未确认的低亲和力抑制位点结合的方式发挥作用[61-62]。MH 突变可能引起 RyR1 复合体变构不稳定，导致抑制作用的减弱而不是直接改变活化或者抑制位点的 Ca^{2+} 和（或）Mg^{2+} 的结合特性。因此，药物的超敏反应可能与生理配体的反应改变有密切联系。但是，无论是 MHS 的离子通道原发性对 Mg^{2+} 或者 Ca^{2+}（或者两者均有）[63-64] 的抑制作用敏感度减弱，还是对 Ca^{2+} 的激活作用敏感度增高，或者对两个离子表现出双向敏感性的改变，似乎与 MH 突变的位置高度相关[65-66]。还有研究通过检查从 MHS R615C 纯合子猪和 R163C 和 C512S 杂合子鼠制备的 SR，来探索"易漏通道"假说[50]，研究人员观察到 Ca^{2+} 负荷能力（分别低于配对野生型老鼠的 38%、23% 和 22%）的显著降低，主要由即使囊泡外 Ca^{2+}100nM 仍然保持活性的易漏通道的存在而调节[67-68]。最近的研究显示 $Ca_v1.1$ 的表达抑制了罗纳丹不敏感性 RyR1 通道流出相的基础活性[50]。重要的是，MHS 突变似乎不仅改变了 EC 耦合过程中的双向信号[51-52] 和 RyR1 通道功能的固有调节[65-66]，而且还减弱了 RyR1 Ca^{2+} 外流的 $Ca_v1.1$ 介导的负性调节[48]。最近的利用基因敲入小鼠进行的分子和细胞水平研究证实了之前在包括 MHS 肌肉、肌管、肌球标本和表达 $_{MH}$RyR1 的 dyspedic 肌管上的测量结果，即所有这些部位均显示胞质静息 $[Ca^{2+}]_i$ 缓慢升高[47, 54, 69]。

一些实验证据显示：RyR1 离子通道的调节还存在不同区域内远程域间相互作用的现象，通过稳定对正常通道信号转导关键的蛋白构象来实现[70]。

Samso 等对 RyR1 的三维重建显示 RyR1 的结构支持远程变构通路，例如和 Cav1.1 的耦联，和钙调蛋白、FKBP12 配体的结合[71]。

电压门控钙离子通道：CA$_v$1.1 的作用

虽然大部分导致恶性高热易感的突变都存在于 RyR1 基因上，但是最近编码骨骼肌 Ca$_v$1.1 亚基的 *CACNA1S* 基因上的 3 个突变被认为与 MHS 有关[5, 72-74]。在细胞内环连接 Ca$_v$ 同源重复Ⅲ和Ⅴ的 R1086H 突变是在非 RyR1 蛋白内发现的首个 MH 致病突变，针对该突变蛋白的生理特性测试表明，细胞膜去极化或给予 RyR1 激活药物（如咖啡因）时，RyR1 活化的敏感性显著增加[75]。此外，Pirone 等已经证实，在 T1354S 突变的同源重复 Ca$_v$1.1 的Ⅳ的 S5-S6 细胞外孔环区域的 1354 位点有一个致 MHS 的苏氨酸 - 丝氨酸突变位点，可加速 L-型 Ca^{2+} 电流的动力学并促进 RyR1 介导的 Ca^{2+} 释放[74]。R174W Ca$_v$1.1 MH 突变发生在 IS4 电压感应螺旋的最内部的残基上，此残基保留于所有的 Ca$_v$ 通道。与其他的 Ca$_v$1.1 MHS 突变不同，R174W 减缓 L 型电流，但对正常 EC 耦联并无影响。然而，与表达野生型 Ca$_v$1.1 肌管相比，R174W 表达的肌管肌质网静息游离 Ca^{2+} 水平缓慢上升，还可以使 Ca^{2+} 释放对咖啡因和氟烷的敏感性提高[48, 76]。

除罗纳丹受体异常以外的其他因素

一些其他的细胞过程也可影响 MH 发作。研究证明同时给予非去极化肌松剂和触发药物能够延缓或者预防临床 MH 综合征的发作。用足够剂量的非去极化肌松剂预处理 MH 易感猪，完全消除电刺激神经引出的肌颤搐，能够防止氟烷触发临床综合征达 90 min，即试验的最长时限[77]。然而，在氟烷持续存在的情况下，应用乙酰胆碱酯酶抑制剂新斯的明使神经肌肉接头功能恢复时，则立即触发临床 MH 的发作。这提示神经肌肉接头内功能性神经化学递质或者肌纤维膜的去极化作用（或两者都有）与临床综合征之间存在密切联系。

最近，研究已显示肌纤维膜兴奋耦联 Ca^{2+} 内流（excitation-coupled Ca^{2+} entry，ECCE）对 RyR1 构象敏感，RyR1 的若干突变，包括 MH 突变能够增加其敏感性[40, 46, 78]。ECCE 像是长时间和反复去极化时 Ca$_v$1.1 的内在特性[79]，可能通过转变 Ca$_v$1.1 为 2 型的门控构象调节。然而，MHS 肌肉细胞 ECCE 增强可能提高了对去极化的敏感性，可能是丹曲林消除对电子

和氯化钾引起的去极化反应的一个靶点[45]。除 ECCE 外，骨骼肌细胞也存在类似的可见于非兴奋细胞[80]的经典的受存储调控的钙进入（store-operated Ca^{2+} entry，SOCE）通道[81-83]，在 MHS 肌肉由于慢性贮存耗竭而表现得更加活跃。研究提示 SOCE 通道也是丹曲林的一个作用靶点[84]。总之，现有数据均提示 $_{MH}$RyRs 或者 $_{MH}$Cav1.1 可能形成通过 ECCE 或者 SOCE（或者两者均是）加强 Ca^{2+} 内流的构象。当这种内流增强和 $_{MH}$RyRs 对 Ca^{2+}、Mg^{2+} 抑制作用敏感性下降并存时，可以为提高对触发药物的敏感性和持续的暴发性临床 MH 综合征发作提供细胞基础。

丹 曲 林

丹曲林是唯一已经证明可有效逆转 MH 综合征的药物。纯合子猪或者杂合子鼠暴露于触发药物时，预先服用丹曲林也能预防 MH 暴发性发作。丹曲林是乙内酰脲衍生物 [1-[5-（4-硝基苯基）-2-呋喃基] 亚甲基] 亚胺基]-2,4- 咪唑]，不阻断神经肌肉传递，但可通过直接作用于横纹肌引起肌无力。在体外，丹曲林的药理特性与其减少 Ca^{2+} 从 SR 的外流密切相关[85]。丹曲林（20μM）中和 MH 易感肌肉的 Mg^{2+} 抑制减少的效应[86]。丹曲林（20μM）能抑制咖啡因对 MH 肌肉的增敏作用，而且丹曲林和其水溶性类似物阿珠莫林（150μM）均已显示减少肌肉和三元囊泡的去极化诱发的 Ca^{2+} 释放作用[87]。丹曲林与 RyR1 直接作用，抑制 SR Ca^{2+} 释放的理论尚存争议。Paul-Pletzer 等证实 [^{3}H] 叠氮丹曲林特异性标记 RYR1 的 1400- 氨基酸残基 N- 末端钙蛋白酶消化片段的氨基端，更为详细的分析进一步定位 [^{3}H] 叠氮丹曲林结合位点在 RyR1 含有核心序列的相对应 590 至 609 氨基酸残基的单一结构域[88]。然而，迄今为止脂质双层研究，甚至存在 FKBP12、ATP 和 Ca^{2+} 活化浓度情况下，缺乏丹曲林直接作用于单个 RyR1 通道证据，提示丹曲林的主要作用是改变关键蛋白 - 蛋白交互作用。

遗 传 学

RYR1 基因突变在离体骨骼肌收缩试验（in vitro contracture tests，IVCTs）阳性的 MH 易感人群及其亲属中的阳性率达 50% ~ 80%，在患有中央轴空病（central core disease，CCD）和金 - 德综合征（King-Denborough syndrome）家族中的阳性率几乎达 100%。迄今已检测出与 MH 相关的超过 202 个错义突变和 8 个缺失突变，另有 29 个错义突变与 CCD 和多小核

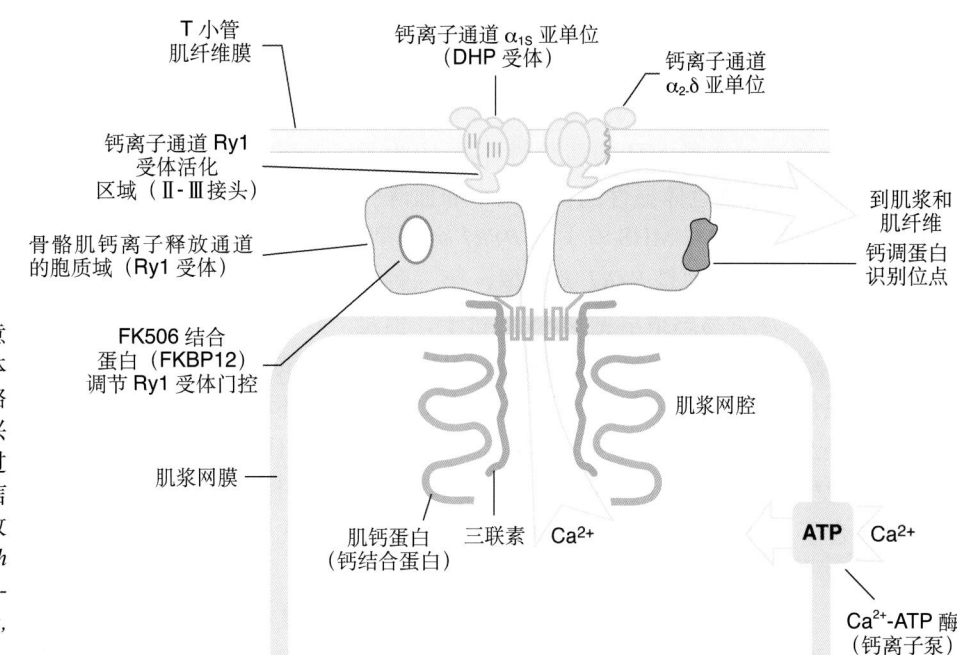

图 43-2　骨骼肌三联体连接示意图显示连接蛋白末端 [罗纳丹受体（RyR1）] 和其关联蛋白。在骨骼肌内，DHPR 的 α_{1S}- 亚单位参与兴奋 - 收缩耦联。这些物理联系经过三联体连接的狭窄间隙传递基础信号，激活 RyR1，促使肌质网释放 Ca^{2+} *(Modified from Pessah IN, Lynch C III, Gronert GA:Complex pharmacology of malignant hyperthermia, Anesthesiology 84:1275-1279, 1996.)*

肌病有关，未知 MH 试验结果[10]。有趣的是，40% RYR1 错义突变发生在 CpG 二核苷酸序列。其他 5 个染色体位点（17q21-24、1q32、3q13、7q21-24 和 5p）与骨骼肌收缩试验阳性和异常麻醉反应的家系有关，已经分别命名为 MHS 2 ～ 6 位点。然而，这 5 个位点中，除 RYR1 外唯一与 MH 有关的是编码 Ca_v1.1（DHPR 的 α_{1S} - 亚单位）的 MHS3 位点的 CANL1A3 基因[89]，在此基因中的 4 个致病突变与全球不到 1% 的 MHS 家族有关。在其他一些位点，位点中所有基因已经排除可导致 MHS。因此，出于实际原因，RYR1 基因仍为当前临床遗传学分析的主要靶点。

RYR1 突变的分布

与 MHS、CCD 或者在有些情况下两者均有关的错义突变，散布整个 *RYR1* 基因编码区域，而且全部允许转录特定功能的蛋白质[10, 90]。直到最近研究认为大多数 *RYR1* 突变集中在三个"热区"：MH/CCD 域 1- 氨基酸残基的 35 和 614 之间；MH/CCD 域 2- 肌质网底部蛋白的氨基酸残基 2163 和 2458 之间；MH/CCD 域 3- 跨膜环或成孔区域的羧基末端氨基酸 4643 和 4898 之间[91]（图 43-2）。"热区"的推断似乎只是样本分析的偏差所致，因为与 MHS 或者 CCD（或者两者）有关的错义突变散布在 107 个 *RYR1* 外显子中的 54 个以上。大约 41% 的报道的 MH 突变在多个家系中出现。CCD 突变主要在基因的 C- 末端域（外显子 85 ～ 103）中发现，只有 10 个突变在超过一个家系中出现。

中（17%）出现过：R4861H（*n*=14）、V4849I（*n*=9）、I4898T（*n*=7）、L4824P（*n*=4）、A4940T（*n*=4）、G4638D（*n*=3）、R4893W（*n*=3）、R4861C（*n*=2）、R4893Q（*n*=2）和 G4899E（*n*=2）。

MH 和 CCD 真正的种族分布特点难以确定。MH 和 CCD 主要报道于西方人群，但是这极有可能并不正确，是报告病例的方法和频率造成的结果。似乎有些突变集中在世界的特定区域，其分布和出现频率也有人群特异性。在英国，已经发现 69 个 *RYR1* 突变型，其中 25 个见于单一家系。在英国接受调查的 434 个阳性突变的 MH 家系中，最常见的突变型是 G2434R 约有 40%，次常见的突变型是 T2206M（10%）和 G341R（8%）；在瑞士，V2168M 和 I2336H 是最主要的突变型[92]；而在德国 R163C（MH 和 CCD）、R614C（MH）、T2206M（MH）、G2434R（MH）和 R2454H（MH）分别在 5 个或者更多的独立病例中检出[93-94]；在法国常见 G341R 和 R614C 突变[95]；在意大利[95] 和加拿大[96] 的几个 MH 家系中也发现 R614C 突变；G341R 在比利时也常见[95]；欧洲和北美常见的突变是 G2434R，其在欧洲家系中的发病率为 4% ～ 7%，在北美家族为 5.5%[97]。在日本、中国、中国台湾、澳大利亚和新西兰的 MH 家系最常报道的突变型是单一家系突变[98-100]，但这可能是由于参与调查的病例少所导致。因为欧洲和北美的遗传学筛查研究主要集中在基因热区的域 1 和域 2，未能筛查到 *RYR1* 突变的原因可能是这些病例的 *RYR1* 突变在这两个区域外或者其他基因突变所致。

恶性高热的遗传性和外显率

因为在一些先证者和家系中已经确定含有超过一个的 MH 连锁突变，人类 MH 的遗传性不再认为是可变外显率的单纯常染色体显性遗传。六个非血缘性家系包含了至少两个均与 MHS 有关的 RYR1 突变型，在其中的两个家系中一种是 RYR1 突变型，第二种是 $Ca_v1.1$ 突变型[5]。尽管易感猪常见 MHS 纯合子，但是在人类罕见，转基因鼠中也易变。已知人类 MHS 纯合子的临床表现似乎正常，但是在 IVCT 实验中对咖啡因 / 氟烷的反应比杂合子更为强烈[101-104]。"热区" 1 的两种 MH 突变型的纯合子小鼠围产期即死亡[67-68]。在人类，双杂合子个体第二突变型对 IVCT 实验并不表现出累加效应[5]。然而 T4826I-RYR1 基因敲入小鼠最新研究显示，在 RYR1 的 S4-S5 胞浆连接体上的 MH 突变对诱发暴发性 MH 和促发肌病的药物和环境应激源表现出基因型和性别依赖的易感性[7]。

离体收缩试验和咖啡因–氟烷收缩试验

目前诊断 MH 的金标准是氟烷和咖啡因骨骼肌收缩试验 [又称为 IVCT 或咖啡因 / 氟烷收缩试验 (caffeine halothane contracture test，CHCT)] 的两种方案。第一种由欧洲恶性高热小组（EMHG）制定，第二种由北美恶性高热小组（NAMHG）制定[9]。此两种方案相似但不完全相同，为了相互区别，EMHG 方案命名为 IVCT，NAMHG 方案命名为 CHCT。

对于 IVCT，肌肉活检标本取自股四头肌（股内侧肌或股外侧肌）[105-106]。研究分为三个部分，分别是：静态咖啡因试验、静态氟烷试验、动态氟烷试验[106]。静态咖啡因试验中，咖啡因的浓度逐步递增（0.5、1、1.5、2、3、4 和 32mmol/L），较基线张力至少增加 0.2g 的持续肌肉张力的咖啡因最低浓度被认定为咖啡因静态试验的阈值。然后运用相同的方法，将肌肉分别暴露于 0.5%、1%、2% 和 3% 的氟烷浓度下，得出氟烷静态试验的阈值。动态氟烷试验是将肌肉以 4mm/min 的恒定速率牵拉以达到一个大约 3g 的力，在暴露于氟烷 3min 后维持该新的长度 1min。对于每一个循环，氟烷的浓度将由 0.5%、1%、2% 至 3% 逐渐增加。与给予氟烷前对照，能够产生至少 0.2g 肌肉张力持续增加的氟烷浓度被定义为动态氟烷试验阈值[106]。IVCT 方案将患者分成三组：① MHS 组，咖啡因阈值为咖啡因浓度 2mmol 或更低，且氟烷阈值为氟烷浓度 2% 或更低；② MH 正常组（MH normal，MHN），咖啡因阈值为咖啡因浓度 3mmol 或更高，且氟烷阈值高

于 2%；③ MH 可疑组（MH equivocal，MHE），除上述提到的所有其他结果[105-106]。

对于 CHCT，可以从以下位点选取肌肉活检，优选排序依次为：①股肌群，②腹直肌，③特殊情况下的其他肌肉群[107]。需要的测试包括将肌肉仅暴露于 3% 浓度的氟烷和将肌肉暴露于浓度逐渐增加的咖啡因 [0.5、1、2、4、8mmol/L（若肌肉在 4mmol/L 时的反应小于 1g，则将浓度增至 8mmol/L）和 32mmol/L]。可选试验包括将肌肉暴露于 1% 的氟烷与递增的咖啡因混合环境中或是仅将肌肉仅暴露于 2% 的氟烷中[107]。根据 CHCT 方案，任何个体，无论是氟烷还是咖啡因测试为阳性，此个体即诊断为 MHS；当两项测试均为阴性时，此个体诊断为 MHN[107]。

据报道，如将 MHE 归入 MHS 组，IVCT 的灵敏度和特异度分别为 99.0%（95% CI: 94.8%~100%）和 93.6%（95%CI：89.2%~96.5%）[106]，相应的 CHCT 的灵敏度和特异度分别为 97.0%（95% CI: 84%~100%）和 78%（95%CI：69%~85%）[108]。最近，氟喹诺酮类和他汀类药物，3- 羟基 -3- 甲基戊二酰 - 辅酶 A（HMG-CoA）还原酶抑制剂被发现可以诱发 MHS 患者肌束显著挛缩，但对 MHN 肌束无此反应[109-110]。昂丹司琼和 3,4- 亚甲基二氧甲基苯丙胺（MDMA），在 MHS 和 MHN 的肌纤维中均可呈剂量依赖性地诱发肌挛缩或者增加钙离子诱发肌肉收缩的敏感性[111-112]。有研究对 IVCT 方案进行了改进，即加入罗纳丹[113]或者 4- 氯甲酚（一种罗纳丹受体特异性激动剂）[114-115]，但此项修改尚未被纳入标准方案。此外，Metterlein 等研究了在 IVCT 中用新的挥发性麻醉剂取代氟烷的可能性。逐渐增加浓度后，除了七氟烷，所有挥发性麻醉剂，包括恩氟烷、异氟烷和地氟烷，均可诱发 MHS 肌束较 MHN 肌束更加显著的收缩。然而，氟烷诱发 MHS 的肌束收缩最为显著从而并被 IVCT 方案认定为最强的鉴别剂[116]。相比于逐步递增七氟烷浓度，直接应用 8% 高浓度的七氟烷可以显著诱发 MHS 患者更强烈的肌肉收缩[117]。但是，来自日本 MH 数据库的回顾性分析表明，由七氟烷诱发的 MH 和异氟烷或者其他药物诱发的 MH 的严重性之间并无差异，提示七氟烷并非一种弱的或者相对较弱的 MH 触发剂[118]。

遗传和恶性高热肌肉收缩试验之间的不一致性

遗传和骨骼肌收缩试验结果的不一致性曾困惑世界范围的连锁分析。实例包括 MHN 患者携带一种 MH 相关 RYR1 突变型和 MHS 患者不携带常见 RYR1

突变型。可能有几种解释，最有可能的解释是 IVCT/CHCT 临床精确性有限以及 IVCT 或者 CHCT 的阈值不准确，这将导致在诊断一个患者是 MHN 亦或 MHS 时出现差错；第二种可能性是存在可变外显率的等位基因沉默[119]；第三种可能性是此类患者还有其他影响 RYR1 功能和表现型外显率的未知基因或修饰基因的突变[72]。估算的 MH 事件发生率和患病率的差异也可能提示表观遗传因素在起作用。Carpenter 等研究提示 MHS 的严重性可能与 RYR1 基因高度保守区域的变异和突变相关[72]。MH 大家系的缺乏使连锁分析和理解临床表现的差异性十分困难。Robinson 等通过传递不平衡分析（transmission disequilibrium test，TDT）证明 5 号和 7 号染色体的基因座，以及影响范围更小的 1 号和 7 号染色体基因座，可影响 MH 易感性[95]。

遗传学筛查指南

在 2000 年，欧洲 MH 小组根据对一些 MH 家系其他位点的连锁数据分析制定了 RYR1 突变筛查指南，但是所有研究者都强调 IVCT 诊断 MH 的重要作用[120]。这些筛查指南的应用减少了 MH 易感者亲属进行肌肉收缩试验的必要，又不增加误诊的风险[121-122]，其内容如下：①在基因测试前行 IVCT 证实家系某成员（先证者更好）是 MHS；②应用包含 15 个经体外功能分析证实是 MH 致病的 RYR1 突变，行基因筛查；③如果在一级亲属中检测到一个致病突变，那么 MHS 可以确立，IVCT 则可不做；④如果在一级亲属中未检测到家族性的突变，则需行 IVCT，如果阴性才能诊断为 MHN。

仅有少量的北美 MHS 家系接受了表现型、连锁分析和特异性基因筛查的广泛调查。在过去的几年中，在 MH 活检中心和分子生物学家的合作下，已经筛查出 209 个毫不相关的 MHS 患者携带的 RYR1 基因突变（见 "RYR1 突变的分布"）。

最近的专家研讨会达成以下共识：①遗传学检测的局限性包括由于突变位点的分散和涉及多个基因所造成的敏感性低；② RYR1 基因是基因检测的主要焦点，但是更加全面地了解基因突变和易感性之间的关系尚需进一步研究；③在经临床实验室提高法案（CLIA）认证的实验室建立临床检测尚需制定统一的参考和教育指南；④ 2002 年成立的北美 MH RYR1 突变专家小组保持不变（表 43-1）。

据 Larach 等报道，在 1987 年至 2006 年之间报告至 NAMHR 的 181 例恶性高热患者中，发病率为 34.8%[123]。恶性高热事件的发生最常见于年轻男性

（75%），并且大约一半的患者据报告都曾经历过两次或以上的无异常反应的全身麻醉。在最近一项对于超过 500 万非生育相关的出院病例分析中，发现儿童患者中，肌肉骨骼系统和结缔组织疾病与 MH 的诊断密切相关[124]。

暴发性恶性高热

暴发性 MH 罕见，MH 急性发作依赖于四个因素：①遗传倾向，②缺乏抑制因子，③麻醉药或者非麻醉药触发因子的存在，④以及可使其他三个因素中一个或者更多作用强化的环境因素。

麻醉药触发

触发 MH 的麻醉药物包括乙醚、氟烷、恩氟烷、异氟烷、地氟烷、七氟烷和唯一常用的去极化肌松药琥珀酰胆碱。地氟烷和七氟烷似乎是比氟烷效力低的触发药物，引起的 MH 发作较缓慢[125-126]。如果麻醉中使用了琥珀酰胆碱，那么 MH 的发作可能呈暴发性。通常用挥发性麻醉药诱导进行 MHS 猪筛查，阳性表现为 5min 内，通常更短时间即出现明显的后肢僵直[127]。预先运动，即使麻醉诱导前一个小时进行运动也会促进肌肉僵直发作，增加发作的严重性[127]。同样，在新的基因敲入小鼠模型中，暴露于挥发性麻醉药后迅速出现四肢僵直。另外，人类可能存在若干修饰因子，能够改变（或者甚至预防）临床 MH 的发作，而猪或鼠都没有。在 MHS 患者，轻度低温、预先给予巴比妥类、镇静剂、丙泊酚或者非去极化神经肌肉阻滞药能推迟或者防止 MH 的发作[25, 127-129]，因此他们的反应与猪或者 MH 基因敲入鼠相比更加难以预测。多例 MH 暴发性发作患者，报道其曾经成功接受过强效的 MH 触发药物的麻醉[130]。这种情况的原因尚不明确，可能与预先或者同时给予预防或延迟 MH 发作的前述药物有关，或者未知的环境因素影响了激发阳性事件的发生。因此，人类 MH 的发作在起始症状和发作时间上有很大的差异。MH 发作的差异给临床麻醉中诊断带来较大难度。Larach 等制定的临床分级量表尽管并不完美，但为回顾性判别一个患者麻醉反应异常，是可能还是实际上发生了临床 MH 发作提供了一个有效的方法[131]。然而，通过提高警觉性、识别症状和体征、熟悉如何治疗该综合征，MH 还是很容易诊断的。

暴发性 MH 综合征的两个经典的临床表现可能始发于以下两种情景中的一个：

表 43-1　2002 年北美恶性高热突变专家小组研究成果

外显子	突变 *	RYR1 氨基酸改变	北美的家系数 †	欧洲估计发病率（%）	表现型
6	C487T	R163C	2	2 ~ 7	MHS, CCD
9	G742A	G248R	2 (11)	2	MHS
11	G1021A	G341R	1	6 ~ 17	MHS
17	C1840T	R614C	6 (42)	4 ~ 45	MHS
39	C6487T	R2163C	2	4	MHS
39	G6488A	R2163H	0	1	MHS, CCD
39	G6502A	V2168M	1	8	MHS, CCD
40	C6617T	T2206M	2	一个家族	MHS
44	Deletion	△G2347	2	0	MHS
44	G7048A	A2350T	1	0	MHS
45	G7303A	G2434R	9 (54)	4 ~ 10	MHS
45	G7307T	R2435H	1	2.5	MHS, CCD
46	G7361A	R2454H	4	一个家族	MHS
46	C7372	R2458C	0	4	MHS
46	G7373A	R2458H	0	4	MHS
101	G14582A	A4861H	0	多个家族	CCD
102	T14693C	I4898T	0	多个家族	MHS, CCD

CCD，中央轴空病；MHS 恶性高热易感者；RyR1，罗纳丹受体 1 型。
* 17 种突变型的标准：①在超过一个北美或者欧洲的家族中存在；②先前的基因序列变化检测显示突变并非多态现象。
† 数据源自 the Uniformed Services University of the Health Sciences, Thomas Jefferson University, Wake Forest University, University of California, Davis, 和 Barrow Neurological Institute。括号内数字提示在加拿大也有发现（例如对于外显子 45，在加拿大发现携带 G2434R 突变型的 4 个家族）

1. 琥珀酰胆碱麻醉诱导后出现僵直，但是能成功插管，随后迅速出现情景 2 列出的症状。
2. 麻醉诱导反应正常，麻醉过程平稳直至出现下列症状：
   - 无法解释的窦性心动过速或者室性心律失常（或两者均有）；
   - 如果有自主呼吸的话，呼吸急促；
   - 无法解释的氧饱和度下降（因为静脉氧饱和度下降）；
   - 充分通气且大多数病例中通气参数不变时，呼气末 CO_2 增加；
   - 意外的代谢性和呼吸性酸中毒；
   - 中心静脉氧合不足；
   - 无明显原因的体温升高，超过 38.8℃。

常见的无先兆 MH 发作（情景 2），大多数情况

下，可通过心动过速、呼气末 CO_2 水平增加和肌肉僵直来快速发现。一些原因可能使发作延迟，或直到患者进入术后恢复室症状才明显。MH 一旦触发，进程很快。当患者出现如呼气末 CO_2 分压升高、肌肉僵硬、心动过速和发热等提示 MH 发生的临床表现时，必须具有一个以上的异常体征才能做出诊断，因为根据很多报告病例的 meta 分析，单一异常体征通常不是 MH 发作[131]。吸入麻醉药和去极化肌松药触发 MH 的机制仍不清楚，但其是致病因素的事实和早期诊断对于成功救治至关重要不容忽视。最近一项对麻醉代谢/骨骼肌肉不良反应的回顾性综述报道表明，相比七氟烷，暴露于地氟烷与异氟烷麻醉 MH 的始发时间较晚。相比于过去，出现 MH 表现更加延迟，多在第二和第三个小时出现。在只有一个首发症状的 MH 病例中，首发症状通常是高碳酸血症（30.7%）、咬肌痉挛（24.8%）和窦性心动过速（21.1%）[131a]。

非麻醉药触发 MH

当 MH 猪暴露于环境应激，如运动、高温、缺氧、忧虑和兴奋，暴发性 MH 很容易被触发（见本章前述"历史"）[9, 127]。人处于紧张状态或暴露于高热环境后发生恶性高热样发作也有报道[132-137]。对于运动过程中血浆儿茶酚胺水平的测量显示在 MHS 和正常个体中并无差异[138-139]。因此，这些反应可能不是由交感神经过度兴奋或儿茶酚胺急剧增高引起的[140]。

Wappler 等报道了 12 例互无关系的患者发生运动诱发的横纹肌溶解，其中 3 例有 *RyR1* 突变；这 12 例患者中 10 例对 IVCT 产生异常收缩反应[141]，还有一例收缩反应可疑。在所有报道的恶性高热的小鼠品系中，周围环境温度的增高可以触发暴发型 MH[68-69]。一项流行病学研究显示，运动诱发症状包括横纹肌溶解，在 MHS 患者中更为常见[141]。而且，在 3 例运动诱发的横纹肌溶解病例中，发现含有 Arg401*Cys RYR1* 突变[98]。而其他报告在很大程度上是传闻，并涉及中暑、突然和意外死亡、异常的紧张和疲劳、或肌痛等可能的"清醒"MH 发作。与这些事件相关的应激包括运动和暴露于挥发性的非麻醉气体环境中[134, 142-143]。MHAUS 已经就 MHS 有关的高温和运动的不良反应制定了建议[144]。

恶性高热相关综合征

咬肌痉挛（氟烷 - 琥珀酰胆碱僵直）

咬肌痉挛或牙关紧闭为应用琥珀酰胆碱后下颌肌肌肉僵直而肢体肌肉松弛的现象。咬肌和翼外肌富含慢张力纤维，对去极化神经肌肉阻滞药的反应表现为强直收缩[145-146]。van der Spek 等发现了临床应用琥珀酰胆碱后患者出现咬肌强直收缩，引起下颌肌张力增加[147]。反应依次表现为：下颌紧，然后下颌僵硬，最后下颌严重僵硬（图 43-3）。即使在使用小剂量非去极化肌松药预处理后仍有可能出现下颌僵硬。如果在牙关紧闭的基础上出现了其他肌肉的僵直，则与 MH 绝对相关，麻醉应当立即终止，并开始 MH 的治疗。

然而，超过 80% 的患者仅有牙关紧闭但没有其他肌肉僵直，这是正常患者的不同表现。一旦出现牙关紧闭，应当加强患者监测，包括监测呼气末二氧化碳，观察尿的颜色，动脉或静脉采血分析 CK、酸碱状态和电解质水平，特别是钾的水平。尽管未经科学验证，但最初的下颌紧张和持续时间被认为可以预示反应的严重程度。MHAUS 建议在 36h 内每隔 6h 检查 CK 水

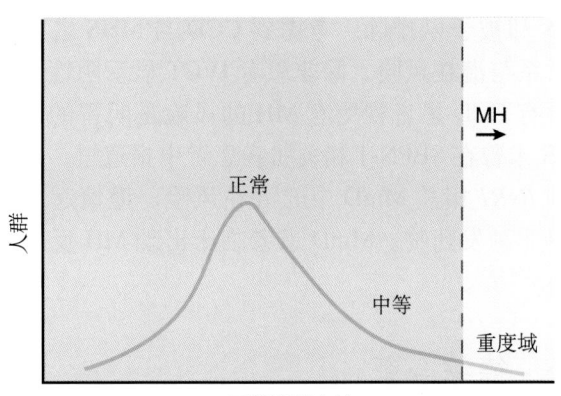

图 43-3　琥珀酰胆碱通常轻度增加下颌肌张力。有些患者下颌肌张力中度增加，在极少数患者极度增加（即"钢性下颌"）。后者有接近 50% 的患者为 MHS。与虚线相交下降曲线下区域是 MH 人群的分布区域

平和尿肌红蛋白水平[148]。出现咬肌痉挛的患者应密切观察至少 12h。

轴空肌病（core myopathies，CCD）

CCD 是一种罕见的遗传性疾病，于 1956 年首先由 Magee 和 Shy 报道[149]。最近的一项英格兰北部的人群研究显示患病率为 1：250 000[150]。在 1971 年，Engel 等报道了一种相关的先天性肌病，多轴空肌病（multicore disease，MCD）[151-152]。接着，此疾病的不同变种也被冠以不同名称，包括微轴空肌病和多发微轴空肌病[151]。多发微轴空病（multiminicore disease，MmD）是目前欧洲神经肌肉研究中心采用的最为正式的名称[151]。

如前所述，大多数的 CCD 病例是由于 *RyR1* 上的显性错义突变。在临床上，被诊断为 CCD 的患者都表现出不同程度的肌肉无力，且在组织学上均于 I 型骨骼肌纤维上存在有中央轴空[153]。MmD 被认为是一种隐性遗传性肌肉病，有严重轴向无力，呼吸、延髓和眼外肌通常受累[153]。MmD 与染色体 1p36 上的 *SEPN1* 基因和 *RyR1* 基因的隐性突变有着异源性遗传关联，且在 MmD 中，1 型和 2 型肌纤维均可能受累[151]。

在 CCD 患者中，血浆 CK 水平往往是正常的，但在个别病例可以升高 6 至 14 倍。股四头肌超声检查通常显示回声增强，而腹直肌相对较少累及。在典型 CCD 患者中，受累肌肉的特征性 MRI 影像学表现已有报道，并且根据 *RyR1* 位点的不同而表现出不同特征[151]。

CCD 与 MHS 之间的关系很复杂，在很多 CCD 患者中，IVCT 证实为阳性，然而在其他患者中，

MHS 却被予以排除。考虑到 CCD 与 MHS 之间的紧密联系与潜在风险，除非患者 IVCT 显示阴性，否则将所有 CCD 患者视为有 MH 的风险是明智的。虽然 MHS 未曾在 SEPN-1 相关肌病患者中报道过，然而考虑到 *RyR1* 相关 MmD 中的潜在风险，谨慎起见，应使用非触发药物。MmD 患者临床出现 MH 反应已有报道[154-155]。

金 - 德综合征

金 - 德综合征（King-Denborough syndrome，KDS）类似于努南综合征（Noonan syndrome）和近端肌群无力的先天性肌病，以面部畸形和骨骼异常为特征[156]。文献中已有此疾病的零星病例报道[157-166]，本病的遗传方式尚不明确。在大约一半的 KDS 患者中出现 CK 基础水平升高。已有报道 *RyR1* 的外显子 2 上的一个杂合子 A97G 点突变引起了 33 位氨基酸残基上由赖氨酸替代了谷氨酰胺（Lys33Glu）[167]，这个替换可以使已知的一个 MH 致病突变热点产生重大的极性变化：由正变负。Dowling 等最近在 4 例 KDS 患者中的 3 例发现了 *RyR1* 突变，这也证实了其遗传异质性的假说[168]。考虑到 KDS 患者中有 MHS 的强力证据，对 KDS 患者麻醉时应避免应用 MH 触发药物。

手术室和麻醉恢复室内的诊断

如前所述，暴发性 MH 十分罕见，MH 早期临床体征可能不明显（框 43-1），必须与出现相似体征的其他疾病注意鉴别（框 43-2）。

当诊断明确（例如暴发性或琥珀酰胆碱诱发的肌肉僵直伴有快速的代谢变化），出现显著的高代谢和产热时，为避免死亡或不可逆的并发症而采取特殊治疗的时间可能已经很少。如果综合征是以呼气末二氧化碳缓慢增加起始，那么特定治疗能够等待临床检查完善后进行。一般来说，当不使用触发药物时，MH 很少发生（见本章后面"易感患者的麻醉"）。然而，一些已经证实的非麻醉剂引起的暴发性 MH 并导致死亡的病例已有报道（见本章前述"与麻醉药无关的 MH"）[141]。

当使用挥发性麻醉药或琥珀酰胆碱时，如果出现意外的呼气末二氧化碳增加、严重心动过速、呼吸急促、心律失常、皮肤花斑、发绀、肌肉僵硬、出汗、体温升高或血压不稳，应怀疑 MH 的发生。如果发生任一上述情况，必须注意检查有无代谢增加、酸中毒或高钾血症出现的征象。全身麻醉或者镇静过程中突然出现呼气末 CO_2 增加的最常见原因是通气不足，增

加分钟通气量应可以纠正。

如果动脉或静脉血气分析显示为混合性的呼吸 - 代谢性酸中毒，则支持 MH 的诊断[169]；然而，在暴发性 MH 的早期阶段，呼吸性酸中毒可能占主导。

框 43-1　恶性高热的临床体征

早期体征
呼气末 CO_2 升高
呼吸急促和（或）心动过速
应用琥珀酰胆碱后咬肌痉挛
全身肌肉僵直
混合性代谢和呼吸性酸中毒
大量出汗
皮肤花斑
心律失常
血压不稳定

后期体征
高钾血症
中心体温快速升高
肌酸磷酸激酶水平升高
肉眼可见的肌红蛋白血症和肌红蛋白尿症
心搏骤停
DIC

框 43-2　与恶性高热症状类似的情形或疾病

过敏性反应
酒精治疗肢体动静脉畸形
造影剂注射
胱氨酸病
糖尿病昏迷
药物中毒或滥用
环境热量摄取大于丧失
设备故障致二氧化碳增加
运动性体温过高
Freeman-Sheldon 综合征
中暑
甲状腺功能亢进症
低钾性周期性麻痹
通气不足或低新鲜气流量
腹腔镜手术呼气末二氧化碳增加
麻醉或镇痛不足（或两者）
颅内游离血液
恶性神经安定剂综合征
肌营养不良（Duchenne 和 Becker）
肌肉强直
成骨不全症
嗜铬细胞瘤
Prader-Willi 综合征
横纹肌溶解症
脓毒症
甲状腺危象
通风问题
Wolf-Hirschhorn 综合征

中心静脉血的 O_2 和 CO_2 水平变化较动脉血变化更为明显，因此呼气末或静脉血 CO_2 水平更能精确反映全身的储备情况。除非恰好抽取到代谢活性增加区域的血液，否则静脉血 PCO_2 水平应仅比预期或测量的 $PaCO_2$ 高约 5mmHg。在小儿，特别是长时间没有进食或补充液体时，由于能量储备较低，碱剩余可能为 5mEq/L。

在北美，任何疑有 MH 发作患者均应向 MHAUS 的 NAMHR 报告，可从网站（http：//www.mhaus.org/registry/downloads）通过 AMRA 报告。另外，MHAUS 有一个 MH 急诊热线（在美国 1-800-644-9737；国外热线为 1-209-417-3722）。

治　疗

MH 急性期的治疗总结如下：

1. 停用所有麻醉药物，100% 纯氧过度通气，新鲜气流量至少 10L/min。需氧代谢的增加要求正常通气量必须增加。因为碳酸氢盐可中和固定酸，但是增加二氧化碳的产生，过度通气可以排出过多的二氧化碳。

2. 注射用水（非生理盐水）溶解丹曲林，快速给予丹曲林（2.5mg/kg，静脉输注，总量可达 10mg/kg），每 5～10min 给药一次，直到最初症状消退。

3. 给予碳酸氢盐（1～4mEq/kg，静脉输注）纠正代谢性酸中毒，多次检查血气和 pH。

4. 输注冰的液体控制发热，体表降温，灭菌冰液体体腔降温，必要时应用有氧和泵的热交换器。体温降至接近 38℃ 时应停止降温，以防止出现意外的体温过低。

5. 监测尿量，尿量不足时保持利尿。给予碳酸氢盐碱化尿液保护肾，防止肌红蛋白尿导致肾衰竭。

6. 根据血气分析、电解质、CK、体温、心律失常、肌张力和尿量指导进一步治疗。高钾血症可用碳酸氢盐、葡萄糖和胰岛素治疗。有效剂量的丹曲林逆转 MH 是降低血钾的最有效方法。严重病例中，可以使用氯化钙或葡萄糖酸钙。

7. 凝血功能检查［如国际标准化比率（INR）、血小板计数、凝血酶原时间、纤维蛋白原、纤维蛋白降解产物］。

此类危象的成功治疗需要充足的人员支持。如果发作缓慢或是接触药物时间短暂，停止应用触发药物对于急性 MH 可能已经足够。更换呼吸环路和 CO_2 吸收剂可能过于耗时，但是使用活性碳过滤器可以在 2 分钟内快速将挥发性麻醉药浓度降至可以接受的水平，如果可以拿到，紧急情况下应该尽快使用[170]。

丹曲林为 20mg 瓶装，内有氢氧化钠（调节 pH 为 9.5，否则不易溶解）和甘露醇（3g，将低张溶液变成等张溶液）。丹曲林初始剂量应为 2.5mg/kg，用灭菌注射用水溶解，经静脉给药。必须用灭菌注射用水溶解丹曲林而非含盐溶液，否则将产生沉淀物。与常温水相比，预热的注射用水可以加快丹曲林的溶解[171]。2009 年，一种新型的丹曲林静脉制剂用于临床，其溶解更加迅速，大约 20s 可以溶解，较以前使用的丹曲林显著加快[172]。

在清醒、健康的志愿者当中，丹曲林 2.4mg/kg 剂量时达到最大肌颤搐抑制[173]。因此，治疗浓度丹曲林可能延长需要气管插管和辅助通气的时间并不奇怪。Brandom 等利用 AMRA 报告的 NAMHR 内的数据库，回顾了自 1987 年至 2006 年期间与使用丹曲林相关的并发症，发现最常见的并发症为肌肉无力（21.7%）、静脉炎（9%）、胃肠不适（4.1%）、呼吸衰竭（3.8%）、高钾血症（3.3%）和分泌物过多（8.2%）[174]。考虑到其 pH 值过高，应该通过一个大孔径的静脉输液通路给予丹曲林，但是如果大孔径的静脉输液通路未准备好，则应尽快从其他通路给药，不要延误。丹曲林干扰鼠类的肠平滑肌细胞[175]、大鼠胃底和结肠的兴奋-收缩耦联[176]，这也部分解释了其胃肠副作用。在这种情况下使用昂丹司琼应该特别注意，作为 5-羟色胺拮抗剂，昂丹司琼可能增加在突触前间隙内 5-HT_{2A} 受体处的 5-羟色胺。在 MHS 个体中，5-HT_{2A} 受体的激动作用可能会触发 MH[177]。

临床进程将决定进一步的治疗和研究。丹曲林在儿童和成人的半衰期至少为 10h，因此至少每 10～15h 需要重复给药[173, 178]。部分患者丹曲林的总量可高达 30mg/kg。MH 的复发率接近 50%，通常发生于 6.5h 内[179-180]。当有适应证时，钙和强心苷可以安全使用，并可以在持续高钾血症期间挽救生命。慢电压门控钙通道阻滞剂并不增加猪的存活率[181-182]，但是 Migita 等的一项最近研究显示，二氢吡啶类（如硝苯地平）、苯烷胺类（如维拉帕米）和苯硫䓬类（如地尔硫䓬）都可导致人类骨骼肌细胞内 $[Ca^{2+}]_i$ 增加。有趣的是，这类钙释放的效能是与 DHPR 上结合位点的数量有关的，即硝苯地平＞维拉帕米＞地尔硫䓬[183]。临床应用剂量的丹曲林只能够减少 20% 的硝苯地平引起的细胞内 $[Ca^{2+}]_i$ 增加[183]。MHAUS 目前不推荐在使用丹曲林时应用钙通道阻滞剂，因为钙通道阻滞剂能加重高钾血症从而导致心搏骤停[184]。给予硫酸镁不能防止 MH 的发生和改变临床进程[184]。晚期病例可能会出现永久性神经后遗症，如昏迷和麻痹，可能是由于代谢增加而脑氧和与灌注不足、体温升高、酸中毒、低渗液体的转移和钾释放导致。

在门诊手术中心诊断为 MH 的患者，指南建议收治入院治疗[185]。虽然即刻治疗和现场稳定病情是优先考虑的，但是在完成初次丹曲林治疗后，实施转运患者前应该考虑如下因素：最初治疗的医疗人员和收治机构的专业能力，患者临床治疗的最大收益和转运团队的能力[186]。

当不确定时，无论何时，医生应该联系 MH 热线（美国国内 1-800-644-9737；国外 1-315-464-7079）以明确治疗并将病例报告给 NAMHR（1-888-274-7899）。MHAUS 的网站也可以提供网上支持和指导临床处理的资源（https://medical.mhaus.org）。

易感者的麻醉

安全的麻醉药包括氧化亚氮、巴比妥类、依托咪酯、丙泊酚、阿片类药物、镇静剂和非去极化肌松剂。即使在有丹曲林的情况下，也应避免使用强效挥发性麻醉药和琥珀酰胆碱。非病例对照研究报道提示，尽管采取预防措施，仍有患者出现高代谢状态，但是这些患者对静脉给予丹曲林有良好的治疗反应。没有必要术前给予丹曲林，因为使用非触发药物的麻醉大多很平稳。区域阻滞是安全的，如果可能应首选。酰胺类局麻药，如利多卡因，可增加 SR 的钙离子外流，诱发或加重离体肌肉的收缩，曾认为对于易感患者是危险的。但对猪和人类的研究证实酰胺类局麻药的应用并无危险。

在易感患者麻醉前，应将麻醉机中的强效挥发性麻醉药清除干净，包括去除挥发罐，更换 CO_2 吸收剂，使用一次性回路，如果可能更换新鲜气体输出管路。如果不能为 MHS 患者准备一台专用机器，可以接受的做法是冲洗麻醉机，使挥发性麻醉药的浓度降至 5ppm 以下[187]。冲洗不同的麻醉机可能需要 10～104min 不等[107, 188-197]。这个准备过程应根据使用过的卤化挥发剂为指导。Johns 等证明，在 Datex-Ohmeda Aestiva 和 Aisys 两种机器上，地氟烷相比七氟烷需要更长的清洗时间[196]。活性炭过滤器的使用已被证明能够成功加速清洗过程[170, 198-200]。在麻醉机的吸气和呼气端上均应安置活性炭过滤器，并每隔 60min 更换一组新的[170]。MHAUS 推荐应根据制造商的使用说明或已发表的研究来冲洗和准备麻醉工作站[201]。在此过程中，清洗后降低新鲜气体流速可能导致挥发性麻醉

剂的浓度再次积累[192]。应将流速保持最低 10L/min，避免挥发性麻醉气体浓度再次上升。

重要的是，要了解美国国立职业安全与卫生研究所（NIOSH）发布的"职业性暴露于麻醉废气（WAGs）和蒸汽的推荐标准"[202]。任何工作人员都不应在单独使用卤化麻醉剂时暴露于高于 2ppm 浓度卤化麻醉剂或在联合使用氧化亚氮时暴露于高于 0.5ppm 浓度卤化麻醉剂超过 1 小时。麻醉呼吸机，非重复呼吸系统和 T 型管设备均应具有收集所有麻醉废气的有效清除装置。此外，美国职业安全和卫生署（OSHA）对于工作场所暴露也有指南[203]。

麻醉医师应当与 MHS 患者自信地讨论麻醉问题，使患者确信将采取所有可能措施防止 MH 的出现，如果有任何问题发生，可立即随时运用适当的药物、医疗知识和技术治疗。很多患者在诊断 MHS 之前，曾经接受过平稳的手术治疗，如牙科镇痛和产科麻醉。患者完全可以放心、轻松和舒适的状态进入治疗环境。大多数情况下门诊手术是可行的，出院时间视常规门诊患者的出院标准而定。

任何麻醉医师给住院或门诊患者使用 MH 触发药物时，应备有能即刻可用的丹曲林。MHAUS 当前的指南建议丹曲林的储备量为 36 瓶是基于治疗一个 70kg 的 MH 危象患者所需用量[172]。

易感性评价

易感性评价包括病史和体格检查以检测亚临床异常状况。家系中接触麻醉药的具体资料能够评估暴露于触发药的可能性。在静息、空腹且没有新近发生创伤时，血 CK 值反映肌膜稳定性。当 MHS 患者近亲属 CK 水平升高时，其亲属可认为具有 MHS 而不需行肌肉收缩试验。如果在多个情况下 CK 水平正常，则失去预测价值，需要进行肌肉收缩试验。患者必须到检验中心进行组织活检，以确保组织存活力和试验结果的准确性。肌肉活检及肌肉收缩试验在全球约 30 个中心进行，将肌肉活检标本暴露于氟烷或咖啡因，在北美采用同时暴露于氟烷和咖啡因[120]。有些中心还采用对 4- 氯 -m- 甲酚和罗纳丹的敏感性试验[46]。需要注意的是某些肌肉病患者肌肉收缩反应有时也呈阳性，但与 MH 没有直接联系，因此不能诊断为易感者。在活检前应避免使用丹曲林，因为其掩盖对诱发肌肉收缩药物的反应。患者诊断 MHS 后，应随之进行 DNA 突变检测。当检测到突变时，携带该突变基因的其他家系成员应考虑为 MHS，不需行有创的肌肉收缩试验，亦无前往检测中心的必要（见本章前述

"遗传学")。

应告知易感患者和没有组织活检但临床高度怀疑 MHS 患者,接受全麻应谨慎,且尽量避免使用强效吸入麻醉药、琥珀酰胆碱等 MH 触发药物。清醒发作不常见,如果在诊断前没有相关经历,则一般不会有问题。肌肉收缩试验对确定普通人群易感性的预测价值(即阳性结果中真阳性的比率)或有效性(即所有结果不论阳性或阴性结果准确性的比率)尚不能估计,因为检测资料已经进行过筛选(即限于那些有麻醉反应但从未患有任何其他肌病的人群)。对结果的谨慎解释或特异性的降低掩盖了假阳性结果,因为患者永远不会暴露于触发药物。一项很有发展前景的创新性在体研究,基于生理学基础向 MHS 患者的肌肉内微透析输注咖啡因或氟烷,触发局部酸碱平衡的放大的变化 [204-208]。白细胞表达 RYR1-MH 突变,提供易感性检测时创伤更小的分析底物,但局限性是白细胞不能表达所有致病突变 [209-213]。磁共振波谱法是有发展前景的方法 [214-215],但是迄今难以使应激标准化(例如前臂缺血)以从非易感者中鉴别出易感者。

对于非 MHS 但孕有一个潜在 MHS 胎儿的孕妇麻醉评估来说,直至胎儿被娩出前,这些患者都应当作为 MHS 来对待 [216-218]。对于这类患者的急诊手术,虽然仅有极少量的琥珀酰胆碱会通过胎盘,但其使用仍有争议 [219]。

多发性硬化症

多发性硬化症(multiple sclerosis,MS)是一种自身免疫性疾病,是以由 T 细胞介导的自身抗髓鞘抗体和随之产生的中枢神经系统(central nervous system,CNS;指的是脑和脊髓)炎性反应为特点的疾病。因此 MS 是轴突有髓鞘部分的功能障碍,引起次级神经传导障碍所导致的疾病。MS 主要累及女性,年龄在 20 ~ 40 岁或者 45 ~ 60 岁。其发病原因仍不清楚,一般推测 MS 是由于环境因素与基因的遗传缺陷共同作用引起。自然而然地,研究的重点放在了明确关键性病变机制和疾病的遗传起源方面,希望对 MS 患者提供诊断工具和可能的治疗手段。

MS 患者经常主诉感觉异常、肌无力和感觉障碍等症状。其具有代表性的症状为局限性的肌无力,在疾病晚期,会出现腿部受累较手臂更严重的广泛性肌无力。重症病例可能出现呼吸功能受累,伴有进行性低氧血症。早期的常见体征有复视和其他脑神经相关损害,伴有感觉异常以及有时出现的胃肠道和膀胱功能紊乱。患者的症状与 CNS 的受累部位密切相关,症状的严重程度与 CNS 硬化斑块的范围有关。值得注意的是由于 MS 与自主神经功能受损有关,这可能导致对拟交感神经药物的不良反应 [220]。

目前 MS 的诊断是结合临床和实验室检查的结果,包括脑脊液(cerebrospinal fluid,CSF)抗体分析和放射学检查(应用磁共振成像检测 CNS 斑块)。治疗手段包括联合应用不同的免疫抑制剂的方案。

麻 醉 处 理

全身麻醉和外科手术有可能会使 MS 症状加重的风险 [221]。在目前对此并未达成共识,因此术前应告知患者在手术后存在症状加重的可能性。一般来说,术前长期使用免疫抑制剂治疗的患者在围术期应继续服用。由于 MS 患者对身体(疼痛、发热和感染)和情绪的应激敏感,在围术期症状极有可能加重。应该加强监护,减少体温波动,维持液体平衡,以及确保重要的血流动力学参数(前负荷和后负荷)平稳和维持呼吸。虽然静脉诱导药和挥发性麻醉药都已经证明可以安全使用,但是对 MS 患者应避免应用去极化神经肌肉阻滞剂,因为 MS 诱导的去神经支配或者失用性肌病可能导致琥珀酰胆碱诱发高钾血症的危险,从而导致致命性的心律失常(参见第 34 章)。应用非去极化神经肌肉阻滞剂可能会更安全。硬膜外麻醉对于 MS 的患者是安全的,有一些证据显示使用较低浓度的局麻药对 MS 的患者可能更有利。由于 MS 可能增加脊髓对局麻药脱髓鞘作用的敏感性,因此对于 MS 患者使用蛛网膜下腔阻滞是有争议的,需要慎重考虑。值得注意的是,有记录显示 20% 的妇女在产后出现 MS 的症状加重(参见第 77 章)。患者是否需要延长术后治疗取决于患者术前的症状、手术方式以及在手术结束时的状态。因此,对于重度肌无力和呼吸窘迫,包括咽肌功能障碍的患者,可能需要长期的术后治疗,如无创性呼吸支持和强化的物理治疗,以避免肺功能的进一步受损。

运动神经元病

运动神经元病累及大脑皮层、脑干和脊髓的上或者下运动神经元。有些是混合性的,而其他则主要累及上或者下运动神经元的其中一种。肌萎缩性侧索硬化病(amyotrophic lateral sclerosis,ALS)是最常见的运动神经元病,上和下运动神经元均受累。另外一些运动神经元病有 Kennedy 病(脊髓延髓肌萎缩症)、Friedreich 运动失调症(混合性上和下运动神经元)和脊髓性肌萎缩症（下运动神经元）。

ALS（Lou Gehrig 病）的特点是大脑皮层、脑神经髓核和脊髓腹侧核的运动神经元的进行性和不确定性的缺失。由于这些运动神经元的退行性缺失而导致进行性肌无力、肌萎缩和这些区域神经支配的缺失。ALS 患者的感觉功能、智力和认知能力以及肠道和膀胱功能通常并不受影响。

ALS 的发病率大约每 100 000 人中有 2 例，常见的发病年龄为 40 ~ 50 岁，男性的发病率高于女性。大多数病例为散发性，家族性发病极为罕见（常染色体显性和隐性遗传形式），但是这种情况的确存在。选择性和进展性的运动神经元死亡的机制迄今尚不清楚，但是最近有研究提示超氧化物歧化酶突变导致的自由基生成增加，可能在部分患者的发病中扮演了重要角色。诊断主要依靠电生理学 [肌电图（electromyography，EMG）和神经电图] 和神经学检查，早期显示上肢和下肢的痉挛无力，典型症状是皮下肌肉的肌束震颤，以及延髓受累影响咽肌、讲话和面部肌肉功能等。目前没有有效的根治措施，只能采取对症治疗。

麻醉处理

延髓受累以及呼吸肌无力会导致误吸和肺部并发症风险增加。值得注意的是，这类患者可能对镇静药和催眠药的呼吸抑制作用更加敏感。有研究报道患者可能出现交感神经高反应性和自主神经衰竭[222]。由于去神经支配和制动，应用琥珀酰胆碱会引起高钾血症，故应该避免使用。非去极化神经肌肉阻滞剂可能延长和增强肌肉阻滞作用，因此应用这类药时需要格外谨慎[223]。已有患者安全应用全身麻醉复合硬膜外阻滞而没有出现并发症的报道。由于这类患者具有呼吸系统的内在不稳定性，因此对患者进行严密的术后呼吸监测和氧疗十分重要。

吉兰 - 巴雷综合征

吉兰 - 巴雷综合征（Guillain-Barré syndrome，GBS）是由免疫反应引起的急性炎症性多发神经炎。虽然病因学不清楚，但是在多数病例中可以证实与病毒性（类似流感的）或者细菌感染甚至是淋巴瘤有一定的时间相关性[224]。患者表现为进展性的对称性外周肌肉迟缓性肌无力和感觉缺失。下肢最先受累，紧接着发展到上肢，部分病例出现脑神经支配的肌肉受累。值得注意的是，由于患者的自主神经也可能受累而导致意外的致死性心脏和循环衰竭。确诊主要依赖

于对患者进行详细的神经学检查、临床电生理学检查和脑脊液（CSF）分析。该病脑脊液检查的特征性表现是脑脊液蛋白升高和细胞计数正常。治疗主要依靠呼吸支持、营养支持和尽早开始血浆置换。

麻醉处理

由于患者具有高钾血症的危险所以应禁忌使用琥珀酰胆碱。值得注意的是，有病例报道表明，即使已经临床痊愈的 GBS 患者在麻醉诱导时使用了琥珀酰胆碱，之后迅速发生了致命性的高钾血症。非去极化肌松药并非禁忌，但由于存在对肌松剂敏感性增强和长时间肌无力的危险，所以应该避免应用。由于患者存在自主神经功能障碍、呼吸衰竭和误吸的风险，因此在术后可能仍然需要进行辅助通气或者机械通气。对于此类患者应进行严密监测以维持循环稳定，包括维持适当的心脏前负荷和后负荷，加强血流动力学监测至关重要。可以采用全身麻醉，采用全身麻醉复合硬膜外阻滞仍存在较大争议[225]。

遗传性运动 - 感觉神经病，包括夏科 - 马里 - 图斯病

遗传性运动 - 感觉神经病包括一系列外周神经病，其中夏科 - 马里 - 图斯（Charcot-Marie-Tooth，CMT）病常被列出。它们是由几个髓磷脂基因中的某一个发生特异性突变，导致髓磷脂结构、维持和构型发生缺损。遗传性运动 - 感觉神经病根据发病年龄、遗传方式、主要受累肌群以及基因型可分成七种类型和多种亚型[227-228]。1 型和 2 型 CMT 病是最常见的遗传性外周神经病，其估测的发病率约为每 100 000 人中 40 例[228]。CMT 病的典型病程为缓慢进行性远端肌无力和肌萎缩。感觉轴突的受累也可能引起感觉缺失，导致患者经常发生跌绊。某些患者可能出现神经病理性疼痛。CMT 病患者预期寿命通常是正常的。3 型 CMT 病，也叫 Dejerine-Sottas 神经病（Dejerine-Sottas neuropathy），是早在婴儿期即出现张力减退的严重疾病。本病的典型特征是神经传导速度显著降低甚至低于 10ms[228]。CMT 病的基因遗传模式具有异质性。

麻醉处理

由于 CMT 病患者病例数量较少，对于这类患者的麻醉经验有限。麻醉主要应该关注催眠药、肌松药、挥发性麻醉药的使用和椎管内操作。研究报道 1 型 CMT 病患者在麻醉诱导时对硫喷妥钠的敏感性显著增强，并与运动和感觉受损的严重程度相关。然而，全

凭静脉麻醉（total intravenous anesthesia，TIVA）已经成功用于多个病例而没有出现任何问题[229-231]。

由于患者乙酰胆碱受体数量的减少，对非去极化肌松药的敏感性增加，同时对琥珀酰胆碱的反应降低[232]。尽管应用琥珀酰胆碱并没有不良反应出现[233-234]，但是由于可能存在严重的高钾血症反应的危险，对于可能存在去神经支配肌肉的患者应禁用琥珀酰胆碱[234]。已有报道指出，此类患者使用维库溴铵其神经肌肉阻滞的作用延长[235]。由于此类患者病情差别很大，因此在应用非去极化肌松剂之前，应该认真地进行神经肌肉基本情况的评估。已经证实这类患者对阿曲库铵和美维库铵的反应正常[236-237]。全凭静脉麻醉和挥发性麻醉药均已安全地用于 CMT 病的患者[233]。尽管 CMT 病的产科患者应用椎管内麻醉技术一般都是成功的[238-241]，但考虑到可能会加重神经损害的症状，是否应用区域麻醉仍存在争议[242]。由于可能导致感觉缺失和四肢畸形，在涉及 CTM 病患者的手术和麻醉时可采用类似法医学的方法。

Duchenne 肌营养不良症和 Becker 肌营养不良症

Duchenne 肌营养不良症（Duchenne's muscular dystrophy，DMD）是一种最常见的严重的肌营养不良症，其发病率为每 3500 个成活男婴中有 1 例[243]，患病率大约为每百万男性中有 50 ~ 60 例[244]。Becker 肌营养不良症（Becker's muscular dystrophy，BMD）相对罕见，其发病率为每 18 000 个成活男婴中约有 1 例，患病率为每百万男性 23.8 例[244]。DMD 和 BMD 均为 X 染色体连锁隐性遗传疾病，缺陷位于 X 染色体短臂的 Xp21 区域，该区域含有 Dp427 巨型蛋白的基因，该蛋白也称为肌营养不良蛋白。肌营养不良蛋白基因含有 250 万个碱基对，超过 70 个外显子[244]。肌营养不良蛋白不仅分布在骨骼肌、心肌和平滑肌，也分布在大脑[245]。由于肌营养不良蛋白基因很大，新的自发突变经常发生，约三分之一的新发病例由此引起[246]。

最常见的突变形式为碱基缺失（见于 65% ~ 70% 的 DMD 和超过 80% 的 BMD），其他的患者是由于碱基复制和点突变。另外，也存在所谓的"热区"，位于前 20 个外显子和基因的中心区域（45 ~ 55 外显子），这些区域容易发生碱基缺失和复制[244]。女性 DMD 患者亦有报道，其染色体核型为 45 X 和 46 XX。研究认为女性 46 XX 染色体核型病例的发病机制为通过合子后不分离的父系 X 染色体的优先缺失，源自母系 X 染色体的 DMD 基因在肌细胞发生表达[247]。BMD 的症状常常较 DMD 的略轻，因为其发病机制为基因翻译过程中到达基因远端部位时发生断裂，导致截短的肌营养不良蛋白的数量减少[244, 248]。

肌营养不良蛋白和肌营养不良蛋白相关性糖蛋白（dystrophin-associated glycoproteins，DAGs）均与肌膜稳定性有关。肌营养不良蛋白虽然仅占横纹肌蛋白含量的 0.002%，却与维持肌膜的完整性有关[249]。肌营养不良蛋白聚集并连接到肌动蛋白（在其 N 末端）和 DAG 复合物（在其 C 末端）形成稳定结构，与细胞外基质的层粘连蛋白相互作用（图 43-4）。肌营养

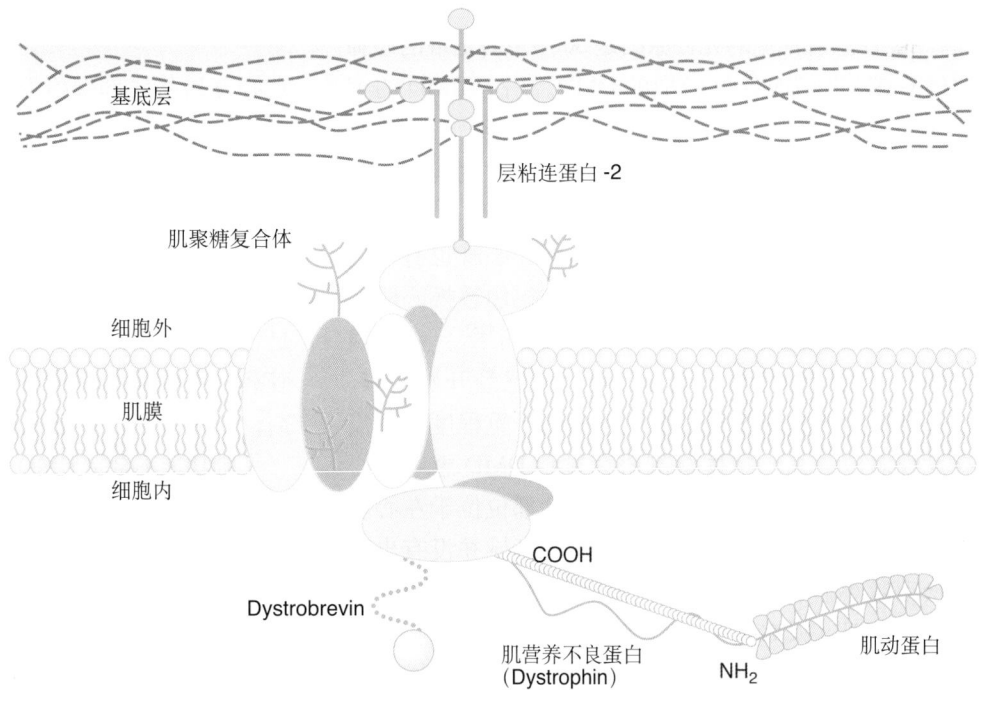

图 43-4　细胞膜和细胞骨架蛋白质复合体的简图

不良蛋白的缺失或者功能障碍导致细胞和细胞膜不稳定，细胞内容物持续漏出，肌酸磷酸激酶（CK）水平升高。最终，受损的肌细胞单位被巨噬细胞识别并破坏。最近的研究表明细胞毒性 T 细胞可能是罪魁祸首。之后，随着纤维脂肪组织浸润取代了死亡的肌细胞外壳，临床上则表现为肌肉假性肥大。肌单位的消失会导致肌无力和肌挛缩[245]。

DMD 和 BMD 的特点均为近端肌肉组织的进行性无力和消瘦。腓肠肌和其他肌群的假性肥大也很常见。对于这两种疾病究竟哪一种更严重，一般认为 DMD 患者症状出现得更早，DMD 患儿有 74% 在 4 岁时即出现症状[243]。DMD 患儿往往直到约 18 个月或者更晚些才开始走路。

由于骨盆带的近端肌无力，患者早期的临床症状包括蹒跚步态、经常跌倒和登楼梯困难。经典的高尔征（Gowers sign）描述的就是在双臂帮助下从坐位起身到站立位的姿势。患者也可能出现肩带和躯干竖肌群的无力，引起胸腰段的脊柱侧凸。发病越早，疾病的进展越快。在大多数病例中，DMD 儿童在 9 ~ 11 岁时就不能行走。尽管没有去神经支配，患者上肢和膝盖的近端深肌腱反射也可能消失[248]。然而，即使在疾病的晚期跟腱反射依然保持正常。大约 60% 的患者会出现腓肠肌的假性肥大，30% 的患者会出现巨舌症。有些患者也可能会出现活动时的腓肠肌疼痛。

患者出现与病程相关的智力受损，早期认为与患者受教育机会受限有关。然而随着教育机会的均等化，心理测验研究显示 DMD 患者的平均智商仍明显低于健康人群[250]。这提示大脑的肌营养不良蛋白功能障碍可能对学习产生影响。

DMD 患者常见的死亡原因是 30 多岁时出现的心肺功能衰竭[243]。BMD 是轻型的 DMD。引起 BMD 的突变，表达的肌营养不良蛋白能保留部分功能。在 20 ~ 30 岁出现首发症状。因此，BMD 患者的生存期能够达到 40 多岁，肺炎是最常见的死亡原因（图 43-5）[248]。

根据疾病的分期和突变类型不同，心脏也有不同程度的受累。由于结缔组织或者脂肪组织替换心肌组织而导致心肌退化，引发扩张型心肌病[251]。在疾病初期尽管临床体征常不明显，但心脏已经开始受累。心脏疾病的严重程度与骨骼肌疾病的严重程度之间没有发现对应关系。尸体解剖研究显示 DMD 患者的心肌病中心肌营养不良最初和最主要的部位位于左心室侧壁的后基底部和毗邻部位，在这些区域并没有出现冠状动脉小血管病变[252]。DMD 和 BMD 患者的初期典型心电图（ECG）表现为窦性心动过速、右胸前导联 R 波增高、左胸前导联 Q 波加深、QT 间期增宽和

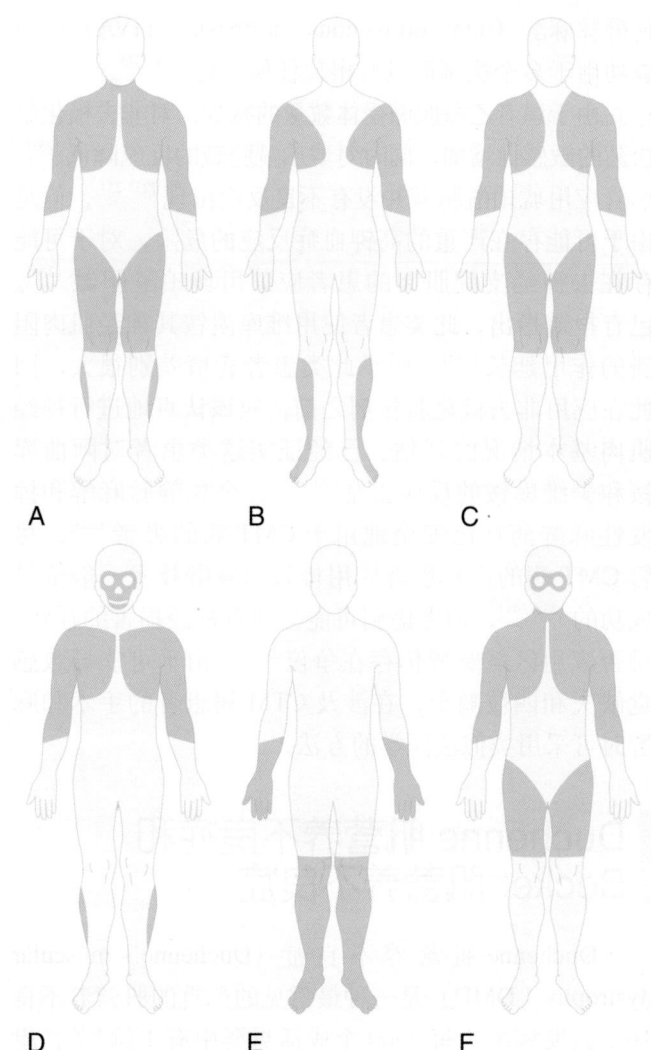

图 43-5　不同类型肌营养不良症肌无力的主要分布。A. Duchenne 型和 Becker 型；B. Emery-Dreifuss 型；C. 四肢束带型；D. 面肩胛臂型；E. 末梢型；F. 眼咽型 *(Redrawn from Emery AE: The muscular dystrophies, Br Med J 317:991-995, 1998.)*

左心室后基底部瘢痕形成后出现的 T 波倒置。最初超声心动图正常或者纤维化区域出现室壁节段性运动异常，随着心肌纤维化区域的扩大，出现左心室功能障碍，室性心律失常也较常见。在疾病终末期，收缩功能障碍可能导致心脏衰竭和猝死。约有 90% 的 DMD/BMD 患者呈现心脏受累的亚临床或者临床表现，但是仅有 20% 的 DMD 患者和 50% 的 BMD 患者死于心脏病。在疾病的早期推荐使用血管紧张素转换酶抑制剂，如果有用药指征也可以选用 β 受体阻滞剂[251]。

肺功能不全是 DMD 患者发病和死亡的首要原因[253]。由于最早出现的是腹肌无力，所以通常呼气肌最先受累。相对而言，在发病的第一个十年吸气肌功能能够相对正常，这提示膈肌没有受累[254]。由于身体的全面发育，肺活量（vital capacity，VC）在第一个十年增加，在青春期早期处于平台期，然后由于膈肌的进

行性无力，VC 急剧减少[254]。其他的肺容量检测例如吸气储备量和肺总量（total lung capacity，TLC）的变化趋势与 VC 相同。VC 和 TLC 呈现与呼吸肌功能障碍相关但不成比例的降低，一部分是其他因素所造成的，例如胸壁和肺力学的改变，表面活性物质分布的变化，微小肺不张和继发于复发性肺炎的局限性纤维化[254]。脊柱侧凸会进一步损害肺功能。一般来说胸段脊柱侧凸曲度每增加 10°，用力肺活量（forced vital capacity，FVC）下降 4%[249]。胸段脊柱侧凸曲度超过 20° 持续 3 ~ 4 年后，90% 的患者开始轮椅生活。在生命的第二个十年，呼吸衰竭会不可避免地出现，并且是患者最常见的死亡原因[255]。

诊断和鉴别诊断

肌肉疾病的普遍特点是血清 CK 浓度的慢性升高。一个月内分别三次血清检测显示 CK 浓度升高即可以诊断肌营养不良症。CK 仅提示酶从肌肉细胞漏出，与疾病的严重程度无关。在疾病的早期阶段 CK 可以高达正常值的 50 ~ 300 倍。随着肌肉组织的减少，CK 水平逐渐下降。CK-MB 片段的升高并不能作为心肌损伤的标记物[248]。EMG 可以帮助诊断，但是对于儿童患者进行 EMG 检查的难度较大。推荐的诊断试验是进行肌肉活检，然后进行免疫染色或者免疫印迹分析肌营养不良蛋白。由于聚合酶链反应也可检测到超过 98% 的已知碱基缺失[245]，而且通常在 24h 内就可以得到结果，因此可以废弃肌肉活检这一过时的"金标准"。

麻醉处理

DMD 和 BMD 患者进行肌肉活检、脊柱侧凸矫正术、解除挛缩、肠梗阻剖腹探查术[248]，以及牙科[256]和产科[257] 手术时需要麻醉。随着疾病的自然进程，外科手术的风险增加，伴随着与疾病晚期相关的病症也同时增加。然而围术期的并发症与疾病的严重程度并不成比例，甚至轻度受累的患者也可能出现并发症，因此术前应该对患者进行认真的访视和评估。

50% ~ 70% 的肌营养不良症患者会出现某些心脏异常症状，但临床上有意义的仅占 10%[248]。术前对患者进行 ECG 和超声心动图检查评估心脏状况是基本要求。如果 ECG 捕捉到心律失常或者患者描述与心律失常有关的症状时，则必须进行心脏 Holter 监测。10% ~ 25% 的患者超声心动图显示二尖瓣脱垂，超声心动图还可显示在变薄的心室壁的后基底部室壁运动减弱，舒张期运动缓慢而收缩期正常，这是 DMD 患

者心肌病的特征性表现[248]。但是超声心动图并不总是能反映出病变心肌对围术期应激的反应能力。曾有人主张应用血管紧张素的应激超声心动图检测隐匿性心力衰竭，以及鉴别诱导性收缩功能异常[258]。

约有 30% 的 DMD 患者死于呼吸系统的原因[259]，因此术前详细评估肺功能非常重要。Webster 证实了手法肌力测试与所有的同步功能测试具有明显的统计学相关性。峰值呼气流速不仅易于测定，而且与所有的同步功能测试显著相关[260]。而 VC 或者 1 秒用力呼气容量（forced expiratory volume in 1 second，FEV_1）的相关性并不明显。

在术中的气道管理方面，DMD 和 BMD 患者的喉反射降低，胃排空时间延长，这会增加误吸的危险[261]。咳出口腔分泌物能力的下降是肌营养不良症患者术后呼吸道易于感染的原因[248]。咬肌痉挛也是此类患者在麻醉诱导过程中可能出现的并发症[262]，因此必须做好困难气道的充分准备，特别是对存在潜在气道问题的患者。

DMD 患者术后发生呼吸道并发症的风险增加[263]。回顾性分析指出术前 FVC 低于 40% 预计值的 DMD 患者术后呼吸支持时间延长（>36h）的发生率最高[264-265]。术前肺功能检查对确定术后转归很有价值。VC 明显高于 30% 预计值的患者，手术后通常可以立即拔管[248]。这类患者也可能并存睡眠呼吸暂停，加剧肺动脉高压的进展。已经证实持续气道正压通气和双相气道正压通气可以有效治疗患者术后呼吸窘迫。尽管骨骼肌肌力已经明显恢复，但直至术后 36h 仍可能发生迟发性肺功能不全[266]。

已经有研究提示，DMD/BMD 和 MH 之间存在联系，但是这种联系并非基于合理的依据而得出的[267]。DMD/BMD 患者发生 MH 突变的危险与普通人群的相似，已有报道 MH 样的麻醉事件的发生率在 DMD 患者为 0.002，在 BMD 患者为 0.00036[268]。曾有报道 DMD/BMD 患者出现无法解释的心搏骤停[262, 269]和急性心力衰竭[50]。由于此类患者肌纤维膜不稳定，给予琥珀酰胆碱可能导致潜在的横纹肌溶解和高钾血症，因此应禁忌使用。与烧伤患者的乙酰胆碱受体上调引起的钾外流相比，在急性横纹肌溶解过程中，琥珀酰胆碱诱发的高钾血症更有可能导致心搏停止和复苏不成功[226]。使用非去极化肌松药通常会产生最大效应和作用持续时间的增加[271]。麻醉性镇痛药可以使用，但由于存在呼吸抑制的风险，仅仅推荐使用短效药物和小剂量追加的给药方法。由于挥发性麻醉药的不良反应报道较多[248]，近来越来越流行使用 TIVA[272]。由于丙泊酚或者巴比妥会引起严重的低血压和器官低灌

注，因此使用时必须考虑患者当时的心肌状态[248, 273]。区域麻醉与全身麻醉相比，可以避免使用触发药物和呼吸抑制的危险，而且还能够用于术后镇痛，因此可以替代全身麻醉，另外区域麻醉也有助于胸部物理治疗[274]。

肢带型肌营养不良症

肢带型肌营养不良症（Limb-girdle muscular dystrophy，LGMD）是一组由遗传异质性引起的肌肉疾病。迄今为止已经证实至少 18 个基因与该病有关，其中 7 个为常染色体显性遗传，11 个为常染色体隐性遗传[275]。同一基因内的不同突变可产生不同的表现型，有时与 LGMD 并不一致。这一组疾病的典型特征是近端肌肉（肩胛或者骨盆）带无力。由于明显的遗传异质性，这类疾病的临床表现各不相同。常染色体隐性遗传类型常见，是常染色体显性遗传类型的 10 倍。研究已经证实 Fukutin 相关性蛋白（Fukutin-related protein，FKRP）和钙蛋白酶 3（calpain3，CAPN3）基因的突变与 LGMD 有关。而且，并未严格包含在 LGMD 分类中的许多其他疾病也具有 LGMD 样的表现型[275]。

麻 醉 处 理

在麻醉学文献中已经有 LGMD 散发病例的报道[276-278]。这些患者的一般麻醉处理与 DMD/BMD 患者相同。

营养不良性肌强直

营养不良性肌强直症（myotonic dystrophy，MD）是以进行性肌无力和肌萎缩为特点的遗传性肌病。MD 的两种分型是根据基因突变位于 19q13.3 染色体的营养障碍肌强直 - 蛋白激酶（dystrophiamyotonica–protein kinase，DMPK）（MD1，也称之为 Steinert 病），以及定位于 3q21 染色体的 CysCysHisCys（CCHC）-型锌指的核酸结合蛋白（nucleic acid binding protein，CNBP）基因的突变（MD2）[279]。

MD 的发病率是 1/8000。目前两种分型中最常见的类型是 MD1，约占所有病例中 98%。MD1 为常染色体显性遗传，是由于 DMPK 基因的 CTG- 三核苷酸重复序列的多次重复引起[280]。典型的症状和体征包括肌无力和肌萎缩（以颅肌和远端肢体的肌肉组织最为明显）、周期性肌强直、进行性肌病、胰岛素抵抗、心脏传导功能受损、神经精神损害、白内障、睾丸萎缩和男性前额脱发。已经证实典型的颅肌无力和肌萎缩不仅表现在面肌、颞肌、咬肌和胸锁乳突肌，而且声带结构也会发生变化。20% 的患者可见二尖瓣脱垂[266]。疾病的严重程度与增加的三核苷酸重复序列的数目有关[86]。MD1 患者的 CK 水平也会出现轻度升高。肌强直放电可以通过 EMG 确认，握手后肌肉不能松弛下来也可提示肌强直。在妊娠期间，症状可能会加重。宫缩乏力和胎盘残留可使经阴道分娩变得复杂。在症状出现之前 ECG 常见 I 度房室传导阻滞[266]。

MD2 也叫做近端肌强直性肌病。MD2 的病因是由于 CNBP 基因的内含子 1 包含一个重复序列复合体——（TG）n（TCTG）n（CCTG）n——和 CTG 重复序列的延长。MD2 患者的症状包括肌强直（90% 患者受累）、肌肉功能障碍（82% 伴有无力、疼痛和肌僵），而心脏传导功能受损、虹膜后囊下白内障、胰岛素抵抗的 2 型糖尿病和睾丸功能障碍等比较少见[281]。

没有病例报告显示 MD 与 MH 具有相关性[282]。Lehmann-Horn 等对 44 例肌强直和周期性瘫痪的患者进行 IVCT 检测，发现 4 例阳性结果，10 例可疑结果以及 30 例阴性结果[283]。

麻醉处理

MD 患者的一般麻醉处理与其他类型的肌营养不良症相似。Mathieu 等对 MD 患者的麻醉和手术相关并发症进行了回顾性研究，发现大多数的并发症与呼吸系统有关，并且上腹部手术患者和出现近端肢体肌无力的严重残疾患者更为常见[284]。MD 患者的肺部并发症是由于肌张力减退、慢性误吸以及中心性与外周性通气不足所造成的[248]。当平滑肌萎缩导致胃动力减弱，与咳嗽反射减弱共同作用时，误吸的风险会增加。

琥珀酰胆碱会产生持续长达几分钟的肌肉收缩，这会给气管插管和通气造成困难，非去极化肌松剂不能拮抗这种肌肉收缩。其他药物，包括美索比妥、依托咪酯、丙泊酚，甚至新斯的明也可以诱发肌强直反应。因此建议采用短效非去极化肌松药或者避免使用肌松剂[248]。某些触发因素，如低体温、寒战、机械或者电刺激，都可能引发肌强直反应[285]。苯妥英 [4 ～ 6mg/(kg·d)] 或者奎宁（0.3 ～ 1.5g/d）能够治疗肌强直反应[248]。此外，MD 患者对麻醉药非常敏感，可能会出现嗜睡和 CO_2 潴留。小剂量分次给予相对短效的麻醉药可能更好。MD 患者应严密监测心脏功能，由于 1/3 的 I 度房室传导阻滞患者可能对阿托品没有反应，因此必须准备好起搏设备[248]。所有患者均应视为合并心肌病和心脏传导障碍来对待。

先天性肌强直

先天性肌强直（myotonia congenita，MC）是由于骨骼肌氯离子通道基因（*CLCN1*）的突变而引起的以骨骼肌不受控制的短暂性易兴奋性为特点的先天性肌营养不良。MC 有两种遗传模式，一种为常染色体显性遗传，另一种为常染色体隐性遗传。前一种称之为 Thomsen 病，后一种称为 Becker 肌强直。MC 患者的肌强直通常从一次有力的肌肉收缩开始，尤其是经过至少 10 分钟的休息以后，然后在第二次和第三次短暂但是强有力的收缩之后，强直肌肉的僵硬度变得越来越明显。进一步收缩常常会使肌强直程度减弱[286]。

Thomsen 病是第一种被描述的肌强直性疾病。患者的肌肉肥大，外形类似运动员般的健壮。叩击性肌强直体征表现为轻敲肌肉即可触发锯齿样的肌强直。常见眼睑下垂和伸肌反射正常[286]。Becker 肌强直的肌强直症状通常在 10 ~ 14 岁或者更晚些开始出现，而且比 Thomsen 病的症状要严重得多。Becker 肌强直可能出现严重的全身性肌僵硬，可致患者跌倒，常被误诊为癫痫，但抗癫痫药物的确能够改善症状[286]。

麻醉处理

与很多肌病一样，文献报道建议将 MC 患者当做 MH 易感者看待，但是几乎所有的病例，没有证据支持这一假说[287-289]。然而去极化肌松药会导致 MC 患者严重的咬肌痉挛，还有呼吸肌和骨骼肌均受累的全身性痉挛的报道[287]，由于这些表现与 MH 的相似，所以有时会给予丹曲林治疗[286]。因为丹曲林抑制钙从肌质网（sarcoplasmic reticulum，SR）释放，通常能够有效终止肌强直[287-288]。有研究者认为对于肌强直反应的治疗应该使用局麻药和 Ⅰb 类抗心律失常药如利多卡因，而不是丹曲林[290]。因为手术间发生的寒战能触发肌强直反应，所以 MC 患者术中体温应该保持正常[286]。

肌管性肌病

肌管性肌病（myotubular myopathy，MTM）病理学定义为大部分棱外肌纤维出现中央核，类似于正常肌肉发育过程中出现胎儿肌管。因此 MTM 亦被称为中央核肌病（centronuclear myopathy，CNM）[291]。但是现在 MTM 主要指的是 X- 连锁遗传的类型，而 CNM 指的是常染色体遗传的类型[291]。

MTM 和 CNM 均为罕见的疾病。估计 MTM 的发病率为 50 000 名男性新生儿中有 1 例[291]。MTM 是位于染色体 Xq28 区的肌管素（MTM1）基因的连锁遗传。羊水过多和胎动减少是孕期常见的并发症。患病的男婴典型症状包括严重的猛然摔倒和肌无力，以及出生时呼吸窘迫。心肌一般并不受累。患者通常对疼痛的反应正常，但是腱反射消失。MTM 患者的长期预后非常差[291]，出生后第一年存活下来的大多数患者完全或者部分依赖呼吸机[292]。通常这类患者的肝功能异常[292]。已经观察到 CNM 患者既有常染色体隐性遗传类型，也有常染色体显性遗传类型。CNM 患者的临床特点包括呼吸窘迫、肌张力减退、延髓肌无力、眼肌麻痹、上睑下垂和双侧面瘫。虽然确切的遗传机制尚不十分清楚，但是肌管素（*MTM1*）、肌管素相关蛋白（*MTMR2*）和肌管素相关磷酸酶（*MTMR3*）基因均参与其中[291]。病理学上 MTM 和 CNM 都有一个相似的组织学特点：即甲醛固定的石蜡包埋组织切片经苏丹红染色大部分 Ⅰ 型纤维可见中央核[291]。

麻醉处理

有关 MTM 患者麻醉的报道比较少见[293-298]。虽然没有证据支持，但出于对 MH 可能易感的考虑，过去 MTM 患者的均采用了非触发性的全身麻醉药物，如丙泊酚、芬太尼、瑞芬太尼和氧化亚氮均成功地用于这类患者，而没有出现不良反应[293-298]。机械性运动肌动描记图提示非去极化肌松药作用时间可能延长[293-298]。然而，临床实践中，由于这类患者处于肌张力减退状态，因此对此类患者行气管插管可能不需要使用任何肌松药。Costi 和 van der Walt 推测 MTM 的缺陷位于神经肌肉接头处的远端[294]，但是 Dorchies 等提出 MTM 患者的肌肉本身可能正常，是肌管素缺陷的运动神经元参与了疾病发展过程[299]。

代谢型肌病

肌肉的两种主要能量来源分别是：糖原和脂肪酸。除了有限的葡萄糖储备外，作为动力的糖原主要贮存在骨骼肌和肝。糖原贮积症（GSDs）是一组由于酶缺乏或者功能障碍引起的代谢性疾病。他们通过干扰正常的糖原合成和分解，从而减少有效的葡萄糖贮存。糖原合成错误引起正常贮存糖原的减少，而分解错误则阻止糖原的断裂。随后，由于底物利用的结果发生低血糖症和组织内糖原堆积。GSD 有超过 12 种类型，根据酶缺陷分别以罗马数字表示。本节所探讨的只是 Ⅰ 型和 Ⅱ 型 GSD。

Ⅰ型糖原贮积病

Ⅰ型糖原贮积病（GSD Ⅰ）的发病率大约为每100 000 成活新生儿中有 1 例[300]。北非的非 Ashkenazi 犹太人的发病率较高，可能为 5420 人中有 1 例[300]。本病缺陷酶是葡萄糖 -6- 磷酸酶，它的作用是在肝将葡萄糖 -6- 磷酸（G6P）转化为葡萄糖。Ⅰa 型（von Gierke 病）是由于 G6P 水解酶（催化亚基）活性的缺乏所致，占所有病例的 80%。Ⅰb 型（G6P 转运蛋白缺乏）、Ⅰc 型和 Ⅰd 型是与 G6P 有关的变位酶的等位基因缺陷。GSD Ⅰ 为常染色体隐性遗传。G6P 基因（G6PC）编码的水解酶残基位于 17q21，G6P 变位酶（G6PT）的基因编码位于 11q23。在 Ⅰa 型和 Ⅰb 型患者中均已有引起 GSD Ⅰ 的突变的报道[300]。

糖原分解受损会导致肝、肾、肠、骨骼肌和心脏的糖原和 G6P 累积，引起肝肿大、肾肿大、近端肾小管功能障碍以及腹泻[301]。疾病的初期表现为禁食性低血糖，其结果是转运与合成的调控激素，例如高血糖素、皮质醇、儿茶酚胺和生长激素等明显上调，导致丙酮酸、乳酸和自由脂肪酸的释放。在无脂肪组织，如肝、骨骼肌、心肌和胰腺会出现脂质沉积导致脂质中毒和器官衰竭，包括肺动脉高压、脂肪性肝炎、终末期肾病、胰岛素抵抗、心脏收缩功能衰竭和胰腺 β 细胞功能衰竭[300]。Ⅰb 患者特殊症状如中性粒细胞减少症和中性粒细胞功能障碍很常见，患者经常发生反复感染和炎性肠病[302]。

麻醉处理

GSD Ⅰ 患者的麻醉病例报告罕见[303-304]。GSD Ⅰ 患者术前禁食期间，应该静脉给予含葡萄糖液体。由于此类患者不能将乳酸转变成糖原，应该避免应用含乳酸盐液体[248]。为避免发生低血糖，应该常规监测患者的血糖水平。

Ⅱ型糖原贮积病（酸性麦芽糖酶缺乏）

酸性麦芽糖酶缺乏（acid maltase deficiency, AMD）的发病率估计为每 14 000 ～ 40 000 新生儿中有 1 例。它的遗传方式为常染色体隐性遗传，但有少数例外[305-306]。常染色体 17q25 位点的酸性麦芽糖酶基因的突变会产生溶酶体酸性麦芽糖酶（酸性 α-1, 4- 糖苷酶）的缺陷[306]。AMD 患者根据发病年龄或者死亡时间、进展速度和组织器官受累程度人为地分成三种类型——婴儿型、儿童型和成年型[306]。

酸性麦芽糖酶是催化糖原转化成 G6P 的单向氢

化作用的溶酶体酶，存在于包括骨骼肌和心肌[307]的所有组织中。因此，肌肉组织糖原沉积患者是麦芽糖酶缺乏引起的。婴儿型 AMD，也称为 Pompe 病，通常在刚出生后的几个月内即表现为迅速进展的肌无力和肌张力减退，以及舌、心脏和肝增大。大量糖原（占组织湿重的 8% ~ 15%）累积在心脏、肝和骨骼肌中，相对少量的糖原沉积在平滑肌、眼睛、肾脏、内皮细胞、淋巴细胞、大脑和脊髓。心肌的糖原累积导致婴儿型患者出现心脏功能衰竭[306]。超声心动图显示室间隔和左心室后壁明显增厚，左心室流出道梗阻和小梁肥大[306]。心室壁增厚可达 25mm[308]。Wolff-Parkinson-White 综合征亦有报道[309]。婴儿型 AMD 患者的症状和体征与 DMD 的相似。在疾病进展的几年内，患者常常死于心肺功能失代偿[310]。

儿童型 AMD 在婴儿期至儿童早期发病，出现肌病的临床体征，患者容易出现呼吸肌的选择性受累，也可出现腓肠肌肥大。儿童型 AMD 的疾病进程相对缓慢，少数患者能够存活超过十年[306]。舌、心脏和肝的增大在这类患者中比较少见[311]。但是，血管平滑肌的受累比婴儿型的严重得多。有报道指出在动脉血管壁上广泛糖原沉积会引起基底动脉瘤[311]。

成人型 AMD 通常在 20 岁后发病，其特点为缓慢进展性肌病或者呼吸衰竭症状[306]。近端肌无力比远端肌无力更加明显。1/3 的成年 AMD 患者会出现限制性呼吸衰竭。膈肌无力导致广泛性肺不张，VC 显著减少[306]。

麻醉处理

AMD 患者的麻醉报告罕见[312-315]。已有文献记载婴儿型 AMD 患者氟烷麻醉时出现单一的心脏停搏[315]。尽管氟烷麻醉可能有问题，但是恩氟烷[313]和七氟烷[314]使用后并无并发症的报道。理论上，丙泊酚全凭静脉麻醉引起后负荷减少，会导致心肌缺血的危险性增加，尤其是当患者合并心动过速时会变得更加明显[314]。

室壁增厚的患者可发生心内膜下心肌缺血，在左心室容量较低的情况下导致左心室舒张末压力增高[314, 316]，因此需要严密监测心脏功能。在没有出现心脏功能衰竭并且血容量正常的患者，中心静脉或者肺动脉置管并非必要[314]。为了确保有效的冠状动脉灌注，需要维持适当的充盈压与正常或较高的外周血管阻力（systemic vascular resistance, SVR）[314]。氯胺酮因具有维持 SVR 和心肌收缩性的能力，已经成功用于很多病例。呼吸衰竭和肌无力也是麻醉医生关注的问题。从不使用肌松药[313]到阿曲库铵[312]再到罗库溴铵[314]，麻醉医生尝试应用了一系列肌松方案。小剂量罗库溴铵 0.5mg/kg，同时严密监测神经肌肉功能和恰当使用拮抗剂，足以有效预防术后肌无力时间的延长[314]。由于去极化肌松药有导致高钾血症和横纹肌溶解的潜在风险，应该避免应用[314-315]。

线粒体肌病

线粒体疾病指的是线粒体代谢五个主要步骤的缺陷：①底物转运，②底物利用，③三羧酸循环，④电子传递链，⑤氧化磷酸化偶联[317]。可是线粒体肌病这一术语专指呼吸链缺陷所引起的疾病[317]。呼吸链是由嵌入线粒体内膜的五个多聚体复合物（Ⅰ～Ⅴ），加上两个小的移动电子载体、辅酶 Q_{10}（CoQ_{10}）和细胞色素 c 等总数超过 80 个的蛋白所构成的[317]，其中 13 个蛋白由线粒体 DNA（mtDNA）编码，其他的蛋白由核 DNA（nDNA）编码。mtDNA 在下列几个方面与 nDNA 不同：① mtDNA 为环状，无内含子；②较 nDNA 而言，其进行复制量大，自发突变率更高；③母系遗传。由于临床的异质性，线粒体疾病的诊断较困难。

mtDNA 的主要突变包括多肽、转运 RNA（tRNA）或核糖体 RNA（rRNA）编码区域的点突变，以及大范围重排、复制或缺失[318]。点突变引起的常见疾病包括破红纤维肌阵挛型癫痫（myoclonic epilepsy with ragged-red fibers，MERRF）；线粒体脑病、乳酸酸中毒和卒中样发作（mitochondrial encephalopathy，lactic acidosis，and stroke-like episodes，MELAS）；神经病、共济失调和色素性视网膜炎（neuropathy，ataxia，and retinitis pigmentosa，NARP）；母系遗传性利氏病；以及 Leber 遗传性视神经病（Leber hereditary optic neuropathy，LHON）[317]。散发的大范围突变可导致 Kearns-Sayre 综合征、进行性眼外肌麻痹和 Pearson 综合征[317]。nDNA 突变能够引起电子传递链上的复合物 Ⅰ～Ⅳ 和 CoQ_{10} 的缺乏[317]。

线粒体性肌病的发病率估计为 4000 人中有 1 例[319]。在所有的线粒体功能中，线粒体肌病的最常见的原因是由于电子传递和氧化磷酸化的异常所引起的[320]。线粒体肌病的特点是以伴有乳酸增高的近端肌无力和肌肉活检呈线粒体细胞病变阳性[321]。线粒体肌病的标志是将肌肉活检标本使用改良的果莫里三色染色法染色时呈现出"破碎的红肌纤维"[322]，而且这些特异性酶活性的缺陷已经在线粒体病患者获得证实[323]。患者主要的临床特点为易疲劳和耐力差。运动障碍如共济失调、肌张力失调、肌阵挛、舞蹈病、手足徐动症和颤抖等均是线粒体功能异常所引起的[323]。

麻醉选择

术前评估 考虑到线粒体疾病的表现形式多样，对此类疾病患者需进行仔细全面的术前评估，尤其需要重点关注神经系统、心脏、呼吸系统、肌肉骨骼、内分泌系统和代谢方面的损害的评估（参见第 38 章和第 39 章）。对于有心肌病或者传导障碍（或者二者均有）的症状和体征的患者应该考虑行 ECG 和超声心动图检查。实验室检查应该包括葡萄糖、阴离子间隙、全血细胞计数、血尿素氮、乳酸、丙酮酸、氨、CK、生物素酶、酰基肉毒碱、血和尿中的氨基酸与有机酸，尽管乳酸和葡萄糖水平正常并不能排除线粒体疾病，但这些检查可以用作对可疑线粒体疾病患者的初步检查[324]。后续检查应该涵盖红细胞沉降率、糖化血红蛋白（glycosylated hemoglobin，HbA_{1C}）、肝和肾形态学、甲状腺功能测试、动脉血气和尿液分析等[319, 323]，必要时组织多学科会诊及进行特殊实验室和影像学检查[323]。

麻醉诱导与维持 麻醉会对线粒体功能产生显著影响。巴比妥类和丙泊酚均抑制电子传递链复合物 Ⅰ 的功能[324]。已经证实局部麻醉药会破坏氧化磷酸化过程以及减弱线粒体生物能[324]。研究报道线粒体病患者对静脉注射巴比妥类和依托咪酯敏感性增加[325-326]。但是咪达唑仑[327]、硫喷妥钠[328]、丙泊酚[329-330]、瑞芬太尼[331]和氯胺酮[330]均有安全应用的报道。麻醉前用药应该注意避免引起呼吸抑制，此类患者对低氧血症的呼吸反应已经受损。挥发性麻醉药例如氟烷、异氟烷和七氟烷也已证实能抑制复合物 Ⅰ 的功能[324]。这种直接抑制线粒体电子传递系统酶和心脏线粒体生物能的改变被认为是挥发性麻醉药心脏预处理的机制[332-333]。由于七氟烷的刺激性低，吸入七氟烷已经广泛用于麻醉诱导[321]。在某些情况下，氟烷[327]和异氟烷[327, 334]也曾被用于麻醉诱导。由于氟烷有引起 Kearns-Sayre 综合征患者出现节律紊乱的报道，因此对这类患者推荐使用异氟烷[327, 334]，另外，人工起搏装置也被推荐用于这类特殊患者[321]。随着脑电双频谱指数的应用，发现对于线粒体疾病，特别是复合物 Ⅰ 功能障碍的患儿对挥发性麻醉药敏感性提高很多[335]。然而，这种研究的方法仍存在争议[336]。研究发现精神发育迟滞的患者氟烷的最低肺泡有效浓度（MAC）值下降[337]。

尽管没有确切的证据，事实上吸入麻醉剂又通常是需要给予肌松剂的患者最常使用的麻醉剂，数项研究表达了关于这类肌病患者与 MH 易感性增加相关的担忧，但这一结论并没有得到任何资料的支持。研究提到的敏感性增强的非去极化肌松药包括米维库铵[338]、阿曲库铵[339]和罗库溴铵[339-340]。然而，也有报道认为对去极化和非去极化神经肌肉阻滞药例如泮库溴铵[341]、维库溴铵[342]和阿曲库铵[329,343]的反应正常。根据当前的文献研究，尽管应用肌松药并非绝对禁忌，但是对于线粒体病患者，去极化或者非去极化肌松剂应该慎重给予，同时必须使用神经肌肉监测仪[319]。

非甾体消炎药[321]和区域阻滞技术包括局部麻醉[321,344]、腰麻[345]和硬膜外麻醉，均有用于这类患者的报道。但是，只有当明确排除脊髓和外周神经系统异常时，方可施行区域阻滞[345]。此外，由于患者可能存在肝功能障碍，故应注意评估凝血功能[321]。

由于使用阿片类药增加呼吸抑制的风险以及诱发呼吸性酸中毒，还有潜在的代谢性酸中毒的可能性，故应该慎重[321]。由于线粒体病患者存在有氧代谢障碍，所以应该防止基础代谢率的任何轻微增加[323]。这些患者由于寒战、缺氧、禁食和低血压会加重乳酸酸中毒，故应该避免上述情况发生[346]。最后，由于肝线粒体活性低下、枯否细胞吞噬作用和网状内皮系统活性降低，线粒体病患者术后感染率增加[347]。

重症肌无力

重症肌无力（myasthenia gravis，MG）是一种神经肌肉接头处的自身免疫性疾病。抗肌肉型烟碱乙酰胆碱受体α-亚单位的自身抗体破坏了神经肌肉接头处的乙酰胆碱受体，引起肌无力和易疲劳等典型的传导衰竭症状。神经元型烟碱乙酰胆碱受体的α-亚单位未被累及，可以解释本病并不累及自主神经和中枢神经系统（CNS）。MG的发病率在不同地域有所不同，在日本每百万人中有1.2例，而在美国某些地区每100 000人中约有14例[348-349]。在青年组中，女性通常比男性易于发病，然而在老年人组中（>60岁），通常男性比女性易于受累。

MG与胸腺增生之间有着惊人的相关性，超过70%的MG患者伴有胸腺增生，10%的患者伴有胸腺瘤[349]。故MG也可以看做是副肿瘤综合征的一部分[349]。

MG患者典型的首发症状多为延髓症状包括复视和上睑下垂，随后出现肢端和颜面不均衡性的肌无力和疲劳。与咽部功能和吞咽协调性受影响一样，语言和咀嚼功能可能也受累，随后口腔内容物误吸的频率增加。运动和白天过后肌无力症状常常加重。除了肌无力的部位呈斑片样分布，每天的症状也可能有很大差异，而且缓解周期的时长也可能不同。

MG的诊断主要依靠神经病学检查和疲劳倾向测试，以及运动或重复收缩时肌无力加重的表现。滕喜龙试验（给予胆碱酯酶抑制剂，如依酚氯铵）能够确诊。给药5分钟内可以观察到症状改善，并且作用持续约10分钟。此外，电生理学检查也经常用来评估MG，重复神经刺激后患者会出现典型的复合肌肉动作电位递减性变化。

麻醉处理

理论上MG患者应行包括神经系统检查在内的详细的术前评估，其目的在于优化药物治疗和为术后治疗做好准备。肺功能测试可以提示术后是否需要机械通气[338]。一般的原则是，患者应该继续抗胆碱酯酶药物治疗，并且告知其术后可能行呼吸机支持治疗。如需行快速气管插管，可以使用琥珀酰胆碱。但是由于功能性乙酰胆碱受体数量的减少，MG患者可能需要远大于正常剂量（1.5～2.0mg/kg）的琥珀酰胆碱[350]。另一方面，由于抗胆碱酯酶药物的治疗降低了胆碱酯酶活性，琥珀酰胆碱或米库氯铵神经肌肉阻滞作用通常延长[351-352]。非去极化肌松剂可以用于MG患者，但是由于肌松效应的强度具有不可预测性，以及肌无力的分布通常呈现不均衡性，应该慎重给药。因此，使用外周神经刺激器监测MG患者的神经肌肉功能可能并不可靠，而且任何非去极化肌松药应该以相当于0.1～0.2倍的95%有效剂量（95% effective dose，ED95）的小剂量递增给药，直至获得满意的神经肌肉阻滞效应。由于围术期抗胆碱酯酶药物治疗已产生的胆碱酯酶阻断作用，将改变患者对胆碱酯酶抑制剂的反应，有研究报道称在某些患者给予拮抗药后神经肌肉功能的恢复延迟[353]。近来，大量病例报告推荐使用适当剂量的环糊精（sugammadex）来完全逆转维库溴铵和罗库溴铵对MG患者的残余肌松作用，以代替传统的拮抗方案。

强效吸入麻醉剂已经成功用于MG患者的麻醉。由于神经肌肉接头的功能已经受损，无需使用神经肌肉阻滞剂，仅用吸入性麻醉剂通常就能满足大多数外科手术的肌松要求。如果在围术期能够像全身麻醉一样密切监测肌肉功能和通气情况，那么MG患者能够施行硬膜外和蛛网膜下腔阻滞[更为详细的综述，参见Baraka[133]及Abel和Eisenkraftd的文章[355]（参见本章末参考文献）]。

Eaton-Lambert 肌无力综合征

Eaton-Lambert肌无力综合征（Eaton-Lambert myasthenic syndrome，ELMS）是由于自身抗体对抗突触前电压门控钙通道和其他突触前成分产生乙酰胆碱释放增加而引起的一种免疫介导的通道病[356]。ELMS 患者的肌无力与易疲劳性，通常出现在四肢近端肌肉，下肢肌肉受累比眼外肌和延髓肌群受累更常见。该综合征往往是副肿瘤综合征的一部分，最常见的是与小细胞肺癌有关。与 MG 不同，ELMS 患者的症状通常晨起时最重，随后逐渐减轻。运动可以改善肌肉功能是由于突触前的钙蓄积和其后的乙酰胆碱释放增加[357]。少数患者会表现出自主神经功能障碍的症状。通过详细的体格检查，结合临床电生理学检查显示高频神经刺激（30～50Hz）下的典型性运动动作电位易化作用可以得出 ELMS 的诊断。抗胆碱酯酶治疗对 ELMS 患者的效果不明显。血浆置换、免疫球蛋白治疗和 3,4- 二氨基吡啶（3,4-diaminopyridine，DAP）会短期改善症状。

麻醉处理

正如 MG 患者一样，麻醉医生应该认真评估 ELMS 患者术后呼吸衰竭的危险和术后是否需要延长呼吸监测的时间。ELMS 患者对去极化和非去极化肌松剂的敏感性常常增强。用 DAP 或者抗胆碱酯酶药治疗的患者，肌松拮抗剂可能无效。

周期性瘫痪（高钾性、低钾性和钾离子正常性）

1951 年，Tyler 等首次描述了高钾性周期性瘫痪（hyperkalemic periodic paralysis，HyperPP）[286]，它是一种常染色体显性遗传性疾病，其特点为伴有血浆钾浓度升高的发作性弛缓性肌无力[358]。一餐富含钾的饮食或者高强度锻炼后休息时都可能产生一次突然发作。应激情况下也可引起麻痹的发作。麻痹发作可以持续 15 分钟到 1 小时，伴有腱反射减弱。在发作间期，HyperPP 通常伴随不妨碍自主运动的轻度肌强直[286]。

HyperPP 的遗传病理机制是编码成熟肌纤维的电压门控钠通道 NaV1.4 的 SCN4A 基因突变；这些突变导致病理性钠电流增加以及肌纤维去极化趋向增强[286,358]，钠向肌细胞内流的同时伴随钾的外流以及高钾血症。突变型通道表现为持续的钠电流导致膜去极化延长，引起肌强直，随后发生膜脱敏现象（或者失活）并导致麻痹。HyperPP 患者血清 CK 水平可升高，有时高于正常值的 5～10 倍，而在发作间期血清钠和钾的水平正常[286]。近期研究表明，由于血钾正常的周期性瘫痪所有的临床表现和实验室检查都与高钾性周期性瘫痪相似，所以认为它是高钾性周期性瘫痪的一个变

种，而不是另外一种疾病[359-261]。

低钾性周期性瘫痪（hypokalemic periodic paralysis，HypoPP）的特点是血液中钾的水平降低。激烈运动、应激、高糖类或高盐饮食、怀孕、月经、低体温或者药物如胰岛素都能诱发 HypoPP 的发作[362-363]。EMG 通常不表现出肌强直[358]。发作时的严重程度常常超过 HyperPP 患者的症状。HypoPP 是一种男性高发的常染色体显性遗传性疾病。疾病是由于两种不同类型离子通道 CaV1.1 和 NaV1.4 中的一种功能丧失所引起[358]。最常见的受累肌群分布在手臂和腿；同时疾病也可能影响吞咽和呼吸肌群，对于重症患者可能致命[364]。通过实验室检查显示发作期的低血钾症和发作间期的正常血钾可以得出 HypoPP 的诊断。已经证实该病是由 CACNA1S（HypoPP type 1）和 SCN4A（HypoPP type 2）基因编码的骨骼肌电压门控钙离子通道的变异引起的[282]。由于小部分 MH 患者具有 CACNA1S 的基因变异[282]，因此 HypoPP 与 MH 存在理论上的联系。然而，一般认为，HypoPP 患者中 MH 易感者的比例与普通人群相似。导致患者出现低钾性麻痹的确切机制仍不清楚。

麻醉处理

钾、乙酰胆碱酯酶抑制剂和去极化肌松药将加重 HyperPP 患者的肌强直[286]。已有报道指出，当使用琥珀酰胆碱时会出现肌无力延长[365]。尽管三分之一的患者无肌强直的症状[366]，在气管插管和通气时仍然可能发生咬肌痉挛和呼吸肌、骨骼肌僵直[286]。因此，HyperPP 患者应该禁忌使用新斯的明和琥珀酰胆碱。理想的情况是，术前所有的 HyperPP 患者均应收住院，以保证在术前禁食期间给予含葡萄糖的无钾液体适当维持[367]。HyperPP 患者术后残余麻痹可长达几个小时。保持正常体温和血浆低钾水平以及避免低血糖等预防措施都有助于减轻麻痹[368]。尽管通常认为钠通道病变的患者对 MH 易感，但是这些患者发生 MH 的风险并没有增加[283]。用和不用非去极化肌松药的全身麻醉都预后良好[365,367-370]。区域技术也适用于这些患者[366,369-370]。通过给予葡萄糖、胰岛素、肾上腺素和钙剂，或者选用高血糖素以终止高钾血症的发作。给予间羟异丙肾上腺素的 β- 肾上腺素能受体激动剂治疗也能预防发作和促进恢复[367]。

HypoPP 患者的治疗应该集中在避免触发因素和避免使用引起钾转移的药物上。全身麻醉、手术后应激、静脉输注含葡萄糖液体和长效肌松剂与术后麻痹事件相关[362]。硬膜外镇痛可以减少疼痛相关的过度通气和血清儿茶酚胺水平升高，因此降低了血清钾水平的变化[362]。含肾上腺素的局麻药的拟交感效应也

会产生低血钾症[362]。

小　结

　　MH 是一种亚临床肌肉病，其特点是接触强效挥发性麻醉药或琥珀酰胆碱后出现可怕的不稳定的代谢性紊乱。骨骼肌肌浆 Ca^{2+} 浓度的突然急剧增加，导致氧耗和乳酸产物增加，引起产热增加、呼吸性和代谢性酸中度、肌肉僵直、交感兴奋和细胞通透性增加。MHS 的骨骼肌细胞与正常肌肉的不同，其肌纤维细胞内 Ca^{2+} 浓度总是近于失控，而且其细胞膜或亚细胞膜通透性广泛改变。CRU 的蛋白 - 蛋白相互作用的改变导致 EC 偶联的缺陷。对于猪是 *RYR1* 纯合子的单点突变，对于人类是杂合子的病变，修饰 *RYR1* 蛋白功能的因素也可能参与发病，如通过干扰蛋白结构、膜或酶类等。MH 的诊断依赖于对这个综合征的症状和体征的清醒认识，体温过高是晚期出现的体征。MH

特异性治疗是给予丹曲林以降低骨骼肌细胞内的 Ca^{2+} 水平；其他对症治疗包括逆转酸碱失调和体温变化。对受累家族成员的易感性评价可以通过分析药物诱导的肌肉收缩试验（根据欧洲 IVCT 和北美 CHCT 方案）和 DNA 样本的基因检测。如果在麻醉前将麻醉机进行特殊准备，选择全身麻醉时避免使用所有强效挥发性麻醉药和琥珀酰胆碱，那么 MH 易感患者采用全身麻醉或局部麻醉都是安全的。对 MH 的研究已深入到代谢生理学层面和遗传性肌肉病的分子生物学基础水平。但仍面临挑战的领域包括：确认引起人类 MH 的所有基因突变，阐明接触激发药物后继发 Ca^{2+} 失控的机制，研发检测易感性的无创和非破坏性的试验方法，以及明确丹曲林的作用机制等多个方面。

参 考 文 献

　　见本书所附光盘。

第 44 章　监护仪的基本原理

James Szocik • Steven J. Barker • Kevin K. Tremper

陈恺铮　杨　涛 译　李文献 审校

要　点

- 准确度和精确度不同。准确度是一个值与真实值之间的接近程度。精确度是指测量的可重复性。一个缺乏准确度但精确度很高的监测设备可以经过校准后变得准确，但没有任何方法能使一个精确度很低的监测设备得到改良。
- 过滤可改进信号的显示情况，但也会导致结果失真和丧失某些信息。
- 信号可以通过反复测定后从噪声中提取，因为噪声随时间随机出现，而信号却不是。
- 电信号可以从模拟信号转换为数字信号。转换会导致伪像出现，但可使信号具有更大的存储和分析价值。
- 有创压力监测受阻尼和共振的影响。阻尼导致信号变形、丢失以及峰值下降。共振可导致峰值的扩大和估计过高。
- 脉搏血氧饱和度仪将光电体积描计分析和光吸收分析与经验性数据库结合，从而产生出一个估计的动脉氧饱和度（SaO_2）值。
- 波长和频率与波速的关系可由以下公式表示：速度＝波长 × 频率。短波长具有提高光及超声测量分辨率的特点。
- 流量测定是最难实现的测量方法之一，通常需要间接测量（例如通过测定温度变化或压力降低的数值，由此推算出流量大小。在此过程中，最初的小误差却会造成推算结果的大误差）。

为什么基本原理是重要的

患者监护专业自诞生的那天起就一直是麻醉学的一个重要组成部分。麻醉监护设备及其所产生的数据伴随着麻醉学科的发展而日益复杂精妙。麻醉医师的视觉、听觉和触觉起初由听诊器、血压计和心电图得以拓展，如今又补充了脉搏血氧仪、呼出气体分析仪、诱发电位监测仪以及经食管超声心动图。某些设备的复杂性令人望而生畏，但他们是麻醉医师临床职责的重要组成部分。因为，麻醉医师需要理解并解释监护仪器所提供的数据，而且还必须能够预测并识别使用过程中的相关错误。了解这些设备的工作原理是我们需要掌握的知识中重要的组成部分。

首先将介绍临床上常用监测设备的设计和功能相关的科学原理。在详细描述这些原理和监测应用之前将首先简要介绍一些基本物理学概念，阐述原理的正文和图表主要采用定性方式。为了满足读者能够定量阐释有关原理的需求，相关物理学原理和方程以附录方式附于章末。

基本原理

物理学本质与测量

物理是关于物质和能量以及两者之间相互作用的科学，这就意味着其研究对象涉及宇宙万物的所有部分。从细微的原子到浩瀚的银河，无论是简单的外层运动还是深奥的内部结构，所有这些都是物理学的研究内容。物理学是定量科学，其表述的语言是数学。实际上，牛顿和莱布尼茨所发明的"微积分"就是用

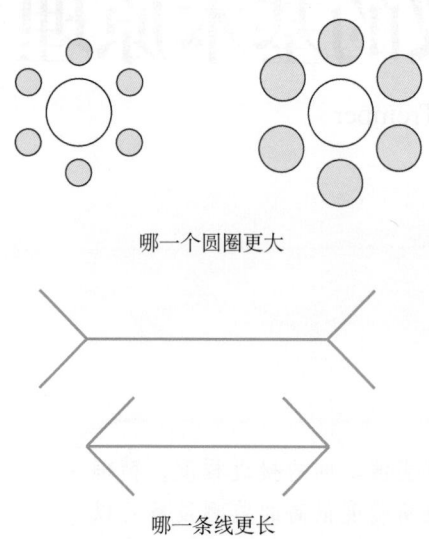

哪一个圆圈更大

哪一条线更长

图 44-1　视觉错觉。我们感觉两个圆圈大小不等是因为我们根据相对的比例环境来推断它们的大小。贴近的较小圆圈使得中心的圆圈显得较小，反之亦然。下图中两条横线似乎长度不等是由于我们使用了直线透视来估计大小和距离，有报道称这种视觉上的错觉在不使用直线图形时便不会产生。因此，我们的内在感知有可能在判断大小和长度上产生错误，而监测仪器的内部程序同样有可能使我们曲解监测结果

于研究和表述物理学定律的数学工具。监护仪亦需量化。在我们讨论和理解现代麻醉监测仪器的复杂性之前，必须对相关的测量对象进行定量表述以及理解这些测量的局限性。

麻醉医生对于物质及能量的测量和监测是为了确定特定物质存在的多少及其所处的能量状态如何。我们对于监测指标的期待大多超出了人类生理感知能力的极限，因此，只有利用特定设备来强化或者延伸我们的感知才可能使测量得以进行。正如感觉具有局限性而且在特定环境下可以被"愚弄"（图 44-1），生理监测仪在设计上具有局限性，在某些情况下也会被"愚弄"。聪明的使用者应该掌握这些设备的基本设计思路，以便于预测它们在何种情况下可能发生错误。

测量的准确度与精确度

所有测量都会产生误差。误差通常由实际测量结果与相应的"金标准"进行比较所产生。不幸的是，一切测量，即使所谓的"金标准"都有可能在重复过程中产生误差。从临床医师的角度讲，一项生理学测量的准确度必须能够满足临床决策所需。例如，目前有数种测量动脉血压的方法，从通过袖带血压计和听诊器听 Korotkoff 音，到通过动脉内置管方法持续记录动脉血压。不幸的是，不同方法所测得的动脉血压值之间存在细微差异，而且每种方法都有各自的误差原因。选择何种方法常可能基于对准确性的考虑，也可

能基于对测压频率的要求以及测压手段的难易程度。自动示波血压测量仪在数值获取的方便程度和重复性上优于袖带听诊式血压计。同一患者利用听诊器测量血压时，因为检查者不同而可能会在略微不同时点听到 Korotkoff 音，从而使测得的血压值有所不同。对临床监护仪准确度的要求取决于调整临床决策所要求的最小测量数值变化。测量"绝对准确"（测得值是否正确？）与"相对准确"（测得值是否符合变化趋势？）的要求可能并不相同。

假设一理论设备可通过测量体内光吸收度估计血红蛋白（Hb）的浓度。比较通过手指吸光度测定经皮血红蛋白浓度（SpHb）和从体外实验室分析确定总血红蛋白（tHb）浓度，SpHb 与手指的灌注显著相关（温度）（见第 61 章）。而动脉血采集和其他体外测量的某些因素也会使 tHb 检测产生误差。尽管如此，体外实验室分析仍被认为是相关方法比较时的"金标准"。

正如 Bland 和 Altman 所介绍的那样（图 44-2）[1]，经皮血红蛋白值（SpHb）与总血红蛋白值的比较可以用偏倚和精确度来反映。偏倚是指两种方法同时测量所得数值的平均差异，被称为系统误差或补偿。如果经皮血红蛋白值（SpHb）读数相对于总血红蛋白（tHb）平均高 5g/dl，则称其具有 5g/dl 的偏倚，这时可以通过对仪器重新定标来对此系统误差进行校正。精确度是指两种测量方法各自所得值差异的标准差，用于量化随机误差或者"离散"程度。精确度的值越高也意味着随机误差越大（这一统计现象被称之为"不精确"也许更为合适）。如果随机误差太大，该设备可能不宜用于临床。我们可以通过反复校准来调整系统误差（偏倚），但对于随机误差却无法应对。相对偏倚是另一个问题，偏倚和精确度都会在临床感兴趣的值范围内发生变化。监测仪可在正常范围内提供准确和精确的值，但在我们感兴趣并需做出临床决策的特定范围内却会在偏倚或精确度上出现误差。例如，血红蛋白测量装置可以正确读出从 11g/dl 至 14g/dl 的 Hb 值，但当值小于 11g/dl 时会有显著误差（见第 61 章），而该范围却更具有重要临床意义（即会影响输血决策）。这样的显示器可以通过初步审查，但在临床上是无用甚至是有害的，因为它导致我们基于不正确的信息过度或延迟治疗 [2]。

质　量　测　定

测量是对物理量的判定。"量纲"（dimensions）是对特定种类或类型物理量的一种表述形式，例如质量、长度、时间、能量，或任何上述物理量的衍生形

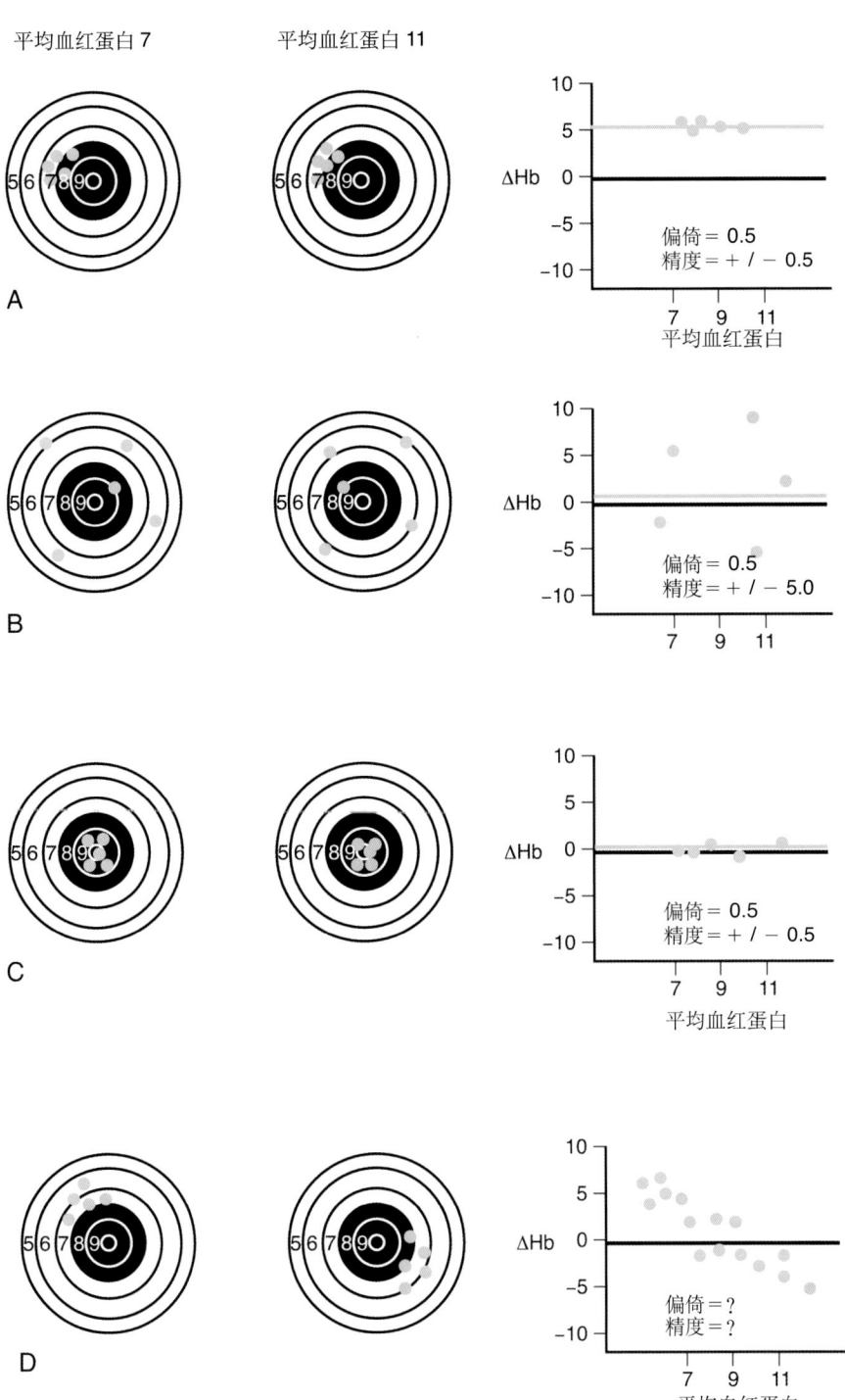

平均血红蛋白 7　　平均血红蛋白 11

图 44-2　准确度和精确度。偏倚图可用于比较两种不同方法对同一变量进行测定时的差异。右上方为两种不同方法（血液分析和血红蛋白吸收）所测得的血红蛋白值，它们显示两种不同测量数据的差异与两种测量平均值的关系。A. 图示一种方法的测定值始终以一恒定数值略微超过另一方法的测得值，则其被称之为具有阳性偏倚。如果这种偏倚只在较小范围内变动，则可以说这种测定方法的随机误差非常小（或称之为"精确"，相当于差值的标准差较小）。B. 图示测得值随机离散，差异的平均值接近 0，也就意味着精确度值非常大。由于校正不能减少随机误差，该设备将不能使用。C. 图示理想的测定设备结果，它的偏倚接近 0，精确度值（差异的标准差）非常小。D. 此设备在任意给定值都有合理的精确度，但是偏倚却随不同的测定范围而变化，因此这是一个在临床需要的测定范围内有不确定准确度和精确度的无用设备

式。"单位"（units）是指某一给定量纲的测量形式，例如米（m，长度）、秒（s，时间）、千克（kg，质量）、安培（A，电流）、绝对温度（温度）。在描述一种测量时如果不给出单位将毫无意义，例如华氏 30° 的天气是极度寒冷的，而摄氏 30° 时却很热。单位可分为基本单位和衍生单位，科学体系中的国际制单位（SI; Le Système International d'Unités）共有七个基本单位，分别为米、千克、秒、安培、开氏温度、摩尔和坎德拉，并由此衍生出其他多个单位。

当我们"称量"一位患者时，我们是在确定作用于该患者质量的重力，通常认定这种测量是在地球表面，但重量的概念在其他地方也能使用。（在木星表面，一个 70kg 的人要比他在地球表面重 12 倍，但他的质量仍然是 70kg）。由于力 = 质量 × 重力加速度（牛顿第二定律），我们通过已知质量的物体来平衡作用于患者的重力，从而确定患者的"重量"（力或重量的国际单位都是"牛顿"）和质量（kg）（图 44-3）。平衡力的概念被用于其他多种监测设备。当我们用一简单的测压计测定中心静脉压时，我们是在观察患者中心静脉压力与作用于液体柱的重力之间的平衡（图

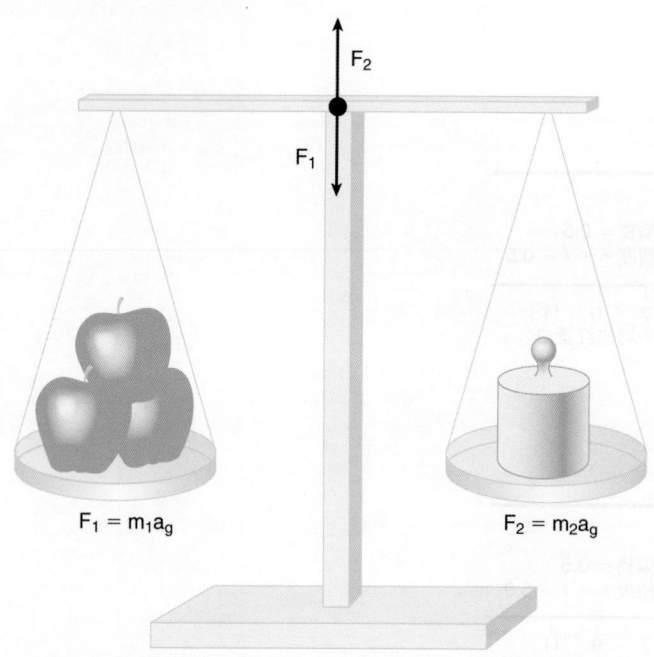

图 44-3　平衡。当两力大小相等且方向相反则可达到平衡状态。图中未知水果质量产生的重力和天平另一侧已知质量的砝码达到平衡状态。$F_1 = F_2$，因此 $m_1a_g = m_2a_g$，因为 $a_g = a_g$，也就可以得出 $m_1 = m_2$；a_g 是重力引起的加速度（见附录 44-1）

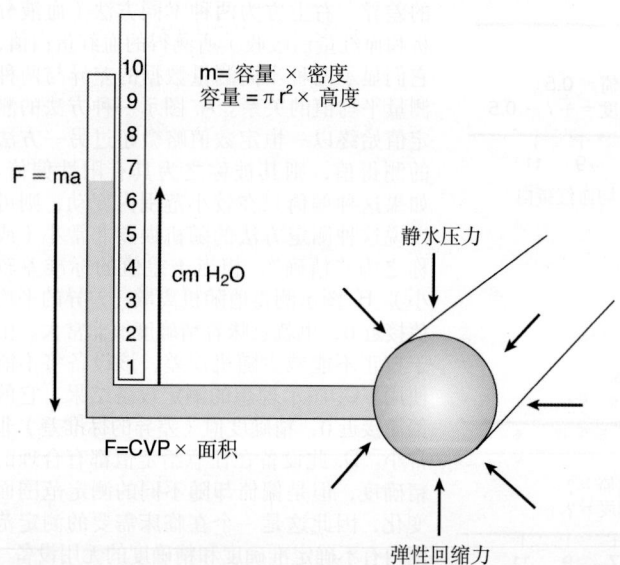

图 44-4　测压计。水测压计利用了力的平衡原理。本装置中向下压强由液体柱密度和高度所决定，向上压强即中心静脉系统的压强则由循环中液体的静水压以及弹性回缩力所组成。当上、下两种压强处于平衡状态时，水柱的高度也就反映了中心静脉压的大小

44-4）。当同样的压力通过电子手段来测量时，我们所"平衡"的对象变为惠斯登电桥（一个用于测定未知电阻的电阻器系统）（图 44-5）。

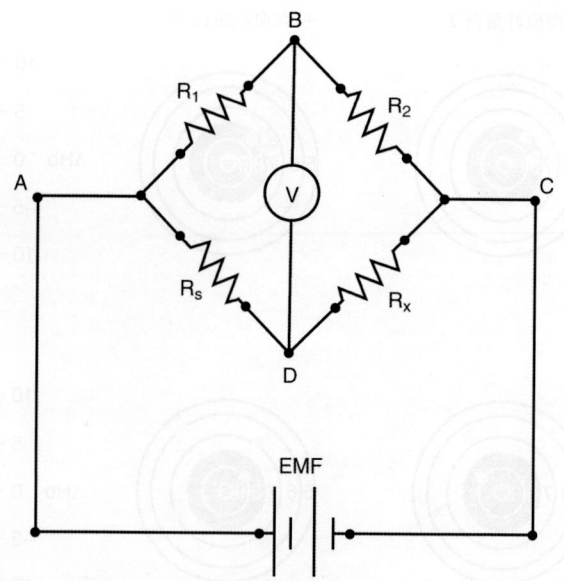

图 44-5　惠斯登电桥。惠斯登电桥是一种电子环路，可根据下面两个已知的变量来测定未知电阻值：①电桥两端的电压下降；②回路中另一电阻值（见附录 44-3）

表 44-1　不同事件能级比较

事件	能量
1 kg 重的物体从 1m 高处下落	9.8 J
心跳	10 J（静息状态，60 次 / 分，10 W）
心室颤动后的内部除颤	30 J
体表除颤仪的最大输出	360 J
1 kcal	4186 J
汽车电池	$1.8 \text{ MJ} = 1.8 \times 10^6$ J
1 kg 脂肪	3.8×10^7 J
1 吨 TNT 炸药	4.2×10^9 J
广岛原子弹	15 千吨 $=15 \times 10^3 \times 4.2 \times 10^9$ J $=6.3 \times 10^{13}$ J
氢弹	1 百万吨 $=4.2 \times 10^{15}$ J
1 kg 物质全部转化为能量	8.987×10^{16} J
太阳能（4.2×10^9 千克物质 / 秒）	3.8×10^{26} J/s

Modified from Hecht E: Physics: algebra/trig. Pacific Grove, Calif, 1994, Brooks/Cole

能 量 测 定

能量能以多种形式存在，所有物质均与能量相关，可以通过爱因斯坦的著名公式 $E = mc^2$ 来建立数

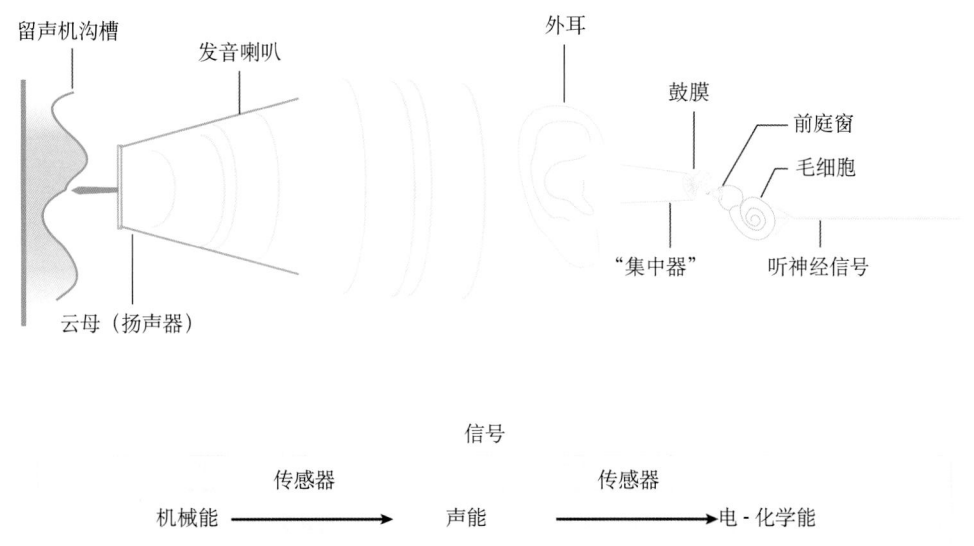

图 44-6　机械和生理传导系统。发条装置的机械能使留声机的唱盘转动，唱盘的转动和曲面使唱针活动，将能量转化为声能（一种纵向波）。机械振动持续产生的纵向声波进入人耳，接触鼓膜引起震动，进而引起听骨链运动，放大了作用于前庭窗的压力，又通过内耳中的淋巴液传导，引起毛细胞共振并产生神经信号（传导）。毛细胞缺失将导致耳聋，最常发生于老年人对高频段的反应，这与监护仪在某一期望的数值范围缺乏灵敏度相类似

学联系，也就是说物质和能量只是同一事物的不同形式。从绝对意义上讲，热核武器、原子反应堆和太阳能等都是物质向能量转换的例证，反之亦然（见表 44-1）。运动的能量被描述为动能 $(KE = {}^{1}/_{2}\, mv^2)$。温度是分子层面的动能，声能（声音）是声波穿越物质的能量，光是一种电磁能。势能是一种可以以重力、化学能、压力和电磁能等多种形式储存的能量。能量守恒定律（能量和物质既不能被创造也不能被毁灭，只是从一种形式转换为另一种形式）是理解很多麻醉监护仪的核心。

信号处理和信息理论

当某个待测数值随时间而改变时即构成了信号。记录患者生命体征及其他信息行为最早出现在一个世纪前，由 Harvey Cushing 完成[3]，这被认为是信号分析的原始形式。回顾一下 Cushing 博士的记录[4]：

对于所有情况严重或者有疑问的病例，均应在手术前记录脉搏和血压以及两者在普通病房中的水平，并应持续于整个诊疗过程中。所有观察将记录在图表中。只有通过这一途径我们才能获得有关患者生理异常方面的信息：相关操作是否会导致休克，血压下降是否由于大量失血造成，脉搏变慢是否因压迫导致等等。

我们监测的信号（能量或物质浓度）常常由于过于微小而无法感知其变化。此时，我们必须集中或放大这些信号。通常，信号为了放大和加工被从一种

形式转化成另一种形式。老式留声机就是个很好的例子：信息被储存在磁盘沟槽中，唱针通过接触云母膜片（扬声器）连接到发声喇叭。机械震动转变为纵向声波，这些声波进入人耳后接触到鼓膜，引起鼓膜震动。这种震动引起听骨链活动，放大作用于前庭窗的压力，后者又通过内耳中的淋巴液传导，引起毛细胞共振并产生神经信号传导（图 44-6）。这一过程可比拟动脉压力传感器的传导过程（图 44-7）。

数据处理

当放大模拟信号（如电压对时间）时，背景噪声和所期望的信号都被放大（图 44-8）。各种技术可用于增强信噪比（signal-to-noise ratio）。例如，大多数脉搏血氧仪假设患者脉率为 30～300 次／分之间。因此该装置会将脉率低于 30 次／分或高于 300 次／分的任何搏动过滤掉（见"交流电"和图 44-23）。某些情况下，所期望获得的周期性信号会反复出现并累加，则伴随出现的随机噪声比例就会变小。诱发电位就是这样一个实现"总体平均"（ensemble averaging）过程的极好例子。单一刺激的诱发反应信号实际上远远小于随机噪声，但每次刺激后这种信号几乎是相同的。因此，经过多次刺激后的电势累加，诱发反应信号而非噪声被增强（图 44-9）。

最后，任何周期信号的波形都能表现为累加而成的正弦波形，称为"傅立叶级数"（图 44-10）。正弦波的组成部分包括频率和振幅（或功率，其与振幅的

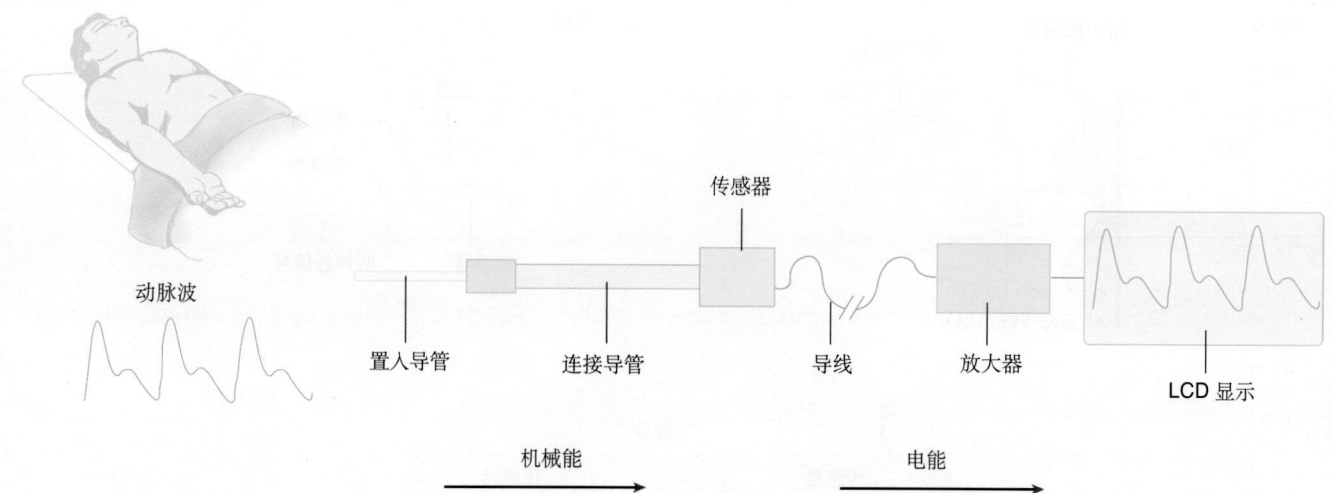

图 44-7 传感器。传感器将一种形式的能量转换为其他形式。麻醉过程中常见将机械能如动脉搏动转换为电能的传感器实例，后者以时间 - 振幅形式显示于液晶显示器（LCD）或阴极射线管显示器（CRT）。麦克风和扬声器也是传感器的实例

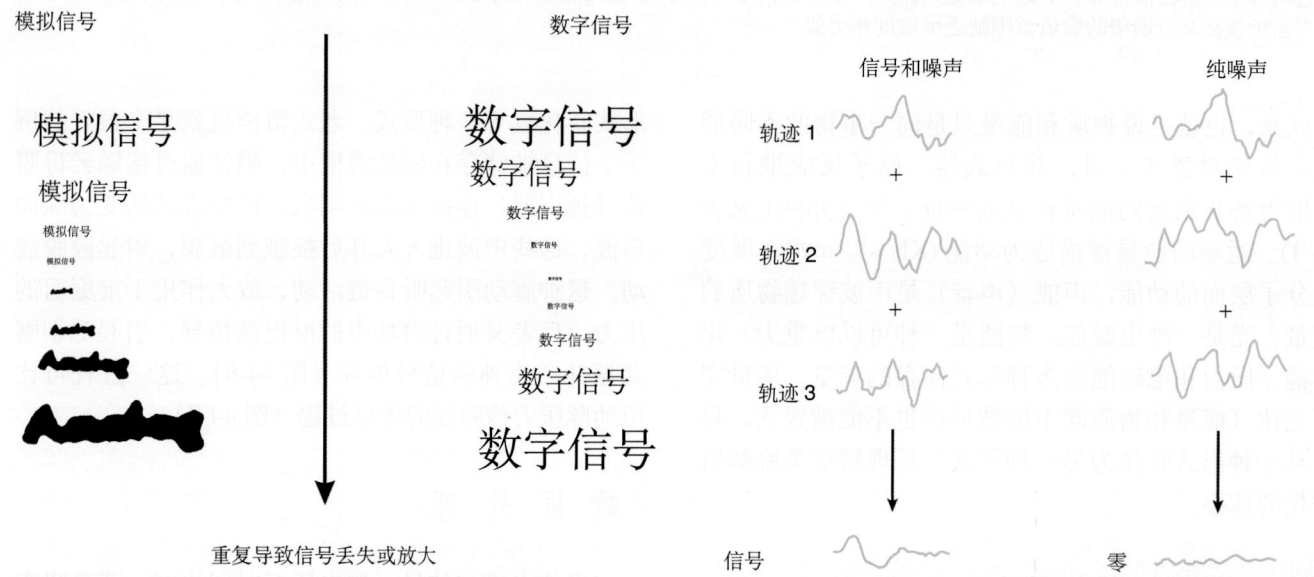

重复导致信号丢失或放大

图 44-8 数字和模拟信号的处理。模拟信号在减弱随后放大时出现信号失真和精确度下降，而数字信号没有出现这种损失。复印机工作时先缩小文本然后再予放大就是一个模拟信号的例子。而对于数字信号，类似于先缩小字体后再复制，随后这一过程逆向进行

图 44-9 体感诱发电位。通过反复叠加信号的方式可以将背景信号和随机噪声区别开来。噪声（随机）为阳性和阴性的概率相同，因此多次叠加阳性和阴性的噪声信号将使其信号的总和趋向于零

平方成正比）。因此，可将最初"振幅 - 时间"波形转变为"功率 - 频率"曲线。最终的图形称作"功率谱"，常用于显示和解释一些波形数据类型，如脑电图（EEG）。目前常用的脑电图监测仪利用计算机分析将功率谱转化为单个、易于理解的数字（见第 49 章）。

信号分析中的错误

　　信号分析中存在多种类型的错误，最简单的是数据丢失。试图使用 1cm 的探针来定位 1mm 的神经将

不会成功，因为缺乏空间分辨率。这类似于用粗扫描器扫描非常精细的印刷品，只会带来信息的丢失。另一种错误是"失真"，即呈现的是不真实的信号。我们都曾看到过这样的电影场景，当车辆向前运动时车轮好像是在朝后旋转，这种瞬时错觉是取样频率太慢、不能捕获快速变化所带来的信号失真（图 44-11）。超声也会发生失真，此时会显示实际并不存在的物体回声。当处理非移动物体时，可因分辨率太低而出现空间失真。本书中的图片为避免失真要求至少达到 300点 / 英寸（dpi）的分辨率。图 44-8 是一个失真的实

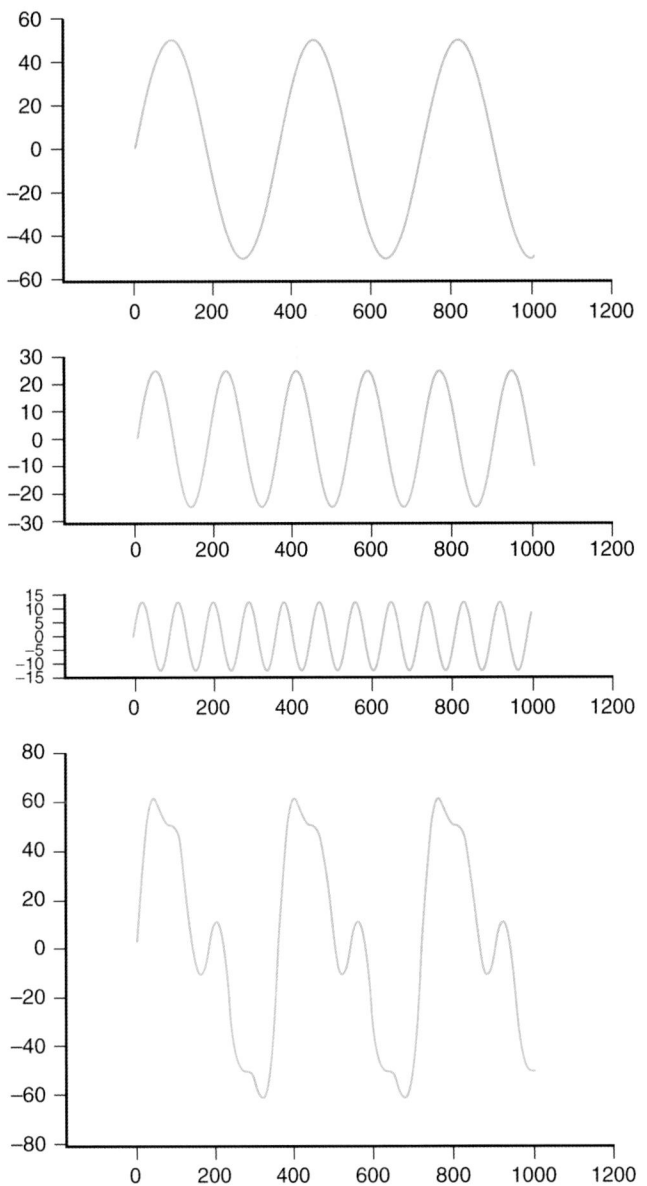

图 44-10 傅立叶级数。此动脉模拟波形通过叠加三个正弦波所产生：y = 50 sinx，y = 25 sin2x，y = 12 sin4x

略了收缩压变异的价值。

随着现代数据记录和存储的发展，Cushing 最初将患者生理情况变化与术中事件相关联的基本理念现在可运用于群体乃至个人。原始信号，无论是观察瞳孔、触诊脉搏，或者是感知压力、听诊呼吸音，所有这些既往需要经由麻醉医师整合、阐释（是真实还是伪像）然后加以图示（数据存储）的过程现在都可以进行自动处理。这一点十分重要，因为它使监测既具备有了新的可能（如趋势、信号和给用户的反馈），当然同时也带来了新的问题。请想象一下，一项麻醉记录能从现有的监测数据和预测性演算中警示你将来可能发生的生理事件，换而言之，一个真正称得上"智能化"的麻醉记录；而新的问题将是：安全性，数据丢失风险（丢失不仅仅是一个数据表或数据点而可能是全部数据）或者错误的信号处理（想象因一个错误的数据演算而拒绝一个按照 Cushing 医生的设想本可能用以改善患者治疗的重要信息）。

例，其中小的数字信号因分辨率过低被缩小后成为了"锯齿"状。

机械系统中，诸如用传统的充液管和压力传导来测量动脉压力时，摩擦力可对信号产生阻尼。当信号能量被临时储存于具有顺应性的管道中然后释放（见附录 44-4）（图 44-12）时，共振放大效应也会造成信号扭曲。如果显示速率太快，我们也会错过重要的信号。收缩期血压变异（SPV）（例如正压通气时的收缩压变化）[5-6] 被用来判断低血压时容量治疗的反应。因为它的变化要比心率改变慢得多，加之许多显示器使用"自动增益"功能，也就是说，它们控制所显示波形的尺寸以使之保持一个恒定的波幅（例如：大多数脉搏血氧仪的图形描计），这使得临床上许多年一直忽

压 强 测 量

压强测量的原理

有了一些测量基础知识的支持，我们现在可以进行一项临床测量了。作为一项临床检查，我们注意到了颈静脉的扩张，这是通过观察下层结构（颈静脉）充盈与塌陷所伴随的患者皮肤透光反射改变来做出的临床判断。那么这一扩张在物理学上怎么表述呢？如果我们将一个透明管插入静脉并将其相对于重力垂直放置，我们可以观察到中心静脉压力（CVP）使管中的血液克服重力而升高了一定距离（cm），直到达到一个平衡点。在使液体柱上升、管道扩张以及克服摩擦力的过程中会因做功而消耗能量，因此真实的中心静脉压力要比我们实际测到的高一些。尽管有一定局限性，液体压力计依然是一种简单而有效的中心静脉压力测定方法。

压强的单位可以告诉我们一些测量如何进行的信息。我们通常用毫米汞柱 (mmHg)、厘米水柱 (cmH₂O)、磅每英寸 (psi)，或大气压 (atm) 来定义压强。我们在前述透明液压管中心静脉压测量过程中所测到的其实是以厘米血压力表示的压强。假定管中的血液成分是可变的，我们需要厘米血以外的更多标准单位。为此，我们必须了解液压计的物理学原理。流体密度为单位容积中该流体的质量，国际单位是千克 / 立方米（kg/m³），或者更常用的克 / 毫升（g/ml）。垂直高度为 z、密度 ρ 的液柱所产生的压强为 ρgz（见附录 44-2）。如果液压计中所装液体是密度为 13 600 kg/m³（或 13.6g/ml）的汞，则

真实信号 低分辨率下的失真信号

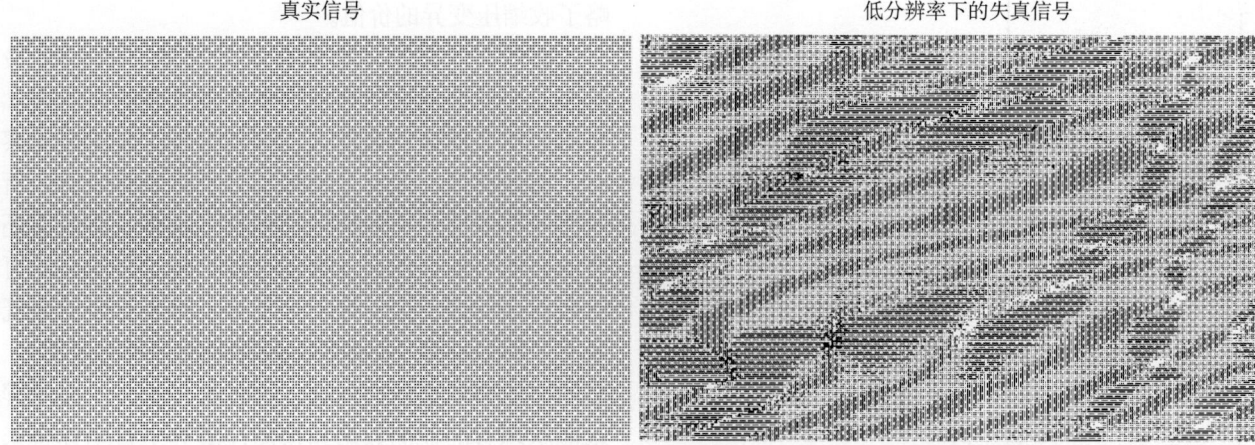

时间分辨率与失真

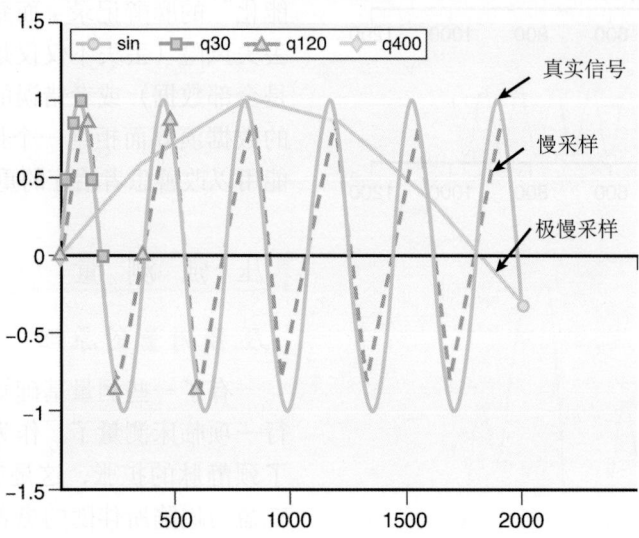

图 44-11　失真与分辨率。空间上：分辨率太低导致信息完全丢失或空间失真。时间上：不合适的样本导致错误的波形。一个较慢的采样速率导致波幅及波长的变化

液压计所得的压强值为：

$$P(Pa)=13\,6000 \times 9.8 \times z(m)=1.333 \times 10^5 \times z(m)$$

由于所得数值较大而带来不便，我们通常将压强以千帕（kPa）、z 以 mmHg 来表示：

$$P(kPa) =0.1333z(mmHg)$$

目前各种压强单位中应用最为广泛的是地球上海平面水平的大气压，称为"1 个大气压"或"1atm"：

1atm=101.3kPa

=760mmHg=29.92 英寸汞柱

=14.7 磅 / 平方英寸

=988cmH$_2$O

如果将液压计的充液管接入患者的循环系统，则管中液体的高度反映了充液管尖端的平均压强。如果所测压强是中心静脉压，则可据此推测右心室前负荷。由于这种测量方法是将测压计与患者循环系统直接相连，因此所用液体必须能够和血液相容，而且必须是等渗和无毒的。对于缓慢变化的压强，水或汞测压计是一种简单而可靠的测量装置（图 44-4）。由于惯性的缘故，液柱的质量会抵抗液柱高度的快速变化，因此液压计不能对快速变化的压强作出迅即反应。

动态压力测量（传感器）

对快速变化的压力（例如动脉压）进行精确测量较为困难和复杂，其中许多压力－时间波形的特征有待于我们去确定。收缩压、舒张压和平均动脉压是我们所命名的心动周期内动脉压力的最高、最低和平均值（图 44-13）。另外，可以测定波形中向上部分的最大斜率，它与心室射血速率相关。波形中主动脉瓣闭合后所产生的异常快速的向下斜坡变化（降中峡）提

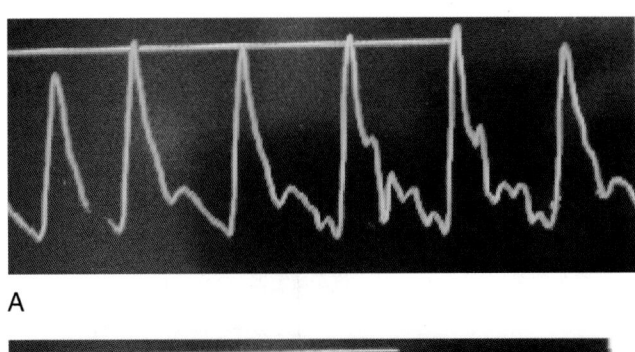

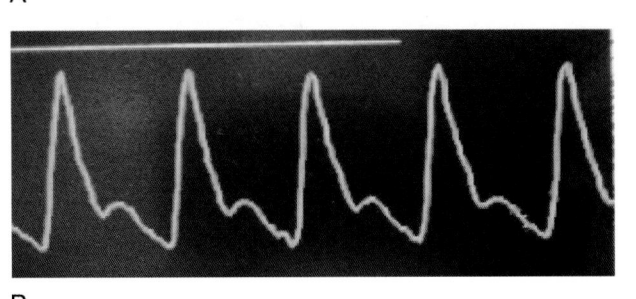

图 44-12 动脉波形共振。A. 一个由于共振而导致的动脉波峰，动脉压力被高估。B. 描绘同一患者在系统中加入阻尼后的动脉压力波形

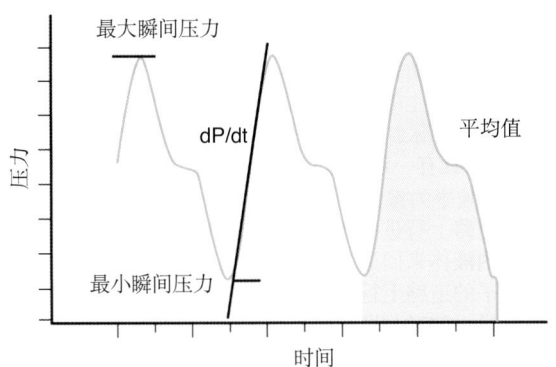

图 44-13 动脉波形。一个心动周期内瞬间出现的最大压强为收缩压，瞬间出现的最小压力为舒张压，而平均压则为这一周期内的平均压力。dP/dT 提示动脉压的上升支，即压力的形成速度。在只知道收缩压和舒张压的时候，平均动脉压可以用舒张压＋1/3 脉压（收缩压－舒张压）来估计

示主动脉瓣关闭不全可能。因此，压力 - 时间波形的细节和最大值、最小值一起均对临床医生具有重要临床意义。尽管波形在垂直轴上显示，重要的是我们要牢记动脉压力不是横波（类似于海浪的波形），而是类似于声波或震动经弹簧圈传递时的纵波（图 44-14）。

现代压力传感器是一种可以将作用于固态装置的压力变化转换为电阻抗和电容变化的装置。将可变的传感器电阻置于一个已经包括三个已知电阻的电路中（惠斯登电桥，见图 44-5 和附录 44-3），电路中阻抗的变化被转换为电压。传感器活动部分的体积和质量都非常小，波动的驱动压（也就是待测量的动脉压）、充

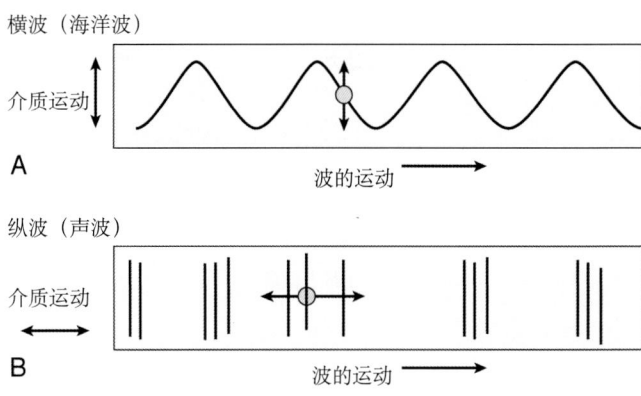

图 44-14 横波和纵波。A. 横波（例如海洋波）中粒子运动方向和波的运动方向相垂直。B. 纵波（例如声波）中则是粒子在波的运动方向上来回运动。两种波的相同点在于粒子并没有做远距离移动，其能量传递并不需要质量转移。本图示澄清这一事实，即在动脉测压系统中，是能量（血压）传递而非质量转移（血流）

满液体的管道和压力传感器所构成的系统从机械角度上讲相当于悬挂有一定质量的弹簧谐振系统（图 44-15）。其中悬挂物质量（m）相当于管道中的液体质量，弹簧相当于管道和传感器的弹性。减震器，即图示中在油料中运动的活塞，代表着流体在管道中来回移动所产生的摩擦力。

生活中最常见的一个共振现象发生在汽车行驶于崎岖不平的路面时（图 44-15）。车与地面的撞击产生了汽车震动的驱动压，驱使车轮上下振动。汽车的弹簧系统与动脉测压管道的顺应性相类似；汽车减震器能够避免轮胎在多个方向上的运动，这也类似于液体在测压管道中来回运动所产生的摩擦力。随着撞击频率（也可以说是驱动压频率）的改变，系统可以使在颠簸路面上的振动幅度降低，也可以使之显著增加。导致最大振动幅度出现的驱动压频率被称为自然或共振频率（图 44-16）。频率被放大的程度与物体质量呈正相关，而与摩擦程度呈负相关；当摩擦力较大时，信号衰减较之于信号放大更易发生（见附录 44-4）。

下面的现象也许更为直观。假设你手提一根橡皮筋的上端，而在其末端悬挂一重物。如果你的手缓慢地上下移动，重物的运动和你手的运动基本保持一致。当你手上下运动的频率增加时，则重物的运动会出现滞后现象，重物振动的幅度则开始增加。当你达到这个简单系统的固有频率，你就会看到共振现象，此时重物振幅达到最大。更换不同的橡皮筋和重物，你会发现较硬的橡皮筋或者分量较轻的重物其固有频率较高。上述现象也会发生在充填液体的压力传感器系统内。硬质（也就是顺应性较差）或者较短（质量较小）的管道具有较高的固有频率，即在遇到相对较快的脉

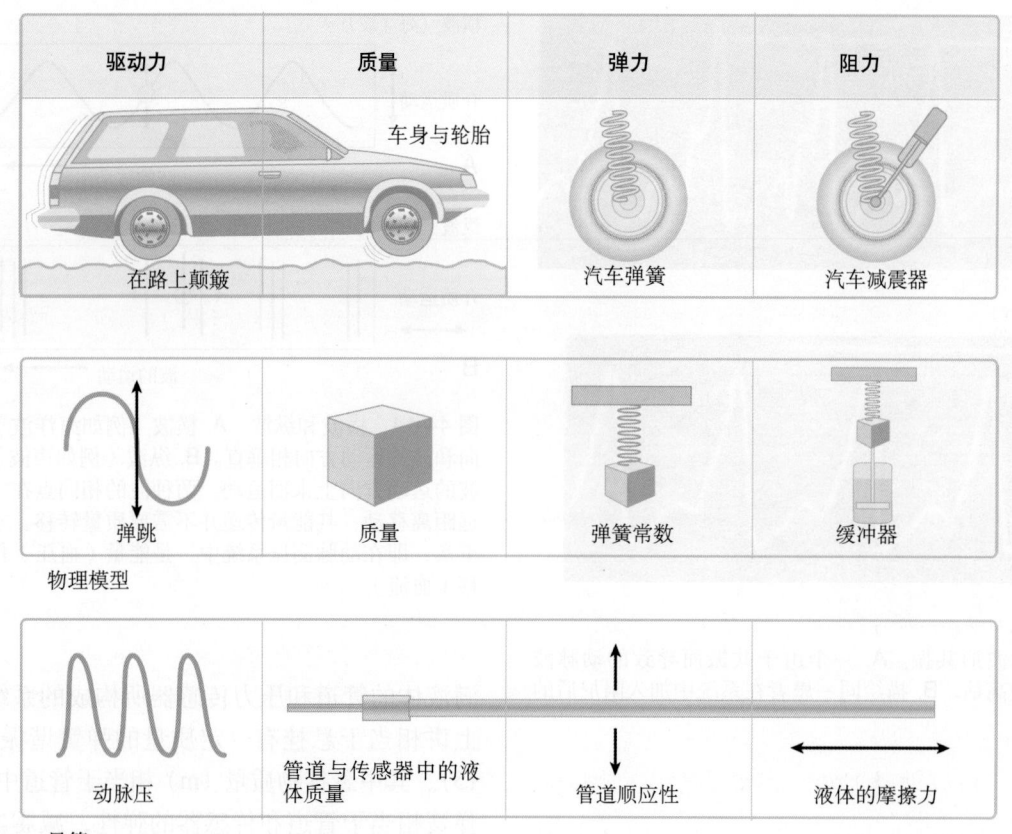

驱动力	质量	弹力	阻力
在路上颠簸	车身与轮胎	汽车弹簧	汽车减震器
弹跳	质量	弹簧常数	缓冲器

物理模型

| 动脉压 | 管道与传感器中的液体质量 | 管道顺应性 | 液体的摩擦力 |

导管

图 44-15 阻尼和共振。利用有创动脉导管测量压强可能会出现超射也就是增加实际动脉压的数值。这与充满液体的动脉管路和传感器所构成的系统内部固有的动态频率反应有关。该现象可以本图的物理学模型所产生的一个方程来预测输出压反应，结果取决于输入压频率以及系统的其他几个物理参数。该物理学模型中（中间排），驱动压（动脉血压）作用于具有一定质量的物体（动脉测压管中的液体），使其能够对抗弹簧自身的回缩力而做上下运动，从而储存能量（具有一定顺应性的测压导管）。模型中的减震器用于减弱来自不同方向的推动力（测压管中液体来回运动所产生的阻力）。以输入频率为参照，当输出频率达到某一特定值后输出值会被放大，这一特定值也就是系统的共振频率。最上排，以一辆在颠簸不平的道路上行进的轿车为例，此时的驱动力为汽车轮胎与地面发生的撞击。汽车弹簧与测压管道的顺应性等效，汽车减震器则和测压管内液体来回运动所产生的阻尼作用相当，测压管中液体的质量相当于汽车前部的质量。你可能经历过以下的印象：当汽车在颠簸不平的道路上行驶到一定速度，汽车前部的振幅会变得越来越大，而如果你加速或减速，这种现象就消失了。实际上，汽车颠簸幅度最大的时刻即为系统共振频率出现的时刻（关于这一过程详细的数学描述见附录 44-4）

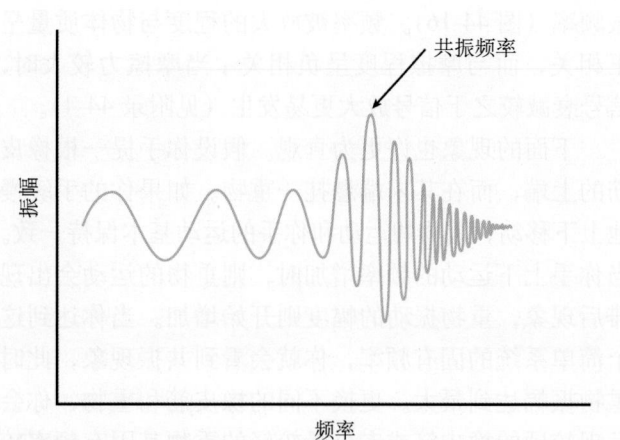

图 44-16 振幅和频率。随着振动频率的增加，振幅可达到最大值，随后又随频率的继续增加而衰减 *(Modified from Sykes MK, Vickers MD, Hull CJ: Principles of measurement and monitoring in anesthesia and intensive care, ed 3. Oxford, 1991, Blackwell.)*

率时才会出现信号（压强）放大。

　　为降低实际动脉压被放大的可能性，测压管道系统的顺应性应降低到最小（也就是需要硬质管道），并且尽量减少管道中的液体质量，后者可以通过选用直径最小和长度最短的管道来实现。大多数临床上使用的管道系统，其固有共振频率为 10 ~ 15Hz，远远高于动脉波形的基础频率（心率为 60 ~ 120 次 / 分，或者 1 ~ 2Hz）。但是，动脉波形并非正弦波，而是如图 44-10 中所显示由数个正弦波叠加组成的复杂谐波系列。动脉波形中频率较高的部分（高频谐波）是那些接近固有频率并因此被放大的部分，这就是为什么即使心率本身不在共振频率范围内时，我们仍可以在动脉波形中见到一个挥鞭样波形，显示动脉收缩压峰值和初始上升支被显著放大而超过真实值的情况。理论上讲，平均动脉压会保持不变，因为导致收缩压增加的同时也会产生舒张压的降低（见附录 44-4）。

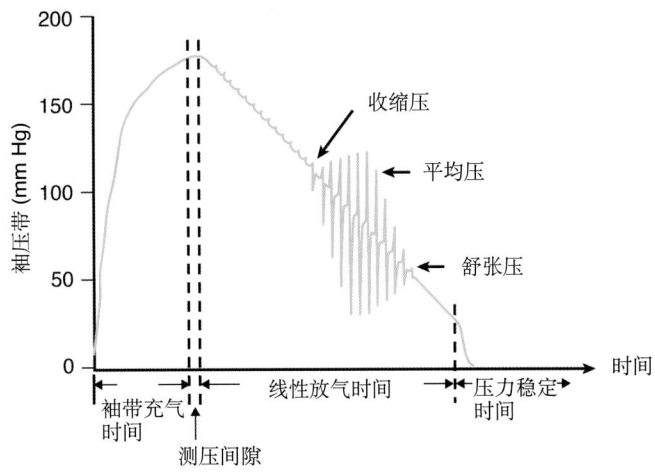

图 44-17　无创血压测量。利用动脉搏动信号，振动法血压测量通过检测信号最早出现、最大振幅及其衰减速率来实现其目标 *(Modified from Ehrenwerth J, Eisenkraft J: Anesthesia equipment: principles and applications, St Louis, 1993, Mosby.)*

经信号处理的压力测量（无创血压监测仪）

通过袖带阻断肱动脉血流，然后观察血流恢复，据此可测量收缩压。判断血流恢复可通过：①简单的桡动脉触诊，②利用多普勒装置对桡动脉进行监测，以及③利用脉搏血氧仪来明确。大多数麻醉医师知道，当测量无创血压时脉搏血氧仪信号会因血流被阻断而暂时消失。

目前大多数手术室运用的自动无创血压监测仪是对上述原理更为高级的运用。这种仪器可监测由于动脉压力变化而在袖带内产生的振动信号。首先袖带充气超过收缩压，此时振动信号消失。随后袖带以阶梯式缓慢放气，首次出现振动信号时的压力定为收缩压。随着袖带压力的降低，振动信号进一步增加，信号最大时的压力可以解释为平均动脉压。以后，随着袖带压力的继续下降，振动信号也很快减弱。舒张压是根据其与收缩压和平均动脉压的关系利用数学公式推断出来的（图 44-17）[7]。与听诊 Korotkoff 音进行人工袖带测压相类似，过窄或过宽的袖带由于需要过高或过低的压力来阻断动脉血流，从而导致测量误差。同样，粥样硬化动脉由于弹性较差，血流也不易被阻断。患者活动或手术医师倚靠可给袖带带来外部压迫，从而影响袖带振动信号，导致错误的无创动脉血压测量数值，通常为舒张压高于其真实值。

水银血压计在大多数国家和医院正在被逐步淘汰，这也引发了有关替代血压监测设备（例如上文所描述的无创自动血压监测仪和无液血压计）准确性和精确度的讨论。

利用声能（纵向波）的测量技术

声学原理

声波是可以经由包括固体、液体或气体在内的任何物质形式传播的小幅压强、密度和速度波动（图 44-14）。和电磁波（比如光波）不同（见本章"运用光能的测量技术"相关部分），声波不能在真空中传播。声音的常用单位是分贝（dB），它不是一个国际单位，而是声能与正常人听阈 20μPa（或 0.0002 毫巴）比值的对数值。

声音在医学诊断和监测过程中的应用已有多年，作为诊断方法其应用具有被动和主动两种。被动检查指对患者产生的声音进行研究，如最基本的听诊器检查。主动检查指将声能传递给患者，记录并分析该能量与患者之间相互作用的情况。两种不同应用方法具有相同的物理学原理。

1842 年 Christian Johann Doppler 首先指出，当声源或者听者移动时音调会发生显著变化，这种后来被称为多普勒效应的理论现在已经应用于一些监护措施中，例如经心前区或经食管多普勒超声来监测局部血流速度或心排血量。

当声源向听者靠近时，音调可显著增高，反之亦然。频率改变的情况取决于音源和听者是否在移动（图 44-18，见附录 44-7）。由于正弦波频率的变化能够得到精确测定，因此应用多普勒理论可以非常准确地测定声波反射物的移动速度。在常见的高频信号（>5MHz）中，如同红细胞一样小的微粒可以散射出足够可供检测的声波。

被动声波检查技术（听诊器）

振动（如心脏瓣膜开启和关闭以及气体通过呼吸道等）能够通过声波形式在身体各部位传递。通常声音在液体中的传导速度快于在气体中，因此，支气管周围肺实变时听诊支气管呼吸音较为清晰。若声波传导路径上突然发生密度变化（例如在液 - 气交界处），部分能量将会被反射。

许多简单实例有助于了解声波在体内的散射和反射过程。首先，所有声波都可以表示为不同频率和振幅的正弦波的叠加（与此相关的傅立叶级数或功率谱分析已在本章前面部分加以阐述）。乐器的音符包含一个在基础频率上的正弦波和数倍于该频率的许多和声。基础频率描述的是音调的高低，例如，中音 C 是标准的 256 Hz。

幸运的是，对于我们的耳朵，所有这些不同频率

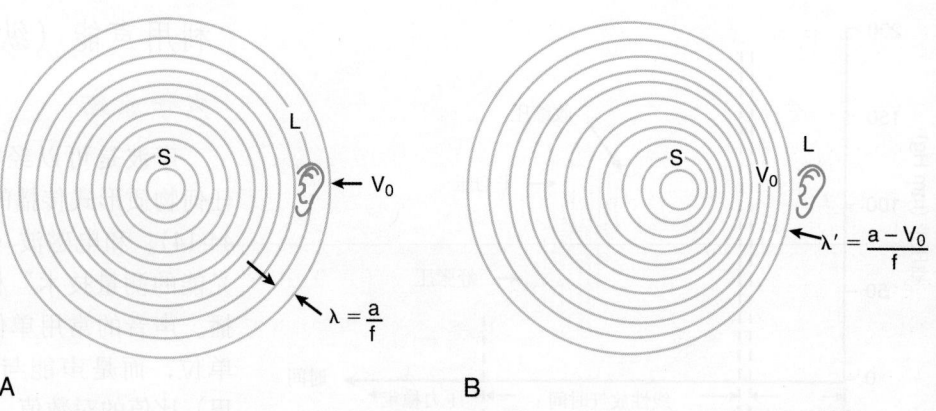

图 44-18 多普勒效应。A. 当听者向静止的声源移动时，听者感知到声音频率增加，这是因为和静止的听者相比，他在单位时间内穿过了更多的声波。B. 当声源向静止的听者移动时，波前出现"堆积"，因此音频显著增加

的声波是以同样的速度（即音速，以 a 表示）在传播。对于理想气体，音速和温度的平方根成正比。常温下空气中的音速为 344 米 / 秒（m/s），或 1129 英尺 / 秒（ft/s），或 770 英里 / 小时（mph）。位于海拔 13000m（40 000 ft）高度的标准温度为 −57℃，此时音速只有 295m/s 或 661mph。声音在液体中的传播速度远高于气体中，例如，其在 15℃ 水中的传播速度为 1450m/s，这和声音在体内大多数实质器官的传播速度相近；而在固体中，声音的传播速度差异很大，在橡胶中为 54m/s，而在花岗岩中为 6000m/s。在任何接触面上，如果组织密度和声音速度两者的乘积发生突然变化（$\rho \times a$），声音都会发生反射。这种声阻抗的变化越大，声音的反射越多，而传导就会越少。体内最大的声阻抗变化发生在有气体 - 组织交界面的脏器如肺和胃肠道中。由于声音反射的存在，当胸腔内积气过多时心脏听诊会受到影响。同样原因，经食管超声心动图与经胸超声心动图相比，前者能够提供更为详细的信息，因为后者需要经过肺。

最早利用声音采集患者体内信息的方法是用耳朵直接在患者身上进行听诊，虽然具有许多局限性，但这使现代听诊器得以发展，而后者的出现正是利用了声波传递的物理学原理。听诊器利用一个大的薄膜来聚集和传送声音能量。钟形听诊器头有放大器和低通滤波器的作用，可传导低频舒张期隆隆样杂音。Rappaort 和 Sprague 深入阐述了听诊器的物理学原理 [8]。

一般听诊器检查的错误主要出现在"信息处理"也就是听诊者对于听诊结果的判读上。作为一种不需要额外动力和特殊技术装置的产品（能量水平来自于现象本身），食管或心前区听诊器可以作为停电条件下的一种持续监测手段。存在下列情况时其应用受到一定限制：体内含气腔隙疾病（这本身也是一种发现疾病的信息）、无法恰当放置监测设备以及缺乏可量化的数据。

主动声波检查技术（叩诊、回声、多普勒）

胸壁叩诊是最早得到运用的听觉诊断技术。有经验的临床医师可以利用此技术对肺部实变、胸膜渗出性疾病以及其他一些胸部病理性改变进行诊断。虽然该技术是以声音的传导和反射为基础，但叩击只能作出定性分析而无法准确进行病变定位。现代超声利用短波长声波并定量检测其反射量（即回声）使叩诊技术得到了改善。利用声音进行检查的准确度受到所用声波波长的限制（图 44-11）。频率在兆赫兹（MHz）（10^6 次循环 / 秒）级的声波能够提高对细微目标检查的分辨率。波长 1MHz 的声波在固体中的波长大约为 1.5mm，而频率为 256Hz 的音符（中音 C）在组织中的波长为 5.7 m。

由于食管内传感器的使用，超声心动图现已成为一种常用的术中监测技术。频率为 2 ~ 10MHz 的声波以短脉冲形式向心脏传输。每次脉冲传送后，传感器被动接收来自于不同组织的反射性信息（回声）。放置传感器在食管内的优势在于声波向心脏的传输和回声的接收不需要经过含气组织及骨质。声音在心脏和周围组织中的传输速度保持在 1540m/s，因此，通过脉冲传输和回声接收之间消耗的时间即可推算出声源与反射物之间的距离。传感器所发出的声束是一条狭窄的探射光束，所以我们还可以得到回声所发出组织的准确方向。

利用多普勒效应，超声心动描计技术通过将红细胞对声波反射所形成的多普勒频移转换为颜色变化，以此来探测瓣膜反流的存在及其严重程度（见附录 44-7）。通过多普勒技术检测胸降主动脉血流速度可以估算心排血量，但该项技术所检测的只是降主动脉的血流而忽略了流向头部和上肢的血流部分。假设流向胸降主动脉与头部和上肢的血流具有恒定比例，则可据此将降主动脉的血流量校正为心排血量 [9]。

利用电能（横向波）的测量技术

电学原理

大多数检测仪器和麻醉设备都运用了电和磁的基本原理。几乎所有传感器都使用了某种形式的电能作为其输出技术，而且后续的数据处理和显示也几乎完全和电能有关。下面通过一些医疗设备中的例子对电学原理进行阐述。电磁波（包括光波）都是横向波，这就意味着电场和磁场的向量与波的传播方向相垂直。与声波不同，电磁波的传播不需要介质。

静电

电是"电荷"内在特性的一种表象，电荷可以呈阴性、阳性和中性。静电是物质处于静息状态时的电荷：同性电荷相斥，异性电荷相吸。我们常说的"电"包含电荷的移动或称电流。电流方向始终不变者称为直流电（DC），而方向来回变换者称为交流电（AC）。

库仑是电荷的国际单位，最小部分是电子。电子与质子电量相同，但正负相反。（按照最新的发现，最小的亚原子粒子为"夸克"，它含有更少的电荷。这一内容超出了本章的讨论部分，并且与医学的相关性不大。）两个带电物体间存在静电作用力，其大小与两带电物体所带电量的乘积成正比，与两者之间距离的平方成反比（库仑定律）：

$$F = k \times q_1 \times q_2/r^2 \tag{1}$$

两物体所带电荷相反会产生吸引力，而如果所带电荷相同则产生排斥力。在一项获得诺贝尔奖的试验中，Robert Millikan 将带电油滴置于两水平电极之间，利用静电作用力来平衡重力使油滴能悬浮在电极间，从而确定了电子携带电荷的事实（图 44-19）。约 20 年后的 1940 年，他的儿子（Glen Allen Millikan）成为最早红外线耳氧饱和度仪、也就是最早的脉搏血氧仪（见"复杂吸光度监测仪"脉搏血氧仪部分）的发明人之一。

直流电

如同机械能可以通过势能形式储存，电能也可以通过电位差形式来储存。将电位差与水位造成的压差进行比较是常见的例子（图 44-20，表 44-2）。我们将 A 点和 B 点之间的电位差定义为将单位电荷从 A 移到 B 所做功的大小。电位差的国际单位是伏特。因此，电位差常以电压来表示。电荷很容易地通过导体，但却难以通过绝缘体。如果 AB 间存在电位差（V）且

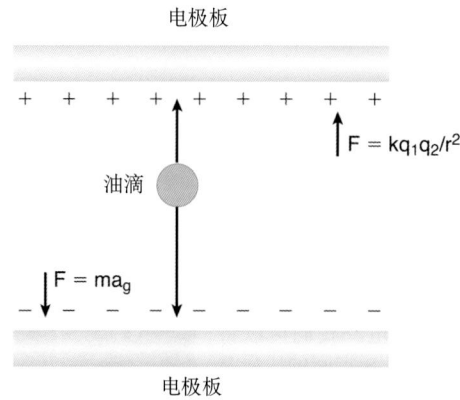

图 44-19　电引力。电子所带电荷数量可通过电引力平衡油滴重力的实验来确定。$F_1 = kq_1q_2/r^2 = F_2 = m_1 a_g$

两者间通过导体相连，电荷就会流经导体形成电流（I）。

电流的国际单位是库仑 / 秒，也叫安培。如果 A 和 B 之间通过绝缘体相隔，除非两者之间电位差达到一定程度发生放电击穿该绝缘体，否则两者之间不会产生电流。例如，如果 A 和 B 之间是干燥的空气，在电位差达到 3000 V/mm 前，两者之间不会产生电流。但一旦电位差达到 3000 V/mm 时，空气就会发生电离而变成导体，电流以一种可以视听到的电弧形式出现。要在相隔 1cm 远的两电极之间产生电弧，所需电位差为 30000 伏特。汽车点火器两电极距离 0.8mm，需要至少 2400V 的电压才能使点火器产生电弧。闪电则是该现象另一个大范围展示。

电池是一种可以在两电极间产生持续电位差的化学容器，这种电位差也被称之为电动势（EMF）。当电池两极间以导体相连形成环路后可以产生持续的电子流动或称电流。电流大小与电路阻抗成反比，这和水管中水流的阻力类似。对于大多数材料而言，电路中的电阻（R）、电压（V）以及电流（I）之间存在以下关系：

$$V = IR \tag{2}$$

这一关系称为欧姆定律，符合这种条件的材料称为欧姆材料。这和血流动力学中的一些情况类似，压力在体循环血管中的下降（平均动脉压－中心静脉压）（ΔP）等于心排血量（CO）乘以体循环血管阻力。

$$\Delta P = CO \times SVR \tag{3}$$

用于驱动电流的功率（做功效率，见先前章节）为电路中电压和电流的乘积：$P = VI$。结合欧姆定律

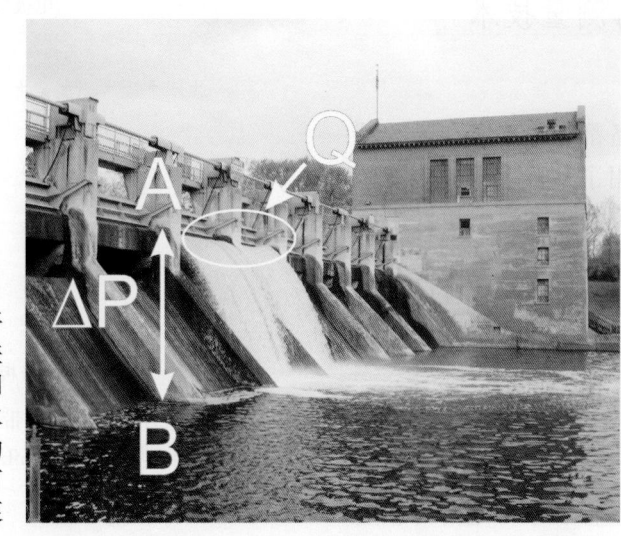

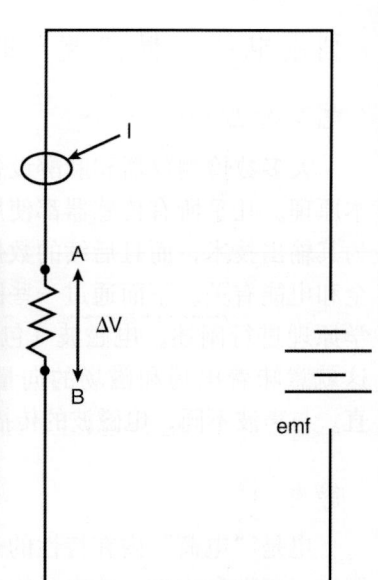

图 44-20 水和电。我们可以将水坝上从 A 点到 B 点间的压强差比喻为电路中从 A 点到 B 点间（例如灯泡）的电压差，流量（水的宽度）Q 比作电流 I。下落的水和电位差都可以做功，这点可以从利用水坝发电和利用电能泵水这两个常见实例得到验证

表 44-2 常见水流与相当电能的比较

水流	电	能量
水枪	静电火花	高压，低流量，低能量
浇水管	家用电	中压，中度流量，中度能量
	汽车电池	低压，中度流量，中度能量
河流		低压，高流量，高能量
消防水管	高压电线	高压，高流量
	闪电	高压，高流量

可以得出：$P = I^2R = V^2/R$。因此如果以 2 倍电流通过固定电阻，则需要 4 倍的功率。电阻中损失的功率以热形式消失，这也解释了为何用电电器附近可以感觉到发热的原因。白炽灯灯丝就是一个电阻，通电后会发光、产热。

电容器是电荷储存装置，电容大小（Q）和两电极间电位差（V）成正比：$Q = CV$。比例常数（C）为电容，其国际单位是法拉（1 法拉 = 1 库仑 / 伏特）。当电容和电池相连后将会产生电流直至电容充电至两极间电位差等于电池的电动势：$V = Q/C = EMF$（图 44-21）。当我们按下除颤仪的"充电"键后，将激活电路使其内部电容充电至期望值。由图 44-21B 可见，充电过程需要时间，电容越大则充电时间越长，因此除颤仪充电至 200 J 比充电至 50 J 所需时间更长。

交流电

交流电路中，电流和电压在快速变动（图 44-22）。交流电和直流电之间存在许多差别，普通交流电

用户的电源电压以 60 Hz 的频率（欧洲为 50Hz）呈正弦样变动。我们通过计算均方根（RMS）的方法来描述变动电压的振幅。也就是以 V^2 除以时间的平方根，因此，对于使用交流电供电的住宅，$V_{RMS} = 115V$（欧洲为 230V）。交流电系统中的电流也在持续变化，同样也可使用 RMS 值进行计算。

交流电路中含有三种阻抗形式：电阻（R）、电容（C）和电感（L）。感应器是环路中的一个组成部分，其阻抗（感抗）随电流波动频率（f）的增加而增加（$R_L = 2\pi fL$）；相反，电容阻抗（容抗）的大小随电流频率增加而变小（$R_C = 1/2\pi fC$）。因此感应器倾向于阻滞较高频率者，而电容则倾向于阻滞较低频率者（图 44-23）。立体声系统就是运用了这一原理对低音扬声器（低频信号）和高音扬声器（高频信号）进行控制。医疗器械中，阻抗和电容环路可用于"过滤"信号，例如降低因交流电线产生、频率为 60Hz 的信号干扰。

被动性电检查技术（心电图、脑电图）

在介绍完电学的基本知识后，现在开始介绍心电图（ECG）和脑电图（EEG）的原理。两者的电动势（EMF）分别来自心脏和脑（见第 47 章和第 49 章）。由于生物膜表面的电势非常小，只有经过放大和加工才能探测到其存在并显示出来。皮肤上的 ECG 电势在 1mV 范围内，而 EEG 电势接近 0.1mV。

图 44-24 解释了生物体表面的电势为何如此之低。心脏通过许多细胞的同步去极化和复极化产生电信号，其产生的电势可通过两个体表电极 A 和 B 进行测量。如图所示，在测量电极和电动势来源之间存在有许多有效电阻和电容。这些电阻降低了皮肤上电压信号的量级。分流电阻器 R_3、R_4 和 R_5 结合串联电阻

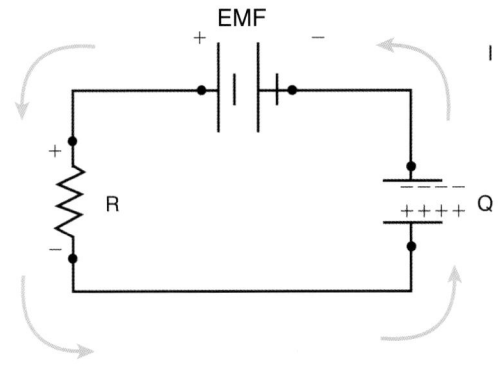

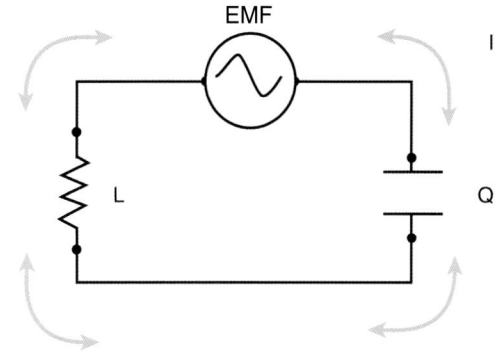

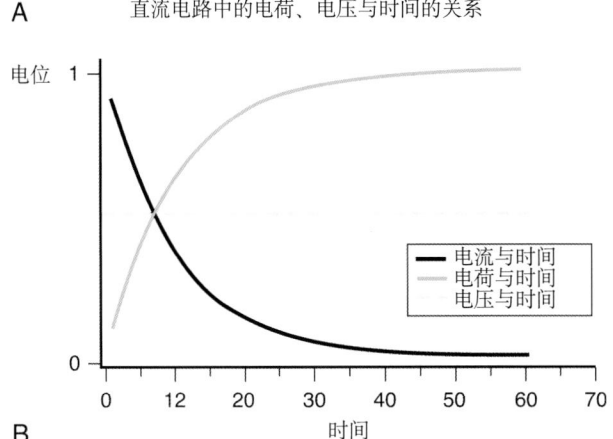

直流电路中的电荷、电压与时间的关系

A

B

图 44-21　直流电路（DC）中的电阻和电容。A. DC 中，电阻对电流产生阻碍作用，电阻两端将产生电位差。电容器在充电完成前允许电流通过。B. DC 中，电压随时间保持不变，电流随电容器上电荷的增加而逐渐减小。除颤仪即使用这种电路进行充电

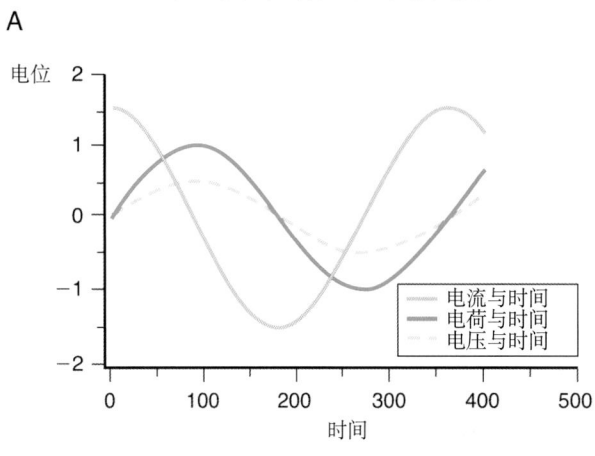

直流电路中的电荷、电压与时间的关系

A

B

图 44-22　交流电路（AC）中的电阻和电容。A. 和直流电路不同，交流电路的电容并不会对电流产生阻碍作用。B. 电容和电阻的作用是改变交流电路电流的位相。电流的改变滞后于电压改变。EMF：电动势

R_1、R_2 和 R_3，通过这些所谓的电压分配网络。分流电阻的低值或串联电阻的高值最终导致皮肤上的电压较小。皮肤的电容（CS）也可导致低频组件变弱和波形扭曲。皮肤的阻抗在干燥时可能达到百万欧姆（10^6 欧姆），但可以利用导电胶将其降低为数百欧姆。

　　如果在两个体表电极间使用直流电压，则电流将从两电极间组织流过。金属中的电流完全由电子组成，但在组织中始终有阳性和阴性离子的迁移。阴性离子倾向于在阳极聚集（正极），阳性离子则在阴极聚集（负极）。阳离子和阴离子在各自相应的电极聚集后便产生电动势，后者将对最初形成电流的电动势产生对抗，电流也将因此下降，两电极间的有效电阻逐渐增加，这一现象称为"电极的极化"。出现该现象有两个不利之处：第一，两电极间阻抗的增加将导致除颤或直流电转复后数秒内心电图信号减弱，而这种减弱可能被误认为心电活动缺乏，因此导致不必要的二次电击除颤。长时间应用直流电压的第二个不良后果是造成电极附近有毒离子的聚集，使之局部浓度升高，有可能造成局部烧伤或组织坏死。使用非极化电极（例如银和氯化银复合物

电极）有望部分解决这一问题。这种电极可制作成槽型，阳极或阴极都可以使用这种电极，借此可减少离子的聚集。现在大多数一次性心电电极都使用这种材料。然而即便是这类电极，也只能在一段有限时间内保证自身的非极性，因此无论任何组织，均应避免在电极间长时间应用直流电。

　　与心电图测定相似的问题同样困扰脑电信号的测定，因为脑电信号大小只是心电信号的 1/10（100 μV 比 1mV）。表面自发脑电图来源于八条或更多记录通道所采集的表面电压 - 时间数据，这也使其在手术室内作为监护手段的应用受到了限制。为达到快速监控和诊断的目的，振幅 - 时间数据常转换为振幅 - 频率图表。（此功率谱分析过程已在前文"信号处理"部分讨论过）。脑电图功率谱的使用促进了对脑半球不对称性改变以及脑缺氧和深麻醉下脑电频率变化的快速诊断。"双频谱密度"是一种分析脑电图的新方法，它可以确定在功率谱中不同频率组成部分的相关程度（时相同步）。另一个衍生出来的参数是"爆发 - 抑制比"，它是脑电图波幅小于 +5μV 的时间百分比。最后两种

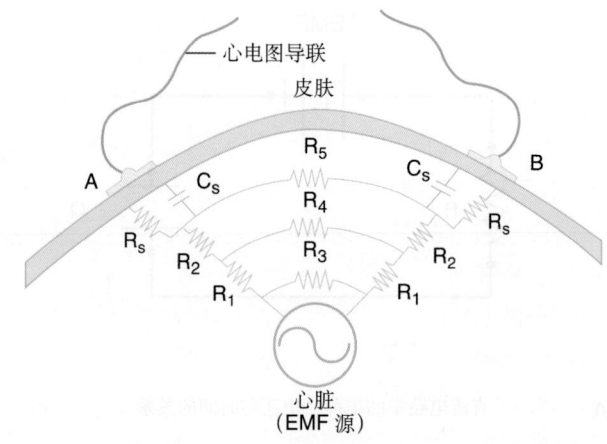

图 44-24　心电图电势非常小的原因。在电动势到达皮肤之前，体内的许多电阻和电容使其减小并最终导致波形扭曲

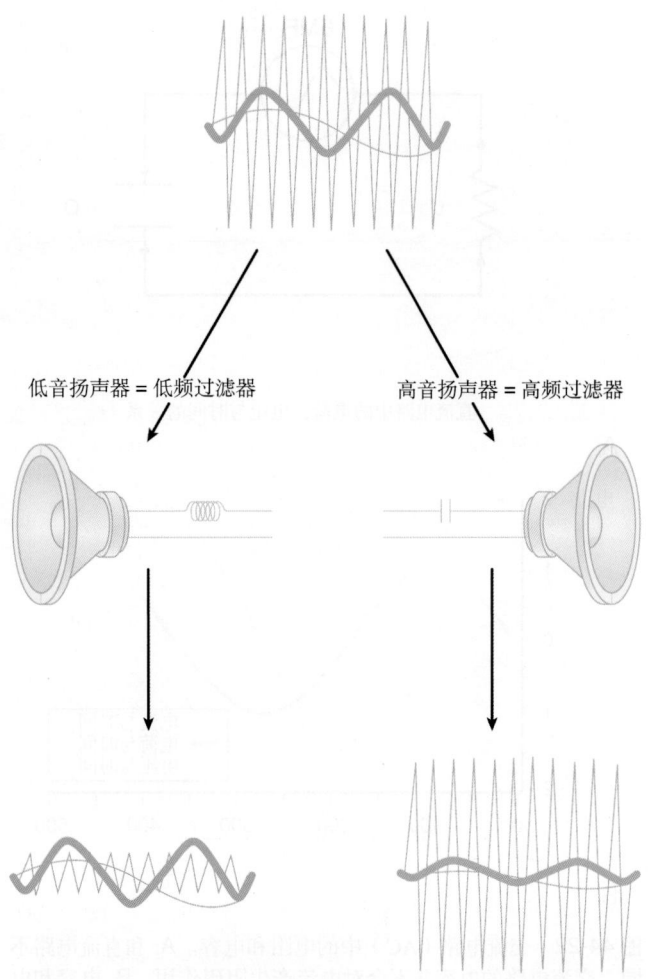

低音扬声器 = 低频过滤器　　　高音扬声器 = 高频过滤器

图 44-23　低音扩音器和高音扩音器。立体声喇叭通过电阻达到阻滞声音中高频部分的目的，只有低频声音可以传至低音扩音器。电容作为低频过滤器仅允许高频声音传至高音扩音器。可以运用同样原理来减弱电器所产生的 60Hz 电干扰信号 *(From Hecht E: Physics: algebra/trig. Pacific Grove, Calif, 1994, Brooks/Cole.)*

分析方法在临床研究已显示与麻醉深度监测相关（见第 49 章脑电信号监护）。

主动性电检查技术（神经肌肉阻滞监护仪、躯体感觉诱发电位）

　　肌肉颤搐可以通过用 0.2 ~ 0.3ms 电脉冲使运动神经去极化而引出。随后，这些冲动经自主神经传导到肌肉，使之产生颤动。我们可以跟随信号传递的通路来理解这些设备在运用中所出现的错误。很显然，我们必须从动力开始（没有动力 = 没有颤搐）。抛开装置的内在机械故障不谈，如果患者身上的配对电极连接不佳，也就是说如果电极较干燥或与皮肤间接触情况不好或两者兼而有之，则环路阻抗较大，电流较小（见前面的讨论和公式 2），所得到是一个肌肉颤搐减弱的信号。总之，明确监护设备是否正常工作的最简单方法是完成一次正调控（观察期望出现的反应，例

如在用药之前的拇指颤搐）和一次负调控（给药后颤搐反应消失）（见第 49、53 章）。

　　诱发电位（诱发反应）监测仪可测定中枢神经系统对非连续性感觉刺激的反应，以此来确定多部位感觉神经系统的状况。这种刺激可以是声觉、视觉或外周感觉。能在皮肤测到的诱发反应信号可能非常小——如听觉皮质诱发电位小于 $1\mu V$，如此小的信号就如同置身于自发脑电信号（$>100\mu V$）的海洋中。因此，我们可通过一种称为"整体平均"的信号增强技术加以处理，将成百上千次刺激所造成的反应累加取其平均值，而不是试图测量单次刺激反应。由于诱发反应始终发生在刺激后的同一时间里，这一平均化过程增强了诱发反应信号并使随机干扰信号自我消亡。通过该方法，可以测量振幅大概为背景干扰信号振幅 1% 的信号（见图 44-9）。

　　当带电物体电流运动时，其电流的垂直方向产生磁场。顺磁性是一种当有外部磁场存在时，只在一些特定物质中展示的磁性形式。氧气是一种顺磁性气体。这种特性被用来测量吸入和呼出氧浓度，比较而言，其他利用化学物质诸如燃料电池电化学传感器和极谱电极的测量反应则过于缓慢。对于一个快速反应顺磁性氧传感器，100% 的氧可在一个 2.4 特斯拉的磁场中产生 3Pa 的压强。

运用光能的测量技术

光　学　原　理

　　我们通常所说的光是指在可视范围内的一种电磁波。任何在温度绝对零度以上的物质都能发出电磁辐射，称为"黑体发射"（black body radiation）。此种辐射具有一定的频率和波长，两者均与光速有关：频率

= 光速 ÷ 波长 （真空条件下，c ＝ 光速 ＝ 3×10^8 m/s 或 186400 英里 / 秒或围绕地球转动 7.5 圈 / 秒）。电磁波的高能量意味着高频率和短波长，例如 γ 射线和 X 射线。当波长增加到微米级时，紫外线就开始进入可见光范围（大约 $0.5 \sim 0.8 \mu m$）。随着波长的进一步增加，出现了红外光，而后是微波、无线电波，这时的波长甚至增加到了千米级。

电磁波和声波具有一些显著的不同点。声波中粒子的运动和声波传导方向一致（纵波），而电磁波中电场和磁场则垂直于波的传播方向（横波）。声波只能在物质中传播，而电磁波却能在真空中无衰减地传播。在海平面空气中，光速约为声速的一百万倍。如果观测者与声源做相对运动，声速的测量结果取决于观察者的运动情况，但光速对于任何观察者以及任何参照物而言都是一样的，这一现象正是爱因斯坦相对论的基本假设。在电磁波谱的高频端是两种离子形式的辐射：X 线和 γ 射线。这些高频波能撞击电子使其从轨道脱离，导致细胞损伤、死亡，当然也可能导致新个体发生。γ 射线通常是在放射性核素衰变过程中产生的。

可见光和红外线显示了电磁波所具有的一些共性。光代表了一种形式的能量；当其通过某种物质的时候，能够被反射、传播或吸收；虽然光本身不能被储存，但它可以被转换成其他形式的能量，例如电能、化学能以及热能；另外，光也可以由其他形式的能量转变而来，这包括热能（白炽灯）、电能（气体放电）和化学能（荧光图像）。

光的广泛应用：比耳 - 兰伯特定律

光通过物质时会发生传导、吸收或反射。不同波长光的相对吸收或反射特性被许多监护设备所采用，可以测定溶质浓度，例如呼出气中二氧化碳浓度（CO_2）的测定和血浆中血红蛋白浓度的测定等。分光光度法测定的理论基础是比耳-兰伯特（Beer-Lambert）光吸收定律。该定律可描述为强度已知的光照在大小已知的空间里，如果能够测定入射光和透射光的强度，则可计算出待测溶质的浓度：

$$I_t = I_i e^{-dC\alpha} \tag{4}$$

由此可以解出 C

$$C = (1/d\alpha) \ln[I_i/I_t] \tag{5}$$

其中 C 是溶质浓度，d 是光在溶质中穿行的距离，α 是溶质 C 对该波长光波的吸收常数，I_i 和 I_t 分

别是入射和透射光的强度。未知浓度 C 与 d 的大小成反比，与入射光强度和发射光强度比值的对数成正比（图 44-25）。红光和红外光（波长 $0.6 \sim 1\mu m$）的使用较为广泛，因为这个范围内的光能够被麻醉医师需要测定的成分（吸入麻醉气体、CO_2、Hb）所吸收。幸运的是，红光和红外光都可透过组织，因此可用以测定活体组织中血红蛋白的种类（见"复杂吸光度监测仪"章节）。红外光能够被小分子物质吸收需要一个前提，那就是该分子结构中必须含有不对称键，换而言之，它们的分子中含有偶极矩，也因此，氮气、氧气和氩气不能使用红外光进行测定。红外光的另外一个缺点是能够被普通玻璃所吸收，因此测量装置中的测量室必须使用蓝宝石或其他能透过红外光的物质制作。

简单吸光度监测仪（二氧化碳监测仪、麻醉气体分析仪）

二氧化碳监测仪和麻醉气体分析仪都是运用比耳-兰伯特定律对呼吸气流的成分进行分析。二氧化碳监护仪仅能提供离散的二氧化碳压力值（PCO_2）监测，如呼末二氧化碳值监测，而二氧化碳描记图则可以显示连续的二氧化碳压力随时间的变化。二氧化碳监测仪根据其设计分为两类：主流式和旁流式。主流式二氧化碳监测仪中，光吸收室被直接放置在气道中，光源可以直接照射通过光吸收室的气体，从而对吸入和呼出时所经过的 CO_2 进行测量。其优点在于反应时间快而且不存在采样管堵塞困扰，后者也正是旁流式二氧化碳监测仪的缺点所在。主流式二氧化碳监测仪的缺点在于必须将一相对较重而且价格昂贵的红外线测量装置直接放置于呼吸回路中，另外该装置也不能同时测量 CO_2 和麻醉气体。手术室中最常见的是旁流式二氧化碳监测仪，它通过一个细小的毛细采样管与气道相连，样本气体以 $200 \sim 400$ ml/min 的速度通过采样管被抽吸入位于监测仪中的光吸收室内。其优点正好弥补主流式二氧化碳监测仪的不足，包括采样管较轻而且能同时测量 CO_2 和麻醉气体。旁流式的缺点主要是反应时间相对延迟，另外存在采样管堵塞的可能。

吸入麻醉药物分析仪和二氧化碳监测仪的物理学原理相同，区别在于所使用光的波长不同（图 44-26）。气体混合后相互间会产生干扰，因此目前使用的装置对此采取了补偿措施。

复杂吸光度监测仪（脉搏血氧仪）

脉搏血氧仪通过测量吸光度来测定不同种类血红

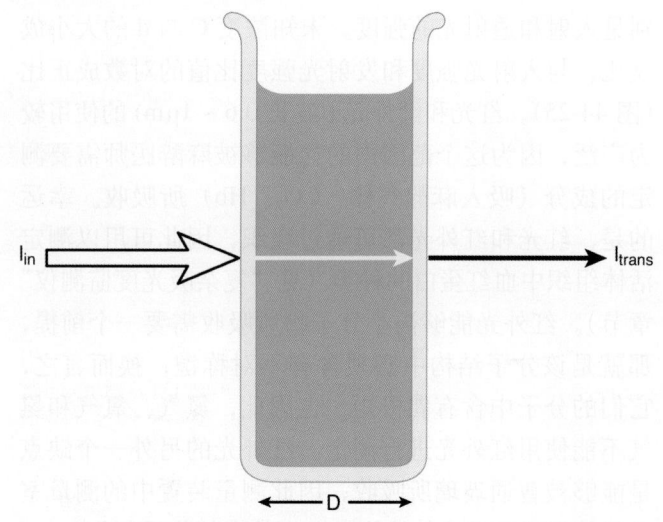

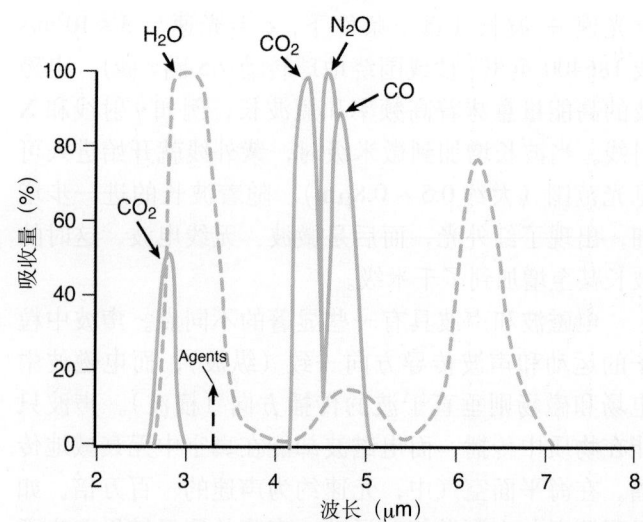

$$I_{trans} = I_{in}e^{-(D \times C \times a_\lambda)}$$

I_{trans} = 透射光密度

I_{in} = 入射光密度

D = 光在液体中的传播距离

C = 溶质浓度（氧合血红蛋白）

a_λ = 溶质的消光系数（常数）

图 44-25 比色杯。光进入比色杯后发生反射和吸收。导致光被吸收和反射的溶质浓度可通过测定进入和离开比色杯的光量来计算

图 44-26 光吸收谱。麻醉中较为重要的气体和材料的光吸收谱。请注意不同波长下的吸收情况并非恒定，因此选择合适波长的光进行测量就显得非常重要。另外，当待测对象中同时含有多种物质时，如果有各种波长的光供选，仍有可能测得这些物质的各自浓度 *(From Gravenstein JS, Paulus DA, Hayes TJ: Capnography in clinical practice. Boston, 1989, Butterworths.)*

蛋白的浓度。最早使用的在体脉搏血氧仪是二次世界大战期间航天研究中所采用的一个无创监测装置。这个装置使用两种波长的光透照耳垂，一种波长对于氧合血红蛋白（HbO_2）的变化比较敏感，而另一个不敏感。实际上，耳垂相当于一个包含悬浮血红蛋白的试管。要了解脉搏血氧仪的发展史可参阅 Severinghaus 和 Astrup 的论文 [10]。

一个需要解决的问题是待测血红蛋白的类型。成人血液中通常包含四类血红蛋白：氧合血红蛋白（HbO_2）、还原血红蛋白（Hb）、高铁血红蛋白（metHb）和碳氧血红蛋白（COHb）。后两者是异常血红蛋白（或称之为"非功能性血红蛋白"）。不同血红蛋白具有各自不同的光吸收特征。图 44-27 显示了每种血红蛋白在红光到红外线范围内不同的光吸收常量。血红蛋白饱和度分数（$O_2Hb\%$）定义为 HbO_2 占所有血红蛋白的比例。

$$O_2Hb\% = HbO_2/(HbO_2 + Hb + metHb + COHb)$$

测量这一参数需要利用 4 种不同波长的光，通过同时得到的 4 个比耳 - 兰伯特方程计算 4 种血红蛋白的量。由于 metHb 和 COHb 并不参与氧运输，功能性

氧饱和度可定义为 HbO_2 与 HbO_2 加还原性 Hb 之和的比值：

$$SaO_2 = HbO_2/(HbO_2 + Hb)$$

虽然功能性饱和度值肯定只取决于 HbO_2 和 Hb，但如果存在较高浓度的 COHb 和 metHb 时，则仍需测定四种波长的光吸收量 [11]。当 COHb 和 metHb 的浓度都为 0 时，$O_2Hb\%$ 和 SaO_2 相等。

脉搏血氧仪可以对光学传导的生理数据进行具体的信号处理。虽然脉搏血氧仪的原理较为简单，但将该原理转化为临床产品则包含了许多重要的工程学难题。本节剩余部分将讨论脉搏血氧仪设计的物理学和生理学难题以及有关的工程学解决对策。讨论将分为基本设计和信号假象处理两部分。

脉搏血氧仪的基本设计

在体无创氧饱和度监测仪是测量红光或红外光在向组织床传送过程中发生透射和反射后取得的资料。应用这一技术来对 SaO_2 进行准确评估包含几个技术问题。首先，在光传播通路上除动脉血红蛋白外还有许多光吸收物质（例如皮肤、软组织以及静脉血和毛细血管血）。脉搏血氧仪假定只有动脉血具有搏动特征，以此来解决组织和静脉血对光的吸收效应。图 44-28 通过图示阐释了典型活体组织中存在的不同光吸收物

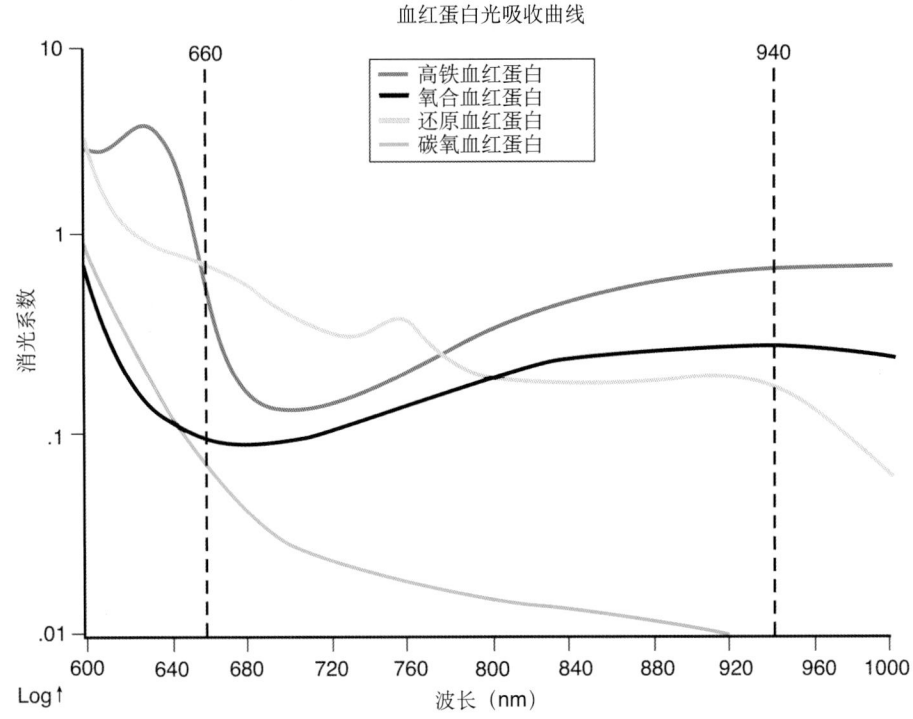

血红蛋白光吸收曲线

图例：
- 高铁血红蛋白
- 氧合血红蛋白
- 还原血红蛋白
- 碳氧血红蛋白

纵轴：消光系数（10, 1, .1, .01, Log↑）

横轴：波长（nm）（600, 640, 680, 720, 760, 800, 840, 880, 920, 960, 1000）

虚线标注：660, 940

图 44-27 血红蛋白光吸收曲线。利用波长为 660nm 和 940nm 的光测量脉搏血氧饱和度是因为这两种光波可通过固态辐射源产生（并非所有波长的光都能够通过二极管来发生）。然而，HbCO 和 HbO_2 对于波长为 660nm 的光吸收情况相同，因此，传统脉搏血氧仪会将 HbCO 和 HbO_2 都辨识为 SaO_2。另外，Hbmet 和 Hb 共同吸收波长为 660nm 的光，干扰对 SaO_2 的正确测量 *(Courtesy Susan Manson, Boulder, Colorado, 1986, Biox/ Ohmeda.)*

质。图顶部的 AC 部分代表了搏动动脉对光的吸收。DC（基线）部分表现了组织床（包括静脉、毛细血管和非搏动性动脉血）对光的吸收。小动脉床搏动时的扩张增加了光通路的长度（公式 4 和公式 5），同时也增加了光吸收程度。传统的脉搏血氧仪（2005 年前的所有商业氧饱和度仪）仅使用两种波长的光：660nm（红光）和 940nm（近红外光）。测量时首先确定各个波长下 AC 部分所代表的光吸收量，再除以相应波长下 DC 部分所代表的光吸收量，从而获得一个加入脉搏因素的光吸收值，该数值不依赖于入射光的强度。随后脉搏血氧仪就进行两种波长下光吸收值比率的计算[11]：

$$R=(AC660 / DC660) / (AC940 / DC940) \quad (6)$$

最后，将 R 值（通常称为"比中比"）与脉搏氧饱和度监测仪内置软件中的 R 值与 SpO_2 数值"查询表"相比较得出所测定的 SpO_2 值。所有商用脉搏氧饱和度监测仪的内置"查询表"都是基于对健康志愿者的研究结果。虽然每家生产者的精确定标曲线都具有专利，但它们都是相似的。比如，当红光与红外光的搏动性光吸收受度比为 1.0，所显示的 SpO_2 就大约为 85%。这一事实具有重要的临床意义（下文将对此进行讨论）。

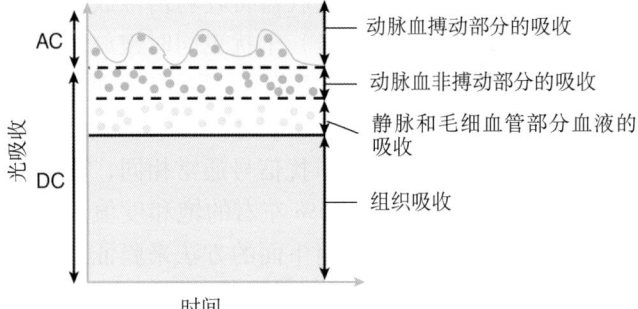

图 44-28 脉搏血氧饱和度信号。脉搏血氧仪使用时最基本的困难在于：相对于待测耳垂和手指的所有光吸收值而言，搏动部分的信号值太小，而正是需要明确搏动血流才能测定 SaO_2 值。AC，交流电；DC，直流电 *(Modified from Ohmeda Pulse Oximeter model 3700 Service Manual.)*

信号假象的处理

脉搏氧饱和度监测仪在工程学上最大的问题可能就是如何在电磁和其他伪象信号的海洋中识别动脉血光吸收程度的波动形式。伪象主要有以下四种来源：周围环境中的光线、低灌注（脉搏弱、低 AC-DC 信号比）、静脉血搏动（由于患者活动等导致）以及额外的血液光波吸收（如非功能性血红蛋白、静脉染料）。所有这些原因所产生的伪象均导致信噪比降低，引起 SpO_2 数值错误或完全没有数值。

传感器中使用的光电二极管可以用来探测光源但不能区分光的波长，因此，探测器无法感知所探测到的是来自发光二极管（LED）的红光（660nm）还是

LED 的红外光 (940nm)，或者是来自其他室内光源。多数脉搏血氧仪通过交替改变红光和红外光的 LED 使这一问题得到解决。首先打开红光的 LED，光电二极管探测器因为红光的 LED 和室内光源的共同作用产生电流。而后，关闭红光的 LED，打开红外光的 LED，则光电二极管探测到的信号由红外光和室内光源共同产生。最后，关闭所有的 LED，光电二极管探测器产生的信号都来自室内光源。这一过程每秒钟可以持续数百次，通过这种方式，饱和度仪试图消除室内背景光源甚至快速变动对测量所产生的干扰 [10]。但即使包含如此聪明的设计，一些波动光源仍会给测量带来困难。当然，使用不透明的外罩罩住传感器这一简单方法同样可以减少周围光源产生的伪信号。

低 AC-DC 信号比或者说低灌注是另外一个工程学的难题。当一个低搏动吸收信号被探知后，脉搏血氧仪会放大该信号并通过吸光度的放大比例对饱和度进行估计。通过这一方法，脉搏血氧仪可以对脉搏吸光度范围变化很大的患者群体进行 SpO₂ 值的估算。不幸的是，当使用无线电接收器将较弱信号放大的同时，背景噪声（或静态信号）干扰也同时被放大。当放大到最大倍数时（可达百万倍），部分脉搏血氧仪可能对此干扰信号进行分析并错误地产生一个 SpO₂ 值。由于对红光以及红外光的干扰信号通常相同，两者比接近 1.0，从而产生一个 85% 左右的饱和度值。对于早期的脉搏血氧仪，可以用下面的方法来验证这一问题的存在。在传感器的光电二极管和 LED 之间放一张纸，一些老型号的设备常在搜寻脉搏信号的同时将背景干扰信号放大，直到最后从这些干扰信号中得到一个搏动信号和饱和度值。为了避免这些假象的出现，现在的产品已经通过技术手段尽可能地采用最小的信噪比值，当低于此比值时，装置将不显示出任何 SpO₂ 值。一些产品会在低信号强度时提供错误信息；另外，许多产品还会显示出干扰信号的体积描计波以供识别。

患者运动（高 AC-DC 信号比）可能是伪信号产生原因中最难排除的一种。工程技术人员尝试了很多方法来解决这个问题，开始是通过增加信号平均值的取值时间，如果在长时间内取测量结果的平均值，间歇出现的伪象通常会减少，但这会延长对急性 SaO₂ 变化的反应时间，导致当饱和度真正在快速改变时所显示的 SpO₂ 值却如"冻结"一般。绝大多数脉搏血氧仪现在允许使用者自行选择数个平均值采样时间。另外，设计者也可通过高级算法来鉴别信号的真伪并加以取舍。

因为运动会造成组织床中的静脉血搏动，一种以减少因运动造成的假象为目的的改进方法得以产生。传统的脉搏血氧饱和度测定方法不能区分静脉和动脉的搏动信号，因此，可能造成较大的误差或信号丢失。在 Masimo 公司所提出的新的信号处理算法中，血氧饱和度仪实际上计算了静脉的"相关干扰信号"，这实际上存在于两种波长光波的测量中。干扰信号随后从所有信号中减去，留下了一个"真实的"动脉搏动信号。这是 Masimo 公司开发的五项"平行引擎"（信号提取技术）之一，用来在目前的信号环境下找到最可靠的 SpO₂。人体志愿者试验与临床研究均发现，这项新技术对于在低信噪比环境中监测脉搏血氧饱和度具有明显优势 [12-13]。

更近一些时间，Masimo 公司在市场上推出了第一款多波长脉搏血氧仪：彩虹拉德 -57 脉搏血氧仪（Rainbow Rad-57 Pulse CO-oximeter.），这种仪器运用八种波长的光波而不是传统的两种波长，使其除能测量传统的 SpO₂ 和脉搏波之外还能测量碳氧血红蛋白 (COHb) 和高铁血红蛋白 (metHb)。这个设备的第一项人体志愿者研究显示测量碳氧血红蛋白 (COHb) 误差为 ±2%，高铁血红蛋白（metHb）误差为 ±0.5%[14]。

在过去的十年中，其他关于脉搏血氧饱和度监测的体内研究已发展到可以测量活体组织中的光反射，这也是对特定器官组织内血红蛋白氧饱和度进行测定的尝试。利用光反射而不是传导也增加了测量的复杂性，因为光在组织中的传导路径可能会有偏倚，从而增加了校正的难度。然而，使用反射型血氧饱和度监测仪可以得到活体组织中关于血红蛋白平均饱和度值这一有价值的信息。例如，大脑血氧饱和度监测仪也许能够测定大脑平均血红蛋白饱和度，从而反映颅内动静脉和毛细血管血的平衡以及三者的氧合情况。

温 度 测 量

温度的原理

运动的物体具有能量。即使是静止的物体在原子水平也处于运动状态中。这种分子和原子的动能被定义为温度。当所有原子运动停止时，物体被称为处于绝对零度——极度最低温度。这个温度相当于 –273℃，并被定义为 0 开尔文度（°K），这种状态是所有温度测定的参考点，所有热动力计算都必须用开尔文度来表示（见第 54 章）。

热是一种可以在两个相互接触而温度不同的物体间传递的内在动能。1g 某物质温度升高 1℃ 所需要的热量叫做该物质的比热。常用的热量单位是卡路里（卡），表示将 1g 水的温度由 14.5℃升高至 15.5℃时所需要的热量。1 卡路里等于 4.184 J 能量。当我们谈及食物中所含卡路里或者锻炼时所消耗的卡路里时，通常是指千卡路里（千卡）（1000 卡路里或被称为"厨房卡路里"）。一种物质所含的总热能与其比热、温度及质量相关。例如，尽管一杯 60℃的咖啡要比 30℃的游泳池水温度更高，但该杯咖啡所含的热能总量要比该游泳池水所含的热能少得多。同样可以拿以压强势能或电势能形式存储的势能作类比，一个内部压强高的小容器可能比内部压强低的大容器所包含的势能要小得多。

温度监测仪（温度计、热敏电阻、热电偶、热电堆、液晶）

有三种普通技术可用于温度测量：①物质受热时膨胀，②物质的电属性随温度而改变，③物质的光学属性发生变化。大多数物质（气体、液体或固体）在受热时，分子的运动都加强，压力恒定的情况下物质的体积膨胀。物质的这种膨胀经校准后可以与温度呈线性相关。液体特别是水银是最常用的物质，因其有效温度范围从其冰点-39℃到大约 250℃之间。水银温度计有两个缺点：首先，它需要 2 ~ 3min 才能达到完全的热平衡（水银是一种比热较高的液体）；另外，因为需要将水银密封在玻璃容器内，有可能被打破而伤及患者。基于气体膨胀的温度计（布尔东管）或金属材料（双金属片）的温度计常用于恒温装置中，因为它们对温度的一过性改变反应较慢。

与温度测量有关的电技术有三类：电阻温度计、热敏电阻和热电偶。电阻温度计的原理是金属的电阻随温度升高而增加。此类设备通常使用铂金导线作为温度感知电阻，另外需要电池和电流计来测量电流，电流计可根据温度来校准。铂金导线位于一个惠斯登电桥环路中，可以精确测量电阻的微小变化（图 44-5）。

与铂金温度计比较，热敏电阻是一个半导体，其特点与电阻相反：当热敏电阻加热时，其电阻将下降。热敏电阻是固态设备，可以设计得很小巧，其对温度变化的反应也非常快（即很少的热量就可以使其温度升高）。麻醉中所使用的温度探头大多数都是热敏电阻，包括肺动脉导管的温度探头以及食管温度探头。关于热敏电阻物理学方面的问题（比如因导线损坏导致阻力增高、温度测量失准）比较少见。常见的问题是因探头位置放置不当所造成的测量错误，如将食管

温度探头放置在口咽部，所测量的是气道温度而被误认为是中心温度。热电偶是将温度级差转变为电压的传感器。

借助物质光学特性的温度测量有两种方法：①利用热电堆测量物体的红外"黑体"发射，将射线转化为温度；②液晶"基质"可直接接触想要测温的部位，这时可观察到光学变化（颜色改变）。最常见的红外温度测量设备为病房、恢复室以及小儿患者所使用的鼓膜温度计。红外线探测仪产生的电信号与两物体间绝对温度四次方的差值成正比。以下公式描述了这一特征：

$$Q_{1,2} = K\ (T_1^4 - T_2^4) \qquad (7)$$

其中 $Q_{1,2}$ 为纯的热传导（W/cm^2），K 是 Stefan-Boltzmann 常数，T_1 和 T_2 是两物体的绝对温度（°K）。理论上，这种方法测量的中心温度比较准确。实际操作中，温度探头放置不当或没有校准而非耳道盯眝是导致真性误差的原因[15]。此外，如果作为术中监测使用，此类红外探头会显得过大。

液晶测温技术多用于皮肤温度测定（如见于日常生活中的"情绪指环"）。如同液晶手表显示装置的分子在小量电流作用下会改变其光学特性（使其极化和变黑），液晶温度测定设备中的分子也会随温度变化而改变其光学特性（产生彩虹样的颜色变化）。液晶基质对压力和温度同样敏感（触摸损坏了的液晶显示屏可以看见彩虹样的色彩变化）。有关液晶设备准确性的临床报道差异较大[16]。

流 体 测 量

流 体 原 理

仅从概念上讲，流量测定可以简单理解为对单位时间内容积或质量改变的测量，但实际操作却并不容易。我们必须仔细区分表述液体"流量"和液体"速度"的差异，这两个概念通常容易混淆。流量（Q）是指单位时间内通过特定区域的液体容积，其国际单位是立方米 / 秒（m^3/s），但在医学中，以毫升 / 秒（ml/s）或升 / 分（L/min）表示更为常用。液体流速（U）仅指在空间中某一点上液体的流动速度，单位为米 / 秒（m/s）。举个例子，假设在一条多车道的高速公路上，依据要求在不同车道上行驶的汽车其速度各不相同，所谓流量指每分钟内从某一点通过的汽车数量。

质量 / 容量流量计（尿比重计、容量计）

流量可通过将流体引入测量容器来直接测量。将流体装入容器中称重或测量容积可以达到测量单位时间内流体质量或容积的目的，使用尿比重计测量尿容积就是这样一个例子。北美 Drager 麻醉机使用的容量计也是通过计算单位时间内容量份额数的变化来得到潮气量和分钟通气量的数值（图 44-29）[17]。

稀释法流量测定（热稀释法，Fick 原理）

容量和质量都可以利用稀释技术进行测量。将可检测的指示剂（染料团、热脉冲、氧耗量和二氧化碳生成量）加入到流体中并在下游某一点对其浓度进行检测，则可通过积分法计算流体容量（Q）。通过肺动脉热稀释法测定心排血量（见附录 44-6）就是该原理在医学上最为广泛的应用。该方法的误差包括注射容积错误（容积过小会导致测定容积过大）或温度测量误差（见本章"温度测量"相关部分）。

使用电热线圈加热血液进行的"持续"心排血量测定方法避免了因注射技术导致的误差，但需要在一段相对较长的时间轴上使小的信号平均化；另外，为避免损伤血液细胞，加热程度也有上限，因此发热患者信号质量往往有一定程度的下降。稍有不同的一个步骤是需要测量能够保持导管尖端温度恒定的电流，这是恒温热导丝风速仪用于心排血量测定的原理（用来测量迂曲管道和一些麻醉机的气体流量）。

利用 Fick 方程或其改良方法（见附录 44-6）测定二氧化碳或氧气的质量流动可以用来计算心排血量。当利用上述参数时，代谢率变化可能会造成心排血量的测量误差。

速度和压强流量计（文丘里，皮托）

管道内流动的液体具有速度和压强，可用于流量的间接测量。如前所述，液体压强可以被看做一种势能形式。液体的动能可通过"流动"一词来反映，即一定容积的液体沿一定方向并以一定幅度运动。压强势能可以被转化为流体的动能。例如，重力作用于一垂直液体柱产生静水压，当在柱底开启一个出口后，液体的流动就是静压强转化为动能的体现。压强和流量也可以各自独立改变。以人体循环系统为例，一个年轻而体健的创伤患者在低血容量性休克时血压仍可相对维持正常，但外周血管阻力高、血流量低；相反，严重感染患者血压可能极低，但外周血管阻力低、血流量高（高排出量感染

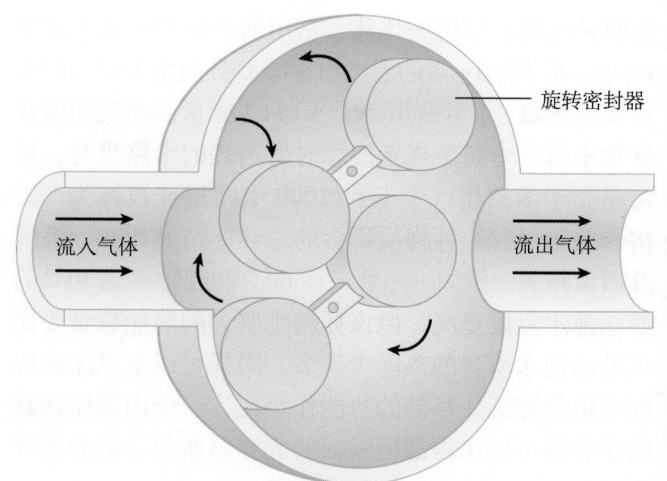

Q = 容量 / 时间
Q α 装置的旋转次数

图 44-29　容量计。流量可以用一定时间内所经过的流体容积来表述。流量计的设计只允许气体以小份额方式通过并加以计数，除以计数时间后即可得到流量测定结果 *(Modified from Ehrenwerth J, Eisenkraft J: Anesthesia equipment: principles and applications. St. Louis, 1993, Mosby.)*

性休克）。流动液体所具有的机械能为动能（流量）和势能（压强）的总和（表 44-2）。

压强梯度（在一特定空间和方向上的压强改变）对液体发挥推动力作用，结果使液体在减压的同时具有加速趋势。压强阶差通常只是作用在液体上各种力的一种，其他还包括重力（前述"压强测量"章节）、黏滞力或摩擦力。如果其他力可以被忽略而且液体不能被压缩（也就是密度保持不变的液体），则利用运动方程 F = ma 可得出：

$$P + \tfrac{1}{2}\rho U^2 = P_0 \qquad (8)$$

其中 P 是压强，ρ 是液体密度，U 是液体流速的大小，P_0 是滞留压常数（见附录 44-5）。这个被称为伯努利方程的公式告诉我们，对于一个摩擦力可以忽略不计的流体，速度增加则压强降低，反之亦然。这个概念也纠正了压强在流动方向上总是下降的常见错误概念。例如，液体在直径逐渐增加的管内（管道或大静脉）流动时，如果管道直径和截面积增加，流速（U）将下降。当流速 U 下降时，公式 8 告诉我们在流动方向上的 P 将增加。这个例子再次印证了液体中动能和势能的关系：当管道中液体动能在流动方向上下降一定量时（U^2 下降），势能将有相应量的增加（P 上升）。在假设摩擦为零的情况下，总能量仍保持恒定。

在已知管道内液体平均流速的情况下可以计算出流量。层流（图 44-30A）时，在同一剖面上流速呈抛物线状，速度最高者出现在管道正中而管道边缘处液

体则相对静止；湍流状态时同一剖面上液体速度差异相对较小（图 44-30B）。

伯努利方程所描述的是一组如前所述符合特殊条件（摩擦力忽略不计）的流体参数子集。但对于麻醉医师非常重要的许多流体参数并不符合伯努利方程。通常我们最希望监测的流量是湍流而非层流。从层流到湍流的转变和流体的类型以及流体的速度有关。Reynolds 指数（Re）对流体的各参数进行了总结：

$$Re=\rho UL/\mu \qquad (9)$$

其中 ρ 是液体密度，U 是平均流速，L 是流体的特有维度（长度），μ 是流体的黏稠度。对于一给定的几何流体（例如通过一环形横截面的流体），在某一临界 Re 值时，层流会转变为湍流。如果是在一笔直、平滑而且呈环形的管道内，层流向湍流转换的 Re 指数大约为 2100（附录 44-5）。

文丘里管为一直径逐渐收缩和扩张的管道，这和锐孔流量计的突然收缩和扩张截然不同（图 44-31）。由于收缩是逐渐而且平滑的，其几何学模型符合伯努利方程（公式 7）。根据质量和能量守恒定律，当我们通过收缩管径而限制流量时，流速将增加，管壁压强会下降以保持总能量（伯努利方程中的"滞留压"）不变。管道收缩对称部分的总集流应相等（物质总量无增加或丢失），测量文丘里管中最粗和最细部分的压力差异，就可以解答伯努利方程中有关速度的问题（见附录 44-5）。文丘里管根据压强差异而非流体容积（Q）变化来推算流体速度（U）。许多工业产品和航空器即应用文丘里管来测量速度。

要得到一个可测量的压强梯度，液体通路上需要有一定阻抗。流速越小，要产生同样的压强梯度需要的阻抗就越大。在呼吸设备中，儿童流量表由于阻力太大而不能用于成人（原因在于流速较低），相反，成人流量表由于不能提供足够阻抗来产生适当的信号（压强改变）亦不能用于儿童。一种可变阻抗流量测定仪已经诞生（欧美达 7900/Aisys），其管口是活瓣状能随流量增加而移动，其压力的上下限值间没有简单的公式或关系可循。这种流量监测仪必须凭借经验来定标并且每种传感器的校准曲线都需要电子储存。

皮托管是一个圆柱形管，其末端开口直接面对流体，可以描述成一种"逆流而上"的导管（图 44-32）。皮托管所测得的压力接近滞留压，可由公式 7 计算得出。如果我们能在同一点单独测量静压 p（图 44-32 中 p_1 的侧孔部位），并已知流体密度 ρ，根据公式 7 便能够很方便地得出流速（U）。皮托管所测出的是速度

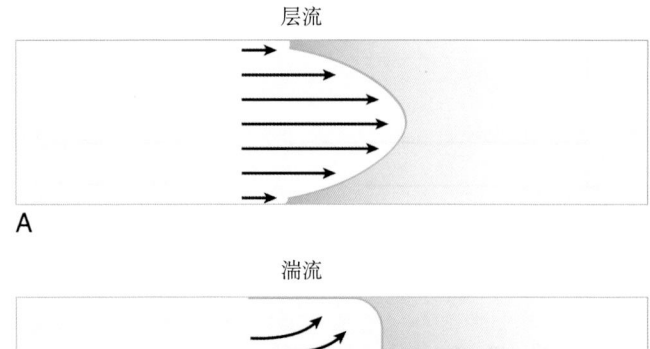

层流

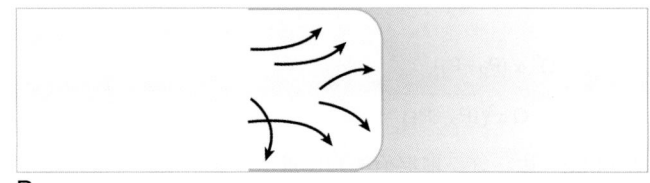

湍流

图 44-30　层流和湍流。A. 在内壁光滑的管道内，若液体流量较低（也就是说压强阶差较小）则发生层流，即液体平稳地以同心环的形式流动，环的中心部位流速最大而接触管壁的部分相对静止。B. 当流量（压强阶差）增加时，流动的形式就从层流变为湍流。和层流流速的有序排列不同，发生湍流后液体内部的速度大小随机分布，能量以热的形式消散，达到特定流量所需的能量增加。这一流动形式的转变和许多因素相关，包括管道直径的大小、液体黏滞度的高低以及流量和压强阶差的大小。Reynolds 指数是上述因素的共同反映（见附录 44-5）

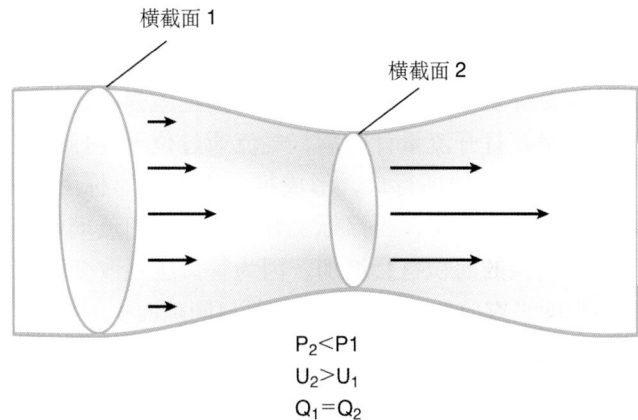

横截面 1

横截面 2

$P_2<P_1$
$U_2>U_1$
$Q_1=Q_2$

图 44-31　文丘里管。通过在层流中测量两点间的压强差异便可确定平均流速，因为流体质量和总能量保持不变（设定摩擦力丢失最小）（见附录 44-5）

（U）而非流量（Q）。皮托管简单、可靠，早已广泛应用于航天工业中的速度测量。麻醉设备中皮托管应用的实例如 Datex Ultima 监护仪。为了测量在两个方向上的气流情况，Datex 监护仪合并使用两个皮托管，分别面对着各自不同的方向。另外，监护仪也可通过皮托管抽取气体样本来校准混合气体的密度和黏滞度。

压力平衡流量计（索普管、布尔登管）

管道内的流体在其通路上如果突然受到限制，例

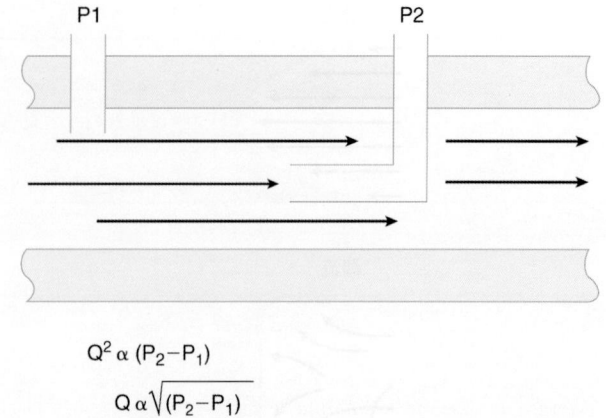

$$Q^2 \, \alpha \, (P_2 - P_1)$$
$$Q \, \alpha \, \sqrt{(P_2 - P_1)}$$

图44-32　皮托管。根据伯努利原理，流速增加时管壁压将下降。皮托管可测量流体中部和贴近管壁部分的压强差异，并可进一步转化为对流速的测量（见附录44-5）*(Modified from Ehrenwerth J, Eisenkraft J: Anesthesia equipment: principles and applications. St. Louis, 1993, Mosby.)*

如通过一狭窄口时，流量（Q）将会根据狭窄口的大小进行相应调整，同时压力的平方根下降（伯努利方程不适用于这种流量模型），这是所有锐孔流量计包括麻醉机中的浮标式转子流量计的共同原理（见附录44-5）。

麻醉医师最常看到的流量表就是麻醉机的浮标式转子流量计，也就是索普管（图44-33）。这种口径可变的流量计是根据力的平衡原理来测定压强变化从而测定流量。打开流量计阀后，气流通过位于浮标和锥形玻璃管之间的环行口，形成推力而导致浮标上升。由于玻璃管为锥型，当浮标上升后，浮标和玻璃管之间环行间隙的面积将会增加。因为管口压强改变和管口面积的平方成反比，因此随着管口间隙面积的增加，压强随之降低。当浮标所受向上的推力与其向下的重力相等后，其向上运动即停止。浮标上升的高度同气体流量成正比。虽然这个流量计的原理较为简单，但当流速和管内直径增加后气流可由层流变为湍流，给其应用带来新的问题。相关的数学推导见附录44-5。

还有一种流量计（布尔登管，图44-34）是在保证管口口径大小不变的前提下允许压强变化。当流量（Q）增加时，P_1到P_2的阶差增加，导致水平金属管内部空间延伸同时指针移动。

动能流量计（赖特肺量计）

将叶片或螺旋片与其轴承放置在具有一定流速的某一受限空间内，如果叶片或螺旋片与其轴承之间没有摩擦，则其转速与该空间内流体的流量成正比，这就是各种叶片式肺量计（例如赖特肺量计）的工作原

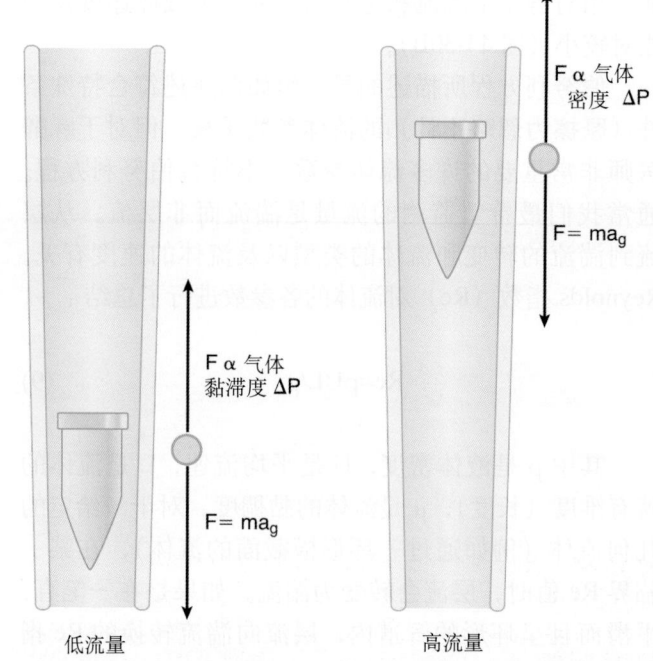

图44-33　索普管流量计。当流量较低时，气体的黏滞度占优势（如在同一管道中），流体在重力吸引和孔口两端的压力阶差相等时达到平衡时。流量较大时，气体的密度占优势，虽然最终同样达到平衡，但决定压强的公式已发生了改变（作用如同一锐孔）（见附录44-5）

理（图44-35）。当转动频率非常高和非常低时，由于摩擦力的存在，测量结果可能不准确。

流量测定小结

每一种流量测定方法都存在一些局限性和不确定性。由于并非全部气体都是纯净的和具有恒定的密度，运用伯努利方程（公式7）的流量测定也就会产生误差。另外，任何置入流体中的装置都会因为其存在而影响流体的运动性质。例如，旋转的叶片式肺量计在较高转速时会因为内在摩擦的缘故减少气体流量。一些关于流量和流速的检测方法（例如皮托管、文丘里管和管口流量表）是建立在压强测定基础上，因此，流量测定的结果不会比压强测定更加准确。

总体而言，尽管新的监测设备不断推出，但新理论则鲜有出现。物理学作为一门科学一直试图用定量方式来理解、简化并预测宇宙行为。本章所讨论的这些定律和原理还将在以后的章节中被反复提及。

参 考 文 献

见本书所附光盘。

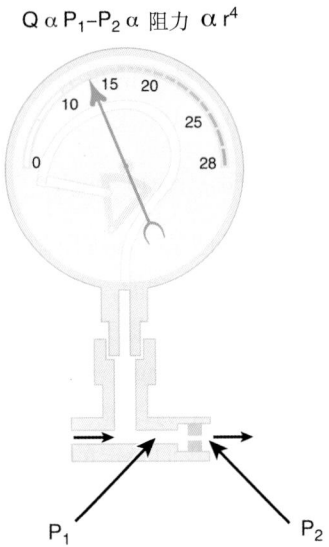

$Q \alpha P_1 - P_2 \alpha$ 阻力 $\alpha\, r^4$

图 44-34　布尔登管流量计和索普管流量计。因管口可变而具有恒定压强不同，布尔登管管口大小不变而压强在变化，因为当逆向压强增加时管道空间会延伸。该特点使其不适用于压强相对较低的呼吸系统中，但在可移动的氧储存装置中却得到了广泛应用。显然，如果管口内径增加，则流量测定值可能低于实际值；如果因为灰尘等导致管径变小，则可能过高估计流量值 *(From Mushin WW, Jones PL: Physics for the anaesthetist, ed 4. Oxford, 1987, Blackwell.)*

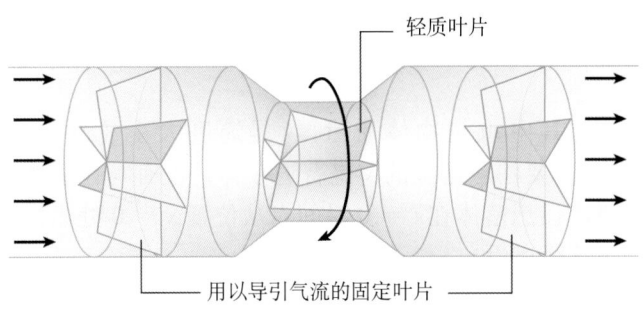

轻质叶片

用以导引气流的固定叶片

$Q \alpha$　动量（mV）

图 44-35　叶片式肺量计。流动的气体具有动能。这可从在气流中旋转的风车得到验证 *(Modified from Ehrenwerth J, Eisenkraft J: Anesthesia equipment: principles and applications. St. Louis, 1993, Mosby.)*

附录 44-1

恒定加速度下距离与时间的关系：势能与动能的等效性

速度 **v** 代表了距离的改变率。也就是说，速度是距离随时间的衍变：

$$v = dx/dt \qquad (1)$$

将变量 **v** 写成黑体表示其是一个矢量，即具有大小和方向。**x** 是微粒或物质从起始位置向现在位置运动的距离，也是一个矢量，叫做"位移"。时间（t）是一个标量，有大小而无方向，因此以常规字体表示。

加速度 **a** 是速度相对于时间的变化率，也就是速度矢量随时间的衍变，或者说是距离随时间的第二次衍变。

$$a = dv/dt = (d/dt)(dx/dt) = d^2x/dt^2 \qquad (2)$$

一个物体的起始时间点（t = 0）的速度为 0（**v** = 0），然后以恒定加速度 **a** 运动，其速度和时间的关系可简单表示为 **v**=at。为了计算该物体在 0 到 t 这段时间内所经过的距离，必须将时间从 0 到 t 分隔为许多很小的间隔，每个时间间隔的长度为 dt，在这段 dt 时间内所经过的距离简单说可以表示成该点的速度与时间间隔的乘积。

$$dx = vdt = (at)dt \qquad (3)$$

在第二步中，我们已经得到了加速度常量的变化关系 **v**=at。为计算总距离，需要取 0 ~ t 时间内所有 dt 间隔内的位移之和：

$$x = \Sigma(at)dt \qquad (4)$$

假设允许时间间隔 dt 趋向于 0，这种累积过程就可理解为对时间从 0 到 t 的积分：

$$x = \int vdt = \int (at)dt = \frac{1}{2} at^2 \qquad (5)$$

因此，一个物体在 t = 0 时间点出发，以恒定加速度 **a** 移动到时间点 t，其移动距离将为 $\frac{1}{2} at^2$。如果这是一个自由落体（在真空环境下，也就是没有任何空气阻力时），**a** = g = 9.8m/s²，距离公式变为：

$$x = \frac{1}{2} gt^2 = 4.9t^2 \qquad (6)$$

第 1 秒物体下降了 4.9m，至第 2 秒末下降了 19.6m，到第 3 秒为 44.1m，依此类推。运动物体的动能公式为：

$$KE = \frac{1}{2}mv^2 \qquad (7)$$

其中 m 是物体质量，v 是速度大小（也叫速率）。要注意这里的 v 是普通字体，没有写作黑体。再次设想落体在 t = 0 时间点从位置 x = 0 处出发，下落距离为 h：

$$h = \frac{1}{2}gt^2，或者 \quad t = \sqrt{2h/g} \qquad (8)$$

由于速度 v = at = gt，可将公式 8 改为

$$v = gt = g\sqrt{2h/g} = \sqrt{2gh} \qquad (9)$$

由此可以得出动能为：

$$KE = \frac{1}{2}mv^2 = \frac{1}{2}m(2gh) = mgh \qquad (10)$$

现在设想将物体从下降后的位置提回到其原来高度为 h 的位置所需要做的"功"。记住我们将其定义为所需要的力乘以物体在力的方向上运动的距离：W = Fd。作用在物体上的重力 F_g = mg，因此将物体提升回原位置 x = 0 需要

$$W = Fd = (mg)d = mgh \qquad (11)$$

因此，将物体提升回某一高度所做的功等于该物体在其降落底部时所具有的动能，即 KE = W = mgh。当我们把一个物体从 x = h 提升至 x = 0 时，我们使它的势能（PE）升高了 mgh。允许该物体降落距离 h，则该势能再次转化为动能。这种势能也叫重力势能，其大小取决于我们设定的原始位置 x = 0。当势能和动能相互转化时，所改变的是势能而不是其绝对值。

$$\Delta KE = -\Delta PE \qquad (12)$$

动能与势能的改变大小相等但方向相反。

附录 44-2

流体静力压物理学

对于不会急速变化的压强进行检测，液压计是一种简单并且可靠的方法。液压计的原理较为简单，它通过垂直液柱自身重力来平衡另一侧压力对液柱管底部的作用。我们已把重量定义为地球引力对质量 m 的作用 F_g = mg。对于体积已知的液柱（测压计见图 44-4），测量其重量首先要知道液体密度（单位容积液体的质量）。密度的量纲为 m/L^3，国际单位为 kg/m^3。由于液体几乎不可压缩，其密度受压强影响很小（但受温度影响较大）。水的密度在室温下是 997.8 kg/m^3，或 1.0 g/cm^3。

液压计中垂直液柱底部的压强 (p)（见图 44-4）取决于以下因素。如果液柱的横截面积为 A，高度为 z，其体积 V = Az。如果液体的密度是 ρ，该液柱的质量为：

$$m = \rho V = \rho Az \qquad (1)$$

其重量为：

$$W = mg = \rho Azg \qquad (2)$$

液柱对其底部产生的压力等于其重力。当面积为 A 时，对该面积产生的压强为：

$$p = 力/受力面积 = \rho Azg/A = \rho gz \qquad (3)$$

从上式可以看出，测压计产生的压强与其管道横截面积 A 无关，而与液体的密度和液柱的高度有关。如果已知液体密度，再测得液柱高度 (z)，就可计算出压强 (p)。例如，如果液体是水银（比如血压计），其密度为 13 680 kg/m^3（13.68 g/cm^3，或是水密度的 13.68 倍），压强和高度的关系即：

$$p = \rho gz = (13\,600\,kg/m^3)(9.8\,N/kg)(z)$$
$$p\,[N/m^2] = 133\,300(z) \qquad (4)$$

压强的单位为牛顿 / 米 ^{2}（N/m^2），又称帕斯卡或帕 (Pa)，由于帕斯卡作为压强单位太小，我们通常用的是千帕（$10^3 Pa$）。如果压强以千帕 (kPa) 表示，高度以毫米 (mm) 表示，公式 4 可以写成

$$p\,[kPa] = 0.1333(z)\,[mmHg] \qquad (5)$$

附录 44-3

惠斯顿电桥

惠斯顿电桥由 4 个电阻如图 44-5 所示连接，A 与 C 之间有一个电池或直流电源（电动势），B 和 D 之间有一个电压计。当电压计读数为 0 时，表示 B 和 D 之间电势为 0，电桥处于平衡状态。由欧姆定律（V = IR）得出 $R_x = R_s \times (R_2/R_1)$。如果 R_s 是一个可调节的标准电阻，R_1 和 R_2 是已知的固定电阻，平衡电桥就能精确测得 R_x 的电阻值。这一原理在生物医学工程中应用广泛，例如变应性压力传感器测压中的传感器就相当于未知电阻 R_x。

附录 44-4

液体管道对传感器压力波伪像的放大

如果已知系统的几个参数，液体管道对传感器压力波伪像的放大是可以计算的。最相关的部分是根据驱动频率（f）绘制的应答振幅（见图 44-16）。该图显示了液体和其相连传感器以及其他谐振子的重要特性，其中之一就是共振频率 f_0 的存在，其定义如下：

$$f_0 = \frac{1}{2}\pi\sqrt{k/m} \qquad (1)$$

m 是系统的质量，k 是弹性系数，或称为弹簧常数。

当阻尼（即摩擦，c 是摩擦系数）增加时，发现共振峰值振幅减小，且出现共振时频率轻度减慢。阻尼系数定义为：

$$z = c/\sqrt{2km} \qquad (2)$$

尽管动脉压波形并非标准的正弦波，图 44-15 显示了压力传感器反应的最重要特征。导管、连接管、传感器可以归纳出两种特性：具有共振频率（f_0）和阻尼系数（z）。Gardner 测量了许多传感器和连接系统的上述特性，发现多数系统的共振频率在 10 ～ 20 次 / 秒或赫兹（Hz），阻尼系数在 0.2 ～ 0.3。临床上所应用的上述系统中，共振发生时的最大放大系数（传感器输出与传入波形振幅比）接近 2.5。

如果共振频率是 10Hz（600 次 / 分），在临床脉率范围内可以认为这种放大作用不会产生明显影响，因脉率只是其共振频率的 1/10 ～ 1/5。但是，动脉压力波形并非正弦波，而是一系列频率高出脉率很多倍的正弦波（Fourier 系列）叠加的结果。正是由于这些较高的共振频率，导致最大程度放大并输出了处理不良的脉冲样动脉波形。根据真实的动脉压波形，这种扭曲可以导致收缩期血压出现 20% ～ 40% 的"超射"误差。更糟糕的是，这种误差的出现和脉率相关。因此，对于任一患者而言，在麻醉用药开始时判断存在的某一误差并不会一直保持不变。

经过这样的讨论我们可以轻松预测压力传感器系统的优化方法。首先，应尽可能提高共振频率（f_0），因此方程（1）中的 k 值应尽可能地大（即弹簧比较硬），而 m 值应尽可能地小（即测压导管和连接管道应当尽可能硬，尽量不要有弹性）。为了减少运动的液体质量，管道长度应短、直径应小。从不同阻尼系数下的"振幅 – 频率与共振频率"图可以得出，理想的阻尼系数应在 0.4 ～ 0.5 之间。测压者还应仔细排除测压系统中的气泡，因为后者会增加系统弹性和摩擦，从而降低共振频率。临床上，如果能够获得图形输出，则可测得传感器系统大致的 f_0 和 z 值。如果打开高压冲洗液流然后迅速关闭，并在一张高速图纸（50mm/s）上对振动进行描记，则可记录到数个频率接近 f_0 的波形。阻尼系数可以根据连续描记峰值的振幅比计算得出。这是一个很实用的例子，说明基础力学原理如何可以用来预测和优化监测系统的测量结果。这些力学概念还会出现在本章以后的内容中。

附录 44-5

流量计、伯努利原理、层流和湍流

液体运动方程可以用牛顿第二运动定律 F = ma 来表达。源自液体的力分为 3 类：重力、压力和摩擦力。测压计的例子中，单位体积液体的重力为 ρg，作用于垂直方向上。压力实际上是两点间压强不同的结果，数学上以负压力阶差表示。（压力阶差是一个矢量，其方向是压力增加最快的方向，大小为在此方向产生的压力。）摩擦力与液体的黏滞度相关。黏滞度是液体的一种物理特性，与剪切应变率有关。

$$P_0 = p + \frac{1}{2}\rho U^2 + \rho gz \tag{1}$$

方程（1）显示了符合条件的流体速度和压力间的关系。对于在管道内流动的液体，测压计提供了一种简便平均压测量方法。因此，最简单的流量计针对管道直径的变化结合了这两种原理进行测量。例如，图 44-31 的文丘理流量计中有一段横截面积发生变化的管道可以在两个位置对压强进行测量。图中 1 点和 2 点的伯努利方程可写成：

$$P_1 + \frac{1}{2}\rho U_1^2 = P_2 + \frac{1}{2}\rho U_2^2 \tag{2}$$

此处由于管子是水平的，所以重力因素被抵消了。这些因素对于在各个方向上的气流而言通常是可以忽略不计的。

由于在任何位置都没有液体经管壁渗出或进入，因此图中两点的流量应该是一致的。流量的量纲和国际单位分别是 L^3/t 和 m^3/s。管道内各个横截面上的流量等于横截面积（A）乘以液体的平均流速（U）：

$$Q = U_1 A_1 = U_2 A_2 \tag{3}$$

假设 A_1、A_2、P_1 和 P_2 已知，可以通过两个方程求 U_1 和 U_2，计算 U_1 的公式如下：

$$U_1 = \sqrt{2(P_1 - P_2)/\rho(1 - A_1^2 - A_2^2)} \tag{4}$$

为了计算流量 Q，现在只需再乘以 A_1 值即可。请注意，流速和压强差值的平方根成正比，或者说压强随速度的平方而改变。当 U_1 值已知，或者说流速的大小已知，压力差会随面积比值的平方或直径比值的 4 次方而改变。如果我们选择的 A_2 大于 A_1，从方程 4 可以看出 P_2 大于 P_1，在这个例子中，压强在流动的方向上增加，这和最初的直觉相反。

麻醉机中使用的浮标流量计（也叫口径可变式流量计）应用了相似的原理。这些装置包含一个锥形垂直管和一个与管道内径相称的浮标或球（见图 44-33）。浮标和管道间环行间隙的截面积和浮标高度成比例关系。由于流动时截面积的变化并非渐进性而是比较突然的（见图 44-31），伯努利方程并不能正确描述这种形式的流体。浮标上方（也就是下游）的流动为高度湍流。所谓湍流是指一种动能以热形式消散的状态。然而，经验常数 C_d 的引入使公式 4 得以适用：

$$Q = C_d A \sqrt{2(P_1 - P_2)/\rho} \tag{5}$$

以及

$$P_1 - P_2 = \left(\frac{1}{2}\rho Q^2\right) \Big/ (C_d^2 A^2) \tag{6}$$

其中 C_d 是一个无量纲的常数，称为释放系数。这个常数随管口形状以及另一个无量纲的参数——雷诺数（Re）的变化而变化。雷诺数是特定流体中整体惯性力和黏滞力的比例，其计算如下：

$$Re = \rho UL/\mu \tag{7}$$

其中 U 是平均流速，L 是流体中的一个特定的长度（在流量计中，L 是管道的直径），μ 是液体的黏滞度，后者的量纲为 M/LT。雷诺数决定了流体一些最为重要的特性，因此对任何液体而言都是重要的参数。例如，从层流或"平滑流动"向湍流的变化就是由流体形态和雷诺数来决定的。在一根长而直并且内壁光滑的管道中，如果雷诺数接近 2 100，湍流就会发生。另一方面，如果流体经过一个口径突然变化的管口（例如图 44-34 中的流量计），即使雷诺数小于 100，湍流也可发生。

回到关于流量计功能的讨论，当向上的气流通过锥形管时，浮标便开始上升。由于管道呈锥形，随着浮标的上升，管道横截面积逐渐增加，压强差值（P_1–P_2）随之减小。特定流量时，浮标所受向上的作用力和其重力达到一个平衡位置，此时浮标静止不动。对于此类流量计，由于浮标重力不变，因此压强差也为固定值，而管道截面积随流量大小而改变，"管口可变型流量计"即因此得名。公式 5 和公式 6 显示这些流量计的校正依赖于气体密度和黏滞度：密度（ρ）较为明确，黏滞度（μ）和 C_d 及雷诺数有关。如果在特定的流量计中使用了错误的气体，则公式 5、公式 6 以及新气体的密度、黏滞度使我们能够预测校正过程的改变。

附录 44-6

热稀释法和集流技术测定心排血量

利用染料或热稀释进行稀释计量是血流量测定常用的方法。简单地说，当给一定容积的液体中加入一定量的染料或热能后，根据物质或能量的平衡原理就可确定该液体容积的大小。如果有一桶室温（25℃）下的水并且试图测定这桶水的体积，则可以加入一定量已知温度和体积的水。如果加入 100ml 35℃ 的水后桶内的水温是 27℃，假设热量没有向周围环境丢失，则未知的水容量就可以通过热平衡稀释法来计算。只要在一定时间内完成热平衡测量过程，这种稀释法同样可以用来测量血流量。因为该方法基于许多假设，例如快速注入热稀释液、注射液温度和体积的准确测量、血热容量常数（也可以理解为血细胞比容数值的一个引申）以及经肺热量丢失较少等，热稀释法测量心排血量可能导致严重误差。

因为体积小、易弯曲并且价格便宜，热敏电阻探头成为临床上应用最为广泛的体温监测方法，热稀释法心排血量测定过程中同样应用热敏电阻探头。此法测定心排血量的计算方法事实上是对右心热平衡的测定。（热平衡是对某一过程中所有热量或者热转移导致的热量变化的计算方法。）该技术包括快速注入一定体积的无菌液体（通常为 10 ml 5% 葡萄糖液）至右心，并将传感器置于肺动脉处测定血温。假设注入的低温液体在向肺动脉灌注时与血液发生热平衡而不会从其他组织获得热量，则可以得到下面的热平衡方程：

$$CO = \left[\rho_i C_i V_i (T_b - T_i)(60Cr)\right] \Big/ \left[\rho_b C_b \int_0^\infty T_b(t)dt\right] \quad (1)$$

其中 CO 为心排血量（L/min），ρ_i 和 ρ_b 分别为注射液体和血液的密度，C_i 和 C_b 是注射液和血液

的热能，V_i 是注射液体积，T_b 和 T_i 分别是注射液和血液的温度，计算常数 Cr 用以注射液温度升高的校正，积分代表热稀释曲线下方的面积。将校正因子 Cr 加入方程的原因是由于注射液在被注入导管内而与血液混合之前即受到升温的影响。

利用温度平衡法测定心排血量的原理也同样适用于 O_2 或 CO_2 平衡法。Fick 曾经阐述了经典的氧气平衡法，但其中氧耗量和氧含量的测定过程十分不便，因此利用 CO_2 生成量进行计算的改良 Fick 方程开始出现。NICO 是一种新的部分重复呼吸法，所采用的方程如下：

$$Q = \dot{V}_{CO_2} / (C\overline{V}_{CO_2} - Ca_{CO_2}) \quad (2)$$

即心排血量（Q）等于呼出 CO_2 量除以动－静脉 CO_2 含量差。假设 Q 不变，无论有没有呼吸，CO_2 的排出方程应当保持不变。如果以 N 表示正常呼吸、R 表示重复呼吸，通过方程再排列，心排血量就是 CO_2 排出量除以动脉血 CO_2 含量所得比值的变化。动脉血 CO_2 含量由 $P_{ET}CO_2$ 斜率得来。

$$\begin{aligned} Q &= \dot{V}_{CO_2N} / (C\overline{V}_{CO_2N} - Ca_{CO_2N}) \\ &= \dot{V}_{CO_2R} / (C\overline{V}_{CO_2R} - Ca_{CO_2R}) = \frac{\Delta \dot{V}_{CO_2}}{\Delta Ca_{CO_2}} \end{aligned} \quad (3)$$

由此方程可以预测，当下述假设存在时，误差可能出现：①测量过程中 Q 的改变；②代谢率改变以及由此导致的 CO_2 生成量改变；③通气的改变。对于慢性阻塞性肺疾病患者，由于 $PaCO_2$ 与 $P_{ET}CO_2$ 的数值相差甚远，通过这一方法计算得来的 Q 值绝对误差较大；但作为一项趋势分析，该方法仍可反映出 Q 的变化趋势。

附录 44-7

超　声

声波最简单的数学表达形式是在一维空间内传播的正弦波。

$$p' = p_0 \sin\left[(2\pi/\lambda)(x - at)\right] \quad (1)$$

p' 是压力波动，λ 是波长（波与波之间的距离），x 是波传播方向的坐标，a 是传播速度，即声速。

声波振幅值即压强波动的平方根，该值叫做声压级（SPL）。由于 SPL 的范围非常宽，因此使用其对数形式进行表述：

$$SPL = 20\log(p^*/P_0) \quad (2)$$

p^* 是压强波动的平方根，P_0 是一个参考压，指

人耳所能听见的最低声压。此压强代表在声音频率为 2kHz（2 000 次 / 秒）时的听觉阈值为 2×10^{-8}kPa。SPL 度量单位是分贝，因此 2×10^{-8} kPa 的声压相当于 SPL 的 0 分贝（0dB），这是指声音可闻及的最低水平 $[(p^*/P_0 = 1; \log(1) = 0)]$。平静谈话时 SPL 约为 $40 \sim 50$dB，这时的声压为听觉最低阈值的 $10 \sim 300$ 倍。

当传导声波的介质发生突然变化时，一些声音会传播到新的介质中，而另一些会被反射回来，向各个方向发生"散射"。虽然此过程的数学形式非常复杂，但有一点很明确：两种物质的密度和可压缩性差异越大高，发生反射的声波就越多。反映临界面反射程度最好的指标是不同介质的密度和声波速度乘积的比率：

$$R = (\rho_1 a_1)/(\rho_2 a_2) \tag{3}$$

显而易见，人体内声音传导最不匹配的情况发生在固体组织和肺之间。对于充满气体的肺而言，介质密度和声波传导速度都要比在固体组织内低得多。因此，超声波无法穿过肺而到达与其相邻组织或器官。体内另外一种不匹配情况发生在软组织和骨之间，后者密度和声波速度的乘积要比前者高得多。1842 年，Christian Johann Doppler 首次描述了当声源或收听者处于移动过程时所听到的音调会发生改变，这种被称为"多普勒效应"的原理目前已被广泛应用于临床患者的监测中（包括心前和食管多普勒超声设备），可用来测定局部血流速度和心排血量。如果固定声源发出的声音频率为（f），而收听者处于移动状态（见图 44-18 A），则声波波长可由以下方程得出：

$$\lambda = a/f \tag{4}$$

波传播一个波长距离的时间是 $1/f$，而波速为声速 a。如果收听者向声源以速度 V_0 移动，则他相对于波的速度是（$a + V_0$），因此收听者单位时间内遇到的波的数量是：

$$f' = 速度 / 波长 = (a + V_0)/\lambda \tag{5}$$

由于收听者处于静止状态时声音频率 $f = a/\lambda$（方程 4），因此移动的收听者所听到的声音频率 f' 为：

$$f' = (a + V_0)/\lambda = f + (V_0/\lambda) = f + (V_0 f/a) = f[1 + (V_0/a)] \tag{6}$$

收听者所听到的声音频率增加量由 $[1 + (V_0/a)]$ 决定，若收听者以声速的一半向声源移动，则其听

到的声音频率是静止者的 1.5 倍。

如图 44-18B 所示，现在假设有一个静止的收听者和一个以速度 V_0 移动的声源，声波的波前不再符合同心圆形状，而是以更加紧密的间距沿声源移动的方向移动。如果声源频率为 f，则每次振动声波移动的距离为 V_0/f。声源移动方向上的波长就减少了 V_0/f，变成 $l = (a - V_0)/f$，波本身移动的速度为 a，因此静止者听到的声音频率为：

$$f' = a/\lambda' = af/(a - V_0) = f[1/(1 - V_0/a)] \tag{7}$$

现在，如果声源以声速的一半向收听者移动，则所听到的声音频率将加倍。不同于前面所述当收听者（以声速的一半）向声源移动时所听到的声音频率只增加 50% 的情况。多普勒超声系统将两种情况相结合（图 44-18）。最初的声源是一个静止的传感器，由此传出的声波在移动的（如红细胞）作用下发生散射，散射声波再次返回静止的接收装置即接收换能器。事实上，这相当于移动的收听者（目标物）收听静止声源所发出的声音。随后目标物体作为移动的声源再次将声波传送给静止的收听者。结合方程 6 和方程 7 可以得到由接收换能器所接收到的声波频率：

$$f' = f\left[\frac{1 + V/a}{1 - V/a}\right] \tag{8}$$

此例中我们假设目标物体向着超声发射器以速度 V 移动，如果目标物体以声速的一半移动，所接收到的频率将会增加 3 倍！因为正弦波频率的变化能够被精确测量，利用多普勒效应就可使移动声音反射体（即目标物）的移动速度有了一个准确的测量方法。在常用的高频（>5 MHz）条件下，小到红细胞大小的物体可以散射出足以被探测到的声音能量。

超声成像是一个非常复杂的过程。可以回想一下关于潜水艇的电影，经常听到声呐操作者的讯号："范围 2000 码，方位 36 度。"可以想象出，这两个参数对于描述超声的数学关系非常关键。

最先要考虑的因素是超声的最大范围，这可由以下关系式表达：

$$r_{max} = cT/2 \tag{9}$$

也可以说，最大范围等于组织中声音传播速度（$\approx 1 540$m/s）乘以脉搏时间的一半。另一显著的制约因素为能量在组织里的消散。（例如当你需要叩诊检查深部组织时，需要加大叩击的强度）。为了穿透

深部的组织，需要更高的能量和更慢的脉率。波长和频率有以下的关系：

$$\lambda = c/f \qquad (10)$$

这里，f 是频率，λ 是波长，c 是声速。

下面我们需要考虑的是轴向分辨率（比如要判明目标物是在 2000 码处还是在 2005 码？）和环状分辨率（比如目标物方向是 36 度还是 38 度？）。声波在组织中是以一个和基础频率相关的带宽展开，因此为了达到 2mm 轴向分辨率所需带宽可通过以下公式估计：

$$B = 2c/\Delta r$$

其中 Δr 是轴向分辨率。因此需要 1.54 MHz 的带宽以得到轴向 2 mm 的分辨率。

关于环形分辨率（$\Delta\theta$），需了解光束传播越远其向周围发散也就越多。不需数学计算就可以得出，两个因素决定了环形分辨率，即频率和发射口的大小。发射口大小的要求是如何恰好使声波到达体表或进入人体。记住在 1 cm 范围内发生 1 度的误差会放大到 10 cm 范围：圆周长 = $2\pi r$，1 cm 范围 1 度误差对应的圆周 = $\frac{1}{360} \times 2 \times \pi \times 1$ = 0.17 mm，可同样算出 10 cm 处的圆周 = 1.7 mm。

第 45 章　心血管监测

Becky Schroeder • Atilio Barbeito • Shahar Bar-Yosef • Jonathan B. Mark

赵延华　肖　洁　译　王祥瑞　审校

要　点

- 大多数自动无创动脉血压监测装置采用振荡测量技术，很少引起并发症。但在不能主诉手臂疼痛、伴不规则节律促使袖带反复充气和接受抗凝治疗的患者中应谨慎使用。

- 用于评估手掌动脉侧支循环的 Allen 试验并不是预测桡动脉置管并发症的可靠方法。虽然肘部解剖学上没有侧支血流，但肱动脉置管是围术期替代桡动脉或股动脉置管的血压监测的安全方法。

- 直接记录动脉压波形的准确性由压力监测系统的固有频率和阻尼系数决定。当固有频率快速变化时，将达到系统最佳动态响应，从而在阻尼系数大范围变化时准确记录压力。

- 外部压力传感器的首选校正（或"归零"）位置是胸骨胸骨柄结合部后约5cm，而非常用的腋中线位置。当使用外部传感器和液体填充的监测系统时，这一传感器位置将消除混杂于静水压的测量伪像。

- 由于波反射和其他物理现象，由周围部位记录的动脉血压比更靠近中心部位测量的脉压更宽。

- 心脏前负荷的动态测量，如每搏量和脉压变异度，是比静态指标如中心静脉压和肺毛细血管嵌压更好的血管内容量反应性预测指标。

- 选择最佳位置、导管和方法用于安全有效地中心静脉置管需要麻醉医师考虑置管的目的、患者的基础医疗状况、想实施的手术和麻醉医师施行操作的技能和经验。右颈内静脉置管是最佳选择，因其解剖部位固定、可预见和术中相对易于穿刺。

- 通过应用超声血管定位、置入较粗导管前静脉压测定、放射确认导管尖端位于心包外并与上腔静脉壁平行可降低中心静脉导管的机械性并发症。

- 中心静脉压是多种不同生理变量复合与多重相互作用的结果，其中主要是静脉回流和心脏功能。中心静脉压和循环血容量之间不存在简单的关系。尽管如此，仍可通过仔细分析中心静脉压波形形态获得重要的病理生理信息。

- 导管滥用和数据错误解读是中心静脉和肺动脉导管最常见的并发症。

- 肺动脉楔压是左心房压的延迟和衰减反射。许多情况下，肺动脉楔压提供了对肺毛细血管压的准确估计，但当毛细血管后肺血管阻力增加时，如脓毒症患者，肺动脉楔压可能低估毛细血管压。

- 应用中心静脉压、肺动脉舒张压或肺动脉嵌压估测左心室前负荷受很多干扰因素的影响，包括舒张期心室顺应性和近心端压力的变化。

- 肺动脉导管监测仍未被证实能改善患者的预后。得出这些结果的原因包括导管衍生数据的错误解读和经特定血流动力学参数指导的血流动力学治疗失败。

要 点（续）

- 温度稀释法心排血量监测——最广泛使用的临床技术——受快速静脉补液、心内分流和三尖瓣反流引起的测量误差的影响。
- 混合静脉血红蛋白氧饱和度测量相对于机体氧需心排血量是否充足。该测定也取决于动脉血红蛋白氧饱和度和血红蛋白浓度。

心血管监测简介：着重体格检查

尽管电子设备构成了极其重要的心血管监测仪，但临床医师的感官提供了患者病情的完整、全面视野，并通过对具体临床环境的理解得到进一步加强。而电子设备准确、可靠地收集了大量数据，临床医师通过评估和解读这些数据发挥至关重要的作用 [1]。如同视诊、触诊和听诊是体格检查的基石，也是围术期心血管监测的根本。例如直接触诊脉搏脉搏能比排除心电图监护仪故障更有效地从监护干扰中区分心脏停搏，心脏手术期间直接观察跳动的心脏或由手术医师直接触摸主动脉提供血流动力学不稳定可能原因的即时宝贵信息。但必须了解所有监测技术的优势和局限。

鉴于心血管系统负责将营养物质运至所有器官系统并带走代谢产物，终末器官功能可常规反映心血管表现。观察黏膜、皮肤色泽和皮肤弹性常可提供容量、氧合和灌注的重要信息。经验性估计血管内液体缺失和失血、尿量和精神状态的改变也有帮助。遗憾的是，这些临床体征和症状的解读常被麻醉药和之前存在的器官功能障碍所混淆。

听 诊

尽管 1818 年将听诊器引入一般医疗实践归功于 Laennec，但将近一个世纪后 Harvey Cushing 才建议在手术中常规使用 [2]。听诊器提供了持续监测心脏和呼吸音的简便可靠方法。心前区听诊器由连接于长橡胶或塑料延长管的重的金属铃或集声器以及定制的单声道塑料耳塞组成。食管听诊器便于温度、清晰呼吸音和心音的监测，但只能用于全麻患者 [3]。尽管通常认为风险很低，但还是有咽部或食管损伤或因气管支气管压迫造成低氧血症的罕见病例。

尽管听诊器具有应用价值，但近年来持续听诊广泛应用的减少可能与常规使用脉搏氧饱和度或呼气末二氧化碳监测有关 [4-6]。作为一个实际问题，由于对电子监测设备的依赖、注意力分散或手术室噪音的缘故，临床医师可能不再擅长识别心音或呼吸音的变化。因此，术中听诊器已主要局限于某些特殊情况（例如小儿麻醉、远离手术室区域）。

心 率 监 测

通过"触诊脉搏"快速估测心率是一项经常如此表述的重要技能，尽管电子设备最常用于持续监测这一关键生命体征作为麻醉深度和手术刺激的重要指标。心电图是手术室中最常用的方法，尽管任何测量心动周期的设备都能满足这一要求。准确检测 R 波和测定 R-R 间期作为数字显示值和定时更新的基础（例如间隔 5～15s）[7]（图 45-1）。

心电图波形中的电干扰最常来源于电子手术器

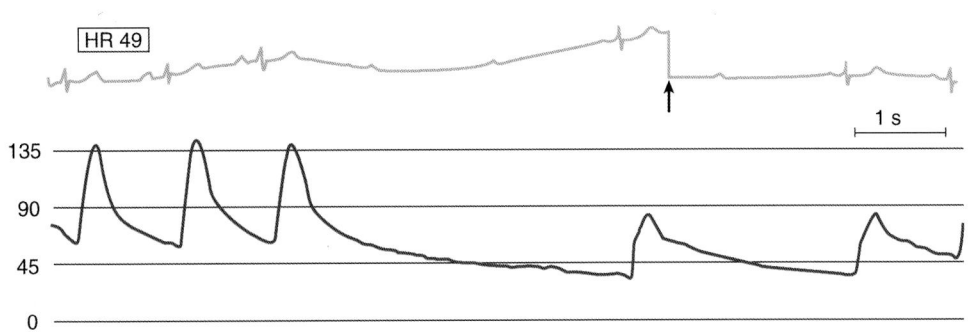

图 45-1 数字心率显示无法提示危险的心动过缓报警。直接观察心电图和动脉压波形可揭示完全心脏传导阻滞和心脏停搏 4s 时长，而数字显示心率为 49 次 /min。图中指出心电图滤波（箭头处）纠正了基线偏移使心电图波形仍显示于记录屏幕上 *(From Mark JB: Atlas of cardiovascular monitoring, New York, 1998, Churchill Livingstone.)*

械，但其他干扰源也可能有问题。电源线噪音在显示为 60Hz 的干扰波，可通过选装窄频带通心电图滤波器消除，包括 60Hz 的陷波滤波器。问题也可由随机颤搐和束颤，以及医疗设备如碎石机、体外循环转流设备和液体加温仪产生[8]。高尖的起搏信号会被误认为 R 波并干扰心率测定，高 T 波也是如此。降低心电图增益、调节 R 波检测敏感度、将心电图改为起搏信号或 T 波波幅较小的导联，或选择起搏检测模式改善 R 波的检测和心率的测定。

脉率监测

心率和脉率的区别在于收缩期收缩电去极化（心率）和能检测到的外周动脉搏动（脉率）间的差异。绌脉描绘的是脉率少于心率的程度，可发生于某些状况如心房颤动（房颤），很短的 R-R 间期间歇地累及每搏量至收缩期射血无法探测到相应动脉搏动的程度。绌脉最极端的例子为电机械分离或无脉性电活动，见于心脏压塞、极度低血容量患者和其他心脏收缩未产生可触摸到的外周搏动的状况。

许多监护仪分别显示心率和脉率，前者来自心电图波形，后者来自脉搏氧饱和度容积描记或动脉血压监测。除了显示脉率，这一波形还可提供心血管功能的辅助诊断信息[9-10]。尽管同时监测心率和脉率可能显得多余，但这样多余的做法是故意的，可改善准确度并降低测量误差和虚假报警[11]。

动脉血压监测

和心率一样，动脉血压是基本麻醉监测强制性标准中包含的基本心血管生命体征[12]。血压通常通过间接袖带装置或使用压力传导直接动脉置管测定。这些技术测量不同的物理信号且其创伤程度不同。但两种方法都受众多干扰因素影响，即使同时进行测定也经常导致显著不同的结果[13]。

动脉血压的间接测定

手动间断技术

大多数动脉血压测定间接法使用血压计，首次于 1896 年由 Riva-Rocci 描述[14]。使用环绕手臂的可充气弹性袖带、给袖带充气的橡胶球和测量袖带压的水银压力计，随着袖带压增加（或随后快速放气）触摸桡动脉搏动，确定收缩压。随着 Korotkoff 于 1905 年对听诊法血压测量的描述使测定收缩压和舒张压成为

可能[15]。Korotkoff 音是由部分阻断袖带外湍流产生的一系列复合可听频率。听到第一个 Korotkoff 音时的压力被看做收缩压（Ⅰ相）。声音特性逐渐变化（Ⅱ相和Ⅲ相），变得低沉（Ⅳ相），最后消失（Ⅴ相）。Ⅳ相或Ⅴ相（即明显低沉或完全消失）时记录的是舒张压。

听诊法的根本缺陷在于依赖血流产生 Korotkoff 音。任何病因导致外周血流降低，包括休克或剧烈的血管收缩可减轻或掩盖声音的形成或检测[16]。相反，袖带下血管或组织顺应性的改变（如严重水肿、寒战或钙化性动脉粥样硬化）需过高的袖带阻断压，可能给出完全不准的读数[17]。

间断手动血压测量期间，其他常见的误差源包括袖带大小选择不当和袖带放气过快。合适的袖带内充气覆盖囊臂围的 40% 和上臂长度的 80%[17]。袖带应紧贴上臂没有残余空气，充气囊对准动脉。尽管太大的袖带通常提供可接受的结果，但使用太小的袖带通常导致虚高的读数[17]。袖带压应缓慢降低足以检测 Korotkoff 音的变化并正确解读。过快放气将导致声音变化被遗漏并给出错误的低压读数。

自动间断技术

自动无创血压装置是大多数危重医疗设置的标准设备，因为能提供反复、定时的血压测定、使操作者有时间执行其他重要临床工作、提供声音报警，并将数据传输到计算机信息系统。大多数 NIBP 装置基于振荡技术，1876 年首次由 Marey 描述[17]。在该方法中，袖带放气期间袖带压随动脉搏动的微小变化用于估计平均动脉压（MAP）。与听诊法不同，在这种情况下，可探测到的最大程度搏动被确定为平均动脉压。根据制造商不同的专利运算法计算出收缩压和舒张压，因此它们不如平均动脉压数值可靠[17-19]。通常当搏动逐渐增强达最大值 25% ~ 50% 时的压力确定为收缩压。振荡法测定的舒张压是最不可靠的，通常当搏动幅度降至峰值的小部分时记录为舒张压。在临床实践中，是从上臂测定振荡法自动无创血压。

一般来说，自动无创血压测量与直接测定的动脉压非常接近，特别是平均压为 75mmHg 和更低时[17, 20]。然而，临床研究已证实了其显著缺陷，加以识别很重要。美国医学仪器改进协会（AAMI）和英国高血压协会（BHS）制定了自动无创血压装置的性能标准，但是鉴于无创装置对比有创直接动脉测量的验证要求存在伦理冲突，听诊法仍是与所有装置对比评价的标准。因此，所有无创血压装置需满足的最低性能标准受听诊法基本特性和每次验证过程期间特定方案的显著影响[21]。目前，在有 85 位受试者的样本中，新的自动装置必须表明平

均差不超过 ±5mmHg，标准差不超过 8mmHg。这意味着有些数值可偏离真实压力达 20mmHg，但根据 AAMI 的定义仍达到"性能合格[22]"。然而，在临床情况下试图再现这些验证过程提示，应用至少一种很常用的装置仅有 74% 的舒张压和 60% 的平均压和收缩压测量值在直接测量值的 10% 以内。尽管该装置确实满足了最低性能标准，（平均动脉压与标准相差≤ 5mmHg），但变异度较大[23]。

比较无创血压和直接动脉压测量的临床研究也反映了无创血压监测问题的本质。振荡法常低估收缩压和高估舒张压测量值，并显著低估脉压计算值[24]。这些装置也倾向于低估高血压时和高估低血压时的平均值，可能使不稳定患者的临床决策出现偏移[25]。尽管有时没有选择只能使用脚踝、小腿或大腿袖带，但这一方式从未得到验证。几项在危重患者中精心实施的研究表明当上臂使用大小合适的袖带时显示无创血压测量可以接受。这些装置也能可靠地用于不稳定患者或在备选部位确定低血压患者（MAP ≤ 65mmHg），并从那些对治疗性干预无反应的患者中区分出有反应的患者（例如 MAP ≤ 65mmHg 对比 MAP >65mmHg）。然而，这些装置不能可靠地用于这些变量之外的滴定治疗，几次测量的平均是被认为可靠的测量所必需的[20, 26]。

无创血压装置作为一种以根本不同的方式测量的东西略有不同的技术得到了验证。听诊法测量收缩压和舒张压，估计平均压，而振荡装置测量平均压并（以不同的方式）计算收缩压和舒张压。此外，直接动脉压测定完全采用另一项技术。证据表明"目前用于验证血压监测仪的方案无法保证临床使用中的准确性"[21]。也许指望这些技术得出相同或甚至相似的数值是不现实的，特别是在复杂和不稳定的临床情况下。

无创测压的并发症

尽管自动无创血压测量通常是安全的，严重并发症虽罕见，但确有发生[27]（框 45-1）。筋膜间隙综合征发生于长时间反复袖带充气放气，可能与创伤或远端肢体灌注受损有关。其他影响因素包括袖带置于关节或其他易受损组织，或反复用于明显的混杂因素如肌肉震颤、显著心率失常或导线扭结。患周围神经病变、动脉或静脉功能不全、严重凝血障碍或近期接受溶栓治疗的患者容易因使用无创血压监护仪发生并发症。

自动连续技术

微处理器和机械伺服控制技术的进步使无创技术能恰当反映动脉压波形和几乎连续评估血压而无需采用直接动脉置管。一种这样的设备采用动脉容量阻断

框 45-1　无创血压（NIBP）测量的并发症

疼痛
瘀点和瘀斑
肢体水肿
静脉淤滞和血栓性静脉炎
周围神经病变
筋膜间隙综合征

框 45-2　动脉置管的适应证

连续、实时血压监测
计划药物或机械性心血管操作
反复采集血样
间接动脉血压测量失败
由动脉波形获取补充诊断信息

法测量手指血压由 Penaz 于 1973 年设计并首先报道[28]。尽管手指血压合理的精度可作为动脉内压测定的替代，但许多因素排除了该技术更广泛的应用[29]。在许多情况下，手指血压监测不能反映肱动脉压。另外，手指动脉容易痉挛致远端缺血，手的位置可影响压力值，而且不留置导管无法采集血样。手指生理的变化也可影响无创血红蛋白（SpHb）的监测（参见第 61 章）。

其他自动连续无创技术采用基于动脉壁位移技术、脉搏波传导时间、动脉张力和其他技术可用于测量动脉血压。所有技术都有局限性，包括需要校正、对运动干扰的敏感性和在危重患者中的应用受限[17, 30-31]。任何无创技术是否将减少直接动脉压监测的需求或这些方法是否将替代自动间断振荡法作为麻醉和危重医疗中标准的无创血压监测方法目前尚不清楚。

动脉血压的直接测定

采用连续压力传导动脉置管仍是动脉血压监测公认的参考标准。尽管其风险、费用增高并需要放置和管理的专业技术，但在许多情况下其提供重要和及时信息的作用超过了其风险（框 45-2）。1993 年澳大利亚事故监测研究会明确了直接动脉压监测用于早期发现术中低血压优于间接监测技术[26, 32]。

也许直接动脉压监测最未受重视的价值在于动脉压波形分析提供关于患者病情变化的诊断信息的潜力。半个多世纪以前 Eather 和同事们直接提出这点，他们主张对麻醉患者监测"动脉压和压力搏动曲线"[33]。有些方面是显而易见和常规使用的，如确认重搏切迹指导主动脉内球囊反搏的适当时机。其他方面，如对作为前负荷储备的动脉血压变量的过度波动的认识，最

近才得到显著关注 [34]。

经皮桡动脉置管

桡动脉是最常用的有创血压监测部位，因其在技术上易于置管且并发症少见 [35-36]。Slogoff 和合作者描绘了 1700 例无缺血并发症行桡动脉置管的心血管手术患者，尽管有超过 25% 的患者拔管后有桡动脉阻塞的证据 [37]。而且，对手部灌注的大部分研究发现，在取桡动脉作为冠状动脉旁路和皮瓣转移手术后的早期和晚期，与对侧手相比没有显著降低 [38-43]。

在尝试桡动脉置管前，许多临床医师通过施行改良 Allen 试验评估手部的侧支血流是否充足。这一床边检查是一种最初于 1929 年描述用于评估血栓闭塞性脉管炎患者手部动脉狭窄技术的演变 [44]。检查者压迫桡动脉和尺动脉并要求患者先握紧拳头，将血驱离手掌。然后患者松开手，避免手腕或手指过度伸展。松开对尺动脉的阻塞，观察松开手掌的颜色。正常情况下手掌颜色在数秒内恢复，当手掌持续苍白超过 6 ～ 10s 存在严重的尺动脉侧支血流减少。

尽管 Allen 试验常用于确定桡动脉置管后缺血并发症风险增高的患者，但这一试验的预测价值较差。大量永久性缺血后遗症报道指出动脉置管前 Allen 试验结果正常 [38, 45]。相反，有许多记录异常 Allen 试验而没有桡动脉监测并发症的描述 [37, 46]。近年来，桡动脉已作为通路安全用于冠状动脉导管检查和支架置入或被取用于冠状动脉旁路移植术，即使个别患者 Allen 试验异常 [46-47]。尽管大多数患者在整体手的灌注方面表现为桡动脉优势，但桡动脉完全阻塞不会累及远端灌注，可能是侧支循环启用的缘故 [47]。总之，采用 5s 阈值的改良 Allen 试验诊断准确率只有 80%，敏感度和特异性为 76% 和 82%。该试验似乎不能提供灌注被认为可能易受损的临界点 [48]。遗憾的是，使用脉搏氧饱和度、容积描记图或多普勒超声作为目视检查手掌循环恢复的辅助手段并没有改善其准确性。氧饱和度能检测极低流量的血流，导致特异性较低，目前还没有建立评估桡动脉或尺动脉血流并判断其异常的超声标准 [38, 49-50]。总之，尽管正常的改良 Allen 试验可能有助于明确患者可接受取桡动脉或用于冠状动脉造影，但从目前临床实践来看，不能预测动脉血压监测置管后的临床结果 [38]。

准备桡动脉置管时，腕部和手被固定，手腕安全地置于软垫上。手腕应尽量轻度背屈，避免牵拉或外部组织压迫减弱脉搏。通过轻柔触诊确定桡动脉近端至腕部的走行，用消毒剂处理皮肤，在动脉旁皮内和皮下注射局麻药。动脉置管可采用标准静脉内导管或

专门设计的集成导丝导管套件施行。近期的教学录像提供了这一标准操作很详细过程 [50-52]。

一旦导管完全进入血管腔内，在近端加压阻断桡动脉，拔出针芯，将监测系统测压管道与动脉导管紧密连接，用大小合适的无菌敷料覆盖，用胶带将装置安全地固定于手腕。尽管动脉压监测期间可用软的臂托使手腕保持自然解剖位，但应避免手腕过度背屈防止损伤正中神经 [53-54]。

有些临床医师选择"穿透"技术行动脉置管，该技术有意刺破血管前后壁，从导管中拔出针芯，回退导管直至出现搏动性血流，然后导管向前直接或采用 Seldinger 技术在导丝依托下置入血管腔。尽管没有必要为了成功置管在桡动脉后壁多刺破一个洞，但该技术本身与并发症发生率或失败率增加无关 [55]。

动脉置管的其他辅助手段包括应用超声成像引导导管置入，尤其可作为尝试失败后的补救方法 [56]。尽管超声技术能提高首次置管成功率，但改善临床结果和缩短置管时间并未被作为常规应用的理由记录在案 [57-60]。

其他可选的动脉压监测部位

若桡动脉不适合或不可用，存在多个可选部位。尺动脉可用桡动脉相似的方式置管并已得到安全应用，即使在同侧桡动脉尝试失败后 [37, 61]。同样，尽管肱动脉没有侧支血管保护手，但有安全使用的长期跟踪记录。Bazaral 和同事报道了 3000 多例肱动脉置管行心脏手术患者，其中只有 1 例严重血栓并发症且没有长期后遗症 [62]。腋动脉的优点在于患者较舒适、可活动和可获得中央动脉压力波形，且并发症发生率与桡动脉和股动脉相似 [36]。应优先选择稍长的导管用于肱动脉或腋动脉部位，因为它们的位置相对较深且靠近肩膀和肘关节。然而，当采用更靠近中心的血管时，脑栓塞的风险显著增加。

尽管股动脉是常用监测中最大的血管，但其安全性似乎与其他部位相同 [36]。与腋动脉压监测相同，股动脉波形比其他从周围动脉记录的波形更像主动脉压。由于动脉管径大，远端缺血的风险降低，但首次血管操作期间粥样硬化斑块栓塞的风险值得注意。股动脉置管最好采用导丝技术实施，血管入口必须远离腹股沟韧带以最大程度减少动脉损伤、隐匿性血肿形成或甚至于无法控制的出血进入盆腔或腹膜的风险 [63]。

不太常用的部位包括足背动脉、胫后动脉、颞浅动脉，小儿患者足部血管更常用。

直接动脉压监测的并发症

大量临床研究证实桡动脉监测后的长期并发症发

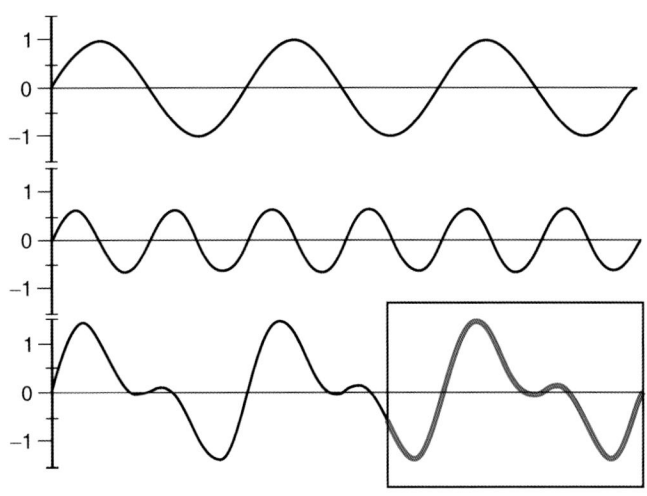

框 45-3　直接动脉压监测的并发症
远端缺血、假性动脉瘤、动静脉瘘
出血
动脉栓塞
感染
周围神经病变
数据解读错误
设备误用

图 45-2 由正弦波整合而成的动脉血压波形。基础波（顶部）与 63% 的第二谐波（中间）叠加形成类似于典型动脉血压波形（方框）的压力波（底部）*(From Mark JB: Atlas of cardiovascular monitoring, New York, 1998, Churchill Livingstone.)*

生率很低[35-37]。尽管桡动脉置管的血管并发症很少见，但可能增加风险的因素包括血管痉挛性动脉病变、既往动脉损伤、血小板增多症、长时间休克、大剂量血管收缩药的应用、导管留置时间延长和感染[38, 64-65]。导管直径和材料以及动脉粗细和患者性别可能与动脉损伤有关[38]。

任何部位动脉置管后都可发生罕见的并发症（框 45-3）。大多数情况下，存在技术上置管困难或有诱发因素如休克或凝血障碍。在一项由于各种血管穿刺导致的 2000 例不良临床事件的观察研究中，仅有 13 例与周围动脉置管有关，少于与中心静脉[18]或周围静脉置管[33]有关的事件。在这些病例中，5 例为仪器问题，3 例无意中将动脉管道用作给药通道，其余病例为动脉管道破裂或扭结。仅有 1 例确实为桡动脉置管后一过性血管痉挛[32, 66]。该研究的第二份报告指出 10 例直接压力监测有问题，原因为校正错误或对压力波形的解读错误或未识别锁骨下动脉狭窄。此外，麻醉终结索赔研究会报道称与任何部位动脉压监测有关的索赔仅占所有与任何血管穿刺有关索赔（占总索赔 2%）的 8%。在这些索赔中几乎 54% 与采用桡动脉有关（缺血性损伤、正中神经或桡神经损伤、导丝部分残留），不足 8% 与采用肱动脉有关，其余为股动脉监测后严重血栓性或出血性并发症[67]。尽管在与动脉压监测有关的许多并发症中患者的生理功能很重要，但设备误用、细致的留置技术和导管护理以及不当的数据解读都是主要问题。

直接血压测定的技术问题

动脉血压的直接测压需要将准确适当的压力波形复制在监护仪上。遗憾的是，有些因素包括延长管道、三通、冲洗装置、记录仪、放大器和传感器影响了这一过程并可能产生显著误差[68]。

大多数有创血压监测系统是弹簧物质系统塑形的阻尼不足的二阶动态系统，表现为依赖弹性、质量和摩擦力的简单谐波运动[68-70]。这三个特性决定了系统的运行特征（即频率响应或动态响应），这又以关键

的系统参数固有频率（f_n, ω）和阻尼系数（τ, Z, α, D）为特征。系统固有频率决定受到刺激后系统如何快速振荡，而阻尼系数反映作用于系统的摩擦力并决定受到刺激后如何快速回到静息状态。两个变量可在床边估计或测量，可显著影响所显示的压力波形外观。

压力监测系统的固有频率、阻尼系数和动态响应 显示的动脉血压波形是由 Fourier 分析一系列简单但传播和反射多样化的压力波的总和产生的周期性复合波。因此，它是一个由每搏量射血产生的原始复合波的数学再创造[71-72]。原始压力波以基本频率为特征，临床上表现为脉率。尽管脉率以每分钟心跳测定，但基本频率表达为每秒周期或赫兹（Hz）。

正弦波总和生成最终复合波，频率为基本频率的倍数或谐波。描绘收缩期上升支和峰值、重搏切迹等等的原始动脉波形可仅由两个正弦波在合理的精确度下重建，即基本频率和第二谐波重（图 45-2）。如果最初的动脉压波形包含高频成分如陡峭的收缩期上升支，需要更高频正弦波（和更多谐波）提供最初压力波形的忠实重建。作为一般规则，需 6～10 个谐波提供大多数动脉压波形的无失真重建[71, 73]。于是，脉率为 120 次/分（2 周期/s 或 2Hz）患者的准确动脉血压测定需动态响应为 12～20Hz（即 6～10 个波形 ×2Hz）的监测系统。心率越快和收缩期上升支越陡，需动态响应越大的监测系统。

所有监测系统都有内在固有频率和阻尼系数。如果固有频率太低，监测到的压力波形频率会与测量系统的固有频率重叠，系统将产生共振，监护仪上记录的压力波形就会被夸大或成为真实动脉内压力的放大

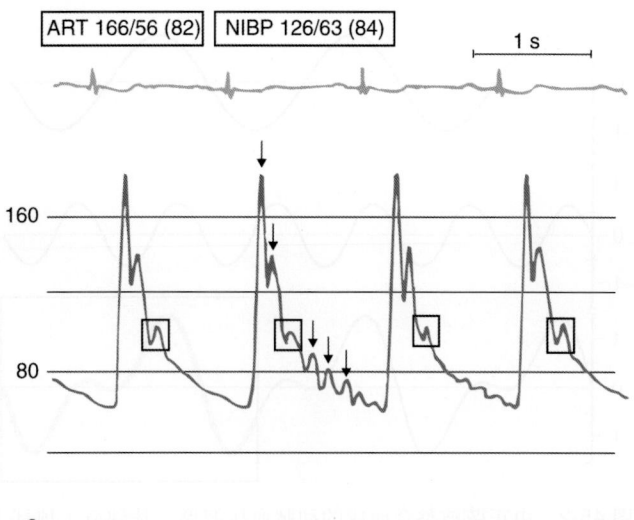

ART 166/56 (82)　NIBP 126/63 (84)

图45-3　阻尼不足的动脉压力波形。收缩压超射和叠加小的非生理压力波（箭头）使波形失真并难以辨别重搏切迹（方框）。数字值显示直接动脉血压（ART 166/56，平均压 82mmHg）和无创血压（NIBP 126/63，平均压 84mmHg）说明了存在阻尼不足系统时两种测量技术之间的特征性关系 *(From Mark JB: Atlas of cardiovascular monitoring, New York, 1998, Churchill Livingstone.)*

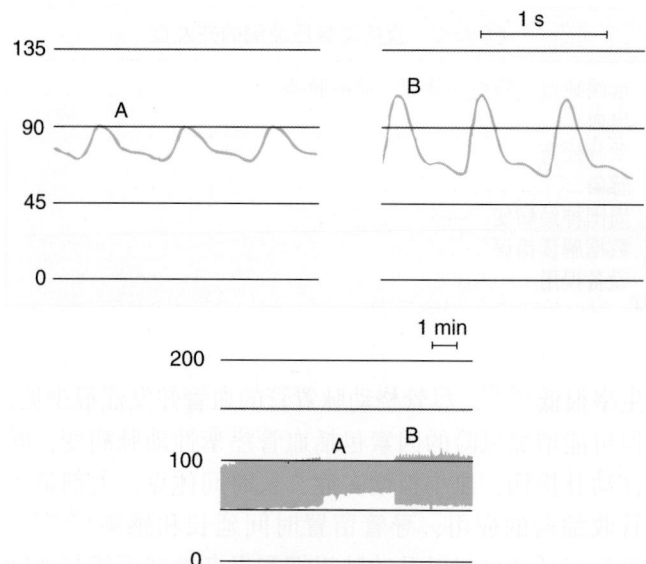

图45-4　阻尼过大的动脉压力波形。阻尼过大的压力波形（A）与正常波形（B）相比，显示为脉压减小。慢速记录（底部）阐明了 3min 时间的阻尼动脉压。图中指出尽管存在阻尼系统，但平均动脉压保持不变 *(From Mark JB: Atlas of cardiovascular monitoring, New York, 1998, Churchill Livingstone.)*

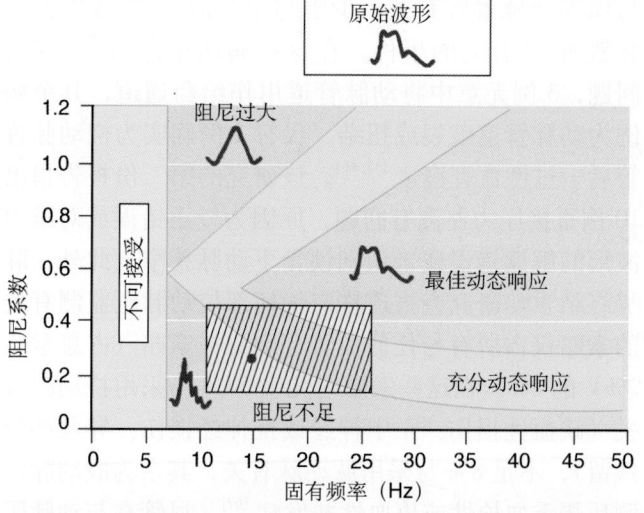

图45-5　阻尼系数和固有频率的相互作用。凭借这两个参数，导管管道 - 传感器系统可根据动态响应范围进行分类。具有最佳或充分动态响应的系统将记录和显示临床实践中遇到的所有或大多数压力波形。阻尼过大和阻尼不足的系统以可预见的方式歪曲了测量值，固有频率 <7Hz 的系统被证明是不可接受的。带阴影的矩形框提示临床测压系统常见的阻尼系数和固有频率范围。方框内的红点标记了 30 个这种系统的平均值[74] *(From Mark JB: Atlas of cardiovascular monitoring, New York, 1998, Churchill Livingstone.)*

版本。阻尼不足的压力波形显示为收缩压超射并可能包含测量系统本身产生的因素而非原始传播压力波（图 45-3）。相反，阻尼过大的波形可通过其钝挫的上升支、无重搏切迹和详细细节的丢失来识别。这样的波形显示为假性的脉压过窄，尽管平均动脉压可能还是比较准确的（图 45-4）。

　　常规临床使用的导管 - 管道传感器系统往往阻尼不足，但具有可接受的超过 12Hz 的固有频率[68]（图 45-5）。总的来说，监测系统的固有频率越低，确保压力波忠实重建所需的阻尼系数范围越窄。例如，如果监测系统的固有频率为 10Hz，所需准确压力波形监测的阻尼系数必须为 0.45 ~ 0.6。如果阻尼系数太低，监测系统将阻尼不足、产生共振，并虚假地显示升高的收缩压，如果阻尼系数太高，系统将阻尼过大，收缩压将被假性降低，且压力波形中的详细细节将丢失。

　　对任何特定系统来说，可能达到的最快固有频率有助于实现最佳动态响应[72]。理论上，可通过使用较短的硬质压力管道和限制三通和其他监测系统部件的数量达到最佳动态响应。隐藏于三通和其他连接装置中的血块和气泡对系统动态响应有相似的影响。作为一般规则，在监测系统中加入气泡不会改善其动态响应，这是由于系统阻尼的增加需伴随固有频率的降低。有点矛盾的是，监测系统共振可增加并引起更大的收缩压超射（图 45-6）。

　　快速冲洗试验为确定系统动态响应和评估信号失真提供了简便的床边方法[68, 70, 72]。记录快速冲洗阀短暂开放后冲洗干扰波的特征和时长。固有频率与两个相邻振荡波峰间的时间成反比，计算公式为 1 周期 / 1.7mm × 25mm/s = 14.7 周期 /s（14.7Hz）（图 45-7A）。较短的振荡周期提示较快的固有频率[72]。另外，阻尼

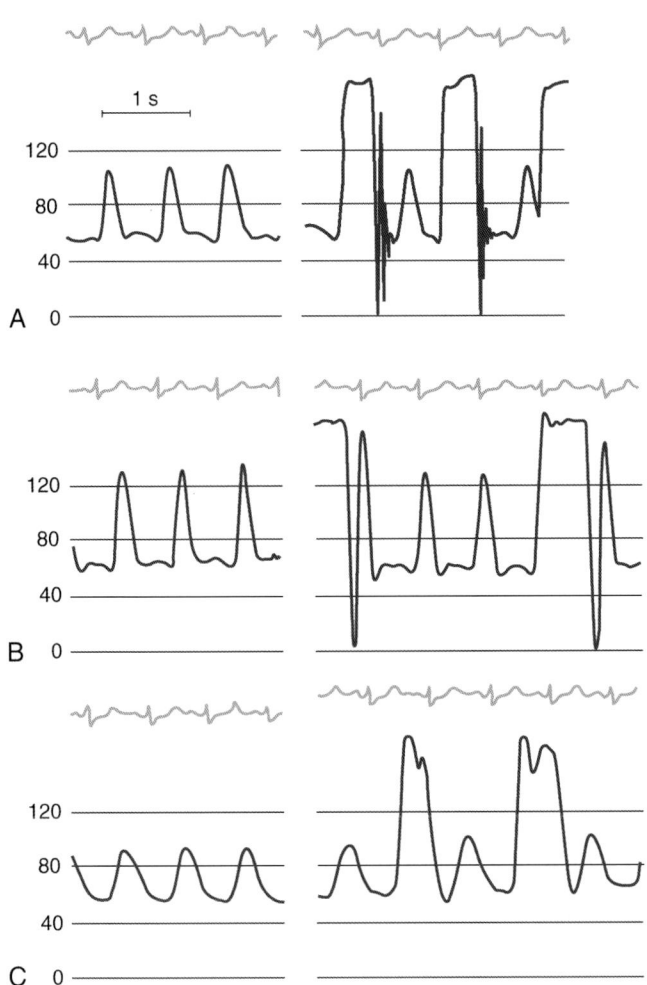

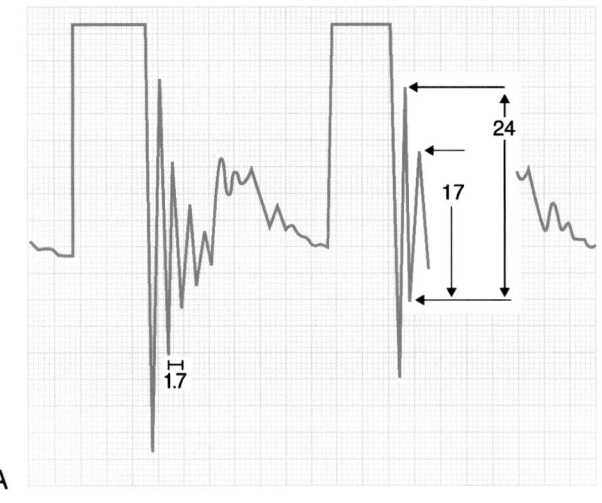

图 45-6 动脉压力监测系统中小气泡的影响。显示动脉压力波形和叠加的快速冲洗方波干扰。**A**. 最初的监测系统有充足的动态响应（固有频率 17Hz，阻尼系数 0.2）。**B**. 监测系统中加入 0.1ml 小气泡导致动脉血压反常升高。提示系统固有频率降低。**C**. 0.5ml 的大气泡进一步降低动态响应并产生动脉低血压假象 *(From Mark JB: Atlas of cardiovascular monitoring, New York, 1998, Churchill Livingstone.)*

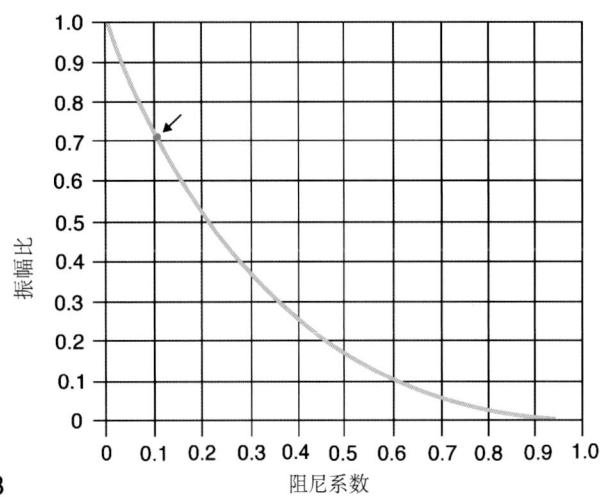

图 45-7 固有频率和阻尼系数的临床测定。**A**. 两个方波快速冲洗干扰打断了以 25mm/s 速度在标准 1mm 方格纸上记录的动脉压力波形。通过测量相邻振荡波峰（1.7mm）一个周期的时间确定固有频率。通过测量相邻振荡波峰的高度（17mm 和 24mm）确定阻尼系数。由这些测定可计算出固有频率 14.7Hz 和振幅比 0.71。**B**. 振幅比和阻尼系数的关系。图 A 中快速冲洗试验确定的振幅比与阻尼系数 0.11 相对应 *(From Mark JB: Atlas of cardiovascular monitoring, New York, 1998, Churchill Livingstone.)*

系数与连续振荡波峰的振幅有关。因此产生的振幅比提示测量系统快速回复至静息状态的程度。阻尼系数可用数学方法计算，但通常由振幅比图解确定[68, 72]。例如，两个连续振荡周期的振幅为 24mm 和 17mm，给出的振幅比为 17/24 或 0.71。这与基于图解法的阻尼系数 0.11 相对应（图 45-7B）。注意图中的监测系统有足够的固有频率（约 15Hz），但阻尼不足（阻尼系数 0.11，最佳范围 0.45 ~ 0.6，见前文）。在这样的系统中预期可发现收缩压超射。

尽管已知准确动脉血压测量的技术要求，但在常规临床实践中常常缺乏这些条件。对常规用于重症监测的 30 个桡动脉导管 - 传感器系统的频率响应测试显示固有频率（平均 14.7±3.7Hz）和阻尼系数（平均 0.24±0.07）值降至阻尼不足范围内[68, 74]。而且，在

此设置下测得的频率响应（10.2 ~ 25.3Hz）和阻尼系数（0.15 ~ 0.44）范围提示临床实践中动脉波形失真很常见，特别是阻尼不足系统导致的收缩期动脉血压超射（参见图 45-5）。

压力监测系统的组成 动脉压力监测系统有多个部件，始于动脉内导管并包括延长管道、三通、嵌入式采血装置、压力传感器、持续冲洗装置和连接床边监护仪与波形显示屏的导线。系统中的三通提供了采血和将传感器暴露于大气压设定零点参考值的部位。无针采血口和嵌入式吸引系统可不用锋利的针头采血

并将吸出的多余血液在简便的闭合系统内返还给患者。这些改良旨在减少针头损伤的风险和减少取样时患者血液的浪费。然而，这些附加特性可能降低监测系统的动态响应并进一步加剧了收缩期动脉压超射。

冲洗装置提供了持续、缓慢（1~3ml/h）滴注生理盐水清洗监测系统和预防动脉导管内血栓形成的作用。不应使用葡萄糖溶液，这是因为血样被冲洗液污染可导致血糖测定的严重误差[75]。浓度稀释的肝素（1~2U/ml生理盐水）加入冲洗液可进一步降低导管血栓形成的发生率，但这一做法增加了肝素诱导的血小板减少症的风险，应尽量避免。冲洗装置不仅确保了管道和导管的持续、缓慢冲洗，而且包含一个用于周期性高压冲洗的装有弹簧的阀门。这一快速冲洗用于清洗动脉血样采集后延长管道内的血液，或恢复压力监测系统的动态响应特性，否则随时间缓慢变差[76]。

设定传感器：归零和定位　使用前，压力传感器必须调零、校正和确定相对于患者的适当水平位。必须通过打开三通使传感器暴露于大气压并执行归零指令来确立零点压力参考值，具体操作可能因生产商而不同。这再次说明监护仪上显示的所有压力都是参照当地大气压的。准确地说，三通水平的气液界面是零点压力的位置。这点必须相对于患者专门定位以确保准确的传感器水平位。当压力出现显著或意想不到的变化时，通过打开三通并观察床旁监护仪上的压力值是否仍为零，可快速重新检查零点参考值[72]。偶尔出故障的传感器、导线或监护仪会导致零点基线漂移，将显著误差引入随后的压力测定直至重新确立零点参考值[77-78]。

从历史上看，传感器的校正紧随归零之后。校正是系统增益的调整以确保相对于已知参考值的准确的传感器测量。尽管传统上依靠水银压力计校正，但目前一次性压力传感器符合由 AAMI 和美国国家标准协会制定的准确性标准[77]。因此不再实施正规的床旁传感器校正。然而，常规比较由新放置的动脉导管所测的血压与由其他方法所测的血压作为非正规但有用的校正是一种非常好的做法。有时，尽管传感器成功归零，但所测血压值似乎是错误的，应确认并替换出故障的压力传感器、导线或监护仪[78]。

传感器设定的最后步骤是将压力监测的零点设置于相对患者的适当水平位。需注意传感器归零和定位是两个不同的步骤。归零是为传感器系统建立零参考点，而定位是将该参考点与患者身体的特定部位相对应。也就是说，确定数值 0 在哪里并从哪里开始测量。尽管零参考点水平的精确定位对于血压的准确监测很

重要，但对于生理值范围更小的，如心脏充盈压更为关键。在这种情况下，小的绝对误差将对显示的压力产生很大影响。

动脉压力传感器应置于最佳估测主动脉根部压力的位置。尽管仰卧位患者常采用胸腔中部位置，但一些研究者发现当传感器处于胸腔中部而非胸骨缘后约 5cm 处时，心脏充盈压被显著高估[79-80]。这一更佳的（更靠前）传感器位置消除了静水压对心脏充盈压测定的干扰作用。

在解读血压测定中必须考虑压力传感器相对于患者的位置。在某些情况下，临床医师可能选择将动脉传感器置于有别于标准的水平。在这种情况下，重要的是要注意显示的压力是该水平测定的压力，与主动脉根部的压力不同。例如，坐位神经外科手术期间，当动脉压传感器升至接近患者 Willis 环的耳部水平时，测量和显示的是脑水平的动脉压，此处主动脉根部的压力更高（高出部分等于两点间的垂直高度差）。传感器移动时，无需重新归零，因为数英寸高度调整下的大气压变化很小。当压力传感器固定于静脉输液架并调整患者病床高度时，也常出现误差。相对于传感器升高病床将高估动脉压，而降低患者至传感器以下将导致动脉压低估。

正确解读侧卧位患者的血压测量，有助于区分归零和定位压力传感器并了解无创和有创血压测量间的差别。侧卧位时，尽管主动脉根部仍保持固定，一侧手臂必定高于另一侧。然而，只要压力传感器仍固定于心脏水平，手臂的位置或其导管留置的血管对测定的动脉压没有影响。另一方面，两上肢无创袖带的压力测量有所不同，有依托（下部）的手臂较高，无依托（上部）的手臂较低（图 45-8）。因此，为了检查袖带测量的准确性，有必要将压力传感器暂时移至有疑问的血压袖带水平。

正常动脉压波形

在动脉压监测的早期时代，由波形分析采集有意义的诊断信息[33]。遗憾的是，这种做法减少了，可能是由于对袖带血压测量法的依赖增加，该法提供了"一种简单的与心脏做功（收缩压）和动脉张力（舒张压）相关联方法的数字，伪科学伴随（这些）数字产生了……"[81]随着自动图形分析和高分辨率、彩色显示器的出现，对波形分析新的兴趣正吸引新的关注[34]。然而，充分评价直接动脉压波形提供的诊断线索需理解正常波形组成、与心动周期的关系和在不同动脉部位记录时波形变化的含义。

收缩期左心室射血入主动脉产生体循环动脉压波

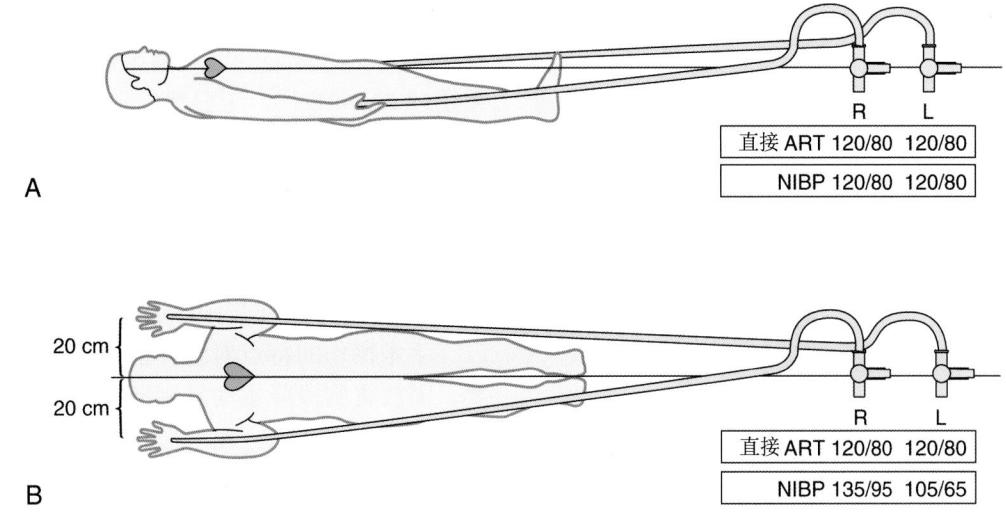

图 45-8　患者体位对直接动脉压（ART）和间接无创血压（NIBP）测量间关系的影响。**A.** 仰卧位患者，两种技术在右侧（R）或左侧（L）手臂所测的压力相同。**B.** 右侧卧位患者，只要各自的压力传感器保持在心脏水平，由右侧和左侧桡动脉直接记录的 ART 维持不变。然而，有依托的右臂的 NIBP 较高，无依托的左臂 NIBP 较低。NIBP 的差异由手臂高于或低于心脏水平决定，等于心脏和各臂间水平的静水压差。高度相差 20cm 产生 15mmHg 的压差 *(From Mark JB: Atlas of cardiovascular monitoring, New York, 1998, Churchill Livingstone.)*

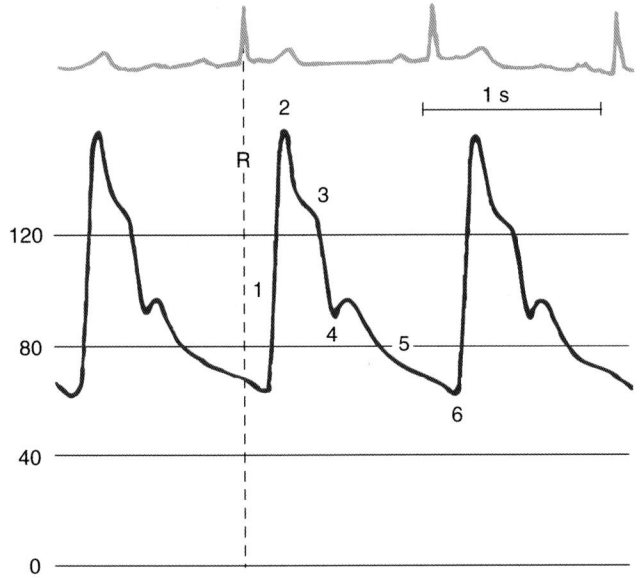

图 45-9　正常动脉血压波形和与心电图 R 波的关系。（1）收缩期上升支；（2）收缩期峰压；（3）收缩期下降支；（4）重搏切迹；（5）舒张期径流；（6）舒张末压 *(From Mark JB: Atlas of cardiovascular monitoring, New York, 1998, Churchill Livingstone.)*

120 ~ 180ms（参见图 45-9）。该时间间隔反映了心室肌去极化、左心室等容收缩、主动脉瓣开放、左心室射血、主动脉压力波传播和最终信号传递至压力传感器所需的总的时间。

床旁监护仪显示的是收缩期峰压和舒张末最低压的数值。平均动脉压取决于监护仪所用的计算方法。最简单地说，平均动脉压等于动脉压力曲线下面积除以心搏时间，取多个心动周期的平均值。尽管平均动脉压通常估测为舒张压加三分之一脉压，但这种估测仅在心率较慢时有效，因为随着心率增加舒张期占心动周期的比例降低[83]。

动脉压波形的一个重要特征为远端脉搏放大。由不同部位同时记录的压力波形因血管树物理特性，即阻抗和谐振有不同的形态[31, 81]（图 45-10）。随着压力波从中央主动脉向周围传递，动脉上升支变陡，收缩期峰压升高，重搏切迹滞后，舒张期波更突出，舒张末压降低。因此，与中央主动脉压相比，周围动脉波形收缩压更高、舒张压更低和脉压更宽。而且，由于信号延迟到达外周部位，桡动脉收缩压上升支的开始比主动脉晚 60ms。主动脉平均动脉压仅轻度高于周围动脉压。

随着动脉压波形向周围传递，动脉树内的压力反射对其有很大影响[81]。当血液从主动脉动脉向桡动脉流动时，因大动脉相对血流阻力较小，平均动脉压仅轻度下降。而流至小动脉流向桡动脉时，由于主要流经动脉的阻力较小，平均压仅轻度降低。而在小动脉水平由于血管阻力大幅增加，平均血压显著降低。这一对血流的阻力减弱了下游小血管的压力搏动但通过

形，随后是舒张期周围径流。收缩期波形组成包括陡峭的压力上升支、峰值和随后的降段，并紧随心电图 R 波之后。动脉压波形的下降支被重搏切迹所中断，并在舒张期心电图 T 波后继续下降，在舒张末达到最低点（图 45-9）。重搏切迹，当在中央主动脉记录时被称为切迹（来自拉丁语，指"切入"），其轮廓清晰，据认为由主动脉瓣关闭所致[82]。相反，越靠近周围的动脉波形通常显示为更依赖于动脉壁特性的更滞后、更钝的重搏切迹。注意收缩期上升支始于 R 波开始后

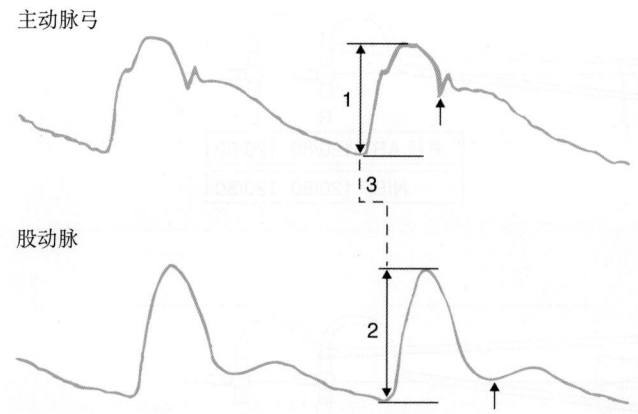

图 45-10　动脉压力波形的远端脉搏波放大。与主动脉弓压力相比，更靠周围的股动脉压力波形显示脉压更宽（比较 1 和 2）、收缩压上升支延迟开始（3）、重搏切迹滞后、不明显（比较箭头），舒张期波形更突出 *(From Mark JB: Atlas of cardiovascular monitoring, New York, 1998, Churchill Livingstone.)*

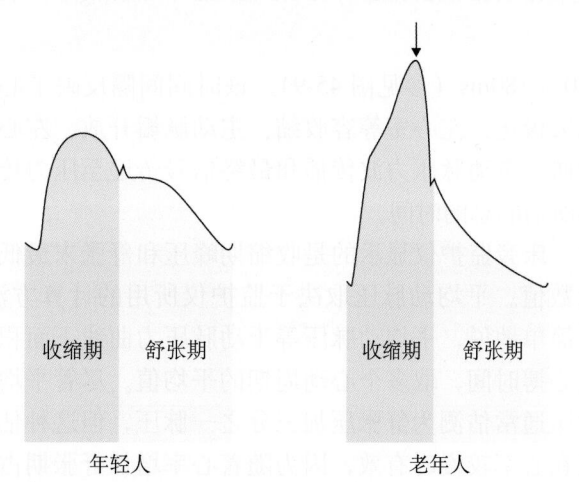

图 45-11　压力波反射对动脉压波形的影响。伴动脉顺应性降低的老年人，反射波从周围早期折返导致收缩压峰值滞后（箭头），舒张压波减弱，而且有时收缩早期的驼峰扭曲了平滑的上升支

压力波反射增强了上游动脉压力搏动[84]。这些前行波和反射波的总和决定了不同动脉部位记录的动脉搏动波形态。例如，动脉顺应性降低导致反射压力波过早折返，使动脉压波形中脉压升高、收缩压峰值滞后、舒张压波减弱，而且有时出现收缩早期平滑上升支的驼峰扭曲（图 45-11）。

基于这些考虑，正常情况下即便健康个体动脉波的形态和收缩压与舒张压的准确数值在整个动脉系统也不同。这些改变可增强而且有时被各种因素所加剧，包括但不限于年龄、病理过程和药物干预。

动脉血压压差

很多病理生理状况导致监测部位间的动脉压压差增加，无论是真实的、医源性的或人为造成的。Frank 和同事们发现 21% 的经历周围血管手术患者双臂间血压差超过 20mmHg[85]。很显然，监测一侧手臂血压发现无创血压较低或触摸到的脉搏较弱将可能导致测量误差并可能导致处理错误。动脉粥样硬化或其他病理状况如动脉夹层、狭窄或栓塞可妨碍受累部位准确的血压监测。另外，术中不常用的患者体位可压迫局部动脉，而手术牵拉可影响灌注和更局限区域的监测[86-87]。

手术操作的特点对选择恰当部位动脉压监测很重要。需放置胸段降主动脉阻断钳的手术可能中断至左锁骨下动脉的血流、左上肢灌注和所有阻断钳远端的血管，除非采用某种形式的旁路。在这种情况下，右臂监测的血压提供了主动脉根部和颈动脉压的最佳估测。可同时监测股动脉压估测主动脉阻断钳远端的灌注压。

显著的生理学紊乱如败血症或休克，可产生大范围的动脉压压差影响动脉压监测部位的选择。在滴注血管收缩药的败血症休克患者中，股动脉压超出桡动脉压 50mmHg 以上[88]。这样的压差，尽管不那么严重，已见于使用麻醉药、椎管内阻滞、患者体温改变时[31]。低温期间，温度调节血管收缩导致桡动脉收缩压超过股动脉，而复温期间血管扩张逆转了这一压差[89]。

中心和外周部位间的特征性压差已在体外循环下心脏手术患者中得以描述（图 45-12）（参见第 67 章）。桡动脉平均压在转流开始时降低，并在整个转流期间持续低于股动脉压[90]。值得注意的是，这种情况持续到脱离体外循环后的最初几分钟，通常压差超过 20mmHg[91]。大多数患者这一压差在最初 1h 内消失，但偶尔会持续至术后阶段。

异常动脉压波形

详细检查单个动脉压波形的形态特征可提供重要的诊断信息（表 45-1）（图 45-13，A~D）。主动脉狭窄造成对射血的固定梗阻，导致每搏量降低和射血速率减慢。因此，波形的波幅小（细脉）且动脉压波形中收缩期上升支缓慢升高，收缩期峰压滞后（滞脉）（见图 45-13B）。其独特的肩状部分，称为升支切迹，常造成压力上升支扭曲，甚至使重搏切迹无法辨认。这些特征可使动脉压波形表现为阻尼过大。

主动脉反流时，动脉压波形表现为急剧增高、脉压变宽和舒张压降低，这是由于舒张期血液分流入左心室和周围血管的缘故。动脉波形可能有两个收缩期峰值（双波脉），第一个波峰由前向射血所致，第二个波峰来源于外周血管的反射波（见图 45-13C）。肥厚型心肌病时，动脉压波形呈现奇特的双裂形态，称为

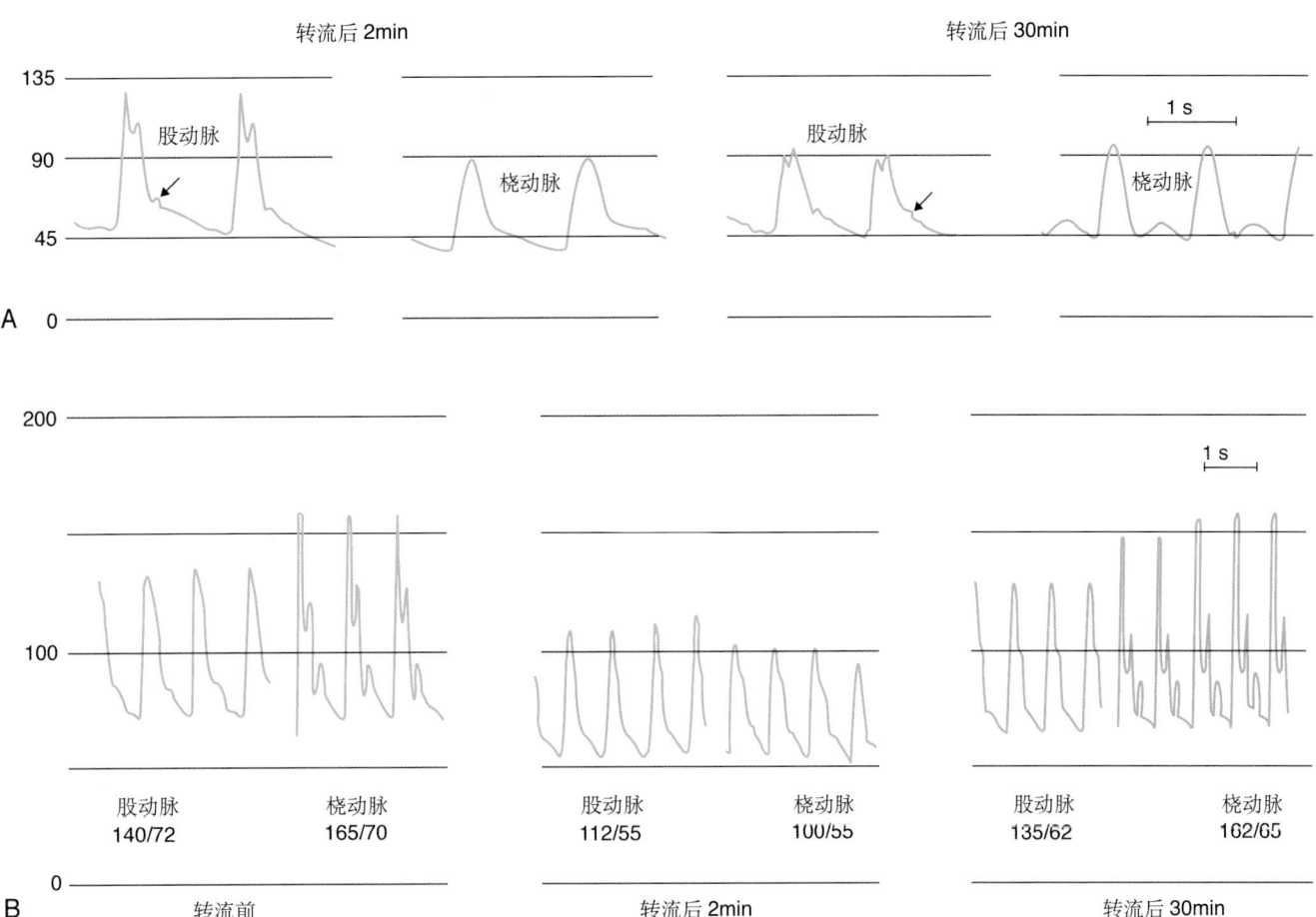

图 45-12 体外循环后的动脉压压差。A. 转流后 2min 记录的股动脉和桡动脉压力波形（转流后 2min），此时桡动脉压低估了更靠近中心的股动脉压。30min 后（转流后 30min）桡动脉压和股动脉压已相等且桡动脉压力已恢复成更典型的形态。注意转流后即刻股动脉压波形中可见重搏切迹（箭头），但桡动脉压波形中滞后。B. 心肺体外循环前（转流前）、转流后 2min 和转流后 30min 记录的股动脉和桡动脉压力波形。注意这些不同时点股动脉压和桡动脉压间关系的变化

表 45-1　异常动脉血压波形

状况	特征
主动脉狭窄	细脉（脉压变窄），滞脉（上升支延迟）
主动脉反流	双波脉（双峰值），脉压增宽
肥厚型心肌病	尖峰拱顶型（收缩中期梗阻）
收缩期左心室衰竭	交替脉（脉压幅度交替变化）
心脏压塞	奇脉（自主呼吸时收缩压过度降低）

尖峰拱顶型。快速、收缩早期射血导致最初血压急剧升高后，随着收缩中期左心室流出道梗阻阻碍射血动脉压骤降。最后是与周围血管反射波到达相关的收缩晚期第二波升高（见图 45-13D）。

　　观察动脉波形形态如何随时间变化是另一个有用的信息来源。交替脉是一种脉压较大和较小的交替心搏模式，也随呼吸周期变化，尽管其作用机制仍知之甚少（图 45-14A）。它可能是严重左心室收缩功能不全

的体征，但也可见于晚期主动脉狭窄患者。交替脉应与起源于心室的双波脉相区别。尽管两者在动脉压波形中均表现为交替的脉压，但交替脉有固定的节律。

　　奇脉是平静呼吸时动脉压的过度变化（< 10 ~ 12mmHg）[92-93]（图 45-14B）。奇脉并非真的反常，而是血压随自主呼吸的过度正常变化。吸气时血压下降比较明显。奇脉极具特点，心脏压塞患者几乎是普遍的，但也可发生于心包缩窄、严重气道梗阻、支气管痉挛、呼吸困难或涉及胸膜腔内压大幅波动的任何状况。重要的是注意，虽然发生心脏压塞时脉压和左心室每搏量在吸气时降低，但对比用力呼吸模式和胸膜腔内压过度变化患者观察到的动脉血压变化，其脉压保持不变[94]。

动脉压监测和血管内容量反应性预测的波形分析

　　血流动力学复苏的起点始于优化心脏前负荷，或

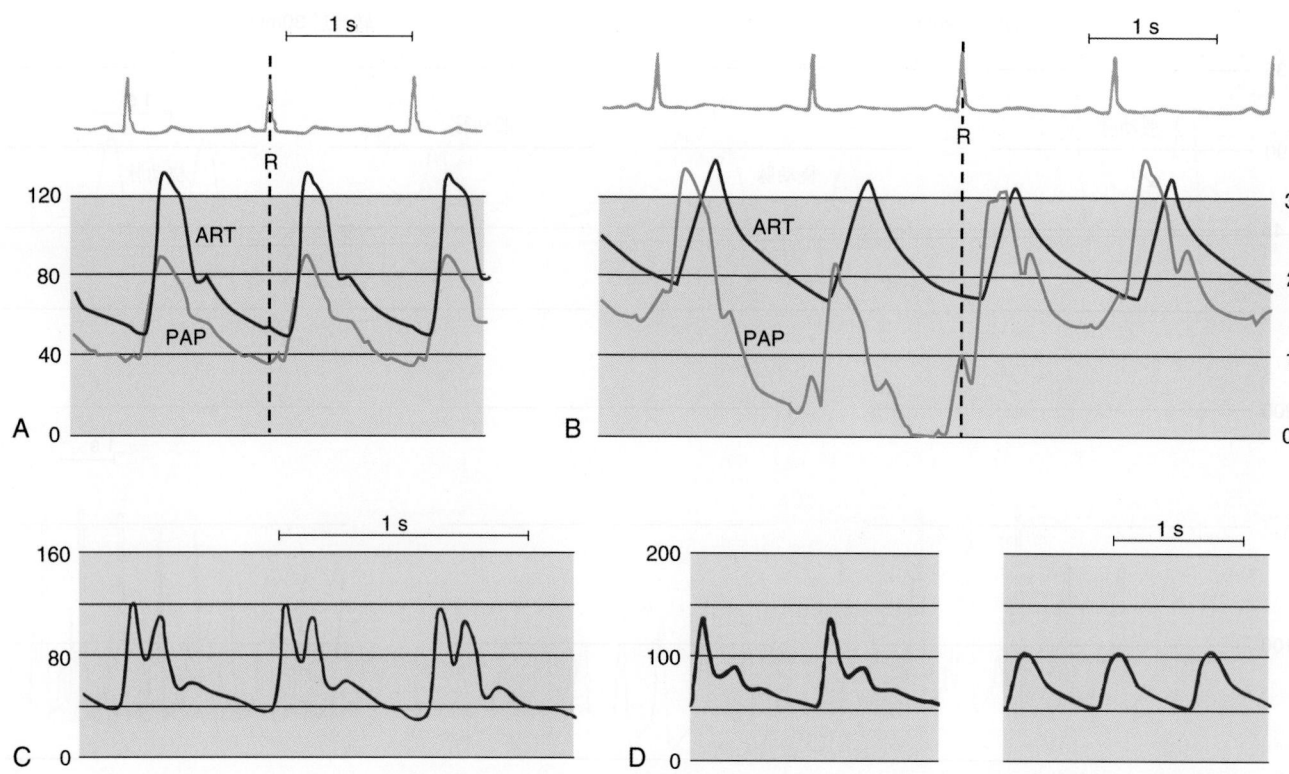

图 45-13 病理状态对动脉压（ART）波形形态的影响。**A.** 阐述相对于心电图 R 波时间节点相似的正常 ART 和肺动脉压（PAP）波形形态。**B.** 主动脉狭窄时，ART 波形扭曲伴上升支显示不清和收缩期峰值滞后。与正常 PAP 波形相比，这些改变特别明显。注意 PAP 波形中随心搏的呼吸变化。在图 **A** 和图 **B** 中，ART 标尺位于左侧，PAP 标尺位于右侧。**C.** 主动脉反流产生双波脉和增宽的脉压。**D.** 肥厚型心肌病动脉压波形显示为奇特的尖峰拱顶型。手术矫正这一状况后波形呈现较正常的形态 *(From Mark JB: Atlas of cardiovascular monitoring, New York, 1998, Churchill Livingstone.)*

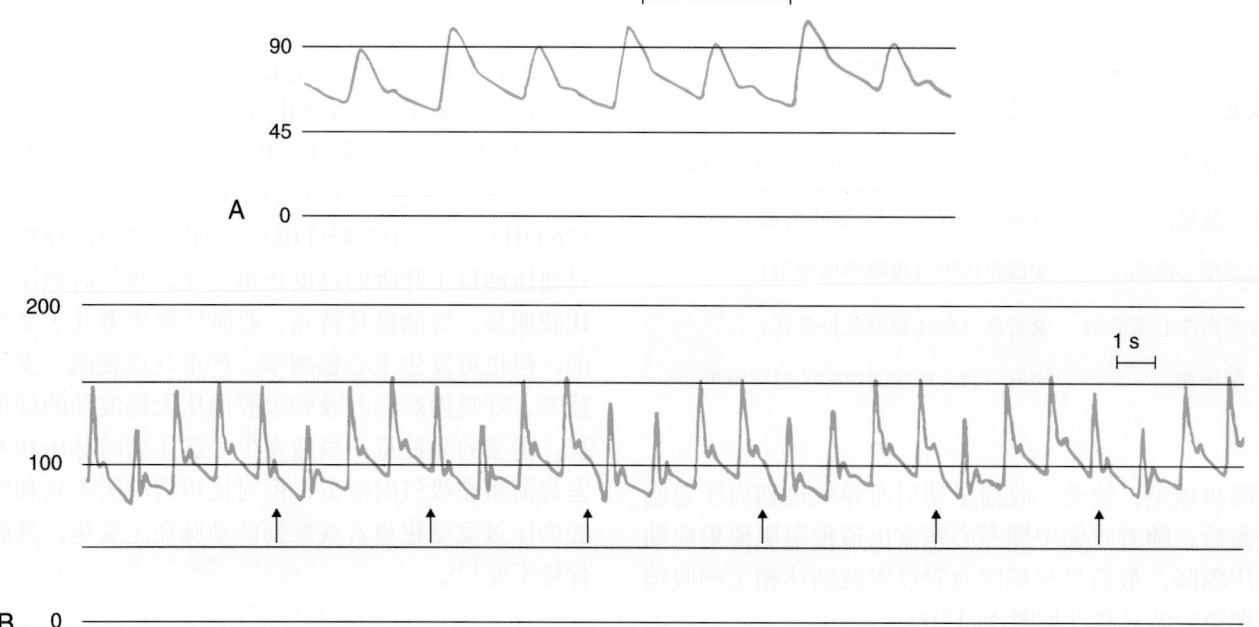

图 45-14 动脉压波形形态随心搏的变异性。**A.** 交替脉。**B.** 奇脉。自主吸气时收缩压和脉压均显著下降（箭头）是心脏压塞的特点 *(From Mark JB:Atlas of cardiovascular monitoring, New York, 1998, Churchill Livingstone.)*

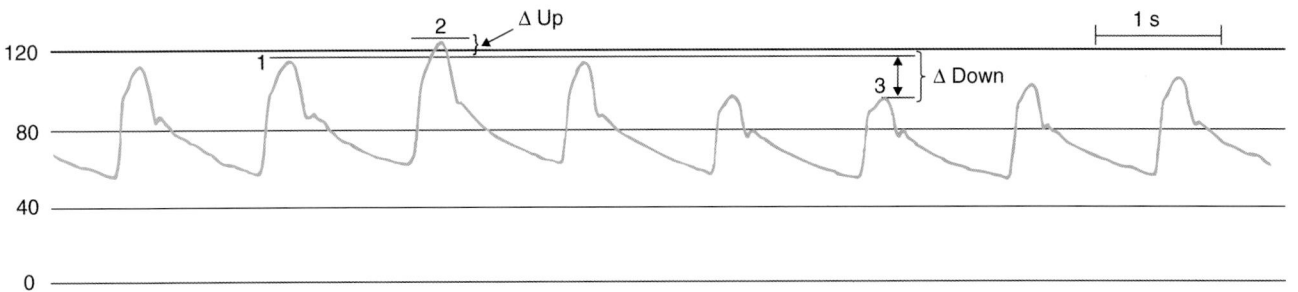

图 45-15 收缩压变异度。与呼气末记录的收缩压（1）比较，正压通气吸气期收缩压略有增加（2，ΔUp），随后降低（3，ΔDown）。正常情况下，收缩压变异度不超过 10mmHg。在本例中，大的 ΔDown 提示低血容量，即使收缩压和心率相对正常
(From Mark JB:Atlas of cardiovascular monitoring, New York, 1998, Churchill Livingstone.)

更精确地说，确定特定患者是否有充足的前负荷储备。前负荷静态指标如中心静脉压的局限性有明确的记录，因存在众多混淆其解读的因素[95]。前负荷和血管内容量反应性较新的动态指标已被研究用于区分患者是否因容量扩充而受益的能力。正压通气期间观察到的动脉血压变化和各种衍生指标是这些动态指标中研究最广泛的。血压的这种变化可在接受直接动脉血压监测患者的床旁监护仪上观察到，它们由呼吸周期中胸膜腔内压和肺容量的改变所致。

正压通气期间，肺容量的增加压迫了肺组织并促使肺静脉血管床内的血液进入左心腔，因而增加了左心室前负荷。同时，胸膜腔内压升高降低了左心室后负荷。左心室前负荷的增加和后负荷的降低导致左心室每搏量增加、心排血量增加，并在外周阻力不变的情况下使体循环动脉压升高。在大多数患者中前负荷效应更突出，但在严重左心室收缩衰竭患者中，后负荷降低对增加心室射血起了重要作用。吸气早期左心充盈增加的同时，胸膜腔内压升高导致体循环静脉回流减少和右心室前负荷降低。肺容量增加也可轻度增加肺血管阻力，从而增加右心室后负荷。这些作用相结合降低了吸气早期的右心室搏射血。在呼气早期，情况正好相反。吸气期间来自右心室的少量射血通过肺血管床进入左心，导致左心室充盈降低。左心室每搏量下降，体循环动脉压降低。体循环动脉压这种周期性变化称为收缩压变异度（systolic pressure variation，SPV）。

SPV 通常通过测定以呼气末、呼吸暂停为基础压的收缩压增高（ΔUp）和降低（ΔDown）细分为吸气相和呼气相（图 45-15）。在机械通气患者中，正常 SPV 为 7～10mmHg，其中 ΔUp 为 2～4mmHg，ΔDown 为 5～6mmHg[96]。这一观察已试图用于临床上判断低血容量患者[97]。在实验动物和危重患者中，低血容量引起 SPV 大幅增加，特别是 ΔDown。然

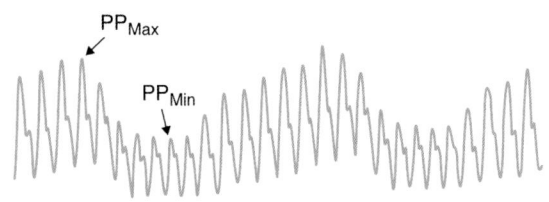

注意：动脉压轨迹的描绘用于说明目的，未按比例

$PP_{Max} = 150 - 70 = 80$
$PP_{Min} = 120 - 60 = 60$
$PPV = (PP_{Max} - PP_{Min})/[(PP_{Max} + PP_{Min})/2]$
$PPV = 80 - 60/[(80 + 60)/2] = 29\%$

图 45-16 脉压变异度。脉压变异度（PPV）被计算为一个机械呼吸周期期间最大脉压值（PP_{Max}）与最小脉压值（PP_{Min}）的差值，除以这两个值的平均值（注意动脉压轨迹的描绘用于说明目的，未按比例）

而，通过增加的 SPV 判定患者存在残余前负荷储备可能更准确。尽管不等同于低血容量，前负荷储备描述了血管内扩容或补液使患者的 Frank-Starling 曲线上移，导致只要体循环血管阻力保持不变时，每搏量和心排血量增加的生理状态。

在一组各类重症患者中，Marik 阐明大的 SPV（> 15mmHg）高度预示肺动脉楔压（pulmonary artery wedge pressure，PAWP）偏低（< 10mmHg）[98]。采用超声心动图测定左心室切面面积代表前负荷，Coriat 和同事们发现 ΔDown 是比 PAWP 更好的前负荷预测指标[99]。采用受试者工作特征曲线分析，Tavernier 和合作者显示与 PAWP 或左心室舒张末面积相比，ΔDown 是更好的容量反应性指标[100]。

前负荷储备另一个动态指标是脉压变异度（pulse pressure variation，PPV）。现在有很多自动装置提供实时 PPV，尽管是根据略有不同的专门运算法则计算所得，PPV 不应超过 13%～17%[101-105]（图 45-16）。除了 SPV 和 PPV，更复杂的测定心排血量脉搏轮廓的方法（参见后文），允许在线测定每搏量变异度（stroke volume variation，SVV）的变化。与其他前负荷储备动态指标相同，正常 SVV 约为 10% ~ 13%，而更大的变异性预示对扩容治疗的良好反应[104, 106]。尽管理论上 SVV 可能优于 PPV，但临床研究并未证明这一点[104]。

已研制出基于脉搏容积描记图中呼吸周期引起变化的设备，作为微创但类似的替代产品。如光电容积变异度（ΔPOP）或容积描记变异指数（PVI）测定在条件好的时候似乎有用，但这一独特生理信号比动脉血压波形更容易受混杂的影响[103, 107-108]。数字脉搏氧饱和度和光电容积波形均对局部循环的交感神经变化很敏感，特别是危重患者的皮肤和四肢。潮气量、核心和外周温度、环境光线和心律失常对有效的和可重复的数据收集和解读造成显著障碍。关于有意义的阈值没有达成共识，而且小儿、镇静但未麻痹患者的机械通气状况下和开腹情况下有效性特别差[108]。而且，大多数市售监测系统整合了复杂的自动增益特性以优化信号显示。因此，肉眼可见的变化程度可能与实际的信号变化不一致，导致错误的临床决策。

动态测量显著优于血管内容量的静态指标，并对作出明智的临床决策更有价值，尤其是危重患者。心室功能正常和减退患者心脏手术后（参见第 67 章）PVV 和 SVV 均是准确的，而 PPV 被证实可准确评价败血性休克患者血管内容量反应性[109-110]。术中应用也得出相似的结果[111-112]。的确，临床医师"细看"监护仪上显示的动脉血压波形中呼吸变化的能力似乎也相当准确。对这种压力变化的主观估计的错误率仅为 4.4%，由此导致的治疗错误率只有 1%[105]。

为了区分 ΔUp 和 ΔDown，以及能持续显示 PPV 或 SVV，较新的自动监护仪已避免了中断机械通气和建立呼吸暂停基线的要求[96, 113-114]。但是，这些监护仪的自动特性重要的是识别其使用得到验证下的临床状况。观察到的动脉压变异度大小受正压通气变量的影响，大多数患者不再处于与支持临床研究相似的常规通气模式。大体上，潮气量 8 ~ 10ml/kg、呼气末正压 5mmHg 或更高、心脏节律规整、腹内压正常、胸腔处于闭合状态的机械通气是重复这些实验状况所必需的。而且，患者体位改变如过度头低脚高位或侧卧位的影响并不清楚[104]。另外，伴肺动脉高压或右心室射血分数减低的患者可能对胸膜腔内压的变化无可靠反应，导致补液过多和加重右心衰竭[115]。呼吸频率增快，特别是当伴有呼吸衰竭或显著心动过缓时，可破坏呼吸周期引起的胸膜腔内压变化和心腔容量的关系，因而使这些患者中的血压变异度分析完全丧失理论基础[104]。

如前所述，呼吸周期引起的动脉压变异度并不仅仅与左心室前负荷变化有关，也部分依赖于后负荷的变化。的确，动脉顺应性降低和见于正常与病理性血管老化的基础脉压升高导致 PPV 对任何刺激引发每搏量变化的过度反应。因此，这些患者的 PPV 阈值应高于那些血管树顺应性较好的患者[116-117]。

关于区分反应者与无反应者的确切阈值尚无统一意见，且技术种类、设备和方法还未标准化[103]。在一项近期的系统回顾中，PPV 和 SVV 的平均辨别阈值分别为 12.5% ± 1.6% 和 11.6% ± 1.9%，其敏感度（89% 和 88%）和特异度（82% 和 86%）均在可接受范围[118]。然而，简单将患者区分为反应者和无反应者没有考虑临床干预的性质问题。血管内扩容不会导致非此即彼的结果；不会产生简单的两边等同范围数值的阳性或阴性结果。Frank-Starling 曲线的不对称性决定了一个方向作用的成本 - 效益将不同于另一个方向的作用。任何前负荷的特定变化将导致每搏量朝一个方向的变化不同于另一个方向的变化，不同的变化取决于患者的起始离曲线峰值有多近。因此，提出了"灰色地带"的概念，即确定两个临界值，在两个值范围内不可能作出循证决定[119]。对 PPV 来说，该地带为 9% ~ 13%，对那些低于 9% 的患者应接受血管内扩容，而 PPV 高于 13% 则不必。对介于两者之间者，测定不能提供有用的信息，应根据其他标准作出决定[104, 120]。

中心静脉压监测

在血流动力学不稳患者和实施大手术患者中常实施中心静脉置管和直接测定中心静脉压（CVP）。因为多种理由置入中心静脉导管以提供安全的静脉通路，包括给予血管活性药物或输注液体、监测 CVP、经静脉心脏起搏、临时血液透析、肺动脉导管置入或吸引夹带的空气。当无法获取外周通路或需要反复抽取血样时，也需要置入中心静脉导管（框 45-4）。

中心静脉置管

当需要术中置管时，选择麻醉诱导前或诱导后行中心静脉置管，最常取决于个体患者的情况、医生的偏好或医院的惯例。术前行中心静脉置管，若操作过程中任何患者出现过度镇静或不配合，应终止操作。在麻醉诱导和气管插管后重新评估中心静脉置管的必要性。

中心静脉置管时导管、穿刺部位和方法的选择

选择导管　中心静脉导管有各种长度、直径、材

中心静脉压监测
肺动脉置管和监测
经静脉心脏起搏
暂时性血液透析
经中心静脉给药
- 浓缩的血管活性药物
- 静脉营养液
- 化疗药物
- 刺激外周静脉的药物
- 长期抗生素治疗（例如，心内膜炎）

快速输注液体（经较粗导管）
- 创伤
- 重大手术

抽吸气栓
外周静脉通路不足
反复血液检测的取样部位

料和管腔组成[121-122]。根据置管的目的是监测 CVP 或其他治疗适应证、是想短期还是长期使用，可以选择不同的导管。最常用的导管是 7Fr-20cm 多端导管，可同时 CVP 监测和输注药物和液体[123]。快速血管内液体复苏最有效的是采用短而粗的外周静脉内导管，因为中心静脉导管较长而且单个管腔较窄，会显著增加流体的阻力。例如，根据制造商的产品说明，标准 7Fr-20cm 中心静脉导管的最大流速仅为 16G-3cm 静脉内导管的四分之一。

对多腔中心静脉通路流行的替代方法为采用大管径导管鞘，导管鞘带一到两个集成端口用于多重药物输注，结合经止血阀置入的单腔导管用于持续 CVP 监测。尽管使用这些较大管径导管鞘并非没有并发症，但确实满足了快速置入起搏导线或肺动脉导管的需求。

选择置管部位　选择最佳部位行中心静脉置管需考虑置管的适应证（压力监测还是药物或液体输注）、患者的基本医疗情况、临床设备情况、临床医师操作的技术和经验。对有严重出血倾向的患者，应选择容易发现出血来自静脉或相邻动脉并容易经局部压迫控制的穿刺部位。对于这种患者，颈内或颈外静脉路径要优于锁骨下部位。同样，严重肺气肿患者或其他受气胸严重影响的患者，最好选择颈内静脉而非锁骨下静脉置管，因为后一路径发生气胸风险的频率较高。如果紧急情况下需经静脉心脏起搏，应推荐右颈内静脉，因其提供了至右心室的最直接路径。创伤患者由于硬颈托中的颈部活动受限，最好采用股静脉或锁骨下静脉复苏；如果之前已放置胸腔引流管消除气胸风险，锁骨下静脉置管会更安全。临床医师必须认识到导管插入点到导管尖端正好

位于上腔静脉的长度随穿刺部位而不同，与右侧颈内静脉相比，当选择左侧颈内或颈外静脉时，置管深度偏长（3 ~ 5cm）[124]。最后，临床医师的个人经验对确定最安全置管部位无疑发挥着重要作用，尤其是在紧急或急诊情况下进行操作。

自 20 世纪 60 年代后期应用于临床实践以来，经皮右颈内静脉穿刺是麻醉医师行中心静脉置管的首选[125-127]。其原因包括颈内静脉解剖部位的固定、变异少、容易确认、体表标识明显、离上腔静脉距离短而直。大多数外科手术期间颈内静脉置管极易达成，且置管成功率高（90% ~ 99%）[126, 128]。

尽管一些解剖细节使左颈内静脉不如右颈内静脉更具吸引力，但左颈内静脉置管可靠安全。左侧胸膜顶更高，理论上增加了气胸风险。操作中可能损伤胸导管，因其在左颈内静脉和锁骨下静脉连接处汇入静脉系统[129]。通常左颈内静脉比右颈内静脉细，更大程度地与相邻颈动脉交叠[130]。最重要的是，任何经患者左侧置入的导管必须经过无名静脉（左头臂静脉）并垂直进入上腔静脉。因此，导管尖端可触及上腔静脉右侧壁，增加血管损伤的风险。这一解剖学缺点涉及所有左侧置管部位，并强调需 X 线确定导管尖端的正确位置。最后，大多数操作者缺乏左颈内静脉置管的经验，导致更多不良事件和并发症的发生[131-132]。

锁骨下静脉是中心静脉置管的重要部位，特别受外科医师和其他临床医师欢迎，用于急诊容量复苏和长期经静脉内治疗或透析，而非用于短期监测目的[133-134]。锁骨下静脉置管的优点包括与股静脉相比感染发生率低、创伤患者硬颈托中颈部活动受限时易于穿刺、增加患者舒适度、特别是长期静脉内治疗如静脉高营养和化疗[135-136]。

尽管有技术上的挑战，右侧和左侧颈外静脉均可提供安全、作为颈内静脉或锁骨下静脉替代的中心静脉穿刺部位。因颈外静脉表浅，使中心静脉置管基本无气胸或意外刺破动脉的风险。多数情况下，最好采用 18G 套管针而不是薄壁针头置入导丝（即改良 Seldinger 法，而不是 Seldinger 技术），因为颈外静脉走行弯曲，常需反复调整导丝方向使其进入上腔静脉。应始终采用 J 形头导丝，因为它比直头导丝更容易经过锁骨下成功进入中心静脉[137-138]。当导丝不如预期那样前进，而是移向外周进入锁骨下静脉，推进导丝前将同侧肩关节外展 90° 可能方便进入中心静脉通道。此外，导丝推进时，患者同侧手臂置于体侧，由助手向骶尾侧轻轻牵拉肩膀，使颈外静脉走行变直。基本上，排除颈外静脉用于 CVP 监测的唯一因素为无法暴露颈部静脉并置管，并推进导管进入中心循环。

推进导管和僵硬的扩张器入颈外静脉需特别小心。导管进入锁骨下静脉时需以锐角向前推进。置管过程中如果用力不当，此处可能导致静脉损伤。不出所料，约 20% 的问题发生于尝试颈外静脉置管中，因此限制了这项技术更广泛应用 [139-140]。

当更常用的颈静脉和锁骨下静脉部位无法穿刺时，如烧伤、创伤或手术涉及头部、颈部和上胸部、或在心肺复苏期间（参见第 85、66 和 108 章），可采用股静脉置管。采用股静脉避免了许多中心静脉置管的常见并发症，尤其是气胸，但也有股动脉损伤甚至更罕见的股神经损伤的风险。利用体表标志技术，在腹股沟韧带下方触及股动脉搏动的内侧行股静脉穿刺。中心静脉压可采用较长的（40～70cm）导管置于下腔静脉或置入较短的（15～20cm）导管到达髂总静脉来测定。两者均可测定与右房压相关的 CVP，尽管位于更远端的较短导管所测 CVP 值有较大的偏差 [141-142]。机械通气和自主呼吸患者均是如此 [142-143]。股静脉路径的缺点包括血栓性并发症的风险增加，以及血管损伤可能导致腹腔内或腹膜后出血 [144]。另外，留置股静脉导管的患者一般不能行走，可能延迟和影响术后恢复。

大面积严重烧伤的患者，其腋下区域常可幸免，提供了动脉压或静脉压监测的部位 [145]。触及腋动脉，在其内侧约 1cm 处将标准 20cm CVP 导管置入腋静脉，可监测上腔静脉压力。在择期手术患者中，即使更远端的手和前臂外周静脉测定的压力可提供相当精确的 CVP 估计值 [146]。改良容积输液泵甚至可以测定外周静脉内的压力，而无需额外的传感器和监测设备 [147]。虽然这种测量 CVP 的方法除了置入标准外周静脉导管相关的风险外几乎没有风险，但由于未经广泛证实，在多数情况下不能替代中心静脉置管。

经外周静脉置入中心静脉导管（PICC）已经普遍替代经中心静脉置管，用于需长期静脉内治疗的患者。PICC 的优点包括在局麻下床边放置、置管相关的主要并发症风险极低、非临床医师（即注册护士和助理医师）可安全放置。这一技术特别经济有效，因为避免了那些需 Hickman 或 Broviac 中心静脉导管患者实施小型手术操作的需求 [148]。PICC 的静脉通路通常选择肘前静脉，最好是贵要静脉，因其走向较直，置管成功率高于头静脉。早期的报道显示 PICC 置入合适中心静脉部位的成功率有限，并有相当大的静脉血栓风险，但目前导管设计和置管技术的改进使多数患者均能成功置管且并发症很少 [148-150]。多数 PICC 置管用于长期药物治疗（化疗或胃肠外营养），采用非常柔软的抗凝硅胶导管。少数情况下经外周置入标准聚乙烯 40cm 静脉内导管并推进至中心部位用于短期输注血管

活性药物或监测 CVP 或 PAP。经 PICCs 记录的 CVP 略高于经中心静脉置管所测 CVP，但这种差异没有临床意义 [151]。当这些标准的长静脉导管从肘前静脉置入时，手臂外展时导管尖端可能进入心脏，因而增加了心脏穿孔或心律失常的风险 [152-153]。当有 PICCs 管道在位时，临床医师应谨慎置入额外的中心静脉导管，因为有切断中心静脉循环内 PICC 导管的风险。

选择中心静脉置管方法　中心静脉置管可采用标记技术或超声引导。超声技术正迅速获得认可，众多的专业团队和政府机构发布了中心静脉置管过程中其应用的实用推荐 [154-156]。可查阅其他关于应用体表标志在不同部位各种置管技术的详尽说明和辅导教程资料 [123, 157]。

无论应用何种穿刺技术或选择哪个置管部位，对所有中心静脉置管必须强调某些一般原则。理想情况下，每个医疗机构都应有中心静脉穿刺基本操作步骤的方案或清单，当所有职员目睹违反方案的情况时，都应大声地加以指正。标准化的设备、常规配备助手、洗手和最大程度的消毒预防都有助于操作过程的无菌 [154]。应重点考虑为血管定位和静脉穿刺应用实时超声引导，尤其是选择颈内静脉置管时。使用前应采用测压法或波形监测确认导管的静脉位置。最后，只要临床上适合应确认导管尖端的位置，避免延迟性并发症（参见后文）。

超声引导中心静脉置管

首次于 1984 年描述的超声引导中心静脉导管置入已被证明在多数情况下有益，包括加强医疗病房和手术室 [156, 158]（参见第 58 章）。当采用实时二维超声引导时，成功静脉置管所需的试穿次数较少。另外，超声引导缩短了置管所需时间、提高了总的成功率并减少直接并发症 [159-160]。超声引导置管的优势在无经验操作者行颈内静脉置管时很明显，成人患者比小儿患者更明显。基于这一证据，美国医疗保健研究与质量署（AHRQ）将实时超声引导中心静脉置管列为改善医疗质量的 11 项技术之一 [155]。与实时超声引导相关的附加设备和操作是否会增加导管相关性感染的发生率或在那些临床设置情况下受训人员对这一技术依赖性的增加是否将被证明是有害的尚不知晓。

作为实时超声引导置管的替代，可采用超声明确血管的位置和通畅情况，在皮肤做标记提供明确的目标，然后以常规方式行静脉穿刺 [154, 161]。

实时二维超声引导下颈内静脉置管需 7.5～10 MHz 的超声探头。一旦患者处于头低脚高位，在皮肤消毒前快速超声扫描定位目标静脉、明确其通畅情况、

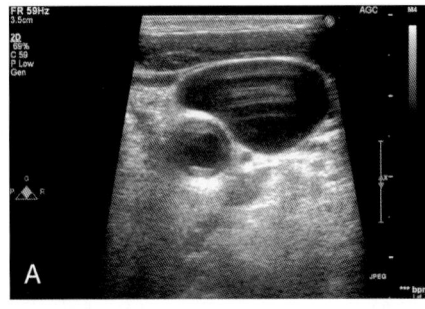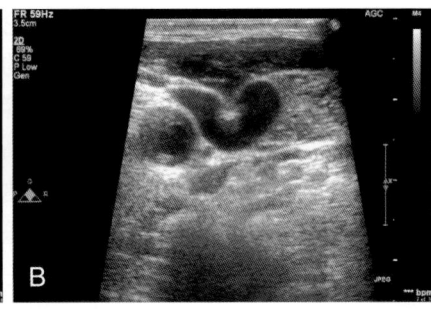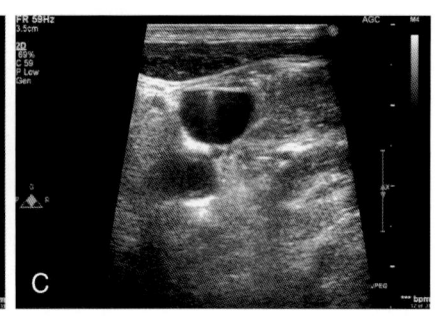

图 45-17　A. 横切面超声图像显示右颈内静脉和典型的解剖位置，位于右颈总动脉的前外侧。B. 穿刺针进入右颈内静脉，重要的是如图所示操作直视穿刺针进入血管腔，避免意外刺破静脉后壁。C. 血管腔内可见导丝呈强回声结构。使用血管扩张器前总应确定导丝的位置

排除解剖异常。这个简单步骤旨在避免当患者中心静脉有血栓、狭窄或异常时的无效穿刺。

一旦穿刺部位消毒和铺巾后，操作者用非穿刺手持无菌套保护的超声探头，获取目标血管图像。静脉和动脉在超声影像上呈两个环形黑色结构。可通过解剖位置和可被压瘪的特性确定静脉。动脉有轻微的搏动，一般较细，管壁较厚（图 45-17A）。当采用超声引导时，横切面（短轴）或纵切面（长轴）图像都可以。总的来说，横切面图像容易识别，可同时确定动脉和静脉，而纵切面图像可始终显示针尖位置，从而减少穿透静脉后壁[162]。当静脉定位于超声屏幕中央后，可在直视下用 18G 针头穿刺血管（参见图 45-17B），然后进行标准 Seldinger 技术（导丝穿过针头）或改良 Seldinger 技术（导丝穿过导管）穿刺。另一项推荐的安全步骤是在用血管扩张器对之前，确定静脉内导丝的位置（参见图 45-17C）。

锁骨下血管超声成像较困难，常受患者体型和超声探头大小和形状的影响。使用超声引导锁骨下静脉置管时，探头置于锁骨中外 1/3 交界处的锁骨下沟，当其穿出锁骨和第一肋骨形成的骨性通道时，可以看到腋静脉和腋静脉[163]。通常通过位于静脉头侧、不易被压瘪、管径不随呼吸改变来识别动脉。横切面或纵切面图像均可获得，用于引导穿刺针置入[164]。对于小儿患者描述了另一种方法，将探头置于锁骨上以获得锁骨下静脉的纵切面图像，通过常规锁骨下路径进行置管[145]（参见第 93 章）。

确定导管位置

在手术室内放置中心静脉导管通常用于手术过程，无影像学证实导管尖端的位置。开始监测或输液前，应回抽血液明确多腔导管每个腔在静脉内的位置，并排出导管-管道系统内的任何残留空气。然而，手术后必须用影像学确定导管尖端的位置。导管尖端位于心脏内或上腔静脉的心包折返水平以下，会增加心脏穿孔和致命性心脏压塞的风险。理想情况下导管尖端应位于上腔静脉内、平行于血管壁、位置低于锁骨下缘并高于第三肋骨、T_4 至 T_5 椎间隙、奇静脉、气管隆嵴或右主支气管起始部[166-167]。Albrecht 和同事们通过解剖新鲜尸体证实，气管隆嵴总是比上腔静脉心包折返处更靠近头侧，因此建议中心静脉导管顶端应始终位于该影像学标记的上方[168]。

中心静脉压监测的并发症

中心静脉置管的并发症作为发病的主要来源日益得到认识，超过 15% 的患者经历过某种形式的相关不良事件[144]。尽管当由训练有素、经验丰富的临床医师操作时不常发生严重的即时并发症，但感染并发症很常见，中心静脉导管的应用不断导致明显的发病率和死亡率。并发症通常分为机械性损伤、血栓形成和成为感染性病因（框 45-5）。

中心静脉置管的机械性并发症

并发症的发生率取决于诸多因素，包括导管置入的部位和患者的医疗条件。大量回顾性和观察性研究提供了这些类型并发症发生率的最佳估计。

中心静脉置管引发的血管损伤有一系列的临床后果。最常见的轻微并发症是局部血肿或损伤静脉瓣[169]。更严重的并发症包括穿破胸膜腔或纵隔，导致胸腔积液、胸腔积血、纵隔积液、纵隔积血和（或）乳糜胸[129, 170-173]。

总的来说，意外穿破动脉是最常见的急性机械性并发症，发生率为 1.9%～15%[174]。多数这类损伤导致局部血肿形成，但在极少情况下，即使细针误伤动脉可导致严重并发症如动脉血栓栓塞[175]。如果在中心静脉置管过程中细针伤及动脉，应拔出针头，按压数分钟以防

```
┌─────────────────────────────────────────┐
│   框 45-5    中心静脉压监测的并发症        │
├─────────────────────────────────────────┤
│ 机械性                                    │
│   血管损伤                                │
│     动脉                                  │
│     静脉                                  │
│     心脏压塞                              │
│   累及呼吸道                              │
│     血肿压迫气道                          │
│     气胸                                  │
│   神经损伤                                │
│   心律失常                                │
│ 血栓性                                    │
│   静脉血栓形成                            │
│   肺栓塞                                  │
│   动脉血栓和栓塞                          │
│   导管或导丝栓塞                          │
│ 感染性                                    │
│   穿刺点感染                              │
│   导管感染                                │
│   血行感染                                │
│   心内膜炎                                │
│ 数据解读错误                              │
│ 设备使用不当                              │
└─────────────────────────────────────────┘
```

止血肿形成。当意外发生扩张器或大口径导管误入颈动脉时，应将扩张器或导管留在原处，立即请血管外科医生会诊是否应该拔除。即刻拔除导管可导致严重并发症如血胸、动静脉瘘、假性血管瘤和脑梗死[176-177]。通常需要在密切监测神经功能的情况下行开放或血管内修补术（因此需推迟任何择期手术）[176]。

据报道其他灾难性但罕见的血管损伤包括主动脉穿孔和面静脉撕脱[178-179]。中心静脉置管后延迟性血管并发症虽不常见，但应作为操作的后果加以考虑。文献报道的许多这类并发症包括主动脉-心房瘘、静脉-支气管瘘、颈动脉-颈内静脉瘘和假性动脉瘤形成[180-183]。

中心静脉置管最重要的致命性血管并发症是心脏压塞，是由心包内上腔静脉、右心房或右心室穿孔引起的。这些血管损伤可引起心包积血或意外地将静脉液体注入心包，导致心脏压迫[184]。据2004年美国麻醉医师学会终审索赔项目报道，这一损伤是与中心静脉导管相关的第二大最常见并发症[185]。在该报告中，心脏压塞导致81%病例死亡，且常为延迟性临床表现（1～5天），提示与穿刺操作本身相比，该并发症与导管的留置和使用更有关。大多数报道说明这种致命性事件是可以避免的，并强调当中心静脉导管尖端错误的位于心腔内或以锐角紧邻上腔静脉壁时，易于发生该并发症。后一种位置可通过影像学检查发现导管尖端在上腔静脉内呈轻微弧度来加以识别[186]。这些

观察强调了无论从中心还是外周部位入导管，必须客观确认适当的导管尖端位置。事实上，许多导管相关的心脏和血管穿孔的早期报道提示外周导管可能存在不同寻常的高风险，这是因为手臂外展可导致导管尖端进入心脏内的危险部位[152, 187]。当导管导致心脏穿孔引起心脏压塞时，症状突然出现，如果放置了中心静脉导管的任何患者出现严重低血压，需高度怀疑。心律失常可提供导管尖端心内位置的早期线索[153]。有时，需通过后前位和侧位胸片以及注射造影剂来准确定位导管尖端的位置[188]。

气胸是锁骨下静脉置管最常见的并发症，尽管实际上意外刺破动脉可能更常见[66, 189]。Mansfield和合作者报道了821例试图行锁骨下静脉置管的患者，当采用体表标记技术时，气胸发生率为1.5%，穿破动脉的发生率为3.7%[189]。颈内静脉路径的气胸发生率更低。Shah和同事们系列报道了近6000例颈内静脉置管气胸发生率为0.5%[174]。这很可能是一个更大的超预期估计，因为这些患者行心脏手术需锯开胸骨，该操作可能与许多患者的气胸有关。少量气胸可保守治疗，而胸腔闭式引流是大量空气积聚或接受正压机械通气或拟行重大手术患者的最佳处理方法。临床医师必须为可能发生张力性气胸和其不良血流动力学后果做好准备。除气胸外，中心静脉置管后可发生其他呼吸道损伤，包括皮下和纵隔气肿、气管穿孔和气管内导管套囊破裂[190]。

神经损伤是中心静脉置管另一个潜在并发症。损伤可发生于臂丛神经、星状神经节、膈神经或声带[191-192]。此外，该操作可能导致慢性疼痛综合征[193]。

中心静脉置管的血栓栓塞并发症

导管相关性血栓根据中心静脉置管部位有所不同，高达21.5%的股静脉置管患者和1.9%的锁骨下静脉置管患者发生[135]。导管位于右心房深部可能更易形成血栓，可能与导管对右心房心内膜的机械刺激有关[194]。导管尖端或附着于心内膜的血栓可能成为感染灶，引起上腔静脉综合征或血栓进入肺循环[195-197]。有时需手术取出[198]。

除了血栓栓塞，其他报道的中心静脉置管栓塞并发症包括部分导管或导丝栓塞以及空气栓塞[199-200]。这些情况几乎无一例外是器材使用不当的结果，强调了对使用这些器材的护士和医师进行正确教育与培训的需求。

中心静脉置管的感染性并发症

到目前为止，感染是中心静脉置管晚期最常见的

主要并发症。中心静脉路径相关血行感染（CLABSI）发生的降低可能是由于聚焦于导管置入和维护的最佳方法的循证依据的缘故。尽管如此，2009 年美国所有健康护理相关性感染中 CLABSI 仍占 14%[201]。尽管多数病例发生于非 ICU 患者（接受血液透析的住院患者和门诊患者），但许多是在 ICU 患者中诊断的[201-203]（参见第 101 和 102 章）。

如前所述，防止感染的首要条件是严格注意无菌操作[204]。近期的回顾显示，除了 CLABSI 发生率降低，颈内静脉、股静脉和锁骨下静脉穿刺部位的感染率相同[205]。尽管多腔导管附加的临床功能常常强制要求其使用，但其比单腔导管发生感染的风险更高[136, 144]。导管可由各种材料制成，包括硅胶、聚氯乙烯、聚四氟乙烯、聚氨酯等。而且，相同材料的导管制作工艺不同，可影响其表面和细菌黏附于表面的频率[206]。证据显示肝素涂层中心静脉导管可降低儿童和成人导管相关性血栓和感染的发生率[207-208]。结合抗微生物治疗如银（该金属有广泛抗微生物作用且无毒性）、抗菌氯己定和磺胺嘧啶银组合，或抗生素米诺环素和利福平导管表面涂层降低了导管细菌定植率和某些病例的血行感染[208-210]。增加的费用限制了这些导管的广泛采用，尽管有分析提议其成本效益设置，在此情况下导管相关性感染发生率仍较高，如免疫缺陷患者（超过 3.3/1000 导管天数）[211]。

氯己定浸渍海绵敷料降低了婴幼儿导管的细菌定植率，但未减少导管相关血行感染[212-213]（参见第 93 章）。来自疾病控制和预防中心（CDC）最新指南不支持常规更换导管位置或按计划经导丝更换导管。CDC 指南提供了导管管理的详细建议以减少感染性并发症的风险[136]。

中心静脉置管的其他并发症

据报道中心静脉置管有各种其他不良后遗症，尽管其发生率不是很清楚，大多数并不常见（参见框 45-5）。所有操作医师应熟悉这些情况，特别是因为很多这类并发症与操作者的失误有关[66, 214]。

使用导丝、血管扩张器和大口径导管会带来某些额外风险，要求技术上一丝不苟。导丝近端必须始终保持在临床医师的控制中，避免置入过深进入心脏，从而引起心律失常或可能将导丝遗留在循环内[199, 215]。扩张器在设计上比导管僵硬，如果置入用力过猛或不必要的过深扩张皮肤到静脉之间的皮下组织隧道，可能引起明显损伤[216]。大口径引导鞘和多腔导管由于其临床应用特性广受欢迎，但其尺寸可能增加导管相关损伤、未发现导管脱落引起出血和大量

静脉空气栓塞的风险。由于空气可经大的穿刺点直接进入中心静脉循环，不仅可能在最初的置管时进入血液，而且可能由于大口径导管的连接不当增加额外风险[200, 217]。

尽管 CVP 监测的很多并发症与设备使用不当有关，但数据解读错误的影响并不清楚。虽然临床医师极有可能对 CVP 监测认识不足，并因此更容易错误解读监测数据。相似的现象已在肺动脉导管监测中反复阐述（参见后文讨论）。安全有效地应用 CVP 监测需充分理解心血管生理学、正常 CVP 波形和这些测量中的常见病理学异常。

中心静脉压监测的生理学基础

心脏充盈压可以从血管系统的多个部位直接测定。中心静脉压监测是创伤最小的方法，其次是肺动脉压和左心房压监测。正确解读所有心脏充盈压，需了解心腔和大血管内压力正常值，以及其他测定和衍生的血流动力学变量（表 45-2）。

CVP 是多个生理变量间复杂相互作用的结果，

表 45-2　正常心血管压力

压力	平均值（mmHg）	范围（mmHg）
右心房		
a 波	6	2～7
v 波	5	2～7
平均值	3	1～5
右心室		
收缩期峰值	25	15～30
舒张末	6	1～7
肺动脉		
收缩期峰值	25	15～30
舒张末	9	4～12
平均值	15	9～19
肺动脉楔压		
平均值	9	4～12
左心房		
a 波	10	4～16
v 波	12	6～21
平均值	8	2～12
左心室		
收缩期峰值	130	90～140
舒张末	8	5～12
中央主动脉		
收缩期峰值	130	90～140
舒张末	70	60～90
平均值	90	70～105

主要并发症。中心静脉路径相关血行感染（CLABSI）发生的降低可能是由于聚焦于导管置入和维护的最佳方法的循证依据的缘故。尽管如此，2009 年美国所有健康护理相关性感染中 CLABSI 仍占 14%[201]。尽管多数病例发生于非 ICU 患者（接受血液透析的住院患者和门诊患者），但许多是在 ICU 患者中诊断的[201-203]（参见第 101 和 102 章）。

如前所述，防止感染的首要条件是严格注意无菌操作[204]。近期的回顾显示，除了 CLABSI 发生率降低，颈内静脉、股静脉和锁骨下静脉穿刺部位的感染率相同[205]。尽管多腔导管附加的临床功能常常强制要求其使用，但其比单腔导管发生感染的风险更高[136, 144]。导管可由各种材料制成，包括硅胶、聚氯乙烯、聚四氟乙烯、聚氨酯等。而且，相同材料的导管制作工艺不同，可影响其表面和细菌黏附于表面的频率[206]。证据显示肝素涂层中心静脉导管可降低儿童和成人导管相关性血栓和感染的发生率[207-208]。结合抗微生物治疗如银（该金属有广泛抗微生物作用且无毒性）、抗菌氯己定和磺胺嘧啶银组合，或抗生素米诺环素和利福平导管表面涂层降低了导管细菌定植率和某些病例的血行感染[208-210]。增加的费用限制了这些导管的广泛采用，尽管有分析提议其成本效益设置，在此情况下导管相关性感染发生率仍较高，如免疫缺陷患者（超过 3.3/1000 导管天数）[211]。

氯己定浸渍海绵敷料降低了婴幼儿导管的细菌定植率，但未减少导管相关血行感染[212-213]（参见第 93 章）。来自疾病控制和预防中心（CDC）最新指南不支持常规更换导管位置或按计划经导丝更换导管。CDC 指南提供了导管管理的详细建议以减少感染性并发症的风险[136]。

中心静脉置管的其他并发症

据报道中心静脉置管有各种其他不良后遗症，尽管其发生率不是很清楚，大多数并不常见（参见框 45-5）。所有操作医师应熟悉这些情况，特别是因为很多这类并发症与操作者的失误有关[66, 214]。

使用导丝、血管扩张器和大口径导管会带来某些额外风险，要求技术上一丝不苟。导丝近端必须始终保持在临床医师的控制中，避免置入过深进入心脏，从而引起心律失常或可能将导丝遗留在循环内[199, 215]。扩张器在设计上比导管僵硬，如果置入用力过猛或不必要的过深扩张皮肤到静脉之间的皮下组织隧道，可能引起明显损伤[216]。大口径引导鞘和多腔导管由于其临床应用特性广受欢迎，但其尺寸可能增加导管相关损伤、未发现导管脱落引起出血和大量

静脉空气栓塞的风险。由于空气可经大的穿刺点直接进入中心静脉循环，不仅可能在最初的置管时进入血液，而且可能由于大口径导管的连接不当增加额外风险[200, 217]。

尽管 CVP 监测的很多并发症与设备使用不当有关，但数据解读错误的影响并不清楚。虽然临床医师极有可能对 CVP 监测认识不足，并因此更容易错误解读监测数据。相似的现象已在肺动脉导管监测中反复阐述（参见后文讨论）。安全有效地应用 CVP 监测需充分理解心血管生理学、正常 CVP 波形和这些测量中的常见病理学异常。

中心静脉压监测的生理学基础

心脏充盈压可以从血管系统的多个部位直接测定。中心静脉压监测是创伤最小的方法，其次是肺动脉压和左心房压监测。正确解读所有心脏充盈压，需了解心腔和大血管内压力正常值，以及其他测定和衍生的血流动力学变量（表 45-2）。

CVP 是多个生理变量间复杂相互作用的结果，

表 45-2　正常心血管压力

压力	平均值（mmHg）	范围（mmHg）
右心房		
a 波	6	2～7
v 波	5	2～7
平均值	3	1～5
右心室		
收缩期峰值	25	15～30
舒张末	6	1～7
肺动脉		
收缩期峰值	25	15～30
舒张末	9	4～12
平均值	15	9～19
肺动脉楔压		
平均值	9	4～12
左心房		
a 波	10	4～16
v 波	12	6～21
平均值	8	2～12
左心室		
收缩期峰值	130	90～140
舒张末	8	5～12
中央主动脉		
收缩期峰值	130	90～140
舒张末	70	60～90
平均值	90	70～105

其中很多变量在手术室或加强医疗病房内无法测量。不出所料，CVP 有时不能预测血管内容量状态或液体的反应性。CVP 和循环血容量间根本上没有简单的联系 [95, 218-219]。尽管如此，CVP 波形很重要，因此必须理解其组成和可能的缺陷。

正常中心静脉压波形

心动周期期间的机械活动可在典型的 CVP 波形中反映出来。CVP 波形由 5 部分组成：3 个峰波（a、c、v）和两个降支（x、y）（表 45-3）（图 45-18）[220-221]。最突出的波为心房收缩的 a 波，出现在 ECG 的 P 波后的舒张末期。心房收缩升高心房压并经开放的三尖瓣提供心房收缩对右心室的充盈。随着心房舒张，a 波后心房压降低。这一压力平稳下降被 c 波打断。此波是三尖瓣关闭并凸向心房时等容心室收缩产生的心房压短暂升高。c 波总是出现在 ECG 的 R 波之后，因为其产生于心室收缩开始时。需注意的是，颈静脉压波形中观察到的 c 波起源稍复杂。此波受邻近颈动脉早期收缩压传播的影响，可称为颈动脉冲击波 [222]。然而，由于颈静脉压也反映右心房压，因而此 c 波可能代表了动脉（颈动脉冲击）和静脉（三尖瓣活动）来源。心室收缩期间，由于心房持续舒张和心室收缩与射血产生的心房几何形态改变，致使心房压力持续下降。这就是 x 降支，或称为心房压的收缩期低估。x 降支可分为两部分，x 和 x'，对应 c 波前后两段。最后的心房压波峰是 v 波，由收缩晚期三尖瓣保持关闭时心房静脉充盈产生。v 波波峰通常紧随 ECG 的 T 波之后。随后，当三尖瓣开放，血液由心房进入心室时，心房压下降，表现为 y 降支或舒张期波谷。CVP 波形的最后组成部分为 h 波，偶尔表现为舒张中晚期的压力平台。h 波正常无法发现，除非心率缓慢或静脉压升高 [222-223]。综上所

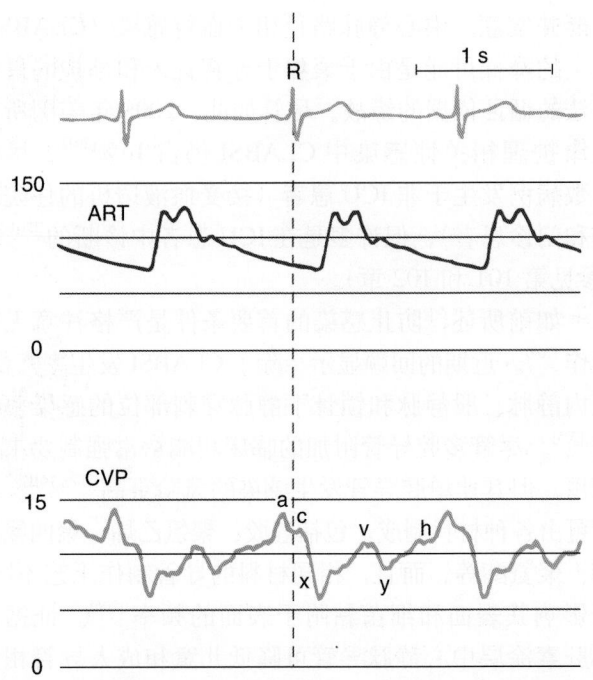

图 45-18　正常中心静脉压（CVP）波形。舒张期组成（y 降支，舒张末期 a 波）和收缩期组成（c 波、x 降支、收缩末期 v 波）均明确标记。由于心率缓慢，还可见到舒张中期平台波形，即 h 波。通过各波形组成与 ECG 的 R 波间的时间关系辅助波形识别。采用动脉压（ART）轨迹的波形时间容易混淆，这是由于收缩期动脉压上升支相对延迟的缘故 *(From Mark JB: Atlas of cardiovascular monitoring, New York, 1998, Churchill Livingstone.)*

述，正常静脉压波形组成可如下记忆：a 波源于心房收缩；c 波源于三尖瓣关闭和右心室等容收缩；x 降支是心房舒张导致收缩期心房压下降；v 波源于心室射血，驱动静脉充盈心房；y 降支是血液流经开放的三尖瓣使舒张期心房压降低所致。

涉及心动周期和心室机械活动，CVP 波形可被认为有 3 个收缩期部分（c 波、x 降支、v 波）和两个舒张期部分（y 降支、a 波）。通过回顾产生压力波峰和波谷的机械活动，对照 CVP 波形和 ECG 轨迹并采用 ECG 的 R 波标记舒张末期和收缩期开始可正确识别 CVP 波形的组成。当采用桡动脉压轨迹代替 ECG 用作 CVP 波形时程时，因桡动脉压上升支出现于 ECG 的 R 波后 200ms，可能产生混淆（参见图 45-18）。这一正常生理延迟反映了经心室（≈60ms）、等容左心室收缩（≈60ms）、主动脉压升高传播至桡动脉（≈50ms），桡动脉压升高经充满液体的管道传播到传感器所需的时间（≈10ms）[82, 224]。

根据心动周期中波形起始的时相，正常 CVP 波峰指的是收缩期（c 波、v 波）和舒张期（a 波）。然而，要识别这些波，一般不是根据其起始段或上升段，而是根据波峰的位置。例如，a 波的起始段和波峰一般

表 45-3　中心静脉压力波形组成

波形组成	心动周期时相	机械活动
a 波	舒张末	心房收缩
c 波	收缩早期	等容心室收缩，三尖瓣凸向右心房
v 波	收缩晚期	收缩期心房充盈
h 波	舒张中晚期	舒张期平台
x 降支	收缩中期	心房舒张，基底段下降，收缩期波谷
y 降支	舒张早期	早期心室充盈，舒张期波谷

在舒张末期，但波峰会延迟至与 ECG 的 R 波同时出现，特别见于短 PR 间期患者。在这种情况下，a 波和 c 波融合，这一混合波称为 a-c 波。而将 CVP 的 v 波作为收缩期部分则更令人迷惑。虽然 v 波的上升支始于收缩晚期，v 波的波峰却发生于等容心室舒张期，在房室瓣开放和 y 降支出现前即刻。因此，最精确的描绘为 v 波始于收缩晚期，但波峰出现于等容心室舒张期，是心室舒张最早的一部分。出于临床考虑，最简单的是将 v 波看作收缩期波。

尽管在正常静脉压波形中，可以辨别三个截然不同的 CVP 波峰（a、c、v）和两个波谷（x、y）。但心率变化和传导异常改变了这种模式。ECG 的短 PR 间期导致 a 波和 c 波融合，心动过速缩短舒张期长度和 y 降支的持续时间，导致 v 波和 a 波融合。相反，心动过缓使每个波都很明显，可肉眼区分 x 和 x' 降支，h 波更明显。尽管有 CVP 波形中其他病理性波更明显的情况，但不应认为每一个小的压力波峰都有生理意义，因为很多情况是充满液体的管道 - 换能器系统的人工干扰所致。搜寻预期的波形组成更为有用，包括那些怀疑有病理状况特征的波形。

异常的中心静脉压波形

通过检查 CVP 波形可诊断或明确各种病理生理状况（表 45-4）。其中最常用的是快速诊断心律失常[225]。房颤患者由于缺乏心房有效收缩使舒张末期和收缩开始时容量较大，a 波消失，c 波更明显（图 45-19A）。有时，当心室率缓慢时在 CVP 波形中可见到房颤或房扑波。等律性房室分离或交界性（结性）节律改变了心室收缩前心房收缩的正常顺序（图 45-19B）。相反，经心房的房室结冲动逆向传导引起心室收缩期三尖瓣关闭时的心房收缩，导致 CVP 波形中出现高大的"大炮样"a 波。心室起搏期间正常的房室同步消失可以相似的方式通过在静脉压波形中搜寻大炮样波得以确认（图 45-19C）。在这些情况下，CVP 有助于诊断动脉低血压的原因；ECG 轨迹 P 波消失可能不像 CVP 波形的变化那么明显。

右侧瓣膜性心脏病以不同方式改变 CVP 波形[226]。三尖瓣反流通过不完整的瓣膜产生右心房收缩期充盈异常。这导致了收缩早期开始时宽而高的收缩期 c-v 波和收缩期心房压中 x 降支的消失（图 45-20A）。这是指 CVP 波形的心室化，类似于右心室压。应注意该反流波在起始时间、持续时间和幅度均不同于收缩末来自腔静脉心房充盈引起的正常 v 波。在三尖瓣反流患者中，由床旁监护仪显示的数字，仅显示 CVP

平均值，高估了舒张末右心室压。相反，右心室舒张末压最好用反流收缩波之前 ECG 中 R 波出现时测量的 CVP 值来估计（图 45-20A）。与三尖瓣反流不同，三尖瓣狭窄导致舒张期心房排空和心室充盈受限（图 45-20B），平均 CVP 增高，舒张期全程存在右心房和右心室间压力梯度。由于来自心房的舒张期血液出口受损，a 波异常突出而 y 降支低平。其他降低右心室顺应性的状况，如右心室缺血、肺动脉高压、肺动脉瓣狭窄等，可产生 CVP 波形中突出的舒张末 a 波，但不减弱舒张早期 y 降支。存在心包疾病和右心室梗死的情况下，CVP 波的形态以其他特征形式发生改变。这些模式最好与肺动脉压监测相结合来解读，将在后面讨论。

也许 CVP 监测最重要的传统应用在于提供了对循环血容量的适当估计。几项随机试验和系统回顾已阐明 CVP 和循环血容量间的相关性很差，且静态 CVP 值不能预测对液体冲击的血流动力学反应[227-229]。考虑到影响 CVP 诸多变量间的相互作用的复杂性，这也不足为奇。也许关于血管内容量反应性的重要临床问题应该以否定形式提出，即患者是否不可能对静脉内液体冲击有反应。对罹患液体输注所有有害作用（毛细血管渗漏和组织水肿）和无益（心排血量增加）的那些患者是大多数情况下临床关注的人群。

表 45-4　中心静脉压波形异常

状况	特征
房颤	a 波消失 c 波明显
房室分离	大炮样 a 波
三尖瓣反流	高大的收缩期 c-v 波 x 降支消失
三尖瓣狭窄	高大的 a 波 y 降支平缓
右心室缺血	高大的 a 波和 v 波 陡峭的 x 和 y 降支 M 型或 W 型
心包缩窄	高大的 a 波和 v 波 陡峭的 x 和 y 降支 M 型或 W 型
心脏压塞	x 降支明显 y 降支平缓
自主呼吸或正压通气期间的呼吸变化	呼气末测压

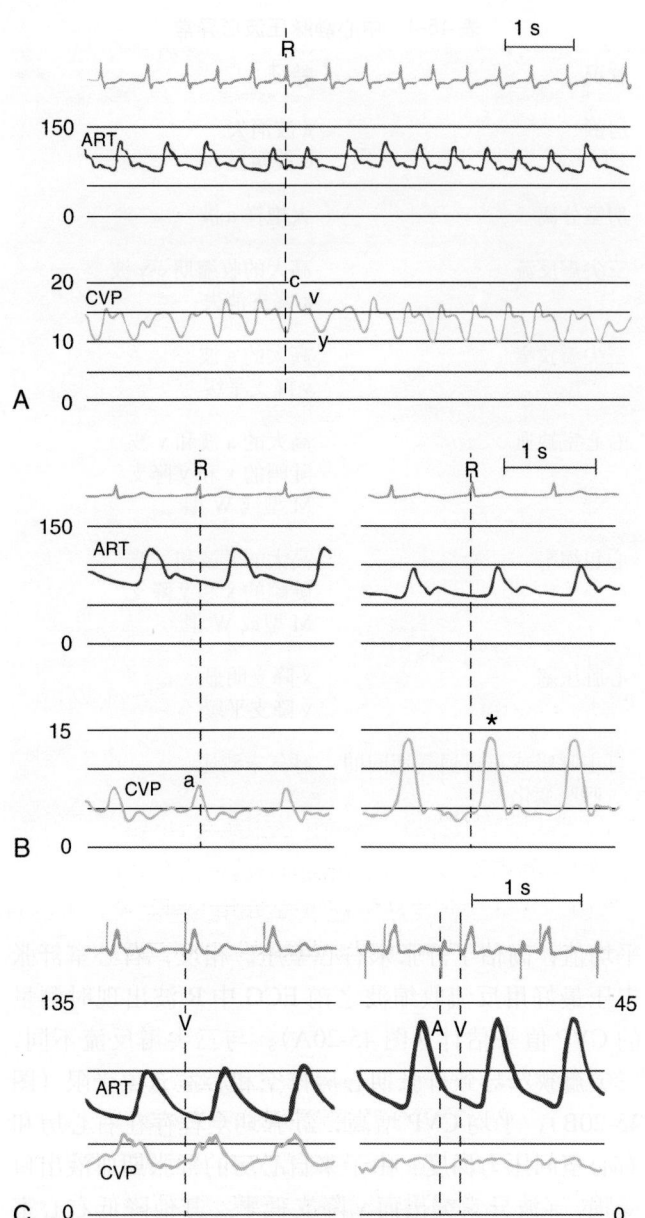

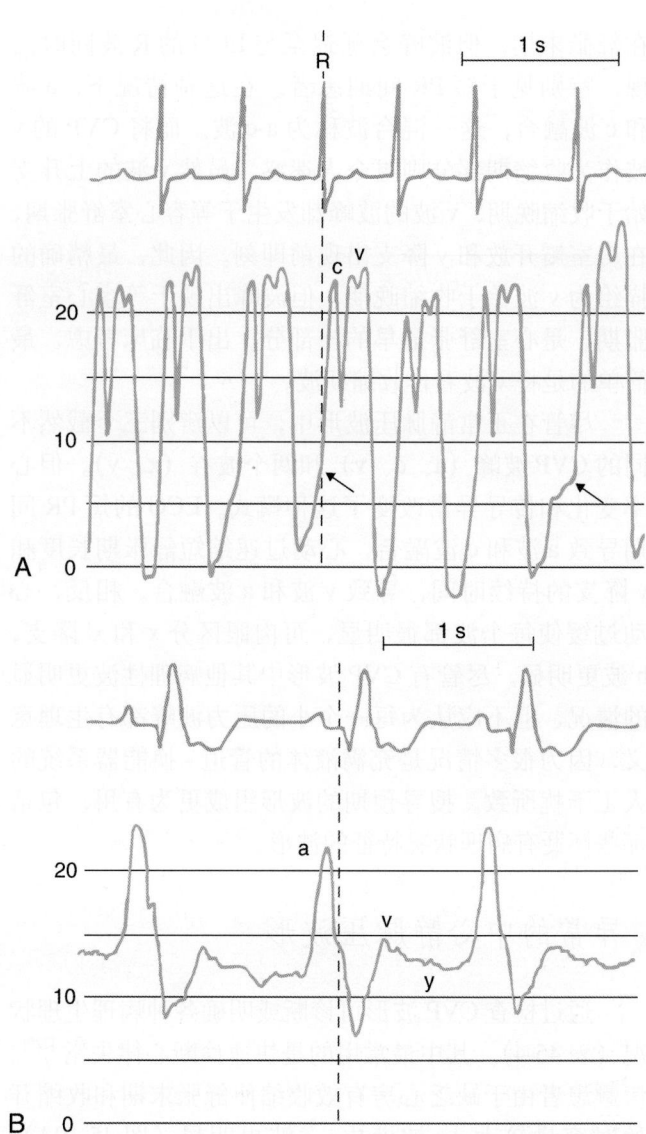

图 45-19　心律失常引起的中心静脉压（CVP）改变。A. 房颤。注意 a 波消失，c 波明显，仍有 v 波和 y 降支。这种心律失常也导致心电图中 R-R 间期和左心室每搏量的改变，可在心电图（ECG）和动脉压波形（ART）中观察到。B. 等律性房室分离。与 CVP 波形中的正常舒张末 a 波相比（左图），可见收缩早期大炮样波（＊，右图）。伴随这种心律失常的心室充盈减少导致动脉压降低。C. 心室起搏。心室起搏期间 CVP 波形中的收缩期大炮样波明显（左图）。房室顺序起搏使静脉波形恢复正常并使动脉压升高（右图）。动脉压（ART）的标尺位于左侧；中心静脉压（CVP）的标尺位于右侧 *(From Mark JB: Atlas of cardiovascular monitoring, New York, 1998, Churchill Livingstone.)*

图 45-20　三尖瓣病变中的中心静脉压（CVP）改变。A. 三尖瓣反流增加平均 CVP，波形显示为高的收缩期 c-v 波从而使 x 降支减弱。在本例中，由于房颤 a 波消失。右心室舒张末压最好在 ECG 中的 R 波（箭头所示）出现时评估，并低于平均 CVP。B. 三尖瓣狭窄增加平均 CVP，舒张期 y 降支减弱，而舒张末 a 波明显 *(From Mark JB: Atlas of cardiovascular monitoring, New York, 1998, Churchill Livingstone.)*

肺动脉导管监测

　　1970 年，Swan、Ganz 及其同事将肺动脉导管（PAC）引入临床实践用以急性心肌梗死患者的血流动力学评估[230]。这些导管可在床旁准确测量重要的心血管生理变量，其临床使用率不断飙升。至 20 世纪 90 年代中叶，估计美国每年 PAC 销售量达 200 万根，与其使用的相关费用估计每年超过 20 亿美元[231]。

　　PAC 提供了许多临床医师包括危重病医学专家无法从标准临床体征和症状预测的数项血流动力学变量的测定[232]。然而，PAC 监测是否改善患者的预后仍无法确定[233]。

肺动脉置管

　　标准 PAC 导管周径为 7.0～9.0Fr，长 110 cm，间

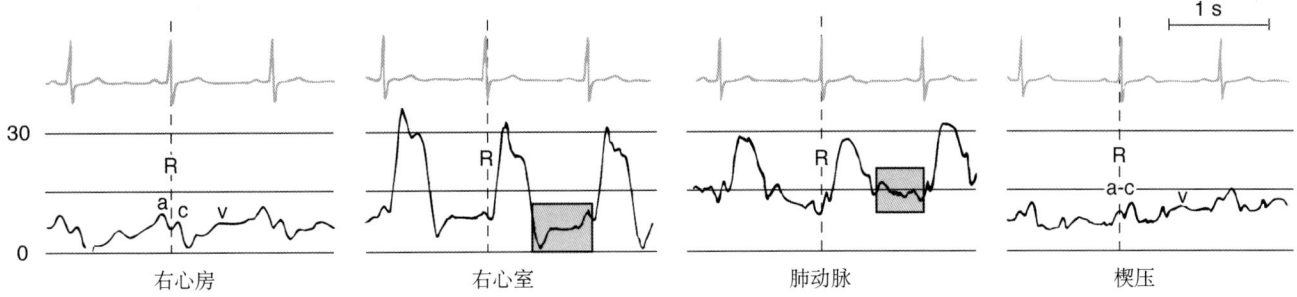

图 45-21　肺动脉导管置入期间记录到的特征性波形。右心房压类似于中心静脉压波形，显示 a 波、c 波和 v 波。尽管右心房和右心室的舒张末压相等，但右心室收缩压高于右心房。与心室压相比，肺动脉压显示为舒张期抬高。也要注意舒张时右心室压升高，而肺动脉压降低（阴影框所示）。肺动脉楔压与右心房压波形形态相似，尽管相对于心电图，心动周期的 a-c 波和 v 波出现较晚 *(From Mark JB: Atlas of cardiovascular monitoring, New York, 1998, Churchill Livingstone.)*

隔 10cm 标记刻度，导管内含 4 个管腔。导管尖端的远端开口用于肺动脉压监测，而第二个开口位于较近端的 30cm 处，用于 CVP 监测。第三腔通向尖端附近的气囊，第四腔内有温度热敏电阻丝，其终点就在气囊的近端。

PAC 可从前文所述的任何中心静脉置管部位插入，但右颈内静脉提供了至右心腔最直接的路径。应用与中心静脉置管相似的方法，插入其外端带止血阀的大口径导引鞘。PAC 通过无菌保护套置入，便于之后对 PAC 位置的无菌调整，其远端腔连接压力传感器，然后经导引鞘的止血阀插入至 20cm 深。PAC 的自然弯曲度应被定向为指向矢状面略偏左侧（从患者头侧观察 11 点的位置），利于通过位于前内侧的三尖瓣。导管尖端的气囊用空气充盈，导管向前进入右心房，经过三尖瓣、右心室、肺动脉瓣，进入肺动脉，最后到达楔压位置。这些位置每个点的特征性波形确定了正确的导管走向与位置（图 45-21）。

测得肺动脉楔压后，气囊放气，肺动脉压波形应再次出现。根据需要再次充盈气囊可获得楔压，使导管漂向远端直至肺动脉再次被阻塞。

肺动脉导管置入的附加指南

从右颈内静脉穿刺部位，当 PAC 插入 20～25cm 时应到达右心房，30～35cm 到达右心室，肺动脉为 40～45cm，楔压位置为 45～55cm。当选择其他部位放置导管时，需额外增加距离，通常经左颈内静脉和左、右颈外静脉额外增加 5～10cm，从股静脉额外增加 15cm，从肘前静脉额外增加 30～35cm[234]。这些距离只能作为粗略的参照，必须经常判断波形形态，按实际情况尽早用胸片确定导管位置。在标准前后位胸片上，PAC 尖端应位于心影 2cm 范围内[235]。

使用这些常用的距离数值有助于避免导管在心脏内意外成襻、打结引起的并发症。如果导管插入 40cm 未观察到右心室波形，导管可能盘绕在右心房内。同样的，如果导管插入 50cm 未观察到肺动脉波形，导管可能盘绕在右心室内。应气囊放气，并将导管退至 20cm，重复 PAC 漂浮过程。

如果反复尝试置入 PAC 难以进入右心室，可能存在静脉解剖异常。全身静脉最常见的异常为永存左上腔静脉（LSVC），其发生率约为总人口的 0.1%～0.2%，其他类型先天性心脏病患者的发生率为 2%～9%[236-237]。永存左上腔静脉沿左侧纵隔下降，汇入扩张的冠状静脉窦。由于 LSVC 的良性特性，实际上所有病例均无症状，是在中心静脉或肺动脉置管失败时偶然被发现。因为这些患者大多数存在正常的右上腔静脉，所以只有当试图从左侧静脉放置 PAC 时才认识到这一解剖异常。更罕见的是，由于右上腔静脉也缺如，尝试右侧静脉置管时遭遇 PAC 置管困难。这种患者的右颈内静脉通过桥无名静脉与永存左上腔静脉相通。一种房间隔缺损的罕见形式，称为无顶冠状静脉窦，也可见于这类患者，存在冠状静脉窦 - 左心房交通支，PAC 可能进入左心房和体循环[237]。伴有这些静脉异常的患者，PAC 进入冠状静脉窦可能揭示意想不到的压力波形，即冠状静脉窦压力。

一些额外的要点可能有助于成功定位 PAC。空气充盈的气囊当通过心脏进入肺血管时倾向于漂向非重力依赖区域。因此，将患者置于头低位将有助于漂过三尖瓣，使患者右倾并且头抬高将有助于漂出右心室，同时降低置管期间心律失常的发生率[238-239]。在低心排血量患者中，自主呼吸时深吸气将短暂增加静脉回流和右心室排出量，可能有利于导管漂入。有时，当从导管远端腔注入 10～20ml 冰水使导管变硬时，导管可能容易漂到正确位置。最后，最初难以放置的导管，当血流动力学状况改变时可能容易放置，常见于全身麻醉诱导和正压通气开始后。

肺动脉导管监测的并发症

PAC 应用的并发症可分为导管放置引起的、导管留置引起的和导管应用与使用不当引起的。在大多数情况下，导管放置期间遇到的问题在 PAC 和 CVP 监测是相同的（参见框 45-5）。然而，右心室和肺动脉置管可引起与 PAC 有关的独特并发症（框 45-6）[240]。

当考虑 PAC 应用的所有不利影响时，包括导管插入期间观察到的自限性心律失常，超过 50% 的置管患者发生小的并发症[231]。然而，与 PAC 应用有关的特定重大并发症并不常见[241]。2003 年美国麻醉医师学会肺动脉置管专案组强调，来自 PAC 监测报道的并发症发生率差异很大，尽管严重并发症发生于 0.1% ~ 0.5% 的 PAC 监测的手术患者[231]。1984 年 Shah 和同事们报道了在 6245 例经历心脏和非心脏手术患者中 PAC 的应用情况[174]。很显然，只有 10 例患者（0.16%）发生严重并发症导致发病，只有 1 例患者（0.016%）死于肺动脉置管。而且，一项 1998 年在 5306 例经历心脏手术患者中应用 PAC 的欧洲报道证实这一严重并发症很低的发生率，仅有 4 例患者（0.07%）发生右心室或肺动脉损伤[242]。最后，1993 年澳大利亚事故监测研究报道的 2000 个不良事件中仅 1 例与 PAC 应用有关，相比较与动脉或静脉系统有关的不良事件为 64 例[66]。然而，尽管这些大规模研究提示与应用 PAC 有关的严重并发症发生率很低，但在特殊临床情况或特殊患者群中并发症的发生率尚不明确。

心律失常是肺动脉置管期间的主要并发症。事实上，自限性房性或室性心律失常在 PAC 通过心脏时很常见，以致大多数医师并不认为它们是并发症，而是用于确认 PAC 正确穿过心腔。Shah 和合作者观察到

框 45-6　肺动脉导管监测的并发症

导管置入
　心律失常，室颤
　右束支传导阻滞，完全性心脏传导阻滞
导管留置
　机械性，导管打结
　血栓栓塞
　肺梗死
　感染，心内膜炎
　心内膜损伤，心脏瓣膜损伤
　肺动脉撕裂
　肺动脉假性动脉瘤
数据解读错误
设备使用不当

其置管患者 68% 有一过性室性期前收缩，房性心律失常为 1.3%[174]。更有临床意义的是，需治疗的持续性室性心律失常患者仅为 3.1%，这些患者均无长时间血流动力学紊乱。尽管当末端带有气囊的 PAC 碰到心内膜时引起心律失常的可能性小于标准静脉内导管和经静脉起搏导线，但有报道 PAC 引起持续性房颤、室性心动过速、甚至室颤[242-244]。

肺动脉置管前预防性静脉使用利多卡因对减少室性异位心律无效[245]。当出现这类问题时，应将气囊放气并将导管退回到右心房。当 PAC 放置后数小时或甚至数天发生血流动力学显著受累的心律失常，不可能与 PAC 有关。然而，应始终通过观察压力波形和胸部影像学检查导管尖端的位置，判断导管是否已退回到右心室。

当 PAC 通过右心室并碰到室间隔时，有高达 5% 的患者发生一过性右束支传导阻滞[246-247]。这点仅在之前存在左束支传导阻滞的患者才重要。在这些患者中可能发生完全性心脏传导阻滞，尽管这种情况很罕见。Shah 和合作者给之前存在左束支传导阻滞的 113 例患者置管，只有 1 例患者发生完全性心脏传导阻滞（0.9%）[174]。在 47 例伴有左束支传导阻滞的高危患者的不同人群中，很多患者有急性心肌梗死或心力衰竭，Morris 和同事们插入 82 个 PAC，最初 24h 内无 1 例完全性心脏传导阻滞发生[246]。然而，经皮起搏装置、体外起搏器和临时经静脉起搏导线或带起搏功能的 PAC 应随时准备作为预防措施，尤其是在这种情况下心脏传导阻滞的发生可能会延迟出现。

已有许多关于 PAC 或导引鞘机械性问题的报道。在心脏手术中，PAC 可能被手术器械损伤，或被缝线或体外循环插管缠住[174, 248-250]。当手术涉及右心结构时，关胸前应确认 PAC 能自由移动。心脏手术期间胸骨撑开可能产生其他问题，尤其是当 PAC 经颈外静脉或锁骨下静脉路径插入时。PAC 穿出导引鞘时可能打折，在导引鞘与血管壁间形成锐角[251-252]。当监测的压力波形有衰减情况或液体输入不畅或经导管其中一腔回抽血液不畅时，应怀疑这些机械性问题。

尽管置入前通过检查导管应可发现导管本身的大体结构缺陷，但更细微的生产问题可能逃过检查。有时，只有当数据矛盾或不一致时才怀疑，如 PAP、CVP 和气囊充气腔之间相通[253-254]。

PAC 可能使临时静脉内起搏导线移位，与其他心导管纠结在一起，或在心脏内打结[255-256]。Arnaout 和同事们报道了一例 PAC 在三尖瓣腱索周围打结，导管拔除后导致严重三尖瓣反流[255]。当 PAC 退出困难时应怀疑导管打结，通过胸片可确诊。放射科医师在荧

光剂指示下采用血管内套圈可使打结松开[257]。如果打结过紧，通常需手术探查和移除。

尽管有严重三尖瓣反流和肺动脉瓣反流的报道，这些是 PAC 应用的罕见并发症[255, 258-259]。利用彩色血流多普勒超声心动图，Sherman 和合作者证明 PAC 置管导致三尖瓣反流轻度增加，但在任何情况下 PAC 都不会引起严重的右心瓣膜关闭不全[260]。

尽管血栓栓塞性并发症的发生率在需更长时间 PAC 监测的患者中有所增加，但留置数小时内已发现导管上有血栓[261]。当使用药物如抑肽酶和氨基己酸降低围术期出血时，PAC 血栓形成的风险可能增加[262-263]。尽管外壁带有肝素涂层的导管毫无疑问会减少 PAC 上血栓形成，但并不能完全消除这种可能性[261, 264]。幸运的是，严重肺栓塞的发生非常罕见[265]。

连续监测 3 天后和原有脓毒症患者的 PAC 相关性感染的发生率增加[266]。这些感染中最致命的是心内膜炎，最常见于右心瓣膜[259, 267]。Mermel 及同事们利用先进的微生物技术对 297 例危重患者的研究显示，导引鞘的局部感染发生率为 22%，但与 PAC 有关的菌血症发生率仅为 0.7%[268]。更换 PAC 并不能降低血行感染的风险，尤其是当使用导丝更换导管时[269]。然而，在一个新的穿刺点置管有血管并发症的显著风险。必须权衡每例患者的具体风险与好处。尽管肝素涂层 PAC 的感染风险与中心静脉导管相似，但非肝素涂层导管有双重风险[136]。

肺动脉破裂，最致命但也是最能预防的并发症，置管患者的发生率约为 0.02% ~ 0.2%，死亡率为 50%[174, 270]。几项因素增加了这一致命性并发症的风险，包括低温、抗凝和高龄，尽管许多报道的病例包括心脏移植手术[270-272]。肺动脉高压也可能使患者在气囊充气时动脉易于受损，这是由于近端动脉压和远端楔压增加的压力梯度，或由于肺动脉高压扩张了肺血管系统，导致 PAC 楔入远端顺应性较差的血管中[273]。

肺动脉损伤存在几种机制。这些机制包括用力扩张 PAC 气囊和导管尖端紧贴血管壁致其慢性腐蚀、或偏心性气囊膨胀使无缓冲的导管尖端穿过血管壁[272, 274]。无论肺动脉损伤发生的确切机制如何，病例报道强调这一并发症常由导管置入与管理技术不佳所致。操作错误包括不必要的置管操作、置入过深、未识别持续楔压状态、气囊长时间充气，或不当地使用液体而非空气充盈气囊[273-275]。关键是临床医师要识别人为的"过度楔"压波形，提示 PAC 尖端移至周围血管或紧贴于血管壁，纠正这一问题应立即将导管退至肺动脉近端。这一问题在体外循环期间更常见，这是由于反复心脏操作和温度变化改变了导管的硬度。

导管引起肺动脉破裂的特点为咯血，可导致致命性出血或低氧血症，偶尔发生隐匿性低血压或呼吸窘迫。如果脏层胸膜未能限制出血，破入胸膜腔导致大量血胸。时间允许的话，拍摄胸片通过显示血胸或位于远端的 PAC 尖端附近有新的浸润阴影有助于明确诊断。尽管其最初的表现可能与导管相关性肺梗死混淆，但分辨率模式和临床过程可区分这些诊断。对易混淆的病例，可经楔形血管造影明确诊断，经楔压位置 PAC 注入的不透射线染料将外渗入肺实质以明确动脉破裂的位置[271]。

肺动脉破裂治疗的重点在于复苏和立即控制出血。特异性治疗手段应高度个体化，取决于具体情况。首要原则是保证足够的氧合和通气，并可能需要单腔或双腔气管内导管行支气管内插管行选择性通气和保护健侧肺。另外，患侧肺应用呼气末正压可能有助于控制出血[277]。应拮抗任何抗凝治疗，除非患者必须维持体外循环，实施支气管镜检查确定出血位置并控制出血。可将支气管封堵器导入受累的支气管填塞出血并保护健侧肺[278]。对 PAC 本身的处置多有争议。有些专家推荐拔出导管，但其他专家建议保留 PAC 在原位以监测肺动脉压并指导抗高血压治疗，目的在于降低肺动脉压并减少出血[279-280]。可以谨慎地再次充盈 PAC 气囊，将导管漂至受累的肺动脉以闭塞出血的动脉段，作为一种临时性措施[278]。尽管这些措施可能对某些病例有效，但很多患者需要明确的手术治疗，如缝合受累肺动脉或切除受累的肺段、肺叶或全肺[271, 278]。另外，建议对那些由于与继发性出血有关的高发病而采取保守治疗的患者，推荐血管造影排除假性动脉瘤的形成[270, 278, 281-282]。

PAC 应用更隐匿但可能更常见的并发症是对数据的误解[283-284]。尽管不清楚这一问题的严重程度，但应用 PAC 的操作者中可能存在普遍的知识缺乏。1990 年，Iberti 和同事们报道了在 13 个北美医学中心实施的，给予 496 名内科、外科和麻醉科住院医师和工作人员 31 个问题的多选题的测试结果。作者发现 PAC 知识的整体水平较差，结果证实平均分数只有正确答案的 67%。尽管较高得分证明个别医师经过更多培训和置管和使用 PAC 的更多经验，但这些因素无法确保其知识的高水平[285]。这些结果已在各种其他专业监护组得到复制[286]。在这些研究中特别是关于实施肺动脉楔压的测量，医师的错误率达到 30% ~ 50%，且教育计划未能改善这种状况[287-288]。综合考虑，这些观察强调了有效使用 PAC 需有大量的专业知识和临床经验的事实，即使测定最基本的 PAC 衍生参数如楔压也是很复杂的[289]。

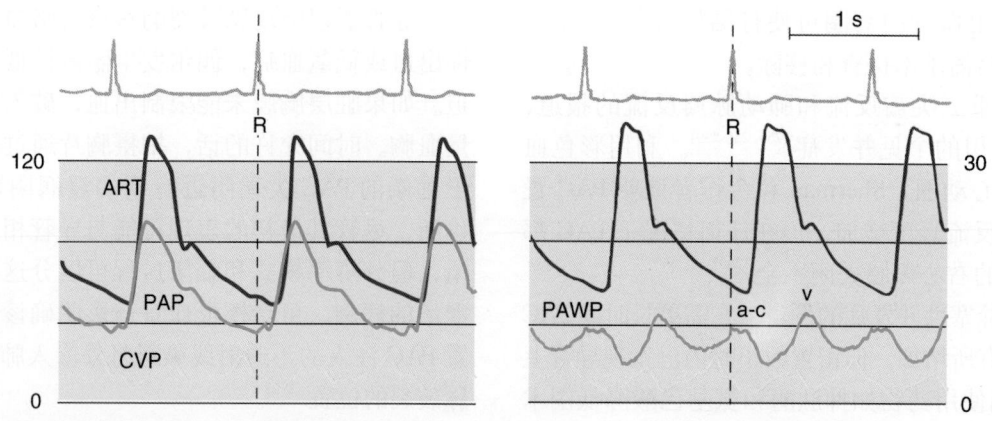

图 45-22 正常体循环动脉压（ART）、肺动脉压（PAP）、中心静脉压（CVP）和肺动脉楔压（PAWP）之间的时间关系。需注意，与 CVP 波形中所见的右心对应点相比，PAWP、a-c 波和 v 波在心动周期中出现较晚。ART 压标尺位于左侧，PAP、CVP 和 PAWP 标尺位于右侧 *(From Mark JB: Atlas of cardiovascular monitoring, New York, 1998, Churchill Livingstone.)*

正常肺动脉压和波形

当尖端带气囊的 PAC 漂入肺动脉内恰当位置时，可记录到特征性压力波形（见图 45-21）。在上腔静脉或右心房，应观察到带有特征性的 a 波、c 波和 v 波及较低的平均压的 CVP 波形。此时，使 PAC 气囊充气，导管向前直至通过三尖瓣，显示右心室压，其特征为快速的收缩上升支、宽大的脉压和较低的舒张压。然后 PAC 进入右心室流出道，漂过肺动脉瓣进入肺动脉主干。这期间当带尖端气囊的导管触击右心室漏斗部室壁时常见室性期前收缩。舒张压抬高且波的形态改变预示进入了肺动脉。

有时可能难以区分右心室压与 PAP，特别是仅显示压力数值时。然而，仔细观察压力波形，重点是舒张压轮廓，可加以区分。舒张期由于肺动脉瓣关闭期间血流的中断 PAP 将下降，而右心室压由于来自右心房的充盈而升高[234]（参见图 45-21）。

正常情况下，由于左心室等容收缩期较长且压力波传播到远端监测部位需要时间，PAP 的上升支比桡动脉压上升支稍提前。尽管如此，但实际上，床旁监护仪上显示肺动脉压和体循环压波形重叠（图 45-22）。如果要正确解读异常肺动脉压和楔压波形，理解这些时间关系非常重要，特别是出现高大的 v 波时（见后文）。

如前所述，楔压可间接反映肺静脉压和左心房压，因此应该像这些静脉波形，具有特征性 a 波、v 波和 x 和 y 降支。但是，由于肺血管床位于 PAC 尖端和左心房之间，楔压成为左心房压的一种延迟和衰减表现[290]。左心房压脉冲通过肺静脉、毛细血管、小动脉和动脉平均需 160ms。另外，心房去极化始于上腔静脉和右心房结合处的窦房结，因此左心波形稍迟于右心波形（图 45-23）。由于这两种现象，在心室收缩早期楔压的 a 波

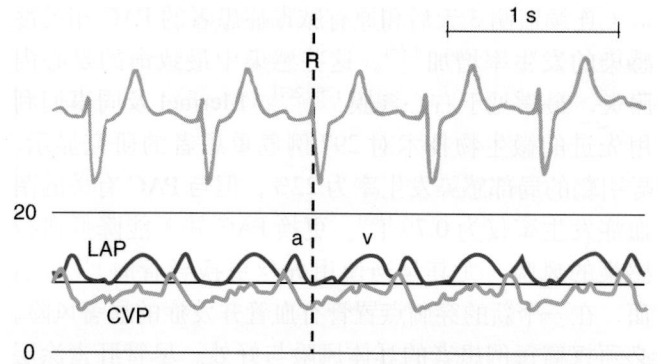

图 45-23 心电图、中心静脉压（CVP）和左心房压（LAP）波形间正常的时间关系。LAP 和 CVP 波形几乎一样，尽管 CVP 的 a 波稍早于 LAP 的 a 波 *(From Mark JB: Atlas of cardiovascular monitoring, New York, 1998, Churchill Livingstone.)*

紧随心电图 R 波出现，即使 a 波是舒张末事件（参见图 45-22）。尽管 a 波是正常 CVP 波形中最显著的压力波峰，但在正常左心房压波形中 v 波常高于 a 波，提示右心房收缩强于左心房，左心房的舒张性弱于右心房[82]。最后，右侧心房和心室的收缩间期比左侧约长 40ms[82]。因此，右房压波形中可见分离的 a 波和 c 波，而在左心房压波形中融合为 a-c 复合波（参见图 45-22）。

为了在楔压波形中识别明显的 a 波或 v 波，并不总需为 PAC 气囊充气。由于 PAWP 波形反映了由左心房逆行方式传播的压力波，这些波形在由右心室射血产生的顺行肺动脉压波形中无法正常辨别。在有明显 a 波或 v 波的情况下，PAP 波形变成复合波，同时反映了逆行和顺行组成。高大的左心房 a 波或 v 波将导致正常肺动脉压波变形，a 波出现在收缩期升支起始段，而 v 波使重搏切迹变形[290-291]（图 45-24）。一旦通过楔入 PAC 识别这些波形并比较 PAP 和 PAWP 波形，明智的是"跟随"未楔入的 PAP 波形中楔压的 a

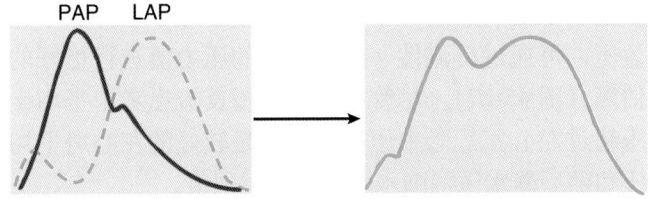

图 45-24 高大的左心房压（LAP）a 波和 v 波经肺血管逆向传播使顺行肺动脉压（PAP）波形发生变形。LAP 的 a 波使收缩期上升支变形，v 波使重搏波变形 *(From Mark JB: Atlas of cardiovascular monitoring, New York, 1998, Churchill Livingstone.)*

波和 v 波，而非反复充盈气囊。

术语肺动脉楔压和肺动脉闭塞压的使用可以互换使用，都是指气囊充气并漂至楔入位置后 PAC 尖端所测量的值。然而，肺毛细血管压既不应与楔压或左心房压混淆，也不应再使用肺毛细血管楔压的术语。根据 Starling 方程导致水肿形成的肺毛细血管静水压与 LAP 不同。这是一个为了维持经肺前向血流必须超过左心房压的压力。尽管肺毛细血管压和楔压的差值一般很小，但在肺静脉血流阻力升高时，该差值可显著增大 [292]。大多数情况下，肺血管阻力主要产生于毛细血管前的肺小动脉水平。但是，罕见的情况下如肺静脉闭塞性疾病，可能导致毛细血管后血流阻力的显著升高。在肺静脉阻力不成比例升高的情况下会有相似的升高状况，如中枢神经系统损伤、急性肺损伤、低血容量性休克、内毒素血症和输注去甲肾上腺素 [291, 293]。在这些情况下，

楔压测量将明显低估肺毛细血管压，从而低估静水压型肺水肿的风险。尽管通过分析 PAC 气囊充气后肺动脉波形的衰变可测量肺毛细血管压，但这些技术尚未在临床实践中广泛采用 [294-295]。为了避免混淆，"肺毛细血管楔压"一词应弃用，因为它不准确且容易误导。

异常肺动脉压和楔压波形

PAC 监测受所有有创压监测技术固有的同样技术干扰的影响，还有这一方法一些额外的独特问题 [274, 296-297]。由于 PAC 较长而经过心腔，更容易因血块或气泡而失真，与心脏活动有关的干扰更成问题。可以从固有的生理性压力波形独特的形态和时间区分干扰性压力波峰。

收缩期开始时，三尖瓣关闭伴随右心室收缩和射血导致过度的导管移动，引起最常见的 PAC 波形干扰 [296, 298]。这一压力干扰与 CVP 的 c 波同时出现，可产生干扰性低压或压力峰值。如果监护仪检测到这一不当的压力最低值，可能误认为是肺动脉舒张压（图 45-25）。重新定位 PAC，常可解决这一问题。

PAC 压力测定中另一个常见的干扰发生在过度充盈气囊并管腔开口被阻塞时。这种现象被称为过度楔压，通常是由于导管远端移行和气囊偏心性膨胀致导管尖端抵在血管壁上。导管此时记录到逐渐升高的压力，类似于持续冲洗系统升高压力对抗阻塞的远端开口（图 45-26）。由于 PAC 移入更远端部位，无需气囊

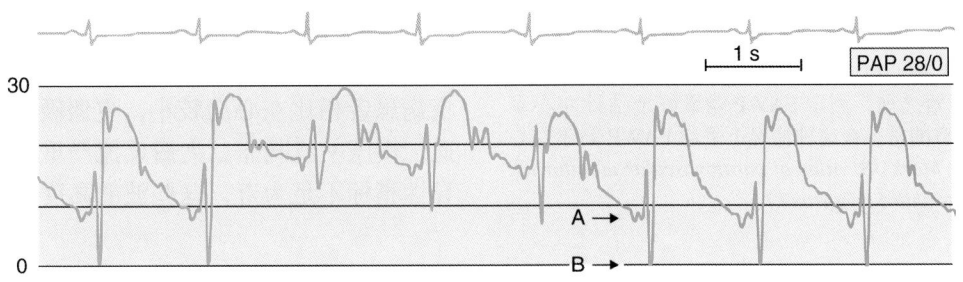

图 45-25 导管移动引起的肺动脉压（PAP）波形中的干扰性压力波峰和波谷。肺动脉舒张末压的正确值为 8mmHg（A），尽管监护仪将肺动脉压（PAP）错误地数字显示为 28/0mmHg（B）*(From Mark JB: Atlas of cardiovascular monitoring, New York, 1998, Churchill Livingstone.)*

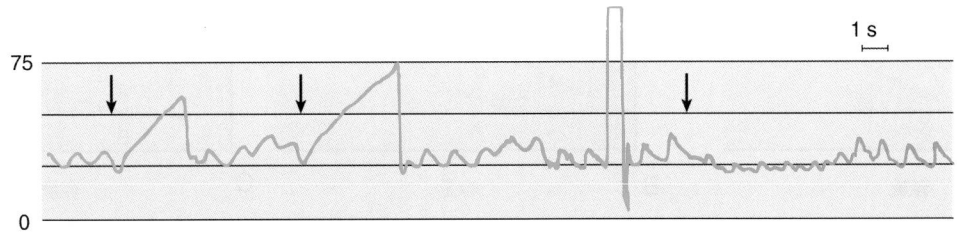

图 45-26 肺动脉（PA）导管过度楔入引起的干扰波形记录。前两次试图对 PAC 气囊充气（前两个箭头）堵塞的导管尖端引起压力非搏动性的不断增高的压力。稍退回导管后，气囊充气能测得正确的楔压（第三个箭头）。试图第三次气囊充气前，冲洗肺动脉测压腔，在右侧波形中恢复了肺动脉正常的搏动特性和楔压波形 *(From Mark JB: Atlas of cardiovascular monitoring, New York, 1998, Churchill Livingstone.)*

充气也可发生过度楔压。注意过度楔压没有搏动波形，高于预期值，且由于连续冲洗的压力而持续升高。应回退导管纠正这一问题。

如前文所强调的，随着每次充盈气囊和楔压测定，导管尖端向远端移行。当气囊部分充盈出现楔压波形时，提示 PAC 不当地位于较小的肺动脉远端分支。应退回导管以防过度楔入导致血管损伤或肺梗死。

涉及左心腔或瓣膜的病理生理状况产生肺动脉和楔压波形的特征性改变。其中最容易识别的波形之一为二尖瓣反流的高大 v 波。不像收缩晚期肺静脉血流入产生的正常楔压的 v 波，二尖瓣反流突出的 v 波始于收缩早期。二尖瓣反流引起 c 波和 v 波融合及收缩期 x 降支消失，这是由于血液逆向射入左心房致左心室等容收缩期消失 [226]。因为二尖瓣反流突出的 v 波

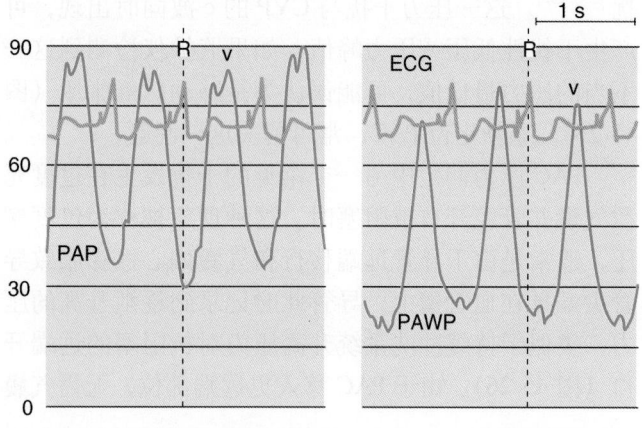

图 45-27　重度二尖瓣反流。肺动脉楔压（PAWP）波形中可见高大的收缩期 v 波，肺动脉压（PAP）也有变形，表现为双峰波形。由于心室起搏心电图（ECG）异常。在心电图 R 波出现且反流性 v 波开始之前，测定 PAWP 能最好地估计左心室舒张末压。需要注意的是，在这种情况下平均 PAWP 高于左心室舒张末压 (From Mark JB: Atlas of cardiovascular monitoring, New York, 1998, Churchill Livingstone.)

产生于心室收缩期，平均楔压高估了左心室舒张末充盈压，可通过反流性 v 波开始前的压力值进行更好的估测（图 45-27）。尽管重度二尖瓣反流患者中平均楔压超过左心室舒张末压，但它仍是较好的左心房平均压和随后静水压型肺水肿风险的近似值。

当楔压波形出现大的 v 波时，进行辨认并与未楔入的压力波形相区分非常重要。乍一看，带有高大收缩期 v 波的楔压波形与典型的肺动脉压波形很相似，但仔细观察发现若干鉴别细节。肺动脉压上升支较陡峭，稍早于体循环动脉压上升支，而带有突出 v 波的楔压波形上升支更平缓，并始于桡动脉压上升支之后。而且，楔压 v 波在心动周期晚期达到峰值，相对于同时出现的体循环峰值和肺动脉的峰值，其波峰在 ECG 的 T 波之后 [226, 299]（参见图 45-27）。重度二尖瓣反流患者另一个特征为肺动脉压波形本身形态异常。反流性 v 波越突大，肺动脉压波形变形越严重，表现为双峰波形和正常收缩末重搏切迹被掩盖 [291]（参见图 45-27）。

仔细观察左心房压力 - 容量关系有助于解释重度二尖瓣反流和正常 PAWP 波形的明显矛盾的并存情况 [300-301]。三个因素决定了二尖瓣反流是否造成左心房或楔压波形突出的 v 波：左心房容量、左心房顺应性和反流量（图 45-28）。鉴于左心房压力 - 容量之间非线性关系，相同的反流量将导致收缩压不等量增加，取决于心房收缩开始时原有心房容量。而且，该关系的性质取决于左心房顺应性（即僵硬度）。尽管反流入左心房的血液总量可影响 v 波的高度，但很明显不是决定 v 波高度的唯一因素。这可以解释为什么急性二尖瓣反流患者往往有高大的楔压 v 波——因为与长期疾病患者相比左心房较小、更僵硬，顺应性较差。因此，楔压 v 波既非二尖瓣反流严重程度敏感的也非特异性指标不足为奇，这些波的高度不应以这种方式使

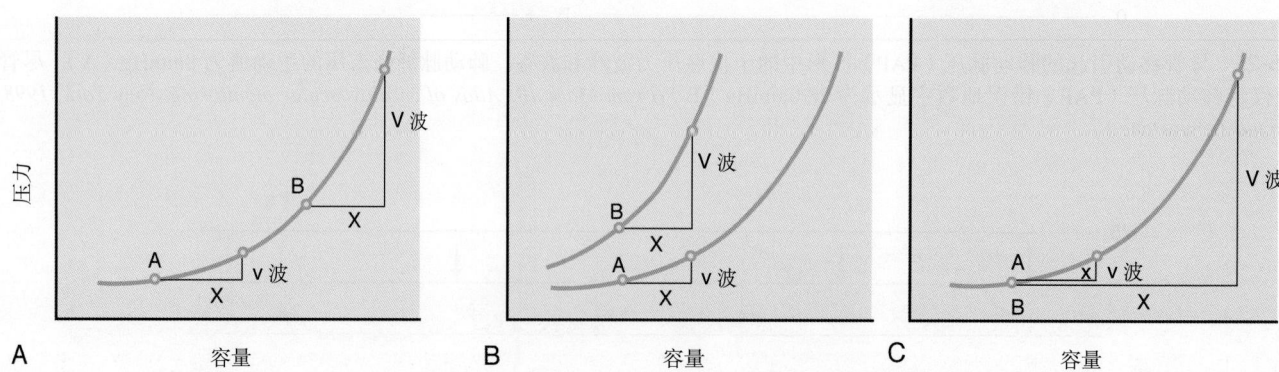

图 45-28　V 波高度可作为二尖瓣反流严重程度的指标。左心房压力 - 容量曲线描述了决定 v 波高度的 3 个因素。A. 左心房容量的影响。对相同的反流量（x）而言，如果基础心房容量比较大（B 点和 A 点比较），左心房 v 波较高。B. 左心房顺应性的影响。对相同的反流量（x）而言，如果基础心房顺应性降低（B 点和 A 点比较），左心房 v 波较高。C. 反流量的影响。始于相同的基础左心房容量（A 点和 B 点），如果反流量增加（X 和 x 比较），左心房压 v 波将增加（V 和 v 比较）(From Mark JB: Atlas of cardiovascular monitoring, New York, 1998, Churchill Livingstone.)

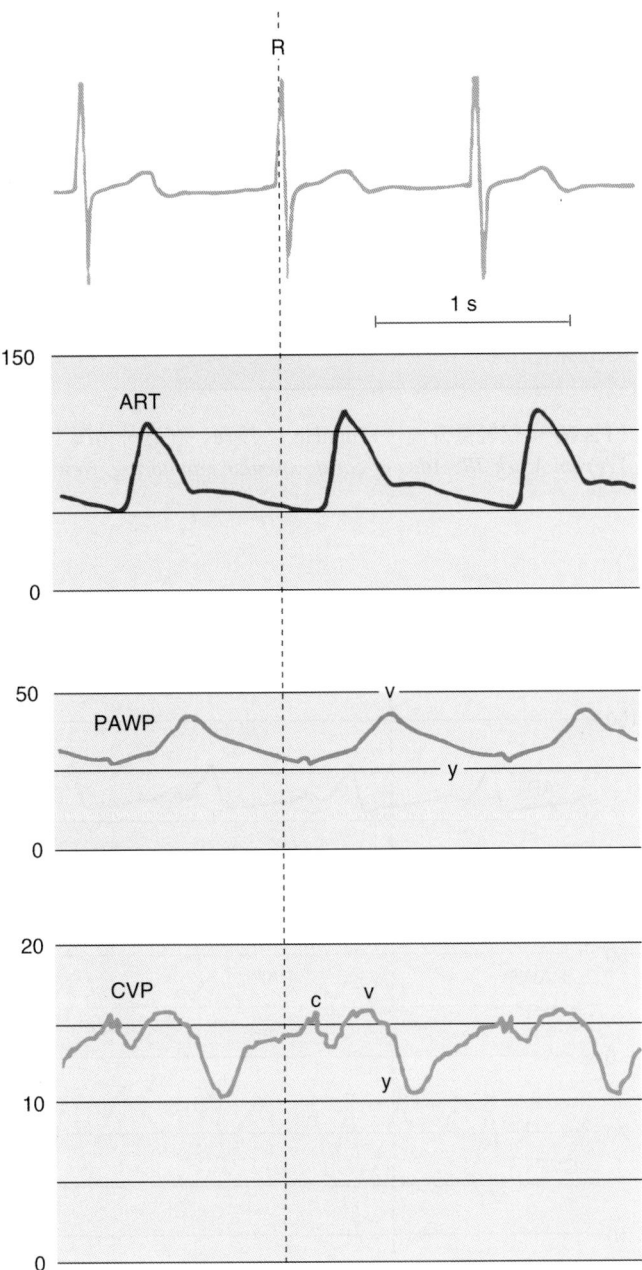

图 45-29　二尖瓣狭窄。平均肺动脉楔压（PAWP）升高（35mmHg），而舒张期 y 降支明显减弱。比较 PAWP 波形中 y 降支和中心静脉压（CVP）波形中 y 降支的坡度。另外，比较该 PAWP 的 y 降支和二尖瓣反流（参见图 45-27）中 PAWP 的 y 降支；由于房颤，PAWP 或 CVP 波形中未见到 a 波。ART，动脉压 *(From Mark JB:Atlas of cardiovascular monitoring, New York, 1998, Churchill Livingstone.)*

二尖瓣狭窄改变了其舒张部分。在这种情况下，跨二尖瓣全息舒张压梯度导致平均楔压增加、舒张早期 y 降支模糊和舒张末期高大的 a 波。相似的血流动力学异常可见于左心房黏液瘤或每当二尖瓣血流受阻时。增加左心室僵硬度的疾病（如左心室梗死、心包缩窄、主动脉狭窄和体循环高血压）导致楔压发生与二尖瓣狭窄所见部分相似的改变。在这些情况下，平均楔压增加、波形显示突出的 a 波，但 y 降支仍陡峭，因为舒张期跨二尖瓣血流未受阻。由于二尖瓣狭窄晚期常合并房颤，因此许多这类患者不出现 a 波 [226]（图 45-29）。

PAC 通过几种途径可检测心肌缺血。心肌缺血本身会损害左心室舒张导致舒张功能障碍，一种尤其以与心动过速或快速心房起搏诱发有关的需求性缺血为特征的模式 [304-306]。心室舒张功能受损导致左心室变硬、顺应性降低，使左心室舒张末压增加。不但如此，反过来可增加左心房压和楔压，而且这些波的形态也发生改变，当舒张期充盈压升高时，局部 a 波和 v 波成分更突出 [307-309]。尽管当肺动脉舒张压、平均压和收缩压升高时将常可检测到心肌缺血，但这些变化一般不如伴随的楔压变化和新出现的高大的 a 波、v 波更突出（图 45-30）。左心室缺血的患者中，高大的楔压 a 波是由于舒张末心房收缩使血液进入僵硬不完全舒张的左心室造成的 [310]。尽管伴随心肌缺血的舒张功能障碍使左心室舒张末压增高，该压力升高常与左心室舒张末容量或前负荷减少并存 [304]。在这种情况下充盈压与充盈容量间的分离应正确理解以避免诊断和治疗失误。

心肌缺血还可导致左心室收缩功能障碍的特征性模式。收缩功能障碍是供应性心肌缺血的特征，由局部心肌的冠状动脉血流突然下降或中止所致 [306, 311]。严重收缩功能障碍时，整个左心室收缩性能发生改变，可通过血流动力学监测检测。当射血分数显著下降时，左心室舒张末容量与压力升高，体循环动脉压降低，而肺动脉舒张压与楔压升高 [312]。当左心室几何形态变形或缺血区域涉及乳头肌导致急性二尖瓣反流时，发生更常见的心肌缺血血流动力学表现 [313]。这种形式的缺血性二尖瓣反流常称为乳头肌缺血或功能性二尖瓣反流。如前所述，通过揭示肺动脉压或楔压波形中新的反流性 v 波，PAC 监测特别适合检测这一事件（参见图 45-27）。

PAC 是否应用于高危患者作为心肌缺血的辅助监测尚有争议 [309, 314-316]。目前用于检测围术期心肌缺血的方法均缺乏很好的敏感性和特异性。尽管左心室缺血患者的平均楔压可能高于没有缺血的患者，但是这些差异很小，临床难以检测 [309]。而且，作为诊断缺

用 [300]。当左心房压较高时，没有二尖瓣反流可存在突出的楔压 v 波，左心房受压时也可发生 [302]。高大的 v 波也常见于高血容量、充血性心力衰竭、室间隔缺损的患者 [300]。需注意室间隔缺损患者巨大的 v 波非逆向血流所致，而是心内分流导致进入左心房的前向血流过多所致 [303]。

对比二尖瓣反流使楔压波形的收缩部分发生变形，

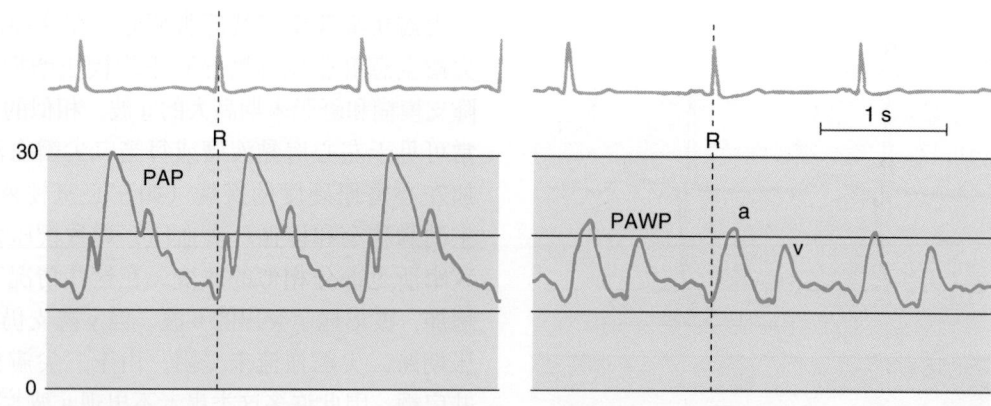

图 45-30 心肌缺血。肺动脉压（PAP）相对正常，平均肺动脉楔压（PAWP）仅轻微升高（15mmHg）。然而，在这种情况下可见 PAWP 形态明显异常，出现舒张功能障碍引起的高大 a 波（21mmHg）(From Mark JB: Atlas of cardiovascular monitoring, New York, 1998, Churchill Livingstone.)

血的平均楔压或 a 波和 v 波峰压的明确量化阈值尚未确定，可能与正常患者变化较大有关。因此，当 PAC 用于诊断心肌缺血时，最好的方法是综合分析 PAC 数据与其他临床监测信息 [317]。

右心室缺血导致 PAC 波形特征性改变可能有助于诊断和治疗。正如左心室缺血使 PAWP 升高，右心室缺血使 CVP 升高。实际上，这是 CVP 高于楔压的少数情况之一。另外，CVP 波形可显示右心室舒张功能障碍引起的突出的 a 波和三尖瓣反流导致缺血引起的突出的 v 波 [318-319]。这一特殊 CVP 波形被描述为 M 或 W 型，涉及高大的 a 波和 v 波以及其间陡峭的 x 降支与 y 降支。重度肺动脉高压也可导致右心室缺血和功能障碍及 CVP 升高，但这与肺动脉压和计算所得的肺血管阻力正常的原发性右心室功能障碍不同。

右心室梗死的 CVP 波形与限制型心肌病或心包缩窄的患者相似，包括平均压升高、突出的 a 波和 v 波、陡峭的 x 降支和 y 降支 [320]。这些状况的重要共同特征为右心室舒张顺应性受损，常称为限制性生理状态。在限制型心肌病和右心室梗死的情况下，舒张功能障碍损害了心室舒张并降低了心腔顺应性，而缩窄性心包炎中心脏充盈受僵硬且常有钙化的心包外壳的限制。静脉回流受损降低了舒张末容量、每搏量和心排血量。尽管心脏容量减少，但心脏充盈压显著升高，并且 4 个心腔在舒张末期压力相等（图 45-31）。虽然 PAC 监测揭示了这一压力等同状况，但特征性 M 或 W 型波在 CVP 波形中更明显，最可能由于肺血管对左心充盈压的衰减效应 [321-323]。

心包缩窄的另一特征见于右心室压和左心室压波形，显示为心室舒张早期快速而短暂的充盈，产生"舒张期急降 - 和 - 平台模式"或"平方根符号" [92, 324]。在某些病例中，特别是心率缓慢时，CVP 波形中可观

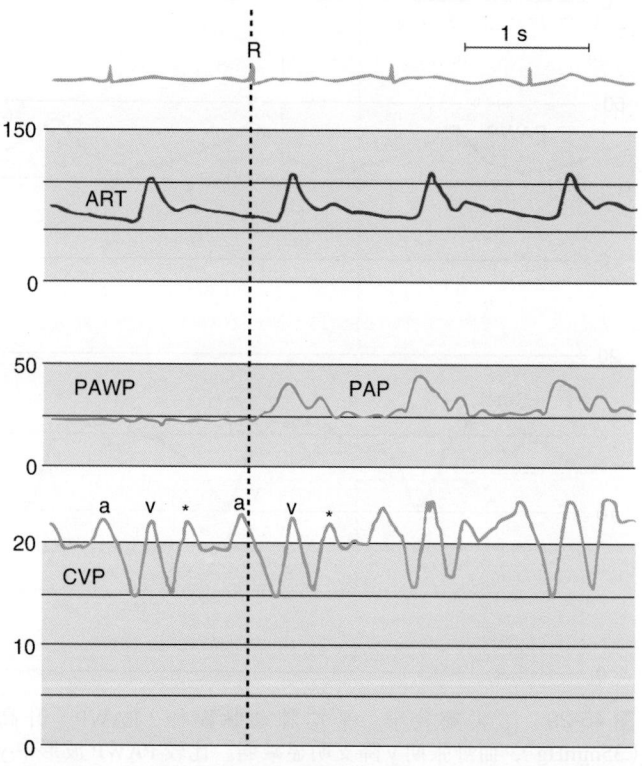

图 45-31 心包缩窄。这种情况引起肺动脉压（PAP）、肺动脉楔压（PAWP）和中心静脉压（CVP）波形中舒张期充盈压升高和等同。CVP 波形显示高大的 a 波和 v 波，伴陡峭的 x 降支和 y 降支及舒张中期平台波（*）或 h 波 (From Mark JB: Atlas of cardiovascular monitoring, New York, 1998, Churchill Livingstone.)

察到相似的波形模式：由舒张早期血流快速由心房进入心室产生的陡峭的 y 降支（舒张期急降），随后是由缩窄的心包外壳中断血流造成的舒张中期 h 波（平台）（参见图 45-31）。

如同心包缩窄，心脏压塞损害心脏充盈，但心脏压塞的情况下，压迫性的心包积液积聚导致了这一效

应。这一状况导致 CVP 明显升高和舒张期容量、每搏量和心排血量降低。尽管有许多相似的血流动力学特征，心脏压塞与心包缩窄可以在这两种情况下通过不同的 CVP 波形加以区分。心脏压塞时，静脉压波形显示多为单相波，主要是收缩期 x 压力降支，而舒张期 y 压力降支减弱或缺失，这是由于舒张早期血流由右心房至右心室受到周围压迫性心包积液积聚的损害所致 [321, 325-326]（图 45-32）。显然，其他临床和血流动力学证据有助于鉴别这些诊断，如心脏压塞几乎都会出现的奇脉 [327]（参见图 45-14）。同时存在的异常如心动过速、心律失常和心房收缩衰竭可能使这些波形的解读更加复杂。有时，局部的心包缩窄可模拟瓣膜狭窄，低血容量可降低心脏充盈压至正常范围并混淆诊断。

PAC 监测中一个可能最重要的波形异常或解读问题为在胸膜腔内压剧烈波动患者中（如接受正压通气或费力自主呼吸的患者）辨别正确的压力测量值。正如在 CVP 监测的情况下，所有透壁心脏充盈压在记录到呼气末压力值时被最佳估测。正压通气期间，吸气升高肺动脉压和楔压。通过在呼气末测量这些压力，可将吸气时胸膜腔内压增加的混杂效应降到最小 [328]（图 45-33）。自主呼吸时用力吸气的作用相反，但在

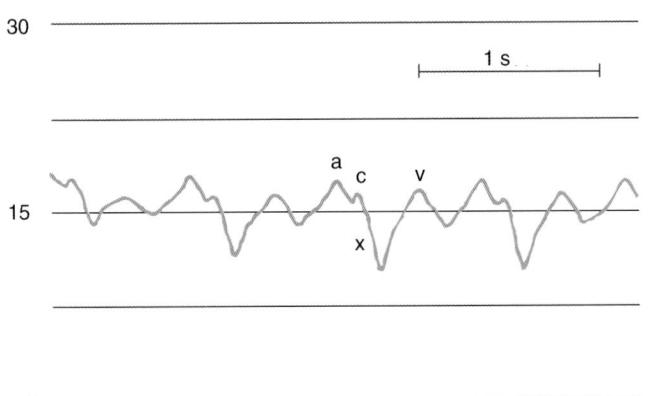

30

15

0

a c v

x

1 s

图 45-32 心脏压塞。中心静脉压波形显示平均压升高（16mmHg）和 y 降支减弱。与图 45-31 比较 *(From Mark JB: Atlas of cardiovascular monitoring, New York, 1998, Churchill Livingstone.)*

呼气末再次测量这些压力消除了这一混杂因素。床边监护仪被设计计算的目的在于识别和显示呼气末压力数值，但通常不准确 [329-330]。呼气末测量中心血管压力最可靠的方法是在校正过的监护仪屏幕或记录纸上检查波形 [330-331]。

肺动脉导管监测的生理学意义：预测左室充盈压

测定肺动脉舒张压和楔压的主要原因之一是能估计左心室舒张末压，是最能替代左心室舒张末容量的指标，是真正的左心室前负荷（也可参见第 46 章）。当 PAC 漂至楔入位置时，充气气囊从上游的肺动脉压隔绝了远端测压口。此时连续静态血柱将楔入的 PAC 尖端与肺静脉和左心房结合部相连。因而楔入 PAC 实际上延伸了导管尖端来测定肺循环静脉侧血流量恢复点的压力。由于大的肺静脉的阻力可忽略不计，故肺动脉楔压提供了肺静脉压和左心房压的间接测定方法 [71, 332]。

肺动脉舒张压（PAD）常用作替代 PAWP 估计左室充盈压。正常情况下是可以接受的，因为当肺静脉阻力低下时，舒张末期的肺动脉压将等于下游的肺静脉压和左心房压 [333-334]。从监测的角度来看，PAD 有用于连续监测的附加优点，而 PAWP 只能间断测量。

因为 PAD 和 PAWP 是左室充盈压的有效估计值，连接楔入导管尖端和引流肺静脉的血柱必须处于连续而且静止状态。在微循环水平，该通道由肺毛细血管组成，易受周围肺泡外来压力的影响。West 和合作者描绘了一个基于重力决定的肺动脉、肺静脉和周围肺泡相对压力之间的关系的肺血管三区模型 [335]。在 West 1 区，肺泡压超过肺动脉压和肺静脉压，而在 2 区介于这两个压力之间（图 45-34）。PAC 位于 1 区和 2 区将很容易受肺泡压的影响，测量值将反映肺泡压或气道压，而非左室充盈压。因此，PAC 尖端必须位于 3 区来准确测量 PAWP。在大多数临床情况下，患者处于仰卧位利于 3 区状态，这一发现已得到放射

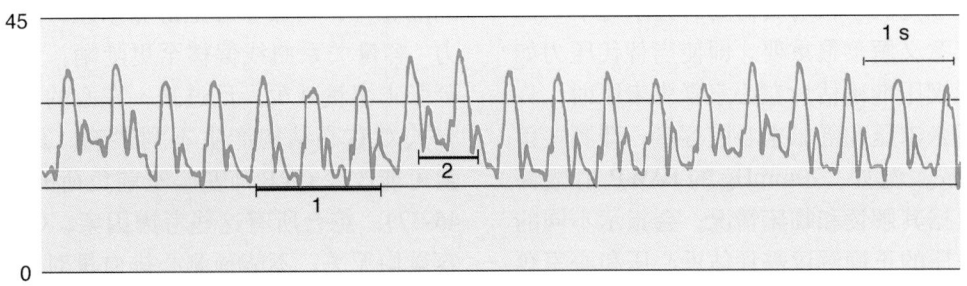

45

1 s

2

1

0

图 45-33 正压机械通气对肺动脉压的影响。肺动脉压应在呼气末进行测定（1, 15mmHg），为了避免正压吸气的干扰（2, 22mmHg）*(From Mark JB: Atlas of cardiovascular monitoring, New York, 1998, Churchill Livingstone.)*

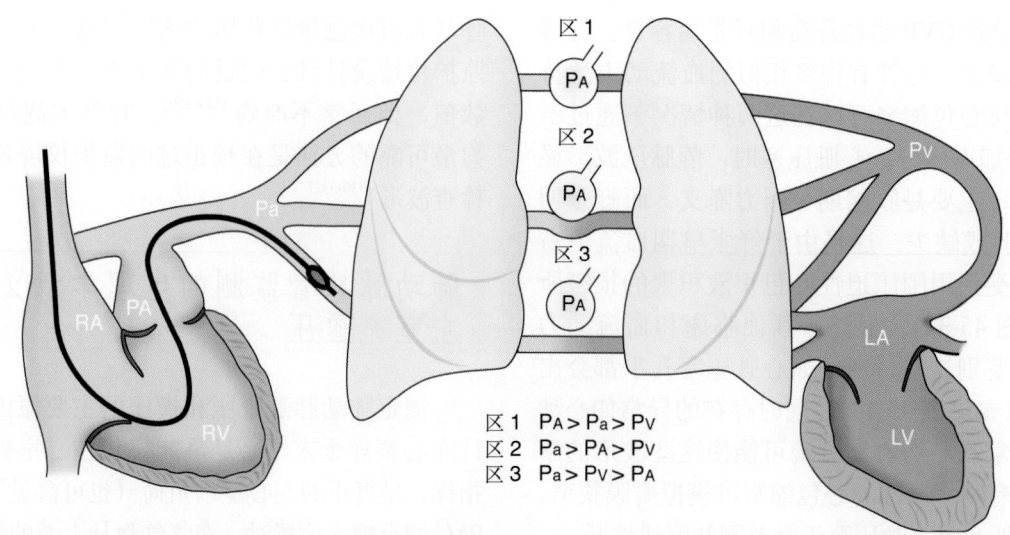

图 1 区 1
区 2
区 3

区 1 PA > Pa > Pv
区 2 Pa > PA > Pv
区 3 Pa > Pv > PA

图 45-34 肺动脉导管尖端必须在肺中楔入 3 区以准确测量肺静脉压（Pv）或左心房压（LA）。当肺泡压（P_A）在肺中 2 区高于 Pv 或在肺中 1 区高于肺动脉压（Pa）时，楔压将反映肺泡压而非血管内压力。LV，左心室；PA，肺动脉；RA，右心房；RV，右心室 (From Mark JB: Atlas of cardiovascular monitoring, New York, 1998, Churchill Livingstone.)

学研究的证实 [336]。但是，当患者被置于侧卧或半卧位时，2 区可显著扩大。总之，当左心房压较低时、PAC 尖端位于左心房垂直上方时，或肺泡压较高时，1 区和 2 区的范围会越来越广。导管位置不准确的线索包括正常 PAWP 的 a 波和 v 波缺失、PAWP 随呼吸明显变化和 PAD 超过 PAWP 而波形中未见过高的 a 波或 v 波 [71]。

假设 PAC 位于 West 3 区的合适部位，心房收缩后的舒张末楔压一般是 Z 点测量的左心室舒张末充盈压的最佳预测值。这是左心室压力上升斜率变化的拐点，约在 ECG 的 Q 波后的 50ms，一般与 ECG 的 R 波一致 [82]（图 45-35）。

然而，在很多情况下，PAWP 和（或）PAD 会低估或高估左心室舒张末压。这些情况总结于图 45-36 和表 45-5、表 45-6（这一话题的进一步讨论也可参见几篇非常好的文献）[71, 332, 337]。

应用中心充盈压估计左心室前负荷

详细理解左室充盈压和前负荷间的关系对于 PAC 衍生数据的临床意义解读很重要。即使当替代压力如肺动脉舒张压和楔压准确估计左心室舒张末压时，许多因素可影响舒张末压和舒张末心腔容量，即真实前负荷之间的关系。例如，20mmHg 的 PAWP 稍微高于正常值，但根据其解读和临床情况，会指示不同的治疗方法。充盈压的正确解读需评估近心压和心室顺应性。当近心压和心室顺应性正常时，20mmHg 楔压被解读为血容量过高，左心室舒张末容量增加导致

PAWP 升高。然而，如果近心压升高，例如，由于心脏压塞、心包缩窄或正压通气，可以得出不同的结论。而且，20mmHg 楔压意味着心室顺应性降低，可见于心肌缺血、肥厚或心肌病引起的舒张功能障碍（图 45-37）。在这两种情况下，20mmHg 楔压可与小的、低血容量左心室并存。

液体冲击可帮助确定是否存在低血容量。在超过 15min 时间静脉推注晶体液或胶体液（250～500ml），测定楔压的变化。液体冲击后楔压轻度增加（如 <3mmHg）提示心室在舒张充盈曲线的平坦部分工作，而楔压大量增加（如 7mmHg 或更高）提示已达到曲线的陡峭部分，在没有静水压肺水肿潜在风险的情况下每搏量和心排血量的增加很少 [71, 330]。

左右心室共用室间隔和心包的存在给采用 CVP 评估心室前负荷带来更多解读问题。心室相互依存和心包限制左右心室功能的偶联变化，如右心室充盈的原发改变可能通过改变左心室舒张期压力 - 容量关系产生左心室充盈继发的和相反的变化 [338-339]。例如，急性肺动脉高压可增加右心室舒张末容量和压力，使室间隔左移，增加左心室舒张末压，同时由于左心室压力 - 容量关系曲线偏移至更陡峭、僵硬部分，左心室舒张末容量减少。反过来，左心的原发改变以相似的方式对右心结构产生不利影响。最后，大量额外因素可能改变 CVP 与左心室前负荷的关系 [340]（参见图 45-37）。综合所有这些考虑因素，CVP 和 PAWP 与血容量均无关，不能预测心排血量对静脉液体冲击的反应 [227, 341]。

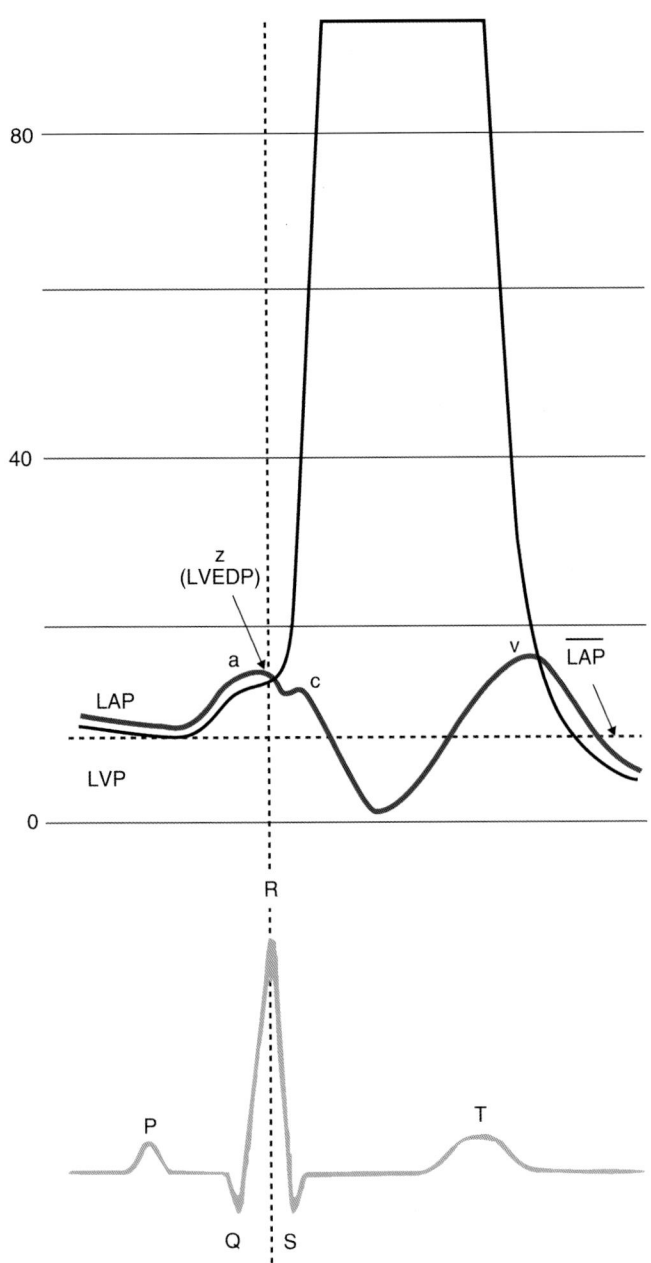

图 45-35 左心房压（LAP）和左心室舒张末压（LVEDP）之间的关系。在左心室压（LVP）波形的 Z 点测定 LVEDP，时间上对应于 ECG 的 R 波。平均 LAP（9mmHg）低估了 LVEDP（15mmHg），但 LAP 的 a 波压力峰值非常接近 LVEDP[456] *(From Mark JB: Atlas of cardiovascular monitoring, New York, 1998, Churchill Livingstone.)*

肺动脉导管衍生的血流动力学参数

通常将心血管系统模拟为电路，心排血量、血压和血流阻力之间的关系类似于欧姆定律：

$$SVR = \frac{MAP - CVP}{CO} \times 80$$

$$PVR = \frac{MPAP - PAWP}{CO} \times 80$$

其中 SVR = 全身血管阻力（dyne · s/cm⁵）

PVR = 肺血管阻力（dyne · s/cm⁵）

MAP = 平均动脉压（mmHg）

CVP = 中心静脉压（mmHg）

MPAP = 平均肺动脉压（mmHg）

PAWP = 肺动脉楔压（mmHg）

CO = 心排血量（L/min）

SVR 和 PVR 的正常值见表 45-7。当上述公式中不包含数字常数（80）时，SVR 和 PVR 的单位是 Wood 而非计算出来的度量单位值。注意 SVR 和 PVR 的这些计算是基于假设连续、层流流经一系列刚性管道的流体力学模型[342]。心房压被用作全身或肺血流的下游压力，在 SVR 的计算中 CVP 用作右心房压，在 PVR 的计算中 PAWP 用作左心房压。

这些公式在极大程度上过分简化心血管系统的行为。更加符合生理的全身循环模型将血管视为一系列有内在张力的可塌陷的管道。这种模型也被称为血管瀑布，描绘了回路下游终点的一个临界闭合压，超过右心房压并用于限制血流——有效的下游压力高于 SVR 公式中使用的右心房压。这些问题的详细考虑超出了本文讨论范围，可参阅其他资料[343-344]。不过对临床医师来说最重要的是将治疗聚焦于微调 SVR 可能是极度误导，应避免。

在考虑肺血管和采用公式作为测量流经肺的血流阻力时产生额外的问题[345]。肺血管的顺应性高于体循环血管，肺血流的显著增加可能不会导致肺动脉压的任何显著升高。另外，在低阻力的肺循环中血流通常在舒张末停止。因此，PVR 的改变可能缘于肺血管内在张力的改变（收缩或舒张）、血管募集或血液流变学改变。对肺循环来说，评价 PVR 变化更好的方法可能是检查舒张末期肺动脉舒张压和楔压间的压力梯度（图 45-38）。

另一套常用的衍生于标准血流动力学参数的计算法为患者的体表面积（BSA）调节这些测量值，试图为不同体型的患者规范化这些测量值。BSA 一般由基于身高和体重的标准列线图来确定。最常用的指数变量是心指数（心指数 = 心排血量/BSA）、每搏指数（每搏指数 = 每搏量/BSA）。有时也将 SVR 和 PVR 表示为指数形式（SVR 指数 = SVR×BSA，PVR 指数 = PVR×BSA）。理论上，通过"指数化"使血流动力学值规范化应有助于临床医师确定适当的正常生理范围以帮助指导治疗。不幸的是，几乎没有证据说明

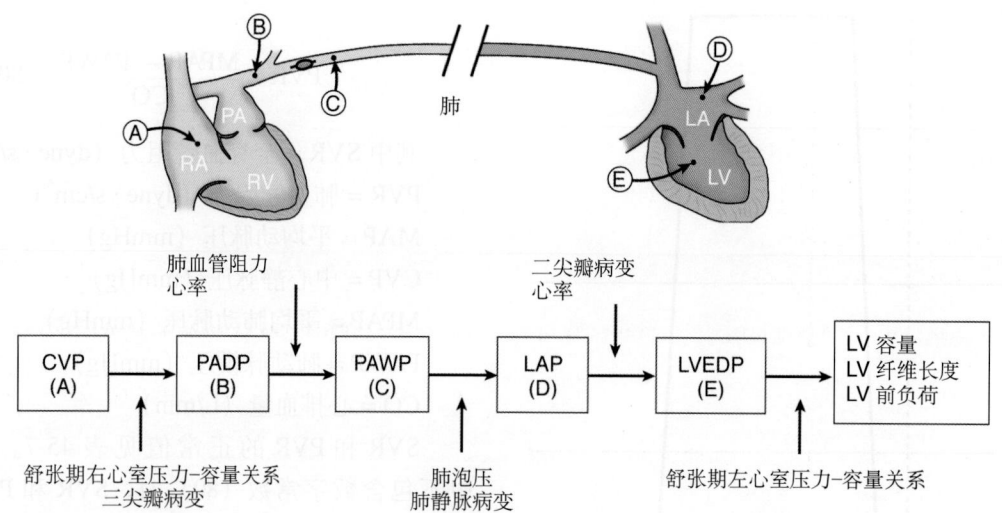

图 45-36 影响左室充盈压各种测定值与实际左心室前负荷之间关系的解剖和生理因素。越靠上游测定充盈压，影响这一测定值与左心室前负荷之间关系的干扰因素越多。CVP，中心静脉压；LA，左心房；LAP，左心房压；LVEDP，左心室舒张末压；PA，肺动脉；PADP，肺动脉舒张压；PAWP，肺动脉楔压；P-V，压力 - 容量；RA，右心房；RV，右心室 *(From Mark JB: Atlas of cardiovascular monitoring, New York, 1998, Churchill Livingstone.)*

表 45-5　低估左心室舒张末压的情况

状况	差异部位	差异的原因
舒张功能障碍	平均 LAP < LVEDP	舒张末 a 波增大
主动脉反流	LAP 的 a 波 < LVEDP	舒张末前二尖瓣关闭
肺动脉反流	PADP < LVEDP	肺动脉双向血流
右束支传导阻滞	PADP < LVEDP	肺动脉瓣延迟开放
肺切除术后	PAWP < LAP 或 LVEDP	肺血流受阻

Modified from Mark JB: Predicting left ventricular end-diastolic pressure. In Mark JB, editor: Atlas of cardiovascular monitoring, New York, 1998, Churchill Livingstone, p 59.
LAP，左心房压；LVEDP，左心室舒张末压；PADP，肺动脉舒张压；PAWP，肺动脉楔压。

表 45-6　高估左心室舒张末压的情况

状况	差异部位	差异的原因
呼气末正压	平均 PAWP > 平均 LAP	肺的 1 区、2 区或心包压力改变造成
肺动脉高压	PADP > 平均 PAWP	肺血管阻力增加
肺静脉闭塞性疾病	平均 PAWP > 平均 LAP	大的肺静脉血流受阻
二尖瓣狭窄	平均 LAP > LVEDP	经二尖瓣血流受阻
二尖瓣反流	平均 LAP > LVEDP	逆向收缩期 v 波升高平均心房压
室间隔缺损	平均 LAP > LVEDP	前向收缩期 v 波升高平均心房压
心动过速	PADP > 平均 LAP > LVEDP	短舒张期产生肺血管和二尖瓣压差

Modified from Mark JB: Predicting left ventricular end-diastolic pressure. In Mark JB, editor: Atlas of cardiovascular monitoring, New York, 1998, Churchill Livingstone, p 59
LAP，左心房压；LVEDP，左心室舒张末压；PADP，肺动脉舒张压；PAWP，肺动脉楔压

这些附加的计算值提供了有效的规范化调整。BSA 是一个生物特征测量值，与血流的关系不明确，而且未调整基于年龄、性别、体形或代谢率的个体差异[346]。患者的体型和病史对解读和纠正测定或计算的血流动力学参数的变化很重要。治疗不应仅针对实现正常的指数值。

肺动脉置管和预后的争论

　　肺动脉置管已激起了很多争议。这一昂贵的有创技术得到广泛运用但仍无法证明可改善患者的预后。PAC 争议的重燃部分是由著名医师发表的措辞强烈的评论引起的，争论在于 PAC 有效性的科学证据待定之前是否应暂停临床使用[347-349]。尽管同样的争议也围绕其他广泛采用的高科技临床监测技术如电子胎儿监测仪[350]，但使用 PAC 的医师应特别评价围绕 PAC 监测的不确定性，并须充分了解指导患者选择的证据[351-352]。

　　Connors 和同事们 1996 年发表的研究观察了重症监护第一个 24h 内应用 PAC 与随后存活率之间的关

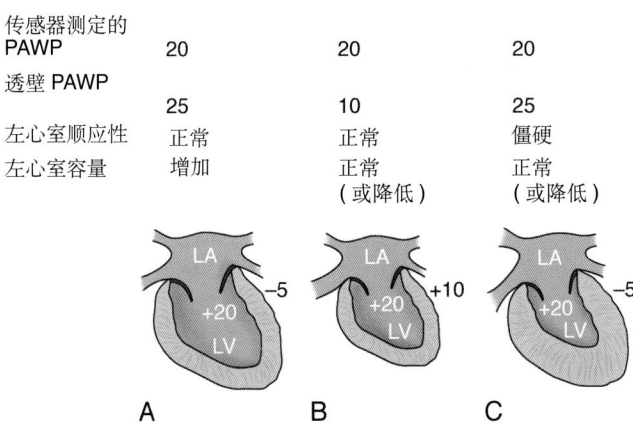

传感器测定的 PAWP	20	20	20
透壁 PAWP	25	10	25
左心室顺应性	正常	正常	僵硬
左心室容量	增加	正常（或降低）	正常（或降低）

图 45-37 近心压和心室顺应性对左心室（LV）前负荷的影响。传感器测定的肺动脉楔压（PAWP，20mmHg）升高可能的三种解读。A. 近心压（−5mmHg）和左心室顺应性正常，透壁 PAWP 增加（25mmHg），左心室容量增加。B. 近心压增加（+10mmHg），左心室顺应性正常，透壁 PAWP 降低（10mmHg），左心室容量正常或减少。C. 近心压正常，左心室顺应性降低，透壁 PAWP 增加（25mmHg），左心室容量正常或减少 *(From Mark JB: Atlas of cardiovascular monitoring, New York, 1998, Churchill Livingstone.)*

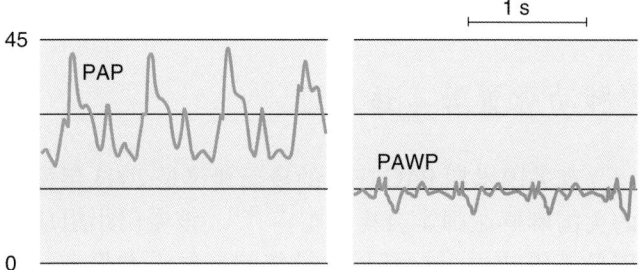

图 45-38 肺动脉高压。跨肺血管压力梯度增加导致肺动脉舒张压超过肺动脉楔压（PAWP）。PAP，肺动脉压 *(From Mark JB: Atlas of cardiovascular monitoring, New York, 1998, Churchill Livingstone.)*

表 45-7　正常血流动力学数值

	平均值	范围
心排血量（L/min）	5.0	4.0 ~ 6.5
每搏量（ml）	75	60 ~ 90
全身血管阻力 （Wood 单位） Dynes · s/cm⁵	15 1200	10 ~ 20 800 ~ 1600
肺血管阻力 （Wood 单位） Dynes · s/cm⁵	1 80	0.5 ~ 3 40 ~ 180
动脉血氧含量（ml/dl）	18	16 ~ 20
混合静脉血氧含量（ml/dl）	14	13 ~ 15
混合静脉血氧饱和度（%）	75	70 ~ 80
动静脉血氧含量差（ml/dl）	4	3 ~ 4
氧耗量（ml/min）	225	200 ~ 250

系，标志着使用 PAC 成为监测的转折点[353]。该前瞻性多中心队列研究包含 5735 例预期 6 个月死亡率超过 50% 的患者。PAC 监测组患者通过每次测量记录判定病情加重，虽然在某种程度上存在统计学可能，但作者采用病例匹配分析和应用倾向评分调整这些混淆的医疗相关变量。经所有调整后，PAC 监测患者住院时间延长、死亡率增加 20%，费用发生额增加。而且，没有亚组患者从 PAC 监测中获益。该研究的发表配有

措辞强烈的社论，呼吁暂停 PAC 使用或随机对照试验确定其疗效[347]。

Connors 及其同事们的开始研究的数年里，大量研究试图确定使用 PAC 是否对患者有帮助或有害。其中很多研究受研究设计问题（缺乏随机性、样本量偏小）、缺乏统一标准和患者及临床情况均不同（内科与外科、心脏手术患者与急性充血性心力衰竭患者）的困扰。另外，关于从导管应用获得的哪些血流动力学参数最相关也缺乏共识。而且，针对特殊情况的相应治疗措施也不清楚[283]。已发表了关于 PAC 在各种情况下使用的几项大型、随机、具有充分把握的研究：一般非心脏手术[233]、血管手术[354]、CABG 手术[338]、伴充血性心力衰竭的非手术患者[355]、急性肺损伤患者[356]、重症监护室中的危重病患者[357]。总的来说，这些研究显示 PAC 使用没有益处，但也没有显示死亡率增加、住院时间或重症监护病房滞留时间延长，尽管有时不良事件的发生率更高，主要是感染或穿刺相关事件。

大多数这类大型随机研究的一个共同缺陷是必然会观察 PAC 的常规使用并入选患者序列，这些患者中多数伴有相对中等的死亡或并发症风险。而且，不是所有研究都使用特定的干预治疗方案[358]。

在特别高危的患者中，应用 PAC 的临床效益明显。一篇来自国家外伤数据资料库包含 53 312 例患者的综述显示使用 PAC 治疗的整组患者无死亡率优势。然而，在创伤严重程度评分超过 25 分的患者、到达医院时严重休克的患者或年龄大于 60 岁的患者，如果应用 PAC 死亡率显著降低[359]。在另一队列包含 7300 例内科和外科患者的研究中，使用 PAC 与急性生理和慢性健康（APACHE）评分较高（>31）患者的死亡率降低有关，但 APACHE 评分较低（<25）的患者的死亡率增高[360]。最近，在一项经历结肠手术的 280 例老年患者的队列研究中，采用 PAC 术前优化使 Goldman 心脏风险指数高的患者死亡率减少 3 倍，但心脏风险

低的患者未受益（也可参见第80章）[361]。

肺动脉置管：适应证

有关围术期 PAC 应用的最新建议是 2003 年发布的美国麻醉医师学会操作指南[231]。该专门小组认为 PAC 监测适用于行高风险操作的高危手术患者。而且，应考虑具体的操作状况及临床医师的熟练程度与经验。

PAC 的应用必须与患者的风险程度和操作本身带来的风险相对应。例如，晚期缺血性心肌病患者在区域麻醉下行下肢截肢术无需 PAC 监测，而稳定的缺血性心脏病患者择期行腹腔肿瘤广泛切除术可从围术期应用中获益。而且，必须考虑个体化的操作设置[231]。Keats 将该功能称为"手术预后中的环境作用"，他的意思是临床状况下有很重要的不可测量环节，包括但不限于技术技能和经验[362]。很显然，使用 PAC 的所有医师和护士必须具备必要的安全和有效使用该技术的知识和技能。

结论是尽管暂停使用 PAC 是不明智之举，但其应用应有所限制。数据显示 PAC 的使用确实显著和持续下降[316]。其应用应在具有丰富经验和专业知识的医学中心得以保留。PAC 一般应用于监测和指导血流动力学不稳定高危患者的治疗、通过各种临床手段判断为更危重的患者、处于休克状态特别是老年并罹患其他系统疾病的患者。

许多不确定性和争论持续围绕 PAC 的应用。在众多可以从 PAC 测量和计算的血流动力学参数中，关于最有意义或最有用的指标缺乏共识。很显然，PAC 本身并不会带来好处，除非其指导治疗改善患者的预后。未来的研究应侧重于定义可能从 PAC 使用中获益的亚组患者，以及定义根据 PAC 得出的血流动力学信息采取的有效治疗措施[351, 358]。

特殊类型的肺动脉导管

PAC 的普及主要是由于具有多重用途并为治疗和诊断提供了广泛的补充功能。有些导管有第三腔，常用作额外的静脉输液通路，其开口位于距离导管顶端 20～30cm 处。特殊设计的 PAC 可以进行临时心内膜下起搏或心内 ECG 记录，甚至可以沿其长度与永久性植入的电极联合行双极心室、心房或房室起搏[363]。这些导管在微创心脏手术中特别有用，避免了胸骨切开妨碍放置心外膜起搏导线[364]。其他类型有开口入右心室的特殊管腔，通过该腔可导入细的双极导线进

行心内膜心室起搏，或将心房和心室腔分开，经通道置入两根起搏导线行双腔顺序起搏[365]。

特殊的 PAC 改良设计成可以连续测定心排血量、监测混合静脉血氧饱和度或评估右心功能，大大扩大了用于治疗危重患者的生理学信息类型。

混合静脉血氧饱和度肺动脉导管

虽然正规的 Fick 心排血量测定方法并没有广泛应用于心导管室外的临床实践，但 Fick 方程中描绘的生理学关系构成了另一项 PAC 为基础的监测技术，称为持续混合静脉血氧饱和度。重排 Fick 方程式显示了决定混合静脉血红蛋白氧饱和度（$S\bar{v}o_2$）的 4 个决定因素：

$$S\bar{v}o_2 = Sao_2 - \frac{\dot{V}o_2}{\dot{Q} \times 1.36 \times Hgb}$$

其中 $S\bar{v}o_2$ = 混合静脉血红蛋白氧饱和度（%）
Sao_2 = 动脉血红蛋白氧饱和度（%）
$\dot{V}o_2$ = 氧耗（ml O_2/min）
$\dot{Q}$ = 心排血量（L/min）
Hgb = 血红蛋白浓度（g/dl）

在动脉血红蛋白氧饱和度、氧耗和血红蛋白浓度恒定的情况下，混合静脉血红蛋白氧饱和度可用作心排血量的间接指标。例如，当心排血量减低时，组织氧摄取增加，混合静脉血氧含量较低，血红蛋白氧饱和度较低。然而，正如本方程式所示，混合静脉血红蛋白氧饱和度也直接随动脉血红蛋白浓度和氧饱和度而变化，与氧耗的变化相反。当任何这些参数显著变化时，不能假定混合静脉血红蛋白氧饱和度是由心排血量的单一改变所致。尽管这些考虑可能混淆混合静脉血红蛋白氧饱和度用作心排血量的指标，但监测该参数提供了更全面的机体氧输送和氧耗平衡的信息——不仅只是反映心排血量值，而且与组织氧需相比也反映心排血量是否充足[366]。

尽管混合静脉血红蛋白氧饱和度可从 PAC 远端开口通过间断采血测定，但一种特殊设计的 PAC 能可靠持续地提供这一信息。光纤束并入 PAC，基于反射血氧仪原理，采用两个或三个波长系统测定肺动脉内血红蛋白氧饱和度。将 PAC 与特殊计算机相连持续显示混合静脉血红蛋白氧饱和度。该技术通常被整合入标准 PAC 或持续心排血量 PAC（参见后文），后者提供持续心排血量和静脉血氧饱和度数据。

持续混合静脉血氧饱和度的技术问题一般限于 PAC 尖端位置不当地顶在血管壁上或未准确校正[367]。多波长光纤技术和反射强度计算法有助于减少来自 PAC 血

块或肺动脉壁假反射产生的血管壁干扰。使用前这些导管在床旁校正，但也可以通过肺动脉血气分析样本行体内校正。由于漂移干扰，通常推荐每 24h 重新校正。需注意楔入的 PAC 将读取与动脉化肺血有关的虚高的氧饱和度值。大多数临床试验将源于 PAC 的持续静脉血氧饱和度值与肺动脉血样的实验室分析相比较，显示了两种技术很好的一致性[368]。混合静脉血红蛋白氧饱和度值反映的是整体、全身测量状况。因此，局部血流和组织氧供不足（如肢体或肠道缺血）可与正常或偏高的混合静脉血红蛋白氧饱和度并存。

近来，持续测定血氧饱和度技术也已整合入中心静脉导管。这些导管在上腔静脉内测定中心静脉血氧饱和度。正常情况下，该饱和度约为 70%，而肺动脉为 75%[366]。中心静脉血氧饱和度偏低与创伤患者和大手术患者并发症的增加有关[369-370]。

测量静脉血氧饱和度的真正价值在于指导治疗性干预措施的能力。因为机体对贫血的生理性代偿之一是增加氧的摄取，低静脉血红蛋白氧饱和度已被用于指导输血的需求[371]。有几项研究采用静脉血氧饱和度指导干预措施旨在提高心排血量，一种目标导向方法。近来在经历心脏手术的患者中进行的一项随机研究显示，根据随机方案导向干预措施旨在实现混合静脉血红蛋白氧饱和度超过 70%（和血乳酸 <2mg/dl）的患者预后更好[372]。同样，优化中心静脉血氧饱和度已被证实可改善早期脓毒症患者[373] 和高危非心脏手术患者和非体外循环心脏手术患者的预后[374-375]。

这些研究采用严格的方案导向治疗措施。相反，退伍军人事务局对 3265 例心脏手术患者进行的一项大型观察性试验指出，49% 患者使用了持续混合静脉血氧饱和度 PAC，该导管的使用与费用增加相关，但与标准 PAC 组相比预后并无改善[376]。然而，在这项研究中没有根据监测结果制定的指导治疗性干预措施的方案。

右心室射血分数肺动脉导管

尽管心血管监测主要聚焦于左心室功能，但有些情况下右心室功能不全可能是限制循环的更重要的因素。右心室功能不全风险增高的患者群包括慢性阻塞性肺疾病、成人呼吸窘迫综合征、肺动脉高压和右心室缺血和梗死[377]。对右心室梗死患者行肺动脉导管监测往往揭示前文描述过的特征性血流动力学形式。然而，准确评估右心室功能已被证明更为复杂。例如在严重呼吸衰竭的患者中，高水平呼吸末正压（PEEP）机械通气的混杂效应使心脏充盈压的解读变得困难，在某些情况下甚至造成误导[378]。

通过特殊设计的 PAC 测量右心室射血分数（RVEF）提供了另一种评价右心室功能的方法。这种方法采用装有快速反应热敏电阻的标准 PAC，测量伴随每次心搏出现的肺动脉血温的微小变化，在某种程度上类似于标准的持续心排血量 PAC。心排血量计算机测量每次心搏后温度信号的剩余分数并计算出 RVEF[379]。显然，所有干扰标准温度稀释法心排血量测定的因素（后文所述）也将干扰 RVEF 的准确测量。另外，由于 RVEF PAC 测量的温度变化是心搏间的微小改变，因此如果心动过速导致 R-R 间期缩短无法准确检测心电图 R 波，或如果心脏节律不规则，该方法将无用[367]。比较基于 PAC 的 RVEF 测量法、血管造影法和核素技术在准确性方面产生了好坏参半的结果，但这也部分反映了该测量技术缺乏能被广泛接受的参照标准[379-380]。术中应用 RVEF PAC 主要聚焦于检测经血管重建手术的冠心病患者的右心室功能不全。已发现体外循环后 RVEF 降低，尤其是之前右冠状动脉阻塞的患者[381]。然而，RVEF 是一项极其依赖负荷的右心室功能测量指标，临床医师必须牢记这点以便正确解读测量结果[367, 382]。似乎已发现 RVEF PAC 迄今为止最大的临床应用是在危重患者特别是呼吸衰竭患者[382-383]。在这些应用中，最感兴趣的测量一直是右心室舒张末期容积，可由 RVEF 计算得出：

$$RVEDV = \frac{SV}{RVEF}$$

其中 RVEDV = 右心室舒张末容积（ml）
SV = 每搏量（ml）
RVEF = 右心室射血分数

右心室舒张末容量似乎与容量状态的关系更紧密，而非标准的前负荷测定指标如 CVP 或 PAWP 相比[383-384]。这些发现并不令人惊讶，考虑到前面讨论过的与心脏充盈压监测有关的解读问题。然而，应该记住，右心室舒张末期容量和心排血量之间的良好相关性可能源于测定方法的数学耦合，因为两者都是 PAC 测定的每搏量的衍生值。而且，在标准 PAC 监测的情况下，RVEF PAC 监测对患者预后的益处尚未得到证实[231]。

心排血量监测

心排血量是心脏泵出的全部血流量，正常成人静息时的范围为 4.0 ~ 6.5L/min。心排血量的测定提供了对循环的全面评估，结合其他血流动力学测量（心率、动脉压、CVP、肺动脉压和楔压），可计算出另外的重要循环参数如全身血管阻力、肺血管阻力和心室每搏功（参见表45-7）。

有三个因素促使临床实践中测定心排血量。首先是认识到在许多危重患者中，低心排血量导致发病率和死亡率显著增加[385]。其次，心排血量的临床评估常常不准确，例如心排血量降低的危重患者可能体循环动脉压正常[386]。最后，新的心排血量测定技术越来越微创，因此可能对许多患者有益并无有创监测伴随的风险[386-387]。为正确临床使用，必须了解每一种技术的优缺点。

温度稀释法心排血量监测

由于温度稀释技术易于实施，并有各种情况下使用的长期临床经验，因此该技术实际上已成为测量心排血量的临床标准。它是指示剂稀释法的演变，第44章有详细描述，即将已知量的示踪物质注入血流，在下游部位随时间测量其浓度变化[388]。温度稀释法是将已知量的冰水或室温液体经PAC近端管腔（右心房）注入，由导管顶端的热敏电阻记录肺动脉血温的相应变化。与所有其他形式的心血管监测一样，重要的是可实时显示来自每个心排血量测定的温度稀释曲线[389]。使临床医师识别心排血量测定无效的干扰状况如血温不稳定、再循环，或指示剂注入不完全。

由于几组研究显示心排血量测定中用冰水或室温注射水的准确性相同，因此似乎几乎所有临床应用中更偏爱室温注射水[390]。成人应采用10ml注射水，而儿童推荐的注射容量为0.15ml/kg[389]。

通常快速连续实施的3次心排血量测定取平均值可提供更可靠的结果。当采用单次注射测量心排血量时，连续心排血量测量结果之间的差异达到22%时，才提示有临床意义的改变。相反，当3次注射平均值决定温度稀释测量值时，心排血量的变化超过13%提示有临床意义的改变[391]。

有些研究已发现，即使谨慎操作，温度稀释法心排血量测定可能与其他参考方法不一致[392-393]。然而，该技术本身直接引起的并发症很少，而且关注心排血量的变化趋势可能比强调单次测量值在临床上更有用。

温度稀释法心排血量监测的误差来源

为了正确解读温度稀释法心排血量测定结果，必须考虑几个重要的技术问题和潜在的误差来源[388-389]（框45-7）。温度稀释法测定的是右心室排出量。存在心内分流时，右心室和左心室排出量不等。在左向右分流患者中，可以发现由于温度指示剂早期再循环使

框45-7　影响温度稀释法心排血量测定准确性的因素

心内分流
三尖瓣或肺动脉瓣反流
温度指示剂输送不充分
　中心静脉注射点位于导管引导鞘内
　冰水注射液温度升高
纤维蛋白或血凝块导致热敏电阻故障
肺动脉血温波动
　体外循环后
　快速静脉补液
呼吸周期影响

温度稀释曲线的下降部分变形。在右向左分流患者中，部分注射的指示剂会绕过热敏电阻，导致左心室排出量的高估。

三尖瓣或肺动脉瓣反流患者，由于指示剂经关闭不全瓣膜的再循环，给温度稀释法心排血量测定造成了额外问题。在重度三尖瓣反流患者中，温度稀释曲线伴有异常延长的衰减时间，测得的心排血量根本不可靠，根据瓣膜反流的严重程度和心排血量的大小要么高估心排血量，要么低估心排血量[389, 394]。

温度稀释心排血量测定的其他技术问题由温度指示剂输送不充分所致。对有冰冷注射液的注射器处理不当可使液体温度升高，降低所给温度指示剂的信噪比。另外，PAC顶端的纤维蛋白或血凝块可导致热敏电阻故障，得出虚假的心排血量。未能识别的血温波动也可影响心排血量的测定。在大多数患者中，当体外循环结束时复温的机体核心再分布获得的热量时，体外循环后最初数分钟内肺动脉血温迅速下降。由于中心温度和肺动脉血温进行性下降，导致温度基线不稳。体外循环后此时测定的温度稀释法心排血量非常不可靠，最常导致真实心排血量的显著低估[395]。温度稀释法心排血量测定其他不准确状况发生于肺动脉血温由于快速补液变化时[396]。根据额外液体输注的时程，可能发生高估或低估心排血量的情况。

围绕快速注射温度稀释法心排血量监测的一个争议为最佳测量时机与呼吸周期的关系，特别是接受正压机械通气的患者，因为右心室每搏量呼吸周期间的变化多达50%。尽管当快速推注与呼吸周期的同一时相同步时，连续测量的可重复性显著得到改善，但通过呼吸周期不同时相期间多次注射并随后平均结果可获取更可靠的平均心排血量的准确测量值[389, 397]。最后，由于低流量状态期间缓慢注射导致热量显著丢失，测定的温度稀释心排血量可能高估真实的心排血量[398]。

连续温度稀释法心排血量监测

较新的技术应用于 PAC 监测采用温暖的热指示剂进行近乎连续心排血量（CCO）监测[388-389]。简单来说，由 PAC 距离导管顶端约 15～25cm 的右心室部分融入一段长 10cm 加热导丝可释放少量热量，产生的热信号被位于肺动脉内导管顶端的热敏电阻所测得。加热导丝以伪随机的二进制序列模式循环开闭，心排血量由测得的肺动脉温度和已知加热导丝激活序列的相互关联推算所得[399]。通常心排血量的显示值每 30～60s 更新一次，代表之前 3～6min 内测得的心排血量平均值。在一项验证 CCO 如何对不稳定血流动力学状况如出血和液体复苏作出反应的实验研究中，Siegel 和合作者发现 CCO 的变化显著慢于超声流量探头、血压或混合静脉血氧饱和度检测的变化[400]。鉴于这些固有的时间延迟，PAC CCO 方法应被看做重复监测而非连续实时监测。

一般来说，CCO 方法与标准推注的温度稀释心排血量测定或电磁流量探头技术有很好的一致性[388, 401]。该仪器在心排血量（1.6～10.6L/min）和核心体温（33.2～39.8℃）范围较宽的患者中运行良好。与标准推注温度稀释技术相比，CCO 方法的可重复性和准确度较好，可能因为相对于单次瞬时测定，连续法显示时间加权的心排血量平均值[402-403]。

由于多个实际原因，CCO PAC 已被临床应用所广泛接受。尽管这些导管比标准 PAC 更贵，但避免了推注的需求，降低了护理工作量和液体超负荷或感染的潜在风险。而且，由于 CCO PAC 提供了之前数分钟内心排血量的平均值，因而单次呼吸周期期间心搏间的每搏量变异度都显示相等。因此，CCO 法测量的心排血量可为接受正压机械通气的患者提供更准确的全心心排血量测定。

然而，与推注冷液体温度稀释技术一样，温暖的 CCO 有某些方法学缺陷，必须识别和避免。CCO 计算机和导管需要一定的时间预热，而且在有大量热噪声的环境中可能运行不佳，如心脏手术室。正如已经强调的，CCO 监测仪对心排血量突然变化的反应有 5～15min 的固有延迟，这一延迟的大小取决于生理学波动的类型以及 CCO 计算机监护仪的运算法则[400]。尽管 CCO 运算法则的改良提供了一个"即时模式"快速反应时间，但 CCO 监测对心排血量急性变化的检测仍慢于其他方法，如直接动脉血压或混合静脉血氧饱和度。在效果上，CCO 技术涉及响应时间和整体测量准确度的基本权衡。这些性能特征没有明确标准，但必须平衡响应时间对显示值的稳定性和对热噪声的免疫力[402]。

经肺温度稀释法心排血量监测

经肺温度稀释测量法，将冰盐水注入中心静脉通路，同时经带有热敏电阻的特殊动脉导管测量外周大动脉（股动脉、腋动脉或肱动脉）的温度变化[404]。几项研究已经显示了与标准温度稀释法心排血量的一致性[405-406]。与标准温度稀释法相比，由于该测定法持续数个心动周期，因此呼吸对每搏量的影响可以被平均和消除[407]。

来自经肺温度稀释曲线的数学推演可产生数个有用的额外指标。血管外肺水测定肺水肿，可用于指导急性肺损伤或脓毒血症患者的液体治疗[408-410]。其他衍生指标为总舒张末容量和胸腔内血容量。这些指标比传统测量值，如 CVP 或肺动脉楔压，更好地反映心脏前负荷[411-412]。然而，这些指标仍不能预测心排血量对静脉内输液的反应[413]。衍生于经肺温度稀释曲线的最后一个指标称为心功能指数，由心排血量和胸腔内血容量计算所得，它与超声心动图得出的左心室射血分数密切相关[414]。

锂稀释法心排血量监测

锂稀释技术是以指示剂稀释原则为根本基础的另一种心排血量监测方法[415]。简单来说，静脉内推注小剂量氯化锂后，安装在外周动脉导管上的离子选择性电极测量锂稀释曲线，从而推算出心排血量。与标准温度稀释法或电磁流量法相比，锂稀释法是一项精确技术[416-417]。锂指示剂可经外周静脉内导管以相似的测量准确度注入，因此无需置入中心静脉导管[418]。该技术也可用于儿童[419]。锂稀释法不能用于正在服用锂剂或刚接受过非去极化肌松药拮抗剂的患者（因为这些拮抗剂也会改变锂感受电极的测定）。

监测心排血量和灌注的其他方法

食管多普勒心排血量监测

所有基于超声的心排血量监测方法均采用多普勒原理（也参见第 44 和第 46 章）。通过经胸或经食管超声心动图检查期间采用多普勒技术可间断测定心排血量（参见第 46 章）。已经开发了一种特殊的食管多普勒探头，可放置和留在食管内持续监测，无需临床医师或超声检查者花时间测定和计算。传感器被整合入探头顶端，类似于标准的食管听诊器，通过测量胸段降主动脉内探测血流的多普勒频移连续监测心排血量。将多普勒探头插入食管距门齿约 35cm 处，调整以优化降主动脉多普勒血流回声。在多数患者中，最佳探头顶端位置在 $T_5 \sim T_6$ 椎间隙或第 3 胸肋结合处，因为此处食管与降主动脉位置靠近且走行基本相互平行[420]。超声传感器以固定的角度安装，该角度根据解剖学确定和心排血量计算机已知的。然后该角度用于修正所得的多普勒频移，以提供准确的流速测量。

必须了解食道多普勒技术的几个局限性，避免数据解读错误。该监测方法检查胸段降主动脉血流，因此只测量全心心排血量的一部分。为了读取全心心排血量，要么必须通过其他方法对食管多普勒测量法进行"校正"，要么采用 1.4 作为经验性测定校正常数[421]。该常数对大多数患者是准确的，但并非普遍适用，特别是存在再分布血流的情况（如妊娠）、主动脉阻断和体外循环后[420, 422]。另外，用 A 型超声测量胸段降主动脉直径或根据源于患者年龄、性别、身高和体重的列线图计算[423]。计算好后，假定整个心动周期主动脉直径不变[424]。另外，该技术在存在主动脉瓣狭窄或反流以及患者有胸主动脉病变时可能不准确。该方法不易用于未气管插管和未镇静患者，不能用于有食管病变的患者。最后，与所有超声技术一样，获取多普勒信号所需的声窗可能不适用于某些患者，因此排除使用该方法。

食管多普勒监测技术的优点包括使用方便、微创、固有的安全性。似乎对临床成功的经验要求有限，只需准确应用该技术 10 ~ 12 例即可[420]。最近的一项综述分析了 25 项比较食管多普勒心排血量测定和 PAC 温度稀释法的临床试验，指出多普勒心排血量值与温度稀释法测量值相关性良好，整体偏差小，较小的观察者内和观察者间变异度导致能较好地跟踪温度稀释法心排血量的方向性变化[420]。

近来，食管多普勒法重新受到欢迎[425-426]。目前的装置提供了清晰的可视化频谱多普勒波形显示，也计算和显示额外的血流动力学参数，包括血流峰速、血流加速度和心率校正血流时间（图 45-39）。一些研究显示这些额外的测量值提供了关于左心室前负荷、液体反应性、收缩力和全身血管阻力的有用信息[421, 427-428]。该监护仪更重要益处之一为使临床关注于优化每搏量而非总心排血量。的确，在重危者中，低每搏量比低心排血量可更好地预测并发症[429]。几项研究显示在中度风险的手术患者中，最大化食管多普勒测得的每搏量指导容量复苏降低了围术期发病率和缩短了住院时间[425-426]。

生物阻抗法心排血量监测

生物阻抗心排血量监测技术最早由 Kubicek 和合

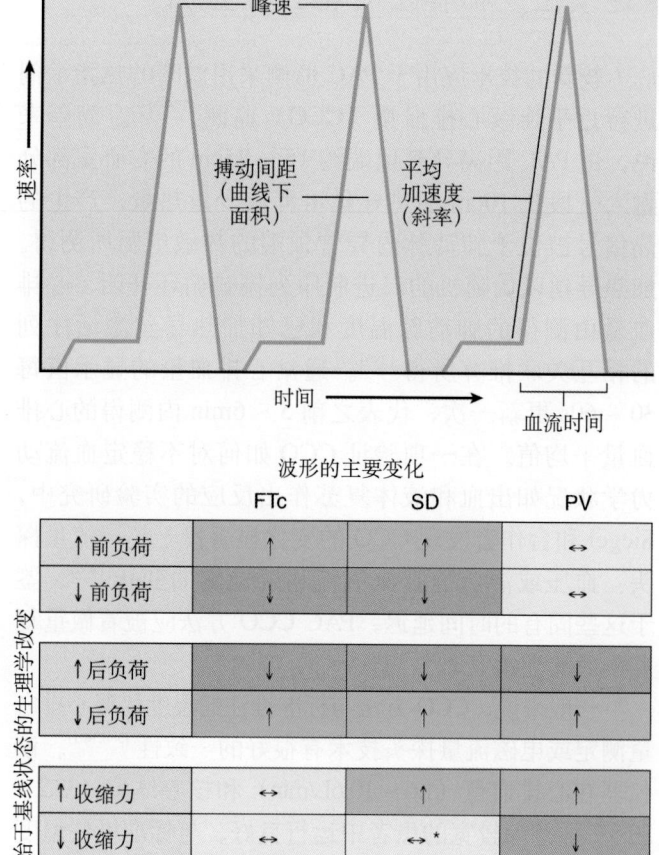

	FTc	SD	PV
↑ 前负荷	↑	↑	↔
↓ 前负荷	↓	↓	↔
↑ 后负荷	↓	↓	↓
↓ 后负荷	↑	↑	↑
↑ 收缩力	↔	↑	↑
↓ 收缩力	↔	↔ *	↓

波形的主要变化

始于基线状态的生理学改变

*波形的四舍五入

图 45-39 食管多普勒心排血量监测设备显示的速率 - 时间波形反映了收缩力、前负荷和后负荷的变化。搏动间距（SD）与计算的心排血量直接相关，为心排血量测定提供了有用的替代值。FTc，心率校正的收缩期血流时间；PV，峰值流速

作者提出，基于心脏收缩期射血时胸腔电阻抗发生的变化[430]。将这些生物阻抗与每搏量联系起来的最初公式为：

$$SV = \rho L^2/Z_0^2 \cdot VET \cdot \max\frac{dZ}{dt}$$

其中 SV = 每搏量
ρ = 血液的电阻率
L = 胸腔长度
Z_0 = 基础胸腔阻抗
VET = 心室射血时间
$\max\frac{dZ}{dt}$ = 心脏收缩时胸阻抗变化的最大速率

为实施测量，将一次性电极沿颈部两侧和下胸部外侧面贴于皮肤表面，并经胸腔连续释放少量电流。患者的身高、体重和性别用于计算胸腔容积。计算每个心动周期的生物阻抗心排血量，持续显示数次心搏

过程中的平均值。

尽管生物阻抗法用于健康志愿者是准确的，但在危重患者中的可靠性降低，包括脓毒血症、肺水肿、主动脉反流和心脏起搏[431-435]（可参见第 47、第 67 和第 101 章）。最近信号处理技术的变化已改善了胸腔生物阻抗法测定值的准确度，可能提高其临床接受度[434]。

部分 CO_2 复吸入法心排血量监测

无需肺动脉置管的另一个心排血量监测方法为部分 CO_2 复吸入法[435-436]。由于在标准 Fick 法中涉及测量氧耗和混合静脉血红蛋白氧饱和度遭遇难度，该替代技术是基于二氧化碳清除而非氧摄取的 Fick 方程式重述。

$$\dot{Q} = \dot{V}co_2/(C\bar{v}co_2 - CaCO_2)$$

其中 $\dot{Q}$ = 心排血量
$\dot{V}co_2$ = 二氧化碳清除速率
$C\bar{v}co_2$ = 混合静脉血二氧化碳含量
$CaCO_2$ = 动脉血二氧化碳含量

该方法用 CO_2 生成量和潮气末 CO_2 浓度的变化来反映分钟通气量短暂、突然的变化。利用特别设计的呼吸系统和监测计算机，该测量法易于在任何气管插管患者中实施。每 3min 计算机控制的气动阀间断增加无效腔量时间达 50s，因而导致部分呼出气体被复吸入。将复吸入引起的潮气末 CO_2 变化用于 CO_2 Fick 方程微积分版的心排血量计算。该方法为完全无创，可每隔数分钟测定，且短暂的复吸入对大多数患者不构成较大风险，伴随潮气末 CO_2 上升值小于 3mmHg。不幸的是，采用该技术准确测量需气管插管以准确测定呼出气体。而且，改变通气模式可对测量结果产生不可预知的影响。如同所有以 Fick 法为基础的技术，部分 CO_2 复吸入技术测量肺毛细血管血流作为全心心排血量的指标，因而需纠正肺内分流。

部分 CO_2 复吸入心排血量测定法与其他技术如温度稀释法有很好的一致性。然而，临床试验规模很小（即研究的患者数量），且主要集中于特殊患者群体，尤其是冠状动脉旁路移植术患者[437]。该技术的临床作用主要集中于术中短时间应用或术后机械通气患者。由于需强制增加 $PaCO_2$，该技术相对禁忌用于颅内压增高患者。

脉搏波形心排血量监测

动脉脉压波形分析是心排血量监测领域最近的发展之一。连续心排血量测定基本源于动脉脉压波形的分析。这些方法，通常被称为脉搏波形心排血量，通过计算分析动脉导管记录的动脉压波形或甚至无创的手指血压波形下的面积来测定每搏量[438-441]。脉搏波形法提供了具有无创、连续、逐次心搏潜力的心排血量监测方法。而且，逐次心搏的每搏量变化（称为每搏量变异度）可用于评价机械通气患者的容量状态[118,442]。

然而，需考虑几个不足之处[443]。首先，需用已知的心排血量进行基线校正，以考虑在血管阻力、阻抗和波形反射的个体差异。另外，考虑到血管特征随时间的变化，需每 8～12h 重新校正。体外校正可能需要使用更加有创的技术，抵消了脉搏波形法无创的优点。近来建立了几个能根据患者的人口统计学变量自动校正的系统。但这一自动校正的准确性在各种临床情况下是有疑问的[444]。准确识别收缩期和舒张期需用可分辨的重搏切迹合理定义动脉压波形，这在严重心动过速或心律失常或其他心排血量非常低的情况下可能不存在。最后，为了有意义地应用心搏间的每搏量变异度（和收缩压或脉压变异度），患者需控制性机械通气，潮气量至少为 8ml/kg 体重[445]。

对手术患者的临床试验仍然显示脉搏波形心排血量法提供了可接受的准确度水平，与温度稀释法心排血量相比其偏差小于 0.5L/min[440,446-447]。每搏量变异度超过 10% 是静脉内液体疗法反应性的有用预测指标[106]。最后，基于使脉搏波形衍生的心排血量最大化或使每搏量变异度最小化的目标导向治疗改善了围术期结果。

胃张力法

胃张力法目的在于监测胃的循环作为早期内脏低灌注的指标[450]。将顶端带球囊的导管置入胃内，使球囊内的盐水或空气与胃腔内的 CO_2 达到平衡。间断抽出盐水或空气并测定 CO_2 水平。随着胃灌注的降低，胃黏膜对 CO_2 的清除能力减弱，而来自无氧代谢释放的酸滴定碳酸氢盐的 CO_2 生成增多。CO_2 从黏膜自由弥散到胃腔，由胃张力计检测。

胃黏膜 CO_2 和 pH 值是预测创伤后和围术期并发症或死亡的指标[453]。而且，胃张力法指导的治疗可改善危重患者或围术期患者的预后[454-455]。然而，这种有点繁琐和耗时的监测组织灌注的方法还未被广泛采用。

参 考 文 献

见本书所附光盘。

第46章 围术期超声心动图

Georges Desjardins • Daniel P. Vezina • Ken B. Johnson • Michael K. Cahalan

许 涛 卞金俊 译 朱文忠 审校

要 点

- 围术期经食管超声心动图（TEE）的最新指南推荐：除非受食管病变的禁忌，所有心内直视手术和胸主动脉血管手术患者，以及伴有无法解释的危及生命的循环不稳定患者，均应行 TEE 检查。

- 超声传感器频率越高，影像质量越好，但穿透深度越有限。

- 改良伯努利方程将多普勒超声心动图测得的速度转化为跨瓣压差，压差 $=4V^2$，其中 V 代表速度（m/s）。

- 组织多普勒成像用于测量心肌运动速度，是评估心室收缩和舒张功能的主要工具。

- 实时三维 TEE 现已得到广泛应用，且被证明对围术期患者具有重要价值。

- 基本 TEE 检查是综合检查的缩略版本。它明显比综合检查实施更快，并可确定大多数危及生命的围术期心脏病理性并发症。

- 基本经胸超声心动图（TTE）检查始于三个标准视窗，并提供了可与那些 TEE 检查切面相比较的切面。

- TEE 提供了高度可信和可重复的评估心脏充盈和射血功能的方法。

- TEE 在检查术中心肌缺血方面比心电图更敏感。其对术后结局的预测比术前心脏应激试验更准确。

- TEE 是心脏外科单元的必备工具，其在评估治疗方案变化的需要和指导这些变化以及评价手术有效性方面均发挥着重要作用。

概 述

超声心动图使麻醉实践发生了改观。经食管超声心动图（TEE）是当今围术期医疗实践中所用的最强有力的心血管诊断技术。大量出版的报道证实其在血流动力学测定、心肌缺血检测、心血管病理评估和心脏手术方案和效果评价方面的重要作用。通过 TEE 提供的信息，麻醉医师、外科医师和加强医疗医师能改变治疗方案来降低发病率并增加手术患者的存活率，没有其他诊断技术对麻醉和危重医学有如此影响。因此，我们期待在大多数心脏外科实践中应常规术中 TEE 检查，而在许多非心脏手术实践中，基本 TEE 检查应作为可选监测手段。此外，经胸超声心动图（TTE）已演变为高度便携式工具，可方便用于未实施

气管插管患者的心脏评估。本章节在简要总结 TEE 发展史、其基本物理原理和操作所需技术后通过回顾已发表的文献来证明围术期治疗中超声心动图的作用。

历 史

1976 年，Leon Frazin 医生发表了采用食管 M 型传感器研究的结果，从而引入了经食管超声心动图的概念 [1]。随后，Matsumoto 及其合作者采用 M 型 TEE 研究了心血管手术期间的左心室功能 [2]。但是，M 型超声心动图提供的空间关系视野太局限以至于对术中监测或实时决策缺乏实用价值。20 世纪 80 年代早期，Hanrath 及其合作者介绍了安装于可弯曲的胃镜顶端的二维相控阵传感器，TEE 的术中潜能逐渐明了 [3]。然

1258

而，直至 20 世纪 80 年代中期 TEE 才得到广泛使用，此时 TEE 传感器的设计得到改进，彩色血流多普勒实现了商业化。伴随着这些进步，TEE 才能提供结构和血流的高分辨率实时影像，这是我们目前日常工作的基础。但是，最初的单平面和随后的双平面 TEE 探头限制了潜在的成像平面。在探头顶端内采用可旋转的二维传感器的多平面 TEE 大体解决了这些限制并成为目前标准的做法。

伴随探头技术的进步，超声制造商改进了影像压缩的计算、高密度数码储存技术和宽带通讯网络，彻底革新了 TEE 影像的储存与处理。安全数码服务器已取代临床研究的磁带库，可以极高速地访问高保真的存储影像。另外，经过数十年的研究，三维实时成像最终成为现实。该技术对临床实践的影响仍在持续发展之中，但其已在瓣膜性疾病的评估和修补中成为极有价值的工具[4]。

经食管超声心动图实用指南

1992 年，美国超声心动图协会超声心动图医帅培训委员会出版了 TEE 培训指南[5]。它们以之前的经胸超声心动图（TTE）培训建议为基础，将 TEE 培训对准手术和非手术领域的应用。这些指南要求受训者至少获得中级水平的超声心动图培训，并操作和判读不少于 50 例监护下的 TEE 检查。1996 年，美国麻醉医师协会（ASA）和心血管麻醉医师协会（SCA）联合工作组发表的围术期 TEE 指南确定了两种水平的 TEE 检查：初级检查和高级检查[6]。经围术期 TEE 初级培训的麻醉医师"应能为麻醉惯例内的适应证使用 TEE"，同时"必须能认识到这种场合中使用的局限，并能及时从经高级培训的医师处请求帮助"。经围术期 TEE 高级培训的麻醉医师"应在上述检查之外，能利用围术期 TEE 的全部诊断潜力"。2010 年，ASA 众议院通过了 TEE 更新指南，该指南描绘了 TEE 循证适应证的三个分类[7]。

心脏和胸主动脉手术："对于无禁忌的成年患者，TEE 应用于心内直视手术（如瓣膜手术）和胸主动脉手术以及应考虑用于冠状动脉旁路术中，以用于：①确定和完善术前诊断；②检测新发或毋庸置疑的病变；③相应地调整麻醉和手术方案；④评估手术治疗的结果。在儿童患者中，TEE 的使用应基于每个个体患者的不同情况进行考虑，因其对这类患者具有特殊的风险（如支气管堵塞）（亦可见第 94 章）。"

非心脏手术："当拟进行的手术性质或患者已知或怀疑有心血管病变并可能会导致严重的血流动力学、肺或神经学受累时，可考虑行 TEE 检查。虽经纠正性治疗，但患者仍持续表现为不能解释的危及生命的循环不稳定，若具备设备和操作人员，则应行 TEE 检查。"

重症患者："当可期望改变治疗的诊断信息不能及时经 TTE 或其他方式获得时，应考虑行 TEE 检查"（亦可见第 102 章）。

1999 年，美国超声心动图协会（ASE）和心血管麻醉医师协会（SCA）联合工作组发表了完整的 TEE 检查建议[8]，这些建议详细描绘了综合性检查包括的 20 个 TEE 切面。另外，在 2002 年，ASE 和 SCA 联合工作组使用前面提到的、已发表指南中的原则和建议系统地阐述了围术期 TEE 培训指南，包括先期的医疗知识和培训、超声心动图知识和技巧、培训的组成和时间、培训环境和监督管理，以及已经执业的研究生医师等同的需求[9]。尽管描绘的病例数很少，但临床经验和培训质量的深度和病种多样性要比这些数字更为重要。和之前出版的指南一样，这些指南提供了一个围术期初级水平和高级水平超声心动图培训建议；而与之前的指南不同，这些指南没有明确说明培训时间，却强调了培训的目标和达到这些目标的病例数目及其病种的多样性（表 46-1）。围术期培训所需时间将根据隶属的心脏手术科室手术量和病种多样性而有很大的不同。

美国心脏协会、美国心脏病学会、欧洲超声心动图协会和其他专业机构已发表了包含 TEE 的其他指南[10-12]。2011 年，ASE 和其他协会更新发布了超声心动图的适宜标准，包括其在围术期中的应用。超过 200 项适应证被归类为适宜、不明确或不适宜。不稳定型冠状动脉综合征、失代偿性心力衰竭、严重心律失常和重度瓣膜疾病均被列为围术期应用超声心动图的适宜指征[13]。最近的对 2500 例患者进行的回顾性研究显示，80% 的病例适合应用超声心动图，而不恰当的应用低于 15%[14-15]。已公布的审计特别强调围术期超声心动图服务显示，合理应用适应证可判别 26% 病例的严重心脏病并发症，并可显著改变内外科治疗 60% 的时间[16-17]。围术期超声心动图应用的不断扩展将需要持续的基于结局的研究和质量评估项目。ASE 最近发布了此类项目的推荐组成部分[18]。当这些指南提及围术期 TEE 时，其推荐均与之前叙述的相一致。最后，2014 年发布的非心脏手术围术期心血管评估的新指南将会涵盖围术期 TEE 适应证的部分。

表 46-1　初级和高级围术期超声心动图推荐

	初级 *	高级 *
最小检查数目 †	150	300
独立操作的最小数目 ‡	50	150
项目负责人资质	高级围术期超声心动图培训	高级围术期超声心动图培训加上至少150例额外的围术期TEE检查
项目资格	多种超声心动图围术期应用	全部超声心动图围术期应用

Adapted from Cahalan MK, Abel M, Goldman M, et al: American Society of Echocardiography and Society of Cardiovascular Anesthesiologists task force guidelines for training in perioperative echocardiography, Anesth Analg 94:1384-1388, 2002.
* 假定初级培训是在高级培训的环境下完成的，计算初级培训至高级培训的总数。
† 在适当管理下由受训者判读全部超声心动图检查；可以包含由有资格的医师而非受训者出具的经胸检查报告。
‡ 在适当管理下由受训者独立完成全面术中经食管超声心动图检查，判读并出具报告

超声的特性

为了达到无创观察身体内结构的目的，超声仪传感器内产生一个难以察觉的振动，当将其置于紧邻的组织表面时，使周围组织（肌肉、血液、脂肪或骨骼）产生振动。振动发生期间，组织内颗粒先压缩然后分散开，这一双重过程被称为压缩（compression）和稀疏（rarefaction）。通过正弦波描绘一连串压缩和稀疏，从而得出其波长、频率、振幅和传播速度的特征（图46-1）。

波长是两个正弦波峰间的距离，超声波长以毫米为测量单位。频率是指1秒内发生的周期数，每秒一个周期定义为1赫兹（Hz）。超声是指频率高于人类听觉范围的声音，或每秒超过20000周（20 kHz）。用于超声影像的特定频率为2～10兆赫（MHz）。波长与频率呈反相关。

振幅是组织压缩的测量单位，代表了超声波的音量。振幅相差范围很大，用分贝（dB）来描述。分贝是能使大振幅在同一示波器上紧邻于小振幅（即1000和0.001）显示的一种对数转换。经验性法则为6dB的变化相当于振幅的加倍或减半。

传播速度描绘超声波穿越组织时的速度。在血液中为1540 m/s。公式1描绘了传播速度、频率和波长间的相互关系：

$$C = f \times \lambda \qquad (1)$$

其中c为传播速度，f为频率（Hz），λ为波长（mm）。假定传播速度不变，可以通过公式2和3计算出任何频率的波长：

$$\lambda (mm) = 1\,540\,000\,(mm/s) \div f\,(Hz) \qquad (2)$$

或者

$$\lambda (mm) = 1.54\,(km/s) \div f\,(MHz) \qquad (3)$$

常用传感器频率相对应的波长范围为0.1～0.6mm。表46-2列出了常用传感器频率的示例。

传感器采用石英或钛酸盐陶瓷特制的晶体产生压电效应，通电后晶体振动并发出超声波。反过来也一样：当超声波撞击压电晶体并产生振动时，晶体产生电流。因此，同一组晶体可以作为超声的发射器和接收器。振动的频率由压电晶体的厚度决定。为了改善和控制发出的超声波束，在晶体周围安装了数层材料（图46-2）。

传感器频率、影像分辨率和穿透深度

超声心动图采用频率为2.5～7.5 MHz的超声波。

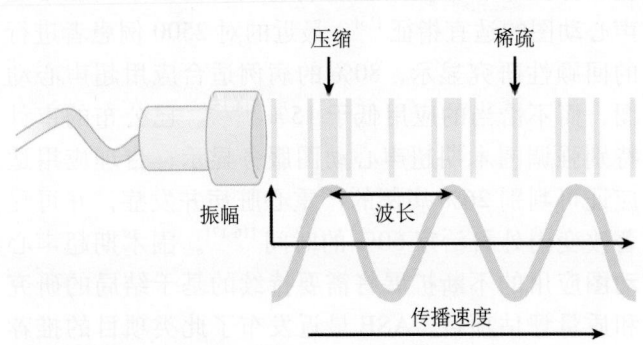

图46-1　用于描绘超声能量从传感器进入邻近组织的术语图解。当超声振动进入周围组织时，组织内的颗粒先压缩然后分散开（压缩和稀疏）。正弦波用于描绘一连串压缩和稀疏的特点，波长为两个正弦波峰间的距离，振幅为组织压缩的幅度，传播速度为组织内超声波的速度

表 46-2　频率、波长和穿透深度的相互关系

频率（MHz）	波长（mm）	穿透深度 [(200～400)× 波长]（cm）	近似分辨率（2× 波长）（mm）
3.5	0.44	9～18	0.9
5.0	0.31	6～12	0.6
6.0	0.26	5～10	0.5
7.0	0.21	4～8	0.4

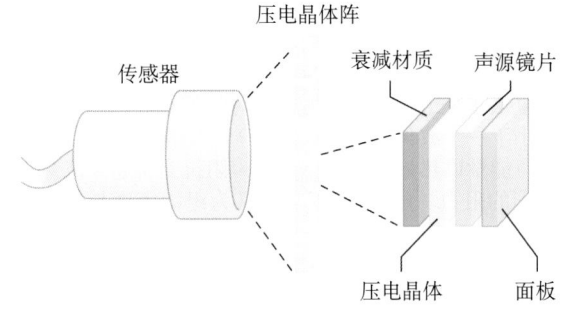

图 46-2　超声传感器内所含压电晶体阵图解。当给予脉冲交流电时，压电晶体更像铃声"响起"，电脉冲终止后晶体仍持续振动。为了达到明显的脉冲效果，一种基材被用于晶体以消减脉冲终止后的铃声。为了使从晶体至组织的传播效果最佳，一个声源镜片聚焦超声束，同时阻抗匹配面板改善了超声波由传感器进入组织的传导

不采用频率超过 7.5 MHz 的超声波是因为其产生的波长太短不足以穿透组织。穿透深度仅限于波长的约 200～400 倍。不使用频率低于 2.5MHz 是因为其产生的波长太长不适宜小型目标的分辨率（分辨率仅限于波长的约两倍）。因此，范围为 2.5～7.5 MHz 的超声波传感器可辨析 0.4～1.2mm 大小的目标，穿透组织最高达 24cm。

影像分辨率具有轴向分辨率、横向分辨率、仰角分辨率和瞬时分辨率等特征。轴向分辨率是指沿超声束长轴的分辨率，与传感器的频率和脉冲宽度密切相关。长波长具有较深的组织穿透能力，但不能分辨沿超声束扫描线附近的物体；短波长度正好相反。同样，短时程超声脉冲可以改善轴分辨率。

横向分辨率为从一侧到另一侧横穿二维影像的解析，其与超声束的构成有关。超声束最初节段（近场）为圆筒形，其长度依赖传感器的宽度和波长（图 46-3A）。超出近场后，超声束发生偏离（远场）。偏离也与传感器的频率有关（46-3B）。当频率增加时，近场变长，偏离角度降低。当传感器宽度变小时，偏离角度变大。较大深度时缺乏横向分辨率将导致远场影像模糊。

影响横向分辨率的超声束形成的另一特征为光栅波瓣（图 46-4）。光栅波瓣是一束沿主要超声束由传感器发出的偏离的超声束。光栅波瓣的偏离角度由传感器阵中晶体间的空间位置决定。相邻两个相差一个波长的传感器晶体间超声波路径长度的角度构成了光栅波瓣。光栅波瓣伪像的一个例子是将正常放置的肺动脉导管看作似乎其走行经过了主动脉。伪像的出现如同一个穿过心脏内结构的回声密集的

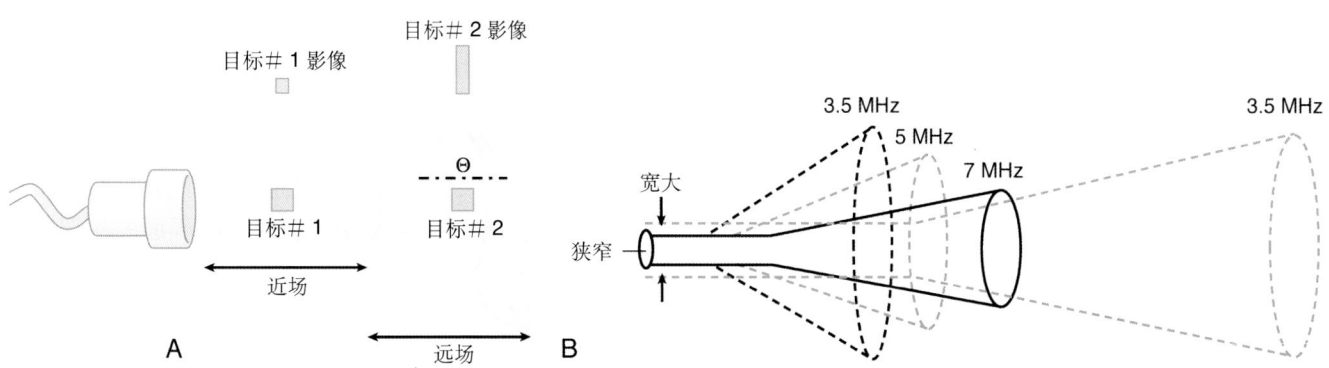

图 46-3　A. 近场和远场超声束的构成。近场是指超声束的圆柱形部分，远场是超声束偏离的节段。θ代表偏离角度。近场内结构（目标 1）影像具有清晰的横向分辨率，而远场内结构（目标 2）影像横向分辨率较模糊。B. 近场长度与传感器频率和宽度的相互关系。近场长度与传感器宽度和频率密切相关。当频率增加时，近场变长。偏离角度也与传感器频率有关。随着传感器频率增加，偏离角度降低。黑色虚线、点和实线代表频率分别为 3.5MHz、5.0MHz 和 7.0MHz 传感器的超声束偏离。随着传感器宽度的增加，近场长度增加。蓝色虚线代表宽度为狭窄传感器两倍的 3.5MHz 传感器的近场和远场

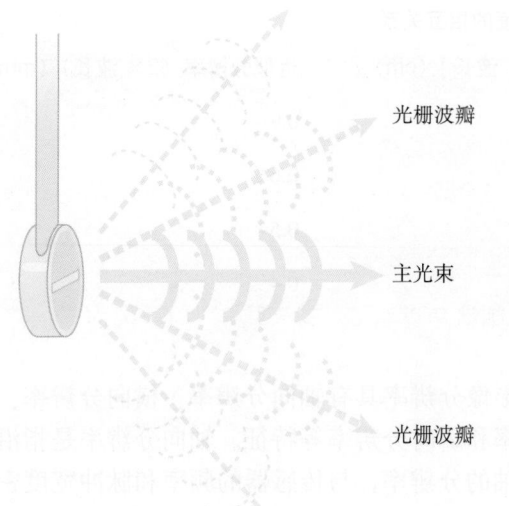

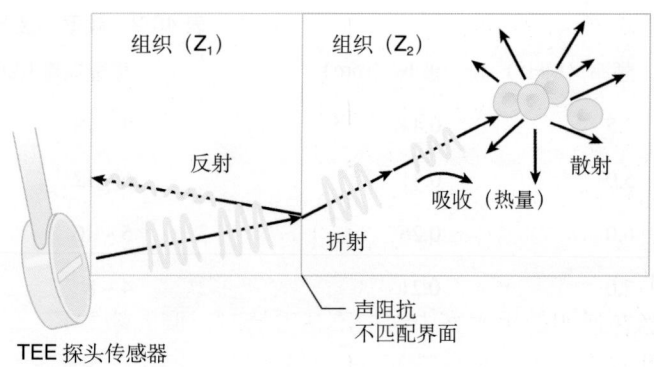

图 46-4　自传感器发出的主超声束（实线）伴随着一系列光栅波瓣（虚线）。光栅波瓣是波束构成的一种现象，与传感器中压电晶体阵有关。从主波束的某个特定角度，阵中每个晶体发出的超声波刚好与相邻晶体相差一个波长，这一设计导致了光栅波瓣的形成。光栅波瓣的临床意义在于高回声物体如 Swan-Ganz 导管或人工二尖瓣瓣膜可能"出现"在心脏（如主动脉）内的不正确位置

图 46-5　镜面反射、折射、吸收、散射和声阻抗图解。当超声波撞击两种不同组织类型的界面时，其中部分被反射，剩下的穿过组织。反射超声波有一个与入射角相等的轨道角。折射是指当超声束从一个组织类型到另一个时的偏转。当超声波撞击横向尺寸小于一个波长（一个红细胞）的结构时产生散射。吸收代表超声能量以热量消散的总量。声阻抗是指超声波穿行组织时所遇到的阻力。声阻抗（Z）定义为组织密度与传播速度的乘积

拱形样物体，并在整个影像中距传感器的距离相等。在本例中，光栅波瓣发出的一股偏离的超声束反射回传感器，超声仪无法在主超声束和光栅波瓣之间区分反射的超声波。

　　仰角分辨率是指楔形超声影像的厚度。这种厚度通常为 10mm。瞬时分辨率是指某一特定时刻即时精确定位移动结构的能力。每秒显示的影像越多（帧速），瞬时分辨率越好。通常帧率在 90° 的二维影像中有 128 线。如果深度设为 20cm，每线所需取样时间为 0.3ms，扫描全部 128 线需 33ms。在 1s 内，扇面扫描 30 次。为了显示心脏内的移动结构，所需帧率至少为每秒 30 帧。降低影像深度将提高瞬时分辨率。超声仪允许操作者在二维显示中放大感兴趣的区域，这一功能重新分配扫描线数量用在感兴趣的较小区域内生成完整的二维影像，从而改善瞬时分辨率。

　　当超声波穿透组织时，信号强度衰减。衰减是组织吸收（超声能量转化为热量）、超声能量从传感器发出后偏离、反射和散射的作用（图 46-5）。吸收依赖于组织类型。例如，空气吸收的超声能量比骨骼多，但骨骼的吸收比血液和水多。用于描绘吸收的术语为半功率距离，是指超声能量降为 50% 时所需距离。空气、骨骼、血液和水的半功率距离分别为 0.08cm、0.8cm、15cm 和 380cm。

　　当超声波撞击两种不同组织类型的界面时，其中部分被反射，剩下的穿过组织（见图 46-5）。就如同光

从镜面被反射一样，反射超声波有一个与入射角相等的轨道角。反射超声波的幅度降至 40 ~ 60dB（100 ~ 1000 倍）。穿过邻近组织的超声波受折射影响，折射是指当超声束从一个组织类型到另一个时的偏转。折射的一个例子为当一个物体部分淹没在鱼缸或泳池中时其影像失真。折射能使超声束弯曲，因而使物体出现在其不存在的部位。当超声波撞击横向尺寸小于一个波长（例如一个红细胞）的结构时产生散射。散射的超声能量向各个方向辐射。

　　声阻抗是指超声波穿行组织时所遇到的阻力，它与组织密度密切相关，由公式 4 定义：

$$Z = \rho \times c \qquad (4)$$

　　其中 Z、ρ 和 c 分别指声阻抗、组织密度和传播速度。组织密度越高，超声束穿过组织越快。例如，超声波在空气中较慢（330m/s），在血液中较快（1540m/s），在骨骼中很快（4080m/s）。超声束反射程度与两种相邻组织间声阻抗的差异密切相关。声阻抗的差异越大，反射的超声能量越多。骨骼-软组织和空气-软组织反射的超声束最多。对这些界面的深部结构成像较困难。

　　声阻抗与衰减不匹配是使用 TEE 进行心脏成像中要考虑的重要因素。例如，当扫经含气的气管或隆突时，经食管难以看到主动脉弓。TEE 探头经过气管中空气时，其发出的超声波能量明显衰减。另外，确实对应气管 - 组织界面的大多数超声能量由于空气和组织间巨大的声阻抗差异而被反射了。

影像优化的基本原则：增益、深度和聚焦

增益用于放大反射回传感器的低振幅超声波，代表了超声系统的听觉质量。它可用于抵消由远端结构回馈的低振幅信号中的由近端结构回馈的大振幅信号。许多超声仪拥有一系列被称为时间增益补偿控制的滑块控制键，允许操作者在设定的深度调节增益。当在通明的手术室中结构不易看清时，调大增益是一种诱惑。尽管增益增加了结构的亮度，但代价是放大了背景噪音。更好的方法是调暗手术室灯光亮度，并保持增益在正常设置范围。

在超声心动图中，晶体发出非常短的超声脉冲（大约 1μs），并接受或"听到" 250 ~ 500μs 的反射超声。脉冲重复频率（PRF）是指一秒内脉冲离开和返回传感器的数目。通过调整影像深度可以改变 PRF 值。当影像深度增加时，达到目标深度和返回所需的时间增加，因此，一秒内可能完成的周期数降低。相反也一样，当影像深度降低时，PRF 增加。PRF 也以赫兹（Hz）描述，它是可听见的波段，范围为 1 ~ 10kHz。

早期超声心动图显示采用这样的原理描绘心脏内结构的深度。第一幅超声心动图，"运动"或"M型"研究，为单晶体传感器成像并在移动的光敏纸上示踪的心脏结构一维视图。目前，M 型超声心动图主要用于观察快速移动的结构，如瓣叶，这是因为 M 型传感器能产生高达每秒 1800 幅影像（图 46-6）。但是，M型影像同一时间内仅能显示小部分心脏，因而对方向和空间关系的判读较困难。

为了生成二维影像，超声仪被配置为顺序重定向超声束于感兴趣的区域（扇面）。传感器包含一排压电晶体（线性列阵）。通过在阵中（相控阵）相邻晶体发射时引入少量延迟，超声仪能引导波束穿过感兴趣的扇面（通常为 90° 扇面）。尽管二维技术每秒仅产生约 30 幅影像，但二维的精确度提供了识别解剖和病理标志的巨大优点（图 46-7）。影像能在监视屏幕上实时显示并数字化记录以便之后回顾。用相似的方式诱导超声束，通过触发压电晶体调节超声束的聚焦深度来集中超声束于理想深度（图 46-8）。典型的聚焦深度定在二维图像中感兴趣的结构上或紧邻其下。

血流和结构的整合

通过测量多普勒频移，现代超声成像可测定血流速度。多普勒频移是指当声波来源运动时（如运动的红细胞反射声波时）声波频率发生的变化。当使用脉冲波时（脉冲波多普勒，PWD），操作者将小的取样

容积置于二维扇形扫描区内的任何位置，超声成像自动将此样本容积内的多普勒数据转换为实时血流速率的显示。因此，PWD 可反映血流速度以及血流在心脏和大血管内的位置（图 46-9）。

但多普勒频移存在以下两个重要的局限性。首先，多普勒频移与超声波束和血细胞运动的方向之间的角度余弦值呈正相关。如果细胞与超声波束直接呈平行方向移动，则该角度为 0，其余弦值为 1。因而当角度为 0 时，多普勒超声心动图可真实地估计血流速度。而在其他所有角度时，余弦值小于 1，导致多普勒频移减少，血流速度被低估。临床上低于 15 度的截角（余弦值接近 1）对血流速度估算的影响不大，而超过 20 度的截角则显著减弱多普勒频移，在判读此类数值时需要谨慎对待。多普勒方程很好地表达了这种关系：

$$V = (C \times F_d) \div (2F_0 \times \cos \theta)$$

其中 V 为待测量的速度，C 为组织中声波的速度（为常量），F_d 为超声仪测得的多普勒频移（超声频率），F_0 是传感器的频率，cos 0 是血流方向和超声波之间夹角的余弦值。其次，血流最大速度的精确测量受尼奎斯特极限（Nyquist limit）的影响。尼奎斯

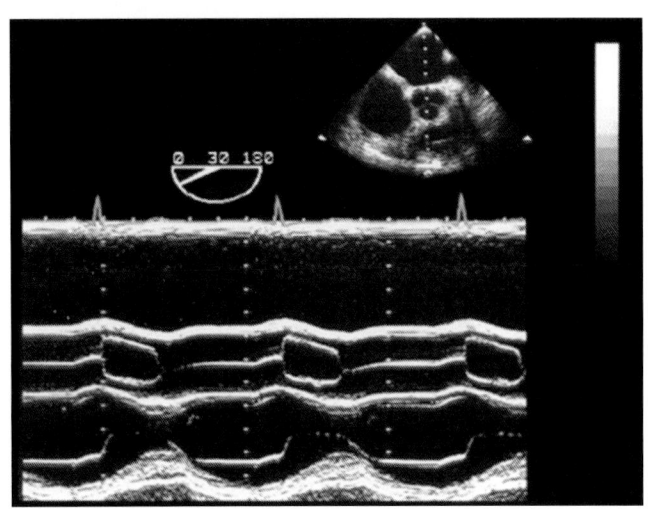

图 46-6 正常主动脉瓣 M 型经食管超声心动图。作为参考，单帧（静态）二维切面显示于图右上角。穿过二维超声心动图的垂直虚线描绘随时间（图的下三分之二横轴）由 M 型超声心动图提供的单线采样。超声心动图明确了收缩期和舒张期，可以看到 M 型影像中间三个被轻度波动的线相连接的斜的矩形。这些矩形和线在所显示的心动周期期间主动脉瓣开放和关闭时瓣叶运动构成。从这幅 M 型超声心动图的顶部到底部，白线表示的结构为左心房后壁（紧邻超声心动图上方）、主动脉瓣环后壁、主动脉瓣（如上所述）、主动脉瓣环前壁、肺动脉导管和右心室流出道心肌 *(Reproduced with permission from Cahalan MK: Intraoperative transesophageal echocardiography. An interactive text and atlas, New York, 1997, Churchill Livingstone.)*

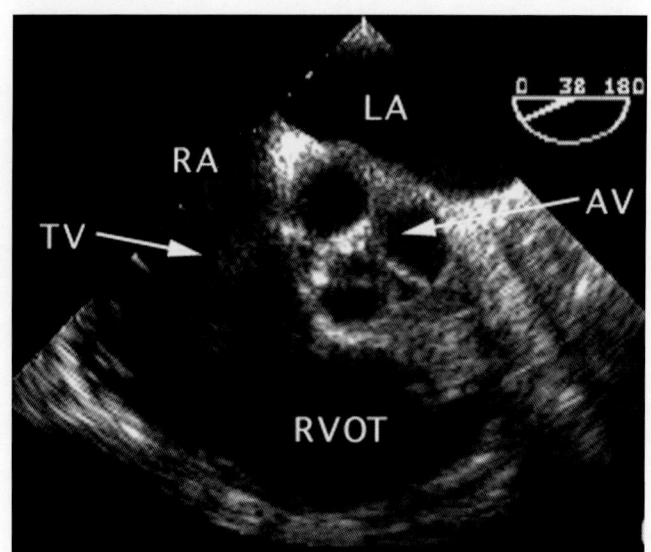

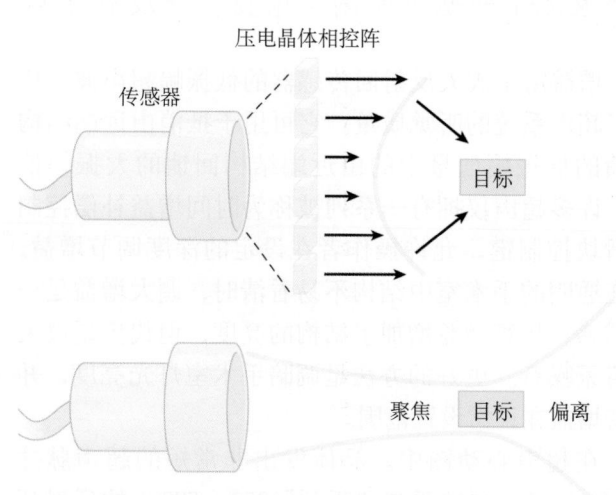

压电晶体相控阵

传感器

目标

聚焦   目标   偏离

图 46-7   正常主动脉瓣静态短轴二维切面。这一食管中段主动脉瓣视图显示了正常瓣膜三个瓣叶的形态。LA，左心房；RA，右心房；RVOT，右心室流出道；TV，三尖瓣 (Reproduced with permission from Cahalan MK: Intraoperative transesophageal echocardiography. An interactive text and atlas, New York, 1997, Churchill Livingstone.)

图 46-8   压电晶体阵逐步启动聚焦超声束示意图。晶体阵以从边缘到中间的顺序发射超声束，由此产生的凹形波汇集于距传感器某段距离的一点上，距传感器的聚焦距离与从边缘向阵中间发射晶体间的时间延迟有关

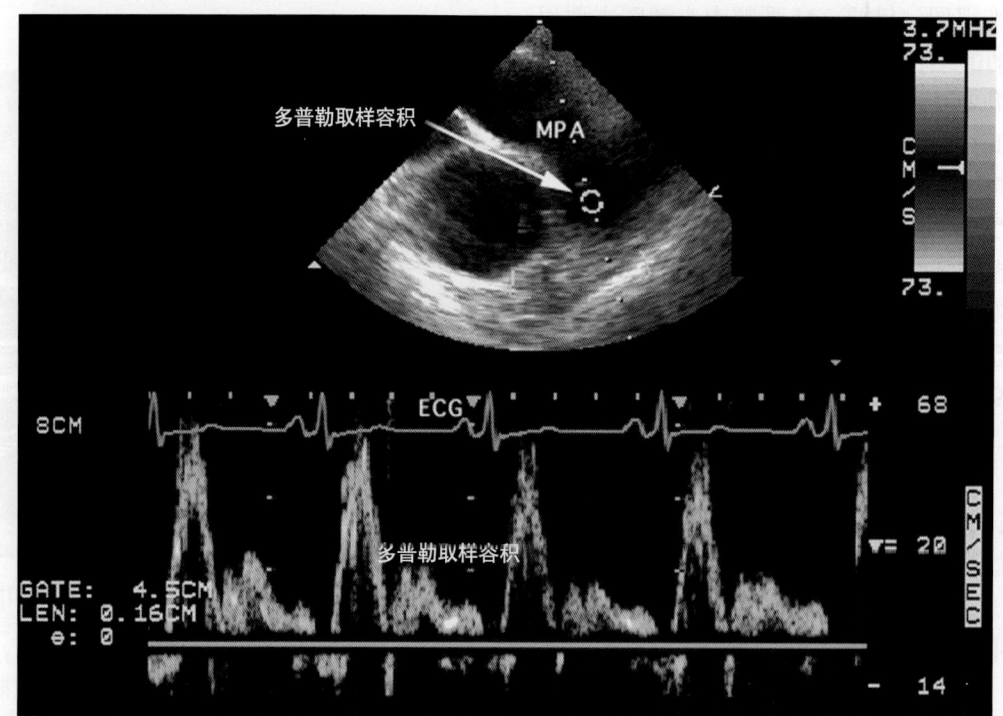

图 46-9   主肺动脉脉冲波多普勒超声心动图。超声心动图的顶部为用于定位多普勒取样容积的二维切面静态影像（白色箭头所指断圈）。超声心动图底部三分之二用白色显示部分为发生于取样容积中的瞬间血流速度（纵轴）与时间（横轴）。心电图提供了校时点，粗的横线为血流速度的基线（无血流）。这条线以上的血流速度为正值（也就是面向传感器），最高达 68cm/s；这条线以下的血流速度为负值（也就是远离传感器），最大为-14cm/s (Reproduced with permission from Cahalan MK: Intraoperative transesophageal echocardiography. An interactive text and atlas, New York, 1997, Churchill Livingstone.)

特极限与超声频率和脉冲重复频率（PRF）直接相关。PRF 是指每秒发出的超声脉冲数目。因为在 PWD 中发放的脉冲必须要在下一个脉冲波发射之前返回，增加超声扫描的深度会降低 PRF 和尼奎斯特极限。这样在操作者的控制下，超声扫描的深度是尼奎斯特极限的主要决定因素。如果血流速度超越了尼奎斯特极限，则会忽然出现明显的血流转向，或混叠现象（aliasing）（图 46-10）。混叠是就如同观看老西部片中四轮马车轮子的车辐时，当其旋转速度超出了电影摄影机的帧速，则会突然出现马车轮子的反向转动。通常，脉冲波多普勒混叠发生于血流速度在 0.8 ~ 1.0m/s 时，心脏内的正常血流可以达到 1.4m/s，病理性血流可高达 6m/s。为了测量这样的速度，需要连续波多普勒（CWD）。

连续波多普勒

CWD 采用两组分离的晶体：一组连续发射超声而另一组连续接受。CWD 拥有无限脉冲重复频率，能消除混迭问题（图 46-11）。但是这一无限脉冲重复速度的时间不足以使首个脉冲在下一个发射前返回传感器。因

此，超声仪不能判断哪个脉冲波发生了频移，从而不能精确定位移动的目标。另外，通过简化伯努利方程，Hatle 和同事们 [19] 以及 Holen 和同事们 [20] 已证实：

$$\Delta P = 4V^2$$

其中 ΔP 为跨狭窄部位的压差峰值，V 是指 CWD 测得的最大速度（m/s）[19-20]。因此 CWD 比 PWD 擅长测定高速血流，而不像 PWD 一样，CWD 不能精确描述速度的位置。

彩色多普勒

脉冲波多普勒以点对点的方式测定血流速度，太为耗时，且不能反映许多诊断决策所需的切面影像内的瞬时血流分布。彩色多普勒正是基于此目的而开发的。彩色多普勒是脉冲波多普勒的一种类型，一个色码被用于描绘血流面向（红色）和远离（蓝色）传感器；红色和蓝色的浅色与深色阴影分别表示相对较快和较慢的流速，连续彩色血流图重叠在灰度切面的超声心动图上。但彩色多普勒通常为半定量技术，且与

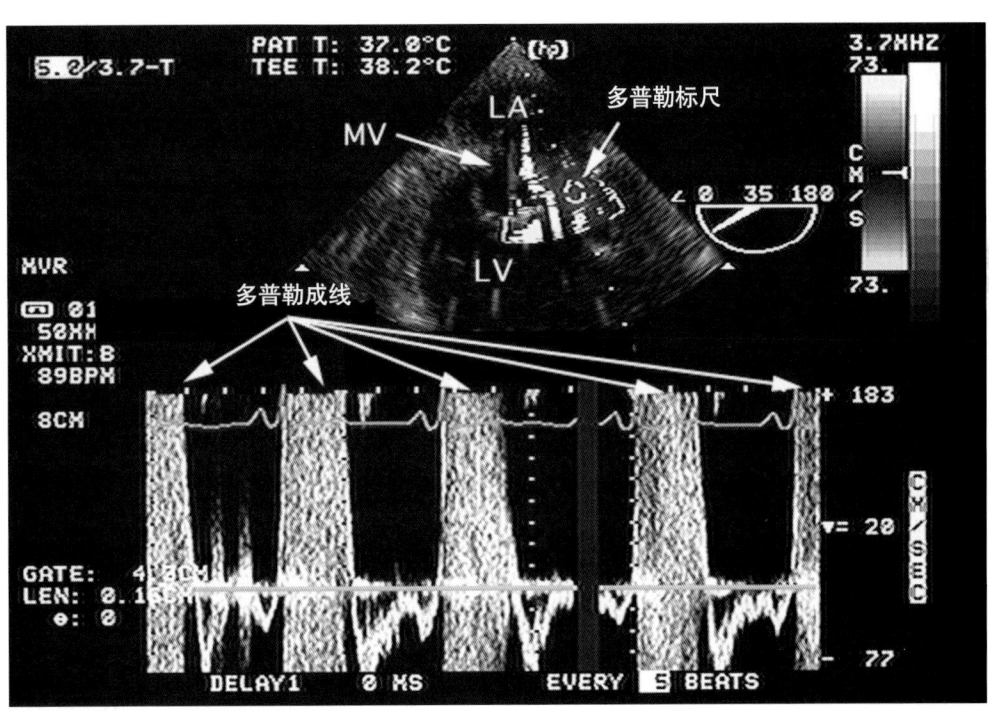

图 46-10　高速时伴有混叠的脉冲波超声心动图。图中显示了 4 个心动周期期间二尖瓣开口血流速度脉冲波多普勒测量。图的顶部为用于定位多普勒取样容积（由多普勒光标指示——箭头标记）的二维切面静态影像，图的底部三分之二用白色显示了发生于取样容积中的瞬间血流速度（纵轴）和时间（横轴）。心电图提供了校时点，粗的横线为血流速度的基线（无血流）。这条线以上的血流速度为正值（也就是面向传感器），最高达 183cm/s；这条线以下的血流速度为负值（也就是远离传感器），最大为 -77cm/s。这一描记证实了显著二尖瓣反流（正的收缩期速度），但由于反流血流的峰值速度超出了取样极限（收缩期速度超出标尺顶端的另一种表达）而无法测量；即它们脱离了标尺并包入负速度区域。LA，左心房；LV，左心室 *(Reproduced with permission from Cahalan MK: Intraoperative transesophageal echocardiography. An interactive text and atlas, New York, 1997, Churchill Livingstone.)*

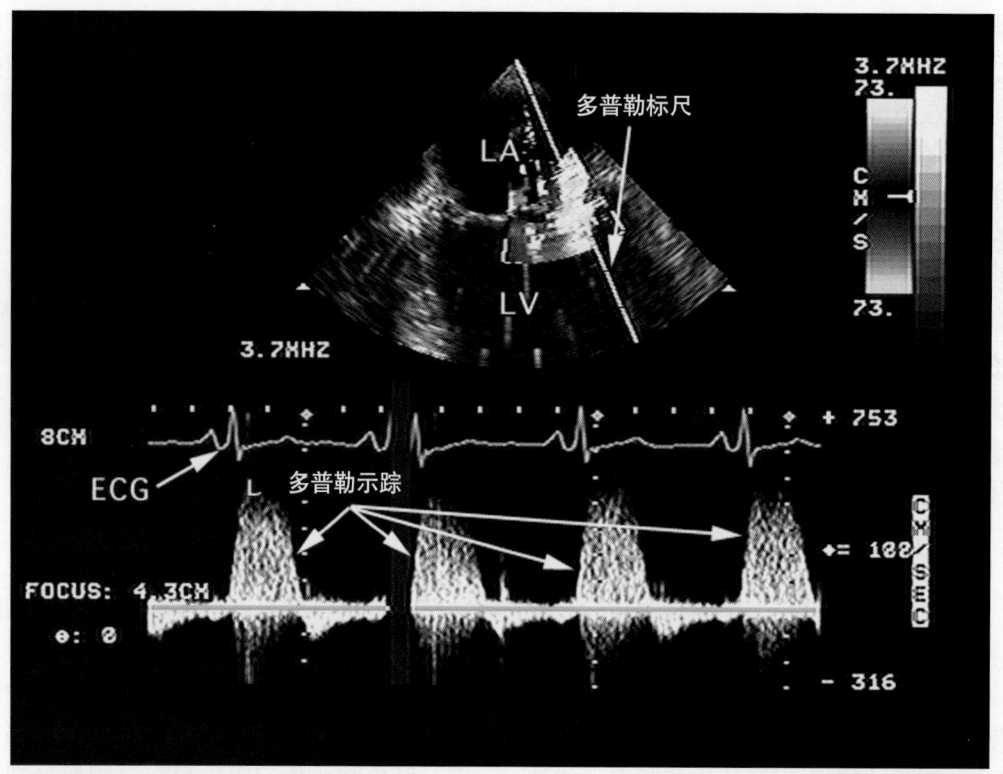

图 46-11　无混叠的高速血流连续波多普勒测定。图中显示了四个心动周期期间二尖瓣开口血流速度连续波多普勒测量。图的顶部为用于定位多普勒光标（白色对角线）的二维切面静态影像，图的底部三分之二用白色显示了发生于沿光标任何部位的所有瞬时血流速度（纵轴）和时间（横轴）。心电图提供了校时点，粗的横线为血流速度的基线（无血流）。这条线以上的血流速度为正值（也就是面向传感器），最高达 753cm/s；这条线以下的血流速度为负值（也就是远离传感器），最大为-316cm/s。这一迹线证实了峰值血流速度约为 5m/s（纵轴上每个白点等于 100cm/s 或 1m/s）的显著二尖瓣反流（正的收缩期速度）。LA，左心房；LV，左心室 *(Reproduced with permission from Cahalan MK: Intraoperative transesophageal echocardiography. An interactive text and atlas, New York, 1997, Churchill Livingstone.)*

脉冲波多普勒一样，当超过尼奎斯特极限时，会产生混叠现象（色彩逆转）。两种混叠方式易于识别。第一种是"正常"混叠，拥有相对均一的色彩表面，其中明显的血流反转区域构成一个或多个宽色带（彩图 46-12）。由于超出尼奎斯特极限（0.6～0.8m/s），正常心脏中的血流速度常常产生这种类型的混叠。第二种类型混叠由心脏内的干扰性血流或湍流（例如二尖瓣反流）所致，这种混叠永远都是不正常的（彩图 46-13）。当超声心动图在同一个小的取样容积中检测到两种不同速度时（干扰性血流的缘故），显示为彩色的混合体或嵌合体。在大多数心脏病变中，这些嵌合体形成喷射样外形并被称为"彩色喷血"。因为彩色多普勒呈现了结构和血流之间的空间关系，它可以增强对瓣膜疾病和心内分流的识别。表 46-3 列出了 PWD、CWD 和彩色多普勒的临床特征比较。

组织多普勒

组织多普勒成像（TDI）是脉冲波多普勒技术为适应测量心肌速度而非血流速度相对较新的用法[21]。正常左心室收缩期间，二尖瓣环向心尖方向下沉，TDI 测量这一下沉的速度（S_m），S_m 与左心室功能传统测量方法相关性较好，包括射血分数和左心室收缩期压力上升速度（dP/dt）[22-23]。另外，存在心肌缺血时 S_m 降低并在使用强心药时如预期变化发生反应[24-25]。四腔切面是测量 S_m 的最佳视图；取样容积置于二尖瓣进入左心室的侧切入点并对齐切面以便取样光标直接与运动的瓣环平行。S_m 是一个方便可重复测定的指标。但是，与射血分数一样，当前负荷发生变化时应谨慎判读。Ama 与同事们在 42 例冠状动脉手术后节段性左心室收缩功能正常的血流动力学稳定患者中测试了其对负荷的依赖度[26]，S_m 对去氧肾上腺素或硝酸甘油引起的平均动脉压升高或降低 20% 的反应没有显著变化。但当快速输注胶体导致前负荷增加时 S_m 显著增加。总之，S_m 比射血分数更少依赖于后负荷，但与射血分数一样，依旧极度依赖前负荷。几项不依赖前负荷和后负荷的左心室功能测量值临床上不实用。

TDI 还能测量心肌舒张功能。每个心动周期中通

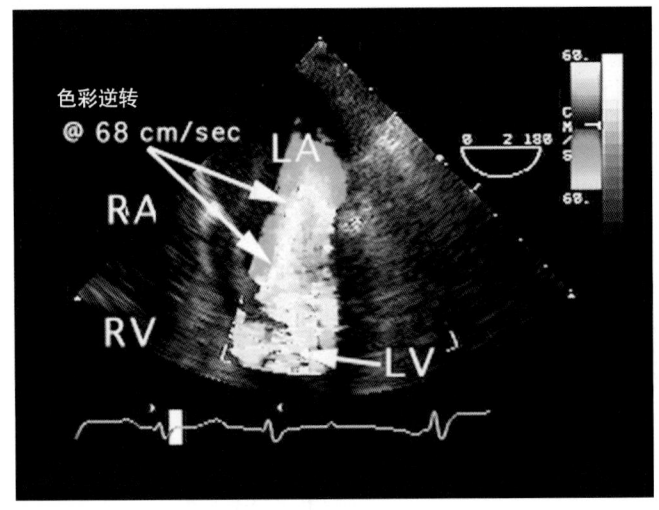

彩图 46-12 正常彩色多普勒混叠。在这幅超声心动图中，可以看见"正常"彩色多普勒混叠是因为流经并进入左心室的分层血流超过了尼奎斯特极限（本例中为 68cm/s——见图右上方彩色参考插图），从而导致流向色码的逆转。可以看到这一色彩逆转穿越相当宽阔、规则的区域，并非以随机或点对点的方式伴随湍流（总是异常的）而发生。在这个实例中，跟随来自左心房上部的蓝色血流加速进入二尖瓣口，并注意到彩色多普勒如何描绘增加的流速：蓝色变得越来越淡直至达到取样极限。然后发生色彩逆转，淡蓝色逐渐变成黄色。就在逆转点，速度与取样极限相等（本例中为 68cm/s）。之后的逆转发生于那一极限或那一极限的倍数。RA，右心房；RV，右心室 *(Reproduced with permission from Cahalan MK: Intraoperative transesophageal echocardiography. An interactive text and atlas, New York, 1997, Churchill Livingstone.)*

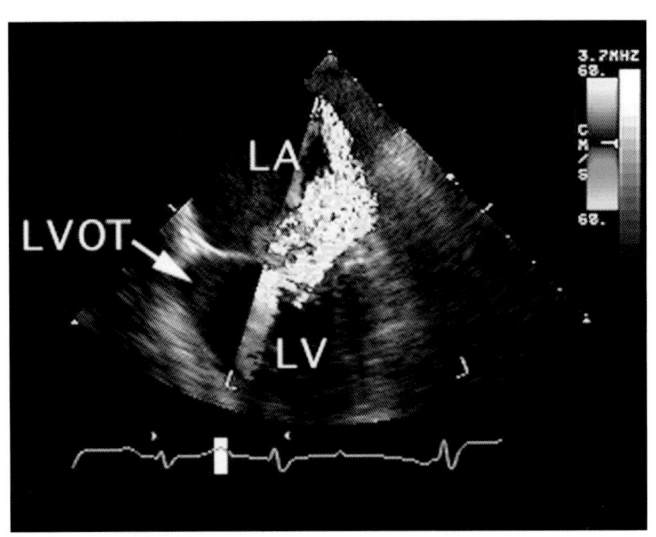

彩图 46-13 描绘湍流的彩色多普勒混叠。在这幅超声心动图中，彩色多普勒显示严重二尖瓣反流所致的混叠：发自二尖瓣的基底宽大的收缩期彩色喷血扩散至左心房远端。这一喷血由随机的、点状彩色马赛克混合组成，这是因为喷血由二尖瓣反流的湍流所致。由于心脏中湍流永远都是不正常的，因此这里显示的嵌合体喷血具有高度基础病理学体征的诊断价值。LV，左心室；LVOT，左心室流出道 *(Reproduced with permission from Cahalan MK: Intraoperative transesophageal echocardiography. An interactive text and atlas, New York, 1997, Churchill Livingstone.)*

表 46-3 多普勒模式的优缺点比较

多普勒类型	优点	缺点	临床应用
脉冲波	沿超声扫描线在选定的 3 ~ 5mm 宽的感兴趣区域测定血流速度	由于混叠，无法测定快速血流（>1m/s）	测定跨肺静脉、二尖瓣和心脏内低血流区域的血流速度
连续波	检测高达 7m/s 的血流速度（不受尼奎斯特极限限制）	无法确定沿超声扫描线的峰值流速	测定跨主动脉瓣、主动脉瓣、狭窄性瓣膜损害和瓣膜反流喷血的血流速度
彩色血流	显示结构与血流间的空间关系	与脉冲波多普勒相似，由于混叠，不能测定快速血流	强化识别瓣膜病变、主动脉夹层和心内分流

常会出现一个舒张早期组织速度（e'）和舒张晚期组织速度（a'），它们代表心室充盈初期和心房收缩期充盈晚期时心肌主动放松的内在能力。TDI 被推荐与其他方法如 PWD 二尖瓣流入速度联合使用来评估患者舒张状态和估测患者的左室充盈压[27]（见本章中有关此专题的后续节段）。

设备的设计与运行

　　TEE 探头是工程学上的一个奇迹。一个安装于胃镜顶端的小型化超声心动图传感器（约长 40mm，宽 13mm，厚 11mm）。典型传感器是由 64 块工作频率为 3.7 ~ 7.5MHz 的压电元件构成的相控阵，通过连续发射元件和位于传感器槽中的声学透镜，超声波产生 2 ~ 10mm 厚的 90° 波束以正确的角度发往传感器。与标准胃镜一样，两个旋转钮（"转轮"）控制镜子顶端的运动，其中一个转轮使传感器前曲和后曲（也就是使传感器朝向和远离心脏），另一个转轮使传感器向右和向左弯曲（图 46-14）。

　　目前，大多数多平面传感器采用同样的传感器技

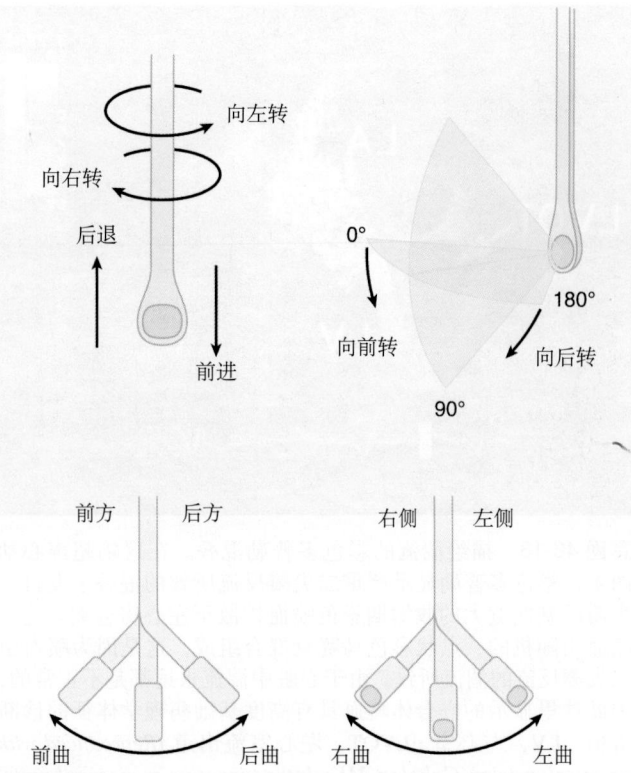

图 46-14　用于描绘经食管超声心动图探头运动的专用术语图解 *(Reproduced with permission from Shanewise JS, Cheung AT, Aronson S, et al: ASE/SCA guidelines for performing a comprehensive intraoperative multiplane transesophageal echocardiography examination: recommendations of the American Society of Echocardiography Council for Intraoperative Echocardiography and the Society of Cardiovascular Anesthesiologists Task Force for Certification in Perioperative Transesophageal Echocardiography, Anesth Analg 89:870-884, 1999.)*

术，但将传感器安装于一个旋转装置中以使其在胃镜顶端（传感器槽）中沿轴自转 0 ~ 180°。由于心脏结构和血流没有精确对准相应的传感器，这一设计显著增强了成像能力。矩阵传感器同样旋转波束但却是电子式的（也就是非机械移动传感器）。已通过减少晶体数目缩小探头尺寸方便小儿患者应用，目前探头小到可在婴儿和新生儿中使用。

超声图像记录仪包含能触发超声束和处理反馈资料的大功率计算机，一系列电子化改造（有些属商业机密级）创造了显示在电视屏幕上的实时影像。所有超声图像记录仪在常见技术方面得到共享，包括增益、深度和多普勒控制。但制造商之间、甚至同一制造商不同型号间技术方面的差异很大，妨碍了任何通用操作说明的形成。幸运的是，每一型号的详细说明书提供了随每种超声图像记录仪的操作者使用手册。另外心脏超声检查人员常常也是指导操作这些机器的优秀人选。

三 维 成 像

新型超声仪提供生成制作三维影像的能力，包括记录视频剪辑和实况三维影像（亦称为四维影像，其中时间为第四维）。该技术代表了心脏成像的飞跃，等同于数年前 M 型向二维影像的飞跃。更好地观察心脏瓣膜、反流性瓣膜疾病、心脏腔室容积（无需几何学假设）、局部室壁运动和三维应激试验成像是三维技术的某些独特优势 [4]。

三维传感器

不同于二维探头中的传感器呈线性阵列，三维探头的传感器为矩阵阵列。一个探头中的矩阵阵列可含有 2500 ~ 3000 个压电晶体 [28]。计算机处理速度的显著提升、电子元件微型化和有所需软件使得这一技术得到应用。经胸和经食管三维探头的运行频率分别为 2 ~ 4MHz 和 5 ~ 7MHz。矩阵阵列探头可使用的成像模式包括多平面、三维和四维（实时三维）。

多平面成像

多平面成像模式中同时呈现一系列二维影像，通常为两幅图像。一幅作为参考，另一幅可绕着第一幅作轴向旋转或以一仰角作旋转（图 46-15A、B）。这些影像还可叠加使用 CFD。尽管不是真正的三维影像，这种同步呈现方式为超声检查者提供了多角度的结构描绘，并可实时使用 CFD 进行观察。

三维实时成像——窄形容积模式

三维实时成像可提供实时呈现的三维影像（彩图 46-16A、B），探测一窄形扇区椎体容积，有利于复杂疾病的诊断（如二尖瓣腱索部分断裂）。它包含两个窄形扇区的宽度（即 30 × 60°）。缺点在于可探测的容积受限制，不能囊括感兴趣的整个区域。虽然这种模式具备较好的时间和空间分辨率，扇区宽度（即锥体容积的侧边）必须保持窄形以维持这一分辨率。

三维实时成像——容积缩放模式

与三维实时窄形模式类似，三维实时缩放模式可实时探测采用被时间和空间分辨率良好的缩放视窗截短的宽形扇区椎体容积（彩图 46-16A、B）。这一特性为超声操作者提供了捕捉窄形三维成像显示不佳的心脏结构实时三维容积的额外选项。

三维成像——全容积模式

三维成像全容积模式采用门控获取来实现。门控获取将获得的容积分为一系列的亚容积。为保证心动周期内同时测量每个亚容积，心电图中的 R 波被用作门控触发。操作者决定亚容积数目（如 3 ~ 8），这一数值决定覆盖整个椎体容积所需要的心跳次数。这一全容积成像将所有亚容积图像拼接在一起（彩图 46-17A、B）。当患者因心律失常难以跟踪 R 波，或腔室大小随呼吸发生显著变化时，可能会出现拼接伪像（stitching artifacts）（彩图 46-18）。该技术不能显示实时成像。

彩色血流多普勒

与二维成像一样，全容积成像可叠加使用 CFD 技术，但需要额外的时间来捕捉多普勒信息，并将其叠加至三维影像中。若使用实时模式，则 CFD 可能将屏幕刷新频率降慢至低于 30Hz，这是心脏成像时保证足够的时间分辨率所需的频率。为使这一限制降至最低，应缩窄椎体扇区宽度、降低深度，或使用缩放功能来保证足够的屏幕刷新频率。彩色多普勒也可用于三维全容积模式。采用多个亚容积，超声仪将能同时显示三维和彩色血流数据。当叠加彩色多普勒时，会受到三维全容积成像的同样限制，即不能实时成像，且可能会受到拼接伪像的干扰。

时间和空间分辨率

不同三维成像模式的主要权衡在于时间和空间分辨率。时间分辨率的决定因素包括椎体宽度（s）、影像深度和扫描线密度。空间分辨率是一个椎体容积内所包含的扫描线数目的函数。扫描线密度高，正如二维成像中所观察到的，在一个 90° 扇区内高达 128 线，可为观察心脏结构提供较好的空间分辨率。当在三维成像中使用这种扫描线密度时，屏幕刷新率降至低于 30Hz，这是心脏成像时为维持足够的时间分辨率所需要的取样率，因而使得大容积成像不切实际。实时三维成像时使用窄形成像和缩放（宽）成像技术，以维持时间分辨率，而不降低扫描线密度和降低空间分辨率。

假设超声在组织中的速度为 1540m/s，扇区宽度（s）和椎体容积、深度和扫描线密度对各种模式时间

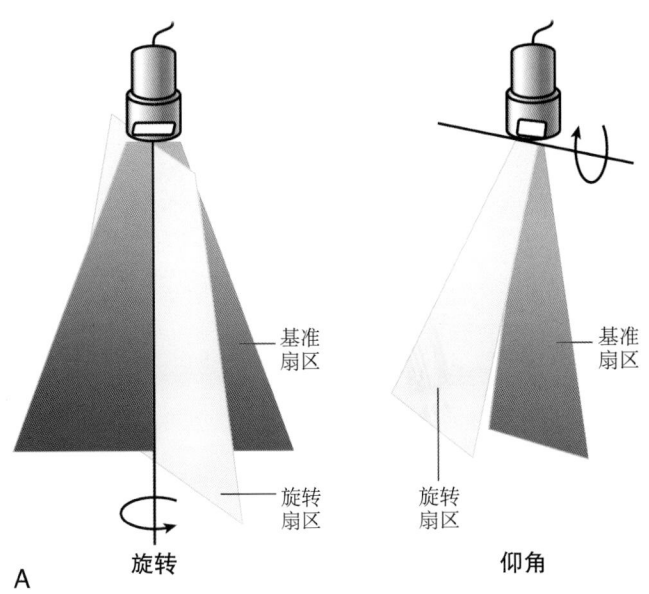

轴向旋转

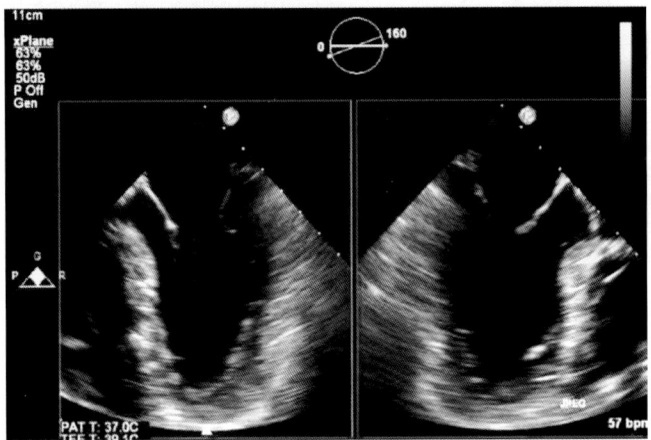

仰角旋转

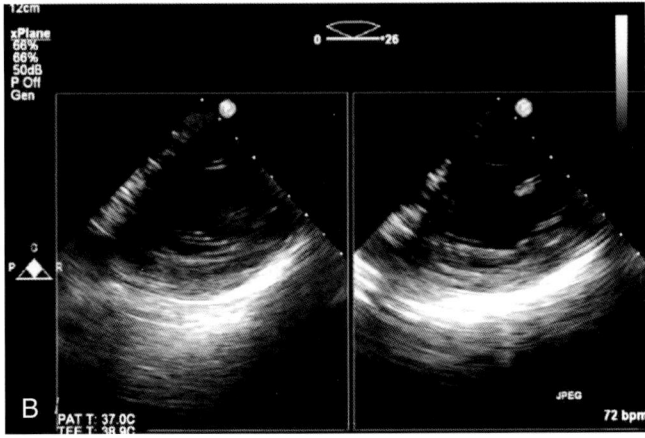

图 46-15　A. 轴向（左侧）和仰角（右侧）旋转双平面成像的示意图。红色和蓝色分别代表基准扇区和旋转扇区。B. 轴向（上端）和仰角（底端）旋转双平面二维影像。左侧图像为基准扇区，右侧图像为旋转扇区。每个基准扇区图像中的白色虚线为第二幅图像旋转所围绕的轴向（译者注：原书图有误，应为彩图）

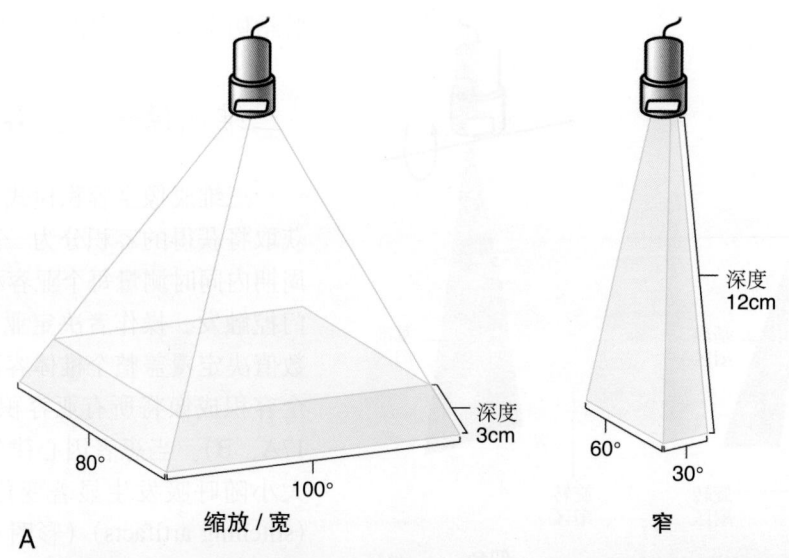

彩图 46-16　A. 三维实时成像-缩放（左侧）和窄形（右侧）模式示意图。每幅图均标注了扇区宽度和深度。B. 显示缩放模式中的二尖瓣三维实时成像和窄形模式中的主动脉瓣三维实时成像

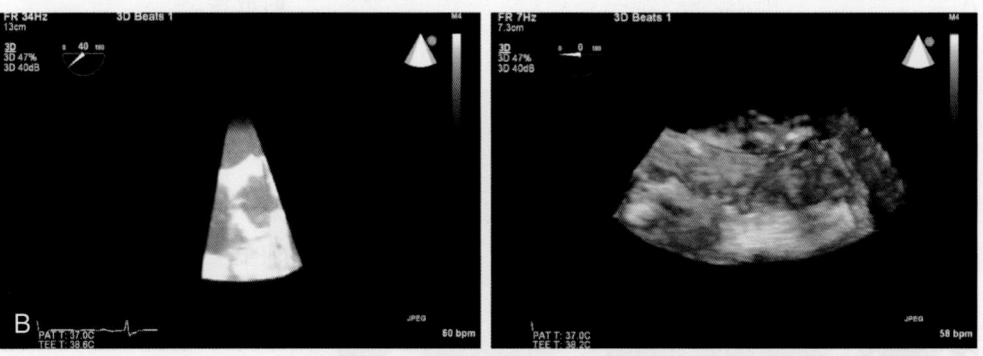

表 46-4　不同二维和三维成像模式中的图像刷新频率

模式	深度（cm）	扫描线密度（线/度）	扇区宽度（s）（度）	图像刷新率（Hz）
二维	12	高	90	50
双平面	10	高	90×90	30
三维：窄形	10	低	30×30	24
三维：缩放（宽）	3	低	90×30	19
全容积	12	高	90×90	<1
全容积	12	低	90×90	5

显示的数值为模拟数值，假设超声在组织中的传播速度为 1540m/s。假设高密度扫描线和低密度扫描线的密度分别为 0.4 和 1.4 扫描线/度

分辨率估测的影响见表 46-4。超声仪使用并行处理来改善时间分辨率。这种方式需要来自单一发射的沿多个扫描线反射的超声波下移一个扫描线。通过这种技术，超声仪可以实现较快的屏幕刷新率。当达使用极限时（即单一发射束远离接收扫描线），信噪比下降，影像质量下降。值得注意的是，双平面模式提供最好的时间和空间分辨率，但其呈现的并非真实的三维影像。与全容积成像相比，时间和空间分辨率的权衡在窄形成像和缩放成像中比较明显。

三维成像操作

三维成像（所有模式）的优点在于其可以从不同角度旋转来观察结构。超声心动图操作者并不受限于在最佳角度全面探测无法捕获感兴趣的整个结构的二维影像。较流行的视图是旋转三维影像以观察正面结构。这种正面视图提供了诊断优势。例如，当检查二尖瓣或主动脉瓣功能时（图 46-19），这一特性提供了空间关系的可视化，而这在二维成像中则需要超声操

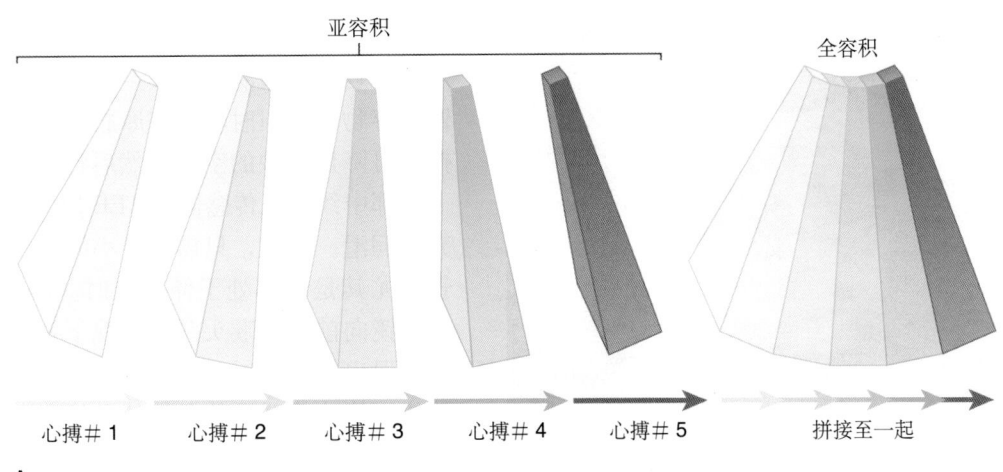

亚容积 全容积

心搏＃1 心搏＃2 心搏＃3 心搏＃4 心搏＃5 拼接至一起

A

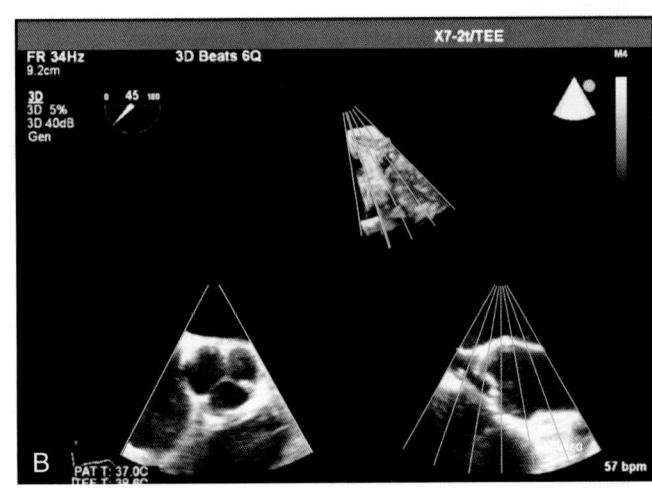

彩图 46-17 A. 全容积三维成像中的门控获取示意图。亚容积利用心电图的 R 波作为触发从而按顺序依次扫描每一个亚容积。然后亚容积被拼接在一起形成全容积影像。B. 通过将二维影像分割成的七个亚容积（白线）构建为一个全容积三维影像

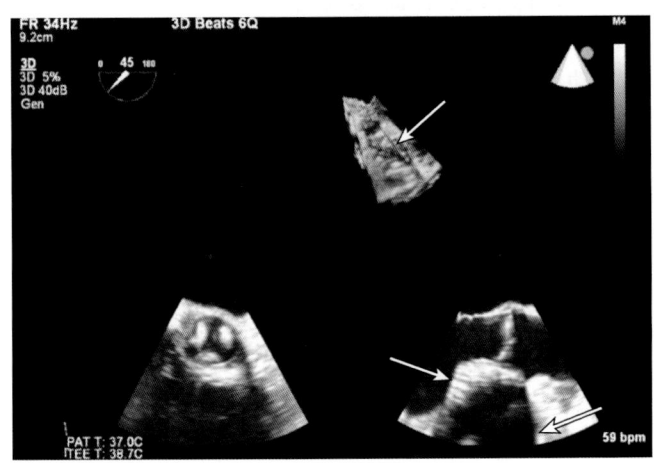

彩图 46-18 图示伴有拼接伪像的主动脉瓣全容积成像。沿扫描线指示的成像不连贯（箭头处）

作者在头脑中进行通常错综复杂的空间重建。三维成像也提供了对图像进行切片面包式处理的方法。部分或全部心脏可通过矢状或冠状平面来进行检查。

当从二维向三维成像过渡时，超声心动图操作者在观念上应更多地跟外科医师的做法一致，将不同切面的心脏看做三维器官。为观察心脏深部的结构，应剥除更多的表面结构。超声心动图操作者可通过裁切工具裁剪掉表面结构以观察内部结构。例如，为观察房间隔的三维结构，心房侧壁应予以裁剪。

像素和三维像素

从每根扫描线反射的超声波用于构建图像。在二维图像中，灰色标度用来代表从部分扫描线反射的超声波的幅度，将其分配至投射图像中相应的小空间内，即为像素（pixel）。像素复合形成二维图像。根据称为"三维像素"的灰色标度，相似的处理过程用于分配小容积。

经食管超声心动图基本检查

TEE 检查之前，操作者必须明确 TEE 的益处大于风险。除非存在食管疾病或损伤，其风险相当小。绝对禁忌证包括先前食管切除术、严重食管梗阻、食管穿孔和活动性食管出血。相对禁忌证包括食管憩室、血管曲张、瘘管和先前食管手术以及胃手术史、纵隔

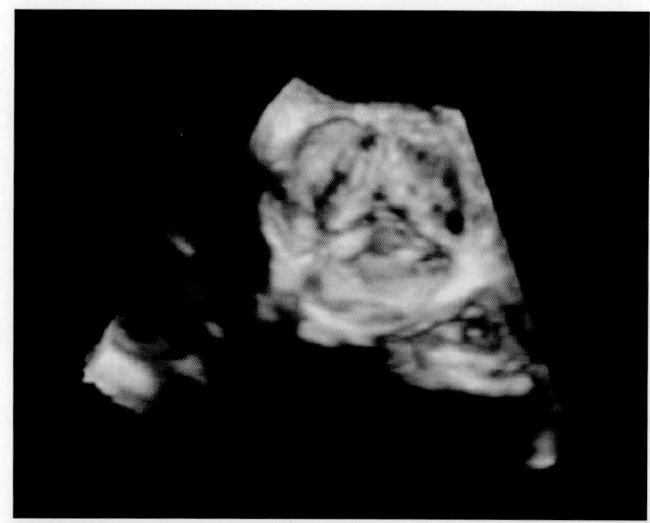

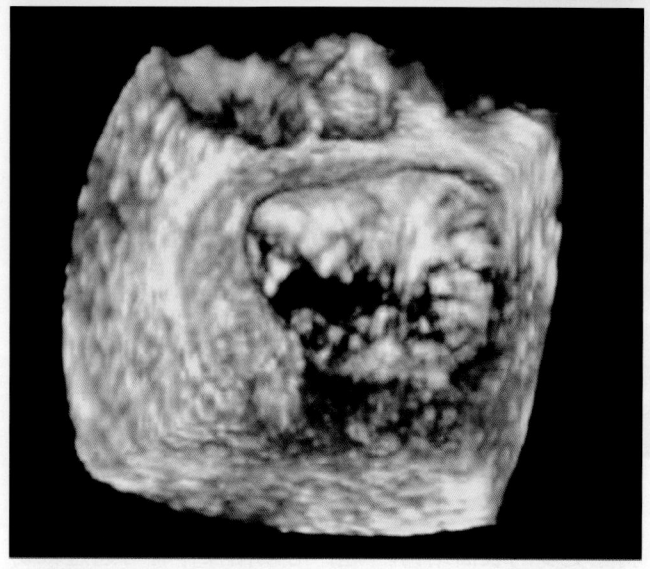

图 46-19 主动脉瓣（上）和二尖瓣（下）的正视图

放射治疗、无法解释的吞咽困难和其他可能加大放置和操作 TEE 探头难度的情况。

某些研究中与 TEE 相关口咽部损伤的发生率较低（0.1% ~ 0.3%），而另一些研究中术后胃肠道不适发生率与未行 TEE 检查的患者比较无显著差别[29-30]。未设对比的研究报道了 TEE 检查后一过性声音嘶哑的发生率为 0.1% ~ 12%，有 TEE 检查后严重咽和食管损伤的报道但很少[31]。两篇个案报道指出了 TEE 相关性脾损伤的可能[32-33]。在 10 218 例（欧洲多中心研究）经 TEE 检查的患者（主要为门诊患者）中，1 例发生食管穿孔，随后死亡；尸检显示恶性肿瘤侵犯食管[34]。尽管 TEE 检查期间的菌血症不常见，但门诊患者有心内膜炎的报道[35-36]。术中 TEE 检查所致心内膜炎未有报道，这一风险可能接近零，理由是抗生素通常被用于预防手术伤口的感染。在小儿患者中，TEE 并发症发生率较低，但即使是大小再合适的 TEE 探头也可能阻塞气管内导管远端的气道或压迫降主动脉[37]。（亦可见第 94 章）

一旦患者被麻醉并安全地实施气管插管，应轻吸胃内容物。吸引时轻轻按摩腹部左上象限可能有助于排除可降低成像的空气，然后将患者的颈部伸展并沿下咽部中线导入传感器的 TEE 探头，探头面向前方并充分润滑。通常，只需用最小的力量将探头盲插入食管，尤其是颈部处于伸展位时。如果探头无法盲插，用喉镜向前提起喉头并在直视下将探头放入食管。插入或退出传感器时，胃镜的控制键必须置于中位或松弛位，使传感器沿着食管的自然走向，由此可将损伤的可能降至最低。

由于时间限制和诊断目标相对较窄，麻醉医师常常实施比美国超声心动图协会和心血管麻醉医师协会联合工作组推荐的全面 TEE 检查（见本章前面的"TEE 操作指南"部分）更局限的术中检查[8, 38]。然而，即使时间非常紧迫，所实施的检查至少应遵循术中 TEE 最初指南中的 TEE 基本应用大纲：检测显著异常的心室充盈和功能、广泛心肌缺血或梗死、大的气体栓子、严重瓣膜功能不全、巨大心脏块影或栓子、巨大心包积液和主要大血管病变[6]。从全面检查所描绘的 20 个切面中最少需要抽出 8 个不同切面来满足这些诊断目的。其中 4 个切面需有二维和多普勒影像评价瓣膜功能。下一节描述了获取这些切面所需的探头操作，推荐读者回顾图 46-14 来理解后续描述中所用的术语。

TEE 探头安全置入食管后，前进至食管中段（ME）水平（距上门齿 28 ~ 32cm），通过转动探头显露主动脉瓣短轴切面（SAX），调整其在食管中的深度，并旋转多平面传感器 25° ~ 45° 直至看见大小和形状几乎相等的三个瓣叶（图 46-20H）。将影像深度设为所需的 10 ~ 12cm 使主动脉瓣定位于电视屏幕中央。这是检测主动脉狭窄的理想切面，其和随后所有切面被数字化记录下来。接着轻轻转动探头将主动脉瓣定位于电视屏幕中央，然后多平面角向前转至 110° ~ 130° 显露主动脉瓣长轴切面（LAX）（见图 46-20I）。这是检测升主动脉异常的最佳切面，包括 I 型主动脉夹层。彩色多普勒用于评估主动脉瓣状态。为了检测瓣膜狭窄和反流，将尼奎斯特极限设为 50 ~ 60cm/s[39]。接着断开多普勒，探头向右转至出现食管中段二腔心切面（见图 46-20L）。通常这一切面在多平面角 90° ~ 110° 之间最佳，是评价腔静脉异常和从位于前方的块影或积液压迫右心房以及从位于后方的块影或积液压迫左心房的理想切面。另外，二腔心切面可显示位于左心房或右心房前部的空气积聚以及房间隔的结构包括卵圆孔。接着，多平面角转回 60° ~ 80°，并向左转动探头正好经过主动脉瓣出现食管中段右心室流入道

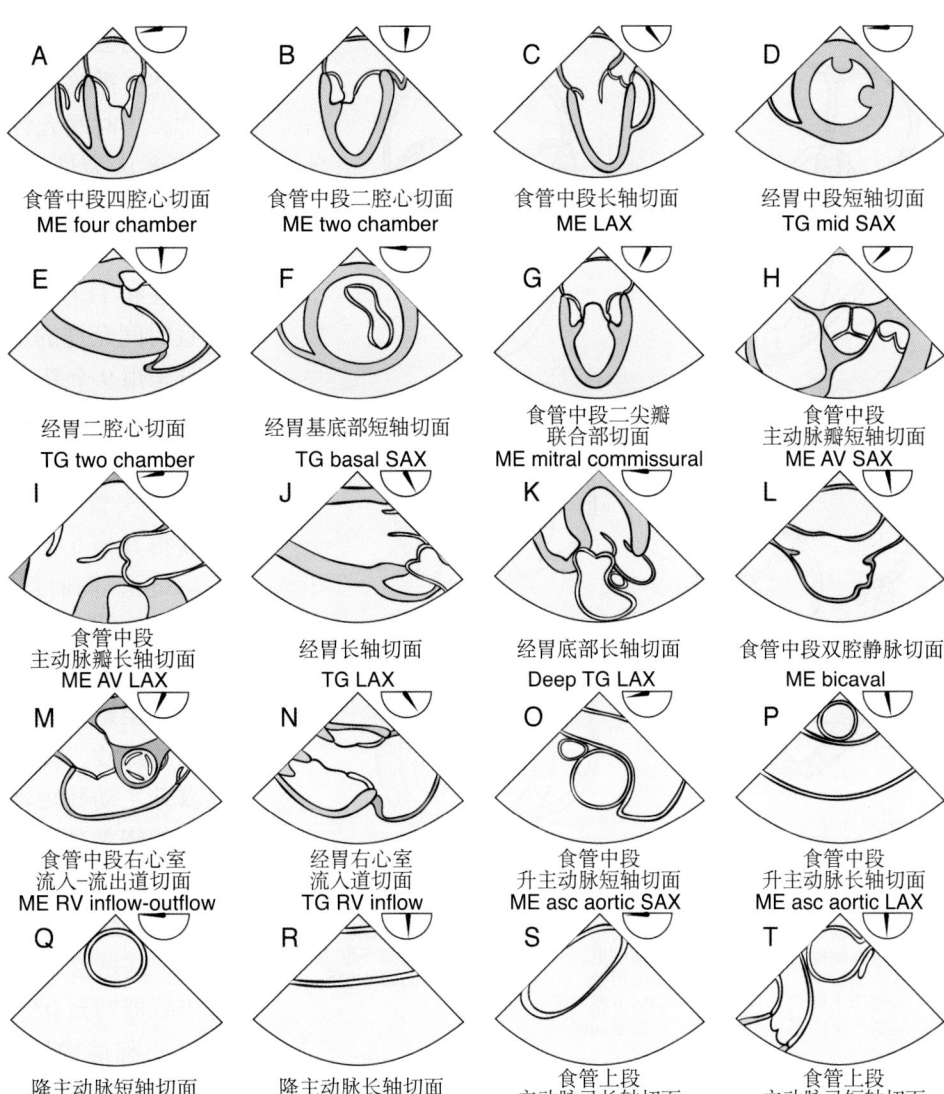

图 46-20 全面检查的经食管超声心动图切面。线条图描绘了 20 个标准切面和其缩写名，正文中阐述了获取每一个切面所需的探头操作步骤 (Reproduced with permission from Shanewise JS, Cheung AT, Aronson S. et al: ASE/SCA guidelines for performing a comprehensive intraoperative multiplane transesophageal echocardiography examination: recommendations of the American Society of Echocardiography Council for Intraoperative Echocardiography and the Society of Cardiovascular Anesthesiologists Task Force for Certification in Perioperative Transesophageal Echocardiography, Anesth Analg 89:870-884, 1999.)

A 食管中段四腔心切面 ME four chamber
B 食管中段二腔心切面 ME two chamber
C 食管中段长轴切面 ME LAX
D 经胃中段短轴切面 TG mid SAX
E 经胃二腔心切面 TG two chamber
F 经胃基底部短轴切面 TG basal SAX
G 食管中段二尖瓣联合部切面 ME mitral commissural
H 食管中段主动脉瓣短轴切面 ME AV SAX
I 食管中段主动脉瓣长轴切面 ME AV LAX
J 经胃长轴切面 TG LAX
K 经胃底部长轴切面 Deep TG LAX
L 食管中段双腔静脉切面 ME bicaval
M 食管中段右心室流入-流出道切面 ME RV inflow-outflow
N 经胃右心室流入道切面 TG RV inflow
O 食管中段升主动脉短轴切面 ME asc aortic SAX
P 食管中段升主动脉长轴切面 ME asc aortic LAX
Q 降主动脉短轴切面 desc aortic SAX
R 降主动脉长轴切面 desc aortic LAX
S 食管上段主动脉弓长轴切面 UE aortic arch LAX
T 食管上段主动脉弓短轴切面 UE aortic arch SAX

和流出道切面（见图 46-20M）。通常，需要影像深度 12～14cm 来将右心室流出道（RVOT）定位于电视屏幕中央。应用彩色多普勒这一切面可显示右心室收缩功能、RVOT 和肺动脉瓣功能。随后传感器转回 0°，探头前进 4～6cm 进入食管并轻轻后曲直至可见全部四个心腔（食管中段四腔心切面）（图 46-20A）。旋转传感器 10°～15° 常会增强三尖瓣环的显露。通常，扇面扫描中包含左心室心尖部所需的影像深度为 14～16cm。在二维成像中，右心室游离壁和左心室侧壁与室间隔节段用于评估收缩功能。采用彩色多普勒，可以评价二尖瓣和三尖瓣，可以精确诊断狭窄和反流性疾病。在这一评估期间，影像深度降至 10～12cm 以提供瓣膜放大视图和彩色多普勒血流图像。然后停止彩色多普勒，左心室定位于屏幕中央，多平面角向前旋转至 90° 出现食管中段二腔心切面视图（见图 46-20B），影像深度回至 14～16cm。这一切面最适合用于显示左心室前壁和下壁基底部和心尖部节段功能、前壁和下壁心包集合部最佳。空气栓子聚

集于左心室时，由于强回声区域位于沿心尖前壁的心内膜表面，一般这一视图能最清晰地显露。随后传感器向前旋转至 135° 显示食管中段长轴切面（ME-LAX），这是评估室间隔前部和后壁节段左心室收缩功能的最佳切面（见图 46-20C）。食管中段四腔心切面、二腔心切面和长轴切面结合在一起可显示左心室 16 个节段（图 46-21）。然而，下一个也是最后一个基本切面可二次观察中部心室节段，并具有其他益处。为了获得这一切面，传感器转回 0°，将左心室置于屏幕中央，探头向胃部前进 4～6cm，然后轻轻前曲显示经胃短轴切面（TG）（见图 46-20D）。这是监测左心室充盈和收缩功能的理想切面，供应心肌的所有主要冠状动脉可以显示在这一切面。而且，前负荷变化所致的左心室短轴（LV SAX）变化大于长轴（LAX）尺寸的变化，从这一切面移动探头显而易见，这是由于乳头肌提供了显著的标记。因为这一切面用于判断充盈和射血，所以影像深度固定于 12cm 以便心脏大小与功能可以容易地与先前检查的心脏进行鉴别。

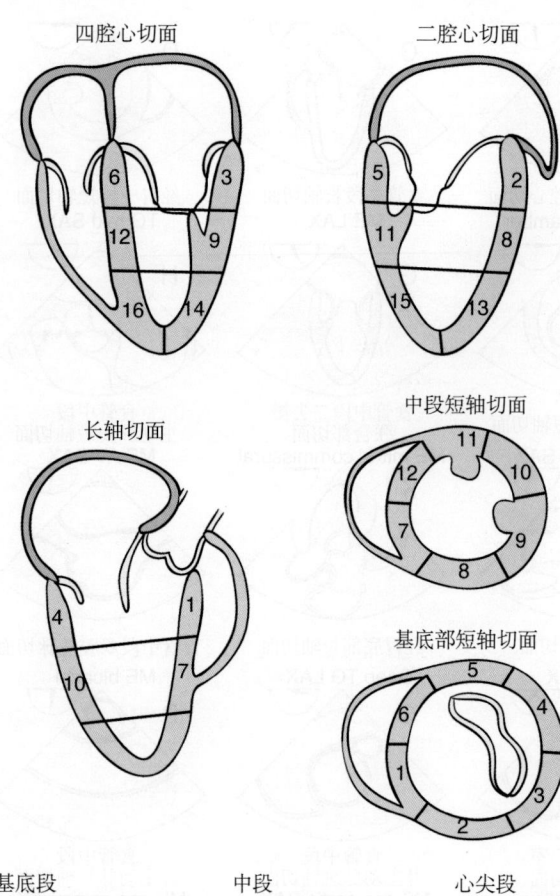

四腔心切面　　　　　二腔心切面

长轴切面　　　　　　中段短轴切面

基底部短轴切面

基底段
1 = 基底部房室间隔前壁
2 = 基底部前壁
3 = 基底部侧壁
4 = 基底部后壁
5 = 基底部下壁
6 = 基底部室间隔

中段
7 = 中部房室间隔前壁
8 = 中部前壁
9 = 中部侧壁
10 = 中部后壁
11 = 中部下壁
12 = 中部室间隔

心尖段
13 = 心尖部前壁
14 = 心尖部侧壁
15 = 心尖部下壁
16 = 室间隔心尖段

图 46-21　辨别心肌节段的 5 个 TEE 切面。辨别的心肌节段总共为 16 个，其命名根据美国超声心动图协会和心血管麻醉医师协会采用的标准 (Reproduced with permission from Shanewise JS, Cheung AT, Aronson S, et al: ASE/SCA guidelines for performing a comprehensive intraoperative multiplane transesophageal echocardiography examination: recommendations of the American Society of Echocardiography Council for Intraoperative Echocardiography and the Society of Cardiovascular Anesthesiologists Task Force for Certification in Perioperative Transesophageal Echocardiography, Anesth Analg 89:870-884, 1999. Since the time of this publication, a 17th segment has been added to the model, consisting of the apical tip of the left ventricle.)

笔者在操作实践时还对所有患者获取额外的切面成像-降主动脉短轴切面（图 46-20Q）作为基本检查的一部分。增加这一额外操作的理由在于该切面对动脉硬化的相对严重程度和是否存在主动脉夹层所提供重要信息的价值（该切面成像所需技术描述见下节）。

全面经食管超声心动图检查

除了前一节中描述的 9 个切面外，1999 年美国超声心动图协会和心血管麻醉医师协会联合工作组的建议中描述了需要另外 11 个切面来完成全面围术期 TEE 检查 [8]。当时间允许或诊断问题所需时，全面检查可按操作者认为最合适的任何顺序来完成。Shanewise 和同事们描述了一个根据解剖结构的检查顺序，读者可将其作为一种好方法详细参考 [8]。但是当单人负责麻醉管理和 TEE 检查时，全面检查应在基本检查已记录后且时间允许的基础上来完成。在这种情况下，操作者可采用 9 个基本切面中的 3 个作为其他 11 个切面的起点，而使全面检查完成的顺序相对容易记忆，操作相对快捷。

将探头置于主动脉瓣短轴切面（AV SAX）时，容易获得其他 6 个主动脉切面。首先，将探头缓慢退出 1~3cm，同时保持主动脉位于电视屏幕中央以便显露升主动脉短轴（见图 46-20O）。当探头退出时，操作者从窦管结合部开始逐渐显露更上面的主动脉短轴切面直至影像消失，这是因为气管位于食管和主动脉之间的缘故。其次，当保持主动脉位于电视屏幕中央显露升主动脉短轴时，多平面角向前旋转至 100°~120° 并缓慢前进 1~3cm（见图 46-20P）。这是两个评价升主动脉病变的理想切面，如 I 型主动脉夹层和主动脉斑块。但最上面的主动脉很少见到，包括无名动脉起点，这是因为前面提到过的气管位于中间的缘故。接着传感器转至 0°，影像深度降至 6cm，探头向左转动经过心脏结构显示降主动脉短轴（见图 46-20Q）。在保持主动脉位于屏幕中央的情况下前后移动探头直至在短轴中检查完全部降主动脉。在传感器位于 90° 时重复这一操作来检查降主动脉长轴（见图 46-20R）。然后传感器回到 0°，探头退出直至显露远端主动脉弓长轴（见图 46-20S）。旋转传感器至 90° 显示远端主动脉弓短轴切面（见图 46-20T）。探头向左转动直至主动脉正好从视野消失，然后缓慢向右转动辨别左锁骨下动脉起点（大多数患者能见到）和左颈动脉（少数患者能见到）。这些降主动脉和远端主动脉弓切面可靠地显示了夹层和斑块样疾病。

将探头定位于食管中段四腔心切面，通过将二尖瓣结合点置于电视屏幕中央并向前旋转多平面角至约 60° 容易获得食管中段二尖瓣联合部切面（见图 46-20G），这一操作将超声束置于二尖瓣瓣叶闭合线的平行位置并完成了二尖瓣长轴的检查。尽管二尖瓣瓣叶结构和功能的详细讨论超出了本章的范围，图 46-22 总结了挑战这一任务的出色方法 [40]。

将探头置于经胃中部短轴切面，大多数患者容易找到全面检查剩下的 5 个切面。首先，左心室置于电视屏幕中央，多平面角向前旋转至 90° 显示经胃二腔

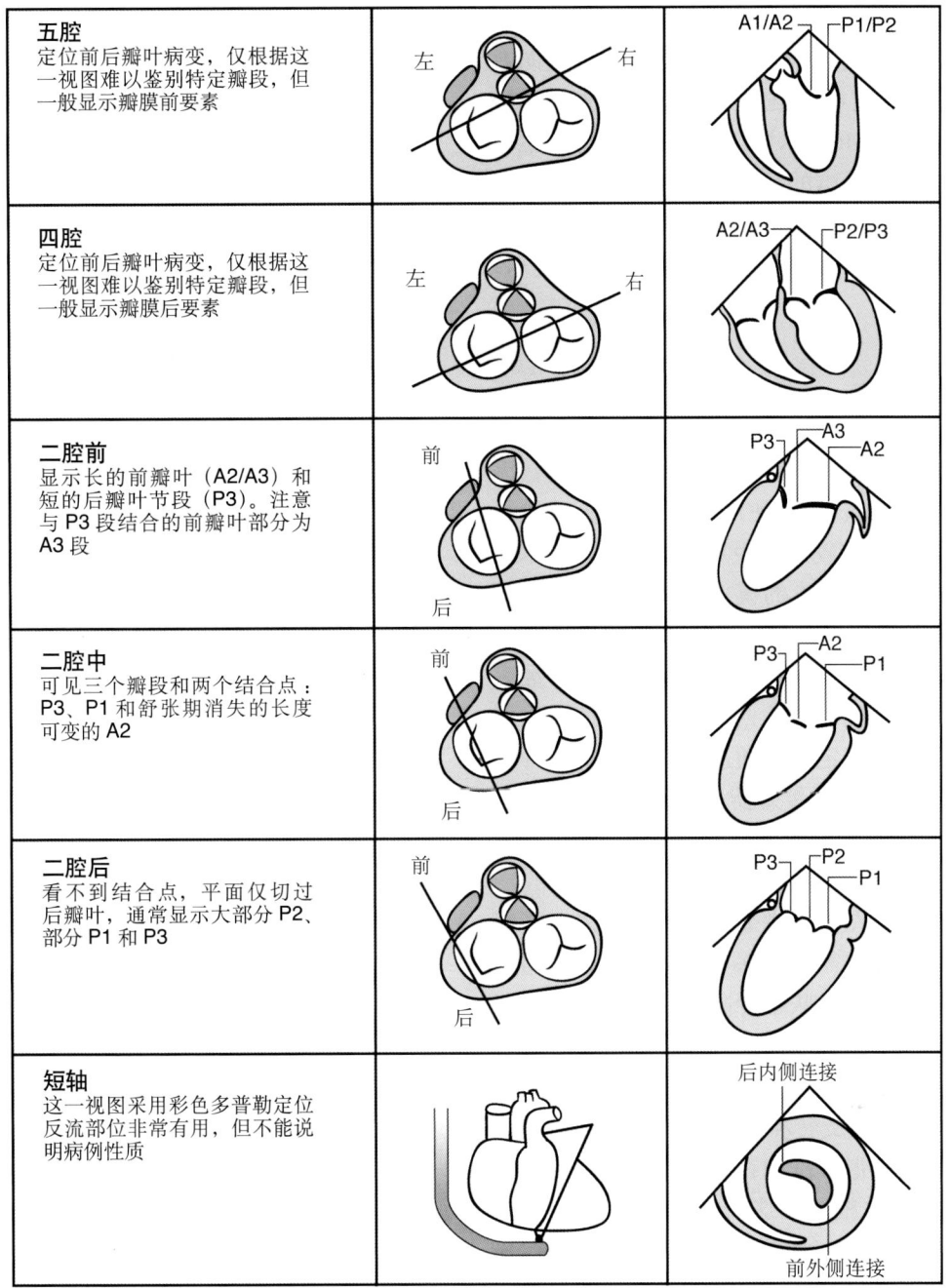

图 46-22　系统性检查二尖瓣的描述。在这一检查中，二尖瓣显露于多个切面来描绘瓣叶解剖。通过从标准四腔切面轻轻退出探头直至左心室流出道显露获得五腔切面。中间栏显示了直接从心脏基底部上面显露时不同切面的视图。通过从患者右面至左面转动探头获得标准二腔切面中二腔前、中、后切面的变异。P1、P2 和 P3 指二尖瓣后瓣叶的 3 个瓣段，A1、A2 和 A3 指二尖瓣前瓣叶的并列节段。右侧栏显示相应切面的瓣叶节段 *(Reproduced with permission from Lambert AS, Miller JP, Foster E, et al: Improved evaluation of the location and mechanism of mitral valve regurgitation with a systematic transesophageal echocardiography examination, Anesth Analg 88:1205-1212, 1999.)*

心切面（见图 46-20E）。尽管这一切面显示的结构与食管中段二腔心切面相同，但显示角与前面的视角正交，因此可以更好地看见瓣膜下结构。其次，传感器旋转至 100°～120° 显示经胃长轴切面（见图 46-20J），同样，这一切面显示的结构与食管中段长轴切面相同，但经胃长轴切面使超声束直线更平行于流经左心室流出道和主动脉瓣的血流。接着通过使探头回至经胃中部短轴位获得经胃右心室流入切面，向右转动直至

右心室位于屏幕的中央，然后旋转多平面角至 100°～120° 显露右心室心尖部（见图 46-20N）。这是显露右心室下游离壁的理想切面。下一步通过转动探头至经胃中部短轴位、放松弯曲的探头、后退 1～2cm，并随后轻轻弯曲探头直至短轴中可见二尖瓣开口来获得经胃基底部短轴切面（图 46-20F）。这一切面是确定二尖瓣反流精确位置的重要证明[40]。最后，通过转回探头至经胃中部短轴位、放松弯曲的探头、向胃部前进

6 ~ 8cm，一旦到胃里后完全弯曲探头、轻轻后退直至在胃食管结合部遇到极微小的阻力、然后向左或向右轻轻转动探头显示左心室流出道和主动脉瓣来获得经胃底部长轴切面（图 46-20K）。通常，这一切面不显示食管中段长轴切面显露的结构，但为多普勒探查左心室流出道和主动脉瓣提供最佳的超声束直线。这往往是最难显露的切面，如果几次轻柔的尝试失败后，应该放弃。

经胸初步检查

对于气道不安全患者，TTE 比 TEE 容易实施，因为 TTE 完全是无创的。TTE 使用低于 TEE 所用的频率（1 ~ 3MHz）来穿透较大的距离，这是经胸技术的固有特性，但所有先前讨论的模式（M 型、多普勒频谱、彩色多普勒和组织多普勒）都可以用 TTE 实施。

经胸心脏探头与用于识别浅表血管结构和神经束的线性探头有显著区别，因此，TTE 探头不适合用作超声引导神经阻滞和确定血管通道。TTE 采用三种标准"窗口"（避免骨骼介于传感器和心脏之间的软组织点）：胸骨旁、心尖部和肋骨下。下一节描述在这些窗口获取 TTE 切面所需的探头操作步骤。

检查开始时患者左臂上举靠在头旁，身体向左侧半转身，获取最佳成像需要在探头和胸壁间涂上超声胶，应提醒患者胶体在皮肤上冷冷的感觉。通过将探头置于第 4 肋间水平胸骨左侧并将超声束对准患者右肩首先获得胸骨旁长轴切面（图 46-23），适当调整影像深度（15 ~ 18cm）、旋转和传感器角度在视野上部显示右心室的小三角形节段和在视野中部显示左心室腔、左心房和主动脉根部。这一切面与 TEE 检查中食管中段长轴切面描绘了同样的断层视图（见图 46-20C）。与食管中段长轴切面一样，胸骨旁长轴切面能评估主动脉瓣、二尖瓣和房室间隔基底段与左心室后壁的结构和功能。主动脉瓣狭窄可见主动脉瓣钙化硬变和瓣叶动度减弱。舒张期二尖瓣前瓣叶运动减弱可看做是二尖瓣狭窄、左心室扩张、左心室功能不全、充盈压升高或这些病变任何组合的指征。在这一切面中，彩色多普勒可诊断两个房室瓣的狭窄和反流性疾病。然后通过顺时针旋转传感器至 90° 并角度向下对准左侧臀部直至月牙形结构的右心室显示于视野顶部和短轴左心室显示于底部来获得胸骨旁短轴切面（图 46-24）。这一切面与 TEE 检查中经胃短轴切面描绘了同样的断层视图（见图 46-20D）。在没有心尖部或心脏基底段节段性功能不全的情况下，胸骨旁短轴切面能精确评价左心室和右心室的大小和收缩功能。

通过将传感器置于第 4 或第 5 肋间乳头线旁并将传感器标记（凹口或传感器上指示超声束方向的其他标记）指向地面，从心尖部窗口获取下一个切面。适当旋转或调整传感器的角度显示心尖部四腔切面（图 46-25），可见心尖位于视野的顶部，左、右心房位于底部。这一切面与 TEE 检查中食管中段四腔切面描绘了同样的断层视图（见图 46-20A）。心尖部四腔切面

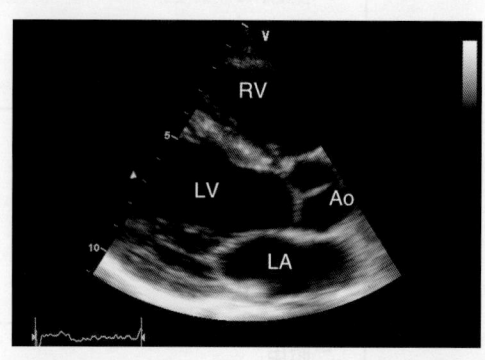

图 46-23 正常心脏的经胸胸骨旁长轴二维切面。这一切面显示视野上部的右心室小三角形节段和中部的左心室腔、左心房和主动脉根部。这一切面与 TEE 检查中食管中段长轴切面描绘了同样的断层视图（见图 46-20C）。RV，右心室；LV，左心室；Ao，主动脉；LA，左心房

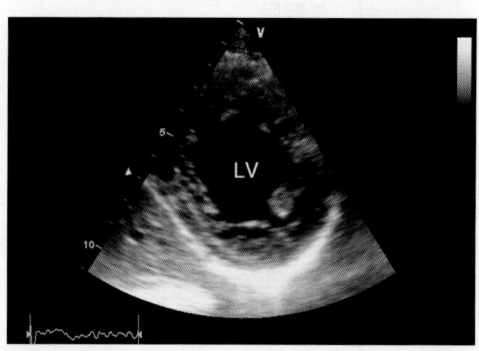

图 46-24 正常心脏的经胸胸骨旁短轴二维切面。这一切面显示视野顶部小部分月牙形右心室和其余部分左心室短轴视图。这一切面与 TEE 检查中经胃短轴切面描绘了同样的断层视图（见图 46-20D）。LV，左心室

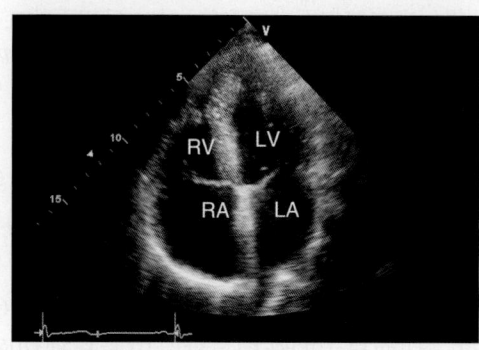

图 46-25 正常心脏的经胸心尖部四腔二维切面。这一切面显示视野顶部的心尖和底部的左右心房，这一切面与 TEE 检查中食管中段四腔心切面描绘了同样的断层视图（见图 46-20A）。LV，左心室；RV，右心室；LA，左心房；RA，右心房

显示了心室的大小和整体收缩以及其侧壁和室间隔的节段性功能。三尖瓣和二尖瓣彩色多普勒方便了瓣膜狭窄和反流的诊断。另外，可见右上肺静脉，此处的脉冲波多普勒血流估测可能有助于容量治疗（见关于"心室充盈功能评估"和"评估心室舒张功能"节段）。下一个切面为心尖部二腔视图，通过逆时针旋转传感器 60° 获得（图 46-26）。这一切面与 TEE 检查中食管中段二腔切面描绘了同样的断层视图并显示左心室前壁和下壁的节段性功能（见图 46-20B）。最后的心尖部切面为心尖部长轴视图（图 46-27），通过逆时针旋转传感器又一个 60° 直至视野底部看到左心室流出道和主动脉瓣，这一切面与 TEE 检查中食管中段长轴描绘了同样的断层视图（见图 46-20C）。由于超声束与血流方向平行，心尖部长轴切面为主动脉狭窄和反流的多普勒量化提供了理想的有利位置。

患者取仰卧位从肋骨下窗口获得最后两个切面。传感器平放于紧邻剑突的右肋脊下并指向患者左肩部，传感器标记指向左。可见肋骨下四腔视图（图 46-28），视野的上三分之一为肝，下面为心脏。这一

视图评价右心室游离壁和心包积液最佳。最后，通过逆时针旋转传感器 90° 获得肋骨下下腔静脉切面（图 46-29）。视野左侧可见肝内连接右心房的下腔静脉呈直角形无回声结构。在自主呼吸患者中，这一视图可通过评估下腔静脉的大小和压陷程度来评价右心的充盈压[41]。

当 TEE 无法实施而必须可靠评估心血管状态时，这些基本的 TTE 切面能提供大量 TEE 提供的同样信息，从而将超声心动图的优势扩展到更多的手术和重症患者，而不仅仅只有 TEE 可用。我们预测 TTE 将成为心血管麻醉医师和其他围术期医师常规治疗重症患者未来的听诊器。麻醉住院医师培训项目已经将 TTE 和 TEE 加入至培训课程中[42-43]。另外最近的研究已证实非心脏病医师在急诊室、围术期间和 ICU 中操作和判读 TTE 的安全性和价值[44-49]。

评估心室充盈

TEE 发现的左心室前负荷的变化比充盈压更可靠。

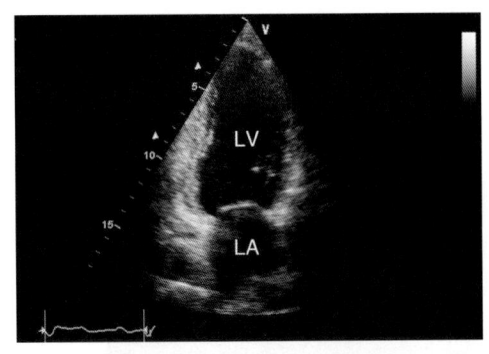

图 46-26　正常心脏的经胸心尖部二腔二维切面。这一切面显示视野顶部（心尖）和中部的左心室与底部的左心房，这一切面与 TEE 检查中食管中段二腔切面描绘了同样的断层视图（见图 46-20B）。LV，左心室；LA，左心房

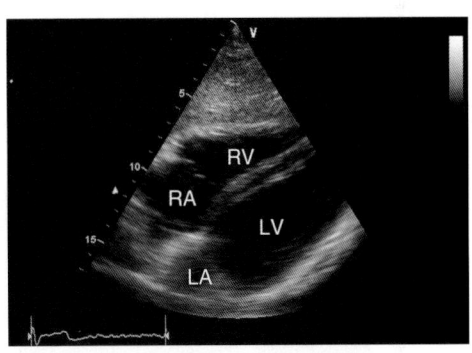

图 46-28　正常心脏的经胸肋骨下四腔二维切面。肝占视野上三分之一，下三分之二为心脏。LA，左心房；LV，左心室；RA，右心房；RV，右心室

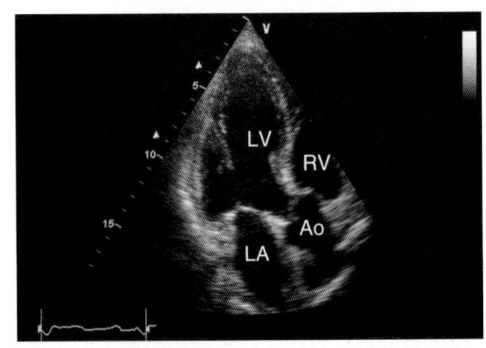

图 46-27　正常心脏的经胸心尖部长轴二维切面。这一切面显示视野顶部（心尖）和中部的左心室与底部的左心室流出道和主动脉瓣，这一切面与 TEE 检查中食管中段二腔视图描绘了同样的断层视图（见图 46-20C）。LA，左心房；RV，右心室；LV，左心室；Ao，主动脉

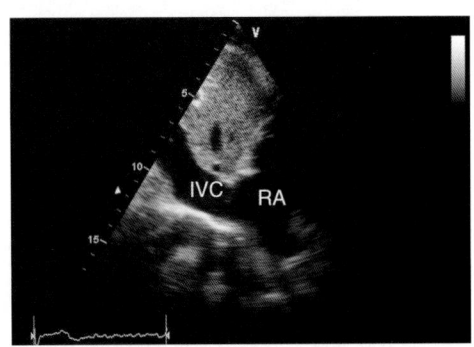

图 46-29　正常心脏的经胸下腔静脉二维切面。视野左侧可见肝内连接右心房的下腔静脉呈直角形无回声结构。IVC，下腔静脉；RA，右心房

Cheung 和同事们将 30 例拟行心脏手术的患者在体外循环前分六等分抽出每位患者 15% 的血容量[50]。TEE 证明抽出第一等分（约 200ml）后舒张末切面面积显著缩小并随着后续等分呈线性缩小，肺动脉嵌压和中心静脉压也降低但与舒张末切面面积相关性较差。在大多数成人中，舒张末切面面积小于 $12cm^2$ 提示低血容量，但数值在 $12 \sim 15cm^2$ 可能不是低血容量，因为患者体魄和舒张期顺应性的个体差异也会对其有影响。然而，当容量冲击增加舒张末切面面积时，每搏量也增加[51]。尽管心室前负荷的 TEE 量化测定如之前所述得到了充分证实，但术中实施操作繁琐不实用。相反，医生用"训练有素的眼睛"主观评估左心室充盈和功能。在向心性肥厚患者中，这是指导输液的有效方法，可以判定获得高于正常的充盈压以期达到理想的左室充盈和功能[52]。

除了估计左心室充盈容量，TEE 提供了估计左心室充盈压的实用方法。将多普勒光标置于左心房和左上肺静脉结合部，Kuecherer 和同事阐明低于 55% 的收缩期流量分数是一个左心房压大于 15mmHg 的特定和敏感标志，这一标志在舒张期优势血流中容易测定（图 46-30 和图 46-31）[53]。严重二尖瓣反流、存在非窦性节律和心排血量极低时影响肺静脉血流，从而限制了 TEE 的这一应用。已有一些替代方法可

以消除这些限制[54-55]。但目前使用组织多普勒成像（TDI）来测定瓣环早期舒张速度（e'）被推荐用来评估左室舒张充盈压[27]。随着左心室舒张性松弛和顺应性下降，左室充盈压和 PWD 二尖瓣流入速度峰值（E）增加，而 TDI- e' 降低[56]。因此 E：e' 的速度比值与左心室充盈压的相关性较好。比值低于 8 时通常提示左心室充盈压正常，而比值大于 15 时通常提示充盈压增高[57]。虽然这种估测左室充盈压的方法得到广泛的应用，但其在存在严重的二尖瓣环钙化、二尖瓣反流或狭窄或人工瓣膜的情况下可信度较低[27]。表 46-5 为用于估算左室充盈压的心脏超声参数的小结。Rudski 及其同事曾发表过评估右心室充盈压和功能的心脏超声技术[58]。

心室充盈功能评估

左心室充盈和射血的实时 TEE 影像允许定性、即刻测量心排血量的剧烈变化。但是，TEE 能更精确地通过在心脏和大血管的适当部位测量血流速度和血流切面面积定量心排血量。这些测量的结果为每搏量。合理操作 TEE 估测的心排血量应比温度稀释法估测的低 0.3 ~ 0.8L/min，除非患者有严重的三尖瓣反流，温度稀释法会低估心排血量[59-60]。

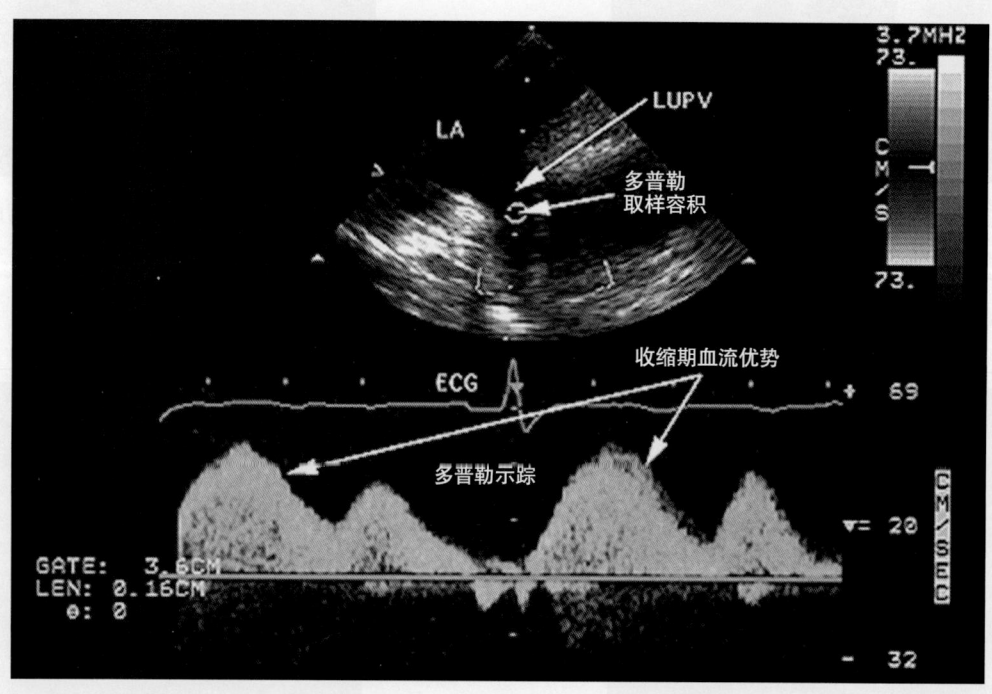

图 46-30　左上肺静脉正常血流速度的脉冲波多普勒测量。图的顶部为用于定位多普勒取样容积（箭头所指破圈）的二维切面静态影像。图的底部三分之二用白色显示的为发生于该取样容积中的瞬间血流速度（纵轴）和时间（横轴）。心电图提供了校时点，粗的横线为血流速度的基线（无血流）。这条线以上的血流速度为正值（也就是面向传感器），最高达 69cm/s；这条线以下的血流速度为负值（也就是远离传感器），最大为 -32cm/s。在这个左心房压正常的患者中，收缩期血流优势较明显；即收缩期峰值和平均流速大于舒张期证明了心室收缩期进入心房的血流多于心室舒张期。LA，左心房；LUPV，左上肺静脉 (Reproduced with permission from Cahalan MK: Intraoperative transesophageal echocardiography. An interactive text and atlas, New York, 1997, Churchill Livingstone.)

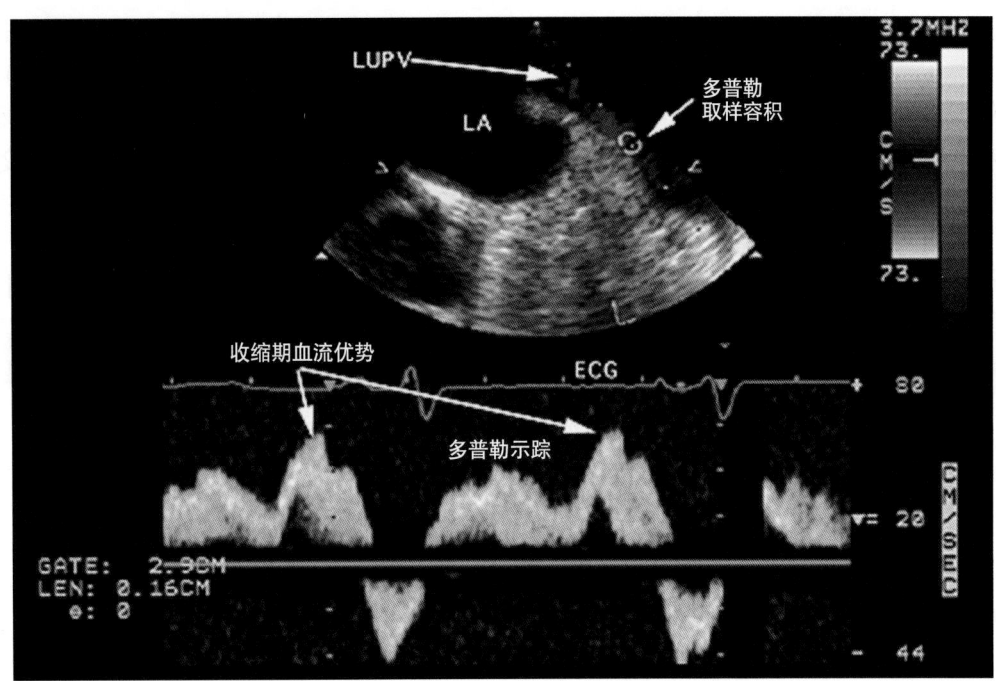

图 46-31 左心房压异常增高患者左上肺静脉血流速度的脉冲波多普勒测量。图的底部三分之二用白色显示的为发生于该取样容积中的瞬间血流速度（纵轴）和时间（横轴）。心电图提供了校时点，粗的横线为血流速度的基线（无血流）。这条线以上的血流速度为正值（也就是面向传感器），最高达 80cm/s；这条线以下的血流速度为负值（也就是远离传感器），最大为−44cm/s。在这个左心房压异常增高的患者中，舒张期血流优势较明显；即舒张期峰值和平均流速大于收缩期证明了心室舒张期进入心房的血流多于心室收缩期。负的血流速度是由于心房收缩将血流推回入肺静脉的缘故。LA，左心房；LUPV，左上肺静脉 *(Reproduced with permission from Cahalan MK: Intraoperative transesophageal echocardiography. An interactive text and atlas, New York, 1997, Churchill Livingstone.)*

表 46-5 用于估算左室充盈压的参数

参数	数值	估测充盈压
Valsalva 动作时的二尖瓣流速	在 E/A 时下降 >50%	LAP 增加
肺静脉血流	收缩分数 <40%	左心房顺应性下降，LAP 增加
肺静脉舒张减速时间	DT<175ms	LAP 增加
肺静脉逆向 A 速度	Ar>35cm/s	LVEDP 增加
	Ar-A 时程 >30ms	LVEDP 增加
彩色 M 型传导测得的左心室舒张速度	Vp>50cm/s	LAP 正常
	E/Vp>2.5	LAP 增加
组织多普勒成像	E/ e'<8	LAP 正常
	E/ e'>15	LAP 增加
主动脉瓣反流射血	舒张末期流速峰值	LVEDP
	DBP-EDP 差值	
二尖瓣反流射血	二尖瓣反流射血速度峰值	LAP
	SBP-MR 的差值	

A，跨二尖瓣多普勒晚期充盈速度；Ar，心房收缩性逆向波；E，二尖瓣跨瓣多普勒充盈早期速度；DBP，舒张压；e'，组织多普勒舒张早期二尖瓣环速度；EDP，经主动脉瓣测得的舒张末期压力差；LAP，左心房压；LVEDP，左心室舒张末期压；SBP，收缩压；Vp，彩色 M 型传导测得的左心室舒张速度

评价心室收缩功能

常用于测量左心室整体功能的指标是左心室短轴缩短指数（fractional shortening，FS）和收缩期面积变化分数（fractional area change，FAC）。FS 是指在心室中部短轴视图横切面使用 M 型测得的收缩期缩短指数；FAC 是指使用二维超声测量收缩期时心室中部横切面积再经计算得到的面积变化分数。它们通过以下两个简单公式进行计算：

$$FS = (EDD - ESD) \div EDD$$

和

$$FAC = (EDA - ESA) \div EDA$$

其中 EDD 为舒张末长度，ESD 为收缩末长度，EDA 是指舒张末期横切面积，ESA 是指收缩末期横切面积。通过简单观察实时影像，FS 和 FAC 值得关注的变化显而易见。因此，TEE 容易检测严重左心室功能降低。尽管 FS 和 FAC 与心室功能的其他近似值相关性很好，但仍存在明显局限。首先，TEE 常常低估左心室长轴（透视缩短显示左心室）；其次，如果其他部位的心室功能显著不同，心室中部短轴视图对整个心室射血的指导作用较差；最后，与其他传统的收缩功能超声心动图指标一样，FS 和 FAC 依赖于负荷：前负荷和后负荷的改变显著改变 FAC，但不改变心室的内在功能。

使用超声心动图估测左心室舒张末和收缩末容积（EDV 和 ESV）来计算左心室射血分数（LVEF）可以克服上述部分限制：

$$LVEF = (EDV - ESV) \div EDV$$

在二维成像时，使用了二维双平面改良辛普森法。但这种技术比较费时，且相对于现代三维仪器已较为过时，因为三维仪器可基于每个心动周期测定左心室 EDV、ESV 和 LVED，且无需操作者心中推测心室的形状[4]。

右心室功能的测量比左心室难是因为右心室形态的复杂和对容量变化的反应。然而，严重的右心室功能不全不难识别，标志有右心室游离壁严重收缩无力或不收缩、右心室扩大超过了左心室和右心室形态由月牙形变为圆形。当右心室功能不全是由于急性肺动脉高压所致时，如同发生肺栓塞，室间隔变平或向左膨出。

然而，数项指标可用来客观评估右心室收缩功能，包括心肌性能指数、三尖瓣环收缩期位移（tricuspid annular plane systolic excursion，TAPSE）、右心室收缩期面积变化分数（RV FAC）、二维右心室射血分数（RVEF）、三维 RVEF、TDI 衍生的三尖瓣环收缩后期速度（S'）、右心室纵向应变及应变率[58]。TAPSE 测量右心室纵向功能（收缩期在右心室长轴切面时为降低）。TAPSE 低于 16mm 提示右心室收缩功能异常，其与估测全右心室功能的放射性核素衍生的 RVEF、RV FAC 和二维 RVEF 等技术具有良好的相关性。S' 易于测定，具有可信性和可重复性。S' 速率低于 10cm/s 时提示右心室收缩功能障碍。RV FAC 可用下面的公式表示：

$$(RV\ EDA - RV\ ESA) \div RV\ EDA$$

该方法擅长定量估测右心室收缩功能，正常右心室收缩功能的参考值较低，仅为 0.35（通常表示为 35%）。RV FAC 可通过在收缩期和舒张期两个期沿着游离室壁从三尖瓣环至心尖部，再沿着室间隔返回至三尖瓣环，来追踪右心室的心内膜而获得。RVEF 的测定更为困难。数项研究得出的参考值低限为 44%。

评估心室舒张功能

约三分之一伴有症状的心力衰竭患者左心室收缩功能正常，他们心力衰竭是由于舒张功能不全：异常的舒张期松弛和充盈。TEE 作为评价舒张功能的理想工具是因为其无阻挡的二尖瓣和肺静脉视野[61]。流经二尖瓣的舒张期正常血流有一个心房压和心室舒张产生的早期高速成分（多普勒超声心动图上的 E 波）和心房收缩（A 波）产生的后期低速成分。心率较慢时，这两个波被一段相对小的血流（舒张末期）分开。通过二尖瓣和肺静脉的流量图式相结合可诊断舒张功能不全的三种严重情况（图 46-32）[62]。严重程度最小的为"舒张受损"，其特点为 E 波速度降低，早期充盈减速的下降（见 E 波下降的斜率，称为"减速时间"）和 A 波速度的增加超过 E 波，从而使 E/A 呈反比。舒张受损时，左心房压正常，因此肺静脉流量图式也一样：S 波大于 D 波。第二种和较重度的舒张功能不全称为"假性正常"，其特点为因左心房压病理性升高出现正常的 E/A 比率回复导致异常肺静脉血流的出现——D 波大于 S 波。确定二尖瓣流量图式为假性正常和不正常的一个简单方法为通过 Valsalva 动作短时间降低左心房充盈压，如果舒张功能为假性正常，A 大于 E，E/A 将短时间呈反比。如果舒张功能正常，

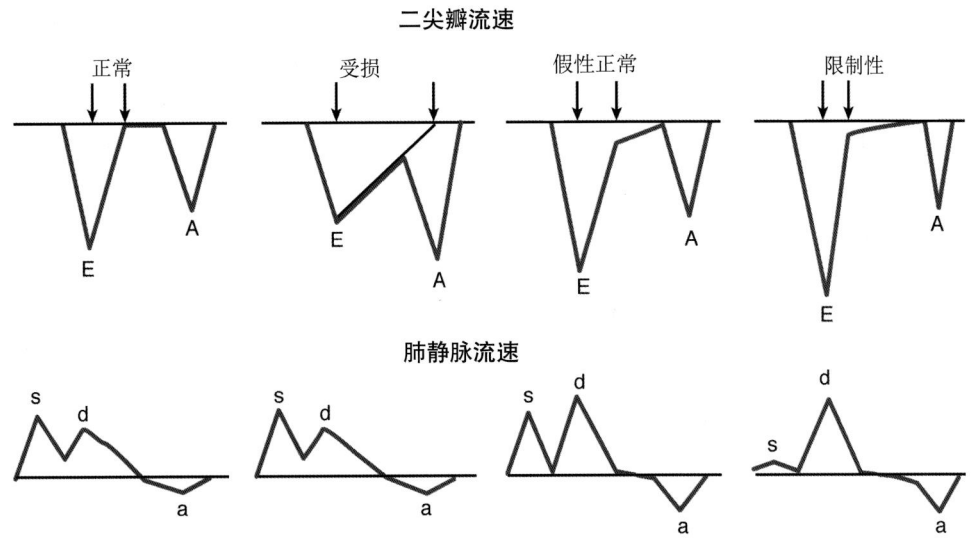

图 46-32　显示来自二尖瓣环和右上肺静脉代表同步经食管脉冲波多普勒描记的正常、受损、假性正常和限制性左心室舒张功能线条图。蓝色实线代表 E 波速度的斜率，从线位于 E 波拐点的起点至其在基线被截断为减速时间，用黑色箭头所画的每个二尖瓣流速描绘了这一时间，详情请查看正文

E 大于 A 的正常比率将持续，两个波的波幅降低。第三种和最重度的舒张功能不全称为"限制性"，其特点为 E 波的速度很快、减速时间短和 A 波速度低。在限制性舒张功能不全中，左心房压非常高导致肺静脉的 S 波很小，D 波较大。伴有这一图式的患者其预后较差，不管他们的收缩功能如何，充血性心力衰竭的症状较明显[63]。

关于这一专题的其他阅读，笔者推荐两篇非常好的有关围术期舒张功能评估的综述[64-65]。

经食管超声心动图在危及生命低血压期间的应用

归根到底，低血压只有两个原因：心排血量不足或体循环血管阻力极度低下（框 46-1）。TEE 非常适合用于它们之间的鉴别诊断。严重低血压期间，TEE 定性评估心室充盈和功能可以指导输液、强心药和升压药的使用。有经验的观察者能区分严重心室功能不

全和其他危及生命的低血压原因。严重左心衰竭的心室充盈（通过舒张末面积评估）增加，射血降低，而体循环血管阻力低下的心室充盈通常是正常的或轻度降低，射血显著增加。当心室充盈显著降低和射血显著增加时容易识别低血容量。尽管体循环血管阻力极度低下、严重主动脉瓣反流、严重二尖瓣反流和室间隔缺损在经胃短轴切面上可表现为同样的心室充盈和射血图式，但采用其他切面和彩色多普勒不难区分这些低血压原因。当评估患者的血流动力学不稳定时，另外两个重要的可能诊断为心脏压塞导致的左心室动态梗阻和生理性改变。动态梗阻可在左心室向心性肥厚和相对低血容量的患者中观察到。肥厚的左室心肌自堵了来自左心室的射血，导致低心排血量和严重的二尖瓣离心性反流。当心包积液或对心脏的其他压迫引起心腔压力高于充盈压，产生心腔塌陷和心排血量的急速恶化时，心脏压塞可产生生理性改变。收缩期心房塌陷通常发生于心室舒张性塌陷之前。总之，快速增大的小量渗出对患者血流动力学的损害要大于缓慢累积的大量渗出。

尽管有创监测指导下的加强治疗，一项对心脏手术后严重、持续低血压的连续 60 例患者的研究为在低血压患者中使用 TEE 提供了一个生动的例子[66]。这些患者中只有 30 例经 TEE 确认了假设的低血压病因，在 2 例患者中，TEE 发现了未被怀疑的心脏压塞并在其他 6 例患者中发现未被怀疑的低血容量。在 5 例患者中，尽管血流动力学资料提示心脏压塞，但 TEE 通过证明其不存在阻止了不必要的再次手术。在另一项研究中，手术室中（57 例）和加强医疗病房中

框 46-1　严重血流动力学不稳定（低血压）的鉴别诊断
心指数低
低血容量
左心室收缩功能不全
右心室收缩功能不全
心脏压塞
严重瓣膜功能障碍
左心室流出道动态梗阻
肺动脉栓塞
体循环血管阻力低

（83 例）不稳定的心脏手术患者行急诊 TEE 检查[67]。仅根据 TEE 的发现，22 例患者实施了急诊手术处理，诊断平均时间为 11min。在包含危重手术患者的另一项研究中，TEE 被证明比 TTE 更经济有效，原因是后者常常无法显示诊断影像[68]。而且，TEE 在诊断低血压的危重患者中有预后价值：当显示非心室病因低血压时（例如瓣膜或心包），患者可能的存活率为其他病因低血压的两倍[69]。即使在长时间心肺复苏的情况下，TEE 可揭示决定性的诊断信息[70]。

检测心肌缺血

在心肌缺血发生后的几秒钟内，心脏受影响的节段停止正常收缩。在 50 例行心血管手术的患者中，20 例患者出现新的术中节段性室壁运动异常（SWMAs）诊断为心肌缺血，而只有 6 例患者有缺血性 ST 段改变[71]。在 3 例持续术中心肌梗死的患者中，SWMAs 在相应的心肌区域发生并持续至手术结束，但术中只有 1 例患者有缺血性 ST 段改变。具可比性患者的后期研究中证实了 TEE 优于心电图监测的这些优点[72]。事实上，新发生的术中 SWMAs 比术前应激试验诱发的 SWMAs 更能预测术后结局[73]。

应该认识到 TEE 检测缺血的局限性，当心肌区域清晰地显示于视野时，如果收缩时心脏旋转或显著平移，或者因束支传导阻滞或心室起搏致收缩不协调都难以评价节段收缩。因此，评估 SWMAs 的有效系统必须既能评价区域性的心内膜运动，又能评价心肌变厚。诊断缺血需要有节段性室壁运动显著恶化和室壁增厚（全心缺乏相似的改变）；即使专家也无法一贯地解释不太明显的变化。并非所有节段性室壁运动异常都提示心肌缺血，心肌炎、心肌梗死和心肌顿抑也导致 SWMAs。在冠状动脉手术中，区分梗死、顿抑和缺血非常重要。当 TEE 显示左心室壁增厚小于 0.6cm 时，几乎可以肯定薄的区域中存在陈旧性心肌梗死[74]。如果强心药的刺激改善了 SWMAs 的节段运动，可能是顿抑而非缺血[75]。SWMAs 的另一个原因为之前存在 SWMAs 的患者有严重低血容量[76]。然而，排除了刚才提到的心肌顿抑和严重低血容量，突发的严重节段收缩减弱几乎可以肯定是心肌缺血所致。

心脏手术中的经食管超声心动图

新 诊 断

TEE 能在心肺转流术（CPB）前揭示新的诊断发现以便及时改变手术处理（参见第 67 章和第 94 章）。Skinner 及其助手回顾了 797 例术中 TEE 操作以判断 46 个术中意外发现的原因；20 个在术前超声心动图检查中即已有表现但未能诊断（发送错误报告），14 个归因为相对于 TEE 而言 TTE 的局限性，10 个是由于疾病的进展，2 个是由于不同观察者之间的差异[77]。报告错误的 20 例患者中有 18 例手术方案发生显著改变。然而，报道的术中使用 TEE 出现新诊断的发生率变异范围较大（心脏病患者中为 3.4%～27%），取决于不同患者人群、选择性或连续性使用 TEE 以及手术实施，特别是在治疗卵圆孔未闭（PFO）和缺血性二尖瓣反流（IMR）时[78-81]。最近的研究有助于阐明这两种不同手术方案的正确方法。首先，Krasuski 及其助手回顾了在 13 092 例拟行心脏手术且术前无 PFO 诊断的患者中进行的术中 TEE 检查[82]。这些患者中有 2 277 例在术中新诊断为 PFO，639 例行手术闭合。与未进行 PFO 闭合的配对组相比，PFO 闭合的患者出现术后脑卒中的概率增大 2.5 倍。PFO 闭合并不具备长期生存优势。因此，当心脏术中出现新诊断的 PFO 时，不应在未经仔细考虑其额外的卒中风险的情况下急于进行手术闭合。其次，Fattouch 及其助手将行冠状动脉旁路术（CABG）的中度 IMR 患者随机分为仅行 CABG 手术组（n=54）和行 CABG 加二尖瓣修补术（MVR）（n=48）[83]。院内总死亡率为 3%（CABG 组 1 例，CABG/MVR 组 2 例）。两组间 5 年生存率无统计学差异（CABG 组为 88%，CABG/MVR 为 94%）。但 CABG/MVR 组的患者较 CABG 组的患者术后运动能力较强，心脏扩张较少。CABG 组中仅 40% 的患者其缺血性二尖瓣反流减轻，25% 维持稳定，35% 加重。在 5 年随访期中 CABG/MVR 组中无患者的病情超过轻度 IMR。一项后续的多中心随机研究证实了这些发现[84]；但两项研究的病例数均不足以最终证明患有轻至中度二尖瓣反流的患者在 CABG 术中增加 MVR 术的风险和益处[85]。另外，全身麻醉引起的血流动力学改变影响了二尖瓣反流的程度（通常减少反流），因而使手术决定复杂化。用去氧肾上腺素将术中血压回复至术前水平改善了术前和术中二尖瓣反流评估间的一致性，但偏差仍然存在[86]。在冠状动脉手术患者中，即使是术中 TEE 判定的轻度二尖瓣反流预示着随后 3 年死亡或因心力衰竭住院的可能性比没有二尖瓣反流的冠状动脉手术患者显著增大[87]。因此在 CABG 术中决定是否修补反流性二尖瓣比较复杂，取决于许多因素包括反流的机制和程度、患者承受额外手术的能力以及手术医师的技能。

主动脉疾病

TEE 在主动脉外科疾病中有非常重要的作用。2010 年胸主动脉疾病治疗的多学科指南中指出 TEE 对于检测近端主动脉夹层的敏感性为 88%~98%，特异性为 90%~95%[88]。在这种真正的外科急症中，速度至关重要，TEE 花时比其他替代诊断技术相对较少。为进一步缩短手术前的时间，某医疗中心使用地区性策略，即将确诊或疑似急性主动脉夹层的患者直接送入手术室[89]。在此机构中 TEE 在全麻下实施，决定是否进一步手术取决于 TEE 的结果。在另一项研究中，TEE 可靠地区分了需急诊手术的外膜破裂和不需急诊手术的内膜撕裂[90]。尽管如此，应注意到 TEE 的一些重要的限制，包括：TEE 可能会漏掉局限于升主动脉上段的夹层，此处部分 TEE 成像会被气管阻断；TEE 可能不会发现同时发生的冠状动脉病灶，而这些病灶应在术中进行旁路手术。然而，TEE 可以描绘出任何相关的主动脉反流的机制和严重程度，因而可辨识出实施瓣膜修补术可能会成功的患者[91]。同样，TEE 检测主动脉斑块有重要意义。在 130 例年龄大于 65 岁行冠状动脉旁路移植手术患者中，TEE 检出升主动脉突出斑块被证明是卒中唯一的独立预测因子[92]。当 TEE 检出这些斑块时，改变主动脉插管技术或体外循环期间提高血压可降低卒中的发生率[93-94]。尽管 TEE 不如主动脉上扫描检测主动脉弓斑块敏感，但却是一个好的筛选工具。如果 TEE 未在升主动脉或降主动脉发现明显的斑块，主动脉弓可能不存在斑块[85]。但术中 TEE 发现严重的主动脉粥样病变，非体外循环下冠状动脉手术所致的死亡和卒中风险低于体外循环下手术[96]。

2008 年发布了关于术中主动脉周超声检查的新指南[97]。主动脉周扫描可避免 TEE 评估升主动脉和主动脉弓的局限性。这些指南详述了主动脉周扫描在心脏手术中评估升主动脉和弓部粥样硬化疾病的临床应用，以指导适当的插管策略，有望减少围术期卒中的发生率。

瓣　膜　疾　病

TEE 已深刻地影响了瓣膜心脏手术。在 205 例行二尖瓣后瓣叶四角切除术（最常见的二尖瓣修补手术）治疗二尖瓣反流的连续患者中，TEE 即刻发现手术失败 24 例（11.7%）[98]。其中 20 例 TEE 判定了失败原因并立即指导进一步修复，1 例患者需瓣膜置换。在另一项研究中，通过各种技术行二尖瓣修补术的 437 例患者[99]，平均随访 29 个月期间，41 例（9.4%）患者因修补失败需再次手术。经术中 TEE 评估的首次成功修补是修补术耐用年限最重要的预测因子。已知经术中 TEE 诊断的二尖瓣瓣叶收缩期前向运动（SAM）是二尖瓣修补术的一个并发症。在一项 2076 例患者行二尖瓣修补术的研究中，TEE 识别了 174 例（8.4%）患 SAM 的患者[100]。其中 4 例患者需立即再次手术缓解严重顽固的 SAM，其他患者采用药物治疗。在 5.4 年的中期随访期间，其中 93 例患者可行超声心动图检查，13 例存在收缩期前向运动，其中 4 例患者病情严重导致部分左心室流出道梗阻。Londoni 及其同事报道了达到这一策略的循序渐进的方法[102]。在主动脉反流的患者中，TEE 可高度可靠地评估潜在病因，预测瓣膜是否可以置换以及使用人工瓣膜的结局[103]。瓣膜置换手术期间，TEE 能确实检测人工瓣周的泄漏（令人惊讶地常见），尽管中重度人工瓣周泄漏几乎都须行即刻修补，轻度泄漏中差不多半数通过给予鱼精蛋白缓解。然而，发生于其他患者的可手术矫正的人工瓣功能障碍因没有使用 TEE 被漏诊了。在一项 417 例行瓣膜置换术患者的研究中，15 例（3.6%）患者需即刻手术矫正：人工瓣周漏（8 例）、瓣叶不动（4 例）、冠状动脉梗阻（2 例）和异种移植物功能不全（1 例）[104]。更近的一项研究将患者人群限制于行择期主动脉置换的患者（n=604），104 例患者在 CPB 前通过 TEE 发现的新信息影响了手术；关于二尖瓣的改变最为常见[105]。CPB 后，20 例患者通过 TEE 的意外发现需要二次转流。在将来，三维 TEE 在心脏瓣膜手术特别是二尖瓣修补中的价值，将会越来越重要，但毫无疑问，正确的操作和三维 TEE 的判读需要操作者具备额外的扎实技能[106]。

虽然瓣膜评价的全面回顾超出了本章的范围，但简短概述读者应准备的最常用技术来至少达成基本 TEE 操作所需，以便能识别大体瓣膜功能不全。主动脉瓣狭窄的程度容易在食管中段主动脉瓣短轴切面评估，瓣叶打开的程度可目测估计或通过面积法直接测量[107]，严重狭窄的特点为瓣叶显著增厚，瓣叶活动严重减弱（瓣膜开口面积小于 1cm²）。在经胃底部长轴切面中，连续波多普勒能可靠估计跨主动脉瓣压差（图 46-33）[108]。只要心排血量未显著受损，严重狭窄的峰值瞬时压差将超过 64mmHg（连续波多普勒速度超过 4m/s）。值得注意的事实是超声心动图衍生的主动脉瓣压差可高于导管研究报道的峰-峰压差，这是因为后者没有像多普勒超声心动图那样测定瞬时压差。主动脉瓣形态学上的附加信息包括瓣环大小窦管结合部和升主动脉，可以从食管中段主动脉瓣长轴切面获

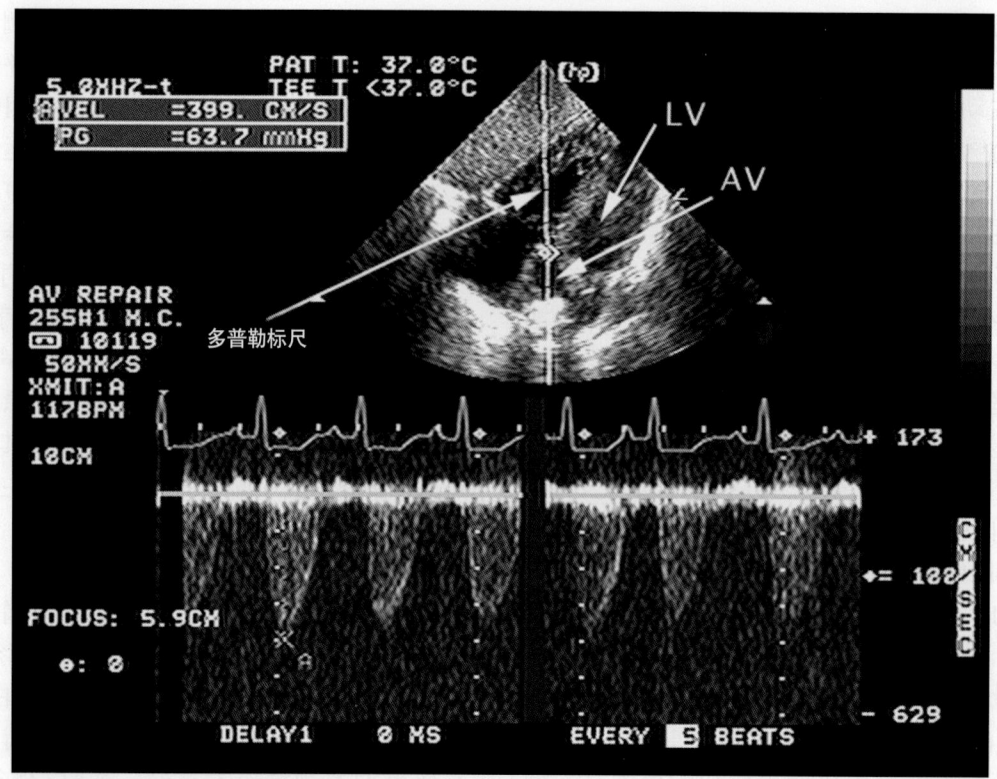

图 46-33 7个心动周期期间紧邻主动脉瓣上方的血流速度的连续波多普勒测量。图的顶部为用于定位多普勒取样光标（对角直线）的二维切面静态影像。图的底部三分之二用白色显示的为发生于沿光标任何部位的瞬间血流速度（纵轴）和时间（横轴）。心电图提供了校时点，粗的横线为血流速度的基线（无血流）。这一多普勒条的所有流速均为负值（即远离传感器）。多普勒标尺已被设为最大–629cm/s，这一扫描证明了显著的主动脉瓣狭窄：峰值血流速度约为4m/s（纵轴上每一个白点等于100cm/s或1m/s），相对应的跨主动脉瓣压差为64mmHg。LV，左心室 *(Reproduced with permission from Cahalan MK: Intraoperative transesophageal echocardiography. An interactive text and atlas, New York, 1997, Churchill Livingstone.)*

取，这是评估主动脉瓣反流程度的最佳切面。将彩色多普勒置于瓣叶和流出道上，从舒张期瓣膜发出的彩色喷血可识别主动脉瓣反流。心脏手术期间，临床上即使温和的主动脉瓣反流也会相当明显，并导致体外循环期间左心室扩张，从而减弱前向心搏停跳液的有效作用[109]。轻度反流的特点为占据 LVOT 不足三分之一面积的基底部狭窄的舒张期彩色喷血（瓣膜中的起源小于 2mm），并延伸入左心室最少（1～2cm）；中度反流为占据 LVOT 不足三分之二面积的基底部较宽的舒张期彩色喷血（3～5cm），并适度延伸入左心室（3～5cm）；重度反流为占据整个 LVOT 的基底部宽大的舒张期彩色喷血（大于 5mm），并充分延伸入左心室（表 46-6）。

　　二尖瓣狭窄的存在和严重程度可方便地用 TEE 的食管中段四腔心切面、二腔心切面、联合部切面或长轴切面以及经胃基底部短轴切面来测定。二维成像显示增厚的瓣叶向左心室穹样突起并开放受限，彩色多普勒显示分层血流加速进入狭窄的瓣口，湍流样喷血射入心室（彩图 46-34）。脉冲波多普勒和连续波多普勒示踪显示了特有的包含峰值和平均流速增高的血流

表 46-6　主动脉瓣关闭不全的分级

参数	轻度	中度	重度
射血宽度或 LVOT（%）	<25	25～60	>60
反流喷血源头宽度（mm）	<3	3～6	>6
CWD 喷血密度	微弱	中等密集	密集
减速斜率	<1.5	1.5～3	>3
$P_{1/2}$ 时间（ms）	>400	400～250	<250
胸主动脉逆向血流	舒张早期	舒张早到中期	全舒张期
反流容积（ml）	<45	45～60	>60
反流分数（%）	30	30～55	>55
反流口面积（cm²）	<0.2	0.2～0.3	>0.3

CWD，连续波多普勒；LVOT，左心室流出道；$P_{1/2}$，在主动脉瓣处测得的压力减半时间

模式（图 46-35）。来自这些示踪的数学计算，比如压力半衰期，是评估二尖瓣严重程度的最精确方法，这些计算公式被植入使用的每台超声记录仪软件中[110]。

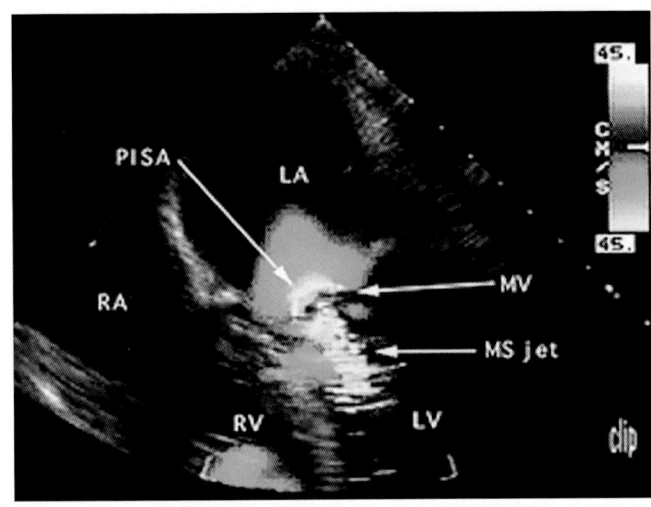

彩图 46-34　这一四腔超声心动图显示了提示二尖瓣狭窄的增厚和狭窄的瓣膜。彩色多普勒显示：①血流加速进入狭窄的瓣膜［紧邻瓣膜上方的淡蓝色半圆形区域，称为近端等流速表面积（PISA）］，②跨瓣膜本身的狭窄彩色喷血，和③一般 1～4cm 的彩色喷血从瓣膜底面延伸进入左心室。LA，左心房；RA，右心房；RV，右心室 *(Reproduced with permission from Cahalan MK: Intraoperative transesophageal echocardiography. An interactive text and atlas, New York, 1997, Churchill Livingstone.)*

除了刚提到的标志，严重二尖瓣狭窄总是引起显著的左心房增大和左心房自发显影，自发显影是指一种非外源性给予显影剂所致，但能使低流量区域红细胞聚集的密度 1～2mm 打漩烟雾样表现。无论何时发现左心房增大和自发显影，应怀疑左心房血栓，特别是左心耳，并应仔细检查。

采用评估二尖瓣狭窄同样的切面评估二尖瓣反流的存在和严重程度，并采用主动脉反流同样的分级策略（表 46-7）。轻度反流的特点为基底部狭窄、占左心房切面面积不足 25% 并延伸到瓣膜至左心房后壁距离不到一半的收缩期彩色喷血（瓣膜中的源头小于 2mm）；中度反流为基底部较宽、占左心房切面面积不足 50% 并延伸到瓣膜至左心房后壁距离的 50%～90% 的收缩期彩色喷血（瓣膜中的源头 3～5mm）。重度反流为基底部宽大、占据大部分左心房并延伸如肺静脉和左心耳的收缩期彩色喷血（大于 5mm）（彩图 46-36）。紧靠心房壁的二尖瓣反流偏心向喷血一般与更重度的瓣膜反流有关，而非切面面积提示的那样（彩

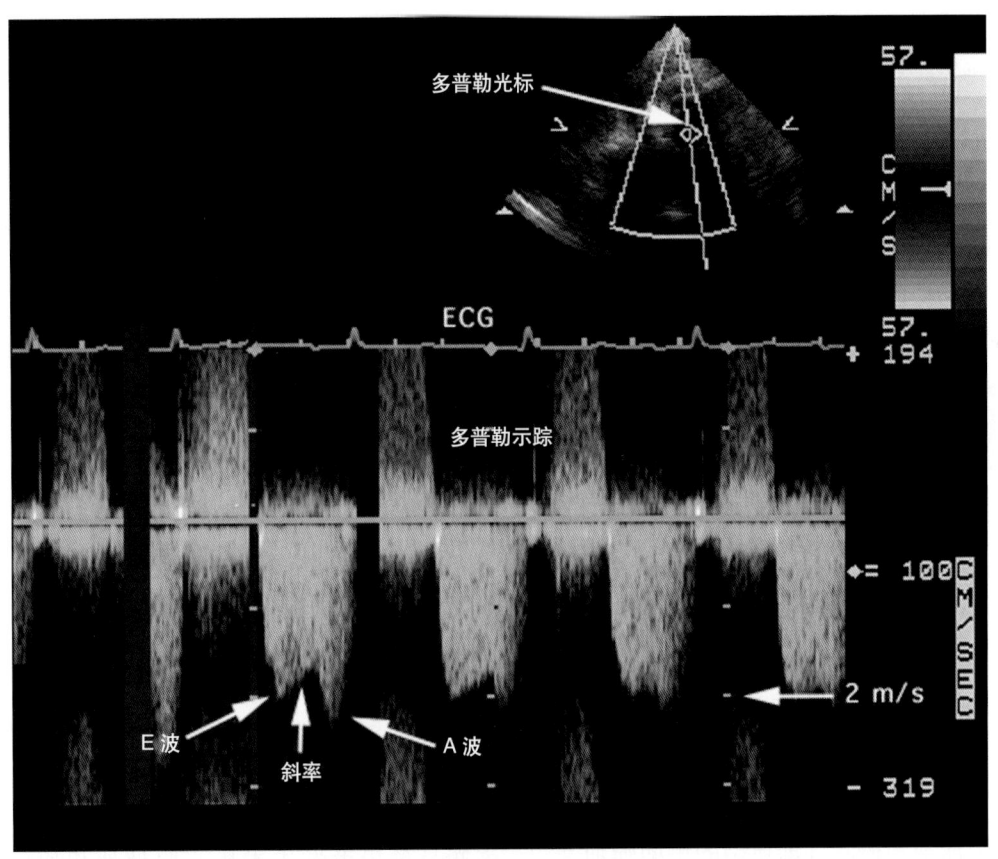

图 46-35　跨狭窄二尖瓣的血流速度连续波多普勒测定。图的顶部为用于定位多普勒光标的四腔切面静态影像，图的底部三分之二用白色显示的为发生于沿光标任何部位的瞬间血流速度（纵轴）和时间（横轴）。显示心电图的目的为确定时间点，经多普勒示踪的粗的横线为流速基线（无血流）。基线以上显示的速度为正值，代表血流面向传感器。这些速度是由于二尖瓣反流，速度太高超出了本例中所用的标尺。基线以下显示的速度为负值，代表血流远离传感器。这些速度是由于严重的二尖瓣狭窄，平均为 2m/s，提示跨二尖瓣压差 16mmHg。也可看到 E 波峰值后流速下降很慢（即斜率）。自该斜率可以计算压力半衰期，存在重度二尖瓣狭窄时其显著升高 *(Reproduced with permission from Cahalan MK: Intraoperative transesophageal echocardiography. An interactive text and atlas, New York, 1997, Churchill Livingstone.)*

表 46-7　二尖瓣关闭不全的分级

	屏幕示踪	轻度	中度	重度
定性指标				
血管造影分级	1+	2+	3+	4+
二尖瓣形态	正常	正常或异常	正常或异常	异常（连枷瓣叶）
彩色血流二尖瓣反流喷血	少量	少量且居中	中等量	非常大量的居中或偏心血流喷向左心房后壁
血流汇聚区	无	无或少量	中等量	大量
二尖瓣反流喷血的连续波多普勒信号	微弱	微弱，抛物线形	稠密，抛物线形	稠密，三角形
LV 和 LA 大小以及 PA 压力	正常	正常		通常扩张；PAP 升高
半定量指标				
反流喷血源头宽度（mm）	<3	<3	3～6	≥7（双平面 >8）
肺静脉血流	收缩为主	收缩为主	收缩时减弱	收缩时逆向血流
二尖瓣流入	A 波为主	A 波为主	变化不定	E 波为主（>1.5m/s）
二尖瓣 VTI 和 VTI LVOT	<1	<1	中等量	>1.4
定量指标				
反流孔有效面积（mm²）	<20	<20	20～29；30～39	≥40 ≥20
反流容积（ml）	<30	<30	30～44；45～59	>60 >30

Modified from Lancellotti P, Moura L, Pierard LA, et al: European Association of Echocardiography recommendations for the assessment of valvular regurgitation.
Part 2: mitral and tricuspid regurgitation (native valve disease), Eur J Echocardiogr 11:307-332, 2010.
LA，左心房；LV，左心室；LVOT，左心室流道；PA，肺动脉；PAP，肺动脉压力；VTI，速度时间积分

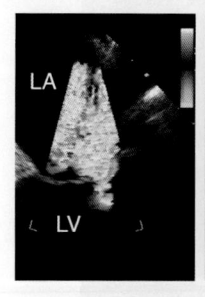
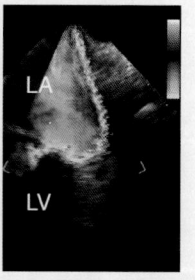

彩图 46-36　两磨刀石状静态四腔经食管超声心动图阐述了重度二尖瓣反流的表现。左侧视图显示用于描述二尖瓣对合点中央发出湍流的巨大彩色喷血。这个患者反流的病因为瓣环扩张，注意瓣叶水平喷血的宽大基底部和喷血穿入左心房的范围。右侧静态超声心动图显示另一种偏心性基底宽大的喷血提示二尖瓣前瓣叶脱垂，这一紧靠心房壁的喷血因为其大多数能量被心房壁吸收，显示的切面面积较小。LA，左心房；LV，左心室

图 46-36）。而且，假定反流的病因为瓣叶脱垂或连枷，偏心向喷血通常偏离缺损瓣叶（即典型的侧向喷血与前瓣叶缺损有关，居中向喷血与后瓣叶缺损有关）[111]。重度二尖瓣反流常常与收缩期肺静脉流入的倒流有关（图 46-37）[112]。虽然较早列出的一般性指南被广泛采用，但更多的标准已被用于二尖瓣反流评估的描述[39]。最重要的是，反流的程度非常依赖于左心室充盈的状

况。实际用途中反流定量测定，例如依据近端等速表面面积理论基础上的反流口面积（PISA），由于时间限制手术室中不常用到。

肺动脉瓣和三尖瓣病变可用前面描述主动脉瓣和二尖瓣的类似方式来评估（见表 46-6 和 46-7）。

冠状动脉疾病

在一项 82 例高危患者行冠状动脉手术的研究中，研究者在手术关键时点采用阶段性心脏外科医师和麻醉医师盲性选择来证明 TEE 的临床作用。在这些医师明确了每阶段按计划处理之后，揭示 TEE 检查结果。结果发现，51% 的患者至少有一项显著的麻醉处理改变，而 33% 的患者有手术处理的改变，包括附加非计划性或修正血管移植和非计划瓣膜手术（20%）[113]。这些高危患者发生术后心肌梗死和死亡率低于预期（1% 和预期 3%，没有统计学差异）。在本章早先提到过的包含 457 例连续行冠状动脉手术患者的研究中，TEE 证实 13% 患者有 71 项新的病情发现，新的发现导致 6% 患者改变了手术处理。体外循环后，有 10 例患者实施手术处理，包括移植物评估或修正和二尖瓣

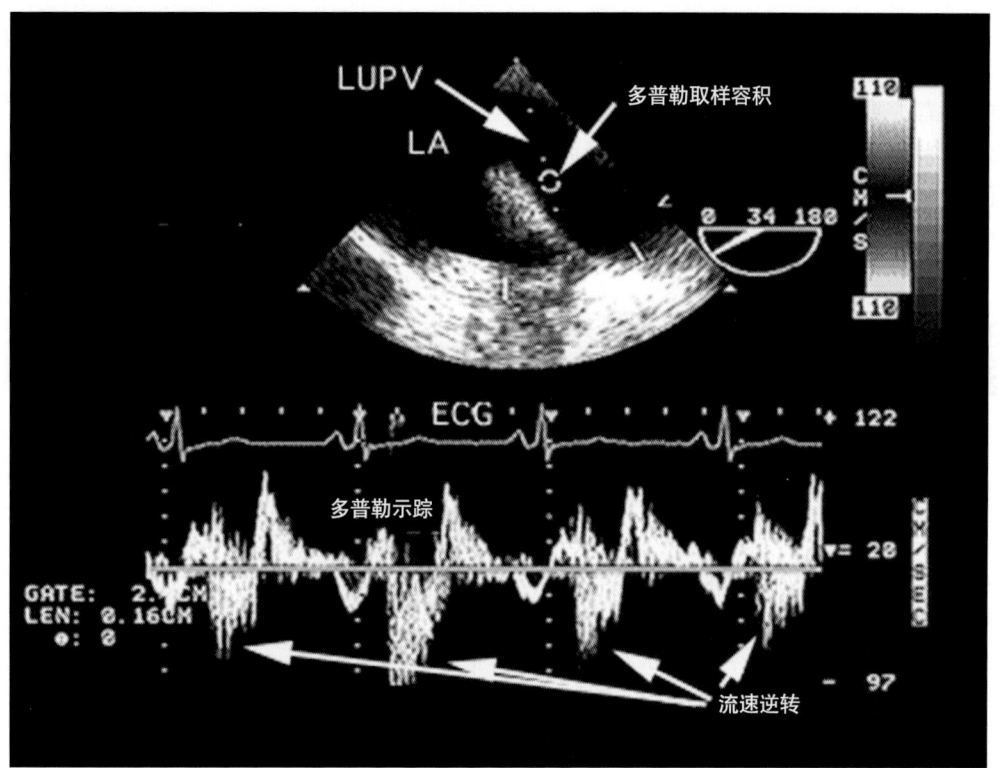

图 46-37 左上肺静脉中血流速度的脉冲波多普勒测量。图的顶部为用于定位多普勒取样光标（箭头所指破圈）的二维切面静态影像，图的底部三分之二显示发生于左上肺静脉中的瞬时血流速度（纵轴）和时间（横轴）。显示心电图的目的为确定时间点，经多普勒迹线的粗的横线为流速基线（无血流）。基线以上显示的速度为正值，代表血流面向传感器（本例中为进入左心房）；基线以下显示的速度为负值，代表血流远离传感器（本例中为进入左上肺静脉）。这一多普勒迹线证明了收缩期血流逆流（正常为正值，即收缩时面向左心房）和证实重度二尖瓣反流的存在 *(Reproduced with permission from Cahalan MK: Intraoperative transesophageal echocardiography. An interactive text and atlas, New York, 1997, Churchill Livingstone.)*

修补（亦可阅读第 67 章）。

们的最新综述 [116-117]。

先天性心脏手术

　　小儿 TEE 探头可用于小到 3kg 的婴儿。Stevenson 等报道了在 230 例连续行先天性心脏手术患者中，术中 TEE 可靠地检测出 17 例（7%）残余心脏缺损 [114]。这些患者立即实施手术矫正了残余缺损。然而，同一中心随后发文报道，当麻醉主治医师而非独立的超声心动图医师实施 TEE 检查时，术中 TEE 遗漏的残余缺损从 2% 升至 13% [115]。这一研究产生了相当大的争议。尽管它并非解决行先天性心脏修补术患者是否需要独立的超声心动图医师实施充分的 TEE 检查的问题，但它确实充分说明了当术中 TEE 未经熟练实施、判读和按此执行时患者遭受的严重后果。在这一研究中，死亡的 7 例患者可能与残余损害的延迟识别有关。随着小儿先天性心脏病手术的进步，越来越多的患可缓解先天性心脏病儿童将存活到成年并接受心脏其他类型的手术（亦可阅读第 94 章）。更完整的关于成人和小儿先天性心脏病的更新资料请查阅 Russell 和同事

其他疾病与应用

　　TEE 在微创心脏手术和心脏辅助装置植入中发挥着关键的作用 [118-119]。另外发表的大量报道说明事实上 TEE 能揭示任何心脏形态学或功能病变，TEE 对包含左心房和二尖瓣的异常特别敏感，包括块影、血栓和栓子，这是由于左心房和二尖瓣离 TEE 传感器较近的缘故。相反，右心室和左心室心尖部病变无法可靠检测。TEE 对气栓尤其敏感，因此，循环中少量气体会在电视屏幕上引起可观的密度变化。目前，TEE 不可能精确估计循环中的气体量，但大量气体代表性地使相应心腔变得不透明直至在定位的大多数心腔上部（即仰卧位患者的左心室前心内膜表面）形成气体聚集（即很亮的高密度区）。如果肺动脉栓子位于主肺动脉近端分叉，TEE 可以发现。

　　麻醉医师在综合性手术室中被要求在术中实施 TEE 的操作次数越来越多。超声影像的作用已从复杂的心脏评估演变为直接的操作引导。TEE 可用于评估

中心静脉导管、肺动脉导管和冠状窦插管的正确位置。随着微创心脏手术的应用，术中 TEE 已经成为安全应用这些新技术的必需工具。TEE 被用来评估右心房行静脉 CPB 插管、冠状窦插管、肺血管引流管以及腔内主动脉夹闭的正确放置。框 46-2 列出了常规使用 TEE 来指引和评估结果的操作。

经食管超声心动图在非心脏手术和加强医疗中的应用

与心脏手术患者一样，TEE 在非心脏手术患者和危重患者中有许多同样的应用。大量病例报道和一系列病例已证明它对处理患者与结局的影响。在我们的实践中，主要适应证为血流动力学不稳定和大量失血，在明确不稳定病因（详见"经食管超声心动图在危及生命低血压期间的作用"）和指导容量复苏方面 TEE 发挥着重要作用[120-121]。在加强医疗病房中，TEE 有相似应用，这些内容最近已作回顾[122-123]。

资料储存、归档和质量保证

传统的超声心动图存储于录像带并将手写报告置于患者病历中。目前，单个心动周期或多个循环的数码录像是标准模式，数据结果通过医院网络或互联网传输至安全服务器，在这里研究可以快速检索。心血管麻醉医师协会已出版了成人术中 TEE 报告指南 (http://www.scahq.org/TEE/Standar dizedReportforAdult-PeriopEcho.aspx).

美国超声心动图协会和心血管麻醉医师协会已出版了围术期超声心动图持续质量改进（CQI）指南[124]。然而，即使相对简单的 CQI 干预也可能产生影像采集和储存的戏剧性结果[125]。如果医师们想达到和保持其诊断潜力，则必须周期性回顾 TEE 判读结果。麻醉科与心内科间的合作是一个形成独立于 CQI 项目之外的最大限度减少原始资料重复这一回顾过程的途径。

资 质 认 证

美国超声心动图国家委员会（NBE）提供了初级和高级围术期 TEE 考试和资质认证途径（http://www.echoboards .org/content/verification-physicians-certification）。在初级水平，要求达到：①通过 NBE 的围术期超声心动图的基础考核（basic PTeXAM）；②不受限制的现有行医执照；③麻醉学委员会认证；④围

框 46-2　用于引导和心脏手术评估的术中 TEE 操作

- 心脏手术过程中股静脉插管（放置于静脉心房位置）
- 自右颈内静脉行冠状窦插管
- 左心室辅助装置流入 / 流出定位
- 经心肌激光穿透定位
- 左心室辅助装置定位
- 右心室和肺动脉引流管定位
- 主动脉腔内阻断定位
- 经导管主动脉瓣置换评估
- 经皮心室辅助装置定位
- 主动脉内球囊反搏定位
- 房间隔缺损闭合引导和评估
- 瓣周漏位点识别和闭合引导
- 经间隔穿刺引导
- 二尖瓣反流腔内修补（二尖瓣抓捕）评估
- 经导管肺动脉瓣置换评估
- 瓣膜成形评估
- 起搏器导联拔除评估和即刻随访
- 房颤消融引导（三维和四维应用）
- 左心耳封堵器定位
- 肺静脉支架定位
- 胸主动脉腔内修补引导和评估

术期 TEE 的专门训练。专门训练有监督和实践经验两种途径。实践经验途径是最有可能的适用于所有麻醉医师的方法。它需要"在申请之后立即在连续的 4 年内实施至少 150 例 TEE 检查，且每年不应少于 25 例检查"。另外，该途径需要参加至少 40h 的美国医学会关于围术期 TEE 的 1 类继续医学教育。特别强调指出的是 NBE 已对初级 TEE 认证设定了明确的限制：

"本认证的根本宗旨是为在全身麻醉中使用 TEE 作为监测的麻醉医师提供用该技术展示其能力的机会。围术期初级 TEE 并不旨在为医师个体使用 TEE 作为引导的诊断工具或用来评估心脏外科操作提供资质认证；NBE 提供的围术期 TEE 认证委员会自 2003 年来仍未发生变化，并坚持这一宗旨，在此基础上才会考虑到高级 PTE 认证。"

实际上，多数麻醉医师的操作介于初级和高级水平之间。不管操作水平如何，无论何时，只要麻醉管理、TEE 判读需要或两人处理优于一人单独处理时，麻醉医师必须做好请求会诊的准备。

参 考 文 献

见本书所附光盘。

第 47 章 心电图、围术期心肌缺血与心肌梗死

Giora Landesberg • Zak Hillel

刘 灿 译 方向明 审校

要 点

- 对于诊断围术期心率（HR）与心律失常，心电图（ECG）是一种简便而重要的工具。某些心率与心律失常如严重心动过缓、新发房室（AV）传导阻滞、室性心动过速（VT）或心室颤动（室颤），即刻危及患者的生命，需要迅速做出诊断并予以治疗。

- 了解基础 ECG 异常是高危心脏手术患者术前评估的重要内容。然而，单纯依靠心电图常不能提供足够信息来反映心肌或者瓣膜功能以及围术期发生心脏并发症的风险。鉴于此，有必要进行生理性或药理性应激试验，联合或不联合心脏影像学诊断（放射性核素扫描或者超声心动图）以及冠状动脉造影。

- 心电图是诊断急性心肌缺血的重要手段，最常显示为新发或者增大的 ST 段变化，如明显的 ST 段抬高或者压低。

- 心肌缺血常见于心脏疾病患者接受非心脏手术时，主要发生于术后早期阶段（术后 24 h 内），几乎都表现为 ST 段压低型心肌缺血。术后持续性 ST 段压低型心肌缺血与患者术后前三天血清肌钙蛋白增高密切相关，而后者较强烈地预测患者 30 天和远期死亡率增加。

- 术后心肌梗死最常见为 II 型心肌梗死，这是由于长时间心肌氧供-氧需失衡所致，也可能发生 I 型心肌梗死，即粥样斑块自发性破裂和冠状动脉血栓形成所致。因此，任何时候监测发现或甚至考虑心肌缺血的情况下，应该采取治疗性措施来防止和治疗心肌氧供-氧需失衡的任何可能因素，尤其是 HR 增快。β- 受体阻滞剂的预防性治疗效果仍存有争议，且对术后低血压患者有害。然而，长期接受 β 受体阻滞剂治疗的患者围术期必须持续用药，除非患者目前或新出现的血流动力学状况禁忌应用。

William Einthoven 于 1901 年发明了心电图（ECG），使用振弦式电流记录仪收集数据。这一相对简便的诊断设备久经时间考验，至今仍作为诊疗心脏相关疾病的基石，广泛应用于临床。心电图在围术期的应用有两个主要目的：诊断和监测。在术前，标准 12 导联心电图主要用于风险评估。它提供了心肌缺血、传导或节律异常等患者的基础（长期）心功能状况信息，是整个术前评估中的重要组成部分。有时，术前心电图可以发现急性或者新发的异常，尤其是在进行急诊手术时，同以往心电图的对比尤为重要。术中和术后的心电图可以监测心率、心律和心肌缺血的改变。对于许多携带起搏器或者植入式心脏除颤器的患者来说，麻醉医师还可以在术中通过心电图监测上述装置的性能。（上述设备的围术期管理将在 48 章中介绍。）在心脏手术中，常并发心肌缺血和心律失常，尤其是在撤离体外循环旁路之后更是如此。正确的诊断和处理围

术期心肌缺血与心律失常是心脏手术麻醉医师必备的技能（见第 67 章与 68 章）。当患者存在新发的心肌缺血和心律失常等高危风险时，通常进行术后 12 导联心电图监测。在所有上述情况下，麻醉医师对心电图的正确判读至关重要。本章节涵盖了麻醉及围术期心电图的判读。

心电图导联系统

标准记录电极和导联

心肌电活动产生的微弱电流以电场的形式在人体这一容积导体中扩散，因而在体表的许多位置可以记录到心电信号。体表特定位置放置的电极（导联）探测到皮肤的电势，然后信号经增强和过滤杂波后以图形的方式显示。心电图导联分为两种：双极导联和单极导联。双极导联由放置在不同部位的电极组成，测量两者之间的电势差。单极导联测量某点相对参考点或"无限远"处（默认为此处电势为 0）的绝对电势。标准的临床心电图由来自 12 个导联的记录组成，包括 3 个双极导联（导联Ⅰ、Ⅱ和Ⅲ），6 个心前区单极导联（导联 $V_1 \sim V_6$）和 3 个改良肢体单极导联（加压肢体导联 aVR、aVL 和 aVF）（表 47-1）。

表 47-1　标准 12 导联心电图和其他导联心电图电极和导联的连接位置

导联类型	正极输入	负极（参考点）输入
双极肢体导联		
Ⅰ导联	左臂	右臂
Ⅱ导联	左腿	右臂
Ⅲ导联	左腿	左臂
加压单极肢体导联		
aVR	右臂	左臂加左腿
aVL	左臂	右臂加左腿
aVF	左腿	左臂加右臂
胸导联		
V_1	胸骨右缘，第 4 肋间	Wilson 中心电端
V_2	胸骨左缘，第 4 肋间	Wilson 中心电端
V_3	V_2 和 V_4 连线中点	Wilson 中心电端
V_4	左锁骨中线，第 5 肋间	Wilson 中心电端
V_5	左腋前线，V_4 水平	Wilson 中心电端
V_6	左腋中线，V_4 水平	Wilson 中心电端

Modified from Zipes DP, Libby P, Bonow R, Braunwald E: Braunwald's heart disease: a textbook of cardiovascular medicine, ed 7. Philadelphia, 2010, Churchill Livingstone

标准心电图记录

心电图通常记录在一种由横线和纵线划分成网格的特殊记录纸上。纵线间距代表时间间隔，横线间距代表电压。每条线间隔 1mm，每隔 4 条线线条加粗，标准走纸速度为 25mm/s。横轴上 1mm 代表 0.04s，0.5cm 代表 0.2s；纵轴上 10mm 代表 1mV。在每一次记录中，应该有 1cm（1mV）的校正标志，表明心电图已校准。

正常心脏电活动

P　波

正常情况下，窦房结（SA）的自动去极化速度最快，因而成为心脏的优势起搏点。来自窦房结的冲动经一条左侧通路和两条右侧通路下传至房室结（AV）。P 波是心房正常去极化的结果，也是识别正常窦性心律的重要标志。解剖位置上，右心房首先被激动，随后信号后移激动左心房。因此，右胸导联（V_1，偶尔 V_2）的 P 波往往是双向的，正向波后接有一个负向波，在侧壁导联，P 波是直立的，反映了激动是从右向左传播的。

PR　间　期

PR 间期是从心房激动开始到心室激动开始之间的间隔，在此期间，房室结、希氏束、左右束支和心室内传导系统被依次激动（图 47-1）。通常情况下，PR 间期主要是由于房室结内电信号传导速度慢引起。正常的 PR 间期时程为 $120 \sim 200$ ms。

心肌激动 – QRS 波群

QRS 波群代表左、右心室心肌的去极化，其波形为心室电兴奋传导所产生的各种电场力在该导联方向上的总和。电兴奋可在数毫秒内由左、右束支传导至浦肯野纤维，后者广泛分布于整个左、右心室的心内膜表面。心内膜上，浦肯野纤维 - 心室肌接头处的电兴奋随后逐个激动心肌细胞，电兴奋由心内膜向心外膜方向传导，从而激动整个心室。心室的正常激动始于室间隔，其向量在额面为从左向右，在水平面为从后向前（取决于室间隔在胸腔内的解剖位置）。这种激动在右向导联（aVR 和 V_1）表现为一个正向小波 R，而在左向导联（I、aVL、V_5 和 V_6）表现为一个负向小波（室间隔激动产生的 Q 波，时程短于 30 ~ 40ms）。随后的 QRS 波群反映了左、右心室游离壁的去极化。由于右心室心肌厚度显著小于左心室，故而 QRS 波群主要反映了左心室（LV）的电活动，其向量在轴面先向右后转为向左，在水平面先向前后转为向后（在左向导联上 R 波后紧跟着小 S 波）。可通过 QRS 波群在额面主向量的方向计算心脏的电轴，通常为-30° ~ +90°。电轴小于-30°的称为电轴左偏，大于+ 90°的称为电轴右偏。正常 QRS 波群时程小于 120ms（图 47-2）。

ST 段和 T 波

心室复极产生 ST 段和 T 波。复极同去极化一样，产生一个特征性的几何图形。由于心内膜动作电位持续时间长于覆盖于其外的心外膜，因而心外膜的复极常早于心内膜。然而，在正常情况下，心室电恢复特性存在局部差异，跨壁电势梯度差是 ST 段形态的主要决定因素。

正常情况下，QRS 波群和 T 波具有同向性。QRS 波群和 ST 段的交汇点称为 J 点。QT 间期——从 Q 波起始至 T 波结束的间隔，受心率（HR）影响极大，可通过公式计算校正后的 QT 间期（QTc）。QTc 的延长可能与严重的室性心律失常相关。T 波后面有时会有一个小的 U 波，可能与低钾血症和低镁血症有关。

异常心电图

房性心律失常

房性异位心律起源于心房内窦房结以外的某一兴奋点，其发生机制通常有两种：①正常窦性节律缓慢或停搏所致房性逸搏心律；②房性异位起搏点节律高于窦性节律所致房性异位心律。房性异位激动通常表现为形态异常的 P 波（与正常的窦性 P 波不同）。最常见的情况是 P 波在应为正向的导联上（Ⅰ、Ⅱ、aVF、V_4 ~ V_6）表现为负向波，同时伴或不伴 PR 间期缩短。探寻房性异位起搏点的具体位置临床意义较小，左心房起源的异位心律常与左心室或左心瓣膜异常有关，而右心房起源的异位心律常见于患有慢性阻塞性肺疾病或其他可致右心功能不全疾病的患者。

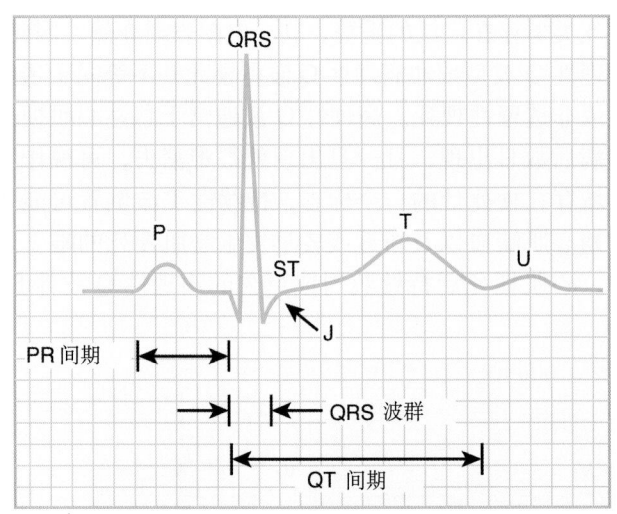

图 47-1 单个正常心电周期的波形和间期 (From Goldberger AL: Clinical electrocardiography: a simplified approach, ed 6. St. Louis, 1999, Mosby; and from Figure 9-11 in Zipes DP, Libby P, Bonow R, Braunwald E: Braunwald's heart disease: a textbook of cardiovascular medicine, ed 7. Philadelphia, 2005, Saunders.)

心室肥厚和扩大

左心室肥厚（LVH）或扩大均可导致 QRS-T 的改变。最具特征性的改变为 QRS 波群电压增高：左向导联（Ⅰ、aVL、V_5 和 V_6）可见高 R 波，右向导联（V_1 和 V_2）可见深 S 波。ST 段和 T 波波幅正常或增大。

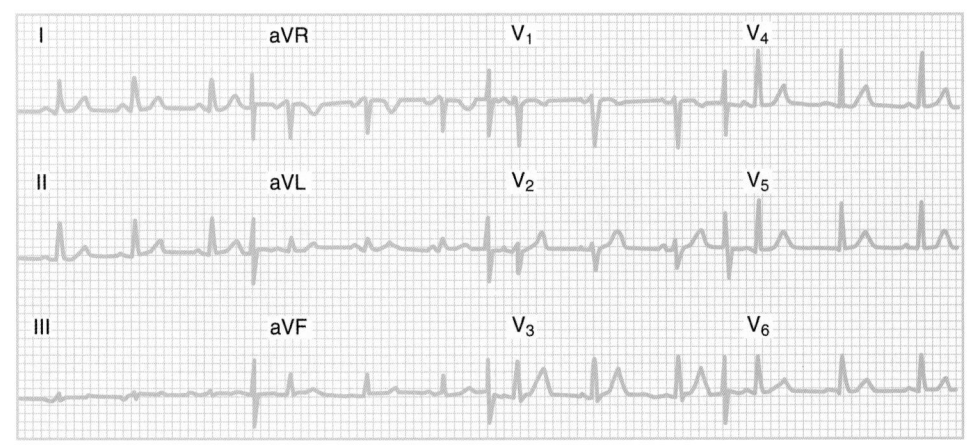

图 47-2 正常 12 导联心电图示例 (From Figure 9-12 in Zipes DP, Libby P, Bonow R, Braunwald E: Braunwald's heart disease: a textbook of cardiovascular medicine, ed 7. Philadelphia, 2005, Saunders.)

ST 段由压低的 J 点开始下斜型压低伴不对称的倒置 T 波常见于长期、重度左心室肥厚。同样，QRS 波群时程延长至超过 110ms 反映了激动增厚的心室壁所需的时间延长（图 47-3）。已经出台了一系列左心室肥厚的心电图诊断标准，然而其重要性在广泛应用心脏超声检查的今天已经大大减弱。Sololow 和 Lyon 通过尸检发现：$S_{V1} + (R_{V5}$ 或 $R_{V6}) > 3.5mV$ 和（或）$R_{aVL} > 1.1mV$ 这一诊断标准与左心室肥厚相关性最佳。

右心室肥厚（RVH）的心电图特征性改变为右向导联（aVR、V_1 和 V_2）可见高 R 波，胸导联 R 波方向发生反转，左向导联（Ⅰ、aVL、V_5 和 V_6）出现深 S 波伴异常小 R 波和电轴明显右偏（> 110°）（图 47-4）。慢性阻塞性肺疾病可导致右心室肥厚，改变心脏在胸腔内的相对位置，引起肺过度充气。急性右心室压力过高，例如肺栓塞所致右心室压力过高，可引起心电图的特征性改变：右向导联呈 QR 型或 qR 型，心电图 $S_1Q_3T_3$ 型改变以及急性完全性或不完全性右束支传导阻滞（RBBB）。然而，急性肺栓塞典型的心电图改变并不常见，甚至连最具特征性的 $S_1Q_3T_3$ 型改变也仅见于大约 10% 的急性肺栓塞患者。

心 肌 缺 血

ST-T 代表心肌复极化，为心电图中针对急性心肌缺血最敏感的指标。ST 段升高，伴随或不伴随高大正向（超急性）T 波，提示透壁性心肌缺血，最常见于冠状动脉血栓性栓塞或痉挛（Prinzmetal 变异型心绞痛）所致急性冠状动脉阻塞。相应的 ST 段压低可见于对侧导联。心内膜下区域心肌缺血通常表现为 ST 段压低，常见于症状型或无症状型（缄默型）的稳定型心绞痛。这种特征性的心肌缺血常在中重度稳定型冠心病（CAD）患者运动、心动过速或药物应激试验中发生（图 47-5）。

心 肌 梗 死

随着心肌缺血时间延长，心肌坏死或梗死（MI）的风险逐渐增加。心肌梗死的心电图表现为由于梗死区域的电势能损失所致 R 波波幅减小和病理性的 Q 波的形成。透壁性梗死较心内膜下（非透壁性）梗死更易产生病理性 Q 波。然而，病理学研究显示上述两种梗死类型存在广泛的重叠，其心电图表现亦然。因此，病理性 Q 波型或非病理性 Q 波型梗死并不等同于透壁性或非透壁性梗死。病理性 Q 波通常于急性心肌梗死起病后数日出现，且一旦出现就很难消失，可视作某区域存在梗死灶的一个标志。持续性 T 波倒置可能是长期心肌缺血以及新近或较早发生心肌梗死的唯一表现。心肌梗死后持续数周或更久的病理性 Q 波伴 ST

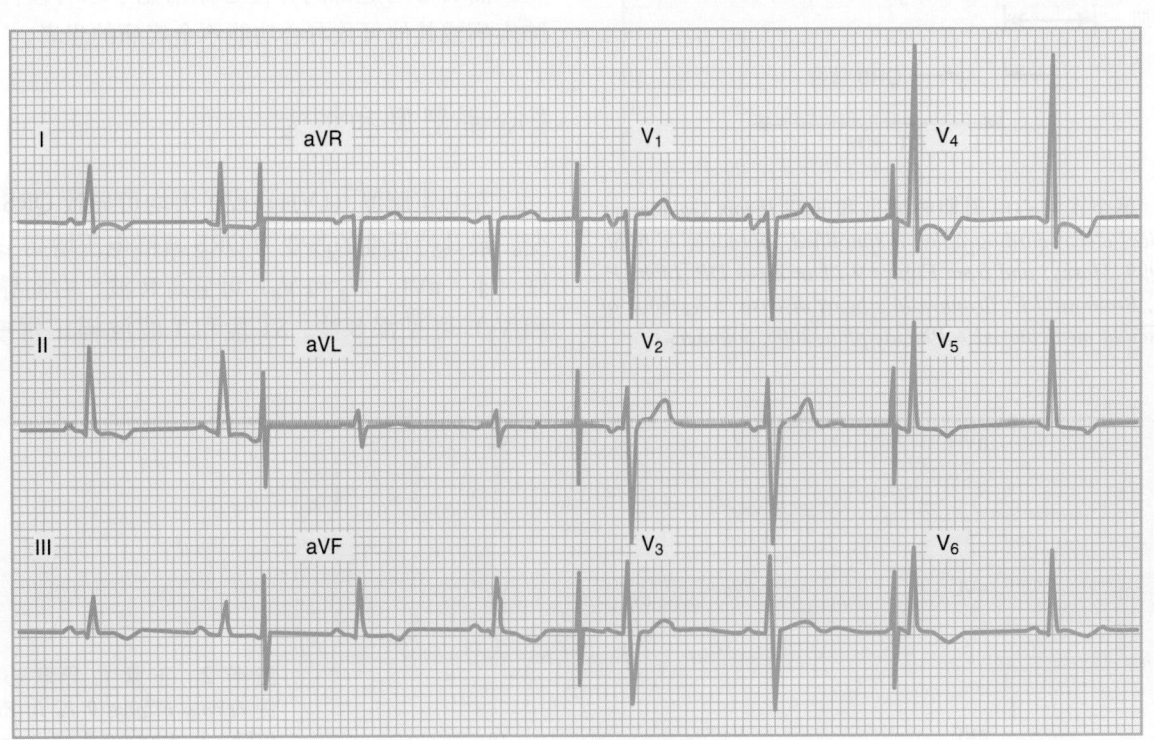

图 47-3　左心室肥厚的心电图表现。左向导联可见高 R 波，右向导联可见深 S 波，ST 段下斜型压低，T 波倒置，双向 P 波提示左心房异常 *(From Zipes DP, Libby P, Bonow R, Braunwald E: Braunwald's heart disease: a textbook of cardiovascular medicine, ed 7. Philadelphia, 2005, Saunders.)*

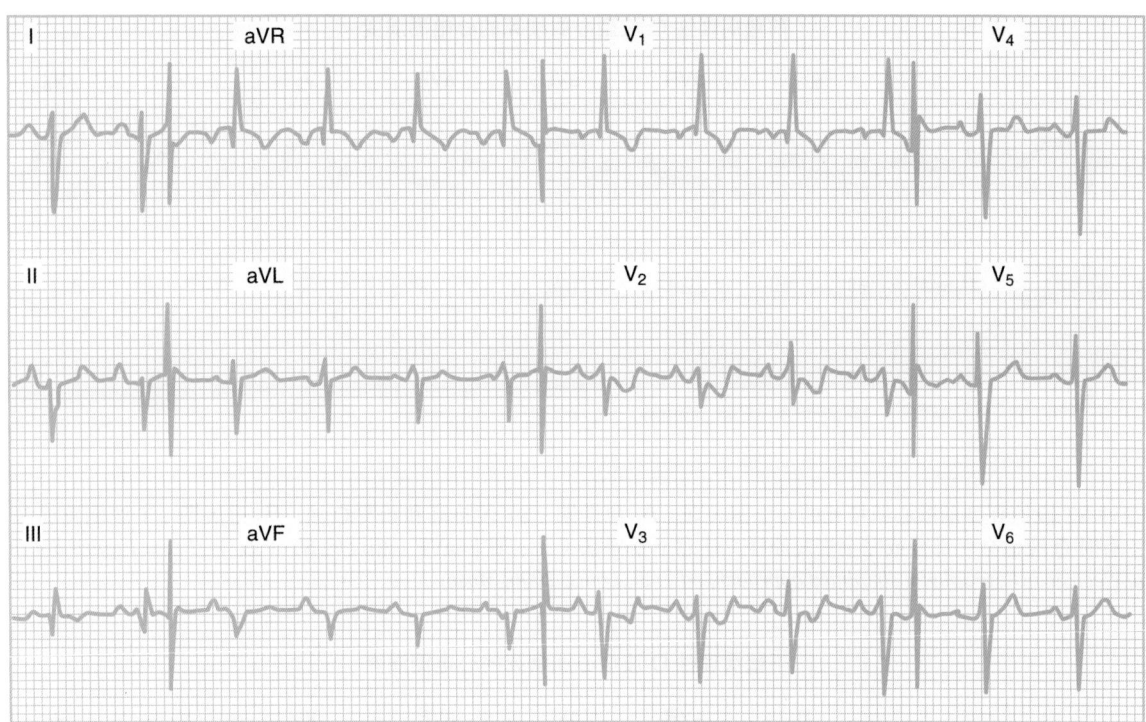

图 47-4 重度右心室肥厚的心电图表现。右向导联可见高 R 波，左向导联可见深 S 波，右向导联 T 波倒置（$S_1Q_3T_3$），提示重度右心室肥厚

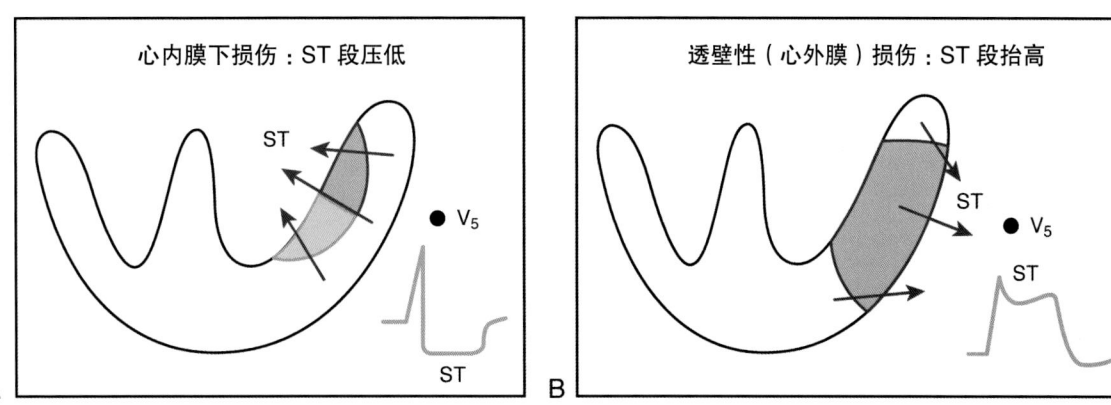

图 47-5 心肌缺血性损伤的心电图表现。A. 急性心内膜下型 ST 段压低型心肌缺血。B. 透壁性 ST 段抬高型心肌缺血 *(From Zipes DP, Libby P, Bonow R, Braunwald E: Braunwald's heart disease: a textbook of cardiovascular medicine, ed 7, Philadelphia, 2005, Saunders.)*

段抬高与严重的心肌功能障碍、心肌节段性运动丧失或室壁瘤有较强的相关性。

发生 ST-T 改变或出现病理性 Q 波的心电图导联有助于定位心肌缺血或梗死的部位以及相应的病变冠状动脉。例如，胸导联 $V_1 \sim V_3$ 与左心室前间壁和前壁相关；$V_4 \sim V_6$ 导联与左心室前壁或侧壁相关（图 47-6）；Ⅱ、Ⅲ 和 aVF 导联与左心室下壁相关（图 42-7）；右向导联与右心室相关。后壁梗死可引起左侧和背侧导联（$V_7 \sim V_9$）的 ST 段抬高或出现病理性 Q 波，而相应的 ST 段压低或高大 R 波则可见于 $V_1 \sim V_3$ 导联。

电解质紊乱

心电图不仅受心肌结构或功能异常改变的影响，同时也受到各种代谢和电解质紊乱的影响。

钙 高钙血症可缩短 2 期动作电位时程，低钙血症则可延长 2 期动作电位时程，因而分别可致 QT 间期的缩短和延长。重度高钙血症（例如：血清总 $Ca^{2+} > 15mg/dl$）可引起 T 波波幅的减小或 T 波倒置，而低钙血症可使 V_1 和 V_2 导联的 ST 段起点抬高，出现类似急性心肌缺血的心电图表现。

钾 高钾血症可引起心电图的特征性序贯改变，

前壁病理性 Q 波型心肌梗死的心电图演变

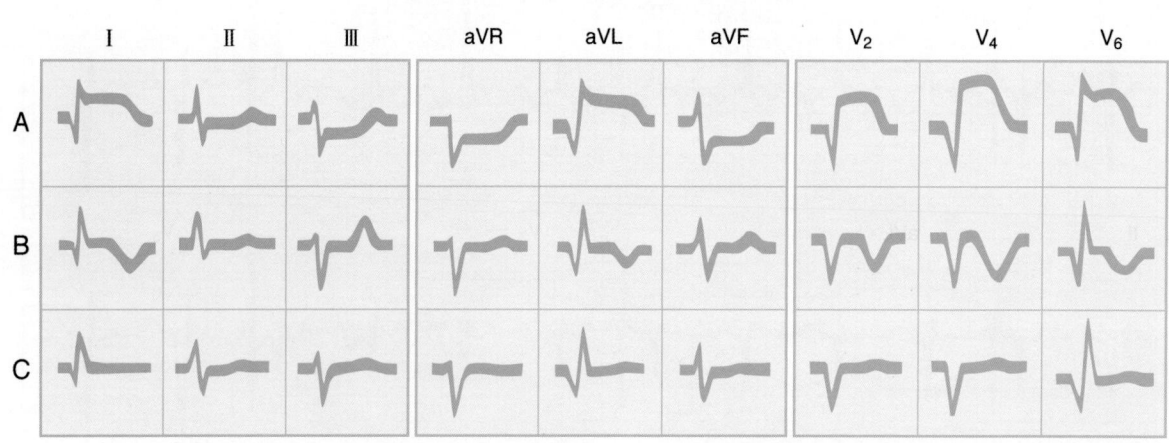

图 47-6 急性 ST 段抬高型前壁心肌梗死的心电图表现。A. 急性期：ST 段抬高和新发 Q 波。B. 进展期：T 波倒置加深。C. 恢复期：ST-T（有时 Q 波也会）部分或完全恢复原样。注意下壁导联（Ⅱ、Ⅲ和 aVF）相反的 ST-T 改变 *(From Figure 8-4 in Goldberg AL: Clinical electrocardiography: a simplified approach, ed 7. St. Louis, 2006, Mosby.)*

下壁病理性 Q 波型心肌梗死的心电图演变

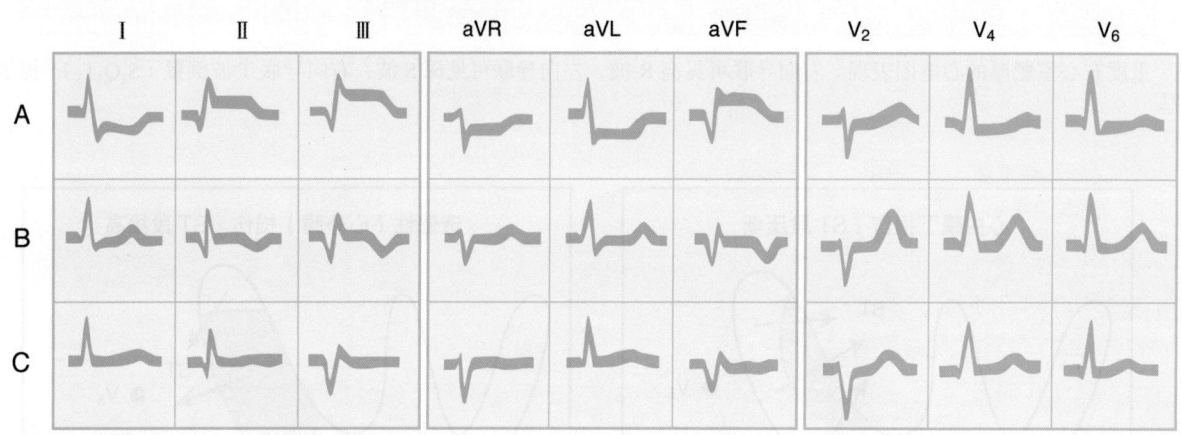

图 47-7 下壁心肌梗死的心电图表现。A. 急性期：ST 段抬高和新发 Q 波。B. 进展期：T 波倒置加深。C. 恢复期：ST-T（有时 Q 波也会）部分或完全恢复原样。注意前壁导联（Ⅰ、aVL 和 V$_2$）相反的 ST-T 改变 *(From Goldberger AL: Clinical electrocardiography: a simplified approach, ed 7. St. Louis, 2006, Mosby.)*

以 T 波窄而高尖和 QT 间期缩短为起始改变。进行性高钾血症可导致 QRS 波群增宽，P 波波幅减小，PR 间期延长，可引起二度至三度房室传导阻滞（图 47-8）。重度高钾血症可引起正弦波型心室扑动最终导致心脏停搏。相反，低钾血症可导致 ST 段压低、T 波低平和明显的 U 波，其波幅有时可超过 T 波。低钾血症延长心肌复极时间导致长 QT（U）综合征，易引发尖端扭转型室速。

镁　轻度到中度的高镁或低镁血症无特征性的心电图改变。然而重度高镁血症可干扰房室间和心室内传导，引起完全性心脏传导阻滞和心搏骤停（Mg^{2+}>15mEq/L）。低镁血症通常与低钙血症或低钾血症有关，易引发长 QT（U）综合征和尖端扭转型室速。

心电监护系统

杂波过滤器

低频滤波器

所有的心电监护仪均采用滤波器缩窄信号带宽，以减少环境因素的干扰并提高信号的质量。患者呼吸或体动产生的低频杂波可导致心电图波形沿基线水平上下波动。因而心电监护仪安装了低频滤波器。每分钟的心跳次数换算为以赫兹（Hz，每秒的循环次数）为单位的频率为滤波器提供了一个大致的下限。由于心率很少低于 40 次 /min（0.67Hz），传统的低频模拟信号滤波器通常会除去频率低于 0.5Hz 的信号。然而，此类滤波器可引起心电图波形，尤

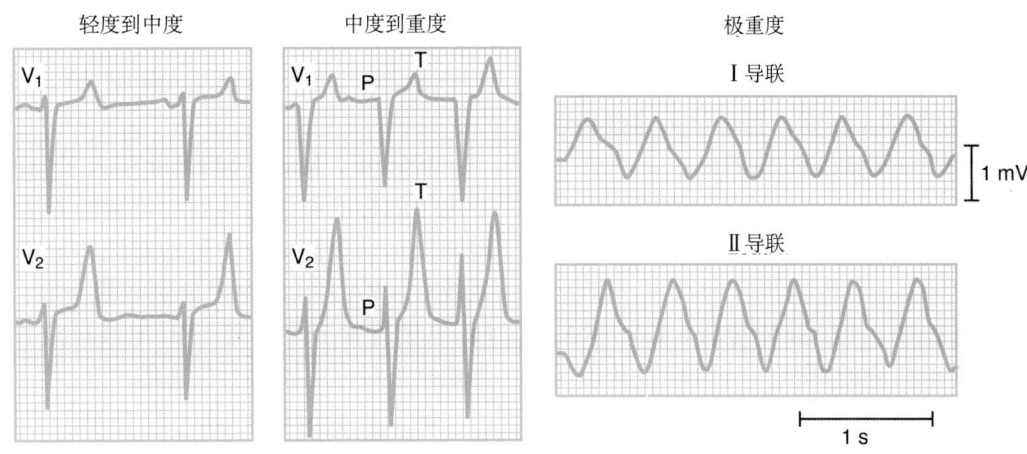

轻度到中度　　　中度到重度　　　　极重度

I 导联

II 导联

图 47-8 高钾血症心电图表现。高钾血症的最早期改变为 T 波高尖（帐篷型 T 波）。随着血清钾离子浓度逐渐增高，QRS 波群开始增宽，P 波波幅减小甚至消失，如没有采取紧急治疗措施，最后心电图将出现正弦波型样改变直至心脏停搏 *(From Goldberger AL: Clinical electrocardiography: a simplified approach, ed 7. St. Louis, 2006, Mosby.)*

其是 ST 段的明显改变。当波形的频率和波幅突然改变时，如 QRS 波群与 ST 段相遇时，心电图的某些相位会呈现非线性改变。美国心脏学会（AHA）于 1975 年建议用于诊断的心电图应以 0.05Hz 为界划分低频。这个建议使复极化的显示更加精确，却未能解决基线漂移问题。现代的数字滤波器采用了更为复杂的方法来提高低频的分界点，而不引起模拟信号滤波时出现的相位失真。因此，为了减少干扰引起的 ST 段失真，现在 AHA 建议[1]：①配备模拟信号滤波器的监护仪的低频分界点应为 0.05Hz；②配备线性数字滤波器、无相移滤波技术的监护仪的低频分界点应为 0.67 Hz 或更低。

高频滤波器

高频滤波器用以减少因肌肉震颤、颤抖或其他电子设备产生的电磁干扰等所引起的失真。旧式监护仪采用 40Hz 滤波器以减少电流干扰。然而，滤波器信号涵盖的频率越高，上升速率、短时峰值波幅和波长测量值越精确。虽然 AHA 于 1975 年提出以 100Hz 作为高频分界点即可满足肉眼诊断心电图所需的精度，但 QRS 波群的高频相位仍长期被认为对诊疗多种心脏疾病具有临床意义。根据目前的 AHA 建议，精确测量成人、青少年和儿童常规时程和波幅所需的高频分界点应为 150Hz，对于新生儿的诊断，以 250Hz 作为高频分界点更为合适。

大多数现代心电监护仪允许操作者设置不同的带宽。实际滤波频率因生产商不同而存在差异。某一生产商提供了 3 种不同的滤波模式：①诊断模式有带宽为 0.05 ~ 130Hz 的成人模式和 0.5 ~ 130Hz 的新生儿模式；②监护模式有 0.5 ~ 40Hz 的成人模式和 0.5 ~ 60Hz 的新生儿模式；③带宽为 0.5 ~ 20Hz 的滤波模式。Slogoff 等[2]研究了心电监护仪不同带宽选择对围术期心肌缺血诊断的影响，结果显示所有采用 AHA 推荐的以 0.05Hz 作为低频滤波分界点的监护仪系统其 ST 段的位置是相似的。

三电极心电监护

相对于 4 个肢体电极分别放置于双侧腕部和踝部的标准 12 导联心电图来说，连续心脏监护将电极放置于躯干，以降低肢体运动带来的干扰并减少对患者的束缚。因此，右臂（RA）和左臂（LA）电极分别放置于近右肩和左肩的锁骨下窝处，左腿（LL）电极被放置在左侧腹部肋骨下缘。若有接地或参考电极（RL），则可放置于任意部位，但通常被放于右侧腹部。

三电极系统最为简单，最常见于手术室和加强医疗病房（ICU）。它可以监测记录 3 对双极导联间的电势差：I 导联（正极，LA；负极，RA）、II 导联（正极，LL；负极，RA）、III 导联（正极，LL；负极，LA），及其他改良胸导联[3]。

三电极系统通常能较好地示踪心率、探测在进行同步直流电复律时的 R 波和诊断室颤。但在诊断复杂心律失常时仍存在不足，如区分右束支传导阻滞（RBBB）和左束支传导阻滞（LBBB）或室性心动过速（VT）和室上性心动过速（SVT）伴心室内差异性传导，因而一个"真正"的 V₁ 导联还是必要的。三电极系统在 ST 段监测方面同样存在不足，因为该系统无法进行多导联监测，且不具备监测心肌缺血最为敏感的胸导联。改良胸导联，例如 CS₅（RA 电极置于右锁骨下，LA 电极置于 V₅ 导联处）或 CB₅（RA 电极置于右肩胛骨上，LA 电极置于 V₅ 导联处），可能有助于监测前壁心肌缺血；但是，目前认为这些导联不够精确，不推荐用于心肌缺血的监测。

五电极心电监护

五电极心电监护中，4 个肢体电极，LA、RA、LL 和 RL 分别放置于相应的部位，从而能够获取 I 导联、II 导联、III 导联、aVR、aVL 和 aVF 波形。第 5 个电极，即胸电极，可以放置于标准 V₁ ~ V₆ 导联中的任何位置（图 47-9）。V₁ 导联特别适用于监测心律失常，而其他胸导联，特别是 V₃ ~ V₅，适用于监测心肌缺血。五电极心电监护是目前围术期心肌缺血高危患者的标准监护方式。不同心电图导联监测心肌缺血的敏感性和特异性方面的差异将于后文进一步讨论。

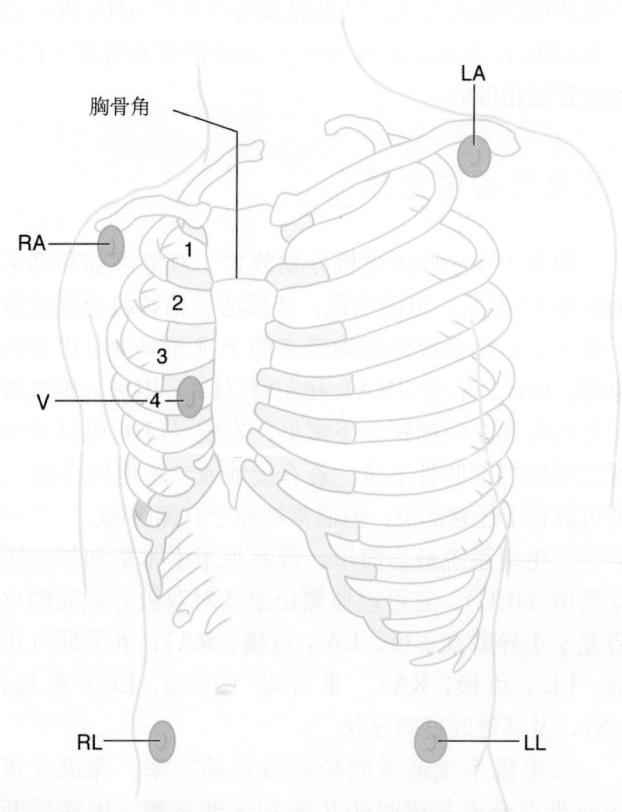

图 47-9 常用的五电极心电监护，可记录 6 个肢体导联加 1 个胸导联（V）。如图所示，安置的电极可记录 V₁ 导联 *(From Drew BJ, Califf RM, Funk M, et al: Practice standards for electrocardiographic monitoring in hospital settings: an American Heart Association Scientific Statement from the Councils on Cardiovascular Nursing, Clinical Cardiology, and Cardiovascular Disease in the Young, Circulation 110:2721-2746, 2004.)*

十电极、12 导联心电监护

1966 年，Mason 和 Likar 引入了一种变换 12 导联心电图的标准肢体电极安放位置的方法，以最大程度地降低运动负荷试验中运动对肢体导联的干扰[4]。此系统中，RA 和 LA 电极分别放置于右、左锁骨下窝，LL 电极放置于左髂窝。RL 电极可放置于任何位置，但通常被对称地放置于右髂窝。

研究显示 Mason-Likar 12 导联心电图系统与标准 12 导联心电图相比[5]，虽然肢体导联的 QRS 波群的波幅和电轴稍显不同，胸导联也略有差异，但运动负荷试验中的 ST 段测量几乎不受影响。Mason-Likar 12 导联心电监护系统的一个重要优势为可以应用 ST 段监测软件对所有 12 导联进行分析，并在 ST 段发生改变时发出警报，无论这些导联是否正显示在监护仪上（图 47-10）。因此，即使监护仪显示的是 II 导联，而患者在 V₅ 导联发生了短暂性心肌缺血，仍会触发 ST 段报警。并非所有生产商提供的 Mason-Likar 导联系统都具备完整的 12 导联 ST 段分析、储存和后继打印功能。Mason-Likar 导联系统的另一个优势为可以同时显示多个胸导联。该系统的不足之处为需要 10 个电极，而 6 个胸电极通常会给诊断（例：超声心动图、胸部 X 线摄片）和急救过程（除颤）带来不便。此外，胸电极在乳房肥大和胸毛旺盛的患者身上很难持续留置。

Holter 监护仪

Holter 监护仪，最初为心脏病学家所用，现已被一些麻醉医师用于记录围术期发生的心律失常和心肌缺血事件。Holter 监护仪采用小型记录仪存储两到三个双极导联采集的心电信号，最多可连续采集 48h，随后通过回放系统处理数据并进行分析。最新一代的回放系统拥有一台可快速分析并自动识别心律失常和心肌缺血的专用计算机。

传统的 Holter 监护仪只能进行延迟的、回顾性的分析和判读是限制其在围术期广泛使用的重要原因。实时 Holter 监护仪在一定程度上可以克服这种缺点，它不仅能够记录特定的心电信息以供回放分析，同时也可以实时分析心脏节律和 ST 段以便在遇上紧急事件时警告使用者[6-7]。然而，尽管技术已有了长足的进步，但 Holter 监护仪在临床一线的诊疗中仍未能得到广泛应用。

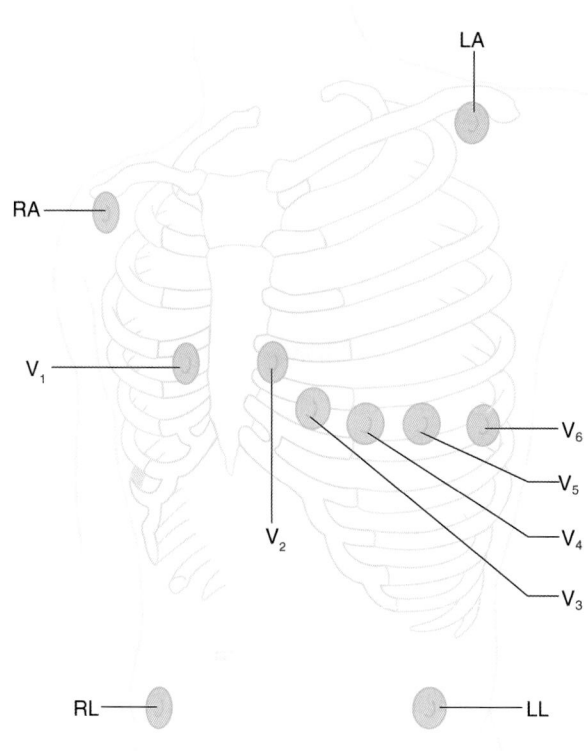

图 47-10 Mason-Likar 12 导联心电监护。胸导联放置的解剖位置同标准 12 导联心电图一样，只是标准 12 导联心电图中放置于手腕和脚踝的肢体导联在这里放置于躯干上 *(From Drew BJ, Califf RM, Funk M, et al: Practice standards for electrocardiographic monitoring in hospital settings: an American Heart Association Scientific Statement from the Councils on Cardiovascular Nursing,Clinical Cardiology, and Cardiovascular Disease in the Young, Circulation 110:2721-2746, 2004.)*

心律失常的判读和治疗

毋庸置疑，在面对心电监护仪进行长时间肉眼监测时，可能会遗漏一些心律失常。有文献报道，心脏病监护病房（CCU）的护士未能发现高达 84% 的患者发生的严重室性心律失常[8]。随后，人们设计了能自动识别心律失常的计算机系统，以提高对异常和潜在高危心律的检出率。这些监护仪设计有复杂的专用算法，如模式识别、QRS 波群宽度测量、起始和偏移、波幅以及面积计算等以便依据形态进行分类[9-10]。大多数监护仪可探测到如严重心动过缓或心脏停搏等致死性心律失常，以及室性心动过速或室颤等高危快速型心律失常。但目前尚无研究评估这些可进行实时监测并自动识别心律失常的监护仪的精确性、敏感性和特异性。然而，有研究显示，当护士关注监护仪及其报警时，心脏病监护病房内患者心律失常的检出率得到显著提高[11]。当今计算机化的监护系统仍未达到足够精确、无需人工监测的水平；其报警仍需关注，提醒经验丰富的专职医师及时解读心电图（见第 67、68 章）。

心律失常的诊断

术中和术后心律失常时有发生，其诱因多种多样。

术后心律失常好发于有器质性心脏病的患者。诱发因素往往为一些短暂的打击，如低氧血症、心肌缺血、儿茶酚胺使用过量或电解质紊乱等[12]。Mahla 及其同事使用 Holter 监护仪记录围术期心电信号[13]，评估了对于接受非心脏手术的器质性心脏病患者，麻醉和手术操作对术前已知室性心律失常（室性期前收缩和反复发作的室性心律：成联律的非持续性室性心动过速）过程的影响，并且得出室性心律失常的发生频率与心脏的不良预后无关的结论。预后不良的患者（8%）与预后较好的患者相比，围术期心律失常的发生率无明显差异。心脏手术的患者心律失常的发生率较高。接近 33% 的心脏手术患者术后出现新发房颤，且与不良预后相关[14]。围术期发生心律失常的原因，主要包括以下几个方面：

1. **全身麻醉药**：吸入性麻醉药如氟烷或恩氟烷能够通过折返机制引起心律失常[15]。氟烷可以增加心肌对内源性和外源性儿茶酚胺的敏感性。能阻断去甲肾上腺素再摄取的药物，如可卡因和氯胺酮都能促发肾上腺素诱发的心律失常（见第 28 章）。相反，至少在犬模型中已经观察到，吸入性麻醉药在急性冠状动脉缺血再灌注时具有抗纤颤作用[16]。对婴儿使用高浓度的七氟烷进行麻醉诱导，可能会引起严重的心动过缓及结性心律[17]，而地氟烷在麻醉开始后 1min 内可引起原先心律正常患者的 QT 间期延长[18]。

2. **局部麻醉药**：阻滞椎管内神经是硬膜外和蛛网膜下腔麻醉的目标，但同时可造成深度的暂时性的药物性交感神经阻断（见第 36 章和第 56 章），导致副交感神经系统占主导优势，可引起中重度缓慢型心律失常，当阻滞平面达到上胸段水平时尤为明显。血管内不慎注入大量局麻药可引起心搏骤停，且难以救治[19]。有研究建议注射 20% 脂肪乳（英脱利匹特）进行治疗[20-21]。

3. **动脉血气或电解质水平异常**：过度通气，尤其是伴随血钾过低时，会引起严重的心律失常[22]。血气或电解质紊乱引起心律失常的可能机制为折返机制或影响传导纤维 4 期去极化过程。体外循环期间电解质紊乱也能造成术中心律失常（见第 59 章和第 67 章）。

4. **气管插管**：气管插管可能是造成术中心律失常的最常见原因，且常常伴随自主神经反射所致血流动力学紊乱（见第 55 章）。

5. **自主神经反射**：迷走神经兴奋可造成窦性心动过缓，室性逸搏，房室传导阻滞甚至是心搏骤停。这些反射可能是由于牵拉腹膜或者颈动脉手术过程中对迷走神经的直接压迫所致（见第 69 章）。颈内静脉穿刺置管期间，手指压迫到颈动脉窦可导致心动过缓。特殊反射如眼心反射同样能够造成严重的心动过缓或心脏停搏。

6. **中枢神经系统受刺激和自主神经功能障碍**：颅脑疾病特别是蛛网膜下腔出血的患者可出现多种心律失常。这些异常以 ST-T 改变最为常见，常与心肌缺血及心肌梗死的心电图表现相似[23]（见第 70 章）。具体机制可能与自主神经系统张力的改变有关。

7. **原有心脏病**：原有心脏病可能是麻醉和手术过程中心律失常的最常见原因[24]。围术期应激更易诱发原有房性或室性心律失常倾向的心脏病患者在术中和术后出现心律失常。β 受体阻滞剂等口服抗心律失常药的急性撤药反应也可诱发心律失常。

8. **中心静脉置管**：中心静脉内置入导管或者导引钢丝常会引起心律失常（见第 45 章）。

9. **心脏手术操作**：在缝合心房和放置体外循环的静脉导管时往往发生心律失常（见第 67 章、68 章和 94 章）。这些心律失常通常为自限性，在操作结束后即自行消失。

10. **手术部位**：牙科手术时由于经常对交感和副交感神经产生深度刺激，易发生心律失常[25]，常见第

5 对脑神经刺激自主神经系统导致的交界性心律失常。牵拉眼直肌引起的眼心反射可导致严重的心动过缓。眼心反射以三叉神经为传入神经，以迷走神经为传出神经，在新生儿和儿童中尤为敏感，常见于斜视矫正手术。

一旦发现心律失常，首要任务是判断血流动力学是否会发生紊乱，应采取何种治疗措施，是否需要紧急干预。如果心律失常可导致明显的血流动力学紊乱，或可能诱发更为严重的心律失常[如频发多源性室性期前收缩（VPB）伴 R-on-T 现象可导致室颤]，或者患者存在心脏基础疾病（如二尖瓣狭窄、主动脉瓣狭窄或缺血性心脏病的患者出现心动过速），则应该立即进行妥当治疗。心律失常可以按照心率或心脏的解剖学起源进行分类。以心率划分，心律失常可以分为三类：缓慢型心律失常（心率 <60 次 / 分）、快速型心律失常（心率 >100 次 / 分）和传导阻滞（可见于任何心率）。心律失常以心脏的解剖学起源可分为室性、室上性、交界性及其他心律失常。当观察心电图的显示波形时，可通过回答以下问题简化心律失常的诊断与治疗：

1. 心率是多少？
2. 节律是否规则？
3. 是否每个 QRS 波群前都有一个 P 波？
4. QRS 波群是否正常？
5. 该心律失常是否危险？
6. 该心律失常是否需要治疗？

以下将对一些术中常见的心律失常进行具体分析。

窦性心动过缓

窦性心动过缓指起搏点位于窦房结，但心率低于正常。病因包括药物效应、急性下壁心肌梗死、低氧血症、迷走神经刺激和高位交感神经阻滞。窦性心动过缓约占术中心律失常的 11%。窦性心动过缓的要点如下：

1. **心率**：心率小于 60 次 / 分。对于长期应用 β 受体阻滞剂的患者，窦性心动过缓定义为心率小于 50 次 / 分。
2. **节律**：规则，除了起源于其他起搏部位的偶发逸搏。
3. **P/QRS 比值**：1∶1。
4. **QRS 波群**：形态正常。
5. **临床意义**：健康人也难以耐受低于 40 次 / 分的心

率，因而应评估其对心排血量的影响。如果合并低血压、室性心律失常或外周组织灌注不良等情况应进行治疗。窦性心动过缓可能是病态窦房结综合征的一个临床症状，后者可表现为心动过缓、传导阻滞、快速型心律失常或者慢 - 快综合征 [26]。

6. **治疗**：一般不需要特殊处理。必要时，可考虑以下方法：①阿托品，0.5 ~ 1.0mg 单次静脉注射，每 3 ~ 5min 重复应用，直至达到 0.04mg/kg 或总量 3.0mg 左右（按男性平均体重为 75kg 计算）；②麻黄碱，5 ~ 25mg 单次静脉注射；③多巴胺或多巴酚丁胺（如果血压无禁忌），5 ~ 20μg/（kg·min）持续静脉输注；④肾上腺素，2 ~ 10μg/min 持续静脉输注；⑤异丙肾上腺素，2 ~ 10μg/min 持续静脉输注。重度难治型窦性心动过缓患者可植入临时性经皮起搏器或经静脉起搏器。症状严重者应立即植入经皮起搏器。

窦性心动过速

　　窦性心动过速指起搏点位于窦房结，但心率高于正常。窦性心动过速是围术期最常见的心律失常。它的发生频率极高，以至于大多数涉及心律失常发生率的研究都将其排除在外。窦性心动过速的常见病因包括疼痛、麻醉深度不足、低血容量、发热、低氧血症、高碳酸血症、心力衰竭以及药物效应。窦性心动过速的要点如下：

1. **心率**：窦性心动过速指成年人的心率大于 100 次 / 分，甚至高达 170 次 / 分。重度冠心病患者可能无法耐受 70 ~ 80 次 / 分的心率，此时有可能诱发心内膜下心肌缺血。同样，重度二尖瓣或主动脉瓣狭窄的患者对于心率的轻度增加都极为敏感。
2. **节律**：规则。
3. **P/QRS 比值**：1 : 1。
4. **QRS 波群**：形态正常，但心率过快时可导致心肌缺血并出现 ST 段压低。
5. **临床意义**：长期心动过速的心脏病患者，由于心脏负荷增加以及舒张期冠状动脉灌注时间减少所致的心肌氧供减少，易引发心肌梗死和充血性心力衰竭（CHF）。当心率达到 150 次 / 分时可能引起鉴别诊断困难，因为该心率常见于窦性心动过速、阵发性房性心动过速或房扑 2 : 1 传导时。有时可通过颈动脉窦按摩、静脉注射依酚氯铵或腺苷来加以区分。
6. **治疗**：应针对诱因进行治疗。低血容量和麻醉深度过浅是最常见的原因。当缺血性心脏病患者出现心动过速时，无论 ST 段是否发生改变均应及时给予 β 受体阻滞剂以预防心肌缺血。同时，也应对症治疗低血容量和其他诱因。

窦性心律不齐

　　窦性心律不齐指起搏点位于窦房结，但节律不齐。PR 间期和 QRS 波群均正常。最为常见但不是唯一的表现是，心率在吸气时增快，呼气时减慢。小儿窦性心律不齐的发生率高于成人。窦性心律不齐的要点如下：

1. **心率**：60 ~ 100 次 / 分。
2. **节律**：不规则。
3. **P/QRS 比值**：1 : 1。
4. **QRS 波群**：形态正常。
5. **临床意义**：窦性心律不齐临床意义不大。
6. **治疗**：正常人也可出现，一般不需要特殊处理。

房性期前收缩

　　房性期前收缩（APB）的异位起搏点位于左心房或右心房。P 波形态与正常窦性 P 波不同，可见 P 波倒置。PR 间期可能较正常值延长或缩短，取决于异位起搏点的具体位置和房室结传导通路的不应期。房性期前收缩经房室结及心室内传导系统进行传播，并逆行传导至窦房结，重新设置窦性起搏点的节律。因而，从本次房性期前收缩到下一个窦性心搏的间期是一个正常的窦性周期（即没有代偿间歇）。有无代偿间歇是房性期前收缩与室性期前收缩（VPB）的重要区别。偶尔有房性期前收缩下传时，部分心室内传导系统处于不应期，此时房性期前收缩经异常传导通道下传，产生一个异常的 QRS 波群。这一现象称为房性期前收缩伴心室内差异性传导，易与室性期前收缩相混淆。由于右心室传导系统的恢复期长于左心室，因此最常见的差异性传导波形与右束支传导阻滞相似。以下几点有助于区别房性期前收缩伴心室内差异性传导和室性期前收缩：① QRS 波群前有 P 波，形态一般与正常窦性 P 波不同；② QRS 波群呈现右束支传导阻滞样波形；③ V₁ 导联 QRS 波群呈 rsR′ 型；④房性期前收缩的起始向量与窦性节律相一致，而室性期前收缩的起始向量一般与窦性节律相反。房性期前收缩的要点如下：

1. **心率**：因房性期前收缩频率不同而存在差异。
2. **节律**：不规则。

3. **P/QRS 比值**：通常情况下为 1 : 1。房性期前收缩 P 波形态各异，可能融合于 QRS 波群或 T 波中。偶尔过早出现的 P 波落于心室的不应期内，冲动无法下传。

4. **QRS 波群**：形态一般正常，除非伴有心室内差异性传导。

5. **临床意义**：一项研究显示，房性期前收缩占所有术中心律失常的 10%。房性期前收缩临床意义不大，但是频发房性期前收缩可能会导致其他更严重的室上性心律失常，也可能是洋地黄中毒的表现。

6. **治疗**：一般不需要特殊处理。

阵发性室上性心动过速

阵发性室上性心动过速（PSVT）以心率快而节律规则为特征，通常 QRS 波群窄且之前缺乏正常的窦性 P 波。阵发性室上性心动过速包括起源于房室结的心动过速，可按房室结折返、显性或隐匿性房室传导旁路以及较少见的窦房结折返等机制进行分类（图 47-11）。起源于房性或结性的心动过速是较为少见的室上性心动过速。异常或持续性的窦性心动过速是另一种变异的阵发性室上性心动过速。阵发性室上性心动过速往往突发突止，与房扑和房颤较易鉴别，快速型房扑具有扑动波，房颤节律不规则。阵发性室上性心动过速的要点如下：

1. **心率**：130～270 次 / 分。

2. **节律**：一般规则，除非异位冲动起源于多个房性异位起搏点。

3. **P/QRS 比值**：1 : 1，P 波可能常常融合于 QRS 波群或 T 波中。

4. **QRS 波群**：形态一般正常，但心肌缺血时可能导

正常窦性节律

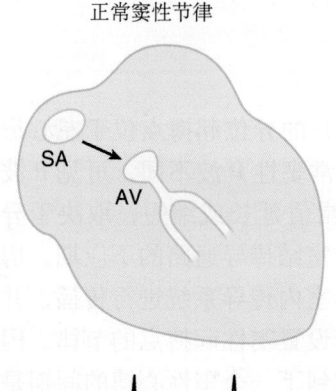

A

房性心动过速（AT）

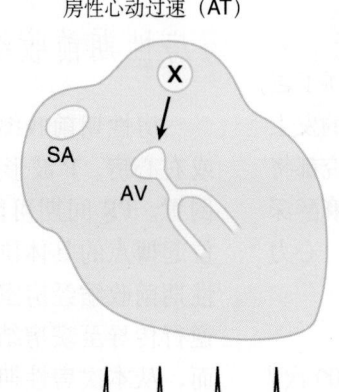

B

房室结折返性心动过速（AVNRT）

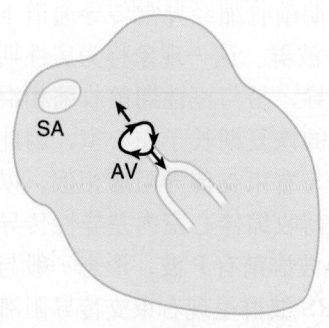

C

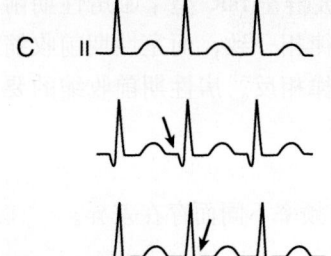

室性折返性心动过速（AVRT）

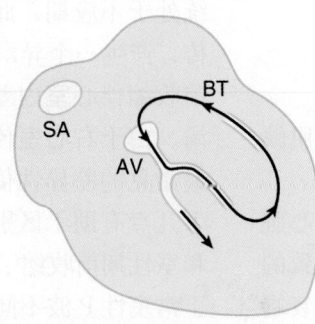

D

图 47-11 室上性心动过速的主要类型。**A.** 正常窦性节律。**B.** 房性心动过速（ΛT）。窦房（SΛ）结外的一点（X）以高频率发放自发冲动。**C.** 房室（AV）结折返性心动过速。心脏的电冲动起源于环绕房室结（房室交界）区域的折返波。因为心房和心室几乎同时激动，逆行的 P 波则可能融合于 QRS 波群里或紧贴于 QRS 波群（箭头处）的前后出现。**D.** 在 Wolff-Parkinson-White 预激综合征中也存在类似的折返机制（环形运动），并伴随旁路（BT）传导。这个机制被称为房室折返性心动过速（AVRT）。注意 Ⅱ 导联的负向 P 波（箭头处），有时会落在 QRS 波群后（房室折返性心动过速的心电图中，P 波在 Ⅱ 导联上为负向或与等电位线相重合）*(From Goldberger AL: Clinical electrocardiography: a simplified approach, ed 7. St. Louis, 2006, Mosby.)*

致 ST-T 变化。可能伴有心室内差异性传导，从而与室性心动过速（VT）难以鉴别。室上性心动过速（SVT）也可能与窦性心动过速、房扑和房颤相混淆。鉴别这些心律失常以往习惯采用颈动脉窦按摩或者静脉注射依酚氯铵（5～10mg）的方法。近年来主张通过应用腺苷（单次静脉注射 6～12mg）一过性增强生理性房室传导延隔来减慢心率或终止心律失常 [27]。经食管心电图可能有助于更好地了解心房电活动 [28]。

5. **临床意义**：阵发性室上性心动过速可见于 5% 的正常青年人、Wolff-Parkinson-White 预激综合征（WPW 预激综合征，又称为典型预激综合征）或其他预激综合征的患者。麻醉期间，阵发性室上性心动过速约占所有心律失常的 2.5%，与原有心脏疾病、系统性疾病、甲亢、洋地黄中毒、肺栓塞、妊娠有关。麻醉状态下的患者，自主神经系统张力的改变、药物效应、血容量的变化等都能诱发阵发性室上性心动过速，引起血流动力学严重紊乱。由于异位冲动频率快而房室传导相对缓慢，阵发性室上性心动过速有时会伴随房室传导阻滞。患者若出现阵发性室上性心动过速伴 2∶1 传导，往往提示洋地黄中毒。

6. **治疗**：阵发性室上性心动过速往往会引起严重血流动力学紊乱，因此需要进行及时妥当治疗，具体方法如下：

   a. 刺激迷走神经，如按摩颈动脉窦，应注意，严禁同时按摩双侧颈动脉窦 [29]。

   b. 药物治疗首选腺苷，优先选择肘前静脉或中心静脉，6mg 快速（2s）推注。如果没有反应，可重复给药一至两次，至总剂量达 12～18mg [30]。

   c. 在腺苷应用之前，维拉帕米一直是治疗阵发性室上性心动过速的首选药物。2.5～10mg 静脉注射可有效终止房室结折返，成功率高达 90% [31]。

   d. 胺碘酮为近年来应用于治疗阵发性室上性心动过速的药物，负荷量 150mg，10min 以上静脉推注 [32]。

   e. 艾司洛尔可有效地终止阵发性室上性心动过速，负荷量 1mg/kg 静脉推注，然后以 50～200μg/（kg·min）持续静脉输注维持 [33]。

   f. 依酚氯铵或新斯的明 [34]。

   g. 如果患者同时伴有低血压，可单次静脉注射去氧肾上腺素 100μg [35]。

   h. 静脉注射短效洋地黄类药物，如毒毛花苷 G 0.25～0.5mg，或者地高辛 0.5～1.0mg（缓慢注射）[36]。

   i. 应用超速起搏，可夺获异位起搏点 [36]。

   j. 同步直流电复律，可逐渐增加能量至 100J、200J、300J、360J，建议在复律前应用少量镇静剂 [37]。对于大多数持续性房室折返性或局灶性房性室上性心动过速，经导管射频消融术是可靠的长期治疗措施 [38]。

心 房 扑 动

心房扑动（房扑）绝大多数为大折返性心律失常，电冲动以一种特殊的方式在右心房循环往复（即在心脏血管造影左前斜位视角上呈逆时针方向旋转）。由于心率极快，因而往往伴随房室传导阻滞。心电图常常表现为典型的锯齿样扑动波（F 波）（图 47-12）。房扑的要点如下：

1. **心率**：心房率为 250～350 次/分，心室率约为 150 次/分（2∶1 或 3∶1 传导）。

2. **节律**：心房律规则。如果房室传导阻滞恒定，则心室律可能规则；反之，则心室律不规则。

3. **P/QRS 比值**：一般呈 2∶1 传导，即心房率 300 次/分，心室率 150 次/分，但信号下传比例可能波动于 2∶1～8∶1。F 波最常见于 V_1、Ⅱ 和食管导联。

4. **QRS 波群**：形态正常，T 波融合在 F 波中。

5. **临床意义**：房扑通常意味着合并有严重心脏疾病。冠心病、二尖瓣病变、肺栓塞、甲亢、心脏创伤、心脏肿瘤和心肌炎患者房扑发生率较高。

6. **治疗**：若有治疗指征可考虑药物复律或同步直流电复律，但之前必须充分考虑和评估发生血栓性栓塞事件的风险。

   药物治疗的目的在于减慢房室传导速度，以控制心室率：

   a. β 受体阻滞剂，如艾司洛尔 1mg/kg 单次静脉注射，或者使用普萘洛尔。

   b. 钙通道阻滞剂，如维拉帕米（5～10mg 静脉注射）或者使用地尔硫䓬 [39]。

   β 受体阻滞剂和钙通道阻滞剂同样可以有效预防心胸外科手术术后发生的快速型房性心律失常 [40]。

   如果心室率特别快或（和）继发血流动力学紊乱，则应该采用以下指南：

   a. 如果有应用指征，使用同步直流电复律，开始即使用 100J，逐渐增大到 360J。

   b. 现已证实，大多数新发房扑患者在应用 Ⅲ 类抗心律失常药伊布利特（Corvert，1mg 稀释于 10ml 生理盐水或者 5% 葡萄糖，缓慢静脉注射

10min 以上）可转为窦性心律[41]，可重复应用一次。尽管伊布利特疗效显著，但给药后数小时内可能出现致命性尖端扭转型室速（将在后文讨论），因而给药后 4 ~ 8h 必须密切监护。

c. 普鲁卡因胺 [负荷量 5 ~ 10mg/kg，静脉注射速度不超过 0.5mg/（kg·min)]，有效控制心室率后不宜继续应用[42]。

心 房 颤 动

心房颤动（房颤）是一种相当快速且不规则的心律失常，心电图表现为 P 波消失，代之以细小的颤动波（f 波，见图 47-12），心律绝对不齐，可伴有脉搏短绌。房颤的要点如下：

1. **心率**：心房率为 350 ~ 500 次 / 分，心室率为 60 ~ 170 次 / 分。

2. **节律**：绝对不齐。

3. **P/QRS 比值**：P 波消失代之以 f 波，或明显心房电活动不可见。

4. **QRS 波群**：形态正常。

5. **临床意义**：房颤的诱因与房扑类似。房颤往往预示着严重的心脏疾病，同时特发性、孤立性房颤也逐渐为人所知。房颤的临床意义和治疗方法也与房扑类似，但是有两点需要注意。心房的无效收缩引起心房排血能力丧失可减少心室充盈，从而明显降低心排血量。房颤持续达 24 ~ 48h 以上可形成心房血栓，导致肺栓塞或体循环栓塞。

房颤是最常见的术后心律失常，严重影响患者的身体健康。术后房颤发生率，非心脏手术中为 8%，非心脏胸外科手术为 3% ~ 30%，心脏手术为 16% ~ 46%。术后房颤与发病率、死亡率、住院时间以及住院费用的增加相关。发生术后房颤的风险与一些流行病学因素和术中因素相关，同时也受原有心血管疾病和肺部疾病的影响。患者术前原有或手术所致心脏电生理异常可诱发短暂而可逆的房颤。有研究显示 β 受体阻滞剂可有效预防术后房颤的发生。围术期应用胺碘酮、索他洛尔、非二氢吡啶类钙通道阻滞剂和硫酸镁同样可降低房颤的发生率[43]。

6. **治疗**：

a. **急性房颤**：急性房颤的处理原则与房扑相似。应格外注意心室率的变化，特别是在静脉注射地尔硫草或艾司洛尔时。伊布利特可终止房颤并恢复窦性节律，但治疗效果较房扑差。患者发生明显血流动力学紊乱时应使用同步直流电复律。如果房颤持续时间超过 48h，恢复窦性心律后，发生血栓性栓塞的风险升高。在这种情况下，如果患者的凝血功能正常，在复律前应进行 3 ~ 4 周足量的抗凝药物治疗。电生理技术的新发展催生了双相电除颤技术，治疗效果要优于传统的单相电除颤（详见下文）。然而，使用双相电除颤治疗房颤仍处于试验阶段。BiCard 研究人员[44]进行的一项多中心随机双盲对照研究表明，同治疗室颤的结果相类似，与单相电除颤相比，双相电除颤治疗房颤的成功率更高，电击次数更少，能量更低，造成的皮肤损伤更小。

b. **长期治疗**：房颤长期治疗的方案各不相同，取决于诸多因素，例如房颤是持续性或阵发性，

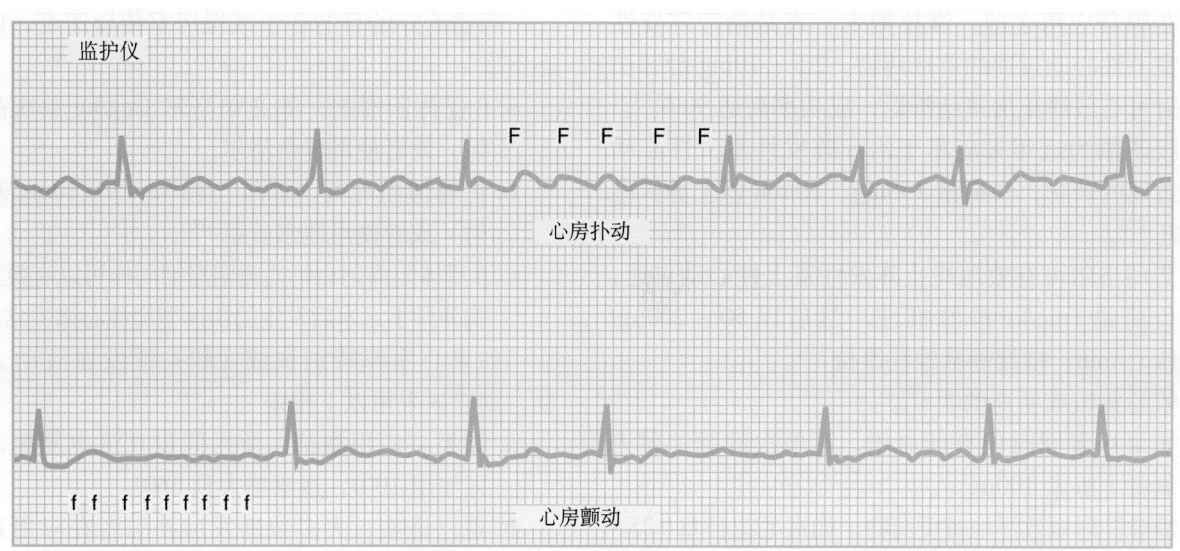

图 47-12 心房扑动和心房颤动。注意心房扑动的锯齿样扑动波（F 波）和心房颤动的不规则颤动波（f 波）*(From Goldberger AL: Clinical electrocardiography: a simplified approach, ed 7. St. Louis, 2006, Mosby.)*

原有心脏疾病性质和心室功能状态，血流动力学状态及其储备能力。对于老年或者存在其他风险因素（如高血压、糖尿病、严重左心室收缩功能不全）的患者，强烈建议采用华法林（Coumadin）进行抗凝治疗。如果应用常规药物（如 β 受体阻滞剂、钙通道阻滞剂、洋地黄类药物）难以控制心室率，则应考虑采用经导管房室交界射频消融术或植入永久性起搏器进行治疗。另一种可选的治疗措施是在体外循环下进行"迷宫"手术，利用射频、冰冻和微波在左心房或右心房内壁形成微小切口或瘢痕，干扰窦房结和房室结之间的异常传导通路。同时，瘢痕组织可以阻止异常冲动的形成。如果不存在冠心病或者明显的左心室收缩功能不全，可以选择 Ic 类抗心律失常药（如氟卡尼或者普罗帕酮）[45]。由于 Ia 类抗心律失常药（如奎尼丁、普鲁卡因胺、丙吡胺）具有明显的致心律失常作用，且全身及脏器不良反应较大，目前已不再使用。钾离子通道阻滞剂（Ⅲ 类抗心律失常药）（如索他洛尔[46]和胺碘酮[47]）广泛应用于心脏明显器质性病变患者的房颤治疗。然而，索他洛尔的疗效要远低于 Ic 类抗心律失常药。新型 Ⅲ 类抗心律失常药对房颤的复律效果良好。伊布利特转复迅速，有效率可以达到 50%[48]，优于索他洛尔和普鲁卡因胺。所有上述药物均有明显的致心律失常作用。

交界性心律

房室结本身不发生 4 期自动去极化，故而无法成为起搏点。交界性心律的异位起搏点往往紧贴在房室结的上方或下方，故而称之为交界性心律。心电图表现为异常 P 波，由于异位起搏点具体位置不同，P 波可以紧贴 QRS 波群或融合其中，也可位于其后。根据异位起搏点放电频率不同，交界性心律可以表现为结性期前收缩，结性四联律、三联律或者二联律，结性心律或者结性心动过速。交界性心律的要点如下：

1. **心率**：可变，范围为 40 ~ 180 次 / 分（即结性心动过缓至交界性心动过速）。
2. **节律**：规则。
3. **P/QRS 比值**：1 : 1，但是可以存在以下 3 种情况：
   a. 高位结性节律：冲动在传导至心室前已传到心房，因此 P 波在 QRS 波群之前，但是 PR 间期缩短（0.1s）。

b. 中位结性节律：冲动同时传到心房和心室，P 波融合在 QRS 波群中。
   c. 低位结性节律：冲动首先传导至心室然后再传到心房，因此 P 波在 QRS 波群之后。
4. **QRS 波群**：形态一般正常，除非受到 P 波的干扰。
5. **临床意义**：交界性心律在麻醉状态下很常见（约占 20%），特别是在应用吸入性麻醉药时。交界性心率常使血压和心排血量下降 15% 左右，心脏病患者可达 30%[49]。
6. **治疗**：一般情况不需要特殊处理，交界性心律可自行恢复至窦性心律。如果伴有低血压和外周灌注不良，则应该积极处理。可应用阿托品、麻黄碱或异丙肾上腺素来提高窦性频率以重新夺获起搏点。应用双腔起搏器进行超速起搏是另一个可选方案。

室性期前收缩

室性期前收缩（VPB）的异位起搏点位于房室交界以下的心肌或心室内传导系统，并沿心肌或心室内传导系统进行传导，从而出现宽大畸形的 QRS 波群（时程 >0.12s）。ST 段常下斜型压低，一般与 QRS 波群主波方向相反。QRS 波群之前没有与之相关的 P 波，如果伴有逆行性心房去极化或窦性节律未下传则可增加鉴别诊断的难度。

室性期前收缩与房性期前收缩伴心室内差异性传导的鉴别诊断最为重要，在任何时候都应尽可能加以区别。

房性期前收缩正常情况下可以逆传至窦房结，并重置窦性节律，但当异位起搏点位于心室时，这种情况比较罕见。一次室性期前收缩通常能阻断来自窦房结下一次自动去极化发出的冲动，但随后的窦性节律则按时出现，形成一个完全性代偿间歇，包括室性期前收缩至被阻滞在房室结的窦性节律原本该引出的正常 QRS 波群之间的间期，加上一个正常的窦性周期。

室性期前收缩是麻醉过程中常见的一种心律失常，约占心律失常总数的 15%，在原有基础心脏病的患者中更为常见。除心脏病外，已知的其他诱因还包括电解质紊乱与血气异常、药物效应、刺激脑干和心脏创伤。室性期前收缩的特征如下：

1. **心率**：取决于窦性频率和室性期前收缩的发生频率。
2. **节律**：不规则。
3. **P/QRS 比值**：室性期前收缩前无相关 P 波。
4. **QRS 波群**：宽大畸形，宽度超过 0.12s。如果伴有右束支传导阻滞（RBBB），则在 V₁ 导联可见明显突起的 R 波。如果伴有左束支传导阻滞（LBBB），则常见 S 波切迹和较为缓和的 ST 段下斜型压低。

5. **临床意义**：必须将新发的室性期前收缩看作潜在的严重事件，因为在冠状动脉供血不足、心肌梗死、洋地黄中毒伴低钾血症、低氧血症等情况下，室性期前收缩可能进展为室性心动过速或室颤。如果室性期前收缩是多发性、多源性、成对出现或落于前一个心室复极的易损期（R-on-T 现象）[50]，或者出现"短长短周期现象"，容易引起室颤。

6. **治疗**：大多数的室性期前收缩（单发、二联律或三联律，除外短阵室速）并不需要特殊处理，尤其是对于非急性冠状动脉综合征（ACS）患者，通常只对出现相关症状的患者进行治疗。首先应纠正患者各种内环境紊乱，如低钾血症和低氧血症。如果室性期前收缩严重干扰血流动力学，或者被认为是其他更严重心律失常的前兆，常用利多卡因进行治疗，首剂量为 1.5mg/kg。复发的室性期前收缩可以持续静脉输注利多卡因 1～4mg/min 进行维持。其他治疗方法包括艾司洛尔、普萘洛尔、普鲁卡因胺、奎尼丁、丙吡胺、阿托品、维拉帕米或超速起搏。

室性心动过速

连续出现 3 个或 3 个以上的室性期前收缩定义为室性心动过速（室速）（VT）（图 47-13）。诊断标准包括室性融合波、心室夺获和房室分离。QRS 波群的特殊形态有助于鉴别诊断。可根据持续时间长短和形态学对室速进行分类。室速按持续时间分为非持续性室速（持续时间不超过 30s）和持续性室速（持续时间超过 30s）。室速按形态学可分为单形性室速（即 QRS 波群形态一致）和多形性室速（即 QRS 波群形态经常改变）。多形性室速伴长 QT 间期也被称为"尖端扭转

阵发性非持续性室性心动过速

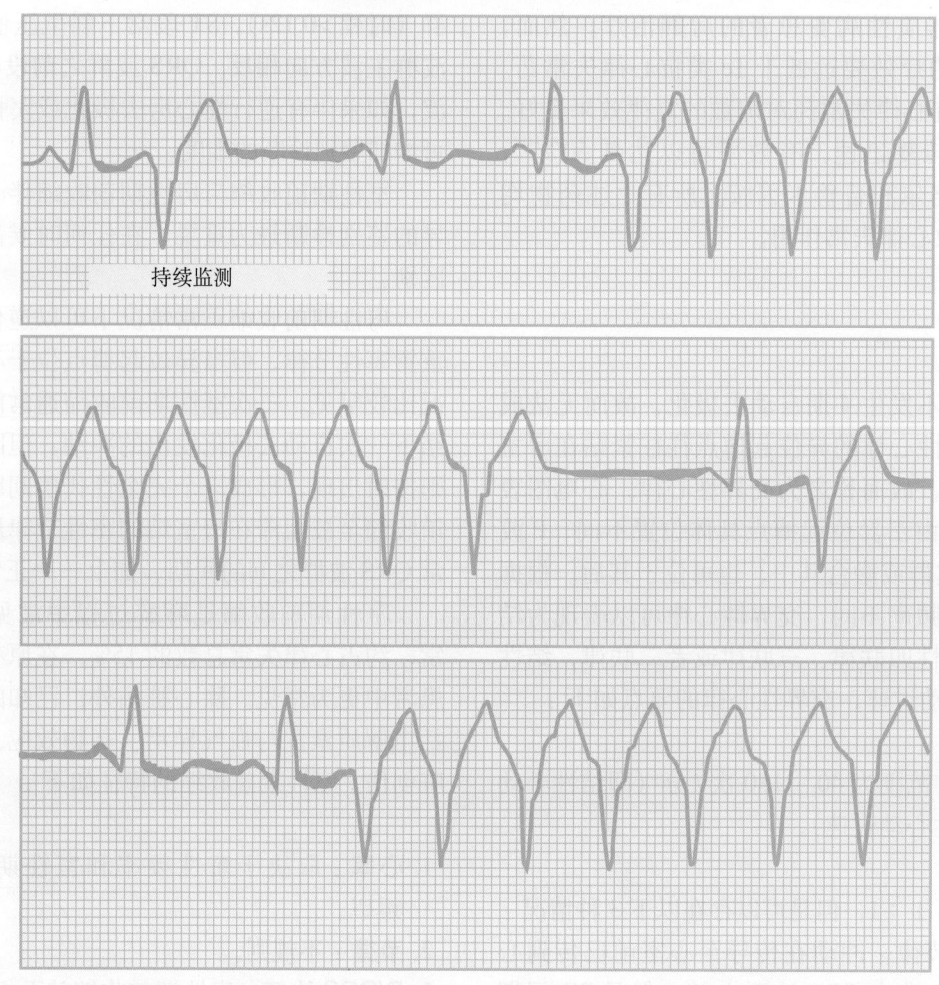

持续监测

图 47-13　室性心动过速的短阵发作 *(From Goldberger AL: Clinical electrocardiography: a simplified approach, ed 7. St. Louis, 2006, Mosby.)*

型室速"。室速的要点如下：

1. **心率**：100～200 次 / 分。
2. **节律**：一般规则，阵发性室速可能不规则。
3. **P/QRS 比值**：没有固定的关系，因为室速存在房室分离，QRS 波群中能见到 P 波。
4. **QRS 波群**：增宽，宽度超过 0.12s，与室性期前收缩在 V_1 导联上的形态相似。
5. **临床意义**：急性发作的室速可危及生命，需要紧急处理。
6. **治疗**：如果患者血流动力学稳定，目前主张静脉注射胺碘酮治疗。将 150mg 胺碘酮用 100ml 生理盐水或者 5% 葡萄糖稀释，缓慢静脉注射（超过 10min），可以重复数次。然后以 1mg/min 的速度持续静脉输注 6h，继之以 0.5mg/min 的速度持续静脉维持（静脉用药 24h 最大剂量为 2.2g）。虽然同溴苄铵相比胺碘酮引起的血压下降较弱，但低血压和心动过缓仍是其主要不良反应。胺碘酮的药理学效应可持续 45 天以上。过去一直应用利多卡因和普鲁卡因胺治疗室速，其治疗效果各异。同步电复律是所有宽 QRS 波型心动过速的主要非药物治疗手段，适用于单形性室速和宽 QRS 波型的室上性心动过速。QT 间期正常的多形性室速可以应用胺碘酮与电复律。必须考虑到胺碘酮引起的代谢异常和毒性积累并进行对症治疗。伴有长 QT 间期的多形性室速是一种更为严重的心律失常，目前推荐的治疗方法是镁剂 1g，单次静脉注射（超过 2～3min）。应用镁剂前要考虑到可能的代谢性紊乱或药物毒性，并予以对症处理。超速起搏可能有助于治疗。

心室颤动

心室颤动（室颤）是一种不规则的心律，源自心室内一个或多个异位起搏点或多条心室内折返通路的快速放电（图 47-14）。心室收缩无规则，P 波消失，

心电图呈现出大小不一，形态各异的异常波形。心肌缺血、低氧血症、低体温、电休克、电解质紊乱和药物效应等都可以引起室颤。室颤的要点如下：

1. **心率**：快速且完全无序。
2. **节律**：绝对不规则。
3. **P/QRS 比值**：消失。
4. **QRS 波群**：消失。
5. **临床意义**：心脏无效收缩，无法进行正常泵血，必须依靠胸外按压等手段进行生命支持。
6. **治疗**：
a. 必须立即进行心肺复苏，尽早实施电除颤。采用非同步体外除颤，能量从 200J 逐渐增加至 360J。采用双相（方波）除颤可降低需要的能量，并提高除颤的效率。ZOLL 的研究者们[51-52]在一项前瞻性多中心随机对照研究中发现，120J 双相电除颤优于 200J 单相电除颤，尤其是在患者胸壁电阻抗增加的情况下。
b. 早期给予 1g 硫酸镁可能有助于除颤成功。某些情况下，使用肾上腺素使细颤转变为粗颤以利于除颤。血管升压素 40U 单次静脉注射也可以用于治疗室颤，在给药后至少间隔 5min，才能应用肾上腺素。其他药物支持疗法包括利多卡因、胺碘酮、溴苄胺、普鲁卡因胺、苯妥英钠和艾司洛尔。
c. 尖端扭转型室速（Torsade de point）与室颤的表现相类似，也是一种致命性心律失常，发生于心室复极紊乱时，与 QT 间期延长有关[53]。停止使用可以延长 QT 间期的药物，并纠正电解质紊乱是治疗尖端扭转型室速的关键。抢救措施包括除颤、静脉注射 1～2g 硫酸镁、静脉注射胺碘酮、异丙肾上腺素和超速起搏[54]。

传 导 阻 滞

传导阻滞通常是长期存在的，患者的术前心电图

心室颤动

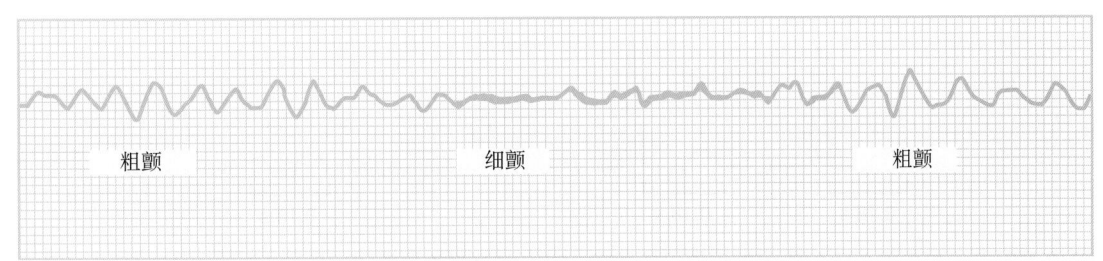

| 粗颤 | 细颤 | 粗颤 |

图 47-14　粗颤和细颤 *(From Goldberger AL: Clinical electrocardiography: a simplified approach, ed 7. St. Louis, 2006, Mosby.)*

检查即可发现，提示心肌或心传导系统有潜在病变。然而，传导阻滞也可能是在手术或麻醉过程中首次发现。一些轻微的操作即可引起传导阻滞，如肺动脉导管穿过右心室。同时，传导阻滞也可能是心肌缺血的一个表现。严重的（二度和三度房室传导阻滞）传导阻滞常影响血流动力学，因而术中及时做出诊断尤为重要。

传导阻滞共分 3 种类型，即窦房传导阻滞、房室传导阻滞和室内传导阻滞。希氏束心电图的应用大大地提高了心脏病学家对于心传导系统的认识。窦房传导阻滞的阻滞部位在窦房结，因为没有冲动下传至心房，因而心电图上看不到 P 波。下一个心搏周期可能是窦性心律、结性逸搏或者室性逸搏。

第二类传导阻滞是完全性或者不完全性房室传导阻滞。一般认为一度和二度房室传导阻滞是不完全性的，而三度房室传导阻滞为完全性传导阻滞。一度房室传导阻滞常见于健康人，也与冠心病或者应用洋地黄类药物相关。其特征为 PR 间期延长，大于 0.21s，所有的心房冲动都可通过房室结下传至浦肯野纤维，一般不需要特殊处理。二度房室传导阻滞有部分心房冲动不能通过房室结下传，可以进一步分为两种特殊类型：莫氏 I 型或文氏阻滞，以 PR 间期进行性延长直至一个激动不能下传致使心搏脱落（图 47-15）。这种传导阻滞相对良性，常常可逆，并不需要植入起搏器，可能由洋地黄中毒或是心肌梗死所致，一般呈一过性。同时，该传导阻滞也反映了房室结自身的病变。

另一种二度房室传导阻滞是莫氏 II 型，可能反映

出希氏束和浦肯野纤维的病变，尤其是当 QRS 波群增宽时。这种相对少见但更为严重的传导阻滞，PR 间期恒定，同时伴有心搏脱落（图 47-16）。莫氏 II 型房室传导阻滞预后较差，常进展为完全性传导阻滞，在重大手术前可能需要植入起搏器。

三度房室传导阻滞又称为完全性传导阻滞，所有的心房电冲动都无法下传至浦肯野纤维。虽然心房和心室的收缩都是规则的，但两者之间没有任何联系，心室率约为 40 次 / 分。如果起搏点位于房室结，则 QRS 波群宽度可能正常；如果起搏点位于心室，则 QRS 波群增宽，超过 0.12s（图 47-17）。心室率通常很慢，不能维持足够的心排血量，患者可能发生晕厥或阿 - 斯综合征以及心脏衰竭。这类患者一般需要植入起搏器，以提高心率增加心排血量。

心室内传导阻滞

正常情况下，左心室电活动同时经左前和左后分支进行传导。这些分支的阻滞甚至是轻度传导延迟将引起相应位置心肌的不同步激动，从而产生心电图异常（图 47-18）。

左前分支阻滞　希氏束的左束支发出两个分支，左前分支和左后分支。因为左前分支相对细长，故左前分支阻滞（LAFB）较常见，可引起左心室前上壁激动延迟，表现为电轴明显左偏（−45° ～ −90°）。虽然无明显心脏器质性病变的患者也可出现左前分支阻

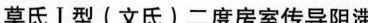

莫氏 I 型（文氏）二度房室传导阻滞

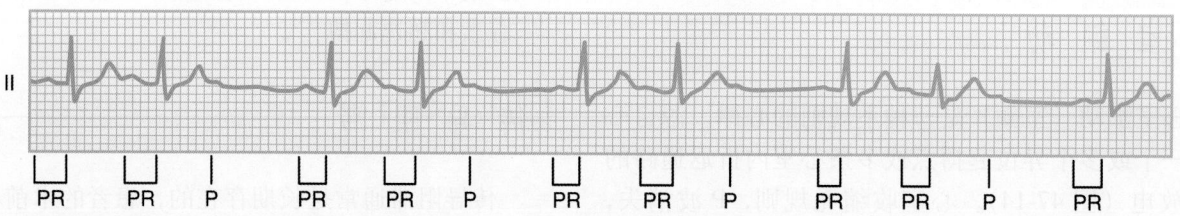

图 47-15　莫氏 I 型阻滞，呈现特征性的"切分音"节律，QRS 波群聚集；PR 间期进行性延长，第 3 个窦性 P 波后无 QRS 波群跟随 *(From Goldberger AL: Clinical electrocardiography: a simplified approach, ed 7. St. Louis, 2006, Mosby.)*

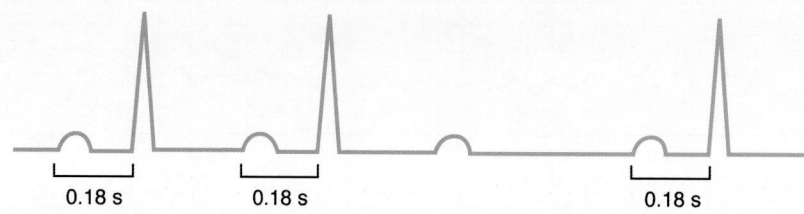

图 47-16　莫氏 II 型阻滞，与莫氏 I 型不同，PR 间期保持恒定，QRS 波群发生脱落 *(From Goldberger AL: Clinical electrocardiography: a simplified approach, ed 7. St. Louis, 2006, Mosby.)*

滞，但 LAFB 主要还是多见于存在心肌和心传导系统疾病的患者，如冠心病和左心室肥厚（LVH）的患者。单纯的左前分支阻滞与患者预后的相关性较小。

左后分支阻滞 左后分支相对粗短，且其走行靠近左心室流入道附近，一般情况下难以触及，故左后分支阻滞（LPFB）没有左前分支阻滞常见。LPFB 可引起左心室下后壁的激动延迟，表现为电轴极度右偏（>120°）。LPFB 可见于所有类型的心脏病患者，但健康人很难见到。同 LAFB 一样，LPFB 的 QRS 波群宽度正常（<0.12s）。

左束支传导阻滞 左束支传导阻滞（LBBB）由左束支主干或它的两条分支同时出现严重传导延迟或阻滞引起，可导致 QRS 波群时程延长，QRS 波群及 ST-T 形态异常。LBBB 的心电图基本改变是 QRS 波群时程 ≥ 0.12s（图 47-19）。有时左胸导联（I 导联、aVL、V_5 和 V_6 导联）也可见宽大畸形带有切迹的 R 波，右胸导联出现深 S 波，以及代表室间隔除极的 Q 波缺失。QRS 波群主轴方向多变，既可以正常，也可左偏或者右偏；ST-T 通常与 QRS 波群主波方向相反。LBBB 反映了基础心脏疾病的严重程度，是预后不良的征兆，患者生存率仅为 50%。QRS 波群的宽度与左心室射血分数呈反比，是目前进行心脏再同步化治疗的指征之一（双心室起搏）。

LBBB 心电图表现可与其他心电波形相类似。存

三度（完全性）房室传导阻滞

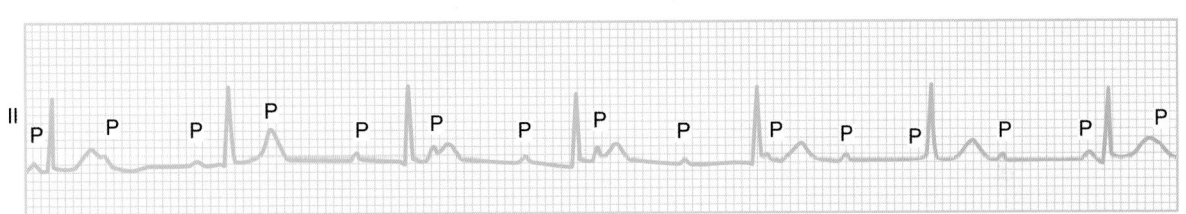

图 47-17 完全性房室传导阻滞，特征为房室分离，即心房（P 波）和心室（QRS 波群）的电活动各自独立，互不相关；心房率总是快于心室率；PR 间期绝对不恒定 *(From Goldberger AL: Clinical electrocardiography: a simplified approach, ed 7. St. Louis, 2006, Mosby.)*

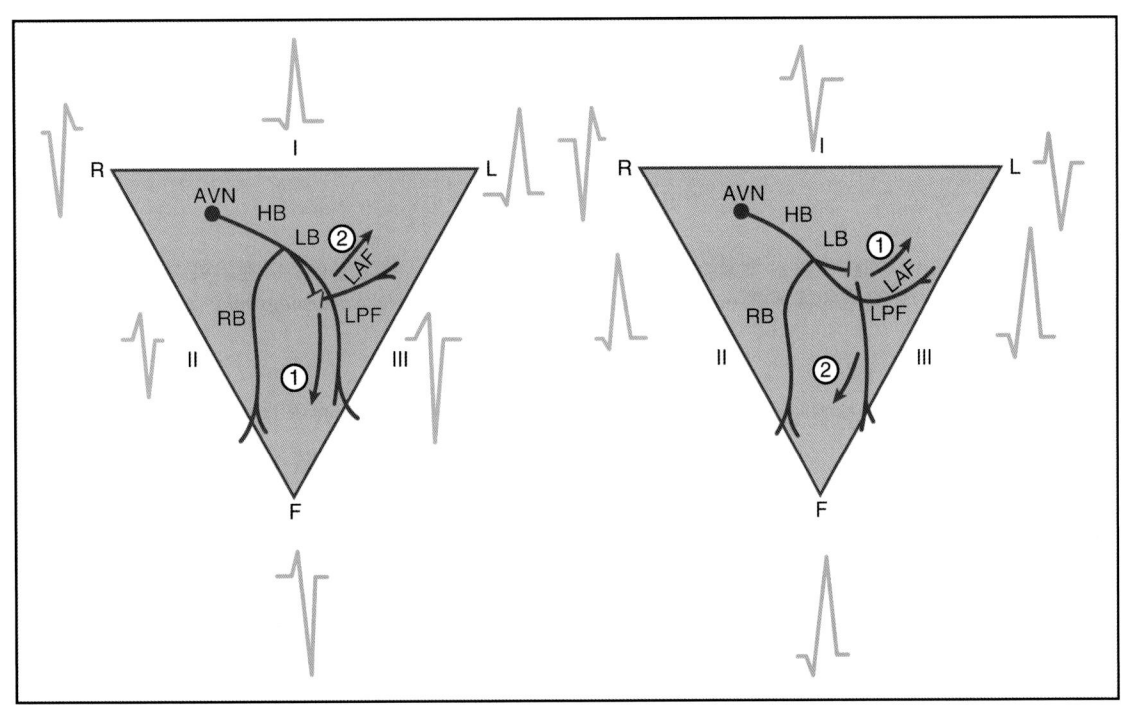

图 47-18 图示为左束支传导阻滞。左前分支阻滞（左）引起起始部向下（1）主波随后向上（2）的激动（II 导联为负向，I 导联和 aVL 导联为正向）。左后分支阻滞（右）引起起始部向上（1）主波随后向下（2）的激动（I 导联为负向，II 和 III 导联正向）。AVN，房室结；HB，希氏束；LB，左束支；RB，右束支；LAF，左前分支；LPF，左后分支 *(Courtesy of Fisch C from Zipes DP, Libby P, Bonow R, Braunwald E: Braunwald's heart disease: a textbook of cardiovascular medicine, ed 7. Philadelphia, 2005, Saunders.)*

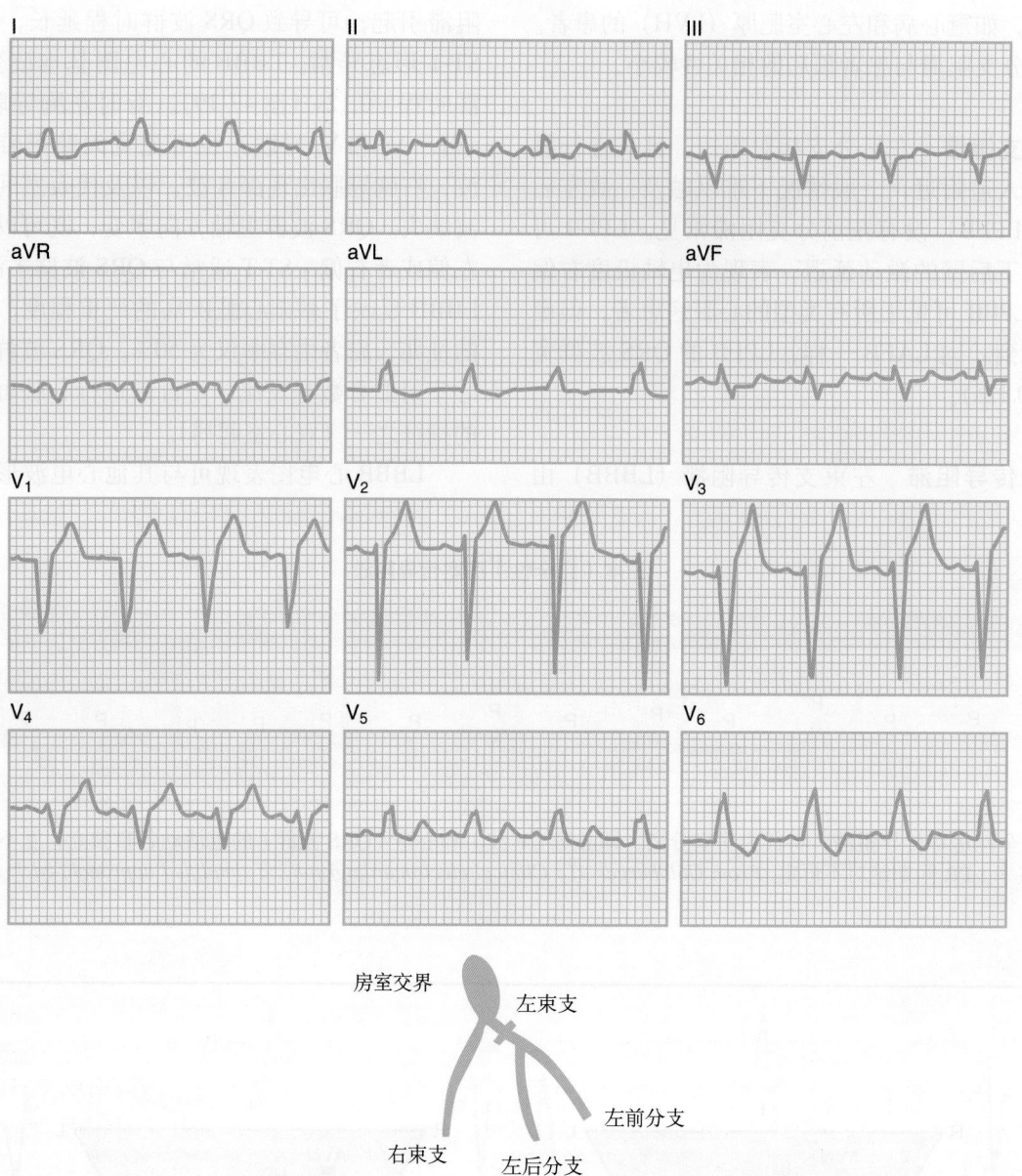

左束支传导阻滞

房室交界　左束支

右束支　左后分支　左前分支

图 47-19　左束支传导阻滞，V_1 导联出现 QS 型复合波，V_6 导联出现宽大 R 波，波峰伴有小切迹。V_5 导联、V_6 导联 T 波倒置（继发性 T 波倒置）也是左束支传导阻滞的特征之一 *(From Goldberger AL: Clinical electrocardiography: a simplified approach, ed 7. St. Louis, 2006, Mosby.)*

在 LBBB 的情况下，诊断左心室肥大、急性心肌缺血或心肌梗死的难度大大增加。

右束支传导阻滞　右心室内传导系统任何部位出现传导延迟均可导致右束支传导阻滞（RBBB）。右束支传导阻滞的高发生率与右束支脆弱的解剖结构相关，右心室置管引起的微小创伤就可引发 RBBB。RBBB 的心电图表现为高大畸形并带有切迹的 R 波伴右向导联 rsr′、rsR′ 或 rSR′ 型 QRS 波群，以及左向导联典型的宽 S 波伴 QRS 波群增宽（≥ 0.12s）。如 QRS 波群时程没有延长，则为不完全性右束支传导阻滞

（IRBBB）。与左束支传导阻滞一样，ST-T 与 QRS 波群主波方向相反（图 47-20）。

RBBB 在健康人群中常见，不提示心脏器质性病变，与预后没有关联。然而，在心脏器质性病变的患者中，新发的 RBBB 提示患者发生冠心病、充血性心力衰竭以及死亡的风险的增加。

三支阻滞通常包括一项上述的双束支阻滞（如 RBBB + LAFB 或 LPFB），外加 PR 间期延长。必须采用希氏束电图来确定房室传导阻滞是位于房室结还是远端组织，可能意味着在束支的剩余部分，存在着不完全性传导阻滞。

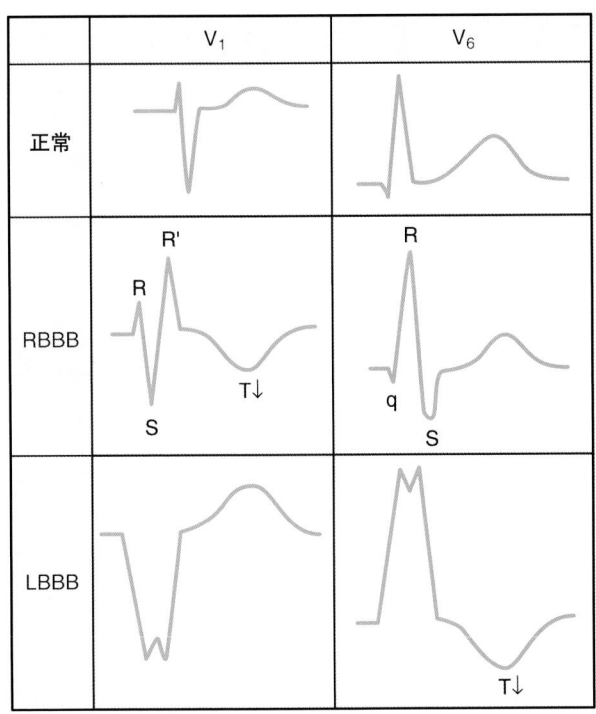

图 47-20　左束支阻滞（LBBB）和右束支阻滞（RBBB）QRS-T 波形变化的比较 *(From Zipes DP, Libby P, Bonow R, Braunwald E: Braunwald's heart disease: a textbook of cardiovascular medicine, ed 7. Philadelphia, 2005, Saunders; and from Goldberger AL: Clinical electrocardiography: a simplified approach, ed 7. St. Louis, 2006, Mosby.)*

实时心肌缺血监测系统

　　20 世纪 80 年代中期，ST 段实时分析系统首次面世，应用于心电监护仪，而今已成为大多数心电监护仪的标准配置。一些心电监护仪在进行五电极心电监护时，ST 段实时分析系统默认开启。术中麻醉医师主要使用带有 ST 段分析的五电极心电监护系统，然而，术后恢复室（PACU）或加强医疗病房（ICU）的应用较为局限。一项近期的调查发现，即使在心脏病监护病房，只有不到半数的急性冠状动脉综合征的患者常规应用 ST 段实时分析系统监测心肌缺血情况[55]。阻碍 ST 段实时分析系统大规模应用的原因为频发的假警报、操作者没有接受完善的培训以应对 ST 段报警。此外，没有证据表明应用 ST 段实时监护系统会改善急性冠状动脉综合征患者及术后患者的预后。

　　技术层面上说，ST 段分析算法相对简单。计算机测量每个心电图导联 J 点之后 60 ~ 80ms（表示为 J+60ms 或 J+80ms）处的电压，然后与等电势点（通常于 PR 间期测得）相比较。ST 段 1mm 的高度差相当于 100mV 的电压差。各导联一段时间内 ST 段的高度变化显示为 ST 段趋势。为了过滤噪波和干扰杂波，监护仪往往使用滤波器剔除异常的心电图波形，然后计算连续 8 ~ 15 次心搏的 ST 段平均值。现代的监护仪可以自动识别 J 点并计算 J+60ms ST 段水平。对于心电图异常的患者，操作者仍可以人工设置 J 点和 ST 段测量位点。

　　同标准 12 导联心电图相比，连续性 ST 段监测的一个重要优势在于，心电极总是保持原位，而不像标准 12 导联心电图那样，每次测量的位置都发生变动。为了提高 ST 段实时监测的准确度，可以采用以下措施：

1. 体位的改变可导致 ST 段的变化，引起 ST 段假警报。然而，QRS 波群的变化总是伴随着体位性 ST 段变化，可以借此与"真"ST 段变化相区别。另外，让患者回到平卧位有助于诊断 ST 段变化。纵隔内心脏位置的改变，也会影响到 ST 段变化。Mark 及其同事[56]观察到心脏手术中，放置胸骨牵引器可以引起 V_5 导联中 R 波和 S 波波幅降低，同时，ST 段明显压低。他们认为监测 R 波波幅可能有助于改善围术期心肌缺血的监测。

2. 许多冠心病患者不具备"完美"的等电位 ST 段。早期复极（一种正常变异）、心室内传导延迟、心室肥厚、应用洋地黄类药物、非特异性 ST-T 变化，均可引起 ST 段基线异常。因此，结合患者 ST 段基线情况合理设置 ST 段报警参数是非常重要的。许多现代 ST 段监护软件允许临床医师手动设置报警参数。如果报警参数设置为相对等势点（0mV）改变 1 ~ 2mm 左右，而非以患者的 ST 段基线水平为对照指标，那么会频繁出现假警报。心肌缺血高风险患者的报警参数应设置为 ST 段基线水平升高或降低 1mm。同时，应当考虑到大约 10% 的患者存在其他异常情况干扰对 ST 段的分析，包括低钾血症、应用洋地黄类药物、左束支传导阻滞、WPW 预激综合征、左心室肥厚伴劳损、急性心包炎等。对于这些患者，应考虑应用其他的心肌缺血诊断技术，例如经食管超声心动图（TEE）。

3. 虽然，大多数心电监护仪自带的 ST 段分析软件可以显示单一导联或者各导联上 ST 段变化趋势之和，便于快速识别潜在的心肌缺血事件。但是打印存在疑问的心电图波形，以确定 ST 段变化是来自心肌缺血还是一过性心律失常（如加速性室性心律、新发束支传导阻滞），同样至关重要。

急性心肌缺血的心电图诊断标准

ST 段压低型心肌缺血

在心电图连续监测下，由运动负荷试验引出并验证的心肌缺血诊断标准被广泛采纳[57]。急性心内膜下心肌缺血的患者在运动负荷试验中，ST 段相关的心电向量偏向心内膜，引起 ST 段压低（图 47-21）。急性透壁（心外膜）性心肌缺血的患者，缺血区的心电向量偏向心外膜，导致相应导联的 ST 段抬高（图 47-5）。随着心率的增快，J 点或交界点，通常会出现上斜型压低。在心肌缺血的患者中，ST 段随着缺血程度的加重而变得低平。心肌缺血时随着运动量的增加或心率的加快，ST 段压低愈发严重，可能呈下斜型压低，甚至导致 1 个以上导联的 T 波倒置，可诱发心绞痛（图 47-22）。大约 10% 的患者，特别是无症状性心肌缺血的患者，心肌缺血仅发生于运动后的恢复期。

运动负荷试验的心肌缺血诊断标准为：J 点后 60 ~ 80ms 的 ST 段水平或下斜型压低 1mm（0.1mV）或更多，至少连续出现三次且心电图基线稳定。如之前所述，ST 段压低可伴 T 波低平或倒置；然而，运动负荷试验中出现单纯 J 点或交界点压低不提示病理性改变。此外，快速上斜型 ST 段抬高（>1mV/s）同时压低小于 1.5mm（0.15mV）也被认为是正常表现。在患者 J 点后 80ms 测得缓慢上斜型 ST 段压低 ≥ 1.5mm（0.15mV）可能提示患者患有冠心病（图 47-21 和 47-22）。

如果患者既往有心肌梗死、束支传导阻滞或左心室肥厚等病史，可能会增加 ST 段的分析难度。在这些患者中，额外的 ST 段水平或下斜型较基线压低 ≥ 1mm，可考虑为发生心肌缺血。除心肌缺血以外，其他可引起 ST 段变化的因素包括药物（主要是洋地黄类药物）、体温变化、过度通气以及体位改变。ST 段压低型心肌缺血的分布范围与冠心病发生的具体部位关系不大。

ST 段抬高型心肌缺血

运动负荷试验中，没有病理性 Q 波的导联很少出现 ST 段抬高，仅发生于大约 1% 的冠心病患者，提示冠状动脉痉挛或高度狭窄引起的透壁性心肌缺血。与 ST 段压低型心肌缺血不同，ST 段抬高的导联与心肌缺血的具体区域相关。运动负荷试验中存在病理性 Q 波的导联发生的 ST 段抬高并不提示心肌缺血，但与左心室功能下降和预后不良相关。

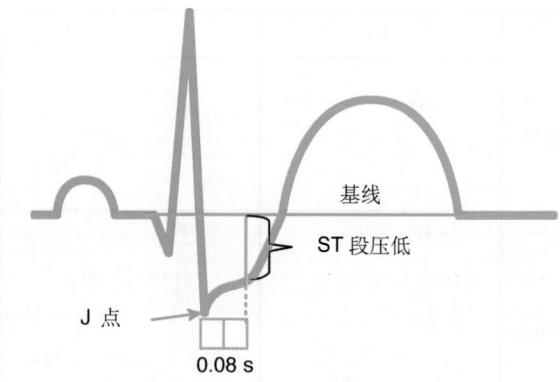

图 47-21　图示如何测量 J 点后 80msST 段的偏移状况

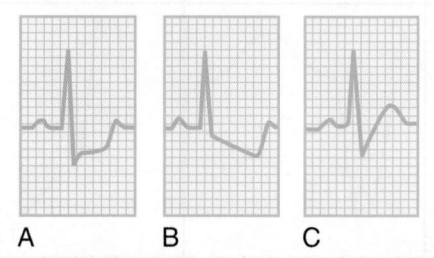

图 47-22　ST 段水平型压低（A）和 ST 段下斜型压低（B）提示心肌缺血。ST 段上斜型压低（C）可以为正常表现

T 波 改 变

T 波的形态很大程度上受体位、呼吸、过度通气、治疗药物、心肌缺血和心肌坏死的影响。因此，如果 ST 段不发生实质性的改变，T 波变化不提示心肌缺血。"伪正常化"的 T 波（静息时倒置，运动时直立）很少发生，却是心肌缺血的标志。

一项包括 147 项研究的 meta 分析，选择了同时接受血管造影术和运动负荷试验患者，结果发现运动负荷试验诊断冠心病的敏感性和特异性分别为 68% 和 77%[58]。

心电图导联监测围术期心肌缺血的敏感性

在围术期，心电监护发现最多的是应激性 ST 段压低型心肌缺血。但这些心电图改变并不能提供有关缺血具体部位的信息。相反，ST 段抬高意味着透壁性心肌缺血，尤其常见于心脏手术中，提供了受累心肌和灌注不良的冠状动脉的位置。鉴于绝大多数现代心电监护系统不能同时监测 12 个心电导联，胸导联的选择便至关重要，尤其是对于非心脏手术患者。在运动负荷试验中，研究者已经确认 V4 和 V5 导联对运动引起的心肌缺血最敏感（敏感性为 90% ~ 100%）[59]。London 及其同事[60]通过研究接受非心脏手术的心肌缺血高危患者，发现 V5 导联监测心肌缺血敏感性最高（75%），其次为 V_4 导联（61%）。联合 V_4 和 V_5 导联监测的敏感性可增至 90%，而联合标准 Ⅱ 导联和 V_5 导联监测的敏感性只有 80%。他们同时建议，如果能同时监测 3 个导联（Ⅱ、V_4 和 V_5），敏感性将升至 98%。最近，Landesberg 及其同事[61] 在大血管手术中采用 12 导联心电监护，观察持续时间超过 10min 的单导联 ST 段变化超过基线水平 0.2mV 或两个相邻导联在 J 点后 60ms 处 ST 段改变超过 0.1mV 的情况，并以肌钙蛋白作为心肌梗死的诊断标准。研究显示 V_3 和 V_4 导联监测围术期心肌缺血比 V_5 导联更敏感（分别为 87%、79% 和 66%）。既往发生心肌梗死的患者，V_4 导联监测心肌缺血的敏感性最高（83.3%），其次为 V_3 和 V_5 导联（均为 75%）。联合上述 3 个导联中任意两个进行监测（如 V_3 和 V_5 导联）可使敏感性增至 97%[64]。麻醉前 ST 段基线水平在 $V_1 \sim V_3$ 导联上高于等电点，在 V_5、V_6 导联上低于等电位点，而 V_4 导联的 ST 段水平最接近于心电图的等电位点，V_4 导联可以更早地发现心肌缺血，并且 ST 段变化更明显，因而更适合用于心肌缺血的监测。Martinez 及其同事[65] 采用了相同的方法观察大血管手术后的 ICU 患者的心电图表现，也得出了同样的结论。

对急性冠状动脉综合征的患者（如冠状动脉粥样硬化斑块破裂者），推荐联合 Ⅲ 导联、V_3 和 V_5 导联监测心肌缺血[63]。监测右胸导联（V_4R）对右冠状动脉闭塞的患者有益[64]，疑似后壁心肌缺血的患者则建议监测后壁导联（$V_7 \sim V_9$ 导联）。

通常认为没有必要监测新生儿术中心肌缺血。成人心电监护系统主要用于监测心肌缺血和心律失常，而新生儿心电监护仅关注对心律失常的识别。然而，一些研究的结果显示新生儿的心脏较成人更易发生心肌缺血[65]。这些研究证实了对患有先天性心脏病的新生儿使用校准后的心电监护的重要性（见第 94 章）。

围术期心肌缺血和心肌梗死

应用围术期心肌缺血监护已有 20 余年的历史。1980 年，Tinker[66] 意识到术中监测 V_5 导联 ST 段变化的重要性，同时发现收缩压的剧烈变化、术后低体温伴寒战与心肌缺血相关。Coriat 及其同事[67] 是对大血管手术患者应用 Holter 监护仪的先驱，他们发现 Holter 监护仪所示术中心肌缺血与术前心绞痛发作的剧烈程度密切相关。1985 年，Slogoff 和 Keats[71] 首次阐述了术中心肌缺血和术后心肌梗死的相关性。他们发现麻醉诱导前或体外循环开始前就可以监测到心肌缺血，与冠状动脉旁路移植手术（CABG）过

程中 Holter 监护仪发现的心肌梗死密切相关。1989 年，一些研究者对大血管手术患者采用了 Holter 监护仪进行围术期监护，发现术后早期心动过速所致无症状型心肌缺血发作频繁，并与术后心肌缺血事件密切相关[69-71]。Mangano 及其同事[72] 于 1990 年报道 Holter 监护仪发现术后心肌缺血最为常见（41%），对术后不良心脏事件最有预测价值，相对于术前和术中出现心肌缺血，发生术后心肌缺血的患者心脏病的发生率和死亡率均增高 9 倍。

1990 年至 2003 年之间，发表了一系列关于监测围术期心肌缺血的文献报道[73-87]。归纳起来，这些研究纳入了 2400 多例患者。大多数研究集中于大血管手术患者，其中大多数采用 Holter 监护仪监测围术期心肌缺血情况（除了 Landesberg 及其同事开展的研究，他们应用的是连续 12 导联心电监护）。数据显示围术期心肌缺血常见于高危患者，发生率为 24% ~ 63%，几乎均为 ST 段压低型心肌缺血（97% ~ 100%）。这些研究的平均术后心肌梗死发生率为 3.9%（0.6% ~ 15%），大多数为非病理性 Q 波型心肌梗死（66% ~ 100%）。所有术后心肌缺血事件的发生率为 7.3%（3% ~ 37%），平均致死率为 1.04%（0% ~ 2.8%）。一项重要的发现为术后心肌缺血的持续时间与术后心脏事件密切相关。术后持续性（超过 1h）ST 段压低型心肌缺血的患者较易出现术后心肌梗死伴随血清标志物水平升高，而短时间心肌缺血（<30min）的患者较少发展为心肌梗死。围术期心肌缺血与术后早期和远期（5 年）发病率和死亡率均相关[88, 90]。

围术期心肌缺血和心肌梗死举例

例 1　持续性心率相关性 ST 段压低型心肌缺血致患者术后死亡一例。 Frank 及其同事[73] 发表了最早也最为详细的病例报道，即应用 Holter 监护仪记录的术后持续性心率相关性 ST 段压低型心肌缺血与患者心因性死亡相关。接受下肢动脉旁路手术的患者围术期应用 Holter 监护仪。既往病史显示患者术前存在心率相关性无症状型心肌缺血，麻醉开始后心电图显示心肌缺血消失，患者苏醒后立即出现。图 47-23 显示术后心肌缺血进行性加重直至患者于术后 10h 突然死亡。有趣的是，当发生 ST 段压低型心肌缺血时，患者心率处于 80 ~ 85 次 / 分相对较低的水平，血压也无显著变化。午夜 12 点左右 Holter 监护仪记录了两张心电图，一张是心率大约为 90 次 / 分时，出现 ST 段显著压低，而在随后不久，另一张心电图显示心率暂时降低至约 60 次 / 分，此时 ST 段压低几乎完全消失。

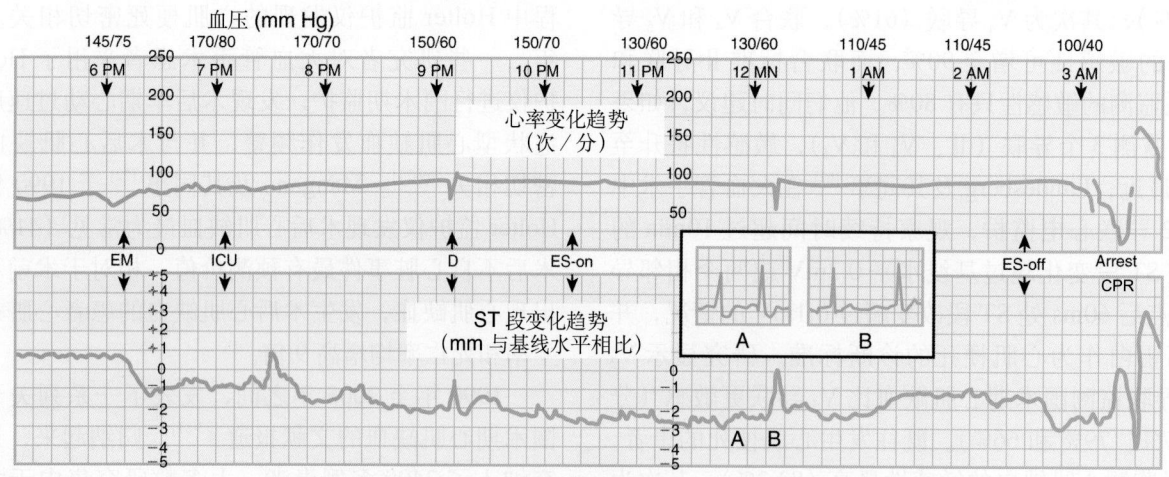

图47-23 从麻醉开始（EM）到心搏骤停的心率和ST段变化趋势。CPR，心肺复苏；D，心率下降；ES-on/off，开始/结束输注艾司洛尔；ICU，收入加强医疗病房 *(Modified from FrankSM, Beattie C, Christopherson R, et al: Perioperative rate-related silent myocardial ischemia and postoperative death, J Clin Anesth 2:326-331, 1990.)*

虽然没有检测心肌标记物，也没用超声心动图评估心肌功能情况，但上述资料还是强烈提示患者死于持续性无症状型心率相关性ST段压低型心肌缺血，至少在心率减慢时其心肌缺血症状得到暂时性逆转。

　　例2　颈动脉内膜剥脱术后即刻发生的持续性心肌缺血和心肌梗死一例。70岁老年患者，既往有冠心病病史，于7年前接受冠状动脉旁路移植手术，左心室功能减退，胰岛素依赖型糖尿病，周围血管病变。当患者进入手术间后，立刻对患者进行连续12导联心电监护，实时ST段分析。术中未发现心肌缺血（图47-24）。然而，手术结束麻醉苏醒期，患者心率轻度升高，最高心率102次/分，此时心电图显示明显的ST段压低型心肌缺血，患者同时出现下颌部位隐痛。ST段缺血性改变持续了193min后，心电图才彻底恢复到基础水平。术后6h测得肌钙蛋白Ⅰ水平升高至10.2ng/ml，术后第二天上午升高至32.1ng/ml（见图47-24；插图显示了心肌缺血高峰期所有12导联心电图在其基线水平或术前水平上的叠加）[92]。如图所示，所有的胸导联ST段显著压低，V_4导联压低程度最大（缺血高峰期为3.7mm）。有趣的是，患者的基础状态心电图中，可见显著的异常改变（左心室肥厚、右束支传导阻滞、左前半分支阻滞以及ST-T改变）。除外这些心电图异常，12导联心电图连续监测ST段变化趋势和肌钙蛋白Ⅰ水平的显著升高都强烈提示患者发生了长时间（＞3h）的心肌缺血，并引起了肌钙蛋白的升高和心肌梗死的发生。

　　例3　冠状动脉一支慢性完全性闭塞所致术后持续性心肌缺血和心肌梗死一例。患者，65岁，因无症状型腹主动脉瘤（7cm）入院行手术治疗。既往病史有显著高血压、轻度肥胖（85kg），入院前已戒烟12年。该患者无心脏缺血性疾病病史，因上楼时发生气短，术前进行了放射性铊显像检查（彩图47-25），证实整个左心室前壁存在中重度可逆性缺损。

　　超声心动图显示患者左右心室大小和功能均正常，伴有中度二尖瓣反流。鉴于放射性铊显像检查的结果，患者术前接受了冠状动脉血管造影（图47-26），结果显示左前降支近端完全性闭塞伴右冠状动脉侧支循环充盈良好。

　　基于上述发现，决定术前不进行冠状动脉血管再通术。患者每日服用比索洛尔（选择性β_1受体阻滞剂）50mg，治疗1个月后再进行手术（腹主动脉-双侧股动脉旁路术）。

　　与前例患者相同，该患者于术中和术后进行了连续性12导联心电图监护并监测ST段水平。术中，心率维持在50～70次/分，ST段无明显改变。然而，术毕拔管时，患者心率加快，达98次/分，血压升高至155/86 mmHg，同时出现了明显的ST段压低型心肌缺血（图42-27）。静脉输注艾司洛尔和拉贝洛尔及时对症治疗15min后，心肌缺血症状消失。患者拔管送至ICU，转运途中予以艾司洛尔持续输注。在ICU，因心率持续增快，艾司洛尔的使用剂量也逐渐加大。患者采用硬膜外输注药物进行术后镇痛。术后5h，整个前胸导联又出现显著的ST段压低型心肌缺血。此时，心肌缺血持续时间超过5h，且对β受体阻滞剂（见图47-27）反应不良。患者出现谵妄，呼吸急促。静脉给予利尿剂、缓慢输注浓缩红细胞等治疗措施后，于术后24h心电图

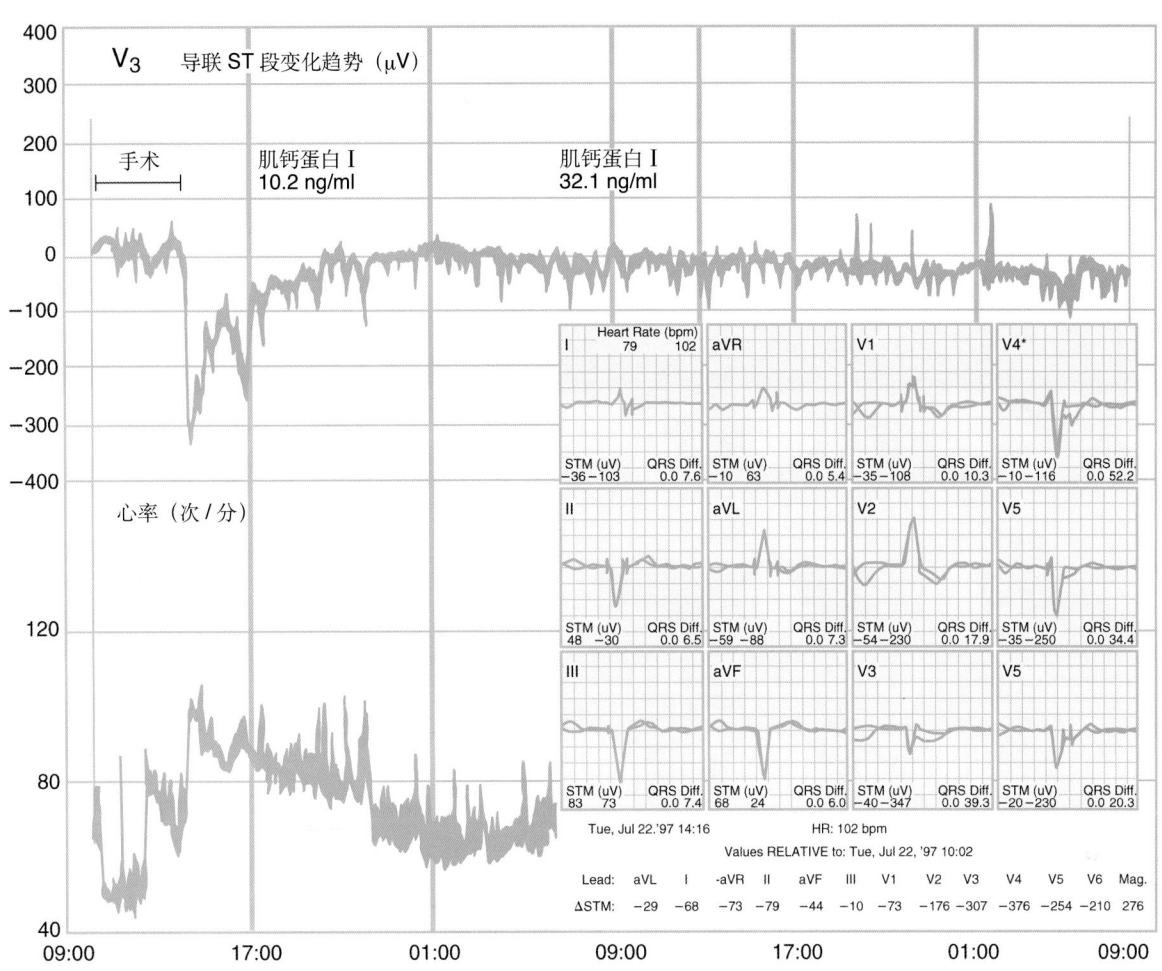

图 47-24　术后持续性（193min）ST 段压低，肌钙蛋白升高患者的 V₃ 导联 ST 段和心率变化趋势。插图显示了心肌缺血高峰期时所有 12 导联心电图在其基线水平上叠加的波形

缺血性改变几乎消失，回复至正常水平，但血清肌钙蛋白 T 水平仍上升至 0.64ng/ml，并在随后的 5 天内仍维持在升高水平。

这个独特的病例证明术后心肌梗死可能在稳定型冠心病伴慢性冠状动脉一支完全性闭塞不伴有粥样斑块破裂的情况下，由持续性应激性 ST 段压低型心肌缺血所引起。

围术期心肌梗死的病理生理学机制

围术期心肌梗死（PMI）由两种截然不同的机制所诱发 [90]：①急性冠状动脉综合征（ACS）和②稳定型冠心病患者出现持续性心肌氧供-氧需失衡。近期，两者分别被全球心肌梗死合作研究组织命名为 I 型心肌梗死和 II 型心肌梗死 [91]。两者之间的区别对治疗的选择至关重要（图 47-28）。

急性冠状动脉综合征（ I 型心肌梗死）

急性冠状动脉综合征的病理生理过程已被多次系统地阐述过。简而言之，急性冠状动脉综合征发生于存在不稳定性或易损的粥样斑块（尤其具有较大脂质核心而纤维帽薄弱的斑块），且白细胞激活的患者 [92]。斑块自发性破裂后，促血栓形成物质暴露，导致急性冠状动脉血栓形成、心肌缺血甚至心肌梗死。很明显，斑块炎症在自发性急性冠状动脉综合征中起至关重要的作用 [93]。另外，强烈的外部刺激，如术后的有创操作，可使易损的粥样斑块更加不稳固。

- 众所周知，生理性和心理性应激可以引起急性心肌梗死，自然引出了交感神经系统参与调控血流动力学、冠状动脉收缩、促进血栓形成、促进粥样斑块破裂，引起冠状动脉血栓形成的假说。理论上，急性冠状动脉综合征好发于围术期。血浆儿茶酚胺和皮质醇水平术后早期升高 [94]，并维持数天 [95]。疼

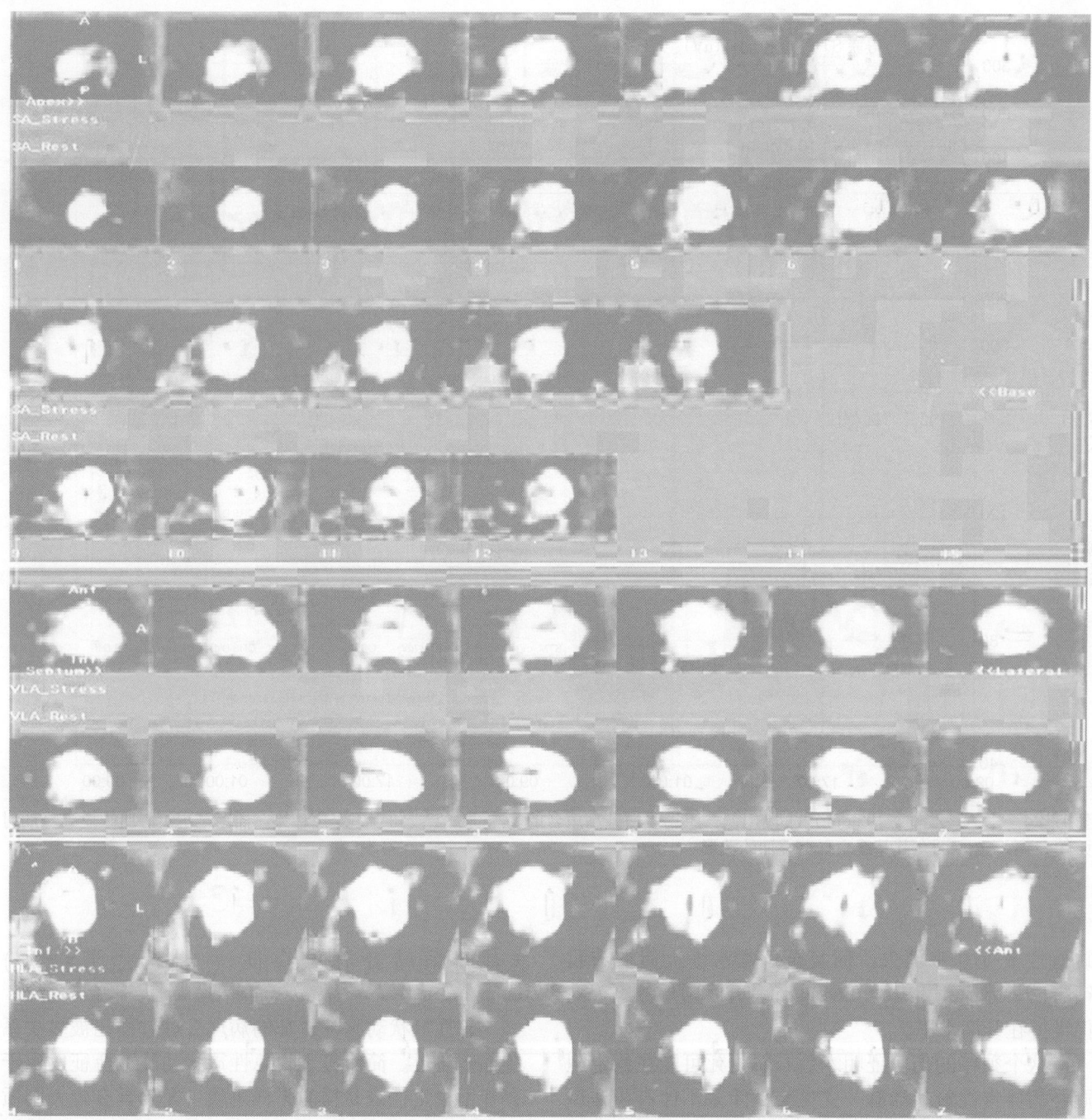

彩图 47-25 患者术前放射性铊显像检查发现整个前壁可见中重度可逆性缺损

痛、大手术创伤、贫血和低体温可以导致应激激素水平升高[96-97]。有研究显示，血浆儿茶酚胺水平与术后肌钙蛋白升高[96]以及大血管手术后移植物血栓性闭塞有关[98]。然而，术后应激高峰期并没有发现粥样斑块破裂和冠状动脉血栓形成的发生率升高。

- 围术期常见的心动过速和高血压产生高速血流从而会对脆弱的粥样斑块（纤维帽薄弱而周缘张力高）施加过大的剪切力，引起动脉内膜剥脱或冠状动脉粥样斑块剥离[99-100]。

- 有报道，围术期促凝血物质（如纤维蛋白原、Ⅷ因

子、von Willebrand 因子、α_1- 抗胰蛋白酶）增多、血小板活性增高[101]，内源性抗凝血物质（如蛋白 C、抗凝血酶Ⅲ、α_2- 巨球蛋白）减少、纤溶能力减弱。术后高凝状态，血液淤滞，可致静脉血栓性并发症。有关高凝状态和（或）纤溶能力下降相关围术期心肌缺血[104-105]或心肌梗死的报道[106]并不多见。已有报道证实纤溶能力受损同术后下肢动脉旁路血栓形成有关[107]。在健康志愿者身上尝试复制术后应激和高凝状态的实验引起了组织凝血酶原激活物和蛋白 C 的活性升高，同时抑制凝血并促

左前降支
左前降支

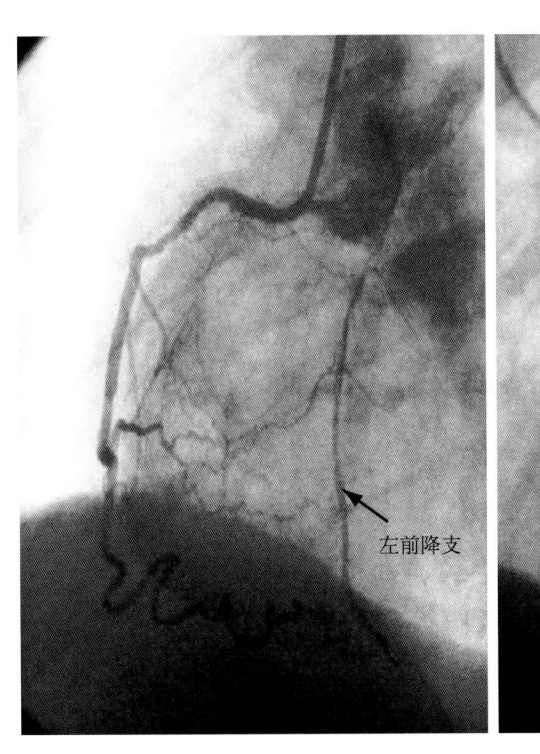

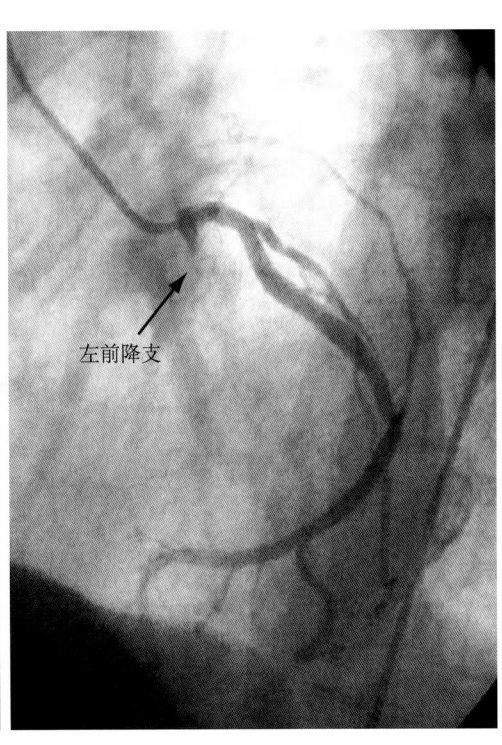

图 47-26　患者冠状动脉血管造影显示慢性左前降支（LAD）完全性阻塞，左前降支远端通过右冠状动脉的侧支循环充盈良好。第一冠状动脉边缘支可能存在有轻度狭窄

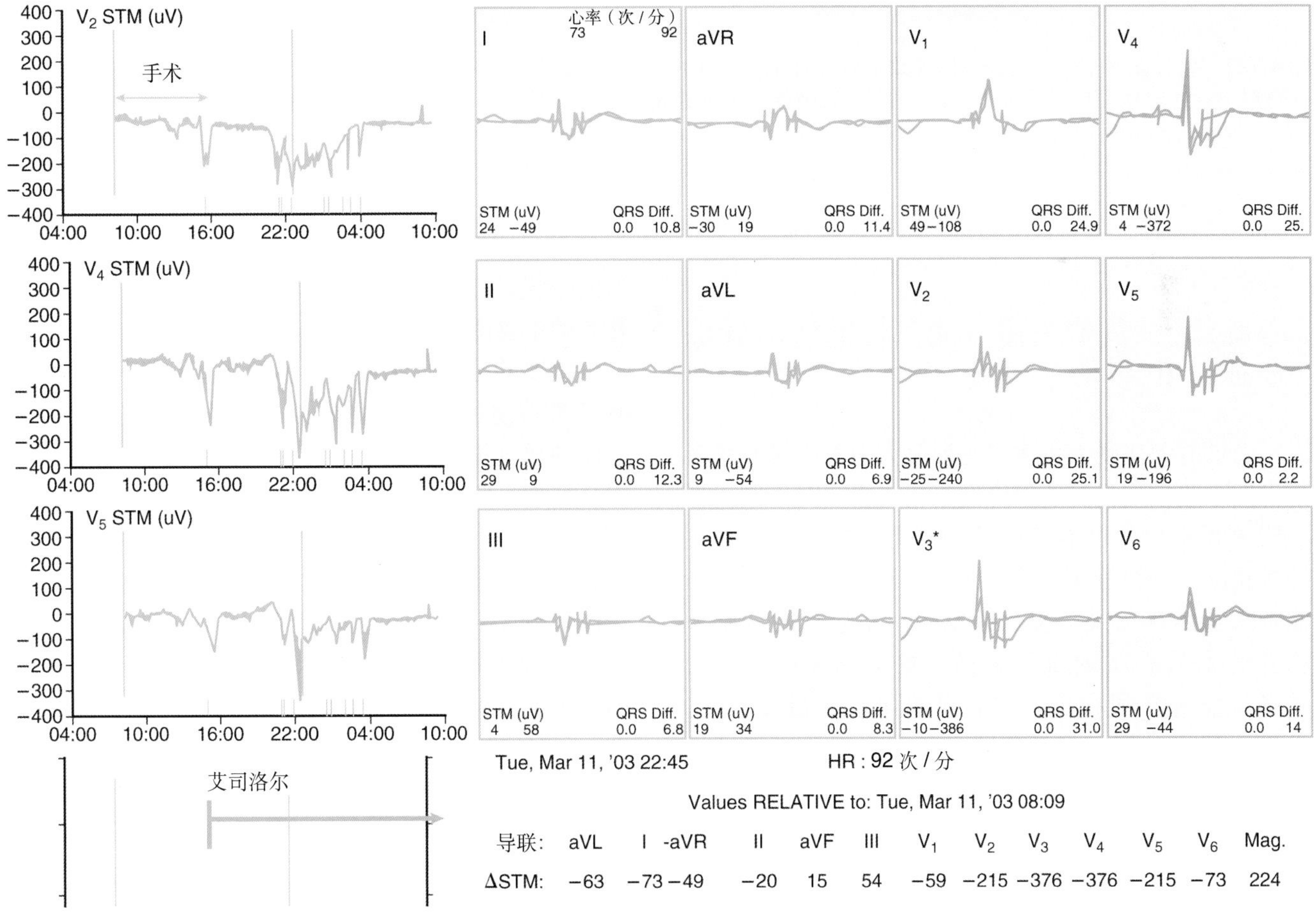

V2 STM (uV)
手术
V4 STM (uV)
V5 STM (uV)
04:00 10:00 16:00 22:00 04:00 10:00
艾司洛尔
心率（次 / 分）
73 92
I
aVR
V1
V4
II
aVL
V2
V5
III
aVF
V3*
V6
STM (uV) QRS Diff.
Tue, Mar 11, '03 22:45
HR : 92 次 / 分
Values RELATIVE to: Tue, Mar 11, '03 08:09
导联: aVL I -aVR II aVF III V1 V2 V3 V4 V5 V6 Mag.
ΔSTM: −63 −73 −49 −20 15 54 −59 −215 −376 −376 −215 −73 224

图 47-27　左图为围术期患者 ST 段和心率变化趋势。右图为心肌缺血高峰期时所有 12 导联心电图在其基线水平或术前水平上的叠加。ST 段趋势显示了两次 ST 段压低型心肌缺血事件：术后即刻持续 15min 的心肌缺血事件，随后 5h 内无缺血表现，然后是另一个超过 5h 的持续性 ST 段压低型心肌缺血事件。所有胸前区导联均显示明显的心肌缺血，而 V_3 和 V_4 导联最为明显

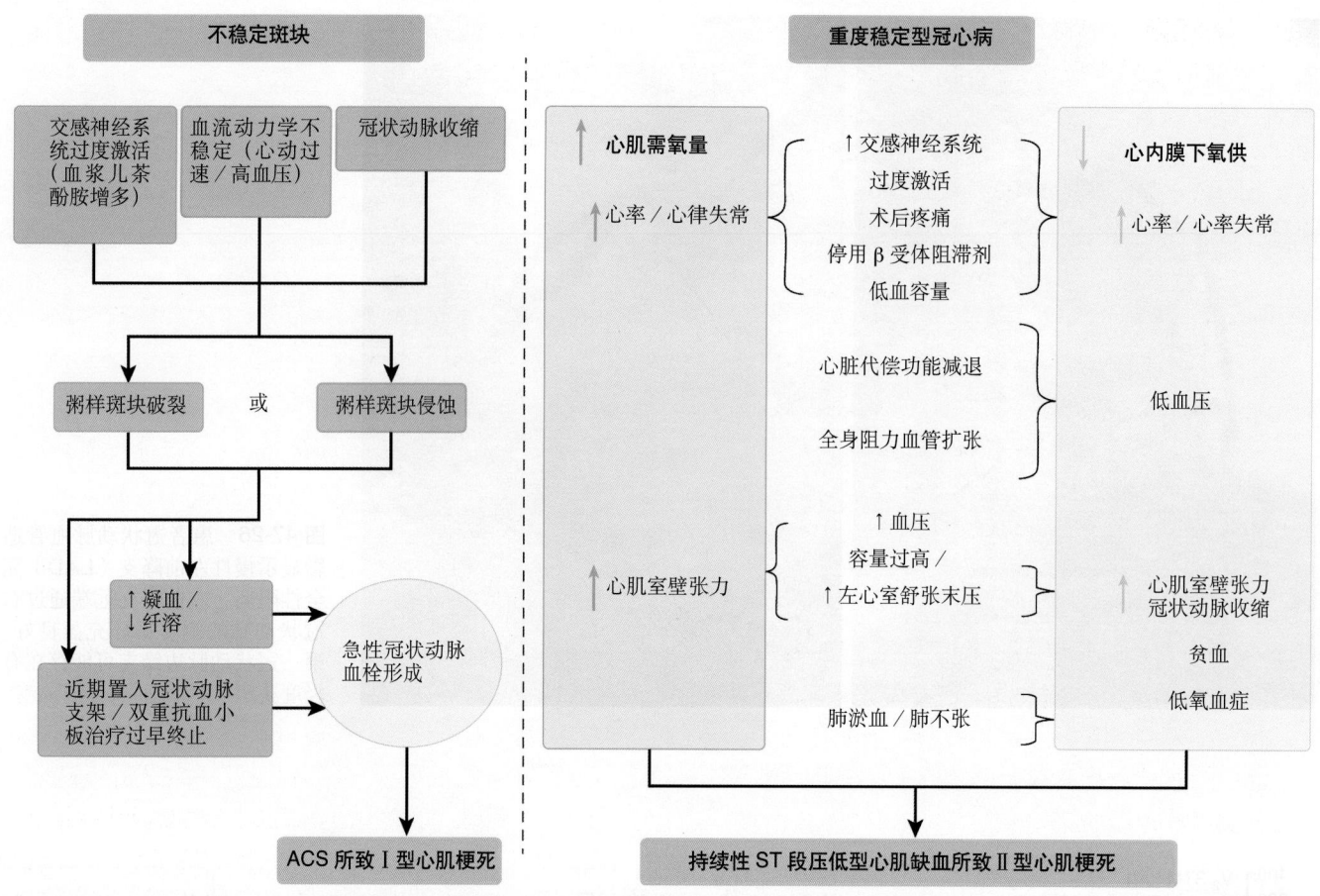

图 47-28　两种截然不同的机制可以导致术后心肌梗死：（1）Ⅰ型心肌梗死，粥样斑块自发性破裂或侵蚀以及急性冠状动脉血栓形成（急性冠状动脉综合征）；（2）Ⅱ型心肌梗死，重度稳定型冠心病患者出现的持续性心肌氧供-氧需失衡 *(Redrawn from Landesberg G, Beattie WS, Mosseri M, et al: Perioperative myocardial infarction, Circulation 119:2936-2944, 2009.)*

进纤溶过程，并没导致凝血状态的升高[108]。

心肌氧供-氧需失衡（非急性冠状动脉综合征，Ⅱ型心肌梗死）

通过监测接受大手术（主要是大血管手术）患者围术期心肌缺血情况所获得的资料来看，对于围术期心肌梗死来说，可能存在另一种更为常见的病理生理学状况。心血管事件高危患者，围术期应用 Holter 监护仪至术后一周，提示频发的、无症状的、心率相关的术后心肌缺血很常见（发生率高达50%），并且与住院期间和长期发病率和死亡率相关[90-91]。术后心脏并发症，包括猝死，基本上都源自持续性（> 30min[84, 88]，> 2h[81-82]或 > 5h[77, 87]）、无症状型 ST 段压低型心肌缺血。这些已被大血管手术后连续12导联心电图监测及在线 ST 段分析，以及围术期连续肌钙蛋白监测所证实[89-90]。肌钙蛋白可在术后早期发生持续性 ST 段压低型心肌缺血1h内升高，且升高的幅度和 ST 段压低型心肌缺血的持续时间相关[89]。

这些发现引起了对持续性应激性 ST 段压低型心肌缺血的重视，并将其视作引起术后肌钙蛋白升高和心肌梗死的主要诱因。

重要的是，围术期连续性肌钙蛋白监测显示，具有预警价值的肌钙蛋白轻度升高发生于心电图缺乏心肌缺血证据的高危大手术患者[90, 109-110]。在大血管手术后早期，肌钙蛋白轻度升高（肌钙蛋白 T > 0.03ng/ml），发生于高达24%的患者。然而，其中只有32%的患者心电图提示心肌缺血。相反，在伴有明显肌钙蛋白升高（> 0.1ng/ml）的患者（8.7%）中，88%的患者连续12导联心电监护提示有心肌缺血表现[90]。更高的肌钙蛋白水平和更长时间的 ST 段压低型心肌缺血有关，同时伴随心脏症状（如肺淤血、胸痛）的发生率升高。因此，持续性术后心肌缺血、心肌损伤、Ⅱ型心肌梗死可构成一连串临床事件，从无症状、轻度心肌损伤伴轻度肌钙蛋白升高和心电图较少提示心肌缺血到持续性、明显的心电图多导联心肌缺血表现伴明显的肌钙蛋白升高和围术期心肌梗死。肌钙蛋白升高有极其重要的预测价值，术后前三天肌钙蛋白升高可预测早期（30

天）[111] 和远期（5 年）[90] 术后死亡率。

冠状动脉粥样斑块破裂（Ⅰ型心肌梗死），好发于相对年轻的患有轻度闭塞性冠状动脉粥样斑块的患者，持续性应激性 ST 段压低型心肌缺血和心肌梗死（Ⅱ型心肌梗死）好发于患有长期、重度、常常为冠状动脉多支病变的稳定型冠心病患者[93]（图 47-29）。

多重触发因素可能导致术后心肌氧供-氧需失衡（图 47-28）：

- 心动过速是目前术后心肌缺血和Ⅱ型心肌梗死主要的诱因[89, 111]。显著冠病患者，其静息心率为 50 ～ 60 次 / 分，一旦心率升高至 80 ～ 90 次 / 分，即可能导致持续性术后心肌缺血和围术期心肌梗死，提示手术后为患者心肌缺血的敏感期。
- 继发于低血容量、严重出血、全身阻力血管扩张的心动过速伴低血压，或应激激素所致高血压以及血管收缩，会进一步加重心动过速所致心肌缺血。血压和心率决定了心肌的需氧量，动脉血压 / 心率的比值对冠状动脉灌注至关重要，尤其是对于依赖于侧支循环的心肌来说[112]。
- 心功能不全的患者容量超负荷，可能会增加心肌室壁张力，引起心内膜下心肌缺血。
- 围术期贫血[113]、低氧血症和高碳酸血症是其他常见可引起显著冠心病患者心肌缺血的诱因。
- 应激及心肌缺血所致冠状动脉收缩[114-115] 可进一步减少心肌缺血边缘区的血供。

围术期心肌缺血和心肌梗死的预防和治疗

因为术后心肌缺血和心肌梗死大多缺乏明显症状，因而预防的关键在于密切监护、早期发现和治疗任何心脏相关的症状和体征，如胸痛、气短、低氧血症和心电图改变。图 47-30 提出预防和治疗围术期心肌缺血和心肌梗死的流程。然而，该流程尚没有被大规模的临床实验所验证。

关于围术期预防性使用 β 受体阻滞剂依旧备受争议[117-118]。然而，预防和治疗即使是轻微的术后心率升高始终是重中之重。所有引起心动过速、高血压、低血压、贫血和疼痛的原因均需要积极治疗。治疗低血压引起的心动过速尤其具有挑战性，并要求对患者的基础情况和术后心肌、瓣膜以及冠状动脉的功能状况有清晰的认识。通常情况下，应用升压药维持血压，使用 β 受体阻滞剂减慢心率，在必要时进行容量治疗、术后镇痛和呼吸功能支持。很少采取急诊介入治疗、抗凝血药或糖蛋白Ⅱ b/ Ⅲ a 拮抗剂，因为术后即刻，以上治疗措施可能会诱发出血，除非患者发生 ST 段抬高型心肌梗死或者难治性心源性休克[119]。

贫血（血细胞比容＜ 39%）可以单独预测术后 30 天死亡率，在一项队列研究中，合理地纠正贫血可提高非心脏手术患者的生存率[120]。有研究报道输血可提高贫血（Hb < 10 g/dl）的冠心病危重患者的生存率，但对非贫血患者却没有作用[121]。研究报道证实对于血细胞比容＜ 25% 的稳定的急性冠状动脉综合征患者[122]、心脏术后患者[123] 以及 ICU 患者[124]，输血治疗可增加院内获得性感染发生率和死亡率。因此，血细胞比容水平位于 25% ～ 33% 为输血治疗的灰色地带，需要结合患者的具体情况进行个体化治疗。术后血流动力学不稳定的心肌缺血患者可能会因为输血受益。为了判断患者的容量状态，通常需要对其进行严格的围术期血流动力学监测，包括超声心动图、直接动脉测压、深静脉置管监测，有可能的话，放置肺动脉导管，以避免容量治疗过度诱发充血性心力衰竭。

参 考 文 献

见本书所附光盘。

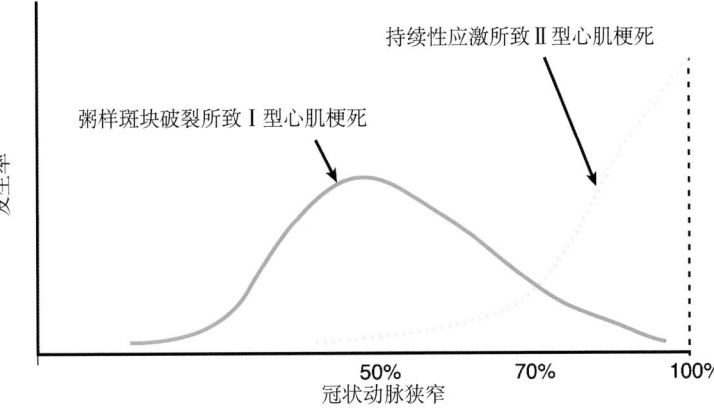

图 47-29 本图为冠心病严重程度所致Ⅰ型和Ⅱ型心肌梗死发生率的图示。粥样斑块破裂主要发生于相对非闭塞性粥样斑块，而持续性心肌氧供-氧需失衡主要发生于重度，通常是冠状动脉多支病变的冠心病患者 *(Adapted from Landesberg G: The pathophysiology of perioperative myocardial infarction: facts and perspectives, J Cardiothorac Vasc Anesth 17:90-100, 2003.)*

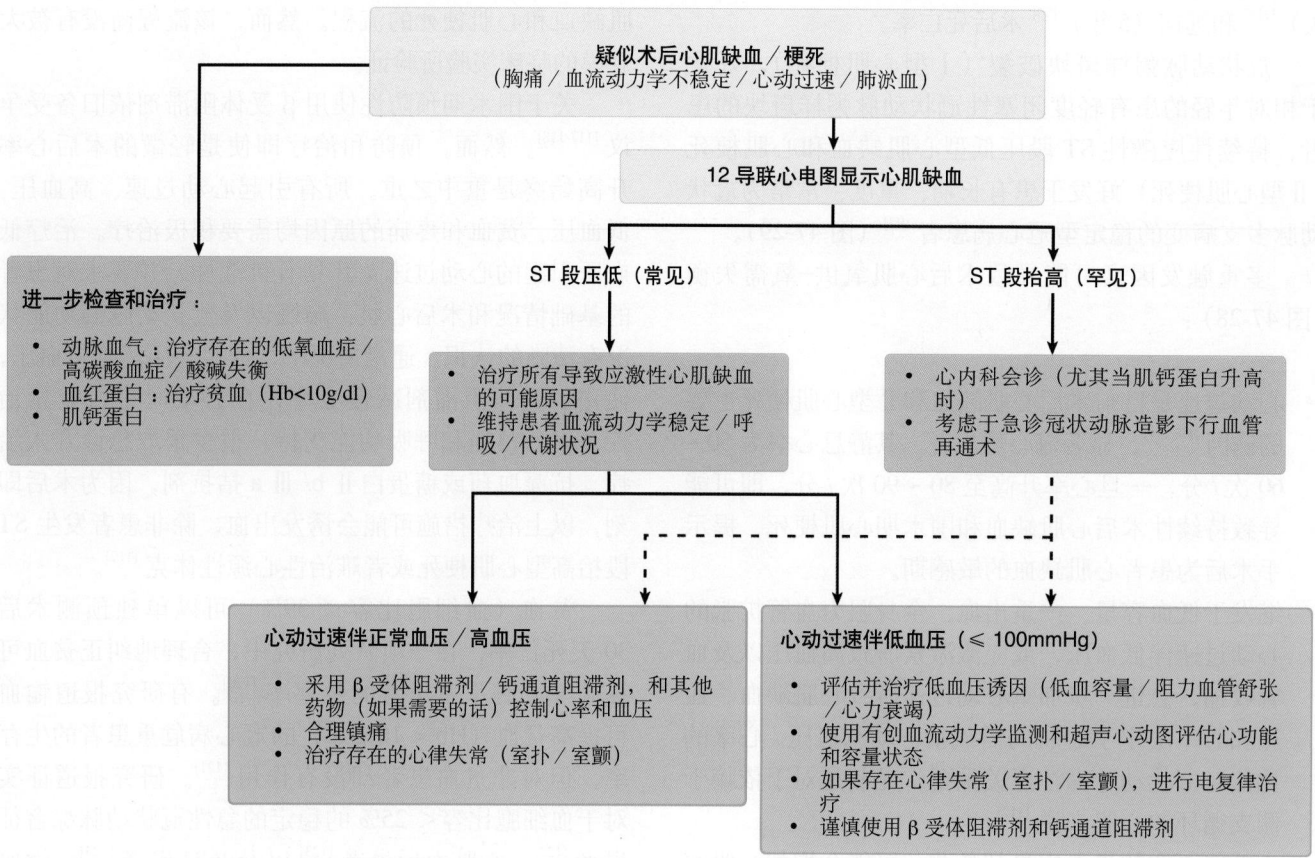

图 47-30　围术期心肌缺血和心肌梗死的防治流程 *(Redrawn from Landesberg G, Beattie WS, Mosseri M, et al: Perioperative myocardial infarction, Circulation 119:2936-2944, 2009.)*

第48章 植入式心脏脉冲发生器：起搏器和心脏复律除颤器

Marc A. Rozner

杨 涛 译 朱科明 审校

要 点[*]

术前

- 确认心血管可植入式电子装置（cardiovascular implantable electronic device, CIED）的发生器制造商以及模式（起搏器、经静脉除颤器或经皮除颤器）。

- 在术前与患者的 CIED 负责医师或医院取得联系，获取相应的诊疗记录以及围术期的处理建议 [心脏节律协会（Heart Rhythm Society, HRS）要求]。麻醉前应向具有资质的权威机构 [美国麻醉医师协会（American Society of Anesthesiologists, ASA）] 咨询 CIED 设备相关信息。

- 得到咨询副本。从 CIED 医师（HRS）处获得围术期操作方法，并确定植入式心脏复律除颤器（implantable cardioverter-defibrillator, ICD）处于适当的设置状态并且 CIED 可起搏心脏。

- 择期大手术或需在距发生器小于 25cm 的手术区域内使用单极电外科器械的患者，考虑更换已经快到期的 CIED 装置。

- 术前确定患者基础心率和心律，以决定准备（体外）起搏支持。

- 如果准备进行磁性干预，确保所有磁性操作（起搏、暂停电击治疗）的合理性，任何时候都应识别磁铁频率和节律。

- 若有分钟通气频率应答性感知功能，请将其关闭。

- 考虑关闭所有频率增强程序，避免造成对心律的误干扰。

- 大手术时，考虑增加低限起搏频率，以满足组织氧供。

- 如可能出现电磁干扰，则：①在使用除颤仪前禁用抗心动过速治疗模式；②对于一些起搏依赖的患者使用非同步起搏。在一些使用 ICDs（停止抗心动过速治疗）或者起搏器（提供非同步起搏）的情况下，可考虑使用磁铁。通过 ICD 进行的非同步起搏总是需要重新设置程序。

术中

- 应用脉搏血氧仪或动脉波形监测心脏节律。

- 考虑关闭心电监测仪上的"伪差过滤"。如果麻醉机具备分钟通气探头并

---

[*]本文主要针对体内植入起搏和除颤器的患者，内容根据 ASA（2005、2011 年修订）的实践指导，以及心脏节律协会（HRS）、原北美起搏与电生理协会（NASPE）和美国麻醉医师协会（ASA）围术期管理共识声明。

要 点（续）

处于激活状态，需确保关闭呼吸频率监测。
- 要求手术医师不使用单极电外科器械（electrosurgical unit, ESU）。
- 尽可能使用双极 ESU；否则的话，单纯使用电切比使用电切与电凝混合模式更安全，另外，ESU 使用时应采取短时间（<4s）、分次（单次 >2s）的烧灼方式。
- 即使电极板必须放在前臂远端、电线用消毒巾包裹，ESU 电流环路板的放置应防止电流通过起搏器电流环路。
- 假如 ESU 引起心室过度感知伴随起搏器停止起搏或心房过度感知伴随不匹配的心室起搏，则可以通过使用 ESU 短时间烧灼、重置 ESU 电极片或在起搏器上放置磁铁（不适用于 ICDs）来限制这些效应。

术后

- 术后应对一些患者进行检查，尤其是术前进行过起搏器程序重置的病例。对于"低风险病例"，HRS（而非 ASA）指出这种术后检查可于术后 1 个月内在许多非固定的医疗场所中完成。重新启动某些心率增强程序，应确定最佳的起搏频率与起搏参数。关闭抗心动过速功能的任何患者必须持续监测，直到该功能重新开启。

麻醉学的实践需要建立在深厚的理论基础上，常可能出现一些在医师执业生涯中非常罕见的特殊情况。而在医学领域中，心脏可植入式电子装置（cardiac implantable electronic device, CIED）领域可能碰到的罕见或难以处理的情况则非常之多。很多因素可能会对 CIED 装置自身特性以及对携带 CIED 装置患者围术期医护措施产生干扰。一些患者所植入的装置型号、技术陈旧，但仍能正常工作。此类装置的更新非常迅速，而病例报道、教科书以及文献回顾中所阐述的技术常无法与此类装置的更新速度相匹配而常出现错误的信息。CIED 类型不同、可采取的治疗措施多样、缺乏标准化规范（体现为这些设备的固有特性、磁性行为的不同，即便很多设备来自同一厂家），因此常会引起混淆，难以形成统一规范，可能会对患者造成潜在的危害。最后，一些可能对患者造成损害或者导致患者死亡的可预防性不良事件的发生通常被认为是"意外的"（参见后续关于临时起搏的章节）。

在传感器问世恰好 4 年后的 1958 年，心胸外科医师 CW Lillehei 与电子工程师 Earl Bakken 发明了电池驱动的起搏装置。1960 年，纽约 Buffalo 的心脏专家 Wilson Greatbatch 制造了第一个以电池为能量的植入式装置[1]。1980 年，Michael Mirowski（Baltimore, MD）在起搏器（pacemaker, PM）不断发展的基础上发明了植入式心脏复律除颤器†（implanted cardioverter-defibrillator, ICD）。1985 年美国食品和药物管理局（Food And Drug Administration, FDA）首次批准这些装置应用于临床。当时植入这些装置需要开胸手术，这对于心功能差的患者是一种大手术。随着电子微型化技术以及电池技术的发展，体积小（仅有 10ml）而电路复杂、可程控的起搏装置随即问世。

技术的进步（经静脉置入导线、抗心动过速‡起搏能力、持续的微型化特征、先进的起搏能力以及对患者生存率的有效提高[2-3]），使临床植入这些 ICD 装置日益增多。自 1997 年开始，经静脉置入的 ICD（transvenous ICD, T-ICD）设备已经被证实可以进行持续的抗心动过缓起搏。

---

† 尽管许多作者和参考文献把该种装置称作自动化植入式心脏复律除颤器（automatic implantable cardioverter-defibrillator, AICD），但是 AICD 为一种商标名，最早归 CPI-Cardiac Pacemakers 公司拥有，之后 Guidant Medical 公司（现在是 Boston Scientific 公司的一部分）取得了该商标权。PCD（Programmable Cardioverter-Defibrillator）商标归 Medtronic 公司（Minneapolis, MN）拥有。

‡ 本章通篇采用抗心动过缓和心动过速这类术语。抗心动过缓是指起搏维持最低的心率。因此，常规起搏器为抗心动过缓装置。抗心动过速是指心动过速时输出的治疗设置，这一疗法设计用于降低固有心率。

利用起搏器（CRT-P）和 ICDs（CRT-D）通过复杂的三腔（心房、左心室和右心室）起搏提供心脏的再同步的治疗措施 [cardiac resynchronization therapy, CRT；也叫双心室（biventricular, BiV）起搏] 在 2001 年可以在美国得以实施。2009 年，Cameron Health（San Clemente, Calif）提供的皮下 ICD（subcutaneous ICD, S-ICD）设备获得了欧盟认证（1985 年后针对在欧盟区域销售使用的产品的强制认证标准）。Boston Scientific/Guidant Medical/CPI（BOS; Natick, Mass）在 2012 年中的时候购买了这家公司并在同年 9 月接收到 FDA 对 S-ICD 的认证。

如上所述，这些植入技术设备的进展和使用指征的扩展可能会在对使用 CIED 设备的患者进行医护措施过程中带来困扰。带有起搏功能的胸部（而非腹部）盒式 ICD（T-ICD）由于其在体表心电图上的起搏"尖峰信号"（spikes）而可能被误认为是一种非 ICD 起搏器。另外，T-ICD 也被一些医务人员、媒体和患者不恰当地称为"起搏器 / 除颤仪"。需指出在应对外界刺激 [磁性作用、电磁干扰（electromagnetic interference, EMI）] 时，T-ICD 设备的反应与起搏器设备不同，这种现象对患者存在潜在的风险。例如，当存在 EMI 时可能导致设备电击治疗功能无法关闭，就可能导致围术期出现不恰当的电击效应 [4]，甚至可能会缩短患者的寿命 [5]。研究显示，相当数量的患者在住院治疗期间接受了不恰当的电击治疗 [6]。要将传统的起搏器设备与 T-ICD 区别开来，可以通过胸部 X 线检查检测右心室（right ventricular, RV）导线系统特征（图 48-1）。另外，胸片还可以用来鉴别发生器的厂家（图 48-2）。

起搏和除颤系统的可靠性具有良好记录，但有时也会出现故障。Laskey 等分析了 2003—2007 年间 FDA 中与 T-ICD 设备有关的记录（其中 T-ICD 设备 459000 例，T-ICD 设备 256000 例），结果发现 T-ICD 设备年均取出率为 5.0%，CRT-D 设备年均取出率为 8.3% [7]。另有一项关于起搏器设备的类似研究显示，1990—2002 年间 225 万例起搏器植入病例中有 0.4% 设备出现故障 [8]。因此，每一例安装心脏发生器的患者都应接受定期随访检查。电话检查，可以检查起搏器以及 ICDs 电池消耗、程序设置、敏感性以及对心律失常的检测（起搏器设备和 ICD 设备）和治疗（ICD 设备）情况。或检测心动过速（用于 ICDs），但不能确保足够的起搏夺获，也不能感知安全阈值。一些起搏器设备和 ICD 设备具有自我感知和捕获功能，可以对发生的问题进行反馈报告，但指令性反复测试则无法完成，例如起搏阈值。对于"稳定的"起搏器

设备，应当每 4～12 周进行一次医疗检测。美国心脏节律学会（HRS）和欧洲心脏节律协会（European Heart Rhythm Association, EHRA）推荐的医疗检测（远程或实体检测）周期为 3～12 个月。HRS/EHRA 的建议中包括要求每年至少对所使用的设备进行实体检测 1 次。而对于 ICD 设备，并没有明确的医疗检测涉及范围报道。HRS/EHRA 建议对 ICD 设备进行的检测周期为 3～6 个月，另外，也需要至少一年进行一次实体检测 [9-10]。

不同制造商也发布过关于自己产品的"提示""产品建议"或"召回政策"等条文，或许对围术期设备使用有影响。例如 BOS 公司报道称 T-ICD 的磁铁转换器可能会阻止电击的传导。有两组人群已得到确认：① 某些 2005 年以前生产的 T-ICD 设备（约 2000 例仍在使用中），这些装置的磁铁转换器可能已经永久性的失效了；② 某些在 2006 年 1 月到 2007 年 12 月间生产的 T-ICD 设备（约 34 000 例仍在使用中）必须在进行磁性操作后进行设备"音调 / 哔哔音"的检测。任何磁性转换功能失效的 ICD 设备即使放置了磁铁也会产生电击效应（图 48-3）[4, 11]。Medtronic 公司（Minneapolis, Minn）生产的 Sprint Fidelis ICD 导联线会出现感知过度，即在无心室电收缩情况下感知到心室活动，这会导致起搏失败或不恰当除颤（图 48-4）。公司推荐的操作包括改变程序化设置和运用远程监测 [12]。2010 年 10 月，St. Jude Medical（Sylmar, Calif）公司报道了他们的 Riata ICD 设备（已使用 227 000 例）能够改善隔绝故障，这些故障会导致 ICD 不当放电或起搏失败。他们建议的随访时间为 3～6 个月 [13]。

起搏器与 ICDs 极为复杂且程控参数诸多，从而限制了医务人员对植入式脉冲发生器（pulse generator, PG）患者围术期监护的普遍认识。随着人口老龄化、植入技术不断改进以及心脏装置植入新指征的提出，新世纪内将有越来越多的人植入这类装置。2005 年，美国麻醉医师协会（ASA）注意到这方面问题，并达成了围术期操作共识，随后在 2011 年发布了更新 [14]。同样在 2011 年，HRS 和 ASA 共同发布了"专家共识" [15]，来自不同专业协会的专家希望通过这份共识使得此技术获得技术、经济和安全上的平衡。加拿大麻醉学会和加拿大心血管学会（Canadian Anesthesia Society, CAS; Canadian Cardiovascular Society, CCS）在 2012 年发布了一份共同声明 [16]，英国的药物和保健产品监管机构（Medicines and Healthcare Products Regulatory Agency, MHRA）在 2006 年也发布了指南，其中涉及了外科电热技术 / 电凝止血技术 [17]。但 MHRA 指南中没有提到使用 CIED 的患者在进行外科

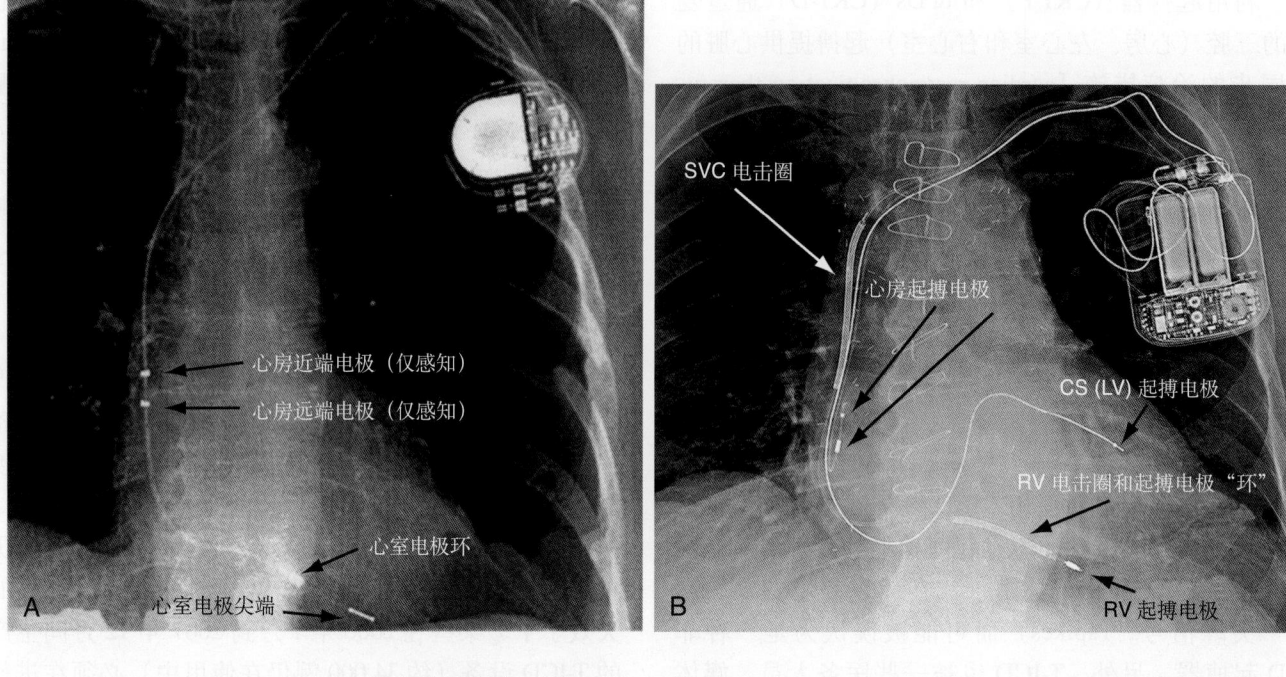

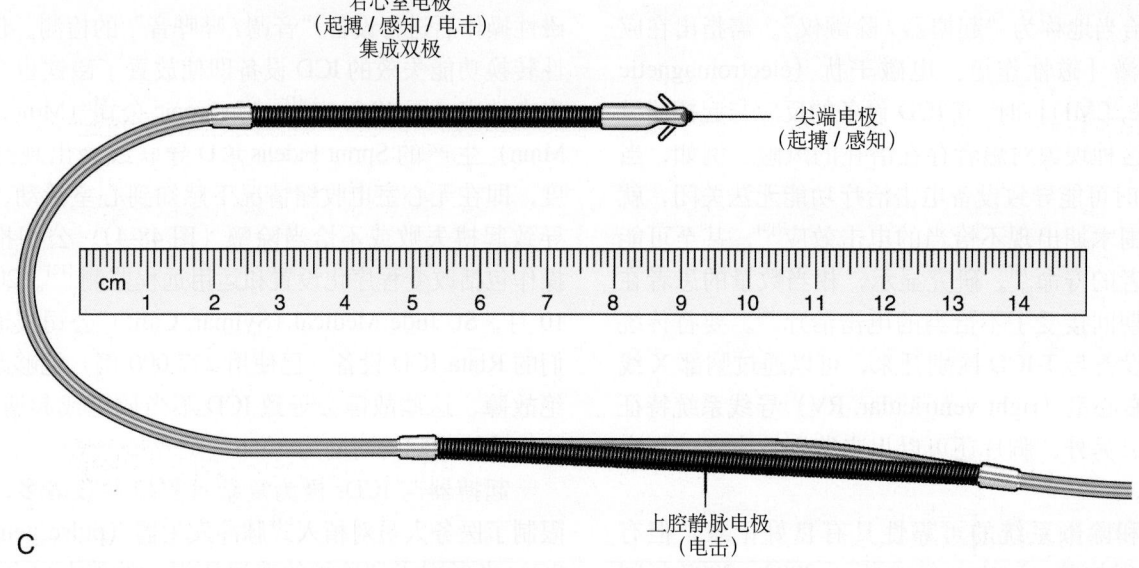

图 48-1　一般的单根导线起搏器、植入式心脏复律除颤器（implantable cardioverter-defibrillator, ICD）以及右心室（RV）除颤导线在胸片上的表现。A. 单根 4 电极导线起搏器，具有心房与心室感知以及心室起搏功能。胸片显示现代起搏系统许多特征。发生器安装在左胸部。该单根导线通过锁骨下，第一肋骨上方（导线故障常见部位，但该胸片证实无故障）的锁骨下静脉进入心腔。该装置在右心房有两个电极，能感知检测心房自主性活动。导线心室部分具有经典的双极模式，在尖端电极的近端有一个环形电极；这些电极用于感知心室自主性活动，并可使心室去极化。这一特定的系统是 VDD 起搏系统，用于植入房室结功能正常的患者。这种系统不能用于心房去极化。体表心电图常显示心室起搏追踪心房活动，从体表心电图上易误诊为双腔（DDD）起搏器。B. 具有双心室起搏功能的除颤器系统。该装置共植入 3 根导线：右心房是常规的双电极导线；右心室是 4 电极导线；还有一根导线置入冠状窦（CS）。右心室导线上有"电击"导体即称电击线圈（shock coils），这是除颤器系统不同于一般起搏器之处。许多 ICDs 在上腔静脉（superior vena cava, SVC）还具有另一个电击线圈，在电性能方面等同于除颤器，称为"罐"（can）。除颤环路包括 ICD 时，即称活动性罐构造（active can configuration）。该装置用于扩张型心肌病伴 QRS 延长（常有 PR 间期延长）患者"再同步疗法"。右心房的双电极导线具有感知和起搏功能，同样右心室导线尖端电极与电击线圈亦具有感知和起搏功能。如果右心室第二个起搏电极与电击线圈合并，该导线就称作集成双极，在 ICD 系统中不允许单极起搏。CS 导线使左心室（LV）去极化。对于 ICD，一个心室去极化失败可导致心室感知过度（随后不恰当的抗心动过速治疗）。C. 集成双极右心室除颤导线。该导线的尖端呈鱼叉样（称为鱼叉样导线），插入右心室小梁，而不是通过螺丝与心室壁连接。该导线包含一个 SVC 电击圈

手术过程中不存在电磁干扰时的问题。所有文档中对急诊手术的关注都超过了择期手术（表48-1）。

植入心脏PG的患者除心脏节律方面的疾病外还常合并其他严重疾病。对这些患者进行监护时需注意其医疗及心理上的问题，此外还需了解PG及其功能以及在手术室或操作室中可能的特性。

并非所有胸部植入式电子发生器均为心脏装置，一些装置类似于心脏PG，其增加频率的适应证与心脏病无关。其植入胸部的位置（通常是心脏电流发生器所在位置）可使这种装置被误认为心脏起搏器[18]。FDA已批准的PG用于控制疼痛、刺激丘脑以控制Parkinson病、刺激瘫痪患者膈神经来刺激膈肌以及刺激迷走神经来控制癫痫发作和抑郁症[19]。而且，有设想通过刺激迷走神经治疗心力衰竭[20]和肥胖[21]。因此，医疗人员必须首先判断PG是起搏心脏、刺激中枢神经系统、刺激脊髓还是刺激迷走神经。

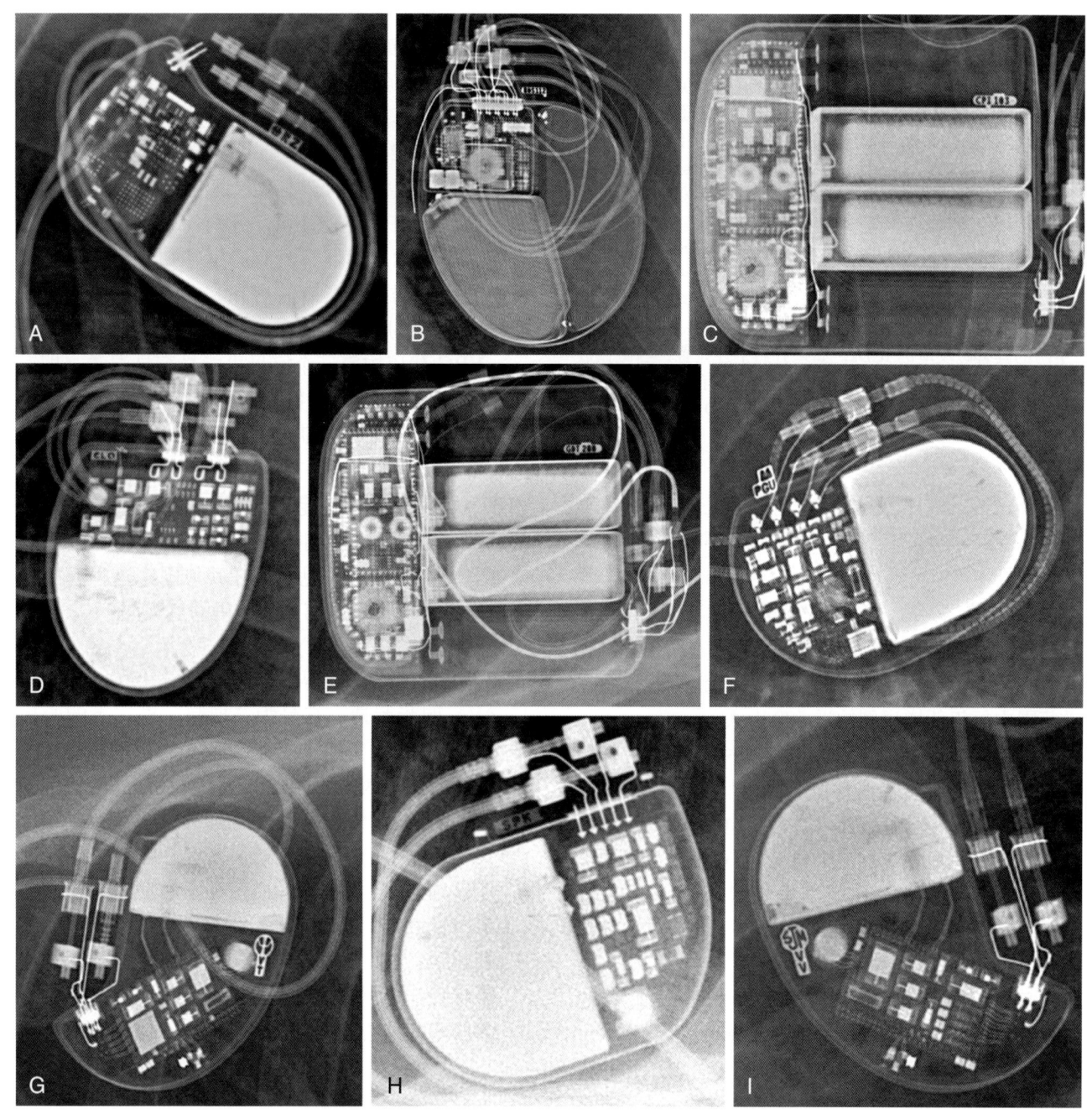

图48-2 X光线下识别不同厂家生产的起搏器。手术记录，患者卡片或者胸部X片可识别不同的起搏器和ICDs。胸部数字化X光片经后期图像处理可显示不同制造商的商标：Biotronik（A），Boston Scientific（B），CPI（C），ELA（D），Guidant（E），Medtronic（F），Pacesetter（G），Sorin（H），以及St. Jude Medical（I）。对于Sorin的设备，所有的标示都以"SP"作为开头字母，并且第三个字母可以用来确认实际的型号。*目前使用的标识

设置		
磁铁	初值	现值
*允许使用磁铁		关闭
*用磁铁改变速度模式		
蜂鸣器		
电容器充电时发声		关闭
出现心室感知和起搏事件时发声		关闭
完成选择性置换指征时发声		打开

图 48-3　Guidant Contak Renewal 3 HE model H179 的磁铁模式设置。2005 年 6 月 23 日，Guidant 公司向广大医师发布了紧急医疗器械安全信息以及改进方案，包含磁铁开关问题，该款 ICD 就在其中。改进方案是通过程控永久性关闭磁铁开关，结果装置将对磁铁无反应，即使放置磁铁也不会关闭电击治疗。据此，大约有 46 000 例 Guidant 公司生产的 ICDs 需要通过程控永久性关闭磁铁开关。工厂专家相信不超过 10 000 例此类设备仍在使用中，而且是在 2013 年 1 月后激活的。注意图中使用磁铁改变快速模式（change tachy mode with magnet）的设置。2009 年 10 月，Boston Scientific 通过软件的发布展示了设备的有效性，除了 Contak Renewal Series 外，这种设置在其他 ICD 设备中被取消了。许多 Boston Scientific、Guidant Medical 以及 CPI 生产的具有磁反应的 ICDs，如果开启上述设置，当磁铁放置持续 30 s 以上就会永久关闭 ICD 功能。没有哪种 X 线下显示 "BOS" 标志的 Boston Scientific 生产的 ICD 设备具有这种特点

起　搏　器

自 1960 年至今，已有 26 家公司生产近 3000 多种起搏器。目前美国每年新增 35 万例成人和儿童接受起搏器植入术，当今约有 300 万人装有起搏器。而在世界范围内每年新增病例约近 500 万人。

起搏器系统包括 PG 和传送电脉冲至患者心脏的电极导线。电极导线经腔静脉（经静脉电极导线）连接心腔或直接缝于心脏表面（心外膜电极导线）。电极导线有单极（每根导线有一个电极）、双极（每根导线有两个电极）和多极（每根导线有多个电极和电线，并与多心腔相连）（图 48-1A）。因为一个环路需要两个电极，所以单极导线时金属发生器是另一电极。应用单极导线时，发生器盒不应与气体接触，有报道使用氧化亚氮可使该发生器电导的连续性中断[22]。

单极导线起搏器似乎对 EMI 影响较敏感，其在模拟心电图上可记录到较大的起搏 "尖峰信号"。大多数起搏器（除外 St. Jude Cardiac Rhythm Management、Sylmar 以及 CA 的 Autocapture devices）使用双极起搏模式，因为双极起搏所需能量较少。双极电极的感知

对抗肌肉信号或杂散电磁场干扰的能力较强。在胸部 X 片上往往能识别出双极电极，因为双极电极尖端 1～3cm 处有环形电极（图 48-1A）。然而，双极导线起搏器也能够通过设定程序调为具有起搏、感知或两种功能兼有的单极模式。一些起搏器在出现导线故障时会可自动切换到单极导线起搏或感应起搏模式。在使用所有 ICD 装置过程中绝对禁忌进行单极起搏。

代　　码

不了解起搏器全称代码就无法讨论起搏器。1983 年 NASPE 和英国心脏起搏与电生理组织（BPEG）共同制定了起搏器通用代码（称为 NBG 代码[§]），并最后于 2002 年修订[23]。NBG 代码描述了起搏装置的基本性能（表 48-2）。麻醉医师并不熟悉起搏器的各种术语，其中多数将会列于本章末词汇表。

该代码前两位较直观，分别代表起搏心腔和感知心腔。早期的起搏器只具有心室感知或起搏功能，但目前的起搏器型号具有心房和心室的感知或起搏，且能程控这些心腔的自主活动。

NBG 代码中第三个字母可能最容易混淆（即对感知事件的反应）。大多数起搏器都设置为 DDD（双腔感知与起搏、触发与抑制模式）或 VVI 模式（抑制模式中的单腔心室起搏）。还有两种常用的模式分别是 VDD（心房示踪心室起搏）和 DDI 模式（双腔起搏与感知，但是只有抑制模式）。在美国，单纯的心房起搏器（AAI 模式）少见，但在其他国家这种起搏器用于窦房结疾病患者。第三位代码的意义如下：

D（双重）：DDD 起搏用于保证房室（atrioventricular, AV）同步起搏。它是为 "抑制" 模式下的心房起搏，即在一定间期内未感知到心房活动（或插入性心室活动，因为任何心室活动都会重置心房同步），该装置将会发出一次心房脉冲。DDD 或 VDD 模式下，一旦出现心房活动（无论是自主性或起搏性），起搏装置将确保追踪心室活动（上限起搏频率，见章末词汇表）。

I（抑制）：假如起搏器未感知到自主性电活动，起搏器将发出脉冲到相应心腔。在 DDI 模式，只有当起搏器起搏心房时才能 AV 同步。假如心房有自主

[§] NBG 代码源于北美起搏与电生理协会（NASPE）与英国起搏与电生理组织（BPEG）的联合项目，其中字母 N 代表 NASPE，字母 B 代表 BPEG，字母 G 表示全称（generic）。NASPE 与 2004 年重组为心脏节律协会（HRS）。

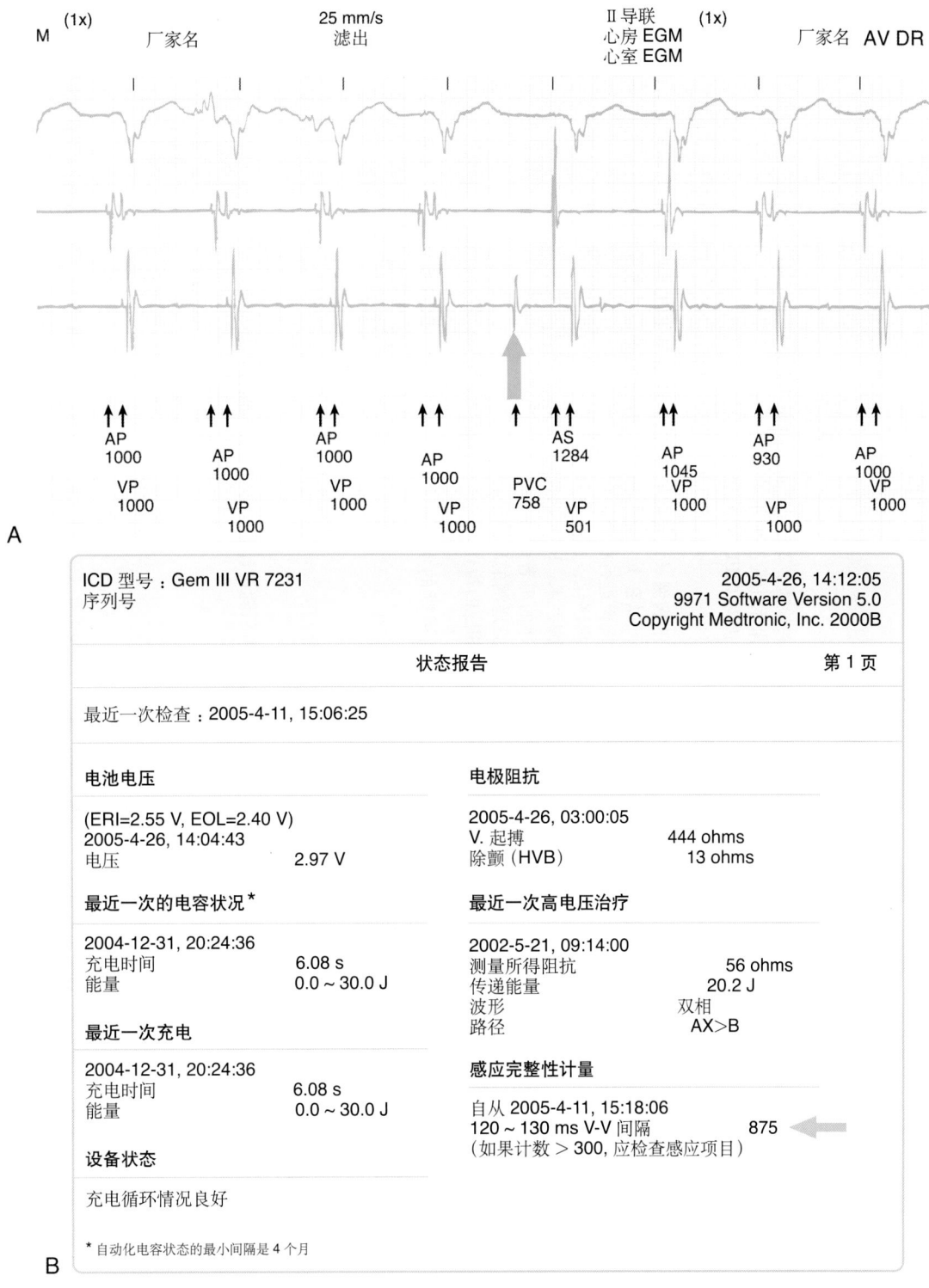

图 48-4　导线损坏导致心室感知过度。**A.** 实时遥测记录 Guidant 生产的 ICD，带有一 Guidant 0156 右心室除颤导线，报告一次心室自主活动（箭头示），但在体表心电图（electrocardiogram，ECG）未显示，这种情况被定义为感知过度。该 ICD 采用 DDD 模式（低限频率 60 次 / 分；房室延迟，180 ms），该患者心室收缩依赖 ICD 的起搏功能。第一行的描记图代表体表 ECG，第二行的代表心房内电描记图，第三行代表心室内电描记图。最后一行代表标志通道（maker channel）：AP，心房起搏；AS，心房感知；VP，心室起搏；不恰当的心室感知被标志为 "PVC"，因为其发生在前次心室活动后但其之前没有心房活动。注意心室感知过度延长了第四和第五次心室收缩之间的 RR 间期，这是因为该患者心室收缩依赖起搏。在起搏器依赖患者，这种类型心室感知过度可导致停搏。对于有心室自主活动的患者感知过度会导致不恰当的抗快速心率失常治疗（例如电击），这是因为 ICD 会把过度感知的心室活动当作心率加快。**B.** 植入单腔 Medtronic ICD 和 Medtronic Sprint Fidelis 右心室除颤导线的患者，在其头颈手术前的一次咨询中（2005-4-26）发现曾有严重的心室感知过度事件。该例 ICD 自 15 天前的一次咨询（2005-4-11）后共记录了 875 次短 RR 间期。这些数据与导线破裂导致的间断性 "接通 - 断裂"（make-break）式连接有关。本例是自从上次咨询结束 12 min 后，就开始新计数。每月计数超过 100 次提示装置有问题；更换导线的适应证包括起搏器依赖患者出现感知过度或检测到由感知过度导致的快速心率。EOL，生命终止；ERI，选择性置换指征

表 48-1 心脏植入电子设备的重要回顾和研究报道（已发表）汇总与围术期建议

	术前建议	术中磁铁使用	ESU 分散的电极放置	术后建议	紧急措施	
					起搏器	ICD
ASA	择期手术前"及时检测"	避免使用磁铁有利于再程序化	避免电流穿过胸部或者 CIED 系统	建议术后进行相关检查。2011 年的更新中建议如果术中没有使用单极 ESU，则无需对 CIED 情况进行再次检查	（静态）	
HRS/ASA	近期检测时间：起搏器设备在 12 个月内，ICD 设备在 6 个月内，CRT 设备在 3~6 个月内；CIED 专业医师需提供围术期医疗保障	推荐使用磁铁的情况：非同步起搏（通常针对接受起搏器治疗的患者）和终止 ICD 高能治疗，且患者体位不影响磁铁的使用和观察	避免电流穿过胸部或者 CIED 系统	大多数使用 EMI 的病例（尤其对于脐水平以下）可以在 1 个月内进行检查。对非固定的医疗机构进行检查。对于 CIEDs 重新程序化、血流动力学不稳定、心胸手术、RFA 以及体外心脏电复律的患者而言，应在将患者从心脏遥测的环境转移前就应进行相应的检查	使用 12 导联 ECG 确认是否需要起搏；如果是 100% 起搏需测试依赖度 使用磁体来减轻对起搏器功能的抑制效应	使用磁铁来延缓 ICD 对快速心律失常的治疗作用 直到术后访视前都应当进行持续的心脏监测
CAS/CCS	无需重新检测，但 CIED 专业医师需提供围术期医疗保障	在合理的前提下推荐使用磁铁的情况：非同步起搏（通常针对接受起搏器治疗的患者）和终止 ICD 高能治疗	无备注	择期手术前明确清晰的术后医疗计划	使用 12 导联 ECG 确认是否需要起搏；仔细监测来确定磁性状态；如果 ESU 对 CIED 造成干扰，需进行数次 >5s 的暂停	
MHRA*	术前与起搏器或者 ICD 随访的医疗机构联系，进行围术期评估和建议	由于程序化操作可能影响磁性反应，应谨慎使用	"确定反应电极能自动调整位置可使发射电极和反应电极之间的电流与起搏器/除颤仪（和导线）的距离尽可能远"	在随访机构确定术后随访计划	尝试遵循常规步骤；术后访视 ASAP 磁铁可能会引起非同步起搏	磁铁可能可以预防不恰当放电

ASA，美国麻醉医师协会；CAS/CSS，加拿大麻醉协会/加拿大心脏协会；CIED，心脏植入性电装置；CRT，心脏再同步治疗（任何具有左心室和右心室起搏能力的 CIED 装置）；EMI，电磁干扰；ESU，电外科单位（"博维"，"Bovie"）；HRS，心脏节律协会；ICD，植入式心脏复律除颤器；MHRA，医疗和健康产品管理机构；RFA，射频消融。
* 推荐措施只在可能将出现电磁干扰时

表 48-2　2002 年 NASPE/BPEG 修订后的 NBG 起搏器代码*

I	II	III	IV	V
起搏心腔	感知心腔	对感知事件的反应	程控功能，频率调整	多点起搏
O = 无	O = 无	O = 无	O = 无	O = 没有
A = 心房	A = 心房	I = 抑制	R = 频率调整	A = 心房
V = 心室	V = 心室	T = 触发		V = 心室
D = 双腔（A+V）	D = 双腔（A+V）	D = 双重（T+I）		D = 双腔（A+V）

* 起搏器全称代码[23] 最初于 1983 年公布，并于 2002 年修订，以与起搏器领域技术发展保持一致。NBG 代码源于北美起搏与电生理协会（NASPE）与英国起搏与电生理组织（BPEG）的联合项目，其中字母 N 代表 NASPE，字母 B 代表 BPEG，字母 G 表示全称（generic）

性活动，那么该起搏器就不提供 AV 同步。

T（触发）：起搏装置只有在感知事件时才发出脉冲。触发模式用于测试起搏器。

VDD 和 DDI 型起搏器值得进一步探讨。VDD 起搏器适用于房室结功能障碍但窦房结功能尚完好的患者。VDD 起搏由单根导线完成，该导线包含心房感知电极和心室感知和起搏电极（图 48-1A）。VDD 装置不具备心房起搏功能。因此，对于依赖心房收缩来增加心排血量的患者，VDD 起搏器一旦进入 VVI 的工作模式（如窦房结心率低于设定值、电池耗尽）或非同步心室起搏（如放置磁铁，EMI）则可引起血流动力学恶化[24-25]。

DDI 起搏适用于双腔起搏器和阵发性房性心律失常（如阵发性心房颤动）患者。DDI 起搏可防止试图追踪房性心律失常所引起的快速心室率（即在上限追踪频率下起搏）；只有心房起搏时，才会产生 AV 同步。一些 DDD 起搏器按程序设计在探测到快速心房率时可转换为 DDI 模式（称为模式转换、自动模式转换或心房快速反应，名称取决于生产厂家）。当转化为 DDI 模式后，干扰因素如心房率 > 400 次 / 分、ESU 产生的 EMI 以及磁铁放置与去除均能使起搏器暂时转变为 DDD 模式，结果导致在上限频率下房室起搏（AV pacing）或心室起搏（见起搏器讨论中随后关于磁铁反应的章节）。

第四个字母代表频率调整，该概念亦难以理解。由于一些患者在氧需增加时并不能提高心率（变时性障碍），因此制造商设计了许多方法来监测"患者运动"，如能感知振动、呼吸和压力的传感器（框 48-1）。由于传感器可监测"运动"，故其能提高起搏频率（称为传感器指示频率，sensor indicated rate）。当运动减弱时，传感器指示起搏频率回到程控所设置的低限起搏频率。这种对运动信号的敏感性以及起搏频率的变化性是目前发生器的程控特点。无论是胸部皮肤消毒，还是对发生器的按压，抑或是小型通气装置发出的 EMI，这些手术室中干扰会导致已开启频率反应程序的发生器增加起搏频率，这可引起不恰当治疗和患者损伤[26-27]。

2002 年所修订的 NBG 中，第五个字母代表多点起搏功能（此前该字母代表抗心动过速功能，但目前已放弃该描述，取而代之的是除颤器全程代码）。目前正在研究心房多点起搏用于预防心房颤动（房颤）[28]；心室多点起搏可用于治疗扩张型心肌病（dilated cardiomyopathy，DCM）[29-31]。

适 应 证

永久性起搏的适应证见框 48-2，也已有详细的综述[32]。传统上起搏器用于治疗窦房结疾病（脉冲形成障碍）和房室结疾病（脉冲传导障碍）。针对 DCM 患者进行 CRT 起搏需要进行左心室起搏，通常是将一根导线放入冠状窦（coronary sinus，CS）（图 48-1B）或

框 48-1　已有的或正在研究的频率调整性传感器*

美国批准使用的传感器
振动传感器
运动传感器
分钟通气（生物阻抗传感器）
QT 间期（只有 Vitatron 生产）
右心室压力（只有 Biotronik 生产）
正在研究的传感器
右心每搏量
血 pH
血液温度
混合静脉血氧传感器
收缩期间隔
诱发反应
心内阻抗

* 美国已批准 5 种检测患者运动的传感器用于心脏起搏，其他许多传感器尚在研究中。一些装置有 2 种传感器，能交叉验证，以避免错误地引起心率增快。分钟通气传感器对杂散的电磁干扰极为敏感，结果起搏器驱动的心动过速被不恰当治疗。关于右心室压力传感器在围术期的资料极少。大多数起搏器专家建议在围术期关闭其频率调整程序，以免混淆患者自身心动过速和起搏器诱导的心动过速（如 Schwartzenburg 等报道[121]）

框 48-2　起搏器植入适应证*
症状性脉冲形成障碍（窦房结疾病） 症状性脉冲传导障碍（房室结疾病） 长 QT 综合征 肥厚型梗阻性心肌病*† 扩张型心肌病*†

* 以上是安装永久性起搏器适应证。大多数需安装起搏器患者均属前两类（窦房结或房室结疾病）。

† 表示需要 100% 心室起搏才有效，因此设定短 AV 延迟（120 ～ 150ms）

缝接到左心室游离心壁。右心室到左心室激活时间显著的患者，某一心室的夺获失败会引起心室率重复计数（ventricular overcounting），结果错误地引起 DCM 患者起搏除颤器实施抗心动过速治疗 [33-34]。起搏一直被开发用来降低成人与儿童肥厚型梗阻性心肌病（hypertrophic obstructive cardiomyopathy，HOCM）的流出道梗阻，因为所起搏的心室传导发生在左束支（可使左心室间隔除极滞后于其他部分，而不在收缩早期）[35]。

对 HOCM 和 DCM 的患者起搏需要仔细设置程序。为使这些患者有效起搏，起搏器必须产生心室去极化信号，并必须保证房室同步 [36]。起搏器抑制或者起搏器失灵（如自身传导、心房节律紊乱、心室节律紊乱、出现交界性节律或电磁干扰）都会引起这些患者血流动力学紊乱。

易感患者 CRT 起搏可能引起 Q-T 间期延长，有报道后者与尖端扭转型心动过速有关 [37]。因此，麻醉医师应有充分的准备，对安装传统起搏器的双心室起搏器患者，应随时备用除颤器。

磁 铁 反 应

大多数起搏器制造商警告绝对不要用磁铁来处理起搏器突发事件或用来防止 EMI 的影响。但是，磁铁引起的起搏器模式改变能证实起搏器电池寿命，并且有时能证实起搏阈值安全性因素。

放置磁铁并不会使所有的起搏器均转换为持续非同步模式，因此磁铁放置于发生器上可能并不产生任何影响。同一公司不同型号的起搏器对磁铁的反应也有所不同。放置磁铁对起搏器的可能影响见表 48-3 [38-40]。某些起搏器［例如 Biotronik（Berlin, world headquarters; Lake Oswego, Ore, U.S. headquarters），BOS, Pacesetter, St. Jude Medical, Telectronics 公司的产品］能通过程序设定改变磁铁反应，而有些起搏器能通过程序设定来完全消除磁铁反应。如果起搏器磁反应可通过程序化进行控制，只能让程序员对设备进行

检查才能确定其目前的设置情况。

对于所有发生器来说，电话咨询生产商仍是确定磁铁反应的最可靠方法，应用这种反应可预测电池寿命（这些设备生产商的电话联系方式见附录 48-1）。随着电池电压的下降，起搏器对磁铁的反应提示以下几种情况：

需要加强随访（intensified follow-up required, IFI）或选择性置换靠近（elective replacement near , ERN）

——装置需经常检查（大多数型号约需每 4 周 1 次）；

择期更换指示（elective replacement time, ERT）

——装置已接近其使用寿命，应该择期更换；

寿命终止（end of life, EOL）

——装置电池剩余电量不足，应该立即更换。

应用磁铁时，某些起搏器可进行阈值边缘检测（threshold margin test, TMT）。在该试验中，一个或多个起搏脉冲的波幅、脉冲间宽度或两者同时减小，以测定起搏电压的安全边缘。TMT 脉冲未夺获提示起搏安全边缘不足（图 48-5）。例如 St.Jude Medical（原 Pacesetter）生产的起搏器配置西门子"Vario"装置进行 TMT 试验以证实起搏阈值时能降低心室起搏能量 16 次以上。结果有许多起搏周期因能量不足而心室未夺获，当使用磁体时会出现一段停搏 [41]。

移去双腔起搏器的磁铁偶尔能导致一种起搏器介导的心动过速（pacemaker mediated tachycardia, PMT）（图 48-6）。这种 PMTs 是由心室非同步起搏时逆行 P 波引起，最常见于磁性频率低于患者自身心率时。当磁铁从双腔起搏器（只有 DDD 与 VDD 型）移去后，逆行 P 波被"感知"，导致心室以上限起搏频率起搏。每一次起搏心室周期都产生另一次逆行 P 波，从而引起环状回路性心动过速。假如发现这一情况，重新放置磁铁即能终止这种心动过速，然后再移去磁铁。使用磁铁不会在 ICD 设备上终结 PMT [42]。大多数 CIED 装置能通过程序设计来识别这种 PMT，将定时地省略一次心室起搏或在上限起搏频率时增加房室延迟时间。

双腔起搏装置具有检测快速心房频率和"模式转换"的功能，从而防止在上限起搏频率下起搏心室；这些患者在放置和移去磁铁时具有模式转换重置。在达到"模式转换"启动标准前，这些患者仍在上限起搏频率下起搏。很难区分逆行 P 波引起的 PMT 与心房频率高（模式转换前）时引起的上限起搏频率下的起搏。一般来说，心房频率高引起的模式转换在 10 ～ 15 秒内就出现，而逆行 P 波引起的 PMT 持续相当长时间。

表 48-3　起搏器对磁铁反应 *

起搏器公司	磁铁模式设计	解释
Biotronik（除外 INOS 和 DROMOS）	自动	假如电池完好，10 次频率为 90 次 / 分的非同步起搏后转为最初程控模式，无频率反应。以最低有效频率起搏（LRL，睡眠频率或滞后频率）。电池 ERI 时，VOO 模式下输出 10 次频率为 80 次 / 分的非同步起搏，然后在 VDD 模式（双腔）或 VVI 模式（单腔）下以低于最低有效起搏频率 11% 的频率起搏。对于任何双腔模式（DDD，DDI 或 VDD），放置磁铁 AV 延迟缩短至 100ms
	非同步	假如电池完好，以频率 90 次 / 分非同步起搏。电池 ERI 时，无论最初程控，将以 80 次 / 分（single-step change）的 VOO 模式起搏。对于任何双腔模式（DDD，DDI 或 VDD），放置磁铁 AV 延迟缩短至 100ms
	同步	假如电池完好，以最初程控模式起搏，而没有心率反应性。以最低有效频率（LRL，睡眠频率或滞后频率）起搏。电池 ERI 时，VDD 模式（双腔）或 VVI 模式（单腔）下以低于最低有效起搏频率 11% 的频率起搏。对于任何双腔模式（DDD，DDI 或 VDD），放置磁铁 AV 延迟缩短至 100ms
Boston Scientific/Guidant Medical/CPI	非同步	电池良好则以 100 次 / 分非同步起搏，电池 ERT 时 85 次 / 分（single-step change）非同步起搏。Insignia 和所有"BOS"型号还有一过渡模式，当 ERN 时，以 90 次 / 分非同步起搏。Triumph 和 Prelude 型号见 Medtronic 起搏器（见下文）。Insignia 和所有"BOS"型号设备发出一种减弱的第三起搏脉冲（在双腔装置的心室导线上）进而显示出充分的起搏输出量
	关闭	没有改变，磁铁被忽略。电源重启后的磁铁模式是"关闭"，也可继发于 EMI
	EGM 模式	起搏无改变。放置磁铁开启数据收集
Sorin（formerly ELA Medical）		当 ERI 时，非同步起搏频率由 96 次 / 分逐渐下降到 80 次 / 分。移去磁铁后，Sorin 起搏器产生 8 个附加非同步起搏循环（最后的 2 个循环是在 LRL 合并长时间的房室延迟）
Metronic		电池良好时 85 次 / 分非同步起搏，当 ERI 时，无论最初程控，都将以 SSI 模式 65 次 / 分起搏。大多数 Metronic 起搏器在最初的 3 ~ 7 次非同步起搏时通过输出一次或多次（频率可能是 100 次 / 分）脉冲宽度和电压降低的刺激来显示心室起搏输出是否充足。无论是否有先前的程序化设置，根据 ERI 检测情况，Metronic 双腔起搏器可以转换为单腔、心室起搏器。如果患者合并窦房结病变且心室内导线位置不佳，这种转变可能会导致血流动力学不稳定
St. Jude Medical（不包括 Telectronics）	"SJM" X 线标志　电池测试	ERI 时，非同步起搏，频率从 98.6（Accent/Anthem 系列产品为 100）次 / 分逐渐降低至 86.3 次 / 分
	关闭	对磁铁无反应
	事件快照	不改变起搏。放置磁铁后使起搏器开始数据收集。Identity 和 Entity 型号无该功能
	事件快照 + 电池测验	磁铁放置持续 2s，不改变起搏模式和频率，起搏器储存一次 EGM。假如磁铁放置 ≥ 5s，将激活电池测试模式（见上文）。Identity 和 Entity 型号无该功能
	Pacesetter X 线标志（Ψ）　电池测试	非同步起搏，频率依据不同型号。总之，起搏频率小于 90 次 / 分需进一步评价
	关闭	对磁铁无反应
	VARIO 模式（出现在一些型号中）	VARIO 产生一连串的 32 次非同步起搏。前 16 次起搏频率反映了电池电压，在 ERI 时其频率从 100 次 / 分下降至 85 次 / 分。后续的 15 次起搏用来记录心室起搏夺获安全阈值。频率是 119 次 / 分，起搏电压逐渐下降。该组第 16 次起搏没有输出。接下来起搏器重复这 32 次起搏，直到磁铁移走

注：AV，房室结；EGM，电描记图；EMI，电磁干扰；ERI，择期更换指示，装置需赶紧替换；FDA 要求起搏器在出现 ERI 后至少安全工作 3 个月；ERN，选择性置换接近；应每月对设进行检查（类似于 IFI）；ERT，选择性置换时间（类似于 ERI）；对于 Boston Scientific/Guidant/CPI 的设备，在 ERT 时频率响应程序化被取消；ERT 的 3 个月后，只有单腔操作在进行；需要每月对设备进行检查；LRL，低限起搏频率，起搏器程控的低限频率或调定点；SSI，单腔抑制模式；如果是心室起搏器，SSI=VVI；如果是心房起搏器，SSI=AAI

* 放置磁铁对起搏器的效应。第一列显示起搏器制造商。假如磁铁反应是可程控的，第二列显示了不同程控模式。第一种模式是公司出厂默认设置模式。第三列显示特定程控的磁铁模式（第二列中）对起搏治疗的影响。除非特别指明，无频率的非同步起搏发生在原程控心腔。如双腔程控的起搏器将转变为 DOO 模式起搏，单腔程控的起搏器转变为 VOO 模式起搏（如果是心房起搏，将转变为 AOO 模式），双心室双腔装置转变为 DOOOV 模式

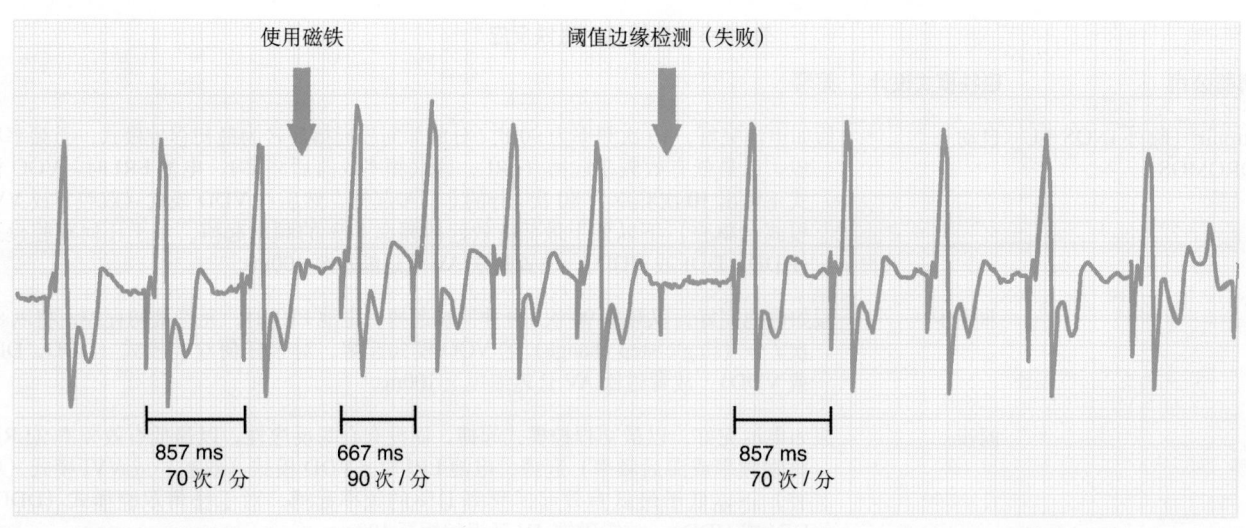

图 48-5　阈值边缘检测（threshold margin test, TMT），可确定起搏的安全不当边缘。一些起搏器在放置磁铁后出现非同步起搏，其中发出一个或多个起搏刺激，其心室起搏电压、脉冲间宽度或两者同时减少。TMT 的结果用于没有正规起搏器询问下确定起搏器起搏能量设置是否充足。该心电图采自 Intermedics 装置，患者以 VVI 模式起搏，起搏频率为 70 次 / 分，起搏间期为 857 ms。放置磁铁后，起搏器产生非同步起搏的 4 个起搏间期（5 次起搏刺激），起搏频率为 90 次 / 分（起搏间期 667ms），证实该起搏器电池电压充足。放置磁铁后发出第 5 个刺激时，起搏器通过降低刺激脉冲间宽度到程序设置的 50%（等于程序设置起搏能量的 50%）开始进行 TMT。该次起搏刺激未引起心室收缩（即心室夺获失败），说明心室起搏处于危险的安全边缘下限，因为起搏脉冲间宽度应该至少是引起心室夺获阈值的 3 倍，通常为 4 倍。在 5 个初始刺激后，Intermedics 起搏器转为程控设置的较低非同步起搏频率（此例中为 70 次 / 分）额外起搏 60 次。在这 64 次起搏循环（65 次起搏刺激）结束时，Intermedics 起搏器重新转为程控设置，忽略磁铁作用

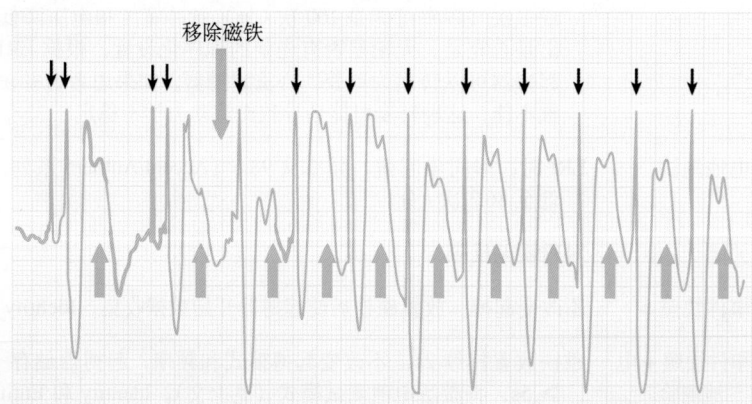

图 48-6　磁铁从起搏器移去后出现起搏器介导的心动过速（pacemaker mediated tachycardia，PMT）。患者由于房室结疾病安装双腔起搏器，心室活动为起搏器依赖性。放置磁铁前其窦性心率是 75 次 / 分，心室起搏恰当（未显示心电图）。程序设置房室的（atrioventricular, AV）延迟为 200 ms。放置磁铁后起搏器以房室非同步起搏（DOO 模式），频率是 60 次 / 分。图中向下的黑色箭头表示起搏信号。由于该装置非同步磁性频率低于患者自主心房率，因此许多心房起搏刺激落在心房的不应期（称为功能性未夺获）。心房未夺获可能导致 AV 结逆行传导，心室去极化后心房去极化。图中向上箭头表示逆行 P 波。应用磁铁时，这种心房逆行去极化被忽略。移去磁铁后（向下空白箭头）后，心室起搏后紧随的是逆行房室传导。这种逆行房室传导使心房去极化并被起搏器感知，起搏器在 200 ms 后发出刺激起搏心室。这又引起另一个逆传 P 波，而每个逆传 P 波都会引起另一次心室起搏。结果 PMT 在起搏器的上限起搏频率（该患者程序设置为 130 次 / 分）下起搏。任何 DDD 或 VDD 模式的装置在移去磁铁、室性期前收缩或心房未夺获下能发生由逆行房室结传导引起的 PMT。某些起搏器在上限起搏频率时通过程控延迟一次 AV 周期可阻断 PMT

麻醉前评估和起搏器程序重置

安装起搏器患者的术前管理包括对合并疾病的评估和最佳处理（参见第 39 章）。ACC 指南建议根据患者原有疾病、药物治疗情况、症状情况、上次检查间隔时间以及本次治疗计划来决定有关心脏检查（如应激试验和心脏超声）[43]。

安装常规起搏器患者并不需要特殊的实验室检查或放射检查。胸片很少显示导线问题，并非所有起搏器在胸片上均具有特征，但胸片可排除诊断发生器或其特征标记。另外，大多数影像科医师对起搏设备都不甚了解[44]。对于安装 CRT 装置的患者，特别是准备放置中心静脉导管时，需要拍胸片来确认冠状窦电极导线的位置。由于没有固定冠状窦电极导线的措施，相对于起搏器或 ICD 设备而言，其可能更容易移位。左心室冠状窦电极导线发生自发移位的比例至少4.7%，年发生率 2.3%[43]。

附录 48-2 中列出了麻醉前装置评价的重要事项。ASA 的报告建议近期对起搏器装置进行检查；还有3 项报告建议联系患者所属的 CIED 责任医师和医疗机构进行询问。然而，Rozner 等在其论文的摘要部分指出，在对连续的 161 名术前患者的调查显示，超过 30% 的患者无法亲自完成术前设备检查，同时发现5% 的起搏器设备电池电量不足，需在术前更换[47]。远程评估可以对电池寿命进行确认，但无法对起搏系统的功能进行严谨的评估。

对于目前的起搏器，评价起搏器电池电压、阻抗、导线性能以及当前设置妥否的最可靠方法仍然是程序员的询问。应该特别注意，某些国家可能重复使用起搏器[48]，因此电池寿命（一般 5～7 年，某些新装置的寿命可能长些）可能与现在患者的植入时间无关。任何装置电池电压低于 2.6 伏或电阻抗超过 3000欧姆，就应该向生产厂商咨询是否需在麻醉或手术前更换起搏器。

合理的程序重置是避免术中意外最安全的方法，特别是对于即将使用 EMI 装置（最常见的为单级"Bovie"电外科设备）的起搏依赖患者（框 48-3）。起搏器制造厂商都愿意提供这些服务（附录 48-1 中列出了起搏器厂商的电话号码），但是任何公司雇佣的专业人员在操作时必须有专门培训的内科医师监督[9, 49]。医院指南与政策应该规定具有植入起搏装置资格的医师必须检查并确认公司人员对起搏器所作出的任何起搏变化。

将起搏器程序重置为非同步起搏，且起搏频率大于患者基础心率，一般能确保 EMI 期间起搏器不会发生感知过度（oversensing）或不足（undersensing），

框 48-3　可能需要重新设置起搏器程控的情况*

任何具有频率反应性的装置——见正文（目前问题已清楚[121-122]，过去被误解有导致患者损伤可能[55, 59, 63, 67]；美国 FDA 对具有分钟通气传感器的装置已发出警告[65]——见框 48-4）
特殊的起搏指征（如肥厚型梗阻性心肌病、扩张型心肌病、小儿患者）
起搏器依赖患者
胸部或腹部大手术患者
应该关闭的频率增强功能
特殊的操作或检查
　碎石术
　经尿道切除
　宫腔镜
　电惊厥疗法
　应用琥珀胆碱
　磁共振成像（magnetic resonance imaging, MRI）（生产商通常把该检查列为禁忌证）[123]

* 有些情况下某些患者起搏器应重新设置以避免可能对患者造成的损伤或防止把起搏器节律变化与起搏器功能障碍相混淆

从而达到保护患者的目的。然而，有个案报道Telectronics 装置在出现高电压 EMI 时输出环路开放（即起搏器停止发放起搏刺激）[50]。我们医院曾经出现过一例 Medtronic Kappa 400 双腔起搏器（DOO 模式）使用 ESU 期间起搏频率下降，可能是由于电池高电流消耗所致。

装置程序重置并不能保护装置免受电磁干扰所造成的装置内部损害或内部程序重置。另外，装置设置为非同步起搏模式可引起起搏器忽略心房或心室期前收缩，对于心肌结构严重病变的患者可能导致恶性心脏节律[51-52]。

通常情况下，应通过程序设置来关闭频率应答性和其他"增强"功能（如房颤抑制、滞后、可控心室起搏、睡眠心率、AV 搜索等）[53-55]。有先前的报道称在胸内[56]或非胸部手术期间[57]起搏器阈值发生改变，也见于严重急性非心脏病患者[58]，这也带动了在非自动化装置中进行术后起搏器阈值测试。

必须特别注意任何具有分钟通气（生物阻抗）传感器的装置，因为目前已观察到 PMT 可继发于机械通气[27, 59]、使用单极 Bovie ESU[59-61] 以及应用带有呼吸频率监测的心电监护仪[62-67]（框 48-4）。有时 PMT可使医师对心动过速进行不恰当和没有效果的药物治疗[27]，并导致患者损伤[26]。

术中或操作时起搏器的管理

尽管装有起搏器的患者并不需要特殊的监测或麻

框 48-4 具有分钟通气（生物阻抗）传感器的起搏器 *

Boston Scientific/Gridant Medical/CPI
(Cardiac Pacemakers, Inc.)

　Altrua

　Pulsar（1172,1272）

　Pulsar Max（1170,1171,1270）

　Pulsar Max II（1180,1181,1280）

　Insignia Plus（1194,1297,1298）

Medtronic

　Kappa 400 系列（KDR401，KDR403，KSR401，KSR403）

Sorin（曾经的 ELA Medical）

　Brio（212,220,222）

　Chorus RM（7034,7134）

　Opus RM（4534）

　Rhapsody（2530）

　Symphony（2250,2550）

　Talent（130,213,223）

Telectronics/St.Jude

　Meta（1202,1204,1206,1230,1250,1254,1256）

　Tempo（1102,1902,2102,2902）

* 具有分钟通气（生物阻抗）感应器的起搏器经常对电磁干扰产生反应，以上限感应率起搏[63, 67]。患者连接手术室心电监护仪亦能引起这种心动过速，因为许多心电监护仪通过心电图导联发出电信号来确定呼吸频率或导联脱落[62, 64]。1998 年，美国仪器与放射学健康中心（Center for Devices and Radiologic Health）发布了安全警告，要求在暴露于电磁干扰环境或连接医疗仪器前关闭任何分钟通气感应器的功能[65]

醉技术，但必须注意几点（参见第 45、67 章）。

　　第一，患者心电图监测必须能识别起搏信号。目前，手术室和加强医疗病房的大多数心电监护仪都是数字获取和分析心电图信号，但易受到干扰[68]。因此，在默认设置下，这些监护仪将过滤起搏信号，不显示起搏器的起搏"尖峰信号"。必须关闭这种滤波功能，以显示起搏器尖峰信号。即使关闭过滤功能，也并不总是显示起搏信号。心房起搏信号弱，当代监护仪很难探测到该信号。由于许多数字监护仪只在某一个导联分析这些信号（这些信号再显示在每一导联），因此心电图导联的放置能显著影响检测轴ᴵᴵ。实际上，监测起搏患者时有时更换显示器上的"分析"导联往往可显示起搏信号。但是，当关闭起搏信号过滤功能后，EMI（特别是来自 ESU）会导致监护仪上错误显示起搏信号（图 48-7）[17, 69]。

　　第二，患者监测必须包括能确保起搏电活动转变为心肌机械收缩的能力。评价机械收缩的最好方法是显示脉搏氧饱和度或有创动脉压波形[14, 49]。

　　第三，目前关于术中双心室起搏的资料有限。这些患者射血分数（ejection fraction，EF）通常低于

ᴵᴵ 自 2005 年以来生产的大多数监护仪提高了对起搏信号检测和显示的能力，但其默认设置仍是过滤掉这些高频信号。

30%，他们依赖双心室起搏来改善心排血量。任何原因 [房室同步异常（房颤、心房扑动、结性节律）、心肌缺血、酸碱紊乱、起搏阈值变化、EUS 干扰等] 引起的心室起搏消失均能导致心排血量立即下降。除经食管超声心动图外，没有其他方法可监测每次心排血量以识别双心室起搏失败。HOCM 患者的起搏亦依赖于心室起搏，以限制左心室流出道阻力。

　　第四，某些患者在围术期需要增加起搏频率，以满足氧需增加的要求。人们往往不重视该问题。有报道安装起搏器患者术后病死率和病残率均较高[70]，不重视组织氧需和心排血量需求可能是其中原因。

　　第五，对于某些患者，必须随时备用适当设备，以提供备用起搏和（或）除颤。文献报道及既往经验提示，在无 EMI 的情况下，心脏 PG 偶尔也会出现故障或失灵[71]，可引起不良后果。即使工作良好，双腔起搏器亦能产生 R-on-T 起搏和室性心动过速（ventricular tachycardia, VT），特别是在结性节律或室性期前收缩（premature ventricular contraction, PVC）的情况下（图 48-8）。

　　提供医疗服务的医护人员必须理解，安装植入式心脏 PG 的决定来自于诊治心脏节律方面疾病的专家。极少有麻醉医师具有否定这种诊断的资格，但仍有麻醉医师在没有备用起搏和除颤设备的情况下坚持实施麻醉。

　　单极"Bovie"ESU 的应用仍然是起搏器患者术中需要注意的主要问题。1984—1997 年间，美国 FDA 共收到 456 例关于 PG 不良事件的报告。其中 255 例是由于 ESU 干扰引起，相当数量系装置失灵[72]。单极 ESU 较双极 ESU 更易引起问题，因为单电极构造的起搏器患者对 EMI 的敏感性大于双电极构造者[73]。ESU 对起搏器最常见的影响是心室感知过度，引起起搏器抑制（图 48-7B）。有时起搏器确认有明显电磁干扰后开始以程序设置的较低频率进行非同步起搏。起搏器的这种性能被称为"噪声转换模式起搏"（noise reversion pacing），但实际上起搏器并未改变"模式"。某些 ICDs 没有"噪声转化"功能，然而在另一些则是可程控的。

　　应用 ESU 期间放置磁铁可防止起搏器性能异常。一般认为较新型的发生器抵抗 EMI 引起的错误程控改变能力较强，但它们可能会经过重启后改变之前的程控设置[49, 74-75]。

　　假如使用单极 ESU，放置 ESU 电流回路板（常误认为"接地板"）时必须确保 ESU 电流回路不通过起搏器系统。一些研究者建议头颈部手术时该板置于肩部，乳房和腋窝手术时置于同侧手臂远端（电线由

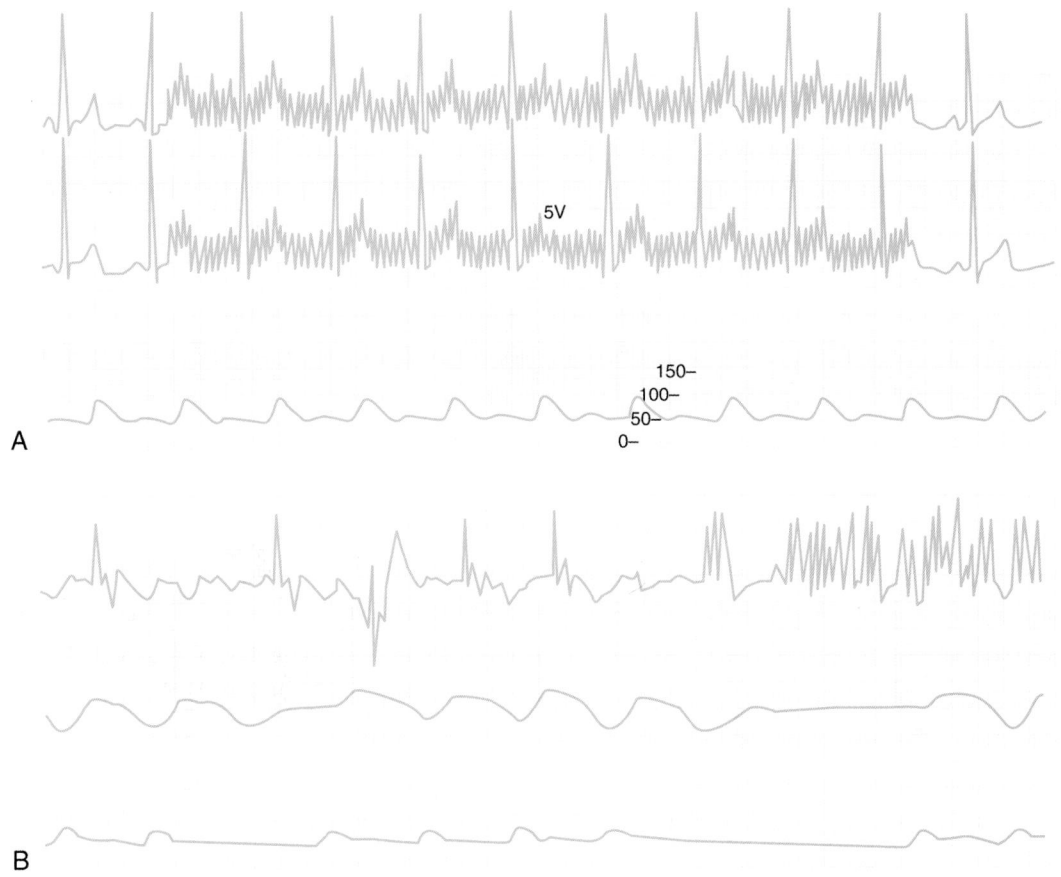

图 48-7　关闭数字式心电监测仪上的起搏信号过滤功能可误将环境干扰［如电磁干扰（electromagnetic interference, EMI）］的刺激当作起搏器信号。**A.** 患者自主心率超过起搏器程序设置的低限起搏频率，不产生起搏。但单极电外科器械（electrosurgical unit, ESU）在切割模式下产生大量电磁干扰，此时心电监测仪记录到频率为 20Hz 的起搏器信号图像。图中从上向下分别是 ECG Ⅱ 导联、V₅ 导联和有创动脉血压波形。**B.** ESU 电凝模式可导致心室感知过度，表现为起搏器抑制，患者心排血量下降。图中从上向下分别为 ECG Ⅱ 导联、脉搏氧波形和有创动脉血压波形 *(From Rozner MA: Review of electrical interference in implanted cardiac devices, Pacing Clin Electrophysiol 26:923-925, 2003.)*

无菌单包裹）[73, 76]。只使用单极 ESU 或其他干扰起搏器的特殊操作如下：

电惊厥治疗（electroconvulsive therapy，ECT）：ECT 需要起搏器为非感知（非同步）模式，以防止肌电诱发性感知过度而导致起搏器抑制[77]。

碎石术：心脏 PG 必须在碎石器聚焦范围之外。某些碎石器能感知心电图 R 波而触发其输出（冲击波），所以应关闭心房起搏以防止碎石器在感知心房起搏信号后不当地发放冲击波（参见第 72 章）。

MRI：MRI 操作前需要有具备立即对 CIED 进行再程序化操作能力的相关专家进行保障。文献报道认为 MRI 操作可以导致设备磁性开关关闭（磁性模式激活）、CIED 再程序化、不合理的高频率起搏、发生器损坏、心肌损伤、电极失效或心律不齐。只有当 CIED 重置至安全参数[75]，即使在大样本调查中[78]，也无明显并发症发生。2011 年 2 月 8 日，FDA 准许一种 Medtronic 公司生产可在 MRI 环境中使用的起搏器

装置上市，其中使用条件包括有限的 MRI 磁场能量、需进行心电图和脉搏血氧饱和度监测，完成心脏监测、放射学培训以及 MRI 检查前程序重置[79]。Medtronic 公司已经在美国市场推出了在 MRI 环境中使用的第二代起搏器装置，与第一代产品相比，新产品增加了自检和报告的功能。目前在美国市场只有 Medtronic 公司具有在 MRI 环境下使用的起搏器设备，而 Biotronik 公司的 ICD 和起搏器设备、BOS 公司的起搏器设备以及 St. Jude Medical 公司的起搏器设备已经在其他国家获得的 MRI 环境中使用的许可证。

神经刺激器检测 / 治疗：神经刺激器可引起起搏器感知过度而导致起搏器抑制[80]和心搏骤停[81]。神经刺激器已用于抑制术中不希望出现的心脏起搏[25]或放置血管内支架时诱发的心脏节律[82]。有报道称在 ICD 患者中，ICD 设备误将神经肌肉刺激器、经皮神经电刺激和脊柱按摩肌肉电刺激当作 VT 或心室颤动（室颤）[83-84]。神经刺激器会干扰心电监护仪对

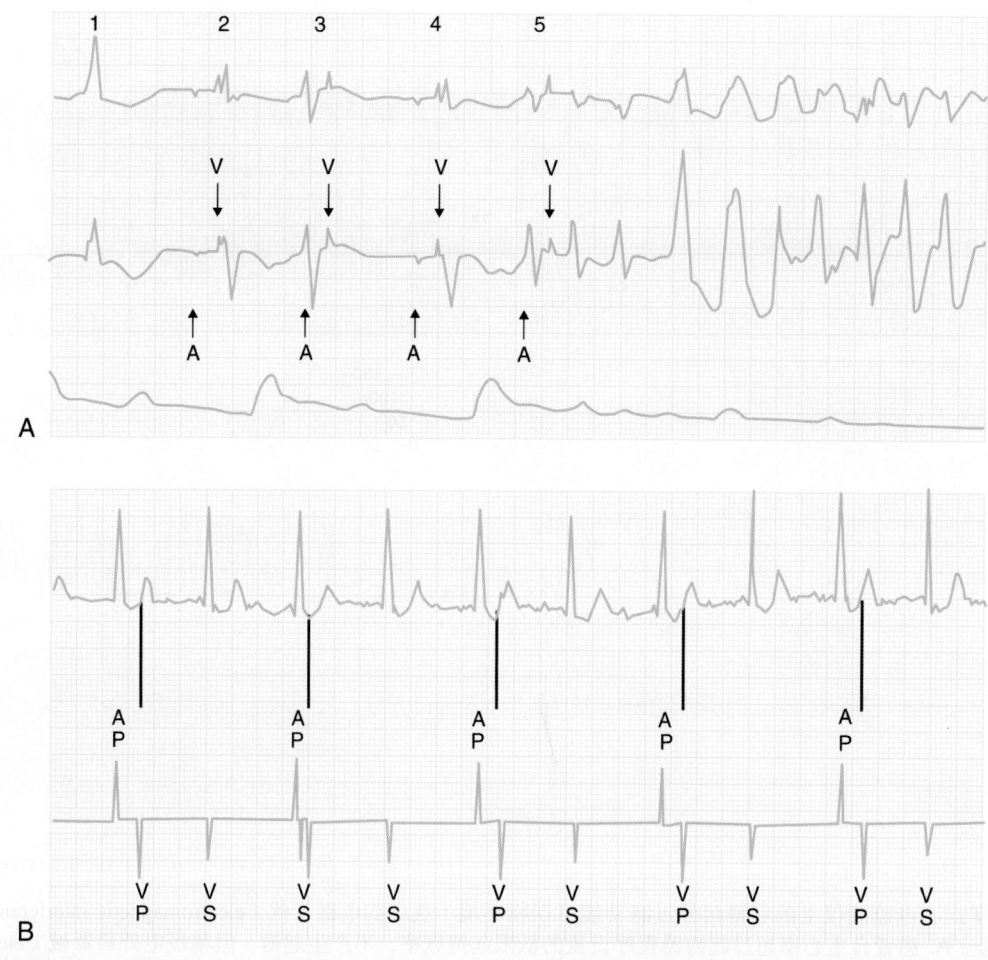

图 48-8　正常双腔起搏器的时间设定可产生 R-on-T。**A.** 该图显示起搏器功能性未感知到一次室性期前收缩（premature ventricular contraction, PVC）而发生 R-on-T 起搏，导致尖端扭转型室性心动过速。该患者为 DDD 模式的双腔起搏器，程序设置的低限频率为 70 次 / 分（R-R 间期 857ms），房室延迟时间为 200ms。根据这些参数，起搏器在任何前一次心室活动后 657ms 起搏心房。图中显示心房起搏（A）与心室起搏（V）。最上方条带为 ECG Ⅱ 导联，中间条带为 V₅ 导联，下方条带为有创动脉血压。（1）图中第一个 QRS 波（起搏器完全感知到该波）后约 660ms，起搏器发出了一个心房刺激。（2）该心房起搏后 200ms，起搏器发出一个心室刺激，使心室去极化。（3）约 660ms 后，患者出现一个 PVC。因为此时起搏器正准备发出一个心房刺激，故其关闭了心室感知功能，未能感知到该 PVC（即功能性未感知）。心房刺激发出后 200ms 时，起搏器未感知到任何心室事件，因此向心室发出刺激，该刺激正好落在 PVC 的 T 波上。由于此时心室正处于该 PVC 的不应期，所以心室未去极化（即功能性非夺获）。（4）在此次心室起搏尝试后 660ms，起搏器再次起搏心房，随后心室起搏脉冲夺获心室。（5）此时再次发生事件（3），起搏器关闭其感知功能，准备起搏心房而未能检测到该 PVC。然而，此时心室起搏正好落在 PVC 的 T 波上，引起尖端扭转型室性心动过速。**B.** 该图取自 Medtronic 程序器在应答调试 Kappa 700 双腔起搏器期间的记录。上方条带为 ECG Ⅱ 导联，下方为标示通道（marker channel），表示起搏器事件。该起搏器经程控器调试后转变为 DDD 模式，以 60 次 / 分的较低频率起搏。房室延迟 200ms。因此任何心室事件后 800 ms 时，如果没有发生任何插入性心房或心室事件，起搏器将发出一个心房脉冲。该患者结性心率为 75 次 / 分（对应的 R-R 间期 800ms），就在结性事件发生时，起搏器发出一个心房脉冲。起搏器发出心房脉冲时关闭其心室感知功能，所以未检测到该心室事件，心房脉冲发出 200ms 后发出心室脉冲，该脉冲落在 T 波上。这种不恰当起搏每隔一个周期出现一次，因为起搏器在前一次心室起搏后约 600ms 时每隔一个周期感知到一次结性事件。缩短 AV 延迟时间可降低起搏器在心室易损期起搏的可能性。图中 AP 代表心房起搏，VP 代表心室起搏，VS 代表心室感知。第三个波群值得讨论。起搏器重新开启其感知功能，感知到该心室事件，但不能区分感知的心室事件是真正的心室去极化还是心房起搏的回波（echo of the atrial pace）。如果在心房起搏后 30 ~ 90ms 内感知到心室信号，许多起搏器会立即发出一个心室起搏刺激。所设计的该起搏刺激是用于防止患者从心室通道不恰当感知到心房信号而抑制心室起搏，这称为心室安全起搏（ventricular safety pacing）。这种安全起搏在 110ms 时发出，以防止 R-on-T 起搏。某些生产商称该特点为非生理性 AV 延迟。DDD 或 DDI 起搏器在出现 PVCs 或结性心律时出现 R-on-T 起搏是适当的（但并不理想）。R-on-T 起搏亦见于心房或心室感知不足时

起搏器信号的检测[69]。就像 ESU 电流一样，神经刺激器的电通路也不应穿越发生器系统或胸部[85]（参见第 53 章）。

射频消融：进行非心脏（尤其是在脐水平以下部位）的射频消融操作，操作方式主要为不混合"电切"的单极 ESU。尽管很少出现问题，但 HRS 仍建议在撤除心脏监护前应对起搏设备进行消融操作后的检查[49]。

琥珀酰胆碱或依托咪酯的应用：有个案报道称起搏器患者使用琥珀酰胆碱[86]或依托咪酯[87]引起心脏问题（参见第 30 章和第 34 章）。对于琥珀酰胆碱，肌纤维成束收缩可能引起心室感知过度而导致起搏器抑制，但该个案难以解释。报道并未出示心电图，随后除颤造成了起搏器损坏。利用程控器，作者观察了 50 多例安装起搏器或除颤器的患者使用琥珀酰胆碱的过程，结果并未观察到任何肌电位过度感知。同样依托咪酯对起搏器的影响并不清楚，因为还存在其他因素干扰起搏器[88]。然而已观察到（非琥珀酰胆碱引起的）肌电位过度感知能够干扰起搏器的功能[89]以及引起 ICD 产生不当治疗[90]（参见第 34 章）。

经尿道切除和宫腔镜检查：经尿道膀胱或前列腺切除以及宫腔镜检查一般应用单极 ESU，所以可能需要重新设置起搏器程序，以防止起搏器过度感知引起起搏器抑制。正在试用的新型经尿道前列腺电切器械上具有电流回路电极，这可减少 EMI 对心脏发生器的干扰。

起搏器失灵

起搏器失灵有 3 个原因：发生器障碍、电极导线传导障碍或夺获失败。对于已接受过评估以及电池尚未耗尽的发生器罕见失灵，除非发生器（或导线）直接被 ESU 击中。电极导线传导障碍虽少见，但据报道可见于患者更换体位时[91]，能引起无感知（不能感知患者自主活动）、过度感知（感知与自主活动不相关的事件）或不能提供足够能量给心肌产生去极化（即夺获失败）。心肌缺血 / 梗死、酸碱紊乱、电解质紊乱或抗心律失常药物浓度异常均能引起心肌异常，导致心肌不应期延长或去极化所需能量增加（不能夺获）。

根据临床情况对起搏器失灵应作出相应处理。如患者心率可满足灌注，生命体征平稳，可先观察，同时找出并处理原因；如患者灌注不足，应按以下步骤处理（应随时准备心肺复苏）：

1. 放置磁铁，观察起搏器是否转为非同步模式，磁铁将消除这些装置的感知功能。在起搏器设置无法提供足够的安全保障[52]或出现自动 TMT 时，磁铁

的使用可能会增加血流动力学的不稳定[39]。

2. 经胸（经皮肤）、经静脉或经食管开始临时起搏。经食管（心房）起搏通常需要心房与房室结功能良好，才能保证心室收缩，所以禁用于房颤或心房扑动（房扑）患者。通常这也禁用于植入永久性起搏器（或 ICD）的患者。体外起搏时，心电图常被误读，因为起搏器在心电图上的刺激信号如 QRS 波群一样大（图 48-9A）。亦有经食管成功心室起搏的报道，但该方法并不可靠[92]，与经心房起搏相比血流动力学差（图 48-9B）。注意，任何体外起搏都将抑制体内起搏器的功率输出，但是后者并不产生心肌夺获[93]。

3. 给予拟交感神经活性药物以降低心肌去极化阈值和（或）增加心肌变时性。应考虑使用肾上腺素（0.5 ～ 1μg/min）或多巴胺 [5 ～ 20μg/（kg . min）]。常推荐使用异丙肾上腺素（0.5 ～ 10μg/min），但往往并不适用，同时该药可引起低血压。抗毒蕈碱药（阿托品、格隆溴铵）可能有效。

4. 应该找出并纠正心肌缺血的原因。心肌缺血可明显增加心肌夺获所需的能量[94]。

5. 应该寻找并纠正电解质平衡、抗心律失常药物浓度以及酸碱平衡的紊乱。钾、钙、镁离子浓度异常能增加去极化阈值。过度通气和通气不足能影响钾离子流动、游离钙离子水平以及酸碱平衡。

6. 如果上述方法无效，应该考虑通过手术放置心脏表面起搏导线。

麻醉后起搏器评估

围术期程序重置的起搏器应该在适当时候再重新设置。对于程序未重置的装置，术后访视的执行时机主要依赖于病例的特征和 CIED 医疗团队对患者的关注度。当然，一旦发生任何相关事件，都必须提供必要的访视。对于无变时功能的患者，增加心排血量的将有利于恢复，因此可考虑增加低限起搏频率。

植入式心脏复律除颤器

植入式电池驱动装置能提供足够能量以终止 VT 或室颤（ventricular fibrillation, VF），其出现意味着对于有室性快速性心律失常患者的治疗取得了重大突破。这些装置可降低恶性室性快速性心律失常的死亡率[95-96]，治疗效果明显优于抗心律失常药[97]。1985 年，该装置首先获得美国 FDA 批准应用于临床，今年美国将有 12 万名患者安装该装置，目前超过 30 万

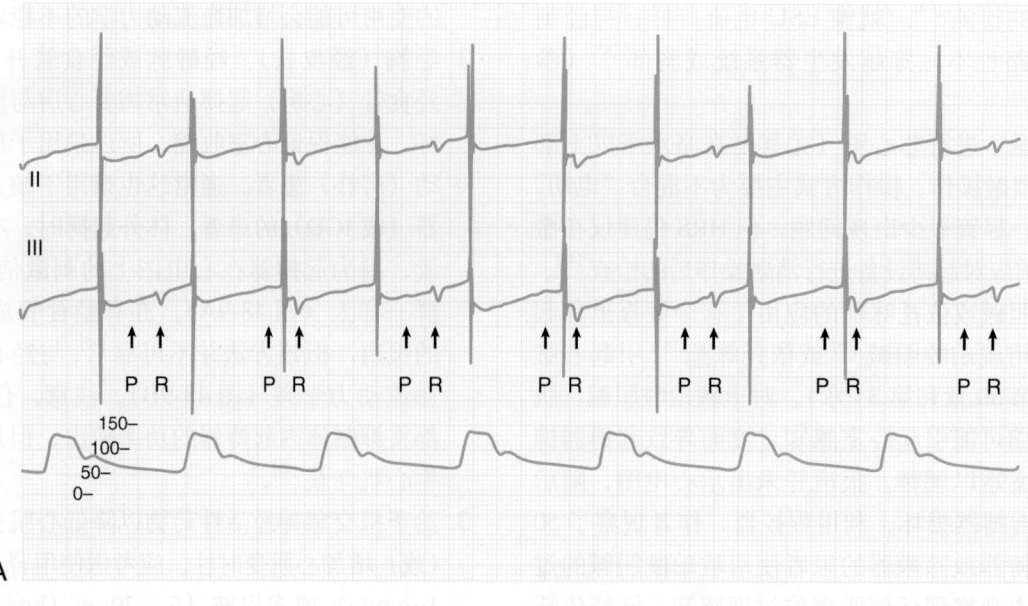

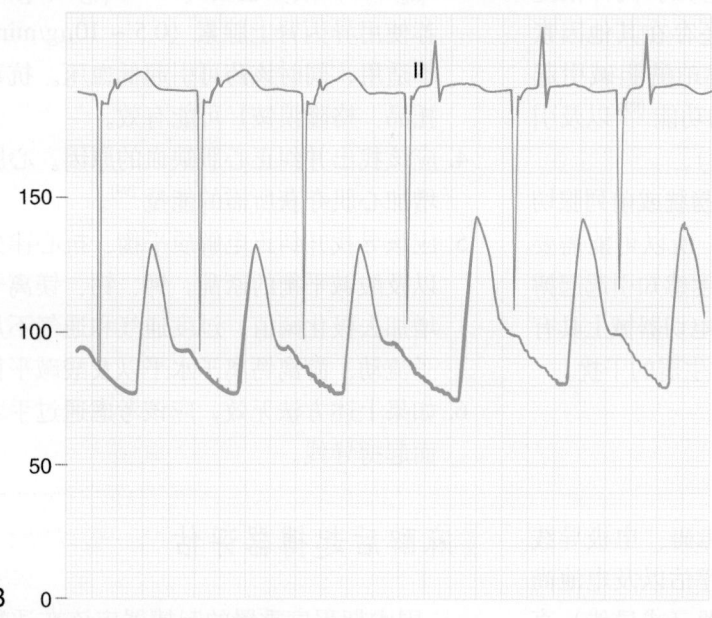

图 48-9　经食管心房起搏器（transesophageal atrial pacemaker, TAP）。A. TAP 放置不当导致心房非夺获。上图为 ECG II 导联，中图为 ECG III 导联，下图为有创动脉波形。该患者是 72 岁男性，窦性心动过缓伴灌注不足。TAP 放置后，ECG 上出现的频率为 75 次 / 分的巨大伪迹被医疗人员以及心电监护仪误判为心室收缩（即夺获）。该患者窦性心率 50 次 / 分，伴有 I 度房室传导阻滞（PR 间期 280ms）。图中标识了患者自主心房（P）和心室（V）去极化。动脉压力波形也证实起搏非夺获。B. 经食管起搏器直接心室刺激。上图为 ECG II 导联，下图为放大的有创动脉波形。该图取自一位 61 岁合并糖尿病、高血压的女性肥胖患者，正在接受经蝶骨垂体摘除术。麻醉诱导刚结束，出现 37 次 / 分的窦性心动过缓和轻度低血压。放置食管起搏器，但位置过深。该图是回撤起搏器时记录的。前四次起搏直接刺激心室，产生宽大的 QRS 波，平均血压也到达 135/ 75mmHg。继续回撤起搏器，心房被刺激，QRS 变成窄波，血压增加到 143/80 mmHg。除了这次心动过缓，该患者心脏正常，所以不需要安装永久起搏器

例患者安装了该装置。来自心力衰竭心脏性猝死研究（Sudden Cardiac Death–Heart Failure Trial, SCD-HeFT）结果显示对于 EF 小于 35%、无心律失常的患者预防性植入 ICD 较药物治疗效果好，该研究也导致 ICD 治疗适应证扩大[98]。

从首例 ICD 应用于患者以来，技术上已取得一些重大进展，包括 ICD 微型化（基准为经静脉导线的胸部盒式放置）以及电池改进，后者允许进行永久性起搏。检查者可能易把胸部埋置的 T-ICD 混淆为起搏器。

与起搏器编码相似，ICD 也有四位全称代码（NBD¶）来代表导线位置和功能（表 48-4）[99]。最全的识别形式，被称作"标签形式"（label form），将第四位代码扩展为其组件的全称起搏器代码（NBG）。

Cameron Health-BOS 公司的 S-ICD 系统包含一个经侧胸壁植入，皮下导线通道延伸到心脏表面的起搏器装置（图 48-10）。S-ICD 设备的原则性优势在于不需要通过中心静脉植入设备。而其根本缺点在于无法使用 S-ICD 设备治疗心动过缓、缺少 ATP 的特点、除颤能量阈值较高（DFTs）、尺寸更大以及电池寿命较单腔 T-ICD 短。所有 ICD 患者中近 11.8% 曾接受过不恰当的电击治疗[100]。

所有 T-ICD 设备都具有可程序化的特性来检测和治疗快速心律失常和心动过缓。基本上这些装置是测量每个 R-R 间期，把心率分为正常、过快（R-R 间期短）或过慢（R-R 间期长）。当 ICD 在一段时间内检测到足够数量的短 R-R 间期（均可程控），ICD 就开始进行抗心动过速治疗。ICD 内部计算机根据检测结果与装置程序选择抗心动过速起搏（能量较小，患者耐受较好）或电击。如果选择电击，则 ICD 内部电容器充电。充电时间取决于设定的输出功率，大约 6 ～ 15 秒即能达到最大功率电击。电池低电压、上次充电时间以及低温都可延长充电时间#。

大多数 ICDs 在充电后能根据所设置的程序再次确认 VT 或 VF，以避免不当电击治疗。所有 T-ICDs 可设置为一旦开始充电就实施抗心动过速治疗（抗心动过速治疗在设备充电期间也不会延误电击治疗）。通常，ICDs 每次输出 6 ～ 18 次电击。一旦电击一次，ICDs 不再进行抗心动过速起搏。尽管 ICDs 对

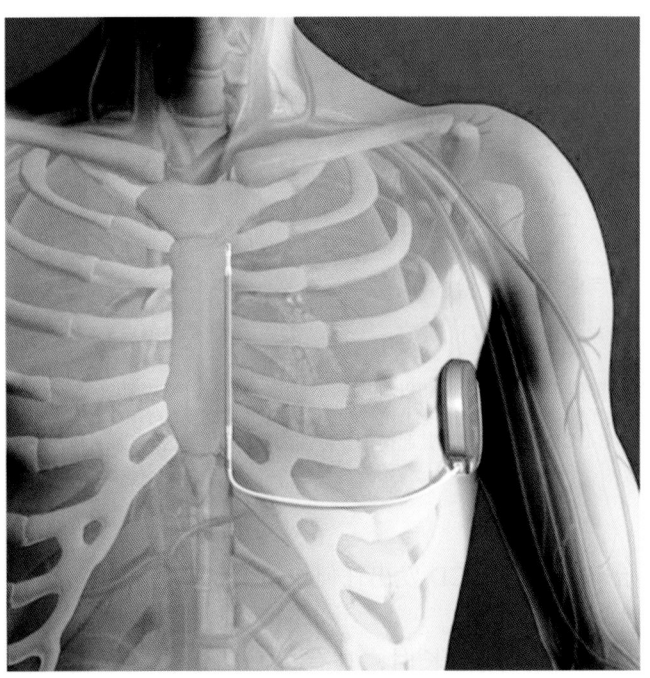

图 48-10　Cameron Health–Boston Scientific 公司生产的皮下复律器 - 除颤器系统示意图（2009 年获 CE 标志；2012 年获食品和药物管理局认证）。这套系统包含一个在侧胸壁植入的起搏器，起搏器电极导线通道跨过心脏到达指定位置 *(From Hauser RG: The subcutaneous implantable cardioverter-defibrillator: should patients want one? J Am Coll Cardiol 61:20-22, 2013.)*

室性心律失常的检测能力有明显改进，但仍有 10% 以上的电击并不是针对 VT 或 VF 节律。室上性心动过速（supraventricular tachycardia, SVT）是引起 ICDs 不当电击的最主要原因[6]，无论是电击治疗还是抗心动过速治疗，不恰当的 ICDs 治疗已经证实对心肌有损伤作用[101]，而且同时还发现，接受这些 ICD 治疗的患者，无论恰当与否，与未接受治疗的患者相比寿命有所缩短[5, 102]。这些报道中可能相关的结果将会使得心律失常发生后进行 T-ICD 治疗的启动时间延迟至少 30 ～ 60s。

目前的 ICDs 设备区别 VT 与 SVT 的程序化设置特点如下[103]：

1. 发作标准——通常 VT 突然发作，而 SVT 发作呈 R-R 间期逐渐缩短。
2. 稳定期标准——通常 VT 时 R-R 间期相对固定，而房颤伴快速性心室率的 R-R 间期变化相当大。
3. QRS 波宽标准——通常 SVT 时 QRS 波窄（< 110ms），而 VT 时 QRS 波宽（> 120ms）。
4. "智能型"双腔 ICD 能把心房和心室的活动联系起来。
5. 波形上与已储存的历史记录模板进行比较分析。

检测 VF 时 R-R 间期缩短到一定程度后，ICD 开

¶ NBD 代码是源于 NASPE（指"N"）和 BPEG（指"B"）的联合项目，"D"指除颤器。

ICD 电容器在不用时会发生"变形（deforms）"，这将导致充电时间延长。为使把变形带来的影响降到最小，所有 ICDs 都通过程控周期性（1 ～ 6 个月）进行非治疗性充电，也称作"维新（reforming）"。

表 48-4　NASPE/BPEG 全称 NBD 除颤器代码*

I	II	III	IV†
电击心腔	抗心动过速起搏心腔	检测心动过速心腔	抗心动过缓起搏心腔
O = 无	**O** = 无	**E** = 心电图	**O** = 无
A = 心房	**A** = 心房	**H** = 血流动力学	**A** = 心房
V = 心室	**V** = 心室		**V** = 心室
D = 双腔（A+V）	**D** = 双腔（A+V）		**D** = 双腔（A+V）

* 除颤器全称代码是 NASPE 和 BPEG 的联合项目。N 表示 NASPE，B 表示 BPEG [99]，D 代表除颤器。
† 为了自动遥控识别，第 IV 位置上常扩充为其完整的 NBG 代码。例如，具有心室电击与抗心动过速起搏功能的双心室起搏 - 除颤器识别代码为 VVE-DDDRV，这标明其起搏部分程控为 DDDRV。血流动力学传感器（第 III 位置）尚未批准用来检测心动过速

始一次电击。ICD 发出任何电击后，就不再进行任何抗心动过速起搏。

R-R 间期过长时，具有抗心动过缓性起搏功能的 T-ICD 开始起搏。具有窦性节律的患者植入的单腔 T-ICD 装置通常都设定为 VVI 起搏模式，后备频率通常设置为 40 ～ 50 次 / 分。1997 年 7 月，美国 FDA 批准带有复杂双腔起搏模式和频率应答式的装置用于需要永久性起搏的 ICD 患者（约占 ICD 患者的 20%）。来自 DAVID 研究结果显示，对于无显著必要安装双腔起搏的患者，其安装双腔装置后的死亡率高于单腔装置患者 [104]。因此许多电生理学家将这类患者的 AV 延迟延长（＞ 250ms），以限制心室起搏。但是，如上所述，长 AV 延迟能导致 R-on-T 起搏（图 48-8A）。另外，许多 T-ICD 制造商设计程序限制心室起搏。这些程序允许脱落一次 QRS，表现类似于莫氏 II 型传导阻滞或起搏系统功能障碍。

适应证

开始时，ICDs 用于血流动力学明显紊乱的 VT 或 VF 患者（框 48-5）。较新的适应证与猝死有关，包括等待心脏移植者 [105]、长 QT 间期综合征 [106]、Brugada 综合征（右束支传导阻滞，$V_1 ～ V_3$ 导联 ST 段抬高）以及心律失常性右心室发育不良 [107-108]。研究提示，预防性放置 ICDs 能用于防止肥厚型心肌病年轻患者 [109] 以及心肌梗死后 EF 小于 30% 患者的猝死 [98]，但对冠状动脉旁路移植术术后的患者无效。FDA 已批准三腔 ICDs 用于扩张型心肌病患者。

磁铁反应

与起搏器一样，程控能改变 ICDs 的磁铁反应。

框 48-5　ICDs 植入的适应证

室性心动过速
室颤
Brugada 综合征（即右束支传导阻滞，$V_1 ～ V_5$ ST 段抬高）
心律失常源性右心室发育不良
长 QT 间期综合征
肥厚型心肌病
预防性应用于心肌病而无确切电生理检查证据的患者：
　　MADIT II（EF ＜30%，缺血性心肌病）[98]，MUSTT（EF ＜40%，缺血性心肌病并伴有非持续性室性心动过速）[97]，SCD-HeFT（EF ＜35%，引起心肌病）[3]

EF，射血分数，MADIT II，多中心自动除颤仪临床试验 II；MUSTT，多中心非连续性心动过速试验；SCD-HeFT，心力衰竭患者突然心源性死亡试验

放置磁铁后，大多数装置的快速心律失常监测（和治疗）功能暂时中止（表 48-5）。某些 BOS、Pacesetter 和 St. Jude Medical 的产品可通过设置程序忽略磁铁的放置。由于磁铁转化问题，一些 BOS（标签为 "GDT"）的 ICDs 已经永久性关闭了磁铁功能（图 48-3）[11]。对于 BOS 的产品，如果启动磁性模式，而且 T-ICD 可以进行抗心动过速治疗，则 T-ICD 在与 R 波同步后会发出哔哔声（较老的 BOS 公司设备，有 CPI 或者 GDT 标签的 T-ICD），则表示磁铁的作用已发挥，快速心律失常检测功能暂时关闭（治疗也关闭）；如果任何一种 BOS 公司的 T-ICD 发出持续性声音，则其抗心动过速的程序被关闭。许多 BOS 公司的 T-ICD（GDT 标签）设备在移除磁铁后都应当进行听诊，以确定设备已停止发声，提示磁性开关回到开发的状态 [11]。

为了确保磁铁放置正确，Medtronic 开发了一种称为 "智能磁铁"（Smart Magnet）的装置，由于销售记录不良，该装置已于 2005 年停产。该电池驱动装置包括一块磁铁和射频（radiofrequency, RF）接收器。

表 48-5　植入式心脏复律除颤器的磁体效应*

ICD 制造商		磁体模式设定	对心动过速治疗的作用	对心动过缓治疗的作用（常规起搏）	磁体模式确认
Biotronik			失能	无	无
Boston Scientific (Guidant Medical, CPI)	"GDT"，"CPI" "BOS119"，"BOS203" X 线标签	开	失能	无	每检测到一次心搏短哔声或声调不变[†]
		关	无	无	无
	所有其他"BOS"X 线标签	开	失能	无	每秒短哔声或声调不变[†]
		关	无	无	无
	皮下 ICD		不能，但音调只持续 60s	无	每秒短哔声持续 60s，之后无额外声音（但不能予以快速心律失常治疗）
Medtronic	AT-500[‡]		失能	无	无[§]
	所有其他型号		失能	无	
Pacesetter 和 St. Jude Medical		正常	失能	无	无
			尢	无	
Sorin(ELA Medical)			失能	起搏速率，但非模式，变为 96 型（新装置），降至 80 次 / 分，标明选择性替代时间	如上所述起搏速率改变

ICD，植入式心脏复律除颤器。

* 表中为正确放置磁体于 ICD 上的效应。第一列为厂商。一些厂商有多种 ICU 的磁体反应模式，可以通过 X 线进行识别。若为可编程的磁体反应，则在第二列中显示了各种可用的磁体模式。显示的第一种模式为常用模式，电磁干扰引起的设备重置可产生一些其他模式（即磁体模式失能）。第三列显示对第二列中磁铁模式抗心动过速治疗的作用（除颤和抗心动过速起搏）。只有 Sorin Medical 的 ICDs 在放置磁体后改变了其抗心动过速起搏速率（第四列），这一起搏速率可用于预测剩余电池寿命，只要患者的自主心率低于磁体速率。只有 Boston Scientific/Guidant/CPI 提供可靠的声音反馈以确认磁体放置（第五列）。来自 Pacesetter 和 St. Jude Medical 的装置需要设备应答调试来确认磁体模式。

[†] 对于 Boston Scientific//Guidant/CPI T-ICD，若磁体模式被编程为"开"，磁体正确放置后 ICD 即刻会失去心动过速检测和治疗的功能，只要持续应用磁体，心动过速治疗功能亦持续丧失。当这些装置的磁体模式启用时，ICD 会发出不变的音调或哔哔声以证实磁体正确放置。若装置发出不变的音调，心动过速治疗功能丧失，无论是否存在磁铁，即使移除磁体心动过速治疗仍不复存在。如果任何这类 ICDs 发出哔哔声（带 GDT 或 CPI X 线编码的 ICDs 在起搏或感知 R 波时发出一次哔哔声；多数带 BOS X 编码的 ICDs 每秒发出一次哔哔声），则正常工作的 ICD 在磁体移除时将启用心动过速治疗。任何 Boston Scientific/Guidant/CPI 的 ICD 在应用磁体时均不发出声音，应立刻进行设备应答测试。

[‡] Medtronic AT-500 系列除颤器只在心房中提供抗心动过速起搏，通常从房性快速心律失常发生后延迟超过 1min。任何导联上均没有电击线圈，很难与常规双腔起搏器相区分。它们无明显的磁体反应。这些设备上的 X 线识别码包括 Medtronic M，但第一个字符是 I。所有其他 Medtronic 心脏发生器都有 Medtronic M，第一个字母识别码为 P。

[§] 当磁体置于某些 Medtronic ICDs 上时发出持续 15~30s 的音调。但是，在放置磁体后，这一音调不会持续出现，也不会随着磁体的即刻移除而中断。因此，音调不能用于证实磁体是否放置得当

所有 Medtronic 发生器在放置磁铁位置正确后均发射 RF 至程控仪，Smart Magnet 能探测该 RF 传递，并开启指示灯表示 RF 已被接受。Medtronic 建议把 Smart Magnet 绑在患者身上。当出现 EMI 时（例如使用单极 ESU 时），从 T-ICD 发出至 Smart Magnet 的射频被中断，T-ICD "发现"指示灯常常熄灭。然而，在这种情况下，T-ICD 仍然关闭，因为正是磁铁的存在而

非射频交流使装置抗心动过速功能关闭。

磁铁通常不会使 ICD 设备进行非同步起搏。Sorin 公 司（Milano, Italy, world headquarters; Arvada, Colo, U.S. headquarters）改变了其 T-ICD 设备的起搏频率（而非起搏模式）来提示电池状态。对设备的检测是了解其磁性反应最可靠的措施。询问装置以及电话咨询生产厂商仍是确定 ICD 磁铁反

应的最可靠方法。

麻醉前评估及植入式心脏电复律除颤器程序重置

对于 ICD 患者除了评估并对合并疾病进行最佳方式处理外，术前应评估每一个 ICD，ASA 建议对 T-ICD 设备进行术前检测。另外还建议与 CIED 的医疗机构和责任医师联系。这些 T-ICD 装置储存了大量心律失常资料，因为患者对 ICD 抗心动过速治疗的耐受良好，所以许多患者并未意识到这种治疗。对于拟行择期手术的患者，术前出现新的心律失常，都应推迟手术并积极查找原因（图 48-11）。HRS/EHRA 建议进行 3 ~ 6 个月的随访，无论是当面随访还是远程随访[9]。由于涉及起搏器设备，因此远程随访无法对设备的感应和起搏阈值进行测试。目前医疗保险还没有涵盖到 ICD 随访的部分。

与起搏器相比，判断 ICDs 装置是否需要选择性更换电池较复杂。检测时，只有一些最新型号的 ICD 设备可以对剩余电量进行预测。对于无法检测剩余电量的设备，可以通过电容充电时间来反映电池状态，如果充电时间超过 12s，应当向厂家进行咨询。一些 ICDs 具有多块电池，因此难以根据电池电压来判断是否需要更换电池。

在开始使用可产生 EMI 的装置前，大多数 ICDs 均应关闭其抗心动过速治疗。使用单极 ESU 可能引起不当电击，Casavant 等在一例面部皮肤手术患者的 ICD 中找到一段存储的心电图，显示 ICD 误把单极 ESU 干扰识别成 VF[111]，图 48-12 显示在手术期间监测到了不恰当的 VT 发生。此外有一例个案报道，中心静脉导丝干扰了右心室导联后引起短路放电和 T-ICD 损毁[112]。

起搏器部分的介绍（附录 48-2 和框 48-3）同样适于任何具有抗心动过缓的 ICDs。许多 ICDs 无噪声转换功能（noise reversion behavior），因此 ESU 诱导的心室过度感知可能会导致依赖 ICDs 起搏的患者起搏停止。

术中或操作时植入式心脏复律除颤器的管理

ICDs 患者无须特殊监测。ICDs 关闭期间除了心电监测外，必须备有体外心脏复律或除器，且除颤器电极板应尽可能远地避开 PG 和导线系统。但应切记，要治疗的是患者，而非 ICDs。当使用磁体预防 ICD

设备放电，单纯移开磁铁可能无法产生即刻的抗心律失常作用。心动过速实际频率对照最低的治疗区间频率，以及程序化治疗措施延迟，可能导致治疗延期。在"术中或操作时起搏器的管理"部分对于 T-ICD 设备（S-ICD 设备此时没有持久起搏）的建议同样适用于此。

对于 ICDs 患者并无更好的特殊麻醉方法。该类患者大多数心肌收缩功能严重下降，心腔扩大并有严重瓣膜反流。选择麻醉时应该考虑这些基础疾病。关于麻醉药选择和除颤阈值（defibrillation threshold，DFT）变化的报道意见不一。1992 年，Gill 等在犬类的研究认为，与输注苯巴比妥相比，吸入氟烷或异氟烷都不会改变开胸除颤的 DFT[113]。然而，Weinbroum 等研究植入 ICD 患者除颤阈值时发现，氟烷、异氟烷和芬太尼可升高 DFT[114]。但 DFT 虽有升高，这种升高一般明显低 ICD 提供的最大输出功率，而且在一般实验条件下难以检测出来。

麻醉后植入式心脏复律除颤器的评估

术后必须对任何程序重置后拟进行干预措施的 ICDs 再次评估和开启，未重新开启 ICD 可导致患者死亡[115]。应明确回顾与清点所有事件。必须检查起搏参数（只对 T-ICD 设备），必要时重新设置程序。

特殊情况：心室辅助装置和临时起搏

大多数使用心室辅助装置（ventricular assist device，VAD）的患者也都在使用 T-ICD 设备。尽管这个主题超过了本章要介绍的内容，其中许多重要问题应当引起重视。第一，VAD 设备可以在 ICD 设备和程序人员之间造成干扰，会使装置无法快速修改参数[116] 以及可能迫使更换 T-ICD 设备[117]。目前对相关"工作条件"进行了一些假设，包括改变 LVAD 工作速度，在遥测杆外覆盖铁质器皿或者用金属材料对遥测杆进行包裹[116, 118]。将 T-ICD 设备放入一个装有 VAD 装置的患者体内或者将 VAD 设备放置到一个装有 CIED 的患者体内前，应当关注两种不同设备的兼容性。第二，在很多进行原位心脏移植的患者中，T-ICD 设备会通过程序化设置关闭，而经静脉的电极导线会在上腔静脉水平被剪断。不幸的是，任何经宇宙辐射或 EMI 重置的后续设备都将在所有 T-ICD 设备中恢复单层电击反应[49]，因此患者可能在上腔静脉处接受了高能量治疗，并可导致灾难性后果。

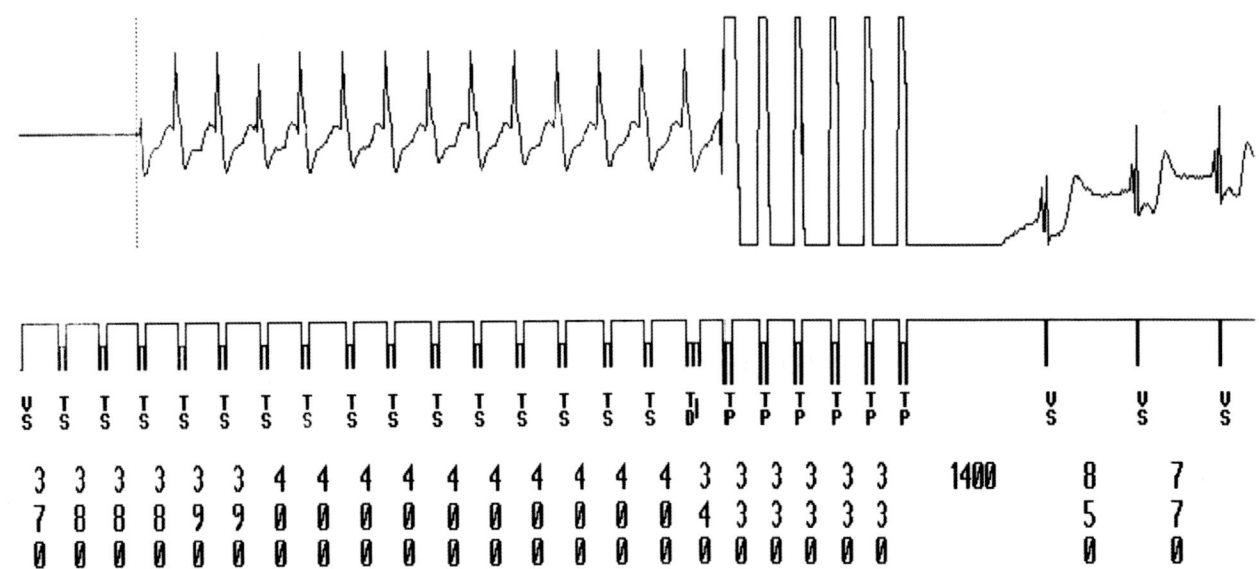

图 48-11　术前访视意外发现该患者有室性心动过速（ventricular tachycardia, VT）和抗心动过速起搏。该患者为 65 岁女性，8 个月前因 VT 而植入 Medtronic 单腔除颤器。植入 ICD 后未发作眩晕或晕厥。该装置术前问询时显示程控为 VVE-VVI，并且检测到一段 VT（心率 150～162 次 / 分）。ICD 以 182 次 / 分频率输出 6 次抗心动过速起搏，将 VT 转复为窦性心率。VT 终止后不需要辅助起搏。其中上图为 VT 发作期间 ICD 储存的数字化心室电记录。下图为标记通道，报告 ICD 对每次事件的解释。标记通道下方的数字表示间期（单位 ms）。间期除以 60 000 ms/min 可计算出心率。TD 表示开始治疗的最后事件，TS 表示 VD 区域的间期，TP 是一次抗心动过速起搏事件，VS 表示自主性室性去极化，其频率既不太快（短间期）也不太慢（长间期）。设置该装置为检测到 16 次连续的心室去极化且频率在 146～200 次 / 分之间为 VT，以 VT 最后一个 R-R 间期的 84% 的频率发出抗心动过速起搏刺激。该患者 VT 最后一个 R R 间期为 400ms，因此该装置以 182 次 / 分的频率（间期为 330ms）发出抗心动过速起搏

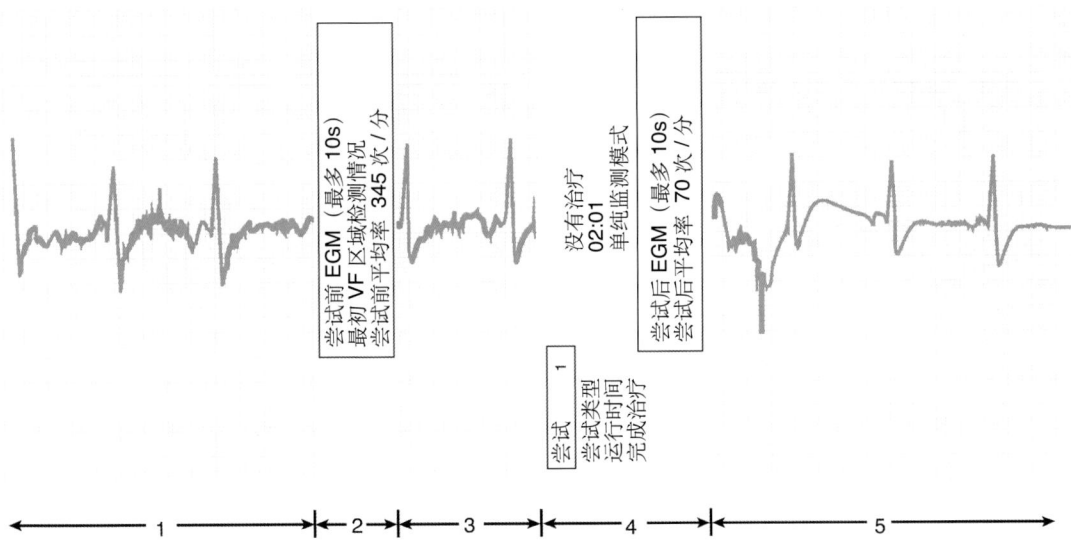

图 48-12　单极 ESU（如"Bovie"）的电磁干扰能引起 ICD 检测到室颤（ventricular fibrillation, VF）。该电记录图（electrogram, EGM）为 4h 手术即将结束时 ICD 所储存的 73 次"VF"中的一次，注意术中应用了 ESU。该患者植入了 Guidant Medical ICD，其模式为 VOE-VVI。患者术前 ICD 设置为"只监测"模式。因此，ICD 虽可记录任何可触发治疗的室性心率失常，但实际上不能提供治疗。从左至右，分别为（1）EGM 显示的心室率 70 次 / 分，但其基线噪音大；（2）ICD 检测到心率为 345 次 / 分，提示出现 VF，此时 ICD 电容器充电；（3）ICD 程序转为"电击前再次确认 VF"，此时心率率仍为 70 次 / 分，但基线受噪音干扰；（4）该噪音使 ICD 认为患者处于 VF，此时除非程控设置为"只监测"模式，ICD 通常应输出一次电击，；（5）由于噪音停止（ESU 停用），ICD 提示完成了一次成功除颤

第二种特殊情况是临时起搏。临时起搏装置可用于对药物治疗反应不良的心动过缓、心动过缓导致的心肌梗死、心脏手术后的心率支持、将抗心动过速心律失常措施应用到心房或者心室内、作为放置永久起搏器的过渡措施，对于使用 CIED 设备并期望使用较强 EMI 的起搏依赖患者，对于潜在的灾难性后果，临时起搏可作为一种保护措施。起搏方式可以经食管、经静脉、经皮或是经心外膜。使用 CIED 设备的患者，放置临时起搏器时需要对 CIED 程序重置来进行临时起搏测试（例如阈值评估），这是因为如果临时起搏的能量无法使心肌去极化则可能对永久起搏产生抑制作用。为了预防临时起搏测试过程中不恰当的电击，或者准备经中心静脉通路进行操作时，T-ICD 设备必须关闭 [112]。

经食管起搏的前提是完整的心房和房室结。因此经食管起搏对于有心房节律障碍（例如房颤）或存在明显房室传导阻滞的患者仍然是绝对禁忌的。这项技术需要一个特制食管探针和发生器。起搏只能用 AOO 模式，这种模式通常比较安全，即便在自主心率超过程序设置心率时。此类起搏的典型波形通常为较大、负向的"尖锐波"，这种波形可能引起心电监测仪心率计数超过实际量，或被误认为是 QRS 波（图 48-9）。

经皮起搏通过将导电电极置于皮肤上来完成，最好是前后位。应遵循设备说明。只有心室起搏，没有心房传输可能无法实现适当的血流动力学支持。

根据所使用的导管、导线和起搏器类型不同，经静脉和经心外膜起搏可以是动脉、心室、AV 或 BiV

起搏。经静脉起搏需要中心静脉通路，对于所有患者都应使用完全无菌防护技术，尤其是已经植入 CIED 的患者。可使用 3 种不同类型的经静脉导管：①尖端带气囊但不具备血流动力学检测通道的双极导管；②一种具有 1 ~ 2 个额外通道放置双极导线进入心房、右心室或两者兼有的肺动脉导管；③用于心房 -RV 起搏的多电极肺动脉导管。经静脉和经心外膜起搏都需要电池驱动的体外发生器。对于只有心室内电极（无论是经静脉或经心外膜）的病例，因为使用 DDD 模式（缺少一个可用的心房内导线）起搏可能会促使 R-on-T 起搏后诱发 VT（图 48-13）[51]，所以临时起搏发生器的程序化设置都只能为 VVI 模式。结合 1 个 RV 电极使用 DDD 起搏模式（很多临时起搏器的工作模式）是一种常见操作方法，这种 R-on-T 现象比较难以理解，以至于在这种情况下发生 R-on-T 诱发 VT 被认为是"偶然"事件 [119]。除更换模式外，一些双腔体外起搏发生器在进行参数设置时会在没有警示或要求确认的情况下从 VVI 模式切换到 DDD 模式起搏 [52]。这种情况下，应当尽快停止临时起搏。

小　　结

微电子技术的发展使复杂的起搏器和（或）自动心脏电复律除颤器已应用于所需要的患者。这些装置已不再仅是心脏维持在最小的频率（起搏功能）与最大的频率（ICD 功能）之间，目前正用于改善衰竭心

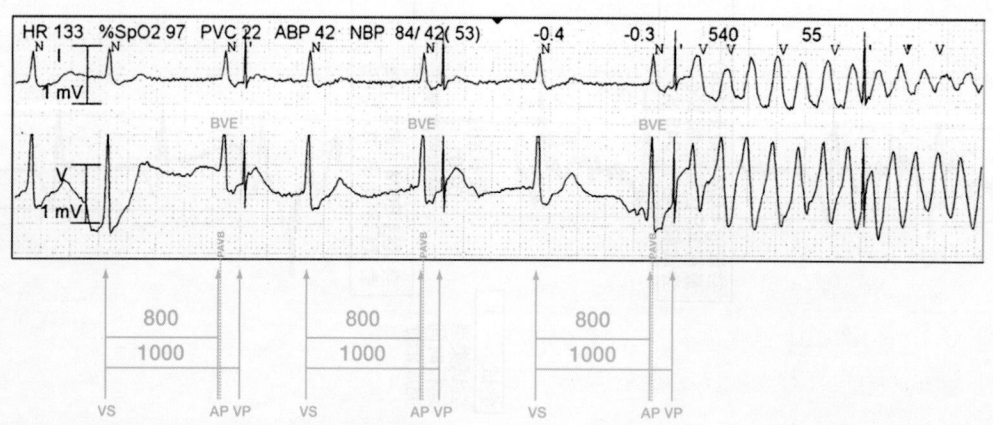

图 48-13　无心房电极 DDD 起搏会启动 R-on-T 起搏诱发的 VT。没有心房内电极的临时体外双腔起搏会产生严重的 R-on-T 波形表现，也会导致多形性 VT 的发生。这名患者接受了择期主动脉瓣置换加基底部修复术、3 支血管动脉旁路移植手术以及 8 小时前进行的一个部分 Maze 操作。他的基础心律为房颤。通过心电图 I 导联（上部）和 V5 导联（下部）进行监测。起搏器（PM）设置为 DDD 模式；起搏率为 60 次 / 分；AV 延迟为 200 ms，结果显示为 1 个 1000 ms 的 VV 循环长度和 1 个 800ms 的房室（VA）时间。AP 假设为心房的步调，BVE 是一个在心房后心室不应之后发生的空白心室事件，VP 是心室的步调，VS 假设为心室感应。当 VA 计时终止后，由于没有感应到心房的信号，PM 可能释放了 1 个 AP。此时 PM 激发 1 个 20 ~ 36ms 的心房后心室不应期来预防任何源于 AP 的心室过度感应。结果是负面心室事件无法被感应到（BVE），导致 1 个 AP 200ms 后出现 1 个 VP。VP 落到复极化的易损期，因此启动 VT。ABP，动脉血压；HR，心率；NBP，无创动脉血压；PVC，期前收缩；SpO₂，脉搏血氧饱和度 *(From Schulman PM, Stecker EC, Rozner M: R-on-T and cardiac arrest from dual-chamber pacing without an atrial lead, Heart Rhythm 9:970-973, 2012.)*

脏的治疗。另外，随着可以改变心率或 AV 间隙的复杂的起搏算法的到来，以及允许偶发的 QRS 脱落事件，都能够模拟出一些可以用"浅麻醉"（增加的起搏心率）或起搏系统故障来进行解释的现象。对于这些症状的不当治疗可能导致，或者已经导致了对这些患者的损害，甚至死亡。

随着人口老龄化和治疗复杂疾病能力的提高，将有越来越多的患者植入起搏器或 ICDs，我们必须面对这种状况。临床上安全有效处理这些患者依赖于我们对该植入系统、其应用适应证以及围术期特殊要求的了解。

词 汇 表

Afib 抑制（Afib Suppression）——即之前的动态心房超速（dynamic atrial overdrive）。当出现自主心房活动时，程控频率增加功能使起搏器反应性地增加起搏频率。Afib 抑制功能在于增加心房起搏频率，使其刚好超过心房自主心率，从而防止房颤[120]。麻醉前应关闭该功能，以防止快速起搏频率。它的存在和最大起搏心率应该在麻醉方案拟定前确定，这是因为提升起搏心率可能促进治疗，而治疗可能不会影响心率但可能对患者有害。术中应该考虑是否关闭这一功能，尤其是在脐水平以上应避免 EMI 的区域使用单极 ESU 的病例。

房室延迟（atrioventricular delay）——双腔起搏器检测（或触发）心房事件后心室起搏前的等待时间。当心率增加时，某些发生器会缩短该时间，称作频率适应性 AV 延迟（rate adaptive AV delay）或动态 AV 延迟（dynamic AV delay）。某些发生器程序设置为延长 AV 延迟时间以搜索心脏自身传导，称为搜索 AV 延迟（search AV delay）。当任何心房事件后紧跟自主心室活动，某些发生器通过程控延长 AV 延迟时间，称为 AV 延迟滞后（AV delay hysteresis）。自身房室结有传导的患者，感知的 AV 延迟稍长于体表心电图显示的 PR 间期（见融合搏动和假性融合搏动），这是因为心室感知电极放置在右心室尖部，只有当右心室激活后才能检测到该去极化（一般在房室结激活后 60ms 以上）。

自主频率（automatic rate）——见低限起搏频率（lower rate limit）。

双极起搏导线——一个电极含有两个导体。双极起搏所需的能量一般小于单极起搏，在模拟检测仪所产生的信号较小。双极感知不易发生感知过度，如肌肉信号或外界电磁场。即使双极起搏导线，大多

数起搏发生器能程控设置为单极模式（分别设置起搏与感知）。

心电图存储模式（electrogram storage mode，EGM mode）——以所设置的参数起搏（或监测）时被动地获得并内部储存心电图数据以备诊断分析。应用磁铁使程控进入 EGM 模式的起搏器不具有非同步起搏功能。

融合搏动（fusion beat，FB）——起搏器脉冲刚好在心室自主去极化前发出，导致 QRS 波形变化，常被误诊为未感知。融合搏动时，起搏刺激在房室结激活后发出，但在起搏器感知成分监测到起搏器诱导的去极化之前。这类似于 LGL 综合征或 WPW 综合征中所见到的心室去极化前。延长感知期间（例如增加 AV 延迟时间）能确定合适的感知功能。融合搏动可提示但并不能确定心室夺获。也参见假性融合搏动。

发生器（generator）——具有电源与回路的装置，以发生电脉冲传导至心脏。一般起搏发生器放置在胸部皮下，导线植入右心房、右心室或两侧都植入。自 1995 年以来，ICDs 也被批准植入胸部皮下。

滞后（hysteresis）——如果滞后功能开启，则自主心率必须低于起搏器频率时发生器才开始起搏，某些起搏器周期性地降低起搏频率，以搜索自主心率的恢复（称为"搜索滞后"）。这些功能开启时能模拟起搏器功能障碍。

植入式心脏复律除颤器模拟（implantable cardioverter-defibrillator mode）——电击心腔的设计，抗心动过速起搏的起搏心腔，心动过速检测的方法以及心动过缓治疗的起搏心腔。表 48-4 列出 NASPE/BPEG 制定的全称 ICD 代码。

低限起搏频率（lower rate limit，LRL）——起搏器开始起搏的最低可耐受的规律性频率。起搏器将此值转换成最大可接受的 R-R 间期并在此间期结束的时候释放一个起搏脉冲。双腔起搏装置去除 AV 延迟来决定从一个心室事件到所期望的心房事件之间的最大可接受间隔。

模式转换（mode switch）——在双腔系统（AV）中，一些设计可以在心房率过高（房颤、房扑或心动过速）时通过临时切换到 DDI（R）/VVI（R）模式（不同厂家模式不同）限制心室起搏。不同的厂家和程序设计，决定了不同的模式切换感知频率、高频率追踪（模式切换前）的持续时间，以及因为高心房率结束后起搏模式变回双腔追踪模式。在心房率很高的情况下移除磁铁经常会引起短暂的心室以跟踪心率上限进行起搏，直到起搏模式切换后终

止。EMI 也会引起不当的模式切换而发生因心房血液转运减少相关的血流动力学不稳定。

感知过度（oversensing）——装置检测到不希望有的信号，并将之认为心脏活动。心室感知过度能导致心室停顿（起搏器或 ICD）或不当的抗心动过速治疗（ICD）。心房感知过度会导致在使用 DDD 或 VDD 装置时发生不当的高起搏心室率。这些室性收缩是在没有真正心房收缩的情况下发生的，并且可能由血流动力学的妥协效应引起。

起搏模式（pacing mode）——起搏心腔设计、感知心腔、感知反应、频率应答性以及起搏系统的多点功能。表 48-2 列出 NASPE/BPEG 制定的起搏器全称代码。

程控频率（programmed rate）——见低限起搏频率。

假性融合搏动（pseudofusion beat, PFB）——起搏器脉冲刚好在自主去极化之后发出，而心电图 QRS 波形无变化。PFBs 常被误诊为感知不足，这是由于相对于去极化波阵面的感知电极位置所造成的。通过延长感知间期 [即降低程控频率（心房融合搏动）或延长 AV 延迟（心室融合搏动）] 即能确定感知功能适当。PFB 不能用于确定电刺激夺获。

频率增强（rate enhancements）——该特点包括频率适应性 AV 延迟（缩短 AV 延迟伴心率增快）；AV 搜索滞后（增加或缩短 AV 延迟时间，引起 AV 自主传导）；房颤抑制（也称为动态心房超速，即在自主心房去极化的基础上增加低限频率，以产生较稳定的持续性心房搏动，但起搏频率略高于患者自主频率）；频率平稳（由于自主活动而限制起搏频率的变化，能程控升高与降低频率的限制）；睡眠频率 [见睡眠频率（sleep rate）]；心室频率调节（类似于频率平稳，但只用于防止房颤）；滞后 [见滞后（hysteresis）]。上述每一项增强功能都能引起心脏起搏和起搏失败，能被误认为起搏器功能障碍，应当考虑在实施任何麻醉方案前将这些增强功能均关闭。

频率调整（rate modulation）——患者活动时，发生器能感知患者需要而反应性地增加起搏频率。机制包括发生器内具有检测运动而反应性地增加起搏频率。机制包括发生器内具有检测运动或振动的机械性传感器电子监测 QT 间期（运动期缩短）、经胸阻抗测定呼吸的变化、中心静脉血温度或氧饱和度传感器（见表 48-3）。现在某些发生器具有多种传感器。频率调整系统确定的起搏频率称为传感器指示频率（sensor indicated rate）。

休息频率（rest rate）——低于程序控制频率的频率，患者处于静息状态下（由运动探头感知）的某些特定周期（根据厂家设定）后由起搏装置激活。

传感器指示频率（sensor indicated rate）——起搏频率由频率应答模式起搏器中的传感器所决定。

睡眠频率（sleep rate）——亦称周期频率，指在程控的"夜晚时间"期间起搏发生器的起搏频率（低于设定的频率）。在启用这项功能的过程中进行了跨越时区的旅行则可能出现不适应的反应。

感知不足（undersensing）——未能检测到心脏活动。

单极起搏导线（unipolar lead）——一个电极只有一个导体。某些具有双极导线的起搏器可程控为单极导线模式。在心电图上，单极导线系统所产生的起搏刺激明显大于双极导线。单极导线系统利用发生器作为第二电极。单极起搏或感应模式不能在 ICD 装置中进行程序化控制。

上限感应频率（upper sensor rate, USR）——亦称上限活动频率（upper activity rate, UAR），频率调整起搏器的最大起搏频率。双腔模式中的 USR 并不受 UTR 的影响，因此 USR 激活时，起搏器起搏的是心房。

上限追踪频率（upper tracking rate, UTR）——在双腔（AV）起搏系统中，不考虑心房率的情况下心室能起搏的最大频率。当心房率超过这个频率，可观察到的 AV 延迟将变长，并且出现 QRS 波脱落，与这种现象类似的情况也可在 Wenckebach 节律中见到。

参 考 文 献

见本书所附光盘。

附录 48-1	心脏脉冲发生器公司电话号码*		
AM Pacemaker Corp. (Guidant Medical)	800-227-3422	Diag/Medcor (St. Jude Medical)	800-722-3774
Angeion (Sorin)	**800-352-6466**	Edwards Pacemaker Systems (Medtronic)	800-325-2518
Arco Medical (Boston Scientific)	800-227-3422	**ELA Medical** (Sorin)	800-352-6466
Biotronik	**800-547-0394**	**Intermedics** (Boston Scientific)	**800-227-3422**
Boston Scientific	**800-227-3422**	**Medtronic**	**800-505-4636**
Cardiac Control Systems	未知	**Pacesetter** (St. Jude Medical)	**800-722-3774**
Cardio Pace Medical, Inc. (Novacon)	未知	Siemans-Elema (St. Jude Medical)	800-722-3774
Cardiac Pacemakers, Inc.: CPI (Boston Scientific)	**800-227-3422**	**Sorin**	800-352-6466
		Telectronics Pacing (St. Jude Medical)	**800-722-3774**
Coratomic (Biocontrol Technology)	未知	**Ventritex** (St. Jude Medical)	**800-722-3774**
Cordis Corporation (St. Jude Medical)	800-722-3774	Vitatron (Medtronic)	800-328-2518

* 粗体显示的公司既销售起搏器还销售植入式心脏复律除颤器

附录 48-2	麻醉前脉冲发生器的评估*
确定发生器植入的适应证以及最早植入时间 辨别电极导线数量与类型 确定患者自主心率和节律（如可能） 确定发生器最后一次测试时间与电池状态 查明发生器事件史（如可能） 查明目前发生器程控设置，包括模式、频率以及频率增加功能 确保起搏器的电刺激能转变为心肌机械收缩，并具有足够的	起搏安全性界限 确保起搏器具有足够的感知安全界限（假如出现心脏自主事件） 假如有应用磁铁的指征，确保开启磁铁检测功能（应记录磁铁反应和频率） 确保发生器是否需要重新程控，这取决于患者是否起搏器依赖、手术类型与部位、增加心率的需要等

* 麻醉前起搏器评估应包括装置的咨询。以上所述可能需要心内科医师或起搏器服务系统的帮助。对于 ICDs，所谓 "发生器事件" 包括抗心动过速治疗史

第 49 章　神经学监测

Christoph N. Seubert • Michael E. Mahla
何星颖 译　袁红斌 审校

要　点

- 术中神经学监测有四项主要原则：
  - 必须监测外科手术可能损伤的神经通路。
  - 监护仪必须提供可信的和可重复的资料。
  - 如果监测发现有神经通路损伤的证据，应该采取相应的处理措施。
  - 如果神经学监测发现变化，即使没有相应的处理措施，这些变化仍可能具有判断预后的价值。这种情况下，早期监测患者可能发生神经损伤的直接价值较有限。
- 评估神经学监测方法效果的随机前瞻性研究寥寥无几。
- 在可能损伤神经系统的高危手术过程中，麻醉医师通过维持患者良好的生理稳态和平稳的麻醉深度，可以改善神经性监测的效果。
- 基于临床经验和一些非随机性研究的结果，神经学监测可有四种实践方式：
  - 多数医学中心推荐对某些手术进行神经学监测。
  - 某些医学中心对特定手术常规应用神经学监测，但另一些医学中心并未应用。
  - 某些手术中没有明确临床经验或证据表明神经学监测有临床意义。
  - 在一些特定手术中，神经学监测仅选择性地应用于那些术中可能出现神经损伤的高危患者。
- 外科医师、麻醉医师和神经内科医师之间的良好沟通，对于神经学监测的合理应用非常重要。

患者麻醉手术过程中的神经学监测范畴很广，涉及多样技术、多种手术以及诸多术中甚至术后环节。监测技术主要包括两大类：①评估神经系统代谢完整性的技术，包括整体或局部血流或氧合；②评估功能完整性的技术，同样也包括关注神经系统整体或是特殊解剖部位组成。

神经学监测的操作和设置通常都有一个共同特点，监测到的参数变化可通过改变手术操作或者通过麻醉医师调控多种影响因素而得到纠正或将变化产生的影响最小化。神经学监测的应用范围很广，从一些由神经学监测直接指导的手术操作，如颅内肿瘤手术中运动区的定位或清醒开颅手术，到一些术中可能损伤神经系统功能的高危手术。

许多需要进行神经学监测的手术，其手术解剖部位常与麻醉药物的作用位点重叠。麻醉医师和外科医师不仅需要认识到单一监测技术固有的局限性，而且要考虑到一些非手术因素的影响。理想的监测方法应该能够预测到这些非手术因素，通过一些办法筛选以帮助区别是局部手术损害还是全身损伤。

对某些手术操作而言，神经学监测是医疗诊疗质量的标志，并且预后资料支持其常规应用，例如脊柱侧弯矫正和前庭神经鞘瘤切除术。大多数情况下，使用何种监测方法主要取决于各单位常规和对手术的预期。在后一种情况，监测效果取决于下列因素：①麻醉医师、外科医师和术中监护团队对监测手段优缺点的充分了解；②良好的沟通；③相互合作，从而能够及时纠正一些变化的信号或避免一些干扰手术的错误报警。

本章首先独立介绍各种监测模式，使临床医生了解各模式的优缺点。其次介绍如何在不同的手术中选用合适的监测方法，并将各种方法组合应用以改善患者预后。最后，本章将总结神经学监测的益处，以及将来需要重点关注的领域以界定神经学监测的特殊适应证。

监 测 模 式

神经系统血流量监测

监测脑血流量（cerebral blood flow，CBF）主要有两种方法。第一种方法是直接评估脑血流，其原理是假设正常脑血流量足以满足脑代谢所需。第二种方法是评估局部或全身氧供，其原理是假设测定位点的正常值代表中枢神经系统灌注充分。然而，上述假设都有其局限性，我们将根据患者疾病过程中全脑或半脑 CBF 的变化情况举例说明。

正常大脑半球 CBF 大约 50ml/（100g·min），表明有充分的氧供维持大脑结构完整性和功能。如果低于 20 ~ 25ml/（100g·min），首先伴有大脑功能衰竭，进一步降低会引起大脑结构破坏[1]。疾病进展和麻醉药物都会影响神经外科手术患者神经系统结构完整性和功能，从而影响所测得 CBF 的意义。CBF 为 40ml/（100g·min）对于动静脉血管畸形切除术后应用巴比妥类药物使其昏迷的患者而言则意味着脑充血（因为此时脑代谢需求很低）；而同样的 CBF 对于大面积脑损伤患者则说明了颅内压增高导致脑灌注压有轻度下降。因此，需要结合具体临床情况综合判断监测值的异常。

全脑血流监测技术（无创）

血管示踪化合物 这种方法最早由 Kety 和 Schmidt[2] 提出，通过测定一种无内在活性示踪化合物在血管内洗入或洗出的速率，或根据两者的动力学变化来直接推算 CBF。应用最广的测量技术包括给予患者放射性同位素氙 -133（^{133}Xe），再通过放置在特定脑区的伽马探测器测定血管洗出的放射活性大小。这种方法能够根据探测器放置的数目，提供 4cm 的空间分辨率。对于正常脑组织，不同深度的血流不一样，这可能是因为早期洗出的往往代表来自高灌注的大脑皮质灰质，而后期洗出的则来自低灌注的深层白质。

这种方法的缺点是患者暴露于放射性元素，还需要额外放置可能比较笨重的探测器设备，可能会干扰到颅内手术操作时手术本身。因为局部区域周围足够血流而可能遗漏局灶性低灌注区域，这种现象称为"视而不见"[3]。尽管有上述缺点，一些较大的医院还是在颈动脉内膜剥除术等手术中采用 ^{133}Xe 同位素洗出测定法[4-8]。此外，还可以利用在神经影像时血管内造影剂的平均通过时间不同测定局部 CBF 或利用双指示剂技术监测整体 CBF[7-9]。所有这些方法都共有的局限性是只能测定瞬间的 CBF，而不能连续监测。

经颅多普勒超声监测 经颅多普勒超声技术（Transcranial Doppler，TCD）是通过测定脑内大动脉的血流速度来推算 CBF。麻醉医师如果接触过超声心动图，则比较容易掌握这种技术。TCD 探头发出的声波脉冲经较薄的颞骨传导，当这些声波遇到红细胞时会被反射。因为血细胞对探头的往返运动使反射的声波速度不断变化。这就是"多普勒漂移"现象，该现象与血细胞的流速和方向直接相关。血流在心脏收缩以及位于血管轴心位置时速度会加快，而在心脏舒张以及靠近血管壁时速度会减慢。TCD 可以建立一个流速谱，类似于动脉波形描记图。彩图 49-1 详细解释了这个概念。

TCD 常用于术中连续监测大脑中动脉，观察血流速度是否有显著变化或出现微小栓子。TCD 作为一种应用广泛的诊断技术，还能对大脑前动脉、前交通动脉以及大脑后动脉、后交通动脉等进行监测，均通过颞骨窗进行。TCD 还能经枕骨大孔进行基底动脉（探头位于颈后）、眼动脉（探头位于眼睑闭合处）和颈内动脉（探头位于靠近下颌角的位置）的监测。TCD 的主要局限在于大部分监测需要通过颞骨完成，10% ~ 20% 患者可能因为颞骨的厚度影响检查的可靠性[10-11]。

尽管没有最终证实，TCD 测定的 CBF 速度与 CBF 直接相关必须满足直观和可信两个假设。首先，当测定流速的动脉直径和多普勒探头的角度保持不变时，血流速度才与血流量呈直接相关。但是实际上很难做到探头角度稳定不变以防止监测时移位或运动。第二种假设认为大脑基底动脉的血流量和大脑皮质的血流量直接相关。因为 TCD 监测主要通过大脑中动脉来完成，如果来自大脑前动脉和大脑后动脉区域的软脑膜络脉的血流充足，这种假设可能就不成立。尽管这两个假设限制了 TCD 成像作为标准 CBF 监测，但在具有代表性的应用实例中流速的改变足以提供有用的临床信息（参考下文）。

但更重要的是 TCD 超声是唯一能连续监测神经功能的技术，可对过度灌注提供早期预警，还可以监测手术不同阶段流向大脑的栓子数量。因为栓子

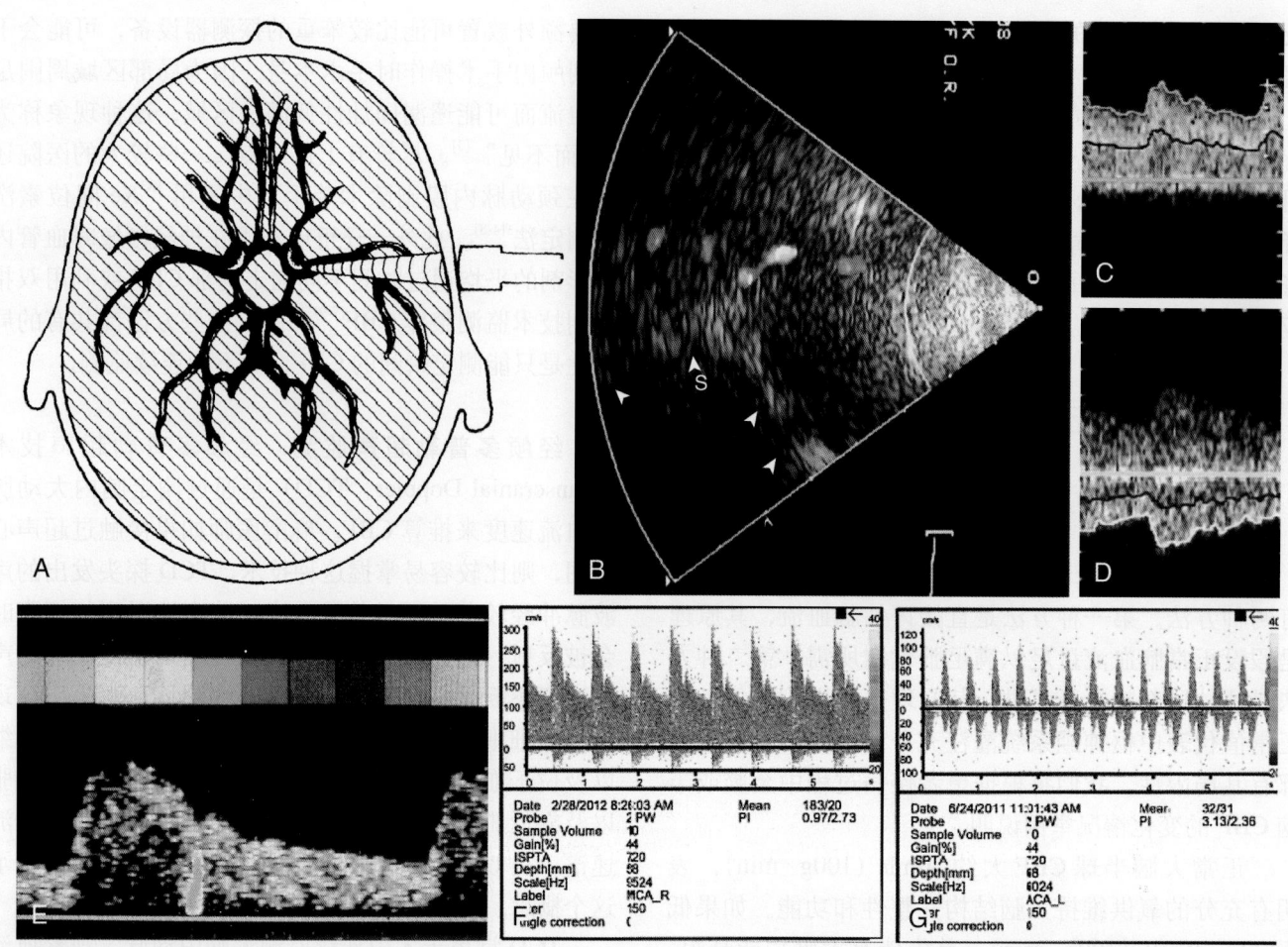

彩图 49-1 A. TCD 通过较薄的颞骨探测脑内动脉声波。B. 使用探头成像技术，可以看见一些颅内结构，如大脑脚（白色箭头）或鞍区（标记 "S" 的白色箭头）。多普勒信号来自大脑右中动脉、右前动脉和左前动脉。C. 大脑中央动脉的正常多普勒图谱。D. 颈内动脉的终末分支进入大脑中央动脉（血流朝向探头）和大脑前动脉（血流远离探头）的多普勒图谱。如果按照图 A 所示放置传感器，可以得到流动的信号。E-G. 三种多普勒临床应用的示例。E. 栓子是高回声波并显示为高强度瞬间信号（HITS），可发出短促的哔哔或唧唧声报警信号。F. 动脉瘤蛛网膜下腔出血患者，大脑中动脉严重痉挛的多普勒图谱（与图 C 比较）。G. 颅内循环障碍的多普勒图谱，主要显示为收缩期血液流入和舒张期血液回流

的高回声性，其在 TCD 谱上显示为高密度瞬时信号（HITSs）（彩图 49-1），在多普勒超声背景中很容易发现短暂的哔哔声或唧唧声信号。

颈静脉球血氧饱和度　通过监测脏器流出的混合静脉血氧饱和度能推算出脏器的摄氧程度。就大脑而言，测定颈静脉球静脉血氧饱和度（jugular bulb venous oxygen saturation，SjVO₂）反映了大脑的摄氧程度，代表脑氧供需之间的平衡。为监测颈静脉球静脉血氧饱和度，在透视引导下将光纤导管经颈内静脉逆行置入颈静脉球。光纤束发射近红外光源，然后记录反射回导管的光源，这种技术称之为"反射式血氧测量法"。因为近红外光能在组织中传播数厘米，而且大多被血红蛋白吸收，因此可测定周围组织的血氧饱和度（即颈静脉血）。正确置管对减少颅外静脉血的不当混合至关重要。为减少并发症风险，通常仅行单侧监测。

这项技术的一些理论局限性可能会影响对 SjvO₂ 数值和趋势的正确解读。虽然几乎全脑血液都会经过颈静脉回流，但由于颅内静脉血液不能充分混合，左侧和右侧测量值可能会存在差异。来自皮质的静脉血通常经优势颈内静脉（大多数患者通常是右侧）回流，而皮质下区域的静脉血会经对侧颈静脉回流 [12]。尽管存在脑区差异，SjvO₂ 仍可作为一种重要的监测大脑整体氧合的指标，大脑局部灌注不足导致 SjvO₂ 低于正常范围（55% ~ 75%）。因为 SjvO₂ 代表大脑氧供和氧需之间的平衡，须结合临床情况来解释 SjvO₂ 的绝对值。

脑氧测定　与 SjvO₂ 监测类似，脑氧测定是一种无创技术，主要使用反射式血氧计测量法来测定传感器下方脑组织的血氧饱和度。通常将两个传感器放置在前额的两侧，光源不仅通过部分前脑，还要穿过上方的头骨和头皮。这个方法的问题在于容易发生颅外

血源性信号干扰而影响脑血氧的测量。通过调整传感二极管离传感器光源的位置，以及修正血氧计的运算法或许可部分解决这个问题[13-14]。

静脉血占整个大脑血容量的 2/3 ~ 4/5，因此脑氧测定主要是监测大脑局部的静脉血氧饱和度[15]。可以预见，发生脑缺血时，脑血氧的值会因为脑组织摄氧量增加而降低，变化早于大脑功能障碍或永久性神经损伤。因为这个方法相对简单易行，且医生们对体循环混合静脉血氧饱和度下降的治疗程序相对熟悉，因此在那些可能出现脑血管血流量减少的手术中应用脑氧饱和度监测已经成为一种趋势。然而，脑氧饱和度监测法还存在一些明显的局限性，第一，全脑灌注充足与否是通过大脑额极的数据推断而来，可能不够精确；第二，目前还缺少脑氧饱和度的正常标准值或预期变化范围，但通过术前就使用传感器并结合一些神经功能的基线检查使得这个方法开始逐渐推广起来。

举例来说，100 例行颈动脉内膜剥除术的患者，大脑氧饱和度监测显示 CBF 不充足（表现为脑氧饱和度低于测量下限的 20%）时，患者并未出现临床症状[16]。监测的假阳性率达 66.7%，提示脑组织在发生功能障碍之前可能会增加摄氧量。真正的问题是大部分患者局部脑氧饱和度的合适下限并不明确[17]。不同患者之间差别可以很大，此外，麻醉药物也会影响大脑代谢功能，使结果的分析更为复杂。

组织水平血流量监测技术（有创）

脑组织水平的监测是一种概念上的有创性监测。当前临床或科研工作中主要是通过头颅钻孔安放监测装置，延至白质或脑室系统，常常需要螺钉来固定仪器。放置过程中引起出血、感染或缺血风险均为 1% ~ 2%[18]。第二个共同特点是空间分辨率有限（即每个监测探头只监测探头周围有限的区域）。当最初开发这些监测仪时，因为有限的空间分辨率，最佳放置位置并不明确。今天，随着继发性神经损伤对最终预后的影响越来越被重视，组织水平的监测最好放置在关注的交界区或易损脑区的形态功能正常组织中[19-21]。蛛网膜下腔出血时，在动脉瘤动脉供血的脑组织中放置血流探测仪能尽可能早期发现血管痉挛，但这一效果并不能得到保证。

目前有 2 种组织水平的血流监测仪经充分调试并将在临床广泛应用。它们代表了评估血流是否充分的两种主要模式：通过热扩散监测仪评估 CBF，以及通过组织氧分压（PO$_2$）来评估氧供。

热扩散脑血流量监测 热扩散 CBF 监测的理论依

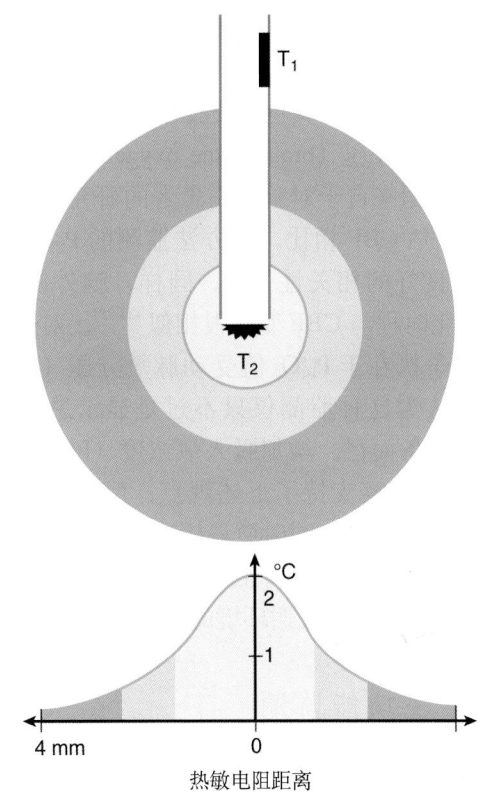

图 49-2 脑血流的热扩散监测方法。探针放置在皮质下白质区。包括两个热敏电阻，T$_1$ 测量大脑温度（负极，放置在正极热敏电阻影响范围之外）。T$_2$ 加热到温度超过大脑温度 2℃（正极），维持这一温差所需的能量与脑血流量直接相关

据是热量在组织中的扩散率取决于组织的热传导特性和该区域血流量。因为组织的热传导特性恒定，热扩散的变化就能反映血流量的变化，并且能用 CBF 的常规单位 ml/（100g·min）来定量表示。实际应用时，探针由细导管组成，其带有两个间距 5mm 的热敏电阻（图 49-2）。探针插入后，2 个热敏电阻都位于皮质下白质。近端（负极）热敏电阻测量大脑温度，而远端（正极）热敏电阻设定的温度要比近端热敏电阻测得的温度高 2℃。维持 2℃ 温差所需的能量与 CBF 量直接相关。

根据对脑损伤患者氙气计算机断层扫描（CT）对比，该技术的短期性能可靠，并且在绵羊高碳酸血症、过度通气和心脏停搏模型中，该技术可以测定大范围的 CBF[22]。但在临床连续测量过程中，探针有时会发生漂移，需要定期进行校准[23]。为了避免热源性脑损伤，一旦负极热敏电阻测得脑温达到 39.1℃，仪器就会自动停止工作。因为发热是常见并发症，尤其在严重脑部疾病患者中，发热期间不能进行监测是此技术真正的局限性。

脑组织氧分压监测 局部监测组织 PO$_2$ 是基于最早由 Clark 提出的氧敏感电极[24]。氧分子通过氧通透性

膜扩散至电解质溶液中产生的电流和 PO_2 成比例。目前可用的电极导管能长时间持续稳定地记录信号。与局部 CBF 探针相似，其也是安放在大脑皮质下白质。

脑组织氧分压（brain tissue oxygen levels，$P_{Br}O_2$）的大部分数据来自于对脑外伤患者的研究。与稳定的氙气 CT 评估 CBF 相比，此方法监测的 $P_{Br}O_2$ 与 CBF 之间有着良好的相关性[25-26]。同样，脑外伤后 $P_{Br}O_2$ 水平的变化时程与 CBF 变化很相似[27-28]。对这一监测方法主要争执在于 $P_{Br}O_2$ 值受动脉氧分压（PaO_2）影响，有人认为这种监测仪只不过是显示患者通气质量的精密设备而已。增加吸入氧浓度（FiO_2）能提高 $P_{Br}O_2$ 的临床观察支持了上述观点，但也可能过度简单化了这一问题[29]。同时微渗析研究显示，增加 FiO_2 不仅能提高 $P_{Br}O_2$，还能降低组织乳酸水平，这些结果提示了脑组织自身的代谢环境的真正改善[30-31]。

神经系统功能监测

最常用的神经系统功能监测方法包括脑电图（electroencephalogram, EEG）、感觉诱发反应（sensory evoked responses, SER）、运动诱发反应（motor evoked responses, MEP）和肌电图（electromyogram, EMG）等。EEG 记录大脑皮质锥体细胞自发产生的兴奋性和抑制性突触后电位的总和。EEG 信号非常微弱，每个电极记录的仅仅是电极下方神经元直接产生的信号。围术期 EEG 监测通常是为了下述四个目的中一个以上。首先，EEG 可帮助明确手术、麻醉引起 CBF 减少或脑组织牵拉时大脑皮质的血流是否不足。其次，当需要减少 CBF 和血容量时，EEG 用于指导预期的 CBF 下降或治疗颅内高压时麻醉引起的脑代谢下降。再次，EEG 可用来预测脑损伤之后的神经系统预后情况。最后，EEG 还可用来监测全麻患者的麻醉深度（见第 50 章）。

EEG 的不同模式与正常或病理状态下的大脑皮质状态密切相关。EEG 能精确区分清醒、不清醒、癫痫活动、睡眠分期和昏迷状态。当麻醉方法没有显著改变时，EEG 也能精确地发现大脑氧供不足（由低氧血症或缺血所致）。通过使用高速计算机化 EEG 分析和统计学方法，现已成功建立了对从清醒到深麻醉这一连续的 EEG 模式的准确解读。此外，计算机技术的发展，能对 EEG 采集的信号进行高速分析，更适用于为手术或麻醉目的进行连续脑电趋势监测。

诱发电位是一种感觉或运动刺激引发的电活动反应。测定诱发电位可以沿相关神经系统通路进行多个位点测定。通常，诱发电位反应弱于附近组织（如肌肉和脑）产生的其他电活动，所以可能被这些生物信号所掩盖。如测定 SERs 时，需要重复采样并用复杂的电子总和和平均技术，以便从背景生物信号中分辨出所需的诱发电位信号。运动诱发电位通常较强，不需要进行平均处理。

迄今为止，SERs 是围术期最常用的诱发电位监测。自 20 世纪 90 年代起，已有很多实验研究使用术中运动诱发电位（MEP）这一监测。尽管 MEP 并未得到常规应用，但仍在不断发展。SER 有三种基本类型：体感诱发电位（somatosensory-evoked potentials, SSEP）、脑干听觉诱发电位（brainstem auditory-evoked potentials, BAEP）和视觉诱发电位（visual-evoked potentials, VEP）。

SSEP 是通过电刺激外周神经（或偶尔脑神经）产生的。刺激外周神经时，可以在被刺激神经近端、脊髓和脑皮质记录到反应，由此评估外周神经、脊髓背角和后束、一小部分脑干、丘脑腹后外侧核、丘脑皮质辐射，以及一小部分感觉皮质的功能。BAEP 是给予外耳道一系列快速、响亮的滴答声刺激产生的，通过头皮电极记录反应，但也可以直接在听觉结构和神经上记录，但这种方法是有创的。BAEP 可用于评估听觉器官本身、第八对脑神经、耳蜗神经核、一小部分脑干、下丘脑和听觉皮质的功能。VEP 是通过闪光刺激视网膜产生的，在头皮上放置电极可记录反应，评估视觉通路从视神经到枕叶皮质的功能。

MEP 最常见的是通过经颅一系列电刺激产生的，沿脊髓、外周神经和相关神经支配的肌肉等多处记录诱发反应。电刺激激活运动神经束也可以使用于相应的脊髓水平，但这种方法具有争议性（见下文）。其最好的结果是感觉和运动的混合诱发电位，最差的结果只有感觉诱发电位。MEP 评估经内囊、脑干、脊髓、外周神经，最终到肌肉本身这条下行运动通路的完整性。某些脑瘫患者能记录到 MEPs，这表明从 MEPs 中并不能推断运动皮质正常功能的完整性。

脑电图（Electroencephalogram，EEG）

未经处理的基础 EEG 概念　EEG 反映的是大脑皮质灰质兴奋性和抑制性突触后电位的总和。由于 EEG 是由突触后电位产生的，明显小于神经纤维或心肌细胞上记录的动作电位，因此放置电极时应十分小心，务必使电极与皮肤紧密接触，避免明显信号丢失。尤其靠近手术消毒区域时，可选择使用皮下电极探针。电极直接放置在大脑表面时，电极和所测试区域被电解质液体所包围，阻抗最小。

EEG 电极常常可根据表面头颅解剖同脑皮质区域

相对应的映射系统进行放置。记录电极的放置模式称为蒙太奇（montage）。使用标准记录蒙太奇方式放置电极，可对脑产生的信号进行解剖定位，将 EEG 模式标准化，以比较不同时间点的数据。标准 EEG "图谱"称为 10-20 电极放置系统（图 49-3）。这个系统电极是对称排列的，从鼻根到枕外隆突，从齿状线到双侧颞下颌关节。在 10% 或 20% 距离的基础上，根据距离中线的远近将记录电极系统地放置在额叶（F）、顶叶（P）、颞叶（T）和枕叶（O）。左侧电极命名用奇数，右侧用偶数。电极编号数字的增加表示离开中

线距离的增加。中线电极命名为小写 z。标准诊断性 EEG 至少使用 16 导联[32]，但术中监测可选用 1 ~ 32 之间的单独导联。

术中 EEG 监测常用头皮电极记录。也可将电极放置于大脑表面（皮质 EEG 描记法），或将微电极放置在皮质下记录单个神经元的活动（如帕金森病手术时）[33-34]。描述 EEG 信号有三种基本参数：振幅、频率和时间。振幅是记录信号的大小或电压，范围在 5 ~ 500μV（心电图信号是 1 ~ 2mV）。随着年龄的增长，神经元会不可逆地死亡，因而 EEG 振幅会降低。频率可理解为每秒信号振荡或通过零电位的次数。时间就是信号采样的时期，对于标准 EEG，它是持续和实时的；但对于处理后 EEG，它是采样片段（见下文）。

正常脑电图　每个人正常 EEG 的波形都不同，但在精确区分正常和异常 EEG 方面高度一致。清醒患者显示为 β 波（>13Hz），在觉醒大脑所有区域都可以记录到这种高频率和低振幅的信号。闭上眼睛，就会出现振幅更高的 α 波（8 ~ 13Hz），枕部区域最明显（图 49-4）。闭眼静息 EEG 模式作为清醒的基础波形，用于与麻醉后的 EEG 进行对照。当大脑产生更高频率和更高幅度的波形时称为脑电激活，当产生较低频率的波形（θ=4 ~ 7Hz，δ<4Hz）时称为脑电抑制。患者睡眠时在多次出现所有频率的波形。当深度自然睡眠时出现较低频的"睡眠纺锤波"（图 49-5），但是浅睡眠或快速动眼睡眠期（REM），EEG 被激活，眼肌的肌电图出现在 EEG 内。

在清醒或睡眠患者的正常 EEG 中，大脑两个半球相应的电极记录的图形是对称的。根据患者的临床情况可以预测脑电模式，也没有（癫痫样）棘波。大多数情况下，清醒和麻醉状态下患者的正常 EEG 模式与

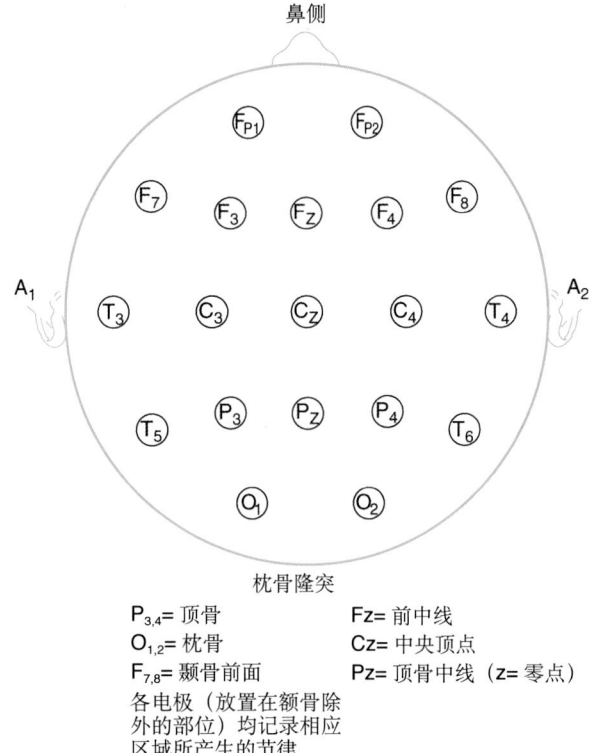

鼻侧

枕骨隆突

P₃,₄= 顶骨　　　　　　Fz= 前中线
O₁,₂= 枕骨　　　　　　Cz= 中央顶点
F₇,₈= 颞骨前面　　　　Pz= 顶骨中线（z= 零点）
各电极（放置在额骨除外的部位）均记录相应区域所产生的节律

图 49-3　国际 EEG 和感觉诱发电位记录电极安放位置 10-20 系统 *(From Hughes JR: EEG in clinical practice, ed 2, Newton, Mass, 1994, Butterworth-Heinemann.)*

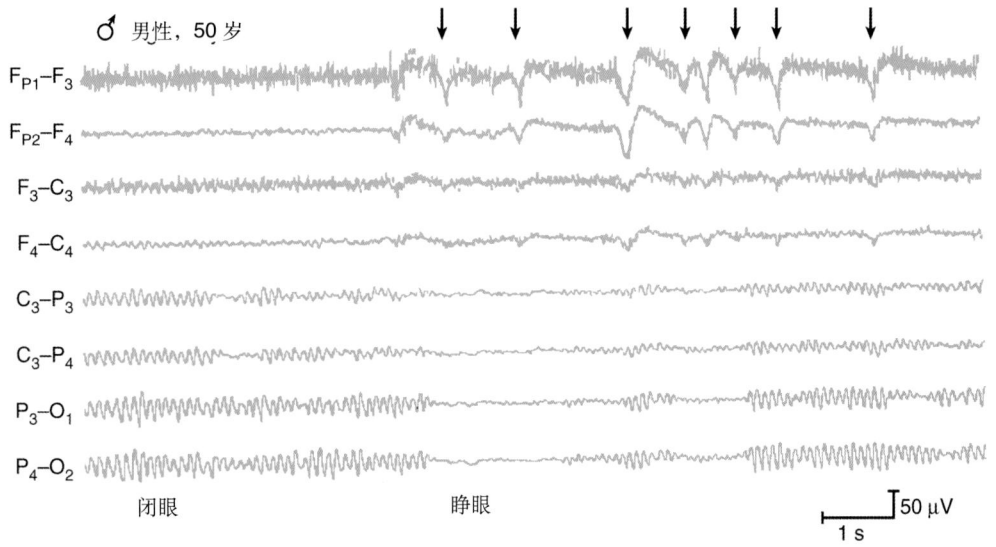

♂ 男性，50 岁

闭眼　　　　　　　睁眼

图 49-4　眼睛睁开和闭合时可见 α 波的消失和复现。大棘波（箭头所指）是眨眼时肌肉活动的干扰，最多见于前额电极（F 电极）

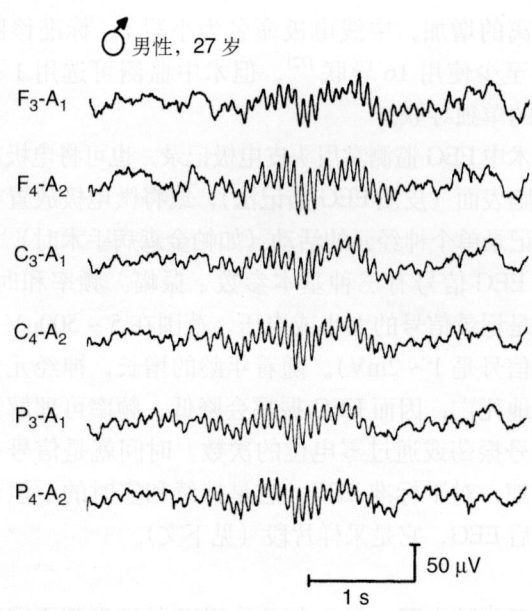

♂ 男性，27 岁

F₃-A₁

F₄-A₂

C₃-A₁

C₄-A₂

P₃-A₁

P₄-A₂

50 μV
1 s

图 49-5 图中间显示的是正常睡眠时特征性的纺锤形波

其正常脑功能相关。

异常脑电图 异常脑电图的一般特征包括大脑两个半球相应电极记录的脑电频率、幅度或两者都有的不对称；或在正常记录时，脑电幅度和频率的模式与预计不符。这些异常模式反映了相应脑解剖结构和代谢的异常。肿瘤、癫痫、脑缺血或脑梗死时可出现脑电局部不对称。癫痫时可能记录到高电压棘波和慢波，而脑缺血首先表现为慢而电压不变的波。随着缺血加重，频率进一步减慢，电压也下降。影响全脑的因素可能使脑电信号产生对称性的异常。尽管临床情况下有时很困难，识别全脑的病理性异常脑电信号至关重要。麻醉药物导致的正常脑电改变，与缺血或低氧血症引发的病理性脑电变化非常相似。临床应用 EEG 监测神经系统时，麻醉技术的控制非常重要。

经处理过的脑电图概念 分析标准原始 EEG 描记是一门科学和艺术。直到 1875 年，EEG 描记才用于围术期监测，该技术基于工作人员对基线的记忆以及捕捉 EEG 显著变化的经验。这种量化方法使用简单，因为波形不能以一定时间范围内的数学模型来描述，使得这些信息缺乏实用价值。如今，计算机硬件的速度和容量有了很大提高，使实时信号分析成为可能，从而使该技术得到常规使用。

将原始脑电活动转化为处理后的脑电信息也有很大限制。首先，许多时候伪波会根据所需要的信号处理，从而使事实并不正确的 EEG 显示为完美可信的处理波形。其次，标准 16 导联 EEG 提供的信息超过了

大多数 EEG 监护仪的分析和显示能力，可能也超过了常规术中监测的需要。麻醉医师使用的大多数 EEG 仪使用 4 个或更少的导联信息，即每个大脑半球最多 2 个导联。EEG 分析仪监测的大脑范围较标准 16 导联 EEG 少。最后，术中脑电变化有些是单侧的（如颈动脉夹闭引起的局部脑缺血），有些是双侧的（如给一次麻醉药剂量引起的脑电抑制）。为了区分单侧或双侧脑电变化，有必要显示两侧大脑半球的活动，需要安放合适的导联数目。大多数证明术中 EEG 有效性的早期研究是由经验丰富的 EEG 分析人员连续目测观察 16～32 导联模拟 EEG[35-36] 来完成，这种监测被认为是金标准。只要电极正确安放在血供的分水岭区域，颈动脉术中使用 2～4 个导联的处理后 EEG 监测足以发现大多数重要的变化，虽然数据有限，但还没有足够多的有关较少导联 EEG 和金标准 EEG 在术中或其他方面应用的对比研究[37-38]。

设备 术中 EEG 处理通常是对一段原始 EEG 进行功率分析，也称为时段（epoch，见第 50 章）。功率分析将数字化原始 EEG 信号应用傅立叶转化为可显示频率和幅度的正弦波。原始 EEG 资料显示的是时间对应的电压变化，被转化为以时间对应的频率和幅度变化。许多市售 EEG 分析仪显示频率和时间产生的功率（即电压或幅度方波）。这些监测显示的数据有两种形式，压缩频谱（compressed spectral array，CSA）和密度频谱（density spectral array，DSA）。压缩频谱中 x 轴显示频率，y 轴为功率，波形的高度表示特定频率时的功率。z 轴表示时间。波形相互叠加，最新的信息放在最前面（图 49-6）。密度频谱中也是 x 轴为频率，y 轴为时间，功率用该频率处点的密度或颜色谱表示。每种显示形式均提供同样的资料，使用者可根据喜好自行选择。

麻醉和手术过程中脑电的变化反映为幅度和（或）频率变化。如果监测了足够合适的导联，就可以很清楚地显示这些变化。脑功率分析作为术中脑缺血风险诊断工具在临床上已经应用了很多年，如在颈动脉内膜剥脱术和体外循环手术（cardiopulmonary bypass，CPB）等。若经验丰富操作者应用足够数量的导联，功率分析是一种敏感而可靠的监测方式。另外，功率分析所获得的参数可作为麻醉深度监测的指标[39-42]（见第 50 章）。

数据采集周期 决定 EEG 处理的一个重要因素是时间。原始 EEG 是实时连续的，处理后 EEG 则是某个时间片段内的样本资料，再以不同形式显示。时间

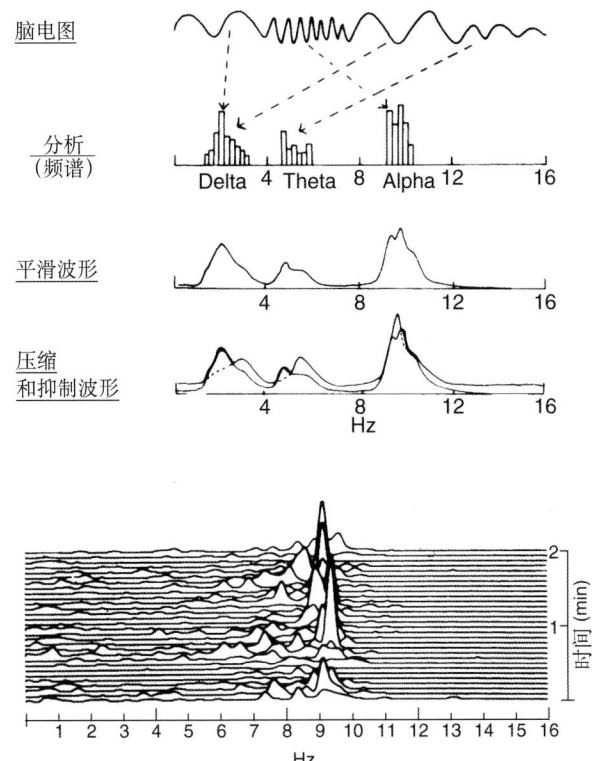

脑电图

分析
（频谱）

Delta 4 Theta 8 Alpha 12 16

平滑波形

4 8 12 16

压缩
和抑制波形

4 8 12 16
Hz

时间 (min)

1 2 3 4 5 6 7 8 9 10 11 12 13 14 15 16
Hz

图 49-6 EEG 压缩频谱技术原理图表，下面的图显示了正常个体 α 节律的压缩频谱 *(From Stockard JJ, Bickford RG: The neurophysiology of anaesthesia. In Gordon E, editor:A basis and practice of neuroanesthesia, New York, 1981, Elsevier, p3.)*

片段和频谱分辨率有关联性。如果选择较长的时间片段，波形描述精确，但是处理资料所需的时间较长并且不能做到即时分析。如果采样时间片段较短，可以近似实时分析数据，但是所分析的时间段并不能代表整个波形变化（如患者的状态）。而且，对于有意义的傅立叶转化，资料采样点也可能不够。有关这个问题，Levy 研究了应用 EEG 分析术中麻醉深度监测[43]。时间片段长，则时间片段与片段之间的变异就小，描述的功率和频率就更加精确。但是采样片段长使新信息的处理和显示时间延迟，减少了信息量，延长反应时间，影响快速做出临床决策。Levy 研究了 2～32s 的采样片段，认为全麻中采样片段 2s 是合适的[43]。一些市售监测仪使用的采样片段都是 2s，使用者也可自己决定采样间隔时间。随着计算机更好和更快，可以进行 2s 甚至更长片段的连续处理。

诱发电位

针对所有模式的基本概念 EEG 信号提供了皮质功能的信息，但是对患者皮质下神经通路功能的信息却反映甚少。自 20 世纪 80 年代起，在可能损伤感觉通路的手术中监测感觉诱发反应（SER）日趋流行，因为其能够反映感觉通路功能的完整性。运动通路在

解剖上常常与感觉通路接近，或由同样的血管供血，因此往往通过观察 SER 推测运动通路的功能。现在，运动诱发电位（MEP）可以与 SER 一起，来提供运动神经通路的直接信息。

感觉诱发反应（SER） SER 是中枢神经系统对电、声或光刺激的电反应。通过刺激感觉系统，沿着感觉上行通路，记录包括皮质在内的不同区域的电反应。因为 SER 的幅度极低（$0.1 \sim 10\mu V$），故很难将 SER 从诸如 EEG 和肌电图等不需要的其他背景生物信号噪声中区分开来。为了将 SER 从背景噪声中提取出来，就要将记录信号数字化、平均化。使用这种技术过程中，信号记录根据应用的感觉刺激时间锁定。术中胫后神经 SER 监测时，只记录了刺激踝部神经后不足 90ms 内的信号（图 49-7）。SER 出现在刺激后的固定时间，而其他电活动，例如自发 EEG 活动在感觉刺激后出现的时间是随机的。平均化技术降低了随机成分，增强了 SER，改善了信噪比。这种增强作用直接使平均反应数量增加反应数量的平方根。

SER 记录有两种类型，出记录电极和诱发反应的神经发生器之间的距离决定。靠近神经电发生器（一般成人大约在 3～4cm 内）的电极记录到的 SER 称为"近场电位"[44]。近场电位由靠近实际信号发生部位的电极记录[45]，其形态直接受电极位置影响[44]。而"远场电位"则是从远离神经发生器的电极记录到的，通过容积导体（如脑、脑脊液和脑膜）传导到记录电极。因为电流通过介质广泛传导，定位信号来源十分困难（见图 49-7）[44-45]。随着记录电极和神经发生器距离的增加，记录到的 SER 信号逐渐变小，需要多达数千个平均信号来记录远场电位，而近场电位则需要较少信号（50～100 个）[44-45]。

SER 也可被定义为皮质和皮质下起源的 SER。皮质 SER 是通过刺激感觉系统所产生的动作电位到达皮质的集中表现。因为这些 SER 是近场电位，很容易通过实耗时间、波形和幅度来区别。皮质下反应来源于许多不同结构，由反应的类型决定，包括外周神经、脊髓、脑干、丘脑、脑神经与其他神经。皮质 SER 通常通过头皮电极记录，电极的位置采用国际标准 10-20EEG 记录系统（见图 49-3）。皮质下诱发电位也可以通过头皮电极记录，但通过脊髓、外周神经上的电极记录更合适。

各种类型的诱发电位（感觉或运动）都可用潜伏期和幅度描述（图 49-7）。潜伏期就是从给予刺激到反应电位出现或峰波出现的时间（取决于应用常规）。幅度是所记录反应的电压。按照惯例，低于基线的波形

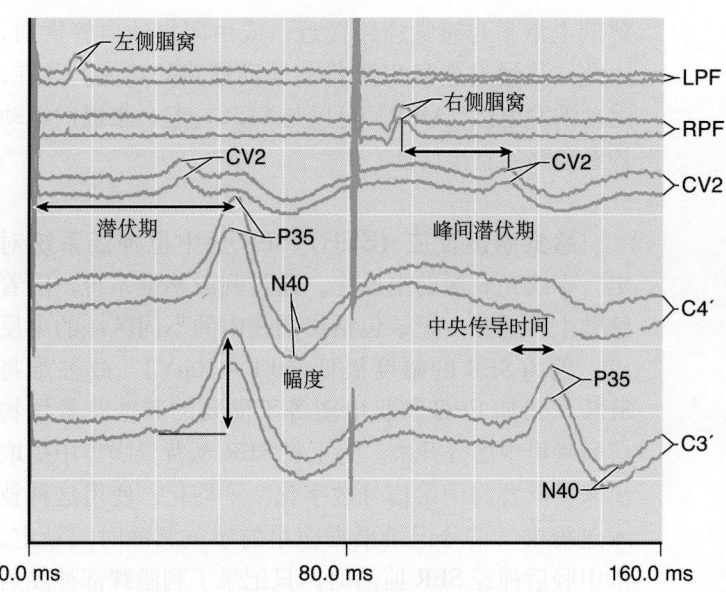

图 49-7　感觉诱发电位的潜伏期和幅度示意图。峰间潜伏期是两峰之间的测量时间，可以从同一导联或不同导联的两峰之间测出（图中所示）。注意峰的极性与标准基线相反（见正文）。本图显示刺激胫后神经记录的 SERs。每条记录都重复两次，有助于剔除伪差。分别在 0ms 和 90ms 刺激左、右两侧胫后神经，首先记录到的诱发电位来自左、右侧腘窝（LPF 和 RPF）。标记的 CV2 峰值代表了脑干位置的反应。作为一种远程电位，左、右侧的刺激电位很相似。皮质反应主要来自对侧半球（标记为 P35 和 N40）

称为正波（P），高于基线的称为负波（N）。幅度和潜伏期随记录环境的变化而变化，每个神经学监测实验室必须建立正常值，其值可能与其他实验室有所不同。

术中 SER 监测包括体感诱发电位（SSEPs）、听觉诱发电位（BAEPs），以及较少使用的视觉诱发电位（VEPs）。所有这些技术都使用头皮记录电极，采用同样的国际标准 10–20EEG 记录系统，而记录皮质下或周围信号其电极放置相应的标准解剖位置。手术切口或消毒可能影响电极的标准位置，在基线分析和随后的 SER 监测中必须考虑到这些变异。MEP 的刺激电极也可以参照国际标准 10–20EEG 记录系统进行放置，但不是放在运动皮质。记录电极可以放在脊髓、外周神经，以及（最常见的）放在神经支配的肌肉部位。

术中 SER 的变化，例如幅度降低、潜伏期延长或波形完全消失，可能源于外科因素（放置牵引器或缺血），也可能反映了全身变化，如麻醉药的使用、温度的改变或低灌注。发现有意义的 SER 变化时，麻醉医师和手术医师应立即采取措施，纠正各种因素对所监测通路（和可能是神经结构周围）的影响。麻醉医师应该改善可能受损神经的灌注，包括提升动脉压，尤其是在应用控制性降压或血压下降到术前水平以下的患者，有贫血时输血，扩充容量，增加心排血量，保持动脉血气正常。SER 变化可能是在警告手术医师术野中神经组织出现了直接损伤，例如，颈动脉内膜剥脱术中放置牵引器后 SER 改变，或者脊柱固定术中压迫了脊髓的血供时。手术医师和麻醉医师应立刻改变手术操作和麻醉管理，防止和减少术后神经损伤（图 49-8）。

目前尚未确定永久性神经功能损伤之前患者能耐受的 SER 信号改变程度和波形完全消失的时间界值，

尤其是经颅 MEPs。这种状况在术中监测十分常见。虽然我们知道冠状动脉旁路移植术中心电图 ST 段压低和持续时间延长与围术期心肌梗死风险的增加有相关性，但并未明确其界值，而且个体差异可能很大。神经功能监测中也存在类似问题。

许多使用术中 SER 监测的中心将振幅较基线下降 50% 以上，潜伏期较基线延长 10% 定义为有临床意义的 SER 改变。未经校正的临床研究或病例报告发现，这种变化与术后新发生的神经损伤相关。这些变化都是实时可发现的。实际上任何与手术操作有关的 SER 改变都应被认为有临床意义，即使变化程度较上述轻。SER 改变没有发展到波形完全消失时，新发严重术后神经损伤的可能性较小。术中 SER 波形完全消失且未恢复则说明有新发的严重损伤。如果 SER 自主恢复，或经过术中处理而恢复，神经损伤的可能性由手术性质和 SER 消失的时间决定。例如，主动脉血管手术，术中监测 SSEP 以发现或防止术后运动障碍（如，截瘫或瘫痪），波形消失 <15min 的患者不会有新的永久性损伤，而 SSEP 消失时间更长的，即使术中 SSEP 已恢复正常，永久性神经损伤的发生率也明显提高[46]。

术中分析 SER 最重要的原则之一是要在任何可能导致诱发反应改变的因素发生之前，必须记录重复性好而且可靠的基础值。如果没有记录到高质量、可重复的基础轨迹，术中 SER 监测中枢神经系统的完整性基本是无用的。如果缺乏明显可变性或波形难以确定，术中就很难区别临床明显的 SER 改变与已经存在的波形基线变异。当不能记录到优质可重复的基线时，SER 监测不能作为临床决定的参考。

体感诱发电位（SSEP）　SSEP 是刺激外周混合

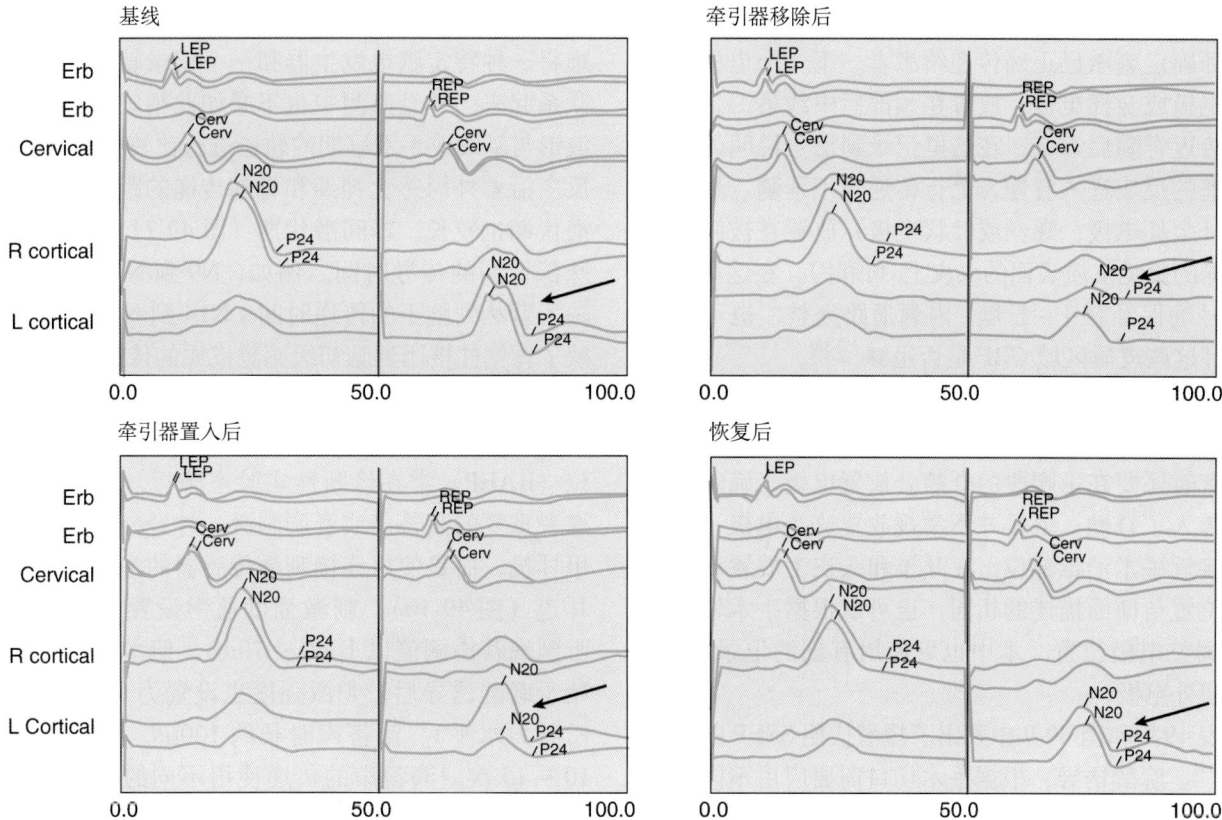

图 49-8　脑动脉瘤夹闭手术中的体感诱发电位。可能受损皮质产生的电位反应用箭头表示。4 图分别为：基线，牵引器移除，牵引器放置，恢复。在牵引器放置后 4 分钟最初的诱发电位改变。注意不慎压迫大脑中动脉引起的皮质诱发电位的消失。Cerv，颈部的 ; LEP，左侧 Erb 点 ; REP，右侧 Erb 点

神经后记录到的电位变化。通常是通过放置在皮肤表面的电极（如脑电图电极）或细针电极，给予外周神经 50～250μs 的方波刺激，调整强度使肌肉产生最小收缩。提高刺激强度超过运动和感觉阈值的总和，并不影响记录到的诱发电位的幅度和潜伏期。实际上许多实验室在患者麻醉和肌松后才会给予 SSEP 监测。这些情况下，刺激强度常常要提高，直到在任何记录点反应大小都没有进一步升高，常用的恒定电流刺激是 20～50mA。神经肌肉阻滞监测常用的超强刺激也不过 80mA。SSEP 刺激频率 1～6Hz 不等。常用的刺激部位包括腕部正中神经、膝部的腓总神经和踝部胫后神经[47]（参见第 53 章）。

SSEP 反应由短潜伏期和长潜伏期波形组成。皮质短潜伏期 SSEP 受麻醉深度改变的影响最小，因此是术中最常用的监测方式。产生上肢短潜伏期 SSEP 的通路包括：长纤维感觉神经纤维，其胞体位于脊髓背根神经节内，发出的上行纤维在同侧脊髓后束上升，到达延髓的背侧核换元（即一级纤维），二级纤维交叉到对侧并上行到对侧丘脑的内侧丘系，三级纤维从丘脑投射到额顶叶的感觉运动皮质。大多数麻醉方式时都可记录到这些初级的皮质诱发电位，是皮质神经元

产生的最早期电活动，起自颅顶部中央后沟。长潜伏期继发皮质反应可能是邻近相关皮质产生的。清醒患者的这些长潜伏期反应具有很大变异性[45]，重复刺激会很快适应[44]，全麻中不会再出现。除了初级皮质反应，其他皮质 SSEP 术中是不监测分析的，因全身麻醉会使它们发生极大改变[44]。

上肢诱发电位可能通过脊髓后索传导，下肢 SSEP 由脊髓侧索传导[48]。刺激胫后神经或腓总神经的强度超过运动阈值，激活 I 类纤维，在脊髓内换元后经后侧脊髓小脑束上行传导。在脊髓脑干联合处的 Z 核换元发出纤维交叉到对侧上行到达丘脑腹后外侧核[49]。下肢 SER 的传导可以在脊髓的任何象限，但主要是在背外侧索[50-51]。这个通路的差异非常重要，因为脊髓背外侧索由脊髓前动脉供血，这支血管同时也给运动下行通路和脊髓神经元供血。在牵引脊柱纠正脊柱侧凸的手术中，可能会压迫或牵拉脊髓前动脉根，血流明显下降后可使 SSEP 发生改变。有一些发生率极低、术中 SSEP 没有改变而术后患者清醒后有截瘫的病例支持此假设。

刺激正中神经记录 SSEP，记录电极（通常是心电图电极）首先是放在 Erb 点，即锁骨中点的上方。

这个点在臂丛神经上方，在这里记录到的信号能让临床医师确定刺激已正确传递给患者。下一个电极（心电图电极或金杯电极）放置在颈部后中线第二颈椎水平，接近脊髓后索核。在这里记录到信号说明外周神经传递的反应进入脊髓，上行传递到下延髓。最后的电极（金杯电极、螺丝或针状电极）放置在被刺激肢体对侧的感觉皮质表面的头皮上（顶叶）。在这里记录到信号确保经脑干 - 丘脑 - 内囊通路完整，也可以用来估计这些皮质区域 CBF 是否足够[52-56]。

给予胫后神经刺激后记录 SSEP，电极（心电图电极）首先放置在腘窝以确保给予神经系统正确的刺激。有时还要在下腰段的脊髓处放置电极，确定信号正确传入了脊髓，但是并不常规放置这个电极，因为此处接近手术消毒部位。在颈椎和头皮上放置记录电极，位置与前面描述的相同，也可以根据手术切口的部位调整电极位置。术中也可使用有创的记录方式，如硬膜外电极。

表 49-1 和图 49-9 中列出了短潜伏期 SSEP 的发生器[44, 47]。麻醉诱导、根据手术切口需要应用不同位置

电极都可能明显改变 SSEP 的形态。这些情况下，很难将一种特定脑电发生器和一个记录轨迹上的特定波联系起来。神经监测中也不必如此精确，可以将记录波形与基线或手术早期的轨迹进行比较。刺激下肢后，反应沿着外周感觉神经和脊髓传递的距离较长，绝对潜伏期也较长。峰间潜伏期（图 49-7）也用来估计特殊部位间的传导时间。例如，N9 到 N14 传导时间反映了臂丛到脑干的传递时间；N14 到 N19 传导时间反映了背侧柱核团到脑初级感觉皮质的传递时间[57]。

脑干听觉诱发电位（BAEP） 脑干听觉诱发电位（BAEP）常在诊断性实验室施行，通过耳机给予患者重复的滴答声或音调刺激。神经外科手术不可能用耳机，而是使用连接刺激传感器的泡沫型耳塞插入耳道（图 49-10）。刺激强度通常设置为超过患者能听到滴答声阈值以上 60～70dB，但术中监测常常开始于麻醉诱导后，刺激强度也设置为 90dB nHL（正常听力水平）。滴答声时长约 100μs，通常每秒刺激10～15 次。滴答声的传递使用不同的极性，即滴答声可能引起鼓膜的初始运动，离开传感器（疏离），或朝向传感器（紧贴）。使用这两种不同的方式，在不同的患者中通常会产生完全不同的波形、幅度、潜伏期，要选用能产生最大的可重复反应的方法。若刺激伪差明显，则可采用交替极性的方法降低伪差。但是产生的波形可能是每种单独刺激产生波的均值，可能监测困难。

刺激频率和强度会影响 BAEP[44, 58]。术中使用单侧刺激，因为如果手术对侧传导通路是正常的，另一只耳朵产生的正常反应可能会混淆监测耳的异常反

表 49-1　刺激正中神经后体感诱发电位的发生器

峰	神经发生器
N9 (EP)	臂丛 *
N11	脊髓后柱或背根
N13/P13	脊柱核 *
N14, 15	脑干或丘脑
N19/P22	顶部感觉皮质 *

* 术中通常记录的部位；其他波形不常监测

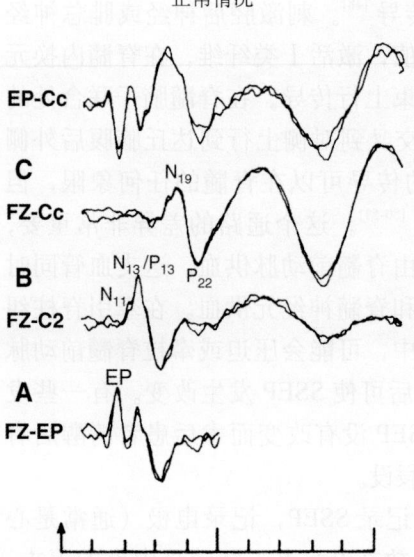

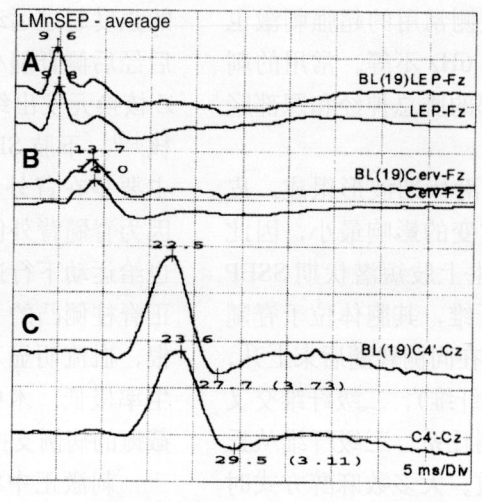

图 49-9　刺激腕部正中神经得出短潜伏期的感觉诱发电位。从 A 到 C 不同位置的记录电极记录清醒患者和麻醉状态患者的电位轨迹，相应的轨迹用相同的字母标注 *(From Chiappa KH, Ropper AH: Evoked potentials in clinical medicine, N Engl J Med 306:1205, 1982.)*

应。记录电极（通常是帽状电极）放置在记录耳的耳垂和头顶部[58]。对侧耳朵使用白噪声刺激，以防止刺激通过骨传导传递到对侧耳朵产生诱发电位。头皮记录的 BAEP 是非常微弱的远场电位（通常 <0.3μV），因此需要平均重复采样 500 ~ 2000 次[44,58]。

记录到的 BAEP 峰标记为 Ⅰ ~ Ⅶ，这些峰所代表的神经发生器和听觉传导通路详见图 49-11。在后颅窝手术中，BAEP 可以预测出听觉传导通路的解剖定位，可有效减少或避免听力功能或结构的损伤，如上延髓、脑桥和中脑。与其他 SER 一样，要评估幅度、绝对潜伏期和峰间潜伏期，以判断听觉系统的完整性，定位可能的病变部位，确定外周和中枢的传导时间。波Ⅵ和波Ⅶ不一致且多变，因此不作为常规监测[58]，大多数使用

BAEP 在手术中进行监测的报道只用到波 Ⅴ[59-61]。

视觉诱发电位（VEPs） 记录 VEPs 时，是给予单个眼睛光刺激，记录电极放在枕部、顶部和中线的头皮上[60]。可以使用植入发光二极管的软塑料目镜，通过闭合的眼睑给予视网膜闪光刺激或带有发光二极管的隐形眼镜来给予闪光刺激。VEPs 是皮质 SERs，因刺激类型、受刺激视网膜区域、瞳孔扩散的程度和患者注意力水平而不同[44]。这些因素在麻醉过程常常不停地改变，即使手术不涉及视觉系统，术中 VEP 的变异仍然很大。VEPs 是很少用于术中诱发电位监测的技术。然而，通过安置在角膜上的软硅胶板（内置多极红光发光二极管），可以刺激视网膜生成重复的术中 VEPs[62]。该技术需要更多的临床研究来验证其实用性。

运动诱发电位（MEPs） MEPs 主要是通过经颅电刺激产生，在脊髓、外周神经和肌肉等多个位点记录反应。

经颅运动诱发电位监测 运动诱发电位（MEPs）用于监测脊髓运动通路的完整性有很大的潜在好处，虽然 MEP 监测的历史较短，但已有 MEP 消失时 SSEP 仍保留的病例报道[63-68]。这个技术已经用于脊髓手术中，可以估计手术部位神经的传导；也可用于主动脉手术，这个手术有可能损害脆弱的脊髓前支血供。相对于 SER 监测，MEP 监测创伤较大，在经颅电刺激的情况下，需要使用更高的刺激强度（≥ 400V）。

MEP 监测有几种方法，最常见的是经颅电刺激方法。经颅电刺激 MEP 监测时，将刺激电极（细小

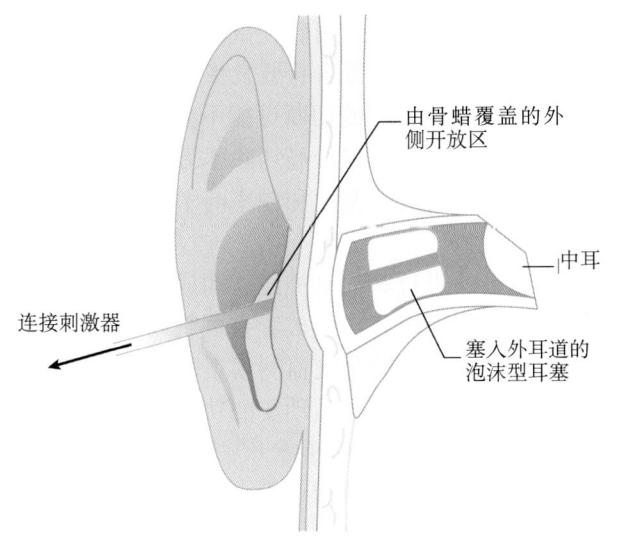

图 49-10 脑干听觉诱发电位装置示意图。通过耳塞直接将滴答声刺激传递到耳膜

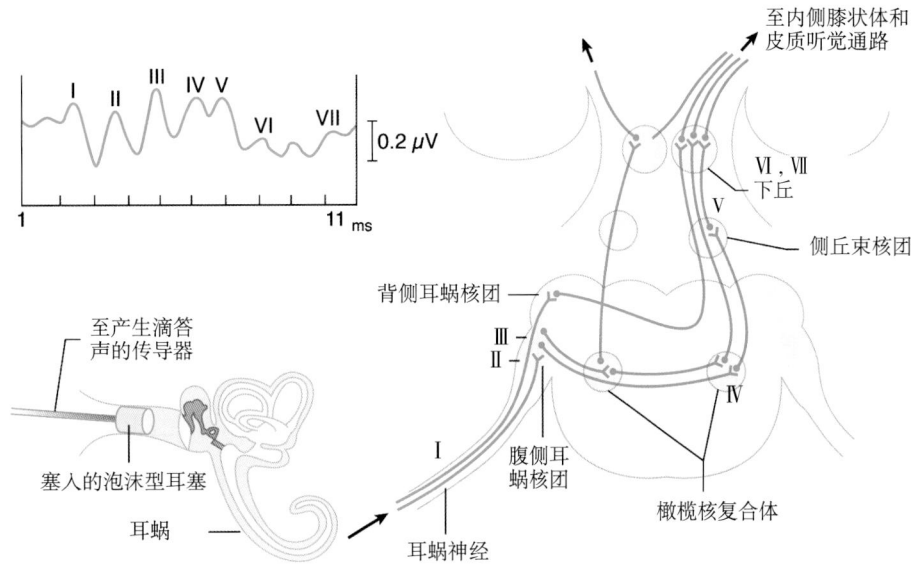

图 49-11 听觉神经通路示意图。脑干听觉诱发电位最初是用一个耳塞将宽带声音刺激通过外耳道传导到耳蜗产生的。图中显示了产生 BAEP 各峰的神经发生器

的金属螺钉形电极，类似于胎儿监测中所使用的）放置于运动皮质上方的头皮表面，给头皮一系列电刺激（通常 400～500V）。这个刺激能够激发咀嚼肌的收缩，在监测过程中必须放置口塞来防止严重咬伤舌头。若手术中暴露中央前回或运动带，也可以直接将刺激电极放置于皮质。因为约 90% 的经颅刺激在通过头皮和颅骨时耗竭，通常直接皮质刺激强度约 40～50V。

这两种刺激方法也激活周围皮质结构和皮质下白质通路（感觉和运动）。尽管脑瘫患者的皮质神经结构不完整，事实上，经颅 MEPs（tcMEPs）经常可用于这类患者。经颅刺激向远端的逆向传播被上行感觉传导通路的突触抑制所阻断，但可以很容易地通过下行通路顺行传播。可以在脊髓、外周神经以及最常见的肌肉部位记录到诱发反应。为了增强 MEP，这些反应可以像 SERs 那样平均化处理，但通常是不必要的。运动皮质下的皮质脊髓束激活可能会影响 tcMEP 对运动皮质 CBF 的评估，因为激活区域可能远离缺血区，也可能归属于不同的血管床。

脊髓运动诱发电位　另一种产生 MEP 的方法是电刺激外科手术过程中有损伤风险的脊髓本身上方。在脊髓的远端、外周神经和肌肉记录反应[69-71]。通常是经过外周神经在远端记录反应，并维持深度手术肌松效果避免术中体动。这种类型的 MEP 称为神经源性 MEP（NMEP）。起初研究者记录下肢外周神经反应（典型的是腘窝的胫后神经），认为这个反应是刺激下行运动通路，激活前角细胞，神经动作电位通过外周神经传播产生的。很多临床研究使用该技术，并与 SSEP 监测比较，其结果良好[69-71]。这些反应不像 SSEPs 那样对麻醉药敏感，使用任何常用麻醉方法时均可进行记录。

随后的人体和动物研究显示，NMEP 很可能是一种混合反应，其显然包含通过感觉通路的逆行传导[72]。刺激脊髓后索导致了逆行传导，躯体感觉系统在背根神经节内没有突触联系，外周神经纤维直接通过神经节到达后索。因为这个原因，NMEP 监测效用明显降低，并被更具侵袭性的经颅刺激技术所代替，其产生的反应完全由运动神经激活产生。

肌电图（EMG）　术中监测脑神经和外周神经运动支产生的肌电图反应，可以及早发现手术导致的神经损伤和评估术中神经功能。在这些情况下，神经作用于其支配的肌肉所产生的反应可以用来评估术中有损伤危险的脑神经或外周神经的情况。可以将表面电极（EEG 电极或金杯电极）放置在肌肉表面或用针状电极直接置入相应肌肉内进行记录。如果用插入肌肉

内的针状电极记录，则肌电图记录的敏感性最好。表面电极，或皮下针状电极可能会完全遗漏神经受损导致的神经元放电[73]。这种监测最常用于面神经监测。

肌电图监测可以是主动或被动的。主动监测是电刺激某一脑神经或外周神经，记录诱发的复合肌肉动作电位（compound muscle action potential，CMAP）。刺激接近手术或肿瘤部位的神经，可以用来估计神经功能的完整性[74]。神经功能也可以通过观察诱发一个肌肉反应所需的神经刺激的强度或复合肌肉动作电位的形态来估计。在术中可通过持续记录神经所支配的肌群的反应来被动监测神经功能。与被监测神经的简单良性接触可产生"爆米花"样肌电图放电；显著的神经刺激可产生成串反应；明显的神经激惹或神经损伤可导致神经连续放电（图 49-12）[75]。当这些肌电图反应达到一个电压阈值，可转换成声音信号，应立即反馈给手术医师，实时警告将要发生神经损伤。EMG 监测的警告是因为神经的切断可能不会产生放电。实时反馈很关键，因为听神经瘤切除术患者的研究资料显示，神经持续放电的密度和频率与术后神经功能障碍密切相关[74]。

术中也可以进行其他脑神经运动成分监测。监测三叉神经肌电图可以将电极放置在颞肌或咬肌表面或肌肉内。三叉神经运动分支监测用于三叉神经痛的神经切开时以保留三叉神经运动支的功能，或与面神经监测复合用于后颅窝损伤手术[75]。大的脑膜瘤切除术、颈部血管瘤和颈部肿瘤手术中，将电极放置在斜方肌、胸锁乳突肌表面或肌肉内，可以监测脊髓副神经功能[75]。将针状电极放置于舌内，可以监测舌下神经，偶用于大的后颅窝手术和斜坡肿瘤手术[75]。虽然

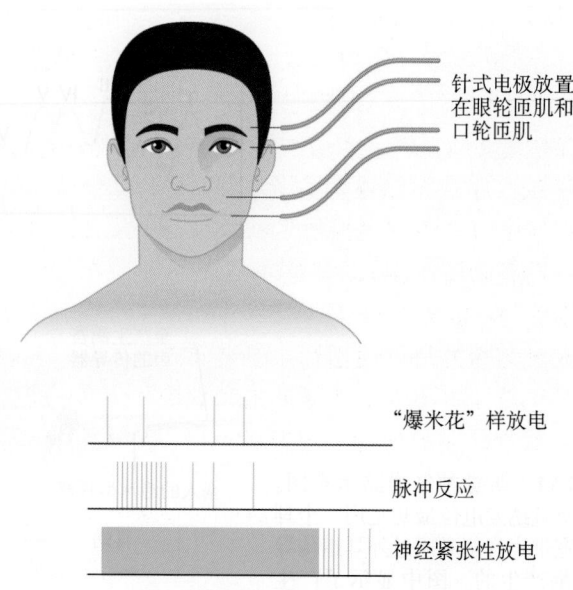

针式电极放置在眼轮匝肌和口轮匝肌

"爆米花"样放电

脉冲反应

神经紧张性放电

图 49-12　面神经监测和典型的术中反应示意图

眼肌肌电图可以使用细小的电极钩线记录，但这种方法很少使用，仅在少数医学中心应用。

经过手术区域的外周神经，或预计手术有可能损伤外周神经，可以将针状电极放在运动神经支配肌肉的表面或肌肉内进行监测。肌电图监测的声音反馈可以提醒外科医师无意侵及了神经，有助于术野中神经的定位（如脊髓减压术），以及定位传导阻滞或延迟的神经部位。由于脊髓手术后可能发生神经根病变，脊髓手术患者应使用外周神经肌电图监测，以降低神经根损伤的风险[75]。置入椎弓根螺钉时，外科医师可以用微电流直接刺激螺钉。如果此时 EMG 有反应，螺钉可能位于骨性椎弓根的外侧。

神经系统监测的临床应用

神经血管手术

参见第 69 和 70 章。

颅外神经血管手术：颈动脉内膜剥脱术（监测：脑电图、体感诱发电位、经颅多普勒和脑氧饱和度）

脑电图 EEG 用于颈动脉内膜剥脱术的 CBF 监测已经多年。Mayo 医疗中心比较了颈动脉内膜剥脱术患者应用 EEG 与 ^{133}Xe 洗脱法测定局部 CBF[36]，证实了 EEG 是反映局部 CBF 是否足够的有效指标。

正常情况下大脑灰质和白质的 CBF 平均为 50ml/（100g·min）。在大多数麻醉技术下，CBF 下降到 20ml/（100g·min）时，EEG 开始发生异常改变。然而当应用异氟烷麻醉时，使 EEG 改变的阈值更低 [8～10ml/（100g·min）][76]。CBF 下降至 12ml/（100g·min）以下（使用异氟烷时更低）时会导致脑细胞死亡。CBF 下降到脑细胞开始发生损伤与 EEG 发生异常之间的差别，为颈动脉术中 EEG 监测提供了理论基础。在许多情况下，及早发现 EEG 变化，就可以在发生永久性神经损伤之前，进行干预处理（如分流、提高脑灌注压），使 CBF 恢复正常。标准血流动力学监测不能为 CBF 是否足够提供信息。血压不是 CBF 足够与否的特异性指标。严重低血压与预示脑缺血的 EEG 征象不相关。严重贫血和氧饱和度降低也会使氧供减少。血流增加不能补偿动脉氧含量下降时，EEG 活动即发生异常。

术中脑氧供严重减少的原因包括麻醉医师不能控制的手术因素（如颈动脉钳夹阻断），或麻醉医师能够纠正的因素。过度通气、低血压或暂时性阻断大血管导致的 CBF 减少，有时可分别通过减少通气、纠正低血压或在短暂血管阻断时提升血压超过麻醉前水平来纠正。EEG 可以很好地发现脑缺血，因此持续 EEG 监测可评估改善脑缺血治疗的效果。

一旦能证实 EEG 监测可以减少术中脑卒中的发生，则颈动脉内膜剥脱术中 EEG 监测可以作为一项标准监护。由于脑卒中的发生率低，迄今尚无明确资料足以支持其普及应用。在一个大样本研究中，对进行颈动脉内膜剥脱术选择性分流的患者给予 16 导联未处理 EEG 监测，没有患者清醒后出现 EEG 不能预测的神经损伤表现[77]。短暂可恢复的 EEG 变化与卒中没有关联。永久性 EEG 变化与卒中相关。遗憾的是，该研究缺少对照组（术中不用 EEG 监测时卒中的发生率）。

在北美颈动脉内膜剥脱手术组和欧洲颈动脉内膜剥脱手术组的回顾性资料分析中，发现术中进行 EEG 监测和未进行 EEG 监测的患者的预后没有显著差异[78-79]。EEG 可发现 CBF 减少（未监测则不能发现）并进行干预治疗来纠正（通常是放置分流，或升高血压），因此，EEG 监测对采用选择性分流以降低患者卒中的发生是很有用的。然而，目前还是没有有价值资料来支持这个上世纪 80 年代提出的观点，EEG 的支持者和反对者都各执己见。

更难以证实的是，对颈动脉阻断患者全部实施分流时，EEG 监测是否仍有意义。EEG 监测能发现可以纠正的异常分流，并且有研究人员报道了严重狭窄、侧支循环不足时低血压所导致的 EEG 变化[80]。对于以 EEG（或其他方法）作为参考可行选择性分流的患者，在病变血管区域插入一根不必要的分流管必然会增加栓塞的发生率。一项对 1495 例颈动脉内膜剥脱术的多中心研究发现，如果对没有脑灌注减少征象的患者实施分流，则卒中的发生率增加 6 倍[81]。虽然这个研究和其他中心的研究[82-84]有效说明了使用一些 CBF 监测来决定是否实施分流能改善围术期卒中的发生率，但 Cochrane 卒中研究小组[85]未能获得足够证据证明哪些患者应该常规分流、选择性分流或不分流。另外，该研究也没能证实任何一种针对脑缺血的监测更佳。除非就此问题有令人信服的研究结果，术中 EEG 监测或其他中枢神经系统（CNS）监测才能成为颈动脉内膜剥脱术中的标准监测。

处理后 EEG 分析仪也用于颈部血管手术监测。两个问题可以影响到处理后 EEG 作为脑缺血监测指标的有效性和可靠性。首先，最少需要几个导联监测（或脑区域）？16 导联未处理 EEG 是发现颈动脉内膜剥脱术术中脑缺血可靠而敏感的指标。在 Mayo 医学中心 2000 余例行 16 导联 EEG 监测的患者中，没有发现假阴性[77]；也就是说，术中没有患者发生未被发现的脑损伤。但是其他一些施行颈动脉手术的手术室并没有专业人员可使用 16 导联 EEG 监测。应用较少导联的处理后 EEG 分析仪使用更加普遍。临床经验和临床研究的结果建议至少要有 4 个导联（即每侧半球 2 个）才能保证监测的敏感性和特异性[37]。比较使用较少导联和 16 导联 EEG，只要这些导联监测大脑中动脉灌注区域，每侧大脑半球有 2 个导联即可获得 100% 敏感性和特异性。这个研究中使用了额顶侧和额颞侧的导联[37]。

其次是观察 EEG 分析仪人员的经验水平如何，是否需要一个专业的、有经验的技师或脑电图分析师？有研究比较了一个专业技师监测 16 导联未处理 EEG 和 3 个不同经验水平的麻醉医师分析处理后 EEG 分析仪的差异[38]。麻醉医师分析 EEG 记录，但不了解患者的情况。给予他们 EEG 轨迹图，并标明颈动脉钳夹的时间点。在这些情况下，应当避免的最重要的分析缺陷是假阴性。如果麻醉医师认为脑缺血患者的 EEG 显示 CBF 足够，外科医师可能就没有给缺血患者实施分流。假阳性可能导致的问题较小，患者没有缺血但实施了分流，这种情况，唯一的风险是没有必要实施分流的患者有发生栓塞的危险。能正确判断颈动脉钳夹后 EEG 未发生改变即阳性预测值，麻醉医师阳性预测值为 91%～98%，这表明相对不熟练的分析人员能使用仪器对动脉钳夹时出现的脑缺血做出相当精确的判断。在这个研究中，麻醉医师在手术过程中"脱产"分析 EEG。因此，这就不能说明麻醉医师如果对患者进行术中麻醉管理的同时，是否能同时胜任监测并分析 EEG。

EEG 监测的确有局限性。尽管有 Mayo 医学中心的研究资料，但是仍有报道术中没有任何 EEG 变化的患者术后即发生明确脑卒中。根据我们的经验，这种栓塞导致的卒中，栓子常沿豆状核纹状体动脉栓塞到皮质下结构，并不产生或影响 EEG，但对下行运动通路有严重影响。总的说来，这种情况非常罕见。

是否行颈动脉内膜剥脱术的患者应该进行 EEG 监测？基于目前的资料还不能确定。EEG 监测提供 CBF 的变化信息，从而使临床医生有机会进行干预，提高 CBF 量。因此许多临床医生认为 EEG 监测是有效的，并且应该常规使用。人群调查并不提倡常规使用 EEG 监测，EEG 监测的使用取决于临床医生的决定。

体感诱发电位　SSEP 也用于监测颈动脉内膜剥脱术术中皮质和皮质下通路的 CBF[56, 86-87]。实验研究发现，SSEP 监测与 EEG 相比有相似但稍低的脱漏阈值。皮质血流下降到 15ml/(100g·min) 以下，SSEP 才会改变[54]。

一项对颈动脉手术中分流的 meta 分析结果认为，根据 SSEP 监测选择性分流导致的围术期发病率与根据 EEG 决定是否行分流相似[88]。然而，Logic 研究认为，合理放置电极时 EEG 可以很好地监测额叶和颞叶前部的脑缺血，但 SSEP 的变化则不可靠。尽管颈动脉手术时支持 SSEP 应用的预后证据较 EEG 监测少，但我们及其他一些研究人员发现 SSEP 可以作为 EEG 的同步监测来发现皮质下缺血。

经颅多普勒　TCD 监测在颈动脉内膜剥脱术中的应用基于两个主要参数：一是供应大脑皮质的传导动脉（主要是大脑中动脉）中血流速率；二是动脉中的栓子数目。颈动脉内膜剥脱术中使用 TCD 监测是基于两个假设：一是血流速率与 CBF 量相关；二是栓子数量的增加则会增加脑缺血或卒中的风险。第一个假设仍没有得到很好的验证，并且结果变化很大。对行颈动脉手术患者的小样本早期显示并没能证实 CBF 和血流速率有很好的相关性[89]。随后对有各种颅内病变的患者研究结果各异[90-93]。

当监测的动脉直径保持不变，或该动脉供应区皮质下血流没有明显的侧支循环时，CBF 和 TCD 监测的血流速率有很好的相关性。多中心研究确立了术前、术中和术后栓子数目与脑卒中关系，这些研究结果说明栓子数目越多，卒中的风险越大，需要采取正确的干预措施[94-100]。在纠正严重颈动脉狭窄后，TCD 超声检查是发现危险充血（也称为正常灌注"突破"）的唯一监测仪。通常在解除动脉钳夹后出现持续的血流加倍时，麻醉医师应当立即考虑降低血压。

术中 TCD 监测不常使用。很多可能得益于 TCD 监测的患者并不能获取高质量的 TCD 信号。另外，术中 TCD 探头移动导致信号丢失或声波角度偏移，这会使血流速度与血流之间的关系发生改变。然而，许多颈动脉内膜剥脱使用 TCD 监测获得了良好的成功，据报道其血流减少约 50% 需要干预（需要分流或升高动脉压，或者二者均要）[94-100]。尽管缺少预后资料，如果去除超声探头与患者放置的技术问题，根据栓子数量和脑卒中风险相关性，TCD 超声可以有效预测整个围术期即将发生的脑卒中。

脑氧饱和度（近红外分光镜）　近红外分光镜（near-infrared spectroscopy，NIRS）因易于操作且不需要特殊培训即能解读而成为有吸引力的监护仪。其原理非常简单：脑氧供降低时脑动脉血氧摄取增加，脑静脉血氧饱和度下降。NIRS 应用于神经系统功能监测时，监测前额皮质的大脑静脉血中氧饱和度，迅速测得由于氧供降低引起的摄氧增加问题。多病例报道和研究报告了脑氧饱和度监测在神经血管手术中的作用，但是在颈动脉手术中使用 NIRS 仍然存在几个问题。

氧饱和度下降到什么程度才需要进行干预？因为许多干预措施是有一定风险的（如分流→栓塞；血压升高→心肌缺血）。这个问题很重要但目前还无法回答。在清醒患者中，可能引起症状的脑氧饱和度值在患者之间的差异很大[101-102]。仍未探索出需要进行分流的脑氧饱和度绝对值。另有研究显示在 EEG 变化之前脑氧饱和度即已下降，研究人员认为在颈动脉手术中应当使用 NIRS 监测[103]。然而，这个发现并不意外，因为，脑功能（这里是指脑电功能）只有在脑摄氧增加到不能满足脑组织代谢需求时才会发生障碍。如果摄氧增加可以满足代谢需求，是否需要进行分流干预尚不明确。

最后，Friedell 等在颈动脉手术患者中比较了 NIRS、EEG 和 SSEP 监测[104]。323 例患者中有 24 例出现 NIRS 与其他脑电活动监护存在明显差异；17 例患者脑电活动无变化，而脑氧饱和度明显下降；7 例患者 EEG 和 SSEP 明显变化，而脑氧饱和度无变化。这些研究数据和先前在清醒患者中的研究数据提示在颈动脉手术中单一使用 NIRS 是不合适的。另外，综合文献研究与个案报道资料提示，没有明确的区域氧饱和度临界值可用于指导应用分流或增加脑灌注压。

颅内神经血管手术（监测：体感诱发电位，运动诱发电位）

体感诱发电位 脑动脉瘤手术中体感诱发电位（somatosensory-evoked potentials，SSEP）监测已经广泛研究。这些手术中，手术切口和脑牵拉影响头皮电极或脑表面电极的正确放置，而这些电极正是能够发现可能受损皮质脑缺血的电极。尽管记录电极放置在脑的表面已经成功，但神经外科医师常常认为这些电极干扰了操作。虽然电极位置与清醒患者标准电极放置位置有所不同，但是头皮 SSEP 监测电极还是容易放置的。

对前脑循环区域的动脉瘤手术，SSEP 监测能很好地预计术后神经功能，虽然这一监测并不是很完美。大多数术中没有 SSEP 改变的患者清醒后神经功能检查没有异常发现。术中 SSEP 明显改变且没有恢复正常的患者，清醒后有新的神经病变。术中 SSEP 有很大改变但恢复正常的患者，可能术后至少有短暂的神经功能异常，其严重程度和持续时间随 SSEP 变化的增加而增加。一些研究报道了 SSEP 监测在发现动脉瘤钳夹位置（图 49-8）是否正确、指导术中血压管

理，尤其是对蛛网膜下腔出血后已经有血管痉挛或有血管痉挛显著风险患者有重要作用[55, 105-110]。但 SSEP 监测后脑循环动脉瘤则没有这么成功。这些患者皮质和皮质下结构很多区域有损伤的危险，但体感通路监测方法根本不能完全发现。这些患者的监测存在假阴性的风险，但是如果手术操作的损害极其严重，影响大部分脑时仍可以发现 SSEP 的变化[111-114]。

除了 SSEPs，一些医学中心在外科钳夹动脉瘤的手术中开始监测 tcMEPs。包含 tcMEPs 监测旨在更加有效地评估内囊皮质下通路的完整性。从解剖上看，在内囊中，运动通路在感觉通路之前，并且在分离和夹闭脉络丛前动脉或豆状纹状穿支血管时运动通路受损的风险更高。如果加入 tcMEPs 监测，有两个问题必须加以关注：第一，必须把刺激引起的运动降到最小，以避免干扰手术；第二，也是更重要的，需要设定合适的刺激参数，避免深部电流传导刺激联接内囊的皮质脊髓束，从而与侧束缺血混淆。应用与运动阈值相近强度的更长刺激列强调了这两个问题。

幕上颅内非血管手术（监测：清醒患者、脑电图、体感诱发电位）

在幕上颅内手术中，进行神经功能监测有利于对需要保留的脑组织进行精确定位，以及通过功能监测数据来倒推脑组织的解剖信息。这类手术中的监测有三种主要方法：①用于肿瘤切除和癫灶切除的清醒开颅手术；②用于更接近癫灶靶点的术中皮质电图法（如硬膜下电极记录）；③中央沟和中央前回运动皮质这些结构被肿瘤侵犯移位后，定位这些部位有时对术中有帮助。

对清醒患者行幕上开颅术中最复杂的地方是为了保证术后结果良好，对需要保留的脑组织部分进行功能定位的问题，这就需要在术中对患者重复进行神经功能检测，以评价易受损部位脑组织的功能。这样的手术一般分为切开暴露、定位和切除部分，术中患者可以完全清醒，或只在神经检测时段处于清醒状态[115]。对清醒开颅术的通常要求对开颅部位和头颅固定部位头皮的细致局部区域麻醉[116]。其次要求告知患者对手术操作的知晓并愿意积极配合。右美托咪啶、丙泊酚和瑞芬太尼是清醒开颅术中最常用的麻醉药物[117]。清醒开颅术的并发症有恶心、呕吐、呼吸问题和脑部紧胀等，这些并发症一般较轻，在有经验的医学中心发生率不到 10%。对皮质刺激触发的癫痫发作，可以在暴露的皮质上用冰盐水或静脉推注少量巴比妥类药物或丙泊酚控制。

癫痫病灶手术

癫痫患者发现明确解剖部位的癫痫病灶，可以进行病灶切除来治疗癫痫[118]。癫灶的精确定位对手术成功切除病灶、控制癫痫发作和减少术后并发症非常重要。术前运用灵敏的磁共振定位、神经导航和给清醒患者放置硬膜外电极或深部电极记录癫灶活动，这些方法都有利于病灶的解剖定位和确认切除的范围[119]。这些方法取代了用皮质脑电图记录癫痫区域活动的方法[120]。

癫灶切除术中使用两种不同的神经监测方法。一是通过皮质脑电图记录癫痫中心灶的活动性。二是如前所述清醒开颅术的患者直接在癫灶附近脑部直接进行监测。皮质脑电图在脑表面放置硬膜下电极网格，并记录自发电活动。皮质脑电图监测有一些限制。记录时间限制在几分钟内；记录限制在发作间歇期放电，其可能与癫痫中心灶无关；皮质脑电图监测需要在全麻下进行记录，而全麻药物可能会改变 EEG。

如果术中要提供良好的记录条件，需要用浅麻醉（如，应用严格的氧化亚氮-镇痛药物复合麻醉或低浓度吸入麻醉药）。给予激发试验，例如过度通气或给予小剂量的美索比妥触发癫灶放电，可能有助于激发癫痫灶。术中癫痫灶定位需要一位熟悉此技术的有经验的皮质脑电图检查师。

运动条带定位

麻醉患者体感系统的电生理监测可以提供一个简单的大脑中央沟的解剖定位，区分颅顶部初级感觉皮质和额部初级运动感觉皮质。通过在推测的沟回位置垂直安放硬膜下条带电极皮质记录 SSEPs 定位中央沟。如图 49-13 所示，大脑中央沟的精确位置是通过骑跨于沟回上的电极条带诱发的初级皮质反应极性的反转来实现的。随后放置电极条带于中央前回的原始运动区域可通过直接皮质刺激监测皮质脊髓束。

后颅窝手术（监测：脑干听觉诱发电位、脑神经监测、体感诱发电位、运动诱发电位）

除了小脑外，颅后窝内有脑干的狭长部分和许多重要的神经结构，如上行和下行感觉通路、脑神经核、心肺生命中枢、网状激活系统，还有控制重要保护性反射的神经网络，如眨眼、吞咽、窒息和咳嗽。后颅窝手术难度非常大，甚至很小的损伤都可能引起神经功能的缺失。尽管感觉和听觉通路等神经结构可以在术中进行连续的监测，而其他神经结构通常只能从监测的神经附近结构的完整性来推测。

第 V、VII 和 IX 脑神经微血管减压术

行脑神经微血管减压术最常见于三叉神经痛（第 V 脑神经）并愿意接受后颅窝手术的患者。相同手术路径治疗偏侧面肌痉挛或低位脑神经微血管减压手术很少见。这种手术要分离神经的颅内部分，区分侵犯神经的血管，然后放置一个绝缘的 Teflon 垫在血管和神经之间。手术的风险是分离侵犯神经的血管穿孔，引起脑组织缺血和小脑牵拉相关的脑神经损伤。面神经和前庭蜗神经特别容易因小脑中度回缩引起牵拉相关性损伤。回缩引起的牵拉导致脑干听觉诱发电位（BAEP）的 I 波和 V 波的峰间潜伏期延长，最后所有波形在 I 波上完全消失（图 49-14）。不能及时解除回缩会导致术后听力丧失。神经功能监测提高了脑神经微血管减压术后听力的保护[121-125]。

半侧面肌痉挛行面神经微血管减压术时，应用最新发展的 EMG 监测技术使得一些医学中心能够记录神经减压的精确性，减轻术后半侧面肌痉挛的持续性和再发性。这项新技术监测所谓的面神经侧向传播反应（lateral spread response，LSR）。刺激面神经的侧向分支，正常人不同面神经分支支配的肌肉不会产生 EMG 反应。而对于半侧面肌痉挛患者，不同面神经分支（LSR）支配的肌肉会出现 EMG 反应，说明存在异常电活动交叉。很多研究都显示，面神经减压能够减轻或消除 LSR，并且 LSR 的消除高度预示术后半侧面肌痉挛症状的减轻[126]。

前庭神经鞘瘤手术

前庭神经鞘瘤是小脑脑桥角最常见的肿瘤，由于该肿瘤常常起源于第 VIII 对脑神经的耳蜗组件，以及面神经的颅内通路，手术切除肿瘤时需要关注听力丧失和面神经瘫痪。肿瘤的大小和术前听力功能评价能够很好地预测术后听力[127]。肿瘤不大于 2～3cm 的情况下，BAEPs 监测能够提高听力的保护[128]。除了 BAEPs，通过自发和刺激 EMG 监测面神经。前瞻试验已经表明当使用前述的面神经监测时，相当一部分患者术后 1 年面神经功能不受影响。由牵拉或加热（电烧灼器）即将引起的损伤会有报警。神经切断可能引不出放电，肌松药也可能降低监测的效果。如果神经被肿瘤侵犯，外科医生可以通过手持神经刺激器和实时听觉反馈来进行神经走向的定位。

其他颅后离肿瘤手术

脑干的其他肿瘤手术的监测要根据不同的病例或

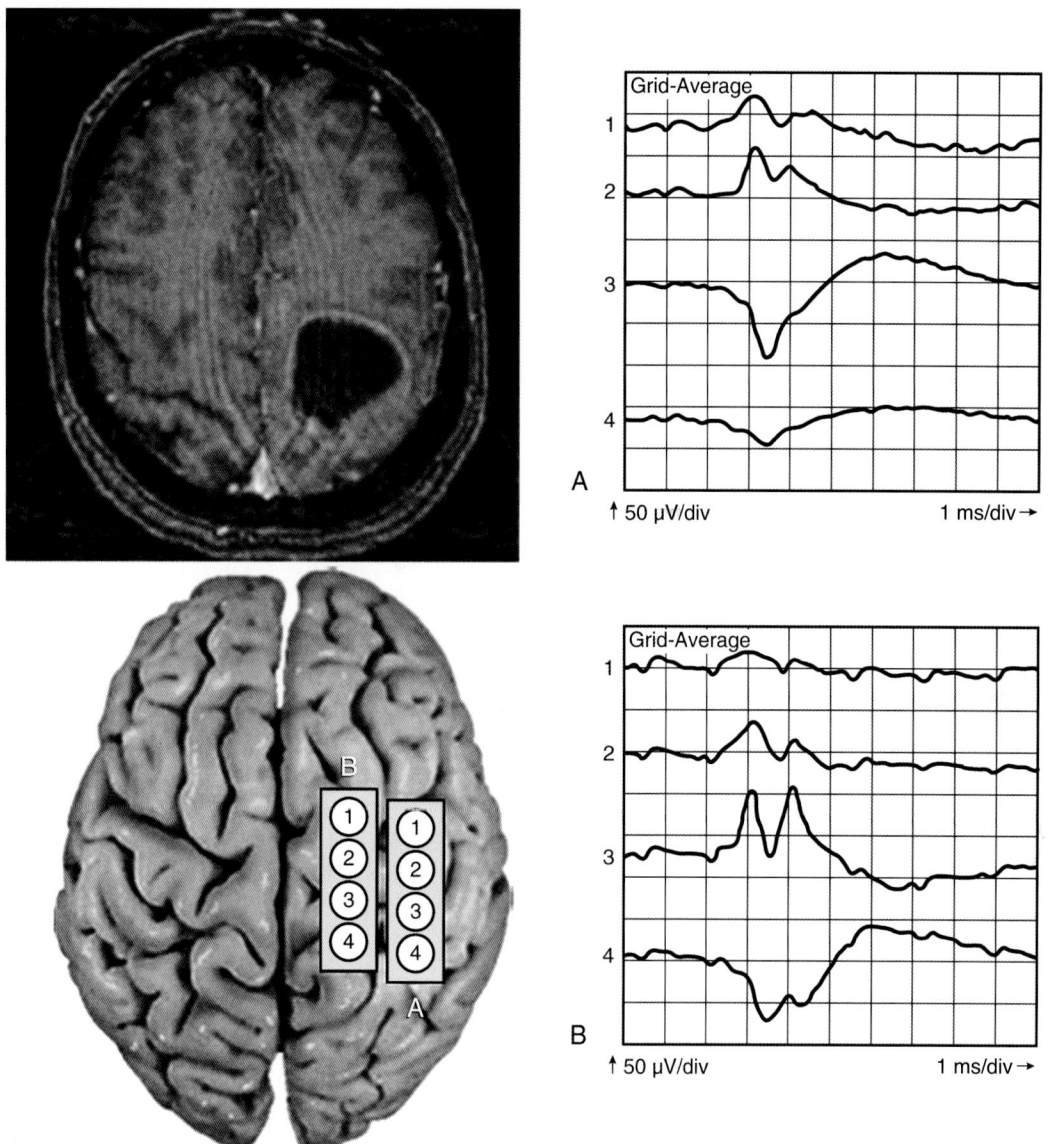

图 49-13　区分初级感觉皮质和初级运动皮质的大脑中央沟的术中定位。一个经扫描发现有巨大颅顶部肿瘤的患者的临床资料。有两组由四个互相接触的硬膜下电极条带进行记录。电极条带的相对位置标注为 B 和 A。图 A. 来自大脑中央沟前方的电极诱发的初级皮质反应显示为向上偏转；图 B. 来自大脑中央沟后方的电极诱发的初级皮质反应显示为向下偏转。移动前方的电极条带（记录 B）引起电极 3 和电极 4 的位相反转

手术径路来选择。EMG 监测不仅可以用于面神经支配范围，还可以用于进行舌下神经的监测，以及在气管导管中植入特定电极通过声门对迷走神经监测。如果第四脑室受到肿瘤的侵犯变形后，可以通过这些监测设备来进行功能性定位[129]。在保护重要的神经反射方面，EMG 监测可能不够，因为 EMG 只能通过记录神经支配肌肉上的电位反应来监测这些反射的传出神经功能。

　　尽管一些医院已经使用神经功能监测来监测脑干缺血情况，但是这种方法还没有得到临床研究很好的论证或支持。脑干功能的完整性可以通过联合多种诱发电位方法进行监测，如 BAEPs、SSEPs 和 MEPs。

每一种监测方法监测一项功能，就其自身而言其完整性对单个患者的功能预后很重要。如图 49-15 所示，即使联合全部监测方法，仍然在监测的交叉部分，会遗留一些重要部位没有监测。当临床上患者存在重大的神经功能障碍时，只要穿孔血管有灌注，很容易发现监测的所有功能是否正常，或治疗干预对神经功能保护有无帮助。无论是监测还是治疗干预措施都没有意义，但其仅仅说明了监测通路不位于手术操作风险部位。因为这些不可避免的"假阴性"结果，很少有研究应用这些监测方法。此外，因为每一种监测方法都有它自身的限制，这些方法通常要求专业的神经生理学家来分析报告和解决故障。

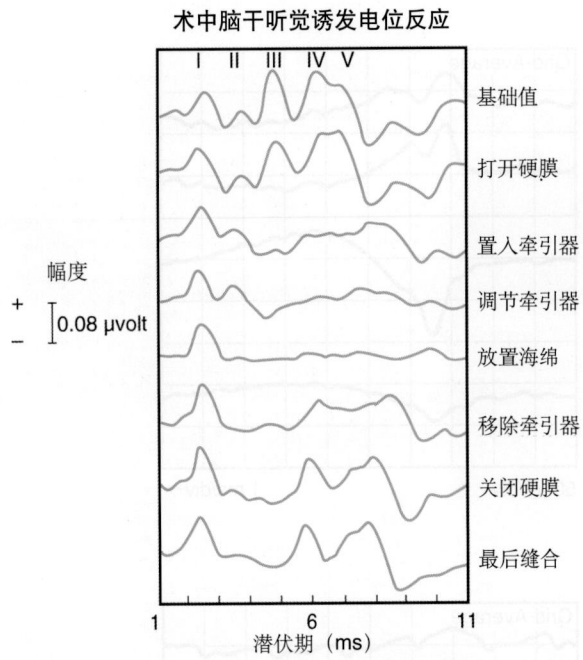

术中脑干听觉诱发电位反应

幅度
+
‖ 0.08 μvolt
−

基础值
打开硬膜
置入牵引器
调节牵引器
放置海绵
移除牵引器
关闭硬膜
最后缝合

1   6   11
潜伏期（ms）

图 49-14　微血管减压术中脑干听觉诱发电位的术中监测。基线记录显示脑干听觉诱发电位的 5 种典型的波形。每条轨迹的右侧标注有术中事件。牵引器的放置引起 V 波潜伏期的显著延长，即使调整牵引后也不能恢复。放置海绵后，所有的波形都随后转变成 I 波（I 波起源于内耳），最后几乎完全消失。移除牵引器后引起脑干听觉诱发电位向基线转变

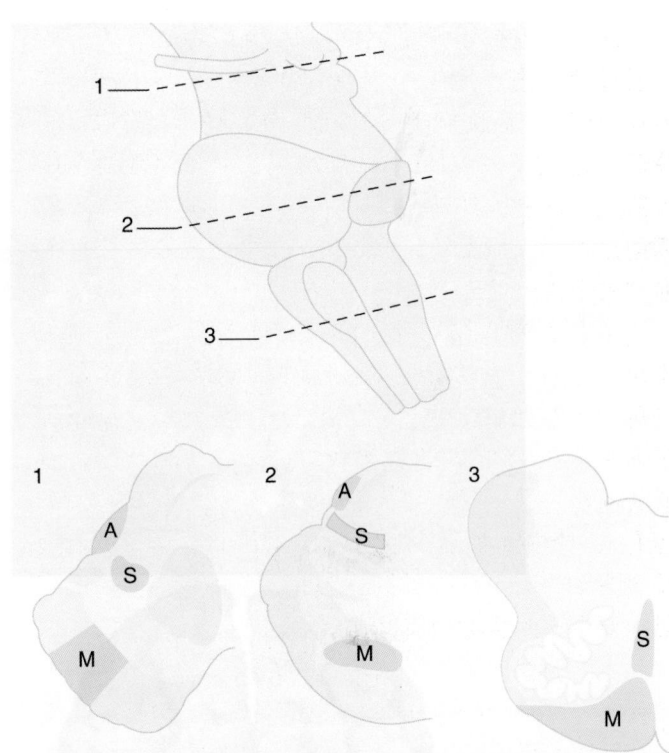

图 49-15　脑干诱发电位的监测。诱发电位监测包绕脑干特定区域的神经束，显示为三个横断面的示意图。被监测的区域标为深色，标注 M（运动）、S（感觉）和 A（听觉）。脑干其余部位的功能完整性可以通过监测区域推论得出

脊柱和脊髓手术（监测：体感诱发电位、运动诱发电位和肌电图）

　　术中体感诱发电位（SSEP）监测最常用于脊柱脊髓手术。在椎板切除和脊柱侧凸手术患者中已积累大量经验。2.5% ~ 65% 的脊髓和脊柱手术患者术中 SSEP 发生改变[130-133]。如果这些改变因外科医师和麻醉医师的处理（例如，减少脊柱侧凸手术中脊柱矫直的程度或提高动脉血压）而很快恢复，患者术后神经功能大多能保留。但如果这些改变持续存在，患者清醒后大多有神经功能受损。

　　脊髓手术中 SSEP 监测可出现假阴性（少见）和假阳性（常见）的报道。假阴性即患者在整个术中期间 SSEP 无异常，但清醒后有新的明显的神经功能异常，但在所有监测病例中总发生率远小于 1%。然而，假阳性即患者术后没有神经功能异常，但术中 SSEP 变化明显则很常见[133]。这种监测模式大多是由于存在可能改变 SSEP 的其他非病理因素。总的说来，正确实施 SSEP 监测以预测术后感觉和运动功能十分可靠[44, 132, 134]。但 SSEP 不能直接监测运动通路。另外，传导双上肢和至少部分下肢 SSEP 的脊髓后侧的血供来源于脊髓后动脉。运动通路和神经元的血供来源于脊髓前动脉。但术中

SSEP 监测没有发生改变的患者术后可出现明显运动障碍，已有相关的病例报道[135-136]。

　　脊柱手术和急性脊髓损伤后，感觉和运动的变化一般相关良好[44]。但是胸主动脉手术后神经功能障碍的患者，脊髓后侧功能（例如本体感觉、振动、轻触觉）可能保留完整，但运动和其他感觉功能（例如疼痛、温度）受损。一些研究报道，主动脉瘤修补术后出现神经功能障碍的患者中有 32% 是这种损伤[137]。这类患者术中 SSEP 监测出现假阴性的风险很高，因此没有广泛应用。

　　手术操作中运动诱发电位（MEP）监测脊髓及其血供很有用。MEP 出现下降而 SSEP 无变化。MEP 联合 SSEP 监测可能会消除脊髓手术中的假阴性结果[138-143]。在监测有截瘫危险的胸腹主动脉瘤手术中，有文献报道支持联合应用 MEP 监测。两项早期研究提示 MEP 可能并没有预期的那么有效。第一例是记录犬经颅电刺激后腰髓的 MEP 反应[137]。Elmore 等发现这种脊髓记录电位并没有精确预测出术后运动功能[144]。在第二个研究中，Reuter 等记录了犬经颅电刺激后，脊髓和外周的 MEP 反应[145]。他们也发现脊髓记录电位不能准确预测出术后运动功能。不管动物能不能活动下肢，所有动物的外周神经反应均消失且 24h 后也不再出现。

这些研究提示脊髓记录的 MEP 可能代表了下行皮质脊髓通路的反应。这些白质通路对缺血的耐受能力强于代谢活跃的脊髓前角细胞（即灰质）。脊髓再灌注后，这些产生 MEP 的白质功能恢复，而灰质功能可能无法恢复。外周神经上记录到的反应可反映突触后前角神经元的功能，但是术中主动脉阻断后下肢缺血常常干扰记录或干扰肌肉的反应。

现在更多的临床研究显示 MEP 监测用于主动脉手术，可以发现脊髓血流不足，对改善预后有很好的作用。已经证明这个技术是有效的，尤其适用于指导手术方案，例如 MEP 监测指导肋间血管再移植，改善脊髓灌注压（通过提升血压或降低颅内压，或两者皆有），脊髓降温和其他手术方法[146]。虽然在主动脉手术中 MEP 是有用的，但是 MEP 监测在广泛应用前仍需要更多的实验和临床研究来验证。

外周神经手术（监测：EMG，神经动作电位）

外周神经手术在两种情况下需要应用神经功能监测。第一种情况是外周神经完好但可能被手术损伤。如原发性神经纤维瘤（如神经鞘瘤）或多发的软组织肿瘤，特别是当肿瘤生长改变了外周神经的正常解剖位置时。第二种情况是原有损伤伤及神经，拟对损伤部位进行探查。监测被侵犯神经支配的肌群自发的或者刺激后产生的反应可以指导手术切除。自发的 EMG 放电可以由神经受牵拉或压缩、电刀的局部加热或缺血引起。应用自发 EMG 有两个限制条件。一：神经肌肉接头是监测通路的一部分，肌松药可呈剂量依赖性降低或消除EMG 监测的敏感性。二：切割神经可能诱导不出明显的放电。为了在术中找出神经，手术医师可以用手持的探针去刺激切口区域，听出刺激诱发的 EMG 或触诊刺激后收缩的肌肉来定位神经。麻醉医师因在区域麻醉中常用神经刺激器，对相关概念非常熟悉。

因其理论概念简单，此技术的一个改良方法得到广泛应用，即脊柱手术中监测椎弓根钉的位置，防止错位引起神经根的损伤[147-148]。通常是连续用逐渐提高的电流刺激导孔，或很少刺激植入的椎弓根钉柄从而确定引出皮节复合肌肉电位的阈值。肌肉反应解读比较复杂，因为螺钉与神经根的解剖关系取决于脊髓的节段水平，因为脊髓节段水平比骨性脊柱要短。因此，腰椎置入不正确的椎弓根钉将导致下一节段神经根的改变，而在胸髓，若椎弓根钉在颈椎通路下放置不正确则使单次刺激引不出反应。因为颈段、胸段和腰段的刺激阈值都不同，并且正常和受损的神经根诱发的阈值也不同，这种监测技术仍有缺陷，但却广泛认为有应用前景[149]。

患者神经损伤后长时间的虚弱和感觉丧失，拟行神经探查监测，外周神经活动非常有意义[150]。其目的是决定神经重建是否可以改善预后。术前进行神经传导检查来判断受损区域。如图 49-16 所示，在术中首先从损伤部位的神经近端进行电刺激，在损伤的神经远端记录神经动作电位。如果神经的传导通过损伤部位，则施行瘢痕松解和伤口闭合。通过轴突的再生方式进行神经的自然恢复，预后良好。如果神经传导不能通过损伤部位，需要切除损伤的神经，进行神经移植[151-153]。

可能损伤中枢神经系统的非神经手术（监测：EEG、TCD、脑氧饱和度和SjvO$_2$）

心肺转流术

参见第 67 章。

心肺转流术（CPB）时行 EEG 监测 有许多影响因素会使人的 EEG 发生变化。例如，血浆和颅内麻醉药的水平因 CPB 或 CPB 期间常规给予的麻醉药物而改变，动脉二氧化碳分压和动脉血压改变，且经常出现血液稀释和低温灌流。这些作用使 EEG 发生的变化与缺血病理性变化相似，使得对 CPB 时 EEG 的分析十分困难。

Levy 等试图将低温引起的 EEG 变化与体外循环建立和结束时发生的其他事件区分开来[154-155]。开始他们认为只能定性分析，但是后来使用了更加复杂的分析技术（近似熵）后，可以对温度改变导致的 EEG 变化进行定量分析。

Chabot 等[156] 以及 Edmonds 等[157] 也都尝试在 CPB 期间使用定量 EEG（即处理后的多导联 EEG）发现脑低灌注，并将这些变化与术后神经功能变化联系起来。有些小规模的试验研究了应用定量 EEG 发现脑低灌注后进行干预治疗的作用。这种监测技术没有被广泛应用，是因为虽然研究结果显示监测是有前景的，但只研究了少量患者，几乎没有确证研究。这种类型的监测在时间、人员和设备方面成本很高，结果却难以令人信服，其效价比不不确定。其他研究者没能发现术中 EEG 参数与术后神经功能之间有说服力的关系，尤其是在婴儿和儿童中[158-159]。应用处理后定量 EEG 为体外循环患者临床管理提供有用信息仍不明确。还没有现有循证医学支持常规应用此方法。

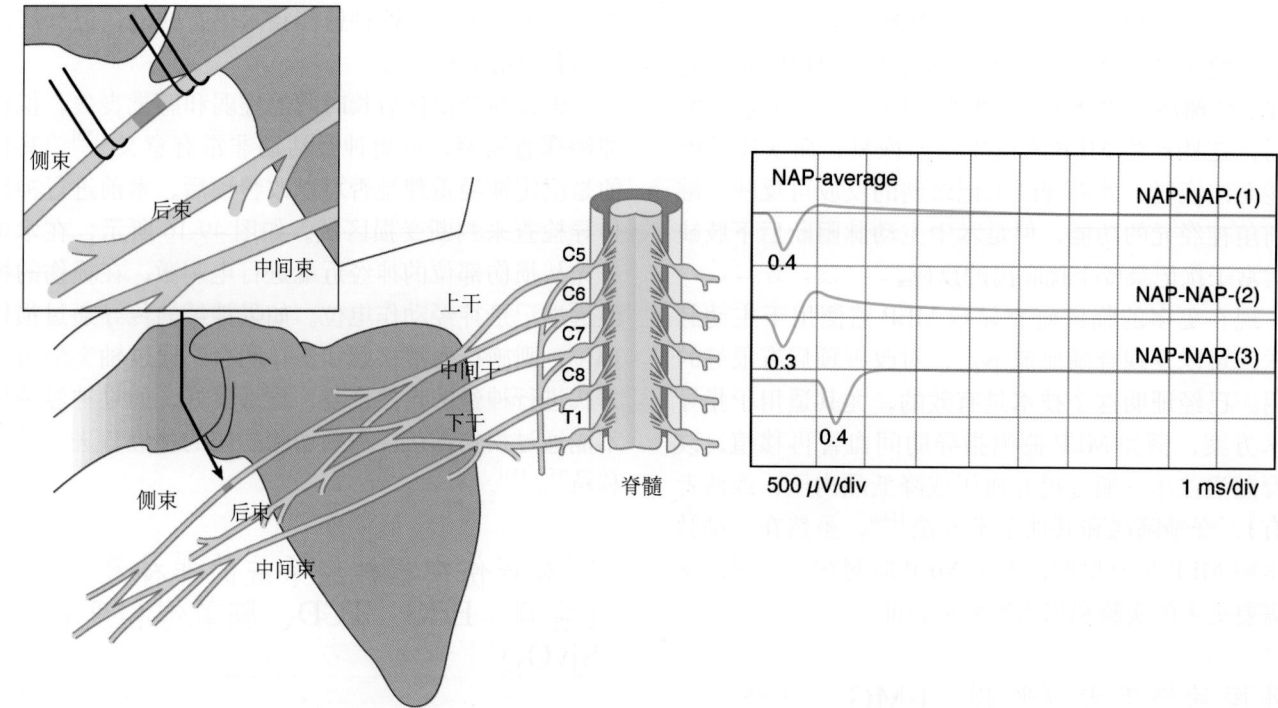

图 49-16 在臂丛探查术中记录神经动作电位。神经束上的受损部位，用红色表示，如插图所示，手术者在神经的暴露部位两端放置了钩状电极。如果是轴索断伤，近端电刺激将产生远端神经动作电位，如右图中所示。第三条轨迹中反应的延迟是由技术设置的变化引起的

经颅多普勒 TCD 超声可监测 CPB 中脑循环。一些无对照的病例报道和研究发现 TCD 可用于 CPB 中监测 CBF 是否足够、发现栓子和置管不当的问题[160]。目前关于预后的资料非常有限，TCD 在 CPB 中还缺乏有力的循证医学的证据，主要是因为缺乏相关资料。TCD 探头在一些患者中放置不稳，不能收集信号的问题，也限制了它在 CPB 的使用。最后，尽管脑内微血栓与术后认知功能障碍的假说极具吸引力，其联系仍不明确[161]。

脑氧饱和度（NIRS）和颈静脉球氧饱和度（SjvO₂） 如同 EEG 监测在 CPB 中的应用，有研究建议在 CPB 中使用 NIRS 或 SjvO₂ 监测脑灌注是否充足[162-163]。临床和实验室研究显示 NIRS 或 SjvO₂ 可以发现 CPB 中的导管位置不当。最近有在 CPB 下行冠状动脉旁路移植术的系列病例报道提示，术中脑氧饱和度低于基线的患者，术后发生重要脏器功能障碍和住院天数延长的发生率较高[164]。然而，就像在颈动脉手术中使用 NIRS 监测一样，也发现了同样的问题。CPB 时应用 NIRS 的系统回顾提示，目前资料尚不足以认定根据低脑氧饱和度值给予干预措施可以预防脑卒中或术后认知功能障碍[165]。CPB 中应用 NIRS 还没有进行循证医学检验，在 NIRS 成为 CPB 中的常规监护手段之前还需要做很多工作。

SjvO₂ 监测是有创的。尽管病例报道和研究数据提示 SjvO₂ 监测有助于发现不充足的 CBF，但是由于缺乏预后数据，且不能确定 CPB 中不同温度下的危机值，加上无创的监测手段（如 EEG、脑氧饱和度）应用，使得 SjvO₂ 监测在 CPB 时应用受限。基于目前的资料，还没有一种神经功能监测的技术能够单独或联合应用来改善 CPB 的外科手术的预后。进一步的研究需要衡量 CPB 中进行神经功能监测的人力和物力的成本问题。

神经系统监测在监护病房中的应用（监护：EEG，诱发电位，TCD，SjvO₂）

继发性中枢神经系统（CNS）损伤被认为是 CNS 疾病患者一个可纠正的风险因素（参见第 105 章）。动脉瘤引起的蛛网膜下腔出血，卒中和外伤性脑损伤是 CNS 损伤的代表，其继发性损伤对最终的神经功能预后有重要影响[166-168]。通常这些疾病引起 CNS 的原发性损伤，由于需要机械通气和镇静，严重限制了临床上神经功能的监测。一些前面讨论的神经功能监测技术已经在重症加强治疗病房（ICU）应用。然而，通常这些技术需要专业的技术人员一直在场，如诱发电位监测，这些监测技术由于成本昂贵，并且不如其他监测技术可以作为日常的检查而使其缺乏实用价值，同

时其提供的数据也不容易在 ICU 的环境下进行分析，这些都限制其在 ICU 的使用。和其他监测方法相同，先前介绍的一些监测方法也可以用于昏迷患者，提供重要的提示预后情况的信息和指导临床决策。

脑缺血

脑缺血是 CNS 继发性损伤的重要原因。在昏迷或镇静的患者中很难发现脑缺血，甚至在脑灌注压充足的情况下，也会发生脑缺血[169-170]。有三个方法可以为危重病医师提供脑灌注额外信息。但没有一种监测方法被认为是"标准监护"。和所有的监测方法一样，监测方法对预后的影响取决于治疗的质量，即如何用获得的数据来指导患者的临床管理。

$SjvO_2$ 广泛应用于 ICU 内脑损伤的患者监护。其数据用以指导血压和通气管理从而优化脑血流。$SjvO_2$ 监测对脑损伤患者的通气管理有很大作用，可明显减少过度通气在神经外科手术患者中的常规应用[171-175]。$SjvO_2<50\%$ 提示脑缺血。$SjvO_2$ 升高可表示对治疗有反应，或是若因神经元死亡引起氧需求量减少而导致升高。

和 $SjvO_2$ 监测一样，皮质下脑氧饱和度（$P_{Br}O_2$）和 CBF 监测也常用于严重脑损伤的患者。$P_{Br}O_2$ 具有很好的临床指导意义，$P_{Br}O_2<10\sim15mmHg$ 与预后不良相关[27, 175]，而针对 $P_{Br}O_2$ 的治疗措施可以改善患者的预后[176]。热扩散 CBF 的资料不是很多，可能只反映很少的技术问题[177]。然而，在蛛网膜下腔出血中，热扩散 $CBF<15ml/（100g\cdot min）$，对提示血管痉挛具有 90% 的敏感性和 75% 的特异性[19]。

TCD 超声在 ICU 广泛用于记录蛛网膜下腔出血的患者是否存在脑血管痉挛及其严重程度。较大的脑动脉狭窄后，为了保持 CBF，病变部位血流速度应明显上升。脑血管痉挛出现在临床症状出现之前 12~24h 内，TCD 监测可以早期发现脑血管痉挛，使得在临床症状出现之前就能开始治疗[178-182]。尽管颅内压和当前高血压高血容量血液稀释治疗可能会改变血流速率，但当平均血流速度 >120cm/s 可能与血管痉挛有良好的相关性[183-184]。然而，高血压和高血容量两个因素可引起 TCD 波形的改变，支持此检查的应用。

昏迷的预后和脑死亡的判断 EEG 可以帮助评价昏迷患者的临床状态和预后。预后的评价必须在导致昏迷损伤发生 24h 之后，否则，EEG 主要反映的是损伤的影响而不能反映预后情况。在损伤 24h 以后，EEG 显示持续爆发性抑制，与严重的不可逆性脑损伤相关[185]。EEG 显示对外部刺激无反应，波形无变化，预示着患者将处于持续的植物状态或死亡[185-186]。如果患者的 EEG 对外部刺激有反应，出现同步波形变化或睡眠波，可能预后较好[187-189]。

EEG 监测的另一个用处是对巴比妥类药物诱导昏迷治疗作用的监测。因为血液或脑脊液中巴比妥类药物浓度都不能可靠地预测爆发性抑制和脑氧耗代谢率最大程度的降低[190]，同时巴比妥类药物通常需要增加循环系统的支持，因此记录 EEG 的爆发性抑制信息可推断巴比妥类药物的最小有效剂量。

与 EEG 一样，诱发电位在评估 ICU 患者的昏迷状态和预后中也占一席之地。正常双侧 SSEPs 是预后良好的标志，而没有任何 SSEP 皮质反应标志着预后不良。BAEPs 也同样用来估计昏迷患者的预后情况。完整而又正常的 BAEPs 而 SSEPs 消失则提示患者最好的预后是慢性植物状态。然而，因为随着 BAEPs 从头侧往尾侧恶化，提示患者的预后可能较差。BAEPs 在 I 波上消失很可能预示脑死亡。异常的 SSEP 与预后相关，提示介于好的脑功能与慢性植物状态之间[191-200]。

TCD 超声监测也用于 ICU 协助诊断脑死亡。随着颅内压升高，TCD 搏动波变化明显，收缩期波峰明显，舒张期波形消失，随着颅内压进一步升高，出现典型的往返血流模式，其伴随着临床脑死亡[201]。TCD 监测可以很容易地在床旁进行，可以减少患者为定性放射学研究性的搬动次数。

影响神经监测结果的非手术因素

麻醉和 EEG

麻醉药影响 EEG 波形的频率和振幅。虽然每一类药物和每一个特定药物都有一些各自特定的、剂量相关的 EEG 影响作用（表 49-2），但还有一些基本的与麻醉相关的 EEG 变化规律。亚麻醉剂量的静脉和吸入麻醉药常常使前脑活动增强，α 活动消失，正常情况下这种变化常见于患者清醒、放松和闭眼时枕部 EEG 导联中。当全麻药使患者意识消失时，脑电波振幅变大，频率减慢。在前脑区域，可见到患者清醒时的 β 波频率减慢至 α 波频率范围，并且振幅变大。伴随枕部 α 波活动消失，此现象导致 α 波活动从后脑皮质转移到了前脑皮质。进一步提高吸入或静脉麻醉药的剂量，EEG 进一步减慢。一些药物可以完全抑制 EEG 活动（见表 49-2）。还有一些药物（例如，阿片类药和苯二氮䓬类）则不会因为剂量的增大而产生爆发性抑制或等电位，因为这些药物不能完全抑制 EEG，或

表 49-2 麻醉药和脑电图

药物	对 EEG 频率的影响	对 EEG 幅度的影响	爆发性抑制？
异氟烷，七氟烷，地氟烷			有，>1.5 MAC
亚麻醉浓度	α 波消失，前脑 β 波↑		
麻醉浓度	前脑 4~13Hz 波		
增加剂量 >1.5MAC	弥漫性 θ 和 δ 波→爆发性抑制→消失	↓ 0	
氧化亚氮（单独）	前脑快速振荡活动（>30Hz）	↓，尤其是吸入浓度 >50%	无
巴比妥类			有，高剂量情况下
低剂量	快速前脑↑β 波	轻微	
中等剂量	↑前脑纺锤形 α 波		
增高剂量	弥漫性 δ 波→爆发性抑制→消失	↓ 0	
依托咪酯			有，高剂量情况下
低剂量	快速前脑 β 波		
中等剂量	前脑纺锤形 α 波		
增高剂量	弥漫性 δ 波→爆发性抑制→消失	↓ 0	
丙泊酚			有，高剂量情况下
低剂量	α 波消失，前脑 β 波		
中等剂量	前脑 δ 波，α 波有变异		
渐增的高剂量	弥漫性 δ 波→爆发性抑制→消失	↓	
氯胺酮			无
低剂量	α 波消失，变异性	↓	
中等剂量	前脑 δ 节律		
高剂量	多行性 δ 波，有一些 β 波	β 波幅度低	
苯二氮䓬类			无
低剂量	α 波消失，增加前脑 β 波活动		
高剂量	前脑主要是 θ 波、δ 波		
阿片类			无
低剂量	β 波消失，α 波减慢	无	
中等剂量	弥散性 θ 波，有一些 δ 波		
高剂量	δ 波，常呈同步化		
右美托咪定	轻度减慢，明显纺锤波		无

MAC，最低肺泡有效浓度。
* δ ≤ 4Hz 频率，θ = 4-7Hz 频率，α = 8-13Hz 频率，β ≥ 13Hz 频率

因为药物（如氟烷）的心血管毒性限制了其给予足够影响 EEG 的药物剂量。

静脉麻醉药

参见第 30 章。

巴比妥类、丙泊酚和依托咪酯　尽管效能和作用持续时间有很大不同，静脉麻醉药巴比妥类、丙泊酚和依托咪酯对 EEG 模式的影响都类似（图 49-17 显示硫喷妥钠对 EEG 的作用）。这些药物都遵循前面提到过的基本的与麻醉相关的 EEG 变化规律，最初是激活（图 49-17A），然后是剂量相关的抑制。患者意识消失后，就可见到特征性的前脑纺锤形脑电波（图 49-

17B）；随着药物剂量的增加，又被 1~3Hz 的多形态的脑电活动代替（图 49-17C）。进一步加大剂量，可导致抑制期延长，其中散布一些脑电活动（即爆发性抑制）。在很高剂量时 EEG 波形消失。所有这些药物都会导致人发生癫样波活动，但只有亚催眠剂量的美索比妥和依托咪酯，引发的癫样波具有临床意义。

氯胺酮　氯胺酮不符合基本的与麻醉相关的脑电变化规律。氯胺酮麻醉的特征是前脑区域占优势有节律的高幅度 θ 波活动。加大剂量会产生间歇的、多形态的 δ 波活动，幅度很高，其中散布低幅度的 β 波活动 [202]。氯胺酮不会使 EEG 活动消失，在所有剂量下 EEG 的活动可能非常没有规律，变异很大。脑电双频

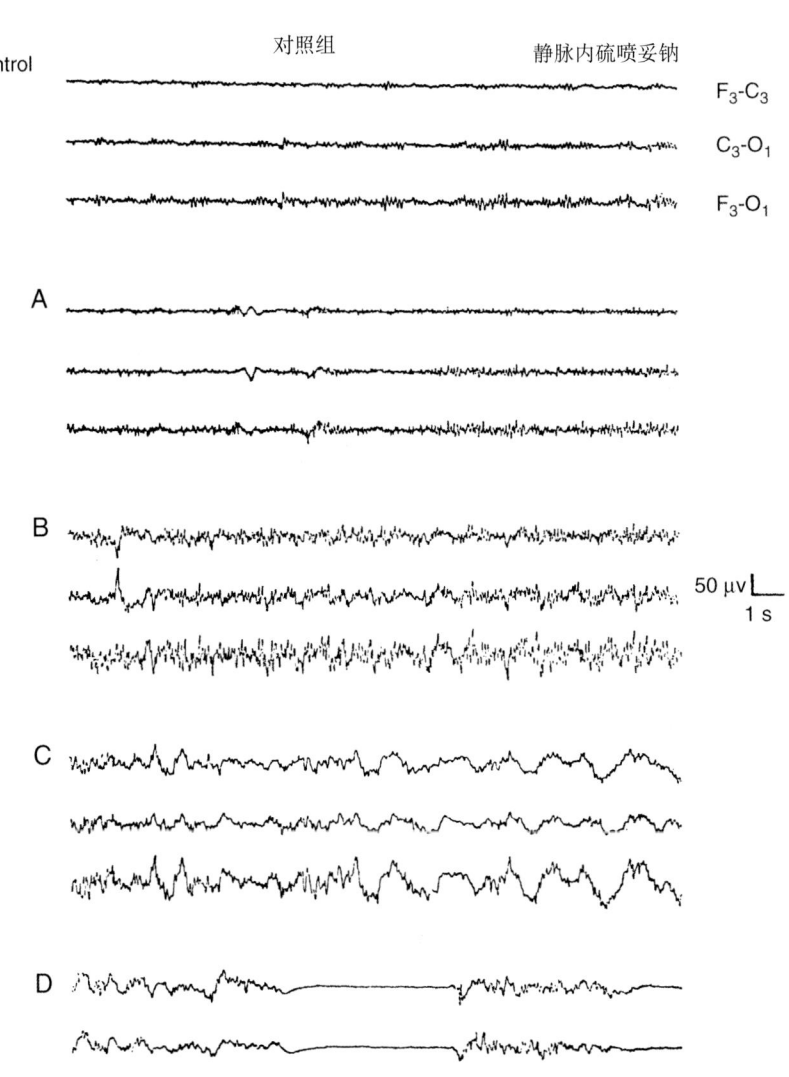

图 49-17 静脉给予硫喷妥钠对 EEG 的影响。A. 快速激活；B. 巴比妥类药物的纺锤形波；C. 慢波；D. 爆发性抑制 *(From Clark DL, Rosner BS: Neurophysiologic effects of general anesthetics, Anesthesiology 38:564, 1973.)*

谱指数（BIS）无法监测氯胺酮对意识的影响，可能与氯胺酮引起脑电活动的无规律性有关。与巴比妥类药相比，仅仅给予单个剂量的氯胺酮，正常脑电活动的恢复也相对较慢。没有研究可以提供关于使用氯胺酮后苏醒反应与 EEG 的关系。氯胺酮也与癫样活动的增加有关[202]。

苯二氮䓬类 尽管作用强度与持续时间不同，苯二氮䓬类药也符合基本的与麻醉相关的 EEG 变化规律。但是这类药物不会使 EEG 发生爆发性抑制或等电位。

阿片类 阿片类药物不符合基本的与麻醉相关的 EEG 变化规律。总的说来，阿片类药产生剂量相关的 EEG 频率降低和幅度升高。如果不再继续给予阿片类药，药物重分布后 α、β 波会恢复，恢复的速度与药物的种类和初始剂量有关。使用瑞芬太尼时，EEG 恢复的速度最快[203]。阿片类药不会导致 EEG 完全性抑制，给予大剂量或超临床剂量的阿片类药，动物和人会出现癫样活动，例如芬太尼麻醉诱导后，棘波活动较常见，给予 30g/kg 出现率为 20%，给予 50g/kg 时为 60%，给予 60g/kg 时为 58%，给予 70g/kg 时为 80%。临床上在癫痫症手术中推注阿芬太尼来激活癫灶发作[204]。这种癫样活动主要出现在额颞侧区域[205]。

右美托咪定 右美托咪定主要用于手术和监护室患者的镇静。单独使用右美托咪定镇静的患者，EEG 出现慢波活动增加和睡眠纺锤波为主的变化，与正常人睡眠状态相似[206]。使用大剂量右美托咪定也不会出现爆发性抑制和 EEG 等电位。右美托咪定的引起的镇静水平，可以通过 EEG 分析仪参数进行有效的监测，并使用 BSI 和熵技术进行记录和分析[207]。镇静程度接近时，右美托咪啶的 BIS 值低于丙泊酚[208]。

吸入麻醉药

参见第 25 章。

氧化亚氮　单独使用氧化亚氮使枕部优势 α 波的幅度和频率降低。随着镇痛起效和意识消失，常可见到前脑区域快速振荡活动（>30Hz）[209]。这种活动在停用氧化亚氮后仍会持续一段时间，有时可达 50min。氧化亚氮如果与其他麻醉药物合用，其临床作用和对 EEG 的影响较单独使用这些药物时增加。

异氟烷、七氟烷和地氟烷　强效吸入麻醉药符合基本的、与麻醉相关的 EEG 变化规律。例如，异氟烷最初激活 EEG，随着剂量的增加，脑电活动减慢。异氟烷浓度达 1.5 个最低肺泡有效浓度（MAC）时，出现 EEG 抑制期，到 2 ~ 2.5MAC，EEG 抑制期延长直到波形消失。有时，异氟烷浓度 1.5 ~ 2.0MAC，可见到癫样波[210]。七氟烷产生类似的剂量依赖的 EEG 作用。七氟烷和异氟烷在等 MAC 浓度，EEG 变化是类似的[211]。无癫痫病史的患者使用七氟烷也会出现 EEG 癫样活动。有报道，有癫痫病史的小儿七氟烷诱导时 EEG 上有癫样活动，但没有临床抽搐[212-213]。尽管有这些研究，七氟烷也与其他吸入麻醉药一样，不适用于需要皮质 EEG 定位癫痫病灶的手术[214]。除了癫样活动相当常见，恩氟烷对 EEG 影响的模式与异氟烷类似。恩氟烷在 2 ~

3MAC，可见到爆发性抑制，但仍有大的棘波和放电波。过度通气，同时又吸入高浓度恩氟烷，EEG 抑制时程增加，爆发放电时程缩短，但抑制之间癫样活动的幅度和主要频率成分有所增加。有时使用恩氟烷时 EEG 上可见到 Frank 抽搐波，与一种已知的致惊厥药戊四氮（PTZ）产生的脑代谢作用类似。

氟烷的作用模式与异氟烷类似，但氟烷产生 EEG 爆发性抑制时的剂量会引起严重的心血管毒性（3 ~ 4MAC）。地氟烷对 EEG 的影响与等 MAC 浓度的异氟烷类似。在有限的临床研究中，尽管给予 1.6MAC 和过度通气，地氟烷也没有癫样活动[215]。地氟烷可用于顽固性癫痫持续状态的治疗[216]。

临床研究显示，吸入麻醉药的 EEG 受患者年龄和 EEG 基础特征的影响。老年患者和 EEG 基础值就很慢的患者，其 EEG 对异氟烷和地氟烷的作用更加敏感（参见第 80 章）。随着麻醉加深，可观察到类似的 EEG 变化模式，但是这种变化出现在更低的潮气末麻醉药浓度[217]。

麻醉和感觉诱发反应

吸入麻醉

围术期有很多药物可以影响 SERs 监测的准确性（表 49-3）。最近有一篇综述详细分析了所有药物对 SERs 的作用，其内容超过本章涉及的范围[218]。表

表 49-3　麻醉药对感觉和运动诱发电位的影响（可能混淆为手术引发的）*

药物	SSEPs		BAEPs		VEPs		经颅 MEPs	
	LAT	AMP	LAT	AMP	LAT	AMP	LAT	AMP
异氟烷	是	是	否	否	是	是	是	是
氧化亚氮 +	是	是	否	否	是	是	是	是
巴比妥类	是	是	否	否	是	是	是	是
依托咪酯	否	否	否	否	是	是	否	否
丙泊酚	是	是	否	否	是	是	是	是
地西泮	是	是	否	否	是	是	是	是
咪达唑仑	是	是	否	否	是	是	是	是
氯胺酮	否	否	否	否	是	是	否	否
阿片类	否	否	否	否	否	否	否	否
右美托咪定	否	否	否	否	ND	ND	否	否

注：AMP，幅度；BAEPs，脑干听觉诱发电位；LAT，潜伏期；MEP，运动诱发电位；ND，无文献资料；SSEP，体感诱发电位；VEP，视觉诱发电位。

* 这个表格是非定量的，"是"和"否"表示一个药物是否能产生可能与手术引发的混淆的诱发电位。

+ 使用时提高药物浓度

49-3 并没有对药物的作用进行定量，只是列出了每种药物是否能改变 SERs，此改变可能被误认为是手术引起的诱发电位变化。表中"否"并不表示某种药物

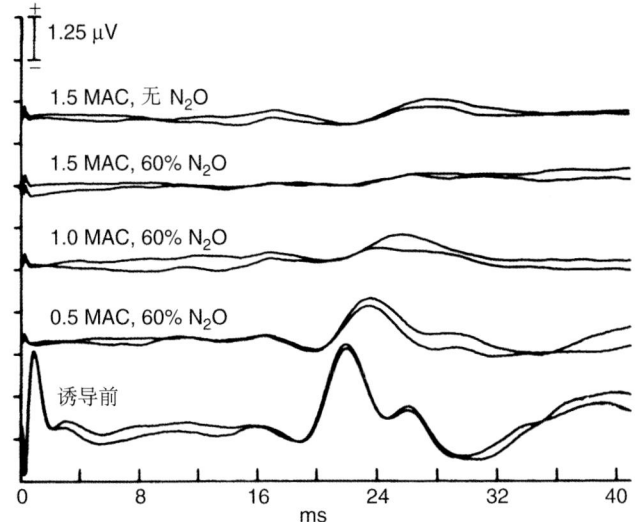

图 49-18　异氟烷最小肺泡浓度不同时，有代表性的皮质体感诱发电位反应（C3，C4-FPz）*(From Peterson DO, Drummond JC, Todd MM:Effects of halothane, enflurane, isoflurane, and nitrous oxide on somatosensory evoked potentials in humans, Anesthesiology 65:35, 1986.)*

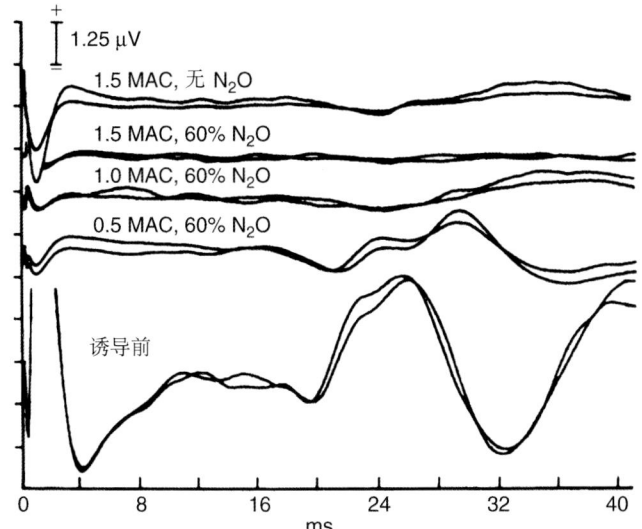

图 49-19　恩氟烷最小肺泡浓度不同时，有代表性的皮质体感诱发电位反应（C3，C4-FPz）*(From Peterson DO, Drummond JC, Todd MM:Effects of halothane, enflurane, isoflurane, and nitrous oxide on somatosensory evoked potentials in humans, Anesthesiology 65:35, 1986.)*

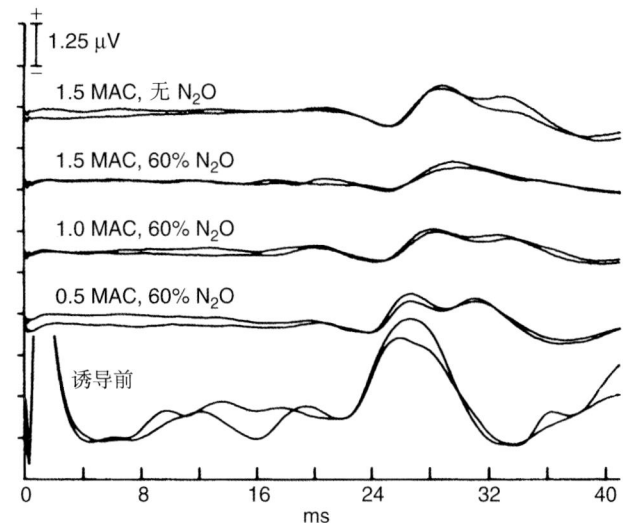

图 49-20　氟烷最小肺泡浓度不同时，有代表性的皮质体感诱发电位反应（C3，C4-FPz）*(From Peterson DO, Drummond JC, Todd MM:Effects of halothane, enflurane, isoflurane, and nitrous oxide on somatosensory evoked potentials in humans, Anesthesiology 65:35, 1986.)*

对 SERs 完全没有作用，而是有经验的医师在术中监测时认为所出现的影响没有临床意义。框 49-1 列出便于临床医师在术中监测 SERs 时选择最理想药物的通用原则。

挥发性麻醉药——异氟烷、七氟烷、地氟烷、恩氟烷和氟烷——对所有类型的 SERs 在不同程度上有类似的作用。VEPs 对吸入麻醉药最敏感，BAEP 对麻醉诱发的改变最不敏感，脊髓和皮质下 SERs 反应明显小于皮质所受的影响 [219-221]。

SSEP 是术中 SER 监测应用最广泛的技术，因此麻醉药对 SSEP 的影响也是研究最完整的。目前所用挥发性麻醉药对皮质 SSEP 的影响呈剂量依赖性潜伏期和传导时间延长，皮质源性信号幅度降低，但皮质下信号没有改变 [219-223]。比较不同挥发性麻醉药作用的研究结果差异很大 [219, 221]。例如，一个研究认为氟烷对皮质 SSEP 的影响较异氟烷和恩氟烷大很多 [221]，但另一个研究认为恩氟烷和异氟烷的作用大于氟烷 [219]。所有这些差异都没有临床意义，临床医师完全可以忽略。地氟烷和七氟烷对 SERs 影响的性和量上与异氟烷类似 [224-228]。神经系统正常的患者中，几种强效麻醉药复合氧化亚氮吸入浓度达到 0.5～1MAC 时，皮质 SSEP 监测是一致的（图 49-18，图 49-19，图 49-20）[219, 223]。有神经损害的患者，可能对吸入麻醉药更敏感，甚至不能耐受任何浓度的吸入麻醉。但是总的说来，麻醉性镇痛药复合潮气末吸入麻醉浓度低于 1MAC（氧化亚氮加强效麻醉药）使监测条件更好。

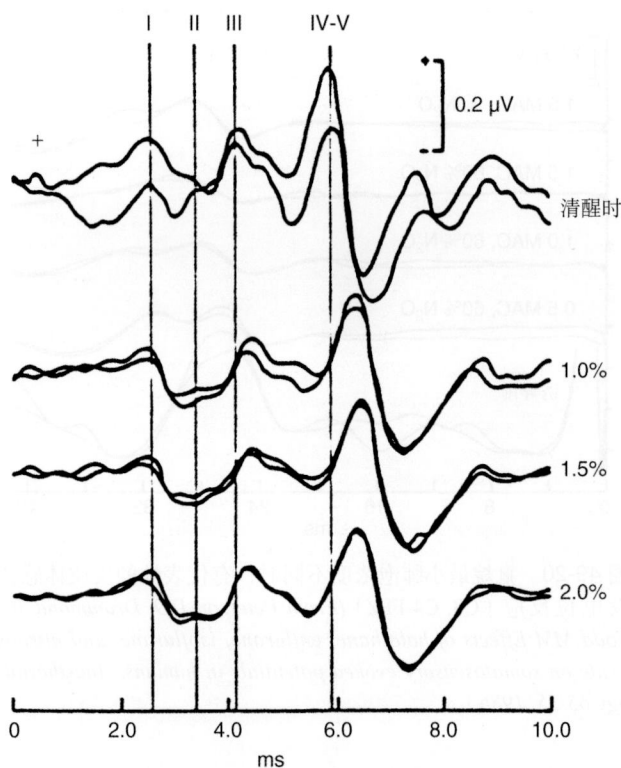

图 49-21　异氟烷对脑干听觉诱发电位影响的典型病例。1% 浓度时，峰潜伏期Ⅲ、Ⅳ、Ⅴ延长，但随着麻醉深度加深趋于稳定 *(From Manninen PH, Lam AM, Nicholas JF: The effects of isoflurane–nitrous oxide anesthesia on brainstem auditory evoked potentials in humans, Anesth Analg 64:43, 1985.)*

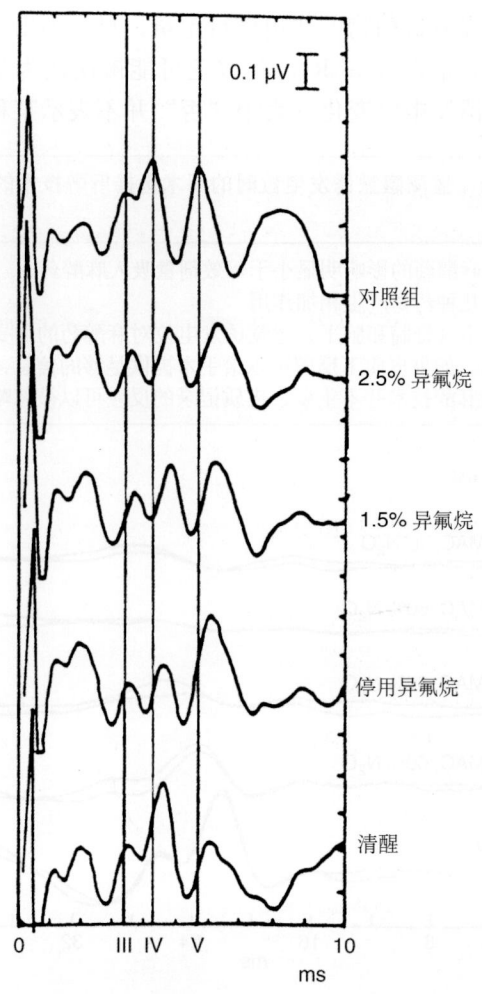

图 49-22　吸入不同浓度恩氟烷患者，脑干听觉诱发电位的变化 *(From Dubois MY, Sato S, Chassy J, et al: Effects of enflurane on brainstem auditory evoked responses in humans, Anesth Analg 61:898, 1982.)*

挥发性麻醉药使 BAEP 的潜伏期延长，对幅度的影响不明显[223, 229-231]。但是挥发性麻醉药使听觉刺激后早期（中潜伏期）皮质反应潜伏期延长，幅度降低[230]，这些中潜伏期反应被用来监测全麻的催眠成分[32]。吸入麻醉药在任何浓度（复合或不复合氧化亚氮）都能很好地监测 BAEPs（图 49-21，图 49-22）[223, 229-232]。

VEPs 监测时，使用挥发性麻醉药可呈剂量依赖性的潜伏期延长，伴有或不伴有幅度改变[223, 233-236]。异氟烷呈浓度依赖的潜伏期延长，振幅降低，浓度达到 1.8% 时（纯氧）波形消失[223, 233]。恩氟烷在没有低碳酸血症时，也可导致波幅降低[233]。氟烷使潜伏期延长，但不伴有幅度的改变[234-235]。虽然这些研究得出的资料是有效的，但结果没有临床意义。因为麻醉患者中 VEPs 的变异相当大，许多学者认为使用任何麻醉技术，都不可能满意地监测 VEPs。

虽然挥发性麻醉药导致 SERs 波形明显改变，但是术中吸入麻醉剂量的挥发性麻醉药时，监测 SER 仍是可能的。应避免使用可能使监测反应明显抑制的药物剂量。我们的经验是吸入麻醉药潮气末总浓度大于 1.3MAC 时，皮质 SSEPs 有消失的可能性，即使神经系统正常的患者也是如此。同样重要的是，术中监测的关键时期麻醉药浓度应保持不变。关键时期即手术操作可能导致神经组织损伤和 SERs 发生变化的时期。挥发性麻醉药引发 SERs 变化是剂量依赖的，因此，术中关键时期提高麻醉药的剂量，可能导致不能区分 SERs 改变的原因是麻醉引起的还是手术因素引起的，或两种原因都有，也就很难决定重要的处理方式。

因氧化亚氮复合挥发性麻醉药应用，其对 SERs 的作用会有不同，这与监测的感觉系统有关。单独使用，或复合麻醉性镇痛药或吸入麻醉药，氧化亚氮使 SSEPs 幅度降低，但潜伏期没有明显改变[219-220, 237]。使用挥发性麻醉药维持时监测 BAEPs，再加入氧化亚氮，BAEPs 没有进一步的改变[229]。另外，单独使用氧化亚氮对 BAEPs 没有影响，除非有气体积聚在中耳内[237]。单独使用氧化亚氮导致 VEP 潜伏期延长，幅度降低，但氧化亚氮加入挥发性麻醉药时，不会导致 VEP 进一步改变[233, 237]。

静脉麻醉药

在人体和动物模型中已研究了巴比妥类药物对 SER 的影响。硫喷妥钠可导致剂量相关的进行性 SSEPs 潜伏期延长和幅度降低，BAEPs 的 V 波潜伏期延长。SSEP 的变化较 BAEP 的变化更明显。最初的基本皮质反应波很快消失，这个发现与巴比妥类药物对突触传递的抑制大于对轴突传导的抑制理论一致。早期 SERs 波形来源于轴突传导，晚期波形是多突触传递和轴突传导。硫喷妥钠剂量远远大于使 EEG 成等电位的剂量时，早期皮质和皮质下 SSEPs 和 BAEPs 仍然存在[238]。其他巴比妥类药物有类似的作用。甚至在超过完全抑制自主脑电活动的剂量时，SSEP 和 BAEP 也从未被完全抑制[239]。这个发现非常重要，尤其是脑血管手术中给予患者大剂量保护性的巴比妥类药物后，EEG 呈等电位，对监测 CBF 没有帮助，但早期皮质 SSEPs 仍存在，可能对判断 CBF 是否足够仍有所帮助。脑损伤者注射治疗剂量的硫喷妥钠后，SSEPs 仍然存在[240]。VEPs 对巴比妥类药物敏感，小剂量巴比妥类药物即可使除早期波形外的所有波形消失。即使给予很高剂量的苯巴比妥，早期电位仍存在，但潜伏期延长[241]。只要考虑到药物的作用（即潜伏期延长，幅度轻度降低），即使使用大剂量巴比妥类药物治疗，除了 VEP，充分的围术期中 SERs 监测仍是可能的。

单次或持续静脉注射依托咪酯可使 SSEPs 中枢传导时间延长，所有波形潜伏期延长。事实上与其他常用麻醉药不同，依托咪酯使皮质 SSEP 幅度升高[242-243]。这可能是由于抑制或兴奋影响作用平衡的改变或 CNS 易激惹性提高所致。这个作用似乎出现于皮质，而脊髓不出现[243]。依托咪酯输注可用于增强患者的 SSEP 记录，有些患者因为病理因素，术中监测开始时不能记录到有效反应（图 49-23）。如果不能监测到基础反应，可使用依托咪酯增强 SSEP 从而使得监测可以进行，并能用于发现术中可能导致脊髓损伤的事件[243]。依托咪酯对 BAEP 的作用是剂量依赖的，潜伏期延长，幅度降低，但没有临床意义[244]。

苯二氮䓬类药物也可以影响 SERs[245-246]。地西泮使 SSEPs 的潜伏期延长，幅度下降，听觉刺激引发的皮质反应潜伏期升高，但 BAEPs 没有改变[245-246]。咪达唑仑导致 SSEPs 波幅降低，但潜伏期没有改变[242]。

一般而言，阿片类药物呈剂量依赖性使 SSEPs 潜伏期轻微延长，伴幅度轻微降低。这些改变没有临床意义。幅度影响较潜伏期延长的差异更大[247-248]。即使是大剂量芬太尼（60μg/kg），可记录到可重复的 SSEPs[248]。其他阿片类药物可以使 SSEPs 发生剂量依

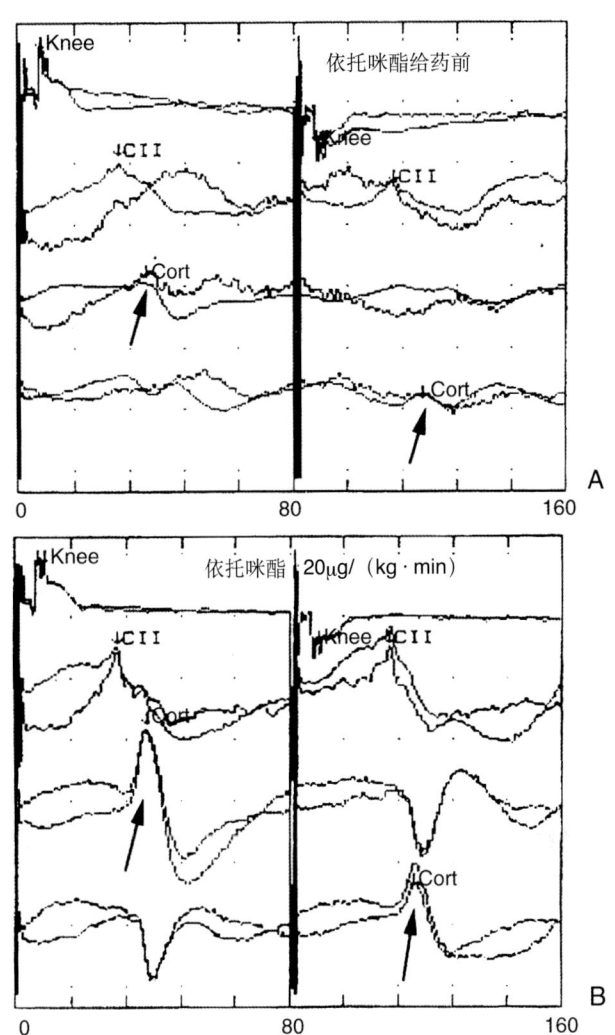

图 49-23　依托咪酯对体感诱发电位的影响。A. 上图是一个轻微智力损伤、严重脊柱侧凸的患者，使用异氟烷和芬太尼麻醉维持早期的 SSEP 轨迹；B. 下图是停止吸入异氟烷，给予依托咪酯 20μg/（kg·min）后的 SSEP 轨迹。注：放大比例相同时，波幅显著提高，皮质信号（箭头所指）更加清楚

赖的类似变化[247, 249]。即使用相对大剂量阿片类药物，仍可以在术中监测 SSEP，而对神经功能监测没有任何影响。但在评估记录数据时，应考虑阿片类药物引起的改变。在术中操作可能影响神经功能时应避免静脉推注大剂量的阿片类药物，以防止混淆对 SEP 变化原因的分析。芬太尼大于 50μg/kg 对 BAEP 影响不大，绝对潜伏期、峰间潜伏期和幅度都没有变化[250]。

根据若干病例报道和小规模的研究结果显示，右美托咪定不影响所有的诱发电位监测，尽管有关 MEP 的研究结果并不一致。有研究报道外科治疗脊柱侧弯时使用右美托咪定联合使用丙泊酚和瑞芬太尼，可以显著降低 MEPs[251]。关于右美托咪定的研究资料有限，尚缺乏大规模的临床研究，但从目前来看，右美托咪定的使用在 SEP 的监测中暂未出现问题。

麻醉和运动诱发电位

麻醉药对经由肌肉记录的 tcMEPs 的影响都很强（表 49-3）[252-257]。大多数麻醉医师在脊髓手术中常规使用的麻醉方法均可抑制 MEP [258-259]。一些研究认为静脉麻醉药抑制作用较小，包括氯胺酮、阿片类药物、依托咪酯和丙泊酚复合麻醉 [260-266]。作者在使用丙泊酚和瑞芬太尼复合麻醉中曾取得了丰富经验，也支持相关文献报道。

麻醉药对在脊髓水平上记录的 MEP 影响较小。如在肌肉上记录 MEP，应同时定量记录肌松作用，维持 T1 颤搐高度是对照组的 30%，以避免术中患者过度体动 [138, 253]。如果不是从肌肉记录 MEP，可使用更多肌松药，使 MEP 监测引发的体动减少，更利于手术进行。最近有研究使用经颅电和磁刺激技术引发快速成串刺激产生的反应对麻醉药不敏感，可以使用吸入麻醉药复合麻醉性镇痛药的"传统"方法 [267-269]。然而，全凭静脉麻醉比氧化亚氮或其他吸入麻醉药更有利于 MEP 监测。与 SSEPs 监测相比，MEP 监测在关键时刻精确地控制麻醉药和避免快速推注药物更重要，麻醉监护小组的积极配合是获得优良可重复结果的保证。图 49-24 显示了在应用丙泊酚和瑞芬太尼全凭静脉麻醉技术中加入 0.3MAC 异氟烷对 MEP 的重大影响。

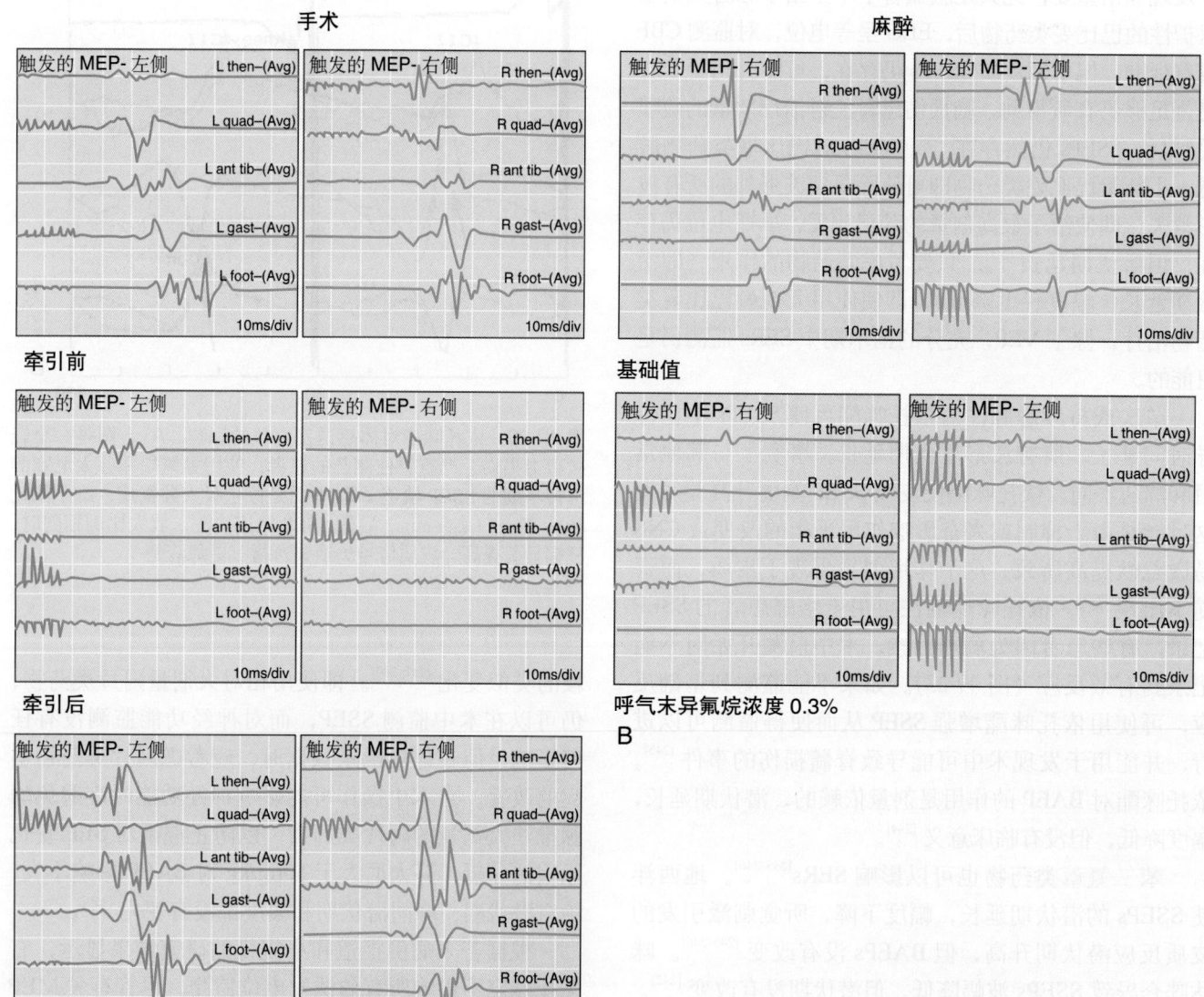

图 49-24　A. 脊柱手术（脊柱侧凸手术）中手术操作对经颅电刺激运动诱发电位的影响；B. 麻醉对运动诱发电位的影响。除了在麻醉诱导阶段，变化模式均类似。左侧和右侧的反应显示在相应的面板上。一个单独的上肢反应（顶端轨迹）显示在每一个面板中，每一侧下肢的四组肌肉反应记录在下方

病理生理因素对 EEG 的影响

缺氧

缺氧可出现大脑皮质氧供不足的 EEG，其变化与缺血引起的 EEG 变化相似。起初，脑通过增加 CBF 进行补偿，缺氧不会导致 EEG 改变。如果缺氧进一步加重，CBF 不能进一步增加，EEG 就会改变。缺氧时，EEG 减慢是一种非特异性的全脑的变化，高频波消失，低频波占主要成分。最后当脑电活动停止，所有的氧供都转向保持细胞完整性时，EEG 消失。

低血压

似乎需要相当严重的低血压才会导致正常清醒患者中枢神经系统出现异常。这种早期异常表现可用辨别力测试（如闪光融合试验）发现。这个试验是检查在患者认为光是连续时的最低闪光频率。在以往实施控制性降压时，这个试验术前用于估计因手术需要患者血压可以降低到的最低程度。混淆清楚的信号，不能集中注意力或对简单的指令做出正确的反应，都表示低血压引起脑灌注已达到极低水平，因为正常脑循环血管舒张能力很强，在明显低血压时也能维持正常CBF。

尽管与此前的记录比较，达到这一低血压水平时的 EEG 变化虽很明确但并不严重。所以仍不能根据术中 EEG 判断某一程度的低血压是否导致了脑缺血。EEG 变化并不严重且呈双侧性。这种变化与提高许多种麻醉药的剂量产生的 EEG 变化几乎是一样的。急性低血压导致的 EEG 变化容易发现，但低血压如果是缓慢发生的，或与使用的麻醉药相关（例如，使用异氟烷来降低血压），EEG 的变化则很难分析。急性严重低血压导致的 EEG 变化很容易被发现，如突然心律失常引起的低血压。许多手术患者的脑循环都不正常。在这些患者中即使轻度低血压也会导致明显的脑缺血。只要去除引起 EEG 相似变化的其他原因，施行控制性降压时监测 EEG 对这些患者有益。尽管没有文献支持，当出现低血压导致的 EEG 变化时（如颈动脉手术中），很可能发生了脑缺血。

低体温

CPB 降温时，使用傅立叶分析和边缘频谱资料分析得出的 EEG 高频区域的总功率和峰功率频率与温度密切相关，但是，不同患者之间的变异很大，尤其是在降温时 [270]。体温下降至 15～18℃时 EEG 完全被抑制。Levy 等研究提示，应用近似熵处理技术的 EEG 可以提高定量分析低温对 EEG 影响的能力 [155]。

高碳酸血症和低碳酸血症

低碳酸血症会激活癫灶，在极少数的病例，即使是清醒的患者，也能使 EEG 发生缺血征象 [271]。高碳酸血症，除非是严重的高碳酸血症和合并缺氧，才会间接引起 CBF 量增加。在麻醉患者，高碳酸血症引起 CBF 增加对 EEG 的影响，与提高潮气末挥发性麻醉药浓度引起的 EEG 变化类似 [272]。

意外情况

监测麻醉患者神经功能的主要理由之一是能够发现其他方法不能察觉的神经系统损伤。虽然文献中有数百例这类病例报道，以及作者的经验，但是这种监测的效价比仍不清楚。最近在作者工作的单位，一例颈动脉内膜剥脱术患者准备手术开始尚未切皮时出现了严重的 EEG 变化，并且不伴有其他任何生命体征的变化或低血压。立即脑血管造影提示急性颈动脉闭塞，于是完全改变该患者的手术方式，使患者最终完全康复。一些术中事件可能导致 CNS 受损，如果早期发现，可以快速治疗逆转，防止发生永久性神经损伤。尽管这种情况极少发生，但是任何前瞻性随机试验，都不可能像神经功能监测一样可以获得这种有益的结论。如果术前可以判断"高危"患者，EEG 监测或其他神经功能监测对发现麻醉期间中枢神经系统意外还是很有用的，例如普外科择期手术后新的脑卒中。

影响感觉诱发反应的生理因素

许多生理因素，包括全身血压、温度（局部和全身的）和血气分析都可能影响 SEP 记录。失血或血管活性药物使平均动脉压下降到 CBF 自动调节阈以下，可以观察到 SER 进行性改变。SSEP 幅度进行性下降，直到波形全部消失，但潜伏期没有变化 [273-274]。BAEPs 对严重低血压的耐受能力相对较强（例如，犬的平均动脉压可以低到 20mmHg）[273]。产生皮质 SER 必需的皮质（突触）功能较脊髓或脑干的非突触传递对低血压更为敏感 [274]。血压快速下降到略高于脑自身调节低限时，SSEP 就会有瞬时的下降，数分钟后即使血压没有回升，SSEP 又会恢复幅度 [275]。脊柱侧凸手术患者脊髓游离时，机体血压在正常范围也可见到可逆的 SSEP 变化。将患者的血压略提高于其正常水平可使 SSEP 恢复，这提示手术操作联合即使一般认为"安全"的低血压程度仍有导致脊髓缺血的危险 [276]。

温度的改变也会影响 SERs（见第 54 章）。低温可导致皮质和皮质下各种刺激引发的 SERs 潜伏期延长，幅度降低[277-279]。高体温也可影响 SERs，随着温度的升高，SSEPs 的幅度下降，如果温度高于 42℃，SSEP 即会消失[280]。

动脉血气分压的变化可改变 SERs，可能与神经组织血流或氧供的改变有关[281-282]。缺氧引发 SSEP 变化（幅度降低）与缺血的表现相同[282]。氧供减少合并等容血液稀释性贫血导致 SSEP 和 VEP 的潜伏期进行性延长，血细胞比容 <15% 时变化明显。幅度的变化有很大差异，直到血细胞比容极低（≈7%）时所有波形的幅度都会降低[283]。

小　结

不管术中使用何种神经功能监测，必须遵守一些原则才能使患者受益。第一，必须监测外科手术可能损伤的神经通路。第二，如果监测发现有神经通路损伤的证据，应该采取相应的处理措施。如果进行了神经功能监测，但没有处理方法，即使监测具有诊断价值，也不能通过早期发现即将发生的神经损伤而使患者受益。第三，监护仪必须提供可信的和可重复的资料。如果神经学监测发现变化，即使没有相应的处理措施，这些变化仍可能具有判断预后的价值。这种情况下，早期监测患者可能发生神经损伤的直接价值较有限。

本章综述了大多数临床常用的术中神经功能监测方法。理想情况下，临床研究可以为评估一种监测方法用于某一手术是否可以改善预后提供资料。然而，这方面的临床研究虽然很多，却仍然缺乏随机前瞻性的评估神经功能监测的研究。根据神经功能监测的临床试验，以及使用神经功能监测并与历史资料对照的非随机临床试验，促进了神经功能监测模式的发展。多数医学中心推荐对某些手术进行神经学监测。某些医学中心对特定手术常规应用神经学监测，但另一些医学中心并未应用。某些手术中没有明确临床经验或证据表明神经学监测有临床意义（经验性应用）。最后，在一些特定手术中，神经学监测仅选择性地应用于那些术中可能出现神经损伤的高危患者。表 49-4 系目前临床实践摘要。

参 考 文 献

见本书所附光盘。

表 49-4　神经功能监测的现行方法

手术	监测	现行实践
颈动脉内膜剥脱术	清醒患者神经功能检查，EEG, SSEP, TCD	NIH 支持使用这四种检查方法中的至少一种
	CO	未确定阈值，正常人群资料不足
脊柱侧凸手术	SSEP	建议监测，可替代唤醒试验
	唤醒试验	使用电生理监测的医院大都放弃，缺乏连续性，并且有假阴性报道
	MEP	临床应用增加，FDA 批准经颅电刺激；与 SSEP 联用价值更高
听神经瘤手术	面神经监测	建议使用面神经监测
	BAEP	在一些手术中显示出 BAEP 改善临床预后的证据
颅内动脉瘤夹闭术	SSEP, EEG, tcMEP	一些医学中心常规应用。预后临床资料有限，但在前交通动脉手术中似乎有用的
三叉神经解压术	BAEP	一些医学中心使用。减少失聪
面神经解压术	BAEP, 面神经监测	小范围的研究资料显示，其可改善听力保护
幕上大块病变	SSEP, tcMEP	一些医学中心选择性地在高危手术中应用
幕下大块病变	BAEP, SSEP, tcMEP	BAEP 用于发现牵拉导致的第Ⅷ脑神经损伤。SSEP 和 tcMEP 用于监测邻近上行性感觉通路的罕见的高危损伤
椎管狭窄解压术	SSEP，tcMEP	一些医学中心在高危手术中应用（通常是颈椎手术）
脊髓损伤	SSEP，MEP	一些医学中心在高危手术中应用

表 49-4 神经功能监测的现行方法（续）

手术	监测	现行实践
心肺转流术	EEG, TCD, SjvO$_2$, CO	一些医学中心常规应用。研究热点，但目前还没有预后资料
主动脉缩窄	SSEP	一些医学中心常规应用。未被广泛接受
主动脉瘤修补术	SSEP, MEP	一些医学中心常规应用。未被广泛接受

BAEP，脑干听觉诱发电位；CO，脑氧饱和度；FDA，美国食品和药品监督管理局；MEP，运动诱发电位；NIH，国立卫生研究院；SjvO$_2$，颈静脉球 / 体氧饱和度；TCD，经颅多普勒超声

第50章 全身麻醉与镇静期间的脑状态监测

Emery N. Brown • Ken Solt • Patrick L. Purdon • Oluwaseun Johnson-Akeju

张细学 译 顾卫东 审校

致谢：编者及出版商感谢 Adrian W. Gelb、Kate Leslie、Donald R.Stanski 和 Steven L.Shafer 博士在前版本章中所作的贡献，他们的工作为本章节奠定了基础。

要 点

- 麻醉医师高度依赖于患者的生理体征和麻醉给药方案来追踪全身麻醉期间大脑及中枢神经系统的状态。
- 心率和动脉血压是判断全身麻醉患者麻醉深度的主要生理体征。
- 全身麻醉诱导和苏醒期间神经系统体检可提供有关意识消失和意识恢复的信息。
- 基于脑电图（electroencephalogram，EEG）的相关指数可用于监测全身麻醉患者的意识水平，常用的 EEG 相关指数包括双频指数（bispectral index，BIS）、患者安全指数（patient safety index，PSI）、Narcotrend 和熵（Entropy）。
- 实时分析未经处理的 EEG 信号及频谱图（密度谱阵）是监测全身麻醉患者脑状态的高度信息化途径。
- 标准化符号转移熵（normalized symbolic transfer entropy，NSTE）是一种对麻醉前后意识变化和额顶叶功能连接变化的相关性进行量化的新方法。
- 闭环麻醉给药系统（closed-loop anesthetic delivery，CLAD）有望成为一种能够精确控制全身麻醉、医学昏迷（medical coma）和镇静深度的方法。
- 找寻可靠的和可量化的伤害性感受监测指标是目前的研究热点。

全身麻醉是一种由药物诱导的可逆状态，包括四种行为和生理状态：意识消失、遗忘、无痛觉及无体动反应。此外，还需维持自主神经系统、心血管系统、呼吸系统和体温调节系统等生理系统的稳定[1-2]。全身麻醉期间持续监测患者的状态对于患者安全和麻醉实施来说至关重要。临床上，通常采用心电图、无创动脉压或动脉置管测压来监测全身麻醉患者的心血管系统状态。对于复杂病例，还需采用中心静脉导管监测中心静脉压，有时甚至需要放置肺动脉导管以监测心排血量、心内压力及肺循环功能。经食管超声心动图可间歇性提供心脏解剖及心功能方面的可视化信息。

二氧化碳描记图可连续监测呼气末二氧化碳分压水平及呼吸频率。对于气管插管患者，可根据呼吸机显示的气道压力判断肺功能状态。脉搏氧饱和度仪和体温监测仪可分别测量动脉血氧饱和度及体温（见第 54章）。监测肌松或体动反应主要采用四个成串刺激仪，也可通过观察肌张力变化和有无体动进行粗略的判断（见第 53 章）。

行为状态的监测颇具挑战。全身麻醉期间无法直接监测遗忘，只能通过意识消失的程度间接地进行判断。如果患者意识消失抑或不但意识消失而且失去反应，则通常认为患者会出现遗忘。本章将讨论镇静或全身麻醉三个阶段（诱导、维持和苏醒）中意识消失和痛觉消失（更确切地说是抗伤害性感受）的监测方法。重点讨论生理体征、神经系统体检发现和脑电图（EEG）相关指数在全身麻醉深度监测中的应用。

全身麻醉诱导

自全身麻醉诱导开始就需要监测患者的意识水平。临床上一般通过单次静脉注射丙泊酚、巴比妥类、氯胺酮或者依托咪酯等催眠药来进行全身麻醉诱导，患者通常在 10 ~ 30s 内意识消失。此间患者过渡到无意识状态，通过观察体征和监测 EEG 相关指数可判断患者的脑状态。

意识消失的生理体征

采用催眠药物进行全身麻醉诱导时（5 ~ 10s 内单次静脉注射）可观察到多种体征。如果要求患者从 100 开始倒数，患者通常数不到 85 ~ 90。要求患者的眼睛盯住麻醉医师的手指做视线追踪，可以很容易观察到意识消失的全过程[2]。做视线追踪时，要求患者跟随麻醉医师的手指转动眼球。意识快消失时，眼球的侧向移动逐渐减少，并可出现眼球震颤和眨眼增加，最后眼球突然固定于中线位置。患者头眼反射和角膜反射消失时，可出现呼吸暂停、肌肉松弛和反应消失，但瞳孔对光反射通常保持完好。

头眼反射可通过从左至右转动患者头部引出。麻醉诱导前，对于无神经病损和反射弧完好的患者，其眼球的运动方向与头的运动方向相反。反射消失时，眼球固定于中线位置[3]。头眼反射的引出需要第 Ⅲ、Ⅳ、Ⅵ 对脑神经回路保持完整。第 Ⅲ、Ⅳ 对脑神经的运动核位于中脑，第 Ⅵ 对脑神经核位于脑桥。观察角膜反射的传统方法是将一小缕棉絮放于眼角处，另外也可采用更简易的方法——将无菌水滴于角膜上。无菌水法较棉絮法更安全，因其不会造成角膜擦伤。无论采用哪种方法，如果角膜反射完好则双眼可同时眨动，反射受抑制时只眨动一只眼，反射完全消失时双眼均不眨动。角膜反射的传入神经经视交叉到达第 Ⅴ 对脑神经的感觉核，其传出神经始于第 Ⅶ 对脑神经的运动核。与头眼反射和角膜反射相关的神经核团均紧邻中脑、脑桥、下丘脑和基底前脑附近的觉醒中枢[3]。

头眼反射消失标志着麻醉药已作用于控制眼球运动的运动神经核团。同样，角膜反射消失则提示控制眼球和脸部的感觉与运动核团受到了抑制。头眼反射和角膜反射消失的同时伴随着反应的消失，麻醉医师可据此推断，意识的消失至少部分与麻醉药物作用于上述核团附近的觉醒中枢有关[2-4]。麻醉诱导时单次注射催眠药物常可导致呼吸暂停，这可能是由于麻醉药物抑制了延髓背侧和脑桥腹侧的呼吸中枢[5]。麻醉药物作用于初级运动区和脊髓之间的运动通路上的任何一个位点均可导致肌张力消失，脑干部位最可能的作用位点是脑桥和延髓网状核[2]。

全身麻醉诱导时，头眼反射和角膜反射消失、呼吸暂停及肌张力消失与意识消失同时发生，这是由于脑干是催眠药物静脉注射后最先到达的部位之一。含麻醉药物的血液经基底动脉到达脑干。基底动脉起自两侧椎动脉融合处，向前分出大脑后动脉，后者并入 Willis 环后部[4]。基底动脉在分出大脑后动脉前，走行于脑干背侧表面，并发出多根穿支动脉，供应脑干内的核团。因此，麻醉诱导时可以观察到上述生理效应。

意识消失的脑电图标志

脑电图相关指数是监测全身麻醉时意识消失的常用方法之一[6]。全身麻醉诱导开始后，这些指数逐渐从代表清醒状态的高值降至代表镇静和无意识状态的低值。

全身麻醉的维持：生理体征和伤害性感受-延髓-自主神经通路

尽管在麻醉领域已取得了诸多进展，但全身麻醉期间心率、动脉血压和体动等体征仍然是麻醉深度监测的最常用手段[7]。当全身麻醉深度不足以抑制手术（伤害性）刺激时，心率和动脉血压会随之剧升。伤害性刺激引起的心率和动脉血压变化可以用伤害性感受 - 延髓 - 自主神经（nociceptive-medullary-autonomic，NMA）回路来解释，该回路由脊髓网状束、脑干觉醒回路、交感和副交感传出神经通路共同构成（图 50-1）[2, 8]。理解 NMA 回路的工作原理很重要，因为它是判断麻醉患者意识消失和抗伤害性感受水平的最常用通路。例如在手术室就需要对 NMA 通路进行临床描述。

假设患者处于稳定的全身麻醉状态，此时手术医生为了更好地暴露术野，移动了手术拉钩，结果患者的心率和动脉血压随即升高。如果排除患者有隐匿的血流动力学和呼吸系统的问题以及其他引起心率、动脉血压升高的常见情况，那么心率和血压的升高很可能是由于全身麻醉镇痛不足引起的。通过同步监测肌

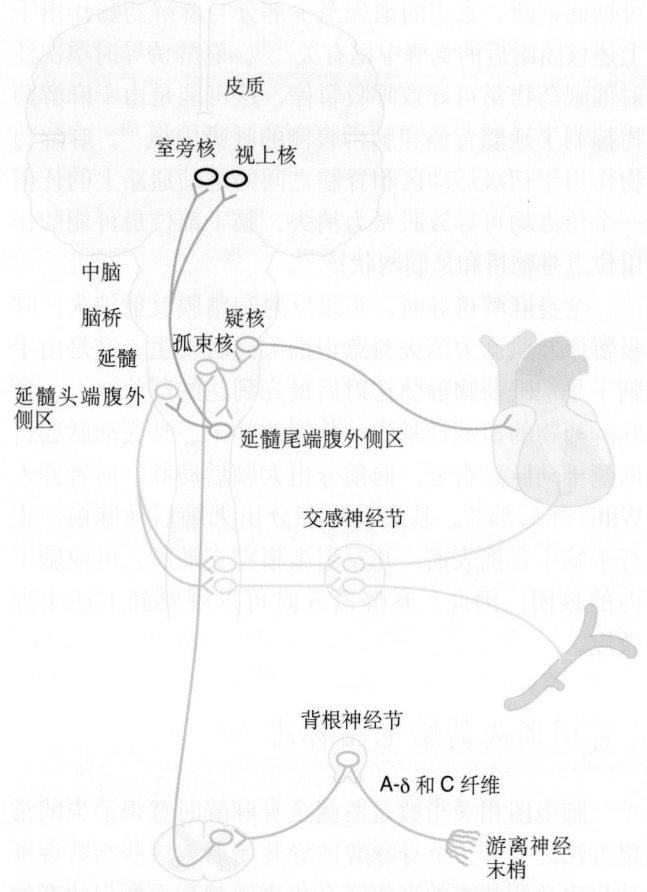

图 50-1　伤害性感受 - 延髓 - 自主神经回路。伤害性感受（疼痛）上行通路起自外周传入神经 C 纤维和 Aδ 纤维，它们在脊髓背角与投射神经元（projection neurons，PN）形成突触联系。投射神经元的神经纤维越过中线继续上行，在脑内与延髓孤束核（nucleus of the tractus solitarius，NTS）等多个核团形成突触联系。NTS 通过增强交感信号输出，介导对伤害性刺激的自主神经反应，交感信号经延髓头端腹外侧区（rostral ventral lateral medulla，RVLM）和延髓尾端腹外侧区（caudal ventral lateral medulla，CVLM）传向胸腰交感神经节，并最终传至周围血管和心脏。副交感冲动由疑核（nucleus ambiguous，NA）介导，经迷走神经传至心脏的窦房结。NTS 发出的神经纤维还投射至下丘脑的视上核（supraoptic nucleus，SON）和室旁核（periventricular nucleus，PVN）。NMA 回路解释了为何麻醉医师能用心率和血压升高作为伤害性刺激增强和全身麻醉深度不足的标志 (Redrawn from Brown EN, Lydic R, Schiff ND: General anesthesia, sleep, and coma. N Engl J Med 363: 2638-2650, 2010.)

松、氧饱和度、氧供和 EEG 相关指数，麻醉医师可判断出心率和血压升高的原因是镇痛不足，需要给予更多的镇痛药。

上行的伤害性感受（疼痛）通路起自 Aδ 和 C 纤维，他们将游离神经末梢感受到的外周伤害性刺激信息传递至脊髓（见图 50-1）[9]。在脊髓背角，这些神经纤维和投射神经元形成突触联系，投射神经元经脊髓前外侧纤维束上行，在脑干与延髓的孤束核等多个核团形成突触联系 [2, 8]。对伤害性刺激的自主神经反

应始于孤束核，它发出的交感冲动自延髓头端腹外侧区和延髓尾端腹外侧区，经胸腰交感神经节传至心脏和周围血管 [2]。孤束核发出的神经纤维还投射至下丘脑的室旁核和视上核。因此，移动手术拉钩引起的伤害性刺激可通过 NMA 回路增加交感信号输出，并降低副交感信号输出，进而导致心率和动脉血压的快速升高。

NMA 回路解释了为什么心率和动脉血压升高可被用作镇痛不足的快速诊断标志。心率和动脉血压升高时，如果意识消失的水平维持一定程度，则不一定能观察到 EEG 的变化。如果这种生理状态的急性变化并非其他原因（如出血、低氧血症、呼吸回路脱落或者肌松药不足等）所致，那么正确的处理措施应该是给予更多的麻醉性镇痛药。

全身麻醉期间可迅速观察到患者 NMA 回路的活动变化 [10]，因为该通路是"战或逃反应"的基本组成部分 [11]。这一回路常被用作探测伤害性刺激引发自主神经反应、应激反应和唤醒反应的前哨指标。全身麻醉时体动反应已被肌松药抑制，故心率、血压的变化是 NMA 回路活动的主要标志。神经科医师也常采用捏全身皮肤、按压甲床和摩擦胸骨等疼痛刺激来测试 NMA 回路的反应，以评估脑外伤意识消失患者的唤醒程度 [3, 12-13]。

抗伤害性感受不足的其他表现还包括出汗、流泪、瞳孔扩大、肌张力恢复和体动反应等 [7]。使用肌松药后常无法观察到肌张力变化和体动反应。因此，有研究将皮电反应作为一种潜在的监测抗伤害性感受的客观方法，但该方法未在临床上得到广泛应用 [14]。如果伤害性刺激很强而给予的麻醉药又不足以维持意识消失，则 EEG 或 EEG 相关指数的变化对意识的恢复具有警示作用。

全身麻醉维持：基于脑电图的意识水平的相关指数

由于 EEG 的变化和麻醉药物的用量在整体上具有相关性（图 50-2）[2, 6, 15-17]，因此未经处理的 EEG 和各种加工过的 EEG 可用于监测全身麻醉或镇静期间的意识水平。目前，已有几种 EEG 相关指数监测系统在科研和临床实践中得到了应用。这些监测系统通过处理脑电图信号，实时或接近实时地提供一个或一组指数，以反映患者的意识水平。一般而言，这些指数的数值随意识水平的下降而降低，意识恢复时则数值升高。麻醉医生可以利用这些指数和体征的变化判断患者的意识水平，并在一定程度上了解抗伤害性感受的水平。

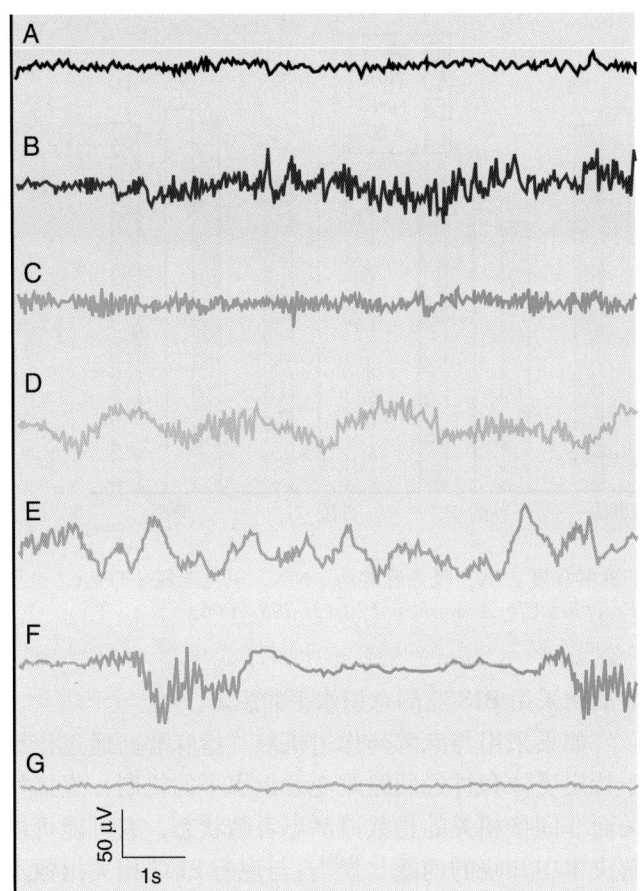

图 50-2　丙泊酚的麻醉深度和脑电图特征。A. 清醒睁眼时的脑电图模式。B. 反常兴奋状态。C. α 波振荡（8 ~ 12Hz）和 β 波振荡（13 ~ 25Hz）常见于镇静时的可唤醒期。D. 慢波振荡（0.1 ~ 1Hz）、δ 波振荡（1 ~ 4Hz）及 α 波振荡常见于外科手术期意识消失时。E. 慢波振荡多见于丙泊酚诱导和右美托咪定深度镇静期（见彩图 50-8D）。F. 爆发抑制，一种由麻醉药诱导的深度脑失活状态，常见于老年患者常规麻醉维持期间、麻醉诱导的昏迷及低体温时。G. 等电位脑电图常见于常规麻醉维持期间的短暂时间段、麻醉诱导的昏迷及深度低体温时

下面的章节对目前临床实践和临床研究中常用的 EEG 相关指数进行了总结。

双频指数

　　双频指数（bispectral index，BIS）是一种经验性指数，作为一种监测全身麻醉和镇静患者意识水平的新方法[18-19]，由 Aspect Medical System[后被 Covidien 公司（Boulder，Colo.）收购] 于 1994 年推出。这种运算法则可接近实时地对 EEG 进行处理，并运算成介于 0 ~ 100 的数值，用以表示患者的意识水平（图 50-3）[20-21]。数值 100 对应完全清醒，0 对应等电位 EEG 所代表的深昏迷或深度意识消失。BIS 的运算法则拥有专利权，其实际运算过程不对公众公开。已知 BIS 结合了三种 EEG 分析技术：频谱分析、双频谱分析和爆发抑制的

时域分析[20-22]。频谱分析根据频率将 EEG 解析成以功率为参数的时间函数[20]。双频谱分析以时间函数测量频谱图中一对频率之间的非线性耦合度[20]。BIS 算法通过测定频谱、双频谱特征及爆发抑制水平，采用预设的加权方式把这些特征转换成 BIS 指数。BIS 能矫正多种 EEG 伪迹，其监测仪可显示指数数值和未经处理的 EEG、频谱图及肌电活动。BIS 指数需要进行大量的运算，所以 BIS 值与对应的 EEG 之间有 20 ~ 30s 的滞后[23]。BIS 值在 40 ~ 60 之间时，被认为麻醉达到了合适的深度（即意识消失）（图 50-3）[21, 24]。BIS 通过四导联的前额集成电极采集 EEG。

　　自 1996 年通过美国食品与药品监督管理局（Food and Drug Administration，FDA）批准以来，BIS 监测仪已被广泛应用于临床研究和麻醉实践。BIS 值随意识水平变化而变化（图 50-2）。对于大多数麻醉药而言，当患者进入较深的意识消失状态后，脑电图开始出现低频高幅振荡。但有三种麻醉药是例外，分别为氯胺酮（彩图 50-6）、氧化亚氮和右美托咪定（彩图 50-7）。氯胺酮分离麻醉期间出现的是高频振荡而非慢波振荡。因此，氯胺酮麻醉患者意识消失时，BIS 值出人意料地较高[25]。氧化亚氮增加高频 EEG 的波幅[26]并降低低频 EEG 的波幅[27]，但它对 BIS 值几乎无影响[21, 28]。右美托咪定镇静时有明显的慢波振荡，尽管此时的 BIS 值已达到相当于意识消失的水平（见彩图 50-7）[29-31]，但由于右美托咪定不会引起深度意识消失，患者仍随时可被语言指令或者轻微摇晃唤醒。BIS 监测在小儿患者中的可靠性也欠佳。

　　术中知晓是指在全身麻醉后患者对术中事件存在

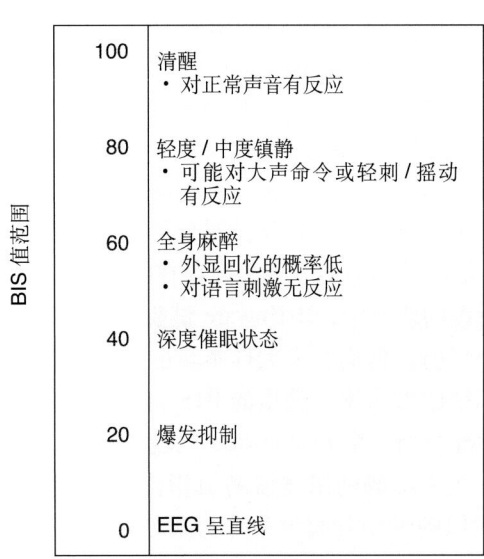

图 50-3　麻醉深度和双频指数（BIS）。上图为 BIS 值对应的行为学解释 *(Redrawn from Kelley SD: Monitoringconsciousness: using the bispectral index, ed 2. Boulder, Colo., 2010, Covidien.)*

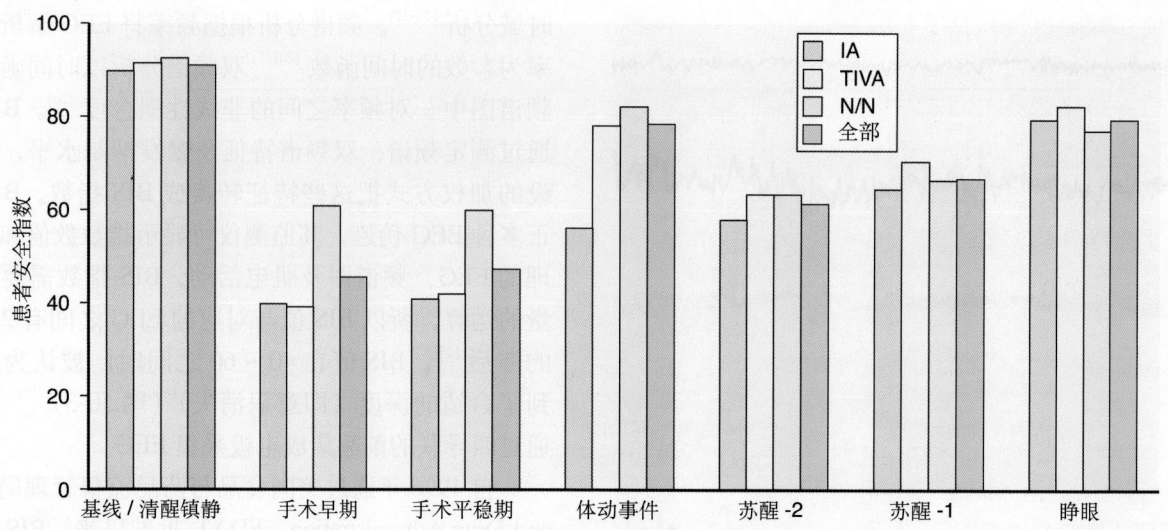

图 50-4　麻醉深度与患者安全指数（PSI）。柱状图显示 PSI 值对应的麻醉深度。IA，吸入麻醉药；N/N，氧化亚氮；TIVA，全凭静脉麻醉 *(Redrawn from Drover D, Ortega HR: Patient state index, Best Pract Res Clin Anaesthesiol 20:121-128, 2006.)*

外显回忆，BIS 监测可用于术中知晓的预防。B-Aware 试验研究了 BIS 监测在术中知晓预防中的作用 [32]。研究将高危患者随机分成两组，一组维持 BIS 值在 40～60 之间，另一组则采用常规标准监护，结果发现 BIS 组的术中知晓发生率显著降低。

由于该研究的设计存在若干问题，其结果令人质疑，因而研究小组又开展了 B-Unaware 试验 [33]。B-Unaware 试验是一项多中心研究，患者被随机分为 BIS 监测组和呼气末麻醉药浓度监测组，目的是比较两种方法对术中知晓的预防作用。呼气末麻醉药浓度监测组将吸入麻醉药的年龄校正后的最低肺泡有效浓度（minimum alveolar concentration，MAC）维持在 0.7～1.3 之间（在呼气末麻醉药标准中讨论）。与 B-Aware 试验相同，BIS 监测组将 BIS 目标值维持在 40～60 之间。结果发现两组的术中知晓发生率并无显著差异。作者对这一结果的解释是，患者接受吸入麻醉时，BIS 监测对术中知晓的预防作用并不比呼气末麻醉药浓度监测更有效。该研究结果同样受到了若干质疑，其中质疑最多的是受试对象的选择以及该研究是否有足够的检验效能发现实际存在的差异 [34-35]。

在后续的研究中，B-Unware 试验的研究者又开展了第二个试验，他们在更大样本量的高危患者中比较了术中知晓的发生率，使用的 BIS 和呼气末麻醉药浓度监测标准与前一个 B-Unaware 试验相同 [36]。结果发现，与呼气末麻醉药浓度监测组相比，BIS 监测组中明确或疑似的术中知晓发生率显著较高。结果提示，与监测呼气末麻醉药浓度相比，BIS 监测减少术中知晓的作用较差。由于 B-Unaware 研究小组的两项试验主要采用吸入麻醉药，其结论不能应用于全凭静脉麻

醉期间采用 BIS 监测意识水平的患者。

如果采用与麻醉药作用机制（指麻醉药通过作用于特定受体和神经回路改变意识水平的机制）直接相关而非间接相关的指数监测患者脑状态，有可能可以解决术中知晓的问题 [2, 37-38]。与现有 EEG 相关指数不同的是，这些指数用于不同麻醉药物的监测时可能是不同的（见"未经处理的 EEG 及频谱图"）。

患者安全指数

患者安全指数（patient safety index，PSI）与 BIS 指数一样，也是拥有专利权的基于 EEG 的运算法则用于评估全身麻醉和镇静患者的意识水平。PSI 由 Physiometrix 公司研制开发（North Billerica，MA），现由 Masimo 公司（Irvine，CA）生产并销售，2000 年通过 FDA 批准。PSI 是纽约大学医学院脑研究实验室的 E. Roy John 历时多年的研究结果 [39]。与 BIS 指数相同，PSI 值的范围也是 0～100（见图 50-4），但 PSI 维持患者意识消失的数值范围是 25～50 [40]。

PSI 初始设计时采用的是由枕部和前额 EEG 电极组成的集成电极，通过监测前置（anteriorization）现象判断意识水平的改变。前置指的是意识消失时频谱功率从枕部向额部前移，而在意识恢复时则由额部向枕部后移 [38, 41-43]。现在，PSI 用的是前额四导联 EEG 集成电极。除能显示 PSI 值外，监护仪还可实时显示头部左右两侧未经处理的 EEG 及其频谱图、伪迹指数、肌电活动及抑制率。抑制率是一个介于 0～100 的数值，用以衡量 EEG 中爆发抑制所占的时间比例。监护仪还允许使用者通过切换屏幕，显示未经处理的

EEG 记录、频谱图和各时间点的指数值。

一项头对头的比较研究结果显示，PSI 和 BIS 监测患者的意识水平时，两者的读数呈显著相关 [44-46]。PSI 监护仪在临床研究中的使用频率较低，临床应用也不及 BIS 广泛。我们的经验是，PSI 在监测氯胺酮、氧化亚氮、右美托咪定麻醉患者和小儿患者时，其给出的同样是模糊的信息。

Narcotrend

Narcotrend 是一款基于 EEG 的监护仪，由 Monitor Technik（Bad Bramstedt，德国）生产，用于监测全身麻醉和镇静患者的意识水平 [47]。Narcotrend 由德国汉诺威大学医学院研发，已通过美国 FDA 的批准。与 BIS 和 PSI 一样，Narcotrend 的运算法则也拥有专利权，它将 EEG 转化为字母 A ~ F，以表示患者不同的意识状态（表 50-1）[48]。A 代表患者完全清醒，F 代表爆发抑制增加直至进入等电位状态。新版本的 Narcotrend 监护仪设有 Narcotrend 指数，范围在 0 ~ 100 间 [48]。此外，Narcotrend 监护仪还可显示未经处理的 EEG 及其频谱图。有研究通过单独验证以及和 BIS 指数比较，来研究 Narcotrend 的可靠性，但研究结果不一 [23, 49-50]。Narcotrend 的临床应用较 BIS 和 PSI 少。

表 50-1　麻醉深度、Narcotrend 分级和 Narcotrend 指数范围

	Narcotrend 分级	Narcotrend 指数
清醒	A	95 ~ 100
	B_0	90 ~ 94
镇静	B_1	85 ~ 89
	B_2	80 ~ 84
浅麻醉	C_0	75 ~ 79
	C_1	70 ~ 74
	C_2	65 ~ 69
全身麻醉	D_0	57 ~ 64
	D_1	47 ~ 56
	D_2	37 ~ 46
全身麻醉伴深度催眠	E_0	27 ~ 36
	E_1	20 ~ 26
	E_2	13 ~ 19
全身麻醉伴爆发抑制增多	F_0	5 ~ 12
	F_1	1 ~ 4

From Kreuer S, Wilhelm W: The Narcotrend monitor, Best Pract Res Clin Anaesthesiol 20:111-119, 2006.
上表为 Narcotrend 分级和 Narcotrend 指数对应的麻醉深度

熵

采用熵监测全身麻醉或镇静患者的意识水平是一种相对较新的方法。熵监测仪由 Datex-Ohmeda 公司研发，该公司现已并入 GE Healthcare 公司（Little Chalfont，英国）。熵是一个在物理学、数学和信息论领域常用的概念，用于描述体系中无序、缺乏同步性或一致性的程度 [51]。GE 公司的熵监测仪采用频域分析和爆发抑制测量麻醉患者 EEG 的熵。与前面几种运算法则不同的是，GE 公司熵的运算法则是公开的 [52-53]。

全身麻醉患者进入到较深的意识消失状态时，一个明显的特征是其 EEG 模式会变得更加规律和有序（图 50-2），因而可观察到 EEG 信号的熵明显下降。熵监测仪设有两个熵值，分别为反应熵（response entropy，RE）和状态熵（state entropy，SE），以助于解读 EEG 的分析结果（图 50-5）[54]。RE 反映较高频范围（0.8 ~ 47Hz）内 EEG 功率的变化，而 SE 反映较低频范围（0.8 ~ 32Hz）内 EEG 功率的变化 [52]。RE 和 SE 的相对变化有助于区别真正的脑状态改变和肌电活动引起的熵值改变 [52]。一般而言，肌电活动通常在 RE 监测的高频范围内。当患者进入深度意识消失时，RE 比 SE 下降得更快，这有助于鉴别意识消失和体动干扰。熵监测的结果与 BIS 的变化一致 [55]。

与 BIS、PSI 和 Narcotrend 一样，熵值与意识水平具有相关性。与 BIS、PSI 相同，熵在监测氯胺酮、氧化亚氮麻醉时，读数为矛盾性的高数值。监测右美

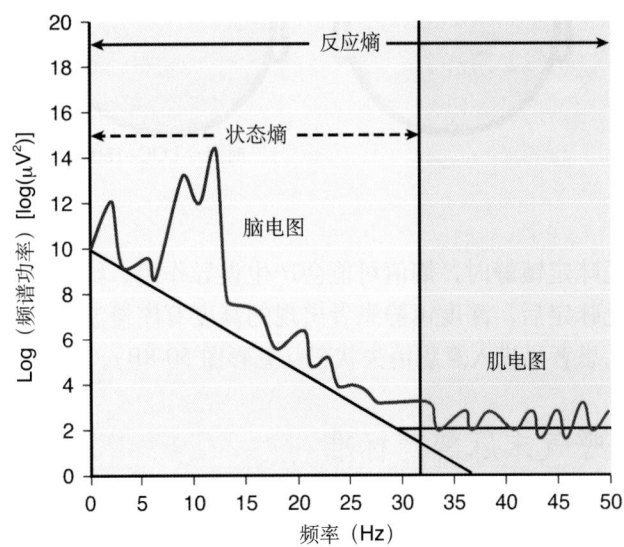

图 50-5　频谱熵的示意图。反应熵（RE）由 0 ~ 40Hz 频段的功率计算所得。状态熵（SE）由 0 ~ 32Hz 频段的功率计算所得。32 ~ 47Hz 频段的功率被认为代表肌电图干扰。RE 和 SE 的差异可以帮助麻醉医师鉴别麻醉深度改变引起的脑电图（EEG）变化和干扰、体动所致的 EEG 变化 *(Redrawn from Bein B: Entropy, Best Pract Res Clin Anaesthesiol 20:101-109, 2006)*

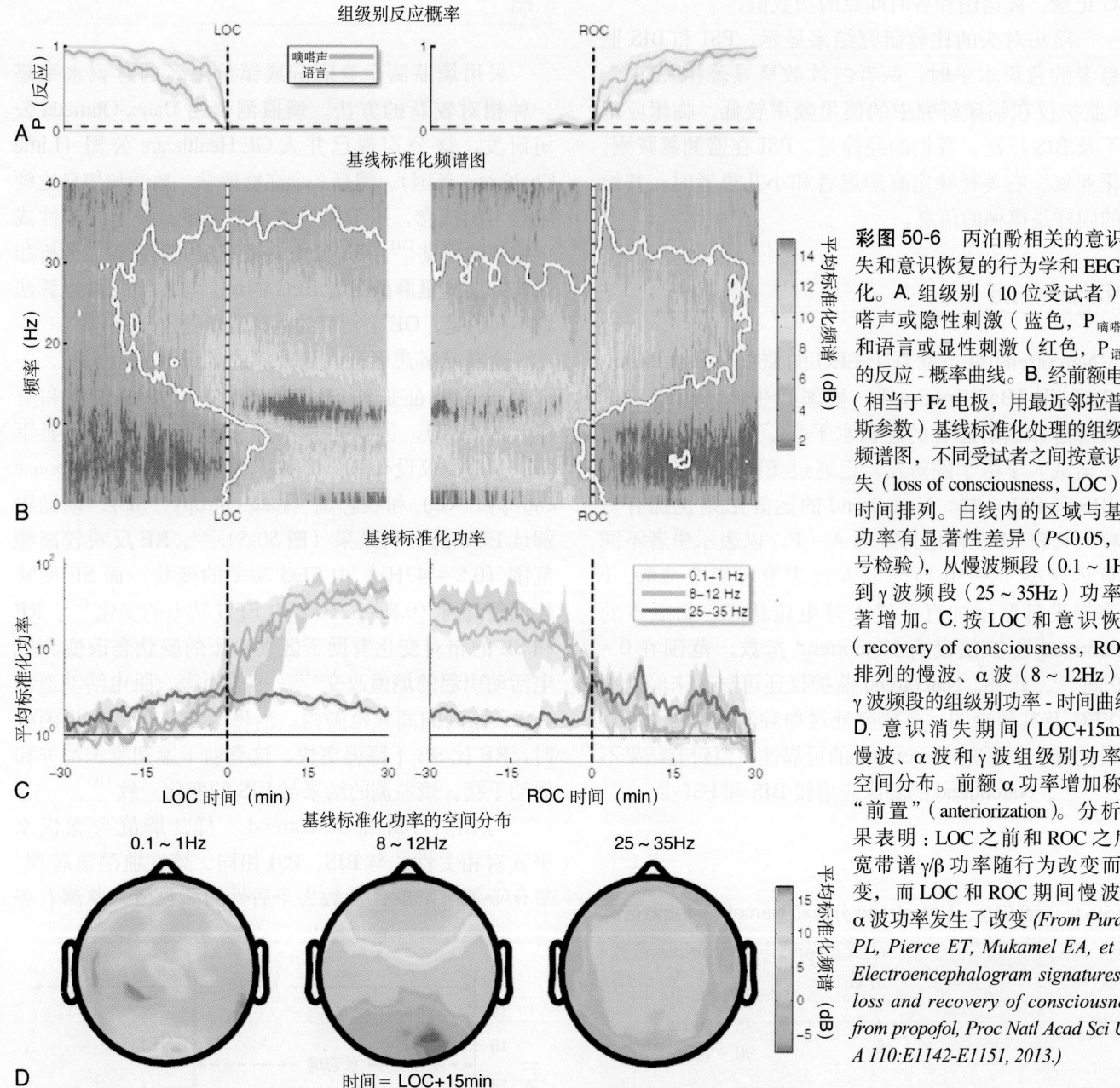

彩图 50-6 丙泊酚相关的意识消失和意识恢复的行为学和 EEG 变化。A. 组级别（10 位受试者）嘀嗒声或隐性刺激（蓝色，P嘀嗒声）和语言或显性刺激（红色，P语言）的反应-概率曲线。B. 经前额电极（相当于 Fz 电极，用最近邻拉普拉斯参数）基线标准化处理的组级别频谱图，不同受试者之间按意识消失（loss of consciousness, LOC）的时间排列。白线内的区域与基础功率有显著性差异（P<0.05，符号检验），从慢波频段（0.1～1Hz）到 γ 波频段（25～35Hz）功率显著增加。C. 按 LOC 和意识恢复（recovery of consciousness, ROC）排列的慢波、α 波（8～12Hz）和 γ 波频段的组级别功率-时间曲线。D. 意识消失期间（LOC+15min）慢波、α 波和 γ 波组级别功率的空间分布。前额 α 功率增加称为"前置"（anteriorization）。分析结果表明：LOC 之前和 ROC 之后，宽带谱 γ/β 功率随行为改变而改变，而 LOC 和 ROC 期间慢波和 α 波功率发生了改变 *(From Purdon PL, Pierce ET, Mukamel EA, et al: Electroencephalogram signatures of loss and recovery of consciousness from propofol, Proc Natl Acad Sci U S A 110:E1142-E1151, 2013.)*

托咪定镇静时，熵值可能会产生误导作用。给予右美托咪定后，深度镇静患者出现的高度有序慢波并不表示患者已进入意识消失状态（见彩图 50-8B）。

呼气末麻醉药标准

1965 年 Eger 及同事[56] 首次提出无体动反应（指对伤害性刺激无体动反应）时吸入麻醉药的 MAC 这一概念。5 年后，Eger 的团队又提出了 MAC-awake 的概念，即对语言指令无反应时的吸入麻醉药 MAC[57]。MAC 中位数（即 50% 患者无体动反应时所需的吸入麻醉药浓度）仍然是指导吸入麻醉药给药的

金标准。目前，一些先进的麻醉机已可根据患者呼气末麻醉气体浓度计算年龄校正的 MAC 值。不同吸入全身麻醉药的 MAC 与 MAC-awake 之比相差较大[58]，这提示 MAC 不能用于定义或预测麻醉患者的脑状态。动物实验也显示麻醉药诱导的 EEG 模式与体动之间并无明显相关性[59]，而且吸入麻醉药抑制体动反应的作用主要是通过脊髓而非大脑[60-61]。尽管如此，由于 MAC 的概念已被广泛接受，呼气末麻醉药标准已成为一种监测吸入麻醉期间意识消失水平的方法。

如前所述，B-Unaware 试验证实，无论术中维持 BIS 值在 40～60 还是维持呼气末麻醉药浓度在 0.7～1.3MAC，术中知晓的发生率并无差异（见"双频指

数"一节）[33]。BAG-RECALL 试验同样将研究对象限定为术中知晓的高危患者，结果发现，BIS 监测组发生术中知晓的患者例数虽然不多，但明显多于呼气末麻醉药浓度监测组的例数[36]（见"双频指数"一节）。

BIS、PSI、熵和 Narcotrend 都是基于 EEG 的脑活动监测方法，而呼气末麻醉药标准则是将脑活动与肺内呼气末麻醉药浓度相关联，其假设为肺内的麻醉药物浓度与脑内的浓度是平衡的。但麻醉药物导致患者意识消失的作用部位在脑部而非肺部，因此呼气末麻醉药标准是一种间接的、不精确的意识水平监测方法。基于 EEG 的标准和肺-气体的标准在监测全身麻醉期间意识水平时结果相似，只能说明基于 EEG 的监测方法在设计上存在缺陷而非呼气末麻醉药标准更具优越性。呼气末麻醉药标准只能间接反映意识水平，其在术中知晓预防方面取得的成功很可能是以一部分患者药物过量为代价取得的。呼气末麻醉药标准的最大缺陷是不能用于全凭静脉麻醉患者。

其他监测意识水平的方法

以往的研究还涉及其他监测全身麻醉与镇静期意识水平的方法。基于 EEG 的监测方法还包括脑状态监测仪（cerebral state monitor）[62]、SNAP 指数[63] 和 AEP 指数等[64]，均在研究和临床实践中得到了一定的使用（彩图 50-6）。

全身麻醉苏醒

EEG 相关指数与意识恢复

如前所述，全身麻醉期间维持意识消失的 EEG 相关指数有一个特定的数值范围（见图 50-3 至 50-5 及表 50-1）。当麻醉药减量或停用时，指数向清醒状态时的数值回升。数值越大，患者苏醒的可能性越大。因此，EEG 相关指数可监测全身麻醉苏醒期间由无意识状态向清醒状态转变。尽管苏醒期间指数的数值逐渐增加，但没有一种指数在达到某一数值时患者肯定能清醒。不同的麻醉状态对应相同的数值，使得 EEG 相关指数的定义还不够精确，这可能是指数数值和意识恢复之间不能完全相关的根本原因。Kelz 及其同事发现神经惯性（neural inertia）可能在吸入麻醉中也起到一定作用[65-66]。神经惯性是指麻醉诱导和苏醒时相同的脑内麻醉药浓度产生不同程度的行为状态。换言之，大脑的既往状态会影响可唤醒性。

生理体征与意识恢复

全身麻醉苏醒期间，可借助体征和神经系统体检判断患者的状态[2]。许多体征的改变与脑干功能的恢复有关（框 50-1）。因此在麻醉苏醒期通过将体征、神经系统体检发现与相应的脑干中枢相联系，麻醉医师可把生理功能的恢复定位至特定的脑干部位。一旦神经肌肉阻滞被逆转（见第 35 章），患者即可能不需要辅助通气。当脑循环内的二氧化碳浓度足够高时，大多数患者可恢复自主呼吸。患者从全身麻醉中苏醒时，其呼吸模式逐渐从不规则的小潮气量通气转为规则的正常潮气量通气[2]。自主呼吸恢复是延髓和低位脑桥功能恢复的独特标志，因为这些部位存在着背侧和腹侧呼吸相关核团[5]。

在接下来的几分钟，伴随着自主呼吸的恢复，一系列其他临床表现逐渐出现（见框 50 1），如吞咽、作呕、流涎、流泪和皱眉等[2]。这些体征的出现代表特定的脑干中枢及与之相联系的感觉和运动传导通路的功能已恢复。吞咽、作呕和咳嗽反映的是延髓的第 Ⅸ、Ⅹ 对脑神经运动核以及气道、咽喉的感觉传入神经功能已恢复[9]。上述体征的出现是由于随着麻醉药的催眠和镇痛作用逐渐减弱，气管内导管开始成为一种伤害性刺激。流涎反映的是延髓的下泌涎核和脑桥的上泌涎核功能已恢复，两者都是副交感神经系统的一部分。这些神经核团发出的传出神经纤维走行于第 Ⅶ、Ⅸ 对脑神经内[9]。流泪也反映了上泌涎核功能的恢复。皱眉时需要使用表情肌，因而代表脑桥部位的第 Ⅶ 对脑神经运动核的功能已恢复[9]。上下肢肌张力的恢复是另一个重要的临床表现，它清晰地表明包括脊髓、网状脊髓束、基底神经节和初级运动神经束在内的诸多神经回路的功能已恢复[2]。此外，当气管内导管成为一种伤害性刺激，伴随着肌张力恢复，患者常表现出以触碰气管导管为标志的防御性动作。

上述体征常在患者对语言指令有反应之前即已出现。拔除气管导管前，不必要求患者能遵从语言指令，只需气道反射充分恢复、运动功能恢复、自主呼吸能满足通气和氧合就可以拔除气管导管。处于植物状态的患者也可满足气管拔管的标准，植物状态是神经科医师和康复专业人员评估昏迷患者恢复程度所定义的一种脑状态（见框 50-1）[12-13, 67]。

角膜反射和头眼反射恢复通常在患者皱眉恢复的同时或稍后出现（见框 50-1）[2]。角膜反射恢复标志着第 Ⅴ 对脑神经感觉核和第 Ⅶ 对脑神经运动核的功能已恢复[3]。角膜反射的传入神经为第 Ⅴ 对脑神经眼支，它投射至三叉神经（第 Ⅴ 对脑神经）核。角膜反

框 50-1　全身麻醉苏醒阶段及昏迷恢复的状态

全身麻醉
稳定给予麻醉药
不可唤醒，无反应；闭眼，瞳孔有反应
无痛觉，失去活动能力
药物控制血压和心率
机械通气
EEG 模式为 δ 波、α 波活动到爆发抑制

苏醒第一阶段
停用麻醉药
外周肌松逆转（失去活动能力）
从呼吸暂停到不规则呼吸再到规律呼吸
EEG 的 α 波、β 波活动增加

苏醒第二阶段
心率、血压升高
自主神经反应恢复
对疼痛刺激有反应
流涎（第Ⅶ和Ⅸ脑神经核）
流泪（第Ⅶ脑神经核）
皱眉（第Ⅴ和Ⅶ对脑神经核）
吞咽、作呕、咳嗽（第Ⅸ、Ⅹ对脑神经核）
肌张力恢复（脊髓、网状脊髓束、基底神经节和初级运动束）
防御姿势
EEG 的 α 波、β 波活动进一步增加
可拔除气管导管

苏醒第三阶段
睁眼
对部分语言指令有反应
EEG 显示清醒模式
可拔除气管导管

脑干死亡
对呼吸暂停缺氧试验无呼吸反应
脑干反射完全消失
EEG 呈等电位

昏迷
双侧大脑半球结构损害，伴或不伴中脑被盖、延髓脑桥或两者损伤
单纯双侧中脑被盖中线、脑桥或两者损伤
不可唤醒、无反应
脑干功能完整，动脉血气分析正常
EEG 呈低波幅 δ 波活动，间歇爆发 θ 波和 α 波活动，可能有爆发抑制

植物状态
自发的睁眼 - 闭眼循环
皱眉和无目的的运动
EEG 呈高波幅 δ 波和 θ 波
EEG 无睡眠特征
通常无需机械通气辅助

最小意识状态
有目的防卫动作，眼跟踪活动
不合逻辑的交流，赘语
遵从语言指令
睡眠 - 觉醒循环恢复
某些正常睡眠 - 觉醒结构的 EEG 特征恢复

From Brown EN, Lydic R, Schiff ND: General anesthesia, sleep, and coma, N Engl J Med 363:2638-2650, 2010.
EEG，脑电图。
全身麻醉是药物诱导的可逆性昏迷。全身麻醉苏醒阶段的体征与特定脑干核团活动的改变有关。全身麻醉苏醒期和大脑损伤所致昏迷恢复期之间既有相似之处也存在不同

射的传出神经起自面神经（第Ⅶ对脑神经）核。角膜交叉反射的出现表明通路的双侧感觉和运动部分均已恢复。三叉神经核和第Ⅶ对脑神经的运动核位于脑桥。头眼反射恢复表明控制眼球运动的动眼神经（Ⅲ）、滑车神经（Ⅳ）和展神经（Ⅵ）功能已恢复[3]。第Ⅲ、Ⅳ对脑神经核位于中脑，而第Ⅵ对脑神经核位于脑桥。头眼反射和角膜反射的恢复间接表明位于脑桥、中脑、下丘脑及基底前脑附近的觉醒中枢的功能已恢复[2]。接受大量麻醉性镇痛药的患者可出现针尖样瞳孔。全身麻醉患者深度意识消失时，仍可保持完好的瞳孔对

光反射[3]。因此，全身麻醉期间瞳孔对光反射并不能反映意识水平的变化。

对语言指令做出正确反应是判断全身麻醉恢复程度和能否拔除气管导管的一个常用标准，这提示脑干、下丘脑和皮质之间以及皮质各区之间协调功能的恢复，这是苏醒的必要条件[2, 68-69]。对语言指令做出正确反应意味着患者能正确理解听觉信息，标志着位于脑桥的第Ⅷ对脑神经核、脑桥至皮质的听觉通路及相应的传出通路的大部分功能已恢复。按照神经科医师检查昏迷患者恢复程度采用的标准（见框 50-1）[12-13, 67]，患

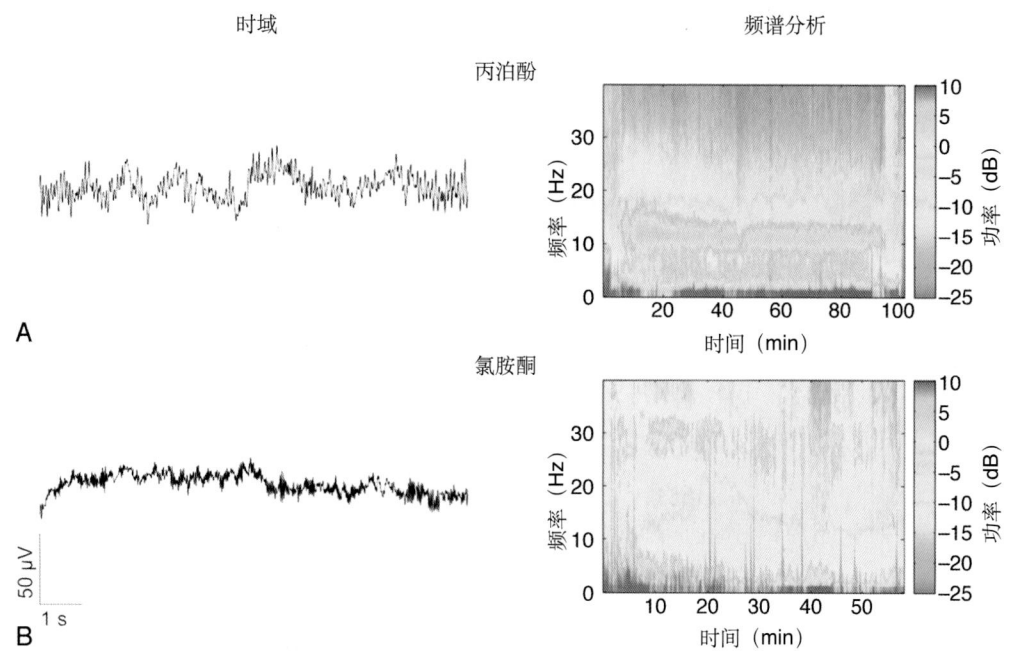

彩图 50-7　常用麻醉药的时域和频谱脑电图（EEG）特征。左侧为每种麻醉药 10 秒钟的 EEG 片段（未经处理）。右侧为每种麻醉药数分钟的 EEG 频谱图（密度谱阵）。A. 丙泊酚的频谱图显示特征性的 α 波振荡（8 ~ 12Hz）和慢 -δ 波振荡（0.1 ~ 4Hz）模式。B. 氯胺酮频谱图显示高频 β 波（20 ~ 24Hz）和低频 γ 波（25 ~ 35Hz）范围内的高频振荡

者如不能遵从动作指令，则表明他或她仍处于最小意识状态（minimally conscious state）。麻醉苏醒期间，患者的体征和神经系统体检发现与特定的脑干中枢的活动变化有关。虽然认知功能的恢复伴随着高频 EEG 活动的增加，但意识完全恢复需要脑干 - 皮质、脑干 - 下丘脑、下丘脑皮质及皮质各区之间的联系完全恢复[38, 69-72]。目前临床上的监测手段还无法完全发现这些变化。

睁眼是全身麻醉患者苏醒期最后恢复的体征之一。能遵从语言指令、运动功能完全恢复的患者不一定能睁眼[2]。患者即使已恢复意识，也经常仍旧保持闭眼状态。与之相反的是，在昏迷恢复期，处于植物状态的患者常保持睁眼状态（见框 50-1）。

全身麻醉和镇静苏醒期脑状态的监测策略

过去数年间，全身麻醉相关的神经系统科学研究取得了长足的进步，有数篇报道介绍了全身麻醉脑状态监测的新方法。

未经处理的 EEG 及频谱图

不同的麻醉药的作用受体不同[73]，其神经回路作用机制也各不相同[2, 37]，这些在受体和神经回路上的差异在未经处理的 EEG 或其频谱图上表现为不同的脑活动模式。EEG 频谱就是将一段 EEG 信号解析为不同频率的功率分布图。功率的计算方法是将已知频率分量的波幅的平方取对数，单位为分贝。由连续重叠的或非重叠的一段 EEG 数据运算所得的频谱称为频谱图。三维的频谱图称压缩谱阵（compressed spectral array）[74]，二维频谱图称密度谱阵（density spectral array）[75]。

丙泊酚的 EEG 模式与其神经回路机制相关。在未经处理的 EEG 及频谱图上，可看出丙泊酚麻醉下的脑状态（图 50-2、彩图 50-6 及 彩图 50-7A）。丙泊酚主要通过作用于脑和脊髓的 GABA$_A$ 受体而起到抑制神经回路的作用[73, 76]。当丙泊酚使患者意识消失时，EEG 显示出特征性的 α 波振荡（8 ~ 12Hz）和慢波振荡（0.1 ~ 1Hz）（见彩图 50-7A）[38, 43, 77-78]。丙泊酚或其他几种麻醉药麻醉期间出现的另一种现象是前置，表现为意识消失时，相对于其他脑区，前额部位 α 和 β 频段的功率增加（见彩图 50-6C、D）[38, 41, 43]。前额部位 α 波振荡呈高度连续，而慢波和 γ 波振荡缺乏连续性[38, 43, 78]。在吸入麻醉的动物也可以观察到这种高度连续的 α 波振荡[79]。α 波振荡的连续性结构很有可能来源于丘脑与额叶皮质之间的强 α 波[80]。慢波是皮质间联系碎片化的标志，因为出现慢波振荡时，皮质神经元仅在由局部慢波振荡支配的有限时相内放电[78]。由于慢波的空间不连续性和放电的时相局限性，距离超过 1cm 的脑区间之间的联系显著受阻。随

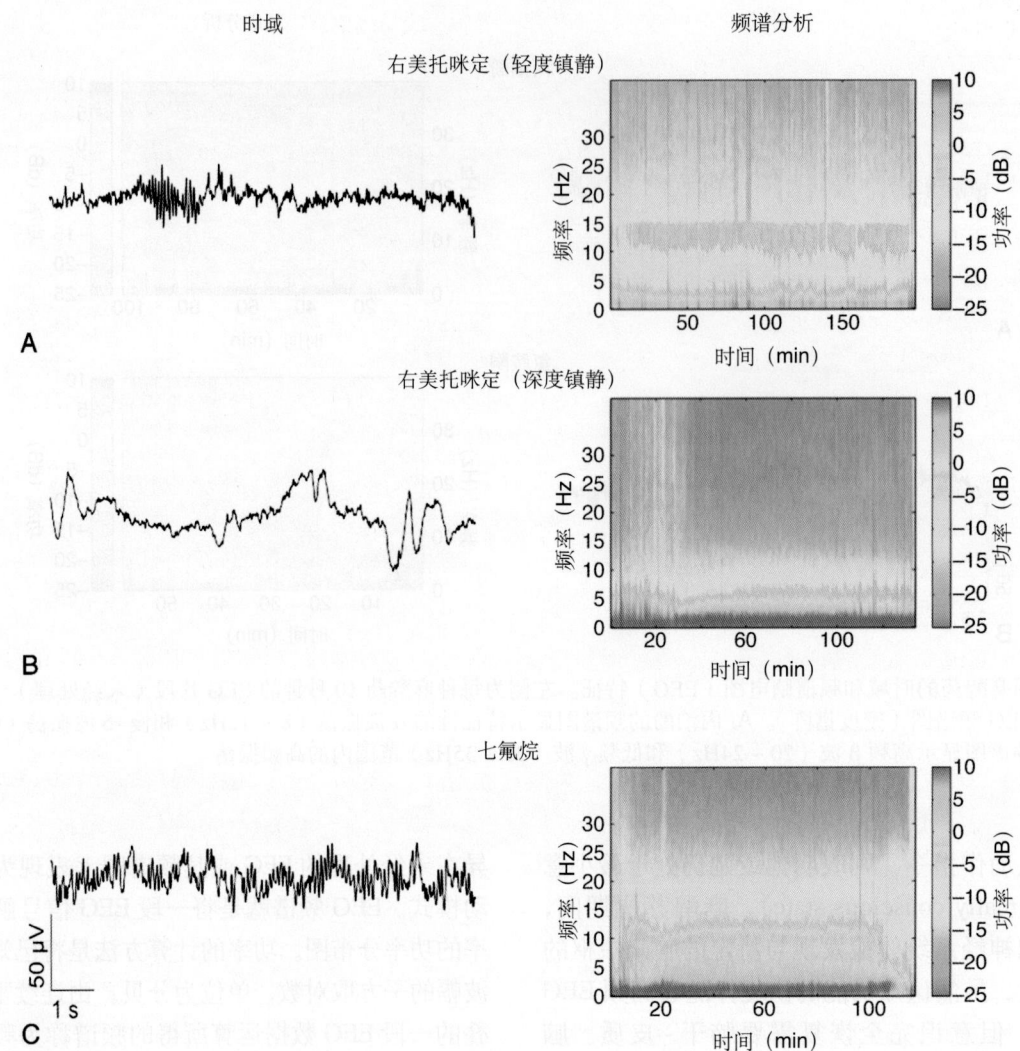

时域　　　　　　　　　　　　频谱分析

右美托咪定（轻度镇静）

A

右美托咪定（深度镇静）

B

七氟烷

50 μV
1 s

C

彩图 50-8　常用麻醉药的时 - 域特征和脑电图频谱特征。左侧为每种麻醉药 10 秒钟的 EEG 片段（未经处理）。右侧为每种麻醉药数分钟的 EEG 频谱图（密度谱阵）。A. 轻度镇静时右美托咪定的频谱图显示纺锤形（9 ~ 15Hz）振荡以及与 NREM 睡眠第二阶段 EEG 相似的慢波振荡。在未经处理的 EEG 上呈明显的纺锤形（红色下划线。译者注：原图中未标出），纺锤形呈间隙性，密度小于丙泊酚的 α 波振荡。B. 右美托咪定深度镇静时，频谱图无纺锤形波，而以慢波为主（类似于 NREM 睡眠第三阶段的慢波，称为"慢波睡眠"）。C. 七氟烷频谱图与丙泊酚频谱图类似，此外还增加了 4 ~ 8Hz 的 θ 波振荡活动

着意识的恢复，α 波和慢波振荡逐渐消失（见彩图 50-6B）。理解 α 波和慢波振荡产生的原理有助于阐明丙泊酚导致意识消失的神经回路机制。

氯胺酮（见彩图 50-7B）[25] 和右美托咪定（彩图 50-8A，B）[29-30] 的 EEG 模式比较独特，这与它们在脑和中枢神经系统内的作用机制有关 [2, 37]。氯胺酮主要通过结合 N- 甲基 -D- 天冬氨酸（N-methyl-D-aspartate，NMDA）受体发挥作用 [37, 81]。因此，给予小到中等剂量的氯胺酮时，其作用是阻止兴奋性谷氨酸信号的输入，并抑制中间神经元 [82-83]。对锥体神经元的控制减弱可导致脑代谢增加和行为状态的改变。因此，给予小剂量氯胺酮时常可出现幻觉、分离状态、欣快感和躁动等。此时，边缘系统、皮质和丘脑等脑区之间虽仍有联系，但抑制性神经元对它们的规律性调控明显减少。因

而，信息处理在时间和空间上缺乏协调性 [2, 37]。麻醉诱导时，增加氯胺酮剂量可进一步阻断兴奋性谷氨酸能神经元上的 NMDA 受体，导致意识消失 [84]。氯胺酮麻醉时，EEG 上常见的高频（20 ~ 30Hz）振荡与脑内锥体神经元的活性增加有关（见彩图 50-7B）[25, 85]。这种高频 EEG 活动解释了为何氯胺酮麻醉时 EEG 相关指数的数值较高。

右美托咪定主要通过作用于蓝斑核神经元突触前膜的 α₂ 肾上腺素能受体产生镇静作用 [86-88]。右美托咪定的结合使这些神经元释放去甲肾上腺素减少 [89-91]。去甲肾上腺素介导的对下丘脑视前区的抑制作用减少，导致视前区至中脑、脑桥、基底前脑和下丘脑的主要唤醒中枢的 GABA 能和甘丙肽能抑制性传入信号增强 [92]。从视前区传入的抑制性信号增加被认为是非快

速动眼（nonrapid eye movement，NREM）睡眠启动的基本成分[93-94]。这解释了为什么右美托咪定轻度镇静时 EEG 会显示间隙性纺锤形的 9～15Hz 振荡爆发以及慢波模式，这种模式与 NREM 睡眠第二阶段的 EEG 非常相似（见彩图 50-8A）。相反，右美托咪定深度镇静时则显示类似 NREM 睡眠第三阶段或慢波睡眠的 EEG 模式（见彩图 50-8B）。

七氟烷与其他吸入麻醉药一样，通过与脑和脊髓的多个作用靶点结合而产生生理和行为学效应，其作用包括与 GABA$_A$ 受体结合，增强 GABA 能抑制作用，通过与 NMDA 受体结合阻断谷氨酸释放。此外，七氟烷还可阻断双孔钾通道和超极化激活的环核苷酸门控通道[73]。尽管这些作用靶点的重要性仍存在争议，但七氟烷和其他醚类麻醉药具有独特的 EEG 特征是明确的。全身麻醉期间吸入七氟烷时，EEG 可显示类似于丙泊酚的强 α 波和慢波振荡以及强 θ 波（4～8Hz）振荡（见彩图 50-8C）。θ 波的出现形成了七氟烷麻醉时 EEG 功率在慢波和 α 波振荡之间均衡分布的独特模式。

虽然各种麻醉药的未经处理的 EEG 看上去很相似，但其频谱图却有各自的特征。这些特征与麻醉药作用于特定神经回路中的特定受体引起意识状态的改变有关。全身麻醉和镇静时，采用频谱图和采用 EEG 相关指数监测脑功能有着本质上的差别。EEG 相关指数基于的假设是，不同的麻醉药可产生相同的麻醉深度，尽管其作用机制并不相同。丙泊酚（见彩图 50-7A）和氯胺酮（见彩图 50-7B）频谱图特征的不同解释了为什么临床上患者已明确进入镇静状态而后者的指数数值却仍很高。同样，右美托咪定深度镇静时的慢波振荡解释了为何 EEG 相关指数已达到深度意识消失时的低值而患者仍可被唤醒（见彩图 50-8B）。

上述结果提示，未经处理的 EEG 和频谱图可用于监测麻醉患者的脑状态（见彩图 50-6 至彩图 50-8）。虽然频谱图在许多关于麻醉深度的研究中已得到应用[74-75, 95]，但联合使用未经处理的 EEG 和 EEG 相关指数进行麻醉监测还未见尝试。由于频谱图易于实时计算，许多 EEG 脑功能监测仪均可同时显示未经处理的 EEG 及频谱图。目前，麻省总医院危重病和疼痛医学部有一项培训项目，专门培训麻醉医生通过阅读未经处理的 EEG 及频谱图，监测全身麻醉和镇静时患者的脑状态（www.anesthesiaeeg.com）。全身麻醉和镇静时使用频谱图监测脑状态，有助于将临床和研究中的 EEG 观察结果直接整合到生物物理学的模型研究中，以提出有关麻醉药神经回路作用机制具有特异性和可被验证的研究假设[80, 97-99]。

标准化符号转移熵

越来越多的信息表明，全身麻醉时意识消失的主要标志或机制是皮质间连接的中断*。意识的消失与额叶和顶叶失去功能连接有关[84, 100]。一种名为标准化符号转移熵（normalized symbolic transfer entropy，NSTE）的互信息技术可以利用额部和顶部的集成电极片测量这种功能失连接。NSTE 测得的顶叶到额叶的功能连接称为前馈（feedforward，FF）功能连接。从额叶到顶叶的功能连接称为后馈（feedback，FB）功能连接。

丙泊酚、七氟烷和氯胺酮诱导的意识消失与前馈功能失连接有关（彩图 50-9）[84, 100]。因此，NSTE 可通过评估功能连接的水平，监测全身麻醉患者的意识水平。这三种麻醉药诱导的意识消失均存在前馈功能的失连接，提示 NSTE 不能区分它们的作用机制[100]。虽然如此，NSTE 仍可用于意识水平的监测。

丙泊酚和醚类吸入麻醉药导致前馈功能失连接的机制可能部分与前置有关（见彩图 50-6D）。最近 Vijayan 及其同事的研究模型[99]显示，前置可以通过前丘脑皮质连接和后丘脑皮质连接之间的电生理差异（如膜静息电位和离子电流）得到解释。如果顶叶回路的神经生理学特征与其邻近的枕叶回路相似，那么导致前置的神经生理学改变同样也可能介导了后馈功能失连接。利用 Vijayan 模型研究全身麻醉意识消失过程中功能连接的变化，或许有助于从机制上解释前馈连接和后馈连接变化的差别。

目前，由于还无法实时处理这些互信息，因此在手术室使用 NSTE 还不可行[84]。此外，目前的 NSTE 需要使用由前额和顶部电极组成的集成电极，而现在大多数的脑功能监护仪只需使用前额电极。

闭环麻醉给药系统

多项临床研究表明，闭环麻醉给药系统（closed anesthetic delivery，CLAD）作为一种在脑功能监测的同时进行麻醉给药的方法，可以给临床带来益处。近来，已有综述对这些研究进行了总结[102-103]。CLAD 系统的工作原理为，根据麻醉深度的 EEG 监测指标，定义术中麻醉维持所需的状态。术中进行 EEG 监测，并实时计算其监测指标的数值，计算机控制的麻醉给药系统根据 EEG 的目标值和实际计算值之间的差异自动调整输注速度。虽然已有多种 EEG 指标用于指导

---

* 参考文献：68，69，78，84，100 及 101。

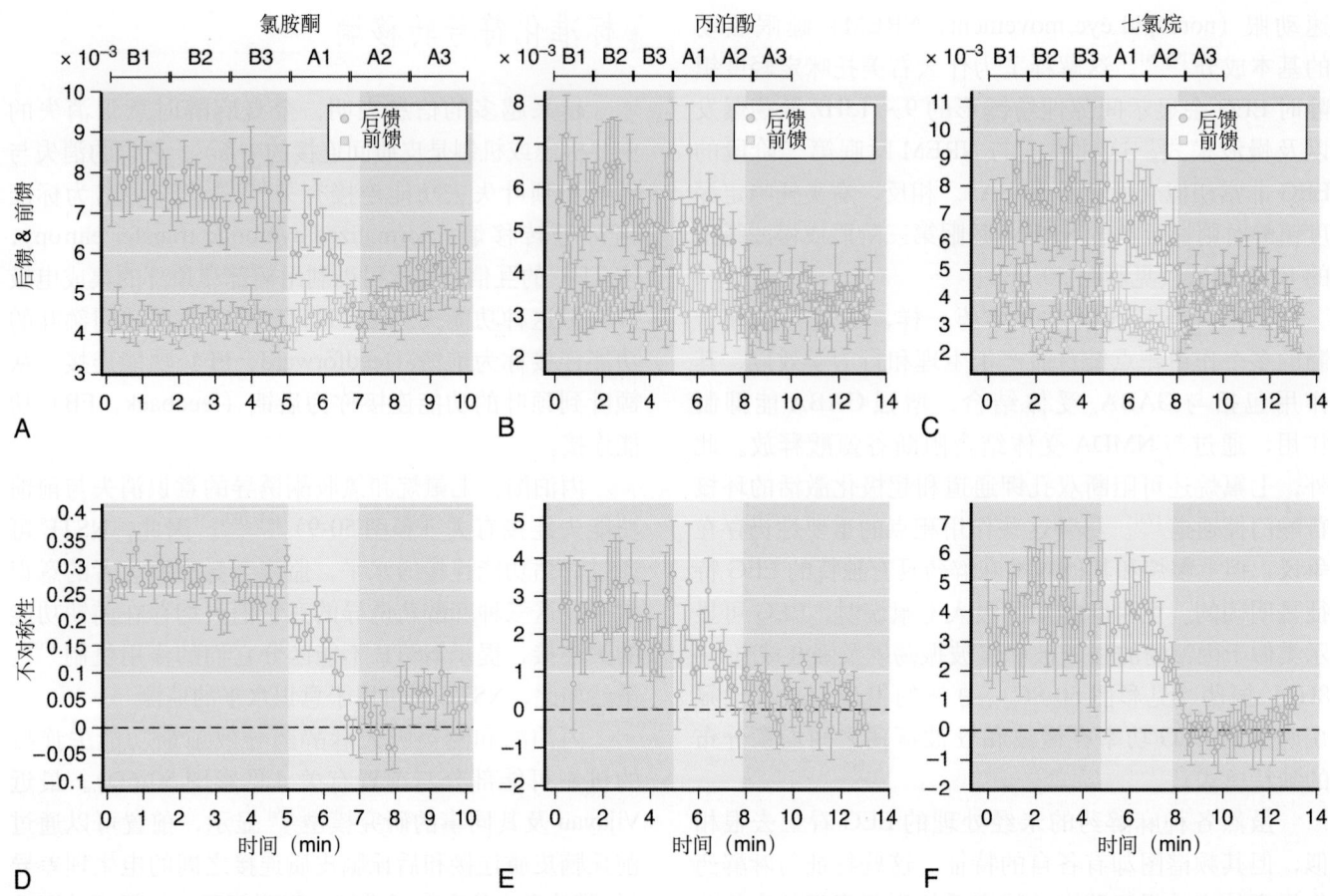

彩图 50-9　标准化符号转移熵。用标准化符号转移熵分析氯胺酮、丙泊酚和七氟烷诱导的意识消失。三种全麻药均可见前馈和后馈连接变化的不对称性。额 - 顶叶前馈连接（蓝色）/ 后馈连接（红色）（A-C）及其相应的不对称性（D-F）。A 和 D 为氯胺酮、B 和 E 为丙泊酚、C 和 F 为七氟烷。绿色高亮部分为全身麻醉诱导期。B1 至 B3 为基础状态。A1 至 A3 为麻醉状态。氯胺酮组、丙泊酚组和七氟烷组分别纳入 30、9 和 9 位受试者。意识消失时，三种全身麻醉药额 - 顶叶的后馈失连接程度均显著大于前馈失连接 *(Redrawn from Lee U, Ku S, Noh G, et al: Disruption of frontal-parietal communication by ketamine, propofol, and sevoflurane, Anesthesiology 118:1264-1275, 2013)*

CLAD 系统输注麻醉药物，但应用最广泛的还是 BIS 值[24, 104]。BIS 值计算和更新有 20 ~ 30 秒的滞后[23]。CLAD 系统达到所需的麻醉深度时可明显减少麻醉药的用量[24, 103-107]。大多数 CLAD 系统设定的目标是维持无意识状态，但最新研制的系统可维持无意识和无伤害性感受状态[108-109]。

最近，在啮齿类和人类模型上的模拟研究以及啮齿类实验研究的结果表明，高度可靠和精确的 CLAD 系统可以采用爆发抑制作为控制变量来维持医学昏迷[102-103]。Shanechi 及同事[110] 最近开发出一套以随机控制系统为框架、以爆发抑制概率为控制变量的 CLAD 系统，爆发抑制概率是指大脑被抑制的瞬时概率（彩图 50-10）[110]。与爆发抑制率相比，爆发抑制概率对爆发抑制的监测更可靠[111]。CLAD 系统能精确跟踪爆发抑制的目标水平。假如这些结果在人体上可以成功重复，CLAD 系统就可为癫痫持续状态和颅内高压的患者提供一种自动和高效的维持数天医学昏迷

的手段。

目前，CLAD 系统还没被批准用于全身麻醉。鉴于 CLAD 系统是目前研究的一大热点，相信在不久的将来，许多新发现和新方法将会陆续见诸报道。

伤害性感受的监测

前文讨论的全身麻醉和镇静期脑状态的监测方法主要集中于意识水平的监测。监测伤害性感受（即术中机体疼痛信息的传递）和抗伤害性感受（麻醉药和镇痛药抑制伤害性感受传递的能力）是当下研究的热点领域。心率、血压或许还有呼吸频率是目前临床上常用的伤害性感受监测指标。但这些都是间接指标，不能直接反映中枢神经系统对伤害性感受信息的处理。目前新的指标正处于研究阶段。有研究采用多项生理指标监测伤害性感受，这些指标包括心率、心率变异率（0.15 ~ 0.4Hz 频段的功率）、体积描记图的波

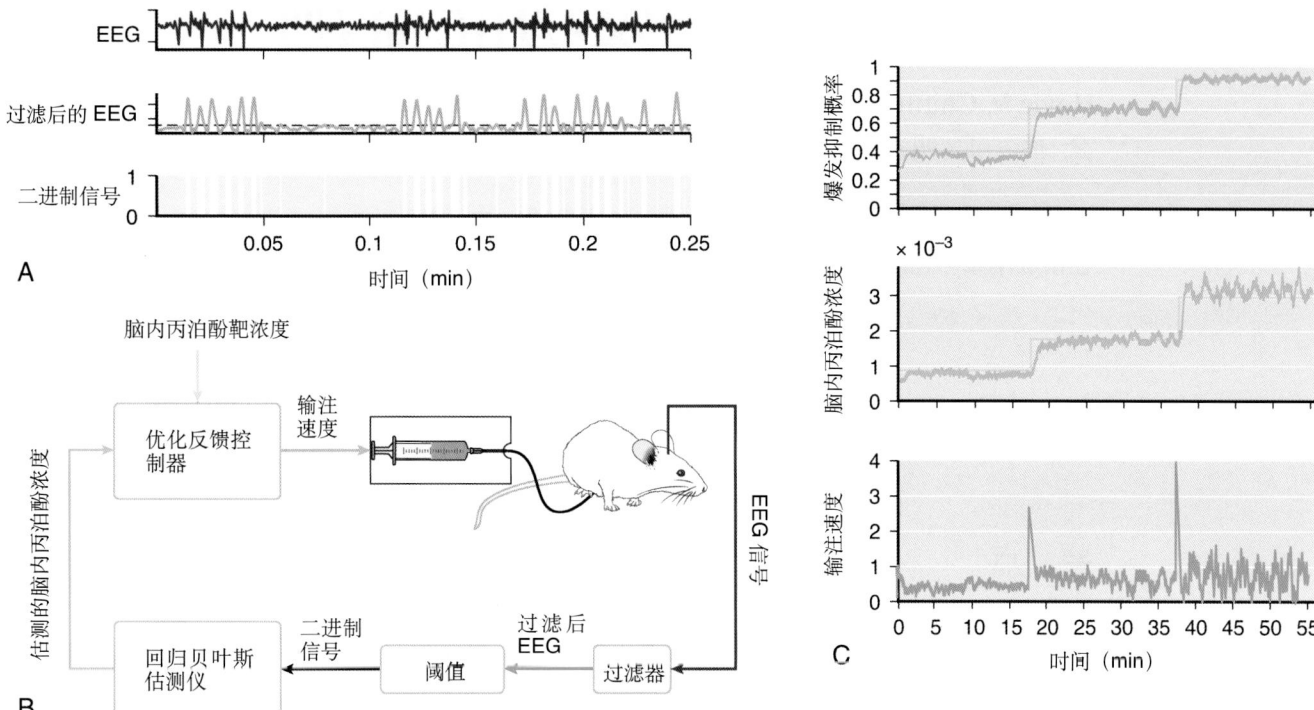

彩图 50-10　通过控制爆发抑制维持医学昏迷的闭环麻醉给药系统的实验。A. 大鼠脑电图（EEG）中的爆发抑制信号经过过滤和设定阈值后，转换成二进制数据（即爆发为 0，抑制为 1）。B. 通过指定爆发抑制概率来设定脑内丙泊酚的靶浓度。贝叶斯估测仪根据 EEG 估测脑内丙泊酚浓度。控制器通过比较丙泊酚估测浓度和靶浓度的差别，每秒钟调整一次输注速率，以维持设定的目标爆发抑制概率或相应的脑内丙泊酚靶浓度。C. 上方的图显示将目标爆发抑制概率（绿线）维持在 0.4，持续 20min，而后改为 0.7，持续 20min，最后改为 0.9，持续 15min。估测的爆发抑制概率（紫线）与目标水平紧密贴合。中间的图显示相应的脑内丙泊酚靶浓度（绿线）与估测的丙泊酚浓度（紫线）紧密贴合。下方的图显示控制器如何即刻改变输注速率以维持爆发抑制目标水平。该研究验证了实时控制爆发抑制以及全身麻醉状态的可行性 *(Redrawn from Shanechi M, Chemali JJ, Liberman M, et al: A brain-machine interface for control of medically-induced coma, PLoS Comput Biol 9:e1003284, 2013.)*

幅、皮肤电导、皮肤电导波动以及上述指标的衍生指标[114]。另一项研究将测定手术应激反应和皮肤电导进行了比较[115]。近年的一篇关于伤害性感受监测的综述指出，目前多数监测系统可以迅速探测到伤害性感受的传入信号，但无法预测躯体和自主神经的反应[116]。目前还没有一种方法可以为伤害性感受监测提供可靠

和可被重复的信息。

参　考　文　献

见本书所附光盘。

第51章　呼吸功能监测

Hovig V. Chitilian • David W. Kaczka • Marcos F. Vidal Melo
金 琳　丁 明译　薛张纲 审校

致谢：编者及出版商感谢 Stephen M.Eskaros、Peter J.Papadakos 和 Burkhard Lachmann 博士在前版本章中所作的贡献，他们的工作为本章节奠定了基础。

要　点

- 呼吸功能监测是基本麻醉监测标准中的基本组成要素（参见第44章）。要安全地实施麻醉就必须进行氧合与通气监测。
- 充分理解呼吸监测的原理是临床正确应用的基础。
- 目前临床使用的大多数呼吸功能监测仪器提供的是全身与全肺水平信息，从而尝试推断出区域肺与组织水平情况的临床结论。
- 根据临床需要决定有创监测的程度。
- 脉搏氧饱和度监测是一项无创、可靠、简便的连续监测动脉血氧饱和度水平的方法，是呼吸功能监测的重要组成部分。
- 通气血流比例失调、分流与通气不足均为围术期低氧血症的最常见原因。监测气体交换有助于鉴别这些原因。
- 混合静脉血氧饱和度可用于监测全身氧供需平衡，以推断气体交换、心排血量与全身氧耗量。
- 临床上使用红外光谱分析系统监测区域组织氧合情况。应用区域组织氧饱和度指导治疗的方法正在开发中。
- 二氧化碳描记图是围术期评价通气功能最基本的定量方法。除了可以提供通气、肺血流量和有氧代谢等生理信息外，二氧化碳描记图的另一项重要作用是验证气管导管的位置和确定呼吸回路的完整性（参见第55章）。
- 某些情况下，尤其是肺通气和血流的分布存在显著差异时，呼气末二氧化碳（carbon dioxide，CO_2）并非总与动脉血二氧化碳分压近似。
- 通气压力、流量与容量监测是优化机械通气治疗的必要监测指标，亦可用于发现呼吸系统的病理生理性力学异常（如气道阻力增加和肺顺应性下降）。
- 影像技术逐渐成为呼吸功能监测的重要工具。肺超声检查可床旁评估部分肺部异常情况，如气胸、水肿、肺实变与胸腔积液。生物电阻抗断层成像则提供了肺通气与肺复张的相关信息。
- 目前的呼吸功能监测方法仍以评估肺力学与整体气体交换为主。组织与亚细胞水平的呼吸监测仍然是未来发展的目标。

呼吸功能监测概论

呼吸功能监测是每一个麻醉方案的基本组成成分。由于其与保持内稳态和患者安全密切相关，麻醉监测的国家与国际标准都强制进行呼吸功能监测[1-2]。几十年来，呼吸功能监测的发展降低了麻醉相关发病率与死亡率，开启了安全麻醉的新时代。

呼吸是将氧气（oxygen，O_2）从外界环境运输至人体细胞，并将二氧化碳（carbon dioxide，CO_2）从细胞运输至外界环境。这一概念包括了细胞呼吸，即细胞以腺苷三磷酸的形式，通过氢与 O_2 反应形成水获得能量的过程[3]。最广义上说，呼吸功能监测包括对呼吸气体从外界环境直至利用与产生这些气体的亚细胞水平的整个交换过程的评估（图 51-1）[3]。具体而言，呼吸功能监测的概念包括：①通过气管支气管树与肺泡的气体输送与弥散；②肺泡与肺毛细血管间的气体平衡；③区域通气血流不平衡所造成的呼出气体与动脉血和混合静脉血之间差异的总体平衡；④气体通过微循环在血液与组织之间的转运；⑤组织和线粒体间的气体弥散；⑥细胞呼吸消耗 O_2、产生 CO_2。

生理指标监测的重大发展提高了我们对麻醉期间各个阶段呼吸功能的认识。本章概述了现有与新兴的呼吸功能监测技术。尽管技术不断发展，现有的仪器在提供准确而全面的呼吸功能监测指标方面的能力有限。显然，能够监测所有呼吸组成部分的技术发展是必需的[4-5]。

美国麻醉医师协会标准

"监测"这个词常指使用电子设备进行测量，但值得注意的是，目前《美国麻醉医师协会（American Society of Anesthesiologists，ASA）基本麻醉监测标准》的《标准 I》中陈述"实施所有全身麻醉、区域麻醉与麻醉监护的全过程都必须有有资质的麻醉专业人员在场"（框 51-1）。这比任何监测仪器都可靠（隐含在《标准 I》中），而且清楚地表明麻醉实施者应

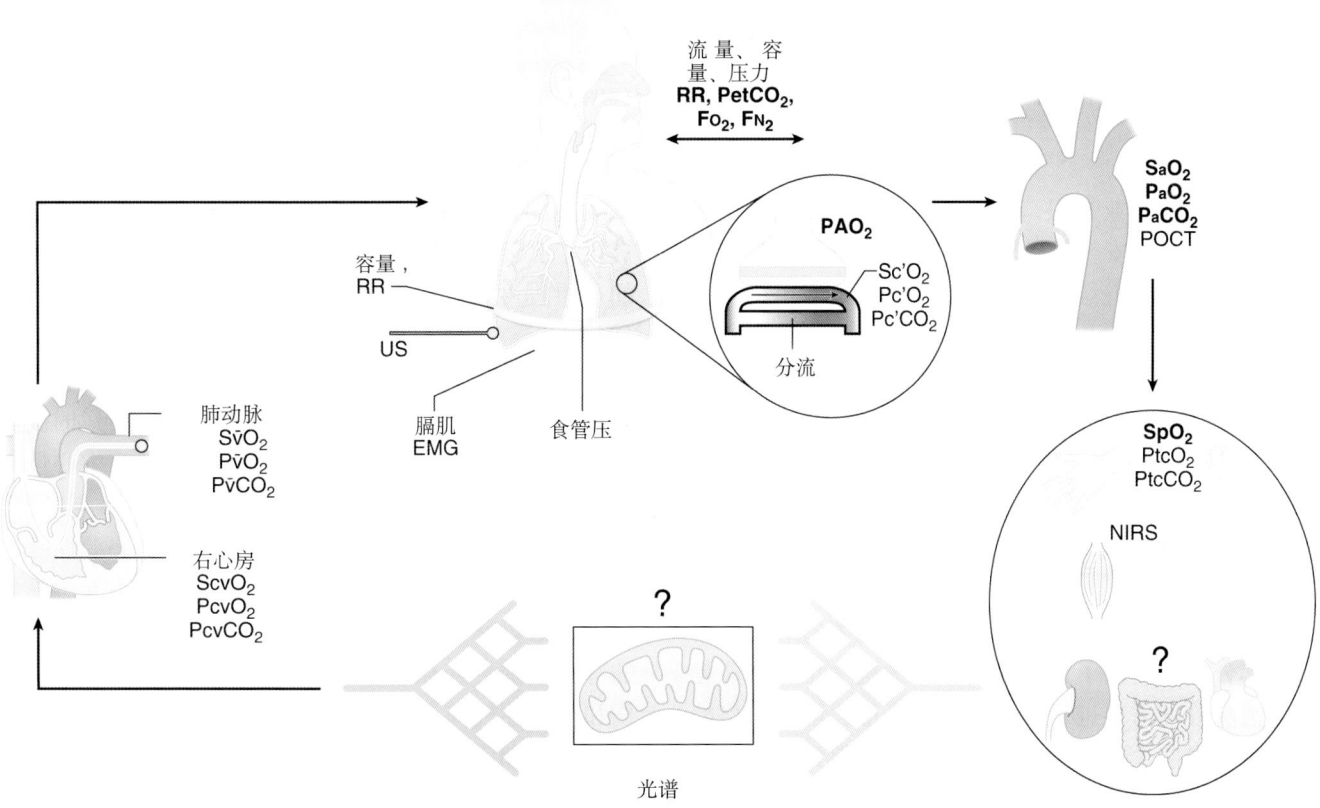

图 51-1　呼吸过程与现有呼吸功能监测技术的测量位点。大部分测量变量是在气道入口与体循环血液中获得，对呼吸功能组成成分中的肺力学与气体交换进行评估（**黑体**）。脉搏血氧饱和度可以对系统向局部组织输送氧的过程作出评估。目前尚缺乏常规可靠的组织、细胞和亚细胞水平呼吸功能监测的临床方法。EMG，肌电图；F_{N_2}，氮气分数；FO_2，氧气分数；NIRS，近红外光谱分析；$PaCO_2$，动脉二氧化碳分压；PaO_2，动脉氧分压；PAO_2，肺泡氧分压；$Pc'CO_2$，毛细血管末端二氧化碳分压；$Pc'O_2$，毛细血管末端氧分压；$PcvCO_2$，中心静脉二氧化碳分压；$PcvO_2$，中心静脉氧分压；$PetCO_2$，呼气末二氧化碳分压；$P\bar{v}CO_2$，混合静脉血二氧化碳分压；$P\bar{v}O_2$，混合静脉血氧分压；POCT，即时检测；$PtcCO_2$，经皮二氧化碳分压；$PtcO_2$，经皮氧分压；RR，呼吸频率；SaO_2，动脉血氧饱和度；$Sc'O_2$，毛细血管末端氧饱和度；$ScvO_2$，中心静脉血氧饱和度；$S\bar{v}O_2$，混合静脉血氧饱和度；SpO_2，外周氧饱和度；US，超声；tc，经皮

框 51-1　美国麻醉医师协会呼吸功能监测相关的基本麻醉监测标准

1. 标准 I

实施所有全身麻醉、区域麻醉与麻醉监护的全过程都必须有有资质的麻醉专业人员在场。

2. 标准 II

必须全程持续监测所有麻醉患者的氧合、通气、循环与体温。

2.1 氧合

　2.1.1 目的：保证所有麻醉患者的吸入气体和血中氧浓度充足。

2.2 方法

　2.2.1 吸入气：对于每一台使用麻醉机实施的全身麻醉，必须使用氧探头测量呼吸回路的氧浓度，并确认低氧浓度超限报警功能正常。*

　2.2.2 血氧：使用脉搏氧饱和度监测仪等定量分析法全程监测所有麻醉患者的氧合情况。* 使用脉搏氧饱和度监测仪时，脉搏音调变化与低阈值报警音量应设置在麻醉医师或麻醉医护团队专业人员可听见的范围。*患者必须有充足的照明与皮肤暴露以观察患者肤色。*

3. 通气

3.1 目的

　保证所有麻醉患者有合适的通气。

3.2 方法

　3.2.1 每一位接受全身麻醉的患者都必须进行持续的评估以保证有合适的通气。可使用有效的定性临床指标包括观察胸廓活动、呼吸皮囊活动和听诊呼吸音。除非由于患者、手术或设备等原因导致无效，应持续监测患者的呼出气二氧化碳。强烈建议进行呼出气体容积定量监测。*

　3.2.2 若患者置入气导管或喉罩，则必须进行临床评估核实和呼出气二氧化碳监测以确认导管或喉罩的位置正确。从气管导管或喉罩置入开始至拔管或将患者转移至术后恢复室，应当使用定量方法持续进行呼气末二氧化碳分析，如二氧化碳描记图、二氧化碳测定仪或质谱分析仪。*在使用二氧化碳描记图或二氧化碳测定仪时，呼气末二氧化碳报警音量应设定在麻醉医师或麻醉医护团队专业人员可听见的范围。*

　3.2.3 使用呼吸机进行机械通气的患者，必须进行连续†监测以及时发现呼吸回路脱开。当测量值超出报警阈值时，所使用的监测装置必须发出声音报警。

　3.2.4 区域麻醉（无镇静）或局部麻醉（无镇静）的全过程也必须持续观察定性的临床指标以评估患者的通气是否合适。对于中度或深度镇静的患者，不仅需要持续观察定性的临床指标以确保患者的适当通气，还需要进行呼出气二氧化碳监测，除非患者、手术或设备条件导致受限或无效。

From American Society of Anesthesiologists: Standards for basic anesthetic monitoring, 2011. <https://www.asahq.org/~/media/For%20Members/documents/Standards%20Guidelines%20Stmts/Basic%20Anesthetic%20Monitoring%202011.pdf>. (Accessed 08.08.14.)
* 在特殊情况下，主管麻醉医师可以放弃标有星号（*）的要求；当这样做时，建议在患者的病史上进行记录说明（包括原因）。
† 上文中"持续"是指"有规律、稳定、快速的重复"，而"连续"是指"在任何时间没有任何中断"

当拥有必要的专业知识，并可对仪器设备的监测信息进行诠释。麻醉安全性的不断提高主要依靠的是高质量的培训与鼓励继续教育的环境，而不是单单依靠新技术的发展 [6]。《ASA 基本麻醉监测标准》其理论依据早在 20 世纪 80 年代就已明确，应继续贯彻（框51-1）[7]。这些标准也是根据临床需要进行额外监测的基础。

体 格 检 查

　体格检查仍然是围术期呼吸功能监测的一个基本组成部分。它提供了诊断和治疗的关键信息，可能是患者情况改变需要进行干预的第一指征。虽然体格检查具有局限性，但常规进行体格检查所得到的信息对管理患者具有重要意义。

　无论患者处于清醒或麻醉状态，呼吸功能监测始于对患者的检查。对于择期病例，患者存在异常情况原因的适当检查应在手术之前完成。在急诊条件下，仔细对患者进行体格检查可能是及时准确麻醉处理的唯一信息来源。在发现患者出现呼吸窘迫之后，应查找发生的具体原因。呼吸频率的观察为确定呼吸模式提供了主要信息。如，脓毒症患者的呼吸频率与疾病的严重程度显著相关 [8]。与呼吸相关的解剖异常包括（但不限于）胸壁和脊柱畸形、甲状腺肿、气管造口瘢痕和气管偏移。需要注意的功能性异常包括：吸气和呼气的组成（膈肌对胸廓）、吸气与呼气的持续时间和难度、胸壁反常运动、辅助呼吸肌的使用、中心性与周围性发绀、面色苍白、喘息、喘鸣、咳嗽与咳痰、失声、肌强直以及杵状指。颈静脉怒张是心源性呼吸窘迫的标志，但在严重的呼吸困难时其并不能可靠地反映中心静脉压。另外要特别关注创伤患者可能出现的呼吸疼痛、连枷胸、心脏压塞、血胸、气胸、肺挫伤和张力性气胸。

　麻醉期间听诊呼吸音是体格检查诊断的另一项重要的技能。环境噪音、个人的听力限制和听诊器的声学性能均能影响麻醉医师的临床判断。高质量的听诊器有助于鉴别正常与异常的呼吸音：水泡音、干啰音、喘鸣音、粗细湿啰音、哮鸣音、吸气性喘鸣和胸膜摩擦音。对这些声音发生机制的清晰认识对进行正确的临床评估而言是必要的 [9-10]。

脉搏氧饱和度

参见第 44 章。

生 理 基 础

心肺系统的最基本作用是摄取并向机体输送 O_2。供氧量（O_2 delivery，DO_2）可通过动脉氧含量（arterial O_2 content，CAO_2）和心排血量的乘积定量计算（参见第 19 章）。CAO_2［每 100ml 血液中 O_2 的 ml 数，（血红蛋白—hemoglobin，Hb），ml/100ml］的计算公式如下：

$$CAO_2 = (1.34 \times SaO_2 \times Hb) + 0.0031 \times PaO_2 \quad [1]$$

其中 1.34 ml/g 是 O_2 与 Hb 的结合能力指数（Hüfner 常数，理论值为 1.39），主要由于存在少量的其他 Hb 形式，实验测量值在 1.31ml/g 和 1.37ml/g 之间[11]；SaO_2 是指动脉血的 Hb 氧饱和度（饱和度百分数 /100）；Hb 指动脉血中 Hb 的浓度（g/100ml）；0.0031 是 O_2 在血液中的溶解度（ml O_2/100 ml 血 / mmHg）；PaO_2 为动脉血氧分压（mmHg）。从公式可以看出，SaO_2 是动脉氧含量的主要决定因素，因此也是供氧量的主要决定因素。

成人血液中含有四种形式的血红蛋白：氧合血红蛋白（oxygenated Hb，O_2Hb）、脱氧血红蛋白（deoxygenated Hb，deO_2Hb）、碳氧血红蛋白（carboxyhemoglobin，COHb）和高铁血红蛋白（methemoglobin，MetHb）。正常情况下，COHb 和 MetHb 的含量很低（分别为 1% 至 3% 和不到 1%）。功能氧饱和度（O_2 saturation，SaO_2）是指 O_2Hb 占 O_2Hb 和 deO_2Hb 总量的百分比：

$$功能\ SaO_2 = \frac{O_2Hb}{O_2Hb + deO_2Hb} \times 100\% \quad [2]$$

O_2Hb 分数或分数氧饱和度定义为 O_2Hb 占总 Hb 的百分比[12]：

$$功能\ SaO_2 = \frac{O_2Hb}{O_2Hb+deO_2Hb+COHb+MetHb} \times 100\% \quad [3]$$

SaO_2 是 PaO_2 的函数，二者的关系可以用 O_2Hb 解离曲线描述（图 51-2）。通过观察 O_2Hb 解离曲线，我们知道二者并非是线性关系，这具有重要意义。第

一，在常氧和高氧条件下，SaO_2 均很高，这就可以解释对新生儿和氧中毒风险患者限制吸入氧浓度的重要意义（参见第 95 章）。第二，在曲线的平坦部分（PaO_2 约 > 70 mmHg），PaO_2 发生明显改变时血氧含量只有较小的变化。此外，温度、pH 值、动脉血 CO_2 分压（partial pressure of CO_2 in arterial blood，$PaCO_2$）和红细胞内 2,3- 二磷酸甘油酸浓度等的改变可以使曲线移位，因此在一定范围内不同的氧分压（O_2 partial pressures，PO_2）下所对应的 SaO_2 相同，这也可以解释气体依赖 PO_2 梯度从微循环弥散至组织。

测 量 原 理

氧测量法

氧测量法用于测量血红蛋白氧饱和度。此法的原理是 Beer-Lambert 定律（公式 4），即光透过溶液的量取决于溶液中溶质的浓度[13]。对于溶液中的每一种溶质，

$$I_{trans} = I_{in}e^{-DC\varepsilon} \quad [4]$$

其中，I_{trans} 指透射光强度，I_{in} 指入射光强度，e 是自然对数的底，D 是光穿过溶液的距离，C 指溶质的

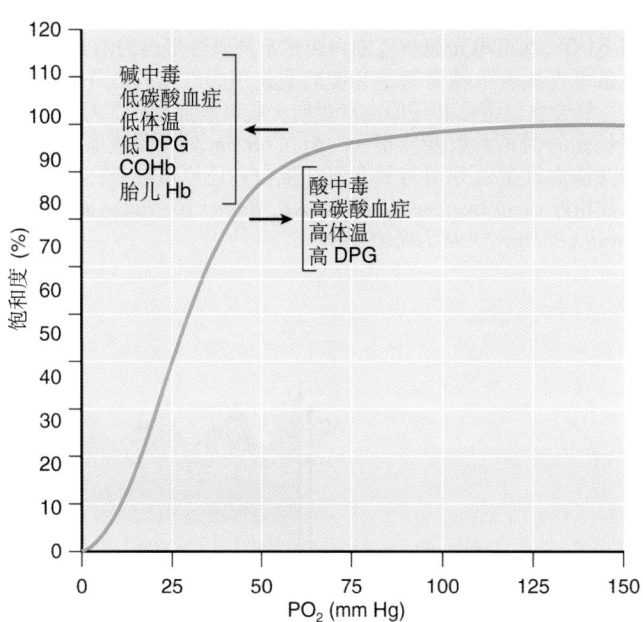

图 51-2　氧合血红蛋白解离曲线。氧合血红蛋白饱和度和氧分压（PO_2）的关系是非线性的，并受众多因素影响，如 pH 值、CO_2 分压和温度。鉴于曲线的非线性特征，氧饱和度在高值范围变动时，很难确定 PO_2 值。COHb，碳氧血红蛋白；DPG，2,3- 二磷酸甘油酸；Hb，血红蛋白 *(Redrawn from Longnecker DE, Brown DL, Newman MF, Zapol WM, editors: Anesthesiology, ed 2, New York, 2012, McGraw-Hill.)*

浓度，ε 是溶质的消光系数。

在其他变量已知的前提下，可以通过测量透过溶液的光量计算出单一溶质的浓度。若溶液中含有多种溶质，不同溶质浓度的计算需要有与溶质数量相等的不同波长的光线吸收量。试管中的血样对给定波长的光的吸收量取决于四种 Hb 浓度。图 51-3 表示的是四种 Hb 沿可见光谱不同波长光的消光系数。因此，要测量血样中四种 Hb 的浓度，至少需要测量四种不同波长光的吸收量。此种测量方法的应用代表为综合血氧测量仪（co-oximeter）。综合血氧测量仪根据氧测量法原理测量血样中 SaO_2 与其他 Hb 浓度。综合血氧测量法被认为是测量 SaO_2 的金标准，也是脉搏氧饱和度测量读数不准确或无法获得时的依靠。

脉搏氧饱和度仪

标准脉搏氧饱和度仪可无创、在体、连续地对功能性 SaO_2 进行评估。脉搏氧饱和度监测的读数表示为 SpO_2。有文献对脉搏氧饱和度仪的发展历史进行了详细介绍[14]。

脉搏氧饱和度仪利用动脉血流的搏动性来区别动脉血的光吸收和其他组织的光吸收，从而测定 SaO_2。由于光线会被其他组织吸收，与体外动脉血样氧测量仪相比，体内测量 SaO_2 的挑战在于确保采样光线是通过动脉血液。如图 51-4 所示，通过组织的光吸收可分为搏动部分（历史上简称为 AC）与非搏动部分（历史上简称为 DC）。标准的脉搏氧饱和度监测需要测量 AC 与 DC 对两种不同波长光的吸收比率（R），所选择的光波长应使 O_2Hb 和 deO_2Hb 吸收率的差异最大化（见图 51-3）。通常使用波长为 660nm 与 940nm 的光。deO_2Hb 对 660nm 的光吸收率显著大于 O_2Hb，而 O_2Hb 对 940nm 的光吸收率显著大于 deO_2Hb。

$$R = \frac{AC_{660}/DC_{660}}{AC_{940}/DC_{940}} \qquad [5]$$

其中 AC_{660}、AC_{940}、DC_{660} 和 DC_{940} 为 640nm 和 940nm 波长光的 AC 和 DC 吸收部分。

根据每一个脉搏氧饱和度监测仪内部的校准曲线，这个比率（ratio，R）与氧饱和度相关[13]（见图 51-5）。各个生产厂商通过让志愿者呼吸低氧气体，使 SaO_2 在 70% 和 100% 之间变化，绘制了自己的校

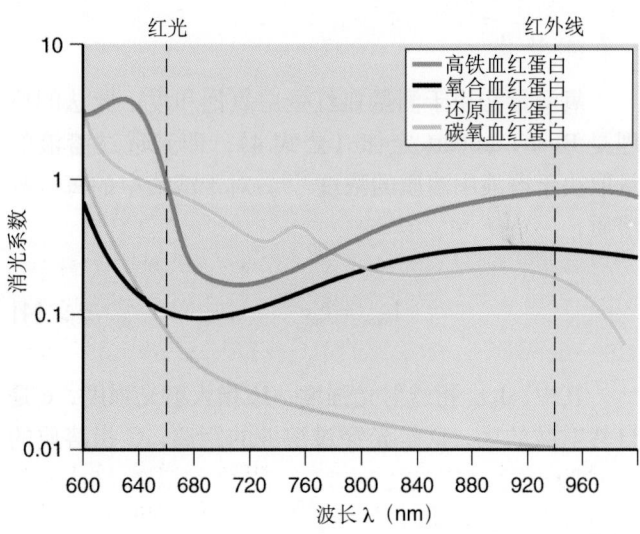

图 51-3　在可见光波长范围内四种不同血红蛋白的消光系数。两条垂直线表示脉搏氧饱和度监测使用的红光和红外线的波长。氧合血红蛋白和还原血红蛋白（脱氧血红蛋白）对这两个波长光的消光系数差异很大。而在 660nm 处，碳氧血红蛋白和高铁血红蛋白分别与氧合血红蛋白和还原血红蛋白的消光系数相近 (*Redrawn from Tremper KK, Barker SJ: Pulse oximetry, Anesthesiology 70:98-108, 1989.*)

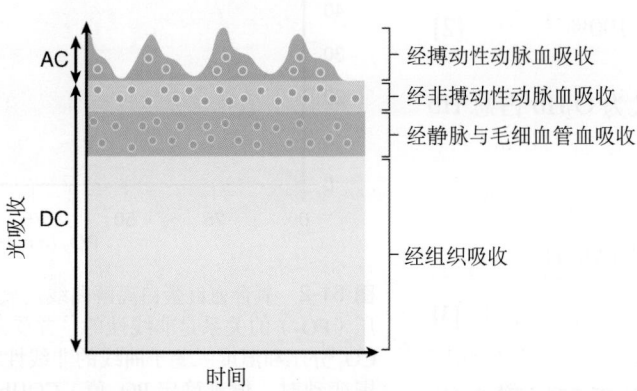

图 51-4　脉搏氧饱和度监测原理示意图。光通过组织被吸收的部分分为搏动性部分（AC）和非搏动性部分（DC）。造成搏动性吸收的原因是动脉搏动，非搏动部分分为动脉、静脉、毛细血管血液和其余组织 (*Redrawn from Severinghaus JW: Nomenclature of oxygen saturation, Adv Exp Med Biol 345:921-923, 1994.*)

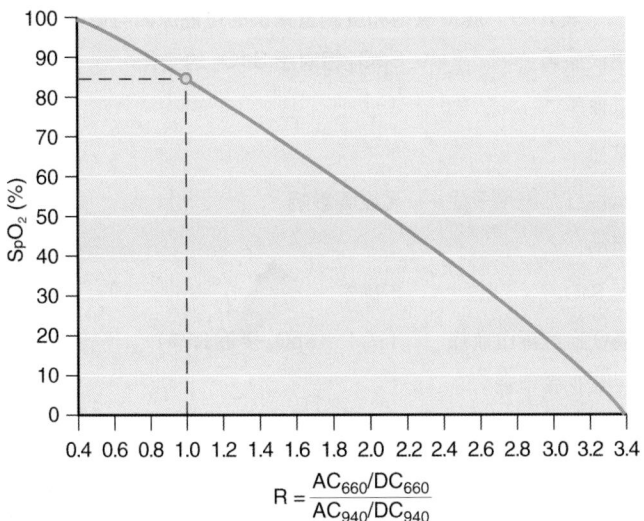

图 51-5　典型的脉搏氧饱和度监测 R 值与氧饱和度相关性校准曲线。这些曲线由健康志愿者获得并植入脉搏氧饱和度监测仪中。SpO2，外周氧饱和度；AC 与 DC，见图 51-4 图释 (Redrawn from Severinghaus JW: Nomenclature of oxygen saturation, Adv Exp Med Biol 345:921-923, 1994.)

准曲线。制造脉搏氧饱和度监测仪的国际标准（ISO 80601-2-61-2011）是 SaO_2 波动于 70% 和 100% 之间时测量误差不超过 4%。大多数生产商文献报道的脉搏氧饱和度监测仪测量 SpO_2 误差为 ±2% 至 3%[15]。

脉搏氧饱和度监测仪探头由光发射器和光电探测器组成。透射式脉搏氧饱和度监测仪的光发射器和光电探测器分置于被测量组织的两边，典型代表是手指；反射式脉搏氧饱和度监测仪的光发射器和光电探测器置于被测量组织的同侧，典型代表是前额。经典的脉搏氧饱和度监测仪使用两个发光二极管（light-emitting diode，LED）发射两个波长的光。使用时，两个发光二极管轮流开启关闭，光电探测器测量每个 LED 发出的光线穿透率。当两个 LED 都关闭时，光电探测器测量的是环境光量，此后每一个测量周期获得的测量值均将减去环境光量[16]。

多波长脉搏氧饱和度监测仪已经发展起来了，其使用另外波长的光以便连续无创测量总 Hb（SpHb）[17]、MetHb 和 COHb 浓度[18]。与实验室内测量相比，在手术室和重症监护室（intensive care unit，ICU）内测量 SpHb 的准确性尚不明确（参见第 61 章）[19-21]。然而，也少有在 Hb 浓度 6mg/dl 至 10mg/dl 范围用于判断输血的患者中测量的 SpHb 数据的报告[22]。SpHb 测量的另一局限性是在外周低灌注读数缺失或不可靠[23]。迄今为止，无创性 COHb 测量的精度仍不足以取代实验室测量[23-24]。新型的以脉搏氧饱和度监测仪为基础的 MetHb 测量即使是在低氧条件下仍然测量准确[25]。

自从 1986 年麻醉监测标准第一次颁布以来，脉搏氧饱和度监测就开始成为手术中麻醉监测不可缺少的组成部分[7]。同年，脉搏氧饱和度监测被 ASA 设定为最基本监测标准，随后又被世界麻醉医师联合协会（World Federation of Societies of Anaesthesiologists，WFSA）和世界卫生组织（World Health Organization，WHO）设定为术中监测的最低要求[26]。脉搏氧饱和度监测也是 WHO 手术安全核查清单的一部分[27]。

美国卫生及公共服务部推荐使用普通脉搏氧饱和度监测仪筛查新生儿危重先天性心脏病[28-29]。若右上肢或下肢的 SpO_2 低于 95% 或差异超过 2%，对疑似病例灵敏度可以达到 75%，非疑似病例灵敏度为 58%。当此法结合常规畸形扫描和新生儿体检筛查，可以发现 92% 的严重先天性心脏病变[30-31]。

虽然脉搏氧饱和度监测有助于早期发现低氧血症，但不能降低术后并发症的发生率[32-34]。一项最大的随机对照试验研究（样本量为 20 802 例）发现围术期在手术室（operating room，OR）与麻醉后恢复室使用脉搏氧饱和度监测组可以增加低氧血症的诊断率达十九倍[33]。此外，使用脉搏氧饱和度监测与心肌缺血发生率显著下降相关[33]。但两组的并发症发生率、预后、平均住院时间与住院死亡率均无明显差异。由于此研究的受试者是基础健康人群，可能样本量还不足以发现差异[35]。事实上，一项研究表明使用脉搏氧饱和度监测仪早期发现 SpO_2 与心率的恶化减少了抢救事件也降低了对医疗升级的需求（患者抢救与 ICU 转入）[36]。

光电脉搏容积描记图　除了测量氧饱和度外，脉搏氧饱和度监测仪也可用于记录光电脉搏容积描记图。由于光的吸收量与光发射器和光电探测器之间血液量是成比例的，血容量的改变可以在脉搏氧饱和度监测记录的脉搏波形中反映出来（图 51-6）[37]。麻醉中，容积描记图受血容量脉动性的影响，后者则取决于血管壁的扩张性以及血管内搏动性压力变化[37]。脉搏氧饱和度容量描记图波形的波幅变化（ΔPOP）已被证明可在机械通气患者中预测液体反应性[38]。从一个呼吸周期中容积描记图波形的最大和最小波幅差异的百分比衍生出一个参数（PVI，Pleth Variability Index，脉搏变异指数），而且已有市售脉搏氧饱和度监测仪加入这一参数用以定量分析 ΔPOP 并预测液体反应性[39-40]。一些小型研究认为它是在术中及危重病患者中预测液体反应性的相当可靠的指标[41]。与自主呼吸患者相比，这个参数对机械通气患者的可靠性更高。若存在心律失常，PVI 可靠性明显下降[41]。基于 PVI 的目标导向液

光电脉搏容积描记图

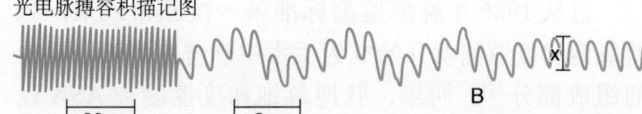

|← 60 s →|　|← 3 s →|　　　　　B

图 51-6　光电脉搏容积描记图采用两种不同的速度记录了不同的呼吸模式下脉搏的变化。在 B 时点，随着机械通气的结束，脉搏波的变异也结束。这是胸内血容量改变在脉搏氧饱和度测量仪测量波形上的反映。呼吸引起的波形变异与患者对液体治疗的反应相关 *(Redrawn from Dorlas JC: Photo-electric plethysmography as a monitoring device in anaesthesia, Br J Anaesth 57:524, 1985.)*

体治疗可以提高腹部大手术患者的预后[42]。

局限性与误差原因

SpO_2 是 SaO_2 的估计值，它无法提供组织氧合的信息。SpO_2 测量的是功能性 SaO_2，而非 SaO_2 分数，体内存在的其他形式 Hb 可以明显影响其准确性。由于 Hb 解离曲线具有非线性的特征，在高氧饱和度状态下，SpO_2 测量不易发现高氧。反之，在低饱和度状态下，如在高海拔地区，PaO_2 的轻微变化就可以引起 SpO_2 明显改变。体内 Hb 解离曲线的个体差异很大。一项包含 10 079 个样本量的研究表明，当 PaO_2 为 60 ± 4 mmHg（8.0 ± 0.5 kPa）水平时，SaO_2 的范围为 69.7% 至 99.4%，而当 SaO_2 为 $90 \pm 2\%$ 时，PaO_2 的范围为 29 mmHg 至 137 mmHg（3.8 kPa 至 18.3 kPa）[43]。因此，个体化的 Hb 解离曲线对正确解读 SaO_2 与 PaO_2 而言很重要。由校准曲线获得的方法可知当 SpO_2 低于 70% 至 75% 时，准确性下降。SpO_2 的改变并不总能反映 SaO_2 的变化[44-45]。另外，脉搏氧饱和度监测仪并不能提供酸碱平衡信息。

某些情况下，脉搏氧饱和度测量读数不准确（表 51-1）。这些情况包括低灌注、运动伪影、低 SaO_2、变异血红蛋白、存在血管内染料和指甲油。

脉搏氧饱和度测量仪是根据实验条件下正常个体所获得的曲线进行校准的，因此，当 SaO_2 在 70% 以上时的准确性较高。一旦 SaO_2 降至 70% 以下，SpO_2 就会依脉搏氧饱和度测量仪的厂商不同出现正负偏倚[46]。制造商已经开发出当氧饱和度低至 60% 时准确性仍然较高的脉搏氧饱和度测量仪。初步数据表明，这些测量仪对于发绀型先天性心脏病的新生儿可能是有帮助的[47]。

低灌注可导致脉搏波搏动部分的波幅下降，从而使测量读数降低。当收缩压低于 80 mmHg 时，SpO_2 测量值被显著低估[48]。运动干扰可使脉搏氧饱和度测量出现明显的错误。制造商已经开发出先进的专有信号处理计算程序可有效地滤除运动干扰[49-50]。

临床上连续使用可使探头 LED 退化，而使 SpO_2 测量值超出制造商设定的范围。这一测量不准确的情况更多发生于低氧饱和度时（如 < 90%）[15]。

体内存在的其他形式 Hb 也可以引起脉搏氧饱和度测量读数不准确。如前所述，脉搏氧饱和度测量仪测量的前提是假设血液中只有 O_2Hb 和 deO_2Hb 吸收两种波长的光。正常情况下，这种假设是有效的，SpO_2 读数可准确反映 SaO_2。然而，若体内存在的其他形式 Hb 或物质达到有效浓度，就可以吸收所用波长的

表 51-1　脉搏氧饱和度测量错误的可能原因与影响

错误原因	SpO_2 相对于 SaO_2 的变化
低血压	↓
贫血	↓
真性红细胞增多症	无显著影响
运动	↓
低 SaO_2	不确定
高铁血红蛋白血症	↓ / ↑（SpO_2 接近 85%）
一氧化碳中毒	↑
氰化高铁血红蛋白	无显著影响
硫化血红蛋白	无显著影响
血红蛋白 F	无显著影响
血红蛋白 H	无显著影响
血红蛋白 K	↓
血红蛋白 S	无显著影响
亚甲基蓝	↓
靛蓝胭脂红	↓
吲哚菁绿	↓
异硫蓝	无显著影响 / ↓
荧光素	无显著影响
指甲油	黑色、深蓝色、紫色↓
丙烯酸指甲	无显著影响
指甲花染料	红色：无显著影响 ↓
皮肤色素沉着	$SaO_2 > 80\%$ 时，无显著影响 $SaO_2 < 80\%$ 时，↑
黄疸	无显著影响
环境光	无显著影响
传感器接触	↓
IABP	↓

IABP，主动脉内球囊反搏；SaO_2，动脉氧饱和度；SpO_2，脉搏氧饱和度

光，引起 SpO_2 读数错误。如图 51-3 所示，COHb 和 MetHb 都可以吸收脉搏氧饱和度测量仪发射的一个或全部两个波长的光，因此引起 SpO_2 误差。COHb 对 660nm 光的吸收与 O_2Hb 相似，但几乎不吸收 940nm 的光，所以一氧化碳中毒的患者 SpO_2 读数假性升高[51]。MetHb 在 660nm 和 940nm 可吸收大量的光，因此血液中存在 MetHb 时光吸收比值 R（公式 5）接近一致。R 值为 1 表示 O_2Hb 与 deO_2Hb 浓度相等，所对应的 SpO_2 为 85%。因此无论高铁血红蛋白症患者 SaO_2 是多少，测得的 SpO_2 均约为 80%~85%[52]。

SaO_2 正常时，贫血对 SpO_2 影响不大[53]。但在低氧情况下，SpO_2 可低估贫血患者的 SaO_2 水平[54]。对于有镰状细胞疾病[55]和存在胎儿 Hb[56]的成年患者，脉搏氧饱和度测量仪测量较为准确。血红蛋白先天性变异是 SpO_2 读数异常下降相对罕见的原因。Hb Bassett、Hb Rothschild 和 Hb Canabiere 等变异的血红蛋白对 O_2 的亲和力下降，SpO_2 的改变可以恰当地反映 SaO_2 的改变[57]。Hb Lansing、Hb Bonn 和 Hb Hammersmith 等变异的血红蛋白的吸收光谱改变，使得正常 SaO_2 时 SpO_2 测量值异常降低[57]。

静脉注射染料可使 SpO_2 测量不准确。亚甲蓝可导致明显的一过性 SpO_2 下降至 65%。靛蓝胭脂红和吲哚菁绿也人为地降低 SpO_2，但下降程度较亚甲蓝轻。大剂量异硫蓝可使 SpO_2 长时间下降[58]。

所有颜色的指甲油都可以使 SpO_2 测量值降低，其中黑色、紫色以及深蓝色最为明显。误差一般在 2% 以内[59]。人造丙烯酸指甲可能影响部分品牌脉搏氧饱和度测量仪 SpO_2 测量读数，但一般不产生明显的临床影响[60]。SaO_2 正常时，皮肤色素沉着对 SpO_2 测量值没有影响[61]。但若 SaO_2 低于 80%，SpO_2 可高估严重皮肤色素沉着患者的 SaO_2 达 8%[46, 62]。

虽然早期的病例报告和小规模研究表明环境光可干扰 SpO_2 测量的准确性[63-64]，一项大规模前瞻性研究发现，5 种光源对 SpO_2 的准确性无显著影响，包括石英卤素灯、白炽灯、荧光灯、新生儿黄疸光疗仪和红外线[65]。导航神经外科使用的图像导航系统中的红外光脉冲信号可使脉搏氧饱和度测量读数降低或中断 SpO_2 波形的探测[66]。不同品牌的脉搏氧饱和度测量仪对此种干扰的敏感性不同[67]。在脉搏氧饱和度测量仪探头外包裹一层铝箔可以屏蔽干扰信号[66-67]。若脉搏氧饱和度测量仪探头位置放置不正确，光电探测器可直接接收到由光发射器发出的 LED 光，而使 SpO_2 的读数误读为 85%[68]。

主动脉内球囊反搏患者的 SpO_2 准确性取决于所使用的脉搏氧饱和度测量仪品牌与球囊反搏支持的程度。球囊反搏支持程度越高，测量准确性越低[69]。使用连续流动式心室辅助装置的患者由于缺乏脉冲式的血流，无法使用脉搏氧饱和度测量仪进行监测，建议此类患者使用脑氧饱和度监测[70]。

混合静脉血氧饱和度

生 理 基 础

混合静脉血氧饱和度（mixed venous O_2 saturation，$S\bar{v}O_2$）是近端肺动脉血的氧饱和度，它反映的是从机体各部位回流入右心房所有血液的氧饱和度平均水平。因此，它测量的是全身供氧量（DO_2）和氧耗量（O_2 uptake，$\dot{V}O_2$）之间的平衡状态。影响 $S\bar{v}O_2$ 的因素可以由混合静脉血氧含量（mixed venous O_2 content，$C\bar{v}O_2$）公式引出。

$\dot{V}O_2$（ml/min）定义为：

$$\dot{V}O_2 = 10 \times \dot{Q}_T \times (CAO_2 - C\bar{v}O_2) \qquad [6]$$

其中 $\dot{Q}_T$ 为心排血量（l/min），$C\bar{v}O_2$ 为混合静脉血氧含量（ml/100ml）。

重新排列方程来求解 $C\bar{v}O_2$：

$$C\bar{v}O_2 = CAO_2 - (\dot{V}O_2/\dot{Q}_T) \qquad [7]$$

由于溶解的 O_2 对血氧含量的贡献很小，根据公式 1 所提供的氧含量定义并忽略溶解的 O_2，公式 7 可改写为：

$$S\bar{v}O_2 = SaO_2 - \dot{V}O_2/(1.34 \times Hb \times \dot{Q}_T) \qquad [8]$$

$S\bar{v}O_2$ 的正常范围为 65% 至 80%[71-72]。组织缺氧、无氧代谢与乳酸产生过多均可使 $S\bar{v}O_2$ 下降至接近 40%。虽然基于 O_2Hb 解离曲线静脉血氧饱和度可反映静脉氧分压（venous O_2 partial pressure，$P\bar{v}O_2$），但不能单独由 $S\bar{v}O_2$ 直接推测 $P\bar{v}O_2$，因为其关联受到诸如 pH、PCO_2 和温度等因素的影响（见图 51-2）。$P\bar{v}O_2$ 正常值为 40 mmHg。

DO_2 的定义是：

$$DO_2 = \dot{Q}_T \times CAO_2 \qquad [9]$$

由公式 8 可以明显看出，$S\bar{v}O_2$ 降低预示着 SaO_2、Hb 或 $\dot{Q}_T$ 下降，或 $\dot{V}O_2$ 升高，其次才是 DO_2 下降。

若将 $S\bar{v}O_2$ 看作氧摄取率（O_2 extraction ratio，ERO_2）的应变量，$S\bar{v}O_2$、DO_2 与 VO_2 的关系就显而易见了。

$$ERO_2 = \dot{V}O_2 / DO_2 \qquad [10]$$

公式可扩展为：

$$ERO_2 = 1 - C\bar{v}O_2/CAO_2 \qquad [11]$$

若忽视 O_2 溶解于血中的部分，公式可改写为：

$$ERO_2 = 1 - S\bar{v}O_2/SaO_2 \qquad [12]$$

在动脉血完全饱和时，公式可简化为：

$$ERO_2 = 1 - S\bar{v}O_2 \qquad [13]$$

若要计算 $S\bar{v}O_2$：

$$S\bar{v}O_2 = 1 - ERO_2 \qquad [14]$$

因此，$S\bar{v}O_2$ 的下降提示 ERO_2 增加，其原因可能是 $\dot{V}O_2$ 增加或 DO_2 减少（图 51-7）。失血性或低血容量性休克均可引起 DO_2 减少。$\dot{V}O_2$ 增加则通常发生于应激、疼痛、寒战、脓毒症或甲状腺功能亢进等情况。反之，$S\bar{v}O_2$ 的增高提示氧供增加（SaO_2、Hb 或 $\dot{Q}_T$ 增加）或低温等引起的 $\dot{V}O_2$ 减少。

对 $S\bar{v}O_2$ 改变的解释还有一些细节需要说明。由于 O_2Hb 解离曲线的波形为非线性，在典型静脉血 PO_2 水平，吸入 O_2 分数（inspired fraction of O_2，FiO_2）的微小增加就可以引起 $S\bar{v}O_2$ 的明显增加（见图

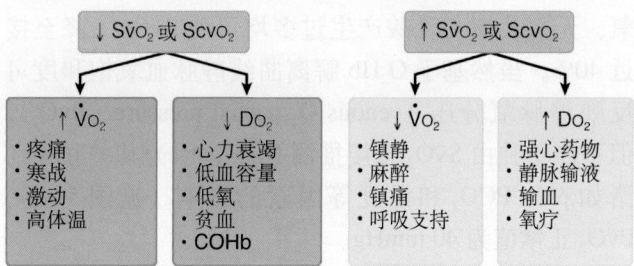

图 51-7　混合静脉血氧饱和度 $S\bar{v}O_2$ 测量的是全身氧供与氧耗的平衡状态。氧摄取量（$\dot{V}O_2$）增加或氧供量（DO_2）下降均可引起 $S\bar{v}O_2$ 降低。反之，$\dot{V}O_2$ 减少或 DO_2 增加则可使 $S\bar{v}O_2$ 升高。COHb，碳氧血红蛋白；IV，静脉注射；$ScvO_2$，中心静脉血氧饱和度 *(Modified from Shepherd SJ, Pearse RM: Role of central and mixed venous oxygen saturation measurement in perioperative care, Anesthesiology 111:649, 2009.)*

51-2）。因此，若采用监测 $S\bar{v}O_2$ 作为心功能改变的指标，在解释测量值时，应将 FiO_2 的改变考虑在内[73]。感染性休克患者组织氧摄取功能受损，组织缺氧时 $S\bar{v}O_2$ 反而可能正常。

要测量 $S\bar{v}O_2$，就必须置入肺动脉导管，这无疑增加了并发症率。临床上更常使用危险性更小的中心静脉导管，因此，常用中心静脉血氧饱和度替代混合静脉血氧饱和度。$ScvO_2$ 通过放置于上腔静脉的中心静脉导管采血获得，反映的是脑和上肢的氧供需平衡。在正常生理条件下，由于缺少氧含量较高的内脏和肾静脉血，$ScvO_2$ 通常较 $S\bar{v}O_2$ 低 2% 至 5%[74]。当血流动力学不稳定时，如血液重分布至上肢，$S\bar{v}O_2$ 与 $ScvO_2$ 之间的差异可能逆转，差距亦明显增大[75-77]。因此，虽然 $ScvO_2$ 的变化趋势可以反映 $S\bar{v}O_2$ 的变化，但二者并不能相互替代使用[77-85]。

混合静脉血 CO_2 分压可用于计算动静脉血 CO_2 分压差（$\Delta PCO_2 = P\bar{v}CO_2 - PaCO_2$）。在 CO_2 产生量处于稳态的前提下，根据 Fick 方程，ΔPCO_2 的改变与心排血量成非线性反比关系[86]。因此，ΔPCO_2 是可满足组织清除 CO_2 的适宜的心排血量的一个指标。然而，这一指标并未在临床上广泛使用[86]。

测 量 原 理

从肺动脉导管（mixed venous O_2 saturation，$S\bar{v}O_2$）或中心静脉导管（central venous O_2 saturation，$ScvO_2$）的远端采血，使用综合血氧测量仪分析血样可间歇性地得到静脉血氧饱和度值。肺动脉导管尖端楔入肺小动脉、二尖瓣反流或左向右分流均可使测量值异常增高[87]。专业的光纤导管可以发射红外光并测定由红细胞反射的光量，使用这种分光光度测定法也可以连续地测量静脉血氧饱和度[88-89]。市售有专业的静脉血氧饱和度导管可置于肺动脉或中心静脉以连续监测氧饱和度，缺点是价格昂贵。

虽然使用连续静脉血氧饱和度导管监测可观察到患者的变化趋势，其得到的绝对值与同时获得的综合血氧测量仪的测量值并不相等[90-92]。

应用与解释

腹部大手术与心脏手术患者术中 $S\bar{v}O_2$ 与 $ScvO_2$ 的降低与术后并发症的发生相关（参见第 102 章）[93-97]。对行重大手术的患者与脓毒症患者，明确 $S\bar{v}O_2$ 或 $ScvO_2$ 目标的干预策略可以减少住院时间、器官衰竭与死亡率[98-100]。脓毒症患者提倡使用 $ScvO_2$ 指导的目标导

向治疗策略,其可以减少患者的死亡率[101-102]。但将 ScvO₂ 作为治疗终点尚存争议,理由如下:由于脓毒症患者组织摄取 O₂ 功能受损,ScvO₂ 增高[103];一旦使用 ScvO₂ 测量导管,医疗费用增加[104];其他测量指标,如乳酸清除率,成本较低而具有与 ScvO₂ 类似的效果[105]。此外,脓毒症治疗时不采用 ScvO₂ 作为治疗终点,同样可以得到很好的治疗结果[104]。

组织氧合

动脉和静脉氧饱和度可用于评估全身氧供和氧耗情况,这些指标虽然有用,但并不能提供器官或组织的相关信息,从而判断重要部位的氧供需平衡状态。各个器官,甚至在同一器官内的不同区域之间的氧供需平衡状态可能不同。目前使用反射光谱分析法,利用可见光谱(visible spectrum,VLS)或近红外光谱(near-infrared spectrum,NIRS)无创性评估机体微循环的氧合状态。

反射光谱分析探头的光发射器和接收器在同一条直线上(图 51-8)。当其放置于组织表面时,光的透过性受组织对光的反射、吸收和散射等作用影响。反射取决于光的入射角与光的波长,散射取决于组织界面的类型和数量。如前所述,Beer-Lambert 定律指出,组织吸收的光量取决于组织发色体的浓度、每个发色体的消光系数和光在组织中通过的距离[106]。最重要的组织发色体是 Hb。光在组织中通过的距离受组织反射量和散射量的影响,不能直接测量,而只能通过估

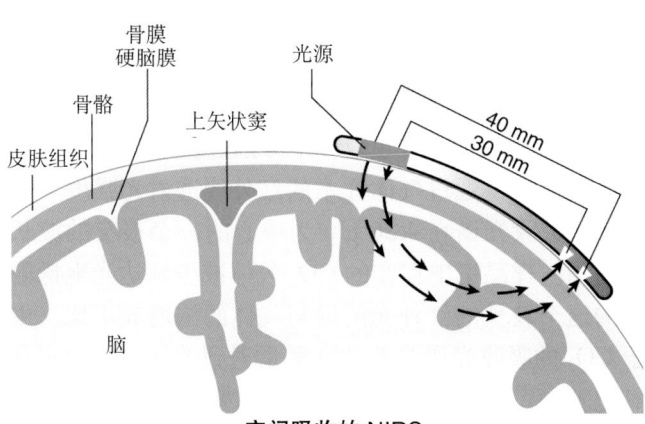

空间吸收的 NIRS

图 51-8 近红外光谱(NIRS)用于测量脑氧饱和度。此例将一反射式氧测量仪放置于前额。光源发射出近红外波长的光,进入下部组织。光被散射、反射和吸收后经弧形路径到达光探测器。光行进路径的深度是光发射器和接收器之间距离的函数。此法可测量发射器和接收器之间光通过的组织的氧饱和度,所测得的主要为静脉加权值 *(Redrawn from Casati A: New technology for noninvasive brain monitoring: continuous cerebral oximetry. Minerva Anestesiol 72:605, 2006.)*

计获得。大多数的检测光在两个探测器间呈弧形行进(见图 51-8),穿透组织的弧形深度与光的波长及发射器与接收器之间的距离成正比[106-107]。

VLS 使用波长在 500~800 nm 之间的白色光,而 NIRS 使用的光波长为 700~1100nm[108]。通常 VLS 穿透组织的深度小于 NIRS,因此只能做毫米级的表浅测量,适用于小块表皮下组织。NIRS 穿透组织的深度可达数厘米,可用于测量深部的大量组织[109]。氧饱和度显示的是一大块组织的氧饱和度,包括动脉、毛细血管和静脉,其中主要是静脉血的氧合情况[110]。

临床应用

许多文章提及了 VLS 的应用。口腔颊部微循环血氧饱和度与脓毒症患者生存率相关[111]。VLS 也可用于监测整形外科修复皮瓣的存活力[112]。在胃肠道和食道外科手术中使用 VLS 测量的胃肠道组织氧饱和度下降与术后吻合口并发症相关[113-114]。内镜下使用 VLS 可以区分结肠的正常与缺血区域[115],有助于诊断肠系膜缺血[116]。此外,胃管测量黏膜氧饱和度可用于食管切除术后,并可探索缺血预处理的效果[117]。

NIRS 技术应用最为广泛的是脑氧监测,即利用置于前额的探头测量额叶皮质氧合(frontal cortical oxygenation,rSO₂)。市售有多种 NIRS 系统,不同的制造商提供了不同的具体技术支持。由于缺乏脑氧监测的金标准,很难对这些仪器的准确性进行比较,而且每一监测仪都有自己的一套“正常”值。因此,推荐在为每一个患者监测之前,先获取患者的基础值[118]。通常,rSO₂ 的范围为 55% 至 80%。一旦下降低于基础值 20% 至 25%,或绝对值降至 50% 以下,推荐进行干预治疗[119-120]。

脑氧监测的应用已经扩展至心血管、腹部、胸部和骨科手术。心脏手术术中 rSO₂ 的降低与术后早期认知功能障碍和 ICU 及住院时间延长相关[120-123]。冠状动脉旁路移植术中进行 rSO₂ 监测指导治疗,一旦测量值低于基础值的 75% 就给予干预治疗,可显著降低重要器官并发症率、死亡率和 ICU 入住时间[119]。

有学者研究了使用 rSO₂ 监测脑功能在颈动脉内膜剥脱术中的作用。术中 rSO₂ 值降低与经颅多普勒[124-128]、脑电图波形[129-131] 与颈动脉残端压[128,132] 一样与脑缺血相关。虽然一些研究表明认为颈动脉分流术患者对 rSO₂ 下降小于 20% 耐受良好,但缺乏明确的 rSO₂ 安全阈值(参见第 69 章)[133-134]。

对于行腹部大手术的老年患者,术中对 rSO₂ 下降的程序化治疗可减少术后认知功能下降的发生,缩短

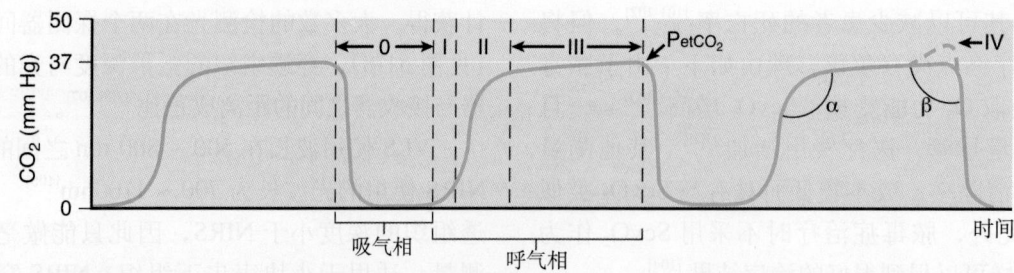

图 51-9 三个呼吸周期的时间二氧化碳描记图示意图。此图呼气相可分为 Ⅰ 、Ⅱ 、Ⅲ 和Ⅳ 4 相。此图中吸气相标注为 0 相。符号 α 表示Ⅱ相与Ⅲ相之间的夹角，符号 β 表示Ⅲ相与 0 相下降支之间的夹角。Ⅳ相（在第三个呼吸周期用虚线表示）表示一些患者Ⅲ相末观察到的上升波形。PetCO₂，呼气末二氧化碳分压 *(dashed line in third breath) denotes the upstroke observed at the end of phase III in some patients. PetCO2, Partial pressure of end-tidal carbon dioxide. (Courtesy Respironics, Inc.)*

住院时间 [135]。单肺通气的胸科手术患者术中 rSO₂ 低于 65% 的时间与术后早期认知功能障碍直接相关 [136]。沙滩椅位行肩部手术的患者 rSO₂ 基础值较低，经常出现脑氧饱和度下降的情况，但其临床意义尚不明确 [137-139]。

休克患者可能出现全身整体灌注指标正常，但局部组织灌注不良的情况。此时，很有必要采用 NIRS 监测组织灌注。NIRS 探头置于鱼际肌（thenar eminence oxygenation，StO₂）上的测量值可区分健康志愿者和休克患者 [140]。此外，StO₂ 能够判定严重创伤伴休克的患者是否继续发展至多器官功能衰竭甚至死亡 [141-142]。

虽然目前单一 NIRS 测量数据不足以帮助作出明确的临床决断，但进一步的研究仍有利于更好地解读测量结果用以指导临床工作。

二氧化碳测定与二氧化碳描记术

概　论

呼出气中 CO₂ 的存在反映了通气、肺血流和有氧代谢等基本生理过程。麻醉期间持续 CO₂ 监测有助于麻醉医师确认气管导管（endotracheal tube，ETT）或喉罩（laryngeal mask airway，LMA）的位置正确、呼吸回路完整。呼出 CO₂ 监测主要反映的是通气相关信息，也可用于估计心排血量是否合适。呼出 CO₂ 结合 PaCO₂ 可通过 Bohr 公式估测生理无效腔（physiologic dead space，V_D）与潮气量（tidal volume，V_T）的比值 [143]：

$$\frac{V_D}{V_T} = \left(\frac{PaCO_2 - P_ECO_2}{PaCO_2} \right) \qquad [15]$$

其中 P_ECO_2 为呼出的混合气体 CO₂ 分压，可使用气体收集袋或收集室收集呼出气体进行测量或通过容

量二氧化碳描记图计算。检测与定量分析 CO₂ 是麻醉与重症监护呼吸功能监测的决定性组成部分。

医学 CO₂ 气体分析有几个没有统一、可以互换而容易混淆的术语 [143-145]。一般来说，二氧化碳测定术（capnometry）是指在气道开口处，吸入或呼出气体的 CO₂ 浓度的测量与定量分析法。然而，二氧化碳描记术（capnography）不仅指 CO₂ 的测量法，还包括用图形表示二氧化碳时间或容积函数。二氧化碳测定仪（capnometer）是测量 CO₂ 浓度的仪器，可显示出吸入或呼出 CO₂ 浓度的数值。二氧化碳描记仪（capnograph）是记录和显示 CO₂ 浓度（通常表示为时间函数）的仪器。二氧化碳描记图（capnogram）是指二氧化碳描记仪记录和显示的图像。图 51-9 表示的是典型的 CO₂ 浓度描记图形，图中显示了三个呼吸周期的时间函数。

测　量　原　理

检测与定量分析呼吸气体中 CO₂ 浓度的方法有多种，如质谱分析法、Raman 光谱测定法或气相色谱法 [146-147]。临床最常用的方法为非色散红外线吸收法 [148]。此法使用光电探测器测量通过气体样本的红外线透射光强度 [144]。CO₂ 的吸收光谱在 4.26 μm 为中心的一个很窄的波长范围内。样品室中存在的 CO₂ 气体减少到达光电探测器的这个波长的红外光的量与气体的浓度成正比。由于 CO₂ 的吸收光谱与其他麻醉常遇到的气体（如水和氧化亚氮 [149]）的吸收光谱部分重叠，常使用红外滤波器和补偿公式来减少干扰，提高准确性 [150]。

大多数二氧化碳测定仪使用的红外线光源聚焦在以约 60 转 / 秒的速度旋转的截光盘上。截光器允许光束交替地通过①含有要分析气体的样品室和②不含有 CO₂ 气体的参照室。当截光盘旋转到非通光点时，光源被完全阻断。光电探测器与相关电路对这三个信号进行分析，估测出样品室中 CO₂ 浓度的连续改变。另

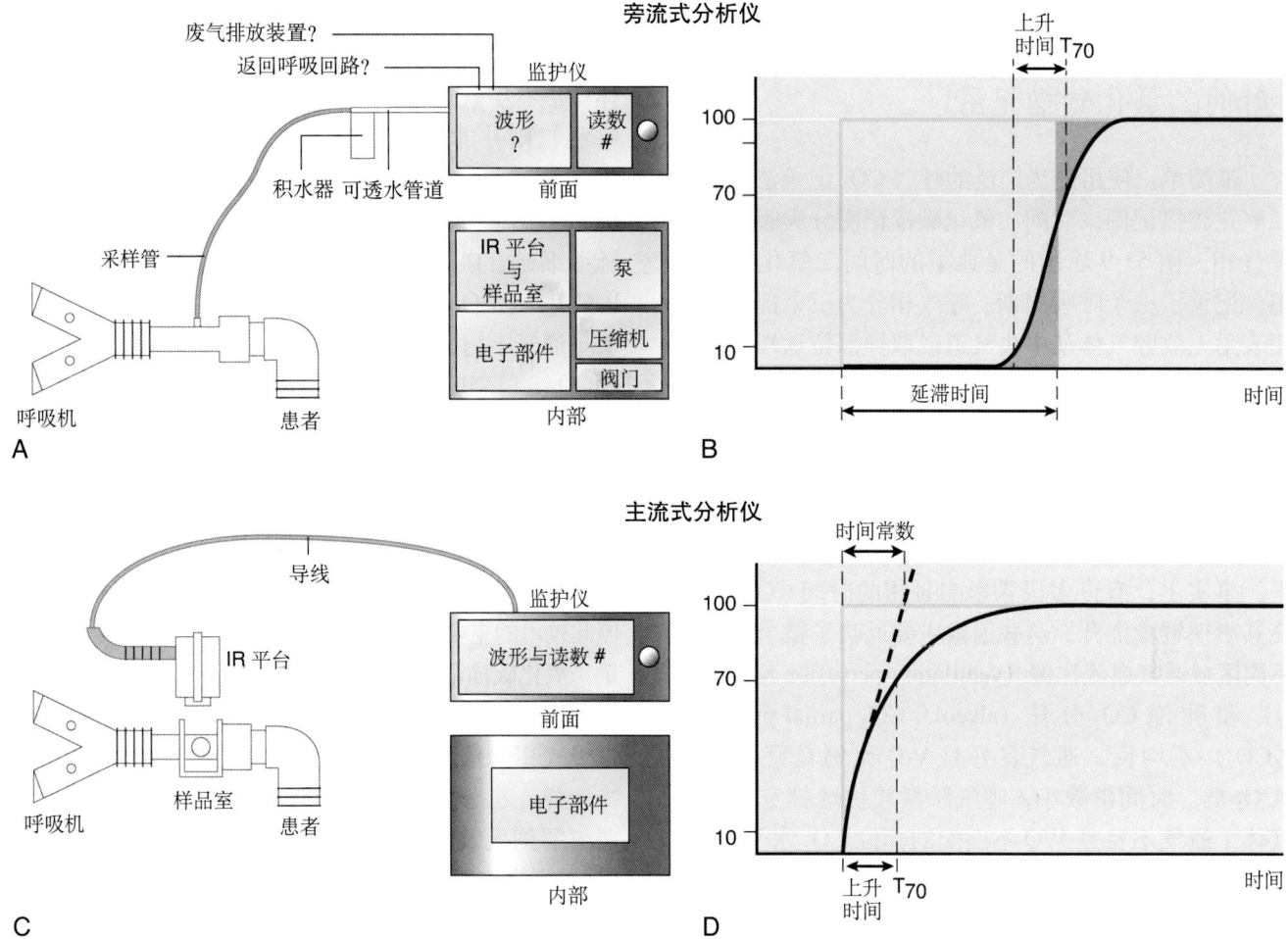

图 51-10　旁流式（A）与主流式（C）二氧化碳测量法采样方法原理图，连同相应的二氧化碳浓度梯度增加（蓝色实线）后的时间二氧化碳描记图（B 和 D 中的黑色曲线）。上升时间（T_{70}）是指传感器的测量值由最终测量值的 10% 升高到 70% 所需的间隔。旁流式分析仪描记图可出现延迟时间，时间长短取决于气体采样的速度和分析室的冲洗速度。IR，红外线 *(Modified from Jaffe MB: Mainstream or sidestream capnography? Technical considerations. Wallingford, Conn, 2002, Respironics Novametric, Inc; and Brunner JX, Westenskow DR: How the rise time of carbon dioxide analysers influences the accuracy of carbon dioxide measurements, Br J Anaesth 61: 628-638, 1988.)*

一个选择是用固态技术来估测 CO_2 浓度，其使用的是分束器而不是截光轮。分束器可用于测量 CO_2 吸收光谱内外的红外线光能。

两种常见的二氧化碳测定仪类型为旁流式（有分流）和主流式（无分流）。临床上更多使用旁流式二氧化碳测定仪。CO_2 传感器对气道内气体进行采样测量。旁流式二氧化碳测定仪包括一个泵或压缩机以便抽吸气体进入位于麻醉机控制台的样品室（图 51-10A）。典型的采样管长度为 6 英尺，气体抽吸速度为 30-500 ml/min。因此，对闭环麻醉或机械通气的新生儿与婴儿应考虑这一部分丢失的气体量。采样测量的气体可以重回呼吸回路，或经废气排放装置释放，以免麻醉气体或废气污染环境。在采样气体进入样品室前，必须通过各种过滤器和积水杯[144]。旁流式二氧化碳测定仪测定 CO_2 有一定的时间延滞，延滞时间长短取决于气体采样的速度和分析室的冲洗速度（图 51-10B）。通过旁流式分析仪得到的二氧化碳描记图也有一相关的上升时间，为分析仪对 CO_2 浓度的突然改变所需的反应时间[151]。按照惯例，这通常是分析仪从最终测量值的 10% 升高到 70% 所需的时间间隔[151]。市售二氧化碳测定仪的上升时间从 10 毫秒至 400 毫秒不等，取决于所使用截光轮的转速、抽吸采样气体的速度、采样管和积水杯的容积以及红外过滤器和其他电子设备的动态反应时间。

主流式分析仪的样品室直接置于患者的呼吸回路之中，因此吸入与呼出的气体直接通过红外线照射区域（图 51-10C）。主流式分析仪的优势是没有时间延滞（图 51-10D），上升时间通常也比旁流式分析仪短[151]。缺点是潜在地增加了无效腔量。主流式分析仪的新近发展使用固体电子部件，使得无效腔量增加极少[15]。此外，为减少水蒸气使得测量出现偏倚，主流式分析仪的样品室通常被加热至 40℃。温度增高与传感器接近患者气道都潜在地增加了患者面部烧伤的危险。

时间二氧化碳描记图

最简单、使用最为广泛的呼气 CO_2 记录法为时间二氧化碳描记图。时间二氧化碳描记图分为吸气相和呼气相。图 51-9 显示的是典型的时间二氧化碳描记图，记录了三个呼吸周期。呼气相分为三个部分。I 相表示无效腔气体从中央气道或取样部位远端的呼吸回路呼出，因此不应检测出 CO_2 的存在（即 CO_2 分压，$PCO_2 \sim 0$）。II 相可观察到 PCO_2 急剧上升至平台，表示采样气体由气道向肺泡过渡。III 相为二氧化碳描记图的平台部分，反映的是肺泡腔内的 PCO_2。肺的各个部位通气相对均衡时，III 相在整个呼气阶段近乎水平。事实上，有许多因素影响 III 相的时间 CO_2 浓度，使其出现轻微上升。这些因素主要反映了整个肺部的不同区域通气血流比例（ventilation-perfusion ratio，$\dot{V}/\dot{Q}$）和肺泡 CO_2 分压（alveolar CO_2 partial pressure，P_ACO_2）不均衡。通气良好且 $\dot{V}/\dot{Q}$ 比例良好的部位 PCO_2 低，时间常数小，呼气阶段较快地排空肺泡内气体；通气不良且 $\dot{V}/\dot{Q}$ 不匹配的部位 CO_2 水平较高，呼气阶段肺泡排空较慢。许多呼吸系统疾病可增加肺通气的不均一性，可使 III 相出现陡峭的上升波形，如哮喘、慢性阻塞性肺病（chronic obstructive pulmonary disease，COPD）和急性肺损伤[153]。临床干预治疗，如呼气末正压（positive end-expiratory pressure，PEEP）或支气管扩张剂，可提高肺通气的均一性，从而使 III 相波形平坦。在 III 相可能可以见到机械干扰波形，如自主呼吸影响、心源性振荡或手术操作干扰（图 51-11）。III 相之后，新鲜吸入气体经过采样点，洗出剩余的 CO_2，PCO_2 急剧下降。有些作者称之为 0 相的开始[143,134]，有些作者称之为 IV 相[146]。偶尔可以在 III 相末端观察到 PCO_2 急剧上升，被称为 IV 相或 IV' 相[155]。其产生原因可能是一些相对低 PCO_2 的肺通气单元闭合，而使那些 CO_2 较高区域的呼出气体在采样气体中占据了更大的比例[145]。通过观察长时间多次呼吸得到的时间二氧化碳趋势图，可以发现更多的通气或灌注异常（图 51-12）。

呼气末 CO_2（end-tidal CO_2，$PetCO_2$）通常指呼出气 PCO_2 曲线呼气相终末点的 PCO_2 值。确定此数值的方法并不统一，不同的制造商根据其使用的二氧化碳描记仪不同而有所不同。例如，$PetCO_2$ 可以有以下 3 种简单算法：①吸气前瞬间的 PCO_2 值；②一次呼吸周期中最大的 PCO_2 值；③二氧化碳描记图某一特定时间的 PCO_2 在几个呼吸周期中的平均值。若测得 $PetCO_2$ 的 III 相相当平坦且没有失真，其与 $PaCO_2$ 的相关性很好[150]。若 III 相缩短或用于测量的呼出气体中混有空气或富氧气体（如使用鼻导管或面罩自主呼吸）则并非如此。$PetCO_2$ 升高或下降的可能原因见表 51-2。健康个体肺各部位通气均衡，$PaCO_2$ 与 $PetCO_2$ 的差异通常小于 5 mmHg，因而反映了肺泡与肺毛细血管血液间的平衡。几种疾病可破坏平衡，使 $PaCO_2$- $PetCO_2$ 差增加（框 51-2）。有时，特别是存在严重通气不均衡与极低 $\dot{V}/\dot{Q}$ 肺单位时，$PetCO_2$ 可高于 $PaCO_2$。稳态时，$PetCO_2$ 通常反映的是 CO_2 产生量与肺泡通气之间的相对平衡状态。

容量二氧化碳描记图

虽然时间二氧化碳描记图在临床上的使用相对简单，但此技术的主要缺陷是其缺乏流量或容量的信息[154]。容量二氧化碳描记图用图像的形式表示 CO_2 浓度或分压与呼出气体容量的关系[146]。容量二氧化碳描记图中未包含吸气相信息。容量二氧化碳描记曲线和时间描记曲线一样，也分为三个不同时相（I、II 和 III 相），分别与解剖无效腔气、过渡气和肺泡气相对应（图 51-13）。容量二氧化碳描记图有一些时间描记图所不具备的优点。第一，它可用于估计解剖 V_D 和肺泡 V_D 所占的相对比例[156]。第二，较时间描记图更容易发现 PEEP、肺血流或通气不平衡的变化引起的无效腔内气体的微小改变（图 51-14）。最后，作为呼出气容量函数的 PCO_2 数值积分用于计算一次呼吸所呼出 CO_2 的总质量并用于估算 $\dot{V}CO_2$。

血气分析

生理基础

动脉血气分析可用于评估氧合、通气和机体酸碱平衡状态。本节重点介绍使用动脉血气评估氧合与通气。关于机体酸碱平衡的讨论见第 60 章。氧合的指标 PaO_2 是肺泡氧分压（alveolar partial pressure of O_2，PAO_2）的函数，也反映了 O_2 由肺泡扩散至肺毛细血管的有效性。健康成人在海平面呼吸室内空气时 PaO_2 为 80 ~ 100 mmHg。随着年龄和海拔增加，PaO_2 的正常值降低。低氧血症的定义是 PaO_2 低于 80 mmHg，有 5 种生理性原因：

1. 通气不足
2. $\dot{V}/\dot{Q}$ 比例失调

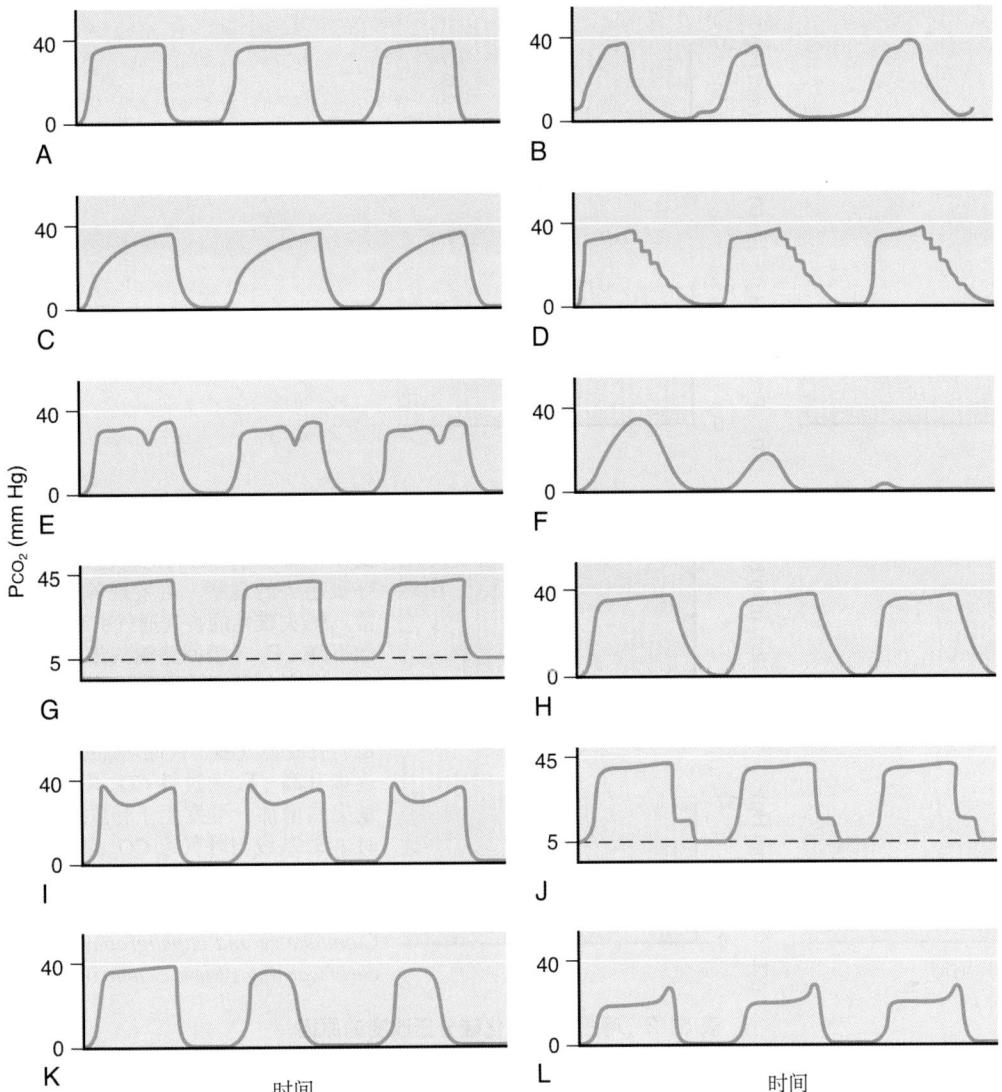

图 51-11　正常与异常的时间二氧化碳描记图示意图。A. 机械通气控制呼吸时正常的二氧化碳描记图形；B. 自主呼吸时正常的二氧化碳描记图形；C. Ⅲ相斜率增加，可能发生于支气管痉挛（哮喘、慢性阻塞性肺病）、气管内导管或呼吸回路的部分阻塞；D. 呼气末心源性震荡波，源自二氧化碳波形逐渐下降至零点，同时心脏的跳动造成不同肺区域排空差异以及呼出气体和新鲜气体返复运动；E. Ⅲ相的切迹，表示机械通气控制呼吸时有自主呼吸恢复；F. 气管导管插入食管；G. 二氧化碳（CO$_2$）重复吸入，常发生于呼气活瓣故障或二氧化碳吸收剂失效时，吸入气 CO$_2$ 始终大于零；H. 波形下降支减缓，与吸气相（0 相）融合，常见于吸气活瓣故障，使 CO$_2$ 进入吸入气管道，造成重复吸入；I. Ⅲ相双峰，表示两个不同部分的顺序排空，常见于单肺移植的患者；J. 吸气活瓣故障；K. 机械通气控制呼吸时，Ⅲ相时长突然缩短，表示气管内导管套囊突然破裂或漏气；L. Ⅲ相双平台，提示旁流式气体采样管漏气，Ⅲ相早期的异常降低原因是呼出气体被环境气体稀释，Ⅲ相末期 CO$_2$ 突然升高的原因是吸气开始时呼吸回路压力增加，漏气减少。PCO$_2$，CO$_2$ 分压 *(Modified from Hess D: Capnometry and capnography: technical aspects, physiologic aspects, and clinical applications, Respir Care 35:557-576, 1990; Roberts WA, Maniscalco WM, Cohen AR, et al: The use of capnography for recognition of esophageal intubation in the neonatal intensive care unit, Pediatr Pulmonol 19:262-268, 1995; and Eskaros SM, Papadakos PJ, Lachmann B: Respiratory monitoring. In Miller RD, Eriksson LI, Fleisher LA, editors: Miller's anesthesia, ed 7, New York, 2010, Churchill Livingstone, p 1427.)*

3. 右向左分流

4. 弥散障碍

5. 弥散 - 灌注不匹配

　　其中前三项是围术期低氧血症的主要原因。吸入 PO$_2$ 下降（如误将麻醉呼吸回路关闭或部分关闭，或处于高海拔地区）也可以引起低氧血症。

　　上述因素通过影响 O$_2$ 由外界转运至动脉血的不同步骤而造成低氧血症。低吸入 PO$_2$ 与通气不足降低 PAO$_2$。$\dot{V}/\dot{Q}$ 比例失调、右向左分流和肺泡弥散障碍降低 O$_2$ 交换的有效性。弥散受限在肺泡毛细血管屏障增厚病变如间质性肺疾病和运动或高海拔引起的低氧血症中起作用[157-158]。临床上，O$_2$ 或 CO$_2$ 弥散功能受损很少会到达很明显的程度，因此本节的重点是 $\dot{V}/\dot{Q}$

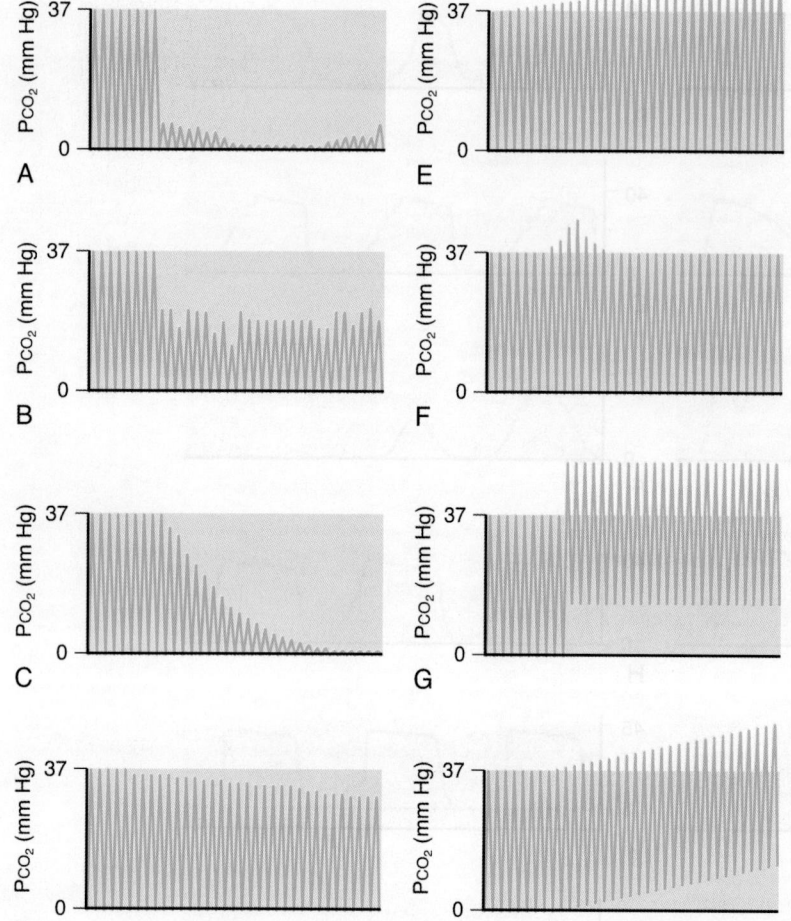

图 51-12　时间二氧化碳趋势图示意图，通过对多次呼吸趋势的观察，可发现各种通气和（或）灌注异常。A. 灾难性的丧失通气引起的二氧化碳（CO₂）突然下降；B. 呼吸回路漏气或部分阻塞；C. 肺灌注的突然中断，可发生于心搏骤停；D. 过度通气、代谢降低或肺灌注减少引起的 CO₂ 逐步下降；E. 通气不足、腹腔镜气腹、代谢增加或肺灌注增加引起的 CO₂ 逐步升高；F. 一过性 CO₂ 升高，提示进入肺的 CO₂ 量突然增加，可发生于释放止血带或推注碳酸氢盐时；G. 基线与呼气末 CO₂ 均升高，表示样品室被污染；H. 基线与呼气末 CO₂ 同步逐渐升高，表示重复吸入。PCO₂，CO₂ 分压 *(Modified from Swedlow DB: Capnometry and capnography: the anesthesia disaster early warning system, Semin Anesth 5:194-205, 1986.)*

表 51-2　呼气末二氧化碳分压改变的原因

↑ PetCO₂	↓ PetCO₂
↑ CO2 产生与转运至肺	**↓ CO2 产生与转运至肺**
代谢率增加	低温
发热	肺低灌注
脓毒症	心搏骤停
癫痫发作	肺栓塞
恶性高热	出血
甲状腺功能亢进症	低血压
心排血量增加（如 CPR 过程中）	
输注碳酸氢盐	
↓ 肺泡通气	**↑ 肺泡通气**
通气不足	过度通气
呼吸中枢抑制	
局部肌肉麻痹	
神经肌肉疾病	
高位脊髓麻醉	
COPD	
设备故障	**设备故障**
重复吸入	呼吸机未连接
二氧化碳吸收剂失效	食管插管
呼吸回路泄漏	气道完全阻塞
吸气 / 呼气活瓣故障	采样不佳
	气管导管气囊漏气

Modified from Hess D: Capnometry and capnography: technical aspects, physiologic aspects, and clinical applications, Respir Care 35:557-576, 1990.
CO₂，二氧化碳；COPD，慢性阻塞性肺疾病；CPR，心肺复苏；PetCO₂，呼气末二氧化碳分压

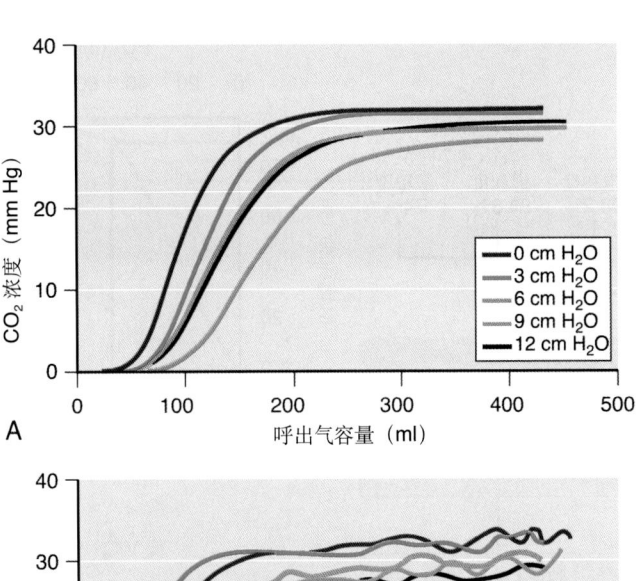

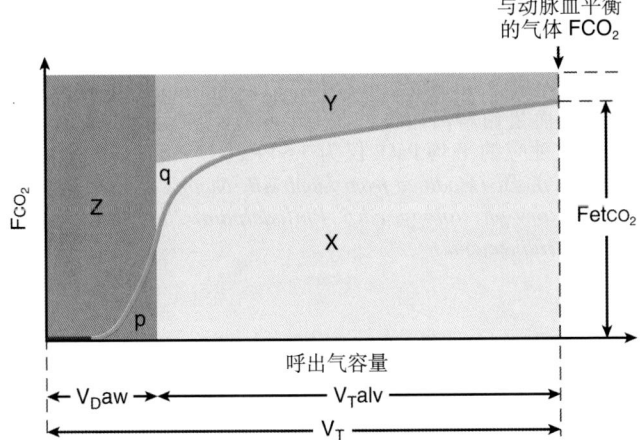

图 51-13　容量二氧化碳描记图为呼出气二氧化碳分数（fraction of carbon dioxide，FCO_2）随呼出气容量改变而改变的曲线图，与时间描记图一样其分为三相，分别表示解剖无效腔气（I 相，黑色）、过渡气（II 相，蓝色）和肺泡气（III 相，淡蓝色）。通过 II 相做一垂线，使近似三角形的 p 和 q 区域面积相等，即可区分全潮气量（tidal volume，V_T）为气道无效腔量（airway dead space volume，V_Daw）和有效肺泡潮气量（effective alveolar tidal volume，V_Talv）。III 相的斜率可定量测量肺泡通气的均一性。水平线（标名为肺泡气与动脉血平衡时的 FCO_2）下整个区域可分为三个部分：X、Y 和 Z。X 区表示一次潮气量呼吸呼出的 CO_2 总量，可用于计算 CO_2 生成量（CO_2 production，VCO_2）。将呼出气 CO_2 量除以呼出潮气量可得到 Bohr 公式（公式 15）中所使用的混合呼出气 CO_2 分数或分压（PCO_2）。Y 区表示无效通气中的肺泡无效腔部分，Z 区表示无效通气中的解剖无效腔部分（anatomic dead space volume，V_Daw）。因此，Y 区与 Z 区相加为全部的生理无效腔。容量二氧化碳描记图也可绘制为二氧化碳分压（PCO_2）随呼出气容量改变而改变的曲线。$FetCO_2$，呼气末 CO_2 分数 *(Modified from Fletcher R, Jonson B, Cumming G, Brew J: The concept of deadspace with special reference to the single breath test for carbon dioxide, Br J Anaesth 53:77-88, 1981.)*

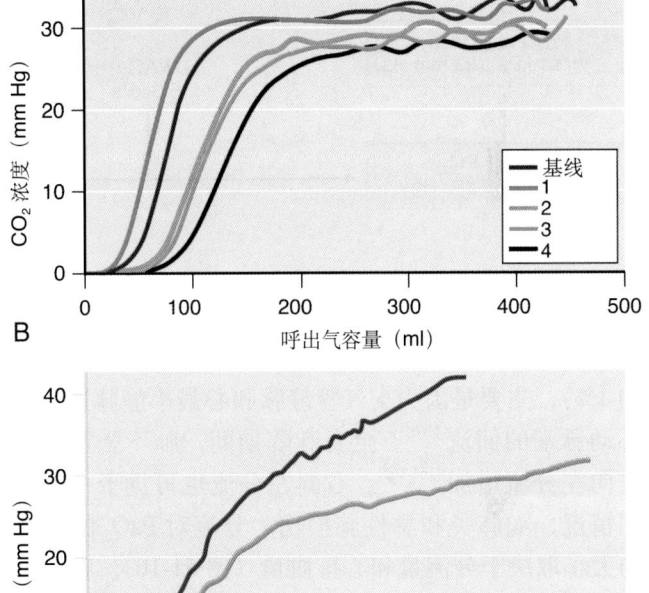

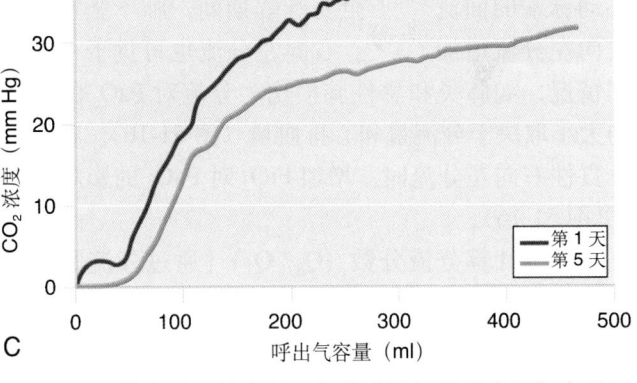

图 51-14　单次呼吸的容量二氧化碳描记图示意图解各种通气和（或）灌注异常。A. 使用不同 PEEP（0、3、6、9 和 12cmH₂O）正压通气 II 相和 III 相曲线相应改变。B. 肺灌注改变时 II 相和 III 相的改变（数字越大，肺血流量越小）。C. 急性支气管痉挛时 III 相斜率增大（第一天），症状缓解后 III 相斜率明显下降（第五天）。CO_2，二氧化碳 *(Modified from Thompson JE, Jaffe MB: Capnographic waveforms in the mechanically ventilated patient, Respir Care 50:100-108, 2005.)*

比例失调和右向左分流。

$\dot{V}/\dot{Q}$ 比例失调是临床最常见的低氧血症原因。正常肺各个部位的通气和血流分布是不均匀的。全身麻醉、肺部疾病和机械通气增加了这种不均衡性。低或零 $\dot{V}/\dot{Q}$ 区域毛细血管末端 PO_2 低，高 $\dot{V}/\dot{Q}$ 区域毛细血管末端 PO_2 高。但由于 O_2Hb 解离曲线具有平台（见

图 51-2），正常和高 $\dot{V}/\dot{Q}$ 区域增加的氧含量对补偿低 $\dot{V}/\dot{Q}$ 区域的能力有限（图 51-15）。其结果是 $\dot{V}/\dot{Q}$ 比例失调导致低氧血症。

右向左分流是指有一部分血液未经过肺气体交换，直接由肺动脉流入体循环。它可以被看做是一种极端的 $\dot{V}/\dot{Q}$ 比例失调，$\dot{V}/\dot{Q}$ 为零，终末毛细血管气体

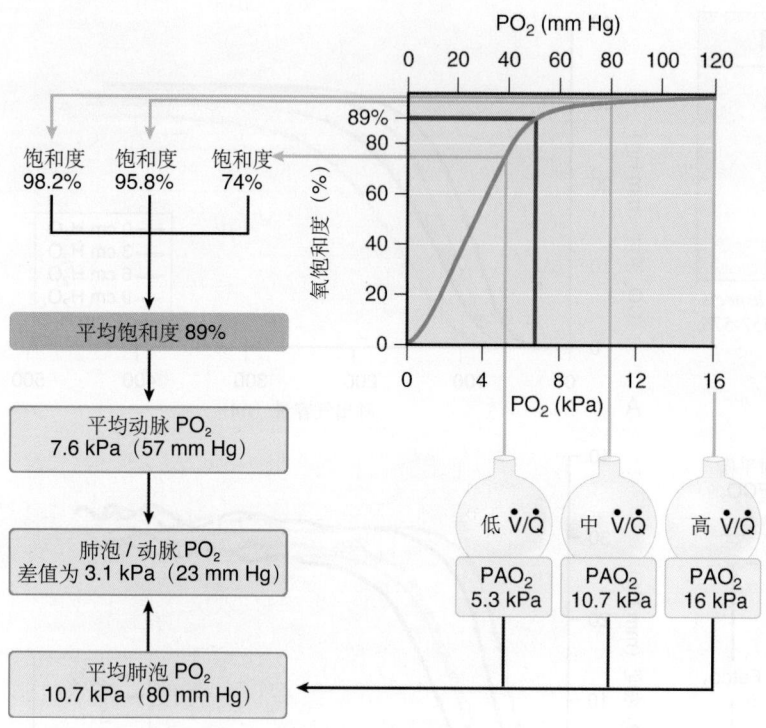

图 51-15 不同通气血流比 V/Q 区域对动脉氧分压（PaO_2）的影响。根据氧合血红蛋白解离曲线的波形，低 V/Q 的肺区降低动脉氧饱和度，其影响程度明显大于正常或高 V/Q 的肺区增加 PaO_2 的作用。假设肺内各区域血流量相等，示意图中各个 V/Q 区域的平均肺泡氧分压（PAO_2）为 10.7 kPa（80 mmHg）。根据氧合血蛋白解离曲线，平均动脉氧饱和度为 89% 时，相对应的平均 PaO_2 仅为 7.6 kPa（57 mmHg）。PO_2，氧分压 (Modified from Lumb AB: Nunn's applied respiratory physiology, ed 6, Philadelphia, 2005, Butterworth Heinemann.)

分压与混合静脉血相等。健康清醒自主呼吸者，肺内分流可以忽略[159]，肺外分流量也很小（< 心排血量的 1%），主要是因为支气管静脉和心最小静脉进入循环动脉端的回流[160]。全身麻醉期间，肺不张可产生右向左分流增加[161-162]。右向左分流也可见于一些病理情况，如肺炎和急性肺损伤。分流对 PaO_2 的影响的大小取决于分流量和心排血量（图 51-16）。存在大量真性右向左分流时，增加 FiO_2 对 PaO_2 的影响很小（见图 51-16）。

传统计算分流分数（$\dot{Q}_S/\dot{Q}_T$）[通过分流区域的血流（$\dot{Q}_S$）与全部心排血量（$\dot{Q}_T$）之比] 方法的前提是将肺部看作三室系统（图 51-17）[163]。这三室分别是：① 同时具有通气与血流灌注的肺区域，② 分流部分（$\dot{V}/\dot{Q} = 0$），③ 只有通气没有血流的无效腔部分（$\dot{V}/\dot{Q} = $ 无穷大）。将质量平衡的概念应用于此后，分流分数（$\dot{Q}_S/\dot{Q}_T$）可表示为：

$$\dot{Q}_S/\dot{Q}_T = \frac{(Cc'O_2 - CAO_2)}{(Cc'O_2 - C\overline{v}O_2)} \qquad [16]$$

其中 $\dot{Q}_S$ 指分流血流量，$Cc'O_2$ 为终末毛细血管 O_2 含量，$C\overline{v}O_2$ 为混合静脉 O_2 含量。假设终末毛细血管与肺泡内气体平衡，$Cc'O_2$ 可根据公式 1 计算。使用理想肺泡气公式计算 PAO_2：

$$PAO_2 = FiO_2 \times (Patm - P_{H_2O}) - PaCO_2/R \qquad [17]$$

其中 FiO_2 为吸入气氧分数，Patm 指大气压，P_{H_2O} 指水蒸气的分压（37℃ 为 47mmHg）。R 为呼吸商，是肺 CO_2 清除与 $\dot{V}O_2$ 的比值（$R = \dot{V}CO_2/\dot{V}O_2$），在正常饮食与休息时等于 0.8。

该三室模型将真实的肺简化，其结果是，当 FiO_2 低于 100% 时，$\dot{Q}_S/\dot{Q}_T$ 代表的是引起低氧的所有因素的复合作用，主要是真性右向左分流和 V/Q 比例失调。此时，$\dot{Q}_S/\dot{Q}_T$ 指静脉血掺杂。当 FiO_2 为 100% 时，$\dot{V}/\dot{Q}$ 不均衡对 O_2 交换的影响消失，上述公式只反映右向左分流分数[164]。100% 的 FiO_2 可引起极低 $\dot{V}/\dot{Q}$ 部位的吸收性肺不张，从而导致真性右向左分流增加[164]。

假设终末毛细血管氧饱和度为 100% 且血 O_2 含量主要由血红蛋白饱和度确定，该分流分数公式可简化为：

$$\dot{Q}_S/\dot{Q}_T = \frac{(1 - SaO_2)}{(1 - S\overline{v}O_2)} \qquad [18]$$

其中 SaO_2 为动脉氧饱和度，$S\overline{v}O_2$ 为混合静脉氧饱和度。

氧合的其他指标

分流分数是衡量氧气交换障碍的基本指标。然而，只有置入肺动脉导管，才能测量 $S\overline{v}O_2$。因此，创伤性更小的反映氧合的指标逐渐发展起来。PaO_2 当然可以反映氧合状态，但由于其对 FiO_2 的依赖和与血

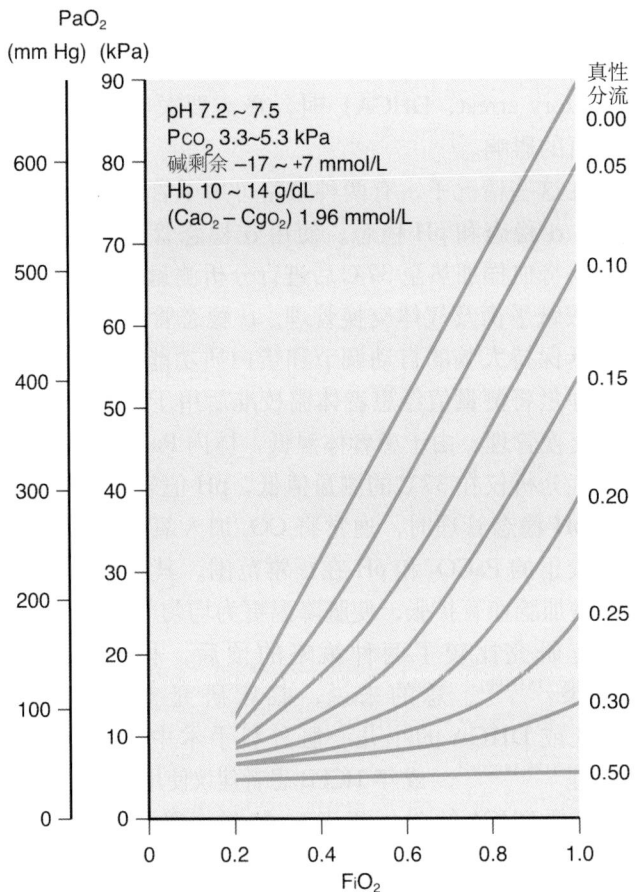

图 51-16 在正常大气压、pH、二氧化碳分压（P_{CO_2}）、碱剩余、血红蛋白（Hb）浓度和动脉 - 混合静脉氧含量差（$CAO_2 – C\bar{v}O_2$）条件下，分流分数不同时，动脉氧分压（PaO_2）与吸入氧分数（FiO_2）之间的关系。当存在大量分流时，随着 FiO_2 增加，PaO_2 升高程度很小 *This graph corresponds to the so-called isoshunt diagram presented in Lawler PG, Nunn JF: A reassessment of the validity of the iso-shunt graph, Br J Anaesth 56:1325-1335, 1984.*

氧含量的非线性关系，使其仅能发现严重的氧气交换障碍[165]。其结果是发展了根据 PaO_2、FiO_2 或 PAO_2 计算的各项指标：肺泡 - 动脉氧分压梯度（alveolar-arterial partial pressure gradient of O_2，[A-a] PO_2）、呼吸指数（respiratory index，[A-a] PO_2/ PaO_2）、动脉 - 肺泡氧分压比（PaO_2/ PAO_2）和 PaO_2-FiO_2 比（PaO_2/ FiO_2）[165]。

理想的监测指标应反映氧合的有效性，可随着肺功能的改变而改变，但当肺外因素（如 FiO_2）发生变化时保持稳定不变，并可以提供临床诊断与预判的有用信息[165]。以 PO_2 为基础的指标优点是测量简单，只需要采动脉血样进行分析。其主要缺点是其可随 FiO_2、$PaCO_2$、Hb 和氧耗量（O_2 consumption，$\dot{V}O_2$）的变化而改变[166-167]。因此，若上述因素发生改变，即使肺气体交换功能保持不变，以 PO_2 为基础的氧合指标也会发生改变。另一缺点是这些指标不能够解释

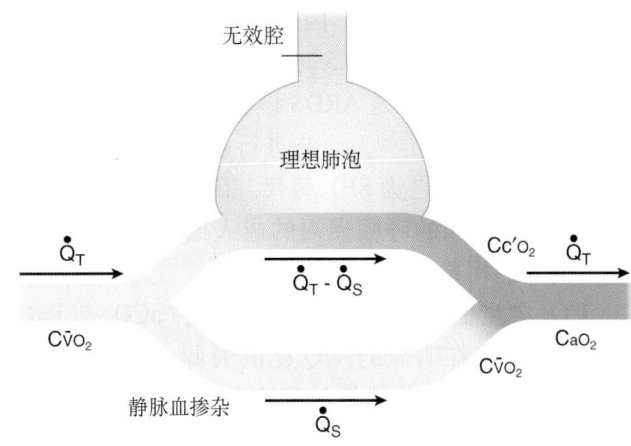

图 51-17 气体交换的三室模型。肺被分为三个功能单元：肺泡无效腔、"理想"肺泡和静脉血掺杂（分流）。该模型不能区分真性分流或真性无效腔和由通气 - 血流（$\dot{V}/\dot{Q}$）比例失调引起的分流与无效腔。CaO_2，动脉氧含量；$Cc'O_2$，终末肺毛细血管氧含量；$C\bar{v}O_2$，混合静脉氧含量；$\dot{Q}_S$，分流血量；$\dot{Q}_T$，总血量 *(Redrawn from Lumb AB: Nunn's applied respiratory physiology, ed 6, Philadelphia, 2005, Butterworth Heinemann.)*

因 FiO_2 改变引起的 $\dot{V}/\dot{Q}$ 改变。此外，使用 PAO_2 的指标是依靠肺泡气体公式的假设，包括 $PACO_2 = PaCO_2$，在病理情况下将不成立。

早期开发的仅通过外周血样分析氧合功能的指数为（A-a）PO_2[168]。通气不足和低 FiO_2 不会引起（A-a）PO_2 改变，$\dot{V}/\dot{Q}$ 比例失调、分流和弥散障碍可使（A-a）PO_2 升高，因此（A-a）PO_2 有助于区分引起低氧血症的原因是 $\dot{V}/\dot{Q}$ 比例失调、分流或弥散障碍，还是通气不足或低 FiO_2。

（A-a）PO_2 的计算公式如下：

$$(A-a)PO_2 = PAO_2 − PaO_2 \qquad [19]$$

年轻成人呼吸室内空气时（A-a）PO_2 正常值小于 10 mmHg，随着年龄的增大和吸入氧浓度增高，（A-a）PO_2 值增加。（A-a）PO_2 随年龄改变可用公式 20 估计[169]：

$$(A-a)PO_2 = 0.21 × （年龄 + 2.5） \qquad [20]$$

FiO_2 的变化可引起（A-a）PO_2 的明显改变，让患者吸氧可使（A-a）PO_2 升高，与肺部疾病无关[166]。与（A-a）PO_2 类似，呼吸指数（A-a）PO_2/ PaO_2 和 PaO_2/ PAO_2 同样对 FiO_2 敏感，$\dot{V}/\dot{Q}$ 比例严重失调如急性呼吸窘迫综合征（acute respiratory distress syndrome，ARDS）时影响更为明显，缺乏真性分流或低 $\dot{V}/\dot{Q}$ 区域最小时（如健康肺或肺栓塞）影响减少[170]。

与基于气体分压的其他指数不同，PaO_2/ FiO_2 没有

用到 PAO_2 及其相关假设，因此更加稳定，特别适用于 ARDS，如当 FiO_2 大于 0.5 时 PaO_2 仍低于 100 mmHg 时[166-167]。PaO_2/FiO_2 是 ARDS 诊断标准的一部分，并与患者的预后相关[171]。无法进行反复动脉采血可使用 SpO_2/FiO_2（称之为 SF）替代。研究证明，SpO_2 在 80% 与 97% 之间的呼吸衰竭的成人或儿童中，SF 与 PaO_2/FiO_2 的相关性都很好[172-173]。

CO_2 含量曲线没有平台期，因此 $PaCO_2$ 与 PaO_2 不同，即使存在明显的 $\dot{V}/\dot{Q}$ 比例失调，其仍能保持正常范围。因此，代偿性过度通气可降低 $PaCO_2$[174]。$PaCO_2$ 受 CO_2 清除率（CO_2 elimination，$\dot{V}CO_2$）与肺泡通气量（alveolar ventilation，$\dot{V}_A$）的影响，计算公式中 k 为换算系数，为 0.863：

$$PaCO_2 = k \times (\dot{V}CO_2/\dot{V}_A) \qquad [21]$$

稳态条件（稳定 $\dot{V}CO_2$）下，$PaCO_2$ 与肺泡通气量成反比。传统测量无效通气的方法为利用 Bohr 公式（公式 15）并假设动脉与肺泡 CO_2 分压相等（$PACO_2 = PaCO_2$），计算无效腔量与潮气量之比。这里的无效腔包括肺泡无效腔（如无血流灌注的肺泡）、解剖无效腔及高 $\dot{V}/\dot{Q}$ 区域。与分流类似，无效腔即包括了真实的解剖无效腔，也包括无效通气的区域（见图 51-17）。

测量原理

PaO_2 是使用 Clark 电极来测量的。电极包括一个阴极（电子源，铂或金）和一个浸泡在电解质溶液中，包围着一薄层氧渗透膜的阳极。将电极插入血样中，O_2 通过氧渗透膜，被阴极还原，产生电流。该电流与血样 PO_2 成正比[175]。PCO_2 电极测量的是使用碳酸氢盐溶液平衡血样产生的 pH 改变[176]。

目前已有使用光学 PO_2 传感器进行连续血气监测的报道，但临床研究发现 PaO_2 迅速改变时的测量不准确。此监测仪的明确临床适应证尚未建立[177]。试验研究发现，O_2 荧光猝灭技术可发现机械通气时 PaO_2 的振荡变化，并提供肺复张及肺萎陷循环的相关信息[178-179]。

温度的影响

温度可以影响 CO_2 和 O_2 在血液中的溶解度。低温时，气体溶解度增高，气体分压下降。血气分析仪在 37℃ 测量气体的分压。因此，低温患者的血样会被分析仪加热至 37℃。CO_2 和 O_2 从血液中析出，致使 $PaCO_2$ 和 PaO_2 高于患者体内实际值。血气分析仪根据患者的实际体温，用公式校正测量值[180]。管理低温患者如低温体外循环（hypothermic cardiopulmonary bypass，HCPB）或深低温停循环（deep hypothermic circulatory arrest，DHCA）时，最需要关注温度对血气分析的影响。

在这些情况下，有两种策略可用于管理动脉气体分压：α 稳态和 pH 稳态。使用 α 稳态管理时，血气分析仪将血样加热至 37℃ 后进行分析测量的结果直接用于酸碱平衡及气体交换管理。α 稳态管理的潜在优势包括保持大脑的自动调节和蛋白质功能[181]。pH 稳态管理是将测量值经患者体温校准后用于酸碱平衡及气体交换管理。由于患者体温低，体内 PaO_2 和 $PaCO_2$ 较血气分析仪在 37℃ 的测量值低，pH 值较测量值高。使用 pH 稳态管理时，通常将 CO_2 加入氧合器以维持温度校正的 $PaCO_2$ 和 pH 在正常范围。其理论上的优势是增加脑血管扩张，使脑降温更为均匀[182]。

有研究比较了两种策略的预后，得到了不同的结果[183-190]。总的来说，临床研究支持在使用 HCPB 或 DHCA 的小儿心脏外科手术中采用 pH 稳态管理[185,189,191]。成年 HCPB 患者建议使用 α 稳态[192]。对于需要 DHCA 的成年患者，pH 稳态管理有助于增加降温的速度和均匀性，而复温过程推荐使用 α 稳态管理[193]。

局限性与误差原因

正确处理动脉血气样本是减少误差的重要措施。两个常见的错误做法是采样后搁延时间过久和采样注射器中留有空气[194]。在室温或 4℃ 条件下将血样搁置超过 20 min 将造成 PaO_2 下降[194]。PaO_2 下降的原因是白细胞的代谢，若将血样置于冰点条件下保存，则不会出现 PaO_2 下降。采样注射器中的气泡可使 PaO_2 测量值向气泡 PO_2 改变，$PaCO_2$ 下降[194]。

肺流量、容量与压力监测

人类的呼吸系统作为气体交换的器官，依靠气体对流和扩散来供应 O_2，清除 CO_2。将外界气体运输至肺泡和将肺泡气体运输至体外的过程需要依靠压力梯度，这将导致呼吸系统弹性元件的体积、气道内气流、运动组织的速度和空气与组织的加速度等的变化。肺由一复杂多分支的气道网和黏弹性组织构成，在呼吸或通气运动中，可引起气体流速和流量的巨大改变。气流（gas flow，$\dot{V}$）进出肺需要一个驱动压（pressure，P）以抵抗由气管树、肺实质和胸壁产生的气道阻力（P_R）、弹性回缩力（P_E）和惯性力（P_I）：

$$P = P_R + P_E + P_i \tag{22}$$

根据 P 是否为相对于大气压的气道压、相对于胸膜腔压的气道压或单独胸膜腔压力，公式 22 可用于描述整个呼吸系统、肺或胸壁的机械运动[195-197]。

呼 吸 力 学

与公式 22 近似，自主呼吸或机械通气中呼吸系统的机械运动常用一个简单的，包括阻力（resistive，R）、弹性回缩力（elastic，E）和惯性（inertial，I）的运动方程表示[195,198]：

$$P = R\dot{V} + EV + I\ddot{V} + P_O \tag{23}$$

其中 V 为容量，$\ddot{V}$ 为容量的加速度，P_O 表示呼气末的扩张压力。呼吸系统阻力产生的原因包括气体在气道树中流动的黏滞度和湍流，以及肺实质和胸壁组织的形状改变。因此，气道阻力主要反映了气道的直径[199]。当气流速度变化小，根据公式 23，阻力性压力损耗与气流量线性相关。在运动或用力呼气时，气体流速增快，阻力与气体流速成非线性关系，可用下述公式准确表述[200]：

$$P_R = K_1\dot{V} + K_2\dot{V}^2 \tag{24}$$

其中 K_1 和 K_2 为常数。其他能量的损失源于肺泡表面张力[201]、胸膜腔、肺实质和胸壁组织的摩擦[196]以及环绕气道壁和肺组织内收缩成分的横桥[202-203]。这些能量损失量被统称为组织阻力[204-205]。根据公式 23，若假设这些组织的阻力损耗与气流成正比，那么他们就与呼吸频率成反比[202,206]，这一现象通常与组织弹性有关[196]。成年患者正常呼吸频率时，肺组织产生的阻力约占声门下肺总阻力的 60%[207]。伴吸气末停顿的容量控制机械通气中，通过将吸气峰压（P_{peak}）和平台压（P_{plat}）（如对抗阻力的压力，P_R）之差除以吸气末停顿前瞬间的吸气流速（$\dot{V}_1$），可以迅速地估计吸气阻力：

$$R = \frac{P_{peak} - P_{plat}}{\dot{V}_1} = \frac{P_R}{\dot{V}_1} \tag{18}$$

因此，对特定的气流速度而言，P_R 的改变可以反映气道直径的改变，如术中哮喘发作（图 51-18，中图），或气管导管或呼吸回路阻塞。

膈肌与肋间肌的收缩或其他外部力量（如呼吸机）改变肺和胸壁正常的解剖形态产生的回弹，形成弹性回缩力[208]。弹性阻力被简单地定义为为达到给定的容量变化所需的肺扩张压力（跨呼吸系统、跨肺或胸膜内）改变。动态弹性阻力指在自主呼吸或机械通气过程中，每单位体积气体的改变所需的弹性（即无阻抗）扩张压力的改变。呼吸系统的总弹性阻力（E_{RS}）包括肺弹性阻力（E_L）和胸壁弹性阻力（E_{CW}）：

$$E_{RS} = E_L + E_{CW} \tag{26}$$

临床上更常使用的是弹性阻力的倒数——顺应性（即每单位压力改变的容量变化）。将公式 26 改写，以表示呼吸系统的总顺应性（C_{RS}）、肺顺应性（C_L）和胸壁顺应性（C_{CW}）之间的关系：

$$\frac{1}{C_{RS}} = \frac{1}{C_L} + \frac{1}{C_{CW}} \tag{27}$$

减少呼吸系统的总顺应性或肺顺应性的因素包括肺实变、肺水肿、气胸、肺不张、间质性肺病、全肺切除术或肺切除术、肺过度膨胀和支气管插管。肺气肿患者肺顺应性增加。减少胸壁顺应性的因素包括腹胀、腹腔间隔室综合征、胸壁水肿、胸廓畸形、肌紧张和广泛胸腹部瘢痕（如烧伤）。肌肉松弛和连枷胸可降低 C_{CW}。

当气流速度为零时（对抗阻力的压力为零），最容易确定呼吸系统总弹性阻力（E_{RS}）。E_{RS} 等于 P_{plat} 与 PEEP 之差除以 V_T：

$$E_{RS} = \frac{P_{plat} - PEEP}{V_T} = \frac{P_E}{V_T} \tag{28}$$

正常肺机械通气时，相对应的 C_{RS} 通常为 50～100 ml/cmH₂O。当肺或胸壁弹性阻力发生改变，可观察到给定 V_T 时 P_E 的改变，如开胸手术时的气胸或腹腔镜手术时的气腹（见图 51-18，右图）。由于气流的黏弹性和气体再分布，动态弹性阻力通常要高于静态弹性阻力[209]。

最后，惯性产生的压力与中心气道内气体柱的加速度和呼吸系统的组织运动相关[210]。抵抗惯性产生的压力通常不是呼吸功的主要组成部分，除非呼吸过程中吸气气流突然发生改变，可能出现在吸气台级段或高频通气（high-frequency ventilation，HFV）时[211]。

若在通气波形中没有吸气末停顿，由于吸气压力中阻力（resistive，R）和弹性（elastic，E）部分无法用目测区别出来。公式 25 和 28 无法估计此二者所

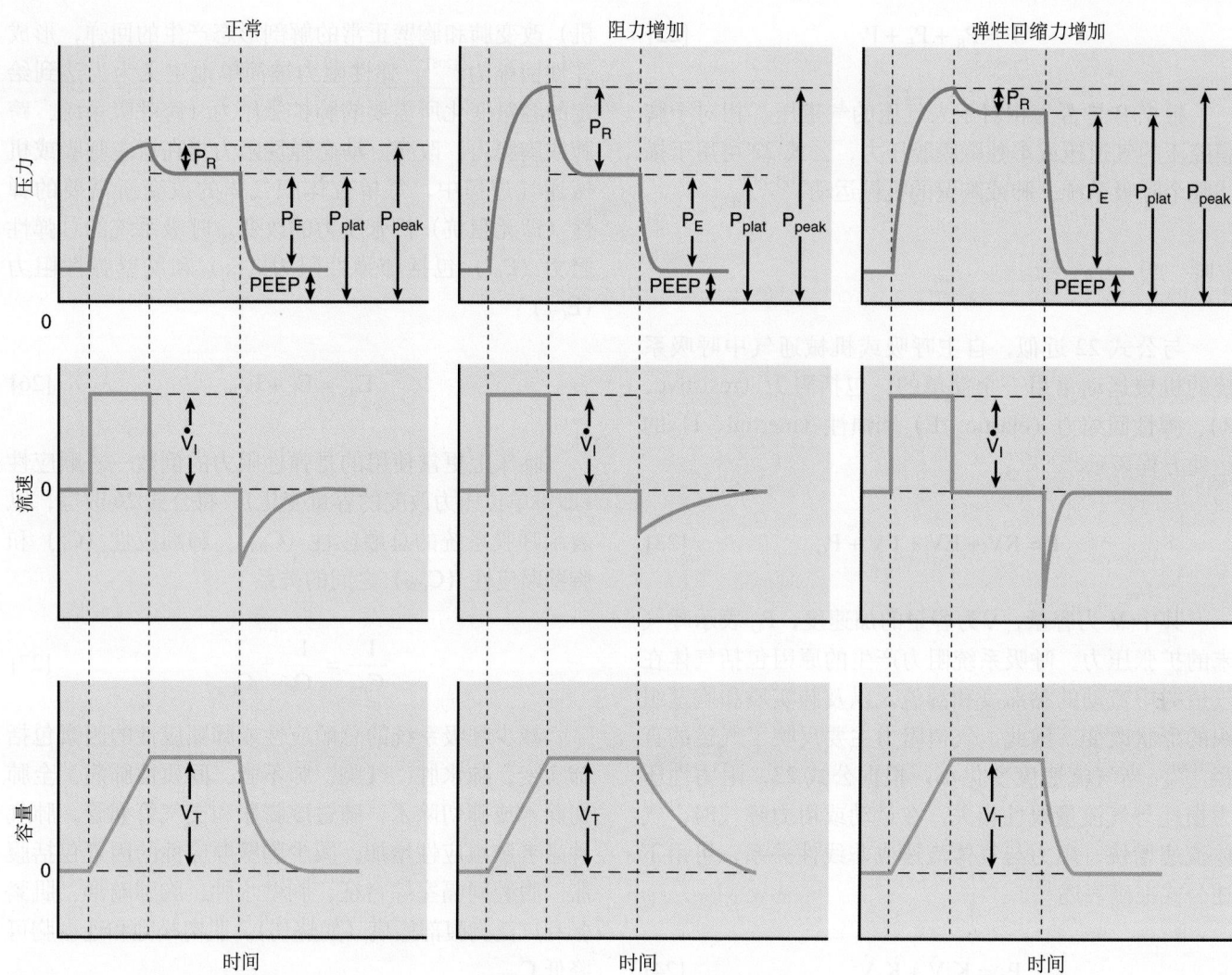

正常　　　　　　　　　　　阻力增加　　　　　　　　　　弹性回缩力增加

图 51-18　恒定流速容量控制机械通气伴吸气末停顿的气道压力、流速与容量波形。吸气峰压（P_{peak}）和平台压（P_{plat}）可分成对抗阻力的压力（P_R）、对抗弹性回缩力的压力（P_E）和呼气末正压（PEEP）。每一病例机械通气所使用的峰流速（$\dot{V}_I$）与潮气量（V_T）相同。左图为健康患者的波形，其中 P_R 成分所占的比例很小，对抗弹性回缩力的压力占了吸气峰压的大部分。呼气流速在下一次吸气之前已降至零点，表明吸 - 呼比（I：E）合适，不存在排空延迟的肺区域。肺容量作为流速的整体反映，也在下一次呼吸之前降至零点。中图为气道阻力增加患者的波形。由于 P_R 成分的明显增加使 P_{peak} 明显增加，P_{plat} 与健康患者相同，表明对抗弹性回缩力的压力没有改变。阻力增加使肺排空延迟，可观察到呼气相流速和容量曲线回至零点的时间延长，许多病例甚至无法到达零点，因此需要改变 I：E 以避免容量截留与自动 PEEP。右图为 P_E 增加患者的波形，可见于腹腔镜气腹或气胸。呼吸系统弹性回缩力的增加引起 P_{plat} 增加，呼气相肺排空增快

占的比例。例如，压力控制通气（pressure-controlled ventilation，PCV）使用一个持续恒定的扩张压力，使气道在整个吸气相开放（图 51-19）。PCV 中气流和 V_T 不是由呼吸机确定的，而是由气道和肺泡之间的压力梯度确定的。估计呼吸 R 和 E 更可靠的方法是使用公式 23 中的系数对气流和压力数据进行多元线性回归[212-214]。市售的呼吸力学监测仪包含这些数字处理方法，因此可用于分析几乎所有的呼吸波形，而并不限于伴吸气末停顿的容量控制或时间控制机械通气波形。此外，因为部分患者由于动态的气道压缩或萎陷复张，R 与 E 值在吸气相和呼气相可不相同，有些监护仪可分别估计吸气相和呼气相的 R 与 E 值[215-216]。

根据气道开放压动态估计呼吸系统总 R 与 E 的方法仅在胸壁松弛的机械控制通气时有效。虽然使用神经肌肉阻滞剂的全身麻醉中必然如此，但自主呼吸和呼吸机辅助通气将使情况变得十分复杂。在这种情况下，使用食管测压术估计跨肺压有助于计算胸壁力学以便于估测 R 与 E，此法将在下文详述。

静态呼吸力学

如前所述，当气流速度为零时，肺扩张压力仅与弹性阻力相关，因此此时最容易测定呼吸系统弹性阻力（或顺应性）。然而，通过绘制跨肺扩张压或呼吸系统总扩张压相关的累积吸气或呼气肺容量图，可更全面地描述呼吸系统弹性的特性。当非常慢地进行肺

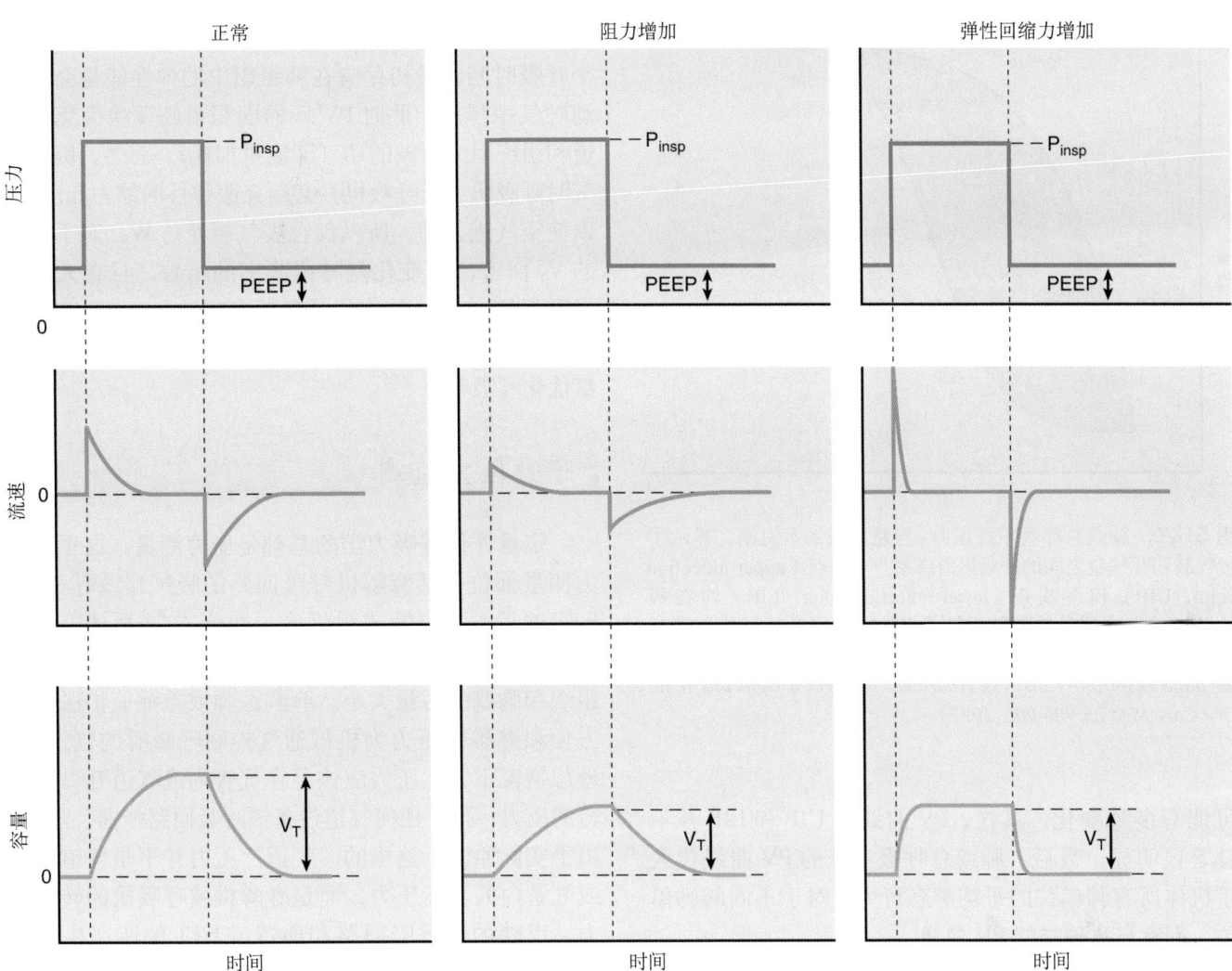

图 51-19　与图 51-18 相同的患者压力控制机械通气的气道压力、流速与容量波形。这种模式通气给予患者固定的吸气压力，而不管阻力与顺应性如何。一旦这些指标发生改变，气体流速与潮气量就随之改变。左图为正常肺患者的波形。中图为气道阻力增加患者的波形。与容量控制通气相比，由于缺少气道峰压与平台压差，与正常患者相比，其潮气量（V_T）较小，呼气相流速回至零点的时间延长。右图为弹性回缩力增加患者的波形，可见于腹腔镜气腹或气胸。其 V_T 较小，回至零点的时间缩短，与患者呼吸系统的刚性增加相一致。PEEP，呼气末正压；P_{insp}，吸气压力

扩张或肺回缩[217]（对抗气道阻力压可忽略不计）或周期性气流闭塞[218] 时，可绘制准静态压力 - 容量（pressure-volume，PV）曲线。例如，肺扩张至指定的容积（通常为肺总量）后让肺被动收缩过程中使气流中断，持续 1～2 s，即可绘制 PV 曲线的呼气肢。

　　PV 曲线通常是非线性的（图 51-20），也就是说，被定义为 PV 曲线局部斜率 dP/ dV 的顺应性可随肺容量的改变而改变。根据经验，PV 曲线通常采用单指数函数[219] 或 S 形函数[220] 来描述。S 形函数描述曲线通常有两个清晰的分界点，较高的称为上拐点（upper inflection point，UIP）和较低称为下拐点（lower inflection point，LIP）。* UIP 代表该点处的肺开始出现

肺实质刚性应变（parenchymal strain - stiffening），发生过度膨胀[196]。LIP 表示该点处的肺泡达到最大程度的扩张。保护性肺通气力求患者在 PV 曲线最线性区域进行通气，使用足够的 PEEP 避免到达 LIP 而出现肺萎陷与肺复张循环，并使用低 V_T 技术以避免 UIP 时肺过度膨胀[218]。此外，PV 曲线可发生迟滞现象，即指定压力的肺容量取决于扩张压力方向（无论吸气或呼气）的现象。肺或整个呼吸系统 PV 曲线发生迟滞现象的原因纷繁复杂，包括表面活性剂的生物物理特性[221]、时间依赖性肺萎陷与肺复张[222] 以及各种结缔组织的接触摩擦[223]。

　　参照 PV 曲线进行呼吸管理时需要注意几个问题。首先，PV 曲线是在气流量为零或接近零时绘制的，它不反映自主呼吸或机械通气的动态过程中肺或总呼吸系统力学。事实上，同一个患者的动态 PV 关系也

---

* 拐点的正规数学定义为曲线的转折点，在转折点后其凹面（如它的第二导数）的方向由正到负，反之亦然。

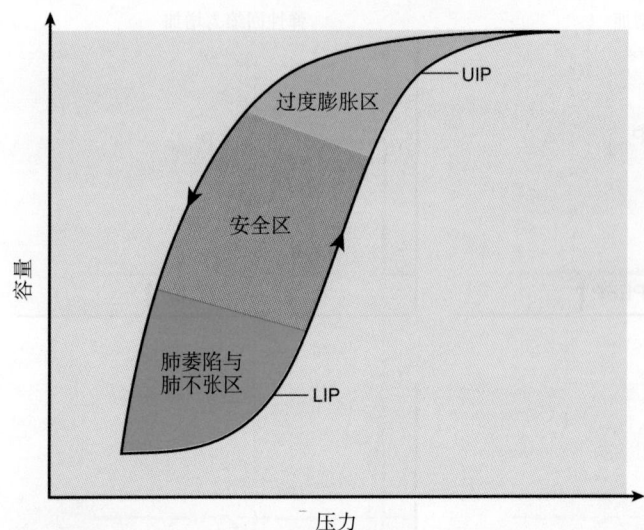

图 51-20 肺或总呼吸系统压力 - 容量曲线的示意图,显示了吸气肢和呼气肢之间的呼吸迟滞现象。上拐点(upper inflection point, UIP)和下拐点(lower inflection point, LIP)均在吸气肢中。为达到最佳的肺保护效果,应在安全区行机械通气 *(Redrawn from Froese AB: High-frequency oscillatory ventilation for adult respiratory distress syndrome: let's get it right this time! Crit Care Med 25:906-908, 1997.)*

可能有多种变化。其次,PV 曲线的 UIP 和 LIP 并不总是很明显。最后,肺或总呼吸系统的 PV 曲线代表了机体所有肺单位的平均静态行为,对于不同的肺单位,都有自身独立的 PV 曲线。

呼 吸 功

呼吸功(the work of breathing,W)指肺和(或)胸壁扩张或回缩达到指定的容量时所需要的能量。呼吸功最简单的表达形式为扩张压力与所产生容积变化的乘积:

$$W = PV \qquad [29]$$

当压力和容量作为时间的函数变化时(如在自主呼吸或控制通气过程中),呼吸功公式为累乘[224]:

$$W = \int PdV \qquad [30]$$

或等于压力 - 流量乘积对时间的积分[225]:

$$W = \int_0^T P(t)\dot{V}(t)dt \qquad [31]$$

其中,T 是 W 持续的时间。例如,若 T 为吸气持续时间,P 为跨肺压则 W 对应于克服阻力和弹性回缩

力使空气进入肺所需要做的功(图 51-21)。若 T 为整个呼吸时间,最初存储在肺组织中的弹性能量会在被动呼气中释放。此时 PV 环的面积单纯反映为克服气道和组织阻力所做的功(即能量损耗)。总之,因为吸气时呼吸肌(或呼吸机)必须克服弹性回缩力和阻力,以使空气进入肺,所以仅在吸气相评估 W。对于给定的 V_T 而言,W 变化是呼吸频率的函数,且在大多数情况下 W 在某一特定的呼吸频率时最小。由于在这样的呼吸频率时能量消耗最小,这一呼吸频率被称为能量优化呼吸频率[225]。

呼吸压力监测

定量评估呼吸力学的基础是压力测量。这里的压力测量部位包括麻醉机呼吸回路的吸气端或呼气端、ETT 的近端、气管或食管内。如公式 22 所述,压力的测量有助于推断推动气体通过气道树、扩张肺实质组织和胸壁的力量大小。麻醉医师或重症监护医师最方便和熟悉的压力为机械通气控制呼吸时的气道压。理想情况下,此压力应该是在气管内或气道开口处测得的压力,且无任何气道设备或呼吸回路扭曲。然而,由于实际原因,这里的"气道"压力并不是气道开口或气管内的实际压力,而是麻醉机或呼吸机的转导压力,反映的是呼吸回路和面罩或 ETT 的所产生阻力和顺应性,即这个呼吸系统的机械性能。尽管现在许多呼吸机使用计算机程序来提供一些呼吸回路气流和压力损耗的补偿[226],但此法往往依赖于理想化的线性模型,不能真实地反映复杂的呼吸过程,包括气体湍流、多变的气体压缩或管壁的黏弹性[227-228]。因此,在使用呼吸机的气道压力和容量监测结果进行生理性推论时,必须小心谨慎。

气道压力常被不恰当地作为肺的扩张压力。跨呼吸系统压指跨过肺和胸壁的压力下降,正压通气中常用气道压与大气压之差来计算。许多可导致跨呼吸系统压增加的因素并不会引起肺过度扩张。如肥胖、气腹或深屈氏(Trendelenburg)位都可能增高气道开口压力,但不一定引起肺实质过度膨胀(见第 41 章和第 71 章)。

与此相比,跨肺压仅指使肺膨胀的压力。确定跨肺压不仅需要测量气道开口压,而且需要估计胸膜腔内的压力。食管内测量的压力与胸膜腔内的压力相对接近,因此食管球囊导管可以相对无创地得到胸膜腔内压力值[229]。这种导管通常有 100cm 长,远端覆盖着薄壁气囊,并有侧孔(图 51-22)。该导管通过口或鼻孔置入,放置在食管中远端三分之一处。将该导管

吸气   呼气

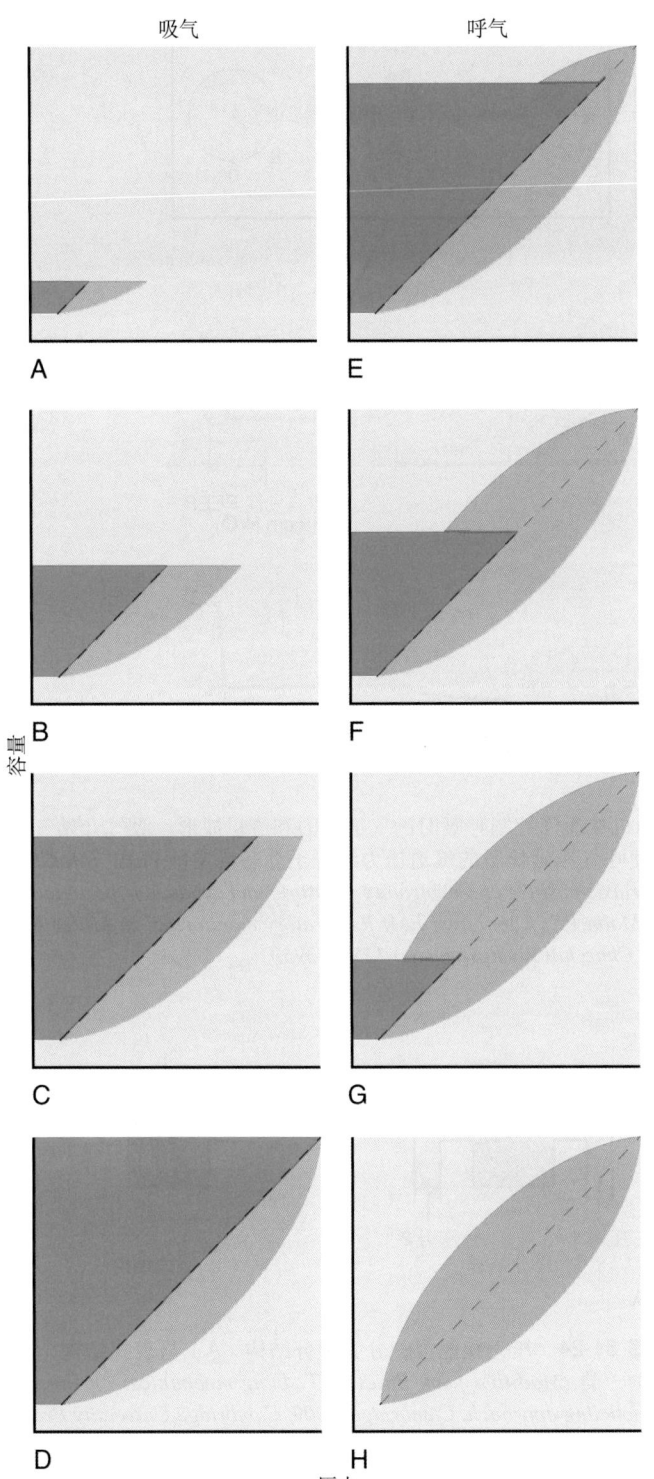

容量

压力

图 51-21 单次呼吸的过程中容量随跨肺或跨呼吸系统压力变化的示意图。A ~ D 为吸气相示意图，E ~ H 为呼气相示意图。淡蓝色区域表示为抵抗组织弹性回缩力所做的呼吸功，深蓝色区域表示为抵抗气道和组织阻力所做的呼吸功。吸气末存储在弹性组织中的能量在呼气中完全释放。吸气与呼气相均需对抗阻力做功

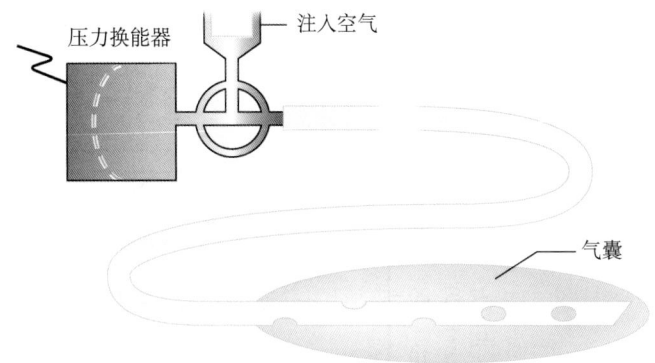

压力换能器   注入空气

气囊

图 51-22 食管球囊导管示意图。导管近端与压力换能器相连，通过三通向气囊内注入空气 *(Modified from Bates JHT: Lung mechanics: an inverse modeling approach, Cambridge, 2009, Cambridge University Press, p 220.)*

通过一个三通与压力换能器相连，向气囊内注入少量空气，使套囊壁仍然松弛，不产生额外的弹性回缩压力影响测量。由于局部胸膜腔压力取决于重力，食管球囊导管的套囊需要有数厘米长以便于提供肺外周压力的平均估计值。食管测压估计胸膜腔压力有几个限制，包括仰卧位患者纵隔对气囊的压迫、导管移位和测量过程中的心脏活动干扰[230-231]。尽管如此，它对于调整危重患者的适宜 PEEP 水平还是很有价值的[232]。临床实践中通常由跨呼吸系统压得到气道峰压和平台压，它们反映的不只是肺的压力特性，而是针对整个呼吸系统。平台压设置在 26 ~ 30 cmH_2O 以内可减少肺泡过度膨胀[233]，临床工作中应认真控制。

自发性 PEEP 或内源性 PEEP 是呼气末肺泡内存在的正压，通常可见于机械通气的 COPD 患者（此类患者存在动态的气道受压与呼气流速受限）和相当一部分 ARDS、脓毒症和呼吸肌无力的患者[234]。自发性 PEEP 可明显损害呼吸和血流动力学。引起自发性 PEEP 的原因通常包括气道阻力增加和肺弹性回缩力下降（即呼吸系统的呼气时间常数增加）。其他因素有呼气时间缩短、V_T 增加、外呼气阻力增大及呼气时吸气肌持续活动。机械通气患者在呼气末阻断气道时可见气道压力的上升直至一个明显的平台（<4s），由此可以估计自发性 PEEP 的值（图 51-23）。因此，自发性 PEEP 被定义为阻断末与阻断前气道压力差。其他动态评估自发性 PEEP 的方法包括自主呼吸的患者使用食管球囊导管等[234-235]。

任何压力的测量均须使用压力换能器。大多压力换能器为压差传感器，包含有两个输入通道，换能器产生的输出电流与这两个通道的压差成正比（图 51-24A）。这种换能器必须具有高的共模抑制比(common-mode rejection ratio，CMRR)，即当两个输入端暴露于

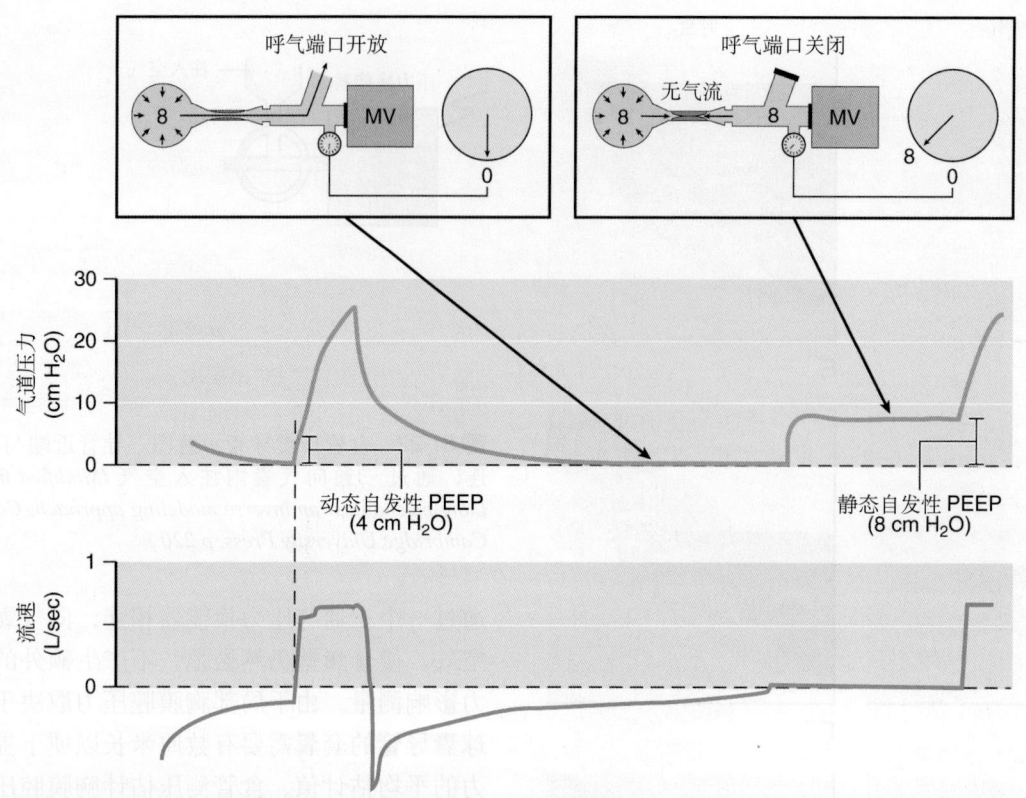

图 51-23 内源性呼气末正压（自发性 PEEP）的概念。图中所示为机械通气控制呼吸时的气道压力和流量波形。吸气开始气流速度为零时，气道压力约等于动态自发性 PEEP。呼气末阻断气道使呼气相延长后的气道压力约等于静态自发性 PEEP *(Modified from Blanch L, Bernabé F, Lucangelo U: Measurement of air trapping, intrinsic positive end-expiratory pressure, and dynamic hyperinflation in mechanically ventilated patients, Respir Care 50:110-123, 2005, and Moon RE, Camporesi EM: Respiratory monitoring. In Miller RD, Fleisher LA, Johns RA, editors: Miller's anesthesia, ed 6, New York, 2005, Churchill Livingstone, pp 1255, 1295.)*

相同的压力条件下时，换能器具有输出为零的倾向。还有许多压力波形相对于大气转换，两个输入端中的一个与环境空气相通（图 51-24B），另外被称为表式结构。临床上使用的压力换能器多为价格相对低廉的压阻换能器[198]。这些换能器的核心是压力感受膜片，当压力差存在时，其发生变形，使电阻改变。这种电阻的变化可以被标准惠斯通电桥回路所感测，产生输出适于放大和过滤的电压信号。总之，压阻换能器具有足够的频率反应，足以满足大多数呼吸道疾病监测[236-237]。然而，如果该换能器连接的压力感应部位的管道过长、顺应性过好，这种频率反应很容易被弱化[238]。

呼吸流量监测

理想情况下，任何流量的测量都应该显示气体进入和离开患者肺部的确切的速率。要使监测最便捷，流量测量装置的安放部位应尽可能靠近患者，如在呼吸回路 Y 型接头与 ETT 或 LMA 近端之间。然而，由于实际原因，大部分呼吸机和麻醉机在靠近控制台的部位进行流量监测。由于气体的压缩性、呼吸回路管

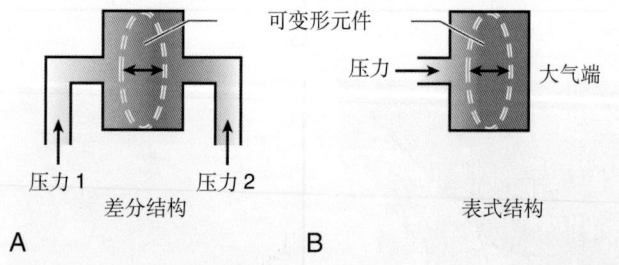

图 51-24 压力换能器，分为差分结构（A）与表式结构（B）两 类 *(Modified from Bates JHT: Lung mechanics: an inverse modeling approach, Cambridge, 2009, Cambridge University Press, p 220.)*

壁的扩张性和气体湿度的改变，此处测量的流量数据与靠近患者处测量值有明显不同。

流量监测的一个重要临床用途为检测呼气末气流量是否达到零点。其意义为若呼气末气体未完全排空，肺泡与上呼吸道之间仍然存在压力梯度，即自发性 PEEP。结果呼气末肺容量较无自发性 PEEP 者为大，有动态肺过度充气与静脉回流减少的风险。增加呼气时间、减少 V_T 或降低呼吸频率可以消除这个隐患。

机械通气过程中，可以通过呼吸机吸入或呼出潮

气量的时间依赖性改变，或活塞、汽缸或风箱的位移波形，来推断气道气流量[239-241]。但最好使用专为此任务设计的流量换能器进行流量监测。最常用的方法包括测量通过流体电阻元件的压差减小量（ΔP）。理想的 ΔP 与通过该装置的流量线性相关。此原理为最古老最广泛使用的流量计——呼吸速度描记器的基础。呼吸速度描记器虽然可以准确测量气体流速，但对温度、湿度和气体组成的变化非常敏感[242]，需要经常使用各种电子或软件技术进行校准以确保测量的准确性[243-244]。除上述敏感性外，清洗和消毒困难也限制了这类仪器在临床中的常规使用。孔板流量计的优点是具有相对较大的内径，可减少水汽的凝结和分泌物梗阻。这类设备可以使用注塑成型技术，价格低廉，许多孔板流量计还被设计为一次性使用的，从而使它们在临床呼吸监测中的应用越来越普及[245]。

大多数麻醉机采用热丝风速计进行呼吸流量监测[246]。热丝风速计的测量依赖于随温度变化的载流导线电阻的变化。气流经过导线，引起相应的温度下降，导线的导电率改变，被适当的电子电路感测[247]。由于一条导线无法感测气流的方向，呼吸回路中使用两个不同的风速计：一个用于吸气端，另一个用于呼气端。另外，若要感测通过单个导管的双向气流，必须将两个导线串联[248]，根据先冷却的导线位置确定气流方向。总之，热丝风速计与呼吸速度描记器或孔板流量计相比，可更好地进行动态监测[249]，因此是 HFV 较为理想的气流监测仪[250]。

呼吸容量监测

与流量监测类似，理想的容量测量应该准确反映进出患者体内的气体量。然而，由于大多数麻醉机和呼吸机根据电子或数字整合相对应的流量信号决定气体容量[198]，吸入或呼出 V_T 的监测受到与流量监测相同的限制。由于整合可能导致气体容量的估计错误，必须小心以确保任何来自流量换能器的漂移或抵消最小化。方法包括定时地在呼吸末给换能器校零。虽然电子或数字的高通过滤器可以实时去除漂移和偏移，但瞬时反应时间较长。

最后，除了本节中描述的病理生理和监测外，在新生儿复苏的监测、培训和教育中必须包含呼吸系统压力、容量和流量监测内容[251]（参见第 95 章）。

体积描记监测

呼吸感应体积描记技术（respiratory inductance plethysmography，RIP）是一种无创呼吸功能监测技术，可量化反映胸廓和腹部横截面积的改变。该方法可用于评估 V_T、呼吸频率、高频振荡通气（high-frequency oscillatory ventilation，HFOV）的质量、气管支气管吸痰过程中肺容量的变化及胸腹运动的同步性[252]。RIP 测量的原理是电流通过导线线圈产生磁场的方向与线圈电流方向垂直（Faraday 定律），线圈围绕面积的变化产生的环路反向电流大小与面积的改变成正比（Lenz 定律）。使用两个内置导体的松紧带：一个通常围绕于患者胸部，放置于剑突以上 3 cm 的位置；另一个围绕于患者腹部。胸部和腹部横截面积的变化可使这些松紧带产生独立的信号，这两个信号的总和用一个已知气体容量校准后可得出肺容量的改变。

由于不需要面罩、LMA 或 ETT 的优势，RIP 已用于儿科监测 V_T 和呼吸频率[253]。此技术可以方便患者 PV 曲线的建立，可指导肺保护通气策略，用以优化肺复张，维持小气道开放，并避免肺过度膨胀（见静态呼吸力学监测部分）。

RIP 在术中可应用于无法使用常规麻醉监护仪但又要求准确监测 V_T 的情况，包括需要共享呼吸道（如喉气管手术[254]、纤维支气管镜或硬质气管镜检查）或未行气管插管（如麻醉监护和无创压力支持通气）患者。

可惜的是，由于需要放置测量带，RIP 不能用于胸部和腹部外科手术。此外，该装置需要校准的特性使其易受呼吸模式变化的影响。

呼吸频率监测：窒息监测

呼吸暂停和呼吸过慢是术中及术后麻醉恢复期常见的危及生命的事件。早产儿、病态肥胖、老龄、阻塞性睡眠呼吸暂停以及服用中枢神经系统抑制药物是呼吸暂停或呼吸过慢的相关风险因素（见第 71 章和第 80 章）[255-256]。因此，许多不同的方法可用于检测这些事件[257-258]。主要的呼吸暂停类型有两种：中枢性和阻塞性。中枢性呼吸暂停定义为由于中枢神经系统呼吸驱动故障而发生的呼吸暂停。阻塞性呼吸暂停是上呼吸道阻塞的结果。现有的监测仪至少通过评估呼吸三个过程中的一个，从而检测是否发生呼吸暂停[258]：胸壁扩张运动、气体流动和气体交换。

胸壁扩张运动常用的检测方法如下：

1. 经胸电阻抗（阻抗呼吸描记法）的变化。该法的原理是呼吸时空气进出肺，胸部的血流量同时发生变化，胸壁电导率的改变引起经胸电流变化。空气是不良的电导体，血液是良好的电导体。在两个胸部电极中使用高频低电流，测量相应的胸部电压，并持续计算其电阻抗。一些市售监护仪使用常规心电图导线实施这一技术，此法也被用于家庭新生儿窒息监测。

2. 呼吸感应体积描记术。此法在"肺流量、容量与压力监测"一节中已详述。

3. 胸部和腹部的光纤与电阻式应变仪（放置于婴儿胸廓侧面的压垫，腹部气压传感器）。

4. 呼吸肌的肌电信号。由于低信噪比，此法并不经常使用。

以胸壁扩张运动为基础的呼吸监测技术重要的缺点是当呼吸运动存在时，它们的结论并不准确。因此，阻塞性呼吸暂停可能会被误判为正常呼吸 [259]。

气体流动的测量方法是直接测量气道中气流存在的各种不同变量：

1. 呼吸回路的压力梯度。此法根据 Poiseuille 原则（$\Delta P = k \cdot V$），使用压差传感器来进行气流量检测。

2. 口鼻处呼出气体的温度。

3. 使用快反应湿度计测量呼出气的湿度。

基于气体交换的测量技术的重点是呼出气 CO_2 的检测，现已常规用于 OR 中气管插管的患者。未插管的患者使用专门设计的导管，将 DO_2 和呼吸气体采样相结合，便于呼出 CO_2 监测。最常用的检测技术为离线或在线红外传感器。即使患者在麻醉后复苏室高流量吸氧，使用这种技术测量呼吸频率较经胸电阻抗成像技术更准确 [260]。使用鼻导管无法准确测量张口呼吸患者的呼气末 CO_2，包括肥胖和阻塞性睡眠呼吸暂停的患者。此时，使用带有口腔引导装置的鼻吸氧导管可以提高测量准确性 [261]。

脉搏氧饱和度不能作为窒息或呼吸缓慢主要的监测手段，原因是对于氧合良好的窒息患者，O_2 去饱仅发生在窒息的后期（参见第 44 章）。但是脉搏氧饱和度与通气监测相结合，提高了安全水平。例如，一项研究使用脉搏氧饱和度与无创二氧化碳描记图对178 名接受自控镇痛的患者进行连续监测，其中，脉搏氧饱和度监测发现 12% 的患者发生呼吸抑制，与以前的研究结果一致 [255]。41% 的患者发生呼吸缓慢（呼吸频率 < 10 次 / 分），远远高于以前报道的 1% 至 2% [262-264]。

呼吸频率监测对于婴儿窒息监测来说至关重要

（参见第 95 章）。经胸电阻抗和脉搏氧饱和度监测相结合，可最大限度地提高家庭监测新生儿窒息发作的检测准确性 [265]。这是因为当经胸电阻抗由于运动干扰反应不佳时，脉搏氧饱和度提供额外的监测。通气监测如二氧化碳描记图和脉搏氧饱和度监测相结合，可最大限度地提高肺泡通气不足的检出率 [266]。使用二氧化碳描记图监测有利于早期发现吸氧患者肺泡通气不足时的动脉血 O_2 去饱和状态。

窒息监测可出现假阳性和假阴性。最危险的情况是窒息发生时，监测仪将干扰误认为是呼吸，而不激活报警。这样的干扰包括振动、心脏搏动、患者活动和其他仪器设备的电磁干扰。阻抗呼吸描记图易受心血管活动干扰，压垫易受患者运动干扰。更常见（但不那么危险）的问题是患者未发生窒息时监测仪报警。常见的原因包括灵敏度设置不合适、电极片功能失常和患者活动。感知加速度信号的运动传感器用于新生儿接受 HFOV 治疗时。结果表明，监测局部气流的返复运动有利于早期识别 HFOV 患者的通气恶化，避免最终的低氧发生 [267]。研究发现，约半数低氧血症发生的原因是通气功能的缓慢下降 [267]。

在"麻醉患者安全基金会"的《必要的监测策略》中有《检测术后有临床意义的药物诱发的呼吸抑制》[http://www.apsf.org/initiatives.php]，其目前建议指出，无论患者是否存在术后呼吸功能不全的风险，应对所有的患者进行氧合和通气的连续电子监测。显而易见，呼吸抑制可能会发生在无危险因素的患者身上。这些建议强调，维持现状的同时等待更新的技术是不能接受的，间断"抽查"氧合（脉搏氧饱和度）与通气（护理评估）对可靠地发现包括药物诱发的呼吸抑制在内的临床征象也是不合适的。然而，连续的电子监测不应取代传统间断性护理评估和警惕性。当必须为患者供氧以保持患者可接受的氧饱和度时，建议使用二氧化碳描记图或其他方法监测通气与气流。建议也呼吁关注基于阈值的报警限制，若未考虑个体的生理变量，可能会出现报警未启动或过于敏感（过量误报），而导致无法发现进展性通气不足的早期症状。

呼吸监测影像学

影像学作为一种监测技术，提供了观察健康与患病者肺结构、功能和炎症的极好方法 [268-270]。然而，辐射与笨重的设备限制了它的床旁使用。技术的进步使更小巧的新设备用于临床。这可能预示着呼吸功能监测一个重要的进步，即床旁影像学检查率的提高，其优势是较少的辐射暴露、无创和提供更详细的生理信息。

胸部 X 线摄影

　　胸部 X 线摄影是在手术室、术后麻醉监护病房和 ICU 内评估胸内情况的传统影像学方法。因此，实施麻醉者应熟悉重要肺部病变的基本放射学检查结果，如间质浸润、肺气肿、气胸、胸腔积液和肺实变。胸部 X 线摄影与计算机断层扫描（computed tomography，CT）一样，其物理基础是 X 射线到达探测器（如胶片）的量依赖于组织吸收量，而后者与组织密度线性相关。辐射暴露限制了影像学检查的使用，而技术上的困难限制了图像的质量。这些困难包括患者的图像采集期间的移动所造成的分辨率下降、胶片与 X 线束源过近和胶片匣的后位相关的图像失真。

超 声 检 查

　　肺部超声检查是麻醉与危重病医学的一项新兴技术，可用于成人和儿童[271-272]。关键的和系统的方法都已证明使用肺部超声可以获得重要的临床信息，其优点包括实用、低成本并且不存在放射污染或其他明显的生物学副作用。肺部超声已被成功地用于评估气胸、间质综合征（即心源性和渗透性肺水肿）、肺实变和胸腔积液。现有的通用超声探头可用于特定部位的检查。例如，高频线阵探头可用于胸膜和表浅组织病变的详细检查，如气胸。此探头较大，肋骨的干扰使其无法探测更大范围的肺组织；此探头为高频探头，因此无法评估深部结构。为达到最优化的肺部图像，探头的发射频率应为 5 ~ 7 MHz，探头应较小并具有一个尖端，可通过肋间隙得到肺实质的声学信号。因此 5-MHz 的微凸探头最受青睐[271-272]。

　　应使用系统的方法进行检查，以保证综合评估患者的肺结构和功能。仰卧位患者，每侧胸腔至少应评估六个区域：两个胸前区域（第三肋间隙为分界线）、两个侧区和两个后区[273-274]。由于空气、组织和骨（肋骨）的声阻抗差异显著，胸部超声检查的原理不仅包括解剖结构的可视化，还包括其特征性伪影[275]。肋骨为高回声线伴明显的声影（图 51-25A），在肋骨下方约 0.5 ~ 1.0 cm 的肋间处可见胸膜线。典型的胸膜线为高亮度微弯的弧线。麻醉医师应熟记这些主要结构，许多相关疾病可影响其超声表现。另外一个超声影像的关键点是正常肺的呼吸表现为肺滑征，即脏层胸膜对壁层胸膜的相对运动，靠近膈肌的部位的运动幅度较靠近肺尖部的大。

　　胸膜下的等距回声伪影为 A 线（见图 51-25A）。起始于胸膜线的离散激光状纵向回声伪影为 B 线（以前被描述为"彗尾"），它一直延伸到屏幕的底部而亮度不衰减，与肺滑同步运动，并且使 A 线消失（见图 51-25B）。B 线的生理和解剖学原理尚未确立[272]。正常肺可见孤立 B 线，肺部发生病变时，B 线数量增加。

　　根据对正常回声与伪影的认识，可以判定是否发生病理情况[271-272,276]。大多数的急性病变涉及肺的表面，因此胸部超声检查可以发现病变的存在。气胸的超声表现是肺滑征、B 线和肺搏动消失，出现肺点。M 型超声检查可见探头下方的平行线，代表相对固定不动的结构。超声检查发现肺点可以诊断气胸，其具体超声图像表现为呼吸时某一特定的部位从缺乏肺滑征或移动的 B 线（即无肺实质的气体）向可见肺滑征、B 线或表示肺实质的变异 A 线的周期性转换（图 51-25C）[272,277]。床旁超声扫描检测气胸的敏感性与 CT 扫描相似[271-272]。

　　多个 B 线的出现是间质性综合征的特征。阳性区域被定义为两根肋骨之间的纵切面可见三个或更多的 B 线（图 51-25D）。肺实变的超声特征是出现胸膜下低回声或组织样回声区域。肺实变的原因包括感染、肺栓塞、肺癌和转移性肿瘤、压缩性肺不张、阻塞性肺不张和肺挫伤。其余有助于诊断肺实变原因的超声征象包括肺实变深部边缘的回声质量、远场边缘出现彗星尾伪影、出现空气或液体支气管征以及实变组织内的血管回声影像。胸腔积液的超声特征是在壁层胸膜和脏层胸膜之间存在无回声区，M 超表现为积液内存在的肺部呼吸运动"正弦征"。积液存在回声物质表明积液为渗出液或血液，部分渗出液和大多数漏出液具有无回声的特征。

　　肺部超声的临床研究和临床经验的增长为紧急情况下严重呼吸困难的评估提供诊断参考（图 51-26）。BLUE 方案为急性呼吸衰竭患者的超声诊断流程，其有助于迅速诊断，准确率达 90.5%[276,278]。

电阻抗断层成像术

　　电阻抗断层成像（electrical impedance tomography，EIT）是一种无创且无辐射的模拟成像技术，可用于床旁评估区域肺功能。该法可用于临床，虽然空间分辨率较低，但时间分辨率高，可对患者区域通气功能进行实时评估[270,279]。由于可以估测区域肺容量并可用于优化机械通气设置，它在 ICU 和 OR 中的使

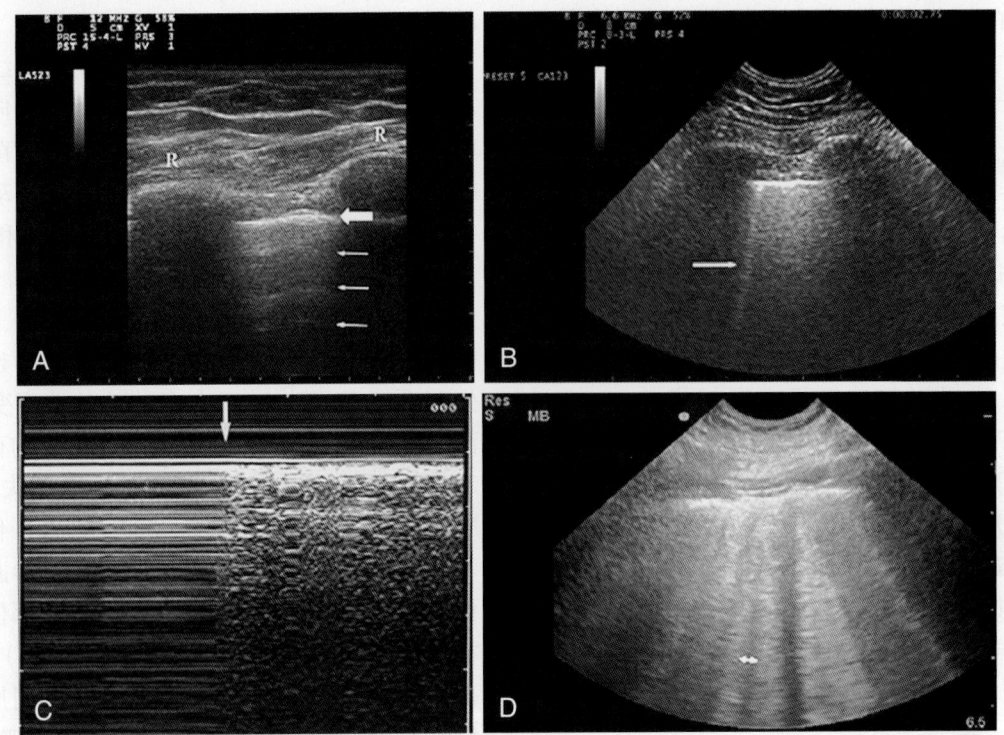

图 51-25 A. 典型的胸部超声影像，显示相邻的肋骨（R）及后方声影。白回声胸膜线位于肋骨下方约 0.5 cm 处（粗箭头）。胸膜线下等距平行线为 A 线伪影（细箭头）。B. B 线或彗星尾为从胸膜线延伸至屏幕边缘的高回声伪影，A 线消失。孤立 B 线常见于正常肺。C. M 型肺超声图像中的"肺点"，用于诊断气胸。可见缺少肺组织运动的平行线图案（气胸）突然转变为吸气时正常肺组织的颗粒状图案（箭头所示）。D. 间质性综合征超声影像为距离 7mm 或更小的 B 线。同时可见胸膜线和肋骨 *(From Bouhemad B, Zhang M, Lu Q, Rouby JJ: Clinical review: bedside lung ultrasound in critical care practice, Crit Care 11:205, 2007, and Turner JP, Dankoff J: Thoracic ultrasound, Emerg Med Clin North Am 30:451, 473, ix, 2012.)*

用备受关注[270]。

　　EIT 的基础是电阻抗，这个物理变量与向特定物体注入已知电压后通过该物体的电流量成反比[280]。生物组织的阻抗取决于组织构成。高浓度的电解质、细胞外水分、大细胞以及存在于血液和肌肉中的大量细胞间缝隙连接均可以减少阻抗。空气、脂肪和骨骼电阻抗高。组织构成的病理变化可影响组织阻抗，包括血管外肺水（如肺水肿）、胸腔内血容量、体腔内的液体（胸腔积液、心包积液、支气管和肺泡液）、异物（胸腔引流管）和肺纤维化（如发生 ARDS 后或作为原发病变）。呼吸周期中，胸内生物电阻抗主要受通气和灌注两方面影响。

　　EIT 使用电极阵列（通常为 16 至 32）围绕目标胸部区域。选择的具体位置根据临床需要而定，如要进行标准肺评估，则通常选择第五肋间。测量时在一对相邻两电极上施加一个低电流，测量其他电极产生的电压。一个测量循环相当于环绕胸部所有电极对的一个完整的测量序列。根据所测得的表面电阻抗可以对所研究的胸部横切面进行图像重建。图像的像素若与相对应的电阻抗改变相关，即为功能性 EIT。由于空气阻抗高，液体和组织阻抗低，重建的图像可反映

区域通气情况。绝对 EIT（absolute EIT，a-EIT）模式的图像表示的是相对应区域的实际电阻抗值，可直接评价肺部病变情况，如低阻抗病变（如血胸、胸腔积液、肺不张和肺水肿）和高阻抗病变（如气胸和肺气肿）[281]。与包括 CT 在内的标准监测方法相比，EIT 可成功地用于呼吸功能监测[270,280,282]。

　　由于这种技术可以直接地实时评估局部区域的病变情况，目前已确定了多项监测区域肺功能的应用[279]。这些应用包括判断诱导和气管插管对儿童呼气肺水平和区域通气的效果（参见第 95 章）（图 51-27）[283]，围术期监测自主呼吸和控制呼吸的气体分布[284]，腹腔镜手术中判定 PEEP 对肺区域通气的效果[285]，评价机械通气时的气体分布[285]，床旁肺复张，ADRS 患者滴定 PEEP 并评估是否存在肺萎陷与肺过度膨胀（参见第 101 章）[286]，以及对 HFOV 进行评价[252,287]。优化肺呼吸不仅是改善气体交换的关键措施，而且可减少术中和术后呼吸机相关肺损伤。EIT 的价值可能也包括减少患者发生术中和术后呼吸系统并发症的风险[288]，实时监测气胸[289]，还能监测肺区域灌注[290]，从而可以对自主呼吸和机械通气的患者进行床旁评估，以了解 $\dot{V}/\dot{Q}$ 比例情况。

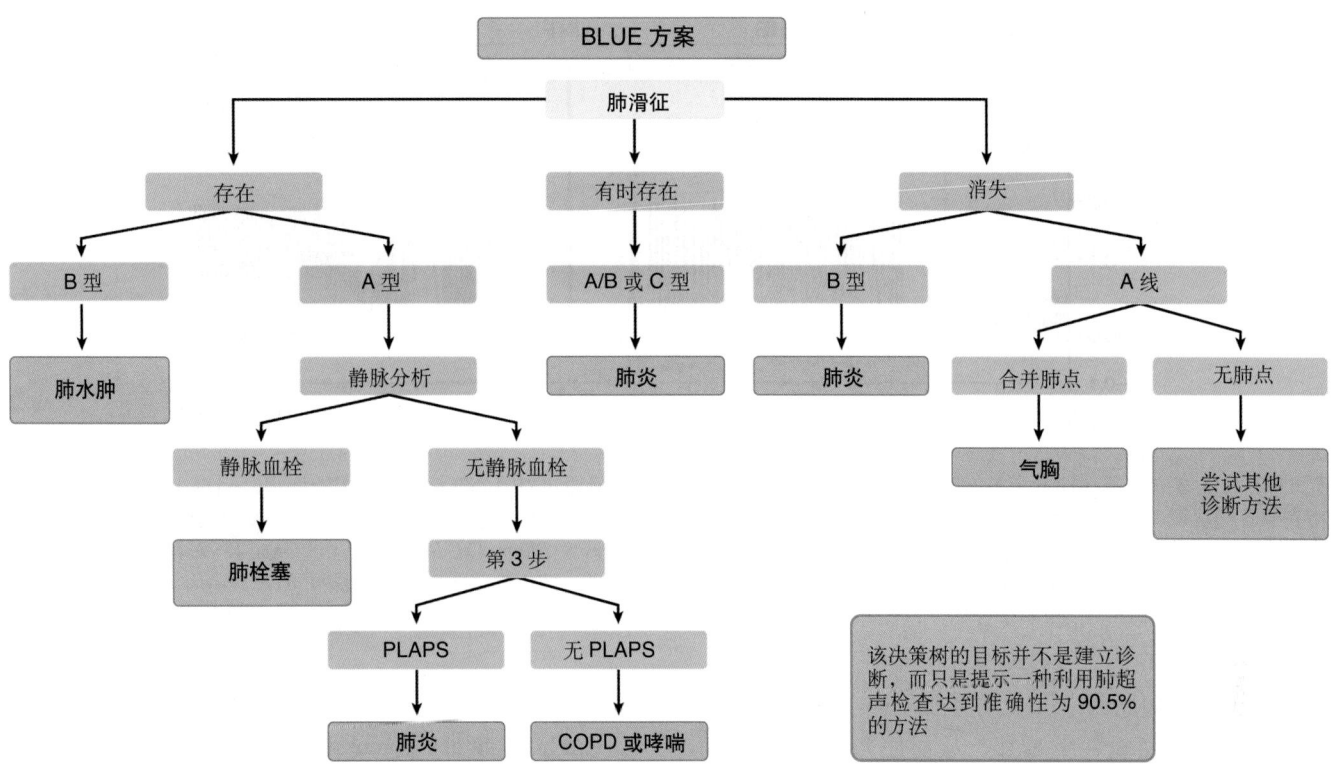

图 51-26　BLUE 方案为不同类型呼吸衰竭患者的超声诊断步骤。诊断流程中使用了三个肺超声征象进行是非选择：胸前区肺滑征、胸前区两肋间多个 B 线、后和（或）后外侧肺泡和（或）胸膜综合征（PLAPS）。将这些超声影像结果与静脉分析相结合，诊断呼吸衰竭准确性可达 90.5%[15-16]。COPD，慢性阻塞性肺病 *(Redrawn from Lichtenstein DA, Meziere GA: Relevance of lung ultrasound in the diagnosis of acute respiratory failure: the BLUE protocol, Chest 134:117-125, 2008)*

床旁检测

床旁检测（point-of-care testing，POCT）是指近患者床旁进行的实验室检测分析技术。POCT 技术包括便携式分析仪和使用微量血液样本，这意味着可以在手术室和 ICU 进行快速而精准的测量。由于可以迅速有效地发现患者病情恶化以指导治疗，POCT 可改善患者的预后。呼吸功能监测是 POCT 的一个重要组成部分，测量内容包括动脉血气分析（PaO_2、$PaCO_2$、pH 值）、Hb 和乳酸。

POCT 血气分析的准确性和精确性均达到可接受的水平。例如，三台血气分析仪测量动脉血气和 Hb 的变异系数约为 3%[291]。PaO_2 测量范围在 53～272 mmHg 内时平均差小于 3.2 mmHg，$PaCO_2$ 测量范围在 29～55 mmHg 内时平均差小于 -1.5 mmHg，pH 测量范围在 6.55～7.50 内时平均差小于 0.03。

测定 Hb 可以使用基于电传导的方法，此法测量的是血细胞比容，由公式 [HB(g/dl) = 血细胞比容 ×0.34] 计算出 Hb 浓度值。也可以使用光学法，例如使用叠氮高铁血红蛋白反应，或使用分光光度法测定吸光度（参见第 61 章）[292]。基于电传导的 Hb 测定值较标准检测系统偏低，Hb 在 8.5～14.2 g/dl 之间时，

偏倚为 -1.2 g/dl，有显著临床意义，当 Hb 值低于 8.5 g/dl 时具有进一步低估 Hb 的趋势[291]。与实验室分析相比，光学法测定 Hb 的精确度为 ±1.5%，相关性为 0.89[293]。实验室采用静脉血样本进行测量，其准确性和精确性较高，变异系数在 1.4% 与 2.2% 之间，精确度仅略高于现有的血液分析仪[19]。大量出血的泌尿外科手术中使用光学法测定 Hb，测量值与实验室测量的差异为 - 0.2±1.1 g/dl，精确度为 0.7±0.8 g/dl。采用标准实验室分析仪测量时，16% 的泌尿外科手术患者出现较大偏倚（超过 ±1.0 g/dl）[19]，而 78 例脊柱手术成年患者中仅有一例[294]。

血液采样的部位会影响 POCT 的结果。对于针刺手指和耳垂获得的，光学法与实验室自动 Hb 分析仪之间相关性良好，偏倚不明显。其中指尖样本较耳垂样本更接近于实验室测量值[19]。消化道出血患者的毛细血管血液样本（针刺中部或无名指采血，使用第四滴血液进行分析）中，21% 偏倚较大（> 1 g/dl），4% 偏倚非常大（> 2 gdl）[295]。研究证明，危重病患者毛细血管血液样本与标准测量的一致性很差，对于肢体凹陷性水肿的患者更是如此[296]。POCT 为假性低氧血症（亦称为伪低氧血症或白细胞盗窃）的患者提供了动脉血气分析的参考。假性低氧血症是动脉血气分

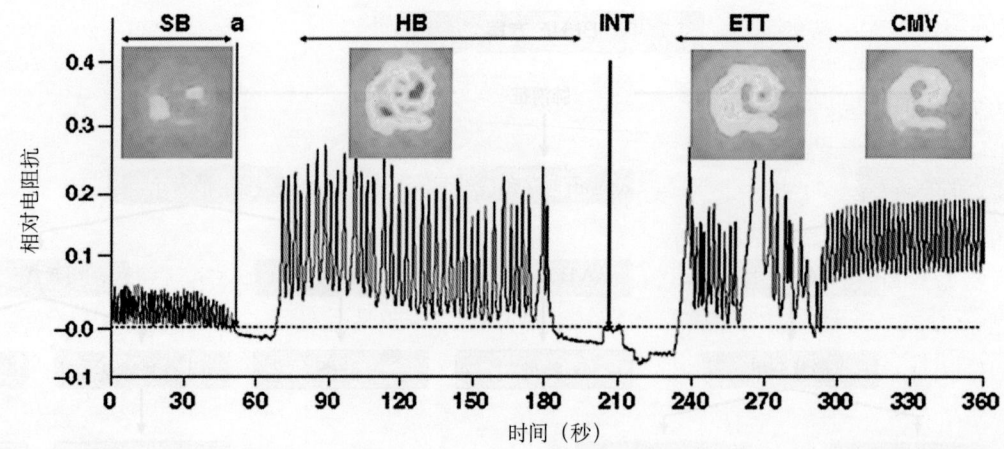

图 51-27　儿童麻醉诱导期五个关键阶段相对电阻抗信号图。自主呼吸阶段（SB），随着肌松作用的增强，出现小的阻抗信号。有效手控通气阶段（HB）为高强度信号，其在气管插管（INT）时该信号减为零。气管插管后通过气管导管（ETT）进行手控通气时区域阻抗信号再分布。最后为常规机械通气（CMV）*(From Humphreys S, Pham TM, Stocker C, Schibler A: The effect of induction of anesthesia and intubation on end-expiratory lung level and regional ventilation distribution in cardiac children, Paediatr Anaesth 21:887-893, 2011.)*

析不准确的已知原因之一，动脉血气样本中白细胞计数明显增高，使氧耗量增加，从而使 PaO_2 下降。动脉采血之后未及时送检或采样不正确均可增加测量误差。假性低氧血症不仅发生于白细胞增多症，也发生于与真性红细胞增多相关的血小板增多症患者。

POCT 的发展需要解决一些相关限制因素，包括成本、准确性、数据管理和改善预后的证据。与期望相反，一些大学的医学中心虽有 POCT 设备，但检测样本数量并未增加（利用率不高）[297]。安装启用 POCT 前，必须考虑个别院校的具体特点，比如，在某些医学机构内中心实验室血气分析往返时间很短，POCT 与之相比并不能够节约时间与成本。

特殊条件下的呼吸功能监测

随着生命支持方法的不断改进，作为气体交换和呼吸动力学评估基础的生理模式发生了显著改变。例如，HFV 使 V_T 显著减少，呼吸频率大幅度增加。硬质气管镜检查或喉部手术时，麻醉医师须与外科医师共享气道，导致间歇性监测信息丢失，如关于气体流速、容量、压力和呼气末气体浓度。此时，根据体检结果（如视诊与听诊）进行临床评估变得极为重要。特殊条件下呼吸功能监测的具体注意事项将在后文中详述。

高 频 通 气

HFV 通气模式中 V_T 比解剖无效腔量还小，呼吸频率为正常的十倍到五十倍，瞬时气体流速很高。HFV 含义广泛，包括多种形式，如高频喷射通气

（high-frequency jet ventilation，HFJV）和高频叩击通气（high-frequency percussive ventilation，HFPV），二者都允许被动呼气，还有高频震荡通气（HFOV），其呼气动作是主动的由机器驱动。HFV 的气体交换机制复杂，包括对流扩散、湍流、摆动、流速分布扭曲和不对称、Taylor 扩散、分子弥散、侧支通气及心源性振荡混合[298-300]。此法与传统通气清除 CO_2（$\dot{V}CO_2$）的原理全然不同[301]。例如，传统的通气期间：

$$\dot{V}CO_2 \propto f(V_T - V_D) \qquad [32]$$

其中 f 为呼吸频率，V_D 为无效腔量。而 HFOV 期间[302]：

$$\dot{V}CO_2 \propto f\frac{V_{T2}}{V_D} \qquad [33]$$

虽然 HFOV 用于救治传统机械通气失败的呼吸窘迫新生儿并不少见[303-305]，但用于成年 ARDS 患者，似乎缺乏有效性，使其使用受限[306-307]。HFOV 使用高平均气道压低 V_T 通气，从而保持肺泡扩张状态却又不至于过度膨胀，这有利于肺保护性通气，因而 HFOV 被重新考虑用于成年 ARDS 患者[308-312]。

大多数高频振荡器使用活塞推动气流主动进出气道，呼吸速率为 3～20 Hz[313-314]。但一些振荡器和大多数高频喷射呼吸机使用的是电磁换向阀[315-317]。HFOV 时，连续的温热湿化偏心气流通过气管导管近端运送新鲜气体和 CO_2，通过调节阀调节偏心气流速度和放空回路中的呼出气体来调整平均气道压力。多数 HFV 设备是通过压力转换或时间控制确立呼吸周期，平均气道压力

与压力振荡的振幅均显示于控制台上，以便临床医师调节。然而，由于 HFV 使用中的较高呼吸频率，压力振荡振幅的主要构成是由呼吸回路和患者气道中气柱的惯性产生的，因此压力振幅不代表肺扩张的程度。

临床上气流和压力监测中得到的有用生理信息在 HFV 中的使用会受到一定限制。传统机械通气时气道压力和流量与呼吸系统的基本力学参数相关，如气道阻力和组织顺应性。但 HFV 时，气道压力和流量反映的是中央气道气体复杂的阻力和惯性特征。许多研究评估了 HFV 期间的呼吸力学，通过 HFV 与传统机械通气的瞬时切换得到阻力和顺应性的基本估测数据[318]，或使用间歇性低频振荡测量获得气道和组织特性参数[319]。压力传输指数的定义是，直接在气管内测量的压力与在呼吸回路近端测量的压力（即振荡器测得的压力振幅）之比，其与组织弹性密切相关[319-320]。

无论采用何种 HFV，呼吸力学功能评估都是重要的监测组成部分。大多数高频呼吸机并没有明确地控制许多重要的生理参数，如平均气道压力和 V_T。因此，很难评估呼吸回路近端的压力和患者所接受的 V_T 之间的关系。实际上，这种关系是高度非线性的[303]，它依赖于频率、气体组成和惯性，以及患者呼吸系统的整体力学情况[211,250]。HFV 期间，V_T 在清除 CO_2 中扮演着重要角色（公式 33），准确测量气流量对于临床试验的发展和标准化来说是非常重要的[307]。热线风速仪与其他测量仪器相比，可以最准确地估计 HFOV 期间气道气流与 V_T[211,250]。

HFV 中充分的气体交换至关重要。一旦呼吸机设置有任何改变，30min 内应做一次动脉血气分析，稳定情况下每天应做两次动脉血气分析[308]。通常使用脉搏氧饱和度监测连续评估氧合状态，相对而言，CO_2 清除的监测更具有技术挑战性。在 HFV 设备中整合入各种形式的二氧化碳描记术程序的尝试[321-324]获得了不同程度的成功。HFV 期间 $PetCO_2$ 和 $PaCO_2$ 之间的相关关系是否差强人意，取决于呼出气体的采样部位[323-324]。$PetCO_2$ 与 $PaCO_2$ 差异的原因通常是许多旁流式 CO_2 测定仪测量反应时间较久[151]。气道开口处进行气体采样可使测得的 PCO_2 低于真正肺泡 CO_2 水平[322]。气管导管最远端采样的测量值最接近肺泡 PCO_2[325]，但临床可行性较差。经皮 PCO_2 监测评估 HFV 期间 CO_2 的清除具有相当大的发展前途[326]。

HFOV 尚未显示出改善成年 ARDS 患者的显著成果[301,306]，振荡的频率、振幅和平均气道压力对不均匀损伤肺所产生的影响不同[310]，目前对个体患者气体分布、容量复张和 V/Q 匹配等现象亦了解甚少。即便如此，这种模式通气代表一个有发展前途的保护性肺通气方法。未来的临床试验将引导 HFOV 的治疗应用与技术发展[309]，从而提供此项技术应用于重症患者的理论基础。

喷射通气

喷射通气常用于需要气道开放的手术[327]。吸气时，高压通过特殊导管或硬质气管镜将 O_2 或空氧混合气体送入气道，喷射的气体连同夹带的周围环境空气使肺扩张。呼气时，肺内气体靠胸肺的弹性回缩排出体外。整个系统是开放的，呼吸气体明显逃逸至周围环境中[316]。

脉搏氧饱和度仪可用于监测喷射通气时的氧合。喷射通气，特别是 HFJV 时，由于无法直接测量呼出气体的成分和容量，如何确定是否通气与通气是否有效更具有挑战性。动脉采血测量 $PaCO_2$ 虽然准确，但为间断有创测量。通过一个专用管道，可以从气管导管或硬质气管镜远端采集气体样本。HFJV 期间，由于 V_T 小于无效腔量，定量二氧化碳描记图不能准确地反映 $PaCO_2$[328]。间断暂停 HFJV 或将呼吸频率减低至 10 次 / 分或以下可以解决上述问题，所测得的 $PetCO_2$ 能够准确反映 $PaCO_2$，并且能够间断进行通气监测[324,329-331]。经皮 PCO_2（$PtcCO_2$）为无创的持续测量方法。$PtcCO_2$ 虽然不如二氧化碳描记准确，但有助于监测 $PaCO_2$ 的变化趋势[331]。由于缺少 V_T 与持续 $PetCO_2$ 监测，使术中 HFJV 期间缺乏有效监测呼吸机是否脱开的测量数据。RIP 通过环绕于胸部的松紧带感应信号的变化监测呼吸，现已证明，RIP 可以可靠地区分 HFJV 是否正常运行，并可能发展成为监控 HFJV 中呼吸机是否脱开或是否缺乏有效胸部运动的监测仪[254]。

患者的院内转运

危重病患者的院内转运是一件经常发生的事。由于可能出现从简单的仪器设备问题直至重大事故，将成人和儿童患者从有先进监测设备的地点转运至更偏远的地方充满困难[332-334]。为了将患者安全转移，常常需要使用综合监测和许多仪器设备，特别是有一些如体外膜肺氧合器（extracorporeal membrane oxygenators，ECMO）和心室辅助设备等附加装置时。由于缺乏标准的监测技术和不良事件定义，各个研究所报道的转运相关不良事件的发生率差异很大。以往的研究表明，转运相关呼吸窘迫和气体交换功能恶化事件的发生率很高[333-335]。

理论上，转运中的呼吸监测应与转运前在 OR 或 ICU 中一样。实际操作时，在整个院内转运过程中至少应监测临床体征（如肤色、胸廓运动、听诊、气管分泌物）、脉搏氧饱和度和呼吸频率。若使用转运呼吸机，则必须有气道压力等数据显示，数字或图形均可。转运中的人为因素是重点，建议专业转运团队使用标准化程序进行转运前、转运中及转运后管理，可能减少不良事件的发生[336-338]，这对于高危患者而言尤其重要[337]。任何转运过程中都必须齐备建立和维持安全气道与血流动力学稳定的设备和药物。转运前准备阶段应确保氧气供应充足，低压报警运作正常。与手控呼吸相比，转运呼吸机可以提供更好的氧合，减少 pH 和 PCO_2 的波动[335,339]。转运阶段可能需要几个专业人员在麻醉主治医师的协调和监督下进行具体操作。

自动数据系统

临床麻醉中越来越多地使用电子麻醉记录（参见第 1 章和第 5 章）。这些系统所提供的数据来自于医疗设备、临床信息管理系统和实验室数据。大量数字化实时数据带来了监测的新方法，但迄今为止，这些方法仍处于概念阶段，尚未实施于临床。事实上，虽然决策支持研究已经进行了许多年，但由于在 OR 和 ICU 中不稳定患者的紧急救治一向是医务人员的巨大挑战，其临床决策支持研究一直进展甚微[340]。

电脑化的监测有助于改善临床监测[341]。但例如超长时间的记录或对低概率事件的过度反应等与人类认知行为的差异，使其应用受限。而人类准确连续分析大量数据的能力有限。因此，理想的做法是使用计算机程序在所有生理数据中寻找细微但有意义的趋势。这些工具需要与监测内容密切融合以提高精度，减少假阴性和假阳性率。自动化监测不仅取决于实时测量值，也取决于之前的测量信息。报警限值不应为固定的某一阈值，而是根据测量信息的改变而动态变化。根据临床既定规则的计算方法使系统通过实时数据分析发现超出人类辨别能力的细微改变[342-343]。这种自动化系统可以最大限度地减少监测故障，增强实时反应能力，提高长时间麻醉给药装置的性能。部分呼吸功能监测工具在成人和儿童中的使用已进行了评估[340,344-346]。用于研究的数据库也已建立[347]。自动数据系统的另一个潜在优势是建立闭环系统，如目前整合于市售的机械通气呼吸机中的调节装置[345,348]。

虽然目前这些方法尚未用于临床，但它们有可能帮助发现更加实用可靠的监测流程。这样的自动系统将患者的安全性又提高了一个水平，一旦发现潜在的危险事件，如连续低 SaO_2 或连续几个呼吸没有测量到 $PetCO_2$，能够自动声音报警、屏幕警报或自动显示提示临床医师的页面[349]。这类警报系统已经使用在许多飞机上。若出现监测结果改变（如氧合改变持续数分钟），系统会向直接与患者接触的麻醉医师发出请求确认的信号，以快速实施治疗，评估是否为伪波干扰，和（或）需求帮助[349]。

其他监测变量

氮洗出与呼气末肺容量

人们对氮洗出法在成人[350-351]和儿童[352]患者中使用的兴趣再次升温（参见第 95 章）。市售用于 ICU 的机械通气呼吸机中包含氮洗出技术（参见第 101 章）。人们感兴趣的主要参数是呼气末肺容量，是一个有潜在价值的测量指标，可用于优化机械通气中的肺扩张策略，并评估 PEEP 调整等通气干预措施的效果[351]。氮洗出法实施时，阶梯式改变吸入气（传统上从室内空气至 $100\%O_2$，现用系统采用氮气洗出 - 洗入法，FiO_2 变化为 10% 至 20%），之后根据质量平衡公式计算肺容量。此法测量 ARDS 患者呼气末肺容量的准确性和可重复性良好，变异系数小于 4%[351]。根据 ICU 中因为临床原因进行 CT 检查的 30 名患者的数据，使用改良氮洗出 - 洗入技术测量的呼气末肺容量与 CT 测量值有良好的相关性（$r^2 = 0.89$），偏倚为 94 ± 143 ml（$15 \pm 18\%$；$P = 0.001$），在生产商提供的精确范围之内[350]。此外，氮洗出术还可提供通气不均衡性的测量[352]。

经皮测量氧和二氧化碳分压

气体交换是一个动态的，有时瞬息万变的过程。传统的直接监测法为动脉血气分析，虽然它仍是 PaO_2、$PaCO_2$ 和 pH 监测的金标准，但它并非连续放映，而只是一张张孤立的图片。循环血气的迅速评估可加快所需治疗的启动和通气方式的调整。如今临床需要的是 PaO_2 和 $PaCO_2$ 的无创连续监测法。

经皮测量氧分压（$PtcO_2$）和经皮测量二氧化碳分压（$PtcCO_2$）的目的是无创性估计动脉 O_2 和 CO_2 值，或至少无创估计这些变量的变化趋势。这些指标有助于新生儿与婴儿的重症监护管理[353]（参见第 95 章），并可用于伤口愈合和高压氧治疗领域。经皮监测的优势是在无法进行呼出气采样时仍可使用，如 HFOV、窒息试验与无创通气。经皮监测的基础是 O_2 和 CO_2

通过皮肤弥散。由于气体不能完全渗透入皮肤，加温有助于气体弥散。温度升高（通常为 42℃ 至 45℃）可改变皮肤角质层结构，使气体弥散量增加、真皮充血、Hb 解离曲线右移，从而导致皮肤表面的 O_2 和 CO_2 分压增加。这个过程最终导致局部血流的动脉化。$PtcO_2$ 和 $PtcCO_2$ 的影响因素不仅包括动脉气体分压，还包括皮肤氧耗量、CO_2 生成量与局部血流量。因此，$PtcO_2$ 通常比 PaO_2 低，$PtcCO_2$ 通常比 $PaCO_2$ 高。

O_2 传感器是电化学极谱 Clark 型电极，其化学反应速率与电信号相关，而电信号与 O_2 浓度成正比。CO_2 测量采用的是 pH 电极（Stow-Severinghaus 电极）传感器，pH 的变化与 PCO_2 变化的对数成正比。CO_2 监测仪使用温度校正系数通过 $PtcCO_2$ 估算 $PaCO_2$。一些设备可以根据动脉血气结果进行体内校准。婴儿表层皮肤菲薄，有利于经皮测量。反之，成年人皮肤较厚，相对有一层气体弥散屏障，不利于经皮测量。若 $PtcCO_2$ 监测仪经皮电极温度过低，可产生系统偏倚。但对于极早产婴儿，应密切控制电极温度在 40℃ 或 41℃，以降低烧伤的危险，监测仪提供 12% 至 15% 的偏倚校正[354]。

$PtcCO_2$ 主要应用于新生儿 ICU[353]。即使是极低出生体重婴儿，$PtcCO_2$ 与 $PaCO_2$ 的平均差异为 3.0 mmHg（95% 的可信区间为 0.2 ～ 6.0 mmHg；P <0.05）[355]。此外，$PtcCO_2$ 可用于连续评估呼吸衰竭患者机械通气的效果。这种条件下，对于 1 岁至 16 岁的儿童，$PtcCO_2$ 较 $PetCO_2$ 更能准确而精确地反映 $PaCO_2$。1 岁至 3.4 岁儿童的 $PtcCO_2$-$PaCO_2$ 差为 2.3±1.3 mmHg，4 岁至 16 岁儿童的 $PtcCO_2$-$PaCO_2$ 差为 2.6±2.0 mmHg[353]。对于相同年龄段儿童，$PetCO_2$-$PaCO_2$ 差较大（分别为 6.8±5.1mm Hg 与 6.4±6.3mm Hg）。$PtcCO_2$ 与 $PetCO_2$ 监测呼吸功能正常患者的准确性相当。婴儿和儿童先天性心脏病行心脏手术围术期监测，$PtcCO_2$ 较 $PetCO_2$ 更能准确而精确地反映 $PaCO_2$，但接受大量血管活性药物和处于低心排血量状态的患者除外（参见第 94 章）。

然而在成年人中，$PtcCO_2$ 尚未被证明可以可靠地替代 $PaCO_2$ 用于麻醉和危重疾病的一般人群，$PtcCO_2$ 可能仅适用于某些特定情况。腹腔镜手术长时间气腹时，甚至 $PetCO_2$ 的变化趋势都无法可靠地反映 $PaCO_2$[357]，此时 $PtcCO_2$ 能更准确地估计 $PaCO_2$[356]。对于在深度镇静下行门诊宫腔镜的健康患者，耳垂 $PtcCO_2$ 与放置于患者鼻部的旁流式 $PetCO_2$ 监测相比，与 $PaCO_2$ 更接近，偏倚更低（1.7 mm Hg $vs.$ −7.0 mmHg），与 $PaCO_2$ 的平均差更小（3.2±2.6 mmHg $vs.$ 8.0±6.0 mmHg）（参见第 89 章）[358]。$PtcCO_2$ 监

测仪发现 $PaCO_2$ 超过 50 mmHg 的灵敏度高于 $PetCO_2$（66.7% $vs.$ 33.3%；P <0.01）[358]。$PtcCO_2$ 亦有助于非体外循环冠状动脉旁路移植后脱离机械通气[359]。对 6 名血流动力学稳定的成人重症监护患者超过 8 小时的 $PtcCO_2$ 监控提示经皮监测可能达到的偏倚和可信区间分别为 0.4 mmHg 与 − 5.5 mmHg 至 6.4 mm Hg[360]。因呼吸衰竭入住急诊科的成年患者，$PtcCO_2$ 与 $PaCO_2$ 的差异仅 0.1mmHg，可信区间为 − 6 mm Hg 至 6.2 mm Hg。没有患者因为固定于耳垂部位监测电极的加热而发生不良事件。然而在无创机械通气患者中可观察到无法接受的过大变异[361]。

无论是正常婴儿还是极低出生体重儿，$PtcO_2$ 与 PaO_2 的一致性较好，平均 $PtcO_2$-PaO_2 差为 2.3mmHg（−1.5 mmHg 至 6.8 mmHg），新生儿 ICU 中使用时其差异在临床可接受范围内（参见第 95 章）。$PtcO_2$ 在新生儿中的额外重要性是用以发现脉搏氧饱和度无法检测的高氧。$PtcO_2$ 在成年患者中的使用主要集中于伤口管理、周围血管疾病和高压氧治疗。虽然 $PtcO_2$ 用于成人很有发展前景，但其在指导复苏治疗[362] 和在非体外循环冠状动脉外科手术中测量[363] 的变异度非常高。将 $PtcO_2$ 与低流量状态的相关性与动脉血气分析相结合，可用于评估皮肤血流量是否充足，并由此推断血流动力学是否稳定[364-365]。

$PtcCO_2$ 监测不能完全替代 $PetCO_2$，后者仍是手术室内气管插管后确认气管导管位置和连接正常的标准监测程序（已在组织氧合一节中详述）。

总之，经皮测量在连续监测新生儿和婴儿气体交换方面具有优势，但其在围术期的广泛应用仍有受到许多限制，如皮肤血流量差、需要经常校准、反应时间慢、长期使用有皮肤灼伤的风险。

肺 水

肺水肿是肺损伤的标志。肺水肿的产生原因包括肺内和肺外因素引起的肺毛细血管静水压增高（心源性）、肺泡毛细血管膜通透性增加（非心源性）和肺淋巴引流减少。因此，定量监测血管外肺水（extravascular lung water，EVLW）可协助诊断和治疗上述病理情况，包括液体治疗、利尿剂的使用和机械通气。评估患者肺水肿的方法有成像技术（如胸片、超声、CT 和 EIT）和指示剂稀释法。

成像技术

临床上最常用的方法为床旁胸片，其可以半定量评估 EVLW、分布范围以及进行可能病因分析。胸

片的主要局限性是它的准确性较差，原因是：①少量肺水不可见，肺水量增加30%时才可以通过胸片辨别[366]；②气体腔隙中任何放射线可透过的组织（如肺泡出血、脓液和支气管肺泡癌）均可产生与肺水肿近似的放射线图像；③技术因素，包括旋转、吸气、正压通气、患者体位及曝光不足或曝光过度，均可使敏感性和特异性下降；④胸片读片医师的观察者内变异[367-368]。CT是另一种定量分析EVLW的影像学技术。动物实验中，CT的密度可以检测出少至50%的EVLW增加[162]。以CT检查为基础的研究证明，只有当EVLW增加至接近200%至300%时，才会出现明显继发于肺水肿的低氧血症[163]。便携性差和高辐射暴露限制了CT用于连续术中监测。正电子发射断层扫描[165]和磁共振成像技术[166]也可用于评估肺水，但不适于作为围术期的常规监测项目。如前所述，超声与EIT也是评估肺水的方法。

指示剂稀释法

指示剂稀释法测量EVLW优于血氧测定与胸部X线检查。测量方法是通过中心静脉注射一至两种指示剂，测定动脉血中指示剂的浓度。早期使用的是双指示剂稀释方法。在跨肺热稀释技术测量EVLW的临床设备发展起来之后，床旁监测变得十分方便，此法再度获得关注[369]。中心静脉输注冷生理盐水作为单一的指示剂，通过外周动脉获得的温度曲线计算EVLW和其他血流动力学参数（如心排血量）[370]。此法有良好的可重复性，与实验室称重法相关性佳，是有用的临床与实验研究工具。EVLW是严重脓毒症[371]与ARDS[372-373]患者死亡率的预测因子。此法是早期发现肺水肿的诊断工具[374]，可用于食管手术中评估机械

通气的效果[375]，还可指导ARDS[376]和蛛网膜下腔出血[377]患者液体治疗，评估心脏手术中激素类药物的使用效果（参见第67章）[378]。在研究沙丁胺醇治疗ARDS患者（β-受体激动剂肺损伤试验[379]）和肺切除术后肺水肿疗效的临床试验中，EVLW为主要的预后变量（参见第66章）[380]。

这种技术的局限性源于相当多的、有时相互矛盾的假设[370,381]。测量的假设包括热指示剂能够到达所有的肺区域，并在其中达到平衡，在注射部位和温度测量部位之间的中央循环容量被描述为少量个体化的充分混合腔室，每一个腔室的温度都随时间改变单指数衰减。实验证据表明，测量方法的假设并不适用所有情况，重要因素之一是一旦发生肺损伤，肺灌注的区域分布将发生改变[370,382-383]，这些改变可明显影响测量结果[381]。实际上，肺灌注再分布对测量值产生的影响比β受体激动剂肺损伤试验所观察到的试验组和对照组之间的差异更大[379,382]。上述结果与肺损伤类型对EVLW测量准确性的影响[384-386]，以及跨肺热稀释技术与CT定性分析EVLW之间的低相关性相一致[387]。因此，并不能理所当然地认为跨肺热稀释技术可以可靠地测定EVLW变化趋势[388]，它需要根据同时发生的肺区域灌注改变进行解读。最后，实施该技术需要放置动脉和中心静脉导管，因此增加了患者的创伤。未来的研究和使用经验将决定此种监测方法的临床地位。

参 考 文 献

见本书所附光盘。

第52章　肾功能监测

Kathleen Liu • Mark Stafford-Smith • Andrew Shaw

孙　宇　译　姜　虹　审校

致谢：编者和出版商感谢 Solomon Aronson 博士在前版本章中所作的贡献，他的工作为本章节奠定了基础。

要　点

- 围术期急性肾损伤（AKI）（原先称为急性肾衰竭）的发病率根据所用定义的不同而具有差异性。
- 需要透析治疗的急性肾损伤虽然并不常见，但是具有极高的发病率和死亡率。
- 围术期急性肾损伤的发病机制较为复杂，通常涉及多种因素，包括缺血/再灌注损伤、炎症以及毒素作用。
- 在围术期对肾血流动力学或肾小管功能进行反复的直接评估并不现实；因此，血清肌酐水平变化趋势等间接性评估，是目前最为实用的围术期肾功能评估工具。
- 术中尿的生成取决于多种因素，不是术后肾功能障碍风险的有效评估指标。但术中尿量较低的患者在术后可能会出现肾功能障碍，因此术中应仔细监测患者的尿量。
- 血清化学和尿液指标，如血尿素氮、肌酐和尿钠排泄分数，通常为肾功能恶化的晚期指标，不能帮助临床医师清晰地判断肾衰竭的病因。
- 检测肾功能的最为敏感和最具特异性的临床方法是直接测量肾小球滤过率（GFR）。但该测量值受时间及测量方法的限制。
- 肾损伤的早期生化标志物可能很快会成为快速提供临床信息的新的检测项目。
- 容量超负荷是预示 AKI 患者预后不良的一个危险因素，可影响如血清肌酐等传统肾功能标志物的浓度。

急性肾损伤（AKI）（既往被称为急性肾衰竭）的特点是肾小球滤过率（GFR）快速下降和含氮排泄产物［血尿素氮（BUN）和肌酐］的积聚。根据用于 AKI 精确定义的不同，在所有住院患者中其发病率大约为 5%～25%，在病情较为严重的加强医疗病房（ICU）患者中的发病率则更高（另请参阅第 101 章）。急性肾损伤也是接受重大手术患者的一种严重的围术期并发症[1]。由于 AKI 的发病率因使用定义的不同而

不同，其死亡率在轻度 AKI 患者中为 10%～35%，而在 ICU 病房中 AKI 所导致的死亡率则为 50%～80%（请参阅第 101 章）。不过，透析支持治疗降低了 AKI 的死亡率。相比之下，二战期间少尿型 AKI 的死亡率为 91%，在朝鲜战争期间因采用透析治疗其死亡率下降至 53%[2]。心脏或大血管手术后有 1%～7% 的患者会出现需行透析治疗的 AKI，且这种情况具有很高的并发症发病率和死亡率（图 52-1）（请参阅第 67 和 69

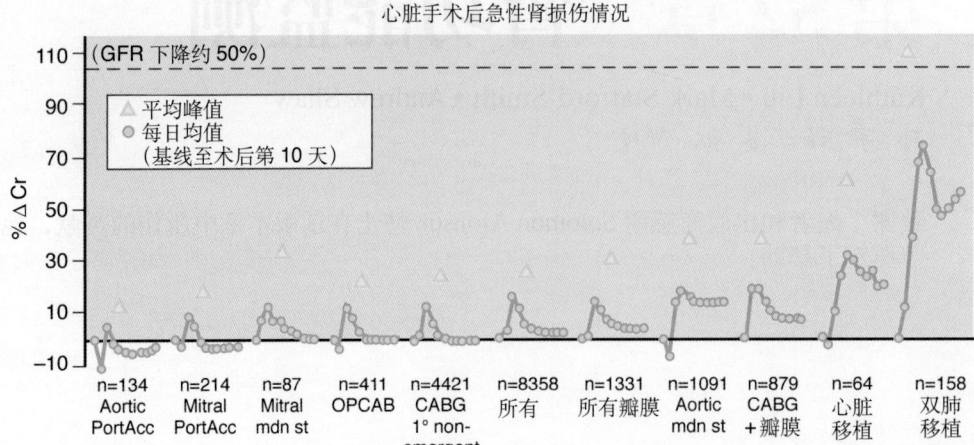

心脏手术后急性肾损伤情况

图 52-1　几种不同心脏手术后首个 10 天内日均血清肌酐值（圆圈）和未调节的血清肌酐平均峰值（三角形），用同术前血清肌酐水平的相对变化来表示。需要注意的是，对于每个手术，由于不同患者血清肌酐水平出现峰值的日期不同，所以平均峰值超出最高日均值。Aortic mdn st，胸骨正中切开主动脉瓣置换术；Aortic PortAcc，微创胸骨切开主动脉瓣置换术；CABG 1° nonemergent，冠状动脉旁路手术 1° 非急诊；% ΔCr，血清肌酐升高峰值百分数；GRF，肾小球滤过率；Mitral mdn st，胸骨正中切开二尖瓣手术；Mitral PortAcc，闭式体外循环下的二尖瓣手术；OPCAB，非体外循环冠状动脉旁路手术 (*From Stafford-Smith M, Patel U, Phillips-Bute B, et al: Acute kidney injury and chronic kidney disease after cardiac surgery, Adv Chronic Kidney Dis 15:157-177, 2008. Used with permission.*)

章）[3-8]。尽管心脏手术后 AKI 患者死亡率有所下降，但出现 AKI 的概率则有所升高。这些情况综合起来实际上增加了由 AKI 所导致的死亡风险[9]。

　　围术期肾衰竭一直以来都被定义为需要术后透析治疗的肾损伤情况。但有关这一概念的观点在过去几年内已有所变化。首先，由于对于开始时即具有正常基线肾功能的患者和对于开始时即为晚期慢性肾病的患者来说，需要术后透析治疗的指征明显不同，而且由于透析治疗没有统一的标准，对于单一地使用透析治疗来定义 AKI 一直存有争议[10-12]。其次，由于 AKI 采用的是非标准化的定义，因此难以对各研究进行比较。例如，在一篇纳入 28 项研究的综述中[13]，围术期 AKI 互不相同。第二，专注于血清肌酐的微小变化和尿量的变化来定义 AKI 的这类共识定义已获得了广泛的采纳。最后的结论基于对肾功能的微小变化与死亡风险增高直接相关这一观点的认同而做出。

　　因此，近来的共识标准已被用于定义围术期和其他医学背景下的急性肾损伤。第一个被提议的共识标准为 RIFLE（R，风险；I，损伤；F，衰竭；L，丢失；E，终末期）肾病标准，由急性透析质量倡议组制定（表 52-1）[14]。这些标准随后由急性肾损伤网络组织进行了两次修订[15]，并被纳入最近出版的《改善全球肾病预后组织（KDIGO）急性肾损伤指导原则》中[16]。从表 52-1 所列的具体信息可见，这些标准的主要组成部分强调了肌酐水平相对于基线值的相对和绝对变化，以及多种急性肾损伤严重程度的定义。因

此，较为轻微的急性肾损伤（如 KDIGO 的 1 期疾病）会比 3 期疾病更常见，并且其死亡率也较低。这些标准还提议了基于尿量的急性肾损伤定义。不过，由于其他方面的复杂性，包括缺少对病态肥胖者的校准等，采用尿量标准无法有效反映其与不良预后包括死亡率之间的关系[17]。

　　由于医疗人口出现老龄化现象，以及更多重症患者接受不断增加的高风险手术，围术期患者发生 AKI 的风险也相应地增加了。事实上，近来的一项关于择期重大手术后透析治疗的研究提示，需要透析治疗的 AKI 的发生率从 1995 年的 0.2% 增加到了 2009 年的 0.6%，其中大部分增长发生于血管和心脏手术后（请参阅第 67 和 69 章）[18]。尽管缺血可能是围术期 AKI 的主要原因[19-20]，但在这一共识下却　直没有制定出成功的肾保护措施[21]。此外，围术期 AKI 的其他病理生理促发因素包括：造影剂肾病、色素肾病（例如血红蛋白、肌红蛋白）、胆固醇栓塞性（如动脉粥样硬化栓塞）肾病、氨基糖苷毒性肾病、去甲肾上腺素诱发的肾病以及脓毒症（也称为全身炎症反应综合征）。动物研究表明，应用肾保护性干预措施来治疗这类单纯肾病通常可取得成功的试验结果；遗憾的是，相同的这类肾保护措施在人类中很少能获得成功。不过，将单纯肾病的特定疗法非选择性地应用于在不同患者具有不同表现的混合性肾病，显然是无法取得疗效的。针对某种类型肾衰竭的保护性措施甚至可能会增加另一类型肾衰竭的风险；例如，增加肾血流量（RBF）或许可

表 52-1　RIFLE、AKIN 和 KDOQI 的急性肾损伤（AKI）共识标准比较

RIFLE			AKIN		KDIGO	
等级	SCr	期	SCr	期	SCr	尿量 *
风险	SCr 增高至 > 基线水平的 1.5 倍	1	SCr 增高 >0.3mg/dl 或至 > 基线水平的 1.5 ~ 2 倍	1	SCr 在 48h 内增高 > 0.3mg/dl 或至 > 基线水平的 1.5 ~ 2 倍，且已知或假定发生在过去的 7 天内	尿量 <0.5mg/(kg · h) 并持续 >6h
损伤	SCr 增高至 >2 倍基线水平	2	SCr 增高至 >2 ~ 3 倍基线水平	2	SCr 增高至 >2 ~ 3 倍基线水平	尿量 <0.5mg/(kg · h)，并持续 >12h
衰竭	SCr 增高至 >3 倍基线水平，或增高 >0.5mg/dl 至绝对值 >4mg/dl	3	SCr 增高至 >3 倍基线水平，或增高 >0.5mg/dl 至绝对值 >4mg/dl，或需要接受肾替代治疗	3	SCr 增高至 >3 倍基线水平，或增高至绝对值 >4mg/dl，或需要接受肾替代治疗；在儿科患者中，eGFR<35ml/(min · 1.73m²)	尿量 <0.3mg/(kg · h)，并持续 >12h，或无尿 >12h
丧失	需接受肾替代治疗 >4 周					
终末期	需接受肾替代治疗 >3 个月					

在定义 AKI 损伤时，三个共识标准采用了相同的尿量标准，但所用的肌酐标准则稍有不同。
AKIN，急性肾损伤网络组织；*eGFR*，估计的肾小球滤过率；*KDOGI*，改善全球肾病预后组织；*RIFLE*，风险、损伤、衰竭、丧失、终末期；*SCr*，血清肌酐。
* 在所有三种共识标准中通用

缓解缺血 - 再灌注损伤，但同时也会产生更多的粥样硬化栓子和炎症介质。术后 AKI 不是一种单一疾病，很可能是几种单纯肾病的组合，对于特定患者和手术程序，每种单纯肾病具有不同的重要性（图 52-2）。

我们需要的是在及时的床边肾功能监测指导下的个性化肾保护措施。因此，在寻求改善肾功能保护方法以及制定 AKI 风险分层策略方面，当前应着重关注肾功能监测的进展（另请参阅第 23 章）。

肾生理学功能

肾是由中胚层发育而来的豆形腹膜后器官，每个重约 150g。

它们是体内血液灌注量最大的大型器官，其重量仅占人体总体重的 0.4%，但却接受多至 25% 的心排血量；相比之下，在休息状态下流经肾的每克组织血流量是高度运动状态下流经肌肉的每克组织血流量的 8 倍。值得注意的是，肾血流量主要并非与代谢需求相关；正是这种过度的血流量使得在成人体内血浆的滤过速度可快达 125 ~ 140ml/min。肾灌注确实还存在自身调节反馈，包括肌源性机制和管 - 球反馈，其通

过限制肾血流量出现较高的压力（如 >80mmHg）来保护肾小球免受过量血管内压力所致的损害 [22-23]。但由于肾内的血流量分布具有明显的区域差异性，再加上较高的代谢需求这一矛盾情况，使得有些区域（如肾髓质）极易遭受缺血损伤。肾皮质每克组织血流量分别超出髓质外带和髓质内带血流灌注量的 3 倍和 20 倍 [24]。

大体解剖和内部结构

简单来说，肾实质的内部形态结构具有高度的组织性，包括深部的髓质和表层的皮质 [4]。髓质进一步分为内髓和外髓区域。紧密排列的肾单位为管状结构，包含多个特殊节段：肾小球、近曲小管、髓袢、远曲小管和集合管（图 52-3）。集合管将尿液输送至肾盂，然后进入输尿管并继续进入膀胱。每个肾约含有 100 万个肾单位。髓袢和集合管位于肾深部（肾髓质）。根据肾小球部位可将肾单位分成两种不同类型，分别为皮质肾单位（85%）和近髓肾单位（15%）；只有近髓肾单位具有可深入髓质并参与逆流交换作用的髓袢，而逆流交换作用正是形成高度浓缩尿液的机制。

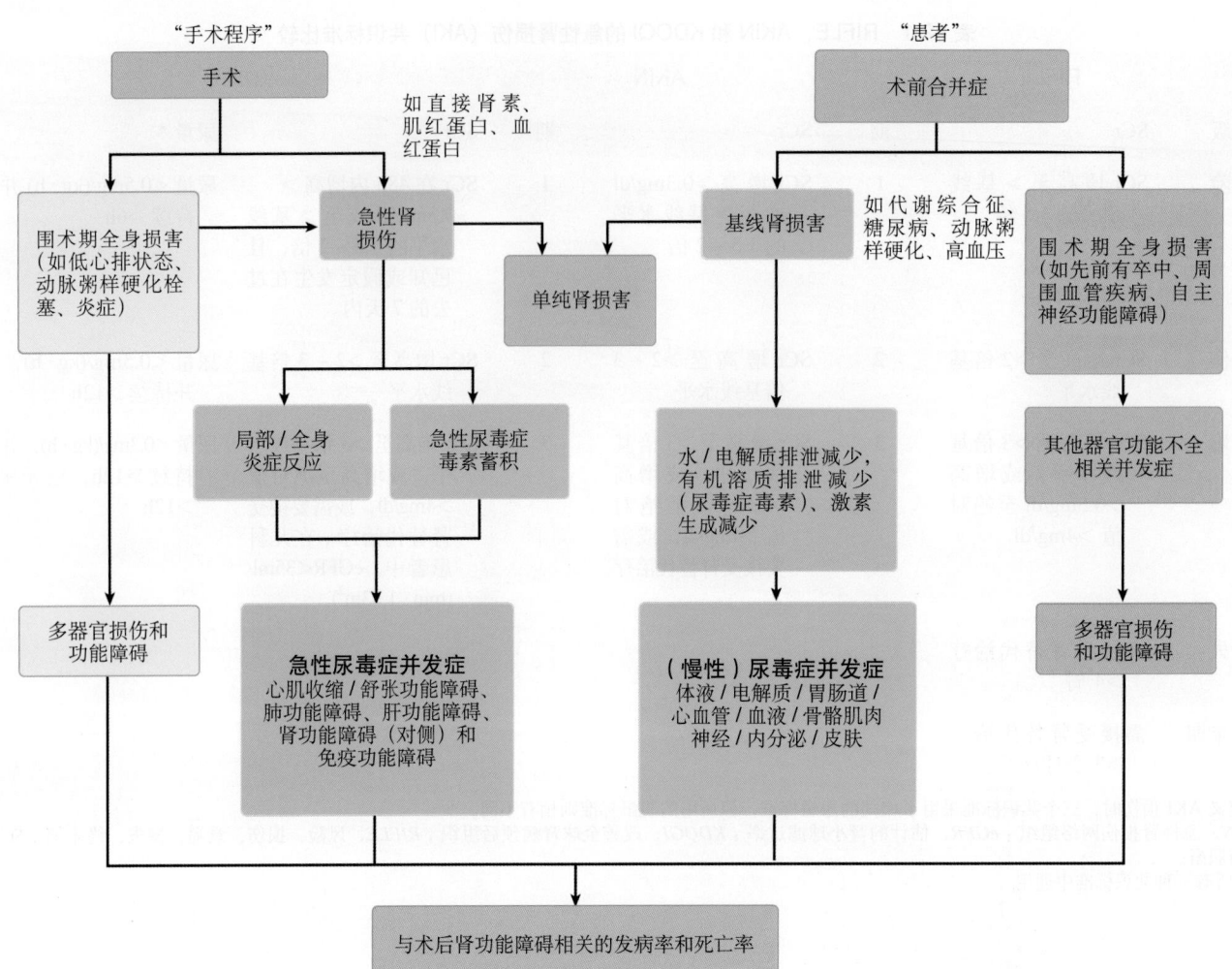

图 52-2　引发围术期急性肾损伤（AKI）和术后发病率和死亡率风险的手术相关的程序和患者因素。值得注意的是，尽管急性肾损伤本身可引起该发病率和死亡率风险，但这种相关性在很大程度上还受其他可导致相同损伤的严重疾病的影响，如脓毒症，这类疾病本身可产生损伤，并且是不良预后的主要根源 *(Modified from Stafford-Smith M, Patel U, Phillips-Bute B, et al: Acute kidney injury and chronic kidney disease after cardiac surgery, Adv Chronic Kid Dis 15:157-177, 2008. Used with permission.)*

血管解剖

　　单支肾动脉进入肾门后经多次分支，最终产生的弓形动脉穿过皮质和外髓质的分界（见图 52-3）[25]。弓形动脉再分出小叶间动脉，并继续向肾表层分支，产生无数的入球小动脉穿过皮质，这些入球小动脉相应地形成了各肾小球毛细血管网。肾小球毛细血管网是血浆成分被滤过并从血管进入肾小管的屏障。特殊的带负电荷有孔毛细血管内皮细胞和经基底膜分隔的肾小管上皮细胞（足细胞）可允许大约 25% 的血浆容量进入肾小球（肾小囊）；正常情况下，只有分子量小于 60～70kDa（千道尔顿）的成分可被滤过。很多疾病可导致该分界面出现异常，从而使分子质量大得多的蛋白质甚至红细胞通过；表现为肾病综合征（蛋白尿 > 3.5g/24h）或肾小球肾炎（蛋白尿和血尿）。当上述毛细血管网离开肾小球时，毛细血管相互融合形成

出球小动脉。随后出球小动脉再次分支形成肾小管周围毛细血管网，为肾小管提供营养。管周毛细血管网在重新融合形成小静脉之前，接受来自肾小管细胞的重吸收液和溶质。近髓肾小球的管周血管被称为直小血管，伴随着髓袢深入髓质内。肾的静脉系统与动脉系统相并行，并最终通过肾静脉将血液回输至下腔静脉内。肾的血管供应具有严格的节段性特点，动脉或静脉的栓塞性梗阻均可呈"楔形"影响肾实质，包括受累肾单位的所有皮质和髓质肾小管成分。

　　髓质缺氧是一个重要概念，指的是肾髓质处于低氧水平，即便是在正常的休息状态下。水钠重吸收取决于髓质间质的高渗状态。髓袢的逆流倍增系统是肾排出或保留水钠能力的关键要素。

　　流向肾皮质的血流量明显过多是为了增加流量依赖性功能，如肾小球滤过和肾小管重吸收。在髓质内，血流量和氧储备量受到用于尿液浓缩的肾小管血管解

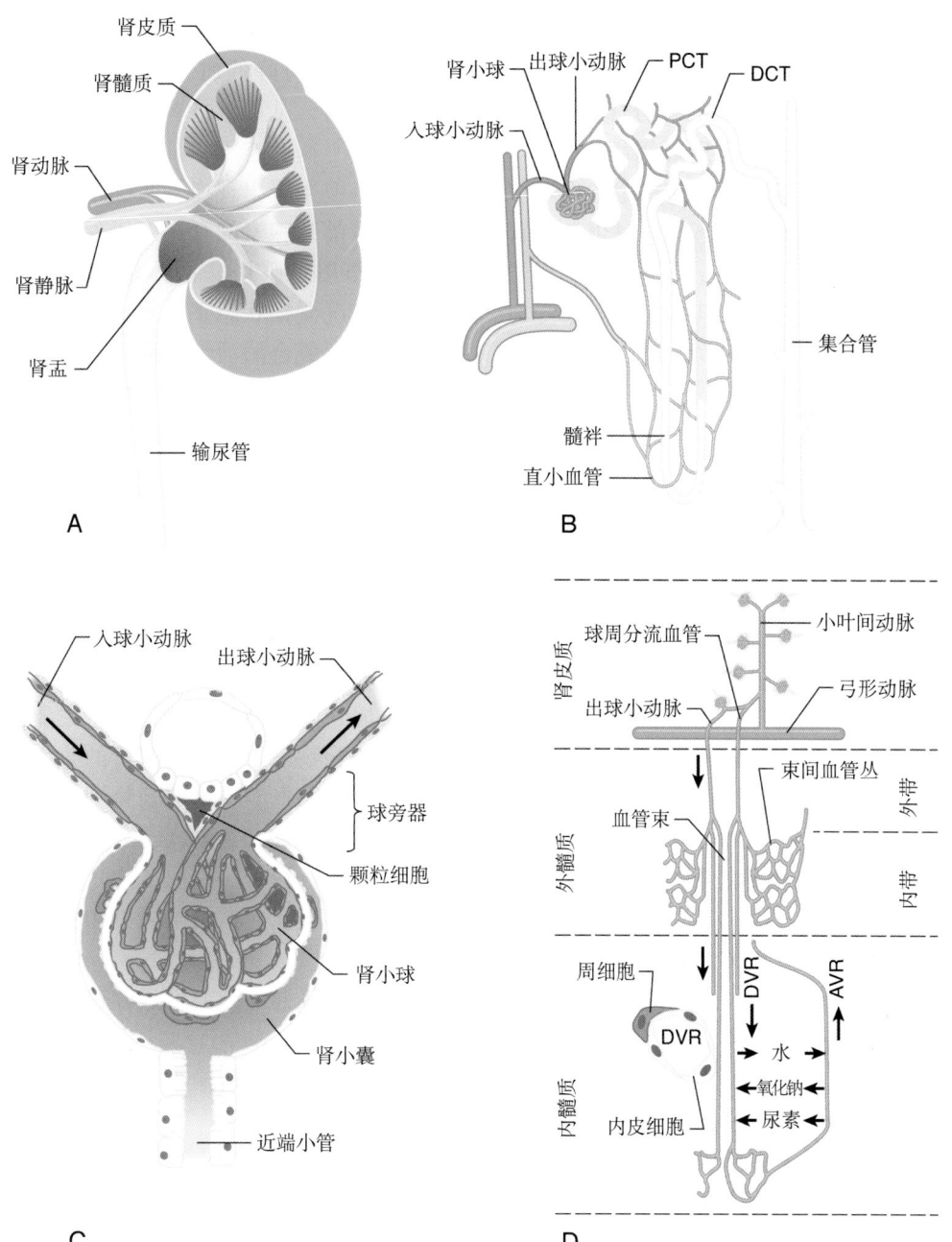

图 52-3　A. 肾的内部结构，包括血管系统、皮质部和髓质部以及尿路结构。B. 肾的功能单位是肾单位。C. 肾小球是血浆滤过的部位；进入肾小球的血浆约有 20% 将通过特殊的毛细血管壁进入肾小囊，并进入肾小管经处理后生成尿液。D. 肾的血管解剖结构具有高度的组织性，髓质微循环是逆流交换产生机制的一部分 [41]。AVR，直小血管升支；DCT，远曲小管；DVR，直小血管降支；NaCl，氯化钠；PCT，近曲小管 *(A, From http://www.nida.nih.gov/consequences/kidney/ Accessed February 17, 2008. B, From <http://cnx.org/conte nt/m44809/1.8/>. (Accessed 24.02.14.) C, From <http://www.cixip.com/index.php/page/content/id/422/>. <Accessed 26.06.14.) D, From Pallone TL, Zhang Z, Rhinehart K: Physiology of the renal medullary microcirculation, Am J Physiol Renal Physiol 284:F253-F266, 2003. Used with permission.)*

剖结构的限制。将血液输送至髓质的肾小管形态呈发夹的环状，其升支和降支间的部位可进行溶质的逆流交换作用 [26]。髓质深部的渗透梯度要求髓袢升支粗段进行钠的主动运输并限制通过髓质血管的血流量，以防止深部肾小管内的溶质漏出。为保持髓袢升支粗段的这种浓度梯度，需要较高的能量（即钠的主动转运）以及较低的氧输送量。

形成逆流交换作用及产生尿素浓度梯度的必需因素可共同导致正常的髓质氧分压（PO_2）大大降低（如低至 10～20mmHg）；这些因素包括溶质主动运输的高氧需求和缓慢的血流供应（肾血流量的 5%～10%）。肾皮质和髓质的平均血流量分别为 5ml/(g·min) 和 0.03ml/(g·min)，氧摄取率（即氧消耗量占氧输送量的比率）则分别为 0.18 和 0.79。直小血管降支为具有血管活性的小动脉微血管，在解剖位置上可调节流至内外髓质的总体和局部血流量[26]。通常情况下，皮质的氧分压约为50mmHg，髓质的氧分压约为8~15mmHg，使得髓袢升支粗段最易出现组织缺氧[27]。这种不稳定的结构特点强化了肾的某些特定的内环境平衡能力，尤其是浓缩尿液的形成，但同时也使得肾髓质极易发生局部的缺血性损害[28]；即髓袢升支粗段在低氧环境下的高代谢作用需求使其特别容易遭受与氧的供需失衡相关的损害[29-30]。

正常功能

静息状态下的肾通过血浆滤过作用持续地调节体内成分，从而将液体量、容量渗透摩尔浓度、酸碱性以及各种电解质维持在特定范围内。每3min就有相当于12盎司软饮料的血浆容量被滤过，并且除了1%（4ml）的容量外，其余均被重吸收至血液循环；剩余的即为尿液。经肾小管严格调节的为细胞外溶质，包括钠、钾、氢离子、重碳酸盐和葡萄糖。肾还会生成氨，并清除代谢和含氮废物，包括肌酐、尿素、胆红素和毒素类物质，以及多种类别的药物。最后，肾还可产生葡萄糖并分泌循环型激素，影响红细胞生成、体循环动脉血压以及钙稳态。

高浓度醛固酮可刺激钠和水的重吸收，主要发生在远端肾小管和集合管。醛固酮由肾皮质根据肾素-血管紧张素-醛固酮系统的反馈调节而生成，简述如下。输送至致密斑的钠离子减少可导致近球旁器的颗粒细胞释放肾素。肾素催化血管紧张素原释放血管紧张素Ⅰ。然后，血管紧张素Ⅰ在肺内经血管紧张素转换酶作用进一步转化为血管紧张素Ⅱ。血管紧张素Ⅱ可刺激醛固酮的生成。

抗利尿激素（ADH，血管加压素）主要作用于集合管，以促进水的重吸收。当血容量渗透摩尔浓度增高时，其刺激下丘脑的渗透压感受器，从而使垂体后叶释放抗利尿激素。抗利尿激素的释放同时也受精神压力以及动脉血二氧化碳分压（$PaCO_2$）增高的影响[31]。高水平的抗利尿激素可导致较低的浓缩尿排泄量。刺激心房压力感受器或心房容量增高可抑制抗利尿激素的释放[32]。

心房钠尿肽（ANP）可引起全身性血管舒张，通过提高肾小球滤过作用促进肾排泄钠和水[33]。血管内容量增高可刺激心房和其他器官分泌钠尿肽，其通过放松血管平滑肌、降低交感神经刺激以及抑制肾素-血管紧张素-醛固酮系统来降低体循环动脉压。肾还能合成前列腺素，以调节其他激素的影响。例如，在

血流动力学不稳定以及肾上腺素刺激增加的情况下，前列腺素E_2可降低血管紧张素Ⅱ对入球小动脉的血管收缩作用，从而维持肾血流量。在正常水合、肾灌注以及钠平衡状态下，抑制前列腺素的合成不会影响肾功能。但当肾出现血管收缩情况如低血压和低血容量时，肾前列腺素的存在对于保持充足的肾血流具有关键性作用。服用非甾体消炎药（NSAID）的患者在循环状况受损状态下具有一定的风险，因为这些药物会抑制环氧合酶活性，而环氧合酶是前列腺素合成途径的一种重要作用酶，从而使肾（入球小动脉）易受血管紧张素Ⅱ以及其他通常用于维持血管内容量以及灌注压的儿茶酚胺类药物的全身性血管收缩作用的影响。

肾、输尿管和膀胱间的相互作用可影响尿液的生成[34]。全身麻醉可降低输尿管收缩速率[35]。自主神经系统也在输尿管功能方面发挥着重要的作用，因而在尿液形成方面具有重要作用[34]。胆碱能激动剂通常可提高输尿管收缩的频率和强度。主要作用于肾上腺素能受体的药物易于激发输尿管的收缩作用，而主要用于激活肾上腺素能受体的药物则倾向于抑制输尿管的收缩作用。组胺可刺激输尿管收缩。在各种制剂中，吗啡可提高输尿管平滑肌张力。在人体内，输尿管不规则蠕动性收缩通常由阑尾炎和腹膜炎所导致的腹膜后炎症引起[36]。

肾对血浆处理的大致过程包括：肾小球滤过作用（~120ml/min）；随后，多达三分之二的水和电解质通过近曲小管的主动运输被快速重吸收至血液循环。剩下的肾小管内容物中，有三分之二在髓袢和远曲小管被缓慢重吸收。最终，当原尿流向更大的尿液汇集结构时（1~2ml/min），剩余液体内更多的水在集合管内被重吸收（5~10ml/h）。

缺血性急性肾损伤的病理生理过程

总体来说，AKI的病因可分为肾前性、肾性和肾后性因素。在围术期情况下，由于血容量不足或由于相关的慢性肾前性生理状况恶化，例如因容量过多而加重的充血性心力衰竭，患者的肾前性AKI风险可能会增加。根据不同的手术特性，患者还可因输尿管、膀胱或尿道梗阻而导致肾后性AKI风险增加。不过，围术期AKI的主要原因是急性肾小管坏死（ATN）。尽管本章节着重于肾的血流动力学分析，但由于治疗潜在病因对于AKI的逆转和潜在的肾功能恢复具有关键性作用，因此确定AKI的原因同样非常重要。

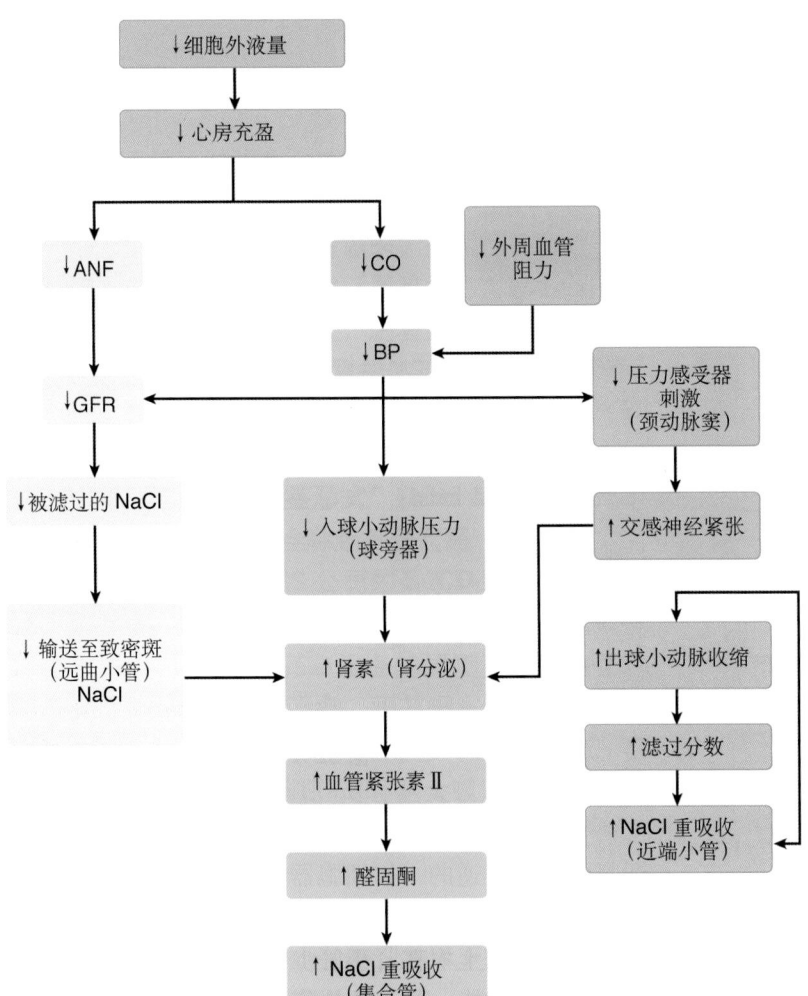

图 52-4　细胞外液容量降低（如血容量减少、出血）引起的肾对钠和容量进行调节的作用机制。ANF，心钠素；BP，血压；CO，心排血量；GFR，肾小球滤过率；NaCl，氯化钠

急性肾小管坏死的两个主要机制为缺血 - 再灌注和肾毒性作用，常见于许多手术操作并引起大量术后 AKI 的三种常见损害原因为：灌注不足、炎症和动脉粥样硬化栓塞。在特定患者中出现的其他一些肾损害病因可包括：横纹肌溶解和特定药物相关性作用。有些特定类别的药物可能还可通过其血流动力学方面的作用而导致肾灌注不足 [特别是血管紧张素转换酶（ACE）抑制剂、血管紧张素受体阻滞剂（ARB）和非甾体消炎药（NSAID）]，这些是急性肾小管坏死的风险因素。

与休克或严重脱水相关的缺血性肾衰竭通常会先出现正常肾适应的早期代偿阶段（如肾前性肾衰之前），随后出现肾前性氮质血症，此时，肾最大限度地发挥能动性，通过对溶质和水的最大程度的保留来维持内环境平衡，但同时也导致了含氮终产物的潴留（图 52-4）。对社区获得性 AKI 的研究发现肾前性氮质血症的发生率可达 70%[37]。相比之下，某个对医院获得性 AKI 的经典研究显示，尽管血液灌注不足占 AKI 病例的 42%，但这些病例中只有 41% 的血液灌注不足

由血管内容量不足所引起[38]。尽管肾前性氮质血症是不良征兆，且通常伴随有少尿症状 [<0.5ml/(kg·h)]，但它是可逆的。在某个关键时刻，当病情超出了维持肾灌注的代偿机制时，缺血可导致不可逆的肾细胞坏死或急性肾小管坏死[39]。这一现象代表了缺血性急性肾损伤的单纯形式。其他形式的急性肾小管坏死可因毒素作用而产生，包括药物（氨基糖苷类、顺铂）、色素（例如血红蛋白、肌红蛋白）和造影剂。由于损害呈突发性，因此这些类型的急性肾小管坏死没有事先出现肾前性氮质血症伴少尿这样的典型模式。重要的是，大多数围术期 AKI 病例是由多种肾损害导致的结果，而非因某一单纯病因而引起（图 52-5）。因此，出现肾前性氮质血症的患者很可能具有更高的毒性急性肾小管坏死风险。

当输送至肾的血流中断时间超过 30 ~ 60min 时，可出现急性肾小管坏死和不可逆性肾细胞损害。对于一般成年人，肾接受的血流量为 1000 ~ 1250ml/min，或肾组织接受血流量为 3 ~ 5ml/min/g，这远远超出了提供肾自身氧需求量所需的血流量。肾皮质内血流可

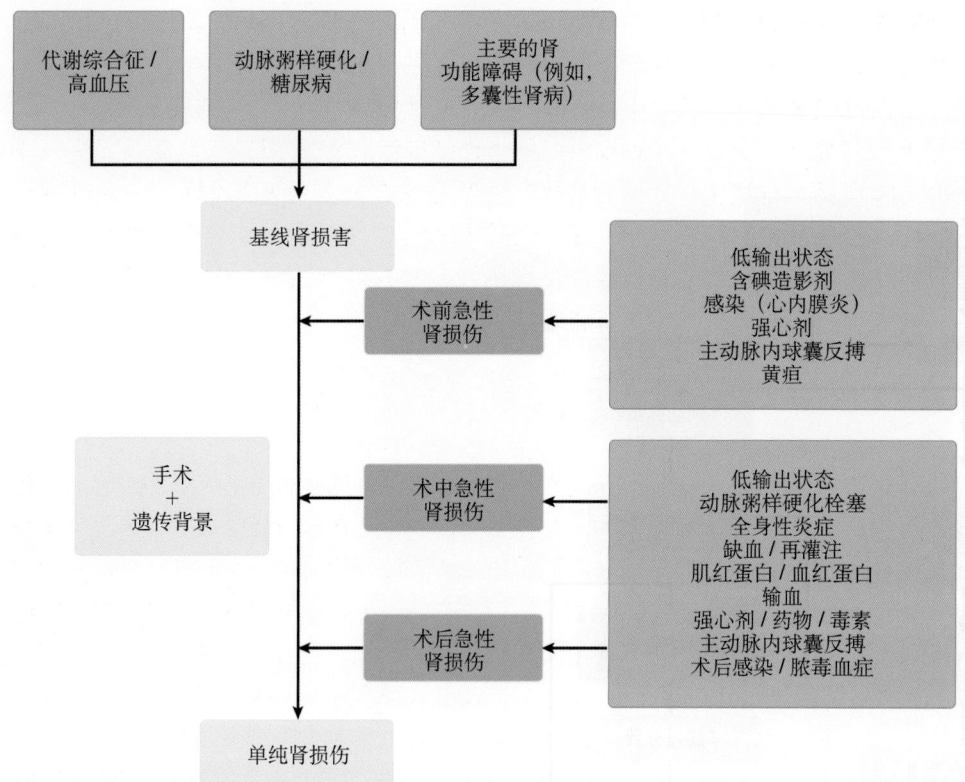

图 52-5　预示可出现术后肾损伤的围术期临床风险因素

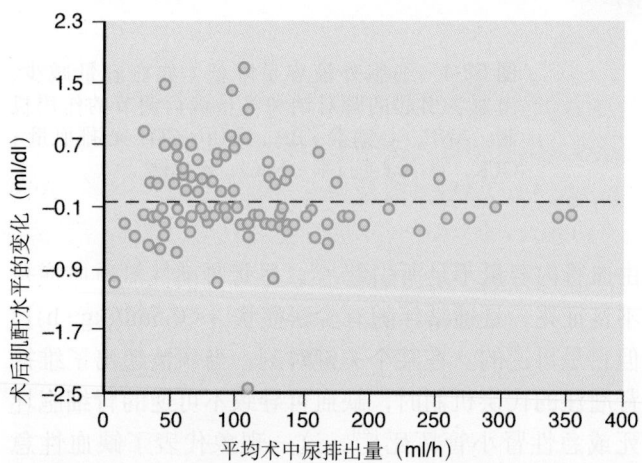

图 52-6　尿流速低 [<0.5ml/(kg·h)] 是 AKI 诊断标准中一个标志，但在严格的围术期内，它并非是急性肾损伤诊断的一个有意义的评价指标。在本研究中，主动脉手术的术中尿量与术后血清肌酐水平变化之间缺乏相关性 (From Alpert RA, Roizen MF, Hamilton WK, et al:Intraoperative urinary output does not predict postoperative renal function in patients undergoing abdominal aortic revascularization, Surgery 95:707-711, 1984. Used with permission.)

能无法被均匀分配（见图 52-3）[24]。由于大部分肾小球位于肾皮质内，而肾皮质依赖氧化代谢获取能量，所以缺血性缺氧可损伤肾皮质结构，尤其是近端小管直段。当缺血情况持续发生时，葡萄糖和底物的供应将继续减少；糖原被消耗，使得在很大程度上依赖糖酵解来获取能量的肾髓质更易受到不良影响。早期的

细胞变化是可逆的，如细胞器肿胀，尤其是线粒体肿胀。当缺血加重时，腺苷三磷酸的缺乏可干扰钠泵机制，使水和钠聚积在肾小管上皮细胞的内质网中，细胞开始发生肿胀。肾小管损伤通常发生于肾缺血后的 25min 内，这时近端小管细胞刷状缘的微绒毛开始发生改变。在随后的 1h 内，这些微绒毛坍塌至肾小管腔内，且细胞膜水疱突出至近端小管的直段。数小时后，肾小管内压升高，肾小管内液体被动反流。不出 24h，远端肾小管管腔内出现管型。在缺血 60～120min 后，即使肾血流量彻底恢复，长时间的血管收缩仍会造成肾小球滤过率（GFR）在很长一段时间内难以升至基线水平[40]。

麻醉、手术和正常肾功能

值得注意的是，少尿 [<0.5ml/(kg·h)] 作为 AKI 的预示症状，其在围术期的重要性要低于其他临床情形下的重要性（图 52-6）[41-42]。麻醉和手术主要通过改变肾小球滤过率来影响正常的肾功能。血压的波动对肾血流量和肾小球滤过功能具有重大影响[43-45]。麻醉药的干预，无论是吸入麻醉剂、静脉麻醉药物或局部阻滞剂，一般都会降低动脉血压和心排血量，从而减少肾血流量，导致肾小球滤过和尿液形成减少[46]。通常的术前用药会影响尿量。例如，麻醉药和巴比妥酸盐可导致肾小球滤过率和尿量稍降低。

手术和麻醉干预可对自主神经系统产生影响，例如会使循环血液中的儿茶酚胺含量增高，儿茶酚胺可改变肾血管阻力并减少肾血流量，从而降低肾小球滤过功能。肾的正常生理机能包括肾上腺素能受体分别在调节血管收缩（α_1 受体）和舒张（α_2 受体）这两方面的作用。围术期的尿量还可受到循环中抗利尿激素水平变化的影响，尤其是在神经外科手术过程中（另请参阅第 70 章）。

局 部 麻 醉

局部麻醉药物和肾以复杂的方式相互作用，根据患者心血管、肾、体液和电解质的基础状况而有所不同（另请参阅第 56 章和第 57 章）[47]。通常情况下，硬膜外麻醉和脊髓麻醉可降低全身及肾血管交感神经兴奋性[47]。脊髓胸 4 段（T_4）至腰 1 段（L_1）负责肾血管系统的交感神经支配作用，其由来自腹腔神经丛和肾丛的交感神经纤维所介导[48-49]。第 4 胸椎水平以上的自主神经阻滞同样可阻断心动加速剂对心脏的交感神经支配作用。如果椎管内阻滞降低了动脉血压和心排血量，那么肾血流量将下降，与肾小球滤过作用和尿量降低相匹配。Suleiman 及其同事[50] 对健康志愿者的研究显示，在胸 6（T_6）水平感觉阻滞的硬膜外阻滞麻醉过程中肾血流量无变化。确切地说，平均动脉压维持在 70mmHg 以上，且肾血流量降低程度不超过基线水平的 6%。

在脊髓麻醉过程中，由于抗利尿激素分泌增加，尿量和自由水清除率可降低。肾内在拟交感活性增高可在 α- 肾上腺素能受体介导下降低肾血流量，并直接通过 β- 肾上腺素能神经支配或通过肾小管致密斑和压力感受器反馈机制增加肾素的释放[51]。内毒素性休克的动物模型显示，胸段硬膜外麻醉可提高肾血流和尿量[52]。

尽管存在争议，但研究显示术中椎管内阻滞和术后硬膜外镇痛法可降低急性 AKI 的发生率。Rodgers 和同事们对 107 个执行术中椎管内阻滞的随机临床试验进行系统性综述发现，术后死亡率降低了 30%[53]。该死亡率的降低是由于深静脉血栓形成、肺栓塞、输血、肺炎、呼吸抑制以及肾衰竭等的发生率降低所致，不过在某种程度上，因肾衰竭病例的数量很少，使得肾衰竭估计值的置信区间非常宽。Moraca 及其同事们[54] 进行了一项 meta 分析，并报道了胸段硬膜外麻醉与改善手术结果之间的相关性，而手术结果的改善在一定程度上是由于围术期发病率的降低，包括应激反应减弱、感染、肠梗阻、出血以及 AKI 减少[54]。其他研究

分析了心脏手术硬膜外麻醉的影响，结果提示尽管置信区间较宽，但在减少肾衰竭方面具有益处[55]（另请参阅第 67 章）。遗憾的是，在最近发表的一项关注心脏手术时硬膜外麻醉的 meta 分析中，肾衰竭不是一项预后结果[56]。最后，有关术后镇痛方面，一项着重于研究腹主动脉手术的 Cochrane meta 分析结果表明硬膜外镇痛可降低围术期 AKI 和其他并发症的发生率，但对术后死亡率没有影响[57]。

吸入性麻醉药的作用

从历史角度来看，较早期的挥发性吸入麻醉药因代谢后会释放无机氟化物而具有肾毒性作用（另请参阅第 26 章）[58]。当甲氧氟烷（临床已废止使用）和恩氟烷使用时间过长时，可产生大量的无机氟化物[40, 58-60]。无机氟化物的血清水平升高可导致多尿型肾功能不全[58-59]。大约有 100 例已发表的肾衰竭病例和 20 例肾相关性死亡病例证实了甲氧氟烷相关性肾毒性作用的严重性[58]。

在自由氟离子的释放方面七氟烷的代谢与恩氟烷类似[61-63]，那么七氟烷是否也会损害肾的尿液浓缩功能呢[64]？对甲氧氟烷的研究显示，当循环血液中氟化物水平高于 $50\mu m/L$ 时，可能会发生 AKI[58]。这一推定的毒性阈值被应用到其他挥发性麻醉剂的研究中。不过，有 43% 接受七氟烷的志愿者其血浆氟化物水平超过 $50\mu m/L$。接受肺泡气最低有效浓度（MAC）七氟烷 9h 的健康志愿者其血清氟化物水平平均为 $36.6 \pm 4.3\mu m/L$[65]。相对于甲氧氟烷，七氟烷引起的高氟化物水平持续时间较为短暂，在麻醉结束后 2h 达到峰值，并于 8h 内降低 50%。尽管七氟烷可产生高氟化物水平，但这些志愿者经去氨加压素测定的尿液浓缩功能并未受到损害，而有 20% 接受恩氟烷的志愿者在吸入麻醉后第 1 天出现一过性的尿液浓缩功能障碍，但在用药后第 5 天无此情况[65]。为了解释这一发现，研究者们假设可能肾内生成的氟离子比循环血浆内氟化物水平的肾毒性作用更大[63]。甲氧氟烷的肾内代谢为七氟烷肾内代谢量的 4 倍。

有关挥发性吸入麻醉剂肾损害作用的差异性的其他解释亦有探索，包括对一种吸入麻醉剂与二氧化碳吸附剂相互作用产生的肾毒性化合物的变异性的评价。在高温和低流率的呼吸回路系统中，二氧化碳吸附剂可分解七氟烷，产生氟甲基 -2, 2- 二氟 -1-（三氟乙基）乙烯基醚，也称为化合物 A。化合物 A 的代谢途径为：在肝内与谷胱甘肽相结合，然后在肾内经半胱氨酸 -S- 轭合物 β- 裂解酶进行修饰。有些化合物 A 的代谢物可导致肾损害，其特点为多尿、糖尿、蛋

白尿以及血清尿素氮和肌酐水平升高。在实验模型中通过这一机制导致的 AKI 与暴露于复合物 A 的程度及持续时间具有密切关系[66]，而且已明确了大鼠损伤暴露阈值（50～114ppm 持续 3h）及死亡暴露阈值（331ppm 持续 3h，203ppm 持续 6h，或 127ppm 持续 12h）[67]。但研究结果在大鼠与人类间具有差异性，这可能是由于化合物 A 在大鼠与人体的代谢过程不同所致；在四个已明确的代谢途径中，有三个并不涉及肾 β- 裂解酶，也不会造成肾毒性。相比于大鼠，人类肾 β- 裂解酶的酶活性要低 10～30 倍，或许这就是七氟烷不会在人体内造成肾损害的原因。有项研究[67]在手术时间较长（>6h）的患者中对低流量七氟烷麻醉与异氟烷麻醉的安全性进行了比较。两组平均肺泡气最低有效浓度（MAC）时间相当，七氟烷组化合物 A 平均浓度为 20 ± 7ppm。在持久吸入挥发性麻醉剂情况下，肾损伤的标志物尿素氮、肌酐、N- 乙酰 -β-D- 氨基葡萄糖苷酶（NAG）和丙氨酸氨基肽酶在各组中升高水平相当。

在志愿者中对麻醉过程中化合物 A（可能还含有七氟烷）的可能浓度进行了研究[68]。应用新的二氧化碳吸附剂，并给予 1.25 MAC 七氟烷（不含一氧化二氮）8h。化合物 A 水平达 50ppm，并于麻醉后连续 3 天分析 24h 尿量。研究者们测定了尿谷胱甘肽 S 转移酶（GST）以及肾毒性及缺血性损害导致的肾小管损伤的其他高度敏感性标志物[69]。他们报道了在患者接受七氟烷后，尿蛋白、白蛋白、葡萄糖和 α-GST 以及 π-GST 有一过性增加情况。在同样使用地氟烷时，未观察到这种增高现象。一项涉及 73 个持续时间为 2～8h 的择期手术的多中心研究[70]比较了低流量（低于 2L/min）七氟烷与异氟烷的安全性和有效性。所有病例均应用了新的二氧化碳吸附剂，且不允许使用一氧化二氮。七氟烷平均应用了 3.6 MAC·h，化合物 A 水平高达 223ppm（平均 79 ± 54ppm）。两个治疗组在尿白蛋白、葡萄糖、蛋白质或重量渗透摩尔浓度方面无差异性。而且，在七氟烷组内，化合物 A 水平与血尿素氮、肌酐或尿蛋白、葡萄糖、N- 乙酰 -β-D 氨基葡萄糖苷酶（NAG）、α- 谷胱甘肽 S 转移酶（α-GST）或 π- 谷胱甘肽 S 转移酶（π-GST）的排泄量无显著相关性。

尽管事实上有 7%～15% 接受七氟烷麻醉的患者可能会出现（短暂的）循环血液中氟化物水平超过 50μm/L 和（或）出现大量化合物 A 的情况，但似乎仍不会对肾产生不良作用[58]。然而，在存在肾毒性情况下解释七氟烷表现出的安全性是很难让人彻底理解的，所以有人提出甲氧氟烷相关性肾损伤可能源于甲氧氟烷所特有的其他一些代谢"毒物"，而非氟化物或

化合物 A，如氯乙酸[71]。关于七氟烷对于肾的潜在益处最终已有所报道。在一个关于接受心脏手术的患者的小型研究中，采用七氟烷进行预处理可降低肾（和心肌）功能障碍的生物化学标志物水平[72]。

静脉麻醉的影响

丙泊酚和右美托咪定可能具有起到肾保护作用的抗炎效果。丙泊酚可增加骨形态发生蛋白 -7（BMP-7）的生成，而 BMP-7 可在脓毒症诱发的 AKI 期间抑制肿瘤坏死因子（TNF-α）诱导的炎症级联反应[73-74]，以及降低缺血再灌注[75-77]和单侧输尿管梗阻损伤[78]。同样的，除了改变肾血流量和水钠处理，α_2- 肾上腺素能受体激动剂如右美托咪定可刺激骨形态发生蛋白 -7（BMP-7）的产生。在肾小管上皮细胞系暴露于脂多糖的一个大鼠肾模型中，右美托咪定增加了 BMP-7 的表达，降低了炎症细胞因子和组蛋白去乙酰化酶 2 和 5 的表达，使得细胞存活率升高[79]。在同一研究的小鼠盲肠结扎穿孔模型中，采用右美托咪定治疗脓毒血症小鼠后具有更长的存活时间且急性肾损伤发生率降低。在缺血 - 再灌注损伤大鼠[80]和小鼠[81]研究中也观察到了类似的益处。不过，我们需要进一步的人类研究来明确这些麻醉药在围术期或重症病情下是否对肾功能具有益处。

围术期血流动力学不稳定性与肾功能

为了理解围术期血流动力学的不稳定性对肾功能的影响，我们需要先理解血流动力学介导的 AKI 的复杂发病机制。尽管肾血流量的极度降低是一个必需条件[10]，但血压过低后 AKI 的程度难以预测，说明肾血流量极度降低并非一个充分条件。即便在肾小球灌注降低的情况下，一系列的代偿机制仍可维持肾滤过功能[58]。水钠潴留可恢复血管内容量和部分肾小管的重吸收。在一定的心排血量水平下，肾内因素可影响肾血管阻力 - 全身血管阻力之比，从而影响肾所接收的心排血量部分。在肾小球毛细血管水平，血浆被分离成不含蛋白质的超滤液和非滤过部分。通常情况下，滤过分数（即肾小球滤过与肾血浆流量间的关系）约为 0.2。起初，滤过分数通过出球小动脉的收缩来维持。不过，如果未发生减弱情况，影响出球小动脉血管收缩的机制最终也会影响入球小动脉的血管收缩。滤过分数最终的降低是缺血后 AKI 的特征[58]，而氧供需失衡可导致缺血性肾小管损害的进一步恶化。最易

受氧供需失衡影响的部位为髓质内髓袢升支粗段的肾小管细胞[30]。

在 AKI 的缺血模型中，外皮质层血流量降低[82]。由于 85%～90% 的肾血流量通常被分配至皮质肾小球，肾皮质苍白和肾血流重分配至皮质外的发现说明血流重分配可能是引起 AKI 中肾功能损害的一个因素。在有些病例中，肾皮质恢复血流灌注与肾功能的恢复相关[82]。肾内血流离开外层皮质而进入内层髓质的重分配降低了氧供，而肾小管对溶质的重吸收增加却提高了氧需求量，这个理论被 AKI 期间肾动能学的研究所进一步证实[83-84]。肾小球滤过降低以及因此而导致的肾小管重吸收的能量需求降低，或许是肾在能量供应极度受限之前减少能量需求的一个机制。

其他围术期影响因素与肾功能

有一些手术干预可影响肾血流量，从而影响肾功能。肾动脉之上的主动脉阻断对肾小球滤过具有明显的影响，而肾下动脉阻断并再通也可通过心肌功能、交感神经活性、神经和激素活性（如肾素和血管紧张素的产生）、血管内容量以及全身血管阻力的变化对肾小球滤过和尿液形成产生显著的间接性作用[85]（另请参阅第 69 章）。在标准的心肺转流术（CPB）中，可大致预期各种心肾关系；当肾血流量降低至心脏总泵出血流量的 12%～13% 时，可通过流速和灌注压进行预测；不过，只有平均压与尿量具有相关性[43-44]。肌源性机制和管 - 球反馈的肾自身调节学说尚未在心肺转流术中得到评估[22-23]（另请参阅第 67 章）。

主动脉冠状动脉旁路手术后的 AKI 一直是一种极为严重的并发症，它同多器官功能障碍、资源利用增加、高昂费用以及死亡率增加具有相关性（见第 67 章和第 69 章）。每年全世界约有 80 万患者接受冠状动脉旁路移植（CABG）手术。最近的一项针对心脏术后 AKI 的多中心观察性研究显示，5% 的参与者出现了定义为需要急性透析或血清肌酐水平上升至基线水平的两倍的 AKI[4]。心脏手术围术期 AKI 的机制具有多因素性。AKI 的重要风险因素包括潜在的患者特征，如年龄大于 75 岁、糖尿病病史、高血压、脉压、心室功能不全、心肌梗死、肾疾病（另请参阅第 39 章和第 80 章）、围术期用药（例如抑肽酶、羟乙基淀粉）和手术特征如术中使用多种正性肌力药物、置入动脉内球囊泵和心肺转流术时间延长[86-90]。术前脉压大于 40mmHg（心脏收缩压减舒张压）与肾危险性具有明显的相关性 - 脉压每额外增加 20mmHg，比值比增加 1.49 [置信区间（CI）：1.17～1.89；$P = 0.001$][86]。

心肺转流术对术后急性肾损伤的影响存在争议性。改善全球肾病预后组织（KDIGO）在其全面的 AKI 指南中对关于非体外循环和体外循环冠状动脉重建术患者的术后急性肾损伤文献进行了回顾，并最终建议"不单独为了降低围术期 AKI 或肾替代治疗需求而选择非体外循环 CABG 术"[16]。不过，患有慢性肾疾病的患者具有最高的 CPB 术后 AKI 风险，因此这类患者经常被排除出对非体外循环 CABG 和体外循环 CABG 进行比较的随机临床试验。例如，在一项随机的体外循环 / 非体外循环冠状动脉旁路术（ROOBY）试验中，2303 名患者被随机分配至非体外循环 CABG 组和体外循环 CABG 组，大约有 7.5% 的患者术前血清肌酐水平 ≥ 1.5mg/dl[91]。

然而，一项纳入来自胸外科协会数据库的 742 909 个非紧急独立的 CABG 病例（包括 158 561 个非体外循环病例）的大型观察性研究显示，对于患有慢性肾病的患者，非体外循环 CABG 具有益处[92]。研究者们采用了倾向性方法来调节患者水平和试验中心水平的不平衡性。主要终点为死亡或透析。在估计的肾小球滤过率（eGFR）较低的患者中，对于 eGFR 为 30～59ml/(ml·1.73m²) 的患者，主要终点的风险差（即在每 100 位接受心肺转流术的患者中具有不良结果的患者数减去接受非体外循环 CABG 的患者中具有不良结果的患者数）为 0.66（95% CI：0.45～0.87）；而对于 eGFR 为 15～29ml/(ml·1.73m²) 的患者则为 3.66（95% CI：2.14～5.18）。两个终点均具有相同的趋势。该结果强调了慢性肾病作为一个心脏术后 AKI 风险因子的重要性，而总体队列中有稍稍低于 1% 的患者在心脏手术后接受透析治疗，eGFR 为 30～59ml/(ml·1.73m²) 的患者中有 2% 需要透析治疗，eGFR 为 15～29ml/(ml·1.73m²) 的患者中有 12.5% 需要透析治疗。同组中体外循环对比非体外循环 CABG 的透析单项风险差分别为 0.47（95% CI：0.31～0.62）和 2.79（95% CI：1.37～4.20）（图 52-7）。因此，该研究说明在患有晚期慢性肾病的患者中，非体外循环手术可能较为有益，但需要进一步研究来证实。

最后，已知一些影响炎症和血管收缩的遗传学多态性显示与心脏术后 AKI 具有很强的相关性[93]。已明确具有重要意义的多态性包括白介素（IL）-6 572C 和血管紧张素原 842C 多态性可作为冠状动脉重建术后肌酐峰值可上升到约达平均肌酐峰值的四倍的预测因子。如果在其他人群中获得验证，则这种多态性可作为术前筛查的一个潜在工具，并强调了这类方法的潜在可行性。因此，在未来，潜在的遗传学风险也可作为围术期 AKI 风险的一个评估方法。

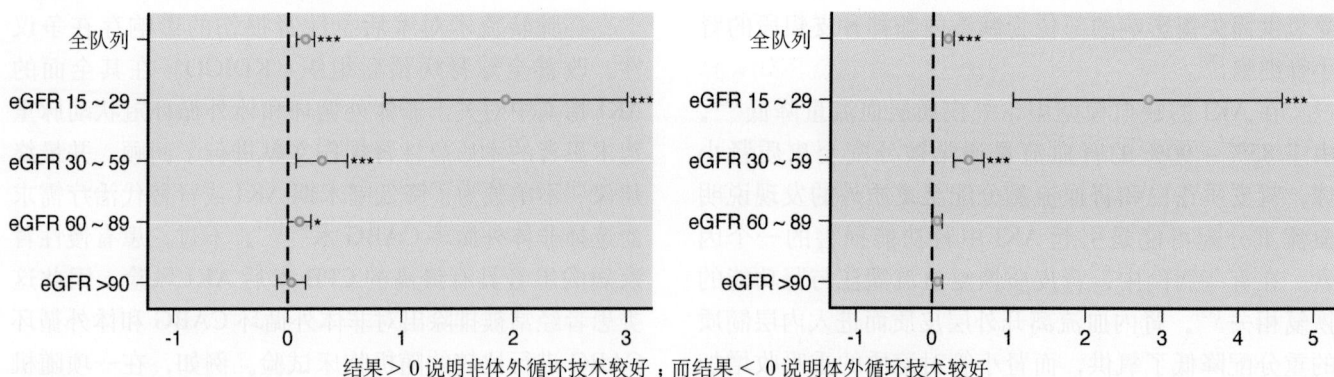

图 52-7 通过基线估计的肾小球滤过率（eGFR）评价的体外循环 vs. 非体外循环冠脉旁路移植术（CABG）相关不良结果。对于死亡率（左图）和肾替代治疗（RRT）（右图）这两方面，非体外循环 CABG 技术在较低 eGFR 患者中表现出益处。 $^*P < 0.05$，$^{**}P < 0.01$，$^{***}P < 0.001$ *(Redrawn from Chawla LS, Zhao Y, Lough FC, et al:Off-pump versus on-pump coronary artery bypass grafting outcomes stratified by preoperative renal function, J Am Soc Nephrol 23:1389-1397, 2012.)*

肾功能监测

在围术期 AKI 患者中，最佳围术期处理和早期干预的一个重大挑战之一是无法检测出早期的轻微 AKI。传统的肾衰竭监测工具通常不敏感，只有正常功能的肾单位不足 40% 时才能监测出来（图 52-8）；这使得症状明显之前，只保留有少量肾功能 [39]。此外，AKI 的延迟诊断使其失去了良好的治疗机会。

对围术期 AKI 的大部分研究中通常使用共识标准来定义 AKI。但大量血容量丢失和液体变化可非自然地稀释血清肌酐，有时使得这些标准的准确性值得怀疑。此外，在这一背景下使用共识的尿量标准情况则未知。与术后或重症环境下可包含相对稳定状况下的定期肾功能评价的肾功能监测不同，术中肾功能监测涉及短暂且不稳定的情况，通常包括大出血、大量的体液转移、广泛的血流动力学波动，甚至肾动脉血流量的直接下降。

因此，从某种意义上来说，麻醉从业人员可能是维护肾功能的首要监测者，他们能识别并治疗那些可导致或加剧 AKI 的因素；例如，氨基糖苷类药物和碘造影剂材料的毒性作用会因为血管内血容量不足而加剧。此外，麻醉医师通常会依赖间接变量如尿量来评估肾灌注。遗憾的是，尿量并不能可靠地反映术中的肾小球滤过和肾功能情况。即便是肾动脉血流量信息也并非特别可靠，因为血流增加会导致滤过和主动运输以及氧需求量的增加。针对局部肾灌注尤其是肾髓质内血流灌注供需平衡的监测工具尽管目前还没有出现，但其将会是一个理想的直接监测工具。

目前最好的术中监测工具为间接的血流动力学监测器，它可在改善与肾健康相关的情况方面发挥辅助作用，例如，可确保充足的血管内血容量（即前负

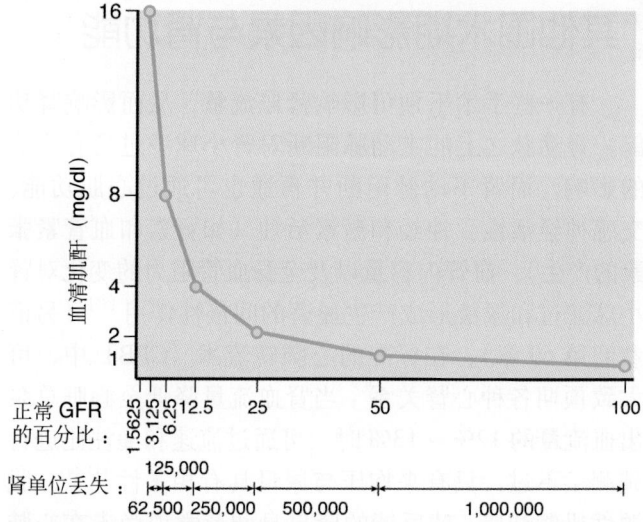

图 52-8 血清肌酐浓度（y 轴）和肾小球滤过率（GFR）的相对减低量以及大概的肾单位丧失情况（x 轴）之间的反对数关系。图中的非线性关系表明，在肾小球滤过率（GFR）降低达 75%（如从 120ml/min 降至 30ml/min）之前，血清肌酐水平不会显著升高 *(Modified from Faber MD, Kupin WL, Krishna G, et al: The differential diagnosis of ARF. In Lazarus JM, Brenner RM, editors:Acute renal failure, ed 3. New York, 1993, Churchill Livingstone, p 133.)*

荷）、心脏功能和全身血流灌注。血清生化和尿液指标可用于评估心输出量在肾内的充分分配情况。

最佳肾灌注和肾功能的间接标志物

血管内血容量不足通常发生于接受手术的禁食患者，是 AKI 的一个风险因素。例如，同时具有糖尿病和血管内血容量不足情况可使发生 AKI 的概率增加达 100 倍 [94]。术前评估血容量状态的最实用方法是采

集患者术前病史和进行体格检查并评估动脉血压随着不断变化的病情和动态动作所发生的变化。例如，清醒患者通常不会出现显著的体位性血压改变，除非存在自主性低血压或血管内血容量不足。在麻醉期间，类似脱水状态下的患者在进行正压通气时可出现奇脉变化。

氧输送：血气、酸碱平衡和血细胞比容

动脉氧分压（PaO_2）值低于 40mmHg 的严重动脉血氧不足与肾血流量降低以及肾血管收缩具有相关性[95-96]。由于高碳酸血症与需机械通气患者的肾血流量降低相关，因此二氧化碳监测仪或许是一个有用的监测器[97]。在进行心肺转流术（CPB）时，氧供需失衡情况加重，且髓质极度缺氧，这些影响会在撤销循环支持后仍长期存在[69]（另请参阅第 67 章）。

缺血对肾影响的研究大部分是在心肺转流术下进行的。当晶体和胶体溶液用于体外循环预充液时，心肺转流术（CPB）的开启将导致氧输送能力急剧下降约 30%。动物研究支持在心肺转流术时进行中度血液稀释（20%～30% 的血细胞比容），通过降低血液黏滞度和提高局部血流量来达到肾保护的目的[98]。不过，尽管临床普遍接受心肺转流术中血细胞比容低于 20% 的情况（极端血液稀释），但过低的血细胞比容会引发不良结果，包括 AKI[99-103]。解决方案可能并非输血这么简单，因为输血本身与 AKI 具有相关性。在一个系统性综述中，Karkouti 发现有 22 项研究分析了输血和心脏手术后 AKI 的关系[104]。在这 22 项研究中，有 18 项发现了输血和 AKI 之间具有独立的相关性。在 14 项研究中对围术期贫血和 AKI 的相关性进行了进一步分析，其中有 9 项研究发现围术期贫血与 AKI 之间具有独立的关联性。针对输血相关性 AKI 所提出的机制包括发生在心肺转流术期间的炎症加剧和氧化应激。血液的保存时间可能也会增加 AKI 风险（另请参阅第 61 章）。保存期较长的血液可能会导致出现较高循环水平的游离血红蛋白和铁离子。最后，贫血可能会通过增加组织缺氧和氧化应激风险以及铁代谢异常而增加 AKI 和其他器官损伤风险。美国胸外科医师学会和美国心血管麻醉医师协会指南建议在心肺转流术期间的输血指征（另请参阅第 61 章）较低，输血指征为 6g/dl 是合理的；除非是针对那些具有终末器官缺血风险的患者，在这些患者中采用较高的输血指征较为合理[105]。不过，许多临床医师可能不希望等待血红蛋白水平降至 6g/dl 再进行输血，尤其是在进行手术时。

全身灌注：动脉收缩压和脉压

大型多中心流行病学研究已明确了异常的中心动脉顺应性的标志，例如术前单纯收缩期高血压（>160mmHg）以及脉压增宽的高血压（>40mmHg）[86, 106]，与术后 AKI 和透析间的关系，尤其是在接受心脏手术的患者中（另请参阅第 67 章）。动脉血压的心脏收缩元素取决于每搏输出量和心室射血分数，而动脉血压的脉动组分则受每搏输出量、心室射血分数、大动脉的弹性特征以及外周血管阻力间的关系的影响。脉压是反映大动脉硬度以及压力率对动脉树内的传导及反射影响的一个指数。在收缩晚期而非舒张早期提前返回的动脉波（由于在较硬血管内传导速度加快）增加了收缩压（即后负荷）而降低了舒张压（即灌注压）。灌注压与围术期肾功能障碍风险可能通过预先存在的血管系统对低血压的代偿能力而产生关联性，因为它决定了血流量。那些由于中心动脉顺应性异常而易出现低血流量的患者，可能需要比正常血压患者更高的血压来维持充足血流并降低肾损害风险。

心肺转流术（CPB）期间的肾血流量不能进行自动调节，且随着泵流率和动脉血压的不同而有所不同[44]。不过，由于心肺转流术时的低血压极少与低血流量相关，所以此时的低血压与失血性休克或低心排血量状态下的低血压不同。在一项涉及三组具有正常基线肾功能且术后情况分别为需要透析（n=44）、持续肾损伤但不需透析（n=51）和无肾损害（n=48）的患者的病例对照分析中对心肺转流术下血流量和灌注压进行了比较[107]。通常来说，旁路手术持续时间长、血流量低、心肺转流术血压低于 60 mmHg 持续时间长可导致肾损伤。该研究的一个严重的局限性在于可能将心肺转流术的可变因素与已知的肾风险因素相混淆。相反，一些在评价灌注管理时将已知危险因素考虑在内的研究却未将心肺转流术低血压（伴有持续性血流）与术后 AKI 联系起来[108-110]。

肾动脉狭窄可影响肾血流量。在一项针对 798 例主动脉冠状动脉旁路手术患者的回顾性研究中，患者的心导管操作常规包括肾血管造影，Conlon 及其同事发现，这些患者中有 18.7% 至少一侧肾动脉的狭窄程度达 50%（有 9 例患者出现 >95% 的双侧肾动脉狭窄）[111]。不过，在一项多变量逻辑回归分析中，肾动脉狭窄的存在及其严重性与术后 AKI 无相关性。

血管内容量状态：中心静脉压、肺毛细血管楔压、左心房压和左心室舒张末期面积

应用何种监测器需取决于患者的功能性心力储备

状况以及预测的手术损伤程度。尽管保持充分的心排血量对于维持充足的肾血流量是必不可少的，但其并不能确保肾获得充足的血流。应用血管内容量监测技术时必须仔细识别出那些可影响反映特定患者前负荷有效性的各种生理状况（见第20、23和44章）。为评估前负荷而进行的对中心静脉压的监测应先假定左右心室功能、肺血管阻力以及二尖瓣、肺动脉瓣和三尖瓣功能正常。同样，要监测肺动脉压或肺毛细血管楔压也需假定左心室顺应性、二尖瓣功能以及气道压力正常。

由于左心房压力过低对于肾血管收缩是一个强有力的刺激因素，所以直接测量左心房压可为我们提供肾压力 - 血流关系的深入信息。尽管动脉血压随着心排血量的下降而降低，但是当左心房压下降（如失血性休克）时，相对于左心房压升高情况（如心源性休克），肾血流量的降低却严重得多[112]。左心房压力感受器通过释放心房钠尿肽调节肾血管收缩，心房钠尿肽是一种由心房在血管内容量增加情况下分泌的一种激素[113]。心房钠尿肽作用于动静脉系统、双侧肾上腺以及肾，以减少血管内容量和降低血压[33]。在肾内，该激素可通过扩张入球小动脉和收缩出球小动脉来增高肾小球毛细血管内液压水平。心房钠尿肽可通过放松平滑肌和降低交感神经的血管刺激性来降低血压，而且可抑制肾素和醛固酮的分泌，导致肾血管舒张、尿钠排泄以及多尿[5]。

尽管左心房压和肾血管收缩之间存在直接相关性，血管内容量状态静态监测器正逐渐被超声心动图和血管内容量状态动态监测器所取代（见下一部分"经指导的液体最优化"）。术中最直接的血管内容量监测方法之一为应用经食管超声心动图直接评估左心室舒张末期面积。采用有创设备进行监测，如肺动脉导管、动脉插管以及经食管超声心动图，尚未被证明可降低 AKI 的发生率。

血流量：心排血量和经食管多普勒超声检查指导的液体最优化

"引导下的液体最优化"作为一种超越传统的在一定程度上不太可靠的补液指导（例如中心静脉压）的新概念近来获得了重大关注。液体最优化的原则是通过获得最大的每搏输出量来最大限度提高组织的氧输送。血管内液体管理通常由对动态测量值的生理学反应来引导；所建议的测量值包括收缩压变化、脉压变化、持续心排血量监测和经食管多普勒超声指导下的快速大量补液[114-117]。有些评估液体反应的措施可

能适用于重症病情下但不适用于围术期（例如被动抬腿试验）。鉴于患有急性呼吸窘迫综合征的重症患者经限制性液体管理策略治疗后获得了改善，围术期背景下的液体限制获得了关注。但是，一项针对腹部手术背景下的 7 项随机临床试验的 meta 分析结果显示，限制液体这一治疗策略并无优势；不过，也没有证据表明这一策略具有害处，包括 AKI[118]。在一些研究中，过度的液体限制却导致有害情况，包括吻合口破裂和脓毒症风险增高，因此需要明确避免[119]。尽管一项纳入 80 例围术期液体管理的随机试验的系统综述得出的结论是，择期手术中补液治疗的最佳给液量尚不明确，但该综述建议严格避免补液过量[120]（另请参阅第 59 章）。

其他研究描述了与术后液体潴留相关的急性肺水肿的危害性及不可预测性[121]。目前尚缺乏充分的证据基础来判断液体管理策略对围术期肾功能的重要性。不过，平衡液可能优于高氯静脉内液体[122]。从生理上来说，高氯血症可导致肾血管收缩和肾小球滤过率下降，不过这一作用的确切机制尚不明确[123]。

肾的心排血量的自动调节和分配

心排血量中用以灌注肾的部分取决于肾血管阻力与全身血管阻力之比[39]。通常情况下，肾灌注不足的反应包括了三个维持肾功能的主要调节机制：①入球小动脉扩张增加灌注肾的那部分心排血量；②出球小动脉阻力增加滤过分数；以及③激素和神经调节可通过增加血管内容量从而间接提高心排血量来改善肾灌注。入球小动脉对灌注压降低的反馈调节是通过舒张平滑肌降低肾血管阻力来实现的。输送至髓袢升支粗段皮质区的致密斑的溶液减少，可导致旁边的入球小动脉平滑肌细胞舒张，从而提高肾小球灌注和滤过（另请参阅第 23 章）。

肾分泌血管舒张因子前列腺素以对抗全身性血管收缩激素如血管紧张素 II 的作用。在心排血量较低的状态下，当全身性血压通过全身性血管升压药的作用来维持时，肾血流量不会被抑制，这是因为血管升压药的作用在肾内被减弱了。

出球小动脉阻力选择性增加致使肾小球血浆流量降低，因而维持了肾小球滤过率。由于血管收缩部位上游的毛细血管压趋于升高，因此肾小球滤过增加。该作用机制使得肾可提供高的器官血管阻力以维持全身性血压而不会损害自身的滤过功能。应用特定的血管紧张素 II 抑制剂的研究发现，出球小动脉阻力在很大程度上来自于血管紧张素 II 的作用[124]。在低浓度

水平下，去甲肾上腺素对出球小动脉具有血管收缩作用，说明肾上腺素能系统对于维护肾代偿反应可能同样具有重要的作用[125]。

心排血量的减少会伴有血管升压素的释放和交感神经系统以及肾素 - 血管紧张素 - 醛固酮系统活性的增强。这些维持肾血流量的调节机制保留了盐和水。肾血液输送的控制、滤过的血浆部分以及回流至全身循环的总血流量，均取决于肾内调节机制，这些机制在发生血液循环障碍时，会发挥作用以维持肾的滤过功能。

有一项研究报道了在其他方面健康的患者中出现出血情况的正常反应，该报道描述在平均灌注压从 80mmHg 降至 60mmHg 时，肾血流量减少了 30%[126]。已知在心肺转流术开始时会出现的变化包括肾灌注减少较全身灌注减少程度大，肾血流自动调节功能丧失，以及出现对肾有害的应激激素和炎症反应[44, 127]。这些结果或许可解释心肺转流术持续时间可独立预测心脏术后肾损害的情况。在实验性心肺转流术期间，髓质氧分压从具有代表性的低水平降至无法测量出的水平[69]。

血管内容量过多和腹腔间隔室综合征

腹腔间隔室综合征最早定义于 1985 年，从那时起，该综合征便逐步被认定为血管内容量过多背景下肾功能障碍的常见因素[128-129]。正如所预测的那样，血管内容量过多和气道高压机械通气是导致腹腔间隔室综合征的重要因素。腹腔间隔室综合征被定义为腹腔内压力持续增高超过 20mmHg，其可导致器官功能障碍；相反，腹腔高压则通常被定义为腹腔内压力 ≥ 12mmHg，但无器官功能障碍。腹腔内压的这一增高情况降低了腹部灌注压（即平均动脉压 - 腹腔内压），从而出现由肾灌注减少所引起的肾前性肾功能不全状态。

腹腔内压可通过使用一个置入的 Foley 导尿管和用于动脉压监测的同一压力导管便捷地进行测定[130]。在灌输端口远端钳闭 Foley 导尿管，并将 25ml 生理盐水输注至膀胱内。在腋中线处将传感器归零，并在呼气末液体被输注至膀胱内后约 30～60s 使膀胱逼尿肌放松时进行压力测定。值得注意的是，在肥胖成年人中，腹腔内压可能会慢慢增高至 12mmHg，但这种情况不会导致终末器官功能障碍（另请参阅第 71 章）[131]。腹腔间隔室综合征必须及时发现并根据合适的临床病情进行减压治疗。

血清和尿作为肾功能标志物的实验室检查

用于发现围术期 AKI 的理想监测方法必须是精确、即时、简单、短暂且价廉的；此外，它还应与 AKI 相关结局（如死亡率）具有确定的关联性。由于目前尚无这样一种检测方法，将重复血清肌酐测定（相对变化或绝对变化）单独或与估计的肾小球滤过率（eGFR）结合使用，是目前为实现这一目的最常用的临床工具[132]。尽管传统的检测对诊断肾衰竭具有一定的作用，但几乎所有目前可用的检测工具均具有其内在局限性，使得 AKI 的诊断与其发病之间形成难以避免的时间延搁。AKI 和急性心肌梗死（AMI）治疗之间一个显著的区别在于 AKI 在组织受到威胁时，缺乏早期生物学标志物来指导快速诊断和干预［即 AMI：肌钙蛋白、肌酸激酶同工酶（CK-MB）］。因此，研究者们正努力评估 AKI 早期标志物的价值。以下讨论将被分成传统诊断工具和目前关于急性肾损伤早期标志物的扩展领域。

传统的急性肾损伤标志物

这类生物标志物包括用于评估肾功能的生物标志物（血清肌酐和肾小球滤过率估计公式以及肌酐和尿素清除率），识别 AKI 的生物标志物（尿量、血清尿素氮和肌酐），以及用于判断急性肾损伤不同病因的生物标志物［尿比重、尿重量渗透摩尔浓度、尿钠水平、钠排泄分数（Fe_{Na}）、尿素、尿分析］。由于 AKI 代表了肾功能的一种变化，因此有些肾功能评估参数也被用于判断 AKI（例如血清肌酐）。另一个经常被用于判断 AKI 伤病因的检查方法是肾和尿道的超声检查，以排除因梗阻导致 AKI 的情况。值得注意的是，对于两个肾均具有肾功能的患者，需要两侧肾均出现梗阻才会发生 AKI。由于超声检查本身不是一项功能检测，所以本文不再对其应用进行进一步讨论。其他一些功能参数包括使用外源性标记物如菊粉测定的肾小球滤过率和肾血流量等，尽管这些参数不在临床实践中常规使用（框 52-1）。最后，研究者们对于胱抑素 C 和其他新的肾小球滤过率标志物的兴趣不断增加；因此，这些我们将在本章后文讨论 AKI 新的（早期）生物标志物部分对其进行介绍。

肾健康状况的功能测定，如血清肌酐，主要用于替代肾小球滤过功能测定，其通过以下等式进行计算：

$$GFR = K_f \times (P_{GC} - P_{BC} - P_{PO})$$

达 5000 ~ 6000 道尔顿（Da）的物质通过，而对于分子质量为 60 000 ~ 70 000 Da 的物质，则渗透率几乎为零[133]。代谢废物和必需的营养成分可自由滤过，而较大的蛋白质，如白蛋白和免疫球蛋白 G（IgG），可微量滤过或无滤过。希望将来在围术期和重症情形下能够实现实时的肾小球滤过率（GFR）测定；这类技术目前正在大小动物模型中进行开发和检测[134-136]。

血清肌酐浓度

尽管存在各种局限性，但血清肌酐浓度仍是目前最常用的评价肾功能和诊断 AKI 的临床工具。血清肌酐是肌酸的一种环酐，是骨骼肌蛋白在代谢过程中不断释放的一种小分子（113 Da）物质。肌肉质量（其在女性中量较小，且随着年龄的增长而减少）可直接预测肌酐的释放。体液（如血浆、血清、尿液）内的肌酐水平同样易于检测且费用并不昂贵。这些特点使得血清肌酐成为肾滤过功能稳态变化的主要标志物。

然而，由于其与肾功能变化之间的非线性关系（见图 52-8）、个体差异性、且易受与肾小球滤过率（GFR）变化不相关的变化的影响（如西咪替丁、甲氧苄啶、N- 乙酰半胱氨酸）[132, 137-138]，血清肌酐浓度的升高作为肾功能障碍的预测征兆仅在某种程度上具有可靠性。由于肌酐积累的动力学因素，在升高值达到异常水平之前，肾小球滤过率（GFR）可减少达 75%[139-140]。通常血清肌酐变化的幅度可能比其绝对值更为重要。由于肌酐的生成与肌肉质量成比例，所以许多慢性疾病、营养不良以及年老患者尽管肾浓缩功能和肾小球滤过率（GFR）下降，但其血清肌酐水平值却仍在正常范围内。相反，许多具有 AKI 风险的重症疾病患者由于肠外营养、脓毒症或创伤后状态，可具有较高的代谢率。尽管如此，血清肌酐浓度仍是一种有效的费用低廉且迄今为止未被超越的临床诊断工具，特别用于反映肾滤过功能变化趋势以及预测治疗结果，即便是在围术期阶段也是如此。

肾小球滤过率（GFR）与血清肌酐浓度间存在反对数关系（见图 52-8）；即当肾小球滤过率下降时，肌酐浓度升高。当肌酐浓度在正常范围内时，其相对于基线水平的变化可用以表示肾功能的重大变化。例如，一个血清肌酐基线水平为 0.6mg/dl 的患者出现造影剂肾病，导致肾小球滤过率（GFR）降低至基线水平的 50%，则其血清肌酐水平将约为 1.2mg/dl，该值仍在正常范围内。因此，血清肌酐值的变化趋势比单纯的血清肌酐测定值在评价肾功能储备方面更具实用性，尤其是在变化可预期的情况下。

肾病专科医师和重症科医师一直致力于为 AKI 的

框 52-1　肾功能标志物

血清肌酐
　分析工具
　　术后基线至峰值变化分数
　　术后院内峰值
　　基线至峰值最大变化
　　AKI 定义
　　STS 定义
　　AKIN 标准
　　RIFLE 标准
　　KDIGO 标准
　　经修正的造影剂肾病标准
肌酐清除率
　Cockcroft-Gault 估计等式
　24h 尿收集量
　短期（例如 2h 或 4h）尿收集量
肾小球滤过率
　估计的肾小球滤过率
　　MDRD 等式
　　CKD-EPI 等式
　直接测定
　　菊粉清除率
　　碘海醇清除率
尿量
　RIFLE、AKIN、KDIGO 标准
血尿素氮
尿比重
尿重量渗透摩尔浓度
尿钠
钠排泄分数
肾血流量

AKI，急性肾损伤；AKIN，急性肾损伤网络；CKD-EPI，慢性肾病流行病学合作研究；KDIGO，改善全球肾病预后组织；MDRD，肾病膳食改良；RIFLE，风险、损伤、衰竭、丢失和终末期肾病；STS，美国胸外科医师协会

其中，GFR 是液体从肾小球毛细血管过滤至肾小囊内的比率；K_f 是肾小球滤过系数或者说考虑肾小球基底膜渗透性和表面积的因素；P_{GC} 是肾小球毛细血管压；P_{BC} 是肾小囊内压；P_{PO} 是血浆胶体渗透压。

肾小球滤过率的突然变化以及随后的尿液形成变化通常是由肾小球毛细血管压的变化所引起的。例如，导致血浆流率下降的情况可降低肾小球毛细血管液压，导致超滤作用减低，而引起血浆流率升高的情况则具有相反的作用。从理论上来说，血浆蛋白浓度变化可影响胶体渗透压及肾小球滤过率。较低的血浆蛋白可降低胶体渗透压并提高肾小球滤过率。肾小球滤过系数是肾小球毛细血管水压渗透性和可用于滤过的总表面积的乘积。肾小球毛细血管内的静水压通常要高于其他毛细血管床内静水压，其由小动脉内入球小血管张力与出球小血管张力之间微妙的平衡来维持。肾小球毛细血管壁的渗透性刚好可允许分子质量

诊断制定共识标准。尽管胸外科文献对于 AKI 的共识性定义来自胸外科医师协会的定义：即肌酐水平至少升高 2 倍至超过 2mg/dl，或需要新的透析治疗，或两者均有的情况[141]。相比之下，另一个肾病文献的定义则要求肌酐水平升高超过 25% 或 0.5mg/dl（44μmol/L），因此研究者们强烈要求在各类型研究中采用相同的 AKI 定义标准（表 52-1）。

使用肌酐作为肾功能评估参数还具有其他方法学上的顾虑，包括肌酐分布于全身的水分中；当患者体液量超负荷时，肌酐浓度被稀释，由此而可能掩盖了 AKI 情况。在血管内容量过多情况下，AKI 的诊断有可能被延误或彻底遗漏[142-143]。此外，那些 AKI 被血管内容量过多所掩盖的患者其治疗预后非常差，死亡率类似于那些采用传统 AKI 诊断标准的死亡率。而且，在急性疾病情况下，肌酐生成率可能会发生变化[144-145]。尽管存在这些局限性，但考虑到这项检测的低成本和频繁获取检测值的能力，血清肌酐仍是目前可用的最佳肾功能检测指标。

肌酐和尿素清除率

在监测肾功能时，肾小球滤过率是主要的测量值，该值会因肌酐清除率而被稍稍高估，因为肾小管能分泌部分肌酐。由于肾小球滤过率的金标准测量方法包括菊粉清除率和碘酞酸盐清除率不仅费用昂贵，而且复杂繁琐，所以这些测定方法不作为临床实践的常规测量法。肌酐清除率可在肌酐处于稳定状态时进行估计，也可直接测量。当肌酐处于稳定状态时，可采用 Cockcroft-Gault 等式，根据患者性别、年龄（岁）、体重（kg）和血清肌酐（Cr）浓度（mg/dl）来估计肌酐水平[146]：

$$Cockcroft - Gault\ eGFR\ (ml/min)$$
$$= [140\ (年龄) \times 体重\ (kg)]$$
$$\div (Cr \times 72) \times 0.85\ (女性)$$

然而，如下一节我们所述，在血清肌酐处于稳定状态时，Cockcroft-Gault 等式基本上被更新的肾小球滤过率估计等式所替代。

对于肌酐清除率的精确测定，需要同步收集尿液样本并采用以下公式：

$$GRR - (UV \div P)$$

其中，U 表示尿肌酐浓度（mg/dl），V 表示尿量（ml/min），P 表示血浆肌酐浓度（mg/dl）。测定肌酐

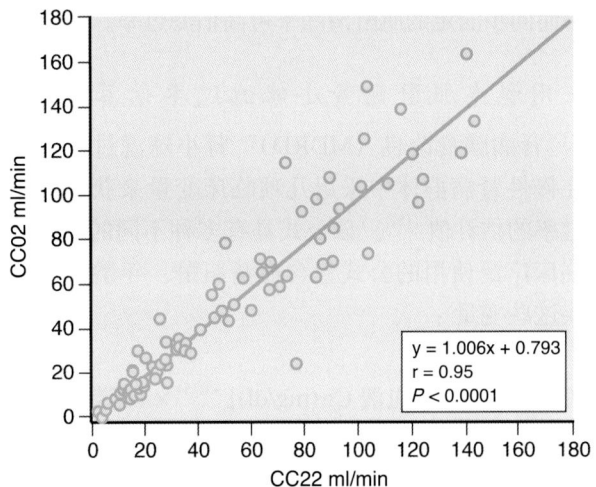

图 52-9 2h 肌酐清除率（CC02）与 22h 肌酐清除率（CC22）间的关系 (Modified from Sladen RN, Endo E, Harrison T: Two-hour versus 22-hour creatinine clearance in critically ill patients, Anesthesiology 67:1013-1016, 1987.)

清除率的最大局限性是必须准确收集尿液。尽管已有关于 ICU 房患者短时肌酐清除率测定值（短至 2h）和 24h 肌酐清除率间合理关联性的报道[147]（图 52-9），但通常情况下，尿液收集的时间范围越长，肌酐清除率的测定值就越精确。尽管如此，短时肌酐清除率测定值或许有助于在血清肌酐发生变化之前发现急性肾损伤[148]，且作为一项评估方法来指导治疗，包括停止透析[149]和药物剂量调整。然而，患者的水化状态发生改变以及无法准确记录尿量可导致这类短期尿量收集变得不准确[150]。肌酐清除率的计算误差可具有显著的差异性，主要取决于尿液收集的准确性、患者体重、体表面积和正常的日变化。尽管如此，对于存在估计的肾小球滤过率（eGFR）等式可能会高估肾功能这一情况的患者，这些直接测量指标则非常有用。这些患者包括可能肌肉质量有限的年老和重症患者，以及处于急性应激状态和重症状态的患者，当患者处于这类状态时，新出现的数据已提示可能会出现肌酐生成变化。由于肌酐通过肾小球滤过作用和肾小管分泌作用进行排泄，当肾小球滤过率下降时，肾小管排泄作用逐渐成为肌酐排泄中一个更为重要的部分，因而当真正的肾小球滤过率低于 15ml/min 时，肌酐清除率将高估肾小球滤过率达 50% 至 100%。

尽管尿素在肾小球内可自由滤过，但它也会被重吸收，因此同步测定的尿素清除率可低估肾小球滤过率。所以，同步的尿素清除率测定值仅被用于以下这一种情况：当肾小球滤过率较低 [低于 20ml/(min·1.73m²)] 时，同步测定的尿素和肌酐清除率平均值通常被用于估计肾小球滤过率，因为同步测定的尿素清除率可低估滤

过率而同步测定的肌酐清除率可高估滤过率。

采用稳态肌酐的肾小球滤过率估算公式

"肾病膳食改良（MDRD）"肾小球滤过率估算公式在慢性肾病群体中采用几项临床变量来获取肾小球滤过率的估计值[151]。该公式具有多种不同的形式，但在临床广泛使用的公式包含血清肌酐、年龄、性别和种族这些变量：

$$GFR = 186 \times [\text{血清 Cr (mg/dl)}]^{-1.154} \times (\text{年龄})^{-0.203}$$
$$\times 0.742 (\text{女性}) \times 1.210 (\text{黑人})$$

该公式被许多临床实验室所采用。不过，在对这些结果进行分析时，需牢记两个重要注意事项。首先，在解读估计的肾小球滤过率（eGFR）时，假定肌酐处于稳定状态；在处于 AKI 状态血清肌酐水平上升时，eGFR 将不再准确。此外，由于该公式来自于一群慢性肾病患者，所以当 eGFR 超过 60ml/(min·1.73m²) 时公式不再准确，且通常被报告为 >60ml/(min·1.73m²)，而非给出一个精确的数值。

慢性肾病流行病学合作研究（CKD-EPI）公式是一个更新的 eGFR 公式，来自正常人群和慢性肾病人群[152]；该公式采用样条曲线以通过大范围数值来实现精确的 eGFR。该公式有可能在 5 至 10 年内在临床实验室中替代 MDRD 等式。此外，当血清肌酐处于非稳定状态时，不能使用该公式。

尿量

尽管术中一直在记录尿量，但其作为围术期肾功能标志仍具有争议性。排尿的出现（不管量多少）证明肾内具有血流，但许多非肾性因素可直接并且严重影响尿的生成。在手术期间，患者通常处于血流动力学不稳定状态；血容量或心排血量下降、激素水平波动（例如醛固酮、肾素、抗利尿激素）、神经系统反射以及儿茶酚胺浓度升高，这些情况加上全身麻醉作用，可使肾小球滤过率发生改变。尽管有些研究表明术中尿量与随后发生的 AKI 具有相关性[153]，但尿量是否能作为即将出现肾功能障碍的一个可靠的术中指征则尚不明确，有些研究显示手术时的血管内容量复苏可能不会改善尿量或影响 AKI 的发生率[41, 154]。如 Alpert 及其同事对额外应用晶体溶液、静脉输注甘露醇、呋塞米或无干预的主动脉手术的少尿患者（尿流量率 <0.125mL/kg/h）进行了观察[41]，发现术中平均或最低每小时尿量与随后的 AKI 伤无相关性（见图 52-7）。

与术中情况相比，显著延长的术前或术后少尿已被提议作为 ALI 的一项诊断标准；尿量 [<0.5ml/(kg·h) 至 >6h] 已被归入 RIFLE 的 R 期和 AKIN 以及 KDIGO 的 1 期急性肾损伤标准[14-16]。肾可浓缩超滤液，因此在最高浓度时，最低要求至少 400～500ml 的尿液以清除每日必然产生的含氮废物。然而 AKI 的尿量标准还未在临床文献中获得充分的验证，且仍存有争议[17]。此外，即刻发生的围术期少尿与 AKI 间相关性的缺乏尚未被纳入最近主要由肾病医师和重症医师制定的共识声明中[14-16]。

血尿素氮

血尿素氮（BUN）检测通常作为用于肾功能评估的一部分，但其作为肾功能独立指标却存在一些本质上的问题。血尿素氮是蛋白质代谢产物，在高蛋白质摄入、胃肠道出血以及分解代谢加速（如创伤或脓毒血症）患者中，其含量增加。由于尿素在肝内合成，肝功能异常可降低尿素的生成，从而降低血尿素氮的浓度。有研究者提出血尿素氮/肌酐比可提示 AKI 是否由肾前因素或急性肾小管坏死（ATN）所引起，当血尿素氮/肌酐比 >20 表明是肾前性氮质血症；但该标准缺乏特异性。

尿比重和重量渗透摩尔浓度

一旦 AKI 获得诊断，便可进行一系列检测以试图判断其病因。肾前性氮质血症和急性肾小管坏死的区别是本部分讨论的重点。该差异性具有临床意义，因为在围术期时患有肾前性氮质血症的患者可能需要血管内补液扩容，而对于已明确患有急性肾小管坏死的患者来说，避免血管内容量过多则非常重要。尽管如此，需要注意的是，肾前性氮质血症和急性肾小管坏死很可能属于同一个疾病谱，而非两种截然不同的疾病。因此，我们无法严格地将两种疾病区分开来；或许我们就不应对其进行区分[155]。被提议用于区别肾前性氮质血症和急性肾小管坏死的检测大部分以尿液为基础，且由 Perazella 和 Coca 进行了更为全面的回顾[156]。

尿比重反映了 1ml 尿液的质量与 1ml 蒸馏水的质量比，其正常值介于 1.001 和 1.035 之间。在灌注差或肾前性氮质血症情况下，尿比重较高（例如 1.030），反映了肾储备水钠的能力。随着因急性肾小管坏死而导致的肾尿浓缩能力的丧失，尿比重和血浆容量渗透摩尔浓度接近（即 1.010）。遗憾的是，当可提高尿比重的干扰物质（例如葡萄糖、蛋白质、造影剂）大量存在时（框 52-2），高的尿比重可造成肾浓缩能力得

框 52-2　影响尿比重和尿重量渗透摩尔浓度的物质和状况

| 蛋白质 |
| 葡萄糖 |
| 甘露醇 |
| 右旋糖酐 |
| 利尿剂 |
| 高龄或低龄 |
| 放射性检查用造影剂 |
| 抗生素（例如羧苄西林） |
| 激素失衡（例如尿崩症） |

到保持的误解；根据这些物质的特征，有些还可影响尿重量渗透摩尔浓度。值得注意的是，在很多老年患者以及患有慢性肾病的患者中，肾浓缩尿液的能力受损。

尿比重是重量渗透摩尔浓度的一个替代参数（正常范围：50~1000mOsm/kg），渗透压摩尔浓度是测定溶剂相溶液中渗透性活性物质的一个参数。理论上来说，作为一项肾功能检测方法，尿重量渗透摩尔浓度在生理学上要优于尿比重；不过，那些导致尿比重缺乏特异性的物质和情况同样可影响尿重量渗透摩尔浓度的可靠性（见框 52-2）。与尿比重类似，尿重量渗透摩尔浓度作为预测或区别急性肾小管坏死与肾前性氮质血症的一项检测，从临床角度来说缺乏敏感性和特异性[157]。

尿钠浓度

随着灌注量的减少，正常功能的肾会保留钠和水。传统认为，尿钠水平低于 20mEq 时提示肾前性氮质血症（由于正常肾在灌注不足情况下会保留钠），而尿钠水平高于 40mEq 时提示急性肾小管坏死[157]。但影响尿钠水平的因素有很多，包括肾单位的异质性、醛固酮分泌、抗利尿激素的分泌、利尿治疗、静脉输注溶液的盐含量、交感神经紧张性以及钠需求状态（例如充血性心力衰竭、肝硬化）。因此，单独的尿钠水平不能可靠地区分肾前性氮质血症和急性肾小管坏死。

钠排泄分数

在脱水情况下，肾不能主动地重吸收钠，从而表现为尿钠水平升高，所以需要用钠排泄分数（FeNa）作为诊断工具。与钠排泄分数高于 1% 相比，钠排泄分数低于 1% 常可用于区分肾前性氮质血症和急性肾小管坏死，尤其是在存在少尿症状的情况下。钠排泄分数（FeNa）最初由 Espinel 提出[158]；其代表了尿排泄钠与肾滤过钠的比率。FeNa 的计算公式如下：

$$FE_{Na} = \frac{滤过的\ Na}{滤过的\ Na \times 100} = \frac{U_{Na}P_{Cr}}{(U_{Cr}P_{Na} \times 100)}$$

其中，P_{Cr} 表示血浆肌酐水平，P_{Na} 表示血浆钠水平；U_{Cr} 表示尿肌酐水平；U_{Na} 表示尿钠水平。不过，在正常肾小球滤过率情况下，Fe_{Na} 较低，且通常 Fe_{Na} 仅在早已存在少尿症情况下才有意义[159]。Fe_{Na} 受到其他一些因素的影响，尤其是利尿治疗。有些研究者提议在这种情况下可采用尿素排泄分数，即当尿素排泄分数 <35% 时提示肾前性氮质血症，即便是在使用利尿剂的情况下[159-161]。但有些研究并未显示 Fe_{Urea} 有助于区分肾前性氮质血症和急性肾小管坏死或区分一过性和持久性 AKI 伤[162-164]。最后，在存在造影剂肾病情况下，Fe_{Na} 可能会较低；因此，在这一情况下解读 Fe_{Na} 时必须谨慎[165]。

尿液分析

尿液中的细胞和细胞成分可提供关于急 AKI 病因的重要提示信息。例如，异形红细胞和红细胞管型提示肾小球肾炎，而白细胞和白细胞管型则提示间质性肾炎。但我们还必须考虑血尿（尿路病理情况包括创伤和肿瘤）和脓尿（尿路感染，包括肾盂肾炎）的非肾小球性因素（若存在）。在尿液内不存在红细胞的情况下，尿检测结果显示血尿阳性说明尿液内存在游离血红蛋白或肌红蛋白。

与血尿和脓尿相反的是，如果存在肾小管上皮细胞和颗粒管型或粗大棕色管型，则多数提示 ATN，而透明管型则可能说明肾前性状态或早期 ATN。实际上，有研究者提议采用一个简单的对肾小管上皮细胞和颗粒管型进行量化的评分系统来区分 ATN 和肾前性氮质血症，其敏感性和特异性分别为 76% 和 86%[166]。需注意的是，该研究只是一个单中心研究，且所有研究参与者接受由专业咨询医师所进行的肾病会诊和尿显微镜评估。尽管需要额外的研究来验证这一评分系统在诊断 AKI 方面的实用性，但这些研究强调了尿沉渣在评估 AKI 病因方面的重要性。

常规试纸检查中发现蛋白尿可能是正常现象，或者也可能提示严重的肾疾病。在浓缩尿液样本中，蛋白尿微量或 1+ 为非特异性结果，而蛋白尿 3+ 或 4+ 则提示肾小球疾病。存在糖尿而无高血糖症说明近端肾小管受损。

同步清除率测定：菊粉、碘他拉酸盐和其他

菊粉是一种果糖聚合物，其分子质量为 5200 道尔顿（Da），存在于菊芋、大丽花以及菊苣中。由于可

在肾小球内自由滤过，且不会被重吸收或分泌，并被排至尿液内，所以已被用于测定肾小球滤过率。为测定菊粉清除率，临床医师先通过静脉给予被测者初始剂量的菊粉，然后持续静脉滴注计算量的菊粉以维持其恒定的血浓度。经一个平衡周期（通常为 1h）后，便可进行清除率的测定。收集尿液（通常使用 Foley 导尿管）并在每个清除周期的中间时间点采集静脉血样。清除周期越长，由排尿不尽而导致误差的可能性越小。用于计算清除率的标准公式如下：

$$C_I = (U_I V) \div P_I$$

其中，U_I 和 P_I 分别表示尿和血浆的菊粉浓度，C_I 表示菊粉清除率，V 表示尿流率。其他外源性给予的清除率标记物包括碘海醇、碘酞酸盐和乙二胺四乙酸（EDTA）和二乙烯三胺五乙酸（DTPA）；关于这些标志物及其测定值和 eGFR 的优缺点的详细讨论可见 Stevens 和 Levey 最近的一篇综述[132]。

肾血流量

尽管肾动脉阻断时间足够延长（例如 30～40min）至肾血流停止，亦会足以导致出现缺血性 AKI，但是若假定适量升高和降低肾动脉血流分别对肾有益或有害，则可将问题简单化。肾不同部位供血存在差异可导致某些部位肾组织氧供需平衡不稳定，尤其是内髓质部位。显然，高水平的肾血流量可满足高水平的氧需求，以促进钠和其他溶质通过主动转运返回至血液循环系统。因此，肾血流量无法很好地预测局部髓质灌注和氧输送是否充分。此外，血容量减少和 AKI 可影响肾血流量的分配，对 AKI 患者的肾动脉造影和氙清除研究显示，肾血流量出现选择性的显著减低情况[167]。因此，测定肾血流量的有效临床技术必须测定总的肾血流量和肾血流量的分布情况；这类技术包括对氨马尿酸清除率、指示剂稀释法、肾皮质组织氧分压（PO_2）、放射性示踪剂、多普勒超声检查以及外来气体清除技术[168]。由于这些技术存在一定的风险和局限性，并且诊断信息缺乏明确的实用性，所以限制了它们的临床应用。

然而若肾血流量测定值具有临床实用性，那么很多无创检测，包括二维经食管超声心动图和肾动脉多普勒波形图（主要是左侧肾），可用以评估肾血流量，以描述其随时间的定性变化[121]，还有使用超声微泡的超声造影检查[169]。最后，闪烁法功能性磁共振成像技术可显示肾生理异常特征，包括肾小球滤过率、肾小管浓缩、转运、血容量、灌注、炎症甚至组织缺

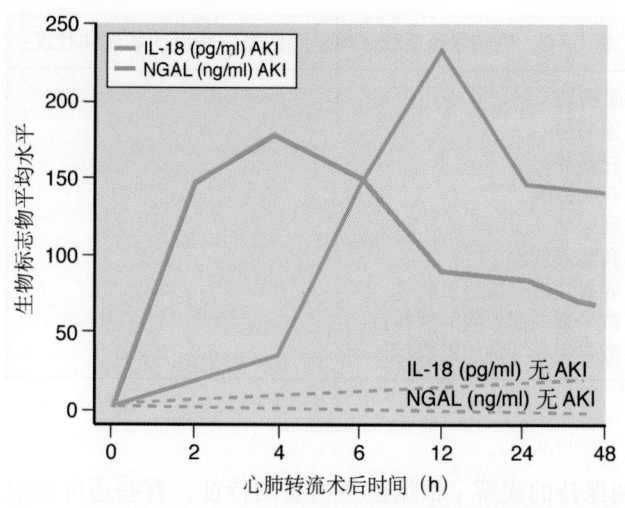

图 52-10　55 例心脏手术患者进行心肺转流术（CPB）后早期生物学标志物尿白细胞介素（IL）-18 和中性粒细胞明胶酶相关脂质运载蛋白（NGAL）的变化图形，包括符合以及不符合术后 48～72h 期间急性肾损伤诊断标准的情况（定义为血清肌酐浓度升高峰值大于基线水平的 150%）*(From Parikh CR, Mishra J, Thiessen-Philbrook H, et al: Urinary IL-18 is an early predictive biomarker of acute kidney injury after cardiac surgery, Kidney Int 70:199-203, 2006. Used with permission.)*

氧，尽管其在围术期间可能并不实用[170-171]。

急性肾损伤的新型（早期）生物标志物

急性肾损伤治疗方面的进展受限，使得研究者们对于新型早期生物标志物产生了极大的兴趣[172-174]。虽然有一些新方法体现了为探索替代性的"理想"肌酐样物质用以评价肾滤过功能（例如胱抑素 C）的尝试，但大部分标志物利用了 AKI 早期的三大后果之一：①肾小管细胞受损；②肾小管细胞功能障碍；和③肾的适应性应激反应。研究者们希望快速的生物标志物信息可帮助实现及时的 AKI 风险分层、监测（即识别出 AKI 前状态，例如肾前性氮质血症）、诊断和预后评估。本文介绍了一些较为具有应用前景的生物标志物，包括反映肾滤过功能受损、反映肾小管细胞损害、反映肾小管细胞功能障碍以及反映肾的适应性应激反应等类别的生物标志物（框 52-3）。

新型基于滤过功能肾功能障碍标志物

在大部分基于滤过功能的肾功能障碍新型标志物中，最具优势的是胱抑素 C。胱抑素 C 是半胱氨酸蛋白酶抑制剂"超级家族"中的一员，由所有有核细胞恒速生成。胱抑素 C 的临床应用时间已超过 15 年，且

框 52-3　急性肾损伤的早期生物标志物*

以滤过为基础的肾功能障碍标志物

胱抑素 C
β 痕迹蛋白
$β_2$- 微球蛋白

反映肾小管细胞损伤的生物标志物（肾小管性酶尿）

α- 谷胱甘肽 S- 转移酶
π- 谷胱甘肽 S- 转移酶
β-N- 乙酰 -β-d- 氨基葡糖苷酶
γ- 谷氨酰转肽酶
碱性磷酸酶
丙氨酸 -（亮氨酸 - 甘氨酸）- 氨基肽酶
钠 / 氢交换体异构体 3

反映肾小管细胞功能障碍的生物标志物（肾小管性蛋白尿）

$α_1$- 微球蛋白
$β_2$- 微球蛋白
白蛋白
视黄醇结合蛋白
免疫球蛋白 G
转铁蛋白
血浆铜蓝蛋白
λ 轻链和 κ 轻链
总蛋白

反映肾小管细胞应激反应的生物标志物

中性粒细胞明胶酶相关脂质运载蛋白
尿白介素 -18
肾损伤分子 -1
肝脂肪酸结合蛋白
胰岛素样生长因子结合蛋白 7
金属蛋白酶 2 组织抑制剂

* 正开发一些新型早期生物标志物以及时提供信息，从而改善急性肾损伤的风险分层、监测、诊断和预后信息

可被快速测定。与肌酐类似，在肾损害情况下，胱抑素 C 会积聚在循环血液内，并可用作测定肾小球滤过功能的标志物。尿胱抑素 C 还被建议用作肾功能障碍的标志物；尿胱抑素 C 不作为肾小球滤过率标志物，它是由近端肾小管损伤和新陈代谢受损引起的。血清胱抑素 C 在理论上要优于肌酐，尤其是在作为轻度慢性肾病及其后遗症的预测因子时[175]。研究者们提议了几个 GFR 估计等式，这些等式有些以单独的胱抑素 C 为基础，有些以胱抑素 C 和肌酐为基础[176-177]，但目前这些等式均未被普遍使用。

尽管一些小型研究显示胱抑素 C 在检测心脏手术后的 AKI 方面要优于血清肌酐[178]，但其敏感性却并未呈一致性（另请参阅第 67 章）。事实上，近来的一项针对心脏术后 AKI 的大型多中心前瞻性观察性研究提示，血清胱抑素 C 在检测 AKI 方面的敏感性较低而非较高。该研究由分析 AKI 的生物标志物终点的转化

研究联合会（TRIBE-AKI）所执行，其前瞻性地纳入了 1200 多名接受心脏手术的成年患者，并快速推进了新型生物标志物这一领域的研究。值得注意的是，通过胱抑素 C 和肌酐检测 AKI 的亚组患者其相对于通过单独肌酐检测 AKI 的患者其透析和死亡风险更高[179]。一些疾病相关状况，如恶性肿瘤、人类免疫缺陷病毒感染或皮质类固醇或甲状腺激素治疗等，可在肾功能不发生变化情况下导致血清标志物水平升高。其他以滤过为基础的新的标志物包括 β 痕迹蛋白和 $β_2$- 微球蛋白；这些标志物相比于肌酐为基础的 eGFR 来说，在普通人群中可作为死亡率的新的标志物[180]。然而这些标志物在评估 GFR 时超过肌酐和胱抑素 C 的实用性则尚不明确。

反映肾小管细胞损伤的生物标志物（肾小管性酶尿）

肾小管细胞含有在肾内甚至肾小管部位具有高度位点特异性的酶。在细胞应激情况下，这些酶会被流入尿液内，使得它们成为了肾功能障碍的令人感兴趣的潜在标志物。这些标志物包括 GST 的 α 和 π 异构体，它们分别是来自近端和远端肾小管细胞的细胞溶质酶，还有 NAG，是一种近端小管溶酶体酶。一般的细胞刷状缘损害可通过其他标志物反映出来，这些标志物包括 γ- 谷氨酰转肽酶（γ-GT）、碱性磷酸酶和丙氨酸 -（亮氨酸 - 甘氨酸）- 氨基肽酶。值得注意的是，尽管肾小管的酶的尿液排泄量增高可说明肾小管细胞受损，但它也可反映肾小管细胞更新加快或其他一些代谢紊乱；因此，早期不可逆疾病的信号有时可能难以与生物变异性干扰因素相区分，因此使用这些标志物应持有合理的谨慎态度。

反映肾小管细胞功能障碍的生物标志物（肾小管性蛋白尿）

当小的蛋白被肾小球滤过时，近端小管通常会通过结合及胞吞作用经巨蛋白（megalin）介导的转运系统将这些物质重吸收至体内。所谓的肾小管性蛋白尿的出现是由于这一过程的功能性损害使得小蛋白漏至尿液内。通常经该过程重吸收的内源性低分子量（LMW）蛋白包括 $β_2$ 和 $α_1$ 微球蛋白、白蛋白、腺苷脱氨酶结合蛋白、肾小管上皮细胞抗原 -1、视黄醇结合蛋白、溶菌酶、核糖核酸酶、IgG、转铁蛋白、铜蓝蛋白、λ 轻链和 κ 轻链以及尿总蛋白。尿中出现任何这些物质均预示着与 AKI 相关的近端肾单位功能异

常。不过，由于应用纤维蛋白溶解抑制剂时会出现混淆情况，故研究者们对于将低分子量蛋白标志物用作围术期 AKI 的诊断工具的兴趣已有所降低，尤其是在心脏手术中[181-182]（另请参阅第 67 章）。赖氨酸及其类似物（例如 ε- 氨基己酸、氨甲环酸）可特定阻断肾结合部位，导致对低分子量蛋白重吸收的严重但可逆的抑制作用[183]，该影响为一过性且明显较温和。

反映肾小管细胞应激反应的生物标志物

可评价肾应激反应的标志物包括中性粒细胞明胶酶相关脂质运载蛋白（NGAL）、尿白细胞介素 -18（IL-18）、肾损伤分子 -1（KIM-1）和肝脂肪酸结合蛋白（L-FABP）。所有这些标志物在近来的文献中都已得到广泛且详细的评估[172-174]。细胞周期阻滞于 G1 期的两个标志物在 AKI 时显示被上调[184]。

NGAL 蛋白在铁清除过程中发挥着重要作用。肾缺血后极早期对基因的全转录组的探究证实了 NGAL 是一种由缺血的肾小管细胞生成的蛋白质[185]。在动物模型中给予外源性 NGAL 可缓解肾损伤[186]。研究者们对于 NGAL 作为 AKI 的生物标志物的极大兴趣在一项接受心脏手术的儿科患者中的研究获得了进一步加强，该研究提示血浆和尿 NGAL 可在血清肌酐升高之前用于预测 AKI 伤[187]（图 52-10）。尽管 NGAL 水平升高预示着不良结局[188]，但对于成人围术期研究的文献资料并未一致证明 NGAL 可在血清肌酐升高之前用于预测 AKI。在一项大型的心脏手术领域的生物标志物研究中，TRIBE-AKI 联合会证明血浆 NGAL，而非尿 NGAL，相对于其他临床风险因素，可更好地预测透析和死亡联合终点指标，尽管最终模型仅具有较好的区分度，其 ROC 曲线下面积为 0.75[4]。在同一研究中，血浆 NGAL，而非尿 NGAL，还与后续发生的 AKI 进展相关[189]。

炎症是 AKI 在病理生理学方面的重要表现。细胞因子和黏附分子可介导肾损伤，尿液中细胞因子 [例如白细胞介素 -18（IL-18）和血小板活化因子] 水平已被用作 AKI 的早期生物标志物。IL-18 是动物体内缺血性 AKI 的一种炎症介质[190]。在对人体的研究中，一项横向研究将多种肾疾病与 AKI 进行了比较，发现尿液中 IL-18 水平升高可作为 AKI 患者与其他肾前性氮质血症、尿路感染、慢性肾功能不全以及肾病综合征患者的良好鉴别指标[191]。与血浆 NGAL 类似，在 TRIBE-AKI 研究中，尿 IL-18 改善了对不良结局以及 AKI 进展的预测，其 ROC 曲线下面积稍增加至 0.76[4, 189]。其他血浆和尿液内细胞因子，如 IL-6，可预测 AKI，但

未得到深入开发[192-194]。

肾损伤分子 -1（KIM-1）是一种跨膜蛋白质，在正常肾内的表达水平低，在发生缺血性或肾毒性 AKI 时，其在近端小管细胞内的含量显著上调[195]。由预测安全性检测协会执行的研究中，即通过与美国食品药品监管局（FDA）密切合作的学术 - 产业合作关系以开发新的肾损伤生物标志物以用于临床前环境（尤其是作为药物毒性的标志物）的研究显示，在多个临床前模型中，KIM-1 优于一些传统的肾损伤标志物[196]。KIM-1 还在 TRIBE-AKI 研究中被证实与 AKI 具有相关性[196]。

L-FABP 是在细胞应激状态下由近端肾小管细胞流入尿液内的一种细胞内蛋白，已被提议作为 AKI 和慢性肾病的一种新的生物标志物[197]。对重症患者[198-199]和接受心脏手术的患者[200-201]进行的研究显示，在这两种背景下 L-FABP 与 AKI 均具有相关性；不过，同其他生物标志物一样，在未观察到血清肌酐变化之前，L-FABP 在临床上如何用于判断 AKI 则尚不明确。一个潜在的策略是，采用临床和生物学测定指标相结合来判断围术期具有 AKI 高风险的患者，但需要更多的研究来证实。

最后，在 AKI 模型中显示有细胞周期停滞现象[202]；不久之前，一项多中心研究显示，有两种可诱导细胞周期停滞的蛋白：胰岛素样生长因子结合蛋白 7 和金属蛋白酶 2 组织抑制剂，可在重症患者中用于预测 KDIGO 2 期和 3 期 AKI 伤。在一个验证队列中，这两种生物标志物在预测随后的 AKI 方面具有显著的 ROC 曲线下面积：0.80[184]。这两个生物标志物正被积极开发以用于临床实践，不过，需要进一步的研究来证实这些结果和确定这些生物标志物在大量具有 AKI 风险的患者中的实用性。

肾功能的术前评估

手术损伤程度越大，持续时间越久，以及急性和慢性风险因素越多，则发生围术期肾损害的可能性越大，高危患者在术前进行肾功能鉴定就显得越有必要（见第 38 和 39 章）。急性肾损伤的常见风险因素包括血容量不足、使用氨基糖苷类药物、使用放射检查造影剂、使用非甾体消炎药（NSAID）、脓毒性休克和色素尿。在血流动力学异常（容量不足、使用 NSAID 等）情况下，血管紧张素转换酶（ACE）抑制剂和血管紧张素受体阻断剂（ARB）可分别导致术中低血压，因而可加重 AKI。原先存在肾功能不足的患者，具有明确增高的 AKI 风险，因此在围术期评估时应被

鉴别出来（另请参阅第 38 章）。美国有超过 10% 的人口患有慢性肾病。慢性肾病的常见风险因素包括老龄、糖尿病和高血压。了解患者基因组成具有潜在的价值，但还需要进一步的充分探索，很可能具有重要意义（见之前的讨论）。术后肾功能的其他关键性决定因素包括适当维持血容量以及正常的心肌功能[13]。

尿液分析可提供需谨慎解读的定性信息（见"血清和尿液的实验室检查作为肾功能标志物"）。特别是尿液分析能够鉴别出 GFR 相对保留但具有明显蛋白尿的慢性肾病患者。其他尿液指标如果出现异常可预示尿路感染、尿路病理性异常或内在的肾疾病，必须针对特定患者在临床情况中进行分析。

血清肌酐水平可快速提供 eGFR 值。在术前血清肌酐水平超过 2mg/dl 的患者中其 AKI 的发病率通常更高且更严重[38]；但在肾功能发生变化时，单独的血清肌酐测定值并不是 GFR 的可靠预测因素。肌酐清除率的测定值可能是肾小球滤过率的最佳总体预测因素，虽然该指标也具有其局限性。

小 结

在患有 AKI 或具有 AKI 风险的患者中，围术期管理仍将是一个挑战。许多因素可导致围术期 AKI 这一异质性疾病，其损害特点结合了缺血性和毒性机制。急性肾损伤研究领域的最新努力将很可能引起肾功能监测领域的快速发展，包括早期生物标志物检测或者可帮助进行风险预测、鉴定 AKI 之前患者病情（如肾前性氮质血症）以及进行 AKI 诊断及预后判断的检测组合。期望通过肾功能监测方面的进展，能够改善 AKI 的预防、治疗以及预后。从围术期 AKI 首次被报道以来，在过去的半个世纪内，肾功能监测领域一直没有令人满意的进展。在此期间，血清肌酐仍将是大部分肾功能监测措施的最主要指标。

参 考 文 献

见本书所附光盘。

第 53 章　神经肌肉监测

Jørgen Viby-Mogensen • Casper Claudius
马皓琳 译　李士通 审校

要　点

- 好的循证实践要求临床医师必须通过客观的监测定量评估神经肌肉阻滞的程度。
- 神经肌肉阻滞必须调节至足以保证最佳的手术状况。在大多数手术中，对四个成串（train-of-fours，TOF）刺激只有一个或两个反应即已足够。
- 没有客观的神经肌肉监测则不能保证术后神经肌肉功能充分恢复。
- 客观的神经肌肉监测对于术中的神经肌肉阻滞的管理及其在术后监护中的逆转至关重要。在 ICU 若无合理的监测则应禁用肌松药（见第 34、35 和 101 章）。
- 通过对神经肌肉功能恢复的临床评价来确切地排除有临床意义的残余神经肌肉阻滞是不可能的。
- 术后残余神经肌肉阻滞会引起化学感受器对缺氧的敏感性降低、咽和食管上段肌肉的功能损害、维持上呼吸道开放的能力受损以及低氧血症事件的风险增大，且导致术后肺部并发症的发生。
- 对 TOF 刺激、强直刺激和双短强直刺激的反应不存在触觉衰减并不能排除显著的残余阻滞。
- 为了排除有临床意义的残余神经肌肉阻滞，机械测定或用肌电图测定的 TOF 比值必须超过 0.9，用肌加速度图测定的 TOF 比值必须超过 1.0。
- 在观察到对 TOF 刺激至少有 2～4 个反应之前，不应开始用胆碱酯酶抑制剂拮抗神经肌肉阻滞。
- 对由罗库溴铵和维库溴铵达到的神经肌肉阻滞可以在任何阻滞水平开始用选择性肌松药螯合剂舒更葡糖来拮抗。
- 如果在手术操作结束时不能客观地证明神经肌肉阻滞充分恢复（TOF ≥ 0.9～1.0），就应该用新斯的明或舒更葡糖来拮抗神经肌肉阻滞。少数者的观点为即使 TOF 大于 0.9，也必须给予新斯的明或舒更葡糖。

　　有临床意义的残余神经肌肉阻滞（即麻痹）不能仅仅靠临床标准来排除，且可能在术后持续存在[1-2]。在麻醉过程中或麻醉后用客观方法监测神经肌肉阻滞的程度降低了残余神经肌肉阻滞的发生率，且应成为标准检测设备的一部分[3-9]。

　　在清醒患者中，肌力可以用随意肌的强度来评估，但在麻醉期间和麻醉恢复期间这是不可能的。临床医师必须改用临床测试来直接评估肌力和间接地评估神经肌肉功能（方法包括测定肌张力，通过感觉麻醉呼吸皮囊来间接测定肺顺应性、潮气量及吸气力）。然而所有上述监测均受神经肌肉阻滞程度以外的因素的影响；因此只要需要更精确的关于神经肌肉功能状态的信息，就必须评估肌肉对神经刺激的反应。这也是考虑到了不同个体对肌松药的反应和敏感性差异相当大的因素。

　　本章回顾了神经肌肉监测的基本原理及神经刺激

用于外周神经刺激的有效应用方法。本章还描述了在去极化（Ⅰ相和Ⅱ相）及非去极化神经肌肉阻滞期间对神经刺激的反应。最后，本章讨论了有和无记录设备可用时，评价诱发神经肌肉反应的方法。

外周神经刺激的类型

神经肌肉功能可通过评价肌肉对外周运动神经受到超强刺激的反应来监测。可用两个类型的刺激：电刺激及磁刺激。神经电刺激是到目前为止在临床实践中最常用的方法，并在本章中进行详细描述。在理论上，神经磁刺激相对神经电刺激来说有一些优势[10-11]。其疼痛程度较低，且无需与身体接触。然而用这个方法所需要的设备笨重，它不能用于四个成串（TOF）刺激，且难于达到超强刺激。因此，临床麻醉中很少应用神经磁刺激。

外周神经刺激的原理

不论哪个方法用于神经肌肉监测，临床医生都必须熟悉这两个术语：超强刺激和校准。

超 强 刺 激

单根神经纤维对一个刺激的反应遵循全或无模式。相反，整个肌肉的反应（收缩力）取决于被刺激的肌纤维数目。如果用足够的强度刺激一根神经，则这根神经所支配的所有肌纤维都会被激动，会激发出最大反应。给予神经肌肉阻滞药之后，肌肉反应的降低与阻滞的纤维数目成正比。在恒定的刺激强度下，反应的降低则反映了神经肌肉阻滞的程度。

鉴于上述原理，为保证在整个监测期间必须确切地给予最大刺激，电刺激强度通常比最大反应所需的刺激至少大 15% ~ 20%。因此称之为超强刺激；然而，超强电刺激产生的疼痛虽然在麻醉期间可以接受，但在恢复期间患者可能已经清醒，会感到神经刺激的不适。因此研究者提倡在麻醉恢复期间应用亚强电流进行刺激。尽管一些研究显示在术后用亚强刺激可以可靠地进行神经肌肉功能的测试[12-13]，然而低电流监测的精确性仍受到质疑[14]。

校 准

在给予神经肌肉阻滞剂之前必须对用于客观地监测神经肌肉功能的设备进行校准。校准可调整设备的

增益以保证观察到的对超强刺激的反应在设备的测量窗以内，且尽可能靠近"100% 对照反应"。校准过程根据所用的设备类型而不同，但是多数常用 1.0 Hz 的单刺激来进行。当用单刺激来建立神经肌肉阻滞的起效和恢复时，校准尤其重要。

一般认为在神经刺激的 TOF 模式中校准不太重要，因为所有四个反应相等地放大。因此 TOF 比值很少受校准的影响；然而对神经刺激的反应很弱或很强的患者中，对 TOF 刺激的一个或更多的反应可能超出记录窗，显示的 TOF 反应可能不准确。在一些设备中，建立超强刺激同时进行校准操作。

神经刺激的模式

评价神经肌肉功能最常用的电刺激模式为单刺激（single-twitch）、四个成串刺激（TOF）和强直刺激（tetanic）。其他模式，诸如强直后计数（posttetanic count，PTC）及双短强直刺激（double-burst stimulation，DBS）在以后描述的某些情况下可能有价值。

单 刺 激

在单刺激模式中，给予外周运动神经的单次超强电刺激的频率在 1.0 Hz（每秒 1 个）到 0.1 Hz（每 10 秒 1 个）（图 53-1）。对单刺激的反应依赖于给予的刺激的频率。如果发放的频率超过 0.15 Hz，则诱发反应会逐渐降低并稳定在一个较低水平。因此通常用 0.1 Hz 的频率。因为 1 Hz 的刺激缩短确定超强刺激所需

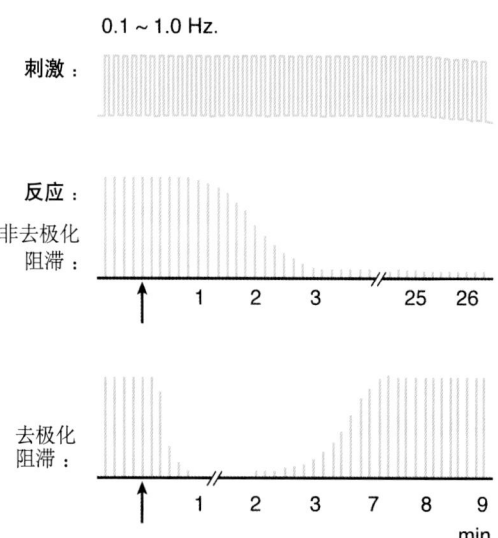

图 53-1　电刺激的模式及在注射非去极化和去极化神经肌肉阻滞剂（箭头）后对单次神经刺激（频率为 0.1 ~ 1.0 Hz）的诱发肌肉反应。注意除了时间因素上的差异，诱发反应的力在两种类型的阻滞之间不存在差异

的时间，有时用于麻醉诱导期间；然而，神经肌肉阻滞的起效时间及持续时间依赖于刺激的模式及持续时间。因此，用 1 Hz 单刺激得到的结果无法与用 0.1 Hz 单刺激或 TOF 刺激得到的结果相比较[15]。

四个成串刺激

19 世纪 70 年代早期 Ali 和同事[16-17]引入的四个成串神经刺激模式由间隔 0.5 s（2 Hz）的四个超强刺激组成（图 53-2）。连续应用时，典型的每隔 10 ~ 20 s 重复一组（串）四个刺激。一串中的每个刺激都使肌肉收缩，成串反应的"衰减"是评价肌松的基础；即第四个反应幅度除以第一个反应幅度为 TOF 比值。对照值（给予肌松药之前得到的反应）所有的四个反应在理论上是一样的：TOF 比值为 1.0。在部分非去极化阻滞期间，TOF 比值降低（衰减）且与阻滞程度成反比。在部分去极化阻滞期间，TOF 反应不发生衰减；理论上 TOF 比值约为 1.0。注射琥珀酰胆碱后 TOF 反应衰减表示发展为 II 相阻滞（稍后在"去极化神经肌肉阻滞"部分讨论）。

在非去极化阻滞期间 TOF 刺激的优势最明显，因为即使无术前值也可以从 TOF 反应直接读出阻滞的程度。另外，TOF 刺激还比双短强直刺激和强直刺激有利：其疼痛减轻，且不像强直刺激，它通常不会影响随后的神经肌肉阻滞程度的监测。

强 直 刺 激

强直刺激由发送非常快（如 30、50 或 100 Hz）的电刺激组成。临床实践中最常用的模式是持续 5 s 的 50Hz 刺激，虽然也有一些研究者提倡用持续 1 s 的 50、100 甚至 200Hz 刺激。在正常的神经肌肉传递及去极化阻滞期间，对持续 5 s 的 50Hz 强直刺激的肌肉反应维持不变。在非去极化阻滞及注射琥珀酰胆碱后 II 相阻滞期间，反应会有所变化（即发生衰减）（图 53-3）。

通常认为对强直刺激的反应衰减是接头前的作用（见第 18 章）；传统的解释是在强直刺激开始时大量乙酰胆碱从神经末梢中立即可用的储存囊泡里释放出来。因为这些储存量逐渐耗尽，乙酰胆碱释放的速度减慢，直到达到乙酰胆碱动员与合成之间的平衡。虽然达到了平衡，但是对强直刺激神经的肌肉反应会维持不变（如果神经肌肉传递正常），这是因为释放的乙酰胆碱比诱发反应所需的量大很多倍。当非去极化神经肌肉阻滞剂使接头后膜的"安全阈"[18]（即游离胆

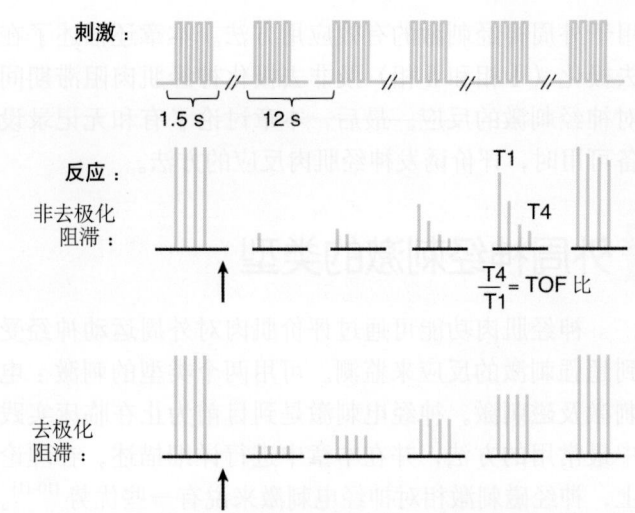

图 53-2 电刺激的模式及在注射非去极化和去极化神经肌肉阻滞剂（箭头）之前和之后对 TOF 神经刺激的诱发肌肉反应

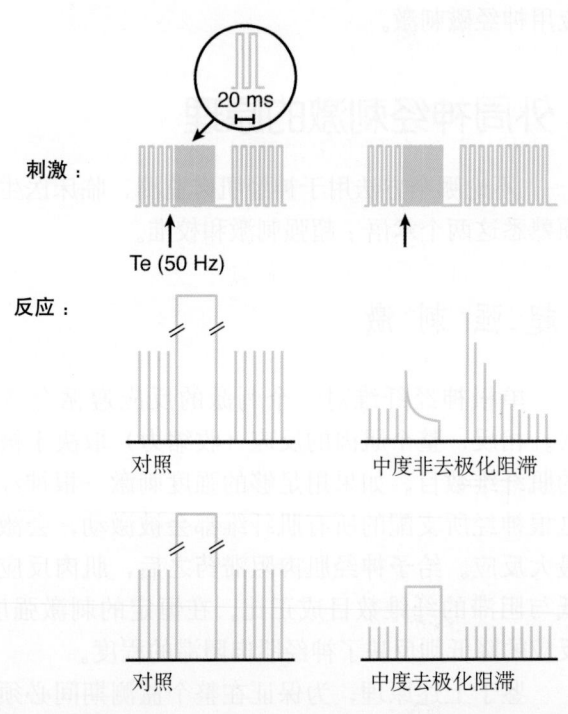

图 53-3 刺激模式及对持续 5 s 的强直（50 Hz）神经刺激（Te）和强直后刺激（0.1 Hz）（箭头）的诱发肌肉反应。在注射神经肌肉阻滞剂之前及中度非去极化和去极化阻滞期间施加刺激。注意在非去极化阻滞期间，对强直刺激的反应有衰减，且强直后传递易化。在去极化阻滞期间，强直反应维持不变，且不发生强直后传递易化

碱受体数）降低时，在持续刺激过程中可见肌颤搐高度呈典型性的降低并伴衰减。除了这种接头后阻滞以外，非去极化神经肌肉阻滞剂还可能阻滞接头前神经元亚型乙酰胆碱受体，从而导致神经末梢中的乙酰胆碱动员受损（见第 18 章）[19]。这个作用从本质上使对强直（及 TOF）刺激的反应衰减。尽管衰减的程度主要依赖于神经肌肉阻滞的程度，衰减还依赖于刺激的

频率（Hz）和持续时间（s）及间隔多久给予强直刺激。除非这些参数保持不变，否则用强直刺激的不同研究中得到的结果不能互相比较。

在部分非去极化阻滞期间，神经强直刺激后颤搐张力发生强直后轻度增强，这被称为强直后易化（见图 53-3）。这个结果的发生是因为在刺激停止后强直刺激所引起的乙酰胆碱动员及合成的增多会持续一段时间。强直后易化的程度及持续时间依赖于神经肌肉阻滞的程度，通常强直后易化在强直刺激 60 s 内就消失了。在部分非去极化神经肌肉阻滞期间，肌电图、肌加速度图及肌机械图记录中的强直后易化都很明显。相反，有时在给予神经肌肉阻滞剂之前的肌机械记录中就有强直后颤搐增强发生，但这是一个不伴有复合肌肉动作电位增高的肌肉现象。

强直刺激极其疼痛，这限制了其在未麻醉患者中的应用。而且，特别是在神经肌肉恢复后期，强直刺激会引起对被刺激肌肉中神经肌肉阻滞的持久对抗，这样测试部位的反应将不再代表其他肌群[20]。传统上用强直刺激来评价残余神经肌肉阻滞。除了与强直后计数的方法有联系以外，强直刺激在日常临床麻醉中极少应用。如果记录对神经刺激的反应，可以从对 TOF 神经刺激的反应得到需要的所有信息。相反，如果只通过视觉或触觉评估[21-22]来评价对神经刺激的反应，即使是有经验的研究者也无法充分肯定地判断对强直刺激的反应以排除残余神经肌肉阻滞。

强直后计数刺激

注射足够剂量的非去极化神经肌肉阻滞剂来保证平稳的气管插管，可引起外周肌肉的极深度神经肌肉阻滞。因为在这种情况下对 TOF 及单刺激没有反应，就不能用这些刺激模式来测定阻滞深度。然而，通过强直刺激（50 Hz 持续 5 s）并观察对强直刺激结束后 3 s 开始的 1 Hz 单刺激的强直后反应，可以对外周肌肉的极深度神经肌肉阻滞进行监测[23]。在极深度阻滞期间，对强直或强直后刺激均无反应（图 53-4）。当极深度神经肌肉阻滞期消退时，对强直后单刺激的第一个反应出现，然后对强直后刺激的反应逐渐恢复，直到对 TOF 刺激的第一个反应出现。对于一个特定的神经肌肉阻滞剂来说，对 TOF 刺激的第一个反应恢复的时间与在特定时间强直后颤搐反应数（即 PTC）相关（图 53-5）[23-27]。

强直后计数（post-tetanic count，PTC）方法主要用于对单刺激或 TOF 神经刺激无反应时评价神经肌肉阻滞的程度。然而，当必须消除突然体动的可能时（如气道中的手术或眼科手术），也可用 PTC。在眼科手术中存在 PTC 价值的特殊临床案例（见第 84 章）。保证膈肌麻痹所需的拇内收肌阻滞水平依赖于麻醉类型。为了保证排除对气管支气管刺激的呛咳或咳嗽反应，神经肌肉阻滞必须极深（即对 TOF 或 PTC 刺激无反应）（图 53-6）[24-28]。

应用新的选择性肌松药螯合剂舒更葡糖用于逆转罗库溴铵引起的或维库溴铵引起的深度或极深度阻滞（以后讨论）时，舒更葡糖的需要剂量取决于阻滞水平（见第 35 章）。在这种情况下，可用 PTC 来对阻滞深度进行定量。

对 PTC 刺激的反应主要依赖于神经阻滞的程度，也取决于强直刺激的频率和持续时间、在强直刺激结

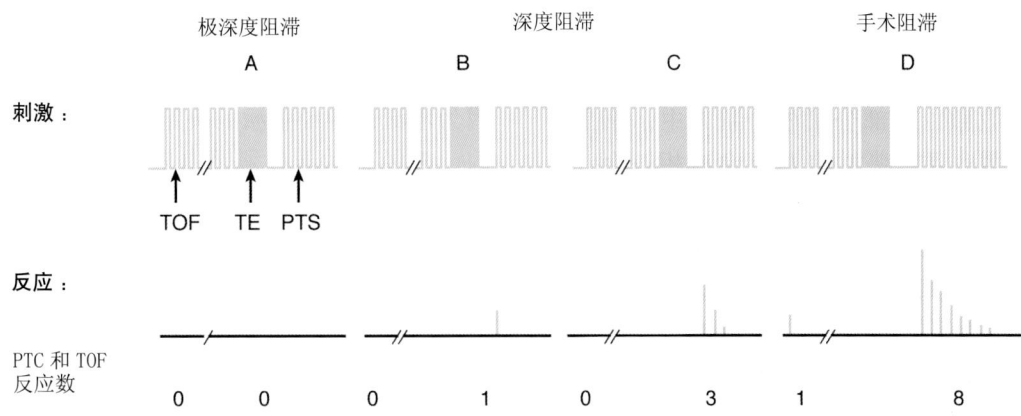

图 53-4 电刺激的模式及在非去极化神经肌肉阻滞的四个不同水平中对四个成串（TOF）神经刺激、持续 5 s 的 50 Hz 强直神经刺激（TE）和 1.0 Hz 强直后颤搐刺激（PTS）的诱发肌肉反应。在外周肌肉的阻滞极深时（A），对任何形式的刺激均无发生反应。阻滞相对较浅时（B 和 C），对刺激仍无反应，但存在强直后传递易化。在手术阻滞时（D），出现对 TOF 的第一个反应，且强直后易化进一步增强。强直后计数（post-tetanic count，PTC）（见正文）在深度阻滞时（B）为 1，在阻滞较浅时（C）为 3，手术（或中度）阻滞时（D）为 8

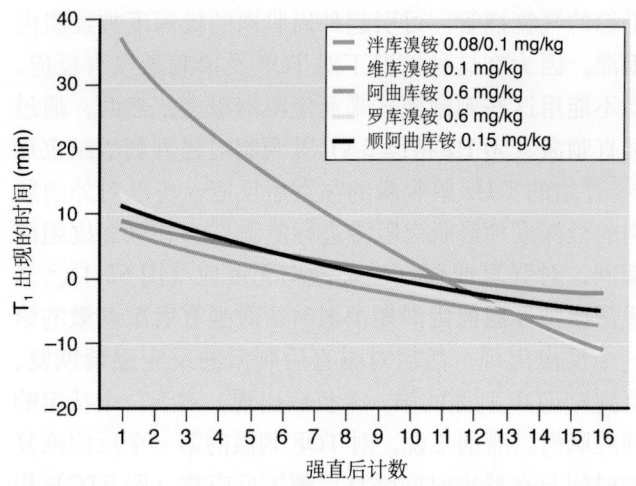

图 53-5　不同的神经肌肉阻滞剂引起的强直后计数与到四个成串开始（T_1）的时间之间的关系 *(From El-Orbany MI, Joseph JN, Salem MR: The relationship of post-tetanic count and train-of-four responses during recovery from intense cisatracurium-induced neuromuscular block, Anesth Analg 97:80, 2003.)*

束与第一个强直后刺激之间的时间长短、单刺激的频率及可能强直刺激前单刺激的时间长短。因此用 PTC 方法时必须保持这些变量不变。而且因为在被监测手部 PTC 刺激和实际神经肌肉阻滞之间的干扰，进行强直刺激的间隔时间最好不少于 6 min[23]。

双短强直刺激

双短强直刺激（double-burst stimulation，DBS）由间隔 750 ms 的两个 50 Hz 强直刺激的短串组成，在短脉冲串中的每个方波脉冲的持续时间为 0.2 ms（图 53-7）。虽然各脉冲串中的脉冲数可不同，但是最常用的是每两个强直脉冲串都有 3 个脉冲的 DBS（$DBS_{3,3}$）[29-31]。

在未松弛的肌肉中，对 $DBS_{3,3}$ 的反应是两个等力的短时肌肉收缩。在部分肌松的肌肉中，第二个反应比第一个弱，且与典型的 TOF 衰减相符合（见图 53-7）。机械力测定时，TOF 比值与 $DBS_{3,3}$ 比值之间的相关系数很高。DBS 的发展是为了在临床情况下[30] 或者在恢复期间及术后即刻改善人工（触觉）察觉残余阻滞；触觉评价对 $DBS_{3,3}$ 的准确性优于触觉评价 TOF [31-32]。然而如图 53-8 所示，手感评价对 $DBS_{3,3}$（和 TOF）的反应无衰减不能排除残余神经肌肉阻滞[33]。相应地，$DBS_{3,3}$ 并不能取代客观的监测。另一方面，不可能进行客观的监测时，用这个方法可以察觉与 TOF 小于 0.6 或更低相对应的残余神经肌肉阻滞。

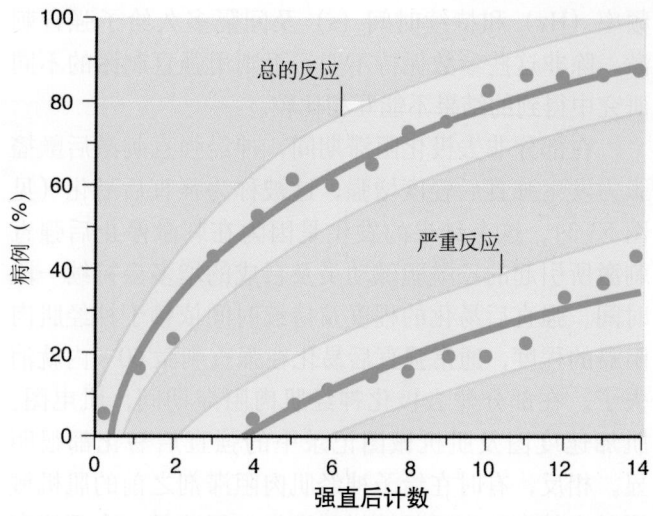

图 53-6　气管隆嵴刺激的肌肉反应发生率与用强直后计数（PTC）评价的外周肌肉的神经肌肉阻滞程度之间的关系。研究对象为 25 例用硫喷妥钠、氧化亚氮和芬太尼麻醉及给予维库溴铵（0.1 mg/kg）用于气管插管的患者。比较表明，对四个成串刺激的第一个反应通常出现在 PTC 约为 10（范围 6 ~ 16）时。通过气管导管用一个柔软的消毒橡皮吸引管刺激隆嵴。总的反应包括轻微反应和严重反应。如果刺激隆突仅仅引起不影响手术的轻微呛咳，则称为轻微反应。如果刺激引起了影响手术且需要干预的呛咳，则称为严重反应。严重反应的消除需要极深度神经肌肉阻滞，PTC 必须少于 2 ~ 3；所有反应的消除需要 PTC 为 0 *(From Fernando PUE, et al: Relationship between post-tetanic count and response to carinal stimulation during vecuronium-induced neuromuscular block. Acta Anaesthesiol Scand 31:593, 1987. Copyright 1987, Munksgaard International Publishers, Ltd. Copenhagen, Denmark.)*

神经刺激器

虽然市场上有很多神经刺激器，但不是所有的神经刺激器都能满足临床应用的基本要求。要求的刺激必须产生一个单相的矩形波形，且脉冲的时间不能超过 0.2 ~ 0.3 ms。超过 0.5 ms 的脉冲可直接刺激肌肉或引起反复触发。恒定电流的刺激比恒定电压的刺激好，因为电流是神经刺激的决定因素。而且由于安全的原因，神经刺激器必须是由电池供电，包含电池检测，且能产生 60 ~ 70 mA 但不超过 80 mA 的电流。市场上可用的很多刺激器只可发送 25 ~ 50 mA 的电流，且只有当皮肤阻抗在 0 ~ 2.5 kΩ 时才能保证一个恒定的电流。这些局限性是缺点；降温时皮肤阻抗可增高到约 5 kΩ，这能使传送到神经的电流降到低于超强水平，从而导致对刺激的反应减小及对阻滞程度的可能误判。理论上，神经刺激器必须有一个内置的报警系统或电流水平显示，当选定的电流未传送到神经时即报警。必须标明电极的极性，且该仪器必须能发送下述模式的刺激：TOF（包括单串和间隔 10 ~ 20 s 的重

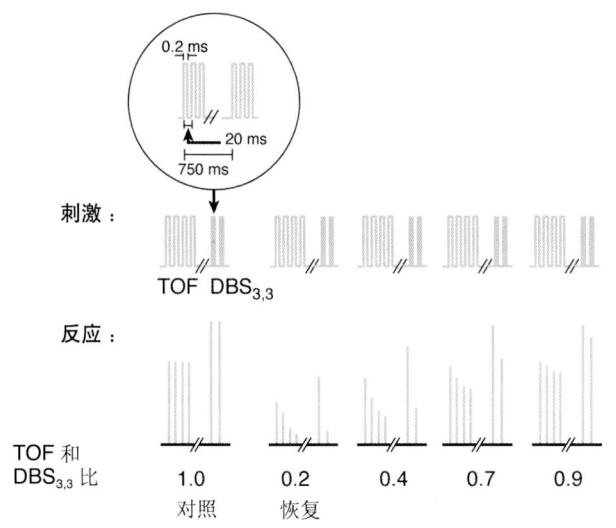

图 53-7 电刺激模式及在注射肌松药之前（对照）和从非去极化神经肌肉阻滞恢复期间对 TOF 神经刺激和双短强直刺激（即每两个强直脉冲串各有 3 个脉冲，$DBS_{3,3}$）的诱发肌肉反应。TOF 比值是 TOF 第四个反应的幅度除以第一个反应的幅度。$DBS_{3,3}$ 比值是 $DBS_{3,3}$ 第二个反应的幅度除以第一个反应幅度（进一步解释见正文）

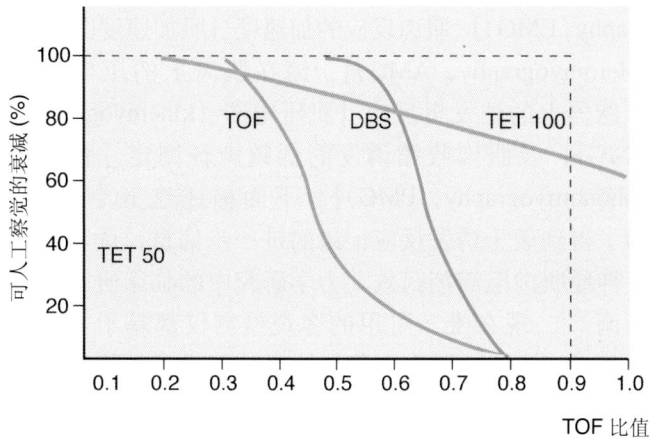

图 53-8 通过感觉对四个成串（TOF）、双短强直刺激（$DBS_{3,3}$）和 50 Hz 和 100 Hz 强直刺激（TET50 和 TET100）的反应察觉的衰减与机械测定的实际 TOF 比值之间的关系。竖轴表示在已知 TOF 比值时可感觉到衰减的比率[22, 29, 31]。看来通过任何方法来排除残余神经肌肉阻滞是不可能的（进一步解释见正文）

复 TOF 刺激）、0.1 Hz 和 1.0 Hz 的单刺激及 50 Hz 的强直刺激。而且刺激器还必须有一个内置时间常数系统以便于进行 PTC。强直刺激必须持续 5 s，3 s 后开始强直后单刺激。如果神经刺激器不能客观地测定对 TOF 刺激的反应，则必须至少有一个 DBS 模式可用，最好是 $DBS_{3,3}$。在评估超强刺激的水平时 1 Hz 的单刺激特别有用。很少需要 100 Hz 或 200 Hz 的强直刺激，因为 50 Hz 的强直刺激已接近于最大自发肌肉收缩。而且，与 100 Hz 和 200 Hz 刺激相反，50 Hz 强直刺激不会引起未麻痹的肌肉疲劳（衰减）。

刺激电极

电脉冲可通过表面电极或针电极从刺激器传送到神经，临床麻醉中最常用表面电极。一般用一次性预涂凝胶的银或氯化银表面电极。实际传导范围必须小，直径约 7 ~ 11mm （图 53-9）。否则，下面的神经产生的电流可能不足[34]。在应用电极前皮肤必须充分清洁，并最好用研磨剂摩擦清洁。当用表面电极不能达到超强反应，则在一些特别的病例中可以用针电极。虽然市场上有特别涂层的针电极可用，但也可以用普通的钢针。针必须消毒。必须将针置于皮下，而不是神经内。

神经刺激的部位及不同的肌肉反应

原则上可以刺激任何位置表浅的外周运动神经。在临床麻醉中最受欢迎的是尺神经；有时也用正中神经、胫后神经、腓总神经和面神经。用于尺神经刺激时，最好将电极置于手腕掌面（图 53-9）。必须将远端电极置于腕横纹与尺侧腕屈肌腱桡侧的交叉点近端 1 cm。近端电极应当合理地放置，以使两个电极中心之间的距离为 3 ~ 6 cm （见图 53-9）。这样放置电极，电刺激就通常只引起指屈和拇指内收。如果一个电极置于肘部的尺神经沟，拇内收常常增强，因为刺激了尺侧腕屈肌。当电极置于肘部的尺神经沟（有时在小儿首选）时，必须将负电极置于腕部以确保最大反应。当两个电极在腕部掌面很接近时，电极极性的重要性较小；但是放置负电极在远端通常引起的神经肌肉反应最大[35]。刺激面神经的颞支时，负电极必须置于神经上方，且正电极必须置于前额的其他部位。

因为不同肌群对神经肌肉阻滞剂的敏感性不同，从某块肌肉得到的结果不能自动推断到其他肌肉。膈

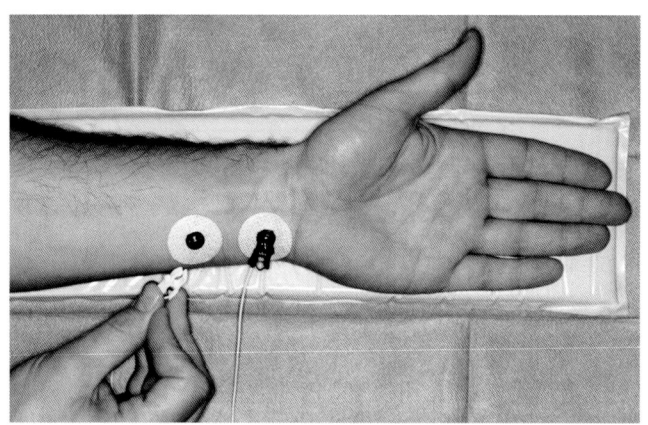

图 53-9 刺激电极在左前臂的尺神经上正确的位置中有适当的接触面积

肌是所有肌肉中对去极化[36]及非去极化神经肌肉阻滞剂[37]都最耐药的肌肉之一。通常膈肌需要的肌松药是拇内收肌需要的 1.4 ~ 2.0 倍才能达到同一程度的阻滞（图 53-10）[37]。还有临床意义的是膈肌起效时间一般比拇内收肌短，膈肌从肌松恢复较外周肌肉快（图 53-11）[38]。其他呼吸肌如喉肌和皱眉肌的耐药性比膈肌小[39-41]。腹肌、肢体外周肌、颏舌骨肌、咬肌及上呼吸道肌最敏感[42-45]。从实用性的临床观点看，皱眉肌对面神经刺激的反应比拇内收肌对尺神经刺激的反应更好地反映了喉收肌和腹肌的神经肌肉阻滞程度[41, 46]。而且，上呼吸道肌看来比外周肌敏感[47-48]。尽管一些用肌加速度图的研究已指出手部（拇内收肌）与腿（蹬短屈肌）对 TOF 神经刺激的反应有小差异，但是这些差异可能几乎无临床意义[49-50]。

即使这些差异的确切原因尚未知晓，但其可能的原因是乙酰胆碱受体密度、乙酰胆碱释放、乙酰胆碱酯酶活性、纤维组成、神经支配比率（神经肌肉接头数目）、血流及肌肉温度有差异。

诱发反应的记录

五个方法可用于神经肌肉功能的临床监测：诱发

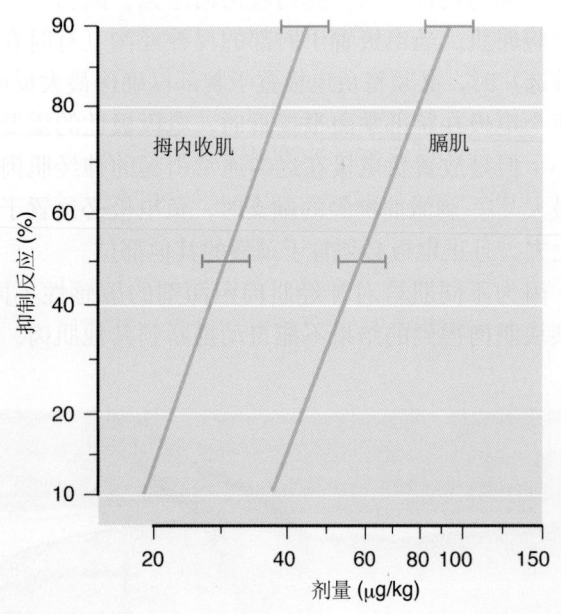

图 53-10　泮库溴铵在两种肌肉上的平均蓄积量效曲线显示达到等量的神经肌肉阻滞膈肌需要的泮库溴铵是拇内收肌的两倍。横坐标为剂量（对数刻度），纵坐标为对 TOF 神经刺激的第一个刺激的肌肉反应抑制（概率）。在力—移位传感器上测定拇内收肌的收缩力；肌电测定膈肌反应 *(From Donati F, Antzaka C, Bevan DR: Potency of pancuronium at the diaphragm and the adductor pollicis muscle in humans, Anesthesiology 65:1, 1986.)*

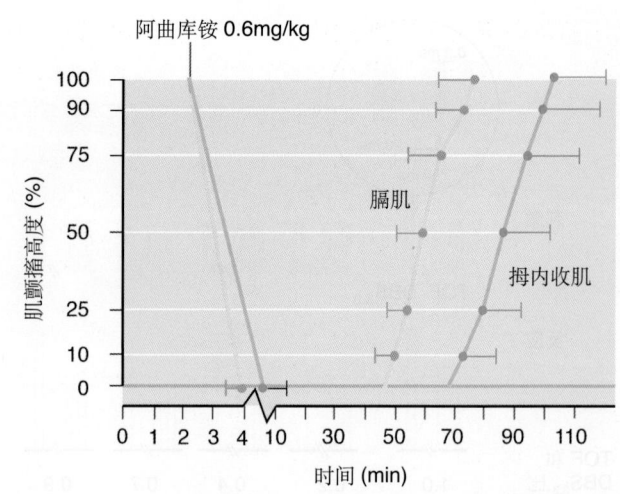

图 53-11　在 10 例麻醉患者给予阿曲库铵 0.6 mg/kg 后膈肌（深蓝色圆）和拇内收肌（浅蓝色圆）颤搐高度的进展 *(From Pansard J-L, Chauvin M, Lebrault C, et al: Effect of an intubating dose of succinylcholine and atracurium on the diaphragm and the adductor pollicis muscle in humans, Anesthesiology 67:326, 1987.)*

的肌肉的机械反应［肌机械图（mechanomyogrphy，MMG）］、诱发的肌肉的电反应［肌电图（electromyography，EMG）］、肌肉反应的加速度［肌加速度图（acceleromyography，AMG）］、缚在肌肉上的压电薄膜传感器上的诱发电反应［肌压电图（kinemyography，KMG）］及肌肉收缩诱发的低频声音测定［肌声图（phonomyography，PMG）］。下面描述这五个方法。为了得到关于诱发反应记录的进一步信息，读者可参考神经肌肉阻滞剂药效动力学研究中的临床研究规范指南[34]。现在唯一可用的客观检测仪都基于 AMG、EMG 和 KMG。已有人建议使用计算机指导给予神经肌肉阻滞剂和"闭环控制"系统，但是市场上还没有这种系统可用[51-52]。

肌 机 械 图

为了正确且可复性地测定诱发张力，需要肌肉收缩是等长的。在临床麻醉中，通过对拇指施加 200 ~ 300 g 静息张力（前负荷）后测定拇指的收缩力最易于达到这种情况。刺激尺神经时，拇指（拇内收肌）作用于位移传感器（图 53-12）。然后收缩力转换为一个电信号，放大、显示并记录电信号。手臂和手必须严格固定，必须注意以防传感器超负荷。而且必须将传感器置于与拇指关系正确的位置（即必须总是使拇指张力顺着传感器方向）。重要的是要牢记，对神经刺激的反应依赖于施加的单个刺激的频率，确定对照值的稳定时间也可能影响随后的阻滞起效时间和持续时间[34]。在开始刺激后最初 8 ~ 12 min 内对超强刺激的反应通常会增大（阶梯现象）。因此，临床研究中在反应稳定 8 ~ 12 min 前或给予一个 2 s 或 5 s 的 50 Hz 强直刺激前，不能进行对照值记录（注射肌松药前）[53]。即使如此，用琥珀酰胆碱后颤搐反应常常恢复到对照反应的 110% ~ 150%。一般认为反应的这种增大是肌肉收缩反应的变化造成的，这种反应增大通常在 15 ~ 25 min 内消失。

尽管对诱发机械反应有很多的机械记录方法，但不是所有的方法都能满足这些标准。肌机械图被公认为是神经肌肉监测的金标准[34]。尽管是这种身份，然而市场上没有基于这种方法的神经肌肉监测仪可用于日常临床。

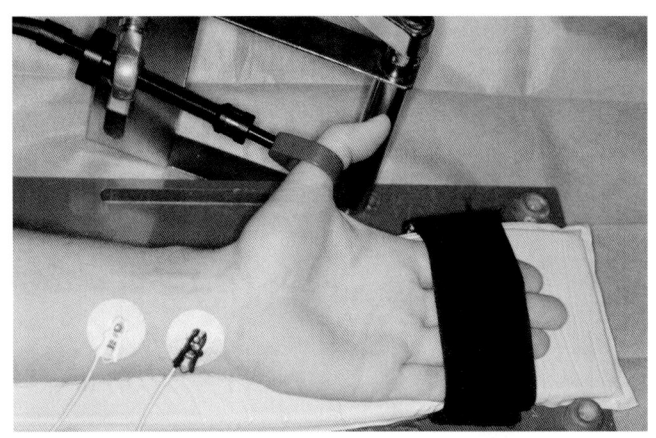

图 53-12 肌机械图的设置。用置于拇指近端指节的力传感器（TD-100，Bionerve，丹麦欧登塞）测定对神经刺激的反应

肌 电 图

诱发的 EMG 记录了刺激外周神经引起的复合动作电位。复合动作电位是多年来只能通过前置放大器及记忆示波器的方法来获得的高速活动。现代化的神经肌肉传递分析仪能对 EMG 反应进行即时电分析及图形显示。

诱发的 EMG 反应最常从尺神经或正中神经支配的肌肉得到。刺激电极的放置与测力时一样。虽然表面电极和针电极都可用于记录，但是用针电极没有任何优势。诱发的 EMG 最常从大鱼际或小鱼际突起或第一掌背侧骨间肌获得，活性电极置于肌肉的运动点上方更适宜（图 53-13）。分析仪获得的信号由放大器、整流器及电子整合器来处理。结果以对照的百分比或 TOF 比值显示。

已有人介绍了用于记录肌电图的两个新部位：喉肌和膈肌[54-55]。通过用附于气管导管且置于声门之间的无创一次性喉肌电极，可能监测在喉肌的神经肌肉阻滞的起效。然而迄今为止，这个方法主要在观察喉肌起效时间的临床研究中用。在脊旁体表膈肌肌电图中，记录电极置于 T_{12}/L_1 或 L_1/L_2 的脊柱右侧，用于 EMG 监测右侧膈肌对经皮刺激颈部右膈神经的反应[54-57]。同体表喉 EMG 的情况一样，体表膈肌 EMG 主要在临床研究中用。

诱发的电反应和机械反应代表了不同的生理结果。诱发的 EMG 记录了一块或更多肌肉的电活性变化，而诱发的 MMG 记录与兴奋-收缩耦联和肌肉的收缩都有关。因此，用这些方法得到的结果可能不同[57-58]。虽然诱发的 EMG 反应一般与诱发的机械反应的相关性很好[30]，但是可能出现显著差异，尤其是对琥珀酰胆碱的反应及在从非去极化阻滞恢复时的 TOF 比值[30, 57, 59]。

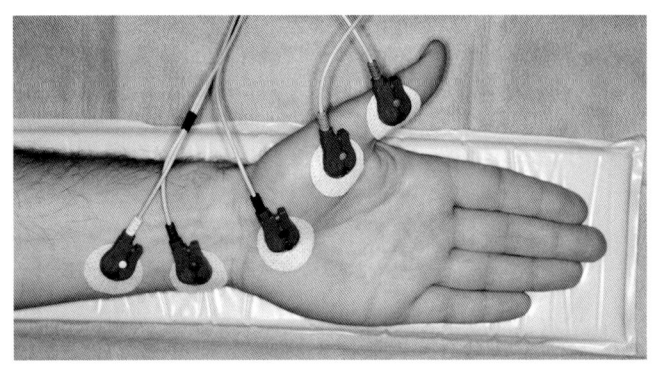

图 53-13 用于记录来自于拇内收肌的复合动作电位的肌电图（NMT 电传感器，Datex-Ohmeda，芬兰赫尔辛基）设置

理论上，诱发的 EMG 反应记录较诱发的机械反应记录有一些优势。用于测定诱发的 EMG 反应的设备较容易设置，而 EMG 反应只反映了影响神经肌肉传递的因素，且可以在无法记录机械力的肌肉上得到反应。然而，诱发的 EMG 也有一些难点。虽然在大多数患者可能得到高质量的记录，但是结果并不总是可靠的。首先电极放置不当可使获得的复合 EMG 信号不全。如果神经肌肉传递分析仪不能观察复合 EMG 的实际波形，则很难确定电极的最佳放置。结果不可靠的另一个原因可能是拇指上给前负荷的手的固定可能比一般想象的更重要[30]，因为改变所监测肌肉的电极位置可影响 EMG 反应。而且有时可发生肌肉的直接刺激。如果靠近刺激电极的肌肉被直接刺激，即使神经肌肉传递完全阻滞，记录电极也可获得一个电信号。另一个难点是 EMG 反应常常恢复不到对照值。尚不清楚这个情况的原因究竟是技术问题、手未充分固定，还是温度变化（图 53-14）。最后，诱发的 EMG 反应对电干扰（如电热疗法引起的）高度敏感。

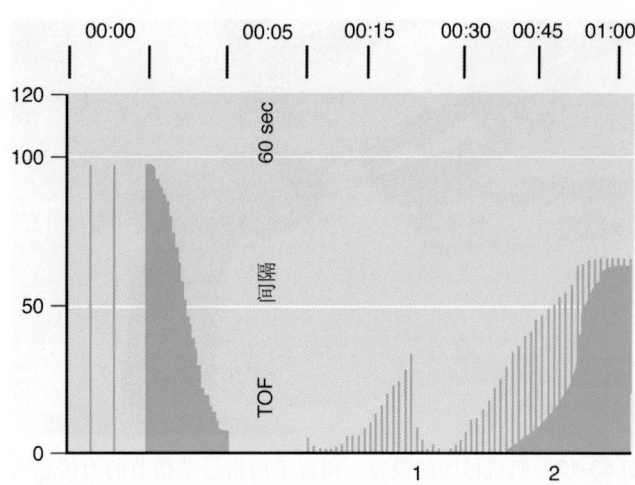

图 53-14　来自于 Relaxograph（Datex-Ohmeda，芬兰赫尔辛基）的诱发肌电图打印纸。开始给予 0.1 Hz 单刺激并静脉内给予维库溴铵（70 µg/kg）用于气管插管。约 5 min 后，刺激模式改为间隔 60 s 的 TOF 刺激。在肌颤搐高度（TOF 反应中的第一个肌颤搐）约为对照的 30% 时（标记 1），静脉内给予维库溴铵 1 mg。标记 2 时，静脉内给予新斯的明 1 mg，之前给格隆溴铵 2 mg。该打印纸还显示出了肌电反应不能恢复到对照水平的常见问题 *(Courtesy Datex-Ohmeda, Helsinki, Finland.)*

肌加速度图

　　AMG 的技术是基于牛顿第二定律：力 = 质量 × 加速度 [60]。如果质量恒定，则加速度与力成正比。因此在神经刺激后，不仅可以测定诱发的力，还可以测定拇指的加速度。

　　AMG 用双面都有电极的压电陶瓷片。电极受力产生电压，与电极的加速度成比例。因此，当加速度仪固定于拇指并刺激尺神经时，只要拇指运动就会产生电信号。这个信号可在特别设计的分析仪上分析 [61]，或者可能在记录系统上显示。目前市场上至少有两个基于相同传感器的独立式监测仪：TOF Watch（Biometer，丹麦欧登塞）和无穷大三叉曲线 NMT SmartPod（Dräger，德国 Lübeck）（图 53-15）。

　　AMG 是一个在手术室及重症监护室分析神经肌肉功能的简单方法。虽然用这个方法测得的 TOF 比值与用力 - 位移传感器或 EMG 测得的 TOF 比值之间存在的相关性很好 [60, 62-63]，但是用 AMG 进行的测定不能与用其他两个方法得到的结果直接比较 [63-69]。已发现用最初建议的 [60] 拇指能自由移动的 AMG 时，AMG 与 MMG 之间比较，颤搐高度（T₁）和 TOF 比值的一致性，以及阻滞的起效和恢复过程都有较大的差异。而且，AMG 的 TOF 比值基础对照值始终都高于用力-位移传感器测得的值。与此一致，一些研究已提示用 AMG 时术后神经肌肉完全恢复的 TOF 比值应定为 1.0，而不是用 MMG 或 EMG 在拇

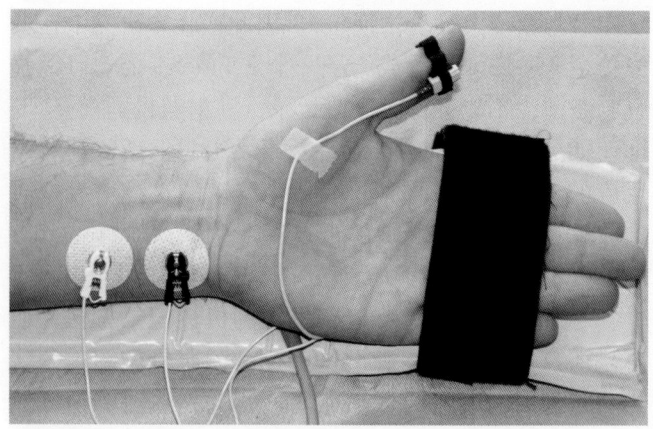

图 53-15　无前负荷的肌加速度图（TOF Watch，Biometer，丹麦欧登塞）的设置。用置于拇指掌面远端的小压电加速度传感器测定对神经刺激的反应

内收肌测得的 0.9 [2, 22, 68, 70-71]。与 MMG 和 EMG 不同的是，用 AMG 测定时给予神经肌肉阻滞剂前的 TOF 对照基础值大多数常常为 1.1 到 1.2，在一些患者则高达 1.4。一个高的对照基础值可能显示排除残余箭毒化所需的 TOF 值同样要高些。举例来说，与对照基础值低（如 TOF=0.95）的患者相比较，对照基础值高（如 TOF=1.2）的患者预计需要较高的 TOF 比值来排除残余阻滞。大家普遍接受的是 TOF 比值必须至少为 0.90 来排除临床上有意义的残余肌松；用之前的例子来说，TOF 比值为 1.08（1.2 的 90%）会代表第一个患者安全地恢复，而对于另一个患者，TOF 比值为 0.86（0.95 的 80%）才足够。为了克服这些问题，已有研究者建议在恢复期间实际得到的 TOF 比值要参考基础的对照 TOF 比值（归一化）[22, 67, 72-75]。目前市场上可用的监测仪可以将 TOF 比值自动地归一化。直观地说，用 AMG 排除残余阻滞时，TOF 比值的目标必须至少为 1.0 来排除残余阻滞 [22, 67-68, 73]。

　　AMG 与 MMG 之间差别大的一个原因可能与这个方法原先推崇的一个优点有关，即只要拇指能自由运动，可以将手的固定标准降低 [60]。在临床实践中，常常不可能保证术中拇指能自由运动及手的位置不改变。因此诱发反应可能变化相当大。已有人建议了一些解决办法，但是给拇指用一个有弹性的前负荷改善了精确度，且不影响用 AMG 和 MMG 得到的结果之间的一致性（图 53-16）[67-68]。一些研究已显示用 AMG 的客观监测方法减少了且几乎排除了术后残余神经肌肉阻滞的问题 [67, 76-80]。

　　当拇指不能用于术中监测时，一些临床医师喜欢监测眼轮匝肌或皱眉肌对面神经刺激的 AMG 反应 [46]。但是用这两个部位 AMG 的神经肌肉监测对于肌松程度

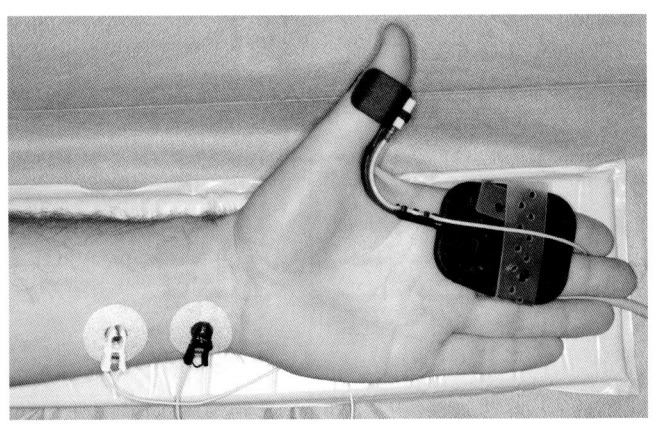

图 53-16　有前负荷的肌加速度图的设置（有手适配器的 TOF Watch，Biometer，丹麦欧登塞）。压电加速度传感器置于手适配器中。伸长的凸出部分确保了拇指不会触及手掌

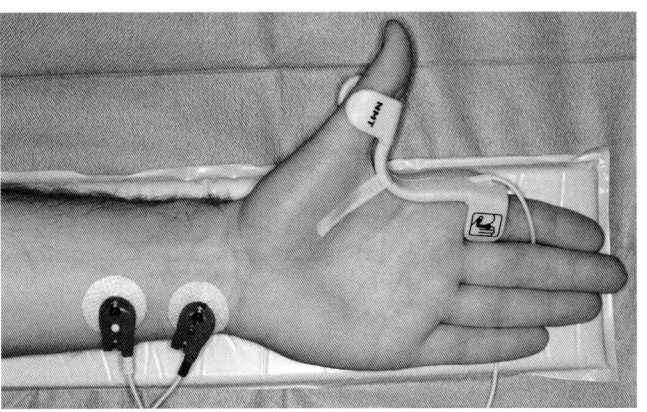

图 53-17　肌压电图的设置（NMT MechanoSensor，Detax-Ohmeda，芬兰赫尔辛基）的设置。用置于示指和拇指之间的小压电感应器的弯曲来测定对神经刺激的反应

的评估很不可靠，且建议不能用于常规监测。它提供了对外周肌肉阻滞程度的一个粗略评价[81-82]。

压电神经肌肉监测

压电监测的技术是基于这样一个原理，即可弯曲的压电膜（如缚在拇指上的）对神经刺激后的伸或曲反应，产生了与伸或曲的力量成比例的电压[83-84]。市场上基于此原理的设备至少有一个，具备两种尺寸（成人和儿童）：M-NMT MechanoSensor（Detax-Ohmeda，芬兰赫尔辛基）（图 53-17）。

对这些监测仪的功能进行评价的研究很少[83-85]。这些有限的数据不仅显示用 PZEMG、AMG 和 MMG 得到的结果之间的相关性很好，而且显示这些方法之间的一致性有很大限制。因此虽然 PZEMG 可能是一个有价值的临床手段，用这个方法在同一患者得到的数值可能与用 MMG 或 AMG 得到的不同。

肌　声　图

肌声图（声学的肌动描记图）是监测神经肌肉功能的有趣的新方法，但是市场上还没有[49, 86-91]。骨骼肌的收缩产生内在的低频音，可用特殊的扩音器记录。已有人以临床和研究为目的评价了这个方法。一些报道显示诱发的声反应与用更传统的记录方法（诸如MMG、EMG 和 AMG）得到的反应之间的相关性很好。然而，尚无法确定 PMG 是否在任何时候都能用于监测常规麻醉的神经肌肉阻滞。有趣的是，理论上PMG 不仅能用于拇内收肌，还能用于人们关心的其他肌肉，诸如膈肌、喉肌及眼肌。应用方便这一点也很有吸引力。

对记录的诱发反应的评价

在临床麻醉中的神经刺激通常就是 TOF 神经刺激。因此用对这个刺激模式的反应记录来解释如何评价临床麻醉期间神经肌肉阻滞的程度。

非去极化神经肌肉阻滞

注射气管插管剂量的非去极化神经肌肉阻滞剂后，TOF 记录可显示神经肌肉阻滞的四个阶段或水平：极深度阻滞、深度阻滞、中度或手术阻滞和恢复（图 53-18）。

极深度神经肌肉阻滞

注射一个插管剂量的非去极化肌松药后 3～6 min 内发生极深度神经肌肉阻滞，这依赖于给予的药物及其剂量。也称这个阶段为"无反应期"，因为对任何模式的神经刺激都无反应发生。这个阶段的时间长度各异，也主要依赖于肌松药的作用持续时间及给的剂量。患者对药物的敏感性也影响无反应期的持续时间。极深度阻滞不能用胆碱酯酶抑制剂（如新斯的明）来拮抗，而只有大剂量的舒更葡糖（16 mg/kg）能拮抗罗库溴铵或维库溴铵引起的极深度阻滞[92-93]。

深度神经肌肉阻滞

极深度阻滞后是深度阻滞期，其特征是对 TOF 刺激无反应，但出现强直后颤搐（即 PTC ≥ 1；与图53-4 比较）。虽然预计深度神经肌肉阻滞的持续时间很困难，但是 PTC 刺激与对 TOF 刺激的第一个反应再出现的时间之间通常存在相关性（见图 53-5）。用新斯的明尝试逆转深度神经肌肉阻滞通常是不可能的

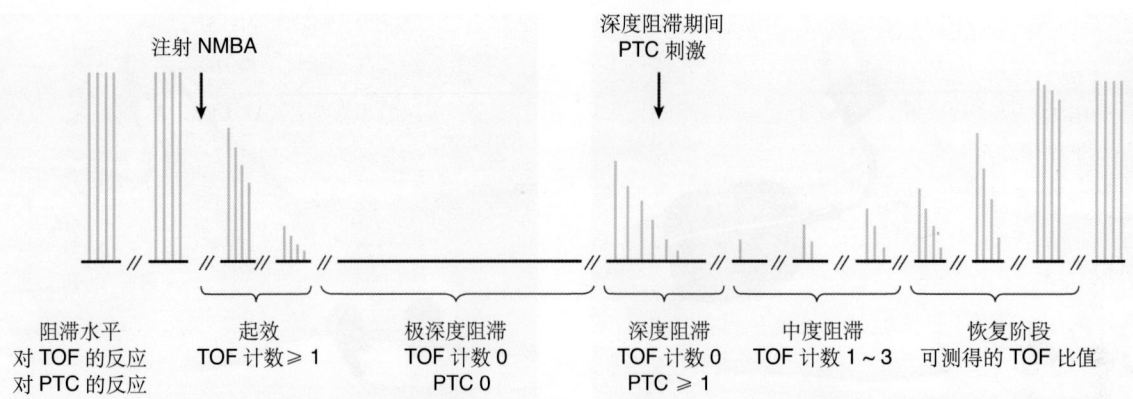

图 53-18 一个正常插管剂量的非去极化神经肌肉阻滞剂（NMBA）后用强直后计数（PTC）和四个成串（TOF）刺激分类的阻滞水平。在极深度阻滞期间，对 TOF 和 PTC 刺激均无反应。在深度阻滞期间，对 PTC 有反应，但对 TOF 刺激无反应。极深度阻滞和深度阻滞一起构成了"对 TOF 刺激无反应期"。对 TOF 刺激的反应再现预示了中度阻滞的开始。最后，当对 TOF 刺激有四个反应全部出现且可测定 TOF 比值时，恢复期开始了 *(From Fuchs-Buder T, et al: Good clinical research practice in pharmacodynamic studies of neuromuscular blocking agents II: The Stockholm revision, Acta Anaesthesiol Scand 51:789, 2007.)*

（见第 35 章）。然而，罗库溴铵或维库溴铵引起的深度神经肌肉阻滞可以用一个单剂量的舒更葡糖 4 mg/kg 完全拮抗 [94-96]。

中度或手术阻滞

当对 TOF 刺激的第一个反应出现时，表示进入中度或手术阻滞。这个阶段的特点为对 TOF 刺激的四个反应逐渐恢复。而且神经肌肉阻滞的程度与对 TOF 刺激的反应数存在很好的相关性。只能看到一个反应时，神经肌肉阻滞的程度（颤搐张力抑制）为 90% ~ 95%。当第四个反应再出现时，神经肌肉阻滞通常为 60% ~ 85% [97-98]。在 TOF 模式中存在一个或两个反应的肌松效果已能够满足大多数手术操作的要求。但是在浅麻醉期间患者可能会体动、呛咳或咳嗽；因此当必须严禁突然发生体动时，可能需要较深的阻滞（或较深的麻醉水平）。这时可通过用 PTC 来评价深度阻滞（见图 53-6）[23]。

极深度或深度阻滞时通常不应该试图用新斯的明来拮抗神经肌肉阻滞。即使存在一些逆转，也常常都会不能充分逆转肌松作用，无论给予的拮抗剂的剂量有多大 [99]。而且，给予大剂量的肌松药后，如果 TOF 只存在一个反应，要用新斯的明来逆转到临床正常状态通常是不可能的。一般而言，在观察到至少两个到四个反应之前不能开始用新斯的明来拮抗。即使观察到反应，如果没有用客观的监测方法，也不能保证恢复充分（见第 35 章）[100-101]。

对罗库溴铵和维库溴铵引起的中度阻滞的拮抗可以用小剂量的舒更葡糖（2 mg/kg）在几分钟内达到 [102-104]。然而，来自于日本的麻醉医师 [105] 报道，已用 2mg/kg 的剂量时有神经肌肉阻滞的再现。他们

没有监测神经肌肉阻滞的深度。神经肌肉阻滞的再现是由于监测不充分还是舒更葡糖的剂量太小？即使用了合适的监测，这些结果也提示必须用大于 2 mg/kg 的剂量 [106]。虽然舒更葡糖对神经肌肉阻滞的拮抗看似很快且可预计，但是仍然必须使用客观的监测，直到 TOF 比值为 0.9 ~ 1.0。

神经肌肉阻滞的恢复

TOF 中的第四个反应出现预示恢复阶段开始。在神经肌肉恢复期间，在实际的 TOF 比值与临床观察指标之间的相关性相当好，但是 TOF 比值与残余阻滞的体征和症状之间的关系患者之间差异很大 [80, 99]。当 TOF 比值为 0.4 或更小时，患者一般不能抬头或举手。潮气量可能正常，但是肺活量和吸气力减小。TOF 比值为 0.6 时，大多数患者能抬头 3 s、睁大眼睛及伸出舌头，但是肺活量和吸气力仍常常减小。TOF 比值为 0.7 ~ 0.75 时，患者可正常地充分咳嗽及抬头至少 5 s，但是握力可能仍只有对照的 60% 左右 [107]。当 TOF 比值为 0.8 及更大时，肺活量和吸气力正常 [17, 108-110]。然而患者仍可能有复视、视物模糊及面部肌肉无力（表 53-1）[80, 107]。

用 MMG 或 EMG 记录的 TOF 比值必须超过 0.90，而用 AMG 记录的必须超过 1.0，以排除有临床意义的残余神经肌肉阻滞 [30, 44, 67-68, 70, 111-116]。中等程度的神经肌肉阻滞可使颈动脉体对缺氧的化学敏感性受损，并使机体对动脉氧饱和度降低的反应丧失 [111-112, 114, 116]。而且，残余阻滞（TOF<0.90）使咽肌及上食管肌功能性损害，大多可能易引起胃内容物的反流和误吸 [44]。Eikermann 及同事 [117] 的研究表明，部分神经肌肉阻滞即使没有达到引起呼吸困难或低氧饱和度的程度，也可使上呼吸道吸入容量减小并可引起部分吸气性

气道塌陷[117]。而长效肌松药泮库溴铵引起的残余阻滞（TOF<0.70）是术后肺部并发症发生的重要危险因素（表 53-2 和图 53-19）[113]。术中神经肌肉监测降低了残余神经肌肉阻滞的风险，并使麻醉后监护室中发生低氧血症事件或气道阻塞的患者减少[79]。即使在未镇静或无意识缺失的志愿者，TOF 比值 0.9 或更低也可能损害维持呼吸道通畅的能力[76, 107-118]。即使很小程度的残余阻滞也会对患者造成不愉快，产生诸如全身无力和视物模糊的症状[80]。总之，神经肌肉功能的充分恢复需要 MMG 或 EMG 的 TOF 比值恢复到至少 0.90，而 AMG 的 TOF 比值恢复到至少 1.0（或归一化到 0.90）[74]，无客观的神经肌肉监测则不能保证达到这一水平[77-78, 80, 119-122]。

去极化神经肌肉阻滞剂 （Ⅰ相及Ⅱ组阻滞）

给予血浆胆碱酯酶活性正常的患者中等剂量的琥

表 53-1　在米库氯铵引起的神经肌肉阻滞后清醒患者残余肌松的临床体征和症状

TOF 比值	体征和症状
0.70 ~ 0.75	复视及视觉障碍 手握力降低 不能维持咬紧门牙 "压舌试验"阴性 无辅助不能坐起 重度面部肌肉无力 讲话非常费力 全身无力及疲倦
0.85 ~ 0.90	复视及视觉障碍 全身疲劳

From Kopman AF, Yee PS, Neuman GG: Relationship of the train-of-four fade ratio to clinical signs and symptoms of residual paralysis in awake volunteers, Anesthesiology 86:765, 1997

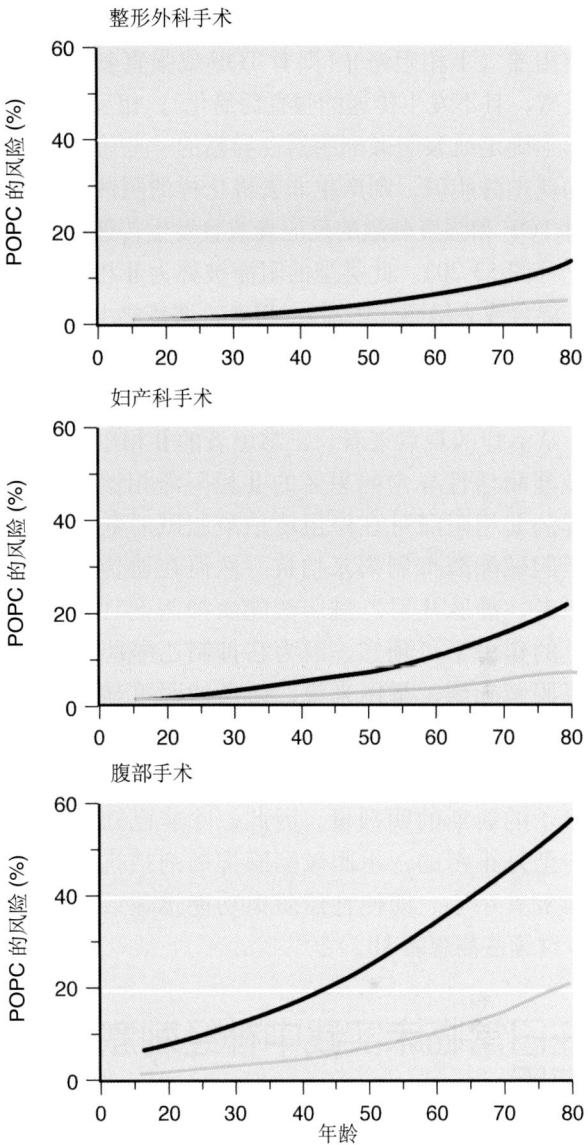

图 53-19　在麻醉持续时间小于 200 min 的整形外科、妇产科和腹部大手术中，不同年龄组术后肺部并发症（POPC）的预计发生率。黑线代表给予泮库溴铵后有残余神经肌肉阻滞（TOF<0.70）的患者；浅蓝线代表给予泮库溴铵后 TOF ≥ 0.70 的患者与给予阿曲库铵和维库溴铵后不管麻醉结束时 TOF 比值为多少的所有患者[113]

表 53-2　术后第一个记录中的 TOF 比值与术后肺部并发症（POPC）*之间的关系

	泮库溴铵 (*n* = 226)			阿曲库铵或维库溴铵 (*n* = 450)		
		有 POPC 的患者			**有 POPC 的患者**	
	患者数	n	%	患者数	n	%
TOF ≥ 0.70	167	8	4.8	426	23	5.4
TOF < 0.70	59	10	16.9†	24	1	4.2

* 结果来自于一个关于术后肺部并发症（postoperative pulmonary complication，POPC）的前瞻、随机、盲法研究，总共纳入 691 例接受腹部、妇产科或矫形外科手术的成年患者，给予其泮库溴铵、阿曲库铵或维库溴铵[82]。46 例有 POPC 的患者中有 4 例（泮库溴铵组中 1 例及阿曲库铵和维库溴铵组 3 例）没有得到 TOF 比值的数据。因为给予中效肌松药的两组患者之间无显著差异，所以两组数据合并。

† 与同组中 TOF ≥ 0.70 的患者相比较 *P*<0.02

珀酰胆碱（0.5～1.5 mg/kg）则产生典型的去极化神经肌肉阻滞（Ⅰ相阻滞）（即对 TOF 或强直刺激的反应不衰减，且不发生传递的强直后易化）。相反，给予遗传学上确定血浆胆碱酯酶活性异常的一些患者相同剂量的琥珀酰胆碱，则产生非去极化样的阻滞，其特点是对 TOF 和强直刺激的反应衰减且发生传递的强直后易化（图 53-20）。此类型的阻滞被称为Ⅱ相阻滞（双相、混合或去敏感化阻滞）。再者，遗传学上正常的患者反复推注或长期输注琥珀酰胆碱后，有时也发生Ⅱ相阻滞。

从治疗的观点来看，正常患者的Ⅱ相阻滞必须与胆碱酯酶活性异常的患者的Ⅱ相阻滞相鉴别。健康患者的Ⅱ相阻滞可在停用琥珀酰胆碱后数分钟通过给予胆碱酯酶抑制剂来拮抗。然而在遗传型不正常的患者，静脉注射乙酰胆碱酯酶抑制剂（如新斯的明）的作用不可预知，因为它抑制乙酰胆碱酯酶和血浆胆碱酯酶。举例来说，新斯的明可显著地增强阻滞，暂时改善神经肌肉传递，然后增强阻滞或部分逆转阻滞，这都依赖于给予琥珀酰胆碱后的时间及给予的新斯的明剂量。因此，除非已知胆碱酯酶遗传型是正常的，用胆碱酯酶抑制剂拮抗Ⅱ相阻滞必须极其小心。即使神经肌肉功能迅速改善，也要至少继续监测患者 1h。

在日常临床实践中神经刺激器的应用

不论何时给予患者神经肌肉阻滞剂，用记录设备客观监测诱发的反应是评价神经肌肉阻滞的最佳方法。然而，触知或肉眼观察评价仍是临床神经肌肉监测的最常用形式，尤其是在记录设备得不到或不可靠的时候。下面叙述在有或没有记录设备时如何应用神经刺激器。

在麻醉诱导以及给予神经肌肉阻滞剂之前的准备

第一，用于超强刺激时，仔细清洁皮肤及正确放置和固定电极是至关紧要的。当尺神经被用于神经刺激时，必须通过将电极置于脉搏上来利用这样一个事实，即神经循沿着动脉。这样放置电极得到最好的反应（见图 53-9）。第二，必须努力防止中心低温并及时发现肢体低温。中心低温及拇内收肌的局部低温都可能使颤搐张力和 TOF 比值降低[123-125]。外周低温可能影响神经传导，降低乙酰胆碱释放速度和肌肉收缩

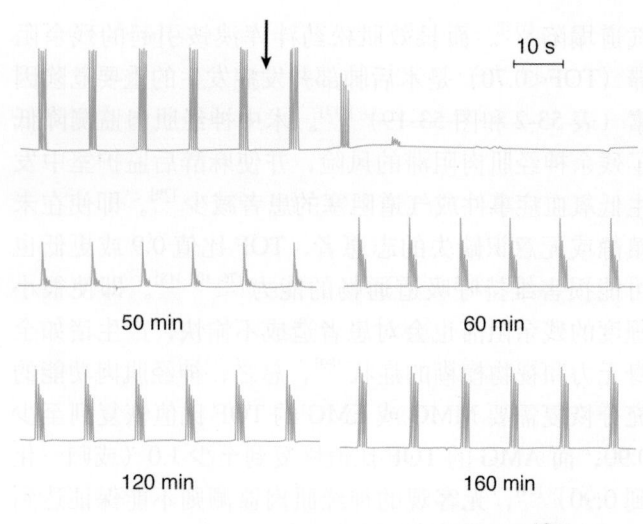

图 53-20　给一个遗传学上确定血浆胆碱酯酶活性异常的患者注射琥珀酰胆碱 1 mg/kg（箭头）后对尺神经 TOF 刺激的机械反应的典型记录。作用持续时间延长及反应衰减延长显示Ⅱ相阻滞

性，增大皮肤阻抗，并且减少到肌肉的血流，从而减慢肌松药从神经肌肉接头除去的速度。这些因素可能是冷肢体与对侧暖肢体之间肌肉反应差异偶尔非常显著的原因[126]。

在麻醉诱导期间应用神经刺激器

必须在麻醉诱导前将神经刺激器连接到患者，但在患者无意识前禁止开机。

进行超强刺激时可开始用 1 Hz 的单刺激。但是，确定超强刺激后及注射肌松药之前，必须校准记录设备（当应用客观监测时）以确保反应在测定窗以内，并把对 1 Hz 刺激的反应设定为 100%。最近所有市面上可用的设备都有自动校准模式。如果没有校准，则从见到的或触及的反应一直到神经阻滞的所有水平，记录的对神经刺激的反应可能差异显著。在已观察到对这种刺激的反应（对照反应）后，注射神经肌肉阻滞剂。虽然常常在对 TOF 刺激的反应消失时气管插管，但是推迟 30～90 s 进行插管通常条件更好，间隔的时间取决于所用的肌松药。

可能的话，应该在拇指（而不是小指）评价对神经刺激的反应。直接刺激肌肉常常在拇指不存在反应时引起小指微动。最后，必须牢记各肌群对神经肌肉阻滞剂的敏感性不同。

在手术期间应用外周神经刺激器

如果用琥珀酰胆碱进行气管插管，则须等到对神

经刺激的反应再出现或患者显示神经肌肉恢复的其他体征时，才给予更多的肌松药。如果血浆胆碱酯酶活性正常，在 4～8 min 内可再出现对 TOF 神经刺激的肌肉反应。

在非去极化神经肌肉阻滞剂用于气管插管时，极深度阻滞通常持续较长。在这个对 TOF 和单刺激的无反应期，通过用强直后计数可评估对 TOF 刺激的反应恢复所需时间（见图 53-5 和图 53-21）。

对需要肌松药的大多数手术操作来说，如果患者麻醉适当，没有必要具有极深度阻滞。如果用非去极化肌松药，对 TOF 刺激有一个或两个反应的中度神经肌肉阻滞水平就足够了。然而因为呼吸肌（包括膈肌）对神经肌肉阻滞剂的敏感性低于外周肌肉，在这个阻滞深度患者可能有呼吸、打嗝或甚至咳嗽。而且膈肌的张力可能妨碍手术。为了保证膈肌麻痹，对外周肌肉的神经肌肉阻滞必须深至拇指的 PTC 为 0。

维持深度或极深度神经肌肉阻滞的坏处是知晓风险有可能增大（见第 13 章和第 50 章）。当肌肉完全麻痹时，患者不能通过有意或无意的体动来发出知晓的信号。深度或极深度的另一个坏处是神经肌肉阻滞不能轻易地用新斯的明拮抗。只有舒更葡糖能拮抗深度或极深度神经肌肉阻滞（如果由罗库溴铵或维库溴铵引起；见第 35 章）。

在神经肌肉阻滞逆转期间应用外周神经刺激器

对非去极化神经肌肉阻滞的拮抗最常用胆碱酯酶抑制剂（如新斯的明），或者在用罗库溴铵或维库溴铵达到神经肌肉阻滞时用选择性肌松药螯合剂舒更葡糖。

在对 TOF 刺激至少有两个到四个反应存在或有神经肌肉功能恢复的明显临床体征前，不能开始用新斯的明拮抗。在对外周神经刺激无反应存在时，神经肌肉阻滞的逆转并不会通过给予新斯的明而加速，反而可能延迟。而且，即使在对 TOF 刺激有两个到四个反应时，在一些患者逆转仍缓慢且不充分。新斯的明剂量较大（如 5mg/70kg）时 TOF 比值达到 0.90 的中位数时间为 15～20 min，在给予中时效神经肌肉阻滞剂（如罗库溴铵）后将需要花大约 90～120 min 的时间来使 95% 的患者的 TOF 比值达到 0.90。相反，在恢复完全后给予大剂量新斯的明可能会产生反常的阻滞伴有 TOF 比值的降低[127-131]。

用罗库溴铵或维库溴铵时，可用选择性肌松药螯合剂舒更葡糖来逆转[102-103]（见第 35 章）。舒更葡糖具有高亲和力地把罗库溴铵和维库溴铵封起来，从而拮抗神经肌肉阻滞作用。推荐根据阻滞水平给予三个不同剂量的舒更葡糖。极深度阻滞（对 PTC 刺激无反应）时给予大剂量（16mg/kg）[92-93]，深度阻滞（对 PTC 有两个或更多的反应）期间给予中等剂量（4mg/kg）[94-96]，而中度阻滞（对 TOF 刺激有两个或更多的反应）期间给予小剂量（2mg/kg）[102-104]。在大多数患者中，所有水平的神经肌肉阻滞在 2～5min 内逆转。然而，只有通过客观的监测才能排除残余的神经肌肉阻滞（TOF 比值 0.9～1.0）[132]。

如同之前描述的，最近的一个在日本的观察性研究也着重于舒更葡糖的剂量与神经肌肉阻滞的监测之间的相对关系[105]。基本上，Kotake 及其同事[105] 在给予平均剂量为 2.7 mg/kg 的舒更葡糖后观察到了神经肌肉阻滞的再现。Naguib 及其同事[106] 的同期社论确定了缺乏监测这一问题的重要性。他们还对在麻醉过程中不用神经肌肉监测的高发生率表示遗憾。对监测的强调是重要的且正确的，但不完全。主编（R. D.

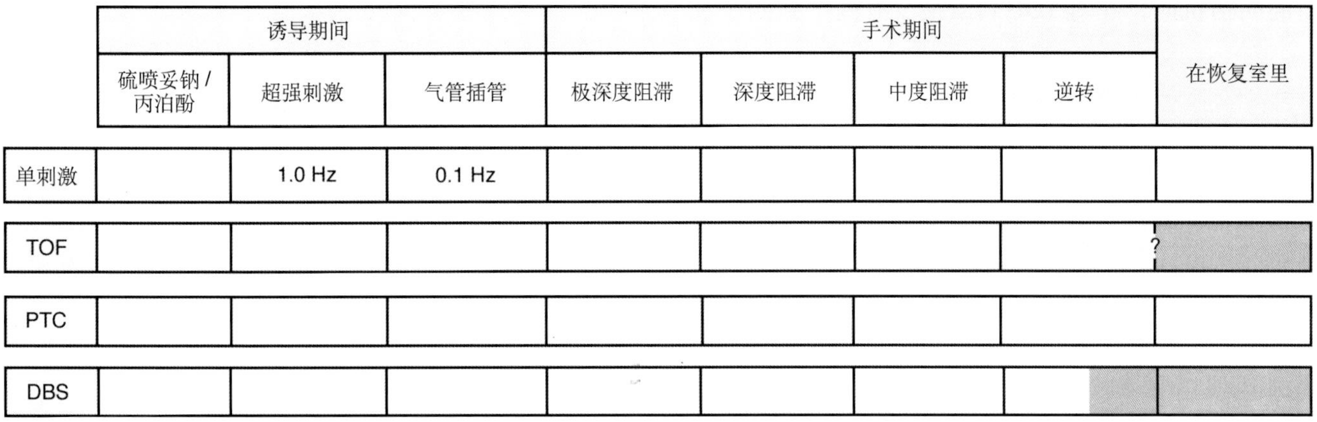

	诱导期间			手术期间				在恢复室里
	硫喷妥钠/丙泊酚	超强刺激	气管插管	极深度阻滞	深度阻滞	中度阻滞	逆转	
单刺激		1.0 Hz	0.1 Hz					
TOF							?	
PTC								
DBS								

图 53-21　图显示了在临床麻醉期间何时能用的不同电神经刺激模式。暗区提示应用适当；亮区提示应用的有效性较小。神经刺激模式为四个成串刺激（TOF）、强直后计数（PTC）、双短强直刺激（DBS）；问号（?）提示如果不是用肌机械图、肌电图或肌加速度图测定，TOF 在恢复室中的有效性就会较小（进一步信息见正文）

Miller）的观点是应该给予大剂量的舒更葡糖。然而，Naguib 及其同事[106] 陈述这个推荐将使拮抗药的价格翻倍。我们难道不应该为了降低残余神经肌肉阻滞的发生率而给予剂量合适的舒更葡糖吗？这两篇报道在本章中被引用了两次的事实显示了它们的重要性。

在神经肌肉功能恢复期间，当能感觉到对 TOF 刺激的所有四个反应时，可尝试评价 TOF 比值。但是，手感（触觉）评估对 TOF 刺激的反应（见图53-8）不够敏感，不能排除残余神经肌肉阻滞的可能性[22, 29, 119, 133]。用 DBS$_{3,3}$ 评估的敏感性较高，但是即使 DBS$_{3,3}$ 反应不存在手感上的衰减，也不能排除有临床意义的残余阻滞[22, 32]。而且，一些患者可能遭受残余阻滞，即使 TOF 比值恢复到 0.9 ~ 1.0[76, 80]。因此，手感评估对神经刺激的反应必须结合可靠的临床残余神经肌肉阻滞体征及症状（框 53-1）。

应用外周神经刺激器的时机

在日常临床实践中，只有用客观的神经肌肉监测方法，才可以确定地排除显著的残余阻滞[77-78]。因此，基于循证医学的实践显示临床医师应当总是用客观的监测并对神经肌肉恢复程度进行定量[3-9]。只有有客观的监测测得的 TOF 比值为 0.90 到 1.00 才可保证有临床意义的残余阻滞的低风险。

然而，在很多科室，临床医师无法使用测定阻滞程度的设备[134]。这样如何来评价及尽可能地排除有临床意义的残余阻滞？第一，不能用长效神经肌肉阻滞剂。第二，在术中必须评价对 TOF 神经刺激的触觉反应。第三，如果可能应该避免颤搐完全抑制。必须管理神经肌肉阻滞，以保持总有一个或两个触觉 TOF 反应。第四，在手术结束时必须拮抗阻滞，如果已经用了罗库溴铵或维库溴铵最好用舒更葡糖拮抗。用新斯的明拮抗时，在对 TOF 刺激最少有两个到四个反

框 53-1　术后神经肌肉恢复的临床测试

不可靠
- 持续睁眼
- 伸舌
- 举手臂到对侧肩部
- 潮气量正常
- 肺活量正常或接近正常
- 最大吸气压 <40 ~ 50 cm H$_2$O

较可靠，但仍不能排除残余神经肌肉阻滞
- 持续抬头 5 s
- 持续抬腿 5 s
- 持续握手 5 s
- 持续"压舌试验"正常
- 最大吸气压 ≥ 40 ~ 50 cm H$_2$O

应存在前，不能开始拮抗。第五，在恢复期间，触觉评价对 DBS 的反应比触觉评价对 TOF 刺激的反应好，因为在 DBS 中人为评价衰减比在 TOF 反应中更容易。第六，临床医师必须认识到，TOF 和 DBS 反应不存在触觉衰减并不能排除显著的残余阻滞[28, 87-88, 97]。最后，必须将可靠的临床残余阻滞的体征和症状（见框53-1）与对神经刺激的反应联系起来考虑。图 53-22 显示了如何在有或无客观的监测时使残余阻滞的风险降到最小[135]。

鉴于临床测试术后神经肌肉恢复与触觉评价对神经刺激的反应都不准确，接受神经肌肉阻滞剂的所有患者必须用一个客观的监测仪进行监测（也见第35 章）。只要知道如何合理地应用这个设备，无论这个神经肌肉传递分析仪是基于 EMG、MMG、AMG、PZEMG，还是 PMG，都不重要。

参 考 文 献

见本书所附光盘。

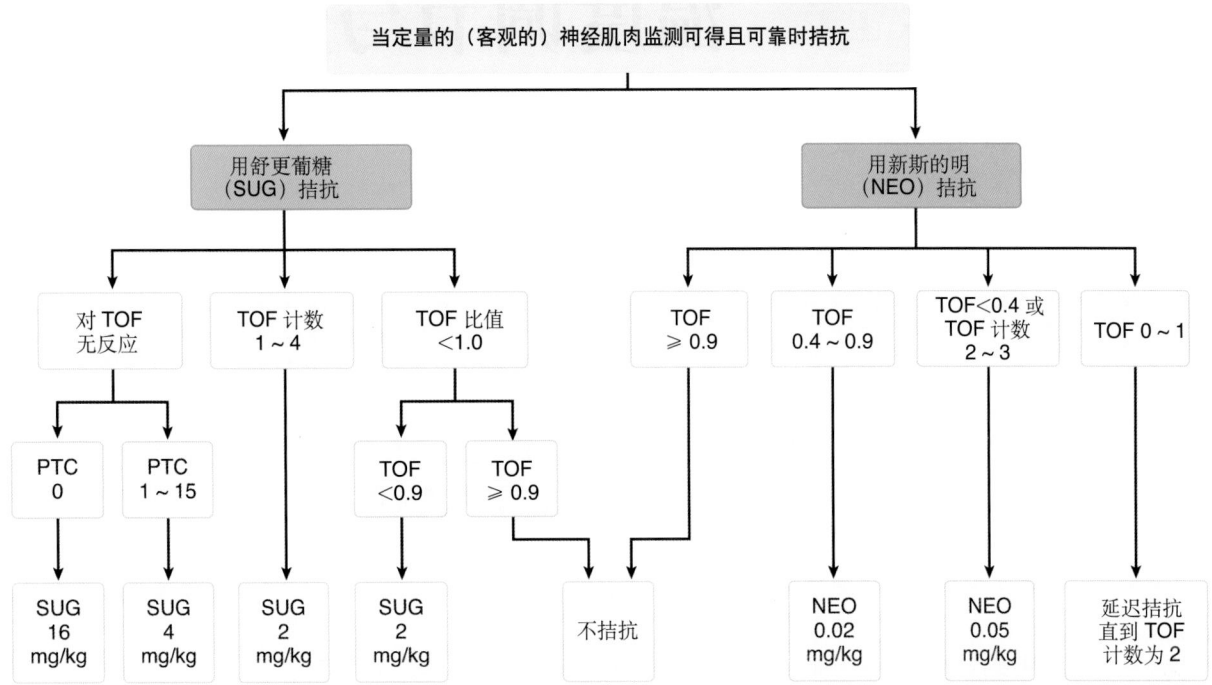

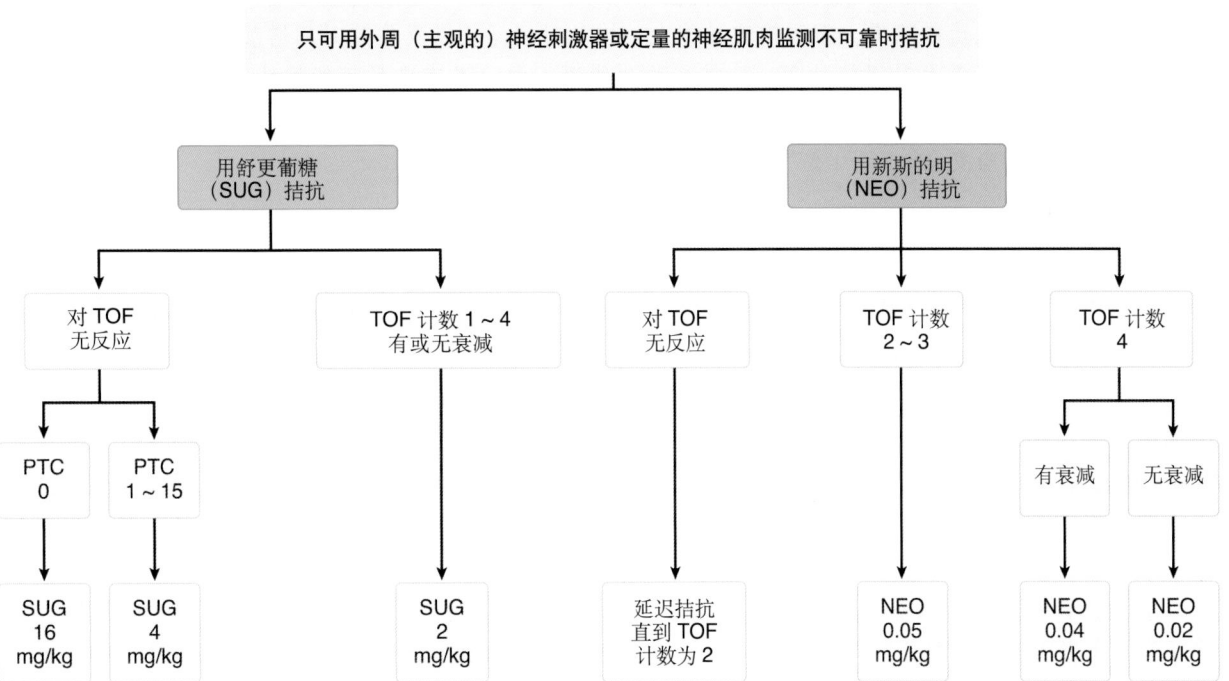

图 53-22　根据神经刺激器（定量或外周的）测得的阻滞水平用新斯的明或舒更葡糖降低残余箭毒化的建议。注意只有定量测得的 TOF 比值为 0.90 到 1.00 才可保证有临床意义的残余阻滞低风险。PTC，强直后计数；TOF，四个成串 *(Modified from Kopman AF, Eikermann M: Antagonism of nondepolarising neuromuscular block: current practice, Anaesthesia 64[Suppl 1]:22-30, 2009.)*

第 54 章　温度调节与监测

Daniel I. Sessler

郁丽娜 译　严 敏 校

要 点

- 全身麻醉药物使中心体温触发的血管收缩、寒战阈值降低 2~3℃。
- 多数患者低体温是由麻醉药引起温度调节功能受损，以及患者暴露于寒冷的手术室环境温度所致。
- 体热从中心到外周的重新分布是多数患者低体温的主要始发原因。
- 椎管内麻醉损害中枢和外周温度调控能力，与显著低体温有关。
- 大型随机试验已证实即使是浅低温（即降低 1.5~2.0℃）也会引起不良后果，包括心脏不良事件发生率增加 3 倍、伤口感染发生率增加 3 倍、凝血功能障碍、需要输注异体血、恢复时间延长以及住院时间增加。
- 患者手术时间超过 30min 就应监测体温，中心温度应尽可能维持在 36℃或以上。当前提供保温的最佳设备是压力空气加热设备，高效、价廉又相当安全。

哺乳动物和鸟类属于恒温动物，需要一个相对恒定的体内温度。当体内温度明显偏离正常水平时，常会损伤代谢功能，甚至可能导致死亡。温度调节系统通常使中心温度维持在"正常值"上下零点几摄氏度之内，在人类该正常值约为 37℃。麻醉药可抑制温度调节系统，加上患者暴露于手术室寒冷环境中，故而大多数未保暖的患者出现低体温。

近年来主要结局的研究结果显示，浅低温（约降低 1~2℃）可使：①心脏不良事件的发生率增加 3 倍，②手术切口感染率增加 3 倍，③手术出血及异体血输血需要量增加 20%，④延长麻醉后恢复时间和住院时间。因此，了解正常以及麻醉药影响下的温度调节有助于预防和处理上述问题及很多其他与温度相关的并发症。

正常温度调节

温度调节与其他许多生理控制系统相似，通过大脑的正反馈与负反馈来减少"正常值"的波动。1912年就发现破坏动物下丘脑可引起体温调节不佳。而到 20 世纪 50 年代末认识到皮肤表面传入热量的重要性，研究人员发现，小鼠放置在一个寒冷环境中，其寒战发生于下丘脑温度降低之前。

20 世纪 60 年代初，生理学家报道除了下丘脑、皮肤表层外，其他部位如下丘脑外侧部、腹部深组织、脊髓冷热变化均可出现主动的温度调节。因此温度调节几乎是所有组织参与的以多种、大量信号为基础的过程。温度调节信号处理过程分 3 个阶段：传入信号、中枢调节以及传出反应。

传 入 信 号

温度信号来自遍布全身的温度感知细胞。冷觉感知与温觉感知细胞在结构与生理上互有区别。温觉感受器在温度升高时放电速率增快，而冷觉感受器在温度降低时放电速率增快。皮肤温觉受体在正常皮温时几乎不会去极化，仅在热应激时起重要作用。这些受体实际上似乎属于一类具有瞬时受体电位（transient receptor potential, TRP）的蛋白质受体[1]。

寒冷信号主要由 Aδ 神经纤维传导，温觉信号主要由无髓鞘的 C 纤维传导，有时两者会发生重叠[2]。C 纤维还可感知和传导痛觉，这就是酷热与锐痛常常混淆的原因。多数上行温度信号经过脊髓前部的脊髓丘脑束传递，但并无单独传递温觉的脊髓通路。因此，若要除去温度调节反应就必须破坏整个脊髓前部。

下丘脑、脑的其他部位、脊髓、胸腹深部组织以及体表皮肤，每个部分约占中枢调节系统温度传入总信号的 20%[3]。

中 枢 控 制

温度由中枢结构（主要是下丘脑）来调节，在进行每次温度调节反应时，它首先整合来自皮肤表面、神经轴和深部组织等温度传入信号，再与阈值温度进行比较。尽管由下丘脑整合，但大多数温度信号已在脊髓和中枢神经系统的其他部分进行过"预处理"。推测这一分层调控的发展可能源于温度调控系统的进化是对以前现存机制的补充，正如肌肉寒战是对维持体位和运动御寒的补充。某些温度调节反应可能在脊髓控制下就能单独完成[4]。如脊髓高位横断伤动物及人类的温度调节能力比预想的要好。

温度反应强度与中心温度间的斜率定义为温度调节反应的增益（gain）。随着中心温度的进一步偏移，反应强度不再增大，此时的反应强度称为最大反应强度（maximum intensity）。这种阈值与增益系统是温度调节系统的模型，该模型在其他调节反应（即血管容量控制）与时间依赖效应的相互作用下更为复杂。

机体如何确定绝对阈值温度尚不清楚，但是这种机制可能由去甲肾上腺素、多巴胺、5-HT、乙酰胆碱、前列腺素 E_1，以及神经肽所介导。人类两性的温度阈值每天都在变化（生理节律），女性体温每月约波动 0.5℃。运动、进食、感染、甲状腺功能低下、甲状腺功能亢进、麻醉药和其他药物（包括酒精、镇静药、尼古丁）以及对寒冷和温暖的适应性变化都可使温度阈值发生改变。

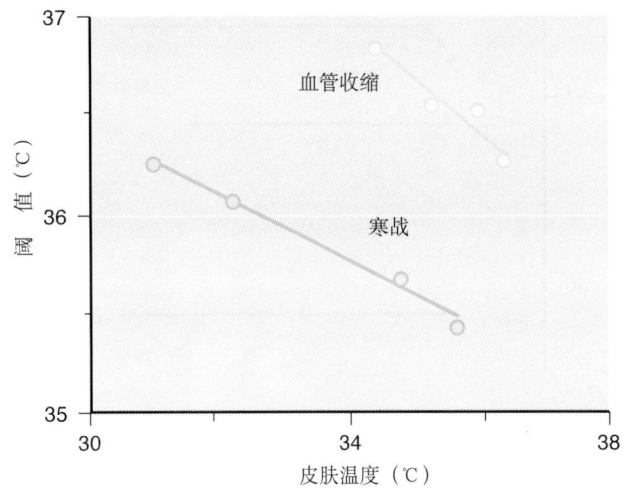

图 54-1　平均皮肤温度与触发血管收缩与寒战的中心温度呈线性关系。皮肤温度的作用约占每次温度调节防御控制的 20% *(From Cheng C, Matsukawa T, Sessler DI, et al: Increasing mean skin temperature linearly reduces the core-temperature thresholds for vasoconstriction and shivering in humans, Anesthesiology 82:1160-1168, 1995.)*

自主神经系统的控制约有 80% 由来自中心结构的热传入决定（图 54-1）[5-6]。相反，控制行为反应的大部分温度传入来自皮肤表面。阈值内的范围（中心温度不会激发自主温度调节反应）只有零点几摄氏度[7]。该范围上限为出汗阈值，下限为血管收缩阈值。在该范围内能量消耗和营养素均得以保存而无需过多的自主神经控制，因而有些动物如骆驼和沙漠大鼠充分利用这点，每天改变中心温度高达 10℃。然而，多数哺乳动物包括人类通常中心温度的调节范围很小。

女性的出汗与血管收缩阈值均比男性高 0.3～0.5℃，即使在月经周期的卵泡期（生理周期的前 10 天）亦为如此[8]。而在黄体期差异更明显[8]。早产儿的中枢温度调控中枢已经较完整[9]，而老年人的温度调控可有不同程度的损害[10]。

传 出 反 应

机体对热干扰（体温偏离适当阈值）的反应通过激活效应器，即增加代谢产热或改变环境散热而实现。每种热调节效应器都有其自身的阈值和增益，所以反应和反应强度间呈按需成比例的有序增长。一般说来，能量 - 效率效应器如血管收缩作用先达到最大，之后才启动代谢性消耗反应，如寒战。主要自主神经反应阈值的正常值见图 54-2。

效应器决定机体能耐受的周围温度范围，并维持正常的中心温度。当特异性效应器机制受抑制（如肌松药防止寒战），机体耐受的温度范围就会减少。但

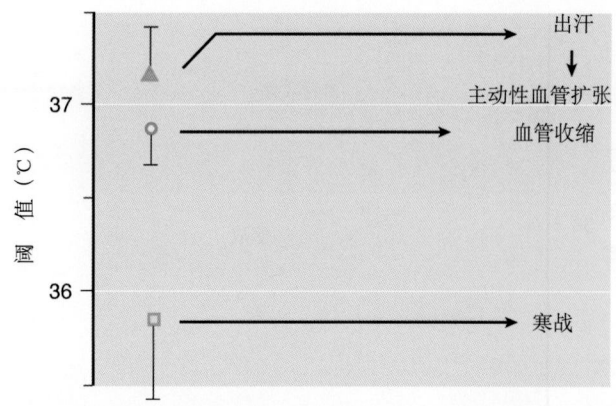

图54-2 中心温度低于寒冷反应的阈值时，就产生血管收缩、非寒战性产热和寒战。中心温度高于高温阈值则引起主动性血管扩张和出汗。中心温度介于两者之间则不会启动温度调节反应。这些温度确定了机体阈值范围，人类的该阈值范围通常仅约0.2℃ *(Threshold data from Lopez M, Sessler DI, Walter K, et al: Rate and gender dependence of the sweating, vasoconstriction, and shivering thresholds in humans, Anesthesiology 80:780-788, 1994.)*

是，机体温度仍可维持正常，除非其他的效应器不能代偿这种强加的应激。从定量的角度来说，行为调节是最重要的效应器机制，包括适当着衣、调节环境温度、姿势调整、自主活动。

婴儿调节体温的能力非常强。相反，年老体弱或药物都可削弱机体的温度调节反应，增加低体温的风险。如肌肉量减少、神经肌肉疾病、肌松药等均抑制寒战反应，因而提高了可耐受环境温度的最低阈值。同样，抗胆碱能药物抑制出汗[12]，降低了可耐受温度的最高阈值。

皮肤血管收缩是最常用的自主神经效应器机制。代谢热主要从皮肤表面通过对流和辐射方式散失，而血管收缩可以减少这种热丢失。皮肤总血管量可分为营养性（主要为毛细血管）和温度调节性（主要为动静脉分流）两部分[13]。皮肤动静脉分流在解剖上和功能上均不同于皮肤营养性毛细血管（因此血管收缩不会损害外周组织的营养需求）。分流的直径通常为100μm，意味着分流可以传输直径为10μm的毛细血管10000倍的血量。

通过动静脉分流控制血流趋于表现为"开"或"关"现象。换言之，这种反应的增益很高，变化数值巨大，而中心温度的变化仅为零点几摄氏度。局部α-肾上腺素能交感神经介导温度调节性动静脉分流的血管收缩，而循环血液中的儿茶酚胺对流量的影响轻微。动静脉分流量约占心排血量的10%，因而分流的血管收缩约使平均动脉压升高15 mmHg[14]。

非寒战性产热可增加代谢热量的产生（以全身氧耗测得）而不产生机械做功。这种产热方式在婴儿可

使产热量增加一倍[15]，而对成人影响轻微[16]。非寒战性产热强度与平均体温与其阈值间的差值成线性递增关系。骨骼肌和棕色脂肪组织是成人非寒战性产热的主要来源。这两种组织的代谢率主要由肾上腺素能神经末梢释放的去甲肾上腺素控制，进而由一种局部解偶联蛋白的调控[17]。

成人持久寒战可使代谢产热增加50%~100%。这种产热量比运动产热（至少增加代谢500%）小，因而效率低下。新生儿不会发生寒战，可能要到几岁以后寒战产热才完全有效。产热性寒战时的快速震颤（高达250 Hz）以及非同步肌肉活动提示其为非中枢性的。但在该快速活动基础上往往还有一种慢速（4~8次/分）、同步"增强-减弱"式寒战，后者可能是中枢介导的[18]。

出汗由神经节后胆碱能纤维所介导[19]，因此是一种主动过程，可被神经阻滞或阿托品所抑制[20]。未经训练的个人可以出汗达到1L/h，运动员的出汗量是其两倍。出汗是机体在环境温度高于中心温度的唯一散热机制。幸运的是，其效率很高，每蒸发1 g汗液可散热0.58 kcal。

主动性血管扩张很明显由NO介导[21-22]。主动性血管扩张要求汗腺功能完整，神经阻滞可显著抑制主动性血管扩张。在极端的热应激下，通过皮肤表层1mm内的血流可达到7.5L/min，相当于安静时全部的心排血量[23]。发生主动性血管扩张阈值与出汗阈值相似，但增益可能较小。因此，中心温度明显高于引起最大出汗强度的温度时，才会出现皮肤血管的最大扩张。

全麻期间的温度调节

全身麻醉期间患者无意识并常处于瘫痪状态，因此其温度调节与行为调节无关。所有的全麻药均可明显的损害自主神经系统的温度调控能力，即引起温觉反应阈值的轻度升高，冷觉反应阈值的显著降低。结果，阈值范围就由正常的近0.3℃增加到约2~4℃[24-28]。一些反应的增益和最大强度保持不变，而另一些则因全麻药的作用而降低[25-26]。

反 应 阈 值

丙泊酚[24]、阿芬太尼[25]和右美托咪定[26]均可使出汗阈值呈轻度线性增加，血管收缩与寒战阈值则呈明显的线性减低。异氟烷[27]和地氟烷[28]也可使出汗阈值呈轻度线性增加，但降低冷觉反应阈值呈非线性。因此，低浓度时，吸入麻醉药对血管收缩和寒战的抑制

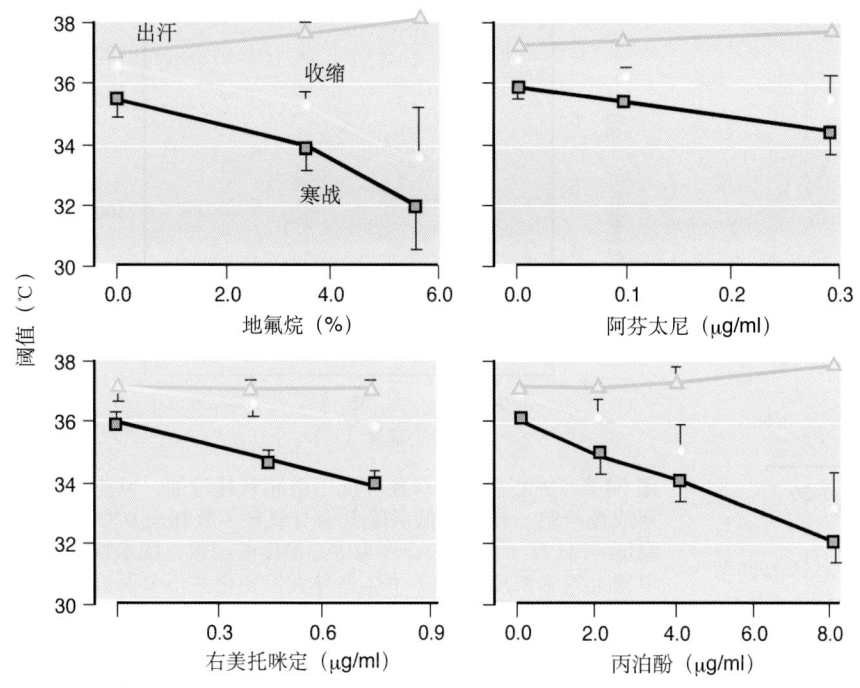

图 54-3　志愿者接受地氟烷、阿芬太尼、右美托咪定或丙泊酚的主要自主温度调节反应阈值。所有麻醉药均轻度增加出汗阈值（触发中心温度），而显著同步降低血管收缩与寒战阈值。小于已标记的标准差已删除 (Data from references 24 to 27.)

能力弱于丙泊酚；但在常规麻醉剂量时，会强于后者。所有这些情况（除外使用哌替啶[31]和奈福泮[32]），血管收缩和寒战阈值呈同步降低，从而维持两者正常差值约 1℃。

4 种麻醉药的剂量依赖性反应阈值见图 54-3。出汗阈值增加的同时血管收缩阈值下降可使阈值范围扩大 20 倍，由正常的近 0.2℃增至约 2 ~ 4℃。在此范围内的温度不会引发保护性温度调节，确切说，患者体温可在此温度范围内波动。

异氟烷[28]、地氟烷[27, 29]、恩氟烷[33]、氟烷[34]以及合用氧化亚氮与芬太尼[35]可使血管收缩阈值比正常的约 37℃降低 2 ~ 4℃。但这种剂量依赖并非呈线性关系；即浓度升高与阈值降低不成比例。上述药物可同步降低寒战阈值，但仅轻微增加出汗阈值。

可乐定同步降低寒冷反应阈值[36]，而轻度增加出汗阈值[37]。氧化亚氮降低血管收缩[38]与寒战阈值[39]的作用弱于等效浓度的挥发性麻醉药。相反，咪达唑仑仅轻度损害温度调控系统[40-41]。疼痛刺激轻度增加血管收缩阈值[33]；因此，在局麻或区域麻醉防止手术疼痛的情况下血管收缩阈值也相应降低。

婴儿和老年人的反应

婴儿、儿童和成人使用异氟烷[42]或氟烷[43]时其温度调节性血管收缩都相应受到削弱（图 54-4）。而 60 ~ 80 岁患者的血管收缩阈值比 30 ~ 50 岁患者约低 1℃（图 54-5）[44-45]。

成年人在麻醉状态下并不发生非寒战性产热[46]。

但非寒战性产热本身对未麻醉的成年人并不重要[16]，因此这一发现也不足为奇。然而动物和人类婴儿中非寒战性产热是一种重要的温度调节反应。挥发性麻醉药可抑制动物的非寒战性产热[47]，而丙泊酚麻醉下的婴儿的代谢率也不会因非寒战性产热而增加[48]（图 54-6）。

增益与最大反应强度

异氟烷[8]和恩氟烷[49]麻醉期间，出汗的增益与最大反应强度都维持正常。但地氟烷麻醉时即使最大血管收缩强度仍保持正常[50]，动静脉分流性血管收缩的增益降低 3 倍[29]（图 54-7）。

在外科手术全麻剂量下寒战较为罕见，这与寒战阈值比血管收缩阈值约低 1℃相符[24-28]（血管收缩常常能防止进一步低体温[51]，因此即使是未保暖的患者亦很少冷至出现寒战）。尽管如此，积极充分的降温仍会诱发寒战。

使用哌替啶和阿芬太尼时，寒战的增益和最大反应强度仍保持正常[52]。使用氧化亚氮时，寒战的最大反应强度有所降低，但寒战的增益基本不受影响[53]。异氟烷能改变寒战的目测形式，以致不可能再简单地以此来判断增益，但该药确实能降低寒战的最大强度[30]。

麻醉状态下出汗是保留最佳的温度调节反应方式。不仅出汗阈值仅轻度增加，而且其增益和最大强度仍保持正常。相反，血管收缩和寒战阈值均显著降低，更甚者，即使被激活，这些反应的效率也低于正

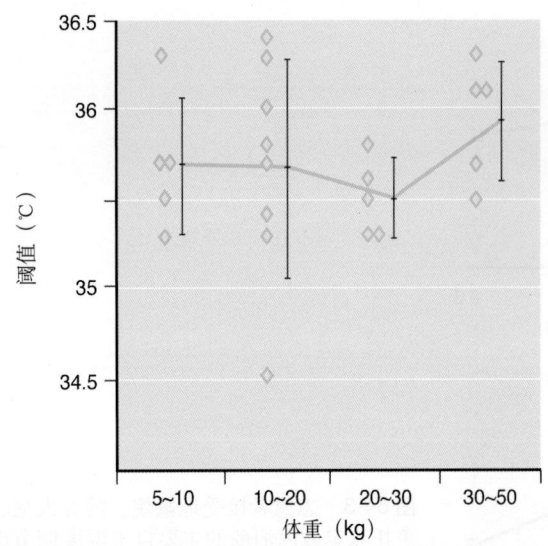

图 54-4　23 名健康婴幼儿腹部手术氟烷麻醉中心体温调节阈值。组间比较无统计学差异，结果以均数 ± 标准差表示 *(From Bissonnette B, Sessler DI: Thermoregulatory thresholds for vasoconstriction in pediatric patients anesthetized with halothane or halothane and caudal bupivacaine, Anesthesiology 76:387-392, 1992.)*

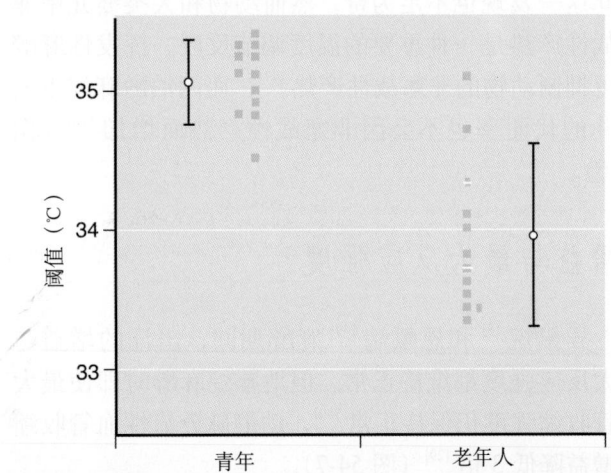

图 54-5　在吸入氧化亚氮和异氟烷时（0.75% 的潮末浓度），老年人的血管收缩阈值（33.9 ± 0.6℃）显著低于青年人（35.1 ± 0.3℃）。实心正方形代表每位患者的血管收缩阈值，开放圆形表示每组的均数和标准差 *(From Kurz A, Plattner O, Sessler DI, et al: The threshold for thermoregulatory vasoconstriction during nitrous oxide/isoflurane anesthesia is lower in elderly than young patients, Anesthesiology 79:465-469, 1993.)*

常情况。

全身麻醉期间低体温的发生

麻醉期间不慎造成的低体温是目前围术期最常见的温度失调。低体温是由于麻醉药引起温度调节功能受损加上患者暴露于寒冷的手术室环境所致。其中，温度调节功能受损更重要。

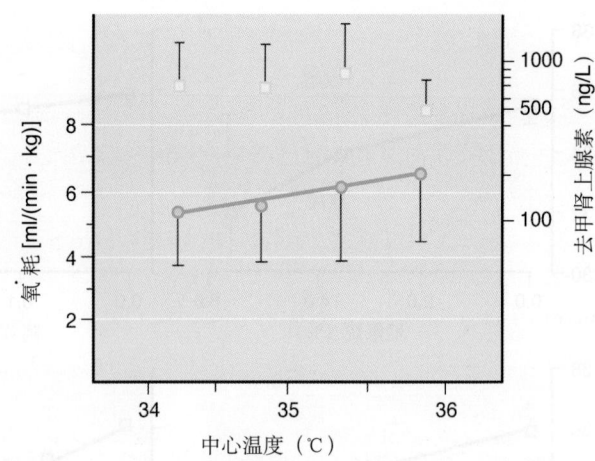

图 54-6　中心温度进行性降低不引起氧耗增加，可能代表非寒战性产热。相反，低温降低全身氧耗：氧耗 = 0.83 × 中心温度 − 23.3，$r^2 = 0.92$。作为中心温度的函数，围术期血浆去甲肾上腺素浓度（NE）个体差异大但变化并不显著。结果以均数 ± 标准差表示 *(From Plattner O, Semsroth M, Sessler DI, et al: Lack of nonshivering thermogenesis in infants anesthetized with fentanyl and propofol, Anesthesiology 86: 772-777, 1997.)*

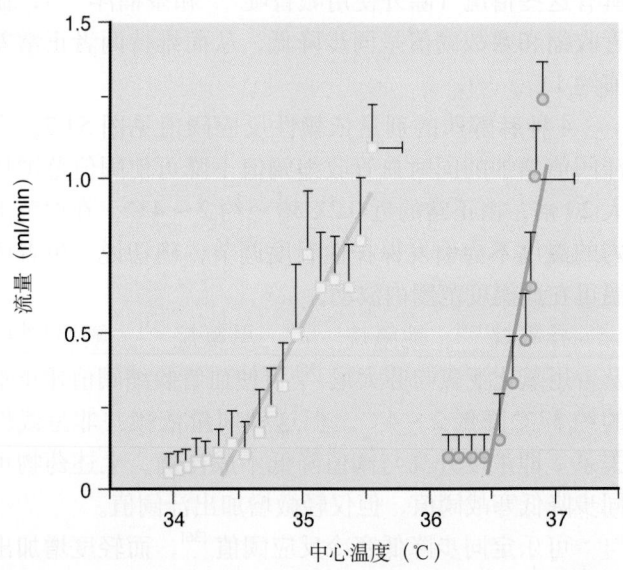

图 54-7　不应用（圆圈）和应用（方框）地氟烷时手指血流量。每例数值由阈值相关计算所得（手指流量 1.0 ml/min）。图中未显示流量精确为 1.0 ml/min 时的结果，因为每例血流量是从 0.1℃ 或 0.05℃ 增量而平均得出；因此每个数据点包括较高与较低的血流量。水平标准差表示志愿者间阈值的差异；尽管误差仅显示在流量近 1.0 ml/min 时，但同样的温度差异都作用在每个数据点。由线性回归分析确定流量与中心温度关系的斜率（1.0 约对 0.15 ml/min）。该斜率即为应用或不应用地氟烷麻醉时的血管收缩的增益。增益从 2.4 ml/(min·℃) 降到 0.8 ml/(min·℃)，系数为 3（P < 0.01）*(From Kurz A, Xiong J, Sessler DI, et al: Desflurane reduces the gain of thermoregulatory arteriovenous shunt vasoconstriction in humans, Anesthesiology 83:1212-1219, 1995.)*

热 传 递

热量从患者传递到周围环境有四种方式：辐射、传导、对流和蒸发。其中辐射和对流是围术期最主要的热丢失机制。

所有高于绝对零度的物体表面都能辐射热量；同样，所有表面都能吸收周围物体产生的辐射热。该机制的热传递量与两物体表面绝对温差的四次方呈正比。对多数手术患者来说，辐射可能是最主要的热量丢失形式[54]。

传导性热量丢失与两个临近物体表面的温差以及两物体间热绝缘强度成比例。一般来说，传导性热量丢失在手术中可忽略不计，因为通常患者只直接接触手术床上的泡沫垫（一种极佳的热绝缘体）。

邻近皮肤表面的静态空气层可起到绝热体作用，使直接传导所丢失到空气分子中的热量有限。当这层空气受到气流干扰时，其绝热性能明显降低，这时热量丢失增加。这种热量丢失增加的方式称为对流，它与空气流速的平方根成正比，这就是熟知的"风寒"（"wind chill"）因子的根本。手术室内空气流速，即使在高速空气循环时，大概也只能达到 20 cm/s；因此，与静态空气相比，仅略微增加热量丢失。尽管如此，对流产生的热量丢失通常是患者热量传递到环境的第二个重要机制。据推测，层流手术室内对流性热量丢失显著增加，但实际增加的热量丢失从未被量化过，可能要小于根据空气速度做出的估计量，因为手术铺巾起到了相当强的绝热作用。

出汗可显著增加皮肤蒸发的热量，但麻醉期间罕见出汗。无汗状态下，成人皮肤表面蒸发丢失的热量仅占代谢产热的 10% 以下。相反，婴儿经菲薄皮肤水分蒸发所丢失的代谢产热比例较高。该问题在早产儿更严重，该比例可高达 1/5[55]。简单的热动力计算和临床测定显示，经呼吸系统丢失的热量仅占总量的很小部分[56]，而手术切口蒸发的热量占热丢失总量的比例较大[57]，但这部分在人体中从未被量化过。

术中低体温的模式

全麻期间低体温具有特征性模式。中心温度首先快速下降，随后缓慢线性降低，最后逐渐稳定，并且随后保持基本不变（图 54-8）。这种典型的温度下降模式的每一阶段都有其不同的病因学基础。

挥发性麻醉药通过直接的外周作用引起血管扩张[58]。更重要的是，这类药物还抑制紧张性温度调节性血管收缩作用，从而导致动静脉分流血管扩张[24-28]。尽管如

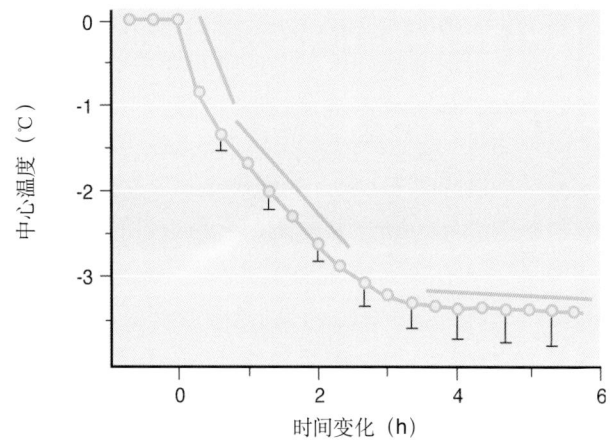

图 54-8　全麻期间低体温的特征性模式。中心温度开始阶段快速降低是因机体热量自中心向外周再分布所致。随之中心温度缓慢线性降低则是由于热丢失量大于产热量。最后中心温度逐渐稳定并随后保持基本不变。这一平台期可能是被动型温度稳态或由于充分低体温触发温度调节性血管收缩所致。结果以均数 ± 标准差表示

此，麻醉药引起血管扩张仅轻度增加经皮热量丢失[59]。麻醉药可降低 20% ~ 30% 的代谢率[60]。但是，即使这两者叠加也不足以解释在麻醉的最初 1 h 内为何中心温度降低 0.5 ~ 1.5℃。

理解中心温度早期下降的关键在于认识正常体热并不是均衡分布的。中心温度仅代表身体一半的组织（大部分是躯干和头部）温度，其他部分的温度要比中心温度低 2 ~ 4℃。正常情况下，紧张性温度调节性血管收缩维持着这种中心 - 外周温度梯度。然而，麻醉药引起血管扩张使中心热量流向外周。这种热量再分布可温暖四肢，却是以中心温度降低为代价（图 54-9 和 54-10）[55]。热量再分布降低中心温度的程度取决于诱导时中心 - 外周温度梯度。反过来，这一梯度取决于患者先前的环境温度和温度调节状态，这两者临床上均难以判断。

在开始再分布性低体温后，中心温度一般呈缓慢线性降低，持续 2 ~ 4 h。这种降低简单说就是热丢失量超过产热量的结果[62]，并且中心温度的下降速率取决于患者体型的差异。麻醉 3 ~ 4 h 后，中心温度通常达到一个平台期，并在整个手术期间保持相对稳定[35]。在保持相对温暖的患者，这一平台期可能仅表示体热稳态（热量产生等于热量丢失）[63]。但另一方面，该平台期与外周温度调节性血管收缩相关，当中心温度处于 33 ~ 35℃ 时可触发这一血管收缩[64]。

麻醉期间温度调节性血管收缩可减少经皮热量丢失[50]，但单凭这种减少尚不足以达到体热稳态。而且，不管是成人[46]还是婴儿[48]，似乎都不能因低体温而反应性增加术中产热。因此，中心温度平台期的

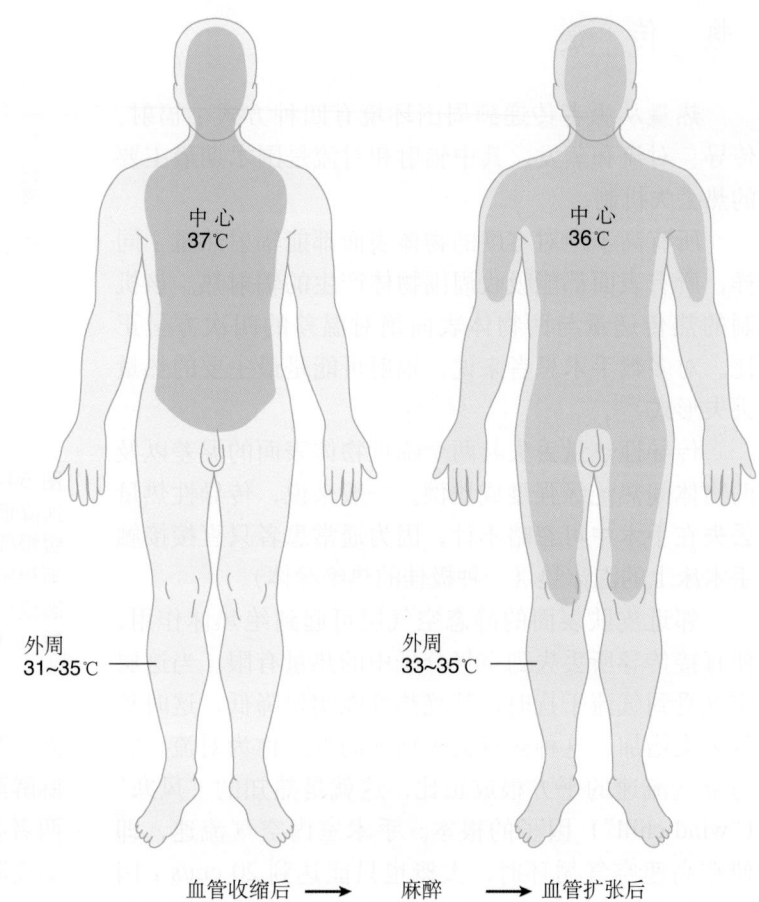

图 54-9   全麻诱导后机体内体热再分布示意图。脊麻或硬膜外麻醉后的低体温相似，但体热再分布限于下肢

中心 37℃

中心 36℃

外周 31~35℃

外周 33~35℃

血管收缩后 ⟶   麻醉   ⟶ 血管扩张后

形成一定有其他机制。有证据提示，主要原因是代谢所产生的热量被限制于中心温度隔室内。按此解释，正是由于代谢产热（大部分由中心组织所产生）的分布受中心隔室所限，中心温度才得以维持。相反，外周组织温度因不再受到中心组织充足的热量供应而持续降低[51]。因而，温度调节性血管收缩所引起的中心温度平台期并不是一种体热稳态，即使中心温度基本恒定，体内热量也在不断减少。

椎管内麻醉

区域麻醉时，自主性温度调节功能减弱，其典型结果为术中低中心体温。有趣的是，患者常常不能明显感知这种低体温，但却能触发寒战。结果常常发生临床上具有潜在危险的临床矛盾现象：低体温患者否认感觉寒冷。

温 度 调 节

硬膜外麻醉[65-66]和蛛网膜下腔麻醉[66-67]均可降低触发血管收缩和寒战（阻滞平面以上）的阈值约0.6℃（图54-11）。据推测，这种降低并非由椎管内给予的局麻药再循环所致，因为即使硬膜外麻醉和蛛网膜下腔麻醉的局麻药用量和用药部位不同，但两者影响仍然相似[65-67]。而且，以相当于硬膜外麻醉下血浆浓度的剂量，静脉途径给予利多卡因，并不能产生温度调节效应[68]。椎管内给予2-氯普鲁卡因，一种血浆半衰期仅20s左右的局麻药，也能减弱温度调控[69]。

区域麻醉时，血管收缩与寒战阈值同等降低[67]，提示这种改变由中枢而非外周控制。外周给予局麻药减弱中央温度调节的机制可能包括腿部温觉传入冲动的改变，关键因素在于在典型的手术室环境内腿部皮肤温觉的传入冲动以紧张性冷觉信号为主[2, 70]。区域麻醉可阻断阻滞区域内所有的温觉传入，其中主要是寒冷信息。大脑将这种减弱的寒冷信息解释为相应腿部的温暖感受。这似乎是一种无意识的过程，因为感知到的体温并未升高[71]。皮肤温度是温度调控系统的重要传入信息，腿部的温暖感受可相应地降低血管收缩与寒战阈值。根据该理论，非麻醉状态下腿部温度需要达到近38℃，所引起的寒冷反应阈值降低程度才会与区域麻醉下相同[72]。而且，阈值降低的程度与脊髓阻滞的节段数目成比例（图54-12）[73]。因此，大范围传导阻滞麻醉可能由于造成阻滞侧腿部温度升高而降低血管收缩与寒战阈值。但这一解释仍仅为推测。

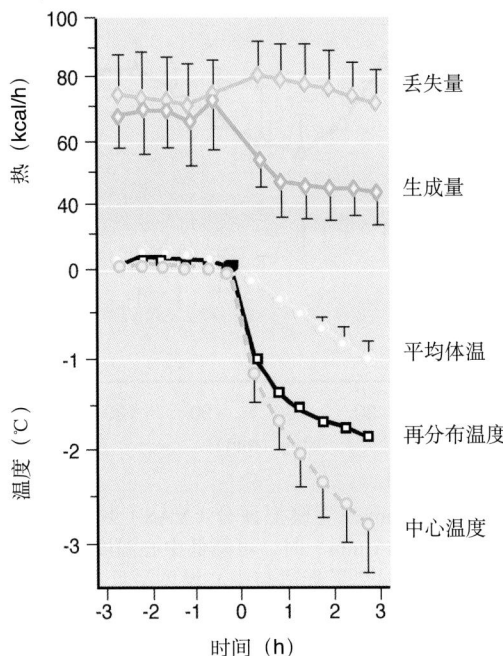

图 54-10　全麻诱导期间（时间为 0）体内总热量的变化及热量的分布。中心（鼓膜）温度变化减去平均体温变化得出体内热量特异性再分布是导致中心低体温的原因。因此再分布性低体温并不是一个测得的数据，而是定义为中心温度的降低，而这种中心温度的降低并不能以全身总热量相对轻度减少来解释。麻醉 1h 后，中心温度降低了 1.6±0.3℃，其中 81% 是由热量再分布所致。甚至麻醉 3 h 后，中心温度降低了 2.8±0.5℃，其中 65% 是由热量再分布所致。结果以均数 ± 标准差表示 *(Modified from Matsukawa T, Sessler DI, Sessler AM, et al: Heat flow and distribution during induction of general anesthesia, Anesthesiology 82:662-673, 1995.)*

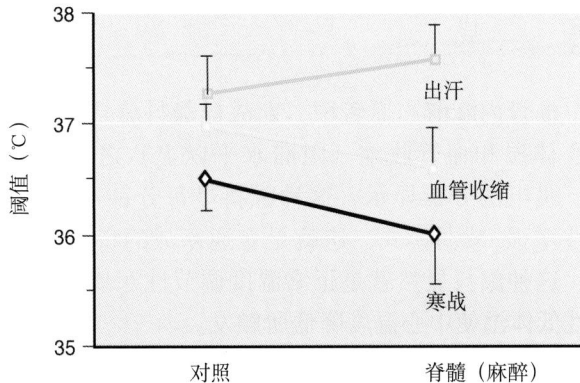

图 54-11　蛛网膜下腔麻醉增加出汗阈值，降低血管收缩与寒战阈值。结果阈值内范围明显增大。然而，血管收缩至寒战的范围维持正常。结果以均数 ± 标准差表示 *(From Kurz A, Sessler DI, Schroeder M, Kurz M: Thermoregulatory response thresholds during spinal anesthesia, Anesth Analg 77:721-726, 1993.)*

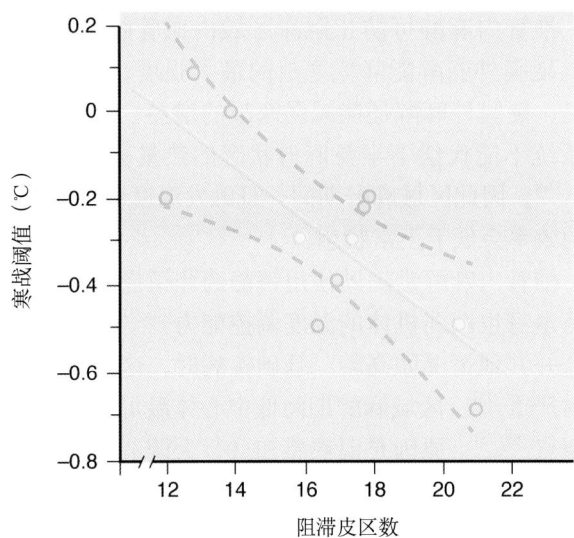

图 54-12　所阻滞皮区的数量（骶段 5；腰段 5；胸段 12）与对应的寒战阈值降低（对照组与蛛网膜下腔阻滞组寒战阈值之差）。蛛网膜下腔阻滞范围越广，寒战阈值降低越大 [阈值 =0.74 −0.06（所阻滞皮区）；r^2= 0.58，$P<0.006$]。曲线表示 95% 可信区间 *(From Leslie K, Sessler DI: Reduction in the shivering threshold is proportional to spinal block height, Anesthesiology 84:1327-1331, 1996.)*

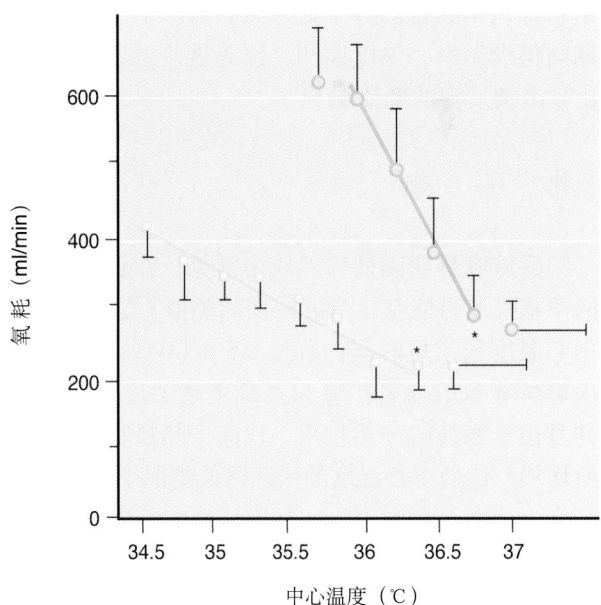

图 54-13　非硬膜外麻醉（圆点）和硬膜外麻醉下（方框）全身氧耗量。水平方向标准差表示志愿者间阈值变异性；尽管每个系列误差只显示一次，但每个数据点有相同的温度变异性。氧耗相对中心温度关系的斜率（实线）由线性回归得出。该斜率确定硬膜外麻醉或非硬膜外麻醉下寒战的增益。增益减少 3.7 倍，即从 −412ml/(min·℃)（r^2 = 0.99）到 −112ml/(min·℃)（r^2 = 0.96）*(From Kim J-S, Ikeda T, Sessler D, et al: Epidural anesthesia reduces the gain and maximum intensity of shivering, Anesthesiology 88:851-857, 1998.)*

椎管内麻醉可防止阻滞区域内血管收缩和寒战，所以硬膜外麻醉能降低寒战的最大强度也不足为奇。但是，硬膜外麻醉还能减弱寒战的增益，提示温度调节系统不能代偿下半身麻痹状态的热量丢失（图54-13）[30]。因此区域麻醉期间一旦触发温度调节，防御系统的效率会低于正常状态。

椎管内麻醉常辅助使用镇静药和镇痛药，而这些用药本身也减弱机体的温度调控能力[25, 31, 74]。区域麻醉合并其他情况如高龄、基础疾病时，这种抑制可能非常严重[11]。区域麻醉期间低中心体温可能并不会引起寒意[65, 75]。原因是温热感知（行为调节）主要取决于皮肤温度而非中心温度。区域麻醉时，低中心体温伴有皮肤温度的实际升高，结果伴随着自主性温度调节反应包括寒战的激活，明显感觉到持续或不断增强的温暖感（图54-14）[65, 75]。综上所述，这些资料显示椎管内麻醉抑制体温调控的诸多方面。椎管内麻醉可降低血管收缩与寒战阈值[65-67, 72-73]，辅助药物[25, 40]和高龄[11]可进一步降低该阈值。一旦触发，寒战的增益与最大反应强度可降至正常的一半[76]。最后，行为温度调节削弱[75]。结果是椎管内麻醉期间，寒冷防御的触发温度低于正常；一旦触发，防御效率较低；患者常常意识不到自己处于低体温状态。由于椎管内麻醉期间仍少见中心温度监测，因此这些患者实际上常常出现未被发觉的低体温[77]。

热 平 衡

区域麻醉期间低体温较为常见，并且这种低体温的严重程度可能与全身麻醉期间类似[78]。麻醉诱导后中心温度通常短时间内降低0.5～1.0℃。然而，椎管内麻醉导致的血管扩张只是轻度增加皮肤热量丢失，并且由于寒战的产热作用，代谢产热量基本恒定或有所增加。这种中心温度的快速降低类似于全身麻醉后，同样为体内热量由中心向外周再分布所致[79]。与全身麻醉期间一样[80-81]，椎管内麻醉诱导前加温皮肤能够最大程度地降低椎管内麻醉期间再分布性低体温的程度[82]。

随后的低体温只是由于热量丢失超过代谢产热。然而，不同于全身麻醉者，椎管内麻醉下数小时手术后，中心温度并不一定维持在平台期。因为椎管内麻醉不仅影响中枢性血管收缩阈值[66-67]，而且更重要的是，神经阻滞也直接阻断了腿部血管收缩作用[83-84]。腿部是热量隔室的重要组成部分，腿部失去血管收缩反应的结果是经皮热量丢失不会减少且不能限制代谢热量于中心隔室，因而也就不能形成有效的平台期。

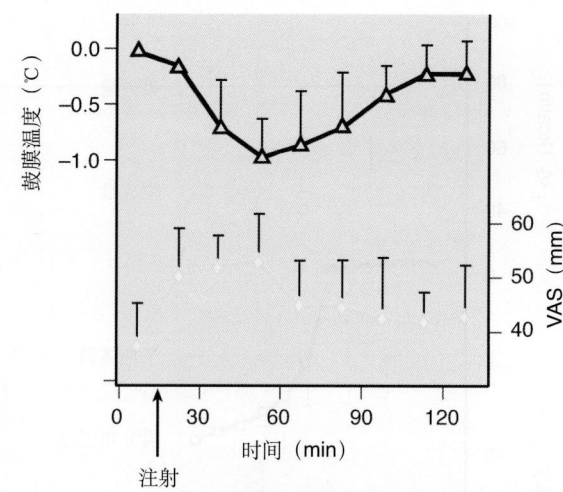

图 54-14　经100 mm 视觉模拟评分（VAS）判定，开始硬膜外麻醉（时间点在15 min）时，可降低中心温度并增加温热舒适感。有趣的是，温热最舒适与中心温度最低在同一时间点。结果以均数 ± 标准差表示。*(Modified from Sessler DI, Ponte J: Shivering during epidural anesthesia, Anesthesiology 72:816-821, 1990.)*

椎管内/全身联合麻醉可说明术中腿部收缩作用的重要性。与单纯椎管内麻醉时温度调节反应的减弱相一致[66-67]，椎管内/全身联合麻醉期间触发血管收缩的中心温度较单纯全身麻醉约低1℃。而且，一旦触发，单纯全身麻醉期间血管收缩作用可引起中心温度平台期现象，但椎管内/全身联合麻醉则不会出现该平台期。上述效应的结果是椎管内/全身联合麻醉期间中心温度在整个手术中持续下降[85]。因此，中心温度监测和温度管理对于椎管内/全身联合麻醉患者尤为重要。

寒 战

椎管内麻醉志愿者中，寒战样颤抖总是发生在低中心体温和血管收缩（阻滞水平以上）之后[65]。另外，肌电图分析显示，这种颤抖呈每分钟4～8个周期性增强-减弱模式，这就是普通寒战的特征[69]。因此，这种颤抖显然就是正常温度调节性寒战，由再分布性低体温使中心温度降低所触发。

在所有哺乳动物和鸟类已检测出脊髓温觉受体。实验性刺激这些受体确能使动物产生寒战。通过硬膜外注射麻醉药刺激这些假想的受体在理论上可诱发人体温度调节反应，包括寒战。然而，志愿者硬膜外注射大量冰冷的生理盐水并不能触发寒战[86]。另外，志愿者[65]和患者[87]硬膜外给予温热或冷局麻药，寒战发生率相似。这些数据提示，在重要的传导麻醉期间所注入的局麻药温度并不影响寒战的发生率。

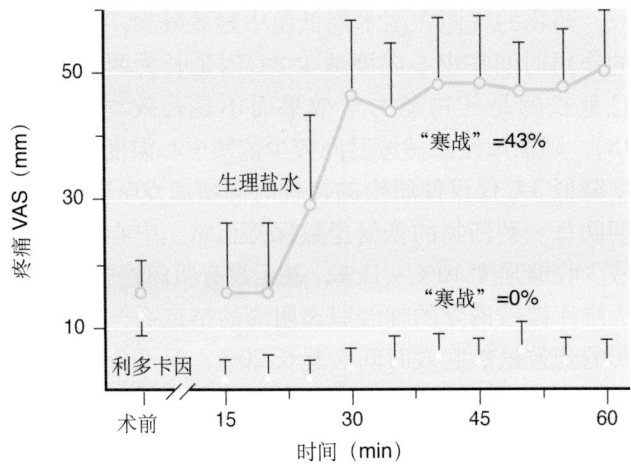

图 54-15　正常体温患者膝关节术后关节内注射利多卡因或生理盐水的疼痛视觉模拟评分（VAS）。由一名对分组不知情的研究者对疼痛进行术后评估。时间零点代表麻醉的终止。数据以均数 ± 标准差表示。给予利多卡因患者术后痛明显减轻；两组间 10 min 后所有数据均显著不同。生理盐水组寒战样颤抖发生率 43%，而利多卡因组为 0，提示颤抖与疼痛相关 *(From Horn E-P, Schroeder F, Wilhelm S, et al: Postoperative pain facilitates non-thermoregulatory tremor, Anesthesiology 91:979-984, 1999.)*

椎管内麻醉时严格维持正常体温可显著降低寒战的风险[65]。但正常体温患者可发生一种独特的非温度调节性低强度寒战样颤抖[88]。这种肌肉活动的原因尚不明了，但其发生与疼痛有关[89]，因此可能由于交感神经系统激活所致（图 54-15）。

通过加温有知觉的皮肤有时能治疗椎管内麻醉期间的寒战。这种加温可增加中枢调节系统的皮肤温觉传入，从而提高机体对低中心体温的耐受程度[90]。由于温度调控作用中整个皮肤表面的作用只占 20%[5]，下半身约占 10%[72]，因此加温有知觉的皮肤可能只代偿中心温度的小部分降低。处理麻醉后寒战有效的药物同样可用于治疗区域麻醉期间的寒战；这些药物包括哌替啶（25mg 静注或硬膜外注射）[91]，可乐定（75μg 静注）[92]，右美托咪定[93]，酮色林（10mg 静注）[92]，以及硫酸镁（30mg/kg 静注）[94]。

术中浅低温的后果

围麻醉期低体温既可使机体显著受益，也可能带来严重的并发症。因此，温度管理如同其他治疗性措施一样，需要充分分析潜在风险和利益。

益　处

动物体温仅需降低 1～3℃，对脑缺血和低氧就可产生显著保护作用[95-96]。最初认为，保护作用与温度每降 1℃组织代谢率约线性下降 8% 有关。然而，浅低温的效能远远超过大剂量异氟烷或巴比妥类药物的治疗作用，虽然后两者也引起代谢率的同等下降[97]。这些数据提示，其他因素（如兴奋性氨基酸释放减少）可解释低体温的保护作用[98]。相应的，没理由认为低体温的保护作用会与温度的降低呈线性关系。动物中度低体温的绝大部分有利作用似乎出现于温度降低的最初几度。

正如可以从体外与动物研究中预期到，治疗性低体温已两次显示改善院外心脏骤停患者的结局[99-100]。因此，快速诱导低体温正作为心搏骤停或新生儿窒息的常规治疗手段[101-103]。

浅低温可以产生如此显著的保护作用，以致在神经外科手术和其他可以预计组织缺血的手术中越来越多地应用降低中心体温（降至 34℃ 左右）。问题是目前仅有动物数据，几乎缺乏临床研究。而且，治疗性低体温合适的目标温度尚未确定。

大脑

最初声称低体温用于颅脑创伤具有治疗作用是基于一项研究亚组析因分析，但该研究总体并未显示益处[104]。随后一项大型随机试验并不能证实总体或亚组具有任何益处，虽然由于某些患者液体治疗的违规而使该项研究价值有限[105]。最近，一项非随机研究显示低体温有益，该研究对常规治疗无效的颅高压颅脑创伤患者实施治疗性低体温。与对照组（低颅内压）相比，病情更严重，但低体温组结局得到改善[106]。少量非随机研究提示浅低温可能改善中风后结局[107]。一项研究低温治疗中风可行性的小型临床试验结果已发表[108]，但目前无大型临床试验在进行中。治疗性低温用于蛛网膜下腔出血手术患者，虽然最初的可行性临床试验结果令人鼓舞[108-109]，但随后的大型临床研究结果并未证实有所改善[110]。手术是为数不多可以在缺血前实施低温治疗的情形，因而这一结果特别让人失望。

心脏与其他器官

低温对缺血的保护作用也许可延伸至其他器官。例如，浅低温可显著减少猪实验性急性心肌梗死面积[111]，而且心肌梗死患者前期研究结果也令人鼓舞[112]。但是，随后的大型临床试验结果并未证实可信服的益处（未发表）。

浅低温比正常温度更难引发恶性高热。此外，一旦触发，并发症并不严重[113-114]。这些数据表明对于那些容易产生恶性高热的患者应避免给予主动保温；

相反，这些患者应该在手术当中稍微低温。

多数治疗性低温研究的局限性在于缺血后才给予降温，而且一般需花数小时才能把体温降下来。以后的研究中如果能尽早实施低温并用最近研发的系统迅速降温，也许有可能真正显示低温的保护作用。表54-1列举了一些评价围术期浅低温的潜在益处的主要研究。

低温的不良影响

浅低温可损害凝血功能。最重要的因素是寒冷导致的血小板功能损害[115]。有趣的是，这种血小板功能损害与局部温度有关，而与中心温度无关[116]。然而，伤口温度主要由中心温度决定，并且正常体温患者伤口温度明显增高。也许重要的是，低温直接损害了凝血级联反应的酶活性。常规凝血筛查是在37℃下进行，因此不易发现这种损害；但如果在低温下进行这些检查，就会发现凝血功能明显损害[117]。

与上述离体研究结果相一致，几乎所有的随机临床试验表明，浅低温可显著增加髋关节成形术中出血量，增加异体血输血需要量[118-131]。同样，几乎所有随机临床试验结果显示，低温患者增加输血需要量[118-120, 122-125, 130-132]。meta分析显示低温显著增加失血量（图54-16）和输血量（图54-17）[133]。仅1℃中心体温降低就能增加出血和异体输血需要量各约20%，因此保温治疗效果明显。

药物的代谢在围术期低温中显著减少。维库溴铵的作用时间在中心温度减少2℃时延长为两倍多，并且延长的是药物动力学效果而不是药效[134]（图54-18）。阿曲库铵的持续时间较少依赖中心温度：中心温度降低3℃仅仅使肌松的持续时间增加60%[135]。低温期间每一种药物的恢复指数保持正常。中心体温本身减少收缩强度10%~15%，甚至没有肌肉松弛[136]。作为维库溴铵诱导的神经肌肉阻滞的拮抗剂——新斯的明的药效虽然起效时间会延长20%，但不会被浅低温改变[137]。Heier与Caldwell重新定义了温度对于肌肉松弛以及神经肌肉阻滞的拮抗的影响[138]。

在丙泊酚的持续输注期间，体温降低3℃血浆浓度比正常体温增加约30%[135]。浅低温对于大部分其他药物的代谢和药效动力学的影响尚未被报道。然而，肌松药和丙泊酚的研究结果表明效果确切。低温也改变了气体麻醉药的药效，从而减少了肺泡最低有效浓度（MAC）约50%/℃[139]。因此，在中心温度低于20℃时，无需任何麻醉药来防止皮肤切开的体动反应[140]。正如对低温的药动学和药效学所预期的，麻醉后复苏时间也显著延长——即使温度并非出院标准之一。当需要"符合出院条件"和中心温度超过36℃（许多麻醉后监护病房的做法）方可离室时，复苏时间可延长数小时[141]。

伤口感染是麻醉和手术最常见的严重并发症，其发病率可能高于所有其他麻醉并发症所致的发病率之和[142]。低体温引起伤口感染是由于其直接损害免疫功

表 54-1　人体围术期浅低温潜在的益处*

后果	第一作者	年份	N	ΔT$_{core}$（℃）	正常体温	低体温	P
颅脑创伤后的死亡率	Clifton[105]	2001	392	4.2	27%	28%	NS
颅脑创伤后3个月满意的Glasgow结局	Shiozaki[256]	2001	91	4	59%	47%	NS
颅脑创伤后12个月Glasgow评分（1-3/4-5）	Marion[104]	1997	81	≈4	62%/38%	39%/61%	NS
心搏骤停后神经结局（好）	Bernard[99]	2002	77	≈4	26%	49%	0.01
心搏骤停后6个月神经结局（恢复良好或中度残废）	Hypothermia Group[100]	2002	273	≈4.5	55%	39%	0.009
6个月死亡率	Hypothermia Group[100]	2002	273	≈4.5	55%	41%	0.02
新生儿低氧的神经结局（死亡或中重度残疾）	Gluckman[101]	2005	218	≈2	66%	59%	0.1
新生儿低氧的神经结局（死亡或中重度残疾）	Shankaran[102]	2005	208	3.8	62%	44%	0.01
颅内动脉瘤术后良好的神经结局	Todd[110]	2005	1001	3.5	63	66	NS

* 仅包括前瞻性随机人体试验；主观反应由对治疗方案和中心体温不知情的观察者评估。N为总例数。T$_{core}$为治疗前后中心温度的差值。一些研究的不同结果分项列出。数据除非特别指出，其余均以均数±标准差或中位数（四分位距）表示。NS代表无显著性差异。浅低温对新生儿窒息的影响，见Jacobs等的循证医学meta分析[257]

能[143]，以及引发温度调节性血管收缩，进而降低伤口氧供所致[144]。现已明确，发热具有保护作用，防止自然发生的发热可加重感染[145]。同样，仅在麻醉期间维持浅低温可损害豚鼠随后抵抗大肠埃希菌与金黄色葡萄球菌表皮感染的能力[146-147]。基于这些离体研究和动物研究结果，有人进行了一项前瞻性随机临床试验，结果表明术中浅低温可使结肠手术患者手术切口感染率增加 3 倍。而且，即便在无感染的情况下，低

体温也可使伤口愈合延迟，使住院时间延长 20%[132]。与伤口愈合不良相一致的是，术中低体温患者术后尿氮排泄增高持续数日[148]。

术后低体温会给患者带来明显的温度不适。复苏早期患者存在几摄氏度的低体温，这种不适将持续数小时（图 54-19）[149]。一些患者术后数年还常能回忆起术后早期寒冷，认为那是住院期间最糟糕的经历，有时甚至比手术疼痛还要难过。术后温度不适亦是一

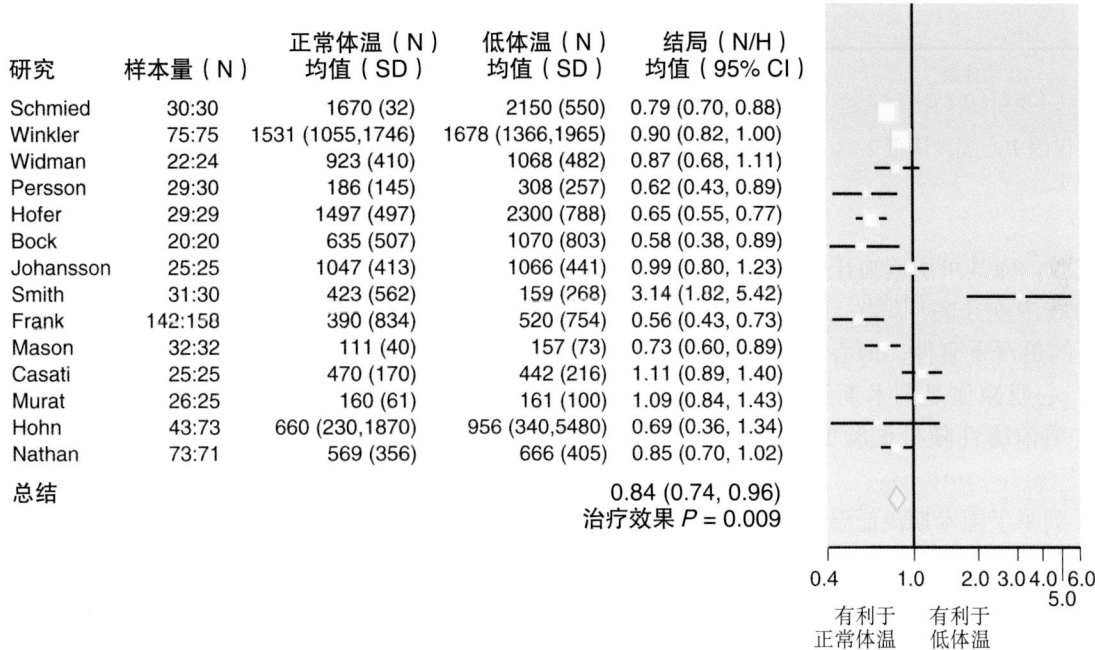

研究	样本量（N）	正常体温（N）均值（SD）	低体温（N）均值（SD）	结局（N/H）均值（95% CI）
Schmied	30:30	1670 (32)	2150 (550)	0.79 (0.70, 0.88)
Winkler	75:75	1531 (1055,1746)	1678 (1366,1965)	0.90 (0.82, 1.00)
Widman	22:24	923 (410)	1068 (482)	0.87 (0.68, 1.11)
Persson	29:30	186 (145)	308 (257)	0.62 (0.43, 0.89)
Hofer	29:29	1497 (497)	2300 (788)	0.65 (0.55, 0.77)
Bock	20:20	635 (507)	1070 (803)	0.58 (0.38, 0.89)
Johansson	25:25	1047 (413)	1066 (441)	0.99 (0.80, 1.23)
Smith	31:30	423 (562)	159 (268)	3.14 (1.82, 5.42)
Frank	142:158	390 (834)	520 (754)	0.56 (0.43, 0.73)
Mason	32:32	111 (40)	157 (73)	0.73 (0.60, 0.89)
Casati	25:25	470 (170)	442 (216)	1.11 (0.89, 1.40)
Murat	26:25	160 (61)	161 (100)	1.09 (0.84, 1.43)
Hohn	43:73	660 (230,1870)	956 (340,5480)	0.69 (0.36, 1.34)
Nathan	73:71	569 (356)	666 (405)	0.85 (0.70, 1.02)
总结				0.84 (0.74, 0.96) 治疗效果 P = 0.009

图 54-16　总失血量的 meta 分析与森林图。治疗效果表现为常温患者（N）与低温患者（H）失血量几何平均值的比例。结果表明，正常体温与低温相比，平均失血量降低 16%[95% 可信区间 (CI)，4% ~ 26%]（P=0.009）*(From Rajagopalan S, Mascha E, Na J, Sessler DI: The effects of mild perioperative hypothermia on blood loss and transfusion requirement: a meta-analysis, Anesthesiology 108:71-77, 2008.)*

研究	正常体温 n/N（%）	低体温 n/N（%）	结局（N/H）均值（95% CI）
Schmied	1/30 (3%)	7/30 (23%)	0.14 (0.02, 1.09)
Winkler	29/75 (39%)	40/75 (53%)	0.73 (0.51, 1.03)
Widman	9/22 (41%)	11/24 (46%)	0.89 (0.46, 1.73)
Hofer	5/29 (17%)	11/29 (38%)	0.45 (0.18, 1.14)
Johansson	15/25 (60%)	13/25 (52%)	1.15 (0.7, 1.89)
Kurz	23/104 (22%)	34/96 (35%)	0.62 (0.4, 0.98)
Bock	3/20 (15%)	9/20 (45%)	0.33 (0.11, 1.05)
Hohn	17/43 (40%)	18/43 (42%)	0.94 (0.57, 1.57)
Nathan	23/73 (32%)	24/71 (34%)	0.93 (0.58, 1.49)
Smith	2/31 (6%)	1/30 (3%)	1.94 (0.19, 200.24)
总结			0.78 (0.63, 0.97) 治疗效果 P = 0.027

图 54-17　总失血量的 meta 分析与森林图。治疗效果表现为常温患者与低温患者输血的相对危险性。常温患者比低温患者输血风险小 22%。[95% 可信区间 (CI)，3% ~ 37%；P=0.027]*(From Rajagopalan S, Mascha E, Na J, Sessler DI: The effects of mild perioperative hypothermia on blood loss and transfusion requirement: a meta-analysis, Anesthesiology 108:71-77, 2008.)*

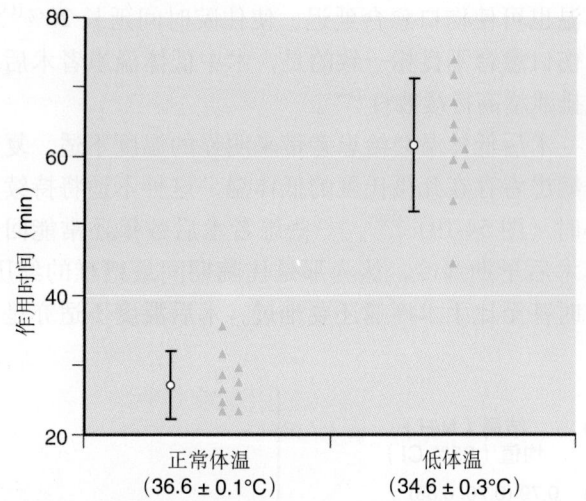

图 54-18　仅仅因中心温度降低 2℃，罗库溴铵的作用时间就延长至 2 倍以上

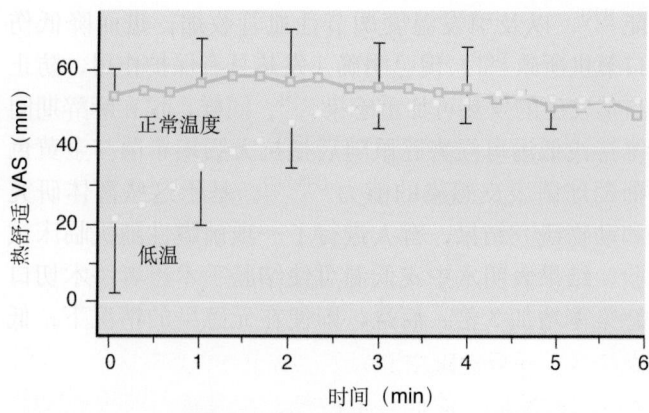

图 54-19　患者在复苏开始体温约降低 2℃ 即感到寒冷不适，且将持续 2 h 以上。复苏期间仅一小部分保暖患者寒战，相反绝大多数低体温患者仅在术后早期发生 2～3 级颤抖。然而，即使是低体温患者直到 1h 末也很少发生寒战。误差线代表标准差。温度不适感觉以 100mmVAS 评分表示，0 mm 为最冷，100mm 最热 *(From Kurz A, Sessler DI, Narzt E, et al: Postoperative hemodynamic and thermoregulatory consequences of intraoperative core hypothermia, J Clin Anesth 7:359-366, 1995.)*

种生理性应激，因其可引起血压升高、心率加快以及血浆儿茶酚胺浓度升高[150-151]。这些因素可能促发围术期浅低温的最严重事件，即心肌不良事件发生率增加 3 倍[126]。心肌缺血是围术期意外死亡的最主要原因，因此这项前瞻性随机试验的结果必须引起极大关注。

表 54-2 列举了围术期浅低温后果的相关研究。

麻醉后寒战

据报道，术后寒战样颤抖的发生率约为 40%，但目前该发生率似乎较低，原因在于多数患者体温维持正常，以及与阿片类药物更常用，且剂量更大相关。

表 54-2　围术期人体浅低温的主要并发症*

结果	第一作者	年份	N	ΔT_{core} (℃)	正常体温	低温	P
外科伤口感染	Kurz[132]	1996	200	1.9	6%	19%	<0.01
住院天数	Kurz[132]	1996	200	1.9	12.1 ± 4.4 天	14.7 ± 6.5 天	<0.01
住院天数	Frank[126]	1997	300	1.3	8（范围，5～13）	8 (5～11)	NS
术后肌钙蛋白 I	Nesher[100]	2003	60	1.0	22 ± 9 ng/mL	8 ± 5 ng/ml	<0.001
心脏不良事件	Frank[126]	1997	300	1.3	1%	6%	<0.05
心肌损害	Nesher[253]	2003	60	1.0	8 ± 5 ng/ml	22 ± 9 ng/ml	<0.01
尿氮排泄	Carli[148]	1989	12	1.5	982 mmol/day	1,798 mmol/day	<0.05
罗库溴铵作用时间	Heier[134]	1991	20	2.0	28 ± 4 min	62 ± 8 min	<0.001
阿曲库铵作用时间	Leslie[135]	1995	6	3.0	44 ± 4 min	68 ± 7 mi	<0.05
术后寒战	Just[254]	1992	14	2.3	141 ± 9(ml/min · m²)	269 ± 60(ml/min · m²)	<0.001
麻醉后复苏时间	Lenhardt[141]	1997	150	1.9	53 ± 36 min	94 ± 65 min	<0.001
肾上腺能激活	Frank[151]	1995	74	1.5	330 ± 30 pg/ml	480 ± 70 pg/ml	<0.05
温度不舒适	Kurz[149]	1995	74	2.6	50 ± 10 mm VAS	18 ± 9 mm VAS	<0.001
重大创伤后死亡率	Gentillo[255]	1997	57	≈1.5	2/29 (7%)	12/28 (43%)	<0.05

* 仅包括前瞻性随机人体试验；主观反应由对治疗方案和中心体温不知情的观察者评估。N 为总例数。ΔT_{core} 为治疗前后中心温度的差值。一些研究的不同后果分项列出。VAS 为 100mm 视觉模拟评分（（0 mm 表示最冷，10 mm 表示最热）。仅 Just 等的研究显示低温诱发寒战。数据除非特别指出，其余均以均数 ± 标准差或中位数（四分位距）表示。NS 代表无显著性差异。低温对围术期出血和输血的影响，见 Rajagopalan 等的 meta 分析[133]

寒战是一种具有潜在危险的严重并发症，其耗氧量约增加 100%，与术中热量丢失成正比[152]。然而，心肌缺血与寒战并无良好相关性，这提示代谢率的增加并非心肌缺血的主要病因[126]。术后寒战除了增加眼内压和颅内压，还可因牵拉伤口肌肉而加剧伤口疼痛。年轻和中心低体温是寒战发生的最重要风险因素[153]。

多年来，麻醉后震颤被归因于无抑制的脊髓反射、疼痛、交感神经兴奋性降低、致热源释放、肾上腺抑制、呼吸性碱中毒以及最常见的对于术中低温单纯的寒战反应。然而，术后寒战样颤抖的病因学并不清楚。多数术后颤抖确实仅是正常的寒战。然而，早在 1972 年研究者就认识到至少有 2 种不同类型的颤抖[154]。随后一项应用肌电图的研究确认了该观察，证实术后颤抖具有以下两种模式：①一种为紧张型，其类似于正常寒战，呈典型的每分钟 4 ~ 8 个周期性增强 - 减弱形式；②一种为 5 ~ 7Hz 局部爆发，类似于病理性阵挛[155]。阵挛型与以前观察到的病理性脊髓反应相一致，包括阵挛、眼震颤、跟腱反射亢进，常见于全麻恢复期间[156]。

直到 1991 年志愿者三交叉试验证实紧张型和阵挛型寒战均属温度调节性，就是说寒战总是出现在低中心体温和动静脉分流性血管收缩之后[157]。紧张型表现为每分钟 4 ~ 8 个周期性增强 - 减弱型的普通寒战[18]，显然是对术中低温的温度调节反应。相反，阵挛型并不是一种普通形式的温度调节性寒战，似为挥发性吸入麻醉药恢复过程中的特异表现。尽管这种阵挛型颤抖确切病因尚不明了，但可能是麻醉药引起脊髓反射的正常下行控制去抑制所致。但针对手术患者的早期数据与来自志愿者研究结果不同，并不认为所有麻醉后颤抖均为温度调节性[157]。术后体温正常患者非温度调节性颤抖的发生率似乎较高[158]；在分娩孕妇也观察到类似的非温度调节性颤抖[88]。这种寒战的病因以及为何志愿者和患者的反应明显不同尚不清楚，手术疼痛似为一个重要因素[89]。

皮肤表面加温能够治疗麻醉后寒战，因为经皮热传入冲动增加时温度调节系统可耐受较低的低中心体温[90]。但皮肤表面只占中枢性寒战控制的 20%[5-6]，而且现有皮肤加温设备只能使皮温增加几摄氏度[159-160]。因此，经皮加温只能代偿少部分低中心体温，且常对中心温度低于 35℃ 的绝大多数患者无效[161]。

麻醉后寒战还可用各种药物来治疗，包括可乐定（75μg，iv）[92]、酮色林（10 mg，iv）[92]、曲马朵[162]、毒扁豆碱（0.04 mg/kg，iv）[163]、奈福泮（0.15 mg/kg）[164]、右美托咪定和硫酸镁（30 mg/kg，iv）[94]。酮色林、曲马朵、毒扁豆碱和硫酸镁终止寒战的确切机制尚不

明了。可乐定终止寒战的机制同样也不明确，但可乐定[36] 和右美托咪定[26] 可同样降低血管收缩与寒战阈值，提示该两药作用部位在中枢温度调节系统而非在外周阻断寒战。有人已对术后寒战作了详细综述[165]，包括相应的治疗观念[166]。阿芬太尼是一种纯 μ- 受体激动剂，可显著削弱温度调控系统[25]。但是，哌替啶治疗寒战的效果大大强于等效镇痛剂量的其他 μ- 受体激动剂[167]。临床上这种效能表现为寒战阈值降低水平为血管收缩阈值降低水平的 2 倍[31]，而寒战增益或最大强度不变[52]。哌替啶的这种效能在给予中等量纳洛酮 [0.5μg/(kg·min)] 拮抗时至少部分保留，但大剂量 [0.5μg/(kg·min)] 时消失[168]。这些资料提示，哌替啶的上述作用部分是由非 μ 阿片受体所介导。哌替啶具有强大的 κ 受体活性[169]，也具有中枢抗胆碱能活性；但这些机制似乎都不介导其特殊的抗寒战活性[12]。却可能与其激活中枢 α 肾上腺素受体有关[170]。无论何种机制，与其他阿片类药物相比，哌替啶似乎可更有效地治疗术后寒战。

围术期温度调控

术中温度调节性血管收缩一旦启动，就能有效防止中心体温进一步降低[43, 51]。尽管如此，多数患者在手术中温度仍有所变化，但未低到足以触发温度调节性反应的程度[24-25, 27-28]。因此，只要采取措施限制皮肤热量散失到手术室的寒冷环境、手术切口热量蒸发以及静脉输注冷液体所致的传导性降温，就能最大程度地减少术中低体温的发生。但是各种措施所取得的效果差异很大。

当热丢失超过了人体代谢产热量时，平均体温就会下降。麻醉期间热产生的速度约为 0.8 kcal/(kg·h)。由于人体比热约为 0.83kcal/(kg·h)[171]，当热散失到环境中的热量超过代谢产热量 2 倍时，体温约以 1℃/h 的速度降低。正常情况下约 90% 的代谢产热经皮肤表面丢失；麻醉期间，手术切口和静脉输注冷液体均可造成额外热量丢失。

血管紧张度对热传递的影响

温度调节性血管扩张可引起最初的中心体热向外周再分布[61]；同样，当患者体温足够低，血管再次收缩时可出现中心温度平台[51]。因此，显然血管紧张度可改变隔室内的热传递。除了温度调节性动静脉分流情况外，麻醉药本身可直接调节小动脉张力[58]。这两种因素都可能影响热从外周向中心隔室传递的速度。

温度调节性血管收缩可轻度影响神经外科手术期间治疗性降温的诱导[172]。然而，动静脉分流性血管张力对术中降温[173]或加温[174]几无影响。因此，术中血管收缩只轻度减慢皮肤加温或降温由外周至中心的传递。临床上几乎没有如假设一样的结果，因为术中温度调节性血管收缩被麻醉药直接引起的外周血管扩张所对抗。

但是，麻醉后恢复期的情况就显著不同。此时麻醉药引起的外周血管扩张作用消失[58, 175]，而温度调节性血管收缩不被对抗而保留。如预期的一样，这种血管收缩作用就成为一个重要因素，可显著影响外周热量向中心热隔室的传递。因此，残留脊髓麻醉药阻滞的患者加温转暖的速度大大快于单纯全麻恢复期患者（图54-20）[176]。热平衡研究显示，中心温度回升缓慢，因为血管收缩将约30 kcal的热量限制在了外周组织[177]。

由于术后温度调节降低外周-中心的热量分布，术中患者发生寒战，加温是最有效的方法。从实际角度来看，维持术中患者正常体温（此时大多数患者血管扩张）要比术后患者复温（此时实际所有低体温患者血管收缩）更容易。除了更有效外，术中加温较术后治疗低体温更恰当，因为术中加温可防止低体温带来的并发症[118, 126, 132]。虽然如此，患者手术期间不可避免地出现低体温时应该在术后积极加温以增加患者热舒适，减少寒战，加速复温。

预防再分布性低体温

很难预防中心温度最初 0.5 ~ 1.5℃的下降，因为这是由于热量从中心热隔室向较冷的外周组织再分布所致[61]。因此在麻醉的最初 1h 内，皮肤体表加温一般并不能防止这种低体温的发生[62, 132]。该期间加温缺乏效能，这是由于此时大量热量从中心向外周传递，即使血管扩张的患者经皮肤加热，传递至中心至少约需 1h。

虽然不能有效治疗再分布性低体温[62, 132]，但是能预防它。当麻醉药引起血管扩张时，热量再分布按照正常温度梯度从中心流向外周。麻醉诱导前皮肤表面加温并不能显著改变中心温度（此时中心温度调节仍良好），但确能增加体热容量。所增加的大部分热量在腿部，这里正是外周热隔室的最重要部分。当外周组织温度充分增加时，随后可抑制正常张力性温度调节的缩血管作用，结果几乎不会引起再分布低体温，因为热量只是按照温度梯度进行传递（图54-21）[80-81]。尽管经皮肤表面肯定传递大量的热量，但积极预加温至少 30min 可显著预防热量再分布[178]。

与体外循环停机相关的"停机后体温降低"是一种再分布性低体温，由于中心到外周温度梯度显著所致。如预期一样，这种"停机后体温降低"在停机后

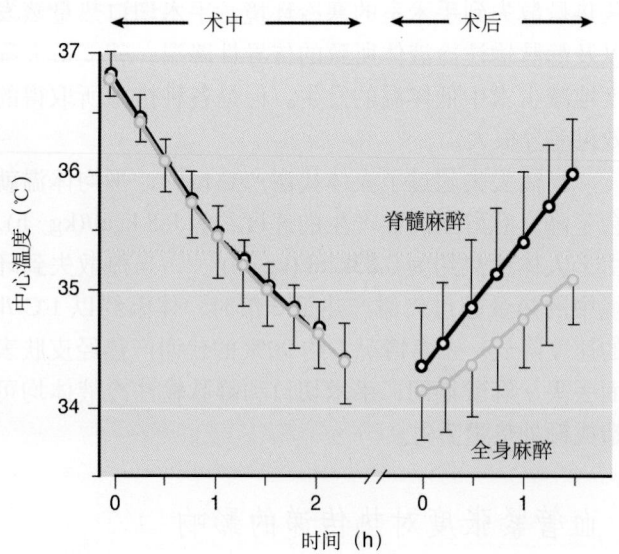

图 54-20　全身麻醉（20 例）和蛛网膜下腔麻醉（20 例）患者术中和术后中心温度。所有患者术后期间都接受风力空气加温。手术期间中心温度无显著差异，但蛛网膜下腔麻醉组患者术后中心温度上升速度明显快于全身麻醉组（1.2±0.1℃/h vs 0.7±0.2℃/h，均数 ± 标准差）*(From Szmuk P, Ezri T, Sessler DI, et al: Spinal anesthesia only minimally increases the efficacy of postoperative forced-air rewarming, Anesthesiology 87:1050-1054, 1997.)*

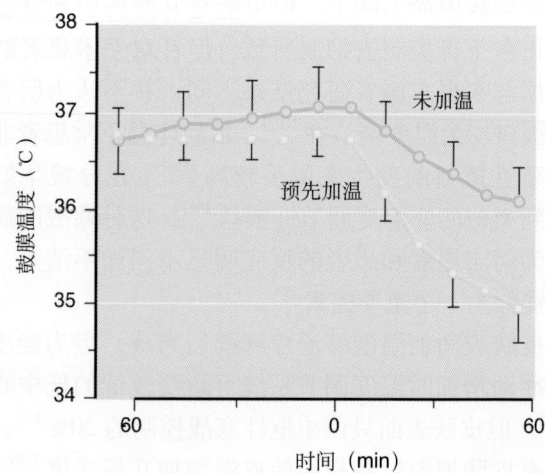

图 54-21　麻醉诱导前期（-120 ~ 0 min）主动加温或被动降温（未加温）志愿者。麻醉诱导时（0 min）停止主动加温，志愿者暴露于周围环境。在每次诱导前的处理前初始鼓膜温度相似。麻醉诱导后的 60 min 期间，预加温志愿者中心温度（ΔT = -1.1±0.3℃）的降低少于未加温（ΔT = -1.9±0.3℃）者。数据以均数 ± 标准差表示 *(From Hynson JM, Sessler DI, Moayeri A, et al: The effects of pre-induction warming on temperature and blood pressure during propofol/nitrous oxide anesthesia, Anesthesiology 79:219-228, 1993.)*

17℃[179] 要比停机后 27～31℃[180] 更明显。转流中和转流后皮肤加温可使中心温度"停机后体温降低"减少约 60%。但是，热平衡资料显示，这种减少主要是由于皮肤加温防止了转流停机后典型的体温下降，而不是减少了热再分布[181]。

气道加温与湿化

简单的热力学计算显示，经呼吸道丢失的热量小于代谢产热的 10%。这部分丢失主要是对吸入气加热与湿化所致，其中湿化约占 2/3[56]。经呼吸道丢失的热量几乎可忽略不计，所有即使主动气道加温与湿化也很少会影响中心温度[62, 182]。这些方法显著的临床疗效可能是来自于听诊时接近试管位置的人工加温[183]。麻醉期间呼吸道热量丢失保持基本恒定，而大手术期间从手术切口蒸发丢失的热量明显增加，所以经呼吸道丢失的热量占丢失总量比例反而显著减少[57]。同样，气道加温与湿化的效果也不及那些通常需要有效保温的患者。皮肤保温来保持正常体温比呼吸气体调理方式效果更好，因此气道加温以及湿化很少有，甚至只是象征性的。

婴儿与儿童的气道加温与保湿比成人有效[184]。然而，皮肤加温在这些患者当中也是更有效的，并且传递 10 倍以上热量。具有吸湿冷凝作用的加湿器与热量与湿气交换的过滤器（人工鼻）保留大量呼吸系统的水分和热量。作为防止热量丢失，这些器件几乎相当于主动系统的一半功能[184]，但是费用确实很少。保温性比得上所有临床上使用的热量与湿气交换装置[56]。

静脉输液

不可能通过输注加热的液体给患者加温，因为所输液体温度不能（过多地）超过体温。另一方面，当大量输注晶体液或血制品时，静脉输注冷液体可造成热量显著丢失。室温下输注一个单位冰冻血液或 1 L 晶体液可使平均体温约降低 0.25℃。（血制品比晶体液温度低 2 倍，但容量是其 1/2。）输液加温器可最大程度地减少这种热量丢失；当需要大量静脉输液或输血时应当使用输液加温器。而在小手术，该仪器作用并不大。

通常情况下，临床上所使用的各种输液加温器无明显差别。虽然多数加温器在加热器与患者之间的管道可使液体降温，但这种降温对成人几乎没有影响：流量大时，几乎不会丢失热量；流量小时，因所输入的液体量少故而影响也小[185]。特殊的高容量系统具

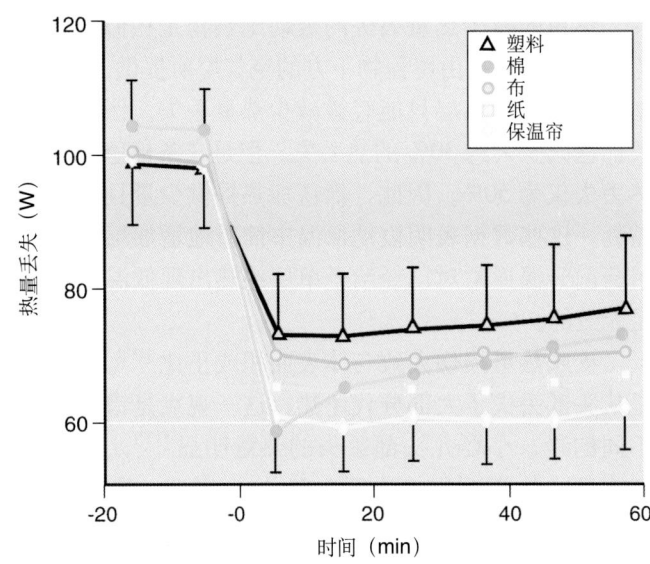

图 54-22　多数手术室均有随时可用的绝热体，包括棉毯、手术铺单、塑料被单和反光材料（中空被）。每个单层使皮肤丢失总热量减少约 30%，不同类型的绝热物之间并无显著临床意义。数据以均数 ± 标准差表示 *(From Sessler DI, McGuire J, Sessler AM: Perioperative thermal insulation, Anesthesiology 74:875-879, 1991.)*

有强力加温器和几无阻力的特点，有利于创伤患者的使用，也有利于其他需快速大量输液的情况。

皮肤加温

手术室温度是影响热丢失的最重要因素，因其决定了代谢热通过辐射和对流从皮肤丢失以及通过手术切口蒸发的速率。因此，增高室温是最大程度减少热丢失的一种方法。但是，除了最小手术外，室温一般需要超过 23℃以维持各类手术患者的正常体温[186]；而大多数手术室工作人员认为这样的温度太热。婴儿手术可能需要周围温度超过 26℃，以维持正常体温。这样温度太高，足以削弱手术室工作人员的工作质量，并使其警觉性降低。

减少皮肤热丢失的最简单方法是使皮肤被动性绝热。大多数手术室都备有棉毯、手术铺单、塑料被单和反光材料（中空被）等绝热物。上述单层绝热物可减少 30%的热量损伤，临床上不同种类绝热物无明显差异。所有常用的被动性绝热物减少热量损伤的程度相近是因为大多数绝热作用是由于绝热物下保留的静止空气所致。因此，增加绝热物的层数只能轻度增加绝热效果。一层棉毯可减少热量损伤约 30%，但这些绝热类型并无临床差异（图 54-22）[187]。因此，绝热物应考虑成本，而不必支付大笔费用去购买反射性复合材料制成的绝热物。

常用的减少热量丢失的被动绝热物是相似的，因为大部分绝热是由覆盖物下方的空气层所提供。因此，增加额外的绝热层只能轻微减少热量丢失。例如，一条棉毯减少大约30%的热丢失，但是3条棉毯减少的热丢失仅为50%。因此，棉毯加热提供少量且短暂的益处。这些数据表明被动保温中简单地增加层数或者用药前升温通常对已经给予单层绝热出现低温的患者是无效的。

皮肤热量损伤大致与体表面积成正比[189]。（成人是从头部丢失了大部分代谢热，这一观点是错的。但不同的是，小婴儿头部丢失的热量明显[190]，这是与其头部占体表面积的比例大有关。）因此，所覆盖的皮肤总面积要比哪个部位皮肤表面被覆盖显得更为重要。例如，人们往往不明智地覆盖患者头部而暴露其双上肢；但双上肢体表面积大于头部，因此丢失的热量反而更多。

单纯被动绝热并不足以维持大手术患者的正常体温；这些患者需要主动加温。因为约有90%的代谢热从皮肤表面丢失，所以只有皮肤加温才能传递足够热量防止低体温。因此，术中使用循环水加温和压力空气加温是值得考虑的两种主要系统。

研究报告一直认为循环水床垫几乎没有作用[191]。它们可能不能维持正常体温，因为几乎没有热量会经患者背部丢失到大多数手术台上5cm厚的泡沫绝热层。而且，加热和局部灌注降低（患者自身重力减少毛细血管血流）的共同作用可增加压力/热坏死（烧伤）的可能性。即使水温并未超过40℃也可能发生这种组织损伤[192]。循环水加温覆盖在患者身上的方式要比垫在身下的方式更有效更安全，并且几乎能完全抵消代谢热量的丢失[159]。皮肤热量无丢失时，代谢产热可使体温以1℃/h的速度升高。最近研制了一种循环水外套衣，可通过增加加温面积或使用促进热传导的材料而传递大量的热量[193-194]。

最常用的围麻醉期加温系统是压力空气。最好的压力空气系统可完全抵消从皮肤表面的热量丢失[159-160]。即使是最大的手术，压力空气系统一般能够维持正常体温[62, 132]并优于循环水床垫[195]。而且它相当安全，正确使用几乎没有任何损伤。在美国医院内压力空气加温费用仅为10美元；它是迄今为止最合适的加温方式。

治疗性浅低温的实施

除院外心搏骤停和新生儿窒息外，治疗性浅低温的应用指征还缺乏证据支持。尽管如此，低温偶尔应

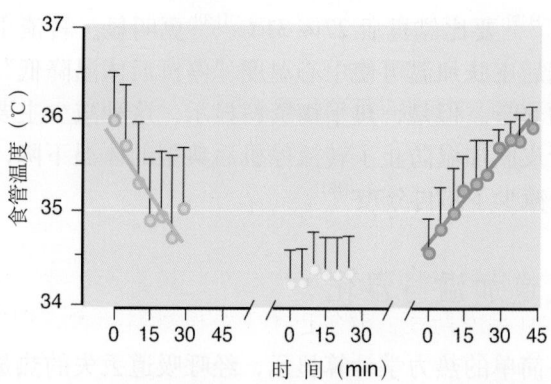

图 54-23　8例神经外科患者使用腔静脉血管内热交换导管在降温、温度维持和复温期间的平均食管温度（±标准差）。时间0点为每次热处理的开始；受手术时间长短和其他因素影响，不同患者热处理时间有所不同。回归线表示降温和复温阶段 *(From Doufas AG, Akça O, Barry A, et al: Initial experience with a novel heat-exchanging catheter in neurosurgical patients, Anesth Analg 95:1752-1756, 2002.)*

用于神经外科手术和急性心肌梗死。目标中心温度一般设为32~34℃，而且重要的是迅速降至目标温度。

被动性降温用于治疗性低温速度太慢。冷水浴是最迅速的无创主动降温方法。但是，临床条件下难以实施水浴，而且水浴具有潜在的电安全危险。静脉输注冰冷液体也很有效，每输注1L冰冷液体可使平均体温降低0.5℃[196]。但该方法一般不适用于神经外科患者，因为该类患者必须限制液体量。

压力空气降温使用简便但相对较慢，将神经外科患者降温至33℃约需2.5h[172]。常规循环水床垫不可能有效，因其与皮肤表面接触较少，且患者自身重量减少了背部血液与背部的热量对流[159]。较新的循环水系统采取外套衣样装置或"能量交换垫"，可覆盖更多面积的皮肤表面，并传递大量的热量，因而十分有效[197, 198]。

快速实施治疗性低温的最佳方法可能是血管内降温。该系统包括一个通常经由股动脉置入下腔静脉的热交换导管和一个反馈性控制器。其降低中心温度的速率约为4℃/h（图54-23）[199]。

手术期间实施治疗性低温相对容易，因为麻醉药可明显削弱温度调节反应。相反，非麻醉患者，即使卒中患者也能通过血管收缩与寒战来竭力防御中心温度的下降[200]。因此，需要用药物来诱导机体耐受低体温。目前最佳方案是联合应用丁螺环酮和哌替啶；两者协同作用可将寒战阈值降至约34℃，而不引起过度镇静或呼吸抑制[201]。右美托咪定和哌替啶联用也可能有利，尽管这种状态下其相互作用是简单的叠加作用[93]。相反，昂丹司琼[202]、多沙普仑[203]和硫酸

镁[204]只能轻微降低人体的寒战阈值。无论手臂加温还是脸部加温都不能把寒战阈值降低到临床上有用的程度[206]，虽然最初报道有效[205]。

术中深低温的精确实施

精确实施深低温具有防止组织缺血的作用，特别是心脏手术期间，偶尔也用于神经外科手术。即使浅低温的保护作用也远远大于巴比妥类药物和挥发性麻醉药等药物[97]。由于许多器官对低温的代偿能力差，如不做好充分的准备工作，人工实施深低温常会造成器官致死性损害。只有当麻醉医师理解并能正确处理因中心温度低于正常10~15℃时的生理改变时，实施深低温才安全。

尽管深低温（如28℃）用于体外循环已有数十年，近年来研究提示，低体温可能无益或有轻度损害。例如，低体温可能与长时间心室收缩功能障碍有关[207]，并不能改善体外循环手术后认知功能损害[208]；此外，常温似乎提高心脏旁路移植手术的后果[209]。因此，心脏手术在"轻微"低温（如33℃）或正常体温下进行越来越多。越来越多证据表明，无论体外循环抑或非体外循环，正常体温或接近正常体温能改善心脏手术后的结局[210-211]。但是，深低温（如18℃）仍作为实施停循环手术的常规[179]。

器 官 功 能

缺血损伤组织因缺氧使细胞无氧代谢，而不能提供充分的能量。同时，无氧代谢比三羧酸循环产生更多有毒的代谢产物（如乳酸和超氧自由基），最糟的是这些代谢产物不能被血液循环带走。

低体温以每降低1℃约减少8%的速率降低全身代谢率[46]，至28℃时约降至正常代谢率的一半[212]。全身氧需减少，组织氧耗降低，尤其是高代谢率的组织如脑最显著。因此，低温可改善脑氧合[213]。低温使氧供不足期间无氧代谢得以继续，毒性废物的产生与代谢率成比例下降。虽然代谢率降低肯定有利于保护组织缺血，但低体温的其他特殊作用（包括"膜稳定作用"和降低毒性代谢产物与兴奋性氨基酸的释放）可能更重要[98]。

低温期间因为脑血管阻力自动调节增强，脑血流量亦随着脑代谢率的下降成比例减少[98]。因此，动静脉氧分压差保持不变，静脉乳酸浓度并不升高。脑功能在中心温度33℃以上时都维持良好，但当温度低于28℃时，意识丧失。25℃以上，一些原始反射，如张

口、瞳孔缩小和单突触脊髓反射仍基本保持完好。约26℃附近，神经传导功能降低，但外周肌张力增强，导致肌强直和肌阵挛。体感与听觉诱发电位呈温度依赖性降低，但当中心温度在33℃或以上时并无明显变化。

低温对心脏的影响包括心率减慢、心肌收缩力增强和维持良好的每搏量[214]。心排血量和血压均降低。温度低于28℃时，窦房起搏变得不稳定，心室兴奋性增加。在25℃~30℃之间一般可发生室颤，且该温度范围内电除颤通常无效。因为冠状动脉血流量随心脏做功成比例下降，所以低温本身并不会导致心肌缺血。然而，即使浅低温也能减少实验性心肌缺血所致的组织损伤[111]。

低温通过增加肾血管阻力降低肾血流量，可抑制肾小管吸收，维持正常尿量。随着体温下降，钠和钾重吸收被逐渐抑制，结果产生抗利尿激素介导的"冷利尿作用"。尽管这些离子排出增加，血浆电解质浓度一般仍维持正常。当患者复温后，肾功能即恢复到正常。当中心温度低于33℃时，呼吸肌力减弱，但通气性CO_2反应几乎不受影响。肝血流和肝功能也下降，因而也抑制某些药物代谢。

酸碱度变化

温度每下降1℃，中性水（$[OH^-] = [H^+]$）pH值增加0.017[215]；闭合系统（如试管或动脉）内血液的 pH 值随温度的改变与之相似。与离体血液一样，冷血动物的 pH 值随体温的变化而变化（如血液随温度的下降变得偏碱性）；而恒温动物在冬眠期间可降低体温，维持动脉血 pH 值近 7.4，这一过程称为 pH 稳态管理（pH-stat management）。目前难以解释人体低温时动脉血 pH 值，因为尚不知何种方法最佳[216]。

为模拟冬眠恒温动物的这种代偿机制，传统上已将血液 pH 值（37℃时通过电极测得）依据患者实际体温"校正"。如不校正，组织氧利用度将下降，因为血红蛋白对氧的亲和力约以 1.7%/℃的速度增加。低温本身导致的氧合血红蛋白对氧亲和力的增加速度为每降低1℃增加 5.7%，比前者大。所幸的是，低温每下降1℃代谢率降低8%，可抵消上述两者亲和力的增加。因此，不论校正与否，不可能出现组织低氧，但迄今尚无实验证实。

变温策略亦称"α-稳态"，因为组氨酸中 α-咪唑基团解离常数的变化与水类似。随着温度变化，维持恒定的咪唑电离度可使酶处于最佳功能状态。相反，恒温动力学可明显降低代谢功能，寒冷就可麻醉动物。

碱性状态相对恒定也可维持细胞内外梯度稳定，从而促进排除细胞内代谢产生的酸性产物，这对机体可能是有益的[217]。

α 稳态和 pH 稳态管理似乎都工作良好，二者生理差异轻微。但是，越来越多的证据表明，pH 稳态管理在缺血应激过程中可更好地保护神经元[218-220]。而且，pH 稳态管理似乎临床结局也有改善[221]，或至少没有恶化[222]。尽管如此，α 稳态管理仍常用，而且至于何种策略明显影响心脏手术结果尚无定论。

体温过高和发热

低体温是目前围麻醉期最常见的温度异常，但体温过高较相同程度低体温更加危险，特别是当温度升高超过几度时。体温过高是一个通俗词汇，简单的表示中心温度超过正常值。相反，发热是温度调节系统有目标地调高中心温度。体温过高原因有多种，通常表示问题严重需内科干预。

被动性体温过高

术中体温被动升高是由于对患者过度加热所致，最常见于婴儿和儿童，尤其在使用了有效地主动加温措施但未监测中心温度。顾名思义，被动性体温过高并不是由于温度调节干预所致。因此，处理上只需简单地停止主动加温，并撤去过多的绝热物即可。

恶性高热体温升高主要来源于内脏和骨骼肌产生大量热量[223]。中心温度调节在急性危机中保持不变，但是传出热量丢失机制通过循环中儿茶酚胺浓度增高至正常 20 倍从而引起外周血管收缩而受到影响[224]。详细理解恶性高热参见第 43 章。

发　热

正常体温并不是由循环因素所设定或维持的。相反，发热是由于内源性致热源使温度调节的目标温度值（"调定点"）升高所致。已确定的内源性致热源包括白介素 -1、肿瘤坏死因子、α- 干扰素和巨噬细胞炎性蛋白[225]。尽管早期研究认为，这些因子直接作用于下丘脑温度调节中枢[226]，但越来越多的证据表明，该系统更为复杂，涉及迷走神经传入[227]。除了产生中枢作用外，大多数内源性致热源还有外周作用（如免疫系统的激活）。

尽管发热刺激常常存在，但在全身麻醉期间很少发热。因为挥发性麻醉药本身可抑制发热表达（图

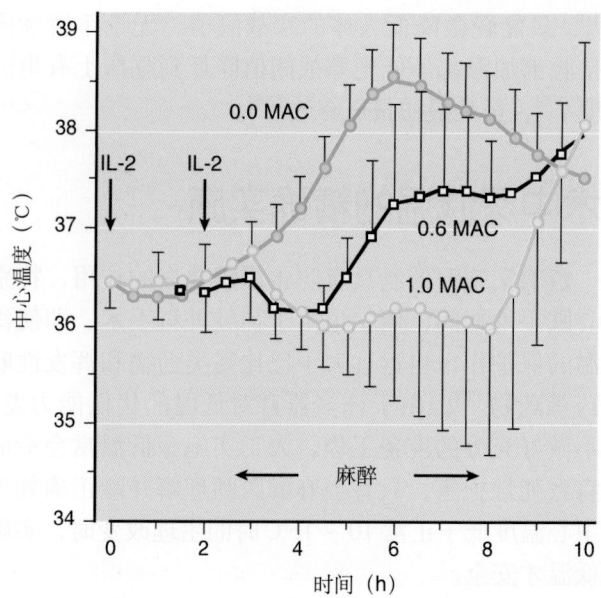

图 54-24　给予 50 000IU/kg 的 IL-2 后再次给予 100 000IU/kg 期间中心温度的变化。给予首次剂量 IL-2 的时间设定为 0 点，麻醉在 3 h 后开始，持续 5 h。数据以均数 ± 标准差表示 *(From Negishi C, Lenhardt R, Sessler DI, et al: Desflurane reduces the febrile response to interleukin-2 administration, Anesthesiology 88:1162-1169, 1998.)*

54-24）[228]，就像阿片类药物一样[229]。发热最常见的原因是感染。这种发热可能是先前存在感染或其他原因导致，例如泌尿操作。但是围术期发热也可见于血型不合输血、第四脑室出血和过敏反应。此外，手术后可出现典型的一定程度发热[230]。发热原因多种多样，具有潜在危险性，通常需要找出其特殊病因。

体温过高的治疗取决于病因学，宜严格区分发热与其他原因导致的体温过高。（一般来说，发热和中心温度增高的患者指尖血管收缩，而其他体温过高者该血管扩张。）针对病因学治疗总是正确的，但对于非发热性体温过高降温也可改善病情。

发热的一线与二线治疗是改善基础病因和给予退热药物。第一治疗方案常无效，因为发热病因不明或可能了解病因但对治疗无反应。第二治疗方案也常无效或只部分有效，可能因为常规退热药物并不针对某些发热机制[225]。这些患者采取第三治疗方案很可能有效：主动降温（表 54-3）。对发热患者采取积极降温是一种直觉上的方法。然而，主动降温常常不能降低中心温度，而且因触发温度调节防御而加重病情，包括强烈不适、寒战、自主神经系统激活等[231]。因此对发热患者进行主动降温应加强护理以确保疗效，克服由激活温度调节防御引起的应激。

表 54-3　发热治疗的主动性皮肤降温 *

	对照组	降温组	加温组
综合中心温度（℃ /h）	6.0 ± 1.6	5.7 ± 2.2	6.4 ± 1.2
氧耗（ml/min）	330 ± 50	430 ± 40[†]	310 ± 30
寒战持续时间（min）	33 ±11	229 ± 35	20 ± 0
平均动脉压（mm Hg）	90 ± 4	98 ± 6[†]	86 ± 6[‡]
去甲肾上腺素平均血浆浓度（nM）	1.0 ± 0.4	1.4 ± 0.7[†]	1.1 ± 0.5[‡]
肾上腺素血浆基础浓度（nM）	0.3 ± 0.1	0.3 ± 0.1	0.3 ± 0.1
治疗期间肾上腺素平均血浆浓度（nM）	0.3 ± 0.1	0.5 ± 0.1[†]	0.4 ± 0.1
严重寒冷感觉（% 时间）	27	89[†]	11

* 志愿者给予 30 000 IU/kg IL-2，2 h 后再给予 70 000 IU/kg。给予 IL-2 首剂的时间作为 0 点，3 h 给予温度处理，持续 5 h。每个志愿者参加三天不同处理：无加温或降温，主动降温和主动加温。从 3-8h 治疗期间以均数和 综合值表示，首剂时间为 0 点。数据以均数 ± 标准差表示。
† 与对照组相比，有统计学差异。
‡ 与降温组相比，有统计学差异。
Modified from Lenhardt R, Negishi C, Sessler DI, et al: The effects of physical treatment on induced fever in humans, Am J Med 106:550-555, 1999

硬膜外镇痛期间体温过高

产程和分娩患者[232] 以及非妊娠术后患者[233] 硬膜外镇痛期间常出现体温过高。产程延长（如超过 8 h）更容易发生。因此，与常规治疗女性相比，接受硬膜外镇痛的女性使用抗生素更常见，而且其孩子也更常需要治疗脓毒症[234]。

被动性体温升高和产热过多可能并非其病因，所以推测分娩中和术后出现体温升高的患者是感染或炎症引起的真正发热（即中心温度被调高）[235]。例如，Dashe 等认为，硬膜外镇痛与分娩期发热相关仅发生在胎盘感染的情况下。这提示所报道的硬膜外镇痛时发热是因感染所致，而非镇痛本身。

尽管没有确切机制，体温过高通常认为由技术因素引起。但值得注意的是，镇痛患者通常应用阿片类药物，而这类药物本身就可减轻发热[229]。因此，正常给予硬膜外镇痛患者的小剂量阿片类药物可抑制感染或组织损伤相关性发热（图 54-25）[236]。这种机制的作用程度尚待确定并有争议[237]，但尚无其他令人更信服的解释。

体 温 监 测

中心体温监测（热电偶测定鼓膜、肺动脉、食管远端以及鼻咽温度）常用于监测术中低体温，防止过热，帮助发现恶性高热。肌肉或皮肤表面温度可能用于评估血管舒缩功能[238] 和确保外周神经肌肉监测的正确性[239]。

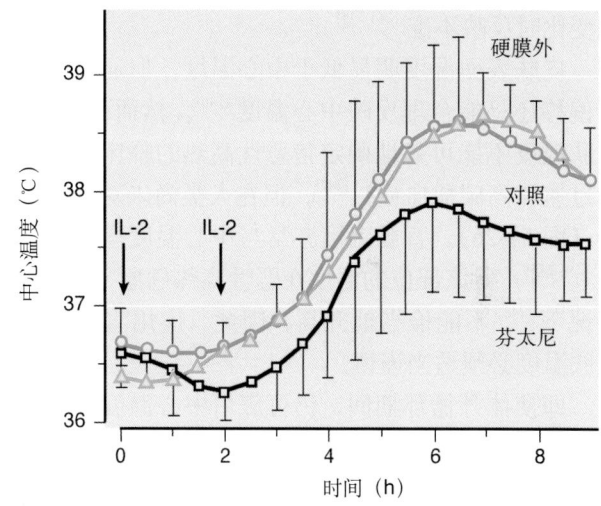

图 54-25　给予 50 IU/g IL-2，2 h 后再给予 100 IU/g IL-2 后的中心温度。给 IL-2 首剂时间为 0 h。数据以均数 ± 标准差表示。为清晰起见，省略了硬膜外组标准误，但其与对照组和静脉芬太尼组相似 *(From Negishi C, Lenhardt R, Ozaki M, et al: Opioids inhibit febrile responses in humans, whereas epidural analgesia does not: an explanation for hyperthermia during epidural analgesia, Anesthesiology 94:218-222, 2001.)*

确定不同麻醉药对温度调节的影响需要同时测定中心和皮肤表面温度。中心温度和平均皮肤温度联合测定可用于精确估计平均体温及体热容量[240]。体内温度不一致，因此各部位所测得体温的生理和临床意义也不同。

温 度 计

麻烦费时的玻璃管内汞温度计已广泛为电子系统

所取代。最常用的电子温度计是热敏电阻和热电偶温度计。这两种温度计在临床使用足够精确且价格便宜，可供一次性使用。"深部组织"温度计临床使用最精确，它是基于将皮肤散热主动降至零的原理[241]。但是这种"深部组织"温度计目前还未在欧洲或美国使用。红外线鼓膜温度计是从外耳温度探测鼓膜温度，结果往往不可靠[242]，因红外线系统扫描了前额皮肤[243]。

体温监测部位

中心热隔室由高灌注组织构成，其温度一致，且高于身体其他部位。经肺动脉、食管远端、鼓膜或鼻咽部测定能评估该隔室温度[244-245]。与食管听诊器配套的温度探头必须置于心音最响的部位或更深处，以提高精确数值。即使温度迅速变化时（如体外循环），这些温度监测部位仍然可靠。利用口温、腋温、直肠温和膀胱温可准确可靠地估计中心温度，但在温度迅速变化时反映不准[244-245]。

皮肤表面温度明显低于中心温度，但通过适当校正偏移还是能合理反映中心温度[246]。然而研究表明，皮肤温度不能可靠地确定猪恶性高热的临床体征（心动过速和高碳酸血症）[247]，但在人类尚未对此进行评价（图54-26）。直肠温度亦常与中心温度呈良好相关性[244-245]，但该部位的温度在恶性高热危象[247]和其他情况下[248]不能恰当地升高。因此，应用直肠温度和皮肤温度必须适当谨慎。

即使体外循环期间，仍可应用中心温度的监测部位（如鼓膜、鼻咽部、肺动脉和食管）。相反，直肠温度的反应滞后于这些中心部位，因此认为直肠温度是控制性降温患者的"中间型"温度。心脏手术期间，尿流量少时膀胱温度等于直肠温度（中间型温度），但在尿流量大时膀胱温度等于肺动脉温度（中心温度）[249]。由于尿量显著影响膀胱温度，所以可能就很难解释这些患者的膀胱温度。充分复温最好的评价方法是兼顾"中心"温度与"中间"温度。

何时需要体温监测

中心温度监测适用于大多数全身麻醉患者，利于发现恶性高热，且可量化体温过高或过低。心动过速和呼末二氧化碳分压与分钟通气量不成比例的增加可提示恶性高热[250]。虽然中心温度增加不是急性恶性高热的首选标志，但对诊断有一定帮助。术中体温升高除外恶性高热，更常见的是保暖过度、感染性发热、第四脑室出血、输血血型不匹配等原因。到目前为止，

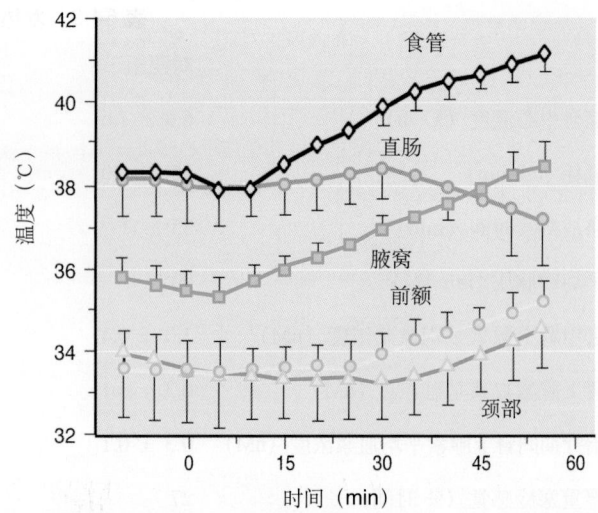

图 54-26　猪急性恶性高热期间腋温与食管温度相关性良好，但前额与颈部皮肤温度无相关性。直肠温度也不能及时反映恶性高热的发生。时间零点表示潮气末 PCO_2 为 70 mmHg。这些数据显示前额与颈部皮肤温度不能充分证实恶性高热的其他临床体征。有效的中心温度监测部位是食管远端、肺动脉、鼻咽部和鼓膜。除体外循环外，口腔、腋窝和膀胱也能监测体温。数据以均数 ± 标准差表示 (Modified from Iaizzo PA, Kehler CH, Zink RS, et al: Thermal response in acute porcine malignant hyperthermia, Anesth Analg 82:803-809, 1996.)

围术期最常见的体温紊乱是不注意的体温过低。麻醉诱导后 30min 中心温度通常会降低 0.5～1.5℃。该低体温是由于体内热量再分布和其他各种难以预料的因素所致[61, 79]。因此，难以解释麻醉后前 30 min 期间中心温度异常，通常也不需要监测。然而，全身麻醉超过 30 min 或手术时间超过 1 h 的所有患者均应监测体温。

用于区域阻滞的局部麻醉药（包括酰胺类），以及用于监测麻醉（MAC）的镇静药均不会引发恶性高热[251]。然而，硬膜外麻醉和蛛网膜下腔麻醉期间的低中心温度与全身麻醉期间一样常见，其严重程度也相似[77]。因此，区域麻醉期间有可能出现低体温的患者，至少进行体腔手术的患者应监测中心温度。

体温监测和热处理指南

体温监测和围术期热处理的目的在于发现麻醉期间的热失衡，并维持合适的体温。目前数据提示以下指南：

1. 全身麻醉历时 30min 以上的大多数患者应该监测中心温度。
2. 区域麻醉期间可能、预期或怀疑体温变化时也应该监测体温。
3. 除非有特别低体温指征（如缺血保护），应努力维

持术中中心温度在 36℃ 以上。

多个组织已提出温度监测和热处理策略。ASA 标准：每个接受麻醉的患者当临床上出现可能、预期或怀疑体温变化时均应体温监测。患儿在镇静、区域麻醉或全身麻醉期间，ASA 也要求"应持续监测患儿体温"。

新泽西州要求更严：每个进行全麻或区域麻醉的患者均应持续监测体温。意大利的标准还要求：①成人全麻超过 30 min 或所有儿童应监测中心温度；②手术室环境温度应在 21℃ 以上；③维持患者正常体温；④低体温患者需要留在 PACU 直至体温恢复正常。

2007 年，ACC 和 AHA 发表了非心脏手术患者护理指南。该指南包括证据 1 级推荐"多数手术推荐维持患者正常体温，除非有意要采用浅低温进行器官保护（如在主动脉阻断期间）"[252]。基于大量确凿证据显示低温可引起并发症，围术期维持正常体温成为一种"薪酬－绩效"首个麻醉管理方式。

小　结

正常情况下体温由下丘脑的负反馈系统所调节，下丘脑整合来自多种组织的热信号。约 80% 的热传入信号来自中心温度，该中心温度可经远端食管、鼻咽或鼓膜温度探头测得。需要维持正常体温时，下丘脑可协调增加产热（非寒战性产热和寒战）、增加环境热丢失（出汗）并减少热量丢失（血管收缩）。

热稳态要求环境热丢失量等于代谢产热量；热丢失量超过产生量时就可出现低体温。手术与麻醉期间常见中心温度轻度降低，开始是由于体热从中心向周围组织再分布所致，随后是由于热丢失量超过代谢产热量。临床剂量的全身麻醉药可降低机体对低体温的阈值，即从正常 37℃ 左右降至 33 ~ 35℃。因此，麻醉状态下中心温度超过该阈值的患者体温常不稳定，且对温度变化不产生主动反应。当患者体温再降低到一定程度时则触发温度调节性血管收缩，这对阻止中

心温度进一步降低具有显著效果。

动物实验中，术中浅低温对组织缺血与低氧具有明显的保护作用。但仅是院外心脏骤停和新生儿窒息使用治疗性低温明显改善结局得到证实。低温还可降低恶性高热的发生；如果发生，该综合征的严重程度则减轻。然而多数非目的性低体温结果是有害的。主要不良反应包括心肌不良事件、手术切口抵抗感染能力下降、失血和输血需求增多、药物作用时间延长、寒战以及术后患者热舒适感降低。

代谢热量几乎不经过呼吸道丢失。因此，即使主动性气道加温与湿化也几无益处。静脉输注大量冷液体能引起明显的低体温。所以，对于术中每小时需要输注数升液体的患者，应对所输液体加温；但作为加温手段，应首选主动皮肤加温，其次为液体加温。临床所用的主动加温系统中，压力空气加热系统是效能、安全与价格三因素的最佳选择，即使最大型手术期间也常常能维持正常体温。

区域麻醉对温度调控可产生外周与中枢性双重抑制。外周性抑制是由于局麻药阻滞了温度调节防御作用所必需的神经。椎管内麻醉期间的低体温最初是由中心体热向外周再分布所致，随后是由于热丢失超过热生成。广泛阻滞麻醉时低温的严重程度可能与全麻时一样。

产热增强（恶性高热）、过度保温（被动性体温过高）或温度调节目标的特异性升高（发热）均可增加中心温度。体温过高的原因多样且常常很严重，所以应寻找中心温度升高的病因，并给予合适的治疗。

检测与预防热失衡的合理策略是监测全麻持续 30 min 以上或区域麻醉下接受大手术患者的中心温度。除了特别的低体温指征（如预防脑缺血），应将中心温度维持在 36℃ 以上。

参 考 文 献

见本书所附光盘。

第 55 章　成人气道管理

Carin A. Hagberg • Carlos A. Artime

王 勇 译　马武华　黑子清 审校

致谢：编者及出版商感谢 Dr. John Henderson 在前版本章中所作的贡献，他的工作为本章节奠定了基础。

要　点

- 气道管理是指通过维持气道通畅及保证患者充分的通气和氧合以减轻麻醉导致的呼吸系统不良反应。这是麻醉医师一项最基本的职责，也是麻醉的基石。
- 成功的气道管理需要丰富的知识和技能，尤其是对气道管理困难的预测、制订气道管理计划的能力，以及应用一系列现有的气道工具实施这个计划的技巧。
- 美国麻醉医师协会《困难气道管理实践指南》及《困难气道处理流程》可为气道的评估及困难气道的准备提供指导，可指引麻醉医师在面对已知的或潜在的困难气道时做出临床决策。
- 详细理解气道的解剖对于麻醉从业人员来说是必不可少的。
- 进行全面的气道评估并熟悉困难气道的预测因素可使麻醉医师在面对潜在的困难气道时提高警惕并制订合适的应对方案。
- 为了便于气道管理，麻醉医师常采取某些麻醉技术如全麻诱导或对气道局部麻醉来减轻气道工具对患者造成的不适感，抑制气道反射及血流动力学反应。
- 在过去的 25 年中，气道管理工具中最重要的进展就是 LMA 的出现。
- 气管插管可建立一个确切的气道，最大限度地防止胃内容物的反流误吸且允许在更高的气道压下（大于面罩或声门上通气道）进行正压通气。
- 清醒保留自主呼吸下经软镜插管是处理困难气道的金标准。
- 经皮（有创）气道是在试图建立无创气道失败时的急救措施。麻醉医师应该熟练掌握经气管喷射通气及环甲膜切开术。
- 拔管是气道管理中可能发生严重并发症的重要节点。拔管的计划必须预先制订并应该包括重新插管的策略，以防止患者拔管后不能维持足够的通气。

概　述

全麻会影响呼吸系统的各个方面，包括影响呼吸道通畅，丧失气道保护性反射及通气不足或窒息。因此麻醉医师最基本的职责之一便是建立通畅的气道并保障患者足够的通气和氧合。气道管理便是指建立并保障气道通畅，这是麻醉实践的基石。传统上，通过面罩及气管插管通气是气道管理的基础，而在过去的 25 年中，喉罩（LMA）的出现已成为气道工具最重要的进展。

气道管理困难可造成潜在严重的并发症：如未能保证气道通畅可在几分钟内造成缺氧性脑损伤，甚至死亡。美国麻醉医师协会（ASA）结案诉讼（Closed Claim）项目的数据表明，随着气道紧急情况的发生，患者死亡或脑损伤的发生率可增加 15 倍[1]。尽管在过去的三十年中，气道并发症相关的诉讼比例在降低，但是气道并发症仍然是诉讼项目中第二常见的原因[2]。1993 年，美国麻醉医师协会颁布了第一版《困难气道管理指南》，目的是"方便困难气道的管理并降低可能的不良后果"[3]。2013 年更新了最近的版本，把困难气道定义为"受过常规培训的麻醉医师遇到面罩通气困难，或气管插管困难，或两者兼有"，并为气道的评估及困难气道的准备提供指导，其中包含的"困难气道处理流程"旨在指导麻醉医师在面对已知或潜在困难气道时做出临床决策（图 55-1）[4]。

成功的气道管理需要丰富的知识和技能，特别是：预测困难气道、制订气道管理计划的能力，以及应用一系列现有的工具执行这个计划的能力[5]。提高这些技能需要所有麻醉医师不懈的努力。与所有手工技能相同，不断的实践可以提高这种能力，降低可能的并发症。目前，新的气道工具不断应用于临床领域，每种工具都有其独特的优势，在某种特定的临床情况下可能有益。麻醉医师应在日常工作中熟悉这些新工具，但应避免在困难气道处理时尝试新技术。

功能性气道解剖

充分掌握气道解剖知识是麻醉医师的必备基础。气道管理的各个方面都依赖于处理中所涉及的解剖知识，包括气道的评估、清醒插管的准备及气道工具的合理应用。掌握正常的解剖及可导致气道管理困难的解剖变异知识，有助于气道管理计划的制订。由于一些关键的解剖结构在气道处理时可能无法辨别，因此麻醉医师必须熟悉这些不同解剖结构间的相互关系。

气道可分为上呼吸道和下呼吸道，上呼吸道包括鼻腔、口腔和咽喉，下呼吸道由各级气管支气管树构成。

鼻　　腔

气道功能开始于鼻孔，为鼻腔的外部开口。鼻中隔把鼻腔分为左右两个鼻腔，其为两鼻腔的内侧壁。鼻中隔由前部的鼻中隔软骨和后部的筛骨（上面）、梨骨（下面）两块骨头构成。鼻中隔偏曲在成年人中比较常见[6]；因此，气道工具要从更易进入的鼻腔置入。鼻腔的外侧壁由三块鼻甲骨组成，将鼻腔分为三个螺旋的通道（图 55-2）。位于下鼻甲和鼻腔底部之间的下鼻道是气道工具置入的首选通道[7]；如置入的位置不正确可造成鼻甲撕裂[8-9]。鼻腔的顶部是筛骨的一部分——筛板，这个脆弱的骨性组织如骨折可造成鼻腔与颅内腔连通，从而致使脑脊液外漏。因为鼻腔黏膜富含毛细血管，所以在气道工具置入前通常需要局部使用血管收缩剂，以避免发生鼻出血。鼻腔后部开口为鼻后孔，在此进入鼻咽腔。

口　　腔

因为鼻腔相对较小，且创伤的风险高，所以我们常把口腔作为气道工具置入的通道。许多气道工具的置入需要适当的张口度。张口是通过旋转颞下颌关节（temporomandibular joint，TMJ），然后在颞下颌关节内滑动下颌骨髁状突前突或半脱位下完成的[10]。

口腔通往口咽腔，底部为舌，顶部为软腭和硬腭。口腔顶部前 2/3 为硬腭，由下颌骨腭突和颚骨水平板构成；后 1/3 为软腭，为一纤维肌性皱襞附于硬腭后。舌由多块肌肉支配，其中对麻醉医师而言，与临床最相关的是连接舌与下颌的颏舌肌。托下颌的方法是利用移动双侧颞下颌关节达到下颌和舌体前移，从而缓解因舌根后坠导致的气道梗阻。在舌下部，下颌舌骨肌把口底分为位于上方的舌下间隙和下方的颏下间隙两部分。在这些间隙形成的蜂窝组织炎与血肿可引起舌体向后上方移位从而导致相关的气道梗阻[11]。

咽

咽部是从颅底延伸到环状软骨水平的肌性管腔，与喉、食管一起连接鼻腔和口腔。口咽筋膜组成咽后壁，与咽后间隙分隔。食管与气管导管位置不当可导致筋膜撕裂形成咽后切割伤[12-13]。清醒患者的咽部肌肉能维持气道开放。麻醉期间，咽部肌张力的消失是上呼吸道梗阻的主要原因之一[14-15]。托下颌的办法提高了咽部肌肉的纵向应力，抵消了咽部塌陷的趋向性[16]。

咽部可分为鼻咽部、口咽部和咽下部（图 55-3）。贴着鼻咽上后壁的是腺样体，可引起慢性鼻梗阻，若增大，可引起气道工具通过困难。鼻咽部止于软腭，此部位称为咽腭区，是清醒患者与麻醉患者均常见的气道梗阻部位[14]。口咽部起于软腭向下延伸到会厌水平。外侧壁包括腭舌弓皱襞与腭咽弓皱襞，也分别被称为前、后咽扁桃体。这些皱襞（包括腭扁桃体）肿大会引起呼吸道梗阻（图 55-4）。舌根位于口咽前部，由舌会厌皱襞连接会厌，形成成对空腔，称为咽峡（虽然它们常常被当做单个咽峡）。咽下部始于会厌水平止于环状软骨水平，与食管伴行。喉部膨出于咽下

1. 评估气道管理存在困难的可能性及临床影响
   - 患者不合作或不同意
   - 面罩通气困难
   - 声门上设备置入困难
   - 喉镜暴露困难
   - 插管困难
   - 外科气道建立困难

2. 困难气道处理过程中积极保证氧供

3. 考虑相对优势和可行的气道处理方法
   - 清醒插管 *vs.* 全麻诱导后插管
   - 初次插管时选择无创技术 *vs.* 初次插管时选择有创技术
   - 初次插管时采用视频喉镜辅助插管
   - 保留自主呼吸 *vs.* 不保留自主呼吸

4. 制订首选和替代方案

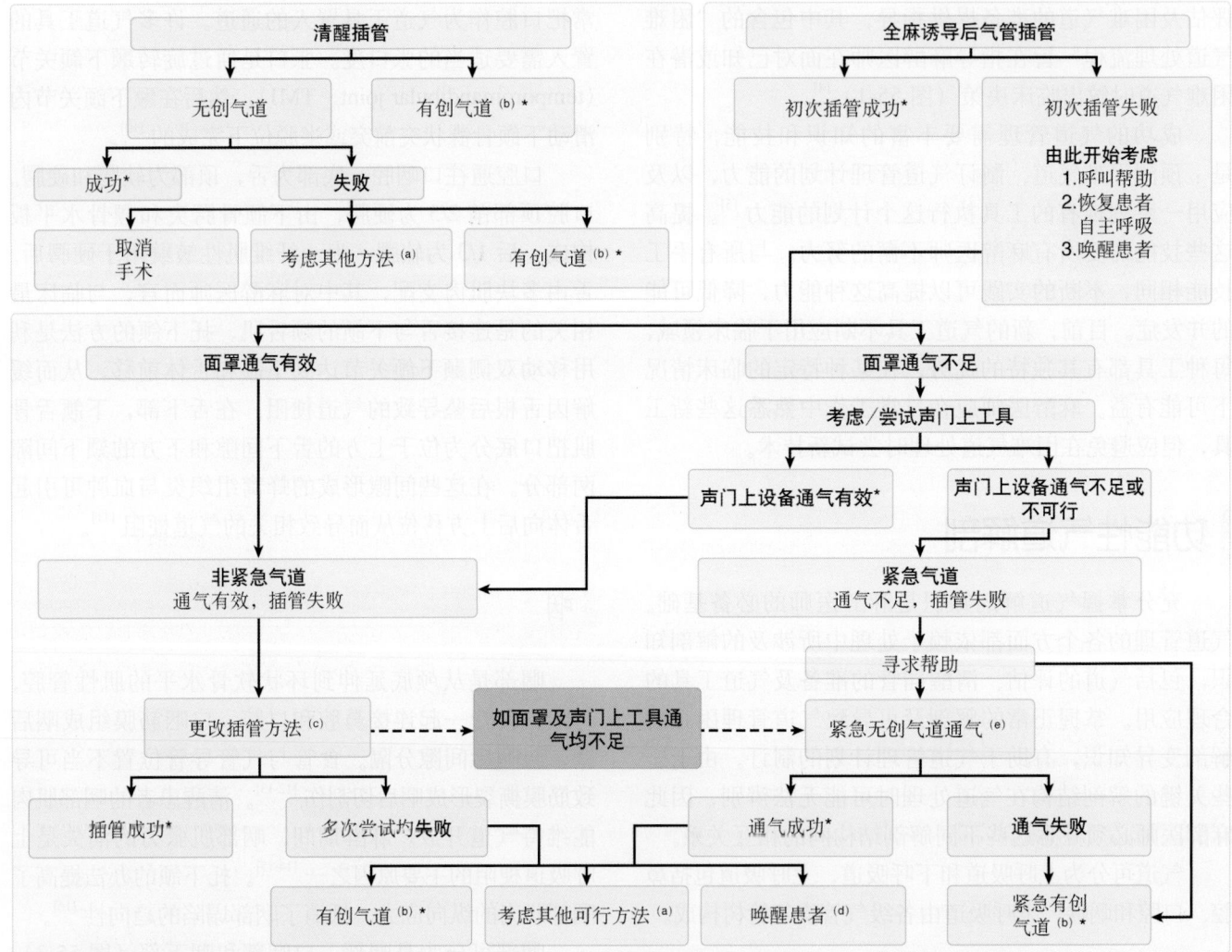

* 用呼吸末 CO_2 监测确认通气、气管插管、声门上通气工具位置。

a 其他方法包括（但不局限于）：在面罩或声门上通气工具麻醉（如：喉罩、插管型喉罩、喉管）、局部浸润麻醉或区域神经阻滞麻醉等方法下手术。实施这些方法通常意味着面罩通气正常。因此一旦出现紧急气道，这些方法的使用价值有限。

b 有创措施包括外科或经皮气道、喷射通气及逆行气管插管。

c 其他无创困难气管插管方法包括（并不局限于）：视频喉镜、更换不同的喉镜片、声门上通气工具（例如：喉罩或插管型喉罩）作为插管通道（用或不用纤支镜引导插管）、纤支镜引导下气管插管、插管导芯或交换管、光棒、经口或鼻盲探气管插管等。

d 重新考虑清醒气管插管或取消手术。

e 采用声门上通气工具实施紧急无创通气。

图 55-1 美国麻醉医师协会"困难气道处理流程"*(From Apfelbaum JL, Hagberg CA, Caplan RA, et al: Practice guidelines for management of the difficult airway: an updated report by the American Society of Anesthesiologists Task Force on Management of the Difficult Airway, Anesthesiology 118:251-270, 2013.)*

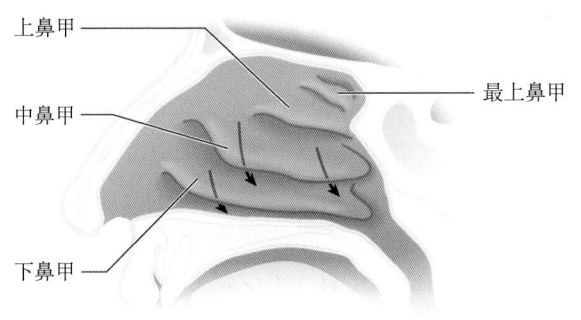

图 55-2　鼻腔的外侧壁 *(From Redden RJ: Anatomic considerations in anesthesia. In Hagberg CA, editor: Handbook of difficult airway management, Philadelphia, 2000, Churchill Livingstone, p. 3, Figure 1-2.)*

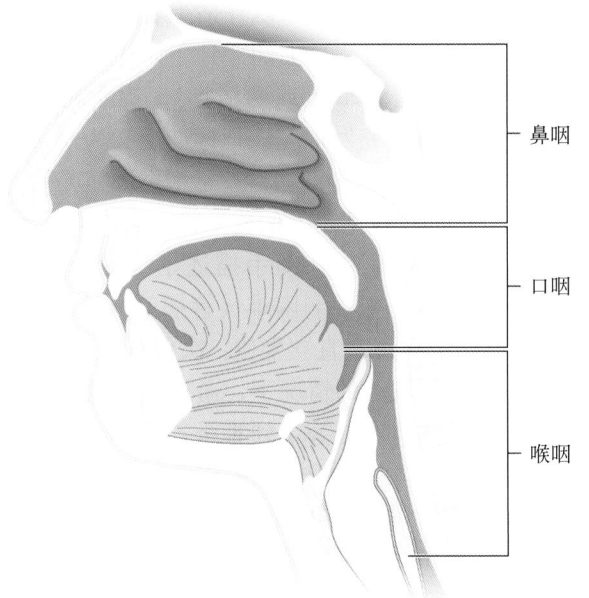

图 55-3　头颈部矢状面显示咽部分区 *(From Redden RJ: Anatomic considerations in anesthesia. In Hagberg CA, editor: Handbook of difficult airway management, Philadelphia, 2000, Churchill Livingstone, p. 7, Figure 1-6.)*

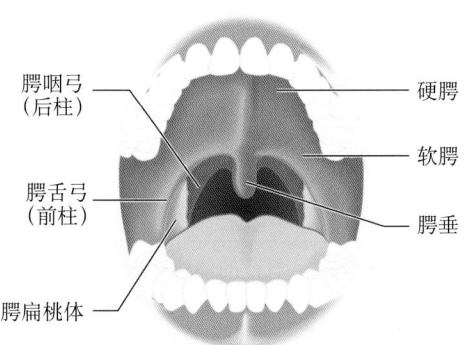

图 55-4　口腔与口咽 *(From Redden RJ: Anatomic considerations in anesthesia. In Hagberg CA, editor: Handbook of difficult airway management, Philadelphia, 2000, Churchill Livingstone, p. 8, Figure 1-7.)*

部，喉口两侧各形成一个梨状隐窝（图 55-5）。

喉

　　喉部是由软骨、肌肉和韧带组成的结构，是气管的入口且有许多功能，其中包括发声和气道保护。咽的软骨支架由 9 块不同的软骨组成：甲状软骨，环状软骨，成对的杓状软骨、小角软骨、楔状软骨，以及会厌软骨。它们由韧带、膜和滑液关节连结，通过甲状舌骨韧带和膜与舌骨相连（图 55-6）。

　　甲状软骨是喉软骨中最大的一个，支撑着喉部的大部分软组织。位于颈前部的甲状软骨上切迹与喉结标志明显，可作为经皮穿刺气道技术和喉部神经阻滞

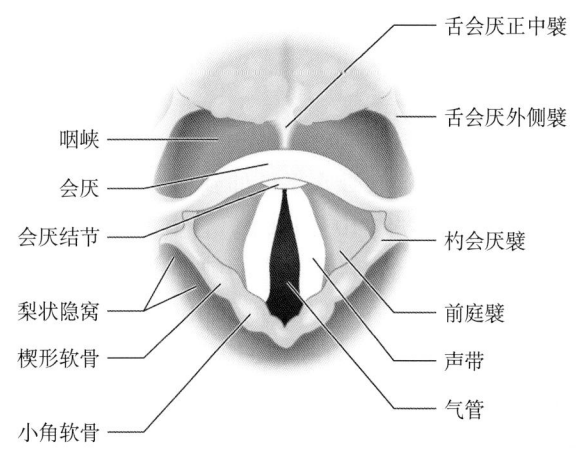

图 55-5　从咽下所见喉部 *(From Redden RJ: Anatomic considerations in anesthesia. In Hagberg CA, editor: Handbook of difficult airway management, Philadelphia, 2000, Churchill Livingstone, p. 8, Figure 1-8.)*

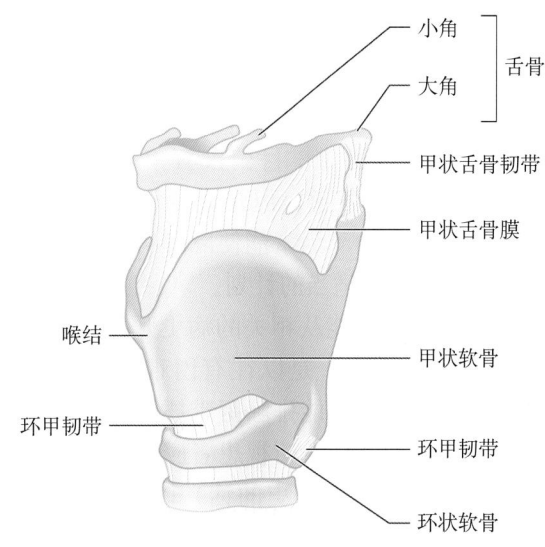

图 55-6　喉软骨及其连结 *(From Redden RJ: Anatomic considerations in anesthesia. In Hagberg CA, editor: Handbook of difficult airway management, Philadelphia, 2000, Churchill Livingstone, p. 10, Figure 1-9.)*

的重要体表标志。平第六颈椎的环状软骨居喉的最下方，前面经环甲膜与甲状软骨相连，是组成呼吸道的唯一完整的软骨环。杓状软骨与环状软骨后部相连，后部附着声带。

从咽来看，在直接喉镜下，喉起自于会厌。会厌软骨瓣作为喉部入口的近端界限。它在吞咽时有封闭喉口避免食物进入喉的作用，但这功能对于预防误吸并非不可或缺[17]。会厌前面通过舌骨会厌韧带与舌骨上界相连。喉口由两侧杓状会厌襞，后侧的小角软骨和杓间切迹包绕（图55-5）。

上经喉口下缘下通环状软骨下缘的腔隙是喉腔。室襞（又称为前庭襞或假声带）是喉腔位置最高的结构。下方是声带，其后方附着杓状软骨，前方附着甲状软骨，共同组成前连合。声带之间的腔隙称为声门。喉腔声门以上部位称为前庭，声门以下称为声门下腔。

气管与支气管

气管起自环状软骨水平延伸到第五胸椎水平的隆嵴，成人气管长度约 10 ~ 15cm。它由 16 ~ 20 个 C 形的软骨环构成，气管软骨后方的缺口由结缔组织和气管平滑肌形成气管后壁。在隆嵴部位，气管分为右主支气管和左主支气管。在成人中，右主支气管与气管的夹角比左主支气管的夹角小，所以异物与气管导管更容易滑入右主支气管腔[18]。

气道评估

虽然麻醉医师总是会做好应对困难气道的准备，但是更为理想的是能提前预见困难气道。通过做一些体格检查或了解患者的具体病情有助于预见面罩通气困难，声门上工具置入困难，喉镜置入、气管插管困难或外科气道处理困难。目前没有单一的检查可以100% 准确判断困难气道。但是进行气道的全面评估与熟悉困难气道的预测因素能使麻醉医师警惕困难气道的潜在可能并做好适当的计划。

气道评估应尽可能从相关的病史开始[4]。最能预见困难插管的因素之一是以往有困难插管史[19]。但是，过去插管容易并不能排除困难插管和困难通气的可能性。在每个病例中，访视患者应该记录自上一次麻醉（如果患者有过麻醉史的话）以来患者的体重、症状和病理变化并尝试获得之前的麻醉记录，因为它们有可能提供气道管理相关的有用信息。病理情况的出现提示困难气道的风险性增加，这应在病史中详细描述。系统的重点回顾可以使麻醉医师对其他预见困

难气道的潜在因素提高警觉，例如打鼾史预示着可能存在面罩通气困难[20-21]。

气道的检查评估应尽可能在术前完成，评估是否有任何与困难气道相关的体征[4]。具体的评估体征详见框 55-1。

面部与颈部的直视评估应着重看是否有体征提示可能存在潜在的困难气道。这包括明显的面部畸形、面部或颈部肿瘤、面部烧伤、甲状腺肿大、粗短颈或下颌退缩。络腮胡因易导致面罩漏气，也与面罩通气困难相关。颈托与颈牵引均会妨碍面罩通气与直接喉镜置入。颈围大于 43cm（17 英寸）与困难气管插管有相关性。Brodsky 指出实际上颈围比体重指数（BMI）对困难气道更有预见性[23]。

可指导患者尽量张大口以评估患者的张口度及口咽解剖。张口最大时测量上切牙到下切牙的距离，如上下切牙间距小于 3cm（或两横指），提示可能插管困难[24]，同样有研究发现应该把标准定义为小于 4 或 4.5cm[25]。对口咽进行全面的检查可帮助确定是否有导致困难插管的病理性情况，如赘生物、高拱腭或巨舌。1983 年，Mallampati 和其助手描述了一个以舌体大小为基本临床体征来预测困难气管插管分级方法[26]。Mallampati 分级让患者直立坐位、头保持中立、张口、舌尽量外伸及不发声的情况下，通过观察腭弓、悬雍垂及软腭的暴露情况分为 I 到 III 级[27]。Mallampati 分级高提示患者舌体相对于口咽腔过大，因而口咽暴露不好，困难插管的概率也就越大。Samsoon 和 Young 提出了改良 Mallampati 分级[28]，分为四级，是目前麻醉最常用的气道评估方法，定义如下（图 55-7）：

- I 级：可见腭弓、悬雍垂和软腭
- II 级：可见部分悬雍垂和软腭
- III 级：可见软腭
- IV 级：仅可见硬腭

作为一种单独的方法，Mallampati 分级在预测困难插管的准确性上存在不足，但是复合其他预测方法则有临床意义[29]。一些研究发现让患者头尽量后

框 55-1　气道的体格检查内容

- 面部与颈部视诊
- 开口度评估
- 口咽解剖情况与齿列评估
- 颈部活动度的评估（患者摆嗅花位的完成情况）
- 下颌下间隙的评估
- 患者颞下颌关节向前活动的情况（做下颌前伸运动测试）

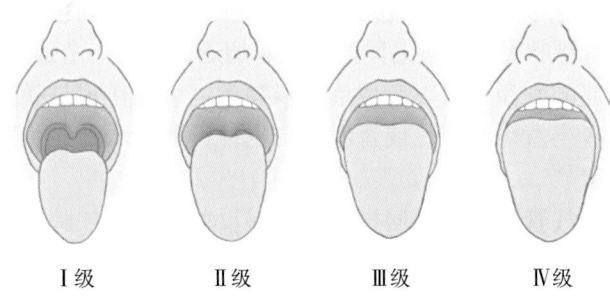

图 55-7　Samsoon 和 Young 提出的改良 Mallampati 分级，根据可见的结构分为：Ⅰ级，可见软腭、咽喉、悬雍垂、腭弓；Ⅱ级，可见软腭、悬雍垂；Ⅲ级，可见软腭，部分悬雍垂；Ⅳ级，看不到软腭

伸后评估 Mallampati 分级，可提高其应用价值[27, 30]。当检查口咽间隙可见会厌时，可定义为 Mallampati 分级 0 级，常提示喉镜暴露容易[31-32]。当然，即使 Mallampati 分级 0 级，但是会厌塌陷，也可能发生气道管理困难[33-34]。

评估完患者的口咽解剖后，应检查患者的牙齿情况[24]。相对过长的上切牙可影响直接喉镜的操作。牙齿情况不好或缺齿可增加牙齿损伤的风险，同样存在牙齿脱落造成误吸的风险。十分松动的牙齿应该在喉镜检查前拔除。如有牙齿装饰，比如贴瓷、牙齿帽、牙冠及补牙的情况，特别容易在气道管理中损伤。无牙可能提示气管插管容易，但可能存在潜在的面罩通气困难[35]。

直接喉镜插管的理想位置是颈椎屈曲和寰枕伸展，通常指的是嗅花位[36]（见上文"准备和定位"）。气道检查应包括评估此患者能否做到嗅花位；寰枕关节伸颈受限与喉镜暴露下插管困难相关[37]。头颈部的活动度也可以通过测量颈部完全伸展时下颌骨下缘到胸骨上切迹的距离进行评估，距离小于 12.5cm 则为困难插管[38]。颈椎活动度可以通过测量额头线从颈部完全屈曲到充分伸展形成的角度进行评估；小于 80° 为可预测的困难插管[39]。

在直接喉镜插管过程中，舌头需移动到下颌下间隙；小下颌因为下颌下间隙空间减小导致声门难以充分暴露。这种情况经常被称为喉头过高。甲颏距离，即从下颌骨下缘到甲状软骨切迹的距离小于 6.5cm（三横指），提示下颌空间减少，可预测为插管困难[25, 38]。同时也应评估下颌空间的顺应性；下颌空间缺乏顺应性或者有肿块时评估结果也不准确[24]。

检测下颌前突程度在困难气道评估中具有预测价值，故应包含在气道评估中。下切牙无法盖过上切牙可能预示喉镜暴露困难[40]。另一个相似的评估方法是由 Khan 和他的同事们所描述的上唇咬合试验，在预测喉镜暴露困难上已证实具有比 Mallampati 分级更高的个体特异性和更小的误差性。下切牙咬上唇试验失败者预示着喉镜暴露更加困难[41-42]。

虽然单一的气道检查局限于低灵敏度和低阳性预测值，但结合多种评估方法可提高预测准确性。当综合评估甲颏距离、颏胸距离以及上下切牙间距时[38, 43]，Mallampati 评分有了更高的预测价值。联合应用多种危险因素的模型，如 Wilson 风险总分（体重、头颈活动度、下颌活动度、颈退缩和龅牙）和 El-Ganzouri 风险指数（张口度、甲颏距离、Mallampati 分级、颈部活动度、下颌前突、体重和插管困难史）旨在试图提高困难气道评估预测值[39, 44]。Langeron 和他的同事们开发了一种计算机辅助模型，使用复杂的相互作用的几个因素（BMI、张口度、甲颏距离、Mallampati 分级和颏退缩程度）进行简单的统计，可以比其他模型更准确地预测困难插管[45]。

气道管理的生理学概念

预 充 氧

麻醉诱导时，患者处于仰卧位，在呼吸肌麻痹的状态和麻醉药物直接作用下，通气不足或呼吸暂停并复合功能残气量（FRC）减少时，可迅速发展为低氧血症。预充氧是一个给氧去氮的过程，它能延长呼吸暂停到出现低氧血症的时间。因此也为临床麻醉医师建立气道和恢复有效通气提供了更充裕的时间。对于麻醉诱导后不能进行面罩通气或面罩通气困难者，以及预期插管困难者或者功能残气量较小的患者（如肥胖患者或孕妇），充分的预充氧是必不可少的[46]（可见第 71 和 77 章）。由于气道管理可能会发生不可预见的困难，所以建议全麻诱导前常规给予预充氧[47]。

预充氧通常是通过面罩连接到麻醉机或 Mapleson回路。为了保证充分给氧，需给予 100% 纯氧，且必须使用密闭的面罩吸氧并且保持足够高的流速，以防止回吸（10～12L/min）。呼气末氧浓度大于 90% 可以最大化延长窒息时间。完成预充氧有两种主要方法：第一种方法是潮气量通气法，通过面罩通气 3min 保证肺内气体交换率 95% 以上[46]。第二种方法是使用肺活量呼吸来快速达到充分预充氧：连续做四次超过 30s的深呼吸不一定比潮气量通气法更有效，但可能在某些临床情况下是可以接受的；连续做八次超过 60s 的深呼吸已被证明更为有效[46]。头高位进行通气对于所有肥胖和非肥胖患者都可以提高预充氧的质量[49]。预充氧时使用无创正压通气也可延长呼吸窒息时间[50-51]。

胃内容物误吸入肺

1946，Mendelson 第一个报道了孕妇麻醉后由于酸性胃内容物误吸导致吸入性肺炎[52]。这个通常被称为 Mendelson 综合征的麻醉潜在的致命性并发症，得到了麻醉界的强烈关注。胃内容物误吸入肺的预防主要是通过坚持执行术前禁食指南、使用术前用药以及选择特殊的麻醉诱导方式（这将在本章后面讨论，见第 77 章）以降低吸入性肺炎的风险。

传统认为，术前应该告知需要镇静、局麻或者全麻的择期手术患者晚上 12 点后禁饮禁食，确保空腹以减少反流误吸的风险。证据显示，术前 2~4h 饮用透明液体可减少胃液量及升高其 pH。1999 年由 ASA 出版的《减少肺部误吸——术前禁食及用药临床指南》中放宽了传统术前禁食策略，将需要麻醉的择期手术禁饮水规定提前至术前 2h。2011 年更新的指南建议术前 4h 禁饮母乳及术前 6h 禁食固体食物、婴儿辅食及非人乳奶类。煎炸及高脂肪食品可能需要更长的禁食时间（比如 8h 以上）[53]。虽然 ASA 指南没有特别提到口香糖、硬糖或吸烟，但是关于这点，欧洲麻醉协会出版的指南上并不建议因麻醉诱导前患者刚食用上述食品而推迟进行麻醉诱导[54]。

ASA 指南没有推荐针对吸入性肺炎预防性常规用药，但是预防性使用这类药可能对有影响呼吸的危险因素的患者有益，例如饱胃、胃食管反流症、食管裂孔疝、留置胃管，病态肥胖、糖尿病胃轻瘫患者及孕妇[53]。预防性给药的目的有两个方面：减少胃内容物及升高胃液 pH 值。常用的药物有非颗粒性抗酸药（如枸橼酸钠）、促胃肠动力剂（如甲氧氯普胺）及 H_2 受体阻滞剂。上述药物可单独使用或联合使用[55]。

气道反射和气管插管的生理反应

喉部最重要的功能是保护气道，这种作用主要由声门闭合反射提供。该反射从声门及声门下黏膜感受器触发，引起声带强烈内收[56]。这种反射过度的不良表现则称为喉痉挛，是气道管理中潜在并发症之一。喉痉挛通常是由于浅麻醉下（Guedel 分级第二期）气道内操作或对声带刺激（例如血液或呕吐物）引起舌咽神经或迷走神经反射产生，但其他刺激也可引起喉痉挛突然发生，移除刺激物后仍会持续一段时间。喉痉挛的处理措施包括：移除气道内刺激物，加深麻醉，使用短效肌松药，例如琥珀酰胆碱[57]。纯氧下持续正压通气通常认为是喉痉挛的处理方法，虽然其产生的压力可能使杓状会厌襞更加彼此靠近，可能实际上是

作为一个机械刺激促进喉痉挛发生[58-59]。双侧按压下颌骨髁状突及乳突之间的喉痉挛切迹，产生一个强烈、疼痛的刺激，可以有效治疗喉痉挛，可能作用是唤醒患者半意识状态，或者激活自主神经通路从而终止喉痉挛[57]。

气管支气管树同样可以传递反射，以保护肺远离有害物质。异物刺激低位气道，激活迷走神经反射调节，引起支气管平滑肌收缩，导致支气管痉挛。未进行处理的支气管痉挛会因为气道阻力急剧升高而无法通气。处理方法包括使用丙泊酚或吸入麻醉药加深麻醉，使用吸入性 β_2 受体激动剂或抗胆碱能药对症处理。有研究报道静脉注射利多卡因，但证据不支持用利多卡因来治疗支气管痉挛[60]。

气管内插管，使用喉镜或其他气管设备一样，对于气道来说均为强烈的伤害性刺激，通过刺激迷走神经及舌咽传入神经引起自主神经反射，成年人或青少年会出现高血压或心动过速，婴儿或儿童则可能出现心动过缓。高血压及心动过速一般持续时间较短，然而对有严重心脏疾病的患者会带来不良后果。气道管理因激活中枢神经系统，导致脑电活动、脑代谢率、脑血流量的增加，因此可能导致颅顺应性降低患者颅脑压的增加[60]。

气道管理麻醉

为了方便气管插管，需要麻醉让患者舒适接受插管、减弱气道反射、减少气道工具所致的血流动力学反应。最常用的做法是在麻醉诱导后建立气道。还有一种清醒插管可供选择，即对气道进行局麻和（或）镇静下建立气道（包括气管插管），有临床需要时同样可以达到气道管理的目标。在紧急情况下患者表现反应迟钝或昏迷时，例如急性呼吸或心搏骤停，此时插管可能不需要使用麻醉药物。

全麻诱导后的气道管理

若麻醉医师认为安全，那么气管插管通常都是在全麻诱导后进行。麻醉诱导时需要用到几种药物诱导，每种药物对气道管理都有各自的作用。决定使用何种诱导方式需要仔细考虑当时特殊的临床情况。

复合肌松药的标准静脉诱导

最常用的全麻诱导方式是标准的静脉诱导，在使用快速起效的静脉麻醉药后给予肌松药。使用肌松药后达到肌肉松弛状态，可方便喉镜暴露以改善插管条

件，防止插管后喉部反射性关闭及呛咳[10,61]。

丙泊酚是最常使用的静脉诱导麻醉药物，其他包括依托咪酯、氯胺酮、硫喷妥钠及咪达唑仑（可见第 30 章）。药物的使用取决于各种因素，包括患者血流动力学情况、合并症、过敏药物以及药物药代动力学、副作用、医生偏好及药物的有无[62]。当使用肌松药时，麻醉药物的选择是否影响插管条件尚无定论。研究比较丙泊酚、依托咪酯及硫喷妥钠与肌松药的联合使用，不同麻醉药物对插管条件的影响无明显区别[63-64]。另一方面，一项研究显示在使用顺式阿曲库铵时，与较小剂量丙泊酚相比，较大剂量可改善插管条件[65]。

多年来，静脉诱导麻醉药中最常用的肌松药是琥珀酰胆碱[62]，然而最近，非去极化肌松药的使用越来越受欢迎，这是因为琥珀酰胆碱会导致心动过缓、肌痛、高血钾症、颅内压及胃内压增高等[66]（可见第 34 章）。琥珀酰胆碱作为临床上唯一使用的去极化肌松药，有快速起效、作用时间短的优点，如需利用这些特性则选用此药。特别是琥珀酰胆碱常用于可疑困难气道时，因作用时间短，预给氧患者发生严重低氧血症之前允许自主呼吸恢复，虽然证据表明这些可能在人体中不易预测[67]。

在常规静脉麻醉诱导中，非去极化肌松药是较常用的肌肉松弛药物[66]。在目前临床操作中，常用的非去极化肌松药有：罗库溴铵、维库溴铵、顺式阿曲库铵，值得注意的是它们相对少的副作用而且具有良好的安全性。非去极化肌松药主要的缺陷是作用持续时间更长，一旦使用，必须在数分钟内建立可通气的气道，以防止致死性的低氧血症发生。sugammadex 是罗库溴铵特异性拮抗剂，具有快速拮抗深度肌肉松弛作用的能力[68]，与使用琥珀酰胆碱恢复自主呼吸的时间也具有可比性。sugammadex 的使用将可能导致全麻常规诱导时使用琥珀酰胆碱进一步减少，但目前该药尚未批准在美国销售（可见第 35 章）。

传统教学提倡能建立面罩通气后才可使用肌松药。如果面罩通气无法维持足够通气，在低氧血症发生前，已经预给氧患者稍后能恢复自主呼吸或者清醒[69]。现在，越来越多文献质疑这种操作方法。其中一些研究提出面罩通气不会因为使用肌松药而导致通气困难[70-71]，恰恰相反，事实上肌松药更利于面罩通气[72]。传统教学的问题在于这种操作理论上的优势，即如果面罩通气失败就唤醒患者，其实很少使用[73]。如果机械地保留这种所谓优势，可能会导致在麻醉诱导中麻醉药物使用剂量不足，比不采取这种方式导致面罩通气困难的情况发生可能性更大[73]。推迟使用肌松药有

可能会在自主呼吸恢复（使用顺式阿曲库铵）或使用拮抗剂（使用罗库溴铵及舒更葡糖）之前引起低氧血症。传统教学的支持者指出肌肉松弛作用在面罩通气方面的效果只在正常气道患者身上研究过。对预测或已知困难气道患者而言，检测能否面罩通气还应该考虑到最佳气道管理计划。作者的观点是，面罩困难通气的正常气道患者通常是由于阿片类药物介导的肌紧张或气道刺激导致声门关闭而引起的，不使用肌松药不可能使情况更好。有潜在困难气道患者，当不能选择 sugammadex 快速拮抗时，使用长效肌松药前需要确定能够面罩通气。

麻醉快速诱导与气管插管

快速序贯诱导与气管插管（在麻醉相关文献简称快速序贯诱导）是常用于有胃液反流及胃内容物误吸高发风险的常规静脉麻醉诱导方法。在充分预给氧后，施加环状软骨按压，诱导剂量的麻醉药物注入后快速给予 1～1.5mg/kg 琥珀酰胆碱，在不使用正压通气情况下行气管插管，全程按压环状软骨。目的是快速达到最佳插管条件，以减少意识消失到气道插入气管导管的时间。环状软骨按压，由 Sellick 首先提出，在环状软骨环处施加压力以闭合食管上段，从而可以防止胃内容物反流到咽部[74]。当患者清醒时环状软骨按压压力建议为 10 牛顿，当意识消失后可增加至 30 牛顿。这些数值是以对麻醉诱导的患者食管测压与尸体研究而得到的压力安全数值[75]。快速诱导与气管插管应用广泛，对于饱胃（例如禁饮禁食指南没有观察到）与肠梗阻患者处理标准一样[76-77]。快速诱导与气管插管曾经推荐用于第二产程的孕妇[78]，但是这种说法最近被提出质疑[79-80]（可见第 77 章）。如有比一般情况更容易发生胃液误吸的风险时也可考虑使用快速诱导与气管插管，包括控制不佳的胃食管反流病、留有鼻饲管、病理性肥胖、糖尿病胃轻瘫。当预测为面罩通气困难而气管插管顺利时，如无齿、络腮胡患者，除非有确定气道的检查方法，快速诱导与气管插管技术也十分实用。

自 1970 年首次提出快速诱导与气管插管方法起，不断有其他改进方法提出[81]。当琥珀酰胆碱被禁用或希望规避其不良反应时，快速诱导与插管可以使用非去极化肌松药完成（罗库溴铵 1.0～1.2mg/kg 或维库溴铵 0.3mg/kg），上述剂量可在少于 90s 内提供足够的插管肌松条件[82-83]。这些药物主要不足在于肌松阻滞时间延长；然而 sugammadex 的应用可以使非去极化肌松药的使用增多（可见于第 34、35 章）。虽然传统快速诱导与气管插管要求混合剂量的硫喷妥钠，但是

丙泊酚、依托咪酯或氯胺酮的使用也十分常见。比起输注预定的混合药物剂量，一些人提倡使用滴定麻醉药物至患者意识丧失[77]。

环状软骨按压的应用是快速诱导与气管插管最具争议的方面[77]。反对观点认为环状软骨按压降低下段食管括约肌张力，增加反流的潜在风险[84]，而且MRI研究显示，事实上，环状软骨按压并没有按压食管，而是使食管向外侧移位[85]。环状软骨按压同样可导致喉镜视野变差，变相延长插管时间及增加肺误吸的风险，也可导致会厌下气道的闭合，进一步引起气管插管或面罩通气困难[86]。另一方面，支持者提出适当的环状软骨按压可以有效减少误吸风险，而报道的问题是由于不正确的按压方法引起。最近一篇关于MRI的研究作者提出环状软骨按压与食管的位置是不相干的，因为有效的环状软骨按压是闭塞下咽部[87]。总的来说，由于应用环状软骨按压风险相对少见，鼓励用于快速诱导与气管插管，除非因按压导致会厌难以看见，在这种情况下松开环状软骨按压即可。

经常用到改良快速序贯诱导与气管插管这个名称，但目前尚没有标准的定义。一项美国麻醉住院医师与主治医师的调查显示该名称最常用于涉及面罩通气配合环状软骨按压时[88]。环状软骨按压的适应证包括紧急情况下有快速发展的低氧血症风险患者（例如肥胖、怀孕或危重病患者、儿童患者），在此期间不能完成预给氧或者因为使用标准剂量的非去极化肌松药，需要更长时间才能插管。虽然就胃胀气而言正压通气下环状软骨按压的效果尚未明确，轻柔的正压通气（压力小于20cmH$_2$O）配合环状软骨按压可能可用于这些临床情况[89]。

吸入麻醉诱导

另外一种全麻诱导的方式是吸入挥发性麻醉药诱导。这种技术常用于小儿麻醉，无痛且无需打针。对于成人来说，吸入麻醉药诱导用于静脉通道难以建立或这种技术更适合使用的情况。吸入麻醉药诱导的优点是保留自主呼吸、可逐渐改变麻醉深度以及相关呼吸、循环影响[10]。吸入麻醉药诱导同样已经用于快速诱导与气管插管，在意识消失后给快速起效肌松药[90]（可见于第34章）。

七氟烷是目前吸入诱导最常用的挥发性麻醉药，因为它无刺激性、血/气溶解度低（见于第21章）、麻醉诱导平稳，辅助或不辅助肌松药或阿片类药物均可提供气道管理合适的条件[91]。七氟烷诱导麻醉有两个主要技术，一个是潮气量诱导，指示患者通过面罩正常呼吸；另一个是肺活量诱导，指示患者呼出残气

量然后通过面罩完成一个肺活量呼吸。高浓度七氟烷（8%）用于肺活量诱导，潮气量诱导可起始于低浓度然后增加浓度。一氧化氮可以通过第二气体效应用于任何一种方式加速诱导[92]（可见于第21章）。两种方式均有效，都可用于放置喉罩或气管插管[91]。使用七氟烷单一诱导时，要达到满意的插管条件需要深度麻醉，会增加副作用的风险，例如低血压。丙泊酚[93]、快速起效阿片类药物[94-95]、肌松药[96]以及氯胺酮[97]的使用显示可以提高插管条件及允许用更低浓度的七氟烷。

氟烷仍然常用于发展中国家，同样可以用于吸入麻醉诱导[98]。氟烷主要的缺点是高血/气系数，导致诱导时间相对较长。它还可以引起心脏节律异常、心肌抑制、氟烷导致的肝炎。因为这些副作用，氟烷不能达到深度麻醉，经常需要使用肌松药、阿片类药物或者两者合用[91]。地氟烷引起呼吸道刺激症状的特点限制了其用于麻醉诱导，虽然报道过与阿片类药物同时使用用于麻醉诱导[99-100]。

不使用神经肌肉阻滞剂的静脉诱导

不使用神经肌肉阻滞剂（简称肌松药）的全身麻醉静脉诱导常用于喉罩（LMA）置入，虽然未使用肌松药，但也可以获得满意的喉罩置入条件。当禁忌使用琥珀酰胆碱以及不希望等待非去极化肌松药恢复时间过长时可采取该方法置入喉罩进行通气。在常用的麻醉药中，丙泊酚是不需合用肌肉松弛药的最合适的静脉诱导药，因为它具有抑制气道反应和产生呼吸暂停的独特作用[101-102]。然而，当单独使用丙泊酚时，往往需要较大的剂量，伴随而来的是低血压的风险明显增加。当伍用快速起效的阿片类药物（如阿芬太尼、瑞芬太尼）或者镁剂时，可改善插管条件并减少丙泊酚的使用剂量[103-104]。瑞芬太尼比等效剂量的阿芬太尼效果更好[103]；丙泊酚2mg/kg复合瑞芬太尼4~5μg/kg静脉诱导可有效提供最佳的插管条件[105]。配合按压环状软骨并避免面罩加压通气，该诱导方法可应用于快速序贯诱导麻醉插管RSII[106]。

该诱导方法的不足包括潜在的更频繁的困难插管发生率[107]，以及喉部损伤概率增加[61, 108]。该方法还存在阿片类药引起的肌肉僵硬进而导致面罩通气困难的风险。虽然这种风险通常归因于胸壁僵硬，但在插管患者和气管切开患者的研究中发现，胸壁僵硬导致肺顺应性下降不足以解释使用大剂量的阿片类药物后无法面罩通气的现象[109-110]。阿片类药物诱导过程中对声带检查发现，声带关闭是阿片类药物诱导麻醉后通气困难的主要原因[111-112]。小剂量的肌松药或利多

卡因表面麻醉（喉气管表面麻醉）可以有效松弛声带，从而顺利进行面罩通气和（或）气管内插管[111,113]。

清醒患者的气道管理

在 ASA 困难气道处理方案中，全麻诱导前后气道能否保证通畅是气道处理计划的基本原则[24]。清醒气道管理的优势包括：能够保留咽部肌张力和上呼吸道通畅，保留自主呼吸，能快速进行神经系统功能检查，以及气道保护性反射存在，避免发生误吸[114]。总的来说，当已预见面罩通气困难和插管困难时，患者清醒保留自主呼吸是气道管理最安全的方法[24]。清醒气道管理的其他适应证包括：胃内容物误吸风险高的患者，面部或气道损伤的患者，血流动力学剧烈波动的患者，以及颈椎病理性不稳定的患者[115]。

这些适应证的特点决定了清醒气道管理的最佳选择是气管内插管，但是已有清醒状态下置入 LMA 进行支气管镜诊断检查的报道。虽然有很多其他成功的插管方法，包括使用视频喉镜（VLs）[116]、光导探条[117]、光棒[118]、插管型喉罩[119] 以及逆行插管法（RI）[120]，但最实用的清醒气管插管方法是软镜插管（flexible scope intubation，FSI）[114]。

在大多数情况下，气道表面局部麻醉是清醒气道管理的主要麻醉方法[114]。利多卡因起效快、治疗指数高、应用浓度范围广，是清醒气道管理最常用的局部麻醉药[121-122]。苯佐卡因和西他卡因（一种局部外用喷雾局麻剂，含有苯佐卡因、丁卡因和氨苯丁酯，Cetylite Industries，Pennsauken，NJ）可产生完善的气道表面麻醉作用，但因为具有喷洒 1～2s 即可出现高铁血红蛋白症的风险，故限制了其临床应用[123]。可卡因具有收缩鼻黏膜的作用，主要用于清醒经鼻气管插管时表面麻醉[124]。4% 的利多卡因与 1% 的去氧肾上腺素以 3∶1 容积比例进行混合，得到含 3% 利多与 0.25% 去氧肾上腺素混合液，可产生类似于可卡因的麻醉及血管收缩作用，可替代可卡因[125]。

气道表面麻醉要求主要麻醉舌根（该处的压力感受器是咽反射即呕吐反射的传入部分）、口咽部、下咽部以及整个喉部，而不需要麻醉口腔部。如果准备经鼻气管插管，还应该对鼻腔进行表面麻醉。气道表面麻醉之前，应伍用抗胆碱药以抑制腺体分泌，另外还可以提高局麻药的表麻效果并利于喉镜暴露视野。在达到同等抑制腺体分泌作用上，格隆溴铵（胃长宁）抑制迷走神经的作用比阿托品轻，而且不通过血 - 脑屏障，故格隆溴铵通常作为首选，并应尽早使用使其发挥最大作用。

直接使用可卡因、含肾上腺素的 4% 利多卡因或者 3% 利多卡因 +0.25% 去氧肾上腺素混合液，通过棉签或者棉纱布，可对鼻腔进行表面麻醉。口咽部麻醉可以通过直接使用局麻药或者通过使用雾化器或喷雾器来实现。而喉部麻醉可采用雾化吸入局麻药或者"边进边喷"（SAYGO）的方法，包括通过吸引口、插管软镜（flexible intubation scope，FIS）或者光导探条的工作通道，随着逐渐进入气管而间断注入局麻药。

联合使用这几种方法可使气道表面麻醉更完善。如果需要补充麻醉，可考虑各种神经阻滞方法。最常用的三种方法是：舌咽神经阻滞，喉上神经阻滞以及经喉神经阻滞（即经气管壁神经阻滞：环甲膜穿刺表面麻醉或使用喉麻管经声门喷药表面麻醉）。

舌咽神经支配舌后 1/3 感觉神经、会厌谷、会厌前表面以及咽的侧壁和后壁，也是咽反射的传入通路。为阻滞该神经，可将舌头压在正中位，形成一沟槽（舌 - 齿龈沟），将 25G 腰麻针穿刺到前扁桃体底部，即舌根外侧方，进针深度约 0.5cm（图 55-8）。回抽无血液和气体后，注射 2% 利多卡因 2ml，同样的方法阻滞对侧神经[114]。

喉上神经是迷走神经的分支，支配咽下部和喉上部的感觉传导，包括声门上会厌和杓状会厌皱襞的感觉传导。有三种阻滞入路法（图 55-9）。使用 25G 腰

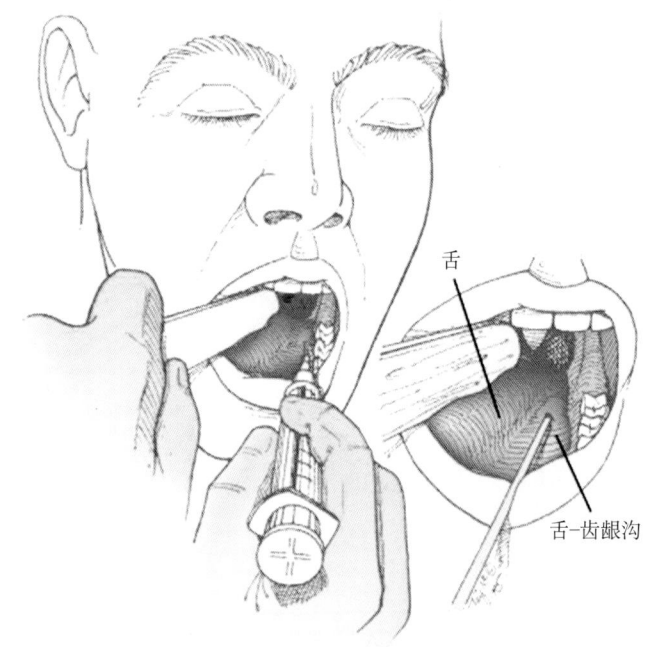

舌

舌 - 齿龈沟

图 55-8　左侧舌咽神经阻滞 *(Reprinted from Artime CA, Sanchez A: Preparation of the patient for awake intubation. In Hagberg CA, editor: Benumof and Hagberg's airway management, ed 3, Philadelphia, 2013, Saunders, p. 258. From Difficult airway teaching aids, Irvine, University of California, Department of Anesthesia.)*

麻针从舌骨大角前或者甲状软骨角前进针，穿入甲状舌骨韧带，深度大约 1~2cm，到达韧带时可有阻力感。回抽无血液和气体后，注射 2% 利多卡因 1.5~2ml，同样的方法阻滞对侧神经[121]。喉上神经阻滞的第三种方法即甲状软骨上切迹入路法，对于肥胖患者尤其适用，这类患者的舌骨和甲状软骨上角难以触摸到，而且容易引起不适。从甲状软骨上切迹旁开 2cm，向头后侧进针 1~1.5cm，注射 2% 利多卡因 2ml，同样的方法阻滞对侧神经[126]。

经喉（或经气管）神经阻滞可麻醉气管以及声带。该方法尤其适用于插管后需要进行神经检查的病例，可使患者更耐受气管导管。定位好环甲膜（CTM），20~22G 针头与 5ml 注射器连接，朝向后、足端穿刺，回抽有气体后，快速注射 2% 或 4% 利多卡因 4ml，可激发患者咳嗽，麻醉声带及气管。为尽量降低创伤的风险，可预先在穿刺针外套一导管，穿刺针进入气管后拔出针芯，局麻药经导管注入气管内（图 55-10）[121]。

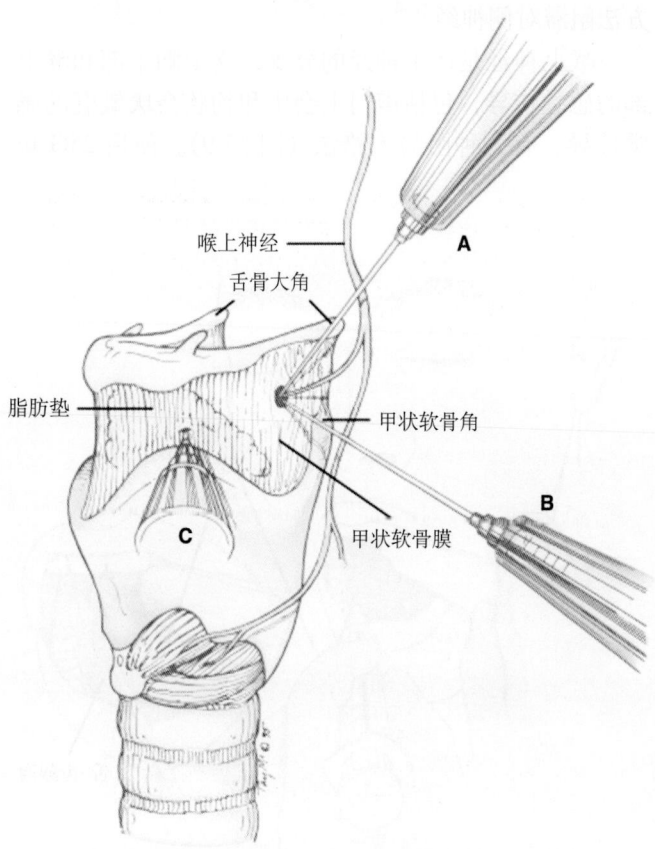

喉上神经
舌骨大角
脂肪垫
甲状软骨角
甲状软骨膜
A
B
C

图 55-9　喉上神经阻滞。A. 舌骨大角前进针点；B. 甲状软骨角前进针点；C. 甲状软骨上切迹进针点 *(Reprinted from Artime CA, Sanchez A: Preparation of the patient for awake intubation. In Hagberg CA, editor: Benumof and Hagberg's airway management, ed 3, Philadelphia, 2013, Saunders, p. 259. From Difficult airway teaching aids, Irvine, University of California, Department of Anesthesia.)*

只要局麻药不超过最大使用剂量，以上局麻方法可以有不同的组合。利多卡因用于气道表面麻醉的最大剂量尚无统一意见，不同文献推荐其总剂量为 4~9mg/kg[121, 127-128]。注意观察局麻药毒性反应的症状和体征非常重要，包括：耳鸣、口周发麻、金属味、头晕、眩晕及嗜睡等。严重的利多卡因过量可引起高血压、心动过速、癫痫发作以及心血管循环严重抑制[129]。

根据临床情况，采用静脉镇静有利于清醒患者的气道管理，并产生抗焦虑、遗忘和镇痛作用。可单独或联合使用苯二氮䓬类药物、阿片类药物，静脉催眠药，α_2 受体激动剂和抗精神病药。常用的镇静药物见表 55-1。应采用滴定法谨慎使用镇静药物，若镇静过度，患者不能配合，会使清醒插管变得更加困难。应该始终保留自主呼吸，尤其对于严重气道阻塞的患者更要谨慎对待，因为清醒状态下保留肌紧张有利于维持气道通畅。对于胃内容物反流误吸风险高的患者应避免过度镇静，因为清醒患者自我保护反射存在，一旦发生反流，可避免误吸[130]。

面罩通气

面罩通气是一个简单、无创的气道管理技术，可作为短时间麻醉的主要通气方式，或者是建立更确切气道前的过渡。面罩吸氧是"给氧去氮"的常用方式，也用于吸入麻醉诱导，可为自主呼吸的患者或者麻醉状态下无自主呼吸需应用正压通气（PPV）患者提供氧气和吸入性麻醉药。面罩通气不仅用于气管插管前的通气和给氧，也是困难气管插管情况下的有效的急救技术。基于以上原因，面罩通气是 ASA 困难气道处理方案的重要组成部分，也是麻醉医师必须掌握的一项基本技能[24]。

当反流的风险增加、防误吸保护性反射缺失时，面罩加压通气是相对禁忌证。对于面部严重创伤的患者，行面罩通气时要谨慎，并尽量避免搬动头颈部，尤其是对于不稳定性颈椎骨折的患者。

麻醉面罩的设计需要在口鼻周围形成密闭结构，以实施正压通气（PPV）和吸入麻醉气体，而氧气面罩仅用于补充氧气吸入，二者不能混淆使用。早期的麻醉面罩由黑色橡胶制成，可重复使用，目前临床上已几乎被一次性的、透明的塑料面罩所取代，这种面罩可减少患者的恐惧感，而且有利于观察患者有无口唇发绀，并利于口腔吸痰护理。面罩有各种样式和尺寸，但都包括基本的元素：主体、密闭性结构及连接器。密闭性结构使面罩与患者面部紧密接触，透明的塑料面罩包括一柔软可塑形的、高容量低压的空气囊

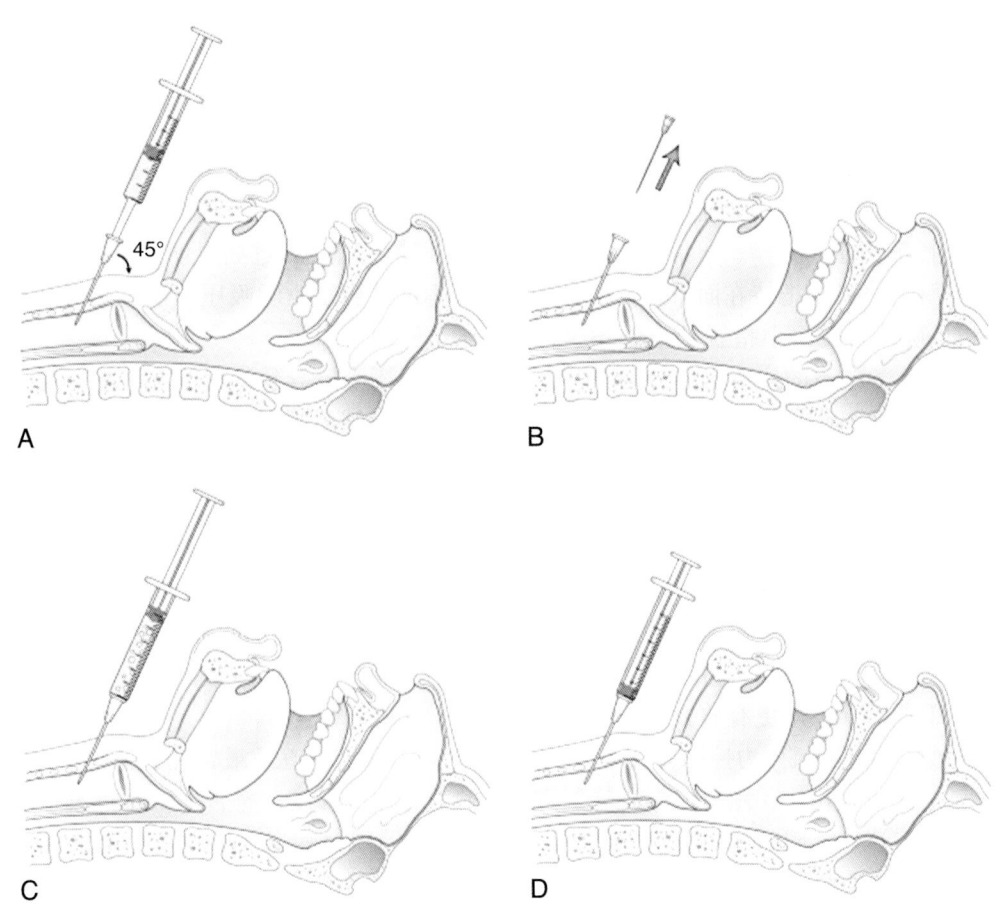

图 55-10　经喉神经阻滞，血管导管技术（头颈部矢状位视图）。A. 血管导管（即留置针）针尖朝向足端插入环甲膜，抽吸试验以确认针尖位于气管腔内。B. 从导管内拔出针芯。C. 含有局麻药的注射器与导管连接，再次抽吸试验以确保导管前端位于气管腔内。D. 注射局麻药，激发患者咳嗽，局麻药可呈雾状播散（图中蓝色阴影区）*(Reprinted from Artime CA, Sanchez A: Preparation of the patient for awake intubation. In Hagberg CA, editor: Benumof and Hagberg's airway management, ed 3, Philadelphia, 2013, Saunders, p. 259. From Difficult airway teaching aids, Irvine, University of California, Department of Anesthesia.)*

表 55-1　用于清醒插管的镇静药物

药物	类别	镇静剂量	注意事项
咪达唑仑	苯二氮䓬类	1 ~ 2mg IV，必要时重复（0.025 ~ 0.1mg/kg）	经常与芬太尼联合应用
芬太尼	阿片类	25 ~ 200μg IV（0.25 ~ 2μg/kg）	通常和其他药物联合应用（如，咪达唑仑、丙泊酚）
阿芬太尼	阿片类	500 ~ 1500μg IV（10 ~ 30μg/kg）	起效快，维持时间较芬太尼短
瑞芬太尼	阿片类	单次 0.5μg/kg IV，随后 0.1μg/（kg·min）持续输注	随后可在 5min 内按 0.025 ~ 0.05μg/（kg·min）滴定输注达到足够镇静
丙泊酚	催眠类	0.25mg/kg IV 间段推注或随后 25 ~ 75μg/（kg·min）滴定起效	同样可与瑞芬太尼联合应用（可减少两种药的用量）
氯胺酮	催眠类	0.2 ~ 0.8mg/kg IV	可给予咪达唑仑以减小不良的心理影响
右美托咪定	α_2 激动剂	单次 1μg/kg IV 大于 10min，随后按照 0.2 ~ 0.7μg/（kg·h）输注	老年及心脏功能不全患者减量

IV，静脉用

腔，可舒适地扣压在口鼻面部，同时最大限度地减少压力性缺血的发生。某些型号面罩的囊腔口有一活瓣，可灵活改变囊腔内气体容量。连接器是直径为22mm的标准适配接口，可与标准的麻醉回路接头或者手动呼吸囊接头相连接，而儿童用面罩连接器的直径通常是15mm，与相应的呼吸回路接头相匹配。

面罩通气的两个关键因素为：①维持面罩与患者面部的密闭性；②上呼吸道通畅[10]。通常用左手握面罩，用拇指和示指围成一C形把持在面罩连接处，中指和无名指握住下颌骨分支，小指置于下颌角（图55-11）。拇指和示指给予向下的压力以维持面罩密闭性；其余三指维持下颌骨（下巴）向上移位以帮助气道开放。右手解放出来用来人工通气。确保用力于下颌骨，而非软组织上非常重要，因为用力于下颌空间可能造成气道梗阻及困难面罩通气。很多面罩的体部装有挂钩，以便用于固定维持密闭性。

由于不能维持密闭性和（或）不能保持上气道开放，单手技术可能无效，特别对于肥胖、无牙患者。在这种情况下，双手托面罩技术更有效。双手托面罩技术需要一个助手或应用麻醉机压力控制通气（PCV）提供正压通气。与人工通气相比，压力控制通气气道峰压较低、可降低吸气流速，同时为胃胀气患者提供了额外的安全措施[131]。双手托面罩的一种方法是左手同单手托面罩，右手放在另一侧相同的位置。一种更有效的方法是用示指和中指上提下巴，用拇指把持面罩。一项调查麻醉后患者的研究显示这种通气方法可以提高上呼吸道通畅度，与传统单手托颌通气相比，这种通气方法在压力控制通气时有更大的潮气量[132]。

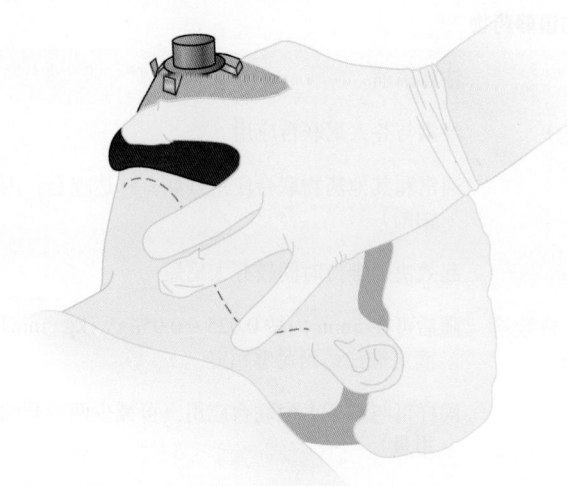

图55-11　标准单手托面罩法。小指的位置在下颌角处 *(From Matioc AA: The adult ergonomic face mask: historical and theoretical perspectives, J Clin Anesth 21:300-304, 2009.)*

另外能在困难情况下提高面罩密闭性的方法包括无牙患者带上假牙及使用胶布包裹面部胡须。

一旦患者面部与面罩密封贴合，可使用自主呼吸或正压通气进行通气。有效的面罩通气需要依靠观察胸部起伏、呼出潮气量、脉搏血氧饱和度及二氧化碳波形来确定。正常肺部与开放气道的患者在控制通气期间，达到足够潮气量时的气道压应小于20cmH₂O，需要避免气道压过高以防止胃液误吸[133]。若正压通气不能达到正常呼吸压力值，则需要评估气道通畅与肺部顺应性。

由于全麻导致的肌张力减弱，仰卧位患者在重力影响下口腔组织向后坠而阻塞上呼吸道。上呼吸道阻塞常发生于软腭平面（腭咽）、会厌及舌。为了让气道尽可能开放，面罩通气时寰枕关节尽可能伸展与下颌骨向前移位（托颌法），这些都在面罩通气技术中提到过[134]。颈椎屈曲、头部伸展（例如将患者置于嗅花位），可以提高咽部的开放性[135]。若嗅花位及托下颌法均不能缓解气道阻塞，则口咽或鼻咽通气道可能有助于气道开放。

口咽通气道是最常用的辅助工具。口咽通气道顺着舌体的弧度，将舌体推至远离后咽部的位置（图55-12）。因口咽通气道在舌根处加压，并可能接触到会厌，若喉部或咽部反射没有充分消除，则会引起突然咳嗽、干呕或喉痉挛。因此口咽通气道不适合用于清醒患者。通过测量从患者嘴角至下颌角或耳垂的距离确定口咽通气道尺寸。尺寸不合适的口咽通气道可加剧气道阻塞，因此选择适当尺寸十分重要。置入方法是将口咽通气道曲面向后插入，然后旋转180°；另外，也可使用压舌板将舌体移向前的同时口咽通气道曲面向前置入。口咽通气道并发症包括舌神经麻痹及牙齿受损[136-137]。一旦置入，鼻咽通气道刺激性低于口咽通气道，因此鼻咽通气道更适用于清醒患者（图55-13）。鼻咽通气道插入前需要充分润滑，及插入时其斜面应对着鼻中隔。为了防止鼻出血，使用鼻咽通气道时不可用暴力。

困难面罩通气发生在因为面罩密封性不足、过度漏气和（或）进气或出气阻力过大而使用面罩时无法通气。困难面罩通气可以通过框55-2中术前气道评估来预测。

声门上气道

声门上气道或声门外气道设备指的是通过盲插至咽部，提供通气途径，给氧以及可输送麻醉气体，不需要气管插管的气道工具的总称。声门上气道的优点

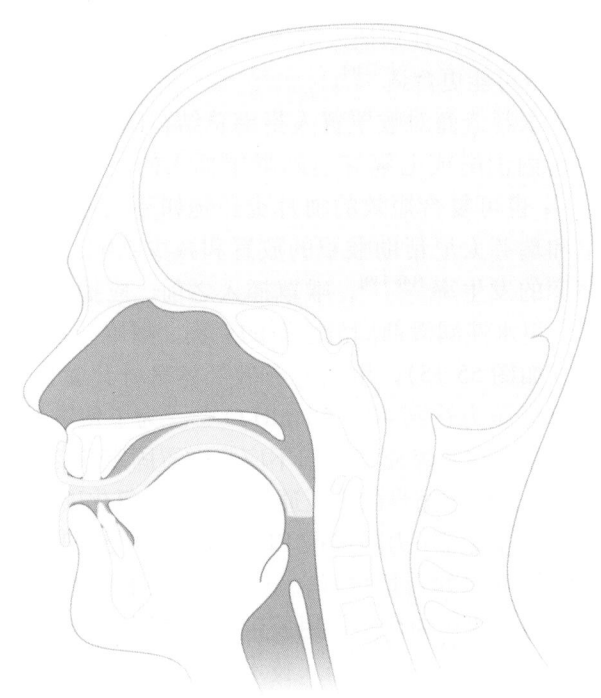

图 55-12　口咽通气道正确放置位置。口咽通气道顺着舌体的弧度。将舌体及会厌推至远离咽部后壁，以及提供气体流通的路径 *(Adapted from Dorsch JA, Dorsch SE: Understanding anesthesia equipment, ed 4, Baltimore, 1999, Williams & Wilkins.)*

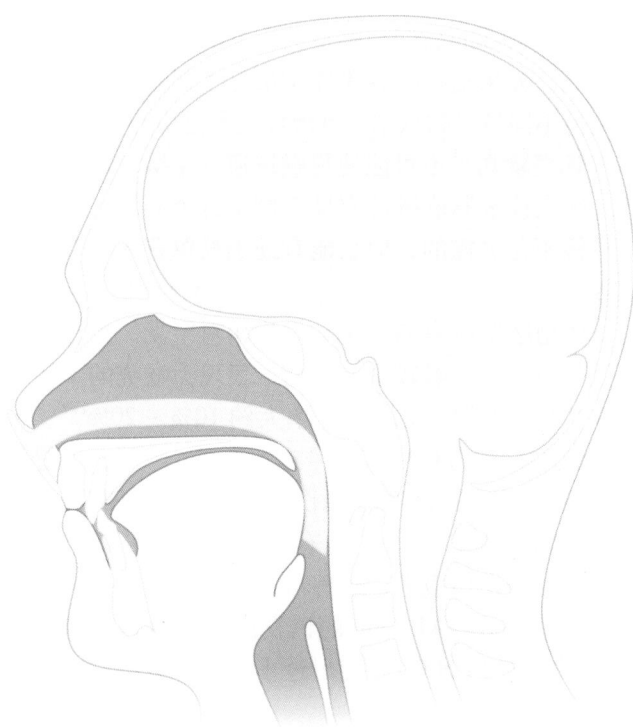

图 55-13　鼻咽通气道正确放置位置。气道经过鼻，刚好终止于会厌上 *(Adapted from Dorsch JA, Dorsch SE: Understanding anesthesia equipment, ed 4, Baltimore, 1999, Williams & Wilkins.)*

框 55-2　困难面罩通气预测
• 阻塞性睡眠呼吸暂停综合征或打鼾史
• 年龄大于 55 岁
• 男性
• BMI 指数大于 30kg/m²
• Mallampati 分级Ⅲ或Ⅳ级
• 络腮胡
• 无牙

是比气管插管损伤小，同时比面罩能建立更加有效的气道，以及可以在自主通气或正压通气时使用。1983年，Archie Brain 发明声门上气道中的一种——喉罩，在 1988 年应用至临床[138]。自从那时，喉罩已被证实是在常规或困难气道中最重要的发展之一，以及在 ASA 困难气道流程中关键组成部分。目前在麻醉操作中，不同设计的声门上气道设备使用广泛，可作为主要气道管理工具、急救气道工具以及引导气管插管的通路。

声门上气道工具独特的作用包括放置简单快速、血流动力性更稳定、减少麻醉药物使用、不需肌松药以及避免气管插管风险（例如牙齿及气道结构损伤、咽喉痛、呛咳、支气管痉挛）[139-140]。而主要的缺点是和气管插管相比，声门上气道工具相对小的密封压力，可能导致当气道压更高时通气无效，以及当发生喉痉挛时不能保护气道。第一代声门上气道对于胃液反流误吸时几乎没有气道保护的效果，新型的设备已经结合设计减少这种风险发生。

声门上气道设备应用范围广。在诊断性手术或外科小手术中可作为首选的气道管理工具[141]。目前仍没有标准的分类系统区分不同设计的声门上气道工具，即使有几个已经被推荐过。这一章使用 Donald Miller 描述的术语：喉部周围的密封型；无套囊、自动预成型的通气道；带套囊的喉部密封通气道[142]。第二代声门上设备与第一代不同之处在于设计特点有减少误吸的功能[143]。

喉 罩 气 道

经典喉罩

喉罩（LMA 北美，圣地亚哥，加州）是使用最广泛、研究较深入的声门上气道设备，它是喉周密封工具的原型。经典喉罩的原始版本是由一个硅树脂做的椭圆形通气罩，与置于下咽部的可充气式套囊组成，形成围绕声门周围组织的密封圈（图 55-14）。通气导管连接通气罩从口部出来，有一个 15mm 的标准接头与麻醉机环路或与呼吸囊连接。密封圈包绕喉部入口，在自主呼吸与最大压力在 $20cmH_2O$ 的正压通气下，允许氧气及吸入性麻醉药输送。经典型喉罩可以重复使用达 40 次，以及有 1 号（新生儿）～6 号（成人，>100kg）不同型号可供使用。

ceLMA 是一种改进版本，具有进行气管插管的设计特点，包括会厌抬起条、大口径的通气导管和可拆卸的接头。LMA Unique 是 ceLMA 一次性使用版本，它是由聚氯乙烯制成，由于其较低的价格和维修成本，并注重规避对重复使用医疗器械已知的交叉感染、感染传播（如 HIV 病毒、丙型肝炎病毒、朊病毒相关疾病）风险而得到普及。LMA Flexible 有重复使用和单次使用两种规格，有一个可弯曲、抗扭结的通气导管，因此对头颈手术可将通气管道弯曲放置远离手术的区域。

放置喉罩时为了达到更好的效果，喉罩制造商建议尽可能放置最大号的喉罩，5 号喉罩用于普通成年男性、4 号喉罩用于普通成年女性更能获得较好的密闭性[144]。使用过小的喉罩为了获得密闭性导致套囊过度通气，这使患者易于发生口咽喉相关并发症和神经的损伤[145]。然而，较大号的喉罩与咽喉痛的高发

率相关，因此，计划插入喉罩维持自主呼吸时，小一号的喉罩可能更合适[146]。

喉罩制造商对喉罩置入指南总结在图 55-15。可以使用丙泊酚或七氟烷达到喉罩插入的足够麻醉深度[147]；也可复合短效的阿片类药物如芬太尼、阿芬太尼和瑞芬太尼帮助喉罩的放置和减少咳嗽、恶心、喉痉挛的发生率[148-149]。喉罩插入之前，应抽空套囊气体，用水性润滑剂润滑喉罩的后侧。喉罩一旦置入到位（如图 55-15），用最低有效气体量将套囊充气，套囊目标压力达到 40～$60cmH_2O$[144]。为了使喉罩准确地放置，在套囊充气之前不应将喉罩固定或与麻醉管道连接。通过适当的正压通气，检测二氧化碳波形、听诊以及将吸气压力限定在 18～$20cmH_2O$ 是否听到漏气来确定喉罩的合适位置。一旦确认喉罩位置合适，置入一卷纱块作为牙垫，用胶带将喉罩固定好。喉罩制造商描述了推荐喉罩插入技术的几个改进方法，其中包括拇指插入方法，但是这些改进方法在本章节中并未详细描述[150-151]。如果术中使用了 N_2O，应定期监测套囊压力；由于 N_2O 弥散进入套囊，套囊压力可能超过推荐的 $60cmH_2O$ 临界值。

放置喉罩后即刻出现的通气困难可能是会厌向下折叠所致。Dr. Brain 所介绍的上-下方法可能会解决这个问题，在套囊不抽气下将喉罩退出 2～4cm 后再重新插入。头部的后仰和喉罩的重新放置也可能改善无效通气。如果这些措施不能解决这个问题，就可能需要更换不同型号的喉罩。麻醉深度不足引起的喉痉挛、支气管痉挛几乎不可能使用喉罩通气；给予局部麻醉药、吸入或静脉麻醉药有助于解决这个问题。虽然直接喉镜不是必需的，但它能有助于喉罩置入到合适的位置。

使用喉罩所致的严重并发症相对罕见。更常见的是发生口、咽、喉较小的损伤，表现为喉咙的干燥或疼痛[152]。喉咙疼痛的发生率大约 10%～20%[140,153]，与套囊压力过高和喉罩型号过大有关[146,154]。也曾报道过更加严重的口咽喉损伤案例，例如悬雍垂的损伤、咽部的坏死[155-156]。也有对舌咽神经、舌下神经、喉返神经的损伤报道，这些可以在数周或者数月内自行恢复[145]。这些并发症的诱发因素包括高套囊压力（经常由于使用 N_2O），使用过小型号的喉罩和非仰卧位[145]。

LMA ProSeal（pLMA）

pLMA 是一款可重复使用的第二代声门上气道工具，包含一个后置的套囊，这可改善喉部周围的密闭性和容许压力高达 $30cmH_2O$ 的正压通气。pLMA 集成

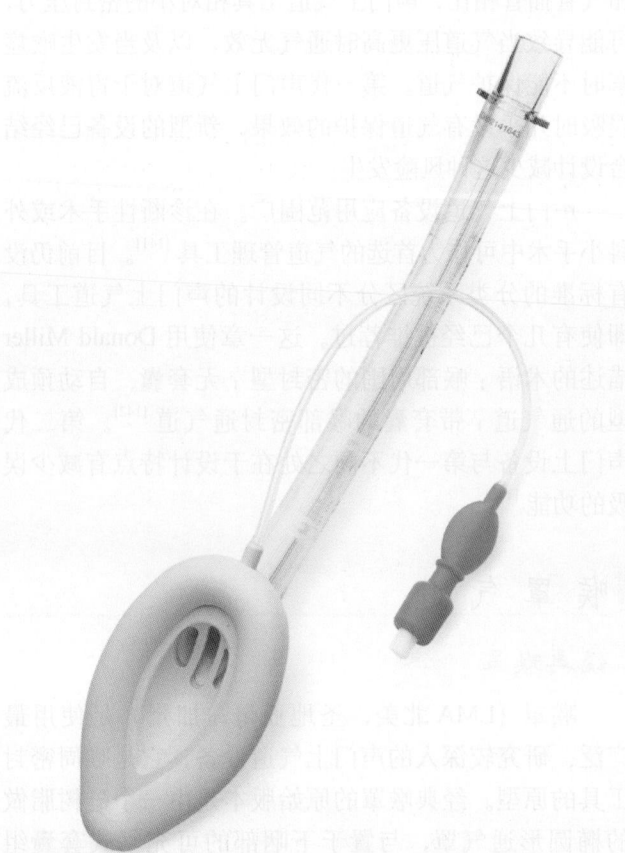

图 55-14　经典型喉罩（图片由 LMA 北美，圣地亚哥，加州提供）

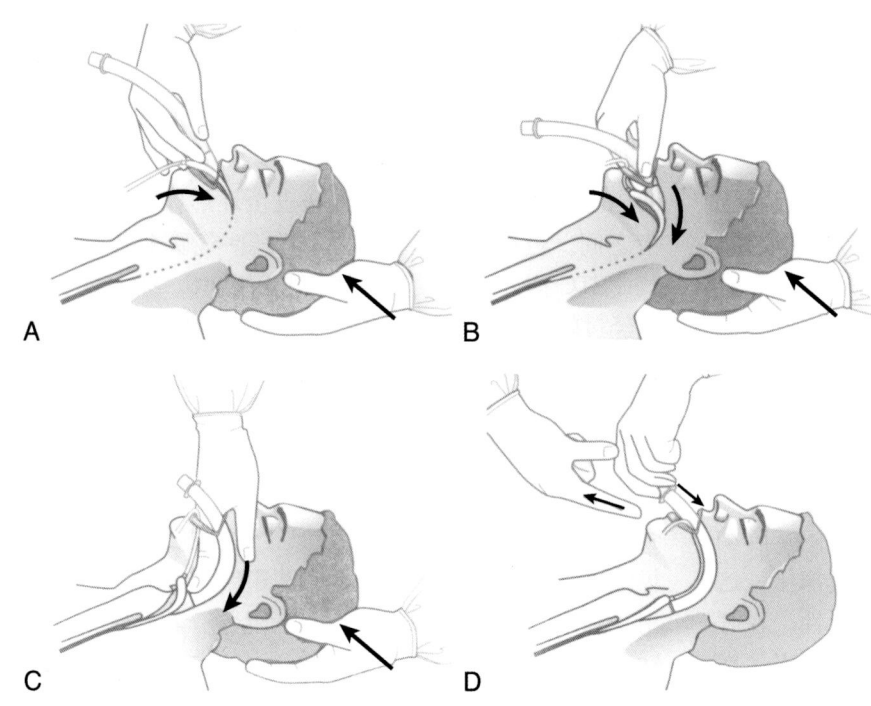

图 55-15　喉罩（LMA）的置入。A. 中指张开口腔，示指向上用力将气囊顶端贴于硬腭。B. 向后压 LMA 使其平滑置入，用另一手伸展头部。C. 继续置入 LMA 直至遇到明确的阻力。D. 用另一手固定 LMA 以防止移位，移开示指，充气。充气过程中通常会见到 LMA 自然向外退出少许 *(Courtesy of LMA North America, San Diego, CA.)*

了一条胃引流管，胃引流管可容许口胃管的通过和将胃反流内容物引流出远离气道，有效地隔离呼吸道和胃肠道[157]。附加的装置包括一个一体的牙垫和较软的套囊。

置入 pLMA 的方法与 cLMA 相似，但需要更深的麻醉深度[157-158]。使用合适的插管器有助于 pLMA 的置入。与 pLMA 一样，套囊压力不应超过 60cmH2O。喉罩一旦置入，通过正压通气来完成喉罩合适位置的评估。在合理的吸气峰压下能获得足够的潮气量，气道压超过 20cmH2O 才会出现漏气，二氧化碳波形显示正常[10]。另外一个证实喉罩位置合适和气道与胃肠道分隔的检查就是在引流管口处涂一层水溶性的凝胶（<5mm），正压通气和按压胸骨上窝会导致凝胶小幅度的上下运动。胃管易于通过胃引流管也证明喉罩位置合适。

LMA Supreme（sLMA）

sLMA 是一款在 pLMA 设计基础上单次使用的第二代声门上气道工具。与 pLMA 相似，sLMA 具有一个改进的能产生更高气道峰压的套囊，一个容许胃管通过的引流管和一体的牙垫（图 55-16）。一个固定柄使得 sLMA 的置入不用将手指放入口中，并对 sLMA 合适型号的决定提供视觉上的引导。

虽然未被临床证实，但证据提示第二代声门上气道工具如 pLMA、sLMA 能减少胃内容物误吸的风险。这种特性与良好的气道密闭性及允许较高的气道峰压使得声门上工具应用于多种 cLMA 可能不适合的情况，如非仰卧位（如侧位、俯卧位）[159]，腹腔镜手术（如胆囊切除术，妇科手术）[160-161]和肥胖的患者[162]。也有将 sLMA 成功常规用于禁食、非肥胖患者的剖宫产手术的报道[163]。

其他喉罩密封型通气道

在过去的 10 年里，许多制造商生产出各种声门上气道工具，如包含 cLMA 基本喉部周围密闭设计的各种工具。因为术语 LMA 是受保护的商标，这些工

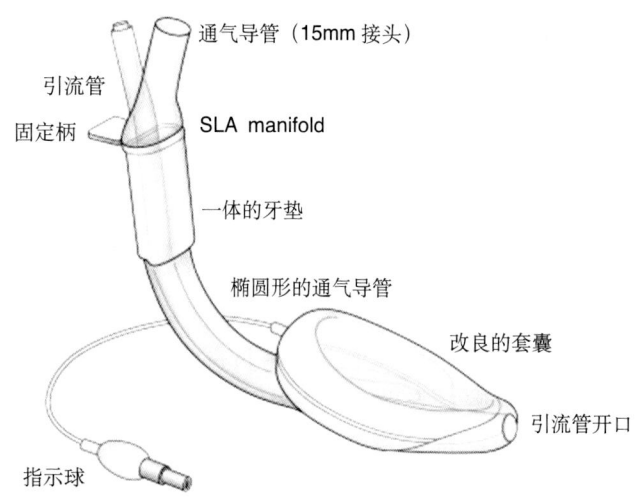

图 55-16　LMA Supreme 具有一个改良的套囊设计、一条可以容许胃管通过的引流管和一个一体的牙垫 *(From Verghese C, Mena G, Ferson DZ, Brain AIJ: Laryngeal mask airway. In Hagberg CA, editor: Benumof and Hagberg's airway management, ed 3, Philadelphia, 2013, Saunders, p. 459.)*

具指的是喉罩（LMs）。每一种工具有其独特的特点，这些特点使它比其他设计更有特殊的优势。虽然本章节无法对每一种市售喉罩进行详尽描述，但某些独特的特点还是值得提及。

一些设计特点解决了可导致口咽喉并发症及神经麻痹的套囊高压力问题，并且改善工具位置的放置。AES（Black Diamond，WA）生产的 line of LMs 具有一个套囊测试阀（CPV），可对套囊压力进行持续地监测。朝向 CPV 的颜色编码指示器让医生警惕由于温度、N_2O、喉罩在气道中的移动引起套囊压力的变化，使医生维持套囊压力在建议的 $60cmH_2O$。Air-Q SP（Cookgas LLC，St. Louis，MO；distributed by Mercury Medical，Clearwater，FL）具有一个可自动加压的套囊，在使用正压通气时也能给套囊加压，这样不需要充气管和消除套囊过度通气的可能性。在呼气时，喉罩套囊放气至呼气末正压（PEEP）水平，在麻醉过程中减少黏膜总压力，因此潜在减少了套囊压力相关的并发症发生率。

其他 LMs 具有辅助气管插管的特性，例如可拆卸的接头、能够容许使用标准型号气管导管插管的较大口径的通气腔（见"通过声门上工具气管插管"）。

预先定型的无套囊解剖性密封通气道

预先定型的无套囊解剖性密封通气道是没有套囊的，而且，它们通过解剖性预先定型的设计提供气道的密闭。它们的优点包括插入和放置简单，不需要给套囊充气。SLIPA 喉罩（Curveair，London，UK）是第一代根据解剖结构预塑型的无罩囊通气道，含有一个能收集反流液体的空腔，其可以预防反流误吸。新一代无罩囊产品，例如 i-gel（Intersurgical Inc.，Wokingham，Berkshire，UK）和 Baska 面罩（Strathfield，NSW，Australia）也包含在此类别中。

带套囊咽通气道

带套囊咽通气道是一种带有咽部套囊的通气道，该套囊可以在舌根水平进行密封进行通气，根据是否具有食管密封套囊可以将其再分类[142]。声门上通气道中只有咽部套囊的有喉周通气道（Cobra-PLA；Engineered Medical Systems，Indianapolis，IN）和 Tulip 通气道（Marshall Medical，Bath，UK）；此章节不详细介绍以上两种工具。以下介绍的工具全都具有食管密封套囊。

食管-气管联合导管（ETC）（Covidien，Mansfield，MA）是一种具有咽部、食管密封套囊和双管腔独特设计的声门上通气道。最初设计 ETC 主要用于紧急插管，尽管其偶尔用作全身麻醉时首选的通气道和救援气道工具，但是大多数情况下用于院前急救[164-165]。ETC 弯曲向上盲插入口腔，向下推送直至环形标记线位于牙齿之间。近端口咽套囊和远端食管-气管套囊都要充气。ETC 插入食管发生的概率超过 90%，插入食管后应经过较长、蓝色的 #1（食管）管腔通气[166]。蓝色管腔的远端是封闭的，两个套囊之间有八个小孔提供氧合和通气。当 ETC 插入气管时，应经较短、白色的 #2（气管）管腔通气，其远端是开放的。当 ETC 插入食管时，胃管可通过气管管腔进入并排空胃。与喉罩或气管插管相比，ETC 用作首选的通气道时发生并发症的风险更高，包括声音嘶哑、吞咽困难和出血[167]，其使用受到限制。因为 ETC 的口咽套囊含有乳胶成分，不适用于对乳胶过敏的人。

Rüsch EasyTube（Teleflex Medical，Research Triangle Park，NC）是一种和 ETC 相似的双管腔声门上通气道。主要的区别是前者无乳胶成分和近端管腔刚好止于口咽球囊下，近端管腔可允许交换管或纤支镜通过。其插入技巧和风险与 ETC 相似；一项对比研究显示 EasyTube 的插入时间更短[168]。King 喉管系列声门上通气道（King Systems Corporation，Noblesville，IN）设计上与 ETC 和 EasyTube 相类似，咽部和食管套囊之间有通气孔口。King LT 和 LT-D（分别是可重复使用和一次性使用）是一种单管腔的声门上通气道，远侧尖端呈锥形使其容易插入食管。管腔的远端部分（食管端）是闭塞的。另一方面，King LTS 和一次性的 King LTS-D 有第二条通道连接开放的远端，可以吸引胃内容物。尽管无报道 King-LT 喉管放入气管内的情况，如果出现这种情况，那么应退出喉管并重新插入。

气管内插管

气管内插管是气道管理的金标准。其建立了确切的气道，为防止胃内容物的误吸提供了最大的保护来并允许比面罩或声门上通气道在更高的气道压下进行正压通气。气管内插管通常是在直接喉镜辅助下进行；但是当遇到常规直接喉镜暴露困难时，已有多种可供选择的插管工具和技术去解决这些问题。

对于全身麻醉下行择期手术的禁食患者来说，声门上气道通常是合适的。尽管新一代声门上气道某种程度上适应证更广了，但是某些临床情况中更倾向于气管内插管。气管内插管的绝对适应证包括饱胃患者及有误吸胃分泌物或血液风险的患者、危重患者、严重肺功能异常的患者（如肺顺应性差，气道阻力高，氧合受损）、需要肺隔离的患者、声门上气道妨碍外科手术入路的耳鼻喉科手术患者及可能需要术后通气支持的患者和放置声门上气道失败的患者。气管内插管的其他适应证还包括需要使用肌肉松弛药物的外科手术，患者体位妨碍快速气管内插管（如俯卧位或远离麻醉医师），可预见的困难气道和长时间手术[10]。

气管内导管

目前标准的气管内导管（ETT）是一次性使用的，带套囊的塑料管。其目的是经鼻或口插入，将导管的末端放置在气管中段，提供通畅的气道进行肺通气。各种不同类型的 ETT 可供在不同特殊的情况下使用。但是，不同类型的 ETT 均有一些共同的特点，包括导管近端与不同呼吸回路装置相连接的 15mm 转接器；高容低压的套囊；末端呈斜面以便通过声带和导管远端有侧孔（称为 Murphy 眼），当导管末端被软组织或分泌物阻塞时，Murphy 眼可提供另一个通气口。

大多数患者行气管内插管时常规使用带气囊的气管内导管，无气囊的气管内导管用于新生儿和婴幼儿。充气的高容低压气囊作用于气管壁产生气密性从而避免肺误吸和保证潮气量有充分肺交换而不是逸入上呼吸道[10]。带有单向阀的指示球囊可向气囊充气和评估气囊内压力。气囊应充气到正压吸气时无漏气的最小容量，气囊内压力应小于 25cmH₂O[169]。气囊内压力过大会导致气管黏膜损伤，喉返神经麻痹引起的声带功能障碍和咽喉痛。推荐使用测压计监测气囊内压力。当复合 N₂O 进行麻醉时，手术全程应定时测量气囊内压力；N₂O 会弥散入气囊内造成压力升高至潜在的危险水平。

ETT 型号大小通常按照导管内直径（ID）来描述；导管内直径和外直径的关系会因不同制造商和设计而不同。气管内导管大小的选择取决于插管的原因、患者相关因素如性别和呼吸道的病理情况。较小的 ETT 会导致气道阻力升高和呼吸做功增加，ID 小于 8mm 会妨碍治疗性的纤维支气管镜检查。较大的 ETT 更有可能和喉部或气管黏膜损伤相关且全身麻醉后咽喉痛发生率更高。相对于呼吸衰竭患者需要较长时间保留气管内导管而言，仅为了全身麻醉时通常会使用较小号的 ETT；女性会选用 7mm 导管，男性会选用 8mm 导管。

目前已有各种专门的气管导管供特殊的临床情境中使用。预成型导管例如经鼻或经口 Ring-Adair-Elwin

（RAE）导管，其特有的塑形有利于导管贴近颜面部，不会对手术造成干扰。加强型导管有嵌入的钢圈，当导管被成角弯曲时，钢圈可以最大程度避免导管打折。显微喉导管的内直径较小，长度较长，适用于喉部手术或特殊应用如经传统喉罩气管内插管。其他专用的导管包括防激光导管和可行单侧肺通气的单腔或双腔导管。

经口和经鼻气管内插管

气管内插管有经口或经鼻两种路径，插管途径应在选择气道管理技术之前做出选择。经鼻插管通常是适用在无法经口插管（如张口严重受限）或经口插管妨碍手术入路时。另外，当经鼻插管时，某些插管技术如盲探插管，清醒插管和软镜插管会显得更容易。

当经鼻插管非必要时，经口插管的一些优点往往会受到青睐。经口插管创伤少、出血风险低，常常可选择较大号的 ETT，可为气道管理技术提供更多选择。主要的缺点是牙齿损伤和清醒插管时刺激咽反射；抑制咽反射往往需要完善的气道表面麻醉，这也会导致患者不舒适。相反，经鼻插管时避免了咽反射，清醒患者往往更容易耐受。但是，经鼻插管需要考虑有鼻出血，鼻甲损伤和鼻咽黏膜下假道的风险[114]。上颌骨或颅底骨折是经鼻插管的相对禁忌证。

直接喉镜检查

气管内插管最常使用的技术是直接喉镜暴露技术，喉镜辅助下可直接看见声门。ETT 在直视下通过声门进入气管内。

准备和体位

直接喉镜暴露技术的准备包括合适的患者体位，充分的预充氧和确保工具齐备（喉镜、气管导管、管芯、充气囊的空注射器、吸引器及面罩通气必备的工具包括氧气源）并且正常使用。一位熟练的助手需在旁帮助实施喉外按压和拔除管芯以及其他工作。充分的预充氧是至关重要的；对于任何气管插管来说，第一次插管的条件应该是最优的。

想要直接喉镜暴露良好，必须获得从口到咽喉部的直线视野。1944 年 Bannister 和 Macbeth 提出了利用经典模型介绍了获得直线视野的解剖结构关系，其中包括三条解剖轴线成线——口轴线，咽轴线和喉轴线[170]。摆放患者至嗅花位近似将三条轴线重合。颈椎屈曲时咽轴和喉轴线成直线，在寰枕关节充分伸展时可将口轴线接近重合咽、喉轴线（图 55-17）。这个模型的准确性已经受到质疑[171]，目前已提出多种其他的模型来解释嗅花位在解剖学上的优点[172-173]。尽管只是解释性的模型，但是已有文献证据支持嗅花位是直接喉镜检查的最佳体位[36, 174]。

合适的嗅花位需要在头下垫方枕，使得头抬高 7～9cm，以获得颈椎近乎 35° 屈曲；短颈的患者头部抬升的高度可能略低[36, 175]。肥胖患者往往需要抬高肩部和上背部获得满意的颈椎前屈，这可以使用特殊的装置如 Troop Elevation Pillow（Mercury Medical，Clearwater，FL）或折叠的方巾做成斜坡位来达到效果。确定外耳道

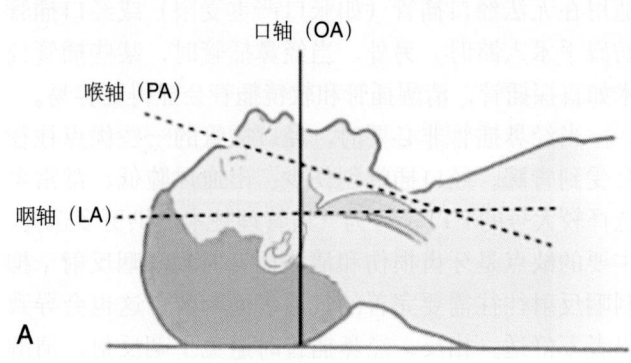

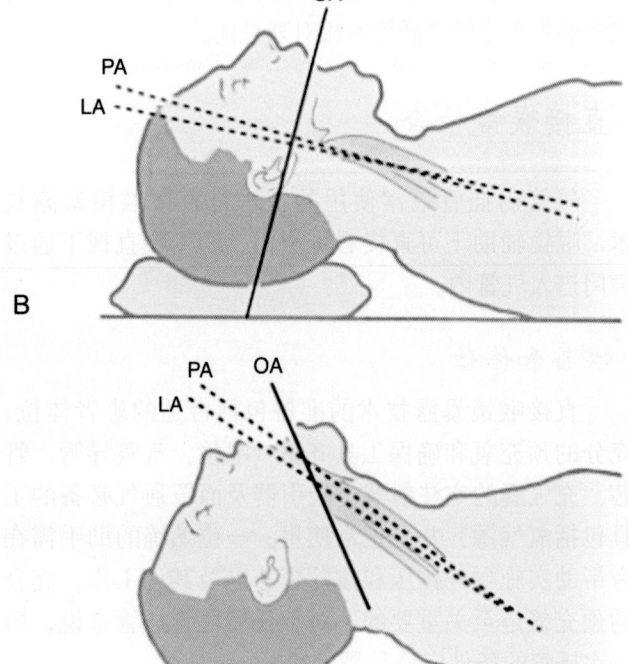

图 55-17　视轴图。A. 中立位，三条轴线不重合。B. 头垫高时颈椎前屈，喉轴线（LA）和咽轴线（PA）重合。C. 寰枕关节处向后伸展使口轴线更好地向喉轴线和咽轴线靠拢 (From Stone DJ, Gal TJ: Airway management. In Miller RJ, editor: Anesthesia, ed 6, Philadelphia, 2005, Churchill Livingstone.)

和胸骨切迹水平对齐对于评估肥胖或非肥胖患者头部抬升最佳的高度有帮助[176]。充分的颈椎前屈也有利于寰枕关节最大限度的伸展，这样可以提供满意的口和咽轴线的重合（喉部视野的决定因素）和增加张口度[177]。

喉镜是一种手持式的工具，由喉镜片和带有光源的手柄组成。喉镜是钢制的，大部分是可重复使用的，但是市场上也有塑料制造的一次性喉镜。弯镜片和直镜片是两种基本类型的喉镜片；两者衍生出多种不同类型的喉镜片。Macintosh 和 Miller 分别是最常使用的弯镜片和直镜片。两种喉镜片都是左手握持并且左边都有凸缘便于将舌头向侧面推开。每一种喉镜片都有自身的优缺点和使用技巧。

喉镜检查技术包括张口，置入喉镜片，喉镜片末端的定位，使用向上提的力量暴露声门和通过声带插入气管导管。剪刀式手法是最有效的张口方法，右手拇指在右下磨牙位置向尾端推开，同时示指或无名指在右上磨牙的位置朝相反方向推开（图 55-18）。

选择使用 Macintosh 或 Miller 镜片是多因素决定的；然而，个人喜好和经验是首要考虑的因素。一般来说，Macintosh 镜片最常用于成人，但是直镜片通常用于小儿[178]。弯镜片由于有较大的凸缘，提供了较充裕的空间方便导管通过口咽部以及被认为较少导致牙齿损伤[179]。直镜片较适用在甲颏距离短的患者，会厌长而肥大的患者使用直镜片可以获得更好的声门视野。当一种镜片不能提供满意的声门视野，另一种可能会更有效。对于大多数成年人来说，3 号 Macintosh 镜片或 2 号 Miller 镜片通常是合适的；体型较大或甲颏距离较长的患者，选择较大号的镜片可能更合适。

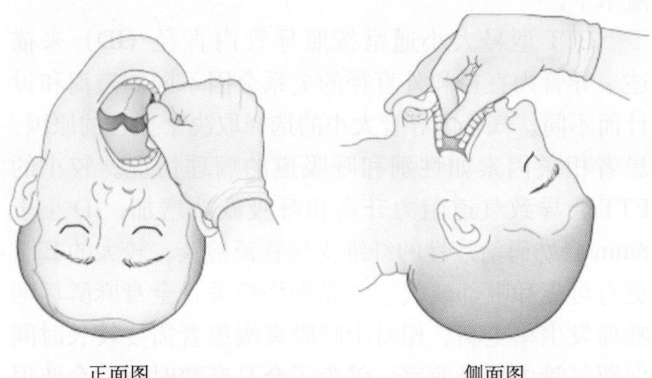

正面图　　　　　　　　　　侧面图

图 55-18　张口的剪刀式手法。右手拇指向尾端按住右下磨牙，同时右手示指或无名指向头端按住右上磨牙 (From Berry JM, Harvey S: Laryngoscopic orotracheal and nasotracheal intubation. In Hagberg CA, editor: Benumof and Hagberg's airway management, ed 3, Philadelphia, 2013, Saunders, p. 351.)

Macintosh 镜片从右口角插入，镜片凸缘将舌头推向左侧。当喉镜已插入口腔内时，使用右手确保上嘴唇不在喉镜和上切牙之间被挤压。镜片沿着舌根前进直至看到会厌；镜片尖端再往前送到会厌谷。暴露声门结构时，使用向上以 45° 角和远离喉镜检查者的力量通过拉紧舌骨会厌韧带间接挑起声门（图 55-19）。切忌镜片挑起的时候以喉镜为杠杆在上切牙上向后旋而损伤牙齿并导致声门视野暴露不佳。正确的用力是使用前三角肌和三头肌的力量并非靠手腕的桡侧屈曲力量。显露声门后，右手以执笔状持气管导管对准声门插入气管内。送管时将气管导管前端塑形成角是有帮助的，可用可塑管芯将气管导管末端 4～5cm 塑形成约 60° 角的曲棍球棍状，或者在使用直接喉镜前几分钟将气管导管尖端插入导管接头 15mm 塑成圆形以强化气管导管前端的自然弯曲度。

Henderson[10] 报道了直接喉镜片用舌旁技术进行插管。这种方法可最大限度地控制舌头并可避免喉镜碰触上切牙。喉镜从舌侧面插入并沿着舌与扁桃体之间的舌旁沟推进。运用对喉镜柄持续轻柔向上提升的力量有利于保持舌头偏向一侧并减少对上切牙的碰触。当插入喉镜，可以看到会厌并将喉镜前端从会厌的下方通过。直喉镜前端放置的最佳位置为会厌后方中线处，接近声带前联合处[10]（图 55-20）。这个位置可以达到对会厌良好的控制并有利于气管插管的通过。对镜柄的用力方向和使用 Macintosh 喉镜片时是一样的。

使用喉外部的操作可以改善喉部视野，向后向上向右压迫甲状软骨（BURP 手法）是最为常用的。最优喉部外操作（OELM）是指喉镜操作者使用他（她）的手指导位置，助手推压喉部而实现的（图 55-21）。

直接喉镜插管困难主要是由于声门暴露不良。术前气道评估时可以根据框 55-3 列出的要点来预测喉镜暴露困难情况。Cormack 和 Lehane 于 1984 年开发了来描述喉镜暴露视野的分级[180]。这个分级范围从 I 级至 IV 级，开始为 I 级能够完全暴露会厌和声门（视

传统弯喉镜片喉镜检查

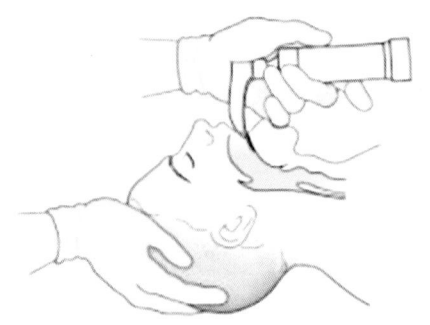

A 从右嘴角将喉镜片置入

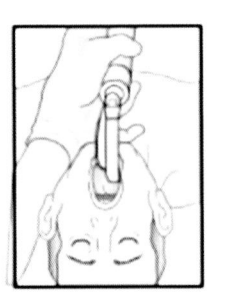

B 旋转手腕将喉镜片向舌底中线推进

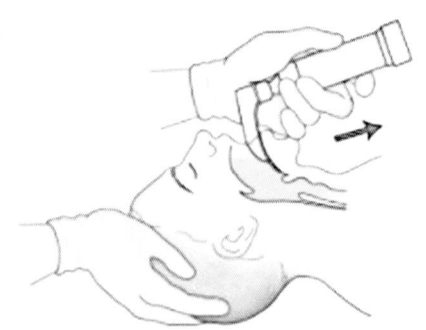

C 靠近舌底部将镜片向前上方 45° 角挑起

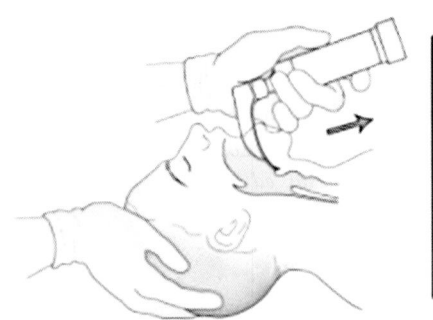

D 进入会厌谷继续将喉镜片向前上方 45° 角挑起

图 55-19 传统弯喉镜片喉镜检查，A. 将喉镜片从右侧嘴角置入口内并将舌体挡在其左缘。B. 旋转手腕将喉镜片向舌底中线推进所以喉镜柄变得更加垂直（箭头所示）。C. 镜片前端放置在会厌谷将喉镜 45° 角挑起（箭头所示）。D. 继续将喉镜柄持续 45° 角提起以便暴露喉部结构。可以识别会厌（1），声带（2），楔状结节（3），小角结节（4）*(From Berry JM, Harvey S: Laryngoscopic orotracheal and nasotracheal intubation. In Hagberg CA, editor: Benumof and Hagberg's airway management, ed 3, Philadelphia, 2013, Saunders, p. 350.)*

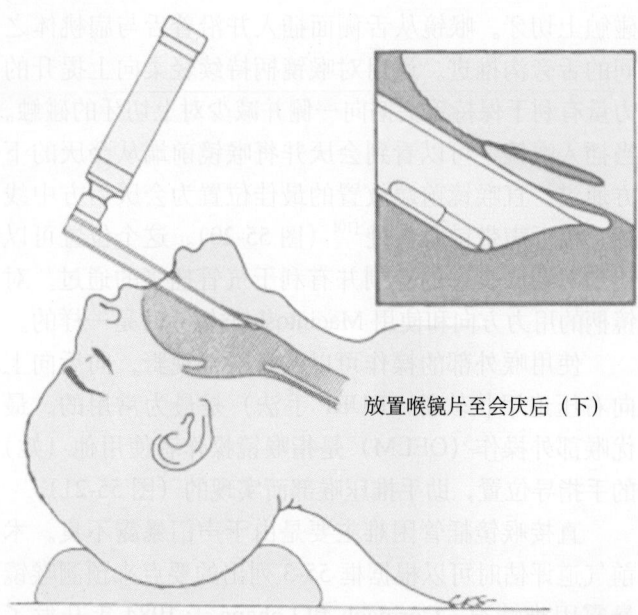

放置喉镜片至会厌后（下）

图 55-20　传统米勒（直）喉镜片喉镜检查。要点在于镜片顶端应放置于会厌下，并应用 45°角向上提升的力量来暴露声门 *(From Berry JM, Harvey S: Laryngoscopic orotracheal and nasotracheal intubation. In Hagberg CA, editor: Benumof and Hagberg's airway management,ed 3, Philadelphia, 2013, Saunders, p. 352.)*

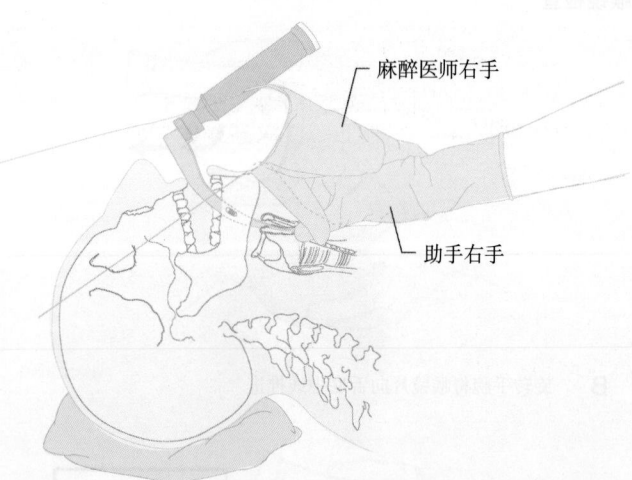

麻醉医师右手

助手右手

图 55-21　最优喉部外操作（OELM）喉镜操作者指导位置，助手用手向喉部施加压力以得到最佳的声门暴露视野。喉镜操作者持镜柄的左手可以忽略 *(From Henderson J: Airway management. In Miller RJ, editor: Anesthesia, ed 7, Philadelphia, 2009, Churchill Livingstone.)*

野最好），最终为Ⅳ级无法暴露会厌与喉部（视野最差）（图 55-22）。Yentis 提出根据 Cormak-Lehane 评分系统而修改的五种不同等级分类方案。他提出Ⅱ级分成ⅡA（可看见部分声门）和ⅡB（可见杓状软骨或声门后部）[181]。Ⅰ或ⅡA级插管容易，ⅡB和Ⅲ级插管失败发生率则明显较高。喉镜暴露Ⅳ级就需要用其他方法进行插管。喉镜暴露视野评级的另一种方法为声

门开放百分比量表（POGO），它是由喉镜检查时在前联合至杓状软骨切迹能看到的声带百分比而确定的。这个量表已被证明比 Cormack-Lehane 评分系统有更高的可靠性。而且在直接和间接喉镜检查中可能更具有

喉镜暴露分级

来自 Cormack 和 Lehane　　来自 Williams Carli 和 Cormack

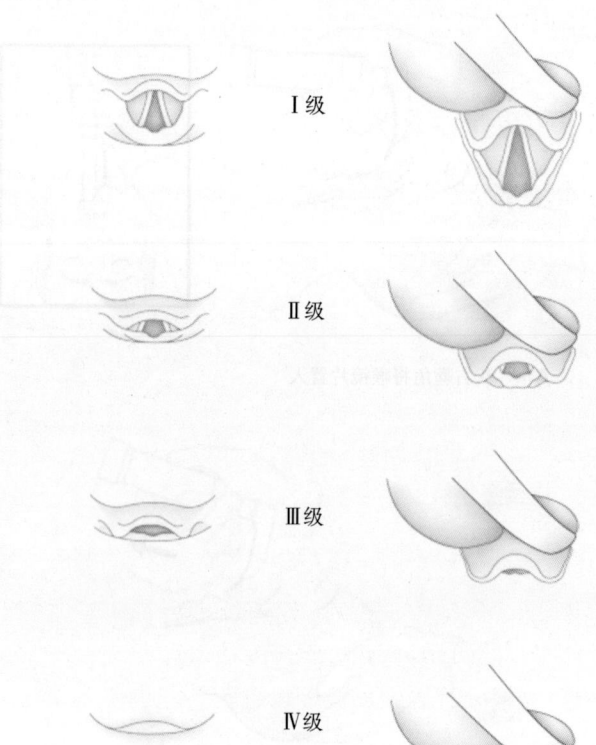

Ⅰ级

Ⅱ级

Ⅲ级

Ⅳ级

图 55-22　Cormak-Lehane 分级是喉镜暴露分级系统。Ⅰ级能完全暴露声门，Ⅱ级只能看到声门口的后壁，Ⅲ级仅能看到会厌，Ⅳ级看不到会厌或喉部 *(Modified from Cormack RS, Lehane J: Difficult tracheal intubation in obstetrics, Anaesthesia 39:1105, 1984; and Williams KN, Carli F, Cormack RS: Unexpected difficult laryngoscopy: a prospective survey in routine general surgery, Br J Anaesth 66:38, 1991.)*

研究价值[182]。

当喉部暴露不充分时，喉镜检查者应确定患者是否处于最佳位置，给予患者最佳喉外按压（OELM），喉镜是否插入太深，是否要考虑更换更大的喉镜或替换另一种型号的镜片。当气管导管在直视下不能送入气管导管时，可以有以下选择：①尝试盲探送入气管导管，这可能有喉损伤、出血、气道梗阻风险；②使用插管探条（见插管引导管芯或探条）；③根据 ASA 困难气道处理流程，选用其他插管方法。

当声门暴露充分，气管导管应从右口角插入，在声门处和喉镜片长轴成角度向声门推进，而不是沿镜片长轴的中线平行插入，这样可以确保声门暴露良好，气管导管尖端通过声门口向前推进直到套囊通过声带大约 2cm。如果使用了管芯，当气管导管尖端进入声门处并固定住后，应拔除管芯。这种技术有助于减少硬质管芯对气管黏膜的损伤。

经鼻插管技术

经鼻插管前应选择通畅度更好的鼻孔，这个选择可以通过分别阻断两个鼻孔让患者吸气——患者通常会感觉到其中一个鼻孔吸气更加通畅。为了减少出血风险应给予鼻黏膜血管收缩剂（如可卡因、去氧肾上腺素、羟甲唑啉）。经鼻气管导管应润滑，插入导管时导管斜口面对鼻中隔以减少对鼻甲的损伤。当气管导管通过鼻道时应向头端牵引，以确保气管导管沿鼻底即经下鼻甲出鼻后孔。

一旦气管导管进入口咽部（通常 14～16cm 深），即用直接喉镜暴露喉部，重新调整头部位置或使用 Magill 插管钳引导将其插入声门（图 55-23）。应注意的是，要抓住套囊近端以防止套囊损伤。经鼻插管的其他技术包括经鼻盲探插管、视频喉镜和软镜插管。

导管位置确认

一旦气管导管到位，将喉镜从口中移除，将气管导管套囊适当充气，用手固定好导管位置后行人工通气。立即确认气管内导管的位置是必要的。检查食管或支气管内插管是避免麻醉相关发病率和死亡率的重要方法。气管导管的位置可以通过胸廓起伏、可见气管导管壁白雾样变化、两侧胸壁呼吸音对称、上腹部无闻及呼吸音、呼出潮气量够大、人工通气时呼吸囊顺应性好来进行确认[179]。气管插管的最重要的客观指标为至少出现三次二氧化碳波形。尽管气管导管位置正确，但严重支气管痉挛、设备故障、心搏骤停或血流动力学紊乱会导致无二氧化碳波形出现。如果仍怀疑，可使用纤支镜检查，虽然不常用，但却能非常可

使用 Magill 插管前引导经鼻插管

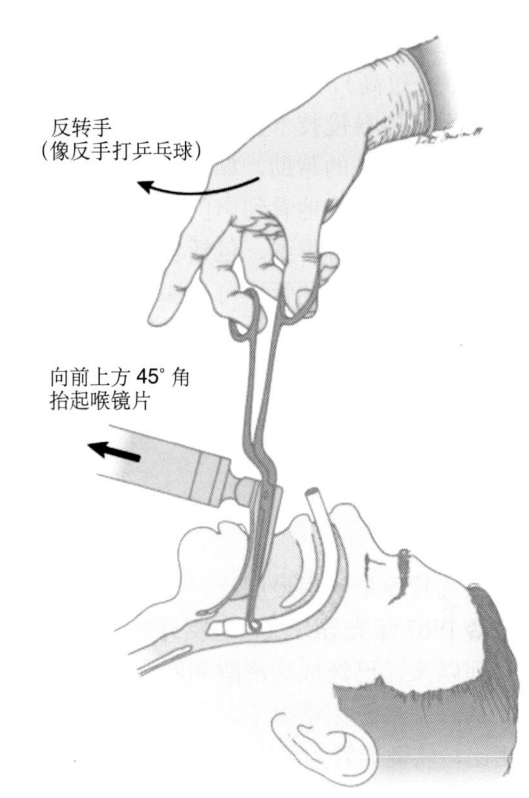

反转手
（像反手打乒乓球）

向前上方 45° 角
抬起喉镜片

图 55-23　Magill 插管钳引导经鼻气管插管入喉头 (From Berry JM, Harvey S: Laryngoscopic orotracheal and nasotracheal intubation. In Hagberg CA, editor: Benumof and Hagberg's airway management, ed 3, Philadelphia, 2013, Saunders, p. 357.)

靠地确认导管位置。

低氧血症、气道压增加、非对称性胸扩张和一般是左侧肺部呼吸音消失都表明是进入支气管内。气胸也会出现这种情况，如果临床症状不明显可通过纤支镜检查或者胸部 X 线进行检查。

气管导管的固定

一旦气管导管的深度确定，那么气管导管就应该固定在合适的位置以防止移动、导管误入单侧主支气管或脱出。最常用的方法是将气管导管固定于面部的皮肤上。因为上颌骨的皮肤很少移动，通常是首选。当不能使用胶布时，比如：对胶布严重过敏、面部广泛烧伤、大疱性表皮松解，可用外科面罩绑扎在头的后部来固定气管导管。对于口内或面部的手术还可用丝线固定于牙齿或者将气管导管缝合于面颊的皮肤。

间接喉镜检查

传统直接喉镜检查需要足够的张口度，颈部弯

曲，寰枕关节伸展以达到口咽在一条直线上。在某些情况下，这样的位置不可能达到或者是禁忌。其他情况是由于气道解剖的变异性（例如：过多的软组织、门齿突出、喉头过高），尽管有最佳的位置及技术，但是仍不能使用直接喉镜技术完成插管。间接喉镜检查需通过使用光导设备的帮助，如光纤束、视频、反光镜、棱镜或透镜来间接地看到声门。用于间接喉镜检查的各种不同设备均可得到，包括各种光导可视插管软镜、各种视频喉镜和插管型可视探条等。对于已知或可预测困难气道，这些是必需的工具。由于不需要直接看到声门，因此头部的位置没有做任何改变时，咽喉的视野也可以看得清楚。这些技术可以用于清醒患者的表面麻醉[10]。

软镜插管

纤维支气管镜是应用最广泛，最通用的间接插管设备。自从 1967 年光导纤维（包括纤支镜）第一次用于气道管理以来，已经成为清醒和麻醉患者非常重要的插管工具。许多临床情况下，与直接喉镜或其他插管工具相比，软镜插管为气道管理提供了极佳的技术。对清醒，有自主呼吸的困难气道患者采用软镜插管很容易接受，这也是金标准[183]。

标准的纤支镜（图 55-24）是由成千上万个直径大约 $8\sim10\mu m$ 的柔软玻璃纤维组成，此种纤维可以沿着他们的长度传导反射光，光源从外部传至纤支镜的终端；将看到的反射物体的光沿着纤支镜传回到视野近端的目镜或视屏上。最近几年，现代化的插管软镜已经取代了纤支镜，软镜插管使用视频芯片和发光二极管技术代替纤维光学技术。Stoze Five Scope 就是一个例子，它是一种带有 C-MAC VL 系统的便携式视频支气管镜。

软镜插管的适应证基本上包含气管插管的任何情况，然而，在以下临床情况中可能选择软镜插管技术[183]：

- 已知或者已经预测到的困难气道（例如：不能插管或不能通气）。
- 希望保持颈部不动时（例如：不稳定的颈部骨折、严重的颈部狭窄、椎动脉供血不足、小脑扁桃体下疝畸形）。
- 牙齿损伤危险增加时（例如：牙齿不齐，牙齿松动）。
- 张口受限（例如：颞颌关节疾病、上下颌骨固定、严重的面部烧伤）。

软镜插管没有特别的禁忌证，然而，在某些临床情况下，用软镜插管不太可能成功。严重的气道出血使解剖标志模糊，血液污染了软镜插管的尖端，导致要看到喉部极其困难，气道的堵塞和严重狭窄，导致软镜不能通过气道，也使软镜插管难以成功。

和直接喉镜相比，软镜的优点如下[183]：

- 插管前可提供更全面的气道检查。
- 证实气管导管的位置，避免食管、支气管内插管。
- 不需要三轴成一直线；因此软镜插管是所有技术中对颈椎活动影响最小的。
- 清醒患者耐受良好，心动过速或高血压较少。
- 对气道和牙齿的潜在损伤较小。
- 各种体位均可操作。

软镜插管可在清醒和麻醉状态下完成。清醒软镜插管的适应证一般是面罩通气预计有困难的情况，插管后需要进行神经系统检查时，或全麻诱导可导致严重的循环或呼吸不良后果时。在全麻下完成软镜插管的主要缺点是咽喉部肌肉松弛，从而导致上呼吸道塌陷和纤支镜在喉部检查困难[183]。

操作前，麻醉医师或者助手必须确认软镜、光源、显示器是在正常工作状态，所有的配件已经完全

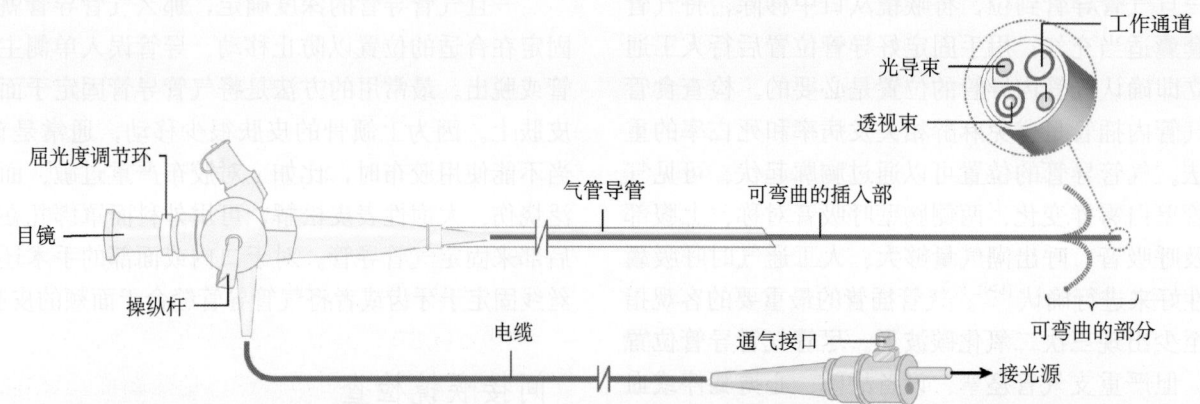

图 55-24　纤维支气管镜（FOB）*(From Henderson J: Airway management. In Miller RJ, editor: Anesthesia, ed 7, Philadelphia, 2009, Churchill Livingstone.)*

备好使用。这些准备工作包括：如果使用纤支镜需调焦，如果使用视频需确认恰当的方位，润滑纤支镜远端 1/3，镜头末端涂抹防雾剂，连接吸引管或氧气到吸引口。气管导管使用前应放置在温水中，以使之软化，更易进入气管和使气道损伤最小化。

尽管紧急软镜插管在侧卧位或俯卧位也有描述，但是通常是在仰卧位或坐位（例如：沙滩椅位）完成插管[184]。当在仰卧位完成软镜插管时，麻醉医师站在患者的头端，这种位置的优势是通过软镜的喉部视野与直接喉镜是在一个方向，如果有必要的话，患者和医生均是在最佳的位置可完成面罩通气或其他气道操作。当患者在坐位或者沙滩椅位是进行软镜插管，操作者应站在患者一侧面对患者。这也是完成清醒软镜插管时的体位，可提高通气质量和患者也更舒服。另外，坐位可使气道解剖更清楚，可防止肥胖患者、阻塞性呼吸暂停综合征或前外侧气道阻塞患者的气道塌陷[185]。

除非有禁忌证，软镜插管前应用止涎药干燥气道，例如：静注格隆溴铵 0.2mg。经口腔和鼻腔均可使用软镜插管。权衡利与弊，临床医生应该决定哪种方式最适合。然而，不论选择哪种途径，软镜插管两个基本步骤如下[183]。

1. 间接喉镜和内镜检查，使用软镜看到声门，软镜经过声带进入气管。
2. 气管导管沿着软镜进入气管内合适的位置，然后软镜退出。

当经口腔进行软镜插管时，使软镜在舌根周围如何得到满意的喉部视野是最主要的挑战之一。软镜易于偏离中线，通常来说，在舌头和上颚之间很少或者没有空间来让软镜通过。可采用一些工具或技术来解决上述问题。可以采用特制的插管型经口通气道，既可避免咬坏软镜，又可防止舌头下坠阻塞咽腔，还可引导软镜处于中立位进入喉部。目前以后多种插管型经口通气道已供使用，每种设计均不同，包括 Ovassapian、Berman 和 Williams 通气道。这些通气道的不足是会使舌根部有压力，可能会引起清醒患者呕吐。对于清醒和全麻状态下的患者，如果不使用插管型口腔通气管，轻轻向前牵拉舌头有助于防止舌后坠。通过使用 4 英寸 ×4 英寸的纱块或镊子可以很容易达到这个目的。注意不要损伤牙齿底部的舌头。正如之前描述的，喉罩和插管型喉罩也可用于引导经口腔的软镜插管。与经口腔方式相比，经鼻软镜插管更容易看到喉部结构。因为经鼻可使软镜处于中线位，当软

镜进入口咽部时，软镜的尖端通常直接对准声门。

一旦软镜成功位于咽喉部，软镜尾端轻微向前弯曲通常可以看到会厌和声带。软镜对准声带的前连合，再后屈进入气管。通过观察气管环可容易确认气管。软镜向远端前行到隆嵴上，沿着软镜送入气管导管，在此过程中可通过软镜继续看到气管，并证实软镜和气管导管没有意外的脱出到口咽或者进入食管。当气管导管到达声门入口时经常遇到阻力，尤其是经口气管插管时。这种阻力经常是由于气管导管的斜面抵到了右边的勺状软骨[186]。轻微的回撤气管导管和逆时针旋转 90°，使导管斜面旋向后，通常可以解决这个问题。对于经鼻气管插管，顺时针旋转 90°，使斜面向前，可防止气管导管的尖端抵到会厌。

或者可以使用带有圆角尖端并指向远端管腔中心的 Parker 软尖端气管导管（Parker Medical，Englewood，CO）。在使用纤支镜时，这种气管导管显示有很高的首次插管成功率[187]。

成功置入 ETT 后，退出纤支镜的同时确定合适的插管深度（隆嵴上 2～3cm）。在极少数情况下，纤支镜插入 Murphy 眼而非远端管腔或纤支镜未能充分润滑会导致退出气管导管困难。这种情况强行退出气管导管可能会损坏纤支镜，因此纤支镜和气管导管应一并退出并重新进行插管。

间接硬镜

第一种用于插管的间接喉镜是基于标准直接喉镜改良的，其使用镜子或棱柱镜形成一个和水平面成角的影像来更好地暴露喉部。现代喉镜是在直接喉镜的设计上使用光学透镜形成声门的折射影像，包括 Viewmax（Rüsch，Duluth，GA）和 TruView EVO2（Truphatek，Netanya，Israel）。

Bullard Elite（Gyrus ACMI，Southborough，MA）是被广泛研究的硬性间接喉镜之一。这个镜子是符合人体解剖学的 L 型，有一个可塑形的金属导丝和一个 3.7mm 的管道，这个管道可用于给氧、吸引或者喷局麻药物。Bullard 喉镜尤其适用于颈椎活动受限或颈椎受伤的患者[188-189]。其 6.4mm 的镜片厚度决定了其可用于张口度极小的患者。这种喉镜在舌根部从口咽转入喉咽。只要 Bullard 喉镜的尖端在合适的位置，它就可将会厌提起。调整上提的力量和喉镜尖端的位置可以最大程度地暴露喉部[10]。

Airtraq SP（Prodol Meditec S.A.,Guecho，Spain）是一种一次性的、可携带的、仿生角度的光学喉镜。它可以让人在口、咽、喉轴线不在一条直线的时候仍然可以看到放大的声门。它有一条凹槽放置气管导管

并且引导其指向声带，它既可用于已知的困难气道也可用于清醒插管等各种情况。与直接喉镜相比，尤其是新手使用时，用 Airtraq 插管有着更快的速度以及更低的误入食管的发生率[190]。它有两种成人型号、两种儿童型号以及特殊的经鼻插管和双腔管插管型号。Airtraq Avant 是一种更新的产品。它有可重复使用的光学部件和一次性的镜片。

光导管芯

光导管芯（光芯）是一种硬质或者半硬质的纤维光学组件，它用不锈钢保护套将光学和光线传输部件包在管腔里，外部则可以穿过气管导管。有充分的证据显示光芯适用于颈部活动受限[191]、张口度小[192]、气道解剖结构异常[193]或已预知的困难喉镜暴露患者。

Bonfils（Karl Storz Endoscopy, Tuttlingen, Germany）纤维光导镜是一种 40cm 长的硬镜，它的前尖端塑形为 40°角[194]。人们既能裸眼通过目镜观看使用也能将其连接视频设备后使用。它有一条可用于吸引、喷滴局麻药或给氧的通道[195]（氧流量应限制在 3L/min 以防气压伤。）[196]。Shikani 光芯（Clarus Medical, Minneapolis, MN）是一种和 Bonfils 纤维光导镜相似的工具，但是 Shikani 光芯带有一个铸造手柄。Levitan FPS 光芯（Clarus Medical, Minneapolis, MN）是短版的 Shikani 光芯，它既可与直接喉镜联合使用，也可以单独使用[197]。Clarus 视频系统（Clarus Medical, Minneapolis, MN）有一个液晶（LCD）屏幕，是 Shikani 光导镜的新版本。

这些光芯都可以单独使用或者和直接喉镜、视频喉镜联合使用[198]。气管插管通过这些光芯，在直视下经正中线或右侧舌道送入口腔直到越过舌头。在间接视野下，通过目镜或视频看到光芯的前端通过声带后，将气管导管顺着光芯送入气管内。当这些操作都不是和直接喉镜或视频喉镜联合使用时，操作者的左手需通过轻柔地抓住患者的下颚并将其往前移动来抬起患者的下巴。这个手法有助于暴露更多的口咽腔以及抬起会厌。光芯可用于清醒插管或透照技术（见光芯章节）[194, 199]。

SensaScope（Acutronic, Hirzel, Switzerland）是一种使用了视频芯片技术的新的混合硬镜。它是 S 型的，有一个 3cm 长的可调控的尖端。通过连接屏幕给予视野影像[200]。SensaScope 设计用于和直接喉镜的联合使用并成功用于可预见的困难气道清醒插管的患者[201]。Video RIFL（AI Medical Devices, Williamston, MI）是一种类似的设备。它有一个硬的手柄和可塑的、可控的尖端。这种设备通过和手柄相连接的 LCD 屏幕显示影像。

视频喉镜

就如软支气管镜一样，视频芯片技术因其更高的图像质量，更加耐用，更低的维护成本，在间接硬镜领域，已开始大规模的取代纤维光学技术。在过去的十年里，视频喉镜彻底变革了气道的管理。它们可能不仅在困难气道甚至在普通气道的管理都将成为标配得使用工具。实际上现在 ASA 的"困难气道流程"里已经将视频喉镜列为插管的备选用具并且应该将其用于已知的或可预见的困难气道处理[4]。视频喉镜也被列入了困难气道车内推荐工具名单[4]。

在普通气道和可预见的困难气道处理时，视频喉镜与直接喉镜相比，前者能更好地暴露声门[4, 202]。尽管声门暴露得更好并不一定会带来更高的插管成功率（尤其在处理普通气道时），但研究发现视频喉镜在可预见的困难气道中有着更高的插管成功率[203-204]。视频喉镜同时也适用于未预见的困难气道。据报告，在用直接喉镜插管失败后，用视频喉镜插管作为急救措施的插管成功率为 94% 和 99%[205-206]。这些工具也成功地用于清醒插管[207-208]。

我们介绍了很多有各自不同的设计和特点的视频喉镜，通常来说，视频喉镜可以分为三大类：①基于 Macintosh 镜片的设计，②有大角度或远端成角的镜片，③有气管插管引导槽的[209]。虽然没有哪一种设计是优于其他的，但在某些临床实际情况中，有的工具会较其他工具更适用。各种不同的视频喉镜特点包括可控角度和屏幕大小的区别。很多视频喉镜都兼具可重复使用和一次性使用的类型。

基于 Macintosh 镜片设计的视频喉镜包括 C-MAC 喉镜（Karl Storz, Tuttlingen, Germany），McGrath MAC 喉镜（Aircraft Medical, Edinburgh, UK）和 GlideScope（Verathon, Bothell, WA）。这些喉镜都可以用于直接喉镜和视频喉镜尤其适用于教授直接喉镜的用法。对于 C-MAC 喉镜的研究是最为广泛的，和其他视频喉镜相比，它有着更短的插管时间和操作更简易。而造成这种结果的原因可能是操作者对于 Macintosh 喉镜类型的熟悉性更高[210-211]。使用 C-MAC 喉镜（图 55-25）和使用有 Macintosh 镜片的直接喉镜的技术一样，视频喉镜尖端可以直接用来提起会厌[212]。其他视频喉镜相反，大多数在使用 C-MAC 喉镜插管时不需要用到管芯[213-214]，用经口型 RAE 气管导管会有助于气管插管[215]。

有远端成角或大弧度的镜片使得视野更大，在不用变动颈椎角度时也可提供较好的喉镜暴露。因此，这些喉镜都更适用于颈椎固定、小下颌或张口受

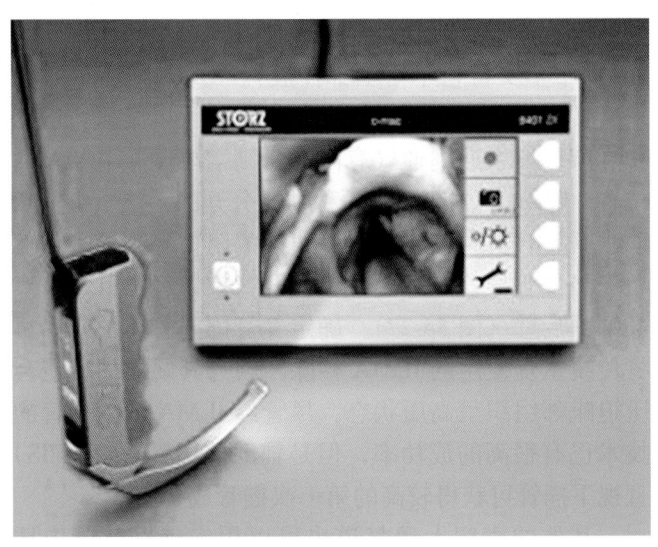

图 55-25　C-MAC 喉 镜 *(From Cavus E, Dörges V: Video laryngoscopes. In Hagberg CA, editor: Benumof and Hagberg's airway management, ed 3, Philadelphia, 2013, Saunders, p. 544.)*

限 的 患 者 [209]。GlideScope 喉 镜 (Verathon, Bothell, WA) 是这些子类喉镜的原型。它有一个成 60° 角的镜片, 一个防雾装置和一个 7 英寸的 LCD 屏幕。它分别有可重复使用和一次性使用两种类型。McGrath 5 系列喉镜与此相似, 它有一个远端成角镜片, 最大的不同是更加便携和可拆卸手柄, 可用于张口受限或头颈活动受限的患者。D-Blade (Karl Storz, Tuttlingen, Germany) 是一种用于 C-MAC 系统的高弧度镜片。这些喉镜通常都从口腔正中放入, 无需像放入直接喉镜时需要将舌头从右往左拨开。因为镜片角度较大, 一般都需要气管导管管芯。可弯曲成 60° ~ 90° 的韧性导丝, 有关节的管芯, 和 GlideRite 管芯 (一种成 90° 角的硬管芯, 设计为 GlideScope 专用) 都可用于这些视频喉镜 [216-217]。视频喉镜和带管芯的气管导管应在直视下进入口腔以防损伤口咽 [218]。

有些带高弧度镜片的视频喉镜自带导管引导槽, 在插管时就不需要管芯了, 就像 Airtraq。King Vision (King Systems, Noblesville, IN) 和 Pentax 气管镜 (AWS ; Pentax Medical, distributed by Ambu Inc., Glen Burnie, MD) 也属于这个类目。这种类型的视频喉镜被成功用于颈椎制动和清醒插管的患者 [219-220]。VividTrac 是一种新的一次性使用, 带有导管引导槽的视频喉镜。它带有一个 USB 接口, 可与任一屏幕相连接。

插管引导器和管芯

插管管芯一般是一根长的、软的、用于辅助引

导气管导管穿过声门的工具。韧性的管芯一般用于将气管导管前段塑形为曲棍弯曲形状以方便气管插管。可用于在使用喉镜时看不见声门时进行盲插 (例如 Cormack-Lehane Ⅲ级)。光导管芯一般借助透照技术用于气管内盲插。

气管导管引导器

1973 年, Venn 发明了最初的 ETT 引导器, 该工具被称为 Eschmann 导引器或弹性树胶探条 [221]。Eschmann 导引器有足够的长度, 通过声门后可将 ETT 沿着其远端送进气管内。同时, 该探条的末端向前成角弯曲 (coudé tip) 有助调整探条沿着会厌下面靠近声门口, 即使无法看见声门结构时同样有效。目前市面上已推出许多不同型号和特性的导引器 ; 某些导引器是中空结构, 一旦有需要可通过内腔进行通气。

当只能看见部分喉结构, 例如仅是会厌的顶端时, 使用带有 coudé tip 的导引器非常有帮助。通过感受 coudé tip 向前滑过气管环的咔嚓声和其远端到达细支气管受到阻力被抵住表明探条的位置正确。然后, ETT 套入导引器向前推送进入气管内适当的位置 [222]。

光导管芯

光导管芯是利用透光技术进行"盲"探插管, 文献中已将其描述成一种可以代替或者辅助直接喉镜的插管技术, 尤其是在可预见的困难气道时。当有血液或者大量分泌物影响窥视气道结构时, 光导管芯可能会非常有助于气管插管。然而, 由于插入光导管芯是一项"盲"插技术, 应禁用于某些临床情况例如气道赘生物或气道外伤。因为增厚的软组织会导致透光性变差, 光导管芯插管技术应用在病态肥胖的患者身上时效果会受影响 [222]。

用光导管芯实施插管时, ETT 要预先套入管芯。操作者用左手轻柔抓住下颌骨并向前提起下颌, 这样有助于绕过舌面置入管芯。操作者可使用磨牙后路置入管芯。置入管芯后, 操作者应保持管芯在正中位置并沿舌面推送管芯。患者的颈中线环状软骨水平出现边界清晰的光圈 (近似五角硬币大小) 即表明管芯到达气管内正确的位置 (图 55-26), 然后, 可以顺着管芯推送 ETT 进入合适的位置 [222]。

经声门上工具进行气管内插管

1997 年, Archie Brain 博士首次描述了插管型喉罩 (ILMA), 也被称为 Fastrach 喉罩 (LMA North America, San Diego, CA)。随后, 插管型喉罩在美

国短时间内就被批准上市。ILMA 被设计为气管插管提供通道并可在多次气管插管期间进行通气。其硬质的手柄和通气管能使操作者快速、准确地定位罩囊。会厌提升栅栏可以在导管进入罩体时抬起会厌。除了经典重复使用的喉罩类型，现在还有一次性的插管喉罩可供使用。专门设计用在经 ILMA 插管的重复使用或一次性气管导管有助于防止盲探插管引起的损伤。这种导管是直式钢圈加强型导管，并有柔软的末端设计可以预防喉部组织损伤。

置入 ILMA 的技术与经典喉罩有许多方面的差

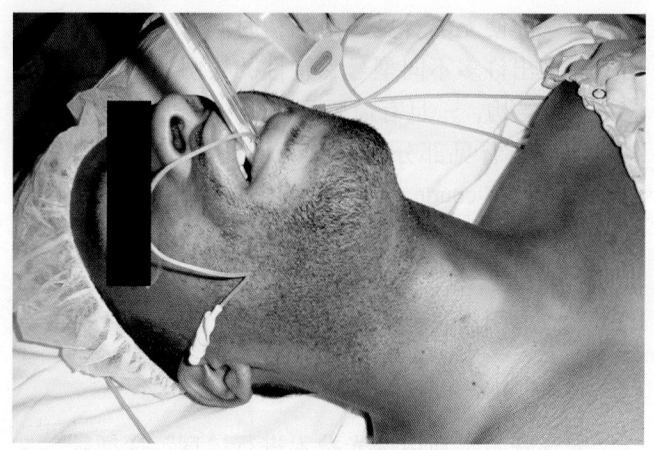

图 55-26 当光导管芯的前端在声门口时，可在颈部前方、甲状软骨的正下方看到边界清楚的光圈

别，学习曲线有明显差异。该技术推荐头部呈中立位（头部下垫支持物不用头部伸展）。ILMA 的手柄是用来旋转通气罩进入咽腔。置入喉罩后可以给氧、通气和麻醉。如果遇到通气有阻力，则需要调整 ILMA 的位置。Chandy 方法包含两种独立分开的手法：①矢状面水平旋转 ILMA 直至球囊通气的阻力降到最小；然后②当气管导管刚好通过前端开口前，轻提 ILMA 离开咽部后壁（图 55-27）。确定气管内插管后，应尽早将传统重复使用的 ILMA 移除，因为其硬质的构造会压迫毗邻组织呈高压状态。尽管经 ILMA 盲探插管的技术已有很高的成功率，但是辅助使插管软镜（FIS）直视下插管可获得较高的第一次插管成功率。

其他的声门上通气道也可以用来辅助气管内插管。即使经典的喉罩并非设计用于气管内插管，如果联合使用插管软镜其可以成为有效的引导管道。因为其通气道较为狭长，应选择使用小号气管导管。此外，通过使用插管软镜联合 Aintree 插管导引管（Cook Critical Care，Bloomington，IN）可以将经典喉罩置换为气管导管。Aintree 插管导引管是一种中空的气道交换管以及和标准的插管型 FIS 适配（图 55-28）。AirQ 插管型喉罩（Cookgas，Mercury Medical，Clearwater，FL）是一种特殊的声门上通气道，可以使用在盲探或 FIS 引导下进行气管内插管。

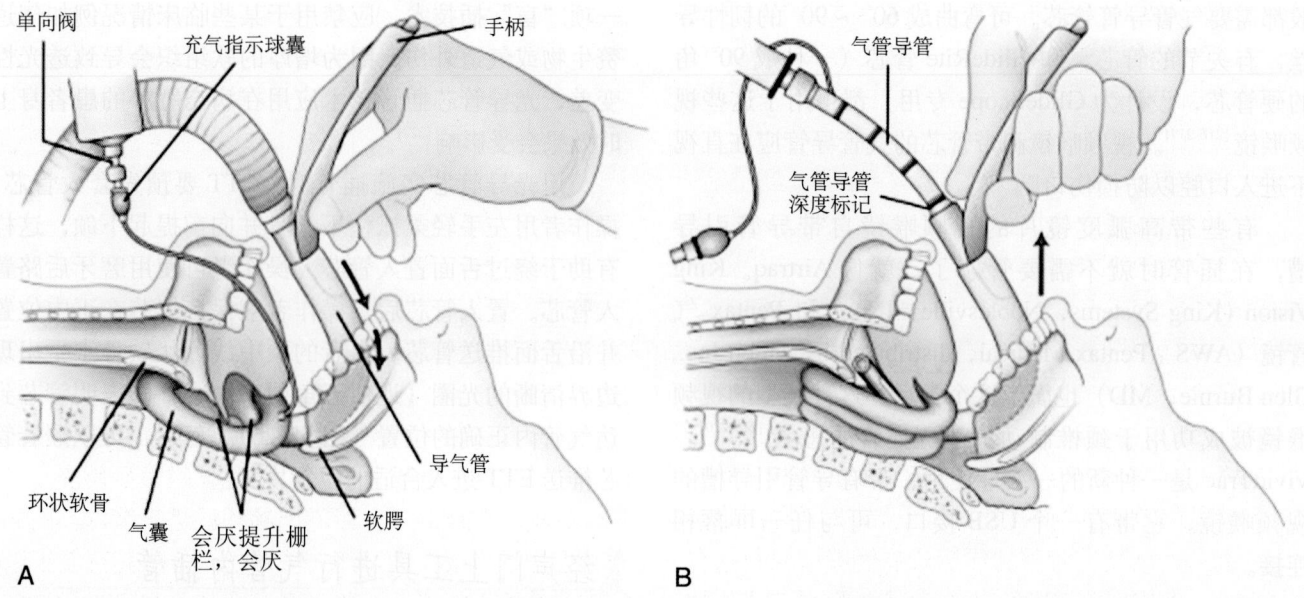

图 55-27 Chandy 方法包括两个步骤。A. 第一步对建立最佳的通气很重要。在矢状面水平使用喉罩手柄微微旋转插管型喉罩直至获得球囊通气的阻力最小。B. 第二步在盲探插管前实施。上提手柄（非后翘）将喉罩稍微离开咽后壁有助于 ETT 顺利推送进气管内 *(From Verghese C, Mena G, Ferson DZ, Brain AIJ: Laryngeal mask airway. In Hagberg CA, editor: Benumof and Hagberg's airway management, ed 3, Philadelphia, 2013, Saunders, p. 457.)*

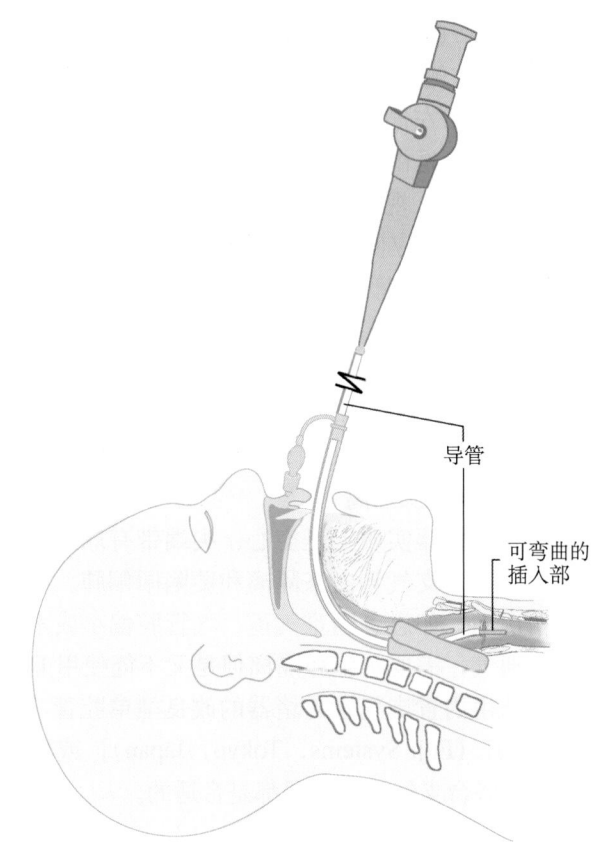

导管

可弯曲的
插入部

图 55-28　Aintree 插管型导管套入可弯曲的插入部经喉罩置入 (*From Henderson J: Airway management. In Miller RJ, editor: Anesthesia, ed 7, Philadelphia, 2009, Churchill Livingstone.*)

逆行插管术（RI）

RI 是一种非常成熟的经口或经鼻插管技术，即是由细小、弹性的导丝引导 ETT 插入气管内。导丝预先经皮穿过环甲膜放入气管内，然后逆行经咽喉部在口或鼻处游出。尽管硬膜外导管可以用作导丝，但是经典的还是钢质导丝。该项技术已有几种改良的方法，每一种方法都有优缺点以及可以成功使用在清醒、镇静、意识模糊或窒息的可预见性或非预见性困难气道的患者中[223]。适应证包括直接喉镜检查失败；血液、分泌物或解剖结构异常妨碍直视声带，和困难插管如颈椎不稳、强直性脊柱炎、颌面部创伤或牙关紧闭得患者中。在缺乏 FIS 的发展中国家，RI 也是一种替代 FIS 的技术[223]。

ASA 的"困难气道流程"把 RI 描述为当插管失败，但可以面罩通气时一种可供选择的非紧急困难插管的技术。困难气道管理的便携式插管箱中应包括行 RI 的设备。RI 需要花费数分钟时间，禁用在"不能插管，不能通气"的紧急情况[223]。其他相对禁忌证包括解剖异常（如恶性肿瘤、甲状腺肿）妨碍穿刺环甲膜，环甲膜水平的气管狭窄，凝血功能障碍和局部

感染。

逆行插管的理想体位是颈部伸展的仰卧位，此体位可以容易触及环状软骨和周围结构。若不能摆放这体位时，患者坐立位或颈部处于中立位置也可以实施 RI。如果解剖标志难以确定，可以使用超声引导。穿刺前应将颈前皮肤消毒并注意采用无菌技术。经喉穿刺的位置可以在环状软骨之上或下面。环甲膜（环状软骨上面）具有相对少血管的优点，但是在此处穿刺仅可允许 ETT 末端进入声带下 1cm。穿刺位置在环状软骨下的环气管韧带处可允许 ETT 呈直线轨迹进入气管内并且有足够长的 ETT 在声带下方；但是这个位置穿刺更容易出血[223]。

经典的 RI 技术是使用 Tuohy 针在环甲膜（CTM）处穿刺和硬膜外导管用作导丝。IV 套管和钢质导丝更常用于 RI 技术。导丝的直径应细小到能通过 IV 套管，长度至少比选用的 ETT 长 2 倍，通常使用直径 0.038 英寸（可通过 18G 的静脉套管）和长度为 110cm 的导丝。市场上已有包含所有必须工具的逆行插管包。实施 RI 时使用 J 型尖端的钢质导丝和硬膜外导管相比较有以下优点：J 型尖端减少气道损伤；导丝更少成圈盘旋或从口或鼻腔更容易抽出导丝；完成 RI 时间更短[223]。

当患者摆放好体位后，操作者非优势手的拇指和中指放在环状软骨两侧固定气管。示指用来确定 CTM 的中线和环状软骨的上缘。18G 留置针连接装有半量生理盐水的注射器呈 90°，针斜面朝头端在 CTM 处穿刺，注射器回抽到气泡确定穿刺针在气管内。穿刺针的插入角度稍压低后拔出内针，此时应重新确认套管在气管内，接上另一支抽吸好局麻药的注射器，注入 2% ~ 4% 利多卡因 2 ~ 4ml。经气管内麻醉可以为清醒或镇静的患者以及实施 RI 过程中提供一定的舒适性，或者可以降低全麻状态下患者交感神经刺激和喉痉挛的发生率。

然后，导丝经留置针内推送直至从口或鼻出来。如果需要的话，直接喉镜可以用来辅助导丝由口腔出来。在颈部皮肤处，使用止血钳夹住导丝可防止其移位。尽管 ETT 可直接套入导丝推送进气管内，但是锥形引导导管（如 Arndt 气管交换导管）对降低导丝和 ETT 内径之间的差异有帮助，其差异越大容易使 ETT 抵住杓状软骨或声带，而不能顺利滑进气管内。引导导管套进经口或鼻逸出的一段导丝，推送其直至抵到 CTM。然后，拔出导丝和 ETT 通过引导导管推送进气管内（图 55-29）。潜在的并发症包括出血（通常比较低）、皮下气肿、纵隔气肿、气胸和气管后壁或食管损伤[223]。

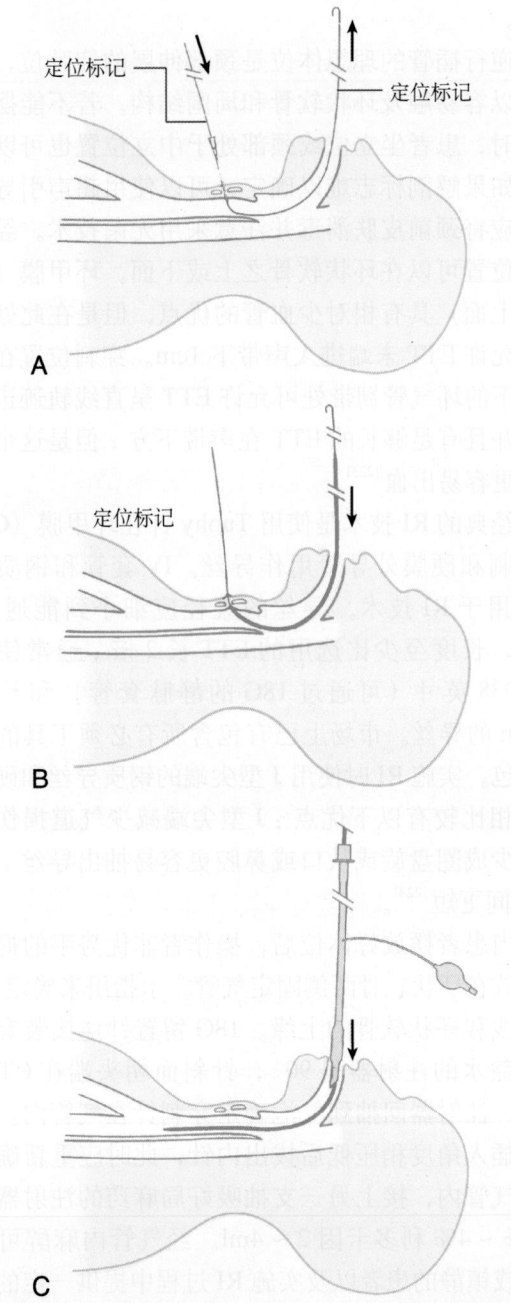

定位标记

定位标记

A

定位标记

B

C

图 55-29 逆行插管的导引技术。**A.** 经环甲膜放置 18G 留置针后，J 型尖端的导丝朝头端置入直至其从口或鼻取出。**B.** 引导导管穿过导丝直至其抵达喉部穿刺入口。然后从上面将导丝抽出。**C.** 引导导管向前进 2 ~ 3cm 后，将气管内导管推送进入气管内 *(Courtesy of Cook Critical Care, Bloomington, IN.)*

双腔气管导管和支气管封堵器

临床某些情况下需要进行单侧肺通气，包括确保肺与感染物或血液相隔离，为手术操作获得充分的暴露空间（如视频辅助胸腔镜检查），以及在主支气管手术、创伤或瘘管手术中控制气体分布。双腔气管导管（double-lumen tubes，DLTs）和支气管封堵器是允许进行单侧肺通气的两种气道工具（见第 66 章）。

DLTs 有支气管腔和气管腔。根据支气管腔偏向左或向右被称为左侧或右侧 DLT。为了避免阻塞右肺上叶支气管通常选用左侧 DLT。DLT 的插管方法与标准气管导管类似，但是由于大小和硬度的不同，放置 DLT 往往会比较困难。视频喉镜可以有助于放置 DLT[224]。DLT 置入气管后，应使用插管软镜（FIS）确定支气管端开口的位置。支气管的蓝色套囊应在相应的主支气管内并调整到刚好在隆嵴下。直视下给支气管蓝色球囊充气进一步帮助确定合适的位置。值得注意的是要确保支气管套囊不能骑跨在隆嵴之上。当 DLT 置入位置合适，通过给支气管套囊充气和夹闭 DLT 气管或支气管腔的连接管就可以实施肺隔离了。

支气管封堵器实质上是空心、尖端带有球囊的套管，该导管插入支气管内来隔离和萎陷同侧肺。在某些临床情况下，如患者困难气道，气管腔偏小或术后需要机械通气，需要实施肺隔离但是又不能使用 DLT 的时候，选用内置支气管封堵器的改良型单腔管 [如 Univent 导管（Fuji Systems，Tokyo，Japan）] 或标准的气管导管联合支气管封堵器都是合适的。

经皮穿刺气道

经皮穿刺（有创的）气道是作为一种尝试建立无创气道失败后的急救技术，在一些困难气道的案例如喉部赘生物并发严重气道梗阻的患者，尝试建立无创气道似乎不可能时，此项技术也可作为首选的建立气道方法。建立有创气道的途径包括经气管喷射通气（TTJV）、环甲膜切开术和气管切开术。然而气管切开术通常是由外科医生操作，但是麻醉医师应该熟悉 TTJV 技术和环甲膜切开术。因为临床中不可避免地会遇到必须建立有创气道的时候。紧急情况下可不是熟悉新技术的时候。

经气管喷射通气

在不能插管、不能通气的情况下，当许多传统的通气方法失败时，经皮穿刺 TTJV 是一种相对快速、有效但有创的给氧和通气方法。ASA 困难气道流程已把 TTJV 作为一种急救有创技术应用在无法常规通气或插管的患者[4]。TTJV 被广泛认为是一种能提供足够、暂时的氧合和通气，并且较外科气道所需培训时间更短和并发症少的救命技术，也是困难气道流程里建立气道的最后一项技术[225]。尽管如此，TTJV 毕竟是一项有创技术，主要用于紧急气道，偶尔使用在特定的喉部手术中。

TTJV 时吸气相是压力驱动氧气通过刺入环甲膜的导管来实施。呼气相是肺和胸廓弹性回缩的一种被动过程。预留充足的被动呼气时间是避免气体蓄积造成气压伤不可或缺的。呼气是经过声门和依赖通畅的上呼吸道,这也是避免气压伤和发生气胸的必备条件。气体逸出声门口可以产生气泡,这有助于放置 ETT。实际上,多个病例报道已证实在无法看见声门或看见少许声门的病例上,通过实施 TTJV 后开放的声门和气泡引导下成功插管[225]。

TTJV 不能应用在环状软骨或喉头受到直接损伤,以及上呼吸道完全阻塞的患者。TTJV 的其他相对禁忌证包括凝血功能障碍、阻塞性肺疾病、放置导管可能有困难的解剖畸形。

通常使用 12 ~ 16G 防打折的导管进行 TTJV。钢圈加强型 6 Fr 导管(Cook Critical Care,Bloomington,IN)是一种为 TTJV 专门设计的防打折导管,其聚四氯乙烯涂层有助于穿过环甲膜进入气管内。穿刺时除了穿刺针的斜面朝向尾部之外,放置导管的方法与 RI 类似。在实施喷射通气之前,必须通过负压吸引到空气来确定导管在气管内。

喷射通气最小的驱动压力是 15 psi。美国医院里的中心管道氧气压力接近 55 psi。市场上出售的喷射呼吸机通常会含有压力调节器来降低管道压力,以顺利进行喷射通气并且避免高驱动压可能导致的气压伤。在手术室的大部分情况下,直接连接供氧管道就能获得喷射通气所需的压力。在可能需要 TTJV,但是又不具备足够驱动压力的手术室外的地方,实施 TTJV 往往有困难[225]。

TTJV 主要的并发症是高氧气压引起的气压伤以及其导致的气胸。为了避免这种并发症,确保有气体逸出的通道和充足的被动呼气时间是不可或缺的。通气时应该使用能满足氧合与通气的最低压力。其他与 TTJV 相关的并发症包括皮下或纵隔气肿、出血、误吸以及气管或食管后壁穿孔[225]。

环甲膜切开术

当无创的方法失败或临床计划其作为保护气道的首选计划时,环甲膜切开术是一项能提供开放气道途径的有创技术[226]。其已被列入 ASA 的困难气道流程中作为在其他急救措施已失败或不可行后的一项紧急有创技术。所有的急救气道车都应有环甲膜切开的工具并随时可以使用。环甲膜切开并非是一种永久性的气道,切开后应制订计划拔除环甲膜穿刺的导管或改为气管切开术[226]。

环甲膜切开术禁用于 6 岁以下的儿童(见第 93 章),因为此时环状软骨是气管最狭窄的部位且甲状腺峡部通常可达环甲膜水平。然而,环甲膜穿刺行 TTJV 适用于这些小儿。环甲膜切开术其他的禁忌证包括喉头骨折、喉赘生物、声门下狭窄、凝血功能障碍和颈部解剖结构扭曲或无法识别。

实施环甲膜切开最常使用的两项技术是经皮扩张环甲膜切开术和外科性环甲膜切开术。对于麻醉医师而言,较偏爱经皮穿刺技术,因为相比外科切开其更简单,且在其他操作上熟悉使用了 Seldinger 技术(如中心静脉置管)。因为环甲动脉和环甲膜靠近声门裂,环甲膜穿刺或切开时应选择在环甲膜的下 1/3 部位且朝后进针(图 55-30)[226]。

市场上在售的有许多使用经皮扩张环甲膜切开的工具。这项技术的原理是经导丝置入扩张器后再经扩张器插入导气管。患者颈部后仰伸展和确定环甲沟,如果体表标志难以辨别,可以使用超声引导。在环甲膜的皮肤上作一个 1 ~ 1.5cm 的横切口,随后使用 18G 导管针连接装有液体的注射器,在持续回抽下朝尾部呈 45° 穿刺。当回抽有空气确定穿过了环甲膜,导管顺着穿刺针送入到气管内。最后是拔除穿刺针,原位保留导管。向尾端置入导丝深度约为 2 ~ 3cm,再拔除导管,同时将套有气管套管的弯扩张器沿着导丝旋转插入气管内。此时应保持控制导丝使得扩张器和气管套管一同穿过 CTM。同时移除扩张器和导丝并原位保留套管。给套囊充气后可以尝试通气。通过呼气末二氧化碳波形确定合适的位置后固定好气管套管[226]。

外科环甲膜切开术的操作技术已在框 55-4 中概

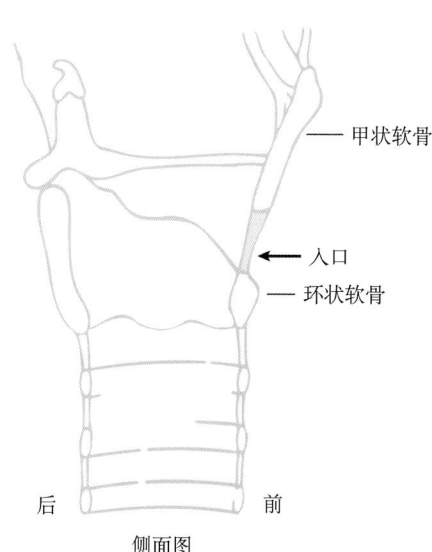

图 55-30 喉和气管的矢状面解剖。经皮环甲膜切开术的入口是在环甲膜的下 1/3 (Courtesy of Cook Critical Care; Bloomington, IN.)

框 55-4 外科性环甲膜切开术
工具 • 20 号手术刀 • 带套囊的气管切开套管或内径 6mm 或 7mm 气管导管 **步骤** • 步骤 1：头颈部后仰伸展，确认和固定环甲膜（如无法辨认可作一个初始的横切口）。 • 步骤 2：经皮肤和环甲膜横向刺入切开。置入气管拉钩后移开刀片。 • 步骤 3：使用气管拉钩在环状软骨上向尾端和向外牵拉。 • 步骤 4：插入导管并给套囊充气。 • 步骤 5：低压通气。 • 步骤 6：确定肺通气。

Modified from Henderson J: Airway management. In Miller RJ, editor: Anesthesia, ed 7, Philadelphia, 2009, Churchill Livingstone

述。选择 20 号手术刀较合适，因为其宽度满足插入小口径的导管，避免再扩展切口的需要，以及其长度有限不大可能损伤气管后壁。这项技术是最快速的环甲膜切开术，应是在不具备微创技术工具且时间紧迫时使用[10]。

环甲膜切开的并发症包括出血、气管或食道后壁损伤、声带损伤、甲状腺的撕裂和套管置入假道。气管套管置入皮下组织可以导致皮下或纵隔气肿。环甲膜切开引起的晚期并发症包括吞咽功能障碍，感染，声音改变和气管狭窄。其中气管狭窄在成人的发生率接近 2%～8%，如果之前存在气管损伤或者合并感染，其发生率更高。

气管拔管

拔管过程是气道管理的一个重要环节。虽然诱导及插管期间所引起的问题已经得到相当大的重视，但是气管拔管时发生并发症的风险可能会更高[227]。美国麻醉医师协会（ASA）未公开的索赔案例数据分析显示：尽管由于 ASA 困难气道管理临床实践指南被广泛采用后，插管期间引起死亡和脑损伤的索赔案例数量逐渐下降，但是拔管和麻醉复苏期间导致损伤的索赔数量并没有减少[1]。鉴于以上情况和缺乏公认的气管拔管管理的策略，困难气道协会（DAS）在 2012 年制定了关于"论述拔管和复苏期间出现的问题"和"倡导有策略、阶梯式的拔管"的一系列指南[228]。

拔管期间可以引发很多并发症（框 55-5）。尽管有些并发症较轻微而且无长期的后遗症，但是有些并发症会导致拔管失败。拔管失败的原因有氧合失败、通气失败、肺分泌物残留或呼吸道不通畅[229]。如果呼吸道不能快速重建，将导致严重的并发症甚至死亡。

框 55-5 气管拔管相关的并发症
• 喉痉挛和支气管痉挛 • 上呼吸道梗阻 • 通气不足 • 血流动力学改变（高血压、心动过速） • 咳嗽和肌肉牵拉，导致手术伤口裂开 • 喉水肿或呼吸道水肿 • 负压性肺水肿 • 声带反常运动 • 杓状软骨脱位 • 误吸

因此，麻醉医师在拔管前，需要先对拔管风险进行分级，并制订详细的拔管计划。根据 DAS 的临床指南，将考虑以下三方面进行拔管风险分级：①诱导时气道是否正常和容易开放；②气道管理是否因手术变化、外伤或非手术因素变得困难；③患者是否存在拔管失败的一般风险因素[228]。

气管拔管的注意事项

无论是常规拔管还是困难拔管，都应该预先制订好拔管计划，包括拔管后不能维持呼吸道通畅时实施重新插管的计划[4]。选择在清醒下拔管还是恢复意识前深镇静下拔管应权衡此两项技术的风险和利益。由于咽肌肌张力和气道反射恢复，清醒患者更容易保持气道通畅。深镇静下拔管能防止患者咳嗽和不利的血流动力学变化，但是需承担上呼吸道梗阻和肺通气不足的风险。还有其他的拔管技术，如 Bailey 策略，指的是当患者在深麻醉状态下将 ETT 更换为 SGA[230]。浅麻醉状态（Ⅱ期）期间拔管会增加喉痉挛和其他气道并发症发生的风险，应该避免在此状态下拔管。

拔管的常规准备有：确保神经肌肉阻滞完全被逆转或恢复，血流动力学稳定，体温正常，充分的镇痛。患者应进行预充氧，吸入氧浓度（FiO_2）为 100%，合适的情况下可考虑实施肺泡复张手法。患者处于深麻醉时，应吸引咽部（必要时吸引气管内）分泌物，移除咽部填塞物和放置牙垫[10]。清醒拔管时必须放置牙垫以防止患者苏醒期咬管，咬管会导致气道阻塞和发生负压性肺水肿。口咽通气管不推荐作为牙垫使用，因为口咽通气道会造成牙齿损坏；不如在磨牙之间塞入多层卷纱布[231]。

拔管后胃胀气会增加肺误吸的风险，并可阻碍肺通气。使用面罩高压通气的患者，拔管前应从口腔插入胃管进行抽吸。

拔管的标准体位是嗅花位，主要的优势是嗅花位是气道管理的最佳体位。拔管时头高位能使病态肥胖患者、有肺通气不足和呼吸道梗阻风险的患者获益。对于有肺误吸高风险的患者，优先采用侧卧位[10]。

套囊放气前使用正压通气，有助于去除积蓄在导管套囊上的分泌物。拔管前必须检查指示球囊确保套囊放气是否完全；带有充气的套囊拔管会造成声带损伤和杓状软骨脱位。

困难气道的拔管

很多手术和麻醉因素可以增加拔管的风险，其最相关的因素已总结列在框 55-6。尽管多种技术可以使用来处理困难气道的拔管，如 Bailey 策略和输注瑞芬太尼[228]，但是最常使用的是气管交换管（AEC），这也被 ASA 专家组推荐使用在困难气道管理中。拔管前将空心引导管通过 ETT 并保留在原位直到排除了重新插管的可能。AEC 还有维持氧合和连接二氧化碳分析仪监测呼吸的功能。清醒的患者可以完全耐受较小号的交换管（11Fr），置入交换管期间可以呼吸、谈话和咳嗽。使用时，应用胶带固定好交换管防止意外移位，同时做好标签将其与外形相似的饲管相区分。如果有必要的话，可用直接喉镜轻柔地牵拉舌头和口咽部软组织有助于经 AEC 重新插管。

小　结

气道管理是临床麻醉安全的核心。麻醉医师必须具备气道解剖学、生理学和药理学的基础知识，并且能够熟练使用各种气道工具。虽然大多数气道管理比较简单，但是困难气道的管理对麻醉医师来说依然是一项最息息相关和最具挑战性的工作。对困难气道的预见性和前瞻性以及制订气道管理计划是至关重要的。许多气道问题可以靠相对简单的工具和技术来解决；但是成功运用相关的工具和技术仍需要经验和准确的临床判断。目前可能改善患者预后的新式气道工具层出不穷，麻醉医师必须在提高临床技能的同时兼顾学习新技术，以预防困难气道的发生。对于所有气道管理的参与者来说，未来的能力培训有望包含气道技术的临床能力评估训练。麻醉医师的专业技能来源于临床针对性的实践和致力于终身学习的精神。

参 考 文 献

见本书所附光盘。

框 55-6　拔管高风险的相关因素
气道风险因素
• 已知的困难气道
• 呼吸道情况恶化（出血、水肿、创伤）
• 气道通路受限
• 肥胖或阻塞性睡眠呼吸暂停
• 误吸风险
全身风险因素
• 心血管疾病
• 呼吸系统疾病
• 神经肌肉疾病
• 代谢紊乱
• 特殊手术要求

Modified from Popat M, Mitchell V, Dravid R, et al: Difficult Airway Society Guidelines for the management of tracheal extubation, Anaesthesia 67:318-340, 2012

第56章 椎管内麻醉

Richard Brull • Alan J.R.Macfarlane • Vincent W.S.Chan

毛仲炫 林育南 译 刘敬臣 谢玉波 审校

致谢：编者及出版商感谢 David L. Brown 博士在前版本章中所作的贡献，他的工作为本章节奠定了基础。

要 点

- 随着年龄的增长，脊髓末端从婴儿时期的 L_3 水平下降至成人的 L_1 下缘水平。
- 神经阻滞的速度快慢取决于神经纤维髓鞘的粗细、表面积以及与局麻药直接接触的程度。
- 外周（$T_1 \sim L_2$）和心脏（$T_1 \sim T_4$）交感神经纤维阻滞是引起椎管内麻醉相关的动脉血压下降（心排血量和全身血管阻力下降）的原因。
- 脑脊液容量和局麻药比重比是脊髓麻醉扩散（阻滞平面）最重要的决定因素。
- 使用小口径的脊髓麻醉穿刺针可降低硬膜穿破后头痛的发生率。
- 椎管内麻醉相关的严重神经并发症非常罕见。
- 使用低分子量肝素和强效血小板抑制剂可增加椎管内麻醉后硬膜外血肿形成的风险。
- 硬膜外血补丁治疗硬膜穿破后头痛的有效率超过 90%。
- 局麻药的全身毒性反应是由于局麻药意外注入硬膜外腔静脉所致。
- 椎管内麻醉可以减少患者围术期的病死率。

原 理

脊髓麻醉、硬膜外麻醉和骶管麻醉根据局麻药剂量、浓度和容量的不同可产生交感神经、感觉神经或运动神经的单一或联合阻滞。尽管存在着以上相似之处，脊髓麻醉、硬膜外麻醉和骶管麻醉在技术、生理学和药理学上仍有明显的区别。脊髓麻醉只需要几乎无全身药理作用的小剂量（即容量）药物即可产生快速（<5min）、充分、可恢复性的痛觉阻滞。相反，硬膜外麻醉和骶管麻醉需注入大剂量的局麻药而起效也更为缓慢（>20min），大剂量的局麻药可引起具有药理学活性的全身血药浓度的变化，这可能与椎管内麻醉原因尚不明确的副作用和并发症有关。脊髓和硬膜外联合麻醉的应用缩小了这些差异，也增加了临床管理的灵活性。

应 用

椎管内麻醉临床应用范围广泛，包括外科、妇产科手术，急性术后疼痛管理和慢性疼痛治疗。单次脊髓麻醉或硬膜外麻醉最常应用于下腹部、骨盆内器官（如前列腺）和下肢的手术以及剖宫产术。通过硬膜外导管持续注射低浓度的局麻药和阿片类药物常用于产科分娩镇痛和大手术（如胸部、腹部、下肢）的术后镇痛。有证据表明硬膜外镇痛能减少行胸腹部手术的高危患者心血管和肺部并发症从而降低其死亡率，从而推动了其在 21 世纪初的临床应用 [1]。最近，硬膜外镇痛的目标已从减少高危患者的并发症降低其死亡率发展为促进健康患者择期手术后的快通道恢复。骶管阻滞则多应用于小儿手术的麻醉、镇痛及成人慢性疼痛的治疗。留置脊髓麻醉导管可应用于癌性疼痛和非癌性疼痛的长期治疗（数月至数年）。

历 史

August Bier 于 1898 年应用可卡因完成人类第一例脊髓麻醉[2]。随后，Braun、Sise、Gordh、Foldes 和 McNall、Dhunér 和 Sternberg、Emblem 先后成功应用普鲁卡因（1905 年）、丁卡因（1935 年）、利多卡因（1949 年）、氯普鲁卡因（1952 年）、甲哌卡因（1961 年）、布比卡因（1966 年）等局麻药施行脊髓麻醉。20 世纪 80 年代，罗哌卡因和左布比卡因应用于脊髓麻醉。1901 年，Racoviceanu-Pitesti 首次报道了鞘内注射吗啡，同年，Cathleen 首次描述了骶管麻醉。1921 年，Pagés 首次报道人类腰段硬膜外麻醉。20 世纪 30 年代，Dogliotti 描述了阻力消失法。1941 年，Hingson 报道了连续骶管麻醉应用于产科。1947 年，Curbelo 报道了腰段硬膜外置管应用于外科手术[3]。1979 年，Behar 首次报道硬膜外注射吗啡镇痛。

尽管椎管内麻醉在过去一个世纪里得到广泛应用，但是在应用过程中出现的一些事件也导致了发展过程中的重大挫折：1954 年“Woolley 和 Roe 病例”详细描述了脊髓麻醉后发生的瘫痪[4]，20 世纪 80 年代早期报道的应用氯普鲁卡因脊髓麻醉后出现的持续神经功能缺损症状和粘连性蛛网膜炎，20 世纪 90 年代早期报道的应用利多卡因脊髓麻醉后出现的马尾综合征[5]。最近，新型强效抗凝药（如低分子量肝素，low-molecular-weight heparin, LMWH）和抗血小板药物（如氯吡格雷）的使用可增加严重硬膜外血肿形成风险已引起关注[6]。

解 剖

脊髓近端与脑干相连，末端以终丝（纤维的延伸部分）和马尾（神经的延伸部分）终止于脊髓圆锥。由于骨性椎管与中枢神经系统的生长速度不同，随着年龄的增长，脊髓末端从婴儿时期的 L_3 水平下降至成人的 L_1 下缘水平。

在骨性脊柱内由内到外包绕脊髓的三层膜为：软脊膜、蛛网膜和硬膜（图 56-1）。脑脊液（cerebrospinal fluid，CSF）位于软脊膜和蛛网膜之间的腔隙，这一腔隙称为蛛网膜下腔（即鞘内）。软脊膜是一层紧密覆盖于脊髓和脑实质表面富含血管的膜。脑室的脉络膜每天大约产生 500ml 脑脊液，从 $T_{11} \sim T_{12}$ 以下的蛛网膜下腔内含 30 ~ 80ml 脑脊液。蛛网膜是一层很薄的非血管膜，是药物进出脑脊液的主要屏障，占药物转移阻力

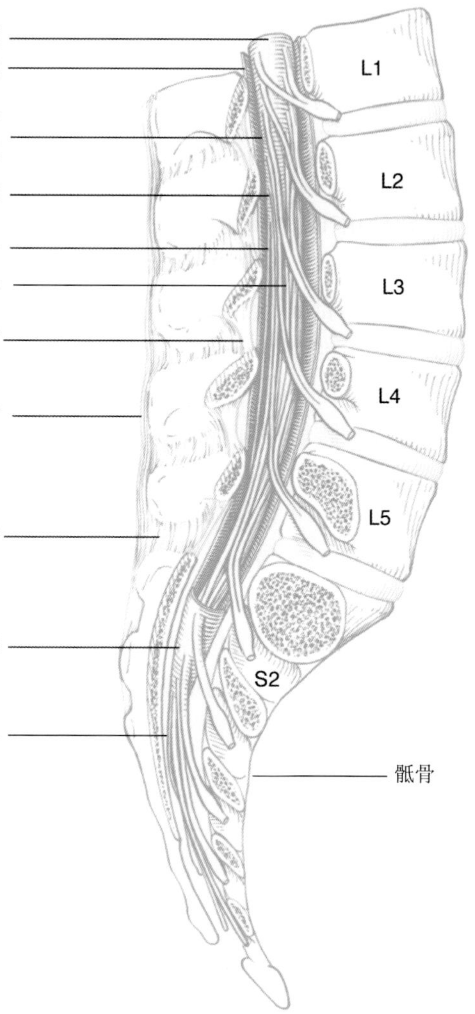
脊髓
软脊膜
硬脊膜和
蛛网膜
脊髓圆锥
内终丝
马尾
黄韧带
棘上韧带
棘间韧带
远端硬脊膜囊
外终丝
L1
L2
L3
L4
L5
S2
骶骨

图 56-1 脊髓解剖。注意脊髓末端（例如：脊髓圆锥）终止于 $L_{1\sim2}$ 水平，硬脊膜囊终止于 S_2 水平

的 90%[7]。Liu 和 McDonald[8]、Bernards[9] 强调，蛛网膜起主要屏障作用的证据是脑脊液位于蛛网膜下腔而不是硬膜下腔。最外层的是硬膜。

硬脊膜周围存在一个硬膜外腔。硬膜外腔从枕骨大孔延伸至骶裂孔，包绕于硬脊膜前、侧、后方。硬膜外腔前方是后纵韧带，侧方被椎间孔和椎弓根围绕，后方是黄韧带。硬膜外腔的内容物有神经根、脂肪、蜂窝组织、淋巴管和包括完整的 Batson 静脉丛在内的血管。

硬膜外腔后方是黄韧带，也是从枕骨大孔延伸至骶裂孔。虽然黄韧带被描述为一条韧带，但实际上由左、右两条黄韧带组成，在后正中连接呈锐角而腹侧是开放的（图 56-2）[10-11]。自颅骨至骶骨，甚至在同一椎间隙，黄韧带并非均匀一致的，韧带的厚度、到硬膜的距离和皮肤到硬膜的距离随所处椎管的节段而改变。腰段椎管呈三角形而且最宽，胸段椎管呈圆形

而且最窄。两条黄韧带在中线是否连接融合是可变的，甚至同一患者在不同椎体水平可能同时出现黄韧带融合和不融合两种情况[10]。紧贴黄韧带后方是椎板、棘突或者棘间韧带。棘上韧带从枕骨外粗隆延伸至尾骨，连接各椎体的棘突（图 56-2）。

脊柱由 12 个胸椎、5 个腰椎和 1 个骶椎组成。椎骨前部为椎体，后部由椎弓、棘突、椎弓根和椎板组成。椎骨前部由纤维软骨连接，其中央圆盘为髓核；椎骨后部由椎骨关节突（面）相连接。胸椎棘突向尾侧成角，而腰椎棘突则与中线垂直，这一重要区别提示我们在胸段和腰段椎间隙穿刺时应采用不同角度进针。

硬脊膜囊末端终止于骶管内 S_2 水平。硬膜囊末端也存在变异，儿童硬膜囊的终点更低。除了硬脊膜囊外，骶管内还有静脉丛，该静脉丛属于椎管内无瓣膜静脉丛的一部分。成人骶管除椎间孔和硬脊膜囊外，其容积约为 10 ～ 27ml。骶管容积变异大可能是导致骶管麻醉阻滞平面差异的原因（图 56-3）[12]。

血液供应

脊髓的血液供应来源于一条脊髓前动脉（来自椎动脉）、两条脊髓后动脉（来自小脑后动脉）和脊髓节段性动脉（来自肋间动脉和腰动脉）[13]。脊髓动脉从每个椎间孔进入椎管后发出营养神经根和髓质的分支，其中最大的分支称为根最大动脉（Adamkiewicz 动脉），

该动脉从左侧 $T_7 \sim L_4$ 之间进入，营养低位胸段和腰段脊髓区域。脊髓前动脉营养脊髓前三分之二的区域，脊髓后动脉营养脊髓后三分之一的区域。由于脊髓前部的滋养血管较脊髓后部的少，因此脊髓前部和深部（灰质）最容易发生缺血（导致前角运动神经元损伤，或者称为脊髓前动脉综合征）。中胸段（$T_3 \sim T_9$）节段性滋养血管较少，也易发生缺血。脊髓静脉的分布与脊髓动脉相似。纵行的三条脊髓前静脉、三条脊髓后静脉与前、后根静脉相交通，最后汇入位于硬膜外腔中间和外侧的椎静脉丛。除骶管至 $L_5 \sim S_1$ 段外，硬膜外腔的后腔无静脉。

解剖变异

神经根

脊髓神经根的大小和结构并非一致。Hogan 和 Toth[14-15] 已经证实不同个体之间神经根的大小存在相当大的变异。这些变异有助于解释相同的技术应用于相似的患者却产生不同的阻滞效果。另一方面，解剖关系可能影响神经阻滞。一般说来，后根（感觉）比前根（运动）粗大，但是后根却常容易阻滞。后根由各部分束支组成，能提供更大的局麻药作用的表面积，这可能是较粗大的感觉神经比较细小的运动神经更容易被阻滞的缘故[8]。

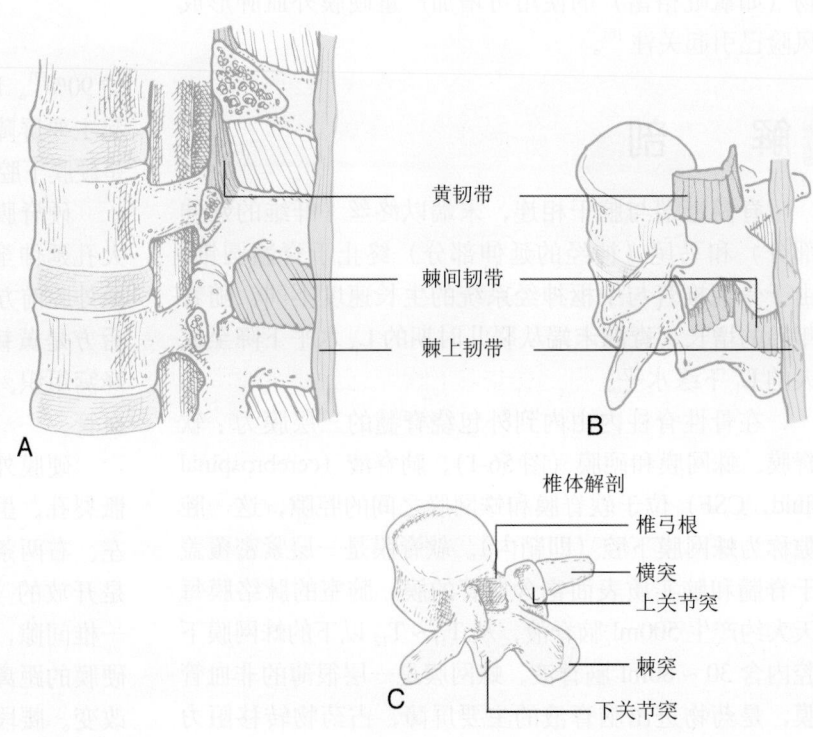

图 56-2 椎体解剖。A. 矢状图。B. 腰椎斜位图，示黄韧带在椎间隙尾端和中线增厚。C. 单个腰椎椎体斜位图

（图中标注）黄韧带、棘间韧带、棘上韧带

椎体解剖：椎弓根、横突、上关节突、棘突、下关节突

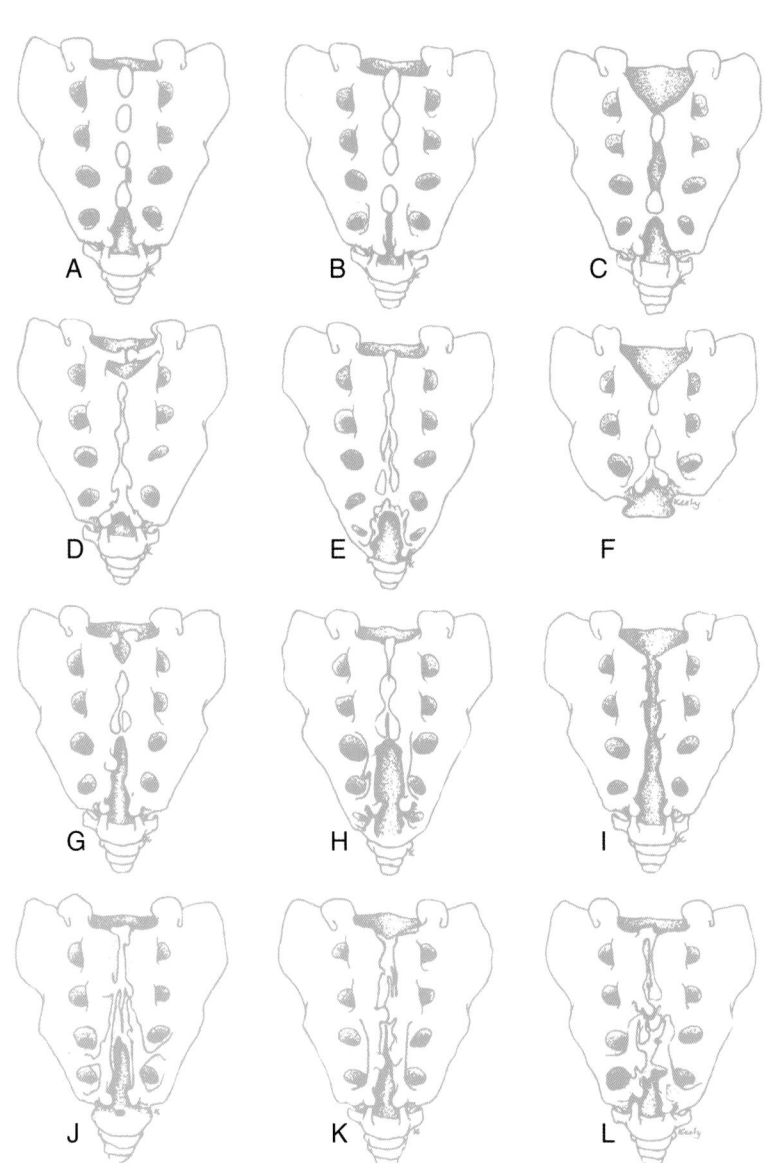

图 56-3 骶骨和骶裂孔的解剖学变异。A. 正常；B. 纵向裂缝样骶裂孔；C. 第二中线裂孔；D. 横裂孔；E. 无骶角的大裂孔；F. 无尾骨的横裂孔，两个突出的角及角侧"假裂孔"；G-I. 大的中线缺损与骶裂孔连接；J-L. 增大的纵向裂孔，每个上方有一个"假裂孔"*(From Willis RJ: Caudal epidural block. In Cousins MN, Bridenbaugh PO, editors: Neural blockade in clinical anesthesia and management of pain, ed 2, Philadelphia, 1988, JB Lippincott, p 365.)*

脑 脊 液

不同患者腰骶段的脑脊液压力恒定，约为 15cmH_2O，但脑脊液容量却不同，部分原因可能与体质和体重的差异有关[16]。据估计，80% 感觉和运动阻滞的最高平面与消退的差异是由于脑脊液容量不同所致。然而，除了体重外［体重指数（body mass index, BMI）较高者脑脊液较少］，脑脊液容量与临床上其他可测量的形态指标并不相关[17]（详见影响阻滞平面的因素）。

硬 膜 外 腔

Hogan[10] 采用冰冻低温切片技术研究尸体切片

发现，硬膜外腔很大程度上呈节段性，而不像以前通过间接解剖分析推断硬膜外腔是个均匀的腔隙。Hogan[18] 另一项尸体研究表明，溶液注入硬膜外腔组织后，扩散并非均匀，他据此推断这是临床上硬膜外腔药物扩散不可预测的主要原因。硬膜外腔这种非均匀性与年龄差异有关。有证据表明，硬膜外腔的脂肪组织随年龄增长而减少[19]，这可能是硬膜外麻醉所需局麻药剂量随年龄而改变的关键因素（见第 80 章）。

作 用 机 制

局麻药与神经组织结合后阻断神经传导，从而产生神经阻滞作用。就脊髓麻醉和硬膜外麻醉而言，药物结合的靶部位是脊髓（表面和深部）和位于蛛网膜下腔及硬膜外腔内的脊神经根。脊神经根和后根的神经节是最重要的作用部位。与被硬脊膜（硬膜鞘）包绕的硬膜外腔的神经比，蛛网膜下腔内的神经容易被小剂量的局麻醉药迅速阻滞。神经阻滞的快慢取决于神经纤维髓鞘的粗细、表面积以及与局麻药直接接触的程度。解剖研究发现，S_1 和 L_5 的后根最粗，故在硬膜外麻醉中最难阻滞[15]。较小神经的膜表面积与轴索单位体积的比率较高，因此对局麻药更为敏感。例如，小的神经节前交感纤维（B 纤维，$1 \sim 3\mu m$，最小的有髓鞘纤维）对局麻药最敏感。在感觉纤维中，传导温度觉的 C 纤维（$0.3 \sim 1\mu m$，无髓鞘）比传导针刺觉 A-δ 纤维（$1 \sim 4\mu m$，有髓鞘）更容易或更早被阻滞。传导触觉的 A-β 纤维（$5 \sim 12\mu m$，有髓鞘）在感觉神经中最后被阻滞。与所有感觉纤维相比，更大的 A-α 运动纤维（$12 \sim 20\mu m$，有髓鞘）最后被阻滞。阻滞作用消退（恢复）的顺序则相反：运动功能最先恢复，随后触觉、针刺觉依次恢复，温度觉最后恢复[20]。局麻药效应相对敏感性的差异，其另一表现为根据每种感觉的阻滞来确定的最高阻滞平面（最高的或者最朝向头侧的阻滞水平）是不同的，称之为不同的感觉阻滞。例如，温度觉的阻滞平面（大约也是交感阻滞平面）最高，平均高于痛觉的阻滞平面 $1 \sim 2$ 节段，而痛觉的阻滞平面则高于触觉的阻滞平面 $1 \sim 2$ 节段[21]。

药物的摄取

在脊髓麻醉中，将局麻药直接注入蛛网膜下腔，药物透过软脊膜和 Virchow-Robin 腔（蛛网膜下腔扩大部分，伴有血管从软脊膜进入脊髓）扩散到深部的后根神经节[22]。此外，部分蛛网膜下腔的药物透过蛛网膜和硬脊膜进入硬膜外腔[23]，部分药物则被软脊膜和硬脊膜的血管吸收[24]。

药物的渗透和摄取直接与药物总量、脑脊液药物浓度、接触面积、脂肪含量（脊髓和有髓鞘神经脂肪含量高）和局部组织血供成正比，但与神经根的大小成反比。对于脊髓麻醉（通常在 $L_2 \sim L_4$ 水平）患者，蛛网膜下腔注射部位脑脊液中的局麻药浓度最高。

硬膜外麻醉的药物摄取更为复杂。一部分局麻药从硬膜外腔透过硬脊膜和蛛网膜进入脑脊液产生神经阻滞作用，而另一部分局麻药通过血管吸收进入毛细血管和全身循环，还有部分局麻药被硬膜外腔脂肪摄取。硬膜外腔注射局麻药后，脑脊液中局麻药的生物利用度很低（<20%）。

药物的分布

扩散是脑脊液中的局麻药从高浓度区域（如注药的部位）向其他低药物浓度的脊髓节段分布的主要机制[25]。小剂量局麻药注射后向头端扩散（通常在 $10 \sim 20min$ 内）程度与脑脊液的循环时间有关。颅内动脉搏动产生的纵向振动是脑脊液整体流动的原因，这种整体流动可促进局麻药在注射 1h 内从腰段蛛网膜下腔向头侧的基底池扩散。

硬膜外腔的局麻药分布更为复杂，可能与以下一个、几个或者所有机制有关：①通过硬脊膜进入蛛网膜下腔；②在硬膜外腔内向头侧和尾侧纵向扩散；③在硬膜外腔内沿圆周扩散；④通过椎间孔漏出硬膜外腔；⑤与硬膜外腔脂肪结合；⑥被硬膜外腔血管吸收。在硬膜外腔注射大剂量（如容积）局麻药后，可能通过整体流动沿纵向扩散。可能促进局麻药在硬膜外腔分布的因素有：硬膜外腔小口径（在胸段硬膜外腔扩散快）、硬膜外腔顺应性增加、硬膜外腔脂肪含量减少、从椎间孔漏出局麻药少（如老年人和椎管狭窄）和硬膜外腔压力增加（如妊娠）[26]。药物首先从高浓度区域向低浓度区域扩散，扩散的方向随椎体水平而改变，即腰段硬膜外注药后主要向头侧扩散，高位胸段硬膜外注药后主要向尾侧扩散，而低位胸段硬膜外注药后主要向头侧扩散[26]。

药物的清除

神经阻滞的消退是由于局麻药被非神经组织摄取（血管吸收最为重要）致脑脊液中局麻药浓度下降所致。神经阻滞的消退时间与脑脊液容积成负相关[27]。药物由软脊膜血管吸收或通过反向扩散由硬膜外血管吸收，最终进入全身循环。脑脊液中没有药物代谢，清除率取决于局麻药分布。扩散范围广导致药物暴露于更大的血管吸收面积，因而作用持续时间缩短。脂溶性局麻药（如布比卡因）与硬膜外腔脂肪结合形成一个贮存库，可以减慢血管吸收。

生理学效应

安全实施脊髓麻醉、硬膜外麻醉和骶管麻醉需要了解它们的生理学效应。椎管内麻醉阻滞交感神经和躯体（感觉和运动）神经系统，同时伴随一些代偿性反射和相应的副交感神经激活[28]。除了局麻药的血药水平可达到足够自行产生全身效应的浓度外，硬膜外麻醉的生理效应与脊髓麻醉相似。

心　血　管

椎管内麻醉对血压的影响在某种程度上与静脉联合应用 α_1 和 β 肾上腺素能受体阻滞剂对心排血量的影响相似，即每搏输出量和心率下降（见第 20 章）。这种影响主要通过阻滞外周（$T_1 \sim L_2$）与心脏（$T_1 \sim T_4$）交感神经纤维和抑制肾上腺髓质分泌而产生。在可比范围内，硬膜外麻醉引起的血压下降比脊髓麻醉更缓和、幅度更小。然而，当应用丁卡因（10mg）实施的脊髓麻醉与应用利多卡因（1.5% 溶液 20 ~ 25ml）实施的硬膜外麻醉相比较时，硬膜外麻醉的动脉血压下降幅度大于脊髓麻醉（约 10%）[29]。最重要的是，任何麻醉技术引起动脉血压下降的程度都受多种因素影响，包括患者年龄和血容量状态。

每搏输出量

交感神经阻滞通常降低每搏输出量。静脉和动脉扩张分别降低前负荷（静脉回流）和后负荷（外周血管阻力）。由于大量血液贮存在静脉系统（大约 75% 的血容量），小静脉的平滑肌数量有限，而动脉平滑肌仍然保留相当程度的自主神经张力，故静脉扩张效应起主要作用。脊髓麻醉起效时，心排血量维持不变或轻微下降。然而，有研究发现心排血量的改变表现为以早期短暂增加，随后减少为特征的双相反应[30]。早期的心排血量增加是由于外周血管阻力下降比静脉回流减少明显所致，尤其是合并高血压和外周血管阻力基础水平高的老年患者（见第 80 章）。

椎管内麻醉后血管扩张对心排血量的影响程度取决于患者基础交感神经张力（如老年人交感神经张力较高，相对应的血流动力学变化较大）和交感神经阻滞的范围（如阻滞平面）。脊髓麻醉时交感神经阻滞平面通常高于感觉阻滞平面 2 ~ 6 节段，而硬膜外麻醉时则与感觉阻滞平面相同[31]。血容量正常的健康患者，只要心排血量维持正常，即使交感神经几乎全部被阻滞，外周血管阻力只下降 15% ~ 18%。合并心脏病的老年患者，脊髓麻醉后外周血管阻力几乎降低 25%，而心排血量仅下降 10%[32]。确定自主神经系统活性的基础水平（如低频血压变异性和近红外光谱分析法）已应用于预测老年患者发生低血压的风险[30]。

心率

在高位椎管内麻醉时，心率可能下降，这是来自 $T_1 \sim T_4$ 的心脏交感神经被阻断的结果。

广泛的外周交感神经（$T_5 \sim L_2$）阻滞时，静脉血淤积于下肢、腹部和骨盆内脏，心率也可能下降。尽管

低血压刺激阻滞平面以上的压力感受器引起代偿性交感神经反应（血管收缩和心率增加），但是由于静脉回流和右心房充盈减少导致位于右心房和大静脉内的变时性牵拉感受器发放冲动减少，从而引起副交感神经活动（迷走神经张力）明显增强[31]。以上两种作用相反的反应通常都受到抑制，因此，心率改变很小（或轻度下降）。然而，当阻滞平面达到 T_1 水平时，由于无法对抗副交感神经活动，心脏交感神经的阻滞和静脉回流的明显减少可导致严重心动过缓，甚至心搏骤停。但是这种情况较罕见，心搏骤停可能更多发生于年轻、健康和神志清醒的患者[33]。Bezold-Jarisch 反射是指当左心室舒张末期容量减少时，可刺激机械感受器引起心动过缓，是脊髓麻醉后严重心动过缓和循环衰竭的可能原因，在低血容量患者中尤为明显[34]。

冠状动脉血流

高血压和血压正常的患者在脊髓麻醉平面达 T_4 水平时，其冠状动脉血流 [从 153ml/（100g·min）到 74ml/（100g·min）] 与平均动脉压（从 119mmHg 到 62mmHg）平行下降，心肌氧摄取率没有改变（75% 到 72%）。心肌氧摄取率不变是因为心脏作功（表现为心肌的氧利用）与平均动脉压、冠状动脉血流 [从 16ml/（100g·min）到 7.5ml/（100g·min）] 平行下降的缘故[35]。高位胸段阻滞对合并缺血性心脏病患者是有益的，其原因可能是通过减少心肌耗氧量和左心室后负荷而改善整体和局部的心肌功能，并逆转缺血性改变[36]。动物冠状动脉闭塞的实验表明，脊髓麻醉在无扩张冠状动脉的效应的基础下[37]可改善心肌梗死的范围和缺血诱发的心律失常。这些证据支持 Stanley 及其合作者的研究结果，但对于存在血流相关缺血风险的器官，还没有提出个体化的适应证[38]。

治疗

尽管有了人和动物的数据（见相关部分），但椎管内麻醉后动脉血压下降至什么水平可以接受而不引起器官（如脑、肝、肠）灌注明显减少，这个临床问题仍有待解决。一旦动脉血压下降至需要处理的水平时，α 及 β 肾上腺素能受体激动剂麻黄碱比纯 α 肾上腺素能受体激动剂（见第 16 章和第 20 章）更适合治疗椎管内麻醉引起的非心源性循环系统并发症，除非患者有特定和明确的血压要求[39]。麻醉前静脉应用晶体液可以减轻椎管内麻醉后血压下降的程度，这一观点不一定正确。通常认为，麻醉前输注 250 ~ 2000ml 液体可暂时增加前负荷和心排血量，但并不能持续增加动脉血压或预防低血压。预防低血压的有效方法包

括通过连续脊髓麻醉导管重复给予小剂量局麻药、小剂量单侧脊髓麻醉和选择性小剂量脊髓麻醉[40]。

中枢神经系统

脊髓麻醉引起的低血压可降低老年患者和高血压患者的脑血流量。Minville 和他同事的研究发现，老年患者使用布比卡因脊髓麻醉引起低血压时，大脑中动脉血流速度明显而短暂下降，脑血管阻力增加，提示脑灌注减少[41]。这些患者手术后认知功能并没有发生改变。脑血流量和流速下降是大脑血管系统变化的结果，在老年患者中变化尤甚。老年人脑血管自动调节机制是否受损仍然存在争论（见第 80 章）。

Kety 和他的同事[42]证实，使用普鲁卡因进行脊髓麻醉，当麻醉平面达到中胸段水平时，即使是原发性高血压患者，其平均动脉压下降 26%（从 155mmHg 到 115mmHg），同时伴随脑血流量减少 12%[从 52ml/（100g·min）到 46ml/（100g·min）]。有研究表明，在血压正常和高血压的患者，有意将脊髓麻醉的阻滞平面升到 T4 时，血压正常的患者其脑血流量没有改变[从 45ml/（100g·min）到 46ml/（100g·min）]，而未经治疗的高血压患者，其脑血流量下降 19%[从 46.5 到 37.5ml/（100g·min）][43]。

呼 吸

健康甚至老年患者在椎管内麻醉时，肺参数的变化对临床影响很少[44]。与用力呼吸有关的腹肌麻痹是导致补呼气量降低，最终使得肺活量降低的原因，而非膈肌功能下降造成[45]。椎管内麻醉时肋间肌和腹肌被阻滞，可通过膈肌和其他功能未发生改变的辅助呼吸肌（如胸锁乳突肌、斜角肌）来充分代偿，尤其是用力吸气和呼气时更为明显[46]。尽管如此，肋间肌和腹肌的麻痹很常见，因此椎管内麻醉应慎用于严重呼吸疾病患者。脊髓麻醉相关的呼吸停止通常与膈肌或呼吸功能不全无关，而与脑干呼吸中枢低灌注有关。支持这一观点的证据是，经过药物和液体治疗复苏，心排血量和血压一旦恢复，患者呼吸停止通常就很快消失。

妊娠

对于施行剖宫产术的年轻健康孕妇，使用布比卡因、罗哌卡因或者左布比卡因的脊髓麻醉对肺功能的影响很小[用力肺活量（forced vital capacity, FVC）下降 3%~6%，呼气流量峰值（peak expiratory flow rate, PEFR）下降 6%~13%]，而且与最高感觉阻滞平面无关[47]。然而，与正常体重孕妇相比，超重孕妇应用重比重布比卡因进行脊髓麻醉后肺活量下降更多（超重孕妇下降 24%，而正常孕妇下降 11%）、恢复更慢（见第 77 章）[48]。

肥胖（参见第 71 章）

与全身麻醉相比，脊髓麻醉对肺参数影响较少[49]。与正常体重患者相比，脊髓麻醉对超重患者的肺功能影响较大[48]。肺活量的下降程度与 BMI 成正比（BMI 30~40kg/m² 时，肺活量降低 19%，BMI>40kg/m² 时，肺活量降低 33%）[50]。然而，对于行剖腹探查术的肥胖患者，与非肠道给予阿片类药物相比，胸段硬膜外麻醉能减轻肺活量下降的程度，并加快恢复[49]。

胃 肠 道

椎管内麻醉阻滞 T6 到 L1 范围时可使胃肠道内脏交感神经支配发生紊乱，导致内脏收缩和蠕动增强。20% 患者恶心、呕吐与椎管内麻醉有关，主要与相应的副交感神经（迷走神经）兴奋引起的胃肠蠕动增强有关[51]。阿托品能有效治疗高平面（T5）脊髓麻醉引起的恶心[52]。

实施胸段硬膜外麻醉（thoracic epidural anesthesia, TEA）时，小肠的灌注与血压有直接的依赖作用[53]。当平均动脉压改变轻微时，TEA 可以改善食管切除术后患者吻合口黏膜血流，但当动脉血压下降约 50% 时，TEA 将减少吻合口的局部灌注。在结直肠手术中，TEA 减少吻合口血流，但可改善胃和横结肠的血流[54]。目前已发现，应用升压药（如去甲肾上腺素）纠正全身性低血压可逆转结肠的低灌注。TEA 还可降低急诊剖腹手术、食管手术[55] 及其他胃肠手术[56] 吻合口瘘的发生率。

实施脊髓麻醉时，肝血流和平均动脉压相应下降[57]。对年轻和老年患者实施腰段硬膜外麻醉时，尽管给予胶体扩充容量负荷，仍然导致肝灌注下降。然而，腹部大手术后，TEA 可使肝灌注增加，尽管只是轻度增加（<10%）[57]。

肾

尽管椎管内麻醉时可预见肾血流的降低，但这些在生理上并不重要[58-59]。泌尿生殖系统的一个重要问题是，椎管内麻醉经常引起尿潴留，延长门诊患者出院时间，住院患者需要留置膀胱导尿管（见并发症：

尿潴留）。然而，这一观点受到质疑，如在行髋关节置换手术的患者中，脊髓麻醉或硬膜外麻醉后留置尿管的频率并不比全身麻醉和应用阿片类镇痛药之后的高。在任何情况下，脊髓麻醉时应避免静脉给予大量的晶体液。短时间脊髓麻醉或硬膜外麻醉下实施低风险手术的患者，在离院前应尽量排空膀胱[60]。

适 应 证

椎管内麻醉最基本的适应证是：可以在对患者不产生有害结果的麻醉平面下完成外科操作。麻醉或镇痛平面要求最为重要，因为高阻滞平面的生理效应可能难以维持。

椎管内麻醉

当考虑椎管内麻醉时，最重要的是手术特点及其持续时间、患者合并疾病、穿刺的难易度（如体位和脊柱疾病）和给患者带来的益处和风险等。脊髓麻醉最常用于已知持续时间的手术，包括下肢、会阴、骨盆或者下腹部等部位的手术。最近，被称为外科主要麻醉方法的脊髓麻醉已推广应用于腰椎手术[61]和上腹部手术（如腹腔镜下胆囊切除术）[62]。当患者希望保留意识或合并严重呼吸疾病或困难气道导致全身麻醉风险增加时，脊髓麻醉可能有益。硬膜外麻醉也常应用于下肢、会阴、骨盆或下腹部手术。由于可以通过导管间断或连续给予局麻药，手术的麻醉时间不必限定，而单次脊髓麻醉时间是受限的。与单次脊髓麻醉或者连续硬膜外麻醉相比，连续脊髓麻醉并不常用。但当硬膜外导管置入困难或严重心脏病患者需要稳定的血流动力学时，连续脊髓麻醉可能特别有用[63]。连续脊髓麻醉通过逐渐增加剂量更加有利于维持血流动力学的稳定。

椎管内镇痛

亚麻醉剂量的局麻药（包括添加剂，后述）注入椎管内可提供强效、长时间的镇痛，因而有很广的适应证，包括术中疼痛、急性手术后疼痛[64]和严重慢性癌性疼痛。单独鞘内和（或）硬膜外应用阿片类药物或与局麻药联合应用可有效缓解疼痛[65-66]，是分娩镇痛[67-68]、髋[69]或膝关节置换术后[70]、剖腹手术[71]、胸廓切开术[72]、甚至心脏手术[73-74]等主要的镇痛方法。硬膜外镇痛的一些最重要益处已在合并严重呼吸疾病的腹部手术患者中得以体现[75]。除镇痛外，椎管内镇痛可能还有其他的益处，这些将在后面的内容提及。

禁 忌 证

绝对禁忌证

椎管内麻醉的绝对禁忌证很少。最重要的一些禁忌证包括：患者拒绝、局部感染和对计划应用的任何药物过敏。穿刺时患者不能保持静止不动而导致神经容易受损伤的危险情况[76]，颅内压增高在理论上容易形成脑疝[77]，也被列入绝对禁忌证。

相对禁忌证

椎管内麻醉的相对禁忌证应当权衡利弊。相对禁忌证可按系统列出。

神经系统

脊髓病变或外周神经病变　在并存神经病变的情况下实施椎管内麻醉或镇痛可加重损伤程度（所谓的双卡现象）的观点仍缺乏证据[78-80]。无神经病变的慢性腰背痛不是椎管内麻醉的禁忌证。椎管内麻醉与背痛症状加重的相关性研究未见报道。

椎管狭窄　椎管狭窄患者椎管内麻醉后神经系统并发症的风险可能增加[81]，但是手术因素和脊髓病变本身的自然过程是否增加椎管内麻醉的风险仍未明了。

脊柱手术　有脊柱手术史的患者椎管内麻醉后神经系统并发症的风险增加[81-82]。然而，其风险取决于术后解剖、瘢痕组织、粘连、植入的金属和（或）骨移植物。此类患者可能发生如下情况：穿刺针和（或）硬膜外导管难以或无法进入/置入蛛网膜下腔或硬膜外腔。此外，还可出现无法预测脑脊液或硬膜外腔局麻药的扩散范围，阻滞效果不完善。

多发性硬化　多发性硬化（multiple sclerosis，MS）患者对局麻药更敏感，表现为运动和感觉阻滞时间延长。然而，椎管内麻醉与 MS 症状加重的相关性尚未有证据证实[83-84]。

脊柱裂　取决于脊柱神经管缺陷的程度，脊柱裂患者可能存在脊髓栓系和无黄韧带，因此，穿刺针损伤脊髓的可能性增加。脑脊液和硬膜外腔（如果存在）的局麻药扩散可能存在高度的变异。

如果在上述任何情况下考虑实施椎管内麻醉时，应首先仔细评估和记录神经系统的情况，同时记录风险和益处的讨论情况。

心血管系统（参见第 67 章）

主动脉狭窄或心排血量受限 脊髓麻醉后全身血管阻力下降的速度和程度的不可预测性可能使很多麻醉医师在依赖前负荷的患者中避免实施脊髓麻醉，以期预防冠状动脉灌注减少的风险。这种担心更多是基于理论上的风险和慎重，而不是基于证据。临床实践要求，应根据每位主动脉狭窄患者的严重程度、左心室功能和手术的紧迫性等个体化情况考虑椎管内麻醉[85]。椎管内麻醉中留置导管，无论是硬膜外腔导管还是蛛网膜下腔导管，均允许重复给予小剂量局麻药，可更好地控制血流动力学变化，这也许是合理的选择。

低血容量 前负荷依赖的低血容量患者，椎管内麻醉后其血管扩张的效应可能表现为低血压加重。

血液系统

预防血栓 在美国，椎管内血肿导致瘫痪的灾难性事件与应用低分子肝素（LMWH）有关（US.FDA public health advisory: reports of epidural or spinal hematomas with the concurrent use of low molecular weight heparin and spinal/epidural anesthesia or spinal puncture. U.S. Department of Health and Human Resources, 1997）。2004 年，美国区域麻醉和疼痛医学会（ASRA）首先出版了实践指南，指导接受抗血栓或溶栓治疗的患者实施椎管内麻醉。现在 ASRA 在第 3 版实践指南中列出了大量新的强效口服抗凝剂。对日益增多的接受抗凝治疗的患者实施椎管内麻醉对于麻醉医师来说充满挑战，ASRA 实践指南是非常有用的资料[6]。ASRA 和其他协会的指南摘要见表 56-1。

遗传性凝血障碍 常见的出血体质患者实施椎管内麻醉的安全性尚不明确。当麻醉前Ⅷ因子、血管性血友病因子和瑞斯西丁素辅因子活性均大于 0.5IU/ml，或血小板大于 $50 \times 10^9/L$ 时，血友病、血管性血友病和特发性血小板减少性紫癜患者实施椎管内麻醉后很少发生出血并发症[86]。孕妇和一般人群椎管内麻醉所需最低、安全的凝血因子水平和血小板计数仍未能确定[86]。

感染

基于动物数据、实验和人类个案报道的理论提示：在全身感染情况下，椎管内麻醉可引起医源性椎管内感染[87-89]。一些麻醉医师认为对发热患者应避免椎管内麻醉。椎管内麻醉后，并存的全身感染与脑膜炎或硬膜外脓肿之间是否存在明确的因果关系，从未得到证实。事实上，腰椎穿刺是排查不明发热原因的关键之一。然而，全身感染患者的腰椎穿刺增加椎管内感染的风险尚未有明确证据[90]。虽然严重的血管扩张是严重菌血症或脓毒性休克患者避免椎管内麻醉的充足理由，但对于未治疗的全身感染患者，椎管内麻醉操作理论上可导致鞘内或硬膜外腔细菌定植的风险，从而进一步支持采用其他麻醉方式。然而，已证实有全身感染的患者，一旦已开始使用抗生素治疗并有效，则可安全实施椎管内麻醉[90]。

脊 髓 麻 醉

影响阻滞平面的因素

各种手术所需的皮肤节段阻滞水平见详表 56-2。麻醉医师必须牢记腹腔内器官脊髓神经支配的节段 [如腹膜（T_4）、膀胱（T_{10}）和子宫（T_{10}）]，并在这些器官手术时提供高于相对应的皮肤切口的节段神经阻滞。

药物、患者和操作等因素均可影响局麻药在蛛网膜下腔的分布，其中一些因素与临床相关性较大[25, 91]。麻醉医师不能控制其中的大部分因素，从而导致不同患者之间的阻滞平面存在明显差异（表 56-3）。

药物因素

局麻药溶液可调整的因素包括剂量、容量、浓度、温度和比重比。其中，比重比和剂量是最重要的。

比重比 比重比是一种局麻药溶液密度与脑脊液密度之比。密度是指在特定温度下，单位体积下溶液的质量（g/ml）。不同物质之间的密度可通过比重进行比较。比重是一种溶液与水的密度之比。因为密度与温度成反比，所以局麻药的比重比通常在 37℃ 下测定。脑脊液的密度为 1.00059g/L[92]。等比重定义为局麻药的密度与脑脊液密度相同，而重比重指局麻药密度高于脑脊液密度，轻比重指局麻药密度低于脑脊液密度。重比重溶液扩散的可预测性更好[93]，不同患者之间的差异较小[94]。要使局麻药比重高于脑脊液，它的密度必须大于脑脊液密度，即比重比大于 1.0000 或者密度大于 1.00059。反之亦然，局麻药轻比重液的比重比应小于 1.0000 或者密度小于 1.00059。可将葡萄糖和灭菌盐水分别加至局麻药溶液中使之成为重比重

表 56-1　接受血栓预防治疗患者的椎管内麻醉*

	抗血小板药物	普通肝素（UFN）		LMWH
		皮下	静脉	
德国麻醉学与危重症医学学会[†]	NSAIDs：无禁忌 使用 LMWH，停用磺达肝癸钠 36～42h；禁用噻吩并吡啶类和血小板 GPⅡb/Ⅲa 受体拮抗剂	停止皮下应用 UFH 4h 后方可行椎管内穿刺；穿刺或拔除导管 1h 后方可皮下应用 UFH	停止静脉应用 UFH4h 后方可行椎管内穿刺和拔除导管，椎管内麻醉 1h 后方可静脉应用 UFH；创伤性的心脏旁路移植手术应推迟 12h	停止应用 LMWH 10～12h 后方可行椎管内穿刺；穿刺或置管 4h 后方可再次应用 LMWH；应用治疗剂量的 LMWH 后，阻滞应推迟 24h
比利时区域麻醉协会[‡]	NSAIDs：无禁忌 噻氯匹定停用 14 天氯吡格雷停用 7 天 高龄患者血小板 GPⅡb/Ⅲa 受体拮抗剂停用 8～48h	无	椎管内麻醉 1h 后方可静脉应用 UFH；APTT 正常后方可拔除导管；拔除导管 1h 后方可重新静脉应用 UFH	停止应用 LMWH 10～12h 后方可行椎管内麻醉；穿刺或置管 4h 后方可再次应用 LMWH；应用治疗剂量的 LMWH 后，阻滞应推迟 24h
美国区域麻醉与疼痛医学学会	NSAIDs：无禁忌；噻氯匹定停用 14 天氯吡格雷停用 7 天 高龄患者血小板 GPⅡb/Ⅲa 受体拮抗剂停用 8～48h	一日两次预防剂量且日总量 <10000U 无禁忌，如果椎管内麻醉操作困难，应在阻滞后考虑推迟 UFH 的应用；接受日总量 >10000U UFH 治疗或者多于一日两次预防剂量治疗患者的椎管内麻醉的安全性尚未明确	椎管内麻醉 1h 后方可静脉应用 UFH，最后一次静脉应用 UFH 24h 后方可拔除导管；如果是创伤性，不必强制性推迟	每日两次预防剂量：不管采用何技术，手术 24h 后可应用 LMWH；拔除导管 2h 后可首次应用 LMWH 每日一次预防剂量：在没有使用其他抗凝药物时，根据欧洲指南 治疗剂量：阻滞应推迟 24h
美国胸科医师学院[§]	NSAIDs：无禁忌 椎管内麻醉前氯吡格雷停用 7 天	停止皮下应用 UFH 8～12h 后方可行椎管内穿刺；阻滞或者拔管 2h 后方可皮下追加 UFH	穿刺应推迟至抗凝效应最小后	停止应用 LMWH 8～12h 后方可行椎管内穿刺；阻滞或拔管 2h 后方可应用 LMWH；一日两次预防剂量患者留置导管是安全的 治疗剂量：阻滞推迟 18h 以上

Data adapted from Horlocker TT, Wedel DJ, Rowlingson JC, et al: Regional anesthesia in the patient receiving antithrombotic or thrombolytic therapy. American Society of Regional Anesthesia and Pain Medicine Evidence-Based Guidelines (Third Edition), Reg Anesth Pain Med 35:64-101, 2010.
APTT，活化部分凝血酶时间；GP，糖蛋白；LMWH，低分子量肝素；NSAID，非甾体抗炎药；UFH，普通肝素。
* 适用于深部神经丛或外周阻滞患者，并根据 ASRA 椎管内麻醉的建议。
[†] Adapted from the German Society of Anaesthesiology and Intensive Care Medicine Consensus guidelines.
[‡] Adapted from the Belgian Association for Regional Anesthesia. Working Party on Anticoagulants and Central Nerve Blocks.
[§] Adapted from the American College of Chest Physicians

表 56-2　常见手术操作所需的皮肤节段阻滞水平

手术类型	皮肤节段阻滞水平
上腹部手术	T_4
剖宫产	T_4
经尿道前列腺切除术	T_{10}
髋关节手术	T_{10}
足和膝关节手术	L_2

溶液或者轻比重溶液。比重比的临床重要性在于影响局麻药通过重力作用扩散分布的能力。重比重溶液将首先向椎管卧侧扩散，而轻比重溶液向非卧侧扩散。等比重溶液不易受到重力影响[95]。麻醉医师可利用这一原理改变患者体位，如侧卧位患者注射重比重局麻药溶液时，麻醉效应主要在卧侧；相反，注射轻比重局麻药溶液时，麻醉效应主要在非卧侧。完全理解脊柱的弯曲特点有助于预测平卧位患者局麻药的扩散。如果在坐位下，于 $L_{3\sim4}$ 或者 $L_{4\sim5}$ 椎间隙注射重比重局麻药溶液，患者转为平卧位后，局麻药溶液随重力

表 56-3 影响局麻药分布和阻滞平面的因素

	很重要	一般重要	不重要
药物因素	剂量 比重比	体积 浓度 注射液的温度 黏度	除了阿片类药物外的其他添加剂
患者因素	脑脊液容量 高龄 妊娠	体重 高度 脊柱解剖 腹内压	绝经 性别
操作因素	患者体位 脊髓麻醉后的硬膜外注射	注药的椎间隙水平（轻比重溶液比重比 　重溶液影响大） 药液的流动 针孔的方向 穿刺针的类型	

Adapted from Greene NM: Distribution of local anesthetic solutions within the subarachnoid space. Anesth Analg 1985;64(7):715–730

从腰椎前凸向胸椎后凸扩散，导致麻醉平面比注射等比重或轻比重局麻药溶液时的平面高[91]。重比重局麻药溶液可应用于单侧脊髓麻醉，小剂量重比重局麻溶液则可完成鞍区阻滞。脑脊液和局麻药的密度可随温度而改变。例如，0.5% 布比卡因在 24℃ 时为等比重溶液，在 37℃ 时则为轻比重溶液。在室温下，少量局麻药注射到鞘内后，其温度与脑脊液温度可迅速达到平衡。然而，温度上升可降低溶液密度。由于局麻药溶液在其温度升至体温时比重更小，因此，注药后保持坐位数分钟的患者其阻滞平面更高[96]。

剂量、容量和浓度 尽管剂量、容量和浓度存在不可分割的联系（容量 × 浓度 = 剂量），但是与容量或浓度相比，等比重和轻比重局麻药溶液的扩散（和阻滞平面）更多地取决于剂量[97-98]。重比重局麻药溶液主要受比重比影响。

如果其他所有的因素一致，局麻药的选择不影响其扩散。除了阿片类药物外，其他添加的药物也不影响局麻药扩散。然而，阿片类药物似乎促进局麻药扩散[91, 99]，可能是在扩散两端的药效增强所致，此部位在局麻药单独阻滞时仅达到亚临床麻醉效应[100-101]。

患者因素

影响阻滞平面的患者特征包括身高、体重、年龄、性别、妊娠、脊柱的解剖形态和脑脊液的特性（容积和成分）。在"正常身高"范围的成人中，患者身高并不影响脊髓麻醉平面，因为成人的身高主要受下肢长骨的影响而不是椎管。已有文献报道椎管的长度和局麻药扩散之间的相关性[102]。在极高或极矮时，

应考虑调整局麻药剂量。

脑脊液容量是明显影响最高阻滞平面、感觉及运动阻滞消退的重要因素[17]。腰骶段脑脊液的压力相对恒定，约 15cmH₂O，但容量因人而异，部分原因为体质和体重不同[16]。小样本的研究发现，患者的阻滞平面与脑脊液容量变化间接相关[17]。然而，除了体重外，脑脊液与临床上可测量的形态指标并不相关[17]。理论上，肥胖患者腹部脂肪增加，且硬膜外脂肪也可能增加，因此，脑脊液容量也可能减少，从而促进局麻药的扩散，导致阻滞平面上升。实际上在肥胖患者应用以扩散更广为特征的轻比重局麻药溶液，结果也证实了这一观点[103-104]，但是在应用重比重局麻药溶液的肥胖患者未见此效应[103, 105]（见第 71 章）。

不同个体之间和同一个体内的脑脊液密度随性别、绝经期状态和妊娠等而改变[92]（见第 77 章）。与男性比，女性脑脊液密度较低；与绝经后妇女比，绝经前妇女脑脊液密度较低；与未妊娠妇女比，孕妇脑脊液密度较低。虽然这些变化可能影响局麻药的相对比重比，但是在临床上引起的扩散差异可能并不重要。

高龄与阻滞平面升高有关[106-107]（见第 80 章）。老年患者脑脊液容量减少，比重增加。而且，老年人神经根对局麻药更加敏感。

理论上，性别可通过一些机制影响阻滞平面。男性脑脊液密度高，因此降低局麻药物溶液比重比可能会降低其向头侧扩散的程度。男性侧卧位时肩膀比臀部高，因而呈轻微头高位倾斜。与男性相比，女性侧卧位则呈轻微头低位倾斜。尽管如此，与女性患者比，男性患者侧卧位时局麻药向头侧扩散程度较小的观点尚缺乏客观证据。

脊柱的变异可能对阻滞平面的影响很大。尽管脊柱侧凸可能使穿刺变得困难，但是如果患者转为平卧位，则对局麻药的扩散影响很小。然而，在脊柱后凸的患者，平卧位可影响重比重溶液的扩散。孕妇的腰椎前凸、脑脊液容量与密度的改变、双胎妊娠、腹内压增高和孕酮引起的神经元敏感性增加等多种因素都可促进局麻药的扩散。

操作因素

患者体位、穿刺针类型和方向、注药的椎间隙水平等每个操作相关因素均可影响阻滞平面。患者体位、比重比和局麻药剂量是决定阻滞平面的最重要因素。体位不影响等比重溶液的扩散[95]。局麻药鞘内注射 20 ~ 25min 后将停止扩散，因此在这一时期摆放患者体位最重要，尤其在开始数分钟内。然而，直到注药 2h 后，患者体位的剧烈变动仍然能引起阻滞平面明显改变，可能是脑脊液整体流动所造成[108-109]。虽然患者头高位倾斜 10° 能减少重比重溶液的扩散，并保持血流动力学稳定[110]，但是患者头低位倾斜不一定能增加重比重布比卡因的扩散[111]。业已证明，臀部的弯曲和头低足高位使得腰椎前凸变平，可促进重比重溶液向头侧扩散[112]。应用小剂量的重比重局麻药，并让患者保持坐位 30min 以上，可获得只阻滞骶神经的"鞍区阻滞"。然而，应用大剂量重比重局麻药溶液时，即使患者保持坐位，阻滞仍可向头侧扩散，并可以延长作用时间[113]。相反，如果患者坐位时给予轻比重局麻药溶液，阻滞平面会更高（比同剂量重比重溶液高）[114]。

穿刺针的特殊类型和针孔的方向也可能影响阻滞效果。文献报道，应用轻比重溶液时，Whitacre 穿刺针的针孔向头侧能促进局麻药的扩散，但在相同条件下 Sprotte 穿刺针则不能促进局麻药的扩散[115-117]。穿刺针针孔的方向似乎不影响重比重溶液的扩散。当 Whitacre 穿刺针的针孔偏向一侧（应用重比重局麻药）时可产生更显著的单侧阻滞，而 Quincke 穿刺针则没有此效应[118]。

注药的椎间隙水平也影响阻滞平面。大多数研究表明，即使向头侧增加一个椎间隙水平，注射等比重布比卡因也可获得更高的阻滞平面[119-122]。注药的椎间隙水平似乎不影响重比重溶液的扩散[123-124]。研究表明，等比重和重比重溶液的注射速率和抽液加药注射法（重复抽吸和注射脑脊液）没有显著影响阻滞平面[91]。注射速率慢实际上促进局麻药的扩散，并且可能更安全，因为用力注射可能导致注射器与穿刺针脱落。注射局麻药后咳嗽、用力等动作似乎并不影响阻滞平面。这与将药物注入脑脊液密闭柱的物理现象有

关，诸如咳嗽或用力动作引起的压力变化可迅速传递到整个脑脊液柱[25]。脊髓麻醉后，硬膜外腔注射局麻药甚至生理盐水也能增加阻滞平面。这部分内容将在脊髓 - 硬膜外联合麻醉部分单独讨论。

持 续 时 间

脊髓麻醉的持续时间取决于如何定义这个变量，例如，手术的麻醉持续时间少于阻滞完全消退时间。此外，手术的麻醉持续时间取决于手术部位，因为低位腰段和骶段水平的麻醉持续时间比头侧水平的长，即头侧水平的阻滞作用首先消退。麻醉持续时间主要受局麻药的剂量[97, 125]、特性（影响其在蛛网膜下腔的清除）和添加剂（如果应用）的影响，后两者将在后面章节阐述。重比重溶液的麻醉持续时间短于等比重溶液[125]。

药 理 学

鞘内局麻药的临床效应通过脑脊液内药物的摄取、分布和清除实现。这些过程反过来在某种程度上取决于局麻药溶液的 pKa、脂溶性和蛋白结合率。除按药物结构（如酰胺或酯）分类外，临床上常根据局麻药作用的持续时间分为三类：短效局麻药（普鲁卡因、氯普鲁卡因、阿替卡因）、中效局麻药（利多卡因、丙胺卡因、甲哌卡因）和长效局麻药（丁卡因、布比卡因、左布比卡因、罗哌卡因）。局麻药的选择和剂量取决于手术预期持续时间和手术特点（部位、门诊）。表 56-4 列出一些脊髓麻醉常用局麻药相应的剂量、起效时间和作用持续时间。

短效和中效局麻药

普鲁卡因　普鲁卡因是一种短效的酯类局麻药和最古老的脊髓麻醉药之一，最初于 20 世纪早期作为脊髓麻醉药代替丁卡因。普鲁卡因随后被利多卡因取代，但随着利多卡因和短暂神经症（transient neurologic symptoms，TNS）受到关注，普鲁卡因作为一种作用快速的局麻药最近被重新应用。然而，由于失败率高于利多卡因，恶心更频繁且恢复缓慢[135]，因此，普鲁卡因并不常用。如果应用，常使用其重比重溶液，浓度为 10%，剂量介于 50 ~ 200mg 之间。

氯普鲁卡因　氯普鲁卡因是一种超短效的酯类局麻药，于 20 世纪 50 年代开始应用。氯普鲁卡因最初的普及应用是由于它被假性胆碱酯酶快速代谢。在产

表 56-4　脊髓麻醉常用局麻药的剂量、阻滞平面、起效和持续时间

局麻药混合液	剂量（mg）		持续时间（min）		起效时间（min）
	到 T_{10}	到 T_4	纯液	加肾上腺素（0.2mg）	
5% 利多卡因（加／不加葡萄糖）*	40～75	75～100	60～150[†]	20%～50%	3～5
1.5% 甲哌卡因（无葡萄糖）	30～45[‡]	60～80[§]	120～180[¶]	—	2～4
3% 氯普鲁卡因（加／不加葡萄糖）	30～40	40～60	40～90[‖]	N/R	2～4
0.5%～0.75% 布比卡因（无葡萄糖）	10～15	12～20	130～230[#]	20%～50%	4～8
0.5% 左布比卡因（无葡萄糖）	10～15	12～20	140～230[#]	—	4～8
0.5%～1% 罗哌卡因（加／不加葡萄糖）	12～18	18～25	80～210[**]	—	3～8

N/R：不推荐。
注意：持续时间取决于阻滞消退的测量，而不同研究之间的测量相差很大。
* 目前利多卡因不常用。
[†] 消退到 T_{12} [126-134]。
[‡] 注意：此剂量下最高阻滞平面为 T_{12}，但并不是所有患者。
[§] 注意：此研究中剂量 60mg 时平均最高阻滞平面为 T_5，不是 T_4。
[¶] 消退至 S_1。
[‖] 消退至 L_1。
[#] 消退至 L_2。
[**] 消退至 S_2

科硬膜外镇痛中，氯普鲁卡因产生很小的全身或胎儿效应。然而，由于有报道神经损伤与过去曾用于制备该药的防腐剂有关，因此，氯普鲁卡因作为脊髓麻醉药受到质疑[136-139]（见并发症部分）。最近，在门诊手术的脊髓麻醉中应用氯普鲁卡因日趋增多。现代制备的氯普鲁卡因溶液不含防腐剂，小剂量（30～60mg）注射即可产生可靠、短效的脊髓麻醉[126]，并且比普鲁卡因、利多卡因和布比卡因恢复快[140-144]。使用现代制备的氯普鲁卡因，仍可能发生 TNS，尽管其发生率（0.6%）远低于利多卡因（14%）[145-147]。

阿替卡因　阿替卡因是一种相对新型的酰胺类局麻药，也含有一个酯键。酯键可被非特异性胆碱酯酶分解。阿替卡因自 1973 年安全地应用于牙神经阻滞以来，目前已被广泛应用。虽然没有广泛调查鞘内应用阿替卡因的情况，但有研究表明，添加或不添加葡萄糖的阿替卡因 50～80mg 可以产生快速起效的脊髓麻醉，持续时间约 1h，恢复比布比卡因快[148-149]。

利多卡因　利多卡因是一种亲水的、蛋白结合率低的酰胺类局麻药。它起效快，为中效局麻药，剂量

50～100mg 利多卡因脊髓麻醉可用于 1.5h 以内的短小手术。习惯上将利多卡因配制成含 7.5% 葡萄糖，浓度为 5% 的溶液，此溶液与永久性神经损伤和 TNS 有关。尽管人们努力降低药物和葡萄糖的浓度[150-151]，但是鞘内应用利多卡因已经减少，至今仍未恢复。

丙胺卡因　丙胺卡因是一种以利多卡因结构为基础的酰胺类局麻药。1965 年开始应用于临床。它是中效局麻药，可用于门诊手术[152]。2% 重比重丙胺卡因 40～60mg 可阻滞至 T_{10} 平面，持续时间为 100～130min，而丙胺卡因 20mg 联合芬太尼已成功应用于门诊膝关节镜手术[153]。丙胺卡因很少引起 TNS[152, 154-155]。大剂量（>600mg）丙胺卡因可导致高铁血红蛋白血症。用于脊髓麻醉的剂量应该是安全的，但是有报道高铁血红蛋白血症可发生在硬膜外注药之后[156]。

甲哌卡因　甲哌卡因是另一短效的酰胺类局麻药。1962 年首次应用于脊髓麻醉。最初被配制成重比重溶液。由于重比重甲哌卡因脊髓麻醉后 TNS 发生率与利多卡因相似[147]，因此，目前已很少用于脊髓麻醉，尽管等比重甲哌卡因脊髓麻醉后 TNS 发生率较低[157-159]。

常用剂量为 30 ~ 80mg，可使用或不使用添加剂。甲哌卡因的作用持续时稍长于利多卡因[160]。

长效局麻药

丁卡因 丁卡因是一种酯类局麻药，其代谢率是氯普鲁卡因的 1/10。它有 niphanoid 晶体（20mg）和 1% 等比重溶液（2ml，20mg）两种规格的包装。使用 niphanoid 晶体时，先加入 2ml 无防腐剂的灭菌盐水可配制成 1% 溶液。1% 丁卡因溶液加入 10% 葡萄糖即可配制成 0.5% 重比重溶液。丁卡因 5mg 和 15mg 可分别用于会阴和腹部手术。丁卡因溶液通常加血管收缩剂，因为单独应用时其作用持续时间不恒定。虽然这些血管收缩剂可使阻滞时间延长至 5h[161-164]，但是添加去氧肾上腺素与 TNS 的发生密切相关[165]。

布比卡因 布比卡因于 1963 年开始应用于临床，是一种蛋白结合率高的酰胺类局麻药。它的 pKa 较高，故起效慢。适用于持续时间 2.5 ~ 3h 的手术（见表 56-4）[166-167]。常用 0.25%、0.5%、0.75% 布比卡因等比重溶液和 0.5%（在欧洲）、含 80mg/ml 葡萄糖的重比重布比卡因溶液。在室温下，与脑脊液比，布比卡因纯液实际上是轻微的低比重。应用小剂量其麻醉恢复时间与利多卡因相似[168-170]，因此小剂量布比卡因适用于门诊手术。最近一项系统评价的结论表明[171]，4 ~ 5mg 的布比卡因重比重溶液单侧脊髓麻醉可满足短时间的膝关节镜手术。布比卡因很少与 TNS 的发生有关。

左布比卡因 左布比卡因是消旋布比卡因的单一左旋镜像体。与布比卡因比，相似剂量的左布比卡因起效和持续时间相似，但其药效似乎稍弱于布比卡因[129]。然而，大多数临床研究表明，相同剂量的左布比卡因和布比卡因脊髓麻醉时，两者临床效果没有差异[129, 172-174]。与布比卡因比，左布比卡因最主要的优点是心脏毒性小[175-176]，而布比卡因用于脊髓麻醉时只是理论上的风险要大于实际的风险。

罗哌卡因 罗哌卡因于 1996 年开始应用临床，是另一种蛋白结合率高的酰胺类局麻药。罗哌卡因的结构与布比卡因相似，两者 pKa 相同（8.1），因此罗哌卡因起效慢、作用时间长。与布比卡因比，罗哌卡因脊髓麻醉的优点是心脏毒性小，运动和感觉阻滞程度差异大，即运动阻滞轻。随后发现，罗哌卡因的效能只是布比卡因的 0.6[179-181]。与布比卡因相同剂量的罗哌卡因脊髓麻醉时，运动阻滞稍微减轻，恢复更

快[8, 182-184]。

脊髓麻醉添加剂

添加剂与局麻药联合或单独注入脑脊液均作用于脊髓和神经根而产生直接镇痛作用或者延长感觉和运动阻滞的持续时间。因此，联合应用这些添加剂可减少局麻药的需要量，达到相同程度的镇痛效果，同时具有运动阻滞轻、恢复快的优点。

阿片类药物 脑脊液中阿片类药物的效应是复杂的。包括直接激活脊髓背角阿片受体、经脑脊液转运后激活大脑阿片受体和血管吸收后产生的外周与中枢系统的效应。各部位的效应取决于阿片类药物的给药剂量和理化性质（尤其是脂溶性）。与亲水性阿片类药物比，高脂溶性药物如芬太尼和舒芬太尼起效快、作用持续时间短。除增加神经组织的吸收外，高脂溶性还可促进血管（全身效应）和脂肪组织对药物的快速吸收，故亲脂性阿片类药物在脑脊液中的扩散比亲水性阿片类药物（如吗啡）更为局限，说明药物在脑脊液吸收和消除越慢，扩散范围范越广。因此，亲水性阿片类药物发生迟发性呼吸抑制的风险更大，虽然很罕见，但却是鞘内注射阿片类药物最严重的并发症。神经组织和血管吸收的程度也影响鞘内应用阿片类药物的效能。如鞘内和静脉应用吗啡的效能之比为（200 ~ 300）: 1。然而，以上两种途径给予芬太尼或者舒芬太尼的效能之比为（10 ~ 20）: 1[185]。除了呼吸抑制，鞘内注射阿片类药物的其他不良反应包括恶心呕吐、皮肤瘙痒和尿潴留。这些将在后面的并发症部分讨论。

亲水性阿片类药物 无防腐剂的吗啡是脊髓麻醉中最广泛应用的亲水性阿片类药物。它起效慢，镇痛作用达 24h[186]。剖宫产术的患者鞘内注射吗啡（100μg）不但提供充分的镇痛，而且不良反应极少，但骨科大手术鞘内注射吗啡的最有效剂量尚不明确[187]。在髋或膝关节手术中，鞘内注射吗啡剂量达 300μg 或以上时，镇痛效果并未随剂量增加而改善，但不良反应却增加。单独鞘内注射剂量高达 500μg 的吗啡可用于腹部大手术或开胸手术，这种给药方法日趋普遍，并且可作为一种以局麻药为基础的硬膜外镇痛的简单替代方法。阿片类药物的起效和最佳的剂量尚未清楚。总之，鞘内应用吗啡的益处似乎在腹部手术的患者最为显著，尤其在最初 24h 内[186,188]。

二乙酰吗啡目前仅在英国应用。它是一种脂溶性的药物前体，能透过硬膜，在脑脊液中清除均比吗啡

快。一旦进入脊髓背角内，二乙酰吗啡转化为吗啡和一乙酰吗啡，后两者均为 μ 受体激动剂，作用持续时间相对较长。在英国，剖宫产术患者的二乙酰吗啡的推荐剂量为 0.3 ~ 0.4mg[189]，并广泛用于替代吗啡。

脊髓麻醉中应用氢吗啡酮的相关资料较少。氢吗啡酮通常通过硬膜外腔给药，将在后面内容讨论。有限的资料表明，鞘内注射氢吗啡酮 50 ~ 100μg 产生镇痛作用和不良反应与给予吗啡 100 ~ 200μg 剂量相当。然而，氢吗啡酮没有经过完整的神经毒性检测，也没有显示出比吗啡有任何优势[190]。

哌替啶是一种中等脂溶性阿片类药物，但是它具有局麻药的一些特性，并作为鞘内药物（剂量范围为 0.5 ~ 1.8mg/kg）单独应用于产科和普通外科[191-192]。小剂量哌替啶可与局麻药联合应用。与安慰剂比，哌替啶 10mg 和 20mg 均可改善镇痛效果[193]，尽管不良反应更常见于剂量较大者。由于其他阿片类药物可以应用，加上其神经毒性尚未明了，因此，哌替啶并不常用。

脂溶性阿片类药物　芬太尼和舒芬太尼常用于产科的分娩镇痛和剖宫产术，这些将在别处讨论（见第 77 章）。在分娩早期给予舒芬太尼 2 ~ 10μg 和芬太尼 25μg 均可产生相同镇痛作用[194-197]。在经尿道前列腺切除术中，与小剂量布比卡因联合应用时，舒芬太尼 5μg 比芬太尼 25μg 产生更强的镇痛作用[198]。芬太尼起效迅速（10 ~ 20min），持续时间相对较短（4 ~ 6h），常用于门诊手术（剂量为 10 ~ 30μg）。在布比卡因中加入芬太尼，虽然可以减少局麻药的剂量和延长镇痛时间[199]，但可能增加不良反应和延迟出院时间[171]。

血管收缩剂　血管收缩剂如肾上腺素和去氧肾上腺素加入局麻药中可延长感觉和运动阻滞时间。作用机制为 α_1 受体介导的血管收缩使局麻药吸收减少。肾上腺素可能也通过 α_2 受体效应增强镇痛作用。传统观点认为，肾上腺素 0.1 ~ 0.6mg 可延长丁卡因脊髓麻醉的持续时间，但不能延长布比卡因或者利多卡因脊髓麻醉的持续时间[22]。这一观点实属推测，因为局麻药的舒张血管作用不同，利多卡因和布比卡因可引起血管扩张，而丁卡因不引起血管扩张。然而，有研究通过测量低位胸段皮节中两节段的减退和所在腰骶段脊髓支配的手术操作部位疼痛的出现，结果提示加入肾上腺素可以延长利多卡因脊髓麻醉的持续时间[200-201]。同样的，加入肾上腺素后布比卡因脊髓麻醉的持续时间可能延长，但由于布比卡因作用时间长，故一般不加肾上腺素。值得关注的是，强烈的血管收缩作用可

能危及脊髓的血液供应。然而，尚未有人类的证据支持这一理论，在动物研究中[164, 202-204]，鞘内注射肾上腺素（0.2mg）或者去氧肾上腺素（5mg）并没有减少脊髓血流。去氧肾上腺素 2 ~ 5mg 可延长利多卡因和丁卡因脊髓麻醉的持续时间，与肾上腺素延长程度相似[201, 205]，但去氧肾上腺素不能延长布比卡因脊髓麻醉的持续时间[206-207]。Concepcion 和他的同事[208] 分别将肾上腺素（0.2mg 和 0.3mg）和去氧肾上腺素（1mg 和 2mg）加入丁卡因进行比较，发现两者对丁卡因脊髓麻醉的持续时间的影响无差异。Caldwell 和他的助手[163] 使用了更大剂量血管收缩剂（肾上腺素 0.5mg 和去氧肾上腺素 5mg）进行研究，发现去氧肾上腺素比肾上腺素更能明显延长丁卡因脊髓麻醉的作用时间。但因去氧肾上腺素与 TNS 发生有关，因此，去氧肾上腺素加入局麻药的普及性已经下降[165, 209]。

α_2- 激动剂　可乐定、右美托咪定和肾上腺素均可作用于脊髓背角的节前和节后 α_2 受体。激活突触前受体可减少神经递质的释放，而突触后受体的激活可引起超极化和减少脉冲传导[210]。在剂量 15 ~ 225μg 范围内，可乐定可延长感觉和运动阻滞时间约 1h 和改善镇痛作用，并且减少 40% 吗啡用量[211-215]。与吗啡比，可乐定似乎较少引起尿潴留，但是和静脉给予可乐定一样，鞘内注药也可以引起低血压。一项系统评价指出，与鞘内注射可乐定相关的低血压与剂量无关，心动过缓的风险并不增加[216]。鞘内应用可乐定时，可产生镇静作用，高峰在 1 ~ 2h 内，持续时间达 8h[210]。右美托咪定对 α_2 受体的选择性大约是可乐定的 10 倍[217]。仅仅 3μg 的右美托咪定就能延长运动和感觉阻滞时间，而且血流动力学保持稳定[218-219]。

其他药物　鞘内给予新斯的明 10 ~ 50μg 可产生镇痛作用[220-221]。业已证明，鞘内应用新斯的明可以延长运动与感觉阻滞，减少术后镇痛药的需要量。新斯的明抑制乙酰胆碱的分解，增加乙酰胆碱浓度，而乙酰胆碱具有镇痛作用。新斯的明还可刺激脊髓释放一氧化氮。然而，它会引起恶心呕吐、心动过缓，大剂量应用时还引起下肢无力[222-223]。因此，新斯的明并未广泛应用[224]。咪达唑仑是一种 γ- 氨基丁酸受体激动剂，鞘内给予 1 ~ 2mg 同样可延长感觉与运动阻滞时间，减少术后镇痛剂的需要量，且无 α_2 受体激动剂或者阿片类药物的不良反应。早期的研究更多关注咪达唑仑对脊髓的毒性作用，但是最近的研究证实是安全的[225]。氯胺酮、腺苷、曲马朵、镁和非甾体消炎药也可通过鞘内途径给药，但是有待进一步研究来

证实这些药物是否具有临床价值。

技术

脊髓麻醉技术划分为一系列的步骤（即 4P 步骤）：准备（preparation），体位（position）、体表投影（projection）和穿刺（puncture）。

准备　实施操作前应履行知情同意步骤，并详细记录已经讨论的风险（见并发症部分，后面讨论）。实施脊髓麻醉时，复苏设备一定要随时可用。患者应有足够的静脉通路，并监测患者脉搏氧饱和度、无创血压和心电图。目前，脊髓麻醉穿刺包较为常用，它包括中央有孔的灭菌单、棉签和擦子、注射器、穿刺针、过滤器、脊髓麻醉穿刺针、无菌溶液和用于皮肤浸润麻醉的局麻药。当用于脊髓麻醉的局麻药可供选择时，阻滞持续时间应与手术操作和患者相应的参数相匹配（表 56-4）。

脊髓麻醉针最重要的特点是针尖的形状和针的直径。针尖的形状分成两类：一类是切断硬膜的，另一类为圆锥形的、铅笔尖样针尖。Pitkin 和 Quincke-Babcock 穿刺针属于前者，Whitacre 和 Sprotte 穿刺针属于后者（图 56-4）。Whitacre 穿刺针侧孔较小。如果选择连续脊髓麻醉技术，选择 Tuohy 针或者其他薄壁针可便于置入导管。使用直径小的穿刺针可以降低硬膜穿破后头痛的发生率，22G 穿刺针发生率为 40%，而 29G 穿刺针发生率则小于 2%。然而，使用直径大的穿刺针可以改善穿刺针置入时的触感，虽然 29G 穿刺针使硬膜穿破后头痛的发生率低，但其失败率却增加 [226-227]。铅笔尖样穿刺针可提供更好的进入不同解剖层次时的触感，但是最重要的是它们可减少硬膜穿破后头痛的发生率。25G、26G 和 27G 铅笔尖样穿刺针可能是最好的选择。导引穿刺针特别有助于引导直径更小的脊髓麻醉穿刺针。目前脊髓麻醉穿刺包配有专门带旋锁的穿刺针和注射器，这种设计可防止鞘内注射时出现意外脱落，但是仍然要确认被吸入"专用"连接注射器内的药物剂量（图 56-4）。

无菌技术是最重要的问题。引起脊髓麻醉后细菌性脑膜炎最常见的生物体是链球菌，它是一种口腔寄生菌，因此，强调戴口罩的目的应作为无菌操作的组成部分。操作前必须清洗手和前臂，并且不能佩戴首饰。一些溶液可用于消毒患者的背部，如氯己定、酒精（单独应用或联合应用）或者碘溶液。氯己定和酒精联合应用被认为是最有效的 [229-231]。如果选择氯己定，皮肤穿刺前应等待溶液完全干燥极为重要，因为氯己定具有神经毒性作用。

体位（参见第 41 章）　患者的体位主要有三种：侧卧位、坐位和俯卧位，每种体位都因各种特殊情况而有其优点。某种特定体位的优点尚未明确。在产科患者中，已有一些小样本研究表明，与侧卧位相比，坐位虽然起效时间相对较慢，但操作者完成穿刺阻滞更快 [232]（见第 77 章）。目前的共识指南要求，椎管内麻醉应该在患者清醒状态下进行 [76]，医生和患者认为弊大于利的情况除外。全身麻醉或深度镇静可以掩盖穿刺针靠近神经组织时患者对疼痛和感觉异常的认知反应。

患者侧卧位有利于使用镇静药（如果需要），比坐位更少依赖训练有素的助手，患者更舒适。让患者后背与手术台边缘平行并离麻醉医师最近，大腿屈向腹部，颈部弯曲使前额与膝盖尽可能靠近，从而最大限度"打开"椎间隙。在摆体位过程中助手的作用极为关键，助手应鼓励并帮助患者达到理想的侧卧位。由于臀部和肩膀的大小比例不同，女性的脊柱可能向头侧倾斜，而男性则相反。患者体位的摆放应最有利于低比重、等比重或重比重药液向支配手术区域的神经扩散。

患者坐位时脊柱中线的位置相对比较容易确认，特别对于肥胖或脊柱侧弯导致脊柱解剖中线难以定位者，坐位尤为适用。采用坐位时，患者足下垫一小凳，膝上置一软枕，或者使用特制的坐台。助手维持患者于垂直位，同时使其头、臂屈曲于枕头上，肩部放松，嘱患者向后"顶出"腰部，使腰椎椎间隙展开。采用

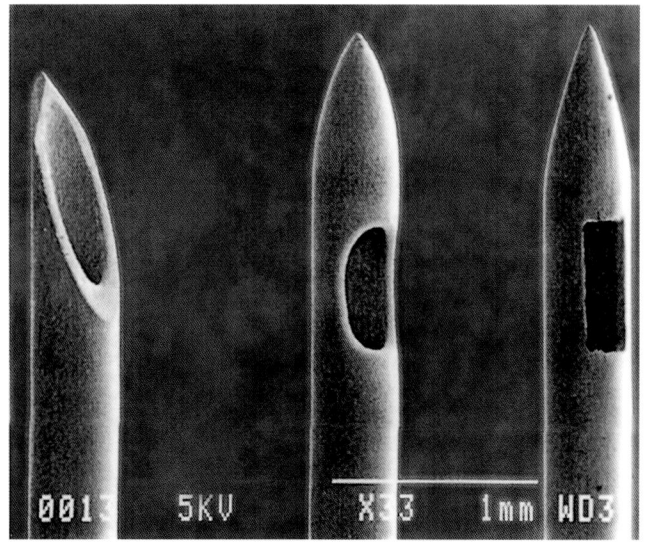

图 56-4　脊髓麻醉针针尖设计的扫描电子显微照片：Quincke（左），Sprotte（中），和 Whitacre（右）*(Adapted from Puolakka R, Andersson LC, Rosenberg PH: Microscopic analysis of three different spinal needle tips after experimental subarachnoid puncture, Reg Anesth Pain Med 25:163, 2000.)*

这一体位的患者切忌过度镇静。坐位时低血压也更常见。

俯卧位较少使用，但当手术操作需要维持此体位时可以选择俯卧位（通常是改良的"折刀"位）。这类情况包括直肠、会阴或腰椎手术。采用这一体位时，麻醉医师可能要抽吸才能见脑脊液，因为采用这一体位时脑脊液的压力减小。

体表投影和穿刺　正中入路法有赖于患者和助手减少腰椎前凸的能力，从而允许穿刺针于相邻棘突之间到达蛛网膜下腔，通常在 $L_2 \sim L_3$、$L_3 \sim L_4$ 或 $L_4 \sim L_5$ 间隙进行穿刺。脊髓终止于 $L_1 \sim L_2$ 水平，所以应该避免在此水平以上行穿刺。嵴间线即两髂嵴间的连线，传统上对应 L_4 椎体或 $L_4 \sim L_5$ 间隙水平，但是这个定位标志的可靠性在最近的超声研究中遭到质疑[233]。在选定合适的椎间隙后，在椎间隙打好局麻皮丘，将引导器以轻微斜向头侧 $10° \sim 15°$ 的角度通过皮肤、皮下组织和棘上韧带，穿透棘间韧带。触诊的手指抓住引导器并将其稳定好，另一手以投飞镖姿势持脊髓麻醉针，以小指为支架顶住患者的背部，以防患者活动导致穿刺针比预期深入过深。穿刺针斜口与硬膜纤维纵向平行，缓慢进针以增强对组织面的手感并防止针偏向神经根，直到出现穿刺针穿过黄韧带和硬膜时产生的特征性阻力改变时，停止进针。穿破硬脑膜时，通常会有轻微的"嘭"的感觉。此时，抽出针芯，脑脊液应该从针头接口流出。针的内径越小，脑脊液流出的时间越久，特别是采用非坐位穿刺的患者。若脑脊液未流出，以 $90°$ 为单位旋转穿刺针直至脑脊液流出。若旋转任一 1/4 圆周都没有脑脊液流出，则将穿刺针进入几毫米再次检查各个 1/4 圆周方向有无脑脊液流出。若仍然没有脑脊液而且进针的深度与患者（皮肤到蛛网膜的距离）情况相符，则应拔出穿刺针和引导器重新穿刺。无脑脊液流出的常见原因是穿刺针偏离中线（图 56-5）。

脑脊液顺利流出后，麻醉医师的非利手（如右利手的左手）手背靠紧患者后背并固定穿刺针，另一只手将装有治疗剂量麻醉药的注射器与穿刺针相连。若脑脊液抽吸回流顺畅，则以约 0.2ml/s 的速度注射麻醉药，注射完毕后，抽出 0.2ml 脑脊液并再次注入蛛网膜下腔，以确认穿刺针位置并清除针内残留的局麻药。

旁正中穿刺法利用了比较宽大的"蛛网膜下腔目标"，穿刺针稍微偏离中线也可以进入（图 56-6）。旁正中穿刺法尤其适用于棘间韧带有钙化的患者。应用旁正中穿刺法最常见的错误是进针点距中线太远，导致穿刺针被椎板阻挡。在应用旁正中穿刺法时，在穿刺间隙的相应棘突下方和旁开各 1cm 处做局麻皮丘。随后用稍长的针（比如 $3 \sim 5$cm）向头侧面深部组织浸润麻醉。脊髓麻醉引导器和穿刺针与矢状面成 $10° \sim 15°$ 角向头侧面进入（见图 56-6）。与正中入路穿刺法相似，旁正中穿刺法最常见的错误是穿刺针在

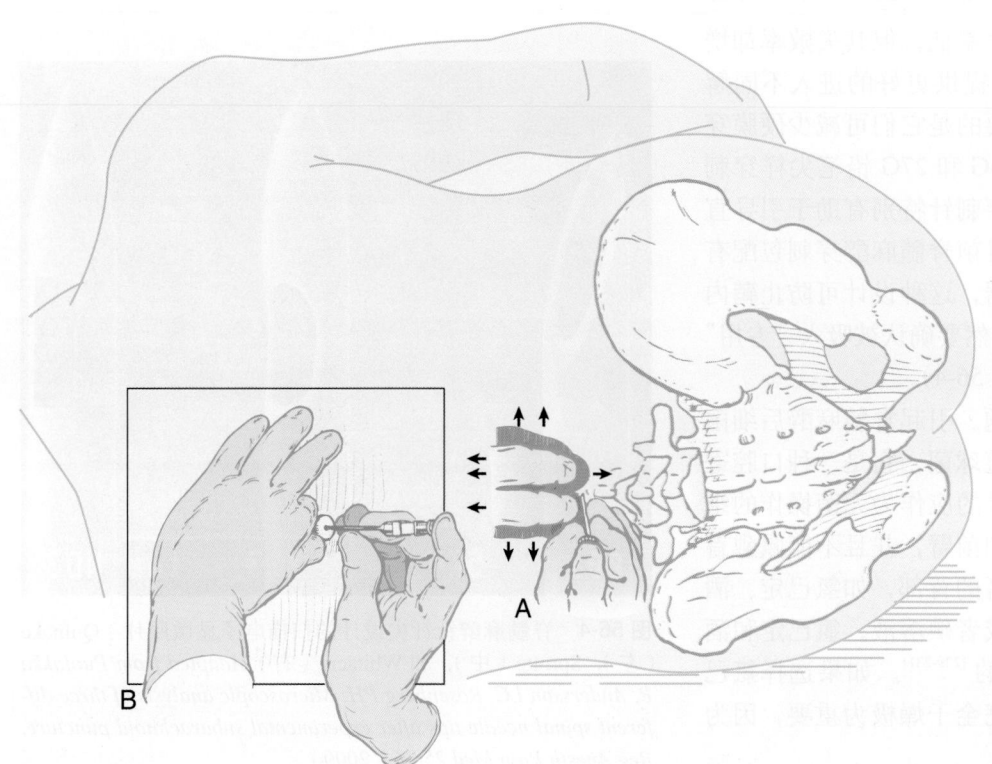

图 56-5　腰椎穿刺。A. 触诊的手指以"侧 - 侧、头 - 尾"方向滑动，以确定椎间隙；B. 穿刺过程中，穿刺针应以三角架的方式稳定于手中，类似手投飞镖的姿势

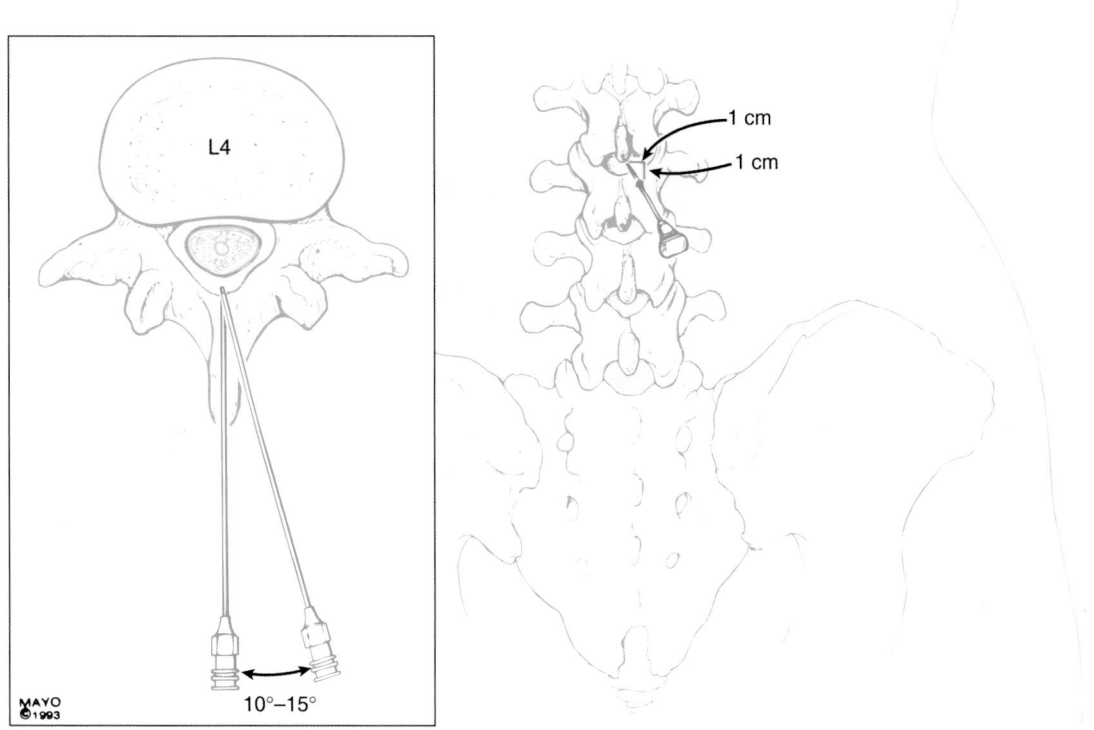

图 56-6　椎管内麻醉时正中入路穿刺法和旁正中穿刺法的脊柱解剖。插图内所示的正中入路穿刺法只需要掌握两个平面的解剖投影：矢状面和水平面。插图内与后位像图所示旁正中穿刺法需要额外考虑斜面位，但在不能配合降低腰椎前凸程度的患者容易操作一些。此法穿刺针在穿刺间隙上位棘突下方和旁开各 1cm 处进针。与矢状面约成 15° 进针，如插图所示

开始进针时与头侧成角太大。然而，如果穿刺针接触到骨面，则向头侧方向轻微重新调整进针方向。若在较深的位置再次遇到骨面，继续向头侧轻微倾斜，就像穿刺针在骨面上"滑行"。就旁正中穿刺法而言，因为穿刺针不经过棘上韧带和棘间韧带，所以只有穿刺针到达黄韧带后才能感觉到韧带和硬膜的特征性感觉。脑脊液流出来后，实施阻滞的方法与正中入路穿刺法相同。

特殊脊髓麻醉技术

连续脊髓麻醉

连续脊髓麻醉可以逐渐增加局麻药的剂量，可采用可预见性的滴定法给药达到合适的阻滞平面，其血流动力学稳定性比单次腰麻好[40]。连续脊髓麻醉对于重度主动脉瓣狭窄患者和合并复杂心脏病的孕妇的动脉血压控制有帮助。在产科，连续脊髓麻醉也可以用于病理性肥胖和以前有腰椎手术史导致药物在硬膜外腔扩散受阻的患者。对长时间手术和全麻有高风险的择期开腹手术患者，脊髓导管可以在脊髓-硬膜外联合麻醉（CSE）中选择使用[234]。如实施连续脊髓麻醉，腰椎穿刺时应选择有典型侧面开口的穿刺针（图56-7）。可以选用正中入路穿刺法或旁正中穿刺法，一些专家认为使用旁正中穿刺法更易置管[235]。导管置入蛛网膜下腔 2～3cm 后，于导管外退出穿刺针。导管一定不能从针的切轴拔出，以防导管被切断并遗留在硬膜外腔。在退出穿刺针过程中，要注意防止导管置入过深。脊髓微导管的置入与马尾综合征有关[5]，这可能是由于局麻药聚集在腰大池的缘故。"管内针"装置也可以用于连续脊髓麻醉，可以减少导管周围脑脊液的渗漏[236]，但这会增加置管的难度[236]。最后，不能把硬膜外使用的局部麻醉药的剂量注入或快推到脊麻管，同时应该严格注意无菌原则。

单侧脊髓麻醉和选择性脊髓麻醉

单侧脊髓麻醉和选择性脊髓麻醉的方法有些相似，两者都涉及通过利用患者的体位和姿势使患者（术后）快速恢复的小剂量麻醉技术。最近的一项系统评价发现，侧卧位采用重比重液布比卡因 4～5mg 可以满足关节镜手术[171]。采用同样的单侧脊髓麻醉技术使用布比卡因 8mg 可以用于单侧腹股沟疝修补术。在选择性脊髓麻醉，尽可能以最小剂量麻醉药来达到麻醉特定区域的感觉纤维阻滞[237-238]。关于具体麻醉

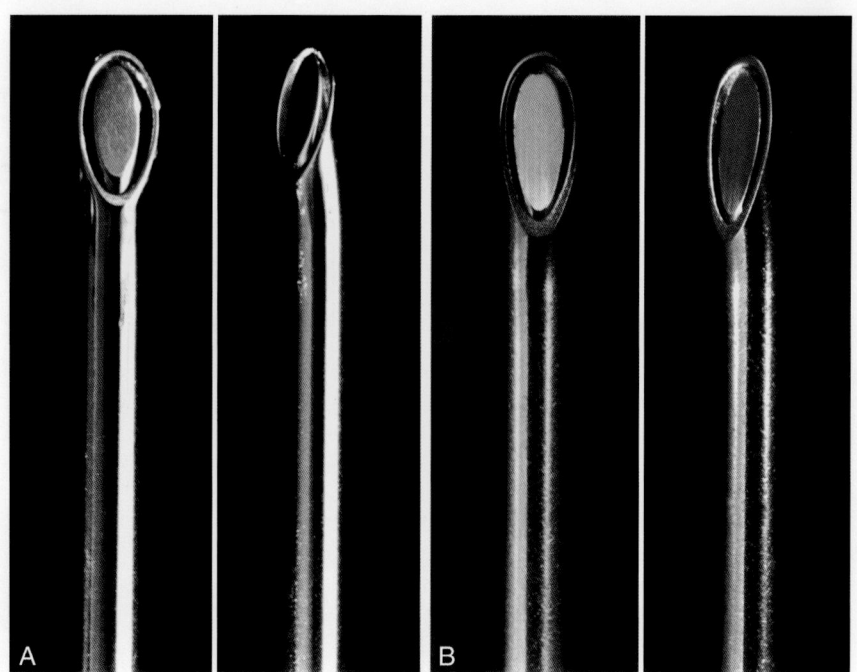

图 56-7　连续脊髓麻醉针示例，包括一次性的 18G Hustead 针（A）和 17G Tuohy 针，两者的远端都设计有成可控制导管置入方向的斜角开口。20G 的硬膜外导管可与此类针配套使用

药剂量细节讨论，在门诊手术麻醉的章节有详尽阐述（见第 89 章）。

阻滞的监测

实施脊髓麻醉，要对麻醉起效的时间、阻滞的范围和运动感觉阻滞的程度进行评估。同时，因为交感神经阻滞后可导致循环变化，故也应监测心率和血压。有多种方法可以评估感觉阻滞，但是，分别代表 C 纤维和 A-δ 纤维的冷刺激和针刺方法要比反映 A-β 纤维的机械刺激（比如触、压和纤毛机械刺激针）更常用。通常冷感觉（用氯乙烷喷雾、冰块或酒精局部测试）最先丧失，其次是针刺感丧失（用针刺皮肤表面而不刺破皮肤测试）[20]。最后是触觉丧失。阻滞区域节段的平面高度随评估方法的不同而有所差异，但总的来说，用冷感觉测定的平面最高，用针刺感测定的平面稍低，用触觉测定的平面阻滞最低[239]。评估麻醉平面的前提是假设对这些刺激的感觉消失等同于疼痛纤维的阻滞，但事实未必如此[240]。另外可以用电的方法和化学实验方法进行疼痛评估，但轻轻针刺仍是最简单的方法[91, 241]。运动阻滞也可以通过多种方法测定。尽管仅代表腰骶部运动纤维，但改良 Bromage 评分（框56-1）最常用于运动阻滞测定[242]。肌电图和肺功能测定可以用于测定腹部和胸部运动功能，但这些测定不具有广泛实用性和具体性。

在实践中，通常结合交感神经阻滞、充分的感觉阻滞水平和运动阻滞（通过不能直腿抬高来确定腰部

框 56-1　改良 Bromage 评分
• 0 分：无运动神经阻滞
• 1 分：不能抬腿；膝部和足部能动
• 2 分：不能抬腿和屈膝；足部能动
• 3 分：肢体完全阻滞

神经被阻滞）来确定脊髓麻醉有效。通常认为通过冷感觉或针刺觉确定阻滞平面比手术刺激所需要平面高两个至三个节段即可达到足够麻醉效果。

硬膜外麻醉

影响硬膜外阻滞平面的因素

硬膜外间隙是一个具有伸缩延展性的间隙，药物在其内可以通过扩散、血管转运和渗漏进行扩散和清除。药物在硬膜外间隙的扩散和阻滞平面与多种因素有关，并不是所有的因素（表 56-5）都可以由麻醉医师掌控[26]。

药物因素

在硬膜外腔用药后，药物的容量和注射总剂量是影响阻滞平面最重要的药物相关因素。总的原则是阻滞每个节段需要的麻醉药容量为 1~2ml。尽管麻醉添加剂（如碳酸氢盐、肾上腺素和阿片类）可以影响麻醉起效、麻醉效果和麻醉与镇痛持续的时间，但不影

表 56-5 影响硬膜外局麻药分布和阻滞平面的因素

	很重要	一般重要	不重要
药物因素	体积 剂量	浓度	添加剂
患者因素	高龄 妊娠	体重 身高	
操作因素	注射部位	临近体腔的压力 患者体位	注射速度 针孔方向

Adapted from Visser WA, Lee RA, Gielen MJM: Factors affecting the distribution of neural blockade by local anesthetics in epidural anesthesia and a comparison of lumbar versus thoracic epidural anesthesia, Anesth Analg 2008;107:708-721

表 56-6 硬膜外使用 20～30ml 局麻药相应的起效时间和镇痛持续时间

药物	浓度（%）	起效时间（min）	持续时间（min）	
			纯液	1:200000 肾上腺素
氯普鲁卡因	3	10～15	45～60	60～90
利多卡因	2	15	80～120	120～180
甲哌卡因	2	15	90～140	140～200
布比卡因	0.5～0.75	20	165～225	180～240
依替卡因	1	15	120～200	150～225
罗哌卡因	0.75～1.0	15～20	140～180	150～200
左布比卡因	0.5～0.75	15～20	150～225	150～240

Data from Cousins MJ, Bromage PR: Epidural neural blockade. In Cousins MJ, Bridenbaugh PO, editors: Neural blockade in clinical anesthesia and management of pain. Philadelphia, 1988, JB Lippincott, pp 255

响药物的扩散。

患者因素

年龄可影响硬膜外麻醉的阻滞平面[26]。在胸部硬膜外麻醉时，阻滞平面与年龄的相关性更强，有研究发现在老年患者中局麻药的容量减少 40%（见第 80 章）[243]。可能的原因包括：通过椎间孔渗漏的局麻药减少、硬膜外腔的顺应性降低导致扩散范围增大，或老年人神经敏感性增强。与脊髓麻醉一样，只有患者的身高对局部麻醉药在硬膜外腔的扩散有影响，患者的体重无论对胸部或腰部硬膜外麻醉的阻滞平面影响都无明显相关性[244]。与其他患者相比，在达到同样的硬膜外麻醉效果时，孕妇对局部麻醉药的需要量减少。尽管这可能是由于继发腹压增高导致的硬膜外静脉淤血所致，但在早期妊娠患者局麻药用量同样也减少[245]。此外，持续气道正压也使胸部硬膜外阻滞平面增高。

操作因素

注药的节段水平是影响硬膜外阻滞平面的最重要的操作相关因素。在颈椎区域，注药主要是朝尾侧扩散，在正中胸段药物向头侧和尾侧同时扩散，在胸段下部药物主要向头侧扩散[248]。腰段硬膜外注药时药物向头侧扩散较尾侧多。一些研究表明，在胸段和腰段注射同样容量的局部麻醉药，在胸段阻滞的总神经节段比腰段多。已经证实患者的体位对腰段硬膜外注药的扩散有影响，侧卧位时药物在低位侧更容易扩散并起效更快[249]。坐位和仰卧位不影响硬膜外阻滞平面。但是头低位可以增加产科患者的药物扩散平面[250]。针尖斜面的朝向和注射速度不影响药物注射的扩散。

药 理 学

硬膜外可用的局麻药可以分为短效、中效和长效局麻药。根据使用的药物种类不同和局麻药添加剂的使用（表 56-6），在硬膜外间隙单次使用局麻药可以提供 45min 至 4h 的外科麻醉。由于硬膜外导管留置在合适的位置，因此通过追加局麻药来维持的基本麻醉和常规术后镇痛的时间得以延长。

短效和中效局麻药

普鲁卡因 与脊髓麻醉相似，普鲁卡因在硬膜外麻醉也不常用。5% 的普鲁卡因起效慢，且阻滞的效果不确切可靠。

氯普鲁卡因 浓度为 2% 和 3% 的无防腐剂氯普鲁卡因都可以用于硬膜外注射，因为前者可能无肌松作用，所以后者更适用于手术麻醉。3% 的氯普鲁卡因 10~15min 起效，持续时间 60min。添加肾上腺素后持续时间可以延长至 90min。在不含防腐剂制剂开发之前，大剂量（>25ml）使用氯普鲁卡因可导致腰背部深部组织烧灼感疼痛[251]。有学者认为这是由于乙二胺四乙酸螯合钙后引起局部低钙血症所致。此外，氯普鲁卡因可以拮抗硬膜外吗啡的作用[242]。这可能是阿片类受体被氯普鲁卡因或其代谢产物拮抗的缘故。外周 pH 值的降低导致的细胞内信使拮抗和可用吗啡的量减少也是产生这样结果的可能机制。但是吗啡和氯普鲁卡因不是理想的用药组合，因为添加吗啡后会导致氯普鲁卡因短效作用的优势减弱。

阿替卡因 阿替卡因在硬膜外麻醉中不常用，尚未进行广泛研究。有研究显示，2% 的阿替卡因与利多卡因相比，两者的硬膜外效果、扩散程度、持续时间和运动阻滞相似[252]。阿替卡因也可以用于产科硬膜外镇痛。

利多卡因 利多卡因可用浓度为 1% 和 2% 的溶液，10~15min 起效，持续时间为 120min，若添加肾上腺素其作用时间可延长至 180min。与脊髓麻醉不同，TNS 与硬膜外使用利多卡因关系不大。

丙胺卡因 丙胺卡因可用浓度为 2% 和 3%。2% 的丙胺卡因可以产生感觉阻滞，而运动阻滞轻微。其起效时间为约 15min，持续时间约 100min。与利多卡因相比，丙胺卡因感觉阻滞作用更明显，作用持续时间更长（与同族药物不同）[242]。大剂量使用时，丙胺卡因与高铁血红蛋白血症有关[156, 254]。

甲哌卡因 甲哌卡因常用剂型有 1%、1.5% 和 2% 无防腐剂制剂。浓度 2% 的剂型起效时间与利多卡因相似，15min 起效，持续时间稍微延长（添加肾上腺素可达 200min），这一特点使一些（医疗）中心在中等长时间的手术优先选择此药。

长效局部麻醉药

丁卡因 由于丁卡因的阻滞平面不可靠，大剂量使用可导致全身毒性反应，因此在硬膜外麻醉中并不常用。

布比卡因 布比卡因临床可用浓度为 0.25%、0.5% 或 0.75% 的无防腐剂溶液。起效时间为 20min，持续时间达 225min，添加肾上腺素仅稍微延长作用时间（达 240min）。低浓度（如 0.125%~0.25%）的布比卡因可用于镇痛。但是，其不良反应包括：心血管系统、中枢神经系统的毒性反应以及大剂量使用时潜在的运动阻滞作用。0.5% 和 0.75% 布比卡因溶液可以用于手术麻醉。脂质体布比卡因在硬膜外麻醉中的使用目前正进行研究。硬膜外单次注射 0.5% 的脂质体布比卡因起效时间与普通布比卡因相似，但其镇痛时间更长[255]。单次注射脂质体布比卡因与普通布比卡因相比，毒性并未增强，心血管的安全性也无差异，其优点是与吗啡缓释剂（随后阐述）一样，不需要置入硬膜外导管。反之，在任何情况下需要终止硬膜外给药时，这一缓释注射剂可控性不强。

左布比卡因 左布比卡因在硬膜外麻醉用于手术的浓度为 0.5%~0.75%，用于镇痛的浓度为 0.125%~0.25%。左布比卡因硬膜外麻醉的临床效果与布比卡因相同[129, 256-257]。与布比卡因相比，左布比卡因的优点是心脏毒性较小[175, 258]。

罗哌卡因 罗哌卡因的可用浓度为 0.2%、0.5%、0.75% 和 1.0% 的无防腐剂制剂。0.5%~1.0% 的浓度用于外科手术，0.1%~0.2% 的浓度用于镇痛。与布比卡因相比，罗哌卡因的安全性更高[259-260]。动物研究数据表明，布比卡因引起惊厥的阈值比罗哌卡因低 1.5~2.5 倍。罗哌卡因的心脏毒性更低。相同浓度的罗哌卡因与布比卡因和左布比卡因相比，临床作用基本相似。罗哌卡因作用时间稍短，运动阻滞作用较轻。运动阻滞减弱实际上是反映这些药物的不同效能，而不是罗哌卡因真正的运动阻滞作用减弱。硬膜外使用罗哌卡因的效能比布比卡因低 40%[179-180, 261]。

硬膜外添加剂

血管收缩药 肾上腺素可减少硬膜外腔血管对局麻药的吸收。不同的局麻药对肾上腺素的反应不同。

反应最强的是利多卡因、甲哌卡因和氯普鲁卡因（延长 50%），反应稍弱的是布比卡因、左布比卡因和依替卡因。因罗哌卡因有内在的收缩血管作用（见表56-6），故对肾上腺素的反应有限。因为肾上腺素可以吸收入脑脊液作用于脊髓背角的 α_2 受体，所以其本身也可能有一定的镇痛作用[263]。去氧肾上腺素在硬膜外麻醉的使用不及在脊髓麻醉中使用广泛，可能是由于其在硬膜外使用时对局部麻醉药血药浓度峰水平的降低作用不如肾上腺素有效[264]。

阿片类药物 阿片类药物能够协调增强硬膜外局部麻醉的镇痛作用，而不延长运动阻滞。联合使用局麻药和阿片类药物可以减少单一使用药物的剂量相关性不良反应。椎管内使用阿片类镇痛的优点应与剂量依赖的副作用相权衡。因为在椎管内使用阿片类药物时，存在"天花板效应"，在超过最大作用剂量后仅会增加不良反应。阿片类药物（特别对于血流动力学不稳定时）可以单独使用。硬膜外阿片类药物通过穿透硬脑膜和蛛网膜到达脑脊液和脊髓背角发挥作用。亲脂性阿片类药物（如芬太尼和舒芬太尼）被硬膜外脂肪阻隔，因此在脑脊液中检测到的浓度比亲水性阿片类药物（如吗啡和氢吗啡酮）低。芬太尼和舒芬太尼也吸收入循环系统，多个研究表明这是（硬膜外使用阿片类药物）镇痛作用的主要机制[265-266]。

硬膜外使用吗啡 1～5mg 单次推注起效时间为 30～60min，持续 24h。权衡镇痛及最小不良反应的最佳剂量为 2.5～3.75mg[267]。另外，吗啡可以通过硬膜外导管以 0.1～0.4mg/h 持续使用。氢吗啡酮的亲水性比芬太尼强，亲脂性比吗啡强，可以单次推注 0.4～1.5mg，15～30min 起效，持续 18h。氢吗啡酮用于持续输注的剂量为 5～20μg/h。硬膜外芬太尼和舒芬太尼的起效时间为 5～15min，持续仅 2～3h。推注 10～100μg 可用于镇痛。二乙酰吗啡在英国允许使用，硬膜外单次推注的剂量为 2～3mg 或配成浓度约为 0.05 mg/ml 的液体。

缓释型硫酸吗啡（商品名 Depodur）是吗啡脂质形式的缓释制剂，可以作为腰段硬膜外单次注射剂量使用，因此可以避免持续注射局部麻醉药和留置硬膜外导管的问题和不良反应，尤其对于使用抗凝剂的患者。在手术前（或在剖宫产断脐后）使用，缓释型硫酸吗啡可以使痛觉缓解 48h 以上[268-269]。下腹部手术推荐剂量为 10～15mg，下肢骨科手术推荐剂量为 15mg。

α_2- 激动剂 硬膜外添加可乐定对感觉阻滞延长的时间比运动阻滞明显。其机制可能是介导钾通道开放随后继发细胞膜的超极化[270]，而非 α_2 激动剂本身的作用。添加可乐定后，硬膜外局部麻醉药和阿片类药物的需要量均减少[271-273]。可乐定的其他优点是减少免疫应激反应和细胞因子反应[274]。硬膜外使用可乐定可出现各种不良反应，包括：低血压、心动过缓、口干和镇静。在胸段硬膜外间隙使用可乐定时，其对心血管的影响最明显[275]。在初步的研究中发现，硬膜外使用右美托咪定也可以减少术中麻醉药的需要量，改善术后疼痛并延长感觉与运动阻滞的时间[276]。

其他药物 硬膜外使用氯胺酮的好处和其是否有神经毒性的报道不一[277-279]。在硬膜外腔注射局麻药前使用新斯的明可以提供分娩镇痛作用，而不引起呼吸抑制、低血压或运动障碍[280]。咪达唑仑、曲马朵、地塞米松和氟哌利多也进行了研究，但不常用。

碳酸和碳酸氢钠 为了保持化学稳定性和抑菌作用，多种局麻药制剂的 pH 值在 3.5～5.5 之间。若低于这一 pH 值，药物离子化的比例增高，从而不能穿透神经鞘到达内部钠离子通道的结合位点。碳酸溶液和碳酸氢盐都可以增加局麻药液的 pH 值，从而提高局麻药非离子化的比例。虽然碳酸在理论上可通过产生更快速的神经内扩散和更快速的神经干周围组织穿透来加快起效时间，改善麻醉质量[281-282]，但是目前数据表明使用碳酸溶液没有临床优势[235,283]。

硬膜外穿刺术

准备

先前描述的脊髓麻醉患者的准备同样适用于硬膜外麻醉，即知情同意、监测、复苏设备、静脉通道，并根据手术特点和患者并存疾病适当地选择患者和药物。由于硬膜外导管留置在硬膜外腔内，因此认为对无菌的要求甚至比脊髓麻醉更重要。术前必须了解手术范围，以便硬膜外导管置入在合适的位置，如腰段、低、中或高位胸段或者颈段（一般很少用）[26]。硬膜外麻醉穿刺针有很多种，但 Tuohy 针最常用（图 56-8）。这些针的大小通常为 16～18G，尖端为 15°～30° 弯曲、钝的弧形端设计，既可减少穿破硬膜的风险和又可引导导管向头侧置入。针杆上每间隔 1cm 有标记，便于识别插入深度。硬膜外导管是一种可弯曲、标记有刻度的、耐用的和不透 X 光的塑料管，导管尖端有一个孔，附近有多个侧孔。一些研究者发现使用多侧孔导管可以减少镇痛不全的发生率[284-286]。然而，在孕妇中使用多侧孔导管会增加导管置入硬膜外静脉

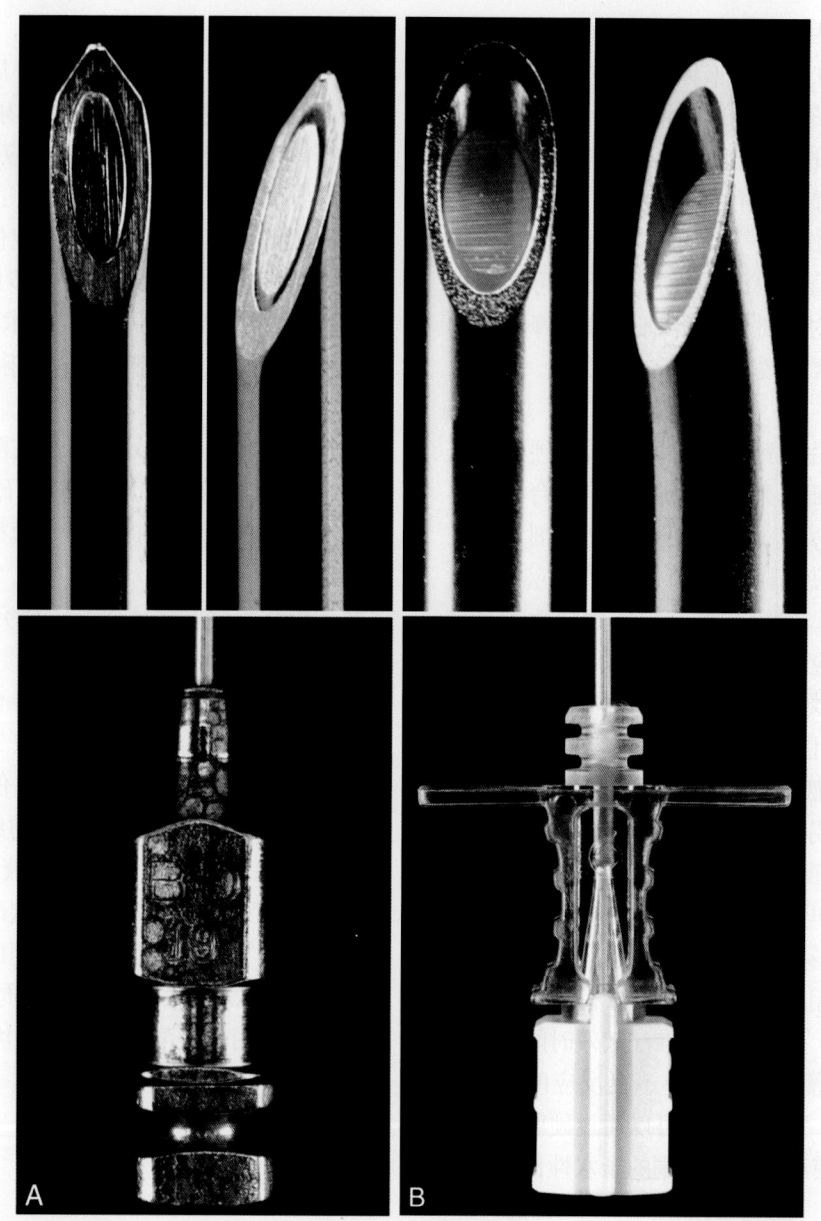

图 56-8　硬膜外穿刺针和配套的导管。A. 19G 可重复应用的 Crawford 硬膜外穿刺针。B. 一次性使用的 19G Tuohy 硬膜外穿刺针

的发生率 [287]。

　　必须预先决定验证穿刺针进入硬膜外腔的方法。大多数操作者采用空气或盐水的阻力消失法而不是悬滴法，这两种方法将在随后描述。若采用阻力消失法，则需要另外选择注射器的类型（如玻璃的还是无阻力塑料的，以及 Luer-Lok 有螺扣的还是带摩擦芯的）。

体位

　　硬膜外麻醉穿刺的体位有坐位和侧卧位两种，具体要求与脊髓麻醉时体位相同（见第 77 章）。如前所述，患者体位不适当会影响精细技术的发挥。与侧卧位比，胸段穿刺时采用坐位穿刺时间短，但最终的穿刺成功率相当 [288]。与脊髓麻醉一样，硬膜外穿刺过程中患者应处于清醒状态 [76]。

体表投影和穿刺

　　穿刺间隙取决于手术的部位（表 56-7）。重要的体表标志包括髂后上嵴（对应 $L_4 \sim L_5$ 间隙），肩胛骨下角（对应于 T_7 椎体），肩胛冈底部（T_3）和隆椎（C_7）。超声可能更有利于确定正确的胸椎间隙 [233]；但是由于声影使得黄韧带和蛛网膜下腔辨认困难 [289]，因此在胸段硬膜外置管较少用。不同的进针方法为：正中入路法，旁正中入路法，改良旁正中入路法（Taylor 法）和骶管阻滞。

　　腰段和低位胸段硬膜外麻醉时多选择正中入路。首先对皮肤进行局部浸润麻醉，非惯用手紧靠患者的

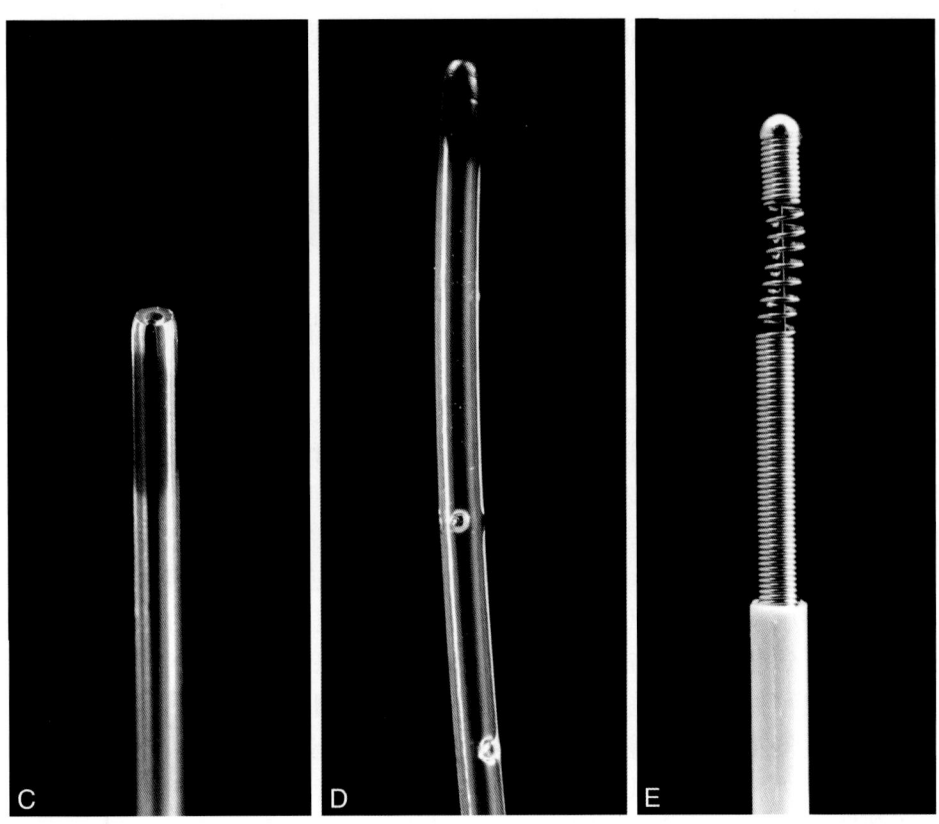

图 56-8　续 C. 末端单孔硬膜外导管。D. 尖端闭合，多侧孔导管。E. 弹性丝增强的多聚物涂层硬膜外导管

表 56-7　推荐的常见外科手术的硬膜外穿刺间隙

手术类型	推荐的穿刺的间隙	备注
髋部手术 下肢 产科镇痛	$L_2 \sim L_5$	
前路结肠切除术 上腹部手术	低位胸椎 $T_6 \sim T_8$	向头侧比向尾侧扩散多
胸部手术	$T_2 \sim T_6$	手术切口正中

Modified from Visser WA, Lee RA, Gielen MJM: Factors affecting the distribution of neural blockade by local anesthetics in epidural anesthesia and a comparison of lumbar versus thoracic epidural anesthesia, Anesth Analg 107:708-721, 2008

背部，用拇指和示指拿着针座或针翼。腰段和低位胸段硬膜外麻醉时穿刺针的角度应该略偏向头部，而中位胸段硬膜外麻醉时穿刺针向头侧偏向的角度更大，因为该处棘突向下成角显著（图 56-9）。为了更好地控制穿刺过程，通过棘上韧带进入棘间韧带过程中穿刺针应带有针芯，进入棘间韧带后可以拔出管芯并连接注射器。如果穿刺针的位置正确，它应该被稳定地固定在组织中。一些人主张穿刺针进入黄韧带后再连接注射器以便采用阻力消失或悬滴法，但是这比较困

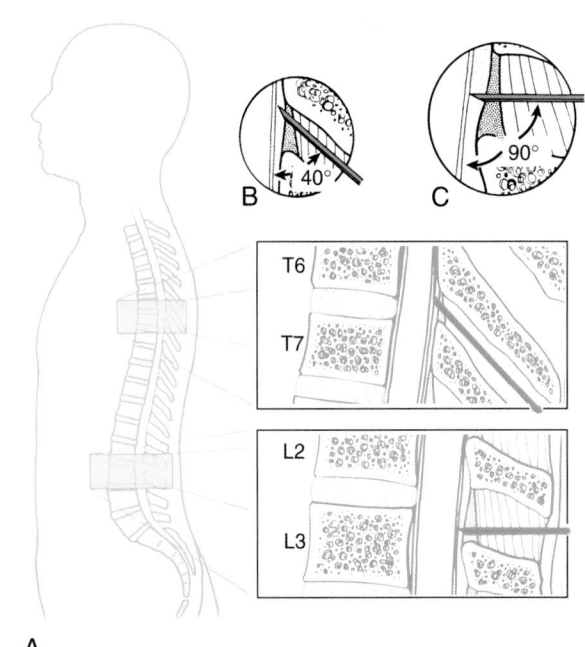

图 56-9　A. 腰椎和胸椎硬膜外技术。胸段硬膜外穿刺时增大的穿刺针角度可能在穿刺针进入蛛网膜下腔前提供了稍微长些的进展距离，这与腰段硬膜外穿刺不同（B），后者穿刺针更垂直的角度使进针距离减小（C）

难，特别是初学者；然而，这可使操作者对硬膜外解剖的认知能力提高。如果穿刺针到达棘上韧带时就开

始使用阻力消失或悬滴法，这会增加阻力消失错误的机会，可能是因为棘间韧带存在缺陷[290]。这种假阳性率可高达 30%。

空气或者生理盐水是用于测试阻力消失来判断硬膜外腔最常见的两种不可压缩的介质。当非惯用手持穿刺针进针过程中，惯用手的拇指以恒定的、极小的压力间断（对于空气）或者持续（对于盐水）施加于注射器活塞。也可以联合使用空气和盐水，2ml 的盐水混入少许的空气泡（0.25ml）。黄韧带通常被认为是一个阻力增加的坚韧结构，当穿刺针进入硬膜外腔时，施加于注射器活塞的压力使溶液无阻力地进入硬膜外腔。有报道称，通过注射空气来判断硬膜外腔并不可靠，注射空气会使阻滞不完全的机会增加，还可能导致罕见的颅腔积气（可引起头痛）和静脉空气栓塞。如果选择注射空气，判断阻力消失后应该尽量减少空气的注入。最近的一项 meta 分析表明，在产科患者中使用生理盐水和空气的不良事件无明显差别[291]。另一项 meta 分析发现，置入硬膜外导管前将液体注入硬膜外腔可减少导管进入硬膜外腔静脉的风险[287]。有人提出使用生理盐水的缺点是意外穿破硬膜时很难被发现。

另一种判断硬膜外腔的方法是悬滴法。穿刺针进入黄韧带后，在针的尾部放一滴溶液（如盐水），当穿刺针进入硬膜外腔时，这滴溶液即被"吸入"。支持这一现象的传统理论是硬膜外腔的负压，但是最近的实验证明在颈段使用负压方法是不可靠的，而负压方法仅在坐位时有用[292]。负压的产生与穿刺针将硬膜从黄韧带推开时引起的硬膜外腔扩张有关[293]。胸膜腔内负压可能影响胸段硬膜外腔的压力，并且在吸气时影响最大。但是，使穿刺针进入硬膜外腔与患者吸气的时间相一致可能比较困难。

在腰段正中入路法穿刺时，皮肤至黄韧带的距离通常是 4cm，大多数（80%）患者为 3.5 ~ 6cm；在肥胖或者体型瘦小患者中，此距离分别为更长或更短。穿刺前使用超声可有利于预测皮肤至黄韧带的距离[233]。在腰段区域，黄韧带在中线处的厚度为 5 ~ 6mm。虽然没有证据表明，在腰段水平进入硬膜外腔的安全性比胸段高或低，但当选择胸段椎间隙穿刺时，穿刺针的控制与腰段同等或者更加重要，因为如果进针太快即有损伤脊髓的可能。部分原因可能是实施胸段硬膜外麻醉的麻醉医师多为实施腰段硬膜外麻醉有相当经验者[294]。此外，在胸段穿刺时增加进针锐角的角度理论上是一个安全因素，因为增加的锐角为穿刺针进入硬膜外腔提供一些安全余地（见图 56-9）。

当针进入硬膜外腔时，应该记录穿刺针进入皮肤的深度。然后移除注射器，轻柔地将导管置入大约 15 ~ 18cm，以保证有足够长的导管进入硬膜外腔。小心拔出穿刺针，然后将导管退至留有 4 ~ 6cm 导管在硬膜外腔的长度。硬膜外腔的导管长度小于 4cm 时可能会增加导管移位和镇痛不全的风险，而导管留置过长可能会增加导管位置不正的可能或者并发症[295-298]。

如前所述，可能发生阻力消失的假阳性，这是引起阻滞失败的原因之一。Tsui 实验可以用来确定硬膜外导管的位置[299]。这个测试是通过硬膜外腔的生理盐水和导电导管采用低电流刺激脊神经根。使用含金属的导管，神经刺激器的阴极通过电极连接到导管，而正极通过电极连接到患者的皮肤。在电流大约为 1 ~ 10mA 时出现相应的肌肉抽搐（如果是胸段硬膜外导管时，肋间或者腹壁肌肉发生抽搐），可以用来确定导管尖端位置。如果导管位于蛛网膜下腔和硬膜下隙时引起机体反应的阈值电流更低（<1mA），因为刺激导管非常接近或直接接触导电性好的脑脊液[300-301]。

当导管退至所期望的深度时，必须将它固定在皮肤上。目前已有专门固定设备在售，其中一些优于单独使用胶布[302]。将导管埋于皮下的方法可以减少导管移位和提高长时间阻滞的成功率[303]。然而，一个精心设计的研究显示导管埋于皮下的方法并不比非侵害性的导管固定设备优越。

旁正中入路法

旁正中入路法尤其适用于中、高胸段硬膜外麻醉，而此区域脊柱的角度与狭窄的空间导致采用正中入路法时存在困难。穿刺针应该在预想间隙的上位椎体相对应的棘突下缘外侧 1 ~ 2cm 进针，并沿着水平方向进入直至椎板，然后向正中和头侧方向进入硬膜外腔。Taylor 法是一种在 L_5 ~ S_1 间隙实施的改良的旁正中入路，这可能对不能耐受或不能保持坐位的创伤患者是有用的。穿刺针在中线、髂后上棘突向尾端各 1cm 进针，然后向正中和头侧成 45° ~ 55° 的角度进针。

在硬膜外开始注射局麻药之前，必须给予试验剂量。这样做的目的是排除导管置入鞘内或血管内。通常采用小剂量含有肾上腺素的 1.5% 利多卡因。最近的一项系统评价表明，在非妊娠成人患者中单独使用 10 ~ 15μg 肾上腺素是验证导管置入血管最好的药理学方法，如果导管置入血管会在给予肾上腺素后出现收缩压增加超过 15mmHg 或心率增加超过 10 次 / 分。然而，最佳的验证导管误入鞘内或硬膜下隙的方法尚未确定[304]。

脊髓 - 硬膜外联合麻醉

早在 1937 年，有学者首次报道了脊髓 - 硬膜外联合麻醉。在过去的 30 年里，脊髓 - 硬膜外联合麻醉不断得到改进，现在应用越来越普遍[305-310]。与硬膜外麻醉相比，脊髓 - 硬膜外联合麻醉起效更快，有助于手术更早进行，硬膜外导管还可以提供有效的术后镇痛并在脊髓麻醉作用消退时延长麻醉时间，因此，脊髓 - 硬膜外联合麻醉在许多临床情况下显得很灵活。这种方法尤其适用于产科分娩，可以通过小针注入阿片类药物和小剂量的局部麻醉药产生快速镇痛，而留置的硬膜外导管可以在分娩镇痛或手术（假如需要行剖宫产）麻醉时使用。脊髓 - 硬膜外联合麻醉另一个重要的优势是可以在椎管内使用小剂量麻醉药，必要时可以通过硬膜外导管扩大阻滞范围。无论是通过硬膜外导管单纯使用局麻药或单纯生理盐水都可以压迫硬脊膜囊，从而使阻滞平面增宽[311]。这种方法称为硬膜外容量扩展（EVE），已在剖宫产中得到证实。它与硬膜外大剂量药物（无硬膜外容量扩张者）产生的感觉阻滞相似，但运动恢复更快。原则上使用小剂量局麻药行脊髓麻醉，并在脊髓麻醉后滴定法给予硬膜外局麻药，以达到合适的阻滞平面，其目的是减少不良反应[312]，患者恢复更快，从而缩短住院时间。这种技术对高风险患者可使用低初始剂量脊髓麻醉药物以维持更稳定的血流动力学，随后需要扩大阻滞范围时，可通过硬膜外导管给予局麻药逐步扩大。

技　　术

脊髓 - 硬膜外联合技术主要是穿刺置入硬膜外穿刺针，随后采用"针内针"技术使脊髓麻醉针到达蛛网膜下腔或者用独立的脊髓麻醉针在同一间隙或不同间隙进针穿刺。部分研究已表明单独使用脊髓穿刺针的成功率更高，失败率更低[313-316]。使用这种方法的主要优点是在脊髓麻醉前可以确认硬膜外导管的位置是否正确。虽然这种方法耗时，但是在脊髓麻醉作用消退后还需通过硬膜外导管维持麻醉的情况下，也是其优点。反之，这种方法理论上有切断已经放置到位的硬膜外导管的风险。如采用针内针技术，应使用含有长脊髓麻醉穿刺针的脊髓 - 硬膜外联合麻醉专用包，其中一些可以固定在蛛网膜下腔注射的部位。

骶 管 麻 醉

骶管麻醉在小儿麻醉中常用（见第 93 章），虽然阻滞平面向上腹部和胸部扩散的程度不可预测，但其也可用于成人。其在成人的适应证基本与腰部硬膜外麻醉相同，尤其适用于需要骶区扩散（如会阴部、肛门和直肠手术）的麻醉，特别是腰椎手术妨碍腰部麻醉时，但骶管麻醉在慢性疼痛和癌性疼痛治疗更常用（见第 64 章）。使用透视引导和近期的超声技术可以帮助引导正确的穿刺针位置，减少阻滞失败率[317]。超声引导技术在儿童中使用的优势更大，因为缺乏骨质骨化，所以可以看清局部麻醉药的扩散和骶管硬膜外导管的位置[318-319]。

药　理　学

骶管局麻药的使用与硬膜外麻醉及镇痛用药相似。但在成人使用骶管方法时需要使用大约腰段硬膜外局麻药两倍的剂量才能达到与其相似的阻滞效果。骶管麻醉药物的扩散不确定，因此在成人脐以上手术应用可靠性不强。

技　　术

骶管麻醉患者的术前准备也应与脊髓麻醉和硬膜外麻醉相同，这些术前准备即知情同意、监测和抢救设备、静脉通路和相同的无菌原则。骶管麻醉要求识别骶管裂孔。骶尾韧带（黄韧带的延续）位于两侧骶角间的骶裂孔之间。为了定位骶骨角，先定位髂后上棘，然后通过其之间的连线作为等边三角形的一边，骶管裂孔的位置应该类似（图 56-10）。超声检查也可用于定位这些骨性标志[317-319]。骶管麻醉有三种体位（见第 41 章），成人常用俯卧位，儿童常用侧卧位，膝胸位很少用。儿童常用侧卧位是由于相比于俯卧位来说更容易管理气道，而且骨性标志比成人更明显（见第 92 章）。这种考虑的意义是由于在小儿患者中骶管麻醉通常联合全身麻醉使用，以减少术中吸入麻醉药的使用以及提供术后镇痛。相反，骶管麻醉在成人中常用于术前镇静以及可以俯卧位的时候。当患者摆俯卧位姿势时，应该在髂棘下放置一个枕头来旋转骨盆使穿刺更容易。另外的措施是使下肢外展约 20° 以减少臀部肌肉的牵拉从而使穿刺更容易。

当定位好骶管裂孔后，定位手的示指和中指在骶骨角上，在局部浸润后骶管穿刺针（或 Tuohy 针，若需要放置硬膜外导管）与骶骨呈 45° 角进针。当进针过程中阻力减低表明穿刺针已进入骶管。进针遇到骨面时轻微回退，应改变进针方向，降低相对于皮肤表面的进针角度。在男性患者中，进针的角度几乎

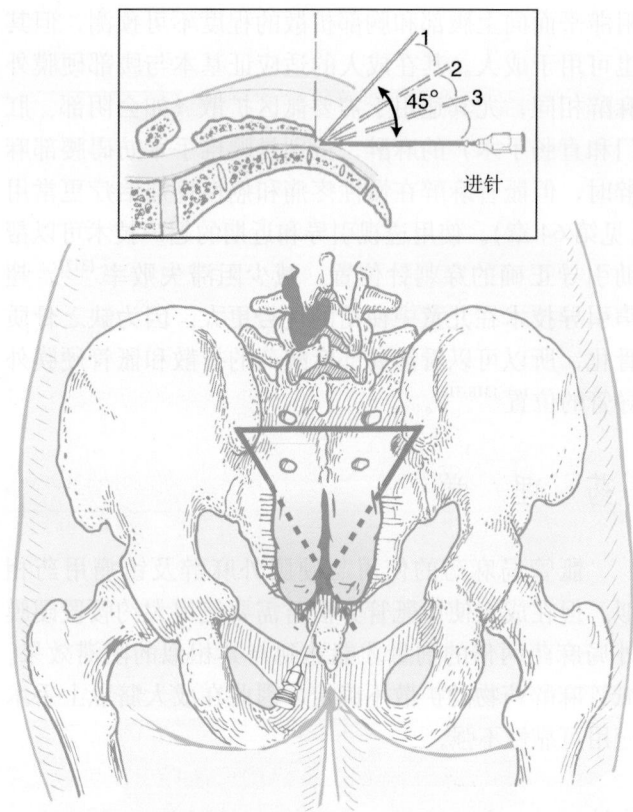

进针

图 56-10 骶管麻醉技术。触诊指利用等边三角形定位骶角的。采用逐步进针、退针的方式穿刺（插图，所谓的"1-2-3 穿刺法"），直至穿刺针进入骶管，局麻药可轻易被注入（无皮下液体包块）

与冠状面平行，而女性患者中，进针角度需成陡角（15°）。在重新调整进针方向后，应寻找阻力消退来确认穿刺针进入硬膜外腔，进针至多 1 ~ 2cm 进入骶管。在成人中，针尖不得超过 S_2 水平以上（低于髂后上棘 1cm），此处为硬脊膜囊的终止点。继续进针增加穿破破硬脊膜的风险和可能会意外地置入血管。一个确认导管位置是否正确的方法是迅速注入 5ml 生理盐水后触摸覆盖于骶骨的皮肤。若皮肤未隆起，穿刺针的位置可能正确。相反，若皮肤隆起，则穿刺针的位置不正确。

在确认穿刺针位置正确后和给予治疗剂量的局麻药之前，应该先回抽并给予试验剂量，因为与腰段硬膜外麻醉一样，骶管麻醉时局麻药也可以意外地注入静脉或者蛛网膜下腔。

并 发 症

椎管内麻醉的生理效应可能被误解为并发症。然而，应该分清椎管内麻醉的生理效应和并发症是不同的，后者会对患者造成损害[320]。椎管内麻醉实质的

相关并发症必须被熟知并重视，因为值得我们注意的是：针的另一头是人的神经系统，而灾难性的损伤是未知的[321]。

神 经 系 统

与椎管内麻醉相关的严重神经并发症很罕见。因此，需要相当大数量的患者样本来评估该事件的发生率。大多数椎管内麻醉后神经损伤的真正发病率尚不明确。

截瘫

据报道，椎管内麻醉相关截瘫发生率大约为 0.1/10000[322-323]，这种严重损伤的发生机制可能是多因素的，很难明确[324]。尽管穿刺针直接损伤是不言而喻的原因[325-329]，但历史案例中显示，很重要的原因是伴随着外来物质注入脑脊液带来的危险。公众高度关注的案件，Woolley 和 Roe，两个健康的中年人，1947年在英国同一家医院，做同一个小手术，由同一位麻醉医生用同一种麻醉药物，做了同一种脊髓麻醉后，导致两人截瘫。通过几十年的脊髓麻醉的实践，有证据表明用于清洗托盘的除锈液被污染很可能是造成惨剧的原因[4]。另一个灾难性的例子是 20 世纪 80 年代早期，氯普鲁卡因鞘内注射相关的神经毒性的经历，期间一些患者出现粘连性蛛网膜炎、马尾神经综合征或永久性麻痹，可能与低 pH 值和早期用于制备短效酯类局麻药的抗氧化亚硫酸氢钠防腐剂有关[136-139, 330]。

严重低血压和脊髓缺血也是椎管内麻醉致截瘫的重要因素。脊髓前动脉综合征，临床表现为无痛性运动、感觉功能丧失，与脊髓缺血或保留本体感觉的后索梗死有关。由于仅由单一而脆弱的动脉供血（脊髓 Adamkiewicz 动脉），前脊髓被认为特别容易受到缺血性损伤。由任何单一或复合的因素如严重低血压、机械性梗阻、血管病变或大出血等都会导致脊髓不可逆的损伤[331-333]。

马尾神经综合征

马尾神经综合征的发病率大约为 0.1/10000，可导致永久性的神经功能缺失。无论是单次注射相对高浓度局麻药（如 5% 利多卡因），还是通过导管持续给予局麻药，脊髓腰骶神经根都很容易因直接暴露于大剂量局麻药而受到损伤[5, 335-336]。1992 年，因为小口径脊髓导管被认为与马尾神经综合征的发生相关，美国食品和药品管理局取消了对尺寸小于 24G 的脊髓导管的审批[337]。虽然小口径导管可以减少头痛的风险，但它

们可以使腰骶神经根更易于浸泡在局麻药中，这可能是因为通过细导管缓慢注射药液，导致神经根暴露在高浓度的局麻药。尽管自 20 世纪 90 年代开始，经历了 15 年的调整，小口径脊髓导管目前正在欧洲使用，并重新出现在美国[338]。

硬膜外血肿

椎管内出血如不能及时发现和清除，可导致脊髓缺血性梗死以及永久性神经功能缺失。许多危险因素与硬膜外血肿的发生有关，包括穿刺困难、穿刺针损伤、导管置入[339]、凝血功能障碍、高龄和女性[340]。根性腰痛、椎管阻滞持续时间异常延长、膀胱或肠道功能障碍等是椎管内占位性损害的常见特征，应该尽早行 MRI 检查。在最近出版的英国国民健康服务（NHS）审查之前，最大的当代研究报道了脊髓麻醉后硬膜外血肿的发生率低于 0.06/10000，而硬膜外阻滞后硬膜外血肿的发生率可能高达前者的 10 倍以上[294, 341-345]。英国国民健康服务审查可以提供当代最准确的椎管内麻醉相关神经系统并发症的发生率。在这一独特的前瞻性全国审查中发现，707 455 例椎管内麻醉中有 5 例硬膜外血肿（0.07/10 000），这 5 例患者皆发生在 97925 例围术期的硬膜外麻醉中（0.5/10 000），年跨度为 1 年[323]。

神经损伤

1955 年，Vandam 和 Dripps[346] 首先采集到 10 000 多例椎管内麻醉相关神经损伤的前瞻性数据，这些患者没有发生严重的神经损伤。1969 年，Dawkins[347] 公布的综述报道 32 718 例硬膜外麻醉相关的暂时性和永久性神经损伤发生率分别为 0.1% 和 0.02%。尽管近年来实践和研究的方法有所发展，但一些最大的当代研究表明，与半个世纪前相比，椎管内麻醉相关的神经损伤的发生率没有多大改变[341, 344, 348-350]。最值得注意的是来自同时期的一些研究数据表明，硬膜外麻醉（包括脊髓硬膜外联合麻醉）并发神经根或周围神经损伤的概率高于脊髓麻醉[322]，椎管内麻醉应用于成人围术期麻醉或镇痛时，其神经损伤并发症的发生率高于其应用于产科、儿科和慢性疼痛时的发生率[323, 341-342, 351-352]。由于文献中调查和诊断方法、因果关系的认定以及结果报告存在很多可变因素，因此椎管内麻醉后永久性神经损伤的发生率更是难以确定[353]。英国国民健康服务审查发现总体神经损伤发生率为 7/707 455（或 0.1/10 000）[323]，与半个世纪前 Dawkins 研究公布的数据非常相似。神经损伤在 293 050 硬膜外麻醉中有 3 例（0.1/10 000），在 324 950 例脊髓麻醉中有 3 例（0.1/10 000），在 41 875 脊髓 - 硬膜外联合麻醉中有 1 例（0.2/10 000），主要

是年轻、健康的患者。与椎管内麻醉操作风险因素相关的神经损伤通常发生在围术期，包括神经根性疼痛或操作时发生感觉异常[321, 344, 354-355]。

硬膜穿破后头痛

椎管内麻醉较常见的并发症是硬膜穿破后头痛。顾名思义，硬膜穿破后头痛是指在实施椎管内麻醉时无意或有意穿破硬膜或者脊髓造影后和诊断性腰椎穿刺后导致的头痛。有两个导致头痛的可能解释，但无一被证实。首先，通过硬脊膜丢失脑脊液后导致大脑失去支撑和下垂，造成颅内疼痛敏感组织牵拉。其次，脑脊液的丢失会引起颅内血管代偿性扩张（引起疼痛）以抵消颅内压力的降低[356]。硬膜穿破后头痛的特点是额部和枕部的疼痛，直立或坐位时疼痛加剧，平卧时减轻。相关症状包括恶心、呕吐、颈部疼痛、耳鸣、复视、耳聋、皮质盲、脑神经麻痹，甚至惊厥。在 90% 以上的病例中，硬膜穿破后头痛的典型症状会在穿刺后 3 天内出现[357]，66% 的病例在 48h 内出现[358]。大部分病例（72%）通常会在症状出现后 7 天内自愈，而 6 个月内 87% 的病例自愈[359]。

硬膜穿破后头痛可以发生在脊髓麻醉或硬膜外麻醉实施后，前者与有意地穿破硬膜时的某些可变的风险因素有关，而后者与 Tuohy 针时意外穿破硬膜有关。进针时，穿刺针的针口斜面与脊柱纵轴平行的方向进针，使硬脑膜的纵向纤维更容易分离而不是被切断，如此可降低硬膜穿破后头痛的发生率[360]。临床观察已经被实验研究支持证实[361]，使用圆锥形（铅笔头）腰椎穿刺针模拟腰椎穿刺比用切割头的穿刺针穿刺导致的经硬脊膜丢失的脑脊液减少。事实上已有 meta 分析已经表明，非切割头穿刺针与切割头穿刺针相比，前者腰穿后头痛的发生率更低[362]。其他的研究表明，硬脊膜的胶原层起源于多个方向，而非单纯头侧 - 尾侧方向，且厚度不一，因此认为蛛网膜纵向细胞的损伤更容易受穿刺针针缘斜口的影响，这可能是影响硬膜穿破后头痛的主要影响因素[9]。关于腰硬联合麻醉与单纯硬膜外麻醉相比是否会增加硬膜穿破后头痛的发生率报道不一[363-364]。

除了穿刺针类型（切口型 vs. 圆锥型）和针口的方向外，还有其他的与脊髓麻醉和硬膜外麻醉硬膜穿破后头痛发生的有关风险因素。这些风险因素如框 56-2 所示[365]。

硬膜穿破后头痛的保守治疗包括仰卧位休息，输液治疗，咖啡因和口服镇痛药。舒马曲坦也有一定作用，但其有不良作用[366-367]。硬膜外血补丁是硬膜穿破后头痛的有效治疗方法[368]。Gormley[369] 介绍，其

线药物，但 TNS 也可能是重度疼痛，则可能需要阿片类药物治疗。

增加硬膜穿破后头痛发生率的因素
- 年龄：年轻者发生率更高
- 性别：女性多于男性
- 针的直径：粗针发生率高于细针
- 针的斜面：穿刺针斜口与脊髓长轴平行发生率低
- 妊娠：妊娠时发生率更高
- 穿刺次数：穿刺次数增加时发生率越高

不增加硬膜穿破后头痛发生率的因素
- 连续脊髓麻醉导管的置入和使用
- 下床活动的时间

安全性和有效性已有文献记载，目前的实践证实单次硬膜外血补丁初次症状改善率达 90% 以上[370]，病例的症状改善持续有效率为 61%~75%。[371]

硬膜外血补丁最好在硬脊膜穿破后 24h 和硬脊膜穿破后出现典型头痛症状时应用。无证据支持预防性硬膜外补丁疗法有效[372-373]。Szeinfeld 及其同事[374]通过硬膜外间隙注射放射性核素标记的红细胞证实，大约 15ml 血扩散的平均距离为 9 个节段，且扩散的方向是以注射点头侧方向扩散。因此，他们推荐在原硬脊膜穿破的间隙或在其朝尾侧更低的间隙水平进行血补片穿刺注射，这些方法已被磁共振所证实[375]。最近的一个多国家、多中心随机双盲对照研究建议 20ml 血（血补丁疗法）是合理的初始靶注射量[376]。若使用血补丁后无效或症状不完全缓解，可以在初次使用后的 24~48h 再次使用血补丁治疗。

短暂神经症

传统观点认为短暂神经症（TNS）与利多卡因有关，但事实上已有报道每种局麻药用于脊髓麻醉均可发生 TNS。TNS（以前被称为短暂性神经根刺激[377]）通常是双侧或单侧的从臀部到腿部的放射性疼痛，或单纯臀部或腿部疼痛（稍少见）。症状一般在无特殊情况的脊髓麻醉实施后 24h 内出现，与神经损伤或实验室检查异常无关[378]。疼痛程度可从轻度到重度，通常在 1 周或 1 周以内自愈[379]。TNS 最常见于椎管内注射利多卡因和甲哌卡因后，使用布比卡因最少见[147, 159, 380]。这一现象与利多卡因的浓度、局麻药中添加葡萄糖或肾上腺素，或局麻药溶液的渗透压有关。穿刺针的类型可能影响 TNS 的发生（双孔针可降低发生率[381]），可能是由于单孔针增加局麻药注射到骶部硬膜囊的风险。TNS 与硬膜外操作关系不大，但硬膜外使用利多卡因和其他局麻药也时有发生[253, 382]。总的来说，TNS 在截石位手术的患者更易发生。非甾体药物是治疗 TNS 的一

心血管系统

低血压

如果对患者造成了伤害，那么低血压则可认为是椎管内麻醉的并发症。在实施脊髓麻醉时，低血压（定义为收缩压 <90mmHg）在以下情况下更容易发生，包括阻滞平面达 T_5 或以上水平、年龄大于或等于 40 岁、基础收缩压低于 120mmHg、脊髓麻醉联合全身麻醉、脊髓穿刺间隙在 L_2~L_3 或以上间隙，以及在局部麻醉药中加入去氧肾上腺素[51]。低血压（定义为平均动脉压降低 >30%）与长期饮酒、高血压病、BMI 以及急诊手术都有独立相关性[383]。在实施椎管内麻醉时，恶心与呕吐、眩晕和呼吸困难一样属于低血压的常见症状之一。虽然已有报道在实施椎管内麻醉过程中，预防性地（预负荷）输注胶体或晶体液可以预防血管扩张引起的低血压，但这一做法并不推荐作为常规使用[384]。

心动过缓

脊髓麻醉后发生的严重心动过缓长期以来就被公认是脊髓麻醉的主要风险[385-386]。心动过缓是由于胸部交感神经纤维（节前心脏加速纤维起源于 T_1~T_5）被阻滞，心率反射性减慢，血管扩张右心房的静脉回心血量减少，代偿性减慢心率来启动心房的牵张受体反应。加重过度心动过缓（40~50 次/分）的可能因素包括基础心率 <60 次/分、年龄小于 37 岁、男性、非应激状态、β 受体阻滞剂和长时间手术。严重心动过缓（<40 次/分）与基础心率 <60 次/分和男性患者有关[387]。

心搏骤停（见第 108 章）

在一个已结案的保险索赔病例审查中，Caplan 和他的同事们[388]发现有 14 例健康患者在接受脊髓麻醉后出现心搏骤停。在脊髓麻醉后出现心搏骤停的病因尚未清楚。尚未知道这些灾难性事件是否是因为缺少严密监测和治疗引起，还是因为某些无法解释的生理原因引起[389]。尽管如此，在麻醉效果良好的脊髓麻醉过程中，低氧血症和过度镇静显然会导致突发的心动过缓和心搏骤停[390-391]。令人费解的是这些少发事件在脊髓麻醉比硬膜外麻醉更容易出现。在法国麻醉医师 Auroy 和他同事们的早期调查报告中，脊髓麻醉后心搏骤停的发生率为 6.4/10 000，在所有椎管内麻醉

和外周神经阻滞的总发生率为 1/10 000[344]。在法国全国麻醉医师的大样本跟踪调查研究中，Auroy 和他的同事们[350] 报道了在 35 439 例脊髓麻醉后发生了 10 例心搏骤停（发生率为 2.5/10 000），而在 5561 例硬膜外麻醉中无一例发生心搏骤停。最近，Cook 和同事也报道了他们在全国范围内审查发现 707 425 例椎管内麻醉有 3 例出现了循环衰竭（发生率为 0.04/10 000），其中 2 例是发生在脊髓麻醉，1 例是发生在实施脊髓 - 硬膜外联合麻醉[323]。

呼 吸 系 统

阿片类药物通常添加到局麻药溶液，用以改善椎管内麻醉和镇痛的质量和持续时间。与椎管内阿片类药物相关的呼吸抑制风险与剂量相关，有报道椎管内给予吗啡 0.8mg 后呼吸抑制的发生率大约是 3%[392]。呼吸抑制可能是由于阿片类药物在脑脊液中朝头侧扩散到脑干的呼吸化学感受器中枢引起[65]。对于亲脂性麻醉药，呼吸抑制通常是最初 30min 内发生的早期并发症，在椎管内使用芬太尼或舒芬太尼 2h 后出现的呼吸抑制未见报道[225]。椎管内使用吗啡有延迟性呼吸抑制的风险，甚至在用药后 24h 出现。因此在椎管内使用吗啡后的最初 24min 应进行呼吸监测。睡眠呼吸暂停的患者对阿片类药物的呼吸抑制作用特别敏感。尽管缺乏明确的安全数据，但确定对这一类患者椎管内使用阿片类药物时应十分谨慎[393-394]。老年患者也存在呼吸抑制的高风险，椎管内使用阿片类药物应减量（见第 80 章）。联合使用全身镇静药也增加呼吸抑制的风险。

感 染

虽然细菌性脑膜炎和硬膜外脓肿罕见，但是所有椎管内麻醉均有潜在的严重感染并发症的可能。椎管内操作感染源包括设备、患者和操作者。来源于患者皮肤表面的金黄色葡萄球菌是最常见的硬膜外相关感染源之一，而口腔细菌（如草色乳酸链球菌）是脊髓麻醉后常见感染源，因此要强调临床医师在行椎管内穿刺前戴口罩的必要性。其他可能增加感染可能性的因素包括存全身感染、糖尿病、免疫功能低下状态[90] 以及硬膜外（或脊髓）导管长时间留置。目前大量研究估计脊髓麻醉严重椎管内感染的发生率小于 0.3/10 000[341, 348, 350]，而硬膜外麻醉后发生感染并发症的发生率可能至少是脊髓麻醉的两倍[341, 348, 350, 395-397]。产科患者发生硬膜外镇痛感染

的可能性较低。最近英国 NHS 审查报告中指出，在 707 455 例椎管内麻醉中无脑膜炎的病例，有 8 例硬膜外脓肿，其中 5 例发生在 293 050 例硬膜外麻醉中，2 例发生在 324 950 例脊髓麻醉中，1 例发生在 47 550 例骶管阻滞中[323]。2004 年，ASRA 出版了预防区域麻醉相关感染并发症的操作指南，特别指出：①在区域麻醉时无菌术的重要性和意义[229]；②发热或感染患者的区域麻醉[90]；③免疫功能低下的患者的区域麻醉[398]；④慢性疼痛治疗的感染风险[399]。这些指南总结了含氯己定的酒精溶液是最有效预防椎管内麻醉感染的方法[229]。对于与常规使用氯己定相关的神经毒性尚未得到证实[230-231]。无菌性脑膜炎大多数发生于 20 世纪早期，可能继发于化学性污染和清洁剂，在现代的无防腐剂制剂不再存在这一问题。

腰 背 痛

背部损伤可能是椎管内麻醉患者最害怕的并发症[400]。然而，约有 25% 接受麻醉手术的患者（不管麻醉方式）出现腰背痛，若手术时间持续 4～5h，腰背痛的发生率增加到 50%[401]。硬膜外镇痛与产后 6 个月出现的新发腰背痛不存在关联[402-403]。此外，在一个随机对照研究中对比了在分娩镇痛时分别采用硬膜外和全身镇痛的镇痛方法，两组产后腰背痛发生率相同，说明产后出现的腰背痛不是椎管内麻醉所造成。

恶心和呕吐

实施椎管内麻醉后出现的恶心和呕吐与多种可能机制有关，包括大脑化学效应激发中枢直接暴露于致吐药物（如阿片类药物），全身血管扩张相关的低血压，继发于副交感神经作用减弱的胃肠道蠕动增强（见第 97 章）[404]。尽管区域麻醉是推荐用于有全麻术后恶心和呕吐高风险患者的另一麻醉选择，但很少有足够统计学意义的主要针对椎管内麻醉对术后恶心和呕吐的影响的研究。与脊髓麻醉后出现恶心、呕吐的相关因素包括局麻药添加去氧肾上腺素或肾上腺素、阻滞平面在 T_5 以上、基础心率 >60 次 / 分、使用普鲁卡因、晕动病史和脊髓麻醉过程中出现低血压。在添加到神经鞘或硬膜外局麻药中的常用阿片类药物中，吗啡出现恶心、呕吐的风险性最大，芬太尼和舒芬太尼的风险性最小[404]。椎管内阿片类相关性恶心、呕吐与剂量相关。吗啡用量 <0.1mg 可以减低恶心、呕吐的风险，而不减弱镇痛作用[225]。

尿潴留

椎管内麻醉的患者中有 1/3 出现尿潴留。原因是局麻药阻滞 S_2、S_3 和 S_4 神经根，膀胱逼尿肌功能减弱从而抑制排尿功能。椎管内阿片类药物可以通过抑制逼尿肌收缩和降低尿刺激的感觉使排尿功能减弱[405]。感觉阻滞平面将至 $S_{2～3}$ 以下水平时，膀胱的正常功能自动恢复[406]。尽管男性患者和年龄（虽然不一致）与椎管内麻醉后的尿潴留有联系，但椎管内使用吗啡与这一并发症的关系更大[405, 407-408]。

皮肤瘙痒

皮肤瘙痒可导致患者苦恼不堪，是椎管内使用阿片类药物的主要不良反应，发生率为 30% ～ 100%[225]。实际上皮肤瘙痒在椎管内使用阿片类药物后发生的情况比静脉用药更常见，其发生不依赖于阿片类药物使用的类型和剂量。在剖宫产手术，重比重布比卡因溶液中的舒芬太尼剂量由 5μg 减至 1.5μg 时可以减少皮肤瘙痒的发生，但镇痛作用不减弱（见第 77 章）[409]。皮肤瘙痒的机制尚未清楚，可能与中枢阿片类受体激活有关，而并非组胺释放，因为纳洛酮、纳曲酮或纳布啡部分激动剂可用于治疗，恩丹司琼和丙泊酚对治疗也有效。

寒战

与椎管内麻醉有关的寒战发生率为 55%[410]。与脊髓麻醉相比，寒战的强度与硬膜外麻醉的关系更大[411]。尽管寒战强度的不同可能有多种解释，但这个观察结果可能仅仅是因为脊髓麻醉比硬膜外麻醉产生更强强度的运动阻滞导致机体不能寒战。另一种解释可能与硬膜外注射冷的药物有关，因为它可以影响热敏基底窦[410]。椎管内添加阿片类药物（特别是芬太尼和哌替啶）可减少寒战的发生[410]。预防硬膜外麻醉后寒战的推荐策略包括用压力空气加温器预暖患者至少 15min，避免硬膜外和静脉使用冷的液体。

椎管内麻醉特有并发症

误入血管

硬膜外麻醉可因局麻药误注入硬膜外静脉而引起全身毒性反应（见第 36 章）。据报道硬膜外针或导管误穿血管的发生率接近 10%，由于硬膜外血管扩张和容易穿破，所以在产科患者发生率最高[287, 412]。硬膜

外麻醉惊厥发生率可能为 1%[294, 344, 350]。在产科患者（也见第 77 章），如下措施可以减少局麻药误入血管的可能：穿刺和置管过程患者采用侧卧位（而非坐位）；在置入硬膜外导管前通过穿刺针先注入液体；使用单孔硬膜外导管而非多孔导管；或者使用聚氨酯钢丝导管而非聚酰胺导管；置入硬膜外腔导管长度小于 6cm。旁正中入路法相对于正中入路法，使用较小的硬膜外穿刺针或导管并不降低导管误入血管的风险[287]。

与硬膜外麻醉相关的一个最有争论的问题是在试验剂量中使用肾上腺素[413]。在 3ml 局部麻醉药中加入肾上腺素（15μg）是在非孕成年患者中发现导管置入血管最有效的药物方法[304]。然而，在产科患者中使用肾上腺素存在争议，因为血管内使用肾上腺素后会减少子宫的血流量，胎儿出现风险，并且同时产程活跃期心血管系统的改变可能出现肾上腺素的假阳性表现。虽然肾上腺素可能使胎儿出现风险有理论依据，但是没有相关报道。若患者使用 β 受体阻滞剂[415] 或接受全身麻醉[416]，硬膜外肾上腺素实验剂量不可靠。因为没有确保硬膜外局部麻醉药一定在血管外的方法，所以应回抽和逐步给药来预防局麻药的全身毒性反应。以 5ml 分次硬膜外给药的方法不影响麻醉起效时间、麻醉质量和麻醉平面[417]。

硬膜下隙注射

Blomberg[418] 使用光纤技术证实，在 66% 人类尸体中硬膜下 - 蛛网膜外间隙很容易进入。虽然在临床上硬膜外麻醉时不常见（<1%），但它可以直观理解硬膜下隙并发症[419]。这一间隙（与硬膜外间隙不同）也延伸至颅内。在实施硬膜外麻醉时，若在用药后 15 ～ 30min 阻滞平面比预期高（与全脊麻不同），则应考虑药物注入了硬膜下隙。硬膜下隙阻滞时，与感觉阻滞的范围相比，运动阻滞较轻，交感阻滞明显。主要是对症治疗。

脊髓 - 硬膜外联合麻醉的特殊并发症

由于针的摩擦（特别是针内针穿刺技术）导致的金属毒性的风险尚未得到证实[420]。

椎管内麻醉的结果

尽管合理使用硬膜外麻醉和镇痛作为疼痛缓解的方式，其优势毋庸置疑，但其对术后并发症发生率和死亡率的影响尚未清楚。最近几个 meta 分析显示接受椎管内麻醉的患者，总死亡率相对减少，在所有手术中减

少 30%[421]，而在中到高危非心脏手术患者减少 10%[422]。最近的 meta 分析显示，全麻复合胸部椎管内麻醉的心脏手术患者，其死亡和心肌梗死、急性肾衰竭、肺部并发症和室上性心律失常等风险降低，术后机械通气时间缩短[74, 423]。对于大部分胸部和腹部手术，胸段硬膜外镇痛可以降低死亡率、呼吸系统并发症、阿片类药物消耗量，改善咳嗽和下床活动时间[424-425]。然而，硬膜外镇痛对术后转归的影响并非一致，可能与具体操作（特别是胸科手术的优势）和具体方法（如胸段硬膜外的优势比腰段明显，使用局部麻醉药比阿片类药物更有优势）有关。

除了并发症和死亡率外，椎管内麻醉还有其他优势。对于双侧全膝关节置换术，椎管内麻醉可减少输血[426]。在接受大血管和腹部手术的患者中，胸段硬膜外持续输注局麻药可以逆转疼痛引起交感神经过度兴奋和全身应用阿片类药物有关的术后麻痹性肠梗阻[427]。单独腰段硬膜外或者胸段硬膜外持续输注阿片类药物并不能加快肠道功能的恢复。对于快通道的腹腔镜下结肠切除术，胸段硬膜外镇痛可较好地缓解术后疼痛，但无法加快肠道功能的恢复或出院时间。

椎管内麻醉对于应激反应、免疫系统和癌症复发有何潜在影响[428-430]？癌细胞生长的监控和抑制需要通过功能性细胞介导的免疫来实现。自然杀伤细胞和细胞毒性 T 淋巴细胞等淋巴细胞可以通过穿孔素和颗粒酶通路溶解癌细胞或者通过分泌细胞因子（如干扰素）来诱导癌细胞的凋亡。此外，辅助性 T 细胞可以通过干扰素控制肿瘤血管生成，并通过巨噬细胞和粒细胞生成白介素来抑制致癌信号和促使癌细胞灭亡。手术时自然杀伤细胞的活性和转移性疾病的发展之间是一种反比关系。手术解剖分离和操作可促使体内癌细胞种植。不幸的是，严重的免疫抑制也发生在这一时期。手术引起的应激激素（如皮质类固醇）、吸入性麻醉药和体内的阿片类药物（吗啡和芬太尼）可能削弱自然杀伤细胞的功能。吗啡还有促血管生长的特性，可能促进依赖血管的肿瘤扩散。胸段硬膜外麻醉和镇痛可减少阿片类药物和全麻药的使用，以及减轻手术应激反应，因此对抑制癌症的复发是有益的。一些令人鼓舞的证据表明，耻骨上前列腺切除术[431-432]、开腹直肠癌[433] 和卵巢癌切除术患者癌症复发率的减少与围术期硬膜外麻醉和镇痛有关[434-435]。

最 新 进 展

超　声

人们对超声引导下的椎管内麻醉越来越感兴趣，因为它可以准确地辨别椎体水平、棘突、棘突间隙和旁正中间隙（见第 58 章）[233]。由于超声束不能穿透骨骼，因而影像表现为低回声（黑）影。相反，超声束可以穿过棘突间隙和旁正中间隙，使得硬脊膜（一条明亮的线）、蛛网膜下腔和椎骨后面在超声影像上可见。超声下黄韧带和硬膜外腔通常很难辨别。椎管内麻醉时成功的横向或纵向扫描有助于识别最合适的进针位置和估算皮肤至硬脊膜的距离。这对于体表解剖标志困难患者（如肥胖）、脊柱疾病（如脊柱侧凸）以及既往脊柱手术史（如椎板切除术）的患者特别有用[437]。

超声之所以对椎管内麻醉有帮助，是因为在麻醉操作前可通过超声扫描脊柱来确定最佳的穿刺椎体水平和进针间隙而不需要实时引导（高难度技术）。与胸椎比，腰椎超声成像更容易，因为胸椎有狭窄的棘突间隙和旁正中间隙，尤其在 $T_5 \sim T_8$ 椎体[438]。超声在小儿椎管麻醉中的应用令人印象深刻的原因是脊柱有限的骨化不但使椎管的超声影像清晰可见，而且在年幼的婴儿和儿童可以看见穿刺针、导管尖、硬脊膜的移位情况以及在推注液体时可以看见液体向头侧扩散的范围（见第 93 章）[439-440]。多个研究结果已经证实超声在初学者和对体表解剖标志标记困难患者实施椎管内麻醉中的实用性[441]。

致谢

笔者在此对 Cyrus Tse 为撰写本章内容所提供的帮助表示感谢。

参 考 文 献

见本书所附光盘。

第57章 周围神经阻滞

Terese T. Horlocker • Sandra L. Kopp • Denise J. Wedel

石永勇 郑志楠 译 招伟贤 靳三庆 审校

要　点

- 只有将局部麻醉药注入目标神经附近时，才能成功实施区域麻醉。自一百多年前引入区域麻醉以来，寻找异感、神经刺激器，特别是新近引入的超声引导等多种技术可用于准确定位，帮助局麻药注射到位。
- 连续周围神经阻滞能改善膝关节、髋关节、肩关节等四肢大手术的预后，并能促进术后康复。
- 持续阻滞可引起药物蓄积。应明确局麻药总剂量，并控制剂量在其允许范围内。
- 外周神经阻滞后的神经并发症发生率较椎管内麻醉低，局麻药的神经毒性和穿刺时的直接损伤是导致神经并发症的主要原因。
- 没有证据表明寻找异感、神经刺激器和超声引导中的任何一种方法在降低神经损伤发生风险方面优于其他方法。
- 局麻药物过量后可引起毒性反应，立即输注脂肪乳可提高因此导致的心搏骤停的复苏成功率（见第36章）。

周围神经阻滞技术在麻醉史初期即已开展。19世纪80年代，美国外科医师 Halsted 和 Hall[1-2] 将可卡因注射到外周神经处借以实施外科小手术，这些神经包括尺神经、肌皮神经、滑车神经和眶下神经。1885年，James Leonard Corning[3] 提出使用弹力绷带阻断局部循环，以延长可卡因的阻滞时间和减少局麻药的组织吸收。1903年 Heinrich F. W. Braun[4] 对此作了改良，应用肾上腺素作为"药物止血带"。Braun[5] 在1905年的教材中引入了"传导阻滞麻醉"这一术语，并介绍了人体各部位的阻滞方法。1920年法国外科医师 Gaston Labat 应 Charles Mayo 之邀到 Mayo 培训中心讲授区域麻醉改进方法。此期间 Labat 编著了《区域麻醉：技术与应用》[6]。该书在其出版后的至少30年内被公认为是区域麻醉的权威教科书。此书着重介绍了应用局部浸润，外周神经、神经丛及内脏神经阻滞进行腹内、头颈和四肢等手术时患者的术中管理。当时椎管内阻滞尚未得到广泛应用。

由于周围神经阻滞能降低术后疼痛的视觉模拟量表（VAS）评分，减少术后对镇痛药物的需求，减少恶心的发生，缩短麻醉后恢复室停留时间，并能提高患者满意度，使得其在临床实践中越来越受欢迎[7]。周围神经阻滞可用于麻醉、术后镇痛以及慢性疼痛疾病的诊疗（见第64和98章）。可根据手术部位、预计手术时间、是否需要离床活动以及控制术后镇痛的持续时间来选择不同的区域阻滞技术。熟知解剖学知识有助于麻醉医师根据手术需要选择合适的阻滞技术及对阻滞不全进行补救。此外，必须充分认识到区域阻滞技术的主要副作用和并发症。只要结合适当的镇静，外周神经阻滞可应用于所有年龄组患者。熟练掌握外周神经阻滞可以让麻醉医师在实施麻醉时有更多的选择，以便为患者提供理想的麻醉。

神经定位方法

异　感　法

寻找异感法无需特殊设备，已成功应用很久。当穿刺针触及神经时，即可引出异感。因为该操作有赖于患者合作，以引导局麻药物的准确注射，故建议麻醉前用药时仅给予小剂量的镇静药物。尽管临床研究显示异感法并不增加神经并发症，但因其可引起患者不适而受到异议[8]。需注意的是，必须确保穿刺针没有刺入神经内才能开始注射局部麻醉药。至于应选择针尖较钝或斜面较短的穿刺针、还是选择针尖锋利的穿刺针来减少穿刺针不小心碰到神经后神经损伤的发生率及严重程度，目前尚存争议。针尖较钝的穿刺针更易将神经推向一边，刺入神经的机会更小，然而一旦发生损伤，可能会更加严重[9]。相反，锋利的穿刺针似乎更易刺入神经，但神经损伤的程度较轻[10]。成功运用寻找异感法依赖于操作者的穿刺技术及对解剖学知识的熟练掌握。20 世纪 80 年代，随着周围神经刺激器的出现，该方法慢慢被取代。目前，没有任何一种方法在提高成功率或降低并发症的发生方面显示出明显优势。

周围神经刺激器

当穿刺针的顶端贴近神经时，周围神经刺激器输出的小强度电流传至刺激针末端，可引起去极化和肌肉收缩。这种方法需要考虑特定周围神经的分布区域，而无需引出异感，因此在阻滞期间可以使患者处于更深的镇静状态。充分掌握解剖知识是运用该方法及周围神经阻滞技术的前提。由于只有电流从连接阴极的穿刺针流向相邻神经时才能引起去极化，因此必须将阴极（负极）与刺激针相连，将阳极（正极）连于患者体表。如果电极接反了，穿刺针流出的电流就会引起超极化。电流刺激针的整个针体除针尖外均被薄薄的绝缘涂层覆盖。这使得仅针尖为刺激区域。更高的电流输出（>1.5mA）可能更易通过组织或筋膜刺激神经结构，但也会引起疼痛和剧烈的肌肉收缩。准确定位运动反应后，逐步降低电流至 0.5mA 或更低。在大约 0.5mA 电流时若能引出运动反应，说明位置是合适的，即可注射局部麻醉药或放置导管。

超声引导下区域麻醉

超声引导下区域麻醉可在直视下定位神经结构，近来引起广泛关注并取得快速发展（见第 58 章）。超声下可以直观地看到目标神经、进入的穿刺针以及在神经周围包绕的局部麻醉药。绝大多数患者的一些浅表的神经结构（例如臂丛）在超声下均可显示，因此也更适合于超声引导。操作者必须熟悉超声设备的基本原理和超声解剖，这样才能精通超声引导下区域麻醉[11]。

颈 丛 阻 滞

颈丛来自 $C_1 \sim C_4$ 脊神经，发出膈神经、支配椎体前方肌肉和颈部带状肌群的神经。颈深丛分段支配颈部肌肉、同时支配三叉神经面部支配区以下与躯体 T_2 水平以上的皮肤感觉。颈浅丛阻滞仅产生皮神经麻醉效果。

临床应用

颈丛阻滞简单易行，为 $C_2 \sim C_4$ 支配区域的手术提供麻醉，包括淋巴结清扫、整形修复及颈动脉内膜剥脱术等。颈丛阻滞下行颈动脉内膜剥脱术可保持患者清醒，有助于监测患者术中的神志变化，这一优势使得该项技术在此类手术中得到广泛应用[12]。双侧颈丛阻滞可用于气管切开术和甲状腺切除术。

方法

颈浅丛　穿刺点在胸锁乳突肌后缘中点，皮肤局麻后用 4cm 长 22G 针刺入，沿胸锁乳突肌后缘和内侧面注射局麻药 5ml（图 57-1）。颈浅丛阻滞有可能会阻滞副神经引起同侧斜方肌一过性麻痹。

颈深丛　颈深丛阻滞是对 $C_2 \sim C_4$ 脊神经穿出椎间孔的位点实施的椎旁阻滞（图 57-2）。传统方法是在 C_2、C_3 和 C_4 行三点注射。患者平卧，颈稍后仰，头转向对侧。在乳突尖和 C_6 横突（Chassaignac 结节）间作一连线，在此线后方 1cm 处作第二条连线（即第一条线的平行线）。于乳突下方 1～2cm 处常可触及 C_2 横突，沿上述第二条连线向下每间隔 1.5cm 为 C_3、C_4

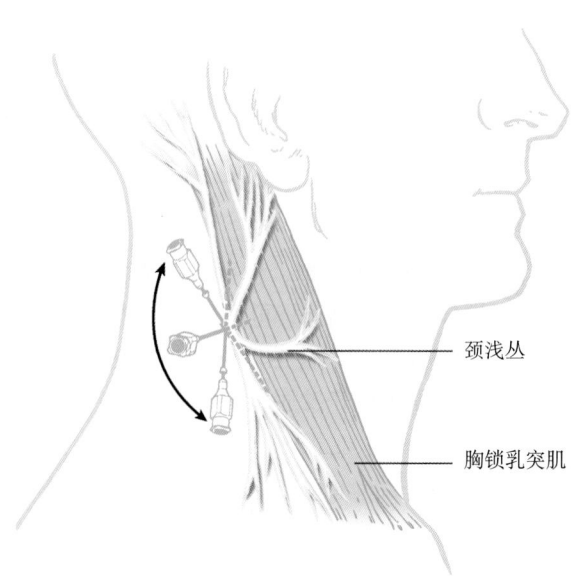

颈浅丛

胸锁乳突肌

图 57-1　颈浅丛阻滞的解剖标志和进针方法

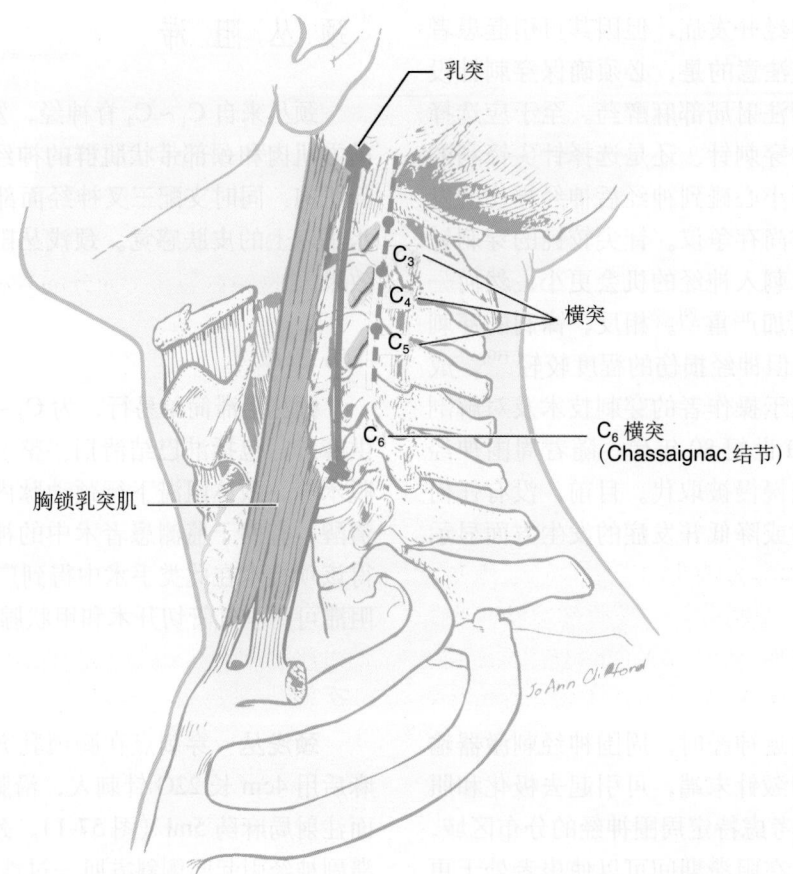

乳突

C_3

C_4

C_5 — 横突

C_6

C_6 横突
（Chassaignac 结节）

胸锁乳突肌

图 57-2　在 C_2、C_3 和 C_4 行颈深丛阻滞的解剖标志和进针方法

横突。分别在 C_2、C_3、C_4 横突上方作皮丘后，用 5cm 长的 22G 针垂直，稍偏向尾侧刺入皮肤，进针 1.5 ~ 3cm 可触到横突，在引出异感、回吸无血或脑脊液后注入局麻药 3 ~ 4ml。若未引出异感，可沿横突平面前后移动穿刺针寻找异感。

颈深丛也可在 C_4 横突单点阻滞，注入局麻药 10 ~ 12ml[13]。可向头端扩散阻滞 C_2 和 C_3。在肌间沟行臂丛阻滞时，也可观察到颈丛被阻滞。用肌间沟法阻滞颈丛时，注药后压迫远端并置头于水平位或轻度低位可加速颈丛阻滞起效。

副作用和并发症

尽管颈丛阻滞操作简单，但颈深丛阻滞进针点附近存在多种神经和血管结构，可发生局麻药误入血管、膈神经和喉上神经阻滞，甚至局麻药扩散进入硬膜外腔和蛛网膜下腔等多种并发症和副作用。

副神经阻滞

副神经（第Ⅺ脑神经）阻滞偶尔用于肩部手术时加强肌间沟臂丛阻滞，引起斜方肌运动麻痹，确保患

者术中制动。副神经在胸锁乳突肌后缘中上三分之一处穿出，越过颈后三角（边界为胸锁乳突肌后缘、锁骨中段三分之一及斜方肌前缘）走行在浅层，可在此处（其穿出胸锁乳突肌后缘处）注入局麻药 6 ~ 10ml 实施阻滞。实施颈浅丛阻滞时常无意中同时将其阻滞。

上肢神经阻滞

在臂丛（C_5 ~ T_1）神经根至终末分支的多个位置均可实施臂丛阻滞，用于上肢和肩部手术的麻醉。上肢神经阻滞的成功离不开对臂丛神经解剖知识的熟知，包括熟悉其从椎间孔发出到外周神经末端的分布。

解　　剖

臂丛神经来自 C_5 ~ C_8 及 T_1 神经的前支，在一些变异的情况下 C_4 和 T_2 神经也参与其中。这些神经穿出椎间孔后，在前、中斜角肌之间向前外下延伸。前斜角肌起自颈椎前结节向外下移行附着于第一肋骨的斜角肌结节；中斜角肌则起自颈椎后结节，在锁骨下动脉后方穿过并附着于第一肋骨，而锁骨下动脉沿锁

骨下肌沟穿行于两斜角肌之间。椎前筋膜覆盖前、中斜角肌并向外融合包裹臂丛神经而形成鞘膜。

上述神经根在斜角肌间隙内合并形成上干（C_5 与 C_6）、中干（C_7）和下干（C_8 与 T_1），穿出肌间沟后于锁骨下动脉的后上方沿第一肋骨上缘穿行。此三支神经干依次排列，但并非严格按其所冠的上、中、下水平排列。在第一肋的外缘，每一干又发出前股和后股，于锁骨中段后方进入腋窝。各股神经在腋窝形成三束，并依据其与腋动脉第二段的位置关系命名为外侧束、后束和内侧束。由上干和中干的前股组成外侧束，由上、中、下三干的后股组成后束，而下干的前股继续延伸形成内侧束。

在胸小肌外缘，此三束神经分出上肢的外周神经。其中外侧束形成正中神经外侧头和肌皮神经；内侧束形成正中神经内侧头、尺神经、前臂内侧皮神经和臂内侧皮神经；后束分成腋神经和桡神经（图 57-3）。

臂丛神经根除了组成臂丛神经束以及后者的分支所形成的外周神经外，还直接发出运动神经支配某些肌肉，如 C_5 支配菱形肌群，$C_5 \sim C_6$ 支配锁骨下肌群，$C_5 \sim C_7$ 支配前锯肌等。肩胛上神经来自 C_5 与 C_6，既支配肩胛骨背面肌肉运动，又是支配肩关节感觉的主要神经。

自颈神经根发出的神经分支的阻滞通常只能经过肌间沟入路臂丛神经阻滞而获得。颈神经根及其外周神经的感觉分布见图 57-4。

肌间沟阻滞

临床应用

肌间沟法阻滞臂丛神经的上干和中干，主要适用于肩部手术。虽然此法也可用于前臂和手部手术，但由于下干（$C_8 \sim T_1$）通常阻滞不全，需追加尺神经阻滞才能使该区域获得充分的外科麻醉[14]。

方法

周围神经刺激器或异感法　臂丛神经与邻近结构的密切关系为实施肌间沟阻滞提供了重要解剖标志。在前、中斜角肌水平臂丛神经位于锁骨下动脉第二和第三段的后上方，胸膜顶位于下干的前内侧。

由于实施此法时患者手臂可放置于任何位置，加之体表标志易于识别，故该方法较为简单易行[13]。实施时患者取仰卧位，头转向对侧。嘱患者稍抬头即可用手指触及胸锁乳突肌后缘，向后外侧滑过前斜角肌肌腹即为肌间沟。环状软骨水平线与肌间沟的交点为 C_6 横突水平，颈外静脉常在此交点上方通过，但不可作为固定可靠的解剖标志。

局部皮丘浸润后用 4cm 长的 22 ～ 25G 针垂直刺入皮肤，针尖稍向后并向下呈 45° 指向骶部（图 57-5）。继续进针直至出现异感或电刺激诱发的浅层肌肉反应。手臂或肩部出现异感或引出肌肉收缩反应均可视为有效的定位标志[15]。如果穿刺针斜面较钝，当针尖

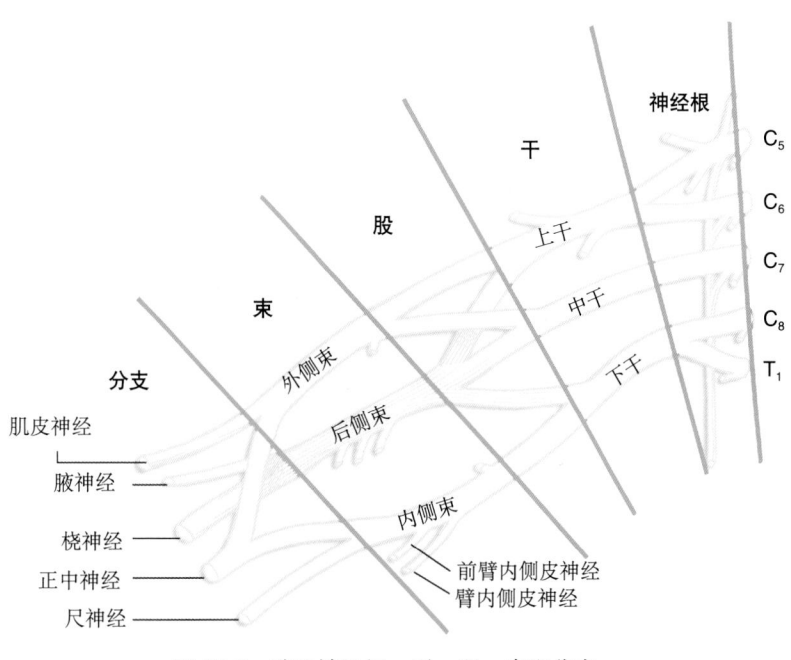

图 57-3　臂丛神经根、干、股、束和分支

穿过椎前筋膜时可会有突破感。如果进针不足2cm遇到骨性结构阻碍，很可能是针尖触及颈椎横突，则可沿着横突移动穿刺针确定神经的位置。穿刺针位置过前可刺激膈神经，引起膈肌收缩，此时应向后重新进针寻找臂丛神经。

出现异感或运动反应后，回抽无异常，可根据所需阻滞范围注入局麻药液10~30ml。影像学研究提示药液容量与麻醉存在相关性，40ml局麻药可完全阻断颈丛和臂丛[13]。但临床研究表明，即使大容量药液仍难将低位神经干（例如尺神经）阻滞[14]。

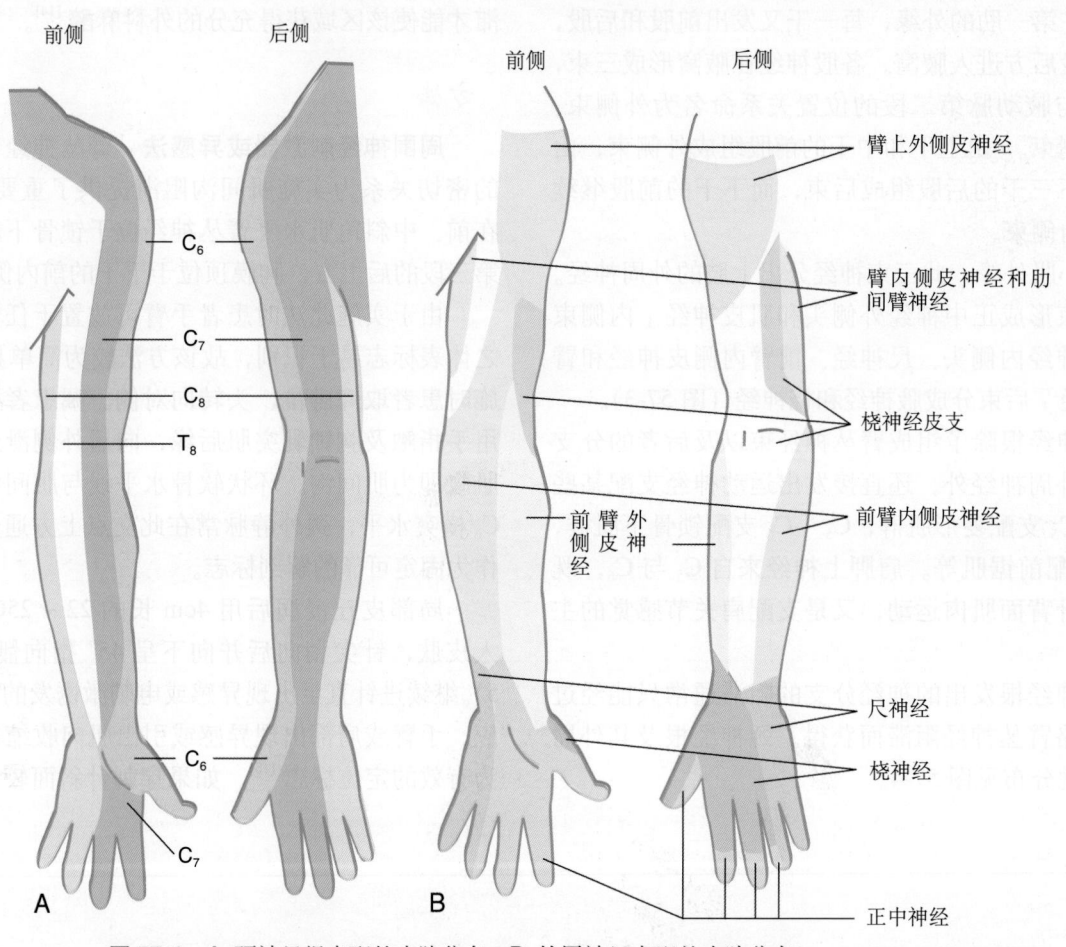

图 57-4　A. 颈神经根支配的皮肤分布；B. 外周神经支配的皮肤分布

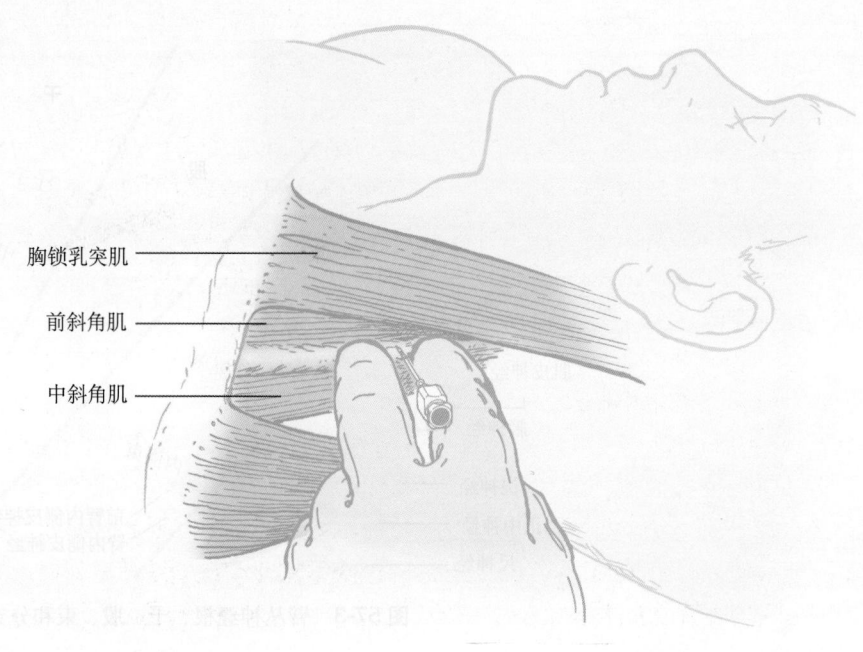

图 57-5　肌间沟臂丛神经阻滞。手指触到肌间沟，穿刺针向骶部并稍向后刺入

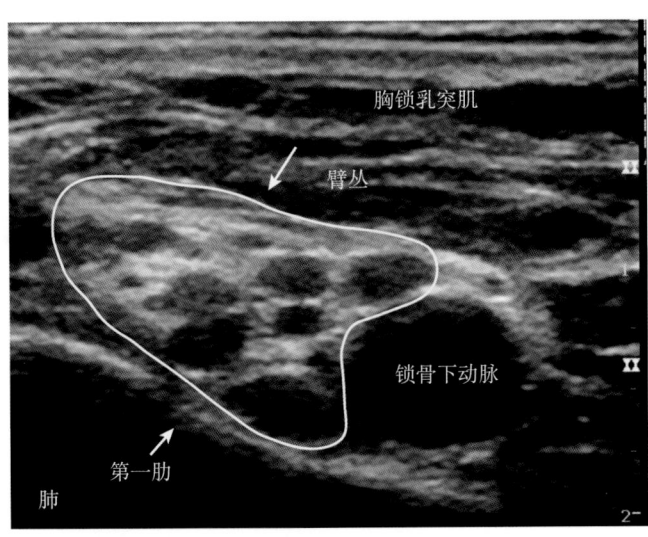

图 57-6　在锁骨上水平的臂丛超声图像

（图中标注：胸锁乳突肌、臂丛、锁骨下动脉、第一肋、肺）

超声引导　肌间沟阻滞特别适合应用超声引导。在锁骨上方最易获得锁骨下动脉和臂丛的显像，然后沿臂丛走行方向在颈部向上移动超声探头，直至在前、中斜角肌之间看到低回声的臂丛神经干（图 57-6）。可以使用平面外或平面内进针法进行穿刺。回抽无异常后，注射少量试验剂量局麻药，通过其在神经周围扩散确定穿刺针位置是否准确。低至 5ml 的药液即可成功阻滞，也能减少膈肌麻痹的发生[16]。

副作用和并发症

在传统的 C_6 水平实施阻滞，肌间沟法可阻滞同侧膈神经而引起膈肌麻痹，即使采用低浓度局麻药，其发生率仍高达 100%[17]，使肺功能降低 25%[18-19]。这可能是由于麻醉药液沿前斜角肌向前扩散所引起，患者可出现呼吸困难的主观症状。在极少数情况下，对于本身存在严重呼吸系统疾病的患者来说，有可能出现呼吸功能损害。使用较小容量的局麻药及在颈部较低平面定位实施臂丛阻滞等方法可减少膈神经阻滞的发生[20]。

迷走、喉返及颈交感神经等有时也可被阻滞而出现相应症状，虽然临床意义不大，但需向出现此类副作用相关临床症状的患者进行解释以消除其疑虑。C_5 或 C_6 水平由于离胸膜顶较远，只要正确进针，发生气胸的风险较低。

对于处于坐位行肩部手术的清醒患者，肌间沟阻滞可引起患者术中出现严重低血压和心动过缓（例如：Bezold-Jarisch 反射）。推测出现这种情况的原因可能是由于静脉回流减少刺激了心内机械感受器，导致交感神经张力突然下降、副交感神经活动增加，从而引起心动过缓、低血压和晕厥发生。预防性给予 β 受体阻断剂可降低此并发症的发生率[21]。

某些肩部手术如全肩关节成形等有损伤臂丛神经的风险。对于此类手术，应在术后确认无神经损伤后再行肌间沟阻滞镇痛。因肌间沟阻滞可误将药物注入硬膜外或蛛网膜下腔，所以特别强调向尾端方向进针[22]。由于肌间沟邻近有许多重要的神经血管结构，对深度镇静或麻醉的患者实施肌间沟阻滞，会增加其出现严重神经并发症的风险[23]。因此，实施肌间沟阻滞时应保持患者清醒或处于轻度镇静状态[24]。

锁骨上阻滞

临床应用

锁骨上臂丛阻滞适用于肘、前臂和手部手术。由于此处位于神经干远端与神经股近端水平，臂丛神经在此处较为集中，故注入小容量局麻药即可快速、可靠地阻滞臂丛神经。此外，该方法的优点还在于可在患者手臂处于任何位置下实施麻醉。

方法

周围神经刺激器或异感法　行锁骨上阻滞法需要掌握几个重要解剖要点：臂丛神经的 3 条主干在第一肋骨正上方、锁骨下动脉的后上方组成神经丛，消瘦和肌肉松弛患者常可触及此锁骨下动脉的搏动。神经血管束位于锁骨中点下方。短阔扁平的第一肋在臂丛位置呈前后走向，成为阻挡穿刺针刺向胸膜顶的内侧屏障。

患者取仰卧位，头转向对侧，手臂内收，置于身体一侧。经典操作是先找出锁骨中点并加以标记。嘱患者轻抬头，即可较易触到胸锁乳突肌后缘。然后手指滑过前斜角肌肌腹至肌间沟再作一标记，此处大约位于锁骨中点后方 1.5 ~ 2.0 cm。在此处若触到锁骨下动脉即可确定为进针标志。

穿刺时麻醉医师站在患者一侧，面向患者头部。穿刺点局部麻醉后，以长 4cm 的 22G 针向着骶尾并稍向内、后方向进针，直至引出异感或肌肉收缩反应，或触碰到第一肋骨。如果注射器已连接针头，其针尖方向应与从患者耳朵到进针点的连线相平行。如果触到第一肋骨但未引出异感，可沿肋骨前后移动穿刺针，直至找到臂丛或锁骨下动脉（图 57-7）。动脉位置是有用的解剖标志。若刺到动脉，应立即退针并向后外侧方向再次进针，通常会引出异感或肌肉运动反应。找准臂丛位置后，先回抽无血再注入局麻药 20 ~ 30ml。

通常进针 3 ~ 4cm 即可触到肋骨，但肥胖患者或因血肿或局麻药致组织变形时，进针深度也许会超过穿刺针长度。尽管如此，当进针 2 ~ 3cm 仍未找到异感，应沿前后方向小心刺探，确未找到异感方可继续

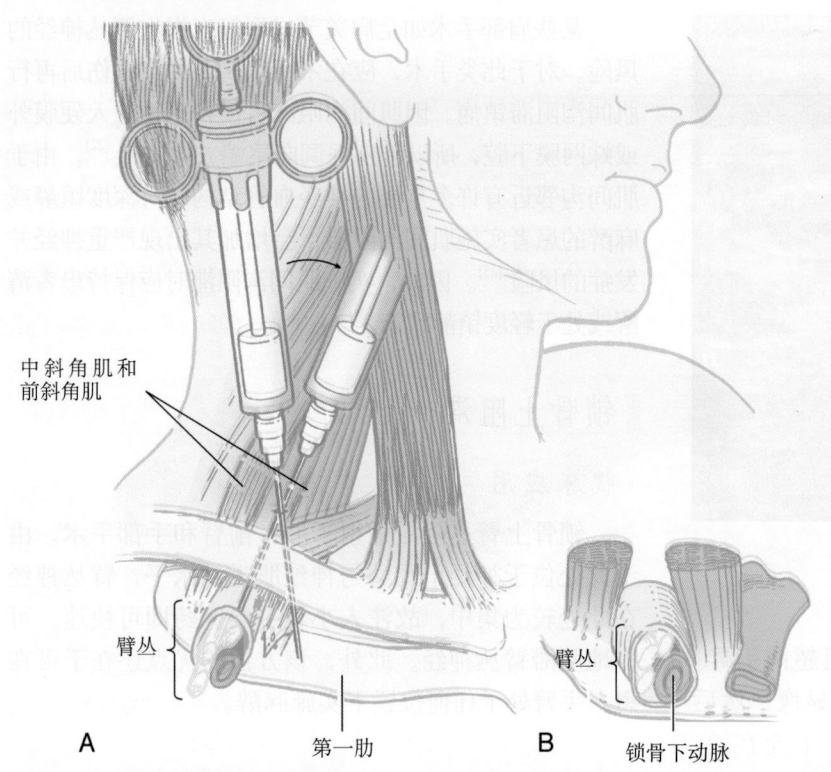

中斜角肌和
前斜角肌

臂丛

第一肋

A

臂丛

锁骨下动脉

B

图 57-7　A. 锁骨上臂丛神经阻滞。穿刺针沿肋骨前后移动寻找臂丛神经。B. 臂丛 3 条神经干在第一肋骨水平紧凑排列

进针。多点注射能提高阻滞效果并缩短起效时间。

超声引导法　该法应用超声可以使操作者直视臂丛、锁骨下动脉、胸膜及其下方的第一肋。进针过程中必须使针尖始终处于直视下才能确保安全（见第 58 章）。

副作用和并发症

虽然对肥胖患者实施阻滞会更困难一些（见第 71 章），但并发症的发生风险并未增加[25]。锁骨上阻滞后患者气胸的发生率为 0.5%～6%，并随操作者经验的增加而下降。重要的是，尽管应用超声也许能降低气胸的发生率，但这种风险仍不可完全避免[26]。气胸症状常常延迟出现，甚至会延迟至 24h。因此，锁骨上阻滞后常规胸部 X 线检查是不合适的。如果患者不能配合，或是不能耐受任何程度的呼吸功能减退，最好避免锁骨上入路。其他常见并发症包括膈神经阻滞（40%～60%）、霍纳征和神经损伤。出现膈神经或颈交感神经阻滞，一般仅需向患者解释以消除疑虑。虽然神经损伤也可能发生，但较为少见且常可自行恢复。

锁骨下阻滞

临床应用

锁骨下阻滞可提供上臂、前臂和手部麻醉。由于其在神经束水平进行阻滞，理论上其优点在于阻滞肌皮神经和腋神经的同时可避免气胸的发生。实施麻醉时对于

手臂位置也无特殊要求。但由于无血管搏动作为进针定位标志，故需要神经刺激器或超声影像协助定位。

方法

周围神经刺激器或异感法　穿刺点位于锁骨下缘中点下方 2cm，向外侧进针。使用神经刺激器辨认臂丛[27]。手臂外展时在 C₆ 横突与腋动脉之间作一连线有助于观察臂丛神经的走向。准确进针后注入局麻药 20～30ml。若能引出远端肌肉运动反应，可提高阻滞成功率[28]。也有报道采用喙突法，在喙突内下方 2cm 处进针[29]。然而进针点越往外移，越不易阻滞肌皮神经，与单纯腋路阻滞相比，越无优势。

超声引导法　常使用超声显示神经血管束，并且理想状况下可见局部麻醉药沿腋动脉周围扩散（见第 58 章）。

副作用和并发症

由于是盲法进针，故注药误入血管的风险增加。进针方向过于向内也会导致气胸。

腋路阻滞

临床应用

由于腋路阻滞方法安全、可靠、易行，故成为常用的臂丛阻滞方法[30]。其阻滞水平位于臂丛神经末

端。虽然此法并非总能阻滞肌皮神经，但可在腋窝或肘部进行补救。腋路阻滞的适应证包括前臂和手部手术，也可用于肘部手术[31]，是适合于门诊手术的理想方法，也易被小儿患者接受[32]（见第 92 章）。但是，腋路阻滞不适用于上臂或肩部手术，阻滞实施时还要求患者手臂外展。

实施腋路阻滞前必须熟悉以下解剖概念：

1. 神经血管束被分为多个间隔[33]。
2. 腋动脉是最重要的定位标志。
3. 尽管存在解剖变异，但通常正中神经位于动脉上方，尺神经位于下方，桡神经位于后外侧（图 57-8）。
4. 肌皮神经在此平面已离开神经鞘，位于喙肱肌中。
5. 肋间臂神经走行于腋动脉表面，属 T_2 肋间神经分支，腋动脉表面的皮肤局部浸润常可将其阻滞。为消除止血带反应，做皮丘时需向头尾两端扩大局部浸润范围 1～2cm，以充分阻滞此神经。

方法

周围神经刺激器、异感法或鞘内注射法　穿刺时患者仰卧，患侧手臂外展与身体呈直角，肘关节屈曲

90°，手背贴床或枕头。不建议手臂过度外展置于患者枕下，因为这种体位下不易触及动脉搏动。

触到腋动脉后，从腋窝低点循其走向作一标记线。左手示指和中指将动脉固定在患者肱骨上，在腋横纹处动脉搏动上方局麻后进针，到位后注药时压住进针点远端，使局麻药向近端扩散。

腋路穿刺一般无需寻找异感，按穿刺方法找到腋鞘均能获得良好效果。但多点注射能缩短起效时间、提高阻滞的可靠性。

1. 异感法：用 2cm 长的 25G 穿刺针首先在深部（如桡神经）或手术部位神经分布区域寻找异感。到达神经血管束的穿刺深度很少超过 2cm。采用的穿刺针越细、针尖斜面越短，神经损伤的发生风险越低[9]。每个异感点注射 10ml 局麻药。
2. 神经刺激器法：可以使用带绝缘穿刺针的神经刺激器来定位神经。与更高阈值的电流（1.0mA）刺激相比，低电流阈值（0.5mA）能缩短起效时间，但延长阻滞操作时间[34]。
3. 突破感法：斜面短的针穿破筋膜时会有突破感，表明针尖已进入腋鞘，回抽无异常后注入 40～50ml

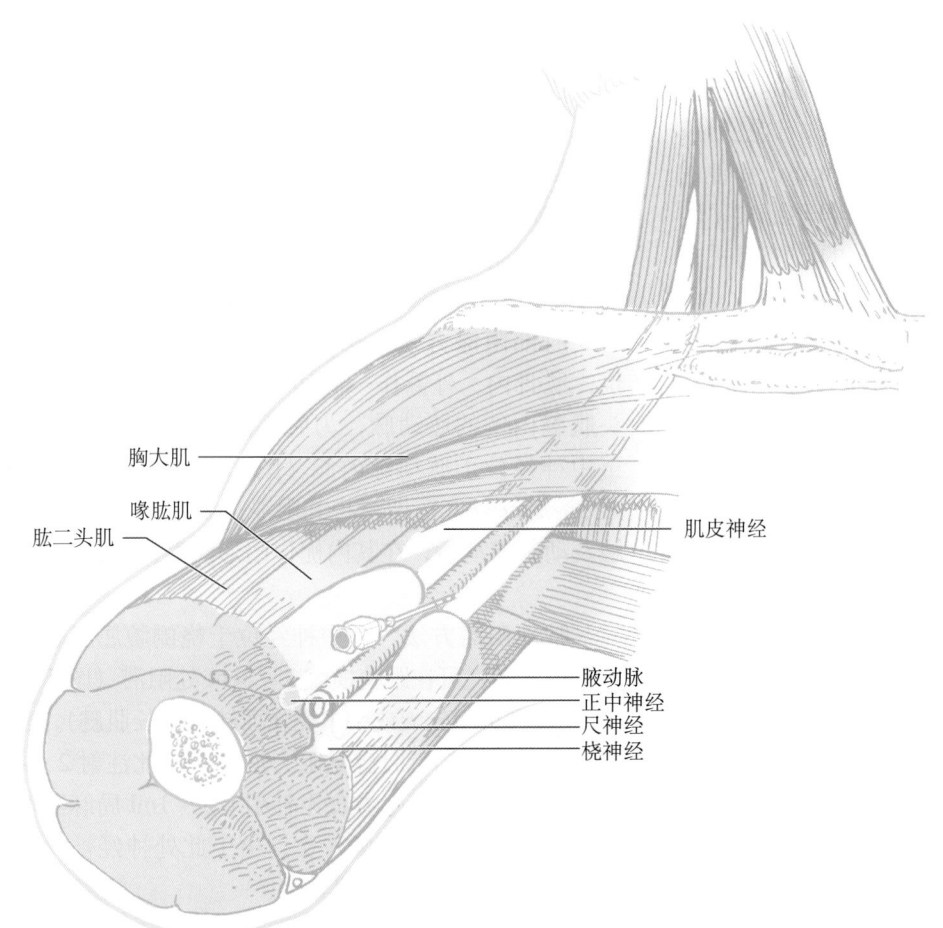

胸大肌
喙肱肌
肱二头肌

肌皮神经

腋动脉
正中神经
尺神经
桡神经

图 57-8　腋路臂丛神经阻滞。手臂外展与身体呈直角，穿刺和注射局麻药时压迫远端

局麻药。

4. 动脉穿透法：穿刺针穿透动脉后在其后方注入 40 ~ 50ml 局麻药，也可在动脉的前、后方各注入一半药液。使用此法应十分小心，避免误将药物注入血管内，因为腋鞘内注射形成的压力也许会使解剖结构与固定的穿刺针相对位置发生改变。

5. 超声引导法：超声引导可显示局麻药在 4 条神经周围扩散（伴或不伴运动反应），缩短了阻滞起效时间，还能减少反复穿刺次数。但成功率和并发症与其他方法相似 [35-36]。超声还有助于使用较小容量的局麻药即可获得阻滞成功，但是感觉和运动阻滞的持续时间将会显著缩短 [37]。

传统观点认为，注药完成后应将患者手臂内收放回体侧，以免肱骨头挡药液流向近端。然而，维持手臂外展能缩短起效时间，延长感觉和运动的阻滞时间 [38]。如果腋路法未能阻滞肌皮神经，可在喙肱肌或位于髁间线上的肘前窝外侧浅表处注入局麻药进行阻滞。

腋路阻滞法的成功率

腋路阻滞的成功率取决于成功阻滞的定义（即满足手术需要还是阻滞上肢所有 4 条分支神经）、臂丛的定位方法以及注药量。单次注射的成功率差别较大 [39]。Thompson 和 Rorie 认为，臂丛神经鞘内存在的筋膜间隔限制了药液扩散（并且与多点注射相比，这些筋膜间隔降低了单点注射的成功率）[33]。Partridge 和他的同事给尸体鞘内注射亚甲蓝和乳化液，虽然证实了这些间隔的存在，但这些间隔并非是完整的 [40]。有关单点注射与多点注射的争议依然存在。

引出异感与使用 0.5 ~ 1.0mA 周围神经刺激器引出运动反应同样有效。多数研究认为穿透动脉作两点注射与单点寻找异感或单点使用神经刺激器法的阻滞效果相似。一般而言，多点注射可提高异感法和外周神经刺激法的效果。相反，血管周围注射或筋膜突破法的成功率并不稳定 [41]。

副作用和并发症

神经损伤和全身毒性反应是腋路法最主要的并发症。一般认为异感法更易导致神经损伤，但未获得数据支持。甚至在操作时未引出异感，也常无意中损伤神经 [8]。注射大容量局麻药会增加血管内注射和局麻药全身毒性反应的风险，特别在使用血管穿透法时更是如此。血肿和感染比较罕见。

肱骨中段、肘和腕部神经阻滞

临床应用

臂丛阻滞的广泛开展大大减少了腕、肘部神经阻滞的应用。但当臂丛阻滞存在禁忌，如感染、双侧手术、凝血异常、出血体质、解剖异常或臂丛阻滞不全时，这些技术的作用就显现出来了。仅是肱骨中段阻滞即可满足使用止血带的麻醉需求。在肘部和腕部水平实施周围神经阻滞无需定位神经，类似局部浸润即可。但也可使用超声引导或周围神经刺激器进行定位。

肱骨中段阻滞

肱骨中段阻滞是在肱骨近端三分之一和远端三分之二处的肱骨沟处分别对臂丛的 4 条神经实施阻滞。在此平面，正中神经和尺神经分别位于肱动脉外侧和内侧，肌皮神经位于肱二头肌内，桡神经则紧贴在肱骨上。用神经刺激器或超声定位成功后每支神经注射 8 ~ 10ml 局麻药实施阻滞。有研究报道，肱骨中段阻滞法的成功率高于传统腋路臂丛阻滞（定义为两条神经刺激法）[42]。这一研究显示两者阻滞完全所需时间并无差别，但是腋路法完全阻滞感觉起效时间短，而肱骨中段法使 4 条主要神经全部阻滞的成功率更高。

正中神经阻滞

正中神经阻滞可提供拇指和示指掌面、中指、无名指桡侧以及这些手指甲床的麻醉，并阻滞大鱼际肌、第一和第二蚓状肌的运动。在肘部阻滞时还可阻滞正中神经支配的前臂腕屈肌。

肘部阻滞方法　患者手掌向上将手臂置于解剖位，肱骨内、外髁作一髁间连线，位于此髁间线肱二头肌腱内侧的肱动脉，为肘部阻滞的主要定位标志。正中神经位于肱动脉内侧（图 57-9），引出异感后注入 3 ~ 5ml 局麻药即可将其阻滞。如果未能引出异感，触及动脉搏动后，在其内侧作扇形注射。

腕部阻滞方法　正中神经位于桡侧腕屈肌腱和掌长肌腱之间，可在距腕横纹 2 ~ 3cm 处阻滞（图 57-10）（有些患者可因先天或手术操作而缺失掌长肌腱）。当穿刺针通过屈肌韧带时感觉阻力消失，在此注射 2 ~ 4ml 药液。在屈肌韧带上方皮下注射 0.5 ~ 1ml 局麻药可阻滞支配大鱼际皮肤的掌浅支。由于此处神经被封闭在腕管内，穿刺时无需寻找异感。

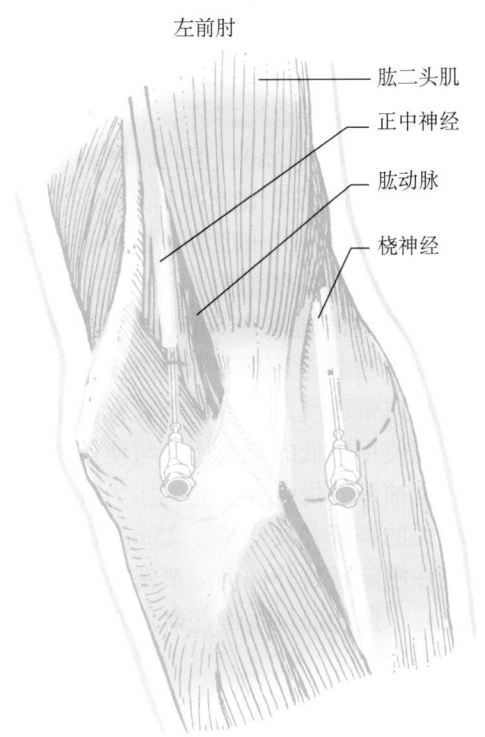

图 57-9 肘部正中神经及桡神经解剖标志

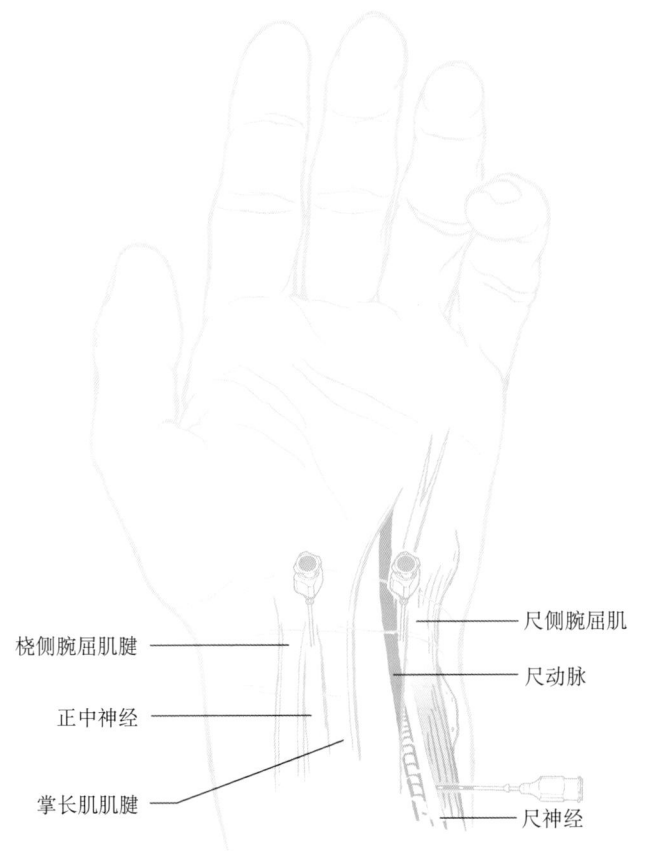

图 57-10 腕部正中神经和尺神经阻滞的解剖标志。图示腕部尺侧阻滞尺神经的一种方法

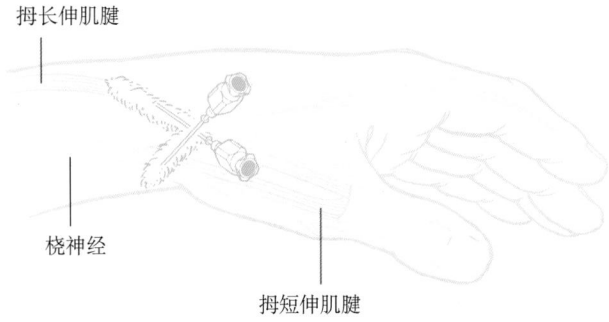

图 57-11 腕部桡神经阻滞的解剖标志和进针方法

桡神经阻滞

桡神经阻滞可提供手背外侧（拇侧），拇指、示指、中指的近侧以及无名指外侧一半区域的麻醉。

肘部阻滞方法 桡神经在肘部越过外侧上髁前方，可在此处行桡神经阻滞。标记髁间线和肱二头肌腱外侧缘，以 3～4cm 长的 22G 穿刺针在肱二头肌腱外侧 2cm 处进针，抵到骨质后（图 57-9），扇形注射3～5ml 局麻药。

腕部阻滞方法 桡神经在腕部分出多个分支沿腕部背侧和桡侧下行，宜采取浸润阻滞。当患者伸展拇指时可显示拇长伸肌腱，进针点在第一掌骨根部的肌腱体表，将针刺入接近或触及此肌腱表面时，沿肌腱方向向近端注射局麻药 2ml，在穿刺针以直角穿过鼻烟窝时再注入 1ml（图 57-11）。

尺神经阻滞

尺神经阻滞可提供手掌尺侧、小指、无名指以及除大鱼际肌和第一、二蚓状肌以外手部所有小肌肉的麻醉。

肘部阻滞方法 尽管在肱骨内上髁后方皮下位置容易找到尺神经，但在此处阻滞神经损伤的发生率较高。由于此处尺神经被纤维组织包裹，神经内注射才能取得阻滞成功。采用细针及小容量局麻药（1ml）可减少神经损伤发生风险。但在肘部近端 3～5cm 处（尺神经经过的地方）扇形注射 5～10ml 局麻药也可获得满意的尺神经阻滞效果，且无需寻找异感。

腕部阻滞方法 尺神经在腕部位于尺动脉和豌豆骨之间，尺侧腕屈肌腱下方。尺神经在此处发出掌侧皮支和背侧支。从尺侧腕屈肌腱的桡侧刺入向内侧进针或从肌腱的尺侧刺入向桡侧进针接近尺神经

（见图 57-10）。引出异感后注入局麻药 3 ~ 5ml 或作扇形注射。

肌皮神经阻滞

肌皮神经止于前臂皮神经外侧，支配前臂至桡腕关节桡侧皮肤的感觉。肌皮神经阻滞常作为腋路臂丛神经阻滞的补充。

肘部阻滞方法　可在肱二头肌腱外侧距髁间线 1cm 处实施前臂外侧皮神经阻滞，皮下扇形注射 3 ~ 5ml 局麻药可获得很好的麻醉效果。

肘部与腕部周围神经阻滞

前臂的皮肤神经多自上臂发出，在肘部实施周围神经阻滞不能使这些神经完全麻痹。在对上肢进行外周神经阻滞时，肘部阻滞和腕部阻滞均能取得手部感觉神经麻醉的作用，两种技术效果不相上下。

副作用和并发症

一般而言，远端周围神经阻滞并发症的风险较低，但可出现血管内注射的可能，因此应小心回抽后再注药。越是远端的周围神经阻滞，神经损伤的发生风险就越高，可能由于神经位于骨和韧带结构之间的表浅部位，易被穿刺针碰到。

静脉局部麻醉

静脉局部麻醉首次于 1908 年由德国外科医师 August Bier 提出[43]。早期的静脉局部麻醉使用两条止血带和首个合成的局麻药普鲁卡因。随着臂丛阻滞方法的不断完善，其效果越来越可靠，静脉局部麻醉的应用逐渐减少。

临床应用

Bier 阻滞有多个优点，包括易于管理，起效和恢复快速，良好肌松以及麻醉范围可控等，特别适合时间短于 90min 的开放小手术以及骨折闭合复位。

方法

在拟阻滞侧上肢尽可能远端处留置静脉留置针；为便于液体管理和给予其他药物，在非手术侧上肢也应建立静脉通道。传统方法是在手术侧上肢缚两个止血带，并确保袖带严密、压力表可靠。手臂驱血后，将近端止血带充气至超过收缩压大约 150mmHg，桡动脉搏动消失证明止血带压力合适。根据患者体重确定局麻药总量，常为 3mg/kg 不含肾上腺素的 0.5% 丙胺卡因或利多卡因，缓慢注入。因布比卡因易出现局麻药毒性反应甚至导致死亡[44]，故不推荐在静脉局部麻醉中使用（见第 36 章）。但是，稀释的长效酰胺类局麻药，如 0.125% 左布比卡因和其他的一些辅助药物如曲马朵、酮咯酸、可乐定等已被用于延长感觉阻滞时间和止血带放气后的镇痛[45]。

麻醉起效时间通常在 5min 内。当患者诉止血带部位疼痛时，将处于麻醉平面内的远端止血带充气，再将近端止血带放气。使用单个较宽袖带允许静脉局部麻醉期间使用较低的充气压。与使用两个较窄的袖带相比，宽袖带的优点在于充气压力较低，可减少高充气压相关的神经并发症[46]。25min 后可安全解除止血带，但在解除后数分钟仍应严密观察患者有无局麻药毒性反应。远端部位缓慢注射局麻药可降低毒性反应发生的风险[47]。

副作用和并发症

静脉局部麻醉存在的问题包括止血带不适，痛觉快速恢复导致术后疼痛，难以提供无血术野以及一旦出现疼痛就必须对该侧肢体再次驱血。止血带故障、过早放气或局麻药使用过量可导致毒性反应发生。尽可能选取远端缓慢注射药物能降低血药浓度，理论上也许能提高安全性[47]。止血带放气时，每隔 10s 放出部分气体能延长动脉血利多卡因达峰浓度时间，减少潜在的毒性反应[48]。其他罕见的并发症包括应用 2-氯普鲁卡因产生的静脉炎，发生筋膜室综合征和肢体本体感觉缺失。

胸腹部神经阻滞

椎 旁 阻 滞

椎旁间隙呈楔形，解剖标志包括居前的壁胸膜、中间的椎体、椎间盘、椎间孔，侧面的肋间后膜，后方的肋横突上韧带。椎旁间隙内的神经结构包括肋间神经、背支、交通支、交感神经链（交感神经干）。肋间神经散在于椎旁间隙内，故易被局麻药阻滞。实施椎旁阻滞时必须了解棘突、横突、肋骨和肋横突韧带的位置。

临床应用

椎旁阻滞可为接受胸、腹、骨盆或乳腺手术的患者提供麻醉或镇痛[49-50]，也有双侧或连续阻滞的应用报道[51-52]。对开胸手术患者实施胸部椎旁阻滞可提供

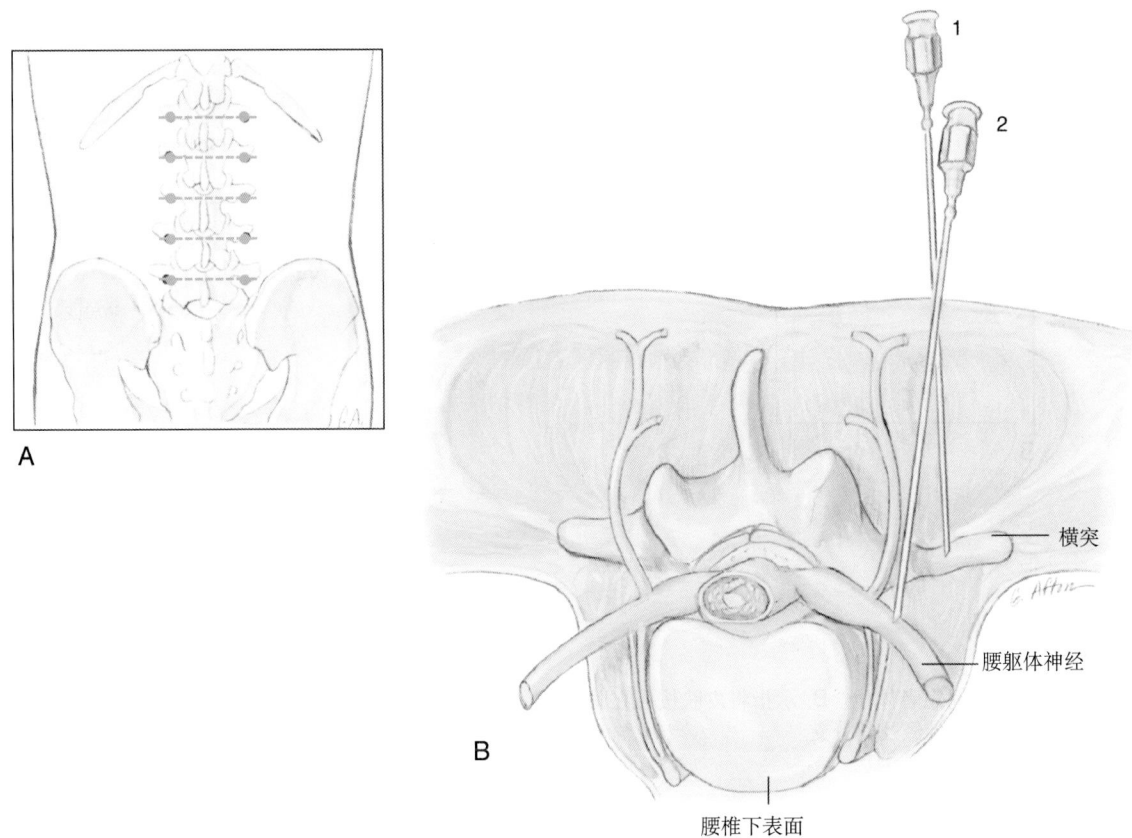

图 57-12　A. 腰部椎旁神经阻滞时患者体位和体表标志。B. 椎旁阻滞时垂直进针直至触到横突，调整进针方向滑过横突下缘继续进针 1～2cm

与硬膜外阻滞类似的镇痛效果，且副作用和并发症更少 [53-54]。椎旁阻滞还可用于慢性疼痛疾病的诊断和治疗，包括开胸术后和乳腺切除术后疼痛。

方法

胸部椎旁阻滞　胸部椎旁阻滞可在脊神经穿出椎间孔处实施，能够阻滞注射部位上下多个邻近节段的躯体神经和交感神经。

神经定位　外周神经刺激器已被用于确认穿刺针进入椎旁间隙，防止其刺破胸膜。在穿刺针进入胸腔前，周围神经刺激器即可引出肋间肌的运动反应。实施多平面阻滞时需要特别谨慎，因为在一个平面注射的局麻药物可扩散至相邻的平面，导致肋间肌运动反应改变或消失。超声下测量皮肤至横突以及皮肤至壁层胸膜的深度，对于准确判断进针深度很有帮助。理论上，明确可穿刺的最大深度就可将发生气胸的风险降到最低。

胸部椎旁阻滞可在坐位、侧卧位或俯卧位下实施。解剖标志在坐位时容易被识别。找到胸椎棘突后旁开 2.5～3cm，平棘突的最上缘垂直进针，通常进针 2～4cm 可触到椎体下面的横突。此时传统的方法是将针尖改向头侧继续缓慢进针，直至越过横突上缘 1～1.5cm 时有阻力消失感。然而，向尾端进针能降低发生气胸的风险 [51]。该操作的安全性有赖于进针深度避免超过皮肤至横突的距离 1～1.5cm。

虽然局麻药扩散变异较大，但单次注入 15ml 局麻药可产生 4～5 个以上节段的单侧躯体阻滞，且向尾侧扩散多于向头侧 [51]。为获得更好阻滞，也可在每一节段注入局麻药 3～4ml[55]。

腰部椎旁阻滞　腰神经在横突下缘穿出椎间孔，每一神经分为前支和后支，其中 $L_1～L_4$ 及部分 T_{12} 的前支组成了腰丛神经。

与下述肋间神经阻滞一样，患者取俯卧位。在腰椎棘突上缘画标记线，这些线恰好位于相应横突的下缘（图 57-12A）。在正中线旁开 3cm 处作皮丘，以 10cm 长的 20G 穿刺针垂直进针，至深度约 3～5cm 时触到横突。随后改变进针方向，滑过横突下缘，再进针 1～2cm（相当于横突的厚度），即可注入局麻药 6～10ml（见图 57-12B）。引出异感或使用神经刺激器有助于穿刺针准确定位。

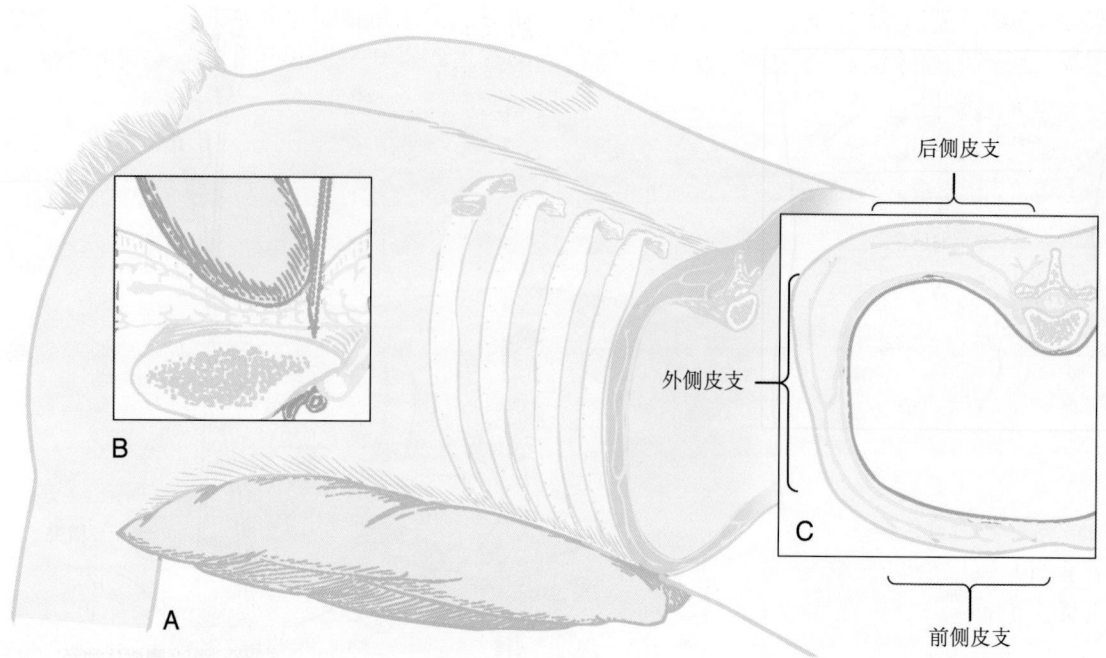

图 57-13　A. 肋间神经阻滞时患者体位。B. 示指将皮肤按压在肋骨上，将穿刺针在指尖处刺入皮肤直达肋骨面，针尖滑过肋骨下缘并进针 3～5mm。C. 一肋间神经及其分支

副作用和并发症

由于邻近椎管，本操作有局麻药注入硬膜外腔或蛛网膜下腔的风险[49]，也有局麻药注入腰部血管、腔静脉或主动脉的可能。刺穿胸膜和气胸的发生率分别为 1.1% 和 0.5%[51]。

肋间神经阻滞和胸膜间置管

肋间神经是 T_1～T_{11} 脊神经的主要分支。T_{12} 则为肋下神经，发出分支参与髂腹股沟神经和髂腹下神经。来自 T_1 的神经纤维参与臂丛神经，而 T_2 和 T_3 的少数纤维组成肋间臂神经，支配上臂内侧皮肤。每条肋间神经有 4 支分支：灰交通支，向前走行进入交感神经节；后皮支，支配椎旁皮肤与肌肉；外侧皮支，向前走行至腋中线，再向前和向后发出皮下分支；前皮支，为神经的终末端。

肋间神经在肋骨后角内侧，位于胸膜和肋间内肌筋膜之间，在肋骨后角处则位于肋沟内，与肋间静脉和动脉伴行。

临床应用

几乎没有手术能在单独肋间神经阻滞下完成，与其他方法联合阻滞也多被硬膜外阻滞所代替。但是，对于椎管内麻醉有禁忌的患者，可单独行肋间神经阻滞或复合腹腔神经丛阻滞，同时辅以浅全麻可为腹内手术创造良好条件。同样，胸内手术也可在肋间神经复合星状神经节阻滞再辅以气管插管镇静的条件下完成。尽管肋间神经阻滞可用于手术，但其适应证大多还是术后镇痛。

胸膜间置管行术后镇痛首先由 Reiestad 和 Stromskag 于 1986 年提出[56]。由于其作用机制未明，报道的效果差别较大，所以在不同时期该技术的使用率差异较大。总的来说，在胆囊切除术中应用效果最好。胸膜间镇痛的优点很难在开胸手术中得以显示，这可能与胸腔出血和胸腔引流管等技术问题有关。近来有将其运用在微创体外循环手术后的镇痛[57]。

方法

肋间神经阻滞　肋角恰好位于骶棘肌肌群外侧，肋间神经在此处很易被阻滞。患者俯卧，腹下垫枕以减少腰部弯曲（图 57-13A）。沿棘突作一连线作为中线，再在中线旁开 6～8cm，沿肋后角作一与中线平行的直线，在上部应偏向内侧以绕开肩胛骨。触到每一肋骨的下缘，并在每一肋下缘与肋后角线相交处标记（为穿刺点）。皮肤消毒后在每一注射点作皮丘，以 4cm 长的 22G 短斜面针头连接 10ml 注射器，从最下面的肋骨开始阻滞。左手示指将皮肤按压在肋骨上，在指尖处刺入皮肤直达肋骨面，左手手指移至针头接口并握牢，针尖滑过肋骨下缘后继续进针 3～5mm，

注入局麻药 3～5ml（见图 57-13B、C）。在每一肋骨重复上述步骤。适当的静脉镇静可提供镇痛和一定程度的遗忘，使患者感觉舒适。已有报道肋间神经可在超声下显像，但其可见性变异很大。

此外，也可在患者仰卧位时于腋中线实施肋间神经阻滞。理论上此方法不能阻滞外侧皮支，但 CT 研究显示局麻药注射后可沿肋骨沟扩散数厘米。退针时再注射 1～2ml 局麻药可阻滞皮下支。

胸膜间置管　胸膜间导管放置技术比较简单，可在患者侧卧位（稍倾斜）或坐位下完成。确定第六、七肋间隙后，在后正中线旁大约 10cm 处以硬膜外针穿刺，进针至针尖紧贴肋间隙下方肋骨的上缘。随后连接一个装有盐水或空气的玻璃注射器，再缓慢进针越过肋骨上缘。当针尖进入胸膜壁层时，由于胸内负压，注射器内液体被吸入胸腔。在机械通气和自主呼吸的患者中均可观察到此现象，但在后者此现象会更加明显。

随后向胸膜间隙置入导管约 5～8cm，并将导管固定在胸壁。在进针和放置导管时须小心操作，使通过穿刺针进入胸腔的空气尽可能最少。采用阻力消失法或导管置入过深可造成肺实质损伤。

副作用和并发症

气胸是肋间阻滞的主要并发症，但实际上发生率非常低，即使是不同培训水平麻醉医师实施阻滞时气胸的总发生率也可低至 0.07%。术后常规胸片检查显示无症状气胸的发生率为 0.42%[58]。此并发症并不常见，发生后治疗措施通常仅限于密切观察、吸氧或穿刺抽气。这些治疗方法无效时需行胸腔引流，但这种情况非常少见。

多点肋间神经阻滞时，由于所使用局麻药容量大、吸收快，可出现局麻药全身毒性反应。加入肾上腺素可降低血药浓度。因此，阻滞期间需密切观察患者，并在阻滞后至少观察患者 20～30min。不宜对患有胸膜纤维化或炎症、胸腔积液、肺实质病变合并胸膜疾病或出血倾向的患者实施胸膜间阻滞。胸膜疾病可导致局麻药扩散不良或因炎症而吸收过快。对于那些依靠肋间肌来辅助呼吸的严重肺部疾病的患者，双侧肋间神经阻滞后可出现呼吸功能失代偿。

腹横肌平面阻滞

侧腹壁由皮下组织、腹外斜肌、腹内斜肌以及由浅入深移行的腹横肌组成。位于腹内斜肌深部、腹横肌表面的筋膜鞘即为腹横肌平面（TAP）阻滞的目标。神经组织在离开胸腰部脊柱后，向外穿过筋膜层，支配腹壁。

TAP 阻滞的定位标志是 Petit 三角，它由髂嵴、背阔肌和腹外斜肌构成。Petit 三角位于肋缘下方，髂嵴上方的腋中线上。

适应证

TAP 阻滞适用于任何下腹部手术，包括疝修补术、阑尾切除术、剖宫产、腹式全子宫切除术、腹腔镜手术、肾移植和前列腺切除术[59-61]。双侧阻滞可用于正中切口和腹腔镜手术。单次注射能使 $T_{10}～L_1$ 获得理想的镇痛效果。

方法

阻力消失法（盲法注射）　盲法 TAP 阻滞的进针点位于腰部 Petit 三角，即肋缘下和髂嵴之间，其前方为腹外斜肌，后方为背阔肌。穿刺针需穿过腹外斜肌和腹内斜肌，故可感觉到两次突破感。钝针阻力消失感更明显。

超声引导　患者仰卧，将无菌的超声探头牢牢置于髂嵴上方数厘米处并与之平行。选择 10cm 长的 21G 穿刺针，采用平面内进针法，探头内侧旁开数厘米进针。腹横肌层的深部常可见到肠蠕动。回抽无血后，在超声直视下缓慢注射 15～20ml 局麻药（见第 58 章）。

副作用和并发症

即便在超声引导下，仍有刺破腹膜的可能[62]。也曾报道过 1 例盲法行 TAP 阻滞后肝血肿的病例[63]。

髂腹股沟和髂腹下神经阻滞

髂腹股沟和髂腹下神经源于 L_1 脊神经根，在髂前上棘内上方穿过腹横肌，进入腹内斜肌和腹横肌之间。向内下方短距离走行后，其腹支穿出腹内斜肌，随后发出分支穿出腹外斜肌，支配皮肤感觉。髂腹股沟神经走行在腹股沟环的前下方，支配大腿近端内侧的皮肤。髂腹下神经支配腹股沟区域的皮肤。

适应证

髂腹股沟和髂腹下神经阻滞用于腹股沟疝修补术以及下腹部横切口手术后的镇痛。尽管此类阻滞不能消除内脏疼痛，也无法在手术期间作为主要麻醉方法使用，但能显著减轻疝修补术引起的疼痛。虽然操作方法相对简单，但文献报道其失败率常高达 10% ~ 25%。

方法

定位方法 使用阻力消失法进行髂腹股沟和髂腹下神经阻滞。局部麻醉药应注射至腹横肌和腹内斜肌之间以及腹内、外斜肌之间。

确定髂前上棘后，在其头端 2cm 处再水平向内 2cm，在此处做标记（即为穿刺点）。以钝的穿刺针垂直刺入皮肤，进入腹外斜肌后感觉阻力增加，随后阻力消失说明已穿过腹外斜肌进入其与腹内斜肌之间。回抽无血，注射 2ml 局部麻醉药。继续进针至再次出现突破感，此时穿刺针已穿出腹内斜肌进入其与腹横肌之间，注射 2ml 局部麻醉药。退出穿刺针时，在腹内斜肌和腹外斜肌之间以及腹内斜肌和腹横肌之间以扇形分布的注射方式再重复两次上述操作。共注射约 12ml 局麻药。

突破感常难以察觉，考虑到进针过深的潜在并发症，常在超声引导下行髂腹股沟和髂腹下神经阻滞（见第 58 章）。

副作用和并发症

盲法穿刺可损伤肠道和血管，导致大肠、小肠穿孔以及盆腔血肿。局麻药扩散可阻滞股神经，导致下肢无力。

下肢神经阻滞

熟悉腰骶丛和下肢周围神经的解剖，才能提高麻醉医师更全面的麻醉水平。下肢神经阻滞既安全，又具有术后镇痛作用和不完全阻滞交感神经等优点，对一些相应的患者来讲是一种理想的麻醉方式。

在过去，下肢神经阻滞不如上肢神经阻滞更为广泛地应用于手术麻醉，某种程度上是由于脊髓麻醉和硬膜外麻醉的广泛应用及对其安全性的广泛认可。也因为支配下肢的神经不像臂丛神经那样呈集丛性分布，不易在相对浅表的位置被局麻药阻滞。因此，由于解剖的缘故，下肢神经阻滞在技术上难度更大，需要更多训练和实践才能熟练掌握。以往下肢神经阻滞多通过异感、阻力消失或浸润阻滞等方法实施，成功率参差不一。随着穿刺针、导管、神经刺激技术和超声显像的发展，定位神经更为容易，阻滞成功率也得到提高[64]。近年来下肢神经阻滞更多地用于术后镇痛而非术中麻醉以提高患者的舒适度、促进患者康复和提早出院。

解　剖

支配下肢的神经起自腰骶丛。腰丛由 $L_1 \sim L_4$ 前支组成，通常还包括 T_{12} 的部分分支，偶尔也有来自 L_5 的分支参与（图 57-14）。腰丛位于腰大肌和腰方肌之间的腰肌间隙内。腰丛的低位组成成分（L_2、L_3 和 L_4）主要支配大腿前内侧，其前支构成闭孔神经，后支构成股神经，而 L_2 和 L_3 的后支又构成股外侧皮神经。

骶丛发出两条对下肢手术十分重要的神经——股后侧皮神经和坐骨神经，二者均发自 S_1、S_2、S_3 脊神经，此外还包含 L_4 和 L_5 前支的部分分支。这些神经一起经坐骨大孔穿出骨盆，因此可被同时阻滞。坐骨神经由胫神经（L_4、L_5、S_1、S_2 和 S_3 前支的腹侧支）和腓总神经（L_4、L_5、S_1、S_2 和 S_3 前支的背侧支）组成。胫神经和腓总神经在腘窝或腘窝上方分出，分别沿内侧和外侧下行。腰骶神经和（下肢）外周神经的皮肤支配区见图 57-15。

腰大肌间隙阻滞（后路腰丛阻滞）

腰大肌间隙阻滞是将穿刺针刺入腰大肌和腰方肌之间的间隙，最初使用阻力消失法实施，再注入大容量局麻药，使臀部和大腿前外侧产生麻醉[65]。

临床应用

腰大肌间隙阻滞单点注射即可阻滞腰丛神经的三条主要分支[66]。但必须复合坐骨神经阻滞才能使下肢完全麻醉。腰大肌间隙阻滞常用于膝、髋等大关节手术的术后镇痛[67-68]。

方法

尽管使用阻力消失法或寻找异感法定位腰丛简单可行[69]，但多数临床医生选择使用神经刺激器来定位[64]。经典的阻滞方法是患者屈髋侧卧，患肢在上。两侧髂嵴作一连线（即髂嵴连线）以确定第四腰椎，从中线位置沿髂嵴连线向阻滞侧旁开 5cm、再向尾侧旁开 3cm，在此处进行局麻浸润后，以长 10cm 的 21G 针垂直进针至触及第 5 腰椎横突，然后针尖改向头侧继续进针至滑过第 5 腰椎横突。当诱发出股四头肌运动反应时即可确定穿刺针已抵达腰丛，回抽无异常后，缓慢注入局麻药 30ml。

根据解剖影像的研究结果，Capdevila 和他的同事们改良了传统腰大肌间隙阻滞方法[70]（图 57-16）。首先经过髂后上棘做一与脊柱平行的直线，第 4 腰椎棘突至该直线的垂直线外三分之一与中内三分之二的交

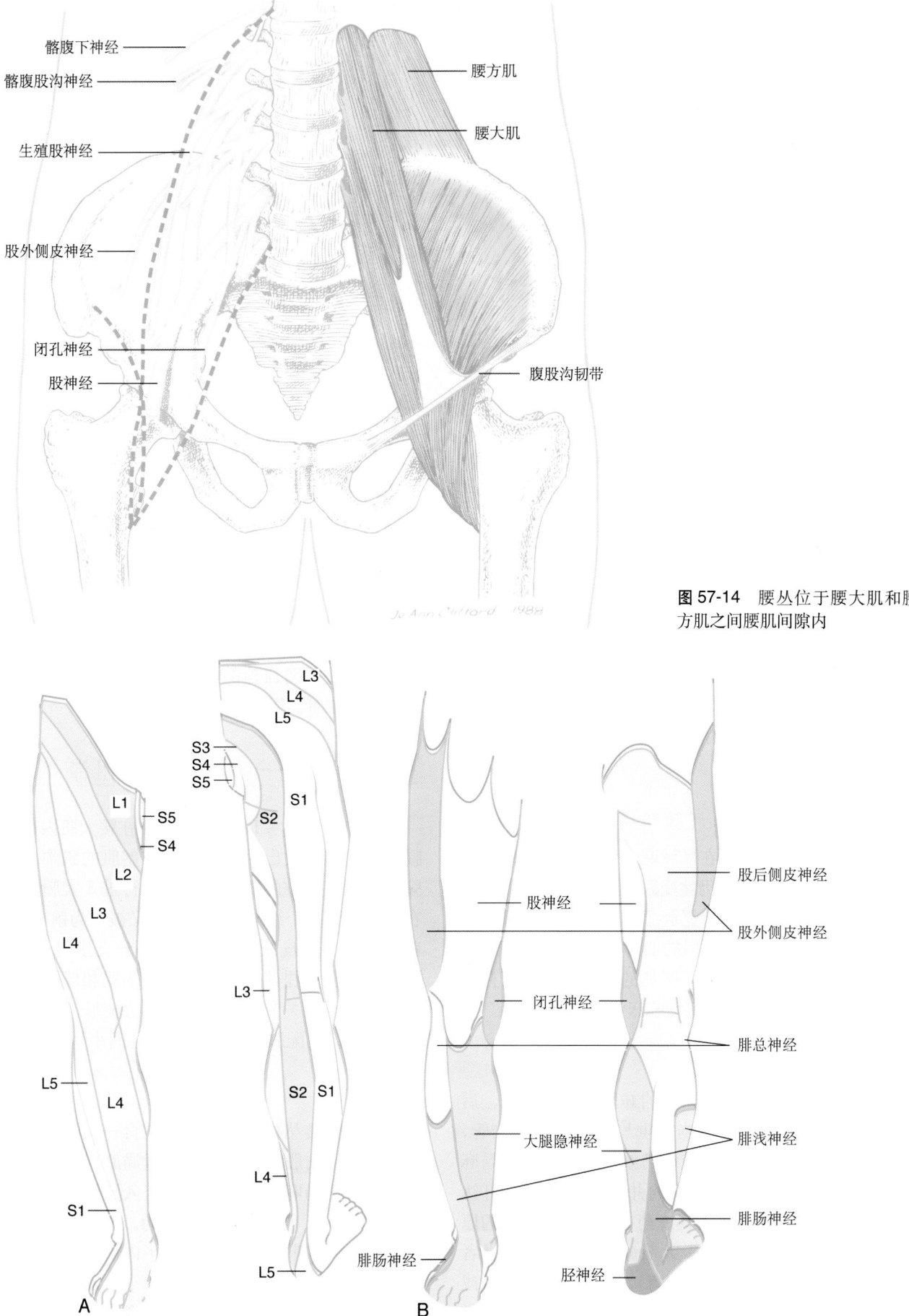

髂腹下神经

髂腹股沟神经

生殖股神经

股外侧皮神经

闭孔神经

股神经

腰方肌

腰大肌

腹股沟韧带

图 57-14　腰丛位于腰大肌和腰方肌之间腰肌间隙内

L3
L4
L5

S3
S4
S5

L1
S5
S4
L2
L3
L4
L5
L4
S1

L3
L4
L5
S3
S4
S5
S1
S2
S2 S1
L3
L4
L5
腓肠神经

股神经

闭孔神经

大腿隐神经

股后侧皮神经
股外侧皮神经
腓总神经
腓浅神经
腓肠神经
胫神经

A　　　　　　　　　**B**

图 57-15　A. 腰骶神经的皮肤支配区。B. 下肢外周神经的皮肤支配区

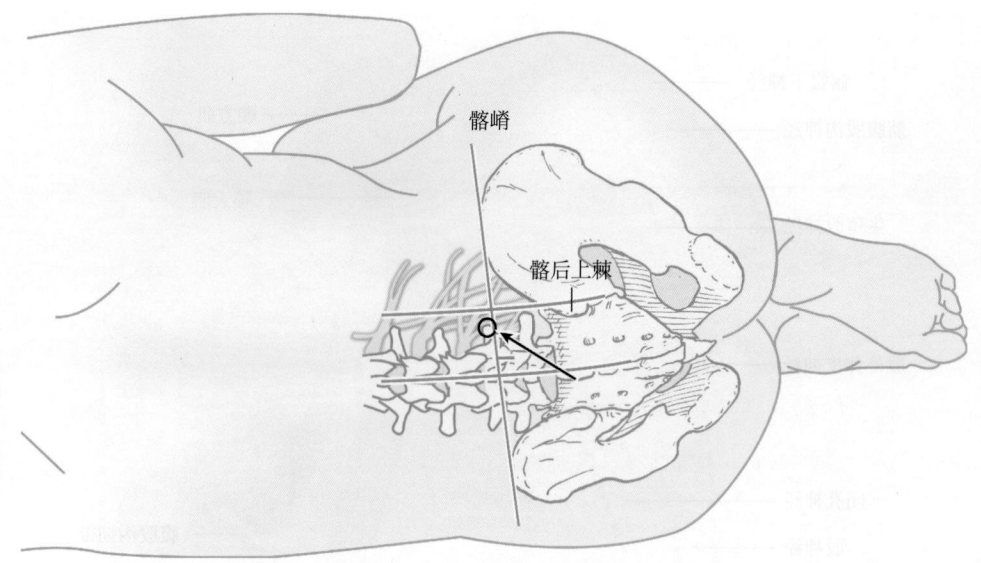

髂嵴

髂后上棘

图 57-16   腰大肌间隙阻滞。进针点在髂嵴连线上方 1cm，从正中线至髂后上棘线距离的三分之二处。腰丛位于第 4 腰椎和第 5 腰椎横突间。硬膜囊向外延伸 3～5cm。交叉点为进针点（译者注：此图及其与正文相关性有值得商榷之处）

点处即为改良方法的穿刺点（第 4 腰椎棘突位于两侧髂嵴上缘连线与脊柱交点的上方约 1cm 处）。垂直进针至触及第 4 腰椎横突，随后在横突下方继续进针直至引出股 4 头肌肌肉颤搐。尽管不同性别间腰丛的深度有差异，但从第 4 腰椎横突至腰丛的距离男女性别间差异不大，中位数为 2cm（见图 57-12）。触及第 4 腰椎横突对于准确确定穿刺针深度和位置至关重要。近来有超声成像研究表明，将髂嵴连线在正中线和与脊柱平行的髂后上棘线之间的中外三分之一交叉点作为穿刺点较偏外侧，约有 50% 患者的穿刺针不能顺利抵到横突[71]。

超声引导下腰大肌间隙阻滞

尽管近来超声引导在区域麻醉中广受欢迎，但在腰丛阻滞中超声的使用仍然受限（见第 58 章）。这可能是因为阻滞部位较深，肥胖患者越来越多（可见第 71 章），以及需要使用专门的曲阵低频探头。虽然在志愿者和尸体上已经获得了腰丛的超声图像，但在超声引导下腰丛阻滞定位的实际临床经验仍然较少。

副作用和并发症

不同于其他下肢神经阻滞的并发症相对较轻，后路腰丛阻滞的风险可能相当严重[72]。由于邻近椎管，存在蛛网膜下腔或硬膜外腔注药或置管的可能。局麻药在硬膜外腔扩散是最常见的并发症，发生率可达 1.8%～16%[64, 66-67, 70]。引起局麻药在硬膜外腔扩散的原因包括进针位置较为居中、大剂量的局麻药以及患者本身存在脊柱畸形（如脊柱侧弯）。蛛网膜下腔注射或置管虽然较为少见，但可引起严重的全脊髓麻醉。

由于腰大肌间隙阻滞会使局麻药注射到腰大肌、腰方肌这样血供丰富的大肌肉内，因此局麻药的早期血药浓度显著高于股神经阻滞。若一次性给予较大量局麻药，必须严密监控有无局麻药毒性反应的征象。对于那些正接受抗凝治疗，或是阻滞后不久或连续留置导管期间服用抗凝药物的患者来说，腰大肌间隙阻滞后可出现严重的腹膜后血肿或肾包膜血肿。虽然尚需更多的研究支持，美国区域麻醉协会仍保守推荐，当患者接受预防血栓的治疗时，进行腰丛阻滞的麻醉管理须跟椎管内阻滞保持一致[73]。

血管旁三合一（股）神经阻滞

股神经由 L_2～L_4 脊神经后支在腰大肌内形成，在腰大肌外侧缘发出后沿腰大肌和髂肌的肌沟下行，经腹股沟韧带下方的股动脉外侧穿行进入大腿，股神经在此处分为多个终末分支，它们又被分为前支和后支。前支主要支配皮肤感觉，而深部分支主要调节运动。股神经支配大腿前侧肌肉（股四头肌和缝匠肌）和腹股沟韧带至膝关节之间的大腿前方皮肤。其终末分支是隐神经，支配膝关节至大脚趾之间小腿内侧皮区。

临床应用

血管旁腰丛神经阻滞（即三合一）的原理是基于以下设想：向股管内注射大容量局麻药的同时压迫股管远端，使局麻药向近端扩散进入腰肌间隙从而阻滞腰丛神经[74]。但影像学研究认为，上述注射的局麻药向内外两侧扩散的同时也阻滞了内侧的闭孔神经和外侧的股外侧皮神经[75]。

股神经阻滞的适应证包括复合关节内局麻用于膝关节镜检查，也可以作为多模式镇痛方法的一部分用

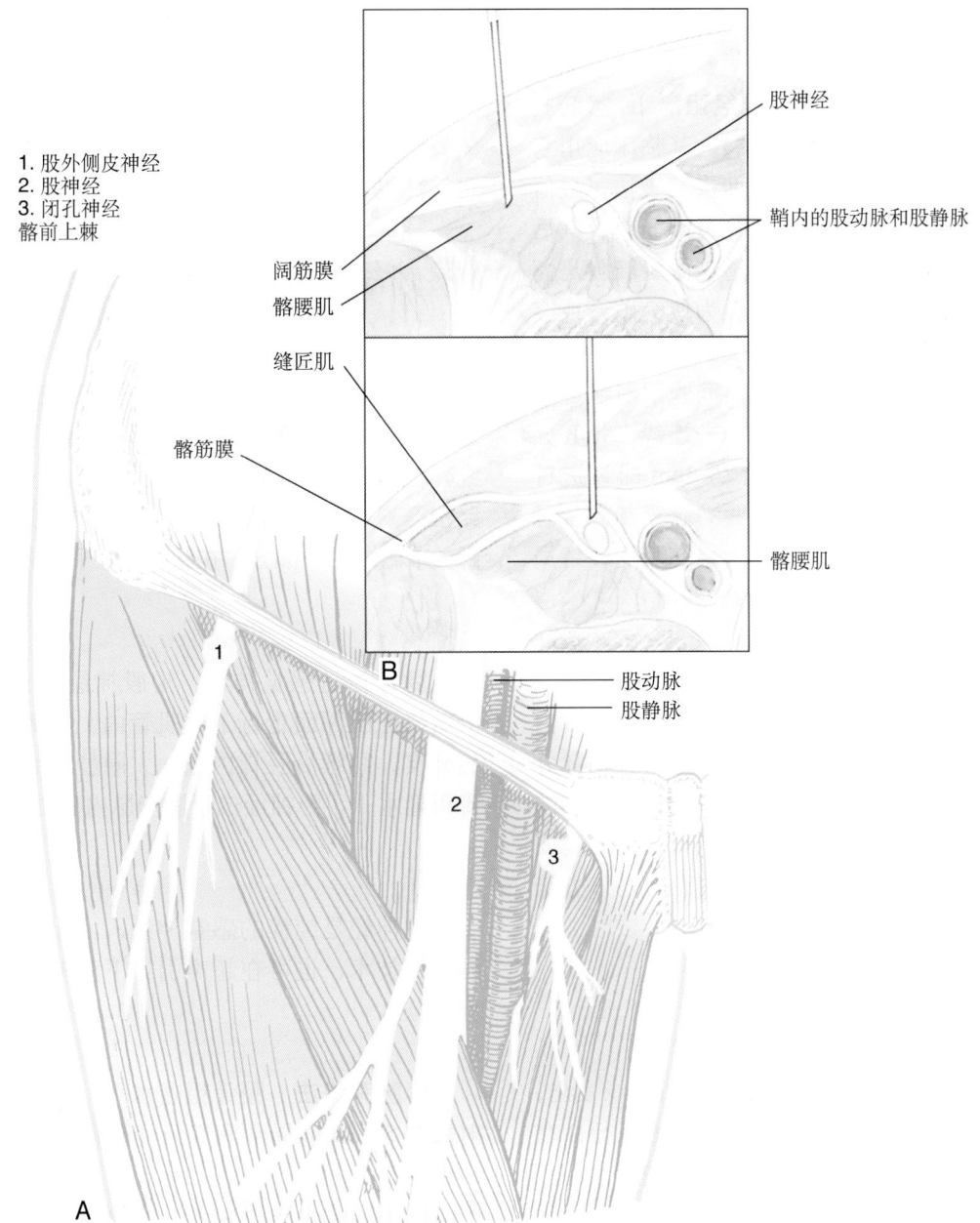

1. 股外侧皮神经
2. 股神经
3. 闭孔神经
髂前上棘

股神经

阔筋膜
髂腰肌

鞘内的股动脉和股静脉

缝匠肌

髂筋膜

髂腰肌

股动脉
股静脉

图 57-17　A. 股外侧皮神经、股神经和闭孔神经阻滞的解剖标志。B. 闭孔神经阻滞时，针尖滑过耻骨支下方，向正中及头端进针直至进入闭孔管

于股骨干骨折、前交叉韧带重建和全膝关节成形术的镇痛。在复杂膝关节手术中的应用可使得日间手术后患者的疼痛评分更低、入院率更低[64, 67]。

方法
股神经阻滞

　　周围神经刺激器或寻找异感法　患者仰卧，在髂前上棘和耻骨结节间作一连线，以确定腹股沟韧带的位置，同时标记出股动脉位置。以 4cm 长 22G 针在此连线一侧进针（图 57-17A）。引出运动反应或出现异感说明针尖位置正确。通常会先找到股神经前支，电

刺激时出现大腿内侧缝匠肌收缩。但仅此不够，应将针尖稍向外侧重新进针，在更深的位置找到股神经后支。刺激该支可出现股四头肌收缩、髌骨上抬。回抽无血后缓慢注药 20 ~ 40ml。一般注入 20ml 局麻药即可充分阻滞股神经和股外侧皮神经，但即使超过 30ml 药液也未必能阻滞闭孔神经。

　　超声引导　对于那些由于体重原因、解剖变异而导致股动脉触诊困难，或之前行放射或手术治疗导致进针点位置改变的患者来说，应用超声就显得特别有用。在股动脉外侧可见三角形结构，即为股神经。

方法

髂筋膜神经阻滞（改良的股神经阻滞） 髂筋膜阻滞最初用于小儿麻醉（见第 92 章），其临床应用与股神经阻滞相同 [64, 76]。该方法，即两次突破法，最值得称道的是其简单易学，指穿刺针穿过阔筋膜及其后的髂筋膜时出现的两次突破感。穿透这两层筋膜是髂筋膜阻滞成功的关键（见图 57-17）。为使突破音或突破感更明显，主张使用短斜面或弹尖式穿刺针，比使用切割针能获得更好的感觉反馈。髂筋膜阻滞法进针点的确定：在耻骨结节和髂前上棘作一连线，将其分为三等分，中外三分之一交界处下方 1cm 即为进针点。该进针点恰好避开股动脉，对股动脉穿刺有禁忌的患者十分有用。也可在超声显示两层筋膜后，将局部麻醉药注射在髂筋膜下方使之扩散。

副作用和并发症

由于进针点邻近股动脉，所以可能会发生血管内注射或血肿形成的风险。解剖上，股神经和股动脉分别位于两个相距 1cm 的独立鞘内。大多数解剖正常的患者容易触到股动脉搏动，在搏动外侧可准确找到安全的进针点。有股动脉人工血管移植的患者是该方法的相对禁忌证。神经损伤比较罕见。

股外侧皮神经阻滞

股外侧皮神经起自 L_2 和 L_3，在腰大肌外缘发出，位于髂腹股沟神经下方。而后沿髂筋膜下方下行，在髂前上棘内侧 1 ~ 2cm 处腹股沟韧带深部进入大腿。在髂前上棘下方 7 ~ 10cm 处穿出阔筋膜并分出前、后两支。后支支配髋部到大腿中部外侧皮区，前支则支配膝以上大腿的前外侧皮肤。

临床应用

股外侧皮神经阻滞适用于皮肤移植时取皮，可与其他周围神经阻滞联合应用以达到完全的下肢麻醉。

方法

在髂前上棘向内 2cm 并向下 2cm 处作一标记，以一 4cm 长的 22G 穿刺针垂直刺入皮肤至出现突破感，提示针尖通过阔筋膜。移动穿刺针在内外侧扇形注射 10 ~ 15ml 局麻药，使得在筋膜上方和下方均有局麻药（见图 57-17A）。尽管股外侧皮神经只是感觉神经，仍可使用神经刺激器寻找神经分布区域的搏动性麻刺感进行定位 [77]。

副作用和并发症

由于股外侧皮神经附近没有大血管，所以并发症的发生率较低。而且，出现快速吸收或血管内注射的可能性也较低。

隐神经阻滞

适应证

隐神经支配下肢膝至内踝的内侧皮肤。隐神经阻滞通常与腘窝和踝部阻滞联合进行。有多种方法阻滞隐神经，包括膝关节上方穿过缝匠肌法和膝关节下方静脉旁路法等 [78]，两种方法均可在超声引导下进行。也可作为踝关节阻滞的一部分，在踝关节水平阻滞隐神经。

解剖

隐神经是感觉神经，为股神经后支的终末分支，沿着缝匠肌深面走行于收肌管内。在膝水平穿出后发出分支，继续沿胫骨内缘、大隐静脉后方下行。在胫骨粗隆水平，隐神经位于隐静脉内后方大约 1cm 处。

方法

隐神经是纯粹的感觉神经，因此最常使用局部浸润阻滞技术，也可在超声引导下对神经和血管结构进行定位。

静脉旁路法 胫骨粗隆水平，在大隐静脉深部注射大约 5 ~ 10ml 局部麻醉药行浸润麻醉。

局部区域阻滞法 使用大约 5 ~ 10ml 局麻药局部浸润从胫骨粗隆前方的胫骨内侧髁至腓肠肌内侧头后方的区域。该方法的成功率在 33% ~ 65% 之间。

穿透缝匠肌法 在腿部内侧、髌骨正上方可触到缝匠肌。在髌骨上极，以一长 5cm 的 22G 穿刺针与冠状面呈 45° 进针，穿过缝匠肌肌腹时会有明显的筋膜突破感，此时注射大约 5 ~ 10ml 局麻药。该方法的成功率在 70% ~ 80% 之间。

超声引导法 在超声引导下隐神经阻滞可以在膝关节上方或下方来进行。使用穿透缝匠肌法进行隐神经阻滞时，可见隐神经位于股内侧肌内侧的筋膜内。

副作用和并发症

尽管隐神经阻滞理论上同样存在所有区域阻滞存

在的风险，但该阻滞技术的并发症风险很低。鉴于大隐静脉是本区域阻滞方法的定位标志，小的血肿形成也并不少见。

闭孔神经阻滞

闭孔神经主要来自 L_3 和 L_4 脊神经，偶尔也有发自 L_2 的小分支参与其中。此神经起于腰大肌内缘，位于深部闭孔管内，离开闭孔管后分出前支和后支。前支又分出关节支及多支皮神经，分别支配髋部与前内收肌和大腿下部内侧；而后支除支配深部内收肌群外，可能发出关节支支配膝关节。

临床应用

闭孔神经阻滞常作为膝关节手术时区域麻醉的一部分[67]，但由于主要为运动神经，很少单独对其实施阻滞。闭孔神经阻滞可用于脑瘫患者内收肌痉挛的治疗和痉挛范围的诊断，也可用于其他影响下肢活动的其他肌肉或神经疾病的术前诊治（例如内收肌切断术）。

方法

患者仰卧，标记耻骨结节外侧 1～2cm、再向下1～2cm 处作为进针点。作一皮丘，以 8～10cm 长的22G 穿刺针垂直并稍向内侧方向进针。进针 2～4cm可触到耻骨下支，随即向耻骨支的侧下方进针直至进入闭孔管。当穿刺针触及耻骨支后再进针 2～3cm 即为闭孔神经（见图 57-17，B）。回抽无血后注入 10～15ml 局麻药。神经刺激器有助于闭孔神经定位，大腿内侧内收肌肌群收缩则表明穿刺针定位正确。

传统的闭孔神经阻滞方法因触及骨膜和进针方向的调整，易引起疼痛。因此 Wasseff 提出了改良的内收肌间入路方法[79]，在内收肌肌腱下方邻近耻骨处进针，向外进针刺向股动脉内侧 1～2cm 处，刚好在腹股沟韧带下方，即为闭孔管。使用周围神经刺激器引出内收肌运动反应提示闭孔神经阻滞的定位良好。近来提出了腹股沟入路法，即在腹股沟皱褶处长收肌腱内缘与股动脉搏动之间连线的中点穿刺进针[80]。

副作用和并发症

闭孔神经阻滞的并发症少见，但技术上较其他下肢神经阻滞更为困难。闭孔管中包含神经和血管结构，理论上存在局麻药血管内注射、血肿和神经损伤的风险。

骶旁阻滞

骶旁阻滞能够同时阻滞坐骨神经和大腿后皮神经，局麻药的扩散也可使骶丛其他分支得到阻滞，包括臀部和阴部神经的上下支。与骶丛邻近的还有盆腔内脏神经（S_2～S_4）、交感神经干下段、下腹下丛以及闭孔神经等，骶丛阻滞也可能将上述神经同时阻滞[81]。

临床应用

由于骶旁阻滞能同时阻断坐骨神经和股后皮神经，用于膝关节手术时比更远端的坐骨神经阻滞有优势，特别对于需使用止血带的患者。而膝以下部位手术时，骶旁阻滞造成的闭孔神经和臀上神经阻滞可使内收肌力量减弱，实际上可能不利于患者的活动。对由于创伤或感染等原因不能立即实施骶丛神经分支阻滞的患者，骶旁阻滞也是非常有用的。

方法

骶旁阻滞根据髂后上棘与坐骨结节间关系定位。患者侧卧，拟阻滞侧在上。找到髂后上棘和坐骨结节最突出的地方，两点间作一连线。沿此线在髂后上棘下方6cm 处作一标记，即进针点（图 57-18）。以一 10cm 长的 21G 绝缘穿刺针沿矢状面进针，一般深度 5～7cm 时可诱发出运动反应。穿刺针准确到位后，缓慢注射 20～30ml 局麻药。刺激胫神经时引出足跖屈，刺激腓总神经时引出背屈，两者任一运动反应均提示定位合适。由于邻近阻滞部位，腘绳肌腱运动反应也可以作为定位准确的标记。

并发症

由于骶神经为自主神经系统的副交感部分，故而，除非过量的局麻药扩散至邻近的腰交感神经纤维，否则经骶阻滞时不会阻滞交感神经，也不会出现交感神经阻滞可能带来的低血压，但会出现肠道、膀胱和括约肌丧失副交感神经支配[82]。局麻药误注入蛛网膜下腔或血管内的风险较低。硬膜囊一般止于 S_2 下缘，但也有用 6～7cm 长的穿刺针向尾端穿刺误入蛛网膜下腔的临床报告，提示硬脊膜囊终止位置存在个体差异，可能低于"传统"位置。最后，特别重要的是要注意识别结肠、直肠和膀胱等盆腔脏器。进针过深进入结肠或直肠且未被察觉，会导致粪便污染骶管。

坐骨神经阻滞

坐骨神经来自于 L_4～S_3 脊神经，为下肢四条周围

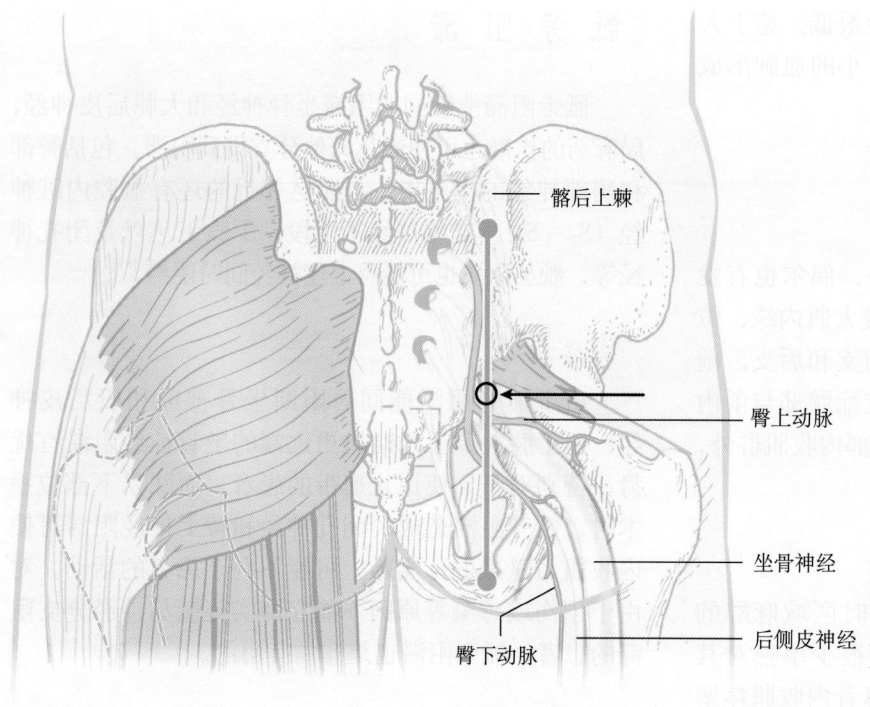

图 57-18　骶旁阻滞。这是离坐骨神经最近的阻滞方法，同时可阻滞股后皮神经。找到髂后上棘和坐骨结节最突出的地方，两点间作一连线。沿此线在髂后上棘下方 6cm 处即为进针点

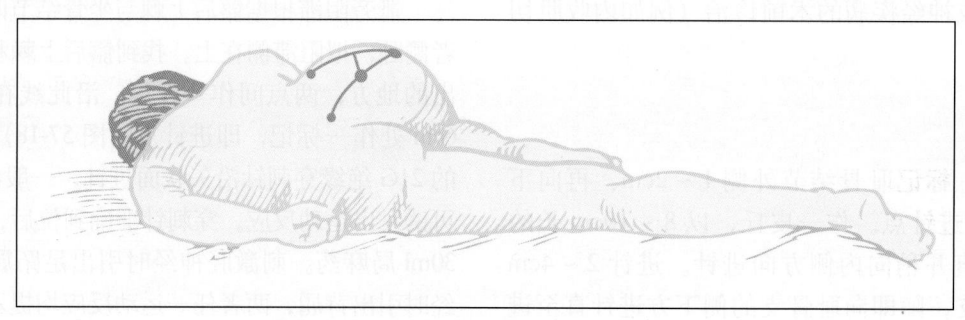

图 57-19　后路法坐骨神经阻滞时患者体位

神经中最粗大的一条，其与股后皮神经一起穿出骨盆时宽度达 2cm。坐骨神经由胫神经和腓总神经组成，包裹在同一结缔组织鞘内，前者位于前内侧，后者位于后外侧。从梨状肌下方穿出坐骨孔后，坐骨神经位于股骨大转子和坐骨结节之间。坐骨神经在臀大肌下缘变得表浅，并沿大腿后侧下行至腘窝。除隐神经所支配的内侧小片窄长皮区以外，坐骨神经提供大腿后部、膝关节以下的整个腿部及足部皮肤的神经支配。

临床应用

由于坐骨神经的感觉支配较广，坐骨神经阻滞复合隐神经或股神经阻滞，可用于膝以下不需止血带的各类手术，也可联合其他周围神经阻滞用于大腿和膝关节手术。由于这种麻醉方式避免了椎管内阻滞引起的交感神经阻断，因此对于诸如严重主动脉瓣狭窄等任何血流动力学波动都可产生严重不良后果的患者可能是有益的。

方法

经典 Labat 法（后路法）　实施坐骨神经阻滞经典 Labat 法时，患者取侧卧位，阻滞侧腿部向前屈膝，脚跟置于对侧微曲的膝关节上（改良的 Sims 体位；图 57-19）[6]。首先在髂后上棘和股骨大转子间作一连线，此线中点作一垂直线向尾端延伸 5cm，此垂直线与大转子和骶裂孔间连线的交点即为进针点，一般为垂直线向下 3～5cm 处。使用 10～12cm 长的 22G 穿刺针穿刺，直至引出运动反应、找到异感或抵到骨质（图 57-20）。刺激胫神经可引起跖屈和足内翻，刺激腓总神经可引起背屈和外翻。若碰到骨质，则重新向内侧进针；若回抽见血可能刺到臀上动脉，则重新向外侧进针。穿刺针准确到位后，注入局麻药 20～30ml。

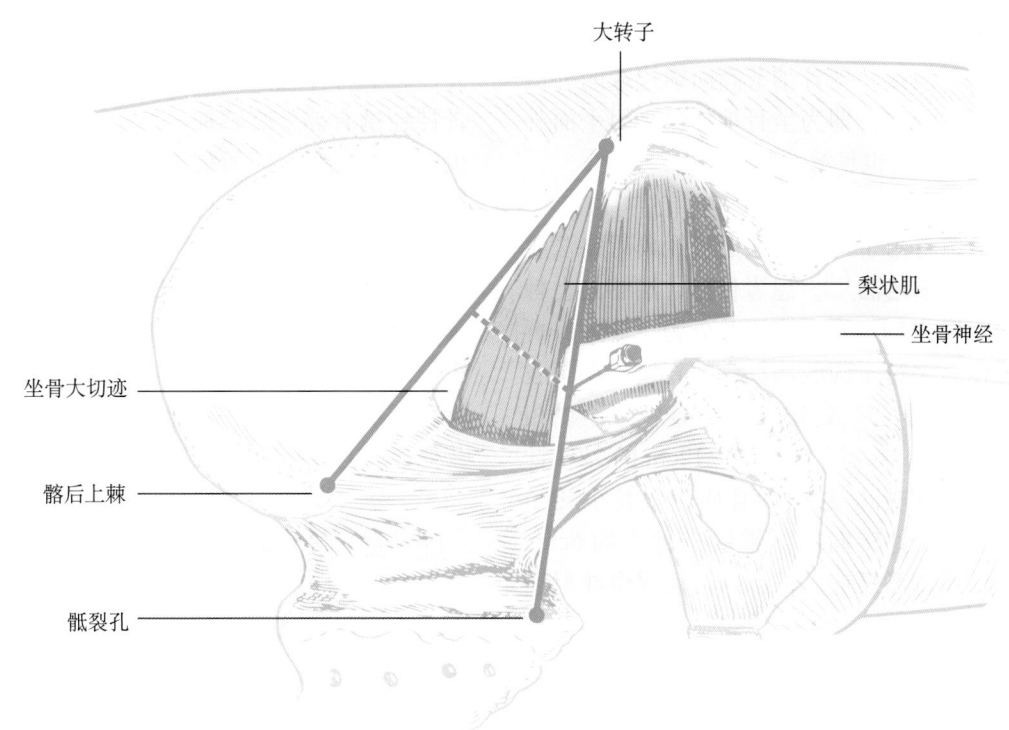

图 57-20　经典的 Labat 后路法坐骨神经阻滞的解剖标志

大转子

梨状肌

坐骨神经

坐骨大切迹

髂后上棘

骶裂孔

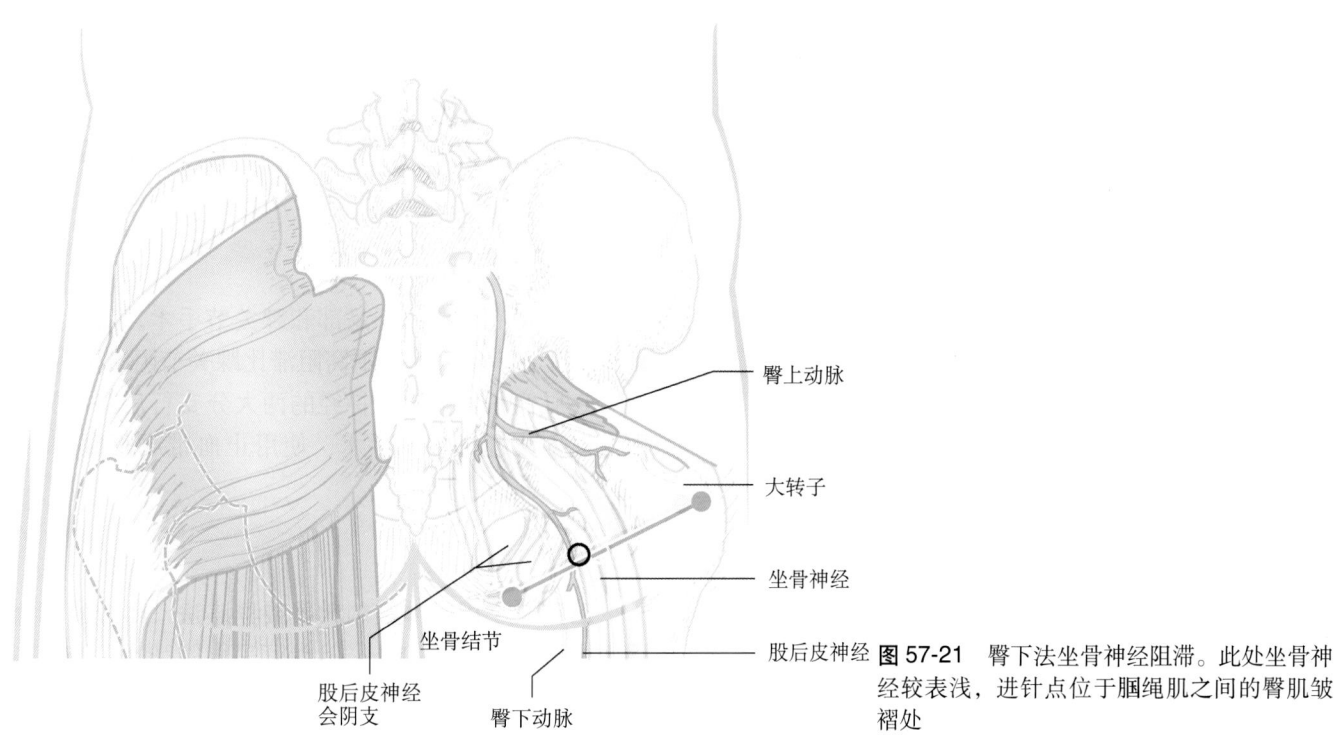

臀上动脉

大转子

坐骨神经

股后皮神经

坐骨结节

股后皮神经
会阴支

臀下动脉

图 57-21　臀下法坐骨神经阻滞。此处坐骨神经较表浅，进针点位于腘绳肌之间的臀肌皱褶处

　　臀下法　患者置于改良的 Sims 侧卧位，即拟阻滞侧下肢向前屈膝，脚跟置于对侧（非手术侧）微曲的膝关节上方。此法根据大转子和坐骨结节的关系定位。触诊找到大转子和坐骨结节最突出部位，并在两点间作一连线。在此连线中点作一垂直线并向尾端延伸 4 ~ 6cm，坐骨神经即位于此垂直线附近。进针点可在两连线的交点到沿垂直线往尾端延伸 6cm 处之间。以 10 ~ 12cm 长的 21G 穿刺针垂直刺入皮肤，直到在踝关节或足部引出胫神经或腓总神经运动反应或找到异感，缓慢注射 20 ~ 30ml 局麻药（图 57-21）。若未引出运动反应，进针方向可在向内或向外 1 ~ 2cm 范围内调整。在大腿后方触到或看到肌沟也许对定位有所帮助。若触到骨质，应退回穿刺针重新向内侧进针。

超声引导　曲阵探头置于臀裂远端，由外向内进行扫描。在大转子内侧和坐骨结节高回声边缘的外侧可见扁平的高回声结构，即为坐骨神经。采用平面外法朝着坐骨神经进针（也见第 58 章）。

前路法　当患者由于疼痛无法摆放经典后路法所需体位时，可采用前路法[83]。患者仰卧，沿髂前上棘到耻骨结节的腹股沟韧带画一连线并分为三等分，再在大转子粗隆作一平行于腹股沟韧带的直线。在腹股沟韧带连线中内三分之一处作垂直线与后一连线相交，相交处即为穿刺点。以长 10.5～12cm 的 22G 针垂直刺入并稍向外进针，触碰到骨质为股骨小转子（图 57-22）。滑过股骨转向内侧继续进针大约 5cm，可找到异感或神经刺激反应。仔细回抽后缓慢注射局麻药 20～25ml。

其他方法　也可在侧卧位[84]或截石位[85]下行坐骨神经阻滞，但是很少在临床应用。

副作用和并发症

坐骨神经阻滞很少出现严重并发症，但理论上仍存在肌肉损伤和刺伤一些血管结构的可能，必须充分关注。坐骨神经阻滞主要是躯体神经阻滞，但由于坐骨神经携有部分交感神经纤维，神经阻滞后也会导致少量血管扩张，但通常不足以引起明显低血压。但在某些情况下，如肢体再植和交感性疼痛，这种交感阻滞也许是有益的。阻滞后 1～3 天内出现残留感觉迟钝并不少见，但常在数月内消退[72, 86]。值得注意的是，全髋或全膝关节置换等矫形手术本身即可并发坐骨神经一或两个分支的麻痹，因此，对于术中神经损伤风险较高或术前已存在神经功能异常的患者，为使患者获得最佳的神经预后，需慎重考虑应用该阻滞方法。

腘 窝 阻 滞

大腿后方肌肉有股二头肌、半膜肌、半腱肌和大收肌后部。当这些肌肉从坐骨结节的起点向下肢远端延伸时，可分成内侧（半膜肌和半腱肌）和外侧（股二头肌）肌群，二者构成了腘窝上界，而腘窝下界为腓肠肌的两头。在腘窝上部，坐骨神经位于腘窝血管的后外侧。腘静脉位于神经内侧，腘动脉位置最前，位于股骨的腘面。临近腘窝上界时，坐骨神经分为两支。腓神经走向外侧，而更大的胫神经分支穿过腘窝几乎直线下行。随后胫神经和腘血管进入腓肠肌两头会聚处的深面。

临床应用

腘窝阻滞主要用于足部和踝关节手术。对于需使用小腿止血带的手术，腘窝阻滞比踝关节阻滞更合适。也可在腘窝平面对坐骨神经的两大分支行后路或侧路阻滞。对于腿部内侧手术、使用止血带或驱血带时，需复合隐神经阻滞。

方法

后路法：周围神经刺激器或异感法　传统的腘窝阻滞方法要求患者俯卧，但也可采取侧卧（阻滞侧在上）或仰卧位（屈髋屈膝）。

屈曲膝关节确定腘窝的三角形边界，底边为膝后的皮肤皱褶，两边为内侧的半膜肌和外侧的股二头肌。于腘窝顶对三角形底边作角平分线。在皮肤皱褶上方 5～10cm、角平分线外侧 0.5～1cm 处为穿刺点（图 57-23A）。一般在皮肤皱褶上方 5cm 处进针，但若试图在坐骨神经发出分支之前阻滞坐骨神经，则建议在皮肤皱褶上方 7～10cm 处进针[87]。以 45° 角进针直至引出运动反应或找到异感。使用神经刺激技术时，若出现足内翻反应则提示充分的足部阻滞[88]。注射大约

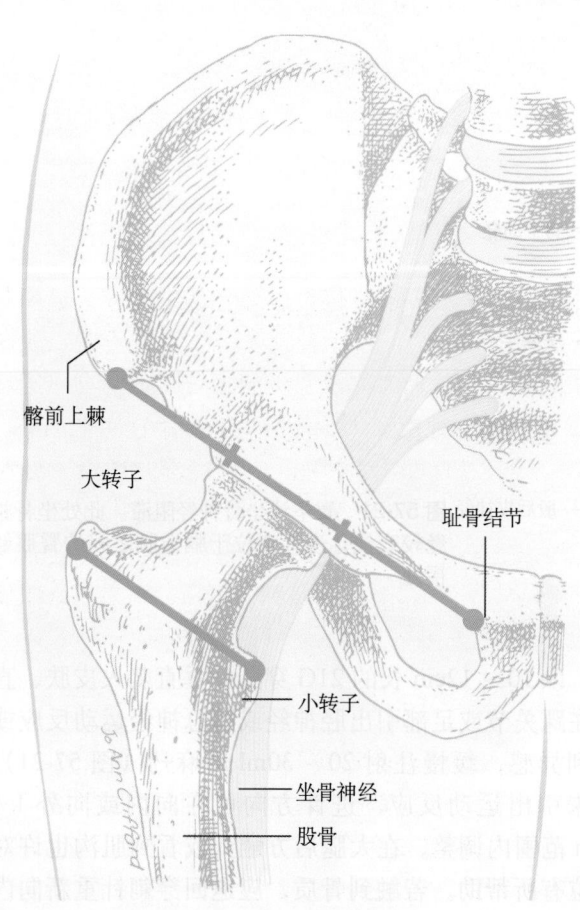

髂前上棘

大转子

耻骨结节

小转子

坐骨神经

股骨

图 57-22　前路法坐骨神经阻滞的解剖标志

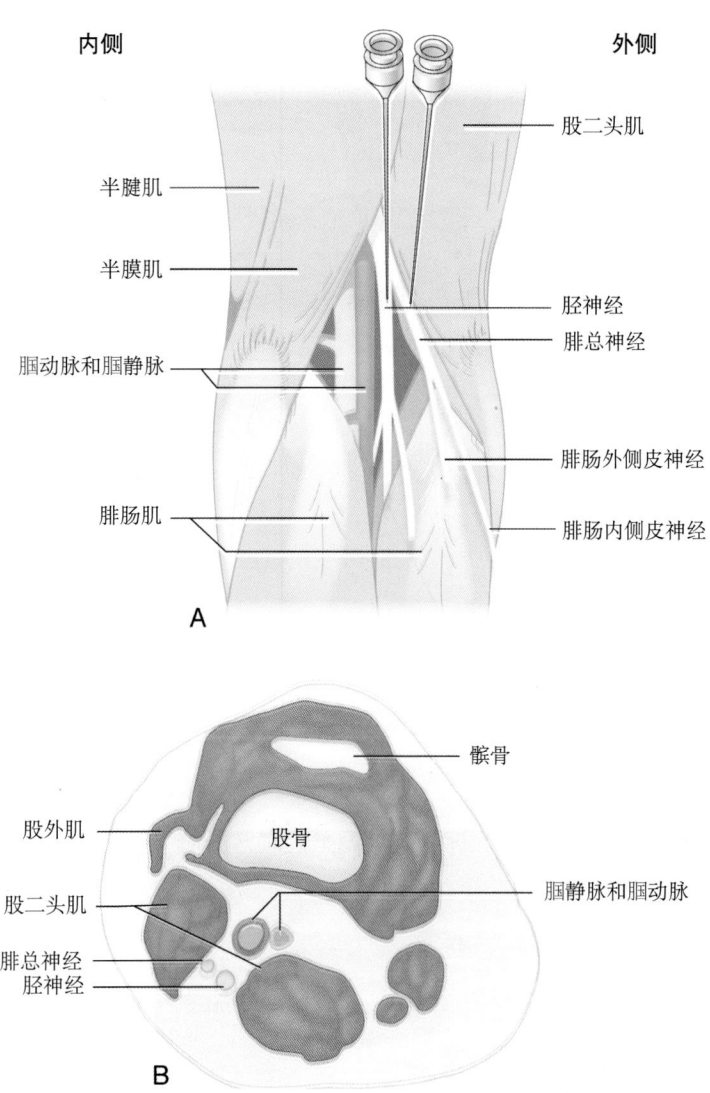

内侧　　　　　　　　　　　　　　外侧

股二头肌

半腱肌

半膜肌

胫神经

腓总神经

腘动脉和腘静脉

腓肠外侧皮神经

腓肠内侧皮神经

腓肠肌

A

髌骨

股外肌

股骨

腘静脉和腘动脉

股二头肌

腓总神经

胫神经

B

图 57-23　腘窝水平坐骨神经阻滞的解剖标志。A. 后路法；B. 侧入法

30ml 局麻药即可充分阻滞。

腘窝阻滞的成功率一般为 90% ~ 95%[88]。目前尚无针对异感法和神经刺激法两种方法的效果和并发症的对比研究。由于坐骨神经较为粗大，阻滞不全时一般认为是由于局麻药扩散不良、胫神经和腓神经分别被两个独立的筋膜包裹或阻滞局限在坐骨神经的某一支所致。若找出胫神经和腓神经分别对其实施阻滞能缩短起效时间和提高成功率[89]。

超声引导　应用超声有助于确定坐骨神经分为胫神经和腓总神经的分叉点，此处行单点阻滞即可，成功率要比两点阻滞高（见图 57-23 和 57-24）。

外侧入路法　在腘窝用外侧入路法行坐骨神经阻滞是可行的[91]。尽管操作时间有所延长，但起效时间和阻滞效果与后路法相似[92]。外侧入路法患者可采取仰卧位，无需再次摆放体位。患者腿部伸直，足面长轴与台面呈 90° 角。在髌骨上缘作一垂直于股二头肌外缘和股外侧肌之间的肌间沟的直线，垂线与肌间沟相交点即为进针点。用 10cm 长穿刺针与水平面 30° 角向后进针（见图 57-23B）。由于腓总神经位于胫神经外侧，外侧入路进针通常先遇到腓总神经。与经典的后路法一样，可找到胫神经反应[93]。若引出的是腓总神经刺激反应（如足外翻），则需加大向后进针角度重新进针。

副作用和并发症

由于腘窝内存在血管结构，有可能出现血管内注射。尽管对于曾行全膝置换或血管旁路移植手术（股 - 腘）的患者来说，行腘窝阻滞时尚未出现穿刺相关移植血管损伤或关节感染的报道，但很显然，操作时应特别小心。

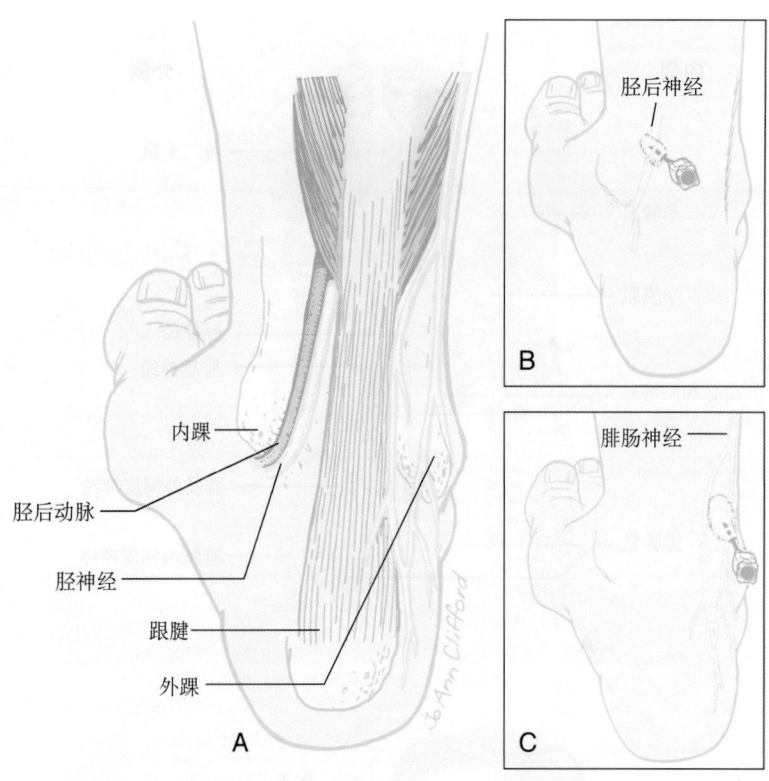

图 57-24 A. 踝部胫后神经和腓肠神经阻滞的解剖标志。B. 胫后神经及其踝部阻滞的进针方法。C. 腓肠神经及其踝部阻滞的进针方法

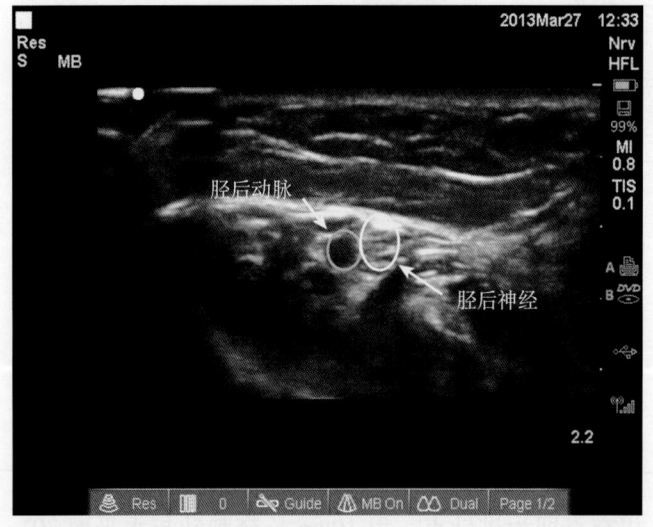

图 57-25 超声下踝关节内侧可见胫后动脉（蓝圆圈）和胫后神经（白色圆圈）

踝关节神经阻滞

坐骨神经的五条终末分支中，胫后、腓肠、腓浅和腓深等四支可在踝关节被阻滞，提供足部麻醉。坐骨神经在腘窝顶部或其上方分为腓总神经和胫神经。前者绕过腓骨小头外侧下行，分出腓浅和腓深神经。

胫神经在小腿分为胫后和腓肠神经。胫后神经在跟腱内缘的胫后动脉附近移行到浅层，而腓肠神经则移行到跟腱外侧。

临床应用

踝关节阻滞简单易行，可为无需在踝关节以上使用止血带的足部手术提供充分麻醉。

方法

胫后神经 胫后神经阻滞可采取俯卧或仰卧位。触到胫后动脉后，以 3cm 长的 25G 穿刺针在内踝水平动脉后外侧进针（见图 57-24A、B）。进针后常可有异感，但异感并非阻滞成功所必须。若出现异感，注射局麻药 3～5ml。否则，穿刺针抵达胫骨后方后开始缓慢退针，边退边注射局麻药 7～10ml。胫后神经阻滞可产生足跟、足趾掌面、足底的麻醉，也可阻滞此区域的某些运动分支。超声（引导法）显示胫后神经能缩短起效时间[94]（图 57-25）。

腓肠神经 腓肠神经位于外踝和跟腱之间的浅表处。用 3cm 长的 25G 穿刺针在跟腱外侧朝向外踝方向进针，皮下注射局麻药 5～10ml（图 57-26A、C）（译者注：原文如此，应为图 57-24A、C），可使足外侧和足底近端外侧产生麻醉。

腓深、腓浅和隐神经 腓深、腓浅和隐神经可在同一进针点实施阻滞（见图 57-26）。横跨足背作内外踝连线，嘱患者背屈大足趾可显露姆长伸肌腱。在姆

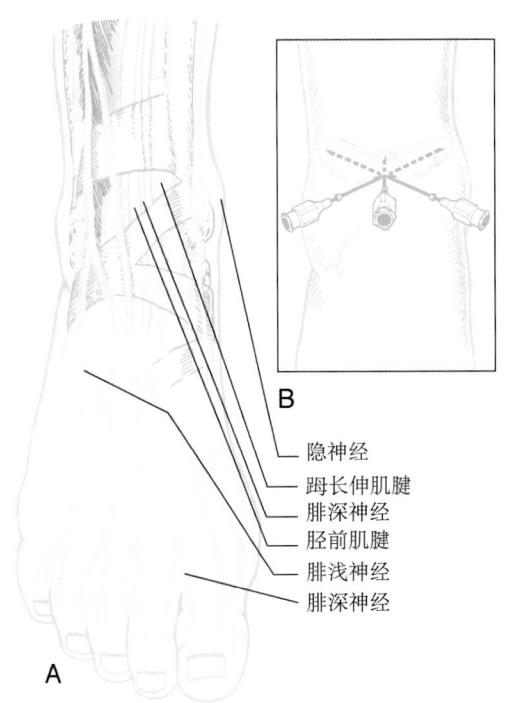

图 57-26　A. 踝关节腓深、腓浅和隐神经阻滞的解剖标志。B. 在同一进针点阻滞腓深、腓浅和隐神经的进针方法

隐神经
蹞长伸肌腱
腓深神经
胫前肌腱
腓浅神经
腓深神经

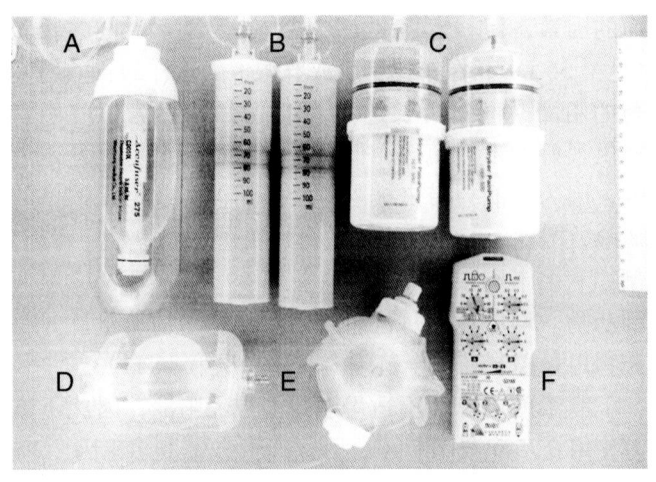

图 57-27　便携式输注泵。A. Accufuser 泵（McKinley Medical, Wheat Ridge, Colo.），B. Sgarlato 泵（Sgarlato Labs, Los Gatos, Calif.），C. Stryker 泵（Stryker Instruments, Kalamazoo, Mich.），D. MedFlo II 泵（MPS Acacia, Brea, Calif.），E. C-Bloc 泵（I-Flow, Lake Forest, Calif.），F. Microject PCA 泵（Sorenson Medical, West Jordan, Utah）*(From Ilfeld BM, Morey TE, Enneking FK: The delivery rate accuracy of portable infusion pumps used for continuous regional analgesia, Anesth Analg 95:1331-1336, 2002.)*

长与趾长伸肌腱之间可触及胫前动脉搏动。在踝间连线上两条肌腱之间的动脉搏动正外侧为进针点，局麻后以 3cm 长的 25G 穿刺针垂直刺入皮肤，深达伸肌韧带后注入 3～5ml 局麻药以阻滞腓深神经，可使第一、二趾间皮肤及其趾短伸肌产生麻醉。

　　在同一进针点向外侧进针，于皮下注射局麻药 3～5ml 可阻滞腓浅神经，使除第一趾间裂以外的足背产生麻醉。用同样方法向内侧进针可阻滞隐神经。隐神经是股神经的终末分支，支配足内侧缘条状区域（图 57-26）。

副作用和并发症

　　某些阻滞方法需多点注射，会引起患者不适。也有出现长时间感觉异常的情况，但可自行恢复。踝关节阻滞区域出现水肿或硬结可使触摸解剖标志变得困难。有血管内注射的可能，但若回抽无血一般不会出现。由于局麻药用量小，降低了局麻药毒性反应的风险。

置管连续阻滞技术

　　连续神经阻滞的优点包括延长麻醉时间、降低局麻药中毒的风险（因追加剂量小）、提供术后镇痛和交感神经阻滞等。导管置入方法包括针外套管法和针内置入法。随着刺激针、导管和便携式泵的发展及其工艺的改进，使患者出院后仍可继续输注局麻药，增加了连续周围神经阻滞的成功率和普及率（图 57-27）[95]。尽管

有关导管位置的准确性和导管维护等方面的问题仍然存在，但应用可刺激导管和放射影像定位也许能进一步提高阻滞效果[96]。总之，连续周围神经阻滞的镇痛效果优于常规阿片类用药。尽管时常发生一些导管打折、移位、漏液和细菌繁殖等这样的技术问题，但在绝大多数病例中并未见不良临床结果。严重神经不良事件和感染较为罕见[97]。

　　从 20 世纪 40 年代或更早，已有连续臂丛麻醉方法的描述，并在穿刺针和导管的置入及固定等方面时有创新性的改进。此方法特别适用于上肢或手指再植、全肩或全肘关节置换手术及反射性交感性营养不良的患者，有利于持续的镇痛和交感神经阻断[95]。

　　连续下肢神经阻滞虽已应用数十年，但直到现在，仍未像连续上肢神经阻滞和椎管内麻醉般得到广泛应用。随着连续下肢神经阻滞的可靠性和成功率的提高，以及考虑到椎管内麻醉后发生血肿的风险，临床医师已重新开始思考其应用。目前已有连续腰大肌间隙、坐骨神经、股骨神经和腘窝阻滞的应用报告。与常规全身用镇痛药或椎管内镇痛方法相比，连续下肢神经阻滞可在大关节置换术后为患者提供效果更好、副作用更少的镇痛，并改善围术期预后、缩短住院时间[95, 98]。

局麻药的选择

　　外周神经阻滞中局麻药的选择虽然要考虑多方

面的因素，但一定程度上主要取决于手术时间的长短（见第 36 章）。像布比卡因或罗哌卡因这样的长效局麻药的阻滞时间常可长达 24 小时，尽管可为住院患者提供很好的术后镇痛，但对于门诊患者却可能是不利的，因为可能会带来被阻滞肢体的神经或组织损伤的风险。因此，门诊患者更适合选用短效或中效局麻药，例如利多卡因或甲哌卡因（见第 89 章）。无论选用何种药物，均应计算每位患者所允许的药物总量，并将药物用量控制在安全范围内（详情见第 36 章）。

高浓度局麻药不适用于周围神经阻滞，因此不推荐使用 0.75% 布比卡因或罗哌卡因、2% 利多卡因、2% 甲哌卡因、3% 氯普鲁卡因。但是，浓度过低如 0.25% 布比卡因或罗哌卡因、0.5% 甲哌卡因或利多卡因等，可能不能提供完善的运动阻滞。

在局麻药中加入肾上腺素这样的血管收缩药，通常可加快局麻药起效、减缓药物吸收和延长作用时间。常推荐的肾上腺素浓度为 1 : 200000。因为市面上生产的含肾上腺素的局麻药的 pH 值低于新鲜配制者，pH 降低可使电离药物分子的比例增加，而这些电离分子不易透过神经膜，进而导致局麻药起效延迟，所以最好在要实施阻滞时才将肾上腺素加入局麻药中。因为肾上腺素可导致组织缺血，手指或阴茎阻滞时不能在局麻药中添加肾上腺素。为增强周围神经阻滞效果、延长作用时间，可在局麻药中加入可乐定、阿片类药物和氯胺酮等 [41, 64]。

并 发 症

神经损伤是公认的周围神经阻滞的并发症（框 57-1）。一份超过 25 万例区域麻醉的分析结果显示，周围神经阻滞后出现神经相关并发症的发生率低于椎管内阻滞，但进针或注药时易伴发疼痛 [72, 99]。区域麻醉后发生神经功能障碍的危险因素包括神经缺血、穿刺或置管损伤、感染以及局麻药选择不当。但是患者体位不当造成的压迫、石膏或绷带过紧以及手术创伤均可导致术后神经损伤，这些常被误认为是区域麻醉引起的。此外，患者的体质或原先即存在神经功能障碍等也是术后神经损伤的原因。

尽管穿刺针规格、类型（即斜面长短）以及斜面形状都可能影响周围神经阻滞后神经损伤的程度，但这些尚存争议，且无人体研究对这些情况给予证实。理论上，应用神经刺激器或超声引导来定位神经结构能获得较高的成功率，且不增加神经并发症的风险，但实际上这一概念尚未真正确立 [11]。此外，长时间暴露于局麻药、应用大剂量或高浓度局麻药也可能导

致永久性神经损害。实验模型显示，添加肾上腺素可增加局麻药的神经毒性、减少神经血流，但仍不清楚该发现是否与临床相关。区域麻醉期间出现穿刺损伤、局麻药毒性及神经缺血等因素引起的神经损伤，可使原先存在或手术损伤引起的神经相关并发症预后更差 [100]。

出血几乎可见于任一周围神经阻滞技术，从局部瘀斑和压痛至大的血肿或出血均可发生。那些正在接受低分子肝素、华法林、抗血小板药或抗血栓形成药物治疗的患者出血风险最高。对于接受抗凝治疗的患者来说，周围神经阻滞后发生血肿的风险明显低于椎管内麻醉。对于存在凝血障碍的患者，进针应特别小心，特别是腰丛阻滞时因其位置较深、血肿增大不易被发现，或是肌间沟阻滞时血肿可压迫气道 [73]。

外源性因素如使用受污染的药品或器械等和内源性因素均能导致感染这一并发症 [101]。进针部位存在感染是周围神经阻滞的绝对禁忌证，而在邻近蜂窝织炎部位，或对菌血症、脓毒血症等全身感染患者行周围神经阻滞时应特别谨慎。尽管持续周围神经阻滞时留置管上的细菌生长并不少见，但蜂窝织炎、脓肿或菌血症却是罕见的 [97]。

神经并发症的预防应从术前访视开始，仔细查看病史，认真评估所选用麻醉方法的利弊。必须记录术前神经功能异常情况，以便术后对新出现的或加重的神经功能障碍进行早期诊断。术后出现感觉或运动障

碍时，必须与局麻药残余作用相鉴别。CT 和 MRI 等影像学检查有助于鉴别感染和血肿。尽管多数神经并发症可在数天或数周内完全恢复，但对于神经损伤明显者仍有必要请神经科会诊，以确定神经损伤的程度并协商进一步的处理。某些神经生理方面的检查如神经传导试验、诱发电位以及肌电图等对于确定诊断和评估预后是有帮助的。

几个大型研究证实，周围神经阻滞中严重的全身毒性反应（如伴或不伴心搏骤停的惊厥发作）的发生率大约在 1 ∶ 1000，这主要取决于阻滞类型[99]。因此，区域麻醉的操作者必须能对局麻药全身毒性反应迅速做出判断和处理。局麻药全身毒性反应可在血管内注射后即刻发生，也可由于局麻药被快速或过多吸收而延迟发生。除了在注药期间反复回抽外，加入肾上腺素也能帮助操作者发现可能的血管内注射。穿刺针后连接静脉延长管可使得注药期间穿刺针位置固定不动。

一般情况下，助手每注射 5ml 局麻药应回抽一次。近来研究发现，局麻药超量后立即输注脂肪乳剂，能提高毒性反应引起的心搏骤停的复苏成功率[102]。

小　结

所有外科手术均可在全麻下进行，但麻醉医师若掌握了外周神经阻滞技术并在临床上灵活选择应用，可使麻醉处理更加灵活合理，对患者术中、术后都是有益的。同时，对麻醉医师而言，掌握区域麻醉知识对于急、慢性疼痛的诊断和治疗也是十分重要的（见第 64 和第 98 章）。

参 考 文 献

见本书所附光盘。

第58章 超声引导的区域麻醉

Jens Kessler • Andrew T. Gray

张　圆译　余剑波　王国林审校

要 点

- 超声是一个非常有用的工具，它可以在实施区域麻醉前直接得到神经的影像。对区域阻滞来说，超声成像能够显示外周神经和邻近组织的结构。解剖变异是阻滞失败的潜在原因，而超声可以直接观察到这些变异的解剖结构。
- 外周神经在超声中呈现出特征性的"蜂窝状"回声，这是由结缔组织和神经纤维形成的。
- 超声提供了针尖位置和药物注射的实时成像。局麻药成功注射后，沿着神经束及其分支，神经的边界清晰可见。
- 许多区域麻醉都可以应用超声[1]，超声引导使外周神经阻滞定位更为准确[2]。

引 言

过去的十年，区域麻醉的临床实践经历了一场革命。超声可以直接观察到外周神经、针尖和局麻药的分布[3]。已经证实，超声显像对于引导靶向注药和置管非常有用。本章结合阻滞操作具体范例阐述超声成像的总体原则。

基本假设和超声成像的伪像

超声是频率超出可听范围（>20 000 次/秒）的声波，临床上使用的频率范围在 1~20MHz 之间。高频超声束直准，因此分辨率高。大多数的区域阻滞选择更高频率的超声是为了达到充分穿透深部区域的目的。声波在两个不同声阻抗的组织表面反射产生不同的回声。外界的照明情况对视觉的分辨力有很大的影响，因此，昏暗不刺眼的灯光对发现低对比度的图像目标如周围神经特别有用。

超声成像有几种常见的假设[4]。第一，假定超声波在软组织中的传播速度为 1540m/s（声波在每厘米软组织中来回需要的时间为 13 微秒）。这一假设表明回声测距的时间和距离存在互变现象。当局部存在不

均一性时，超声成像时会看到穿刺针弯曲，即所谓的刺刀征[5-6]（图 58-1）。刺刀征通常出现在侧方腘窝阻滞中（见于"腘窝处坐骨神经阻滞"），因为下肢后正中线上的神经会覆盖更为丰富的脂肪组织。（声音在

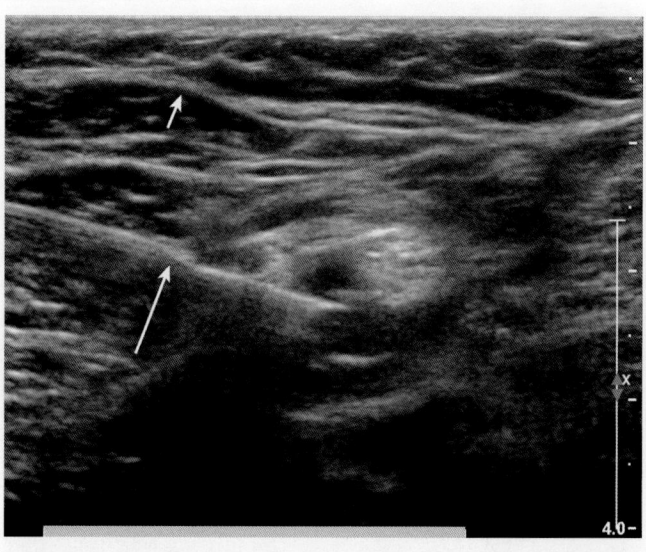

图 58-1 腘窝坐骨神经阻滞所显现的刺刀征。在这一超声影像中，阻滞针在接近腘窝坐骨神经处发生弯曲（长箭头）。超声在浅面脂肪组织中传播速度较相邻的肌肉组织（短箭头）慢，因此产生伪像

脂肪组织传递的速度较在相邻肌肉组织内传递的速度慢。）声速伪像与运行时间及在不同速度的组织界面产生折射有关。

第二，假定声波进入和离开组织时是直线传播。如果不是直线传播，多通道回声会产生混响伪像，彗尾征就是其一。彗尾征通常出现在阻滞针以浅角度刺入时，因为声波在返回传感器之前会在针壁间来回反射（图 58-2）。彗尾征是另一种类型的混响伪像，有助于识别强反射体，如在锁骨上和肋间阻滞中的胸膜。在低接收增益时，在强回声结构的深处彗尾呈一系列尖端细的、不连续的回声带，回声带的间距表示目标物前后壁距离[7]。当目标物与声束垂直时，最容易看到内混响（源于目标物内）导致的彗尾征。胸膜显现的彗尾征与肺水含量有关，少量肺水集聚就具有强反射性，声波借此便可以随意进出胸膜（图 58-3）。

第三，假定所有的反射体都位于探头声束的中心。如果不是这样，可看到平面外伪像（切片厚度伪像），要确定是平面外伪像则需要观察多个视图，当模糊不清时可以考虑。

与临近的软组织不同，大多数生物性液体不会使声束明显减弱，因此会出现回声增强（有时被称为后回声增强或传输增强）。血管深处的声波增强会被误认为是外周神经（图 58-4）。例如，腋窝处腋动脉深处的声波增强被误认为是桡神经，锁骨下区腋动脉深处声增强被误认为是臂丛的后束（同样，腹股沟区的股动脉深处声增强也会被误认为股神经）。

声影出现于深、强反射的结构，如成熟骨的皮质表面（图 58-5）。当血管呈短轴成像时，深部血管的边缘经常观察到折射声影或侧边声影。折射边缘声影出现在星状神经节阻滞颈动脉或锁骨下阻滞时腋动脉的第二部分。折射伪像（如折射声影）在空间复合成

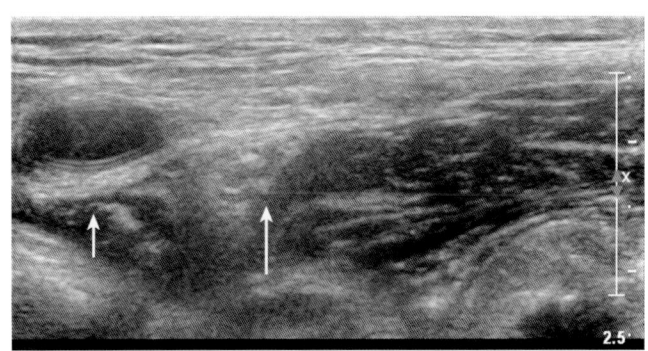

图 58-4　股神经阻滞可以观察到后回声增强伪像。股动脉深部的回声是增强的（短箭头），很可能被误认为是股神经（长箭头）

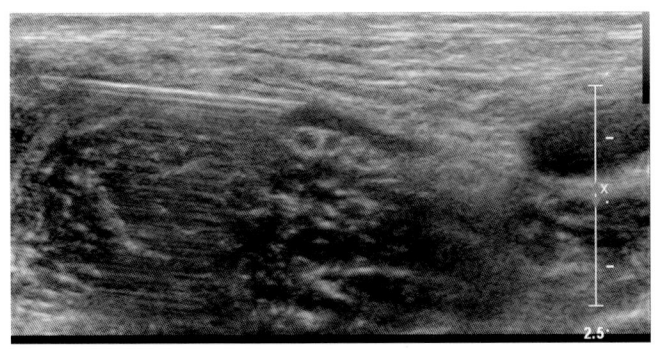

图 58-2　在股神经阻滞中观察到的混响伪像。声波在针壁之间来回反射，而后返回到传感器。因为声波返回的时间稍后，所以可以显示深处的影像。针尖不会产生混响伪像，因为针尖呈斜开口，没有对侧的针壁

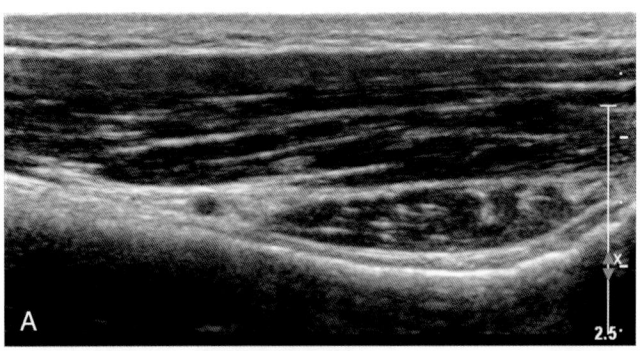

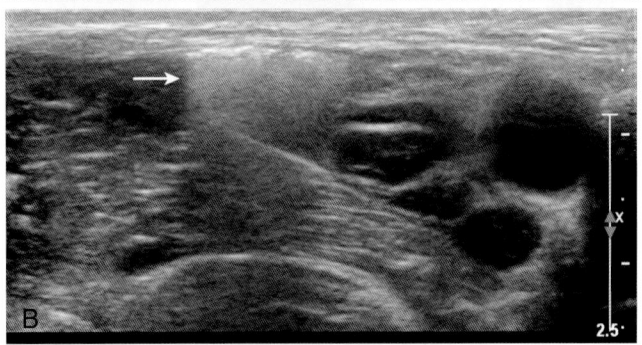

图 58-5　区域阻滞中的声影。A. 在上臂的腋神经阻滞中，肱骨皮质表面反射和吸收声波，从而产生深达骨面的声影。B. 在股神经阻滞中，无意中将空气注入阻滞层中会产生较强的反射和声影（箭头所指）

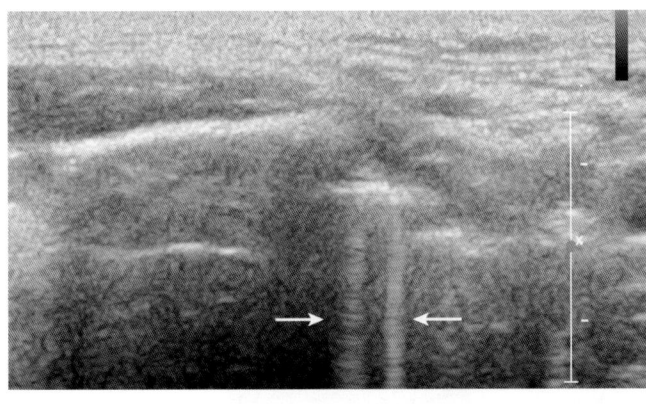

图 58-3　在对上气道扫描过程中可以观察到彗尾征（箭头）。在对胸膜的扫描中，由于空气界面附近有少量水聚集，也可以观察到彗尾征

像时会变得不明显（参见本章后面的讨论）。折射伪影可以减少角度依赖性的伪像。

超声探头的选择、操作和成像模式

超声探头含有压电晶体，通过电能和机械能的相互转化来发射和接收高频声波。超声探头的选择对成功完成超声引导下的区域阻滞麻醉至关重要。高频声波具有最佳的分辨率，但它穿透力不强。因此，高频声波频率范围选择应使声波达到整个区域的足够深度。低频超声探头适于显现大而深的神经影像，如环绕腋动脉第二部分的臂丛神经或临近臀肌的坐骨神经。

探头接触面尺寸的选择（即超声探头接触皮肤表面的长度）应确保提供足够广阔的视野来观察组织结构。通常来说，探头接触面至少应与预期视野深度一样大。超声引导时，一个正方形或扇形的视野要比钥匙孔状的视野好（深度大于接触面）。对于平面内技术（见"超声引导下的区域阻滞方法"）而言，超声引导下的进针距离大约就是接触面的长度。

线阵式探头比弧形探头扫描线密度高，因此图像质量更好。线阵式探头获得的图像以矩形显示，如果需要线阵式探头而阻滞处空间又很小的话，那么紧凑型线阵式（"曲棍球棒"）探头就很适用了。弧形探头在接触面积一定时提供了更为广阔的视野，通常在空间有限时十分有用（如锁骨下区域）。弧形探头更容易摇动（见"锁骨下阻滞"），生成的图像是扇形。

处理设备时应该采取全面防护措施，在每次使用

前后及长时间不用后，都应按厂家提供的说明书做探头外表面的消毒。不要将超声传感器摔在地上，因为超声探头的工作面在接触坚硬的物体表面时极易受损。

完成超声引导区域阻滞需要的重要技术之一是探头的使用（图58-6），下面是标准的操作流程[8]：

- 滑动（移动性接触）：沿着已知神经走行滑动探头，短轴视图有助于识别神经。
- 倾斜（横切面，侧方到侧方）：外周神经的回声亮度随着倾斜角度而变化，最佳角度对观察神经非常重要。
- 压迫：压迫法常用来确认静脉，为了改善成像质量，压迫法不仅使探头与皮肤接触更好，而且使组织结构更加靠近。软组织容易受压，因此对组织深度的估测会有变化。
- 摇动（平面内，朝向/背向指示器）：当操作空间受限时，摇动常可改善穿刺针和解剖结构的可见性。
- 旋转：旋转探头可以得到真正的短轴视图，而不是斜切或长轴视图。

各向异性（anisotropy）指的是探头倾斜时产生回声反射性变化。一般来说，当物体倾斜成像时产生的回声较少（图58-7），这种相关性在肌腱最明显，在肌肉和神经也可发生[9]。各向异性这个词最初用于描述在组织结构长轴视图摇动探头时接收波的变化，现在也可以用于描述在短轴视图倾斜探头时接收波的变化。随着练习的增加，操作者将学会自然而然地摇动

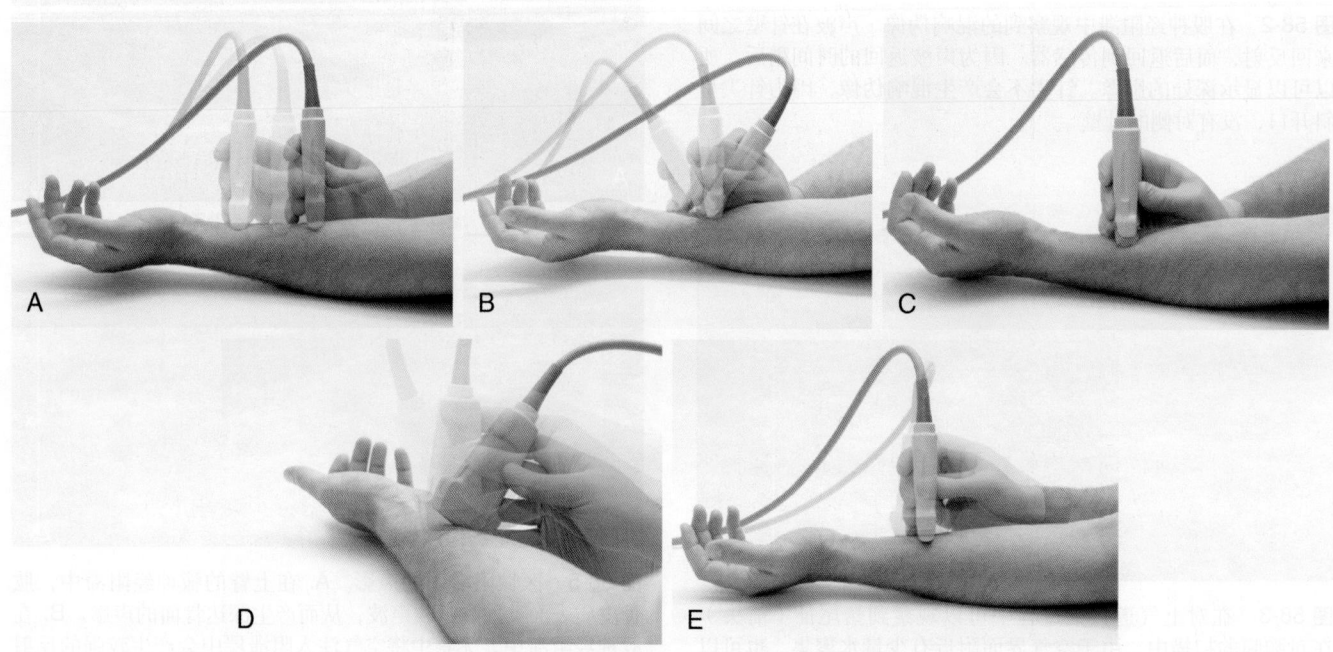

图 58-6　探头的操作。滑动（A）、倾斜（B）、压迫（C）、摇动（D）、旋转（E）探头

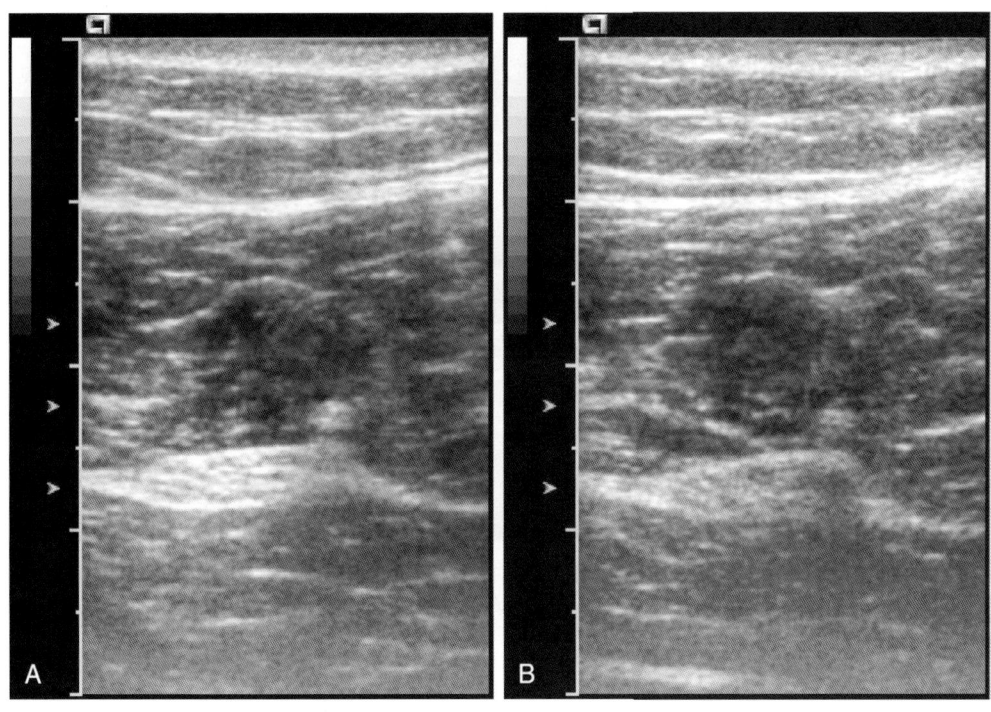

图 58-7 A. 臀下区坐骨神经。B. 当接收波角度偏离神经走行的垂直线时，其幅度减小，从而证明了各向异性

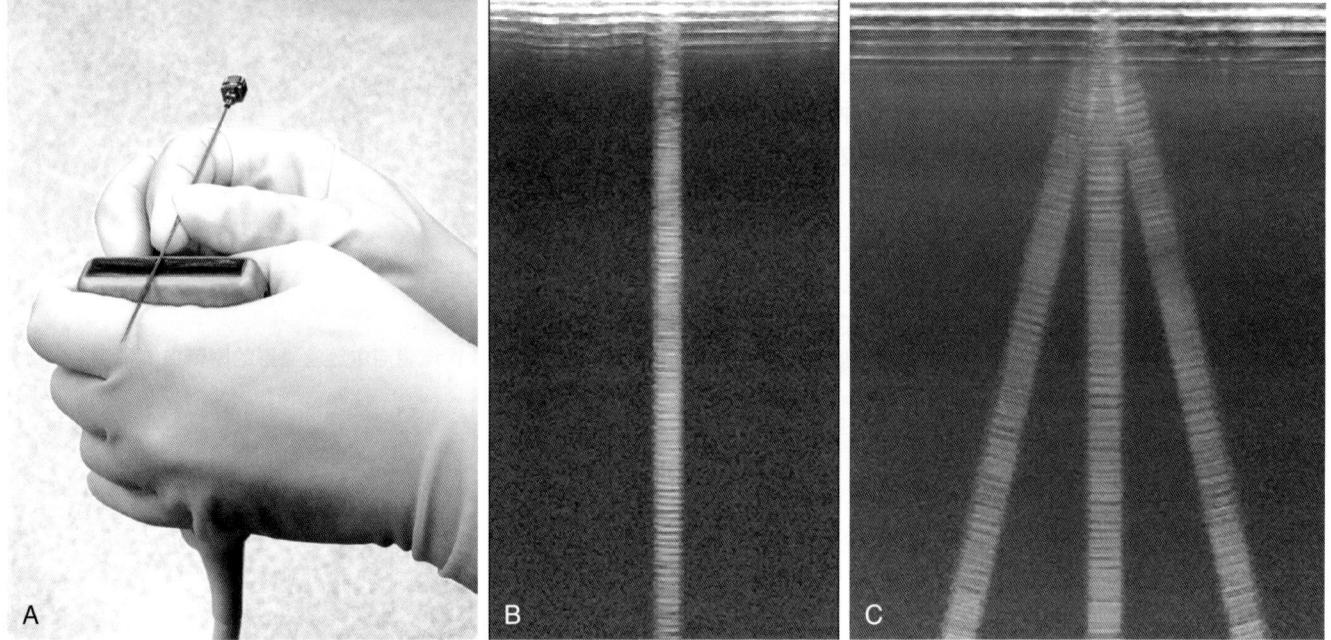

图 58-8 空间复合成像。通过电子控制使声束成不同的角度，利用多条可视线形成的超声图像。在探头的有效面放置一线阵检测工具（17G 的硬膜外金属穿刺针）以形成单一因素，从而获得这些声像图。A. 放置在探头有效面的线阵检测工具的外观图。B. 单声束成像。C. 三条视线形成一复合图像（角度范围窄）。图中测试工具的图像显示的不是声束本身，而是发送和接收孔

和倾斜探头以获得外周神经接收波。在通过倾斜而获得优化的外周神经影像后，再通过滑动和旋转探头来定位针尖。

空间复合成像引导的超声束以不同的、预定的角度发射，通常与垂直线的夹角在 20° 内（图 58-8）。然后多个回波线结合生成一幅单一的复合图像。空间复合成像减少了角度依赖性伪像、各向异性以及声影的影响。对于区域阻滞的另一个优势是组织平面和神经边界的确定有所改善。在超声检查中，复合成像通过减少与进针方向的成角（<30°）来改善针尖的可见性。那些游走在探头视野下方的杂线在斜方形模式下形成了一个更为宽阔的视野。

当波源和观测者彼此出现相对运动时会发生多普勒频移，发射和接收的频率会不同。当波源和接收器相向运动时，观察频率高于源频率；相反，当波源和接收器彼此背离时，观察频率要低于源频率。频率的改变与反射体的运动速度和接收角度有关。临床上红细胞是产生多普勒频移的主要反射体。

多普勒超声成像有不同的模式（彩图58-9）。传统的彩色多普勒通过编码以平均频率频移为基础的伪彩色获得定向的速度信息（习惯上蓝色代表血流背向探头，红色代表流向探头）。最近出现了一种更敏感的多普勒技术，编码以多普勒功率谱为基础的彩色[10]。功率多普勒角度依赖性小、不受伪像影响，缺点是没有定向的信息及运动敏感性太高（闪烁伪像）。功率多普勒尤其用于检测与神经伴行的小动脉（框58-1和表58-1），其能探测出这些小动脉并能很好反映这些弯曲血管的走行。

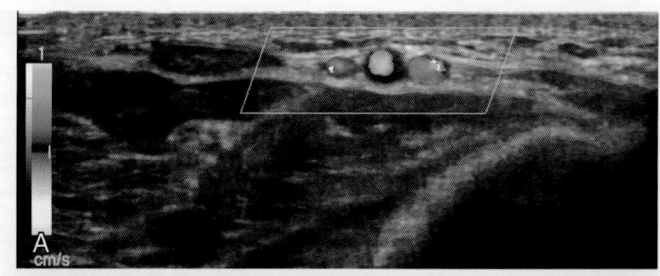

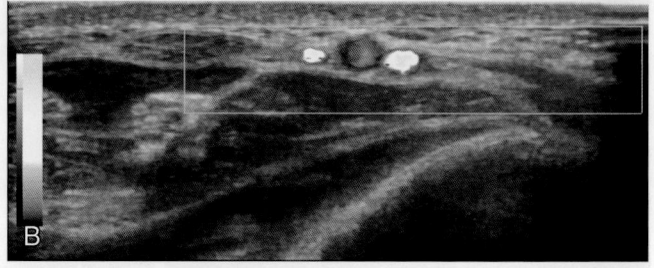

彩图58-9　多普勒频移声像图说明。A. 在彩色多普勒中，彩色编码基于平均频移。B. 在功率多普勒中，编码基于功率谱

针尖的可视性

在临床实践中，许多因素影响针尖的可视性。金属针呈强回声会导致混响伪影。当进针路径和探头接触面平行时，针尖的可视性最好。在这种情况下，针与声束垂直，这样可以产生强反射，就像光滑表面产生的镜反射一样。

随着入射角度增加，平均亮度会降低[11]。在相同的研究中发现，针尖斜面在10°到70°之间时对针尖回声没有影响。而实际上，针尖斜面确实可影响其可视性：斜面正对或正背探头时针尖的可视性最好[12]。由于针的直径比扫描平面厚度小，所以粗针比细针回声更佳。

探针在可以产生回声的组织中显像较困难，尤其在脂肪组织中。人们想了很多方法来增加探针的可视性[13-14]。比如，低接收增益可改善针尖回声的检出。当进针路径与探头有较大角度时，空间复合成像有益于识别针尖。然而，这一方法的局限性是一个小三角形的成像区域需接收所有的声束，因此是完全复合的。此外，该空间复合成像角度范围是有限的，通常超过了针插入所需的路径。摆动探头可以改善平面内超声束与针头之间的角度（见超声引导下区域阻滞的方法）。绝大多数操作者都会将针的斜面对着探头。

在最初应用于区域麻醉的穿刺针中，有斜面的Hustead针比侧开孔的针可视性更好，后者没有斜切面。回声增强型的穿刺针已推向市场，并应用于外周神经阻滞。现在有一项技术方法已经改变了穿刺针表

框 58-1 彩色多普勒与功率多普勒两种成像模式各自的优点

彩色多普勒
- 定向信息
- 速度估计
- 减少运动伪影（闪烁伪像）

功率多普勒
- 更敏感地检测流动的存在（在某些情况下因素从3个到5个）
- 角度依赖性低
- 无混淆

表 58-1　区域阻滞中经常显影的附带血管举例*

区域阻滞	相邻的动脉
下颌神经	上颌动脉
颈神经根	神经根动脉
星状神经节	椎动脉 甲状腺下动脉
肩胛上神经	肩胛上动脉
肋间神经	肋间动脉
腹横肌平面	肋下动脉
髂腹股沟神经	旋髂深动脉
腹直肌鞘	腹壁下动脉
近端髂筋膜	旋髂深动脉
闭孔神经	闭孔动脉
骶旁坐骨神经	臀上动脉

*这些小动脉可以用作定位其旁外周神经的标志

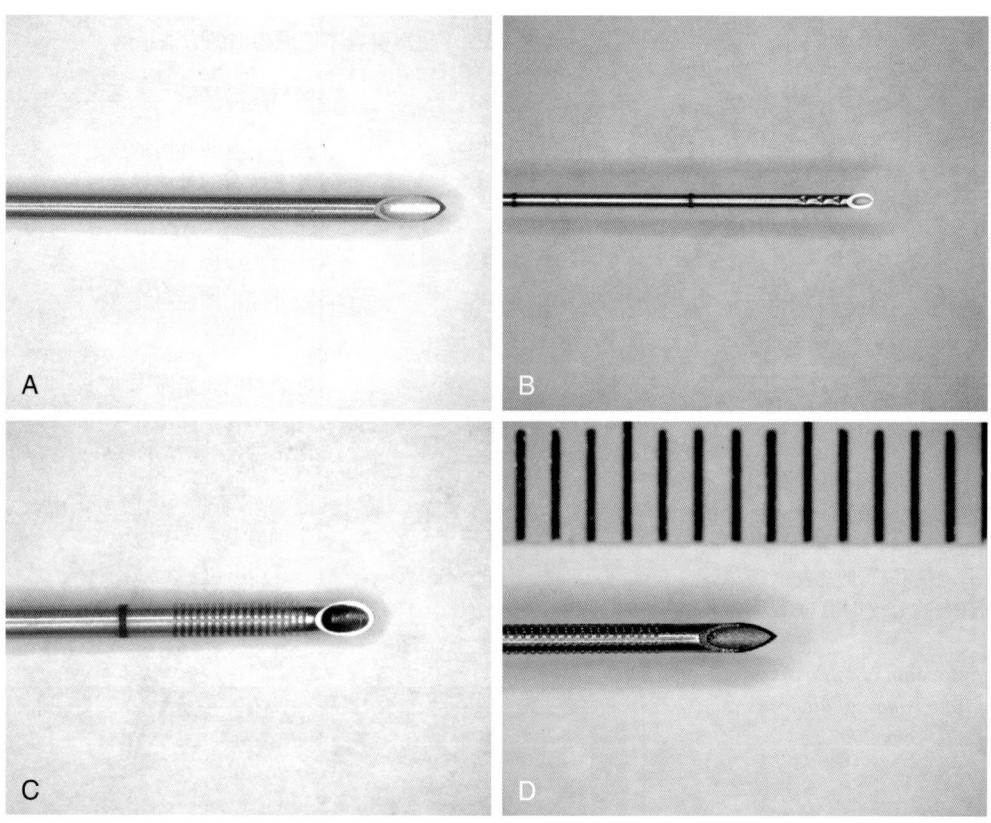

图 58-10　用于区域阻滞的穿刺针显微照片。如图所示，普通的常规针（A）和多种回声增强穿刺针（B、C、D）。一根光滑的针是不可能产生可记录的回声的，因为它的圆柄反射走了声源发出的绝大部分声波。人们制造出并销售带有多种表面材料的针以提升声像图上针尖检测能力 (Modified from Gray AT: Atlas of ultrasound-guided regional anesthesia, ed 2. Philadelphia, 2012, Saunders.)

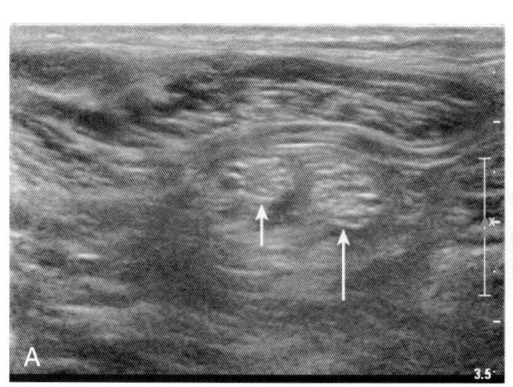 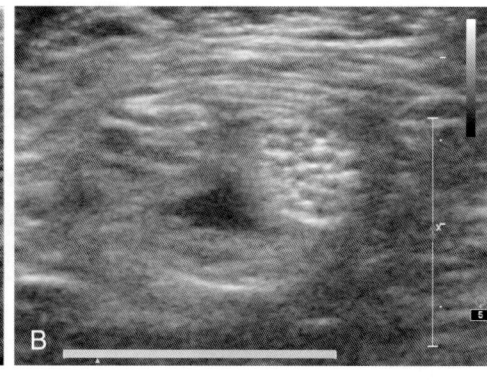

图 58-11　神经回声。A. 腘窝内成束的腓神经（短箭头）和胫神经（长箭头）。在这个声像图中，可以看到多束性外周神经"蜂巢"样结构。B. 特写式地显示了这两条神经特性

面结构，使得无论角度如何，回声都能返回探头（图 58-10）。这些设计的一个潜在局限性是穿刺针的大小。低频探头产生的波长太长，可能无法在穿刺针的表面产生强烈反射。

超声引导下区域阻滞的方法

高分辨率的超声成像可以直接探测到外周神经[15]，束状回声是神经超声成像的最显著特征（"蜂巢"结构）（图 58-11）。越是靠近中枢的神经，如颈神经前支，其分束的情况越少，其在超声扫描时就会出现单束的情况。超声频率在 10MHz 或更高时，通过调节回声特性就能区分肌腱和神经。鉴别神经束膜最有效的方

法之一是用宽的线性探头沿着已知神经走行滑动，同时在短轴面进行观察（横断面）。

神经可以呈圆形、卵圆形或三角形。尽管神经走行中形状会发生变化，但在没有大的分支时，其横截面积是恒定的（图 58-12）[16]。在被包埋或在特定的神经肌肉疾病如 1A 型 Charcot-Marie-Tooth 病的情况下，外周神经会出现病理性增大（图 58-13）。有证据表明糖尿病患者出现神经病变时，外周神经也会增大。

虽然直接的神经成像技术显著地提高了超声在区域阻滞麻醉中的应用，但是对附近的其他解剖结构如筋膜和其他结缔组织的识别也很关键。这些组织结构更有利于局麻药的分布，使阻滞针无需直接接触神经。

超声引导下区域阻滞的许多方法都可以采用（表

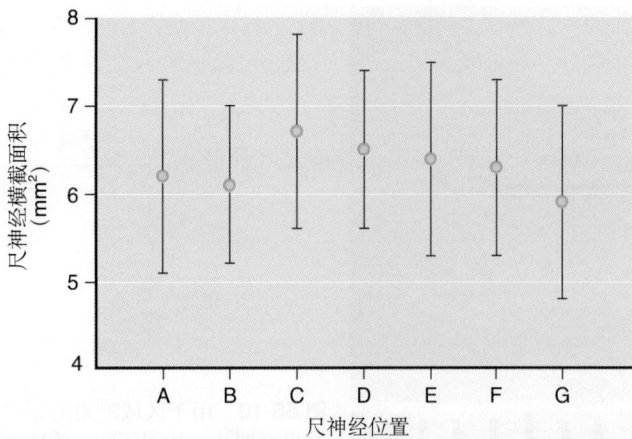

表 58-2　超声引导下区域阻滞的方法举例

方法	区域阻滞举例
平面内，短轴观察	几乎所有的外周神经阻滞 几乎所有的外周导管放置
平面外，短轴观察	浅表阻滞 肌间沟导管 股外侧皮神经阻滞 股神经导管放置
平面内，长轴观察	近端髂筋膜阻滞 近侧闭孔神经阻滞 前路坐骨神经阻滞
平面外，短轴观察	硬膜外置管（纵向旁正中线的方法） 气管内麻醉

图 58-12　外周神经横截面积可反映神经走行长度。图中显示的是尺神经在上肢不同点的横截面积，A= 腋窝，B= 肱骨中段，C= 内上髁近端2cm，D= 内上髁，E= 内上髁远端2cm，F= 动脉裂隙，G= 腕横纹。数据以平均值和标准差表示，尽管神经形状会变化，但神经走行中没有大的分支时其横截面积相对恒定

branching. (Modified from Cartwright MS, Shin HW, Passmore LV, Walker FO: Ultrasonographic findings of the normal ulnar nerve in adults, Arch Phys Med Rehabil 288(3): 394-396, 2007.)

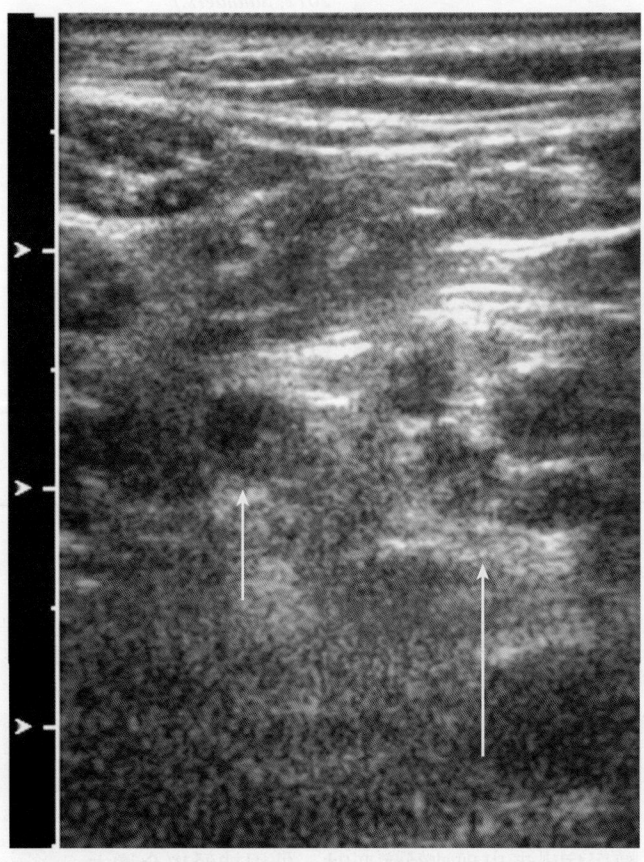

图 58-13　1A 型 Charcot-Marie-Tooth 病患者腘窝声像图。大量的神经束使得外周神经明显增大，这类患者中，有症状侧和无症状侧神经显像相似。大标尺间的距离为10mm

58-2）。探测周围神经通常用短轴而非长轴。探针可以在成像平面之内（平面内技术）也可以跨过成像平面

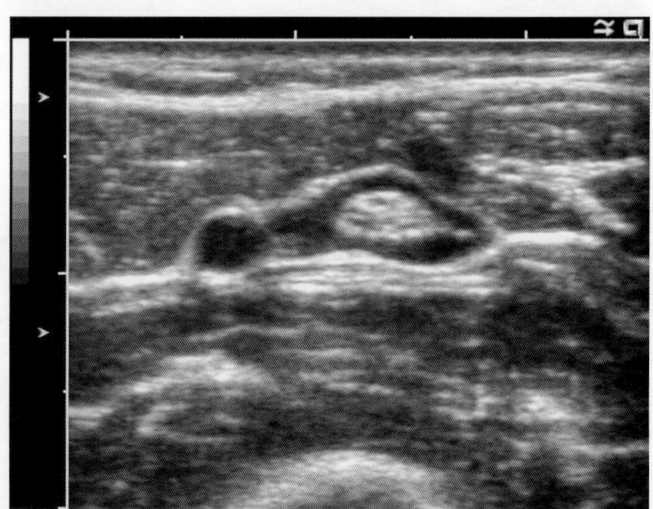

图 58-14　外周神经阻滞成功时局麻药注射超声影像图。此图中显示的是前臂尺神经和尺动脉短轴观，神经周围是无回声的局麻药

而成为一个点状回声（平面外技术）。对部分区域阻滞而言，实时成像（针插入皮肤及注射全过程成像）取代了检查后标记（仅在针插入皮肤前做出标记）。大多数的研究表明：对区域阻滞的结果来说，充分观察和正确识别相关结构（如外周神经、针尖、局麻药、相邻解剖结构）比方法更重要。然而，不断改进基本操作动作训练是目前医疗机构和基本原则所推崇的。

外周神经阻滞成功有几个要点（图 58-14）。应在神经周围注射（弄清神经边界），沿着神经走行及分支进行，勿与神经周围常见的解剖结构如在相邻筋膜和结缔组织中的动脉缠在一起。因为注入的药液不产生回声，注药后外周神经的回声会增强（但不一定是阻滞成功的标志）。

常见区域阻滞举例

锁骨上阻滞

最早对超声引导神经阻滞的描述是在锁骨上区[17]，锁骨上阻滞的优点是臂丛紧凑、神经可视性好及结构表浅（20～30mm）。在锁骨上区，超声检查可以看到臂丛的分支，有报道超声引导锁骨上阻滞效果非常好。此处阻滞最应关心的问题是在不宜压迫止血的地方刺破血管和发生气胸。

应用平面内技术由内向外引导穿刺可确保穿刺针安全越过锁骨下动脉而到达臂丛走行（图58-15）。目前常用操作方法是患者采取半坐位，头偏向对侧，手臂紧贴身体。根据阻滞部位和用手习惯不同，操作者可以站在患者头侧或身侧，主要看阻滞哪侧神经以及术者的操作习惯。如果阻滞部位太偏向头侧则会接近膈神经。操作常用紧凑型线性探头（20～30mm）[18]以便有操作空间并可转动探头，一些作者建议锁骨上阻滞要使用专有的紧凑型"曲棍球棒"探头。C5腹侧支（及臂丛的其他分支）经过前斜角肌而不是在肌间沟内，当出现这种情况时，颈部臂丛阻滞要更向尾侧以避免其阻滞不完善[19]。平面内由内向外和由外向内的方法应用于锁骨上阻滞都具有良好的疗效和安全性。

锁骨下阻滞

锁骨下阻滞的优点是臂丛麻醉效果完善、便于置管且不必摆放手臂，不足之处是阻滞部位较深，因此操作时需要针与探头成较陡的角度，而这样会影响针尖的可见度。

尽管手臂可以放在体侧，但是当手臂外展时神经血管束会伸直更易于阻滞。与动脉紧邻的三个神经束是根据与腋动脉第二部分的位置关系而命名的，所以预期位置是动脉的内侧、外侧和后方，短轴观上动脉在胸大肌和胸小肌深面（图58-16）。大多数操作者从手术床头或一侧采用平面内入路穿刺。要得到完善的锁骨下臂丛阻滞，局麻药理想的分布位置是在腋动脉

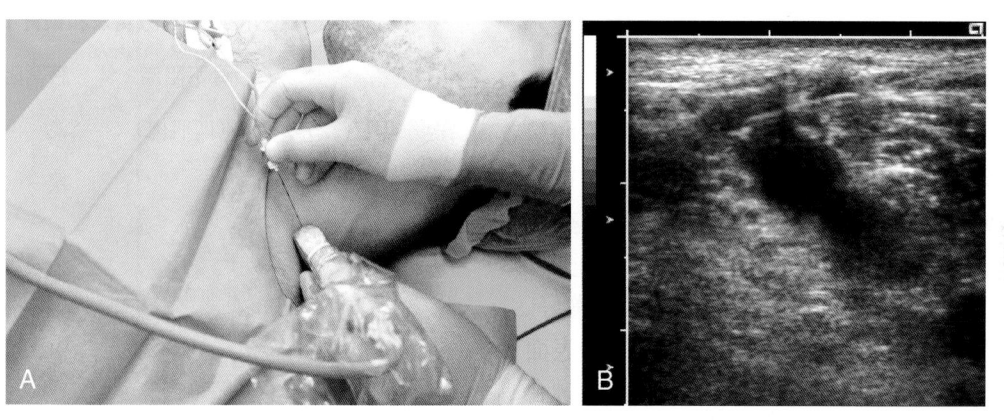

图58-15　超声引导的锁骨上阻滞。A. 显示的是超声引导锁骨上阻滞，此时手臂处于外展状态。B. 声像图。此操作中，穿刺针在成像平面内从内侧向外侧进入，可看到局麻药分布在臂丛周围

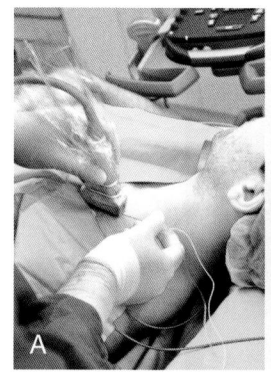
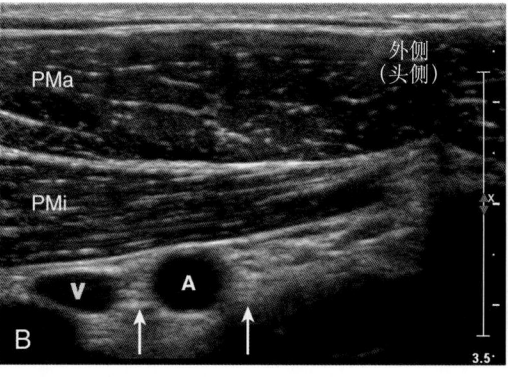
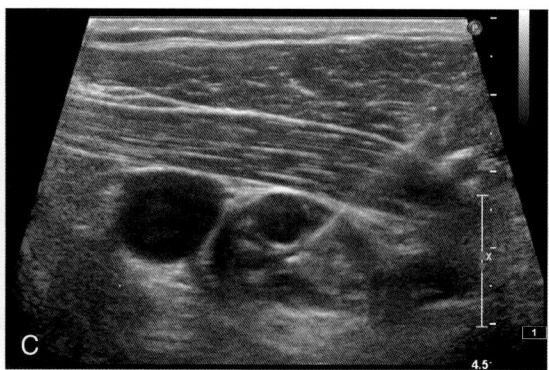

图58-16　锁骨下阻滞超声成像。A. 锁骨下阻滞的临床操作图示。此图中患者手臂已外展。B. 臂丛（箭头）声像图，各个束邻近腋动脉（A）和静脉（V）。神经血管束位于胸大肌（PMa）和胸小肌（PMi）深部。C. 锁骨下阻滞针尖的位置和局麻药分布的成像图

后方，可以单次注药或置入导管。有重要证据表明，锁骨下区局麻药分布在腋动脉后方会产生完善的臂丛阻滞（表58-3和框58-2）。成功的阻滞不需要直视臂丛神经束。双腋静脉是锁骨下区少见的一种解剖变异，而临床问题是副静脉常邻近臂丛外侧束，且离针尖的目标位置很近。

腋窝阻滞

　　腋窝阻滞通用于上肢麻醉，虽然经典操作方式相对安全、有效，但主要的不足之处是不能够阻滞肌皮神经。随着超声成像技术的出现，我们能通过超声很好地显现肌皮神经，因而该问题可以迎刃而解。

　　腋窝阻滞可以满足肘和前臂手术。由于神经血管束位置较表浅（通常20mm）且操作空间较大，使得超声引导腋窝阻滞操作相对容易（表58-4）。通常有三个分支（正中神经、尺神经和桡神经）紧邻动脉壁，另一个分支（肌皮神经）具有特征性的走行，即从腋窝内侧到外侧。肌皮神经随着走行还有特征性的形状变化，近动脉处（圆形）至喙肱肌内（扁平）至穿出肌肉（三角形）。

　　腋窝阻滞可以采用平面内（从手臂外侧进针）和平面外（从远端向近端进针）两种入路（图58-17和图58-18）。阻滞操作在腋窝近端进行，探头轻压胸壁可以看到背阔肌和大圆肌的联合肌腱。腋窝阻滞可以用小（25～30mm）的高频线性无菌探头。局麻药注入的理想位置是神经和动脉之间，从而使它们分开以保证药物在神经血管束内的分布，阻滞效果非常好。肌皮神经常在喙肱肌内被阻滞，因其形状扁平、表面积较大，会被迅速阻滞。双腋动脉和正中-肌皮融合束（腋区低位外侧束）是常见的腋窝处解剖变异。

表 58-3　锁骨下阻滞超声标志举例*

近端	最佳位置	远端
头静脉	胸小肌（中部）	肩胛下动脉
胸肩峰动脉	臂丛神经环绕腋动脉	喙肱肌肌肉
胸壁和胸膜	腋动脉后（或中间）	旋前动脉 旋后动脉

* 锁骨下阻滞位置通常为腋动脉的第二部分（深达胸小肌）。腋动脉近端和远端标志也一并列出

框 58-2　锁骨下阻滞成功的超声标志
• 腋动脉下的 U 型分布 • 腋动脉的分离线 • 腋动脉的白墙外观 • 腋动脉直径缩小 • 应用长轴视图腋动脉下的黑色条纹

一些对临床阻滞特征的研究已经证实超声可以很好预测腋动脉周围局麻药的分布

表 58-4　臂丛神经阻滞腋窝法和锁骨下法的比较

	锁骨下阻滞	腋窝阻滞
深度	深（两肌肉）	浅
起效	慢	快
止血带耐受	更好	好
导管成功率	高	低

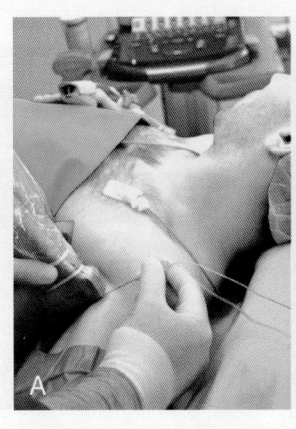
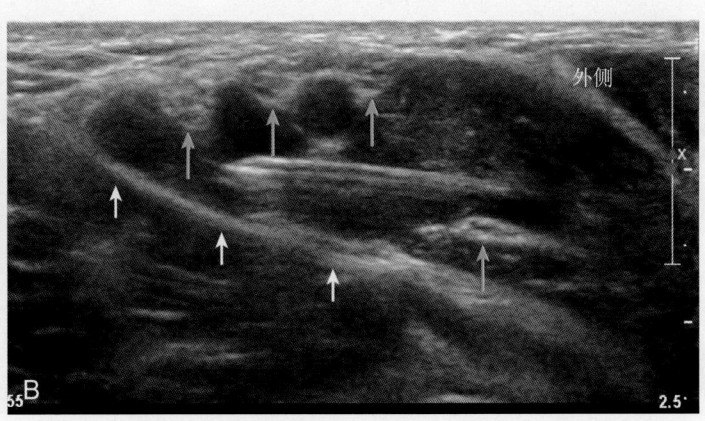

图 58-17　超声引导腋窝阻滞。A. 外观图（平面内入路）。B. 神经血管束短轴声像图，针尖在平面内，探头压迫下腋静脉壁前后相贴。阻滞在背阔肌和大圆肌的联合肌腱水平进行（白箭头），该肌腱位于神经与血管下方。腋动脉的第三部分（A）和臂丛神经（桡神经、尺神经、正中神经以及肌皮神经）由内向外（蓝箭头）显示

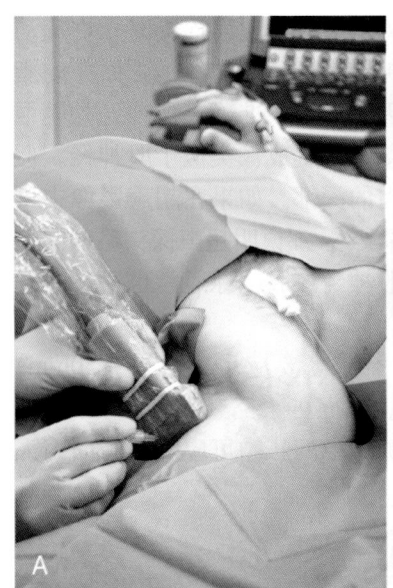
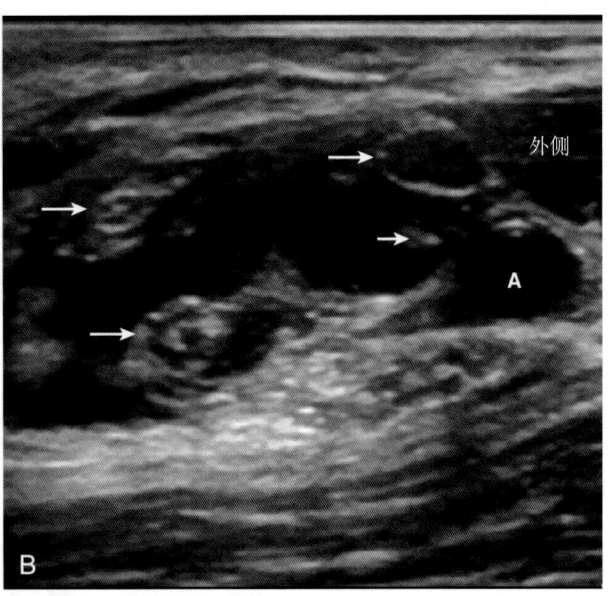

图 58-18　超声引导腋窝阻滞。A. 外观图（平面外入路）。B. 神经血管束短轴声像图，针尖（短箭头）跨越成像平面，探头压迫下腋静脉壁前后相贴。第三部分的腋动脉（A）和臂丛神经（长箭头）如图所示

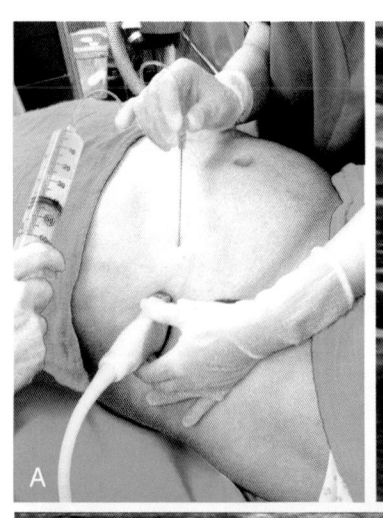
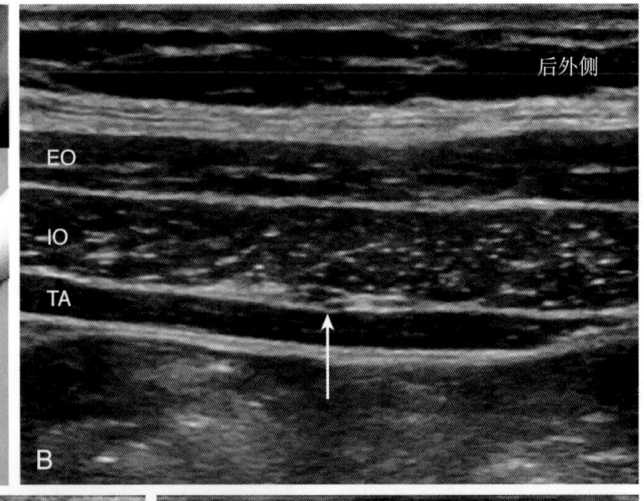
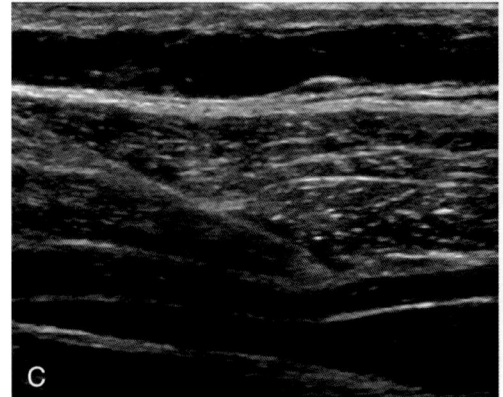
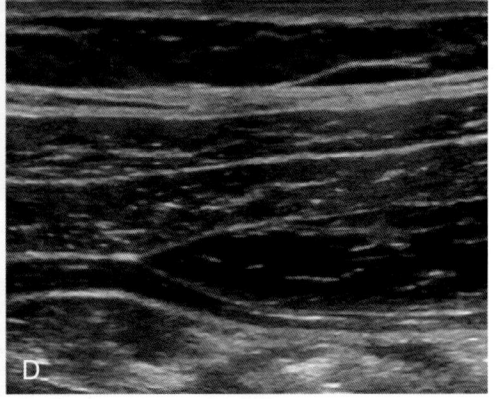

图 58-19　超声引导下腹横筋膜阻滞（TAP）。A. TAP 阻滞的腹壁定位视图。B. 此超声影像中可以鉴别腹外斜肌（EO）、腹内斜肌（IO）和腹横肌（TA）（"三层蛋糕"样表现）。可以见到神经进入到腹内斜肌和腹横肌之间（箭头）。C. 显示平面内穿刺针轨迹，针尖指向腹横肌后外侧边界。D. 成功进行腹横筋膜阻滞后的"皮船"征。腹内斜肌和腹横肌间的筋膜被分开形成类似于皮船的形状

腹横肌平面和髂腹股沟神经阻滞

　　下腹壁主要受 4 条外周神经支配：肋下神经、髂腹股沟神经、髂腹下神经和生殖股神经[20]。前三组神经由腹横肌、腹内斜肌和腹外斜肌之间穿出。由于这几条神经在腹壁上经过腹内斜肌和腹横肌，从而更易

进行局部神经阻滞的解剖定位。超声引导下腹横肌平面（TAP）阻滞，患者通常需仰卧位（图 58-19）。超声探头置于腋中线上的髂嵴和肋缘之间。在此位置，腹壁的外侧肌肉层次易确定，这三层肌肉为腹外斜肌、腹内斜肌和腹横肌。

　　注射的药物必须在腹内斜肌和腹横肌的筋膜之间

并将这两层肌肉分开。在直接可视且接近神经条件下，在正确的层次中注射 15～20ml 局麻药并无危险。穿刺针入路是在平面内由前侧到腹横肌的后外侧角。由于腹式呼吸运动及肌肉收缩的影响，全身麻醉也是值得考虑选择的方法。腹横肌相对较薄，因此，穿刺时应注意针尖的位置。髂腹股沟神经阻滞（图 58-20）可以类似的方法在髂嵴上进行[21]。

股神经阻滞

超声引导股神经阻滞的优点包括：更完全的阻滞效果，减少局麻药的用量和降低误伤血管的风险[22]。股神经通常位于股动脉外侧，走行在髂肌和腰大肌间的肌沟中。股神经横断面可呈现椭圆形或三角形，其前后径大约 3mm，内外宽约 10mm。关于股神经的最佳描述是在腹股沟韧带上距近端 10cm 至距远端 5cm 之间。依照骨盆倾斜度略倾斜超声探头以使得声束与神经垂直相交，来获得最佳的图像。另外，因为股神经的走行从中间略向外侧，应用超声探头时少许旋动也有助于获得最佳的神经影像。股神经被强回声的脂肪组织和筋膜包覆，因此超声下准确定位神经外鞘很困难。在有些病例中腰大肌腱成像类似于股神经。但是，腰大肌腱位于肌肉的深部。如果在超声影像中可见股深动脉（股动脉深支），那说明超声探头略偏向远端了，不能完全阻滞股神经。股神经通常也通过髂腰肌的小切迹定位。

超声引导股神经阻滞需要应用宽（35～50mm）线性探头（图 58-21）。平面外入路（从远端至近端）或平面内入路（从外侧至中间）均可应用。平面内入

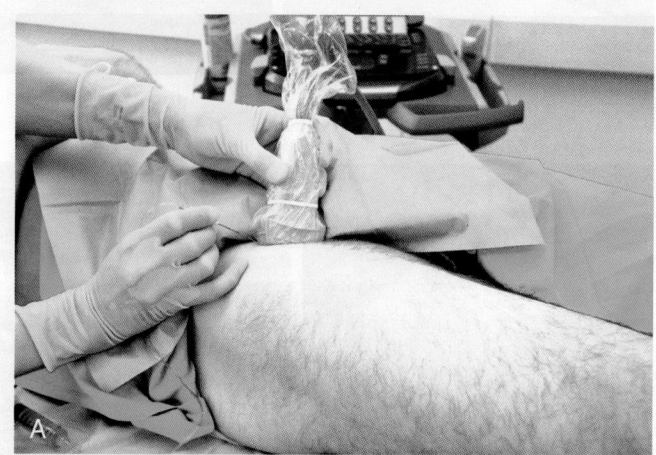
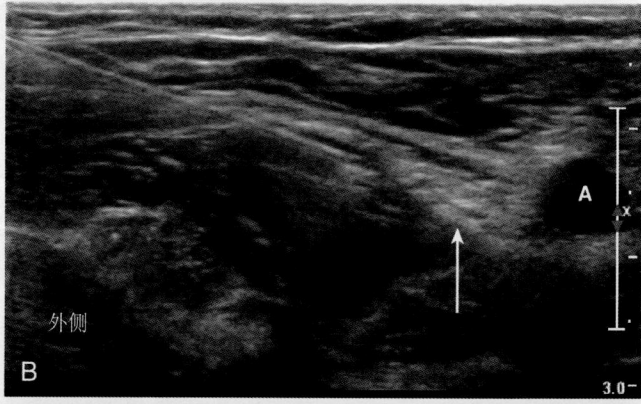
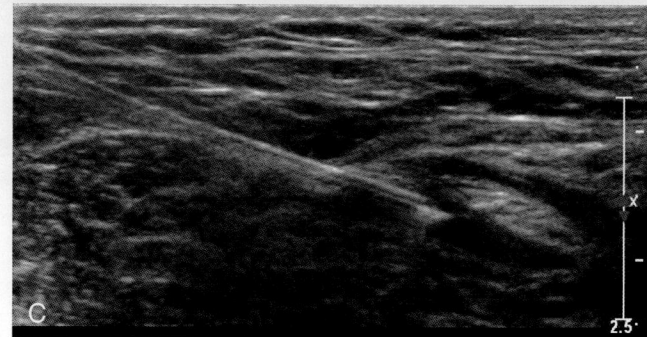

图 58-21 股神经阻滞的超声影像（平面内入路）。A. 股神经阻滞的临床视图。B. 注入局麻药前针尖在股神经局部的影像（箭头）。C. 注药后局麻药包绕着股神经的影像 *(Modified from Gray AT: Atlas of ultrasound-guided regional anesthesia, ed 2, Philadelphia, 2012, Saunders.)*

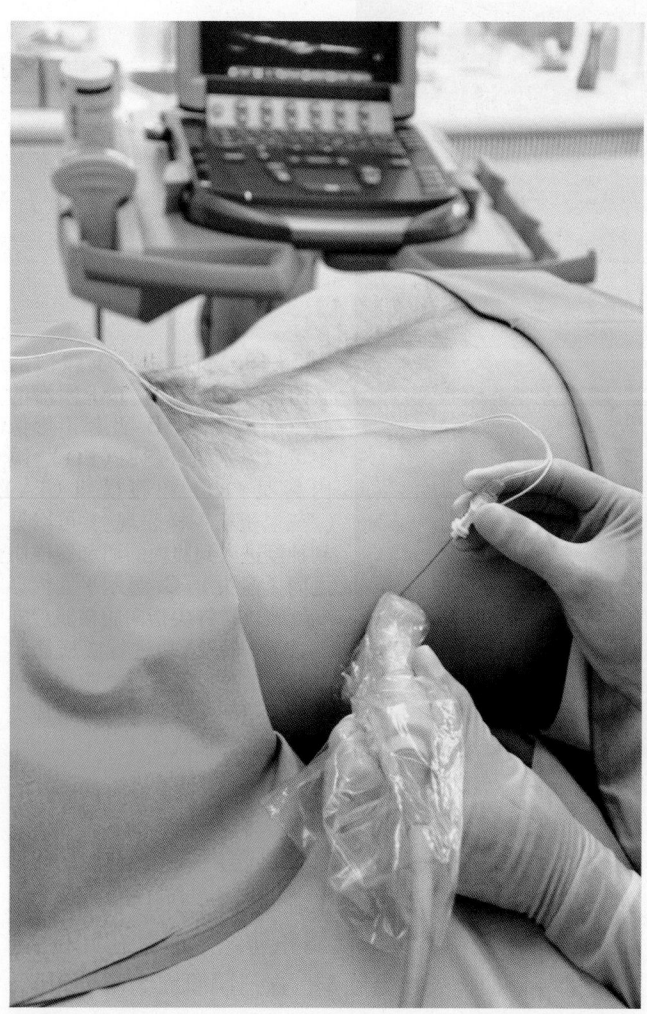

图 58-20 超声引导下髂腹股沟神经阻滞。旋转探头并将其放在髂嵴上，进行髂腹股沟神经阻滞

路的优点是可以看到进针过程，缺点是较长的穿刺针径迹使穿刺针趋于滑过并推开髂筋膜而不是刺入髂筋膜。平面外入路通常用于导管置入。

与髂筋膜阻滞方法相同，无论选择哪种入路，都要保证针尖位于髂筋膜和髂腰肌之间靠近股神经的外侧角以免损伤股血管。髂筋膜具有向中外侧倾斜的特点。理想的局麻药分布是位于股神经下或完全包绕股神经。当观察到局麻药层位于股神经上面，则要考虑髂筋膜未被穿透，阻滞可能失败。对于肥胖患者，股神经的影像具有挑战性，超声联合神经刺激器应用于肥胖患者可以提高阻滞的成功率。成功注入局麻药后，沿着股神经走行方向滑动探头可以分辨出股神经的分支。

隐神经是股神经的分支，它的阻滞位置应选择在大腿中部，穿刺针在超声引导下应深达缝匠肌（图58-22）。这种阻滞方法的优势在于减少了高位阻滞中股四头肌时运动功能被一并阻滞的概率[23]。

腘窝内坐骨神经阻滞

从臀区至腘窝沿着坐骨神经走行的任意部位均可进行坐骨神经阻滞[24-26]。包括大腿前方在内的许多坐骨神经阻滞通路都已经被阐述过[27]。其中最常见的一种入路是腘窝部，其需要患者俯卧位抬腿，采用侧入路进行坐骨神经阻滞[28]。在这个解剖位置，神经阻滞更接近于表皮。坐骨神经此区域呈现宽大的目标和较大的表面有利于阻滞完善。应用此项技术时，针尖应位于坐骨神经分成胫神经和腓总神经的起始部，以保证一次注药可以分布到两侧神经（图58-23）。通过沿着坐骨神经走行滑动超声探头可以确定腘窝部特征性的神经分离。滑动超声探头的方法对于注药后确认局麻药的分布也同样重要。胫神经较腓总神经走行更直，横断面积大约是腓总神经的两倍。在腘窝皱褶处，胫神经位于腘动静脉后方，当超声成像困难时，这一特征可以作为有用的起点标志来进行超声定位。当足部

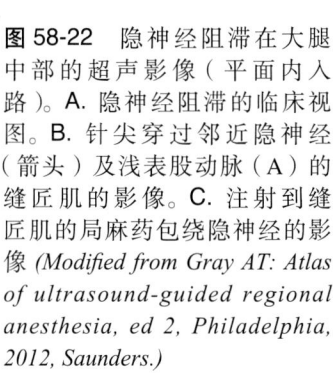
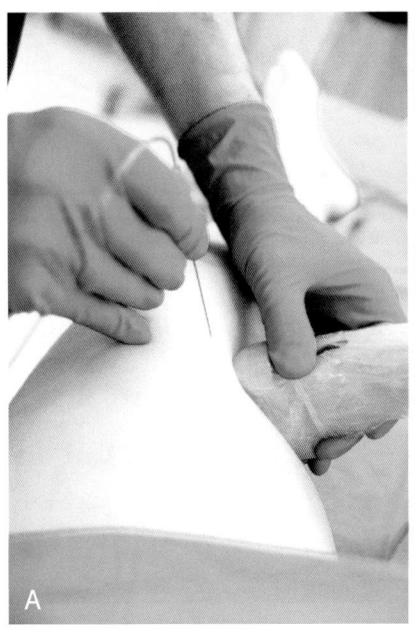
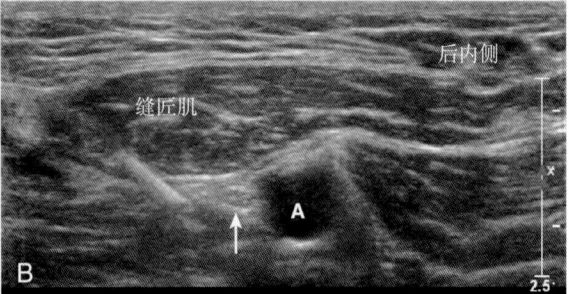
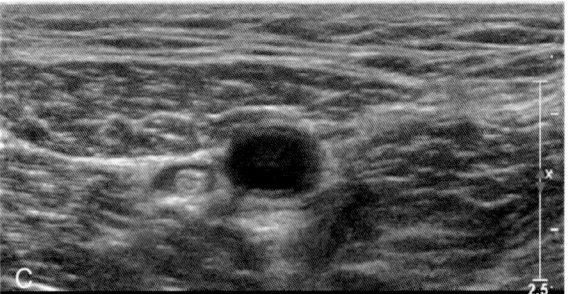

图 58-22　隐神经阻滞在大腿中部的超声影像（平面内入路）。A. 隐神经阻滞的临床视图。B. 针尖穿过邻近隐神经（箭头）及浅表股动脉（A）的缝匠肌的影像。C. 注射到缝匠肌的局麻药包绕隐神经的影像 *(Modified from Gray AT: Atlas of ultrasound-guided regional anesthesia, ed 2, Philadelphia, 2012, Saunders.)*

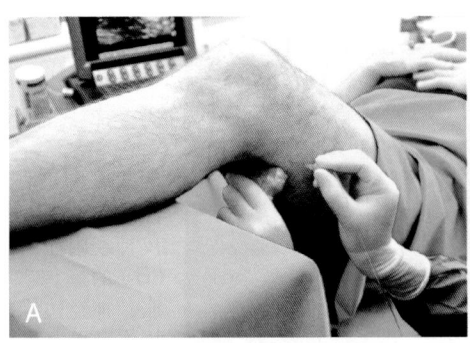
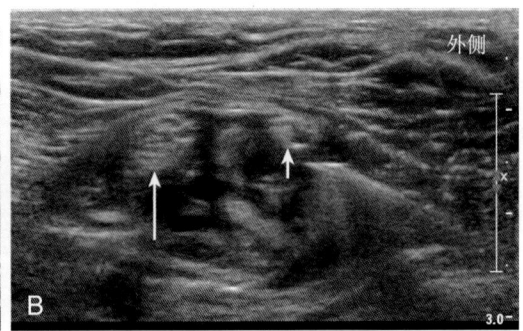

图 58-23　腘窝阻滞的超声影像（平面内入路）。A. 仰卧位腘窝神经阻滞的临床视图。小腿抬高，超声探头从腿后面定位。B. 平面内方法，穿刺针从腿外侧接近坐骨神经分叉处。针尖位于胫神经（长箭头）和腓总神经（短箭头）之间

运动时，腘窝的神经也会有特征性的移动，这可以用来帮助鉴别神经。这种入路的优点是体位方便，超声探头的位置远离穿刺针的穿刺点，并且平行于超声探头的入路可以最佳观察到穿刺针的针尖。通过该入路注药后，局麻药也较容易沿坐骨神经分布（图58-24）。

培训和安全

　　超声介入检查并非没有风险。最近，许多研究已证明了超声引导下区域阻滞的有效性。在外周神经阻滞中，超声的应用可以避免和发现两个重要的不良事件：血管内注药和神经内注药[29-30]。以溶解气作对比剂，如发现其进入血管腔，则可以识别血管内注药。神经内注药显著的特点是注射局麻药时伴有神经膨胀（图58-25）。尽管超声对于提高区域阻滞的安全性意义非凡，但是临床实践中仍有待于进一步确定。很多不良事件用超声影像的形式记录下来并作为有价值的培训内容供人们学习。

　　培训超声引导下介入技术初学者的方法之一是使用组织等效模型[31]。模型由用于穿刺针练习的模拟组织构成（图58-26）。为了更接近实际情况，声速必须与在软组织中相同。在最初的设计原型中，模型和包装都是透明的，可以通过视觉观察确认。现在市场上已经有几种为区域阻滞训练提供的模型，模拟神经阻

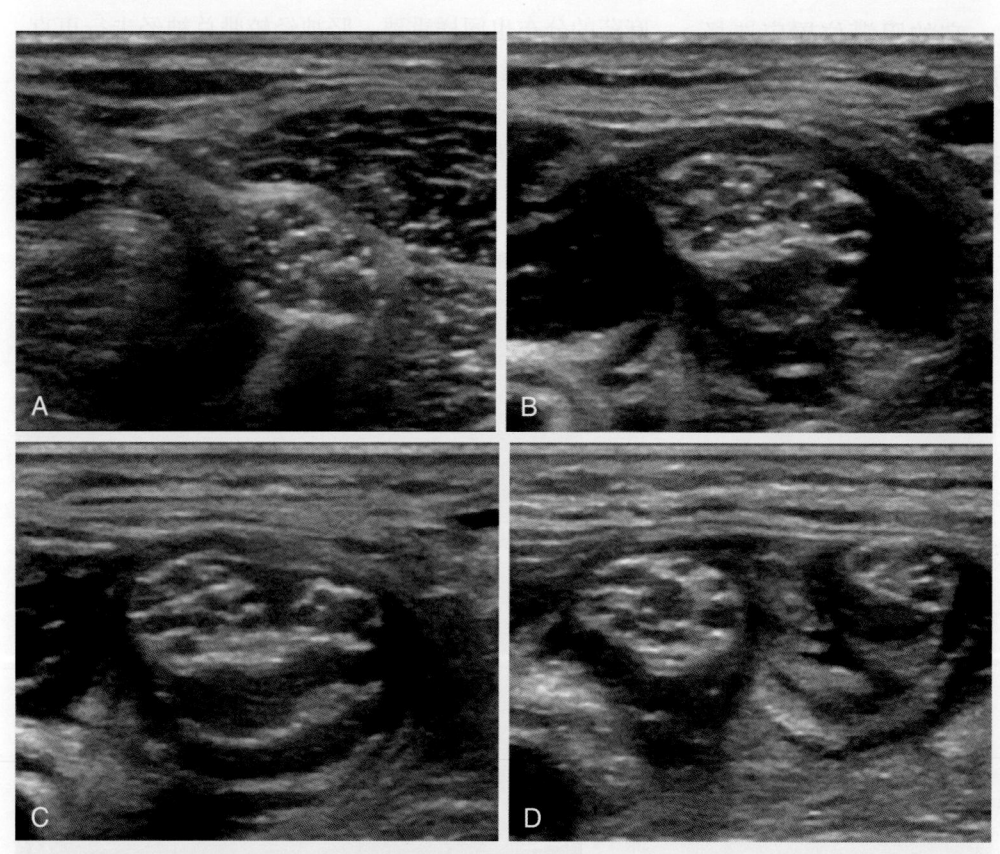

图58-24　腘窝区坐骨神经分成胫神经和腓总神经前（A）、中（B和C）、后（D）的影像。可以见到局麻药沿着胫神经和腓总神经分别扩散，从而确认阻滞成功

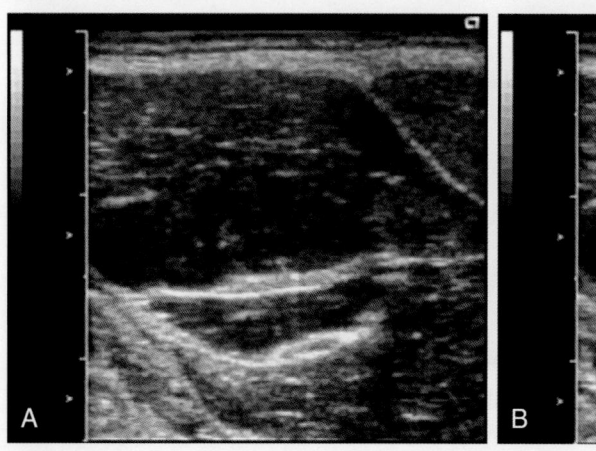
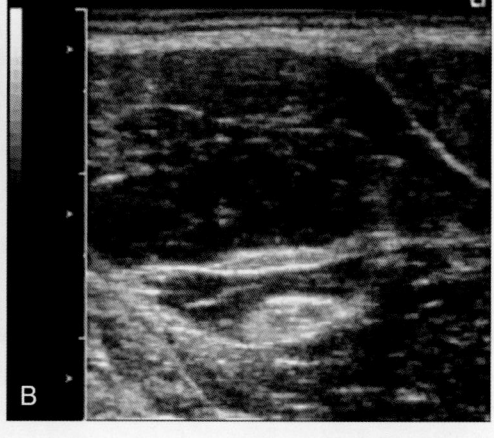

图58-25　超声影像显示神经内注药。这组超声图像是腋窝的肌皮神经内注入前（A）和注入后（B）的影像。可以见到神经膨胀，神经边缘的完整性仍保留。操作过程中及其后没有发现感觉异常。这种低容量、低压力的神经内注射的神经系统预后良好

滞的生物组织模型已经有了长足的发展。

其他的教学工具也在应用。尸体具有解剖结构真实的优点并可以用于模拟介入训练[32]。但是为了维持神经的可塑性并能获得清晰的影像，需要专业的防腐技术和一定的花费，这些只有在少数有条件的研究机构进行，有一定的局限性。大多数培训的研究均证实最低限度的培训即能够掌握必需的超声引导技术。

一项最近的培训研究指出了初学者学习超声引导下区域阻滞的常见错误[33]。这些错误包括穿刺针未显影时继续进针和无意识的探头移动。初学者经常在穿刺针没有显示影像时继续进针，大概是因为本能倾向于认为穿刺针还没有到达显影区域。在培训研究结束时，那些潜在的影响操作质量的行为大大降低（每名培训受试者完成了 66 ~ 114 例神经阻滞）。

结　　论

很多麻醉医师都选择超声作为区域阻滞麻醉的引导工具。一旦熟练掌握，开展其他超声介入工作就相对容易了。超声成像技术可以预防和发现神经阻滞中的重要问题，如血管或神经内注射，从而提高区域麻醉过程的安全性[34]。而教育和培训在减少罕见的不良事件、提高安全性方面发挥了关键性的作用。

参 考 文 献

见本书所附光盘。

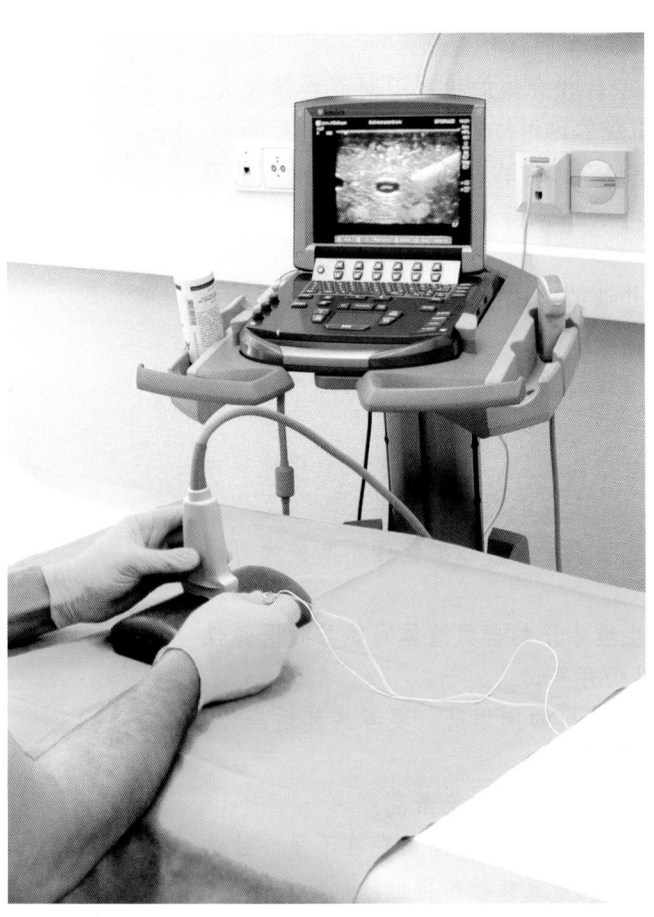

图 58-26　使用组织等效模型行超声引导下的经皮穿刺练习

第59章 围术期液体及电解质治疗

Mark R. Edwards • Michael P.W. Grocott

周秋雯 译　黄文起　屠伟峰 审校

致谢：编者及出版商感谢 Alan D. Kaye 和 James M. Riopelle 博士在前版本章中所作的贡献，他们的工作为本章节奠定了基础。

要 点

- 静脉液体治疗可能会影响患者的预后，因此其是围术期临床工作的核心部分。

- 水约占身体总重量的 60%，因随着年龄和身体的组成不同而差异较大。水在细胞内液与功能性细胞外液间组成的比例约为 2∶1。

- 内皮多糖蛋白质复合物（glycocalyx）在血管内壁形成蛋白含量低的液层，其作用已经在修正版本的 Starling 方程式与更新版的毛细血管液体运动模型中得到体现。

- 钠是细胞外的主要阳离子，在细胞外液的渗透压形成中起主要作用；血钠异常通常与细胞外液量紊乱有关。

- 钾是细胞内的主要阳离子，在跨膜电位的维持中起关键作用，血钾异常可能伴有可兴奋组织功能受损。

- 钙是细胞内关键的第二信使，在神经肌肉功能、细胞分裂及氧化途径中发挥作用。

- 镁具有多种生理效应，围术期间补充镁剂治疗应用的范围不断扩大可凸显这一点。

- 酸碱平衡与液体治疗相关，输注超生理水平的含氯液体可能导致医源性的酸中毒，这种酸中毒的临床相关性仍存争议。

- 静脉输液可产生一系列生理效应，输液应如同用药，要考虑其适应证、剂量范围、注意事项和副作用。

- 围术期的生理性损害可能导致多种液体和电解质平衡紊乱。

- 目前在多个领域用以指导围术期液体治疗的临床证据仍存在不足，且这类临床证据也不应由一般重症医学的研究中直接推断得出。

- 补液不足会造成组织低灌注，而静脉输注液体过多，液体成分中毒素会导致各种不良反应，应在二者之间找到平衡。

- 在患者围术期处理中，目标导向液体治疗（goal-directed fluid therapy，GDT）可能有助于达到上述平衡，GDT 可减少术后罹病率的证据使其在许多外科中得到应用。

- 对于围术期输注何种液体可以获得最佳的临床预后这一问题尚无明确的共识。"平衡"与"不平衡"、"晶体"与"胶体"的比较已在多个临床实践中进行研究，而目前尚无明确的结论。

- 液体和电解质的管理方式可能需要因患者和手术因素而宜。

静脉输液是麻醉从业人员的专长，同时在该领域麻醉医师可为临床同事提供重要的专业意见。除了传统麻醉的三项工作：维持意识丧失、止痛和肌肉松弛外，静脉液体治疗也是围术期麻醉工作的核心组成部分。由于围术期患者无法正常地经口摄取水分，这段期间液体输注的目的是避免脱水、维持有效的循环容量以及防止组织灌注不足。

近几年来，我们对不同液体产生临床效应的认识大幅增加。通过了解不同晶体和胶体的物理化学和生物学特性，结合现有的临床研究数据，可以合理地指导临床的液体选择。液体治疗的每项临床决策取决于两个要素：选用何种液体以及补充多少液体。最近的几项临床研究改变了我们对这些问题的认知。然而，我们应该注意避免过度解读这些来自非围术期的数据。尽管最近在重症医学领域有许多高质量的大型临床试验，纳入了数以千计的患者，但尚未解决围麻醉期的关键问题。目标导向液体治疗（goal-directed fluid therapy，GDT）是适用于围术期的很好液体管理方式，但对危重患者无效，这也提醒我们对不同病情应选择不同的管理方式。

本章回顾了静脉液体治疗的生理学和药理学，之后讨论液体和电解质管理的临床实践以及替代方法对临床预后的影响。

生 理 学

体液的组成

水约占一般成人总体重的60%，该比例随着年龄、性别和身体组成而不同。与其他组织相比，脂肪组织的含水量很低，因此体液占体重的比例在偏瘦（75%）人群及肥胖（45%）人群间存在明显差异。这种因脂肪组织含量所导致的总体液差异亦存在于成年男性和女性之间；随着年龄增加，因脂肪组织减少体液差异逐渐缩小。身体的组成随年龄改变，体液的结构因而有很大的差异（表59-1）。总体液（total body water，TBW）在体内可按解剖或者功能进行区分，主要分为细胞内液（intracellular fluid，ICF）和细胞外液（extracellular fluid，ECF）。这些组成部分的比例及其不同的成分如图59-1及表59-2所示。细胞外液可进一步细分为以下组成部分：

- 组织间液（interstitial fluid，ISF）：淋巴液及细胞空隙间的低蛋白液体。
- 血管内液：血浆容量，包括一部分血管内皮多糖蛋

表 59-1　体内总体液与细胞外液占体重百分比与年龄变化之间的关系（所列数据乘以 10，以 ml/kg 为单位）*

年龄	总体液（%）	细胞外液（%）	血容量（%）
新生儿	80	45	9
6 个月	70	35	
1 岁	60	28	
5 岁	65	25	8
年轻成年男性	60	22	7
年轻成年女性	50	20	7
老年人	50	20	

表格中数据引自参考文献 226～229。
* 怀孕期间，随着孕期进展，血和血浆容量分别增加 45% 和 50%

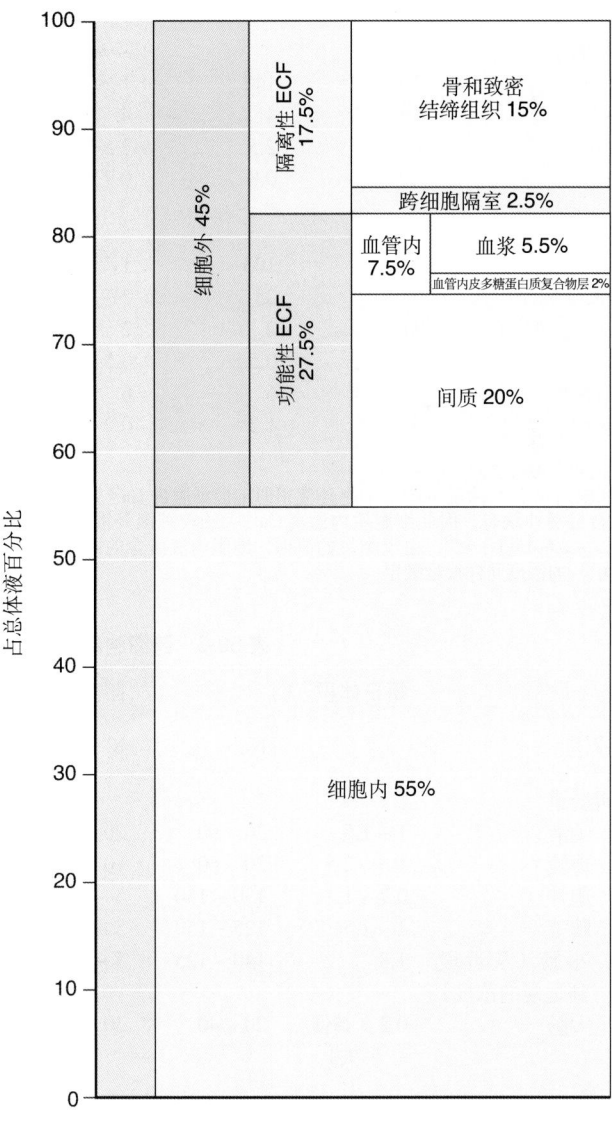

图 59-1　体内总体液在液体隔室中的分布。"隔离性"的细胞外液（ECF）是指和骨及致密结缔组织有关的或跨细胞隔室的液体，因此无法立即和其他液体隔室间进行交换而达到平衡

白质复合物（见后面的讨论）。

- 跨细胞液：包括胃肠道消化液、胆汁、尿液、脑脊液、房水、关节液、胸膜液、腹膜液、心包液。这些都是有重要功能的体液，其组成成分不同，分布在上皮细胞构成的腔隙内，通过细胞主动运输进行调节（表 59-3）。
- 骨及致密结缔组织内水：总体液的重要组成部分，但并不属于功能性细胞外液，因为它和其他部分的体液互相转化的动力缓慢[1]。

总血容量包含细胞外（血浆、血管内皮多糖蛋白质复合物）和细胞内（血细胞）成分。除外非功能性细胞外液成分（骨及结缔组织），细胞内液与功能性细胞外液的比例大约为 2：1（ICF 占体重的 55%，ECF 占体重的 27.5%）。

液体和电解质运动遵循的物理化学定律

水和溶质的运动遵循着一系列物理化学及生物学的过程，具体将在下面的章节讨论。

弥散作用　弥散的过程是指溶质颗粒满布在整个溶剂中，由高密度向低密度移动。依据 Fick 扩散定律，平衡的速度与弥散距离的平方成正比，可穿透的细胞膜间亦可存在弥散作用：

$$J = -DA\left(\frac{\Delta c}{\Delta x}\right) \tag{1}$$

J 代表净弥散率，D 代表弥散系数，A 是可弥散的跨膜面积，而 $\Delta c / \Delta x$ 为密度（化学）梯度。

带电的溶质顺着电势移动也可能产生弥散作用。

渗透作用　假如有一种半透膜（水可以通过但溶质不可）分隔开纯水与带有溶质的水，水分子可以通过膜进入溶质浓度较高的区域。渗透压即是在这种情况下所需对抗溶质运动的静水压。溶液最基本的依数性质之一是渗透压取决于溶液中渗透活性粒子（完整的分子或解离的离子）数量，而非类型。理想溶液的渗透压受温度和体积影响：

$$P = \frac{nRT}{V} \tag{2}$$

表 59-2　细胞内液和细胞外液的组成（单位为 mOsm/L 水）

	细胞内	细胞外的	
		血管内	间质
阳离子			
Na^+	10	142	145
K^+	157	4	4
Ca^{2+}	0.5*	2.5	2.5
Mg^{2+}	20	0.8	0.7
阴离子			
Cl^-	10	103	117
HCO_3^-	7	25	27
$HPO_4^{2-}/H_2PO_4^-$	11	2	2
$SO4^{2-}$	1	0.5	0.5
有机酸		6	6
蛋白	4	1.2	0.2

数据源自参考文献 230～232。

* 细胞内总 Ca^{2+} 浓度可能与细胞外液相似；但细胞内 Ca^{2+} 大部分处于螯合或缓冲状态，因此细胞质内游离 Ca^{2+} 大约较细胞外液低 1000 倍（$0.3 \sim 2.6\mu Eq/L$）[124]。由于类似的原因，细胞内液所含的阴离子（如 PO_4^{3-}）的浓度同样很难确定

表 59-3　跨细胞液的组成（除另行标注外，单位为 mEq/L）

液体	每日体积（L）	阳离子				阴离子		pH
		Na^+	K^+	Ca^{2+}	Mg^{2+}	Cl^-	HCO_3^-	
胃肠道								
唾液	1～1.5	30～90	20～40	2.5	0.6	15～35	10～40	6～7
胃液	1.5～2.5	20～60	10～20			20～160	0	1～3.5
胆汁	0.7～1.2	130～150	5～12	10～50		25～100	10～45	7～8
胰液	1～1.5	125～150	5～10			30～100	40～115	8～8.3
小肠（从近段到远端的浓度）	1.8	140～125	5～9			110～60	100～75	7～8
大肠	0.2（粪便丢失）	20～40	30～90			0～15	40	7～8
汗液	0.1～0.5	45～60	5～10			45～60	0	5.2
脑脊液		140	2.8	2.1	1.7	120		7.33

数据源自参考文献 233～235

P 代表渗透压，*n* 代表粒子数，*R* 为气体常数，*T* 为绝对温度，*V* 为体积。*n* 是溶质质量 / 溶质分子量的比值与溶质解离粒子数目的乘积。

然而，体液并不是理想溶液，因为离子间的交互作用使得游离的粒子数减少从而影响渗透效应。血浆的总渗透压约为 5545mmHg。

渗透压　摩尔浓度是指每千克溶剂中含有溶剂的摩尔数（每摩尔含 6×10^{23} 特定物质粒子）。渗透压是用来描述当溶液中含有多种不同离子时，每千克溶剂中包含溶质的渗透摩尔数（每渗透摩尔包含 6×10^{23} 任一种粒子）。人体正常的渗透压为 285 ~ 290mOsm/kg，而且在细胞内外是相同的，因为水可在细胞内外自由移动，防止渗透压梯度的形成。血浆渗透压最主要由钠及其相关的阴离子氯和碳酸氢根所形成。可通过以下公式估算：

$$血清渗透压 = \begin{bmatrix} (2 \times 钠) + (葡萄糖 \div 18) \\ + (尿素 \div 2.8) \end{bmatrix} \quad (3)$$

其中，钠为血清钠离子浓度（mEq/L），葡萄糖是血清葡萄糖浓度（mg/dl），尿素为血尿素氮浓度（mg/dl），（2× 钠）成分反映 Na^+ 及其相关阴离子（主要为 Cl^- 及 HCO_3^-）。另外，渗透压可以通过血浆冰点下降法进行测量。容量渗透摩尔浓度是每升溶液中含有的溶质摩尔数，与质量渗透摩尔浓度不同，会受温度的影响，因为温度的增高可使体积膨胀。

张力　这是指溶液对一个特定的半透膜的有效渗透压，并将特定在体内不产生渗透效应的溶质考虑在内。例如，钠离子和氯离子无法自由穿过细胞，因此在这些膜上产生有效的渗透力，而尿素则可以自由地穿过这些细胞膜，因而在此不产生渗透效应。同样的，葡萄糖通常是由胰岛素刺激促进扩散进入细胞，因此它是一个无效的渗透摩尔。张力可决定体内液体跨膜的分布，由下丘脑的渗透压感受器感应。可通过测得的渗透压减去尿素和葡萄糖浓度来估计张力大小。

胶体渗透压　胶体渗透压由胶体产生，是总渗透压的一部分。胶体是大分子量的粒子，主要是蛋白质，包括白蛋白、球蛋白、纤维蛋白原。血浆总渗透的压力为 5545mmHg，其中 25 ~ 28mmHg 为胶体渗透压。血浆中蛋白质上的负电荷可保留少量过剩钠离子（即 Gibbs-Donnan 效应），能有效地增加胶体渗透压，可通过计算蛋白质的浓度来预测。血浆中的主要成分白蛋白产生 65% ~ 75% 的血浆胶体渗透压。

体液间隔屏障及分布

每个体液腔隙的体积与成分组成取决于两个毗邻腔隙间的屏障。

细胞膜　细胞膜是脂质双层结构，将细胞内及细胞外分隔开。亲水的大分子和带电粒子（如游离离子）无法通过细胞膜。除了某些特定分子可以通过被动扩散，其余的溶质可以通过以下几种方式穿过细胞膜：

载体蛋白：

原发性主动转运　溶质逆浓度梯度的转运需要能量，通过直接与腺苷三磷酸（ATP）（如 Na^+/K^+-ATP 酶）的耦合水解。这是离子浓度梯度得以维持的基础，可驱动包括水和溶质的移动以及电脉冲在可兴奋组织中的传导等各种生物过程。

继发性主动转运　继发性主动转运的过程是利用由 ATP 酶所驱动产生的浓度梯度来运输溶质，使离子（如 Na^+）可顺浓度梯度移动。溶质顺着浓度梯度移动被称为协同运输，而溶质逆向浓度梯度转运又被称为逆向转运。

溶质通道（通道转运）　溶质通道可使溶质快速转运，比 ATP 酶或者跨膜扩散更快。比如电压门控 Na^+ 通道和葡萄糖转运蛋白 GLUT1，它们嵌于细胞膜中，允许葡萄糖沿着浓度梯度通过，这个过程称为易化扩散。

胞吞及胞吐作用　胞吞及胞吐作用与跨膜的大蛋白和多肽有关。

血管内皮细胞　血管内皮细胞的屏障功能在维持血管内液体的容量中起关键作用，因此这一屏障功能在围术期至关重要。手术组织损伤通常导致血管内容量的损失，这主要是通过手术失血或者炎症导致液体转移至组织间隙。静脉输液产生的生理效应如需克服这些损失并维持足够的组织氧供，高度依赖于毛细血管水平的液体处理。通过实验生理模型的建立和技术的应用，我们对于这领域已有较充分的了解。

毛细血管结构　如表 59-4 所示，毛细血管的结构因各器官功能而有不同。最常见的毛细血管型是无窗孔的毛细血管，包括连续的基底膜和单层内皮细胞与其交界处的裂隙。这些细胞内的裂隙为跨毛细血管液体流动的最基本通道。血管的内皮细胞是由连续的糖胺聚糖（glycosaminoglycan，GAG）链形成的被膜所覆盖，包括：syndecan-1、透明质酸、磷脂酰肌醇蛋白聚糖、膜结合的蛋白聚糖和糖蛋白，它们共同结合形成内皮的多糖蛋白质复合物（EGL）。EGL 覆盖

表 59-4　毛细血管特征

毛细血管类型	位置	大的孔隙	基底膜	内皮多糖蛋白质复合物层	功能注记
无窗孔型（连续的）	肌肉、结缔组织、肺、神经组织	无	连续的	连续的	细胞内裂隙为液体滤过的主要途径。这些有部分被有许多断裂的连接处阻断。在血脑屏障处这些断裂很小（1nm）且不常见（闭锁小带紧密连接），只允许最小的非脂质溶质分子通过。在其他组织中这个断裂较大（5~8nm）而且较常见（闭锁斑松散连接）
窗孔型	内分泌腺、肠黏膜、脉络丛、淋巴结	在内皮细胞内孔隙直径约6~12nm	连续的	连续的	窗孔允许毛细血管由 ISF 重吸收液体，和其他毛细血管类型相反
	肾小球	内皮的孔隙大小可达65nm	连续的	孔隙上不连续，有效孔隙减小	肾小球毛细血管的许多空隙允许大量的滤过。有效空隙的大小通过足细胞连接进一步减至 6nm；因此，蛋白通常不允许滤过
窦状的	肝、脾、骨髓	大的细胞间差距可达120nm	不连续的	无有效层因为内皮细胞摄取透明质酸	大的空隙允许高分子（脂蛋白、乳糜微粒）在血浆和 ISF 之间穿梭；结果导致无 COP 来对抗滤过，而且这些组织的 ISF 是血浆容量的有效组成部分。因为存在纤维囊并且通过淋巴管返回，大量过滤到此处的 ISF 不能通过组织扩张来调节（如，肝淋巴生成量占体内淋巴生成总量的 50%）

Modified from Woodcock TE, Woodcock TM: Revised Starling equation and the glycocalyx model of transvascular fluid exchange: an improved paradigm for prescribing intravenous fluid therapy, Br J Anaesth 108:384, 2012.

COP，胶体渗透压；ISF；组织间液。

要点：
 ── 基底膜/细胞外结构
 ▭ 内皮细胞
 ▭ 内皮多糖蛋白质复合物层
 ⬤ 红细胞

住窗孔和裂隙，厚度可达 1μm。EGL 除了可预防血小板及淋巴细胞的黏附外，还可形成一个非常重要的半透膜，作为内皮细胞的屏障[2]。水和电解质可在血管内皮细胞屏障中自由移动，先穿过 EGL，之后通过特殊毛细血管的细胞内裂隙或窗孔。以往认为蛋白质在内皮细胞水平上被排除在 ISF 外，然而现在认为它存在于内皮多糖蛋白水平。多糖蛋白复合物下层（subglycocalyceal layer，SGL）含有乏蛋白的液体；蛋白质缓慢转运到 ISF 可通过胞吞和胞吐的方式穿过内皮细胞或者经由少量较大的细胞膜孔径，从而在 SGL 到 ISF 之间形成一个蛋白浓度梯度。SGL 的容积约为 700~1000ml；构成血管内容量的一部分，所含的电解质与血浆达成平衡，但蛋白浓度较低，是因为多糖蛋白质复合物有效地阻挡了大分子物质。

毛细血管功能　Starling 首先描述了跨毛细血管细胞膜的液体运动，而后被进一步完善。毛细血管动脉端的静水压力梯度大于向内的渗透压梯度，导致水滤过到 ISF。以往认为这些水大部分是被重吸收至毛细血管静脉端的血管内，而向外的净水压较小，且蛋白质被毛细血管内皮细胞阻挡，所以向内的渗透压梯度增加。没有被毛细血管重吸收的水通过淋巴管离开 ISF。

最近的实验及模型技术已经将内皮多糖蛋白的作用整合入了修正后的 Starling 方程式，并且修改了毛细血管液体运动的模型：

$$J_v = K_f([P_c - P_i] - \sigma[\pi_c - \pi_{sg}]) \qquad (4)$$

J_v 是跨毛细血管流量，K_f 是滤过系数，P_c 是毛细血管净水压，P_i 是间质净水压，σ 是反射系数（大分子跨越内皮细胞屏障受到的抵抗程度），π_c 是毛细血管的渗透压，π_{sg} 是糖萼下的渗透压。

关键的不同点与他们的相关性如下 [3]：

- 在稳态下，连续的毛细血管的静脉端不进行液体的重吸收（"不吸收"规律）。然而，整体测量得出的毛细血管滤过（J_v）比由 Starling 原理预测的值要低很多，与在 SGL 和毛细血管（与滤过相对）间的所形成更大的胶体渗透压（COP）的梯度一致。少部分滤过的容量是通过淋巴系统回到循环之中。
- 血浆 SGL 与 COP 的差异影响 J_v，血浆的 ISF 与 COP 的差异则不影响。然而，不吸收规律是指人工使得 COP 上升（如输注白蛋白）可能会使 J_v 下降，但不会导致液体由 ISF 重吸收回到血浆。
- 不吸收规律的一个例外情况是当实际的毛细血管压力突然低于正常时，可能会出现短暂的自体回输阶段，大约局限在 500ml 内。如果低于正常的压力持续超过这个范围，J_v 会接近零，但不会有持续的重吸收。在这种情况下输注胶体可扩张血浆容量，而输注晶体则会扩张整个血管内容量（血浆及 EGL）；不论输入胶体或晶体，J_v 仍会接近零，直到毛细血管压升至正常或者高于正常水平。
- 当毛细血管压高于正常，COP 的差会维持，J_v 和净水压差成正比。在这种情况下，输注胶体可维持血浆 COP，但会使毛细血管压力进一步升高，J_v 也增加。输注晶体也会使毛细血管压力增加，但可减少血浆 COP，因此与输注胶体相比，晶体的 J_v 增加程度较大。

经过修正的液体分布的 EGL 模型提出晶体和胶体对血管内容量的影响部分依赖于原有毛细血管的压力，有助于解释某些在临床液体研究中看似矛盾的结果。

晶体与胶体对血管容量的影响 由于毛细血管过滤（J_v）的结果，输注的晶体被认为是均匀分布在整个细胞外室，大约有 1/4 到 1/5 的液体仍留在循环血量当中，而胶体则被推定大部分留在血管内容量中。然而，大部分研究液体对血容量的影响是基于红细胞稀释和血细胞比容的改变，并没有考虑 SGL 容量的影响，因为 SGL 中是不含红细胞的。胶体也被排除在 SGL 之外，由于留在血浆容量中，胶体会对血细胞比容产生稀释效应且存在循环容量中。晶体最初即分布在整个血浆和 SGL 容量中，因此，它对红细胞的稀释效应比胶体小。这现象之前被解释为晶体离开循环室进入 ISF，然而一部分被输注的晶体会留在血容量的 SGL 中。此外，与清醒的个人相比，在麻醉状态下晶体由中央室（血管内容量）清除较缓慢 [4]。这一现象与环境敏感有关。这可以解释在低毛细血管压采取液体复苏时，早期血管内液体治疗等渗晶体需要量与等渗胶体液需要量的比例为 1.5：1，而不是预测的 4：1 [5-7]。这一比例是从大规模的危重患者临床研究中推断得出的，而在围术期环境中的价值尚不清楚。相较于传统应用的理论值，该比例真正的价值在于其可能更接近危重病的实测值。

未能通过增加毛细血管胶体渗透压来减轻水肿 低白蛋白血症是衡量危重患者病情严重程度的一个指标。然而，输注外源性的白蛋白或者其他胶体来增加毛细血管 COP 并不能降低外周或肺的水肿，也不能改善脓毒血症的总体预后。不吸收规律可以解释部分原因，即使通过输注白蛋白或者合成血浆替代物来增加跨毛细血管壁的 COP 梯度，也不能使水肿的组织的液体重吸收。再次说明，以往的研究认为由于输注白蛋白后血细胞比容的减少，使液体由间质转移至血管内室，这一理论并不能解释多糖蛋白质复合物层的紧密度的潜在作用，以及液体由 SGL 转移到血浆容量进一步减少血细胞比容。

最后，近来的研究强调了内皮多糖蛋白质复合物功能的重要性，它的降解会严重影响内皮细胞屏障功能 [8]。一系列的生理损伤可能会导致多糖蛋白质复合物受损和脱落，随后血浆中会出现游离的肝素、软骨素和透明质酸。这些包含利钠肽（在急性血容量过多时可能释放 [9]）、高血糖、手术、外伤和脓毒血症过程中释放的炎症性介质 [C- 反应蛋白、缓激肽和肿瘤坏死因子（TNF）] [10]。多糖蛋白的降解可能参与炎症时的内皮细胞功能障碍，其中内皮细胞的表型发生了变化。在此，大孔径的数量增加和间质净水压减低增加 J_v，使得柔性组织如肺、肌肉、疏松结缔组织的水肿增加。多糖蛋白质复合物功能的受损会进一步增加 J_v 而导致内皮血小板聚集和白细胞黏附。因此，维持内皮多糖蛋白的完整性作为围术期液体管理的一个治疗目标已被关注 [11]。

总体液平衡的生理调控

健康人每天 60% 的水是通过尿液排出，当流汗或者不显性丢失增加时该比例可减少。循环和肾神经内分泌机制可维持液体容量的稳定，以应对围术期可能出现的经口摄取的水分减少、肠道准备所致的消化道水分丢失增加、失血和静脉输液。

总体液量是通过一系列的感受器、控制中枢和效应器进行调控。感受器包括可感受 ECF 张力改变的下丘脑渗透压感受器，可感知中心静脉压的大静脉和右心房内的低压力感受器，以及存在于颈动脉窦和主动脉弓的高压力感受器。当血容量变化时，颈动脉窦和主动脉弓的高压力感受器的重要反应足以影响动脉压变化。传入信号在下丘脑整合中枢，然后触发作用效应器，通过口渴感增加水分摄取或者通过抗利尿激素（ADH，精氨酸加压素）的分泌调节水分排出。口渴及 ADH 的分泌可由血浆张力增加、低血容量、低血压和血管紧张素 II 而触发。应激（手术和外伤）或者某些药物（巴比妥类）也可刺激 ADH 释放。因为不同饮水习惯，水分摄取通常也不依赖口渴感，但水的正常摄取不足时，口渴感可作为一个后备机制。ADH 由下丘脑产生，并由垂体后叶释放，作用在肾集合管的主细胞，缺少 ADH 时水分难以穿透主细胞。当 ADH 结合细胞基底膜上的血管加压素 2（V_2）受体时，触发环磷酸腺苷（cAMP）介导的顶膜的水通道蛋白 2，导致水顺着其渗透梯度进行重吸收并形成少量的浓缩尿。

循环容量的急性紊乱　血容量的急性变化会导致机体几分钟甚至长达几小时的代偿以纠正异常。在应对快速失血以实现稳态的过程中，以尽量减少有效血容量的变化（静脉收缩与动员静脉储备、动员 ISF 回流到血浆产生有限的自体输血、减少尿液产生）和维持心排血量和动脉压（心动过速、增加收缩力和血管收缩）为目标。血容量急性变化的感受器官为低压和高压压力感受器，最初的改变是通过增加交感神经兴奋来调节。肾血管收缩时过滤的液体量减少，激活肾素 - 血管紧张素 - 醛固酮（RAA）轴。肾素由球旁细胞释放，裂解血管紧张素原形成血管紧张素 I，随即迅速转化为血管紧张素 II。并促进更进一步的交感神经活动以及血管收缩，并刺激肾上腺皮质释放醛固酮和下丘脑 ADH 的合成。整体的结果是肾水钠潴留、外周血管阻力增加和心排血量增加。如果没有血容量进一步的丢失，大量失血的后续反应约在 12～72h 内恢复血浆容量，增加肝血浆蛋白合成，并在 4～8 周内通过红细胞生成恢复红细胞的水平。

相反的，快速输注液体到正常容量的健康成年人体内会导致静脉、动脉压增高和心排血量增加。许多反应机制将机体快速恢复至正常心血管参数，包括压力受体介导的静脉扩张、静脉储备增加和减少系统性血管阻力。当灌注压增加时，机体自动调节反应使得动脉的血管收缩维持血流量恒定。多种机制共同作用使得循环容量恢复正常。一部分输注的液体因毛细血管过滤作用而丢失，尤其当输注的液体降低 COP 时。低压力感受器的激活使得垂体 ADH 的分泌减少有利于利尿，而且心房牵张导致心房钠尿肽（ANP）的释放有利于排钠。进一步是不依赖 ADH 的肾机制，包括血浆 COP 边际效应减弱所致的肾单位失衡；这会使得肾小管滤过率快速增加，并减少远曲小管的水钠重吸收使得尿量增加。最后机制是升高的动脉压促进多余的水及盐排泄（如压力利钠和压力利尿作用）。此压力容量的控制机制是长期维持正常血容量的关键。急性高血容量是通过心血管反射缓慢恢复动脉压。每千克体重 20ml 等渗盐溶液可能需要经过数天才能全部排泄。多余钠、水排出主要是依赖被动过程和抑制 RAA 轴，少部分靠抑制钠尿肽活性[12]。这种低效率与快速有效调节减少血容量、钠离子机制的矛盾，提示机体是在缺乏盐和可用水的变化生理环境下的进化，以及现代饮食的特征为过量的钠摄入。

循环血管内容量的长期调节　Guyton-Coleman 模型是循环系统典型代表。尽管学者们提倡完善动脉压的长期调节数学模型，Guyton-Coleman 模型仍是目前最广泛使用解释血容量及动脉压长期调控机制的模型[13-15]。健康成年人短期血容量变化非常小，心血管系统是封闭系统，动脉压为外周阻力、血管顺应性和 Starling 曲线共同作用的结果[16]。血容量在慢性变化或如前所描述的急剧变化时，循环容量会有很大变动，输入量和输出量必须尽快恢复平衡以避免慢性的液体潴留或者脱水；因此这时循环系统变成一个开放的系统。肾是调节该平衡的最主要器官，主要通过压力利钠或利尿。实际上，在慢性变化过程中，动脉血压促进肾排泄摄入的钠和水，而并非简单作为心排血量、血管顺应性和血管阻力的结果。就目前整合的一些实验观察结果，图 59-2 对 Guyton-Coleman 模型进行了诠释[16]。在健康成年人的血压与利钠曲线是相对平缓的，多余的盐和水分摄取可以被排泄而不会导致长期的循环容量和血压升高。在慢性高血压的模型中的肾排泄机制已改变，肾的利钠作用仅在更高动脉压和大量外源性水和盐导致高血压时才发挥作用。

电解质生理

钠生理　Na^+ 是细胞外的主要阳离子，Na^+ 和与其相对应的阴离子几乎为血浆和组织液渗透活性的全部溶质。因为水可自由进出液体各间隙，因此 Na^+ 是决定 ECF 容量的主要决定因素。体内总 Na^+ 含量约

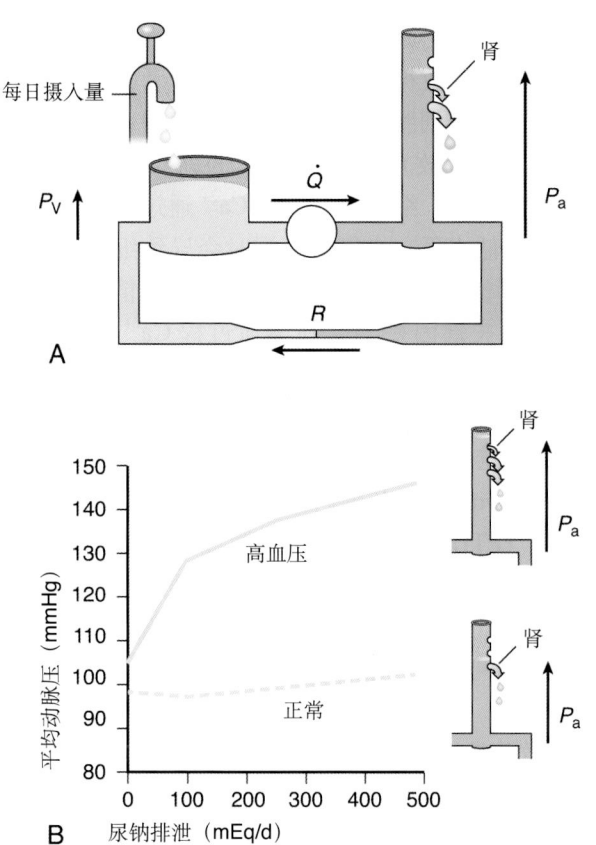

图 59-2 健康人和高血压患者血容量的长期调控。A. 代表开放循环模型。慢性情况下动脉压（Pa）依赖于每日的水和盐的摄入（滴水的水龙头）以及肾的压力 - 排钠的关系（由动脉柱上孔的高度来代表）而非心输出量（Q）和外周阻力（R）。B. 高血压的实验模型（如，长期血管紧张素 II 输注）并控制盐的摄入使得高血压的压力排钠曲线重置。这可用动脉柱上肾孔的位置更进一步提高来代表。出现排钠一定程度上和正常血压的情况相似，因此可维持一个稳定的体内水量，但需要更高的动脉压来达成。Pv，静脉压 *(A, Redrawn from Dorrington KL, Pandit JJ:The obligatory role of the kidney in long-term arterial blood pressure control:extending Guyton's model of the circulation, Anaesthesia 64:1218, 2009; and **B**, Data from Hall JE: The kidney, hypertension, and obesity, Hypertension 41:625, 2003.)*

为 4000mmol，只有 10% 在细胞内。细胞内液和细胞外液的 Na^+ 浓度（比值为 1 ∶ 15）梯度主要依靠 ATP 酶维持，该梯度对于可兴奋性组织的功能（包括动作电位和膜电位）以及肾内溶质处理至关重要。

正常人每天 Na^+ 摄入量通常远超过机体的最低需求，出生时需摄取 2 ~ 3mEq/(kg·d)，成人后减至 1 ~ 1.5mEq/(kg·d)[17-18]。由于醛固酮以及肠腔内存在的葡萄糖作用，Na^+ 在小肠和大肠被主动吸收。Na^+ 排出主要是经由肾途径，少部分经由粪便、汗液及皮肤（各为 10mEq/d）。Na^+ 在肾小球是自由过滤，其中 99.5% Na^+ 主要在近曲小管被重吸收。尽管水分的摄取量变化很大，血清 Na^+ 浓度仍可维持在稳定范围（138 ~ 142mEq/L），这主要是通过前所述的循环容量调控机

制进行的，列举如下：

- 下丘脑渗透压感应：释放 ADH
- 心房容量感应：释放 ANP
- 肾小球球旁感受器（肾动脉压力感应和过滤氯化钠含量感应）：激活 RAA

体内多余的 Na^+ 排出主要依赖被动机制，特别是压力容量效应。长期过量摄取盐和 K^+ 摄入不足会导致高血压，而每日盐摄入量小于 50mmol 的人群中很少发生高血压。其相关机制包括肾内钠的滞留和最初期细胞外液容量扩张（通过压力排钠利尿后可减轻），伴随内源性洋地黄类因子的释放和肾的钠泵激活，进一步加重肾钠滞留。低 K^+ 与洋地黄类因子慢性作用一起抑制血管平滑肌细胞的 Na^+- K^+-ATP 酶，导致细胞内 Na^+ 含量过多和细胞内 K^+ 减少，从而使得平滑肌收缩，外周血管阻力增加[19]。

钾生理 钾离子是体内主要的细胞内阳离子，人体中大约含 4000mmol，其中 98% 位于细胞内液，特别在肌肉、肝和红细胞中。ICF 和 ECF K^+ 平衡的比值对维持细胞膜的静息电位至关重要，因此 K^+ 对所有可兴奋组织的行为很重要。每日 K^+ 需要量受年龄和成长水平影响，代谢率高时需要的 K^+ 亦高。足月婴儿需要 2 ~ 3mEq/(kg·d)，成人为 1 ~ 1.5mEq/(kg·d)。摄入的钾几乎全经由小肠吸收，仅少部分经粪便排泄；每日摄取的 K^+ 约和整个 ECF 中的 K^+ 含量相似，因此必须通过快速或慢速的 K^+ 调节机制以维持一个平稳的血浆 K^+ 浓度。跨膜电位特别依赖 K^+ 的穿透力，K^+ 通过离子通道顺着其浓度梯度流出，细胞内剩余的阴离子产生跨膜负电位。当 K^+ 因浓度梯度外移的趋势和 K^+ 因电位梯度内移的趋势吻合时，电位达到静息值。

通过离子转运系统，K^+ 的快速分布与 K^+ 在 ECF 和 ICF 间移动相关，并受胰岛素、儿茶酚胺和 ECF 的 pH 因素影响。细胞膜上的 Na^+-K^+-ATP 酶转出三个 Na^+ 的同时将两个 K^+ 转入，这是维持离子梯度的重要机制。摄入含钾的食物后，胰岛素释放，刺激 K^+/H^+ 逆向转运蛋白，增加细胞内 Na^+，Na^+ 再由 Na^+- K^+-ATP 酶移除，同时细胞摄取 K^+。如果出现低钾血症，骨骼肌细胞的 Na^+-K^+-ATP 酶表达减少，使得 K^+ 由 ICF "漏" 到 ECF[20]。儿茶酚胺刺激 β_2- 肾上腺素能受体，最终激动 Na^+-K^+-ATP 酶活动，导致 ICF 内的 K^+ 增加，这个机制与运动时肌肉细胞释放 K^+ 的机制正好相反[21]。ECF 的 pH 值对钾变化有一定的关联。矿

物有机酸的存在（此时酸性阴离子不能扩散进入细胞）导致细胞 H^+ 的摄取增加，并与 K^+ 交换，使得 ECF 中的钾离子含量增加。有机酸（如乳酸和酮体）容易扩散通过细胞膜，并使得 H^+/K^+ 的交换较少。当有机酸血症时，也可能由于不同机制造成高血钾，如胰岛素不足、糖尿病酮症酸中毒的渗透性差或无氧代谢和乳酸酸中毒不产生 ATP 供给 Na^+-K^+-ATP 酶。其他可能影响 ECF 和 ICF 间的钾平衡因素包括醛固酮（高浓度时可能导致细胞钾位移并超出肾调节作用）、高渗状态（溶质挟裹钾离子与水一起流出）和地高辛（抑制 Na^+-K^+-ATP 酶并可导致高血钾）。

缓慢的 K^+ 分布与肾作用机制有关。K^+ 在肾小球中可自由过滤，之后经近球小管持续无规律的重吸收，最后只有 10% ~ 15% 到达远端的肾单位，K^+ 重吸收和分泌均受到严格调控，主要发生在集合管中的两种细胞。

主细胞 主细胞在 Na^+-K^+-ATP 酶所设置的电化学梯度下可以分泌 K^+，可维持细胞内的低钠浓度（通过小管内钠通道，增加钠的重吸收）和细胞内高钾浓度（有利于 K^+ 通过钾通道分泌进入小管）。主细胞的作用受以下几个要素影响：

- 醛固酮。当 K^+ 的浓度升高时，醛固酮由肾上腺合成及释放，这个盐皮质激素同时可以增加基底膜上 Na^+-K^+-ATP 酶和管腔内钾通道的合成及活性，使得尿 K^+ 分泌增多。
- 肾小管 Na^+ 转运。远球小管内的 Na^+ 含量增加会导致 Na^+ 的浓度梯度陡峭，增加主细胞对 Na^+ 的重吸收。为了维持肾小管液的电中性，K^+ 外流至肾小管增加，这可能是利尿剂（噻嗪类药物和袢利尿剂）导致低血钾的部分原因，因为转运到皮质集合管的 Na^+ 增加。相反地，amiloride（保钾利尿剂）阻断主细胞管腔内 Na^+ 通道而不影响 K^+ 外流。

闰细胞 除基础的 Na^+-K^+-ATP 酶，集合小管的闰细胞存在 H^+-K^+-ATP 酶，每当一个 K^+ 被重吸收时可分泌一个 H^+ 进入小管。低 K^+ 导致集合小管逆转运体表达上调，致重吸收更多的 K^+ 却丢失更多的酸。

除了醛固酮的有关反馈机制，尚存在一个前馈机制用以快速调节肾的 K^+，K^+ 可在胃肠道系统内被感知，甚至在血清 K^+ 水平升高前即被察觉[20]。

钙生理 人体 98% 的 Ca^{2+} 储存在骨中，除了其在骨结构中的作用，Ca^{2+} 是体内最重要的细胞内第二信使之一，参与肌肉收缩、神经肌肉传递、细胞分裂

和活动以及氧化途径。细胞内 Ca^{2+} 流入可产生直接效应，例如，导致神经传导物质释放或者在心肌和骨骼肌收缩中诱导细胞内储存的钙大规模释放（钙离子诱导的钙离子释放）。ECF 与 ICF 的高 Ca^{2+} 梯度是通过 ATP 酶维持的，细胞内游离的 Ca^{2+} 通过泵入肌浆网并维持在较低水平。当能量衰竭时会导致细胞内游离的 Ca^{2+} 浓度增加和 Ca^{2+} 转运受损，这两个情况是细胞死亡过程的关键因素[22]。在凝血过程 Ca^{2+} 作用十分重要，它可促使凝血因子与带负电的激活的血小板膜结合（见第 62 章）。

内稳态机制维持血清 Ca^{2+} 浓度在 4.5 ~ 5mEq/L（8.5 ~ 10.5mg/dl）范围内，主要受维生素 D 及甲状旁腺激素（PTH）影响。甲状旁腺细胞膜外结构区的 G 蛋白偶联受体（Ca^{2+}-Mg^{2+} 感受器）可感受游离 Ca^{2+}，抑制 PTH 分泌[23]。当游离 Ca^{2+} 的水平降低，PTH 会快速释放，产生下列反应：

- 刺激破骨细胞对骨再吸收，释放 Ca^{2+} 入 ECF。
- 刺激远球小管的 Ca^{2+} 重吸收。
- 刺激肾将 25-(OH)- 维生素 D 转化为 1, 25-(OH)$_2$- 维生素 D（骨化三醇，最活跃的维生素 D 代谢物）。

活性维生素 D 的产生与皮肤在紫外线光照下形成维生素 D_3 有关，后者经肝的羟化成为 25- 羟维生素 D_2，而后在 PTH 影响下经肾羟化形成 1,25- 二羟骨二醇（骨化三醇）。与 PTH 一样，1,25- 二羟骨二醇可作用刺激破骨细胞骨吸收，并刺激胃肠道吸收钙。其他激素有降低 Ca^{2+} 的作用，如降钙素[24]和斯钙素[25]，但在 ECF Ca^{2+} 正常含量长期维持中并非必要。例如，甲状腺切除术后即使分泌降钙素的滤泡旁细胞的丢失，Ca^{2+} 水平仍然正常。

Ca^{2+} 的恒定是依靠与其他离子交互作用实现的。特别是 Mg^{2+}，Mg^{2+} 也可调节 PTH 水平，而且低钙血症与低镁血症通常并存。PO_4^{3-} 的有效恒定与钙离子相反（例如，肾对维生素 D 的羟基化反应可被高磷酸血症抑制），而且健康成年人中，钙和磷酸的乘积保持相对恒定。钙和磷酸乘积的升高可见于慢性肾病的进展期和异位成骨。

循环中的 Ca^{2+} 大约 50% 为游离形态并具有生物活性（正常范围 2 ~ 2.5mEq/L），40% 与蛋白（尤其白蛋白、球蛋白）结合，10% 与阴离子（如 HCO_3^-、柠檬酸、硫酸根、PO_4^{3-} 和乳酸）形成复合物。低白蛋白血症使得总血清 Ca^{2+} 减少，但对重要的生物游离钙影响较少。修正总 Ca^{2+} 浓度的计算方式是当白蛋白浓度低于 4g/dl，每下降 1g/dl 的白蛋白则钙的浓度增加

0.8mg/dl。白蛋白的蛋白结合程度受 pH 值影响，酸血症时蛋白结合减少，游离 Ca^{2+} 增加。pH 值每降低 0.1，游离的 Ca^{2+} 大约增加 0.1mEq/L[26]。由于可以大约估计修正总 Ca^{2+}，故应尽可能利用特殊离子电极对具有生物活性的游离 Ca^{2+} 进行测量。标本采集时最好不使用止血带，因为局部的酸中毒会增加游离 Ca^{2+}。

镁生理　Mg^{2+} 与多种细胞功能相关，包括调节离子通道活性，它也是 ATP 合成和水解的重要组成部分。Mg^{2+} 是主要存在细胞内的阳离子，大多数被隔离在细胞器内与磷脂、蛋白和核酸结合。因此在细胞质和 ECF 中的游离 Mg^{2+} 含量低（0.8 ～ 1.2mM），化学浓度梯度也较其他阳离子小。机体总 Mg^{2+}50% 分布在骨，20% 分布在肌肉，其余则分布在肝脏、心脏和其他组织。只有 1% 在 ECF 中，当体内总 Mg^{2+} 消耗时，仍可维持正常的血浆内水平。血浆内总 Mg^{2+} 的浓度为 1.5 ～ 2.1mEq/L，其中大约 25% 与蛋白（大多为白蛋白）结合，65% 为具生物活性的离子形态，剩下则与磷酸盐、柠檬酸盐和其他阴离子形成复合物[27]。由于 Mg^{2+} 和 Ca^{2+} 会相互影响，因此测量游离 Mg^{2+} 时需进行校正[28]。因 Mg^{2+} 有广泛临床应用，其重要作用（表 59-5）因而被强调，当外源性给药时，主要有以下三个主要的细胞作用：

1. 能量代谢：ATP 的磷酸化反应需要 Mg^{2+} 与 ATP 外部的两个 PO_4^{3-} 交互作用。细胞内缺 Mg^{2+} 会使得利用高能磷酸结合的所有酶系统受损，如葡萄糖代谢[27]。
2. 核酸及蛋白的合成：Mg^{2+} 作为共同因子参与 DNA 转录和复制和转译信使 RNA（mRNA）的各步骤。
3. 离子转运：通过支持离子泵 ATP 酶的活动，Mg^{2+} 可帮助维持细胞跨膜电化学梯度，有效地稳定细胞膜和细胞器。另外，Mg^{2+} 的其中一项核心功能通过对离子通道的效应表现，即所谓的生理性竞争拮抗 Ca^{2+}。这过程是通过抑制 L 型 Ca^{2+} 通道来进行调节，通过对细胞外膜电位的原位调整，阻止从 ECF 和细胞内肌浆网的钙内流入细胞质。Mg^{2+} 也可以有效地拮抗中枢神经系统的 N- 甲基 -D- 天冬氨酸（NMDA）受体，减少 Ca^{2+} 通过特定的离子通道进入。这些影响使得镁可抑制一系列兴奋性组织的细胞活动，包括神经递质的释放、肌肉收缩、心脏起搏、动作电位活动以及疼痛的信号传递。

表 59-5　镁的生理作用

系统	影响	机制和临床相关性
神经系统	疼痛传导降低	拮抗 NMDA。镁治疗提供有效的围术期镇痛[236]
	神经肌肉传导减少	抑制神经元钙内流减少神经肌肉接头 ACh 的释放（和运动终板对 Ach 的敏感性）。高镁血症增强神经肌肉阻滞的效应
	交感	抑制神经元钙内流减少肾上腺髓质和肾上腺素能神经末梢儿茶酚胺的释放。应用镁来抑制插管或嗜铬细胞瘤手术的压力反应
	抗惊厥药	镁可能和 NMDA 拮抗作用或脑小动脉扩张有关，可能是它作用于有血管痉挛表现的癫痫的有效的机制[29]
	高水平的皮层抑制	
心血管系统	血管扩张	主要作用于动脉，因为抑制钙内流介导的血管平滑肌收缩。尽管镁有直接减少心脏收缩力的作用，给予镁通常导致轻微的收缩力反射性增加[237]
	抗心律失常作用	混合的第 IV 类（钙通道阻滞）和弱的第 I 类（钠通道阻滞）效应。增加房室结传导时间和不应期，抑制旁路系统和抑制过早的和延迟的后去极化。临床用于室上性心动过速、房颤律控制和术后预防，和血钾异常、地高辛、布比卡因或阿米替林相关的心动过速[29]
	改善心肌氧供需比	冠状动脉血管扩张同时结合心率和收缩率减少；然而，没有明确的证据显示对急性心肌梗死有益
呼吸系统	支气管扩张	平滑肌松弛、在急性支气管痉挛可使用镁作为药物
肾	肾血管扩张和利尿	钙拮抗相关的平滑肌松弛
免疫系统	抗炎	硫酸镁的药物学剂量可减少单核细胞炎症因子的生成[238]
	获得性免疫	T 淋巴细胞的激活需要镁离子作为第二信使[239]
女性生殖系统	安胎	可能由于松弛平滑肌所致

ACh，乙酰胆碱；NMDA，N- 甲基 -D- 天冬氨酸

Mg^{2+} 通过可饱和转运系统和被动扩散由胃肠道吸收，数量与摄入量成反比。Mg^{2+} 排泄主要通过胃肠道（约摄入总量的 60%）和肾。75% 的 Mg^{2+} 在肾小球自由滤过，少部分被远曲小管重吸收，60% ~ 70% 在髓袢的升支粗段重吸收，10% 则在远曲小管的调节下重吸收。尚无完整的内环境反馈机制调节体内 Mg^{2+} 的摄取（通过胃肠道）以及排泄（肾）。虽然许多因子可影响 Mg^{2+} 的重吸收（特别是 PTH 以及降钙素、胰高血糖素、酸碱平衡、Ca^{2+} 和 K^+ 的水平），最主要的决定因子是血浆 Mg^{2+} 的浓度，其通过粗升支细胞基底部的 Ca^{2+}/Mg^{2+} 感受器受体感知。其他的影响因素可能改变细胞内外的 Mg^{2+} 分布平衡。儿茶酚胺同时作用于 α 和 β 肾上腺素能受体，胰高血糖素可使储存的镁离子由细胞内移出。虽然实验模型指出肾上腺素能刺激可能增加血清 Mg^{2+} 的浓度，但临床实际中如心脏、骨科和腹部手术、外伤、烧伤、脓毒血症时，血清 Mg^{2+} 浓度在应激后降低[27, 29]。这可能与初期 Mg^{2+} 外流，后期的儿茶酚胺驱动细胞内摄取 Mg^{2+} 有关[30]。

磷酸盐生理　磷酸根离子（PO_4^{3-}）是细胞内最丰富的阴离子，有助于形成一些重要的生物大分子，包括 ATP、DNA、RNA、细胞膜磷脂、2,3-二磷酸甘油酸（2,3-DPG）和骨内的羟基磷灰石。因此需要 PO_4^{3-} 进行的生命活动包括：能量代谢、通过磷酸化反应完成的细胞信号传导、细胞复制和蛋白合成、维持膜结构完整性和氧输送。另外，PO_4^{3-} 缓冲系统是细胞内至关重要的缓冲系统。体内总磷 80% ~ 90% 储存在骨内，剩下在细胞内（软组织和红细胞）和细胞外液中[31]。正常血浆无机磷酸盐维持在 3 ~ 5mg/dl，而且正常 pH 值下，80% 呈现是二价（HPO_4^{2-}）而不是单价（$H_2PO_4^-$）的形式。血浆磷酸盐包括磷脂和有机磷酸酯。大部分细胞内的磷酸根存在于有机物[18]。

每日正常的 PO_4^{3-} 摄取（约 1g）量是远大于代谢需要，并且 70% 被吸收，导致餐后血清 PO_4^{3-} 水平增加，快速经由肾排泄处理。胃肠道的摄取主要通过细胞间扩散且除非 PO_4^{3-} 的摄入降低而由维生素 D 和 PTH 刺激主动运输干预[32-33]，否则无其他调节方式。血浆内无机磷酸盐在肾小球中自由滤过，其中 80% 在近曲小管被重吸收，少部分则是在远曲小管重吸收。近曲小管的重吸收是通过 Na^+-依赖的共同转运，其表达和活性受到 PTH 和 PO_4^{3-} 摄入量的影响。

正常 PO_4^{3-} 的调节主要是通过 PTH 和维生素 D 系统。血浆低 PO_4^{3-} 刺激 1-羟化酶的活性，随着活性维生素 D（1,25-二羟骨化醇）的形成，增加胃肠道和肾对 PO_4^{3-} 的吸收。相反的，PTH 释放（由血浆 Ca^{2+} 减

少所刺激）会减少肾对 PO_4^{3-} 的重吸收。血浆 PO_4^{3-} 的水平可由于多巴胺、肾上腺素、碱中毒和肠腔内 PO_4^{3-} 增加导致肠道因子（磷调素）释放等作用而影响细胞摄取进而导致短期降低[31]。

氯生理　作为细胞外液中第二主要电解质，Cl^- 对维持血浆渗透压、电中性和酸碱状态至关重要（通过 Stewart 模型来解释，见后面讨论）。Cl^- 正常血浆值为 97 ~ 107mEq/L；负责维持近 1/3 的血浆渗透压和 2/3 的血浆负电位[34]。大部分 Cl^- 从每日胃肠道吸收的盐分中摄取，胃肠道主要以胃酸分泌大量 Cl^-，Cl^- 也存在于整个肠腔之中。细胞 Cl^- 的分泌使得细胞内 Na^+ 流向间隙，伴随水分子顺着其渗透梯度移动而形成胃肠道分泌物。Cl^- 主要通过肾排泄，大部分在近曲小管而被动重吸收和协同转运。对 Cl^- 排泄的调节更多地在远端肾单位的闰细胞中进行，这一过程受到血浆中诸如 HCO_3^-/Cl^- 交换等酸碱平衡调节的影响。

酸碱平衡紊乱和液体治疗

关于酸碱平衡讨论主要见第 60 章；然而血管内液体治疗对酸碱平衡的可能影响主要体现在两个方面：大量输注富含氯的液体可能会导致医源性酸中毒；输注碳酸氢钠可纠正酸中毒。归纳起来，酸碱平衡解释主要有三个方面：通过 Henderson-Hasselbach 方程式、通过阴离子间隙、以及通过 Stewart 强离子模型。Henderson-Hasselbach 方程式代表 HCO_3^- 缓冲系统，血浆 HCO_3^- 浓度为血浆 pH 值的独立影响因素（见第 60 章）。阴离子间隙模型和 Henderson-Hasselbach 方程式一致，认为血浆 HCO_3^- 的改变是血浆酸碱平衡的核心组成。它是一种简单的方法，用来区分代谢性酸中毒的成因，其定义为血浆中最多的测量到的阳离子和阴离子的浓度差（$([Na^+] + [K^+]) - ([Cl^-] + [HCO_3^-])$）。正常的阴离子间隙为 4 ~ 11mEq/L，这个差值表示未被测量的阴离子（PO_4^{3-}、硫酸盐和阴离子蛋白）。当有机酸过多（如乳酸或酮酸）时，HCO_3^- 因缓冲过多的 H^+ 而减少，故未被测量的阴离子随之增加，导致阴离子间隙增加。当外源性给予 Cl^- 时，即便 HCO_3^- 下降，阴离子间隙仍能维持正常[35]。

酸碱平衡的 Stewart 模型有不同的表达方法，该模型提出血浆的 pH 值是依赖以下三个独立变量：

1. PCO_2（血浆的二氧化碳张力）
2. A_{tot} 全部非挥发性缓冲物质的血浆浓度（白蛋白、球蛋白和 PO_4^{3-}）
3. 强离子差（SID），血浆的强阳离子（Na^+、K^+、

Mg^{2+}、Ca^{2+}）和强阴离子（Cl^-、乳酸、硫酸等）总电荷差。简易的计算方式是，表观的 SID 定义为（$[Na^+]+[K^+]$）-（$[Cl^-]+[$乳酸$]$）。正常的血浆 SID 大约为 42mEq/L，SID 的减少会导致血浆 pH 值的下降。

Stewart 模型对于是否将 HCO_3^- 作为一个变量仍存在一些争议[36]，但用以解释由输液导致的酸碱失衡时很实用[37]。

高氯性酸中毒　当输入足够多高于血浆 Cl^- 浓度的含氯液体时 $[0.9\%$ 氯化钠，30ml/(kg·h)] 会因高 Cl^- 而导致代谢性酸中毒[38]。高氯性酸中毒可用 Henderson-Hasselbach 酸中毒模型解释，当输注生理盐水时会导致 HCO_3^- 的稀释，因而发生碱缺乏。或者通过 Stewart 模型，血浆 Cl^- 浓度的增加会减少表观的 SID，导致血浆 pH 值下降。总游离氯化钠的 SID 为零，因此输注氯化钠会逐渐稀释正常的血浆 SID。但输注含其他阴离子的溶液并无相似的改变，输注乳酸林格液后迅速被代谢。尽管在体外的溶液的电荷中性，SID 也为零，但肝功能正常患者输注后的乳酸立即被代谢，因而在体内有效的 SID 大约为 29mEq/L，略低于血浆的 SID，但足够抵消 A_{tot} 稀释所致的碱中毒。

生理盐水所致的高氯性酸中度会有各种潜在有害生理效应。这些包括肾血管收缩、GFR 下降、肾素活性降低（见于动物模型[39-41]），肾皮质灌注减少（见于成年健康自愿者[42]）。凝血功能障碍和胃肠道功能障碍可能也与此相关[43]。然而，尚不清楚高氯性酸中毒在临床的高发病率是否单纯由于医源性因素所导致。一项 meta 分析研究比较了生理盐水和围术期液体平衡治疗方案，证实了生理盐水组存在高氯血症及术后酸中毒，但这些生化异常通常在术后第一天或第二天就消失，急性肾损伤指标无差异，不需要肾替代治疗，也没有发生如临床上重要的凝血功能障碍或胃肠道症状。然而目前相关研究较少，而且高危险的手术组（已有酸碱失衡、急诊或者大手术）例数不足。一项有关肾移植患者的研究中，证实输生理盐水与显著高血钾有相关，可能由于细胞外酸中毒导致细胞钾被置换出有关[44]。因此对于一些有可能高危险患者，输生理盐水可能明显导致的酸中毒临床效应，需要更大规模的临床研究进行证实。

碳酸氢钠的输注　静脉输碳酸氢钠治疗代谢性酸中毒应当谨慎用于一些特殊情况，包括严重高钾血症和三环抗抑郁药过量相关的心律失常急诊处理。在许多其他的情况中其临床效益并不显著，一项研究强调了一个重要病理生理学概念，酸中毒本身并非有害的，

事实上在剧烈运动时候的酸中毒是正常事件，它可使氧易于转移至组织。然而酸中毒可能作为缺氧、缺血或者线粒体功能障碍等疾病过程的一个衡量严重程度指标，若没有即时纠正会导致发病[43]。输注 HCO_3^- 也有以下副作用[18]：

1. 二氧化碳生成。大部分输注 HCO_3^- 产生的 CO_2 会产生两种后果。其一，过多的二氧化碳需要通过高通气排出。转化 100mEq 的 HCO_3^- 会产生 2.24L CO_2 待呼出，对已经有通气障碍的危重患者而言，可能是非常艰巨的生理挑战。其二，虽然这点目前仍有争议，但过多的 CO_2 可能扩散到细胞内空隙，加重细胞内的酸中毒[18]。
2. 静脉输 HCO_3^- 同时增加 Na^+ 的含量，因而增加了渗透压导致高渗性高钠血症，ECF 扩张和容量负荷增加。
3. 如果肾对 HCO_3^- 的分布功能受损，当潜在疾病过程导致最初的酸中毒解决后，会出现"超量注射"所致的代谢性碱中毒。

当有需要输注 HCO_3^- 纠正碱缺失时，总剂量可通过下列公式计算：

$$碳酸氢钠（mEq）= 0.3 \times 体重（kg）\times BE（mEq/L） \qquad (5)$$

由于上面所列的问题，通常先给予以上剂量的一半，当 pH 值上升超过 7.2 则应停止处理。

液体药理学

由于输液存在一系列生理效应，且围术期间输液量可能很大，这些液体应同视为药物，有具体的适应证、注意事项、剂量范围和副作用。许多现有的液体是在数十年前研发的，投入临床时并没有严谨地分析他们的临床益处或仅知道他们在器官或者细胞水平的作用。新的胶体溶液是通过权威单位核准，且基于相对小的试验验证其效应后进入广泛的临床应用。在一些病例中的安全顾虑是最近才被强调，如最近一些统计效力足够的研究指出胶体对肾功能不全的影响[45]。此外，负责术后液体治疗的医师常不清楚液体的成分，这可能与低质量的液体处方和术后发病率增加有关[46-48]。尽管并不是每个国家都全部有这些液体，仍将目前应用的静脉输注液体组成成分列于表 59-6。表中包括肾透析液，它在某些特殊情况下可静脉输注。

表 59-6　可供静脉输注的液体组成 *

液体	钠	钾	氯	钙	镁	碳酸氢钠	乳酸
血浆	140	5	100	4.4	2	24	1
0.9% 氯化钠	154	—	154	—	—	—	—
1.8% 氯化钠	308	—	308	—	—	—	—
0.45% 氯化钠	77	—	77	—	—	—	—
5% 葡萄糖	—	—	—	—	—	—	—
5% 葡萄糖 /0.45% 氯化钠	77	—	77	—	—	—	—
4% 葡萄糖 /0.18% 氯化钠	33	—	33	—	—	—	—
乳酸林格液（美国组成配方）	130	4	109	3	—	—	28
含 5% 葡萄糖乳酸林格液	130	4	109	3	—	—	28
Hartmann 液 / 复方乳酸钠	131	5	111	4	—	—	29
血浆电解质液（Plasma-Lyte）148/Normosol-R	140	5	98	—	3	—	—
血浆电解质液 56 和 5% 葡萄糖 / 含 5% 葡萄糖的 Normosol M	40	13	40	—	3	—	—
血浆电解质液 A pH 7.4	140	5	98	—	3	—	—
苹果酸电解质注射液（Sterofundin）	140	4	127	5	2	—	—
血浆电解质液 R	140	10	103	5	3	—	8
Hemosol	140	—	109.5	3.5	1	32	3
4%~5% 白蛋白	†	—	†	—	—	—	—
20% 白蛋白	†	—	†	—	—	—	—
Plasmanate：血浆蛋白组分（人）5%	145	0.25	100	—	—	—	—
琥珀酰明胶（4%）	154	—	125	—	—	—	—
Plasmion/Geloplasma（3%）	150	5	100	—	3	—	30
Isoplex（4%）	145	4	105	—	1.8	—	25
Gelaspan（4%）	151	4	103	2	2	—	—
Haemaccel（聚明胶肽）	145	5.1	145	12.5	—	—	—
万汶（Voluven）：蜡质种玉米 HES 6%（130/0.4）	154	—	154	—	—	—	—
Venofundin：土豆 HES 6%（130/0.42）	154	—	154	—	—	—	—
羟乙基淀粉（Hetastarch）：蜡质种玉米 HES 6%（670/0.75）	154	—	154	—	—	—	—
Hextend：蜡质种玉米 HES 6%（670/0.75）	143	3	124	5	1	—	28
Pentaspan：五聚淀粉 10%	154	—	154	—	—	—	—
Volulyte：蜡质种玉米 HES 6%（130/0.4）	137	4	110	—	3	—	—
Plasma volume：土豆 HES 6%（130/0.42）	130	5.4	112	1.8	2	—	—
Tetraspan：土豆 HES 6%（130/0.42）	140	4	118	5	2	—	—
10% 葡萄糖 40	—	—	—	—	—	—	—

HES，羟乙基淀粉；kDa，千道尔顿；MWw，重量平均分子量。Plasma-Lyte, PlasmaVolume, Baxter International, Deerfield, Ⅲ；Gelofusine, Gelaspan, Venofundin, Sterofundin, and Tetraspan, B Braun (Melsungen, Germany); Plasmion, Geloplasma, Voluven, and Volulyte, Fresenius-Kabi, Bad Homburg, Germany; Hextend, BioTime, Berkeley, Calif; Pentaspan from Bristol-Myers Squibb, Canada; Hemosol, Hosptal, Rugby, U.K.; Isoplex Beacon, Kent, U.K.; Normosol, Hospira, Lake Forest, Ⅲ。

* 以 mEq/L 表示，除非另述。

† 氯化钠含量和白蛋白液的渗透压依配方而变。渗透压为体外测定值

表 59-6 可供静脉输注的液体组成（续表）

醋酸	葡萄糖酸	葡萄糖（g/L）	其他	渗透压	备注	pH（体外）
—	—	—	—	285	SID 42	7.4
—	—	—	—	308	SID 0	6.0
—				616		
—	—			154		
—	—	50		252		4.5
—	—	50		406		4.0
—	—	40		283		
—	—	—		273		6.5
—	—	50		525		5.0
—	—	—		275	体内 SID 27	6.5
27	23	—	—	294		4 ~ 6.5
16	—	50		389/363		3.5 ~ 6
27	23	—	为 pH 添加氢氧化钠	294		7.4
24	—	—	马来酸 5	309		5.1 ~ 5.9
47	—	—		312		
—	—	—			体内 SID 33	
—	—	—	稳定剂：辛酸盐，octanoate（辛酸盐，caprylate）	†		7.4
—	—	—	稳定剂：辛酸盐，octanoate（辛酸盐，caprylate）	†		
—	—	—	88% 人白蛋白，12% α/β 球蛋白		COP 20 mm Hg	7.4
—	—	—	MWw 30 kDa		琥珀酰明胶	
—	—	—	MWw 30 kDa		琥珀酰明胶	
—	—	—	MWw 30 kDa		琥珀酰明胶	
24	—	—	MWw 30 kDa			
—	—	—	MWw 35 kDa			
—	—	—		308		
—	—	—				
—	—	—		309		5.5
—	—	—				
—	—	—	MWw 264 kDa	326		5.0
34	—	—		287		
27	—	—				
24	5	—				
—	—	50		255		4.0

晶体液

晶体是含电解质的水溶液。可通过输液后的张力或其组成成分进行分类；晶体含一系列血浆中有的电解质以及一种缓冲物质如乳酸或醋酸，可称为平衡溶液。晶体可用于补充自由水和电解质，同时也可用于扩容。传统的液体间室的概念指出输注的电解质会在整个 ECF 自由分布，水会顺着渗透梯度流动，总结果是所输注的晶体分布在整个 ECF，只有 20% 留在血管内。这一观点近年来被大量的临床研究和目前对微小血管液体的认知所挑战（见"血管内皮细胞"的内容），现在认为等渗晶体液有更大的血管扩容效应，特别是对于毛细血管静水压低的患者。容量动力学的研究已量化计算出晶体从中央（血管内）容量到更大的外周（全细胞外）容量的再分布。在 20 分钟连续输入晶体结束时，有 70% 的晶体仍留在血管内，30分钟后减少至 50%[4]。然而与胶体液相比，更多的晶体液最终被毛细血管过滤出，基于胶体对渗透压的影响，如需达到同样扩容效应用晶体进行复苏的患者其液体正平衡更多[49]。顺应性大的组织（如肺、肠和软组织）水肿可能会增加，特别是为血容量正常的患者输注晶体液。大量输入晶体液可能与循环中抗凝物质被稀释导致高凝状态有关；但是否有显著的临床意义目前仍属未知[50]。

盐溶液

0.9% 的氯化钠溶液 最常用的晶体溶液为 0.9% 的氯化钠溶液，目前还不清楚历史上它是如何成为临床常规。尽管在 18 世纪时已有很多很接近血浆的组成成分的晶体液经过临床体内使用的检验，但 Hamburger 采用体外红细胞溶解试验确定了氯化钠浓度为 0.9% 时与血浆等渗。0.9% 的氯化钠最初发展并不是为体内注射为目的，然而却已被临床广泛使用，尽管 Na^+ 和 Cl^- 的浓度远超过血浆内的含量[51]。0.9% 的氯化钠的渗透压可通过计算总体溶质得出，渗透压（通过凝固点降低法测定）是 285mOsm/kg，与血浆内渗透压非常相似。这一差异反映了此溶液并非理想。两种离子在输液后仍存在于 ECF，称之为等渗液，是指相对于细胞膜来说，0.9% 氯化钠与血浆具有相似的有效渗透压。

输入 2 升的 0.9% 氯化钠会导致 ECF 容量增加、血细胞比容和白蛋白稀释性减少、Cl^- 和 Na^+ 浓度增加以及血浆 HCO_3^- 减少[42]。平衡晶体液可使 ECF 的扩张较持久，即使两种液体都可利尿，等渗盐水起效较晚而且作用不全面（见"循环容量的急性紊乱"的部

分）。即使在正常人体内，多余的盐及水负荷也可能需要数天才能排泄[12]。

输盐水导致高氯性代谢性酸中毒和肾灌注减少。尽管其在外科患者的重要临床预后的差异仍不清楚[38]，在危重患者群中，与使用低氯溶液相比使用盐水会增加肾损伤并增加需要肾替代治疗的比率[52]。在健康志愿者中，输入大量 0.9% 的氯化钠（50ml/kg）可能导致腹部不适、恶心及呕吐。

这些副作用提示围术期应该限制 0.9% 的氯化钠用量，除非符合如下的适应证：

- 增加血浆中的钠离子可能是有益的，如有脑水肿。
- 已存在钠离子和氯离子的耗竭，如胃出口梗阻（见之后讨论）。然而，0.9% 的氯化钠不适合治疗急性严重性低钠血症，因为在这种情况，它对血浆钠离子的水平影响效果很小。

高渗盐溶液 有 1.8%、3% 以及 7.5% 三种浓度的氯化钠溶液。它们的用途如下：

- 血浆扩容：这些溶液的高渗特征将水由细胞内拉至细胞外（包括血浆），因此在减少输液量同时达到血浆扩容。尽管在围术期间的研究并不广泛，在创伤复苏时使用高渗盐溶液，特别在院前阶段尚无令人信服的益处。事实上，一个大型研究显示高渗盐溶液并不改善预后，而且研究早期就中止[53]。
- 纠正低渗低钠血症（见后面讨论）。
- 治疗颅内压升高（见第 70 章）。增加血浆渗透压可减少脑水肿并降低颅内压。在这方面高渗盐水可能优于甘露醇[54]。然而，临床研究指出，与高渗盐水用于低血容量的创伤者类似，将其用于颅内压未知的早期创伤性的脑损伤患者是没有益处的[55]。

溶液中的氯化钠的浓度大于 7.5% 时可能会导致血管内皮损伤。事实上，11.7% 的氯化钠可作为血管硬化剂，因此高渗盐水需通过中心静脉输注。

平衡晶体溶液 静脉晶体溶液最早使用于 1832 年，O'Shaughnessy 和 Latta 将其应用于霍乱的处理，而后经过其他人进一步发展。有趣是早期 Latta 的溶液反而比氯化钠溶液更接近血浆的生理组成，含 Na^+ 134mEq/L，Cl^- 118mEq/L，和 HCO_3^- 16mEq/L[51]。然而，直到 1932 年，Hartmann 用乳酸改革林格液并成功治疗低血容量或肝肾衰竭相关酸中毒的儿科患者前，临床对平衡盐溶液的关注一直较低[56]。而当时，氯化

钠溶液已应用于失血或创伤患者的复苏[51]。

目前所用平衡溶液的总渗透压较 0.9% 氯化钠低，钠离子浓度较低并且氯离子浓度更低（见表 59-6）。这种溶液主要通过增加稳定的有机阴离子（如乳酸、葡萄糖酸或醋酸）缓冲，来补偿阴离子含量的减少。测得平衡液的渗透压为（265mOsm/kg），较血浆的渗透压略低，因此为轻度的低渗。平衡液分布的液体间室与其他晶体相似。注射后，缓冲液通过进入柠檬酸循环代谢产生相等摩尔量的 HCO_3^-。乳酸主要经过肝细胞氧化和糖原异生并以最大速率约 200mmol/h 来生产 HCO_3^-[57]。醋酸在正常情况下血浆中含有微量（0.2mM），被肝、肌肉或者心脏快速氧化，醋酸并以超过零级动力学的最高代谢率 300mmol/h 产生 HCO_3^-[58]。一小部分醋酸可能转化为酮体乙酰乙酸。葡萄糖酸的代谢部位及动力学尚不清楚，但它通过进入柠檬酸循环转化为葡萄糖[59]。尽管平衡晶体也可以 HCO_3^- 为主要阴离子的成分，但主要受两个因素限制：第一，HCO_3^- 和水反应会形成 CO_2，而 CO_2 可扩散通透大部分的包装材料。这一问题在某些产品中已解决，但供应有限[60-61]。第二，如果存在 Ca^{2+}（和 Mg^{2+}），HCO_3^- 引起的 pH 改变可能会导致钙或镁沉淀。

平衡晶体液的所致过量水和电解质的排泄比等渗盐水快[62]。这是由于输注后血浆的渗透压会短暂的下降而抑制 ADH 分泌，从而以利尿应对血循环量的增加。平衡晶体减少血浆 SID 的程度不如氯化钠溶液，因此不会导致酸中毒；HCO_3^- 浓度维持不变或轻微升高。

已证实平衡晶体液尚有些潜在的负面影响。乳酸林格液含消旋（D- 和 L-）乳酸。在体内仅找到微量的 D- 乳酸，因此顾虑大剂量的 D- 乳酸可能对肾衰竭患者出现相关的脑和心脏毒性[63-64]，但这尚没被使用 D-乳酸并达到血浆水平的人体实验所证实；D- 乳酸的代谢速度似乎和 L- 乳酸的一样快速[65]。输入的乳酸大部分依赖肝代谢，意味在严重肝衰竭的患者应该避免使用。关于过多外源性醋酸的效应也逐渐被关注，用醋酸透析液进行透析的患者出现了典型的醋酸不耐受综合征。高醋酸可促进炎症反应、心肌抑制、血管扩张和低氧血症，表现为恶心、呕吐、头痛和心血管不稳定，因此现在的透析液已经不加醋酸[58, 66-70]。终末期肾病的患者和体内含有其他诸如乳酸酸中毒或蛋白水解氧化底物的患者，其醋酸转化速率有限。因此危重病和进展性肾病的患者可能表现出生理化学性醋酸不耐受，虽然接受醋酸平衡液的患者中也尚未出现该不良反应。不同于醋酸，在输注含葡萄糖酸作的液体后葡萄糖酸的增加会产生何种效应目前所知甚少[71]。该

领域需要在细胞、器官和整个机体水平进行研究，因为动物实验的数据提示在出血模型复苏时使用含醋酸 /葡萄糖酸的晶体液相比乳酸林格液或等渗盐水，其预后更差，并出现了迟发性乳酸增高的现象[72]。

葡萄糖溶液　在围术期间，葡萄糖溶液主要有以下两个适应证：

1. 为纯水的一个来源：输注 5% 葡萄糖是有效地输入纯水。它的体外渗透压和血浆渗透压相近所以输液不会导致溶血，在胰岛素的作用下葡萄糖很快被摄入细胞内而留下纯水。因此对于细胞膜该溶液是低渗，且输注过量可稀释电解质和渗透压。所以术后使用时应注意，这一时期相关的抗利尿激素分泌综合征（SIADH）会导致水潴留，增加低钠血症的风险（见后面讨论）。在小心控制容量和常规血清电解质监测下，葡萄糖溶液是提供纯水的有效方法，并可维持术后的需要，特别是与低浓度氯化钠一同使用时。葡萄糖溶液不适合用于血管内血浆扩容，因为水可以在所有液体间室内移动，因此只有少部分容量留在血管内。

2. 代谢物质的来源：尽管 5% 葡萄糖的卡路里量不足以维持营养所需，浓度较高时足可以作为代谢的物质，如 50% 葡萄糖有 4000kCal/L。葡萄糖溶液也可以和静脉胰岛素一同注射，可减少糖尿病患者低血糖的风险，如 10% 葡萄糖溶液以每小时 75ml 输注。

胶体液

胶体的定义是大分子或单一均匀非晶体的超微颗粒并溶在第二种物质（常用的等渗盐水或平衡晶体液）内（见第 61 章）。这些颗粒无法经由过滤或者离心而被分开。这些产品包括半合成胶体和人类血浆衍生物，尽管不是所有的国家每种胶体液都有。与人类白蛋白相比，半合成胶体有一系列不同的分子大小（多分散度），而白蛋白溶液 95% 以上为大小一致（单分散度）的白蛋白分子。当胶体分子超过 70kDa 时，因大到无法穿透内皮细胞多糖蛋白，而不能渗透到组织间液，胶体初始的分布容积为血浆（而不是整个血管内）容积（见"血管内皮"的讨论）。对比单纯电解质溶液，胶体的 COP 较高，跨毛细血管滤过少，尤其是在毛细血管静水压低时，这可以将其潜在血管内血浆的扩容效应最大化。然而在毛细血管压正常或者高于正常时，静水压会被增加而发生跨毛细血管过滤[3]。另外，胶体分子可能通过几种方式从循环中丢失——通过由于内皮细胞多糖蛋白脱落导致屏障功能受损的毛细血

管，或由于炎症或（和）其他压力形成的内皮细胞空隙；较小的胶体分子通过肾滤过；或者经代谢而从循环中去除。因此胶体有不同的有效血浆半衰期，见之后的说明。胶体可改变血液流变学，典型的表现为通过血液稀释效应增加血流，减低血浆黏稠度和红细胞聚集效应[50]。与它们的益处相反，给予大剂量的半合成分子（典型为 40～60g/L）到一个复杂的生理系统可能会带来一系列免疫、凝血和肾系统的不良反应。为了试图减少这些不良反应，大部分的胶体溶液都会推荐最大剂量，但小剂量仍可能产生副作用。由于大量的临床研究强调其潜在的临床相关毒性，至少在重症监护患者中胶体的使用是越来越谨慎[73]。这些重症监护患者的研究结果是否可应用于整个围术期仍未确定（见第 61 章）。

半合成胶体

明胶　明胶是由胶原蛋白水解，之后经琥珀酰化（Gelofusine, B Braun, Bethlehem, Pa; Geloplasma, Fresenius, Waltham, Mass）或脲键形成多聚明胶（Haemaccel, Piramal, Orchard Park, NY）。这些成分的分子量（MW）很相似，但琥珀类经过了构象改变因此负电荷增加，成为一个较大的分子。分子量的范围大表示单次注射明胶会迅速离开循环并主要通过肾过滤。除此之外，最近一研究提示注射后 60 分钟，50% 的注射液体量以大分子量的胶体形式留存在血管内[74]，主要是通过肾途径排泄。在不良反应方面，尽管会减弱 von Willebran 因子（vWF）、因子Ⅷ 的活性和体外血凝块强度[75]，明胶对临床相关止血的影响是所有半合成胶体中影响最小的，但其预估的严重过敏和类过敏反应发生率是最高的（<0.35%）[50]。50Haemaccel/海脉素 / 尿素桥联明胶多肽的钙含量高，因此禁忌与含枸橼酸盐抗凝的血制品共同输注及使用同一个输液器。没有已知的变异型 Creutzfeldt-Jakob 病传染的病例与药用明胶的制备有关。明胶在欧洲常用于围术期，但并没有通过美国 FDA。

羟乙基淀粉　羟乙基淀粉（HESs）是由玉米或马铃薯中提取的天然支链淀粉改良而成（见第 61 章）。由羟乙基的自由基部分取代葡萄糖单位可以防止被体内淀粉酶快速水解，而且取代的程度［每单位葡萄糖取代的羟乙基数（最大值为 3）和总的被取代的葡萄糖单位数］决定了 HES 的消除动力学。取代程度（DS）可表达为被取代的葡萄糖分子的数除以总的葡萄糖数。另一个测量取代程度的摩尔取代级（MS），通过总的羟乙基数除以葡萄糖分子数来计算。MS 是用来表示淀粉取代值：七取代级淀粉 hetastarches

（MS 0.7），六取代级淀粉 hexastarches（MS 0.6），五取代级淀粉 pentastarches（MS 0.5），或者四取代级淀粉 tetrastarches（MS 0.4）。替代物的模式可能不同，因为羟乙基化可在葡萄糖单位上的 2、3 或 6 的碳位置。替代型是通过 C2/C6 羟乙基比来定义的，比值较高淀粉代谢较慢。淀粉液可根据体外的 MW 来分类为高 MW（450～480kDa）、中 MW（200kDa）和低 MW（70kDa）。然而，HES 溶液为多分散的（颗粒），而且（标识的）MW 的值为一个平均值。尽管淀粉分子的大小决定了其治疗的容量效果和副作用，但注射后会改变，较小的 HES 分子（<50～60kDa）会被迅速排泄而较大的分子会水解形成数量较多的小分子，其速度取决于替代的程度和 C2/C6 羟乙基比。因此体内的 MW 值较小而且分布范围较窄[76]。较小的 HES 分子通过肾清除，中型的分子则经由胆汁和粪便排泄。一部分的大分子，特别是那些抗水解的分子，则是由单核吞噬细胞（网状内皮）系统摄取，它们可能会持续存在数周甚至更久[77]。HES 的代谢延长意味着他们的血浆扩容效应一般也比明胶和晶体持续较久，使用 MW 较大的淀粉在 90 分钟时可增加输液剂量的 70%～80% 的血容量[78]。MW 较小且 MS 值低的淀粉可能有更大的扩容效应，这是由最初快速的代谢形成大量的渗透活性分子所致[79]。但健康志愿者的试验研究表明其扩容效应和明胶的容量效应类似[74]。同时，淀粉相关的副作用可能与危重病患者预后不良有关（见第 61 章）。起初怀疑凝血、蓄积和肾功能不全等问题似乎与较大 MW 的淀粉有关，但现在较小的四聚淀粉也出现了类似的不良反应。虽然不能将从脓毒血症等危重疾病作为研究人群的研究得出的结果直接应用于择期手术患者中。但应该谨慎考虑外科患者是否适合输注 HES。然而官方对 HES 使用的建议显然是负面。

凝血反应　如同其他的合成胶体，HES 产品是通过血循环中的稀释作用和分子量依赖的 vWF、因子Ⅷ 和血凝强度的减少来影响凝血。通常此效应最常见于大分子量或降解慢的中分子（200 kDa/MS 0.62 或 200 kDa/MS 0.5/C2:C6 13）的 HES 制剂以及围术期间大量失血的患者。这个临床效应在快速降解的中和小 MW 淀粉中不显著[50]。脓毒血症的患者，即使使用较低分子量的 HES，也会增加出血风险和输血概率，但不清楚这种情况是否也出现在围术期的情况[80-81]。

蓄积　HES 分子积累在单核吞噬细胞系统和皮肤、肝、肌肉和肠道，为剂量依赖性，随着时间逐渐减少。然而，蓄积可能会持续数年，程度较大的组织蓄积可能与瘙痒有关[77]。

过敏反应　HES 产品的严重过敏或类过敏性反

应的预估发生概率较其他胶体小（<0.06%）[50]。

肾功能不全　中或高分子量的 HES 产品与已有肾损伤的危重病患者出现少尿、肌酐升高和急性肾损伤有关 [6, 82]。尽管较新的溶液分子量较低（130kDa/MS 0.4），最初认为会较安全，但最近大规模试验发现在需要肾替代治疗的脓毒血症患者中，其效果与平衡晶体液相似 [80-81]。最近一个大型研究包含了多种的危重病人群，对 HES 和等渗盐水进行比较也发现使用淀粉溶液使得肾替代治疗的比率增加。这个研究较难进行解释的是盐水本身具有潜在的肾效应，以及如同以前研究，这类患者可能在给予研究液体之前已有效进行了部分液体复苏 [49]。目前关于围术期使用 HES 溶液，尚无来自大规模研究的可靠类似数据，最近一个 meta 分析检验了 6% HES 在围术期的使用，总结出虽然并没有增加死亡率和肾损伤，但以现有的证据来回答这一问题仍缺乏统计效力 [83]。同时，在美国和欧洲的监管机构已经严格限制或甚至完全暂缓淀粉类胶体液的使用（见第 61 章）。

右旋糖酐　右旋糖酐是由细菌肠膜明串珠菌（*Leuconostoc mesenteroides*）在培养基中通过细菌右旋糖酐蔗糖酶转化蔗糖而成的高分支多糖分子（见第 61 章）。大分子量的右旋糖酐经历酸水解而形成分子量较小的分子，而后通过分馏产生分子量在一定范围内的溶液。现有的右旋糖酐的平均分子量为 40kDa 或 70 kDa。如同其他胶体，右旋糖酐液本质为多分散度并部分较小分子量可经肾小球快速滤过；70% 右旋糖酐在 24 小时内经肾排泄。分子量较高的分子被排泄到胃肠道，或者由单核吞噬细胞系统摄取，再经内源性右旋糖酐酶降解 [50]。右旋糖酐的血浆容量效应与淀粉相似，持续时间约 6 ~ 12 小时。除用于扩容治疗外，右旋糖酐 40 可用于微血管手术，其稀释效应作用降低血液黏稠度而抗凝血效应则有利于微循环的血流（见下文讨论）。总体而言，右旋糖酐由于一些毒性作用而使其应用受限，如下所述：

- 抗血栓作用：低分子量的右旋糖酐尤为明显，并被一系列机制所调节，包括红细胞覆盖、聚集抑制、因子Ⅷc 和 vWF 减少及因子Ⅷ活性的破坏。血小板的聚集也被抑制，结果导致临床止血困难，导致围术期的失血增加 [75]。
- 交叉配血：右旋糖酐覆盖在红细胞膜上，可能干扰交叉配血。
- 类过敏反应：右旋糖酐有发生严重过敏和类过敏反应的中度风险（<0.28%）。预先用右旋糖酐 1，半抗原抑制剂，可将其发生率降低至小于

0.0015%[50]。

- 肾功能不全：输注低分子的右旋糖酐后，发现有病例出现渗透性肾病变从而导致肾功能不全 [84]。由于现在的临床实践中已限制了右旋糖酐的使用，因此这个现象在围术期患者中的实际发生率很难估计。

人血浆衍生物　人血浆衍生物包含了人白蛋白液、血浆蛋白成分、新鲜冰冻血浆和免疫球蛋白液。制作的技术是将血液中感染性物质清除后进行提纯。尽管从理论上各类 Creutzfeldt-Jakob 病的传染风险依然存在，其相关病是疯牛病（牛海绵状脑病）。英国有一病例推断为相关病毒感染，但无临床表现，被认为可能与输因子Ⅷ有关 [85]。通过使用其他非英国来源的血浆衍生物，其传播风险已经降低。如 5% 白蛋白的溶液有接近生理的 20mmHg COP，可用于扩容。尽管低白蛋白血症与危重病患者预后差相关，但给予外源性的白蛋白并不会改善这类患者的预后。早期复苏时使用白蛋白实际可能会增加危重病患者死亡率的顾虑并未得到证实，大型对照研究发现使用白蛋白或等渗盐水进行复苏对患者的预后并无差异 [5]。在这种多样因素混杂的人群结构中，白蛋白组达到相似的终点所需的液体更少（1：1.4），不过在创伤患者是特别脑损伤亚组中，白蛋白与死亡率增加有关 [5, 86]。相反，在脓毒血症亚组中，输白蛋白有降低死亡率的趋势，随后的一个 meta 分析也支持这一结果 [87]。

临床液体和电解质管理

围术期体液的病理生理改变

在推荐围术期间切实可行的补液方法之前，应重点考虑可能发生在围术期间的病理生理过程，这一过程不仅影响机体对外源性液体和电解质的需求，同时也决定了这些液体在体内分布方式。患者在进入围术期时已可能有血管内液体容量和分布的异常。随后发生的创伤（包括手术）导致一系列进一步保护性的神经内分泌和炎症变化，即所谓的应激反应，可显著地影响液体和电解质的反应和分布。当应激反应的幅度和持续时间合适时，这个过程有益于身体从创伤中恢复，然而，如果这一过程加剧或延长超过患者基础生理储备的应对范围，则会转变为病理性。

术前　患者在进入围术期时可能已有液体和电解质平衡紊乱。肝、肾和心脏功能不全均与钠离子分布异常有关（见下文讨论），对 ECF 容量有显著的继发性影响。少尿型终末期肾病患者是依赖血液透析来排

出液体，因此手术前进行血液透析的时机非常关键。长期使用利尿剂治疗会导致电解质紊乱。由于治疗方式的不同，高血压患者可能出现循环容量的减少，使得他们容易出现术中相关性低血容量（见第 39 章）。

还应考虑术前禁食对于液体平衡的影响，即使这一影响可能被过度强调。当今围术期处理实践认为择期手术仅要求在术前两小时停止口服液体，而且即便患者禁食过夜，通过客观的实验技术测得血容量仍是正常的[88]。相反，肠道准备会因丢失大量的水和钾离子而导致体重减轻 1.5 ~ 1.7kg[89-90]。如可能应限制肠道准备并且同时静脉输 1 ~ 2L 含钾离子的晶体液来补充丢失的液体，以减少潜在的有害影响。这种干预措施可改善血流动力学并降低血清肌酐[90]。

更严重的液体和电解质平衡紊乱可能出现在需要接受手术治疗的急性病患者中。这可能受下列单一或多因素的影响：

- 出血导致直接的血管内容量减少。
- 胃肠道丢失液体。丢失液体的部位不同导致 ECF 减少和电解质丢失的性质不同。由于梗阻、呕吐、过量鼻胃管吸引引起大量胃液丢失会导致钠、钾、氯和酸的丢失。小肠液的丢失导致钠、氯、碳酸氢盐的大量丢失，钾的丢失较少。大肠液体的丢失（如腹泻）中钾丢失明显，而钠和碳酸氢盐丢失较少。病理性的液体滞留在肠腔可能也有类似的效应但没有液体丢失的外显症状。
- 炎症相关的重分布，液体由血管内转移到细胞外间室（见下文讨论）。
- 液体滞留在生理性的第三间隙，伴有水肿、胸腔积液和腹水。

术中　许多因素影响术中的液体平衡，举例如下：

- 血容量分布改变。麻醉所致的动静脉的血管扩张引起心脏前、后负荷降低。中枢神经阻滞引起的交感神经阻滞可加剧这一变化，而麻醉药物引发的负性肌力作用可使心排血量减少。血管系统内的血流分布也同样受麻醉引起器官内自动调节反应不同程度的钝化影响。麻醉相关的微循环障碍和手术所致的炎症反应导致局部氧供和组织氧需功能的平衡失调，这类情况下对血管液体治疗的疗效不佳。
- 出血导致血容量直接丢失。手术出血的临床表现可能不同，取决于失血的量和时间。
- 不显性丢失。解剖腔室的暴露导致液体由黏膜表面蒸发丢失，但丢失的程度很难估计。湿度空间的研

究证明，即使在广泛暴露大肠的开腹手术中，液体不显性丢失量可能只 1ml/(kg·h)[91]。

- 炎症相关重分布。大手术引发的炎症反应有利于液体由血管内重分布到细胞外室。该现象通常表现在术后阶段（见下文讨论），但手术创伤强度和持续时间达到一定程度时也会在术中就出现临床表现。
- 肾的排出。肾排出尿所受到的抑制与围术期间 ADH 分泌有关，也受正压通气的影响。胸腔内压增高将减少静脉回流和心排血量，结合一系列的神经内分泌反应，如交感神经激活和 ANP 分泌受到抑制均导致 GFR 和尿量减少[92]。结果是无论静脉输液量多少，术中尿量都可能很少[93]。

大手术期间会触发早期应激反应。术中的明确或相对（再分布的）低血容量将调动一系列的保护反应（如前急性循环容量紊乱的部分所述），其目的是将血流由外周重分布至重要的器官，并通过保钠保水来维持循环容量。手术所致的组织损伤触发了目前已知的炎症和免疫反应，而这些改变将持续到术后。组织损伤引发的炎症反应会因低血压和组织低灌注而加剧，如下讨论所述。

术后　如前所列的术前和术中的因素共同作用的结果，患者进入术后的时期就有显著的血容量和液体间室分布紊乱。手术触发的应激反应会持续影响术后的液体平衡。

炎症和免疫反应　组织损伤导致局部血管扩张，增加内皮细胞的穿透性，白细胞渗入受伤部位，导致随之而来的促炎细胞因子产生，可持续达 72 小时，特别是白介素 -1（IL-1）、TNF-α 和 IL-6。体外循环、广泛的组织创伤、针对术前即是亚临床炎症区域的手术（如肿瘤或感染），都可能导致术后全身性炎症反应综合征（systemic inflammatory response syndrome, SIRS）。胃肠道低灌注亦可触发 SIRS。低血容量的生理性反应将减少肾、肠和外周灌注来保证心和脑的灌注。此时小肠绒毛为逆向血流供应，血流方向背离黏膜，这一改变将导致黏膜坏死，肠腔内的消化酶和细菌的作用进一步损害肠屏障功能。这使得细菌性内毒素移位进入循环系统，成为全身性炎症的一个潜在触发因子[94-95]。肠缺血再灌注导致活性氧的释放将更进一步加重炎症的级联反应。

全身性炎症反应通过改变内皮细胞的表型、增加内皮细胞大的空隙和降解内皮多糖蛋白质复合物等机制损伤内皮细胞屏障功能[2]。输液过多所致的高血容量会使心钠肽释放，更进一步降解内皮多糖蛋白质复

合物 [9, 96]。重症病例中的炎症相关的内皮细胞功能障碍，会导致毛细血管渗漏综合征，伴有水、电解质和蛋白的丢失进入细胞间隙导致肺、肠和结缔组织的水肿。血浆渗透压降低使毛细血管内液体持续性滤过进入血管外，随之引发血容量降低。

分解代谢　组织损伤的反应需要增加能量底物的供应，特别是白细胞所参与急性炎症和免疫反应。这种代谢水平的提高是通过儿茶酚胺和皮质醇释放进行调节的，其过程牵涉到肌肉蛋白的分解，与肝糖异生、急性期蛋白生成和运送至受损组织的能量底物增加有关。为满足增加的能量燃料动员、处理和运输的需要，机体基础代谢率相应增加并维持合适的循环容量。

盐和水平衡的调节　如液体平衡的生理调控部分文中所述，手术会引起 ADH 的释放，导致术后水潴留。这一结果可能是急性应激反应直接导致的，而 IL-6 已被认为是其中关键的调节因子 [97]。此外，低血容量和低血压会进一步刺激 ADH 的释放并激活 RAA 系统，导致水和盐潴留加重且进一步增加 ADH 生成。尽管血容量得到及时恢复也可能会导致机体出现短暂的少尿期，而术后液体过量、低钠血症和钠离子过量的风险则由术中持续的输液情况决定。大手术后高代谢状态使得术后钠潴留较为显著，是由于过量的氮与钠竞争通过肾排泄。

除上述过程外，术中渗出液（腹水或胸腔积液）的引流可使液体快速进入第三间隙积聚，液体滞留大肠腔中以及经呕吐、鼻胃管引流或口腔丢失，都可能使液体由循环容量中丢失。因为复温、硬膜外交感神经阻滞的不同阶段或全身性炎症反应可导致血管张力改变，使得术后血管内液体分布不断变化。

围术期液体和电解质失衡的评估和治疗

血容量　血容量作为一个影响心排血量（前负荷）和组织氧供的关键因素，是保证组织灌注的核心。尽管评估血管内容量是围术期间液体治疗的一个重要部分，但也并非易事。应采集提示容量异常状态的临床病史（如前述），并结合反复的临床检查来评价容量状态，而往往单独分析我们某些惯用的提示容量状态的指标并不可靠。明显低血容量的表现为心动过速、脉压减小、低血压和毛细血管充盈时间增加，但在围术期间这些生理变量异常也可能由许多其他病因所导致。相反，在健康的患者中，即使血容量丢失达 25% 也可能没有明显的血流动力学变化 [98]。尿量作为通常衡量终末器官灌注情况的指标，即使当时的循环血量正常，也可能出现术后尿量减少，这是由于 ADH 和 RAA 激活导致的结果。有创的血管内容量的监测手段

也有其局限性：中心静脉压（central venous pressure，CVP）作为中心静脉容量的指标也受静脉顺应性的影响；在静脉收缩的状态下，即使真实的血容量减少，CVP 也可能正常或偏高（见第 45 章）。在存在心肺病理性改变的情况下，右心与左心充盈压的关系也是不可靠。CVP 值随时间的动态变化趋势可能是更有用的指标，因为静态 CVP 的读数对血管内液体冲击治疗的后续反应的预测较差 [99]。每搏量（stroke volume，SV）和心排血量可通过许多方法来测量（见第 45 章），目前针对这些变量在围术期的液体管理中的应用已进行广泛了研究，如后所述。另外，通过测量整个机体的血乳酸浓度水平（缺血组织再灌注或进展性肝衰竭会升高）来衡量组织灌注，或者通过测量混合静脉氧饱和度，可判断氧供（DO_2）和氧耗（VO_2）是否匹配。评估个别器官灌注情况的监测技术，尤其针对那些最有可能低灌注风险的组织床和手术部位（例如肠道），有助于发现临床隐匿性的低血容量。这些技术包括近红外光谱 [100]、微透析 [101] 和胃肠道二氧化碳和 pH 值的测量。后面这项技术是采用胃张力测定法，基于肠灌注不足和黏膜高碳酸血症和酸中毒的关系 [102]。它可以监测到全身血乳酸、SV 或其他心血管指标监测不到的低血容量，目前已发现这类低血容量与术后并发症的增加有关 [103]。尽管初期的研究发现一些正面结果，但这些技术目前尚没有常规用于指导围术期的血流动力学治疗。

血容量过多或不足都可产生一系列不良的生理学效应，因此围术期间输液的关键目标就是在这两者之间找到一个良好平衡。轻度的低血容量通过作用于肠灌注并刺激保护性的神经内分泌反射，可使手术应激反应中的炎症及抗利尿作用加强。更严重的低血容量使得前负荷、心排血量和 DO_2 均降低。这将导致 DO_2 不足，无法满足代谢的需求，并伴随着氧摄取率的增加（表现为混合静脉氧饱和度的减少），假如氧供不足以维持线粒体氧化磷酸化则进展到低效率的无氧代谢 ATP 生成。当代偿性心排血量增加不足、微血管血流受损或细胞氧利用障碍时，这种情况可能进一步加重。乳酸是无氧代谢的副产物，其累积会导致代谢性酸中毒。在极端情况下，在那些灌注差的组织所产生的 ATP 不足以维持正常的细胞功能，从而导致细胞死亡或器官功能不全。目前，有多项临床研究致力于研究总氧供不足和术后系列发病率和死亡率的增加之间的相关性。在单个器官水平，特别是那些经过手术处理的区域，如组织瓣和肠吻合，当局部灌注不足时很容易愈合不良。

高血容量也有副作用，通常由围术期医源性因素

造成。当毛细血管静水压正常或增高，输晶体或胶体液可能会使毛细血管过滤增加从而导致液体进入细胞间隙。如果超出淋巴系统的能力，无法将多余的液体送回循环当中，就会潴留在顺应性高的组织中，使得肺、肌肉或大肠出现水肿。影响更为显著是如有炎症或内皮多糖蛋白质复合物的破坏使得内皮细胞屏障功能降低，内皮细胞将不能阻止大分子物质进入间质。由于肾不能有效处理多余的 Na^+，且受到术后 ADH 分泌的影响，因此纠正盐和水过量是一个缓慢的过程。尽管这一结论尚未被小规模的临床研究证实[104-105]，但临床上显著的水肿会导致术后胃肠道功能不全。血管内液体过多产生潜在效应还包括组织氧合降低导致愈合不良、肺淤血诱发的肺部感染和心室充盈超过 Starling 曲线的最佳部分导致心肌做功增加[106]。输注

超量可能导致各种副作用，如高凝状态或低凝状态、高氯性酸中毒或肾功能不全。在围术期早期，液体正平衡和体重增加会增加术后发病率[107-108]。

电解质失衡

钠失衡

低钠血症　低钠血症可出现在术前或继发于围术期医疗事件，或者两者同时存在。它分为轻度（130～134mEq/L）、中度（120～130mEq/L）和重度（<120mEq/L）。特别是急性发作的中度到重度的低钠血症与围术期并发症率显著升高有关。

病因　血清渗透压的测量、TBW 的状态和尿 Na^+ 浓度是准确诊断低钠血症潜在病因的关键[109-110]。常见病因的诊断方案如图 59-3。Na^+ 在正常情况下是决定血

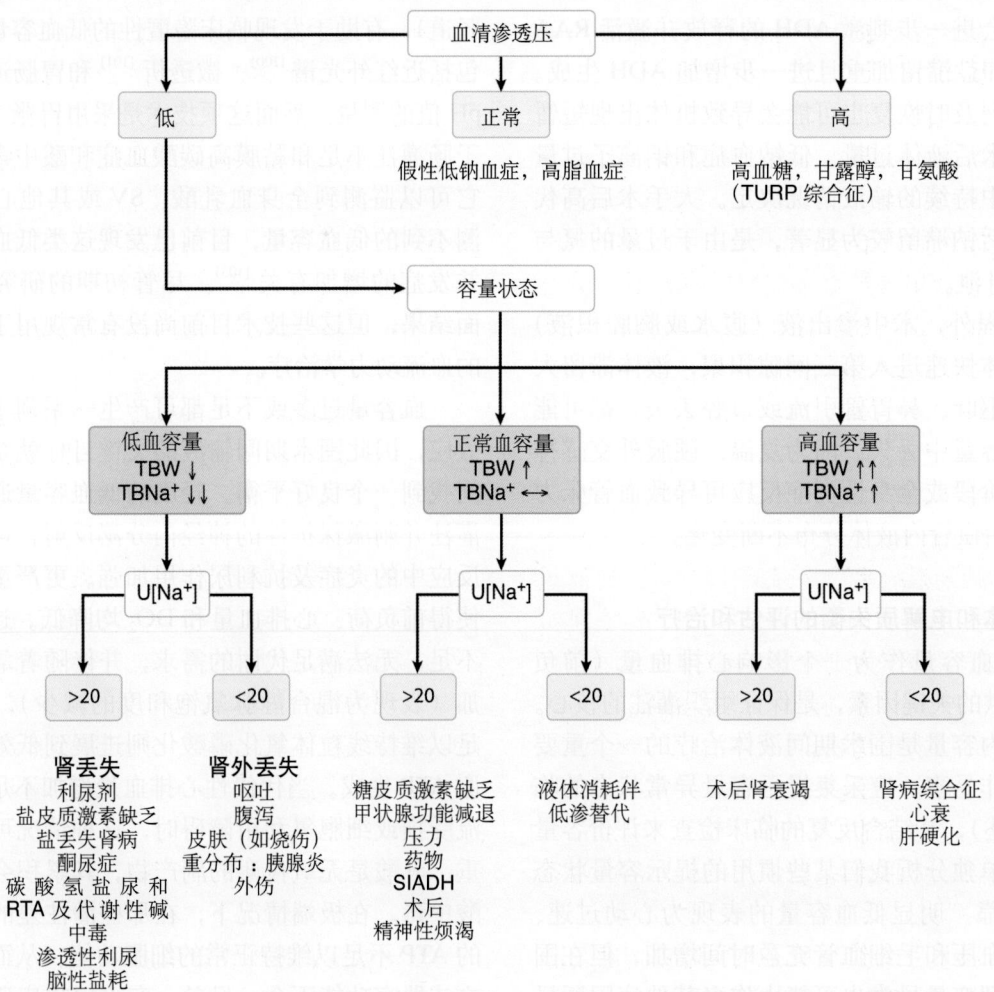

图 59-3　低钠血症的病因及诊断方法。抗利尿激素分泌失调综合征（SIADH）的诊断标准包括排除肾上腺、甲状腺和肾疾病或利尿剂的使用，血清低渗（<270mOsmol/kg），临床上容量正常，尽管水和盐的摄取正常，但尿钠增加以及尿浓度异常（>100mOsmol/kg）。其特征性的反应是，当限制水摄入量时，2～3 日内出现体重下降 2～3kg 伴有盐耗的减少和低钠血症。RTA，肾小管酸中毒；TBW，总体液；TURP，经尿道前列腺切除术；U[Na^+]，尿钠浓度单位为 mEq/L *(Modified from Kumar S, Berl T: Sodium, Lancet 352:220, 1998; and Tisdall M, Crocker M, Watkiss J, et al: Disturbances of sodium in critically ill adult neurologic patients: a clinical review, J Neurosurg Anesthesiol 18:57, 2006.)*

清渗透压的关键，低钠血症常伴有渗透压降低。但在某些情况存在由某些溶质导致的细胞脱水，使水由细胞内转入 ECF，此时血清渗透压可能维持正常或升高。这些溶质包括胰岛素不足条件下的葡萄糖、甘露醇、麦芽糖和甘氨酸。另外，也有可能出现由高血脂而造成的假性低钠血症。低渗低钠血症是由于 TBW 获取和丢失不平衡以及血清由高血脂而造成浓度降低。

围术期的低钠血症　低钠血症可以在围术期无意检测发现，其可能病理机制见图 59-3。即使围术期仅出现轻度低钠血症也与术后 30 天的死亡率、重大心血管事件、伤口感染和肺炎增加相关[111]。低钠是否是导致术后并发症的直接原因，还是潜在临床或亚临床的病理过程（如心衰）指标，目前尚不清楚，然而对于 ASA 1或 2 级接受择期手术的患者如出现低钠血症，也存在一定风险。但纠正围术期的低钠血症并不明显改善预后。对于低钠血症，应尽快找寻和优化治疗潜在基础疾病。如发现中重度低钠血症，如非紧急手术，应该延期手术，仔细检查并逐步纠正低钠血症（见下文讨论）。

术后低钠血症　如前讨论，由于术后阶段的低血压、疼痛相关生理性压力导致交感神经激活而更加重手术应激反应，导致 Na+ 和水的潴留并与 SIADH 相似。特别是静脉持续输注含葡萄糖或其他低渗溶液所提供的纯水，使患者出现严重水潴留并有术后低钠血症的风险。术后低钠血症的发生率为 1%～5%，儿童和绝经前的女性出现神经症状的风险特别高，Na+ 水平降低至 128mEq/L 时，可能出现症状和神经系统后遗症，而老年女性中高于 120mEq/L 时一般不出现症状，除非下降速度非常快。术后低钠血症带来的潜在的影响相当大；8% 低钠血症患者会发展到脑病，其中52% 有永久性的神经系统后遗症甚至死亡[112]。未发现出现术后症状（见下文讨论）的低钠血症患者或因担心渗透性脱髓鞘而未充分治疗的患者有很差预后[113]。术后液体治疗的关键应该预防术后低钠血症，尤其应限制纯水的输注而仅维持基本需求 [1～1.2ml/(kg·h)]，采用合适等渗盐溶液补充丢失的含 Na+ 液体（如胃肠道），一旦可以经口摄取即停止输液治疗，而且每日（高危组应更频繁）检查血清电解质。低钠血症的治疗在之后列述。

经尿道前列腺切除术综合征　经尿道前列腺切除术（TURP）综合征是有临床症状的低钠血症，表现为血管内容量过多以及继发出现的水肿。是由于 TURP或经尿道膀胱肿物切除术（很少出现）[114] 或输尿管镜或宫腔镜（见第 72 章和 87 章）手术中，静脉吸收低渗非导电性（无电解质）冲洗液造成的血管内容量过多，并出现水肿。此综合征可发生于 10%～15% 的

TURP，在切除后 15 分钟到 24 小时间发作[115]。临床危险因素包括膀胱内压高、手术时间延长、采用低渗冲洗液和前列腺静脉窦开放。临床表现（图 59-4）与血容量改变、低钠血症和冲洗液的吸收有关；由于使用蒸馏水作为冲洗液会发生广泛溶血，现大多已改用甘氨酸、山梨醇或甘露醇溶液。由于自由水的吸收所致的低钠血症会出现低渗透压，但甘氨酸或者其他渗透活性溶质的存在可以维持渗透压在正常水平。以下措施可能有助于预防 TURP 综合征：

- 采用双极电凝手术时可使用具有导电的冲洗液（等渗盐水）[116]。
- 通过比较输入量和移出量来监测液体的吸收。假如已吸收 750ml（对女性患者）或 1000ml（对男性患者），手术应该中止，并且应监测钠离子的水平和神经系统状态（假如患者清醒）。假如已有 1000～1500ml（对女性患者）或超过 2000ml（对男性患者）的冲洗液吸收，则手术应当终止。如使用盐水冲洗液，当吸收量达 2500ml 时手术应终止；因为尽管此时低渗低钠血症的风险已经排除，但血容量过多的风险仍然存在[117-118]。
- 限制冲洗的时间；当冲洗超过 1 小时，只有在仔细评估患者是否有 TURP 综合征后才可以继续。
- 限制膀胱内压低于 15～25mmHg，子宫内膜手术压力限制则为 70mmHg。
- 用区域麻醉技术有助监测患者的神经功能状态。清醒患者的 TURP 的症状包括为恶心呕吐、视觉紊乱、意识程度降低、躁动、谵妄和癫痫。

TURP 综合征的治疗应考虑患者的血容量状态、钠离子水平和渗透压，但一般应立即停用冲洗液、如存在血容量过多则应限水，同时给予袢利尿剂促进水的排泄。在严重的低渗低钠血症伴有神经系统症状时，可以使用高渗盐水。相反，当渗透压正常或略微下降时，血液透析是首选[119]。可给予镁离子控制癫痫，因为它对 NMDA 受体有负性调节作用，可对抗稀释性低镁血症和甘氨酸的兴奋性作用[115]。

低钠血症的临床表现和治疗　低钠血症的症状与脑水肿和颅内压增高有关，而且程度取决于低钠血症发生的速度快慢。在急性发作时症状通常在 Na+ 浓度低至 120～125mEq/L（儿童和绝经前妇女更高）时出现，伴有头痛、谵妄、躁动、呕吐和嗜睡。当钠离子浓度低于 110mEq/L，症状可进展为癫痫和昏迷。在慢性病程时，即使浓度低于 120mEq/L，也

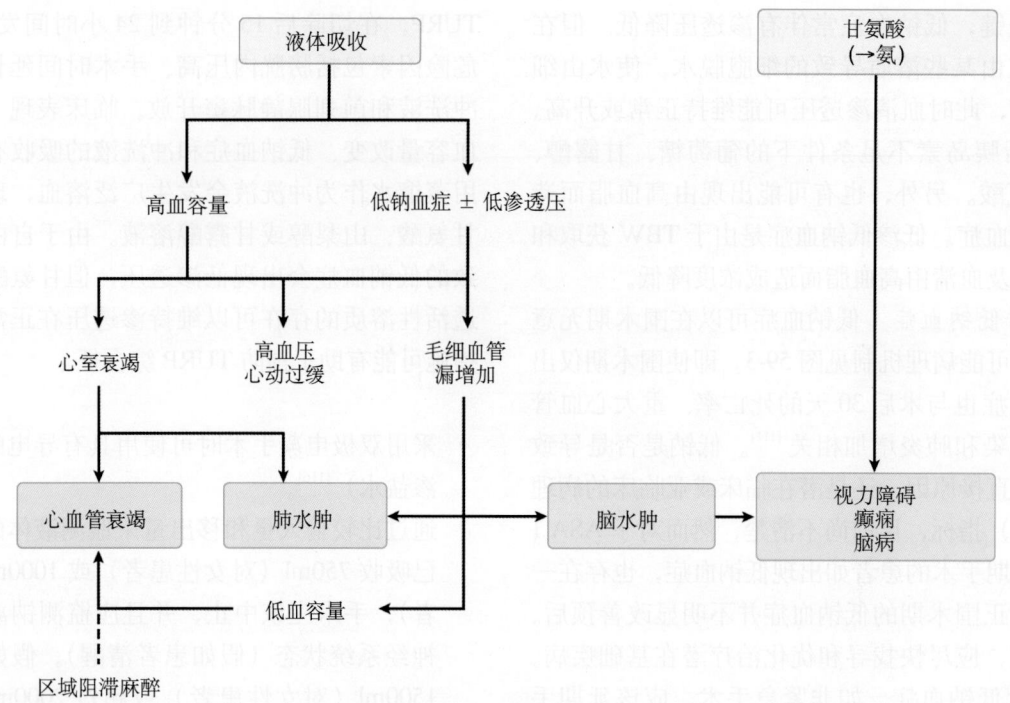

图 59-4　经尿道前列腺切除术（TURP）综合征。早期表现为低血容量相关的高血压，但可马上转为严重的低血压，这是由于毛细血管滤过增加伴有低血容量、心脏功能抑制和交感神经阻滞等原因所致。甘氨酸本身可能通过变构激活 N- 甲基 -D- 天冬氨酸受体而导致癫痫，被认为是 TURP 综合征导致视力障碍的原因。甘氨酸通过肝的脱氨基作用产生氨，氨可进一步导致脑病 (Modified from Gravenstein D: Transurethral resection of the prostate [TURP] syndrome: a review of the pathophysiology and management, Anesth Analg 84:438, 1997.)

可能没有临床表现。在所有低钠血症的病例中，应该被尽早发现潜在的病因并进行治疗，如激素缺乏、肾疾病和心脏病。治疗应按患者血容量的状态、病程的长短和存在的症状进行个体化治疗。慢性低钠血症（>48 小时或持续时间未知）应该谨慎的治疗，因为脑对于低渗状态有代偿作用，短期增加渗透压可能会导致脑内水丢失和渗透性脱髓鞘（例如，脑桥中央髓鞘溶解症）。

- 低容量性低钠血症：症状不典型，因为 Na⁺ 和水同时丢失所以限制了脑内的渗透性转移。应使用等渗盐水来恢复 ECF 容量，也可以减少 ADH 持续分泌。
- 高容量性低钠血症：在慢性的病例当中，应注重限制水的摄入并优化其基础疾病的状态，如使用血管紧张素转化酶（ACE）抑制剂来改善心排血量，以减少心衰时神经内分泌对水潴留的影响，当达到负钠平衡可使用袢利尿剂（而不是噻嗪类利尿剂，因其可能会影响尿液稀释）来排泄纯水。
- 慢性而无症状性低钠血症：不需要进行立即纠正，而应该查找并治疗其潜在的病因。限液并使用 ADH 拮抗剂（锂、地美环素）和袢利尿剂。
- 症状性低钠血症（通常为正常血容量或高血容量）：有中度症状的患者（谵妄、嗜睡、恶心和呕吐）可使用 3% 的高渗盐水，最初的输液速度为 1ml/(kg·h)，目标为增加 Na⁺ 浓度达 1mEq/（L·h），持续 3～4 小时后复查电解质。输液速度应根据情况进行调整以确保最初的 24 小时治疗 Na⁺ 增加不超过 10mEq/L。严重的症状性低钠血症（昏迷、癫痫、Na⁺ 浓度通常 <120mEq/L）通常为急性发作，如处理不当风险高于渗透性脱髓鞘。应首先单次输注 3% 盐水 100ml，目标是增加 Na⁺ 浓度达 2～3mEq/L。假如神经系统的状态仍没有任何改善，可再次给予同样的剂量一到两次，间隔 10 分钟。之后仍按中度症状性的患者的目标继续治疗，在最初 24 小时内 Na⁺ 的浓度不超过 10mEq/L [120]。每几小时就应该复查电解质和渗透压，液体输入和输出量应仔细监测，并规律地对患者进行再次评估。

高钠血症　高钠血症（Na⁺ 浓度 >145mEq/L）比低钠血症少见，但可能影响约多达 10% 的危重病患者。假如很严重（Na⁺ 浓度 >160mEq/L），依据其基础疾病的疾病过程，可能有 75% 的死亡率 [109-110]。（图 59-5）。其主要的机制是大量的水丢失且没有足够的代偿性的摄入并缺少 ADH，或输入外源性的钠

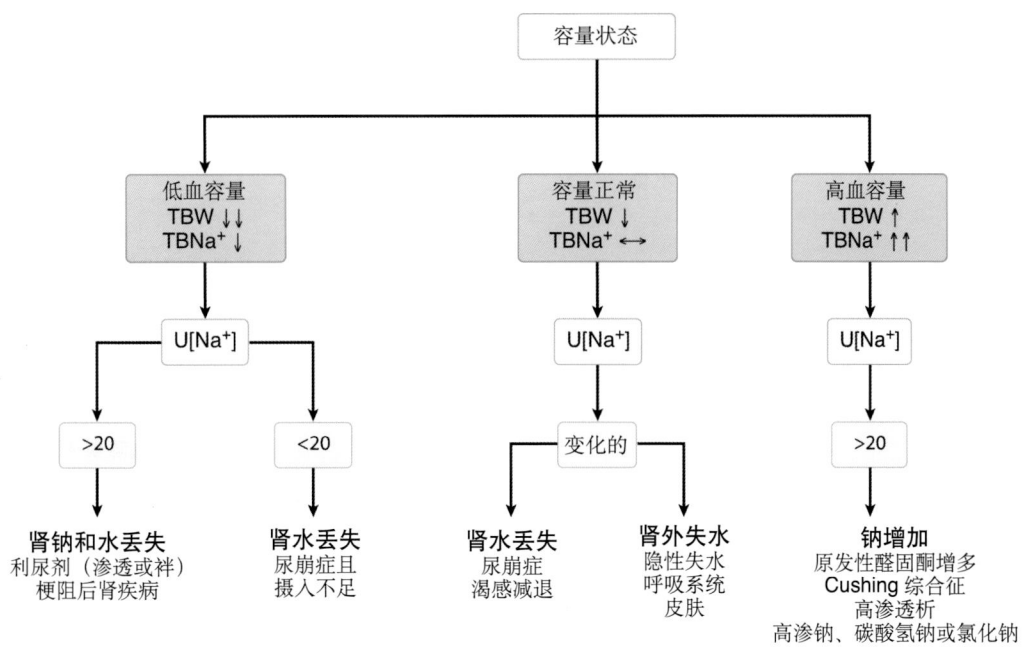

图 59-5　高钠血症的病因及诊断方法。TBW，总体液量；U[Na⁺]，尿钠浓度单位为 mEq/L *(Modified from Kumar S, Berl T: Sodium, Lancet 352:220, 1998.)*

盐。尿崩症（diabetes insipidus，DI）是由缺乏 ADH 的作用导致的，可能是由于生成或释放受损（中枢性 DI）或肾对 ADH 的敏感度减低（肾源性 DI），使得尿液的浓缩失败，排出大量不当稀释的尿液。假如患者不能接受口服补充液体（例如昏迷或老人的口渴反射受损），可能会迅速发展为低血容量。中枢性 DI 见于垂体手术、蛛网膜下腔出血、脑外伤（特别是颅底骨折）和脑死亡。肾源性 DI 可能由于肾疾病、电解质紊乱或药物（锂、膦甲酸钠、两性霉素 B、地美环素）引起。

高钠血症的临床表现包括精神状态改变、嗜睡、烦躁、癫痫、反射亢进和痉挛。诊断是通过测量血容量状态、尿渗透压和钠离子浓度。对于尿量持续超过 100ml/h 和高钠血症的患者，应考虑 DI。诊断标准包括不正常的稀释尿（<300mOsm/kg）同时伴有高钠血症和高血清渗透压（>305mOsm/kg）。当考虑紧急治疗时，尿比重（specific gravity，SG）可提供尿渗透压的快速指引；在有高钠血症的情况下 SG 小于 1.005 并存在潜在的基础病因时符合 DI 诊断。

应该按照血容量进行个体化的治疗，但如同低钠血症，除非为急性发作，纠正钠浓度的速度不应快过 10mEq/(L·d)。

- 低容量性高钠血症：用等渗盐水纠正血容量的缺失并纠正基础疾病（如用胰岛素来减轻高血糖），然后用 0.45% 盐水、5% 葡萄糖或水灌肠来纠正水的缺失，补充缺失量和持续丢失的量。
- 等容性高钠血症：用 0.45% 盐水、5% 葡萄糖或水灌肠来补充缺失量和持续丢失的量。在中枢性 DI 患者中，尿量大于 250ml/h 并存在低血容量的风险的情况下，应静脉滴定给予剂量为 0.4~1μg 醋酸去氨加压素（脱氨基精氨酸血管升压素，DDAVP，ADH 同类物）用以减少尿量。短期大剂量给药可能会有延长效应，但有水中毒的风险[109-110]。
- 低容量性高钠血症：停止给予外源性的 Na⁺，给予呋塞米和 5% 葡萄糖或水灌肠。如出现肾衰可进行血液透析。

钾失衡　由于钾对于兴奋性组织的静息膜电位很关键，围术期间血钾紊乱可能会导致危及生命的心律失常。正常情况下，细胞内 K⁺ 分布占主导是指血浆 K⁺ 水平的异常可能反映了 ECF 和 ICF 的分布失衡或体内总的钾含量紊乱，或者两者都有。实验室检测 K⁺ 可能会出现采样失真，抗凝的样本通常和凝血的结果相比少 0.4~0.5mEq/L，这是由于凝血过程中红细胞

表 59-7　低钾血症的病因及机制

机制	病因	备注
摄入不足	神经性厌食症 酗酒 营养不良	
胃肠道丢失	呕吐 腹泻 瘘管	尤其是分泌性腹泻
肾丢失过多	盐皮质激素分泌过多	原发和继发性醛固酮增多
	糖皮质激素分泌过多	尽管亲和力较低，高浓度的皮质醇远多过盐皮质激素受体
	利尿剂	袢利尿剂或噻嗪类利尿剂增加 Na^+ 输送导致主细胞负荷增加
	渗透性物质	葡萄糖、尿素和甘露醇也可能导致集合管 Na^+ 的输送增加
	低镁血症	髓袢升支粗短的 Na^+ 重吸收受损，导致通过主细胞的远端 Na^+ 输送和 K^+ 丢失增加
	肾小管酸中毒	主细胞的 H^+/K^+ 交换衰竭
	Bartter 和 Gitelman 综合征	小管离子转运体突变分别产生类似袢或噻嗪类利尿剂的作用
细胞内 K^+ 转移	β_2 激动剂	也见于交感神经兴奋
	胰岛素治疗 急性碱中毒 锂过量 低钾周期性偏瘫 维生素 B_{12} 治疗	

Modified from Kaye AD, Riopelle JM: Intravascular fluid and electrolyte physiology. In Miller RD, Eriksson LI, Fleisher LA, et al, editors: Miller's anesthesia, ed 7. New York, Churchill Livingstone, 2009, p. 1705

会释放 K^+。溶血也会人为地增加 K^+ 的水平，可能是由于采样技术差或处理样本的时间延误。

低血钾　可能导致低血钾（＜3.5mEq/L）的原因如表 59-7 所列。中到重度低血钾（2～2.5mEq/L）可导致肌无力、心电图（ECG）异常（ST 段压低、T 波低平、U 波抬高）和心律失常（房颤和室性期前收缩）。虽然推断低血钾（如低至 2.6mEq/L）应与围术期的发病率和死亡率增加有关，但尚无数据支持这个结论[18]。在围术期应切实纠正低血钾以优化神经肌肉功能和减少心脏兴奋性。当有急性的心律失常存在时，纠正低血钾为最重要的，应将 K^+ 维持在高于 4～4.5mEq/L 的水平。输注的速度应足够慢，使得整个 ECF 可以达到平衡，通常不应超过 0.5mEq/(kg·h)。钾溶液浓度超过 40mEq/L 对静脉可能会产生刺激，应该通过中央静脉导管输液。

高钾血症　高钾血症（＞5.5mEq/L）可能是由于摄入过多、排泄异常或细胞内转移到细胞外室（表 59-8）而导致。肾是依赖醛固酮刺激，通过基底膜上 Na^+-K^+ATP 酶和管腔的 Na^+ 和 K^+ 进行 Na^+/K^+ 交换，而肾排 K^+ 异常是由于皮质集合管的主细胞功能受损所致。高血钾的特征为肌无力、麻痹和心脏传导改变（增加自律性和复极化增强），随后随着 K^+ 水平的增加而出现心电图的改变[121]：

- 5.5～6.5mEq/L：高、尖 T 波
- 6.5～7.5mEq/L：PR 间期延长
- ＞7.5mEq/L：QRS 波增宽
- ＞9.0mEq/L：正弦波型，心动过缓，室性心动过速，心脏骤停的风险增加

慢性血钾升高（如慢性肾衰竭）与血钾浓度快速增加相比较能耐受。急性高血钾细胞内和细胞外钾浓度的比值差异较大。而慢性的高血钾，这些比值很可能已被恢复至正常。急性血钾升高到引起心电图变化时，属于紧急医疗情况，需要进行紧急治疗。急性治疗高血钾涉及将 K^+ 由 ECF 转移到 ICF，给予 Ca^{2+} 拮抗其心脏毒性作用，以及增加肾的排泄。在慢性的病例中也可通过 GI 树脂来交换清除（表 59-9）。大于

表 59-8　高钾血症的病因及机制

机制	病因	备注
摄入增加	K+ 治疗过量 输血 含 K+ 盐的抗生素	患者通常有分泌功能受损（如，严重慢性肾疾病）
肾分泌功能衰竭	盐皮质激素缺乏	醛固酮减少症 低肾素，醛固酮减少状态（糖尿病性肾病，肾小管间质病）
	药物导致盐皮质激素阻滞	螺内酯（阻断盐皮质激素受体） ACE-I 和 ARBs（减少醛固酮生成） 肝素（选择性醛固酮减少症）
	集合管 Na+ 通道阻滞	阿米洛利（Amiloride） 甲氧苄啶（Trimethoprim） 氨苯喋啶（Triamterene） 潘他米丁（Pentamidine）
	肾小管间质性肾炎 肾梗阻	导致皮质集合管的损伤或破坏
细胞外 K+ 转移	琥珀胆碱 缺血组织再灌注	细胞缺血使得 ATP 生成减少，Na+-K+-ATP 酶活动衰竭和钾"漏"到 ECF。细胞裂解使得钾进一步释放。再灌注时，ECF 中过多的 K+ 快速输送到全身循环。在实体器官移植时，这可能与用于前活体器官保存的内含高 K+ 的原位灌注液有关。
	胰岛素缺乏 急性酸中毒 恶性高热	

ACE-I，血管紧张素转化酶抑制剂；ABS，血管紧张素 II 受体阻滞剂；ATP，腺苷三磷酸；ECF，细胞外液

表 59-9　高钾血症的治疗

机制	治疗	适应证	备注
拮抗心脏毒性	10% 氯化钙（10ml） 或 葡萄糖酸钙	K+>6.5mEq/L，特别是有 ECG 改变	几分钟内起效，持续 30～60 分钟
细胞内钾转移	胰岛素 10～20 单位（溶于 50% 葡萄糖 50ml 输注以避免低血糖） β2 激动剂（如沙丁胺醇 2.5mg） 过度通气	K+>6.0mEq/L	10～20 分钟内起效，持续 4～6 小时
	碳酸氢钠 1mEq/kg	K+>6.5mEq/L	通过提高细胞外 pH 增加 K+ 摄取
增加肾排泄	呋塞米 20～40mg IV 等渗盐水扩容 氟氢可的松	中到重度高钾血症	增加 Na+ 输送到皮质集合管和 K+ 交换 盐皮质激素的作用
K+ 清除的其他途径	胃肠道树脂交换：钙离子 resonium 15～30g 或聚磺苯乙烯钠（Kayexalate）15～30g 口服或经直肠	任何持续的高钾血症	
	血液透析	中到重度的高钾血症伴有少尿	

高钾血症的划分为轻度（5.5～5.9mEq/L）、中度（6.0～6.4mEq/L）和重度（>6.5mEq/L），伴有或不伴有 ECG 改变[240]。
ECG，心电图

表 59-10　低钙血症病因和机制

机制	病因	备注
调节的激素减少	甲状旁腺功能低下	甲状旁腺或甲状腺术后。可能是 PTH 减少的急性效应或在甲状旁腺功能亢进手术后，骨再矿化的过程中的长期低钙血症（"饥饿骨综合征"） 低镁血症（抑制 PTH 分泌）
	假性甲状旁腺功能低下	PTH 受体的反应减少
	维生素 D 活动减少	高磷酸血症（抑制羟基化反应，如在慢性肾病） 饮食 / 阳光缺乏 抗惊厥药（增加转化为无活性状态）
Ca^{2+} 螯合作用	大量输血 细胞裂解	由红细胞储存液里面的枸橼酸引起的 肿瘤裂解综合征，外伤，或横纹肌溶解征引起的磷酸盐释放
	胰腺炎	由释放出的胰腺酶作用形成的腹膜内游离脂肪酸，可与钙盐螯合；进一步加重共存的低镁血症和低白蛋白血症
骨沉淀增加	前列腺，乳腺癌	破骨细胞活动增加
游离部分减少	碱中毒	例如，急性术中过度通气
结合 Ca^{2+} 减少	低白蛋白血症	危重病（其游离钙可能正常，且不需要补充钙），营养不良
机制未明	内毒素休克	

PTH，甲状旁腺素

6.5mEq/L 的高血钾伴有无尿的肾衰竭，可作为急性肾移植治疗的指证。

钙失衡

低钙血症　导致低钙血症的原因与 PTH 和（或）维生素 D 活性的降低、骨沉淀增加、钙离子螯合或结合蛋白浓度或离子部分的改变有关（表 59-10）。以下为典型的症状，但因有些患者处于麻醉状态下而不明显：

- 神经肌肉兴奋
  - 口周和外周感觉异常
  - Chvostek 征（轻敲面神经引起面部抽搐）
  - Trousseau 低钙束臂征（压力袖带充气引起前臂肌肉痉挛）
  - 肌肉痉挛
  - 喉痉挛
  - 手足抽搐 / 强直
  - 癫痫
- 心脏
  - 收缩力受损
  - QT 延长

- 室颤
- 心脏阻滞

快速输注大量的含枸橼酸盐储存的血 [>1.5ml/(kg·min)] 或冰冻血浆后，由于枸橼酸盐螯合游离 Ca^{2+}，将导致低钙血症。肝功能受损的患者由于他们的枸橼酸盐代谢降低，以上情况其病情会特别严重并且持续时间延长[122]。枸橼酸盐中毒已经被提及好多年，但很少成为临床的问题（见第 61 章）。虽然 Ca^{2+} 在凝血过程中起重要作用，单纯由低钙血症导致的凝血功能障碍只发生在游离 Ca^{2+} 浓度低于 1.2mEq/L；当然，在这种情况下，应补充 Ca^{2+} 来支持心脏收缩和神经肌肉功能，目标是将游离 Ca^{2+} 浓度提升至大于 1.8mEq/L[123]。在心肌收缩力受损的情况下也可给予 Ca^{2+}，如在心脏手术时优化心室功能（见第 67 章）。在甲状旁腺切除术后，应经常复查 Ca^{2+} 水平直至稳定，因为钙和维生素 D 补充剂可能短期和长期都需要。在危重病中，总钙的水平可能因为低白蛋白血症而减少，但只有在游离钙的水平低才需要补充钙。钙可通过经过静脉给予 10%（重量 / 容积）葡萄糖酸钙或 10%（重量 / 容积）氯化钙。在这些配方中，葡

表 59-11　高钙血症的病因和机制

机制	病因	备注
PTH 增加	原发甲状旁腺功能亢进	最常见的病因，通常由于独立的甲状旁腺腺瘤而表现有轻度的高钙血症
	继发或第三级甲状旁腺功能亢进	肾病相关的甲状旁腺功能亢进的低钙血症可能当疾病过程延长后进展为高钙血症
恶性肿瘤	PTH 相关肽分泌	大部分实体肿瘤可分泌 PTH 相关肽；产生类似 PTH 效应
	溶骨性转移	乳腺，肺，淋巴瘤，甲状腺，肾，前列腺和多发性骨髓瘤
	骨化三醇生成	淋巴瘤常见
维生素 D 过多	异位生成 摄入过多	肉芽肿性疾病（如结节病），恶性肿瘤
肾排泄减少	噻嗪类利尿药	
骨转化增加	甲状腺功能亢进 制动	
钙摄入增加	乳 - 碱综合征	

PTH，甲状旁腺素；PTH-rP，甲状旁腺素相关肽

萄糖酸钙含较少的元素钙（0.45mEq/ml vs. 氯化钙为 1.36mEq/ml），但只要总钙含量是一样的，他们一样有效。葡萄糖酸钙比较适合外周注射，其外渗造成的组织损伤较氯化钙小。在低钙血症时 Mg^{2+} 水平通常也偏低的，也应该纠正，尤其是当低钙血症是由输入大量等渗盐水或胶体所造成的时候。

高钙血症　高钙血症在 Ca^{2+} 由胃肠道或（和）骨流入 ECF 的量大于骨或肾流出的量时发生（表 59-11）。症状和严重程度与异常发生的速度有关，所以以轻型慢性的高钙血症通常没有症状。严重的高钙血症表现为神经系统的症状（睡意、无力、抑郁、嗜睡、昏迷）、胃肠道症状（便秘、恶心、呕吐、厌食、消化道溃疡）、肾表现（肾源性尿崩，并可能通过脱水加重高钙血症和肾结石）、心电图异常（短 QT 间期、PR 间期延长）和加重地高辛中毒。治疗应注意潜在的病因，包括在严重的甲状旁腺亢进下的甲状旁腺切除术，或停用噻嗪类利尿剂。此外，治疗有症状的高钙血症目标应提高肾对钙的排泄，可通过使用等渗盐水扩容和袢利尿剂。这个药物组合可能在 1～2 日内减少 Ca^{2+} 约 0.5～1.5mEq/L[26]。双膦酸盐类药物可增强破骨细胞的骨沉积，假如高钙血症严重或者高钙血症较轻但对水化反应不佳时可给予此类药物。单次静脉注射帕米磷酸二钠 60mg（中度高钙血症，高达 13.5mg/dl）或 90mg（重度高钙血症）七日内可将血 Ca^{2+} 浓度降至正常，且效果可能持续达一个月。唑来膦酸是较新的双膦酸盐类药物，效果更好，静脉单次剂量为 4mg[124]。双膦酸盐类药物应只有在临床脱水已经治疗的情况下才使用，避免钙磷酸盐沉淀和肾毒性。与淋巴增生性疾病或异位维生素 D 生成有关的高钙血症可以给予糖皮质激素[125]。肌注或静注降钙素可增加肾对 Ca^{2+} 的排泄和减少骨的重吸收长达 48 小时，可能在补液阶段有助于 Ca^{2+} 水平轻度降低。

镁失衡

低镁血症　由于 Mg^{2+} 主要分布在细胞内室而且和骨内存储达到平衡的速度缓慢，因此通过血清 Mg^{2+} 可能无法准确预测体内总镁的含量（见第 77 章）。红细胞内或淋巴细胞内的 Mg^{2+} 水平可能较接近体内总镁或组织的存量，但测定过程较复杂[126-127]。慢性 Mg^{2+} 缺失和急性低镁血症增加心血管发病率[29]，在医院的患者人群中流行病调查结果不同（12% 的一般住院患者，19% 的心脏手术术前患者，65% 的危重病患者）（见第 67 和 101 章）。虽然 Mg^{2+} 的消耗可出现在细胞增生或蛋白生成增加的时段（怀孕、运动员、适应冷环境），也与致病因素和 Mg^{2+} 通过胃肠道的摄入减少以及经肾的丢失增加有关（表 59-12）。

低镁血症的临床表现可能没有特异性，而且症状通常和低钙血症或低钾血症并存[32]：

• 神经肌肉的：Trousseau 和 Chvostek 征、眩晕、癫痫、无力

表 59-12　低镁血症的病因及机制

机制	病因
胃肠道摄取不足	营养不良 呕吐或腹泻延长 肠瘘 胰腺炎 鼻胃管吸引延长 吸收不良综合征 短肠综合征 原发性小肠低镁血症
肾丢失增加	慢性肠外液体治疗 高钙血症和高钙尿 渗透性利尿 药物：酒精、袢利尿剂和噻嗪类利尿剂、氨基糖苷类抗生素、顺铂、两性霉素、环孢素、膦甲酸钠 磷酸盐耗竭 饥饿骨综合征 梗阻后肾病 肾移植 急性肾损伤的多尿期 原发性甲状旁腺功能亢进 Bartter 和 Gitelman 综合征

- 代谢的：碳水化合物不耐症、高胰岛素血症、动脉粥样硬化
- 心血管的：宽 QRS、PR 延长、T 波倒置、室性心律失常
- 肌肉骨骼的：骨质疏松和骨软化症

治疗应根据症状的严重性和低镁血症的程度进行个体化治疗。无症状的中重度低镁血症患者应接受口服的制剂补充，因为短期静脉注射会刺激肾的 Ca^{2+}/Mg^{2+} 感受器，快速的剂量会减少对镁的重吸收而导致肾排泄镁。在有症状或 Mg^{2+} 浓度低于 0.8mEq/L 时，可静脉给于 Mg^{2+}（50mEq/d，当出现癫痫或心律失常时增加首量，剂量为 8 ~ 16mEq，注射时间为 5 ~ 10分钟）[32]。虽然补充 Mg^{2+} 能够改善症状，但也应同时治疗并存低钙血症或（和）低钾血症。补充 Mg^{2+} 治疗的适应证有很多，即便不存在低镁血症，也可应用该治疗，如前所述。但部分患者中有可能体内总镁低但并血清镁的水平未被检测发现。

高镁血症　由于胃肠道对 Mg^{2+} 吸收的有限且肾能够有效分泌，因此提示高镁血症通常是医源性。症状主要是反映了 Mg^{2+} 对神经系统及心脏系统的作用，与血清 Mg^{2+} 的浓度有关[18]：

- 5 ~ 7mg/dl：治疗先兆子痫的水平（见第 77 章）。
- 5 ~ 10mg/dl：心脏传导受损（宽 QRS，长 PR），恶心。
- 20 ~ 34mg/dl：镇静、降低神经肌肉传导伴有通气不足、肌腱反射减少和肌无力（见第 18 章）。
- 24 ~ 48mg/dl：广泛的血管扩张伴有低血压和心动过缓。
- 48 ~ 72mg/dl：反射消失、昏迷、呼吸麻痹。

因此给予 Mg^{2+} 时有几个重要的注意事项：第一，在治疗时应密切监测血清 Mg^{2+} 的水平。第二，因为 Mg^{2+} 经肾排泄，所以有肾疾病的患者剂量应减少。第三，对于有神经肌肉传递基础受损的患者（重症肌无力、肌无力综合征）使用时应非常谨慎。第四，在麻醉中，与肌松药合用时应用神经肌肉监测，并滴定法减少使用剂量，因为 Mg^{2+} 同时对去极化和非去极化肌松药都有增强作用（见第 34 和 35 章）。治疗急性高镁血症包括给予静脉输液和利尿剂促进肾排泄。静注 Ca^{2+} 可暂时拮抗 Mg^{2+} 和避免利尿剂导致低钙血症。最后的治疗可能需要透析，特别是有肾疾病存在时。

磷酸盐失衡

低磷酸血症　低磷酸血症可能和肠道摄取受损、肾排泄增加或转移至细胞室或骨内有关（表 59-13）。慢性耗竭的患者可能通过高通气而诱发低磷酸血症的症状。经过长时间的饥饿，在开始肠内或肠外营养时可能会出现再喂养综合征，可在术后出现。饥饿时，胰岛素分泌会减少。随之而来的脂肪和蛋白的分解代谢会导致细胞内电解质耗尽，但血浆的水平可能是正常的，特别是 PO_4^{3-}。在再喂养时，切换回糖代谢，胰岛素分泌增加和细胞内摄取磷酸盐增加，可能导致明显的低磷酸血症。重症低磷酸血症（<1.5mg/dl）可能的表现包括横纹肌溶解症、白细胞功能障碍、心脏和呼吸衰竭、癫痫、低血压和昏迷。静脉给予磷酸盐有诱发严重低钙血症的风险，因此静脉补充仅应该保守用于中度（<2.2mg/dl）到重度或者有症状的患者，且持续低钙血症的患者应避免使用。替代治疗的方案应该基于患者的体重和血清的磷酸盐[128]。

高磷酸血症　高磷酸血症的病因如表 59-13 所示。临床上最常见的病因是肾衰竭，其滤过的磷酸盐负荷减少。在轻度慢性的肾疾病患者可通过增加 PTH 的分泌同时抑制小管磷酸盐的重吸收而部分代偿，但在较严重的肾疾病中，高磷酸血症必须通过口服磷酸盐结合剂来控制。高磷酸盐血症的特征可能与磷酸盐水平急性升高所导致的有症状的低钙血症有关；当钙和磷酸盐的乘积升高时，通过抑制肾 1α- 羟化酶使钙沉积

表 59-13　磷酸盐失衡的病因和机制

低磷酸血症		高磷酸血症	
机制	病因	机制	病因
内部重分布	呼吸性碱中毒 重新进食 激素（胰岛素、胰高血糖素、 　肾上腺素、皮质醇） 脓毒血症 饥饿骨综合征	内源性负荷增加	肿瘤裂解综合征 横纹肌溶解 肠梗死 恶性高热 溶血
尿排泄增加	甲状旁腺功能亢进 维生素 D 代谢紊乱 肾移植 扩容 营养不良 肾小管缺陷 酗酒 代谢性或呼吸性酸中毒	外源性负荷增加 尿液排泄减少	酸中毒 静脉输液 口服补充剂 维生素 D 中毒 肾衰竭 甲状旁腺功能低下 肢端肥大症 肿瘤钙质沉着
小肠吸收减少	饮食限制 抑酸药过多 维生素 D 缺乏 慢性腹泻	假性高磷酸血症	双磷酸盐治疗 镁缺乏 多发性骨髓瘤 体外溶血 高三酰甘油血症

Data from Weisinger JR, Bellorín-Font E: Magnesium and phosphorus, Lancet 352:391, 1998

在软组织上，从而出现低钙血症[32]。

　　氯失衡　虽然酸碱平衡也取决于 SID 里面的其他组成成分，但 Cl⁻ 的失衡可能会影响酸碱平衡。如之前所述，由等渗盐水输入的外源性的 Cl⁻ 会增加血浆 Cl⁻浓度，而较少影响 Na⁺ 浓度，因此将导致血浆内 SID减少并进一步影响 pH 值。相反，同时有高氯血症和高钠血症或者有低氯血症和低钠血症的典型的疾病状态，则不影响 SID 和不改变 pH 值。许多导致氯异常的原因（表 59-14）为病理性的过程，也同时影响 Na⁺水平。调查或治疗这些"配对"的电解质失衡首先应当针对血钠异常。在非常有限的案例中，可能需要经中心静脉导管给予 0.1M 的盐酸补充 Na⁺。所需的 Na⁺剂量可如下列公式来估计：

$$氯离子剂量 = (Cl^- 目标值 - Cl^- 测定值) \times 0.2 \\ \times 体重 (kg) \qquad (6)$$

围术期液体治疗的管理实践

　　在围术期中的每个阶段，医师必须决定需要给多少和给什么类型的静脉液体。不幸的是，为解答这些问题所搜集的大量证据并不完全，所以通常需要一个基于合理生理学知识并结合目前现有的最佳证据的实践方法。液体和电解质的需求是动态变化的且个体间差异很大，这使得液体治疗过程更加复杂。在术前、术中和术后时期液体的需求不同，这些差异取决于患者的因素（包括体重、合并症）和手术的因素（如手术的大小和部位）（见下文讨论）。此外，液体治疗的目标应根据外科情况的严重程度和其相关的发病率而制定。在低危小手术中液体治疗策略可能受相关轻微的并发症（如恶心和呕吐）影响[129-130]（见第 97 章），而在大手术则着重点关注输液对术后发病率、术后住院天期和可能的术后死亡率的潜在影响[107, 131-132]。

　　大手术液体治疗的目标如下：

- 确保足够的循环容量来支持细胞内氧输送，以及避免低血压对细胞功能、存活、炎症和神经内分泌反应的有害影响。这可能牵涉针对循环容量以及心排血量和血管阻力的控制。
- 避免医源性的输液副作用；过多的血容量（这可能临床上不明显）、水肿、Na⁺ 或 Cl⁻超负荷、合成化合物的毒性或非生理量的阴离子（乳酸、醋酸、葡萄糖酸）。

　　为了确定围术期间治疗的最佳液体类型和剂量，

表 59-14　氯异常的病因及机制

低氯血症		高氯血症	
机制	病因	机制	病因
氯丢失	利尿剂 胃引流 呕吐 慢性呼吸性酸中毒	输氯离子	含大量氯的液体 肠外营养
		水丢失	皮肤 发热 肾丢失 尿崩症
氯过度时的水平衡	充血性心力衰竭 抗利尿激素分泌不当综合征 输注低渗液体	水丢失超过氯丢失（肾外的）	腹泻 烧伤
		水丢失超过氯丢失（肾的）	渗透性利尿 梗阻后利尿 内源性肾疾病
		小管氯重吸收增加	肾小管酸中度 糖尿病酮症酸中毒的恢复期 早期肾衰竭 乙酰唑胺 输尿管改道 低碳酸血症后

Data from Yunos NM, Bellomo R, Story D, et al: Bench-to-bedside review: chloride in critical illness, Crit Care 14:226, 2010

以期达到以上目标，目前已探索和尝试了很多方法。

液体的量　静脉输液的量可通过两种方式得出：按患者的体重、手术阶段和丢失的成分来预估需要的剂量，或通过直接测量个体化的生理学变量，然后针对生理学变量给予输足够的液体来达到治疗目标，即是"目标导向液体治疗"。

针对总液体平衡　传统的围术期输液方式是按空腹时间对液体的生理需要量（如，使用"4-2-1"计算）（表 59-15[133]）和术中大量丢失（如体腔打开或出现出血）的量来估计。

输注液体量也常基于对液体在各间室移动的知识来确定——例如，因为考虑到晶体会移入血管外间室，晶体液通常是按 3：1 这个比例来补充丢失的血量[18]。然而这些以生理学为基础的管理方式近来受到很多质疑[3, 11]。

"每千克体重多少毫升"的输液方法已经在围术期进行进一步拓展的检验，以研究较高 [如术中晶体 12 ~ 18ml/(kg · h)] 或较低 [5 ~ 7ml/(kg · h)] 的输液剂量是否能够使大手术术后的患者获益。不幸的是这些研究由于"限制的 / 保守的""标准的"和"自由的"等词的定义广泛而多变，并受研究的液体类型多（胶体 / 晶体），以及补液方案实行的时间段不同而受阻。尽管研究不同，但共性是采用每千克多少毫升作为补液治

表 59-15　4-2-1 公式预估水的维持需要量

体重	液体预案
第一个 10kg	4ml/(kg · h)
第二个 10kg	2ml/(kg · h)
之后的所有 kg 数	1ml/(kg · h)
举例：一个 25kg 的患者将需要 $(4 \times 10) + (2 \times 10) + (1 \times 5)$ $= 65ml/h$ 的"维持"水量	

Data from Holliday MA, Segar WE: The maintenance need for water in parenteral fluid therapy, Pediatrics 19:823, 1957

疗方案，并仅以临床评估而不用特定性的生理学终点指标，与轮流少量液体的患者相比，输注超过 3500 ~ 5000ml 的晶体液增加术后发病率，可表现在体重增加、心肺功能障碍、伤口愈合受损[107, 129]、胃肠道功能延缓和增加住院天数[134-135] 等方面。其中一个研究得出明显不同的结果[136]，部分原因可能是该研究的方法学与其他研究的差异所致。重点监测术后输液的量的效应的研究非常少；在目前已知研究中，一项研究指出术后输液当限制为 2000ml 的水和少于 100mEq Na^+/24h，肠道功能可较早恢复以及早出院[104]，而另一项研究则表示无差异[137]。这表示研究的样本较小且在方法学上存在差异。

虽然似乎有可能存在一个最佳的液体量可以使灌注最大化并且能避免血容量过多（容量与发病率标绘

为 U 型曲线），但这个曲线的位置依患者对不同容量的反应会很不同。这是液体治疗个体化的理由，即测量客观变量并针对它进行液体治疗。

目标导向治疗 目标导向治疗（GDT）是以测量与心排血量或总氧输送有关的关键的生理学指标为基础指导输液，并可按需要给予增加心肌收缩力药物、血管加压药、血管扩张药和适当输注红细胞来调控各变量达到合适水平，以达到改善组织灌注和临床预后的目标。这种输液的方式是一个连续动态过程，目标是确定生理学终点而不是在输液时没有客观的衡量液体的状态。GDT 已同时应用在围术期间和危重医学治疗，起先是源于围术期间观察到高风险手术幸存患者的总氧输送和氧利用都达到一定提升 [138]。之后在进行大手术的研究通过调控血流动力学并重复这些超正常范围的"生存者值"[心指数 >4.5L/(min · m)，氧供指数（DO_2I）>600ml/(min · m)，氧耗指数（VO_2I）>170ml/(min · m)] [139-140]。目标导向治疗方法已经在广泛各类外科和许多不同时间点进行研究，包括术前优化、术中的管理和术后即刻时期。许多测量生理学 GDT 目标量的工具也被研究，而且越来越多采用无创技术（见第 45 章）。大部分围术期 GDT 的证据是以如下两个仪器的测量为基础：

- 肺动脉导管（PAC）（见第 45 章）。被认为是血流动力学监测的金标准，可进入中央循环并提供左心和右心充盈压、混合血或中心静脉血氧饱和度、心排血量、DO_2 和 VO_2 测量以及相关计算值。这是初期 GDT 研究使用的工具，目标是增加心排血量和 DO_2I，现它的应用逐渐减少，因担心其导管相关发病率、置管专家的减少和数据分析以及其他的微创监测设备的使用。在英国等国家，PAC 使用通常限于心脏手术、肝脏大型手术和移植手术。
- 经食管多普勒超声监测（EDM）（见第 46 章）。此设备通过经食管超声测量降主动脉的血流速度，整合血流速度与主动脉横截面面积演算每搏量（SV）。其他测量包括峰值速度，作为心室收缩功能指标，修正血流时间（FTc），收缩期主动脉血流时间并以心率进行修正。FTc 可因全身血管阻力（SVR）增加、SV 降低或两者同时存在而下降（<330ms）。SVR 通过平均动脉压（MAP）和 CVP 计算，有助辨别低 FTc 是由于前负荷不足或者后负荷过高所导致。正压通气时 SV 变异率（SV 变异率，SVV）是通过最新的 EDM 模型测量。围术期 GDT 研究是针对 SV 和 FTc 增加，并采用胶体单次预先注射优化参数值而不是直至证实明显的低

容量血症出现才处理。目前已有多项针对 EDM 指导下的 GDT 流程方案的研究。FTc 和 SV 的相关性见图 59-6 [141-142]。更简单方案是依靠反复单次液体注射直到 SV 不再进一步增加，此时将其确定为对应 Starling 曲线的峰值 [143]。

其他目标导向治疗的目标如下：

- 动脉血压及波形分析：这些监测仪器分析有创的动脉血压或容积描记追踪进行两种测量。第一，基于动脉顺应性不变时，脉搏压与 SV 成正比的原则可预估 SV（因而得出心排血量和指数）。当患者的动脉顺应性变化可采用锂稀释行常规校正（LiDCO Plus，LiDCO，Lake Villa，Ill）或热稀释（PiCCO，Phillips，Andover，Mass）或没校正的监测仪（LiDCO Rapid，LiDCO；Vigileo，Edwards，Washington，DC），最后一种情况代表的是 SV 趋势而不是明确估计值。第二，SVV，可作为输液反应的预测因子，测量间歇正压通气时的收缩压变异率。
- 胸部生物阻抗：在围术期 GDT 以及其结果尚待探索。
- CVP：尽管有研究表明，与没有进行 CVP 监测对照组相比，CVP 指导液体治疗可改善髋部骨折手术的预后 [144]，但对于预测血容量和液体治疗的反应而言，CVP 明显欠优 [145]。
- 超声心动图（见第 46 章）：这项先进技术现已用于指导液体治疗，它能够提供心脏结构和充盈信息，但需要专业操作者并在围术期采用经食管方式检查。
- 乳酸：高血乳酸出现下降是临床作复苏成功的指标，但很少有研究将其作为治疗的目标 [146]。
- 氧摄取和混合静脉血氧饱和度（SvO_2）或中心静脉血氧饱和度（$ScvO_2$）：组织氧输送不足可以表现为氧摄取增加和混合或中心静脉血氧饱和度降低。虽然它仅在一项非心脏的大手术干预性研究作为目标，但低 $ScvO_2$ 与高危手术后预后不良有关 [147-148]。

最近的 meta 分析强调了 GDT 过程的潜在益处。一个严格界定患者组别（手术，但非创伤或脓毒血症）和所有时间点（术前、术中和术后 GDT）以及 GDT 工具（PAC、EDM 和动脉波形分析）的 meta 分析中，GDT 与术后发病率和住院天数减少有关 [132]。特别是 GDT 导致术后肾损伤、呼吸衰竭和术后伤口感染的患者数目减少。许多研究由于统计效力不足而不能发现死亡率的差异，然而当严格按 Cochrane 系统回顾，排除一些对照设计较差的研究后，发现采用 GDT

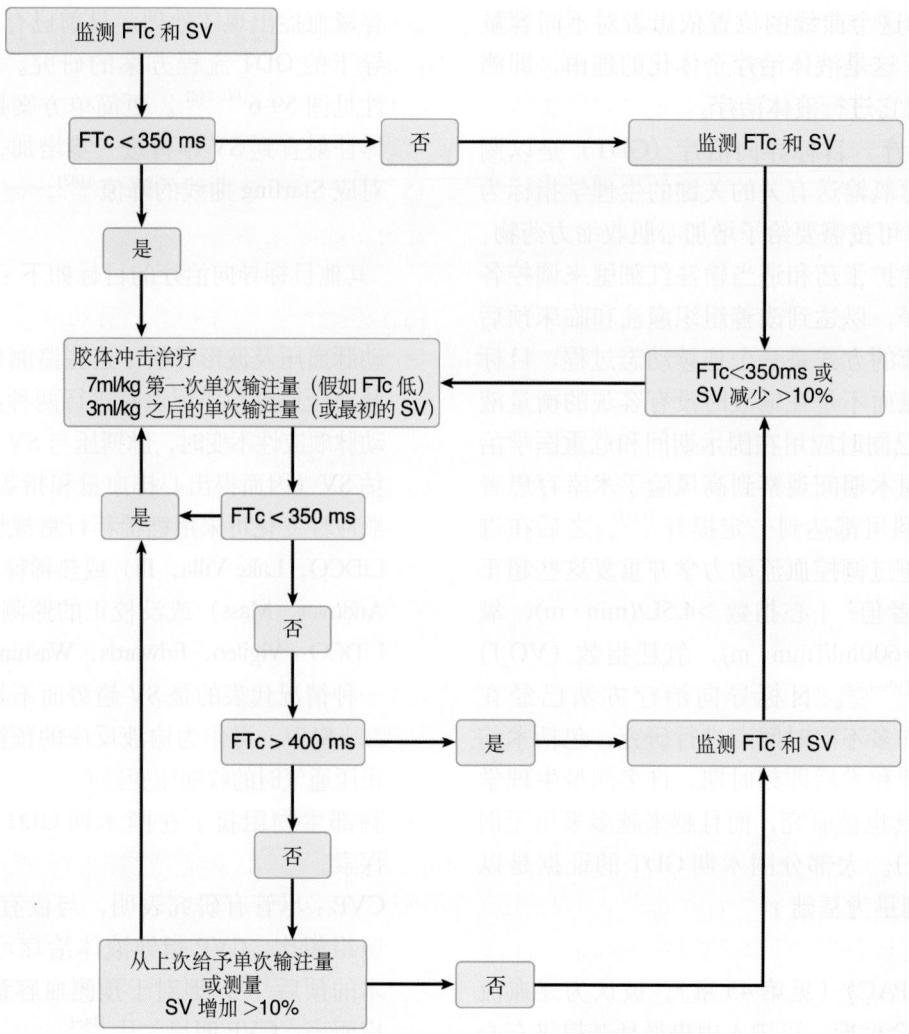

图 59-6　术中以 ODM 为基础的目标导向液体治疗的方案。FTc，心率校正的降主动脉血流时间；SV，每搏量 *(Redrawn from No-blett SE, Snowden CP, Shenton BK, et al: Randomized clinical trial assessing the effect of Doppler-optimized fluid management on outcome after elective colorectal resection, Br J Surg 93:1069, 2006.)*

医院的 28 天死亡率降低[132]。其他 meta 分析对采用 EDM 进行 GDT 研究的亚组分析，但患者组病情更多样（包含复合伤）。EDM 指导下的 GDT，即使仅用液体治疗而没使用正性肌力药物或血管加压素，术后发病率呈现下降，但没有观察死亡率[149]。

　　在 GDT 研究中常发现干预组接受较多的液体，常多 500ml 的胶体，这项发现引发以下问题：

1. 这多余的液体似乎与传统液体策略的益处不符。然而应当关注的是相比采用特定生理学变量作为输液目标的患者，液体平衡方案研究的自由组多余液体的幅度很大，类型多（多达 1500ml 全部晶体）而且随意性大。这个差异可能是各研究的"自由"组总体预后较 GDT 组差的原因[108]。

2. 当液体平衡的差异被作为治疗目标时无法重复相似的改善预后结果，故强调 GDT 过程本身的潜在益

处。在一项研究中显示与对照组相比，干预组的患者全部统一多给予 500ml 的胶体，结果并没有改善术后的预后[150]。这提示通过监测变量指导的个体化治疗会有临床益处。

3. 即使 GDT 研究的对照组和干预组间在血管内总液体平衡差异很小，但患者个体化的液体需求是反映在术中输液时机上。一项研究中早期即手术前四分之一时，在 EDM 指导下输液，其心排血量增加高于对照组，差异持续保持到手术结束且可减少术后发病率[142]。

　　尽管直到目前为止的研究指出 GDT 有明显的益处，仍需进行大规模多中心的研究来进一步探讨如下的问题：

• 尽管大部分的 GDT 研究使用各种不同的胶体来单

次输注，仍不清楚哪种胶体较优，或者是否可以采用单次注射晶体来替代。在统计学效力足够的危重症患者中，特别研究了有关胶体的价格和潜在的毒性[49, 81, 151]（见第 61 章）。

- 由于目前围术期和手术操作的发展，需在新的领域重新评估 GDT 的益处，包括在快速康复的手术中[136, 152]、日益增多的腹腔镜手术、区域阻滞麻醉进行的骨科手术，以减少对照组术后的死亡率[149]。
- 现有研究的某些外科手术病例数目不足，特别是急诊手术；而且在某亚组中的发现不应该随意推广至其他病理生理损伤基础不同的组别。
- 血流动力学监测设备正处于快速持续发展阶段，新设备和已有的仪器应比较其指导 GDT 的实用性。最终当新科技设备经过评估后，GDT 输液过程的潜在好处是应与选择合理的生理性终点有关，而不与特定 GDT 设备的使用有关。如前对监测设备的评估所示，使用的设备本身并没有获益，而获益是来自设备辅助下的干预性治疗[153]。

选择合适的液体

晶体或胶体均可用于血浆扩容　虽然晶体是用于补充蒸发丢失量、维持液体需求量和扩张整个细胞外液量最合理的选择，但围术期选择晶体或是胶体来替代血浆容量仍不清楚。目前仍缺乏具有足够统计学效力的直接对比两种液体用于围术期扩容的研究。尽管大多数的 GDT 研究采用胶体扩容，并对比了采取生理学终点指标指导输液与没有指导输液治疗。采用晶体进行 GDT 是否能达到同样益处仍需进一步研究。虽然要达到相同的临床容量效应，所需晶体比胶体多 40% ~ 50%，但晶体达到有效的血浆扩容效应（PVE）的量较之前推测的少[3]。结合晶体过滤过毛细血管膜的倾向增加，会导致更多的血管外容量扩张，有发生组织水肿的潜在可能性。与胶体相比，晶体导致胃肠道黏膜水肿可能性增加[154]，可能会延后术后胃肠道功能的恢复和导致细菌移位。与胶体相比，业内对于晶体对组织氧张力是否有不同效应还没有达成明确的共识[50]。胶体和晶体对围术期 PVE 的数据有限，这会使得临床医师只能利用危重病治疗的研究来进行推断。一项 Cochrane 回顾在未经选择的患重病人群中采用胶体血管扩容，该研究强调胶体不能改善总死亡率[155]。针对脓毒血症患者的研究，包含较小分子量的淀粉类胶体会导致肾替代治疗的需要增加、输血和严重副反应的增加[80]。尽管这些研究和经历手术的患者无直接的关系，也应避免在严重脓毒血症或肾衰竭风险高的围术期患者中使用淀粉类胶体，目前仍有待大规模的

研究来评估它们用于围术期的安全性（见第 61 章）。在美国对淀粉类胶体的使用有严格限制，而在英国已经暂停了此类胶体在各种情况下应用。在目前用于围术期 PVE 的晶体和胶体尚无更多数据的情况下，我们必须权衡胶体潜在的副作用与晶体达到 PVE 所需要可能较多量两者的利弊。

生理盐水或平衡液　尽管对它们各自临床特点仍在讨论[43]，但有证据显示术中输等渗盐水可导致术后高氯性酸中毒并以增加自主通气来进行呼吸代偿[38]。等渗盐水导致过多氯化钠及水负荷的代谢时间要较平衡晶体液慢。关注肾损伤和术后呼吸衰竭风险的研究证实这些生理转化会导致较差临床预后，这与在危重症人群中的研究结果相同[52]。更实际问题还包括错误估计因液体缺乏所致的组织低灌注而采用了不当单次液体的输入。目前认为，如有需要应采用平衡晶体，而限制等渗溶液的使用（如前术前液体和电解质管理部分所列述），直至有进一步的研究数据给予证明。关于胶体溶入盐水或平衡晶体液的影响的数据非常少。

代表性的实用方法　以下的指南整合了生理学、液体药理学和本章提供的现有证据。然而，在围术期液体管理的许多领域仍缺乏大量证据，这表明液体类型选择和输液方法仍需临床医师权衡风险与益处后做选择。接下来总体主题表述中到大型手术的液体治疗的重要性：

- 输液应该个体化。这可简单到术后液体维持的剂量就按照每千克体重多少毫升或者按测得的客观生理学变量滴定术中血浆扩容量。
- 整个围术期间液体状态是持续改变的，应该实时评估。
- 应按照后面所列的患者和手术因素调整补液方法。

术前　在择期手术的准备中，经口摄入清水应继续至术前两小时，且不鼓励更长时间的禁食。术前肠道准备应严格限制在一些经过仔细选择的患者，而且在术前应给予这些患者 1 ~ 2L 的平衡晶体并补充 K+。应评估慢性合并症对液体和电解质的影响，如后所述。

急诊手术的患者可能有急性的体液分布紊乱。他们需要及时地在合理的生理终点指导下进行复苏，如血压和心率的趋势、乳酸、尿量和混合或中心静脉氧饱和度。尽管在术前输液使用心排血量监测在临床上似乎合理，但这方法在一些案例中（持续失血或早期手术控制脓毒血症）涉及后续问题，手术不应该延误。因而需要一个务实的方法来提供持续的液体复苏同时

又不阻碍早期手术干预。上消化道丢失的量应该量化并用等渗盐水补充，下消化道丢失（漏管、肠梗阻或梗阻）使用平衡晶体补充。K+ 应适当进行补充。

术中　应给予一个背景的平衡晶体量来补充手术中持续的水和电解质丢失。全麻或区域麻醉导致的低血压主要与血管扩张和心肌收缩力下降有关，除非患者的低血容量是由术前的原因所致，治疗上应给予小剂量的缩血管药物和（或）正性肌力药物[11]。对于有较高风险的患者进行液体治疗时应使用有创血流监测以便早期发现低血容量和总体组织灌注情况的指标，包括乳酸和酸碱状态。尽管没有大家统一接受的高风险病例的明确定义存在[156]，但其中应包括择期大手术和急诊手术，尤其是高龄患者、伴有合并症且运动耐受较差的患者，他们总体的术后死亡率的风险预估高于5%。这些病例中，特别是在某些骨科和腹腔内手术（其循证基础最强），心排血量应使用胶体单次输注方式滴定，以优化可测量到的变量（SV、FTc、心排血量、氧输送或SVV），这些变量具体取决于所用的监护仪。失血应使用胶体或血和血制品来补充，输注的量取决于丢失的量和提示组织氧输送不足的变量参数（见第61章）。晶体液可作为扩充血浆容量的另一个选择，但应考虑到所需的容量增加和潜在的血管外容量扩充效应。术中液体管理的总体目标是在手术结束时或术后早期达到正常容量状态。

术后　高危的手术患者在术后早期针对氧供持续GDT有益[157]。在所有大手术后的患者，应根据临床检查和重要生理测量值（例如乳酸、中心或混合静脉血氧饱和度和心排血量的变量参数）评估液体状态。假如患者容量正常且可以恢复经口摄取液体，最好避免术后输液的医源性影响。早期经口摄取是可以耐受并且安全，而且早期经口摄取营养可以降低术后并发症的发生率[158]。

患者需要持续的静脉治疗时应做好如下事项：

1. 至少每天复查一次电解质监测低钠血症和其他电解质紊乱。
2. 液体的需求应严格分为三大类可有利患者持续评估和治疗：
   a. 考虑到术后盐和水潴留状态，"单纯"维持所需时，应少盐且含适量纯水。输液治疗应包含如下[159]：
   - 按体重24小时给予1500~2000ml，或1~1.2 ml/(kg·h)。考虑TBW在肥胖的人中可能相对减少（见之前对晶体液和液体间室的讨论），在这种情况下应在计算液体需求时按理想体重来算剂量。

- 24小时内应给予 50~100mEq 的 Na+。
- 24小时内应给予 40~80mEq 的 K+。
- 最小维持量的这部分应该包含低渗液体，如5% 葡萄糖或 0.18% 盐水与 4% 葡萄糖。因术后低钠血症的风险，如果怀疑低血容量存在，则血管内的液体维持量不应该增加。相反，应该诊断持续丢失原因并对症治疗。当经口摄入液体增加，静脉液体维持量应相应减少。
   b. 持续丢失的补充。如有任何需要，这部分的液体需求量需要经常重新评估来滴定达到合适的液体量。给予的量应反映出所测的丢失量和评估血容量的状态和足够的器官灌注（精神状态、乳酸、血流动力学趋势）。胃肠道的丢失（呕吐、鼻胃管吸引、经口）应该用同样容量的等渗盐水或者平衡晶体加适当的 K+ 来补充。第三间隙的丢失，如新产生的腹水，应混合使用胶体和晶体来治疗，失血则用胶体、血、血制品来替代，如失血确切，应进行相应的干预。
   c. 新的要求（复苏）。新的要求与术后并发症的发生有关，如出血（绝对的低血容量）或急性脓毒血症（相对的或绝对的低血容量）。

对于术后少尿应谨慎分析，特别是在术后前24小时。对患者应仔细评估并诊断终末器官灌注受损的确凿证据和导致少尿原因，包括导管阻塞、腹内高压。如没有提示低血容量和组织灌流不足指征，而进行不适合大量液体冲击治疗会加剧手术应激导致术后液体的正性平衡加重和钠平衡恶化。

特殊考虑
患者因素
心力衰竭（心衰）　心衰不同的病理生理学效应及其治疗方案使得围术期间的液体管理特别有挑战性。慢性心力衰竭的血流动力学典型特征为左心室或右心室或两个心室的收缩或舒张功能不全伴有继发的适应不良的神经内分泌反应。这些包括持续的RAA轴的激活，随之而来的水钠潴留和慢性交感神经系统（sympathetic nervous system，SNS）的激活，并伴有持续的心动过速和血管收缩。如治疗不当，患者可能因此出现双肺和外周组织的水肿以及当心肌收缩功能差时中心血量增加。

心衰治疗需要纠正许多神经内分泌反应，许多治疗显示可改善心衰的长期预后。围术期相关心衰治疗为液体管理带来困难，包括慢性的容量衰减、正常交感神经反应钝化和电解质紊乱。治疗包括使用 β-肾上腺素能受体拮抗剂、利尿剂、地高辛、醛固酮和血管紧张素拮抗剂等药物。

心衰患者的围术期液体治疗有两个目标。目标一是保证心排血量,对前负荷、收缩力和后负荷的影响谨记在心。一般来说,心室的顺应性差,需要足够的前负荷,反映为相对高的 CVP 和足够的舒张充盈时间,以维持好的心排血量。然而,心衰期间 Starling 曲线的平坦意味着过多的血容量输注和前负荷可能导致收缩力受损并使心排血量恶化。"前向性的心衰"表现为器官灌注不足,而"后向性的心衰"表现为肺和外周的水肿,特别是同时存在水盐排泄异常时,水肿更加明显。目标二是减少心脏的工作以避免出现心肌氧耗增加、氧供应不足和心肌功能恶化的恶性循环。特别是由低血容量或其他刺激诱发的心动过速都应避免。心衰的患者中,非常重要的是在低血容量和高血容量间找到一个平衡,而这在临床上是很难评估的。

对心衰患者的处理方法涉及仔细地评估术前液体状态和电解质,以及在时间许可下优化心衰的治疗。虽然可能可以使用无创性的监测方式,但对中到大的手术,需强制使用有创的血流动力学监测复杂的心血管情况,并可考虑使用如经食管超声心动图或肺动脉导管的方式来监测心排血量[160]。测量心脏充盈和收缩力特别重要,因为术中低血压的原因(前负荷、收缩力或后负荷减少)需要不同的治疗,特别是在此种情况下,不应该盲目地进行液体单次输注治疗。只在有客观的失血证据下才能考虑进行液体大量输注,包括血和血制品。

围术期应考虑心衰治疗的影响。利尿剂可能使患者处在一个慢性容量缺乏的状态,可能会使麻醉相关的低血压恶化。髓袢利尿剂经常导致低血钾和低血镁,而醛固酮拮抗剂则可能导致高血钾,后者在结合 ACE 抑制剂治疗慢性肾疾病的时候会更严重。对服用地高辛的患者而言,维持电解质正常是很重要的,低钾血症可能会增强地高辛的毒性。ACE 抑制剂或血管紧张素受体拮抗剂本身可能会导致交感神经和血管紧张素对麻醉相关的血管扩张的反应迟钝。这类低血压应用小剂量的正性肌力药物或血管收缩药物可有效地治疗,也使用包括血管加压素类[160]。

肾疾病 依赖透析的慢性肾病患者有许多病理性特点,在进行围术期液体治疗时需列入考虑(见第 75 章)。由于原生尿液的生成减少或缺失,总体的液体平衡失衡,依赖透析来达到目标的"干"重量,代表预估的容量正常。器官的氧输送可能由于许多因素而受损,包括慢性贫血、内皮细胞功能障碍和微血管灌注异常。患者常同时存在心衰和系统的或肺的高血压以

及由于血小板功能异常导致有出血倾向,进一步增加了围术期的挑战[161]。

术前评估应重点放在充分慢性透析以达到容量正常,并预估正常的原生尿量的量。合并症应进行评估并且优化。应当在可提供术前和术后透析和血液滤过的机构进行手术,以免万一术中液体超量或高钾血症对保守治疗效果不佳时可进行补救。在择期手术前应选择合适的时机进行透析,以保证患者进入手术期时有正常的血容量。高血容量会增加肺和外周水肿、高血压和伤口愈合不良的风险,而低血容量会带来麻醉相关低血压和组织灌注不足的风险。重要的是,术前一天进行血液透析允许液体和电解质室达到平衡且有时间让透析的抗凝物质被代谢掉。手术当天早晨应复查电解质;透析后在达到平衡前就过快抽血进行检测,可能会得到不真实的低钾结果,导致不必要的外源性补充。相反,禁食可能加重高钾状态,这是由胰岛素减少所造成;透析后理想的钾离子值是在低到正常的范围。在急诊手术,术前安全地对患者进行透析的时间可能不够。在这种情况,电解质异常必须保守地管理,特别注意术中液体的平衡。

当有其他大的合并症对液体和电解质平衡有重要影响时,同时避免低容量血症和高容量血症的重要性,以及组织灌注不足的倾向意味着要仔细监测血流动力学变量,在中到大型手术应考虑进行有创的中心静脉和动脉压和心排血量监测。尽管液体类型可讨论,但是术中输液的量还是应该按客观的生理学测量值来滴定调整。应避免大量等渗盐水,因为酸中毒会引起 K+ 流出细胞。相反,临床试验发现含 K+ 的平衡晶体不会导致高血钾症[44, 162]。晶体的另一个选择是不含 K+ 的 HCO$_3^-$ 缓冲透析液,如 Hemosol。虽然由于胶体大部分由肾排泄,其容量效应和潜在毒性可能在这些患者中会加剧,但胶体可用于血容量补充。在考虑输血前与肾科医师联络是很重要的;假如患者在等待肾移植,可能需要进行人白细胞抗原配血来减少抗体生成和未来血液配对和组织配对的困难。

上消化道丢失 先天性或获得性的胃出口梗阻可能导致大量的胃液丢失,并引起一独特的液体和酸碱异常的模式。水分丢失造成脱水,体内总氯含量减少和质子丢失导致碱中毒,伴有血清 HCO$_3^-$ 上升。肾最初的反应是形成低氯高碳酸氢根的尿液。然而,随着脱水的进展醛固酮的分泌增加,目的是保钠和水。保钠会耗费 K+ 和 H+,导致低钾血症,并且加重代谢性碱中毒伴有反常性的酸性尿。碱中毒也会减少循环中的游离部分的 Ca^{2+}。

应使用等渗盐水和补充 K+ 来逐渐补水来进行纠

正，根据电解质分析换成含葡萄糖的盐水。治疗胃出口处梗阻的任何手术都应等容量和酸碱平衡纠正后再安排。

脓毒血症和急性肺损伤　可能会遇到有早期感染和脓毒血症症状表现的患者，因为手术治疗感染（脓肿引流、清除坏死组织、移除感染的装置）是早期脓毒血症治疗的一个关键部分（见第 101 章）[163]。心血管不稳定可能是一个特别的问题，导致内皮细胞功能障碍和血管内液体丢失、血管扩张伴液体异常分布、交感神经导致血容量离开外周循环重新分布和心脏功能受损。液体复苏以维持足够终末器官灌注为目标，脓毒血症最初 6 小时治疗是关键阶段，这期间对于某些患者来说可能同时处于围术期。以下是对脓毒血症伴有组织低灌注，其血乳酸脓毒大于 4mmol/L 或最初的静脉液体冲击治疗后持续有低血压患者的治疗建议目标[163]：

- CVP 8 ~ 12mmHg（机械通气的患者 12 ~ 15mmHg）。
- MAP 65mmHg 或更高。
- 尿量 0.5ml/(kg·h) 或更多。
- $ScvO_2$ 大于 70%（或混合静脉氧饱和度 >65%）。

用固定的 CVP 作为目标来指导早期脓毒血症的治疗受到一些质疑，因为它用来预测输液反应和组织缺氧的价值有限；其他建议的目标包括每搏量、脉压变化和超声心动图评价心功能[164]。考虑胶体用于这类患者复苏并没有明显的优越性且顾虑脓毒血症患者输淀粉有肾损伤的趋势，目前的建议以标准流程的方式使用 30ml/kg 晶体达到所述的目标。对需要更多液体的患者，应该考虑白蛋白，同时使用缩血管药物、正性肌力药物和 RBC 输血以达到这些目标。通过动态测量，如 SV 或脉压变化和输液反应来指导更进一步的液体冲击治疗。在已患脓毒血症的患者中，其液体治疗变得更加有挑战性，因其常伴发微血管功能障碍、细胞外液过量和神经内分泌对血容量变量反应紊乱[165]。氧供和氧耗关系发生中断而造成细胞无法利用氧（细胞缺氧）[166-167]，当患者处于液体过量和儿茶酚胺的潜在副作用，结果是提升总氧供的策略可能只有很少获益[168-169]。此阶段减少正向总体液平衡可改善预后[170]。

急性呼吸窘迫综合征（ARDS）的患者也可能接受手术治疗，其液体治疗的关键是在避免增加肺水肿并维持足够的组织灌注间达到良好平衡。ARDS 的典型特征是肺内皮细胞的穿透性增加，有水和蛋白外渗。随之而来的是间质和肺泡的水肿、胸水、肺顺应性的

降低、肺动脉压增加和低氧血症。同时由于胸腔内压的增加和心脏充盈压的减少，器官灌注可能受损。临床研究已经强调总正向液体平衡和 ARDS 的死亡率之间有关[171]，有一项大的随机对照研究显示支持进行保守液体输注策略，其患者的机械通气和重症治疗单位天数减少[172]。这项研究的手术亚组也有类似的发现，并且不增加保守液体治疗患者的肾损伤[173]。血管外肺水（EVLE）对患者预后和调节正向液体平衡似乎很重要，热稀释方法研究显示 EVLE 是可以敏感和特异性预测 ARDS 患者重症监护治疗单位的发病率[174]。假设总体器官灌注足够则表现为乳酸值正常，术中应该补充丢失量但对 ARDS 的患者术中给的液体量应该保守。尚缺乏足够统计学效力的研究来解答 ARDS 的患者应选择胶体还是晶体来替代血容量。

烧伤　广泛的烧伤会造成大量的液体由循环丢失并伴有对输液过多特别敏感的情况。热损伤造成一个区域的坏死组织及周围缺血区。坏死组织结合持续缺血的区域以及之后的再灌注通过组胺、前列腺素、反应氧化物和细胞因子的释放导致局部或全身的炎症反应。内皮细胞屏障功能的局部受损导致血浆中渗透活性物质丢失，使得毛细血管滤到间质增加，皮肤完整性的缺失导致液体经皮蒸发丢失。通过类似的机制，广泛烧伤可能导致全身炎症反应综合征，对液体效应室的作用如前所述。与保守治疗相比，早期烫伤创面切除可减少死亡率，通过这项观察证实炎症反应的有害作用[175]。通常烧伤面积大于成人总体表面积的 15% 和幼童的总体表面积的 10% 时就应开始静脉液体治疗[176]。然而，对于应该给烧伤患者多少容量和什么类型的液体有许多不确定性因素。大多数输液仍基于一些公式，如 Parkland 公式（框 59-1）或 Muir 和 Barclay 方案。虽然这些公式是按患者的体重和烧伤的程度给出复苏起始的液体量，但这种液体治疗方法因各类患者和病理因素，已不适合现围术期按客观生理学指标的液体治疗。尽管基于这些公式，在尿量充足 [0.5 ~ 1ml/(kg·h)] 时应下调输液量[177]，但这方法似乎不实际。事实上，大量的研究指出，大部分烧伤患

框 59-1　Parkland 烧伤复苏液体公式

第一个 8 小时：2ml/kg×%TBSA（乳酸林格液）
接下来 16 小时：2ml/kg×%TBSA（乳酸林格液）
接下来 24 小时：0.8ml/kg×%TBSA（5% 葡萄糖）+
　0.015ml/kg×%TBSA（5% 白蛋白）

Data from Baxter CR: Problems and complications of burn shock resuscitation, Surg Clin North Am 58:1313, 1978.
%TBSA，烧伤面积占总体表面积的 %。时间段指由烧伤发生的时间开始算起

者接受的输液量较 Parkland 公式预计的多，24 小时平均为 6ml/kg/%，而公式预估是 4ml/kg/%[178]。相反，吸入性和其他非烧伤、电烧伤或延迟复苏的患者可能需要增加复苏时血管内的容量，这些公式也没有考虑这部分。

烧伤患者不应输液过量。因为在所有典型全身炎症的情况，过量的液体会聚集在顺应空间内。已观察到由于液体复苏导致肺水肿需要通气支持、非烧伤肌间隔行筋膜切开术、眼内压升高和浅表烧伤转变为深度烧伤[176]。腹内高压和骨筋膜室综合征与输液量有关，当 24 小时输液超过 300ml/kg 时腹压显著升高[179]。由于这些顾虑应努力寻找烧伤液体复苏的最佳方案。就使用晶体或者胶体而言，新的方案采用较低输液容量，如 Haifa 方案，并以客观生理学指标为目标，如 SV 或胸腔内血容量。这些正在进行的研究有待行业共识，烧伤复苏治疗应使用目前行业共识。当尿量达到 0.5 ~ 1ml/(kg·h) 主动下调输液量，而且考虑结合使用晶体和胶体以减少总输入液体量[180]。应检测腹内压和评估尿量、乳酸或心排血量的治疗终点。

儿科　儿科患者的围术期液体治疗许多年来是按传统的方法，近年来逐渐被重新评估（见第 93 章）。1957 年 Holliday 和 Segar[133] 按照维持平均代谢活动需要的水分以及含电解质的奶，提出住院儿童的维持液体量和成分。并发展成为 4-2-1 容量计算来维持液体需求量，目的是用含葡萄糖的低渗晶体替代不显性失水和尿量丢失而维持渗透压。这概念被用于围术期；术中输注含葡萄糖的液体以降低长期禁食后术前低血糖的高风险[181]，且术后维持液体也按 4-2-1 的计算方式并采用低渗晶体液。此外，儿科患者被认为临床禁食后有明显较高术前脱水风险，因为尿量浓缩能力有限和相对大体表面积导致持续不显性丢失。建议术中 3 岁以下幼儿使用 25ml/kg 的等渗盐溶液，4 岁以上幼儿使用 15ml/kg 的等渗盐溶液来补充这些容量[182]。

许多因素使这方法需进行重新评估。首先，现今术前禁食修改，如儿童可摄取清（含有碳水化合物）液体直到术前 2 小时，减少术前显著脱水的血流动力学变化风险。当禁食太久或术前病理性过程减少循环容量时应当只先补充术前缺失量[183]。其次，术前低血糖的发生率低（<2.5%），且与禁食延长不当或其他因素，如早产儿、小于胎龄的新生儿或营养状态差有关[184-185]。手术本身会增加葡萄糖血浓度，术中输含糖液体可能导致高血糖[186]，有导致渗性利尿和电解质异常的潜在风险，或甚至在缺血、缺氧事件中出现神经系统损伤结果[185]。因此，除有低血糖高风险的患者，术中应使用不含糖的平衡晶体液。最后，由于逐渐认识到儿科人群术后低钠

血症导致的潜在灾难性神经系统结果，应重新评估采用低渗晶体维持术后 4-2-1 容量。若持续输注大量的低渗液体，由手术应激引起疼痛和低血容量会加重 SIADH 效应，导致水潴留和低渗低钠血症风险。避免的策略措施是以 4-2-1 方案计算量的 2/3 作为维持液体量[183]，不采用最低渗液体（4% 葡萄糖 0.18% 氯化钠溶液）[185]，并使用适合于所有患者的措施，如下：

- 尽早恢复经口摄取液体。
- 确保容量平衡以将 ADH 反应降至最低[187]。
- 不要将"维持"需要量和因"持续丢失"的不同需求量（如胃肠道和血液）混淆，持续丢失的量一般应用等渗晶体、胶体或血来替代。
- 对仍接受静脉输液的患者，至少每天要查一次电解质。

尽管等渗盐水被提倡是术后"较安全"液体，也可能带来钠超量和高氯性酸中毒风险。

最近对围术期液体管理的发展仍较少关注儿科人群。特别缺乏胶体用于儿科患者扩容是否有利抑或有害的数据，或者是否目标导向液体治疗用于患儿也可比照在成人人群中所看到的优势。这些领域都需要尽快进行研究。

肝衰竭　进展性的肝病和肝硬化会导致一种独特的液体失衡模式（见第 73 和 74 章）。外周血管扩张与相对血管内减少结合起来可模拟类似低血容量的表现。然而体内总钠和水潴留在腹水和水肿中[188]。

肝结构进行性破坏伴有肝的一氧化氮（NO）生物利用度下降和缩血管物质生成增加导致肝窦高压是广泛接受的病理生理变化。代偿性的扩血管机制是包括 NO 过多生成，导致内脏和全身血管扩张，相对低血容量和全身动脉压下降。这激活压力感受器介导的 RAA、SNS 和 ADH 的释放激活。尽管心排血量增加等类似代偿机制，全身血管阻力仍将持续降低。醛固酮增多状态导致盐、水潴留，常伴有水相对过量潴留而致低钠血症。内脏血管收缩和血管穿透性加上淋巴回流减少使得易产生腹水。神经内分泌反应也会致肾动脉血管收缩，肾血流减少和肝肾综合征的风险增加。针对减轻体内总的盐和水的治疗可以维持患者处于代偿状态。这些包括限制每日水和盐的摄取，利尿剂使用（特别是醛固酮拮抗剂螺内酯和袢利尿剂）和间断或连续引流腹水。然而，围术期间有很大的可能干扰这微妙平衡。过量输入等渗盐水可加重原有的盐和水负荷，导致更多腹水和水肿。相反，低血容量阶段的机体耐受较差易导致显著的器官灌注不足，更而刺激 RAA、

SNS、ADH 轴并损伤肾。因此应仔细评估容量状态，可通过心排血量检测，采用适量的等渗晶体、胶体或血来补充，没有明确的临床指征时应避免大量盐水以免盐和水的过量。大量引流腹水（>6L）的情况下有血流动力学不稳的风险。此时补充白蛋白可能比盐水是更有效的预防治疗，既减轻应激的血浆中肾素活性又维持血流动力学更加稳定[189]。乳酸和其他缓冲液可用于肝衰竭，但他们在进展性肝病中代谢会减慢。

有肝性脑病的失代偿肝病患者，会出现颅内压升高，应及时使用如高渗盐水的透析疗法，将血浆钠恢复正常值的高限范围[190]。与慢性代偿性肝病相反，慢性代偿性肝病可耐受一定程度低钠血症，不需要紧急纠正，除非很严重或出现症状（见先前的讨论）。

产科：先兆子痫　先兆子痫是一种多系统的妊娠期疾病，特征是高血压、蛋白尿和多器官受累，可能影响肾、肝、肺和中枢神经系统（见第 77 章）。和一般孕期容量扩张状态相反，先兆子痫患者的血浆容量减少，伴有内皮细胞功能障碍和低白蛋白血症。预先静脉扩容认为有助于治疗先兆子痫的高血压。然而现今研究没有被证实[191-192]。此外预先静脉扩容所致液体正平衡和肺水肿发生有明确关联[193]。先兆子痫会有 5% ~ 30% 出现急性肺水肿，并增加住院天数，前者也是先兆子痫的主要致死原因。大部分急性肺水肿病例出现在产后，可能与产后血液重新分布回流收缩的血管循环中，以及低 COP 有关。

先兆子痫的患者应严格限制静脉晶体量（80ml/h，包括作为药物稀释剂量[194]），并仔细观察液体平衡。肾功能正常情况下，治疗少尿不应采用输注大量液体。保守输液策略不会导致增加肾损伤[195]。妊娠或围术期间的任何血液丢失都应采用适量的晶体、胶体或血补充治疗，但应根据先兆子痫病情程度。严重先兆子痫患者应使用有创监测指导液体治疗。

外科因素

神经外科手术　许多生理因素指出液体和电解质治疗是围术期颅内病理管理的关键组成部分（见第 70 章）。液体管理可因神经外科疾病本身导致的水和钠平衡的紊乱而更加复杂。目前这一领域的液体治疗是根据生理学、研究模型和小规模逐步干预研究，而不是大规模的随机研究。

完整的血脑屏障（BBB）可屏蔽电解质和大分子物质但允许水通过。血管外脑组织含水量与血浆渗透压有关，脑水肿为低渗低钠血情况一种特征。颅内疾病可能损害 BBB 的完整性，增加水肿倾向。若全身血压不正常加上颅内压增加，脑灌注会受损，特别是病理状态下自我调节机制受损。神经外科患者的合理液体管理应首先维持基础血容量和脑灌注，并避免血清钠、渗透压、胶体渗透压显著降低。如下情况更需要特殊管理：

1. 颅内压增加：当血清渗透压增加，脑 - 血渗透梯度的作用会明显减少脑组织总水和颅内压。甘露醇和高渗盐可单次注射，也是主要用药治疗方法，脑外伤情况下这些药物的脱水作用因 BBB 功能障碍有不同程度降弱。然而这些药物可能有其他超过简单渗透作用的治疗效应[196]。目前少量的 meta 分析显示高渗水的降低颅内高压的作用比甘露醇疗效好，但尚需大规模对照研究证实[54]。相反，在不监测颅内压的情况下的早期脑外伤的所有患者，使用高渗水并不能改善预后[55]。同样在有脑水肿的情况下，持续输注低渗盐水引起持续的高钠血症也没证据显示获益[197]。严重脑外伤提倡严格限制液体策略以降低颅高压。虽然回顾性的资料分析表示正向液体平衡和顽固性颅高压无关，但观察到高血容量和肺水肿的关联[198]。

2. 脑血管痉挛：调节血流动力学和血细胞比容治疗蛛网膜下腔出血后血管痉挛。临床"三个 H"治疗（高血容量、血液稀释和高血压）治疗是根据少量有效性观察而不是随机研究[199-200]。在广泛动物研究的基础，部分学者提倡血细胞比容不应低于 30%，低于这数值的血液黏稠度获益减少因为氧供减少更明显。学者同时警告高血容量会有 BBB 功能障碍下的潜在伤害效应，以及颅外的特别是肺水肿等效应[201]。

3. 颅内病理状况本身也是导致水和钠平衡失衡的原因，由于尿崩症、脑内盐消耗或 SIADH。应该按照电解质失衡部分内容所述进行评估和治疗。

不同的神经外科情况，尚缺乏明确比较晶体和胶体的研究。在现有证据是与等渗盐水相比，白蛋白可能增加脑外伤患者死亡率[5]。由于缺乏更大量证据，故提倡神经外科复合使用等渗晶体和胶体[200, 202]。

外伤　严重外伤性失血的患者，直到明确控制出血前，关键目标是避免血凝块破裂，治疗外伤的急性凝血功能障碍，早期输红细胞以维持组织氧输送最大化，避免低温和酸中毒（见第 81 章）。入院前采用限制性液体治疗可能改善预后，特别是穿透伤[203]。开始应允许一定程度的低血容量，清醒患者输液目标是维持脑功能，而不是正常血压，穿透伤的患者维持收缩压 70 ~ 80mmHg，钝性损伤为 90mmHg[204]。应通过快速转送治疗缩短器官低灌注持续时间，治疗创伤出血可采用介入或手术进行有效处理。复苏早期大量静脉输注晶体或胶体会导致血液和凝血因子稀释，而且盐溶液可能会加重大出血相关的酸中毒。浓缩红细胞（PRBCs）、凝血因子［例如新鲜冰冻血浆（FFP）］、和血小板应该尽早补充。有限的证据特别是来源于军人和回顾性分析数据建议，大量输血治疗时，相比较低比值（如 1 ∶ 9），"高" FFP 对 PRBC 比（如 1 ∶ 1 到 1 ∶ 2）预后更好[204-205]（见第 61 章）。应对患者和液体积极加温，使用氨甲环酸可以改善凝血功能[206]。一旦止血，目标即为恢复正常循环容量和组织灌注，用持续的输血、凝血因子、血小板和输液，维持正常心排血量和氧输送，正常的乳酸水平和血液凝固（最好使用床旁全血凝血检测，如血栓弹力图指导治疗）。小部分的研究支持在创伤的围术期立刻进行 GDT，但仍需要大的对照研究。大部分关于持续液体治疗的证据出自手术后和复苏开始时未经选择的危重症人群。如同之前所列，证据显示已明确危重疾病患者采用积极的 GDT 可能有害[203]。

脑外伤的患者伴有大出血在处理上处于困境，因为提高脑灌注压需要足够脑血流，但又可能升高颅内压，与低血压的复苏方式不一致。单有头部损伤患者建议使用液体和缩血管药物维持平均动脉压高于 90mmHg，避免用低钠血症和低渗透压方法减轻脑水肿[196, 207]。颅内和颅外混合伤患者的复苏治疗并没有太多证据，因此策略上应根据临床判断，较严重创伤需要优先处理。快速控制失血特别重要，再将全身血压恢复正常以满足脑灌注需求。对于全身创伤，目前支持的复苏方式大部分证据来源于动物模型和有限的随机研究，并主要是年轻或者健康人的入院前的状况[204]。应个体化考虑患者的需求，特别是有合并症的老龄患者对于低灌注非常差。

游离组织瓣手术　游离组织瓣通常用于肿瘤整形手术，典型的是乳房重建或头颈部肿瘤切除术后的修复。涉及自体移植填补缺损的组织完整包含动脉供应和静脉回流。移植的血管是去神经的并缺乏内在的交感神经张力，但皮瓣连带供给血管并非如此，应该避免寒冷或者过量缩血管药物导致供给血管的收缩，因为这样可能会威胁到皮瓣灌注。皮瓣血流取决于全身血压和血液黏滞度，高容量性血液稀释是解决这一问题的传统治疗方法。然而考虑到氧供能力下降和可能性的皮瓣水肿，应采用较保守液体治疗策略可以改善皮瓣愈合[208]。目前不倾向选择右旋糖酐来改善血流，因为研究显示并无益处且相关并发症的风险较高[209]。游离组织瓣已破坏了淋巴管，需要数周时间重新建立连接，这使得游离组织瓣特别容易出现间质水肿。输注大量晶体会增加毛细血管滤过，故应该避免，应采

用胶体进行血容量扩容[210]。

胸腔内的手术　胸腔内的任何手术（包括上消化道和胸科手术）都可能导致术后呼吸问题，包括 ARDS 和急性肺损伤（ALI）（见第 66 章）。ARDS 和 ALI 的发生部分是由于单肺通气的促炎症特性[211-212]，另一部分原因是患者本人的因素和手术风险因素。在食管胃切除术，回顾性研究和病例研究建议通过限制液体策略来减少肺部并发症[213-216]。在一个回顾性观察性研究中，发现食管切除术患者从手术到术后第二天累计液体正平衡大于 1900ml 是其术后不良并发症包括死亡的独立危险因素[217]。这个研究中并未讨论使用利尿剂主动调节液体平衡、心血管支持的程度和是否有硬膜外用药，因此需要更多的对照试验探索食管切除术患者的液体平衡方法。然而，ARDS 患者进行保守液体治疗和大样本随机对照研究的结果显示其潜在好处是一致的，与开放性液体治疗相比，限制性液体治疗能够改善肺部预后[172]。在维持足够的组织灌注基础上，建议谨慎地输液，可减小肺部并发症同时避免吻合口水肿。

肝切除　肝实质切除术的术中出血是预后不良的危险因素，术中出血与高静脉压和无静脉瓣的肝静脉血液回流有关（见第 73 章）。一项研究显示 CVP 为 5cm H_2O 或更低时可以显著减少出血量和输血的需求[218]。应使用多种监测技术以维持低水平的 CVP，进行保守液体管理，直至完成肝的切除。尽管已有证据显示使用低 CVP 的技术不会对肾或肝功能有不良损害[219]，但对每个患者的实际损害必须予以重视，包括肝切除时低血容量使血流动力学不稳定的危险、原有心肺基础病患者的器官低灌注的风险，空气栓塞发生率增加，在发生大出血时生理储备降低等。当肝切除完成时，可输注较多液体确保足够循环容量。切肝阶段可以通过有创血流动力学监测和微创心排血量的监测提供合理液体治疗的终点目标。

复杂的腹腔手术　复杂的腹腔手术，特别是那些牵涉多器官肿瘤切除的，需要围术期细心的液体管理。大的妇科手术如盆腔内脏器切除或卵巢切除、泌尿外科手术包括膀胱切除、根治性肾切除和大的腹膜后淋巴结清扫术可在围术期发生急剧的液体转移。腹腔暴露时间延长、大量失血、肿瘤相关腹水的急性引流是导致术中液体丢失的主要原因。总丢失量很难量化，所以应结合 CVP 和动脉血压的监测以及一系列血气分析结果来确定液体丢失量，监测心排血量是很有价值的[220-221]。术中腹水引流会导致液体由血管内转移出来，并在术后又重新聚积形成腹水，需要大量的液体补充以应对持续性丢失。液体重新分布可导致电解质

素乱；常见的有低钾和低镁血症。

肾移植 肾移植围术期液体治疗的管理关键目标是确保足够的肾灌注来支持早期移植肾的功能，并避免液体治疗的副作用，这些副作用可能在肾功能受损的患者中较敏感（第74章）。传统提倡用CVP检测来指导术中液体治疗，再灌注前输注大量的晶体（60～100ml/kg）使CVP达到10～12mmHg或更高水平[222]。近来提倡较为保守的目标，限制晶体输注速度为15ml/(kg·h)，目标是CVP 7～9mmHg[223]，没有显著增加移植肾的失败率。在进行该类手术时也推荐其他监测设备，如经食道超声心动图或脉压描记分析，来补充或取代CVP指导液体治疗[224]。移植时如使用等渗盐水，肾衰竭的患者可能发生酸中毒相关的高钾血症[44]，因此应使用平衡晶体液或无钾的缓冲透析液。虽然淀粉肾毒性的顾虑可能限制其使用，这部分人群能否使用胶体溶液仍需要更进一步研究[224]。术后液体治疗需要考虑基础维持量和移植肾尿液生成后的持续丢失。

肝移植 肝移植牵涉一系列重要的生理素乱，这些素乱直接与液体和电解质管理相关（见第74章）[225]。应采用有创监测的数据（包括肺动脉置管）来指导液体治疗。在第Ⅰ期（无肝前期），可能出现大量失血以及由引流腹水导致的进一步液体转移。在第Ⅱ期（无肝期），阻断下腔静脉、门静脉和肝动脉（取决于手术技巧）时，可能发生静脉回流明显减少和因此造成的心排血量降低。尽管过量的输液在阻断开放后有导致右心衰的风险，但此时仍需要输注晶体和胶体并联合使用缩血管药物来维持这个时期的动脉血压。由于在这一时期枸橼酸和乳酸代谢缺乏，可导致酸中毒、低钙血症和低镁血症。在再灌注和阻断开放时，冷的高钾酸性液体释放至循环当中。为了应对这一情况，在第Ⅱ阶段期间必须调整pH值至正常范围并维持血浆K^+在正常低值水平。为此，可能需要给予Ca^{2+}、含胰岛素的葡萄糖、过度通气甚至碳酸氢钠治疗。第Ⅲ期（再灌注）CVP急性升高，有肝淤血和右心衰的风险，可能出现全身血管扩张和心脏抑制，从而导致低血压，此时需缩血管药物或正性肌力药物支持。如尚未提前补充，此时应该单次注射氯化钙以预防高钾血症相关的心律失常。在移植肝开始工作后能够摄取K^+，因此需积极的替代补钾治疗。应根据临床失血量进行持续输液、输注红细胞和血制品，以维持血细胞比容在26%～32%范围，并通过手术床旁凝血监测指导解决凝血问题。

参 考 文 献

见本书所附光盘。

第60章　围术期酸碱平衡

Patrick J.Neligan • Clifford S. Deutschman
孙瑗　译　王英伟　审校

要　点

- 明显的酸碱失衡往往是一种危险信号。
- 所有酸碱失衡都是由水解离的改变引起。
- 仅有以下三点是影响酸碱平衡的独立因素：动脉血中的二氧化碳分压（$PaCO_2$），强离子差值（SID）和弱酸的总浓度（A_{TOT}）。
- 呼吸性酸中毒由高碳酸血症引起，呼吸性碱中毒由低碳酸血症引起。
- 代谢性酸中毒由 SID 的降低或 A_{TOT} 的升高引起。代谢性阴离子的积聚（休克、酮症酸中毒和肾衰竭），高氯血症和游离水潴留过多导致了 SID 的降低。高磷酸血症导致 A_{TOT} 的升高。
- 代谢性碱中毒由 SID 的升高或 A_{TOT} 的降低引起。钠积聚、氯丢失或游离水的缺失导致 SID 的升高。低蛋白血症和低磷血症导致 A_{TOT} 降低。这些情况在危重症时常见。
- 通过消除病因可以治疗大多数酸碱失衡。

为何酸碱平衡是重要的？

　　人体主要由水构成，分隔进入细胞内液和细胞外液。这些分隔区的电解成分紧密地控制着内环境的稳态。电解质和二氧化碳（CO_2）相对浓度的变化影响着水自动解离为其组成成分的趋势：氢和羟基。pH 值常常根据氢离子浓度测量，取其浓度的负对数值。急性和重症疾病中细胞外室的 pH 值常常偏离数值 7.4。这种偏移被认为是酸碱失衡[1-3]。发现、解释和治疗酸碱失衡已成为临床管理的核心要素[4]。

　　所有的酸碱失衡都是由强离子、弱酸和 CO_2 的局部浓度变化造成的。

　　本章内容首先阐述酸碱平衡的化学基础，由此分析临床遇到的各种酸碱失衡。其次，探究一些广泛应用的、有着内在联系的酸碱失衡的计算方法。这些方法可大致分为：基于其变化与 Henderson-Hasselbalch 方程相关的描述性方法；基于计算的半定量方法；基于物理化学的定量方法。最后，我们探究与围术期（包括临床麻醉和 ICU）相关的酸碱失衡。

什么是酸和碱？

　　酸和碱的概念相对较新。在 20 世纪早期，人们就认识到危重症患者血中二氧化碳含量减少。早在 1831 年，O'Shaughnessy 就指出死于霍乱患者基本的紊乱是血液中碳酸氢盐的丢失。1909 年，L.J.Henderson 正式提出"酸碱平衡"这一术语[5]。他从酸碱平衡的角度定义了该过程。随后 1916 年 Hasselbalch 对 Henderson 的工作做了进一步精炼[6]。他们的方法是从二氧化碳水合方程的角度来描述酸碱平衡[7]。

$$CO_2 + H_2O \rightarrow H_2CO_3 \rightarrow H^+ + HCO_3^-$$

$$pH = pKa + \log [HCO_3^-] / [H_2CO_3]$$

$$总 CO_2 = [HCO_3^-] + [溶解的 CO_2] + [氨甲酰 CO_2] + [H_2CO_3]$$

$$\approx PCO_2 \times 0.03 mmolCO_2/(L \cdot mmHg)$$

代入前式就得到：

$$pH = 6.1 + \log [HCO_3^-] / Pco_2 \times 0.03$$

这就是 Henderson-Hasselbalch 方程。

由于人体含有大量水分，水的物理特性对维持人体的动态平衡影响很大。水是一种简单的三原子分子，其化学分子式是 H_2O，结构式是 H-O-H。由于水分子每个共价键的电荷分布是不对称的，因此其分子带有极性，H-O-H 的键角是 105°。水分子互相吸引并彼此连结形成氢键。因此，水具有高表面张力，低蒸汽压，高比热容量，高汽化热和高沸点。

水分子处于持续运动中，有时候，水分子之间发生的碰撞足以将一个质子从一个水分子传递到另一个水分子。这样，水总是轻度地解离为带负电荷的氢氧根离子 (OH^-) 和带正电荷的水合氢离子 (H_3O^+)。通常将水的自我解离过程用方程式表示如下：

$$H_2O \longleftrightarrow H^+ + OH^-$$

虽然从水中解离出来的质子有许多别名（如 H_3O^+ 和 $H_9O_4^+$），大多数医师和化学家仍称它们为氢离子，因为使用氢离子化学符号 (H^+) 较方便。

水的自我解离度很小。25℃ 的纯水，$[H^+]$ 和 $[OH^-]$ 的浓度均为 1.0×10^{-7} mmol/L。水分子的解离趋势可表示为以下方程式：

$$K_{eq}H_2O = [H^+] [OH^-]$$

水的摩尔浓度很高，为 55.5M（"水里含有大量水分子"）。由于水的浓度和 K_{eq} 是恒定的，因此水的离子产物的解离常数可以表达如下：

$$K_{eq}H_2O = K_{eq} (55.5) = K_w = [H^+] [OH^-]$$

该公式的含义是氢离子和氢氧根离子浓度的乘积是恒定的，当氢离子浓度增加时，氢氧根离子的浓度就相应下降，反之亦然。

纯水是中性的，因为氢离子和氢氧根离子的相对浓度相同，均为 1.0×10^{-7} mmol/L。当溶液中氢离子浓度超过氢氧根离子浓度时（$[H^+] > 1.0 \times 10^{-7}$ mmol/L，$[OH^-] < 1.0 \times 10^{-7}$ mmol/L），被认为是酸性溶液。当氢氧根离子浓度超过氢离子浓度时，被认为是碱性比溶液。

1903 年，Arrhenius（1859—1927）革命性的理论创建了酸碱化学的基础。在水溶液中，Arrhenius 酸就是可以向溶液传递氢离子的任何物质[1]。而碱就是可以传递氢氧根离子的任何物质。水具有很高的解离常数，是一种高度离子化的溶液，具有极性键的物质都可以在水中解离为其组成部分（也就是溶解）。Brønsted 和 Lowry（BL）独立地用略有不同的术语改进了这个观点：酸是质子的供体，而碱是质子的受体。水本身是两性的，可以充当酸或碱。这样，当盐酸（HCl）溶于水，氯（Cl）作为酸向水供给质子，水即为碱。同样的，当氢氧化钾（KOH）溶于水，钾（K^+）作为碱，从水中接受氢离子，水即为酸供给质子。

在水中物质的解离程度决定了它们是否是强酸或是强碱。乳酸的解离常数（pKa）是 3.4，在生理 pH 下完全解离，因此是一种强酸。相反，碳酸的解离常数是 6.4，不完全解离，是一种弱酸。同样的，离子，如钠（Na^+）、钾（K^+）和氯（Cl^-），都不能轻易与其他分子结合，因此被认为是强离子，它们在溶液中以自由形式存在。每个 Na^+ 传递一个羟基，其进入细胞外液（ECF），由于是阳离子，其功能上即为碱。每个 Cl^- 传递一个氢，其进入 ECF，由于是阴离子，其功能上是酸。由这种方式传递的羟基和氢互相结合，形成水分子，而以自由形式存于溶液中的氢或氢氧根离子相对较少。

$$HCl + H_2O \rightarrow H_3O^+ + Cl^-$$

在该反应式中，盐酸是 BL 酸，而水则是 BL 碱。

$$NaOH + H_2O \rightarrow H_2O + OH^- + Na^+$$

在该反应式中，水是 BL 酸，而 Na^+ 是 BL 碱。

$$OH^- + Na^+ + H_3O^+ + Cl^- = Na^+ + Cl^- + H_2O$$

由 Cl^- 和 Na^+ 传递的氢和氢氧根离子由于电中性，形成水。

总结而言，所有人体的酸碱反应都与含水环境中的带电粒子的存在有关。在以下章节中，我们将讨论 ECF 中的成分是如何影响身体酸碱状态，就如临床医师测定的那样。接着，我们将解释不同的酸碱失衡，及测定它们的工具。这些方法既不是相互格格不入，也不是系统上互不相容。

什么决定了溶液的酸碱性？

由于所有的酸碱反应都是基于物理化学的原理，

必须遵循以下三个简单的原则[8]：

1. 电中性：在水溶液中，在任何隔离室中，阳离子电荷总数必须等于阴离子电荷总数。
2. 解离平衡：作为质量作用定律的派生定律，所有不完全解离物质的解离反应在任何时候都必须满足解离平衡原则。
3. 质量守恒：一种物质的总量维持恒定，除非它有所增加、减少、产生或破坏。不完全解离物质的总浓度等于其解离的和未解离成分的浓度总和。

要明确一种液体的酸碱程度，必须将溶液中所有满足以上原则的物质均考虑在内。基本来说，包括所有的由强阳离子（碱）和强阴离子（酸）传递的电荷（氢或氢氧根离子），弱酸缓冲及 CO_2[9]。接下来我们讨论这些关键成员。

强 离 子

第一组离子是强离子，它们完全解离。细胞外液中最多的强离子是 Na^+ 和 Cl^-。其他重要的强离子包括 K^+，硫酸盐（SO_4^{2-}），镁（Mg^{2+}）和钙（Ca^{2+}）。在含有强离子的溶液中，根据已知的 NaOH 和 HCl 浓度，依据电中性原则，可计算出氢离子浓度。

$$\left(\left[Na^+\right]-\left[Cl^-\right]\right)+\left(\left[H^+\right]-\left[OH^-\right]\right)=0$$

由此产生了两个单独的联立方程式：

$$\left[H^+\right]=\sqrt{K_w+\left(\left[Na^+\right]-\left[Cl^-\right]\right)^2/4}-\left(\left[Na^+\right]-\left[Cl^-\right]\right)/2$$

和

$$\left[OH^-\right]=\sqrt{K_w+\left(\left[Na^+\right]-\left[Cl^-\right]\right)^2/4}-\left(\left[Na^+\right]-\left[Cl^-\right]\right)/2$$

这些方程式告诉我们氢离子和氢氧根离子浓度是由 K_w（水解离常数）和 Na^+ 与 Cl^- 之间的电荷差异所决定的。由于前者是恒定的，所以在该系统中（[Na^+]-[Cl^-]）决定了 [H^+] 和 [OH^-]。若是 Na^+ 和 Cl^- 浓度都已知，其净正电荷减去净负电荷的量就可以计算出来，这个值就是强离子差值（SID）[3]。逻辑上，在任何溶液中，强阳离子的电荷总数减去强阴离子总数的值即 SID。SID 独立地影响着氢离子浓度（图 60-1）。在人体的细胞外液中，SID 总是正值：

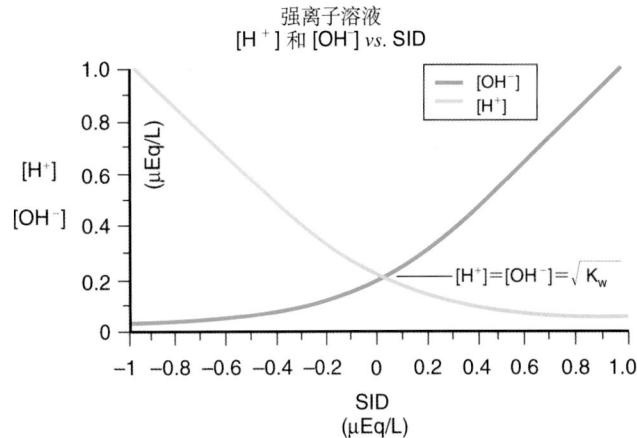

图 60-1 强离子间隙（SID）的变化对于氢离子和氢氧根离子浓度影响 *(Modified from Stewart PA: Modern quantitative acid-base chemistry, Can J Physiol Pharmacol 61:1444-1461, 1983.)*

$$SID=\left(\left[Na^+\right]+\left[K^+\right]+\left[Ca^{2+}\right]+\left[Mg^{2+}\right]\right)-\left(\left[Cl^-\right]+\left[A^-\right]\right)$$
$$=40\text{-}44mEq/L$$

溶液中氢氧根在数量上总是超过氢离子。在这种情况下，SID 与 [H^+] 并非线性相关。SID 的任何变化都可以改变 [H^+] 和 [OH^-] 的浓度。由于 K_w，这种关系是反向的：当 [H^+] 增加则 [OH^-] 下降（参见图 60-1）。SID 是自变量，[H^+] 和 [OH^-] 是因变量。这意味着单独改变氢离子而没有相应的强阳离子改变的话就不会影响溶液的 pH 值。

弱酸缓冲液

水的解离程度以及氢离子浓度都受到弱酸的电荷的影响。弱酸是部分解离的化合物，其解离程度是由主要的环境温度和 pH 值决定的。这组弱酸缓冲液中占优势的分子是白蛋白和磷酸盐。Stewart 用名词 A_{TOT} 代表影响酸碱平衡的弱离子总浓度[8]。

弱酸 HA 仅部分解离，用如下平衡式表示：

$$\left[HA\right]=K_A\left[H^+\right]\left[A^-\right]$$

K_A 是弱酸的解离常数。如果我们假设 HA 和 A^- 在这个反应中不发挥进一步作用（根据物质守恒定律），那么该溶液中 A^- 的总量一定与最初的总量相等，因此：

$$\left[HA\right]\left[A^-\right]=A_{TOT}$$

在该式中 [A_{TOT}] 是弱酸总浓度。

要计算弱酸解离对 [H^+] 的影响，必须考虑水的解离和电中性定律：

$$[H^+][A^-] = K_w'（水解离）$$
$$[SID] + [H^+] - [A^-] - [OH^-] = 0（电中性）$$

以上四个平衡式决定了含有强离子和弱酸的溶液中的 $[H^+]$。SID 和 A_{TOT} 是自变量，其浓度取决于系统的总产量。K_W 和 K_A 是恒定的。因此其他变量 $[HA]$、$[H^+]$、$[OH^-]$ 和 $[A^-]$ 必须调整到能满足以上平衡式，它们是因变量。

二氧化碳

ECF 除了含有强离子和弱碱，还含有二氧化碳。ECF 中的二氧化碳浓度取决于组织的生成和肺泡通气。二氧化碳在溶液中以四种形式存在：二氧化碳 [以 $CO_2(d)$ 表示]，碳酸（H_2CO_3），碳酸氢盐离子（HCO_3^-），碳酸盐离子（CO_3^{2-}）。

$CO_2(d)$ 的浓度由 CO_2 溶解系数（S_{CO_2}）所决定，该系数受体温、PCO_2 以及其他因素影响。一些方程式可由 CO_2 的水合过程推导出来：

$$[CO_2(d)] = [S_{CO_2}] \times P_{CO_2}$$

CO_2 水合成 H_2CO_3 然后解离成 H^+ 和 HCO_3^- 的趋势可由以下方程式反映：

$$[CO_2(d)] \times [OH^-] = K_1 \times [HCO_3^-]$$

以上方程式结合在一起加上水的平衡式推导出以下公式：

$$[H^+] \times [HCO_3^-] = K_c \times P_{CO_2}$$

HCO_3^- 也可解离释放出氢离子和碳酸，该平衡式如下：

$$[H^+] \times [CO_3^{2-}] = K_3[HCO_3^-]$$

影响水解离的独立因素

现在我们已经讨论了若干可影响溶液中的氢离子浓度的因素，包括强离子、弱酸和二氧化碳，我们能结合衍生出来的等式计算 $[H^+]$：

1. 水解离平衡：$[H^+] \times [OH^-] = K_w$
2. 弱酸解离平衡：$[H^+] \times [A^-] = K_A \times [HA]$
3. 弱酸的质量守恒：$[HA] + [A^-] = [A_{TOT}]$

4. HCO_3^- 形成平衡：$[H^+] \times [HCO_3^-] = K_C \times PCO_2$
5. 碳酸盐离子形成平衡：$[H^+] \times [CO_3^{2-}] = K_3 \times [HCO_3^-]$
6. 电中性：$[SID] + [H^+] - [HCO_3^-] - [A^-] - [CO_3^{2-}] - [OH^-] = 0$

这里有六个独立的联立方程式，并由它们决定 6 个未知的因变量：$[HA]$、$[A^-]$、$[HCO_3^-]$、$[CO_3^{2-}]$、$[OH^-]$ 和 $[H^+]$。3 个已知的自变量是 SID、$[A_{TOT}]$ 和 P_{CO_2}。

计算 $[H^+]$ 的方程式如下：

$$[SID] + [H^+] - K_C \times P_{CO_2}/[H^+] - K_A \times [A_{TOT}]/(K_A + [H^+]) - K_3 \times K_C P_C/[H^+]^2 - K_W'/[H^+] = 0$$

换而言之，$[H^+]$ 是 SID、A_{TOT}、PCO_2 和其他许多常数的函数。所有的其他变量，特别是 $[H^+]$、$[OH^-]$ 和 $[HCO_3^-]$ 都是因变量，不能独立影响酸碱平衡。

酸碱失衡

物理化学方法（Stewart 法）的价值在于它允许我们用简单的模型解释酸碱失衡，因为所有的异常都可以用 SID、A_{TOT} 或 Pco_2 来解释[8]。传统的酸碱失衡一直以动脉二氧化碳分压的改变分型（呼吸性酸中毒或呼吸性碱中毒），或以血液化学的改变分型（代谢性酸中毒和代谢性碱中毒）[10]。虽然代谢性或呼吸性异常很少会单独发生，但这样的分型仍不失为一种有用的方法。

呼吸性酸碱失衡

呼吸性碱中毒

呼吸性碱中毒出现于过度通气而引起的 $PaCO_2$ 急剧下降。患者表现出血管收缩的症状和体征：轻度头痛、视觉障碍、晕眩，还可能由于钙与白蛋白的结合增加引起低钙血症。低钙血症是在碱性状态下白蛋白上负电荷增加所引起。急性低钙血症可导致感觉异常和手足抽搐等症状。

呼吸性酸中毒

呼吸性酸中毒出现于由于呼吸衰竭引起的 $PaCO_2$ 急性升高。可能由以下问题引起：

- 通气的中枢性因素——如麻醉药物中毒，苯二氮䓬类或阿片类药物，卒中，脊柱损伤
- 通气的外周性因素——如重症肌无力，脊髓灰质

表 60-1　急性和慢性酸碱失衡时 PaCO$_2$ 和 [HCO$_3^-$] 的变化

异常	[HCO$_3^-$] vs. PaCO$_2$
急性呼吸性酸中毒	$\Delta HCO_3^- = 0.2\ \Delta PaCO_2$
急性呼吸性碱中毒	$\Delta HCO_3^- = 0.2\ \Delta PaCO_2$
慢性呼吸性酸中毒	$\Delta HCO_3^- = 0.5\ \Delta PaCO_2$
代谢性酸中毒	$\Delta PaCO_2 = 1.3\ \Delta HCO_3^-$
代谢性碱中毒	$\Delta PaCO_2 = 0.75\ \Delta HCO_3^-$

Modified from Narins RB, Emmett M: Simple and mixed acid-base disorders: a practical approach, Medicine (Baltimore) 59:161-187, 1980.
Δ，值的变化；[HCO$_3^-$]，碳酸氢离子浓度；PaCO$_2$，二氧化碳分压。
* HCO$_3^-$ 以 mEq/L 或 mmol/L 计，PaCO$_2$ 以 mmHg 计

炎，多肌病，或神经肌肉阻滞
- 通气 - 灌注失调——常发生于气胸，胸腔积液，肺不张，肺炎或肺水肿

临床上，患者有 CO$_2$ 潴留的体征：发绀、血管扩张和麻醉状态。

呼吸性酸中毒可导致 [H$^+$] 迅速增加。高碳酸血症的代偿缓慢，需要尿液增加氯离子的排出[8] 和 pH 迅速下降。同时血浆碳酸氢盐增加，反映出更高的总 CO$_2$ 负荷。呼吸衰竭的急性程度可通过观察 CO$_2$ 和 HCO$_3^-$ 的相对比来推导（表 60-1）。许多研究者认为呼吸性酸中毒并不一定是有害的。临床上有大量呼吸衰竭时"允许性高碳酸血症"的经验，患者似乎能很好地耐受[11-12]，实际上这可能还是有益的[13]。

代谢性酸碱失衡

代谢性酸碱失衡是由 SID 或 A$_{TOT}$，或两者联合的改变引起。SID 增加可引起碱血症，SID 减少可导致酸血症。这种改变可能是由于溶液中强离子总体或相对浓度的改变引起的。例如，SID 减少（即阴离子相对多于氧离子）可引起酸中毒，这可能是由于阴离子的净增加（如高氯血症、乳酸血症）或是同等量离子的分布容积增加（如稀释性酸中毒）所引起（表 60-2）。

代谢性酸中毒由于以下两个原因具有临床重要性：酸中毒本身可引起紊乱，而引起酸中毒的病因也可引起紊乱。酸中毒可引起跨细胞膜离子泵的改变以及钙离子的增加。结果血管舒张，肌肉做功减少（特别是心肌）以及心律失常。氧合血红蛋白解离曲线右移，增加氧释放入组织（参见第 61 章）。快速发生的代谢性酸中毒可引起严重低血压，心律失常和死亡。酸中毒的恶性程度与潜在的疾病过程密切相关；循环

表 60-2　原发性酸碱失衡的分类

异常	酸中毒	碱中毒
呼吸性	PCO$_2$ 上升	PCO$_2$ 降低
代谢性		
SID 异常		
由水过多或水缺失引起	水过量＝稀释性 ↓ SID + ↓[Na$^+$]	水缺失＝浓缩性 ↑ SID ↑ [Na$^+$]
由电解质引起	氯过量	氯缺失
氯离子（测得的）	↓ SID ↑ [Cl$^-$]	↑ SID + ↓[Cl$^-$]
其他离子（未测得的），如乳酸和酮酸	↓ SID ↑ [UMA$^-$]	—
ATOT 异常		
白蛋白 [Alb]	↑[Alb]（少见）	↓[Alb]
磷酸盐 [Pi]	↑[Pi]	

Modified from Fencl V, Jabor A, Kazda A, Figge J: Diagnosis of metabolic acid-base disturbances in critically ill patients, Am J Respir Crit Care Med 162:2246-2251, 2000.
[Alb]，血清白蛋白浓度；A$_{TOT}$，弱离子总浓度；[Cl$^-$]，氯离子浓度；[Na$^+$]，钠离子浓度；PCO$_2$，二氧化碳分压；[Pi]，无机磷酸盐浓度；SID，强离子差值；[UMA$^-$]，未测阴离子；↑上升；↓下降

休克引起的乳酸酸中毒比输注过量 0.9% 盐水所致的高氯性酸中毒要严重得多[13]。人体对酸中毒具有高反应性。脑脊液中氢离子含量增加可激活呼吸中枢而刺激呼吸。肺泡通气量增加，从而减少动脉 CO$_2$ 含量和降低机体总 [H$^+$]。由于缓冲活性和总二氧化碳减少可引起 HCO$_3^-$ 浓度的同步降低。结果，代谢性酸中毒中血 pH 值的降低小于呼吸性酸中毒。

代谢性碱中毒很少由于急性疾病引起。代谢性碱中毒的症状和体征包括广泛的血管收缩、轻度头痛、抽搐和感觉异常。主要的代偿机制是低通气，这往往会延缓危重症患者脱离呼吸机的时间。

在正常的 ECF 中，SID 是 44mEq/L，正电荷主要由弱酸平衡。任何增加 SID 的因素都可以增加强阳离子相对于强阴离子的浓度，使溶液碱化。任何降低 SID 的因素可降低阳离子相对于阴离子的浓度，使溶液酸化。如果用游离水（不含电解质）扩张细胞外室容积，该系统中的成分被稀释，含量更丰富的成分（Na$^+$ 而不是 Cl$^-$）稀释得相对更多；结果造成 SID 的降低及稀释性酸中毒。这种情况很少出现于肾功能正常的患者。相反的，如果 ECF 中流失游离水（如蒸发增加），带电成分的相对浓度增加，这种浓度的改变影响更多的是含量丰富的离子和化合物（Na$^+$ 而不是

Cl⁻）。SID 增加，造成浓缩性碱中毒（参见表 60-2）。

在围术期医学中，我们常使用"生理盐水"（0.9%NaCl），含有 154mEq/L 钠和 154mEq/L 氯。这种溶液的 SID 是 0。然而在功能上，每一升生理盐水可向 ECF 提供大约 50mmol 盐酸，其效果是使 Na^+ 较之 Cl^- 相对浓度净值下降，SID 降低，高氯性酸中毒[14]。

任何带走氯而保留钠的过程，如鼻胃管持续引流会带走 HCl，结果增加了 SID 而引起代谢性碱中毒（低氯性碱中毒）。这种碱中毒是由 Cl^- 的丢失所致而与氢离子无关。Cl^- 遵循质量守恒定律（即其在 ECF 中含量有限）。而氢离子源于水，其来源无限。严重腹泻往往伴有 K^+ 和 Na^+ 的丢失，SID 降低，导致代谢性酸中毒。过度利尿引起游离水的丢失超过 Na^+ 和 Cl^-，导致浓缩性碱中毒。

最严重的代谢性酸中毒与未测得的阴离子（即血清学化学分析中常规还不能测得的电解质）净增加有关，结果导致 SID 降低：

1. 在氧利用障碍和强应激状态下，乳酸产生过多，SID 降低引起酸中毒。
2. 在失控的糖尿病（酮症酸中毒）或饥饿状态，β-羟丁酸和乙酰乙酸产生，降低 SID，导致酸中毒（参见第 39 章）。
3. 在严重的肾衰竭时，SO_4^{2-} 和 PO_4^{3-}（肾固有酸）不能排泌，导致酸中毒（参见第 74 章）。

整个弱酸池，主要是血清白蛋白和磷酸盐，也是酸碱状态的重要决定因素。高磷酸血症长期以来一直与肾衰竭的酸中毒有关。低白蛋白血症在重症监护中也很常见（参见第 101 章）。低蛋白血症和重症疾病的严重程度密切相关。白蛋白的缺失由以下四种不同的自我平衡状态的改变引起：①制造肝蛋白的优先顺序：倾向于急性期反应物而限制白蛋白的合成，②毛细血管渗漏丢失白蛋白而进入间质，③已生成的白蛋白降解，其产物氨基酸可用于蛋白质的合成，④以不含蛋白的液体替换血浆。

低蛋白血症对酸碱平衡的影响是很重要的。Fencl 和 Figged[17] 对 Stewart 的初始理论进行了修改。血清白蛋白浓度是用来抵消 SID 正电荷的关键性负电荷[15]。当使用传统的酸碱化学的方法时：pH、HCO_3^-、碱缺失和阴离子间隙[19]，低蛋白血症的存在会掩盖比如由未测得的阴离子（UMAs）引起的酸中毒的检测[18]。低蛋白血症的存在有重要的意义，不仅仅只与疾病的不良预后有关[20]。高蛋白血症非常少见；然而在霍乱患者伴有血液浓缩时，它与酸中毒有关[21]。

酸碱平衡的调节

细胞外氢离子浓度似乎由机体严格控制。这种调节很可能反映了需要阻止细胞外电化学平衡受跨细胞离子泵功能的干扰而发生的迅速改变。为了防止波动，涉及许多细胞内和细胞外缓冲系统。缓冲液是含有两种或更多化学物质的溶液，能使添加酸或碱后的溶液 pH 变化最小化。理想状态下，缓冲液 pK_a 等同于它的 pH 值，机体理想的缓冲液 pK_a 介于 6.8 和 7.2 之间。最显著的生物学上的缓冲液是弱酸。

氢离子浓度的调控应该从挥发性酸和代谢性酸两方面来考虑。人体最大的酸的来源是挥发性酸 CO_2，每天可生成 12500mEq 的 H^+，多数由肺排泌。相比之下，每天只有 20~70mEq 的氢离子通过肾排泌。挥发性酸主要为血红蛋白缓冲。还原血红蛋白是一种强碱，如果血红蛋白不与氧化代谢产生的氢离子结合，那么静脉血的 pH 将大为升高。

二氧化碳很容易通过细胞膜。在红细胞内，CO_2 在碳酸酐酶的作用下与水结合形成 H_2CO_3，然后解离成氢和 HCO_3^-。氢离子与还原血红蛋白上的组氨酸残基结合，HCO_3^- 被主动泵出细胞外。Cl^- 向细胞内主动移动（Cl^- 漂移）以维持电中性，同时也可保持碳酸的持续生成。CO_2 也直接由血红蛋白（氨甲酰血红蛋白）和血浆蛋白（氨甲酰蛋白）缓冲。静脉血比动脉血 CO_2 高 1.68mmol/L；65% 以 HCO_3^- 和 H^+ 的形式存在，与血红蛋白结合；27% 以氨甲酰血红蛋白（即 CO_2 与血红蛋白结合）的形式存在；8% 溶解。

当呼吸衰竭时，主要的 CO_2 缓冲系统，即血红蛋白变得不堪重负，这导致酸中毒的迅速发生（参见第 103 章）。肾为保持电中性，反应性地通过弱阳离子 NH_4^+，增加氯的排泌。这样 ECF 的渗透压维持不变。这个过程习惯性被称为"代谢性代偿"。慢性呼吸性酸中毒增加了机体总 CO_2 含量，主要反映在血浆的 HCO_3^- 增加。高碳酸血症增加了脑脊液中的 HCO_3^-，反映了总体 CO_2 负荷的全面增加。高碳酸血症通过降低脑脊液中 Cl^-[22] 和升高脑脊液的 SID[23-25] 代偿。该代偿作用由跨血-脑屏障或脉络膜丛水平的主动转运机制控制，可被呋塞米和乙酰唑胺阻断[26-29]。这一结果是 PCO_2 反应曲线的右移：在高 PCO_2 水平时较之正常情况，呼吸中枢对高碳酸血症反应性地增加呼吸驱动力。以数学公式表示：

$$\Delta HCO_3^- = 0.5\ \Delta PaCO_2\ mmHg^{[30]}$$

HCO_3^- 是一个因变量，随着 PCO_2 的增降而增降。

CO_2 转换到 HCO_3^- 的速率依赖碳酸酐酶的活性，且发生缓慢。通过数学公式可以计算出 $PaCO_2$ 的增高是急性变化还是长期作用的结果（见表 60-1）。在急性呼吸性酸中毒时：

$$\Delta HCO_3^- = 0.2 \Delta PaCO_2$$

代谢性酸中毒主要由增加肺泡通气量来缓冲，结果产生呼吸性碱中毒和细胞外弱酸。这些弱酸包括血浆蛋白、磷酸盐和 HCO_3^-。HCO_3^- 缓冲系统（占血浆缓冲系统的 92% 和总缓冲系统的 13%）可能是最重要的细胞外缓冲系统。HCO_3^- 的 pK_a 较低（6.1），但是由于体内存在大量的 CO_2 使得该系统作用非常重要。HCO_3^- 和 H_2O 结合产生 CO_2，然后通过增加肺泡通气将之排出体外。临床医师必须意识到该代偿机制的重要性。例如，机械通气控制呼吸的麻醉或重症患者，丧失自身调节 PCO_2 的能力。结果急性代谢性酸中毒与呼吸性酸中毒相结合能引起 pH 值破坏性地下降。

肾在调节酸碱平衡中的主要作用与其调节 Na^+ 和 Cl^- 有关。饮食中摄取的 Na^+ 和 Cl^- 的量大致相等，肾通过弱阳离子 NH_4^+ 排泄 Cl^- 净负荷，使尿液中的氯离子从电化学角度达到电中性[2]。

在代谢性酸中毒时，肾优先排除 Cl^-。在代谢性碱中毒中，Cl^- 被保留，Na^+ 和 K^+ 被排出。尿液中存在 HCO_3^- 反映了机体维持电中性的需求。许多遗传性的酸碱失衡均与肾处理 Cl^- 的异常有关。在肾小管性酸中毒中，患者不能将 Cl^- 与 Na^+ 成比例地排出[31]。通过观察到的高氯血症性代谢性酸中毒，伴随尿液中不适当的低水平的 Cl^- 而做出诊断。尿 SID 是正值。如果尿 SID 是负值，那就不是肾的原因。同样的，假性醛固酮减少症似乎与高水平的氯的重吸收有关[32]。Batter 综合征是由编码氯通道的基因序列——CLCNKB——的变异引起的，该通道调控 Na-K-2Cl 协同转运蛋白（NKCC2）[33]。

其他可引起高氯性代谢性酸中毒的原因有胃肠道丢失（腹泻、小肠或胰腺引流）、胃肠道外营养、盐水输入过多以及使用碳酸酐酶抑制剂。

酸碱化学的分析方法

临床评估急性和重症患者的核心因素是酸碱平衡。动脉血气分析可以提供患者呼吸系统的即时信息，确定是否存在酸或碱中毒。通过一系列经验性"原则"，动脉血气分析提供的信息常常足以判断疾病的存在、病因及进展（参见第 44 和 51 章）。当加入了血清化学试剂包、糖和乳酸测定及尿酮检测，动脉血气分

析的诊断敏感性进一步增加了。

许多不同的测定酸碱平衡的方法目前应用广泛[34]。可按以下分类描述：基于 Henderson-Hasselbalch 方程变化的描述性方法；基于计算和线图的半定量方法；基于物理化学的定量方法。描述性方法应用 PCO_2 和 $[HCO_3^-]$ 的相互关系来探测和诊断酸碱失衡。这个方法的延伸是阴离子间隙。半定量的方法包括缓冲碱概念、标准化的碱缺失-过剩及碱缺失间隙。定量方法应用 SID 和 A_{TOT}，并使用强离子间隙（SIG）定量。

描述性方法：二氧化碳-碳酸氢盐（Boston）法

波士顿 Tufts 大学的 Schwartz 和同事们提出了酸碱化学的描述性方法。他们的公式衍生自 Henderson-Hasselbalch 方程式，用酸碱图及 CO_2 分压和血清 HCO_3^-（或总 CO_2）之间的关系，从两个因变量：$PaCO_2$ 和 $[HCO_3^-]$ 的角度来分类酸碱失衡[35-36]。为了验证这种方法，他们对已知酸碱失衡状态并处于稳定代偿的患者进行了评估。对每一种疾病状态，相对于正常状态下的代偿程度均进行了检测。研究者们共描述了 6 种基本的酸碱失衡状态，应用线性方程式或图解描述氢离子浓度与 PCO_2 关系来解释呼吸性失衡，及利用 PCO_2 与 HCO_3^- 浓度的关系来解释代谢性失衡（图 60-2）。对任何已知的酸碱失衡，可确

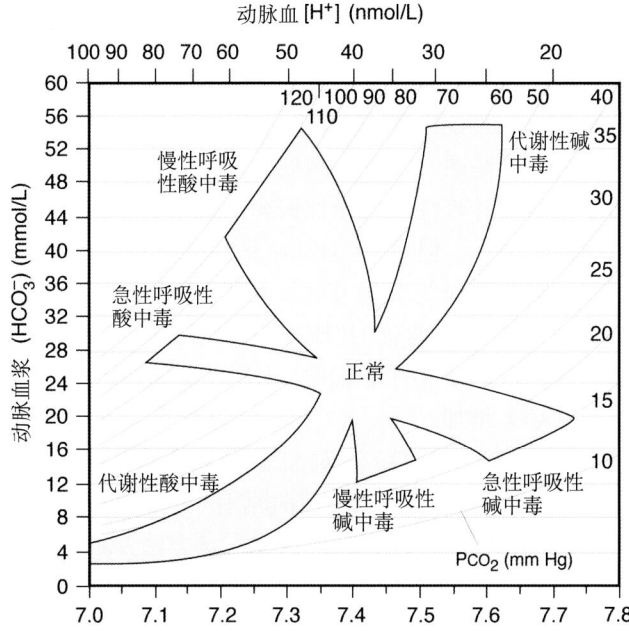

图 60-2 应用 Boston 方法的酸碱列线图。根据 PCO_2 与碳酸氢根浓度 HCO_3^- 的相对值能区别不同的酸碱失衡 *(Modified from Brenner BM, Rector FC: The kidney, ed 3. Philadelphia, 1986, Saunders, p 473.)*

框 60-1　酸碱失衡的描述性（CO₂-HCO₃⁻）方法

呼吸性失衡

急性呼吸性酸中毒

　预期的 [HCO₃⁻] = 24 + [（测得的 PaCO₂ − 40）/10]

慢性呼吸性酸中毒

　预期的 [HCO₃⁻] = 24 + 4 [（测得的 PaCO₂ − 40）/10]

急性呼吸性碱中毒

　预期的 [HCO₃⁻] = 24 − 2 [（40 − 测得的 PaCO₂）/10]

慢性呼吸性碱中毒

预期的 [HCO₃⁻] = 24 − 5（40 − 测得的 PaCO₂）/10（范围：±2）

代谢性失衡

代谢性酸中毒

　预期的 [HCO₃⁻] = 1.5 × [HCO₃⁻] + 8（范围：±2）

代谢性碱中毒

预期的 [HCO₃⁻] = 0.7 × [HCO₃⁻] + 8（范围：±5）

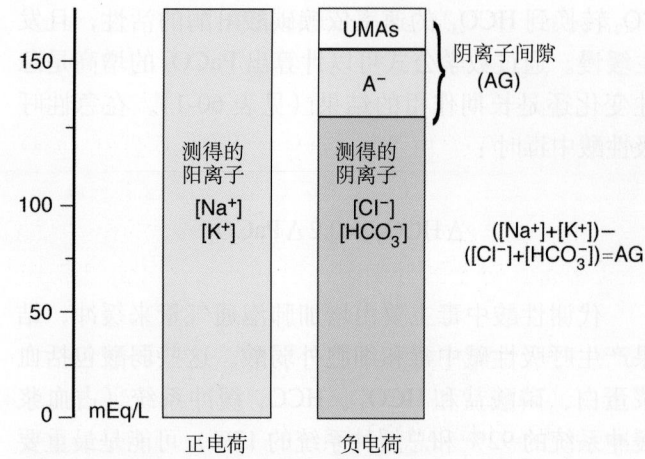

图 60-3　阴离子间隙。阴离子间隙代表测得的阳离子和测得的阴离子之间的电荷差别，缺失的负电荷是由弱酸（A⁻）如白蛋白和磷酸，以及未测得的强阴离子（UMAs）如乳酸所组成

定预期的 HCO₃⁻ 浓度。然后这些图和方程式被应用为一系列数学规则（框 60-1）。对大多数简单的失衡来说，这是一种合理的方法。譬如：在急性呼吸性酸中毒时，PaCO₂ 超过 40mmHg，每上升 10mmHg，[HCO₃⁻] 将增加 1mEq/L。在慢性呼吸性酸中毒时，PaCO₂ 超过 40mmHg，每上升 10mmHg，[HCO₃⁻] 将增加 4mEq/L。在急性代谢性酸中毒时，PaCO₂ 遵循 1.5 × [HCO₃⁻]+8 的原则。在代谢性碱中毒时，PaCO₂ 遵循 0.7 × [HCO₃⁻]+20 的原则。

利用这些图、方程式和规则，医师通常能精确地确定大多数呼吸性或代谢性失衡的性质。虽然存在一定的数学关系，但 H⁺ 与 HCO₃⁻ 的改变并不反映因果。例如，慢性肺通气不足可导致 PCO₂ 和 [HCO₃⁻] 增加。许多医师会错误地认为 [HCO₃⁻] 的增加是对 PCO₂ 升高的代偿，但事实并非如此。HCO₃⁻ 浓度的增加反映体内总 CO₂ 增加。

虽然 PCO₂-HCO₃⁻ 法对大多数失衡来说较准确，对呼吸性问题特别有效，但时常有一些易犯的错误，特别是存在代谢性因素时。首先，该方法并不像看上去那么简单。需要临床医师去参考一些令人迷惑的图或去学习公式，并进行心算。其次，该系统既不能解释亦不能说明许多围术期或重症患者的复杂性酸碱失衡，例如伴有低蛋白血症、高氯性酸中毒或稀释性酸中毒的急性中毒患者或伴有慢性呼吸性酸中毒的乳酸

酸中毒患者。

阴离子间隙法

最广泛用于检测代谢性酸中毒的方法是阴离子间隙，由 Emmit 和 Narins 于 1975 年提出[37]。该方法是根据电中性定律，与后来描述的物理化学方法一致，通常与 Boston 法一起用于酸碱平衡。它基于在其发表时期很难获得的或难以了解到的数据：弱酸（磷酸和白蛋白）和 UMAs。一般细胞外离子电荷差异的总和是 −10mEq/L 至 −12mEq/L 的"间隙"。目前广泛使用的是三种不同的阴离子间隙（图 60-3），它们因是否包含 K⁺ 或乳酸而不同：

阴离子间隙（简单的）= [Na⁺] − ([Cl⁻] + [HCO₃⁻])
　　　　　　　　　　 = 12 ~ 14mEq/L

阴离子间隙（传统的）= [Na⁺] + [K⁺] − ([Cl⁻]
　　　　 + [HCO₃⁻]) = 14 ~ 18mEq/L

阴离子间隙（现代的）= [Na⁺] + [K⁺] − ([Cl⁻] + [HCO₃⁻]
　　　　 + [乳酸⁻]) = 14 ~ 18mEq/L

如果患者发生代谢性酸中毒，且间隙"增大"，比如超过 20mEq/L，则酸中毒是由 UMAs 引起的：肾酸或酮体。如果间隙没有增大，则检测阴离子，酸中毒是由高氯血症（HCO₃⁻ 不能单独影响酸碱状态）或乳酸（如果检测包含了）引起的。虽然阴离子间隙是一个有用的方法，但其效能常因为什么是或不是"正常间隙"的假设而削弱[38]。阴离子间隙常会低估代谢性失衡的程度[18]。多数危重症患者为低蛋白血症，许多还伴有低磷酸盐血症[39]。因此在未测得阴离子存在

的情况下，该间隙可以是正常的[19]：

校正的阴离子间隙（对于白蛋白）= 计算所得的阴离子间隙 + 2.5 × ［正常白蛋白（g/dl）－测得的白蛋白（g/dl）］

在该校正公式中，阴离子间隙准确地定量了代谢性酸中毒，对于区分先前健康的患者（如急性创伤）

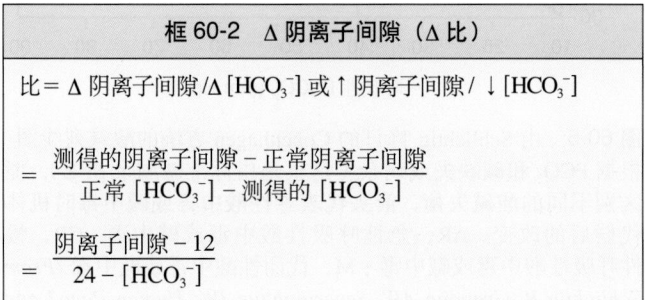

框 60-2　Δ 阴离子间隙（Δ 比）

比 = Δ 阴离子间隙/Δ[HCO₃⁻] 或 ↑阴离子间隙/↓[HCO₃⁻]

$$= \frac{测得的阴离子间隙 - 正常阴离子间隙}{正常\ [HCO_3^-] - 测得的\ [HCO_3^-]}$$

$$= \frac{阴离子间隙 - 12}{24 - [HCO_3^-]}$$

的高氯血症酸中毒和由 UMAs 引起的酸中毒也是很有用的。Moviat 和同事们证明了由白蛋白校正的阴离子间隙能准确地探测重症监护时发生的复杂的酸碱失衡[40]。

另一个版本的阴离子间隙是 Δ 阴离子间隙（框 60-2），这是一种能成功预测重症疾病预后的方法[41]。简单而言，当阴离子间隙正常，或没有改变，HCO₃⁻ 水平下降，Δ 比将会低于 0.4，存在高氯性酸中毒。Δ 比介于 1 和 2 之间时，它是预测由 UMAs 或乳酸引起的代谢性酸中毒的指标。如果 Δ 比大于 2，则存在混合性酸碱失衡。尽管表面上看这一过程相对简单，但这是基于临床医生了解特定患者的正常的阴离子间隙和 HCO₃⁻ 而言。另外，只有在高氯血症时，其诊断才是清晰易见的。图 60-4 是使用该描述性方法判断酸碱失衡的流程图。

酸碱平衡的描述性方法

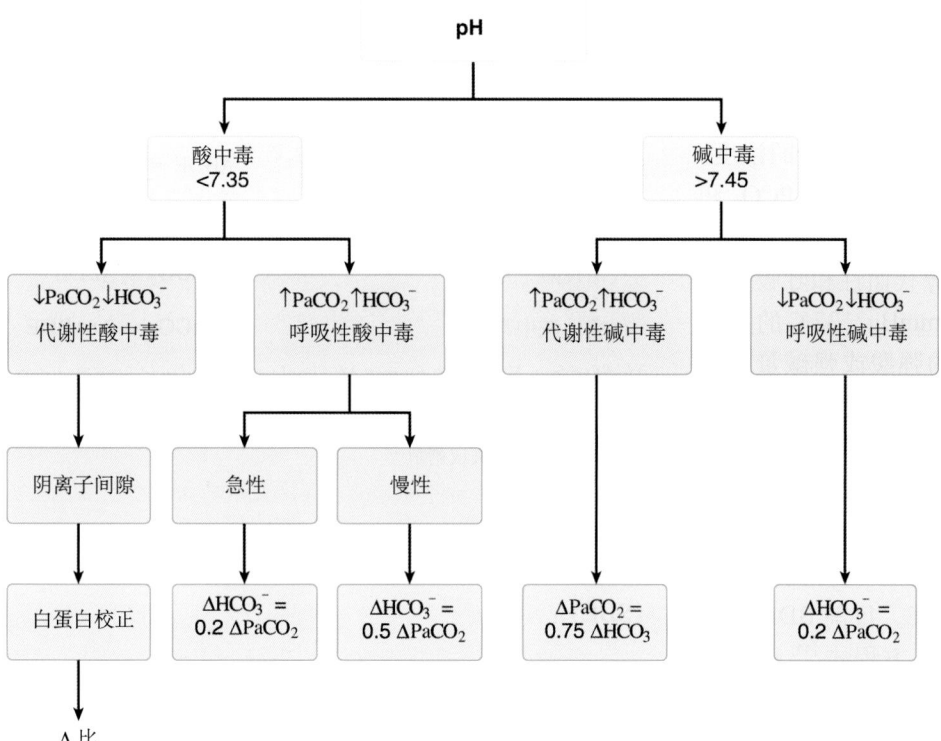

Δ 比	临床评估
<0.4	高氯性正常 AG 酸中毒
<1	高 AG 和正常 AG 酸中毒
1~2	单纯阴离子间隙酸中毒
	乳酸酸中毒：平均值 1.6
	DKA 时由于尿酮体的丢失，该比值更倾向接近于 1
>2	高 AG 酸中毒同时伴有代谢性碱中毒或先前即存在的代偿性呼吸性酸中毒

图 60-4　酸碱平衡的描述性（"Boston"）方法。AG，阴离子间隙；DKA，糖尿病酮症酸中毒

半定量法：碱缺失或碱剩余（Copenhagen）法

在代谢性酸中毒时，常规向 ECF 中添加 UMAs 导致每个阴离子净增益一个氢离子。这主要是由 HCO_3^- "缓冲"的，每份阴离子的增益导致一份 HCO_3^- 浓度的下降。HCO_3^- 浓度从基线的改变反映了阴离子净增益的总量。这种酸碱平衡的描述性方法即为 "Δ" HCO_3^-。但这种方法还是有问题的，因为没有把 CO_2 代谢在 [HCO_3^-] 的效应分开考虑。

Singer 和 Hastings 在 1948 年提出全血缓冲碱的变化可以用于定量代谢性成分，而不依赖于 Henderson-Hasselbalch 方程[42]。缓冲碱代表了 HCO_3^- 和非挥发性缓冲离子之和（基本上是血浆白蛋白、磷酸盐和血红蛋白）。基于电中性原理，缓冲碱必须与强离子（完全解离）之间电荷差相等。通常，缓冲碱 = [Na^+]+[K^+]-[Cl^-]。缓冲碱的变化基本上代表了强离子浓度的变化（这在 1948 年时检测并不容易）。在代谢性碱中毒中，缓冲碱增加；代谢性酸中毒时，缓冲碱减少。测定缓冲碱的最主要缺点是随着血红蛋白浓度的变化，缓冲容量有可能发生变化。

1957 年，Astrup 和同事们建立了标准 HCO_3^- 概念——PCO_2 为 40mmHg、37℃ 条件时 HCO_3^- 的浓度。基于此，Astrup 和 Siggard-Andersen 认识到 PCO_2 和 [HCO_3^-] 并不是独立无关的变量[43]。接着，他们发展了碱缺失剩余方法（BDE）来区分代谢性和呼吸性酸碱失衡。BDE 定义为 PCO_2 为 40mmHg、37℃ 的条件下将血 pH 值滴定至 7.4 所需的强酸或强碱量。如同 Boston 法一样，Siggard-Andersen 的数据也从大量患者的观测中得出。研究者们在 37℃ 时，用测压计维持不同的 $PaCO_2$ 值，在不同血红蛋白浓度范围内，仔细地向血液中滴定已知的酸碱量。这些研究发展成为列线图（图 60-5 和表 60-3），通过 37℃ 时测量 pH、$PaCO_2$ 和血红蛋白浓度可得出 BDE。目前 BDE 的计算法是由 1977 年发表的 Van Slyke 方程式[44] 衍生而来的。

$$BDE = \left[HCO_3 - 24.4 + (2.3 \times Hb + 7.7) \times (pH - 7.4) \right] \times (1 - 0.023 \times Hb)$$

该运算式与用于推导原始列线图的经验数据间有高度的相似性。该运算式在体外是准确的，在体内则不是，因为血红蛋白的缓冲活性限于血气和电解质交换的酸碱变化范式内。该方法修正后仅用于贫血患者（血红蛋白 5g/dl），在体内情况下可更准确地反映

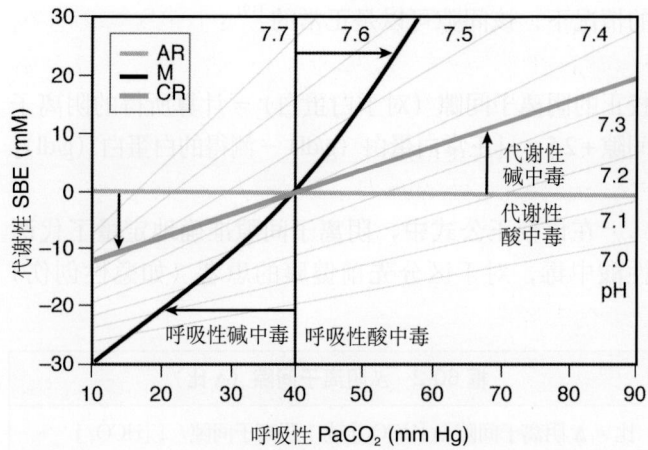

图 60-5　由 Schlichtig 修订的 Copenhagen 方法的酸碱列线图。根据 PCO_2 和碱缺失或剩余（这里是指标准碱剩余 SBE），能区别不同的酸碱失衡，箭头代表急性酸中毒或碱中毒时机体代偿后的改变。AR，急性呼吸性酸中毒或碱中毒；CR，慢性呼吸性酸中毒或碱中毒；M，代谢性酸中毒或碱中毒 *(From Schlichtig R, Grogono AW, Severinghaus JW: Human Paco2 and standard base excess compensation for acid-base imbalance, Crit Care Med 26:1173-1179, 1998.)*

表 60-3　急性和慢性酸碱失衡反应中标准碱缺失或剩余的变化

失衡	BDE 对 $PaCO_2$
急性呼吸性酸中毒	$\Delta BDE = 0$
急性呼吸性碱中毒	$\Delta BDE = 0$
慢性呼吸性酸中毒	$\Delta BDE = 0.4\Delta PaCO_2$
代谢性酸中毒	$\Delta PaCO_2 = \Delta BDE$
代谢性碱中毒	$\Delta PaCO_2 = 0.6\Delta BDE$

Modified from Narins RB, Emmett M: Simple and mixed acid-base disorders: a practical approach, Medicine (Baltimore) 59:161-187, 1980.
Δ, 值的变化；BDE, 碱缺失或剩余；$PaCO_2$, 动脉血二氧化碳分压；SBDE, 标准碱缺失或剩余

整个机体的碱剩余：该运算式修正为标准碱剩余公式（SBE）：

$$SBE = 0.93 \times (HCO_3 - 24.4 + 14.83) \times (pH - 7.4)$$

酸碱化学的 BDE 法经由 Schlichtig[45] 和 Morgan[46] 成功地进行了验证。该方程的主要缺点是假定弱酸（A_{TOT}）的量正常，而这在危重症中是罕见的。Wooten 修正了弱酸（白蛋白和磷酸盐）影响的 SBE，建立了准确的多室模型（SBEc）[47]：

$$SBEc = (HCO_3 - 24.4) + (8.3 \times 白蛋白 \ g/dl \times 0.15) + (0.29 \times 磷酸盐 \ mg/dl \times 0.32) \times (pH - 7.4)$$

运用 Wooten 的多室模型[47]，我们可以得出 SBE 是在 pH 修正至 7.4、PCO_2 为 40mmHg 时，将 SID 滴定至正常值所需的强酸或强碱的量。

在每一种常见的酸碱失衡（框 60-3 和图 60-6）基于 BDE 运用简单的数学原理。比如，急性呼吸性酸中毒或碱中毒时，BDE 未发生改变。相反的，急性代谢性酸中毒时，PCO_2 变化的量值（mmHg）与 BDE（mEq/L）变化的量值相同。

框 60-3　钠、氯和游离水、白蛋白*的碱缺失或剩余的计算

$$BDE_{NaCl} = ([Na^+] - [Cl^-]) - 38$$

$$BDE_{Alb} = 0.25 (42 - 白蛋白\ g/L)$$

$$BDE_{NaCl} - BDE_{Alb} = BDE_{calc}$$

$$BDE - BDE_{calc} = BDE_{gap} = 未测得阴离子或阳离子的效果$$

* 该方法包括了钠、氯、游离水（BDE_{NaCl}）及白蛋白（BDE_{Alb}）的碱缺失或剩余（BDE）的计算。结果是计算得的 BDE（BDE_{calc}）。将之从测量得的 BDE 中减去后即为 BDE 间隙

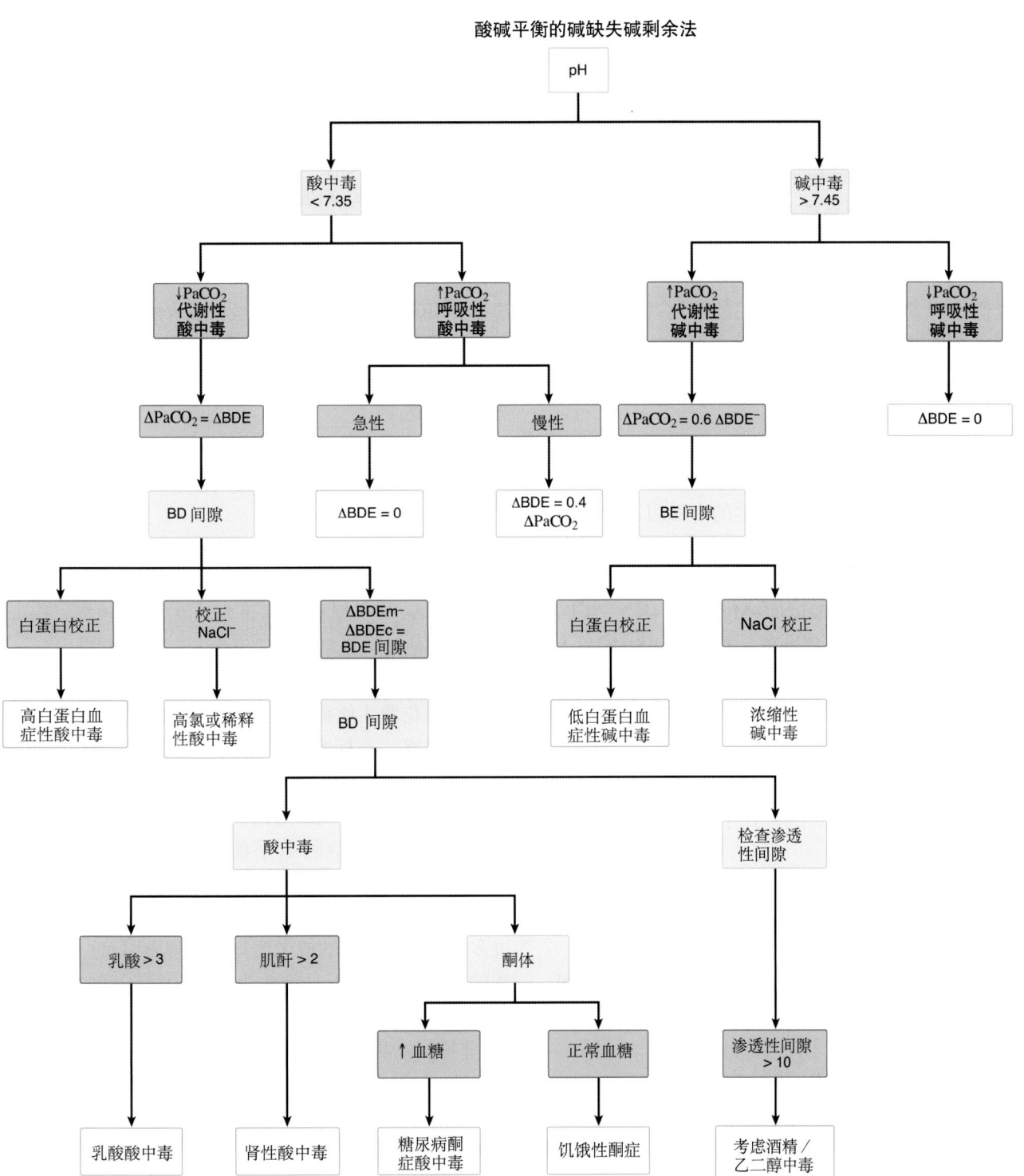

酸碱平衡的碱缺失碱剩余法

图 60-6　酸碱失衡的半定量（"Copenhagen"）法。BD，碱缺失；BE，碱剩余；BDEm，测得的碱缺失或碱剩余；BDEc，碱缺失或碱剩余经白蛋白、钠、氯和游离水校正（参见框 60-3）；UMA，未测得阴离子；乳酸以 mmol/L 计，肌酐以 mg/dl 计，渗透性间隙以 mOsm 计

20 世纪 80 年代以来，对 BDE 相较于 CO_2-HCO_3^- 系统的优缺点的讨论逐步增加。事实上，两者之间的差别很小；两者的方程和列线图均由患者的数据推导及反向提炼。计算均基于血气分析中的 HCO_3^- 为标准。这样，对于多数患者而言，两种方法都只是相对准确，它们无法使临床医生区分，比如，乳酸还是 Cl^- 引起的酸中毒，以及脱水还是低蛋白血症引起的碱中毒，这时运算可造成误导。这些计算可错失酸碱失衡的存在，譬如低蛋白血症（代谢性碱中毒）及伴有乳酸酸中毒（代谢性酸中毒）的重症患者，pH、HCO_3^- 和碱剩余可以在正常范围。这种精确度的缺失可导致不适当的和不充分的治疗。

Gilfix 等[48] 首先使用了一种补充性的方法来计算 BDE 间隙，接着 Balasubramanyan[49] 和 Story[50] 和他们的同事们也分别使用这种方法。该方法可用强离子、游离水和白蛋白再计算 BDE。得出的 BDE 间隙反映了 SIG，阴离子间隙必须被校正。

我们认为 Story 及他的同伴们的简化计算方法最为有效（参见框 60-3）[50]。他们使用两个方程来计算 Na^+、Cl^-、游离水和白蛋白的 BDE（参见框 60-3）。

Stewart-Fencl 法

应用 Stewart-Fencl 或物理化学的方法可推导出更准确地反映真实酸碱状态的方法。该方法基于电中性的原理，在阴离子间隙的方法上略有改进。血浆存在一个 $40 \sim 44 mEq/L$ 的显性 SIDa[$(Na^+ + Mg^{2+} + Ca^{2+} + K^+) - (Cl^- + A^-)$]，被 HCO_3^- 和 A_{TOT}（缓冲碱，有效 SID[SIDe]）上的负电荷中和平衡。SIDa 和缓冲碱（SIDe）之间的微量差值代表了 SIG，并可用于定量存在着的 UMA 的量（图 60-7）。

$$SIDa = ([Na^+] + [K^+] + [Mg^{2+}] + [Ca^{2+}]) - [Cl^-]$$

$$SIDe = [HCO_3^-] +$$
[白蛋白上的电荷] + [Pi 上的电荷]（以 mmol/L 计）

由于弱酸的解离程度依赖于 pH 值，所以我们可以计算：

$$[Alb^-] = [Alb (g/L)] \times (0.123 \times pH - 0.631)$$
$$[Pi] (mg/dl) = [Pi] / 10 \times pH - 0.47$$
$$SIG = SIDa - SIDe$$

不幸的是，SIG 可能不能代表未测得的强阴离子，

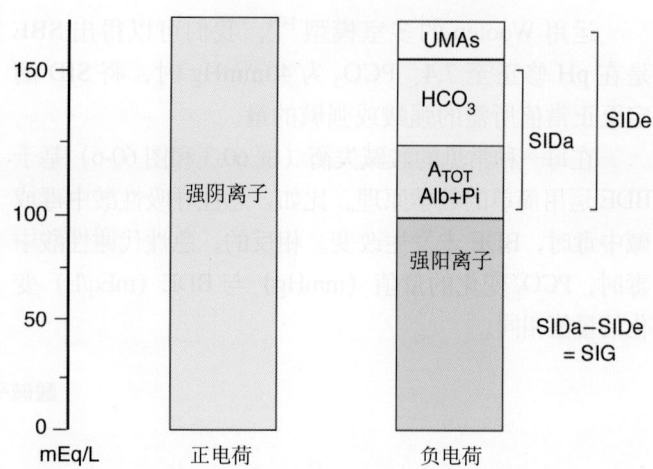

图 60-7　强离子间隙（SIG）。显性 SID（SIDa）为弱离子总浓度（A_{TOT}）加上碳酸氢盐浓度（HCO_3^-）之和。有效 SID（SIDe）为真实的 SID。两者之间的差异由未测得的阴离子（UMA）组成。Alb，白蛋白；Pi，磷酸盐

只能代表所有未测得的阴离子。例如：经明胶复苏的患者，SIG 将增加。而且，当血浆水浓度改变时，SID 的量可发生相对的或绝对的变化。Fencl 及 Leith 通过游离水校正 Cl^- 的浓度（Cl^-_{corr}）定义该问题，用以下方程式表达：

$$[Cl^-]_{corr} = [Cl^-]_{观测值} \times ([Na^+]_{正常值} / [Na^+]_{观测值})$$

将校正的 Cl^- 浓度代入 SIDa 方程式。同样的，上述方程式中，用 UMAs 替代 Cl^-，可推导出游离水校正的 UMAs[18]。根据 9 例正常人的系列观察，Fencl 和同事们估计"正常"SIG 值为 $8 \pm 2 mEq/L$[18]。

SIG 的计算相当繁琐。相较于其他方法需要更多的精力和花费才能得出数据，对于 SIG 的正常值也存在许多困惑。在标准临床实践中，SIG 是否比校正的阴离子间隙（即为没有钙、镁和磷酸盐的 SIG——它们常会互相抵消彼此的电荷）更有优势也不得而知。

没有一个简单的数字能说明复杂的酸碱失衡。Fencl 等建议，应注重每次血气的所有碱化和酸化的影响：呼吸性酸中毒或碱中毒，SID 是否异常（由于水过多或过少，测得的或未测得的电解质引起），以及异常的 A_{TOT}，而并不是把焦点放在阴离子间隙或 BDE 上[18]。Fencl 及他的同事们[18] 描述了如下的一个病例（除非特别说明，数据单位都是 mEq/L）：

Na，117；Cl，92；Ca，3.0；白蛋白 6.0g/L；K，3.9；Mg，1.4；Pi，0.6mmol/L；动脉血气：pH，7.33；PCO_2，30mmHg；HCO_3，15。

推导出的数据如下：

阴离子间隙，13；校正阴离子间隙，23；BE，-10；

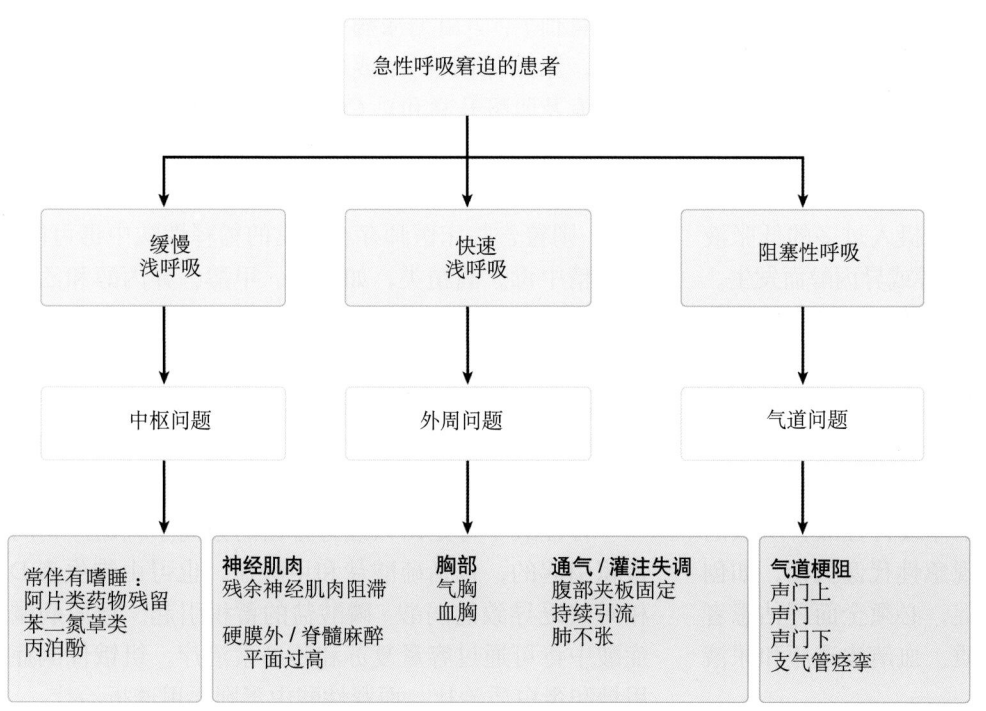

图 60-8　根据呼吸方式判断急性呼吸窘迫和呼吸性酸中毒的原因

SID，18；校正 Cl，112；校正 UMA，18。

　　用传统的方法，该患者会被诊断为非阴离子间隙性代谢性酸中毒，寻找其 HCO_3^- 丢失的原因，如肾小管性酸中毒或胃肠道丢失。呼吸性碱中毒的程度与酸中毒的程度相当（$\Delta BD=\Delta PCO_2$）。然而 Fencl-Stewart 的方法揭示了一种更为复杂的状态。由于游离水增多、UMAs 和令人惊讶的高氯血症（参见校正 Cl^- 值），SID 减少到 18mEq/L。但低蛋白血症的碱化力量使其酸中毒程度并不反映其代谢失衡的水平。校正的阴离子间隙反映 SID 的改变，但碱缺失大大低估了这种变化。该患者有稀释性酸中毒、高氯性酸中毒和乳酸酸中毒。

　　总结一下，急诊室或手术室的患者大多数既往健康，用碱缺失或阴离子间隙的方法来评估其代谢性失衡还是合理的，特别是经白蛋白校正后。而对于危重症患者，解释酸碱失衡最有效的方法包括了解同步发生的酸化和碱化过程，并通过计算或经验法则来鉴别起作用的各种力量。然而，医师分析这些信息的能力依赖于他们获得的数据的量。只有一个简单的血气分析报告可能会掩盖严重的酸碱失衡。

　　下一节中，我们将分析不同临床情况下许多常见的酸碱失衡的原因。

不同临床情况下的酸碱问题

急诊情况下的酸碱失衡

　　急症患者实验室检查的一个重要部分就是分析酸碱失衡（参见第 101 章）。最常见的失衡是急性呼吸性酸中毒或碱中毒和急性代谢性酸中毒。急性代谢性碱中毒很少见。混合性的呼吸性合并代谢性酸中毒见于严重创伤或感染患者。

　　急性呼吸性酸中毒由低通气或无效腔通气增加造成。评估首先应对患者的呼吸方式进行检查（图 60-8）：缓慢的、浅呼吸代表着呼吸驱动力受损；快速的、浅呼吸提示胸壁或肺的疾病；阻塞性呼吸代表着气道梗阻。

　　一系列广泛的病理过程常导致呼吸性酸中毒。这些包括损伤（卒中、脊髓损伤、肉毒杆菌中毒、破伤风），呼吸中枢的毒性抑制（阿片类、巴比妥类、苯二氮䓬类药物），神经肌肉疾病（如吉兰 - 巴雷综合征，重症肌无力），腹部高压，连枷胸，血气液胸，肺水肿和肺炎。也可是由于过度镇静的麻醉作用、部分神经肌肉阻滞、术中低通气引起。这经常需要机械通气逆转呼吸性酸中毒。

　　急性呼吸性碱中毒由通气过度引起，通气过度常由焦虑、中枢性呼吸刺激（如水杨酸中毒早期出现的情况）或过度机械通气引起。急性呼吸性碱中毒常伴有急性代谢性酸中毒，此时，PCO_2 从基线（通常是 40mmHg）减少的量与碱缺失的量值相当（参见表 60-3）。比如一个急性乳酸中毒患者，乳酸浓度为 10mEq/L，碱缺失应为 -10，PCO_2 应为 30mmHg。如果 PCO_2 比预期的高，则可能存在呼吸因素。这种情况常见于多发复合伤的患者，他们常伴有大出血导致的乳酸酸中毒和连枷胸导致的呼吸性酸中毒。

急性代谢性酸中毒由 SID 或 A_{TOT} 的变化引起。SID 的变化由强阴离子对强阳离子相对比例的改变引起。乳酸酸中毒、肾性酸中毒、酮症酸中毒或高氯血症时阴离子增加，而严重腹泻或肾小管性酸中毒时，阳离子丢失。急性酸中毒也可反映游离水相对于强离子的增加——即稀释性酸中毒，伴随着摄入过多的低张液和某种酒精类中毒，如甲醇、乙二醇或异丙醇而发生。

为了研究既往健康的患者发生的急性代谢性酸中毒，简单的观察性和数学性工具，如阴离子间隙和碱缺失，都是有用的（参见图 60-4、框 60-4）。碱缺失仅仅反映了酸碱失衡的存在。阴离子间隙可区分酸中毒是由高氯血症（肾小管性酸中毒或输注过多生理盐水）引起的，还是由 UMAs（酮体或肾性酸）所致的乳酸和稀释引起的。当患者出现急性代谢失衡，如创伤、失血、意识丧失或呼吸急促，必须全面评估患者的所有检测，包括血气、电解质、血清渗透压和尿液分析。

急性代谢性酸中毒的情况下，应立即做三项诊断：①乳酸酸中毒（送检血清乳酸水平——可反映碱缺

框 60-4　患者代谢性酸中毒的评价

1. 酸中毒是否由测得的或未测得的阴离子引起（如氯离子）？
注意血液化学：
　　计算阴离子间隙：Na + K – Cl = 10 – 12
　　　　如果间隙正常，存在过多氯离子，是由输液过多、钠离子丢失过多（腹泻、回肠造口术）或肾小管性酸中毒引起
　　　　如果间隙增宽（> 16），存在其他未测得的阴离子导致的酸中毒
检查血清乳酸水平——如果 > 2，可能是乳酸性酸中毒
　　　　如果高乳酸水平可由循环容量不足解释（休克、低容量、少尿、未充分复苏、贫血、一氧化碳中毒、癫痫发作），则是 "A 型" 乳酸酸中毒
　　　　如果不能用循环血容量不足解释，则为 "B 型（罕见）"，病因是双胍、果糖、山梨醇、硝普盐、乙二醇、癌症、肝疾病
注意肌酐和尿量：
　　　　如果患者急性肾衰，则存在肾性酸类
注意血糖和尿酮体：
　　　　如果患者高血糖和酮症，则为糖尿病酮症酸中毒
　　　　如果患者为酮症（未测得阴离子）而血糖正常，则为酒精性（检查血酒精水平）或饥饿性酮症
　　　　检查是否存在慢性酗酒——平均微粒体容量增高，肝功能检查中 γ 谷氨酰胺转移酶升高
2. 如果以上所有检查都是阴性的，考虑中毒
　　送检毒理学实验室检查并检测血清渗透压克分子浓度，用以下公式计算渗透压克分子浓度：2 (Na + K) + 葡萄糖 /18 + 尿素氮 /2.8
　　寻找未测得的渗透压克分子的来源：如果测得的和计算得的血清渗透压克分子浓度相差 > 12，考虑酒精性中毒，特别是乙二醇、异丙醇和甲醇

失的量值）；②由糖尿病引起的酮症酸中毒（患者高血糖，尿酮体阳性）；或③饥饿和急性肾衰竭，以血清尿素及肌酐升高和总 CO_2 降低为特征。饥饿和急性肾衰竭是必须排除的诊断。存在血清 Na^+ 浓度的降低（< 135mEq/dl）或明显增加的阴离子间隙 / 碱缺失 / SIG，则警告临床医师存在异常的稀释性酸中毒可能，如酒精中毒。酒精类，如乙醇、甲醇、异丙醇和乙二醇是渗透压活性分子，可扩张细胞外液。当存在渗透克分子间隙时就要怀疑酒精中毒，测得的和计算得的血清渗透压克分子浓度差值大于 12mOsm 时提示存在未测得的渗透克分子。毒理学的实验室检查可以明确是否存在不同的毒性酒精分子。

肾性酸中毒是由只经肾排出的强离子代谢产物的蓄积引起的，包括硫酸盐和甲酸盐。也可由维生素 D 相对缺乏导致的弱酸 - 磷酸盐的蓄积引起。糖尿病酮症酸中毒可通过容量复苏和胰岛素治疗。饥饿性酮症用糖和蛋白质治疗。而肾性酸中毒则要用透析治疗。

使用碳酸氢钠推注或输注治疗急性代谢性酸中毒仍存在争议。鲜有证据显示支持在乳酸酸中毒和酮症酸中毒中使用该药物。事实上 $NaHCO_3$ 通过增加 SID 来逆转酸中毒，而通常酸中毒是潜在的更严重的问题的反映。$NaHCO_3$（8.4%）是高张溶液，其血浆扩张的效应与高张盐水相似，并增加 $PaCO_2$。这种特性在休克时可有明显的血流动力学益处。在等待透析的患者输注 $NaHCO_3$，用于提高 SID，减轻患者的症状并防止高钾血症。

甲醇经乙醇脱氢酶代谢成甲醛和甲酸盐。这两种代谢产物都是高度毒性化合物，可导致失明、心血管功能障碍和死亡。治疗的策略包括使用乙醇来竞争性结合乙醇脱氢酶，使用甲吡唑抑制该酶。乙二醇中毒可导致中枢神经系统抑制，乳酸酸中毒，尿液中产生草酸钙结晶。结果致低钙血症，引起肾衰竭、心血管功能抑制以致死亡。使用甲吡唑治疗，同时使用或不使用血液透析治疗。

乳酸酸中毒

当机体乳酸的生成超过了肝的清除能力时，即发生乳酸酸中毒。其问题在于生成过多或清除不充分。

乳酸在生理上是作为糖代谢的降解产物生成的。丙酮酸盐经乳酸脱氢酶的催化作用形成乳酸。在正常情况下，乳酸对丙酮酸盐的比例小于 20：1。在缺氧的情况下，比如剧烈运动，乳酸水平急剧升高。另外，在有氧的情况下也可形成乳酸。在应激情况下激动骨骼肌的 β- 肾上腺素能受体（增加循环的儿茶酚胺）或外源性输注（注射肾上腺素或去甲肾上腺素）均可增

加乳酸，结果导致有氧性糖酵解。乳酸经肝转化为 CO_2 和 H_2O；乳酸林格液中的乳酸功能上等同于 HCO_3^-。

危重症患者必须尽早检测血清乳酸和动脉血 pH 值。乳酸浓度超过 2mEq/L 在临床上是很重的，代谢性酸中毒时乳酸水平超过 5mEq/L 则患者的情况很严重[51]。未发生酸中毒而存在孤立性高乳酸血症，其临床意义还不明确[52]。

目前公认存在两种乳酸酸中毒。A 型（总体氧输送不足）见于低血容量或失血性休克，而 B 型则见于氧输送和组织灌注正常的情况。乳酸酸中毒也可见于明显的区域性低灌注的情况。比如肠道缺血，虽然整体氧输送正常，糖酵解还是会产生大量乳酸。B 型乳酸酸中毒与任何情况下的循环儿茶酚胺过多有关（内源性或外源性）。包括简单的锻炼和创伤或脓毒症时的高炎症反应。B 型乳酸酸中毒也可见于氰化物中毒（与硝普钠有关）；使用双胍类药物（二甲双胍）；分解代谢过度性疾病，如淋巴瘤、白血病、获得性免疫缺陷综合征（AIDS）或糖尿病酮症酸中毒（参见第 39 章）。

乳酸酸中毒是疾病严重程度的敏感标志[53]，无法纠正的乳酸酸中毒是不良后果的强预测指标[54-56]。存在低混合静脉血氧饱和度（SvO_2）同时伴有高乳酸浓度和乳酸比丙酮酸盐比例升高（>20∶1），意味着 A 型乳酸酸中毒（与缺氧有关）（图 60-9）。

全身灌注指数正常并不排除存在显著的区域低灌注或线粒体衰竭[57-58]。临床医生常会误解高乳酸水平是组织低灌注的指标而采取不恰当的治疗[58-59]。在一段时间内动态测量乳酸水平比静态检测能更好地提示预后[60]。乳酸的清除可作为脓毒症时复苏的终点[61-62]，因为经充分复苏乳酸水平可降低[62]。迅速清除乳酸与预后的改善有关[63-64]。复苏时无法清除乳酸意味着全身灌注并不是根本性的问题，必须迅速寻找更凶险的病因（参见第 108 章）。

围术期酸碱失衡

除了在急诊情况下出现的酸碱失衡，围术期和危重症患者的许多酸碱难题较为特殊（表 60-4；也可参见第 81、82 和 101 章）。这包括与机械通气相关的呼吸性酸中毒和碱中毒，由高氯血症或血液浓缩引起的酸中毒，由 Na^+ 增加或 Cl^- 丢失引起的碱中毒。

围术期呼吸性酸中毒常与机械通气不当、麻醉或神经肌肉阻滞恢复不全有关。呼吸性碱中毒则可能因疼痛和焦虑导致的过度通气所致。

代谢性酸碱失衡在围术期相对常见。病理性原因如前所述，包括乳酸酸中毒、酮症酸中毒及肾性酸中

毒。医源性原因由为调整 SID 而输注电解质或渗透压不均衡的溶液引起。

高氯性酸中毒在围术期也常见。通常在大量使用 0.9% 的（普通）盐水后出现。该溶液含有 154mEq/L 的 Na^+ 和 Cl^-，SID 为 0。每输注 1L 生理盐水都会伴有 ECF 的 SID 丢失，导致高氯性酸中毒。

高氯性酸中毒在临床上是否重要？作为酸中毒的原因之一，高氯血症并不比其他病因更凶险：在一项一系列酸碱失衡的危重症患者的研究中，乳酸酸中毒的死亡率最高（56%）；SIG 酸中毒的死亡率是 39%，高氯性酸中毒的死亡率是 29%（$P<0.001$）[65]，该结果与其他研究的数据一致[66-67]。然而，高氯血症可导致临床显著的器官功能衰竭。在一项涉及 31000 例外科患者的观察性研究中[68]，比较了静脉输注盐水和平衡盐溶液，证明其预后显著不同，支持使用平衡盐溶液。使用生理盐水的患者并发症增多，包括术后感染，需要输血和肾损伤需要透析，围术期代谢性酸中毒的患者住院天数延长[69]。

高氯血症可能还与肾毒性有关：输注盐水与降低肾血流[70]，肾血管收缩[71-72]，肾小球率过滤降低[73]，内脏低灌注[74]，肾病风险相对增加[74-75]。脓毒症的危重患者常会发展为高氯性酸中毒，其发生与预后的恶化有关[76]。在一项澳大利亚重症监护室进行的相对大规模的前瞻性和回顾性的队列研究中，使用富含 Cl^- 的液体相对于平衡盐溶液，需要进行肾替代治疗的概率绝对值增加 3.7%[77]。

对于存在显著的碱缺失和低 pH 的糖尿病酮症酸中毒或乳酸酸中毒的患者通常需要持续的液体复苏。但如果其酸中毒的病因是高氯血症，这样的方法就不合适了（参见表 60-4）。国际通行的指南基于有限的证据，建议对糖尿病酮症酸中毒患者使用 0.9%NaHCO₃（生理盐水）进行液体复苏。该建议是考虑到平衡盐溶液中的 K^+ 含量在肾功能不全时是酸中毒的潜在原因。然而，在对进行肾移植的无肾患者的研究中证明，用生理盐水治疗比使用乳酸林格液更易导致酸中毒和高钾血症[78]。而且，一项小规模的研究报道，使用血浆 -Lyte 148 溶液（一种平衡盐溶液）比生理盐水，能更快地解析代谢性酸中毒，更少高氯血症，改善血压状况，尿排出量更多[79]。

Mahler 和同事们进行了一项在糖尿病酮症酸中毒时比较生理盐水和乳酸林格液的研究：接受生理盐水治疗组更易发生高氯血症性酸中毒[80]。而另一项类似的比较生理盐水和乳酸林格液的研究则无法证明乳酸林格液的益处；使用乳酸林格液的患者血糖水平恢复正常的时间比生理盐水组更长[81]。

乳酸酸中毒的临床思路

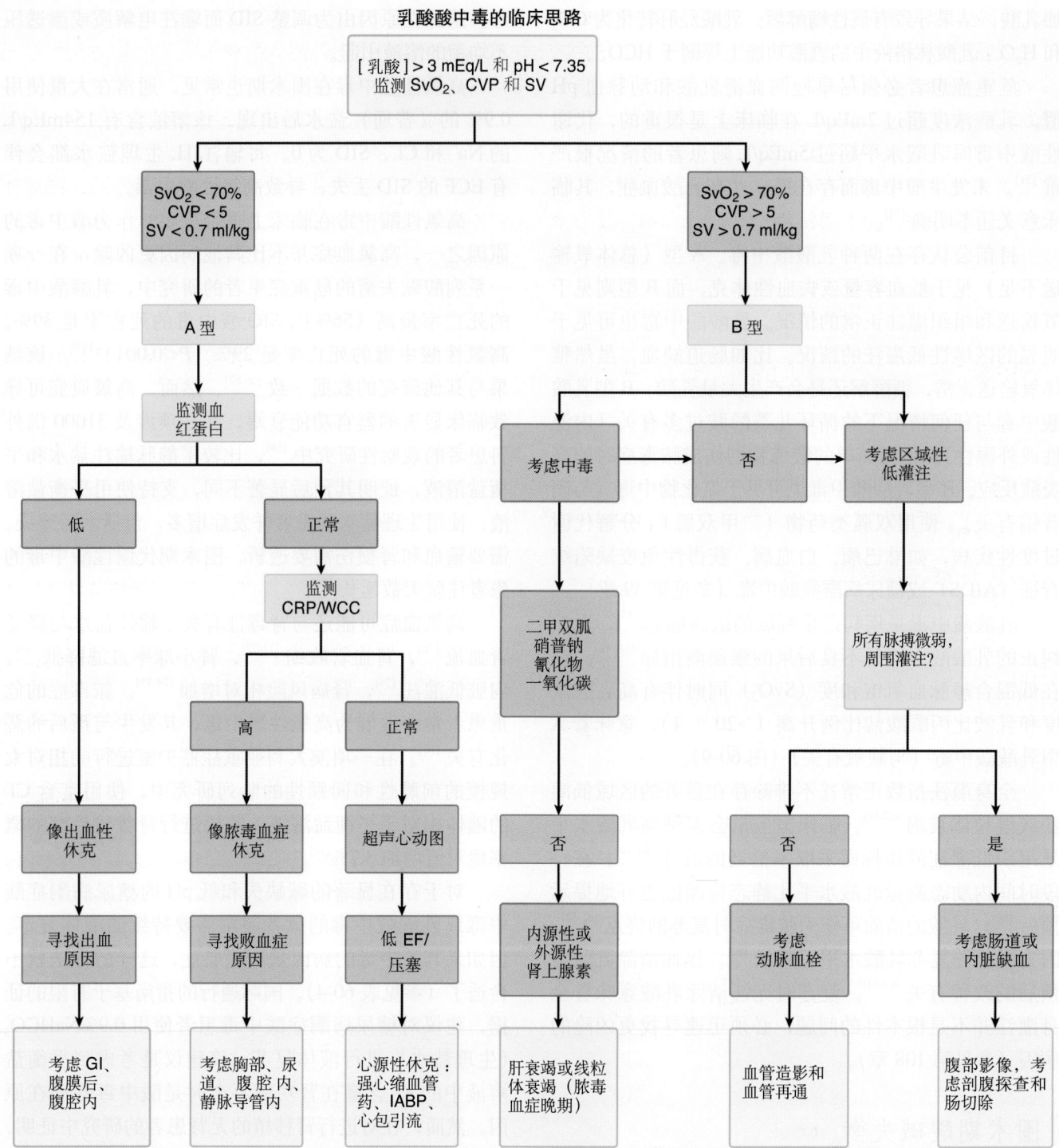

图 60-9　乳酸性酸中毒的患者评估。CRP，C 反应蛋白；CVP，中心静脉压；EF，射血分数；GI，胃肠道；IABP，主动脉球囊反搏；SV，每搏输出量；SvO₂，混合静脉氧饱和度；WCC，白细胞计数

除非能获得更多的数据证实，0.9%NaHCO₃ 并不是危重患者液体复苏的选择，特别是那些有危险发展为急性肾损伤的患者（参见第 108 章）。

围术期代谢性碱中毒常是医源性的。慢性呼吸衰竭患者过度机械通气最终可引起急性代谢性碱中毒，因为他们存在着的因尿液中氯丢失引起的慢性代偿性碱中毒往往未被考虑（图 60-10）。更常见的代谢性碱

中毒与 Na⁺ 增加引起的 ISD 升高有关。这是由于输注液体中的 Na⁺ 被弱离子如柠檬盐（血制品中）、乙酸盐（胃肠道营养液中）和 HCO₃⁻ 所"缓冲"。缓冲离子如柠檬酸盐、乙酸盐、葡萄糖酸盐和乳酸盐在正常的情况下很快被肝清除，并不参与酸碱平衡。Na⁺ 和 Cl⁻ 遵循质量守恒定律。Na⁺ 增高导致 Cl⁻ 敏感性碱中毒，可以通过输注 0.9%NaHCO₃、KCl、CaCl 甚至偶尔使用

HCl 以给予氯负荷来治疗。这对于纠正氯敏感性碱中毒十分重要，因为正常代偿方法是低通气，但这会导致 $PaCO_2$ 升高，可引起 CO_2 麻醉或使患者不能脱离机械通气。

富含 Cl⁻ 的体液从胃肠引流管丢失是围术期患者发生代谢性碱中毒的另一个原因。胃液含有 HCl，遵循质量守恒定律，由于持续的胃肠减压和呕吐使胃液

丢失即 Cl⁻ 减少，必然导致碱中毒。而氢离子的丢失却不会导致碱中毒，因为生成氢离子的能力几乎是无限的。

在酸碱失衡时正确理解使用的液体的效应十分重要。对围术期使用 1～2L 液体的患者来说，选择何种液体并无差别。如果考虑使用较大量晶体液，则应使用能反映 ECF 电解质含量的平衡缓冲液，建议如乳酸林格液、Normosol 或血浆 -Lyte。如果患者持续使用鼻胃管吸引，则需要输注生理盐水直至碱剩余回调至 0；然后应该使用平衡缓冲液。同样的，输注大量血液或血浆时，也应输注生理盐水。必须注意防止低钾血症、低钙血症、低镁血症及低磷血症。已接受清洁灌肠的肠道手术患者应使用平衡缓冲液。

危重疾病的酸碱失衡

危重疾病患者可有多种混杂性的酸碱失衡，当使用单独的定量检测手段时，如碱缺失，则评估结果不显著（参见第 101 章）。患者常由于 PCO_2、SID 和 A_{TOT} 的干扰，表面上血气分析结果可正常，显著的失衡会被忽略[82]。

危重症患者单一的酸碱失衡往往由低蛋白血症所致[17]。低蛋白血症非常常见，并可导致无法预测其严重程度的代谢性碱中毒。低蛋白血症可能会掩盖 SID 的显著变化，如乳酸酸血症。因此，在危重疾病患者使用阴离子间隙时，必须经白蛋白校正[19]。同样的，对于危重患者使用碱剩余来预测乳酸水平是不可

表 60-4 围术期常见的酸碱失衡

失衡	病因
呼吸性酸中毒	通气不足：麻醉，神经肌肉阻滞恢复不全
呼吸性碱中毒	通气过度：焦虑，疼痛
未测得的阴离子引起的代谢性酸中毒（离子间隙增宽的酸中毒）	低灌注—乳酸酸中毒，糖尿病酮症酸中毒，肾衰竭
由测得的阴离子引起的代谢性酸中毒（非离子间隙性高氯性酸中毒）	高氯血症—输注生理盐水和含盐水的液体，肾小管性酸中毒，膀胱重建
游离水过多引起的代谢性酸中毒（低钠血症、稀释性酸中毒）	输注低张液体，钠丢失—腹泻；输注高渗液体—甘露醇、酒精；高蛋白血症
代谢性碱中毒	有二氧化碳潴留（COPD）病史机械通气过度的患者，钠增高（输注碳酸氢钠，大量输血），氯丢失—鼻胃管吸引

COPD，慢性阻塞性肺疾病

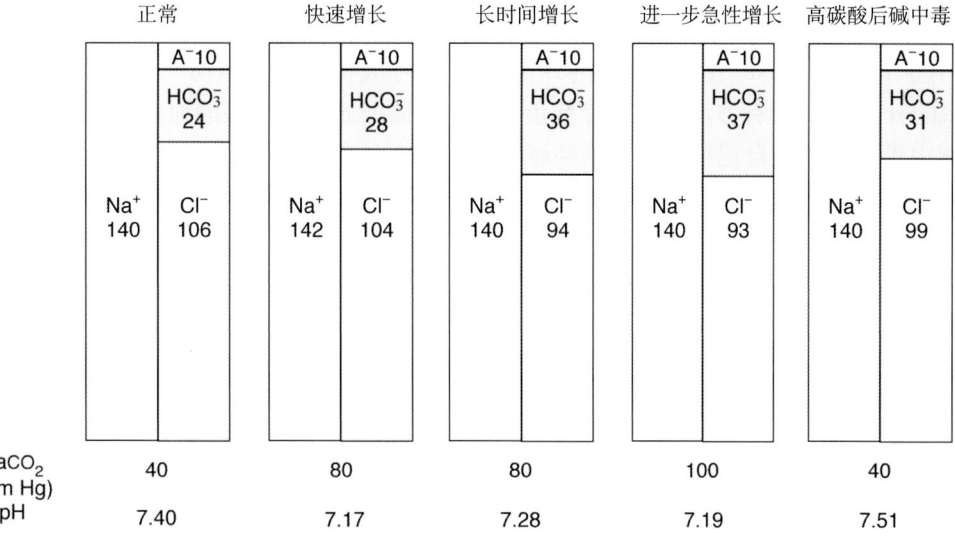

图 60-10 呼吸性酸中毒患者酸碱和电解质成分的改变。从左至右：正常酸碱情况；适应二氧化碳分压（$PaCO_2$）快速上升至 80mmHg；适应 $PaCO_2$ 长时间上升至 80mmHg；同一患者 $PaCO_2$ 进一步急性增加（可达到 100mmHg 水平）；高碳酸后碱中毒是由于同一患者 $PaCO_2$ 突然下降至 40mmHg。A⁻ 表示未测得的血浆阴离子，直方图内的数字指离子浓度以 mmol/L 计 *(Modified from Androgue H, Madias N: Management of life-threatening acid-base disorders: first of two parts, N Engl J Med 338:26–34, 1998.)*

靠的，特别是继发性恶化的患者[18]。长期呼吸衰竭合并高碳酸血症，由于 Cl⁻ 从尿中丢失而引起另外的代谢性碱中毒[83]。肾损害会伴有代谢性副产物的蓄积，如磷酸盐、肾阴离子、Cl⁻ 和其他 UMAs。多尿性肾衰竭可能由于 Na⁺、K⁺ 和游离水的丢失而导致明显的浓缩性碱中毒。

危重病患者的 SID 和游离水容易发生明显变化。鼻胃管吸引可引起 Cl⁻ 丢失，而腹泻可导致 Na⁺、K⁺ 丢失。外科手术放置于组织内的引流管可导致含有各种电解质浓缩物的液体丢失（如胰腺分泌的液体富含 Na⁺）。发热、出汗、裸露组织的蒸发以及通气机回路湿化不当可导致大量隐性失水和浓缩性碱中毒。

给患者补液可导致未被认识的血清化学变化。许多抗生素，如哌拉西林 - 三唑巴坦稀释于富含钠的溶液里。其他如万古霉素加入大量游离水（5% 葡萄糖）中被注射。劳拉西泮稀释于丙二醇中，大量输注可引起和乙二醇一样的代谢性酸中毒[84]。

持续肾替代疗法进行血液滤过和血液透析，可用于血流动力学不稳定的危重症患者。Rocktaschel 和同事们证实了连续肾替代疗法通过清除强离子和磷酸盐可缓解急性肾衰竭引起的酸中毒[85-86]。然而，存在低蛋白血症时，通过透析纠正代谢性酸中毒，可能会加重低蛋白血症引起的代谢性碱中毒。连续肾替代疗法无论对于 A 型还是 B 型乳酸酸中毒都不是有效的治疗方法。

其他一些看似无害的治疗也可能导致酸碱明显失衡。袢利尿剂，如呋塞米，常用于危重疾病患者。该类药物优先排泌水而不是电解质，引起浓缩性碱中毒。碳酸酐酶抑制剂，如乙酰唑胺，通过减少血清 SID，可被用于治疗低氯性代谢性碱中毒或呼吸性碱中毒。其效果完全是由于肾排泌的 Na⁺ 比 Cl⁻ 的比例升高，结果导致血清氯的升高[87]。没有方法可以治疗低蛋白血症性代谢性碱中毒，除了其自己恢复。浓缩性碱中毒的治疗应根据以下公式纠正游离水缺失：

$$游离水缺失 = 0.6 \times 患者体重（kg） \times (患者 Na⁺/140 - 1)$$

低氯性碱中毒的治疗应输注生理盐水以补充 Cl⁻ 缺失。

神经外科手术患者由于脑损伤或使用渗透疗法易引起各种酸碱失衡（参见第 70 章）。使用甘露醇降颅压的同时也可引起短暂的稀释性酸中毒。另外这类患者如常规使用生理盐水，则会导致酸中毒。严重脑损伤常并发尿崩症，特别是患者进展为脑死亡时。尿崩症是由于垂体和（或）下丘脑的损伤，导致抗利尿激素（ADH）分泌的缺失。没有抗利尿激素，肾无法浓缩尿，随之引起大量利尿。该疾病特点为血浆渗透压升高的同时尿液渗透压低下。尿崩症是一种典型的浓缩性碱中毒。治疗方法是使用加压素或去氨加压素进行激素替代治疗。

酸碱失衡的治疗

酸碱失衡的治疗方法还存在争议。许多专家认为这是"装点门面"，而不是追溯病因。特别是在提到使用 NaHCO₃ 治疗乳酸酸中毒时[88]。使用 NaHCO₃ 治疗有三重效应：①血管内容积扩张，因为 7.5% 的溶液是高张性的（因此常会显著改善心血管反应）；②因为使用了没有强阴离子的 Na⁺，增加了 SID[89]；③ CO₂ 产生增加。没有证据显示使用 NaHCO₃ 能改善循环休克时的预后[88]。许多讨论集中于 HCO₃⁻ 可诱导细胞内酸中毒[90]，但这在临床上没有显著意义[88,91]。乳酸酸中毒应通过血管内容量复苏和病因控制来治疗。糖尿病酮症酸中毒应使用血管内容量复苏和胰岛素治疗。

高氯性或稀释性酸中毒应使用增加输注液体的 SID 来治疗（不含 Cl⁻ 的 Na⁺）。尽管制药商并没有生产现成的这种液体用于临床，还是可以用结构与之相似的 NaHCO₃ 或醋酸钠替代。

肾性酸中毒通过透析治疗，可移除固定酸类。然而，使用 NaHCO₃ 或醋酸钠可改变 SID，从而改善患者的舒适度，可作为透析前的治疗。

自 20 世纪 90 年代以来，对于高碳酸血症性酸中毒的关注尤为突出。在急性呼吸窘迫综合征（ARDS）的患者引入了"允许性高碳酸血症"的概念，用以治疗呼吸机相关肺损伤[11]（参见第 101 章）。逐步累积的证据显示，高碳酸血症有肺保护效应，纠正酸中毒可能会有相反的效果[92]。然而，对于心血管不稳定的高碳酸血症患者，我们建议使用氨丁三醇 - 羟甲基 - 氨基 - 甲烷（THAM）[93]。THAM 根据以下反应滴定氢离子（如乳酸或 CO₂）。

$$R - NH_2 + HA \longleftrightarrow R - NH_3^+ + A^-$$

THAM 是质子受体，产生 NH₃⁺/HCO₃⁻ 而不生成 CO₂，质子化了的 R-NH₃⁺ 和 Cl⁻ 通过肾排出。THAM 在缓冲酸中毒时，因增加了血清 Na⁺ 而不产生 CO₂，具有显著的优势。

总 结

人们对酸碱失衡理解的困惑在于试图用一些观测方法来阐述所有的病理生理过程，如 Henderson-Hasselbalch、Schwartz 和 Brackett 的方法。应用物理化学原理，提供了对酸碱平衡更浅显的解释，为各种不同的临床状况提供了更好的工具。这并不是说"传统的"方法是错误的，只是 Stewart、Fencl 和其他学者的观点一种表象。所有酸碱失衡都可以根据 SID、A_{TOT}、PCO_2 加以解释。这对于麻醉医师是非常重要的，我们对于液体治疗和机械通气策略的选择可显著影响酸碱平衡。

参 考 文 献

见本书所附光盘。

第61章　患者血液管理：输血疗法

Ronald D. Miller

张颖君　译　曾维安　王晟　审校

要　点

- 由于对献血者筛查手段的进步，检测技术的提高，自动化数据系统的应用以及输血治疗实践的变化，现今血液供应比以往任何时候都要安全（见 2012 美国食品与药物管理局死亡事件报告）。

- 尽管患者的全身情况是输血决策的主要考虑因素，但无论是限制或者开放性输血策略，血红蛋白（Hb）水平仍然是决定是否输血的重要指标。一般而言，对于相对健康、年轻的患者，在血红蛋白 6 ~ 8g/dl 或更低（限制疗法）的情况下可启动输血。而对于老年人、危重患者或患有严重心肺血管疾病的患者来说，血红蛋白 9 ~ 10g/dl 即可输血（开放疗法）。

- 术前贫血是术后并发症发生率和死亡率的独立危险因素。

- 术语"患者血液管理"（也见于第 63 章）等同于适宜的输血策略，特别是输血的初始量。本章提出了输注大于 1 个单位血液的适应证。

- "输血比例"用于描述输注血浆、血小板和浓缩红细胞的比例。例如，2 个单位血浆、1 个单位血小板和 1 个单位浓缩红细胞的输血比例是 2∶1∶1。

- 血液感染不再是输血相关疾病发病率和死亡率的主要原因。输血相关性急性肺损伤已成为输血相关死亡率的首要原因。

- 对处于危急临床情况，特别对于大出血和由此引起的凝血功能障碍的患者来说，新鲜全血已被再次强调是最佳的选择（见第 62、63 章）。

- 输血质量和有效性与血液保存时间直接相关。对于特殊的危重患者，建议输注保存时间不超过 14 天的血液。

输血疗法的进展和近况

献血者来源和历史

全球 80% 人口仅能使用世界上 20% 的"安全"血液。所谓"安全"血液，是指经严格采集和检测的血液。全球范围内只有 30% 的国家拥有全国性输血服务和适当的供者库[1]。世界上仍有一些地区实行有偿献血。世界卫生组织（WHO）提出安全、可靠的血液供应应该来源于无偿献血。最近，WHO 建议对献血者实行经济补偿需慎重考虑[2]。然而，WHO 输血安全协调员 Neelam Dhingra 却强烈反对将自愿无偿献血作为安全血液供应和提高献血参与度的方式[3]。本章节所提出的结论是基于假设应用目前自愿无偿献血的规范化输血服务的观点与技术。

20 世纪 60 年代

过去 50 年来，特别是第 7 版《米勒麻醉学》关于本章节的书写后，输血医学发生了巨大的变化。即便如此，关于血液感染、是否使用全血和（或）其成分仍一直存在争议。在 20 世纪 60 年代，多以全血形式进行输血治疗，新鲜冰冻血浆则用于凝血功能障碍的治疗。此外，新鲜全血（保存时间通常 <24h）也用于治疗严重凝血功能障碍[4-5]。

20 世纪 70 ~ 80 年代

输血疗法在此期 10 ~ 15 年被定义为"只给患者输注需要的血液成分"。这一理念使成分输血替代全血输注成为标准治疗。例如，对于贫血患者，只需要输注浓缩红细胞而不是全血。而对于血小板减少症的患者，则只需输注浓缩血小板。从 20 世纪 70 到 90 年代，由于对血液感染的关注使血液输注在某种程度上更为谨慎（如肝炎病毒和艾滋病毒）。因此，这些风险相应地使临床医师在作出输血决策时变得极度谨慎。此外，个体化的临床输血决策将继续由地方医院的输血委员会（来自包括美国在内的不同国家管理机构的要求），即负责管理个体输血合理性和输血制度的机构来决定。这种严格的审查制度使输血指征备受关注[6]。输血指征定义为启动输血的血红蛋白水平，这将在本章节后续部分讨论。

1990—2005 年

从 1990—2005 年，成分输血治疗策略在内外科的紧急情况中虽有突出优势，但却未得到实际应用。创伤和军队医院提出了重组全血的概念。基本上，新鲜冰冻血浆、血小板和浓缩红细胞的输注比例，就是输血比例，这将在本章特定分节讨论。加入了新鲜冰冻血浆和血小板的浓缩红细胞，就类似于全血[7-8]。因此，使用重组全血在逻辑上提醒了我们也许应该像以前一样更多地使用全血而不是浓缩红细胞。目前，输注新鲜血液这个观点已被重新提出[9]，也强调将其应用于当代输血实践中[10-11]。

2005 年至今

由于上述问题及输血感染率的显著下降，多个学会和专业机构根据大量结局性研究制定了各种输血指南[12-14]。因此，在过去 5 年中，输血治疗发生的重大变化比 1970 年以来的总和还要多。同时，"患者血液管理"已等同于合理的输血治疗[15-17]，即合理使用血液和血液制品以使得其使用量最少化[18]。患者血液管理倾向于强调在非出血情况下的输血治疗。术前贫血的临床重要性也得到了极大的关注。临床医师需决定选择开放性还是限制性的输血治疗策略。麻醉从业人员应该成为关于输血的指征以及相关并发症方面的专家，同时还应作为医院内急性输血治疗的领导者。这些专家必须理解输血治疗的变化以及如何根据临床情况给患者实行输血治疗（参见第 63 章）。计算机数据系统[19]和一些补充指南[20]的出现，使很多国家在实行患者血液管理时更为简便。输血疗法包括了所有的输血内容和目的。在一些边远地区和军事基地，甚至冰冻全血也被重新应用[21]。很多关于患者血液管理的文献都存在局限性，它们多数只关注非出血性的贫血

患者和初次输血，却鲜有提出重复输血的相关指南。本章将集中讨论输血治疗中关于围术期初次和重复输血的适应证。

非感染性严重输血危害（NISHOTs）一词的出现与输血所致感染率的下降有关[22]。这些危害来自各个方面，将在本章后续讨论。

输血适应证

同种异体血

输血的目的是提高携氧能力，增加血容量。理论上，增加血容量并非输血的指征，因为其可以通过输液（如晶体液和某些胶体液）来实现。在笔者看来，血红蛋白值只是决定是否输血的众多参数之一。要强调的是，血红蛋白值不应作为输血决策的唯一参考，而应同时考虑患者的总体情况。尽管如此，令笔者感到吃惊的是，对于目前很多输血决策还是基于血红蛋白值。实际上，在选择使用限制性还是开放性输血治疗策略时，患者的全身情况还是最主要的判断标准，这将在后续讨论。

当患者处于失血状态时，治疗目标应该是恢复血容量，维持心排血量和器官灌注在正常水平。当使用晶体液或（和）胶体液纠正低血容量时，可导致等容量稀释性贫血，以此增加心排血量对增加组织氧供的程度有限。实际上，Mathru 等[23]的研究发现，临床上应用等容量稀释导致的贫血，当血红蛋白水平降至 5.9g/dl 时，内脏及门脉前的氧供和氧耗都不足。如今患者血液管理都倾向于少输血甚至不输血，决定实行输血的确切血红蛋白水平将在后面讨论。增加器官和组织的氧供只能通过输注全血或浓缩红细胞以提高机体红细胞数量来实现。因此，提高携氧能力是输血的唯一确切指征。

1988 年美国国立卫生研究院的一次共识会议[7]确定应用血红蛋白水平或血细胞比容（Hct）作为决定是否开始输血的依据。会议的结论认为，血红蛋白值大于 10g/dl 的健康患者围术期基本不需要输血，血红蛋白值小于 7g/dl 的急性贫血（如术中失血）患者常需要输血。他们还认为，慢性贫血（如肾衰竭）的患者可耐受低于 6～7g/dl 的血红蛋白水平。然而，该会议后的 25 年以来，尽管有很多这方面的研究、论文以及争论，但是该基本指南并无实质性的变化。

Manach 等[24]提出了关于输血启动点的主要问题，其中包括数据库的功能以及从中我们需要学习的方面。最重要的是，要识别可预测红细胞输注的各种参数和

表 61-1　美国外科医师协会急性出血分类

因素	I 级	II 级	III 级	IV 级
失血量（ml）	750	750～1500	1500～2000	≥2000
失血量（占血容量百分比，%）	15	15～30	30～40	≥40
脉搏（次／分）	100	100	120	≥140
血压	正常	正常	降低	降低
脉压（mmHg）	正常或增加	降低	降低	降低
毛细血管充盈试验	正常	阳性	阳性	阳性
呼吸（次／分）	14～20	20～30	30～40	35
尿量（ml/h）	30	20～30	5～10	无
中枢神经系统：精神状态	轻度焦虑	中度焦虑	焦虑、意识模糊	意识模糊、嗜睡
液体治疗（3-1 规则）	晶体	晶体	晶体＋血	晶体＋血

准确估计输血的影响的一些方法。很多研究应用死亡率作为主要指标。毫无疑问，死亡率是一个重要指标，但是在生存和死亡两个指标之间仍有不少明显的影响因素，如生命体征、重要的实验室检查结果和其他重症监护病房中的指标（参见第 101 章）。临床上最终决定何时开始输血是由很多因素决定的，例如心血管系统状况、年龄、预期额外失血、动脉氧合、混合静脉血氧饱和度、心排血量和血容量（表 61-1）等。氧摄取率已被推荐作为输血的一个指标，但是这种技术为有创监测。而且，以氧摄取率为指标的输血策略在输血和未输血的患者中的结果差别不大。

再次输血

初次输血之后，再次输血的指征是什么？患者的总体情况是主要的考虑因素。总之，所有的临床情况都应结合各种关键的信息，以便作出再次输血的决定。关键信息包括：

1. 患者的整体情况，包括生命体征评估
2. 估计预期失血量
3. 测量失血量
4. 定量计算总输液量
5. 检测血红蛋白值

患者整体情况

分析患者的整体情况对于有效的临床管理相当重要（上述第 1 点）。尽管上述 5 点都很重要，但是由于

本章重点讲述输血，因此第 3 点和第 5 点还需另外分类讨论。

失血量的测量

在评估是否需要输血和再次输血时，测量失血量显然非常重要（见表 61-1），然而，这些测量的准确性却不一致。患者整体情况已在表 61-1 阐述。杜克大学的临床研究者发现，测量失血量时，液体转移、液体输注和输血都可能影响间断测量的血红蛋白水平[25]。标准的测量包括干纱布和浸血纱布的重量差，这是一种直观的重量测量方法。一项关于脊柱手术患者的研究发现，麻醉医师对于失血量的估算比真实出血量多40%（图 61-1）。一般情况下，为了防止血液凝固，他们都会在血液中加入肝素盐水后再计算失血量。这样的发现让人很困惑，因为对于失血量的过高估算往往导致输注库存血过多。另外一项研究应用苹果 iPad 平板电脑的光学扫描仪[26]估计失血量。与标准重量法相比，这种估算结果却往往过低。测量术中出血量非常重要，并且很有希望成为今后研究的常见主题。

定量

再次输血的指征是非常明确且符合逻辑的。但是，上述 5 个关键点对于决定是否输注更多血液并不是很精确。如之前讲述的和图 61-1 的发现，术中失血很难准确定量，但是我们仍然需要作出决定。

血红蛋白浓度的测定

如前所述，输血决策取决于很多临床因素和血红

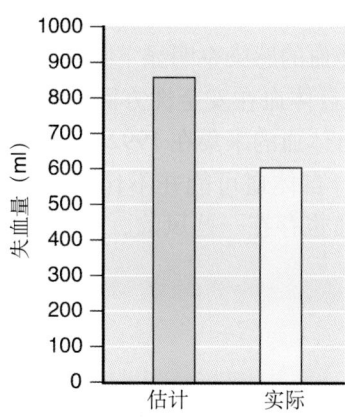

图 61-1　估计和实际失血量的差异 *(From Stovener J: Anesthesiologists vastly overstate bleeding, Anesthesiol News May 14, 2012.)*

蛋白水平。在作出输血和患者血液管理的决定时，这些因素无疑是非常重要的。使用一种非创伤性的方法，即手指分光光度技术（Masimo SpHb, Masimo, Irvine, Calif）可以实现连续检测血红蛋白值（SpHb）。目前，应用此方法在不同的临床情况下，针对失血量估算和输血需求等方面进行了诸多研究。虽然该测量方法通常比较准确（SpHb 与 Hb 差值小于 1.0～1.5g/dl），但是仍有不少不准确测量值的出现[27-28]。

　　这种技术的准确性取决于传感器因素和手指的生理状况。如果手指血流和温度上升，准确性将提高。例如手指的神经阻滞可提高测量值的准确率[29]。它的屏幕可显示多种数值以便于准确测量 SpHb 值，其中最主要的是灌注指数（PI）。灌注指数大于 4%～5% 即可明显提高 SpHb 的准确度。同样，应用布比卡因进行手指神经阻滞数小时也可达到相同的效果[30]。尽管没有专门研究证实，但是温暖手指应该可使灌注指数上升，从而提高 SpHb 的测量准确性。这种 SpHb 测量方法的设想来源于早期的脉搏血氧饱和度仪。或许未来经过改良以后，即使在手指的生理状况不是十分理想的状况下，也可测量到准确的 SpHb。

　　既然不是一贯的准确，这种 SpHb 的测量方法还有价值吗？例如，Giraud 等[31] 得出了这样一个结论：与其他方法相比，分光光度法测出的 SpHb 是无创的但不够准确，但是提供了有价值的连续性测量指标。他们还根据 2006 年更新的美国麻醉医师协会特别小组关于围术期输血和辅助治疗指南总结出，这些测量结果并不会导致输血过错。然而，那个指南已经过时，而新一版将在 2015 年才更新，所以建议继续观察这个趋势。要指出的是，即使绝对值没有问题，如果 SpHb 变化幅度突然超过 1～2g/dl，也要寻找变化的原因。例如，如果 SpHb 从 11g/dl 快速降至 9.5g/dl，说明临床状况已发生改变，此时应重新评估。尽管这是一个引人注目的观念并且可能很准确，但是绝大多数还仅是推测。

　　HemoCue（HCue）（AB Leo Diagnostics, Helsinborg, Sweden）能准确地床旁检测血红蛋白值，5～15min 即可在床旁或手术室测量出此值。Giraud 等[31] 和 Miller 等[28] 指出，如果测定人员经过了适当的培训，HCue 测量是十分准确的。然而，虽然 HCue 比 SpHb 更准确，由于 SpHb 是连续测量，使其能够比 HCue 更快识别血红蛋白值的变化，也就是说，SpHb 可连续自动测量血红蛋白值，而 HCue 测量则要在需要的时候由临床医生决定。

　　笔者认为 SpHb 技术会不断地改进，正如脉搏血氧饱和度仪一样。因此，SpHb 对于今后输血决策非常有价值。

术前贫血

　　术前贫血（即女性 Hb<12g/dl, 男性 Hb<13g/dl）是增加围术期并发症发生率和死亡率的独立危险因素[17]，如术后急性肾损伤（AKI）[32]。患者的血红蛋白水平应在术前 2～4 周检测，以使其有充足的时间进行铁剂治疗或（和）改善营养不良。最近，Goodnough 和 Shander[33] 在一篇关于患者血液管理药物治疗的综述中提出，促红细胞生成药物，特别是静脉铁剂治疗可用于术前贫血的患者。治疗术前贫血作为减少术中输血的手段这一观念已被广泛接受，并已在其他临床实践中被证明。比如，血管内铁剂治疗可减少妇科肿瘤患者的输血需求[34]。对于术前时间有限的患者，Karkouti 等[35] 则强烈建议预防性输注红细胞以减少围术期贫血的发生。但是这一建议引发了支持者（Karkouti）[33] 和质疑者[36] 以评论和编辑来信的形式进行争论。

开放性和限制性输血治疗策略

　　开放性和限制性输血已成为输血治疗的重要术语。一些医学和手术机构已经对开放性和限制性输血提出了各自的定义。其中包括美国血库协会[37]、输血结局小组国际会议[7] 和髋部骨折手术修复协会（FOCUS）[38-39]。麻醉医师应确切理解这些治疗"策略"的意义及其局限性。

　　实施输血时，选择开放性还是限制性输血取决于血红蛋白水平。仅当 Hb ≤ 7～8g/dl 时可启用限制性输血治疗。相反，当 Hb ≥ 9～10g/dl 时则可应用开放性输血治疗。许多相关的研究在多种临床实践，不同的患者情况和 ASA 分级中得出了这个结论。其中，如果开放性输血治疗没有临床优势时，则应采用限制性输血治疗。

限制性输血治疗中的输血反应发生率更低[38]。实际上，这些研究很多都是由美国国立卫生研究院支持的，如上述提到的血红蛋白水平检测对于输血治疗和患者血液管理一样，这个课题是非常重要的。其中一个例子就是 Kotze 等[40] 的研究。他们指出，术前血红蛋白水平可作为髋关节和膝关节手术预后的预测因子。同时，他们小组也是众多推荐采用系统方法纠正术前血红蛋白水平的研究者之一。最近，一项关于开放性和限制性输血的随机试验的 Meta 分析指出，限制性输血治疗可降低医疗相关感染的发生率[41]。其中，限制性输血的血红蛋白水平是 6.4 ~ 9.7g/dl，而开放性输血则是 9.0 ~ 11.3g/dl（部分重叠）。尽管 meta 分析没有原始数据，Carson[42] 仍然提出了关于血红蛋白水平的评论。笔者认为，血红蛋白水平固然重要，但是患者的整体情况更为重要。因此，美国外科医师协会尝试对患者情况和失血量进行分类，并由此确定输血的依据（见表 61-1）。

开放性和限制性输血治疗应用于患者血液管理有一定的局限性。该治疗只初步提出了初次输血的指征[43]。这种治疗大多数只针对稳定的，没有活动性出血的贫血患者，而没有提出重复输血的指征。在讨论开放性和限制性输血治疗时，并没有提出对出血患者重复输血的指征。然而，这个问题对于麻醉医师来说相当重要，将在本章后续部分讨论。其他要考虑的因素包括患者情况、生命体征和失血量。对于患有合并疾病如心血管疾患的老年患者，输血启动点应相应改变。显而易见，对于活动性出血，特别是合并有心血管疾病的患者，应更多应用开放性输血治疗[44]。

结论

强调血红蛋白水平在输血决策中的重要性需谨慎。血红蛋白水平的局限性在于极端的个体差异，而这种差异来自于对通过输血提高携氧能力的需求不同。例如，心功能正常的年轻健康患者很容易对贫血代偿（即由出血引起的慢性或急性贫血），而在同一个 Hct 水平，有心血管疾病的老年患者则存在手术和麻醉风险（参见第 80 章）。不论是否输注红细胞，个体血红蛋白水平在围术期存在显著差异。例如急性出血时，即使血容量显著下降，最初血红蛋白水平只会轻度下降[44]。尽管如此，血红蛋白水平在输血决策中仍十分重要。

自 体 血

一般认为自体血（参见第 63 章）的安全性远远大于同种异体血，主要原因是感染的风险降低。由于输注同种异体血的感染率明显下降（见"血液传染性"一节），其与自体血在安全性方面的差别已大大缩小。这就解释了自体血的采集在 1992 年出现高峰后明显减少。实际上，自体血可能并不比同种异体血更安全。而且，自体血也存在一些风险。与自体血输注相关的并发症包括：

- 贫血
- 术前采血所致贫血而引起术前心肌缺血
- 自体血输错患者
- 需要更频繁输血

实际上，输血相关性细菌性脓毒症更常见于自体血输注，因为供体可能存在潜在的疾病或对供体选择不够严格。因此，自体血必须进行与同种异体血相同的程序检测。

对献血者的检测和筛选目前还不够完善。自问：如果有机会，你会选择自体血还是同种异体血呢[45]？

血液在保存期间的变化

库存血的生物化学变化

从献血者处采集的血液一般被分离成各种成分，如红细胞、血浆、冷沉淀和血小板。浓缩红细胞或全血可保存至 42 天。储存袋允许血液分离为各种成分。枸橼酸磷酸葡萄糖腺嘌呤 -1（CPDA-1）是一种抗凝保存液，用于 1 ~ 6℃储存血液。枸橼酸盐是一种抗凝剂，磷酸盐作为缓冲剂，葡萄糖则是一种红细胞能源。枸橼酸磷酸葡萄糖（CPD）中加入腺嘌呤可使红细胞（RBCs）重新合成腺苷三磷酸（ATP），从而使保存时间从 21 天延长至 35 天。因此，储存在 CPDA-1 中的 RBCs 或全血可保存 35 天[46]。当加入 AS-1（Adsol）、AS-3（Nutricel）或 AS-5（Optisol）时，储存期限可延长至 42 天[47-48]。Adsol 含有腺嘌呤、葡萄糖、甘露醇和氯化钠。Nutricel 含有葡萄糖、腺嘌呤、枸橼酸盐、磷酸盐和氯化钠。Optisol 只含有葡萄糖、腺嘌呤、氯化钠和甘露醇。在旧金山加州大学，90% 红细胞储存在 AS-1 中，而在全美国这个数值是 85%。储存在 AS-1 中的浓缩红细胞的血细胞比容约为 60%。美国联邦法令制定了血液储存时间，同时要求输血后至少 70% 的 RBCs 能在循环中维持 24h。输注后存活 24h 的 RBCs 以正常速率在循环中消失。不能存活的 RBCs 随后由受血者循环清除。

表 61-2　储存于 CPDA-1 中的全血和浓缩红细胞液的特性

参数	储存天数		
	0	35（全血）	35（浓缩红细胞）
pH	7.55	6.73	6.71
血浆血红蛋白（mg/dl）	0.50	46.00	246.00
血钾（mEq/L）	4.20	17.20	76.00
血钠（mEq/L）	169.00	153.00	122.00
血糖（mg/dl）	440.00	282.00	84.00
2, 3-DPG（μM/ml）	13.20	1.00	1.00
存活百分比 *	—	79.00	71.00

CPDA-1，枸橼酸磷酸葡萄糖腺嘌呤 -1。
* 24h O_R- 标记红细胞回收率

　　血液能储存 42 天是一个好坏参半之事。其显著优点是可以提高血液的利用度。然而，越来越多研究认为，可能是由于氧解离曲线左移，使得危重患者在输注长时间储存血液时的有效性不如新鲜血液（见"氧运输变化"一节）[49]。研究表明，心脏病患者术后肺炎发病率增加与使用陈旧性血液相关 [50]。

　　枸橼酸盐离子通过与钙离子结合防止血液凝固，葡萄糖可使 RBCs 继续糖酵解和维持足够浓度 ATP，以确保 RBCs 在储存期间继续代谢并保持活力。血液在 1～6℃保存可使糖酵解速率与正常体温相比降低约 40 倍，从而有助于保存。加入腺嘌呤通过促进 RBCs 重新合成代谢反应所需的能量 ATP，从而增加 RBCs 的存活时间，延长储存时间。如果没有腺嘌呤，RBCs 将逐渐丢失 ATP，输注后其存活能力也会下降。

　　全血和浓缩红细胞在储存期间可发生一系列的生化反应，从而改变血液的生化组成，导致随后讨论的一些并发症。在储存期间，葡萄糖被 RBCs 代谢为乳酸，导致氢离子堆积，血浆 pH 值下降。1～6℃的储存温度可激活钠 - 钾泵，使 RBCs 排钾摄钠。储存期间 RBCs 渗透脆性增加，部分细胞溶解，导致血浆血红蛋白水平增高。储存期间 RBCs 中 ATP 和 2,3- 二磷酸甘油酸（2，3-DPG）的浓度进行性下降。

　　尽管储存 35 天的浓缩红细胞中血红蛋白水平和钾离子浓度可出现某种程度的升高，但是与全血相比，浓缩红细胞的寿命要略短（表 61-2）。然而，浓缩红细胞中血浆总量只有 70ml。特别指出的是，使用 CPDA 作为抗凝剂时，血细胞比容大约是 65%。由于大部分血浆被移除，容量大约只有 250ml。使用 CPDA-1 可使储存时间从 35 天延长至 42 天。由于移除了血浆，加入了 100ml 保存液，浓缩红细胞的血细胞比容为 40%, 容量为 310ml[51]。

血液保存时间的临床意义

　　一些研究人员试图通过检测 ICU 患者组织氧合和血流动力学指标（如增加氧含量以增加氧耗）来确定输血指征 [52-54]。目前尚无特殊方法可确切地预测何时输血对患者有益。但是，血液质量（如库存时间）和携氧能力的增高（如 Hb>10g/dl）可能有利于危重患者。Purdy 等 [55] 发现输入平均库存 17 天（5～35 天）血液的患者的生存率高于输入平均库存 25 天（9～36 天）血液的患者。1999 年的一项研究结果显示库存血的储存时间与心脏手术后肺炎的发生相关 [50]。相反，2003 年的一项研究表明延长血液的储存时间并不会增加心脏手术后并发症发生率 [49]。

　　本书第 7 版对此问题已有讲述，而第 8 版将继续讨论。2006 年，Weiskopf 等 [56] 通过标准化计算机神经心理测验诱发急性等容性贫血后 2 天和 1 周的健康志愿者进行评估 [56]。他们的结论认为，储存 3 周与 3.5h 的红细胞纠正贫血的效果相同。Spahn[57] 撰写评论同意 Weiskopf 等的结论，并进一步推测 2, 3-DPG 水平可能不是决定氧输送的关键因素（即陈旧库血中 2, 3-DPG 水平降低，但该血液仍可输送氧）。

　　两年后有研究发表了不同的结论。Koch 等 [58] 研究认为，输入库存 14 天以上的红细胞（浓缩红细胞）可导致冠状动脉旁路移植术患者术后并发症风险增加，并降低近期与远期生存率。该文章随后有评论认为，"某种程度上，较新鲜血液应该应用在有需要输注这种血液的临床情况上"[59]。除了继续研究及争论输注不同储存时间库存血的影响外，还要同时分析与患者健康相关的潜在情况和需要输血时患者的特殊状况。因此，关于输血有效性和血液保存时间的争论尚未结束。由于血液质量随库存时间的延长而下降，可预期其与一些并发症发病率相关。另外有一些研究已经找出解决血液库存时间影响的办法。

2007 年，Bennett-Guerrero 等[60] 更详细地描述了发生在 RBCs 内的生物化学变化。然而，现今大部分研究和数据都没有对此作出回应。一项 Meta 分析得出了输注陈旧库存血可增加死亡风险的结论[61]。但是，Spinella 等[62] 并没有得出明确的结论，因此需要更多的研究。Cata 等[63] 也得出了输注陈旧血并不影响根治性前列腺切除术患者的预后的结论。Saager 等[64] 对近 7000 名接受非心脏手术的患者进行研究，发现血液储存时间与死亡率并不相关，这是一个以死亡率作为终点指标的回顾性研究。然而，Frank 等[65] 对行后路脊柱融合手术患者的血液研究发现，血液储存时间与红细胞变形有关，而且这种变形在输血后不可逆。他们推测，这些变形的细胞不能有效地向其他细胞供氧。总的来说，他们认为，输血时应同时考虑血液的储存时间（如陈旧血的流变学改变）和输血量。

尽管没有绝对的结论，理论上认定储存时间小于 14 天的库存血要优于陈旧血。然而我们对于血液储存时间是否影响临床预后并没有确切的答案。此外，预测临床预后的指标可能并不够充分敏感。许多研究以死亡率作为预后指标，尽管这是一个重要的指标，但是它对于预测血液储存时间长短的重要性仍不够敏感。然而除此以外，采用其他的一些临床预后会更好（如：住院时间、心血管情况等）。当然，即使死亡率没有改变，一些不良的临床预后还是可能会发生。很多这方面的研究都是回顾性的，即完全依据记录患者过去临床情况和预后的数据库内容。当然，死亡率是一个非常容易确定的有决定性的预后指标，但是，一些不如死亡率显著的预后指标也应该受到重视。正在美国进行的两项研究，包括血液使用年限评估（ABLE）和红细胞储存研究（RECESS）将有望得出关于血液储存时间的影响的确切结论。

对更敏感的组织氧合指标的研发也许会提供更准确的输血指标（如黏膜内 pH 值）。20 世纪 90 年代，一些研究表明术后血红蛋白水平与特定预后无关。Weiskopf 等[66] 研究发现，健康患者血红蛋白水平降至 5.0g/dl 并不会出现氧合不足。然而，这些患者手术和麻醉后不易出现恢复期应激反应。同时，他们还发现这些患者通过增加心率和每搏量来代偿低血红蛋白水平。对于心率大于预期值和不能通过增加每搏量代偿的患者，其血红蛋白水平大于 10g/dl 时是否需要输

血，仍值得争论。遗憾的是，这些具有启发性的资料仍未能提供准确的结论。以下是第 7 版《米勒麻醉学》摘录的指南。

为了在不完善的资料中得出一些结论，提出了两个补充性建议。2006 年更新的 ASA 指南提出了如下建议：

1. 血红蛋白浓度大于 10g/dl 时一般不建议输血；血红蛋白浓度低于 6g/dl 时几乎都有输血指征，尤其是急性贫血时。
2. 血红蛋白浓度在 6~10g/dl 之间，是否需要输注 RBC 应根据患者出现氧合不足相关并发症的风险来决定。
3. 不建议所有患者应用单一的血红蛋白"目标值"来决定是否输血，也不推荐使用其他不能反映影响氧合的所有重要生理和外科因素的方法来决定是否输血。
4. 合理地应用术前自体血采集，术中、术后自体血回收、急性等容稀释以及减少血液丢失的措施（控制性降压和使用药物）是有益的。药物的使用将在本章讨论。
5. 输注自体 RBCs 的指征可能宽于同种异体 RBCs，因为前者的相关风险更低（但仍显著）。

如前所述，2006 年更新的 ASA 指南将于 2015 年再次更新。第 6 版《米勒麻醉学》提出的以下输血指征仍然适用。经验上每输注 1U 浓缩红细胞（PRBCs）可使血细胞比容增加 3%~5%。

1. 失血量超过血容量 20% 或超过 1000ml。
2. 血红蛋白水平低于 8g/dl。
3. 血红蛋白水平低于 9~10g/dl，伴有严重疾病（如肺气肿、缺血性心脏病）。
4. 血红蛋白水平低于 10g/dl，且应用自体血者。
5. 血红蛋白水平低于 11~12g/dl，且依赖呼吸机者。

尽管现今仍在使用这些建议，但是这个难以把握的"输血启动点"仍然是医学界特别是麻醉界争议的突出问题。上述两个建议[67]均认为非危重或无严重心肺疾病患者能耐受血红蛋白 8.0g/dl 甚至更低的"输血启动点"。该结论至今仍有充分依据。

针对危重患者的输血指征到底应放宽到什么程度？一些危重病学医师认为，输血与呼吸机相关性肺炎[68]和院内感染[69]的发生率有关。虽然不能排除这种可能性，但这些都是充满变数的复杂问题。尽管特

定"输血启动点"很难确定，Ely 和 Bernard[70] 早在第 6 版《米勒麻醉学》就基本证实了上述结论。随后的研究和评论都倾向于对危重患者采用更低的"输血启动点"[71-72]。研究发现，输血使血红蛋白水平高于 8.0g/dl（如 9.0 ~ 10.0g/dl）并不改善预后[73-74]。然而，Yet Vincent 等[75] 通过一项多中心观察性研究发现，输血可能不再与死亡率升高有关，反而可提高生存率。虽然这些多中心研究存在统计学上的问题[76]，但是其结果提示应放宽输血指征。也许对于包括心肺疾病患者的危重患者应通过提高血红蛋白水平来提高安全范围。人们越来越多关注输血不足的问题[77]。然而，血液属于贵重资源，有时会供应不足。也许随着促红细胞生成素和人工合成 RBCs 的应用，将采用更宽的输血指征。正如 Weiskopf[78] 的结论："我们只是在等待着技术的进步，使我们能够直接测量关注的数值，从而将把我们从要检测哪种指标（如血红蛋白）和什么数值来表示需要增加氧输送的争论中摆脱出来。"尽管 Weiskopf 早在 1998 年就提出这个观点，"替代性指标"如血红蛋白水平，仍然应用于输血决策。

相容性检验

一 般 原 则

相容性检验包括 ABO-Rh 血型、交叉配血和抗体筛查。这些检验的目的是通过证实体外有害的抗原 - 抗体相互作用，以防止体内同样的相互反应发生。对用于急诊输注种群特异性血液的供者血必须筛选溶血性抗 A 或抗 B 抗体。所有供体血都必须检测 ABO 和 Rh 血型，并筛查意外抗体。同样，受者血也必须检验 ABO-Rh 血型和意外抗体。完成上述检验后，可被选择的供者血需要进行受体和供体血的相容性检验，即交叉配血（图 61-2）。

为了保证患者用血安全，所有经过批准的血库都有一个复杂的取血过程。比如在 2012 年，UCSF 的血库报道了 88 例类似差错事件，由此推断这个流程中的某些环节还不够严密。4 例相近差错发生于给血库输送装有错误血液的试管。其他 5 例则是由于试管上标签患者信息错误导致的。这些差错事件强调了在分型和筛查的时候，给出单独的时间来确认标本血的好处和必要性。即使繁琐，这样患者就不会输错血。溶血性输血反应常常发生于输注错误的血液，这种输血反应将在本章后续讨论。

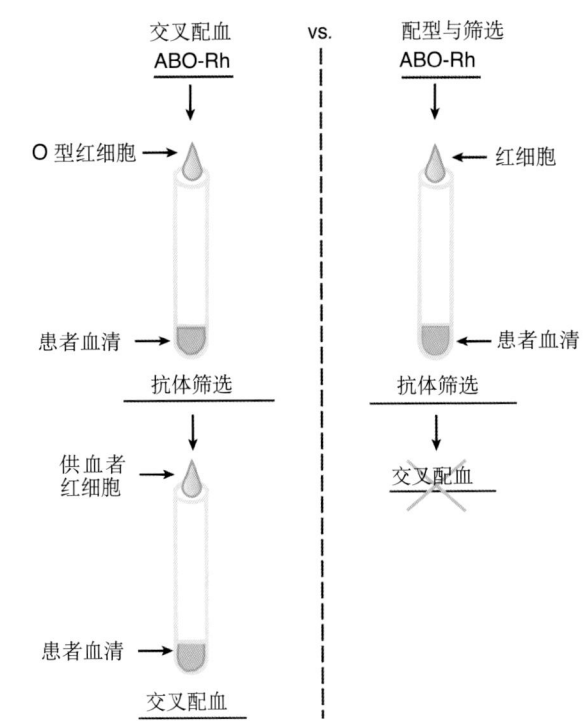

图 61-2　交叉配血检验简略图。交叉配血上的"×"表示血型及筛查不包括交叉配血

ABO-Rh 分型

由于多数严重的不良反应都是由于意外输入 ABO 血型不相容的血液所致，因此确定患者正确血型极其重要。这些反应是由天然存在的抗体（即抗 A 和抗 B 抗体）引起的，这些抗体可激活补体并导致血管内快速溶血。只要体内缺乏 A 和（或）B 抗原，抗 A 和（或）抗 B 抗体就会产生。本质上，抗体直接对抗体内自身细胞缺乏的抗原。输血前通过检验 RBCs 内的 A 与 B 抗原及血清 A 和 B 抗体来进行 ABO 分型（表 61-3）。

唯一需要额外进行的检验是 Rh（D）抗原。除 A、B 抗原外，D 抗原是最常见的，也是最有可能发生免疫反应的抗原。60% ~ 70% 的 Rh（D）阴性的受血者若输注 Rh（D）阳性的血液可发生免疫反应（产生 D 抗体）。大约 85% 的个体拥有 D 抗原，即 Rh（D）阳性；剩下的 15% 个体，由于缺乏 D 抗原，归为 Rh（D）阴性。由于麻醉医师和外科医师难以理解血型系统，表 61-4 有助于识别不同血型患者可接受的供血者血型。

交 叉 配 血

交叉配血实质上是在试管中进行的一种试验性输血，即将供血者 RBCs 与受血者血清混合，以检验出

表 61-3　ABO 相容性检验

血型	检验用红细胞		检验用血清	
	抗 A	抗 B	A 细胞	B 细胞
A	+	−	−	+
B	−	+	+	−
AB	+	+	−	−
O	−	−	+	+

表 61-4　患者能接受的供血者血型

供血者	受血者
O	O, A, B, AB
A	A, AB
B	B, AB
AB	AB

现严重输血反应的可能性。交叉配血可在 45 ~ 60min 内完成，一共分为三个阶段：速发阶段、孵化阶段和抗球蛋白阶段。

第一阶段在室温下进行，检验 ABO 分型有无错误。该阶段检验 ABO 血型以及在 MN、P、Lewis 系统中天然存在的抗体的不相容性。该阶段在 1 ~ 5min 完成。

第二阶段是将第一阶段反应在 37℃ 白蛋白或低张盐溶液中孵化。加入白蛋白或低张盐溶液有助于检测出不完全抗体或能与特异性抗原结合（即致敏）但不能使 RBCs 悬液发生凝集反应的抗体。这个阶段主要检测 Rh 系统抗体。在白蛋白中孵化 30 ~ 45min，在低张盐溶液中孵化 10 ~ 20min，使抗体有足够的时间被细胞摄取从而致敏，因此在随后的抗球蛋白阶段能检测出本阶段漏检的不完全抗体。

交叉配血的第三阶段即间接抗球蛋白检验，将抗球蛋白血清加入到孵化的试管中。加入后，血清中的抗人抗体与 RBCs 表面上的抗体球蛋白结合，产生凝集反应。抗球蛋白阶段能检测出血型系统中大部分不完全抗体，包括 Rh、Kell、Kidd 和 Duffy 血型系统。

虽然交叉配血的三个阶段都很重要，前两个阶段对于防止发生严重的溶血性输血反应尤为重要（见"血型与筛查"）。孵化和抗球蛋白阶段也极其重要，因为这两个阶段出现的抗体能引起严重的溶血反应。除了抗 A 和抗 B 抗体引起的溶血反应，其他在速发期出现的抗体引起的反应通常不太严重。这是因为该期出现的许多抗体为天然存在的低滴度抗体，生理温度下不具有反应性。

抗 体 筛 查

抗体筛查也分三阶段进行，所需时长与交叉配血相近。然而，抗体筛查是一种受血者血清与商业供应的 RBCs 之间的试验性输血，这些 RBCs 经过特殊选择，含有最佳数量的 RBC 抗原或与常参与溶血性输血反应中的抗体产生反应的抗原。

意外抗体的筛查也用于供血者血清，在抽取供血者血液后短时间内进行。必须筛查供血者血清的意外抗体，以防止其进入受血者血清中。该筛查的主要目的是防止输入不同供血者血液而发生反应。

非完整交叉配血的方法

血型鉴定和筛查

术语"血型鉴定和筛查"（type and screen）是指对血样本不做交叉配血，只做血型鉴定和抗体筛查。不做交叉配血的血型鉴定和筛查可确定患者的 ABO-Rh 血型，并可发现最常见的意外抗体。具体地说，就是通过把患者血清与选择性 RBCs（即筛查细胞）试剂进行孵化来筛查患者血清是否存在意外抗体[79]。这些筛查细胞含有能诱发有临床意义的 RBC 抗体反应的所有抗原。

对供血者和受血者血液相容性的完整输血检验可确保输血的安全性和最佳治疗效果。然而，某些病例保存的血样本不做交叉配血，只做 ABO-Rh 血型鉴定和抗体筛查（即血型鉴定和筛查）。极少数患者通过抗体筛查发现存在意外抗体，随后血库要识别这些抗体，并保存部分不含相应抗原的血液以备用于外科手术。如果仅仅进行血型鉴定和抗体筛查后即需要紧急输血，则可在输血前进行速发阶段的交叉配血，以避免可能因 ABO-Rh 配型人为错误而引起的反应。通过该方式进行的输血可预防因输入意外抗体导致不相容性输血反应的有效率达 99% 以上[80]。未进行完整交叉配血的血型鉴定和筛查并不能预防抗体与出现率较低的抗原产生反应。这些抗原不表达在筛查细胞表面，而表达在供血者 RBCs 表面。一般而言，在血型鉴定和筛查中未检测到的抗体是一些弱反应性抗体，并不会导致严重的溶血性输血反应。Oberman 等[81] 对 13 950 例患者研究发现，完整交叉配型后只有 8 种"具有临床意义的"的抗体在筛查时不能被检测到。该 8 种抗体滴度均较低，Oberman 等认为这些抗体不可能引起严重的溶血性输血反应。

最近，Dexter 等 [82] 证实了使用麻醉信息系统里的失血量评估比基于失血量和输血率的评估更有效。Reich 等 [83] 随后发表评论，强调使用这种方法进行血型鉴定和筛查是医学对信息系统的依赖日渐加强的一个很好的例子，正如本书前言所示。

不应该将"血型鉴定和筛查"与术语"血型鉴定和判断"（type and hold）相混淆。后者指血库接收的可能需输血者的血样本，只要求进行血型鉴定而不进行交叉配血。该术语易被误解，因为其既不表示受血者血液应该保存多久，也不表明是否对该样本进行抗体筛查。然而，在大多数要求做血型鉴定和判断的病例中，都对样本进行了抗体筛查。由于易与"血型鉴定和筛查"混淆，大多数血库在备血时已放弃使用"血型鉴定和判断"这一术语与方法。

最大量外科备血计划

以下段落内容与第 7 版《米勒麻醉学》相同，仍应用在没有现代信息技术系统的医院里。

外科患者术前常规进行交叉配血意味着已经交叉配血的血液在 24 ～ 48h 内不可用于其他患者。1 ～ 2 天的时间消耗使血液过期的机会增加。另一方面，人们越来越认识到，某些择期手术经过交叉配血的备血量常远远大于实际输血量。交叉配血 / 输血（C/T）比率已用于更好地量化这个问题。如果 C/T 比率高，血库将承受保存大量库存血的压力，消耗过多的员工时间，血液过期的发生率也增高。Sarma[84] 建议，对于每例患者平均输血单位数小于 0.5 的外科手术，应进行 ABO-Rh 血型鉴定和患者血清意外抗体的筛查（血型鉴定和筛查），以替代抗体筛查阴性者的完整血型鉴定和交叉配血。对于抗体筛查阳性患者，血库必须提供不含相应抗原的相容性血液。血库宜尽可能维持 C/T 比率在 2.1 ～ 2.7[84]。为了提高利用率并降低 C/T 比率，血库宜通过血型鉴定和筛查的方法以及最大量外科备血计划的程序来降低对交叉配血的依赖 [85]。最大量外科备血计划包括外科手术一览表以及血库对每台手术进行交叉配血的最大血液单位数量。它是根据应用该计划的医院外科手术的输血经验来确定。每所医院的最大量外科备血计划由该院血液供给者和使用者如血库人员、麻醉医师和外科医师来制订。

过去几年中，许多血库已经启用信息技术系统和修改程序。尽管信息系统可能存在机构间差异，但仍

存在一些共同通路。如今信息技术系统已经具备显示对每台外科手术推荐的最大量外科备血计划的能力，替代了由血库检查次日的手术及如前所述的分配血液。对于使用信息技术系统的机构，其过程如下：手术前夜，血库检查手术安排及最大量外科备血计划，以了解何种血液将丢失以及是否需要输血。并与术前小组沟通需要何种血液（如是否有进行血型鉴定和筛查、ABO 血型确认），或者有哪些已完成的检验。然后术前小组检查沟通的内容并向血库送去血液样本。血库应用最大量外科备血计划信息确定是否需要附加检验。如果最大量外科备血计划显示不需要进行血型鉴定和筛查，即不需要检验。

交叉配血真的需要吗？

有输血史或妊娠的患者中，只有约 1/100 的患者可能有除抗 A 和抗 B 抗体之外的非常规抗体。然而，其中一部分非常规抗体只在温度低于 30℃ 时才具有活性，因此在大部分输血中无关紧要。其余非常规抗体在大约 30℃ 左右时具有活性，如果所输入的细胞含有相应的抗原就能产生严重反应。按照可能的重要性排列，抗 -Rh（D）、Kell、C、E 和 Kidd 是最常见的具有临床意义的抗体。除了抗 -A 和抗 -B 抗体，抗 -Rh（D）抗体为最常见的重要抗体。如果进行正确的 ABO-Rh 血型鉴定，发生不相容输血的可能性低于 1/1000。换言之，单纯 ABO-Rh 血型分型的可相容性输血概率为 99.8%，增加抗体筛查可将安全性提高到 99.94%，而增加交叉配血则可将安全性提高到 99.95%[86]。

血库可以通过抗体筛查降低不相容性输血的概率。估计这种筛查漏检潜在危险性抗体的概率不超过 1/10 000。

急诊输血

输血是患有严重疾病和紧急临床情况患者整体治疗的组成部分（也见于第 81 ～ 83 章）。在过去几年中，相关术语已经加入到临床词表中以描述其特点。"致死三联征"包括低体温、酸中毒和凝血障碍。众所周知，三者联合可增加严重受伤或出血患者的死亡率。这些因素导致的生化及生理变化增加了持续出血的风险，并降低患者的临床满意度。损伤控制的复苏方法在不断进步。这种方法包括使用控制性降压、损伤控制外科技术和谨慎使用晶体液。局部止血物品包括局部应用止血敷料。甚至已有"移动血库"可提供预筛

查的供血者以满足紧急输血的需要[87]。

许多情况下，相容性检验（ABO-Rh 分型、抗体筛查及交叉配血，也见于第 81 章）完成前就需要紧急输血，这对创伤后需要手术和麻醉的患者来说是一种挑战。在这种时间不允许完整检验的情况下，可应用简化的检验程序。这些程序将在下面节段讲述。

血型明确、已部分交叉配血的血液

当使用非交叉配血的血液时，最好获得至少 ABO-Rh 分型和快速阶段交叉配血检验的结果。室温下将患者血清加入到供血者 RBCs 中，离心，然后肉眼观察其凝集反应即可完成不完全交叉配血。该过程耗时 1~5min，可防止因 ABO 配型错误而导致的严重溶血反应。此法仅可检测出少数 ABO 系统以外的意外抗体，如直接抗 MN、P 和 Lewis 系统抗原的抗体，但其中大多数并无临床意义。

血型明确、未交叉配血的血液

为正确应用血型明确的血液，患者住院期间必须确定其 ABO-Rh 血型。来自于病史记录、患者家属、救护车司机或其他医院的血型常常不准确。对既往无输血史的患者，大部分 ABO 血型明确的输血可行。但应警惕既往有输血史或妊娠的患者。据笔者在军队中的经验，紧急情况下使用血型明确、未交叉配血的血液并未出现严重后果。平时条件下，1 年内 56 例患者的输血经验显示，即使未行完整血清学检验，紧急输入未交叉配血但血型明确的血液并未出现任何不良反应[88]。这些研究者认为，虽然应用未交叉配血的血液通常是安全的，但是仍然存在发生严重反应的可能性，因此他们对这种滥用发出了警告。约 1/1000 的患者在交叉配血中检测到意外抗体。对以前接触过 RBCs 抗原的患者而言，输入 ABO-Rh 血型明确、未交叉配血的血液可能更危险。约 1/100 患者通过交叉配血可检测到一种抗体。

O 型 Rh 阴性（万能供血者）、未交叉配血的血液

O 型血液没有 A 与 B 抗原，因此不能与受血者血液中的抗 -A 或抗 -B 抗体发生溶血反应（见表 61-3 和 61-4）。因此，人们一直称 O 型血液的人为"万能供血者"，其血液可用于无法进行血型分型或交叉配血时的急诊输血。然而，一些 O 型血液供血者可产生高滴

度的溶血性 IgG、IgM、抗 -A 和抗 -B 抗体。供体血液中这些高滴度的溶血素能引起非 O 型血液受血者 A 型或 B 型 RBCs 的破坏。O 型 Rh 阴性未交叉配血的 PRBCs 应比 O 型 Rh 阴性全血优先使用，因为 PRBCs 含血浆量较少，并且几乎不含溶血性抗 A 和抗 B 抗体。如果拟使用 O 型 Rh 阴性全血，血库必须提供不含溶血性抗 A、抗 B 抗体的 O 型血液。

在创伤处理中，麻醉和手术医师经常困惑于急诊情况下如何减少输血量及简化交叉配血程序。为了避免重复，下面对这一问题进行简单的介绍。某些医院有供紧急应用的 RBCs，即未交叉配血的 O(-)RBCs。如果临床医生认为情况危急，这种血液可在 5min 内提供。类似的，在某些医院可应用"大量输血协议(MTP)"，其包括 4 个单位未交叉配血的 O(-)RBCs、4 个单位解冻的 AB 型血浆和 1 个单位血小板浓缩液。在紧急情况下进行分析后，临床医师可以决定要求直接使用这种血液。仅在确切的紧急情况下以及使用 O(-) 血液时可不用进行完全性交叉配血（即电子方法、即刻离心、Coombs 或抗人球蛋白）。

这个过程使用的通常是 PRBCs 而不是全血。虽然未交叉配血引起了很大的关注，并发症却似乎很少出现。

急诊输注超过 2 单位的 O 型 Rh 阴性未交叉配血的全血后，即使血库确定患者正确血型，仍不能立即输注与患者血型（A、B 或 AB）相符的血液。因为此时改换输注与患者血型相符的血液可能会因输入抗 A、抗 B 抗体滴度的增加而引起供血者 RBCs 发生严重的血管内溶血。继续输注 O 型 Rh 阴性全血仅引起受血者 RBCs 轻微溶血，此时唯一并发症为高胆红素血症。直到血库确定输入的抗 A、抗 B 抗体滴度已经降低到安全水平时，患者才能接受与其血型相符的血液。

新 鲜 全 血

新鲜全血的定义基础是保存时间，为患者使用前 1h 到 5 天不等[89]。该定义考虑到保存 1h 与保存 5 天的全血不尽相同。例如，Kor 等[90] 研究表明，与标准单位血液相比，新鲜血液并不会引起患者肺功能或凝血情况的改变。然而，广义的新鲜全血是指保存时间小于 5 天的血液。这真的是新鲜血液吗？比如，保存时间小于 24h 的血液与保存 4 天的血液相比有很大的不同。新鲜全血重获不同功能的程度取决于保存时间的长短和是否被冷却。血液保存时间越长，它的有效性，特别是凝血能力就越低。因为血小板聚集能力的下降，1 个单位在 4℃ 保存 24h 的全血的止血效果甚至比 1 个单位保存时间小于 6h 的新鲜血液差[91]。经过

血型鉴定和交叉配血后，未冷却的全血仍保留着活体血液内大部分的正常因子。Spinella 等[92]定义新鲜全血为采集后 8h 内贮存于 1～6℃，保存期限是 24h 的血液。某些机构则定义在 2～5℃保存时间小于 48h 时即为新鲜全血。1h 和 2 天的保存时间差别是很大的，特别是血小板活性。

目前已出现大量关于新鲜全血使用的文献。部分文献的讨论内容与血液不同的保存时间和是否使用低温保存新鲜血液相关。然而，全血作为输血的组成部分已超过 70 年，其中包括第二次世界大战期间[11]。军队和创伤医院改进并调整了它的用法。笔者在越南的经历证实了经过血型鉴定和交叉配血的温暖的全血对大量输血引起的凝血功能障碍极为有效，特别是不存在脓毒症时[4-5]。众所周知，使用未冷冻的新鲜全血临床效果非常好[93]。关于如何有效地使用新鲜全血，有很多不同方案和意见，如下文所述。

由于临床状况不同，尽管比率概念已经应用于血小板输注，现在的文献的结果仍不一致。人们已将输血比率 1：1：1（RBCs：冰冻血浆：血小板）与基于实验室数值的标准 MTP 作对比[94]，发现两者之间并无区别。然而，固定比率与血浆消耗增加有关。Cotton 等[95]对比全血与成分血输注，遗憾地发现，由于每组自动输注血小板，使所有关于血小板的结论都不准确。然而，新鲜全血对治疗非反应性致死性出血非常有效。一项对志愿者输注新鲜和库存自体血的研究得出了保存时间大于 21 天的血液不比新鲜全血有害的结论[15]。但是由于使用的是自体血，可能不适于回答这个问题。

基本上，输注陈旧库存血、胶体液和晶体液可稀释血小板，导致稀释性血小板减少症。输注 15～20 单位血液后，血小板稀释症可引起稀释性凝血功能障碍。如果存在其他可导致凝血功能障碍的原因（如脓毒症、大量消耗），则输注小于 15～20 单位血液即可出现临床凝血功能障碍。最近的经验是输注 1 个包装的单采（6个单位）血小板预计其计数为 50000～75000/μl[96]。

另外一个考虑是关于血小板来源——新鲜血或单采血小板。在武装部队对输注大量血液的军人进行研究发现，输注血小板并不会增加不良反应和死亡率[97]。在缺乏来源的情况下，新鲜全血是一个极好的血小板来源。

特别推荐方案

考虑到上述原因，对于潜在的紧急临床情况患者，包括低血容量和可能需要输血的患者推荐实施以下方案。当然，使用血制品只是这些紧急临床情况的复杂

治疗方法之一（参见第 81～83 章）。以下简单叙述推荐方案，本章其他部分或本书其他章节将详细讨论。

1. 输注胶体或（和）晶体液。本题目由 Myberg 等[98]编写。胶体液将在本章"人工合成胶体治疗"讲述，而晶体液则在第 59 章讲述。Myberg 的文章"液体复苏"强调，"尽管白蛋白应用在危重患者液体复苏和早期脓毒症中是安全的，但是它可以增加急性脑损伤患者的死亡率（参见第 70 章）。羟乙基淀粉液（HES）与肾替代治疗率上升以及 ICU 患者不良反应有关。没有证据推荐使用人工合成胶体液。"实质上，晶体液和血液（假设失血和/或贫血）是急症患者液体复苏的首选。
2. 采集血标本进行血型鉴定和交叉配血。
3. 如果来不及给予已交叉配血的血液，可给无输血史的男性或绝经后女性输注血型明确或 O 型 Rh 阴性红细胞或 O 型 Rh 阳性红细胞；或明确血型、已部分交叉配血的血液；或血型明确、已交叉配血的血液。
4. 在一些严重的病例中，应预料到大量输血的可能性。正如本章所述，可考虑使用新鲜全血。

保存血液的创新方法正在发展中。例如，在 500～3000V 的静电场中保存血液可减少溶血和减少由于长期保存导致的 pH 下降[99]。

并　发　症

氧输送的变化

输注 RBCs 的主要目的是增加组织氧运输。循环红细胞量的增加可使肺摄氧量增加，并可能相应地增加组织氧输送。储存期间红细胞呼吸功能可能受损，使其在输注后难以立即向组织释放氧。

氧解离曲线的回顾

氧解离曲线是由血氧分压（PO_2）对氧合血红蛋白百分比绘制而成（图 61-3）。随着血红蛋白饱和度增加，血红蛋白对氧的亲和力也增加。这反映在该曲线的 S 型上，表示 PaO_2 降低可使相当多的氧释放到组织。该曲线 S 型提示从肺到组织的血氧运送效率更高。

氧解离曲线移动通过 P_{50} 定量，P_{50} 表示在 37℃、pH 7.4 时氧合血红蛋白为 50% 时的氧分压。P_{50} 低表示氧离曲线左移且血红蛋白对氧的亲合力增加；即该曲线左移表示低于正常的氧张力即可使血红蛋白在肺

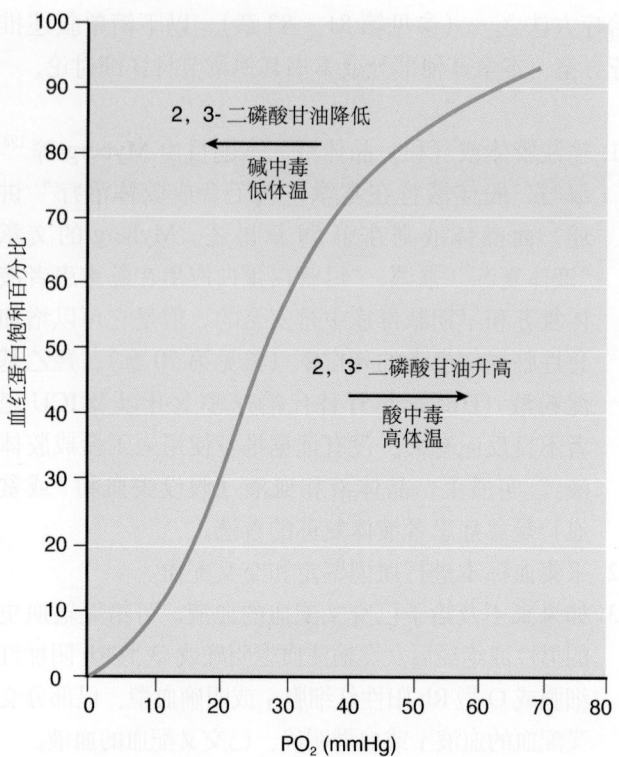

图 61-3 影响氧解离曲线移动的因素 *(From Miller RD: The oxygen dissociation curve and multiple transfusions of ACD blood. In Howland WS, Schweizer O, editors: Management of patients for radical cancer surgery: clinical anesthesia series, vol 9, Philadelphia, 1972, FA Davis, p 43.)*

内饱和，然后在低于正常的毛细血管氧张力下向组织释放氧。除非组织氧分压在低氧范围，否则增加的氧亲合力可能足以确保氧释放到组织中。本章以下部分将讨论输血期间支持该假说准确性的临床证据。

临床证据

临床证据往往并不一致，这反映了难以在不同临床状况下对危重患者进行系统性研究。40 年来，不同临床领域的各类临床医师一直试图建立与库存血相关的 2，3- 二磷酸甘油 (2，3-DPG) 水平与患者状态 (如器官功能) 之间的稳定关联。1993 年，Marik 和 Sibbard[100] 发现输注储存 15 天以上的血液可降低黏膜内 pH，提示已出现内脏缺血。近 10 年来，大量研究一直试图证明危重患者输注陈旧性血液 (并因此降低氧输送) 不如输注新鲜血液有效。虽然仍未能得出非常明确的结论，但是笔者认为极危重患者应该使用储存少于 15 天的血液。

凝血概述

除非患者术前有凝血障碍 (如服用阿司匹林、抗

血小板药物及血友病)，严重外伤和 (或) 大出血本身可启动凝血异常的级联反应，包括由于以 C 蛋白水平增加为特征的组织低灌注所致消耗性凝血障碍[101]。输注大量血液 (如 6 ~ 10 个单位 PRBCs) 只会加重这种凝血障碍。关于大量输血有很多方法且已形成各种规范 (图 61-4)。这种凝血障碍是由各种因素联合作用所致，其中最重要的因素是输血量和低血压或低灌注的持续时间。灌注良好且无长时间 (如 1h) 低血压的患者能耐受输注多个单位血液而不出现凝血障碍。持续低血压且已接受多个单位血液输注的患者可能出现类似弥散性血管内凝血 (disseminated intravascular coagulation，DIC) 以及因库存血凝血因子稀释所致的凝血障碍。当发生这种出血时，对输血前没有凝血障碍 (如血友病) 的患者需要对以下疾病进行鉴别诊断，包括稀释性血小板减少症、低 V 和 VIII 因子、DIC 样综合征或者溶血性输血反应，临床表现包括术野渗血、血尿、牙龈出血、静脉穿刺部位出血和瘀斑。

血小板减少症

血小板减少症是指血小板计数小于 150 000/mm³ 或比前次测量减少超过 50%。除非外科手术出血导致血小板低于 50 000/mm³，否则不会出现临床出血，可导致自发出血的血小板值甚至更低[96]。血小板减少症是已输注大量库存血患者出血倾向的原因之一。不论输注的是全血或是 PRBCs，储存时间超过 24h 的一个单位血里面都极少有活性血小板存在。对于储存于 4℃ 的全血来说，由于血小板被大量破坏，输注后很快会被网状内皮系统捕获和吸收。即使未立即被捕获的血小板生存时间也明显缩短。就存活时间和活性而言，在 4℃ 库存血中储存 6h 后血小板总活性只有在体活性的 50% ~ 70%。而储存 24 或 48h 后，血小板活性分别只有正常的 10% 或 5%。输注储存超过 24h 的库存血可稀释机体血小板池。既往体健的急性创伤士兵在输注 10 ~ 15 单位血液后，血小板数量可降至 100 000/mm³ 以下[101]。体格较小年龄较大患者由于血容量较少，并且术前血小板计数可能低于前述的士兵们，因此输注较少单位血液后血小板数量即可降至 100 000/mm³。40 余年前，我们已明确了血小板数量的重要性，因为当其约为 75 000/mm³ 或更低时，即可能出现出血倾向 (表 61-5)。一个创伤小组甚至认为严重创伤患者需要比正常值更高的血小板数量[13]。即使血栓弹力图 (TEG) 已作为一种检测手段，血小板数量仍然是临床出血的指标之一[102]。同时，正如第 62 章所述，TEG 和其他设备已经越来越多地应用在临床中来替代各种血液中特定凝血因子浓度的检测 [如血小板计数、部

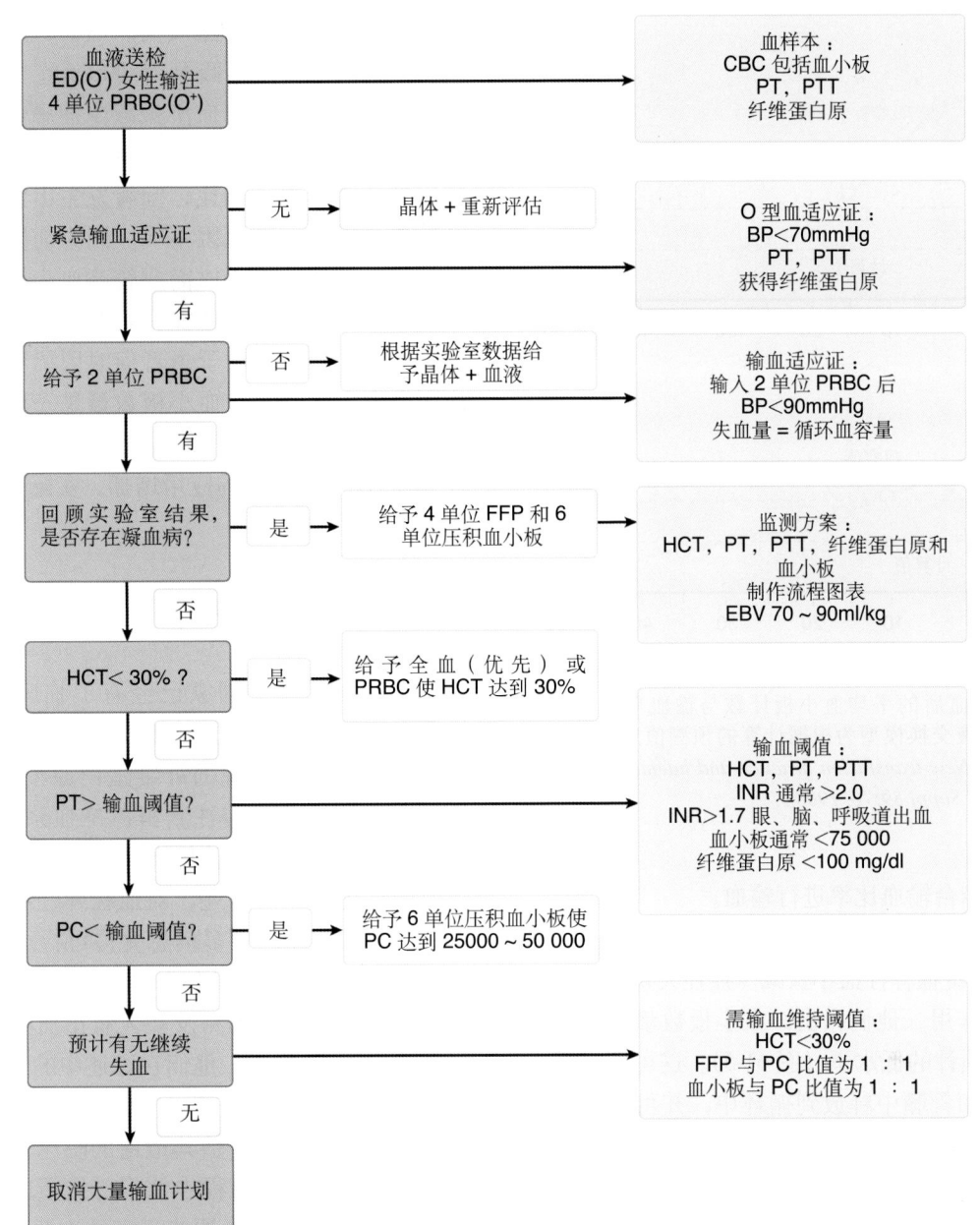

图 61-4　这是根据旧金山总医院大量输血方案修改的诊断与处理大量输血的流程。有许多其他类似方法（如图 61-8 提供的是一个纯凝血方面的流程）。该方案提示如何处理大失血患者，但是并不包括将来可能应用的重组活化因子Ⅶ[168]。BP，血压；CBC，全血细胞计数；EBV，有效血容量；ED，急诊科；FFP，新鲜冰冻血浆；HCT，血细胞比容；INR，国际标准化比率；PC，血小板计数；PRBC，压积红细胞；PT，凝血酶原时间；PTT，部分凝血活酶时间

表 61-5　血小板数量和出血发生率的关系

血小板数量（/mm³）	患者总例数	出血患者例数
>100 000	21	0
75 000 ~ 100 000	14	3
50 000 ~ 75 000	11	7
<50 000	5	5

Data from Miller RD, Robbins TO, Tong MJ, et al: Coagulation defects associated with massive blood transfusions, Ann Surg 174:794, 1971

分凝血活酶时间（PTT）]。

　　如前所述，稀释性血小板减少症是输注大量血液后出血的主要原因。在这种情况下，临床医师能可靠地预测血小板计数[11]。然而，一个共存的医学情况可以改变这种关系。其他学者认为，血小板计数不能预测[96]。当然，如果患者有其他疾病（如 DIC、脓毒症），血小板减少症的发生更为迅速。常规凝血功能监测（见后续讨论）应为出血时的标准监测方法[96]。如本章前面所述，军队及创伤医院不倾向于应用这种方

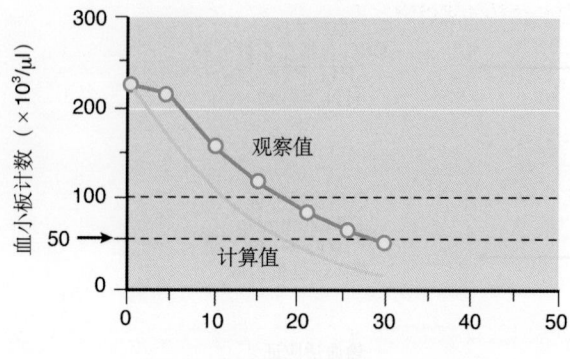

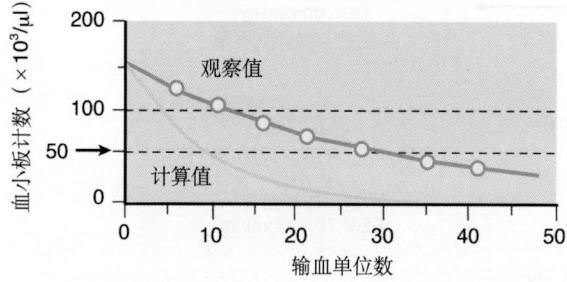

图 61-5　大量输血后的平均血小板计数与输血单位数的关系。观察值与血液交换模型为根据计算的预测值之间的比较 *(From Myllylä G: New transfusion practice and haemostasis, Acta Anaesthesiol Scand Suppl 89:76, 1988.)*

法，因为他们结合输血比率进行输血。

虽然人们主要强调监测血小板数量，但是一些研究者[103-104]已质疑稀释性血小板减少症在大量输血患者凝血障碍中的作用。他们指出，血小板数量很少降低到如单纯稀释预计的低水平（图 61-5）。这可能是因为血小板可从脾和骨髓中释放到循环中，并可能出现无功能的血小板。Reed 等[104]发现大量输血期间预防性输注血小板并无任何益处。除非同时出现临床凝血障碍，否则不应给予血小板治疗实验室检查提示的血小板减少症。仅根据实验室检查数据而不考虑临床情况进行治疗有悖于良好的医疗实践，在输血医学中也不例外。当血小板数量低于 50 000～75 000/mm³ 时，可能发生由稀释性血小板减少症和 DIC 共同结果导致的出血。这种情况适合输注血小板（见后续"血小板浓缩液"）。关于某些血液治疗益处的文献很难评估。基本上，越严重的患者需要的血液越多。但是，这些患者会因输血得益吗？一项研究表明输注血小板可能导致肝移植患者死亡率升高[105]。尚未得到证实的是上升的死亡率是否由于接受血小板输注的患者本身疾病严重程度就较高。这只是为何难以评估使用血制品的效果的原因之一。

如前所述，作为一项指南如此强调血小板计数是恰当的，但是也存在一些例外。例如，众所周知，慢性血小板减少症或白血病的患者血小板数量低于 15 000/mm³

时常可存活，并无出血倾向。然而，这并不否定一般指南认为血小板数量低于 75 000/mm³ 的患者可能出血的说法。急性诱发的血小板减少症患者（如由于血液输注）与慢性诱发的血小板减少症（如特发性血小板减少性紫癜）患者相比，前者发生出血倾向时血小板计数要高得多，其原因不明。因为需要血小板来堵塞受损的毛细血管，所以需要较高血小板数量来维持外科切口或创面的充分止血。在本书第 7 版关于输血疗法的章节中指出，对于患者何时因稀释性血小板减少症而发生出血问题，血小板数量是一项相当准确的指标（见表 61-5）。尽管此结论正确，由于床旁检测血栓弹性（ROTEM）的应用增加，实际上血小板计数已很少应用[106]。

纤维蛋白原、因子 V 和 VIII 水平降低

可能由于某些国家已经有了临床使用的冻干纤维蛋白原浓缩液，过去几年人们逐渐开始关注血液丢失和血液置换后出现的纤维蛋白原浓度降低。以前，纤维蛋白原主要由输注新鲜冰冻血浆和冷沉淀补充。Levy 等[107]发表了一篇相当详细的关于纤维蛋白原和止血的综述。如前所述，对血栓弹性的准确监测使得关于纤维蛋白原的更多信息变得可行。Levy 等得出了两个主要的结论。第一，"纤维蛋白原对有效血凝块的形成极为重要，其监测及在大量出血时作为补充治疗应受到重视。"第二，他们在综述中的最后一句话很有代表性，"未来关于在获得性出血患者中补充纤维蛋白原的研究需要准确评估其适用的临床情况、补充的最佳方法和这个治疗流程中使用纤维蛋白原浓缩液的综合安全措施。"确实，这些研究结论即将陆续出现。循证医学数据库的查找结果显示，使用纤维蛋白原可减少血液的输注[108]。另外一个研究小组指出，现今纤维蛋白原补充治疗的推荐过于保守[109]。然而，有意思的是其他小组[110]指出，创伤患者输注新鲜冰冻血浆效果并不显著，但输注纤维蛋白原浓缩液可提高治疗效果。笔者认为新鲜冰冻血浆无效的结论不可信，但是我们有义务报道完整的文献。并且，有研究发现纤维蛋白原可加固主动脉手术后纤维蛋白血凝块[111]。此外，治疗由输注胶体液引起的稀释性凝血障碍，纤维蛋白原联合VIII因子比单纯使用纤维蛋白原效果更好[112]，这个结果并不意外。最后，引用 Weiskopf[113]的一句话来做最好的总结："有关纤维蛋白原应用于动态手术的临床试验为测试我们对静态凝血的理解程度提供了一种令人兴奋的可能性。"

一直以来，与纤维蛋白原相比，因子 V 和 VIII 获得

表 61-6　ICU 中不同血小板和凝血障碍的实验室发现

情况	凝血酶原时间	活化部分凝血活酶时间	纤维蛋白原水平	D- 二聚体水平	出血时间	血小板计数	血涂片上的发现
维生素 K 缺乏或使用维生素 K 拮抗剂	延长	正常或轻度延长	正常	不影响	不影响	不影响	
阿司匹林或噻吩并吡啶	不影响	不影响	不影响	不影响	延长	不影响	
肝衰竭							
早期	延长	不影响	不影响	不影响	不影响	不影响	
晚期	延长	延长	低	升高	延长	降低	
尿毒症	不影响	不影响	不影响	不影响	延长	不影响	
DIC	延长	延长	低	升高	延长	降低	碎片红细胞
TTP	不影响	不影响	不影响	不影响	延长	很低	碎片红细胞
纤溶亢进	延长	延长	低	很高	可能延长	不影响	

From Hunt BJ: Bleeding and coagulopathies in critical care, N Engl J Med 370;847-859, 2014.
DIC，弥散性血管内凝血；TTP，血栓性血小板减少性紫癜

更多的关注[114]。全血储存 21 天后，这两个因子的水平分别逐渐降低到正常的 15% 和 50%。浓缩红细胞里面的凝血因子更少。因此推荐输注包含除血小板之外所有凝血因子的新鲜冰冻血浆（FFP）作为治疗或预防的主要方法。然而，这种方法是否有益值得怀疑，因为外科手术期间充分止血只需要正常的 5%～20% 因子 V 和 30% 因子Ⅷ。换言之，尽管患者接受了大量输血，但是因子 V 和Ⅷ很少降低到止血所需要的水平以下。笔者及同事探讨了该问题，对 5 例接受输注 15 单位以上库存血且临床上出现明显出血倾向的患者给予 500～1000ml 的 FFP。结果尽管部分凝血活酶时间（衡量除因子Ⅶ和ⅩⅢ因子外的所有凝血因子的功能）和血小板值已经恢复至正常，但是每例患者都仍继续出血。只有当给予新鲜血来源的血小板时出血才停止。虽然因子 V 和Ⅷ似乎并不是导致大量输血时出血的主要原因，但是这两种因子的缺乏可能加重其他原因（通常指输血导致的稀释性血小板减少症）导致的出血。

1985 年，美国国立卫生研究院就此问题召开共同会议[115]。会议认为，几乎或根本没有科学证据支持 FFP 作为大量输血诱发凝血障碍的治疗手段。尽管该次会议及其推荐已有超过 25 年的历史，即使没有 ROTEM 的优势，会议达成的标准仍有着重要意义：

1. 外科缝合或电凝不能控制的全身性出血。
2. 部分凝血活酶时间为正常的 1.5 倍以上。

3. 血小板计数大于 70 000/mm^3（确保血小板减少症不是出血的原因）。

DIC 样综合征

凝血系统包括血液凝固与纤维蛋白溶解机制。前者的作用是阻止血液丢失过多，后者的作用为确保血管内的循环。DIC 样综合征时，血液凝固系统紊乱，导致弥散性纤维蛋白沉积，致使血液不凝固。沉积的纤维蛋白可能严重地改变微循环，并导致各种器官缺血性坏死，尤其是肾。不凝固血液或循环血清可能引起严重出血倾向。尽管表 61-6 以血小板紊乱为中心总体描述了对凝血系统的影响，但它同时显示了不同临床情况的变换以及其对凝血系统的影响，这些都在此表得到很好的描述[116]。

DIC 样综合征出现的特殊原因通常并不明显。然而，血流淤滞的低氧性酸中毒组织可能直接释放或通过蛋白 C 通路调理介导的一些毒素释放而间接释放组织凝血激活酶[101]。受损组织释放组织型纤溶酶原激活物可能引起纤维蛋白溶解。在脓毒症和终末器官衰竭时，这种 DIC 样综合征的发病机制更明显。外源性凝血系统可由肿瘤坏死因子和内毒素所激活。可以推测，肿瘤坏死因子可诱导组织因子在激活的单核细胞表面的表达，也可能是通过暴露于血液中的内皮下局部组织因子[117]（详见第 62 章）。虽然内源性凝血系统

不诱发 DIC，但是它可能加重低血压。这可触发凝血过程，导致因子 I、II、V、VIII 和血小板消耗。可推断，血栓和纤维蛋白沉积在重要器官微循环中，可干扰其血流。

为了对抗血液高凝状态，纤维蛋白溶解系统几乎同时激活，以溶解过多的纤维蛋白；这称为继发性纤维蛋白溶解（见第 62 章）。不应该将 DIC 当做是一种特定的疾病单元，而应作为其他疾病的一种体征。DIC 与几乎所有威胁生命的疾病相关。组织损伤足以释放组织产物或毒素进入循环的任何情况均与 DIC 相关。如果循环血液中存在足够的促凝血酶原激酶，将导致大量局灶性坏死或凝血系统更广泛激活。

溶血性输血反应

输血后出现出血倾向应该是溶血性输血可能性的信号。本章随后讨论该问题。

全血输注后出血倾向的诊断和治疗

虽然明确出血的原因后治疗更容易成功，但是明确诊断却非常困难。多年来，不同的凝血功能实验室检查已作为患者临床检查的补充。传统方法是获得血样本行以下检验：血小板计数、部分凝血酶原时间、血浆纤维蛋白原水平，观察血块大小、稳定性和溶解度以及血浆中溶血的证据。假如部分凝血酶原时间为正常的 1.5 倍或更长而其他检验结果正常，则出血可能是由于因子 V、VIII 水平极低所致。采用含除血小板外所有凝血因子的 FFP 或冷沉淀可治疗这种出血。虽然上述情况是精彩的理论阐述，但是笔者从未观察到临床输血导致部分促凝血酶原时间延长而不伴有血小板减少的情况。

Srivastava 和 Kelleher[118] 指出，TEG 和 ROTEM 大大简化了围术期临床凝血障碍的床旁诊断。特别是床旁 ROTEM（黏弹性的和旋转的）已应用于诊断术中凝血障碍[119-123]。所有不同类型的手术和患者均可使用这些设备之一进行监测，包括肝移植手术[124] 和产后出血[102]。这些设备可在 10～20min 内得出数据，已越来越多应用在创伤患者中，指导止血治疗。最近，它们也开始应用在其他临床情况中。理论上讲，它们的优势是可评估在全血环境中的血凝块形成，包括血小板和 RBCs 的贡献和分析从纤维蛋白形成到纤维蛋白溶解的凝血过程的多个阶段（详见第 62 章）。

与 DIC 和低灌注相关的稀释性血小板减少症是输血后出血的最可能原因[114]。当血小板计数低于

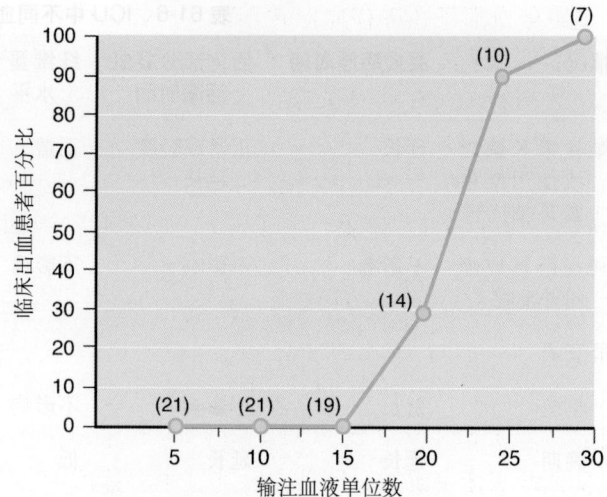

图 61-6　输注血液单位数与有出血倾向患者百分比之间的关系。括号内数字代表每个基准点的患者数量 (From Miller RD: Transfusion therapy and associated problems, Reg Refresher Courses Anesthesiol 1:101, 1973.)

100 000 /mm³ 时，就可能发生出血（见表 61-5），因此宜备用血小板。就经验而言，健康患者输注 20 单位库存血后将可能出现出血倾向，而弱小患者输入较少量即可能出现出血倾向（图 61-6）。

选择通过输注新鲜血、富含血小板的血浆或血小板浓缩液这些措施中的某种形式给予血小板，取决于血管内容量补充的需求、个人偏好及实验室可用人员数。新鲜血（6h 以内）提供的血小板数目最多。富含血小板的血浆可补充超过 80% 的血小板，相当于一个单位全血中血小板的一半。然而，因为大多数血库提倡仅给予患者必要的输血成分，所以常推荐使用血小板浓缩液。单位血中除去血小板的剩余部分如 RBCs、血浆和白蛋白能保存用于其他患者。血小板浓缩液以 50ml 单位包装，可提供一个单位血中约 70% 的血小板。对于一个 70kg 患者，升高血小板数量 100 000/mm³ 需要约 10 单位的血小板浓缩液。

虽然新鲜血液获取困难，但其在治疗输血诱发的凝血障碍极其有效。笔者在越南战争时主观观察显示，新鲜血液（即不超过 6h 的未冷藏血液）对广泛出血患者具有奇特的效果。约 20 年后，Lavee 等[125] 发现 1 单位新鲜全血的作用相当于 8～10 单位血小板。1996 年，Erber 等[93] 对给予足够成分输血和充分外科止血后仍广泛出血的手术患者使用新鲜未冷藏全血。同时发表的评论表示对此宜谨慎，并描述了应用新鲜血进行的一项更大型的试验出现令人遗憾的问题[126]。笔者相信全血还含有一些未经确认的因子，使其效果远远超过血液成分。

确定血浆纤维蛋白原水平有利于诊断与治疗，因

为这种凝血因子在库存血中并不减少。如果体内血浆纤维蛋白原低（<150mg/dl），出血倾向原因就不是稀释性凝血障碍，而强烈提示 DIC 或 DIC 样综合征。DIC 在 2h 内可能伴有血小板减少、低纤维蛋白原血症和血块溶解[114]。遗憾的是，PRBCs 中纤维蛋白原水平随储存时间延长而减少。因此，当给予多个单位 PRBCs 时，在稀释性基础上可出现低纤维蛋白原血症[127]。

ε- 氨基己酸（EACA）可抑制纤溶酶形成，并减弱纤维蛋白溶解。EACA 不应用于 DIC 治疗。阻断纤溶系统和激活凝血系统可导致弥散性血栓形成。除了前列腺切除术和肝移植[128]（参见第 75 章）以外，罕见原发性纤维蛋白溶解，因此，除非专家会诊后明确上述诊断，否则可能不应给予 EACA。尽管遵循了上述所有建议，但是输血相关凝血障碍导致的出血仍在持续。目前已出现一种新方法，即应用重组活化凝血因子Ⅶ（rF Ⅶ a, Novo Nordisk Pharmaceuticals, Plantation, FLa）治疗术中这种凝血障碍已经取得成功的效果。大多数这类患者还伴有其他问题，如坏死性胰腺炎、肝硬化或严重创伤。这个令人激动的产品极为昂贵，在美国食品和药物管理局（FDA）批准更广泛应用之前应该视为一种救援疗法[129]（详见第 62 章）。

输注浓缩红细胞后出血倾向的诊断与治疗

浓缩 RBCs 所含血浆远远少于全血，因此输注 PRBCs 对某些凝血因子的稀释可能更为明显。Murray 等[127]特别研究了大失血时应用 PRBCs 的问题。一般而言，除了以下一个重要差别之外，PRBCs 与全血的凝血变化相似：应用 PRBCs 时，纤维蛋白原水平显著下降；而应用全血时，除非出现 DIC，纤维蛋白原水平保持不变（图 61-7）。虽然所有凝血因子都减少，但是其下降程度低于血液稀释所预期的水平。研究者认为，凝血因子如Ⅷ因子可能储存在于内皮细胞中，手术应激期间可从内皮细胞释放出来。当 PRBCs 用于治疗大失血时，临床医师可能会尝试预防性给予 FFP。然而，Murray 等[127]特别建议不应采取该方法；他们强调只有在凝血酶原时间和部分促凝血酶原时间至少为正常值的 1.5 倍以及纤维蛋白原水平低于 75mg/dl 时才需要给予 FFP。这些建议类似于"新鲜冷冻血浆"一节中的建议。PRBCs 用于大量输血时，Leslie 和 Toy[130]提出了更为特殊的指南，他们认为在输注了 ≥ 12 个单位 PRBCs 或回收血液时，必须补充凝血因子（即 FFP）。输注了 ≥ 20 单位 PRBCs 或回收血液的患者常需输注血小板，该结果与输注全血的患者一致。

可疑凝血障碍患者评估与初始治疗的程序见图

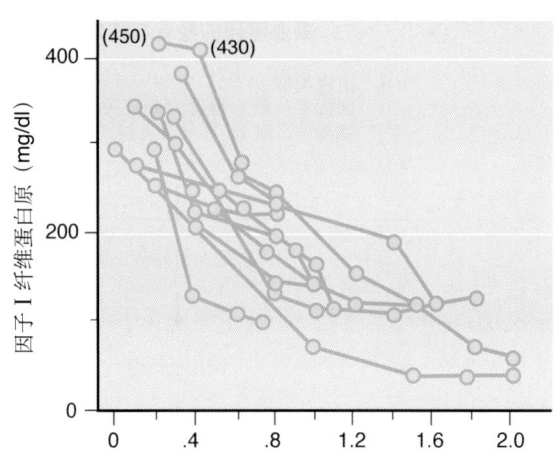

图 61-7　随着 Adsol-PRBCs 和晶体液补充血容量，纤维蛋白原水平降低。每例患者以一条实线表示 *(From Murray DJ, Olson J, Strauss R, et al: Coagulation changes during packed red cell replacement of major blood loss, Anesthesiology 69:839, 1988.)*

61-8（也见于"血液输注、药理学和止血"一节）。

输血比例

特别是对于创伤或手术中大量失血的患者而言，20 世纪 70 年代从全血输注到成分输血的转变对输血治疗提出了新的挑战。如前所述，输注全血（20 世纪 60 ~ 70 年代中期）通常不需要补充新鲜冰冻血浆。输注 15 ~ 20 单位血液后可发生显著的血小板减少症[5]。是否给予新鲜冰冻血浆或血小板浓缩液通常由实验室检查结果决定，如血小板计数和部分凝血活酶时间（PTT）。

随着从输注全血到 PRBCs 的改变，尤其是在给创伤患者输注了所需的单位数后，凝血障碍的发生率有所上升。除了基于临床判断和实验室检查的输血治疗或临床输血引发的凝血障碍，又提出了浓缩红细胞与 FFP 和（或）血小板浓缩液的比例这个概念。例如，1：1：1 这个比例即输注血浆和血小板与 RBCs 以 1：1 为基础。1：1 比例经常出现在文献中，表示 FFP 或血小板与 RBCs 的输注组合。

有专门分析如何确定这个比例的文献吗？最为激进的推荐认为高浓度 FFP（1.5RBC 比 1FFP）和血小板（1 血小板比 6RBCs）可降低死亡率[131]。一些临床医师对大量输血但尚未出现凝血障碍患者主动给予 FFP，结果发现并不增加死亡率[132]。Holcomb 等[133]也总结出增加血小板（而不是 FFP）的比例与大量输血后生存率上升有关。然而，这种对 FFP、血小板及其他血液制品的大胆用法应该仅仅用于大量输血引起的凝血障碍。例如，给非大量输血患者输注了大量 FFP 可以导致严重并发症发生率的升高，其中包括急

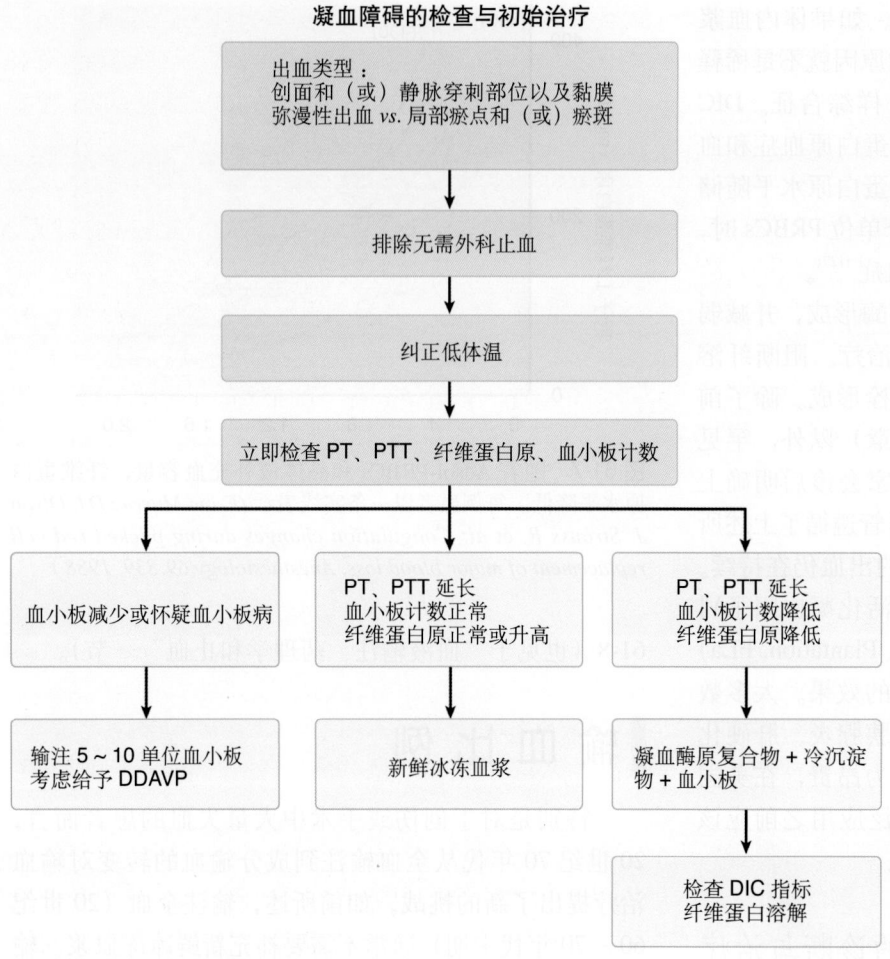

凝血障碍的检查与初始治疗

出血类型：
创面和（或）静脉穿刺部位以及黏膜
弥漫性出血 *vs.* 局部瘀点和（或）瘀斑

↓

排除无需外科止血

↓

纠正低体温

↓

立即检查 PT、PTT、纤维蛋白原、血小板计数

血小板减少或怀疑血小板病

↓

输注 5 ~ 10 单位血小板
考虑给予 DDAVP

PT、PTT 延长
血小板计数正常
纤维蛋白原正常或升高

↓

新鲜冰冻血浆

PT、PTT 延长
血小板计数降低
纤维蛋白原降低

↓

凝血酶原复合物 + 冷沉淀物 + 血小板

↓

检查 DIC 指标
纤维蛋白溶解

图 61-8　围术期可疑凝血障碍患者评估和初始疗法的程序。该评估建立在临床方案基础上，并受到损伤的类型与部位、输液量以及患者年龄和体温的影响。DDAVP，1-脱氨 -8- 右旋 - 精氨酸加压素，为一种称为醋酸去氨加压素的血管加压素类似物；PT，凝血酶原时间；PTT，部分促凝血酶原时间 *(Modified from Habibi S, Corrsin DB, McDermott JC, et al: Trauma and massive hemorrhage. In Muravchick S, Miller RD, editors: Atlas of anesthesia: subspecialty care, New York, 1998, Churchill Livingstone.)*

性呼吸窘迫综合征（ARDS）和器官功能障碍 [134]。

　　输注高比例 FFP/PRBCs 的血液制品并不增加创伤性颅脑损伤患者的死亡率 [135]。一项回顾性研究表明，高 FFP/PRBCs 比例与产后出血患者高级生命支持的需求有关 [136]。然而，一项对 26 个研究的分析指出，"缺乏控制生存者偏倚的随机对照试验，目前尚不能作出支持高 FFP/PRBCs 比例复苏结论。"最近，Maier[137] 发表的评论报道了重大创伤输血多中心前瞻性研究（PROMMTT）的研究结果。这些数据的来源是 10 个美国 I 级创伤中心。这项研究 [138] 的结论是"在复苏初期，输注了至少 3 个单位血液制品的患者采用更高的血浆和血小板比例输注后，其 24h 内死亡率下降"。但在 24h 后的生存者中，其随后 30 天死亡风险与血浆或血小板比例无关。然而，军队中一个小组的综述根据损伤严重程度评分对其数据进行分类发现，高血浆 / RBC 比例复苏对生存有益。但是，并无更为确切的证据表明 1：1 超过 1：2 的比例有额外益处 [139]。

　　对笔者而言，一个有趣的哲学问题衍生了。大约 30 ~ 40 年前，主要以输注全血为主。到了 20 世纪 70 年代，单纯给予患者所需的血液成分这个概念成为把血液分离成各种成分的基础。然而，最近 10 年中，军队和创伤单位已经使用"重建创伤患者被破坏的血液"这个概念，即将各血液成分加入到 PRBCs 中，使其更接近全血，但其称为重组全血。总而言之，30 ~ 40 年前我们以输注全血为主，大约在 2005 年又重新回到这个概念。对于输血治疗的发展来说，这显得相当奇怪而且也很讽刺。

血液输注、药理学和止血

　　Goodnough 和 Shander[33] 撰写了一篇比较全面的关于患者血液管理药物学治疗的综述。铁剂治疗和促红细胞生成药物已在本章前面部分介绍。止血药物分为以下三组：①抗纤维蛋白溶解剂，②丝氨酸蛋白酶抑制剂和③抗利尿激素类似物。

　　第一组，抗纤维蛋白溶解剂，包括 EACA 和氨甲环酸，属于纤溶酶原抑制剂。有两项研究发现，使用纤溶酶原抑制剂可减少全膝关节置换术的出血。据推测，放松充气止血带可导致纤溶物质的释放，而这些物质可被氨甲环酸所抑制。

第二组是丝氨酸蛋白酶抑制剂，包括抑肽酶、萘莫司他和艾卡拉肽。抑肽酶可抑制纤维蛋白溶解，改善血小板功能，已应用于多种手术中以减少出血量，其中包括心肺转流术。然而，其在凝血障碍治疗的最终地位还没有确立。

第三组是抗利尿激素血管加压素的合成类似物。三种其他药物（即去氨加压素、重组因子Ⅷa 和凝血酶原复合物）已推荐用于治疗围术期凝血障碍[140]。其中两种药物受到了特殊的关注，一个是去氨加压素 [1-脱氨基 -8- 右旋 - 精氨酸血管加压素（DDAVP）]，它是一种抗利尿激素血管加压素的合成类似物和促凝血药物，可以使因子Ⅷ和血友病因子的水平升高，是血友病的确切治疗药物。同时，它可以减少术前凝血功能正常的接受脊柱或心脏手术患者的出血量和输血需要。然而，去氨加压素的最终地位尚待明确。如前所述，重组因子Ⅷa 和凝血酶原复合物也属于这个种类。

其他止血的药物包括血纤蛋白黏合剂、胶原、凝血酶和明胶海绵。一项以心脏手术围术期输血量作为指标的大型 meta 分析得出了这样的结论：抑肽酶和氨甲环酸，而不是去氨加压素，可降低围术期同种异体血的输注率[141]。目前，这些药物的最终应用还在不断发展中。

柠檬酸盐中毒和高钾血症

柠檬酸盐中毒并非由柠檬酸盐离子本身所致，而是由柠檬酸盐与钙结合所引起。柠檬酸盐中毒体征表现为低钙血症：低血压、脉压小、心室舒张末压和 CVP 增高。然而，柠檬酸盐中毒极为罕见。低体温、肝病、肝移植或过度通气或小儿患者[60]发生柠檬酸盐中毒的可能性增大。肝移植期间出现严重低钙血症是有据可查的（也见于第 74 章）。大量输入柠檬酸盐（即通过输血）同时因肝血流中止或减少导致的代谢降低（即肝移植无肝期）时，可导致柠檬酸盐中毒。因此，肝移植期间常输注钙。当体温从 37℃ 降到 31℃ 时，柠檬酸盐代谢速率降低 50%。此外，当输血速度超过 1 单位 /10min 时，钙离子水平开始下降。但即便是这种输血速度，钙离子水平也不会降低到足以导致出血的程度。如前所述，如果在输血后出现了出血倾向，低钙水平并不在鉴别诊断之列。

正如前面所讨论的，柠檬酸盐中毒是罕见的。Kleinman 等[51]发现，储存 21 天血中血清钾水平可能高达 19 ~ 50mEq/L，而在 PRBCs 中大约是 90mEq/L。然而，失血丢失的钾离子与输血所获相比，净得钾离子约为 10mEq/L。由于过量的钾离子要么转移到细胞内要么通过尿液排出，所以血清钾离子浓度通常变化不大。虽然偶有报道高钾血症[142-143]，仍然需要实施大量输血。库存血输注速度需要达到 120ml/min 或更快才会出现明显的临床高钾血症。产生高钾血症需要如此快速的输血速度，提示钾离子必须从血管内弥散到血管外腔，被 RBCs 重摄取或者经肾完成此过程。尽管罕见，高钾血症仍可发生于严重创伤或（和）肾功能不全患者中[144]（包括婴儿和新生儿，参见第 94 和 95 章）。

与柠檬酸盐中毒一样，高钾血症也比较罕见，同样不支持常规给予钙剂。钙剂可以引起心律失常。应根据高钾血症的诊断性体征（即 T 波高尖）给予钙剂。虽然对静脉有刺激作用，但是 10% 氯化钙提供的钙为同容积 10% 葡萄糖酸钙的 3 倍以上，因为氯化钙的分子量为 147，而葡萄糖酸钙为 448。总之，尽管高钾血症罕见，但仍有发生。最近，Lee 等[145]发现 9 例儿科患者在大量输血时出现心搏骤停，这些患者平均血钾水平为（9.2±1.8）mmol/L。危险因素有多种，其中包括输注陈旧（即长时间储存）库存血。

温 度

输注储存于 4℃ 的非加温血液能降低受血者的体温。如果体温下降至 30℃ 以下，可能发生心室易激惹，甚至心搏骤停。输血前将血液加温至体温水平能防止体温下降。即使在手术中只接受 1 ~ 2 单位血液的患者，也有较充分理由输注加温血液。因为手术室温度低，患者体温常降低，尤其是接受腹部大手术的患者；输注冷的血液可进一步降低体温。维持患者正常体温现在变得越来越重要（参见第 54 章）。

也许，加温血液最安全最常用的方法是将血液通过（37 ~ 38℃）温水浴或加温板中的塑料盘曲管道或塑料袋。这些热交换设备应具有温度上限（如 43℃）与下限（如 33℃）（也见于第 54 章）。

酸 碱 失 衡

大多数储存媒介的 pH 值较低（如 CPD 的 pH 值为 5.5）。当该液体加至新采集的 1 单位血液中时，可使该血液 pH 值立即降到 7.0 ~ 7.1。随着 RBC 代谢和糖酵解产生的乳酸和丙酮酸蓄积，库存血在储存 21 天后 pH 值持续下降至约 6.9。这种酸中毒的主要原因是 PCO_2 达到 150 ~ 220mmHg。高 PCO_2 的主要原因是储存血液的塑料容器不容许 CO_2 逸出。如果受血者通气充足，则这种高 PCO_2 的影响很小。即使 PCO_2 降至

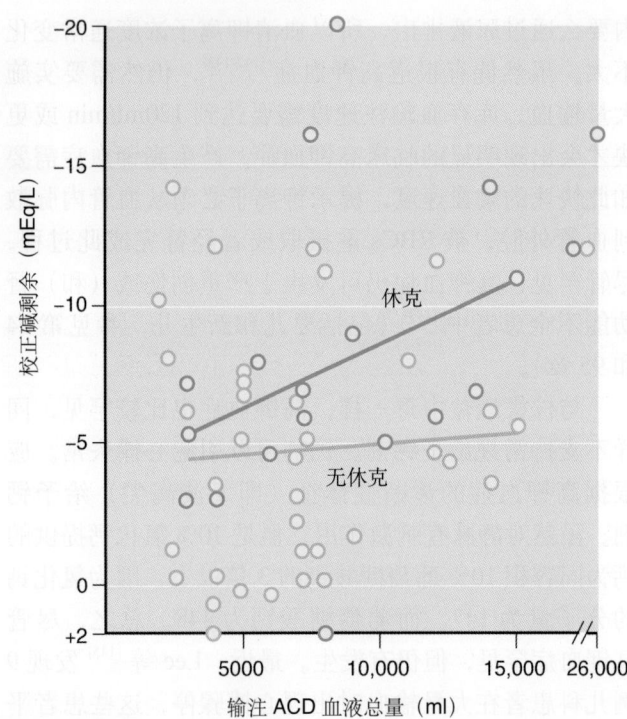

图 61-9 手术中输血量（ml）和校正碱剩余之间的关系 *(From Miller RD, Tong MJ, Robbins TO: Effects of massive transfusion of blood on acid-base balance, JAMA 216:1762, 1971.)*

40mmHg，库存血液仍然存在代谢性酸中毒（见表 61-2）。不仅经验性给予碳酸氢钠没有指征，而且实际上在没有同时分析动脉血 PCO_2 和 pH 值的情况下这样做可能也不明智[146]。Miller 等[147] 发现，输血导致的代谢性酸碱反应多变（图 61-9）。输血提供了一种名为柠檬酸盐的底物，大量输入可产生内源性碳酸氢盐，可导致输血后代谢性碱中毒发生率增高[146]。凭经验预防性应用碳酸氢盐来处理无法预测的酸碱失衡是缺乏依据的。

输血反应

溶血性输血反应

2008—2012 年，输血相关急性肺损伤（TRALI）是输血相关死亡的主要原因（表 61-7）[148]。之所以首先讨论溶血性输血反应是因为这是输错血的常见后果。随后将讨论 TRALI。1975 年以来，FDA 要求所有 FDA 注册的输血机构必须在 24h 内通过电话或 7 天内通过书面报告在受血者或供血者中发生的所有致命性反应。1976—1985 年间，共报道并分析了 328 例死亡病例[149]，其中 159 例死于急性溶血性输血反应，23 例死于迟发性输血反应。2011 年，由于 ABO 血型不符引起的急性溶血性输血反应发生率为 1∶1200～1∶190 000[150]（《麻

表 61-7　40 例溶血性输血反应患者的体征和症状及出现频率

体征或症状	患者例数
发热	19
发热、寒战	16
胸痛	6
低血压	6
恶心	2
面色潮红	2
呼吸困难	2
血红蛋白尿	1

醉学消息》[150] 报道发生率为 1∶606978）。在 159 例因急性溶血性输血反应而死亡的患者中，137 例是由于 ABO 血型不符所致。这些错误中一半以上发生在血库发出血后，由手术室、急诊室或病房的护士和医师给予患者输血所致。溶血性输血反应的发生率足以使健康机构联合鉴定委员会（Joint Accreditation of Healthcare Organizations，JCAHO）[152] 要求实施同行确认程序，以减少输血错误和并发症的发生。特别是输注血液制品前必须双人确认患者身份（见相容性检测的讨论内容）。新技术的应用有助于减少输血相关性错误的发生率。然而，如果把延迟性溶血性反应（后面讨论）包括在内时，ABO 不相容性 RBC 输注的发生率会有所增加[153]。最具灾难性的输血反应之一是发生血管内溶血。当受血者的抗体和补体直接攻击输入的供血者细胞时，就可发生血管内溶血。这种反应在输入 10ml 血液后就能发生[154]。如果治疗恰当，很少发生死亡[152]。治疗的关键是预防肾衰竭和凝血障碍（DIC）。涉及血管外 RBC 破坏的溶血性输血反应的严重程度通常不及血管内溶血。在这些病例中，受血者抗体包裹输入的 RBCs，但是不立即使其溶解。这种 RBCs 破坏主要发生在网状内皮系统。

体征和症状

不相容性输血的临床后果极为严重而临床表现差异甚大。影响因素包括输血量、红细胞膜上抗原位点数量以及网状内皮系统活性。此外，抗体特性诸如抗体浓度及其激活补体能力等也很重要。

麻醉可掩盖溶血性输血反应的典型症状（表 61-7）：寒战、发热、胸腰痛和恶心。全身麻醉状态下，仅有的体征可能是血红蛋白尿、出血倾向或者低血压。

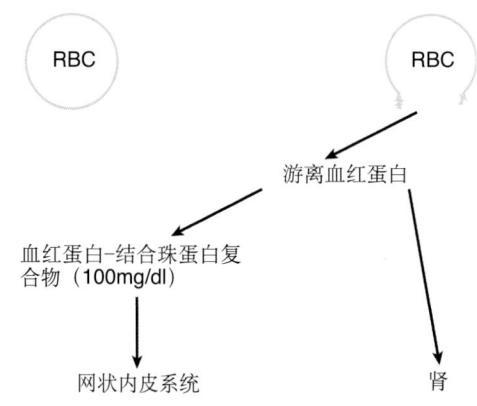

图 61-10　输注不相容血液后 RBC 发生溶血的示意图

而通常出现的体征为血红蛋白尿。输入 50ml 的不相容血液即可能超过结合珠蛋白的结合能力；结合珠蛋白是一种能结合约 100mg 血红蛋白 /100ml 血浆的蛋白质。当输注或释放入血流的血红蛋白不超过该值时，这些血红蛋白以与结合珠蛋白结合的复合物形式存在于循环中，并由网状内皮系统清除（图 61-10）。含 2mg/dl 血红蛋白的血浆样本呈淡粉红色或浅褐色；当血红蛋白水平达到 100mg/dl 时，血浆呈红色；当血浆血红蛋白达到 150mg/dl 时，则出现血红蛋白尿。一般而言，血浆中游离血红蛋白数量与输入不相容血液量有关。补体激活亦可引起各种物质释放，包括组胺与血管活性胺类。其症状非常具有警示性，即使血浆中未见血红蛋白，也有指征停止输血。如怀疑有溶血性输血反应，则应进行实验室检查，包括血清结合珠蛋白、血浆与尿血红蛋白、胆红素、直接抗球蛋白测定。直接抗球蛋白试验能确诊溶血性输血反应，因为该试验可显示与输入供血者 RBCs 结合的抗体。

治　疗

如怀疑发生溶血性输血反应，应立即送血、尿样本进行实验室检查。血库应核对所有资料以明确输入患者的血液成分是否正确。应行实验室检查以确定是否存在血红蛋白血症：直接抗球蛋白试验、重复相容性检验、重复其他血清学试验（即 ABO 和 Rh）及尿液分析查找血红蛋白尿。

虽然血管内溶血可引起一些后果，但是其主要影响肾和凝血系统。血管内溶血导致急性肾衰竭的原因可能是血红蛋白以酸性正铁血红素形式沉积在远端小管，导致机械性远端小管堵塞。沉积量可能与尿量及其 pH 值呈负相关。治疗重点应该是通过大量静脉输液和利尿剂使尿量维持在 75ml/h 以上。框 61-1 总结了一种方法，包括首先给予 12.5 ~ 50g 甘露醇后输入

晶体液以维持 CVP 在 10 ~ 15cmH$_2$O。如果无效，可增加甘露醇剂量，或使用更强效利尿剂如增加肾皮质血流的呋塞米，以维持足够的尿量。碱化尿液以预防酸性正铁血红素在远端小管沉积的效果并不肯定，但由于其易于实施而推荐使用。溶血性输血反应常发生 DIC，可能是因为 RBC 基质分离，释放出红细胞素，后者可激活内源性凝血系统，导致纤维蛋白形成。随后消耗血小板和因子 I、II、V、VII。一旦证实溶血性输血反应，应检测血小板计数、凝血酶原时间和部分促凝血酶原时间，以获得基准值便于与随后的实验室检查数值对比。溶血性输血反应期间的低血压可能是因为激肽释放酶系统的激活所致[155]。在一系列反应后，血浆激肽原可转化为缓激肽，这是一种可引起低血压的强效血管舒张剂。

Seager 等[70] 提出另一项治疗严重溶血性输血反应的方法，他们假设通过将患者的所有血液移出并用相容性血液代替，从而使肾免于暴露在大量溶血的红细胞中。一例输注 3000ml 不相容血液的患者，通过应用体外回路进行血液稀释后泌尿功能迅速恢复，表明该方法极具前景。

总之，在有其他排除诊断的证据出现前，血红蛋白尿或溶血时都应推测为溶血性输血反应。在怀疑或明确该诊断时，都应按照框 61-1 中列举的步骤进行治疗。

输血相关性急性肺损伤

从 2008—2012 年，输血相关性急性肺损伤（TRALI）是输血相关性死亡的主要原因（表 61-8）。ARDS 和急性肺损伤（ALI）等涉及威胁生命的呼吸功能不全可由多种原因引起（也见于第 101 章）[157]，包括脓毒血症、肺炎和输血。尽管可能未被诊断或未被报道（见表 61-7）[158-160]，TRALI 是目前输血相关性死亡的首要原因。这种损害表现为非心源性肺水肿。特别的是，TRALI 的发生不伴随血管内容量超负荷和心脏衰竭[161]。临床症状和体征出现在输血后 1 ~ 2h，并在 6h 内达高峰。典型表现为发热、呼吸困难、气管导管内液体增多及严重低氧。麻醉期间血氧饱和度持续下降是首发体征。虽然胸片以肺水肿为特征，但是并无循环超负荷表现（即左心房高压）。所有血液成分，尤其是 FFP，均可为致病因素。除了停止输血、进行重症监护支持外，TRALI 并无特异性疗法。一旦发生，应该立即停止输血并通知血库准备采自其他供血者的血液，同时留检该供血者的所有血液制品。应该再次核查所有医疗记录，如果可能应该评估者 HLA 检验

框 61-1　溶血性输血反应治疗的步骤

1. 停止输血
2. 通过下列方法维持尿量至少在 75~100ml/h：
   a. 静脉输注大量液体，可给予甘露醇（12.5~50g，5~15min 以上）
   b. 如果静脉内输液和甘露醇无效，静脉内注射呋塞米（20~40mg）
3. 碱化尿液：因为碳酸氢盐优先分泌到尿中，每 70kg 体重通常只需要 40~70mEq 碳酸氢钠，可提高尿 pH 达到 8；根据重复测定尿 pH 值决定需要追加的碳酸氢盐量
4. 测定尿和血浆血红蛋白浓度
5. 测定血小板计数、部分促凝血酶原时间、血清纤维蛋白原水平
6. 未使用的血液返回血库行再次交叉配血
7. 患者血液和尿液样本送血库检查
8. 防止低血压，确保肾血流量充足

表 61-8　2008—2012 年美国输血相关性死亡率

死亡原因	2008—2012	2012
TRALI	74	17
其他反应（非 ABO 溶血性治疗，过敏反应）	53	8
细菌污染	21	3
ABO 溶血性输血治疗	22	3
不能排除输血原因	99	27

From Fatalities Reported to FDA following blood collection and transfusion:annual summary for fiscal year 2012. These reports are available online. at http://www.fda.gov/BiologicsBloodVaccines/ SafetyAvailability/ ReportaProblem/TransfusionDonationFatalities/ ucm346639.htm.
TRALI，输血相关急性肺损伤

结果。尽管 TRALI 仍是输血相关性死亡的首要原因，但是大部分患者可在 96h 内恢复。

最近，关于 TRALI 相关危险因素的分析已有报道[162]。其中包括高白介素 -8（IL-8）水平、肝脏手术、慢性酗酒、休克、机械通气时高气道峰压、吸烟和液体正平衡。就输血而言，应识别及随后大量减少由女性捐献者提供的血浆或全血。因为减少使用女性捐献的血浆可降低 TRALI 的发生率。一项相关研究发现，已患有 ALI 的 ICU 患者输注 PRBCs 与 90 天死亡率无关[18]。

迟发性溶血性输血反应（血管外免疫反应）

因为抗体浓度过高而迅速发生反应，并可观察到 RBC 破坏，速发型溶血性输血反应常非常显著。在许多溶血性输血反应的情况中，输入的供血者细胞最初

可很好地存活，但是不同时间后（2~21 天）将出现溶血[163]。这种反应主要发生在曾经输血或妊娠而被红细胞抗原致敏的受血者。因此，该迟发性反应更常见于具有已知的同种异体免疫倾向的女性。这种反应即为迟发性溶血性输血反应；在输血时由于患者抗体水平太低，以致无法检出或不能引起 RBC 破坏。只有在经过第二次刺激后抗体水平升高（即回忆应答反应）时，才发生 RBC 破坏。这种延迟性反应通常只表现为输血后血细胞比容下降。但是，这些患者也可能出现黄疸和血红蛋白尿，发生肾功能损害，但是罕见死亡。与速发型反应不同的是，引起迟发性溶血性输血反应最常见抗体为 Rh 和 Kidd 系统，而不是 ABO 系统。虽然改善血库操作流程可降低速发型溶血性输血反应的发生率，但是因为输血前检验不能检出潜在受血者中极低水平的抗体，可能无法预防迟发性溶血性输血反应。

虽然肾功能损害并不常见，但是对输血后 2~21 天时出现无法解释的血细胞比容下降的患者，即使没有明显的溶血表现，外科医师也应注意鉴别诊断迟发性溶血性输血反应。这对术后患者特别重要，因为一般认为血细胞比容下降是由于失血所致，并可能成为是否需要再次手术的一项重要指标。

非溶血性输血反应

非溶血性输血反应通常并不严重，一般只出现发热或过敏反应。发热反应的特定感染原因将在"减少感染的其他选择"一节中讨论。发热有时可能为溶血反应或细菌污染的首要体征。

输血最常见的不良反应是不太严重的发热反应。症状包括输血后不久出现的寒战、发热、头痛、肌痛、恶心及干咳，这是由供血者白细胞释放出致热源性细胞因子和细胞内容物所致。使用滤过白细胞的血液可降低发热反应的发生率[164]。少数情况下，患者可能出现低血压、胸痛、呕吐和呼吸困难。已有报道胸部 X 线片显示肺浸润，包括肺门前结节形成和下肺浸润并伴明显肺水肿[164]。由于发热反应必然有发热的症状，所以容易与溶血性输血反应混淆。因为直接抗球蛋白试验可排除 RBC 抗体黏附在输入的供血者 RBCs 上，非常容易区分溶血性输血反应和发热反应。必须排除可引起发热和寒战的更严重的并发症（溶血性反应和脓毒性反应）。当发生发热反应时，是否应停止输血尚无明确的一致意见[165-166]。

过敏反应可能是轻微的、类过敏反应或者过敏反应。类过敏反应在临床上与过敏反应相似，但并不是

由 IgE 所介导。大部分过敏性输血反应是轻微的，由输入血中的外源性蛋白质所致。最常见的症状是荨麻疹伴有瘙痒。患者偶尔出现面部肿胀。当确定这些反应并不是严重溶血性反应时，不必停止输血。可给予抗组胺药以减轻过敏反应的症状。有时可发生一种涉及过敏反应的较严重变态反应，患者可出现呼吸困难、低血压、喉头水肿、胸痛和休克。这是由于给缺乏 IgA 但已产生抗 -IgA 抗体的患者输入 IgA 所引起的过敏反应。这类反应并不会导致红细胞破坏，通常在输入仅数毫升血液或血浆后迅速发生。有此类过敏反应史的患者应输注去除供血者 IgA 的洗涤 RBCs 或无 IgA 蛋白成分的血液。一些研究者已回顾分析了许多其他罕见的输血反应 [149, 154, 167-168]。

输血的其他非传染性风险

尽管溶血性输血反应和 TRALI 在本章受到了主要的关注，输血的非传染性风险仍然存在问题并且同样应当引起重视（表 61-9）。其中一些风险已在前面有所讨论，包括发热、过敏反应和类过敏反应。实际上，非传染性危险或风险之所以获得关注，部分原因是由于输血的传染性并发症风险降低，如肝炎和人类免疫缺陷病毒（HIV）感染。实际上，英国全系统报告方案（SHOT）要求上报所有输血相关不良反应。过去几年发表的一些回顾性文章 [169-170] 中，题目稍有不同，因为 Hendrickson 和 Hillyer 在他们的题目中加了"严重"二字（即输血非传染性严重危险）。然而，总的来说他们讨论的风险是一样的。

表 61-9 列出了大部分输血非传染性危险的问题。TRALI 和溶血性输血反应已在本章其他节分别讨论。术语"NISHOT"包括所有非传染性并发症。以下是一些不太常见的风险。

1. 输血相关循环超负荷（TACO）：与 TRALI 不同的是，TACO 仅仅是指输血过多。患有心肺疾病、肾衰竭和极端年龄（尤其是婴儿，也见于第 93 章）的患者尤其容易受此伤害。使用利尿剂而不是降低输血速度可能对此有帮助。

2. 输血相关免疫调节（TRIM）：输血可通过循环淋巴细胞抑制免疫系统。输血对移植结果的影响与这个假设一致，证实了 TRIM 的概念，然而，其对恶性疾病和感染的影响却不明确（也见于输血相关免疫调节一节）。

3. 微嵌合体：微嵌合体是指单一生物体内存在不止一个细胞系。如捐献者的淋巴细胞可能存在于患者体内。它与怀孕、移植和创伤有关。患者体内含有微嵌合体的后果尚未明确。

4. 输血后紫癜：由受血者同种抗体攻击捐献者血小板抗原所致，可通过静脉输注免疫球蛋白治疗。

5. 低血压输血反应：活化凝血通路可激活缓激肽产物和过敏反应。

6. 输血相关移植物抗宿主疾病（GVHD）：表面上，是指给免疫功能不全宿主输血。这是一个相当严重且常常致命的问题（详见参考文献 22 和输血相关 GVHD 一节）。

7. 输血相关 AKI。

8. 同种异体免疫：只有 2% ～ 8% 慢性输血受血者产生 RBC 同种抗体（详见 Hendrickson 和 Hillyer，参考文献 22）。

9. HLA 同种异体免疫和人类血小板抗原（HPA）同种异体免疫：HLA 同种异体免疫是指由于抗体直接对抗 HLA I 级抗体导致的患者血小板产生不应性。HPA 同种异体免疫则是指血小板不应性来自于抗体对抗血小板抗原（HPA 抗体）。

10. 输血过少和输血过多：列出此并发症仅仅是为了完整性，因为此题目已在本章前面几节得到了充分的回顾。

11. 铁超负荷：此并发症通常不涉及麻醉，因为它是长期输血治疗的结果。由此，铁沉积在重要器官内。当铁缺乏适当的螯合作用时，可产生致命的肝或（和）心脏功能不全。

Hendrickson 和 Hillyer[170] 正确地指出了此列表繁冗，而他们的推荐是综合性的。其中包括开放性和限制性输血指征以及血液的合理储存时间。二者在本章均有广泛的介绍。Gilliss 等 [169] 指出应以证据为基础进行血液输注。同时，他们强调 FDA 提供的是指南而不是指令，他们的关注点是输血治疗的多样性应逐步形成。他们总结出这样的结论：避免不必要的输血将是减少输血并发症的最有效方法。尽管他们的推荐本身很明确，但是却难以定义"必要"和"不必要"。没有临床医生会故意进行不必要的输血。必要和不必要有何区别呢？本章（见输血指征一节）将用一整节讨论在决定输注 1 单位血液时要考虑的所有因素。

使用更敏感的筛查检测手段和输血治疗临床实践的变化使这些感染风险相当罕见。2011 年，FDA 发表了关于感染风险的表格，即表 61-10。因为感染的概率相当低，FDA 可能不会再发布这样的表格。最后，即使罕见，仍可能发生过敏反应。

表 61-9　输血的非传染性危险

输血反应	发生率（每 10^5 次输血）	病因	治疗	预防
发热	所有成分：70～6800	因血液储存产生的促炎性细胞因子 患者抗白细胞抗体与供血者白细胞结合	停止输血 给予退热药 支持疗法	储存前减白细胞
TACO	所有成分：16.8～8000 根据实践	循环超负荷 患有心脏或肾疾病的患者，婴儿和危重患者风险增高	停止输血 给予利尿剂 氧疗	识别高危患者 慢速输血
TRALI	红细胞：20 血小板 / 血浆：50～100	被动输入供血者抗体 因血液储存产生的毒性脂质	支持疗法	排除高危供血者
过敏	所有成分：3000，轻微的，2 例过敏反应	轻微反应：输入供血者血浆中的可溶性抗原 过敏反应：IgA 缺陷或其他受血者蛋白缺陷	停止输血 ASA 管理 建立大静脉通道 肾上腺素 抗组胺药 支持疗法	即使缺乏证据，输血前仍普遍使用抗组胺药
溶血	红细胞：1.1～9.0	供血者抗体与患者红细胞结合 患者抗体与供血者红细胞结合	停止输血 重新配血 支持疗法 治疗 DIC	标准的手术过程
TRIM	未知	其机制未知但可能与供血者白细胞有关	治疗并发症（如感染、恶性疾病）	输血前减白细胞可能有益，但此方法存在争议
微嵌合	所有成分：5000～10000 大量输血	供血者细胞永久存在于受血者体内	未知	未知
输血后紫癜	所有成分：2	受血者同种抗体攻击供血者血小板抗原	IVIG	避免对有 PTP 史的患者输注含 HPA 抗原阳性的血液
低血压	未知	激活接触系统产生激肽 服用 ACEIs 患者风险增高	停止输血 ASA 管理 建立大静脉通道 支持疗法	避免使用充满负电的减白细胞滤过器
移植物抗宿主	因人群而异	免疫功能不全宿主输血 供血者细胞与 HLA 类型高度匹配的输血	尚无一致意见 考虑骨髓移植	伽马射线照射细胞制品

Reprinted from Hillyer CD, Silberstein LE, Ness PM, et al: Blood banking and transfusion medicine: basic principles and practice, ed 2, Philadelphia, 2007, Elsevier, pp 678-679.
ACE，血管紧张素转换酶；ASA，美国麻醉医师协会；DIC，弥散性血管内凝血；HLA，人类白细胞抗原；HPA，人类血小板同种抗原；IgA，免疫球蛋白 A；IV，静脉注射；IVIG，静脉注射免疫球蛋白；PTP，输血后紫癜；TACO，输血相关性循环超负荷；TRALI，输血相关性急性肺损伤；TRIM，输血相关性免疫调节

　　非供血者传播的问题已成为主要关注问题（见"输血反应"，见表 61-7）。Fiebig 与 Busch[171] 为此提供了明确的资料。

　　从 1982—2008 年采取的一些血液安全性措施使同种异体输血的疾病传播风险大大降低，以致因为同种异体血安全性而使自体输血的需求量一直下降。也许西尼罗病毒的例子正说明了血库反应有多迅速。2002

年，西尼罗病毒导致美国史上最大范围的虫媒病毒性脑炎爆发（约 4200 例患者发病）。23 例因输血传播感染的病例中 7 例死亡。到了 2003 年，由于检验手段提高，目前感染极罕见（见表 61-10）。

　　即使如此，依然出现了许多问题。例如，变异型克雅病。在英国有 3 例可能因输血传播的病例。该如何严格检测？正如近期学者所述[172]，"从 1995 年以来，

表 61-10 美国每单位已筛查血液导致输血传播性感染的风险百分比

感染	风险	窗口期（天）
人类免疫缺陷病毒 -1 和 -2	1：1 476 000	5～6
人 T 淋巴细胞病毒 (HTLV-Ⅱ)	1：2 993 000	51
巨细胞病毒（CMV）	应用去白细胞成分血罕见	
丙型肝炎病毒（HCV）	1：1 149 000	3～4
乙型肝炎病毒（HBV）	1：280 000	24
甲型肝炎病毒 (HAV00)	1：1 000 000	
细菌性红细胞	1：500 000 中有 1：1 000 发生脓毒性反应	
提取血小板（早期需氧培养）		
寄生虫：巴贝西虫和疟疾	<1：4 000 000	7～14
西尼罗病毒（WNV）	1：1 100 000	?
急性溶血性输血反应	1：38 000～1：70 000	

Data from AABB: AABB technical manual, ed 17, 2011, AABB; and Fiebig ER, Busch MP: Infectious risks of transfusions. In Spiess BD, Spence RK, Shander A, editors: Perioperative transfusion medicine, Philadelphia, 2006, Lippincott Williams & Wilkins

框 61-2 输血感染性疾病的检验，1998

1. 中止血清谷丙转氨酶的检验
2. 丙型肝炎抗体的检验
3. 乙型肝炎核心抗原的抗体
4. HIV-1
5. HIV-2
6. HIV Ag（p24 抗原）
7. 人类嗜 T 淋巴细胞病毒（HTLV）1 型和 2 型
8. 梅毒血清学检验

Modified from National Institutes of Health, Consensus Development Panel on Infectious Disease Testing for Blood Transfusions: Infectious disease testing for blood transfusions, JAMA 274:1374-1379, 1995

生率在 3%～10%。90% 的输血后肝炎是由丙型肝炎病毒所致。这些患者中不到 1/3 出现黄疸[175]。为确定其预后，Tong 及其同事[175] 对 131 例输血后慢性丙型肝炎患者随访多年，得出了下列症状、体征和病情的发生率：

- 疲乏（67%）
- 肝大（67%）
- 慢性肝炎（23%）
- 慢性活动性肝炎（51%）
- 肝细胞癌（11%）

发现 20 例患者死于下列原因：

- 肝硬化并发症（8 例）
- 肝细胞癌（11 例）
- 慢性活动性肝炎 - 肺炎（1 例）

在 20 世纪 60 年代和 20 世纪 70 年代初表面上康复的丙型肝炎患者，即使到了 2013 年仍可衍生出其他疾病。几十年后，他们可患上肝癌。尽管笔者不知道其发生率，但已有三位亲近的朋友获此病。疾病控制和预防中心（CDC）报道了每 100 例感染丙型肝炎病毒的患者中，大约 75～85 例发展为慢性丙型肝炎，其中 60～70 例将继续发展为慢性肝病，5～20 例在 20～30 年后发展为肝硬化，1～5 例将死于肝硬化或肝癌（疾病控制中心，丙型肝炎常见问题解答，见 Centers for Disease Control, Hepatitis C FAQs for the Public. Available at http://www. cdc.gov/hepatitis/c/cfaq. htm. Accessed July 8, 2014）。

潜在病原体的总数量已经威胁到血液供应[173-174]"，这使得为每一种新的病原"增加昂贵的安全性检测变得不太实际"。所有检测都必须加强监督才能保证安全。

与 1998 年（框 61-2）的检测手段相比，2008 年（表 61-11）的输血检测有了很大的变化。核酸技术的应用降低了感染的窗口期（即从开始感染到检出阳性结果的时间），这就是肝炎、HIV 和西尼罗病毒感染率下降的主要原因。

乙型肝炎

当 20 世纪 40 年代输血成为现实时，人们认识到病毒性肝炎是一个主要的并发症。主要关注的是乙型、丙型以及罕见的丁型肝炎，这些病毒是经胃肠道外途径传播的。1985 年之前，输血后肝炎的总体发生率为 3%～19%，这取决于输血的机构和地点（如来自于大城市的供血者肝炎发生率较高）。大部分地区肝炎的发

巨细胞病毒

无症状型巨细胞病毒（CMV）慢性感染常见于健

表 61-11　用于检测所有单位血液感染性病原体的检验，2008

病毒	RNA Minipool	相应抗体
人免疫缺陷病毒（HIV）	核苷酸技术	HIV-1, HIV-2
丙型肝炎病毒（HCV）	核苷酸技术	HCV
乙型肝炎病毒（HBV）		HCV
人类嗜 T 淋巴细胞性病毒（HTLV）		HTLV-1, HTLV-2
西尼罗病毒	核苷酸技术	

表 61-12　无法检测出的理论上可经输血传播的传染病，2004

疾病	风险
疟疾	美国为 <1 : 1 000 000
南美洲锥虫病	<1 : 1 000 000
非典型肺炎（SARS）	？
变异型克雅病	英国为 3 例（？）

康人，以致人们几乎将该病毒认为是正常菌群。CMV 在细胞内能很好地存活，一般认为其以潜伏状态存在于许多人的单核细胞中，存在抗体预示有早期感染。主要需要关注的是妊娠（多胎）、早产或免疫抑制风险的受血者。CMV 血清抗体转化通常发生在接受多次输血的患者亚群。CMV 可导致嗜异染细胞抗体阴性反应，在许多方面与传染性单核细胞增多症非常类似。心脏直视手术后 1 ~ 2 个月发生的类传染性单核细胞增多症被称为灌注后综合征或输血后单核细胞增多症[176]。当受血者由输血前血清反应阴性状态转为输血数周后阳性状态并且伴有类单核细胞增多症表现时，是 CMV 传播最有说服力的证据。

输血传播 CMV 能导致某些人群严重的临床问题，如早产儿、同种异体移植物受者及脾切除的患者[177]。为预防高危人群的感染，建议需要时使用去除白细胞血液、冰冻去甘油 RBCs 以及筛选无 CMV 抗体的供血者（见"减白细胞的红细胞输血"）。血清转化总体风险约为 0.14%，或输注每单位血清阳性供体血为 0.38%。Wilhelm 等[178] 的研究结论认为，对于接受输血的大部分患者，没有必要提供 CMV 血清抗体阴性供血体的血液制品。他们在早产儿和新生儿中继续使用 CMV 血清阴性血液以防止 CMV 感染。

一般认为血浆制品如 FFP、冷沉淀、血清反应阴性供血者的血液成分以及减白细胞的血液成分不会引起 CMV 感染。

其他输血相关性传染病

虽然理论上输血能传播许多其他传染病，但是真正受到关注的只有几种，包括小肠结肠炎耶尔森菌感染、梅毒、疟疾、美洲锥虫病、变异型克雅病、细小病毒 B19 及非典型肺炎（SARS）（表 61-12）。

20 世纪 80 年代晚期，Tripple 等[179] 报道了 7 例

输血相关的致命性小肠结肠炎耶尔森菌脓毒症。他们回顾文献发现有 26 例输注全血或 PRBCs 后发生的革兰氏阴性细菌脓毒症。小肠结肠炎耶尔森菌是一种能够引起最多轻微胃肠不适的细菌。然而，在重症患者能引起脓毒症和死亡。遗憾的是，在 4℃ 磷酸盐缓冲液中储存的血液可促进其生长。

由于梅毒病原体不能在 1 ~ 6℃ 的储存温度下存活，所以不可能发生输血后梅毒。只有储存在室温下的血液制品才有传播梅毒的可能性。因为常保存在室温下，血小板浓缩液是最可能传播梅毒的血液成分。

输血后疟疾从来都不是受血者疟疾发病的主要原因。然而，尤其是在供血者没有排除疟原虫携带者风险时，疟疾仍有可能发生。因此，血库应充分询问献血者旅行史或疟疾流行区迁移史。

有报道输血传播的其他一些疾病，包括疱疹病毒感染、传染性单核细胞增多症（即 EB 病毒）、弓形体病、锥虫病、利什曼病、普鲁斯病、斑疹伤寒症、丝虫病、麻疹、沙门菌病及科罗拉多蜱传热。

如同疟疾一样，无任何相关检测手段却可能经输血传播疾病给患者的几种传染性病原体让人担忧（表 61-13）。由于缺乏特异性检验方法，所以应该采用更严格的标准筛查供血者。例如，2003 年，美国不接受疑似 SARS 或在东南亚某些国家旅行过的献血者。即使没有输血引起变异型克雅病的病例，但是在动物模型中该病毒能经血液传播，因此对有英国或欧洲其他国家旅行和居住史的献血者宜实行严格的政策。日益严格的献血者政策是否会增加血液供应不足的风险呢[180]（见合成性携氧物质一节）？

其他输血不良反应

输血相关性移植物抗宿主病

输血相关性移植物抗宿主病是通过输注血液制品使供血者淋巴细胞进入受血者体内引起的，从而引起

表 61-13　全血与 PRBCs 的比较

数值	全血	PRBCs
容量（ml）	517	300
红细胞量（ml）	200	200
血细胞比容（%）	40	70
白蛋白（g）	12.5	4
球蛋白（g）	6.25	2
总蛋白（g）	48.8	36
血浆钠（mEq）	45	15
血浆钾（mEq）	15	4
血浆酸（柠檬酸 - 乳酸）	80	25（mEq）
供血者/受血者比率	1 单位/患者	1 单位/4~6 例患者

From Landers DF, Hill GE, Wong KC, et al: Blood transfusion-induced immunomodulation. Anesth Analg 82:187, 1996

针对受体组织的免疫反应。严重免疫抑制患者为危险人群。此外，因为输入的淋巴细胞携有共享的 HLA 单倍型而不能被受血者识别和清除，来自一级或二级亲属的直接供血者也是危险人群[181]。患者可出现全身皮疹、白细胞减少以及血小板减少，通常导致脓毒症和死亡。虽然有输注滤过白细胞血液后仍发病的一例个案[182]，血液辐照能预防输血相关性移植物抗宿主病的发生。

眼睛不良反应

1997 年，有报道 112 例患者在输血 24h 内发生双侧结膜红斑。美国疾病控制与预防中心研究了 1997 年和 1998 年的其他 49 例患者，结论认为这是血液采集滤过系统中所用的一种化学物质或材料引起的毒性反应，最可能是减白细胞滤过系统[183]。

输血相关性免疫调节

输注同种异体血液可引起受血者非特异性免疫抑制反应。超过 150 项临床研究试图阐明输注同种异体血与手术切除后肿瘤复发、术后感染和病毒激活的关系，结论认为输血相关性免疫调理有可能引起这些不良反应。虽然这些研究结论尚有争议且不确定，但是减白细胞 RBCs 已普遍应用（见后续章节）[184]。

减白细胞和经照射血制品的输注

概况

白细胞可能引起输注 PRBCs 的一些并发症。其中包括针对 I 级抗原的 HLA 同种异体免疫反应、发热反应和经输血传播的 CMV 感染。国际上广泛应用减白细胞 PRBCs 的包括西欧、英国和加拿大。而在美国输注的 PRBCs 大部分也是减白细胞的。应用减白细胞血液的依据何在？

减白细胞血液的应用有明确的适应证。输注减白细胞血液能减少发热反应的概率，特别是因妊娠已经产生同种异体免疫的患者。应用减白细胞血液能降低输血引起 HLA 同种免疫的风险，尤其有助于减少对血小板输注的耐受；并能降低 CMV 感染的风险。这些特别的人群包括长期输血患者、潜在的移植受者、移植受者、有非溶血性输血发热反应史的患者及未能接受血清反应阴性血液成分输注的 CMV 血清反应阴性的高危患者。Kleinman[51] 提出了如何识别这些特异的患者分组。

人们一直认真考虑普遍应用减白细胞血液，这是因为其存在一些预期的优点，包括减少变异型克雅病（vCJD）的传播、减轻白细胞诱导的免疫调节甚至降低术后死亡率。2001 年，人们对支持与反对普遍应用减白细胞血液进行了争论[185-186]。到 2004 年，虽然进行了大量研究，但是尚未能确定减白细胞血液的这些预期的优点[187]。正如 Corwin 和 AuBuchon[185] 的合理总结，"可能有益，不会有害"成了普遍应用减白细胞血液的理由。血小板的细菌污染、TRALI 和急性溶血性反应可引起更高的发病率和死亡率，这些并不能通过减白细胞血液得到显著改善（见表 61-7）。尽管如此，普遍应用减白细胞血液是输血医学未来发展的方向。

经照射的血制品

经照射的血液成分包括单一的细胞制品（RBCs、血小板和粒细胞），但不包含非细胞型制品（解冻的冰冻血浆和冷沉淀）。输注经照射血制品的适应证包括子宫内输血、小于 4 个月的新生儿、新生儿、正在输血的儿科患者（只用于 ICU）（也见于第 93~95 章）、正在进行体外膜肺氧合和体外循环生命支持的 1 岁以下的婴儿、患有血液病或肿瘤的成年患者以及在血库供血之前直接由亲属献血所致的免疫缺陷综合征的患者。照射血制品不能应用于进行常规非骨髓抑制性化疗的实体肿瘤患者和接受常规移植后免疫抑制治疗的

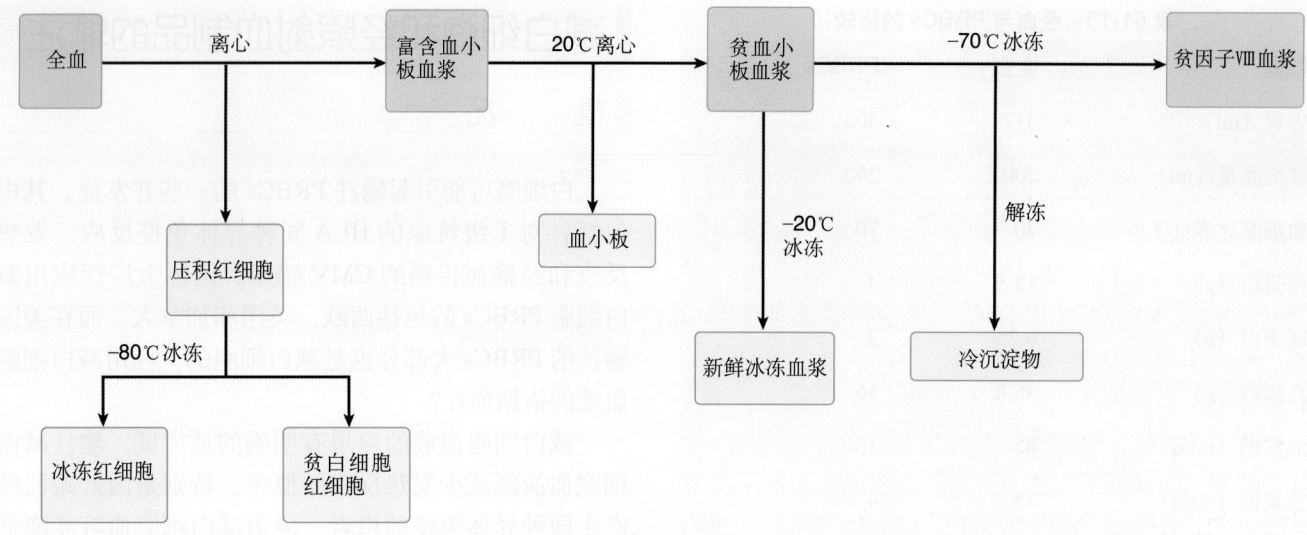

图 61-11　用于血液成分疗法的全血分离示意图

实体器官移植患者。

血液成分疗法

血库领域的一个重要进步是开展了血液成分疗法。虽然详细阐述各种分离步骤超出了本章范围，但是对各种不同血液成分来源的简要图解可见图 61-11。其基本哲学思想是基于给予患者缺乏的特定血液成分是对患者最好的治疗的这种理念。该理念给常要求输注全血的外科医师提出了问题。

浓缩红细胞

PRBCs 含有与全血同等数量的血红蛋白，但是已去除了大部分血浆。全血血细胞比容为 40%，而 PRBCs 为 70%（见表 61-13）。理论上，全血可提高携氧能力，并扩充血管内容量。除严重出血外，需要输注红细胞的大多数指征能用 PRBCs 来有效治疗，而剩下的血浆和其他成分可用于其他患者（见图 61-11）。许多血库认真地遵守这个原则，除非特殊需求，否则手术室不能获得全血。实际上，血库工作人员认为除特殊情况外（如低血容量性休克），不需要输注全血。

晶体或胶体液与 PRBCs 重组有助于 PRBCs 的输注；但是并非所有晶体液都适用。如果溶液含有钙离子，将会出现凝血块。不推荐将乳酸林格液用作 PRBCs 的稀释液（表 61-14）。相反，Cull 等[188] 应用血液流速和血块形成的研究发现，乳酸林格液和生理盐水同样可以接受。更重要的因素可能是与血浆相比稀释液是否为低张液。如果是低张液，RBCs 将会肿胀并最终溶解。引起溶血的溶液见表 61-14。临床医师

表 61-14　静注溶液与血液相容性

血液加入到静注溶液 （1：1 的比率）	30min 时溶血	
	室温	37℃
5% 葡萄糖的水溶液	1+	4+
Plasmanate*	1+	3+
含 5% 葡萄糖的 0.2% 盐水	0	3+
含 5% 葡萄糖的 0.4% 盐水	0	0
含 5% 葡萄糖的 0.9% 盐水	0	0
0.9% 盐水	0	0
pH 7.4 的 Normosol-R†	0	0
乳酸林格溶液	0（血凝块）	0（血凝块）

*Cutter Laboratories, Berkeley, Calif.
†Abbott Laboratories, Chicago, Ill

担心晶体液与 RBCs 重组可能导致血清浓度降低，因此他们可能试图应用血浆衍生物，如 Plasmanate（一种人血浆蛋白制剂）。然而，这些液体也能引起溶血。Plasmanate 的渗透压只有 180 mOsm/kg。推荐用于重组 PRBCs 的溶液为含 5% 葡萄糖的 0.4% 盐水、含 5% 葡萄糖的 0.9% 盐水、0.9% 盐水和 pH 为 7.4 的 Normosol-R 溶液。

血小板浓缩液

血小板浓缩液可来自 4～6 个单位捐献全血的合并浓缩液或单一供血者的单采浓缩液[189]。血小板浓缩液可通过从新鲜采集的单位血经差异离心来制备，或

通过血小板分离技术从专门捐献大量血小板的供血者采集。如果室温储存血小板，收集后宜持续轻微振荡，有效使用期为 7 天。血小板浓缩液在医学中的使用有独特的"矛盾"。首先，主要源于血小板浓缩液的细菌污染是输血相关性死亡的第三大原因（见表 61-7）。血小板浓缩液主要在室温时有效，而该温度可促进细菌生长。而且，这已经是 20 多年来都未解决的问题。1982—1985 年报道的 10 例血小板输注相关的脓毒症中，有一半病例所输血小板储存时间为 5 天或 5 天以上。1987—1990 年的一项前瞻性研究结果显示，应用血小板治疗继于骨髓衰竭的血小板减少症患者中，有 7 例患者出现脓毒症[190]。应用储存 5 天源于多个供血者的血小板制品患者的脓毒症发生率较应用储存 4 天者增高 5 倍，因此强调缩短储存时间。血小板相关性脓毒症的发生率约为 1/12 000[191]。估计的血小板细菌污染发生率约为 1/2 000[192]。

细菌过度生长的风险增高与 20 ～ 24℃的储存温度有关。对输注血小板后 6h 内出现发热的任何患者，应该考虑血小板导致的脓毒症。为增加效能，储存血小板需要评估，但是还需要额外的检验，这样临床医师实际上可应用血小板的时间只有 3 天左右（见表 61-15）。最近，允许储存 7 天的血小板减去 2 天检验时间使其有 5 天可供利用，从而增进了该贵重血液制品的总体利用并改善了血小板的储存管理。目前血小板浓缩液需常规检验以排除细菌，同时是唯一在室温下储存的血液制品[193]。血小板中的细菌存在率在常规细菌培养前后分别为 1/5 000 和 1/50 000[193]。2007 年的资料表明，1 004 206 个单位血小板中细菌培养阳性的有 186 个单位，其中 20 个单位出现脓毒症反应。其中有 13 例发生在采血后 5 天，并导致 3 例患者死亡[194]。

确定应用血小板的适应证有一定困难。1989 年 7 月 FDA 药品公告强调，血小板不应该用于免疫性血小板减少性紫癜患者（除非存在威胁生命的出血）、预防性用于大量输血或心肺转流术后。ASA 特别小组[67] 提出以下建议：

1. 当血小板减少症是由于血小板破坏增加（如特发性血小板减少性紫癜）时，预防性输注血小板无效，基本没有指征。

2. 如手术患者血小板减少症是由于血小板生成减少，而血小板计数大于 100×10^9/L 时，几乎没有预防性输注血小板的指征；而当血小板计数小于 50×10^9/L 时通常有指征。当患者血小板计数在中间值 [（50 ～ 100）× 10^9/L] 时，确定是否需要输注血小板治疗应以患者出血风险为依据。

表 61-15 血小板浓缩液储存期限与主要事件的回顾

年份	储存期限	实际储存期限 *
1984—1986	7 天	6 ～ 7 天 †
1986—1999	5 天	3 天 ‡
1999—2004	5 天	3 天 §
2004 年至今	5 天	2.5 ～ 3 天

* 临床医师实际应用血小板浓缩液的时间
† 细菌污染的报道
‡ 核苷酸技术检验，集中供血者检验
§ 应用细菌检测

3. 微血管出血的外科和产科患者如果血小板计数小于 50×10^9/L，通常需要输注血小板；当血小板计数大于 100×10^9/L 时很少需要输注血小板；当患者血小板计数在中间值 [（50 ～ 100）× 10^9/L）] 时，确定是否需要输注血小板应以患者是否有更明显出血的危险为依据。

4. 血小板计数小于 50×10^9/L 的患者可耐受经阴式分娩或失血一般不明显的手术。

5. 如果已知血小板功能障碍和微血管出血，即使血小板数量明显充足，仍可能有指征输注血小板。

ASA 将在 2015 年出版新版指南。

一些机构（如 UCSF）已经列出以下几种情况所需的最低血小板计数：①预防性，②围术期，③活动性出血。对于第一类，化疗患者的血小板计数要求为 20 000/µl。第二类，骨髓活检或腰椎穿刺血小板计数应为 20 000/µl 和 30 000/µl，而神经外科手术则为 10 000/µl。第三类，之前所列的血小板计数可能至少为 100 000/µl。正如这里描述的一样，很可能所有大型医疗机构血库都有这样的列表。局部地区血库的临床医师可能会对多种情况有确切的推荐，应该遵循这些推荐进行治疗。

严重血小板减少症（<20 000/mm³）和临床有出血体征的患者通常需要输注血小板。然而有时候患者血小板计数可能极低（远远低于 20 000/mm³），却没有任何临床出血的表现。这种情况下的患者可能不需要输注血小板。遭受创伤或需要手术的患者需要较高的血小板数量，可达 100 000/mm³，以维持充分止血（见表 61-5）。决定输注血小板之前必须进行实验室检查和临床评估。

如可能，应该使用 ABO 相容性的血小板。然而，是否必须应用 ABO 相容性血小板尚未得到良好的证实。其难以进行特异性检验。因血小板导致凝集，所以不能利用 RBC 交叉配血终点的凝集反应来检验。血小板膜上存在免疫球蛋白，难以检测到受血者抗体的额外沉积。尽管直接针对血小板膜上 I 型人白细胞抗原蛋白的抗体能破坏血小板，而且针对 ABO 的抗体破坏血小板的程度较轻，但是选择输注的血小板时可能将仍不考虑抗原系统[134]。ABO 不相容性血小板可发挥非常充分的止血作用。

输注血小板的效果难以监测（参见第 62 和 81 章）。理想情况下，70kg 成人输注 1 个单位血小板浓缩液后 1h 血小板计数通常增加约 7000 ~ 10 000/mm³。若增加血小板计数 100 000/mm³，则需要输注 10 个单位血小板浓缩液。然而，许多因素如脾大、既往致敏史、发热、脓毒症和活动性出血可能导致输注血小板的存活减少和功能恢复降低。

人们已提出使用各种不同类型的血小板浓缩液，包括单采血小板（即从一位供血者采集更多血小板，以避免多位供血者血小板混合）、去除白细胞的血小板、紫外线 B- 照射的血小板。Kruskall[192] 对这些血制品的应用进行了综述。

新鲜冰冻血浆

FFP 是最常用的血浆制品，采集供血者血液时即可制备。FFP 含有所有的血浆蛋白，特别是因子 V 和 VIII，后两者在血液储存期间逐渐减少。使用 FFP 如同其他任何血液制品一样带来一定固有的风险，如致敏外源蛋白。为了提高血液制品的总体利用率，FFP 制品也存在许多差异。例如，FFP 解冻后有效时间存在从 24h 到 5 天的差异性。同时，静脉采血后 24h 冰冻的血浆（FP24）相当于 FFP，除了因子 VIII 下降约 25%[195]。当然，血浆是输血比例这个概念的重要组成部分。

2006 年，ASA 特别小组总结出几乎没有证据支持增加 FFP 应用于临床治疗。该小组将在 2015 年发表一份关于 FFP 和其他血制品的总结。尽管 FFP 用于急性失血时血管内容量替代治疗是可靠的，但是其他疗法同样令人满意且更为安全。没有证据表明 FFP 作为输血治疗的一部分用于大量失血具有突出优势。众所周知，输注 FFP 的风险包括 TRALI、输血相关性循环超负荷和变态或过敏反应。同时还存在其他不常见的风险[196]。

2012 年，ASA 出版了关于血浆应用的指南[197]。与 2006 年版相比，ASA 在 2012 年版指南中反映了以下不同之处：

1. 对无抗病毒产品存在的遗传性单一凝血因子缺乏的替代治疗

2. 对合并出血或（和）DIC 的多种凝血因子缺乏的替代治疗

3. 作为血浆交换的成分治疗血栓性血小板减少性紫癜

4. 当无法使用凝血酶原复合物时，用于逆转华法林抗凝作用引起的严重出血

5. 预防性用于严重创伤和（或）大量失血的稀释性凝血障碍的患者

FFP 或血浆常常在置入血管内导管之前用于危重患者。Hall 等[198] 对英国 29 个 ICUs 的 1923 例置入血管内导管的患者进行研究，对比是否输注 FFP 发现，慢性肝病和凝血功能检测异常的患者接受 FFP 输注的频率更高。然而，PT 的严重程度不是其中一个因素。在这种情况下是否应用 FFP 仍不确定。

为了促进血浆在需要大量输血的患者中的应用，一些创伤中心随时供应解冻血浆。在一项研究中，将已接受 1 个单位 RBCs 和血浆的严重创伤患者分为两组，其中一组立刻输注 4 个单位解冻血浆。研究发现，接受血浆输注的一组患者总体血制品使用量和 30 天死亡率均下降[199]。预后的改善让笔者感到欣慰。让人疑惑的是，除输血外是否有其他原因可使预后得到改善。

其他血浆制品

简单介绍一下几种血浆制品。Tanka 和 Kor[197] 在 ASA 的一个出版物中对此作了很好的综述。采集的血浆在 24h 内冰冻会贴上 PF24 的标签。其他的制品则标为凝血酶原复合物。在欧洲，凝血酶原复合物浓缩液即维生素 K 依赖因子的无菌冻干浓缩液。还有其他制品可选。在美国，有 3 种因子凝血酶原复合物可供使用，但 FDA 批准的适应证非常严格。

冷沉淀物

冷沉淀物的制备方法使其含有高浓度的因子 VIII 和纤维蛋白原，也含有 von Willebrand 因子和纤维连接蛋白，而其他血浆蛋白含量甚少。Brown 及其同事[200] 概述了冷沉淀物用于治疗 VIII 因子缺乏或血友病甲。冷沉淀物含有因子 VIII :C（即前凝血剂活性）、因子 VIII :vWF（即 von Willebrand 因子）、纤维蛋白原、因子 VIII 和纤维连接蛋白；后者是一种糖蛋白，它在网状内皮系统清除血中异物颗粒和细菌中可能发挥作用。

冷沉淀物常用于 ABO 相容者；然而，这可能并不非常重要，因为冷沉淀物中抗体浓度极低。冷沉淀

物可能含有 RBC 碎片，从 Rh 阳性个体制备的冷沉淀物可能能使 Rh 阴性个体对 Rh-O 抗原致敏。

冷沉淀应通过过滤器尽可能快速输注，输注速率应至少达到 200ml/h，并应在解冻后 6h 内输完。

商业化的因子Ⅷ浓缩液已经是血友病的标准治疗方法。虽然热灭活因子Ⅷ浓缩液可降低传染性，但是传染风险依然存在。重组 DNA 技术已经用于生产因子Ⅷ，且不存在疾病的传播风险[201]。轻度血友病可用去氨加压素治疗，而不用血液制品。对存在因子Ⅷ抑制物（即同种异体抗体）的患者，难以确定合适的治疗方法。

外科医师有时应用纤维蛋白胶进行局部止血。这种纤维蛋白胶的制备方法类似于冷沉淀物。当 FFP 解冻时，沉淀物包含大量纤维蛋白原，离心后形成约 4ml 浓缩沉淀物，再加入凝血酶后即可局部使用，但是难以确定其效能。

凝血酶原复合物

通过离子交换吸附或无机化学吸附方法能够从血浆或血浆成分中获得因子Ⅸ。这些制品为因子Ⅱ、Ⅶ、Ⅸ 和 Ⅹ复合物。两种商业制剂是 Konyne（凝血因子Ⅸ，Cutter Laboratories, Berkeley, Calif）和 Proplex（凝血因子Ⅱ、Ⅶ、Ⅸ 和 Ⅹ复合物，Hyland Division of Travenol Laboratories, Costa Mesa, Calif）。其他产品包括 Alpha Nine SD（BDI Pharma, Columbia, SC）、BeneFix（Wyeth Pharmaceuticals, New York）、Mononine（CSL Behring, King of Prussia, Pa）和 Profilnine SD（Grifols, Los Angeles, Calif）。Bebulin VH（Baxter, Deerfield, Ill）是一种热蒸发的维生素 -K 依赖性因子浓缩液，其容量远远小于 FFP。

这些制品的主要适应证是治疗因子Ⅸ缺乏症或血友病乙（即 Christmas 病）。这是一种只有通过实验室检验才能与血友病甲相鉴别的出血性疾病。因子Ⅸ或凝血酶原复合物也被用于治疗获得性低凝血酶原出血性疾病，主要为华法林使用过量；但是因其有发生肝炎的风险，应用受到限制。

纤维蛋白原浓缩液

纤维蛋白原浓缩液来源于人类血浆而不包含相关水平的其他凝血因子。它不会发生输血相关的并发症。因此，应用纤维蛋白原可降低对同种异体血液成分的需求。输注纤维蛋白原的功效常常由以纤维蛋白为依据的 ROTEM 作临床记录，这在本章和第 62 章有简要

叙述[202]。该项随机对照试验强烈建议输注纤维蛋白原浓缩液应作为减少输血需求的一线治疗。在随后的一项评论中，Faraday[203] 指出，应用纤维蛋白原浓缩液证明了其比其他传统的同种异体血液制品更快地改善止血和更少发生免疫反应、感染和血管内容量超负荷的确切潜力。同时，Tanka 等[204] 总结出 4g 纤维蛋白原的单一剂量可达到大约 200mg/dl 的血液水平，并且可降低输注血小板的发生率和供血者暴露数。然而对 5 项随机试验和 15 项非随机试验的系统综述总结认为，对于治疗围术期出血患者的凝血病，凝血酶原复合物和纤维蛋白原浓缩液与传统的血液成分相比并没有优势[205]。

单纯供血者血浆

单纯供血者血浆是从对凝血因子未行任何保护性处理的储存血液中分离出来的血浆。单纯供血者血浆用作容量扩张剂时非常有效。当输注单纯供血者血浆时，应该遵守给予 FFP 相同的所有注意事项。很显然它并不能用于纠正凝血因子缺乏症。

白蛋白和血浆蛋白制剂

数种包含白蛋白的商业制品可用于增加血管内容量。临床可获得的白蛋白为 5% 或 25% 的等张盐溶液。可供使用的血浆蛋白组分包括白蛋白、α 和 β 球蛋白。这些商业制备的溶液是用等张电解质溶液重新溶解从大量混合血浆中提取的白蛋白成分。使用这些白蛋白溶液时不需考虑 ABO 血型和交叉配血，应该主要用作容量扩增剂。白蛋白的价格非常昂贵，且供不应求。研究显示，细菌性脓毒症与输注白蛋白有关[206]。1997 年的大部分时间内里，因为变异型克雅病污染的问题，5% 白蛋白供应紧缺。如可能，因为药瓶开启后可能存在污染的问题，白蛋白应在开始输注后 4h 内输完。2003 年 Vincent 等[207] 分析了 1998—2000 年全球范围人类白蛋白的 10 个主要供应商有关所有不良反应的报告。虽然病例可能低报，但是研究者的结论认为应用人类白蛋白的不良反应很少。白蛋白的使用似乎相当安全，但是其适应证仍有争议。

治疗明确的低蛋白血症或可能存在低蛋白血症的情况，如烧伤和腹膜炎时应该限制应用 5% 血清白蛋白溶液。这些溶液比电解质平衡液扩充血容量的时间更长。然而，白蛋白的渗透压可使其他细胞外隔室的液体进入血管内。在大多数低血容量和脱水状态下，整个细胞外液容量已处于缺乏状态。应该给予可扩充

整个细胞外液量的液体如生理盐水或乳酸林格液等。

合成胶体溶液疗法

关于使用晶体液与胶体液的争论已持续多年。大学医院协会发布了关于应用白蛋白、非蛋白类胶体及胶体溶液的指南[208]。遗憾的是，没有麻醉学者参与该指南的制定。无疑胶体液扩充血管内容量方面肯定强于晶体液（即充分血管内复苏需要较少量胶体液）[209]。然而，在疾病的最终转归方面（如死亡率），并无有力证据表明哪类液体替代疗法更有效。

合成的羟乙基淀粉

多年来，许多淀粉制剂已用于扩充血管内容量。Van Der Linden 等[210]发表的一篇很好的综述指出，羟乙基淀粉的药代动力学和药效学已获得很大进展，因此人们现今关注的是二者的变化取决于不同淀粉来源及其化学成分，如取代程度、取代的分子位置、平均分子量和分子量分配。最常用的制剂是 6% 羟乙基淀粉（HES，Hespan）。尽管 6%HES 可有效扩充血管内容量，可能是因为 6%HES 对凝血功能有影响，特别是增加出血和影响血小板功能，其并未得到广泛使用。分子量在不良凝血反应中发挥一定的作用（即分子量越小对凝血影响越小）。人们开发出两种新型 HES 制剂，以减轻其对凝血功能的影响。关于 Hextend 的研究最广。Hextend 为 6%HES，而且同时含有一种由电解质、葡萄糖和乳酸组成的生理性平衡媒质。其药代动力学特性和药效学模型与其他淀粉制剂相似，但对凝血功能的影响更小[211]。人们也一直应用明胶类，但是不如 HES 受到广泛的研究[212]。

Van Der Linden 等[211]尚未发现羟乙基淀粉 130/0.4 引起不良安全问题的证据。然而，Zarychanski 及其同事[213]总结认为不应该使用这些淀粉制剂，因为其存在严重的安全问题，特别是可增加死亡率和 AKI 的风险。他们同时考虑到其中一位发表过很多关于类 HES 合成物临床应用的文章的学者，可能存在研究行为不端的问题。在随后的评论中[214]，提出了关于类 HES 合成物的结论，包括大量的缺乏职业道德的研究已被认为是学术造假及科学行为不端。因此，Aatonelli 和 Sandroni[214]总结认为，HES 很可能不应该用于危重患者的急性血管内容量复苏。人们仍在观望是否出现更多相关的临床研究。

2013 年，FDA 安全通知及不良反应报告系统通过其 MedWatch 系统发表了"关于增加死亡率、严重肾损伤和出血风险的警告框"。他们特别建议 HES 溶液不应用于 ICU 中的脓毒症患者、有肾功能不全史及正在进行心肺转流的患者。同时，若要输注 HES，一旦出现凝血功能障碍和（或）肾功能不全的体征时，应立即停用。

2012 年以来，逐渐出现了对应用 HES 不同形式的关注，使胶体液的未来临床应用成为一个问题。然而在 2013 年末，Seymour 和 Angus[215]在一项评论中指出，在医学上，低血容量休克患者是否应该使用胶体液或晶体液（即生理盐水或乳酸林格溶液）是一个古老的争论。他们的评论来自于另外的一项关于低血容量休克患者使用胶体液还是晶体液的研究[216]。尽管对于 90 天死亡率来讲，使用胶体液比晶体液的预后稍好，但是总体结论倾向于认为二者并无差别 [胶体液 vs. 晶体液用于复苏的重症Ⅲ期（CRISTAL）试验]。他们指出已经开展的大量临床研究，包括生理盐水和白蛋白溶液评估（SAFE）、容量置换和胰岛素治疗在严重脓毒症中的功效（VISEP）、斯堪的纳维亚淀粉用于严重脓毒症/感染性休克（6S）、晶体液和羟乙基淀粉试验（CHEST）以及上述的 CRISTAL 试验。

上述关于胶体液和晶体液的题目已被广泛研究，但却没有确切的答案。几乎所有这些研究小组都是对危重患者进行研究，且通常是 ICU 患者，但是其中一个例外。HES 对于治疗麻醉引起的过敏反应可能更有效[217]。然而，尽管很多结论认为 HES 可在手术中应用，但是却没有进行其关于手术及麻醉中应用的研究。总而言之，即使已经进行了大量研究，应用胶体液的理由和好处（非常广泛）（即替代晶体液）还常常不明确，因此他们认为需要更多的研究。对此，笔者却持不同意见。若胶体液的使用等同于晶体液，即二者几乎没有或没有差别，就不需要那么多的研究。使用胶体液（特别是 HES）时，麻醉医师应该具备根据最新获得的临床证据证明此决定正确的能力。Moral 及其同事[218]提出了这样一个问题：使用羟乙基淀粉 130/0.4 是否一定导致死亡？ Nolan 等[219]进一步评论说："羟乙基淀粉，今天存在，明天不再。"

右旋糖酐

右旋糖酐 70（Macrodex）的分子量约为 70 000 道尔顿，是一种有效的容量扩增剂。然而，24h 内输注右旋糖酐超过 20ml/kg，可能干扰正常血液凝结，导致交叉配血失败，并可能引起出血倾向。这种血液凝结不全反映了由于抗凝血酶作用引起的血小板黏附性下降。严重类过敏或过敏反应的发生率是人们关注的一个问题。这些反应由右旋糖酐反应抗体所介导；该抗体为 IgG 免疫球蛋白，通过对右旋糖酐多糖类的反应而产生。如果在给予抗体（译者注：应为抗原）之前封闭右旋糖酐反应抗体上的潜在反应位点，则能够防止这些反应过程。通过预先给予半抗原，一种能与免疫球蛋白结合但不产生反应的物质，抗体的反应位点将被占据，从而不能对抗原产生反应。研究已证实预先输注右旋糖酐 I（Promit，分子量 1 000 道尔顿）作为半抗原，可降低严重反应的发生率，但是不能完全消除这种反应[220]。右旋糖酐 70 的胶体渗透压高于血液。右旋糖酐 70 与白蛋白一样可能减少细胞外的水分。

右旋糖酐 40（Rheomacrodex）的分子量为 40 000 道尔顿，一直主要用于降低血液黏度和细胞聚集，并改善低灌注状态下的微循环。常预防性应用右旋糖酐 40 来降低术后血栓栓塞的发生率。创伤、失血、烧伤和内毒素休克都可能增加血液黏度。虽然右旋糖酐 40 能降低血液黏度，但是尚未明确证实其改善微循环血流的推测。

高张盐水，可能复合右旋糖酐

高张盐溶液的钠浓度为 250 ～ 1200mEq/L。其理论上的优点为：钠浓度越高，所需完全复苏的总容量越小。较低的输入量即可能反映细胞内水分渗透性转移到细胞外。其他机制包括对心肌的直接正性肌力作用和直接外周血管舒张作用。高张盐溶液的主要问题是严重高钠血症，这可能引起脑脱水，甚至致死。

人们一直将各种高渗 - 高张溶液用于低血容量患者的复苏。最常见的是联合应用高张盐水与 6% 右旋糖酐 70。动物实验研究发现，这些液体使消化道和肾微循环恢复的效果优于生理盐水[221-222]。加入右旋糖酐可增强高张盐水扩充血管内容量的效果，但是并不显著地延长其临床作用时间[221]。因此需进行更多临床实践以确定这些液体的最终作用。

合成类携氧物质

除人类红细胞（血液）外的合成类携氧物质

人们制造了各种携氧或促进氧运输的物质，并尝试了两种合成类血液的方式。第一种方法是使用线性结合动力学，这不同于血红蛋白非线性结合。最著名的是称为 Fluosol-DA 的全氟化合物乳剂。然而因它只

有在 PaO$_2$ 超过 300mmHg 时才携带氧（即少量）[222]，因此很少应用。与 Fluosol-DA 相比，另一种较新的全氟复合物 - 全氟辛基溴化物（perfluorooctyl bromide）携氧增加 3 ～ 4 倍，半衰期较长，预计问题较少。其他相关的产品有 Oxygent（Alliance）、Oxycyte（合成类血液）及数种其他全氟碳乳剂。

其他合成类血液（笔者使用的术语，但是均未被企业和 FDA 官方认同）或氧治疗剂被称为血红蛋白氧载体（HBOCs）。这些产品是通过修饰来自人体、动物或重组技术得到的血红蛋白分子。首先使血红蛋白去基质，以防止肾毒性作用。接着必须对无基质血红蛋白进行修饰以增强其与氧的亲和力，并延长其相对较短的血管内半衰期。目前只有 3 种产品进行了临床试验。其中 2 种来自过期的人类 RBCs，另一种来自于牛 RBCs。这些液体仍然有并发症，最严重的是肾毒性、对氧亲和力增加（即氧离曲线左移）以及由于输入血红蛋白清除了一氧化氮所致的小动脉血管收缩。如本部分内容结尾所述，这种血管收缩作用可能导致该产品最终失败的结局。人们正在利用各种方法包括交联、吡啶羟化与聚合以及共轭与包裹等来降低氧亲和力，增加网状内皮系统的沉积以及延长半衰期。

基因工程为血液制品带来了希望。最早开发出了重组红细胞生成素，用于贫血的治疗，并有助于自体血的应用（参见第 63 章）。1992 年，人们设计出一种作为血液替代品的人类重组血红蛋白（rHb1.1）[223]。运用基因工程技术从大肠埃希杆菌中制造出 rHb1.1。其在携氧容量方面与正常血红蛋白一样，且不需要交叉配血，也不会传播疾病或很快过期。人体能耐受多少重组物质仍有待研究。遗憾的是，它可引起与一氧化氮清除相关的小动脉收缩作用。在动脉血压维持不变的情况下，它是以微血管结构严重收缩为代价，这不利于器官灌注。与 rHb1.1 和琥珀酰水杨酸交联血红蛋白相比，新近合成的 rHbg2.0 可使一氧化氮清除降至最低，几乎不引起小动脉收缩[224-225]。人们希望对这些较新的血红蛋白溶液的研究将给人类带来新型的合成类血液制品。

最先可能得到批准临床常规使用的产品似乎是 Hemopure[226]。它来自于经戊二醛聚合的超纯化牛 RBCs。其 P$_{50}$ 较高（即 43mmHg 而不是 26mmHg），这意味着其运输氧到组织的能力即使不超过也至少与人类 RBCs 一样[226]。它另外的优点是不需要检测血型和交叉配血，不传播感染性疾病如 HIV 和肝炎病毒[225-226]。这也确实是大多数合成类血液制品的典型特点（表 61-16）。目前已经安全地进行了许多临床试验，可能有一些轻微的并发症，但是其意义仍不明确。并发症包括平

表 61-16　一般合成类血液制品与同种异体血液的比较

参数	合成类血液制品	同种异体血液
氧输送	迅速且稳定	取决于 2,3-DPG
疾病传播的风险	无	见表 61-11
储存	室温，效能稳定	冷藏，效能丧失
储存期	1～3 年	42 天
制剂	随时可用	需交叉配血
相容性	通用	血型特异性
作用时间	1～3 天	60～90 天

2,3-DPG，2,3- 二磷酸甘油酯

均动脉血压轻度增高，心指数降低，推测可能是一氧化氮所致。大多数临床试验表明同种异体血的应用减少[227]。

然而，关于 HBOCs 的最新消息不容乐观。Natanson 等[228]对 16 项试验研究，包括 5 种不同产品和 3711 例患者进行了累积性 meta 分析。其结论认为，给予 HBOCs 后，心肌梗死和死亡风险明显增加。随后发表的评论认为，死亡风险增加 30% 以及心肌梗死风险增加 3 倍，应该停止任何其他的研究[229]。而且，应用的所有技术（如交联、聚合或共轭）均存在一致性的损害作用。实质上，研究者必须证明 HBOCs 在降低死亡率或严重并发症发病率方面的效果至少相当于目前标准的治疗。笔者遗憾地断定，以当前技术方法不可能将合成类血液（HBOCs）应用于临床。

虽然对于 HBOCs 的未来不容乐观，但是偶尔还会出现一些发现其有效作用的尝试。

例如，在极度贫血的情况下使用全氟化碳乳剂

（一种 HBOC）可维持大鼠器官功能和系统氧合[230]。建议或许 HBOC 可在输血之前使用。因此，一种人类聚合血红蛋白，PolyHeme，其对于等待血制品的创伤出血患者具有"维持生命"的作用[231]。Olofsson 等[232]使用一种氧化的聚乙烯醇化 Hb 以减少全髋关节置换术中的低血压事件发生。尽管这种做法成功了，但是出现不良反应的风险更高。这些结果使 Levy[36]总结出"除非出现治疗低血压或休克的 NO- 清除药物，否则不太可能提供足够安全有效的血制品分子"。虽然这种途径的应用可能性不大，仍有可能推荐 HBOC 溶液作其他用途。

知 情 同 意

进行任何输血前，必须从患者或其监护人获得知情同意书（参见第 11 章）。同意书包括的内容在全美国尚未统一标准，且仍在不断变化中。如果在没有取得有效知情同意下患者因为输血受到伤害，医务人员即使采取了所有正确措施使伤害可能恢复后仍可能成为被告而对损害作出补偿[228]。很多年前，加利福尼亚通过了《Paul Gann 血液安全法案》。该法律赋予患者了解输血相关风险及其他可选择方案的知情权。输血医学的迅速变化迫使使用血液制品的临床医师接受更深层次的继续教育，以确保其适应现行的法规。地区医院输血治疗委员会应该给临床医师提供这样的信息。

参 考 文 献

见本书所附光盘。

第62章　患者血液管理：凝血

Thomas F.Slaughter

殷　伟　译　嵇富海　杨建平　审校

要　点

- 在正常生理状态下，血凝块的形成需要血管内皮细胞、血小板和血浆介导的止血机制来共同参与。
- 组织因子（外源性途径）启动血浆介导的止血过程，而XI因子（内源性途径）将这一反应进行放大。
- 凝血酶的产生是止血过程中起关键作用的可调节的酶促反应步骤。
- 血小板通过以下几个方面参与血凝块的形成：①作为凝血因子激活复合物的锚合位点；②作为媒介释放具有止血活性的蛋白；③作为血凝块的主要结构成分。
- 仔细询问有关出血的病史仍然是最有效的发现出血和血栓形成倾向的手段。
- 血流淤滞、血管内皮细胞损伤以及机体潜在的高凝状态都可以促进血栓形成。
- 肝素诱发的血小板减少症（HIT）是一种肝素介导的自身免疫反应，它能够促进血小板激活和动静脉血栓形成。

正常止血过程

止血是由一系列细胞和生物化学过程组成的，其目的是为了限制由损伤引起的机体出血量、维持血管内血液的流动性以及促进损伤后被血栓堵塞部位的血管再生。正常生理止血过程需要在以下两者之间取得微妙的平衡，一方面是可以形成一个稳定的局限性的止血块的促凝途径；另一方面是限制除了损伤部位以外其他部位的血栓形成的抗凝机制。血管内皮细胞、血小板和血浆凝血蛋白在这个过程中起着同等重要的作用。一旦无法维持这个平衡，通常会导致出血过度或病理性的血栓形成。

机械性或者生物化学性的血管内皮细胞损伤导致血小板在损伤部位的沉积，这个过程通常被称为初期止血。尽管初期止血对于轻微损伤来说可能已经足够，但是对于更严重的出血，就需要有稳定的血凝块的形成，这种血凝块包含有交联的纤维蛋白，这一过程由激活的血浆凝血因子所介导，通常被称为二期止血。尽管初期止血和二期止血是为了描述和诊断而用的术语，但在止血所涉及的细胞和分子过程方面取得的进展提示，血管内皮细胞、血小板、血浆介导的止血这三者的相互作用远比在该模型中的情况复杂得多。

止血过程中血管内皮细胞的作用

在正常生理状态下，血管内皮细胞提供了一个非促进血栓形成的表面，以利于血液的流动。健康的内皮细胞具有抗血小板、抗凝和促纤维蛋白溶解的作用，以抑制血凝块形成[1]。携带负电荷的血管内皮细胞排斥血小板，同时产生前列环素（PGI_2）和一氧化氮（NO），它们是强效的血小板抑制剂[2]。血管内皮细胞可合成降解二磷酸腺苷（ADP）的二磷酸腺苷酶，而ADP是另一个强效的血小板激活剂。由于这些内源性的抗血小板效应，非激活状态的血小板是不会黏附在健康血管内皮细胞表面的。血管内皮细胞还同时表达几种血浆介导的止血过程的抑制物，包括血栓调节蛋白（一种间接的凝血酶抑制物）、肝素样的葡萄糖胺聚糖以及组织因子途径抑制物（TFPI）[3]。最后，血管内皮细胞还合成组织型纤溶酶原激活物（t-PA），它的作用是激活纤维蛋白溶解反应（一种初步的限制血凝块蔓延的拮抗性调节机制）。

尽管存在这些生理性的抑制血栓形成的防御机制，一系列机械性和化学性的刺激可以使内皮细胞的这一平衡方向发生移动，以致促进血凝块形成。血管内皮细胞的损伤使位于其下的细胞外基质（ECM）包括胶原、血管假性血友病因子（vWF）以及其他具有黏附血小板作用的糖蛋白暴露[4-5]。由于细胞外基质的暴露，血小板与之结合并被激活。组织因子（恒定表达于细胞外基质中的成纤维细胞）的暴露，激活血浆介导的凝血途径，进而产生凝血酶，最终产生纤维蛋白凝块。某些特定的细胞因子（比如，白介素-1，肿瘤坏死因子、γ-干扰素）和激素（比如，去氨加压素或内皮素）会引起血管内皮细胞的促血栓形成性变化，包括合成和表达 vWF、组织因子、纤溶酶原激活物抑制剂（PAI-1，一种纤溶的抑制物），同时正常情况下阻止血栓形成的细胞和生物化学途径也被下调[6-7]。凝血酶、低氧血症和高血流剪切力能诱发血管内皮细胞发生改变，而这种改变可以促进血栓形成。血管内皮细胞合成 PAI-1 的增加，以及与之相关的对纤维蛋白溶解作用的抑制，被认为与手术之后的促血栓形成状态和静脉血栓形成发生率增加有关[8-9]。

血小板与止血

血小板在止血过程中发挥关键作用。血小板来源于骨髓巨核细胞，未被激活时以圆盘状的无核细胞在血液中循环[10]。血小板膜的特征是具有多种受体以及一个与表面相连的开放的管道系统，这有助于增加血小板膜的表面积，同时还促进血小板内部和外部环境的快速联系[11]。在正常情况下，血小板并不与血管内皮细胞结合；但是，当损伤使 ECM 暴露时，血小板发生了一系列的生物化学和物理学变化，表现为三个主要阶段：血小板的黏附、激活和聚集。

内皮下基质蛋白的暴露（比如：胶原蛋白、vWF、纤维连接蛋白）使得血小板黏附于血管壁。vWF 被证实是一个尤其重要的连接分子，vWF 可以连接 ECM 和血小板糖蛋白 Ib/IX 因子/V 因子受体复合物[12]。缺少 vWF（von Willebrand 病）或者血小板糖蛋白 Ib/IX 因子/V 因子受体（Bernard-Soulier 综合征）会导致临床上显著的出血性疾病。

当血小板黏附于 ECM 时，会发生一系列物理学和生物化学变化，这被称之为血小板的激活。血小板含有两种类型的储存颗粒：α颗粒和致密体[11]。α颗粒内含有多种对于止血和损伤修复起到关键作用的一些蛋白质，包括纤维蛋白原、凝血因子 V 和Ⅷ、vWF、

血小板衍生生长因子（PDGF）以及其他物质。致密体内含有二磷酸腺苷（ADP）和三磷酸腺苷（ATP），以及钙离子、5-羟色胺、组胺和肾上腺素。在激活阶段，血小板释放颗粒内容物，引起更多血小板的募集和活化，进而增强了血小板介导的凝血过程[13]。在激活阶段，血小板经历了结构变化，形成了伪足样的膜伸展，同时释放具有生理活性的微颗粒，这两种机制都有助于显著增加血小板膜的表面积。在激活阶段，血小板膜磷脂的重新分布暴露了新的活化了的血小板表面糖蛋白受体，以及同钙离子和凝血因子激活复合物结合的磷脂结合位点，这对增强血浆介导的止血过程很重要[14]。

在血小板聚集的最后阶段，激活阶段中由血小板释放的激活因子有助于将更多的血小板募集到损伤部位。新激活的血小板表面的糖蛋白 IIb/IIIa 受体同纤维蛋白原结合，使其与临近的血小板发生交联（血小板聚集）[15]。这些受体的重要性在一些与它们的先天性缺乏相关的出血性疾病（Glanzmann 血小板无力症）中得到了反映。

血浆介导的止血过程

血浆介导的止血过程，即凝血级联反应，可以被很好地概括为一个增强放大系统，它加速了凝血酶从无活性的前体（如凝血酶原）的生成。通过暴露于组织因子或者暴露于异物表面，微量的血浆蛋白被激活，引发了一系列级联反应，最终导致了可溶性的纤维蛋白原向不溶性的纤维蛋白凝块的转变[16]。凝血酶的产生，也称"凝血酶爆发"，是止血过程中一个关键的调节步骤。凝血酶不仅能产生纤维蛋白，也能激活血小板，同时介导一系列的附加过程，从而影响着炎症反应、丝裂原形成甚至止血过程的下调[17]。

传统意义上，血浆介导的止血过程的"凝血级联反应"，被描述为内源性和外源性凝血途径，两条途径最后终止于一条共同途径，即纤维蛋白的产生[18]。尽管有人认为这个级联反应模型过于简化，但如果要展开对血浆介导的止血过程的讨论，它仍然是一个有用的描述工具（图 62-1）。大部分凝血因子是在肝合成的，以一种被称为酶原的无活性形式在血液中循环。经典的凝血级联反应的命名之所以有点让人疑惑，是基于如下事实：无活性的酶原是按照发现的次序被冠以罗马数字的名称。当酶原被转化为有活性的酶时，一个小写字母 a 被加在罗马数字命名之后。比如，无活性的凝血酶原被称为凝血因子 II，而有活性的凝血酶则被称为因子 IIa。随着我们对有关止血过程的生物

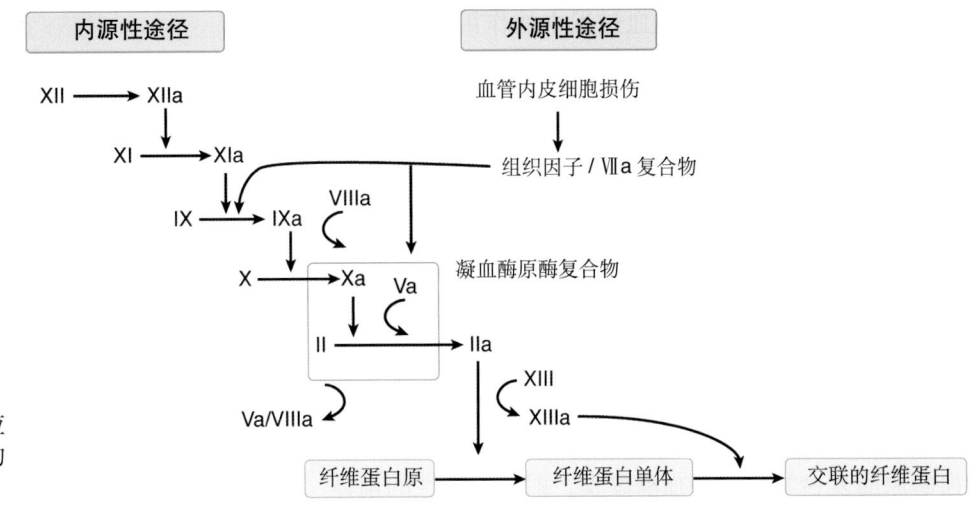

图 62-1 对经典的凝血级联反应（包括外源性途径和内源性途径）的描述

图 62-2 血管损伤部位血凝块的形成。血管损伤暴露了内皮下的组织因子（TF），进而通过外源性途径启动了血浆介导的止血过程。内源性途径进一步增强凝血酶和纤维蛋白的产生。血小板黏附于暴露的胶原并被激活，导致更多血小板的招募和聚集 *(From Mackman N, Tilley RE, Key NS: Role of extrinsic pathway of blood coagulation in hemostasis and thrombosis, Arterioscleros Thromb Vasc Biol 27:1688, 2007, with permission.)*

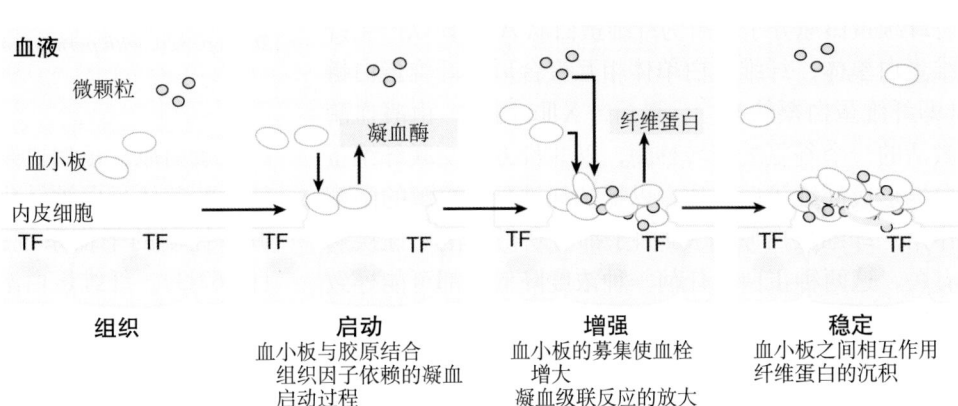

化学机制的理解的加深，有些凝血因子名称已经不再使用或者被重新命名了。凝血级联反应特征性地描述了一系列酶促反应，包括无活性的前体——酶原——经过激活并使整个反应得到放大。级联反应的每一步都需要与膜相结合的激活复合物的聚合，每个激活复合物都由一种酶（激活的凝血因子）、底物（无活性的前体酶原）、辅助因子（加速剂／催化剂）和钙离子四者共同组成[19]。这些激活复合物的聚合发生在磷脂膜上（通常是血小板膜或者微颗粒膜），这样有助于这些反应物质得到定位和聚集。如果缺乏磷脂膜的锚合位点，凝血因子的激活过程将明显延缓，进而使得生成的血凝块在损伤部位定位。

凝血的外源性途径

凝血的外源性途径，被广泛认为是血浆介导的止血过程的启动步骤，它是从血浆与组织因子的接触开始的[20]。组织因子在围绕血管的内皮下组织中广泛存在，然而在正常状态下，血管内皮细胞会尽量减少组织因子和血浆凝血因子的接触。在血管受到损伤后，循环于血浆中的低浓度的Ⅶa因子与组织因子、X因子和钙离子一起形成与磷脂相结合的激活复合物，促进因子X向Xa的转化[21]。最近，组织因子／Ⅶa因子复合物已经被证明能够激活内源性途径的Ⅸ因子，进一步证实了组织因子在启动止血过程中的关键作用[22]。

凝血的内源性途径

经典理论认为，内源性的或者接触激活系统是一条通过Ⅻ因子促进凝血酶生成的并行途径。然而，由于接触激活因子的缺乏而引起出血性疾病是非常罕见的。这就促使我们将内源性途径理解为一种放大系统，即在外源性途径启动后，内源性途径会增加凝血酶的生成[22]。近期以细胞为基础的凝血模型提示，由外源性途径产生凝血酶的过程被一种天然抑制剂，即组织因子途径抑制物（TFPI）所限制[23]。然而由外源性途径产生的少量凝血酶在被中和以前会激活Ⅺ因子和内源性途径。内源性途径继而放大并增强止血反应，以使凝血酶的产生最大化（图 62-2）。尽管Ⅻ因子能被异物表面（如，心肺转流的管道或者玻璃瓶）所激活，但是内源性途径在启动止血过程中的作用似乎不大。然而，内源性途径的相关蛋白可以促进炎症反应、补体激活、纤维蛋白溶解、激肽的生成和血管发生[22, 24]。

凝血的共同途径

　　最终途径是内源性和外源性凝血级联所共有的，描述的是凝血酶的产生和接下来的纤维蛋白的生成。贯穿于内源性和外源性途径中的信号放大终止于凝血酶原酶复合物（与磷脂膜结合的激活复合物）的产生，凝血酶原酶复合物由Xa因子、Ⅱ因子（凝血酶原）、Va因子（辅助因子）和钙离子共同组成[25]。凝血酶原酶复合物介导凝血酶爆发，即从无活性的前体凝血酶原大量生成凝血酶。凝血酶以蛋白水解的方式将纤维蛋白原分子裂解为纤维蛋白肽A和B以产生纤维蛋白单体，纤维蛋白单体相互聚合形成纤维蛋白链（即纤维蛋白凝块）[25]。最后，ⅩⅢa因子，由凝血酶激活的一个谷氨酰胺转移酶，以共价方式交联纤维蛋白链形成纤维蛋白凝块，以抵抗纤维蛋白溶解的降解作用。纤维蛋白原和ⅩⅢ因子都与获得性出血性疾病有关，这两种蛋白中任何一种浓度降低，都可能导致手术后过度出血和需要输血。近年来，纤维蛋白原和ⅩⅢ因子的血浆浓缩物都已可以制备，提示我们可以进行随机对照研究，来确定探究这些生物制品用于治疗获得性凝血功能障碍的效果[26]。无论如何，凝血酶的产生是调节止血过程的关键酶步骤[27]。凝血酶的活性不仅介导纤维蛋白原向纤维蛋白的转化，也能激活血小板，将无活性的辅助因子Ⅴ和ⅩⅢ转化成有活性的构象，激活ⅩⅠ因子和内源性凝血途径，上调组织因子的细胞表达，刺激血管内皮细胞表达PAI-1来下调纤维蛋白溶解活性[17, 27]。

内在的抗凝机制

　　通过激活内在抗凝机制调节止血过程、限制血凝块的蔓延，使之仅局限于损伤部位。一个简单却也重要的抗凝机制来源于血液的流动和血液稀释。早期的血小板/纤维蛋白凝块对血液流动时的剪切力的破坏作用高度敏感。血液流动进一步限制血小板和凝血因子的局部定位和浓缩，使得临界数量的止血成分很难结合在一起[25, 28]。然而，在形成血凝块过程的后期，需要有更有力的抗凝机制来限制血凝块的蔓延。已经发现四个主要的抗凝途径对下调止血过程显得很重要：纤维蛋白溶解、TFPI、蛋白C系统和丝氨酸蛋白酶抑制剂。

　　纤维蛋白溶解系统由一个级联放大反应组成，最终生成纤溶酶，并以蛋白水解的方式降解纤维蛋白和

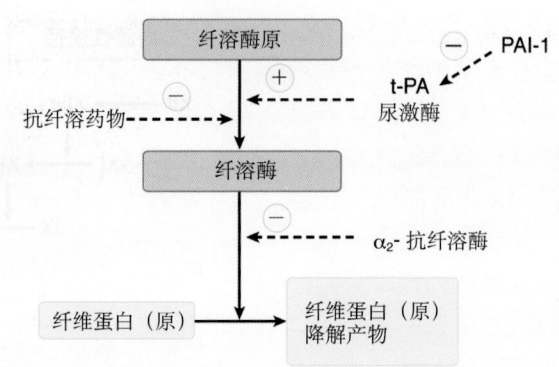

图62-3　纤维蛋白溶解的主要调节物。虚线表示纤维蛋白溶解的促进物和抑制物的作用位点。PAI，纤溶酶原激活物抑制因子；t-PA，组织型纤溶酶原激活物 (From Slaughter TF: The coagulation system and cardiac surgery. In: Estafanous FG, Barasch PG, Reves JG, editors: Cardiac anesthesia: principles and clinical practice, ed 2, Philadelphia, Lippincott Williams & Wilkins, 2001, p. 320, with permission.)

纤维蛋白原。正如血浆介导的凝血级联反应一样，无活性的前体蛋白被转化成有活性的酶，需要有一个可调节控制的平衡系统来预防过度出血或者血栓形成（图62-3）。纤维蛋白溶解最重要的酶学介导物是纤溶酶，它是由无活性的前体即纤溶酶原生成的[29]。在体内，纤溶酶的产生通常是由来源于血管内皮细胞的t-PA或者尿激酶的释放而启动的。凝血酶是t-PA合成的一个强烈的刺激因子[27]。内源性的ⅩⅡa因子和激肽释放酶在暴露于异物表面后会激活纤维蛋白溶解。纤维蛋白的存在会加速纤溶酶的生成[30]。对游离的纤溶酶的快速抑制可以限制纤溶活性的扩大。除了对纤维蛋白和纤维蛋白原的酶学降解，纤溶酶可以通过降解关键性的辅助因子Va和Ⅷ，以及减少对于血小板的黏附和聚集非常重要的血小板糖蛋白受体，来抑制止血过程[31]。纤维蛋白的降解产物也具有轻微的抗凝活性。TFPI抑制组织因子/Ⅶa因子的复合物，进而抑制负责启动止血过程的外源性凝血途径。TFPI和Xa因子形成了与磷脂膜结合的复合物，包裹和抑制组织因子/Ⅶa因子复合物[3]。大多数TFPI是与血管内皮细胞结合的，但在给予肝素后可以释放进入循环。肝素进一步催化TFPI抑制凝血的活性[32]。随着TFPI迅速中止组织因子/Ⅶa因子的活性，内源性途径对凝血酶和纤维蛋白的连续产生所起的关键作用就变得明显了[22]。

　　蛋白C系统在下调止血过程中显得尤其重要，因为它不仅抑制凝血酶，也抑制重要的辅助因子Va和Ⅷa。凝血酶与一种膜相关蛋白（血栓调节素）的结合而激活蛋白C，从而启动这个抑制途径[33]。蛋白C通过与其辅助因子蛋白S共同降解辅助因子Va和Ⅷa。

缺少这些重要的辅助因子限制了弹性蛋白酶和凝血酶原酶激活复合物的形成，而后两者分别对 X 因子和凝血酶的形成起到重要作用。凝血酶一旦与血栓调节素结合就失活并被从循环中清除，这也为蛋白 C 下调止血过程提供了另一种机制 [33]。

调节止血过程的最重要的丝氨酸蛋白酶抑制剂包括抗凝血酶（AT）和肝素辅助因子 II。抗凝血酶与凝血酶结合并抑制凝血酶，也抑制凝血因子 IXa、Xa、XIa、XIIa。肝素辅助因子 II 仅抑制凝血酶。尽管肝素辅助因子 II 的精确生理作用不是很清楚，但抗凝血酶在下调止血过程中是起着关键作用的 [34]。肝素作为一个催化性的加速剂与抗凝血酶结合，增强抗凝血酶对靶酶的抑制作用 [35]。在体内，位于血管内皮的肝素样葡萄糖胺聚糖提供了对凝血酶和 Xa 因子的抑制位点。

止血障碍

对出血性疾病的评估

很少有人会对手术前评估出血风险的重要性提出质疑，但是确定这个风险的合适方法仍然是大家争论的话题。尽管术前对所有外科手术患者进行直观的常规凝血功能检查似乎很有吸引力，但这个方法对出血性疾病缺少预测价值，当然也缺少成本效益 [36]。一份详尽的有关出血的病史仍然是预测围术期出血的最有效的方法。

一份详尽的病史应该关注患者既往的出血情况 [37]。患者是否存在与创伤或者既往手术相关的"过度"出血的病史？为了控制出血是否需要输血或者再次手术？提示存在出血性疾病的病史包括：经常性的严重鼻出血，需要进行鼻腔填塞或者外科干预。因为口腔内的高浓度的纤维蛋白溶解活性物质，口腔手术和拔牙手术是验证止血功能的极佳方法。Von Willebrand 病通常表现为月经过多或者产后出血，这经常发生于合并有止血障碍的妇女 [38]。非创伤性的自发性出血病史，如果是发生在关节（关节出血）或者深部肌肉，那么就值得注意了。如果出血性疾病于早年发生或者同样存在于家族成员中，提示是遗传性的，这与获得性出血的情况正相反 [39]。一份详细的用药史，包括直接询问是否服用含阿司匹林的非处方药、中草药和鱼肝油，可能非常有价值的。最后，应该包括对并存的相关疾病的询问（比如，肾疾病，肝疾病，骨髓疾病以及恶性肿瘤）。

对于多数患者而言，全面详尽的有关出血的病史可以避免手术前进行凝血功能的实验室检查。但是有

几种情况需要在手术前进行凝血功能检查。如果手术前的病史或者实验室检查结果提示存在出血性疾病的症状或者体征，那么基于实验室检查对于凝血功能的进一步的评估就很有必要。对于那些预计会有较多出血的重大手术（比如心肺转流），尽管病史是阴性的，仍然具备手术前进行凝血筛查的适应证。对于那些手术前无法提供有关出血病史的患者，术前的凝血检查也是合理的。如果手术前发现了出血性疾病的证据，可能的话应该在手术之前弄清其潜在机制。

遗传性出血性疾病

尽管遗传性止血障碍可能涉及血小板功能、血浆介导的止血过程或者纤维蛋白溶解途径，Von Willebrand 病（其特征是 vWF 质量的缺陷或者数量的减少）仍然是最常见的遗传性出血性疾病 [38]。其类型包括：I 型和 III 型（不同程度的 vWF 数量减少），和 II 型（影响 vWF 功能的质量缺陷）。正常情况下，vWF 对血小板与 ECM 的黏附起着关键作用。vWF 进一步发挥着携带分子的作用，能够避免 VIII 因子在游离血浆中被以蛋白水解的方式降解 [40]。Von Willebrand 病患者的典型病史是：容易淤青，反复鼻出血，月经过多，以及初期止血过程（由血小板介导）缺陷的所有特征性表现。在某些严重病例（比如 III 型 vWD），由于并存 VIII 因子的缺少，可能导致严重的自发性出血，包括关节腔出血（这在血友病患者中比较常见）。与瑞斯西丁素反应，实验室检查经常显示：活化部分凝血活酶时间（aPTT）轻到中度延长，出血时间延长，有免疫活性的 vWF 浓度降低，血小板聚集降低 [38, 41]。PFA-100 和类似的体外血小板功能检测已经越来越多地代替了出血时间来评估 vWD [42]。在严重病例中可以检测出 VIII 因子活性降低。轻微的 vWD 患者对醋酸去氨加压素（DDAVP）会有反应，然而如果有严重的出血病史，可使用 VIII 因子的浓缩物（比如，Humate-P:CSL Behring，King of Prussia，Pa.）来特异性替代 vWF 和 VIII 因子 [43-44]。

尽管血友病相对罕见，但是鉴于其临床表现多样，还是值得关注。血友病 A，其特征是不同程度的 VIII 因子缺乏，是一种 X- 连锁的遗传性出血性疾病，最常发生于儿童，表现为关节和（或）深部肌肉的自发性出血。血友病 A 的发生率在男性为 1：5 000，然而几乎 1/3 患者没有家族史，表明患者出现了新的突变 [45]。对于病情较轻的血友病患者，通常一直到生命的后期，在手术或者创伤后出现了无法解释的出血才会被发现。通常，血友病患者的实验室检查显示 aPTT 的延长，而

凝血酶原时间（PT）和出血时间在正常范围内。为了确定诊断和区分Ⅷ因子缺乏的程度，需要进行Ⅷ：C因子的特异性检测。血友病 A 的轻型患者可以用去氨加压素治疗，然而对于大多数患者的围术期处理需要咨询血液病专家，以及给予重组的或者纯化的Ⅷ因子浓缩物 [43, 46]。血友病尤其是血友病 A 患者中越来越常见的一个并发症是，产生了针对Ⅷ因子蛋白质的自身抗体。对于存在高滴度自身抗体的患者，给予Ⅷ因子的浓缩物可能无法控制出血。有几种方法可以减少这些患者的出血，包括用猪的Ⅷ因子进行替代，给予"激活的"或者"非激活的"凝血酶原复合物，或者使用重组的Ⅶa 因子（NovoSeven, Novo Nordisk Inc., Bagsvaerd, Denmark）（见第 63 章）[44, 47]。血友病 B（即 Christmas 病）也是 X - 连锁的疾病，其发生率大概是 1：40 000，需要使用含Ⅸ因子浓缩物的血液成分进行替代治疗。

获得性出血性疾病

关于获得性止血功障碍的详细描述不在此处讨论

范围之内，然而，鉴于不少药物和并存的疾病状态是大多数获得性出血性疾病的原因，这些情况就值得考虑了。肝素、华法林和纤维蛋白溶解药物历来是多数药物引起的严重出血并发症的原因（表 62-1）[48-49]。近来，抗血小板药物治疗进一步使得围术期管理变得复杂（表 62-2）[49-52]。非片段肝素是由来源于猪或者牛的黏膜组织的膜相关葡萄糖胺聚糖的异质性混合物组成。非片段肝素的特异性和效力随着分子量（一般在 5 000～30 000 道尔顿）的不同而改变 [35]。肝素的抗凝效应来源于其与血浆抗凝血酶的相互作用，抗凝血酶继而又抑制了参与血浆介导的止血过程的丝氨酸蛋白酶 [34]。肝素的半衰期是 1～2h，并且随着总剂量的不同而直接发生变化。肝素通过肾和肝从循环中清除。通常肝素的抗凝效应可通过监测 aPTT，目标是较对照组延长 1.5～2 倍，通常用于治疗静脉血栓形成 [53]。当肝素的浓度超出了 aPTT 的测量极限时，比如在心肺转流或者介入性心血管操作时，活化凝血时间（ACT）尽管敏感性稍低，但可以作为一个监测肝素抗凝效果的替代方法 [54]。肝素的抗凝效应可以通过给予鱼精蛋白来快速逆转 [55]。

表 62-1　抗凝药物

药物	作用位点	给药途径	血浆半衰期	排泄	拮抗药	术前停用时间	延长 PT/APTT
未分级肝素	Ⅱa/Xa	IV/皮下	1.5h	肝	鱼精蛋白	6h	否/是
LMWH	Xa	皮下	4.5h	肾	鱼精蛋白（部分逆转）	12～24h	否/否
链激酶	Plg	IV	23min	肝	抗纤溶药物	3h	是/是
t-PA	Plg	IV	<5min	肝	抗纤溶药物	1h	是/是
香豆素类	维生素 K 依赖的凝血因子	口服	2～4 天	肝	维生素 K rf Ⅶa PCCs		
璜达肝癸钠	Xa	SC	14～17h	肾	无	3 天*	否/否
比伐卢定	Ⅱa	IV	25min	肝	无	3h	是/是
阿加曲班	Ⅱa	IV	45min	肝	无	4～6h	†是/是
利匹卢定/带丝卢定	Ⅱa	IV	1.5h	肾	PMMA，透析	8～10h*	†是/是
利伐沙班	Xa	口服	9～13h	肾	无	24～48h*	是/是
阿哌沙班	Xa	口服	9～14h	肝	无	26～30⁺h	是/是
达比加群	Ⅱa	口服	14～17h	肾	无	±5*天	是/是

Data from Roberts HR, Monroe DM, Escobar MA: Current concepts of hemostasis: implications for therapy, Anesthesiology 100:722-730, 2004, with permission.

HIT，肝素诱发的血小板减少症；Ⅱa，凝血酶；IV，静脉注射；LMWH，低分子量肝素；PCCs，凝血酶原复合物；Plg，纤溶酶原；PMMA，甲基丙烯酸甲酯；rF Ⅶa，基因重组Ⅶa 因子；t-PA，组织型纤溶酶原激活物。

* 有关安全范围的资料有限（假设采用的是预防给药的剂量方案）。

† 阿加曲班和水蛭素可以使 PT 延长数秒

表 62-2　抗血小板药物

药物	作用位点	给药途径	血浆半衰期	代谢	拮抗药物	术前停用时间	是否延长 PT/aPTT
阿司匹林	COX 1-2	口服	20min	肝	无	7 天	否 / 否
双嘧达嘌	Adenosine	口服	40min	肝	无	24h	否 / 否
氯吡格雷	ADP	口服	7h	肝	无	7 天	否 / 否
普拉格雷	ADP	口服	7h	血浆 / 肝	无	7 ~ 10 天	否 / 否
噻氯吡啶	ADP	口服	4 天	肝	无	12 ~ 14 天	否 / 否
阿昔单抗	GP Ⅱb-Ⅲa	IV	30min	肾	无	48 ~ 72h	否 / 否
依替菲巴肽	GP Ⅱb-Ⅲa	IV	2.5h	肾	无	24h	否 / 否
替若非班	GP Ⅱb-Ⅲa	IV	2h	肾	血液透析	24h	否 / 否

Data from Roberts HR, Monroe DM, Escobar MA: Current concepts of hemostasis: implications for therapy, Anesthesiology 100:722-730, 2004, with permission.
ADP，二磷酸腺苷 ；COX，环氧化酶 ；IV，静脉注射 ；GP，糖蛋白

最近，低分子量肝素（LMWHs）获得了人们的青睐，这是由于它减少了给药频率以及不需要监测。由于 LMWHs 的糖链长度较短，它在减少了对凝血酶的抑制活性的同时，保留对 Xa 的抑制活性[56]。理论上来说，LMWHs 能够减少出血倾向。无论如何，LMWHs 有更容易预测的药代动力学反应，对血小板功能的影响减少，引起肝素诱发的血小板减少症（HIT）的风险也降低了。尽管对 LMWHs 的监测并不常规进行，PT 和 aPTT 通常也不受影响，因此需要监测抗 Xa 因子的活性。此外，如果有必要进行对 LMWHs 的快速逆转，鱼精蛋白只具有部分逆转效应[57]。

香豆素衍生物的口服抗凝剂能干扰肝维生素依赖的凝血因子，即因子 Ⅱ、Ⅶ、Ⅸ、Ⅹ，以及蛋白 C 和蛋白 S 的合成[58]。香豆素类特异性地抑制对谷氨酸残基的羧化过程，而这一过程对凝血因子激活复合物锚合在磷脂膜上非常重要。香豆素类药物治疗的监测是通过来源于 PT 的 INR（国际标准化率）系统。一般来说，INR 值在 2 ~ 3 提示抗凝效果比较合适[53]。对于多数患者，香豆素类的过度抗凝效应可以通过停药来处理。然而，鉴于此类药物的半衰期在 2 ~ 4 天，在围术期可能需要进行更快的逆转。维生素 K 1 ~ 2mg 口服或者肠道外给予能逆转香豆素类的抗凝效应[58]。如果需要更快的逆转可以给予血浆或者凝血酶原复合物浓缩物[59]。重组的 Ⅶa 因子对逆转香豆素类相关的出血也有效果。

纤维蛋白溶解类药物尽管相对来说半衰期较短，而且对纤维蛋白的特异性作用增强，仍然有导致显著出血的可能。使用纤维蛋白溶解药物后的出血其原因是多方面的：对纤维蛋白和纤维蛋白原的溶蛋白式降解作用，对辅助因子 Ⅴ 和 Ⅷ 的蛋白溶解作用，以及对血小板糖蛋白表面受体的消化作用[29]。另外，纤维蛋白和纤维蛋白原的降解片段都可以抑制血小板功能，

抑制纤维蛋白单体聚合成链。一旦纤维蛋白溶解类药物从血浆清除，抗纤维蛋白溶解药物就只能显示有限的作用了。治疗必须依赖于血小板和血浆蛋白成分的选择性补充。多数患者可能需要使用冷沉淀或者纤维蛋白原浓缩物来替代纤维蛋白原，同时需要输注血小板来代偿血小板的功能缺陷。可能需要输注血浆来补充血浆凝血因子，尤其是辅助因子 Ⅴ 和 Ⅷ。

肝疾病

与肝衰竭相关的止血障碍比较复杂，原因是多方面的。严重肝疾病会损害凝血因子的合成，干扰对激活的凝血和纤溶蛋白的清除，而且会导致血小板的数量和质量的异常。与肝疾病相关的实验室检查结果包括：PT 延长，aPTT 可能延长，血小板减少[60]。出血时间的延长反映了血小板黏附和聚集功能的缺陷。对肝疾病引起的出血的治疗通常是基于实验室检查的异常。急性出血时往往需要给予血浆和血小板。纤维蛋白原浓度较低时可能需要给予冷沉淀或者纤维蛋白原浓缩物。此外，某些情况下，给予抗纤维蛋白溶解药物可能对低水平的纤维蛋白溶解反应有益处。

肾疾病

慢性肾衰竭时常会发生血小板功能异常，表现为出血时间延长，以及与手术或者创伤有关的出血倾向。潜在的机制似乎是多方面的，可能包括：胍琥珀酸和一氧化氮在尿毒症患者血浆中的蓄积[61]。另外，红细胞（RBC）浓度似乎也起着一定作用，因为纠正了贫血之后出血时间会缩短，其机制可能与血液层流状态下，红细胞引起血小板沿着血管壁的边集作用有关[28]。有研究显示，慢性肾衰竭患者，透析或者纠正贫血都可以缩短出血时间。传统意义上，在这种情况下会给予冷沉淀，然而去氨加压素（0.3μg/kg）和结合的雌激

素也会类似地缩短出血时间^[43]。这些治疗都存在风险，另外出血时间延长对继发出血的预测价值也不清楚。

弥散性血管内凝血

弥散性血管内凝血（DIC）由一种病理生理性止血反应组成，它是由组织因子 / Ⅶa 因子复合物的暴露和外源性凝血途径的激活引起。很多疾病均可能促发 DIC，包括创伤、羊水栓塞、恶性肿瘤、脓毒症或者不相容血型输血^[62]。大多数情况下，DIC 临床表现为：在广泛的微血管血栓形成的前提下，与凝血因子和血小板消耗相关的弥散性出血。并发的纤维蛋白溶解反应的激活，作为能够维护血管完整性的抗凝机制，此时也很常见。DIC 的特征性实验室检查结果包括：血小板计数降低，PT 和 aPTT 以及凝血时间（TT）延长，可溶性纤维蛋白和纤维蛋白（原）降解产物的浓度升高。慢性 DIC 状态时，凝血功能的筛选检查结果会相对正常，但是伴有可溶性纤维蛋白和纤维蛋白（原）降解产物浓度的升高^[63]。对 DIC 的处理需要减少那些促发止血过程的状况，另外，治疗措施包括：对 DIC 过程中消耗的凝血因子和血小板，需要通过输注选择性的血液成分来补充。DIC 时抗纤溶药物通常是禁忌使用的，因为存在导致毁灭性的血栓形成并发症的可能。

促进血栓形成的状态

血栓症作为一种发生血栓事件的倾向，通常的临床表现形式是静脉血栓形成（往往是下肢深静脉血栓形成）^[64]。同出血性疾病一样，血栓症可能是遗传性的，也可能是获得性的（框 62-1）。在多数患者，能够发现一种促发事件^[65]。例如，血栓并发症通常发生于手术后，怀孕期间，并且与肥胖或者潜在的恶性肿瘤有关^[66]。对于无症状者常规筛查血栓风险并未显示有利于成本效益或者有临床效果^[67-68]。与出血性疾病一样，对患者病史的详细询问，需要致力于既往的血栓事件，血栓形成的家族史，以及同时使用的治疗药物，这比随机常规筛查更有预测价值。

常见的遗传性血栓性疾病

从生物化学和分子学水平来说，尽管目前对血栓性疾病的了解还非常有限，但通过仔细的检查，可以在高达 50% 的静脉栓塞患者中发现有潜在的遗传性血栓形成倾向^[69]。相对常见的有促血栓形成倾向的遗传因素包括：Ⅴ 因子（Ⅴ 因子 Leiden）或者凝血酶

> **框 62-1　高凝状态和围术期血栓形成的风险因素**
>
> **高风险**
> 肝素诱发的血小板减少症
> 抗凝血酶缺乏
> 蛋白 C 缺乏
> 蛋白 S 缺乏
> 抗磷脂抗体综合征
>
> **中等风险**
> Ⅴ 因子 Leiden 基因多态性
> 凝血酶原 G20210A 基因多态性
> 高同型半胱氨酸血症
> 异常纤维蛋白原血症
> 手术后促血栓形成状态
> 恶性肿瘤
> 制动

原（凝血酶原 G20210A）基因的点突变。在 Ⅴ 因子 Leiden 突变的患者中，重要的辅助因子 Va 获得了对蛋白 C 降解作用的抵抗力^[70]。这种在止血过程和蛋白 C 的抗凝机制的平衡之间的轻微变化诱发了一种促进血栓形成的倾向，在人群中的发生率大约为 5%。在凝血酶原基因突变的患者中，血浆中凝血酶原浓度的升高同样也会引起血液高凝状态。相对少见的遗传性血栓症的遗传性形式包括：抗凝血酶、蛋白 C 以及蛋白 S 的缺乏^[34]。遗传性血栓症的特征是高度可变的外显率，这种外显率受血型、性别以及其他混杂因素的影响。在没有其他促血栓形成因素的情况下，继发于遗传性血栓症的绝对性血栓形成风险较为有限^[71]。如果没有血栓形成的病史，但是存在家族史或者检查结果提示血栓症，那么长期的预防性抗凝治疗的结果可能弊大于利。但是这些患者在发生了血栓并发症后，大多数通常要接受终生的抗凝治疗。

常见的获得性血栓性疾病

抗磷脂综合征

抗磷脂综合征描述的是一种获得性自身免疫性疾病，其特征是静脉和（或）动脉血栓形成，伴有反复的流产。这种综合征可以继发于其他自身免疫性疾病，如系统性红斑狼疮或者类风湿性关节炎，也可以单独发生。典型的抗磷脂综合征会导致 aPTT 的轻度延长，以及狼疮抗凝物或者抗心磷脂抗体的检查结果阳性^[72]。尽管抗磷脂综合征会有 aPTT 延长，但它不增加出血风险，而是增加血栓形成的可能。与抗磷脂综合征相关的抗体会干扰磷脂，这些磷脂是许多与凝血相关的实验室检查所共有的。当手术前患者出现单独的 aPTT 延

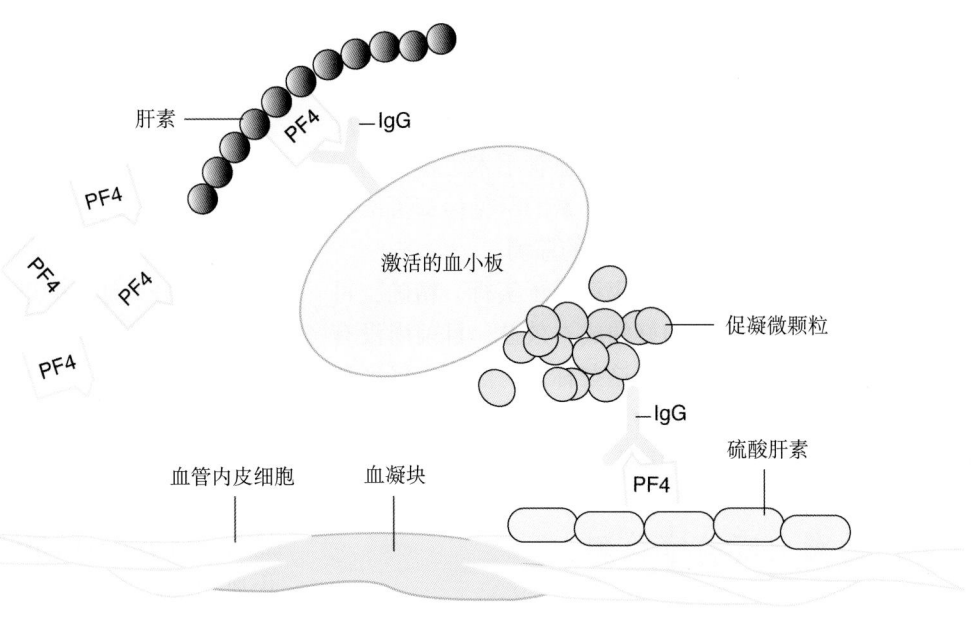

图 62-4　肝素诱发的血小板减少症（HIT）时血栓形成的机制。免疫复合物由肝素、血小板第 4 因子（PF4）以及同血小板表面 Fcγ 受体结合的抗体共同组成，继而激活血小板。PF4/ 肝素免疫复合物进一步激活血管内皮细胞、单核细胞和巨噬细胞，从而使组织因子的表达上调。IgG，免疫球蛋白 G *(From Slaughter TF, Greenberg CS: Heparin-associated thrombocytopenia and thrombosis: Implications for perioperative management, Anesthesiology 87:669, 1997, with permission.)*

长时，我们应当考虑到抗磷脂综合征的诊断。有这种综合征的患者如果经历了血栓并发症，其再次发生血栓形成的风险骤增，往往需要接受终生的抗凝治疗[73]。

肝素诱发的血小板减少症

肝素诱发的血小板减少症（HIT）描述的是一种自身免疫介导的药物反应，在高达 5% 的使用肝素的患者中可能发生。同其他药物诱发的血小板减少症相反，HIT 导致了血小板的激活，可能促成了静脉和动脉血栓形成[74-75]。有证据提示 HIT 是由免疫复合物 [由 IgG 抗体、血小板第 4 因子（PF4）以及肝素组成] 介导的，该免疫复合物与血小板 Fcγ 受体结合后激活血小板。抗 -PF4/ 肝素抗体可以激活血管内皮细胞、单核细胞和巨噬细胞，并上调组织因子的表达（图 62-4）。患者在接受肝素治疗期间如果发生了 HIT，其血栓形成的风险大幅度增加（比值比 20 ：40，绝对风险 30% ~ 75%）[74-75]。

在多数患者，HIT 临床表现为开始肝素治疗后 5 ~ 14 天发生的血小板减少症，然而，如果患者之前接触过肝素，血小板减少或者血栓形成可以在 1 天内发生。在某些报道的病例中，血小板减少的同时发生了血栓形成，并且没有任何预示。尽管 HIT 依然是个临床诊断，但实验室检查可以提供确诊的依据。对 PF4/ 肝素免疫复合物的功能检查（比如，血清素血小板释放试验或者肝素诱导的血小板聚集试验）和数量检测 [比如固相的酶联免疫吸附试验（ELISA）] 都被证实是有益的[75]。最近有证据提示，在没有血小板减少或者血栓形成的情况下，仅有 PF4/ 肝素抗体也提示预后不良[76-77]。

对于任何接受肝素治疗期间或者其后发生血栓形成或者血小板减少 [绝对的或者相对的降低（血小板计数降低 ≥ 50%）] 的患者，应该考虑 HIT 的诊断。如果怀疑患者有 HIT，必须立即中止使用肝素（比如包括非片段肝素，肝素涂层的导管，肝素冲洗，LMWH）。在此同时应当使用其他可选择的非肝素抗凝药物。对于多数患者，直接的凝血酶抑制剂（比如，比伐卢定、利匹卢定和阿加曲班）可以替代肝素，直到华法林可以使 INR 足够程度地延长[78-79]。在典型患者，PF4/ 肝素免疫复合物可在 3 个月内从血浆清除。如果有可能，发生过 HIT 的患者应该避免将来再使用非片段肝素；然而，有几例报道描述了在实验室检查确定没有 PF4/ 肝素免疫复合物后，继续在围术期有限制地使用非片段肝素的情况。

凝血的监测

以往，围术期的凝血监测侧重于：①通过术前检查识别那些围术期出血风险高的患者；②在心脏和血管手术期间使用肝素时进行术中监测。正如之前讨论过的，常规进行手术前凝血检查缺少预测价值，成本收益也不高[80]。然而，如果患者有提示出血性疾病的病史，或者与手术相关的出血及凝血功能障碍的发生率很高，手术前基础凝血检查是可取的。

尽管肝素的药代动力学和药效动力学反应为人们广泛认可，但是在心脏和血管手术期间监测抗凝还是很常见的。有些特异性因素会影响患者对肝素的反应性，这些特异因素包括：年龄、体重、血管内容量以及抗凝血酶、肝素辅助因子Ⅱ、血小板第4因子、其他肝素结合蛋白的血浆/膜浓度。因此，患者对基于相同体重计算的肝素剂量可以显示差异广泛的抗凝反应。不管如何，在心肺转流或者血管手术之前，为了避免出现由于疏忽而没有给予肝素的罕见但却可能致命的并发症，必须进行肝素抗凝的监测。

理想的围术期抗凝监测应该易于实行、精确、可重复、具有诊断特异性和好的成本效益。目前尚没有一种抗凝监测措施能够达到这些标准，然而，将多种监测形式的结果进行综合后，也能对围术期的凝血功能障碍提供有价值的诊断信息。

常用的凝血实验室检测

活化部分凝血活酶时间（aPTT）

aPTT评价的是血浆介导的止血过程的内源性和共同途径的完整性。方法是将患者血浆的一份样本与磷脂、钙离子以及凝血的内源性途径的激活物（比如，硅藻土、高岭土、二氧化硅或者鞣花酸）混合后，检测血凝块形成所需要的秒数。在多数患者，当凝血因子浓度低于正常的30%～40%时可以检测出凝血因子的缺乏；然而，由于aPTT的试剂对凝血因子浓度的敏感性不同，所以需要设定特定"正常值"范围[81]。对aPTT延长的进一步评价需要混合试验，以确定血凝块形成的延缓是由于凝血因子缺乏所致还是抑制剂的原因（比如，肝素、抗磷脂抗体和纤维蛋白裂解产物）。混合试验是将患者的血浆样本与"正常"供体的血浆混合。如果是凝血因子缺乏，血凝块形成延缓能够得到纠正，再通过对特定的凝血因子浓度的连续测定来发现是哪种因子的缺乏。确定肝素导致的aPTT延长的一个常用方法是进行凝血酶凝血时间（TCT）试验。在这项试验中，将含有枸橼酸的患者血浆样本与凝血酶混合，再检测血凝块形成时间所需的秒数[39]。TCT延长的最常见机制是存在肝素或者直接抑制凝血酶的抗凝剂，然而，异常纤维蛋白原血症或者纤维蛋白（原）降解产物也干扰此种情况下的血凝块形成。

凝血酶原时间

PT评价的是血浆介导的止血过程的外源性和共同途径的完整性。方法是将患者血浆的一份样本与组织因子（凝血活酶）和钙离子混合后，检测血凝块形成时间所需要的秒数。同aPTT一样，凝血活酶检查的试剂的敏感性不同，限制了在不同实验室结果之间进行相互比较。鉴于对长期进行华法林治疗患者监测PT的重要性，我们引进了INR作为使不同实验室之间

PT标准化的手段[81]。将凝血活酶试剂与一种国际重组标准物进行测试，并根据结果分配一个国际敏感指数（ISI）。相应的INR的计算是INR=（患者的PT/标准的PT）ISI。其中"标准的PT"是代表来自于该测试实验室的多份正常样本值的几何均数。建立了INR后极大地减少了不同实验室之间PT的差异。同aPTT一样，对PT延长的进一步评估需要进行混合实验。

血小板计数和出血时间

血小板计数仍然是筛查凝血异常的一项标准检查。大量的自动化血小板计数是用光学的或者基于阻抗的测量方法。有关最佳血小板计数的建议显得有些主观，然而，血小板计数超过100 000/μl时，往往具有正常止血功能。异常降低的血小板计数需要进一步评估，包括通过血涂片进行肉眼的血小板计数。样本的血液稀释或者血小板成团是低血小板计数结果假阳性的常见原因。乙二胺四乙酸（EDTA）诱发的血小板成团，是一个常见的解释血小板减少的人为原因，可以通过人工血小板计数或者通过更换枸橼酸抗凝剂来鉴别，而不是用EDTA（常常是血小板的集合容器）。

随着床边血小板功能监测技术的发展，出血时间这一指标的使用已逐渐减少。但在一些条件受限的情况下，出血时间可以为初期止血提供有用的信息。使用商业化的模板切割设备和血压计将静脉压力调整到40mmHg，前臂的出血时间在2～10min内是正常的。出血时间的缺点包括可重复性差、耗时以及形成伤疤的可能。另外，出血时间受很多混杂因素的影响，包括：皮肤温度、皮肤厚度、年龄、种族、检查的解剖学位置以及其他一些因素[82]。总之，出血时间不能预测出血，正因为如此，用它作为手术前筛选检查来评估出血风险不值得推荐。

常用的床边凝血监测

尽管基于实验室的凝血检测仍然是主流的术前凝血检查，但是由于床边凝血监测灵敏度和特异度提高，同时没有标准实验室检查所固有的时间耽搁，使其不久之后将可能成为专门指导成分输血和止血药物治疗的监测方法。目前市场上可用于围术期的床边监测手段可以概括为四大类：①凝血的功能性检测或者检测血液固有的产生血凝块的能力的分析法；②肝素浓度监测；③凝血的黏弹性检测；④血小板功能监测。

凝血的功能性检测

活化凝血时间（ACT）由Hattersley于1966年描

述，是作为 Lee-White 全血凝血时间的一个改变形式，使用了接触激活启动物，通常是硅藻土或者高岭土，来加速血凝块形成，从而缩短完成分析的时间。接受抗纤维蛋白溶解药物抑肽酶的患者推荐使用高岭土，因为这种情况下的硅藻土 ACTs 容易受人为延长的影响[83]。如果没有认识到这种药物介导的效应，可能会发生对接受抑肽酶的患者检测硅藻土 ACT 的肝素用量不当。高血浆浓度的抑肽酶是否会影响高岭土 ACT 尚不清楚。

目前商业化的 ACT 监测仪可以自动进行血凝块的检测。一种更广泛使用的 ACT 监测仪使用的是一个含一小块磁的玻璃试管（Hemochron Response Whole Blood Coagulation System，ITC，Edison,，NJ）。加入了血样后，将试管放进分析仪，然后试管在 37℃下缓慢旋转，使得磁块与临近的一个检测开关一直保持接触。随着纤维蛋白凝块的形成，磁块被包围，从检测开关上脱落，从而启动一个报警装置，标志着 ACT 测定的完成。另一种 ACT 设备是使用一个"铅垂"旗帜装置，通过反复的提升和释放，定植于含有血和接触激活物的样本小瓶中（Hepcon HMS Plus，Medtronic，Minneapolis，Minn.）。随着血凝块的形成，旗帜通过血样的下降速度变慢，激发一种光学检测器，启动报警装置，标志着 ACT 测定的完成。

正常人的 ACT 值是 107 ± 13s（均数 ± SD），然而，患者的"基线" ACT 值的测定时间会影响测量结果[83]。在手术切皮之后，基线 ACT 可能会下降。由于 ACT 测定的是通过内源性和共同途径形成血凝块，肝素和其他抗凝剂会延长血凝块形成时间。然而，ACT 似乎不受血小板功能异常和血小板减少的影响。

ACT 检测由于其简便性、低成本和高肝素浓度时的线性操作反应，仍然不失为一常用的围术期凝血监测方法。ACT 监测的缺点包括：低肝素浓度时的敏感性较低以及可重复性差[83]。含有肝素酶的 ACT 试管在检测低肝素浓度时可以增加敏感性。ACT 的其他缺点包括：由于低温或者血液稀释导致的结果的人为延长，以及 ACT 大于 600s 时会超出测定的线性反应范围。重复检测会改善结果，然而，新的基于电生化的 ACT 分析仪（i-STAT，Abbott，Princeton，NJ）能够提高可重复性，甚至单次 ACT 检测就足够了。

高剂量凝血酶时间（HiTT）（ITC）为肝素抗凝的功能性检测提供了另一选择。HiTT 分析最初用于心脏手术中，其含有高浓度凝血酶，直接裂解纤维蛋白原并产生纤维蛋白血凝块[84]。在过高凝血酶浓度时，血凝块的形成不依赖于血浆凝血因子（除了纤维蛋白原）。因此，HiTT 能够被肝素（或其他凝血酶抑制剂）、严重的低纤维蛋白原血症、异常纤维蛋白原血症

以及高浓度的纤维蛋白裂解产物（常发生于纤维蛋白溶解时）所延长。在多数需要给予肝素的手术操作期间，HiTT 的延长与肝素的抗凝效应相关。

肝素浓度检测

鱼精蛋白滴定法仍然是围术期确定肝素浓度的最常用的床旁手段。鱼精蛋白是一种含多碱基的蛋白质，以化学计量方式直接抑制肝素。换言之，1mg 鱼精蛋白能抑制 1mg（约 100U）肝素，因此形成了以鱼精蛋白滴定作为检测肝素浓度的方法的基础。随着含肝素的血样中加入的鱼精蛋白浓度的不断上升，血凝块形成时间缩短，直到鱼精蛋白浓度超过了肝素浓度的那一点。如果检测一系列血样，血样含有的鱼精蛋白剂量不断增加，那份含有的鱼精蛋白和肝素浓度最相匹配的血样将最先形成血凝块。以此种方式，鱼精蛋白滴定法为肝素浓度估计提供了方法。假设某患者的肝素-鱼精蛋白滴定曲线在手术期间保持稳定，鱼精蛋白滴定法可以估计为了维持一个预设的肝素血浆浓度所需要的肝素剂量，或者为了逆转血液中给定的肝素浓度所需要的鱼精蛋白剂量[54]。目前的床边肝素浓度监测仪使用的是自动的检测技术（Hepcon HMS plus，Medtronic）。肝素浓度检测法的优点包括：肝素浓度较低时也敏感，以及对血液稀释和低温相对不敏感。另外，肝素浓度检测不受抑肽酶的影响。

肝素浓度检测的一个主要的缺点就是无法直接评估抗凝效应。举个极端的例子，设想一个患者是纯合性的抗凝血酶缺乏，在此情况下，仅仅测定肝素浓度将无法发现给予肝素后却缺乏抗凝效应。

凝血的黏弹性监测

最初发展于 20 世纪 40 年代的凝血的黏弹性监测再次获得了人们的青睐。黏弹性监测的独特之处在于它能够检测血凝块形成的整个阶段，从早期的纤维蛋白链的生成，到血凝块回缩，再到最终的纤维蛋白溶解。血栓弹力图（TEG）是 1948 年由 Hartert 发明的，目前已经发展为两个独立的黏弹性监测：现代 TEG 或 TEG5000 血栓弹力图止血分析仪系统（Haemoscope，Braintree，Mass.），以及旋转式血栓弹力仪（ROTEM）（TEM System，Durham，NC）。血栓弹力图（TEG5000）将一小份 0.35ml 的血样加入仪器内的一次性试管中，37℃恒温保存，以大约 5° 围绕着轴心不停旋转。由一根螺旋丝系于电子记录仪的感应活塞下降到位于试管内的血液中。除了激活物，通常是由高岭土或者硅藻土来启动血凝块形成。随着纤维蛋白-血小板塞子的形成，活塞陷入血凝块中，试管

的旋转被传送至活塞、螺旋丝和电子记录仪[85]。

尽管来源于 TEG 记录的参数与凝血的实验室检查结果并不直接吻合，但 TEG 描述了血凝块形成和纤维蛋白溶解的特征性异常。TEG 已经发现和检测了多种描述血凝块形成和纤溶的参数。例如，R 值（反应时间）测量的是原始血凝块形成的时间（正常值，7.5 ~ 15min）。与全血凝血时间类似，向样本试管中加入接触激活物（比如：硅藻土或者高岭土），会缩短反应时间。一种或者多种凝血因子缺乏或者使用抑制剂，比如肝素，能够使 R 值延长。最大振幅（MA）提供了对血凝块强度的一种检测，血小板数量或者质量异常或者纤维蛋白原浓度降低，能够使 MA 下降。正常 MA 是 50 ~ 60mm。α 角和 K 值（BiKoatugulierung 或者凝血）测量的是血凝块形成率，能够被任何使血凝块形成速度减慢的因素所延长，比如血浆凝血因子的缺乏或者肝素抗凝。合用凝血激活物，可以评估血小板或者纤维蛋白在血凝块强度中的作用。ROTEM 采用的是有点类似的方式，检测全血样本处于凝血激活状态时的黏弹性变化。特异性激活物因 TEG5000 检测的量化指标不同而不同，量化指标包括：①凝血时间（CT；s），② α 角（血凝块形成时间；s），③血凝块最大强度（MCF；mm）和④溶解时间（LT；s）。

The Sonoclot 分析仪（Sienco, Arvada, Colo.）提供了另一种凝血的黏弹性检测的方法。与 TEG 和 ROTEM 不同的是，Sonoclot 将一个快速振动的探头浸在 0.4ml 的血样中。当血凝块形成时，探头在血液内运动的阻力增加，产生了一个电信号以及特征性的血凝块"识别标志"。Sonoclot 可以用来代替 ACT，也可以提供有关血凝块力量和纤维蛋白溶解的信息。

黏弹性监测仪器会产生特征性的图表，它是将感应器在血样中移动时的机械阻力转换为电子波形以便于量化分析。黏弹性监测的一个最常见的用途是在肝移植或心脏手术时对过度的纤维蛋白溶解反应提供实时的监测。黏弹性监测对区分手术相关的出血和凝血功能障碍也能提供帮助。当血栓弹力图和 ROTEM 用作诊断方案的一个成分时，都可以减少输血。但由于异常结果的特异性较低，以及定性分析的解释特异性也较低，这都限制了黏弹性监测的更广泛使用。随着这些设备实现数字自动化，其解释变得简化了，结果的可重复性也提高了。

血小板功能监测

由于诸多原因，评估血小板功能显得比较困难。以往，测定血小板功能成本较高，花费时间较多，而且技术要求较高。各种遗传性或者获得性的疾病都会导致血小板异常，这些疾病可能影响到以下方面，包括：参与血小板黏附和聚集阶段的表面受体，储存颗粒，内源性激活途径，磷脂膜或者其他机制[51]。没有标准化的质量对照时，需要使用当地供者的血液来建立正常对照值范围。而且，即便是已被确认的检查，比如血小板聚集，也缺少结果的标准化，导致不同实验室结果之间的广泛差异。以下因素使进一步的评估变得复杂，即血小板在样本采集、转运、储存和处理过程中非常容易激活或者脱敏感。

尽管凝血的黏弹性检测（比如 TEG5000 或 ROTEM）可以发现血小板功能障碍，但这些方法的灵敏度和特异度还是比较有限的。血栓弹力图和血小板图检测，则可对药物引起的血小板抑制进行黏弹性测量，其与光学血小板聚集试验结果有较好的相关性[85]。识别血小板的质量缺陷的标准实验室手段仍然是使用特异性的血小板激动剂和富含血小板的血浆样本进行的肉眼可见的血小板聚集试验。使用荧光标记抗体进行的流式细胞仪检测可以敏感地定量测定血小板激活、反应性、表面受体的有效性[87]。尽管这些检测方法提供了治疗的标准，但它们仍然具有技术上的操作困难、成本较高以及实验室分析较耗时等缺点。

幸运的是，如今有了越来越多的专门设计的血小板功能分析手段，可以作为床边的检测仪器[88-89]。PFA-100（血小板功能分析仪，Siemens, Tarrytown, NY）作为一种初期止血的检测方法，已经越来越多地取代了出血时间这一指标。PFA-100 具有与实验室和床边血小板功能监测手段不一样的特点，当存在 ADP 或者肾上腺素这两种强效血小板激活剂时，PFA-100 通过高剪切力状态来刺激小血管发生损伤[90]。血凝块介导的血管壁上的伤口闭合的时间被称为"闭合时间"。PFA-100 在检测 von Willebrand 病以及阿司匹林介导的血小板功能障碍中被证实是有效的。这种仪器作为一份标准化的筛查方案的组成部分，节省了发现和区分血小板障碍的时间。PFA-100 的缺点是受血小板减少和血液稀释的干扰。

HemoSTATUS（Medtronic）血小板功能检测利用了血小板激活因子（PAF）具有使高岭土 - 激活的 ACT 的血凝块形成加速的能力。HemoSTATUS 检测是在 Medtronic HMS 凝血分析仪上进行的，使用了一只含有一系列连续增加的 PFA 浓度的六通道的高岭土 ACT 暗盒。以 PAF 激活的 ACT 与标准 ACT 的比值为基础为每个患者确定一个血凝块比值。将每个患者的血凝块比值与最大血凝块比值相比较，此最大血凝块比值来源于正常志愿者，目的是为了对血小板功能提供一个相对的检测标准。如果存在血小板功能障碍。需要更高浓度的 PAF 才能达到一个可比的 PAF- 激活的 ACT。在心脏手术中，研究者证实了血小板功能障碍与术后出血之间的关系[83]。另外，根据 HemoSTATUS 确定的最大血凝块比值在给予去氨加压素或者输注血小板后，患者情况有改善。但是，其余研究者未能发现血小板功能障碍（由 HemoSTATUS 测定）与术后出血之间存在关系。

VerifyNow 系统（以前叫做"快速血小板功能分析仪"，Accumetrics，San Diego，Calif.）是一种自动化的浊度计的全血血小板功能测定仪，它评估的是激活的血小板与纤维蛋白原包裹的聚苯乙烯小珠结合的能力。在全血测定样本中，凝血酶受体激活肽直接激活血样内的血小板，刺激血小板表面受体 IIb/IIIa 糖蛋白的表达。随着激活的血小板与纤维蛋白原包裹的小珠的结合和聚集，穿过血样的光线增加，产生信号。尽管 VerifyNow 系统操作简便，为血小板功能提供了一个快速的床边检测方法，但是每位患者需要有一基线测定值作参考，以便于计算接下来的血小板功能变化的范围[88]。这种方法在围术期能否应用尚不清楚。

Plateletworks（Helena Laboratories，Beaumont，Tex.）使用了一种血细胞计数仪来进行自动化的全血样本中的血小板计数，血样中血小板刺激物的激动剂（如胶原或者 ADP）可有可无。在添加激动剂前后的血小板计数的差别提供了对血小板聚集（即血小板反应性）的直接检测，被称为"% 聚集"。初步调查显示，使用 Plateletworks 仪和实验室设备所分别进行的血小板计数之间存在着良好的相关性[88]。另外，Plateletworks 测定在发现由于糖蛋白 IIb/IIIa 拮抗剂引起的血小板功能异常方面被证实是有效的，而且与基于实验室的血小板聚集检测结果显示出良好的相关性。

止血分析系统（Hemodyne，Bethesda，Md.）使用一份全血样本来检测血小板收缩力（血凝块回缩过程中血小板会产生这种收缩力）和血凝块弹性模量（对血凝块坚硬度的一种检测）。初步调查显示，血小板收缩力在心肺转流后下降，而且与围术期血液丢失量基本相关。

随着我们从分子水平对止血过程和血栓形成过程的了解越来越多，直接促成了近来关于床边测量方法的生物技术革新。床边凝血监测手段的进一步发展为临床医师做出正确决策提供了机遇，通过输血治疗和给予止血药物以尽量较少围术期出血量。在考虑任何一种床边凝血功能测量方法时，必须认识到，这些测定结果并不必然反映那些基于实验室检测所报告的结果。各家生产商所提供的试剂敏感性不同，甚至同一厂商的一批试剂与另一批试剂的敏感性也有差别。另外，床旁测量方法通常依赖于全血样本；相反，基于实验室的检查方法使用的是血浆或者处理过的血小板。关于床边血小板功能测量，最终需要着重考虑的是，不同生产商的监测仪器测量的是血小板介导的或者血浆介导的止血过程的不同方面。就拿血小板功能监测仪器来说，有十几种仪器声称可以监测"血小板功能"。然而，对于同一份血样，使用不同的仪器，可以得出大相径庭的结论，从"严重的血小板功能障碍"到"无血小板功能障碍"。在选用床边监测仪器时，了解质量保证要求、测量方法以及仪器相应的长处和不足之处，这对更好地维护患者健康很重要。

参 考 文 献

见本书所附光盘。

第63章 患者血液管理：自体输血、重组因子Ⅶa治疗和血液利用

Lawrence T. Goodnough • Terri G. Monk

王颖林 译 田国刚 陈晔明 审校

要 点

- 采用自体输血的两个最主要的目的是避免异体输血的并发症和节省血液资源。

- 自体输血有三种方式：术前自体血储备（preoperative autologous donation, PAD），急性等容血液稀释（acute normovolemic hemodilution，ANH），术中、术后失血回输。

- PAD 在一些择期手术中（如全关节置换术）已经作为一个标准方法被广泛接受。1992 年美国自体输血量超过总输血量的 6%。随后，由于人们对费用相对低廉的替代方法 ANH 感兴趣，PAD 逐渐减少，输血的安全性得到了实质性的提高。自体供血与异体供血的标准不同。医院输血委员会负责执行的输血规范中，对病毒标记阳性血液的收集和使用方面的原则不尽相同。考虑到患者安全，为了避免血液错误输给别的患者，通常禁用乙肝表面抗原阳性、丙型肝炎病毒与人类免疫缺陷病毒携带者的自体血。自体血储备的禁忌证包括：菌血症和传染病、择期主动脉狭窄矫正术、不稳定型心绞痛等。

- PAD 的费用比异体采血费用高。

- ANH 是指对预期术中失血较多的患者，提前采集部分全血，同时补充液体以维持循环容量。ANH 主要是通过降低围术期的血细胞比容，减少失血时红细胞的丢失量。

- 术中血液回收是指收集手术过程中的失血并回输给患者本人。因为回收的红细胞的存活率至少与输注的异体红细胞存活率相当，回收的红细胞携氧能力和库存的异体血相似。

- 术后血液回收是指将术后引流的血液经处理（或者不处理）后回输给患者。术后自体输血应用广泛但并不规范。

- 重组凝血因子Ⅶa（rfⅦa）可以用来治疗伴有因子Ⅷ或Ⅸ抑制物升高的血友病患者的出血。药理剂量的 rfⅦa 能增强激活的血小板凝血酶生成，可用来治疗以消耗性凝血病和凝血酶生成障碍相关的血小板问题为特征的出血。

- Ⅰ级循证医学证据和指南主张有限制的临床输血。然而，尚缺乏需启动输血的血红蛋白水平标准，对于不同患者，输血的决定应该实现个体化（见第 61 章）。

- 无血医疗和无血外科是多学科进行团队合作，通过贫血治疗、有效止血、自体血采集及输血、药物替代等方法来代替异体输血。

"血液管理"的概念是指正确使用血液和血液成分，并达到最小化使用的目标[1]。这个目标是根据既往经验确立的，包括：①已知的输血风险；②未知的输血风险；③全国血液库存量；④控制不断上升的成本。已知的输血风险包括传播传染病、输血反应和潜在的免疫抑制作用（如术后感染或肿瘤进展）。未知的输血风险包括通过血液传播新的病原体［如新变异型克雅病（Creutzfeldt-Jakob）和西尼罗河病毒（West Nile virus）］[2-3]。多个研究发现，异体输血可导致死亡率和各种并发症发生率升高等不良后果[4]。"血液管理"观念的提出是自 20 世纪 60 年代以来输血医学的十大关键进展之一[5]。

血液管理是在循证医学和手术方式发展的基础上，由多学科（输血科、外科、麻醉科和重症医学科）和多职业（医师、护士、灌注师和药剂师）共同实现的[6]。重点是采取以下预防性措施：确诊、评估和处理贫血[7-9]（如药物疗法[10]、减少诊断试验引起的医源性血液丢失等）[11]；完善止血（如药物疗法[12]和床旁检验[13]）和确立决策临界值（如指南）来更恰当地进行血液治疗[14-15]。

在美国，联合委员会制定了患者血液管理的实施措施，并将其递交给国家质量论坛（NQF）进行认证。因为其预期结果缺乏足够大量的数据支持，从而无法确定这些措施与结果之间的因果关系，国家质量论坛并没有认可这些措施。由于这些措施基于过程而非结果制定，故难以获得预期的结果。联合委员会已经将这些措施纳入他们的主题库，作为额外的患者安全改善举措和（或）质量提升计划[15]。这些执行指标的相关原则总结于框 63-1。

自体血利用

自体输血有三种方法：术前自体血储备（preopera-

框 63-1　患者血液管理	
TJC 指标	原则
1. 术前贫血筛查	A. 预先制订个体化的管理计划，避免和控制可能的失血
2. 术前血型和抗体筛查（血液相容性试验）	B. 多学科联合的综合干预措施（如药物疗法，床旁检测）
3. 输血知情同意书	C. 立即诊治贫血
4. 血液管理	D. 加强临床判断，必要时随时准备调整常规做法（如调整输血阈值）
5. 红细胞输注适应证	
6. 血浆输注适应证	E. 限制不必要的采血检验
7. 血小板输注适应证	F. 减少或避免围术期使用抗凝血剂和抗血小板药物

TJC，联合委员会

tive autologous donation，PAD）；急性等容血液稀释（acute normovolemic hemodilution，ANH）；术中、术后失血回收。每种方法有其各自的优缺点、使用方法以及相关的并发症。

采用自体输血主要出于两种需要：一是避免同种异体输血的并发症，二是节约血液资源。对于罕见血型或存在同种异体抗体的患者，因为并不能保证随时都有配型合适的异体血，所以常需采用自体输血[16]。自体输血能避免或最大限度地减少同种异体输血潜在的并发症，如急性或迟发性溶血反应、同种异体免疫、过敏、发热反应和血源传播性疾病。术中出现急性、严重出血时，为了提供足量血型相合的血液往往只有选择失血回输。ANH 成为在实际应用中唯一能提供新鲜全血的方法。

随着对输血安全性要求的提高、用血费用的增加以及替代输血药物的不断出现[17-19]，自体血利用的地位也在不断变化。PAD 在一些择期手术中（如全关节置换）作为一个标准方法被广为接受，所以到 1992 年时美国自体输血量已超过总输血量的 6%[20]。随着对输血安全性要求的大幅度提高，PAD 的应用有所下降，同时人们对作为可选方案的 ANH 兴趣有所提高[21]。然而，人们对血液的安全性仍存疑虑，非紧急情况下不愿接受异体输血[22]，加上未来库存血可能出现短缺和出现新的血源性病原体，这些使得自体血利用在外科领域仍在发挥重要作用。

术前自体血储备

病例选择

自体供血的标准没有同种异体输血那样苛刻。美国血库协会（American Association of Blood Banks，AABB）规定自体血储备者血红蛋白含量不应低于 11g/dl 或血细胞比容不低于 33%[23]。没有年龄、体重限制，每次可采血 10.5ml/kg（不包括血液检验样品）。患者每周可按计划采血一次以上，但最后一次必须早于术前 72h 以上，以保证血容量的恢复及所采血液运送和检验的时间。

各医院输血委员所执行的输血政策对于病毒标记物阳性血液收集和使用的原则不尽相同。考虑到血液错输给到其他患者的风险，一些医院禁止对乙肝表面抗原阳性、丙型肝炎病毒与人类免疫缺陷病毒携带者进行自体血回输。有些医院对不论何种病毒标记物阳性者均允许进行自体输血，因为拒绝对人类免疫缺陷病毒感染者进行自体输血，可能被指违反美国残疾人法案[24]。

只有术中有可能输血的择期手术患者才能行术前自体血储备，最常见的自体血储备的手术术式是全关节置换术[25]。而对某些不需要输血的外科手术［即最大手术失血等级评估（maximal surgical blood ordering schedule，MSBOS）认为这类患者不必进行术前交叉配血］，则不推荐行术前自体血储备[26]。胆囊切除术、疝修补术、经阴道子宫切除术、非复杂性产科手术等术中输血可能性较小（<10% 病例数）的手术，可不采用术前自体血储备[27]。

特殊情况下，对常规无需自体血储备的患者，也可术前采集自体血。能否获得医疗支持是评价患者是否适用的重要标准。在容量调整合适、父母合作、精心准备与安全保障的前提下，小儿也可以实施术前自体血采集[28]。有明显心脏疾病患者是自体血采集的高危人群。尽管也有小样本量心脏病患者自体血采集是安全的报道，但其危险性[30] 比当前认识到的异体输血大[2-3]。框 63-2 总结了术前自体血采集的禁忌证[31]。由于极少需要输血，一般不主张为正常的孕妇采集自体全血[32]。对于某些存在多重或多发抗原抗体的孕妇、有前置胎盘或者其他因素可能导致产前、产程中

框 63-2　自体血采集的禁忌证
1. 有感染的征象和菌血症的可能
2. 择期主动脉狭窄矫正术
3. 不稳定型心绞痛
4. 频繁癫痫发作
5. 6 个月内有心肌梗死和脑血管意外病史
6. 严重心肺疾病患者，内科医师认为暂不适宜手术者
7. 高分级的冠状动脉左主干病变
8. 发绀型心脏病
9. 未控制的高血压

大出血的高危产妇可考虑实施 PAD[27]。AABB 标准不再允许将未使用的自体储备血用于异体输血，因为在严格意义上自体储血者并非志愿献血者[23]。

根据血红蛋白基础水平和手术方式将患者分为"需要输血"和"不需输血"两组，实践中已能看出作用。加拿大一项研究采用要点评分系统发现，80% 行矫形外科手术的患者被确定为"不需要输血"（可能性<10%），因此对这些患者不推荐进行自体储血[33]。然而，即使同一个外科医师做同一种手术，其出血量也往往相差悬殊，且失血量难以测量[34]，所以依据术前血细胞比容和预计失血量来判断是否需行 PAD 有一定困难。尽管自体血储备项目在患者中很受欢迎，但是自体血收集的费用比异体输血高，且异体输血的风险已降低，这使得 PAD 的性价比降低[35-36]。

积极采血术和促红细胞生成药物的应用

PAD 的效果取决于患者代偿性红细胞（RBCs）生成以增加红细胞的数量[37]。通常情况下，每周采血一个单位，内源性红细胞生成素作用和代偿性红细胞生成量欠理想[38]。表 63-1 表明，每周进行 PAD 的情况下，红细胞数量增加 11%（未口服铁剂）至 19%（口服铁剂），不足以避免 PAD 的患者出现贫血。如果在自体采血间隔内，红细胞代偿性生成不能维持适度的血细胞比容，从而引起围术期贫血和异体输血概率的增加，实际上这种情况下的术前自体血储备对患者就是有害的[37-38]。已有现成的数学模型[39] 用于阐明预计手术失血量与理想的血细胞比容以及自体输血必要性之间的关系。

相对于"标准"情况下的 PAD，术前积极储血方案（术前 25～35 天开始，每周 2 次，连续 3 周）确实

表 63-1　内源性红细胞生成素介导的红细胞生成（自体供血患者）*

	患者（例）	红细胞（ml）		红细胞生成量		
		采血量	产生	比容增加（%）	铁剂治疗	参考文献
标准采血方案	108	522	351	19	口服	Goodnough 等，1989[40]
	22	590	220	11	未治疗	Messmer 等，1986[47]
	45	621	331	17	口服	Messmer 等，1986[47]
	41	603	315	16	口服 + 静脉注射	Messmer 等，1986[47]
积极采血方案	30	540	397	19	未治疗	Brecher 和 Rosenfeld，1994[48]
	30	558	473	23	口服	Brecher 和 Rosenfeld，1994[48]
	30	522	436	21	静脉注射	Brecher 和 Rosenfeld，1994[48]
	24	683	568	26	口服	Weiskopf，1995[51] 和 Petry 等，1994[52]
	23	757	440	19	口服	Monk 等，1999[53]

From Goodnough LT, Skikne B, Brugnara C: Erythropoietin, iron, and erythropoiesis, Blood 96:823-833, 2000.
* 数值均表示均数

能刺激内源性红细胞生成素水平的增加，同时伴有红细胞生成的增加，表现为红细胞增加 19% ~ 26%（表63-1）。自体血采集期间，促红细胞生成药物能进一步刺激红细胞生成（红细胞增加 ≤ 50%）[40-42]，这种方法在欧盟、加拿大和日本已经得到批准，但在美国还没有得到批准[43]。但美国和加拿大已经批准对非心血管手术的贫血患者（血细胞比容 <39%），围术期可以应用红细胞生成素。

输血临界点

自体输血的有利之处和不利之处总结在表63-2。到底什么水平的血红蛋白值和血细胞比容（输血临界点）才需要自体输血？这个问题至今未达成共识[44]（见第61章）。一般来说，自体和异体输血指征应该相似，因为自体复合异体输血在操作错误的风险上比单纯异体输血高。

急性等容血液稀释（ANH）

ANH 是指对预期术中失血较多的患者，提前采集部分全血，同时补充液体以维持循环容量。为了减少血液稀释所需的人工劳动力，将血液保存到含有抗凝剂的标准血袋里，血袋放在自动反复倾斜装置上，到达预采量时由传感器自动切断采集。血袋保存在室温下，当手术大量出血停止或更早些符合指征时回输。采集全血的同时输入晶体液（每采 1ml 全血输入 3ml 晶体液）或胶体液 [右旋糖酐、淀粉类、明胶类、白蛋白（每采 1ml 全血输入 1ml 胶体液）][46]。回输顺序与采血的顺序相反，这样最后回输的血液血细胞比容最高、凝血因子和血小板浓度最高。

减少红细胞丢失

ANH 主要优点是：通过实施 ANH，使患者在失

表63-2　自体血输注优缺点

优点	缺点
避免血源传染性疾病	存在细菌污染的危险
避免红细胞同种异体反应	不能改变不同血型误输可能性
增加血液供应	费用高于异体输血
为具有异体抗体患者提供合适血液	因存在同种异体抗体而不能回输造成血液浪费
避免输血不良反应	增加自身供血者的不良反应
为患者担心输血风险消除顾虑	增加围术期贫血和输血可能性

血时处于低血细胞比容状态，从而使红细胞丢失量减少[47]。数学模型显示：只有实施重度 ANH，使术前血细胞比容低于 20%，且预计有相当多的术中失血，ANH 带来的红细胞"节约"在临床上才具有重要意义[48]。通过对"最低限度"ANH（替换 15% 或更少的血液）患者的临床分析表明，估计只能"节约"红细胞 100ml（相当于 0.5 单位血液）[49-50]。中等程度血液稀释（血细胞比容水平达到 28%），才使红细胞的"节约"更具有实质性意义。一个患者术前采集 3 个单位血液，术中失血 2600ml，血液稀释可节省红细胞 215ml，相当一个单位异体血（图 63-1），接近于标准方案下术前自体储血后的红细胞的增加量[50]。

实施 ANH 的意义可用一个数学模型描述[46]。估计一个成年人体内 5L 血液，初始血细胞比容 40%，不用自体输血，术中失血 3 000ml，术后血细胞比容将保持在 25%。如果患者没有其他危险因素，我们通常认为这个值是安全的。在这个模型中，血细胞比容在 40% ~ 45% 的患者实施 ANH，术中允许失血量在 2 500ml ~ 3 500ml，最低血细胞比容仍可维持在 28%。

提高氧合能力

采集全血后输注晶体液或胶体液，使动脉血氧容量有所降低，但由于血流动力学的代偿机制以及剩余携氧功能的存在，实施 ANH 仍然是安全的。红细胞浓度突然降低使血液黏稠度下降，从而降低外周血管

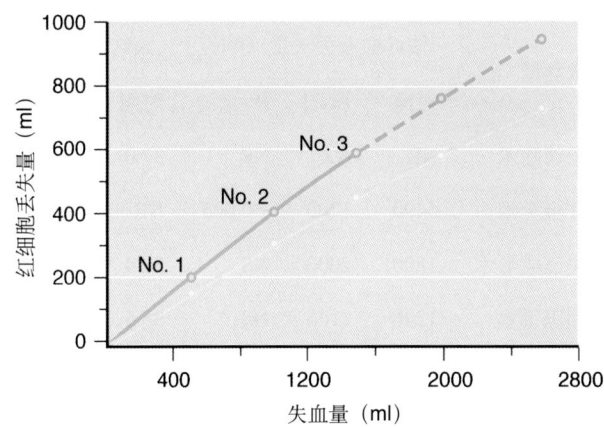

图 63-1　一位体重 100kg 的患者实施血液稀释时失血量（横坐标）和红细胞丢失量（纵坐标）的关系。
深蓝实线表示：术前采血 1500ml，术中失血 2800ml 时红细胞丢失量；浅蓝实线曲线表示：术前采血 3 次每次 500ml，术中失血 2800ml 时红细胞丢失量；深蓝虚线表示：术前不实施血液稀释，术中失血 2800ml 时累计红细胞丢失量。两曲线的分离度可知血液稀释节约红细胞 215ml (From Goodnough LT, Grishaber JE, Monk TG, et al: Acute normovolemic hemodilution in patients undergoing radical suprapubic prostatectomy: a case study analysis, Anesth Analg 78:932-937, 1994, with permission.)

阻力和增加心排血量。如果心排血量能够有效代偿，血细胞比容 25%～30% 时的携氧能力几乎与血细胞比容 30%～35% 时相当[51]。

保留止血功能

实施 ANH 时，通常情况下，采集的血液保存在室温，且采集后 8h 内回输，所以保留了凝血因子和血小板的大部分止血功能。由于骨科和泌尿外科手术患者很少需要补充血浆和血小板，ANH 止血功能难以得到体现。但是对于心脏手术体外循环过程，ANH 所起到的保护血浆和血小板的作用比较明确[52]。

临床研究

一系列前瞻性随机对照研究表明：在前列腺根治术[53]、膝关节置换术[54]和髋关节置换术[55]中，ANH 和 PAD 获取自体血的效果相当。其他 ANH 临床试验研究[56-72]见表 63-3。已有文献报道了 ANH 的优点。ANH 和回输均由手术室内人员实施，采血和回输费用很低。ANH 不像 PAD 需要占用患者特定的时间、交通、费用及造成误工。PAD 法对血液造成的浪费（大约占收集血量的 50%[27]）在 ANH 中亦可以避免。另外，ANH 获得的自体血无需库存和检验等费用。采集的血始终不离开患者所在的房间，所以 ANH 最大限度减少了错误输血和文书错误所致 ABO 血型不相容输血导致患者死亡事件，以及长时间 4℃ 环境下保存

血液发生细菌污染的可能性。

实施 ANH 时，考虑到一些实际因素是很重要的。ANH 方案应该根据手术种类、患者术前血容量、血细胞比容、预期稀释的血细胞比容以及其他生理指标制订。要建立部门规章制度、实施程序和人员培训机制，定期回顾总结。

采血过程中应该密切监测患者的循环容量和组织灌注状况。采用无菌技术将血液收集到含有枸橼酸抗凝的标准血袋里。血液必须正确标记和储存。标签至少包括患者全名、住院号、采集日期、时间，并注明"仅供自体输血"。室温储存一般不超过 8h。如果采血和回输时间间隔过长，血液应保存在有人看护的冰箱内。ANH 患者的推荐标准见框 63-3。

ANH 与 PAD 成本-效益对比

大多数评价 ANH 有效性的研究，是与 PAD 进行比较的。美国一些州的血液安全法案规定：医师在择

框 63-3 ANH 适应证

1. 输血量可能超过血容量的 10%（即：预计最大手术血液准备量）
2. 术前血红蛋白含量不低于 12g/dl
3. 无严重的心脏、肺、肾、肝疾病
4. 无严重高血压病
5. 无传染病和感染性疾病

表 63-3 与 ANH 相关的临床研究

手术类型	估计血液丢失量（ml）			术后血细胞比容（%）			异体输血量（U 或 L）			参考文献
	对照	ANH	*P*	对照	ANH	*P*	对照	ANH	*P*	
结肠切除术	NR	NR	NR	37.0	35.0	NR	2.4	0	NR	Semkiw et al, 1989[56]
脊柱融合术	5490	1700	<0.005	NR	28.7	NR	8.6	<1	<0.001	Eng et al, 1990[57]
髋关节成形术	1800	2000	NS	38.4	32.4	NS	(2.1)	(0.9)	NR	Roberts et al, 1991[58]
前列腺手术	1246	1106	NS	35.5	31.8	<0.001	0.16	0	NS	Martin et al, 1992[59]
肝切除术	1479	1284	NS	37.9	33.8	<0.01	3.8	(0.4)	<0.001	Ward et al, 1993[60]
前列腺手术	1717	1710	NS	29.5	27.9	<0.5	0.30	(0.13)	NS	Umlas et al, 1994[61]
血管手术	2250	2458	NS	NR	33.0	NR	6.0	2.6	<0.01	De Haan et al, 1995[62]
肝切除术	890	750	NS	31	32	NS	NR	NR	NR	Matot et al, 2002[63]
肝切除术	700	800	NS	29	32	NS	47	28	0.06	Jarnagin et al, 2008[64]
胰十二指肠切除术	500	700	NS	30	29	NS	12	11	NS	Fischer et al, 2010[65]

Modified from Brecher ME, Rosenfeld M: Mathematical and computer modeling of acute normovolemic hemodilution, Transfusion 34:176-179, 1994.
ANH，急性等容血液稀释；NR，未报道；NS，无显著性差异

期手术前必须讨论自体输血的可能性，这在法律层面也防止了一些医疗分支机构只考虑施行异体输血的做法[18]。这些研究成果发现，择期手术行 ANH 和 PAD 在减少输注异体血上的程度上相似[76]。其他效果包括患者的麻醉和手术时间、术中血流动力学状况以及住院时间等的比较，ANH 和 PAD 也差不多。尽管只有很少数的研究涉及两种自体输血的经济学评估，但结果都表明 ANH 成本比 PAD 低得多[76]，因此可以认为 ANH 是择期手术前采集自体血花费最低的技术。

术中血液收集

　　术中血液收集或血液回收是指将患者术中丢失的血液收集和再输注给患者本人的技术。回收的红细胞运输氧气的功能等同于库存的异体血的红细胞。自体血回收的红细胞存活率至少不低于异体血[77]。当手术部位应用促凝血材料（如局部应用胶原）时，由于可能导致全身凝血物质激活，术中自体血回收是禁忌的。回收的血液里面可能含有组织碎片、小血凝块或者骨头碎片等，故在血液回收过程中一般使用微粒过滤器（40μm）。

　　细胞洗涤装置能为一个大量出血的患者提供相当于每小时 12 单位的库血[77]。已有数据阐释了自体血回输的副作用[78]：空气栓塞是可能发生的严重问题。纽约州公共卫生部门报道了 5 年 3 例由空气栓塞导致的死亡案例，占总死亡率的三万分之一[35]。用负压吸引过程中，吸取表面的血液，而不是从血池深部吸引采集的血液，可能会发生溶血。因此，制造商的指南推荐最大负压设置不要超过 150mmHg；另一项研究则发现，当必要时负压设置达到 300mmHg 也可以用，不会造成过多的溶血[79]。自体输血患者的血浆游离血红蛋白的量高于同种异体输血的患者。尽管过多的游离血红蛋白可能提示洗涤不足，但游离血红蛋白的浓度的在回输中的临床意义还尚未明确。对回收的自体血行细菌培养有时会发现阳性结果，但临床感染很少发生[80]。基本的操作流程是采用机器收集引流的血液并洗涤，然后浓缩红细胞，最后以生理盐水稀释成血细胞比容 50%～60%、225ml 为一个单位的回输血。

临床研究

　　与 PAD、ANH 一样，对术中自体血收集和回输的安全性和有效性应严格把关[80]。一项心胸外科手术的对照研究显示：从是否需输注异体血和患者预后来看，术中自体输血的价值不高[81]。随后的一项研究发

现，只有少数复杂骨科和心脏外科手术，应用半自动回收装置收集自体血，其费用和应用库血相当[82]。虽然收集 1 个单位血液（采用不洗涤方式）的花费较少，但通常至少要收集 2 个单位以上的血液（应用细胞洗涤装置），才可获得与输库血相当的成本‐效益比[83]。出血量大的血管手术应用术中血液回收的价值是肯定的，如主动脉瘤修补术、肝移植术[84]。但是，一项关于主动脉瘤修补术的前瞻性随机研究表明：采用术中血液回收并不一定就能够减少异体输血[83]。这种技术的价值可能在于减少大量失血患者输血费用和节约库血资源[85]。

　　在回输之前，没有经过回收装置的洗涤和浓缩会增加输血的风险。术野失血已经历不同程度的凝血、纤维蛋白溶解和溶血等情况，输入大量经洗涤或未洗涤的回收血被认为与弥散性血管内凝血（DIC）有关[84]。总之，低流量回收的血液或收集未经全身抗凝且出血缓慢的血液，常伴有凝血和纤溶系统的激活，回输后亦无止血作用。高负压吸引、湍流和滚轮泵的机械压力会不可避免地导致一定程度的溶血。对已经存在肾功能损害的患者，高浓度游离血红蛋白具有肾毒性。很多的操作规程对未经处理的自体血液回输进行了量的限制。尽管在快速大量失血期间可能需要高负压吸引，但为了减少溶血，负压吸引一般不超过 150mmHg。

　　另一个可供选择的方法是将血液收集到一个直接用于输注的滤罐系统中，然后通过血库的洗涤装置进行浓缩和洗涤。术中回收的血液必须像其他自体血一样经过输血科实验室处理，回输时使用过滤器。

　　红细胞回收的一些基本原则列在框 63-4。无菌条件下，生理盐水洗涤并标记的血液，室温下可储存 4h，或者血液收集后 4h 内将其保存在 1～6℃环境下，可以保存 24h[23]。室温条件下术中回收血的允许保存时间（4h）比 ANH（8h）短。是否洗涤不影响术中回收血的保存时间。

框 63-4　手术中红细胞的回收、储存和回输原则

1. 如果从无菌手术区回收的血液，通过收集装置用 0.9% 生理盐水洗涤处理后不能够马上回输，输注前应该保存在下列条件下：
   a. 室温下不超过 4h；
   b. 假如收集后 4h 内，将其移至 1～6℃环境下，可以保存 24h。
2. 术中，其他自身输血方式采集的血液，应该在 6h 内输注。
3. 血液必须适当标记，标签至少包括患者全名、住院号、采集和过期的时间，以及用途，比如"仅为自体输血"。
4. 如果在血库储存，处理流程与其他自体血液一样。
5. 如果输注的血液是术后或创伤后收集的，应于 6h 内回输。

术后血液收集

术后血液回收是指术后引流的血液经过处理或不处理后回输给患者[62]。有些术后引流的血液收集到无菌罐，不经处理，通过微聚体血液滤器过滤后回输。这种血液部分溶血、去纤维蛋白而且比较稀释，可能含有高浓度的细胞因子。因此，多数做法是对这种未经处理的血液设置回输量的上限（如 1400ml），而且从开始收集到回输应在 6h 内完成，超过 6h 没有回输的血液应该丢弃。

临床研究

随着心脏外科的发展，术后血液收集收获了大量的经验。术后自体输血应用广泛但尚无统一的标准。对心脏外科手术后的自体血回收有效性进行的前瞻对照研究结果尚存争议。至少有三个此类研究结果表明术后血液回收是无效的[58, 60]，而至少有两个研究显示其有效[57]。这些研究结论不同的部分原因在于血液回输的具体操作不同。医师输血规范的不断修订对于血液回收的研究也可能是一个不确定的干预因素。

在矫形外科关节成形术后将创口引流的血液洗涤[56]（或未洗涤[59]）并成功回输已有大量报道。报道的回输血量高达 3000ml，在无骨水泥膝关节置换术中平均回输量也超过 1100ml[59]。因为引流红细胞浓度比较低（血细胞比容 20%），所以回输的红细胞量也比较少[61]。一项关于术后血液回收再利用的前瞻性随机研究表明，全膝关节、髋关节置换术，无论术后有无引流装置，围术期的血红蛋白水平及异体输血量没有显著差异[86]。

业界对矫形外科回输未经洗涤的引流血的安全性有争议。理论上认为回收血里可能的危险物质包括：游离血红蛋白、红细胞细胞质、骨髓内脂肪、毒性刺激物、组织或脂质碎片、纤维蛋白降解产物、激活的凝血因子和补体。尽管两个小规模研究报道了相关并发症[87-88]，但另几个大的研究证实，引流液回输时，通过孔径 40μm 的标准过滤网，没有发现严重不良反应[56, 59, 89]。

对未使用骨水泥的双膝关节置换术、髋关节翻修、全膝关节置换和多节段脊柱融合术，术后引流血液收集并回输，无论是否洗涤，能够降低异体输血的风险。类似于术中血液回收，只有在失血量足够多的情况下，术后血液回收才能使处理成本物有所值[90]。一项关于全膝关节置换术的术后血液回收和异体输血花费的比较研究发现，术后血液回收可以明显节约费用[91]。如同对可能受益于 PAD 和 ANH 患者的选择一样，需要对患者术前血红蛋白水平、预计术中出血量和围术期的输血指征加以权衡，才能确定哪些患者可以从术中或术后血液回收中获益。

重组凝血因子Ⅶa

重组凝血因子Ⅶa（rfⅦa）已获准用于治疗伴有抑制物的血友病、先天性因子Ⅶ缺乏症和遗传性血小板功能缺陷症。治疗剂量的 rfⅦa 能增强血小板生成凝血酶，因此可用来治疗以广泛出血和凝血酶生成障碍为特征的出血[92]，例如血小板减少症和血小板功能缺陷症[93-94]。此外，rfⅦa 还用于治疗多种特征不明显的伴有稀释性或消耗性凝血障碍以及肝功能受损所致的出血[95-97]。对于 rfⅦa 尚未核准的治疗领域方面，现在的政策是定期检查并按照新的数据和信息不断修订[98]。目前 rfⅦa 有在未获准的情况下被许多学科的医生使用的趋势，这引起了业界对其安全性、有效性和费用问题的日益关注。此外，rfⅦa 临床应用宽泛而剂量缺少统一标准。

复杂手术和创伤造成的广泛出血

在数量有限的一些创伤和出血患者中，已经证实 rfⅦa 的止血效果（另见第 61 章和第 62 章）[95-96]。7 例创伤患者在常规治疗方法无效后，输注 rfⅦa，其广泛出血的情况得到缓解，异常的凝血检查结果得到改善。其中三例死亡，但死因并非出血或血栓栓塞[96]。

也有部分个案报道了 rfⅦa 对围术期大量出血的止血效果。rfⅦa 用于创伤和术后大量出血的临床经验主要源自个案报道，剂量为 20～120μg/kg 不等。对 9 名伴有凝血障碍的神经外科急症手术患者，术前给予 rfⅦa（40～90μg/kg）进行研究，发现输注 rfⅦa 20min 后凝血指标即恢复正常，而且未出现明显的手术并发症和相关的血栓并发症[99]。此外一项对 36 例经耻骨联合后前列腺切除术的前瞻性随机研究表明，围术期分别给予 rfⅦa（20μg/kg 或 40μg/kg）和安慰剂，接受 rfⅦa 治疗的病例组平均出血量比对照组明显减少（分别是 1235ml、1089ml 和 2688ml）[100]。但这项研究并不足以证明 rfⅦa 能减少异体输血量。

一个单中心的序列研究对 51 例心脏术后顽固性出血的病例应用 rfⅦa 治疗，并与另 51 例患者建立了配对，结果显示治疗组在应用 rfⅦa 1h 后的出血量明显减少，两组间严重并发症的发生率无显著差异[101]。同一中心随后的一项研究比较了 114 例应用 rfⅦa 的心脏手术患者和同期 541 例未用 rfⅦa 的患者，结论是：rfⅦa 不会增加不良事件发生的风险，早期应用效果更佳[102]。

另一序列研究表明，53 例心脏手术患者术中接受 rfⅦa 治疗后，所需血制品的量显著减少[103]。但是，另一研究对 24 例接受 rfⅦa 治疗的心脏术后顽固性出血患者和另 24 例患者配对进行观察，结果发现应用 rfⅦa 后 24h 内，所需红细胞和血浆的量并无差别[104]。

有研究对 20 例接受非冠脉的复杂心脏手术患者随机分为预防性应用 rfⅦa（90μg/kg）组及安慰剂对照组，在体外循环结束、拮抗肝素后给予 rfⅦa，结果发现应用 rfⅦa 组异体输血量显著减少[105]。但是，一项对 76 例先天性心脏病小儿手术的研究表明，以体外循环后关胸时间为评判指标，预防性给予 rfⅦa（40μg/kg）并未显示额外益处（另见第 94 章）[106]。

有两项随机对创伤患者采用 rfⅦa 辅助治疗或安慰剂对照的病例研究已经发表[107]。在 48h 存活的 143 例钝挫创伤者中，大量输血比率（大于 20 单位红细胞悬液）由 33% 降至 14%，组间有显著性差异（P=0.03）；而在 143 例贯通伤患者中，该比率由 19% 降至 7%，两组无显著性差异（P=0.08）。应用 rfⅦa 组与安慰剂组的严重不良事件发生率并无显著差异（另见第 62 章和第 81 章）。

剂　　量

在基于网络数据的一项回顾性研究中，13 家医疗机构内外科的 40 例凝血功能障碍患者，排除既往凝血功能障碍或外伤史，接受了 rfⅦa 的治疗（15 ~ 180μg/kg，其中 38 例用药次数 <5 次），其中 80% 的患者（n=32）收到了完全（n=18）或部分（n=14）的止血效果[108]。所有剂量下都有效果，且疗效和剂量间无相关性。在低于 70μg/kg、70 ~ 90μg/kg 和高于 90μg/kg 三组间，"完全""部分"以及"无效"患者的百分比均无显著性差异。rfⅦa 治疗后血制品的输注量明显减少。23 例（58%）患者死亡，反映了在面临应用 rfⅦa 的决策点时患者病情的不稳定。这项研究结论得出的推荐剂量为：体重 50 ~ 100kg 的成人应用 4.8mg（1 支），相当于按习惯改为 50 ~ 100μg/kg[98]。

口服抗凝药的患者

一项研究中，7 例国际标准化比率（INR）延长的成年患者（其中三人需要外科手术），接受剂量范围 20 ~ 90μg/kg 的 rfⅦa 治疗，所有患者的预后良好[109]。此研究说明在单用维生素 K 效果不佳的情况下，rfⅦa 可以逆转华法林或其他维生素 K 拮抗剂的抗凝血作用。有两份文献报道，逆转华法林过量的 rfⅦa 剂量为 20μg/kg，或成人剂量 1.2mg[110-111]。同期有研究回顾了 12 例急性华法林相关颅内出血患者的治疗情况，所有患者均应用了 rfⅦa（30 ~ 135μg/kg）、维生素 K（10mg/d，3 天）和新鲜冰冻血浆 [（1307±652）ml]，发现 INR 均迅速纠正，而且对于这种高危患者来说单次剂量是安全的[112]。然而，一些医学会最近推出的指南中不鼓励在这种情况下超说明书使用 rfⅦa（另见第 62 章）。

肝功能受损的患者

一项多中心的研究纳入 71 例有严重肝病行腹腔镜下肝活检术的患者，这些患者随机接受 4 种不同剂量的 rfⅦa（5、20、80 和 120μg/kg）65 例中有 48 例（74%）在 10min 内出现止血的效果[115]。出现血栓和 DIC 各 1 例，但认为与 rfⅦa 无关。因为凝血功能障碍，通常这些患者是禁忌行腹腔镜下肝活检术的。尽管也有以上并发症发生，但研究者的结论是 rfⅦa 的应用保障了患者安全可靠地接受肝活检术。

245 例随机研究探讨了 rfⅦa 用于肝硬化上消化道出血患者的安全性和有效性，观察终点指标包括：首次剂量后 24h 仍无法控制出血、无法预防 24h 至 5 天期间的再出血和 5 天内死亡[116]。安慰剂组与 rfⅦa 组（8 次剂量，30h 以上达 100mg/kg）之间差异不显著：至观察终点判为失败的分别是 16% 和 14%（P=0.72）。类似的随机对照研究观察了接受部分肝切除术的肝硬化患者，与安慰剂组相比，rfⅦa 组在血制品用量、异体输血比例方面并无优势[115]。此外有关肝移植手术研究表明，与安慰剂相比，rfⅦa 作为辅助性用药没有明显价值（另见第 62 章）[114]。

肝功能正常的患者

一项对行部分肝切除术的非肝硬化患者的前瞻性、随机、双盲的多中心研究中，应用两种剂量（20μg/kg 和 80μg/kg）的 rfⅦa，平均输注红细胞量分别为：1024ml，1354ml 而安慰剂组为 1036ml（P>0.05），各组需要输血的比例和术中出血量均无显著差异，严重不良事件的发生率也无差异[117]。

出血性脑卒中患者

一项针对急性出血性脑卒中（4h 内）患者的前瞻性的随机、双盲、安慰剂对照研究[118]中应用安慰剂与三种不同剂量（40μg/kg、80μg/kg 和 160μg/kg）的

rf VIIa，治疗后 24h 患者表现出病损扩大的比例分别为 28%、16%、14% 和 11%（P<0.05，治疗组 vs. 安慰剂组）；死亡率则对应分别为 29%、18%、18% 和 19%（P<0.05，治疗组 vs. 安慰剂组）。损伤后 90 天的伤残评分，治疗组也优于对照组。然而，一项临床随访研究（安慰剂组、40μg/kg 组和 80μg/kg 组）未发现 rf VIIa 治疗组在死亡率对安慰组的优势 [119]。

安全性

超过 170 000 个标准剂量 rf VIIa 应用于血友病和有凝血因子抑制物的患者，罕有（<1：11 300）血栓形成的报道 [92]。无 VIII 或 IX 因子抑制物的患者在接受 rf VIIa 后，也有出现血栓并发症的报道。有报道在微小手术或牙科手术前后，对 XII 因子缺乏症患者行 rf VIIa（90μg/kg）治疗，1 例患者发生急性脑血管意外并死亡 [120]。有 10 例患者参加了一项 rf VIIa 剂量公开、逐步增加的实验以防止蛛网膜下腔出血后再次出血，最后一名患者接受治疗后发生大脑中动脉栓塞 [121]。在一个被认为具有血栓形成高风险的 40 例高危创伤人群中，有 3 例（7.5%）在接受 rf VIIa 治疗后发生血栓 [122]。

尽管在根治性前列腺切除 [100]、创伤 [109]、上消化道出血 [114] 或部分肝切除 [120] 的几项大型随机临床研究中，严重不良事件和血栓事件均衡地分布于治疗组与安慰剂组；但在出血性卒中患者中，血栓栓塞性事件的分布是不均衡的，对应于安慰剂组、40μg/kg、80μg/kg 和 160μg/kg 组，总的发生情况依次为：2（2%）、7（6%）、4（5%）和 10（10%）。绝大多数发生在动脉，包括血栓栓塞性卒中和心肌梗死。这些严重不良事件的发生是源于 rf VIIa 还是患者本身的病情，尚需临床随访研究才能确定。

一份上报美国食品药品管理局（FDA）的总结报告显示 [123]：1999 年 3 月至 2004 年 12 月共有 151 起血栓栓塞性事件是由于非适应证情况下应用 rf VIIa 而导致，包括深静脉血栓（42）、脑血管意外（39）、急性心肌梗死（34）、肺栓塞（32）、动脉血栓形成（26）和体内装置被栓堵（10）。其中 38% 的病例同时应用了其他止血药。50 例死亡病例中有 36 例（72%）被认为可能是 rf VIIa 引起的。作者认为还需要随机的临床研究以评估在目前尚未获批准的情形下应用 rf VIIa 的安全性与有效性 [124]。随后一份报告分析了 13 项临床研究，分别是给肝硬化、创伤和逆转抗凝治疗患者应用 rf VIIa，作者发现血栓性事件在安慰剂组为 5.3%，而 rf VIIa 组为 6.0%（P=0.57）。

一项对心脏手术患者的病例配对研究和系统回顾 [100-101] 提示，不能确定严重不良事件与 rf VIIa 相关（另见第 62 章）。我们报道一例患者，辅助体外膜肺人工氧合治疗，6h 前接受 2 个剂量的 rf VIIa 治疗，然后注射活性复合因子 IX 浓缩剂（PCC）后，发生致命性血栓 [126]。为此，我们建议不同时进行 PCC 和 rf VIIa 的联合治疗。

总之，关于 rf VIIa 用于治疗自发性脑出血安全性的对照研究中，医生可能低估其导致动脉栓塞的风险 [127]。上报给 FDA 的 rf VIIa 相关栓塞事件约占临床试验中病例数的 2%，但是没有足够的数据来确定 rf VIIa 拮抗华法林的病例中血栓事件发生的比例 [123]。一项包含 285 例创伤患者应用 rf VIIa 治疗的病例回顾显示，27 例（9.4%）出现血栓栓塞并发症，其中 3 例的用药目的是拮抗华法林的作用 [128]。Levi 及其同事分析了 35 组随机对照试验中 4468 名患者，发现 11.1% 的病例出现血栓栓塞性事件。rf VIIa 组和对照组的静脉栓塞发生率相差无几（分别为 5.3% 和 5.7%），rf VIIa 组动脉栓塞的发生率明显高于对照组（5.5% vs. 3.2%，P<0.003），老年患者（>75 岁）和使用高剂量时尤为明显 [129]。

对于 rf VIIa 的剂量、应用时机及安全性需根据不同病情加以确定，且有待于规范的前瞻性的研究证实。业界对尚未获批准情况下如何应用 rf VIIa 也已形成了共识性的指导意见 [130]。何时何地对难以控制的出血患者给予 rf VIIa 治疗？这个问题需由医师自己决定，当然也需要医院药物治疗或输血委员会的协助。

血液利用

在 2004 年美国约 3900 万例住院患者中，约 5.8%（230 万例）接受了输血治疗 [132]。2009 年中，有超过 10% 的住院患者接受输血，使输血成为最为频繁的临床操作。从 1997 年到 2009 年，输血率增加一倍以上 [133]。近年来，对输血费用问题 [134] 和不良反应风险的认识不断加深，促进了多学科、多职业、以医院为基础血液管理模式的建立（另见第 61 章）。

输血指南认为以不连续的血红蛋白值为输血的"临界点"是不恰当的，并推荐以每次 1 单位血量的方式输注，此外还强调必须考虑其他生理因素 [14]。一般认为，血红蛋白浓度超过 10g/dl 时输血无益，而低于 6g/dl 时输血获益明显 [15, 135]。即使把患者和医院的相关因素考虑在内，心胸外科手术患者的输血情况仍存在很大的差异 [136-137]。一系列前瞻性随机对照研究表明，在心脏手术 [138] 与非心脏手术患者 [139-140] 中承受围术期 7～8g/dl 的血红蛋白而不输血，与通过输血维持血红蛋白在 10g/dl 以上的患者预后相当。FOCUS 试验研究发现，对于高龄（>80 岁）和高危（如合并冠状动脉疾病）的髋部骨折手术患者，需要输血的血红蛋白临界值可低至 8g/dl（如有临床症状，则此值更高）[140]。

一项关于前瞻性随机对照研究的 meta 分析，在 3700 多例患者中比较输血的"高"和"低"血红蛋白临界值，结果发现：①低血红蛋白临界值输血的患者耐受良好；②随机分到低血红蛋白临界值组中的患者，输血量显著减少；③低血红蛋白临界值组中，患者的感染发生率减少 34%；④ 7g/dl 的血红蛋白含量对大多数患者已足够[141]。最近，一项随机对照研究了 2016 名有心血管疾病史或相关风险、接受髋部手术的患者，发现限制输血组的输血量显著减少，但其与常规输血组的死亡率、丧失独自行走能力、院内致残率等相近似[140]。基于此项研究，美国血库协会建议对于没有心血管危险因素的患者，实行限制性输血策略（血红蛋白 7 ~ 8g/dl）[142]。

美国最新的国家血液采集和利用的调查数据表明，由于血液库存限制而被迫取消择期手术的数量逐年显著下降[143]。目前关于库存血的不良反应及对氧供的影响等方面的文献不断增多，反映了当前有关输血的研究热点和趋势[144]。

血浆输注的适应证

循证医学观点出发，AABB 输血委员会基于文献中现有的证据（血浆疗法被评估为"疗效不佳"[145]），推荐血浆疗法只用于少部分的临床情况：持续出血的创伤患者、复杂心胸外科手术患者和需要紧急逆转华法林相关的凝血障碍的颅内出血患者（另见第 62 章）[146]。INR 轻微延长（INR<1.7）的患者没有出血的风险，也不需要输血浆作为辅助治疗[147]。因此，在大多数情况下，输血浆是不合理的。然而，原因可能在于后勤上和技术上的壁垒阻碍了及时和有效的血浆治疗（"太少"或"太迟"的血浆治疗），才导致缺乏证据表明"血浆治疗有益"[12]。

后勤上或技术上的障碍导致血浆治疗可能太少或太迟。首先，输血部门在发出相容血型的血浆前必须先识别患者的血型；对输血部门而言，患者是未知的，或者患者的病历里没有过去的血型记录。从描述病情到下医嘱、抽血测血型、再到输血部门同意发血，已经过去相当长一段时间（总计 1h）。其次，血浆贮存于 -18℃，解冻和发血需要多花一些时间（30 ~ 45min）。第三，每袋血浆的容量约 200 ~ 250ml，有容量超负荷的

风险，尤其是合并多种疾病（如合并房颤或其他心血管疾病）的老年患者更易发生。纠正凝血障碍所需要的血浆剂量多被低估，因此血浆治疗在一些临床实践中只是辅助性的。在需快速逆转华法林作用时，血浆的治疗剂量必须达到 15 ~ 30ml/kg，才能使凝血因子水平从正常的 30% 升至 50%[12]。

对肝疾病导致的凝血障碍，血浆疗法并非好办法[148]。在肝疾病中，凝血酶原时间或 INR 提示的凝血障碍的程度，与出血并发症风险并非正相关[149-151]。凝血酶生成试验可以反映血小板的促凝活性[152-153]，通过该试验发现，肝硬化患者可通过细胞介导的凝血途径进行初步止血。而细胞介导的凝血途径，是传统的实验室检测指标（如凝血酶原时间和部分凝血活酶时间）无法反映的。更多的证据表明，肝硬化患者可以耐受肝组织活检等手术过程，而无需血浆治疗，也没有出血并发症[154]。而且，在此情况下，血浆治疗也很少能使实验室检查指标恢复正常[155]。临床相关的出血，多为局部血管异常和静脉压力增加所致[151, 156]。因此，更保守的血浆疗法会避免容量与液体超负荷，从而防止液体超负荷导致的出血增加，这种情况在门脉高压和内皮损伤时更易发生[157]。血浆的其他替代疗法已被推荐用于治疗肝疾病的凝血障碍，包括输注低容量的凝血酶原复合物（PCCs）或抗纤溶制剂，没有容量超负荷的副作用[148]。

一项目前最大的关于血浆输注及其对 INR 和出血影响的前瞻性研究，纳入了输血前 INR 1.1 ~ 1.85 的内外科患者[158]。作者指出，不到 1% 的患者 INR 达到正常，只有 15% 的患者 INR 达到 50% 及以上的纠正。血浆的中间值剂量是 2 单位（5 ~ 7ml/kg），而且血浆剂量和 INR 变化之间没有相关性。本研究存在同其他临床研究相似的不足之处[154]：缺乏对照组、只是凝血指标方面轻度变化、未明确研究终点（例如血红蛋白变化或需要输血）和（或）血浆治疗的剂量不足等。即时检测和目标导向（如心胸外科手术，肝移植和创伤外科手术等）的血浆疗法，在合理用血和改善预后等方面展现出了作用（另见第 61 章）[159]。

血浆输注有益的证据匮乏，且更多的证据表明血浆输注的风险被低估。在一项前瞻性研究中，6% 的患者出现输血相关的心脏容量负荷过度[160]，这个比例高于先前回顾性研究的报道[161-162]。输血相关的急性肺损伤是输血致残和致死的一个重要原因[163]，通过男性供体血浆和无妊娠史的女性供体血浆的使用，这一并发症的发生率已经下降[164]。

凝血酶原复合物

凝血酶原复合物（PCCs）可为激活形式（即：在治疗血友病甲或乙时，绕过Ⅷ因子或Ⅸ因子的抑制物），或非激活形式。当前世界范围内可用的非激活 PCCs 产品被列在表 63-4 中[12]，并根据是（包含四种因子）否（包含三种因子）有足够水平的Ⅶ因子进一步分类[165]。含有所有四种维生素 K 依赖性凝血因子（包括Ⅶ因子）的 PCCs 被欧盟[166]以及加拿大、澳大利亚等国家所认可，现在也被美国批准用于紧急拮抗华法林所致出血[167-168]，也用于治疗围术期应用华法林的患者[169]。含有三种因子的 PCCs 在美国只被批准用于Ⅸ因子的替代治疗。此种含三种凝血因子的PCCs，可否用于拮抗华法林所致出血尚有争议。尽管报道这些制剂能使 INR 指标恢复正常[170]，但也有研究表明其增加Ⅶ因子水平的作用微弱[165]，使其 INR 纠正的效果大为逊色。关于 PCCs 拮抗华法林相关的凝血障碍的综述已经出版[12]。

已有多家医学会出版快速拮抗华法林凝血障碍的指南（表 63-5）[171-177]。一篇关于紧急拮抗神经外科接受抗凝治疗患者的综述，推荐配伍使用三种凝血因子浓缩液（4000 国际单位）和 rfⅦa（1.0mg），这也是美国一家创伤中心的治疗方法[178]。另一篇关于 PCCs 用于紧急拮抗华法林的综述总结出："PCCs 应该在随机对照试验中直接与新鲜冷冻血浆、rfⅦa 及其他治疗策略进行比较，并评估其对患者预后的影响。[179]" INR 正常化仅仅是一个临床治疗终点的替代指标[180]。相对于血浆治疗，PCCs 治疗效果不断演变，部分与下列原因相关：PCCs 成分和凝血因子水平的可变性[165, 181]；不同国家的标准不同；在医院，尤其是社区医院，获得渠道的不确定性；潜在的促凝风险等。

激活的 PCCs 产品，如 FEIBA VH Immuno 和 Autoplex-T（Baxter, Deerfield, Ⅲ.），产品说明提出警告：这些制剂"必须只用于含有针对一种或更多的凝血因子抑制物的患者，而不能用于因凝血因子缺陷导致出血的治疗[182-183]。"此外，PCCs 使用说明书上明确 DIC 为禁忌证。

PCCs 紧急拮抗华法林抗凝作用的安全性是争论的

表 63-4 目前被批准使用的凝血酶原复合物制品

产品名称（生产商）	凝血因子含量（IU/ml）*			
	Ⅱ	Ⅶ	Ⅸ	Ⅹ
Ⅰ.在美国批准使用的制品				
A. 4 因子				
KCentra (CSL Behring)	17~40	10~25	20~31	25~51
B. PCCs 含三种凝血因子（Ⅱ、Ⅸ、Ⅹ）				
1. Profilnine SD (Grifols)‡	≤150	≤35	≤100	≤100
2. Bebulin VH (Baxter, Deerfield, Ⅲ.)‡	24~38	<5	24~38	24~38
Ⅱ.在美国以外被批准使用的制品				
A. PCCs 含四种凝血因子（Ⅱ、Ⅶ、Ⅸ、Ⅹ）				
1. Beriplex (CSL Behring, King of Prussia, Pa)§	20~48	10~25	20~31	22~60
2. Octaplex (Octapharma, Lachen, Switzerland)ǀ	14~38	9~24	25	18~30
3. Cofact (Sanquin, Amsterdam)¶	14~35	7~20	25	14~35
4. Prothromplex T (Baxter)#	30	25	30	30
5. Proplex T (Baster)**	20	20	20	20
B. PCCs 含三种凝血因子（Ⅱ、Ⅸ、Ⅹ）				
1. Prothromplex HT (Baxter)††	30	—	30	130
2. Prothrombinex VF†† (CSL Bioplasma, Broadmeadows, Australia)	100	—	100	100
Ⅲ.活化的 PCC				
FEIBA (Baxter)‡‡	32±8	38±5	35±2.5	28±5

Modified from Goodnough LT, Shander AS: How I treat warfarin-associated coagulopathy in patients with intracerebral hemorrhage, Blood 117:6091-6099, 2011.

PCC, 凝血酶原复合物；

* 因子的含量值是一瓶试剂中每 100 单位Ⅸ因子时的量（国际单位 /ml）；

‡ 产品标签特别强调：适用于血友病 B 患者的因子Ⅸ的替代治疗，不适用因子Ⅶ缺乏症的治疗；

§ 英国和欧盟；ǀ英国、加拿大和欧盟；¶欧盟；#奥地利；**日本；††澳大利亚；

‡‡ 因子Ⅷ抑制物旁路活性计为每小瓶 25U/ml，产品指定说明 FEIBA 禁忌用于不含因子Ⅷ或Ⅸ抑制物的患者

表 63-5　对于颅内出血患者，拮抗华法林抗凝作用的相关指南

协会（年）	维生素 K	血浆（ml/kg）		PCC（U/kg）	rf Ⅶ
澳大利亚（2004）	IV（5 ~ 10mg）	是（NS）	和	是（NS）*	NS
EU stroke（2006）	IV（5 ~ 10mg）	是（10 ~ 40）	或	是（10 ~ 50）	NS
ACCP（2012）	IV（5 ~ 10mg）	否（NS）	或	倾向于使用（NS）	是 †
AHA（2010）	IV（NS）	是（10 ~ 15）	或	是（NS）	否
French（2010）	口服或 IV（10mg）	是（NS）‡	或	倾向于使用（25 ~ 50）	否
British Standards（2011）	IV（5mg）	否		是（NS）	否

ACCP，美国胸内科医师协会；AHA，美国心脏协会；EU，欧盟；IV，静脉注射；NS，未规定；PCC，凝血酶原复合物；rf Ⅶ a，重组人活化凝血因子Ⅶ。
* 如果输注三因子 PCC，建议给予新鲜冰冻血浆以提供因子Ⅶ。
† 选用 PCCs 或 rfⅦa，取决于哪种更方便获得。
‡ 没有 PCCs 时，选用血浆

焦点。一项对 173 例患者接受 PCCs 治疗的前瞻性研究发现：4.6% 的患者出现血栓，但研究者把其归因于对潜在的和正在进行的血栓形成病例中止抗凝治疗[184]。一项对钝性肝损伤合并凝血障碍的模型猪的研究发现，尽管每千克体重 35 国际单位的 PCCs 改善凝血状态并减少出血，但增加剂量（每千克体重 50 国际单位的 PCCs）则增加了血栓形成和 DIC 的风险[185]。血栓形成一直被认为是患者本身的问题[186-187]，部分原因在于活化的凝血因素的出现（因此添加肝素和抗凝血酶Ⅲ）有关，部分是因为先前存在的血栓栓塞的危险因素（例如静脉血栓形成）或新的、并发的风险因素（例如创伤、颅脑损伤）。

我们先前提到一位患者，在心胸外科手术后进行体外膜肺氧合（ECMO）支持时，起初用 rfⅦa 成功治疗了难治性大出血，但随后输入活化的 PCCs 时，患者却出现了广泛的血栓形成[126]。另外一个病例也见诸报端：为了紧急逆转华法林的作用而快速给予活化的 PCCs 时，伴随而来的是致命的心内血栓形成[188]。在 1998 年与 2008 年间，报道的血栓栓塞的发生率从 0% 到 7% 不等（整体的加权平均数为 2.3%），高剂量和反复给药可能与发生率正相关[179]。一项跨国患者试验，以不同速度输注 4 因子 PCCs 制剂来紧急逆转维生素 K 拮抗剂的作用，结论支持快速输注 PCCs 的安全性和有效性[189-190]。然而，"只要可能，接受 PCCs 治疗的患者应预防性使用低剂量肝素"的建议[181]，强调了这种情况下，PCCs 的使用伴随着血栓形成的风险。一篇关于 8 项临床研究的综述指出，PCCs 相关血栓栓塞的发生率为 0.9%[191]。这些对于 PCCs 的最佳治疗剂量 [固定剂量还是可变剂量（以体重为基础）] 的探讨，为未来的研究提供了基础[192]。

表 63-6　血浆和 PCCs 治疗的潜在风险与局限性

血液制品	风险和局限性
Ⅰ . 单一供体血浆	1. 输注时间长 2. 容量限制 3. 已知和未知的传染性疾病 4. 过敏反应 5. 输血相关性急性肺损伤（TRALI）
Ⅱ . PCCs	1. 供应量有限 2. 一些制品缺乏凝血因子Ⅶ 3. 供体人群：3000 ~ 20000 4. 已知和未知的传染性疾病（如无包膜病原体） 5. 血栓形成

From Goodnough LT: A reappraisal of plasma, prothrombin complex concentrates, and recombinant factor VIIa in patient blood management, Crit Care Clin 28:413, 2012 with permission

作为一种血制品衍生物，PCCs 也有传播感染的潜在风险[193]。生产者应用不同的加工方法如纳米过滤法、溶剂洗涤法和蒸汽消毒法用于市售 PCCs 和血浆制品的病原菌灭活[194]。这些血制品的成本-效益比目前存在争论[195-196]。与血浆疗法相比，PCCs 疗法潜在的风险与局限性，在表 63-6 中进行了总结。

血小板输注的适应证

联合委员会制定了一项关于造血系统恶性疾病或接受造血干细胞移植的预防性血小板输注的指征：当血小板低于 10 000/mm³ 时，即可预防性输注血小板[197]。

欧盟和美国当前的指南把血小板计数 10×10^9/L 作

为预防性血小板输注的临界点[158, 198]。这些指南是基于 4 个随机的临床研究的结果，研究分别以 $10 \times 10^9/L$ 和 $20 \times 10^9/L$ 为预防性血小板输注的临界值，对急性白血病患者和自体 / 异体造血干细胞移植患者进行临床研究[197, 199-202]。另外两项研究也显示，以 $10 \times 10^9/L$ 作为临界值预防性输注血小板是安全的[203-204]。采用不同的临界值标准，所需输注的血小板数量和输血量是不同的[204]。一份研究显示，与 $20 \times 10^9/L$ 的临界值相比，采用 $10 \times 10^9/L$ 的临界值，输注血小板量和输血量分别减少 36% 和 16%，但是另一项研究的结论却没有显著差异[203]。

另一项临床研究试验表明，"小剂量"的预防性血小板输注与"标准剂量"或"大剂量"同等有效[205]。对于治疗性血小板输注，基于床边实时检测的输注策略在血小板缺乏所致出血的患者（例如心胸外科手术患者[13, 206]和创伤患者[207]）有应用前景。与血浆治疗的循证文献相比，在血小板输注治疗方面还需要更多的研究支持（另见第 61 章）[208]。

无输血医学

一些患者反对接受血液或血制品作为他们的医学治疗的一部分，他们中大多是"耶和华的见证人"的信徒，由于笃信旧约、新约关于血液圣洁性的诠释，他们拒绝输注他人的血液[209]。目前，这种宗教派别在全世界有 600 多万的活跃分子，1400 万的追随者，他们的出版物翻译成 200 多种语言。为了让这些信徒在避免输血的同时获得医院最好的治疗，20 世纪 80 年代出现了无输血医疗[209]。

最近，相当一部分美国人关注输血的安全性，与宗教信仰无关。一项电话调查表明，在美国仅有 61% 的受访者相信输血是安全的，另有 33% 的人表示如果住院治疗将拒绝输血[22]。从 2000 年以来，人们对血液供应和献血志愿者缺乏的顾虑也促进了无输血医学的发展。

无输血医学和无输血外科的定义为：它可减少失血，并用最好的、合适的方法替代异体输血，其中心就是给予所有的患者最好的医疗护理[16]。无输血医学的宗旨包括"在机构中发挥无输血医学的领导作用，倡导患者不输血[210]"。即使其机构中没有无输血医学中心，所有临床医生都应该认识到避免不必要的输血是正确的[16]。血液管理的原则是实现异体输血最小化，不仅是为了"耶和华见证人"的患者，也是为了所有患者（图 63-2）[6]。

小　　结

输血有风险、价格贵，并且血液的供给也有限（另见第 61 章）。因此，医疗机构应重新审查输血的情况，以减少用血。除了鉴定机构，专业团体也在指南

患者血液管理

	促进红细胞生成	减少失血量	治疗贫血
手术前	·识别、评估和治疗已存在的贫血 ·术前自体血液储备 ·已排除营养性贫血或已经治疗营养性贫血，可考虑使用促红细胞生成的药物 ·如必要可转（会）诊做进一步的评估	·查找和应对出血危险因素（包括既往史和家族史） ·回顾用药史（抗血小板和抗凝治疗） ·减少医源性失血 ·术前规划和提前预演练	·评估预计失血量和患者可耐受失血量 ·评估和改善生理储备功能（例如心肺功能） ·建立个体化的治疗方案，针对贫血应用恰当的血液保护方法
手术中	·选择在红细胞数值最理想时进行手术（未经治疗的贫血是择期手术的禁忌证）	·术中仔细、彻底止血 ·减少失血的外科技术 ·麻醉血液保护策略 ·急性等容血液稀释 ·术中自体血液回收 / 回输 ·止血药的应用	·心输出量最优化 ·通气和氧合最优化 ·循证为基础的输血策略
手术后	·治疗营养性贫血和可纠正的贫血（例如避免叶酸缺乏和缺铁性贫血） ·如需要可考虑使用促红细胞生成的药物 ·注意药物的相互作用可导致贫血（例如血管紧张素转换酶抑制剂）	·密切监测出血量并及时处理 ·维持正常体温（除非要求低体温） ·自体血液回收 ·减少医源性失血 ·止血和抗凝治疗 ·注意药物的副作用（例如：继发性维生素 K 缺乏）	·氧供最大化 ·氧耗最小化 ·快速避免 / 治疗感染 ·循证为基础的输血策略

图 63-2　患者血液管理。经治医生在围麻醉期利用这些处理原则可以提供以患者为中心的、基于循证的血液管理，从而减少异体输血量 *(From Goodnough LT, Shander A: Patient blood management, Anesthesiology 116:1367-1376, 2012.)*

和推荐中将输血作为质量控制指标[211]。

　　围术期血液管理的基本原则在表 63-2 有详细阐述：①促进红细胞生成；②减少失血；③治疗贫血。原则的实施应该开始于术前检查，贯穿于术中，延伸到术后，使临床医生在尽量减少异体输血的情况下，提供安全有效的医疗保障。临床医生和医院质量控制部门应该将血液管理原则纳入医院流程的改进计划中，从而提高患者的安全及治疗效果。

参 考 文 献

　　见本书所附光盘。

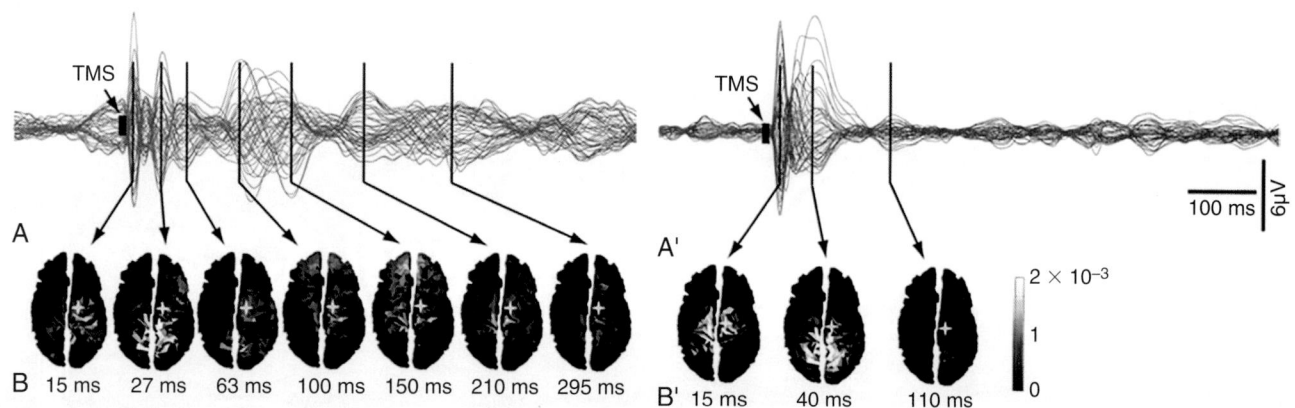

彩图 13-3 有效连接及麻醉相关的意识消失。有效连接检测不同脑区之间的相互影响。在本例研究中，检测了 6 名志愿者清醒时和咪达唑仑致意识消失时的高密度脑电图和经颅电刺激（transcranial magnetic stimulation，TMS）。A 和 A'表示清醒（A）和意识消失（A'）时由 TMS 诱发的脑电位。B 和 B'表示清醒（B）和意识消失（B'）时响应 TMS 的皮层电流（暗红色，最弱；白色，最强）。观察到咪达唑仑引起皮层电位抑制和电流减少，并且维持时间少于 120ms。在人类非快速眼动睡眠状态也有类似发现。重要的是，在麻醉（或者睡眠）时会发生皮层电活动，但是皮层间的连接和相互影响（即有效连接）受到抑制 *(Figure reproduced from Ferrarelli, et al: Breakdown in cortical effective connectivity during midazolam-induced loss of consciousness, Proc Natl Acad Sci U S A 107:2681-2686, 2010.)*

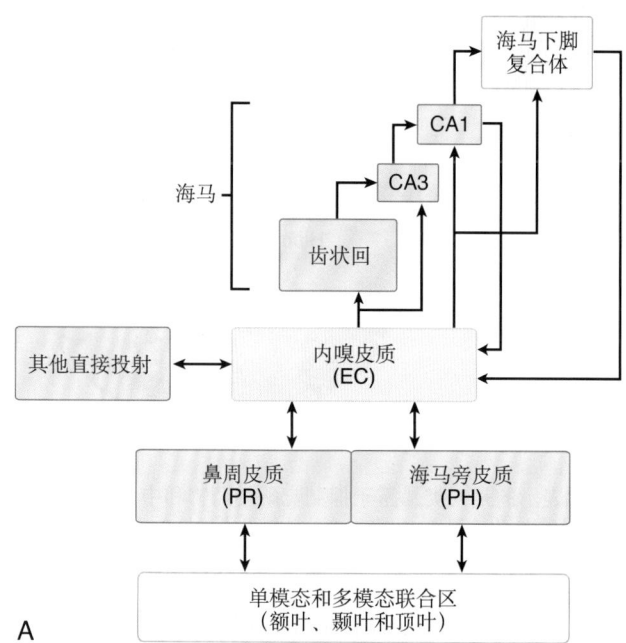

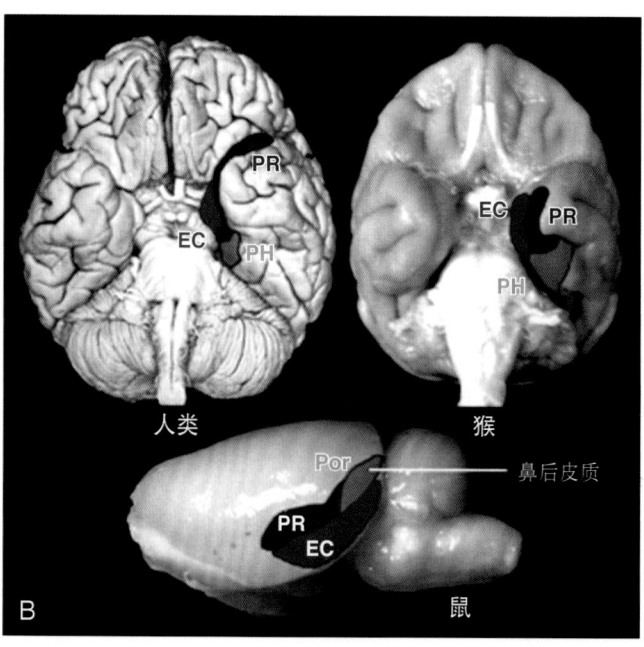

彩图 13-4 内侧颞叶记忆系统。A. 负责陈述记忆的内侧颞叶记忆系统示意图，包括下丘脑、鼻周皮质、内嗅皮质和海马旁皮质。除了此处所述的连接外，还有从鼻周和海马旁皮质到 CA1- 下托边缘的较弱投射。B. 人类大脑（左上）和猴大脑（右上）的前面观图及鼠大脑（下面中间）的侧面观图。内侧颞叶的主要皮质区域已经被加亮并标注。海马在大脑表面无法看到，人类海马位于内侧颞叶下，前端位于内嗅后（红色）和鼻周皮质（紫色）下，海马主体位于海马旁回皮质下面。鼠的海马旁回皮质叫作鼻后皮质。EC，内嗅皮质；PH，海马旁皮质（深黄色）；Por，鼻后皮质；PR，鼻周皮质 *(From Squire LR, Wixted JT: The cognitive neuroscience of human memory since H.M., Annu Rev Neurosci 34:259-288, 2011.)*

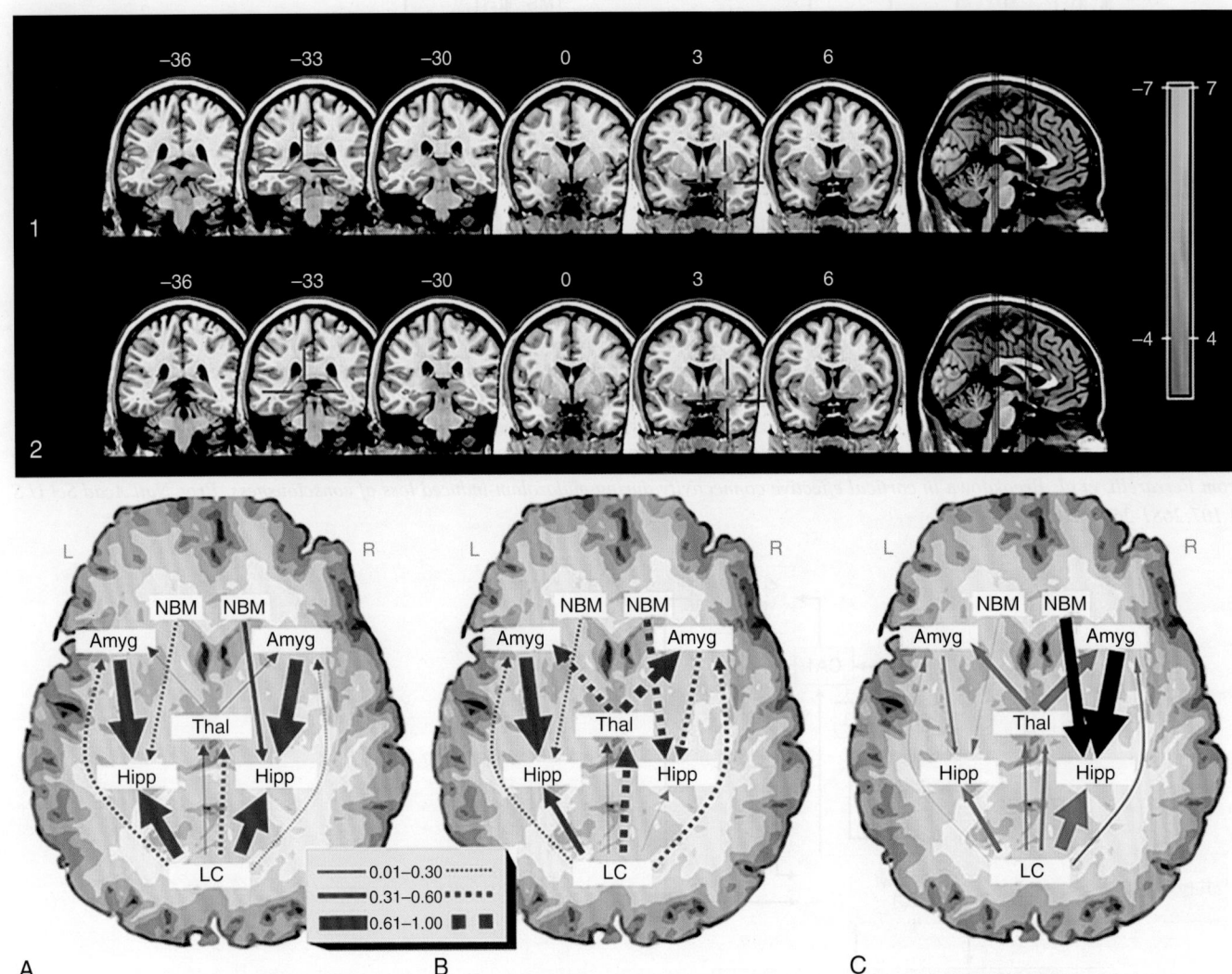

彩图 13-5 人类中 GABA 能麻醉药物对杏仁体 - 海马轴的作用。顶部图片表示的是人类暴露于抑制觉醒的药物和中性药物时的对比，分别接受安慰剂（第 1 行）或者丙泊酚 0.90μg/ml（第 2 行）。选择 6 个海马（最左边的 3 个，y 轴坐标以 -36、-33 和 -30 标注）和杏仁体（以 0、3 和 6 标注）的冠状切面，右边的是矢状面。在安慰剂组，左右两侧的杏仁体和左右两侧的海马均存在明显的电活动（负面影响 > 中性）。在丙泊酚组，左右两侧杏仁体存在相似的电活动，而海马没有观察到明显的电活动。标尺显示由统计参数绘图得到的 groupwise t 值着色区。着色阈值为 |t| ≥ 3.37。底部图片是人类在静息、没有应用麻醉药物（**A**）或接受 0.25% 的七氟烷（**B**）时应用正电子发射断层扫描进行结构方程建模分析（连通性）。一个区域对于其他区域的正向影响应用实线，负向影响应用虚线，线的宽度代表影响的强度。根据比例尺可以看出，宽带越大，影响越大。**C.** 不同情况下各种路径加权值的差异。对安慰剂组的网络模式贡献大于麻醉药物组的路径被标亮，其他路径标为灰色。可以观察到应用七氟烷时，因为对杏仁核和海马 Meynert 基底核的影响，路径加权值产生很大变化。Amyg，杏仁核；Hipp，海马；LC，蓝斑；NBM，Meynert 的基底核；Thal，丘脑 *(Top from Pryor KO, Root JC, Mehta M, et al. Propofol amnesia is predicted by a loss of hippocampal and amygdala activation: fMRI evidence. Anesthesiology 2010; 113:A369; Bottom from Alkire MT et al: Neuroimaging analysis of an anesthetic gas that blocks human emotional memory, Proc Natl Acad Sci U S A 105:1722-1727, 2008.)*

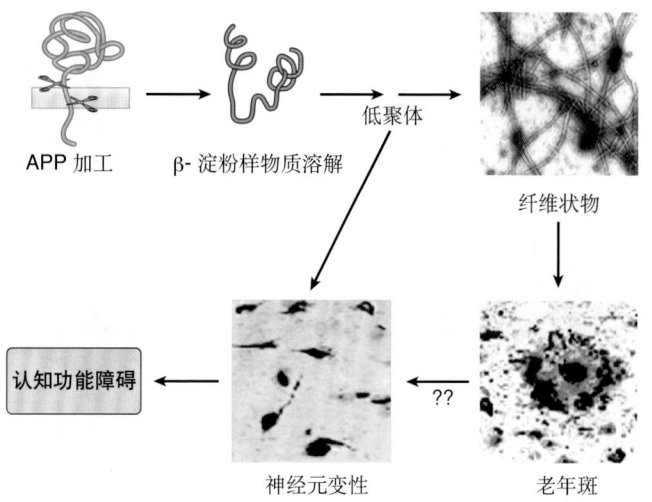

APP 加工　　β- 淀粉样物质溶解　　低聚体

纤维状物

认知功能障碍 ← 神经元变性 ← ?? 老年斑

彩图 15-9　β- 淀粉样物质的瀑布学说。淀粉样前体蛋白 APP 被分泌酶及其他酶水解成大量片段，β- 淀粉样物质是其中的水解产物。这些单体一旦达到一定的浓度阈值，就会聚集成低聚体，一个低聚体由 2～20 个单体构成。这些低聚体通过尚不明确的机制引起细胞毒性和炎症反应，最终导致细胞死亡和认知障碍。除此之外，低聚体还能重组成纤维状物，后者结合一些细胞外成分形成老年斑——阿尔茨海默病的病理标志物。老年斑是否对于神经变性有影响，或者说它仅仅是其一个次要的标志物，目前还不明了

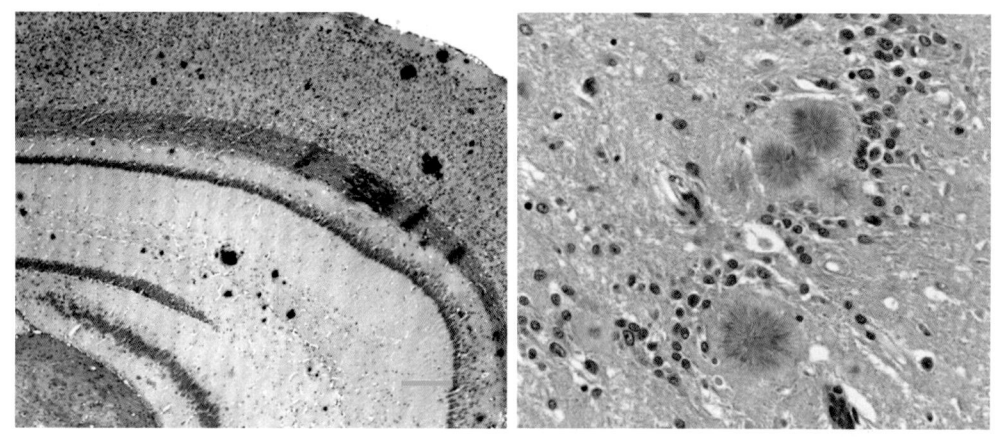

彩图 15-10　脑淀粉样变性。两张图片上都可见细胞外的淀粉样斑块。左图（放大 30 倍）是取自于抗淀粉样物质抗体染色的阿尔茨海默病老鼠模型，右图（放大 150 倍）取自于苏木精 - 伊红染色的人类脑细胞

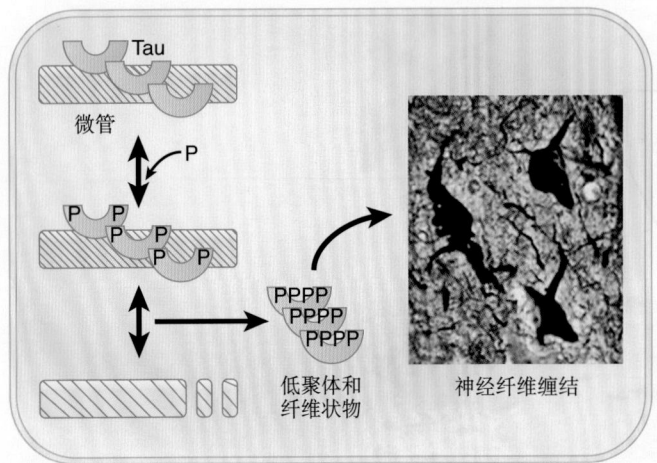

彩图 15-12　Tau 蛋白病通路。τ 蛋白与微管可逆性结合并且增加了微管的稳定性。τ 蛋白上有多个磷酸化位点可以调节与微管的亲和力。高度磷酸化会使 τ 蛋白从微管上解离并聚结成低聚体、纤维状物，最终形成有细胞毒性的神经纤维缠结（NFTs）。功能性的 τ 蛋白耗竭，微管失去了稳定性。而微管失活，NFTs 的细胞毒性是否与细胞功能异常有关，目前还不明确。P，磷酸化位点

PET 扫描

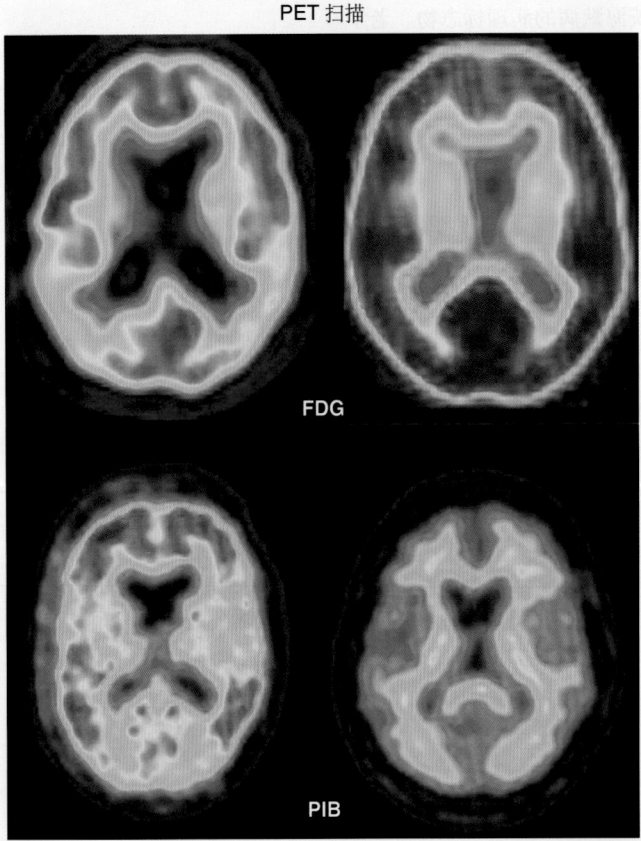

彩图 15-15　PET 图像。这种形式的"生物标志物"已证明能有效评估大脑的易损点。氟脱氧葡萄糖（FDG）成像可显示葡萄糖摄取及利用活跃的脑区。因此，阿尔茨海默病患者的大脑（左侧）所显示的全脑信号要远低于正常大脑（右侧），可能是由神经元丧失和神经元功能紊乱共同导致的。B 型匹兹堡复合物（PIB）是一种很小的含碳 13 的放射性配体，与淀粉样物质纤维沉淀物（主要为斑块）高度亲和。因此，阿尔茨海默病患者大脑的信号要比正常大脑高得多。这些影像学生物标记物有望用于明确易损点及追踪患者对治疗（或手术）的反应

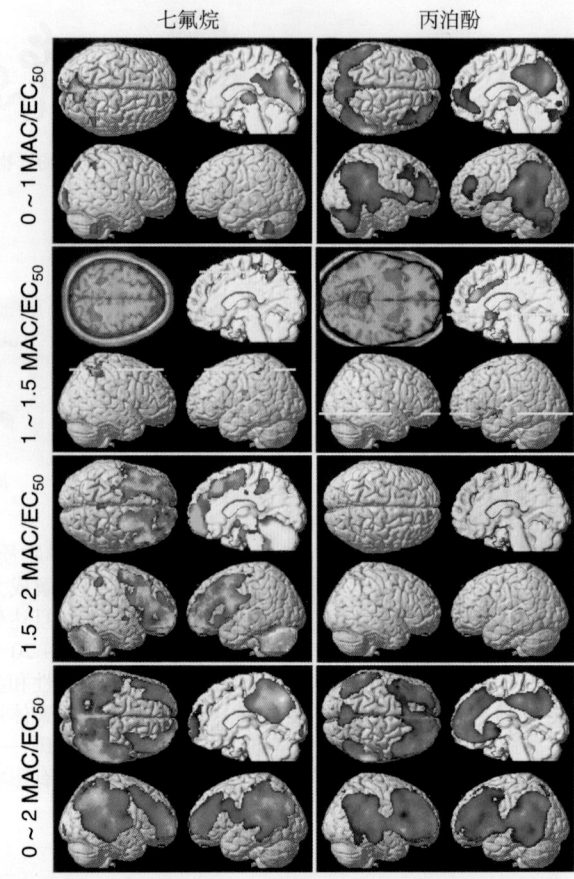

彩图 17-13　在人类中与剂量相关的脑血流量（CBF）再分布。PET 扫描证实七氟烷（左）和丙泊酚（右）麻醉引起剂量相关的 CBF 下降。七氟烷麻醉时从 1.5 增加到 2.0MAC 导致皮层下（特别是小脑）的 CBF 增加。随七氟烷麻醉浓度的增加，平均动脉压（MAP）逐渐下降，对 MAP 没有处理。如果使 MAP 维持在正常范围内，CBF 增加更明显。因此本图显示的 CBF 比七氟烷麻醉时真正的 CBF 低。丙泊酚麻醉时 CBF 在大脑各部位均一下降，没有观察到 CBF 的再分布。EC_{50}：半最大效应浓度 *(From Kaisti K, Metsähonkala L, Teräs M, et al: Effects of surgical levels of propofol and sevoflurane anesthesia on cerebral blood flow in healthy subjects studied with positron emission tomography, Anesthesiology 96:1358-1370, 2002.)*

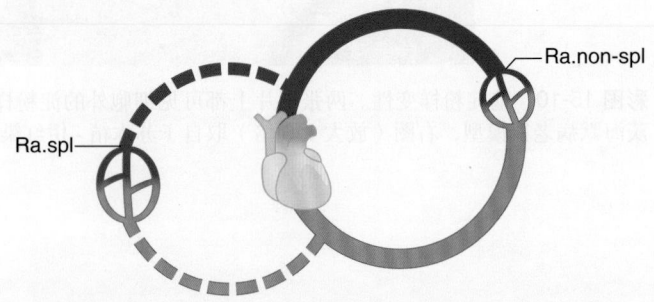

彩图 21-10　静脉系统的两室模型。两个圆环代表两个室，红色和蓝色实线代表动脉和没有顺应性的静脉（这是主要的基本循环回路）；红色和蓝色虚线代表动脉和具有顺应性的（内脏）静脉，这个室位于主要的循环回路之外。因此，这个室内动脉或静脉阻力的改变不会直接影响主要循环回路内动脉或静脉阻力。在正常情况下，线的粗细反映血管内的血流量。动脉和静脉结合处的大小反映两个回路内的血容量 *(Adapted with permission from Gelman S: Venous function and central venous pressure. A physiologic story, Anesthesiology 108:735, 2008.)*

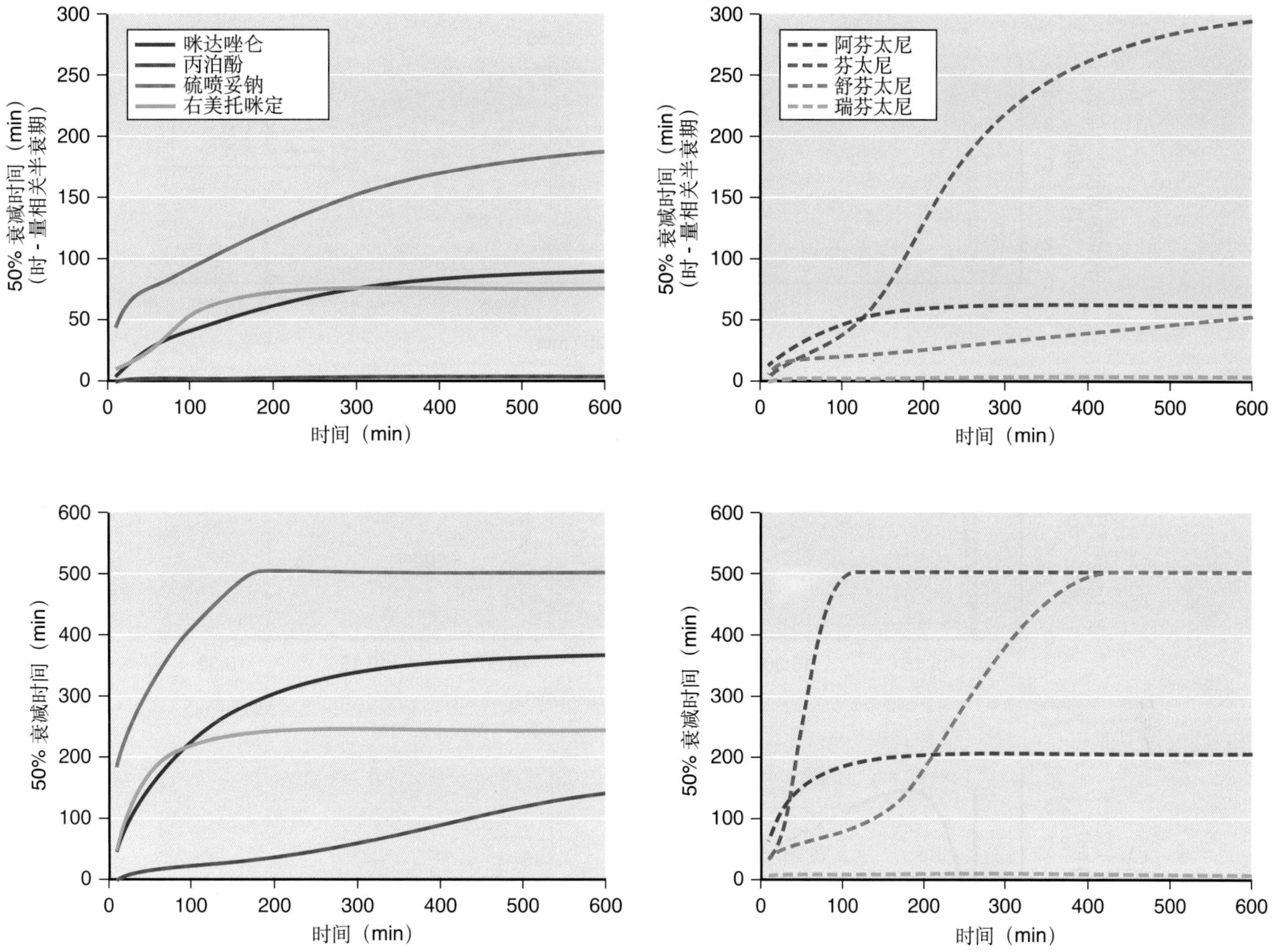

彩图 24-15 特定镇静剂（左）与阿片类药物（右）的 50% 与 80% 衰减时间。纵轴代表达到目标衰减时间所需的时间。横轴代表持续输注的时间。所有衰减时间的模拟是根据文献报道中 [1,6-10] 每种镇静或镇痛剂的药代动力学模型完成的

上图图例：咪达唑仑、丙泊酚、硫喷妥钠、右美托咪定

右上图图例：阿芬太尼、芬太尼、舒芬太尼、瑞芬太尼

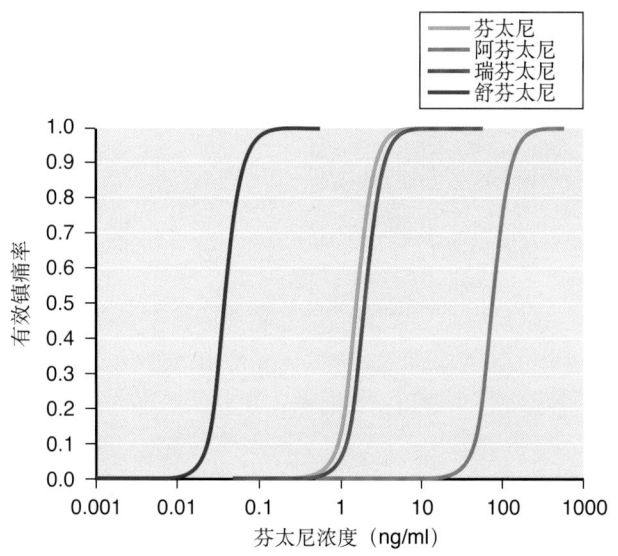

彩图 24-22 芬太尼衍生物的药效动力学模型。每种药物的 C_{50} 都不同，但具有相似的曲线斜率及最大效应 [14]

图例：芬太尼、阿芬太尼、瑞芬太尼、舒芬太尼

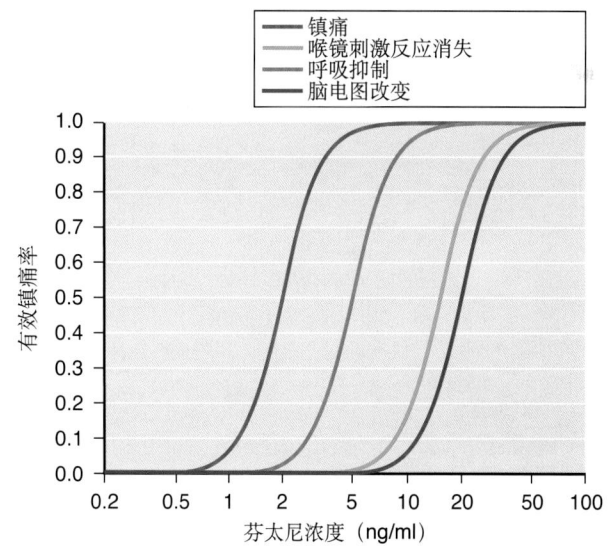

彩图 24-23 芬太尼不同效应的药效动力学模型 [14]

图例：镇痛、喉镜刺激反应消失、呼吸抑制、脑电图改变

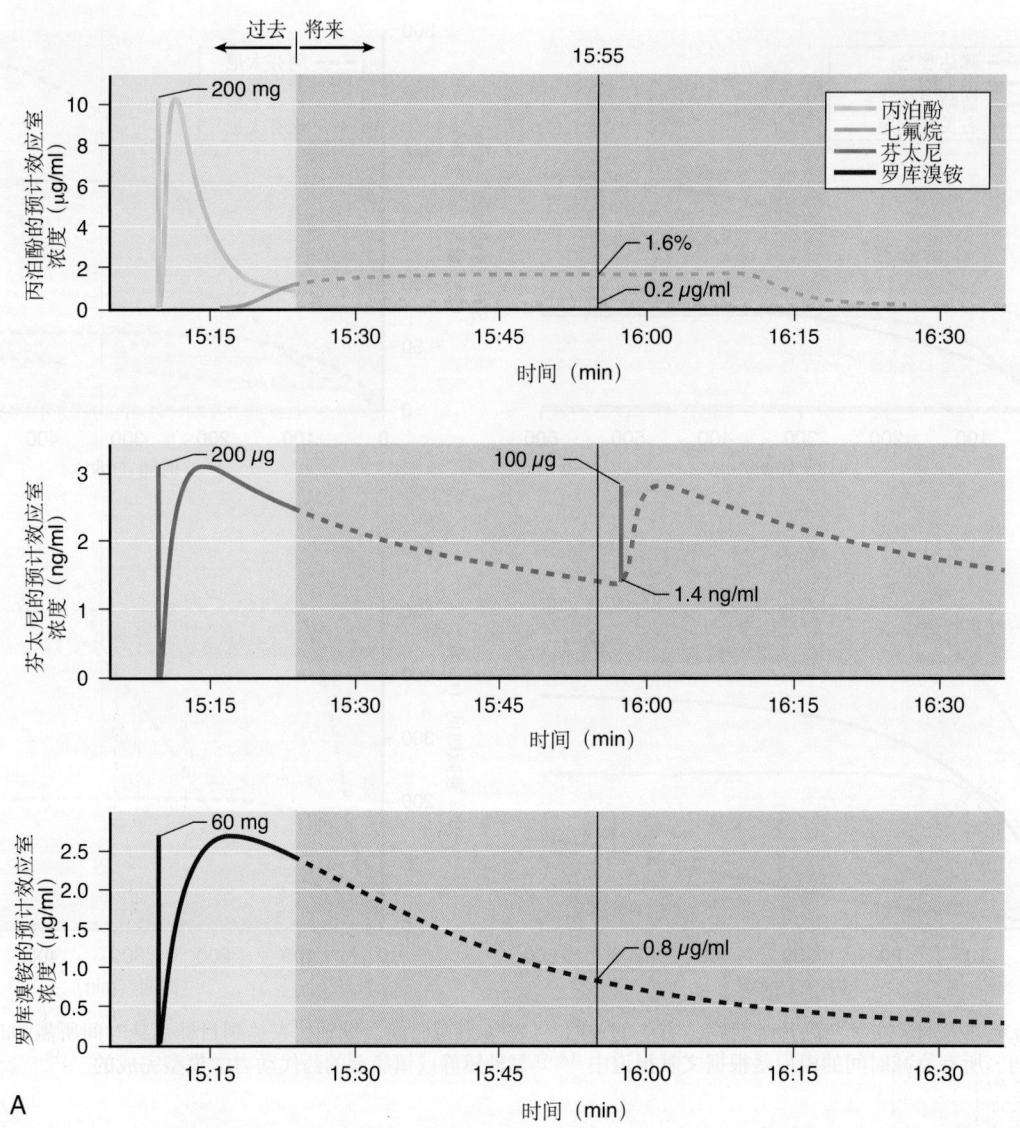

彩图 24-30 药物展示示例。本例显示了复合应用芬太尼（2μg/kg）、丙泊酚（2mg/kg）、罗库溴铵（0.6mg/kg）单次注射后，以七氟烷（2%）和芬太尼（1μg/kg）维持的预计效应室浓度（**A**）及药效（**B**）。假设为男性患者，30 岁，100kg，183cm，心肺功能正常。预测的效应室浓度分别为：丙泊酚（浅黄线），七氟烷（深黄线），芬太尼（蓝线），罗库溴铵（红线）。垂线代表单次注射剂量，药物剂量标记在线旁。过去的预测值用实线表示，将来值用虚线表示。黑色的垂线代表 15:55 时预计效应室浓度 *(From Applied Medical Visualizations, Salt Lake City, Utah.)*

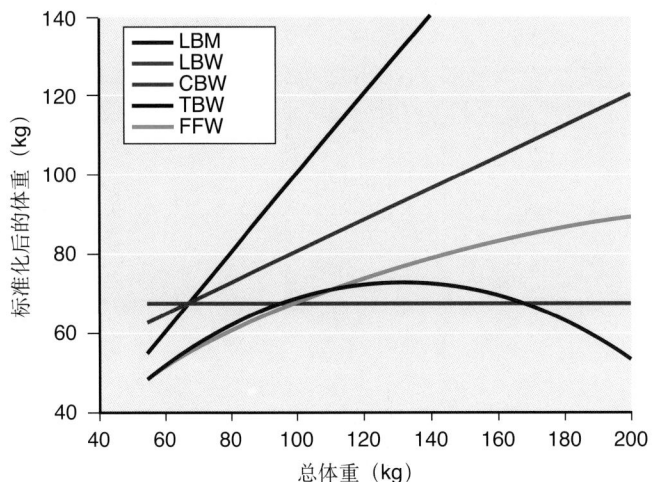

彩图 24-31 标准化后的体重与总体重（total body weight, TBW）的关系。图中的主要信息为：IBW 与 TBW 无关；体重超过 127kg 后 LBM 开始下降。IBW，理想体重；LBM，瘦体重；FFM，去脂体重；CBW，校正体重（40 岁，身高 176cm，男性）

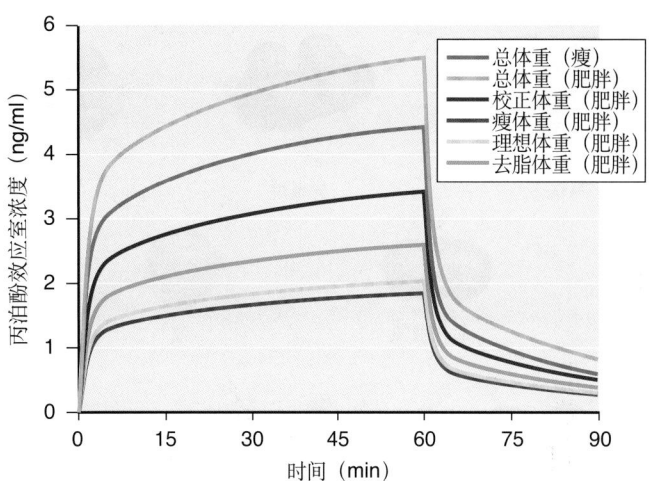

彩图 24-32 176cm 40 岁男性患者持续给药 60min ［10mg/(kg·h)——167μg/(kg·min)］后，丙泊酚的效应室浓度。图中包括以下给药体重：总体重（total body weight, TBW）分别为 68kg（体重指数 22）和 185kg（体重指数 60）。将 185kg 患者分别进行 Servin 校正体重（corrrected body weight, CBW）、瘦体重（lean body mass, LBM）、理想体重（ideal body weight, IBW）和去脂体重（fat-free mass, FFM）的标准化计算。要点：患者 185kg，若按照 TBW 给药，则丙泊酚浓度过高；若按照 IBW 或 LBM 给药，则浓度过低；按照 CBW 给药所得浓度最接近 TBW 为瘦患者的给药浓度。丙泊酚效应室浓度采用 Cortinez 模型预测

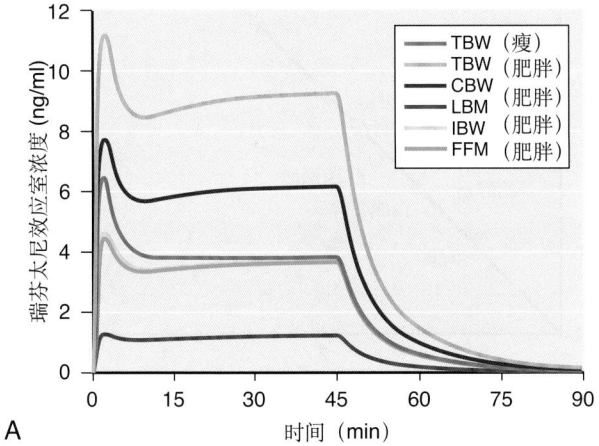

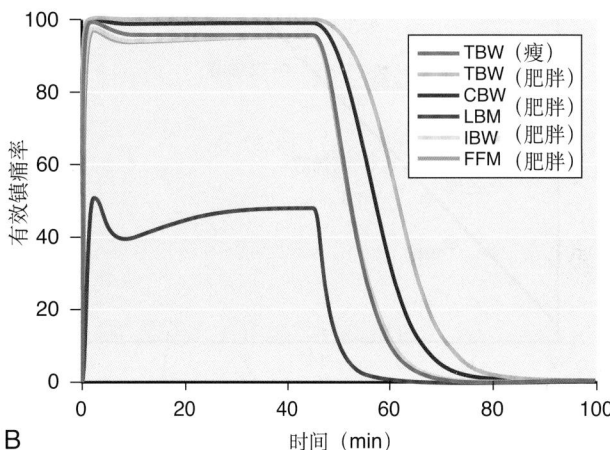

彩图 24-34 瑞芬太尼效应室浓度（A）和有效镇痛率模拟图。图示对于身高 176cm、年龄 40 岁的男性，不同的标准化体重，给予瑞芬太尼首剂量 1μg/kg 单次注射后以 0.15μg/(kg·min) 持续泵注 60min 的结果模拟图。模拟体重分类如下：总体重（TBW）68kg 和 185kg（体重指数 22 和 60），和 185kg 体重以 servin 校准的体重（CBW），瘦体重（CBM），理想体重（IBW）和去脂体重（FFM）。瑞芬太尼的效应室浓度和有效镇痛率的评估使用了已发表的药代动力学模型 [27, 48]。镇痛定义为胫前加压 30PSI 时患者失去反应应答

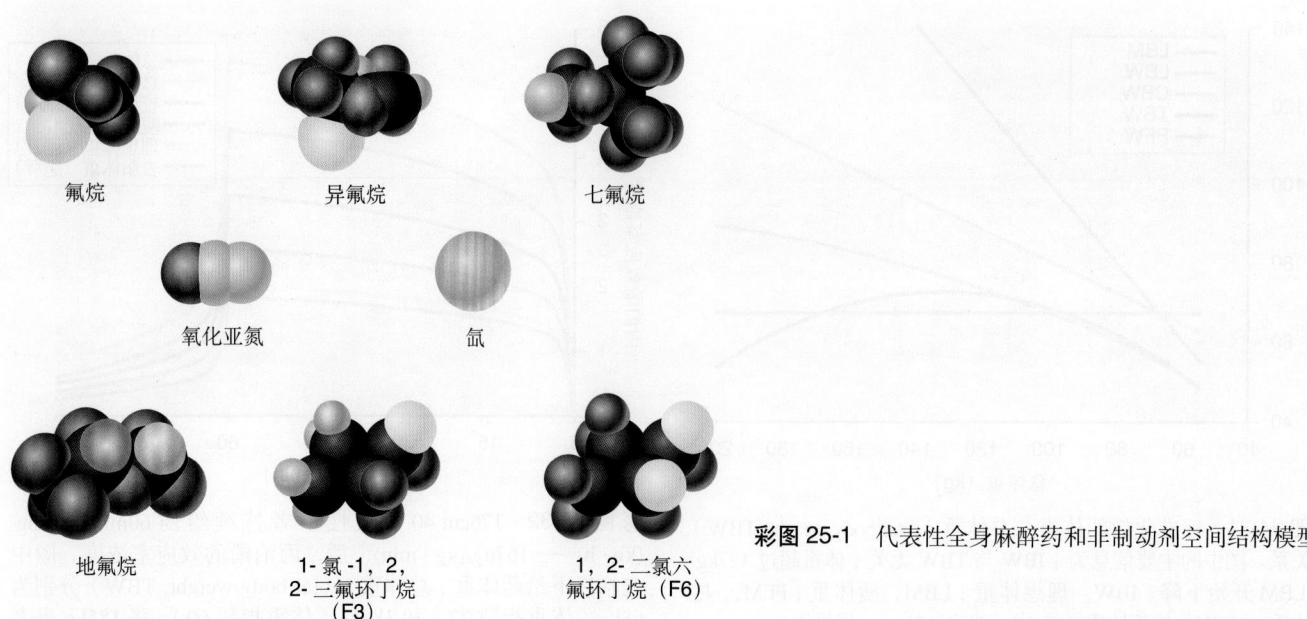

彩图 25-1 代表性全身麻醉药和非制动剂空间结构模型

氟烷　　　异氟烷　　　七氟烷

氧化亚氮　　　氙

地氟烷　　　1- 氯 -1, 2,
2- 三氟环丁烷
（F3）　　　1, 2- 二氯六
氟环丁烷（F6）

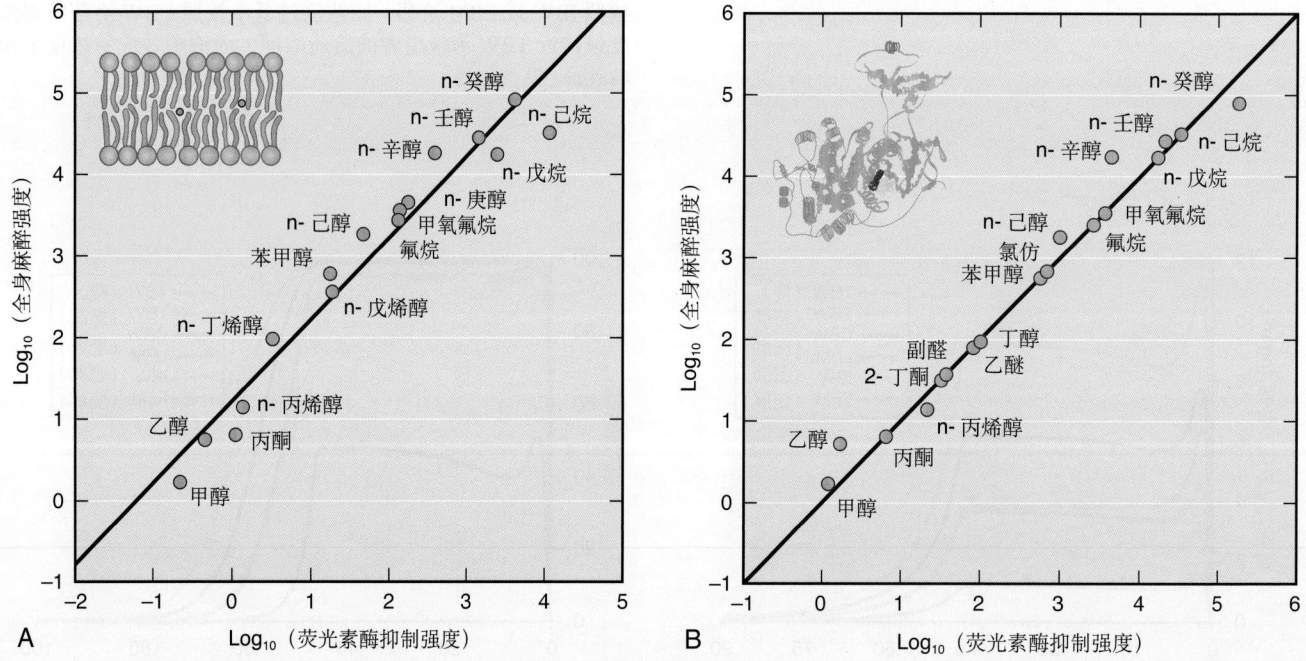

A　Log₁₀（荧光素酶抑制强度）

B　Log₁₀（荧光素酶抑制强度）

彩图 25-2 全身麻醉药通过与蛋白直接结合产生作用。A，研究麻醉药强度与脂 / 水分配系数的相关性的 Meyer-Overton 相关曲线（ca.1900）最初被描绘成神经外膜脂类是麻醉药主要作用位点的证据。B，20 世纪的研究进展证明全身麻醉药的强度同样与其抑制可溶性荧光素酶的活性相关，它本身不是生理相关性麻醉靶点，但可作为结合麻醉药的脂质游离模型蛋白。插图中，荧光素酶的晶体结构与麻醉药绑定（红色）*(Reprinted with permission from Franks NP, Lieb WR: Molecular and cellular mechanisms of general anesthesia, Nature 367:607-614, 1994.)*

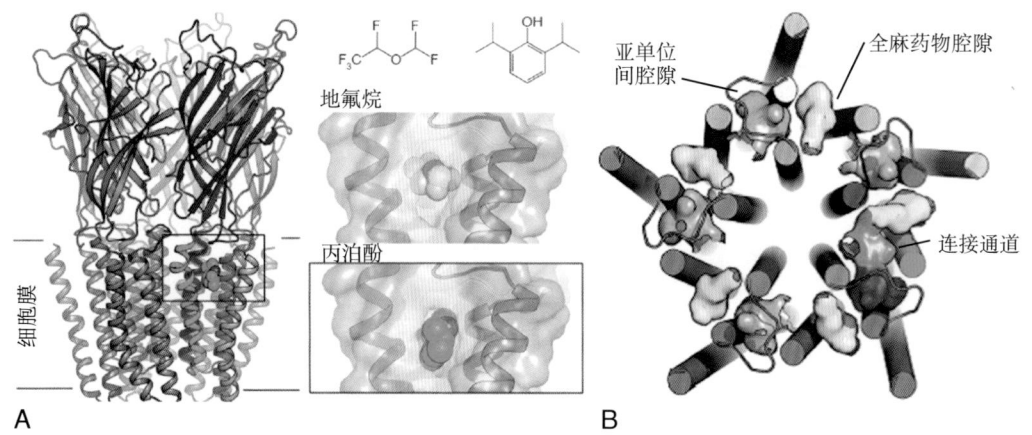

彩图 25-6 丙泊酚和地氟烷结合的五聚体配体门控离子通道的 X 射线结构。A，结合全麻药分子的哺乳类五聚体配体门控离子通道细菌同源物 [无类囊体蓝藻（GLIC）] 的膜平面卡通视图。B，五聚体通道上全麻药分子表面，亚单位内腔（黄色）及邻近的亚单位间腔隙（粉色）*(Modified from Nury H, et al: X-ray structure of general anaesthetics bound to a pentameric ligand-gated ion channel, Nature 469:428-433, 2011.)*

地氟烷

丙泊酚

亚单位间腔隙　　　全麻药物腔隙

连接通道

细胞膜

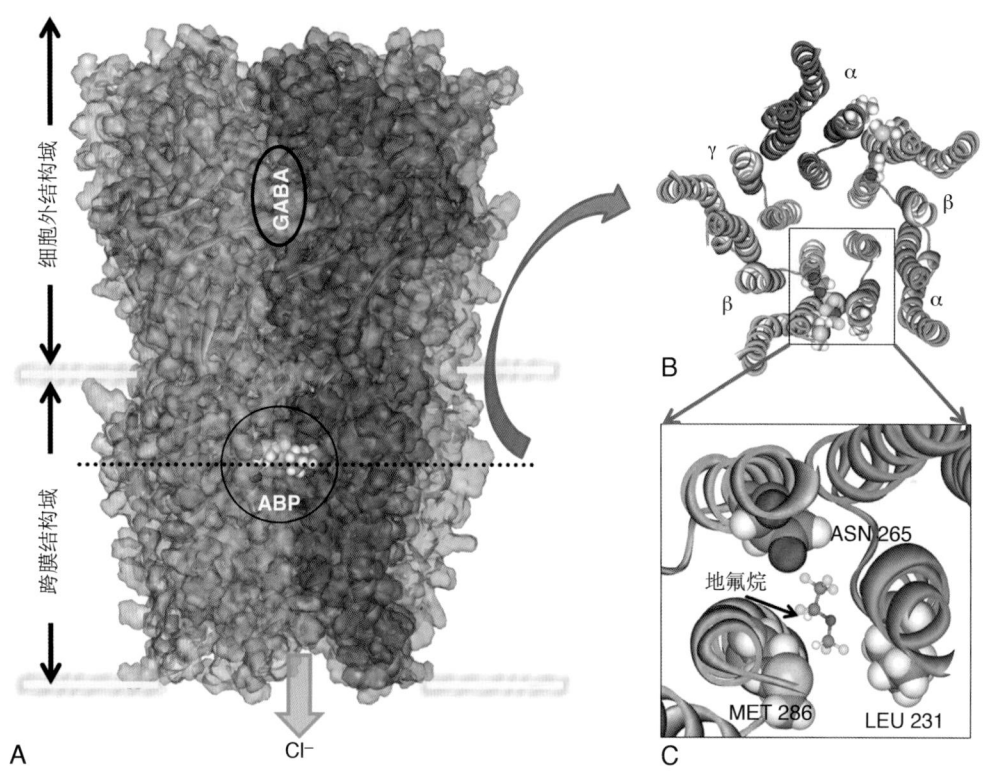

细胞外结构域

跨膜结构域

GABA

ABP

Cl⁻

α

γ

β

β

α

ASN 265

地氟烷

MET 286　　　LEU 231

A　　　　　　　B　　　　C

彩图 25-7　GABA_A 受体上假定的麻醉药结合位点的分子模型。A，应用计算化学优化和分子对接的同源建模技术建立的鼠 GABA_A 受体分子模型。氨基酸骨架通过条带框架及透明可溶的分子表面展示出来。五个亚基分别用不同的颜色标明。GABA 结合位点位于胞外结构域，具有增强作用的假定的麻醉药结合槽（ABP），在 α 和 β 亚基间的跨膜结构域外三分之一处。图中显示两个结合位点，但仅一处结合了地氟烷。B，A 图中虚线处横断面水平显示，五聚体亚基方向关于中心离子核对称。C，从 B 图截取的亚基间麻醉药结合靶点的放大图，显示了同地氟烷相互作用（同一标尺的球棒框架）的相关氨基酸位点（在空间填充的框架中）*(Courtesy the Bertaccini laboratory, Stanford University.)*

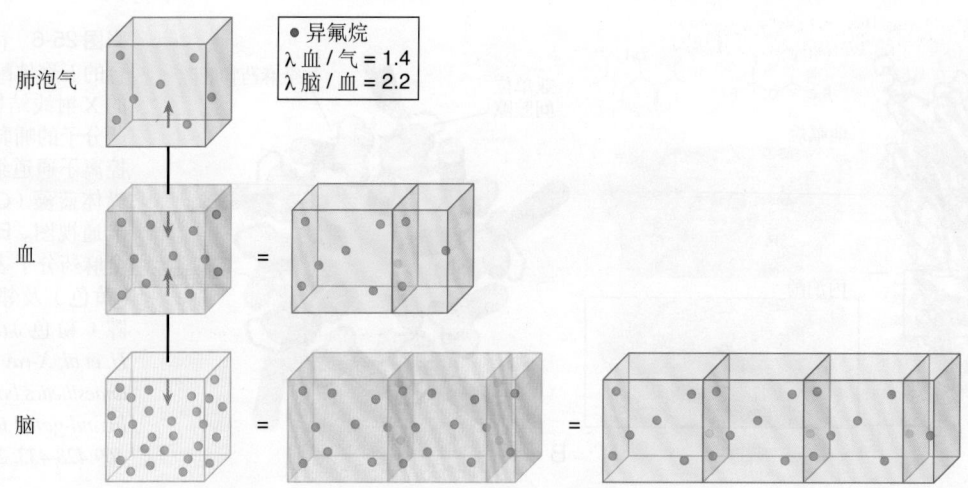

彩图 26-1 不同生物相间麻醉气体的分配。左：描述了异氟烷在气相（蓝）、血液（红）和脑（黄）之间的分配，异氟烷的血/气分配系数（$\lambda_{b/g}$）是 1.4，脑/血分配系数（$\lambda_{CNS/blood}$）是 2.2（见表 26-2）。所有房室中异氟烷分压相等时即为达到平衡，此时血液中所含异氟烷为相同容积肺泡气中所含异氟烷的 1.4 倍；脑组织中所含异氟烷为血液的 2.2 倍。右：我们也用两相间有效（平衡）体积来描述分配系数。比如 1 倍体积的血液所含异氟烷与 1.4 倍体积的肺泡气所含异氟烷相等，而 1 倍体积的脑组织所含异氟烷与 2.2 倍体积血液或 3.1 倍体积的气体所含异氟烷相等

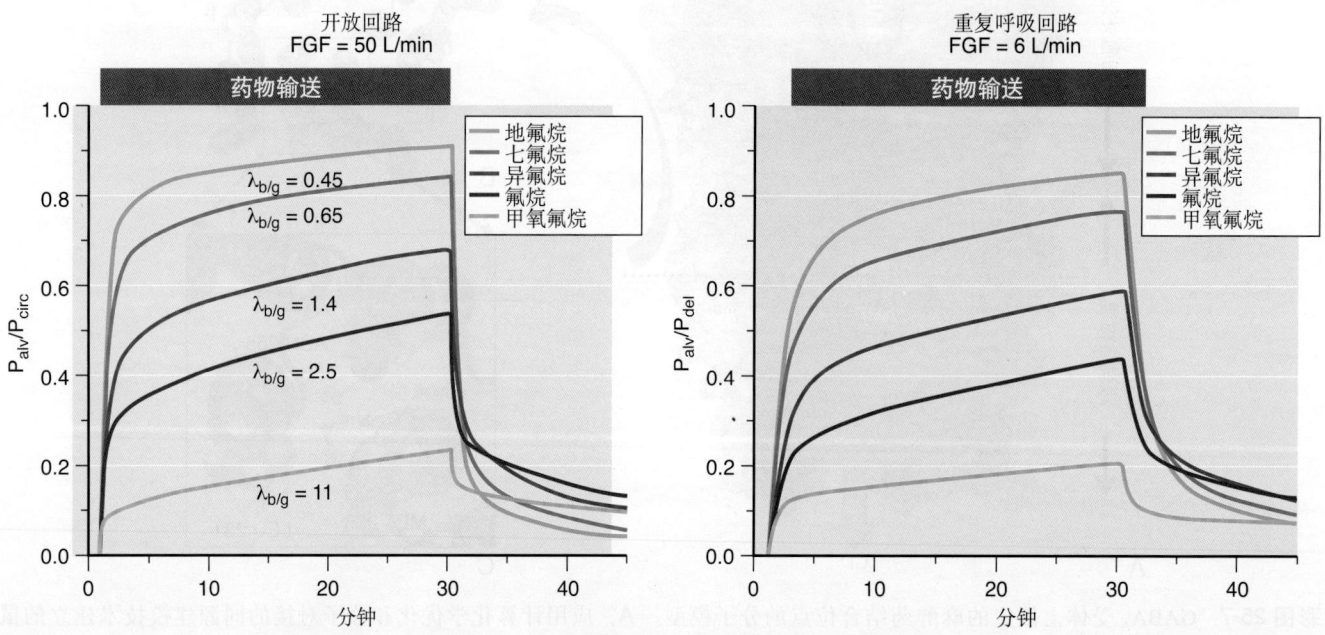

彩图 26-6 血液溶解度在肺泡麻醉药分压（P_{alv}）升高中的作用。左图为传统高新鲜气流量（FGF）开放回路模型，因此 $P_{del} = P_{circ}$。右图为临床常见情况，蒸发罐输出量（P_{del}）是常数，在新鲜气流量为 6L/min 时，出现部分重复呼吸。当血液溶解度（$\lambda_{b/g}$）增加时 P_{alv} 升高速率减慢，因为高溶解度的药物经血液摄取增多。血液溶解度的主要效应是 P_{alv} 初始快速升高的幅度，这个幅度代表麻醉药输送和肺血摄取间的平衡，麻醉药输送中止后，血液溶解度同样影响肺泡药物清除（即增加血液溶解度导致肺泡气体清除减慢）。P_{circ}，呼吸回路中的分压；P_{del}，输送的麻醉药分压

药物输送
1.0
0.8
0.6
0.4
0.2
0.0
P/P_del
0
20
40
60
80
分钟
回路
肺泡
CNS
肌肉
脂肪

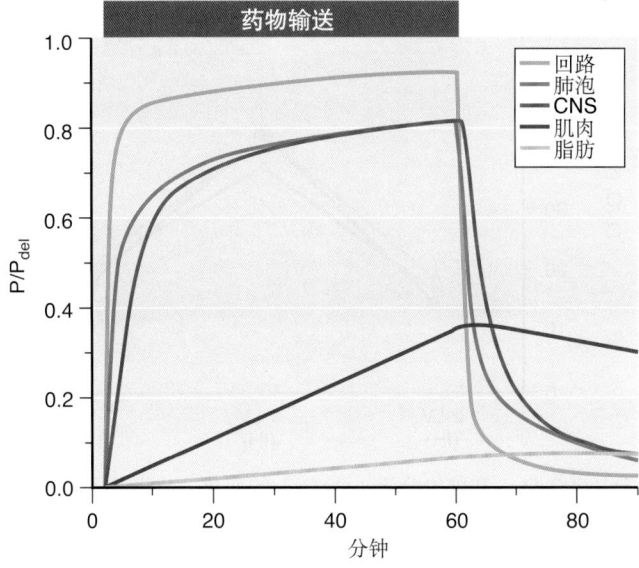

彩图 26-9 不同组织房室中麻醉药分压升高的速率。曲线代表以 6L/min 新鲜气流输送七氟烷，通气量 5L/min，心排血量为 5L/min 时的模型。虽然当 P_{alv} 快速升高或降低时会出现几分钟的滞后，中枢神经系统（CNS，紫色线）、一部分血管丰富组织的麻醉药分压还是能和 P_{alv} 快速达到平衡（蓝色线）。麻醉药分压在肌肉（红线）和脂肪（橘红色线）中的升高或降低要慢得多，因为肌肉和脂肪房室的有效容量要大得多（见图 26-2），而且血流量明显低于血管丰富组织。值得注意的是只要肺泡（和动脉血）中麻醉药分压比脂肪房室中的麻醉药分压高，停药后脂肪中的麻醉药分压仍会继续升高

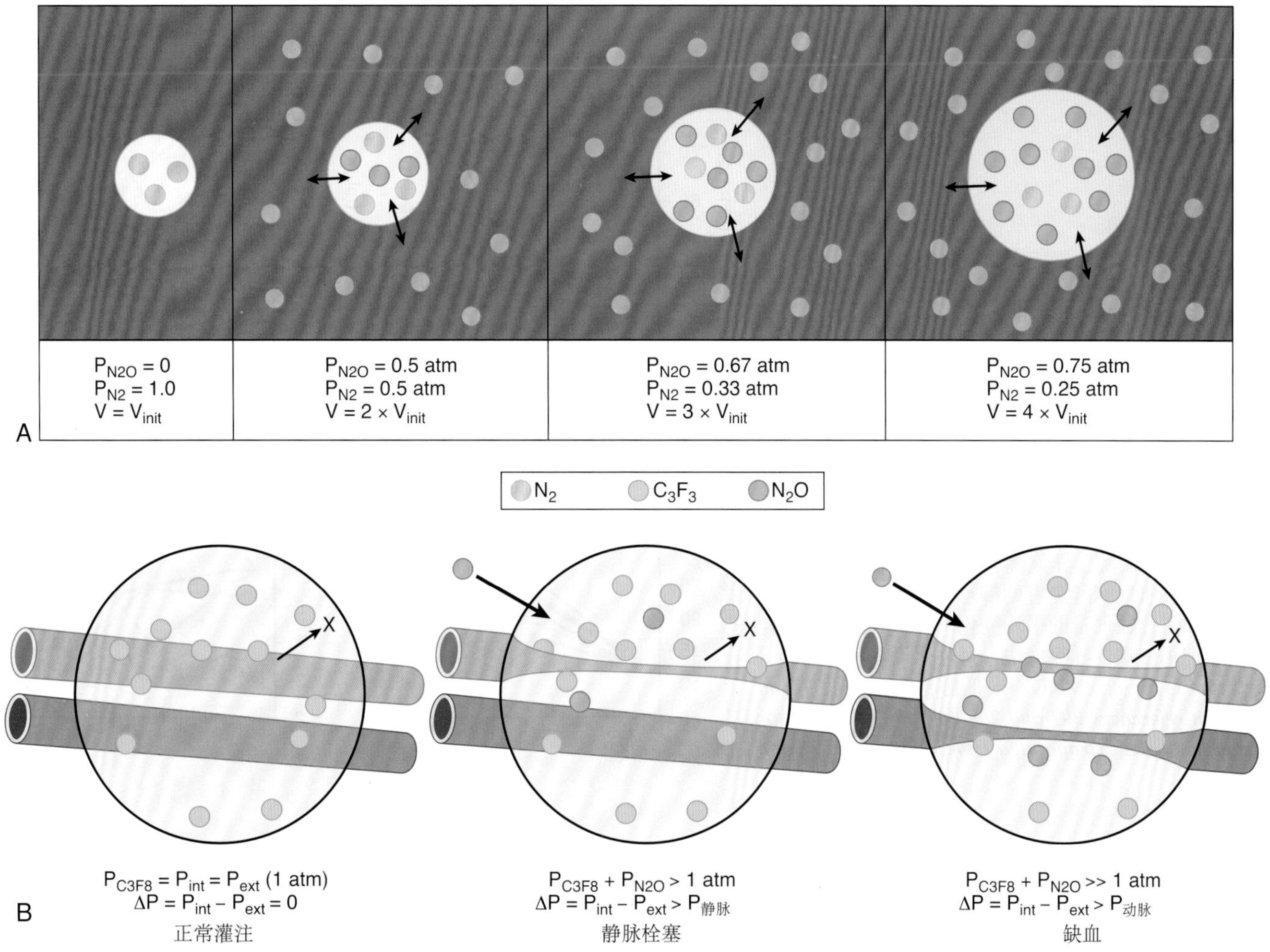

P_N2O = 0
P_N2 = 1.0
V = V_init
P_N2O = 0.5 atm
P_N2 = 0.5 atm
V = 2 × V_init
P_N2O = 0.67 atm
P_N2 = 0.33 atm
V = 3 × V_init
P_N2O = 0.75 atm
P_N2 = 0.25 atm
V = 4 × V_init
A
N2
C3F3
N2O
X
P_C3F8 = P_int = P_ext (1 atm)
ΔP = P_int − P_ext = 0
正常灌注
P_C3F8 + P_N2O > 1 atm
ΔP = P_int − P_ext > P_静脉
静脉栓塞
P_C3F8 + P_N2O >> 1 atm
ΔP = P_int − P_ext > P_动脉
缺血
B

彩图 26-11 氧化亚氮在充气空间中蓄积。A，当周围血液中氧化亚氮（N_2O）的分压增加，具有顺应性的充气空间（小血管内的空气栓子）将膨胀。每个框中描述的是气泡内 P_{N2O} 与血液中 P_{N2O} 相等达到平衡时的情况。每个框下的标签总结了 N_2O 的分压和气泡中 N_2，以及和它本身初始值（V_{init}）相关的气泡容积。B，有血管经过的非顺应性充气房室内压力升高 [如注射完八氟丙烷（C_3F_8）的眼睛]。当 N_2O 蓄积，房室内压力升高，能够使该房室（如视网膜）内依靠血管提供血流灌注的组织出现静脉血栓（中间框）或缺血（右边框）

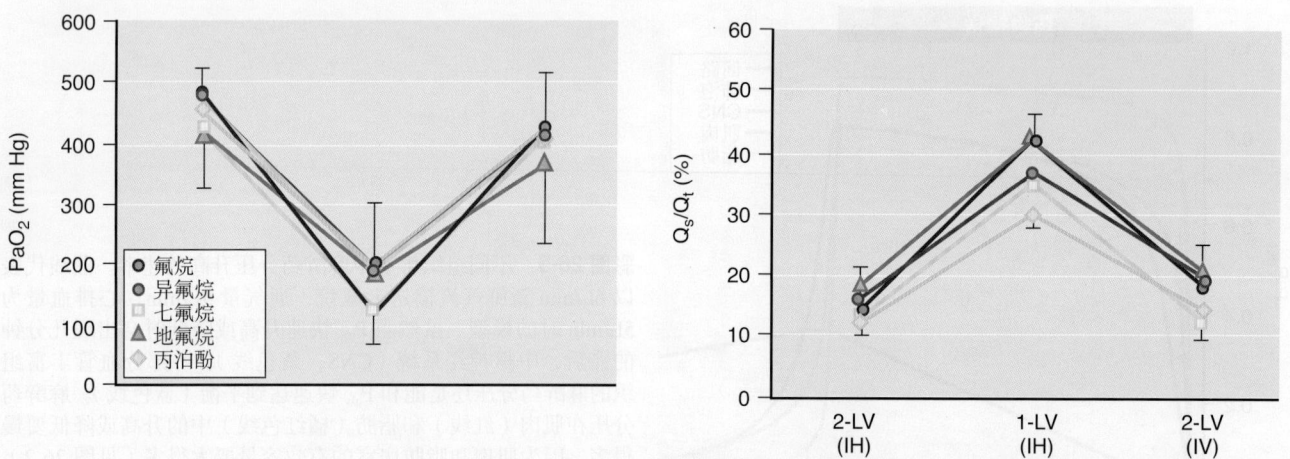

彩图 27-14 双肺通气（2-LV）或单肺通气（1-LV）患者的动脉氧分压（PaO_2）和肺内分流（Qs/Qt）的变化。患者接受吸入麻醉药（IH）——氟烷、异氟烷、七氟烷或地氟烷或静脉输注丙泊酚。注意，当一种静脉麻醉药取代挥发性麻醉药后对 PaO_2 和肺内分流的影响最小 *(Data modified from Abe and colleagues,*[148,153] *Benumof and colleagues,*[154] *and Pagel and colleagues.*[155])

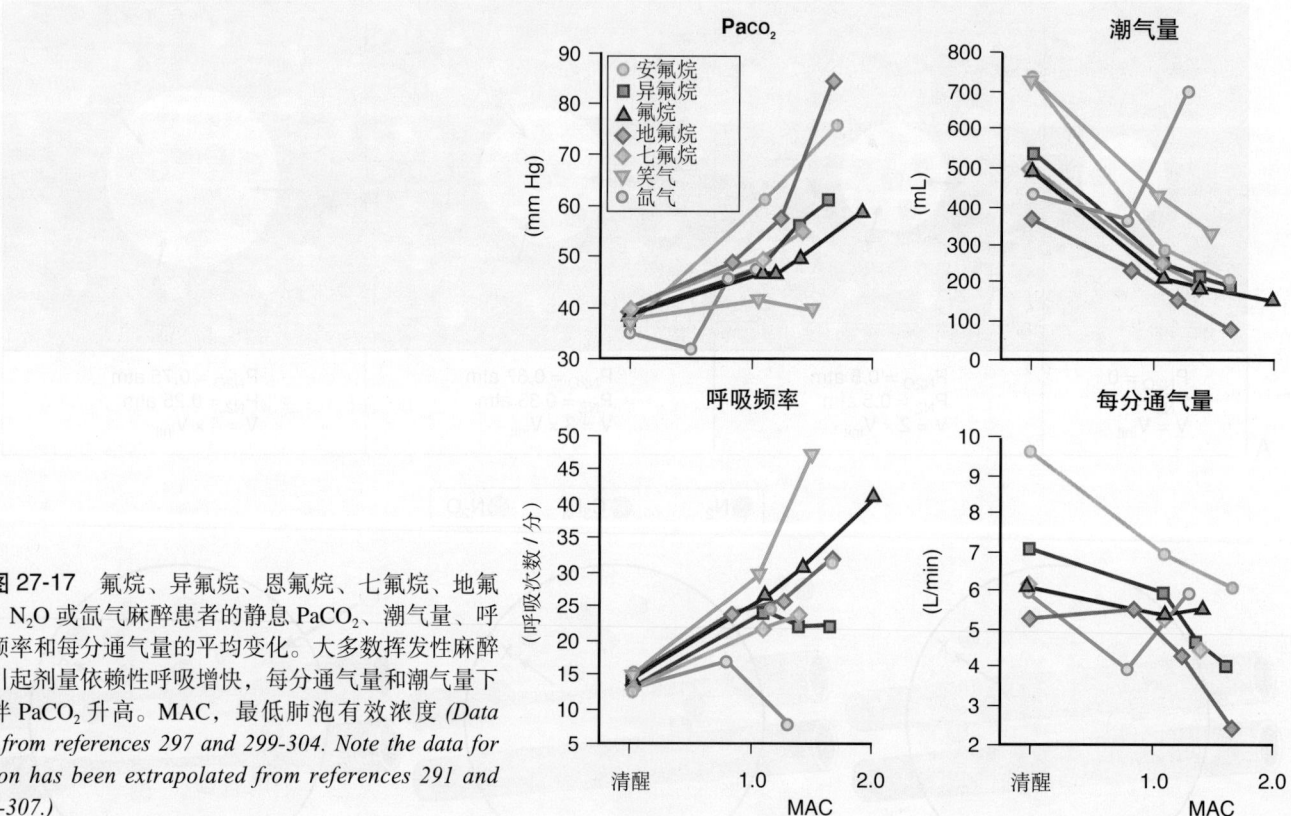

彩图 27-17 氟烷、异氟烷、恩氟烷、七氟烷、地氟烷、N_2O 或氙气麻醉患者的静息 $PaCO_2$、潮气量、呼吸频率和每分通气量的平均变化。大多数挥发性麻醉药引起剂量依赖性呼吸增快，每分通气量和潮气量下降伴 $PaCO_2$ 升高。MAC，最低肺泡有效浓度 *(Data are from references 297 and 299-304. Note the data for xenon has been extrapolated from references 291 and 305-307.)*

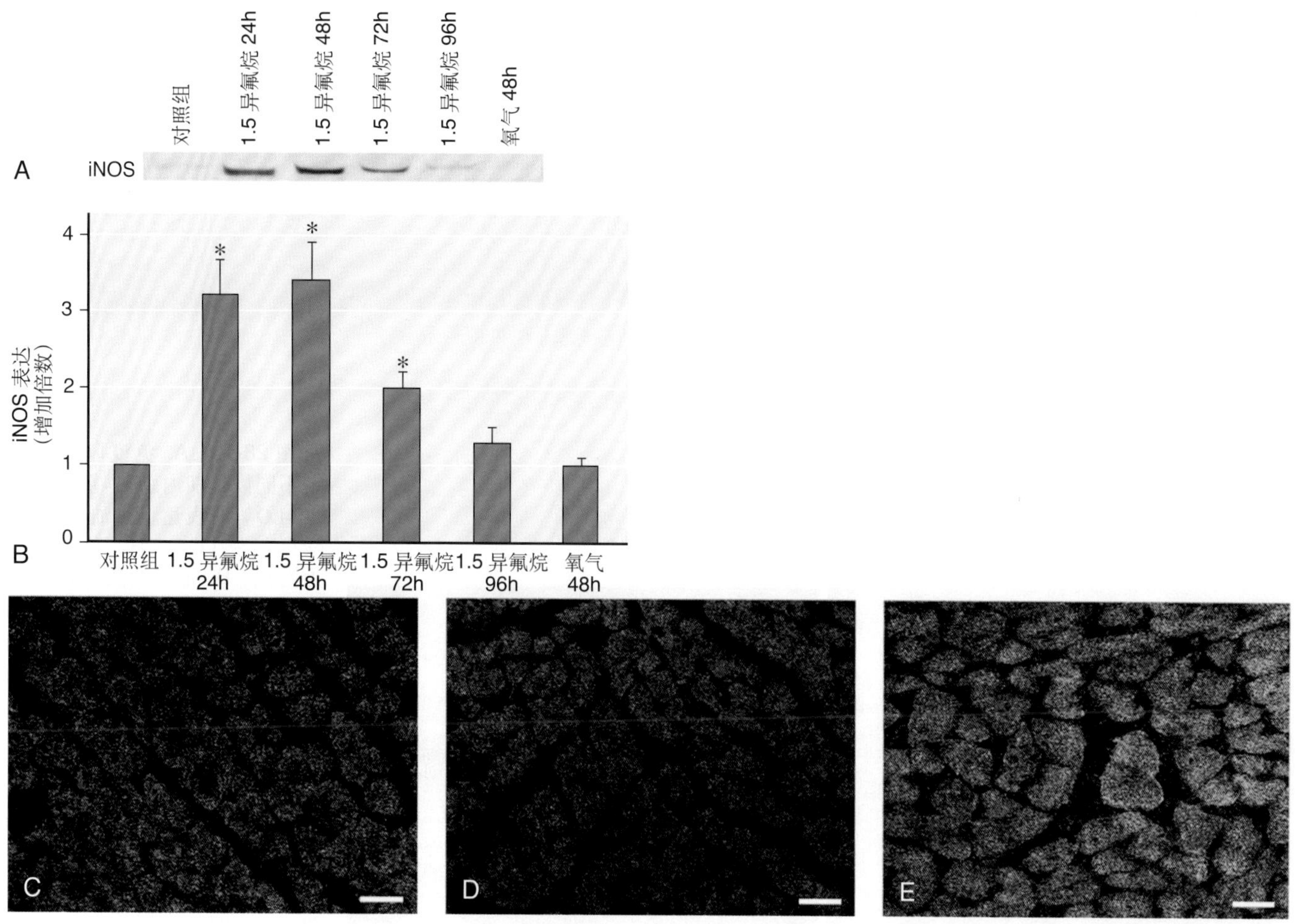

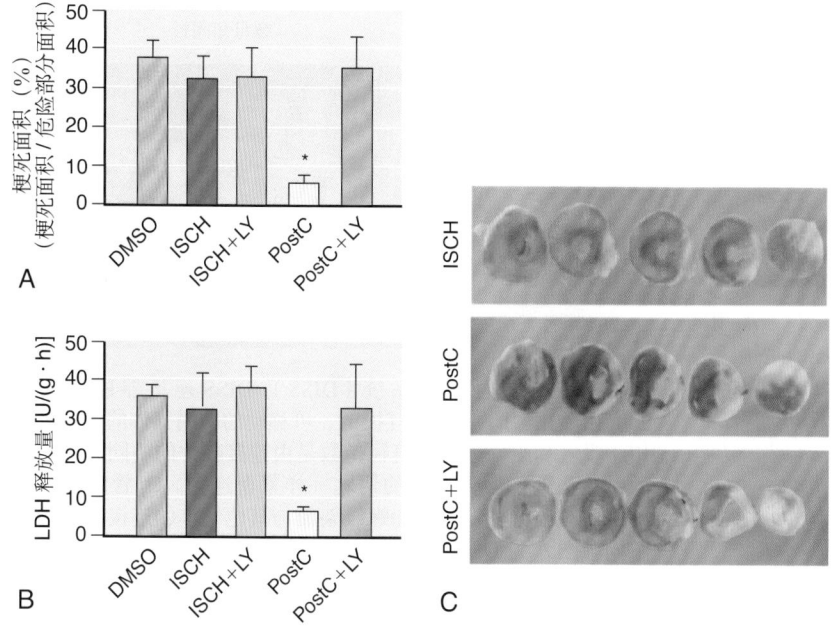

彩图 28-9 A. 免疫印迹法各组诱导型一氧化氮合酶（iNOS）的蛋白表达。B. iNOS 蛋白表达定量分析。所有的数据以均数 ± 标准差表示。*P<0.05 与对照组相比。C 至 E，免疫组织化学分析对照组心脏（C）、吸入氧气后 48h（D）、吸入 1.5MAC 异氟烷后 48h（E）iNOS 蛋白表达。比例尺，20μm *(From Wakeno-Takahashi M, Otani H, Nakao S, et al: Isoflurane induces second window of preconditioning through upregulation of inducible nitric oxide synthase in rat heart, Am J Physiol Heart Circ Physiol 289:H2585-H2591, 2005.)*

彩图 28-13 1% 氯化三苯染色显示的梗死面积。计算梗死面积时排除由于冠脉结扎梗死的区域（A）。冠脉结扎导致的瘢痕性慢性梗死不同于新鲜梗死（橙色）。再灌注期间乳酸脱氢酶的释放作为评估心肌梗死面积的一种独立方法（B）。C. 典型实验的横截面。DMSO，二甲基亚砜（<0.1%，用于溶解 PI3K 拮抗剂 LY294002）；ISCH，缺血再灌注后未给予任何处理；LY，LY294002(15μM)；Post C，麻醉药后处理。数据以均数 ± 标准差表示（n = 5）。*P<0.05，与 ISCH 相比，有明显差异 *(From Feng J, Fischer G, Lucchinetti E, et al: Infarct-remodeled myocardium is receptive to protection by isoflurane postconditioning: role of protein kinase B/Akt signaling, Anesthesiology 104:1004-1014, 2006.)*

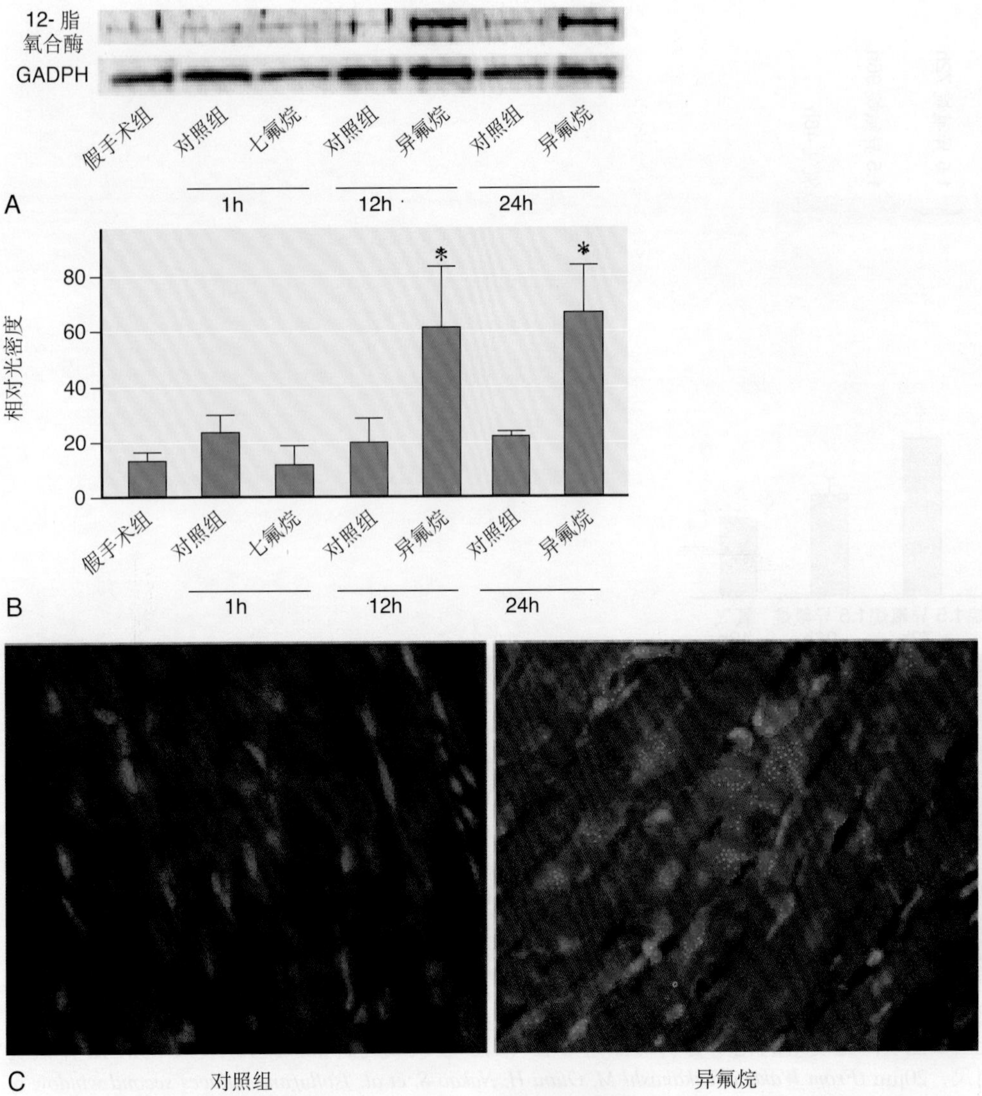

12-脂
氧合酶

GADPH

假手术组　对照组　七氟烷　对照组　异氟烷　对照组　异氟烷

A

1h　　　12h　　　24h

B 相对光密度

80

60 *

40

20

0

假手术组　对照组　七氟烷　对照组　异氟烷　对照组　异氟烷

1h　　　12h　　　24h

彩图 28-10 A. 免疫印迹法测定不同恢复期内总 12-脂氧合酶（12-LO）的表达。甘油醛-3-磷酸脱氢酶（GADPH）免疫印迹为对照。B. 光密度法测定免疫印迹，以 A 中 GADPH 值为标准值。异氟烷显著增加恢复期 12h 和 24h 的 12-脂氧合酶（n = 3）。所有数据以均数 ± 标准差表示。*P<0.05，与对照组相比。C. 异氟烷处理后 24h 小鼠心室组织 12-脂氧合酶（红色）表达及定位典型免疫荧光图片 *(From Tsutsumi YM, Patel HH, Huang D, Roth DM: Role of 12-lipoxygenase in volatile anestheticinduced delayed preconditioning in mice, Am J Physiol Heart Circ Control Isoflurane Physiol 291:H979-H983, 2006.)*

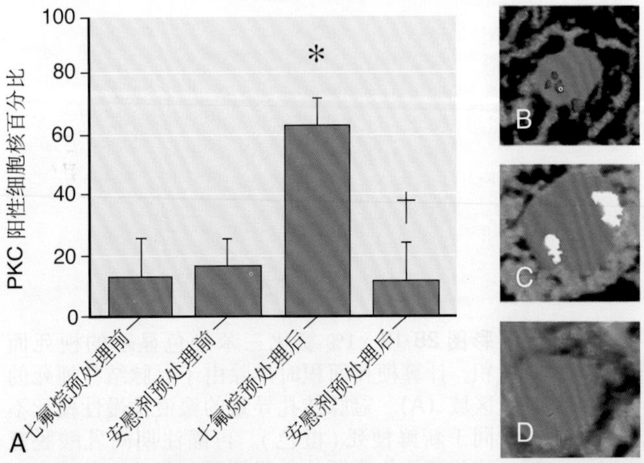

C　　　对照组　　　　　　　　　　异氟烷

A PKC 阳性细胞核百分比

100

80

60 *

40

20 †

0

七氟烷预处理前　安慰剂预处理前　七氟烷预处理后　安慰剂预处理后

B

C

D

彩图 28-17 心肌细胞的蛋白激酶 Cε（PKC-ε）易位。A. 阳性 PKC-ε 心肌细胞百分比；B. 典型阳性 PKC-ε 的心肌细胞；C. 有脂褐素但无 PKC-ε 的心肌细胞核；D. 无脂褐素和 PKC-ε 的心肌细胞 *(From Julier K, da Silva R, Garcia C, et al: Preconditioning by sevoflurane decreases biochemical markers for myocardial and renal dysfunction in coronary artery bypass graft surgery: a double-blinded, placebo-controlled, multicenter study, Anesthesiology 98: 1315-1327, 2003.)*

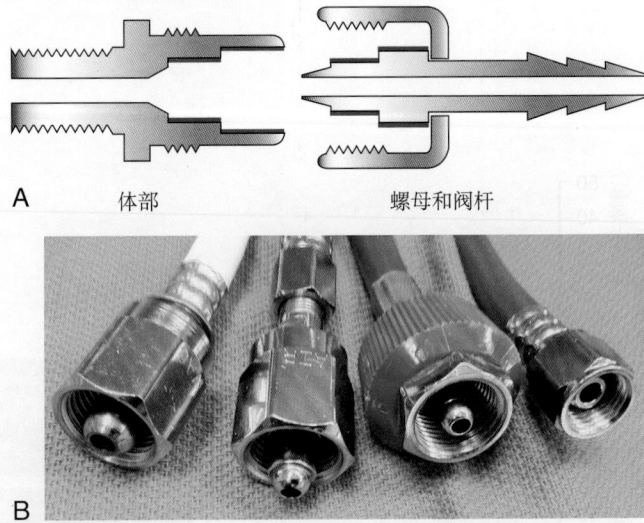

A　体部　　　　　螺母和阀杆

B

彩图 29-4 口径安全系统（DISS）。DISS 连接器用在低于 200psig 的压力下，不可互换的，可移动的医用气体的连接，也用于吸气和废气连接。直径指数是由连接部件的不同口径形成的，接头部位会像配对的钥匙一样紧密连接。O_2 管路的连接处由于有独特的螺纹箍和螺纹架而与其他气体的连接处都明显不同。图 A 为 DISS 连接器的交叉部分。图 B 从左到右依次为真空、空气、N_2O、O_2 管路接头（连接器）*(A, Modified from Yoder M:Gas supply systems. In Understanding modern anesthesia systems, Telford, Pa., 2009, Dräger Medical.)*

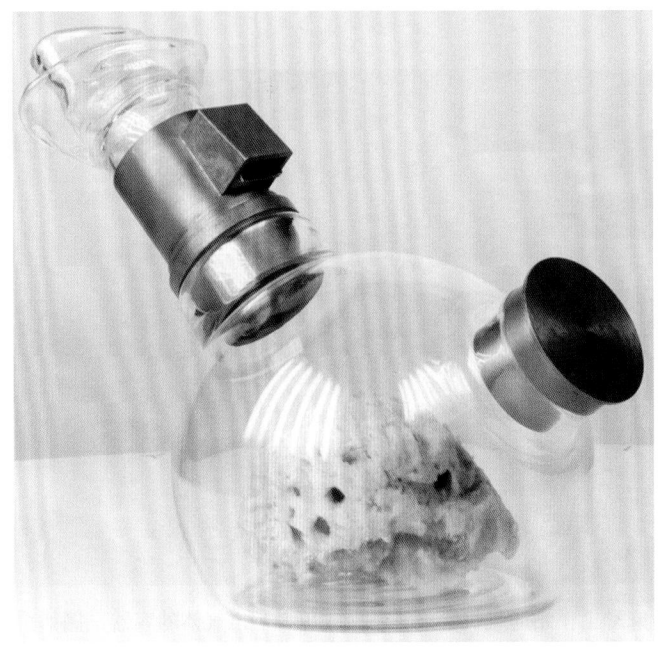

彩图 29-13 图为 Morton 的乙醚吸入器：1846 年 10 月 William T. G. Morton 在波士顿麻省总医院使用乙醚吸入器向世人展示了乙醚麻醉 *(Courtesy the Wood Library–Museum of Anesthesiology, Park Ridge, Ill.)*

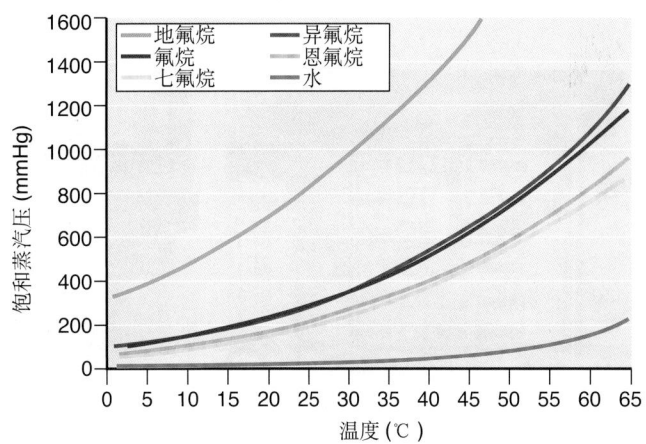

彩图 29-16 地氟烷、异氟烷、氟烷、恩氟烷和七氟烷的蒸气压 - 温度曲线。图中表明地氟烷的蒸汽压曲线与其他的吸入麻醉药明显不同。以及挥发性麻醉药物与水的蒸汽压 - 温度曲线的比较 *(From inhaled anesthetic package insert equations and Susay SR, Smith MA, Lockwood GG: The saturated vapor pressure of desflurane at various temperatures, Anesth Analg 83:864-866, 1996.)*

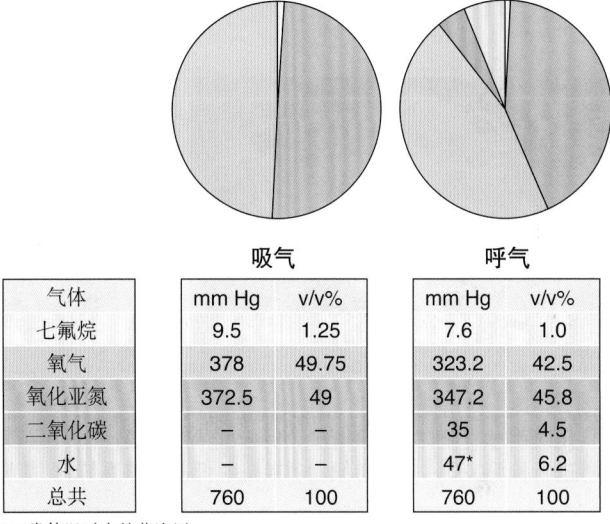

气体	吸气		呼气	
	mm Hg	v/v%	mm Hg	v/v%
七氟烷	9.5	1.25	7.6	1.0
氧气	378	49.75	323.2	42.5
氧化亚氮	372.5	49	347.2	45.8
二氧化碳	–	–	35	4.5
水	–	–	47*	6.2
总共	760	100	760	100

*正常体温时水的蒸汽压

彩图 29-18 图为呼吸回路中气体常用的测量单位以及氧气、氧化亚氮和七氟烷的理论值。麻醉药物、氧气以及氧化亚氮的浓度常用体积百分数来表示（v/v%），而二氧化碳常用分压（mmHg）来表示

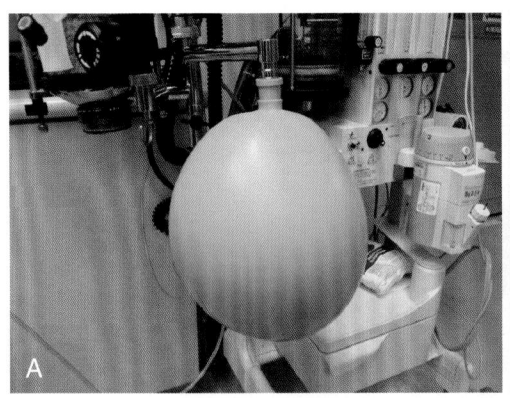
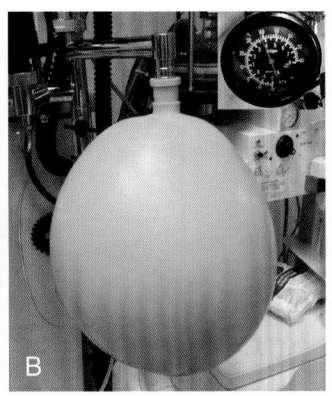
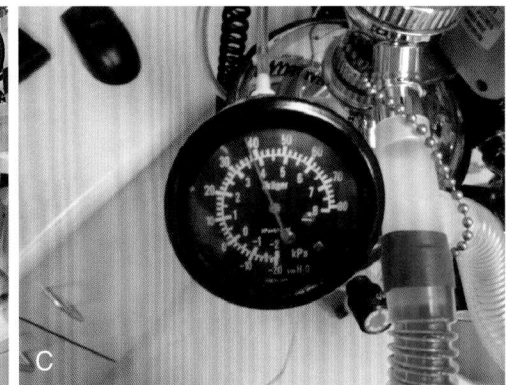

彩图 29-33 呼吸回路储气囊或呼吸囊。储气囊的标准是最高压力不超过 60cmH$_2$O，即呼吸囊充气至其既定容量的四倍[130]。然而，很多储气囊的峰压和平台压较低，当储气囊膨胀时，需保持平台压不变[128]，峰压较低的储气囊会继续膨胀。峰压后出现平台压的现象很常见。在图 A、B 中，这种呼吸囊能够扩张到既定容量的很多倍。C，呼吸回路的压力维持在约 40cmH$_2$O。由于当储气囊膨胀时，持续正压的警铃声将会响起，此警示会提醒人们阻止其进一步膨胀

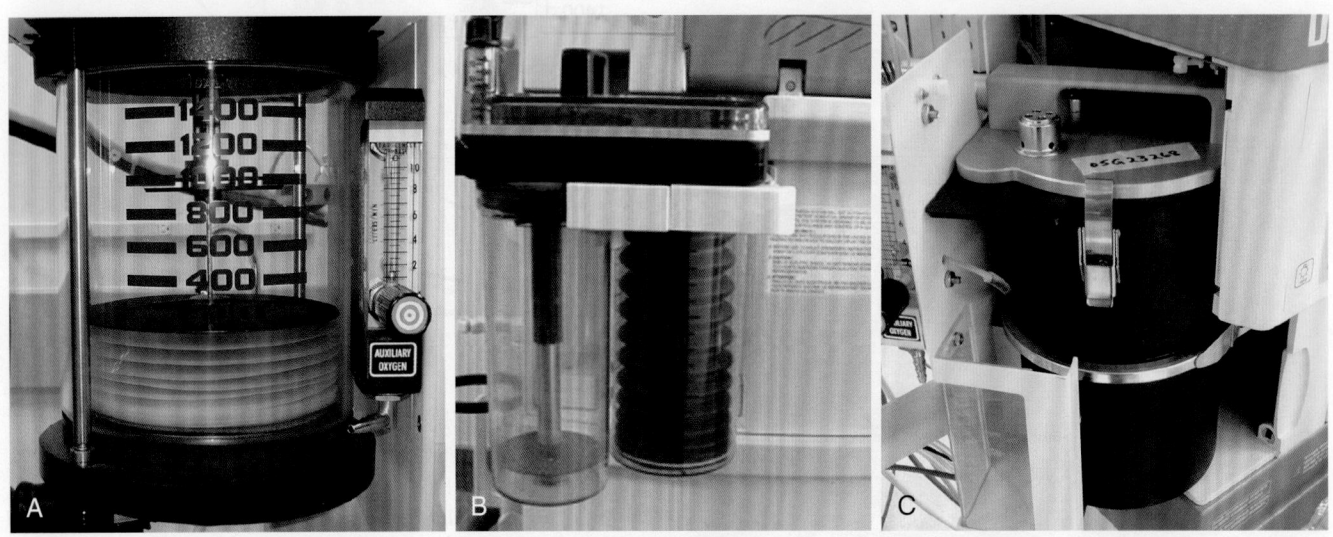

彩图 29-38 麻醉工作站通气机。为实现反复呼吸并保存麻醉气体，麻醉工作站通气机必须具备接收患者呼出气体的容器，例如手动通气状态下的呼吸气囊和自动通气模式下的通气机。这是麻醉工作站通气机的独特功能需求。与之相反，ICU 通气机将呼出气体简单地排至大气环境中。A，上升式风箱。B，下降式（悬挂式）风箱。C，活塞式通气机外罩

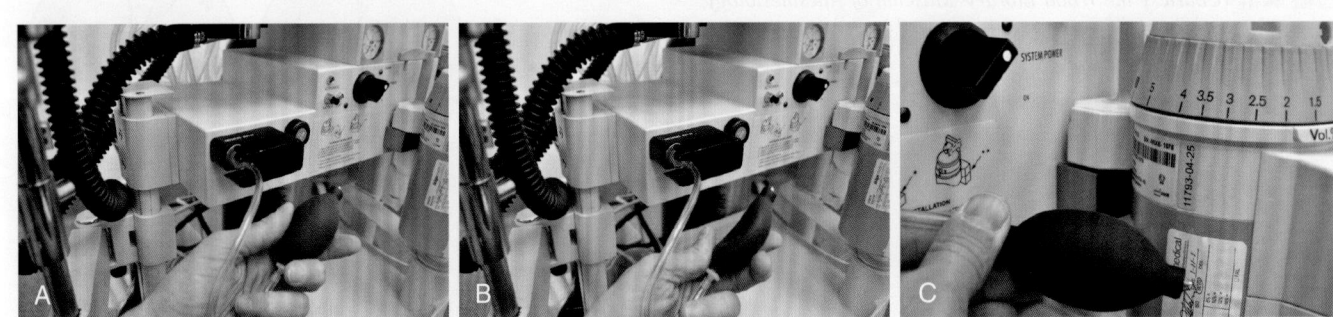

彩图 29-53 通用低压回路系统负压泄漏试验。A，关闭麻醉机和所有流量控制阀，专用负压试验小球与总气体出口连接。B，不断挤压吸引球直至球完全瘪陷。如小球能保持瘪陷状态 10s 以上，证明机器低压回路部分无漏气。逐个开启蒸发器，重复以上试验步骤进行检测。C，向底座倾斜呼吸机时低压回路系统发生泄漏，导致小球膨胀

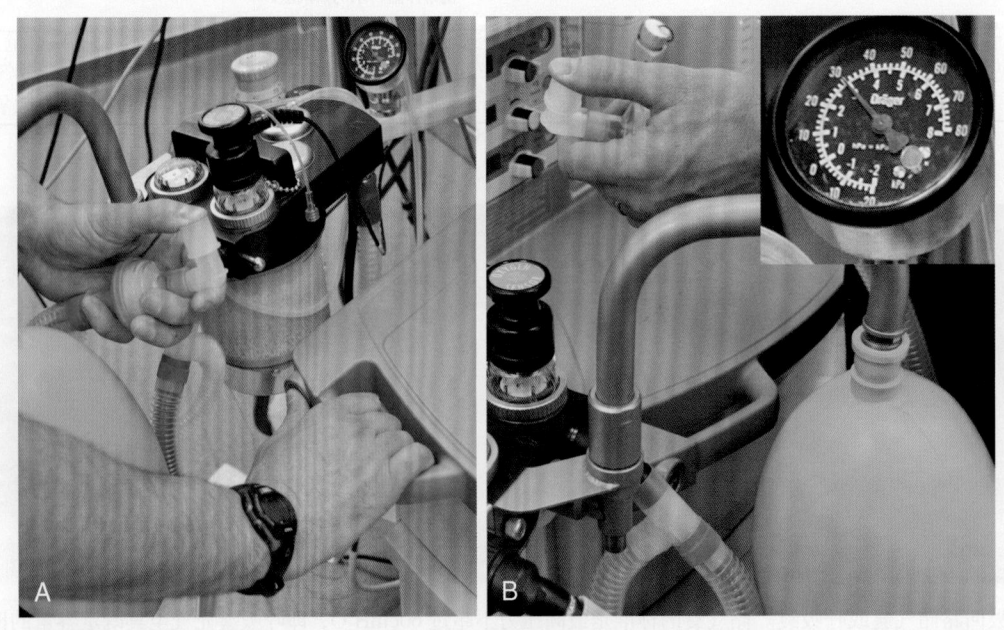

彩图 29-56 人工通气系统压力检测和泄漏试验。呼吸回路系统压力检测和泄漏试验应在回路安装完成情况下进行，回路应按照实施麻醉时的连接方式正确安装。A，堵闭 Y 型接头，按压快速充氧按钮，加压呼吸回路至 30cmH₂O。B，呼吸回路系统内压力应维持至少 10s。确保关闭气体流量表至零（或最低），取下呼吸气体采样管并封闭其端口

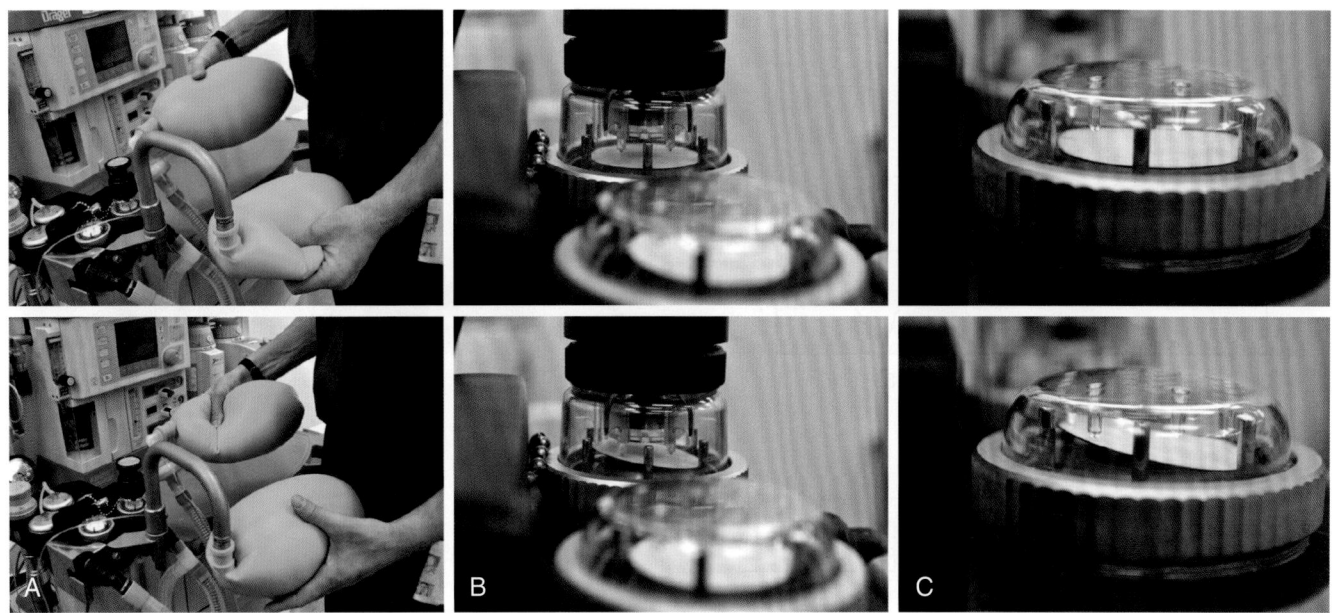

彩图 29-57 A 到 C，确认在吸气和呼气过程中，气流可以顺利通过呼吸回路系统。通过气体反复在两个充气囊间流动进行气流试验。上行，模拟肺或第二只储气囊连接到 Y 型接头。挤压原有储气囊内气体，气流通过吸气支，吸气阀开放，模拟肺充气，同时呼气阀持续关闭。下行，挤压模拟肺，气流通过呼气支，呼气阀开放，原有储气囊充气，同时吸气阀持续关闭。此过程中呼吸回路内气流应平稳且无阻力

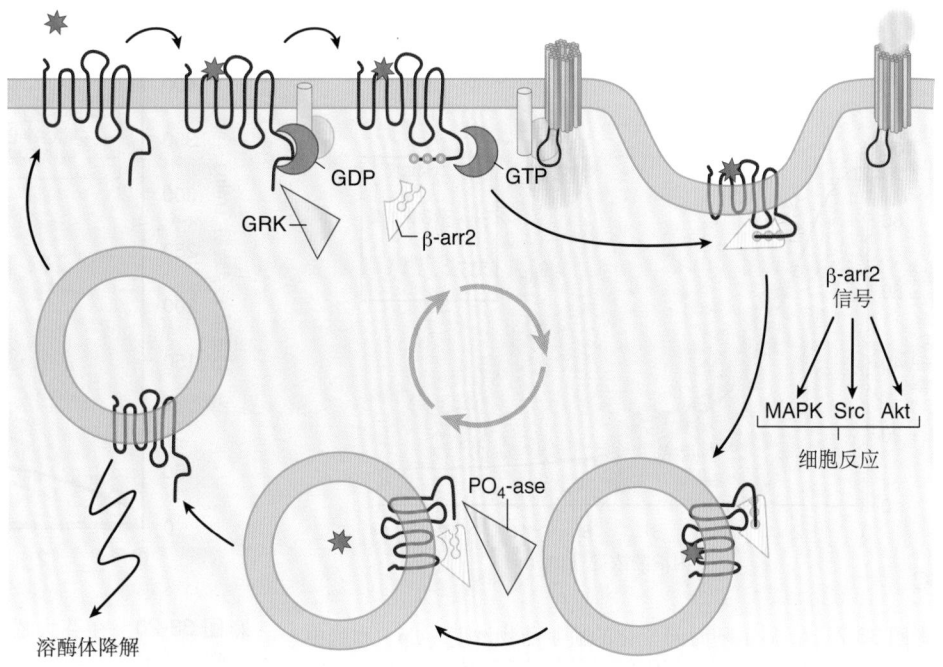

彩图 31-5 μ 型阿片受体中 β 抑制蛋白 2(β-arr2) 和 G 蛋白的循环，信号通路和降解。蓝星代表阿片激动剂。三聚体膜复合物由棕色和绿色标注，G- 蛋白的 α、β、γ 亚基分别由蓝色标注。α 亚基与二磷鸟苷酸 (GDP; 休眠状态) 或三磷鸟苷酸 (GTP; 激活状态) 相连。βγ 二聚体直接与电压依赖性钙通道反应抑制钙离子内流 (黄色标注)。GRK, G 蛋白偶联受体激酶；MAPK, 胞外信号调节激酶；PO4-ase, 磷酸酶 *(From Hales TG: Arresting the development of morphine tolerance and dependence, Br J Anaesth 107:653-655, 2011.)*

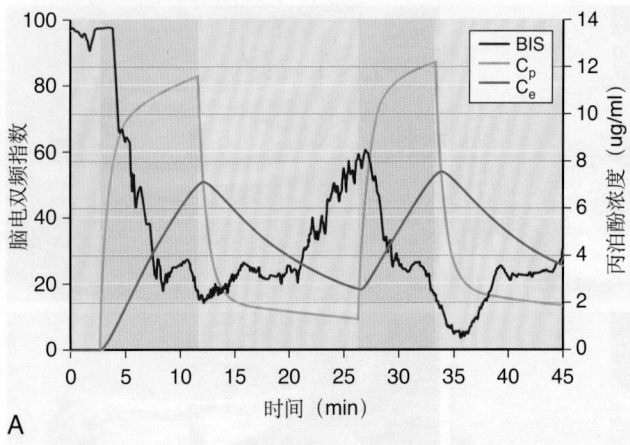

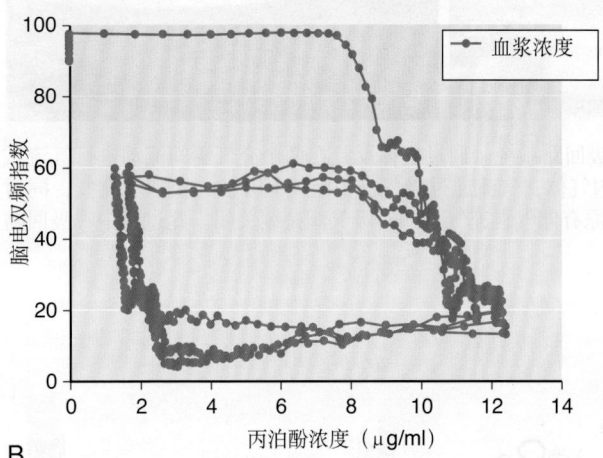

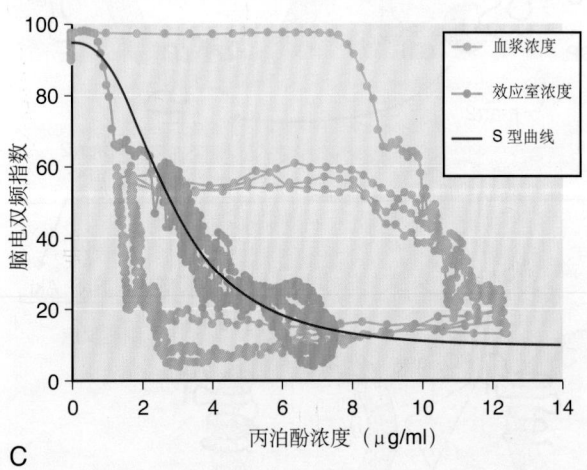

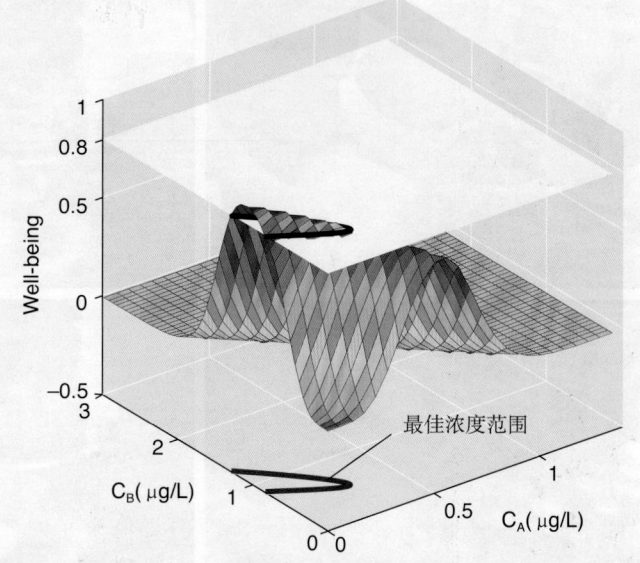

彩图 33-14　最佳浓度范围的定义是在联合输注药物 A 和药物 B 时，两种药物没有相互作用。最佳浓度范围在 well-being 曲面和代表 well-being 值为 0.8 时的平面交叉的地方 *(From Zanderigo E, Sartori V, Sveticic G, et al: The well-being model: a new drug interaction model for positive and negative effects, Anesthesiology 104:742-753, 2006. Used with permission.)*

彩图 33-7　A. 显示随时间变化的血浆药物浓度（Cp）和脑电双频指数（BIS）监测的催眠镇静效果之间的迟滞现象。丙泊酚在阴影部分以恒定速率输注，产生了血浆浓度（Cp）（橙线）和效应室浓度（Ce）（蓝线）。相对应的 BIS 值由蓝色实线表示。B. 实验数据得出的 Cp 和 BIS 之间的关系反映了迟滞回路。C. 建模后，效应室和 BIS 之间的迟滞现象达到最小化 *(A, Adapted from Soehle M, Kuech M, Grube M, et al: Patient state index vs bispectral index as measures of the electroencephalographic effects of propofol, Br J Anaesth 105:172-178, 2010. Used with permission; B and C, Courtesy of M. Soehle, Bonn, Germany)*

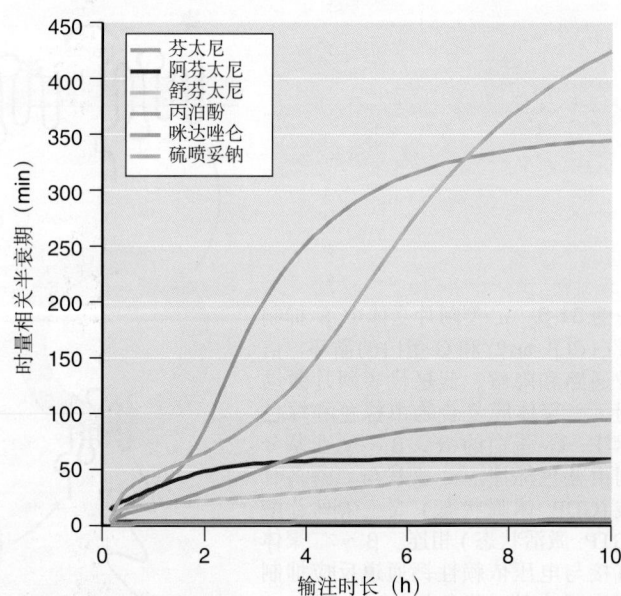

彩图 33-20　在芬太尼、舒芬太尼、阿芬太尼、丙泊酚、咪达唑仑和硫喷妥钠药物动力学模型中用时量半衰期作为输注时间（时量）的函数 *(From Hughes MA, Glass PSA, Jacobs JR: Context-sensitive half-time in multicompartment pharmacokinetic models for intravenous anesthetic drugs, Anesthesiology 76:334-341, 1992.)*

彩图 33-10 表格总结了药物相互作用在人和动物中达到催眠和制动作用。药物根据药理学分类：激活 γ- 氨基丁酸（GABA）的药物（丙泊酚、硫喷妥钠、美索比妥和依托咪酯）；作用于苯二氮䓬 -GABA 受体（GABA_BDZ）的药物（咪达唑仑、地西泮）；作用于 N- 甲基 -D- 天冬氨酸（NMDA）受体的拮抗剂（氯胺酮）；肾上腺素 α₂ 受体激动剂（右美托咪定、可乐定）；阿片类药物（吗啡、阿芬太尼、芬太尼、舒芬太尼和瑞芬太尼）；多巴胺受体拮抗剂（氟哌利多、胃复安）；钠通道阻断剂（利多卡因、布比卡因）；和吸入麻醉剂。表格的右上部分（粗黑体线以上）总结了药物相互作用达到制动，表格的左下部分（粗黑体线以下）总结的是药物相互作用达到催眠镇静。协同作用由绿色代表，相加作用由黄色代表，拮抗作用由深橘色代表。数字代表的是达到特定相互作用的研究列数。如果一个研究描述了两个作用（如异氟烷同时与芬太尼和阿芬太尼作用），则分开计算。动物实验在数字后带有后缀 a，人体实验没有后缀。

* 重新分析：丙泊酚 - 氯胺酮在人体制动作用中相互拮抗。

** 重新分析：硫苯妥钠 - 咪达唑仑在人体催眠镇静中作用累加。

¶ 重新分析：氯胺酮 - 咪达唑仑在人体催眠镇静作用时相拮抗，在制动作用时相累加。

† 猪 X_e 的 MAC 不确定，所以猪的实验数据没计入（见讨论）。

§ 地氟烷与笑气在一组小样本的 18 岁 ~ 30 岁左右的患者中相互拮抗。

(From Hendrickx JF, Eger EI 2nd, Sonner JM, et al: Is synergy the rule? A review of anesthetic interactions producing hypnosis and immobility, Anesth Analg 107:494-506, 2008. Used with permission.)

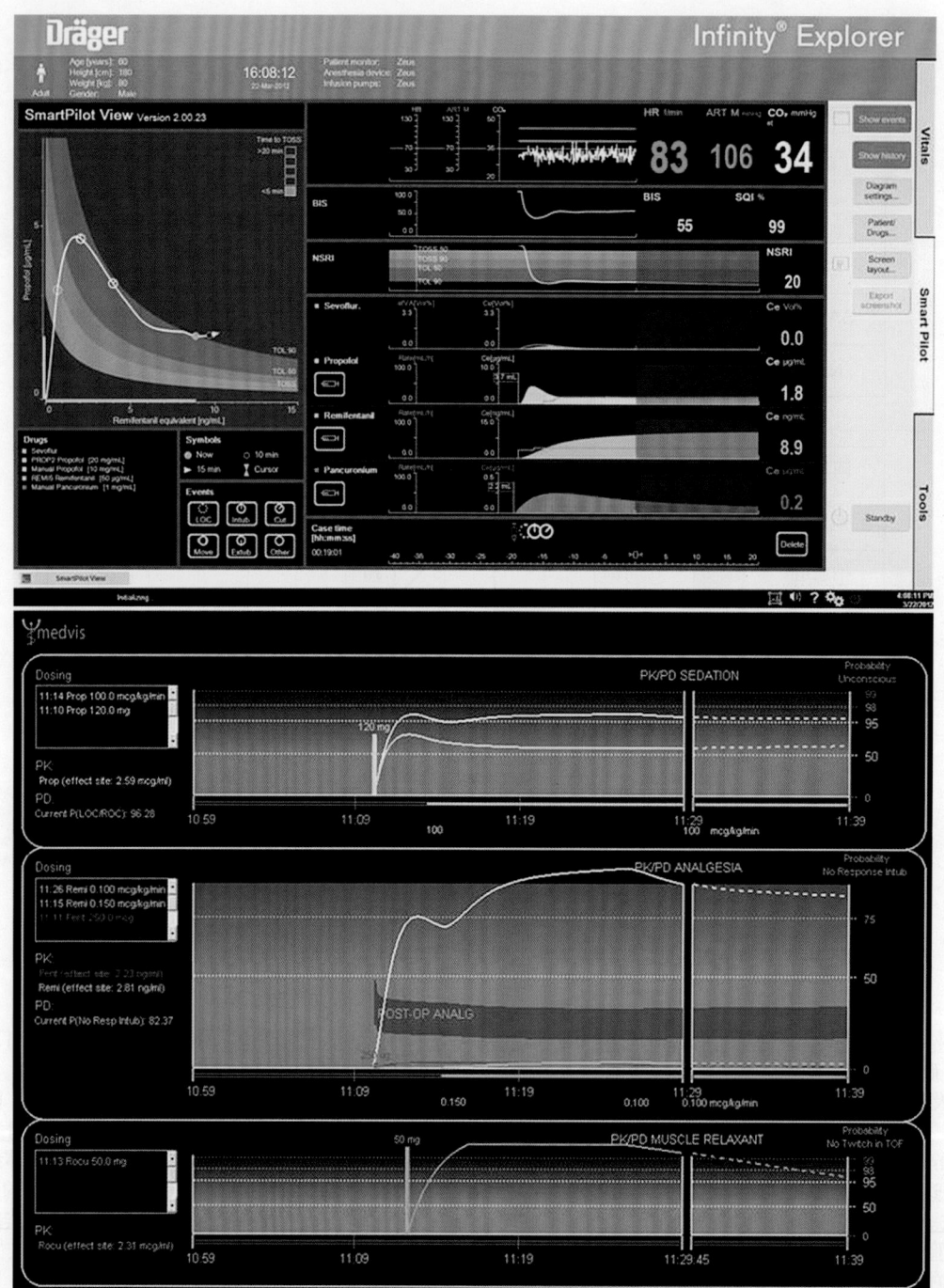

彩图 33-25 在线查询显示包括了药物特性和药物相互作用特性。SmartPilot（德尔格，吕贝克市，德国）（图上半部分显示）是一个二维显示器，显示了联合使用药物（阿片类药物和静脉或吸入）基于药代模型和麻醉作用的效应室浓度。灰暗色区域显示麻醉不同水平；黄色点表示效应室浓度的联合作用；白线表示回顾性浓度；黑色点和箭头表示根据现在的输注情况计算出来的 10 和 15min 后的预测值。事件标记可以设定为患者麻醉水平相关的特定状态：实时曲线，趋势和单一药物的效应室浓度预测，麻醉作用 [伤害性刺激反应指数 (NSRI)] 和相关脑电双频指数（BIS），主要生命体征，事件标记作为解释的参考。Medvis 显示器（Medvis，盐湖城，犹他州）（图下半部分显示）运用药代药效模型预测药物在过去、现在和 10min 以后的效应室浓度以及药效。药物分为镇静药（上图），镇痛药（中图），和肌松剂（下图）。药效通过人群的无意识概率（上图），对插管刺激无反应概率（中图），和对四个强制性刺激无反应概率（下图）反映。除此之外，第二药代动力学终点，术后疼痛代表对于术后疼痛治疗窗的指南。催眠镇静药和镇痛类药物的协同作用由图中的白色曲线表示。例如，上图显示只用丙泊酚，则无意识概率在 50% ~ 95% 之间（黄色曲线），但是丙泊酚联合阿片类药物使用，则无意识概率大于 95%（白色曲线）。同样，丙泊酚在中图中也有加强阿片类药物的作用

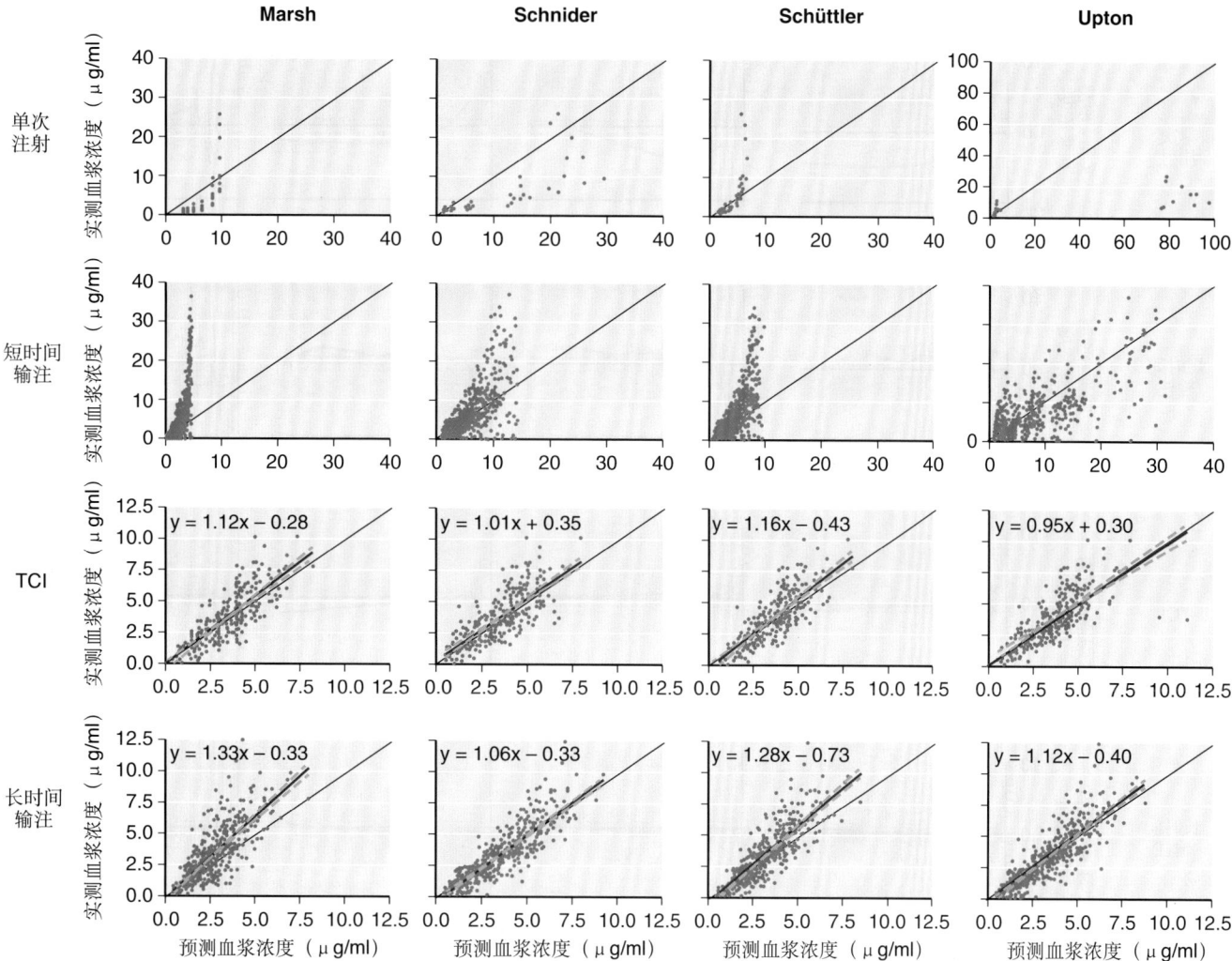

彩图 33-30 四个药代模型中丙泊酚预测血浆浓度与实测血浆浓度之比。每个点代表了一个单独的样本。细黑线代表一致的线。在 TCI 和长时间输注时，红线表示回归线，绿色点状线代表回归曲线的 95% 可信区间。公式代表了线性回归的方程式 *(From Masui K, Upton RN, Doufas AG, et al: The performance of compartmental and physiologically based recirculatory pharmacokinetic models for propofol: a comparison using bolus, continuous, and target-controlled infusion data, Anesth Analg 111:368-379, 2010. Used with permission.)*

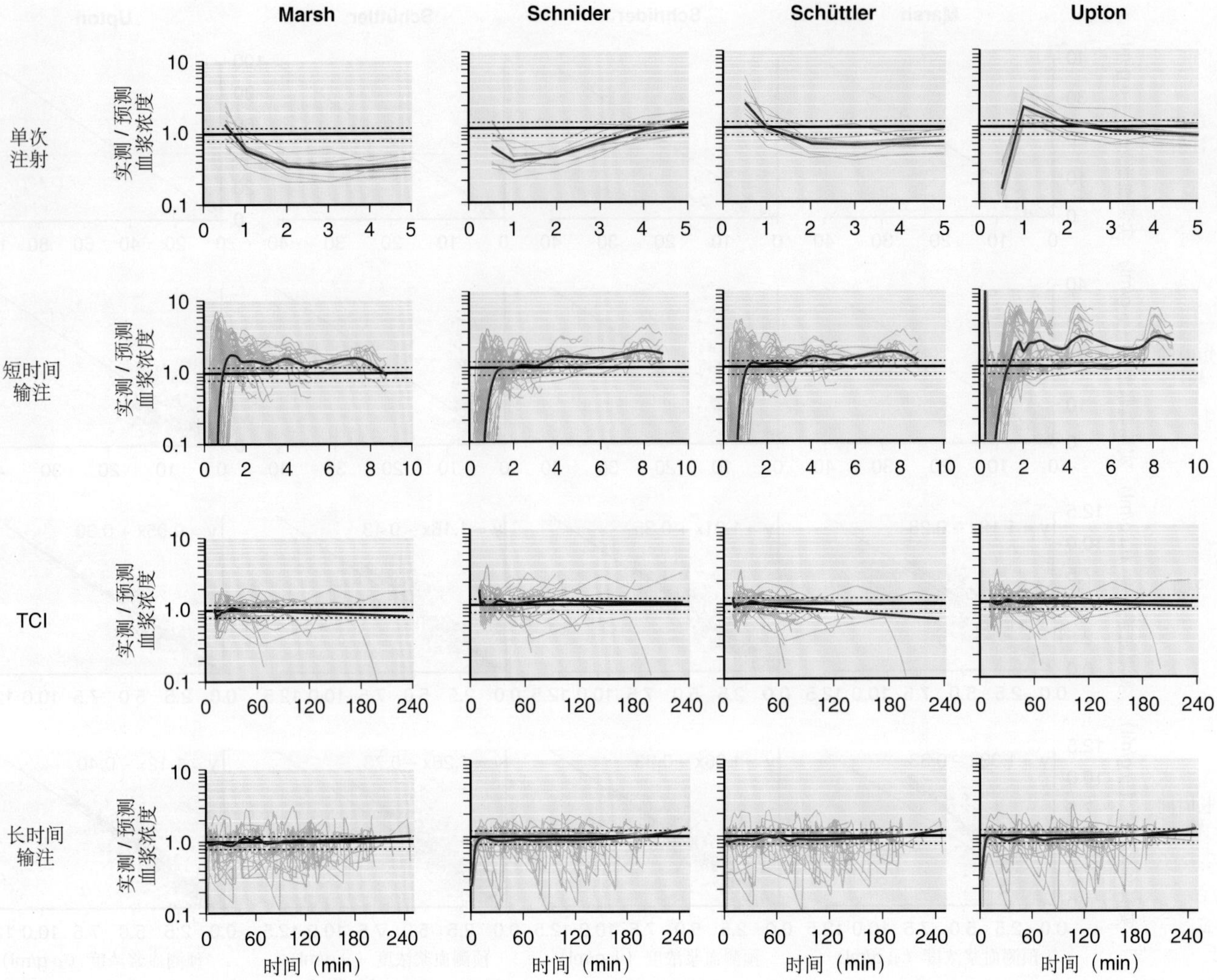

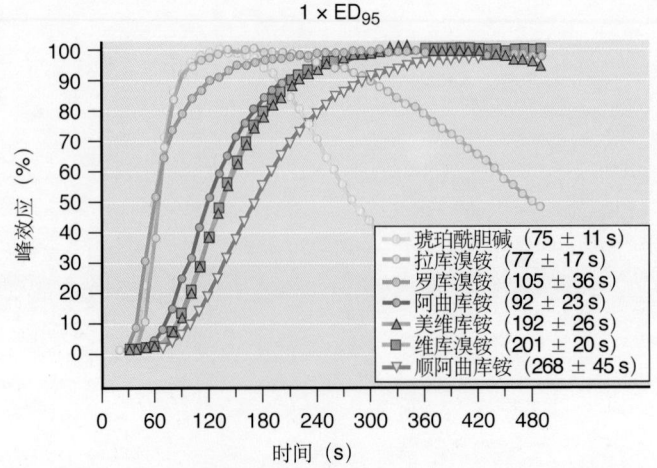

Marsh
Schnider
Schüttler
Upton
单次注射
短时间输注
TCI
长时间输注
实测 / 预测血浆浓度
10
1.0
0.1
0 1 2 3 4 5
0 2 4 6 8 10
0 60 120 180 240
时间（min）

彩图 33-31 实测 / 预测血药浓度对比给药时间的时间曲线。点状线代表实测 / 预测血药浓度（Cp）的可接受范围。红线代表人群数据的 Friedman 超光滑曲线 *(From Masui K, Upton RN, Doufas AG, et al: The performance of compartmental and physiologically based recirculatory pharmacokinetic models for propofol: a comparison using bolus, continuous, and target-controlled infusion data, Anesth Analg 111:368-379, 2010. Used with permission.)*

1 × ED95
峰效应（%）
0
10
20
30
40
50
60
70
80
90
100
琥珀酰胆碱（75 ± 11 s）
拉库溴铵（77 ± 17 s）
罗库溴铵（105 ± 36 s）
阿曲库铵（92 ± 23 s）
美维库铵（192 ± 26 s）
维库溴铵（201 ± 20 s）
顺阿曲库铵（268 ± 45 s）
0 60 120 180 240 300 360 420 480
时间（s）

彩图 34-10 给予琥珀酰胆碱、罗库溴铵、拉库溴铵、维库溴铵、阿曲库铵、美维库铵和顺阿曲库铵单倍 ED_{95} 剂量时拇内收肌峰效应百分比。图例中括号内为达 95% 峰效应的时间（均数 ± 标准差，以秒为单位）*(Data from references 114, 133, and 135.)*

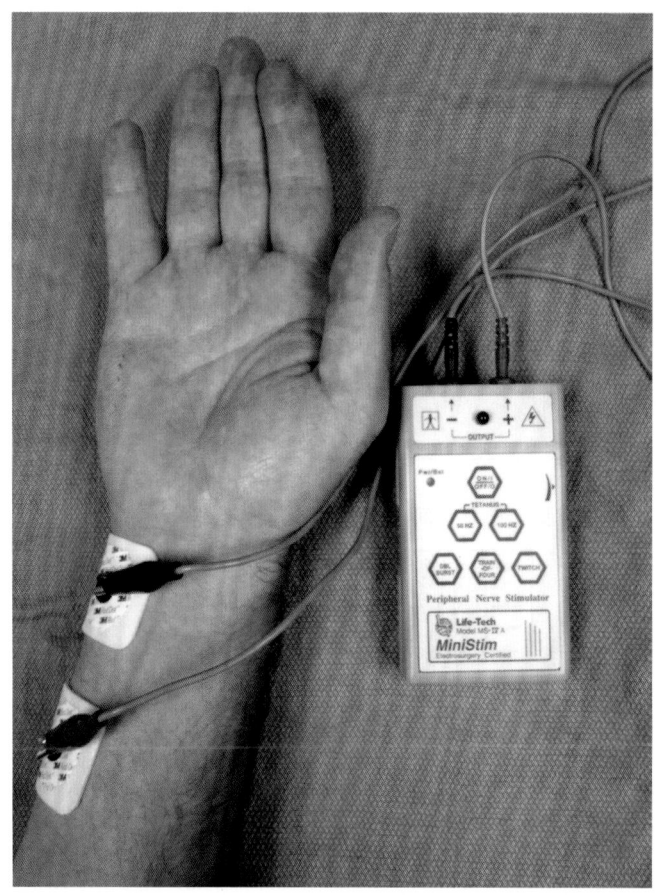

彩图 35-1 定性神经肌肉阻滞监测仪（或更准确地称为外周神经刺激仪）是通过发送电刺激至周围神经，由临床医师视觉或触觉主观评估对神经刺激的反应（如手放在拇指上以观察尺神经刺激后肌肉收缩情况）。该图中为刺激尺神经，主观评估拇指运动

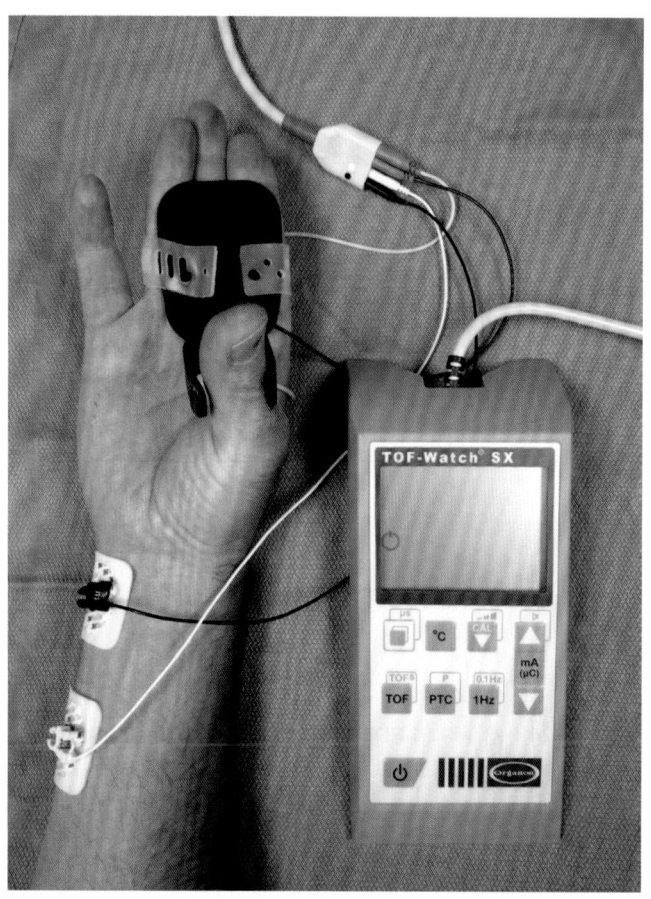

彩图 35-3 定量神经肌肉功能监测仪［肌肉加速度描记仪（AMG）］。通过置于拇指的压电式敏感器检测尺神经刺激后产生的拇指运动。为了改善反应的协调性，使用手指适配器以产生持续的前负荷力。压电式传感器能检测出拇指运动的加速度，该加速度与肌肉收缩力呈正比

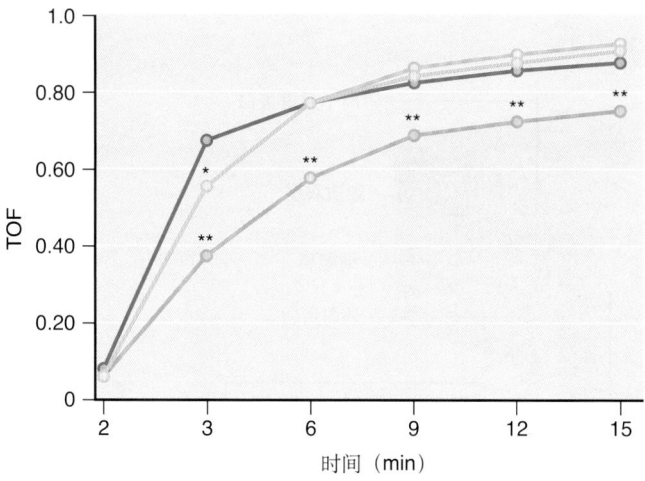

彩图 35-11 当颤搐高度恢复至基础值的 25% 时给予新斯的明 40μg/kg，每 3min 记录 TOF（黑线为罗库溴铵组、蓝线为维库溴铵组、浅灰线为阿曲库铵组、深灰线为泮库溴铵组。*P<0.05，单向方差分析与 Duncan 多重分类检验（维库溴铵组 vs. 罗库溴铵组与阿曲库铵组）；**P<0.01，单向方差分析与 Duncan 多重分类检验（泮库溴铵组 vs. 维库溴铵组、罗库溴铵组与阿曲库铵组 *(From Baurain MJ, Hoton F, D'Hollander AA, et al: Is recovery of neuromuscular transmission complete after the use of neostigmine to antagonize block produced by rocuronium, vecuronium, atracurium and pancuronium? Br J Anaesth 77: 496-499, 1996.)*

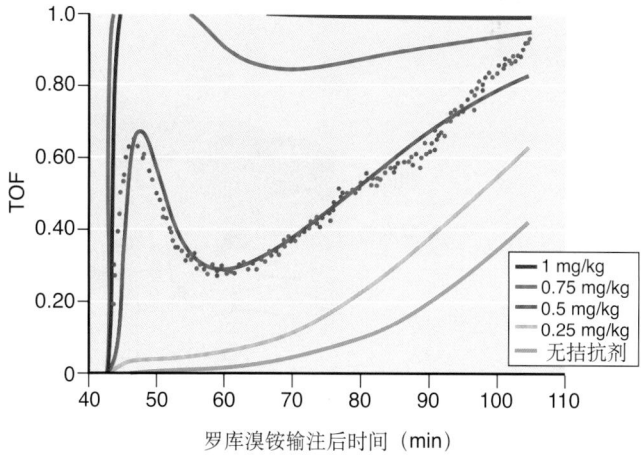

彩图 35-22 不同剂量 Sugammadex 产生的 TOF（点图）与模拟结果（实线）。发生肌松反跳的 Sugammadex 剂量范围较小。模拟图提示，该患者使用 Sugammadex 剂量超过 1mg/kg，可充分拮抗肌松并避免反跳现象发生 *(From Eleveld DJ, Kuizenga K, Proost JH, et al: A temporary decrease in twitch response during reversal of rocuronium-induced muscle relaxation with a small dose of sugammadex, Anesth Analg 104:582-584, 2007.)*

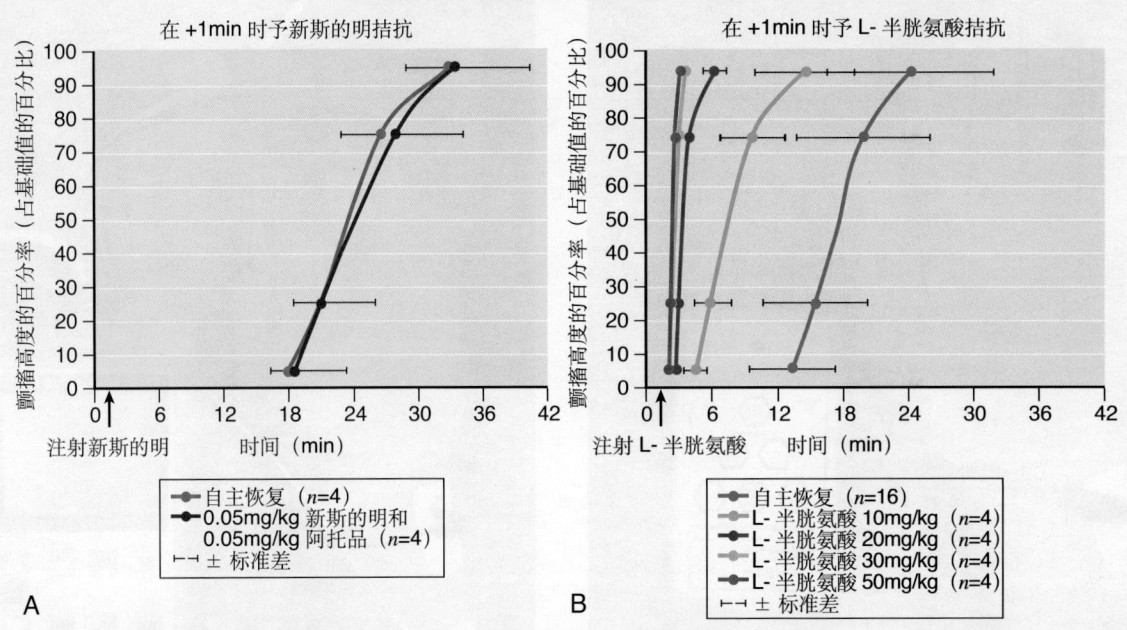

在给予 4 倍 ED95 的 CE002（0.15mg/kg）
后 1min 分别用 L- 半胱氨酸和新斯的明拮抗神经肌肉阻滞作用

在 +1min 时予新斯的明拮抗

在 +1min 时予 L- 半胱氨酸拮抗

注射新斯的明　　时间（min）

自主恢复（n=4）
0.05mg/kg 新斯的明和
0.05mg/kg 阿托品（n=4）
± 标准差

注射 L- 半胱氨酸　　时间（min）

自主恢复（n=16）
L- 半胱氨酸 10mg/kg（n=4）
L- 半胱氨酸 20mg/kg（n=4）
L- 半胱氨酸 30mg/kg（n=4）
L- 半胱氨酸 50mg/kg（n=4）
± 标准差

A

B

彩图 35-24 给予 4 倍 ED95 剂量的 CW002（0.15mg/kg）1min 后用新斯的明或 L- 半胱氨酸拮抗的效果的比较。横坐标代表时间（min），纵坐标代表与基础值对比的颤搐高度的百分率。在用 4 倍 ED95 剂量的 CW002（0.15mg/kg）进行神经肌肉阻滞 1min 后给予立即拮抗，即在 0 点进行注射。图 A 使用 0.05mg/kg 的新斯的明联合 0.05mg/kg 的阿托品（红色曲线），图 B 使用 10、20、30、50mg/kg 的 L- 半胱氨酸（绿色、深紫色、橙色和浅紫色曲线），蓝色曲线代表自主恢复肌力的曲线。图 A 显示新斯的明并不能加速肌力的恢复；图 B 表示半胱氨酸能剂量依赖性地加速肌力的恢复，其中 50mg/kg 的 L- 半胱氨酸达到峰效应。数据采自接受麻醉的猴 *(From Savarese JJ, McGilvra JD, Sunaga H, et al: Rapid chemical antagonism of neuromuscular blockade by l-cysteine adduction to and inactivation of the olefinic (double-bonded) isoquinolinium diester compounds gantacurium (AV430A), CW 002, and CW 011, Anesthesiology 113:58-73, 2010.)*

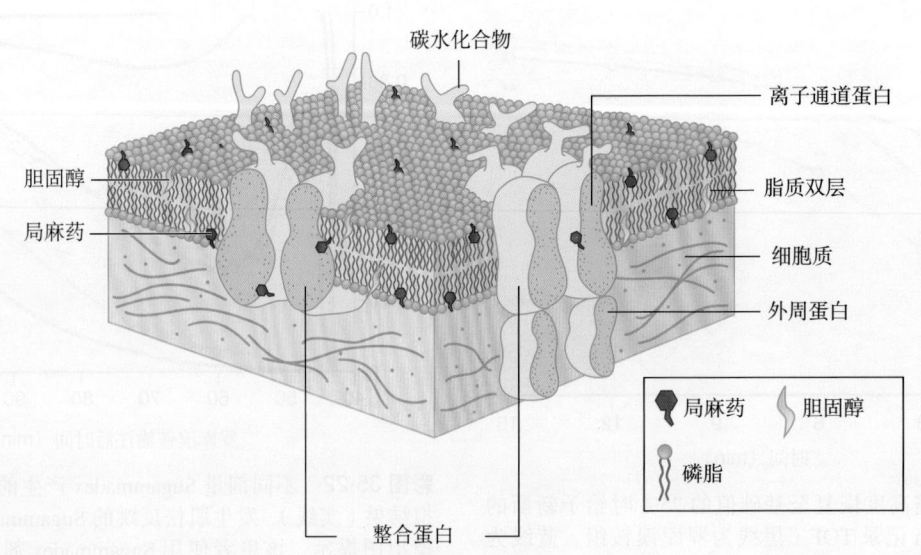

碳水化合物

离子通道蛋白

胆固醇

脂质双层

局麻药

细胞质

外周蛋白

整合蛋白

局麻药　胆固醇
磷脂

彩图 36-5 典型的细胞膜含脂质双分子层骨架，由磷脂和胆固醇分子构成（大约 5:1 比例）并嵌入膜整合蛋白。这些蛋白通常被细胞外的碳水化合物所糖基化，包括对细胞间通讯极为重要的受体和离子通道。"外周蛋白"有调节功能，并通过细胞骨架和细胞外基质的相互作用将膜蛋白固定于脂质膜中。本图也显示了局麻药的可能结合位点

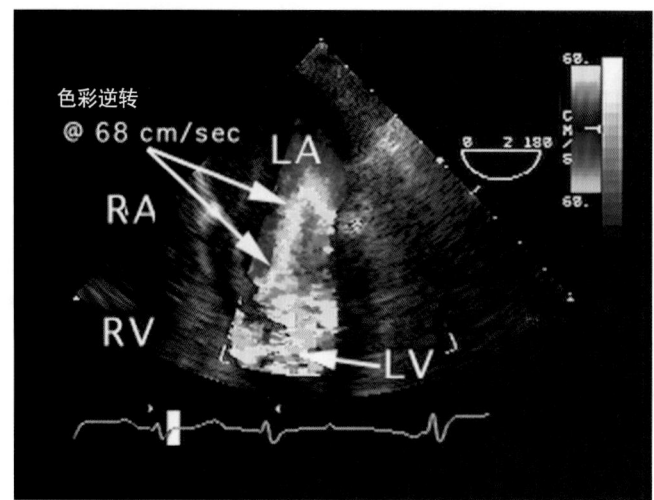

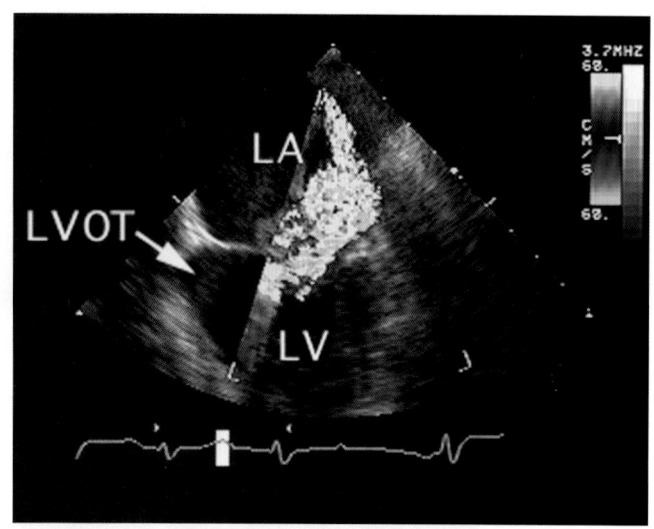

彩图 46-12　正常彩色多普勒混叠。在这幅超声心动图中，可以看见"正常"彩色多普勒混叠是因为流经并进入左心室的分层血流超过了尼奎斯特极限（本例中为68cm/s——见图右上方彩色参考插图），从而导致流向色码的逆转。可以看到这一色彩逆转穿越相当宽阔、规则的区域，并非以随机或点对点的方式伴随湍流（总是异常的）而发生。在这个实例中，跟随来自左心房上部的蓝色血流加速进入二尖瓣口，并注意到到彩色多普勒如何描绘增加的流速：蓝色变得越来越淡直至达到取样极限。然后发生色彩逆转，淡蓝色逐渐变成黄色。就在逆转点，速度与取样极限相等（本例中为68cm/s）。之后的逆转发生于那一极限或那一极限的倍数。RA，右心房；RV，右心室 *(Reproduced with permission from Cahalan MK: Intraoperative transesophageal echocardiography. An interactive text and atlas, New York, 1997, Churchill Livingstone.)*

彩图 46-13　描绘湍流的彩色多普勒混叠。在这幅超声心动图中，彩色多普勒显示严重二尖瓣反流所致的混叠：发自二尖瓣的基底宽大的收缩期彩色喷血扩散至左心房远端。这一喷血由随机的、点状彩色马赛克混合组成，这是因为喷血由二尖瓣反流的湍流所致。由于心脏中湍流永远都是不正常的，因此这里显示的嵌合体喷血具有高度基础病理学体征的诊断价值。LV，左心室；LVOT，左心室流出道 *(Reproduced with permission from Cahalan MK: Intraoperative transesophageal echocardiography. An interactive text and atlas, New York, 1997, Churchill Livingstone.)*

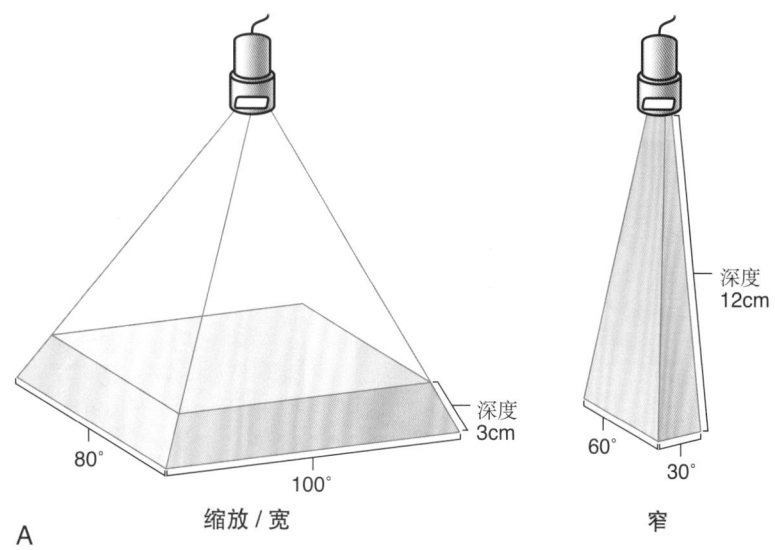

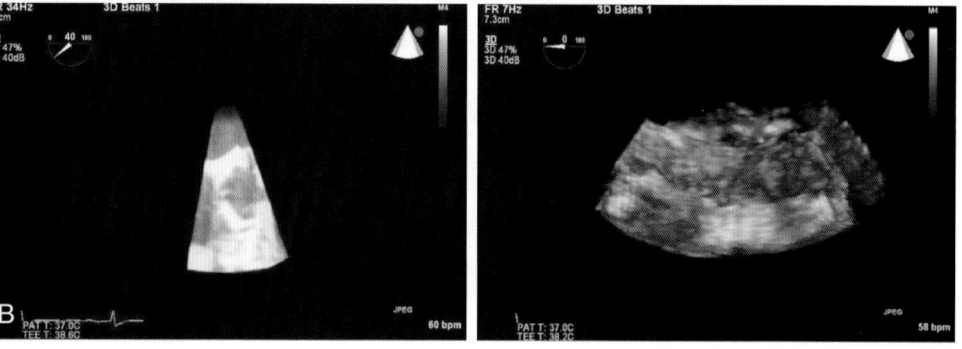

彩图 46-16　A.三维实时成像 - 缩放（左侧）和窄形（右侧）模式示意图。每幅图均标注了扇区宽度和深度。B.显示缩放模式中的二尖瓣三维实时成像和窄形模式中的主动脉瓣三维实时成像

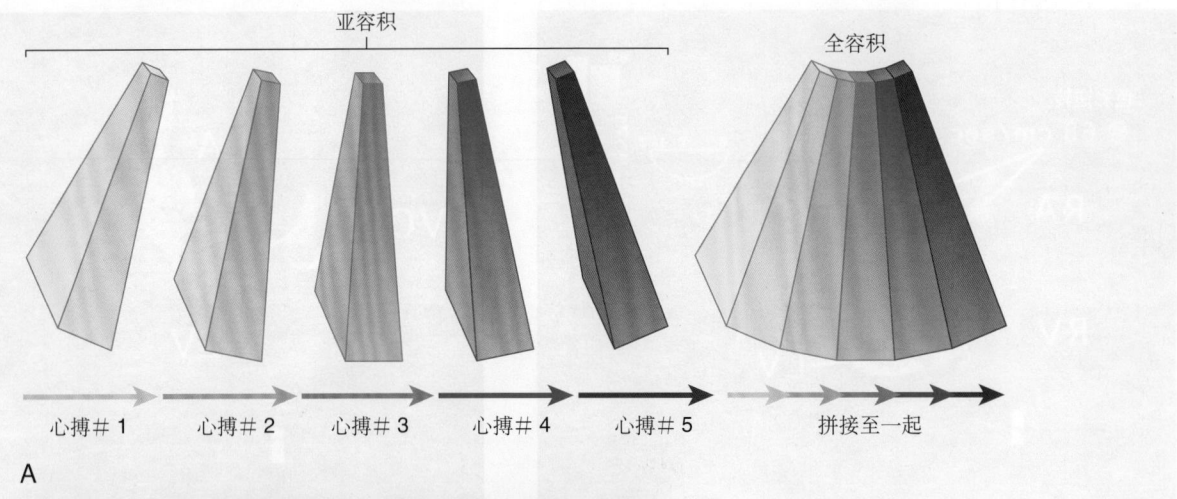

心搏＃1　　心搏＃2　　心搏＃3　　心搏＃4　　心搏＃5　　拼接至一起

A

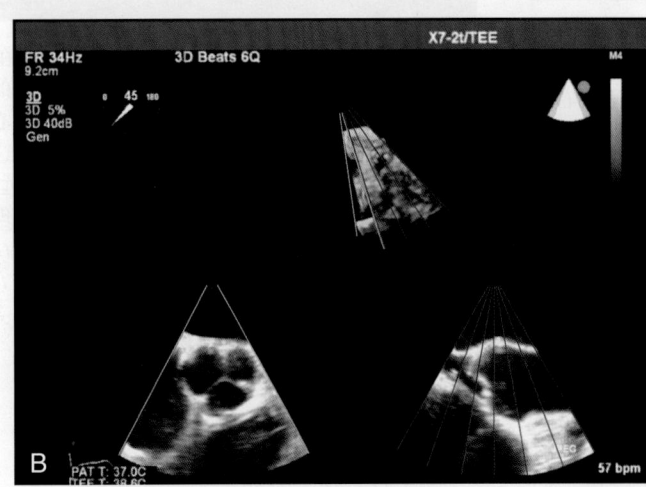

彩图 46-17　A. 全容积三维成像中的门控获取示意图。亚容积利用心电图的 R 波作为触发从而按顺序依次扫描每一个亚容积。然后亚容积被拼接在一起形成全容积影像。B. 通过将二维影像分割成的七个亚容积（白线）构建为一个全容积三维影像

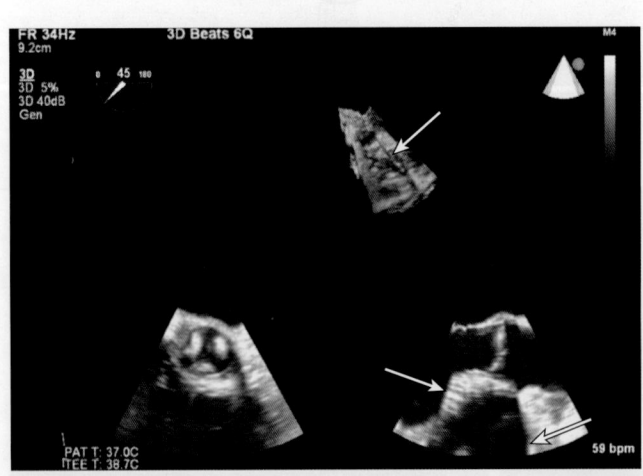

彩图 46-18　图示伴有拼接伪像的主动脉瓣全容积成像。沿扫描线指示的成像不连贯（箭头处）

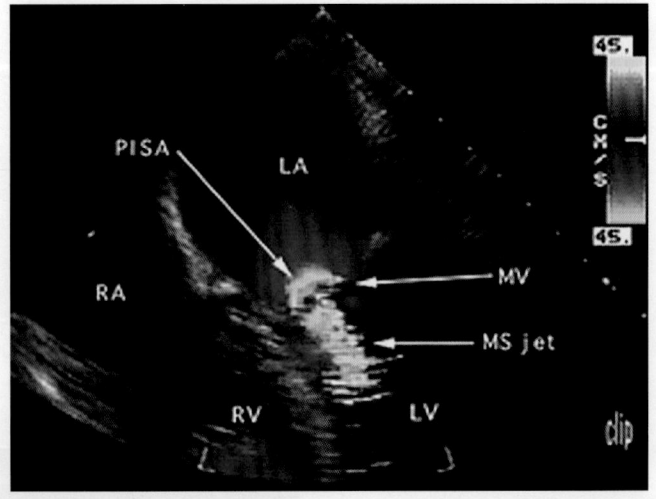

彩图 46-34　这一四腔超声心动图显示了提示二尖瓣狭窄的增厚和狭窄的瓣膜。彩色多普勒显示：①血流加速进入狭窄的瓣膜［紧邻瓣膜上方的淡蓝色半圆形区域，称为近端等速表面积（PISA）］，②跨瓣膜本身的狭窄彩色喷血，和③一股 1～4cm 的彩色喷血从瓣膜底面延伸进入左心室。LA，左心房；RA，右心房；RV，右心室 *(Reproduced with permission from Cahalan MK: Intraoperative transesophageal echocardiography. An interactive text and atlas, New York, 1997, Churchill Livingstone.)*

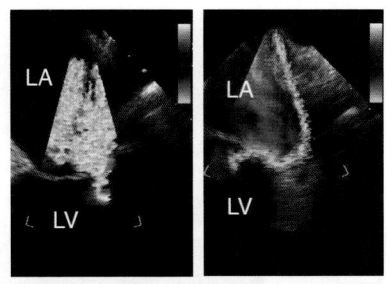

彩图 46-36　两磨刀石状静态四腔经食管超声心动图阐述了重度二尖瓣反流的表现。左侧视图显示用于描述二尖瓣对合点中央发出湍流的巨大彩色喷血。这个患者反流的病因为瓣环扩张，注意瓣叶水平喷血的宽大基底部和喷血穿入左心房的范围。右侧静态超声心动图显示另一种偏心性基底宽大的喷血提示二尖瓣前瓣叶脱垂，这一紧靠心房壁的喷血因为其大多数能量被心房壁吸收，显示的切面面积较小。LA，左心房；LV，左心室

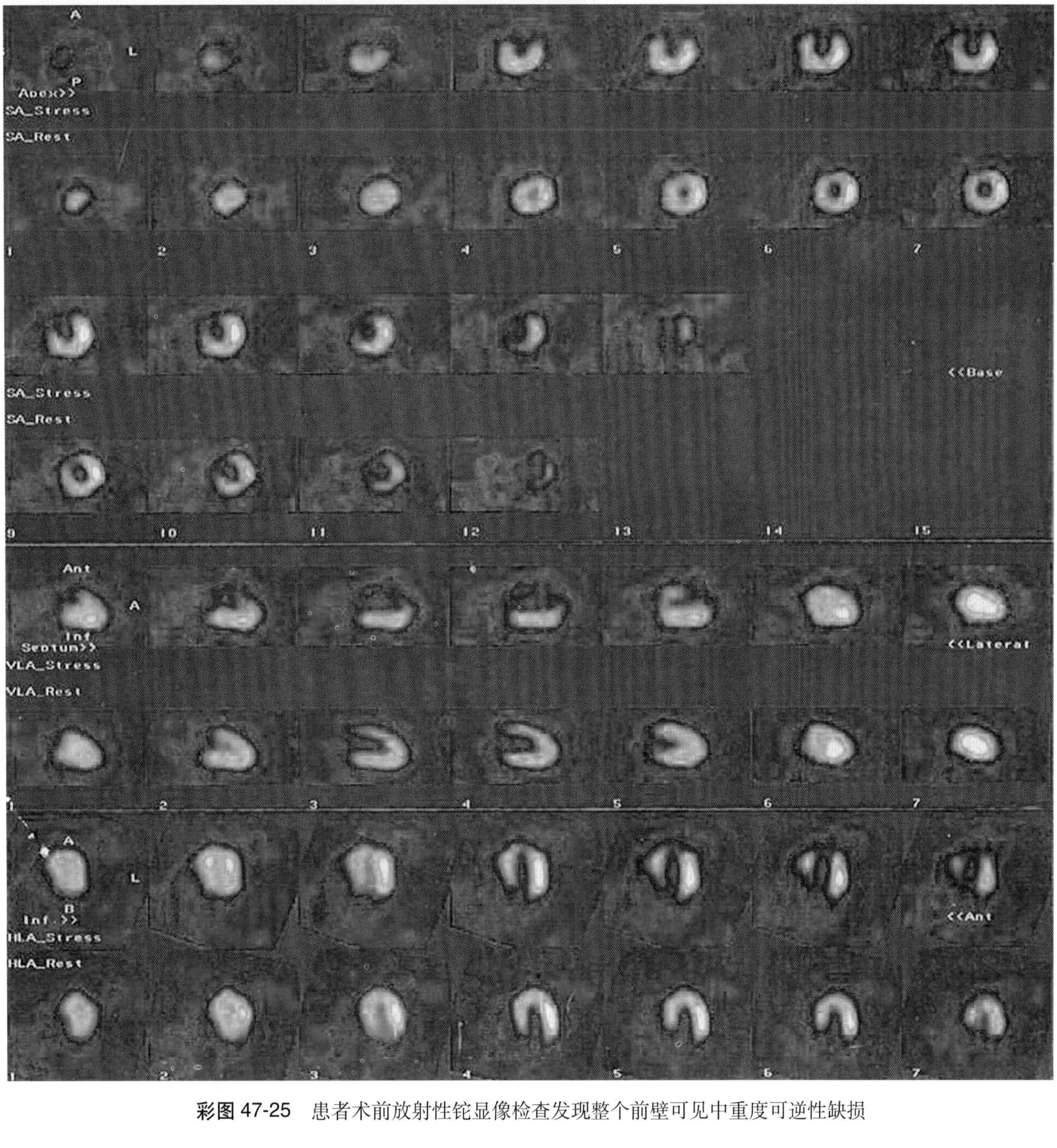

彩图 47-25　患者术前放射性铊显像检查发现整个前壁可见中重度可逆性缺损

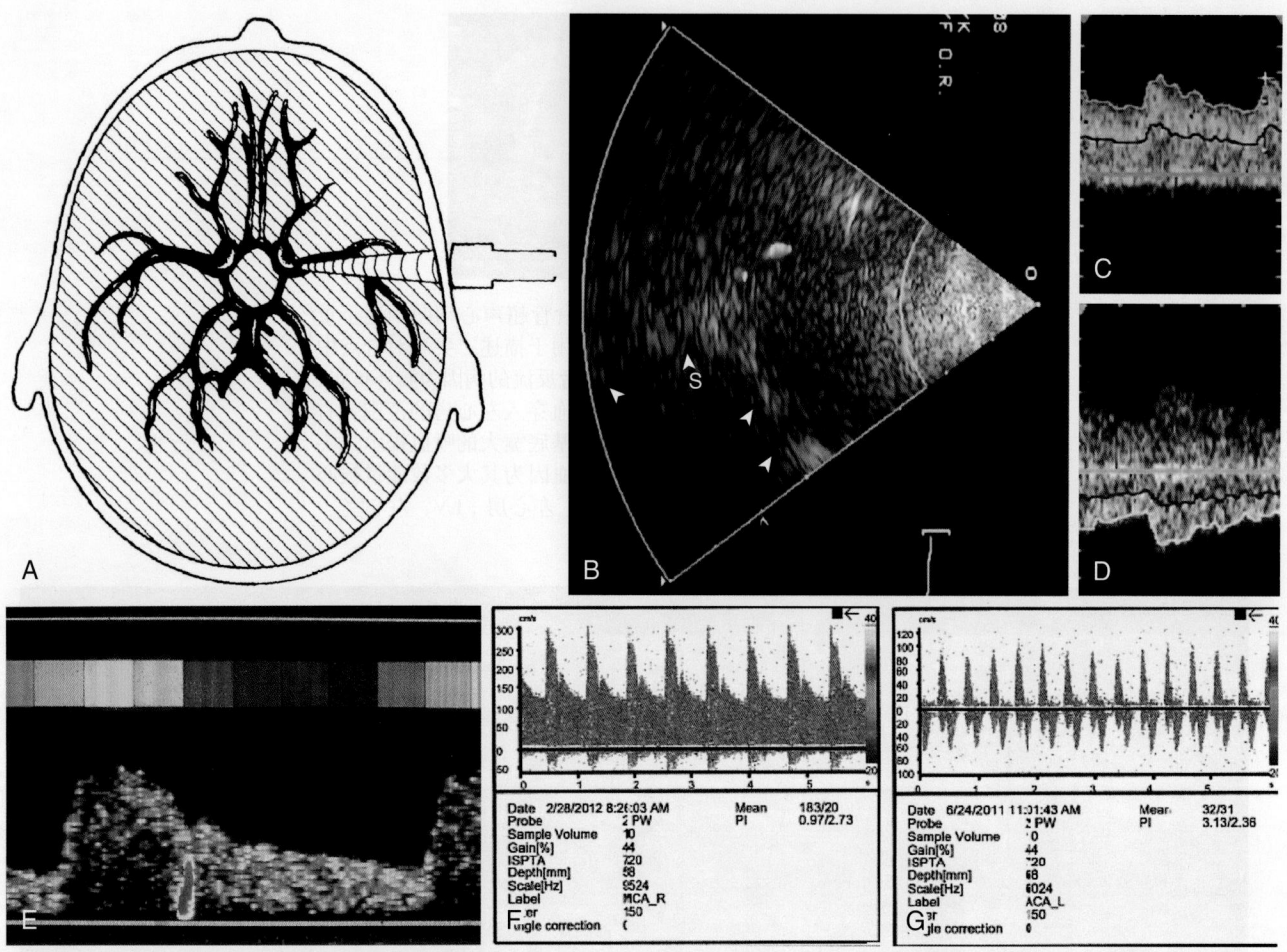

彩图 49-1 A. TCD 通过较薄的颞骨探测脑内动脉声波。B. 使用探头成像技术，可以看见一些颅内结构，如大脑脚（白色箭头）或鞍区（标记 "S" 的白色箭头）。多普勒信号来自大脑右中动脉、右前动脉和左前动脉。C. 大脑中央动脉的正常多普勒图谱。D. 颈内动脉的终末分支进入大脑中央动脉（血流朝向探头）和大脑前动脉（血流远离探头）的多普勒图谱。如果按照图 A 所示放置传感器，可以得到流动的信号。E-G. 三种多普勒临床应用的示例。E. 栓子是高回声波并显示为高强度瞬间信号（HITS），可发出短促的哔哔或唧唧声报警信号。F. 动脉瘤蛛网膜下腔出血患者，大脑中动脉严重痉挛的多普勒图谱（与图 C 比较）。G. 颅内循环障碍的多普勒图谱，主要显示为收缩期血液流入和舒张期血液回流

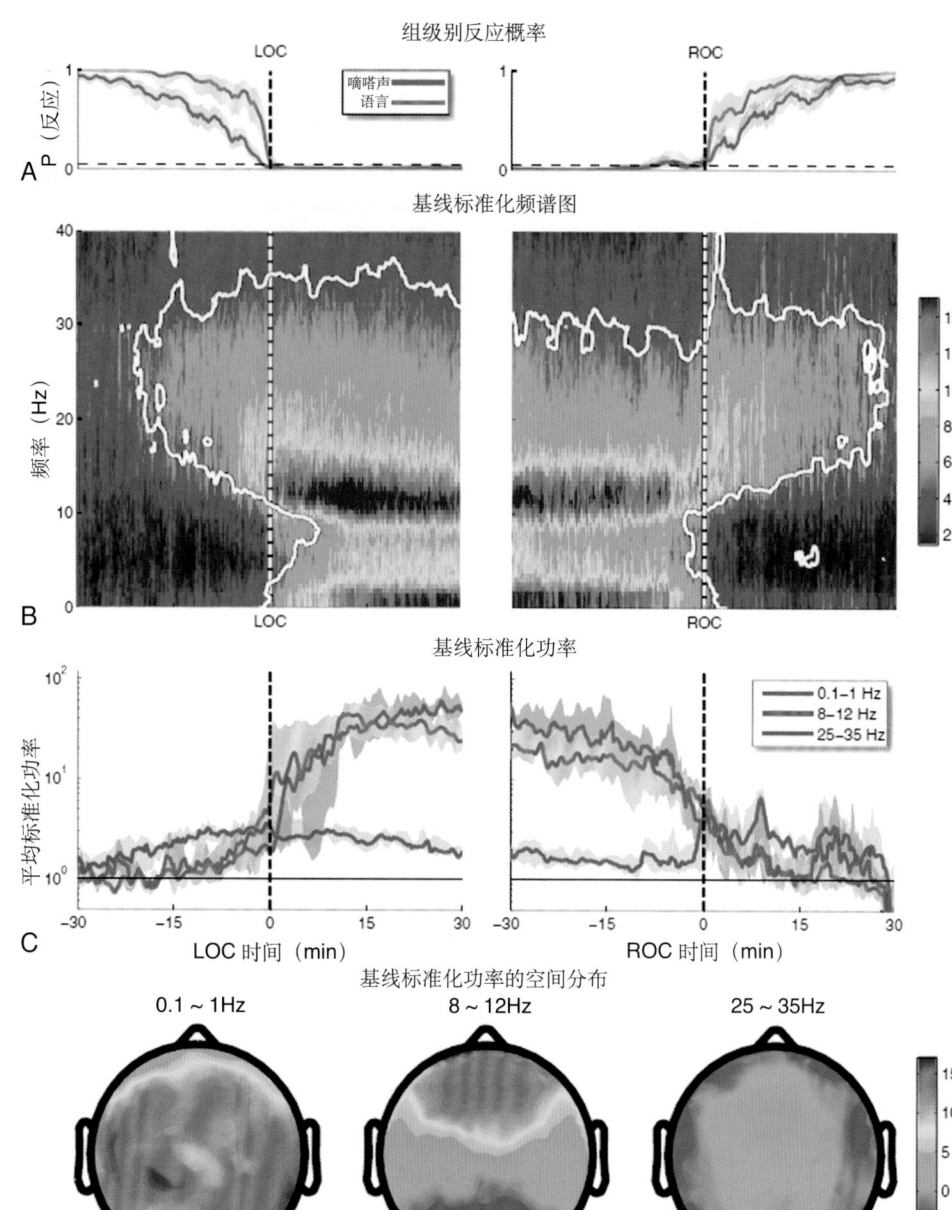

组级别反应概率

LOC

嘀嗒声
语言

ROC

A

基线标准化频谱图

频率 (Hz)

平均标准化频谱 (dB)

LOC

ROC

B

基线标准化功率

平均标准化功率

0.1–1 Hz
8–12 Hz
25–35 Hz

LOC 时间 (min)

ROC 时间 (min)

C

基线标准化功率的空间分布

0.1 ~ 1Hz

8 ~ 12Hz

25 ~ 35Hz

平均标准化频谱 (dB)

时间 = LOC+15min

D

彩图 50-6 丙泊酚相关的意识消失和意识恢复的行为学和 EEG 变化。**A.** 组级别（10 位受试者）嘀嗒声或隐性刺激（蓝色，$P_{嘀嗒声}$）和语言或显性刺激（红色，$P_{语言}$）的反应 - 概率曲线。**B.** 经前额电极（相当于 Fz 电极，用最近邻拉普拉斯参数）基线标准化处理的组级别频谱图，不同受试者之间按意识消失（loss of consciousness, LOC）的时间排列。白线内的区域与基础功率有显著性差异（$P<0.05$，符号检验），从慢波频段（0.1 ~ 1Hz）到 γ 波频段（25 ~ 35Hz）功率显著增加。**C.** 按 LOC 和意识恢复（recovery of consciousness, ROC）排列的慢波、α 波（8 ~ 12Hz）和 γ 波频段的组级别功率 - 时间曲线。**D.** 意识消失期间（LOC+15min）慢波、α 波和 γ 波组级别功率的空间分布。前额 α 功率增加称为"前置"（anteriorization）。分析结果表明：LOC 之前和 ROC 之后，宽带谱 γ/β 功率随行为改变而改变，而 LOC 和 ROC 期间慢波和 α 波功率发生了改变 *(From Purdon PL, Pierce ET, Mukamel EA, et al: Electroencephalogram signatures of loss and recovery of consciousness from propofol, Proc Natl Acad Sci U S A 110:E1142-E1151, 2013.)*

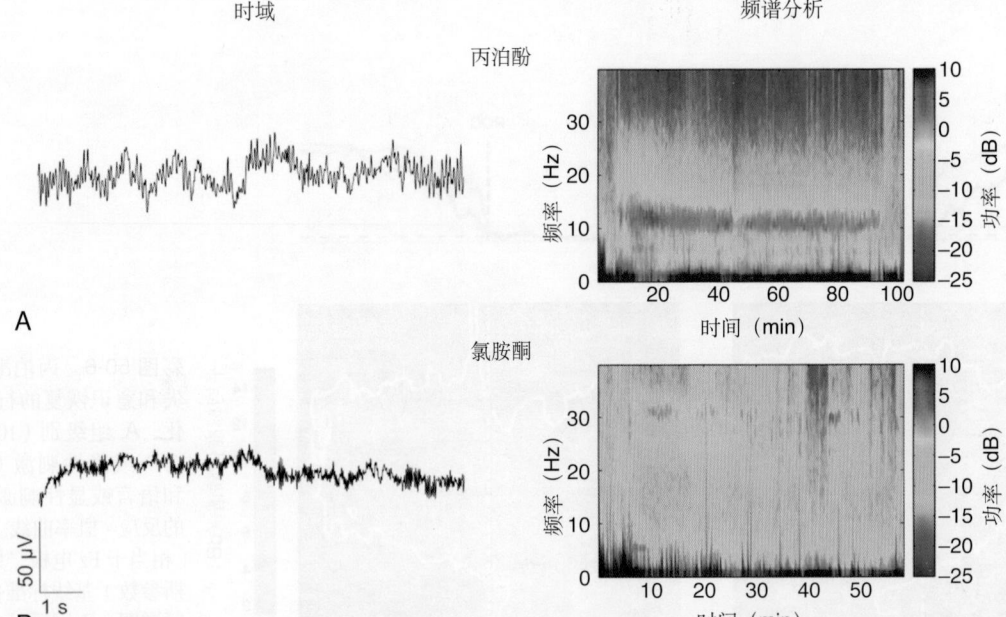

彩图 50-7 常用麻醉药的时域和频谱脑电图（EEG）特征。左侧为每种麻醉药 10 秒钟的 EEG 片段（未经处理）。右侧为每种麻醉药数分钟的 EEG 频谱图（密度谱阵）。A. 丙泊酚的频谱图显示特征性的 α 波振荡（8～12Hz）和慢 -δ 波振荡（0.1～4Hz）模式。B. 氯胺酮频谱图显示高频 β 波（20～24Hz）和低频 γ 波（25～35Hz）范围内的高频振荡

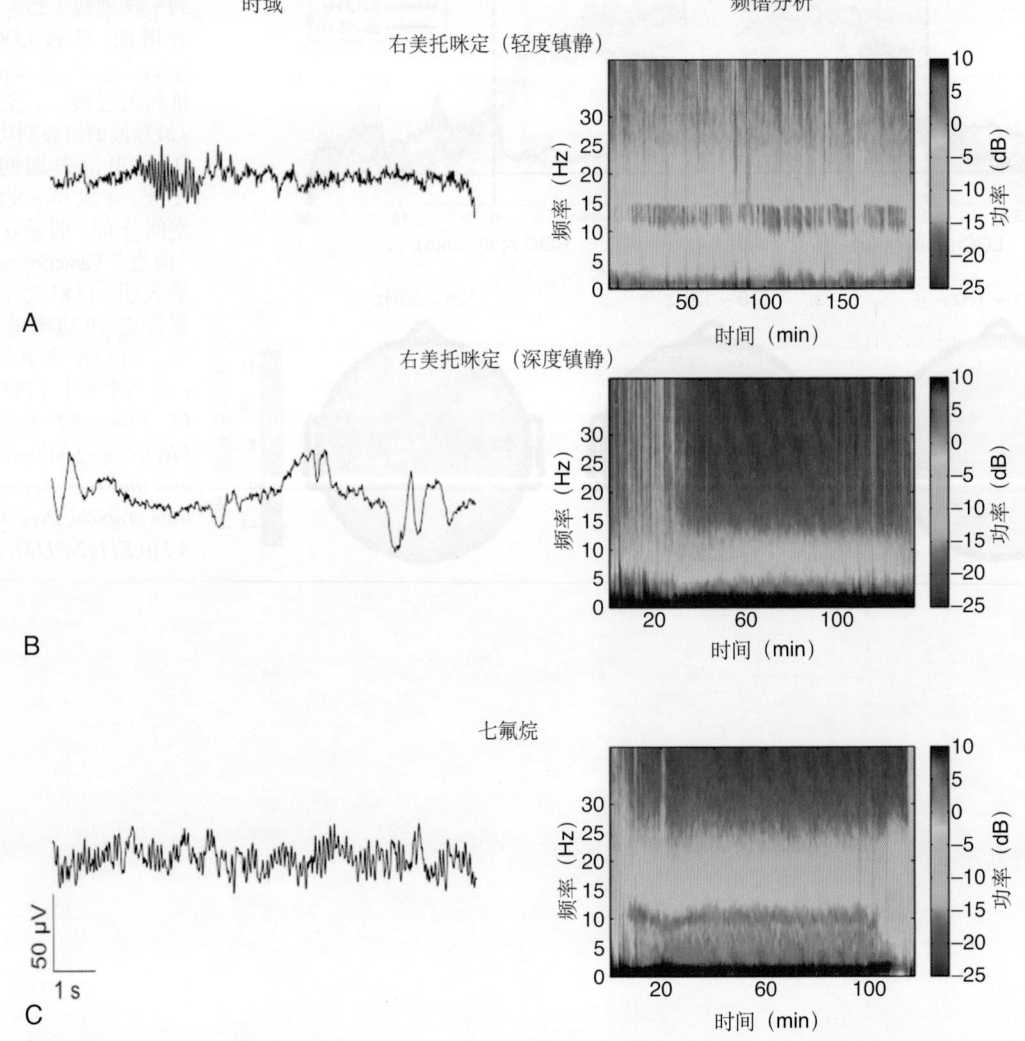

彩图 50-8 常用麻醉药的时 - 域特征和脑电图频谱特征。左侧为每种麻醉药 10 秒钟的 EEG 片段（未经处理）。右侧为每种麻醉药数分钟的 EEG 频谱图（密度谱阵）。A. 轻度镇静时右美托咪定的频谱图显示纺锤形（9～15Hz）振荡以及与 NREM 睡眠第二阶段 EEG 相似的慢波振荡。在未经处理的 EEG 上呈明显的纺锤形（红色下划线。**译者注：原图中未标出**），纺锤形呈间隙性，密度小于丙泊酚的 α 波振荡。B. 右美托咪定深度镇静时，频谱图无纺锤形波，而以慢波为主（类似于 NREM 睡眠第三阶段的慢波，称为"慢波睡眠"）。C. 七氟烷频谱图与丙泊酚频谱图类似，此外还增加了 4～8Hz 的 θ 波振荡活动

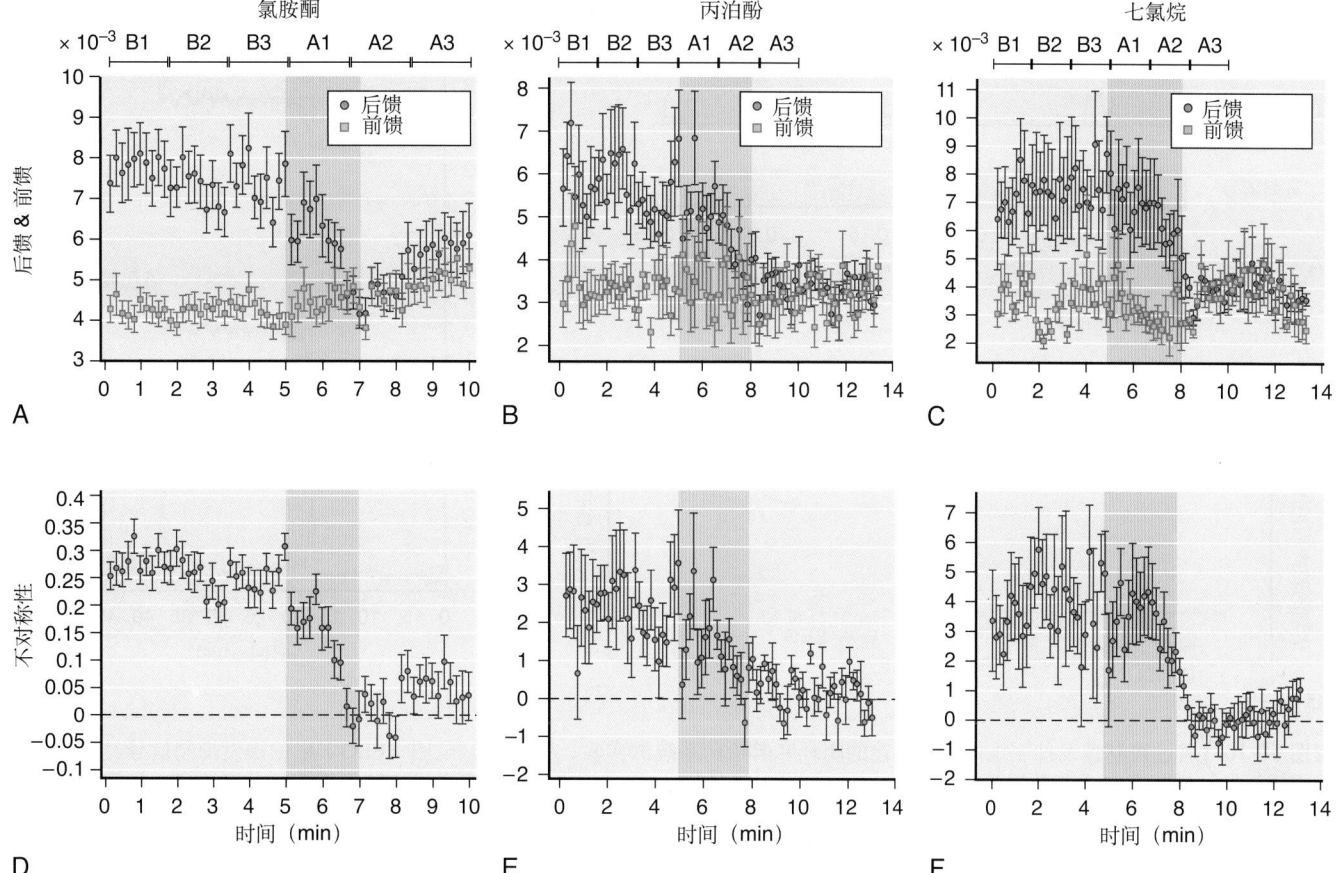

彩图 50-9 标准化符号转移熵。用标准化符号转移熵分析氯胺酮、丙泊酚和七氟烷诱导的意识消失。三种全麻药均可见前馈和后馈连接变化的不对称性。额 - 顶叶前馈连接（蓝色）/ 后馈连接（红色）（A-C）及其相应的不对称性（D-F）。A 和 D 为氯胺酮、B 和 E 为丙泊酚、C 和 F 为七氟烷。绿色高亮部分为全身麻醉诱导期。B1 至 B3 为基础状态。A1 至 A3 为麻醉状态。氯胺酮组、丙泊酚组和七氟烷组分别纳入 30、9 和 9 位受试者。意识消失时，三种全身麻醉药额 - 顶叶的后馈失连接程度均显著大于前馈失连接 *(Redrawn from Lee U, Ku S, Noh G, et al: Disruption of frontal-parietal communication by ketamine, propofol, and sevoflurane, Anesthesiology 118:1264-1275, 2013)*

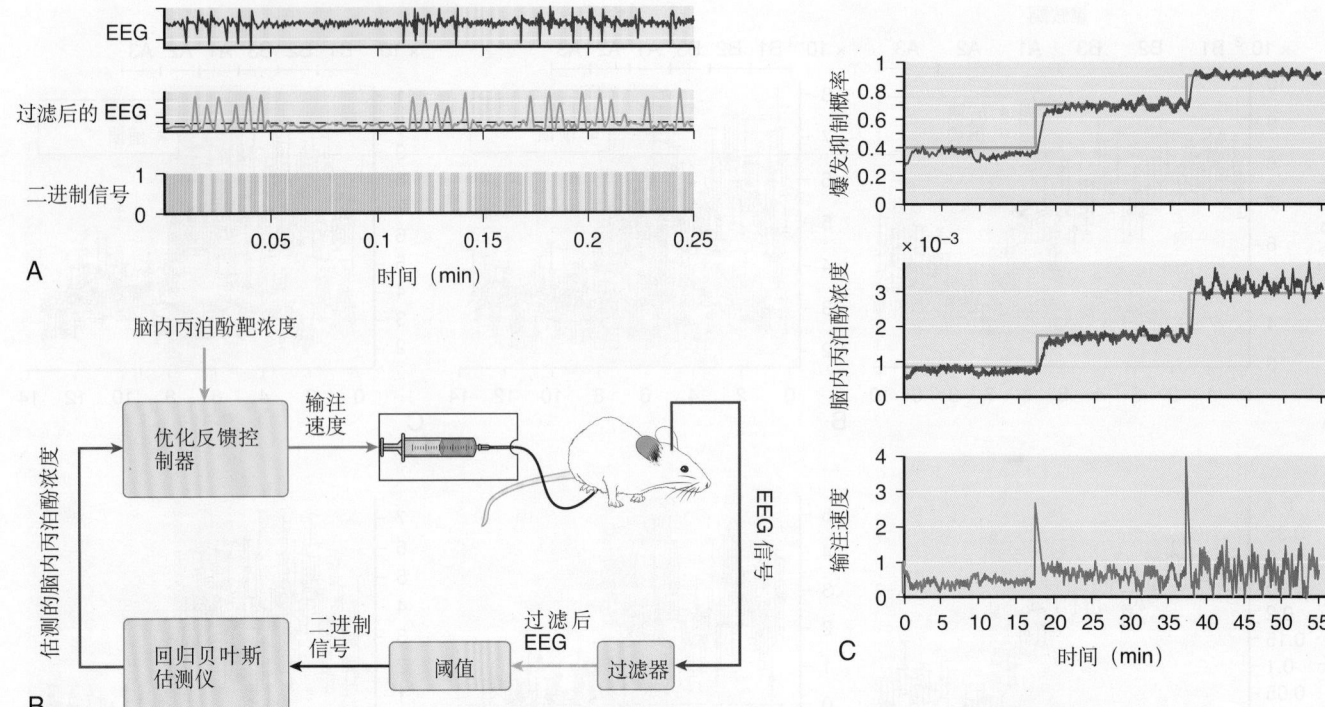

彩图 50-10 通过控制爆发抑制维持医学昏迷的闭环麻醉给药系统的实验。A. 大鼠脑电图（EEG）中的爆发抑制信号经过过滤和设定阈值后，转换成二进制数据（即爆发为 0，抑制为 1）。B. 通过指定爆发抑制概率来设定脑内丙泊酚的靶浓度。贝叶斯估测仪根据 EEG 估测脑内丙泊酚浓度。控制器通过比较丙泊酚估测浓度和靶浓度的差别，每秒钟调整一次输注速率，以维持设定的目标爆发抑制概率或相应的脑内丙泊酚靶浓度。C. 上方的图显示将目标爆发抑制概率（绿线）维持在 0.4，持续 20min，而后改为 0.7，持续 20min，最后改为 0.9，持续 15min。估测的爆发抑制概率（紫线）与目标水平紧密贴合。中间的图显示相应的脑内丙泊酚靶浓度（绿线）与估测的丙泊酚浓度（紫线）紧密贴合。下方的图显示控制器如何即刻改变输注速率以维持爆发抑制目标水平。该研究验证了实时控制爆发抑制以及全身麻醉状态的可行性 *(Redrawn from Shanechi M, Chemali JJ, Liberman M, et al: A brain-machine interface for control of medically-induced coma, PLoS Comput Biol 9:e1003284, 2013.)*

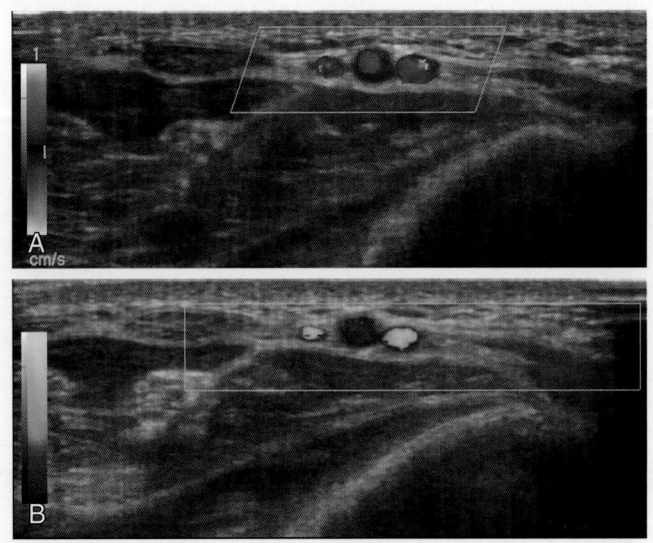

彩图 58-9 多普勒频移声像图说明。A，在彩色多普勒中，彩色编码基于平均频移。B，在功率多普勒中，编码基于功率谱